Rosen's Emergency Medicine

罗森急诊医学

（第7版）

注　意

医学在不断进步。虽然标准安全措施必须遵守，但是由于新的研究和临床实践在不断拓展我们的知识，在治疗和用药方面做出某种改变也许是必需或适宜的。建议读者核对本书所提供的每种药品的生产厂商的最新产品信息，确认推荐剂量、服用方法与时间及相关的禁忌证。确定诊断、决定患者的最佳服药剂量和最佳治疗方式以及采取适当的安全预防措施是经治医师的责任，这有赖于他（她）们的个人经验和对每一位患者的了解。在法律允许的范围内，出版商和编著者对于因本书所包含的资料而引起的任何人身损害或财产损失，均不承担任何责任。

出版者

Rosen's Emergency Medicine

罗森急诊医学

（第7版）

上卷

原 著
Marx，Hockberger，Walls

主 译
李春盛

主 审
楼滨城

副主译
刘 志　杨光田
钱素云　柴艳芬
寿松涛

北京大学医学出版社

LUOSEN JIZHEN YIXUE

图书在版编目（CIP）数据

罗森急诊医学（第7版）/（美）马克思，（美）霍克伯格，
（美）瓦尔斯原著；李春盛等译. —北京：北京大学医学
出版社，2012.9
 书名原文：Rosen's Emergency Medicine
 ISBN 978-7-5659-0429-5

Ⅰ. ①罗… Ⅱ. ①马… ②霍… ③瓦… ④李…
Ⅲ. ①急诊—临床医学 Ⅳ. ①R459.7

中国版本图书馆CIP数据核字（2012）第169340号

北京市版权局著作权合同登记号：图字：01-2012-6726

Rosen's Emergency Medicine, 7th edition
Marx, Hockberger, Walls, Adams, Barsan, Biros, Danzl, Gausche-Hill, Ling, Newton
ISBN-13: 978-0-323-05472-0
ISBN-10: 0-323-05472-2
Copyright © 2010 by Saunders, an imprint of Elsevier Inc.
All rights reserved.
Authorized Simplified Chinese translation from English language edition published by the Proprietor.

Copyright © 2012 by Elsevier (Singapore) Pte Ltd. All rights reserved.

Elsevier (Singapore) Pte Ltd.
3 Killiney Road, #08-01 Winsland House I, Singapore 239519
Tel: (65) 6349-0200, Fax: (65) 6733-1817
First Published 2012
2012年初版

Printed in China by Peking University Medical Press under special arrangement with Elsevier (Singapore) Pte Ltd. This edition is authorized for sale in China only, excluding Hong Kong SAR and Taiwan. Unauthorized export of this edition is a violation of the Copyright Act. Violation of this Law is subject to Civil and Criminal Penalties.

本书简体中文版由北京大学医学出版社与Elsevier（Singapore）Pte Ltd. 在中国大陆境内合作出版。本版仅限在中国境内（不包括香港特别行政区及台湾）出版及标价销售。未经许可之出口，是为违反著作权法，将受法律之制裁。

罗森急诊医学（第7版）

主　　译：李春盛
出版发行：北京大学医学出版社（电话：010-82802230）
地　　址：（100191）北京市海淀区学院路38号　北京大学医学部院内
网　　址：http://www.pumpress.com.cn
E - mail：booksale@bjmu.edu.cn
印　　刷：北京佳信达欣艺术印刷有限公司
经　　销：新华书店
责任编辑：曹　霞　宋建君　王智敏　赵　爽　　责任校对：金彤文　　责任印制：苗　旺
开　　本：889mm×1194mm　1/16　　印张：90.5　　字数：3120千字
版　　次：2013年1月第1版　2013年1月第1次印刷
书　　号：ISBN 978-7-5659-0429-5
定　　价：998.00元（全套定价）

版权所有，违者必究

（凡属质量问题请与本社发行部联系退换）

主译简介

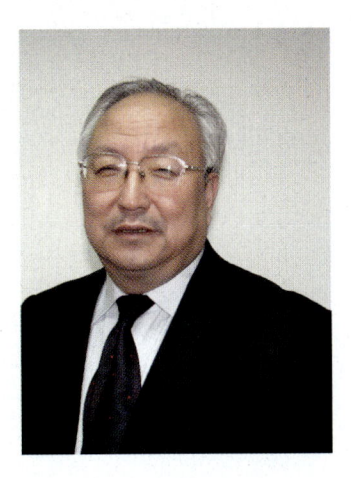

主译 李春盛教授，首都医科大学急诊医学系主任、附属北京朝阳医院急诊科科主任、教授、博士研究生导师；承担包括国家自然基金项目和首发基金重大项目"心肺复苏基础和临床研究"在内的各项科研课题6项；以第一作者和通讯作者共发表科研论文三百余篇，其中核心期刊二百六十余篇，SCI 25篇；在报刊发表科普文章八十余篇；主编专著11部，副主编专著3部，参编专著15部，主编科普读物4部，主译6部；共获科技进步奖10项，其中二等奖2项。

1997年获国务院政府特殊津贴；2004年获北京市"十百千人才工程""十"层面奖励；2006年获第三届中国医师奖；2008年获首都五一劳动奖章。中华医学会急诊医学分会主任委员；中国医师协会急诊医学分会副会长、北京医学会急诊医学专业委员会主任委员；北京医师协会急诊医学专业委员会主任委员；美国急诊医学会会员，中国中西医结合学会急诊医学专业委员会常委；全国复苏组组长；中国毒理学会中毒救治专业委员会副主任委员；卫生部继续医学教育委员会学科组急诊组组长；在《中华急诊医学》杂志、《中国危重病急救医学》杂志等十余家杂志任副主编、常务编委及编委。

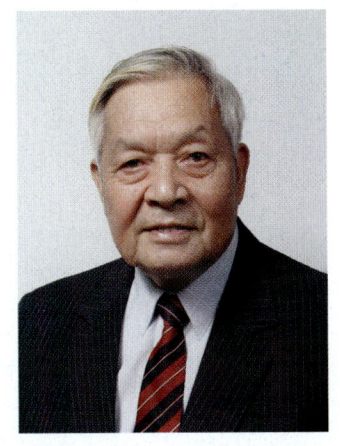

主审 楼滨城教授，1936年出生，1962年毕业于北京医学院（今北京大学医学部）。主任医师，曾任北京大学人民医院副院长，北京大学人民医院急诊科主任。《危重急症的诊断与治疗》丛书副主编、《急诊医学》（本科教材）主审、《急诊科临床禁忌手册》主编、《急诊医学》（大专教材）主编。享受国务院特殊津贴，为我国老一代急诊医学专家，有丰富的疑难病与危重病诊治经验，为我国急诊医学培养了大批的人才。

副主译简介

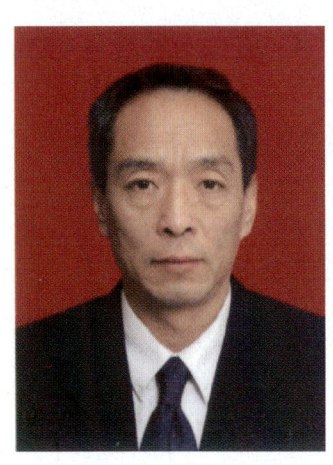

刘志教授，中国医科大学附属第一医院急诊科主任，主任医师，博士研究生导师。中华医学会急诊医学分会常务委员兼急诊与危重病质量管理学组组长，中国医师协会急诊医师分会常务委员，中国毒理学会中毒与救治专业委员会副主任委员，中国红十字会救护工作指导委员会委员，辽宁省医学会急诊医学分会主任委员，辽宁省急诊医疗质量控制中心主任委员，辽宁省"百千万人才工程"百人层次人才，沈阳市医学会急诊医学分会主任委员，美国胸科医师学会资深会员（FCCP）。作为第一负责人承担国家自然科学基金及省部级科研课题十余项，作为第一负责人获省部级科技奖4项，以第一作者或通讯作者在核心期刊杂志上发表论著文章九十余篇。

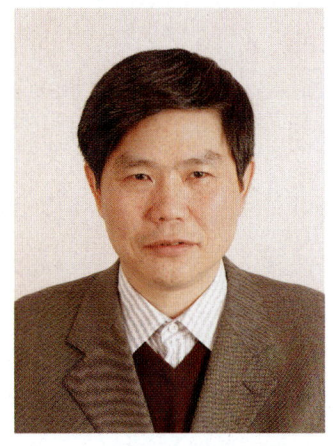

杨光田教授，华中科技大学同济医学院附属同济医院急诊及重症医学科教授，博士生研究生导师，主任医师。中国医学救援协会理事，中华医学会急诊医学分会委员，中国医师协会重症医学医师分会委员，湖北省医学会急诊医学分会主任委员，《内科急危重症杂志》副主编，《中华急诊医学杂志》编委，《中国急救复苏与灾害医学杂志》编委，《临床急诊杂志》编委。主持研究国家自然科学基金资助课题2项和省级课题3项。主编专著2部，参编专著5部。在国内外核心期刊上发表论文一百三十余篇；SCI收录论文9篇。

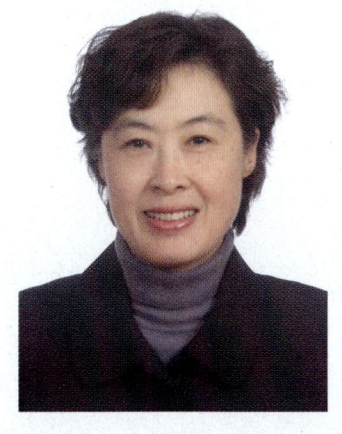

钱素云教授，北京儿童医院急救中心主任，医学博士，主任医师，硕士研究生导师。先后在美国BUFFALO儿童医院、美国纽约MONTEFIORE儿童医院和意大利罗马BAMBINO GESU儿童医院进修学习。主要从事小儿危重病的临床和基础研究。现任中华医学会急诊分会委员/儿科学组组长，中华医学会儿科分会急救学组副组长，中国医师协会危重病学会儿科专业委员会副主任委员，北京医学会急诊分会副主任委员，北京危重病学会常委/儿科组副组长等。中华医学会肠外内营养学会委员，北京医学会肠外内营养学会常委等。并兼任《中华急诊医学杂志》、《中华儿科杂志》等编委。

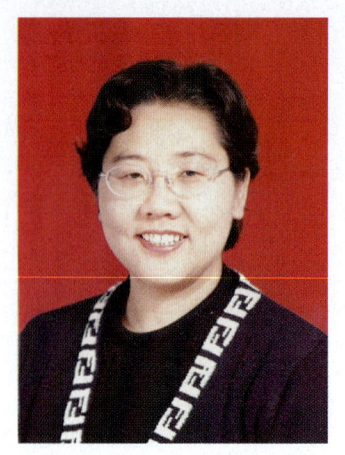

柴艳芬教授,天津医科大学总医院急诊科主任,教授,主任医师,硕士研究生导师。1988年毕业于天津医学院(现天津医科大学)医学系。长期从事急诊医学的临床医疗、教学、科研和管理工作。中华医学会急诊医学分会委员,中华医学会灾难医学分会委员,中国中西医结合学会重症专业委员会副主任委员,中国医师协会急诊医师分会委员,天津市急诊质控中心副主任。《中华急诊医学杂志》、《中华危重病医学杂志》、《中华临床医师杂志》电子版、《临床急诊杂志》编委。主编《实用危重病医学》、主译《急诊医学》;参编《急诊医学》、《急救护理学》、《内科学》等全国高等医药院校教材5部;参编《内科基本功》、《临床麻醉学》、《急诊医学高级教程》、《临床诊疗指南-急诊医学分册》等临床参考书十余部。发表论文数十篇。

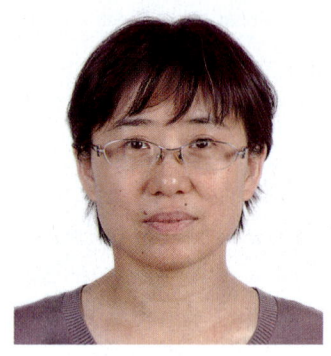

寿松涛教授,天津医科大学总医院急诊科副主任,医学博士,主任医师,硕士研究生导师。长期从事急诊医学的临床医疗、教学和科研工作。中华医学会急诊医学分会第一届全国青年委员,中华医学会急诊医学分会危重病专业全国委员,中国医药信息学会心脏监护学术委员会全国青年委员;《中华急诊医学杂志》通讯编委。主编《实用危重病医学》、主译《急诊医学》。参编《急诊医学》、《急救护理学》、《内科学》等全国高等医药院校统编教材和《内科基本功》、《急诊医学高级教程》等临床参考书。发表论文数十篇。

译者名单

主　译
　李春盛　　首都医科大学附属北京朝阳医院

副主译
　刘　志　　中国医科大学附属第一医院　　　　柴艳芬　　天津医科大学总医院
　杨光田　　华中科技大学附属同济医院　　　　寿松涛　　天津医科大学总医院
　钱素云　　首都医科大学附属北京儿童医院

主　审
　楼滨城　　北京大学人民医院

主译助理
　邵　菲　　首都医科大学附属北京朝阳医院

翻译委员会委员（按姓氏拼音排序）

曹　钰	四川大学华西医院	陆一鸣	上海交通大学医学院瑞金医院
柴艳芬	天津医科大学总医院	吕传柱	海南医学院
陈寿权	温州医学院附属第二医院	欧阳军	新疆石河子大学医学院第一附属医院
楚英杰	河南省人民医院	彭　鹏	新疆医科大学第一附属医院
方邦江	上海中医药大学附属龙华医院	钱素云	首都医科大学附属北京儿童医院
公保才旦	青海省急救中心	史若飞	重庆市急救医疗中心
韩希望	陕西省人民医院	寿松涛	天津医科大学总医院
胡卫建	四川省人民医院	宋　青	解放军总医院
黄子通	中山大学孙逸仙纪念医院	童朝阳	复旦大学附属中山医院
李超乾	广西医大学第一附属医院	王世文	甘肃省第二人民医院
李春盛	首都医科大学附属北京朝阳医院	王秀杰	哈尔滨医科大学第一临床医学院
李丽君	西安交通大学医学院第二附属医院	王勇强	天津第一中心医院急救医学研究所
梁显泉	贵阳医学院附属医院	谢苗荣	首都医科大学附属北京友谊医院
廖晓星	中山大学附属第一医院	徐　杰	天津泰达医院
刘　志	中国医科大学附属第一医院	杨光田	华中科技大学附属同济医院
刘中民	上海市东方医院	杨立山	宁夏医学院附属医院
楼滨城	北京大学人民医院	曾红科	广东省人民医院

张长乐	安徽医科大学第一附属医院	张　茂	浙江大学医学院附属第二医院
张国强	卫生部中日友好医院	朱继红	北京大学人民医院
张　泓	安徽医科大学第一附属医院	祝益民	湖南省儿童医院
张劲松	江苏省人民医院		

译校者名单（按姓氏拼音排序）

曹　钰	四川大学华西医院	胡　伟	陕西省人民医院
曹书华	天津第一中心医院急救医学研究所	胡　北	广东省人民医院
柴艳芬	天津医科大学总医院	胡卫建	四川省人民医院
陈　兵	天津医科大学总医院	花　嵘	首都医科大学附属北京朝阳医院
陈国庭	上海市东方医院	华罗刚	天津医科大学总医院
陈帼玲	复旦大学附属中山医院	黄君龄	复旦大学附属中山医院
陈　晖	首都医科大学附属北京儿童医院	黄文凤	北京大学人民医院
陈　俊	天津医科大学总医院	黄　兴	天津医科大学总医院
陈　淼	上海中医药大学附属龙华医院	黄子通	中山大学孙逸仙纪念医院
陈　淼	广东省人民医院	季宪飞	首都医科大学附属北京朝阳医院
陈胜龙	广东省人民医院	蒋　婕	上海交通大学医学院瑞金医院
陈寿权	温州医学院附属第二医院	蒋迎佳	首都医科大学附属北京儿童医院
陈友岱	四川省人民医院	焦丽娜	天津医科大学总医院
陈云霞	首都医科大学附属北京朝阳医院	金　良	天津医科大学总医院
楚英杰	河南省人民医院	靳　衡	天津医科大学总医院
崔书章	天津医科大学总医院	冷巧云	温州医学院附属第一医院
戴　维	陕西省人民医院	李　海	天津医科大学总医院
戴　瑄	中山大学附属第一医院	李　军	陕西省人民医院
党晓燕	西安交通大学医学院第二附属医院	李保顺	天津医科大学总医院
丁　武	浙江大学医学院附属第二医院	李超乾	广西医大学第一附属医院
方邦江	上海中医药大学附属龙华医院	李　晨	天津医科大学总医院
符　岳	中山大学孙逸仙纪念医院	李春盛	首都医科大学附属北京朝阳医院
干建新	浙江大学医学院附属第二医院	李　贺	安徽医科大学第二附属医院
高恒淼	首都医科大学附属北京儿童医院	李　恒	中山大学孙逸仙纪念医院
高红梅	天津第一中心医院急救医学研究所	李　慧	中山大学附属第一医院
高劲谋	重庆市急救医疗中心	李佳励	四川大学华西医院
高玉芝	温州医学院附属第一医院	李　健	天津第一中心医院急救医学研究所
葛　乐	天津医科大学总医院	李　菁	天津医科大学总医院
公保才旦	青海省急救中心	李静超	河南省人民医院
龚　平	首都医科大学附属北京朝阳医院	李丽君	西安交通大学医学院第二附属医院
归咏刚	天津医科大学总医院	李　栎	安徽医科大学第一附属医院
郭明明	中山大学附属第一医院	李　琳	天津泰达医院
郭　欣	天津泰达医院	李　强	浙江大学医学院附属第二医院
郭志军	首都医科大学附属北京朝阳医院	李士欣	天津医科大学总医院
韩希望	陕西省人民医院	李晓辉	四川大学华西医院
韩　奕	复旦大学附属中山医院	李振华	首都医科大学附属北京友谊医院
何　平	重庆市急救医疗中心	李　峥	首都医科大学附属北京儿童医院
何亚荣	四川大学华西医院	练　睿	卫生部中日友好医院
贺黉裕	复旦大学附属中山医院	梁显凯	哈尔滨医科大学第一临床医学院

梁显泉	贵阳医学院附属医院	宋　斌	陕西省人民医院
廖晓星	中山大学附属第一医院	宋　青	解放军总医院
刘蓓蓓	华中科技大学附属同济医院	孙贵新	上海市东方医院
刘　波	首都医科大学附属北京朝阳医院	孙　昊	江苏省人民医院
刘广辉	内蒙古医科大学第二附属医院	孙　宁	中国医科大学附属第一医院
刘建敏	陕西省人民医院	唐　娟	海南医学院
刘　沛	天津医科大学总医院	陶永康	卫生部中日友好医院
刘小禾	天津医科大学总医院	同永刚	陕西省人民医院
刘笑雷	卫生部中日友好医院	童朝阳	复旦大学附属中山医院
刘艳存	天津医科大学总医院	万　林	西安交通大学医学院第二附属医院
刘　志	中国医科大学附属第一医院	王淦楠	江苏省人民医院
刘中民	上海市东方医院	王力军	天津医科大学总医院
龙虹宇	四川大学华西医院	王丽琨	贵阳医学院附属医院
楼滨城	北京大学人民医院	王　曼	哈尔滨医科大学第一临床医学院
卢　斌	天津医科大学总医院	王　荃	首都医科大学附属北京儿童医院
卢　骁	浙江大学医学院附属第二医院	王世文	甘肃省第二人民医院
陆一鸣	上海交通大学医学院瑞金医院	王小闯	西安交通大学医学院第二附属医院
吕传柱	海南医学院	王　鑫	天津医科大学总医院
罗汝斌	浙江大学医学院附属第二医院	王　鑫	河南省人民医院
罗文才	哈尔滨医科大学第一临床医学院	王秀杰	哈尔滨医科大学第一临床医学院
罗兴梅	贵阳医学院附属医院	王燕慧	甘肃省第二人民医院
马杰飞	复旦大学附属中山医院	王　瑶	江苏省人民医院
马　元	江苏省人民医院	王映珍	甘肃省第二人民医院
孟　婧	复旦大学附属中山医院	王永翔	甘肃省第二人民医院
倪　芬	四川大学华西医院	王勇强	天津第一中心医院急救医学研究所
倪　虹	天津医科大学总医院	王煜冉	北京大学人民医院
聂鹏飞	海南医学院	王真奎	哈尔滨医科大学第一临床医学院
欧阳军	新疆石河子大学医学院第一附属医院	魏红艳	中山大学附属第一医院
潘　昊	华中科技大学附属同济医院	吴彩军	首都医科大学附属北京朝阳医院
裴　培	中国医科大学附属第一医院	吴红波	浙江大学医学院附属第二医院
彭　鹏	新疆医科大学第一附属医院	伍国锋	贵阳医学院附属医院
彭　雯	广西医大学第一附属医院	武军元	首都医科大学附属北京朝阳医院
彭　卓	西安交通大学医学院第二附属医院	武礼琴	新疆石河子大学医学院第一附属医院
钱安瑜	浙江大学医学院附属第二医院	夏晓东	天津医科大学总医院
钱素云	首都医科大学附属北京儿童医院	夏义琴	四川大学华西医院
钱远宇	解放军总医院	项和平	安徽医科大学第二附属医院
乔　莉	江苏省人民医院	谢苗荣	首都医科大学附属北京友谊医院
乔　卫	天津医科大学总医院	辛绍斌	天津医科大学总医院
任恩峰	首都医科大学附属北京友谊医院	邢迎红	天津第一中心医院急救医学研究所
任海涛	四川大学华西医院	徐　杰	天津泰达医院
任思颖	贵阳医学院附属医院	许丽君	河南省人民医院
邵　婧	首都医科大学附属北京友谊医院	闫圣涛	卫生部中日友好医院
施东伟	复旦大学附属中山医院	严乐涛	广西医大学第一附属医院
史若飞	重庆市急救医疗中心	杨光田	华中科技大学附属同济医院
寿松涛	天津医科大学总医院	杨建中	新疆医科大学第一附属医院

杨立山	宁夏医学院附属医院	张劲松	江苏省人民医院
杨梅雨	湖南省儿童医院	张克刚	天津医科大学总医院
杨明飞	青海省急救中心	张 茂	浙江大学医学院附属第二医院
杨伟强	复旦大学附属中山医院	张 硕	四川大学华西妇女儿童医院
姚晨玲	复旦大学附属中山医院	张天鹏	首都医科大学附属北京友谊医院
叶立刚	浙江大学医学院附属第二医院	张向群	天津医科大学总医院
殷 勤	首都医科大学附属北京朝阳医院	张向阳	北京大学人民医院
于建波	北京大学人民医院	张云强	天津医科大学总医院
余慕明	天津医科大学总医院	章晓红	四川省人民医院
余子明	海南医学院	赵 娟	天津医科大学总医院
袁志明	天津医科大学总医院	赵 澎	天津医科大学总医院
曾红科	广东省人民医院	赵晓静	西安交通大学医学院第二附属医院
曾建生	首都医科大学附属北京儿童医院	赵振群	内蒙古医科大学第二附属医院
翟建华	天津医科大学总医院	郑 勇	新疆石河子大学医学院第一附属医院
张 斌	首都医科大学附属北京友谊医院	周光居	浙江大学医学院附属第二医院
张长乐	安徽医科大学第一附属医院	朱继红	北京大学人民医院
张国强	卫生部中日友好医院	朱新业	西安交通大学医学院第二附属医院
张 晗	天津医科大学总医院	朱 瑛	复旦大学附属中山医院
张 泓	安徽医科大学第一附属医院	祝益民	湖南省儿童医院
张 健	首都医科大学附属北京朝阳医院	邹德志	中山大学附属第一医院

著者名单

Cynthia K. Aaron, MD
Professor, Emergency Medicine and Pediatrics, Wayne State University School of Medicine; Program Director, Medical Toxicology; Education Director, Regional Poison Center; Associate Medical Director, Regional Poison Center, Chil-dren's Hospital of Michigan, Part of the Detroit Medical Center, Detroit, Michigan

Jean T. Abbott, MD, MH
Professor Emeritus, Emergency Medicine; Faculty, Center for Bioethics and Humanities, University of Colorado School of Medicine; Attending Physician, Anschutz Medical Center, Aurora, Colorado

Riyad B. Abu-Laban, MD, MHSc, FRCPC
Associate Professor and Co-Research Director, Department of Emergency Medicine, University of British Columbia; Attending Physician, Department of Emergency Medicine, Vancouver General Hospital, Vancouver, British Columbia, Canada

Bruce D. Adams, MD, FACEP, Colonel, Medical Corps, U. S. Army
Clinical Professor of Emergency Medicine, Medical College of Georgia, Augusta, Georgia; Chief, Department of Clinical Investigations and Chief, Department of Emergency Medi-cine, William Beaumont Army Medical Center, El Paso, Texas

James G. Adams, MD
Professor and Chair, Department of Emergency Medicine, Feinberg School of Medicine, Northwestern University; Chair, Department of Emergency Medicine, Northwestern Memorial Hospital, Chicago, Illinois

Stephen L. Adams, MD
Professor and Chief, Division of Sports Medicine, Department of Medicine, Northwestern University, Feinberg School of Medicine; Medical Director, Emergency Preparedness/ Disaster Services, Northwestern Memorial Hospital; Team Physician, Chicago Cubs National League Baseball Club, Chicago, Illinois

Terry A. Adirim, MD, MPH
Associate Chief Medical Officer, Office of Health Affairs, U. S. Department of Homeland Security, Washington, DC; Attend-ing Physician, Pediatric Emergency Department, Shady Grove Adventist Hospital, Rockville, Maryland

Kumar Alagappan, MD
Associate Professor, Albert Einstein College of Medicine, Bronx, New York; Associate Chairman, Emergency Medicine, Long Island Jewish Medical Center, New Hyde Park, New York

James T. Amsterdam, DMD, MD, MMM
Adjunct Professor of Emergency Medicine, Drexel University College of Medicine, Philadelphia, Pennsylvania; Professor of Clinical Emergency Medicine, Pennsylvania State University College of Medicine, Hershey, Pennsylvania; Chair and Service Line Director, Department of Emergency Medicine, York Hospital/WellSpan Health, York, Pennsylvania

Christine Anderegg, MD
Attending Physician, Department of Emergency Medicine, Davis Hospital and Medical Center, Layton, Utah

Megan L. Anderson, MD
Department of Emergency Medicine, University of Michigan, Ann Arbor, Michigan

Deirdre Anglin, MD
Professor of Emergency Medicine, Keck School of Medicine, University of Southern California; Attending Physician, Los Angeles County and University of Southern California Medical Center, Los Angeles, California

Felix Ankel, MD
Associate Professor of Emergency Medicine, University of Minnesota, Minneapolis, Minnesota; Residency Director and Assistant Department Head, Emergency Medicine, Regions Hospital, St. Paul, Minnesota

Sanjay Arora, MD
Associate Professor of Clinical Emergency Medicine, University of Southern California, Keck School of Medicine, Los Angeles County Hospital, Los Angeles, California

Tom P. Aufderheide, MD, FACEP, FAHA
Professor of Emergency Medicine and Associate Chair of Research Affairs, Department of Emergency Medicine, Medical College of Wisconsin, Milwaukee, Wisconsin

Kevin M. Ban, MD
Assistant Clinical Professor, Harvard Medical School; Attending Physician, Beth Israel Deaconess Medical Center, Boston, Massachusetts

Emily Baran, MD
Assistant Professor, Department of Emergency Medicine, Feinberg School of Medicine, Northwestern University; Attending Physician, Northwestern Memorial Hospital, Chicago, Illinois

Christina E. Hantsch Bardsley, MD, FACEP, FACMT
Associate Professor, Department of Surgery, Division of Emergency Medicine, Stritch School of Medicine, Loyola University Chicago, Chicago, Illinois; Attending Physician, Emergency Medicine and Medical Toxicology, Loyola University Medical Center, Maywood, Illinois

Adam Z. Barkin, MD, MPH
Clinical Instructor, Department of Surgery; Clinical Instructor, Department of Pediatrics, University of Colorado School of Medicine; Attending Physician, Rose Medical Center, Denver, Colorado

Andrew R. Barnosky, DO, MPH
Associate Professor, Emergency Medicine, University of Michigan Medical School; Associate Professor and Attending Physician, University of Michigan Health System, Department of Emergency Medicine, Ann Arbor, Michigan

William G. Barsan, MD
Professor and Chair, Department of Emergency Medicine, University of Michigan, Ann Arbor, Michigan

Bruce M. Becker, MD, MPH
Professor, Emergency Medicine and Community Health, Warren Alpert School of Medicine, Brown University; Attend-ing Physician, Department of Emergency Medicine, Rhode Island Hospital and Hasbro Children's Hospital, Providence, Rhode Island

Rimon N. Bengiamin, MD
Clinical Instructor, University of California San Francisco — Fresno, Fresno, California

Marc D. Berg, MD
Associate Professor of Clinical Pediatrics, University of Arizona, College of Medicine, Tucson, Arizona

Robert A. Berg, MD
Professor of Anesthesiology and Critical Care, University of Pennsylvania School of Medicine; Division Chief, Critical Care Medicine, Children's Hospital of Philadelphia, Philadelphia, Pennsylvania

Carol D. Berkowitz, MD
Professor of Clinical Pediatrics, David Geffen School of Medicine at the University of California at Los Angeles, Los Angeles, California; Executive Vice-Chair, Department of Pediatrics, Harbor-University of California at Los Angeles Medical Center, Torrance, California

Edward Bernstein, MD
Professor and Vice-Chair for Academic Affairs, Department of Emergency Medicine, Boston University School of Medicine, Boston, Massachusetts

Judith Bernstein, PhD, RNC
Associate Professor, Department of Emergency Medicine, Boston University School of Medicine; Associate Professor, Department of Maternal and Child Health, Boston University School of Public Health, Boston, Massachusetts

Howard A. Bessen, MD
Professor of Medicine, David Geffen School of Medicine at University of California at Los Angeles; Senior Faculty Member, Department of Emergency Medicine, Harbor-University of California at Los Angeles Medical Center, Torrance, California

Kriti Bhatia, MD
Clinical Instructor, Harvard Medical School; Attending Physician, Department of Emergency Medicine, Brigham and Women's Hospital; Associate Residency Director, Harvard Affiliated Emergency Medicine Residency, Brigham and Women's Hospital, Boston, Massachusetts

Elisabeth F. Bilden, MD
Associate Medical Director, Hennepin County Medical Center, Minneapolis, Minnesota; Attending Physician, St. Mary's Duluth Clinic, Duluth, Minnesota

Diane M. Birnbaumer, MD
Professor of Clinical Medicine, David Geffen School of Medicine at University of California at Los Angeles, Los Angeles, California; Associate Residency Program Director, Department of Emergency Medicine, Harbor-University of California at Los Angeles Medical Center, Torrance, California

Michelle H. Biros, MD, MS
Professor, Emergency Medicine, University of Minnesota Medical School and Hennepin County Medical Center; Vice Chair of Research-Emergency Medicine, University of Minnesota Medical School; Associate Research Director, Hennepin County Medical Center, Minneapolis, Minnesota

Robert A. Bitterman, MD, JD
President, Bitterman Health Law Consulting Group, Inc., Harbor Springs, Michigan; President, Emergency Physicians Insurance Company (EPIC), Auburn, California

Thomas H. Blackwell, MD
Clinical Associate Professor, School of Medicine, University of North Carolina — Chapel Hill, Chapel Hill, North

Carolina; Medical Director, Center for Prehospital Medicine, Department of Emergency Medicine, Carolinas Medical Center, Charlotte, North Carolina

Frederick C. Blum, MD, FACEP, FAAP, FIFEM
Associate Professor of Emergency Medicine and Pediatrics, West Virginia University School of Medicine, Morgantown, West Virginia

Ira J. Blumen, MD
Professor, Section of Emergency Medicine, Department of Medicine, University of Chicago; Program/Medical Director, University of Chicago Aeromedical Network (UCAN), University of Chicago Medical Center, Chicago, Illinois

Jennifer M. Bocock, MD, FACEP
Attending Physician, Department of Emergency Medicine, Kettering Medical Center, Kettering, Ohio

Edward B. Bolgiano, MD, FACP, FACEP
Assistant Professor, Departments of Medicine and Surgery, University of Maryland School of Medicine; Chief, Department of Emergency Medicine, Bon Secours Hospital, Baltimore, Maryland

Laura J. Bontempo, MD
Assistant Professor and Residency Program Director, Section of Emergency Medicine, Department of Surgery, Yale University School of Medicine, New Haven, Connecticut

William J. Brady, MD
Professor of Emergency Medicine and Medicine, Vice-Chair, Department of Emergency Medicine, University of Virginia School of Medicine; Medical Director, Mondial Assistance USA and Canada, Charlottesville, Virginia

Sabina Braithwaite, MD
Associate Professor of Emergency Medicine, University of Virginia, Charlottesville, Virginia

Calvin A. Brown III, MD
Instructor in Medicine (Emergency Medicine), Harvard Medical School; Attending Physician, Brigham and Women's Hospital, Boston, Massachusetts

James E. Brown, MD
Program Director and Vice-Chair, Department of Emergency Medicine, Wright State University, Dayton, Ohio

Douglas D. Brunette, MD, MPH
Associate Professor, University of Minnesota Medical School, Department of Emergency Medicine; Assistant Chief, Hennepin County Medical Center, Department of Emergency Medicine, Minneapolis, Minnesota

Gavin R. Budhram, MD, RDMS
Assistant Professor of Emergency Medicine, Tufts University School of Medicine, Western Campus; Staff Physician, Director of Emergency Ultrasound, Baystate Medical Center, Springfield, Massachusetts

E. Bradshaw Bunney, MD
Associate Professor, Residency Director, University of Illinois at Chicago; Attending Physician, Department of Emergency Medicine, University of Illinois Hospital, Chicago, Illinois

David Burbulys, MD
Associate Professor of Clinical Medicine, David Geffen School of Medicine at University of California at Los Angeles; Director, Residency Program, Department of Emergency Medicine, Harbor-University of California at Los Angeles Medical Center, Torrance, California

Michael J. Burns, MD, FACEP, FACP
Clinical Professor, Departments of Emergency Medicine and Medicine, Division of Infectious Diseases, University of California, Irvine School of Medicine, Irvine, California; Attending Physician, Emergency Medicine and Infectious Diseases, University of California, Irvine Medical Center, Orange, California

Richard L. Byyny, MD, MSc
Assistant Professor, Division of Surgery, University of Colorado, School of Medicine, Aurora, Colorado; Associate Director of Research, Denver Health Medical Center Residency in Emergency Medicine, Denver Health Medical Center, Denver, Colorado

John D. Cahill, MD
Assistant Professor of Clinical Medicine, Columbia College of Physicians and Surgeons, New York, New York; Adjunct Assistant Professor of Emergency Medicine, Warren Alpert School of Medicine, Brown University, Providence, Rhode Island; Visiting Senior Lecturer in International Health and Tropical Medicine, The Royal College of Surgeons, Dublin, Ireland; Senior Attending Physician in Emergency Medicine and Infectious Diseases, Global Health Fellowship Director, St. Luke's Roosevelt Hospital Center, New York, New York

Kirsten K. Calder, MD, FACEP
Staff Physician, Department of Emergency Medicine, Los Alamitos Medical Center, Los Alamitos, California

Richard M. Cantor, MD, FAAP, FACEP
Associate Professor and Director, Pediatric Emergency Medicine, Department of Emergency Medicine; Medical Director, Central New York Regional Poison Control Center, State University of New York, Upstate Medical University College of Medicine, Syracuse, New York

Stuart M. Caplen, MD
Lean Project Coordinator, Emergency Department, Montefiore North Division, Bronx, New York; Attending Physician, Emergency Department, Metropolitan Hospital Center, New York, New York

Andrea Carlson, MD
Attending Physician, Emergency Medicine, Director,

Medical Toxicology, Advocate Christ Hospital, Oak Lawn, Illinois

Theodore C. Chan, MD
Professor of Clinical Medicine, University of California at San Diego; Medical Director, Emergency Department, University of California, San Diego Medical Center, San Diego, California

Lei Chen, MD
Assistant Professor, Section of Pediatric Emergency Medicine, Department of Pediatrics, Yale University School of Medicine; Attending Physician, Yale-New Haven Children's Hospital, New Haven, Connecticut

Stephen B. Choi, MD, FRCPC
Associate Residency Director, Department of Emergency Medicine, University of Ottawa; Assistant Professor, Univer-sity of Ottawa; Co-Editor-in Chief, Open Medicine, Ottawa, Ontario, Canada

Richard F. Clark, MD
Professor of Medicine, University of California at San Diego; Director, Division of Medical Toxicology, University of California at San Diego Medical Center, San Diego, California

Philip A. Clement, MD, FACEP
Clinical Assistant Professor, Department of Emergency Medicine, East Carolina University, Brody School of Medicine; Attending Physician, Pitt County Memorial Hospital, Greenville, North Carolina

Wendy C. Coates, MD
Professor of Medicine, Chair, Acute Care College, David Geffen School of Medicine, University of California at Los Angeles, Los Angeles, California; Director, Medical Educa-tion, Harbor-University of California at Los Angeles Medical Center, Department of Emergency Medicine, Huntington Beach, California

Robert E. Collier, MD
Assistant Professor of Emergency Medicine, University of Minnesota School of Medicine; Emergency Medicine Faculty, Hyperbaric Medicine Fellowship Director, Hennepin County Medical Center, Minneapolis, Minnesota

Jamie L. Collings, MD
Associate Professor, Department of Emergency Medicine, Northwestern University, Feinberg School of Medicine; Residency Director, Department of Emergency Medicine, Northwestern Memorial Hospital, Chicago, Illinois

Stephen A. Colucciello, MD, FACEP
Adjunct Professor of Emergency Medicine, University of North Carolina Medical School — Chapel Hill, Chapel Hill, North Carolina; Vice Chief Emergency Medicine, Depart-ment of Emergency Medicine, Carolinas Medical Center, Charlotte, North Carolina

Christopher B. Colwell, MD
Associate Professor, Department of Surgery, Division of Emergency Medicine, University of Colorado at Denver, School of Medicine; Associate Director, Department of Emer-gency Medicine, Denver Health Medical Center, Denver, Colorado

Edward E. Conway, Jr., MD, MS
Professor of Clinical Pediatrics, Albert Einstein College of Medicine, Bronx, New York; Chairman, Milton and Bernice Stern Department of Pediatrics, Chief of Pediatric Critical Care Medicine, Beth Israel Medical Center, New York, New York

Jeremy L. Cooke, MD
Assistant Professor, Department of Emergency Medicine, University of California at Davis; Assistant Professor of Emergency Medicine, University of California at Davis Medical Center, Sacramento, California

Mary Ann Cooper, MD
Professor (Retired), Departments of Bioengineering and Emergency Medicine, University of Illinois at Chicago, Chicago, Illinois

Randolph J. Cordle, MD
Adjunct Assistant Professor, University of North Carolina at Chapel Hill, Chapel Hill, North Carolina; Medical Director, Division of Pediatric Emergency Medicine; Program Director, Pediatric Emergency Medicine Fellowship, Levine Children's Hospital, Department of Emergency Medicine, Charlotte, North Carolina

Sandy A. Craig, MD
Adjunct Associate Professor, Department of Emergency Medicine, University of North Carolina School of Medicine, Chapel Hill, North Carolina; Faculty, Department of Emergency Medicine, Carolinas Medical Center, Charlotte, North Carolina

Hilarie Cranmer, MD, MPH
Assistant Professor, Harvard Medical School; Attending Emer-gency Medicine Director, Global Women's Health Fellow-ship, Education Director, Harvard Humanitarian Initiative, Brigham and Women's Hospital, Boston, Massachusetts

Todd J. Crocco, MD
Associate Professor and Chair, Department of Emergency Medicine, West Virginia University School of Medicine, Morgantown, West Virginia

Pat Croskerry, MD, PhD
Senior Research Scientist, Dalhousie University, Halifax, Nova Scotia, Canada; Attending Physician, Dartmouth General Hospital, Dartmouth, Nova Scotia, Canada

A. Adam Cwinn, MD, FRCPC
Professor, Department of Emergency Medicine, The University of Ottawa; Head, Department of Emergency Medicine and Medical Director of Critical Care and Emergency

Medicine, The Ottawa Hospital, Ottawa, Ontario, Canada

Rita K. Cydulka, MD, MS
Professor, Emergency Medicine, Case Western Reserve University School of Medicine, Cleveland, Ohio; Vice Chair, MetroHealth Medical Center, Shaker Heights, Ohio

Daniel F. Danzl, MD
Professor and Chair, Department of Emergency Medicine, University of Louisville School of Medicine, Louisville, Kentucky

Ana M. Davitt, MD
Attending Physician, Pennsylvania Hospital, University of Pennsylvania Health System, Philadelphia, Pennsylvania

Mohamud Daya, MD
Associate Professor, Department of Emergency Medicine, Oregon Health and Science University, Portland, Oregon

Kathleen A. Delaney, MD, MS
Professor, Division of Emergency Medicine, University of Texas, Southwestern Medical School; Vice Chair of Emergency Medicine, Parkland Memorial Hospital, Dallas, Texas

Theodore R. Delbridge, MD, MPH
Professor of Emergency Medicine, Brody School of Medicine at East Carolina University; Chief of Emergency Services, Department of Emergency Medicine, Pitt County Memorial Hospital, Greenville, North Carolina

Robert A. De Lorenzo, MD, MSM
Professor of Military and Emergency Medicine, Uniformed Services University of the Health Sciences, Bethesda, Mary-land; Colonel Medical Corps, U. S. Army, Brooke Army Medical Center, Fort Sam Houston, Houston, Texas

Robert W. Derlet, MD
Professor Emeritus, Department of Emergency Medicine, University of California Davis School of Medicine, Sacramento, California

Shoma Desai, MD, BA
Assistant Professor of Clinical Emergency Medicine, University of Southern California; Quality Assurance Director, Los Angeles County and University of Southern California Medical Center, Los Angeles, California

Bram A. Dolcourt, MD
Assistant Professor, Wayne State University School of Medicine; Medical Toxicologist, Children's Hospital of Michigan Regional Poison Control Center, Detroit, Michigan

Evelyn H. Duvivier, MD, MPH
Attending Physician, Pennsylvania Hospital, Philadelphia, Pennsylvania

Joshua S. Easter, MD
Clinical Fellow, Harvard Medical School; Clinical Pediatric Emergency Medicine Fellow, Department of Emergency Medicine, Children's Hospital of Boston, Boston, Massachusetts

Marc Eckstein, MD, MPH
Associate Professor of Emergency Medicine, Keck School of Medicine of the University of Southern California; Medical Director, Los Angeles Fire Department; Director of Prehospital Care-Los Angeles County/University of Southern California Medical Center, Los Angeles, California

Mary Eisenhauer, MD, FRCPC
Associate Professor of Medicine, Schulich School of Medicine and Dentistry, University of Western Ontario; Consultant, London Health Sciences Centre, London, Ontario, Canada

Matt Emery, MD, FACEP
Assistant Professor of Emergency Medicine, Michigan State University-CHM, East Lansing, Michigan; Educational Assistant, MSU-MERC Program in Emergency Medicine, Spectrum Health, Butterworth Campus, Grand Rapids, Michigan

Jay L. Falk, MD, FACEP, FCCM
Professor of Medicine and Emergency Medicine, University of Central Florida, College of Medicine; Clinical Professor, Clinical Sciences, Florida State University, College of Medi-cine; Academic Chairman, Department of Emergency Medi-cine, Orlando Regional Medical Center; Vice President of Medical Education, Orlando Health, Orlando, Florida

Sing-Yi Feng, MD
Assistant Professor, Department of Pediatrics, Division of Emergency Medicine, University of Texas Southwestern Medical Center at Dallas; Medical Toxicologist, North Texas Poison Center, Parkland Memorial Hospital, Dallas, Texas

Madonna Fern á ndez-Frackelton, MD
Associate Professor of Medicine, David Geffen School of Medicine at University of California at Los Angeles, Los Angeles, California; Associate Residency Director, Harbor-University of California at Los Angeles Medical Center, Torrance, California

James F. Fiechtl, MD
Assistant Professor, Department of Emergency Medicine, Vanderbilt University Medical Center, Nashville, Tennessee

John T. Finnell, II, MD, MSc
Associate Professor of Emergency Medicine, Indiana University; Research Scientist, Regenstrief Institute, Indianapolis, Indiana

Robert W. Fitch, MD
Assistant Professor, Department of Emergency Medicine; Assistant Professor, Department of Orthopedics and Rehabili-tation, Vanderbilt University Medical Center, Nashville, Tennessee

Mark Foran, MD
Clinical Fellow in Emergency Medicine, Harvard Medical School; Resident Physician, Harvard Affiliated Emergency Medicine Residency, Brigham and Women's Hospital, Massachusetts General Hospital, Boston, Massachusetts

E. John Gallagher, MD
Professor and University Chair, Department of Emergency Medicine, Albert Einstein College of Medicine of Yeshiva University; Chief of Service, Emergency Medicine, Monte-fiore Medical Center, Bronx, New York

Boris Garber, DO
Assistant Professor, Case Western Reserve University School of Medicine; Attending Physician, MetroHealth Medical Center, Cleveland, Ohio

Marianne Gausche-Hill, MD, FACEP, FAAP
Professor of Clinical Medicine, David Geffen School of Medi-cine at University of California at Los Angeles, Los Angeles, California; Director of EMS and Pediatric Emergency Fellow-ships, Department of Emergency Medicine, Harbor-University of California at Los Angeles Medical Center, Torrance, California

Mark E. Gebhart, MD, FAAEM
Assistant Professor of Emergency Medicine, Wright State University School of Medicine; Staff Physician, Emergency and Trauma Center, Good Samaritan Hospital, Dayton, Ohio

Joel M. Geiderman, MD, FACEP
Professor of Emergency Medicine, Cedars-Sinai Medical Center; Professor of Medicine, David Geffen School of Medi-cine at University of California at Los Angeles; Co-Chairman, Department of Emergency Medicine, Cedars-Sinai Medical Center, Los Angeles, California

Michael A. Gibbs, MD, FACEP
Professor of Emergency Medicine, Tufts University School of Medicine, Boston, Massachusetts; Chief, Department of Emergency Medicine, Maine Medical Center, Portland, Maine

Casey M. Glass, MD
Assistant Professor, Department of Emergency Medicine, Wake Forest University Health Sciences; Director of Com-munity Emergency Ultrasound Programs, Wake Forest Uni-versity Health Sciences Department of Emergency Medicine; Assistant Medical Director, Emergency Medicine, Wilkes Regional Medical Center, North Wilkesboro, North Carolina; North Carolinas Baptist Medical Center, Winston-Salem, North Carolina

Richard Goldberg, MD
Clinical Professor of Emergency Medicine, Department of Emergency Medicine, Los Angeles County and University of Southern California Medical Center, Los Angeles, California; Staff Physician, Providence Saint Joseph Medical Center, Burbank, California

John E. Gough, MD
Professor, Department of Emergency Medicine, East Carolina University, Brody School of Medicine; Attending Physician, Pitt County Memorial Hospital, Greenville, North Carolina

Louis Graff IV, MD, FACP, FACEP
Professor of Emergency Medicine, Professor of Clinical Medicine, University of Connecticut School of Medicine, Farmington, Connecticut; Medical Director of Quality, Associate Director of Emergency Medicine, Hospital of Central Connecticut, New Britain, Connecticut

Richard O. Gray, MD
Assistant Professor of Emergency Medicine, University of Minnesota Medical School; Department of Emergency Medicine, Hennepin County Medical Center, Minneapolis, Minnesota

Eric Gross, MD
Assistant Professor, Department of Emergency Medicine, University of Minnesota Medical School; Assistant Residency Director, Department of Emergency Medicine, Hennepin County Medical Center, Minneapolis, Minnesota

John A. Guisto, MD
Associate Professor, Department of Emergency Medicine, University of Arizona College of Medicine; Medical Director, Emergency Department, University Medical Center, Tucson, Arizona

David A. Guss, MD
Professor and Chair, University of California at San Diego, Department of Emergency Medicine, University of California San Diego School of Medicine, San Diego, California

Leon Gussow, MD
Lecturer, Department of Emergency Medicine, University of Illinois; Instructor, Department of Emergency Medicine, Rush Medical College; Attending Physician, John H. Stroger, Jr. Hospital of Cook County, Chicago, Illinois

Rania Habal, MD
Assistant Clinical Professor, Emergency Medicine, New York Medical College, Valhalla, New York; Attending Physician, Emergency Medicine, Metropolitan Hospital Center, New York, New York

Tenagne Haile-Mariam, MD
Assistant Professor, Department of Emergency Medicine, George Washington University Medical Center, Washington, DC

Glenn C. Hamilton, MD
Professor and Chair, Department of Emergency Medicine, Wright State University, Dayton, Ohio

Stephen W. Hargarten, MD, MPH
Professor, Department of Emergency Medicine, Medical College of Wisconsin; Director, Emergency Medicine,

Froedtert Hospital, Milwaukee, Wisconsin

Richard A. Harrigan, MD
Professor of Emergency Medicine, Temple University School of Medicine, Temple University, Philadelphia, Pennsylvania

William G. Heegaard, MD, MPH
Associate Professor, University of Minnesota Medical School, Department of Emergency Medicine; Assistant Chief, Hennepin County Medical Center, Department of Emergency Medicine, Minneapolis, Minnesota

Jag S. Heer, MD, FAAEM
Assistant Clinical Professor, David Geffen School of Medicine at University of California at Los Angeles, Los Angeles, California; Attending Faculty Department of Emergency Medicine, Kern Medical Center, Bakersfield, California

Katherine L. Heilpern, MD
Professor and Chair, Department of Emergency Medicine, Emory University School of Medicine, Atlanta, Georgia

Robin R. Hemphill, MD, MPH
Associate Professor, Department of Emergency Medicine, Emory University School of Medicine; Director of Patient Safety and Quality, Emory University Hospital, Atlanta, Georgia

Sean O. Henderson, MD
Associate Professor of Emergency and Preventive Medicine, Keck School of Medicine of the University of California; Vice Chair, Department of Emergency Medicine LAC and USC Medical Center, Los Angeles, California

Robert G. Hendrickson, MD
Associate Professor, Department of Emergency Medicine, Oregon Health and Science University; Associate Medical Director, Medical Toxicologist, Oregon Poison Center; Associ-ate Fellowship Director, Program in Medical Toxicology, Oregon Health and Science University, Portland, Oregon

Philip L. Henneman, MD
Professor of Emergency Medicine, Tufts University School of Medicine, Boston, Massachusetts; Attending Physician, Department of Emergency Medicine, Baystate Medical Center, Springfield, Massachusetts

H. Gene Hern, Jr., MD
Assistant Clinical Professor of Emergency Medicine, University of California at San Francisco, San Francisco, California; Residency Director, Alameda County Medical Center, Oakland, California

Kendall Ho, MD, FRCPC
Associate Professor, Department of Emergency Medicine, Faculty of Medicine, University of British Columbia; Attend-ing Staff, Department of Emergency Medicine, Vancouver General Hospital, Vancouver, British Columbia, Canada

Robert S. Hockberger, MD
Professor of Medicine, David Geffen School of Medicine at University of California at Los Angeles, Los Angeles, California; Chair, Department of Emergency Medicine, Harbor-University of California at Los Angeles Medical Center, Torrance, California

Robert S. Hoffman, MD
Associate Professor of Emergency Medicine and Medicine (Clinical Pharmacology), New York University School of Medicine; Attending Physician, Bellevue Hospital Center, New York, New York

Benjamin Honigman, MD
Professor of Surgery, University of Colorado Denver, School of Medicine; Head, Division of Emergency Medicine, Depart-ment of Emergency Medicine, University of Colorado Hospi-tal, Aurora, Colorado

Timothy Horeczko, MD
Clinical Instructor of Medicine, David Geffen School of Medicine at the University of California, Los Angeles, Los Angeles, California; Pediatric Emergency Medicine Fellow, Department of Emergency Medicine, Harbor-University of California at Los Angeles Medical Center, Los Angeles County Harbor-University of California at Los Angeles Medical Center, Torrance, California

Mark A. Hostetler, MD, MPH
Clinical Professor, Departments of Pediatrics and Emergency Medicine, The University of Arizona College of Medicine; Attending Physician, Phoenix Children's Hospital, Phoenix, Arizona

Debra E. Houry, MD, MPH
Assistant Professor, Department of Emergency Medicine, Emory School of Medicine; Assistant Professor, Department of Environmental and Occupational Health and Department of Behavioral Sciences and Health Education, Rollins School of Public Health; Director, Center for Injury Control, Emory University, Atlanta; Attending Emergency Physician, Emory University Hospital, Atlanta, Georgia

J. Stephen Huff, MD
Associate Professor of Emergency Medicine and Neurology, Department of Emergency Medicine, University of Virginia Health System, Charlottesville, Virginia

Oliver Hung, MD
Assistant Clinical Professor of Emergency Medicine, Mt. Sinai School of Medicine, New York, New York; Attending Physician, Department of Emergency Medicine, Morristown Memorial Hospital, Morristown, New Jersey

H. Range Hutson, MD
Assistant Professor, Department of Emergency Medicine, Massachusetts General Hospital, Harvard Medical School, Boston, Massachusetts

Alson S. Inaba, MD, FAAP
Associate Professor of Pediatrics, University of Hawaii, John A. Burns School of Medicine; Director and Attending Physician, Pediatric Emergency Medicine Center, Kapi'olani Medical Center for Women and Children, Honolulu, Hawaii

Jennifer L. Isenhour, MD
Adjunct Assistant Professor, Department of Emergency Medi-cine, University of North Carolina — Chapel Hill, Chapel Hill, North Carolina; Associate Program Director, Department of Emergency Medicine, Carolinas Medical Center, Charlotte, North Carolina

Kenneth V. Iserson, MD, MBA, FACEP
Professor Emeritus, Department of Emergency Medicine, University of Arizona College of Medicine, Tucson, Arizona

Kenneth Jackimczyk, MD, FACEP
Attending Physician, Maricopa Medical Center, Phoenix, Arizona

Andy Jagoda, MD, FACEP
Professor and Chair, Mt. Sinai School of Medicine; Medical Director, Mt. Sinai Medical Center, New York, New York

Thea L. James, MD
Assistant Professor of Emergency Medicine, Department of Emergency Medicine, Boston University School of Medicine, Boston Medical Center, Boston, Massachusetts

Timothy G. Janz, MD
Professor, Department of Emergency Medicine, Department of Internal Medicine, Boonshoft School of Medicine, Wright State University, Dayton, Ohio

Alan Jones, MD
Adjunct Assistant Professor of Emergency Medicine, University of North Carolina at Chapel Hill, Chapel Hill, North Carolina; Director, Emergency Medicine Critical Care Ser-vices; Assistant Director, Emergency Medicine Research, Department of Emergency Medicine, Carolinas Medical Center, Charlotte, North Carolina

James B. Jones, PharmD, MD
Staff Physician, Mercy Hospital, Scranton, Pennsylvania

Jonathan S. Jones, MD
Assistant Professor and Assistant Program Direcotr, De-part-ment of Emergency Medicine, University of Mississippi Medical Center, Jackson, Mississippi

Nicholas J. Jouriles, MD
Professor, Emergency Medicine, Northeastern Ohio Universi-ties College of Medicine and Pharmacy, Rootstown, Ohio; Emergency Medicine Resident Care Faculty, Akron General Medical Center, Akron, Ohio

Amy H. Kaji, MD, PhD
Assistant Clinical Professor of Emergency Medicine, David Geffen School of Medicine at University of California at Los Angeles, Los Angeles, California; Assistant Clinical Professor of Emergency Medicine, Medical Director, Disaster Resource Center, Harbor-University of California at Los Angeles Medical Center, Torrance, California

Norman Kalbfleisch, MD
Associate Professor, Oregon Health and Science University, Portland, Oregon

Louise Kao, MD
Director, Medical Toxicology Fellowship Program; Assistant Professor of Clinical Emergency Medicine, Indiana University School of Medicine; Methodist Hospital/Clarian Health Partners, Indianapolis, Indiana

Dan Katz, MD, DTMH
Assistant Clinical Professor of Medicine, David Geffen School of Medicine at University of California at Los Angeles; Medical Director of Academic Affairs, Department of Emer-gency Medicine, Cedars-Sinai Medical Center, Los Angeles, California

Matthew T. Keadey, MD, FACEP
Assistant Professor, Emory University School of Medicine; Chief of Service, Department of Emergency Medicine, Emory University Hospital, Atlanta, Georgia

Eugene E. Kercher, MD, FACEP, FAPA
Chief Medical Officer, Director of Graduate Medical Educa-tion, Kern Medical Center, Bakersfield, California; Associate Clinical Professor of Medicine, David Geffen School of Medicine at University of California at Los Angeles, Los Angeles, California

Kianusch Kiai, MD, MS
Clinical Associate Professor of Anesthesiology, Department of Anesthesiology, David Geffen School of Medicine at University of California at Los Angeles; Attending Physician, University of California at Los Angeles Ronald Reagan Medical Center, Los Angeles, California

Kelly E. King, MD
Medical Director, Casualty Care Research Center, Assistant Professor of Military and Emergency Medicine, Uniformed Services University of the Health Sciences, Bethesda, Maryland

Susan Kirelik, MD
Medical Director, Pediatric Emergency Services; Chair, Department of Pediatrics, Sky Ridge Medical Center, Lone Tree, Colorado

Eileen J. Klein, MD, MPH
Associate Professor, Pediatrics, University of Washington; Attending Physician, Seattle Children's Hospital, Seattle, Washington

Jeffrey A. Kline, MD
Adjunct Professor of Emergency Medicine, University of North Carolina at Chapel Hill, Charlotte, North Carolina;

Pro-fessor of Emergency Medicine, University of North Caro-lina — Chapel Hill; Director of Research, Depart-ment of Emergency Medicine, Carolinas Medical Center, Charlotte, North Carolina

Andrew L. Knaut, MD, PhD
Attending Physician, Emergency Physicians at Porter Hospi-tals, Denver, Colorado

Kristi L. Koenig, MD, FACEP
Professor of Emergency Medicine, Co-Director, EMS and Disaster Medical Sciences Fellowship, University of Cali-fornia at Irvine, School of Medicine; Director of Public Preparedness, University of California at Irvine, Orange, California

Amy V. Kontrick, MD
Assistant Professor of Emergency Medicine; Director, Un-der-graduate Medical Education, Northwestern University Feinberg School of Medicine, Chicago, Illinois

Dina Halpern Kornblau, MD, BA
Assistant Professor, Albert Einstein College of Medicine; Attending Physician and Director, Division of Pediatric Neurology, St. Barnabas Hospital, Bronx, New York

Joshua M. Kosowsky, MD
Assistant Professor, Harvard Medical School; Clinical Di-rector, Department of Emergency Medicine, Brigham and Women's Hospital, Boston, Massachusetts

Rashmi U. Kothari, MD
Associate Professor, Michigan State University/Kalamazoo Center for Medical Studies (MSU/KCMS); Director of Emergency Medicine Research, Borgess Research Institu-te, Borgess Hospital, Kalamazoo, Michigan

Baruch Krauss, MD, EdM
Associate Professor of Pediatrics, Department of Pediat-rics, Harvard Medical School; Senior Associate Physician in Medicine, Division of Emergency Medicine, Children's Hospital, Boston, Massachusetts

Ken Kulig, MD, FACMT, FAACT
Clinical Associate Professor, Emergency Medicine, Uni-versity of Colorado; President Elect, Medical Staff, Por-ter Adventist Hospital, Denver, Colorado

Thomas Kwiatkowski, MD
Professor of Clinical Emergency Medicine, Albert Ein-stein College of Medicine, Bronx, New York; Medical Director, Patient Safety Institute; Faculty, Emergency Medicine, North Shore-Long Island Jewish Hospital Health System, Lake Success, New York

Frank W. Lavoie, MD
Vice President of Medical Affairs, Southern Maine Medi-cal Center, Biddeford, Maine

Eric J. Lavonas, MD, FACEP, FACMT
Assistant Professor of Surgery (Emergency Medicine), Univer-sity of Colorado, Denver, School of Medicine, Aurora, Colorado; Emergency Physician, Denver Health Medical Center; Associate Director, Rocky Mountain Poi-son and Drug Center, Denver Health Medical Center, Denver, Colorado

Christopher C. Lee, MD
Assistant Professor and Director of International Emergen-cy Medicine Center, Stony Brook University, Stony Brook, New York

David C. Lee, MD
Clinical Associate Professor, New York University School of Medicine, New York, New York; Director of Re-search, Depart-ment of Emergency Medicine, North Shore University Hos-pital, Manhasset, New York

Jill F. Lehrmann, MD, MPH
Assistant Professor, Northwestern University Feinberg School of Medicine; Attending Physician, Northwestern Memorial Hospital, Chicago, Illinois

E. Brooke Lerner, PhD
Associate Professor, Medical College of Wisconsin, Mil-wau-kee, Wisconsin

Michael D. Levine, MD
Department of Medical Toxicology, Banner Good Samari-tan Hospital Medical Center, Phoenix, Arizona

Roger J. Lewis, MD, PhD
Professor, David Geffen School of Medicine at University of California at Los Angeles, Los Angeles, California; Vice Chair, Academic Affairs, Department of Emergency Medicine, Harbor-University of California at Los Angeles Medical Center, Torrance, California

Michelle Lin, MD
Associate Clinical Professor of Emergency Medicine, Uni-ver-sity of California at San Francisco; San Francisco General Hos-pital, Department of Emergency Medicine, San Francisco, California

Louis J. Ling, MD
Professor, Emergency Medicine and Pharmacy and Asso-ciate Dean for Graduate Medical Education, University of Minne-sota Medical School; Associate Medical Director for Educa-tion, Hennepin County Medical Center; Senior Associate Medical Director, Hennepin Regional Poison Center, Minne-apolis, Minnesota

Ari M. Lipsky, MD, MS
Assistant Professor, David Geffen School of Medicine at University of California at Los Angeles, Los Angeles, California; Attending Physician, Department of Emergen-cy Medicine, Harbor-University of California at Los An-geles Medical Center, Torrance, California

Eve D. Losman, MD
Assistant Professor, Associate Program Director, Depart-

ment of Emergency Medicine, University of Michigan Medical School, University of Michigan Health System, Ann Arbor, Michigan

Mark J. Lowell, MD
Associate Professor of Emergency Medicine, University of Michigan Medical School; Medical Director, Survival Flight, University of Michigan Health System, Ann Arbor, Michigan

Douglas W. Lowery III, MD
Associate Professor of Emergency Medicine, Emory University School of Medicine; Vice Chair of Clinical Operations, Department of Emergency Medicine, Emory Healthcare, Atlanta, Georgia

Binh T. Ly, MD, FACEP, FACMT
Associate Professor, University of California, San Diego; Director, Emergency Medicine Residency; Director, Medical Toxicology Fellowship, Division of Medical Toxicology, University of California at San Diego Medical Center, San Diego, California

Everett T. Lyn, MD, MSc
Assistant Professor, Harvard Medical School, Boston, Massachusetts; Chairman, Department of Emergency Medicine, North Shore Medical Center, Salem, Massachusetts

Malcolm Mahadevan, MD, MBBS (Singapore), MRCP (UK), FRCSEd (A & E), FAMS
Senior Clinical Lecturer, Yong Loo Lin School of Medicine, National University of Singapore; Clinical Director and Senior Consultant, Emergency Department, National University Hospital, Singapore

Brian D. Mahoney, MD
Associate Professor, Department of Emergency Medicine, University of Minnesota; Medical Director, Emergency Medical Services, Hennepin County Medical Center, Minneapolis, Minnesota

Thomas Mailhot, MD
Assistant Professor of Clinical Emergency Medicine, University of Southern California, Keck School of Medicine; Assistant Residency Director, Residency in Emergency Medicine, Los Angeles County and University of Southern California Medical Center, Los Angeles, California

William K. Mallon, MD, FACEP
Associate Professor of Clinical Emergency Medicine, Keck School of Medicine at the University of Southern California; Director, Division of International Emergency Medicine, LAC and USC Medical Center, Los Angeles, California

Gerald E. Maloney, Jr., DO
Assistant Professor, Department of Emergency Medicine, Case Western Reserve University; Attending Director of Medical Toxicology, Department of Emergency Medicine, MetroHealth Medical Center, Cleveland, Ohio

Diku P. Mandavia, MD, FACEP, FRCPC
Clinical Associate Professor of Emergency Medicine, Keck School of Medicine, University of California at Los Angeles; Attending Staff Physician, Department of Emergency Medicine, Cedars-Sinai Medical Center, Los Angeles, California

Mariann Manno, MD
Associate Professor, Clinical Pediatric and Emergency Medicine, University of Massachusetts Medical School; Division Director, Pediatric Emergency Services; Director, Pediatric Emergency Department and PediPlace, Children's Medical Center, University of Massachusetts Memorial Hospital, Worcester, Massachusetts

Catherine A. Marco, MD, FACEP
Professor, Department of Emergency Medicine; Director of Medical Ethics Curriculum, University of Toledo College of Medicine, Toledo, Ohio

Vincent Markovchick, MD
Professor of Surgery, Division of Emergency Medicine, University of Colorado at Denver School of Medicine; Director, Department of Emergency Medicine, Denver Health Medical Center, Denver, Colorado

Marc L. Martel, MD
Associate Professor, University of Minnesota; Program Director, Emergency Medicine; Co-Program Director, Emergency Medicine/Internal Medicine, Department of Emergency Medicine, Hennepin County Medical Center, Minneapolis, Minnesota

John A. Marx, MD
Adjunct Professor of Emergency Medicine, University of North Carolina at Chapel Hill, Chapel Hill, North Carolina; Chair, Department of Emergency Medicine, Carolinas Medical Center, Charlotte, North Carolina

Ryanne J. Mayersak, MD, MS
Assistant Professor of Emergency Medicine, The George Washington University, Washington, DC

Suzan S. Mazor, MD
Assistant Professor, Pediatrics, University of Washington; Attending Physician, Seattle Children's Hospital, Seattle, Washington

Maureen McCollough, MD, FACEP, FAAEM
Associate Professor of Clinical Emergency Medicine and Pediatrics, Keck School of Medicine of USC; Medical Director, Emergency Department, Los Angeles County University of Southern California Medical Center, Los Angeles, California

Mary Pat McKay, MD, MPH
Associate Professor of Emergency Medicine and Public Health, The George Washington University; Director, Center for Injury Prevention and Control, The George Washington University, Washington, DC

L. Kendall McKenzie, MD
Assistant Professor of Emergency Medicine, The University of Mississippi School of Medicine, Jackson, Mississippi

Nathanael J. McKeown, DO
Assistant Professor, Oregon Health and Science University; Attending Physician, Portland Veteran Affairs Medical Center; Oregon Health and Science University, Portland, Oregon

John McManus, MD, MCR, FACEP, FAAEM
Director, Center for Pre-Deployment Medicine, U. S. Army Medical Department Center and School, Fort Sam Houston; EMS Fellowship Program Director, San Antonio Uniformed Services Health Education Consortium; Medical Director, Fort Sam Houston and Camp Bullis Fire Department; Clinical Associate Professor, Emergency Medicine, University of Texas Health Science Center, San Antonio, Texas

David B. McMicken, MD, FACEP
Regional Medical Director, TEAM Health, Southeast, Emer-gency Services, The Medical Center, Columbus, Georgia

Kemedy K. McQuillen, MD
Attending Physician, Central Maine Medical Center, Lewis-ton, Maine

Harvey W. Meislin, MD
Professor of Emergency Medicine, The University of Arizona College of Medicine; Department Head of Emergency Medi-cine, University Medical Center; Director, Arizona Emergency Medicine Research Center, Tucson, Arizona

Frantz R. Melio, MD, FACEP
Assistant Clinical Professor, Department of Emergency Medicine, University of New Mexico, Albuquerque, New Mexico; President, Physician Practices, CHRISTUS-St. Vincent Regional Medical Center, Santa Fe, New Mexico

William J. Meurer, MD
Clinical Lecturer, Departments of Emergency Medicine and Neurology, University of Michigan at Ann Arbor, Ann Arbor, Michigan

Nathan W. Mick, MD
Assistant Professor, University of Vermont College of Medi-cine, Burlington, Vermont; Director, Pediatric Emergency Medicine, Department of Emergency Medicine, Maine Medical Center, Portland, Maine

James R. Miner, MD
Associate Professor of Emergency Medicine, University of Minnesota Medical School; Research Director, Department of Emergency Medicine, Hennepin County Medical Center, Minneapolis, Minnesota

Connie Mitchell, MD, MPH
Assistant Clinical Professor, Department of Internal Medicine, School of Medicine, University of California at Davis, Davis, California; Policy Development, Maternal, Child, and Adolescent Health, California Department of Public Health, Sacramento, California

Gregory P. Moore, MD, JD
Attending Physician, Emergency Medicine Residency, Madigan Army Medical Center, Tacoma, Washington

Gregory J. Moran, MD, FACEP, FIDSA
Professor of Medicine, David Geffen School of Medicine at University of California at Los Angeles, Los Angeles, California; Department of Emergency Medicine and Division of Infectious Diseases, Olive View-University of California at Los Angeles Medical Center, Sylmar, California

Laurie J. Morrison, MD, MSc, FRCPC
Professor of Emergency Medicine, Department of Medicine, University of Toronto; Director, Clinician Scientist, Keenan Research Centre, Li Ka Shing Knowledge Institute, St. Michael's Hospital, Toronto, Ontario, Canada

Robert L. Muelleman, MD, FACEP
Chief of Emergency Medicine, University of Nebraska Medical Center, Omaha, Nebraska

Lindsay Murray, MD, MBBS, FACEM
Clinical Associate Professor, University of Western Australia, Perth, Western Australia; Consultant Emergency Physician and Clinical Toxicologist, Sir Charles Gairdner Hospital, Perth, Western Australia

Michael F. Murphy, MD, FRCPC
Professor and Chair, Department of Anesthesia; Professor of Emergency Medicine, Dalhousie University; Chief, Depart-ment of Anesthesia, Capital Health District Health Authority, Halifax, Nova Scotia, Canada

Vinay M. Nadkarni, MD, MS
Endowed Chair, Pediatric Critical Care Medicine, University of Pennsylvania School of Medicine; Associate Professor, Anesthesia, Critical Care and Pediatrics, University of Pennsylvania School of Medicine, Director, Center for Stimulation, Advanced Education and Innovation, Endowed Chair, Pediatric Critical Care Medicine, Department of Anes-thesia and Critical Care Medicine, The Children's Hospital of Philadelphia, Philadelphia, Pennsylvania

Yoko Nakamura, MD
Emergency Medicine Resident, Oregon Health and Science University, Portland, Oregon

Lewis S. Nelson, MD
Associate Professor of Emergency Medicine; Director, Fellow-ship in Medical Toxicology, New York University School of Medicine; Associate Director, New York City Poison Control Center, New York, New York

Robert W. Neumar, MD, PhD
Associate Professor of Emergency Medicine, University of Pennsylvania School of Medicine; Associate Director,

Center for Resuscitation Science, University of Pennsylvania School of Medicine, Department of Emergency Medicine, Hospital of the University of Pennsylvania, Philadelphia, Pennsylvania

Edward J. Newton, MD
Professor, Emergency Medicine; Chair, Department of Emer-gency Medicine, Keck School of Medicine, Los Angeles; Chair, Department of Emergency Medicine, LAC and USC Medical Center, Los Angeles, California

Kim Newton, MD, FACEP
Assistant Professor of Emergency Medicine, Department of Emergency Medicine, Keck School of Medicine, University of Southern California, Los Angeles, California

James T. Niemann, MD
Professor of Medicine, The David Geffen School of Medicine at University of California at Los Angeles, Los Angeles, California; Senior Physician Specialist, Medicine/Emergency Medicine, Department of Emergency Medicine, Harbor-University of California at Los Angeles Medical Center, Torrance, California

Richard M. Nowak, MD, MBA
Clinical Professor, Department of Emergency Medicine, Wayne State University School of Medicine, Detroit, Michigan; Clinical Associate Professor, Department of Emer-gency Medicine, University of Michigan School of Medicine, Ann Arbor, Michigan; Past Chair, Department of Emergency Medicine, Henry Ford Health System, Detroit, Michigan

John F. O'Brien, MD
Associate Professor of Emergency Medicine, University of Florida College of Medicine, Gainesville, Florida; Associate Professor of Emergency Medicine, University of South Florida College of Medicine, Tampa, Florida; Associate Residency Director, Department of Emergency Medicine, Orlando Regional Medical Center, Orlando, Florida

Jonathan S. Olshaker, MD
Professor and Chair, Department of Emergency Medicine, Boston University School of Medicine; Chief, Department of Emergency Medicine, Boston Medical Center, Boston, Massachusetts

Edward J. Otten, MD, FACMT, FAWM
Professor of Emergency Medicine and Pediatrics; Director, Division of Toxicology, University of Cincinnati College of Medicine, Cincinnati, Ohio

Leslie C. Oyama, MD
Assistant Clinical Professor, University of California at San Diego, Department of Emergency Medicine, University of California at San Diego School of Medicine, San Diego, California

Daniel J. Pallin, MD, MPH
Assistant Professor, Medicine (Emergency Medicine); Assistant Professor of Pediatrics, Harvard Medical School; Research Director, Department of Emergency Medicine, Brigham and Women's Hospital; Attending Physician, Divi-sion of Emergency Medicine, Children's Hospital Boston, Boston, Massachusetts

Paul M. Paris, MD, FACEP, LLD (Hon)
Professor and Chair, Department of Emergency Medicine, University of Pittsburgh School of Medicine; Chief Medical Officer, Center for Emergency Medicine of Western Pennsyl-vania, Pittsburgh, Pennsylvania

Debra Perina, MD
Associate Professor, Emergency Medicine, University of Virginia; Director, Division of Prehospital Care, University of Virginia Medical Center, Charlottesville, Virginia

Andrew D. Perron, MD
Professor of Emergency Medicine, University of Vermont School of Medicine, Burlington, Vermont; Emergency Medi-cine Residency Program Director, Maine Medical Center, Portland, Maine

Shawna J. Perry, MD
Associate Professor, Associate Chair, Department of Emer-gency Medicine, Virginia Commonwealth University, School of Medicine; Director for Patient Safety Systems Engineering, Virginia Commonwealth University Health Systems, Richmond, Virginia

Michael A. Peterson, MD
Associate Professor of Medicine, David Geffen School of Medicine at University of California at Los Angeles, Los Angeles, California; Vice Chair, Clinical Affairs, Department of Emergency Medicine, Harbor-University of California at Los Angeles Medical Center, Torrance, California

James A. Pfaff, MD
Assistant Professor, Uniformed Services University of the Health Sciences, Bethesda, Maryland; Emergency Medicine Residency, Department of Emergency Medicine, San Antonio Uniformed Health Education (SAUSHEC), Brooke Army Medical Center, Fort Sam Houston, Houston, Texas

Sharon Pfeil, MD
Professor, Department of Emergency Medicine, The Ohio State University; Professor and Chair, Department of E-mer-gency Medicine, The Ohio State University, Columbus, Ohio

William James Phillips, MD
Associate Professor, Departments of Anesthesiology and Emergency Medicine, University of Mississippi Medical Center, Jackson, Mississippi

Melissa Platt, MD
Assistant Professor, University of Louisville, Louisville, Kentucky

Michael Alan Polis, MD, MPH
Clinical Professor, Emergency Medicine, George Washington University Medical School, Washington, DC; Attending Physician, Division of Intramural Research, Warren Grant Magnuson Clinical Center, Bethesda, Maryland

Charles V. Pollack, Jr., MD, MA, FACEP, FAAEM, FAHA
Professor of Emergency Medicine, University of Pennsylvania School of Medicine; Chairman, Department of Emergency Medicine, Pennsylvania Hospital, Philadelphia, Pennsylvania

Timothy G. Price, MD
Associate Professor, Department of Emergency Medicine, University of Louisville, Louisville, Kentucky

Thomas B. Purcell, MD
Adjunct Assistant Clinical Professor, David Geffen School of Medicine at University of California at Los Angeles, Los Angeles, California; Attending Faculty, Department of Emer-gency Medicine, Kern Medical Center, Bakersfield, California

Prasanthi Ramanujam, MD, MAS, MBBS
Assistant Professor, University of California at San Francisco; Attending Physician, Department of Emergency Medicine, University of California at San Francisco Medical Center, San Francisco, California

Rama B. Rao, MD
Assistant Professor, Emergency Medicine and Public Health, Weill Medical College at Cornell University; Faculty, Emer-gency Medicine, New York Presbyterian Hospital at the Weill-Cornell Medical Center, New York, New York

Neha P. Raukar, MD
Assistant Professor, Alpert Medical School of Brown University; Emergency Medicine Attending Physician, Primary Care Sports Medicine (University Orthopedics), Rhode Island Hos-pital and The Miriam Hospital, Providence, Rhode Island

James W. Rhee, MD
Assistant Professor of Medicine and Pediatrics, The University of Chicago; Director, Medical Toxicology; Attending Physi-cian, Adult Emergency Department; Attending Physician, Pediatric Emergency Department, The University of Chicago Medical Center, Chicago, Illinois

David B. Richards, MD
Clinical Instructor, Department of Surgery, University of Colorado Denver, School of Medicine; Attending Physician, Denver Health Medical Center, Denver, Colorado

John R. Richards, MD
Professor, University of California, Davis Medical Center, Department of Emergency Medicine, Sacramento, California

David J. Roberts, MD
Adjunct Professor, University of Minnesota Medical School, Minneapolis, Minnesota; Consulting Toxicologist, Staff Emergency Physician, North Memorial Medical Center, Robbinsdale, Minnesota

Howard Rodenberg, MD, MPH
Director of the Division of Health and Environment and State Health Officer; Clinical Associate Professor, University of Kansas Medical School, Wichita, Kansas; Department of Health and Environment, Topeka, Kansas

Kevin G. Rodgers, MD
Clinical Professor of Emergency Medicine and Co-Program Director, Emergency Medicine Residency, Indiana University School of Medicine, Indianapolis, Indiana

Richard E. Rothman, MD, PhD, FACEP
Associate Professor, Department of Emergency Medicine, The Johns Hopkins University, The Johns Hopkins Hospital, Baltimore, Maryland

David H. Rubin, MD
Professor of Clinical Pediatrics, Albert Einstein College of Medicine; Chairman and Program Director, Department of Pediatrics, St. Barnabas Hospital, Bronx, New York

Douglas A. Rund, MD
Professor and Chair, Department of Emergency Medicine; Associate Dean, College of Medicine and Public Health, Ohio State University, Columbus, Ohio

Michael S. Runyon, MD
Adjunct Assistant Professor of Emergency Medicine, Uni-ver-sity of North Carolina — Chapel Hill, Chapel Hill, North Carolina; Assistant Residency Director, Carolinas Medical Center, Charlotte, North Carolina

Christopher S. Russi, DO, FACEP
Assistant Professor of Emergency Medicine, Mayo Clinic College of Medicine; Associate Director for EMS Research, Mayo Clinical Medical Transport, Department of Emergency Medicine, Rochester, Minnesota

Bisan A. Salhi, MD
Professor, Department of Emergency Medicine, Emory School of Medicine; Attending Emergency Physician, Emory Univer-sity Hospital, Atlanta, Georgia

Sally A. Santen, MD
Associate Professor, Department of Emergency Medicine, Office of Medical Education and Student Affairs, Emory Uni-versity School of Medicine, Atlanta, Georgia

Radu V. Saveanu, MD
Chairman, Department of Psychiatry, Ohio State University; Executive Director, Ohio State University Harding Hospital, Columbus, Ohio

Richard J. Scarfone, MD
Associate Professor of Pediatrics, University of Pennsylva-

nia School of Medicine; Attending Physician, Emergency Medi-cine; Medical Director, Emergency Preparedness, The Chil-dren's Hospital of Philadelphia, Philadelphia, Pennsylvania

Michael J. Schmidt, MD
Assistant Professor, Northwestern University, Feinberg School of Medicine; Medical Director, Northwestern Memorial Hospital, Chicago, Illinois

Diana C. Schneider, MD
Assistant Professor of Family and Internal Medicine, Keck School of Medicine, University of California at Los Angeles; Medical Director, Adult Protection Team, Los Angeles County and University of Southern California Medical Center, Los Angeles, California

Carl H. Schultz, MD
Professor of Emergency Medicine, Co-Director, EMS and Disaster Medical Sciences Fellowship, Department of Emer-gency Medicine, University of California at Irvine, School of Medicine, Irvine, California; Director, Disaster Medical Services, University of California at Irvine Medical Center, Orange, California

Richard B. Schwartz, MD
Chairman and Professor, Medical College of Georgia, Depart-ment of Emergency Medicine, Augusta, Georgia

Susan M. Scott, MD
Associate Professor, Department of Pediatrics, University of Texas, Southwestern Medical Center; Pediatric Emergency Medicine Fellowship Director, Emergency Services, Chil-dren's Medical Center of Dallas, Dallas, Texas

Donna L. Seger, MD
Associate Professor of Medicine and Emergency Medicine, Department of Medicine; Medical Director, Tennessee Poison Center, Vanderbilt University Medical Center, Nashville, Tennessee

Jeffrey A. Seiden, MD
Assistant Professor of Clinical Pediatrics, University of Pennsylvania School of Medicine; Attending Physician, Emer-gency Medicine, The Children's Hospital of Philadelphia, Philadelphia, Pennsylvania

Jennifer Seirafi, MD
Assistant Voluntary Professor of Medicine, Miller School of Medicine, University of Miami; Emergency Care Center Attending Physician, Jackson Memorial Hospital, Miami, Florida

Clare T. Sercombe, MD
Staff Physician, Emergency Department, North Memorial Medical Center, Robbinsdale, Minnesota

Joseph D. Sexton, MD, FACEP, AA
Clinical Assistant Professor, Penn State University Medical School, Hershey, Pennsylvania; Attending Physician, Depart-ment of Emergency Medicine, Lehigh Valley Health Network, Allentown, Pennsylvania

Marc J. Shapiro, MD
Assistant Professor, Brown University; Attending Physician, Department of Emergency Medicine, Rhode Island Hospital, Providence, Rhode Island

Nathan I. Shapiro, MD, MPH
Assistant Professor, Harvard Medical School, Boston; Research Director, Beth Israel Deaconess Medical Center, Boston, Massachusetts

Ghazala Q. Sharieff, MD, FACEP, FAAEM, FAAP
Associate Clinical Professor and Division Director, Rady Chil-dren's Hospital Emergency Care Center; Director of Pediatric Emergency Medicine, Palomar-Pomerado Health System, San Diego, California

Rahul Sharma, MD, MBA, FACEP
Assistant Professor and Attending Physician, Co-Coordinator, Medical Student Sub-internship in Emergency Medicine, Weill-Cornell Medical College; Assistant Director, Emergency Department Operations, Department of Emergency Medi-cine, New York Presbyterian Weill-Cornell Medical Center, New York, New York

Peter Shearer, MD
Assistant Professor Emergency Medicine, Mount Sinai School of Medicine; Residency Program Director, Mount Sinai Medical Center, New York, New York

Richard D. Shih, MD
Associate Professor of Surgery, New Jersey Medical School, Newark, New Jersey; Emergency Medicine Residency Direc-tor, Morristown Memorial Hospital, Morristown, New Jersey

Jan M. Shoenberger, MD
Assistant Professor of Clinical Emergency Medicine, Keck School of Medicine of the University of Southern California; Associate Residency Director, Department of Emergency Medicine, Los Angeles County and University of Southern California Medical Center, Los Angeles, California

Lee W. Shockley, MD, FACEP, FAAEM
Professor of Surgery, Division of Emergency Medicine, Uni-versity of Colorado School of Medicine, Aurora, Colorado; Emergency Department Medical Director, Associate Resi-dency Program Director, The Denver Health Medical Center Residency in Emergency Medicine, The Denver Health Medical Center, Denver, Colorado

Robert Silbergleit, MD
Associate Professor, University of Michigan, Ann Arbor, Michigan

Barry C. Simon, MD
University of California at San Francisco, San Francisco, California; Chairman, Department of Emergency Medicine, Alameda County Medical Center, Oakland, California

Adam J. Singer, MD
Professor and Vice Chairman for Research, Stony Brook Uni-versity, Stony Brook, New York

Jonathan I. Singer, MD, FAAP, FACEP
Professor of Emergency Medicine and Pediatrics, Wright State University School of Medicine; Staff Physician, Children's Medical Center, Dayton, Ohio

Amardeep Singh, MD, RDMS
Assistant Professor of Emergency Medicine, Chicago Medical School, North Chicago, Illinois; Emergency Room Physician, QI Director for Emergency Department, Ultrasound Director for Emergency Department, Mount Sinai Hospital, Chicago, Illinois

Laura Slaughter, MD, FACP
Consultant, Violence Intervention Program, University of Southern California Medical Center, Los Angeles, California; San Luis Obispo County SART, San Luis Obispo, California

Jeffrey Paul Smith, MD, MPH
Associate Professor, Co-Director Ronald Reagan Institute of Emergency Medicine, George Washington University Medical Center; Director of Clinical Operations and Trauma Services, George Washington University Hospital, Washington, DC

William Spafford Smock, MD, MS
Professor, Division of Protective Medicine, Department of Emergency Medicine; Director, Clinical Forensic Medicine Program, Department of Emergency Medicine, University of Louisville School of Medicine, University of Louisville Hospital, Louisville, Kentucky

Peter E. Sokolove, MD
Professor, Vice Chair for Education, Program Director, Depart-ment of Emergency Medicine, University of California Davis Health System, Sacramento, California

Harry S. Soroff, MD
Professor Emeritus, Stony Brook University, Stony Brook, New York

Benjamin Squire, MD
Clinical Instructor of Medicine, David Geffen School of Medicine at University of California at Los Angeles, Los Angeles, California; EMS/Research Fellow, Harbor-University of California at Los Angeles Medical Center, Torrance, California

Brian A. Stettler, MD
Assistant Professor, Emergency Medicine, University of Cin-cinnati Medical Center, Cincinnati, Ohio

Sara T. Stewart, MD, MPH
Assistant Professor of Pediatrics, University of California at Los Angeles, Los Angeles, California; Medical Director, Child Crisis Center, Harbor-University of California at Los Angeles Medical Center, Torrance, California

David M. Stocker, MD
Chairman of Pediatrics and Medical Director, Pediatric Emer-gency Department, Swedish Medical Center, Englewood, Colorado; Pediatric Emergency Physician, Carepoint P. C., Denver, Colorado

Susan Stone, MD, MPH
Associate Professor of Emergency Medicine, University of Southern California at Los Angeles; Associate Professor of Clinical Emergency Medicine, Director of Palliative Care, University of Southern California, Los Angeles, California

Jared Strote, MD, MS
Assistant Professor, University of Washington Medical Center, Seattle, Washington

Stuart P. Swadron, MD, FACEP, FAAEM, FRCPC
Associate Professor of Clinical Emergency Medicine, Keck School of Medicine, University of Southern California; Vice-Chair of Education and Program Director, Department of Emergency Medicine, Los Angeles County/University of Southern California Medical Center, Los Angeles, California

Allison Tadros, MD
Assistant Professor, Health Science Center, West Virginia Uni-versity; Assistant Residency Director, Health Science Center, West Virginia State University, Morgantown, West Virginia

Breena R. Taira, MD
Research Fellow, Stony Brook University, Stony Brook, New York

David A. Talan, MD, FACEP, FAAEM
Professor of Medicine in Residence, The David Geffen School of Medicine at University of California at Los Angeles, Los Angeles, California; Chairman, Department of Emergency Medicine and Faculty, Division of Infectious Diseases, Olive View-University of California at Los Angeles Medical Center, Sylmar, California

Vivek S. Tayal, MD
Director, Division of Emergency Ultrasound, Department of Emergency Medicine, Carolinas Medical Center; Clinical Associate Professor of Emergency Medicine, University of North Carolina, Charlotte, North Carolina

Stephen H. Thomas, MD, MPH
Kaiser Foundation Professor and Chair, Department of Emergency Medicine, University of Oklahoma School of Community Medicine, Tulsa, Oklahoma

Carrie D. Tibbles, MD
Assistant Professor, Harvard Medical School; Associate Program Director, Beth Israel Deaconess Medical Center, Harvard Affiliated Emergency Medicine Residency, Boston, Massachusetts

Joshua J. Tobias, MD
Assistant Clinical Professor, Department of Medicine,

David Geffen School of Medicine at the University of California at Los Angeles, Los Angeles, California; Associate Program Director, Department of Emergency Medicine, Kern Medical Center, Bakersfield, California

Glenn F. Tokarski, MD
Senior Staff Physician, Emergency Medicine, Henry Ford Hospital, Henry Ford Healthcare System, Detroit, Michigan

Christian Tomaszewski, MD
Medical Director, HBO, Department of Emergency Medicine, Carolinas Medical Center, Charlotte, North Carolina; Adjunct Associate Professor of Emergency Medicine, University of North Carolina School of Medicine, Chapel Hill, North Carolina

Sam S. Torbati, MD, FAAEM
Assistant Clinical Professor of Medicine, University of California at Los Angeles Medical Center; Associate Medical Director and Attending Physician, Cedars-Sinai Medical Center, Los Angeles, California

Susan P. Torrey, MD, FACEP
Assistant Professor of Emergency Medicine, Tufts University School of Medicine, Boston, Massachusetts; Associate Residency Director, Department of Emergency Medicine, Baystate Medical Center, Springfield, Massachusetts

T. Paul Tran, MD, MS, FACEP
Associate Professor and Research Director, Department of Emergency Medicine, University of Nebraska Medical Center, Omaha, Nebraska

Sandra Ugras-Rey, DO
Core Faculty, Newark Beth Israel Medical Center; Associate Medical Director, Department of Emergency Medicine, Newark Beth Israel Medical Center, Newark, New Jersey

Monira Vakil, DO
Assistant Professor of Emergency Medicine, Department of Emergency Medicine, University of Mississippi Medical Center, Jackson, Mississippi

Marshall G. Vary, MD
Assistant Clinical Professor of Psychiatry, Department of Psychiatry, Ohio State University; Active Medical Staff Member, Department of Psychiatry, Riverside Methodist Hospital, Columbus, Ohio

Larissa I. Velez, MD, FACEP
Associate Professor, Division of Emergency Medicine; Associate Residency Director, Emergency Medicine, University of Texas Southwestern Medical Center; Staff Toxicologist, North Texas Poison Center, Dallas, Texas

Salvator Vicario, MD
Associate Professor of Emergency Medicine, Department of Emergency Medicine, University of Louis Hospital, University of Louisville School of Medicine, Louisville, Kentucky

Robert J. Vissers, MD, FRCPC
Adjunct Associate Professor, Department of Emergency Medicine, Oregon Health Sciences University; Chief, Emergency Medicine, Associate Chief Medical Officer, Legacy Emanuel Hospital, Portland, Oregon

Ron M. Walls, MD
Professor of Medicine (Emergency Medicine), Harvard Medical School; Chairman, Department of Emergency Medicine, Brigham and Women's Hospital, Boston, Massachusetts

Mark Watson, MD
Vice President of Clinical Effectiveness/Emergency Medicine; Attending Physician, Hospital Administration/Department of Emergency Medicine, Newark Beth Israel Medical Center, Newark, New Jersey

Paul M. Wax, MD
Clinical Professor of Surgery, Department of Emergency Medicine, University of Texas Southwestern Medical School, Dallas, Texas; Executive Director, American College of Medical Toxicology, Phoenix, Arizona

Robert L. Wears, MD, MS
Professor, Department of Emergency Medicine, University of Florida Health Science Center; Attending Physician, Shands Medical Center, Jacksonville, Florida; Visiting Professor, Clinical Safety Research Unit, Imperial College and St. Mary's Hospital, London, UK

Ellen J. Weber, MD
Professor of Clinical Emergency Medicine, University of California at San Francisco, San Francisco, California

Hugh H. West, MD
Assistant Professor, Department of Emergency Medicine, University of California San Francisco School of Medicine; Assistant Professor of Emergency Medicine, University of San Francisco School of Medicine, San Francisco, California

Matthew A. Wheatley, MD
Assistant Professor, Emory University; Attending Physician, Emory University Hospital, Atlanta, Grady Memorial Hospital, Atlanta, Georgia

Benjamin A. White, MD
Clinical Fellow in Medicine, Harvard Medical School, Boston, Massachusetts

Suzanne R. White, MD
Munuswamy Dayanandan Professor and Chair, Department of Emergency Medicine, Wayne State University School of Medicine; Emergency Physician-in-Chief, Detroit Medical Center; Medical Director, Children's Hospital of Michigan, Regional Poison Control Center, Detroit, Michigan

Robert A. Wiebe, MD, FAAP, FACEP
Professor, Division of Pediatric Emergency Medicine, University of Texas Southwestern Medical Center, Dallas, Texas

John M. Wightman, MD, MA
Professor and Education Director, Department of Emergency Medicine, Boonshoft School of Medicine, Wright State Uni-versity, Dayton, Ohio

Saralyn R. Williams, MD
Associate Professor of Clinical Medicine, Department of Medicine and Department of Emergency Medicine, Vanderbilt University, Nashville, Tennessee

Adria O. Winter, MD
Assistant Clinical Professor of Medicine, David Geffen School of Medicine at University of California at Los Angeles, Los Angeles, California; Attending Faculty Physician, Department of Emergency Medicine, Kern Medical Center, Bakersfield, California

Mary A. Wittler, MD
Assistant Professor of Emergency Medicine, Wake Forest University Baptist Medical Center, Winston-Salem, North Carolina

Jeannette M. Wolfe, MD, FACEP
Assistant Professor of Emergency Medicine, Tufts University School of Medicine, Baystate Campus, Springfield, Massachusetts

Allan B. Wolfson, MD
Professor of Emergency Medicine, University of Pittsburgh; Program Director, University of Pittsburgh Affiliated Resi-dency in Emergency Medicine, University of Pittsburgh Medical Center, Pittsburgh, Pennsylvania

Karen G. H. Woolfrey, MD, FRCPC, FACEP
Assistant Professor, Department of Medicine; Deputy Direc-tor, Division of Emergency Medicine, McMaster University; Research Coordinator and Director of Residency Clinical Teaching Unit, Emergency Department, St. Joseph's Health-care Hamilton, Hamilton, Ontario, Canada

Michael Woolfrey, MD, BSc., BMedSc., FRCS (C)
Assistant Clinical Professor, McMaster University, Hamilton, Ontario, Canada; Chief, Department of Orthopaedic Surgery, Brantford General Hospital, Brantford, Ontario, Canada

Joshua L. Wright, MD
Associate Professor, Residency Director (Military Component), Department of Emergency Medicine, Wright State University, Dayton, Ohio

Samuel Yang, MD
Assistant Professor, Johns Hopkins University, Baltimore, Maryland

Michael Yaron, MD
Professor of Surgery, University of Colorado Denver, School of Medicine; Emergency Medicine Attending Physician, University of Colorado Hospital, Aurora, Colorado

Donald M. Yealy, MD
Professor and Vice-Chair of Emergency Medicine, University of Pittsburgh; Vice-Chair, University of Pittsburgh Physicians, University of Pittsburgh Medical Center, Pittsburgh, Pennsylvania

Amy Young, MD
Clinical Assistant Professor, University of Texas Southwestern, Dallas; Emergency Medicine and Toxicology Faculty, Parkland Memorial Hospital and Children's Medical Center, University of Texas Southwestern, Dallas, Texas

Kelly D. Young, MD, MS
Associate Clinical Professor of Pediatrics, David Geffen School of Medicine at University of California at Los Angeles, Los Angeles, California; Director of Pediatric and Pain Manage-ment Education, Harbor-University of California at Los Angeles Medical Center, Torrance, California

John G. Younger, MD, MS
Associate Professor, Associate Chair for Research, Department of Emergency Medicine, University of Michigan, Ann Arbor, Michigan

Richard Zane, MD
Vice Chair, Department of Emergency Medicine, Brigham and Women's Hospital, Boston, Massachusetts

David K. Zich, MD
Assistant Professor, Department of Emergency and Internal Medicine, Northwestern University, Feinberg School of Medicine; Attending Physician, Northwestern Memorial Hospital, Chicago, Illinois

Gary D. Zimmer, MD, FAAEM
Assistant Professor, Department of Emergency Medicine, Johns Hopkins University School of Medicine; Director, Department of Emergency Medicine, Harbor Hospital; Assistant Medical Director for Baltimore Operations, Aeromedical Transport Services Corporation, Baltimore, Maryland

Brian J. Zink, MD
Professor and Chair, Department of Emergency Medicine, Alpert Medical School of Brown University; Physician-in-Chief, Emergency Medicine, Rhode Island Hospital, The Miriam Hospital, and Hasbro Children's Hospital, Providence, Rhode Island

David Zull, MD, FACEP, FACP
Associate Professor of Medicine and Emergency Medicine, Feinberg School of Medicine, Northwestern University; Direc-tor, Emergency Department Observation Unit, Northwestern Memorial Hospital, Chicago, Illinois

Leslie S. Zun, MD, MBA
Professor and Chairman, Department of Emergency Medicine, Rosalind Franklin University of Medicine and Science, The Chicago Medical School, North Chicago, Illinois; Chairman, Department of Emergency Medicine, Mount Sinai Hospital, Chicago, Illinois

译者前言

《罗森急诊医学》是美国急诊医学界最经典的专著，迄今为止已出7版，长盛不衰，一直被奉为急诊医学从业者必读的案头书。该书共7篇203章，全面涵盖了急诊医学的各个方面，内容丰富，文字简洁实用，无一般书籍冗长繁琐的理论阐述及机制说明；每一问题均开门见山、就事论事，很适合急诊医学从业者重实用及解决问题的专业特点，因而备受急诊界的推崇和喜爱。

我国急诊医学作为一个独立临床专科已有近二十年的历史，急诊科作为急诊医学的载体已在1、2、3级医院均设立。但在急诊医学教育及专科医师培训等方面与国外特别是欧美国家相比仍相对滞后，虽然近年相继出版了不少医学专著及教材，但由于诸如作者学术成就、教育程度及医学专业背景等多种原因，所著书籍均可见到原来专业背景的影子或痕迹：无论是专著或是其他参考书籍均完全遵循概述、病因、发病机制、临床表现、诊断、鉴别诊断等老一套陈旧的模式，而不是按照急诊医学规律对急诊患者先进行识别评估，动态观察、处理，再评估，确定诊断，专科介入等程序。基于此，由北京大学医学出版社引进此专著并邀请急诊医学分会组织全国知名的急诊医学专家对本专著进行翻译。本书历经一年半，几经反复斟酌审校、几易其稿，力争达到忠于原著翻译要求的"信、达、雅"。在本书近六百万字中均饱含了译者的辛勤劳动及汗水。特别值得称道的是我国急诊界的老前辈北大人民医院急诊科老主任楼滨城教授，年近八旬担任主审工作，对译稿句句斟酌，字字推敲，其严谨、认真、求实、一丝不苟的科学态度和对工作负责任精神不但使本书稿增辉，且其言传身教之举，为急诊医学界的后辈树立了榜样，为此我要致以深深的谢意。

同时也感谢我研究生邵菲大夫作为本书翻译的总协调人，与各个译者、出版社及审校者进行了大量繁琐的协调联络工作。参与本书工作的所有专家都是出于对工作的认真负责、对原著及中文读者负责的态度，经过辛勤的劳动才能使得这本巨著在中国面世，呈现在广大读者面前，并作为急诊医学的案头书，使急诊从业人员和其他临床专业人员在工作中可查可看，以指导我们的急诊临床工作。如果此书的面世能推动我国急诊医学发展，那么我们即使辛劳，但劳有所获也倍感欣慰。

毋庸置疑，如此一本巨著，又有二百余人参加了翻译，涉及的疾病几乎涵盖了临床医学的方方面面，还涉及中英文文字水平及表达。有基于此，本书肯定存在许多错误和不足，甚至谬误之处，恳请读者谅解并提出宝贵意见，以利再版此书时予以改正。

最后还要感谢北京大学医学出版社曹霞编辑，她不但将如此一本好书推荐介绍给我国急诊界，同时对此书倾注了大量心血。

2012年9月于首都医科大学
附属北京朝阳医院急诊科

原著前言（第7版）

我们很高兴在《罗森急诊医学》一书出版的第28年奉献出第7版，希望通过做出一些改变来增加它的内容，增强其可读性及扩大适用范围。这本书经修订后分为2卷，并减少了五百多页。本书是经过精心编辑完成的，其中大部分内容都来源于expertconsult.com网站所列出的全部参考书目，在网站上可以阅读全文、图片库、问题和解答以及更新的内容。虽然每个章节的注释数量有所扩展，但章节总数没有变化。更重要的是，我们努力使本书的内容尽可能地基于可信赖的、高质量的及最新的文献。我们仍将继续在网上更新。在那里，由高级编辑所选择的最新文章摘要将会插入本书网络电子版的相关区域。同时，我们很高兴能增加许多作者，他们都是各自领域的权威，合作编写了问题和解答概要。许多图片和版式经过了再加工，许多照片，包括放射线照片都进行了更新。

我们要感谢很多人。作者们花费了很多时间，利用他们的专业知识奠定了基础。编辑们为每个章节建立了模板，以保持一致性，并确保准确和清晰。我们感谢出版总监Judy Fletcher，策划编辑Stefanie Jewell-Thomas和开发编辑Dee Simpson，感谢他们充分的倾听、明智的建议以及所有幕后的工作。我们尤其要感谢行政助理们的鼎力支持，包括Tricia Wyatt、Gail Franklin（JAM）、Maria Figueroa（RSH）、Diane Pugh和Janice Bingham（RMW）。我们能有充足的时间和精力来完成这本充满爱的著作离不开家人的支持和鼓励。最后，我们要感谢你，Peter，能使这一切成为可能都源于30年前你所追逐的梦。

John A. Marx
Robert S. Hockberger
Ron M. Walls

原著前言（第1版）

在许多具有远见的医师看来，当患者面临丧失肢体甚至生命受到威胁时，需要一些独特、规范并且有效的方法来识别和稳定他们的病情。急诊医学已迅速发展成为一个令人兴奋、学术界公认的医学专业。本书献给那些已经接受急诊医学所带来责任和挑战的人。

我们试图深入阐述临床实践的本质。有许多关于急诊的成就可写，但是我们认为这是第一次单独为在这个专业中具体工作的人所写，每一章都有与急诊医学临床实践相关的理论知识。

这本书内容都是基于已出版的文献，不包含轶事和偏见。对许多资料并不充分的实例，两方面都给予了临床实践的建议。这本书适用于所有对急诊医学有一定兴趣或需要了解急诊医学的人，包括那些并不是全职急诊医师的人，以及有贡献的专家。

本书主要分为两部分：创伤及非创伤。这是一种人为的分类，但是这与对患者进行评估后做出的第一个重要决策有关，因为创伤常影响人体的解剖结构，而非创伤往往对各系统造成影响。

尽管是人为的分类，但在内容和风格上，我们仍然与作者们有着长时间且详细的讨论，并进行指导。我们认识到，尽管不能挖掘出所有有用之人为本书作出贡献，但是我们将尽最大努力在书中呈现出全国不同地区、不同学校的思想。

书中有一些审慎的省略，如我们选择不包含任何操作程序。我们没有足够的空间面面俱到，但是我们希望所选择的专题尽可能的详细。书中并未涉及紧急医药用品的管理、分发，灾难计划的设计及技术要求等。院前治疗也只是在个别专题涉及，并不能作为一些培训项目的建议程序。

在这么大的一本书中不出现争议是不可能的。实际上，我们自己也无法完全接受其中的一些内容，但是在与众多作者合作的过程中，我们应保持诚实，不能将我们的想法强加于他们。然而，我们达到了深入展现急诊医学的目的。我们希望，你们在读这本书时，可以感受到和我们创作时所感受到的一样的刺激和乐趣。

Peter Rosen
Frank J. Baker II
G. Richard Braen
Robert H. Dailey
Richard C. Levy

目 录

上卷

第一部分 基础临床概念

第一篇 危重症处理原则　3

第 1 章
气道　3

第 2 章
机械通气和无创通气支持　24

第 3 章
急诊患者监测　31

第 4 章
休克　37

第 5 章
血液和血液成分　45

第 6 章
脑复苏　51

第 7 章
成人复苏　57

第 8 章
儿童心肺复苏　68

第 9 章
新生儿复苏　83

第二篇 症状学　90

第 10 章
成人发热　90

第 11 章
无力　94

第 12 章
头晕和眩晕　100

第 13 章
意识模糊　108

第 14 章
意识降低和昏迷　113

第 15 章
痫性发作　120

第 16 章
头痛　126

第 17 章
呼吸困难 133

第 18 章
胸痛 141

第 19 章
晕厥 151

第 20 章
恶心和呕吐 159

第 21 章
腹痛 169

第 22 章
消化道出血 179

第 23 章
腹泻 186

第 24 章
便秘 193

第 25 章
黄疸 198

第 26 章
女性急性盆腔痛 204

第 27 章
阴道出血 210

第 28 章
背痛 215

第 29 章
发绀 222

第 30 章
咽喉痛 228

第 31 章
咯血 234

第 32 章
眼红和眼痛 238

第二部分
创 伤

第一篇　基本概念 255

第 33 章
多发伤 255

第 34 章
妊娠创伤 264

第 35 章
儿童创伤 274

第 36 章
老年创伤 293

第 37 章
伤害的预防和控制 299

第二篇　各系统创伤 309

第 38 章
头部创伤 309

第 39 章
面部创伤 338

第 40 章
脊髓损伤 351

第 41 章
颈部创伤 390

第 42 章
胸部创伤　　　　　402

第 43 章
腹部创伤　　　　　431

第 44 章
泌尿生殖系统　　　453

第 45 章
外周血管损伤　　　475

第三篇　骨科病变　　485

第 46 章
骨科损伤的一般治疗原则　　485

第 47 章
手损伤　　　　　　510

第 48 章
手腕和前臂　　　　546

第 49 章
肱骨和肘部　　　　565

第 50 章
肩　　　　　　　　588

第 51 章
肌肉骨骼性腰背痛　611

第 52 章
骨盆创伤　　　　　624

第 53 章
股骨与髋关节创伤　639

第 54 章
膝关节和小腿　　　664

第 55 章
踝关节和足　　　　689

第四篇　软组织损伤　　717

第 56 章
创伤处理原则　　　717

第 57 章
异物　　　　　　　735

第 58 章
哺乳动物咬伤　　　754

第 59 章
毒性动物损伤　　　764

第 60 章
热灼伤　　　　　　779

第 61 章
化学损伤　　　　　789

第五篇　暴力与虐待　　800

第 62 章
法医急救医学　　　800

第 63 章
儿童虐待　　　　　815

第 64 章
性暴行　　　　　　823

第 65 章
亲密关系暴力　　　840

第 66 章
对老年人的忽视及虐待　　857

第 67 章
青年、街头帮派和暴力　　　　865

第三部分
内科与外科

第一篇　头部与颈部疾患　　873

第 68 章
口腔医学　　　　873

第 69 章
眼科学　　　　887

第 70 章
耳鼻喉科学　　　　906

第二篇　呼吸系统　　918

第 71 章
哮喘　　　　918

第 72 章
慢性阻塞性肺疾病　　　　935

第 73 章
上呼吸道感染　　　　945

第 74 章
肺炎　　　　959

第 75 章
胸膜疾病　　　　971

第三篇　心脏系统　　979

第 76 章
急性冠脉综合征　　　　979

第 77 章
心律失常　　　　1016

第 78 章
心脏植入性装置　　　　1059

第 79 章
心力衰竭　　　　1070

第 80 章
心包疾病和心肌疾病　　　　1089

第 81 章
感染性心内膜炎和心脏瓣膜病　　　　1105

第四篇　血管系统　　1112

第 82 章
高血压　　　　1112

第 83 章
主动脉夹层　　　　1125

第 84 章
腹主动脉瘤　　　　1131

第 85 章
周围血管疾病　　　　1141

第 86 章
肺栓塞和深静脉血栓形成　　　　1163

第五篇　胃肠道系统　　1176

第 87 章
食管、胃及十二指肠　　　　1176

第 88 章
肝脏和胆道疾病　　　　1193

第89章
胰腺疾病 1213

第90章
小肠疾病 1226

第91章
急性阑尾炎 1235

第92章
胃肠炎 1242

第93章
结肠疾病 1274

第94章
肛门和直肠疾病 1290

第六篇 生殖泌尿与妇科系统 1305

第95章
肾衰竭 1305

第96章
性传播疾病 1328

第97章
急诊相关的泌尿系问题 1343

第98章
急诊相关的妇科疾病 1374

下卷

第七篇 神经系统 1383

第99章
脑卒中 1383

第100章
癫痫发作 1397

第101章
头痛 1409

第102章
谵妄和痴呆 1422

第103章
脑及脑神经疾患 1436

第104章
脊髓疾病 1447

第105章
周围神经疾病 1457

第106章
神经肌肉疾病 1471

第107章
中枢神经系统感染 1478

第八篇 精神与行为疾患 1492

第108章
思维障碍 1492

第109章
心境障碍 1500

第110章
焦虑症 1509

第111章
躯体形式障碍 1517

第112章
做作性障碍和诈病 1524

第113章
自杀 1529

第九篇　免疫学与炎症　1538

第114章　关节炎　1538

第115章　肌腱病变和滑囊炎　1557

第116章　系统性红斑狼疮和血管炎　1565

第117章　过敏反应　1580

第118章　皮肤表现　1598

第十篇　血液学与肿瘤学　1628

第119章　贫血、红细胞增多症和白细胞疾患　1628

第120章　出血性疾患　1650

第121章　肿瘤相关急症　1663

第十一篇　代谢与内分泌系统　1677

第122章　酸碱平衡失常　1677

第123章　电解质平衡失常　1688

第124章　糖尿病和糖代谢紊乱　1707

第125章　横纹肌溶解症　1725

第126章　甲状腺和肾上腺疾病　1734

第127章　细菌　1754

第128章　病毒疾病　1780

第129章　狂犬病　1805

第130章　艾滋病与人类免疫缺陷病毒感染　1814

第131章　寄生虫感染　1835

第132章　蜱传播性疾病　1857

第133章　结核病　1884

第134章　骨与关节感染　1908

第135章　软组织感染　1928

第136章　脓毒综合征　1940

第四部分　环境与中毒学

第一篇　环境　1953

第137章　冻伤　1953

第 138 章 冻僵	1960

第 139 章 中暑	1974

第 140 章 电击和雷击	1985

第 141 章 呼吸器潜水与气压病	1995

第 142 章 高原医学	2010

第 143 章 淹溺	2023

第 144 章 放射损伤	2027

第 145 章 中毒患者的基本处理原则	2036

第 146 章 对乙酰氨基酚	2044

第 147 章 阿司匹林和非甾体类药中毒	2051

第 148 章 抗胆碱能类药中毒	2056

第 149 章 抗抑郁药	2061

第 150 章 心血管药物中毒	2077

第 151 章 腐蚀性药物中毒	2090

第 152 章 可卡因和其他拟交感神经药物中毒	2095

第 153 章 醇类中毒	2103

第 154 章 致幻剂	2112

第 155 章 重金属	2122

第 156 章 烃中毒	2130

第 157 章 吸入性中毒	2134

第 158 章 锂	2143

第 159 章 抗精神病药物	2146

第 160 章 阿片类物质中毒	2152

第 161 章 农药	2158

第 162 章 植物、蘑菇和草药	2168

第 163 章 镇静催眠药	2179

第五部分 特殊人群

第一篇 儿科病人 2191

第 164 章 对儿科病人的一般策略 2191

第 165 章 儿童发热 2202

第 166 章 儿童呼吸系统急症：上气道梗阻 2213

第 167 章 儿童呼吸系统急症：下气道梗阻 2224

第 168 章 儿童呼吸系统急症：肺部疾病 2236

第 169 章 心脏疾患 2247

第 170 章 胃肠道疾患 2278

第 171 章 感染性腹泻病和脱水 2300

第 172 章 肾与生殖泌尿道疾患 2313

第 173 章 神经系统疾病 2330

第 174 章 肌肉与骨骼疾病 2358

第二篇 妊娠病人 2382

第 175 章 对妊娠病人的一般策略 2382

第 176 章 妊娠急性并发症 2393

第 177 章 妊娠期慢性内科疾病 2413

第 178 章 妊娠期药物治疗 2429

第 179 章 临产和分娩及其并发症 2447

第三篇 老年病人 2469

第 180 章 老年病人 2469

第四篇 免疫功能缺陷病人 2475

第 181 章 免疫缺陷病人 2475

第五篇 器官移植病人 2488

第 182 章 实体器官移植 2488

第六篇 酒精与物质滥用 2499

第 183 章 酒精相关疾病 2499

第 184 章 物质滥用 2519

第七篇　发育与生理残疾病人　2524

第185章
特殊健康护理需求儿童的评价与管理　2524

第八篇　疼痛病人　2537

第186章
疼痛管理　2537

第187章
程序性镇静与镇痛　2560

第九篇　问题病人　2573

第188章
暴力倾向病人　2573

第189章
难以相处病人　2583

第六部分　急救医疗服务

第190章
急救医疗服务：概述与地面交通运输　2595

第191章
航空医疗运输　2605

第192章
战术紧急医疗救援和城市搜救　2614

第193章
灾难防备　2623

第194章
大规模杀伤性武器　2636

第七部分　急诊医学临床实践

第一篇　临床实践与管理　2651

第195章
医学文献与循证医学　2651

第196章
留观医学及临床决策病区　2666

第197章
急诊超声　2677

第198章
多元文化与医疗实施　2686

第199章
急诊过程改进及病人安全　2693

第二篇　临床医学哲理　2700

第200章
生物伦理学　2700

第201章
生命的终末期　2717

第202章
医学法律问题与风险处理　2731

第203章
身心健康、应激及病态医师　2751

索引　2756

第一部分

基础临床概念

第一篇 危重症处理原则

第1章 气道

Ron M. Walls

余慕明 译 寿松涛 校

概述

气道管理是复苏学的基础，也是急诊医学专业的基本技术。急诊医生对气道处理承担主要责任。气道处理技术属于急诊医学领域。应用直接喉镜进行快速顺序气管内插管（rapid sequence intubation，RSI）是急诊插管最常用的方法。急诊气道处理包括多种插管技术、辅助装置使用、困难气道处理及插管失败时的补救措施。

自1971年首次报道急诊医生将神经肌肉阻滞药（neuromuscular blocking agents，NMBA）用于急诊科以来，急诊气道处理技术、治疗药物及辅助插管专用设备应用逐渐成熟[1,2]。20世纪90年代，RSI在急诊科被广泛采用，并作为急诊插管的首选方法，预期困难插管的识别与处理愈来愈得到关注[3,4]。

病理生理学

气管内插管指征

根据以下三项基本标准对患者仔细评估决定是否插管：①不能维持或保护气道畅通；②通气或氧合障碍；③预期临床病情及趋于恶化者[5]。

不能维持或保护气道通畅

开放气道的本质是保证充分通气和氧合。如果患者不能维持气道通畅，必须通过人工方法开放气道，如调整体位、抬举下颌、下颌前提或插入口咽或鼻咽气道。同样必须防止患者吸入胃内容物，误吸会显著增加发病率和病死率。传统认为，患者是否存在咽反射是气道保护功能的可靠指标。然而，12%～25%正常成年人缺乏咽反射，且尚无证据表明咽反射存在与否和气道保护性反射或插管有必然联系[6]。对反应迟钝的仰卧位患者进行咽反射检查不能确认是否需要插管，而且可能引起呕吐。患者吞咽或处理分泌物的能力是评价气道保护功能更可靠指标[5]。推荐的方法是，评价患者对语音指令或提问反应的发声能力（提供关于意识水平和发声质量的信息）、意识水平、处理分泌物的能力（如分泌物在口咽部滞留情况、缺乏自发的或指令性吞咽动作）。通常，除暂时或能迅速逆转的情况外（如阿片类药过量），需要人工手法建立气道开放的患者或容易耐受口咽气道的患者，很可能需要气管内插管来保护气道。

通气或氧合障碍

常规临床措施不能逆转的通气障碍或对供氧疗效不佳的进行性低氧血症是气管内插管的主要指征。临床评估包括患者一般状况、脉搏血氧仪（pulse oximetry）测得的氧合情况和通气类型改变。进行持续的二氧化碳监测法（capnography）是有帮助的，但如血氧仪读数可靠，则无需用二氧化碳图监测。通常无需动脉血气分析（arterial blood gases，ABG）来决定是否需要插管。在大多数情况下，通过临床评估（包括脉搏血氧仪含或不含二氧化碳图）和观察病情改善或恶化就可以做出是否插管的正确决定。对病情恶化患者来说，ABG对决定是否插管帮助不大，可能会延迟或误导插管，因此必须结合患者临床情况认真分析ABG结果。临床病情好转而ABG结果恶化患者可能无需插管。相反，尽管ABG结果仅是轻度异常甚至改善，病情迅速恶化患者仍可能需要插管。

无论何种原因进行的机械通气，一般都需要插管。外置面罩装置越来越多应用于无创辅助机械通气

(参见第2章)。尽管如此，大多数需要辅助通气或正压通气改善氧合的患者仍需进行气管内插管[7]。

预期临床过程

某些特殊情况需要插管，即使无明显气道不畅通、通气或氧合功能障碍时。上述情况的特点是预示有中度-高度病情恶化的可能性，需气道干预。严重环类抗抑郁药过量的早期是插管的指征。尽管患者清醒、有气道保护能力、气体交换良好，但插管仍然有必要施行，以防止临床病情恶化的高度可能性。病情恶化发生相对突然，表现包括昏迷、抽搐、心律失常或心搏骤停、误吸活性炭或胃内容物等。

明显的多发创伤（包括或不包括头部损伤）是插管指征[8,9]。此类许多患者气道通畅、通气正常，在给氧情况下，血氧浓度正常或偏高。尽管如此，预期会发生病情恶化、气道保护能力丧失、需要侵入性疼痛性操作或急诊科以外的检查（如CT和血管造影术）时均应插管[10]。颈部贯通伤患者气道通畅时能进行充分气体交换。然而，如有血管或直接气道损伤证据应早期插管，因为这类患者病情趋于恶化，颈部持续出血和肿胀往往会危害气道，干扰后期插管[11,12]。

插管指征不尽相同，应个体化，但共同思路是预测病程的全过程。在不同临床情况下，应预测到患者以后维持和保护气道通畅、通气及氧合能力。把类似的思维过程应用到任何将要离开急诊科去检查（如血管造影术）或可能转到其他部门的患者。如果患者病情恶化，选择"先行插管"是明智的。

临床特征

识别困难气道

即使在急诊科这种不断变化和不可预测的环境里，大多数患者的插管简便易行。大型急诊科的研究显示，内科患者总插管失败率低于1%，创伤患者低于3%[1,13,14]。选择性全麻患者插管失败的比例为1/200～1/2 000[3,15,16]。近1/50全麻患者气囊-面罩通气（bag-mask ventilation，BMV）困难，近1/600全麻患者是不可行的[17,18]。1/3插管失败患者行BMV困难。BMV困难者插管困难可能性增加4倍以上，不能插管的可能性增加12倍以上[17,18]，1/5 000～1/20 000选择性麻醉患者插管与BMV均不成功[16,18]。这些数据不能直接用于急诊科，因为那里的患者无法进行选择（如通过麻醉前访视）。如插管前进行困难插管相关因素分析，这些数据准确度将提高[19]。

患者出现紧急情况常需立即插管，了解患者为困难气道后，应缜密考虑和安排以免出现可能的插管失败。插管前最好评估患者是否为困难插管、困难BMV、使用声门外装置（extraglottic device，EGD，例如喉罩，见后面讨论）、困难通气和困难环甲膜切开术。了解上述四个方面内容对于成功计划安排插管至关重要[3,4]。

预测高度插管困难的患者应避免神经肌肉麻痹，除非NMBA是困难气道治疗方案中的一部分。要有两套方案，其中有一个备用方案，如环甲膜切开术。

临床允许情况下综合进行插管前评估，制订系统化插管方案。

困难直接喉镜检查：LEMON

在麻醉和急诊医学文献中提到的大多数困难气道标志都未被科学证实[20]。然而，根据公认的用直接喉镜困难插管的标志，可作为一种系统方法来评估患者。具体方法为LEMON记忆法（见框1-1）[3,21]。

L-从外表看 根据插管者的简单临床印象，首先应该检查患者有无困难插管的外部标志。例如，一个用颈托固定脊柱板的打架斗殴患者，满脸血迹和伤痕，应立即对预期困难插管进行评估。主观临床判断可能有较高特异性（>90%），但敏感性差，故必须应用其他评估标准给予确认[18]。

E-评估"3-3-2法则" 评估困难气道的第二步是评估患者解剖结构是否适合使用直接喉镜。直接喉镜从口腔能直视患者声门。使患者充分张口，使口、咽、喉处于一直线上，下颌下间隙有足够空间容纳舌头，使喉贴近颈部位。多项研究提示，通过外部测量张口度、口咽大小、颈部活动度与甲颏距离，了解它们之间相互关系[22]。3-3-2法则是这些几何评估的有效概括[3,21]。3-3-2法则是指患者能够把自己三根手指放入门齿间，三根手指放入下颌骨与颏间，两根

框1-1	"LEMON"法评估困难直接喉镜

Look 看从外表上观察困难插管体征（通过整体）
Evaluate 评估"3-3-2法则"
Mallampati 分级
Obstruction/**O**besity 梗阻/肥胖
Neck mobility 颈部活动度

Adapted with permission from The Difficult Airway Course: Emergency and Walls RM and Murphy MF [eds]: Manual of Emergency Airway Management, 3rd ed, Philadelphia, Lippincott Williams & Wilkins, 2008.

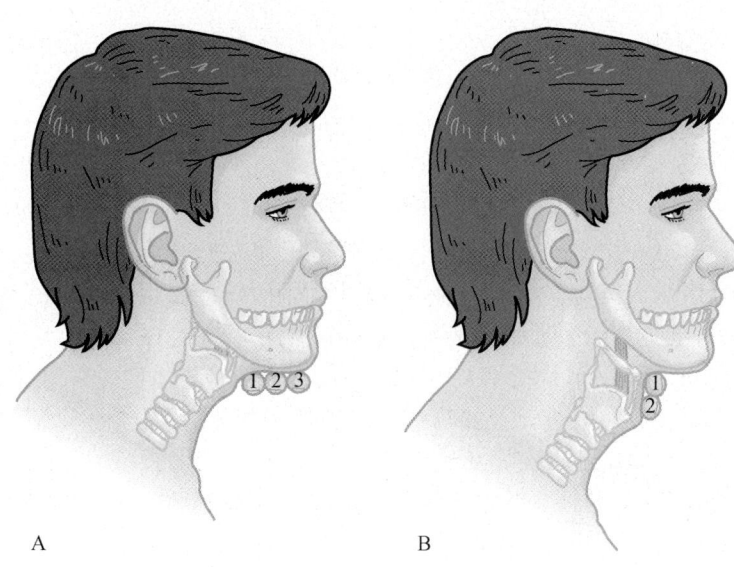

图1-1 3-3-2法则最后两步。**A**，三根手指置于口底与颏间。**B**，两根手指置于喉结（Adam's apple）。(Adapted from Murphy MF, Walls RM: Identification of difficult and failed airways. In Walls RM and Murphy MF [eds]: Manual of Emergency Airway Management, 3rd ed. Philadelphia, Lippincott Williams & Wilkins, 2008, pp. 81~91. The 3-3-2 Rule is copyrighted.)

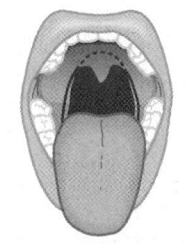 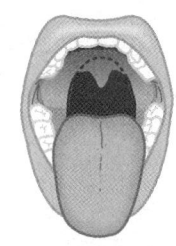

Ⅰ级：可见软腭，悬雍垂，咽喉和扁桃弓
无困难

Ⅱ级：可见软腭，悬雍垂和咽喉
无困难

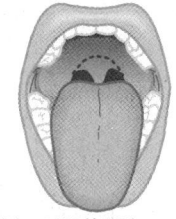 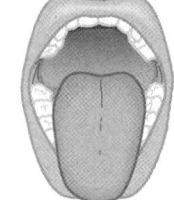

Ⅲ级：可见软腭和悬雍垂根部
中度困难

Ⅳ级：仅可见硬腭
高度困难

图1-2 Mallampati分级评估插管的口腔情况。(From Whitten CE: Anyone Can Intubate, 4th ed. San Diego, KW Publications, 2004, with permission.)

手指放入喉结与下颌骨间（图1-1）。下颌骨后缩和高位喉的患者不能用直接喉镜插管。大多数患者不能充分合作完成评估，操作者可通过自己的手指与患者手指比较来判断这三个实验的尺寸。

M-Mallampati分级 通过Mallampati分级评价口腔（图1-2）。口咽部可见度从完全可见（包括扁桃弓）的Ⅰ级到完全不能显露（舌体直顶硬腭）的Ⅳ级。Ⅰ级和Ⅱ级预示足够的口腔通路，Ⅲ级预示中度困难，Ⅳ级预示高度困难[22,23]。最近一个Meta分析确认Mallampati评分四个级别可以很好预测困难喉镜检查（至少是困难插管），但单独Mallampati评分不能作为足够的评估工具[24]。

O-阻塞/肥胖 上气道（声门以上）机械性阻塞不能看见声门，也不能进行插管。比如会厌炎、喉部肿瘤、Ludwig咽峡炎、颈部血肿和声门息肉等，上述情况妨碍直接喉镜检查、气管内插管（endotracheal tube，ETT）、BMV或上述三者。气道阻塞体格检查要结合发音的评估完成本步骤。肥胖本身是否是困难插管的独立标志及单纯肥胖患者是否更可能存在其他困难插管的标志，尚无定论[25,26]。不管如何，通常来说，肥胖较非肥胖患者插管困难，准备插管前要考虑到这一问题，应用BMV或EGD（见下文）会使通气困难加重，导致血氧饱和度更快下降。

N-颈部活动度 为直视声门，活动颈部对调整上气道角坐标轴的位置是很必要的。通过患者低头、仰头和转颈来评估颈部活动情况。颈部后伸最为重要，简单的伸展位像"嗅物"位一样有效，可达到最佳喉部视野[27]。近来研究显示，过伸位（与嗅物位相反）即头部过度后仰延伸，较嗅物位更能充分暴露喉部[28]。颈部活动轻度受限不会明显影响直接喉镜应用，但是严重的活动障碍，例如强直性脊柱炎和类风湿性关节炎患者难以进行直接喉镜检查。创伤所致颈椎活动障碍预示直接喉镜检查更为困难，但也有较高成功率[1]。

识别困难插管不妨碍应用RSI技术（图1-7）。重要的是，尽管有插管困难，临床医生要评估患者插管成功的可能性有多大；要判断插管失败时，用BMV或EGD通气能否成功（BMV和EGD的评估见框1-2和框1-3）。

困难气囊-面罩通气：MOANS

困难 BMV 的特征已大部分被证实，归纳为 MOANS 记忆法（见框 1-2）[3,17,18]。

面罩密封困难；气道阻塞（特别是声门以上阻塞，可出现在气道任何部位）或肥胖（因为上气道多余组织、胸壁重量和腹腔内容物所致阻力）；老年（最好通过患者生理表现判断，55 岁以上年龄危险性增加）；无齿（"无牙齿"）是封闭面罩独立干扰因素；僵硬或对抗通气（如哮喘、慢性阻塞性肺疾病、肺水肿、限制性肺疾病及足月妊娠），所有这些因素均增加 BMV 困难。无牙齿患者出现 BMV 困难遵循这样的原则"插管时拿掉假牙，BMV 时保留假牙"。最新研究再次证实这是明智的措施[29]。

放置困难声门外装置：RODS

放置 EGD 如喉罩、双腔通气管（combitube）或类似上气道装置有益通气，使"不能插管及不能氧合"变成"不能插管，但能氧合"，为拯救困难气道作出更谨慎计划争取时间（见下面部分）。放置或使用 EGD 通气困难被归纳为"RODS"记忆法。幸运的是，如果临床医生已经进行 LEMON 和 MOANS 评估，只有"D"解剖结构扭曲需要继续评估（见框 1-3）。

困难环甲膜切开术

不能定位和确定颈前气道标志时，提示环甲膜切开术有困难。该部位手术史、血肿、解剖结构破坏、肿瘤、脓肿、瘢痕（因放疗或既往损伤引起）及肥胖、水肿或皮下气肿都能增加环甲膜切开术难度。寻找并识别环甲膜切开术标志点应作为插管前评估的一部分。

困难插管确定

判断插管困难的实际程度有很高的主观性，难以分级。目前研究根据直接喉镜检查对插管难度分级，最广泛应用的方法是"Cormack 和 Lehane"分级法，根据直接喉镜下喉与声门显露的情况进行分级。喉镜显露 1 级可窥见整个声门，喉镜显露 2 级仅见声门的一部分（勺状软骨或勺状软骨与部分声带），喉镜显露 3 级仅可见会厌，喉镜显露 4 级甚至连会厌都看不到。

通过对选择性麻醉患者研究表明，真正喉镜显露 4 级插管失败者不足 1%。喉镜显露 3 级表示插管极困难，见于不足 5% 的患者。喉镜显露 2 级发生于 10%～30% 的患者，可进一步分为 2a 级（勺状软骨和部分声带可见）和 2b 级（仅勺状软骨可见）。插管失败在 2b 级中占 67%，而在 2a 级仅占 4%[30]。2a 级几乎占到喉镜显露 2 级的 80%，其余为 2b 级。喉镜显露 1 级往往 100% 插管成功。声门开放百分比系统（percentage of glottic opening，POGO）作为替代方法也得到提议和验证，但未广泛应用或研究[31]。

确认气管内插管位置

气管内插管最严重的并发症是未识别出导管误入食管所致的低氧性脑损害。尽管看到 ETT 通过声门是气管内插管可靠证据，但临床解剖观察也会出错，需要有更多方法来确认插管在气管内。传统方法如胸部听诊、胃部听诊、气囊阻力、呼气容量、观察 ETT 中凝集现象和胸部影像学，所有这些方法确认 ETT 都有可能失误[32]。另外一些临床技术也可应用于检测气管或食管内插管。

插管者插管后在 ETT 上接呼气末 CO_2（end-tidal carbon dioxide，$ETCO_2$）检测装置，通过 6 次手动通气立刻进行评价。一次性比色法 $ETCO_2$ 检测仪，通过颜色变化（彩图 1-3 和彩图 1-4）（见第 3 章）提示 $ETCO_2$ 值，具有可靠、方便、易读的优点。在有自主循环患者中 $ETCO_2$ 检测判断气管内和食管内插管是非常可靠的[33]。这个装置可以定量和定性的测定呼气中的 CO_2 含量。6 次手动通气后，持续监测 $ETCO_2$ 能提示插管是否在气道内，有时并不一定在支气管内。

框 1-2　MOANS 困难气囊面罩通气评估记忆法

Mask seal 密闭面罩
Obstruction or obesity 气道阻塞或肥胖
Aged 老年
No teeth 无牙齿
Stiffness 颈部僵硬（对抗通气）

Adapted with permission from The Difficult Airway Course: Emergency and Walls RM and Murphy MF [eds]: Manual of Emergency Airway Management, 3rd ed, Philadelphia, Lippincott, Williams & Wilkins, 2008.

框 1-3　RODS 放置困难声门外装置评估记忆法

Restricted mouth opening 张口受限
Obstruction or obesity 阻塞或肥胖
Distorted anatomy 解剖结构扭曲
Stiffness 颈部僵硬（对抗通气）

Adapted with permission from The Difficult Airway Course: Emergency and Walls RM and Murphy MF [eds]: Manual of Emergency Airway Management, 3rd ed, Philadelphia, Lippincott, Williams & Wilkins, 2008.

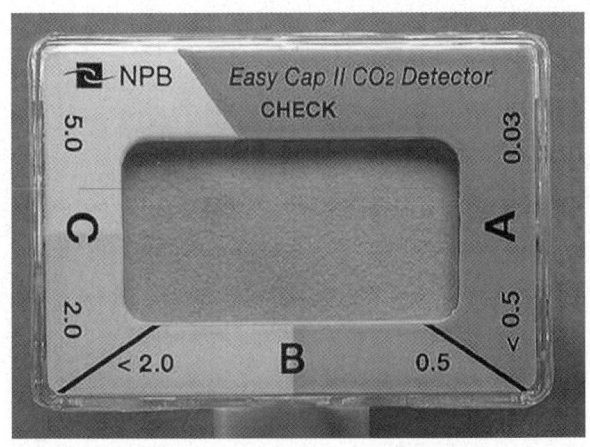

彩图 1-3　ET_{CO_2} 检测装置使用前。当未检测到 ET_{CO_2} 时指示剂为紫色。食管内插管时为此种表现。

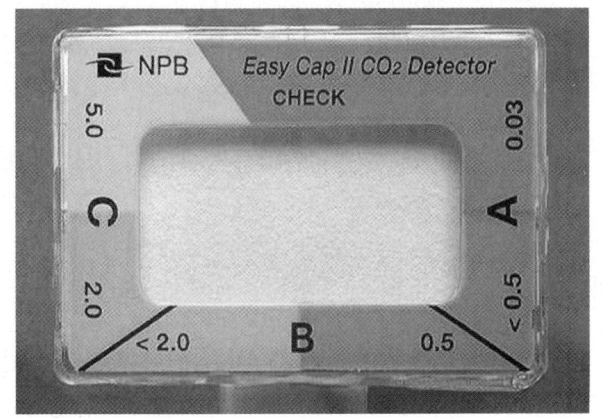

彩图 1-4　检测到 ET_{CO_2} 阳性时指示剂变成黄色，提示插管置于气管内。

通过主支气管、气管和声门上空间插管检测气体交换。ET_{CO_2} 检测结合气管内导管插入的刻度（对儿科患者尤其重要），可以确认在气管内的位置。少数情况下，气管内插管前行 BMV 或摄入碳酸饮料会使胃内 CO_2 经误插的食管内插管释放，出现短暂假的气管内插管提示。通过 6 次通气可以消除这种现象，故 6 次通气后持续检测到 CO_2 可以确认气管内插管。

尽管比色法 ET_{CO_2} 检测食管内插管具有高度敏感性和特异性，但对于心搏呼吸骤停患者需注意。即使插管正确放置在气管中，由于气体交换不足妨碍 ET_{CO_2} 检测[33]。心搏骤停患者 CO_2 水平超过 2%，此为比色二氧化碳检测计的变色阈值，可视为 ETT 正确放置的证据，但未检测到 CO_2 水平也不能作为食管内插管可靠指示。25%~40% 插管的心搏骤停患者出现上述情况[33,34]。在其他患者中，未检测到 CO_2 提示气管插管失败，需快速重新插管。如果可能，持续定量二氧化碳监测法较二氧化碳检测仪（capnometry）（包括比色仪；见第 3 章）更为准确，且能获得更多信息。

确定导管位置的另一种方法是负压吸引技术，这是基于气管和食管的不同解剖。食管是一个肌性器官，其管壁无任何支撑。气管则是由气管软骨环支撑保持开放。通过套囊未充气的 ETT 用力吸气，引起 ETT 孔被食管壁阻塞，相反气管内插管后吸气通畅。

心搏骤停患者不能检测到 CO_2 时，可用球囊或注射器吸引法。尽管此法检测食管内插管极为可靠（敏感性 > 95%），但是正确气管内插管被误判断为食管内插管的假阳性，在心搏骤停患者高达 25%[33]。院外照明不好妨碍比色法检测 ET_{CO_2} 时，吸引法可能有效。当 ET_{CO_2} 检测不能确定心搏骤停后气管插管位置时，球囊或注射器吸引法则为不错的备用方法。ET_{CO_2} 检测法比较可靠，是确认气管内插管位置和早期发现意外食管内插管的标准。负压吸引法有效，但属备用方法。

通常，重复喉镜检查不能确定插管是否通过声门，因为可能出现错误和误解，特别是确认插管是否正确的医生和首次插管的医生是同一人时。应考虑使用客观工具（ET_{CO_2}）校正。气管或两个主支气管完全梗阻时，患者通气受阻，潮气量很小，即使插管在气管内也会导致 CO_2 检测失败。当无明确或未能提示大气道完全梗阻时，CO_2 检测失败不应归因为其他原因，如严重哮喘，此时医生可能假设因为生理原因而无足够的 CO_2 交换。通常，无器械故障，一般不会发生 CO_2 检测失败，检测不到 CO_2 就等于插管失败。

因此，ET_{CO_2} 检测，加负压吸引作备用，是确认 ETT 位置的主要方法。其他方法包括体格检查、血氧检测和影像学检查。检查者需听诊双肺野和上腹部。当在上腹部听到典型的空响、气过水声及胃内音时高度提示食管内插管，应即刻重新插管。当一侧呼吸音减低或消失（往往是左侧）提示主支气管内插管，但需排除气胸和其他导致单侧呼吸音消失的原因。虽然 ET_{CO_2} 检测阳性，持续明显的漏气提示气囊故障或声门以上插管，即插管在可检测到 CO_2 的气道，但在声带以上。在二者之一（主支气管插管和声门上插管）的情况，导管错位可通过观察导管插入深度来判断，必要时行胸部影像学检查。一旦发现导管错位，应重新插管。

脉搏血氧测定可作为所有危重患者的监测技术，不仅是需要插管患者。脉搏血氧仪可用于检查食管内插管，但因为插管前对患者有氧储备（预先氧合），在插管失败最初几分钟内不会显示血氧饱和度下降[35]。对于意外的鼻食管内插管且无 ET_{CO_2} 检测的自主呼吸患者，血氧仪可能产生误导。在此情况下，因有自主呼吸可维持血氧饱和度，但是如果误认为插

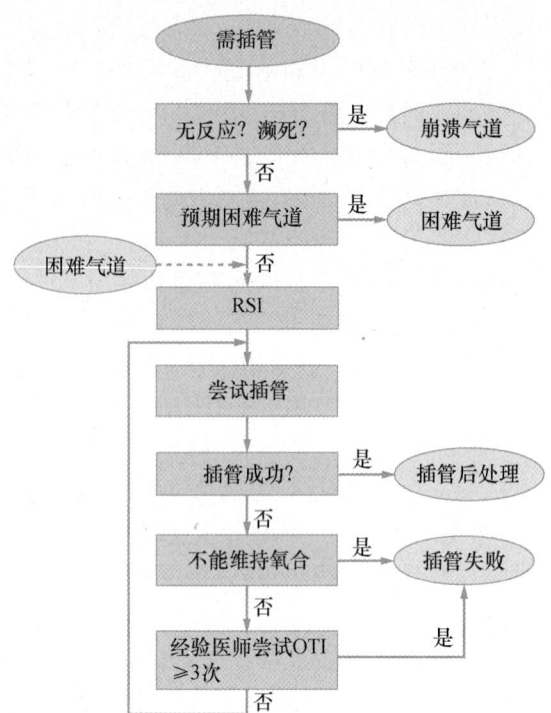

图1-5 主要紧急气道处理流程。OTI：经口气管内插管；RSI：快速顺序气管内插管。(Adapted from Walls RM: The emergency airway algorithms. In Walls RM, Murphy MF [eds]: Manual of Emergency Airway Management, 3rd ed. Philadelphia, Lippincott Williams & Wilkins, p. 11, 2008.)

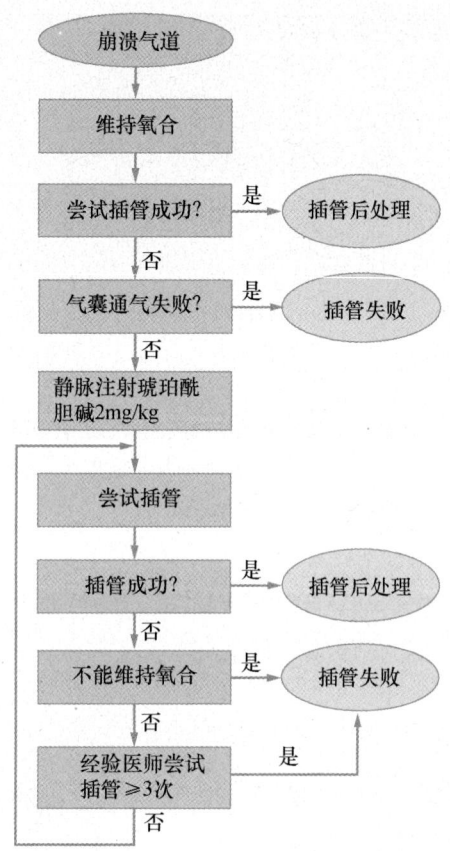

图1-6 崩溃气道方案。(Adapted from Walls RM: The emergency airway algorithms. In Walls RM, Murphy MF [eds]: Manual of Emergency Airway Management, 3rd ed. Philadelphia, Lippincott Williams & Wilkins, p. 14, 2008.)

管在气管内，患者可因瘫痪或深度镇静后出现恶劣预后。

放置ETT后通常推荐行胸部影像学检查，主要目的在于确认插管位置在声带下和气管隆突上。ETT清晰地位于气管影外可确定食管内插管，但单凭前后位胸片不足以发现食管内插管。在持续怀疑的情况下，光纤镜可穿过ETT来识别气管环，此为确认ETT放置在气管内的"金标准"。

处置

插管方法

一旦决定患者需要ETT，必须制定插管方法。已制定急诊气道（emergency airway）处理流程，成为准备插管和插管失败后补救措施的有用指南[4]。图1-5的流程假设决定插管，并概述其方法。在有效气道处理开始前需做两项关键的决定（图1-5）。第一项决定是患者是否为心脏呼吸停止或濒临停止，预测对直接喉镜检查无反应。此类患者（终末呼吸、濒临死亡、循环衰竭）气道称之为"崩溃气道"（crash airway），以紧急气道处理为目的，用急诊插管的崩溃气道流程，不用药物迅速插管，当插管失败而患者肌肉松弛不满意时辅助应用单剂量琥珀胆碱（图1-6）。第二项决定是通过LEMON、MONAS、RODS法评估患者是否为困难插管。如果困难插管就需应用困难气道方案（图1-7）。

对于其他需要紧急插管但既不是崩溃气道亦不是困难气道的患者，推荐快速顺序插管（RSI）。RSI是最安全和最快捷的插管方法[1,20,36,37]。使用RSI药物后，可以重复插管直至插管成功或确认插管失败。如果需要做一次以上插管尝试，需要持续监测血氧饱和度，如果血氧饱和度降至90%以下，需用BMV至血氧饱和度恢复后可再次插管。如临床医生即使在插入口咽气道情况下，采用最佳的双人、双手BMV技术，仍不能维持血氧饱和度，则存在插管失败。这被称为"不能插管，不能氧合"情况。此外，如果在直接喉镜下三次插管不成功，则存插管失败，因为由同一医师在直接喉镜下再次插管也不大可能成功。三次喉镜插管失败定义是"有经验的医师在患者最佳体位使用最好的设备均不成功"。不推荐由同一医生或与同等经验的医生作第四次直接喉镜插管，除非医生在第三次喉镜检查中有可以纠正的情况，方可进行第四

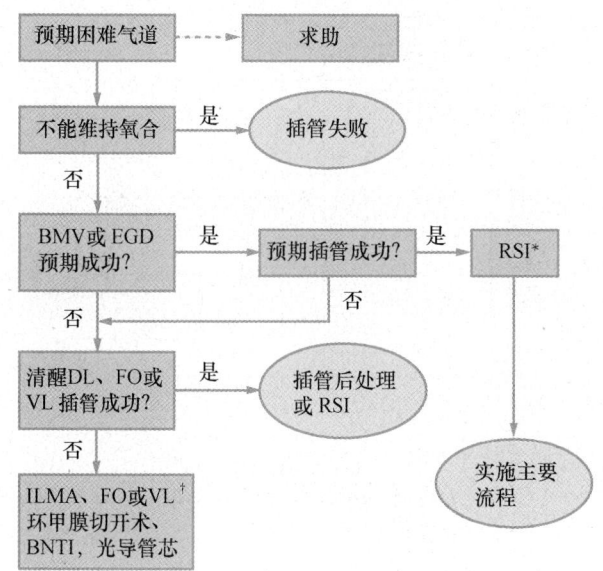

图1-7 困难气道方案。BMV：气囊-面罩通气；BNTI：经鼻腔盲探气管内插管；DL：直接喉镜检查法；EGD：声门外装置；FO：纤维光学喉镜；ILMA：插管喉罩；RSI：快速顺序气管内插管；VL：可视喉镜。（Adapted from Walls RM：The emergency airway algorithms. In Walls RM, Murphy MF［eds］：Manual of Emergency Airway Management, 3rd ed. Philadelphia, Lippincott Williams & Wilkins, p.15, 2008. Copyright © 2008 The Difficult Airway Course: Emergency and Lippincott Williams & Wilkins.）

*可能需要两套装置。†如果不能早期完成。

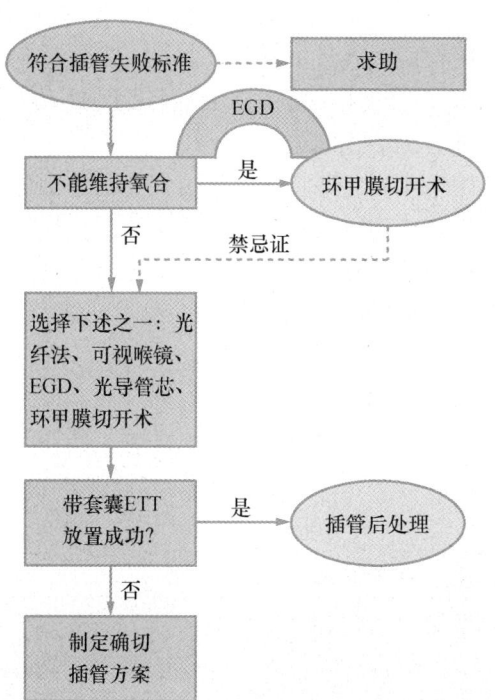

图1-8 插管失败方案。ETT：气管内插管。EGD：声门外装置（Adapted from Walls RM：The emergency airway algorithms. In Walls RM, Murphy MF［eds］：Manual of Emergency Airway Management, 3rd ed. Philadelphia, Lippincott Williams & Wilkins, p.18, 2008. Copyright © 2008 The Difficult Airway Course: Emergency and Lippincott Williams & Wilkins.）

次尝试。当然，如果医生经过一次尝试（如患者最佳体位下直接喉镜所见为Ⅳ级）就确认不能插管，则存在插管失败。此时应按照插管失败流程处理（图1-8）。

困难气道

插管前评估证实为潜在困难气道时，应采用另一种方法（图1-7）[3,4]。除非医生认为：①插管可能成功；和②如首次插管失败并需要氧合时，通过BMV或EGD可以保证氧合，否则NMBA不应用于插管患者。该方法以此为基础。

困难气道的判定是相对的，许多紧急插管都被认为是"困难的"。关于是否按典型紧急气道或困难气道方案，需根据已知插管困难程度和患者具体情况进行判断[38]。LEMON、MOANS和RODS评估提供系统框架来帮助识别潜在困难气道。

确定为困难气道时，第一步是保证有充分氧合，足以允许进行有计划的、有序的插管方案（图1-7）实施。如氧合不足，且用气囊面罩不能提供充分氧合时可认为插管失败。应使用插管失败方案，因为这种情况预示插管高度困难，且不能维持血氧饱和度，等同于"不能插管，不能氧合"情况。氧合充足时，第二步考虑是否适合使用RSI，基于操作者对以下可能性评估：①插管失败时可以应用面罩或EGD来保证通气；②有用直接喉镜插管成功的可能性。某些情况下，实施RSI时可用双重方案，在药物应用前，必须做好插管失败后环甲膜切开术准备。假如RSI不适合，就应用"清醒"插管技术。本文中"清醒"即患者可以持续呼吸且对看护者有反应。通常"清醒"插管技术包括镇静剂和局部麻醉剂，经常事先应用格隆溴铵（胃长宁，glycopyrrolate）抑制唾液分泌。"清醒"插管技术经常应用直接喉镜，辅以局部麻醉剂和镇静剂（相当于疼痛性操作），目的是确认是否可以应用直接喉镜。如果声门充分暴露，可以即刻插管，或者待困难气道情况稳定后插管，医生可以应用RSI程序来保证插管成功。清醒喉镜检查可以使用直接喉镜、可弯纤维光导喉镜、可视喉镜或硬式纤维光导喉镜。如果清醒喉镜检查证实使用标准喉镜进行经口插管可能失败，那么患者可以使用图1-7中最后框中列出的许多技术中的任何一种进行插管。使用这些方法时，患者均保持自主呼吸和不同程度镇静和麻醉，目的都是为了将带气囊的ETT置于气管内。选择哪种方法取决于医生的经验、喜好、装置可用情况及患者特点。

插管失败

通过评估患者能否氧合决定如何处理插管失败[3,4]。如果不能维持充分的氧合,首选补救措施为环甲膜切开术(图1-8)。在不能氧合的情况下,尝试其他方法而推迟环甲膜切开术可能增加患者缺氧性脑损伤的危险。如果在手边有准备好的备用装置(即EGD,如喉罩或食管气管联合导管)可以尝试应用,并同时准备紧急环甲膜切开术,确保不耽误环甲膜切开术。在这种情况下只推荐使用1次EGD插管。

如果可能充分氧合,处理插管失败可有几种选择。几乎所有情况下,如果时间(即氧合贮备能力)不允许使用其他方法或其他方法失败,则环甲膜切开术都是最终的补救措施。困难气道与插管失败处理原则上的不同在于,困难气道是可以有计划的,在气管内放置一个标准的带气囊ETT。插管失败是不能计划的建立一个标准的气道,可以提供充分的氧合防止即刻发生的缺氧性脑损伤。一些用于插管失败处理的装置(如EGDs)是临时的而不具有气道保护作用。

治疗方法

插管方法

对于急诊患者可行多种插管技术,其中四种方法最常用,在非心搏骤停患者中RSI是最常用方法[1,13,14,39]。

快速顺序插管

RSI是现代急诊气道处理的基石,定义为同时使用有效镇静(诱导)剂和NMBA(通常是琥珀酰胆碱)以达到ETT目的。这种方法提供了最佳的插管条件并在很长时间内被认为可以将误吸胃内容物的危险降到最低。2007年系统的文献回顾,未能证明RSI较其他方法误吸发生率低,但作者注意到,事实上所有文献均未把这个精确的终点设计为研究的项目[40]。尽管如此,至今RSI仍为非困难气道患者急诊插管最广泛应用的技术[1,13,14]。

RSI的主要概念是将患者从起点(如清醒、自主呼吸)变为失去意识伴有完全神经肌肉松弛状态,然后顺利插管和辅助通气。对于诱导前未禁食的患者误吸胃内容物的危险性明显增加。应用正压通气可引起空气进入胃,导致胃胀,并增加反流及误吸的危

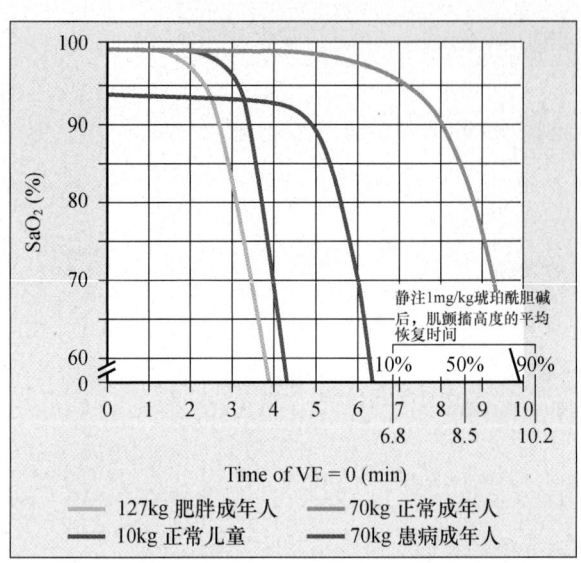

彩图1-9 充足预先氧合患者窒息的血氧饱和度下降时间。儿童、同患多病及肥胖患者比健康患者血氧下降更快。右下方图显示琥珀酰胆碱后肌颤搐恢复时间,在所有病例中都超过安全窒息时间。各组显示血氧饱和度从90%~0的下降曲线都很陡。(Modified from Benumof J, et al: Critical hemoglobin desaturation will occur before return to unparalyzed state following 1mg/kg intravenous succinylcholine. Anesthesiology 87: 979, 1997.)

险[41]。RSI的目的就是避免正压通气直至ETT正确放入气管并且气囊充气。这就需要预先氧合的阶段,此时肺内功能残气量中氮被氧取代,在血氧饱和度减低到90%之前(彩图1-9),允许正常成年人停止呼吸几分钟(见后面讨论)[35]。

应用RSI可使患者完全肌松、气道更通畅,从而更便于进行成功的气管内插管[19,36,37,42]。最后RSI通过药物控制患者对于喉镜检查和插管的生理反应,减轻潜在的不良反应。这些反应包括整个过程导致的进一步颅内压(intracranial pressure, ICP)增高,喉镜检查引起的交感神经兴奋(框1-4)[43]。RSI是一系列不连续的步骤,每一步都必须计划(框1-5)[5]。

框1-4	RSI前用药

反应性气道疾病:利多卡因1.5mg/kg IV,减轻支气管痉挛。沙丁胺醇2.5mg雾化(时间允许且没有用药)
心血管疾病:芬太尼(3μg/kg)减轻交感神经兴奋
ICP增高:利多卡因(1.5mg/kg IV)能减轻气道操作时反应性ICP增高;芬太尼(3μg/kg)能减轻交感神经兴奋和ICP升高

* 在诱导和肌松前3分钟给予。
ICP,颅内压。

> **框 1-5　RSI 的 7 个 "P"**
>
> 1. 准备（**P**reparation）
> 2. 预先氧合（**P**reoxygenation）
> 3. 预处理（**P**retreatment）
> 4. 诱导麻痹（**P**aralysis with induction）
> 5. 体位（**P**ositioning）
> 6. 插管（**P**lacement of tube）
> 7. 插管后处理（**P**ostintubation management）

准备

在最初阶段，评估患者插管难度（除非已经做过）并制订插管方案，包括决定给药剂量及顺序、插管型号、喉镜类型和喉片大小，拟定并标记药物，组装所有需要的器材。所有患者需要持续心电和脉搏血氧监护。建立一条或最好两条高质量静脉通路。为防止设备或静脉通路故障需要有备用装置。

预先氧合

健康成年人正常潮气量吸入 100% 氧气 3 分钟即可产生足够氧储备，血氧饱和度降到 90% 以下前允许 8 分钟的无呼吸（见图 1-9）[35]。儿童、肥胖成年人、妊娠后期妇女和有严重合并症患者氧饱和度降到 90% 以下的时间非常短。如果未吸入 100% 氧，血氧饱和度下降时间也会缩短[44]。不管怎样，即便在急诊科患者中，充分预先氧合大都能够施行，保证血氧饱和度减低到 90% 的几分钟内能无呼吸。儿童和成年人预先氧合需要进行"无气囊"（no bagging）的 RSI 方法。如果时间不足以满足 3 分钟的预先氧合，用高流量氧，8 次全肺活量的呼吸也可达到或超过传统预先氧合方法获得的目标血氧饱和度和呼吸停止时间[45]。肥胖患者头高位吸氧能显著延长达到临界饱和度的无呼吸时间（大约 45 秒）[46]。遇到高危患者时预先氧合与插管准备阶段同时进行。血氧饱和度检测可以较早发现喉镜检查过程中的血氧下降，预先氧合仍是 RSI 关键步骤。

预处理

在本阶段，应用琥珀酰胆碱和诱导剂前 3 分钟给药缓解喉镜检查和插管对患者产生的不良影响或并发症。插管是一种强烈的刺激会导致交感神经的兴奋（喉镜检查引起交感反射）、ICP 增高和气管痉挛。心动过缓常发生于儿童，尤其年幼儿童，由多因素所致，可能包括气管内操作引发的副交感神经紊乱反应和琥珀酰胆碱的某些作用。

高危患者中以下三组患者：气道反应性疾病、颅内压升高、心血管或神经血管疾病或血压和心率急剧升高发生急性事件的患者需进行预处理。气道反应性疾病患者经常在插管时出现气管痉挛恶化。单用沙丁胺醇、单用利多卡因或合用两药能减少插管相关气管痉挛仍存在争议[47-49]。在急诊科哮喘患者因哮喘持续状态插管前应予以沙丁胺醇，在大量研究前，给予利多卡因（1.5mg/kg）作为预处理药物也是合理的。当哮喘患者因非急性哮喘的其他疾患（如创伤）需要插管时，可先给予沙丁胺醇雾化和静脉利多卡因。有明显心血管疾病（例如缺血性冠脉疾病）患者如在急诊科插管，可以给予合成阿片制剂，芬太尼 3μg/kg 可减轻因为气道操作引起的儿茶酚胺释放。同样，颅内出血，ICP 增高或明显高血压患者可通过给予芬太尼预处理而获益[49]。一些证据证实 ICP 增高患者如给予利多卡因（1.5mg/kg）预处理，插管时 ICP 较少恶化。除非有低血压，这些患者都需应用芬太尼（3μg/kg）来减缓急剧的血压波动和由此引发的 ICP 变化。有证据支持这些药物的生理学作用，但缺乏结论性资料。如果患者需立即插管，个体化治疗是必不可少的，紧急时刻也不应漏掉使用预处理药物。尽管无结论性研究，但大量推理证据支持这种方法。这些药物对喉镜检查和插管引发的血流动力学和颅内的不良影响起到保护作用[49]。尽管在不同的情况下有多种预处理的给药策略，预处理可以简单分为三个基本指征（框 1-4）。

如有可能，使用预处理药物与诱导药物和 NMBA 应间隔 3 分钟。如果时间紧迫，较短的时间间隔也是有益的。

诱导麻痹

在本阶段，应快速静脉推注使患者迅速出现无意识状态剂量的强效镇静剂，继之快速给予插管剂量的 NMBA，常用琥珀酰胆碱。通常，给予琥珀酰胆碱后 45 秒出现完全肌松（药物与剂量见后）。

体位

随着意识丧失，把患者置于插管体位。这时往往需要患者头部伸展和颈部弯曲。有证据证实单纯头部伸展与头颈均伸展（过伸位）相等或稍好（见前面部分）[27,28]。过去一直推荐 Sellick 方法（需要持续向后按压环状软骨）可减少反流和误吸，但是最近的两项研究对此提出质疑[50-52]。此外，有证据证明，Sellick 法可使某些患者做喉镜检查或插管更困难[51]。总之，为改善喉部视野或插管通路，可选用 Sellick 法或进行相应改良。在此阶段，应用诱导剂和 NMBA

后，尽管患者已无意识和呼吸，只要血氧饱和度不低于 90% 就不必施行 BMV。

插管

给患者琥珀酰胆碱约 45 秒后可出现完全肌松，足以允许喉镜检查；可简单通过移动患者下颌来确认肌肉是否处于无张力状态。通过直视声门插入 ETT。如果第一次尝试不成功但血氧饱和度仍高，再次尝试插管不需 BMV。如果血氧饱和度接近 90%，可使用面罩简短通气重建氧储备。使用 BMV 时，需用 Sellick 方法减少空气进入胃部[41]。重复喉镜检查时，依据医生判断或声门处所见，Sellick 手法可以持续或松开。ETT 放置后，气囊即刻充气，并检查插管放入位置。

插管后处理

应该拍胸片以确认未插入主支气管，同时评估肺部情况。有一种趋势是避免使用长效 NMBA（例如泮库溴铵、维库溴铵），而选用阿片类镇痛剂和镇静剂来辅助机械通气（见第 3 章）[50]。足够剂量苯二氮䓬类药物（例如咪达唑仑 0.1～0.2mg/kg，IV）和阿片类镇痛剂（例如芬太尼 3～5μg/kg，IV 或吗啡 0.2～0.3mg/kg，IV）用于增加患者舒适感并减少 ETT 引起的交感神经反应。通常，适当应用镇痛和镇静剂可避免使用 NMBA。表 1-1 展示了使用依托咪酯和琥珀酰胆碱的典型 RSI 方案。"0" 代表诱导剂和琥珀酰胆碱应用的时间。

经鼻盲探气管内插管

以前，在急诊科和院外广泛应用经鼻盲探气管内插管（blind nasotracheal intubation，BNTI），因 RSI 具有优势，现在 BNTI 应用已大幅减少[11,53]。BNTI 成功率为 80%～90%，据报道，其并发症发生率很高，最常见的为鼻衄、插管延误或误插[53]。远期并发症（例如鼻窦炎、鼻甲损伤、喉穿孔）并不常见，往往和多次插管或长期带管有关。颅底骨折和面部创伤被认为是 BNTI 禁忌证，因为有进入脑室的危险或增加颅内感染危险。这些禁忌证并不是基于科学研究得出的，但是两项小型研究并未发现面部创伤患者口腔和鼻腔插管并发症间的不同[54,55]。另两项研究比较直升机上由内科医生或医疗辅助人员（paramedics）进行 RSI 和 BNTI 两项操作的成功率。所得结果不同，一项研究显示成功率基本相同，另一项研究显示，NMBA 明显优于 BNTI[56,57]。急诊科研究显示，RSI 明显优于 BNTI[11,39]。同样，BNTI 比 RSI 血氧饱和度降低发生率和程度都较大[58]。

BNTI 是院外气管内插管有效而实用的方法，广泛用于医疗辅助人员和院外第一急救者（first responders）。备有 NMBA 和 RSI 的急诊科，BNTI 只能作为二线插管法，或保留给困难气道致 RSI 不适合或禁忌及无其他选择（如光学纤维）的患者。有趣的是，曾推荐插管前将插管冷却能提高 BNTI 的成功率，这可能不正确。相反的，插管前把导管加热到 40℃，容易使导管通过，并减少鼻衄的发生[59]。同样保持头部于中立位，在导管到达口咽或喉咽部而未通过声带前，把 ETT 气囊充气到 15ml，可以提高插管成功率[60]。在急诊科使用 BNTI 已大幅减少，但急诊住院医生是否充分培训过此技术值得怀疑[53]。

清醒经口插管

清醒经口插管是应用镇静剂和局部麻醉剂来处理困难气道的方法，在某种程度上类似于急诊科疼痛性操作，以达到镇静和镇痛的目的。通过喷雾、雾化或局麻阻滞神经达到局部麻醉作用。患者达到镇静和局部麻醉后，应用柔软直视或纤维喉镜来确定声门是否可见及插管的可能性。喉镜检查时可对患者插管，或提示经口插管是否可行，可安全使用 RSI（见前面的讨论）。

清醒经口气管内插管已成为 ED 标准操作，它与应用镇静或阿片类药而不用神经肌肉阻滞药来缓解气管内插管患者反应的操作不同。后者技术可被概括为

表 1-1　使用依托咪酯和琥珀酰胆碱典型 RSI

时间	步骤
0 减 10 分钟	准备
0 减 5 分钟	预先氧合 100% 氧 3 分钟或 8 个全肺活量呼吸
0 减 3 分钟	预处理 如文所述
0	诱导麻痹 依托咪酯 0.3mg/kg 琥珀酰胆碱 1.5mg/kg
0 加 30 秒	体位 Sellick 方法选择
0 加 45 秒	插管 喉镜检查与插管 ETCO₂ 检测
0 加 2 分钟	插管后处理 镇静与镇痛 开始机械通气 NMBA 仅用于充分镇静和镇痛后

"只使用镇静剂插管"或"不肌松 RSI"。支持仅用镇静剂插管者提出给予苯二氮䓬类药物、阿片类药物或两者联用可改善气道,减少患者抵抗,并且避免使用 NMBA 的危险。实际上这种技术比 RSI 更冒险。深度麻醉状态下所达到的插管条件明显不如应用 NMBA 后情况。在儿科急诊和 EMS 急救中已观察到应用 NMBA 辅助插管比只用镇静剂插管更加优越[62,63]。通常在急诊科,使用强效镇静剂减轻患者痛苦而不用 NMBA 进行 ETT 是不明智的和不合理的,除非是像先前描述的那样作为清醒插管的一部分。

不使用药物的经口插管

对无意识、无反应、近乎死亡的患者插管时可能不需要药物,患者濒死状态时使用任何一种药物包括 NMBA 都可能延误插管。然而,即使是一个无意识的患者仍保留足够的肌张力使插管困难。如果声门看不清楚,使用单次剂量琥珀酰胆碱有利于喉镜检查。无意识、无反应患者插管成功率与接受 RSI 的患者相当,可能因为患者处于相同生理状态(如肌肉松弛,对喉镜检查或气管插管均无反应能力)[1]。

药 物

神经肌肉阻滞药

肌肉收缩是细胞膜去极化的结果,去极化引起细胞内肌浆网释放大量钙离子,导致肌纤维收缩。肌纤维收缩是肌细胞膜上邻近神经轴突的运动终板去极化过程。动作电位沿神经轴突传导,引起轴突末端释放神经递质乙酰胆碱(acetylcholine,ACh)。ACh 穿过突触间隙,可逆地结合到运动神经终板的受体上,打开细胞膜通道引发去极化。

NMBA 具有高度水溶性,季胺类化合物模拟 ACh 分子中的季铵基。它们的水溶性解释为什么这些药物不能轻易通过血脑屏障或胎盘。NMBA 分为两个主要类型:去极化制剂如琥珀酰胆碱,通过非竞争结合运动神经终板上 ACh 受体发挥作用,引起持久的细胞去极化;另一类 NMBA 包括竞争性,或非去极化制剂,这些药物竞争性结合于 ACh 受体,阻止 ACh 通道和阻止肌肉运动。竞争性药物包括两种截然不同的类型,类固醇制剂(氨基类固醇化合物)和苄基异喹啉。上述两种药物药理特性截然不同,只有氨基类固醇化合物用于急诊科。

琥珀酰胆碱

琥珀酰胆碱由两个 ACh 分子组成。琥珀酰胆碱由血浆拟胆碱酯酶快速水解为一种较弱的 NMBA 琥珀酰单胆碱,之后变为无 NMBA 活性的琥珀酸及胆碱。在琥珀酰胆碱到达 ACh 受体前,拟胆碱酯酶是不会出现在运动神经终板并影响全身的[64]。只有少量给予的琥珀酰胆碱可以存活到达运动终板。琥珀酰胆碱与 ACh 受体结合后活化,直至扩散离去。降低血浆拟胆碱酯酶活性可以增加到达运动神经终板的琥珀酰胆碱数量,延长琥珀酰胆碱阻滞作用,但在紧急的情况意义不大,因为延长作用甚微,最多只能延长 23 分钟[64,65]。

使用 琥珀酰胆碱起效迅速,在静脉快速注射后约 60 秒钟达到插管条件。自主呼吸恢复前药物作用临床持续时间在 6~10 分钟(图 1-9)[35]。神经肌肉功能在 15 分钟内完全恢复正常。由于起效迅速、作用可靠、持续时间短及无严重副作用,使得琥珀酰胆碱成为急诊科插管首选药物[1,13,50,62]。当使用琥珀酰胆碱有禁忌或特殊情况时,可使用竞争性或非去极化的 NMBA 进行 RSI。

心血管效应 作为 ACh 类似物,琥珀酰胆碱结合于全身的 ACh 受体,不只在运动神经肌肉终板。琥珀酰胆碱对心脏的作用很难与自主神经对喉镜与插管的反应所诱发的作用相区别,前者是琥珀酰胆碱刺激自主神经节引起对心脏直接毒蕈碱的刺激所致。琥珀酰胆碱呈负性变时性,特别是儿童,给琥珀酰胆碱后随之产生窦性心动过缓。窦性心动过缓可用阿托品治疗,但其经常是自限性的。有些儿科医生推荐给 1 岁以内婴儿用阿托品预治疗,但尚未证明其有益[67]。已经报道过使用琥珀酰胆碱时可能产生其他心律失常包括室颤和停搏,但并不能区别是药物本身作用还是伴随喉镜检查和插管时迷走神经兴奋过度和儿茶酚胺释放引起的。另外危重患者出现许多致命并发症,应辨别是否是疾病或某种特殊药物或操作引起。

肌束震颤 琥珀酰胆碱去极化作用使 90% 以上患者麻痹初期出现数秒的全身细小、不同步的肌肉收缩。约 50% 患者用药后产生肌痛。尽管普遍认为,给药前先给一个去肌颤剂量(defasciculating dose)的竞争性 NMBA 可减少或消除肌肉痛,但无确切证据[68]。使用 1.5mg/kg 琥珀酰胆碱较 1mg/kg 更少出现肌束震颤和肌痛[68]。

高钾血症 特殊临床情况下使用琥珀酰胆碱可致严重致命性高钾血症(表 1-2)[69]。虽然使用琥珀酰胆碱后几分钟内就可发生严重致命性高钾血,但患者对于琥珀酰胆碱诱导的高钾血易感性在创伤或烧伤后至少 5 天才变得显著。急性烧伤、创伤、脑卒中、脊髓损伤和腹腔脓毒症发生 5 天内,琥珀酰胆碱仍是 RSI 的首选。如发病时间不确定,应该用竞争性

表 1-2	琥珀酰胆碱治疗产生高钾血症相关条件
条件	关注期限
烧伤 >10% BSA	>5 天直到愈合
挤压伤	>5 天直到愈合
去神经（脑卒中、脊髓损伤）	损伤后 >5 天到 6 个月
神经肌肉病（ALS, MS）	无限期
腹腔脓毒症	>5 天直到愈合

ALS：肌萎缩侧索硬化；BSA：体表面积；MS：多发性硬化症。

NMBA 代替琥珀酰胆碱，如罗库溴胺。去神经综合征（如多发性硬化、肌萎缩侧索硬化）特别令人烦恼，即使临床症状看来较稳定，但该综合征开始就存在危险，而且持续时间不确定。患者因脑卒中或脊髓损伤致去神经状态在 6 个月后就会稳定，从那以后就可安全使用琥珀酸胆碱[65]。一般人群钾的释放不会到达严重程度。琥珀酰胆碱在肾功能不全时并不禁用，但不用于已知的或通过心电图推测出的高钾血症患者。发表的唯一一组高钾血症患者，许多有肾衰竭，应用琥珀酰胆碱未出现相关不良反应[70]。

眼内压增高　琥珀酰胆碱可能导致眼内压轻度增高，传统认为眼球贯通伤是应用琥珀酰胆碱绝对禁忌证。然而，尚无发表的证据支持该观点。但是几项大样本研究显示琥珀酰胆碱在开放性眼球损伤患者中是安全的。开放性眼球损伤患者避免使用琥珀酰胆碱没有理由，应该被摒弃[71]。

咬肌痉挛　据报道，琥珀酰胆碱很少引起咬肌痉挛，特别是儿童[64]。该现象临床意义不明确，使用竞争性 NMBA 可终止痉挛。严重持续痉挛时应考虑是否存在恶性高热。

恶性高热　琥珀酰胆碱和恶性高热有关，表现为体温迅速升高和严重横纹肌溶解症的复杂综合征（perplexing syndrome）。恶性高热常发生于应用某种挥发性麻醉药或琥珀酰胆碱的易感患者。该情况极为罕见，有关急诊科插管文章中尚无报道。处理方法包括停止任何可能致病药物，应用丹曲林（每隔 5 分钟 2mg/kg IV，直到最大量 10mg/kg），体外物理降温。国家恶性高热热线可供急诊咨询 1-800-644-9737（然后拨 0）。

冷藏　标准推荐琥珀酰胆碱冷藏保存，其存储、适时回收及在急诊科插管车或工具箱备用成为了问题。琥珀酰胆碱从生产出来就已开始降解，当该药物冷藏后降解速率下降。室温下保存 3 个月后，琥珀酰胆碱能保持约 90% 活性；如果避光保存活性可以更高[73]。在急诊科和 EMS 部门琥珀酰胆碱可以室温下保存，需要正规的库存控制系统来保证所有供应物品在 3 个月内更换。

竞争性神经肌肉阻断药

竞争性 NMBA 可以根据其化学结构分类。氨基甾体类药物包括泮库溴铵（pancuronium）、维库溴铵（vecuronium）、罗库溴铵（rocuronium）。维库溴铵既不释放组胺也不出现心脏毒蕈碱样阻断作用，是一个维持神经肌肉阻断的完美药物。罗库溴铵是应用琥珀酰胆碱禁忌时最好的 RSI 药物。

使用竞争性药物的 RSI　RSI 中应用竞争性肌松药（尤其维库溴铵和罗库溴铵）已被广泛研究。维库溴铵是第一个作为竞争性 NMBA 应用于 RSI，分次剂量给药可达到最好疗效。首先给予 0.01mg/kg 初始剂量。3 分钟后给予 0.15mg/kg 作为肌松剂量，75～90 秒起效。插管时应用罗库溴铵（1mg/kg，IV）可以达到接近琥珀酰胆碱效果，持续时间接近 50 分钟，已成功应用于急诊科（表 1-3）[61,74]。

插管后肌松　插管后延长肌松时间更有益于机械通气。然而，现行用药趋势是应用深度镇静和镇痛取代长时间肌松治疗。如需 NMBA，可予维库溴铵（0.1mg/kg，IV），如果未适当镇静与镇痛不能给予长时间神经肌肉阻滞[50]。可以应用适量苯二氮䓬类药，如咪达唑仑（0.1～0.2mg/kg，IV），阿片类镇痛剂如芬太尼（3～5μg/kg，IV）或吗啡（0.2～0.3mg/kg，IV），来提高患者的舒适度及减少 ETT 引起的交感神

表 1-3	使用依托咪酯和罗库溴胺的标准 RSI
时间	步骤
0 减 10 分钟	准备
0 减 5 分钟	预先氧合 100% 氧 3 分钟或 8 个全肺活量呼吸
0 减 3 分钟	预处理 如文所述
0	诱导麻痹 依托咪酯, 0.3mg/kg 罗库溴胺, 1.0mg/kg
0 加 30 秒	体位
0 加 60 秒	插管 喉镜检查与插管 ETCO$_2$ 检测
0 加 2 分钟	插管后处理 强制镇静和镇痛延长罗库溴铵的肌松时间（45 分钟）

经反应。推荐使用镇痛和镇静剂常可避免使用NMBA。如果患者血压和心率提示交感神经过度兴奋则应使用附加药物治疗。

诱导药物

如果患者表现不同程度临床反应（包括对有害刺激反应）时，应用任何一种NMBA同时需给予镇静剂或诱导药物。药物或酒精（本身即为全身麻醉药）引起患者处于深度无意识和无反应状态时，不需足量诱导药物。中枢神经系统损伤导致患者无意识时应予以诱导药物以减少由于气道操作造成的不良反应。气管内插管在神经肌肉阻断最早期完成，诱导药物的松弛作用与NMBA有叠加效果，因此诱导药物能增强NMBA作用并改善插管条件[75]。

依托咪酯

依托咪酯是咪唑类衍生物，自1972年开始应用。其活性谱和硫喷妥钠相似，快速起效，快速达峰，持续时间短，但它具有良好血流动力学稳定性[76,77]。依托咪酯作为急诊科RSI常用药物，其有效性及安全性已被大量报道证实[1,14]。诱导剂量是0.3mg/kg IV。因为依托咪酯可以降低ICP、脑血流和脑代谢率，而对全身平均动脉压及脑灌注压没有不利影响，因此对于ICP升高甚至是血流动力学不稳定的患者是一种极好的诱导药物[77,78]。依托咪酯能引起短暂肌痉挛但无明显临床意义。有报道称，依托咪酯持续注入可抑制内源性皮质醇产生。近来，对于脓毒性休克患者气管内插管时依托咪酯的作用有争论[79-81]。几个回顾性研究显示使用插管剂量的依托咪酯，可抑制肾上腺对于外源性促肾上腺皮质激素的反应，并将此与病死率增加相联系[82,83]。另一些回顾性研究得出相反结论[84,85]。具有讽刺意味的是，最初对使用依托咪酯的许多责难源于肾上腺皮质对外源性促肾上腺激素的反应预测脓毒性休克患者预后，这种观点已被舍弃[86]。最新研究表明，皮质类固醇对脓毒症休克治疗并无益处，单剂量依托咪酯可能影响病死率[87]。一项正在进行的前瞻性随机临床试验表明，没有足够证据支持脓毒性休克患者不能应用依托咪酯[81,88]。事实上依托咪酯优越的血流动力学特征使它成为血流动力学不稳定患者的极好选择。

巴比妥类

尽管硫喷妥（thiobarbiturate）、硫喷妥钠（sodium thiopental）、甲基巴比妥（methylated oxybarbiturate）、美索比妥（methohexital）都已经在RSI中作为诱导剂应用，硫喷妥钠应用更加广泛。随着新药特别是依托咪酯和异丙酚的应用，这些药物使用已经明显减少。迅速起效的巴比妥类具有高度脂溶性，且能通过血脑屏障，作用于γ-氨基丁酸受体复合物，迅速抑制中枢神经系统。单剂量3mg/kg硫喷妥钠30秒内可使意识丧失，1分钟达峰效应，持续5~8分钟。美索比妥持续时间稍短，但易于产生中枢神经系统兴奋的不良反应，如肌阵挛。硫喷妥钠具有负性肌力作用和明显静脉扩张作用，慎用于心血管功能不全患者。同样道理，低血压患者，后者不能耐受循环功能进一步抑制，应避免应用硫喷妥钠。硫喷妥钠可释放组胺，不能用于哮喘患者。

苯二氮䓬类

苯二氮䓬类只有咪达唑仑适于作为诱导药物，常规剂量为0.2~0.3mg/kg IV[77]。使用剂量为0.3mg/kg IV时，咪达唑仑可在30秒内使意识丧失，持续15~20分钟[89]。咪达唑仑同硫喷妥钠一样也有负性肌力作用，慎用于血流动力学耐受力差的和老年患者，这类人群可以减少剂量到0.1mg/kg或0.05mg/kg。减量后，起效变慢。急诊科插管经常使用比指导量更少的剂量，因为医生对咪达唑仑的镇静剂量比麻醉诱导剂量更熟悉[90]。剂量不足减弱了喉镜检查时的效果，不能最大限度缓解喉镜和插管引起的不良生理反应，削弱了患者对插管的遗忘。咪达唑仑的脑保护作用不如依托咪酯与硫喷妥钠。

氯胺酮

氯胺酮是苯环己哌啶衍生物，自1970年开始作为全身麻醉剂广泛应用。静脉注射1~2mg/kg氯胺酮后，30秒内意识丧失，达峰约为1分钟，作用持续10~15分钟。作为一种分离麻醉剂，氯胺酮诱导患者达到木僵状态而不是真正的无意识状态。患者睁着眼睛但处于深度镇痛状态。保留了许多保护性反射（包括气道反射）。

氯胺酮为急性严重哮喘和血流动力学不稳定的创伤患者紧急气道处理的首选诱导剂。尽管氯胺酮与依托咪酯均为创伤患者的优选药物，但在保存心血管稳定性方面氯胺酮更佳。对哮喘持续状态患者，可使用依托咪酯或大多数其他诱导剂的任何一种，需要注意的是不能用硫喷妥钠，因它能释放组胺。氯胺酮是直接支气管扩张剂，可释放儿茶酚胺，所以可用于严重哮喘患者插管和作为机械通气镇静剂间断给药，但无结论性研究证实其优越性。

由于氯胺酮增加了脑代谢率、ICP及脑血流，故用于ICP升高患者存在争议[91]。然而，氯胺酮在这方面产生有害证据是矛盾的，但由于其优越的血流动力学稳定性，其在创伤中作为诱导剂的作用十分明显[10]。氯胺酮有释放儿茶酚胺和升高血压作用，头部创伤伴血压正常或升高者免用，伴低血压者选用为好[77]。氯胺酮容易产生令人不愉快现象，特别苏醒期 3 小时内出现不安或恶梦。这种反应在成年人、女性、较大剂量应用氯胺酮和特定人群更为突出，苯二氮䓬类可减轻此反应。RSI 患者（如哮喘患者）使用氯胺酮应给予足量的苯二氮䓬类（如劳拉西泮 0.05mg/kg）作为插管后处理的一部分。

特殊临床情况

哮喘持续状态

哮喘持续状态伴呼吸衰竭是濒死事件。哮喘患者发生呼吸衰竭主要不是因支气管痉挛进行性恶化引起，而是因对抗气道严重阻力最终引起体力耗竭和呼吸疲劳。所有插管的哮喘持续状态患者均需深度镇静及机械通气。RSI 可以最快达到插管条件、防止误吸、诱导意识丧失及运动麻痹，这是开始机械通气的最佳条件；以上是对哮喘持续状态患者插管的推荐技术。哮喘患者困难气道是十分复杂的，因为即将发生呼吸暂停并且患者不能忍受清醒插管。当哮喘患者已经确认为困难气道时常选用 RSI，如有指征环甲膜切开术为备选方案。

哮喘患者存在气道高反应性，应采取措施以减少插管过程中出现额外的支气管痉挛。利多卡因被证实可以抑制因气道操作产生的咳嗽，并可提高 ETT 的耐受性及减轻哮喘患者的支气管痉挛[48]。有证据表明，利多卡因（1.5mg/kg）可作为哮喘持续状态患者和除哮喘外其他原因插管前的预处理药物。在无支气管痉挛发作的哮喘患者，插管时吸入大剂量 β 受体激动剂可保护患者不发生反应性支气管痉挛。此时，利多卡因无益[47]。此方法在哮喘持续状态患者中未经检验。在人和动物模型中，已证实氯胺酮有支气管扩张作用，是哮喘患者理想的诱导剂。尽管迄今为止报道有限，但使用氯胺酮作为哮喘持续状态患者急诊插管诱导剂的经验在增多。有报道氯胺酮可减轻非插管患者、已插管患者和使用机械通气未得到改善患者的支气管痉挛（表 1-4）。

插管的血流动力学影响

喉镜检查和插管能有效刺激儿茶酚胺反射性释放[92]。喉镜检查产生的交感神经反射（reflex sympathetic response to laryngoscopy, RSRL）对于健康患者仅使血压与心率轻度升高，并无不良后果。RSRL 在两种情况下有潜在临床意义：急性颅内压升高和某些心血管疾病（例如颅内出血、蛛网膜下出血、主动

表 1-4	哮喘持续状态患者 RSI
时间	步骤
0 减 10 分钟	准备
0 减 5 分钟	预先氧合（尽可能） 持续沙丁胺醇喷雾 100% 氧 3 分钟或 8 个全肺活量呼吸
0 减 3 分钟	预处理 利多卡因，1.5mg/kg
0	诱导麻痹 氯胺酮，1.5mg/kg 琥珀酰胆碱，1.5mg/kg
0 加 30 秒	体位
0 加 45 秒	插管 喉镜检查和插管 ETCO₂ 检测
0 加 2 分钟	插管后处理 镇静和镇痛 在足够的镇静/镇痛后如果需要只给予 NMBA 气道内沙丁胺醇雾化 有指征的使用额外的氯胺酮

脉夹层、动脉瘤和缺血性心脏病）。在上述情况下，儿茶酚胺释放，心肌耗氧量增加，伴随平均动脉压和心率的增快可产生不良后果。插管时应用合成阿片制剂（例如芬太尼）和 β-肾上腺素受体阻滞剂（例如艾司洛尔）可减轻 RSRL，稳定心率和血压[92]。对利多卡因亦曾进行研究，但其结果矛盾，未得出结论[93]。具有急性血压升高危险的患者在 RSI 预处理阶段使用芬太尼（3μg/kg）可减缓心率和血压增高。芬太尼交感神经阻滞的全剂量是 5~9μg/kg，但如果此剂量作为 1 次快速静脉注射的预处理药物，可发生通气不足或窒息。给 3μg/kg 芬太尼是安全的，如果需要完全交感神经阻滞或交感神经兴奋过度出现高血压和心动过速时，插管后可立即额外给予 3μg/kg 芬太尼。芬太尼应作为最后的预治疗药物使用，给药时间为 60 秒，以防通气不足或窒息。

颅内压增高

颅脑损伤或急性颅内病变致 ICP 升高时，需要维持脑灌注压，避免 ICP 进一步升高[43]。平均动脉压明显下降，通过动脉压与 ICP 之间的压力梯度缩小，而使脑灌注压降低，从而增加脑缺血。维持全身平均动脉压在 100mmHg 或更高可保证脑灌注压，减少继发性损伤可能性。此外，大脑自我调节功能丧失，全身血压增高可导致脑血流和 ICP 相应增加。随着 ICP 增高，

需要控制气管插管造成的血流动力学反射性刺激,避免 ICP 进一步增高。达到这一目的最好紧急处理方法是使用芬太尼（3μg/kg）作为预处理药物[43,94]。

证据表明对喉镜检查和气管插管刺激的独立反射可增加 ICP,但确切机制尚不清楚。静脉注射利多卡因可降低 ICP,减弱 ICP 对喉镜检查和气管插管的反应。在 RSI 的预处理阶段使用利多卡因（1.5mg/kg IV）,可降低 ICP 对喉镜检查和气管插管的反应。同样,RSRL 和 ICP 对喉镜检查和气管插管的反应是 BNTI 的相对禁忌证,只有当不能进行 RSI 和纤支镜插管时才选择 BNTI。

医生应选择一种有利于平衡脑动力学、ICP 和全身血流动力学稳定的诱导剂。目前,依托咪酯（0.3mg/kg）可能是 ICP 增高患者最佳选择,当无低血压时,硫喷妥钠也是很好选择（表 1-5）。

潜在颈椎损伤

以往认为经口气管内插管对于颈椎钝伤的患者有颈部脊髓损伤的高风险,是相对的禁忌证,但这一主张从未经科学证实。许多研究和报道称无论是清醒状态还是神经阻滞状态,颈椎线性固定经口插管法可使安全性和有效性得到控制[95,96]。有证据支持颈椎线性固定 RSI 可最大程度控制患者,减少插管副作用,为喉镜检查提供最佳条件。与传统的带子/颈托/沙袋固定相比,线性固定能改善喉镜下喉部视野。插管喉罩（intubating laryngeal mask airway, ILMA）与传统直接喉镜相比,插管时对颈椎棘突的移动更少。通过对比研究第三颈椎不稳定损伤尸体模型,强调了纤支镜插管的潜在作用,并对双腔通气管的安全性提出了质疑,因为放置时可产生明显的颈椎移动[98]。新设备为颈椎损伤患者安全插管提供了希望。X 线透视研究表明,应用 Shikani 光学管芯（Shikani optical stylet, SOS）插管与使用直接喉镜插管相比,SOS 可明显减少颈椎移动,但插管时间轻微延长（28 秒比 17 秒）[99]。Airtraq 是一种一次性使用气管插管装置,与应用 Macintosh 喉片直接喉镜相比,能更好暴露颈椎固定患者声门视野及更快速插管[100]。Glidescope,可视喉镜,与应用 Macintosh 喉片传统直接喉镜相比,能提供更好的声门视野,减少颈椎移动[101,102]。

关于头部和颈部穿透性损伤的患者颈椎固定的文献很少。头部或颈部枪伤或散弹伤患者气管插管时是否有颈髓损伤恶化的风险尚无明确证据,而且对于伴有或不伴有脊髓损伤临床证据的患者气管插管时损伤也未见报道。如果弹道未伤及脊柱骨骼及也无脊髓损伤证据时,对头颈部枪伤伴有继发性损伤机制（如从高处坠落）或伴有提示脊髓受累的神经缺损的患者,应小心给予制动[103]。身体其他部位穿透伤患者气管插管需要固定的指征是因坠落或非创伤的其他事件导致脊柱继发性损伤。

儿科气管插管

尽管儿科气管插管许多方面与成年人一样,但有关气道处理存在少许差异。儿童的喉在颈部较高位置,造成口咽部和喉部之间呈锐角。在甲状软骨前方轻轻后压可辅助观察。会厌位置高且柔软,更难看见声带。如果患儿很小,突出的枕部使口腔更远离喉部前方;助手可抓住两侧肩膀轻轻抬起胸部,同时固定头部。幼儿的气道短,注意不要插入两侧支气管内[67]。

直的喉镜窥视片可很好的移开柔软的会厌,特别是幼儿,插管定位可能有所不同。对于 12 岁以下儿童 BNTI 是相对禁忌。尽管目前劝告不要把琥珀酰胆碱注射液作为儿童麻醉的常规治疗,因为对伴有未确诊的先天性神经肌肉疾病（如肌营养不良症）的患儿具有高钾血症的风险,但它仍然是婴儿和儿童紧急 RSI 的首选药物[62]。罗库溴铵已用于儿童,但它替代琥珀酰胆碱用于儿科紧急 RSI 经验有限。儿童应用 RSI 方法与成年人类似,但有两个重要区别。1 岁以下患儿使用琥珀酰胆碱可出现严重的心动过缓,预处理期使用阿托品（0.02mg/kg）能否预防该不良反应发生仍不清楚。婴儿的琥珀酰胆碱剂量为 2mg/kg。诱导剂选择标准与成年人类似。儿童和婴儿插管主要困难是选择大小合适的设备和根据年龄或体型选择合

表 1-5	颅内压增高患者 RSI
时间	步骤
0 减 10 分钟	准备
0 减 5 分钟	预先氧合（尽可能） 100% 氧 3 分钟或 8 个全肺活量呼吸
0 减~3 分钟	预处理 利多卡因,1.5mg/kg 芬太尼,3 μg/kg（慢速）
0	诱导麻痹 依托咪酯,0.3mg/kg 琥珀酰胆碱,1.5mg/kg*
0 加 30 秒	体位
0 加 45 秒	插管 喉镜检查及插管 ETCO$_2$ 检测
0 加 2 分钟	插管后处理 镇静和镇痛,考虑反复异丙酚使用 充分镇静/镇痛后如果需要可使用 NMBA

* 可用罗库溴铵（1mg/kg）替代琥珀酰胆碱。

理的药物剂量。使用长度测量系统（length-based system，Broselow-Luten 颜色编码盒；生命体征，Inc.，Totowa，NJ）可以克服这些困难，根据患儿身高提供药物剂量和设备型号。幼儿不可能做环甲膜切开术，需要另一种急救方法（如经皮环甲膜氧合）。

其他气道装置及技术

尽管插管者十分小心谨慎，插管前作详细评估，某些插管仍然失败或不可能。在大多数情况下，当插管无法实施时，可行 BMV 或采用 EGD 通气提供足够的通气和氧合，直到补救气道（rescue airway）建立。这里强调在决定最佳插管方法和顺序前对患者插管、通气和使用 EGD 情况进行评估的重要性。在过去十年内，气道处理取得了革命性变化，主要把可视和纤维光学技术结合到喉镜检查和探针中。此外，已证明愈来愈多的应用声门外装置和其他方法的经验可用于常规插管、困难气道或插管失败。

声门外装置

喉罩

喉罩（laryngeal mask airway，LMA）是一个不规则、卵圆形、边缘可充气的硅树脂罩，连接可供通气导管（图 1-10）。有可反复使用和一次性使用两种规格；几家生产厂家提供大致相同的一次性模式[104]。将喉罩盲插入咽部，然后充气，使气管密闭，可进行通气，最少量的胃充气。选择性麻醉时，LMA 具有极高插入成功率且并发症发生率低，包括气管误吸发生率很低[105,106]。在紧急情况，至今研究集中于心肺骤停复苏时的使用，尽管使用 LMA 的资料是开始作为插管失败的补救器械，或直接喉镜插管或气囊-活瓣-面罩通气的备用方法[107]。经过对有经验和无经验人员喉罩插入的评估，发现其操作简便、插入成功率高、可成功通气[108]。新手使用插管喉罩（ILMA）通气与插管比气囊-面罩通气与直接喉镜插管更容易、更能成功[108]。在院内或院外心搏骤停的抢救，LMA 可能成为气管内插管的代替方法，特别是对于那些缺乏气道处理经验的人员。在未明确采用何种气道处理方法时，该器械至少起到类似或优于 BMV 的暂时作用。iGel 是一种新型 LMA，其套囊内具有黏性凝胶，不需要充气。该器械的初步经验显示即使是很少接受培训的新手，也有较高插入成功率且插入时间缩短[109]。

ILMA 放在正确位置后有助于通过面罩插管（图 1-11）。与 LMA 有两点主要不同：喉罩连接一个硬的几乎弯曲成直角的不锈钢通气管；在喉罩末端连有会厌上提器。插入 ILMA 可使通气成功率达 100% 且随后插管成功率达 95%[97,110-112]。对于肥胖患者应用 ILMA 进行通气和插管也具有同样高的成功率[113]。ILMA 有特殊的 ETT 和稳定杆，当插管完成后可将喉罩从 ETT 上移除，与传统聚氯乙烯（polyvinylchloride，PVC）气管内导管成功率相当[114]。

急诊科中使用 ILMA 优于标准 LMA，因为 ILMA 既可容易紧急通气，也便于插管。ILMA 插管成功率

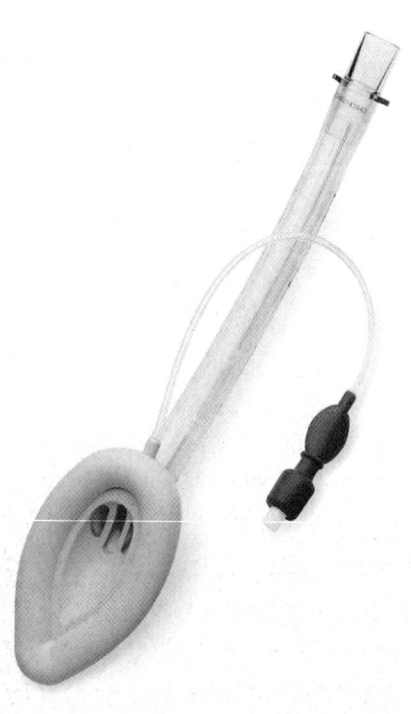

图 1-10 标准喉罩（LMA Classic）备有婴儿到成人各种型号。（*Courtesy LMA North America, Inc., San Diego.*）

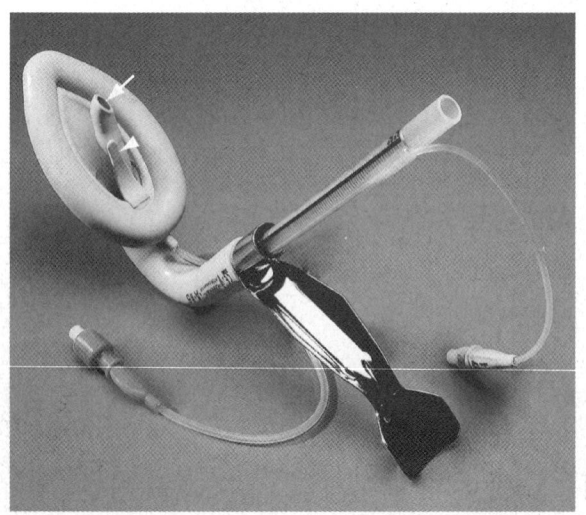

图 1-11 ILMA 放置后易于插入气管内插管并完成通气。会厌上提装置（三角形）将会厌抬起使特殊 ETT 顺利插入（箭头）。

与直接喉镜插管相当，且更便于新手插管[108,110]。放置好ILMA后，可进行盲插或在光学管芯或纤支镜引导下插管。ILMA只有3号、4号和5号，所以不适合体重小于30kg患者使用。对于较小患者，标准LMA有小至1号管（婴儿）可使用。通过标准LMA可完成插管，但成功率明显低于ILMA。随着LMA和ILMA实践经验增加，LMA作为院外第一急救者主要气道处理技术被越来越多采用，ILMA作为急诊室主要救援装置受到关注。

CTrach是新型ILMA，结合了光导纤维束和一个可拆卸的显示屏，可在插管时提供声门影像。首次尝试插管时，该设备优于标准ILMA，一项设计合理的研究显示，新技术的成功率可达93%而ILMA成功率大约80%[115]。ILMA插管成功率很高（3次或少于3次尝试），Ctrach能否提供其他附加益处仍不清楚。分泌物很少能遮挡视野，可通过移动或重新插入喉罩，或通过气管管腔应用棉刷清理解决[116]。最大问题是费用问题，Ctrach价格比标准ILMA价格高5倍。其高出费用是否在急诊科使用中提供额外益处仍有待观察。

在急诊科，当出现插管失败、气囊通气满意、患者已经麻醉好或其他情况需立即气道管理时，LMA或ILMA作为急救技术提供临时气道开放。此种情况下，LMA是众多可用器械之一。在"不能插管，不能通气"情况下，可行环甲膜切开术，准备环甲膜切开术期间，可快速放置ILMA实现通气（转变为"不能插管，能够通气"状态），不耽误外科手术气道插管[107]。LMA实用性和临床医师充分预先培训为处理插管失败提供合理选择，ILMA与纤支镜困难气道插管比较，成功率相当[112]。标准LMA具有非常规体位（如侧卧位）提供通气的优势[117]。在院外，关注食管ETT放置的兴趣集中在气道处理方法方面。LMA和双腔通气管能顺利操作，通气性能良好，因此可用于气管内插管，特别是插管不熟练者[118]。如果是困难体位插管，LMA易于快速通气[119]。目前已有多家厂家生产新型LMA设备。

食管气管联合导管（Esophagotracheal Combitube）

食管气管联合导管是一种双腔塑料导管，一个管腔是在插入食管后作为公用气道，另一管腔作为气管气道（图1-12）。导管盲插入食管，将近端和远端气囊充气，防止通气时气体从咽部漏至口腔或鼻腔或向下至食管。该导管基本上100%插入食管，但由于两个管腔均开放，所以如果不慎将导管置入气管内也可通气。

这种食管气管联合导管是非专业ETT训练人员

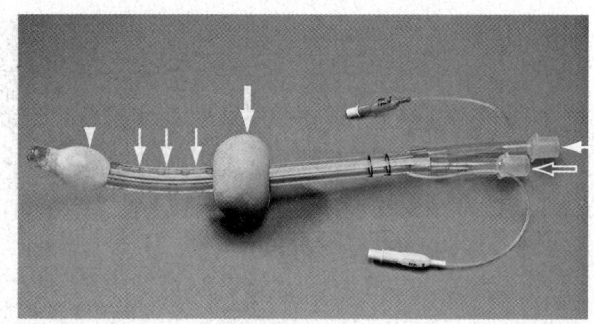

图1-12 该导管可经口盲插，如需要也可使用喉镜。插入食管可能性大于95%，将两个气囊充气后利用近端管和侧孔（白色箭头）进行通气。远端气囊（三角形）封闭食管。近端（较大的）气囊（粗箭头）封闭口咽。如果将该管置入气管，交替管腔（标注箭头）用于通气。

进行气管内插管替代装置，也是院外替代气管内插管主要气道装置[120]。伴有或不伴有心搏骤停患者的困难气道（不能气管内插管或放置LMA失败），食管气管联合插管可用作为补救设备或主要插管装置[121,122]。使用食管气管联合导管很少发生严重并发症[123]。患者有颈椎防护措施时食管气管联合导管盲插有困难，对第一急救用于创伤患者引起关注，但效果尚有争议[124,125]。确定管腔位置的标准方法是使用$ETCO_2$，能可靠确定插管是否插入食管或气管，并确认正确的通气口。

尽管食管气管联合导管能成功提供几个小时的通气，但是它仅是临时处理措施。目前在急诊科的应用局限于充分BMV情况下经口气管插管失败者或"不能插管，不能氧合"而同时准备环甲膜切开术（这种情况下类似于ILMA的作用）患者的快速操作方法。在急诊科，食管气管联合插管很少作为主气管处理装置使用，除非遇到CPR患者且无气管内插管的专业人员时可用。

可视喉镜

新设备将视频成像与喉镜结合，不需要通过口腔创造直线视轴而使声门显示得更好。Glidescope利用延长的Macintosh喉片顶端成锐角将摄像头直接对准声门，甚至用于困难气道患者（图1-13）。与直接喉镜相比，Glidescope提供了相当的或更好的声门图像，并且具有较高插管成功率[126,127]。与传统Macintosh喉片直接喉镜相比，Glidescope对颈椎移动更小[101]。C-MAC可视喉镜（图1-14）将互补金属氧化物半导体（complementary-metal-oxide-semiconductor，CMOS）视频芯片与传统喉镜喉片结合，提高声门图像效果。其他可视喉镜已应用或正在研发。总体而言，可视喉镜实现了喉镜的转变，有可能使传统直接喉镜废弃[128]。

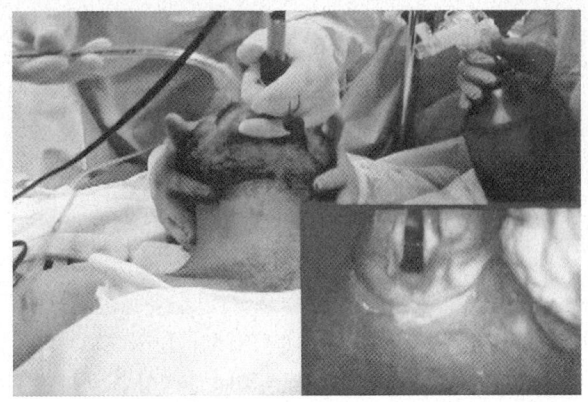

图1-13 Glidescope（Verathon, Inc.）是利用喉片远端尖部50°偏转（类似于延长的MAC-3喉片），不用调整头部位置即可将摄像头和光源直接对准声门的可视喉镜。可通过视频屏幕看到图像直接进行气管内插管。（*From Walls RM, Murphy MF [eds]: Manual of Emergency Airway Management, 3rd ed. Philadelphia, Lippincott Williams & Wilkins, p.171, 2008, with permission.*）

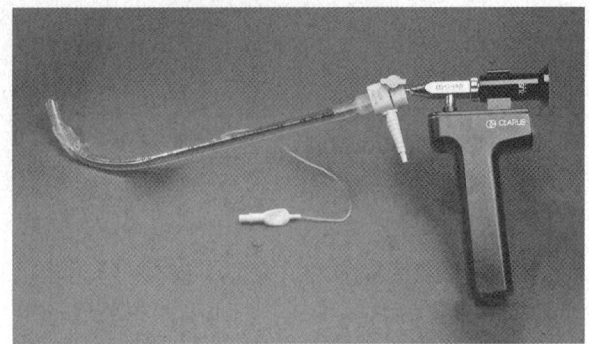

图1-15 安装气管插管的Shikani光学管芯（SOS, Clarus Optical）。目镜和电池在右边。

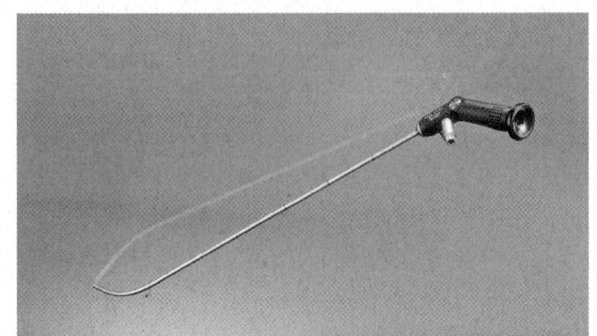

图1-16 Bonfils纤维气管插管镜（Karl Storz）。气管插管安装于管芯上，通过右边目镜便于完成插管。

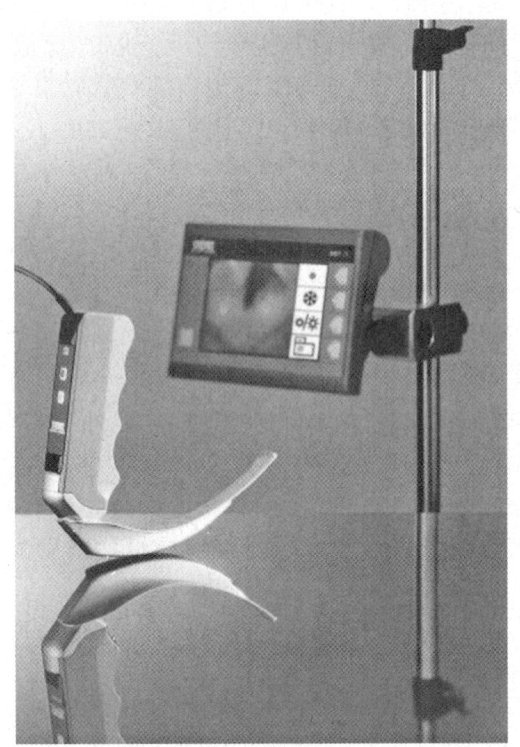

图1-14 C-MAC可视喉镜（Karl Storz Endoscopy）将CMOS视频芯片整合到传统喉镜喉片远端尖部来捕获图像。图像传到视频屏幕供插管操作者观看。（*From Walls RM, Murphy MF [eds]: Manual of Emergency Airway Management, 3rd ed. Philadelphia, Lippincott Williams & Wilkins, p.173, 2008, with permission.*）

Shikani光学管芯（Shikani Optical Stylet, SOS-Clarus Medical, Minneapolis, Minn）研究最多。气管内插管安置在可塑性管芯上，然后进入口腔，之后利用内置可视化光纤沿中线进入气管（图1-15）。与传统喉镜插管相比线性固定时SOS对颈椎移动的影响小[99]。简单地说，Levitan镜利用直接喉镜LED发光光纤管芯易于完成插管[128]。厂商推荐当利用直接喉镜观看声门受限时利用该设备易于成功完成第一次插管。唯一研究表明Levitan镜与弹性胶质探头作用类似[130]。Bonfils纤维气管插管镜（Karl Storz Endoscopy of America, Culver City, Calif.）功能是磨牙后入路气管插管芯（图1-16）。ETT直接负载在非可塑性纤维管芯上，沿颊部直接绕道磨牙后方，利用直接可视化光纤进入声门[128,129]。

弹性光纤镜

弹性光纤镜最初在手术室应用，现在越来越多利用其进行急诊科困难气道插管。光纤气管插管镜在可视化光纤的引导下通过声带，然后作为插管器将ETT插入。对需要进行RSI插管的患者来讲，在未给患者明确承诺插管是否能成功时已给NMBA，此时进行弹

光导纤维气管插管芯

一些硬质光导纤维气管插管管芯（firberoptic intubating stylets）已经通过批准并投入临床使用[129]。

性光纤镜检查有利于气道评估。例如，烟尘吸入患者，进行光纤镜检查可确定无需气管内插管，但当有指征插管时也易于完成插管。病态肥胖患者伴有气道解剖结构变形（如颈前穿透伤或钝器伤）或伴有颈椎畸形固定者可利用光纤镜插管，局部麻醉和中度镇静使患者保留呼吸能力直到插管完成。光纤镜亦可与 ILMA 联合成功完成困难插管，如颈椎固定，显著优于传统喉镜[131]。

弹性光纤镜插管具有明显的学习曲线（learning curve），光纤镜有助于伴有咽炎或吞咽疼痛患者的上呼吸道检查，这需要同插管同样的"导航功能"。使用教学视频，教师和学生可同时观看同一视频，以增强学习效果[132]。目前已研制出供学习者通过顺序开口及避开障碍物进行操作的模型，这样能便于插管顺利进行[133]。

随着人群中肥胖人数增多，急诊科无备用器械处理困难气道的机会越来越多，在急诊科弹性纤维插管用途越来越大。从光纤技术过渡到 CMOS 视频技术将使弹性光纤镜更加耐用、不易起雾且价格低廉，这些都是紧急插管所期望的特性。急诊医师应具有随时使用纤维气管镜的条件，并努力培训与操作使用。对于预计直接喉镜检查、使用 EGD 和 BMV 困难的患者，光纤镜可发挥重要作用。可视喉镜扩大使用将重新定义弹性光纤镜作用，因为可视喉镜解决了许多直接喉镜插管时发生的困难。

其他插管技术

逆行导引插管

逆行导引插管是指将弹性导丝经环甲膜穿刺孔逆行穿过。导丝逆行通过口腔出来，作为引导将 ETT 顺利插入。据说逆行导引插管的优点包括易学且适用于困难气道插管。理论上讲，逆行导引插管可用于创伤致上呼吸道受损无法或难以行经口气管插管，但急诊科很少用，除非无其他替代方法（如光纤气管镜插管、Trachlight（图 1-17）、联合通气管和环甲膜切开术）时应用。有关紧急情况使用该法的文献报告，仅限于病例报告，例数很少的病例组报告及综述文献。逆行导引插管是否可成为急诊科首选的气道处理方法值得怀疑，但它在一些罕见特殊困难气道病例中可能有用。

光导管芯

光导管芯（lighted stylet）是将固定在 ETT 上的手柄和末端装有光纤光源的插管芯结合在一起的器械（图 1-17）。把 ETT 安装到常规的插管芯上，通过管芯和 ETT 透视穿过颈内软组织确定气管口。光

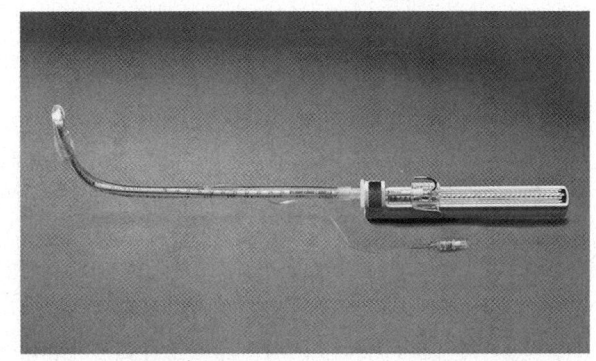

图 1-17　经直接喉镜无法暴露声门时，采用 Trachlight 光导管芯易于插入气管内导管。它亦可作为主要插管装置。气管导管恰当安装在管芯上。

导管芯用于经口插管和经鼻插管，均具有较高的成功率[134]。与传统喉镜插管相比光导管芯极少刺激心率和血压变化，在不想引起交感神经刺激可使用本装置[135]。尽管 Trachlight 光导管芯的总体成功率高，但对于新手而言，如果仅通过很少的人体模型训练，比传统喉镜学习起来困难[136]。Trachlight 可作为主要的插管器械或作为"不能插管，能通气"插管失败时的补救装置。不适用于已有环甲膜穿刺术指征的"不能插管，不能通气"的插管失败气道。作为困难气道插管装置，光导管芯可作为插管芯进行标准经口插管。在插管时，管芯直接照明可以看得更清楚。如果直接喉镜插管失败，则首要紧急措施是立即尝试应用光导管芯经口盲插，直到通气。一些证据表明，Trachlight 比直接喉镜较少造成颈椎移动[102]。

外科气道处理

经针刺环甲膜切开术行气管喷射通气

针刺环甲膜切开术需要经过环甲膜把大号针插入气道（最好是 10 号）。插入后，通过穿刺针用标准墙壁氧源为患者通气。由于是通过狭窄导管的高速通气，这个过程称为经气管喷射通气。经气管喷射通气已成功应用于临床，并经过各种动物实验确定它的用途和局限性。然而，它很少用于急诊科，作为"不能插管，不能通气"的救援装置，远不及环甲膜切开术。

喷射呼吸机应包括一个调节器和计量器，以便监测压力和下调压力，特别是儿童（图 1-18）。有人认为，上气道梗阻患者禁用气管喷射通气，尽管气管喷射通气会造成胸膜腔内压升高及可能出现肺气压伤，但仍能成功通气。通常，成人出现上气道梗阻时，首选经皮或手术环甲膜切开术。

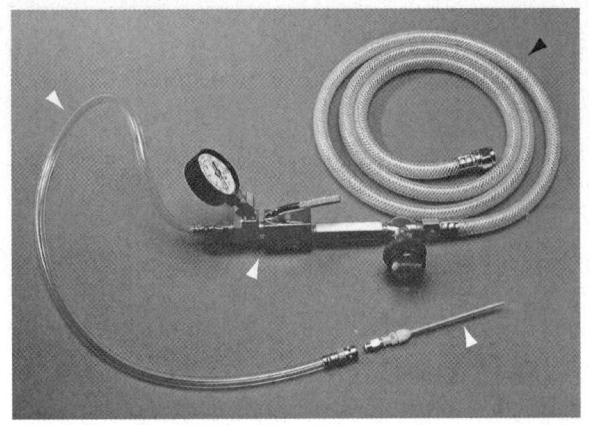

图 1-18 经气管喷射通气。高压通气管（黑三角）与标准墙壁氧气口 55 磅/平方英寸连接。通气块（中间的白色三角形）用于控制通过管道（左上白色三角形）到插入气道的导管（右下三角）的氧气流量。

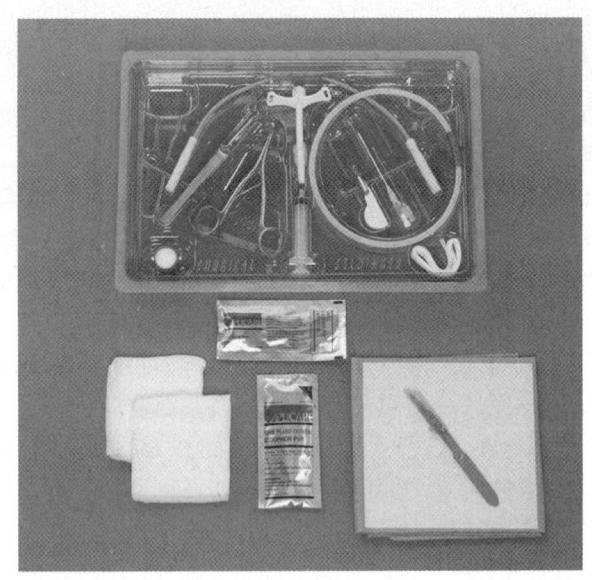

图 1-19 Melker 通用环甲膜切开术器械。（Courtesy of Cook Critical Care.）（Disclosure：The author assisted in the design of this kit and receives a 10%～35% royalty on its sales.）

在急诊科，经气管喷射通气主要适应证是窒息患儿（是因当时病情或因应用 NMBA 后）的初始紧急氧合和无法行插管或无法用 BMV 患者。对于 10 岁以下患儿行环甲膜切开术是非常困难或难以实现，对该年龄组患者需考虑紧急手术方式为经气管通气。对于 5 岁以下患儿，可用经皮导管气囊通气，且避免用加压器械[67]。

环甲膜切开术

环甲膜切开术（circothyrotomy）是指在环甲膜处作一切口，放置带套囊的气管切开导管以保证通气。该技术及其改良技术在其他地方有很好描述[137]。当需外科气道处理时，由于环甲膜切开术比气管切开术更迅速、更直接且更易成功，可作为急诊情况下首选的操作。

当经口或经鼻插管无法实施或失败时，BMV 无法维持足够的血氧饱和度（即"不能插管，不能通气"情况）时可采取环甲膜切开术。一系列研究表明所有急诊科插管中约有 1% 行环甲膜切开术[1,39]。环甲膜切开术相对禁忌证有颈部解剖结构紊乱，先前存在感染和凝血功能异常；然而这些禁忌证是相对的，开放气道应放在首要位置。已有报道在全身溶栓治疗后成功行环甲膜切开术[138]。10 岁以下患者避免应用该操作，考虑其解剖结构难以行此操作[67]。研究表明在模拟器或动物模型进行大约五次环甲膜切开术练习，就足够达到进行该操作基本能力[139]。

Circothyrotomes 是用于经皮环甲膜切开术的器械。与常规环甲膜切开术相比，利用 Seldinger 技术进行经皮环甲膜切开术更易学且成功率高[140]。其他 Circothyrotomes 的安全性和有效性仍不确定。最近 Portex 发行的器械盒提供一个小红旗指示器，提示触及气管后壁，但一项尸检研究表明尽管该设备比 Seldinger 技术能更快速放置气道，但其具有高失败率和高并发症（气管后壁割破）发生率，所以不推荐使用该器械[141]。市场上现有两种经皮环甲膜切开装置，能放置带套囊气管切开导管。一种是 Seldinger 环甲膜切开装置；另一种是组合套件，拥有 Seldinger 经皮环甲膜切开术和标准外科环甲膜切开术所需的所有器械（Melker 通用环甲膜切开术器械；Cook Critical Care, Bloomington, Ind.）（图 1-19）。

预后

尚无专门研究急诊气道处理并发症和预后报告。一项最大的单个医院报告，急诊科 RSI 成功率为 99%，并发症发生率为 9.3%；多数是轻微并发症[14]。国家大型急诊气道登记研究 Ⅱ期（Phase Ⅱ of the large National Emergency Airway Registry Study, NEAR Ⅱ），报道几乎 9 000 例急诊科插管，RSI 的成功率大约为 97%。NEAR 分类系统将气管插管过程中发生的潜在不良反应定义为"不良事件"[1,39,142]。在 NEAR 研究中，内科患者不良事件发生率约 9%，创伤患者不良事件发生率为 8%，其中大部分是轻微的[1]。尚无研究评估急诊科插管患者的远期预后。

重要概念

- 了解患者病情的临床过程和预测可能出现恶化，对决定插管是至关重要的，特别是患者需要离开急诊科的一段时间（例如院内搬运、诊断检查）。
- 制订气道处理方案的重要步骤是评估患者行气管插管、气囊-面罩通气、声门外装置通气和环甲膜切开术的潜在困难。LEMON、MOANS 和 RODS 记忆法能起到辅助作用。
- 对急诊科患者，无崩溃气道（濒死，对喉镜检查无反应）或困难气道，首选 RSI。
- 琥珀酰胆碱是急诊科 RSI 的首选 NMBA，但对具有明显高钾血症风险的患者，应当避免使用。
- 行 RSI 期间给予预处理药物能减轻插管不良反应，改善患者临床症状。
- 插管后检测 $ETCO_2$ 确定插管位置十分重要，未能检测到呼出足够 CO_2 可证明食管内插管。
- 可视喉镜正在改变插管技术，它可消除直接喉镜的传统解剖障碍。急诊医师把它结合到自己临床实践对可视喉镜进行评估，从困难程度和常规插管这两方面进行评估。

本章参考文献请参见 http://pumpress.bjmu.edu.cn/eduservice/3419.html

第2章 机械通气和无创通气支持

Megan L.Anderson, John G.Younger

余慕明 李保顺 译 寿松涛 校

概述

有创和无创通气是治疗危重病患者的重要方法。在急诊科（emergency department, ED），气管内插管（endotrached intubation, ETT）和辅助通气适应证不完全相同。一些呼吸衰竭患者需要通气支持或通气支持作为危重症患者综合治疗的一部分。而其他具有心肺储备功能患者，辅助通气支持主要是为了保护气道。

本书第一章和其他章节已对 ETT 适应证进行讨论，本章节则重点讲述机械通气模式和技术。

机械通气基本原理

有创通气技术

一旦确定需要通气支持时，在开始通气支持前，首先必须考虑三个问题：①建立何种通气模式——是容量通气支持还是压力通气支持？②机械通气时，允许患者参与多大程度？（译注：即是辅助通气支持还是控制通气支持）；③如何进行通气支持——是通过 ETT，还是某些无创方法？通常，这三个问题依次关系到机械通气的周期或限制、模式和方法。无论使用哪种方法，呼吸机周期性将加温湿化的空气与氧气混合气体在吸气相以高于大气压的压力输送到肺内，呼气相被动呼出。

采用压力-限制通气或压力-周期通气时，气道压力达到吸气峰压（PIP）时完成一次呼吸周期，此时呼吸机送气结束，患者被动呼气开始。输送潮气量大小能动态反映肺顺应性。压力周期通气的优点包括明确的防止医源性气压伤的安全措施。显著缺点是在治疗过程中因肺顺应性急性改变可能造成通气不足或通气过度。

采用容量-周期通气时，能够设定输送的潮气量，当输送潮气量达到预设值时吸气结束，吸气压与肺顺应性成反比。本法的优点是能控制潮气量，但肺顺应性差时，可能有高峰值压力的风险。正压通气采用哪种方法更好，目前尚无定论。压力-和容量-周期通气两种通气模式已广泛应用于临床，它们就像硬币的正反面，各有利弊。

常用正压通气模式包括：①控制通气（controlled mechanical ventilation, CMV）；②辅助/控制通气（assist/control ventilation, A/CV）；和③同步间歇指令通气（synchronized intermittent mandatory ventilation, SIMV）。压力周期和容量周期通气均可使用这些模式。上述模式的两个主要不同点在于：①如何触发呼吸（以预设固定频率或以呼吸机感知患者吸气力度）；②每种通气的目标能力（压力或容量）。

采用 CMV 模式时，不论患者是否存在用力吸气，呼吸机都按照预设频率进行正压通气。接受 CMV 患者既不能触发通气，也不能自主吸气，因此 CMV 模式仅适用于呼吸停止、药物致呼吸肌麻痹和深度麻醉患者。相反，采用 A/CV 模式的呼吸机持续监测整个呼吸机环路负压和气流的变化（由自主吸气产生），并完成一次呼吸。在缺乏患者吸气力度时，呼吸机以最小预设的"后备"呼吸频率周期性自动通气。例如，A/CV 模式预设呼吸频率为 12 次/分，患者无自主吸气力度，呼吸机每 5 秒钟提供一次送气。当患者用力吸气时，提供一次额外通气，呼吸机的定时器重新设定另外 5 秒钟。因此，患者能够以高于 A/CV 预设频率进行呼吸，伴随呼吸功增加。对许多急诊科患者，A/CV 是有用的初始机械通气模式。该模式常见缺点是清醒患者不能耐受（经常导致气道压升高报警和通气不足），以及会加重 COPD 患者胸腔内气体陷闭[1]。

SIMV 是一个更复杂的通气模式，通过促进人机同步，提高患者通气舒适度。指令通气尽可能与患者自主呼吸同步，防止呼吸叠加（呼吸机在前一次呼吸完成前送气）。叠加可导致通气过度和气压伤[2]。如果患者出现自主呼吸频率等于或低于呼吸机预设呼吸频率时，患者吸气（或过一段时间）触发下一次送气。如果患者自主呼吸频率高于 SIMV 设定频率，病人可从呼吸机管路吸气，接受一个符合病人吸气力度的容量。此外呼吸机仍按照预设潮气量和呼吸频率规律送气，这是由病人触发，由呼吸机供气。

无论应用何种通气模式，可联合应用附加优化通气模式，且常被使用。其中最重要的是呼气末正压（positive end-expiratory pressure，PEEP）。PEEP 和持续气道正压（continuous positive airway pressure，CPAP）密切相关，二者均可在被动呼气完成后保持气道内正压。通常，PEEP 用于有创机械通气时提供压力支持，而 CPAP 用于存在自主呼吸患者有创或无创机械通气时提供正压通气。两者某些情况下可交换应用。急性肺损伤和心源性肺水肿的特点是表面活性物质缺乏，PEEP 和 CPAP 主要作用是通过保持损伤或水肿的肺泡开放，从而增加功能残气量，防止呼气末肺泡塌陷，提高氧合和肺顺应性。PEEP 可能副作用是降低心排血量。

压力支持通气（pressure support ventilation，PSV）是另一种由患者触发呼吸，呼吸机控制峰压的辅助模式。PSV 主要目标是支持患者自主呼吸力度，保证满意氧合。PSV 模式时，每次患者用力吸气触发呼吸机快速送气达到预设吸气压，使吸气时间延长，吸气流速加快，潮气量增加，减少吸气做功。呼吸机同样能够感知患者吸气终止或呼气开始，此时呼吸机停止压力支持，呼气自动开始。提高 PSV 支持水平可减少呼吸做功[1]。PSV 可联合应用 PEEP。自主呼吸减弱或停止时可以设定后备指令通气频率，特别是应用 SIMV 模式。

最初 PSV 是作为一种脱机模式应用，现在一些学者推荐将其作为机械通气主要方法。PSV 不能控制潮气量，应用时必须密切监测。急诊有创机械通气患者很少采用 PSV，但在无创通气中可以应用。

应用 PEEP 前，首先必须了解 PEEP 和内源性 PEEP（intrinsic PEEP，iPEEP 或 auto-PEEP）的区别。内源性 PEEP 是因不正确的辅助通气所致，就是在整个呼吸周期无足够的时间完成呼气的结果。这种情况在以后章节将会讲述。

无创通气技术

无创正压通气（noninvasive positive-pressure ventilation，NPPV）是指通过鼻罩或面罩与患者连接进行正压通气，包括 CPAP 和双相气道正压通气（biphasic positive airway pressure，BiPAP）两种模式。CPAP 在整个呼吸周期提供恒定压力支持，其优点在前面讲述 PEEP 时已经讨论过。BiPAP 交替在吸气时高压相（IPAP）和呼气时低压相（EPAP）之间切换。呼吸机通过感知患者吸气力度进行送气。EPAP 可以保持气道开放，防止肺泡塌陷和肺不张。IPAP 可以增加潮气量，减少呼吸功（图 2-1）。

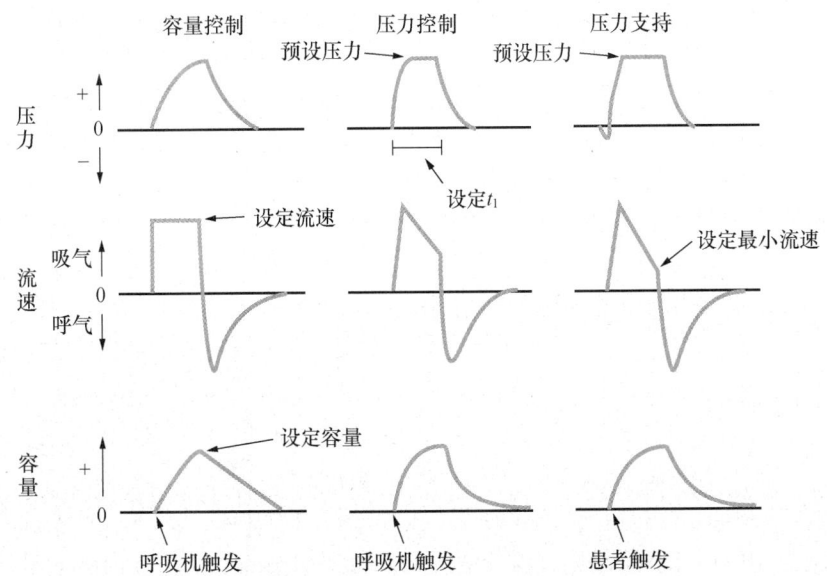

图 2-1 在为急诊科患者进行机械通气时，常可以遇到压力、流速和波形。机械通气输送气体的形式组成了呼吸的概念（输送压力或输送容量），如何触发呼吸（患者触发或按照呼吸机设定时间触发）。通常，急诊科实际工作中只有少部分呼吸机参数需要处理（模式、输送气体强度，输送频率和吸入氧浓度）。然而，就像该图显示的那样，许多额外特点可精细调节，以达到呼吸支持最大效果和提高危重症患者机械通气舒适度。

机械通气的处理

有创和无创通气方法比较

气道通畅且意识清楚患者，无论呼吸驱动力是否完全，均为NPPV适应证。在急诊科对NPPV最可能有效的患者是那些窘迫病因可逆转的患者，如COPD急性加重期或心源性肺水肿，呼吸肌疲劳是这些病人的重要因素[3-6]。患者的选择，基础疾病的综合处理，以及持续监测对成功进行NPPV很重要。研究表明充血性心力衰竭（CHF）和COPD患者早期进行NPPV疗效确切[7,8]。尽管上述研究有明显缺陷，但均表明能降低CHF和COPD患者ETT率及COPD患者病死率。COPD时NPPV可以减少呼吸功，保持气道开放，改善通气-灌注比[7]。COPD患者成功应用NPPV的因素包括年龄较轻、无神志改变、无严重酸血症和根据患者心率、呼吸频率和气体交换情况判断可迅速（上机2小时内）出现疗效。COPD患者应用NPPV失败因素包括Glasgow昏迷评分<11，动脉pH值<7.25，呼吸频率>30次/分[9]。CHF患者应用NPPV可降低呼吸功，通过降低前负荷和后负荷来增加心排血量，使肺水重新分布，改善通气-灌注比，从而减少肺内分流。然而，虽然NPPV可缓解CHF急性加重期的临床症状，但不能降低病死率[10]。一些研究将NPPV应用于肺炎等I型呼吸衰竭患者，疗效不确切[8,11]。

NPPV禁忌证包括严重意识障碍、心脏停搏、急性心肌梗死、气道不能被保护、窒息、分泌物较多、剧烈呕吐、上气道梗阻及面部创伤等[11]。

对于初始进行NPPV治疗患者，医师需要不断评估其治疗效果、支持模式的耐受程度、提示需要插管的任何临床症状恶化征象。NPPV可有效替代ETT，因其可减少气道损伤及呼吸机相关性肺炎的危险，且有助于拒绝插管患者。NPPV也可考虑用于预立指示（advanced directives）禁止插管的患者。个体化治疗非常重要，需与患者或其家属商议决定[12]。

初始设定与监测

推荐BiPAP模式初始设定为IPAP 8cmH$_2$O，EPAP 3cmH$_2$O，可选择鼻罩或面罩。根据脉搏血氧饱和度与动脉血气分析结果来调节输送氧流量。初始治疗输送氧流量3～5L/min为妥，需根据IPAP和EPAP进行调节。选用呼吸机自主模式，患者用力吸气触发，呼吸机提供送气支持。

通过监测患者对NPPV和其他治疗的反应（监测手段：心电血压监护、动脉血气分析和脉搏血氧计、患者自己对耐受性和好转的语言评估），随时调节压力支持。尽管压力调节必须个体化，但对于低氧血患者BiPAP支持比较合理的方法是增加EPAP 2cmH$_2$O，IPAP保持预设高水平。高碳酸血时可通过增加IPAP 2cmH$_2$O，并增加EPAP使两者比值接近1:2.5[6,13]。

对于ETT患者，初始呼吸机设定取决于通气治疗措施（机械通气、辅助通气或PSV）的目标和呼吸功能不全的基础病因。容量-周期呼吸机在CMV，A/CV，IMV和SIMV通气模式时，需要设定的基础参数包括吸入氧浓度（FiO$_2$）、TV、呼吸频率和吸气呼气比（I/E）。I/E比能反映呼吸机送气持续时间及两次送气间休止时间。肺不张时应加用PEEP；加设PEEP还允许使用更生理性的FiO$_2$值。对窒息或呼吸肌麻痹患者，可以采用CMV，A/CV，或IMV模式。对有自主呼吸但通气力度不足的患者，最佳初始模式通常选择A/CV。

合理的初始呼吸机设置为潮气量6～8ml/kg，呼吸频率12～14次/分。起始FiO$_2$应该设置为100%，但应很快下调至能够保持血氧饱和度达到90%或更高。呼吸机设定需要根据脉搏血氧饱和度、呼气末二氧化碳监测、通气压力、临床症状和动脉血气分析等动态调整。如有应用PEEP指征，应初始设定为2.5～5cmH$_2$O。

压力-周期通气模式应按照上述描述设定呼吸频率和FiO$_2$。吸气压通常设定为25～40cmH$_2$O以使潮气量达到6～8ml/kg。许多特殊情况需额外特殊考虑（见特殊临床情况部分）。

机械通气是一个动态过程，需要持续监测和规律调整各参数。心动过速和高血压提示呼吸机不耐受，需增加镇静药或调整呼吸机设置。心动过缓和心室易激惹提示低氧血症。除非使用二氧化碳测定仪（capnometry）和脉搏血氧计，否则开始通气后20分钟应该测定动脉血气分析。这些结果能够反映通气（pH和动脉血二氧化碳分压）和氧合（动脉血氧分压）是否充分。分钟通气量（等于潮气量乘以呼吸频率）和FiO$_2$可根据持续监测的基础参数进行调整。为避免氧中毒，FiO$_2$应减至能够保证氧饱和度≥90%的最低水平。多数情况PEEP在既定FiO$_2$条件下能够增加氧合。

呼吸机的重要显示参数包括吸气峰压（PIP）和呼出潮气量。PIP是机械通气过程中反映通气功能最常用到的参数，它能够反映肺顺应性和气道阻力；PIP改变的幅度能反映一些可能出现的呼吸机相关不良后果[14]。在实际检测中，PIP 对应用呼吸机患者来说是附加的重要指标。PIP 急性下降表明输送潮气量不足，可能因呼吸机供气量不足、不慎改变设置、呼吸机环路漏气、意外拔管或呼吸机损坏等所致。PIP 增加提示分泌物堵塞 ETT、插管打折、急性支气管痉挛、气胸或肺水肿加重致肺顺应性下降等。PIP 是反映哮喘和 COPD 患者治疗有效的重要参数，气道阻力减小，PIP 下降。高 PIP 可能引起气压伤和其他急性肺损伤[15,16]。

呼出潮气量和流量测定能够通过对比呼气潮气量和预设潮气量差别评价自主用力呼吸的效力，评估通气有效性和呼吸环路的完整性。测定呼出潮气量对评估儿童机械通气特别重要。由于儿童采用的无套囊 ETT，其周围存在漏气。

治疗

即使机械通气患者在急诊科停留时间短暂，通气治疗也必须引起重视。常规处理包括镇静、必要的神经肌肉阻滞、镇痛和吸痰。镇静和镇痛程度以保证通气效果和患者舒适度为宜。此外，对突然氧合或通气困难患者应快速全面给予处理。

阿片类（芬太尼或吗啡）和镇静药（快速静脉注射或静脉滴注咪达唑仑、静脉滴注丙泊酚）通常用于镇痛和镇静。氯胺酮既能镇痛又能镇静，常用于儿童和反应性气道疾病患者。充分镇痛和镇静能够避免长期神经肌肉阻滞（见第 1 章）。如需神经肌肉阻断药，常可选择泮库溴铵、维库溴铵和罗库溴铵等竞争性非去极化神经阻断药。

常规进行气管内吸痰。吸痰频率要适当，要权衡清除分泌物的需要（特别是心源性肺水肿和哮喘）与中断通气的缺点，即使中断通气很短时间，可造成气道压力下降至大气压水平，影响肺复张。经口插管患者应当放置牙垫保护气管导管。

并发症

PPV 是一种抢救措施。PPV 使用过程中可能出现迅速致命的并发症，急诊内科医生熟悉 PPV 相关并发症非常重要。这些并发症（如框 2-1 列出）大多与部分或全部呼吸循环予以正压通气时胸部生理改变有关。大部分并发症在本书其他章节也将讨论。

镇静患者出现急性氧合和通气困难或气道压升高，提示镇静不足，镇痛不够。进一步镇静前必须对患者或呼吸机相关异常情况进行全面检查。鉴别诊断包括 ETT 移位或阻塞、气胸、气道痉挛、肺水肿、

框 2-1　正压通气可能不良反应

胸腔内压升高，导致静脉回心血量和心排血量减少
通气/血流比增加
气体陷闭和内源性 PEEP
气压伤
医源性肺感染和窦道感染
呼吸性酸中毒
焦虑和呼吸窘迫加重
因触发点设置不合理或人机不同步致呼吸功增加

急性肺栓塞、动态肺过度充气、腹胀、呼吸机机械故障和人机不同步等[17]。通过二氧化碳测定、体格检查和胸片检查 ETT 位置。通过吸痰管评估 ETT 是否通畅。对于黏液分泌较多患者，黏液栓相当于 ETT 球阀。这种现象表现为呼出潮气量突然下降，PIP 升高，需立即吸痰，但仍可能再次发生。

通过临床表现可做出肺水肿、气胸和支气管痉挛的诊断，胸部 X 线可作辅助检查。与其他急诊科患者相比，呼吸机患者肺栓塞诊断比较困难。通过体检很容易发现腹胀，放置鼻胃管和口胃管可减轻症状。动态肺过度充气和呼吸机故障可通过暂时断开呼吸机诊断，前者在完全呼气后有所改善，后者可通过面罩和纯氧呼吸方法使患者良好通气。

人机不同步提示呼吸模式选择可能不正确、A/C 和 SIMV 模式流量触发敏感度设置不合适、过度充气或即使在镇静状态下机械通气耐受性仍差。最后一种情况提示需加大镇静程度，必要时需应用神经肌肉阻滞药。

在急诊科用 NPPV 治疗的患者不应给予镇静或大量镇痛药，因为在使用 NPPV 时必须保持呼吸驱动力。对不能耐受面罩或鼻罩患者可使用小量、递增剂量的苯二氮䓬类药物[18]。无创通气技术的成功实施需要技巧，不仅利用药物，还主张床旁经常提醒患者。专家的经验表明，在应用 NPPV 时，家人留在床旁能够增加患者信心，这点非常有用。

内源性 PEEP 是一个很重要问题，特别是对 COPD 患者。因小气道梗阻（在肺气肿）使弹性回缩力下降，或因呼气时气流受阻（在反应性呼吸道疾病），或二者并存，COPD 患者呼气流速低于正常。呼气末肺内压降至大气压水平的时间延长。能够自主呼吸 ETT 患者，内源性 PEEP 可导致呼吸衰竭，因为此压力必须与通过肺部所产生的较深的负压相匹配，以便开始吸气[19]。慢性阻塞性肺疾病或严重反应性肺病患者在机械通气时，如果将呼吸频率设置得过高会导致不能完全呼气，呼气时间延长失败。因此会出现呼吸叠加的结果、难以预测的高 PIPs 值、患者窘

迫感和低血压。慢性肺病或严重哮喘加重期患者突然发生低血压或出现机械通气困难，合理处理是暂时关闭机械通气电源开关，换用球囊活瓣（bag-valve）通气，以故意延长呼气时间。如果经处理后机械通气障碍解决，重新开始机械通气，设定较低呼吸频率或请呼吸治疗医师帮助，调整吸/呼比，使患者呼气时间延长。

特殊临床情况

急诊科机械通气常应用于下列五种临床情况，对以前提出的指南作精细的调整，是合理的（表2-1）。

慢性阻塞性肺疾病急性加重期

应用呼吸机治疗COPD患者，呼吸性酸中毒应该在数小时内逐渐纠正。高碳酸血和酸中毒纠正过快或过度可能出现代谢性碱中毒、低钾血症和低磷血症[20]。提高FiO_2很容易纠正低氧血症。PaO_2、$PaCO_2$和pH目标值应反映患者预测（或已知）基线功能，而不是常用的"正常值"。

COPD患者机械通气另一主要目的是维持正常肺活量。气体陷闭导致的内源性PEEP会增加COPD患者呼吸功，有可能造成气压伤。解决这个问题关键策略是降低PEEP。当COPD患者呼气不充分时，每次吸气后气体陷闭加重；动态性肺过度充气最后导致过高内源性PEEP，每次呼吸都使胸腔过度充气。快速解决此问题的办法是暂时断开呼吸机，充分呼气。持续的方法是呼吸机设定充分的呼气时间。COPD患者保持足够低呼吸频率，通过增加I/E比至1:3或1:4，最大限度延长呼气时间。潮气量应该保持最小，从而减少呼气潮气量。通常COPD患者吸气时需要高流速（≥100L/min）以缩短吸气时间，将更多时间用于呼气。上述各种设置调整均可降低内源性PEEP。

使用支气管扩张药和糖皮质激素也能够降低iPEEP。这些药物可增强呼吸肌收缩力，减少支气管腔分泌物量，减少呼吸功。最终iPEEP可被外源性PEEP部分替代。PEEP设定不高于iPEEP，专家建议不超过iPEEP的85%，它可以抵消保持PEEP所需做功，提高肌肉收缩力，增强吸气力度。研究结果表明BiPAP是COPD急性加重期患者初始呼吸机辅助治疗最佳模式[19]。

哮喘持续状态

在哮喘持续状态的机械通气患者，以降低高碳酸血症为目的的干预措施，可能导致动态性肺充气过度和气压伤。对此类患者最好的方法类似于

表2-1 特殊临床情况时有创机械通气模式及参数设定

	模式*	FiO_2（%）	TV（ml/kg）	RATE（次/分）	I/E比	PEEP（cmH_2O）
药物过量	CMV, A/C, IMV, SIMV	100	8~10	10~12	1:2	0~5
哮喘持续状态	CMV, A/C, IMV, SIMV	100	5~10	8~12	1:4	2.5~10†
	PHC‡, CMV, IMV, SIMV	100	5~8	6~10	1:4	2.5~10†
COPD急性加重、呼吸性酸中毒	CMV, A/C, IMV, SIMV	100	5~10	10~12	1:3~1:4	2.5~10†
	PHC‡, CMV, IMV, SIMV	100	5~8	8~12	1:3~1:4	2.5~10†
心源性肺水肿	CMV, A/C, IMV, SIMV	100	8~10	10~12	1:2	2.5~15
ARDS	CMV, A/C, IMV, SIMV	100	6~8	20~25	1:2	2.5~10
	反比通气	100	6~8	8~12	1:1~1:2.1	2.5~5
低容量休克	CMV, A/C, IMV, SIMV	100	8~10	§	1:2	0~5

A/C：辅助/控制通气；ARDS：急性呼吸窘迫综合征；CMV：控制机械通气；FiO_2：吸入氧浓度；I/E：吸呼比；IMV：间歇指令通气；PEEP：呼气末正压；SIMV：同步间歇指令通气；TV：潮气量。
应用压力周期通气模式时，根据所需潮气量设定送气压力。开始通气20分钟后，进行动脉血气分析，以此来设定或下调至合适FiO_2。

* CMV适用于呼吸暂停或瘫痪的病人。
† 气体陷闭疾病中PEEP水平不应超过内源性PEEP。
‡ PHC是指允许高碳酸血，这是一种通气策略，可以在多种模式中应用。
§ 呼吸频率需要根据所需$PaCO_2$来设定。

COPD所用的方法，小潮气量、高吸气流速，从而缩短吸气时间，降低气道峰压。允许性高碳酸血亦可降低气道压，采用小潮气量5~8ml/kg，和低呼吸频率8~10次/min，预防肺泡过度膨胀，PaCO$_2$可以高于正常水平，不用通气纠正。允许性高碳酸血策略主要目的是降低肺活量和内源性PEEP，防止气压伤，保证足够氧合。此法未经对照组全面研究，但允许高碳酸血在哮喘持续状态、急性呼吸窘迫综合征和严重AECOPD治疗中有应用价值[21]。偶尔体外胸部按压有助于辅助哮喘患者呼气。高碳酸血策略已在动物实验和无对照人体试验中显示有成功希望[22]。

急性肺损伤

急性肺损伤（acute lung injury，ALI）一般在数小时内发生，可见于急诊科。病理生理特点为不均匀非心源性肺水肿、表面活性物质失活致肺顺应性下降和缺氧。压力限制模式可能是呼吸机治疗急性肺损伤患者最好的方法，但是这些技术在急诊科常不具备。标准呼吸机上，PEEP和FiO$_2$设定尽可能保持最低值。推荐小潮气量（6~8ml/kg）和高呼吸频率（20~25次/分）[23]。尽管PEEP是ALI的主要治疗，但这些患者对气压伤有很高的易感性。急性肺损伤时氧中毒危险性很高，减轻此风险的方法是降低FiO$_2$，把FiO$_2$降低到能保持安全的血红蛋白氧饱和度水平。持续高于生理水平的氧张力可加重炎症反应。医源性气压伤包括机械通气导致肺组织损伤和空气腔隙破裂所致的肺外积气，如气胸和纵隔气肿。肺泡反复的闭合和开放，导致剪切伤，加重炎症反应。框2-2列出减轻ALI时应用PPV可能并发症的推荐意见；这些设定也同样适用于其他通气模式。同样在肺开放策略中也常提及[25]。

心源性休克和肺水肿

通常，PEEP是治疗肺水肿主要模式，但会降低心排血量，因此使得PEEP通气治疗心源性休克肺水肿变得复杂化。一个合理折中方案是应用足够的PEEP来调整FiO$_2$。心源性休克患者需要有创血流动力学监测，必须同时考虑血流动力学和呼吸机参数以达到最佳效果。

CHF合并轻度肺水肿患者接受药物治疗同时，可从无创机械通气支持中得益。CPAP和BiPAP对此类情况的应用已有研究，1项研究表明两者在安全性和有效性方面并无差异[26]。

低容量性休克

适当容量复苏是处理创伤后和其他原因低容量休克（消化道大出血）所致肺损伤的最佳处理方法。PPV可能加重低容量患者的低血压。为使休克患者产生近乎生理学的PaCO$_2$，以吸入100%氧浓度及预测的TV进行通气。循环容量恢复前避免应用PEEP。

预后

成功应用NPPV（如避免ETT机械通气）可获得一定疗效，患者感到舒适，且能减少医疗费用。与ETT机械通气相比，NPPV的优点包括：①保留说话、吞咽功能和生理性气道防御机制；②减少气道损伤；③减少医源性感染；④减少住院时间，不需住入重症监护病房，因不需要脱机和加强监护[18,27,30]。

NPPV与ETT机械通气治疗相比，增加了肺气压伤、吞气征、面部压力伤的危险性。BIPAP模式允许漏气，因此与CPAP相比，很少发生气压伤并发症。在2组病例报告中，在急诊科使用NPPV成功的患者可住在遥控监护病房，而不要住入ICU，明显节约费用[13,29]。无明确纳入标准的无对照组研究发现，成功应用NPPV，60%~90%患者可避免ETT机械通气[3,4]。1项研究表明由于使用NPPV而延误必需的ETT时机导致病死率增加[31]。这项研究选择偏倚，其结果还未得到证实[6]。在一项急性心源性肺水肿患者应用NPPV的前瞻性研究中，NPPV与标准氧疗相比，1小时内能更好改善呼吸困难、心动过速和酸中毒，但30天病死率无差异[10]。

机械通气患者治疗不仅限于ED。充分复苏和稳定生命体征是ED治疗主要目标，因此对基础病更集中治疗可在ICU继续进行。在急诊科拔管的患者，大多数是为保护气道而插管的患者，拔管时最初病情已经纠正或充分耐受。ED拔管之前必须确认有足够的呼吸驱动力和充足的氧气；在尝试中断机械通气前，患者呼吸频率应该<30次/分，PEEP 5cmH$_2$O或更低，PaO$_2$>60mmHg，FiO$_2$<60%。NPPV可作为机械通气和自主呼吸的桥梁。

框2-2　急性肺损伤通气策略

A/C，容量周期通气
小潮气量6~8ml/kg
平台压<30cmH$_2$O（2.9kPa）；需将潮气量降至4ml/kg
降低FiO$_2$至血氧饱和度维持在88%~95%
策略性应用PEEP以降低氧浓度，防止氧中毒[24]

A/C：辅助/控制通气；FiO$_2$：吸入氧浓度；PEEP：呼气末正压。

重要概念

- 并不是所有在急诊科需加强呼吸支持患者都需要 ETT 机械通气。仔细选择无创通气支持患者，可能减少患者进行有创治疗及其伴随并发症发生的危险。
- 针对原发病不是肺病的患者，机械通气设定潮气量 6～8ml/min，呼吸频率 12～14 次/分，FiO_2 1.0 是合理的起点。针对肺病患者不同呼吸衰竭原因采用特定的设定，根据临床表现仔细调节呼吸机设置。
- NPPV 治疗患者突然出现呼吸困难，通常是呼吸机不耐受、通气不足和氧合不够，或者气体滞留的结果。必须排除其他原因情况才能考虑呼吸机不耐受。
- 有创机械通气患者突然出现呼吸困难时，需迅速全面检查插管、呼吸机、气道内压和生理问题；此类呼吸困难不能简单归咎于镇静剂不足。也常因呼吸机管路断开和临时换用 FiO_2 为 1.0 球囊引起。
- 许多患者治疗目标不是迅速纠正血气参数，而是明显减少患者呼吸功。使患者缓慢恢复至原先基础状态，可得到更好的临床结果。

本章参考文献请参见 http://pumpress.bjmu.edu.cn/eduservice/3419.html

第3章 急诊患者监测

Michael F.Murphy, Baruch Krauss

余慕明 李海 译　柴艳芬 校

概述

监测是指持续或间断测定或观察生理学参数。监护仪犹如一台及时的"快照"和一个能摄录患者临床状态、监测病情恶化、追踪治疗改善或效果的窗口。监测参数如临床观测、常规生命体征测定和心电图监测是急诊医学临床实践的基本工具。

本章将集中介绍以下监测方法：应用脉搏血氧计监测氧合作用、应用呼气末二氧化碳（end-tidal carbon dioxide，$ETCO_2$）测定和波形分析监测通气及应用无创血压测定监测血流动力学；并简要讨论孕妇创伤后即刻胎儿监测。

无创血压测量

无创自动血压测量已成为常用的方法，如果能正确使用，这是一种精确测量血压的方法。其优点是，让医护人员有更多的时间做其他工作，能定时重复测量血压并连续显示多种参数（如收缩压、舒张压、平均血压和脉率）。

现在市售两种无创血压表：

1. 袖带型
2. 无创桡动脉波形分析

无创袖带血压表是采用听诊、示波或多普勒原理的检测系统[1,2]。自动示波仪通过电子测定脉搏振幅测定血压。本法和多普勒法都是最准确的间接测量血压的方法。按照预设间期使袖带自动充气，随着袖带放气，示波仪能感知袖带下动脉壁运动振幅。振幅急剧增加提示袖带下动脉扩张和容量增加，该处的压力值即为收缩压。振幅增加到峰值后快速下降，到达某一点不再改变时显示的压力值为舒张压。有些仪器的平均动脉压（mean arterial pressure，MAP）是经过计算而来，有些则将最大搏动点的袖带压定为MAP[1]。

需快速间断显示血压时，无创袖带型示波仪可在"STAT"模式下，每15～20秒循环测定血压[3]。高频与低频循环取样准确性相同，但为避免高频循环时的压力伤，大多数袖带型自动血压测定仪在短期高频循环后即转换为间歇模式。

无创袖带血压监测的缺点与袖带测定技术相同。对于上臂粗大患者、不合作的躁动患者及血压过高或过低的患者尤其容易出现误差。尽管有上述限制，对于血压过低或过高的患者，自动血压表比手动听诊更精确和可靠，因传感设备比人耳朵更敏感[2]。旧仪器常因袖带充气-放气周期过长导致频繁的失败，而新仪器已解决此问题。

新方法是每12～15次搏动连续、无创测定桡动脉血压和脉率。Vasotrac（Medwave Inc., Arden Hills, St. Paul, MN）仪可测定血压、脉率，并显示桡动脉压力波形[4]。它由缠绕在腕部桡动脉的可重复使用的传感器（直径1.20″；宽0.35″）组成。通过周期性加压和减压，腕部传感器只能测定垂直于动脉的搏动能量，处理器需连续感知12～15次无干扰（运动误差）的搏动，来获得足够能量信息，形成标准的搏动节拍[4]。

尽管无创连续血压测定仪价格昂贵并要求患者保持相对静止，但经数量有限的研究证实该方法与有创动脉导管测定数值效果相近[4-6]。

最精确的测量血压方法是用把动脉内导管连接到电子显示器，该方法识别脉搏-脉搏变异性、呼吸变化及长时间趋势的能力是非常卓越的。另外，尚可在动脉导管处多次采取动脉血标本，而不需另做动脉穿刺。动脉血压监测在急诊科的应用已越来越广泛，特别适用于因ICU无床位而需在急诊科长时间留观的危重症患者。虽然与动脉导管置入相关的动脉损伤或血栓形成风险较低，然而实际上可导致血管损害。

无创血压监测不适用时，应考虑用动脉导管作有创监护的情况包括：

1. 血压过高（收缩压＞250mmHg）或过低（收缩压＜80mmHg）。尽管在此类极端的情况下，有创方法也欠精确，但误差要比无创监测小很多。
2. 由于有血压快速波动的可能性，而需要连续监测血压的患者（如应用硝普钠快速降压时）。
3. 在濒临休克状态，置入动脉导管最佳时机是在急诊科，此时尚易触及动脉搏动，同时不应延误将此患者转入更适宜场所进行病因治疗。
4. 解剖学异常患者（如无合适肢体进行无创血压测定、病理性肥胖患者）。
5. 需要反复采集动脉血样的危重患者，此类病人的最大需求是血管通路而不是监测本身。因病情危重需要频繁抽取动脉标本的病人，可从连续动脉血压监测中获益。

血气监测

虽然理想的方法是监测细胞水平的氧利用能力，但目前的技术精确性较差。经皮血氧和CO_2监测、结膜氧分压、脉搏血氧定量法和$ETCO_2$监测（二氧化碳监测法和二氧化碳测定）提示肺换气是否充分及动脉血气（arterial blood gas，ABG）张力，并评估通气效果。

脉搏血氧定量法

脉搏血氧计能快速、无创、连续监测动脉血氧饱和度，已经成为各医学领域监护患者的统一标准。尽管血氧计提供信息的可靠性仍有一定局限性，但其应用简单、无危险且相对廉价[7,8]。

传输血氧定量法（transmission oximetry）在临床实践中应用最为普遍，其原理基于氧合和非氧合血红蛋白光波波长之间的差别。除动脉血红蛋白外，皮肤、软组织、静脉和毛细血管血液也可吸收光波。脉搏血氧计通过穿透组织的红光和红外线来测定脉搏变化[9]，测得多次动脉搏动后得出平均值即为脉搏血氧定量法测得的饱和度（saturation of pulse oximetry，SpO_2）[9]。研究证实血流灌注正常患者动脉血氧饱和度和SpO_2具有良好相关性[9,10]。

血氧定量测定技术受局部或全身灌注变化、严重血管收缩（如休克、低体温）、剧烈运动、甲床穿透障碍（如人工指甲或指甲油）及血红蛋白变化（如重度贫血、异常血红蛋白）的影响。碳氧血红蛋白（carboxyhemoglobin，COHb）和高铁血红蛋白（methemoglobin，MetHb）可吸收红外线，造成血氧计读数的误差[10]。脉搏血氧计误将COHb当作主要的氧合血红蛋白，给予假性高值。MetHb在红光和红外线波长时均能吸收大量脉冲信号，使吸光率比值趋于一致，此时SpO_2相当于85%[10]。因此，高水平MetHb情况下，动脉血氧饱和度高于85%时SpO_2显示错误的低值，而动脉血氧饱和度低于85%时SpO_2则显示错误的高值。有报道，黑种人SpO_2常出现错误高读数（约增高3%～5%），监测信号失败的发生率较高[9]。

除低血压或外周血管收缩情况外，脉搏血氧测定手指信号较耳朵部位信号强，但耳朵信号反应快。

脉搏血氧测定特别适用于在急诊科评估急性心肺疾病患者，如支气管炎、哮喘、心力衰竭、慢性阻塞性肺疾病（chronic obstructive pulmonary disease，COPD）及药物或创伤引起神志改变患者。进行程序或深度镇静及需要气道管理的患者，必须应用脉搏血氧仪监测血氧[11,12]。脉搏血氧仪能连续监测患者血氧水平，有助于患者治疗[11]。脉搏血氧计可减少ABG取血次数[11]。当血管收缩和监测信号减弱时，连续监测能提示休克隐匿性进展。脉搏血氧计的改进提高患者转运时监测的精确性和可靠性。简言之，这种有价值的仪器已成为急诊医学监护仪的必需组成部分[13,14]。

然而，足够的血氧饱和度不能保证适度通气，特别是意识水平下降的病人。为精确的评估通气，需要$ETCO_2$监测。

呼气末二氧化碳监测

本质上讲，呼气中CO_2浓度与组织代谢、全身循环和通气有关[15]。二氧化碳监测法（capnography）记录一个呼吸周期呼出气体中CO_2的瞬时浓度，并以波形或用CO_2图（capnogram）表示[16,17]。CO_2图可提供患者连续、实时的呼吸反馈状态，临床医生根据每次呼吸情况确定基础通气状态，并追踪全程的变化[18]。由于某些疾病具有特征性波形，CO_2监测法还可用于诊断性监测[18,19]。在呼吸周期中连续描记CO_2浓度，每次呼气末常规的出现最高CO_2浓度，通常用$ETCO_2$表示。CO_2测定法（capnometry）是对

$ETCO_2$ 定量测定，结果以数值表示而不用波形。CO_2 比色计 (colorimetric detectors) 利用不同色度来表示 $ETCO_2$ 浓度，但不能进行精确定量测量。因此，其用途仅确认气管内插管 (endotracheal tube, ETT) 位置是否正确及它在气管内的持续位置。

$ETCO_2$ 监测最早应用于外科全麻手术，目前已成为急诊科和院外医疗机构的标准监测方法[20,21]。

CO_2 监测仪是配置在侧流或主流，取决于光电探测器 (photoelectric detector) 或传感器的位置。主流检测仪直接从气道测定 CO_2，其传感器直接与 ETT 相连。侧流检测仪 (sidestream) 通过取样管将气体样本吸入位于显示器内部的传感器进行 CO_2 检测，气管内插管和非插管的患者均可使用。侧流检测仪更常用于急诊医疗服务 (emergency medical service, EMS) 和急诊科中。这些仪器重量较轻，可以与专用的鼻-口导管整合在一起，既可进行 CO_2 取样，又可同时提供低流量吸氧，还可在程序性镇静和镇痛期间持续输送氧气。

CO_2 比色计使用浸渍甲酚紫的滤纸，该滤纸对 pH 敏感，其颜色变化取决于 CO_2 浓度，从紫色（<4mmHg CO_2）到黑色（4～15mmHg CO_2）再到黄色（>20mmHg CO_2）[15,22,23]（见第 1 章图 1-3 和图 1-4）。这些指示剂封装在一个塑料外壳内，插在 ETT 和呼吸机气囊之间，可探测每一次呼吸的 CO_2 变化[16]。比色计法测定 CO_2 经济，易于使用，应在每一个进行气管插管的急诊科和 EMS 配备，在无 CO_2 监测法或 CO_2 定量测定仪时，用来确认 ETT 位置。

心肺功能正常的患者，肺泡 CO_2 分压（$PaCO_2$）和动脉 CO_2 分压（$PaCO_2$）密切相关。由于呼气末气体中存在生理性死腔气体，$ETCO_2$ 通常比 $PaCO_2$ 低 2～5mmHg[24]。影响通气血流比值的疾病（包括肺栓塞）、心脏骤停、低血容量、慢性阻塞性肺疾病及侧卧位均可增大动脉-呼气末 CO_2（$Pa-ETCO_2$）梯度[25,26,48]。然而最近一些研究显示，在成人哮喘患者和因细支气管炎、哮喘、肺炎致中到重度呼吸窘迫的儿童，$ETCO_2$ 与 $PaCO_2$ 高度一致[27]。虽然 $ETCO_2$ 不一定总能准确地反映危重病患者绝对 $PaCO_2$ 值，它在检测气道的通气趋势和确定突发气道事件中仍具有价值。

分析 CO_2 图的形状可以得到有价值的诊断信息[19]。正常的 CO_2 图分为四个阶段（图 3-1A）。1-2 阶段表示无-CO_2 部分的呼吸周期，最常见于吸气相。但也可能表示呼吸暂停或患者与仪器断开。基线高于零提示 CO_2 再呼吸，可能是呼吸管道死腔增加或传感器污染[18]。

2～3 阶段是曲线快速上升支，代表从吸气到呼气的过渡和死腔气体与肺泡气体的混合。2～3 阶段延长（图 3-1B）见于呼气气流阻塞（如阻塞性肺病，支气管痉挛，ETT 扭结）或呼吸系统漏气。

3～4 阶段是肺泡平台期，代表富含 CO_2 的肺泡气在呼吸流中占主导，随着肺泡不均匀排空，斜率缓慢上升。4 点（$ETCO_2$）代表在每次呼吸中 CO_2 浓度的峰值，即显示器上显示的数值。该阶段的斜率增加可见于阻塞因素（同 2～3 阶段斜率增加的阻塞因素），也可能是妊娠期正常生理变化[16]。平台期倾角提示在机械通气中存在自主呼吸作功，见于低氧、高碳酸血症或麻醉不适当时的机械通气（图 3～1C 型）[19,21]。

4～5 阶段是吸气下降支，是一个近乎垂直下降

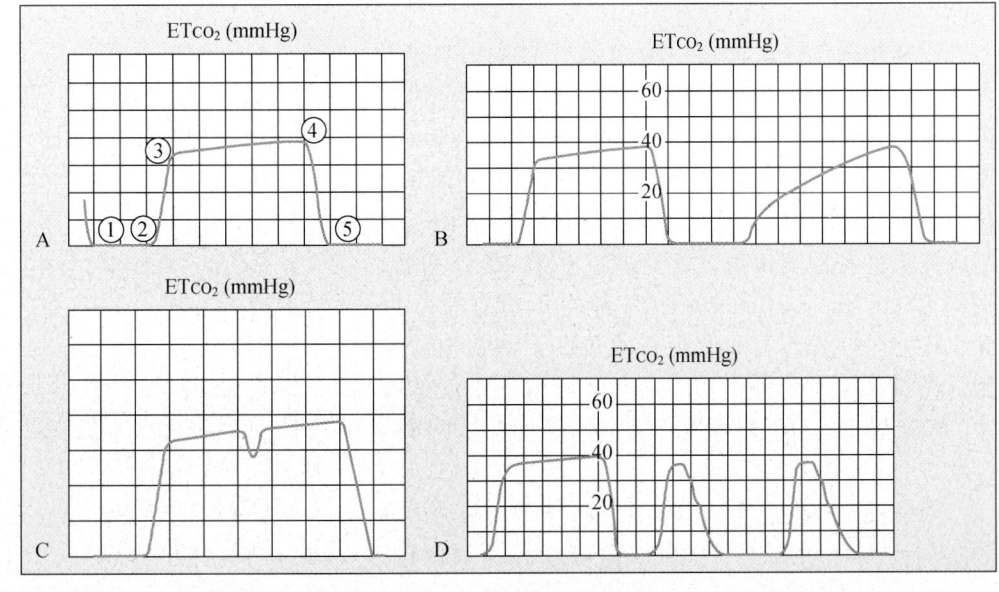

图 3-1 （A）CO_2 图正常四阶段。1-2：呼吸周期中无 CO_2 的部分。2-3：曲线快速上升支，代表从吸气到呼气的过渡，死腔气体和肺泡气体的混合。3-4：肺泡平台期，代表肺泡气体中富含 CO_2，并且随着肺泡不均匀排空斜率逐渐上升。4-5：呼吸下降支，是一个近乎垂直下降到基线的过程。$ETCO_2$：呼气末 CO_2（浓度）。（B-D）见正文说明。

到基线的过程。当气管内套囊漏气时，该斜线可延长，并与呼气相融合（图 3-1D）。快速或混乱的异常呼吸模式由于难以辨别特征性波形，限制 $ETCO_2$ 监测的应用。

CO_2 监测法在 ED 广泛用于插管和非插管的临床情况。它能确认 ETT 在气管内位置、在转运过程中连续监测气管内 ETT 位置、提供定性和定量方法评估心排血量、判断心脏骤停期间 CPR 的效果、确定 CPR 和创伤预后，为颅内压增高患者维持适当 $ETCO_2$ 水平、对正常肺功能患者估算 $PaCO_2$、有助于肺栓塞的发现和诊断、评估急性呼吸窘迫患者的疗效、确定意识障碍患者（包括操作时镇静和镇痛时药物引起的意识改变）适度通气、评估抽搐发作患者通气状况及帮助发现代谢性酸中毒。

支气管镜检查能看到气管腔，是确认 ETT 位置的一个"金标准"，CO_2 监测法已成为确认 ETT 位置的另一个"金标准"（参见第一章）。气囊或面罩通气、服用碳酸饮料或制酸剂后进行食管插管常易误导 $ETCO_2$ 读数。然而，$ETCO_2$ 检测通常经过 6 次呼吸后停止，如果这时使用 CO_2 监测法，描记的曲线是不正常的[28]。注射碳酸氢钠后的 5～10 分钟内 $ETCO_2$ 也会假性升高[29]。在非心脏骤停患者，$ETCO_2$ 法确认 ETT 位置是否正确的敏感度和特异度达 100%，也可用于监测意外脱管。

使用 $ETCO_2$ 值和 CO_2 图可快速评估危重症或外伤患者的气道、呼吸和循环状态[30]。CO_2 描记图正常提示呼吸道通畅和有自主呼吸，$ETCO_2$ 正常提示通气和血流灌注充分。因此，CO_2 监测法可用于危重患者（包括在化学恐怖袭击中暴露于神经毒气的受害者）和痫性发作患者的评估[30,31]。不同于脉搏血氧仪与心电图，CO_2 监测是以气道为基础的，不受运动伪差的影响。在低灌注状态下，其读数仍可靠[32]。

动物和人体研究显示，$ETCO_2$ 是一种实用的非侵入性测量方法，与心排血量水平相关，也是 CPR 中自主循环恢复（return of spontaneous circulation，ROSC）的最早指标[33-35,40]。$ETCO_2$ 立即从基线升高预示 ROSC。多项研究表明，$ETCO_2$ 对进行 CPR 患者的病死率具有预测价值[35-39]。进行 CPR 20 分钟后，平均 $ETCO_2$ 低于 10mmHg 的患者均不能存活。因此，$ETCO_2$ 对复苏失败有很高的负性预测价值。尽管这些结果很有价值，作为判断心脏骤停预后的方法，CO_2 监测法的实用性仍需进一步前瞻性研究证实。

对痫性发作的患者，CO_2 监测法是唯一精确可靠的监测通气的方法[30,31]。CO_2 监测数据（CO_2 图、$ETCO_2$、呼吸频率）可用来鉴别痫性发作患者呼吸暂停（波形平直、无 $ETCO_2$ 读数、无胸壁运动）、低潮气量无效通气（CO_2 图低平、$ETCO_2$ 低）和有效通气（CO_2 图正常、$ETCO_2$ 正常）。

CO_2 监测法还可以快速检测与化学恐怖袭击的神经毒剂相关的常见气道、呼吸系统和中枢神经系统并发症，包括呼吸暂停、上呼吸道梗阻、喉痉挛、支气管痉挛和呼吸衰竭[17,30]。

CO_2 监测法能动态监测急性呼吸窘迫（如哮喘、支气管炎、COPD、充血性心力衰竭、喉炎及肺囊性纤维化）患者的通气状态。通过测量每一次呼吸的 $ETCO_2$ 和呼吸频率，CO_2 监测法可以对患者的临床状况进行即时的反馈。呼吸频率可直接由鼻-口导管测量，该方法比阻抗呼吸监测更可靠。例如，在上呼吸道阻塞或喉痉挛患者，即使患者并无通气，阻抗监测也会将检测到胸壁运动作为一次有效的呼吸，并显示为呼吸频率。与此相反，CO_2 监测法检测不到通气，CO_2 图显示为一条直线。

阻塞性肺病的支气管痉挛可导致 CO_2 图呼气平台期向上倾斜（图 3-2，中图）。已证实，$ETCO_2$ 全程变化和该阶段的 CO_2 图斜率与肺功能测量（1 秒用力呼气容积 [FEV_1] 和呼气峰值流速 [PEFR]）有很强的相关性[41-43]。CO_2 监测法的优点是不受活动、性别、年龄和身高的影响，因此，在对那些不愿意或不能配合做肺活量检查的哮喘患者（例如幼儿、机械通气患者和急性呼吸窘迫患者），CO_2 监测法可作为一种有效的客观监测方法。CO_2 监测法也可以用来鉴别阻塞性和限制性肺疾病[41]。限制性和阻塞性肺疾病相关特征性 CO_2 描记模式见图 3-2（下图）。

CO_2 监测法还可以用来检测与程序性镇静镇痛相

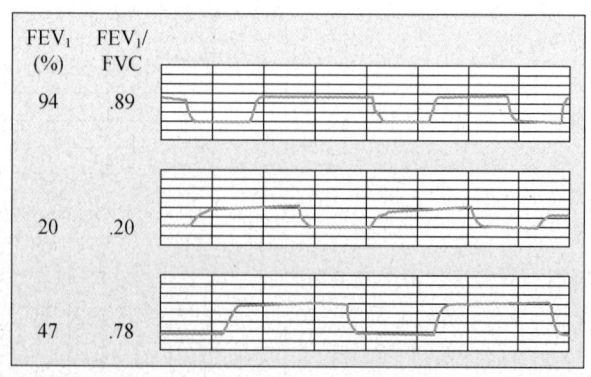

图 3-2 CO_2 图：正常人（上图），支气管痉挛患者（中图），阻塞和限制性肺病的患者（下图）。FEV_1：第一秒用力呼气量；FVC：用力肺活量。

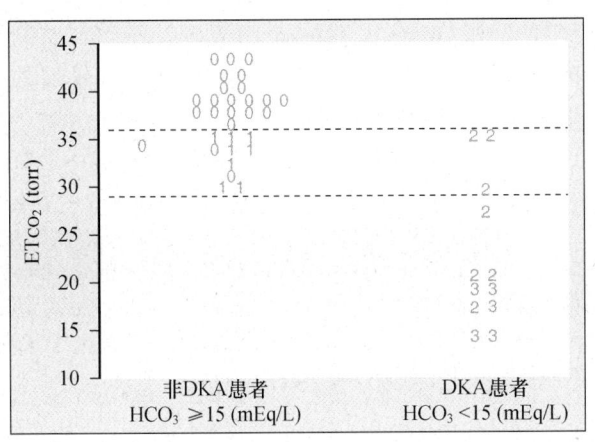

图 3-3 ETCO₂ 检测糖尿病患者代谢性酸中毒的预测价值。DKA：糖尿病酮症酸中毒；HCO₃：碳酸氢根离子。

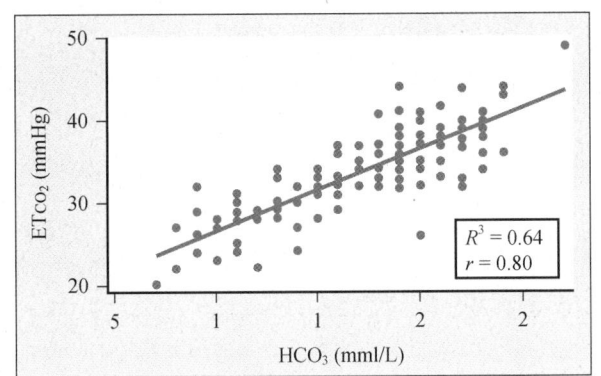

图 3-4 ETCO₂/HCO₃ 在胃肠炎中的相关性。R：相关系数；R[2]：多变量分析的决定系数。

关的常见不良气道和呼吸事件[17]。CO₂ 监测法是监测气道或呼吸系统损伤的最早指标，在脉搏血氧仪检测到血氧饱和度下降前 ETCO₂ 即可出现异常增高或降低，特别是当患者进行氧疗时。CO₂ 监测法在瞬间即可检测到中枢性和阻塞性睡眠呼吸暂停。对呼吸暂停，CO₂ 监测法比临床通气评估更敏感。最新一项研究中，10/39 例患者（26%）在程序性镇静和镇痛时出现 20 秒呼吸暂停。CO₂ 监测法检测到所有 10 例呼吸暂停，而麻醉师则未能发现[44]。

反应迟钝或无意识的患者，包括酒精中毒、有意或无意药物过量及发作后患者（尤其是应用苯二氮䓬类治疗者）可能有通气受损。CO₂ 监测法可以鉴别痫性发作后患者的有效通气和无效通气，并对这些患者进行连续呼吸监测，以确定其发生呼吸抑制和呼吸衰竭的风险。

除用于通气和灌注评估外，CO₂ 监测法在评估代谢状况时同样具有价值。最近的研究表明，在儿科糖尿病患者和肠胃炎患者中，ETCO₂ 和血清碳酸氢盐（HCO₃）呈线性相关，在这些患者中 ETCO₂ 可作为代谢性酸中毒的指标（分别见图 3-3 和图 3-4）[45,46]。患者酸中毒时，HCO₃ 减少，每分通气量增加，出现代偿性呼吸性碱中毒，导致 ETCO₂ 减少。酸中毒越严重，HCO₃ 越低，呼吸频率越快，ETCO₂ 越低。此外，ETCO₂ 可以用来鉴别糖尿病酮症酸中毒（代谢性酸中毒、代偿性呼吸急促、ETCO₂ 减低）与非糖尿病酮症酸中毒（非酸中毒、呼吸频率正常、ETCO₂ 正常）。已证实，在患有肠胃炎的儿童中 ETCO₂ 和 HCO₃ 具有相似关联，其中 ETCO₂ = 31mmHg 时评价酸中毒的敏感性为 76%，特异性为 96%[47]（图 3-4）。

胎儿监测

约 7% 妊娠期妇女发生创伤[49]。虽然创伤妊娠患者与同样创伤的非妊娠女性病死率无差别，但胎儿病死率明显高于无创伤妊妇的胎儿。美国妇产科协会建议，经历不同程度腹部震荡后仍存活的胎儿，应进行 2~6 小时的持续胎儿监测[50]。

胎儿监测有助于急诊医师发现隐匿性胎儿窘迫，为治疗和安排提供信息。持续胎儿心动过速、心动过缓、子宫收缩继发的基线变异消失（如 Braxton Hicks 收缩）及子宫过度活跃需要紧急产科会诊。虽然大多数急诊住院医师接受过培训，可通过胎心描记图识别胎儿窘迫，但大多急诊科并没有配备这种检测仪。超声仪被广泛用于测量和监测胎儿心率[49]。

脑功能监测

脑电双频指数（bispectral index，BIS）监测仪对镇静患者的脑电图进行分析和加工，并转换成单纯数字，即双频谱指数。这些数字无单位，范围从 0 到 100，用来表示镇静的深度，0 代表脑电图静止，100 代表完全清醒[51]。

BIS 监测的研究已在急诊科开展，通过滴定到目标 BIS 评分，试图寻找客观的镇静终点[52,53]。然而，BIS 能否可靠反映镇静深度，目前的证据相互矛盾。更重要的是，目前尚不确定镇静患者发生通气障碍的阈值，因此进一步限制了急诊科对镇静患者进行常规 BIS 监测的价值[53-57]。Gill 等发现，BIS 监测能可靠地鉴别接受程序性镇静镇痛达到全身麻醉程度的患者和镇静程度稍差的患者，但不能区别轻-中度镇静和中-深度镇静患者[57]。Miner 等研究发现支持该观点，对中度或深度程序性镇静进行 BIS 目标镇静水平预处理，不影响镇静水平、呼吸抑制的频率、并发症发生、恢复基础精神状态的时间或操作的成功。因此他们得出结论，在 ED 操作前目标镇静水平的设定不是改变程序性镇静结果的有效手段[56]。

然而在小样本的儿科 ED 研究中，Agrawal 及其合作者[54]和 Overly 及其同事[55]发现儿童 BIS 监测与临床镇静评分相关。对于儿童程序性镇静和镇痛的有效性和实用性需更大样本试验。

重要概念

- 监测方式使用得当，有助于确定干预措施的有效性、预测恶化、追踪患者的临床过程，并为临床决策提供信息。
- $ETCO_2$ 监测特别是 CO_2 监测法，是血氧测定的补充，能针对病理状态和治疗反应提供有用信息。
- 应调整报警限值，确保发出合理警报，最大限度减少假报警次数。禁用警报是危险的。

本章参考文献请参见 http://pumpress.bjmu.edu.cn/eduservice/3419.html

第4章 休克

Alan E.Jones, Jeffrey A.Kline

柴艳芬 余慕明 译 崔书章 校

概述

哲学观点认为，休克是生与死之间的过渡。无论失血、脓毒症或心力衰竭所致休克，病死率均高于20%[1-3]。事实上，休克是因循环系统广泛衰竭所致身体组织氧合和营养不足。在实验室中，科学家通过检测休克时线粒体能量转换的减少、有毒化学产物生成增多及其排出减少机制来定量解释休克对代谢的影响。然而在临床上，医生通过临床表现和综合患者现病史、年龄、基本健康状况及一般表现，并且借助定量数据（包括生命体征、血液生化、尿量及直接氧饱和度测定）来识别休克。当临床表现和定量数据提示存在广泛器官低灌注时，应行急诊复苏以恢复正常组织氧合及营养供给，防止发生全身炎症反应、器官功能障碍和死亡。

休克首先影响到亚细胞内线粒体。在机体的最低氧张力水平，线粒体开始工作，而矛盾的是线粒体几乎会消耗尽机体所利用的全部氧。95%以上需氧化学能量是由线粒体把底物（脂肪、碳水化合物、酮体）加氧燃烧成二氧化碳和水的过程中产生的。线粒体被视为"煤矿中的金丝雀"（canaries in the coal mine），因为组织灌注不足时首先影响线粒体[4,5]。当线粒体中氧气不足时，细胞将燃料分解为乳酸，并迅速积累扩散入血。

分类

1940年Blalock将休克分成四类：失血性，神经源性，血管源性和心源性休克[6]，这种基本分类方法今天仍适用。通常根据发生机制和治疗将休克分为五种类型（框4-1）。

流行病学

在急诊科（emergency department，ED）中休克流行病学仍是一种推测性的，因为很少将休克根据诊断标准作为主要编码诊断列出。19%急诊科患者至少一次检出低血压（定义为收缩压低于100mmHg）[7]。创伤、心源性或脓毒性休克在急诊科少见，占全部ED患者的1%~3%。

本章节将回顾各类循环休克的代谢变化、系统应激及炎症反应，并对各种类型的休克的病生理变化进行讨论。

休克原因

失血性休克

失血性休克是由于血容量迅速减少所致，继而激活压力感受器，引起血管收缩、心肌收缩力增强和心率（heart rate，HR）增快。失血时心血管反应随基础心肺状态、年龄和摄入药物而变化。众所周知，失血时常伴有HR和血压（blood pressure，BP）变化，然而在床旁通过简单评价HR和BP尚不能肯定是否存在失血性休克[8]。通常，失血时首先出现脉搏增快、心肌收缩力增强，而后出现明显血管收缩。血液丢失时脉率增快伴舒张压轻度增高，脉压（即收缩压和舒张压之差）变小。随着血液持续丢失，心室充盈减少，心排血量下降，收缩压降低。在总心排血量下降前，非重要器官和组织血流即已减少，细胞产生和释放乳酸。

因此，酸血症常出现于失血引起心排血量明显减少前[9]。血碳酸氢盐离子能缓冲血pH，尽管血液乳酸积聚，仍能维持血pH近乎中性。碱缺失（base

框 4-1	根据休克主要治疗分类

需要首先补充容量的休克原因
失血性休克
  创伤
  胃肠
  体腔
低血容量性休克
  胃肠道丢失
  不显性丢失脱水
  炎症引起的第三腔隙液体聚集

需通过输注正性肌力药或纠正泵功能障碍原因以改善泵功能
心肌缺血
  冠状动脉血栓形成
  低血压伴缺氧
心肌病
  急性心肌炎
  慢性心肌疾病（缺血性、糖尿病性、浸润性、内分泌性、先天性）
心律失常
  心房颤动伴快速心室率
  室性心动过速
  室上性心动过速
低动力性脓毒性休克
负性肌力药过量
  β受体阻断药
  钙通道阻滞剂过量
心脏结构损害
  创伤性（例如，连枷二尖瓣）
  室间隔破裂
  乳头肌断裂

需要容量和升压药支持的休克
高动力性脓毒性休克
过敏性休克
中枢性神经源性休克
药物过量

需要立即缓解心脏梗阻所致心排血量减少的休克
肺栓塞
心脏压塞
气胸
瓣膜功能障碍
  人工瓣膜急性栓塞形成
  严重主动脉瓣狭窄
新生儿先天性心脏病（例如动脉导管未闭伴严重主动脉缩窄）
严重特发性主动脉瓣下狭窄（肥厚性梗阻性心肌病）

需特效解毒药的细胞毒物
CO中毒
高铁血红蛋白血症
硫化氢
氰化物

deficit，BD）定义为1L血液为保持正常pH所需要的强碱量，它代表血碳酸氢盐缓冲系的缓冲能力。正常BD值高于 $-2mEq/L$。在失血早期尽管血pH和BP仍在正常范围，动静脉血的BD值已低于正常范围值。因此，临床上应用BD能粗略代表鉴别轻度失血与明显失血的生理终点。除化学缓冲作用外，动脉pH轻度降低可刺激脑干化学感受器，增加分钟通气量，动脉血气CO_2分压（$PaCO_2$）降低。

全血容量急性丢失约1/3时，通过心血管反射也不能再维持适当的动脉循环容量，继而发生明显低血压。通常，动脉低血压定义为动脉血压低于90～100mmHg。随着低血压进一步加重，碳酸氢盐缓冲能力受损，肺泡通气增加亦不能代偿，最终导致动脉血pH下降。失血性休克能激活下丘脑-垂体-肾上腺轴释放应激激素引起糖原分解、脂类分解和轻度低钾血。在急诊科，通常创伤性失血患者动脉血乳酸浓度 $>4.0mmol/L$、$PaCO_2<35mmHg$、轻度高血糖（150～170mg/dl）和低钾血（3.5～3.7mEq/L）。虽然失血性低血压能减少肺灌注，动脉低氧血不能简单归因于血液丢失，但还应迅速检查有无误吸、气道梗阻、肺实变或肺损伤。

失血性休克复苏时，可出现第二阶段器官损伤。有人说失血性休克急性失血期如"子弹上膛"（cocks the gun），复苏期犹如"扣动扳机"（pulls the trigger），引起器官损伤。复苏过程中，中性粒细胞活性最强，肺泡内皮细胞处中性粒细胞明显积聚，引起肺毛细血管通透性增加，发生急性呼吸窘迫综合征（acute respiratory distress syndrome，ARDS）。通常，炎症反应及中性粒细胞释放氧自由基及长时间微循环缺血会引起肝损伤。复苏时炎性细胞因子释放，同时许多细胞出现细胞膜损伤。失血性休克患者复苏时，一氧化氮（NO）引起血管扩张与内皮素引起血管收缩的正常平衡遭受破坏，产生肝小叶中心性缺血性肝损害，继而迅速出现血转氨酶水平升高。越来越多的证据表明，失血性休克复苏对心脏的损伤远超过低血压[10,11]。根据低血压程度，肾可能表现为肾小球入球小动脉急性痉挛，引起急性肾小管坏死。全身代谢紊乱使心、脑供能减少，系因肝糖输出及肝酮体生成减少和外周脂解受抑制所致[12]。

脓毒性休克

任何微生物感染都能引起脓毒性休克，而多达半数脓毒性休克病患者未能发现致病菌。在脓毒症介质中研究最多的是存在于革兰阴性杆菌细胞壁外层的脂多糖。给人体或动物注射脂多糖能观察到与微生物感染时相同的心血管、免疫和炎症变化。近年来脓毒症

多中心试验研究提示,革兰阳性菌是引起住院患者脓毒症的主要原因[13]。两条证据表明革兰阳性菌脓毒症流行将会持续增加:

1. 越来越多的慢性免疫缺陷疾病患者在家留置内置导管治疗,内置导管是金黄色葡萄球菌和凝固酶阴性葡萄球菌入血的极好途径。
2. 近年来,由耐抗生素的革兰阳性菌(包括金黄色葡萄球菌、肺炎链球菌和生脓链球菌)所致社区获得性感染频率明显增加。

脓毒性休克主要引起三种(相对低血容量、心血管抑制和诱导系统炎症)后果,复苏时必须进行处理。脓毒性休克产生的相对低血容量是由于静脉容量增加,继而减少右室充盈。脓毒性休克患者绝对低血容量的原因为胃肠体液丢失、呼吸急促、出汗和疾病进展期饮水减少。脓毒症时引起毛细血管漏,使得血管内液体进入第三腔隙导致相对低血容量。近来证据表明,脓毒性休克能引起心肌抑制、血管扩张和毛细血管通透性增加。直接对心肌收缩力测量发现,脓毒性休克早期,即使在高血流动力学阶段,心肌收缩力也遭受损害[14]。有多种机制能解释脓毒症患者的心功能受抑,包括特异性细胞因子活化[特别是肿瘤坏死因子α(tumor necrosis factor alpha,TNF-α)和白介素1β(interleukin 1 beta,IL-1β)][15]、一氧化氮合成酶(nitric oxide synthase,iNOS)合成NO过多[16]及线粒体氧化磷酸化作用损伤[17]共同作用引起心脏收缩功能降低[18]。有证据表明,脓毒性休克时循环介质及炎症引起心肌细胞损伤、代谢紊乱共同相互作用损伤心脏。近40%脓毒性休克患者治疗早期,全身性炎症可引起肺毛细血管渗漏,继而是ARDS的肺泡病变特征[13]。因脓毒性休克患者早期可能发生ARDS,较失血性休克患者通气/血流(V/Q)比例失调更加显著,加以肺炎或误吸,使得低氧血症更为严重。

心源性休克

由于心肌缺血、炎症、毒素或免疫性破坏导致40%以上心肌坏死后即发生心源性休克(心肌泵衰竭)。此外,心源性休克与失血性休克循环和代谢改变相同。无疑,在心功能损害基础上,由于感染、失血、血管扩张药过量更能促发循环休克。然而,单纯心脏原因引起的休克,如严重左室功能障碍在疾病过程早期可通过超声心动发现。严重心脏功能障碍患者较正常或中度左室功能障碍患者更易发生心源性休克[19]。

临床特征

不明原因的休克患者常就诊于急诊科。休克的快速识别需综合病史和查体资料,出现碱缺失恶化或乳酸酸中毒有力支持休克诊断。通常,休克患者存在应激反应:病态外观,面色苍白,多伴有出汗、呼吸急促或呻吟及脉搏细数无力(框4-2)。特别在服用降低HR的药物或合并低氧血症时,休克患者HR可正常或减慢。早期休克患者BP正常是因肾上腺素能反应。尽管单独测量动脉血压不能作为评估循环状态的可靠指标,但研究发现,如急诊科患者单纯收缩压低于100mmHg时,住院病死率增加3倍,猝死率则增加10倍[7]。HR/收缩期BP比率(正常值<0.8)较单独测定HR或收缩期BP能更好地预测休克[20]。尿量是器官灌注的极好标志,插入Foley导尿管后易获取尿量。然而,为正确测定尿量至少需要30分钟。尿量>1.0ml/(kg·h)为正常,尿量0.5~1.0ml/(kg·h)为少尿,尿量<0.5ml/(kg·h)为严重少尿。迅速测定动脉血乳酸浓度及BD可准确评估全身灌注状态。如果动脉血乳酸浓度>4.0mM或BD<-4mEq/L提示严重循环功能障碍,并足以能引起随后的多器官衰竭[21]。一旦对循环性休克做出经验性诊断,就要考虑休克原因。诊断不明原因的休克患者时,可参照图4-1诊断思维方法。

在未进行任何医疗干预前,应用院外人员提供的病史、生命体征和体格检查对了解患者生理学状态有价值,同时对急诊科处理也有益。研究显示,进入急诊科前出现低血压的内科或创伤患者较无低血压患者院内病死率高3~4倍[22,23]。

对患者初步评估时,要保证气道畅通及充分呼吸做功以获得适当通气和氧合。进行查体时最好充分暴露患者,然后从头到足快速进行检查。黏膜干燥提示脱水,而颈静脉怒张提示心力衰竭或因PE及心脏压塞梗阻所致。心音低钝遥远提示心脏压塞,响亮的机械样收缩期杂音提示急性乳头肌断裂或室间隔破裂。

框4-2	循环性休克经验诊断标准*
病态面容或精神状态改变	
HR>100次/分	
呼吸频率>20次/分或PaCO$_2$<32mmHg	
动脉BD<-4mEq/L或乳酸>4mmol/L	
尿量<0.5ml/(kg·h)	
动脉低血压持续时间>20分	

*无论休克原因如何都应符合四条标准。

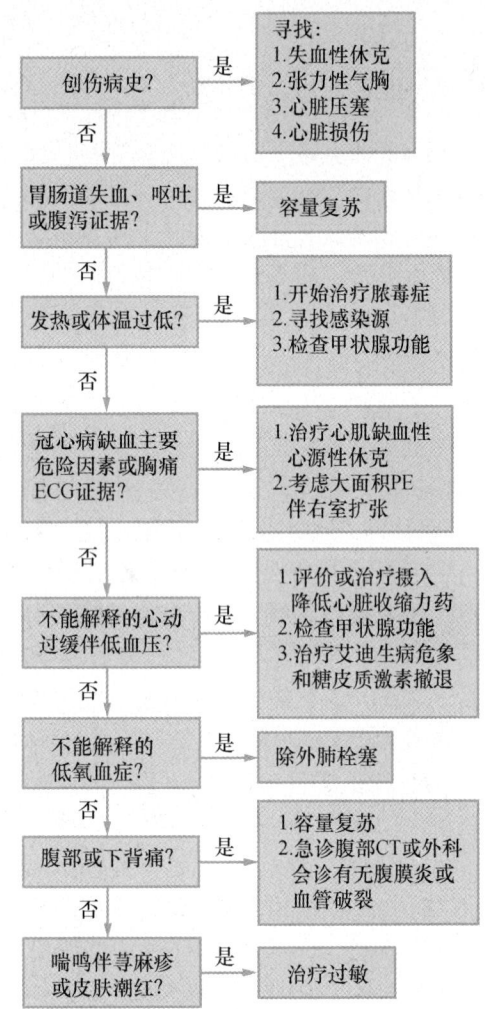

图 4-1 不明原因休克分类流程图。

 框 4-3 脓毒性休克、失血性休克和心源性休克的定义和标准

脓毒性休克

全身炎症反应综合征（SIRS）

应具备以下两条或两条以上：

1. 体温 >38℃ 或 <36℃
2. HR >90 次/分
3. 呼吸频率 >20 次/分或 $PaCO_2$ <32mmHg
4. 白细胞计数 >12 000/mm^3，或 <4 000/mm^3，或不成熟杆状核白细胞 >10%

严重脓毒症

怀疑或证实感染的 SIRS 合并器官功能障碍或低血压；器官功能障碍包括乳酸酸中毒、少尿和精神状态改变

脓毒性休克

怀疑或证实感染性 SIRS，充分液体复苏后低血压仍不恢复，即使血管加压药能维持血压，也应诊断脓毒性休克

失血性休克

单纯失血

怀疑失血伴脉搏 <100 次/分，呼吸频率、血压和碱缺失正常

失血伴低灌注

怀疑出血伴碱缺失 < -4mEq/L 或脉搏持续 >100 次/分

失血性休克

怀疑出血至少伴框 4-2 的四条标准

心源性休克

心力衰竭

心脏前向负荷过重临床征象：呼吸困难、心动过速、肺水肿、外周水肿或发绀

心源性休克

心力衰竭加上框 4-2 中的四条标准

直肠温度正常患者双肺有水泡音有助于原发性左室衰竭诊断。哮鸣音提示过敏性支气管痉挛，而心力衰竭或 PE 可能性小。腹部压痛可提示腹膜炎症或隐匿性创伤。直肠检查可发现隐匿性胃肠道出血。疑有休克患者应尽早进行肛温测定。

神经学检查包括反应性、认知及有无局部定位体征。儿童患者，尚应检查警觉度、对双亲的反应性、哭闹声音、瞳孔大小、面部对称、肢体运动是否对称及婴儿运动张力。

通过实验室、放射学和其他辅助检查获取证据来评价组织及重要器官灌注、创伤性损伤诊断、脓毒症感染源的发现或心力衰竭原因识别。对急诊科患者进行评估时应进行胸部 X 线、心电图、指血血糖测定、全血细胞计数（CBC）、尿液分析、血清电解质和肝肾功能检查。如果应用脉搏氧流计测定动脉血氧分压（PaO_2）不可靠时，应行动脉血气检查，并计算 BD。疑有休克患者应尽早进行血乳酸测定，无论静脉或动脉乳酸浓度均可使用[24-27]。如果取外周静脉血标本 15 分钟内测定乳酸浓度，则标本保留时间、温度及止血带使用不影响测定结果[28]。通过急诊科床旁超声对心脏和腹部扫描可迅速发现中心静脉容量不足、隐匿性腹膜腔出血、腹主动脉瘤、左心衰竭和心脏压塞。急诊系统超声检查方案可大大提高医生对不明原因休克患者正确诊断能力[29]，对原因不明的休克患者发现高动力左室功能强烈提示脓毒性休克[30]。

以下三种常见休克均有低灌注表现（框 4-3）：

1. 脓毒性休克。美国胸科医师学会、欧洲危重病医学会、危重症医学会和美国胸科学会、外科感染学会[31] 对区别脓毒性休克与其前驱症状、全身炎症反应综合征（SIRS）、脓毒症和严重脓毒症发表了国际统一定义。上述共识需在液体复苏后仍出现持续性低血压时才能考虑脓毒性休克。对于此种经验诊断的严

重脓毒症或脓毒性休克无需等待出现低血压才开始治疗。

2. 失血性休克。美国外科学会根据失血严重程度和生理反应将失血性休克分为四个阶段，但是这种人为的划分是无意义的。确定失血性休克更有用的方法是，以乳酸酸中毒伴器官功能障碍为表现的全身性低灌注。

3. 心源性休克。心源性休克定义是心力衰竭（心肌缺血、中毒或梗阻性）引起表现为乳酸酸中毒及器官功能障碍的全身性低灌注。

处理

监测灌注状态

对休克患者进行复苏时，临床医生必须监测全身灌注指标和器官功能参数以了解复苏是否有效。所有休克患者必须通过持续心电图描记和脉搏氧流计监测循环状态。在复苏时常用袖带式血压计测定 BP。严重低血压患者，尤其是静脉应用血管活性药的患者，袖带式血压计测定可能不准确，此时应考虑进行有创动脉血压监测。休克时，患者 BP、HR 与心脏指数（CI）不一致时，常会对全身性低灌注的严重性估计不足[8]。此外，低血容量性休克患儿全身情况未迅速恶化前，BP 有可能正常[32]。尿量是反映重要器官灌注的一个参数[无肾疾病患者约为 1ml/（kg·h）]，应进行测定。生命体征和尿量改善伴有血清乳酸浓度下降或 BD 值呈上升趋势时，为各类休克患者复苏有效和预后良好的可靠指征[21,33]。尽管不停地复苏，血乳酸浓度持续升高或顽固性低血压伴严重 BD 是即将发生死亡的前兆，此时应进一步加强复苏或采取特殊治疗干预。

对大多数休克患者进行充分复苏，应经外周静脉途径置入口径至少 18 号的两条导管。监测中心静脉压（central venous pressure，CVP）是目标导向治疗的一部分，可改善脓毒症患者的预后[34]。心力衰竭或肾衰竭患者应从置入中心静脉导管，严密监测 CVP 中获益。8.5 号 French 导管（Cordis Sheath）能准确测定 CVP，必要时可置入肺动脉导管或其他监测装置。儿童经股静脉放置 3 号或 5 号 French 双腔导管，并发症少[35]。血管活性药最好经中心静脉导管给入，以减少从外周静脉给药外渗损伤肢体的可能性。如果给血管活性药，需要插入专门的静脉导管用于输入晶体液及其他治疗。许多肾脏疾病或肿瘤患者留置静脉导管。根据经验诊断的休克患者，如果尚未在其他静脉途径建立满意通路时，可应用此导管做静脉通路。通常急诊科医生不常规使用留置的静脉导管，如果医院无特殊规定和培训课程要求，只有循环休克患者才可应用。通常，不能快速充分给予液体时，也应留置静脉导管以备治疗时应用。

定量复苏

1988 年首次描述的定量复苏（也称目标导向治疗、目标导向复苏或血流动力学优化）是指对复苏患者临床上预先确定生理终点，这些生理终点提示全身灌注和重要器官功能已经恢复[36]。自 1988 年以来，许多研究对休克定量复苏效果进行评价。研究荟萃分析证实，定量复苏能减少病死率[37]。多年来，重症监护治疗病房（ICU）医生依靠肺动脉导管（PAC）使左室充盈指数理想化。目前，对应用 PAC 尚有争论。近 5 年来，有 5 组用 PAC 处理危重症患者的随机对照试验研究结果[38-42]，均未发现能提高存活率或缩短住院时间。关于急诊科患者应用 PAC 与否的资料不多，由 ICU 研究推知，在急诊科处理休克患者无需使用 PAC。

有人提出几种代替 PAC 的方法作为急诊科患者复苏的终点。乳酸清除率指数是指连续测定静脉或动脉血乳酸浓度[33,43]。乳酸清除率包括两次或多次测量血乳酸浓度。如果开始复苏后 2 小时血乳酸浓度尚未减少 10%，为改善全身灌注必须应用其他治疗措施。血乳酸浓度低于 2mmol/L 时可停止复苏。目前正在进行用乳酸清除率作为复苏终点的临床试验，上述研究结果将增加急诊科床旁乳酸检测仪应用。

混合静脉血氧饱和度（mixed venous oxygen saturation，SvO_2）测定反映氧供和氧需之间的平衡。过去研究提示，危重症患者经治疗干预生理学终点达到正常化[SvO_2 = 65% 或 CI 2.5～3.5L/（min·m²）]时，SvO_2 可以作为 CI 的替代指标[44]。通常 SvO_2 需经 PAC 测定，已经证明由中心静脉血测出的中心静脉氧饱和度（$ScvO_2$）值与 SvO_2 值近乎相等，经过追踪 $ScvO_2$ 与 SvO_2 值的变化或变化趋势进一步得到证明[45]。

应用多个循环和氧合状态参数进行随机对照试验研究发现，早期定量复苏可明显减少急诊科严重脓毒症或脓毒症休克患者病死率及发病率[34]。最初 6 小时内治疗所复苏的患者，达到 CVP 和平均 BP 正常，并维持 $ScvO_2$ 大于或等于 70%（图 4-2）。上述新型治疗方案[称为早期目标导向治疗（early goal-directed therapy）]能降低病死率，并对脓毒症患者经小样本前瞻性研究证明有效[46,47]。有关确认脓毒症这种复

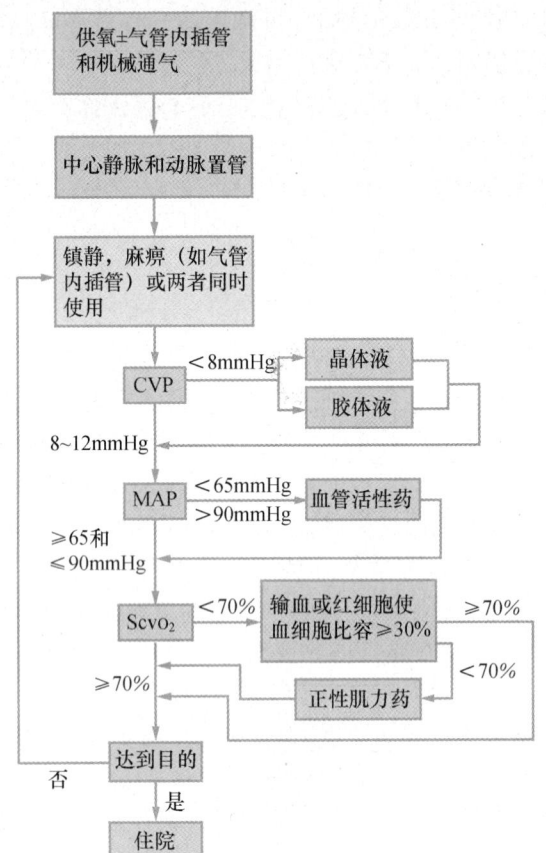

图4-2 治疗严重脓毒症或脓毒性休克患者定量复苏流程方案图。此方案划定出相关血流动力学及生理参数，要求临床医生最好在治疗最初6小时内获得疗效。此方案着重于复苏，对疑有感染者进行规范临床监护治疗，如为明确感染灶进行相关诊断性检查，并合理应用抗生素治疗感染。CVP：中心静脉压；MAP：平均动脉压；$ScvO_2$：中心静脉氧饱和度。(Redrawn from Rivers E, et al: Early goal-directed therapy in the treatment of severe sepsis and septic shock. N Engl J Med 345: 1368, 2001.)

苏策略的多中心大样本的研究尚在进行中。虽然对其他病因的休克患者尚未进行研究，但是在急诊科休克复苏期间，使用确定的生理学终点测量全身灌注是有价值的。这种治疗方法（早期目标导向）进一步证明复苏最初6小时的重要性。

通气

对大多数休克患者，快速顺序插管是控制气道的首选方法（见第1章）。气管内插管能预防误吸，增加氧合作用，治疗急性呼吸衰竭，并为代谢性或高碳酸血症性酸中毒提供初始治疗，保护将要送到无保护环境（如做检查）患者的安全。气管内插管也能减少呼吸功，低灌注患者呼吸功增加会加重乳酸酸血症。过度使用辅助呼吸肌能使氧耗增加50%～100%，脑血流减少50%[48,49]。更为重要的是，如果患者气道阻力增加（例如过敏性支气管痉挛）或肺顺应性降

框4-4 四种常见休克的治疗方法

失血性休克
保证足够通气/氧合
尽可能及时控制出血（例如长骨骨折牵引、加压止血）
输注等渗晶体液（10～20ml/kg）
有器官灌注不足证据或30分钟内不能控制出血时，开始输注浓缩红细胞（PRBC）（5～10ml/kg）
疑有CNS创伤或Glasgow昏迷评分<9者，初始复苏液最好选用PRBC
同时治疗心律失常（如用同步电复律转复房颤）

心源性休克
减少呼吸做功；肺水肿患者予吸氧和呼气末正压（PEEP）
开始血管加压药或正性肌力药支持；经验应用去甲肾上腺素（0.5μg/min）或多巴酚丁胺[5μg/(kg·min)]
逆转损伤（如溶栓，经皮腔内血管成形术）
对难治性休克考虑行主动脉内气囊反搏术

脓毒性休克
保证充足氧供，减少呼吸做功
给予晶体液20ml/kg或胶体液5ml/kg，调节输液速度维持适当CVP和尿量
给予抗生素治疗；手术引流或清创
血红蛋白<8g/dl静脉输注PRBC
恢复血容量未能改善器官灌注，可予血管加压药，首选多巴胺[5～15μg/(kg·min)]或去甲肾上腺素（0.5μg/min）

低（例如肺水肿，ARDS），每次吸气充填肺泡必定产生更负的胸腔内压，更大的吸气力亦作用于左心室，阻碍左心室射血，增大功能性后负荷。正压通气能消除这种阻力、改善心室功能，使心排血量高达30%[48]。

容量补充

治疗休克时，要注意血容量足吗？恢复容量的目的是轻度升高左室舒张末容量，在急诊科难以测定左室舒张末容量。CVP常用于估计右室充盈压并被某些定量复苏流程所采用。休克患者双心室顺应性降低，需要较高的CVP（10～15cm H_2O）才能产生足够的充盈容量。然而，通过CVP测定去了解真实的左室舒张末容量不太准确；只有根据尿量增加、血压回升及血乳酸浓度下降才能证明CVP是否适当[50]。

病因治疗

框4-4为四种常见休克的一般治疗方法。

失血性休克

失血性休克标准治疗包括：成人快速输注数升等张晶体液或儿童连续3次弹丸注射20ml/kg等张晶体液。同样可用胶体液［包括白蛋白和羟乙基淀粉（Hespan）］，但费用明显增加，且不能降低发病率及病死率[51]。理论上胶体液能提高渗透压，维持因失血再输血后正常的血管内容量。如输注晶体液（框4-2）休克仍不恢复，即应输入浓缩红细胞（PRBC），成人1～2U或儿童5～10ml/kg。如临床情况许可，需输注与患者血型相同的血液，对未控制低血压和出血的患者，也可尽早输入未经交叉配型的血液。O阴性血用于孕妇，O阳性血可以用于其他所有人（参见第5章）。一些证据支持使用去白细胞血（leukodepled blood），即经滤器去除供体血液的中性粒细胞[52]。美国之外有些国家应用去白细胞血，是因为此血很少产生再输注-相关器官损害[53]。

目前，输注载氧血红蛋白作为PRBC代用品进行失血性休克复苏，已进行广泛研究。一项大样本随机对照研究，应用琥珀酰水杨酸交联血红蛋白（一种提纯和化学修饰的人血红蛋白底物）与晶体液复苏严重损伤患者经中期分析发现，前者病死率高，导致试验终止[54]。将来也可应用其他人工血红蛋白替代品，但是目前尚未证明它较PRBC有益。

近来研究，对失血性休克已经接受延迟复苏或低血压复苏的概念。这将在34章、42章和43章进行讨论，控制失血仍然是治疗失血性休克的基础，当不能直接通过控制血管止血时应即刻手术（参见34章）。

脓毒性休克

脓毒性休克开始于某个感染灶，该感染灶能激发细胞、微血管、血液学和心血管功能障碍的多米诺骨牌效应。治疗开始通过建立适当通气以纠正缺氧、酸中毒和减少全身氧耗和左室做功。机械通气患者常需气管内插管和镇静。脓毒性休克患者使用依托咪酯尚存在争论，这在第1章已进行过讨论。

第二个治疗目的是使心室充盈适当。治疗脓毒性休克的液体选择远不如严密监测组织灌注重要。然而，液体复苏应考虑实用性和成本效益比。开始容量补充应包括快速输注晶体液20～25ml/kg。如果持续存在低灌注，应快速输注5～10ml/kg胶体液。ED输血应使血细胞比容至少恢复到30%～35%。

第三个目的是应用抗生素控制感染，必要时手术引流。近来研究发现，成人脓毒性休克患者发现低血压1小时内给予有效抗生素治疗可增加出院存活率。如果发现低血压最初6小时每延迟1小时给予抗生素，存活率平均每小时降低7.6%[55]。根据临床经验及院内最小有效浓度资料选用抗生素。对未发现感染灶的脓毒性休克，具有β-内酰氨酶抑制剂的半合成青霉素联合氨基糖苷类加万古霉素是合理的经验选择。脓毒性综合征患者有中性粒细胞减少症时，可能发展为顽固性致命性脓毒性休克。中性粒细胞减少症提示患者近期用过化疗药。接受化疗的脓毒症患者因出现贫血、血小板减少、呕吐所致脱水及糖皮质激素的不良作用使其发病机制复杂化，从而给治疗带来困难。化疗患者常留置导管，易促使他们发生罕见原因的脓毒症，包括革兰阳性细菌和霉菌（参见143章）[56]。

脓毒性休克患者经容量复苏无效（尿量仍减少或BP仍不恢复；血乳酸浓度升高）时需要给予血管升压药。血管升压药治疗的主要目的是增加心排血量和重要器官氧供。去甲肾上腺素（0.5～30μg/min）或多巴胺［5～20μg/(kg·min)］是纠正脓毒性休克低血压时的首选血管升压药。去甲肾上腺素较多巴胺活性强，对于低血压患者更为有效。然而，多巴胺用于收缩期心功能障碍患者更好[57]。多巴酚丁胺也可与去甲肾上腺素合用，以增加心排血量和维持适当氧供。近来根据330例多中心随机对照实验研究发现，同时给予血压和正性肌力药支持是必要的，在单用肾上腺素［开始剂量0.2μg/(kg·min)］和与去甲肾上腺素加多巴酚丁胺之间相比在安全性或疗效方面无差别[58]。目前有许多应用不同血管升压药治疗的研究方案，迄今尚无确切证据明确支持哪种血管升压药对脓毒性休克患者更为有效[59]。

活化drotrecogin α（或活化蛋白C），是重组人活化蛋白，具有抗炎、抗血栓形成和纤维蛋白溶酶原特性，对急性感染的全身性炎症及器官衰竭患者已经进行大型多中心试验[60]。活化蛋白C治疗不是ED常规处理脓毒症的组成部分，因为开始治疗时间窗口较大（符合脓毒症诊断标准24小时内）。如果要考虑此项治疗时，推荐负责患者治疗的ICU医生会诊，因为此项治疗要持续96小时。

不同研究应用糖皮质激素治疗脓毒症及脓毒性休克患者所得结果是不同的。两组大样本随机对照试验研究结果证实，大剂量短疗程糖皮质激素治疗脓毒性休克无效[61,62]。近来，两项大样本多中心随机试验显示，给予脓毒性休克患者小剂量氢化可的松并不能增加存活[63,64]。其中一项研究显示，对促肾上腺皮质激素兴奋试验无适当反应的患者，小剂量氢化可的松治疗可增加存活[64]；然而，另一项较大样本研究未发现对存活有益[63]。目前许多指南推荐，小剂量氢化可的松仅给予接受慢性糖皮质激素替代治疗患者及液体复苏和血管升压药治疗无效的休克患者，不再认为促肾上腺皮质素兴奋试验有价值[57]。

心源性休克

心源性休克即刻治疗主要集中于改善心肌收缩力和泵功能。心源性休克传统定义为全身低灌注体征和动脉收缩压低于 90mmHg（或低于基础血压的 30%）。如果患者出现呼吸困难、严重肺水肿引起明显低氧血症或即将发生呼吸衰竭时，应进行气管内插管和机械通气，继而紧急治疗慢性心律失常或快速心律失常，并应用正性肌力药。巴比妥类药物不推荐用于治疗气管内插管患者的镇静或抗焦虑，因为该药能降低心肌收缩力。慎用苯二氮䓬类，加用芬太尼镇痛效果最好。改善休克患者灌注常能缓解焦虑和不安。血流动力学障碍患者应用依托咪酯和氯胺酮危险性最小，用于气管内插管患者时最好减少剂量，同时并用全量琥珀胆碱。静脉给予血管活性药前，应输注晶体液或血液制品纠正低血容量。为改善心肌收缩力，应静脉给予血管升压药和正性肌力药。选择何种药物取决于患者体征、症状及收缩压（SBP）情况。如果 SBP 低于 70mmHg 同时存在休克体征和症状者，选用去甲肾上腺素。如果 SBP 介于 70~100mmHg 并存在休克体征和症状，静脉给予多巴胺。如果 SBP 为 70~100mmHg 不伴休克体征或症状，选用多巴酚丁胺[3]。应用上述药物治疗脓毒性休克患者时，开始剂量相同。氨力农或米力农可改善休克患者的顽固性低血压和心排血量，然而尚无经验证据支持常规应用这些药物。氨力农和米力农是双吡啶衍化物，通过抑制磷酸二酯酶Ⅲ增加环磷酸腺苷（cAMP）浓度。首次给予氨力农负荷量 0.75mg/kg 或米力农 50μg/kg，继而持续静脉滴注氨力农 5~10μg/(kg·min) 或米力农 0.5μg/(kg·min)。

药物治疗不能改善灌注参数时，继而开始进行主动脉内球囊反搏（IABPC），这需要高水平 ICU 或 CCU 医技娴熟人员完成。对照试验显示，IABPC 能改善短期生存，改善溶栓开放率和减少脑卒中发病率。顽固性心源性休克患者介入治疗前，应用 IABPC 能使心排血量平均增加 30%，并能延长存活。主动脉瓣关闭不全患者和严重外周血管疾病患者禁用 IABPC。

近年来，急性心肌梗死并发心源性休克不良预后有所改善。有证据提示，在降低心肌梗死并发心源性休克患者短期病死率方面，紧急血管重建不优于内科治疗，然而可明显降低 6 个月和 1 年内总病死率（见 77 章）[65,66]。目前，急性心肌梗死并发心源性休克患者处理和理想治疗如下：①保证适当通气和氧合作用；②治疗急性心律失常；③开始血管加压药-正性肌力药支持；④患者无过敏，给予阿司匹林；⑤肝素抗凝和准备紧急经皮冠状动脉介入。

重要概念

- 循环性休克患者早期血压可正常，但不是所有低血压患者都是循环性休克。
- 怀疑休克时，BD 在 -4mEq/L 以下或血清乳酸 > 4.0mmol/L 提示存在广泛性循环功能不全。
- 尿量是疑有休克患者重要器官灌注的可靠指标。
- 所有心动过速、BD 严重和尿量减少患者都应诊断为循环性休克。
- 急诊休克患者（定量）复苏时，为测定全身灌注应用明确生理学终点是理想复苏的重要方法。

本章参考文献请参见 http://pumpress.bjmu.edu.cn/eduservice/3419.html

第 5 章　血液和血液成分

Matt Emery

杨立山 译　杨立山 校

概述

在 20 世纪初，随着红细胞 ABO 血型抗原系统的发现，现代输血的时代开始了。第一次世界大战中，人们发现添加柠檬酸能使存储血不凝。在美国，血库开始于 20 世纪 30 年代。充满活力的开拓者，如 Mayo 诊所的 John Lundy，通过推动基于专家建议的传播，获得了丰富的临床经验。这些建议，例如 Lundy 的推荐：当病人的血红蛋白（HGB）低于 10g/dl 时，或当病人的失血量超过自身循环血量的 15% 时，输血就是恰当的。然而，这些推荐并不是基于严格对照试验而得出的。血库的快速扩张发生在第二次世界大战结束后。在随后的几十年，研究集中在这样的关键问题上，即如何延长血液制品的贮存时间、成分输血、降低输血反应和减少与输血相关感染疾病的风险[1,2]。

近些年来，美国每年几乎消耗要 1 400 万单位的浓缩红细胞（PRBCs）。在这个时候，人们的注意力已经转向对有限制的输血政策的有效性评估，同时反思血液制品的整体风险-效益比以及发展非血液替代品[1,3-7]。

病理生理

血库[3]

在美国，像美国红十字会血液中心和美国血液中心这样的血液中心，处理超过的 90% 的血液制品。尽管传统的异体捐赠方法仍然占主导地位，但红细胞单采技术正在被越来越多地使用。利用这种技术，在血液采集时，把红细胞从血液中分离出来，其余的返回到循环血中。这样，对于一份捐献的血，可以采集大约两个可输注单位的血液制品。

采血袋含有抗凝和防腐作用的柠檬酸盐、磷酸盐、葡萄糖、腺嘌呤（CPDA-1），以确保 35 天的保质期（输注后 24 小时红细胞至少有 70% 的生存率）和浓缩红细胞的比容达 70%～80%[8]。添加剂的溶液（Adsol，Nutricel，Optisol）提供了额外的营养物质，延长最长存储时间至 42 天，同时降低黏稠度，这使输血更为容易[9,10]。

储存削弱了红细胞的功能。输入的血传递氧到组织的效率不高。即使血冷藏在 1～6℃（通常 4℃）的条件下，细胞的新陈代谢还是在不断进行和变化（以下统称为储存损伤）。已证明这种变化是很多的，包括包括 pH 值和 2,3-二磷酸甘油酸（2,3-DPG）水平降低。此外，随着时间的推移，红细胞的变形使其更加球形化和僵硬化，从而增加了毛细血管血流的阻力。许多变化可在体内逆转，例如 2,3-DPG 的减少导致血红蛋白氧离曲线左移 [在一定的氧分压（PO_2）条件下氧释放减少]，但合成 2,3-DPG 的能力在输血后的第一个 24 小时内可以得到恢复[10]。整体氧气运输和氧气传递到组织的关系是错综复杂的。在血液储存期间，S-亚硝基血红蛋白（SNO-Hb）的消耗改变了微循环血流的氧依赖规则（"缺氧性血管扩张"）[11]。不断的争论在于这些和其他的变化是否有临床意义以及何时发生，以及怎么克服这些问题[12-16]。

其他公认的变化是细胞钾的泄漏，虽然大多数既往健康患者是比较容易忍受这个泄漏数量（≈6mEq/U[17]）。浓缩红细胞实质上包含了没有功能的血小板或粒细胞。

血型

相容性测试的基本知识能使急诊医师及时得到血

液中心的产品和服务。被识别的红细胞（RBC）抗原包括：ABO 血型系统及相关糖类抗原（H，P，I 和 Lewis），48 种 Rh 系统抗原，和超过 200 种非 ABO/Rh 的抗原。当医生预计要输血时，应下血型鉴定和抗体筛选试验医嘱，病人标本被送检完成以下测试：ABO 血型测试、Rh 血型测试和抗体筛选试验（以发现意想不到的非 ABO/Rh 抗体）。如果随后需要输血，这些步骤的完成可加速交叉配血的发送。

最严重的输血反应是 ABO 血型不相容导致的急性溶血。ABO 血型测定要求受血者的红细胞与血清抗 A 和抗 B 进行测试，其血清与 A 型和 B 型红细胞测试[8]。患者大约 6 个月时形成抗体以对抗他们缺乏的 A 抗原和 B 抗原。AB 型血没有 ABO 血型的抗体形成。O 型血病人有对抗上述两种抗原的抗体。主要有临床意义的 Rh 抗原是 D 抗原。通常 Rh 血型的检测是通过对接受者红细胞增加一种 D 抗原的商业试剂而进行的。

抗体筛查的临床意义是为了识别了病人的血清中的"意想不到的抗体"。当病人对外源性红细胞抗原反应时（通常由于事先的暴露，例如异体输血、怀孕或器官移植），这些抗体就形成了。抗体的筛查是通过一个混合的商业红细胞试剂与病人的血清来进行的，这种红细胞混合物能表达有临床意义的抗原。在一般人群这种意想不到的抗体的发病率是低的（<1%～2%），但阳性的筛查结果要求必须行进一步的相容性测试。

如果已下医嘱输血，为完成交叉配血试验，血型测试和抗体筛查试验允许更快的选择合适的库存血。理想情况是用与病人自有的 ABO 和 Rh 类型一样的血。然而，地方的血液供应商可能对使用的单位（unit）要求不一致，但却是兼容的。例如 AB 血型的病人可以接收任何 ABO 血型病人的血。Rh 阴性和没有预先形成 Rh（anti-D）抗体的男人和非育龄期妇女，可以接受 Rh 阳性或 Rh 阴性的血。当下达了输血医嘱，在输血前，通过受血者的血清和供血者的红细胞混合而做的正式交叉匹配试验，也就是最后的相容性试验。这可用 Coombs 试验（用保持 37℃ 的血清），或更快速地在室温下进行"立即自旋交叉配血试验"，不过这些试验只能检测 ABO 血型不合。更周全的 Coombs 试验可以检测到抗体筛查试验漏过的不相容性[17]。

特殊临床情景

在急诊情况下要选择最合适的血液制品，临床医生必须得考虑病人的血流动力学稳定性和可以干预的时间[17]。

"万能捐供血者"（O 型血）

对于病情不稳定的出血患者必须立刻给予输注浓缩红细胞时，万能血（O 型血）可以被使用。一般而言，绝经前女性（成人和儿童）需要 O 型 Rh 阴性血，而男性和其他的妇女亦能接 O 型 Rh 阳性血液。相反，对于新鲜冰冻血浆（FFP）"万能"的类型是 AB 型，因为它没有包含对 A 抗原和 B 抗原的抗体。

如果病人的情况可以用输注晶体类液体来初步稳定，那么所需类型的血（通过 ABO 和 Rh 系统测试）应该在接受病人血液样本的 15 分钟内可以使用。

抗体筛查试验和即时自旋交叉配血试验大约要 45～60 分钟。如前所述受试者的血清要筛选意想不到的抗体。如果抗体的筛查是阴性的，随后就要进行在室温下的"即时自旋交叉配血试验"。

然而，如果抗体筛查是阳性的，就需要更精细的程序来鉴定这个抗体，并需要完整的交叉配血试验（使用孵化血清的 Coombs 试验），这个过程可能需要花费几个小时。

大量输血

在急诊科复苏的初期，因大量的输血而导致异常的情况很少见，但医生应该意识到潜在的问题。大量输血被定义为相当于病人在 24 小时内储存红细胞的血容量。

除了储存损伤问题，当病人每分钟输入超过 100ml 冰冷的血液，持续 30 分钟时，就会导致体温过低。体温过低可以通过血液加热器把血液加热到 37℃ 来预防。柠檬酸防腐剂可导致钙离子水平暂时下降。低钙血症的临床症状包括口周发麻、骨骼肌肌肉颤动和 QT 间期延长。可以通过钙离子水平的测定和临床表现来指导补钙[18]。

大量输血可能会导致稀释性血小板减少症，但一般不需要输注浓缩血小板，除非有微血管出血的证据。如果发生了弥散性血管内凝血（DIC），就需要补充浓缩血小板、新鲜冰冻血浆、冷沉淀物[18]。

管理

法律方面

在输注血液制品之前，床旁需有两名有资质的工作人员仔细检查，以防止潜在的致命性文书错误，检查包括受体和血液制品的身份识别，以及相容性和有效期的确认[8]。

有时病人可以从配有血型检测和交叉匹配试验的移动设施上而获取血制品。如果患者在急诊科需要立即输血，那么医院的血库与此没有关系，也不应该为此血制品而担负责任。如果这个血不是很快被使用，而是要求血库为病人保留，那么就要按程序处理，同其他已发送的血交叉配血并隔离24小时。只有在下列情况下，这个血才可以被送回血库：①这个血一直被保持在1~6℃的温度；②所有的容器密封是完整的；③管路部分一直连接在血袋上[8]。

输血的附加物

紧急情况的输血要求流速要快于血液制品的重力所提供的流速。用手挤压内嵌泵的管理装置是加快输血的最简单的方法。压力袋也可以完全包在血袋上而均匀地对血袋表面加压。如果预料需要压力较大，为防止溶血，推荐应用大孔径的针穿刺静脉置管[8]。

如果只有一个小孔径的针可用，可以用生理盐水稀释来输血，但这可能产生不必要的血容量增加。在可选择的输血时，使用小孔径的针，当最大输血速度低于100ml/h，一般不会发生明显的溶血[8]。

管理

决策

在考虑为病人进行成分输血治疗时，就要考虑到以下所有问题：病人的年龄、症状的严重程度、不足的原因、基础的医疗条件、对携氧能力降低的代偿能力和组织的氧需要。通过对血红蛋白、红细胞压积、血小板及凝血功能的实验室评价来可以来补充临床评估，这包括外观（苍白、出汗），精神状态（警惕、思维混乱），心率，血压以及出血的性质（活动性的、已经控制、未被控制）。

一组相关文献回顾突显了制定可靠输血指南推荐的困难。直到最近[5,7,19,20]，才有随机对照试验研究了重症监护和手术情况下各种输血阈值的效果。到目前为止最大的成年患者随机试验是TRICC（Transfusion Requirements in Critical Care）试验。该试验显示在重症监护情况下，7g/dl的输血门槛和10g/dl一样安全[21]，但亚组分析认为缺血性心脏病患者可能能从较高的输血门槛中得益。在一个对住院急性心肌梗死病人大的、回顾性分析显示，贫血提高了死亡风险，对于一个血球压积33%或更少的输血改善了总体死亡率[22]。然而，该结论颇有争议，即这些结果是否可以被推广到急诊环境中。进一步的研究是迫切需要的。另一方面，与输血有关的已知的和怀疑的各种风险正在逐步增加。最近的关心包括输血相关急性肺损伤（transfusion related acute lung injury, TRALI）和免疫调节[23]。因此，最近的指南通常推荐一个"限制策略"：即对大多数病人来说，利用输血阈值比传统的指标更严格。同样新鲜冰冻血浆的使用推荐，也一直是遵循专家的意见超过了循证[25,26]。

全血

虽然近期再次关注在军队医院里使用新鲜全血的益处，但全血没有成分输血治疗经济。在美国，全血是被很少使用的。

浓缩红细胞

浓缩红细胞（PRBCs）的输注能提高毛细血管水平的组织氧输送。前文已有了关于其有效性的争论；在缺乏进一步研究情况下，美国麻醉医师协会的推荐看起来是合理的：当病人血红蛋白浓度大于10g/dl时，是很少需要输血的；当病人的血红蛋白浓度低于6g/dl时，几乎总是需要输血[27]。当病人的血红蛋白在6~10g/dl时，需要仔细的临床判断。虽然需要更多研究来澄清缺血性心脏病人是否从输血获得了益处，但缺血性心脏病可能会使病人更不能承受贫血。最后，大多数急诊医师仍然会为持续出血、生命体征不稳定的患者输血，尽管该病人的液体复苏是充足的；他们偶尔也会考虑为年轻、既往健康、无症状的、无持续出血的血红蛋白水平低于6g/dl的病人克制输血。

人造氧载体

尽管包括血红蛋白氧载体和全氟化碳乳剂的研究正在进行，但到目前为止，美国还没有一种产品被批准应用于临床。还有些问题悬而未决。例如，已经发现基于血红蛋白的载体，通过清除一氧化氮（NO）、释放内皮素、导致血管收缩，增加了外周α-肾上腺素受体的敏感性而导致血管收缩。全氟化碳乳剂需要相对高的氧分压（Po_2）水平，当临床使用时，通常是给病人吸纯氧[6]。

新鲜冷冻血浆

当前实践表明：给病人使用新鲜冷冻血浆的依据是有凝血障碍[国际标准化比值（INR）>1.5~2.0]，这些病人要么是活动性出血（绝对适应证），要么是需要有创的操作（相对适应证）[28,29]。多数临床医生认为活动性的出血包括有临床意义的出血，而不是小的渗血。如果检测到一个特定的因子缺乏（例如血友病），可能的话，目标性补充是更实用一些。新鲜冷冻血浆不应该被用作扩容。

血小板

当血小板计数低于 10 000/ml 时，提示预防性地输注血小板，这包括一个安全界限，因为即使血小板计数在 5 000/ml，也能维持良好的生理止血。40 000～50 000/ml 足以保证有创操作的实施[30]。传统上给成人 6 个单位的浓缩血小板（也就是一个 6 袋装血小板），一般能提高病人的血小板计数 40 000～60 000/ml。然而，这种实践并没有循证基础[30]。血小板不低至 5 000/ml，就能保持生理止血，这看起来似乎更小量、更频繁的血小板输血应该同样有效，对住院的病人更物有所值。当然，对门诊病人这可能是不切实际的。一项通过给病人低、中、高不同剂量血小板疗法，旨在解决这些问题的随机试验正在进行[31]。最后，如果免疫介导的消耗是血小板减少症的原因，输血就常常无效。

自体输血

自体输血常被用在急诊情况下的严重胸部创伤事件。这种策略有许多优点：立即可用性、血液相容性好、消除了病人间的传播疾病、避免储存血的缺陷、减少了循环超负荷的风险和更少的相关并发症（例如，高血钾、低体温、低血钙和代谢性酸中毒）。这也是一些有禁止输血的宗教信仰病人更好地接受自体输血的原因[31,33]。自体输血尚未广泛使用，因为合适的创伤病人数量有限，而且需要培训操作设备以及需要时间安装设备[34]。

治疗形态

浓缩红细胞

在急性出血中，浓缩红细胞最初是用来补充晶体替代品。在成年人，平均一个单位的红细胞悬液可大约增加血红蛋白 1g/dl 或提高约 3% 的红细胞压积[35]。对儿科病人给予 3ml/kg 的剂量浓缩红细胞，可以获得相似的提高。浓缩红细胞的输注是通过一个充满生理盐水的大孔径的静脉管路的过滤器。乳酸盐林格液可导致凝血，仅次于加钙。低渗溶液可能引起溶血发生。药物不应该加到血袋里，或进入了输血管，除非输血管被彻底的冲洗过。绝大多数输血需要

60～90 分钟（再长不超过 4 个小时）。不用的血应及时返还血库，因为任何未冷藏的血超过 30 分钟就得废弃[8]。

新鲜冷冻血浆

一个单位的新鲜冷冻血浆一般有 200～250ml 的容量，它是 ABO 系统相容的，在 2～6 小时解冻，通过输血管使用[8]，它包含了所有凝血因子。一个单位的任何凝血因子活动度等于 1ml 新鲜冷冻血浆中存在的凝血活动度。使用的剂量以计算达到 30% 的最低的血浆因子浓度，传统的计算是 10～15ml/kg 的新鲜冷冻血浆。如果用于紧急对抗华法林抗凝作用、5～8ml/kg 的新鲜冷冻血浆被认为是足够了[29]。然而，最近的研究对此提出质疑，并指出：筛查试验如国际标准化比值、部分凝血活酶时间（aPTT）与出血的临床风险没有良好的关联性，可能需要大量的新鲜冷冻血浆（可能高达 30ml/kg）以充分提高达到止血作用的凝血因子的水平[37]。为中心静脉置管这样的有创操作而调整国际标准化比值也已受到质疑[38]。

血小板

交叉配血试验是没必要的，但 Rh 阴性的病人应该接受 Rh 阴性的血小板，因为浓缩血小板中可能会有足够的细胞引起 Rh 的致敏作用。在成人传统的剂量为 4～6 U（一个"六包装"的血小板），儿童是每 10kg 体重 1 个单位。然而，正如前面所提到的，对住院患者血小板的使用每次给的量更小，输注更频繁。在频繁输注的病人，导致人类白细胞抗原（HLA）敏感度的降低往往是可取的。这种去细胞的、与人类白细胞抗原相匹配的细胞产物降低了人类白细胞抗原抗体诱导的免疫破坏。

结果

红细胞输血的不良反应可分为免疫介导的和非免疫介导的两类，也可分为急性、延迟和慢性作用。

免疫介导的不良反应

急性

急性血管内溶血

血管内溶血是最严重的输血反应。它通常是 ABO 血型系统的不相容的结果，最经常的原因是差错。由此产生的抗原抗体反应导致输注红细胞的血管

内破坏，导致了血红蛋白尿血和血红蛋白尿。症状立刻发作，可能出现发热、发冷、头痛、恶心、呕吐、胸部憋闷、严重的关节或腰痛以及注射部位的烧灼感[17,39]。临床不良反应包括低血压、弥漫性血管内凝血和急性肾小管坏死。治疗包括立即停止输血，更新所有的输血管，开始实施强有力的晶体液治疗。利尿剂治疗应该被用来保持尿量在 1~2ml/（kg·h）。可能需要使用升压药以维持血压和保护肾脏。应把血液和尿液标本以及剩余的输血和输血管送到实验室检测，测定到血液和尿中游离的血红蛋白，输血后的 Coombs 试验阳性（不是输血前标本所做）确认了该诊断的成立[17]。

发热

这是最常见的和最不严重的输血反应，该反应体温升高 1℃，范围与输血有关，而没有其他的医学原因可解释。这可能是由于抗白细胞抗体所引起，最常见的原因是先前的输血。可采用解热镇痛药和抗组胺药物对症治疗。去白细胞的红细胞的使用可以降低，但无法完全消除这种反应的风险[10,17]。如果发热反应发生在第一次输血，它应该一样被当血管内溶血对待，直到证实有其他的原因。

过敏反应（荨麻疹，速发型过敏反应）

荨麻疹，或麻疹发生在输血中，没有其他症状或体征，也没有严重的后遗症。这通常归因于过敏反应，抗体介导的对供血者血浆蛋白的反应。对这种反应，一般不用停止输血，抗组胺药物治疗通常就足够了。如果患者有已知的荨麻疹病史，在输血前就应该给予抗组胺药。偶尔，完全的速发型过敏反应可能是由于受血者的免疫球蛋白 A（IgA）抗体和供血者的血液成分中的 IgA 反应引起。患者可能有遗传 IgA 缺陷，表现为低血压、呼吸道和胃肠道症状，但没有发热。可采用肾上腺素和糖皮质激素治疗。之后的输血应使用洗涤红细胞和其他来自于缺乏 IgA 供血者的血浆制品[10]。

输血相关的急性肺损伤（TRALIP）

目前认为 TRALI 是与输血有关死亡的主要原因，它迅速发生在含有血浆输血的过程中或在输注的 6 个小时内，这其中包括红细胞、新鲜冷冻血浆、血小板、冷沉淀物。最初的临床表现是非心源性肺水肿，伴有呼吸困难、低氧血症以及在胸部影像上的双侧浸润表现。发热、低血压、暂时性白细胞减少也可能发生。应该排除其他引起急性肺损伤的原因。其病理生理机制依然争论不休，可能包括多重损害机制。提出的理论包括反应学说，即认为所输血中的抗体和受血者的粒细胞之间发生了反应，以及是储存血中积累的生物活性因子（如细胞因子和脂类）的作用[41]。已经被推荐使用的减少 TRALI 的策略之一是只用男性供血者的血浆，这是为了避免异型白细胞抗体，这种抗体可以出现在以前妊娠过的妇女[42]。

适当的治疗方法包括停止输血、通知血库、提供呼吸支持（其中可能包括气管插管和机械通气）。如果有必要，继续输不同的供血者的血液是安全的[43]。在 48~96h 内，典型症状完全消失。总体预后比其他原因引起的急性肺损伤预期的要好些，其中有报道死亡率为 6%[44]。幸存者很少出现长期副作用。

延迟

血管外溶血

这是由于非 ABO 系统调解的免疫反应，通常是由以前输血、怀孕，或器官移植而导致红细胞抗原致敏的病人的免疫回忆应答。这种以前的暴露可能导致抗体水平过低以至于抗体筛查试验无法检测到。然而，随后通过输血的重复暴露，抗体水平升高，数天到数周后血管外的溶血发生了。这普遍较少，主要是输血后异源免疫发生。这种病人可能有发热、贫血及黄疸。症状通常不严重。不过少尿或 DIC 的稀有病例还是可以看到的。因为溶血是属于血管外的，因此血红蛋白血症和血红蛋白尿通常不存在[10]。很多病例都是亚临床的，但还是需要处理的，如监测血液学和肾的实验室指标，维护尿量和额外的红细胞输血。需要小心随后输血时，要与血库讨论使用抗原阴性的血[45]。

输血相关的移植排斥疾病

该病虽然罕见，但可危及生命，当输入血中的淋巴细胞增殖并攻击受血者而导致并发症。细胞调解的免疫缺陷把病人置于风险之中，这就看是否有一个与供血者和受血者同一样类型的 HLA（经常发生在一级亲属）。输血后 3~30 天开始出现症状，症状包括发烧、红斑样皮疹、腹泻、肝酶升高和全血细胞减少。唯一有效的治疗是骨髓移植，大部分人死于凝血异常或感染。因此努力是在预防上，通过伽马辐照所有细胞成分，使淋巴细胞不能增殖。同样提倡使用少白细胞的血液成分。这在对贫血的白血病或淋巴瘤患者，特别是最近接受化疗的病人考虑输血时，一定要记得考虑[10]。输血前请肿瘤科医生会诊，充分考虑这些病例的复杂性。

非免疫介导的不良反应

急性

循环超负荷

对慢性贫血、血容量正常的老年人快速输血而导致充血性心力衰竭是最大的风险。4个小时输入一个单位的血和使用利尿剂（如有必要），可以预防这种并发症[10]。

细菌污染

最常见的是细菌污染是小肠结肠类耶尔森菌（适合生长在凉爽、富含铁的环境）。每百万存储单元的红细胞发生少于一次细菌污染，但通常会在输血时出现症状，并可导致60%的死亡率[23]。然而，血小板的风险更高，因为血小板储存的温度更高，发生的频率高达每1 000～2 000U 一次[23]。在输血时或输血后，病人可能出现寒战、呕吐、腹部绞痛、发热、休克、肾衰竭和DIC。当考虑到输血导致的脓毒症反应时，就应该开始充分的液体复苏，使用广谱抗生素，停止所输的血[10]。

其他

虽然不常见，但多品种的输血可能继发下列并发症，如低钙血症、高钾和酸中毒、低体温，微血管栓塞、凝血障碍。针对症状和问题进行治疗。

慢性

传播病毒的风险

选择和检测供血技术的提高，明显降低了因输血导致的病毒传播疾病的风险。血液供应在美国从来没有安全过[23]。目前估计因输血而导致的丙型肝炎和人类免疫缺陷病毒（HIV）的风险正在接近每200万1次，然而乙肝感染的风险，仍然接近20万～50万/次[46]。巨细胞病毒（CMV）也能通过输血而传播。那些处于危险之中的包括造血干细胞移植、实体器官移植的接受者和新生儿。这些病人应考虑使用CMV阴性的血液制品[18,23]。最近，西尼罗病毒已经成为一个风险。尽管由于地理和季节不同，它的差异很大（在2002年的一个大城市流行期间，每100万单位高达1233)[23]。不过，与输血有关的西尼罗病毒感染，因为核酸扩增系统测试的广泛使用而几乎被完全根除[46]。

本章参考文献请参见 http://pumpress.bjmu.edu.cn/eduservice/3419.html

第6章 脑复苏

Robert Silbergleit

卢斌 李海 译　柴艳芬 校

概述

自有记录的医学史以来,人们即已认识到脑对生活质量的重要作用。然而,目前心脏骤停后的医学研究成就主要集中在心脏复苏方面。对脑缺血发病机制的最新认识促进了对脑复苏的关注。本章回顾缺血后脑病的病理生理学,并讨论心脏骤停后促进神经恢复的治疗。

病理生理学

人脑由约100亿个相互关联的神经元细胞和500万亿个突触组成。脑代谢旺盛,其重量仅占体重的2%,却耗用人体15%的心排血量和20%的耗氧量。脑无机械与分泌功能,其能量消耗主要用于合成细胞成分(据估计每个细胞每天约生成2 000个线粒体)和神经递质,以及轴浆运输和跨膜离子泵转运。

脑缺血时会出现一系列错综复杂的细胞、生理相关反应,最终导致神经细胞死亡(图6-1)[1,2]。尽管缺血数分钟即可触发级联反应,但通常数小时或数日后才发生神经细胞死亡。全脑缺血后脑细胞死亡生物学上与脑卒中、创伤性脑损伤及其他原因脑缺氧或中毒性脑损伤等迟发性脑细胞死亡相似(但不完全)。对脑在创伤和神经细胞死亡时反应的深入了解将有助于脑复苏治疗的提高。

处理

心脏骤停及继发性脑缺血损伤的正规治疗包括恢复脑血流(cerebral blood flow,CBF)和预防继发性脑损伤。目前上述治疗尚未进行前瞻性和随机对照研究,仅为临床经验和有限的实验资料支持。尽管推荐的试验性治疗旨在对缺血性脑损伤病理生理学进行特定分子干预,但是迄今尚未在临床试验中证实是有效的。

标准策略

恢复自主循环

脑复苏首先要进行心脏复苏。心脏骤停后脑损伤严重程度取决于完全性脑缺血持续时间[开始心肺复苏(cardiopulmonary resuscitation,CPR)前的时间或"血流中断时间"]和发生于CPR及心脏骤停前后的心源性休克时的相对缺血时间[3]。100年前首次提出复苏成功与心脏骤停时间成反比这一观点,并得到和出院率及神经系统治愈率相关的大量临床证据的支持。心脏骤停持续时间可判断心源性猝死人群的结局,但对特殊患者预后判断不可靠。神经系统预后的流行病学受患者伴发疾病及其他特征影响,详情见下章。可根据心脏骤停前的缺血时间、严重程度、低灌注、低血压或缺氧状态提供保护性的骤停前预处理,否则可能增加神经系统预后不良的危险。

闭式胸外CPR能否产生足够的脑灌注尚有一些争论。过去认为最佳标准闭胸CPR的心排血量仅相当于正常时20%~30%,近来临床实践中越来越多的资料显示实现较高的心排血量也是可能的[4]。实验显示CPR时CBF仅相当于心脏骤停前CBF的1%~60%,其结果受实验模型、实验技术及心脏骤停持续时间的影响[5]。此外,标准闭胸CPR实现的CBF与CPR开始前心脏骤停的持续时间成反比[6]。动物研究显示:室颤2分钟内CPR可达到正常CBF的

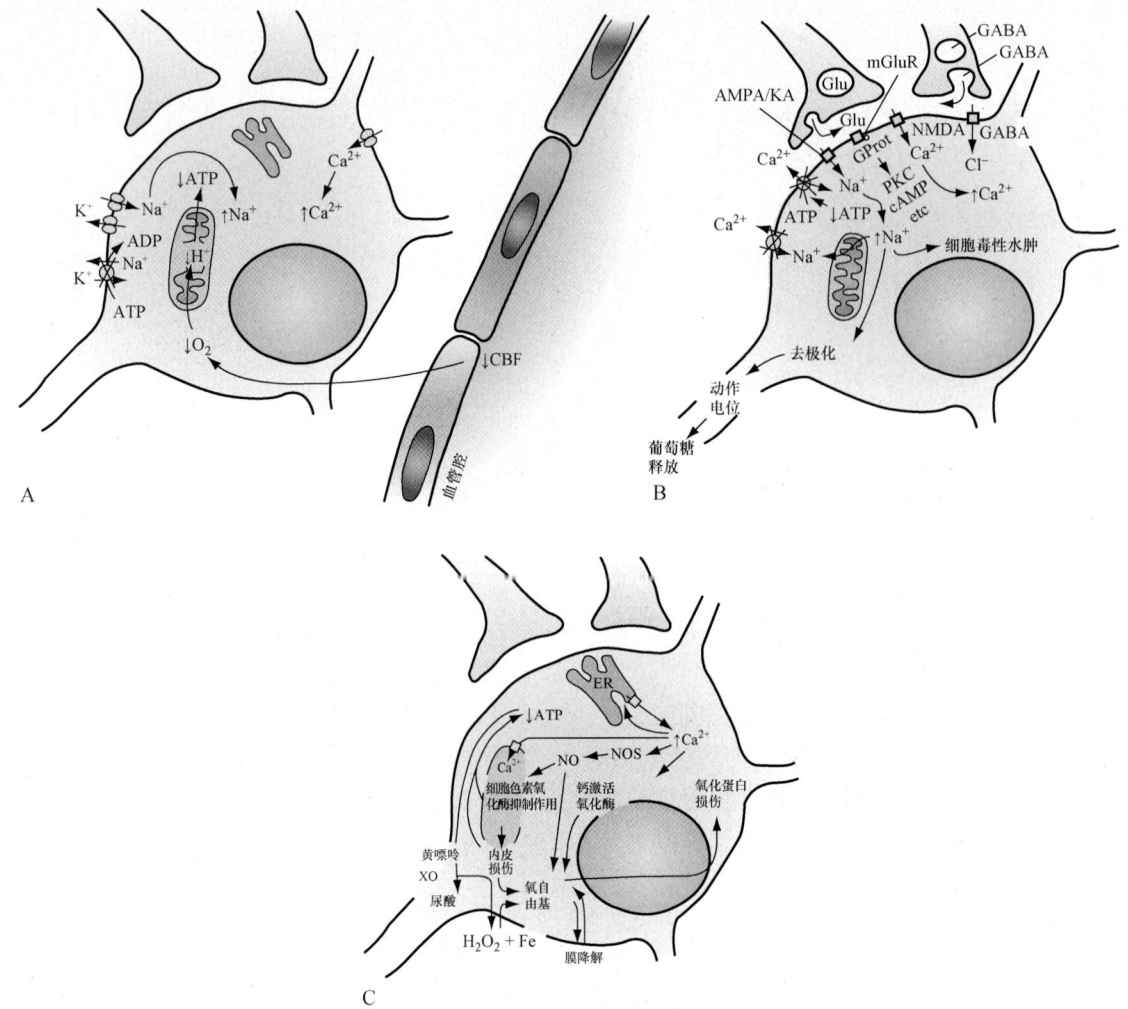

图 6-1 缺血后促进神经细胞死亡的级联事件的简述。**A**，缺血时脑血流（cerebral blood flow，CBF）和动脉氧含量减少致三磷酸腺苷（adenosine triphosphate，ATP）产生减少，ATP 驱动的离子泵通过电压门控通道（voltage-gated channel）使钾离子（K^+）外流，大量钠离子（Na^+）和钙离子（Ca^{2+}）内流。ADP：二磷酸腺苷。**B**，Na^+ 内流使细胞膜去极化和谷氨酸（Glu）释放，谷氨酸受体 α-氨基羟甲基恶唑丙酸（α-amino-3-hydroxy-5-methyl-4-isoxazolepropionate，AMPA）和红藻氨酸盐（kainate，KA）通道开放，加剧了细胞内 Na^+ 超载。Na^+ 浓度（$[Na^+]i$）增加导致细胞毒性水肿。谷氨酸介导的 N-甲基-D-天门冬氨酸（N-methyl-d-aspartate，NMDA）通道允许细胞内 Ca^{2+} 超载。ATP 不足使能量依赖性 Ca^{2+} 泵失效，高 $[Na^+]i$ 通过 Na^+/Ca^{2+} 交换泵阻止 Ca^{2+} 外流。γ-氨基丁酸（γ-aminobutyric acid，GABA）释放通过开放 Cl^- 门控受体降低兴奋性。$[Ca^{2+}]i$：Ca^{2+} 浓度；cAMP：环磷酸腺苷；PKC：蛋白激酶 C。**C**，内质网（endoplasmic reticulum，ER）释放 Ca^{2+}，提高 $[Ca^{2+}]i$。线粒体可能受损试图缓冲 $[Ca^{2+}]i$ 增加，导致进一步代谢障碍和 ATP 生成减少。Ca^{2+} 激活一氧化氮合酶（nitric oxide synthase，NOS），使其转换为一氧化氮（nitric oxide，NO）。NO 有助于破坏氧自由基，抑制线粒体细胞色素氧化酶的功能。随着 ATP 被黄嘌氧化酶（xanthine oxidase，XO）氧化为黄嘌呤和尿酸，产生的过氧化氢（hydrogen peroxide，H_2O_2），可与离子反应生成有害的氧自由基。氧自由基与脂质在细胞膜上反应使细胞膜退化，并产生更多的自由基。氧自由基还会损坏蛋白质。

50%；循环停止 5 分钟以上，CPR 则仅能达到 28%；10 分钟以上，用标准的 CPR，仍无 CBF。虽然有些实验研究显示约 20% 正常 CBF 即可维持脑存活，但是真正的问题不是脑缺血的动物实验所测得的生化、电或生理学异常数据的程度，而是能否恢复脑功能。由此可见，CPR 可提高患者存活率，改善神经系统预后[7,8]。在今后相当一段时间内应进一步提高 CPR 技术，更有助于改善患者预后。（见第 7 章）。

低血压、低灌注和缺氧治疗

维持心脏复苏后脑的氧供是治疗的重要部分。较高的脑灌注压、较低的脑血管阻力（cerebrovascular resistance，CVR）和足够的血氧饱和度有助于氧供。

心脏骤停后的低血压可导致脑灌注压降低。尽管动脉压在一定范围内波动时，CBF 可不受灌注压的影响，但脑损伤后这种自我调节能力往往会丧失。最终，缺血脑组织的灌注被动地取决于动脉压，低血压

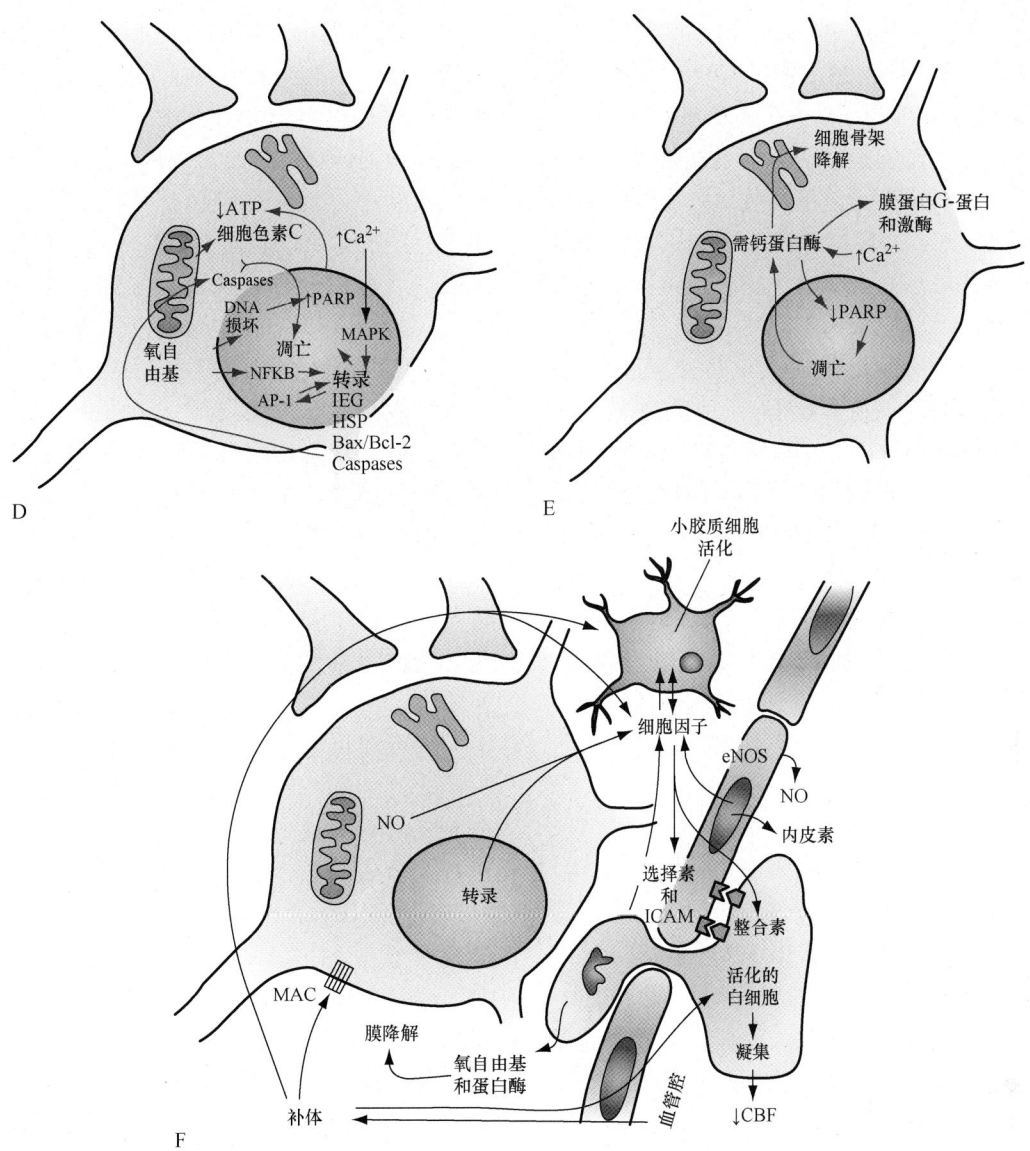

图 6-1（续） D，Ca^{2+} 也会启动转录因子，如丝裂原活化蛋白激酶（mitogen-activated protein kinase，MAPK）。氧自由基触发另一转录因子核因子 κB（nuclear factor κB，NFκBκ）。很多基因，包括即刻早期基因（immediateearly genes，IEG），热休克蛋白（heat-shock protein，HSP）基因，凋亡蛋白基因及 Bax/Bcl-2 系统被激活。IEG 产物包括另一种转录因子 AP-1。线粒体释放细胞色素 C，与凋亡蛋白酶及其他因素触发细胞凋亡。氧自由基和细胞凋亡形成的内切酶破坏 DNA。DNA 损伤激活聚（ADP-核糖）聚合酶（polymerase，PARP），进一步消耗储存的 ATP。E，Ca^{2+} 和细胞凋亡激活钙蛋白酶，蛋白酶降解各种结构元件（例如，细胞骨架和膜蛋白质）、信号元件（例如，G-蛋白，激酶）和 PARP。F，转录和 NO 促使神经元表达细胞因子，趋化因子和生长因子。这些细胞间信号激活补体、上皮细胞、白细胞和小胶质细胞。补体可以放大趋化信号，直接活化小胶质细胞，或通过产生膜攻击复合物（membrane attack complex，MAC）使细胞损伤。白细胞整合素、上皮细胞族和细胞间黏附分子（intercellular adhesion molecules，ICAM）允许去边集（demargination）。通过释放强有力的氧化剂及蛋白酶损伤神经元激活白细胞。脑血管阻力可能受上皮细胞释放的 NO、内皮素及白细胞集落影响。eNOS：内皮一氧化氮合酶。

导致 CBF 降低，加重脑损伤[3]。因此，自主循环恢复（return of spontaneous circulation，ROSC）后应补充血容量及使用血管升压药，纠正低血压状态。由于提高动脉压对实现充足的 CBF 十分必要，因此复苏后的高血压可暂不处理。很高的血压可能需要治疗，但是具体数值尚有争议。通常，舒张压不超过 120mmHg 时无需治疗。事实上，有时在临床和实验中为提高脑灌注压、改善神经系统预后可尝试使用血管升压药诱发高血压[9]。但由于此法尚未证实有效，且有加剧血脑屏障破坏及加重脑水肿的危险，因此诱发高血压治疗目前还不是标准疗法。

决定心脏骤停复苏后患者 CBF 的另一个因素是 CVR，其受过度通气和微血管开放程度的影响。缺血后，脑循环适应血压变化的能力丧失，但对动脉血中氧和二氧化碳水平变化反应降低[10,11]。二氧化碳具有极强的血管活性作用，过度通气可降低动脉二氧化碳分压（arterial carbon dioxide partial pressure，$PaCO_2$）使CBF迅速下降。由于降低CBF可减少全脑血容量，严重颅内压（intracranial pressure，ICP）升高者可在脱水治疗或脑室造瘘引流前过度通气以防发生脑疝。但ICP未升高者，过度通气可致血管收缩和CVR升高，具有降低CBF的潜在危险。尽管对全脑缺血后ICP升高的临床意义仍有争论，通常不推荐对成年心脏骤停存活者进行ICP监测[12]。一般来说，维持$PaCO_2$于35～40mmHg的通气量是安全适当的。心脏骤停后内皮素介导的血管收缩或白细胞凝集所致微循环闭塞也可升高CVR。在动物实验中，应用血液稀释、抗凝和抗血小板药物对改善微循环，但结果均不理想[13]。对脑缺血患者急性期应用此类药物改善微循环的研究尚未开展。

心脏复苏后的患者应维持正常血氧饱和度。由于受损的脑组织难以通过增加CBF对缺氧进行代偿，脑的氧输送会随着血中氧含量的下降而迅速减少。心脏骤停和复苏的动物模型证实，心脏骤停后立即给予100%纯氧将导致氧中毒，加重氧化性脑损伤[14]。吸氧浓度（fraction of inspir oxygen，FiO_2）应尽量低，维持血氧正常或稍高（PaO_2 80～120mmHg）即可。心脏骤停期间允许应用100%纯氧，但ROSC后应逐步减低FiO_2。一项重要的关于ROSC后早期正常氧（normoxia）治疗与经典的复苏后长时间高氧（hyperoxia）治疗的临床对比试验已列入日程。由于必须避免缺氧与高碳酸血症，复苏后应当控制通气，必要时可应用肌松药和镇静药。

控制体温

体温高（或发热）可加重脑损伤，恶化神经系统预后[15,16]。体温每升高1℃，脑代谢增加8%～13%，加速谷氨酸释放，增加氧自由基产生，加剧细胞骨架和血脑屏障破坏，加重血管源性水肿[17,18]。因此，复苏后的患者应密切监测中心体温（通常监测直肠、膀胱和食管温度）[19]。可使用退热药、循环空气或水冷系统、细水雾蒸发冷却和风扇降温退热[19]。对脑缺血后的所有患者应积极治疗，尽可能防止体温升高。现已尝试对心脏骤停后昏迷的存活者开展诱导低体温治疗。

亚低温复苏

50多年前首次报道，低体温对全脑和脑缺血病灶皆有保护作用[20]，其范围自亚低温（32～34℃）至深低温（5℃）。低体温的保护作用机制尚不明确，目前认为有以下几种可能：低体温可减少谷氨酸分解，减慢代谢，抑制氧自由基和细胞炎症因子生成[17]。低体温也可影响细胞损伤后的细胞信号转导和遗传反应，低体温也能保护脑避免进行性神经细胞死亡[21,22]。

亚低温较易实行，且较低体温不良反应少，在脑缺血实验中，具有神经保护作用[21,23]。两项前瞻性多中心随机对照试验显示，亚低温治疗可改善院外心脏骤停后存活的昏迷患者的神经系统预后[24,25]。在这些实验中，接受低体温治疗的患者神经系统预后（出院时无神经系统后遗症或后遗症少）和病死率的改善见表6-1。上述实验中，经治的每7例患者中仅有1例神经功能恢复良好。2005年《美国心脏病协会心肺复苏及心血管急救指南》和现在的国际复苏联络委员会推荐对心脏骤停后昏迷的成年患者应维持33℃体温12～24小时[26,27]。上述指南的实施较缓慢，这说明临床上对指南的解读尚不充分。有人已报告，指南实施的障碍和广泛应用后对公共健康的影响[28]。

亚低温可通过多种方式实现。上述两项试验通过体表冰块和冰毯降温。体表降温是无创性的，已研制各种专业设备，使降温更加便捷省力[29,30]，但已报告体表降温本身有某些困难[31]。如降温速度慢（0.3～0.6℃/h ± SD 0.3℃/h）[24,25]，体温难以精确调控（通常SD > 1℃）[32,33]，以及复温过程不易控制，经常出现反跳性体温升高[31]。各种降低中心体温的方法正在探索中。已证明静脉输注冰冷液体是一种有前景的方法，比单独通过热传导降温的效率要高[34]。用热交换导管的血管内降温是有创性的，但具有降温快（1.4～6.3℃/h ± 0.3℃/h），体温调控精确（通常SD < 0.3℃）及易复温等优点[32,35-37]。一种新

表6-1 心脏骤停后存活的昏迷患者低体温治疗随机对照临床研究结果

临床试验	低体温，N（%）	正常体温，N（%）	P值
HACA[24]	$N = 137$	$N = 138$	
神经预后良好*	75（55）	54（39）	<0.01
死亡	56（41）	76（55）	0.02
Bernard等[25]	$N = 43$	$N = 34$	
神经预后良好†	21（49）	9（26）	0.05
死亡	22（51）	23（68）	0.14

* 神经预后良好定义：无神经功能缺损或中度残疾但是至少6个月内恢复独立生活和工作。

† 神经预后良好定义：适中、最少或没有神经功能缺损，在医院出院回家或急性康复机构中恢复。

型的商用装置可经由股静脉插管器（femoral introducer）置于下腔静脉，对流经的血液进行加热或降温，现已用于诱导低体温和维持手术患者的正常体温。血管内降温装置较繁琐的体表降温治疗工作更便捷，其机能检测中心体温，又能通过负反馈机制自动调节。体外循环装置控制体温在大多数情况下难以实现，且不如中心降温简单可靠。心脏骤停复苏患者最佳的降温方法目前尚无定论。

目前对有效的神经保护所需要的降温速度、最佳降温持续时间和体温过低后再复温的最好方法尚不清楚[38]。动物实验和共识推荐意见建议越早越快降温越好[26]。院外复苏期间甚至ROSC前即应开始降温。经主动降温后，患者体温分别于ROSC后2小时[25]和8小时[24]被降至33℃±1℃，并分别维持12小时[25]和24小时[24]。再分别被动[24]或主被动联合复温[25]。结果显示被动复温体温反跳明显，应尽量避免[31]。虽然上述临床试验对象主要是室颤引发心脏骤停复苏后患者，但有其他原因致心脏骤停患者复苏性低体温的临床经验[39]，同时共识推荐意见支持复苏性低体温用于此类患者[26]。

院外心脏骤停后存活的昏迷患者应尽早实施低温治疗，这需要医院多学科的协作。具有低温复苏能力的医院，最好在急诊科即开始降温，并在ICU中继续维持[12]。无论使用何种降温技术，心脏骤停后低温治疗患者都需应用药物防止肌颤产热。上述两个试验中都使用了非去极化麻醉药预防肌颤及咪达唑仑单独或联合芬太尼维持镇静[24,25]。临床麻醉不理想时，可使用哌替啶、丁螺环酮（buspirone）、右旋美托咪啶或这些药物联合应用，以降低清醒患者的肌颤阈值[40,41]。在用血管内导管降温的病人，即使中心体温达到33℃时，有时可用温毯消除寒战，因为体表温度感受器较中心体温感受器调节温度范围更广。诱导低温期间可以使用包括退热药在内的其他药物治疗。退热药可调低体温调定点，体温正常时亦有效，不过程度甚微，不可能有临床相关效果[42]。其他更有效的降低中心体温的药物正在研究中。神经降压素是一种与体温调节有关的内源性神经肽，在脑缺血动物模型已证实其具有降低体温和神经保护作用[43]。

一项关于急性缺血性脑卒中患者复苏期间亚低温治疗的临床试验[44]及两项分别关于成人和儿童脑外伤患者亚低温治疗的临床新试验[45]正在进行中，未来可扩大亚低温治疗的适应证。目前心脏骤停后选择性的脑部降温正在进行可行性研究[46,47]，对内脏器官降温的研究仍处于试验阶段。

高血糖治疗

脑缺血后高血糖对CBF、代谢、水肿形成及神经系统预后是有害的。局灶性脑缺血试验中，严重高血糖（>500mg/dl）导致细胞内pH值明显下降、脑乳酸水平升高、神经元死亡加速。全脑缺血时高血糖加速神经元损伤也可能是由谷氨酸介导的。对脑卒中和心脏骤停存活者的观察研究显示：糖尿病与非糖尿病者，高血糖者预后较差[48,49]。实验显示：无论局灶性缺血还是全脑缺血，正常的血糖或应用胰岛素所致轻度低血糖都可改善神经系统功能。有趣的是，胰岛素本身就具有神经生长因子样作用，理论上就有神经保护功能。因此，有充分证据支持全脑缺血后积极治疗高血糖，如无低血糖，应避免使用葡萄糖[50]。

控制痫性发作

全脑缺血后，痫性发作可加重潜在性脑损伤。痫性发作可使脑代谢增加300%~400%，恶化骤停后供氧与需氧的失衡，加重脑代谢障碍，加速神经元死亡，恶化神经系统预后。虽然尚无证据显示预防癫痫抽搐发作可以改善神经系统预后，但仍要控制脑缺血后的痫性发作[12]。对心脏骤停复苏患者预防性应用抗癫痫药物尚有争议，并且不是标准的治疗。目前普遍认为，痫性发作应迅速有效治疗。常用治疗药有苯二氮䓬类、苯妥英钠和巴比妥类。由于抗癫痫药具有拮抗兴奋性氨基酸的、阻断Na^+通道及影响脑代谢作用，其可作为脑缺血的特异性治疗。这些药物的抗惊厥作用已得到肯定，但用于治疗脑缺血的其他作用尚在临床试验中，并未得到证实。

制动，镇静，头部位置

昏迷时大脑对外部刺激（如体格检查和气道吸痰）的反应可增加脑代谢。当需氧/灌注比处于不稳定的平衡状态时，这种局部脑代谢的增加需要增加局部的CBF。给予适量麻醉镇静药和肌松药可以抑制传入感觉神经冲动，保护供氧/需氧平衡，改善神经元恢复。

所有可增加ICP的动作（如用力、咳嗽）都应被严格限制，气管内吸痰只有必要时且要小心进行。通常推荐的升高床头以降低颅内压做法尚无证据支持，甚至可能有害[51]。通过应用减压辅料和避免转颈及扭曲头部，以避免颈静脉扭曲或受压[52]。

临床预后

心脏骤停时所致的全脑缺血经常是致命的，并有严重的后遗症，但不是所有患者的预后都不良。日益增加的资料完整而精确地评估了心脏骤停后存活者的功能预后和生存质量，其结果比很多医生预期得好。

明尼苏达州Olmsted县1990—2000年的报告反映

了采用现有的治疗方法所能获得的最佳预后[53]。在该县，第一急救者（包括警察和消防队员）应用体外自动除颤器治疗330例心脏骤停患者，其中200例（61%）为室颤。大多数（145名，占44%）室颤患者住院，其中84名患者（25%）存活。值得注意的是，84例存活者中，79例（占所有心脏骤停患者的24%）神经功能完好无损出院[53]。

最近，加拿大Ontario省一项关于8 091例心脏骤停患者预后的大样本研究结果与此相似[54]。出院患者存活率5.2%，1年存活率4.0%。绝大多数的1年存活者（占所有心脏骤停者的3%）无或仅有微小的神经功能损伤，存活者的平均生活质量指数与未发生过心脏骤停者相同[54]。Ontario省的经验验证葡萄牙的研究[55]，但近期荷兰[56]、挪威[57]、瑞士[58]总共6 240例患者的最新研究数据均显示院外心脏骤停患者出院存活率不足8%。所有这些研究中，心脏骤停后长期存活者生活质量较高，而持续植物状态或需精心护理者较少。总的来说，14%～55%出院存活者的神经系统远期预后良好[53,55]。

尽管有这些资料，在治疗心脏骤停和缺血性脑损伤患者的医生中，信心不足是相当普遍的。部分原因是由于许多心脏骤停存活者入院时是昏迷的，无预示征象能提示哪些患者有良好预后。通常，昏迷预后难以预测。近来荟萃分析显示，24小时后无瞳孔和角膜反射、72小时后无运动反应，是神经功能预后不良的最好指标[59]。然而，医生应避免这种信心不足，因为可能的不良预后能通过自我努力而加以改善[59]。不久将来，脑损伤血清标志物可于病程早期判断神经系统恢复的可能性，并指导治疗。如果早期不能正确判断预后，急诊医生应认为每位心脏骤停存活者均有完全康复的可能（14%～55%），并且应知道不良神经系统预后通常是致命的，而非慢性残疾。

小结

对缺血后脑损伤病理生理学的深入了解，促进脑复苏有效治疗的研究。近来证实的有效治疗如亚低温复苏，在未来几年中将得到继续发展，并改善缺血性脑损伤患者的预后。尽管实验研究提示许多可能有效的脑复苏治疗措施，但注意力仍放在确定现行"标准"治疗的疗效上。

由于全脑缺血后的病理生理过程极其复杂并相互关联，为减轻心脏骤停后的脑损伤，需要一种多层面治疗方法或"鸡尾酒疗法"，而非单一的药物治疗。

重要的是急诊医生应认识到，心脏骤停复苏后患者处于脑损伤动态变化阶段，与其外在表现截然不同。此时需防治低血压、低灌注、缺氧、高热、高血糖及痫性发作所致的进一步脑损伤。目前，院外心脏骤停存活的昏迷者应接受亚低温复苏治疗。未来，脑复苏治疗还将包括针对缺血性脑损伤后脑细胞凋亡过程进行的特殊药理学干预。

重要概念

- 神经元损伤是缺血性脑损伤后持续数小时至数天的动态过程。
- 脑复苏时应避免低血压、低灌注及缺氧。
- 脑复苏时应及时处理高热、高血糖和痫性发作。
- 院外发生心脏骤停复苏后存活的昏迷者，复苏后应立即在急诊科降温处理，并于ICU中维持体温33℃持续12～24小时。

本章参考文献请参见http://pumpress.bjmu.edu.cn/eduservice/3419.html

第7章 成人复苏

Kevin R. Ward, Robert W. Neumar

卢斌 译　寿松涛 校

概述

流行病学

美国每年约有77 000～174 000例院外心搏骤停患者接受复苏治疗[1]。随着时间推移，原发性心室颤动（ventricular fibrillation，VF）发病率已减少到20%～38%[1]。流行病学资料显示，院外心搏骤停患者预后差异极大。自主循环恢复（return of spontaneous circulation，ROSC）后住院率为9%～65%，仅1%～31%（中位数为6.4%）患者存活出院[1,2]。出院存活者中，1/3遗留永久性神经功能缺损，近半数患者可恢复到心搏骤停前状态。据报道，符合临床低温治疗试验入选标准的患者中，50%入院时心搏骤停昏迷接受低温治疗后存活者预后良好[3,4]。

发病机制

病因学

明确心搏骤停的原因可指导复苏期间和心搏骤停后的治疗及诊断性检查（表7-1）。原发性心脏源性的心搏骤停主要为心室颤动（ventricular fibrillation，VF），少部分为无脉性室性心动过速（ventricular tachycardia，VT）。VF猝死患者最常见病理改变是冠状动脉病变；尸检显示，其中75%病例原有心肌梗死（myocardial infarction，MI），20%～30%病例为急性MI[5]。伴随因VF或VT引起心源性猝死（sudden cardiac death）的其他心脏解剖异常包括心肌肥厚、心肌病和心脏特殊结构异常。心源性心搏骤停的初始心律很少表现为无脉性电活动（pulseless electrical activity，PEA）及心室停搏。PEA和心室停搏常为VF或VT恶化及对复苏治疗（如除颤）的反应。

原发性呼吸衰竭早期常出现高血压和心动过速，随后出现低血压和心动过缓并进展为PEA、VF或心室停搏。循环梗阻（如张力性气胸、心脏压塞）和血容量减少早期常表现为心动过速和低血压，而后由心动过缓发展为PEA，但也会恶化为VF或心室停搏。

心搏骤停最常见代谢性病因是高钾血症，多见于肾衰竭患者。高钾血症导致QRS波群进行性增宽，其可恶化为VT、VF、心室停搏或PEA。其他电解质紊乱（如低镁血症、高镁血症、低钾血症）也可导致严重心律失常，但引起心搏骤停的发病率尚无资料报道。

药物中毒引起心搏骤停的特征与药物成分有关，需特效药治疗，但可能不会迅速起效。需要延长复苏抢救，采用提供充足灌注的方法。

触电是通过原发性心律失常或呼吸停止导致心脏骤停。通常，100mA～1A交流电可引起VF，超过10A交流电可引起心室停搏。雷击产生的巨大直流电可导致心室停搏和长时间呼吸停止。

低温导致的心脏骤停可出现各种心电图（electrocardiogram，ECG）表现，成功复苏有赖于迅速复温，这常需要积极的有创性治疗措施［如腹腔灌洗、心肺转流术（cardiopulmonary bypass，CPB）、开胸心脏按压（open-chest cardiac massage，OCCM）］。淹溺可引起窒息，导致缓慢无收缩性心脏停搏（bradyasystolic arrest）。溺水常伴低体温，与低体温复苏治疗类似，患者可从延长复苏治疗中获益。

表 7-1　无创性心脏骤停常见病因

系统分类	病因	疾病/致病因素
心脏		冠状动脉疾病
		心肌病
		心脏结构异常
		瓣膜功能障碍
呼吸	通气不足	CNS 功能障碍
		神经肌肉疾病
		中毒和代谢性脑病
	上气道梗阻	CNS 功能障碍
		异物
		感染
		创伤
		恶性肿瘤
	呼吸衰竭	哮喘、COPD
		肺水肿
		肺栓塞
		肺炎
循环	机械性梗阻	张力性气胸
		心脏压塞
		肺栓塞
	低血容量	出血
	血管紧张度	脓毒症
		神经源性
代谢	电解质紊乱	低钾血症或高钾血症
		高镁血症
		低镁血症
		低钙血症
中毒	处方药	抗心律失常药
		洋地黄、β 受体阻断药
		钙通道阻滞剂
		三环类抗抑郁药
	药物滥用	可卡因
		海洛因
	毒物	一氧化碳
		氰化物
环境		雷击
		电击
		冻僵或中暑
		淹溺/近乎淹溺

CNS：中枢神经系统；COPD：慢性阻塞性肺疾病。

临床特征和处理

急诊科处理的心脏骤停患者大多于院外发病。越来越多第一急救者、非医务人员及公共场所配备自动除颤仪。以上项目使急救者在心脏骤停后 4～5 分钟内给予除颤，有效提高复苏成功率。如未能在关键时间窗内对足够数量的患者实施电除颤，对其生存率影响有限或无影响[10,11]。

配备院前高级急救员（paramedics）的高级心肺复苏小组常有标准的指令以遵循高级心肺复苏（cardiopulmonary resuscitation，CPR）方案。心肺复苏质量和电除颤时间是决定预后的两个最重要因素，尚无证据支持中断正确的高级生命支持，去转运一位仍然心搏骤停的病人。对正确的高级生命支持无效的心搏骤停患者，如果正确的方案已囊括在本方案内，则可在现场宣布患者死亡[12]。

心搏骤停患者的评估和治疗必须在急诊医生领导的医疗小组密切配合下同步进行，急诊医生可持续评估和监测治疗效果和反应。接诊时要确定心搏骤停的病因常很困难或不可能的。虽然可根据接诊时的病史、体格检查和 ECG 节律做出鉴别诊断，但关键信息常难以获得或不可信[13]。根据患者年龄、基础疾病和用药史可缩小鉴别诊断范围。

病史和体格检查

从家属、旁观者和急救医疗服务（emergency medical services，EMS）人员得到的病史可提供有关病因和预后的关键信息。相关信息包括心脏骤停是否有旁观者、心脏骤停时间、当时患者在做什么（如吃饭、运动、创伤）、是否服药、CPR 起始时间、初始 ECG 节律及 EMS 人员的处理。重要既往史包括：基础健康水平和精神状态；既往心、肺、肾或恶性疾病，出血，感染，及冠状动脉疾病和肺栓塞危险因素。尽可能获取患者目前用药和过敏情况。

心搏骤停患者查体须集中于以下几个关键点：①确保气道足够通畅并维持充足的通气量；②确诊心搏骤停；③寻找病因；④监护治疗引起的并发症。须依据主诉由重到轻逐步进行查体，同时给予治疗干预，并需反复评估疗效和出现的并发症（表 7-2）。

心肺骤停定义为意识丧失、呼吸停止和无脉搏三联征。必须在大动脉（颈或股）触及脉搏。对无脉搏的诊断有任何质疑，则开始 CPR，同时用手提式血管多普勒超声或呼气末二氧化碳（end-tidal car-

表 7-2　体检发现的心脏骤停病因和并发症

体格检查	体征	病因
一般情况	面色苍白	出血
	寒冷	低体温
气道	气道分泌物、呕吐物或血液	误吸
		气道梗阻
	正压通气阻力	张力性气胸
		气道梗阻
		支气管痉挛
颈部	颈静脉扩张	张力性气胸
		心脏压塞
		肺栓塞
	气管偏斜	张力性气胸
胸部	正中胸骨切开术瘢痕	基础心脏病
肺	单侧呼吸音	张力性气胸
		右主支气管插管
		误吸
	呼吸音遥远或无呼吸音或呼吸	食管内插管
		气道梗阻
	无胸廓起伏	严重支气管痉挛
	哮鸣音	误吸
		支气管痉挛
		肺水肿
	啰音	误吸
		肺水肿
		肺炎
心脏	可闻及心音	低血容量
		心脏压塞
		张力性气胸
		肺栓塞
腹部	腹膨隆和浊音	腹主动脉瘤破裂或异位妊娠破裂
	腹膨隆和鼓音	食管内插管
		胃充气
直肠	血粪、黑粪	消化道出血
四肢	脉搏不对称	主动脉夹层
	动静脉分流或瘘	高钾血症
皮肤	针孔或脓肿	静脉滥用毒品
	烧伤	吸入浓烟
		电击

bon dioxide，$ETCO_2$）检测确定无脉搏。快速床旁超声检查可明确心脏停搏，除非复苏晚期决定终止CPR，不应因检查而中断CPR。心搏骤停（如 VF 时）后，虽然濒死的喘息样呼吸尚可持续几分钟，但 15 秒钟内即可意识丧失。大脑血流中断可引起短暂抽搐。原发性呼吸骤停导致短暂的心动过速和高血压，5 分钟内即出现意识丧失、心动过缓和脉搏消失。

心脏骤停数分钟后，体格检查很少能提供心脏骤停的时间证据。心脏骤停 1 分钟内瞳孔散大，但如 CPR 及时有效，散大的瞳孔可恢复。心脏骤停数小时后可出现皮肤青紫和尸僵。体温在心脏骤停 1 小时内无明显下降，因此不能作为估测心脏骤停时间的可靠指标。中、重度低体温可引起心脏骤停，但中、重度低体温也可为长时间心脏骤停所致，二者预后截然不同。

监测

CPR 过程中传统监测有赖于单导联或多导联 ECG 评估和触诊颈动脉或股动脉搏动。由于 CPR 时产生的静脉和动脉压力相等，无脉可能提示前向血流不充分，触到脉搏也不能正确判断前向血流。此外，心脏血流不依赖于动脉收缩压，而决定于主动脉舒张压与右房舒张压之差（冠状动脉灌注压，coronary perfusion pressure，CPP）。心搏骤停期间 ECG 监测仅能显示心脏电活动的存在或消失，不能代表机械活动。目前最易进行上述两种监测方式，但其不能判断 CPR 及干预治疗效果或为预后提供可靠信息。

然而，尚无理想监测技术能提供复苏过程中全部有价值信息，下面所讨论的监测技术对 CPR 过程中出现的问题也难以或不可能证实和解释。下面简述 CPP、$ETCO_2$ 和中心静脉血氧饱和度（central venous oxygen saturation，$ScvO_2$）监测技术，可用于监测 CPR 是否有效，并具有较高特异性（表 7-3）。此外，上述几种监测技术可用于心搏骤停的即刻监测。

动脉血压和冠状动脉灌注压

心搏骤停成功复苏取决于 CPR 过程中 CPP 是否充分，CPP 与心肌血流直接相关[14]。动物和人体研究证实，如果初次心脏除颤尝试失败，CPP 最小需要

表 7-3　CPR 期间血流不充分的指标

监测技术	指标
颈动脉或股动脉搏动	不能触及
CPP	<15mmHg
$ETCO_2$	<10mmHg（应用血管升压药前）
$ScvO_2$	<40%

CPP：冠状动脉灌注压；$ETCO_2$：潮气末二氧化碳；$ScvO_2$：中心静脉血氧饱和度。

15mmHg 方可获得 ROSC[14,15]。不幸的是，急诊科心脏骤停患者复苏罕能行 CPP 监测，因为需置入动脉压力导管和中心静脉导管，二者要正确地传感提供同步显示数据。

单用有创动脉压监测也可能有帮助，另外，急诊科心搏骤停患者复苏时置入动脉压力导管常不可行。研究提示，动脉舒张压 40mmHg 高度提示 ROSC，此时舒张压已能保证冠状动脉灌注[16]。CPR 时应用有创动脉压监测有助于鉴别电机械分离（electromechanical dissociation，EMD）与假性 EMD；即刻证实 ROSC 及有利于进行连续动脉血气监测。在急诊科，复苏后常放置动脉和中心静脉导管进行监测，但仍有许多患者出现 ROSC 后再次发生心脏停搏，此时复苏仍需借助这些监护器械。

呼气末二氧化碳

实验和临床研究显示，$ETCO_2$ 是 CPR 时监测心排血量的可靠指标，但院外或急诊科进行 CPR 时需具备几个条件。$ETCO_2$ 决定于 CO_2 产生量、肺泡通气量和肺血流量（如心排血量）。如果通气量和 CO_2 产生量保持不变，$ETCO_2$ 增加或减少分别反映心排血量的增加或减少。心搏骤停和 CPR 过程中 CO_2 生成可能不稳定。心搏骤停和 CPR 能使混合静脉血 CO_2 浓度明显升高和呼吸道死腔增大，CO_2 生成量的微小变化不能引起 $ETCO_2$ 明显改变。CPR 过程中应用碳酸氢钠（sodium bicarbonate，$NaHCO_3$）可迅速增加混合静脉血 CO_2，也可使 $ETCO_2$ 暂时性增加。另外，如果分钟通气相对稳定（一个希望达到却不易达到的目标），CPR 和 ROSC 过程中仅增加心排血量即会明显增加 $ETCO_2$。

动物和人体试验显示，CPR 过程中 $ETCO_2$ 除了与心排血量相关外还与 CPP 和脑灌注压相关[17,18]。外周血管阻力（peripheral vascular resistance，PVR）不变时，根据 MAP 和心排血量之间的已知关系可预测以上关系。大剂量血管升压药治疗引起 PVR 明显增加，尽管 CPP 增加，心排血量和 $ETCO_2$ 仍降低。

$ETCO_2$ 可指导调整按压力量、速率和最大前向血流，并能监测 CPR 施行者疲劳程度（图 7-1）[19]。如果 $ETCO_2$ 值 < 10mmHg，心搏骤停复苏有可能失败[20,21]。缺乏大剂量血管升压药治疗时，$ETCO_2$ < 10mmHg 提示临床医生应提高 CPR 质量（按压力量和频率），如果情况允许，可考虑行有创复苏（如 OCCM），可能获得良好的神经病学预后。

$ETCO_2$ 监测也助于诊断和治疗 PEA。假性 EMD（即心脏有收缩但无脉搏）状态患者可有搏动性血流，只是不能触及脉搏。在此情况下，即使无胸部按压，$ETCO_2$ 水平也可升高。例如，如在未按压时 $ETCO_2$ 为 10mmHg，应考虑患者存在自主循环但可能有严重低血压。在此情况下，应考虑应用扩容和血管升压药治疗。$ETCO_2$ 监测也用于迅速检测张力性气胸减压治疗、心脏压塞行心包穿刺术和低血容量的液体复苏是否成功。ROSC 在触及脉搏搏动前就可迅速而有效地引起 $ETCO_2$ 升高。$ETCO_2$ 监测时无需中断 CPR，除非要观察患者 ECG 节律变化。

最后，$ETCO_2$ 监测对发现患者心脏骤停后血流动力学突然恶化很有价值。CPR 过程中无法检测到 $ETCO_2$ 提示气管内插管失败，大面积肺栓塞或胸外按压不充分。长时间心脏骤停后仍无法检测到 $ETCO_2$ 不能完全归咎于 CO_2 停止产生。

中心静脉血氧饱和度

如有条件，$ScvO_2$ 是监测复苏措施是否恰当的另一种方法[22]。肺动脉中混合静脉血氧饱和度（SvO_2）反映血液经体循环后残存的氧分。研究表明 CPR 过程中 $ScvO_2$ 和 SvO_2 密切相关[23]。机体氧耗量与动脉血氧饱和度（arterial oxygen saturation，SaO_2）和血红蛋白在 CPR 过程中相对恒定，因此 $ScvO_2$ 改变通过改变心排血量反映氧供变化。

虽然多腔血氧计 $ScvO_2$ 导管主要用于 ICU，其安置方法和常规中心静脉导管一样，用来连续实时监测 $ScvO_2$。$ScvO_2$ 正常范围为 60%～80%。心搏骤停和 CPR 过程中此值为 25%～35%，提示 CPR 过程中血流量不足。如果 $ScvO_2$ 未达到 40% 或以上，则几乎是 100% ROSC 阴性预测值[22]。$ScvO_2$ 也可帮助在不中断胸部按压情况下快速检测 ROSC。$ScvO_2$ 也有助于心搏骤停后期滴定式治疗和识别患者临床状况突然恶化。

超声心动图

超声心动图的主要用途是诊断，尤其是 PEA 患者。超声心动图可鉴别 EMD 与假性 EMD，也有助于诊断引起 PEA 的机械性原因如张力性气胸、心脏压塞和肺栓塞等。超声心动图也用来指导心包腔穿刺术。在骤停后期间，超声心动检查对决定心搏骤停后是否行停搏后心脏干预或衰竭心脏机械辅助治疗是有价值的。

实验室检查

CPR 时，间断抽取动、静脉血标本用于动脉血气或化学分析无意义。CPR 时典型血气结果表现：静脉血呈呼吸性酸中毒；而动脉血呈呼吸性碱中毒。通

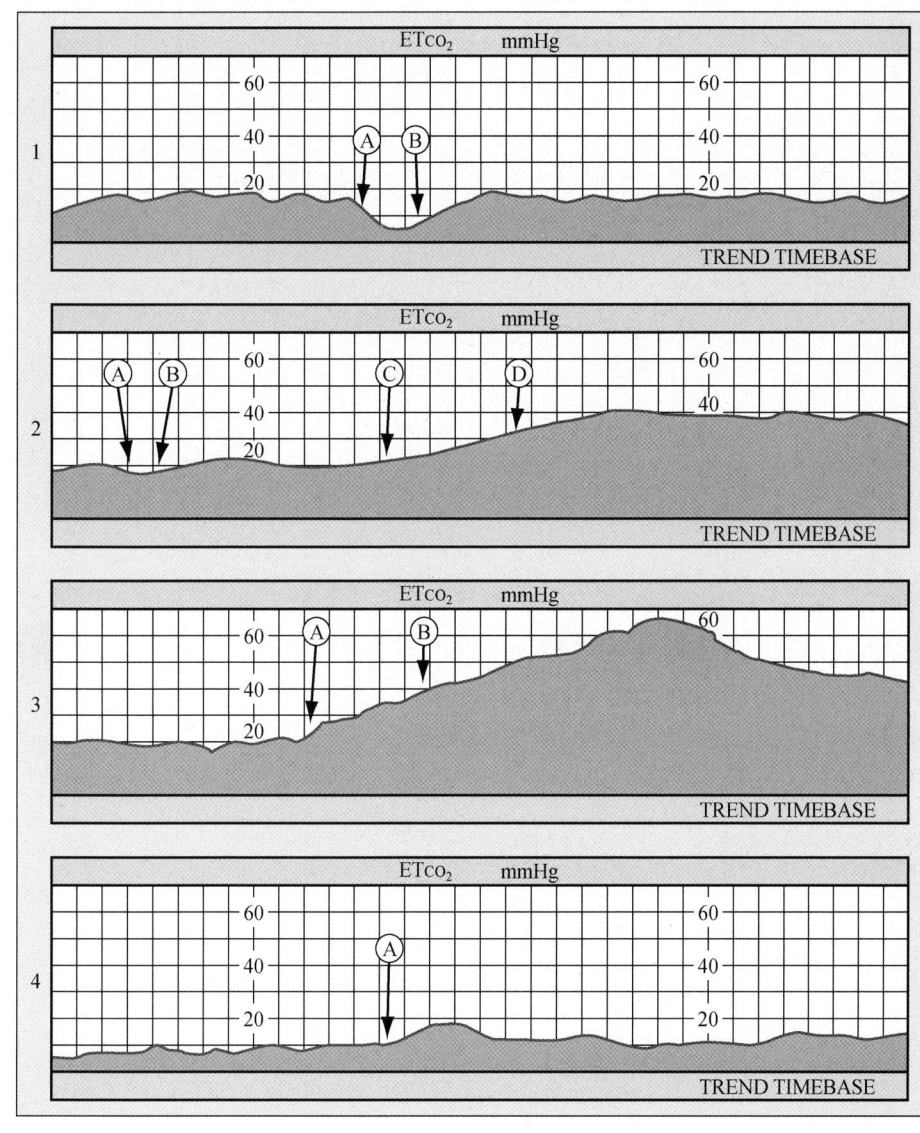

图 7-1 二氧化碳描记图描记 CPR 期间 ET_{CO_2}。**1.** A 点显示复苏操作者疲劳的影响；B 点显示更换复苏操作者影响。**2.** 患者有假性 EMD。A 点：患者无脉搏，未行复苏，却有稳定 ET_{CO_2} 为 20mmHg；B 点：CPR 重新开始；C 点：静脉多巴胺；D 点：停止 CPR，也能触及脉搏；**3.** ET_{CO_2} 突然增加（A 点）提示 ROSC；P 点可触及脉搏；**4.** A 点提示 ET_{CO_2} 暂时性增加（如大量应用碳酸氢钠）。

常，CPR 时 $SaO_2 > 94\%$，如非大面积肺栓塞或未识别的食管内插管，据此调整复苏治疗无价值。尽管 $ScvO_2$ 提示 CPR 有效，但单次测定可能不如持续血氧计 $ScvO_2$ 检测有用。

CPR 时有关实验室检查更能有助于证实诊断而非指导治疗，因为有价值结果回报常较晚而不能用于鉴别诊断。血清电解质是为排除高钾血症、低钾血症、低镁血症、高钙血症和低钙血症，如电解质紊乱可能性大，应在最初立即经验性治疗。血红蛋白浓度低提示失血，但急性大出血早期血红蛋白可正常。

复苏

心功能充分恢复是 ROSC 的标志性因素，但脑功能恢复正常是复苏成功的标志性因素。每延长 1 分钟，心搏骤停患者达到以上两个目标的可能性就会减少。心律失常有许多治疗措施，大部分治疗方式和监测技术适用于各种心律失常，此时无需再制定某种心律失常治疗方案。另外，患者很少在长时间复苏过程中只保持一种 ECG 节律。

我们必须迅速有效进行干预，以获取最佳神经病学预后。CPR 质量可能是复苏过程中最易被低估部分[24]。最重要的保证 CPR 质量指标是按压频率（至少 100 次/分）、按压深度（4～5cm）、循环周期（按、压时间各占 50%）、充分放松，并且在除颤前、后中断 CPR 时间应最短[25]。此外，CPR 过程中过度换气常见并可减少心排血量[26,27]。目前所有成人复苏方案中，对医务人员推荐的按压/通气比为 30:2[25]。虽然证据表明，旁观者于院外 CPR 时仅予胸部按压即有效，但尚无充分证据可将其作为另一种策略推荐给卫生保健专业人员，除非当时施行按压、通气和其他复苏治疗人员不足[28]。应仅在有插管能力人员在场时，才能插管，同时不中断胸部按压。使用声门上气道（如食管-气管联合导管和喉罩气道）可能是好的院外复苏阶段气道管理方法，其主要缺点是不能使

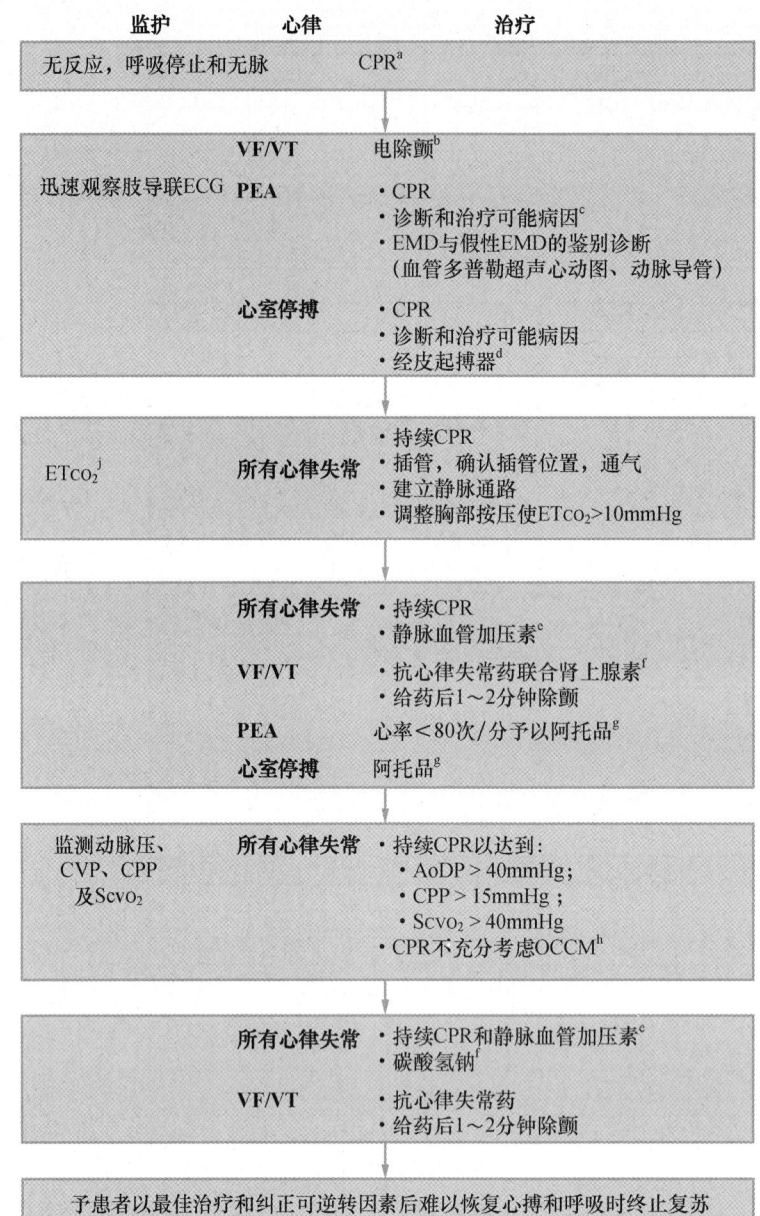

图7-2 心脏骤停急诊治疗流程。[a] 目击或短时间内发现心搏骤停,立即评估心律和电除颤,或 CPR 前出现 VF/VT,如果 VF/VT 长时间未行治疗,电除颤前行 CPR 1~2 分钟提高 ROSC 可能。EMD:电机械分离;PEA:无脉性电活动;[b] 考虑应用双相波电除颤(120~150J)与单相波电除颤(360J)对比;[c] 见表7-4;[d] 除非发生心搏骤停,立即进行通常有效;[e] 肾上腺素,起始剂量 1mg 静脉内(IV)或骨内(IO)给药或 2.5mg 经气管内插管(ETT)给药。每 3~5 分钟重复一次。此后剂量可增加至 0.1mg/kg。肾上腺素替代物为血管加压素,40U 静脉推注。若为心搏停止则血管加压素可能更有效。40U 的剂量可每 3 分钟重复一次,并每 3~5 分钟给予肾上腺素;[f] 胺碘酮,300mg 静脉推注,随后每 30 分钟给予 150mg。其他抗心律失常药包括利多卡因和溴苄胺。硫酸镁,1~2g 静脉推注应用于尖端扭转型室速或已知的低镁血症;[g] 阿托品,1mg 静脉推注或 2.5mg 经气管内插管给药。每 3~5 分钟重复剂量至总量为 0.04mg/kg;[h] 应考虑 OCCM 指征:①有明显证据显示标准 CPR 时血流不足;②心搏骤停持续时间小于 20 分钟;③临床医师判断可能有好的神经病学预后。AoDP:动脉舒张压;CPP:冠状动脉灌注压;CVP:中心静脉压;$ScvO_2$:中心静脉血氧饱和度;[i] 碳酸氢钠,长时间停止后给予 1mEq/kg 或大剂量肾上腺素;[j] 大剂量血管升压药治疗后通过血流不可预测 $ETCO_2$ 改变;[k] 只有在人员充足且不会延迟治疗措施时可行有创监测。

用气道作为给药途径。此外,监测 CPR 过程中的相关参数有助于提高 CPR 质量(表 7-3)。即使复苏时采用理想治疗,若复苏早期发现 CPR 不充分并可能出现 ROSC,负责医生应考虑有创复苏(如 OCCM)这可能会获得良好神经功能预后。但是心脏骤停持续时间较长,各项指征明确显示不适合 CPR(基于合适的监测技术)应该迅速终止复苏措施。图 7-2 显示心脏骤停流程。下面章节将讨论心律失常处理。

心室颤动和无脉性室性心动过速

VF 和无脉性 VT 发生机制相同，且对相同的治疗干预反应相同，因此治疗方法相同。双相波除颤器将很快取代传统单相截形指数（monophasic truncated exponential，MTE）或单相减震正弦波形（monophasic dampened sinusoidal，MDS）除颤器。双相波除颤器成功除颤所需能量或"除颤阈值"均低于单相波除颤器。这意味着初次除颤成功可能性增加，降低抗休克治疗后心功能障碍可能性。已证明更低的除颤阈值对患者有益，使用双相波除颤器可减少心肌损伤，但目前未充分证实何种波形（双相或单相）在达到 ROSC 或存活治愈出院方面有优势。新除颤技术促使重新制定最理想除颤方案。目前一致建议最有效除颤方案是以最佳能量水平，在 CPR 前或开始后立即以最短间歇进行一次电击[29]。连续复苏早期安置除颤电极片有利于此方案实施，因此每次除颤放置电极片和电极胶布均不需暂停 CPR。电击能量推荐范围为双相截顶指数波型 150～200J，双相方波型 120J[29]。专业人员在实际操作中应熟悉双相波除颤器厂家推荐的电击能量。推荐的单相波除颤器单次电击能量是 360J[29]。

心电监护出现 VF 或无脉性 VT 的患者，神志清楚可持续 15～30 秒。应鼓励患者尽力咳嗽直到除颤器准备好。如患者无应答，首先应立即进行持续胸部按压直至准备好除颤器。心脏骤停最初数分钟内未行 CPR 即刻除颤，产生 ROSC 可能性最大。如果心搏骤停未治疗持续时间延长（>4～5 分钟），除颤前简单胸外按压和通气（90～180 秒）可提高 ROSC 和存活率[24,30,31]。目前共识偏向于给予 1 次除颤，除颤前胸外按压暂停时间尽量短[32]。除颤后立即恢复胸部按压 2 分钟，再检查心律，再除颤[32]。

对初次除颤失败的 VF 和无脉性 VT，应使用辅助通气和胸部按压。应建立静脉通路和给予血管升压药（肾上腺素或血管加压素）治疗，且每 3～5 分钟重复一次。无论表现何种心律，与单独使用肾上腺素相比，同时给予肾上腺素及血管加压素也不能改善患者预后[33]。

除颤前后胸外按压中断时间应尽量短。对难治性 VF 和无脉性 VT 后续治疗包括持续使用血管升压药和抗心律失常药，然后再重复给予电除颤。抗心律失常药应使用到最大负荷量。除在尖端扭转性室速和低镁血症时，硫酸镁在治疗 VF 和无脉性 VT 时未证明有效。碳酸氢钠治疗的明确指征包括高钾血症和三环抗抑郁药过量。无证据支持在心搏骤停过程中使用碳酸氢钠或其他缓冲剂经验性治疗代谢性酸中毒。患者除颤后出现无脉性心律（如 PEA 或心室停搏），随后应针对相关无脉性心律治疗。

无脉性电活动（PEA）

PEA 定义为具有心脏协调的电活动（除 VT 或 VF 外）但触不到脉搏。本组节律障碍包括 EMD（无心肌收缩的）和假性 EMD（有心肌收缩但脉搏不能触及的）。尽管区别 EMD 和假性 EMD 在判断原因和指导治疗方面有用，但大多数情况下 PEA 是一个从低血压到假性 EMD 再到 EMD 的自然进程。

真正的 EMD 是心肌细胞原发性电机械偶联紊乱的结果。它常与自动节律性和传导异常相关，并导致心动过缓和 QRS 波群增宽。虽然去偶联机制尚不清楚，但常与全心肌能量耗竭和缺血缺氧造成的酸中毒相关。真正的 EMD 发生在长时间 VF 除颤后，与高钾血症、低体温和药物过量相关。

假性 EMD 由全心肌功能障碍引起，是 EMD 进程中的短暂状态且与真正的 EMD 有相同的病因。假性 EMD 的另一个心脏原因是乳头肌和心肌壁破裂，心室虽然继续收缩，但前向血流明显减少。假性 EMD 也可由室上性心动过速引起。另外引起假性 EMD 的心外原因包括低血容量、张力性气胸、心脏压塞和大面积肺栓塞。心外起源的假性 EMD 最初常有窄复合波心动过速，能发展成传导异常和 QRS 增宽的心动过缓。

治疗 PEA 需用所有常用的复苏方法，包括 CPR、气管内插管辅助通气、静脉途径和反复使用血管升压药。初期评价应包括血管多普勒超声、超声心动图或 $ETCO_2$ 监测，以区分 EMD 和假性 EMD。重要的是，容量负荷或持续输注血管升压药，上述治疗一般心搏骤停复苏时通常不常规应用，但对假性 EMD 患者可能有效。室上性心动过速引发的 PEA 应立即复律。如果心率 <60 次/分应给予阿托品治疗。单独应用上述干预通常是不够的，除非引起 PEA 的基础病因是原发性呼吸停止或室上性心动过速。PEA 患者成功复苏取决于快速诊断和治疗原发病因。查体可提供原发病因有价值的线索（表 7-4）。在低氧和低血容量时，诊断基于对经验治疗的反应，而其他原因如心脏压塞、张力性气胸和低体温在复苏过程中可明确诊断。用查体和监测指导继续复苏治疗。

心室停搏

心室停搏代表心肌电活动完全停止。尽管心室停搏可为心搏骤停早期表现，如进展性心动过缓的结果，但是心室停搏通常是长时间 VF 和 PEA 引起的心搏骤停的终末期节律。由于规则的心律或 VF 在单个

表7-4　PEA常见病因诊断和治疗

病因	诊断依据	姑息治疗	病因治疗
低血容量	观察容量复苏后疗效	输液，考虑OCCM	如出血予以止血
低氧	观察吸氧效果	吸氧、辅助通气	治疗原发病
心脏压塞	超声心动图、心包腔穿刺术	心包腔穿刺术	开胸术和心包切开术
张力性气胸	呼吸音不对称、气管移位	针刺胸腔造口术	胸腔引流管造口术
低体温	直肠温度		胸、腹腔热灌洗，OCCM或CPB
肺栓塞	深静脉血栓形成危险因素或证据	OCCM或CPB	溶栓或肺栓子清除术
药物过量	服药史	特效解毒药	特效解毒药
高钾血症	肾衰竭病史或血清钾增高	氯化钙、高糖和胰岛素、碳酸氢钠	血液透析
酸中毒	动脉血气	过度通气、碳酸氢钠	治疗原发病

CPB，心肺分流术；OCCM，开胸心脏按压。

导联上（如果心律向量与导联向量完全垂直）上可能表现为心室停搏。因此，至少在两个肢体导联ECG才能证实心室停搏。心室停搏和极细波VF很难区别。然而，为治疗可能的VF，对心室停搏常规除颤不能改善预后。

心室停搏需要所有常规复苏方法，包括CPR、气管内插管辅助通气、静脉内给药和反复使用血管升压药。一项院外随机前瞻性研究发现，心室停搏患者复苏过程时首剂给予两次剂量的血管加压素（40IU）患者较给予标准剂量肾上腺素1mg（继而根据需要可追加一次）患者住院和出院存活率有所改善[34]。近期研究发现，无论何种节律同时使用肾上腺素和血管加压素较单独使用肾上腺素未改善治疗结果[33]。阿托品应与第一剂血管升压药同时使用，并重复应用使总计量达到0.04mg/kg。大量研究显示，院外心室停搏很少对心脏起搏有效[33]。心搏骤停数分钟内进行心脏起搏可能有效。

心搏骤停后治疗

心搏骤停患者复苏不是以恢复自主循环为终点，处理此类患者应包括迅速诊断和治疗导致心搏骤停的基础疾病及长时间脑缺血引起的并发症。同时处理上述两个问题使得对心搏骤停患者的监护造成特殊的挑战。

两组前瞻性随机临床试验证实，心搏骤停昏迷存活者长时间低温诱导治疗可改善存活率和功能预后[3,4]。上述两组研究对象仅为院外有目击者的骤停和初始心律为VF的患者。达到目标体温（32～34℃）时间范围从<2小时到平均8小时[3]（四分位距4～16小时）[4]，提示较宽的治疗时间窗。低温保持12～24小时，然后逐渐复温在12～24小时以上。尽管这些参数指导心搏骤停后低体温治疗是有效的，但尚需更多临床前和临床资料确定最佳温度，达到目标温度时间及治疗持续时间。以上两项研究中，两组患者并发症发生率并无统计学差异。尽管低温诱导治疗无绝对禁忌证，但相对禁忌证包括严重心源性休克、致命性心律失常、不能控制的出血、凝血障碍、妊娠、其他已知昏迷原因（例如药物过量、癫痫持续状态）、终末期疾病和事先不复苏遗嘱。溶栓不妨碍低温治疗[4]。最后，尽管目前院外有目击者VF性心搏骤停患者的资料不多，但对于其他原因心律失常和心搏骤停的患者应努力实施骤停后诱导性低体温治疗。

当决定对患者使用低温治疗时，应尽早开始。迅速诱导低体温方法包括冰袋（应用在颈部，腹股沟区和腋下）、风扇冷却潮湿裸露皮肤、冰毯包裹和停用呼吸机加热电路。快速静脉输注适量（1～2升）4℃盐水有助于迅速降温，但需使用其他方法以维持低温。现在有许多体表自动冷却装置，此装置有胸部和大腿护垫，连续从膀胱或食管温度探针获得温度反馈。更多有创方法包括静脉内导管，可快速而精确地控制体温，但是需要时间和额外的设备。抑制降温的寒战，可用镇静和肌松药预防。然而，应避免长时间使用肌松药，因为骤停后病人有未识别出的抽搐的危险，最好。体内目标温度应为32～34℃，且最好通过留置温度敏感的膀胱导管或食管温度探针进行监测[35]。

当患者情况稳定，且已实施降温治疗时，就应尽快将患者转入ICU。虽然心搏骤停后最佳低温持续时间尚不清楚，但目标体温应维持12～24小时，然后逐渐复温超过8～12小时[36]。心搏骤停后昏迷存活者有效应用低温治疗需多学科共同努力，最好实施通过由急诊医药学、心脏病学和急救护理危重症医生及护士使用预先制定好的工作步骤实施定向目标流程（goal-directed algorithm）。

对心搏骤停后昏迷存活者应立即关注患者是否有急性冠脉综合征。心搏骤停意识丧失患者的急性冠脉综合征的诊断是极困难的。ROSC后应尽快行标准12导联ECG，如有指征行右位12导联ECG检查。一项研究显示，通过心导管发现院外心搏骤停ROSC患者中50%有急性冠脉闭塞，其中10%无ST段抬高[13]。

建议对有STEMI或新发左束支传导阻滞（left bundle branch block，LBBB）患者有指征即刻应迅速行经皮冠状动脉介入（percutaneous coronary intervention，PCI）治疗，在低温治疗过程中也可进行[36-39]。鉴于潜在性严重冠状动脉狭窄和心肌缺血患者发病可能性较高，对目前尚无进行PCI的ECG标准的患者，因此很难决定是否行PCI。无论病史或最初心搏骤停ECG表现如何，已证明急性冠状动脉栓塞后行血管成形术是心搏骤停存活的独立预测指标[13]。当有PCI指征但无条件实施不能行PCI时，应尽早考虑或者早期将心搏骤停患者转运至有能力行PCI单位，或考虑溶栓治疗[40]。对心搏骤停患者溶栓治疗的相对排除标准是CPR持续时间超过10分钟，严重CPR外伤（如气胸、连枷胸、肺挫伤伴出血）。治疗性低体温溶栓疗效和并发症的作用尚无正规的研究。

如无出血迹象和严重高血压，无论是否行低温治疗，所有患者ROSC后应抗血小板和抗凝治疗。抗血小板和抗凝治疗部分取决于有无活动性缺血病变、肾功能情况及是否行紧急血管成形术[41]。尽管对心搏骤停患者进行预防性抗心律失常治疗无益，然而CPR过程中恢复稳定心律可能与持续输注抗心律失常药有关。结合血流动力学监测，最好给予辅助治疗（如硝酸酯类、β受体阻断药）。如有指征，可静脉应用硝酸酯类和短效β受体阻断药（如艾司洛尔），由于以上药物疗效持续时间短并易调整剂量。新发LBBB、右束支传导阻滞伴左前分支或左后分支阻滞、二度Ⅱ型房室传导阻滞和三度房室传导阻滞必要时可行经胸起搏，也可考虑放置经静脉起搏导管，但不常用[42]。

机体氧供（oxygen delivery，DO_2）不足引起细胞无氧代谢和乳酸增多（氧合不良）。持续复苏增加氧供有助于稳定患者病情和预防多器官功能障碍和再发心脏骤停。

心搏骤停与CPR期间，机体DO_2明显低于必需水平。患者ROSC时，应继续行复苏以达到充分氧供。为预防无氧代谢，血乳酸浓度测定能提供DO_2是否充分的间接证据。通常，心搏骤停复苏后血乳酸水平升高。要想知道乳酸是否继续产生，需要连续监测血乳酸浓度。DO_2不足也促使氧摄取增加导致SvO_2降低。低SvO_2和乳酸水平持续升高提示DO_2不足。CPR患者受长时间CPR和大剂量血管升压药影响使受损组织氧摄取增加[43]。这些患者DO_2不足，而SvO_2异常升高（静脉氧过多），预示有严重的全身性血液分流，导致无氧供血流增加。乳酸水平在这种情况下持续升高。因此乳酸水平持续升高合并$ScvO_2$正常或增加提示严重的全身血液分流。此类患者的治疗包括：适当减少血管升压药；更多补液及应用血管舒张药治疗以开放灌注不足的组织血管床。

联合应用血流动力学和代谢终点（氧代谢）指导急诊科复苏能改善脓毒性休克患者预后，但尚未对心脏骤停患者进行评估[44]。心搏骤停时，联合应用血流动力学和代谢终点指导复苏可能有帮助，它较简单，仅需膈上置入中心静脉导管。$ScvO_2$可用于替代SvO_2，不再需肺动脉导管[23]。如果$ScvO_2$异常降低（<65%），但是血红蛋白和SaO_2均正常，则心排血量不足。CVP用于推断心排血量不足是继发于低血容量还是心功能受损。大多数患者CVP达10～15mmHg可确保足够前负荷。CVP正常，MAP至少70mmHg时，开始正性肌力药（如多巴酚丁胺）治疗同时考虑再灌注治疗。多巴酚丁胺治疗初期，CVP可迅速下降。保证血红蛋白≥10g/dl再行扩容治疗才能维持足够CVP。

可通过持续或间断监测$ScvO_2$或血乳酸浓度评估DO_2干预治疗效果。$ScvO_2$增加伴乳酸浓度下降提示DO_2改善。$ScvO_2$未改变提示需继续增加DO_2。经最大剂量药物和扩容治疗，如果乳酸浓度持续升高而$ScvO_2$降低预示需采取其他治疗措施（包括血管再生、主动脉球囊反搏术机械辅助或体外支持）确保DO_2以避免氧债积累，氧债增加会导致死亡或多器官功能衰竭。低温诱导可帮助降低心搏骤停患者组织代谢。图7-3提供心搏骤停患者目标-导向治疗指南。对静脉氧过多和血乳酸浓度增高患者也可用低温治疗。上述发现提示，严重微循环功能障碍可引起机体缺氧，不利于存活。随着强效血管升压药（如血管加压素）应用，上述情况进一步加重病情。

复苏体系应确保心搏骤停患者迅速从急诊科转移至心导管室或ICU，重症监护能指导进一步治疗，以获得最佳预后。应全面告知家属患者病情及转运情况。如不能迅速将心搏骤停患者转至ICU，即应在急诊科开始复苏。

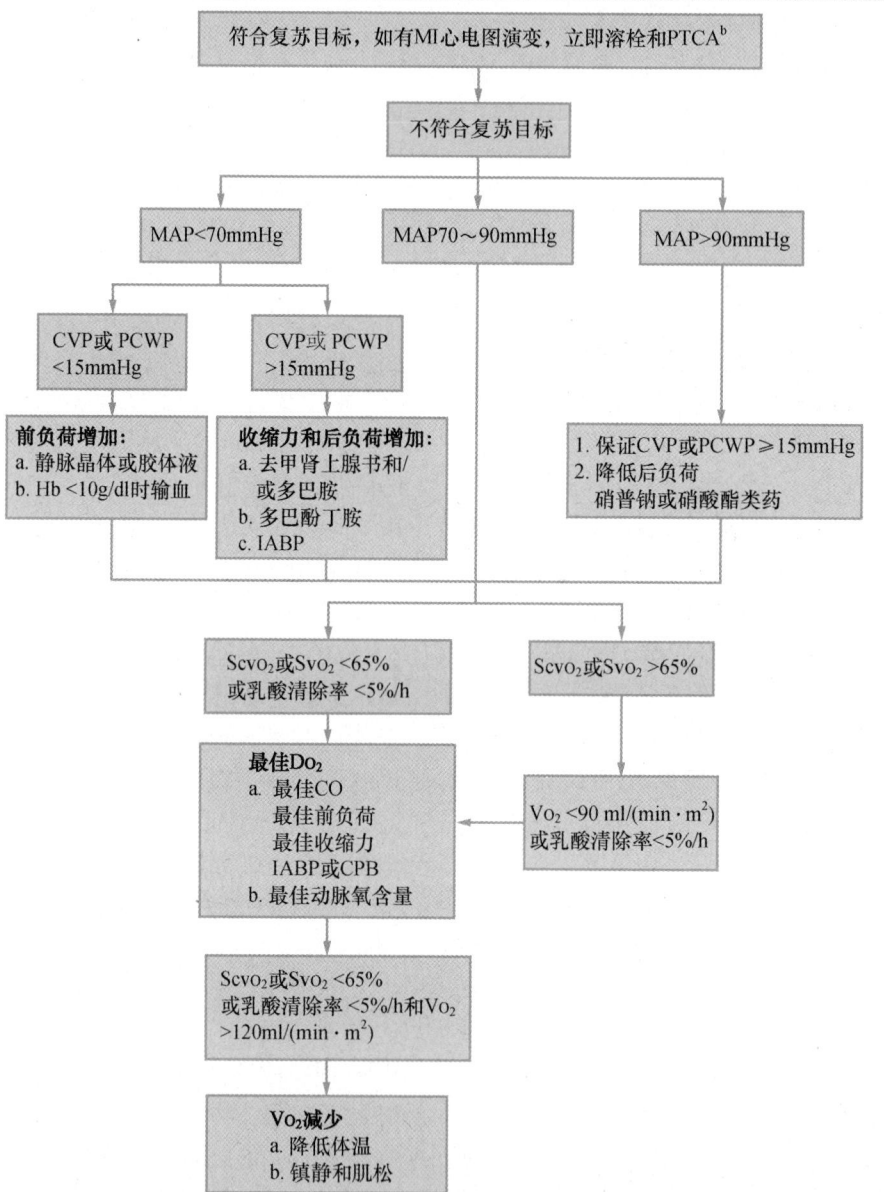

图 7-3　心搏骤停目标-导向治疗流程图。a 低温治疗可用于目击因VF心脏骤停存活的昏迷患者。该疗法对其他原因引起心搏骤停复苏存活患者也有效。相对禁忌证包括未目击的心搏骤停、严重心源性休克、致命性心律失常、出血无法控制、凝血障碍、妊娠、其他已知原因昏迷（如药物过量或癫痫持续状态）、终末期疾病和已知的不能复苏状态。b 低温治疗不是溶栓禁忌证。CPB：心肺旁路术；CVP：中心静脉压；Do_2：氧供；ECG：心电图；Hb：血红蛋白；IABP：主动脉内球囊反搏术；MAP：平均动脉压；PCWP：肺毛细血管楔压；PTCA：经皮腔内血管成形术；SaO_2：混合静脉血氧饱和度；Vo_2：氧耗量。

重要概念

- CPR 质量，包括胸部按压最少中断，是心搏骤停成功复苏的关键。
- 适当的心脏功能恢复是 ROSC 的决定因素。正常大脑功能恢复是成功复苏的决定因素。
- 心搏骤停患者的复苏不能以 ROSC 为终点。快速诊断和合理治疗诱发心搏骤停的病理状态及心搏骤停引起的病理状态，以及用目标-导向血流动力学治疗能改善患者预后。
- 长时间诱导性低体温（32～34℃ 持续 12～24 小时）是 ROSC 后能改善昏迷心搏骤停存活者的存活率和功能预后的最佳治疗方法。

本章参考文献请参见 http://pumpress.bjmu.edu.cn/eduservice/3419.html

第8章 儿童心肺复苏

Marc D.Berg, Vinay M.Nadkarni, Marianne ausche-Hill, Amy H.Kaji, and Robert A.Berg

高恒淼 译　钱素云 校

心搏骤停

概述

心搏骤停（cardiac arrest）在儿科并不罕见，儿科重症监护病房（pediatric intensive care unit，PICU）病人的发生率为2%～6%[1,2]。美国每年发生儿童院外心搏骤停约为16 000例，大约相当于每年8～20例/100 000儿童[3,4]。这些数据提示院内心搏骤停发生率大约为院外的100倍[5]。

尽管曾认为儿童心搏骤停的预后较为悲观[6,7]，但近期资料显示儿童心肺复苏（cardiopulmonary resuscitation，CPR）的确可挽救生命。院内心搏骤停复苏初始成功率高达2/3[8-12]，超过25%的病人存活出院。院外心搏骤停者30%能恢复自主循环，24%被送入医院时存活，12%存活出院[4]。对儿童实施CPR并非既往文献中描述的那样徒劳无功[13]。

心搏骤停的病因和病理生理学分类

多种病理生理学过程均可导致心搏骤停，已确定最常见的三种机制为：窒息、心肌缺血和心律失常。窒息引起的心搏骤停在儿童最为常见[3,10,12]，发生心搏骤停前有急性缺氧和二氧化碳潴留。心肌缺血引起的心搏骤停在儿童最常见于低血容量、脓毒症或心肌功能受损引起的休克，心搏骤停前通常有心肌灌注不足。心律失常引起的心搏骤停前有室颤（ventricular fibrillation，VF）或室速（ventricular tachycardia，VT）。近期的两项研究表明[10,12]，院内心搏骤停的直接原因中心律失常占10%，窒息和心肌缺血分别占67%和61%（大部分两者兼有）。院外心搏骤停同样大部分由窒息或心肌缺血引起，5%～20%为心律失常所致[4,14]。

疾病特征

儿童与成人的差异

由于儿童与成人在解剖、生理、导致心脏骤停的病因及常见心律失常方面均不同，儿童CPR方法也与成人有所不同。与成人相比，儿童心搏骤停多由继发于各种原因的呼吸衰竭或休克导致的严重缺氧或窒息引起，因冠状动脉疾病突发室颤引起者极为少见。由于长时间缺氧和酸中毒抑制心脏功能，最终引起心搏骤停，发生心搏骤停时，全身各器官已发生严重缺氧缺血性损害。

心搏骤停期间采用闭式胸部心脏按压可获得适当的循环灌注，这一认识最初来源于以胸壁顺应性好的小狗作为实验对象的研究[15]。基于合理的推断，研究者认为闭式胸部心脏按压可能对儿童有效，而对成人无效。因此，第1例应用闭式胸部心脏按压抢救成功的患者为儿童。据推断，导致血流流动的机制是：由于儿童胸部顺应性好，闭式胸部心脏按压直接挤压位于胸骨和脊柱之间的心脏。后来的研究提示，CPR期间胸腔的泵机制可引起血液流动，也就是说，胸部按压导致的胸腔内压力增高可使血液由肺血管回流至心脏，再由心脏进入周围循环。不论其机制为何，胸壁顺应性好的儿童（包括未成年动物）CPR期间心输出量高于胸壁顺应性较差的成人[16,17]。有趣的是，美国心脏病协会（American Heart Association，AHA）国家CPR登记处的资料显示，婴儿院内心搏骤停的预后好于年长儿，这可能与CPR期间婴儿的灌注较好有关[9]。

心搏骤停的四个阶段

心脏骤停可分 4 个阶段：①心搏骤停前期；②无血流灌注期（未开始 CPR 时）；③低血流灌注期（CPR 期间）；④复苏后阶段。每一阶段均有其独特的生理改变和治疗策略。

心搏骤停前期

指在心跳停止之前的一段时间。由于多数院外心搏骤停由进行性加重的窒息或心肌缺血引起，采取某些措施常可避免发生这种损害。如：婴儿或较小儿童乘坐汽车时安装儿童座椅，年长儿使用安全带，可避免由于车祸造成的心搏骤停；在游泳池周围安装带有自动关闭式门的栅栏可避免溺水。

英国院内心肺复苏研究（the British Hospital Resuscitation study）结果和 AHA 国家心肺复苏登记处（National Registry of Cardiopulmonary Resuscitation, NRCPR）的资料均清晰显示：多数儿童院内心搏骤停由窒息或心肌缺血引起，而不是突发心律失常[10,18,19]。最为重要的是，许多窒息或心肌缺血引起的心搏骤停可通过早期识别、治疗呼吸衰竭和休克预防。正是基于这种认识，促成了急诊小组（medical emergency teams）[也称快速反应小组（rapid response teams）]的建立，以在呼吸衰竭和休克发展为心搏骤停之前予以识别、治疗[20,21]。儿童高级生命支持（Pediatric Advanced Life Support, PALS）课程的设立者抓住了这一关键问题，设置该课程的目的就是让学员掌握如何早期识别、治疗儿童的呼吸衰竭和休克，以防止发展为心搏骤停[7]。处于心搏骤停前期的住院患儿，应安置在能迅速诊断和积极治疗呼吸衰竭、休克和危及生命的心律失常的监护病房。

无血流灌注期（开始 CPR 前）

仅有 1/3 的儿童院外心搏骤停患者接受了心肺复苏[4,14]，因此对于无血流灌注期的心搏骤停，最关键的是及早识别、及早开始基础和高级生命支持。

NRCPR 的数据显示：83% 的儿童发生院内心搏骤停时有目击者在场，而且这些儿童均处于监护之下[10]。如果院内心搏骤停发生在没有监护条件的病房，应视为潜在可避免死亡或警示性事件。

低血流灌注期（CPR 期间）

在未开始 CPR 时，循环血流停止，也就是无血流灌注期。在 CPR 期间，通过胸外按压可驱使血液流动。对儿童而言，引起血液流动的主要机制是按压心脏。心输出量取决于每搏输出量和心率。按压力量（深度）是每搏输出量的主要决定因素，心率则取决于按压频率。影响每搏输出量的另一因素是心脏前负荷，因此在发生心搏骤停前有休克（如低血容量或脓毒性休克）者可能需补充血容量，以保证胸外心脏按压时获得足够的心输出量。有效的 CPR 过程中心输出量可达正常窦性心律时的 10%～25%。

适量的心肌血液灌注是自主循环恢复的前提。CPR 期间，心肌血液灌注取决于血液由主动脉进入冠状动脉的"驱动压"，或称冠状动脉灌注压，即舒张期主动脉和右心房间的压力差。在成人，如果 CPR 期间冠状动脉灌注压低于 15mmHg，自主循环恢复的可能性大幅降低[22]。动物实验的资料提示，若将冠状动脉灌注压提高至 25mmHg 以上可改善预后[23]。更需指出的是，即使短暂的停止心脏按压（例如两次人工呼吸时停止按压 4s），也可使主动脉舒张压和冠状动脉灌注压明显降低，进而导致心肌灌注不足[24,25]（图 8-1）。

环抱按压法与双指按压法

在成人心搏骤停和动物实验中，环抱按压（例如：马甲式 CPR）时的血流动力学优于双指按压。推荐的 CPR 方法是：若复苏者的手足够大，则双手环抱胸廓，按压时以两拇指向下按压胸骨，双手挤压胸廓[14]（图 8-2）。与传统的双指胸骨按压法相比，这种"双拇指"环抱按压法能产生较高的收缩压、舒张压和脉压差[26,27]。

胸外心脏按压频率

心肌血液灌注的另一重要决定因素是胸外心脏按压的频率。尽管目前尚不能确定胸外按压的适当频率，但大样本的动物实验资料显示：与按压频率为 80 次/分相比，按压频率为 100 次/分时冠状动脉灌注压、心输出量和动物的生存率明显提高[28,29]。成人的临床研究也显示：呼气末 CO_2 水平（是 CPR 期间反映心排出量的一个指标）在按压频率为 120 次/分时较按压频率为 80 次/分明显增高[30]。由于在心肺复苏时血流优先供应心肌和脑干，有效的 CPR 时心肌灌注可达正常窦性心律时的 50% 以上。

正如恢复冠状动脉灌注是恢复自主循环的关键一样，适当的脑灌注是降低心脏骤停时脑缺氧性损伤的关键。与心肌血流灌注不同，CPR 过程中仅在按压时产生脑血流灌注。有力、不间断的胸外按压时脑和冠状动脉血流灌注优于频率慢、力量不足的按压，且在频率为 120 次/分时好于频率为 60 次/分。另外，缩血管药物（如肾上腺素、血管加压素）可使 CPR 时由心脏排出的血流优先分布到冠状动脉和脑循环。

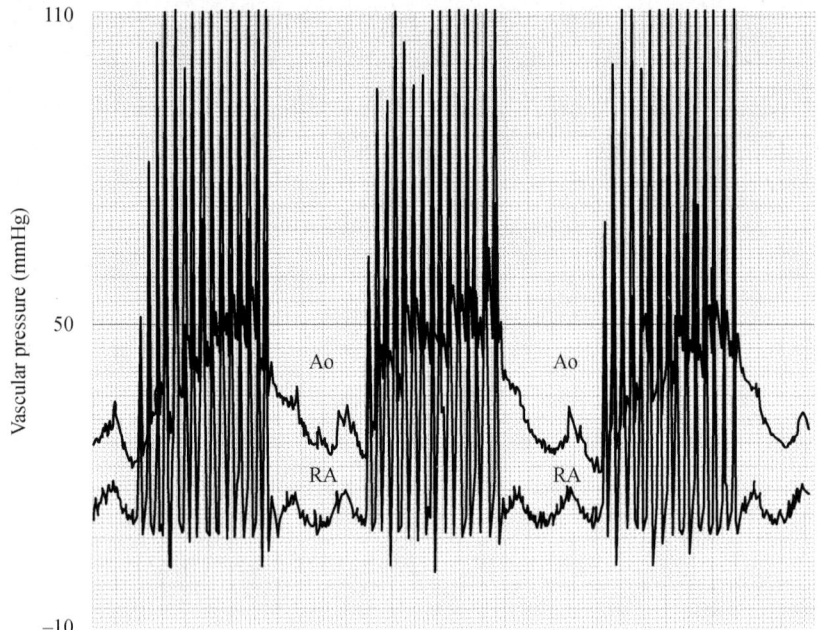

图8-1 心肺复苏时的脑灌注压。Ao，主动脉；RA，右心房。(Courtesy of University of Arizona, Department of Pediatrics, Division of Pediatric Critical Care.)

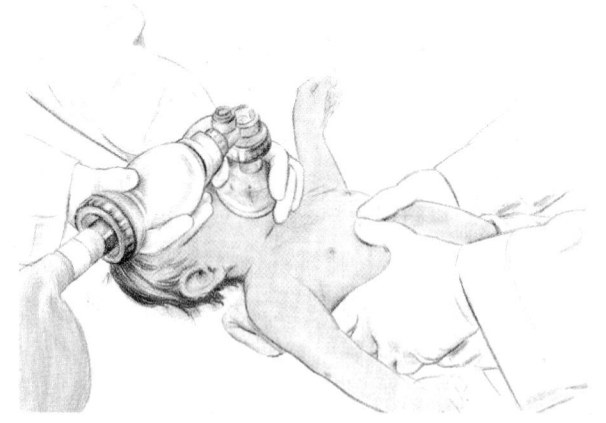

图8-2 婴儿双手环抱双拇指按压法。(Reprinted with permission from BLS for Healthcare Providers. Copyright © 2006, American Heart Association, Inc.)

在低血流灌注期，CPR的目的是为冠状动脉、脑和其他重要脏器提供血流灌注，因此高质量基础生命支持特别强调给予持续有效的心脏按压。在此阶段，胸外心脏按压产生的血压是冠状动脉和脑血液灌注的唯一动力，适当的冠状动脉和脑灌注是复苏成功的关键。进行其他操作、分析心脏节律、检查脉搏、复苏者为提供人工呼吸变动位置等任何原因导致的胸外心脏按压中断均有潜在危害[24]。对于室颤和无脉性室速，重要的是快速识别其心电图表现和适时积极除颤。对由于窒息或心肌缺血导致的心搏骤停，重要的是提供与血流相应的通气和氧气，以保证适当的心肌灌注和氧供给。

尽管已有基于循证医学的复苏指南，并对复苏人员提供了广泛的培训，给合格者发放了证书，但CPR的质量仍较低。按压频率慢、深度不当和按压中断是普遍存在的三个问题[31-33]。另外，在专业人员进行CPR时，人工呼吸的频率经常过快，这可能导致静脉回流受阻而影响预后[33,34]。复苏的要领是：用力快速按压、尽量减少中断、按压后让胸廓完全复位和避免过度通气。这样可明显改善心肌、脑和全身的血液灌注，从而可能改善预后[35]。

按压和通气的比例

对儿童而言，理想的按压通气比例尚不清楚。从生理学角度分析，CPR期间心输出量和肺血流量仅相当于正常窦性心律时的10%～25%，因而其所需的通气量应明显降低[36]。最佳的按压通气比例取决于多种因素，包括：按压频率、潮气量、按压产生的血流情况以及停止按压进行人工通气的时间。在儿童CPR的人体模型中，心脏按压与人工通气比例为15∶2可提供与比例为5∶2时相同的分钟通气量，但心脏按压的频率较后者提高48%[37,38]。必须在人工正压通气的益处（如提高动脉血氧含量、清除CO_2）和其负面作用（如胸内压提高，抑制循环和静脉血回流）之间取得平衡。

成人CPR期间氧输送的数学模型提示：专业人员双人复苏时适当的按压通气比例为30∶2，非专业人员单人复苏时则接近50∶2[39]。将相似的数学模型根据已知的儿童生理参数进行调整后，提示CPR时心脏按压和通气的比例在10∶2至30∶2之间可向组织提供适当的氧输送[40]。

目前推荐的CPR期间胸外按压通气比例是基于动物实验、人体模型和数学模型的理论推测，并考虑了成人学习者记忆方法的教育学理论。在 2005 年 AHA 指南中，推荐非专业人员单人心肺复苏时胸外按压和通气的比例统一为 30∶2；若两个专业人员进行复苏，对刚出生的新生儿以外的儿童，推荐的比例为 15∶2；对刚出生的新生儿，推荐的比例为 3∶1，这使每分钟的通气次数增加，但心脏按压的频率与儿童接近（100 次/分和 90 次/分）[41]。这一推荐意见是在综合考虑了儿童心搏骤停时心脏和肺循环的生理状态及教学问题（即好处是单人旁观者复苏时只需记住一个按压通气比例为 30∶2），达成共识后做出的。

胸外按压者体位倾斜

随着对胸外按压频率过慢和深度过浅（也就是用力不足）的认识，研究者已将关注的焦点集中在 CPR 时胸外按压者的体位倾斜。目前已认识到，胸外按压者体位前倾，或者说是每次按压后胸廓不能完全回弹复位是常见现象[42-44]。Aufderheide 观察到，在利用人体模型对志愿者进行 CPR 培训时，13 次复苏中有 6 次胸廓未能完全回弹复位[42-44]。在一项大样本的院外心搏骤停的观察性研究中，173 次 CPR 中有 16 次（9%）胸廓未能完全回弹复位次数超过了按压频率的 10%[43]。对儿童院内 CPR 的观察性研究表明，胸外按压者体位前倾是常见现象，发生率为 23%[45]。胸外按压者"倾斜"产生的压力约为其体重的 15%，这可导致胸内压增高，在理论上可影响 CPR 时的血流动力学[45-48]。

心肺复苏实时反馈技术

为改善 CPR 质量，发展了一种新的实时监测 CPR 技术：即将一个压力传感器和一个加速度传感器放置在胸部，传感器将获得的信息输送至一个除颤监护仪，除颤监护仪对信息进行定量分析后，将胸外按压的频率、力量及人工呼吸的频率和潮气量，用语音提示反馈给施救者。最近的研究表明：这一反馈装置显示的低质量心肺复苏降低了除颤成功率[35]，施救者可利用这种自动反馈来提高 CPR 质量和对目前 CPR 指南的依从性[49]。一项近期的初步研究提示，儿童 CPR 过程中的实时纠正性反馈可提高 CPR 质量，但必须提供接受 CPR 者更准确、恰当的信息[50]。目前尚不清楚儿童 CPR 期间主动脉压的恰当数值，动物实验数据和成人资料提示：主动脉舒张期（或胸外按压放松时）血压的合理目标是大于 20~30mmHg[22,23]。与之相似，主动脉收缩期（或胸外按压时）血压的合理目标为：新生儿 >50mmHg，婴儿 >60mmHg，儿童 >70~80mmHg，青春期 >80~90mmHg。

"只用手"的心肺复苏

近来对突发心脏骤停进行单纯胸外按压式 CPR，或者说是"只用手"进行 CPR 越来越引起关注。AHA 最近发表了一份科学通报，推荐对成人突发心脏骤停进行"只用手"的 CPR[51]。这一推荐意见特别说明："只用手"的 CPR 不适用于继发于呼吸衰竭和低氧血症引起的心搏骤停（窒息性心搏骤停）和儿童心搏骤停。若心搏骤停目击者未接受过正规 CPR 训练，或虽接受过正规 CPR 训练，但不能保证在给予人工通气同时使停止心脏按压的时间降到最低，可选择"只用手"的 CPR。若目击者曾接受 CPR 正规训练，且有信心保证在提供人工通气的同时将停止心脏按压的时间降至最低，可采用按压通气比例为 30∶2 的常规 CPR 或单纯心脏按压式 CPR。在通过电话指导进行 CPR 时，由于口对口人工呼吸是一项复杂的心理-运动相结合的动作，难以通过电话进行传授，推荐采用"只用手"的 CPR。

许多动物实验已证实，对室颤患者最初几分钟的 CPR 而言，不提供人工呼吸的单纯胸外按压式 CPR 和提供人工呼吸的 CPR 同样有效[25,52-55]。虽然对心搏骤停患者存活而言，供氧和通气无疑非常重要，但在突发室颤引起心搏骤停的初期，由于没有血液流动，加之主动脉本身耗氧极少，主动脉内的氧和二氧化碳浓度与心搏骤停前相比并无明显改变，因此当开始心脏按压后，从主动脉进入冠状动脉和脑循环的血液，能够提供适当的氧和可接受的 pH。在此阶段，心肌和脑的氧供应更多地取决于血流量而不是血液的氧含量。在 CPR 的低血流灌注期，由于肺内储存了相对较多的氧和较少的二氧化碳，在开始 CPR 后不需人工通气即可提供足够的通气和氧。另外，突然心搏骤停患者 CPR 过程中自发的叹息样呼吸和胸外按压均能提供一定量的通气和气体交换。因此，对于室颤引起的心搏骤停单纯胸外按压可提供适当的动脉血氧和 pH[52,53,56]。

有 6 项成人院外心脏骤停的临床研究结果发现，接受目击者单纯胸外按压 CPR 患者的预后与接受标准 CPR 的效果相同或更好[57-63]。其中 1 项为电话指导的 CPR 的前瞻性双盲对照研究，另外 5 项为对接受目击者 CPR 患者预后的观察性研究[57-63]。

窒息和儿童心搏骤停

不推荐将单纯胸外按压式 CPR（也就是仅用手

作 CPR）应用于儿童。由于儿童心搏骤停之前常有呼吸停止或窒息，因此心脏按压之前给予人工通气不必过分谨慎。在窒息进展为心搏骤停之前，组织的血液灌注虽然存在，但动脉和静脉血液中的氧饱和度已经下降，二氧化碳和乳酸则持续性增高。另外，心搏骤停之前肺部血流持续存在，使肺部的氧储备耗竭。此时给予人工呼吸可能是挽救生命的措施。

动物实验研究结果显示：对于窒息引起的心搏骤停，由目击者进行 CPR 时，在胸外按压之前予人工通气的结果要远好于单纯胸外按压式 CPR[64,65]，实施单纯胸外按压式 CPR 要好于没有进行 CPR。这些结果支持将人工呼吸作为儿童窒息导致的心搏骤停时 CPR 的关键组成部分。然而，不论院内或院外儿童心搏骤停，均有大约 10% 是由室颤或室速引起，因此，若年长儿突然因心搏骤停晕倒（也就是说由室颤或室速引起），目击者进行单纯胸外按压式 CPR 是一个合理选择。

心肺复苏低血流灌注期儿童高级生命支持药物治疗

图 8-3 为儿童无脉性心搏骤停处理的简化流程图。表 8-1 列出了 CPR 时常用药物，包括药物剂量和适应证。

尽管动物实验提示肾上腺素可提高窒息性或室颤所致心搏骤停的初步复苏成功率，但已经证实，没有任何单一药物能改善儿科心搏骤停患者出院时存活率。儿童 CPR 时常用药物包括血管加压剂（肾上腺素或血管加压素）、氯化钙、碳酸氢钠和抗心律失常药（胺碘酮或利多卡因）。在 CPR 期间，肾上腺素的 α 作用可增强全身血管阻力，提高舒张压，增加冠状动脉灌注压和冠脉血流，提高自主循环恢复（return of spontaneous circulation, ROSC）的可能性，还可通过收缩周围血管使血流更多流向脑组织，从而增加脑血流量；其 β 作用可改善心肌收缩功能，增加心率，此外还可使骨骼肌血管床的平滑肌和支气管平滑肌舒张（这一作用重要性不如前者）。肾上腺素可增加室颤波幅，变细小室颤为粗大室颤，提高除颤成功率。

前瞻性和回顾性研究均提示，大剂量肾上腺素（0.05～0.2mg/kg）不能提高成人和儿童心搏骤停的生存率，并可能与较重的神经系统后遗症有关[66-69]。一项对住院儿童心搏骤停的随机双盲对照研究显示，在初始标准剂量肾上腺素无效后，与继续使用标准剂量相比，使用大剂量肾上腺素者 24 小时生存率更低（1/27 vs. 6/23，$P<0.05$）[70]。因此，不推荐在 CPR 时常规使用大剂量肾上腺素。

复苏后阶段

心搏骤停后综合征是发生于成功复苏后的一系列病理生理过程独特而复杂的组合，包括：①心搏骤停后脑损伤；②心搏骤停后心肌功能不全；③全身性缺血再灌注反应；④尚未解除的导致心搏骤停的病理过程。

心搏骤停后脑损伤的临床表现包括昏迷、惊厥发作、肌阵挛、不同程度的神经认知功能障碍（从记忆缺陷到持续呈植物状态）以及脑死亡。轻度诱导性低体温是成人心肺复苏后脑损伤最公认的治疗方法。有 2 项随机对照研究证实诱导性低体温（32～34℃）可改善成人室颤致心搏骤停复苏后昏迷患者的预后[71,72]，这两项研究的入选标准为：年龄 > 18 岁；心搏骤停由非创伤性室颤引起；复苏成功后持续昏迷。但很难用这些研究来解释或推断这一方法是否适用于儿童。心搏骤停之后的发热、脑部创伤、卒中和其他缺血性病变与神经系统不良预后相关。心搏骤停后体温增高在儿童常见[73]，因此有理由认为轻度诱导性低体温可能使非创伤性心搏骤停的复苏后患儿受益。然而，目前尚未见就此项治疗对非室颤所致心搏骤停的任何病人或儿童的益处的严谨研究报告。诱导性低体温对院内心搏骤停和创伤性心搏骤停患者效果的多中心研究正在进行中。近期对新生儿缺氧缺血性脑病的研究表明此项治疗有效，提示诱导性低体温可改善预后[74]。

在心搏骤停复苏成功患者中，复苏后心肌功能不全和低血压性休克很常见。Laurent 和其同事报告院外心搏骤停患者复苏后进入 ICU 的 165 例连续性病例中，90 例需用血管活性药治疗低血压性休克[75]。其他研究结果与此相似，显示左室功能不全和低血压性休克在成人和儿童心搏骤停复苏成功者中常见，且这些改变在长期存活者中常为可逆性[71,72,76-80]。有趣的是，在病理生理学方面，心搏骤停后心肌功能不全看起来与脓毒症相关性心肌功能不全相似，包括炎症介质和一氧化氮增高[75,77,78,81,82]。尽管目前尚不能确定复苏后低血压和心肌功能障碍的适当治疗方法，但动物模型对照研究显示多巴酚丁胺、米力农和左西孟旦可使复苏后心肌功能障碍得到有效改善[83-87]；在临床观察研究中，目前资料提示积极的血流动力学支持治疗可改善预后，对复苏后低血压同时有中心静脉压降低者予液体复苏，复苏后心肌功能障碍者使用多种血管活性药物，包括肾上腺素、多巴酚丁胺和多巴胺[71,72,76-80]。

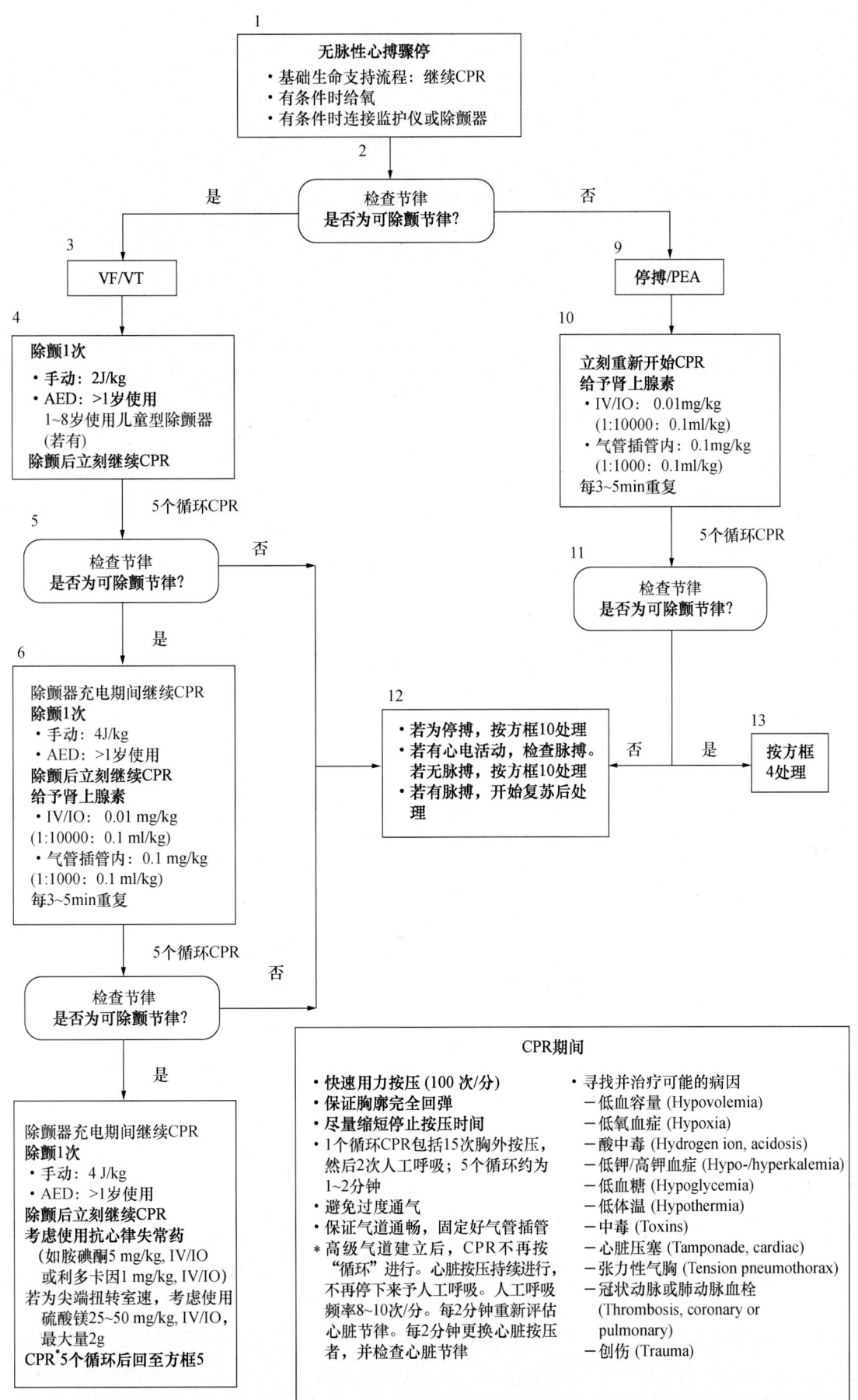

图 8-3 婴儿和儿童心跳呼吸骤停处置流程图。AED：自动体外除颤；CPR：心肺复苏；IO：骨髓内注射；IV：静脉注射；PEA：无脉性电活动；VF：室颤；VT：室速。（Reprinted with permission from Pediatric Advanced Life Support Course Guide. Copyright © 2006, American Heart Association, Inc.）

表 8-1　儿童心搏骤停常用药物

药物名称	适应证和剂量
腺苷 （Adenosine）	适应证：室上速 剂量和用法：首次 0.1mg/kg，快速静脉或骨髓内推注，最大剂量 6mg；第二剂 0.2mg/kg，快速静脉或骨髓内推注，最大剂量 12mg
白蛋白 （Albumin）	适应证：休克、创伤、烧伤 剂量和用法：0.5～1g/kg（5% 溶液 10～20ml/kg），静脉或骨髓内快速输入
沙丁胺醇 （Albuterol）	适应证：哮喘、过敏性支气管痉挛、高钾血症 剂量和用法：MDI：每次 4～8 掀吸入，必要时 20 分钟一次。使用同步装置，气管插管者可气管插管内给药 气雾剂：体重 20kg 以下每次 2.5mg，20kg 以上每次 5mg，吸入，必要时 20 分钟重复给药 持续雾化吸入：0.5mg/(kg·h)，最大剂量 20mg/h
前列地尔 （Alprostadil，PGE_1）	适应证：所有导管依赖性先天性心脏病 剂量和用法：开始 0.05～0.1μg/(kg·min)，以后 0.01～0.05 μg/(kg·min)，静脉或骨髓内持续滴注
胺碘酮 （Amiodarone）	适应证： ①室上速、有脉的室速 剂量和用法：负荷量 5mg/kg，最大 300mg，20～60 分钟内静脉或骨髓内注射。无效可重复，每日最大剂量 15mg/kg（或总量 2.2g） ②无脉性心搏骤停（室颤或无脉性室速） 剂量和用法：5mg/kg，最大 300mg，静脉或骨髓内注射。无效可重复，每日最大剂量 15mg/kg（或总量 2.2g）
硫酸阿托品 （Atropine sulfate）	适应证： ①有症状的心动过缓 剂量和用法：0.02mg/kg，单次最小剂量 0.1mg；单次最大剂量儿童 0.5mg，青少年 1mg。静脉或骨髓内注射，无效可重复一次。总剂量最大儿童 1mg，青少年 2mg。气管插管内给药：0.04～0.06mg/kg ②中毒或药物过量（例如：有机磷、氨基甲酸盐） 剂量和用法：12 岁以下 0.02～0.05mg/kg，12 岁以上 0.05mg/kg，静脉或骨髓内注射，每 20～30 分钟重复一次，至出现阿托品效应（口干、心率增快、瞳孔散大）或症状缓解
氯化钙（10%） （Calcium chloride 10%）	适应证：低钙血症、高钾血症、高镁血症、钙通道阻滞剂过量 剂量和用法：20mg/kg（0.2ml/kg），心搏骤停或低血压时静脉或骨髓内缓慢注射。必要时重复
地塞米松 （Dexamethasone）	适应证：哮吼 剂量和用法：0.6mg/kg，最大 16mg，口服、肌注或静脉注射
葡萄糖 （Dextrose，Glucose）	适应证：低血糖 剂量和用法：0.5～1g/kg（25% 葡萄糖 2～4ml/kg，10% 葡萄糖 5～10ml/kg），静脉或骨髓内输注
苯海拉明 （Diphenhydramine）	适应证：过敏性休克 1～2mg/kg，最大 50mg，静脉或骨髓内注射、肌肉注射，4～6 小时一次
多巴酚丁胺 （Dobutamine）	适应证：充血性心力衰竭、心源性休克 剂量和用法：2～20μg/(kg·min)，静脉或骨髓内持续输入，根据疗效调节至出现预期效果
多巴胺 （Dopamine）	适应证：心源性休克、分布性休克 剂量和用法：2～20μg/(kg·min)，静脉或骨髓内持续输入，根据疗效调节至出现预期效果

表 8-1　儿童心搏骤停常用药物（续）

药物名称	适应证和剂量
肾上腺素 （Epinephrine）	适应证： ①无脉性心脏骤停、有症状的心动过缓 剂量和用法：1:10 000 浓度 0.01mg/kg（0.1ml/kg），静脉或骨髓内注射，3～5 分钟一次。单次最大剂量 1mg ②伴低血压的休克 剂量和用法：0.1～1μg/(kg·min)，静脉或骨髓内持续静滴。若有需要，可适当增大剂量 ③过敏反应 剂量和用法： 1:1 000 浓度制剂：0.01mg/kg（0.01ml/kg），股部肌肉注射，必要时每 15 分钟重复一次。最大剂量 0.5mg 或 自动注射制剂：体重≥30kg，0.3mg；儿童或青少年体重 10～30kg，0.15mg，肌肉注射 1:10 000 浓度制剂：0.01mg/kg（0.1ml/kg），静脉或骨髓内注射，每 3～5 分钟一次，最大剂量 1mg 若过敏伴低血压 经补液和肌注肾上腺素后仍有低血压，0.1～1μg/(kg·min)，静脉或骨髓内持续静滴 ④哮喘 剂量和用法：1:1 000 浓度制剂，0.01mg/kg（0.01ml/kg），皮下注射，每 15 分钟 1 次，最大剂量 0.5mg（0.5ml） ⑤哮吼 剂量和用法：2.25% 消旋肾上腺素溶液 0.25～0.5ml 加入 3ml 生理盐水，或 3ml 1:1 000 溶液雾化吸入 ⑥中毒或药物过量（如 β-肾上腺素能受体阻滞剂、钙通道阻滞剂） 剂量和用法： 1:10 000 浓度制剂 0.01mg/kg（0.1ml/kg），最大剂量 1mg，静脉或骨髓内注射 若无效，可增加剂量至： 1:1 000 浓度制剂 0.1mg/kg（0.1ml/kg），静脉或骨髓内注射 0.1～1μg/(kg·min)，静脉或骨髓内持续静滴。效果不佳可适当增加剂量
呋塞米 （Furosemide）	适应证：肺水肿、液量过多 剂量和用法：1mg/kg，静脉或肌肉注射。若非长期使用袢利尿剂者，最大剂量 20mg
氢化考的松 （Hydrocortisone）	适应证：肾上腺皮质功能不全 剂量和用法：每次 2mg/kg，最大 100mg，静脉注射
氨力农 （Inamrinone）	适应证：心肌功能不全伴体循环/肺循环阻力增加 剂量和用法：负荷量 0.75～1mg/kg，5 分钟内静脉或骨髓内缓慢注射，可重复 2 次，最大剂量 3mg/kg。然后以 5～10μg/(kg·min) 持续静脉或骨髓内输入
异丙托溴铵 （Ipratropium bromide）	适应证：哮喘 剂量和用法：250～500μg，每 20 分钟一次气雾吸入，必要时可重复 3 次
利多卡因 （Lidocaine）	适应证：室颤或无脉性室速、有脉搏的宽 QRS 波心动过速 剂量和用法： 静脉或骨髓内注射：1mg/kg，维持量 25～50μg/(kg·min) 静脉或骨髓内持续输入。若无效 15 分钟后可重复注射 气管插管内给药：2～3mg/kg
硫酸镁 （Magnesium sulfate）	适应证：顽固性哮喘持续状态、尖端扭转型室速、低镁血症 剂量和用法：20～50mg/kg，静脉或骨髓内注射。无脉性室速时快速注射；有脉搏的室速时在 10～20 分钟内注射；哮喘持续状态时在 15～30 分钟内缓慢注射。最大剂量 2g

表 8-1　儿童心搏骤停常用药物（续）

药物名称	适应证和剂量
甲泼尼龙 （Methylpre-dnisolone）	适应证：哮喘持续状态、过敏性休克 剂量和用法：负荷量 2mg/kg，静脉、骨髓内或肌肉注射，最大剂量 80mg。醋酸盐制剂需肌肉注射 维持量：0.5mg/kg，静脉或骨髓内注射，6 小时 1 次。每日最大剂量 120mg
米力农 （Milrinone）	适应证：心肌功能不全伴体循环或肺循环阻力增高 剂量和用法：负荷量 50～75μg/kg，10～60 分钟内静脉或骨髓内注射，继之以 0.5～0.75μg/(kg·min) 静脉或骨髓内持续滴注
纳洛酮 （Naloxone）	适应证：逆转阿片类麻醉药作用 剂量和用法： 需完全逆转麻醉剂过量所致毒性反应：0.1mg/kg，静脉、骨髓内、肌肉或皮下注射，必要时每 2 分钟重复一次，最大剂量 2mg 需部分逆转麻醉剂作用（例如：治疗性应用阿片类药物过程中解除呼吸抑制）：1～5μg/kg，静脉、骨髓内、肌肉或皮下注射，根据效果调节剂量 需持续逆转麻醉剂作用：0.002～0.16mg/(kg·h) 静脉或骨髓内持续滴注
硝酸甘油 （Nitroglycerin）	适应证：充血性心力衰竭、心源性休克 剂量和用法： 儿童：0.25～0.5μg/(kg·min)，静脉或骨髓内持续滴注，必要时可每 3～5 分钟增加剂量，每次增加 0.5～1μg/(kg·min) 至 1～5μg/(kg·min)。最大剂量 10μg/(kg·min) 青少年：初始剂量 10～20μg/min，必要时每 5～10 分钟增加剂量，每次增加 5～10μg/min，最大剂量 200μg/min
去甲肾上腺素 （Norepine-phrine）	适应证：分布性休克低血压体循环阻力降低、液体复苏无效 剂量和用法：0.1～2μg/(kg·min)，静脉或骨髓内持续滴注，根据效果调节剂量
氧气 （Oxygen）	适应证：缺氧、低氧血症、休克、创伤、心肺衰竭、心搏骤停 剂量和用法：若自主呼吸存在，通过高流量氧气输送装置，或气管插管后通过气管插管供给 100% 氧气，根据效果调节吸入氧浓度
普鲁卡因胺 （Procainamide）	适应证：室上速、房扑、有脉室速 剂量和用法：负荷量 15mg/kg，30～60 分钟内静脉或骨髓内注射。勿常规和胺碘酮联用
碳酸氢钠 （Sodium bicarbonate）	适应证： ①严重代谢性酸中毒、高钾血症 剂量和用法：1mEq/kg，缓慢静脉或骨髓内注射 ②钠通道阻滞剂过量（如环类抗抑郁药） 剂量和用法：1～2mEq/kg，静脉或骨髓内注射，至血清 pH＞7.45，严重过量时应达 7.50～7.55，继之以 150mEq/L 溶液持续静脉或骨髓内滴注维持处于碱中毒状态
硝普钠 （Sodium nitroprusside）	适应证：心源性休克伴体循环阻力增高、严重高血压 剂量和用法：体重＜40kg 者 1～8μg/(kg·min)，体重＞40kg 者 1～5μg/(kg·min)，静脉或骨髓内持续滴注
特布他林 （Terbutaline）	适应证：哮喘（持续状态）、高钾血症 剂量和用法：0.1～10μg/(kg·min) 静脉或骨髓内持续滴注，可考虑予负荷量 10μg/kg，5 分钟内静脉或骨髓内注射。在开始静脉或骨髓内持续滴注前可予 10μg/kg 皮下注射，每 10～15 分钟 1 次，最大剂量 0.4mg

Reprinted with permission from Pediatric Life Support Course Guide, © copyright 2006, American Heart Association, Inc.

心肺复苏后治疗

在患者到达医院前即应制订一个涉及多学科的治疗计划，内容包括血流动力学支持、诱导性低体温、有适应证时行经皮冠状动脉介入干预，可改善成人患者的预后[80]。这些治疗在急诊科期间应持续进行，进入ICU后逐渐撤离。复苏后患者常有心肌功能障碍和血流动力学不稳定，医生应予注意，并对所有心肺复苏后患者进行持续心电监护和血流动力学监测，为监测心肌功能，应考虑行心脏超声检查。对血管舒张引起的休克伴中心静脉压降低者，应予以液体复苏和血管活性药物；左室心肌功能障碍者应予正性肌力药，并降低心脏后负荷。

儿童室颤和室速

虽然心脏停搏和无脉性电活动是儿童院内心搏骤停最常见的心电表现，室颤和无脉性室速并非罕见[10]。室颤或室速可继发于多种潜在心肌病变（如急性感染性心肌病、先天性心脏病、预激综合征等）或电解质异常，并直接引起心搏骤停（即心律失常源性心搏骤停）。在NRCPR数据库的资料中，1 005例儿童院内心搏骤停中，27%在复苏过程中的某一时刻出现过室颤或室速，其中10%为室颤或室速引起心搏骤停，15%为后发性室颤或室速（即室颤或室速出现在复苏过程中），其余2%室颤或室速的出现时间不能确定[12]。在儿童心脏ICU中，多达41%的心搏骤停与室颤或室速有关[88]。在溺水儿童，已证实存在窒息相关性室颤，据推测为后发性[89]。

传统观点认为：室颤或室速引起的心搏骤停预后好于心脏停搏和无脉性电活动。在NRCPR资料中，明确显示由室颤或室速导致心搏骤停者的出院存活率高于后发性室颤或室速（35% vs. 11%；比值比2.6，95% CI 1.2~5.8）[12]。令人意外的是，儿童心脏停搏或无脉性电活动的预后好于后发性室颤或室速（存活率27% vs. 11%）。这些资料提示儿童室颤或室速导致的心搏骤停（心律失常源性心搏骤停）预后最好，其次为不伴室颤或室速的心脏停搏或无脉性电活动，后发性室颤或室速（即窒息或缺血性心脏骤停后出现的室颤或室速）预后最差。

除颤

除颤是指在室颤导致心脏骤停时，为成功复苏用电击终止室颤。除颤的目的是恢复有序、可触及脉搏的心电节律和心肌收缩。在心脏导管检查过程中诱发的室颤，经快速、积极除颤后，成功率和存活率接近100%。有目击者在场的成人室颤在3分钟内接受自动除颤器除颤者长期存活率在70%以上[90,91]。一般说来，除颤每延迟1分钟，病死率增加5%~10%。高质量的CPR可挽救生命，改善预后。由于儿童心脏骤停常由进行性窒息或休克（或两者同时存在）引起，初始治疗选择应是积极CPR而非除颤。尽管在最近的PALS指南中不再像成人那样强调识别心律[14]，但必须要考虑到越来越多的证据显示室颤在儿童心搏骤停并非罕见，且其预后要好于其他原因的心搏骤停。因此，必须早期识别心律失常并采取适当治疗。

由于越来越认识到"可电击复律"的心律失常在儿童并非罕见，对儿童除颤的剂量越来越引起关注。目前的推荐剂量为2~4J/kg，这一剂量是基于一项短时间室颤的动物实验和一项单中心回顾性研究，在此研究中院内发生的短时间室颤除颤成功率为91%（52/57）[93]。最近以小猪为模型的动物实验和儿童院外发生室颤的资料提示2J/kg的剂量常无效[94,95]，儿童院内除颤的资料也显示同样结果。动物实验和临床资料提示，单次50J（也就是儿童自动除颤的剂量）可有效终止室颤。

特殊情况：明显威胁生命事件、婴儿猝死综合征和终止心肺复苏

婴儿猝死综合征

概述

1974年签署的婴儿猝死综合征（sudden infant death syndrome, SIDS）法案规定：由国家儿童健康和人类发展学会（National Institute of Child Health and Human Development, NICHD）负责对SIDS进行研究并向公众媒体公布关键信息[97,98]。NICHD建立了全国统一的SIDS定义和相关术语来描述婴儿呼吸暂停、周期性呼吸和心肺窘迫[99]。

呼吸暂停（apnea） 是指呼吸气流的停止。呼吸暂停可由多种原因引起，包括中枢性、膈肌性（无呼吸动作）、梗阻性（常为上气道梗阻），也可为混合性。任何年龄出现短暂的呼吸暂停（<15秒）可能是正常现象。

病理性呼吸暂停（pathologic apnea） 是一种异常的呼吸停止，时间超过20秒，或伴有发绀、明显苍白、肌张力降低或心动过缓。

早产儿呼吸暂停（apnea of prematurity，AOP）是出现于早产儿的一种伴病理性呼吸暂停的周期性呼吸。AOP 常在胎龄（按母亲月经期计算）满 37 周后停止，偶尔可延迟至足月后。

婴儿呼吸暂停（apnea of infancy，AOI）是一种不能解释的发作性呼吸停止，时间≥20 秒，或呼吸停止伴心动过缓、发绀、苍白或明显肌张力降低。这一术语通常用来描述胎龄大于 37 周的婴儿的病理性呼吸暂停。

周期性呼吸（periodic breathing，PB）是指出现 3 次或以上的持续超过 3 秒的呼吸停止，两次呼吸停止之间有自主呼吸时间短于 20 秒。PB 可能是一种正常现象。

屏气发作（breath-holding spells）是发生于婴儿的 Valsalva 动作，可由疼痛、恐惧、哭闹、咳嗽或排便诱发。在屏气期间，患儿分钟通气量降低但无危害。但严重或延长的屏气发作可引起发绀、意识丧失和惊厥发作。

明显威胁生命事件（apparent life-threatening event，ALTE）是一种令目击者感到可怕的发作，其特征为呼吸暂停（中枢性，偶尔为梗阻性）伴下列一种或几种表现：皮肤颜色改变（常为发绀或苍白，偶尔呈皮肤红斑或多血质外貌样）、明显的肌张力改变（常为明显的肢体软弱无力）、哽咽或呕吐。目击者常感到患儿可能已经死亡。用于描述 ALTE 的其他术语如近似婴儿猝死综合征（near-miss SIDS）或未遂的床上死亡（aborted crib death）已不再应用，因为这些术语可能导致对 ALTE 和 SIDS 关系的误解。

婴儿猝死综合征（SIDS）是指经包括系统的尸体解剖、死亡现场检查和详细临床病史分析等全面调查后仍不能明确原因的 1 岁以内婴儿的猝死。

国家健康统计中心（National Center for Health Statistics）报告显示 SIDS 是婴儿死亡的第 3 位主要原因，占 1 岁以下婴儿死亡的 8%[100]。SIDS 可发生于 2 岁以内任何时间，但发生于生后 1 个月内（1%）或 1 岁以上（2%）罕见。95% 的 SIDS 引起的死亡发生于 6~8 个月龄之前，发病高峰在 2~4 月龄之间[101-104]。其流行病学特征在不同族群之间有差异，黑人、美洲原住民和阿拉斯加原住民婴儿 SIDS 发病率高于全国平均水平 2~3 倍[105-107]，其他流行病学危险因素包括男性婴儿和母亲为多胎生产[99,108]。

疾病特征

SIDS 的危险因素

目前已对 SIDS 许多危险因素进行了研究，一致认为下列因素与发生 SIDS 风险增高有关：母孕期吸烟、早产或低出生体重、婴儿为男性、俯卧位睡眠和过度保暖[105,108-112]。

大约全部 SIDS 的 20% 发生于早产儿。与年龄相当的对照组相比，胎龄 <37 周和 <33 周者 SIDS 致死的发生率分别为对照组的 5 倍和 16 倍[112]。

最重要的可以改变的 SIDS 风险因素是俯卧位睡眠。1992 年美国儿科协会（American Academy of Pediatrics，AAP）推荐在儿童睡眠时置于非俯卧位以降低 SIDS 的风险[113]。1994 年，作为美国公共医疗卫生服务（U.S. Public Health Service）的一项合作项目，在 NICHD 领导下，AAP、SIDS 联盟、SIDS 协会和婴儿死亡率控制计划组共同参与，开展了"仰卧位睡眠"（Back to Sleep，BTS）活动。自此以后，全球范围内俯卧位睡眠和 SIDS 的发病率下降了 50%~90%[105,108,109,114-119]。

美国俯卧位睡眠的比例由 1992 年的 70% 下降到了 2004 年的 13%[105,120]。SIDS 导致死亡的发病率和俯卧位睡眠发生率的种族差异也引起了注意，黑人 SIDS 的发生率是白人的 2.5 倍，俯卧位睡眠发生率黑人为 21%，白人为 11%[105,121,122]。尽管已经知道俯卧位睡眠和 SIDS 的关系，有些父母仍继续让其婴儿采取俯卧位睡眠。许多父母和卫生工作人员并未认识到仰卧位睡眠还有其他的好处，如降低鼻充血、中耳炎和 1 月内婴儿发热的发病率。

1992 年 AAP 最初推荐采用任一非俯卧位睡眠（仰卧或侧卧）方式降低 SIDS 风险，然而此后的研究显示侧卧位睡眠中体位容易发生改变，其 SIDS 风险高于仰卧位[105,109,124]。

其他与 SIDS 有关的生后因素包括床或睡眠卧具过于松软、过度保暖和与他人共睡一床[125-129]。已证实聚苯乙烯颗粒填充的枕头、软枕、棉被、靠垫、带毛的羊皮、海绵床垫为 SIDS 风险因素，尤其是将其放置在睡眠中的婴儿身下时风险更高[125]。穿衣过多或使用毛毯、室温过高也增加 SIDS 风险。与他人共睡一床可能因成人睡眠中压住婴儿使其窒息，与酒后或使用精神药物的成人共睡一床的婴儿 SIDS 风险更高[129]。

已确定可能降低 SIDS 风险的保护性措施。有少数几项研究显示母乳喂养对 SIDS 有保护性作用，但分析提示去除其他混杂因素后不能证实二者之间的关联。因此婴儿睡眠体位和 SIDS 任务组不推荐将母乳喂养作为降低 SIDS 的措施[130]。其他多项研究提示使用安慰奶嘴的婴儿 SIDS 发病率降低，可能与安慰奶嘴对气道的支撑作用有关。但使用安慰奶嘴者易患中耳炎，牙齿咬合不正发病率增高，母乳喂养时间缩短。因此在推荐使用安慰奶嘴之前应对其进行进一步研究[108,109]。

美国儿科学会 SIDS 任务组推荐在普通人群中采用下列措施降低 SIDS 发病率：①父母应在婴儿睡眠时将其置于仰卧位（整个背部置于床上），不再推荐侧卧位睡眠；②不应将婴儿放置在水床、沙发、软床垫或其他松软卧具上让其睡眠；③松软物体不应放置在婴儿睡眠环境中；④已证实吸烟是 SIDS 主要危险因素之一，母孕期应戒烟；⑤婴儿与他人共睡一床存在危险，应予避免；⑥父母应考虑在小睡或就寝时给患儿使用安慰奶嘴；⑦避免过度保暖；⑧避免使用预防 SIDS 的器械，这些商品尚未经过适当的安全性检测；⑨不应使用家庭监护仪降低 SIDS 风险，监护仪不能降低 SIDS 发病率；⑩在婴儿清醒时，应将其置于非俯卧位，以预防体位性斜头畸形[109]。

婴儿猝死综合征的病理生理和病因

SIDS 的病理生理学涉及多种因素，包括：遗传因素使婴儿对环境或感染应激源的反应方式改变；发育是否成熟影响了婴儿维持自身稳定的机制；环境因素如暴露在感染环境或被放置在俯卧位[105,108,131]。这种组成被称为"三个危险理论"，提示当这些因素同时存在时，某些特定婴儿会发生 SIDS。

目前尚未完全确定遗传因素的作用。近期资料提示多种基因多态性影响自主神经系统发育和 SIDS 婴儿对感染和环境应激源的反应能力[105,131]。这些研究提示 SIDS 婴儿对应激源的唤醒反应延迟或不全。唤醒反应受胎龄、生后年龄的影响，唤醒阈在生后 2～3 个月明显升高，与 SIDS 发病率高峰年龄一致[134]。

俯卧位睡眠可能进一步抑制了唤醒功能，引起血管运动神经的张力降低并伴有较低的血压，皮肤温度增高和心率加快。睡眠导致的血管运动神经张力降低与中心静脉回心血量减少和心脏扩张可能触发脑干介导的心动过缓。中心静脉回心血量减少使肺灌注降低，加重低氧血症[135,136]。俯卧位时可能重复吸入滞留在松软卧具中的呼出气，导致高二氧化碳血症和低氧血症加重[137,138]。

婴儿猝死综合征的诊断

婴儿猝死综合征的诊断应在尸体解剖未能发现导致死亡的其他原因时做出。尸体解剖显示慢性低氧血症，但无特异性发现是 SIDS 的病理学特征[108,139-141]。

目前已有尸体解剖和现场调查诊断 SIDS 的指南[141-144]。若发生 SIDS，全面的现场调查可确定可能的诱发因素，例如意外窒息或体温过高。虽然仅有 5% 的 SIDS 婴儿死于受虐待，发现任何提示婴儿受虐待的线索仍需报告。在反复发生意外死亡的家庭，估计和虐待相关死亡的可能性达到 55%[103,145]，然而对被忽视和受虐待婴儿，多数有关病史、家庭环境和死后检查为阴性。尽管很少需要对儿童采取保护措施，但如果再次发生 SIDS 或第二个孩子发生 ALTE，即应开始进行调查[103]。

婴儿猝死综合征的处理

在处理 SIDS 个案时，须描述婴儿的位置和体位、室内温度、体表情况、是否有松软玩具、枕头、床上用品以及房间内整体情况。

婴儿猝死综合征的院外和急诊科处理

院外医疗工作者和急诊医生可能参与对明显 SIDS 婴儿的复苏。在一项对洛杉矶和加利福尼亚州橙县 SIDS 受害者（在照看者将其安置睡觉后出现心跳呼吸骤停）的研究中，113 例明显 SIDS 婴儿最终死亡[146]，其中 30% 最终诊断不是 SIDS。院外医疗中心承担心肺生命支持和快速转运至急诊科的任务。院外医疗工作者可能要做出复杂的决定，如开始心肺复苏、将可能的 SIDS 婴儿转运至急诊科，或在现场宣布婴儿已经死亡[146,147]。目前国家尚无针对儿童的停止心肺复苏指南，终止复苏和宣布死亡的决定由当地执业医生做出。院外医务工作者常因难以决定是否终止复苏而将病人送至急诊科。

由于多数情况下 CPR 不能成功，急诊科医生要对家庭成员提供帮助。当死因不明时，需留取适当标本（血、尿等）。对所有 SIDS 致死的婴儿，均应由有经验和能力的病理科医生进行尸体解剖[52]。

婴儿猝死综合征的社会心理学因素

对所有 SIDS 病例，急诊科和儿科医生必须考虑社会心理学因素。医生必须直接明确告诉父母孩子已经死亡，应使用"死亡"这样的词汇，避免使用"走了"等委婉、容易造成混淆的说法[148-151]。父母通常会有强烈的负罪感，兄弟姐妹也可能因为失去同胞感到自己有罪责。父母还可能相互指责对孩子照顾不周而加强负罪感。警察的调查可能引起邻居和朋友对父母或照看者的怀疑而将其置于被社会疏远的境地。这种负罪感和社会的疏远造成极大的压力，引起流产率和离婚率增高及发生 SIDS 后不育。发生 SIDS 的家庭是否能维持正常取决于其得到的帮助。因此，包括护理人员、社会工作者、牧师、急诊科和儿科医生组成的团队可以给这样一个充满悔恨的家庭提供信息，平复心灵的创伤。急诊科和儿科医生必须认识到自己在帮助这样的家庭如何调整他们的心态、如何开始忏悔和对其进行预防 SIDS 教育中的关键作

表 8-2	急诊科医生照顾急诊室死亡儿童家庭的推荐意见
在患儿在急诊科死亡后，采用以家庭为中心、以团队为导向的支持方法
根据其社会、宗教和文化差异，为家庭提供针对个人、富于同情心的个体化支持
将孩子的死亡通知其初级社区医生，适当地与初级社区医生一起工作，追踪尸体检查结果
组织安排资源和参与成员，协调对孩子死亡的反应，例如与初级社区医生一起通知次专科医生孩子的死亡信息，确定并报告治疗不当，与团队成员一起向家庭提供后续帮助和忏悔资源，安排组织采购，帮助院前和急诊科员工进行严重应激的处理

Adapted from The American College of Emergency Physicians and the American Academy of Pediatrics Policy recommendations in the policy statement" Death of a child in the emergency department." Ann Emerg Med 40：409，2004.

用[152,153]。美国儿科学会和美国急诊医生协会在一个联合出版的政策性文件中列出了对急诊科医生的推荐意见，题目是"急诊室的儿童死亡"。对急诊科医生如何照顾死亡儿童家庭的推荐意见，见表 8-2[151]。

医疗服务提供者也可能在经历 SIDS 死亡后产生负罪感、自责和忧伤情绪。尽管 SIDS 患儿存活可能性极低，医疗工作者可能需要机会来公开表达这些情绪，并在这种混乱情绪中继续工作。

明显威胁生命事件（ALTE）

概述

ALTE 的流行病学

ALTE 占 1 岁以下急诊就诊患儿的 0.8% 和儿科住院病人的 2%。ALTE 一般发生于 1 岁以下婴儿，中位年龄为 2~3 个月。多数研究显示男性多见，男女比例高达 2∶1[154,155]。

疾病特征

ALTE 的病理生理学和病因

ALTE 用于描述一种特征性的临床表现，其病理生理学特征尚未清楚确定。引起 ALTE 的原因多种多样，可以是轻微疾病，也可是威胁生命的疾病，因此，对急诊科医生来说，其诊断和治疗均具有挑战性。另外，对 ALTE 儿童的研究显示，50% 的病例不能做出明确诊断[156,157]。

引起 ALTE 的病因非常广泛，包括感染（脓毒症、呼吸道合胞病毒或其他呼吸道病毒感染、百日咳、中枢神经系统感染）、胃食管反流（gastroesophageal reflux disease，GERD）伴或不伴梗阻性呼吸暂停、先天畸形（支气管软化、血管环、肺动脉吊带）、发作性疾病、心律失常、先天性心脏畸形、代谢紊乱（低血糖）和儿童受虐待[157]。许多作者提供

表 8-3	ALTE 的病因
心脏疾病
心律失常
先天性心脏病
儿童受虐待
身体虐待
代理人孟乔森症候群*
胃肠管疾病
胃食管反流
先天畸形
感染性疾病
脑膜炎、脑炎
百日咳
呼吸道合胞病毒
脓毒症
代谢性因素
低血糖
低血钙
低血钠
先天性代谢病
神经系统疾病
惊厥发作
中枢神经系统肿瘤
Arnold-Chiari 畸形
硬脑膜下或硬脑膜外血肿
呼吸道疾病
异物吸入
梗阻性睡眠呼吸暂停
呼吸道感染
其他原因
屏气发作
血管迷走性晕厥
接触毒物/药物

* 代理人孟乔森症候群（Munchausen syndrome by proxy）：是指照顾者捏造或诱发被照顾者的身心疾病，通常是母亲对子女实施的一种最复杂也最致命的虐待形式（译者注）。

了各种病因的诊断线索，但这些症状和体征常相互重叠。

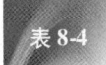

表 8-4 美国儿科学会推荐的提示故意捂死及其与 SIDS 鉴别的方法

在同一人照看时,既往有反复青紫、窒息或 ALTE
死亡时年龄超过 6 个月
既往兄弟姐妹中有意外死亡或不能解释的死亡
双胞胎同时或接近同时死亡
在同一无关人员照看下,既往有婴儿死亡
在婴儿口鼻内发现与 ALTE 相关的血迹

Adapted from Hymel KP and the American Academy of Pediatrics Committee on Child Abuse and Neglect and National Association of Medical Examiners: Distinguishing sudden infant death syndrome from child abuse fatalities. Pediatrics 118: 421, 2006.

ALTE 可能是儿童受虐待的表现,比如试图被捂死、故意投毒或"摇晃婴儿"综合征[158,159]。AAP 儿童受虐和被忽视委员会列出了急诊科医生警惕 ALTE 儿童被故意捂死的特定表现(表 8-4)[103]。在没有可靠病史情况下,与头部创伤或受虐待有关的损害可能难以区别。不论意外中毒或有意投毒、代理孟乔森症候群均可引起继发性低通气、低氧血症、心跳呼吸骤停和死亡。

在一项对 196 例 ALTE 的回顾性研究中,出院诊断包括惊厥发作(25%)、胃食管反流(18%)、热性惊厥(12%)、毛细支气管炎(9%)、呼吸暂停(9%)、百日咳(6%)、气哽(5%)、上呼吸道感染(4%)、青紫发作(2%)、胃肠炎(2%)、哮喘(1%)、头部损伤(1%)、喂养困难(1%)和屏气发作(1%)[160]。

由于胃食管反流是一种生理现象,多数婴儿均存在,因此确定胃食管反流的诊断并不意味着它就是 ALTE 的原因。

ALTE 可能是癫痫发作的首发表现,但癫痫的诊断常很困难。短暂呼吸暂停发作可能是癫痫部分发作的唯一表现,但间歇期脑电图常正常。高达 11% ALTE 由惊厥发作引起,间歇期脑电图正常不能除外惊厥发作的可能[161]。

Q-T 间期延长与 ALTE 有关。因此常推荐将心电图作为急诊科 ALTE 鉴别诊断的初筛检查[162]。

总之,ALTE 最常见的原因包括胃食管反流、惊厥发作和下呼吸道感染,三者占 ALTE 各种病因的 50%。

ALTE 的处理

有 ALTE 病史的婴儿在院外医疗提供者或急诊科医生对其进行评估时可能看起来很好,能正常活动。但如院外医疗提供者判断婴儿有气哽、发绀,或有其他迹象提示为 ALTE 发作,应将其视为重症送至急诊科进行评估[157]。50% 的 ALTE 患儿被送至急诊科时体格检查完全正常,且最终诊断与发绀、呼吸困难、异常运动、意识丧失、呕吐、苍白和气哽等症状、体征关联性很低[157]。

患儿到达急诊科后初期的关键是复苏,应首先稳定气道、呼吸和循环。可能的情况下,要详细询问病史并进行全面体格检查。医生应详细询问患儿被发现时的细节(特别是皮肤颜色和肌张力)、发作持续时间、复苏的方法及患儿对复苏的反应。其他问题应包括:发作时患儿是清醒还是处在睡眠中、有无气道梗阻症状、有无提示胃食管反流的症状、是否发生在进食后、是否出现于剧哭之后(提示屏气发作)、有无 SIDS 及呼吸暂停或兄弟姐妹不明原因的死亡。

体格检查时应注意有无喉喘鸣或喘息,注意皮肤有无可疑的挫伤(特殊形状或躯干挫伤提示儿童受虐待)、肢体有无异常(骨折、烧伤、外伤遗痕或其他非常见损害的迹象)、眼部瞳孔改变或视网膜出血(摇晃婴儿综合征)。近期研究显示 128 例 ALTE 患儿散瞳后眼底镜检查发现 1.4% 有视网膜出血,并帮助 2.3% 的病人诊断儿童受虐待[159]。所以,除进行详细的家庭和社会信息询问外,为慎重起见,应对所有因 ALTE 送至急诊科的患儿散瞳进行眼底镜检查。

除病史和体格检查外,因 ALTE 送至急诊科的患儿常须进行实验室和放射学检查。实验室检查包括全血细胞计数、血糖、电解质、血和尿培养(若患儿年龄小于 1 个月或有发热)、毒物筛查和心电图[163]。尽管下列诊断性检查阳性率很低,但根据就诊时症状、体征,可能需进行先天性代谢病筛查、胸片、头颅 CT 扫描[163-165]。

住院后的检查常包括:脑电图;胃食管反流相关检查(食管 24 小时 pH 监测和食管钡餐检查);多功能睡眠记录仪检查是否有睡眠性疾病;有时可能需行刚性或纤维喉镜检查。

ALTE 的预后取决于病因。在一项 196 例 ALTE 的回顾性研究中,没有死亡病例[160]。随访提示哮喘、惊厥发作和需要行 Nissen 胃底折叠术的胃食管反流的比例较高。ALTE 存活患儿随访时多数预后较好,但少数可能出现并发症,包括:肺水肿、吸入性肺炎和缺氧引起的神经系统后遗症[166]。

根据对 59 例 ALTE 婴儿的研究结果,Claudius 和 Keens 提出了临床做出决定的原则,建议 1 个月以下 ALTE 婴儿或反复出现 ALTE 者应收入院,其余一般情况良好的 ALTE 患儿可在严密随访下离开医院[167]。

Fu 和 Moon 建议让下列 ALTE 患儿离开医院是安全的：①发作短暂、不严重且自行缓解；②病因极可能是非进行性病变如胃食管反流；③没有并存疾病，一般情况良好[154]。需要指出的是：没有临床研究证实这些建议提出的标准能确定哪些患儿自急诊科出院是安全的，多项研究显示 84% 的 ALTE 患儿被收入院进行监护和评估。

家庭监护

监护仪通过测量胸廓运动和心电图来监测呼吸和心率。父母必须学会如何维护监护仪、如何解释报警结果和 CPR，应对家长提供 24 小时技术支持。当监护仪报警时，父母可能误判报警结果，认为大部分心电图正常的报警需要复苏。由于缺乏演示假报警的功效和发生频率的方法，对是否使用家庭监护存在极大争议。事实上，由于研究显示家庭监护不能降低 SIDS 引起的死亡，美国儿科学会胎儿、新生儿 SIDS 和家庭监护委员会不推荐使用家庭心电呼吸监护预防 SIDS。但家庭监护可警示早产婴儿的 ALTE，特别是校正胎龄在 43 周以下者或是极严重发作。当监护仪报警时，儿科和急诊科医生均应咨询[168]。为慎重起见，若 ALTE 婴儿伴有皮肤颜色改变或需积极复苏，应收入院进一步治疗。

何时终止心肺复苏？

下列因素决定了心脏骤停者的生存可能性：引起心脏骤停的原因（比如是窒息性还是创伤）、发生的地点（是院外还是院内、PICU 还是普通病房）、反应如何（是否进行监护、是否有目击者）及潜在的病理生理异常（如心肌病、先天缺陷、单心室、药物中毒或代谢紊乱）。另外，在院外心脏骤停，何时终止心肺复苏更为复杂，院前抢救的医务人员不愿意在将病人送至医院前做出终止心肺复苏的决定[97]。在决定终止复苏前，要考虑到这些因素。一般认为：在持续 CPR15～20 分钟后，或需两剂以上的肾上腺素时，继续复苏是无效的[169-181]。

展望

已启动新的流行病学研究项目，如 NRCPR 院内心脏骤停的研究和国家心脏、肺和血液研究所的院外心脏骤停复苏预后联合研究，这些研究将提供新的资料来指导复苏，提出新复苏方法的理论。新技术的进步，如直接矫正性实时反馈技术，可提高目前缺乏的基础生命支持技巧和效果。另外，对复苏团队进行动态训练、让其汇报训练效果可快速确定操作缺陷并提高操作能力[182]。模拟技术将更多的用于对复苏团队的有效训练，以提供高质量的心肺复苏[183]，改善预后。

重要概念

- 高质量 CPR 是心脏骤停复苏成功的基础。没有高质量的 CPR，其他的后续干预治疗毫无意义。高质量 CPR 的关键是："用力、快速按压、按压间歇让胸廓完全复位、尽量减少停止按压时间"。强调这些的目的是提高 CPR 操作水平，挽救更多生命。
- 推荐在婴儿使用双手环抱双拇指按压法，不推荐使用双指按压法。
- 前瞻性和回顾性研究均显示大剂量肾上腺素不能提高成人和儿童心脏骤停的生存率，并可能与更严重的神经系统后遗症有关。
- 尽管最近几十年来 SIDS 发病率明显降低，SIDS 依然是美国新生儿期后婴儿死亡的主要原因，居第三位，占死亡的 1/3。
- 急诊科医生在关于 SIDS 的教育和预防中起关键作用。必须告诉父母仰卧位睡眠的重要性、戒烟、避免或消除婴儿与他人共睡一床、避免过度保暖和使用松软的床上用品。
- 包括护士、社会工作者、牧师、急诊科和儿科医生的团队式方法可帮助 SIDS 的家庭调整心态、开始忏悔和提供关于 SIDS 的咨询。
- 尽管 ALTE 患儿在院前医务人员或急诊科医生进行评估时可能看起来一般状况良好，但其最终诊断和当时的症状往往关联性较差，因此一般需住院进行监护。

本章参考文献请参见 http://pumpress.bjmu.edu.cn/eduservice/3419.html

第 9 章 新生儿复苏

Suzan S.Mazor and Eileen J.Klein

李峥 译 钱素云 校

概述

大约 10% 的新生儿生后需要某些复苏协助，而大约 1% 的新生儿则需要采取多种复苏措施[1]。成功的复苏需要足够的设备与准备、新生儿生理与应激反应的知识和熟练的操作技术。在开始新生儿复苏之前，我们首先需要了解以下新生儿和儿童与成人复苏的不同点：

1. 在分娩过程中，新生儿呼吸和循环系统会经历剧烈变化，新生儿生命体征的正常值（表 9-1）和应激反应时的临床表现均不同于成人和其他年龄段儿童[2,3]。
2. 新生儿复苏的重点是要迅速建立正常有效的呼吸，而不是心脏和药物治疗。
3. 由于新生儿相对身材较小，复苏时应使用新生儿专用的复苏设备。

病理生理学

胎儿由子宫内到子宫外生活的过渡

胎儿出生后，要成功地完成子宫内到子宫外生活的过渡，呼吸、循环系统要经历两个重要变化：①从不膨胀的肺泡清除肺液，以允许通气；②心排血量再分布，以提供肺灌注。如不能建立足够的通气或不能建立足够的肺灌注，则可导致分流、低氧血症，最后逆转为胎儿循环[2]。

在子宫内，胎儿肺泡内充满着肺液。一部分肺液通过产道分娩移除，此刻把肺液挤入支气管、气管及肺毛细血管床。大部分肺液通过最初数次呼吸排除；

表 9-1　新生儿生命体征正常值

体重	心率（次/分）	呼吸频率（次/分）	收缩压（mmHg，均值）
≤3kg（足月儿）	>100（100～180）	40～80	60～70（45～55）
<3kg（早产儿）	>100（100～180）	40～80	40～60（35～45）

排除的肺液量取决于这数次呼吸的力度。肺泡膨胀需要高胸内压的形成与有肺表面活性物质以维持肺泡开放。因此，出生后最初几次呼吸的质量是建立正常通气的关键。

胎儿肺灌注极差。由于肺动脉床强烈收缩，胎儿肺仅接受 40% 右心室排血量；大部分右心室排血量从肺动脉通过动脉导管短路到降主动脉。在出生后，经过开始几次呼吸后，随着肺泡内 PaO_2 的迅速增加，肺血管平滑肌松弛，肺血管阻力开始逐渐下降。通过动脉导管的血流因体循环阻力增加而转变为左向右分流；生后 15 个小时左右随着动脉导管逐渐收缩，通过动脉导管的血流停止。血流的这种转变使得右心室射血全部进入肺循环。但当低氧血症或严重酸中毒时，肌性肺血管床再次收缩，动脉导管重新开放。随着伴随的短路，胎儿循环再次形成，导致进行性的低氧血症，即称为持续胎儿循环。因此，复苏措施有助于最初数次呼吸，可以防止和纠正低氧血症和酸中毒，帮助新生儿过渡到子宫外生活。

新生儿反应

低氧

新生儿对于严重缺氧的反应不同于成人和其他年

龄段儿童[4]。无论子宫内或分娩过程中（胎儿在产前或分娩期间的病理性缺氧）缺氧都会经历一个明确的演变过程，即原发性呼吸暂停和继发性呼吸暂停。初始缺氧后，婴儿迅速喘气，随后会出现呼吸停止（原发性呼吸暂停）和心率减慢。在此阶段，简单的触觉刺激和吸氧一般即可纠正心动过缓和恢复通气。然而，随着继续缺氧，新生儿最后出现深的、临终叹气样呼吸，随后继发性呼吸暂停，心动过缓恶化，血压下降；在这种情况下，则需要更长时间和更积极的复苏措施才能恢复通气和足够循环。对新生儿窒息应假定为继发性呼吸暂停，用辅助通气迅速抢救。

有呼吸不能确保有足够呼吸。另外，缺氧的征象（如青紫、嗜睡、无反应）也可能有其他病因。但新生儿心动过缓（心率 < 100 次/分）几乎均反映通气和氧合不足，所以心动过缓是缺氧的重要指征[5-7]。

低体温

新生儿不能维持体温（36.5～37℃）时会导致严重的生理学后果。新生儿不能通过寒战产热，因脂肪贮备量少而不能保存热量，与体积相比体表面积相对较大。此外，因新生儿代谢率高、覆盖潮湿的羊水，暴露于相对的冷环境、特别相比子宫内温度低，故有丢失热量的危险性。体温容易下降，低体温可以引起代谢性酸中毒，耗氧量增加，低血糖症和窒息[2,8]。某些研究表明，对窒息的新生儿采用选择性脑部低温可防止脑损伤，但是此疗法在未做进一步研究前，尚无足够证据实施于临床治疗[9-13]。目前，对窒息性婴儿复苏后，尚无足够资料将低体温推荐为常规治疗。

低血糖

在应激情况下，新生儿有发生低血糖的危险性（定义：体重 > 2.5kg 的新生儿，血糖浓度 < 40mg/dl 或体重 < 2.5kg 血糖浓度 < 30mg/d），这是因新生儿糖原储备差，肝酶不成熟。低血糖尤其好发于早产儿、小于胎龄儿和糖尿病母亲的新生儿。低血糖可见于呼吸系统疾病、低体温、窒息和脓毒症。低血糖可无症状，或可有一系列症状，包括呼吸暂停、肤色改变、呼吸窘迫、嗜睡、易激惹、抽搐、酸中毒和心肌收缩力减低[14]。动物试验以及临床研究证实，低血糖可以导致神经系统不良后果[15,16]。

复苏的指征

对于任何未在产房分娩的新生儿，均应该考虑到有可能需要复苏治疗[17]。即使只需要很少的复苏干预，也应严格按照标准的复苏流程操作。早产儿的复苏较为特殊，由于其肺部发育不成熟，同时易出现低体温，正确的通气和保暖是早产儿复苏成功的关键。

分娩时羊水中有胎粪污染，间接表明新生儿存在宫内缺氧可能，需要在复苏时给予特殊考虑。分娩时，羊水中有胎粪的婴儿、活力差、必须吸引气管，再进行其他复苏步骤，以防胎粪误吸。

母亲产前使用药物或违禁药物可以导致新生儿呼吸抑制。所以，对不明原因的新生儿呼吸抑制应该考虑到母亲是否有应用阿片类药物史。纳洛酮可以对抗阿片类药物对呼吸的抑制作用。由于纳洛酮的半衰期短于母体内的阿片类药物；应该密切监测新生儿的窒息复发或低通气量，必要时可以继续应用纳洛酮。对于长期宫内接触阿片类药物的新生儿，纳洛酮可以引起新生儿戒断综合征[18,19]。因此，对母亲长期接触鸦片类药物的新生儿，呼吸支持治疗优于应用纳洛酮逆转。

胎盘早期剥离、前置胎盘、创伤或其他并发症所致的出血可以导致呼吸抑制和休克。失血是少数需要液体复苏的情况之一。

尚无可靠的指标确定不需要进行复苏的新生儿[20]。目前，不推荐复苏的指征有：胎龄小于 23 周、出生体重小于 400g、无脑畸形儿、21-三体综合征及 18-三体综合征[1,21,22]。在医院外或急诊科，对新生儿应尽一切努力进行抢救，直到确定持续复苏不能改善病人存活为止。如果复苏 10 分钟后，新生儿仍无生命体征（无心跳或无呼吸），则表明死亡率很高或有严重的发育迟缓。所以，连续复苏 10 分钟后仍无生命体征，可以终止复苏[23,24]。

少数情况需要采取不同于此处叙述的方法。存在胎粪，分娩后需要进行干预。其他解剖畸形需要特殊处理，包括膈疝、脊髓脊膜膨出、腹部畸形（如腹裂，脐膨出等）、上呼吸道梗阻（如双侧鼻后孔闭锁，Pierre Robin 综合征等）。

特殊疾病

胎粪吸入

羊水中出现胎粪提示存在宫内窘迫，分娩前或分娩时如果发现黏稠或颗粒状的胎粪应该考虑到有胎粪吸入的可能。生后应该迅速清理呼吸道避免胎粪吸入。以往有观点认为羊水胎粪污染时应在胎头娩出后至胎肩娩出前立刻清理呼吸道（即产时吸引）。然而，近来多中心大样本研究结果显示，这种做法并未

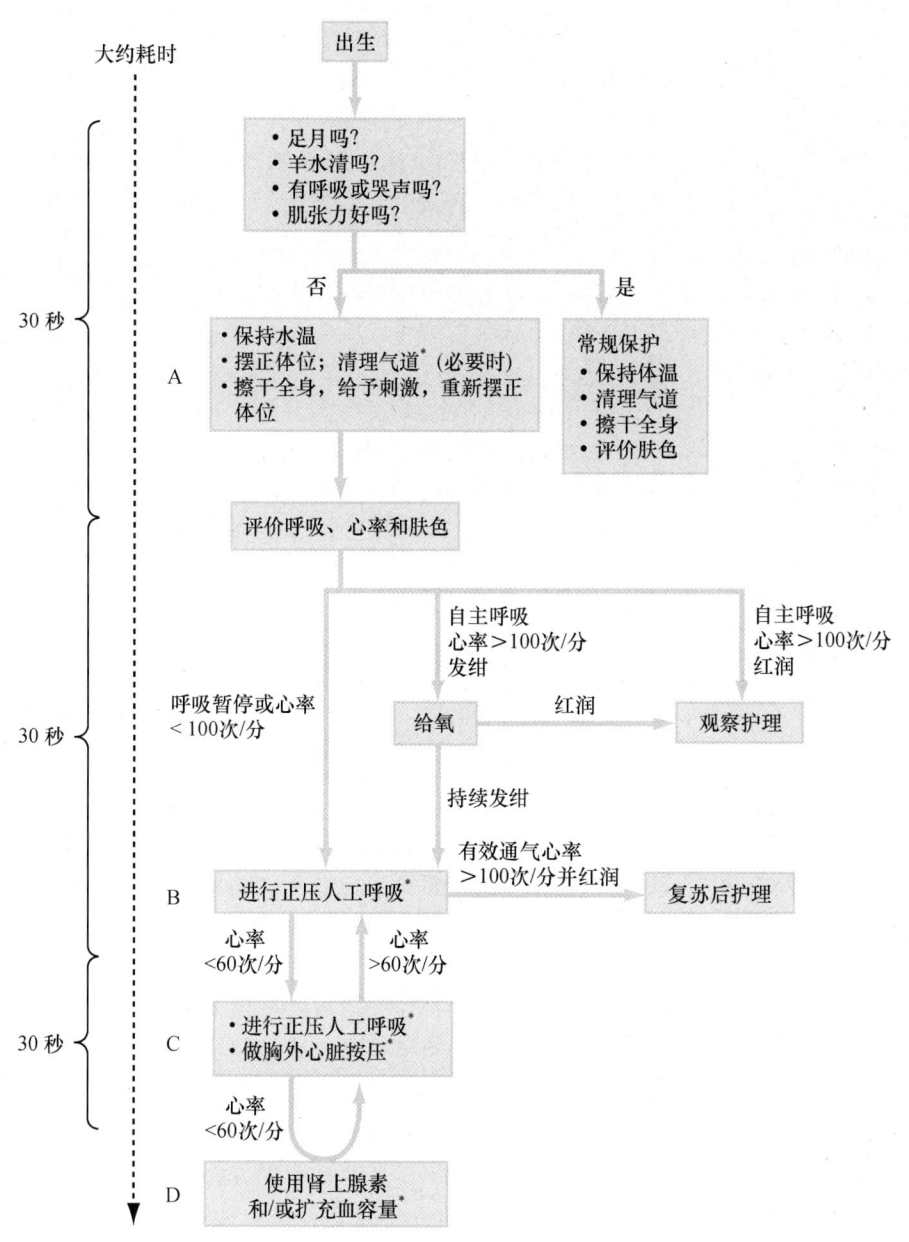

图 9-1　新生儿复苏流程。
* 在这几步中可以考虑气管内插管。
(From American Heart Association, American Academy of Pediatrics, Pediatrics 117: e1029, 2006. © Copyright 2006 American Academy of Pediatrics.)

减少胎粪吸入性肺炎的发生率[25]。因此，最新的国际复苏指南不再强调对羊水胎粪污染的新生儿进行产时吸引，而应该根据新生儿的状态，即是否"有活力"决定是否需要气管内吸引，而不是根据胎粪情况（例如黏稠或稀薄）来判断。羊水胎粪污染的新生儿存在下列情况应该考虑气管内吸引：①生后无呼吸或呼吸较弱；②肌张力低下；③心率小于100次/分[21,22,26]。在此类新生儿，应把胎粪吸引器连接到气管内插管（endotracheal tuble, ETT）上，再把胎粪吸引器连接于≤100mmHg的墙壁吸引器上。ETT要边吸边退。连接胎粪吸引器的 ETT 是理想的吸引导管。因为普通吸引管管腔较窄，置于气管导管中不能有效地吸引出胎粪。吸引要反复进行直至胎粪完全吸引出，通常吸引2次即可。当以上步骤完成后，要按照新生儿复苏流程的起始步骤开始继续复苏（图9-1）。

先天畸形

如果产前检查或生后胸片确诊为先天性膈疝，应该尽可能即刻给新生儿气管插管，因为胃在胸腔内，面罩加压通气可导致胃膨胀而加重呼吸窘迫。

脊髓脊膜膨出的新生儿避免仰卧位，以免压迫缺损部位，放置胃侧卧。进行复苏时尽可能处于此体位。脊柱缺陷处应用温无菌盐水纱布覆盖，同时用塑料薄膜固定。腹裂（畸形）或脐膨出的新生儿则可根据病情进行复苏；和脊髓脊膜膨出新生儿一样，也应该覆盖塑料薄膜以减少水分和体热的丢失。

新生儿专用鼻呼吸，在双侧鼻后孔闭锁时会导致上呼吸道梗阻，出现呼吸窘迫，如果导管不能由任何一侧鼻孔进入口咽部即可诊断。用经口气道可旁路梗

框 9-1	新生儿复苏所需的设备

1. 长衣，手套和眼部防护罩（全面防护）
2. 毛毯（保暖和擦干新生儿）
3. 热辐射台
4. 球囊吸引器
5. 吸引管和气管内吸引管（French #5，#8，和#10）
6. 自动充气气囊
7. 面罩（早产儿，新生儿，婴儿型号）
8. 直片喉镜（0号和1号）
9. 带导丝的气管插管（2.5mm，3mm 和 3.5mm）
10. 剪刀和固定气管插管的胶带
11. 胎粪专用吸引管
12. 脐导管
13. 脐血管插管用的止血钳，无菌纱布和手套，络合碘，手术刀，脐带胶布带，缝线和三通管

框 9-2	母亲病史相关问题

1. 预产期是什么时候？
2. 是否为多胎？
3. 羊水中是否有胎粪污染？
4. 是否有阴道出血史？
5. 是否有应用麻醉药或吸毒史？

阻。患儿需要经口呼吸以绕过气道梗阻部位。Pierre Robin 综合征的患儿因下颌小，舌大，会导致上呼吸道发生梗阻。用经鼻气道或经口气道应该可以绕过梗阻；如果不能，则必须气管插管。对 Pierre Robin 综合征患者做气管插管技术上很困难，可用喉罩通气（LMA）替代[27]，必要时可以请麻醉科医师会诊。

复苏的准备

为保证最有效的复苏，急诊科应有备用药品箱、标准器械（框9-1）与熟悉新生儿复苏人员[4,20,22,28]。儿科 Broselow 急救尺上有可用于确定体重≥3kg 新生儿复苏器械的型号与药物剂量的刻度[29,30]。

在新生儿复苏期间，重要的是应该做好全面防护。医护人员应该穿长衣，戴口罩、手套和眼罩。复苏床应该提前预热，新生儿放置在复苏床时必须是温暖的。合适型号的设备是很重要的，特别是呼吸设备，因为它是最可能要使用的，通气是最有效的复苏关键。选择合适型号的自动充气设备和通气面罩可减少过度通气带来的合并症，同时可预防因面罩尺寸不当所导致的损伤或通气不足。

如果上述一切工作就绪，在复苏准备期间，另一类信息亦是有帮助的（框9-2）。估计预产期可提供有关可能早产及相关并发症的信息。多胞胎需要更多的设备与人员，早产和其并发症的新生儿有更高的风险。羊水有胎粪的新生儿，分娩后可能需要初生儿气管吸引。另外，了解母亲产前用药史以及吸毒史可为初生儿发生呼吸抑制的原因提供线索。

处理

无论是产房内外，有组织、有条理的复苏是成功的关键。美国心脏协会和美国儿科协会发布新生儿抢救流程（图9-1）——新生儿分阶段的复苏方法。本节讨论这些阶段[1]。

擦干，保暖，体位，吸引，刺激，评估继续治疗的需求

为了预防低体温引起的并发症，所有刚娩出的新生儿都应迅速擦干后置于热辐射台上。用干燥、最好是温毛毯擦干后，将湿毛毯换下。随后将新生儿置于气道处于最佳开放状态的体位以免发生气道阻塞。因为新生儿枕骨部相对较大，气道位置靠前，所以应该保持颈部微伸仰的体位，以保持气道的最佳开放。最好用尿布或小毛巾垫于肩部，要注意垫在颈部是无效的，同时也要注意垫的毛巾不要太大，避免新生儿颈部过度伸展而引起气道梗阻。

当娩出后发现新生儿身体有胎粪污染，且有呼吸弱、肌张力低、心动过缓（心率＜100次/分）等表现时，应该首先进行气管内吸引，再行其他复苏措施。如果未见胎粪污染，则可用吸引球或电动吸引器吸引（吸引负压＜100mmHg）。吸引时应该注意先吸引新生儿的口腔，再吸鼻腔，以免分泌物在经口呼吸时吸入气管。过强、过深的吸引有可能刺激迷走神经反射，引起新生儿心跳和呼吸突然停止，应该注意避免[31]。

一般情况下，娩出后通过擦干及吸引口、鼻腔等触觉刺激后，即可刺激新生儿恢复或建立有效呼吸，这可能是新生儿复苏所需要的惟一措施。但在某些窒息较重的新生儿，如此时仍无足够呼吸、不能立即出现呼吸者，则需要给予附加的触觉刺激婴儿。如最好方法是拍打足底和摩擦背部。但要注意避免过强的刺激，过强的刺激可能无助促使恢复呼吸，反而会引起新生儿的应激反应。如经过上述触觉刺激如仍未出现有效呼吸，要立即用则需要面罩-气囊通气，必要时给予气管插管。

表 9-2	Apgar 评分		
项目	0	1	2
心率（次/分）	无	减慢（<100）	>100
呼吸	无	减慢，节律不齐	好，哭声响亮
肌张力	软弱无力	稍微屈曲	活跃，屈曲正常
反应	无反应	弱	咳嗽，喷嚏
肤色	发绀，苍白	躯干颜色粉红，四肢发绀	粉红

Apgar 评分由心率、呼吸、肌张力、反射活跃程度和肤色组成，是公认的判断新生儿预后指标（表 9-2）。但是，Apgar 评分不能作为开始复苏的指征[32]。在复苏期间，肌张力和反射活跃程度对评估新生儿没有帮助[32]。而心率、呼吸力度和肤色是新生儿缺氧的重要表现，应该持续监测。如果呼吸力度不足，心率小于 100 次/分或出现中枢性发绀时，则需要进一步复苏。

给氧，通气，气管插管

任何新生儿出现发绀，呼吸窘迫（呻吟、鼻扇、呼吸急促）都需要立即吸入 100% 纯氧。如果新生儿有窒息史，出现严重的呼吸窘迫、心率 <100 次/分，或尽管已经给氧，仍有中枢性发绀时，应该给予气囊-面罩通气（如有条件，用压力计监测）。尽管在复苏时，特别是缺氧时，推荐使用 100% 纯氧，但最新研究表明，如无 100% 氧气供面罩-气囊通气的条件，支持室内空气是有效的[21,22,33-36]。对于未曾呼吸过的新生儿，最初几次呼吸挤压气囊时需要较高压力（30～40mmHg）以帮助排出肺液并使胸部抬起。随后的压力则只需 20mmHg 即可。应避免过高的压力，避免超过胸廓抬起所需的压力。由于可致气压伤。足够初始通气的主要指标是迅速提高心率。适合的面罩型号、密闭性好（覆盖在口、鼻部而不是眼部）、正确的婴儿体位和使用适度的压力使胸廓抬举，是建立有效通气的关键。新生儿的通气频率一般为 40～60 次/分，除非血气分析提示其他问题。如果需要气囊-面罩通气 2 分钟以上，为了避免胃部膨胀影响呼吸，需要留置胃管[4]。

气管插管指征：需要气管内吸引胎粪；面罩-气囊通气无效或要长时间使用时；做胸外按压时；极低出生体重儿或有解剖畸形（例如膈疝）。表 9-1 列出气管插管所需要的物品。为确定 ETT 正确位置应包括呼出二氧化碳监测[37-40]。

气管插管后如果病情急剧恶化（心动过缓，氧饱和度下降），提示下列问题之一[41]：

1. 脱管（dislodgment）：ETT 不在气道内（插入右主支气管或食管）。
2. 堵管（obstruction）：分泌物堵塞经 ETT 的气流。
3. 气胸（pneumothorax）。
4. 器械（equipment）：氧气没有供给病人（检查器械）。

如果病人的病情在插管后急剧恶化，迅速检查器械；如果未查出原因，应该先拔管，迅速给予面罩-气囊加压通气。如果病人心率下降，不应该再浪费时间调整气管插管位置或气管插管内吸引。如果拔管后双侧呼吸音不等，或给予有效通气无改善，要考虑到气胸的可能，需要胸腔穿刺抽气治疗。

喉罩气道（LMA）对改善足月儿通气的作用已经被广泛证实[42-44]，但在早产儿的使用，资料有限。

胸外按压

心率减慢（心率 < 100 次/分）是缺氧的主要表现。大多数新生儿在建立 100% 纯氧有效通气后，心率会迅速恢复。如果在给氧、足够通气（气道通畅，胸廓正常起伏）至少 30 秒钟后，心率仍小于 60 次/分，应该进行胸外按压[1,22]。胸外按压的频率应该是 90 次/分，辅助呼吸的频率是 30 次/分，总计 120 次事件/分。胸外按压首选方法如下

双手的手指环抱胸部并支撑背部，双手拇指并排或重叠放置在胸骨上，正好在双侧乳头连线下方部位，按压深度为胸廓前后径的 1/3。

应该每隔 30 秒反复评估呼吸、心率和肤色情况。胸外按压与通气要协调进行，直至心率≥60 次/分[1]。

药物

少数新生儿在复苏过程中需要应用药物治疗[45]。用药指征是经过有效通气和胸外按压无效的心动过缓或心室停搏，以及需要液体复苏的失血（母亲、胎儿，或胎盘失血）[46]。母亲产前应用阿片类药物所致新生儿呼吸抑制时需应用纳洛酮。

在新生儿复苏早期，只需使用氧气、肾上腺素和扩容药物（表 9-3）治疗。复苏早期阶段不建议使用白蛋白，但在复苏后期可以使用。如新生儿复苏时间较长，可考虑给予多巴胺改善循环。纳洛酮只有在充

表 9-3　复苏药物

药物	浓度	剂量	给药途径	注意事项
氧气	100%		面罩，ET	
肾上腺素	1:10 000	0.01~0.03mg/kg (0.1~0.3ml/kg)	IV（首选），ET	
纳洛酮	0.4mg/ml	0.1mg/kg (0.25ml/kg)	IV，IM，IO，SQ	
葡萄糖	10%	2~4ml/kg	IV	禁忌高浓度葡萄糖液
扩容剂*	全血	10ml/kg	IV	速度 5~10min；必要时可反复应用
	生理盐水	10ml/kg	IV	
	乳酸林格液	10ml/kg		
多巴胺	根据病情选择不同浓度	持续静脉注射 5μg/(kg·min) 必要时可增至 20μg/(kg·min)		

ET：气管内；IM：肌肉注射；IV：静脉注射；SQ：皮下注射。

* 5% 白蛋白不建议在复苏期间使用。

分的有效通气后仍有呼吸抑制表现时使用。复苏时一般不需要使用碳酸氢钠，除非少数复苏过程较长、在给予有效通气基础上仍存在的代谢性酸中毒时可以考虑用碳酸氢钠[47]。目前尚无研究表明阿托品和钙剂在复苏中有效。

建立血管通道是新生儿复苏的难点。由于脐静脉易于辨认和插管，是立即首选的血管途径。但是由于脐静脉给药有可能导致严重的并发症（如感染、门静脉血栓等），故在找到其他给药途径（如脐动脉插管）后，应立即将脐静脉导管拔出。其他给药途径包括外周静脉和股静脉穿刺。因为新生儿骨质较脆，骨髓腔较窄，对新生儿（尤其早产儿）骨髓给药尚存争议[22]。如果在其他给药途径不能建立时，一部分药物（利多卡因、肾上腺素、阿托品等）可以考虑经气管插管内给药。气管内给药时药物应该直接注射在气管插管内，随后给数次正压通气[4,41]。

氧疗

首先应该使用的复苏药物是 100% 纯氧。吸氧的指征包括中枢性发绀和呼吸窘迫（鼻扇、呻吟、呼吸急促、呼吸暂停）。

肾上腺素

肾上腺素应用指征：心室停搏、给予 100% 氧有效通气和胸外按压下心率仍小于 60 次/分。尽管肾上腺素可以气管内给药，但最佳的给药途径仍是通过静脉途径（IV）给药，IV 途径给药剂量是 1:10 000 肾上腺素 0.01~0.03mg/kg 或 0.1~0.3ml/kg，每 3~5 分钟后可重复给药[22,48,49]。如果通过气管内途径给药，给予 0.01~0.03mg/kg 肾上腺素可能会无效。所以，在建立血管通道期间，应该考虑高达 0.1mg/kg 经 ETT 给予，但是此用法的安全性和疗效尚未进行评估[1]。

纳洛酮

在分娩的 3~4h 内，因阿片类药物引起的呼吸抑制，可以使用纳洛酮逆转。如有呼吸抑制，如母亲产前用药史不详时，也可以尝试应用纳洛酮。剂量为 0.1mg/kg IV、IO、SQ 或肌注。在新生儿复苏中，不推荐纳洛酮通过气管内给药[1]。纳洛酮的作用时间，根据给药途径的不同为 1~4 小时，必要时需要重复给药，但需要密切监测。不是所有呼吸抑制的新生儿都需要给纳洛酮。对于母亲长期吸毒成瘾的新生儿，应用纳洛酮可能会造成撤药后抽搐发作[19,49]。首选的治疗方案是气囊-面罩或气管插管通气，如果必须使用纳洛酮，则应在建立好有效通气的基础上再使用。

葡萄糖

在复苏过程中应考虑低血糖。可以通过床旁快速血糖或血清葡萄糖测定来诊断低血糖。低血糖症的诊断标准：足月儿血糖小于 40mg/dl（体重 >2.5kg），早产儿小于 30mg/dl（体重 <2.5kg）。低血糖症的治疗可予 10% 葡萄糖溶液 2~4ml/kg 静脉注入。由于

高浓度的葡萄糖液（如 25% 葡萄糖液）为高渗性溶液，故不建议使用。给葡萄糖后 10～20 分钟需要复查血糖变化。

扩容剂

当新生儿急性失血后，出现低血容量征象（氧合好但肤色仍苍白；心率正常但脉搏弱；复苏效果不佳）或新生儿出现休克时[21,22]，应该使用扩容治疗。扩容剂的种类包括全血（与母亲交叉配血成功的 RH 阴性的"O"型血），生理盐水或乳酸林格液。当新生儿有明显失血，其他扩容剂又不能及时得到时可以考虑使用全血。生理盐水和乳酸林格氏液（等渗晶体溶液）容易得到，可考虑各种情况下容量扩张可选择的液体。扩容液可以 10ml/kg 在 5～10 分钟内小量快速静脉注射。早产儿复苏时，要避免快速给扩容剂，因为可引起早产儿脑室内出血[1]。足月儿可以推荐大剂量快速静脉注射扩容液（如 20ml/kg）。根据病人情况，扩容剂可以反复快速静脉注射数次。最初的复苏阶段不推荐使用白蛋白溶液。

多巴胺

经充分扩容后，患儿仍有休克症状（如周围灌注差，脉搏弱）时，可以考虑应用多巴胺。多巴胺应持续静脉输注，开始速度 5μg/(kg·min)，必要时可以增至 20μg/(kg·min)。

处理

尽早请新生儿科专业医师会诊有助于新生儿的复苏以及复苏后治疗。当新生儿病情稳定后，应该继续密切监测血氧饱和度、通气、灌注、体温和血糖变化。在转运至重症监护室前要做好充分准备，应由经验丰富、复苏技术熟练的团队转运。如果病情允许，在转运前可让其父母探视和接触新生儿（如果病情允许可抱新生儿）。

重要概念

- 在急诊科应有随时可用的新生儿复苏器械。
- 详细了解母亲及产前病史是最有效的准备工作。
- 新生儿流程图指导复苏抢救。
- 多数情况下，复苏措施只需要擦干，保温，摆好体位，触觉刺激即可。
- 对有胎粪误吸危险的新生儿作气管内吸引，是逆转活力差新生儿的措施。
- 把新生儿转到新生儿重症监护室，做进一步监护治疗。

本章参考文献请参见 http://pumpress.bjmu.edu.cn/eduservice/3419.html

第二篇 症状学

第10章 成人发热

Frederick C.Blum

归咏刚 刘艳存 译 柴艳芬 校

概述

流行病学

发热（fever）占成年（18～65岁）总急诊量的6%，占老年人（>65岁）总急诊量的10%～15%，占儿童总急诊量的20%～40%[1,2]。不同年龄组发热患者发病率和病死率截然不同。青壮年患者多为良性自限性疾病，病死率不足1%。面对大量自限性病毒性疾病和局灶细菌性疾病时，对此组患者的困难在于确定罕见脑膜炎或脓毒症。65岁以上或有慢性基础疾病的发热患者为患严重疾病的高危人群，发病率和病死率也很高，其中70%～90%患者需住院治疗，入院后1个月内病死率约7%～9%。此类患者发热原因常为感染。在本质上，大多数感染由细菌引起。80%以上细菌感染在呼吸道、泌尿道、皮肤和软组织[3]。无论何种感染，老年患者病死率和发病率均较高，例如老年患者尿路感染的危险为5～10倍，阑尾炎为15～20倍[4,5]。即便是非致命的病毒感染（如流感病毒），在老年人群中也有很高的病死率。

病理生理学

正常情况下，体温由丘脑下部的视前区控制在很窄的范围，此范围在36.0～37.8℃（96.8～100.4℉）。在此范围内，体温具有昼夜节律性，晨起体温较低，午后较高。当把正常范围调定到较高值时，即发生发热。发热定义为中心温度高于38.0℃。过高热（hyperthermia）是机体散热功能障碍所致，几乎所有体温高于41℃的患者是由于过高热而非发热。

在下丘脑前部，神经元直接感受血液温度，随后通过血管舒缩变化、寒战、代谢产热变化及行为改变共同控制体温。

发热可由一些内源性和外源性物质即致热源（pyrogens）引起。内源性致热源包括白细胞与感染、炎症及肿瘤病变反应时所释放的多种细胞因子。外源性致热源包括多种细菌和病毒代谢产物及毒素。毒素刺激免疫细胞释放内源性致热源引起发热。细胞因子如白细胞介素1（interleukin-1，IL-1）、白细胞介素6（IL-6）、肿瘤坏死因子（tumor necrosis factor，TNF）和干扰素游走到下丘脑，诱发前列腺素 E_2（prostaglandin E_2，PGE_2）生成。

PGE_2 通过外周血管收缩、代谢产热增加、寒战及储热行为共同作用使体温调定点（set point）上移。内源性致热源和 PGE_2 水平升高多长时间，发热就持续多长时间。阿司匹林等环氧化酶抑制药（cyclooxygenase inhibitors）可通过阻断 PGE_2 生成而产生退热作用。年龄、营养不良及慢性疾病可钝化发热反应。

适度升高体温可通过增强趋化作用、减少微生物复制及增强淋巴细胞功能，而提高宿主防御。体温升高还能直接抑制某些细菌和病毒生长[5]。

发热也会导致宿主消耗增加（包括耗氧量、代谢需求、蛋白质分解及糖异生），并对各系统机能储备减低的老年患者形成负担。已经证实老年患者发生发热反应的能力受损，基础体温也低于青壮年[6]。尚无证据表明使用退热药有改善疾病预后和预防并发症的作用。

发热的初始过程为下丘脑体温调定点上移，而实际体温仍处于正常水平。体温调节系统与"感知"的体温失调使患者出现畏寒。如果寒战时告诉护理人员，此时触摸皮肤或测体温，结果常正常或稍增高。

表 10-1　感染性疾病鉴别诊断

器官系统	危重病诊断	急症诊断	非急症诊断
呼吸系统	细菌性肺炎伴呼吸衰竭	细菌性肺炎、扁桃体周围脓肿、咽后壁脓肿、会厌炎	中耳炎、鼻窦炎、咽炎、支气管炎、流行性感冒、结核
心血管系统		心内膜炎、心包炎	
消化系统	腹膜炎	阑尾炎、胆囊炎、憩室炎、腹腔内脓肿	结肠炎、小肠炎
泌尿生殖系统		肾盂肾炎、输卵管脓肿、盆腔炎症疾病	膀胱炎、附睾炎、前列腺炎
神经系统	脑膜炎、海绵窦、血栓形成	脑炎、脑脓肿	
皮肤及软组织		蜂窝织炎、褥疮溃疡感染、软组织脓肿	
全身系统	脓毒症/脓毒性休克、脑膜炎球菌血症		

直至体温上升后，患者畏寒症状才消失。此时，患者感到发热（可有乏力和不适感），护理人员此时测体温可发现皮肤温度及体温计读数升高。这种先畏寒后发热的患病顺序，致使人们误认为是畏寒引起感染（经典肺炎）。体温调定点降至正常时，患者会突感变热并出汗，直至体温下降至与调定点平衡（正常水平）为止。

诊断方法

鉴别思路

急诊科发热患者鉴别诊断纷繁复杂。表 10-1 及框 10-1 分别总结主要的感染和非感染病因。绝大部分的严重病因都为感染性病因。对生命的直接威胁多源自失代偿性休克（常为脓毒性休克）、呼吸衰竭（与休克及肺炎相关）及中枢神经系统感染（脑膜炎）。亦有危重的非感染性病因（框 10-1），但较罕见，经常不以发热为主要症状。

迅速评估和处理

出现致命性症状和体征（如明显意识障碍、呼吸窘迫及血流动力学不稳定等）的患者，需行迅速积极治疗。尽管发热原因尚未完全明确，常需要气道处理、监测生命体征、建立静脉通道、液体复苏、供氧和呼吸支持。体温持续高于 41.0℃ 的情况较罕见，易损害神经组织，需迅速降温处理（如空调、风扇及冰毯等）。

平素体健的年轻发热患者，应考虑即刻致命的疾患，如毒素性休克综合征或脓毒性休克、脑膜炎、脑膜炎球菌血症及腹膜炎等，给予经验性治疗。

慢性疾病的老年发热患者中，严重感染多见于呼吸道、泌尿生殖道及皮肤软组织感染。脑膜炎尽管罕见，仍是导致老年患者致残及死亡的一个重要病因。

诊断要点

尽管发热的鉴别诊断甚广，但大多数可治病因多为感染性。其中高达 85% 病例仅凭详细采集病史及

框 10-1　非感染疾病鉴别诊断

危重病
急性心肌梗死
肺栓塞/肺梗死
颅内出血
脑血管意外
抗精神病药恶性综合征
甲状腺危象
肾上腺危象
输血反应
肺水肿

急症
充血性心力衰竭
脱水
近期痫性发作
镰状细胞贫血
移植排斥反应
胰腺炎
深静脉血栓形成

非急症
药物热
恶性肿瘤
痛风
结节病
克罗恩病
心肌梗死后综合征

体格检查而得以诊断。患者的年龄及潜在疾病均会对评估及治疗决策产生重大影响。

既往体健的年轻患者的主要发热病因为自限性、局部细菌感染或良性全身病毒感染。对该年龄组患者的诊断重点在于鉴别罕见的致命性疾病，如脑膜炎球菌血症、脑膜炎或是全身耐甲氧西林金黄色葡萄球菌（methicillin-resistant Staphylococcus aureus，MRSA）感染。

在老年或存在慢性疾病的患者中，发热常为疾病严重的征兆，其病因多为感染性。其中80%源于呼吸道、泌尿道或皮肤软组织感染。在老年及免疫功能受损患者中，脑膜炎、胆囊炎、阑尾炎及憩室炎等感染的初始症状及体征多不典型，患者行为的细微改变可能是严重感染的唯一表现。生命体征异常，尤其是明显的呼吸急促和低血压，预示病情复杂且严重。疗养院患者中，与感染相关的机能减退所占比例为75%[6,7]。

病史

发热的起始时间、持续时间、程度及伴随症状均有助于病因鉴别及严重程度评估，而排尿困难和咳痰等局部症状尤其有利于诊断。发热时间及热型可提示相应疾病，如疟疾。对有近期或远途旅游、慢性疾病、既往手术、住院及理疗史患者，应注意外源性或院内感染可能。有人工心脏瓣膜、其他假体或体内植入装置者对诊断具有重大意义[8]。随着社区获得性MRSA的出现，追问其家庭成员及其他密切接触者皮肤感染史具有重要意义。对军人、囚犯及有密切接触的竞技体育运动员也应考虑到MRSA感染[9,10]。

了解患者使用的全部药物也很重要，包括退热药。老年及年幼患者的家属常能提供重要信息，他们常在第一时间发现患者机体功能减退，如行走困难、厌食、活动减少及新发失禁。老年患者意识水平下降可为存在感染的唯一线索，患者的基础精神状态需由熟知患者情况者描述。

老年患者症状常不典型，肺炎或尿路感染可仅表现为精神状态改变、行走困难或其他功能减退。老年尿路感染患者常完全缺乏排尿困难、尿频和腰痛症状。而肺炎患者也不一定均有咳痰或喘息。其他常见的非特异症状精神状态包括厌食、体重减轻、乏力、嗜睡、恶心及反复跌倒[8,9]。有近期化疗或放疗病史的癌症患者可为白细胞减少或其他免疫抑制状态提供线索[4]。

体格检查

判断有无发热及发热程度是查体的重要环节。在老年、低龄及慢性疾病者，感染可不出现发热。患者体温可有波动，可能需要复查。

直肠温度较腋窝和鼓室膜温度准确。摄入冷饮或热饮、抽烟或过度通气均会短时影响口腔温度。一般直肠温度较口温高0.7~1.0℃。

发热不一定与心动过速和呼吸急促相一致。体温每升高0.55℃（1°F），心率可增加10次/分。相对心动过缓可由药物使用（如β受体阻断药）引起，但亦可提示诈病热、药物热、伤寒、布鲁斯病或钩端螺旋体病。明显心动过缓可见于风湿热、莱姆病、病毒性心肌炎或心内膜炎。体温每增加1℃呼吸频率会增加2~4次/分。明显的呼吸急促多见于呼吸系统感染或休克引起的酸中毒。

应对患者主诉部位进行检查，头颈部可治愈的感染灶如中耳炎、鼻窦炎、咽炎、扁桃体周围脓肿、咽后壁脓肿或牙科感染应重点检查。发音困难伴明显咽喉痛提示成人会厌炎或上呼吸道脓肿。眼底镜检查很少能为播散性念珠菌病、粟粒性肺结核、心内膜炎、弓形体病或白血病提供诊断证据。

颈部检查可发现淋巴结病、肿物及甲状腺疾病（甲状腺肿大或肿物）。颈强直意义较大，但幼儿、过度疲劳者或老年患者即使有脑膜炎，亦可无明显颈强直。相反，颈椎病及帕金森病亦可引起颈强直。

肺部检查包括啰音、胸膜摩擦音及叩诊浊音。局限的湿性或干性啰音对诊断肺炎的意义更大。老年人群中存在慢性阻塞性肺疾病、充血性心力衰竭或呼吸无力常可影响肺炎诊断。心脏检查应注意心包摩擦音及新发心脏杂音。

对老年患者、糖尿病患者或服用免疫抑制剂或糖皮质激素的患者，腹部查体结果常不可靠[10]。有病史或其他体征提示时，应行直肠检查以寻找支持肠炎、直肠周围脓肿及前列腺炎的诊断依据。外生殖器的检查可为前庭大腺脓肿、尿道或阴道排出物异常及附睾炎、睾丸炎提供诊断依据。

伴相应症状的女性患者应行盆腔检查以明确盆腔炎或输卵管卵巢脓肿存在与否。皮肤及四肢的检查应注意皮疹、瘀斑、关节炎或软组织感染证据。无外伤史者出现长骨或是脊柱压痛时，多提示骨质疏松症或肿瘤形成。对老年和长期卧床者应检查有无褥疮[3]。

辅助检查

尿常规及胸片是两项最重要的辅助检查，对老年患者尤甚。胸片对诊断肺炎具重要意义，但常难以与合并慢性阻塞性肺疾病、充血性心力衰竭、脱水或其他慢性肺疾病的患者进行鉴别。尿常规对尿路感染，尤其是男性患者，具有很高的准确性。虽然血白细胞计数在发热患者评估中应用广泛，但其敏感性及特异性均较差。感染不存在时，白细胞计数可明显异常，而在出现致命性严重感染时白细胞计数亦可正常[11]。其他间接反映感染和炎症的指标（如红细胞沉降率等）亦具有假阳性，特异性较低，应谨慎应用。适宜样本的革兰染色检查的意义较大，尽管细菌培养对急诊科诊断与治疗的指导价值有限，但也应及时进行。对可疑MRSA感染的高危急诊科患者，获取皮肤软组织脓肿培养物的意义越发重要。老年及存慢性疾病患者发热原因不明时，应及时行血、尿培养。尽量不对门诊患者行血培养检查，需行血培养的重症患者，应住院并给予经验性抗生素治疗。当患者出现意识障碍或伴头痛、虚性脑膜炎及其他神经症状，且其不能由中枢神经系统以外的感染解释时，需接受脑脊液检查。可疑甲状腺危象时应行甲状腺功能检查。

腹平片对发热的诊断价值不大，当可疑阑尾炎、憩室炎、胆囊炎或腹腔内脓肿时，腹CT可提供很大帮助。超声有助于诊断无症状性胆囊炎患者。

患者存有神经定位体征或有栓子来源（如可疑心内膜炎）时，应于腰穿检查前行颅脑CT检查以除外颅内肿物（肿瘤或脑脓肿）。对可疑脑膜炎患者，不可因等待检查结果延误抗生素治疗。

其他辅助检查可根据病史及查体发现而相应实施。

鉴别诊断

感染性发热鉴别诊断见表10-1，非感染性发热鉴别诊断见框10-1。

经验性治疗

41.0℃以上的高温会损害神经组织，因此当患者体温>41.0℃时，应迅速地予以有效退热药及其他可行的体外降温措施。对无体温极度升高者，尚无证据表明常规给予对乙酰氨基酚等退热药能改善预后，但亦无弊处，体温下降后患者常感舒适。体温控制到正常或接近正常水平并非患者出院的必要标准。患者出现休克症状或体征时，应给予迅速有效的治疗（参见第4章）。由休克或肺炎导致呼吸衰竭者应予通气支持。头颈部软组织感染可压迫气道引起机械性梗阻，此时需行紧急措施保证气道通畅。

许多病例应早期给予经验性抗生素治疗。应根据发热的可疑病因及伴发疾病选择抗生素，如中性粒细胞绝对减少及终末期肾疾病患者。如感染病原菌可确定，应选择相应特异抗生素。病原学不明确时，应给予覆盖革兰阳性菌、阴性菌和厌氧菌的广谱抗生素治疗。

处置

对局部细菌感染者，多可在门诊给予口服抗生素治疗。相对年轻、既往体健的全身性病毒感染患者经门诊治疗即可。因患者常伴呕吐且进食差，急诊科可给予退热、止吐及静脉补液，为门诊治疗创造条件。

老年或存慢性疾病患者（如糖尿病或慢性肾功能不全者），尚无感染证据时，须住院进一步明确病因。对此类患者，应积极寻找感染证据，当发热及其他伴随症状提示MRSA感染时，应建议患者住院或急诊科留观。当患者出现不能解释的严重发热时，应予血培养、尿培养及广谱抗生素控制可疑致命感染，直至病因或病原明确。各种导管（如经皮静脉导管置入部分）常需移除并行培养。中性粒细胞缺乏患者发热时，在培养结果未明确前，需迅速予以肠外广谱抗生素治疗。对生命体征不稳定或有致命感染者，住院前在急诊科不能充分稳定病情时，需收住专门的监护病房治疗。

本章参考文献请参见 http://pumpress.bjmu.edu.cn/eduservice/3419.html

第11章 无力

Eve D, Losman

翟建华 译　柴艳芬 校

概述

无力是一个主观的名称，用于描述许多疾病的症状。在 Webster 词典中，无力定义为"缺乏力量，身体活力不足，不能承受或发挥较大的重力、压力或拉力"。当患者使用无力这个名称时，他（她）可能诉述肌力丧失以外的症状，把不适、虚弱、疲劳、疼痛、头晕和意识状态改变等全部描述为无力。

本章着重评估和治疗急性全身性、弥漫性、对称性无力的患者。有关慢性神经病变、局部无力、占位性病变及创伤性无力的讨论可参见其他章节。

流行病学

目前尚无急诊科（emergency department，ED）专门以"无力"为主诉来诊的相关资料。因为无力这一主诉源自多器官系统紊乱，要得到急诊科无力发生率的真实统计数字是很困难的。

相对来说，急性神经肌肉性无力是一种罕见的疾病。在西欧和北美，脊髓灰质炎已被消灭，本病全世界发病率大大下降（2007年世界卫生组织报告 1 187 例）[1]。在工业化国家，急性对称性无力的最常见原因为吉兰-巴雷综合征（Guillian-Barré syndrome），美国每年发病率为 2/10 万，而糖尿病发病率为 740/10 万[2]。在过去的数十年中，出现了导致急性对称性无力的新感染源，包括西尼罗河病毒和人类免疫缺陷病毒（human immunoddficiency virus，HIV）。

病理生理学

主要鉴别点在于患者是否有明确、可定量的肌无力。如果有，通常为运动神经元功能障碍。相反，若查体发现无力不是由肌力减退所致，则提示存在神经系统以外的疾病过程。本文将依次对神经肌肉性和非神经肌肉性无力进行讨论。

神经肌肉性无力

肌肉收缩是大脑皮质发出一系列信号的结果。上运动神经元（upper motor neurons，UMN）起源于中央沟前的运动区，行走于锥体束。锥体束沿起源大脑对侧的脊髓内皮层脊髓侧束下行。UMN 和下运动神经元（lower motor neuron，LMN）在脊髓前角形成突触，突触可以向肌肉束发出信号。LMN（周围神经）释放乙酰胆碱于突触间隙，使运动终板去极化，引起肌肉收缩。这一系列反应有赖于存在使神经绝缘的髓磷脂、钙通道和钠通道的功能及存在乙酰胆碱酯酶。这一瀑布反应的任一环节病变或功能失调都可引起神经肌肉性无力。

非神经肌肉性无力

无力也可由非神经肌肉性病变引起。患者年龄、基础健康状况、现有的症候群及查体所见有助于缩小鉴别诊断范围。同时，需要考虑患者感染、心血管、内分泌、代谢或中毒因素。

诊断方法

诊断要点

病史

为了明确患者是否患有神经肌肉性无力，详细叙述症状是十分重要的。无力伴有相应功能减退吗？例如，患者不能爬楼是因下肢无力还是由于气短或疲劳？前者可能是神经肌肉性无力，后者可能与心血管功能障碍或其他系统病变有关。

询问患者症状持续时间、严重性及其进展或恶化情况非常重要，同时了解无力分布（近端、远端、全身）、功能波动、缓解或加重因素（活动、休息）也很重要。同时应了解有无膀胱、肠道功能或性功能障碍、麻木或感觉改变、肌痛和抽搐。尚应想到有无新近感染性疾病、创伤、新药治疗、毒物接触、饮酒和吸毒史。表 11-1 列举几个神经肌肉性无力的严重病因、鉴别特点和处理。

应考虑患者年龄、基础疾病、精力或身体虚弱情况。对器官功能进行系统回顾。应询问患者有无发热、感染症状、疲劳、胸部不适、呼吸困难、周身不适、腹部不适、排便习惯改变（尤其是黑便或便血）及头痛。详细用药史（特别是利尿药、β 受体阻断药

表 11-1　神经肌肉疾病简介

病种	机制	病史特点/查体发现	急诊科处理
肉毒中毒 毒素进食后 12～72h 发病	神经传导 毒素阻止乙酰胆碱在神经肌肉接头处的释放	进食污染的罐装食品 50% 有消化道症状 体位性低血压 昏视、视物模糊、眼睑下垂、面肌无力、吞咽困难、呼吸窘迫，然后出现肢体无力	支持治疗、收入 ICU 上报卫生部门/CDC 三价的抗毒血清（可以尝试盐酸胍，促进神经末端乙酰胆碱释放；抗胆碱酯酶药无效）
重症肌无力 特发性	神经传导 功能性乙酰胆碱受体数目减少	轻度感染可加重症状 无力程度波动；随意肌易疲劳；25% 脑神经受累患者出现眼睑下垂和复视；瞳孔反射正常；感觉正常；反射正常 休息可以改善，可同时伴有胸腺瘤（胸片，胸 CT）	支持治疗，收入 ICU 神经科会诊 腾喜龙/新斯的明试验 床旁肺活量测定 测定血清乙酰胆碱受体抗体水平 治疗：抗胆碱酯酶药 新斯的明、吡啶斯的明
有机磷酸盐/氨基甲酸酯中毒 立即～3 周发病	神经传导 乙酰胆碱抑制导致的胆碱能危象 神经病变（接触毒物后几周）	接触农药史 胃肠道症状、兴奋、瞳孔缩小、麻痹、出汗、肌颤、心动过缓 肌肉痉挛痛、远端肌肉麻木和感觉异常进行性的肌无力；反射减退、可发展为腿部肌肉迟缓或失用性萎缩	清洗（去污） 支持治疗、收入 ICU 阿托品 解磷定（碘解磷定）
破伤风 毒素 3 周发病 病死率 10%～60%	神经传导 毒物干扰抑制神经传导物质的释放，包括 GABA，导致运动神经过度兴奋	免疫接种状态 皮肤感染的病史 牙关紧闭、喉痉挛、痛性肌痉挛和强直（角弓反张），自主神经不稳定性	支持治疗、收入 ICU 伤口清创处理 破伤风免疫球蛋白 青霉素治疗感染 高剂量苯二氮䓬类药物的使用 神经肌肉阻滞剂
蜱性麻痹 毒素 2～7 天发病 在美国，落基山草蜱和美洲犬蜱最常见	神经传导 毒素降低运动神经元动作电位，降低乙酰胆碱活性	户外活动或蜱咬伤病史 数小时以上进行性、上行迟缓性无力可致呼吸衰竭；可产生急性共济失调而不伴肌无力；反射减退或缺如；可发生眼肌麻痹、球麻痹	取走钻入的蜱（注意发际和头皮） 支持治疗 如果蜱取出，可以完全治愈；如果未能诊断病死率可达 10%
鱼肉毒素 毒素 12～24h 发病 神经症状可持续数月	神经病变 毒素可导致细胞膜不稳定、兴奋性增强	大量食用热带鱼史 腹泻、腹痛、恶心及呕吐后出现疼痛性感觉异常、共济失调、热/冷感觉改变、肌痛、心动过缓和低血压 罕见，因呼吸衰竭死亡	支持治疗、收入 ICU 心动过缓时使用阿托品 补液 静脉点滴甘露醇可能有益

表 11-1 神经肌肉疾病简介（续）

病种	机制	病史特点/查体发现	ED 处理
白喉 毒素 感染后 2 周～3 个月发病	神经病变 下运动神经元受累	免疫接种状态 咽喉部感染伴假膜形成史；皮肤感染史 上颚无力、瞳孔对光反射受损、全身多发感觉运动神经病变；呼吸衰竭；近段肌群动力性无力并向远端进展	支持治疗、收入 ICU 马白喉抗毒素 使用红霉素或青霉素 G 14 天可终止毒素的产生，治疗局部感染和阻止器官间的传播 免疫接种
吉兰-巴雷综合征 特发性 1～4 周发病 75% 恢复 5% 死亡	神经病变 下运动神经元受累 免疫介导的多发神经病变 多种变异类型	可有感染史；病毒感染、空肠弯曲杆菌占 15%～40% 对称性的上行运动神经病变；反射减退或缺如；轻度感觉受累；自主神经功能障碍；可有进展性呼吸抑制	腰穿：脑脊液可见蛋白升高而细胞数正常 床旁肺活量测定 血浆置换和静脉注射免疫球蛋白 可以考虑收入 ICU 神经科会诊
横贯性脊髓炎 特发性、感染后性、自身免疫性 起病急（数小时～数天）	神经病变 上运动神经元受累 轴性脱髓鞘	脊髓功能的丧失，症状根据病灶水平的不同而异，胸段最常见；急性局部背痛，近端肌无力，感觉异常，尿潴留/大便失禁；肌肉松弛，早期反射减退或缺失 不同于脊髓束受压、创伤或梗死；可能是多系统硬化的首发表现	支持治疗、收入 ICU 颈椎水平受损要有呼吸支持 脊柱影像学检查可评估骨损害 脊髓增强 MRI/CT 膀胱减压
电解质失衡	肌病	恶心、呕吐、腹泻史 肾衰、酒精依赖、接受新药治疗史 上行对称性肌无力，反射可正常或减弱	ECG 电解质：Na、K、CL、PO_4、Ca、Mg 肾功能 纠正异常的指标，严密监测血流动力学
多发性肌炎 自身免疫	肌病	结缔组织病或肿瘤病史 病情进展变异率不同；肌无力和肌肉废用；上行性四肢近端肌肉无力，可波及腰肌；肌肉痛；吞咽困难；呼吸困难；皮肌炎时可出现眶周红斑和眼睑皮疹	CPK 升高、横纹肌溶解少见 ESR 正常 支持治疗 糖皮质激素

CDC：疾病控制和预防中心；CPK：磷酸肌酸激酶；CSF：脑脊液；CT：计算机体层摄像；CXR：胸 X 线片；ESR：红细胞沉降率；GABA：γ-氨基丁酸；GI：胃肠的；ICU：重症监护治疗病房；IVIG：静脉用免疫球蛋白；MRI：磁共振成像；WBC：白细胞。

Adapted and expanded from LoVecchio, et al: Approach to generalized weakness and peripheral neuromuscular disease. *Emerg Med Clin North Am* 15：605, 1997.

和精神药物）可提示电解质紊乱或常见药物不良反应。

50 岁以上成年人（尤其女性）诉全身性无力首先考虑心肌缺血。

65 岁以上患者无力可能是严重感染、电解质紊乱、心血管功能障碍的唯一症状。近期有摔倒、精神状态改变或尿失禁史者，可考虑尿源性脓毒症。无力合并睡眠差、呼吸困难、活动耐力差，应考虑急性冠脉综合征或心力衰竭。应考虑到情境性立位晕厥导致的无力伴晕厥前感觉；如包括餐后低血压和咳嗽性或排尿后近乎晕厥。

体格检查

发热、低血压、心动过速或呼吸急促可提供无力的病因线索（表 11-2）。对于重度无力患者，应评估维持气道和适度通气的能力（图 11-1）。

神经学查体应证实患者是否真正无力及其分布情况（表 11-3）。全面的检查，包括脑神经和步态（如有可能）有助于诊断。运动系统查体应全面和详尽。需要注意肌肉体积、肌力、肌张力及有无异常运动。肌肉萎缩（与年龄相关的肌肉重量和功能丧失）在老年人是正常的，此时四肢肌力一致性减退。采用足跟、足趾前后交替序贯行走是一种对肌力、协调性和本体感觉的很好试验。若步态失调程度大，应立即检查小脑异常。出现二便失禁和认知功能降低，应考虑是否存在颅内压正常脑积水。肌肉细颤提示 LMN 疾患，痉挛性强直（屈肌较伸肌明显）提示 UMN 疾患。

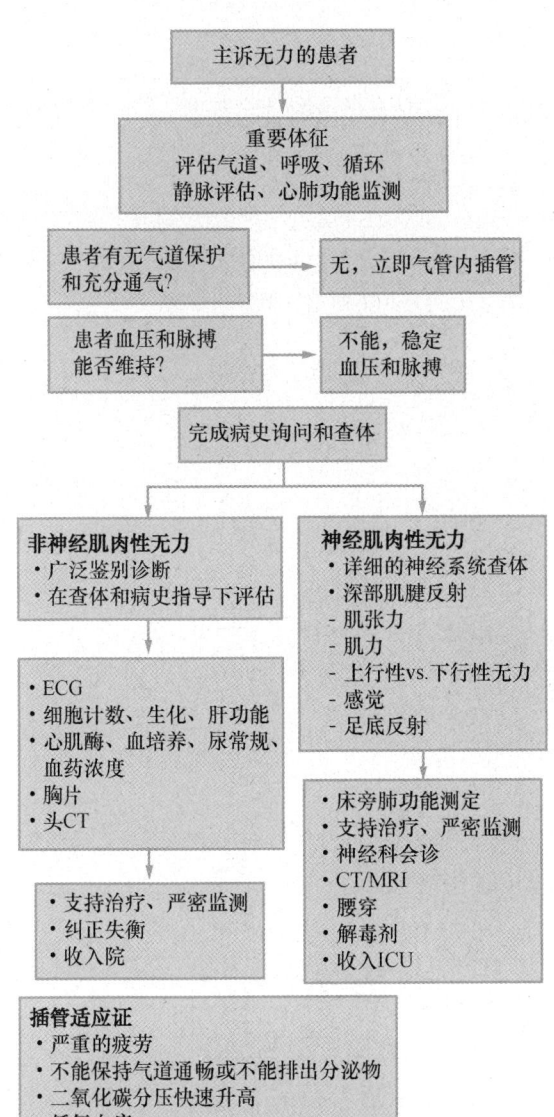

图 11-1 诊断性治疗路径。CBC：全血细胞计数；CT：计算机体层摄像；ECG：心电图；ICU：重症监护治疗病房；LFTs：肝功能检测；LP：腰椎穿刺；MRI：磁共振成像；$PaCO_2$：动脉二氧化碳分压；U/A：尿检。

辅助检查

无力患者可以有许多异常表现。尽管实验室检查应以病史和查体为依据，事实上所有患者均需检查全血细胞计数来评估有无贫血或失血，需检查电解质、血糖和肌酐。心电图可提示有无心肌缺血或低（高）钾血症。有感染症状的患者和无局部症状的老年患者，应行胸片和尿液检查。在无局灶体征、无精神状态改变、无癌症病史或无抗凝治疗伴创伤（即使轻微），通常不是进行脑和脊髓CT或MRI检查的指征。如怀疑中枢神经系统感染，则腰穿有助于明确诊断，或脑脊液蛋白升高而白细胞计数10个/ml或更少时，强烈提示吉兰-巴雷综合征。

对所有呼吸功能不全或可能是吉兰-巴雷综合征、重症肌无力患者，均应进行床旁肺活量测定。用力肺活量<10～12ml/kg或负力吸气<20cmH$_2$O需要呼吸支持。血气分析测定二氧化碳分压或二氧化碳描记也有帮助。

鉴别诊断和初步处理

无力鉴别诊断范围甚广，在急诊科有时不可能确诊。所以确保无力患者的合理处置和随访尤其重要。

神经肌肉性无力患者，呼吸驱动力正常，但充分通气能力受损，患者可能有呼吸困难。对迅速、进行性无力患者，需要早期气道干预和机械通气。呼吸状况恶化的预警征兆包括不能抬头、不能有力咳嗽、声音改变和二便失禁。对患者肺活量粗测方法是如果一次呼气期不能数到20，提示用力肺活量受损；如患者只能数到10时，估计用力肺活量约1L左右，此时需要准备气管内插管。约30%吉兰-巴雷综合征患者需机械通气，多项研究表明，在呼吸机相关性肺炎与上机总时间方面，选择性、控制性气管内插管有较好的预后（图11-2）。

神经肌肉性无力患者通过增加呼吸频率代偿低潮气量，使$PaCO_2$维持在正常范围内。如果患者出现呼吸肌疲劳或肌无力加重，则$PaCO_2$升高，迅速发生呼吸衰竭。此时，通常使用快速诱导下气管内插管。出现进行性去神经综合征时，应避免使用琥珀酰胆碱[4]。琥珀酰胆碱可致去除神经的肌细胞上的乙酰胆碱受体的上调和重新分布，导致严重高钾血（见第1章）。另外，此类患者可有自主神经功能不稳定，使得气管内插管困难；医生应预判血压不稳和心动过缓可能。阿托品治疗心动过缓有效[5]，需要严密监测血压，因血压波动很快，不一定需要给药。

特殊情况

重症肌无力：肌无力危象和胆碱能危象

重症肌无力在第106章有详细叙述。肌无力危象是指神经肌肉功能迅速恶化，并伴有呼吸功能受损。约15%重症肌无力患者可发生危象，因感染（约30%）、治疗药物改变、代谢紊乱或机体应激诱发；还有发生危象次数的1/3原因不明[6]。近期改变胆碱酯酶抑制剂剂量、近期开始使用糖皮质激素或减量、最近使用的常见药物（氨基糖苷类、喹诺酮类抗生素、β受体阻断药和抗心律失常药物）可诱发

表 11-2	重要体征：无力			
重要体征	上升	下降	干预措施/辅助检查	
心率	心律失常	电解质紊乱	ECG	
	失血	药物反应（BB、CCB）	快速补液和重新评估	
	脱水		体位性血压或脉搏	
	甲亢		依据心电图结果控制心率	
	疼痛		针对可疑感染使用抗生素	
	严重感染			
血压	甲亢	心律失常	ECG	
	药物不耐受	失血	快速补液和重新评估	
	疼痛	脱水	体位性血压或脉搏	
		药物反应（BB、CCB）	升压药	
		严重感染		
呼吸频率	严重感染	濒临呼吸衰竭	支气管扩张剂	
	COPD/哮喘		胸片	
			呼吸支持、吸氧、BiPAP、插管	
体温	严重感染	严重感染	退热药/降温措施	
	药物反应	环境暴露	被动复温	
			ECG	
			全面检查感染性疾病	
氧饱和度	N/A	严重感染	支气管扩张剂	
		COPD/哮喘	胸片	
		濒临呼吸衰竭	呼吸支持、吸氧、BIPAP、插管	

BB：β受体阻滞剂；BiPAP：双水平气道正压；CCB：钙通道阻滞剂；COPD：慢性阻塞性肺疾病；CXR：胸部X线片；ECG：心电图。

表 11-3	体格检查：局部神经肌肉病变			
病变部位	深腱反射	肌张力	足底反射	肌力
上行运动神经元	增强	正常（随疾病进展肌张力增强/肌肉痉挛）	上行	减弱/瘫痪
下行运动神经元	减弱或缺失	减弱/松弛（可有肌颤）	正常或缺失	减弱/瘫痪
神经肌肉接头处	正常或减弱	减弱/松弛	正常或缺失	各种类型无力
肌肉	正常或减弱	减弱/松弛	正常或减弱	不变/进展 近端＞远端

危象。肌无力危象将延长1～3周的住院和带管时间。

胆碱能危象是由于过量应用胆碱酯酶抑制药引起的迟缓性肌麻痹和全身无力。无论有无其他胆碱能症状均可发生呼吸衰竭。

这两种危象很难区分，但治疗相似，重点在于气道保护和充分通气。应查找引起危象的触发诱因，由于许多患者应用免疫抑制剂，应高度注意感染的可能性。请神经科急会诊可能会有所帮助。如怀疑肌无力危象时，应进行腾喜龙激发试验（参见106章）。

老人和体弱者

对无力的老年患者难以获得准确病史。另外，基础疾病和用药史往往使此类患者的临床表现复杂化。

虚弱是一种生物学综合征，表现为对应激的储备力和耐力减退，是远期器官功能下降、摔倒、住院治疗和死亡率的独立预测因子[7,8]。该综合征的特点包括全身无力、耐受性差、体重减轻、活动减少和行动速度缓慢。65岁以上的社区居民，虚弱发生率约7%，随年龄增长发生率增高，女性发生率

非神经肌肉性	神经肌肉性
危重：血流动力学不稳定 心肌梗死 心律失常 严重感染/脓毒症 高血钾症 呼吸衰竭	**危重**：潜在呼吸损伤 狂犬病 肉毒中毒 破伤风 重症肌无力危象 有机磷中毒
急症 急性贫血 脱水 代谢紊乱 甲状腺功能减退 糖尿病 电解质紊乱	**急症** 吉兰-巴雷综合征 横向脊髓炎 挤压综合征 脊髓梗死 电解质紊乱
其他 疲劳 心理疾患（焦虑，抑郁） 风湿病（纤维肌痛；SLE） 恶性肿瘤 肾脏或肝脏疾病 代谢疾病 酒精中毒和其他毒物相关疾病 诈病	**其他** Lambert-Eaton综合征 ALS 伴癌综合征 白喉 卟啉病 药物和毒物 蜱性麻痹 脊髓灰质炎

图 11-2 无力鉴别诊断流程。

本章参考文献请参见 http://pumpress.bjmu.edu.cn/eduservice/3419.html

亦较高。

经急诊科就诊后，丧失劳动力、虚弱（以功能状态、握力、行动能力进行评估）、慢性基础疾病的老年患者预后不良[9]。对这些人群，应当对致命性疾病作全面检查，同时降低入院标准，住院后作更深入的检查。

经 ED 就诊住院后 1 年病死率为 25%。

处置

大多数到急诊就诊的无力患者为非神经肌肉性无力。病史、查体及辅助检查结果可指导这些患者的治疗和处置。

对急性对称性神经肌肉性无力患者需进行全面检查，特别要注意气道和通气情况。结合神经科医生的会诊意见做出处置决定，应考虑收入 ICU 进行严密呼吸监测。

第 12 章 头晕和眩晕

Jonathan S.Olshaker

季宪飞 译　李春盛 校

概述

急诊观察室每年大约能看到 750 万头晕（dizziness）病人，这是急诊科最常见的主诉之一[1]。良性发作性位置性眩晕是由半规管的松散颗粒物感知的，是最常见的眩晕原因之一，每年发病率约为 107/100 000[2]。老年人的头晕与各种心血管疾病、感觉神经病变、精神疾病以及服用多种药物有关[3]。在大于 60 岁的老年患者中，大约 20% 的老年患者罹患过严重头晕，其严重程度影响到其日常生活[4]。在 1 项包括 1 000 例门诊病人的研究中，头晕是第三位的常见主诉。眩晕（vertigo）被定义为明确的定向空间感觉障碍和运动感觉障碍。1921 年，Bárány 第一次对良性发作性位置性眩晕作了详细的描述。

"头晕"的主诉并不是一个精确的术语。急诊科医生可能认为，这种患者很难询问病史，因此本症的诊断和治疗也很成问题。但是，事实上，大部分病人的症状都具有器质性病变的基础，可被成功地识别和治疗。诊断过程始终以两个概念为基础：确定病人是否患有真正的眩晕，如果有，那则确定眩晕的病因是中枢性的还是外周性的[5]。

病理生理学

保持身体的平衡状态和感知身体与周围环境的关系取决于视觉、前庭和本体感受器这三个系统的相互作用。眼睛、肌肉、关节、内耳迷路持续地提供关于身体位置的信息。由大脑高级中枢控制的视觉冲动提供身体空间位置的信息。来自关节和肌肉的本体感受器冲动提供关于部分身体部分的相对位置。颈部的冲动特别重要，它提供有关头和身体其他部位的相关位置的信息。视觉、前庭、本体感觉系统等感觉器官通过脑干内的前庭神经核与小脑相连，任何阻断这三个系统整合作用的疾病均可导致眩晕和身体失衡的症状。

前庭器官能够帮助保持头的姿势和稳定头部的运动。它位于内耳或迷路内，深理于颞骨的岩部，易受创伤、血液产生的毒素和包括中耳和脑膜等周围结构感染的影响。前庭器官由三个半规管和它们的壶腹嵴和两个耳石状结构：球囊和椭圆囊组成。半规管提供关于运动和角动量的信息；耳石提供关于身体关于地球引力方向的信息。

半规管是成对的结构，通常对运动的反应是对称的。对于内耳疾病，一只耳朵内静息放电和运动刺激时的放电是可以改变的。这种改变导致不对称的反应，进而形成眩晕的感觉。半规管内自由移动的碎屑可引起位置性眩晕，像碎屑在重力的影响下产生运动那样。

冲动沿前庭部分的听神经（第Ⅷ对脑神经）离开前庭器官进入恰好在脑桥的下方和小脑的前方的脑干，再到达脑干的第四前庭神经核，继而传导至小脑。冲动从小脑发出沿两条可引起眩晕临床表现的通路（即内侧纵束和前庭脊髓束）传导。在前庭系统正常的个体，这些连接允许眼睛参与身体在各个方向运动的调节，以及保持身体同周围环境相对稳定的视轴。

当同步化的前庭信息变得不平衡时，可出现眼球震颤。特别典型的是单侧的前庭疾病，它可引起中间肌和外直肌的非对称的刺激。这种非对向活动导致眼球向受刺激的一侧缓慢运动，不管眼球偏离的方向。于是，大脑皮层校正这种眼球的运动，快速地把眼球拉回到中间的位置，结果仅能使上述过程反复发作。

通常眼球震颤的方向标志着病变的部位。前庭疾病导致的眼球震颤一般是单向的和水平的。如果眼球震颤是垂直方向的，常常是中枢性疾病（脑干或者皮层）导致的。

前庭神经核发出信息至前庭脊髓侧束，而前庭脊髓侧束与控制四肢肌肉的运动神经元相连。这个现象可解释前庭器官缺陷的人试图调整至理想的姿势而导致摔倒或其他肢体运动失衡。前庭神经核和自主神经系统的联系解释了通常伴随眩晕发作时的出汗、恶心、呕吐等症状。前庭神经核和小脑的联系有助于解释调节这个器官对运动调节作用的影响。

诊断方法

鉴别思路

病人应用头晕（dizzy）这个术语描述许多种经历，包括运动感觉、乏力、昏迷、轻度头痛、走路不稳、情绪低落。为了说清楚场景，让病人描述感觉而不用头晕这个词常很有帮助。真性眩晕可定义为与运动感相关的空间定向感觉障碍。常有自身运动（主观性眩晕）或周围环境运动（客观性眩晕）的运动幻觉。描述为轻度头痛或感觉乏力常是晕厥前期的征兆。对这些病人进行的鉴别诊断必须包括：心律失常、心肌梗死、脓毒症、低血容量、药物副作用和肺栓塞。对某些病人来讲，眩晕仅仅是不舒服的一种比喻，多种原因都可引起，例如贫血、病毒性疾病或抑郁症等。本章节重点叙述眩晕病人的评估。

如果病人是真性眩晕，医生必须辨别出是外周性眩晕（如内耳疾病）还是中枢性眩晕，后者如脑血管疾病或肿瘤。大多数病例，外周性眩晕一般是良性的，而中枢性眩晕具有更严重的后果。偶尔，像小脑出血病例，是应即刻干预的指征。急性化脓性迷路炎是惟一需要紧急干预的外周性眩晕。框12-1列出眩晕的病因以及鉴别是外周性、中枢性和全身性眩晕。表12-1总结了外周性和中枢性眩晕的不同特点。

诊断要点

病史

病史是信息最重要的来源。第一个关键问题是："是否存在真性眩晕？"病人是否有空间定向障碍或者运动感觉障碍？旋转性眩晕常表明前庭疾病。有些病人伴有恶心、呕吐、苍白和出汗，几乎均为轻度眩晕。有上述临床症状但无眩晕则表明是其他原因引起的。迷路对意识程度无任何影响。病人应当不伴有意

框 12-1　眩晕的原因

外周性
耳内异物
耵聍或头发撞击鼓膜
急性中耳炎
迷路炎（化脓性的，浆液性的，中毒性的，慢性的）
良性位置性眩晕
梅尼埃病
前庭神经元炎
外淋巴瘘
创伤（迷路震荡）
晕动病
听神经瘤*

中枢性
感染（脑炎、脑膜炎、脑脓肿）
基底动脉功能不全
锁骨下动脉窃血综合征
小脑出血或梗死
基底部偏头痛
创伤后损伤（颞骨骨折）
震荡后综合征
颞叶癫痫
肿瘤
多发性硬化
颈椎肌肉和韧带损伤

全身性
糖尿病
甲状腺功能减退

* 继发于中枢性的外周性眩晕的原因。

表 12-1　外周性和中枢性眩晕的特点

特点	外周性的	中枢性的
发病	突然的	逐渐的或突然的
程度	重度	轻度
持续时间	通常数秒或数分钟；偶尔数小时、数天（断断续续的）	通常数周、数月（持续），但血管性的可持续数秒或数分
眼球震颤的方向	一个方向（通常为水平方向），不会是垂直的	水平的、旋转的或垂直的（在不同的位置，方向也不同）
头部位置的影响	位置变化可使头晕加重，常常有一个最关键的位置	无变化，与至少两个位置有关
伴随的神经病学发现	无	常常有
伴随的听力学发现	可存在，包括耳鸣	无

识改变或晕厥。不平衡感觉常伴有头晕，但是真正的走路不稳，失衡或共济失调更可能是中枢性的[6]。

由于眼球震颤伴随急性眩晕，因此询问病人家属在病人眩晕发作时是否发现任何不正常的眼球运动，对诊断很有帮助。对于不能提供精确病史的儿童来说，这显得尤为重要[7]。有时，病人可能不能描述当姿势变化（如在床上翻转）后立即发生摇曳或来回摆动的视野。除此之外，与家属或其他目击者交谈常能发现提示头晕无关的抽搐、晕厥或失衡证据。

眩晕发作时间和持续时间是辨别眩晕病因的重要线索。严重的、持续数小时的和发作间歇无症状的发作性眩晕提示是外周性迷路疾病。姿势改变所致的眩晕也是外周性疾病所致。前庭神经炎和良性体位性眩晕符合这种模式。

伴有听觉症状的眩晕提示外周性眩晕，如中耳或内耳疾病或外周性原因进展为中枢性的眩晕，如听神经瘤。听力异常的耳朵常常是终末器官受累的一侧。持续数月的进展性的单侧听力丧失可能是听神经瘤的早期症状。大部分听神经瘤病人可有耳鸣，连同眩晕一起，是常促使病人就医的原因。听力减退、眩晕和耳鸣是梅尼埃病三联征。

是否伴随神经系统症状？必须询问病人或其家属有关共济失调或步态不稳发生的时间。新近发生的或相对突然发生的共济失调提示小脑出血或小脑后下动脉或小脑上动脉分布区域的梗死。慢性小脑疾患的显著特征是缓慢进展的共济失调。真正的共济失调很难与严重眩晕的病人试图行走时的步态不稳鉴别。

头外伤后常发生眩晕的症状。必须追问最近是否发生过头或颈部创伤，因为两者受伤后常见眩晕症状[8,9]。头部外伤所致的眩晕偶尔是由于大脑半球间的损伤所致，但常因迷路震荡引起。颈部损伤所致的眩晕是由于肌肉本体感受器牵拉引起的。此外，椎动脉损伤常因类似捏脊手法的动作所致，甚至是在高级会所接受洗头服务时颈部伸张过度亦可发生[10]。

已清晰地表明，单纯的眩晕可能是小脑和其他后循环出血、短暂脑缺血发作（TIAs）和脑梗死唯一的早期症状[11-13]。一项研究表明急诊医生常不能对以眩晕为唯一表现的脑卒中或TIAs患者做出正确的诊断[6]。危险因子评价和症状模式对决定哪些病人必须做影像学检查或收入院治疗可能是极有帮助的。老年病人、男性、高血压、冠状动脉疾病、糖尿病和心房纤颤是具有高危性的。除此之外，反复发作每次持续数分钟或发作持续1天或以上的眩晕常为中枢性眩晕[6,11,12]。最近的一项回顾性研究表明急诊科医生常不能详细描绘头晕的触发因素和持续时间，以及可能导致更严重症状的病因相关信息[14]。

过去史

许多药物具有直接的前庭毒性。最常见的就是氨基糖苷类、抗惊厥药、醇类、奎宁、奎尼丁和米诺环素。除此以外，咖啡因和尼古丁具有大范围的自主效应，可加重前庭症状。必须要调查清楚过去史和现病史，特别要询问是否有糖尿病、药物或酒精的服用史以及前面提及的危险因素。

体格检查

生命体征

对某些病例，必须要检测双臂的脉搏和血压。对患有锁骨下动脉窃血综合征的大部分病人来说，也可导致椎基底动脉供血不足，双臂的脉搏或收缩压不同。

头和颈

颈动脉或椎动脉杂音提示动脉粥样硬化症。颈部的听诊沿着颈动脉走行的方向，即从锁骨上区至颅底段。

耵聍栓塞或耳道内异物也可引起眩晕。就同上呼吸道感染有关的咽鼓管闭塞一样，中耳炎导致的鼓膜后积液可引起轻度头晕。鼓膜穿孔或鼓膜瘢痕提示存在外淋巴瘘，尤其是过去有创伤史者。

在评价头晕或平衡失调病人时，眼睛检查非常关键。重点是在任何瞳孔异常表明涉及第三对脑神经或下行交感神经束受累或早期颅内压增高导致的视神经乳头水肿征。眼外运动必须仔细评价。相对精细的眼球运动异常可能是小脑出血的唯一线索。与出血同侧的第Ⅵ对脑神经麻痹可能是血肿扩大导致早期脑干受压的结果。尽管常表现为粗大的眼球震颤，但当眼睛在直视正前方的正常位置时，可发现核间性眼肌麻痹，而在眼球运动时，而眼球内收（第Ⅲ对脑神经）很弱或不能内收，同时眼球外展（第Ⅵ对脑神经）运动正常。这些表现表明在第Ⅲ对脑神经软弱侧的内侧纵束损害。这表明脑干的病理改变，实质上是多发性硬化的特殊病征。

异常震颤是内耳疾病的主要体征以及前庭功能异常的首要的客观证据。眼球震颤的病人保持眼球同向偏斜变得非常困难或眼球运动位置控制失衡。

内耳疾病的异常反射性震颤由慢相和快相组成。眼球向有病的、活动减退的耳朵方向缓慢"漂移"，然后快速地回到想要注视的方向。快速的改变头的位置诱导的位置性眼震，强烈的提示是器质性的前庭疾病。眼球震颤的特征是区别外周性或中枢性眩晕的最有价值的工具之一（表12-2）。

表 12-2	区别中枢性和外周性眩晕眼球震颤的特征	
特征	中枢性	外周性
方向	任何方向	水平或水平旋转
偏向	单向或双向	双向
体位试验		
结果		
潜伏期	短	长
持续时间	持续的	短暂的
程度	轻度	轻到重度
易疲劳性	不易疲劳	易疲劳
注视的作用	不会减轻,可能会加重	减轻

体位试验

如果静止时无眼球震颤,体位试验能帮助诊断眼球震颤是否存在及其特征。Hallpike 操作法,病人从一个直立的坐位快速变换到仰卧位,头转向一边,伸展大约与担架末端的水平面呈 30°角(头向下的姿势)。观察病人的眼睛是否有眼震发生以及询问病人发生的症状。这个试验必须在头转向另一侧时重复测试。在一侧或另一侧引出阳性的症状和体征通常表明同侧的前庭疾病。如果患者有椎基底供血不足(VBI),做这项测试需要慎重,因为突然的转动理论上可导致动脉粥样斑块脱落(图 12-1)。

神经病学检查

存在脑神经功能缺损表明有脑干或小脑脑桥角的空间占位性病变。角膜反射是第 V 对感觉脑神经和第 Ⅶ 对运动脑神经的回路。角膜反射减弱或消失可能是听神经瘤的早期体征之一。第 Ⅷ 对脑神经功能障碍导致的眩晕可能同时伴有单侧听力丧失。当音叉放在患侧耳朵时,病人往往不能听到,但当音叉紧贴乳突时,他们能听到。第 Ⅷ 对脑神经受累表明是听神经瘤。第 Ⅶ 对脑神经受累可导致整个一侧面瘫。对于核上性的面瘫,额部不受影响,这是因为额部肌肉受双侧皮层神经支配。

必须特别评价病人小脑功能障碍的证据。这项检查病人必须在卧床和站立位完成,因为在床上检查四肢时,共济失调可被掩蔽,而仅病人在坐下、站立或独立行走时变得明显。辨距困难是指不能支配肌肉运动达到意向点。必须用指指/指鼻试验评价辨距困难,用快速的交替动作评价轮替动作困难(不能流畅地完成协调的肌肉运动)。当病人有共济失调病史时,必须评价病人的步态,尽管在病人眩晕发作时这项检查可能不能完成。任何显著的异常(例如始终如一的异常或者非常异常的步态)提示脑神经病变,尤其是当病人眩晕症状减退时。小脑病步态的主要特点是步基宽、步态不稳,不规则,躯体颤抖,左右摇晃。这种不稳定性在病人从坐位快速站立、快速转身或行走中突然止步时非常显著。步态共济失调的病人不能完成趾踵步行(heel-to-toe)。

辅助检查

大多数常规的实验室检查对评价眩晕病人并无帮助。对大部分病人来说,必须行手指针刺取血检查血糖,因为低血糖也可导致眩晕[15]。当很难鉴别究竟头晕是眩晕还是近似晕厥(near-syncore)时,血细胞计数和血生化检查有时也有帮助。如果有任何心肌缺血的可能,必须检查心电图。

放射性影像学检查

如果临床症状提示是小脑出血、小脑梗死或其他中枢性损害,是紧急行脑部 CT 或磁共振成像(MRI)检查的指征。如果有条件的话,MRI 已成为除了急性出血以外的小脑病变的首选检查。MRI 在诊断听神经瘤、白质硬化及脱髓鞘病变方面特别有用,就像诊断多发性硬化一样。急性眩晕本身不需要对所有病人行紧急 CT 或 MRI 检查,尤其是病人表现为明确的外周性眩晕。但正如前面所述,许多研究强烈建议高龄或有脑血管疾病高风险的病人行放射性影像学检查[6,11,12,16]。

当怀疑 VBI 时可应用常规的血管造影术或磁共振血管造影术以证实血管疾病的存在。它们常用于神经

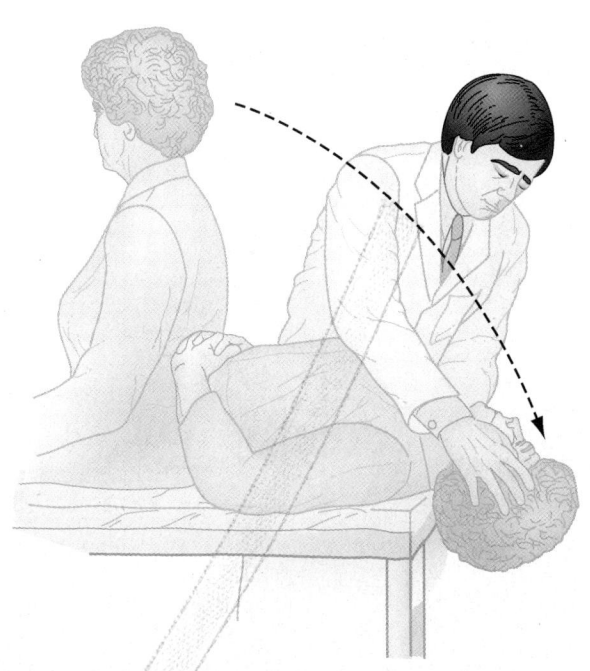

图 12-1 位置性眩晕和眼球震颤试验。

病学症状和体征不断变化的病人，提示即将发生后循环闭塞。

听力学和眼震电流描记对眩晕病人的随访评价很有帮助。听力学能定位引起眩晕的病变的解剖部位。眼震电流描记术是收集到异常的信号，表明是前庭功能异常，但不能得到特异性诊断。

鉴别诊断

外周性、中枢性和全身性病因导致的眩晕的鉴别诊断很多（见框 12-1）。表 12-3 列出了更详细的针对性信息，包括最常见的外周性真性眩晕病因：良性位置性眩晕、迷路炎、梅尼埃病和前庭神经炎。

诊断流程

大部分眩晕是外周源性的，常不是致命的。诊断策略是要发现即刻或在不久的将来可导致死亡或严重损害的发生（图 12-2）。

治疗

治疗是建立在正确的诊断基础上的，从不严重的、即使更虚弱的外周性眩晕病因中鉴别出严重中枢性眩晕的病因（图 12-3）。任何提示可能为小脑出血必须确保即刻行颅脑 CT 或 MRI 检查，以及请神经外科会诊。任何高龄病人或有高风险的脑血管疾病患者伴有单纯的、新发生的、无明显原因导致的眩晕，必须考虑 VBI[6,11,17,18]。因为新发生的 VBI 在第一个 24～72 小时有进展的可能性，即使病人病情稳定，必须确保收入院或观察室观察，考虑早期行磁共振脑血管造影检查。症状变化或迅速进展，必须要意识到即将发生后循环闭塞。如果颅脑 CT 或 MRI 检查排除出血，必须立刻请神经科会诊，紧急血管造影，以及可行抗凝治疗。

急性细菌性迷路炎需要住院，使用静脉抗生素，

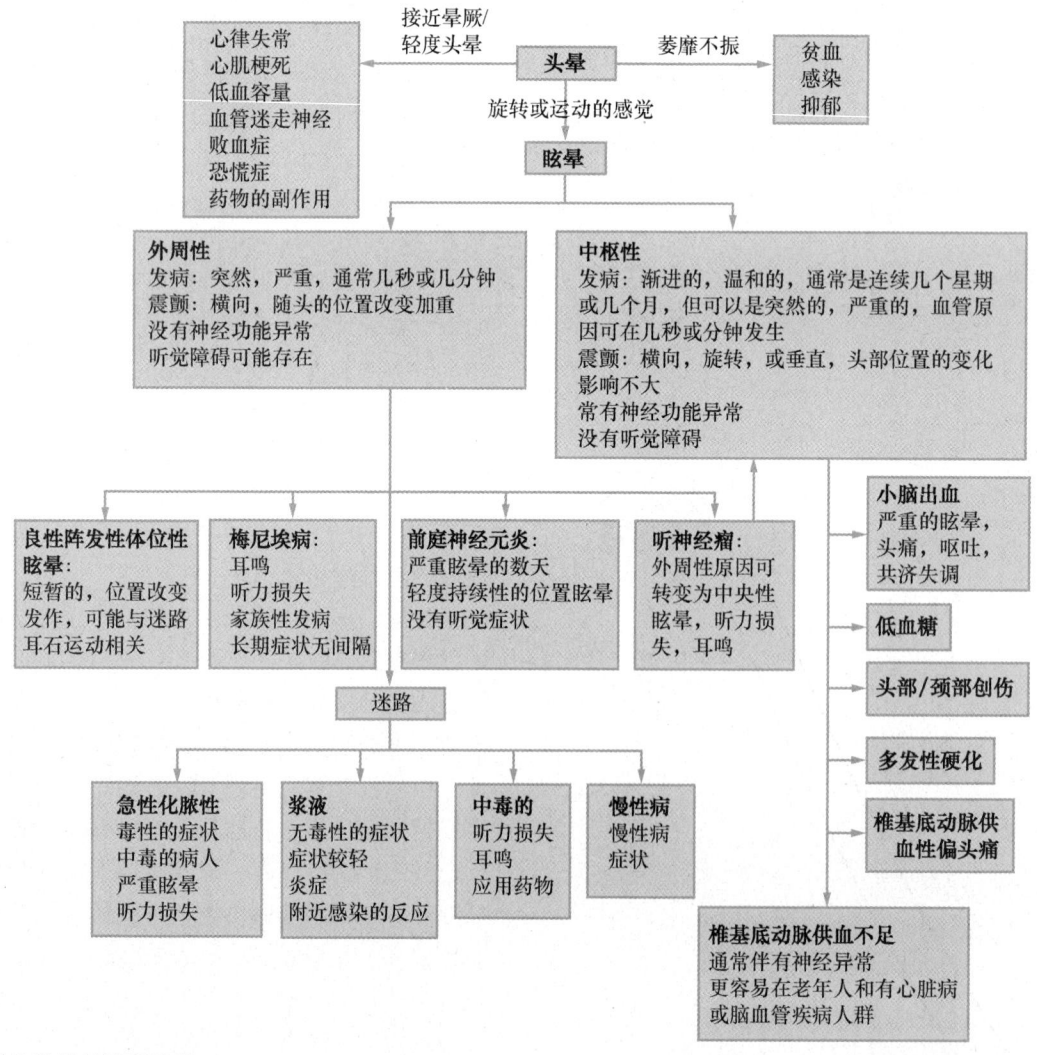

图 12-2　头晕和眩晕的诊断流程。

表 12-3　真性眩晕病人的鉴别诊断

病因	病史	相关症状	体格检查
外周性眩晕			
1. 良性位置性发作性眩晕	短暂的、体位性的、易疲劳性的发作	恶心、呕吐	一种体位可导致眩晕发作，在床边可常常诱导出水平旋转性震颤
2. 迷路炎			
A. 浆液性的	轻到重度位置性眩晕。常继发于耳、鼻、喉或脑膜的感染	常发生轻到重度的听力损害	通常非中毒病人表现为轻度的体温升高
B. 急性化脓性的	内耳的急性渗出性感染共存严重的症状	通常表现为严重的听力缺损、恶心、呕吐	发热的病人表现为中毒的体征急性中耳炎
C. 中毒性的	渐进性发展的症状：病人药物治疗导致中毒	听力缺损可能变得快速和严重，恶心、呕吐	听力缺损，慢性期共济失调
3. 梅尼埃病	反复严重的旋转性眩晕，常持续数小时。发作通常突然，可短期内反复发病，也可长期不发作	恶心、呕吐、耳鸣和听力缺损	无位置性眼球震颤
4. 前庭神经元炎	突然发作的严重头晕，数小时内强度逐渐增加，然后数天内眩晕渐渐减退。轻度的位置性眩晕常持续数周到数月。有时在最初的发病前有感染病史或毒物暴露史。30～50岁发病率最高	恶心、呕吐。无听觉异常症状发生	面向患耳的自发性眼球震颤可能存在
5. 听神经瘤	症状逐渐发作，逐渐加重。晚期出现神经体征。最常见于30～60岁的女性	听力缺损、耳鸣。随着肿瘤的增大，逐渐出现共济失调和神经病学的体征	单侧的听力减退。当肿瘤增大后，出现真正的躯体共济失调和其他神经病学体征。角膜反射减弱或消失。也可出现第八颅神经功能缺失
中枢性			
1. 血管性疾病			
A. 椎基底动脉功能不足	对任何高龄的孤立、新发的眩晕，且无任何明显的原因，必须考虑此病。最可能是有动脉粥样硬化病史。最初发作常为数秒至数分钟	常头痛。通常神经病学症状包括构音障碍、共济失调、衰弱、麻痹、复视。耳鸣和耳聋不常见	神经病学缺损常存在，但最初的神经病学体检常正常
B. 小脑出血	严重的症状突然发作	头痛、呕吐、共济失调	中毒的体征。辨距困难、真正的共济失调。同侧的第六对脑神经麻痹可存在
C. 小脑后、下动脉堵塞（Wallenberg's征）	眩晕伴随显著的神经病学主诉	恶心、呕吐、痛觉和温度觉消失，共济失调、声音嘶哑	病变同侧的面部痛、温觉消失，而身体的对侧，上颚、咽、喉麻痹。Horner's综合征（同侧眼睑下垂、瞳孔缩小、面部少汗）
D. 锁骨下动脉盗血综合征	经典的场景是运动中突发晕厥，但部分病人症状轻微	手臂乏力、抽筋，轻度的头痛可能是除眩晕外的仅有症状	在受影响的一侧，桡动脉搏动减弱或消失或大部分病人两侧的收缩压不同
2. 头部创伤	症状开始于头部创伤时或头部创伤稍后，创伤后位置性症状比较常见。自限性的症状可持续数周或数月	常为轻度的恶心	偶尔为颅底骨折

表 12-3　真性眩晕病人的鉴别诊断（续）

病因	病史	相关症状	体检
3. 颈部创伤	通常在颈部创伤后 7～10 天发病，眩晕可持续数周到数月。当转颈时可发作数秒到数分钟	颈痛	颈部压痛、运动时疼痛以及位置性眼球震颤，当头转向颈部创伤的一侧时产生眩晕
4. 椎基底偏头痛	眩晕通常总是在头痛后发作。病人通常过去有类似的发作。大部分病人具有偏头痛的家族史，通常在青少年时期即开始发病	构音困难、共济失调、视力障碍或感觉异常通常在头痛后发作	发病后无神经病学后遗症或耳科学的体征
5. 多发性硬化	7%～10% 的多发性硬化病人存在于眩晕，1/3 的病人出现于病程中。起病严重，提示迷路疾病。通常为 20～40 岁的人发病。常常有其他不同的神经病学症状和体征疾病发作病史	可能伴有很严重的恶心和呕吐	可有水平性的、旋转性的或垂直的眼震。眩晕症状减退后眼震仍可持续。两侧核间的眼肌麻痹和眼球运动失调提示多发性硬化
6. 颞叶癫痫	在一些病人中可能是初始症状或最突出的症状	记忆损害、幻觉、木僵状态、癫痫发作	可伴有失语或惊厥
7. 低血糖症	对糖尿病人和其他任何不能解释的病人，必须考虑低血糖症	出汗、焦虑	心动过速、可能有智力的改变

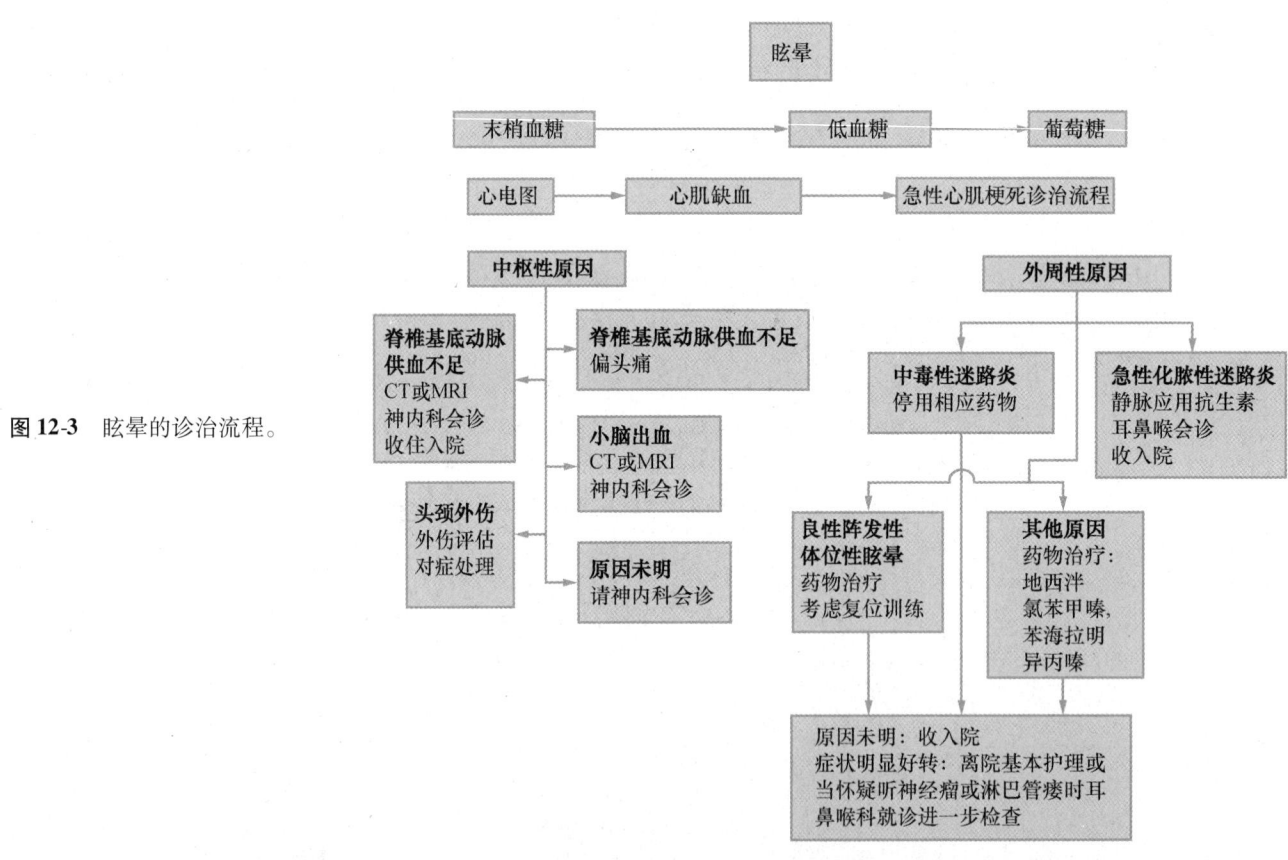

图 12-3　眩晕的诊治流程。

以及偶尔需要外科清创和引流。如果是中毒性迷路炎，必须立刻停用这些医疗措施。

扩血管、利尿治疗可成功治愈一些梅尼埃病的病人。低钠、低咖啡因饮食以及戒烟也有帮助。在一项小样本的对照研究中，皮质激素比安慰剂能更有效地治疗急性前庭神经元炎的症状。

对于外周性疾病导致的眩晕急性发作可以对症治疗。静脉注射 2～5mg 地西泮对中止眩晕症状非常有

这两个药物都可以静脉给予。东莨菪碱经皮吸收剂治疗外周性眩晕效果很差，但可以作为三线或四线药物使用。盐酸异丙嗪（非那根），25mg 口服或经直肠给药每 6～8 小时 1 次非常有效，因其具有强烈的止吐和轻度的抗胆碱能活性；它也可静脉注射 12.5～25mg。含服丙氯拉嗪（甲哌氯丙嗪、马来酸甲哌氯丙嗪）对治疗眩晕也非常有效和安全。某些病人停用兴奋剂（尤其是咖啡因、伪麻黄碱、尼古丁）可减轻症状。除此以外，耳石复位操作如 Epley 和 Semont 手法治疗良性发作性位置性眩晕非常有效[19-21]。Epley 手法包含头向四个位置的连续运动，在每个位置保持大约 30 秒，像图 12-4 阐述的那样。一项研究表明这些手法在成功治疗眩晕方面具有长期的功效[22]。

医生最有效的工具之一是使病人放心。大部分眩晕病人是自限性疾病，为特定器官的病因。通过教育患者，使病人安心，结合恰当的医疗干预治疗一个眩晕的病人对病人和医生都是有益的。

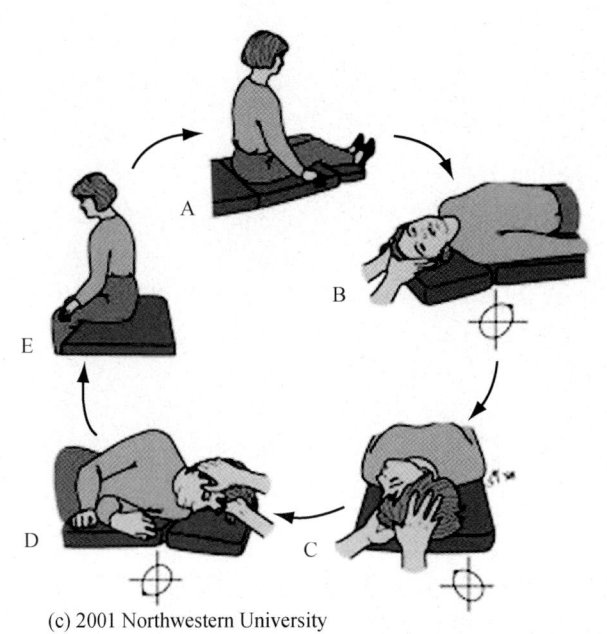

图 12-4 针对良性位置性眩晕的 Epley 手法，也称为粒子复位术或耳石复位术。（http://www.dizziness-andbalance.com/disorders/bppv/bppv.html）

效。它具有镇静作用，作用于大脑边缘系统、丘脑和下丘脑。门诊病人可持续给予地西泮 5～10mg，1 日 3 次。

涉及前庭反应的神经元是通过乙酰胆碱介导的。用抗胆碱能药物或用具有抗胆碱能活性的抗组胺药，治疗眩晕非常有效。通常给予盐酸氯苯甲嗪（antivert）25mg，每 8 小时 1 次，但有很大的治疗窗，为控制症状，常可服用更大剂量。盐酸苯海拉明，25～50mg，每 6～8 小时 1 次，以及茶苯海明（乘晕宁，dramamine）也很有效，但镇静作用比氯苯甲嗪更强。

处置

证实或提示可能为小脑出血或梗死、VBI 和急性细菌性迷路炎需要全面检查与住院治疗。对于大于 55 岁的病人来讲，尤其是有血管疾病的病人，应当住院观察以及行脑血管成像检查。大部分外周性眩晕的年轻病人在症状控制后可从急诊科回家。尽管给予一系列医疗干预，一些病人仍有非常重的症状（例如呕吐、不能行走），就需要把这些病人收住院给予静脉输液和留观治疗。对所有出院的病人必须接受初级保健、神经科门诊检查或耳鼻喉专家随诊。这种随访对可能是听神经瘤和中毒性迷路炎病人特别重要。

本章参考文献请参见 http://pumpress.bjmu.edu.cn/eduservice/3419.html

第13章 意识模糊

J.Stephen Huff

武军元 译　李春盛 校

概述

意识模糊（confusion）一词意指高级中枢的功能变化，如记忆、注意力或知晓。意识模糊是一个症状，而不是一个诊断。临床常用术语包括"精神状态改变（altered mental status）、精神状态（精神状态的变化）[delta MS（change in mental status）]"、"变化的精神作用（altered mentation）"和"较基础状态的变化（change from baseline）"。另外，还有维持和集中注意力的能力损伤。意识模糊的症状可能像意识水平那样具有波动性。意识模糊的概念隐含着近期出现的行为异常。慢性精神状态的变化，例如痴呆（dementia），通常有其典型的临床过程。包括在昏迷范围内的觉醒降低；另一种精神状态改变的形式这些表现也许由造成意识模糊的相同的病生理变化所致，将在第15章中进一步讨论。意识模糊的严重程度的范围可以从短期记忆的轻度混乱到整体地对环境和感觉的接受障碍。这种极端的状态称之为谵妄（delirium）。谵妄有两种亚型：活动亢进型和活动减退型[1]。活动亢进型谵妄的特征是急性意识模糊状态，伴有觉醒增强、精神活动增加和定向力障碍，并常伴随幻觉。活动减退型谵妄（有时也被称为安静型谵妄）的患者，有意识模糊但觉醒和行为能力下降。意识模糊的病因繁多，必须要有系统有序的路径才能找出病因诊断。

流行病学

临床医生常常低估患者中意识模糊的发生率[2,3]。通常，意识模糊均因为意外事件或继发于另一种疾病所认识的。例如车祸致伤的患者和呼吸困难的患者可能被混淆，原发疾病可能会掩盖基础精神状态异常。当意识模糊以一个独立的症状或无法解释的表现出现时，更可能得到临床医生的即刻重视和全面考量。据统计，意识模糊占急诊科患者的2%，总住院患者的10%，老年住院患者的50%[2,4]。

病理生理学

从概念上讲，意识状态可以分为警觉（alertness）或觉醒（arousal）和意识内容的部分。意识模糊很大程度上指意识内容部分出现的问题。很多不同的临床过程均可扰乱大脑皮层功能，并导致意识模糊。病理生理机制尚不明确。广泛的皮层功能障碍认为是底物缺乏（低血糖或低氧血症）、神经递质异常或循环障碍所致。使这个问题的复杂性是中枢神经系统功能的贮备能力具有个体差异使此问题更为复杂；既往有损伤的个体，在正常状况下即使发生细微的改变也可能出现意识模糊。

诊断方法

鉴别思路

通过观察急性意识模糊可促进找出基础病因。有4种最常见的病因可导致弥漫性皮质功能障碍：①累及中枢神经系统的系统性疾病；②颅内原发性疾病；③中毒；以及④药物戒断状态（框13-1）。局灶性皮质功能障碍，例如肿瘤或脑卒中一般不出现意识模糊，当然亦有例外。而皮质以下或脑干功能能障碍通常导致觉醒和意识水平的下降，而不是意识模糊。

框 13-1	主要类型：不同的考虑

原发性颅内疾病
系统性疾病累及中枢神经系统
中毒
药物戒断

框 13-2	可以帮助鉴别功能性和器质性精神混乱的原因

器质性	功能性（精神病学的）
病史	病史
急性发作	出现几周至几个月
任何年龄	12～40 岁人群
精神状态检查	精神状态检查
波动的意识状态水平	
定向障碍	定向力正常
注意力混乱	焦虑、不安
短期记忆力差	瞬间记忆力差
幻觉：视觉性、触觉性、听觉性	幻觉：多数为听觉性
认知改变	妄想、错觉
体格检查	体格检查
生命体征异常	生命体征正常
眼球震颤	无眼球震颤
局灶性神经系统症状	明确的趋向
创伤体征	无创伤体征

迅速检查和急救

除低血糖、低氧血症和休克这三种致命情况外，大多数急性意识模糊患者并不需要立刻干预。对所有意识模糊的病人迅速检测各项生命体征，包括体温和血氧饱和度，及床旁血糖水平。如果发现低血糖，给予口服或静脉输注葡萄糖。必要时吸氧和静脉输液。

应该妥善保护病人，以免伤害自己或他人。对用药与约束的患者需要严密观察。患者家属在观察和安慰病人方面很有帮助。

如果患者的生命体征异常或不稳定，初始诊断和治疗应直接针对系统性疾病进行。急性肺水肿、低氧血症与意识模糊混淆的患者，显然需要评估和治疗肺水肿，而不是进行认知功能的筛查试验。

一般来说，有精神分裂症和其他精神疾病的患者除非病情严重，认知、定向力和注意力试验正常。精神病（psychosis）一词意味着现实检查和思维系统的异常严重到足以扰乱正常的日常功能。精神病是一种非特异性综合症状，应仔细地评估以鉴别是精神性的还是器质性的（例如，药物中毒或其他全身性疾病）（框13-2）。

诊断要点

对意识状态改变包括意识模糊的患者的评估，方法是采集重点病史同时进行相关检查，做快速的床旁筛查及观察患者对某些治疗的反应（如葡萄糖或纳洛酮）。其他的评估包括实验室检查和各种影像学诊断。提示诊断的或强烈提示病因的有用信息，大概是按照病史、床旁快速检查结果和急诊治疗的效果的顺序发现的，而实验室检查和诊断性影像学检查结果并不常常有用[5]。

病史

意识模糊常由患者家属或看护人发现，通常患者不知道意识模糊并且表面上掩盖他的问题。家属可能直接说出患者出现意识模糊的症状，也可能描述患者说话不连贯、定向力障碍、对不存在的人说话、在熟悉环境中迷路或简单的描述为"不对劲"。询问病史的重要目的是判断何时患者最后表现出"正常"的思想和行为。

注意力缺陷是意识模糊状态的常见共同特征。评估患者的首要任务是确定症状和意识模糊的严重程度。确定患者或看护人所关注的特殊行为。通常家属是最宝贵的信息来源；和患者建立关系的医生或其他看护人也有帮助。意识模糊期间，任何近期用药变化和最近的疾病都是现病史的重点。幻觉不是精神疾病所特有的，它也常见于意识模糊，特别是谵妄状态。谵妄时的幻觉往往是幻视（伴有或不伴有幻听成分），强烈的、一过性的，并且缺乏条理性。应追问服药或药物滥用病史及近期的任何改变，特别是停用苯二氮䓬类或酒精的病史。

体格检查

患者的意识模糊可能在床旁表现明显。其他情况下，意识模糊可能是轻微的，不正规的精神状态与认知功能的检查可能无法判断。简明精神状态量表（mini-mental state examination，MMSE）（图13-1）是最常用的筛查工具，但是由于实施此项检查需要时间，故在急诊科并不常用[6,7]。更快速的筛查工具，快速意识模糊量表（Quick Confusion Scale，QCS，图

```
时间定向
  "今天日期是什么?"
即刻记忆
  "认真听,我将说三个单词。当我停止时你重复一
  遍。准备好了吗?它们是房子,车,湖。现在重复
  这些单词。"
    (重复5遍,但仅对第一次尝试评分)
命名
  "这是什么"(指向钢笔或铅笔)
读
  "请读这个并按要求完成"
  (给应试者提供刺激表格里的单词)
  闭上你的眼睛
```

图 13-1 简明精神状态量表。(Reproduced by special permission of the Publisher, Psychological Assessment Resources, Inc., 16204 North Florida Avenue, Lutz, Florida 33549, from the Mini Mental State Examination, by Marshal Folstein and Susan Folstein. Copyright. 1975, 1998, 2001 by Mini Mental LLC, Inc. Published 2001 by Psychological Assessment Resources, Inc. Further reproduction is prohibited without permission of PAR, Inc. The MMSE can be purchased from PAR, Inc., by calling (800) 331-8378 or (813) 968-3003.)

13-2)已经制订并用于急诊科患者[8-10]。此工具可以在2~3分钟内客观地衡量患者精神状态,并且与MMSE的相关性很好[9,11]。无论是MMSE还是QCS评估都需要患者具有足够的注意力。如果患者的注意力严重受损,详细测试将无法进行。顺数(5~6个数字)和倒数(4个数)是一种简单的注意力功能筛查。此外,倒着拼写一个常见单词(world这个词很常用)可以衡量患者的注意力集中程度。在偶尔的对话中,简单筛查不能明确查出意识模糊,需要进一步检查确认[12,13]。

体格检查可提示意识模糊的病因,例如充血性心力衰竭或肺炎。发热提示感染,可能是精神状态变化的原因,应立刻寻找感染源,特别要注意老年患者的尿路感染。新发现的局部神经功能改变提示占位性病变或脑卒中,应做神经影像学检查。如果可能地话进一步做步态和串联步态检查,可能很有意义。失语症、语言是否流利是优势大脑半球损伤的重要标志。在意识模糊状态,言语可能出现异常并且不连贯,语速可能增快或减慢。不自主运动,如扑翼样震颤或肌颤也可能出现。各种中毒综合征也有助于区别醉酒或药物作用导致的意识模糊。

实验室检查

病史和体格检查的结果常能指导临床医生选择那些更可能提供具有诊断价值的实验室检查。脉搏血氧饱和度测定可提示低氧血症,床旁血糖监测可提示低血糖或高糖血症。有发热时,胸部X线片和尿液检测可提示感染是精神状态改变的原因。对老年患者无论发热与否,均应常规进行尿液检测。在急诊科其他

项目	评分 (正确反映最高分,根据出错次数逐渐减分)	权重	评分
今年是哪年?	0 或 1 (正确得1分,错误0分)	×2	
现在是哪个月?	0 或 1 (正确得1分,错误0分)	×2	
重复短语并记住它 "John Brown, Market 大街42号,纽约"			
大约几点 (回答范围在1小时内为正确)	0 或 1 (正确得1分,错误0分)	×2	
倒数20至1	0、1 或 2 (正确得2分,错误1个得分,错2个以上0分)	×1	
倒数月份	0、1 或 2 (正确得2分,错误1个得分,错2个以上0分)	×1	
重复记忆短语 (每一个下划线的部分值1分)	0、1、2、3、4 或 5 (正确得5分,每错1个减一分)	×1	
		总和	_____

图 13-2 快速意识模糊分级。

最终的评分是评分总和;小于15分提示认知改变需要进一步评估。

框 13-3	急危重诊断

危重诊断

缺氧/脑组织弥漫性缺血
　　呼吸衰竭
　　充血性心力衰竭
　　心肌梗死
　　休克
全身性进展
　　低血糖
中枢神经系统感染
高血压性脑病
颅内压升高——内科和外科原因

急症诊断

缺氧/脑组织弥漫性缺血
　　严重贫血
全身性疾病
　　水电解质紊乱
　　内分泌疾病
　　　　甲状腺疾病
　　　　肾上腺疾病
　　肝衰竭
　　营养/韦尼克脑病（Wernicke's encephalopathy，WE）
　　脓毒症，感染
醉酒和戒断症状
　　中枢神经系统镇静剂
　　乙醇
　　其他药物副作用，特别是抗胆碱能药物
中枢神经系统疾病
　　创伤
　　感染性疾病
　　感染
　　脑卒中
　　蛛网膜下腔出血
　　癫痫/癫痫发作
　　　　发作后状态
　　　　非惊厥癫痫持续状态
　　　　复杂部分性癫痫持续状态
肿瘤

注意：表现为局部诊断；原因复杂。"危重的"在此病例中的意思是这种情况需要瞬间立即进行评估和纠正，例如氧合和通气问题或低血糖。因为意识模糊表现为中枢神经系统衰退，其他问题依据严重程度也可能被视为同样危重的，需要收入重症监护病房。

常用检查和对评估混淆病人有用检查是血清电解质检测（特别是血钠）和心电图检查。对老年患者均应行心电图检查，因为心肌梗死可表现意识模糊。全血细胞计数虽然也常做，但是并不太可能提供有用的诊断线索。动脉血气分析并不常做，除非脉搏血氧饱和度的检测不可靠。

常见而简单的检查不能得到解决时，在急诊科、留观室和住院部应做更复杂的检查。患者的临床情况和整体情况决定了评估的速度和方向。额外的实验室检查通常会降低抢救效率，但也可能提示精神混乱的原因。血清氨、血钙、甲状腺功能和选择性的药物和毒理学检测可以作为第二阶段的评估。发热患者在准备收入院及感染源不明确时，应做血和尿培养。如有腹水或胸腔积液，也可适当行胸穿和腹穿。在无另一种明确的意识模糊病因时，常用头颅 CT 扫描筛查中枢神经系统病变。CT 上的局灶性病变增加检查的工作量，但往往可以在神经系统影像里发现意料之外的异常。如果不能确定其他病因，可行腰椎穿刺发现或排除中枢神经系统感染。脑脊液检查可以明确细菌性脑膜炎、脑炎、无菌性脑膜炎或蛛网膜下腔出血的诊断。

如果意识模糊的病因仍不清楚，或如果病人在当时的环境中不能安全的生活，可考虑收入院做进一步评估检查，包括急诊科不常做的核磁共振成像或脑电图[5]。

鉴别诊断

某些危急和急性的病症是需要及时识别，以减少发病率和死亡率。意识模糊的诊断意味着排除精神状态改变的其他情况，例如昏迷和失代偿期精神综合征。新出现的局灶性神经功能缺失提示中枢神经系统的局部缺陷，此类病变不太可能引起意识模糊的全大脑皮质功能障碍。脑卒中很少导致意识模糊，但所造成的言语和理解混乱，酷似意识模糊状态。如果有新的运动功能缺陷，那么脑卒中的诊断就比较明确。偶尔，有些局灶性神经功能障碍也酷似意识模糊状态。出现视野缺失和视觉忽视的患者也很难在熟悉环境下自由行走，很容易当做是意识模糊，但其实这反映了出现局灶性精神功能损伤而不是全大脑中枢神经系统功能障碍而导致的意识模糊。在确定痴呆的诊断中，仔细检查精神状态有助于鉴别诊断。脑卒中、硬膜下血肿或肿瘤所致的额叶功能障碍均可能造成人格改变，而被家属或朋友误认为"意识模糊"。

根据意识下降水平，急性局灶性神经系统缺陷及精神集中时间异常，可把精神状态改变，分为 3 种不同类型。把患者归入这些类型之一，可知道不同的评估与治疗方式（图 13-3）。

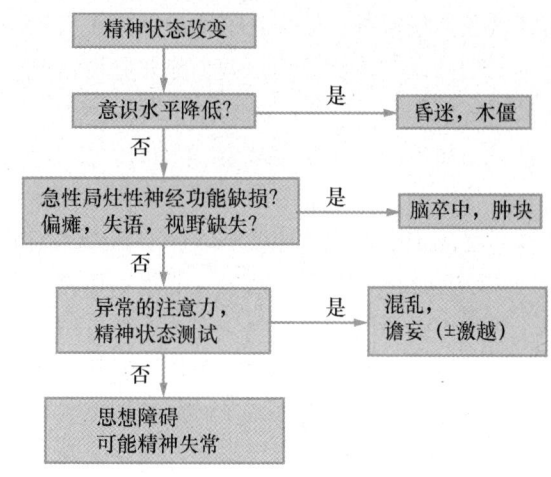

图 13-3 意识模糊的诊断流程。

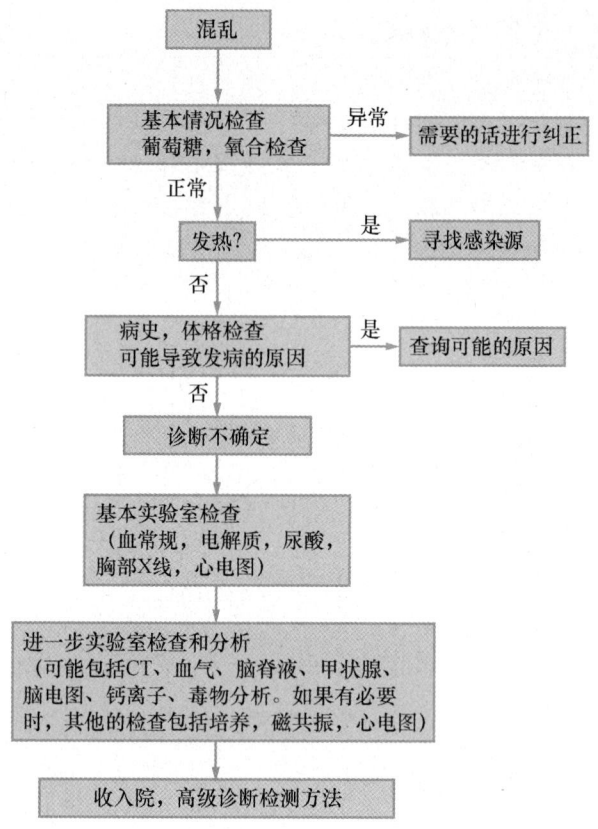

图 13-4 意识模糊的处理流程。

经验性处理

理想的情况是，应针对意识模糊病因进行治疗。各项检查应持续到确定诊断或会诊，考虑必须住院为止（图 13-4）。很多发热患者是因全身性感染而导致意识模糊。尿路感染和肺炎是最常见的感染源，此外软组织感染也应被考虑。中枢神经系统感染相对少见，但未能及早认识可能致命。严重发热的患者应考虑覆盖常见脑膜炎病原菌的抗生素治疗。

抽搐的患者常见抽搐发作后意识模糊，但 20～30 分钟内可缓解。如果患者抽搐后仍意识不清或意识模糊，应考虑持续性或间歇性癫痫（如非惊厥性抽搐）。非惊厥性癫痫状态，是一种癫痫性朦胧状态，虽不常见但确有发生，对老年人诊断特别困难（见第 15 章）。

有时为了患者的人身安全，必须处理意识模糊或躁动。如光线较暗或社会心理支持等改善环境的措施将有所助益。有时为患者安全，甚至需要应用限制或身体约束；应遵循医学指南进行处理。必要时，可使用苯二氮䓬类或丁酰苯类药物，以减少躁动。但这些药物可改变意识状态，使评估病情增加难度。

处置

许多以意识模糊来诊的患者均收入住院或急诊科观察室留观，以进一步检查诊断、观察病情并初步治疗。那些快速逆转的意识模糊状态例外，比如胰岛素过量引起的低血糖治疗后、已知病因的全身性抽搐后、或自限性中毒或戒断状态恢复后。在再次精神状态筛查中，发现未缓解的意识模糊或不能解释的结果应立即收治，或在谨慎评估之后在考虑出院。

本章参考文献请参见 http://pumpress.bjmu.edu.cn/eduservice/3419.html

第14章 意识降低和昏迷

Jeremy L.Cooke

张健 译 李春盛 校

概述

流行病学

意识降低在急诊科是一个常见的主诉，代表了嗜睡、警觉性降低至完全的昏迷等一系列疾病。意识降低和昏迷的主要原因是代谢或全身性紊乱，其余的原因包括机体结构病变[1]。意识降低的鉴别诊断经常和意识模糊重叠（参见第13章）。

病理生理学

意识含有觉醒（arousal）的性质，其定义为对自身和周围环境的感知和认知。认知是定位、判断和记忆的结合。定位即对所经历事物的精确感知，判断即对输入资料进行加工形成更有意义信息的能力，记忆即储存和检索信息的能力。上行网状激动系统（ascending reticular activating system，ARAS）是负责觉醒的主要神经解剖结构，位于脑干背侧区域旁正中顶盖部分（图14-1）。躯体和感觉的刺激传入大脑皮层后由ARAS控制并具有从睡眠启动觉醒的功能。大脑的认知中枢主要位于大脑皮层。

大脑皮层或脑干的损伤可相应地导致意识降低或者昏迷。这些组织结构对于代谢紊乱、毒素和机械损伤都是十分敏感的。通常只有双侧大脑半球均受累时才有可能诱发昏迷，并且这还取决于损伤的大小和进展的速度。局部、单侧的大脑皮层损伤也不会导致意识降低和昏迷，即使其他的认知功能受损。相反，完好无损的脑干对于觉醒是十分必要的，脑干的微小病变即可影响ARAS，如果ARAS受到损伤，大脑皮层便不能觉醒从而发生意识降低和昏迷。

意识降低的潜在原因可以分成若干种类。昏迷的代谢和全身性的原因包括缺氧、低灌注、感染、药物中毒和电解质紊乱。缺氧可以由充血性心力衰竭、肺栓塞、一氧化碳中毒或严重的肺顺应性疾病（如囊性纤维化，COPD和哮喘）导致。各种原因的休克可以导致机体低灌注状态从而诱发意识降低，这些休克类型包括过敏性休克、脓毒性休克、低血容量休克、心源性休克和神经源性休克，每一类型的休克都有自己的特点，这已在其他章节有详细的讨论。全身（脓毒症）或局部的感染是导致意识降低的另一大原因，尤其在发生中枢神经系统感染（如脑膜炎、脑炎和脑脓肿）时更为明显。药物中毒的原因包括娱乐场所服用毒品，人为地摄入大量至治疗量药物的不良反应，这些在急诊科是很常见的导致意识下降的全身性原因。老年人中因为处方药物导致的不良反应亦十分常见。此外，电解质和糖代谢的紊乱可以由以下原因导致：糖尿病、肾功能不全、恶性肿瘤和药物相互作用以及剂量错误。

一些结构性的原因是导致意识降低和昏迷的新发因素，如脑部损伤、脑卒中、感染和肿瘤。创伤性原因包括硬膜下和硬膜外血肿，脑实质出血和蛛网膜下腔出血以及脑挫裂伤和脑震荡等。栓塞、血栓和出血机制可以导致脑卒中，但缺血性脑卒中患者罕见意识降低，除非双侧大脑半球的大面积损伤（如大面积梗死后导致的严重弥漫性脑水肿）。中枢神经系统感染导致的意识降低可能和占位效应有关，常见的有严重的脑膜炎、脑囊肿或脓肿、寄生虫病灶等。无论是原发还是转移的恶性肿瘤，如果肿物占位效应足够大或者周围水肿进展加速均会导致意识降低。

对于特定患者人群要给予特殊的考虑。老年患者对药物用量的改变以及药物之间的相互作用很敏感，甚至一些看起来轻微感染如尿路感染、上呼吸道感染

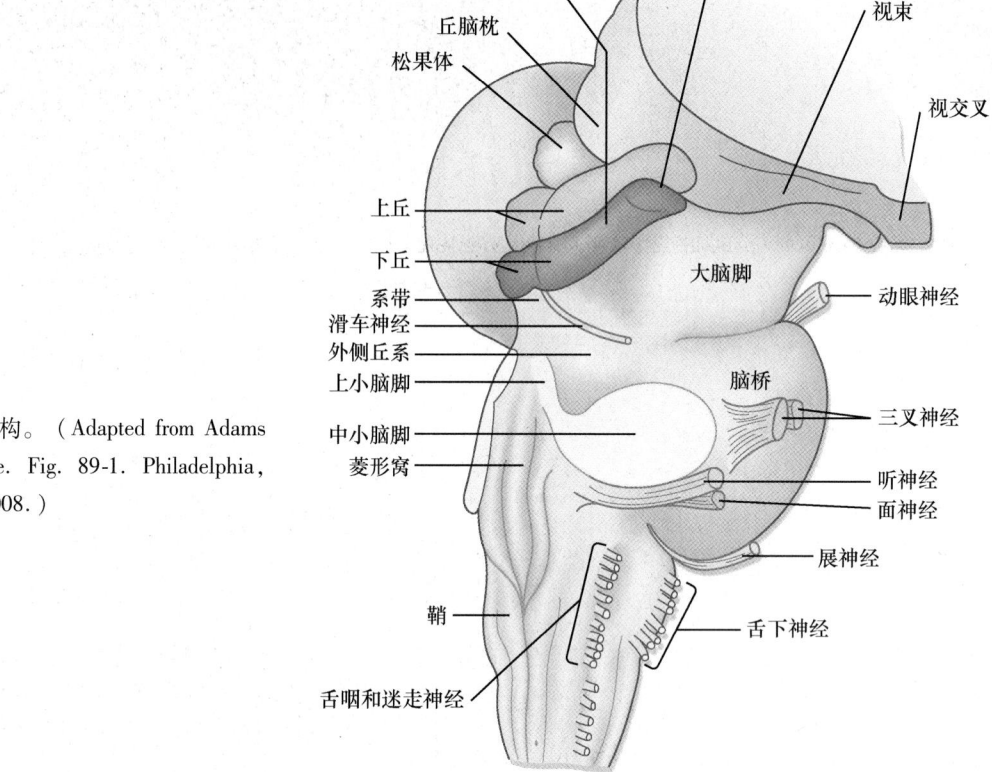

图 14-1　脑干解剖结构。（Adapted from Adams J: Emergency Medicine. Fig. 89-1. Philadelphia, Elsevier. Copyright. 2008.）

或病毒性肠胃炎都可能导致精神状态改、意识降低或昏迷。此外，免疫功能低下患者，如艾滋病、移植后、肿瘤或免疫性疾病的患者应容易发生多重机会性感染，而这些情况在一般人群鲜见。

临床评估

在急诊科，对意识降低患者的临床评估、抢救与诊断应同时进行。意识降低的鉴别诊断范围极广，但通过重点关注患者已知病史和体格检查（框 14-1 与框 14-2）鉴别要点，鉴别诊断就极大简化。系统地对病人的临床表现进行研究，从广泛的鉴别诊断开始，在来诊初期就能罗列几种可能的诊断。

病史

关于意识降低的主诉多样，家属可能表述为患者很难从睡眠中唤醒或互动性差。家属和朋友在发现患者倒地，甚至用强刺激均不能唤醒时，会向急救部门报警救助。

家属、护工和朋友通常能够提供一些患者本人在意识降低情况下不能提供的、或不能不可靠提供的信息。他们通常对患者的既往病史有一些了解，这些病史可能包括糖尿病、肝肾疾病、高血压、脑卒中、短暂脑缺血发作（TIA）、状态（艾滋病、镰状细胞贫

框 14-1	精神状态改变和昏迷的器质性病因

创伤
硬膜下血肿
硬膜外血肿
脑震荡/挫裂伤

脑卒中症状
栓塞
　心源性（房颤，心内膜炎）
　罕见的（脂肪栓塞）
血栓形成
　脑静脉窦血栓形成
出血
　蛛网膜下腔出血（SAH）
　脑桥、脑干出血
　小脑出血
　脑实质出血

肿瘤
脑干肿瘤
转移性肿瘤
血管瘤
垂体卒中
急性脑积水

感染
硬膜下积脓/脓肿

框 14-2 精神状态改变和昏迷的代谢性系统性病因

低氧血症
重症肺部疾病（低通气）
重度贫血
环境因素/中毒
　高铁血红蛋白血症
　氰化物中毒
　CO中毒
　大气层氧含量降低（高海拔地区）
　淹溺

血糖紊乱
低血糖
　慢性酒精滥用和肝疾病
　胰岛素或其他降糖药过量应用
　胰岛细胞瘤
高血糖
　糖尿病酮症酸中毒
　非酮症糖尿病高渗性昏迷

脑血流减低
低血容量性休克
心源性
　血管迷走性晕厥
　心律失常
　心肌梗死
　瓣膜疾病
　充血性心力衰竭
　心包积液/心脏压塞
　心肌炎
感染
　感染性休克
　细菌性脑膜炎
血管性/血液性疾病
　高血压脑病
　假性脑瘤
　高黏血症（镰状细胞，真性红细胞增多症）
　过度通气
　狼疮性脑血管炎
　血栓性血小板减少性紫癜
　弥散性血管内凝血

代谢性辅因子缺乏
硫胺素（Wernicke-Korsakoff综合征）
吡哆醇（异烟肼过量）
叶酸（慢性酒精滥用）
维生素 B_{12}
烟酸

电解质/pH值紊乱
酸中毒/碱中毒
高钠血症/低钠血症*
高钙血症/低钙血症
低磷血症
高镁血症/低镁血症

内分泌紊乱
黏液水肿型昏迷，甲亢
垂体功能减退
Addison 病（原发或继发）
Cushing 病
嗜铬细胞瘤
甲状旁腺功能亢进/甲状旁腺功能减低

内源性毒素
高氨血症（肝衰竭）
尿毒症（肾疾病）
高碳酸血症（肺疾病）
卟啉病

外源性毒素
酒精
　乙醇，异丙基乙醇，甲醇，乙烯乙二醇
酸性毒物
　水杨酸类
　三聚乙醛
　氯化铵
抗抑郁药物
　碳酸锂类
　三环类抗抑郁药（TCAs）
　选择性5-羟色胺再摄取抑制剂（SSRIs）
　单胺氧化酶抑制剂（MAOIs）
兴奋类药物
　苯丙胺类/甲基苯丙胺
　可卡因
　非处方类拟交感神经药
麻醉药品/阿片类
　吗啡
　海洛因
　可待因，羟考酮，哌替啶，二氢可待因酮
　美沙酮
　芬太尼
　丙氧芬
催眠镇静药
　苯二氮䓬类

巴比妥类
氟硝西泮类
溴化物类
致幻剂
　麦角酸二乙酰胺（LSD）
　大麻
　仙人球毒碱
　毒蘑菇
　苯环利定（PCP）
中草药/植物
　乌头
　曼陀罗
　牵牛花
挥发性物质
　碳氢化合物（汽油，丁烷，甲苯，苯，氯仿）
　亚硝酸盐
　麻醉药（一氧化氮，醚类）
其他
　γ-羟丁酸（GHB）
　氯胺酮
　青霉素
　强心苷
　抗惊厥药
　类固醇类
　西咪替丁
　有机磷

体温调节/环境紊乱
发热
中暑
恶性高热
神经阻滞剂恶性综合征
高原脑水肿（HACE）
气压病

原发性胶质细胞和神经元病变
脑白质营养不良
克-雅病（Creutzfeldt-Jakob病）
进展性多灶性脑白质病
原发性胼胝体变性
脑胶质瘤病
脑桥中央髓鞘溶解

其他原因不明的病变
惊厥
发作后状态
Reye综合征†
肠套叠†

---
* 可能和婴儿饮食配方被稀释有关。
† 在儿童人群中较多。

框 14-3　和年龄相关的精神状态改变和昏迷的病因

婴儿
感染
创伤/虐待
代谢性因素

儿童
误服毒物

青少年
误服毒物
娱乐场所药物摄入
创伤

老年人
药物改变
非处方药
感染
居住环境改变
脑卒中

血和器官移植病史）和精神疾病。在发现意识减低前的数小时以至于数天前的症状是十分重要的。特别是，患者可能有头痛、局部无力或麻木，动作不协调或视野受损等主诉；患者可能有恶心、呕吐或者发热。患者可能有外伤史或有药物或毒物接触史；家属可能还会对患者的症状补充：如病人症状发生速度以及加重或减轻的特点。

年龄不同造成意识降低的原因也不同（框 14-3）。老年人对于感染性病因、药物变化以及生活环境变化尤其敏感。年轻成人和青少年多见于创伤或服用娱乐性药物。幼儿多见于误服毒物。感染是导致婴儿发生意识降低的最常见原因；然而，也可见到继发于躯体虐待的创伤和先天代谢疾病导致的代谢紊乱。

体格检查

症状表现的严重程度决定了诊断和治疗的速度。在完成必要的稳定生命体征措施后（如对完全昏迷患者行气管插管），即要进行系统的检查。患者的清醒程度取决于其表达完整连贯语句的能力以及回答问题是否切题。一个快速直接的神经系统筛查试验能够判断患者是否有明显的局灶性运动缺陷。患者呼出的气体如果有特殊气味虽然这并不常见，但如果出现多提示饮酒、酮体（糖尿病或酒精酮症酸中毒）或苦杏仁味（氰化物中毒）。应快速脱掉患者的全部衣物以评估是否有创伤体征和严重感染的皮肤病变。

生命体征对所有病人的初始评估是首位重要的。明显的低血压伴有意识降低多提示休克，应当立即寻找原因并开始治疗。在后期，严重的颅内压升高可以导致心动过缓和高血压。心动过速和低血压可以是心脏性、感染性或中毒/代谢性病因。低体温或高体温均可以导致患者的意识状态改变，其病因可是感染性、结构性或中毒/代谢性等。过度通气、Kussmaul 呼吸或陈氏呼吸、濒死呼吸、窒息或其他呼吸模式的改变均提示原发性中枢神经系统疾病或中毒/代谢紊乱。

对于患者的生命体征评估结束后应立即进行"从头到脚"的体格检查[4]。对头颈部的查体应当完整并且有条理，要特别强调对瞳孔对光反射和眼球运动（参见后面的讨论）以及任何可能是脑部创伤（鼓室出血和头皮血肿等）指征的检查。皮肤黏膜颜色的改变可能提示有特殊的中毒综合征。

对于颈部的体格检查应侧重于寻找感染的证据，包括颈项强直和淋巴结肿大等。如果有颈部损伤应将颈椎固定，颈部损伤的指征包括颈椎压痛或明显的外部钝性损伤。喘鸣多提示呼吸窘迫，一般和感染、肺水肿或异物吸入有关。

胸部的检查侧重于肺功能、感染、心排血量检查以及排除是否有外伤。可能有帮助的腹部查体症状包括腹水、肝脾大、瘀斑以及特殊皮肤纹理等。在泌尿生殖系统以及直肠的检查中应注意是否有肉眼出血、脓性引流或体内异物。无论有无创伤的依据，皮肤的病变如皮疹、吸毒后痕迹（针眼和药物痕迹）以及栓塞的征象都可以作为鉴别诊断思路。

系统的神经系统检查，尤其是眼部的检查，对于鉴别意识降低或昏迷是器质性的、全身性的或代谢的很有帮助。"从头到脚"的检查方法已被证实是正确的策略。这其中包括对患者的 Glasgow 昏迷评分（GCS）（框 14-4）、警觉分级、脑神经、肌力、反射和小脑功能（重点观察步态、旋前肌漂移、指鼻试验、足胫试验、快速轮替试验和 Romberg 试验）。如果患者的 GCS 评分出现 2 分及 2 分以上降低，则代表患者的意识有显著的改变。

如果发现局灶神经功能缺损多提示有器质性病变。要尤其注意眼的检查，从中可得到大量有用的信息。昏迷病人单侧瞳孔散大并有对光反应消失是大脑沟回疝的恶性征象，需要立即请神经外科会诊并给予干预。通过眼底镜检查可以发现颅内压增高导致的视乳头水肿和与创伤相关的视网膜出血。眼睛的检查还包括眼球运动的检查，由位于脑干的内侧纵束和位于大脑皮质的眼球中枢协调完成。第Ⅲ，Ⅳ，和Ⅵ对脑神经负责控制眼外肌，第Ⅲ对脑神经麻痹导致眼球持续外展，第Ⅵ对脑神经麻痹可以导致眼球内聚。在创伤初始，单侧第Ⅲ对脑神经麻痹提示同侧压迫性病变

框 14-4	格拉斯哥（Glascow）评分量表	
		分数
睁眼反应	自主	4
	对声音	3
	对疼痛刺激	2
	无反应	1
言语反应		
成人	切题交谈	5
	胡言乱语	4
	只能说出单词（不适当的）	3
	不可理解的单词	2
	不能发音	1
儿童	恰当得体	5
	哭闹，可以安慰	4
	持续激惹状态	3
	不安激动的	2
	无反应	1
运动反应	按指令运动	6
	对疼痛刺激有定位反应	5
	对疼痛刺激产生屈曲反应	4
	异常屈曲	3
	异常伸展	2
	无反应	1

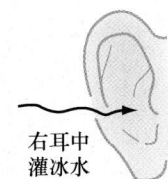 右耳中灌冰水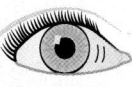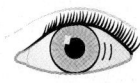

警觉状态（出现眼震：眼球因冰冷刺激快速向相反方向运动）

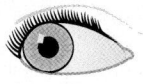 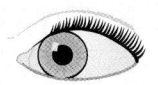

双侧大脑半球功能异常

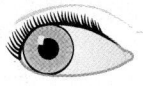 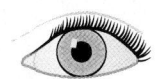

左内侧纵束功能异常

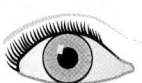 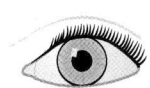

脑干功能障碍

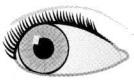 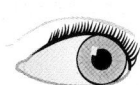

左动眼神经功能异常

图 14-2 不同类型中枢神经系统疾病的眼脑反射（热量）。MLF，内侧纵束。

如硬膜外血肿。第Ⅵ对脑神经麻痹通常无定位意义，因为该神经在颅内的走行路径很长，颅内占位效应（肿瘤、创伤血肿和升高的颅内压等）的压迫力可能使其走行路径中的任何地方遭受压迫。水平非共轭凝视是一个非常重要的体征，多见于镇静、昏睡和中毒的患者。垂直面上的非共轭凝视往往更加严重，多提示小脑或脑桥病变。

眼脑反射和眼前庭反射对于检查脑干功能的完整性十分重要，如果这两项检查结果为阴性，则基本可以排除脑干器质性病变作为患者意识状态改变的原因。

如果没有禁忌证，如可疑的颈椎损伤，在患者头部从一边转向另一边的过程中观察患者的眼球运动即可完成眼脑反射试验。如果患者在眼脑试验过程中能始终保持向前的步态不受头部转向的影响，那么因为脑干损伤导致昏迷的可能性不大。如果眼球在运动过程中在眼眶内保持固定的位置，随头部协调转动，则应怀疑脑干功能障碍。眼前庭反射和"冷水热刺激"

试验对于检查脑干损伤更为敏感并且不容易被主观意向抵制（图 14-2）。在将患者的头抬高 30°以后（对于是否有颈椎损伤不清楚的患者可以将床调至头高位后再做），用 10～30ml 冰水灌入患者的外耳道，在试验检查前应排除鼓膜穿孔和耳耵聍的影响。对于脑干完好无损的患者，其反应是缓慢地向冲水刺激的同向偏移凝视 30～120s。这个反射持续时间较短随即转为偏向中线的快速眼震。有助于对该试验反射有纠正作用的快速眼震缩写是"COWS"（cold-opposite, warm-same），即冷-反向，热-同向。如果患者对灌冰水刺激物无反应，则脑干损伤的可能性大。

诊断流程图

意识降低患者的病史与体格检查信息应用于指导诊断性检查（图 14-3）的选用。大多情况下这些信息多偏向于全身性或代谢性问题而非器质性病因。对于提示器质性病因的患者应尽行神经影像学检查，但对于阿片类过量以及低血糖等迅速可逆的疾病并不提倡治疗前先行神经影像学检查。

通过分析实验室检查结果常发现大多数意识降低和昏迷的全身性或代谢性病因，床旁快速血糖检测可以快速确诊或排除低血糖。血清电解质检查可以鉴别

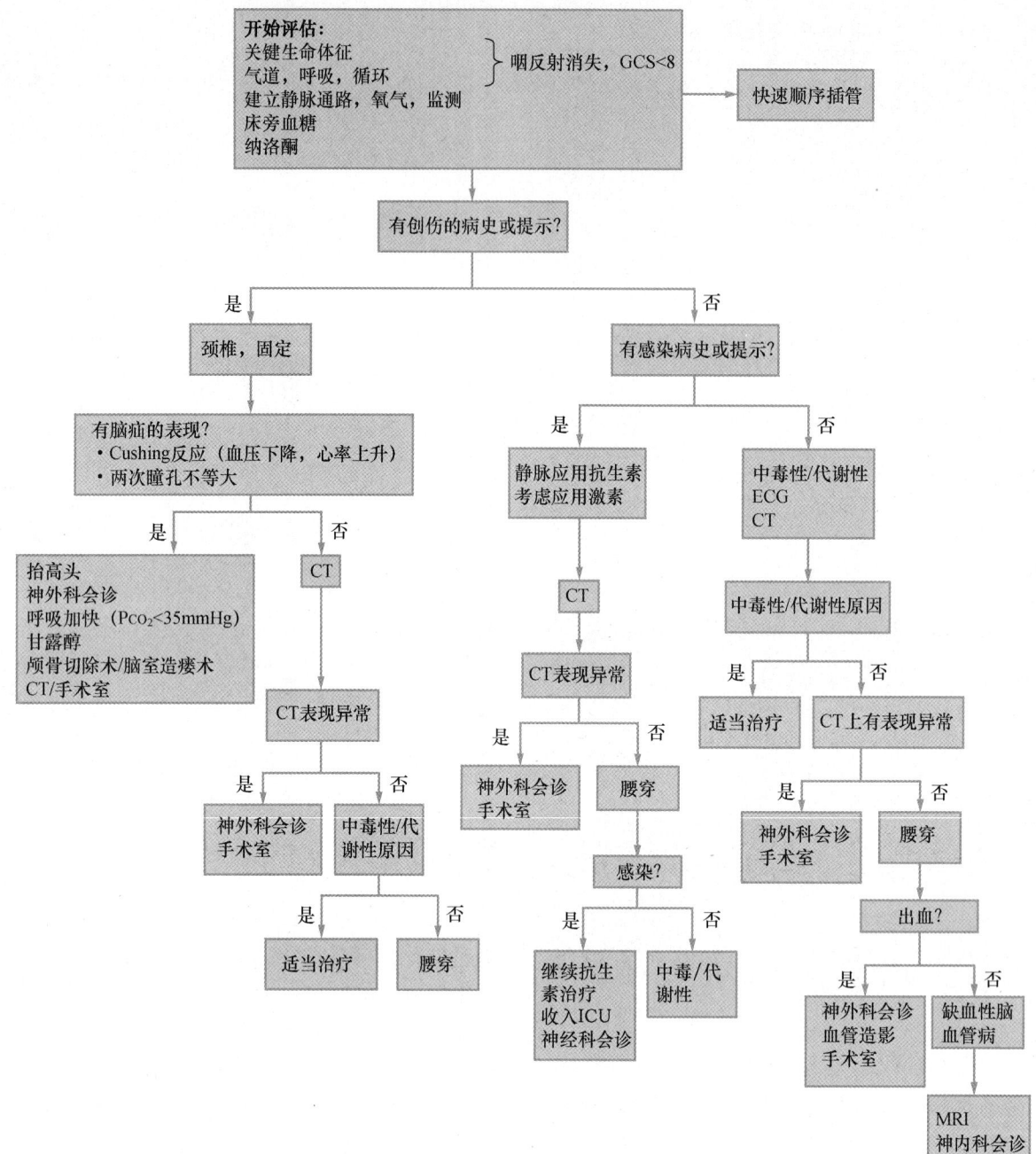

图 14-3 精神状态改变和昏迷的诊断方法和程序。(Adapted from Adams J: Emergency Medicine. Fig. 89-2. Philadelphia, Elsevier. Copyright © 2008.)

钠、CO_2 和阴离子间隙紊乱，血清血钙水平的变化可能是恶性肿瘤转移的标志。快速尿液检查可以鉴别是否有感染、酮体和尿糖。尿液分析本身可以提供很多有价值的信息，如容量状态（尿比重）、感染和可能有摄取乙二醇后的草酸钙晶体。如另外病因不能明确，则尿药试验可能有帮助。

虽然尿白细胞升高可能是感染的标志，但其缺乏特异性并且帮助不大。异常的低白细胞计数可能预示免疫功能低下，应紧急行临床病原学检查。血小板减少可以是脓毒症和颅内出血的标志，此时应严格禁止侵袭性操作如深静脉置管和腰穿等。血清凝血检查升高预示着出血倾向或肝疾病。血氨水平的升高能否作为意识降低初期的可靠标志存在争议。甲状腺功能检查可以发现甲状腺功能低下造成的黏液水肿昏迷。当提示中枢神经系统病变如感染或出血，而影像学检查不支持时，应行脑脊液检查。

头颅非增强 CT 扫描是意识降低和昏迷患者初选的影像学检查。该检查在大多数急诊科里是快捷可行的，这对处在临界稳定状态的患者尤为适合。CT 检查对大多数病灶大到足以导致昏迷的颅内出血是足够敏感。怀疑肿瘤或感染时可以行增强 CT 检查。厚的颅底造成的线状伪影，可限制 CT 上后颅窝图像。因此，大脑磁共振对于鉴别该区域的器质性病变通常更加有效。然而，由于费用问题，限制了它的应用，在大多数急诊科核共振检查的可行性较小。在大型的三级医院经非增强CT初步诊断颅内出血后，可以进一步应用血管造影来诊断或治疗颅内动脉瘤或动静脉畸形。

X线平片可确诊重症肺炎或急性呼吸窘迫综合征。少数情况下，它可发现儿童几种重金属摄入，如水银、铁或铅。心电图检查可以发现某些药物摄入（三环类抗抑郁药）、电解质紊乱（钾、钙等）和低体温等。如果怀疑非抽搐癫痫状态，或如癫痫状态患者已接受神经肌肉阻滞剂治疗，如有条件，持续脑电图监测可提供有关病人状态和指导治疗的关键信息。

经验治疗

即刻建立气道，呼吸和循环（ABCs）对于稳定意识障碍患者是至关重要的。在患者到达医院后的几分钟内开放静脉通路、吸氧和持续心电监测应同时进行。对于GCS评分小于8分的患者，除非其昏迷状态非常容易逆转（如低血糖、阿片类服用过量等），否则均应行气管插管。对于可能有颅内压升高患者在作快速顺序性气管插管前应给利多卡因（见第1章）。创伤患者除了进行常规的液体复苏之外还应进行脊椎的固定。

在最初稳定患者生命体征时应积极寻找可逆转原因。给予"胃肠道鸡尾酒"其中包括葡萄糖、纳洛酮和硫胺素（维生素B_1），各自能迅速逆转因低血糖、麻醉药过量和硫胺素缺乏导致的意识障碍。根据患者病史和体格检查来决定后续治疗与全面检查。特别注意，确定局灶性神经功能异常，包括瞳孔对光反射和提示占位效应或压迫脑干功能的病理性眼球运动，提示行影像学检查并请神经外科医师评估。此时有小脑幕疝证据，有经验性应用甘露醇的指征。在急诊科脑室造瘘术和颅内压监测常由神经外科医师实施。对于创伤患者怀疑有硬膜外血肿并有证据证明发生脑疝，在瞳孔散大侧行颅骨钻孔术是最后的手段。对于脑干功能受损又缺乏脑疝证据的患者，应积极寻找毒物接触史和代谢失衡方面的原因，同时给予支持治疗。在未服用镇静药、体温正常、脑干反射缺如的患者，其脑组织是无法救治的。

对于脑干功能正常的患者，支持治疗等后续措施应完善。当怀疑感染性病因时，不能为腰穿或其他诊断性检查，而延误使用经验性广谱抗生素。影像学检查中发现的肿物或病变应立即请神经外科医师评估，如有手术指征应早期手术干预。对于可能服用毒物的患者，大多数病例未能证实活性炭有效，洗胃指征罕见（参见第145章）。如果有指征，需要时经当地中毒中心会诊，给予特殊解毒药。对于中毒和代谢功能异常的患者，在经肾脏科医师会诊后，证实有透析的指征，可行早期血液透析治疗。

大多数意识降低和昏迷的患者应收住院，作进一步的治疗和检查。低血糖和阿片类过量逆转后，神志清楚的患者，经留观一段时间后，可直接从急诊科或急诊科留观室出院。对于酒精过量或娱乐性药物中毒并且无其他导致的神志改变的病因，可在患者临床清醒后离院。

本章参考文献请参见 http://pumpress.bjmu.edu.cn/eduservice/3419.html

第15章 痫性发作

Ana M.Davitt, Charles V.Pollack Jr.

张向群 赵澎 译 寿松涛 校

概述

痫性发作（seizure）是指大脑皮层或深部边缘系统神经元过度放电导致神经功能异常。癫痫（epilepsy）是指由遗传性或获得性脑功能障碍产生反复、无诱因的痫性发作[1]。对于由已知损伤因素（如酒精中毒和戒断等）引起间歇或可预测的发作则不可称其为癫痫。

在急诊科，遇到全身性惊厥性发作（generalized convulsive seizure）患者时要迅速保护气道并稳定生命体征，然后重点查找病因。非惊厥性发作（nonconvulsive seizures）患者少见，其临床表现常不典型、病因复杂，有时难以识别和迅速控制。

流行病学和分类

据估计，6%美国人一生中要经历一次非热性痫性发作（nonfebrile seizure）。在成年人中每年发生率0.84‰，其中半数以上会发展为癫痫[2]。研究表明，约1%急诊患者因痫性发作就诊[3]。这些患者中近半数有饮酒或减少服用抗癫痫药所致痫性发作因素。

痫性发作可分为原发或继发（后者又称反应性）、全面或局灶性（部分性）发作、惊厥或非惊厥性发作。表15-1显示患者痫性发作分布情况。全面性发作（generalized seizure）指双侧大脑半球神经元异常电活动。痫性发作分为强直-阵挛（tonic-clonic）、失神（absence）和肌阵挛（myoclonic）。部分性发作（partial seizures）或局灶性发作（focal seizures）通常指一侧半球病变。分为单纯部分性发作（simple partial）（意识存在）、复杂部分性发作（complex partial）（意识丧失）和继发全面性发作。有些发作

表 15-1 全体成年人中痫性发作的分类

发作类型	比率（%）
全面性发作	
强直-阵挛性	35
失神性	1
肌阵挛性	<1
其他	2~3
部分性发作	
单纯部分性	3
复杂部分性	11
继发全面性	27
混合部分性	12
未分类	9

不能分类，是因患者对发作时状况不能恰当和准确的描述[2,3]。

癫痫持续状态（status epilepticus）指发作至少持续30分钟或反复发作间期意识未完全恢复[4]，但有些学者已经建议把时间标准从30分钟缩短至5分钟[5]。

继发性痫性发作因各种外伤和疾病如中毒、脑炎、脑病、器官衰竭、代谢紊乱、中枢神经系统感染、脑瘤、妊娠等引起。奇怪的是，超量服用抗癫痫药物也可引起痫性发作。

儿童痫性发作分布不同，主要因为热性痫性发作发生率较高，并且常不能确定既往观察到的可能痫性发作病史。发热惊厥在儿童中最常见，6个月到5岁的儿童中发病率为2%~5%；其中20%~30%的患儿至少有一次再发作。区分发热惊厥和痫性发作伴发

热非常重要[6]。6个月以下婴儿首次出痫性发作提示严重病理学异常，应予充分评估[7]。

病理生理

痫性发作是病灶处神经元电活动异常增加激活邻近神经元后扩散至丘脑和其他皮质下结构产生相似刺激。尽管对特殊癫痫综合征的近期研究阐明了可能的发生机制，但其细胞水平的病理生理方面机制仍不明。罕见遗传性癫痫综合征的研究表明神经元离子通道蛋白的突变，限制细胞内钾离子通道。钾离子流是细胞膜复极的原动力，这些患者去极化时间延长导致了神经元兴奋性增加[1]。其他研究发现皮层发育畸形和神经胶质细胞对癫痫发生有影响作用[1]。

临床上痫性发作一般反映初发病灶部位，但不总是如此。发作性放电从皮层下扩散到深部结构时，脑干网状激活系统可能受到影响，使意识状态发生改变。全身性发作时，病灶位置深且靠近中线，可以解释迅速出现的意识丧失和双侧受累。通常在某个时间段，痫性发作呈自限性，超极化消失，病灶处突发性放电终止。这种终止可能与反射抑制、神经元耗竭或局部神经传导平衡改变有关。

部分性发作产生相似病理生理过程，发作频度少，且发作时电活动不越过中线。因为异常电活动病灶甚少，惊厥活动不是主要的临床表现[3]。

诊断方法

鉴别思路

误诊为癫痫后花费巨大，患者可能被禁驾并服用有毒性的药物，因此首先要确定是否为"真性"痫性发作[8]。痫性发作只有通过脑电图（electroencephalography，EEG）来确诊，其他异常运动和意识状态包括假性痫性发作易与痫性发作相混淆。痫性发作鉴别见表15-2[7]。

无论是血管减压性（迷走性晕厥）、直立性或与心律失常性晕厥（syncope），目击者易误认为痫性发

表15-2　痫性发作鉴别诊断*

病症	分类	发作表现
晕厥	血管减压性或心律失常性（长QT综合征）或直立性发作前或后抽搐	发作与昏倒
过度通气综合征		情绪激动
		肢端姿态
屏气发作	典型见于儿童	强直-阵挛性运动
		尿失禁
中毒和代谢紊乱	酗酒/戒酒	谵妄，一过性黑矇
	低血糖	异常行为
	苯环已哌啶	颊舌痉挛
	破伤风	肌强直性痉挛
	番木鳖碱和樟脑	肌强直性痉挛
	锥体外系反应	姿态，眼球偏斜
非发作性中枢神经系统事件	短暂性脑缺血发作	跌倒发作，发作与昏倒
	短暂性全面性健忘症	与发作后或失神状态相似
	偏瘫型偏头痛	Todd麻痹
	颈动脉窦高敏症	猝倒发作，发作与昏倒
	发作性睡病	猝倒发作，发作与昏倒
运动功能紊乱	偏侧投掷，抽动症	抽搐
精神性紊乱	神游症	与发作后或失神状态相似
	恐慌发作	抽动，精神状态改变
功能性紊乱	癔病性发作	和痫性发作很相似，患者可有真性和假性发作并存

* 诊断不明的患者脑电图可助诊。

作。突然意识丧失后出现异常动作可能源于痫性发作或晕厥，因此考虑为"发作与昏倒"。56 名单纯性晕厥患者录像资料显示，约 90% 患者肌阵挛表现，同时伴频繁转头、上视、口自动症和向右运动，这些表现可能是大脑对突然缺血的短暂反应。通常发作性强直-阵挛动作比伴随昏厥的抽搐要更有力且时间更长。此外，大多数全面性发作都有特征性发作后状态（重要的例外是弛缓性跌倒发作），而晕厥患者无此表现[9]。

对无目击者、无诱因的意识丧失伴有跌到的患者，来急诊科后会导致诊断困难。痫性发作诊断包括逆行性遗忘、失禁和舌咬伤[10]。如果患者真性痫性发作后院前急救人员立即取血，常会显示代谢性酸中毒，到急诊科复查时酸中毒已经缓解。

迅速检查与急救

有痫性发作病史患者就诊时，应将其置于急诊科监护区，迅速准备查体[4]。对有紧急使用抗癫痫药物的患者应建立静脉通路或使用留置导管。检测床旁血糖，获取患者目前用药信息。

如果患者在急诊科发作时，应首先确定有无脉搏及发作是否因脑缺血致缺氧所致。然后注意保护气道和保持气道通畅，包括使用口咽通气、准备吸氧及吸引器。同时防止患者自伤[11]。

必要时，应使用脉搏血氧监测和吸氧。最好的方法是让患者侧卧位保护气道防止误吸。如果患者因为外伤使用脊柱板固定，可以使板的一侧抬高。抗癫痫药物不能终止发作时应准备好气管插管，完成这些工作后，由助手建立静脉通路[11]。

低血糖是引起痫性发作最常见代谢原因，只能给患者静脉推注葡萄糖。长时间的痫性发作也可导致低血糖，因果关系可以相互转化，还需要进一步治疗。苯二氮䓬类（benzodiazepines）药物是各年龄组患者终止发作的最佳一线药物，这类药物包括劳拉西泮（lorazepam）（氯羟安定）、地西泮（diazepam）（安定）和咪达唑仑（midazolam）（咪达唑仑针剂）。这三种药物对痫性发作都有效（剂量见表 15-3），如未能建立静脉通路，地西泮可以经直肠、气管内或骨内给药。直肠内给药可使约 70% 的患者终止发作，静脉给药组为 60%～80%[12]。咪达唑仑可肌内注射，最近的研究表明含服咪达唑仑对儿童有效[13]。建立静脉通路后，癫痫持续状态首选劳拉西泮（lorazepam），因其半衰期长，常用于治疗再发作[14]。因其作用持久[15]，也推荐用于治疗酒精戒断发作。

如果苯二氮䓬类药物不能控制发作，应注意评估气道情况。如果患者的气道保护能力丧失或者氧饱和度持续低于 90%，应紧急气管插管。使用苯二氮䓬类药物 5～7 分钟或劳拉西泮最大剂量（0.1mg/kg）或地西泮（0.15mg/kg）[16] 后发作还未终止，应给予第二种药物[16]。使用苯二氮䓬类最大剂量时需要气管插管和通气支持。苯妥英（phenytoin）是治疗成年人癫痫持续发作的二线药物[16]。这类药的前体磷苯妥英（fosphenytoin）起效更快，可以肌肉注射给药，且较少引起低血压，缺点是价格较贵[17]（见表 15-3）[18,19]。儿童二线治疗药为苯巴比妥（phenobarbital），三线药为苯妥英，成年人为苯巴比妥[20-23]。静脉丙戊酸（valproic acid）安全[24]，可用于慢性丙戊酸治疗及用于亚治疗量的患者[25]。如苯二氮䓬类药物不能控制患者痫性发作时，考虑异烟肼（isoniazid）过量。虽然苯二氮䓬类药物在一些患者中可以控制发作[26]，但维生素 B_6 是治疗异烟肼中毒痫性发作唯一有效药物。育龄期妇女的痫性发作应考虑子痫（eclampsia），可以静脉推注镁剂（6g）作为治疗选择（见 177 章）。约有 10% 的患者使用镁剂后会再发作，此时需要追加 2g 镁剂[27]。如果子痫患者持续抽搐发作，应给予重复剂量的镁剂。苯二氮䓬类或苯巴比妥联合或不联合苯妥英类药物对难治性子痫患者也有效。儿童和精神病患者有水中毒的风险，如果实验室确诊有低钠血症时应该给高张盐水治疗。

如果患者对这三类药物治疗均无效，应诊断为难治性癫痫持续状态。在这紧要关头，进一步药物治疗选择是全身麻醉剂量的咪达唑仑或者异丙酚（propofol）、巴比妥和异氟烷麻醉，这些均需要进行气管插管[22,23,29]。神经肌肉阻断剂可以降低代谢负荷和长时间痉挛所致的高体温。麻醉剂量的咪达唑仑 0.2～0.3mg/kg 快速静脉注射，然后 0.05～2.0mg/(kg·h) 维持，异丙酚首剂是 2～4mg/kg，然后 1～15mg/(kg·h) 维持。这两种药都有良好的耐受性，可以滴定式起效，不过临床上偏向于使用异丙酚，因为它有快速起效和快速失活的作用，在不具备持续脑电图监测时，可间断唤醒患者进行相关检查[16]。

诊断要点

在保持患者气道通畅及控制痫性发作后，注意全面采集病史资料。

病史

对痫性发作患者采集病史是针对两个主要的问题。第一，"这种发作是真正的痫性发作吗？"这个问题是很重要的，因为痫性发作有很多不同的鉴别诊

表 15-3　急诊科痫性发作用药*

药物	成年人剂量	儿童剂量	说明
葡萄糖	50ml 50%葡萄糖	0~1个月：2ml/kg 静脉 D10W 1个月~2岁：2ml/kg 静脉 D25W >2岁：2ml/kg 静脉 D50W	1个月~2岁 2ml/kg 静脉 D25W
硫酸镁	6g 超过 15~20 分钟 之后 2g/h		用治疗子痫的一线药
地西泮	0.2mg/kg 静脉 2mg/min 至 20mg	0.2~0.5mg/kg 静脉/骨髓/气管或 0.5~1.0mg/kg 至 20mg	监测气道和呼吸动度
劳拉西泮	0.1mg/kg 静脉 1~2mg/min 至 10mg	0.05~0.1mg/kg 静脉	监测气道和呼吸动度
咪达唑仑	0.1mg/kg，1mg/min 直到 10mg 静脉 0.2mg/kg 肌肉 0.5mg/kg 经口	0.15mg/kg 静脉 之后 2~10mcg/(kg·min)	监测气道和呼吸动度
苯妥英	20mg/kg 静脉 速度≤40mg/min	20mg/kg 静脉 速度 1mg/(kg·min)	注射时要给患者持续 心脏和血压监测
磷苯妥英	15~20mg/kg 静脉 100~150mg/min 或 20mg/kg 肌注	20~25mg/kg 静脉 3mg/(kg·min) 至 159mg/min 静脉	患者的状态 指导监测 而非药物
异丙酚	3~5mg/kg 首剂 1~15mg/(kg·h) 静脉		用于癫痫持续状态 需要气管插管
苯巴比妥	20~30mg/kg 静脉 60~100mg/min 或 单次肌肉剂量		需要气管插管
丙戊酸	20mg/kg 直肠或 10~15mg/kg 静脉		最大剂量 60mg/(kg·d) 和 水 1:1 稀释开始慢点
戊巴比妥	5mg/kg 静脉 25mg/min 逐渐滴定 监测脑电图		需要气管插管，通气 和压力支持
异氟烷	气管内麻醉给药	脑电图监测	

* 目前尚未研究成年人用药途径（如 IO，PR）。临床需要时，可根据儿童体重和身高参照儿童用药指南剂量用药。
EEG（electroencephalogram）：脑电图；ET（endotracheal）：气管内；IM（intramuscular）：肌肉注射；IO（intraosseous）：骨髓注射；IV（intravenous）：静脉注射；PR（rectal administration）：直肠给药。

断（见表 15-2），众所周知，民众不能正确描述痫性样发作活动[10]。通常，痫性发作有以下六点特征：

1. 突然发生：全面性发作一般无先兆。
2. 短暂的过程：虽然目击者往往会高估这个发作时程，但是痫性发作很少超过 90~120 秒。
3. 神志改变：按照定义，除单纯部分性发作外，均可有意识改变。
4. 无目的动作：如自动症和漫无目的的强直-阵挛样运动。
5. 无诱因：特别是情感刺激；儿童发热和成年人物质戒断是例外。
6. 发作后状态：除了单纯部分和失神发作外，

所有的痫性发作后常常有急性意识障碍。

还应考虑起始发作的局灶症状，尿便失禁或者舌咬伤等。

了解病史的第二个问题是"这个患者有痫性发作史吗？"如果他或她有有据可查的痫性发作史，急诊科评估重点可限于全面询问病史以及考虑测定抗癫痫药物的浓度。病史重点是发作病情和外伤情况、药物和饮酒、抗癫痫药物间可能的相互作用、服药的依从性、最近调整的抗癫痫药物与剂量，及发作形式或特点的改变情况[2,11]。

有些抗癫痫药（如苯妥英和卡马西平）无论慢性用药或急性过量服用导致超剂量和中毒时，均可引起痫性发作。如果在进行血药浓度监测之前，需行经验性抗癫痫治疗，只可给予50%的负荷剂量，除非可靠地知道患者未服用过抗癫痫药物。

如果患者无痫性发作史，对发作的叙述符合痫性发作，应重点询问基础疾病，中毒和神经系统疾病等。

从患者、亲友、亲戚或医疗记录的个人病史可暴露可能引起发作的一些因素，例如近期和远期头部外伤、发育畸形、代谢性疾病、药物和酗酒、睡眠剥夺、妊娠、近期旅游、以前发作情况或者草药服用情况。当无法找到目击证人和患者亲属时，只有等患者发作后意识模糊状态清醒后询问得到更多信息。

查体

惊厥性发作的体征包括交感神经刺激所致的高血压、心动过速和呼吸急促。当发作停止后这些异常的体征很快恢复。随着惊厥持续时间延长，会发生骨骼肌损伤，乳酸酸中毒和罕见的横纹肌溶解。自主神经放电及延髓支配肌肉受累导致尿便失禁、呕吐（有误吸的危险）、舌咬伤和气道损害。所有的这些体征对于不同发作形式有鉴别作用。

发作停止后，应评估安静时生命体征。虽然全面性发作可使体温轻度升高，但是发热及基础性感染亦可引起痫性发作。如发作后呼吸急促、心动过速或者异常血压持续存在超过发作后状态的时间，则提示有中毒、缺氧或者中枢神经系统损伤。体检可以发现颈强直、滥用药物所致皮肤红斑、淋巴结肿大提示艾滋病或恶性肿瘤、畸形特征或皮损。体检还应该注意惊厥发作后可能出现的不良反果，如头创伤、舌咬伤、肩关节后脱位或背痛。

最后，必须进行完整的神经系统查体。发作后出现持续性局灶性缺陷体征（如Todd麻痹）常提示局灶性病变，也可能是脑卒中的证据。应仔细检查患者有无视乳头水肿，颅内压升高既可能是发作行为的原因也可能是结果。如果发作后意识障碍无好转，提示可能存在其他脑病或者是非惊厥性癫痫持续状态。

辅助检查

实验室检查

对神经系统正常者，其他方面健康，从所得到的病史中已知痫性发作疾患的发作后患者，常规筛查，如全血细胞计数和生化检查无助诊断。应尽早行床旁血糖监测。服用抗癫痫药患者应监测血药浓度。发热患者要寻找发热原因。对成年患者（如糖尿病、癌症、肝病、服用影响血电解质浓度的药物）和首次发作患者应做相关的生化检查，如电解质和肝功能[8]。疑患者滥用某种物质时，应做毒物筛查。患者发作终止后神志仍未恢复者，需要检测血钠浓度。疑有子痫发作时要进行妊娠试验检查。提示脑膜炎或蛛网膜下腔出血时，应进行腰穿和事先做颅脑CT扫描[30]。

影像学

对于单次、短暂发作的患者，完全恢复后无头痛，意识状态与神经系统检查完全正常的患者，在急诊科或者根据经治医师的意见在随访时行颅脑CT检查[4,29]。表15-4中列举了在急诊科推荐头CT检查发现可能出现急性异常的情况[4]。

有关儿童首次非热性痫性发作方面的文献尚无结论性意见[31]。任何年龄组患者如有头外伤、颅内压升高、颅内占位、持续精神状态异常、神经局灶性体征或艾滋病时，均需做颅脑CT检查。

脑电图

急诊科不均具备脑电图检查条件。脑电图对下列

表15-4　新发痫性发作患者急诊头部CT检查指征

怀疑急性颅内病变
急性头部外伤病史
恶性病病史
免疫缺陷病史
发热
持续性头痛
抗凝治疗史
新发神经系统局灶体征
40岁以上患者
泛化前局灶表现
持续精神状态异常

情况特别有用，如诊断非惊厥性癫痫持续状态、监护气管插管后和用神经肌肉阻滞剂后痫性电活动、也可用于鉴别有类似表现的痫性发作。总之，脑电图是完成急诊科检查后，对原因不明首次痫性发作患者最适合的检查工具[19]。

治疗

通常，急性发作在需气道处理前可自行终止或通过药物终止发作。应考虑能迅速逆转的抽搐（如低血糖症，低氧血症，摄食异烟肼）等情况，如上所述完成急诊科的终止发作治疗。虽然出现许多新型抗癫痫药物，但它们治疗目的是控制慢性而不是控制急性发作[32]。

在急诊科确定新的痫性发作就应考虑进一步治疗。开始抗痫治疗药的选择根据痫性复发的危险性、促进发作的原发病及抗痫治疗的危险性，通常不由急诊科医师做出。单次发作是否给予抗痫治疗尚有争议，应与以后随访的神经科医生协商治疗[33,34]，在急诊科应迅速控制急性痫性发作。

处置

按照急诊科评估和有无基础疾病，制定个体化安置计划。约1/4有发作相关主诉的成年人为新发的痫性发作。大多数患者因CT扫描异常或持续局灶体征，其中半数需要住院；95%患者需要住院后回顾分析急诊科评估和经检测符合后确诊。如果患者神经功能正常、无并发症及已知脑部疾病，无需在急诊科抗癫痫药治疗，即为认知良好和确信有随访能力[4]，病人可从急诊科出院，尽快转给神经科医生处理。从急诊科出院的患者应获得有关驾照权限的州级具体指导（state-specific guidance），告知神经科医师迅速随访的信息。

本章参考文献请参见 http://pumpress.bjmu.edu.cn/eduservice/3419.html

第16章 头痛

Christopher S.Russi

赵澎 译 柴艳芬 校

概述

流行病学

高达85%的美国成年人会出现偶发的明显头痛，而15%美国成年人是规律的头痛。以头痛就诊者占急诊科患者总数的3%~5%。绝大多数以头痛为主诉的患者无严重病因。急诊科头痛患者中，50%为紧张性头痛，10%为偏头痛，8%存在潜在严重的病因（如肿瘤、青光眼），另外30%患者原因未明。估计有生命危险的器质性疾病者低于1%。上述百分数可能造成医疗安全上的错觉，在急诊科头痛的医疗事故与其百分数是不成比例的。蛛网膜下腔出血（subarachnoid hemorrhage, SAH）尽管十分罕见，但却是最常见的致命性突发严重头痛的病因；每年急诊科要接诊可救治的SAH患者约20 000例。据估计，其中有25%~50%患者初诊时即被误诊[2]。其他潜在致命病因的头痛更为少见。脑膜炎、一氧化碳中毒、颞动脉炎、急性闭角型青光眼、颅内出血、脑静脉窦血栓形成及颅内压增高常有相关特殊病史和体征，容易诊断。

病理生理学

脑实质对疼痛是不敏感的。头部的疼痛敏感区域包括脑的覆盖物——脑膜、血管——包括供给大脑的脑动静脉及颅腔内组织。通常，患者不能说出头痛的具体部位。许多头痛，特别是血管性头痛和偏头痛主要由第5对脑神经介导。此类疼痛传到神经核，随后通过第5对脑神经的各分支放射至非受累区。特定部位的炎症（如根尖周围脓肿、鼻窦炎或三叉神经痛）较紧张或牵涉性头痛引起的弥散性疼痛更易定位。头和颈部疼痛容易重叠，对头痛患者进行分析时应将二者作为一个整体考虑。

诊断方法

鉴别思路

由于可能引起头颈部疼痛的疾病繁多，且许多类型的疼痛是弥散性的，因此头痛鉴别诊断十分复杂（表16-1）。评估头痛患者时，首先要排除颅内出血（蛛网膜下腔出血和脑出血）、脑膜炎、脑炎及占位性病变。一氧化碳是一种外源性毒物，将患者撤离中毒环境并予氧疗可逆转其作用。一氧化碳中毒头痛罕见，简单处理即可迅速改善危急病情。反之，如漏诊将患者运回中毒现场常可致命。

迅速检查和急救

如果患者病情危急或昏迷，首先做初步抢救，包括气道处理，再做神经系统检查。为了便于初步检查，可将头痛患者分为有意识障碍与无意识障碍两类。如患者意识障碍，可初步判断脑组织受累。脑复苏治疗原则是纠正引起脑损伤的7种主要病因：底物（葡萄糖、氧气）缺乏、脑水肿、颅内肿物、内源或外源性毒素、代谢改变（发热、痫性发作）、脑缺血及颅内压增高。

诊断要点

病史

病史是头痛患者全面检查的关键（表16-2）。

表16-1 鉴别诊断

器官系统	危急症	急症	非急症
神经，CNS，血管	蛛网膜下腔出血	脑脊液循环障碍	各类偏头痛
		牵涉性头痛	各种类型血管病
		肿瘤/其他肿物	三叉神经痛
		硬膜下血肿	创伤后
			腰穿后头痛
中毒/代谢	一氧化碳中毒	高原病	
环境			
结缔组织疾病	颞动脉炎		
眼/耳鼻喉		青光眼/鼻窦炎	牙科疾患/颞下颌关节疾病
肌肉骨骼			紧张性头痛
			颈部劳损
变态反应			丛集性/组胺性头痛
感染性疾病	细菌性脑膜炎/脑炎	脑脓肿	发热性头痛/非神经源性感染
肺/氧气		缺氧性头痛	
		贫血	
心血管		高血压危象	高血压（罕见）
未分类			用力依赖性/性交性头痛

CNS，中枢神经系统；ENT，耳鼻喉。

表16-2 重要症状

症状	发现	可能疾病
突发疼痛	电击或雷鸣伴精神抑郁、局灶体征或顽固性头疼	SAH
"一生最严重头痛"	突然发病	SAH
近乎晕厥/晕厥	突然发病	SAH
下颌活动后加剧	下颌运动后疼痛加剧 弹响或扳机样	颞下颌关节疾病
面痛	前额和上颌窦部位爆发性疼痛 鼻充血	鼻窦压增高或牙源性感染
前额或颞部疼痛	颞动脉触痛	颞动脉炎
眶周或眶后痛	突发并伴流泪	颞动脉炎或急性闭角型青光眼

1. 应询问患者疼痛类型和发病情况。患者常出现与本次急诊科就诊相似的频繁和再发性头痛。头痛类型的显著改变提示新发或严重疾病。头痛的发病速度可能有重要意义。数秒至数分钟突发的而不是数小时至数天发病的头痛，更能提示血管源性头痛。

    几乎所有SAH的研究均报道患者从无痛状态到严重疼痛仅需数秒至数分钟。"雷鸣"或"电击"样头痛，有助于对蛛网膜下腔出血诊断，即使在检查时疼痛已经改善[3]。

2. 患者在头痛时的活动状态可能有助于诊断。在剧烈运动时发生的头痛提示血管出血，但再次出现亦应考虑其他特殊病因所致头痛。性交或性交后头痛综合征已广为人知，而性交亦可是SAH常见的发病时间。像其他用力相关性头痛一样，此类头痛患者的早期表现需行相同的评估。如患者可准确回忆头痛发病时正做的事情（如"我刚从椅子上站起来去回复门铃"），则突然发病的可能性极大，应考虑到SAH。

3. 如果患者或院外医务人员能描述头部创伤史，鉴别诊断与急症病因的范围明显缩小。此时主要考虑硬膜外和硬膜下血肿、创伤性SAH、颅骨骨折及闭合性颅脑损伤（即脑震荡和弥散性轴索损伤）。

4. 在有HIV或免疫抑制状态病史的患者应多考虑弓形体病、隐球菌性脑膜炎及脑脓肿。尽管上述疾病少见，但应记住此类患者虽无全身性疾病（如发热和假性脑膜炎）的典型症状或体征，但可能有严重疾病。

5. 头痛的严重程度很难客观定量分析。几乎所有到急诊科就诊的患者都认为自己的头痛是"严重的"。应用痛觉量表进行1～10的评分有助于初步鉴别患者，但对治疗反应的监测更有意义。

6. 尽管有时分析疼痛特点（即搏动性、稳定性）对诊断有帮助，但作为鉴别头痛类型的依据可能不恰当。

7. 如患者能指出疼痛的特定区域，头痛的定位对诊断有帮助。让患者指出或试着描述疼痛部位，有助于急诊医师对该区域进行适当的检查。单侧疼痛对偏头痛或颅骨（如鼻窦）或软组织的局灶性炎症更有提示意义。枕部头痛与高血压有关。患颞动脉炎、颞颌关节疾病、牙齿感染及鼻窦感染时常有明显局部不适。脑膜炎、脑炎、SAH，甚至严重的偏头痛，尽管痛感强烈，定位却十分弥散。

8. 加重或减轻的因素也很重要。离开所处环境后，患者头痛迅速缓解提示一氧化碳中毒。其他很多引起严重头痛的原因不会在患者到达急诊科后很快缓解或减轻。痛醒的头痛是脑肿瘤的典型表现。颅内感染、牙齿感染及其他局灶疾病所致头痛不会在接受治疗前改善或缓解。

9. 相关症状和危险因素与头痛的严重程度有关，但很少能提示头痛的特殊原因（框16-1）。恶心、呕吐完全是非特异性的。偏头痛、颅内压增高、颞动脉炎及青光眼均可表现为严重的恶心和呕吐，像全身病毒感染所致头痛。这些因素可提示疼痛的严重程度，对确诊不

框16-1 潜在致命性疾病相关危险因素

1. 一氧化碳中毒
    a. 在封闭空间吸入发动机或取暖设施排出的气体
    b. 家庭中多数成员有相同症状
    c. 同样背景反复发病（在暴露时发生），撤离后缓解
    d. 冬季在产生一氧化碳的设备（如锅炉等）或机器周围工作
2. 脑膜炎/脑炎/脓肿
    a. 有鼻窦或耳部的感染，或近期接受外科手术
    b. 免疫抑制状态
    c. 平时免疫功能低下
    d. 急性发热性疾病——任何类型
    e. 高龄
    f. 生活环境影响（如军营、大学宿舍）
    g. 缺乏初次免疫
3. 颞动脉炎
    a. 年龄>50岁
    b. 女性多于男性，约为4:1
    c. 有其他结缔组织疾病史（如SLE）
    d. 慢性脑膜炎
    e. 既往有慢性疾病，如结核病、寄生虫感染、真菌
4. 青光眼-突发闭角型
    a. 不符合任何通常或习惯的头痛类型
    b. 既往有青光眼病史
    c. 年龄>30岁
    d. 在黑暗环境中疼痛加剧
5. 颅内压增高
    a. 既往有良性颅内压增高史
    b. 存在脑脊液分流
    c. 有先天性颅脑发育畸形史
6. 脑静脉窦血栓形成
7. 颅内出血（ICH）
    a. SAH
        i. 突发严重疼痛，"一生中最严重的头痛"
        ii. 在性交或用力（如举重物）后严重疼痛
        iii. 有SAH或动脉瘤病史
        iv. 有多囊肿肾病史
        v. 有SAH家族史
        vi. 严重高血压
        vii. 既往其他部位血管疾患
        viii. 中青年
    b. 硬膜下血肿
        i. 有酒精依赖史，伴或不伴创伤
        ii. 目前服用抗凝剂
    c. 硬膜外血肿
        i. 创伤性损害
        ii. 急性意识改变或昏迷前神志清楚
        iii. 查体时瞳孔不等大

具特异性。

10. 既往头痛史，尽管有助于诊断，但不能除外当前严重的疾病。了解患者对严重疾病所做的全面检查有助于诊断。应询问患者既往 ED 就诊记录、CT、MRI 及其他检查情况。偏头痛及紧张性头痛患者有固定的反复发作类型。了解上述特征有助于确定患者症状进展程度。

体格检查

各种类型头痛的体检表现见表 16-3。

辅助检查

绝大多数头痛患者无需额外检查（表 16-4）。

表 16-3　查体发现

体征	发现	可能诊断
一般表现	意识状态改变——头痛部位弥散	脑膜炎/脑炎
		SAH
		缺氧
		脑脊液压力增加
	意识状态改变——头痛部位局限	脑实质内出血
		小脑幕疝
		卒中
	严重恶心和呕吐	脑脊液压力增高
		急性闭角型青光眼
		SAH
重要体征	高血压伴心率正常或心动过缓	脑脊液压力增高
		SAH
		小脑幕疝
		脑实质内出血
	心动过速	缺氧/贫血
		发热性头痛
		劳累/性交头痛
	发热	发热性头痛
		脑膜炎/脑炎
HEENT	颞动脉搏动减弱	颞动脉炎
眼底——缺少自发静脉	脑脊液压力增高	肿块
搏动或出现视乳头水肿	眼底出血	SAH
	急性红眼（严重睫状充血）及瞳孔反应迟钝	急性闭角型青光眼
	动眼神经麻痹致瞳孔散大	天幕压迫延髓椎体
		占位效应（如硬膜下、硬膜外、肿瘤、脑实质内出血）
神经系统	单侧运动或感觉受损	卒中（罕见）
		硬膜下血肿、硬膜外血肿、
		偏瘫或麻醉性偏头痛（罕见）
	急性小脑共济失调	急性小脑出血
		急性小脑炎（多见于儿童）
		化学中毒——各种类型

注：HEENT 即头、眼、耳、鼻及喉。

表 16-4　评价头痛的辅助诊断

检查	发现	诊断
血沉	明显加快	颞动脉炎
心电图	非特异性 ST-T 改变	SAH
		颅内压增高
CBC	严重贫血	缺氧
头颅 CT	脑室增宽	脑脊液压力增加
	SAH	SAH
	硬膜外或硬膜下出血	硬膜外/硬膜下血肿
	脑实质出血	脑出血
	局部血流减少	脑梗死
	结构损伤/肿物	肿物性牵涉性头痛
腰穿/脑脊液分析	压力增加	假性脑瘤
		肿物
		分流失败
	蛋白增加	肿瘤/其他结构病变
	红细胞增加	SAH
	白细胞增加	感染
	革兰染色阳性	感染
	糖减低	感染

注：CBC：全血细胞计数。

急诊医师诊断头痛患者时常见的共同错误是认为一次 CT 检查即可明确 SAH 或其他颅内严重疾病。6%～8% 的 SAH 患者 CT 扫描漏诊，特别是最有治疗价值的轻型（Ⅰ级）患者[5]。CT 识别 SAH 的敏感度在发病 12 小时后降低 10%，发病后 3～5 天降低 20%。结合 CT 和腰穿检查评价头痛的方法概括于图 16-1[6,8,9]。

如考虑颅内感染不应为行脑脊液检查而延迟抗菌治疗。在腰穿前应予静脉抗生素治疗。在神经系统检查时，有意识障碍、颅内压增高征象、视乳头水肿局灶体征，或提示颅内局灶病变的其他任何征兆，做腰穿前行 CT 扫描。

鉴别诊断

明确的病史和体征能帮助急诊医师决定患者归于"确诊"组或"高危"组。"高危"组患者具备以下任何一项表现，应进一步询问病史及辅助检查：①突发性头痛；②"平生最严重的头痛"；③精神状态差或改变；④脑膜刺激征；⑤不明原因发热或心动过缓；⑥神经检查有局灶受损体征；⑦治疗后症状难以缓解或恶化；⑧用力后新发头痛；⑨有 HIV 史。这些患者有患严重疾病的高度风险。

另外，可靠的"良性信号"患者无需行进一步

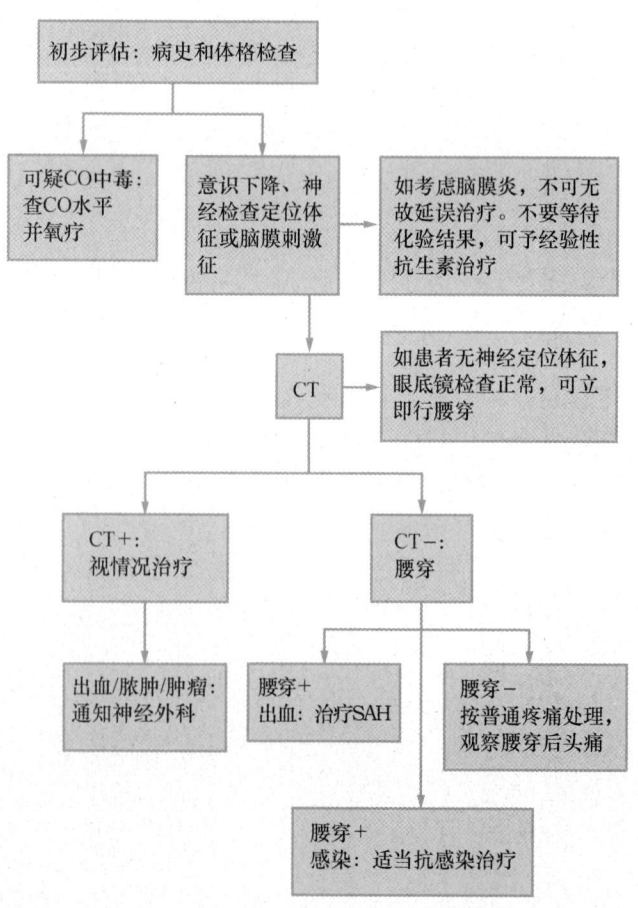

图 16-1　头痛首次评估和治疗。CO：一氧化碳；CT：计算机体层摄影；LP：腰穿。

表 16-5 表现为非创伤性头痛的潜在致命疾病的病因及鉴别

疾病名称	疼痛病史	相关症状	病史支持点	流行病学	体格检查	辅助检查	特点和要点
一氧化碳中毒	通常是逐渐的、轻微的、迟钝的、弥散的、搏动性痛	头痛可在进入充满一氧化碳的室内后加重，离开后即减轻。搏动可相应改变	一氧化碳暴露史	罕见	无神经定位体征，可行认知评定	一氧化碳水平，认知评定	头痛可在去医院途中减轻。群体发病，涉及接触一氧化碳的全家成员或人群
SAH	突然发病，"雷鸣"或"电击"，明显的搏动	当出现精神状态改变，预后不良	有多囊肾病史，有慢性高血压病史	少见	精神萎靡——脑膜刺激征、血压升高、脉搏减少、静脉自发搏动减少，眼底出血少见	CT、腰穿	如CT阳性，立即行神经外科治疗；如CT阴性行腰穿
脑膜炎/脑炎/脑脓肿	头痛弥散，与一般症状一起逐渐加重	明显精神弱，易激惹，脑脓肿可有神经定位体征	最近感染，近期行面部或牙科及耳鼻喉手术	少见	发热——出现晚，静脉自发搏动减少	CT、腰穿	当怀疑此类感染应予治疗。不要等实验室结果后才应用抗生素和糖皮质激素
颞动脉炎	疼痛部位集中，常在数小时逐渐加重	视力减弱，严重的恶心、呕吐，可迷惑诊断	年龄50岁以上，有其他结缔组织疾病或炎性疾病	少见	颞动脉搏动减弱	红细胞沉降率	通常无关，快速进展
急性闭角性青光眼	突然发作	恶心、呕吐、视力减弱	有青光眼病史，有进入黑暗环境后眼痛的病史	罕见	瞳孔"蒸汽"，瞳孔居中反应差，急性红眼	眼压测定	迅速药物治疗，如不缓解需立即手术治疗
颅内压增高综合征	逐渐的、弥散的、钝痛	呕吐、精神弱	有脑脊液分流病史，或有其他先天性颅脑异常	少见	乳头水肿，静脉自发搏动减少	CT、分流功能检查。如情况允许可行腰穿	分流术失败或其他引起脑脊液压力明显增高的疾病需要神经外科介入

CSF，脑脊液；CT，计算机体层摄影；ENT，耳鼻喉。

检查，需具备以下所有条件：①既往有同样头痛发作；②病史和体检提示警觉和认知正常；③颈无抵抗不能提示脑膜炎；④生命体征正常；⑤神经系统检查正常或无定位体征；⑥经观察或治疗后头痛缓解。

应对患者的病历资料不断进行评价和测定。在ED期间患者应进行再次评价，发现异常时需要迅速检查，并重新考虑诊断（表16-5）[7]。

处理

经验处理

头痛患者呈现一个疾病谱。医生应根据头痛患者的症状进行分诊。显然，对生命体征异常或意识障碍的患者未出现严重症状前即应评估。如病史及体格检查提示潜在致命疾病，应迅速进行辅助检查而确诊。尽早开始疼痛治疗。疼痛药物的选择应根据患者特点、生命体征、过敏史及一般情况而定，缓解头痛是医生基本工作之一，但不应影响诊断。

具体治疗

有关头痛的具体治疗已在第 101 章进行了叙述。如何祛除头痛致命因素和对头痛患者进行治疗，仍为急诊医学的难题。

处置

多数以头痛为临床表现的患者在 ED 接受适当镇痛治疗后离院，并随访，说明患者属于"确诊"组或经认真评价和辅助检查证实没有严重疾病。对有预警征兆的患者，需要进行广泛评估。

本章参考文献请参见 http://pumpress.bjmu.edu.cn/eduservice/3419.html

第17章 呼吸困难

Sabina Braithwaite, Debra Perina

余慕明 刘沛 译 寿松涛 校

概述

呼吸困难（dyspnea）是用来描述呼吸不足及患者对此感觉反应的术语。这是对呼吸困难的不适感知，呼吸困难表现为极度"空气饥饿"状态。呼吸困难常为患者自己确定的一种病态，患者常描述气短、胸闷或呼吸费力。从非紧急到威胁生命的一系列疾病都可引起呼吸困难。患者临床症状严重程度和主观表现与疾病基本病理病变程度无明显相关性，常与个人情绪、行为习惯、文化素质、外界刺激等多种因素有关[1,2]。

评定患者呼吸困难常用术语包括：

- 呼吸急促（tachypnea）：表现为呼吸频率大于正常。正常呼吸频率，新生儿约为44次/分，成人为14～18次/分。
- 呼吸增强（hyperpnea）：每分钟通气量大于正常，以满足机体代谢需要。
- 通气过度（hyperventilation）：每分钟通气量（决定于呼吸频率和潮气量）超过机体代谢需要。动脉血气分析（arterial blood gases，ABG）表现为氧分压（PO_2）正常和失代偿性呼吸性碱中毒（二氧化碳分压[PCO_2]降低和pH值升高）。
- 劳力性呼吸困难（dyspnea on exertion）：体力劳动或剧烈活动后诱发的呼吸困难。可用一些简单方法分级，如爬上几层楼梯或行走几个街区才引起呼吸困难发作。
- 端坐呼吸（orthopnea）：为减轻呼吸困难被迫采取端坐体位。可用患者卧床时需用的枕头数量评估（如斜靠二个枕头端坐呼吸）。
- 夜间阵发性呼吸困难（paroxysmal nocturnal dyspnea）：夜间睡眠中突发的呼吸困难，常提示充血性心力衰竭。

流行病学

在急诊科，呼吸困难是各个年龄段患者常见主诉。呼吸困难的原因较多，可以是一种良性自限性疾病，或是能引起长期发病和过早死亡的严重病理状态。

病理生理学

呼吸困难确切发病机制还不清楚。正常呼吸运动由中枢性和外周性两种机制所调控，中枢性机制是由位于延髓的呼吸中枢调控；外周性机制是由近颈动脉体外周化学感受器、膈肌和骨骼肌机械性感受器调控[3]。以上任何一个环节障碍即可导致呼吸困难。这种障碍常因机体通气能力不能满足机体通气需要引起[4]。

通常，呼吸困难感知和感觉是由以下一种或多种发病机制引起：呼吸功增加[如哮喘或慢性阻塞性肺疾病（COPD）患者肺阻力增加或肺顺应性降低]、呼吸驱动力增加（如重症肺炎、酸中毒）或中枢性刺激（毒素、中枢神经系统疾病）。发生呼吸困难时，肺牵张感受器也起一定作用。

诊断策略

鉴别思路

呼吸困难是一种主观感觉，病因较多[5]。需鉴别诊断的疾病分慢性和急性两种，其中大部分是肺源性疾病，其他包括心源性、感染性、代谢性、神经肌肉性、创伤性和血液系统疾病（表17-1）。

表 17-1 急性呼吸困难鉴别诊断

病变系统	危重病诊断	急症诊断	非急症诊断
肺	气道阻塞	自发性气胸	胸腔积液
	肺栓塞	支气管哮喘	肺癌
	非心源性肺水肿	肺源性心脏病	肺炎（CAP 评分≤70）
	过敏反应	误吸	COPD
	通气障碍	肺炎	
心脏	肺水肿	心包炎	先天性心脏病
	心肌梗死		心脏瓣膜病
	心脏压塞		心肌病
呼吸做功正常或增加的原发性疾病			
腹部		机械性干扰	妊娠
		低血压、器官破裂引起的脓毒症、肠梗阻、炎症/感染过程	腹水、肥胖症
精神心理性			过度通气综合征
			躯体障碍
			惊恐发作
代谢/内分泌	毒物摄入	肾衰竭	高热
	DKA	电解质紊乱	甲状腺疾病
		代谢性酸中毒	
感染	会厌炎	肺炎（CAP 评分≤70）	肺炎（CAP 评分≤70）
创伤	张力性气胸	闭合性气胸、血胸	肋骨骨折
	心脏压塞	膈肌破裂	
	连枷胸		
血液学	一氧化碳中毒	贫血	
	急性胸部综合征		
呼吸做功减少的原发性疾病			
神经肌肉	CVA、颅内创伤	多发性硬化症	ALS
	有机磷中毒	吉兰-巴雷综合征	多发性肌炎
		蜱麻痹	卟啉症

ALS：肌萎缩性侧索硬化症；CAP：社区获得性肺炎；COPD：慢性阻塞性肺疾病；CVA：脑血管意外；DKA：糖尿病酮症酸中毒。

诊断要点

病史

呼吸困难持续时间

慢性或进行性呼吸困难常提示心源性或肺源性疾病[6]。急性呼吸困难发作病因包括支气管哮喘急性加重、感染、肺栓塞、间歇性心功能障碍、心源性因素及刺激物、过敏原或异物吸入。

呼吸困难发病情况

突然发作的呼吸困难应考虑到肺栓塞（PE）或自发性气胸。经过数小时或数天逐渐加重的呼吸困难提示支气管哮喘或 COPD 急性发作、肺炎、再发的小块肺栓子、CHF 或恶性肿瘤。

体位变化

端坐呼吸因左心衰竭、COPD、神经肌肉性疾病所致。端坐呼吸是神经肌肉性疾病引起膈肌无力患者最初症状之一[7]。夜间阵发性呼吸困难最常见于左心衰竭患者[6]，亦可见于 COPD 患者。劳力性呼吸困难常提示 COPD，也可提示心功能不全或腹内压增高。腹腔积液、肥胖或妊娠引起腹内压增高使膈肌抬高，从而导致通气效率降低和呼吸困难。

创伤

创伤所致肋骨骨折、连枷胸、血胸、气胸、膈肌破裂、心包积液、心脏压塞或神经系统损伤能引起呼吸困难。

症状

患者对呼吸困难的描述极不相同，通常与严重程度无关。发热常提示感染。如不伴器质性病变的焦虑可能表示惊恐发作或精神心理性呼吸困难。肺栓塞或心肌梗死可仅表现呼吸困难或伴胸痛，特别是呈持续、钝性或内脏性胸痛时更有助于诊断[8,9]。如胸痛为锐痛，深呼吸时加重，但活动不加重，可提示胸腔积液和胸膜炎、肺炎或肺栓塞所致的胸膜刺激。此外，自发性气胸也可表现为因深呼吸诱发的锐性胸痛，不因活动加重。

体征

呼吸困难患者的体征可以提示某种疾病（表17-2）。

某种疾病的体征可以下列组合方式出现（表17-3）。

表17-2 体格检查主要发现

体征	体检发现	考虑诊断
生命体征	呼吸急促	肺炎、气胸
	呼吸减弱	颅内损伤、药物/毒物摄入
	心动过速	PE、胸部创伤
	低血压	张力性气胸
	发热	肺炎、PE
一般情况	恶液质、体重减轻	恶性肿瘤、获得性免疫功能紊乱、分枝杆菌感染
	肥胖	低通气综合征、睡眠呼吸暂停综合征、PE
	妊娠	PE
	桶状胸	COPD
	吸气位	会厌炎
	三凹征	COPD/支气管哮喘伴呼吸窘迫
	创伤	气胸（闭合性、张力性）、肋骨骨折、连枷胸、血胸、肺挫伤
皮肤/指甲	烟草着色/气味	COPD、恶性肿瘤、感染
	杵状指	慢性缺氧、心内分流或肺血管畸形
	皮肤/结膜苍白	贫血
	肌肉萎缩	神经肌肉性疾病
	挫伤青肿	胸壁疾患：肋骨骨折、气胸
		弥散性疾患：血小板减少症、长期服用糖皮质激素或抗凝药物
	皮下气肿	肋骨骨折、气胸、气管支气管破裂
	荨麻疹、皮疹	过敏反应、感染、蜱性传播疾病
颈部	喘鸣	上呼吸道水肿/感染、异物堵塞、创伤、过敏反应
	JVD	张力性气胸、COPD或支气管哮喘急性加重、液体负荷过重/CHF、PE
肺部体检	哮鸣	CHF、过敏症
		支气管痉挛
	啰音	CHF、肺炎、PE
	单侧呼吸音减低	气胸、胸腔积液、肺不张、肋骨骨折/挫伤、肺挫伤
	咯血	恶性肿瘤、感染、凝血障碍、CHF
	有痰	感染（病毒、细菌）
	胸膜摩擦音	胸膜炎
	异常呼吸节律（如潮式呼吸）	颅内损伤
胸部体检	触痛或胸膜摩擦感	肋骨或胸骨骨折
	皮下气肿	气胸、气管支气管破裂
	胸腹矛盾呼吸	创伤性膈疝、颈椎创伤
	局部塌陷	连枷胸、肺挫伤
心脏体检	心脏杂音	PE
	S3 或 S4 奔马律	PE
	S2 亢进	PE
	心音低钝	心脏压塞
四肢	腓肠肌压痛、霍曼征	PE
	水肿	CHF
神经系统体检	局灶性减退（运动、感觉、认知）	卒中、颅内出血引起异常呼吸运动；持续时间长可引起吸入性肺炎
	对称性减退	神经肌肉性疾病
	全身乏力	代谢或电解质紊乱（低钙血症、低镁血症、低磷血症）、贫血
	反射减弱	高镁血症
	上行性乏力	吉兰-巴雷综合征

CHF：充血性心力衰竭；COPD：慢性阻塞性肺疾病；JVD：颈静脉怒张；PE：肺栓塞。

表 17-3　诊断表：呼吸困难常见疾病谱

疾病	病史：（呼吸困难）	伴随症状	体格检查	检查
肺栓塞	HPI：突然发作、胸痛、制动（旅行、近期手术） PMH：恶性肿瘤、DVT、PE、服用避孕药、肥胖	出汗、劳力性呼吸困难	心动过速、呼吸急促、低热	ABG（肺泡动脉氧分压梯度）、D-二聚体 ECG（心律失常、右心负荷过重） CXR（Westermark 征、Hampton 峰） $\dot{V}/\dot{Q}$、螺旋 CT、MRV 肺动脉造影 DVT 超声检查
肺炎	发热、排痰性咳嗽、胸痛	纳差、寒战、恶心、呕吐、呼吸困难、咳嗽	发热、心动过速、呼吸急促、啰音、呼吸音减低	CXR、CBC、痰培养、血培养
细菌	SH：吸烟			可疑机体缺氧时：ABG 精神状态改变时：二氧化碳监测波形图
病毒	接触史（如流行性感冒、水痘）			
机会性感染	免疫功能障碍、化疗			
真菌/寄生虫	接触史（如家禽）、无痛性发病	周期热、干咳		
气胸	突然发作、创伤、胸痛、瘦高男性更好发自发性气胸	可定位的胸痛	呼吸音减低 皮下气肿 胸壁损伤	CXR：气胸、肋骨骨折、血胸
闭合性				气胸超声检查发现阳性结果
张力性	失代偿性气胸	出汗	JVD、气管偏斜 心音低钝 循环衰竭	临床诊断：需床旁超声证实，快速胸腔内减压
COPD/支气管哮喘	吸烟、服药依从性差、URI 症状、天气转变 PMH：环境过敏原 FH：支气管哮喘	空气饥饿、出汗	胸壁回缩、使用辅助呼吸肌、三凹征、发绀	CXR：除外肺的浸润性病变、气胸、肺不张（黏液栓） 二氧化碳监测波形图
恶性肿瘤	体重减轻、吸烟或其他职业性接触史	吞咽困难	咯血	CXR、胸 CT：肿块，肺门腺瘤、局限性肺不张
液体负荷过重	进行性加重、不节制饮食、服药依从性差、胸痛 PMH：新近发生的心肌梗死、糖尿病、CHF	逐渐加重的端坐呼吸、PND	JVD，外周水肿、S3 或 S4 奔马律、新出现的心律失常、肝颈静脉反流征	CXR：胸腔积液、肺间质水肿、Kerley B 线、心脏扩大 ECG：心肌缺血、心律失常 NT-proBNP
过敏	突然发作、接触变应原	吞咽困难	口腔肿胀、喉鸣、哮鸣、荨麻疹	

ABG：动脉血气分析；CBC：全血细胞计数；CHF：充血性心力衰竭；CT：计算机 X 线体层摄影；CXR：胸部 X 线片；DVT：深静脉血栓形成；FH：家族史；ECG：心电图；HPI：现病史；JVD：颈静脉怒张；MRV：磁共振静脉成像术；NT-proBNP：血浆氨基末端脑钠肽前体；PMH：既往史；PND：阵发性夜间呼吸困难；SH：个人史；URI：上呼吸道感染。

辅助检查

从病史和体格检查所得到的结果可用来决定所需要的辅助检查（表 17-4）。当血氧定量法不可靠时，床旁血氧饱和度监测或 ABG 可用来评价缺氧程度，并决定是否需要吸氧治疗或辅助通气。无创性二氧化

表 17-4　呼吸困难患者辅助检查

目录	检查项目	检查发现/提示诊断
实验室检查	脉搏血氧仪、选择性 ABG 检查 二氧化碳监测波形图	低氧血症、通气不足（肌无力、颅内事件） CO_2 潴留（COPD、睡眠呼吸暂停综合征）、阻塞性或限制性肺通气 代谢性或呼吸性酸中毒（DKA、误吸） 肺泡动脉氧分压梯度（PE） 碳氧血红蛋白增多（吸入性损伤或一氧化碳中毒）
	全血细胞计数	白细胞 　增加：感染、应激性升高、恶性血液病 　减少：中性粒细胞减少症、脓毒症 血红蛋白/红细胞压积：贫血、红细胞增多症 涂片：异常血红蛋白（如镰状化）、包涵体 血小板：血小板减少症（骨髓毒性）
	血液生化	BUN/Cr：急性/慢性肾功能不全 K/Mg/P：浓度下降会引起肌肉无力 血糖：DKA D-二聚体：凝血状态异常 NT-proBNP：心力衰竭、PE 肌钙蛋白：心肌缺血或心肌梗死
心血管	ECG	心肌缺血、心律失常、$S_1Q_3T_3$（PE）、右心负荷过重
	超声心动图	肺动脉高压、心脏瓣膜功能障碍 缺血性室壁运动障碍、心内分流
影像学	胸片	骨组织：骨折、溶解性病损、胸廓畸形、脊柱后侧凸 肿块：恶性肿瘤、空洞、浸润、异物 膈肌：膈肌膨出、单侧膈肌膨出、膈疝 纵隔：腺瘤样变（感染、结节病）、积气 心界：扩大（心肌病、液体负荷过重） 软组织：皮下气肿 肺实质：肺大疱、气胸、积液（血性、感染）、间质水肿、局限性肺实变、支气管充气征、Westermark 征、Hampton 峰
	V/Q 扫描	PE
	肺动脉造影	PE、干预（溶栓）
	CT	肿块、腺瘤、创伤、PE
	MRI	PE、骨和软组织病变、血管异常
	颈部软组织放射摄影	会厌炎、异物
	超声	气胸、胸腔积液、心脏功能受损、心包积液
纤维光镜	支气管镜	肿块、异物 干预（放置支架、活检）
	喉镜	肿块、水肿、会厌炎、异物

A-a：肺泡-动脉；ABG：动脉血气；BUN：血尿素氮；CHF：充血性心力衰竭；CO：一氧化碳；COPD：慢性阻塞性肺疾病；Cr：肌酐；CT：电子计算机 X 线体层摄影；DKA：糖尿病酮症酸中毒；ECG：心电图；MRI：磁共振成像；NT-proBNP：氨基末端脑利钠肽；PE：肺栓塞；V/Q：通气-血流比；WBC：白细胞。

碳监测波形图也是快速评估通气状况另一种方法。呼气末二氧化碳值及其波形形状有助于评价患者通气量和判定呼吸困难病因（见第3章）。ECG检查对心源性疾病和肺动脉高压很有帮助。

血清电解质测定可提示一些少见病因，如低钾血症、低磷血症、糖尿病酮症酸中毒或低钙血症。全血细胞计数可提示严重贫血及脓毒症引起的血小板减少。白细胞计数对疾病诊断的特异性和敏感性较低。心肌酶标志物和D-二聚体测定对心肌梗死和肺栓塞价值较大。NT-ProBNP检测有助于诊断疾病和评估预后，如心力衰竭、肺栓塞、缺血性心肌病[9-11]。结合某些特定血清标志物检查还可确定疾病的病理分型[12-14]。如肺通气-血流灌注扫描、肺动脉造影、CT、肺血管造影术，可确定PE诊断[15]。如怀疑呼吸困难病变在上呼吸道，直视、纤维喉镜或颈部侧位平片检查可能有帮助。

鉴别诊断

产生呼吸困难的病理生理状态范围广泛且表现多样，难以用一个简单的流程进行诊断[16]。经初步急救与评估后，把病史、体格检查和辅助检查结果配对到产生呼吸困难疾病的类型中。这一诊断过程要定期更新，作为实用的新的信息。表17-3列出了常见导致呼吸困难的疾病谱及其特征性临床表现。

危重病诊断

应迅速想到几种危重病诊断，以确定最佳抢救方案。张力性气胸是一个危重病诊断。如遇到呼吸困难患者一侧呼吸音消失，同侧叩诊呈过清音、严重呼吸窘迫、低血压、血氧饱和度下降，推断是张力性气胸，需立即行胸腔减压。床旁超声有助诊断气胸。遇到呼吸困难伴喉鸣患者，应考虑上气道阻塞，尽早在急诊室或手术室确诊与急救。异物完全堵塞气道时，应采取Heimlich法急救，直至梗阻缓解或患者失去知觉，随后迅速用直接喉镜检查。充血性心力衰竭和肺水肿可发生呼吸困难和呼吸衰竭，如很严重应尽快抢救[17]。过敏患者可出现严重呼吸困难和哮鸣音，必须尽早干预以防止病情进一步恶化。支气管哮喘急性加重见于任何年龄组患者，可迅速发生呼吸衰竭和呼吸骤停，必须引起重视并及时干预，包括持续或频繁吸入β受体激动气雾剂[18]。如上所述，二氧化碳监测波形图是一种有价值的工具，可评定呼吸困难严重程度和确定呼吸窘迫病因。

急症诊断

支气管哮喘和COPD急性加重期，因支气管痉挛和通气量降低，导致明显呼吸困难[19]。呼吸困难突然发作伴血氧饱和度下降及胸部锐痛时提示肺栓塞[15]。呼吸困难伴一侧呼吸音减低及叩诊呈鼓音时见于自发性气胸。呼吸困难伴呼吸运动减弱可能为神经肌肉性疾病，如多发性肌炎、吉兰-巴雷综合征和重症肌无力[14]。单侧啰音、咳嗽、发热、呼吸困难常提示肺炎。

图17-1评估和稳定呼吸困难患者流程图。此流程图是根据患者呼吸困难程度及伴随症状设计的。首先必须考虑最危急的诊断，必要时给予相应合理的干预。

无论呼吸困难患者病因如何，都应尽快运送到治疗区。进行脉搏血氧和心脏监护。如患者呼吸空气情况下血氧饱和度低于98%，应根据血氧饱和度状况给予鼻导管或面罩吸氧。必要时应采取气管内插管和人工呼吸或机械通气。

首先保证气道开放，然后迅速检查患者一般情况和生命体征以帮助采取进一步干预。反应能力减退、不能连续说两个以上字的语言、强迫体位或严重呼吸窘迫患者需要立即处理。待患者病情稳定后再行病因治疗。

经验性处理和安置

图17-2列出大多数可识别疾病的处理措施。对于病情不稳定的和危重病诊断患者，必须转运至重症监护治疗病房。病情有所好转的急症患者可以放置在过渡监护治疗病房。急症诊断患者有病情恶化的危险，未予合理治疗，或存在严重合并症（如糖尿病、免疫抑制、肿瘤）者需要留观治疗。

大多数非急症患者，如能安排随诊，则可以在门诊治疗。治疗后呼吸困难仍未缓解和未确定病因者，最合理处理就是住院观察，进一步评估。未确定病因但症状缓解的患者可以出院，随诊，应嘱咐如病情复发需立即来医院复诊。

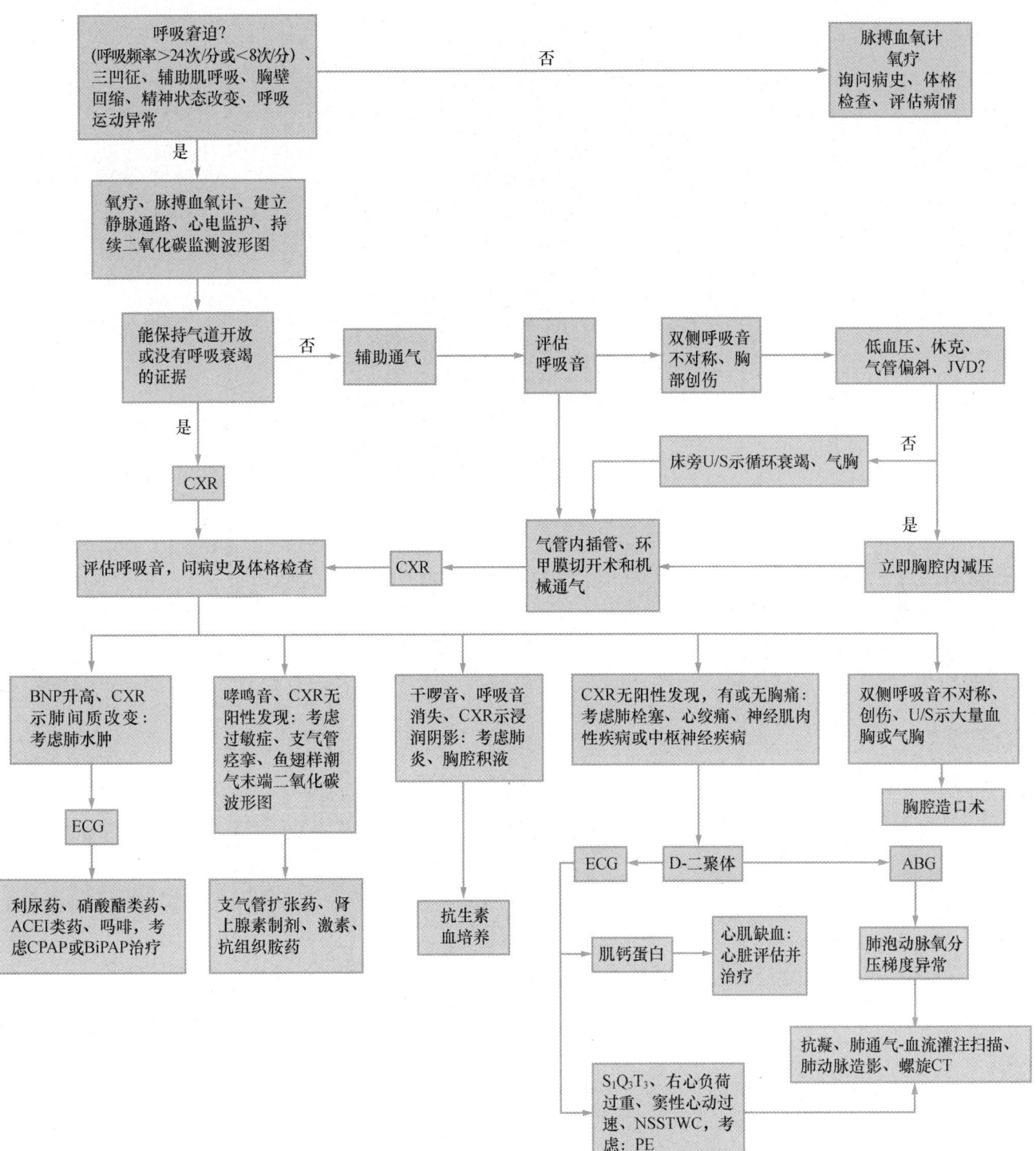

图 17-1 呼吸困难患者的快速评估和稳定。ABG：动脉血气分析；ACE：血管紧张素转化酶；BiPAP：双水平气道正压通气；BNP：B 型尿钠肽；CO：一氧化碳；CPAP：持续气道正压通气；CT：电子计算机 X 线体层摄影；CXR：胸片；ECG：心电图；$ETCO_2$：呼气末二氧化碳监测；IV：静脉内；JVD：颈静脉怒张；NSSTWC：非特异性 ST 波改变（心电图）；PE：肺栓塞；RR：呼吸频率；V/Q：通气-血流比；U/S：超声。

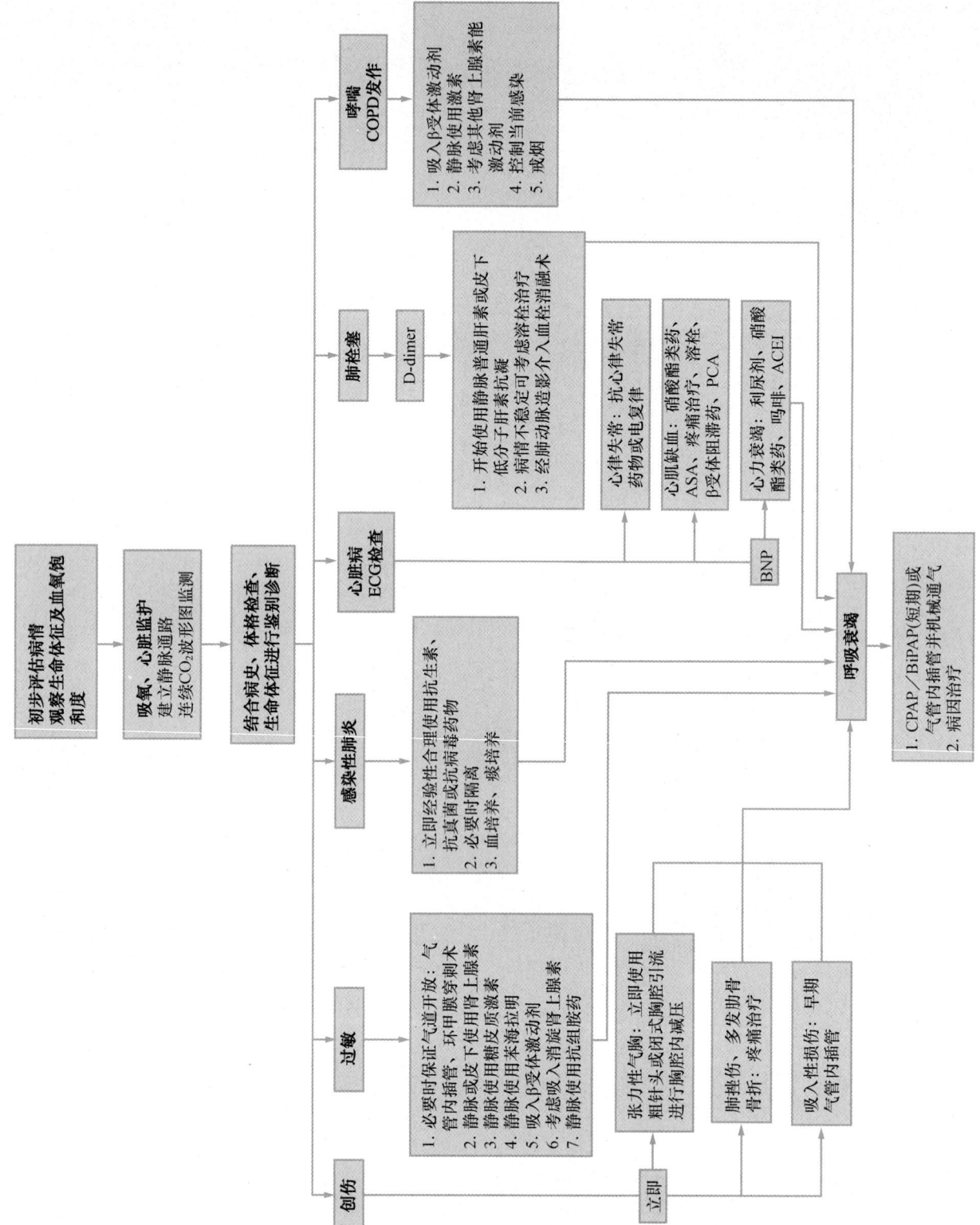

图 17-2 急诊处理呼吸困难病人指南。ACE：血管紧张素转换酶；ASA：乙酰水杨酸；COPD：慢性阻塞性肺疾病；CPAP/BiPAP：持续正压通气/双水平气道正压通气；ECG：心电图；IV：静脉内；PCA：病人自控镇痛；SQ：皮下。

本章参考文献请参见 http://pumpress.bjmu.edu.cn/eduservice/3419.html

第 18 章 胸痛

James E.Brown，Glenn C.Hamilton

卢斌 李士欣 译　柴艳芬 校

概述

美国每年近 600 万胸痛患者到急诊科就诊，占急诊科患者总数的 5%[1]。胸痛是数种致命性疾病的症状。患者症状和体征严重程度与其原发病的严重性常常不一致，因此鉴别诊断较为复杂。

流行病学

引起胸痛的几种主要疾病的流行病学相差较大。急性冠脉综合征（ACS）、主动脉夹层、肺栓塞（PE）、气胸、心包炎伴心脏压塞和食管破裂均为致命性胸痛。ACS 发病率高，常可致命，是急诊科最常见的胸痛病因。美国每年有 870 000 人死于心血管病，占总死亡人口的 36%[2]。统计资料显示：心肌梗死（MI）的急诊误诊率为 3%～5%，由其造成的损失占急诊医疗事故总额的 25%[3,4]。胸主动脉夹层发病率介于 0.5/100 000～1/100 000，误诊病例的病死率达 90% 以上。肺栓塞（PE）的确切发病率尚不清楚，据估计约为 70/100 000。由此推算，美国每年有近 100 000 PE 的新发病例[5]。自发性气胸发病率在 2.5/100 000～18/100 000 间，而张力性气胸发病率尚不确定。食管破裂总体发病率约为 12.5/100 000。住院患者中心包炎的发病率为 1/1 000，而其确切发病率尚不清楚[6]。非急性 ST 段抬高型 MI 的急诊科胸痛患者中，心包炎的患病率高达 5%。

病理生理学

心脏、肺、大血管和食管传入神经纤维进入同一胸髓后角神经节。上述器官通过这些内脏神经纤维可产生性质与定位相同的疼痛。内脏性胸痛的性质多样，可被描述为"烧灼痛"、"隐痛"、"刺痛"或"压榨样疼痛"。脊髓后角神经节覆盖包括其在内的上下各一胸髓节段，因此胸部疾病所产生的痛觉可波及下颌角至上腹间任一部位。躯体传入纤维与胸部内脏神经纤维突触共同位于脊髓后角神经节，产生放射性疼痛。这种内脏性刺激可使患者大脑误认为疼痛源自前臂或肩部。

诊断方法

鉴别诊断

由于内脏性疼痛具有模糊的特点，胸痛的鉴别诊断范围较广，涉及多种致命性疾病和非急症疾病（表 18-1）。

快速处理和评估

接诊胸痛患者时，应首先判断"是否需要立即给予处理"和"患者可能存在何种致命性疾病"。在评估患者临床表现和生命体征后常可对上述问题做出结论。张力性气胸是一种致命性疾病。当患者出现胸痛、呼吸窘迫、休克和单侧呼吸音减弱或消失时，需立即进行胸膜腔穿刺或置管治疗。此外，对生命体征极不稳定的患者，在查找病因的同时进行急救，稳定病情。有呼吸窘迫的患者必须立即急救，急诊医生应重视其原发病的严重性（图 18-1；见第 17 章）。

全部胸痛患者均应在诉述胸痛后数分钟内接受心电图（ECG）检查，除非胸痛明显源自良性疾病。急诊医生应在 ECG 检查完成后立即阅图，判断有无急性 MI 表现。将 ECG 显示 MI 患者或有 MI 高危风险的

表 18-1 胸痛鉴别诊断

器官系统	危急症	急症	非急症
心血管	急性心肌梗死 急性冠脉缺血 主动脉夹层 心脏压塞	不稳定型心绞痛 冠脉痉挛 变异型心绞痛 可卡因相关性心包炎或心肌炎	心瓣膜病 主动脉瓣狭窄 二尖瓣脱垂 肥厚型心肌病
肺	PE 张力性气胸	气胸 纵隔炎	肺炎 胸膜炎 肿瘤 纵隔积气
胃肠道	食管破裂（Boerhaave 综合征）	食管贲门黏膜撕裂（Mallory-Weiss 综合征） 胆囊炎 胰腺炎	食管痉挛 食管反流 消化性溃疡 胆绞痛
肌肉骨骼			肌肉劳损 肋骨骨折 关节炎 肿瘤 肋软骨炎 非特异性胸壁痛
神经系统			脊神经根受压 胸廓出口综合征 带状疱疹 带状疱疹后神经痛
其他			心理性 过度通气

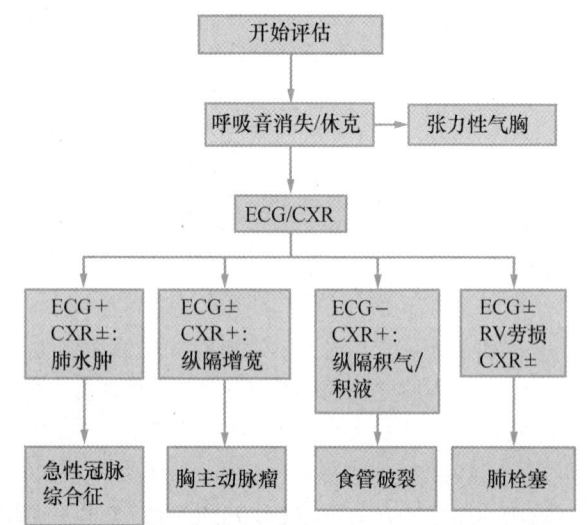

图 18-1 致命性疾病的初始评估。CXR：胸 X 线；ECG：心电图；RV：右室。

患者直接分诊到治疗区进行监护治疗。纠正有症状的生命体征异常。患者生命体征平稳时，完善相关病史采集和体格检查。为判断胸痛病因，大多数患者还需完善胸部 X 线检查。当考虑胸痛为心源性病因且患者生命体征平稳时，可予硝酸甘油（0.4mg 舌下含服，间隔 3~5 分钟重复给药）缓解胸痛症状。既往无出血性疾患、过敏或血管夹层史患者可接受阿司匹林（81~325mg）治疗。氯吡格雷（负荷量 300mg）或其他抗血小板药也可作为替代药。ECG 显示低电压或弥漫性 ST 段抬高表现、查体有颈静脉压升高和休克体征的患者，需立即接受床旁超声心动图检查[8]。

诊断要点

胸痛性质复杂多样，不能简单分类。须对胸痛患者进行系统评估，以合理鉴别各种病因。病史和体格检查是诊断胸痛病因的关键。80%~90% 胸痛病例，通过病史、查体和 ECG 检查可提供鉴别诊断所需的信息。

病史

1. 询问患者胸痛或不适的性质。当胸痛被描述为"紧缩样"、"压榨样"或"压迫样"时，急诊医生应考虑心肌缺血诊断。然而，心肌缺血也可表现为"胀痛"或"消化不良"等非特异性不适。前后移行的"撕裂样"胸痛是对主动脉夹层的经典描述。"锐痛"或"刺痛"在肺源性或肌肉骨骼疾病中较为常见。主诉"烧灼"或"消化不良"样疼痛的患者常被首先考虑存在胃肠疾患，但是由于胸痛具有内脏痛的特点，因此各种原因所致的胸痛均可表现为上述任一种疼痛类型。另外，应重视文化背景差异对胸痛描述的影响（例如，"剧痛"可被表述为"锐痛"）。

2. 胸痛发作时患者所处的活动状态。劳力活动时发作的胸痛常由冠脉缺血所致，而于静息状态下发生并呈进行性加重的胸痛则常见于急性 MI 患者。突发的胸痛为主动脉夹层、PE 或气胸的典型表现。餐后痛则多由胃肠疾病引发。

3. 常用疼痛评分（1~10）对胸痛程度进行量化。记录发病时、达峰时、就诊时以及治疗后疼痛程度的变化情况。

4. 定位不适位置。与内脏性疾病相比，局限于小范围的疼痛更常见于躯体性疾病。与心源性疾病相比，肺源性疾病所致的胸痛多局限于胸壁。下胸部或上腹部痛可见于心源性或胃肠疾病。

5. 应关注胸痛的放射特点。胸痛向背部放射时，常提示其病因为主动脉夹层或胰腺炎、后壁溃疡等胃肠疾患。下后壁心肌缺血时，也可以胸背痛为首要表现。向上臂、颈部或下颌放射的胸痛多由心肌缺血所致[9,10]。主要定位于背部，尤其是由肩胛间区向颈根部放射的胸痛，多见于主动脉夹层[11]。

6. 胸痛的持续时间。胸痛仅持续数秒钟者较少见于心源性疾病[12]。心肌缺血可表现为休息数分钟后即可缓解的劳力性胸痛[9]。突发的胸部剧痛可见于主动脉夹层[11]。与剧烈、间断或时轻时重发作的胸痛相比，持续数天的非剧烈性胸痛源自严重疾病的可能性较小。

7. 医生应分析使胸痛加重或缓解的原因。劳力时加重休息后缓解的胸痛多与冠脉缺血有关[9]。与进食关系密切的胸痛多见于胃肠疾患所致。呼吸时加重的胸痛更常见于肺、心包或肌肉骨骼疾患。

表 18-2	胸痛的重要症状	
症状	体征	诊断
疼痛	严重的、压榨性、压迫性、胸骨后、劳力性、向下颌、颈部、肩部或上肢放射	急性 MI 冠脉缺血 不稳定型心绞痛 冠脉痉挛
	撕裂样、严重的、定位于或向背部放射、发作时即已达高峰、可向上背部或颈部放射	主动脉夹层
	胸膜性疼痛	食管破裂 气胸 胆囊炎 心包炎 心肌炎
	消化不良或烧灼样	急性 MI 冠脉缺血 食管破裂 不稳定型心绞痛 冠脉痉挛 食管黏膜撕裂 胆囊炎
伴随晕厥/黑矇		主动脉夹层 PE 急性 MI 心包炎 心肌炎
伴有呼吸困难（SOB、DOE、PND 或端坐呼吸）		急性 MI 冠脉缺血 PE 张力性气胸 气胸 不稳定型心绞痛 心包炎
伴有咯血		PE
伴恶心/呕吐		食管破裂 急性 MI 冠脉缺血 不稳定型心绞痛 冠脉痉挛 食管黏膜撕裂 胆囊炎

DOE：劳力性呼吸困难；MI：心肌梗死；PE：肺栓塞；PND：阵发性夜间呼吸困难；SOB：气短。

8. 其他伴随症状可提示胸痛的病灶来源（表 18-2）。大汗多提示胸痛病因严重或源自内脏疾患。咯血是 PE 的典型症状[13]。黑矇或

框 18-1	可致死性胸痛的伴随危险因素
急性冠脉综合征	**主动脉夹层**
冠心病既往史或家族史	高血压
年龄	主动脉或主动脉瓣先天性疾病
男性 >33 岁	大动脉炎性疾病
女性 >40 岁	结缔组织疾病
糖尿病	妊娠
高血压	主动脉硬化
吸烟/被动吸烟可能	吸烟
胆固醇（LDL）/甘油三酯升高	**心包炎或心肌炎**
久坐的生活方式	感染
肥胖	自身免疫性疾病（如系统性红斑狼疮）
绝经	急性风湿热
左室肥厚	近期 MI 或心脏手术史
可卡因滥用	恶性肿瘤
肺栓塞	纵隔放疗
长期制动	尿毒症
近 3 月手术史（长于 30 分钟）	吸毒
既往深静脉血栓形成或肺栓塞病史	心包炎既往史
妊娠或近期妊娠	**气胸**
盆腔或下肢创伤	气胸既往史
吸烟并口服避孕药	Valsalva 运动
充血性心力衰竭	慢性肺病
慢性阻塞性肺病	吸烟
肥胖	
高凝状态既往史或家族史	

晕厥提示胸痛源自心血管病因或 PE 的可能性较大。心血管病和肺病患者可伴有呼吸困难。恶心、呕吐可见于心血管病或胃肠疾病患者。

9. 既往胸痛及其诊断病史有助于简化本次胸痛的诊断过程，但医生必须警惕既往诊断的准确性。既往心脏检查资料（如负荷试验、超声心动图或血管造影）有助于医生判断本次胸痛发作是否为心源性疾病所致。同理，存在自发性气胸或 PE 既往史的患者再次发病风险较大[14]。

10. 对大宗病例而言，相关危险因素是特定疾病的流行病学标志（框 18-1）。但对尚未确诊的急诊胸痛个体而言，某种疾病相关危险因素的出现对其病因诊断的提示作用则极为有限。

体格检查

多种胸痛疾病存在特异体征（表 18-3）。

辅助检查

胸片和 12 导联 ECG 是胸痛患者最常做的两项检查（表 18-4）。对可能为心肌缺血的所有胸痛患者，应在其就诊 10 分钟内完成 ECG 检查[15,16]。上述人群包括以脐至下颌间任何部位疼痛就诊的，尚未发现非心源性病因的，33 岁或以上男性或 39 岁以上女性患者。快速 ECG 检查能帮助急性 MI 的诊断，加速美国心脏、肺和血液病学会对急性 MI 病例提出的"从就诊到治疗"［从就诊到接受经皮冠脉介入术（PCI）或溶栓治疗］的时间。对 ECG 上有新发心肌损伤（表 18-5）或新缺血 ECG 改变者，应立即采取适当的治疗（图 18-2；又见第 77 章）。某些情况下，对有右室劳损 ECG 表现者，应注意 PE 可能。ECG 弥漫性

表 18-3　体检主要发现

征象	临床表现	诊断	征象	临床表现	诊断
一般表现	急性呼吸窘迫	PE 张力性气胸 急性 MI 气胸	心血管查体	双上肢血压差异显著	主动脉夹层
				脉压减小	心包炎（伴积液）
				新出现的啰音	急性 MI 主动脉夹层 冠脉缺血
	大汗	急性 MI 主动脉夹层 冠脉缺血 PE 食管破裂 不稳定型心绞痛 胆囊炎 消化性溃疡穿孔		S_3/S_4 奔马律	急性 MI 冠脉缺血
				心包摩擦音	心包炎
				心脏听诊可闻及收缩期摩擦音（Hamman 征）	食管破裂 纵隔炎
生命体征	低血压	张力性气胸 PE 急性 MI 主动脉夹层（破裂后） 冠脉缺血 食管破裂 心包炎 心肌炎		JVD	急性 MI 冠脉缺血 张力性气胸 PE 心包炎
			肺部查体	单侧呼吸音减弱/消失	张力性气胸 气胸
	心动过速	急性 MI PE 主动脉夹层 冠脉缺血 张力性气胸 食管破裂 冠脉痉挛 心包炎 心肌炎 纵隔炎 胆囊炎 食管黏膜撕裂（Mallory-Weiss）		胸膜摩擦音	PE
				皮下气肿	张力性气胸 食管破裂 气胸 纵隔炎
				湿啰音	急性 MI 冠脉缺血 不稳定型心绞痛
			腹部查体	上腹部压痛	食管破裂 食管黏膜撕裂 胆囊炎 胰腺炎
	心动过缓	急性 MI 冠脉缺血 不稳定型心绞痛		左上腹压痛	胰腺炎
				右上腹压痛	胆囊炎
	高血压	急性 MI 冠脉缺血 主动脉夹层（早期）	四肢查体	单侧下肢肿、温热、痛、压痛或红斑	PE
	发热	PE 食管破裂 心包炎 心肌炎 纵隔炎 胆囊炎	神经系统查体	局部表现	主动脉夹层
				卒中	急性 MI 冠脉缺血 主动脉夹层 冠脉痉挛
	低氧血症	PE 张力性气胸 气胸			

JVD：颈静脉怒张；MI：心肌梗死；PE：肺栓塞。

表 18-4　胸痛辅助检查

检查	检查结果	诊断
ECG	新发损伤	急性 MI
		主动脉夹层
	新发缺血	冠脉缺血
		冠脉痉挛
	RV 劳损	PE
	弥漫性 ST 段抬高	心包炎
CXR	气胸伴纵隔移位	张力性气胸
	纵隔增宽	主动脉夹层
	气胸	食管破裂
		气胸
	胸腔积液	食管破裂
	心影增大	心包炎
	纵隔积气	食管破裂
		纵隔炎
ABG	低氧血，肺泡-动脉氧压差升高	PE
通气灌注显像或螺旋 CT	高度可疑 PE 患者可有阳性发现	PE

ABG：动脉血气分析；CT：电子计算机体层显像；ECG：心电图；MI：心肌梗死；RV：右室。

表 18-5　缺血性胸痛 ECG 表现

典型 MI	相邻导联 ST 段抬高（>1mm）、新发 LBBB
	Q 波时限≥0.04 秒
心内膜下 MI	T 波倒置或相关导联 ST 段压低
不稳定型心绞痛	多为正常或非特异性改变、可出现 T 波倒置
心包炎	弥漫性 ST 段抬高、PR 段压低

LBBB：完全性左束支阻滞。

ST 段抬高可提示心包炎诊断。

对胸痛病因可疑为严重疾病者，应进行胸片检查。胸片检查可确诊气胸。纵隔增宽或主动脉弓病态改变常提示急性主动脉夹层。食管破裂者可出现胸腔积液、皮下气肿或纵隔气液平。心影扩大可见于心包炎或心肌病患者。

纵隔积气可见于食管破裂和纵隔炎患者。血浆 D-二聚体测定有助于鉴别胃肠疾病和 PE。对无 PE 高危因素者，血浆 D-二聚体水平较低时可除外 PE 诊断[13,17,18]（见第 87 章）。

PE 高危人群应接受影像学检查（如多排 CT 或较少应用的肺动脉造影或肺通气灌注显像）[19]。在无抗凝禁忌时，对存在 PE 高危因素的胸痛患者可于行影像检查前，予以急诊抗凝治疗（肝素或低分子肝素）。

CT 血管造影、经食管超声心动图或核磁共振检查可用于评估可疑主动脉夹层者。选择影像学检查需根据患者病情及有无此类检查设备[20]。

64 排以上 CT 扫描可用于排除致死性胸痛患者。CT 检查既可用于除外 ACS、PE 或胸主动脉夹层，也可用于诊断气胸、纵隔炎或心包积液[21,22]。

实验室检查适于评估 ACS 患者。肌酸激酶（CK）检查常出现假阳性，不能用于评估不稳定型心绞痛患者。CK-MB 是 CK 同工酶，对心肌缺血特异性高。CK-MB 测定出现假阳性概率较小，其峰值敏感性接近 98%。发病 4h，CK 的敏感性仅为 60%。CK-MB 敏感性较高，发病 4h 其敏感性为 80%，发病 6h 其敏感性近 93%。目前诊断 MI，首先检查血肌钙蛋白，其次是 CK 和 CK-MB[23]。

血肌钙蛋白（I 和 T）水平升高的 ACS 患者预后最差[23,24]。发病 4h，肌钙蛋白对急性 MI 的敏感性为 60%，发病 12h，其敏感性升至近 100%[25,26]。正常情况下血肌钙蛋白升高即可诊断急性 MI，目前这是人们所公认的。

诊断流程

患者病情平稳且评估完成后，将阳性结果与 7 种可致死性胸痛的典型与非特异性表现进行对比。在评估病情和监护疗效期间，继续进行配对。与此同时，评估患者病情和疗效。当临床表现与当前诊断不符时，应立即对关键线索和可疑诊断进行回顾（表 18-6）。

处理

ACS 治疗详见第 76 章。非致命性心源性胸痛救治流程见图 18-3。危重患者常需入住重症监护治疗病房。典型急症患者应住院治疗，并常需接受遥测监护。非急症患者常可于门诊治疗，但在某些情况下，特别是存在合并症时，此类患者也需住院治疗。

胸痛病因常无法明确。任何胸痛患者都有冠状动脉缺血、PE 或主动脉夹层的可能。无明确表现使急诊医生确定诊断时，最好将患者继续检查、收住院或留院观察。

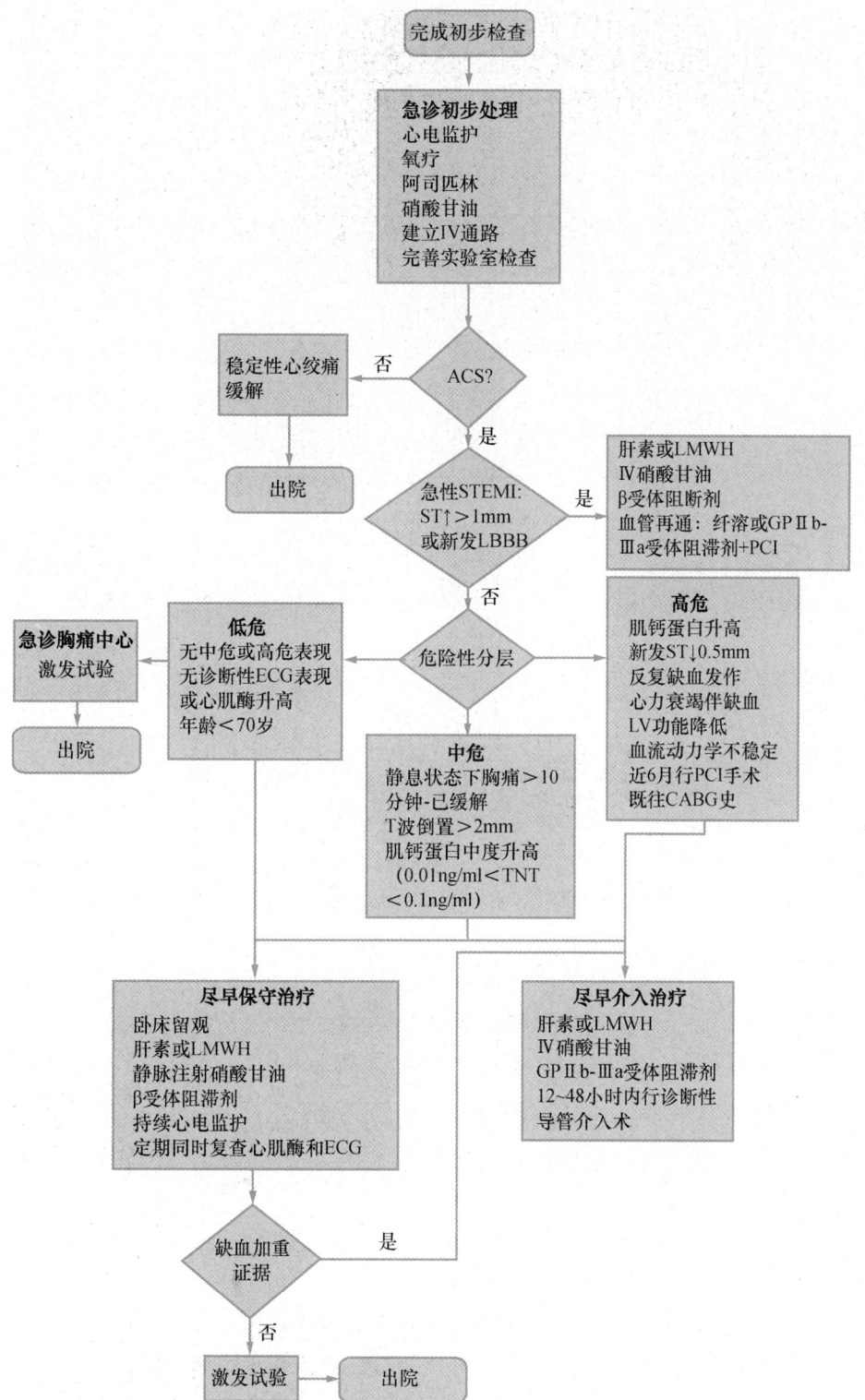

图 18-2 心肌缺血所致胸痛的急诊处理指南。ACS：急性冠脉综合征；CABG：冠状动脉搭桥术；ECG：心电图；GP：糖蛋白；IV：静脉注射；LBBB：完全性左束支阻滞；LMWH：低分子肝素；LV：左室；MI：心肌梗死；PCI：经皮冠脉介入术；ST：ST段；STEMI：ST 段抬高性心肌梗死；TnT：肌钙蛋白 T。(Adapted from Gibler WB, Cannon CP, Blonikalns AL, et al: Practical implementation of the guidelines for unstable angina/non-ST-segment elevation myocardial infarction in the emergency department: A scientific statement from the American Heart Association Council on Clinical Cardiology (Subcommittee on Acute Cardiac Care), Council on Cardiovascular Nursing, and Quality of Care and Outcomes Research Interdisciplinary Working Group, in Collaboration with the Society of Chest Pain Centers. Circulation 111: 2699, 2005.)

表 18-6 致命性心前区痛或不适病因与鉴别

胸痛病史	伴随症状	相关病史	急诊出现概率	体格检查	相关检查	不典型或其他表现
心肌梗死	突发性中、重度胸痛。胸部压榨感较痛严重，位于胸骨后，向颈部、下颌、双臂、肩背、上腹及双侧胸部放射（左侧较多）。胸痛持续15～30分钟以上，NTG治疗无效	大汗，恶心，呕吐，呼吸困难	情绪或劳力诱发。休息时或晨起早醒后发病。有胸痛前驱症状。MI或心绞痛既往史，年龄>40岁，相关危险因素，男性发病危险高	常见	患者焦虑不安，血压升高，正常或低血压。心率常轻度增快，也可心动过缓。大汗伴外周灌注不足表现。无诊断价值体征，S_3、S_4 心音和新发心脏杂音支持诊断	80% 患者具有 ECG 改变（新发Q波或 ST-T 改变）。CK-MB 和肌钙蛋白升高有助于诊断，但也可正常	可为"消化不良"或"难以形容"的疼痛。其他不典型表现有精神状态改变，卒中，非持续心绞痛样疼痛，极度疲劳，晕厥。老年患者表现乏力，CHF 或可胸闷。25% 非致命性 MI 患者可无明显症状。评估时，患者胸痛可能已缓解
不稳定型心绞痛	原心绞痛程度加重，时限延长或频率增加（渐进性心绞痛）。胸痛持续时间常>10分钟，静息状态下发作的心绞痛（持续15～20分钟）或由轻微体力活动诱发的心绞痛。胸痛形式的改变对评估 AMI 发生风险较为重要。休息和 NTG 治疗效不一	常较轻微。胸痛可伴有少量出汗、恶心或呼吸困难。活动时呼吸困难程度加重	无确切诱因。引起胸痛的活动量，既往 MI 或心绞痛史，40岁以上，存在危险因素，男性易发病	减少	短暂的非特异性表现，心脏体征可与 MI 相似，尤其是降发大汗	常无 ECG 或心肌酶改变。变异型心绞痛（prinzmetal's）病史。不足15%的不稳定型心绞痛患者住院状态下发展为严重胸痛，并伴有显著 ST 段抬高	就诊时可无胸痛，须问完整病史。不足15%的不稳定型心绞痛患者住院状态下可进展为急性 MI。可对 NTG 治疗有效。非Q波性 MI 表现相似可与非Q波性 MI 表现相似
主动脉夹层	90% 患者出现突发剧烈胸痛，胸痛程度于发作初期最为严重。胸前区疼痛向肩胛间区或腹部放射。胸痛常呈"撕裂样"游走性	可有脑卒中，周围神经病，轻瘫或截瘫神经系统并发症及腹部症状	中位年龄为59岁，70%～90%患者存在高血压史。发病率男女为3:1。马方综合征和先天性二叶主动脉瓣患者发病率较高	罕见	常存在血压升高伴外周灌注不足表现。50%～60%患者搏非对称性减弱或消失。50%近端主动脉夹层会引发主动脉瓣关闭不全。其他血管闭塞：冠脉（1%～2%）、肠系膜侧索动脉、肾动脉和脊髓侧索动脉，新发心包摩擦音或主动脉瓣关闭不全杂音支持诊断	ECG 常表现左室肥厚，非异性改变。胸片见主动脉轮廓异常（90%）。阳性查体发现较少。主动脉血管造影的诊断准确率为95%～99%。经食管超声心动图、CT、MRI 对病灶显像最有帮助	患者就诊时，几乎都有胸痛症状，可以神经系统并发症就诊。夹层累及冠状动脉时，可出现类似 MI 表现。升主动脉瘤常需手术治疗。降主动脉病变常由内科治疗

表 18-6 致命性心前区痛或不适病因与鉴别（续）

胸痛病史	伴随症状	相关病史	急诊出现概率	体格检查	相关检查	不典型或其他表现
肺栓塞	常为单侧胸膜样疼痛。胸前区痛常见大块 PE 者。胸痛常突然发作，其程度多于发作时即已达峰。胸痛也可同歇性发作	与胸痛相比，呼吸困难和焦虑感常更突出。约半数病例伴有咳嗽，不足 20% 的患者出现咯血。5% 的患者出现心绞痛样胸痛	常存制动史，如术后、妊娠、口服避孕药、心脏病和肿瘤均为术后。既往 DVT 或 PE 是其危险因素	能动患者少见，多见于老年科或发病情复杂患者	患者多焦虑不安，呼吸频率 >16 次/min。常存心动过速，吸气相湿啰音和肺动脉瓣第 2 心音增强。30%～40% 患者可出现发热、静脉炎和大汗表现。周围型发绀并不常见	90% 患者 PaO₂ < 80mmHg。肺泡动脉氧压差增大支持 PE 诊断。胸片检查多为正常，但 40% PE 患者会出现肺不张，血量减少或肺梗死所致的实变征象。阴性肺灌注显像结果可除外诊断	患者可因呼吸困难就诊。急性病死率约为 10%。栓子常来源自上肢下肢静脉、前列腺、盆腔静脉丛或右心。不能加重 COPD
气胸	胸痛常呈急性发作，其程度多于发病时即已达峰。大多数表现为单侧胸膜样疼痛，但积气量较大者可表现为胸前区痛	其突出表现为呼吸困难、低血压和精神状态改变可见于张力性气胸患者	胸部创伤史、气胸既往史或无力体型患者	不常见	呼吸音减弱，叩诊过清音。张力性气胸者可出现颈静脉压升高	胸片检查具有诊断价值。吸气和呼气相分别成像可增加气体和肺实质同的对比度。经查体即应对张力性气胸做出诊断	易与 COPD、哮喘或肺囊性纤维化混淆。可并发纵隔气肿
食管破裂	胸痛常于呕吐后突然发作。疼痛区常沿食管走形分布，疼痛持续不能缓解，可由吞咽或低头动作加重	大汗、呼吸困难（晚期）和休克	存胃肠基础疾患的老年患者。存在剧烈呕吐、吞食异物或腐蚀性物质、钝挫伤、酗酒和食管疾病史	罕见	可出现肺实变体征或皮下气肿	胸片检查常有纵隔积气、左侧胸腔积液、气胸或纵隔增宽。胸腔积液 pH 值 < 6.0。水溶性造影剂食管造影或食管镜可辅助诊断	患者就诊时可已处于休克状态。此时进行鉴别诊断常为时已晚
心包炎	反复发作的钝痛。也可为胸壁关无关的锐痛、刺痛或运动无关。胸痛程度可较剧烈，且不能被 NTG 缓解	呼吸困难或大汗	胸痛常于仰卧位加重，坐位减轻，常有前驱病毒感染或存在原发病（SLE、尿毒症）	罕见	在特殊体位下，约 50% 病例可短时出现心包摩擦音	典型 ECG 表现为广泛胸前导联 ST 段抬高。可有红细胞沉降率增快	20～50 岁患者中较为常见。可伴有心动过速及室性心律失常。特发性心包炎最常见（80%）。可予阿司匹林、NSAID 治疗

AMI: 急性心肌梗死; CK-MB: 肌酸激酶同工酶; COPD: 慢性阻塞性肺病; CT: 电子计算机体层显像; DVT: 深静脉血栓形成; ECG: 心电图; MRI: 磁共振显像; NSAID: 非甾体抗炎药; NTG: 硝酸甘油; PE: 肺栓塞; SLE: 系统性红斑狼疮。

第 18 章 胸痛

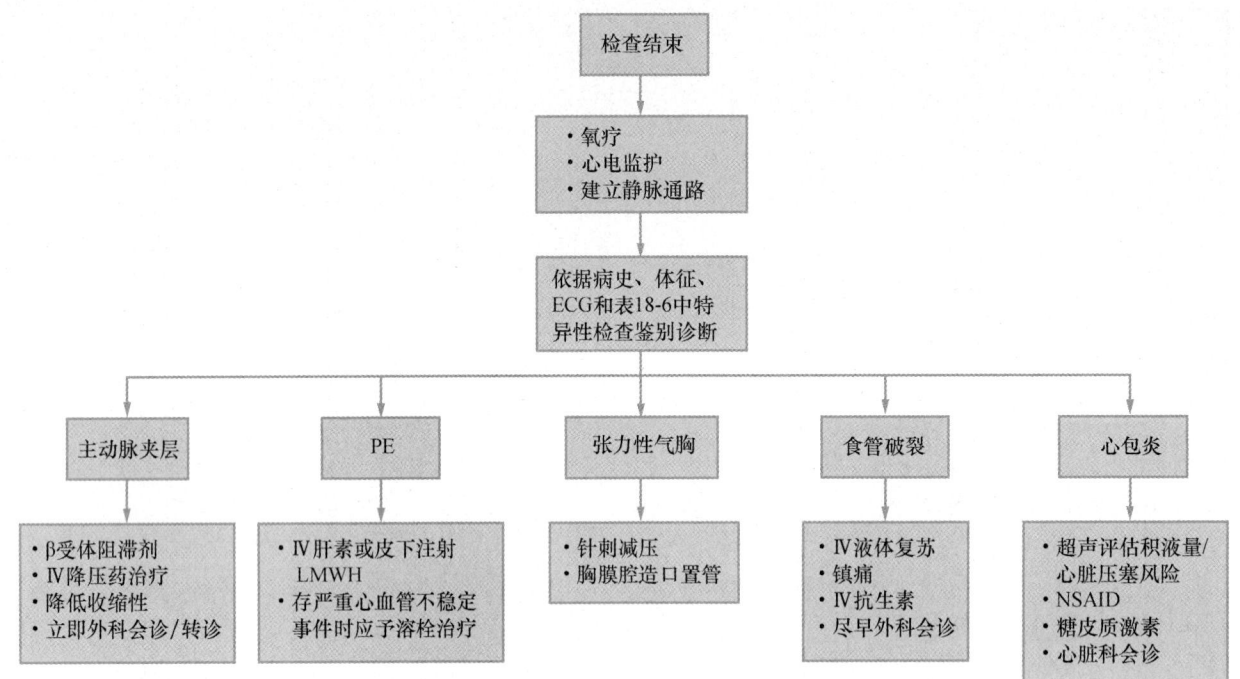

图 18-3　非心源性可致死性胸痛急诊治疗指南。ECG：心电图；IV：静脉注射；NSAIDs：非甾体类抗炎药；LMWH：低分子肝素。

本章参考文献请参见 http://pumpress.bjmu.edu.cn/eduservice/3419.html

第19章 晕厥

Robert A. De Lorenzo

夏晓东 卢斌 译 柴艳芬 校

概述

晕厥（syncope）为突发短暂意识丧失，伴姿势张力不能维持，急诊科（emergency department，ED）较常见。尽管对晕厥风险及预后理解的不断深入，其诊断方法及处置仍无共识。一部分原因是其病因繁多并缺乏确诊标准，另一部分原因是对所叙述的疾患缺乏标准术语[1]。晕厥查体及辅助检查的可信度有限，其诊断的准确性很大程度上基于对患者危险因素及描述症状的综合判断。

流行病学

普通人群中约19%发作过晕厥[2]，其中2.8‰晕厥患者就诊于急诊科，占全部急诊患者总数的0.8%[2,3]。其中约32%的患者收入院，占总住院人数的1%～6%[2,4]。住院晕厥患者65岁及以上者占80%[5]。15%儿童患者经历过至少一次晕厥发作[6]。

晕厥的危险因素包括脑血管疾病、应用心血管药物及高血压[7]。大多数晕厥患者为良性，预后较好。有心血管疾病或有其他原因发生晕厥的患者有很大的短期及长期死亡风险[4,8]。调整年龄及性别后，心血管原因晕厥者长期死亡风险是其他原因晕厥者的2.41倍[8]。相反，神经心源性、直立性及药物性晕厥患者心血管疾病发病率和死亡率并未增加[8]。晕厥再发率高达50%，且与年龄性别无关[2]。

良性晕厥主要发生于少年及青年。然而，约30%在运动过程中猝死的运动员之前曾发生的晕厥，可作为先兆事件。虽然缺乏对儿童晕厥前瞻性结果的研究，大多数报告显示儿童晕厥病死率很低[9]。晕厥可导致严重创伤，创伤可增加发病率和死亡率，特别是老年人[10,11]。据估计，美国每年晕厥患者的医疗费约24亿美元[12]。

病理生理学

引起晕厥的原因常常为脑的急性低灌注导致双侧大脑半球或脑干（网状上行激动系统）功能障碍。血流减少可为局灶性（脑血管痉挛），也可以是全身性（低血压）[13]。意识丧失导致姿势张力丧失，进而出现晕厥。较轻的大脑功能障碍表现为晕厥前兆或头晕。晕厥前兆和晕厥为一个连续过程，具有相同的病因及发病机制。根据晕厥的定义，其发作是短暂的。因此，中枢神经系统（central nervous system，CNS）功能障碍原因同样是短暂的[8,14]。CNS严重功能障碍的持续病因导致昏迷或意识障碍（参见14章）。

低灌注引起CBF减少35%或以上时，常可致意识障碍。任何影响灌注因素（心排血量，全身血管阻力，血容量，局部血管阻力）的机制都参与晕厥的发病过程。导致晕厥的其他CNS功能障碍病因包括低血糖、中毒、代谢异常、自身调节衰竭及原发神经系统疾患。

诊断方法

鉴别思路

晕厥潜在病因众多，可根据其发病机制分类（框19-1）。首先应把晕厥与引起突然意识丧失的其他病因鉴别，特别是癫痫及一些不常见原因，如猝倒症（cataplexy）。如果初步诊断为晕厥，首先须考虑致命性病因，如心血管源性疾病。引起晕厥的主要心

框 19-1　晕厥的病因

CNS 结构局部低灌注
脑血管疾病
过度通气
锁骨下动脉窃血
蛛网膜下腔出血
基底动脉性偏头痛
脑性晕厥

全身性低灌注所致 CNS 功能障碍
流出道梗阻
　二尖瓣、主动脉瓣或肺动脉瓣狭窄
　肥厚性心肌病
　心房黏液瘤
　肺栓塞
　肺动脉高压
　心脏压塞
　先天性心脏病
心排血量下降
　心动过速
　　室上性心动过速
　　室性心动过速
　　心室颤动
　　WPW 综合征
　　尖端扭转型室性心动过速
　心动过缓
　　窦房结疾病
　　Ⅱ度或Ⅲ度房室传导阻滞
　　长 QT 综合征
　　起搏器故障
　　埋藏式自动除颤器故障
　其他心血管疾病
　　主动脉夹层
　　心肌梗死
　　心肌病

神经介导的血管舒缩反应（反射性血压下降）
　神经心源性（血管迷走性）
　　情绪
　　疼痛
　　情景
　颈动脉窦过敏
　　领带性晕厥
　　剃须性晕厥
　其他反射
　　咳嗽、喷嚏
　　运动锻炼
　　胃肠性-吞咽、呕吐、排便
　　排尿后
　　胸内压升高（举重）
其他低灌注原因
　体位性低血压-血容量不足
　贫血
　药物性

脑灌注正常时 CNS 功能障碍
低血糖
低氧血症-窒息
癫痫
昏睡病
精神心理性
　焦虑症
　转换障碍
　躯体化障碍
　恐慌症
　屏气发作
中毒
　药物
　一氧化碳
　其他药物
不明原因

CNS：中枢神经系统。

血管病因是心律失常和心肌缺血[15]。脑血管疾病（主要为蛛网膜下腔出血）虽较少发生，但与心血管疾病同样严重。毒物-代谢异常可能通过改变血压或心律引起晕厥。心脏结构性病变也可导致突发意识丧失，如主动脉严重狭窄及肺栓塞所致右室输出量突然中断[14]。胸主动脉夹层罕见以晕厥为原发表现，但可引致命性后果[15]。

诊断要点

晕厥病因多为良性，评估主要为除外严重疾病。平常健康的年轻良性晕厥患者可能只需要进行详细病史采集和体格检查，而无需进行正式诊断评估[16, 17]。心电图（ECG）阳性结果总体较低，但因其无创、廉价，因此受到推荐[18]。临床检查可提示 45% 晕厥的病因。然而，近 50% 的急诊晕厥患者通过最初评估不能明确病因[19]。

症状

尽管老年患者的病史价值较小，症状常可提示诊断[20]。应询问患者晕厥发生时的特征[14]。目击者可对患者不完全回忆和所得到的病史进行补充与证实。

关键特征包括发作速度（渐进或突然），症状发作时的体位（如站位、坐位，或者卧位），以及持续时间和恢复速度。坐位或卧位突然发作，持续数秒钟以上的晕厥常提示严重心源性疾病[15]。虽然晕厥前兆或近乎晕厥的严重性相对较小，但是至少有一个研究提示晕厥前兆预示病因可能为心源性[20]。晕厥前兆的诊断方法与晕厥相同。

晕厥发作前事件的补充病史亦有价值[14]。在显著用力时发生晕厥提示流出道梗阻，运动后或长时间高温暴露后发作提示体位性晕厥。多种原因都可导致神经心源性反应（如迷走神经兴奋），包括重大情感事件、排尿、进食、肠管活动、呕吐、移动颈部或按摩刺激颈动脉窦等。卧位晕厥或突发心悸是心源性晕厥的相对特异性指标[20]。而痫性发作可有预兆。

通过晕厥发作过程的表现通常不能识别病因[14]。强直-阵挛样运动可见于任何形式晕厥（包括良性神经或心源性晕厥），发病机制与脑灌注减少有关，需要与痫性发作（第 15 章）后持续意识障碍相鉴别。跌倒或其他机械性创伤可能掩盖引起意外的原发性晕厥[11]。

应询问患者晕厥后的情况。症状符合抽搐状态特征的为痫性发作。院外救援人员提供的初始生命体征及心脏监护可为严重心律失常提供线索。

伴随症状也可为识别潜在病因提供重要线索[15]。胸痛或气短提示心肌缺血、主动脉夹层或者肺栓塞。大汗及头昏眼花是非特异性的，但如果症状严重且伴视物模糊，提示可能为体位性或血管迷走神经性晕厥。舌咬伤及二便失禁提示癫痫。

既往用药史对危险分层有重要意义[4,20]。冠状动脉或脑血管疾病、糖尿病、高血压等慢性疾病史可增加晕厥后死亡风险[7]。

已确定一些与晕厥相关的药物（框 19-2）。使用致 QT 间期延长药、β 受体阻断药、胰岛素和口服降糖药时应严密监测，否则可致晕厥反复发作[7]。

体格检查

重点检查心血管及神经系统[20]。表 19-1 详细列出一些有诊断意义的体征。如果疑为体位性晕厥，应寻找与其相关的体征[21]。为明确有无颈动脉窦过敏而行颈动脉按摩既安全，偶尔又能明确诊断，然而目前可能未被广泛推广。如果存在贫血或胃肠道出血，推荐进行直肠检查了解是否存在血便或黑便。

辅助检查

12 导联 ECG 是晕厥辅助诊断的重要工具（表

框 19-2　致晕厥的药物

心血管药
　β 受体阻断药
　血管扩张药［α 受体阻断药、钙通道阻滞药、硝酸酯、肼苯达嗪（hydralazine）、血管紧张素转换酶抑制药、血管紧张素受体拮抗药、酚噻嗪（phenothiazines）、磷酸二酯酶抑制药］
　利尿药
　中枢性降压药（可乐定、甲基多巴）
　其他降压药（胍乙定）
　QT 间期延长药（胺碘酮、丙吡胺、氟卡尼、普鲁卡因酰胺、奎尼丁、索他洛尔）
　其他抗心律失常药

治疗精神病药
　抗惊厥药（卡马西平、苯妥英）
　抗帕金森药
　中枢神经系统抑制药（巴比妥类、苯二氮䓬类）
　单胺氧化酶抑制药
　抗抑郁药
　麻醉性镇痛药
　镇静性及非镇静性抗组胺药
　胆碱酯酶抑制药［多奈哌齐（donepezil）、他可林（tacrine）、加兰他敏（galantamine）］

其他作用机制药
　成瘾性药物（大麻、可卡因、酒精、海洛因）
　洋地黄
　胰岛素和口服降糖药
　致神经病药（长春新碱）
　非甾体类抗炎药
　溴隐亭（bromocriptine）

19-2），除年轻、其他方面健康、病史明确及良性神经反射所致心源性（血管迷走性）晕厥患者外，适用于所有晕厥患者检查[16,17]。ECG 为无创性费用低的检查，阳性发现率虽低，但有时有诊断价值[18]。新出现的 ECG 缺血改变提示急性冠脉缺血，需给予相应治疗。从 12 导联 ECG 上也能辨认心律失常及短 PR 或长 QT 间期。伴有 $V_1 \sim V_3$ 导联 ST 段抬高的右束支阻滞者需考虑 Brugada 综合征可能[22]。ECG 也可发现未曾预料的心脏肥大。在 ED 进行连续肢体导联心电监护可发现一过性心律失常．如 ECG 提示右室扩大，可能为肺栓塞，而广泛导联 ST 段抬高或电交替提示心包炎所致心脏压塞。

晕厥时进行血常规、生化及尿液检查诊断价值有限，通常不推荐上述检查[23]。病史和查体有所发现时，再进行血常规、血清电解质及血糖、尿毒物筛查及妊娠试验，以确诊或除外某些原因所致晕厥。影像

表 19-1　晕厥相关检查

系统	诊断要点	意义
生命体征	脉率及脉律	心动过速、心动过缓、其他心律失常
	呼吸频率及深度	呼吸急促提示缺氧、过度通气或者肺栓塞
	血压	休克可导致 CBF 减少；血容量不足或使用药物可导致体位性低血压
	体温	脓毒症发热可导致血容量不足及体位性低血压
皮肤	颜色，出汗	器官灌注不足的体征
HEENT	压痛及畸形	创伤的体征
	视乳头水肿	ICP 升高、颅脑损伤
	呼吸气味	酮症酸中毒
颈部	杂音	鉴别脑血管疾病
	颈静脉扩张	心肌缺血、心脏压塞、肺栓塞所致右心衰竭
肺	呼吸音、湿啰音、干鸣音	感染、心肌缺血所致左心衰竭，肺栓塞罕见
心脏	收缩期杂音	主动脉狭窄、肥厚性心肌病
	心包摩擦音	心包炎、心脏压塞
腹部	搏动性肿物	腹主动脉瘤
直肠	血便或黑便	贫血、胃肠道出血
盆腔	子宫出血、附件区压痛	贫血、异位妊娠、血容量不足
四肢	双上肢脉搏波动不同	锁骨下动脉窃血、胸主动脉夹层
神经	精神状态、神经定位体征	癫痫、脑卒中或其他原发神经系统疾病

HEENT：头、眼、耳、鼻和咽喉。

表 19-2　晕厥辅助检查

检查	适应证
12 导联 ECG/肢导联心电监测	心律失常、心肌缺血、心肌病
体位性低血压生命体征	体位性低血压或心动过缓
血常规	贫血
血电解质	代谢异常，特别是低钠血症、高钾血症和低钾血症
血或全血血糖	低血糖
血 D-dimer	肺栓塞
血心肌酶	心肌梗死
β-hCG	妊娠
毒物检测	药物相关性晕厥
动脉血气	酸碱平衡失常
胸片	胸主动脉夹层
头 CT/MRI	新发或局灶性癫痫、创伤、颅内出血
超声心动图	心脏流出道梗阻、心脏压塞、胸主动脉夹层
通气-灌注扫描	肺栓塞
CT 肺血管造影	肺栓塞、胸主动脉夹层
腹部超声/CT	腹主动脉瘤
盆腔超声	异位妊娠
部分住院或门诊患者常用检查	
Holter 或 24 小时 ECG	心律失常
超声心动图	心肌病、瓣膜病
运动负荷/^{99m}Tc 示踪剂 ECG	心肌缺血
电生理检查	心律失常
颈部超声	脑卒中、TIA
直立倾斜试验	体位性低血压
脑电图	癫痫

CT：电子计算机体层摄影；ECG：心电图；β-hCG：人绒毛膜促性腺激素；MRI：磁共振成像；TIA：短暂脑缺血发作。

表 19-3　致命性晕厥病因

- 心肌梗死
- 致命心律失常
- 胸主动脉夹层
- 严重主动脉狭窄
- 肥厚型心肌病
- 心脏压塞
- 腹主动脉瘤
- 肺栓塞
- 蛛网膜下腔出血
- 卒中
- 中毒-代谢紊乱
- 严重低血容量或出血

学检查包括头 CT 检查在内对大多数晕厥价值有限，不是常规检查，除非神经系统检查异常[24]。

Holter 或 ECG 监测有助于诊断良性心律失常（如快速室上性心动过速或心房颤动）所致晕厥。对那些由潜在心脏病或心律失常所导致的晕厥，超声心动图、持续监护、心脏负荷试验可能对住院患者或急诊观察室患者的诊断有所帮助。根据最初评价，可能需要行电生理检查及 MRI 检查。除癫痫外，脑电图的阳性发现较低。直立倾斜试验在美国尽管并不常应用，但对可能诊断为慢性体位性低血压的老年及儿童患者有诊断价值。

正规精神检查虽不是技术性检查，但可作为潜在晕厥诊断方法[25]。对于症状、体征相似或反复发作的晕厥，辅助检查均为阴性者，精神检查可能有阳性发现。

诊断流程

致命性晕厥病因见表 19-3。

晕厥的急症原因繁多，见框 19-1 所列。很多原因，如神经反射所致心源性晕厥及反射性晕厥发病预后良好。

待检查与病情稳定之后，晕厥发作和恢复的临床特征常提示病因（表 19-4）。图 19-1 描述病史采集、

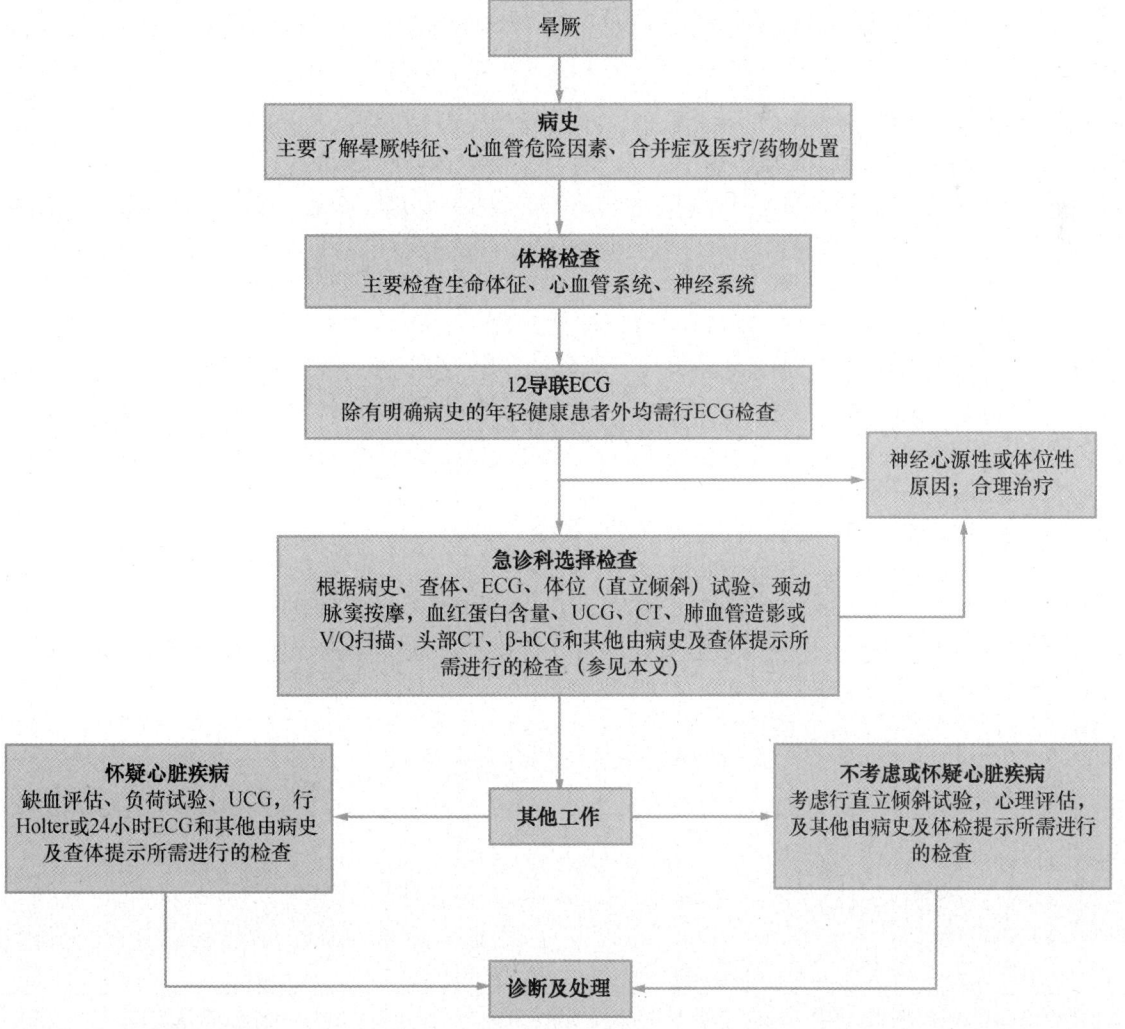

图 19-1　晕厥患者处理流程。

表 19-4　晕厥常见及致命性病因临床表现

病因	发作和恢复	临床表现
心律失常	急性发作，迅速恢复	心脏病史，老年人居多，具有 CAD 危险因素；植入起搏器或埋藏式自动除颤器
心脏流出道梗阻	用力导致症状发作；休息迅速恢复	杂音不常见，严密监测机械瓣
心肌梗死	用力或休息发作；缓解不完全，伴持续胸痛	既往心脏病史；CAD 危险因素；常见胸痛和气短，但老年人及糖尿病患者症状不典型
肺栓塞	急性发作；缓解不完全，伴持续呼吸困难	胸痛、呼吸困难、高凝状态、DVT、妊娠
胸主动脉夹层	自发；不完全缓解，伴持续胸痛或上背部疼痛	撕裂样疼痛；伴高血压、马凡氏综合征、主动脉中层囊性坏死
腹主动脉瘤	自发；不完全缓解，伴有持续腹痛	腹部或下背部疼痛；合并周围血管疾病
心脏压塞	胸部穿透伤或胸部肿瘤	Beck 三联征：低血压、JVD、心音遥远
左冠状动脉异常	劳力诱发，Valsalva 动作	左冠状动脉起源于肺动脉，通常儿童期即可发现
蛛网膜下腔出血	发病急；可以自发缓解	神经定位体征；"霹雳"般剧烈头痛、颈抵抗
椎基底动脉供血不足	姿势改变或颈部运动	常伴眩晕、恶心、吞咽困难、构音障碍、视力模糊等症状
低血容量	出血、呕吐、热应激、脱水、慢性起病	体位性低血压
贫血	出血、月经或胃肠道隐性或慢性失血；铁缺乏或红细胞生成减少	通常伴体位性低血压
低血糖	缓慢发作，常自主性不完全恢复	糖尿病、口服或注射降糖药、胰岛素；发汗、紧张、神经敏感
低氧血症	通常缓慢发作，如解除窒息可自行恢复	一氧化碳、天然气、排污管气体、混有氨的漂白剂
硬膜下血肿	创伤时或创伤后发作（对于高危患者不重要）	老年、饮酒、使用抗凝药患者危险更高
空气栓塞	潜水	高压氧疗是关键
肺动脉高压	与心肌梗死或肺栓塞有关	是 MI 或 PE 危险因素
药物性晕厥	晕厥与用药有关	可考虑用违禁药替代，用药多的老年患者因药物相互作用风险较大
异位妊娠破裂	患者多未意识到已妊娠	腹痛、腹部异常压痛；β-hCG 阳性
癫痫	突然发作或有先兆；典型痫性发作后状态	通常有既往病史
颈动脉窦过敏	颈动脉窦过敏；发作和恢复迅速	剃须、系领带、突然活动颈部、颈动脉按摩可诱发症状
反射性晕厥	刺激胃肠道、泌尿生殖系统或胸廓	排尿、排便、咳嗽、进食、吞咽、举重
神经心源性（血管迷走神经性）	多由情绪、疼痛诱发；直立位；缓慢发作；卧位后立即恢复	常见头晕、黑矇或视力模糊及恶心、出汗等前驱症状
过度通气	情绪、疼痛；缓慢起病；患者通常不自觉地快速呼吸	口周麻刺感、手足痉挛、肢体麻木感
昏睡病	通常为自发性	病史明确
基底动脉性偏头痛	有特殊原因诱发	常无视觉前驱症状；多为年轻女性，眩晕及恶心常见
三叉神经痛，舌咽神经痛	急性发作，有特殊原因诱发	特征区域刀刺性痛
锁骨下动脉窃血	上肢移动	胸廓出口综合征
精神心理性	不定	焦虑或精神病史；通过观察症状特征及除外器质性疾病诊断
屏气发作	故意屏气	通常见于幼儿或幼童
跌倒发作	不可预测	并非真正晕厥-无意识丧失，多为老年人；肌张力丧失、共济失调、眩晕

CAD：冠状动脉疾病；DVT：深静脉血栓形成；hCG：人绒毛膜促性腺激素；JVD：颈静脉扩张；TIA：短暂性脑缺血发作。

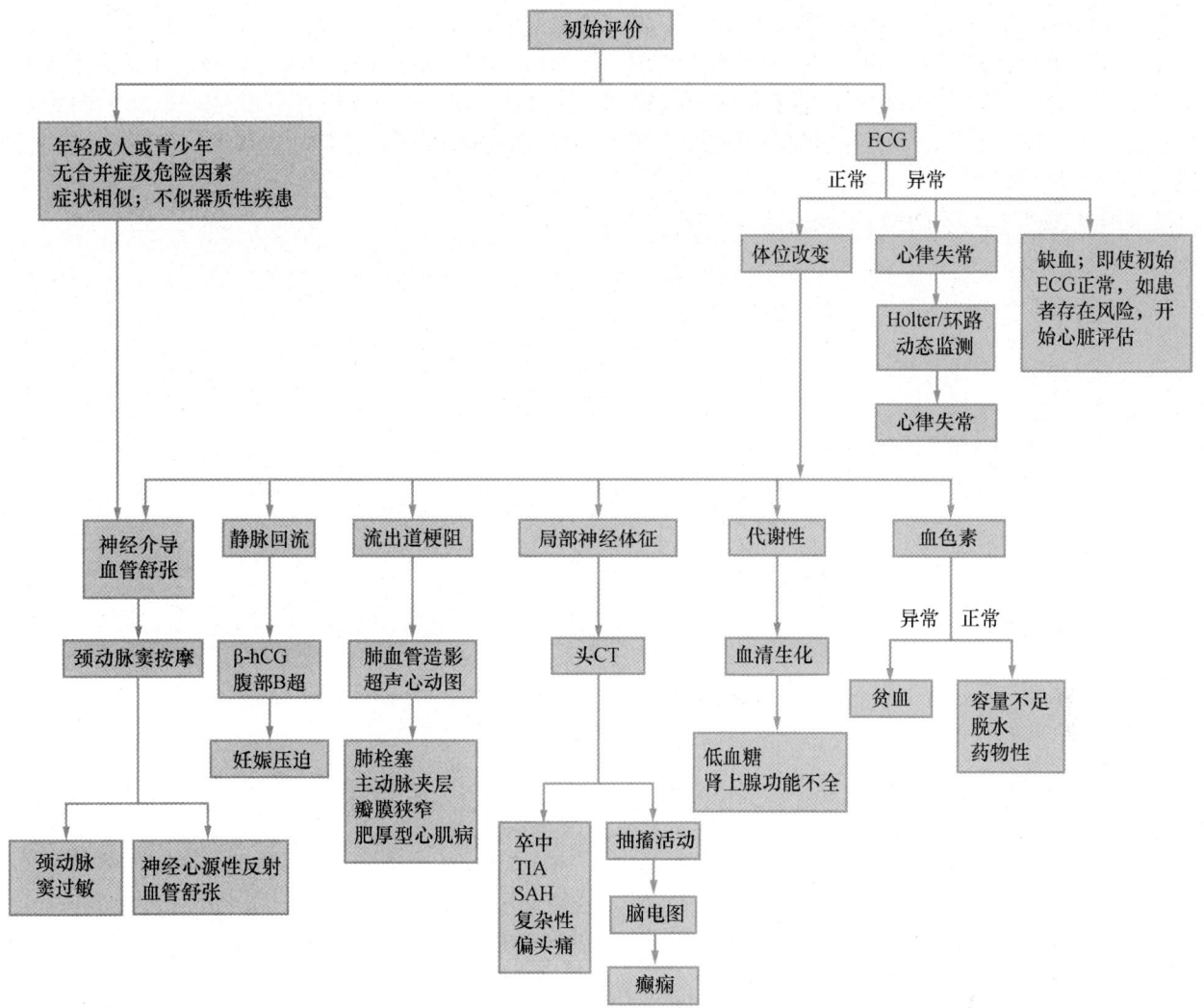

图 19-2 晕厥诊断流程。

体格检查和诊断试验的逻辑思维过程。晕厥短期死亡危险与结构性心脏疾患、心力衰竭、心律失常相关，因此强调危险分层[26]。

经验治疗

迅速检查和急救

根据定义，晕厥是短暂性发作，大部分患者就诊时并无症状。对明显异常生命体征、反复发作晕厥或伴胸痛、气短等应当快速检查。

诊断和处理

大多数晕厥患者需床旁进行诊断评估。12 导联 ECG 是评估心源性晕厥的主要工具。尽管体位性生命体征评估容量状态并不可靠，但体位改变时伴特征性晕厥前兆、明显心率减慢及血压下降者有助诊断[23]。图 19-2 简述晕厥诊断试验策略。

通常，危重患者应收住重症监护治疗病房（intensive care unit，ICU）。急症患者应收入有遥控监护的病房。非急症患者可门诊治疗。

目前，正在制定有关决定晕厥患者住院的评分系统，其中以 San Francisco 晕厥患者住院评分系统最权威[27]。该评分系统推荐，如果无 ECG 异常、无气短、无低血压（收缩压 < 90mmHg）、无贫血（血细胞比容 < 30%）或无 CHF 病史，患者风险较低，可于门诊治疗。如同其他评分系统一样，San Francisco 评分系统大规模应用前尚需客观评价验证[4,28-31]。

伴胸痛、不能解释的气短、充血性心力衰竭病史或瓣膜疾病的患者需要住院[14,18,32]。ECG 有室性心律失常、缺血、QT间期显著延长或新发束支传导阻滞等表现的患者也需要住院[14,17,18]。临床医生需对下述患者持续监测：年龄大于45岁、心血管或充血性心脏病史、家族猝死史、严重合并症如糖尿病或劳累后晕厥[17,18,23,32]。

晕厥的急诊科评估常不能得出确切结论。通过病史采集、体格检查、12导联ECG检查后仍高达50%的患者不能明确诊断[19,32]。45岁以下，无明显症状、体征或ECG变化的患者危险性较低，可门诊治疗。应提醒出院患者，在驾驶或高空作业等活动中有晕厥复发的风险[17]。

本章参考文献请参见 http://pumpress.bjmu.edu.cn/eduservice/3419.html

第20章　恶心和呕吐

Leslie S.Zun，Amardeep Singh

王鑫　金良　译　柴艳芬　校

概述

恶心和呕吐是很多胃肠道疾病（如肠梗阻、胃肠炎）主要的临床表现，也可由多个全身性疾病引起，如：①严重疼痛特别是内脏痛所致；②全身严重疾病相关或所致，如心肌梗死、脓毒症或休克；③与有些疾病的特殊发病机制相关，如妊娠（激素性）、颅内压增高（中枢性）、毒素（内环境稳定性改变）、晕动病（神经内分泌性）、化疗［化学感受器触发区（chemoreceptor trigger zone，CTZ）］。呕吐还可引起严重并发症，如吸入性肺炎、Mallory-Weiss 综合征、食管破裂、脱水和代谢紊乱。根据呕吐的时间和频率分类（急性、复发性、慢性、周期性）有助于确定病因[1]。

流行病学

恶心和呕吐常见原因有急性胃肠炎、全身发热性疾病和药物反应。急性病毒性胃肠炎在美国是最常见胃肠道疾病。成年人恶心和呕吐多因药物所致。妊娠常伴有呕吐，特别是早期，但妊娠剧吐并不常见。尽管儿童呕吐的鉴别诊断范围很广，但急性呕吐常见于胃肠道和其他部位感染性疾病[2]。

病理生理学

呕吐动作可分为3期：恶心期、干呕期和呕吐期（图20-1）[3,4]。恶心可无干呕或呕吐，干呕可以无呕吐。恶心定义为呕吐前有极度不适的模糊感觉。目前尚不清楚介导恶心的神经通路，可能与呕吐为同一神经通路所介导。轻度刺激可引起恶心，高强度刺激则导致呕吐。恶心时，十二指肠和空肠肌张力增加，胃张力下降，使肠内容物反流到胃，并常伴有多涎、反复吞咽和心动过速。

干呕表现为声门关闭，膈肌、腹肌和肋间肌有节律的同步收缩，引起腹腔压力升高、胸腔压力降低。这种压力梯度可使胃内容物进入食管，口腔常闭合。

呕吐是胃内容物强有力地经口排出。腹外斜肌、腹直肌收缩，膈肌裂孔部位松弛和幽门收缩使腹腔和胸腔压力升高；胃底、贲门和食管上段括约肌松弛使呕吐物上涌并经口排出，同时声门关闭防止误吸。

呕吐复杂动作机制尚未完全阐明。目前认为，由位于延髓外侧网状结构（图20-2）的呕吐中枢统一协调。从呕吐中枢发出的传出通路主要通过迷走神经、膈神经和脊神经。这些通路整合膈肌、肋间肌、腹肌、胃和食管的反应。通过来自各处的传入刺激激活呕吐中枢，包括直接来自胃肠道牵引致迷走和交感神经冲动，直接刺激胃黏膜，通过以上述方式引起呕吐。其他胃肠道的传入冲动包括咽部、小肠、结肠、胆系和腹膜刺激。胃肠道外（如前庭系统、心脏和生殖器）也存在受体。

呕吐中枢接受的其他刺激主要源自CTZ。CTZ位于脑极后区第四脑室底部。该区部分位于血脑屏障之外，促使CTZ对能激活呕吐的内源性和外源性物质发生应答。激活CTZ的物质有循环血液中的激素、肽、药物或毒素，包括阿片类、洋地黄、化疗药物、水杨酸、吐根糖浆和多巴胺神经递质。

在延髓发现多种神经递质和其受体位点有助于了解和指导治疗。CTZ 区富含多巴胺 D_2 受体，它可被多种药物拮抗，如氯丙嗪、甲氧氯普胺和氟哌利多。已发现5-羟色胺受体广泛存在于脑极后区和胃肠道。5-羟色胺受体可直接产生作用，也可通过释放多巴胺释放而间接发挥作用。5-羟色胺受体拮抗剂昂丹司琼

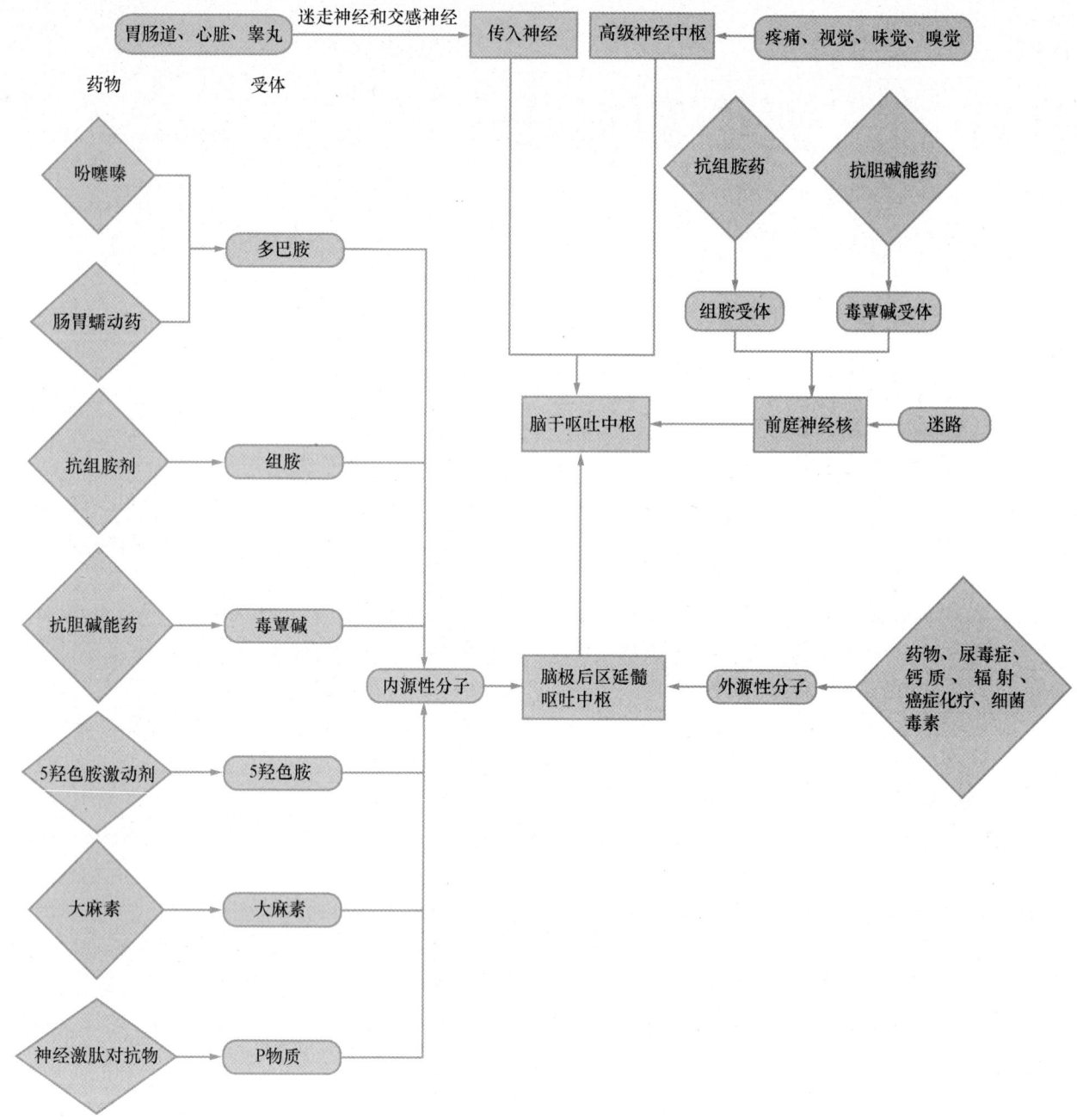

图 20-1 恶心和呕吐病理生理学。

（ondansetron）和格拉司琼（granisetron）能有效预防化疗引起的恶心和呕吐。胆碱能和组胺受体聚集于外侧前庭神经核，对晕动病（motion sickness）发生有重要作用。美克洛嗪（meclizine）、苯海拉明和东莨菪碱通过拮抗胆碱能和组胺受体发挥治疗作用。已发现大麻受体（cannabinoid receptors）能抑制呕吐反射。

反刍（rumination）是指将消化食物反流后吞咽或排出。反刍综合征可见于婴儿、儿童和精神障碍的成年人，智力正常者罕见。

诊断方法

鉴别诊断

恶心和呕吐鉴别诊断范围特别广泛，病因几乎涉及各个器官系统（表20-1）。除考虑呕吐原因外，必须考虑呕吐导致的并发症。呕吐的并发症包括下列各种代谢与创伤性病变。

低血容量是呕吐物丢失水和氯化钠所致。细胞外

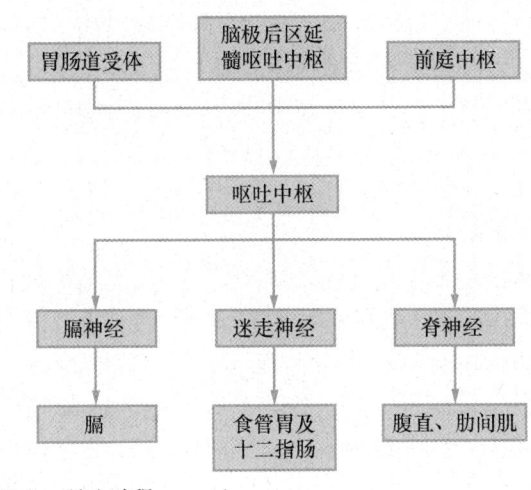

图 20-2 呕吐过程

液减少直接激活肾素-血管紧张素-醛固酮系统。

代谢性碱中毒是因呕吐物丢失氢离子所致。许多因素可导致碱中毒，包括容量缺失、低钾血症、低氯血症、细胞外氢离子向细胞内转移和醛固酮增多。

低钾血症主要是尿钾丢失所致。代谢性碱中毒导致大量碳酸氢钠进入远端肾小管。血容量不足引起继发性醛固酮增多导致钠再吸收和大量尿钾排出。

Mallory-Weiss 撕裂是剧烈干呕和呕吐所致。病灶多为 1～4cm 黏膜和黏膜下层撕裂；75% 发生在胃部，其余多发生在食管和胃交界部。出血一般较轻并有自限性；3% 上消化道出血死亡病例是因 Mallory-Weiss 撕裂所致。

Boerhaave 综合征是指因剧烈干呕或呕吐所致食管全层穿孔。由于重叠胸膜撕裂使食管内容物进入纵

表 20-1	恶心和呕吐鉴别诊断		
病原学分类	危重病诊断	急症诊断	非急症诊断
胃肠（GI）	特发性食管破裂综合征（Boerhaave's 综合征） 肠缺血 胃肠道出血	幽门梗阻 胰腺炎 胆囊炎/胆管炎 各类肠梗阻 内脏破裂 阑尾炎 腹膜炎 自发性细菌性腹膜炎	胃炎 胃轻瘫 消化性溃疡病 炎性肠病 胆绞痛 肝炎 胃肠炎
神经系统	脑出血 脑膜炎	偏头痛 CNS 肿瘤 ICP 升高	
内分泌系统	DKA	肾上腺功能不全 尿毒症	甲状腺疾病
妊娠		妊娠剧吐	妊娠反应
药物毒性		对乙酰氨基酚 地高辛 阿司匹林 茶碱	
治疗用药			阿司匹林 抗生素 红霉素 布洛芬 化疗
药物滥用			麻醉剂 麻醉剂撤退 酒精
泌尿生殖系统		生殖腺扭转	泌尿系感染 中毒 肾结石
其他	心肌梗死 脓毒症	一氧化碳中毒 电解质紊乱 有机磷酸盐中毒	晕动病 迷路炎

CNS，中枢神经系统；DKA，糖尿病酮症酸中毒；ICP，颅内压。

隔和胸腔；80%病例发生在食管远端后外侧部位。Boerhaave 综合征是外科急症，24 小时内未行修复术者病死率达 50%。

呕吐后出现精神状态改变或肺部啰音的患者，应考虑到误吸。呕吐后患者出现肺部体征时应进一步评估是否发生误吸。

迅速评估和处理

首先评估患者血流动力学状态并确定呕吐的危急病因和后果（见表 20-1）。询问病史要点包括呕吐持续时间、有无呕血、容量不足症状和提示严重基础疾病的相关症状。体格检查包括意识水平、腹部检查、迅速进行神经系统定位检查和连续监测生命体征。最初急救包括对容量不足患者建立静脉通路、液体复苏、心电监测和直接针对原发疾病的治疗（如严重高血压患者的降压治疗）。

诊断要点

全面询问病史和体检通常有助于发现恶心和呕吐基本病因。

病史

呕吐持续时间有助于诊断。急性呕吐是指 1 周内发生的呕吐，与梗阻、缺血、中毒、代谢、感染、神经和术后因素有关。慢性呕吐常与部分梗阻、胃肠运动失调和神经状态有关，也可为妊娠相关性或原发功能性。

呕吐时间是很重要的。急性发病的恶心和呕吐提示胃肠炎、胰腺炎、胆囊炎或药物相关反应。主要发生在早晨的呕吐常提示妊娠，但亦可见于尿毒症、酒精过量或颅内压增高。进食 1 小时后呕吐提示胃排出梗阻或胃轻瘫。呕吐宿食（超过 12 小时胃内容物）常提示胃排出梗阻。恶心和呕吐超过 1 个月考虑为慢性。间断发生顽固性呕吐与无症状期交替出现考虑为周期性呕吐。

呕吐物成分可提供线索。呕吐物存在胆汁提示胃与十二指肠间通畅，基本除外胃出口梗阻。未消化食物反流提示贲门失弛缓症、食管狭窄或 Zenker's 憩室。粪食反流提示远端肠梗阻，亦可发生于胃结肠瘘或长期胃流出道梗阻伴细菌过度生长。

伴随症状和体征有助诊断。多涎、排粪、心动过速、心动过缓、心房颤动和室性心动过速终止均可伴恶心和呕吐。慢性头痛伴恶心和呕吐时高度提示颅内病变。不伴恶心的呕吐患者也可为神经系统病变典型表现。同时应询问有无酒精与其他药物滥用。既往史应包括胃肠疾病和手术情况。对发育不良患儿应注意营养史。最后应全面记录用药史，包括自购的非处方药物。

体格检查

体格检查要点见表 20-2。黄疸、淋巴结肿大、眩晕、发热和甲状腺肿有助确定病因。口腔检查发现牙釉质缺损可见于暴食症。腹部体检可发现腹水、胀气、腹疝、腹部压痛、肿物、器官肿大或肠鸣音亢进/降低。实验室检查可发现粪便隐血。测定体位性生命体征在有脱水征、头昏眼花、全身无力或中毒表现的病人中是有价值的。通过检查脑神经、眼底和观察步态评估神经状态，对除外神经系统疾病所致症状非常重要。应用 Nylan-Bárány 检查诱发头晕可引起恶心和呕吐。细心的医生有可能排除表现抑郁症或焦虑症的精神病诊断。

在儿童患者中，应仔细寻找其他的诊断线索。囟门肿胀（脑膜炎）、喷射性呕吐（幽门狭窄）、体臭（代谢疾病）、肠型（梗阻）、腮腺肿大和牙釉质缺损（暴食症）等均提示特殊疾患。大部分为年龄相关性疾病。

辅助检查

恶心和呕吐鉴别诊断很多，无标准的实验室检查模式。根据特异性病史和体格检查选择检查项目。下列常规检查有助正确诊断。

全血细胞计数：大部分患者不需检测全血细胞计数。血红蛋白升高提示脱水，但有更可靠的检查。白细胞升高无特异性，亦无鉴别诊断价值。

血清电解质：大部分呕吐患者不需检测电解质。严重长期呕吐可致低钾低氯性代谢性碱中毒。有上述病史或脱水临床证据的患者应行电解质检测。通常对呕吐 3 天及以上者或需静脉补液恢复血容量者行电解质检测。

血尿素氮和肌酐：血尿素氮与肌酐比值超过 20:1 时，提示明显脱水。

血清脂肪酶：可疑胰腺炎时需检测脂肪酶。

尿液检查：对所有育龄期妇女应行尿妊娠检测。亚硝酸盐、白细胞酯酶、白细胞计数和细菌，可提示尿路感染。酮体阳性支持糖尿病酮症酸中毒和饥饿性酮症诊断。血尿可提示肾结石。

微生物培养：发热伴恶心和呕吐患者可行血培养。为明确原发病因需进行尿培养。粪培养可发现肠道原体、寄生虫，而白细胞对诊断也有价值。

肝功能和血氨检测：可疑肝炎或胆系疾病可行肝

表 20-2　恶心和呕吐患者体格检查

器官系统	体征	提示诊断
全身性	皮肤弹性差	脱水
	黏膜干燥	
生命体征	发热	胃肠炎、胆囊炎、阑尾炎、肝炎
	心动过速/体位性改变	肠穿孔
		脱水
HEENT	眼球震颤	迷路炎
		脊椎基底动脉功能不全
		小脑梗死或出血
		CPA 肿瘤
	视神经乳头水肿	CNS 肿瘤或出血致 ICP 增高
颈部	甲状腺肿	甲状腺疾病
肺	啰音	肺炎
心脏	心律失常	急性 MI
	心脏杂音	
腹部	腹胀	肠梗阻、胃轻瘫
	蠕动波	胃排出梗阻
	高调肠鸣音	肠梗阻
	肠鸣音减弱	肠梗阻
	疝气或外科手术瘢痕	可疑肠梗阻
	腹膜指征	阑尾炎、胆囊炎
		内脏穿孔
神经系统	精神失常	CNS 疾病
	小脑表现	
	颅脑神经表现	

CNS，中枢神经系统；CPA，桥小脑角；HEENT，头眼耳鼻喉；ICP，颅内压。

功能检测。可疑肝衰竭时需查血氨。

血药浓度：应用茶碱、洋地黄或水杨酸类药物患者，特别是老年人非遵医嘱服药者需行血药浓度检测。

腹部影像学检查：仅对可疑肠梗阻患者行立位腹平片。由于腹部 CT 分辨力高，在大部分可疑肠梗阻的患者诊断及辨别病因时均较腹平片更有价值。腹部超声有助诊断成人可疑胆总管结石或胆囊炎者，亦可诊断儿童幽门梗阻和肠套叠。可疑中枢神经系统损伤、肿瘤或感染时可行头 CT 或 MRI 检查。

心电图：可疑冠状动脉缺血时行心电图检查。

甲状腺功能检测：ED 不常规进行此项目，可疑甲状腺原因致呕吐时可行该项检查。

鉴别诊断

临床表现和诊断检查结果有助鉴别各种恶心和呕吐病因（表 20-3）。成年人鉴别诊断范围甚广，病因包括：药物相关、感染、中毒、胃肠功能失调、CNS 疾病、妊娠相关、内分泌、代谢异常、放射性、术后、不明原因（如周期性呕吐）、精神性和其他病因如急性心肌梗死及急性移植物抗宿主病。

对患儿的诊断思路

恶心、呕吐患儿的评估和治疗取决于年龄和可能病因（表 20-4）[5]。轻度反流常见于新生儿，但婴儿呕吐也可能是由致命性疾病所致。出生 1 周内，消化道梗阻、先天代谢异常和严重感染均可伴有呕吐。出生 1 周后则需考虑幽门狭窄。"喂食困难"为排除性诊断。出生 1 个月后应注意感染、代谢性疾病、牛奶不耐受、生长迟滞、外伤致硬膜下血肿等呕吐因素。成长过程中呕吐常伴多种功能异常，包括周期性呕吐、外科急症、食物中毒、误服、Henoch-Schönlein

表 20-3 伴呕吐的疾病

疾病	病史	流行程度	体格检查	实用检查	说明
妊娠期恶心和呕吐（NVP）	晨起呕吐常见，伴乳房触痛。典型的 NVP 从妊娠 4～7 周开始，10～16 周达高峰，20 周消失。妊娠 12 周后开始出现呕吐，或呕吐持续 20 周以上提示可能有其他原因	非常常见，影响 75% 孕妇	良性腹部体征	妊娠尿检，血清电解质及尿酮体除外妊娠剧吐	所有育龄女性都应考虑 NVP。预测母亲婴儿良好。NVP 与流产率、胎儿生长迟滞及胎儿死亡率减少相关
妊娠剧吐	严重持续性 NVP，尚无明确定义。通常认为表现包括体重减轻 5%、酮尿和功能障碍，多胎妊娠、葡萄胎妊娠和未产妇均可伴剧吐	不常见，影响 <1% 孕妇	脱水征象和良性腹部体征	β-hCG、尿酮体、血清电解质、超声检查除外葡萄胎妊娠或多胎妊娠	研究多为对胎儿无不良反应。新近研究发现与新生儿生长迟滞相关
胃肠炎	发热、腹泻和腹部痉挛痛。早期出现呕吐和疼痛，24 小时内常伴腹泻	很常见	良性腹部体征	通常不需要	早期胃肠炎仅出现呕吐和脐周痛时，与早期阑尾炎不易鉴别。胃肠炎时常出现腹泻
胃炎	服用 NSAID 和 ETOH 常出现上腹痛、嗳气、胃胀、腹胀、烧心和食物耐受不良	很常见	可伴上腹轻压痛	需查脂肪酶和妊娠试验除外其他诊断	通过停服药物伴抑酸治疗多可缓解症状
消化性溃疡病（PUD）	胃中上部或右上腹痛，通常在脂肪餐后。既往类似发作史	很常见，90% 病例存在上腹痛。肠溃疡疼痛而加重胃溃疡疼痛。剧痛提示穿孔	上腹压痛	出血注意血红蛋白、便潜血阳性、可疑穿孔行立位腹平片	PUD 三大主要病因：NSAID、幽门螺杆菌感染和过多胃酸分泌
胆系疾病	胸骨后疼痛伴左臂或下颌放射，常伴呼吸困难、大汗或头晕	很常见	常见右上腹压痛 Murphy's 征阳性	WBC、脂肪酶、血清胆红素、碱性磷酸酶及右上腹超声检查	体温及白细胞正常，症状自行缓解疑绞痛。发热、Murphy's 征阳性、白细胞升高并结合超声结果提示胆囊炎
MI	胸骨后疼痛伴左臂或下颌放射，常伴呼吸困难、大汗或头晕	常见	疼痛引发焦虑和濒死感。无诊断性体征	ECG（新出现的 Q 波、ST 段改变或新 T 波倒置）、CPK-MB/肌钙蛋白	不都伴胸痛。特别是糖尿病和老年人可仅表现恶心和上腹不适

表 20-3　伴呕吐的疾病（续）

疾病	病史	流行程度	体格检查	实用检查	说明
DKA	早期烦渴多尿，不经治疗可出现神志改变和昏迷。长期糖尿病患者，感染、创伤、心肌梗死和手术均可诱发 DKA	常见	血中酮体升高致呼吸"苹果味"。呼吸急促代偿更多的二氧化碳代偿代谢性酸中毒，存在脱水貌，严重患者伴意识改变或昏迷	血糖、尿酮体及 ABG	DKA 可作为糖尿病首发症状，这些患者任意视频渴多尿症状的重要性。仅主诉恶心呕吐和上腹疼痛
胰腺炎	放射到背部的上腹痛。大多因饮酒或胆囊结石所致。其他病因包括高脂血症，药物（磺胺和噻嗪类）及 ERCP	常见	上腹压痛。伴麻痹性肠梗阻时可有腹胀和肠鸣音降低。严重症状见于重症病例	脂肪酶、LDH、AST、WBC、血糖答、BUN、血钙及 ABG	死亡率高：入院时——年龄 > 55 岁，WBC > 16 000/mm³，血糖 > 200dl，碱缺失 > 4，LDH > 350IU/L 及 AST > 250 F Units 48 小时内——血红蛋白下降 10%，BUN > 2mg/dl，PO₂ < 60mmHg，血钙 < 8mg 及补液 > 4L
阑尾炎	起于脐周有转移性右下腹痛，常见食欲减退	常见	右下腹局部压痛可出现切体征低热	WBC 腹部 CT	早期诊断困难。首诊易漏诊
肠梗阻	典型腹痛表现为周期性发作的间歇性痉挛痛，随肠梗阻加重而加剧，疼痛部位依梗阻而定，高位梗阻表现为上腹疼痛，中位梗阻可见脐周痛，结肠梗阻多为小腹痛	常见	腹胀，弥漫性轻压痛和高调肠鸣。全面检查以除外疝气	立卧位腹平片全腹 CT	90% 肠梗阻由粘连，疝气和肿瘤所致。其他病因包括肠套叠、肠扭转、异物梗阻、胆石性肠梗阻、炎症性肠病、肠道狭窄、囊性纤维化和血肿
一氧化碳中毒	头疼常见。常发生冬季炉火燃烧时。同时在场的家庭成员有类似症状	不常见	早期一氧化碳中毒无确切体征	血一氧化碳水平	冬季应注意无色无味的一氧化碳中毒可能
Boerhaave 综合征	可有颈、胸或上腹痛。长时间剧烈呕吐常致撕裂。多发生在暴饮暴食后。还可见于分娩、流产、癫痫发作和抬举重物	不常见	可见呼吸急促，心动过速和低血压。还可见皮下气肿、纵隔气肿，纵隔气肿时可见 Hamman 征	CXR 可见胸膜渗出、纵隔增宽、气胸或纵隔气肿和多种胸片表现。利用水溶性造影剂行食管 X 线片可确诊	临床可见剧烈呕吐、严重胸痛、皮下气肿，但多不典型、伤常诊断困难

ABG：动脉血气；AST：天门冬氨酸转氨酶；β-hCG，β-人绒毛膜促性腺激素；CK，肌酸激酶；CT，计算机断层扫描；CXR，胸部X光；DKA，糖尿病酮症酸中毒；ECG，心电图；ERCP，内镜逆行胰胆管造影；ETOH，乙醇；LDH，乳酸脱氢酶；MI，心肌梗死；NSAID，非甾体抗炎药；PUD，消化性溃疡病；WBC：白细胞

表 20-4　患儿恶心和呕吐原因

病因分类	新生儿	婴儿	儿童	青春期
感染	脓毒症、脑膜炎、UTI 及鹅口疮	肺炎、中耳炎、鹅口疮	胃肠炎	胃肠炎、上呼吸道感染
解剖	闭锁蹼、肠道转位不全、狭窄、胎粪梗阻及先天性巨结肠	幽门梗阻、肠套叠及先天性巨结肠	胃粪石及慢性肉芽肿病	PUD 及肠系膜上动脉综合征
胃肠	反流、过量喂饲、胃排出梗阻及肠扭转	反流、胃炎及不耐乳症	阑尾炎、胰腺炎及其他食物不耐受	贲门失弛缓症及肝炎
神经源性	硬膜下血肿及脑积水	硬膜下血肿	肿瘤、偏头痛、Reye 综合征、晕动病及高血压	肿瘤、偏头痛、晕动病及高血压
代谢性	有机血症或氨基酸血症、尿素循环缺陷、半乳糖血症、高钙血症、苯丙酮尿症及核黄疸	遗传性果糖不耐受、脂肪酸代谢异常、尿毒症、肾上腺增生及核黄疸	糖尿病及维生素 A 过量	糖尿病、妊娠及急性间歇性卟啉病
其他	特发性心力衰竭	反刍及心力衰竭	周期性呕吐综合征、中毒、食物中毒及孟乔森（Munchausen）综合病征	精神性厌食症

PUD：消化性溃疡病；URI：上呼吸道感染；UTI：尿路感染。

Adapted from Li HK, Sunku BK: Vomiting and nausea. In Wyllie R, Hyams JS (eds): Pediatric Gastrointestinal and Liver Disease: Pathophysiology, Diagnosis, Management. Philadelphia, Saunders, 2005, pp. 127~149.

表 20-5　恶心和呕吐常用药物治疗

药物	剂量	说明
异丙嗪	成人：12.5~25mg IV、IM、PO 或结直肠给药	呕吐时，每 4~6 小时重复给药。可有口干、头晕或视物模糊反应
	儿童：每次 0.25~1mg/kg，q4~6h prn IV、IM、PO 或结直肠给药；最大剂量每次 25mg	2 岁以下慎用
氯吡嗪	成人：5~10mg IM 或 PO；2.5~10mg IV；25mg 结直肠给药	每 4 小时可重复，IV、IM 或每 12 小时结直肠给药直至呕吐停止。可有嗜睡、低血压、锥体外系反应
	儿童：0.4mg/(kg·d) tid~qid PO 或射肛；每次 0.1~0.15mg/kg tid~qid IM；最大剂量 40mg/24h	
甲氧氯普胺	成人：10mg IM 或 IV，可每 6h 重复	张力障碍反应、延迟运动障碍及抗精神病药恶性综合征
	儿童：每次 1~2mg/kg q2~6h IV q2~3h	
昂丹司琼	成人：4mg IV 单次	头疼、头晕和肌肉骨骼痛
	儿童：<40kg：0.1mg/kg	
	>40kg：4mg/次 IV 单次	

IM：肌内注射；IV：静脉注射。

紫癜、肺炎和糖尿病酮症酸中毒。青春期出现反复呕吐应注意神经性厌食症和暴食症[5]。

治疗

优先治疗恶心和呕吐的潜在病因。摄入不足是脱水和营养不良的主要原因。经口补液首选运动型饮料，避免橙汁及高糖饮品[6]。因各种原因不能口服的脱水患者则需静脉补液。临床重度低钾血症偶见于呕吐合并代谢性碱中毒。治疗主要为静脉补液。持续呕吐、胃轻瘫、胰腺炎和肠梗阻时可留置鼻胃管。

表 20-5 列出了恶心和呕吐患者治疗药物选择。

医师个体化治疗药物分为组胺拮抗剂、毒蕈碱拮抗剂、多巴胺拮抗剂和5-羟色胺拮抗剂。

酚噻嗪类药物被广泛用作一般的止吐药，具有多种复杂的作用机制。其止吐作用主要通过阻断CTZ的多巴胺D_2受体。丙氯拉嗪（甲哌氯丙嗪）、氟哌利多（氟哌利多注射液）、氟哌啶醇（卤吡醇）和异丙嗪（非那根）为常见止吐药。常见轻至中度不良反应包括张力障碍和烦乱不安，但可通过苯海拉明或苯甲托品治疗。丙氯拉嗪止吐效果优于异丙嗪，但其静坐不能发生率为16%，张力障碍发生率为4%。使用时向患者解释并建议应用苯海拉明或苯甲托品缓解不良反应。应用酚噻嗪类药物偶见抗精神病药恶性综合征、恶液质和胆汁淤积性黄疸的报道。

5-羟色胺受体拮抗剂（如昂丹司琼、格拉司琼和托烷司琼）是一类对化疗引起的恶心和呕吐有效的药物，已受到广泛关注。虽然它们能影响GI受体，但其主要作用部位在脑极后区。少数研究发现，5-羟色胺受体拮抗剂对口服茶碱和对乙酰氨基酚过量所致呕吐也有良好疗效，呕吐能妨碍患者服用这些药物，因此能增加口服药的依从性。昂丹司琼可抑制呕吐，使患者可继续口服药物治疗。剂量为8mg静脉20分钟注入。不良反应有轻度头痛和便秘[7,8]。

胃轻瘫、胃食管反流疾病和其他可疑功能失调综合征患者应用胃肠动力药效果好。甲氧氯普胺常用于急诊科患者。其在CTZ区域具有多巴胺受体拮抗活性并表现出抗胆碱能和抗5-羟色胺作用。最初用于促进胃排空，确切机制尚不清楚。甲氧氯普胺具有多重止吐作用，可作为常规用药。其他促胃肠动力药如西沙必利不通过血脑屏障，不作为常规用药。促胃肠动力药主要应用于单独胃动力失调的患者。常见不良反应为轻度一过性烦躁、嗜睡和腹泻。

抗组胺药主要治疗晕动病和眩晕患者的恶心和呕吐。茶苯海明（乘晕宁，dramamine）和美克洛嗪（meclizine/Antivert）直接抑制前庭兴奋和前庭-小脑通路。其抗胆碱能作用对眩晕和晕动病有效。抗组胺药物作为止吐药，能较好用于预防晕动病，其抑制恶心和呕吐效果不及吩噻嗪类药物。常见不良反应为嗜睡、视物不清、口干和低血压。近来抗组胺药物主要用于轻度镇静而非止吐。

具有抗胆碱能作用的东莨菪碱经皮贴剂或口服剂型可防治晕动病。其对化疗相关恶心和呕吐有一定疗效。但在急诊科应用有限。

苯二氮䓬类对不同原因恶心和呕吐疗效各异。有限的研究评估了苯二氮䓬类在治疗妊娠剧吐、预防化疗性呕吐及妇科术前用药的有效性。尽管无直接测定方法，但研究提示部分反应与抗焦虑成分相关。目前仍无ED患者应用苯二氮䓬类治疗非特异性恶心和呕吐疗效的研究。

恶心和呕吐治疗药物最初均用于化疗相关和术后恶心和呕吐（postoperative nausea and vomiting, PONV）治疗。新型口服神经激肽-1拮抗剂阿瑞吡坦（Emend）对化疗患者呕吐有效[9]。其可阻断脑中P物质作用。但尚未广泛用于恶心和呕吐的治疗。

医师应根据发现的病因，如晕动病、化疗或PONV，直接进行病因治疗。对所有患者，如何选择急诊止吐药物尚无更多研究。一项中重度恶心和呕吐安慰剂对比治疗研究发现氟哌利多较氯丙嗪或甲氧氯普胺更有效[10]。而另一项研究认为昂丹司琼对恶心和呕吐中度有效[11]。

成年人恶心和呕吐主要为对因治疗[6]。需根据公斤体重计算成年人止吐药物的儿童用药量。昂丹司琼和甲氧氯普胺对儿科患者止吐效果明显，有助于胃肠炎患者口服补液[12]。

特殊治疗

很多药物包括抗组胺药可治疗应用阿片类药物止痛的急诊患者的恶心和呕吐。研究显示阿片类物质所致恶心和呕吐发生率很低且此类药物治疗效果不佳[13,14]。

治疗妊娠期恶心和呕吐（nausea and vomiting in pregnancy, NVP）的药物很多。治疗包括非药物方法，避免刺激、改变饮食、针灸、姜治疗法和行为治疗；药物方法，维生素B_6、抗组胺药物、胃复安、昂丹司琼或氯吡嗪。妊娠剧吐治疗方法同NVP。轻症可应用维生素B_6、针灸、姜治疗，药物可选择抗组胺药、胃复安、昂丹司琼、氯吡嗪和吩噻嗪类治疗。维生素B_6、针灸和姜治疗均可用于急诊科患者治疗。严重患者应收住院，补液，必要时激素疗法并注意电解质情况。治疗妊娠剧吐尚无更特异性药物[15]。

PONV治疗方案明确。无适当预防治疗时，1/3术后患者出现恶心和呕吐，发生率与手术过程有关。也可选氟哌利多、甲氧氯普胺、昂丹司琼和地塞米松治疗[16]。但急诊科患者镇静过程中的止吐治疗研究不多。手术室麻醉医生应用治疗PONV的许多药也可用于急诊科患者程序镇静（procedural sedation）。一氧化二氮（nitrous oxide）和异丙酚（propofol）恶心和呕吐发生率高。目前尚未确定用于PONV治疗的理想药物，有些研究将昂丹司琼（ondansetron）用为一线治疗药。急诊科亦可用此治疗镇静相关恶心和呕吐。

急诊可见化疗相关的急性（<24小时）或迟发

（≥24小时）呕吐[17]。呕吐发生与化疗药物、本身危险因素、其他精神疾患和止吐治疗有关。通常给予5-羟色胺拮抗剂地塞米松和阿瑞吡坦预防性治疗。大麻素亦可控制化疗所致恶心和呕吐。虽无研究报道，但5-羟色胺和阿瑞吡坦均可用于急诊治疗。

处置

有明显基础疾病、诊断不明、对液体和止吐疗法效果不佳、药物治疗无效的顽固性呕吐，特别是对治疗无效的高龄患者应收住院治疗。广义上A类患者是指病因不明且随访困难（无家庭医生、交通不便、贫困、药物或酒精滥用及语言交流障碍）者。无潜在严重疾病、对液体和止吐治疗反应良好、能经口补液或在家能随访和观察者可出院治疗。

最好由初级保健医生安排大部分出院患者在24~48小时内密切随访。出院医嘱包括从少量流质逐渐增加至正常饮食。有些专家推荐恶心呕吐饮食，此种饮食对胃蠕动影响很少。包括三步：第一步是运动饮料和肉汤；第二步是汤羹；第三步是对胃蠕动影响不大的食物，如高蛋白低脂肪肉类[16]。明确告诉患者一旦症状反复或恶化应及时返回医院治疗。

恶心和呕吐病因常不明确。症状可长期存在或自行缓解；前者需反复评估和密切随访。反复出现时应注意精神疾病和周期性呕吐可能。

本章参考文献请参见 http://pumpress.bjmu.edu.cn/eduservice/3419.html

第21章 腹痛

Rimon N.Bengiamin, Gavin R.Budhram, Kelly E.King, John M.Wightman

靳衡 华罗刚 译 柴艳芬 校

概述

腹痛是常见的急诊科（ED）主诉，因各种理由，其在诊断方面是有挑战性的。患者难以表述腹痛性质及特征。体格检查结果与其主诉不一致，以致误导。腹痛部位和程度也可随时间而改变。腹痛开始较轻者，可能发展为致命性后果。相反，腹痛严重者可能病变较轻。鉴于上述因素，使得在急诊科对急性腹痛患者进行评估非常具有挑战性。

流行病学

腹痛占所有急诊科患者的10%。表21-1列举一些急性腹痛最常见病因。许多以疼痛和伴随症状并非某种特定疾病的典型表现。腹痛患者中，1/4无法得到明确诊断[1]。另外，对老年人（65岁以上）、免疫缺陷患者及育龄妇女等人群应特别关注。

老年急性腹痛患者更可能为致命性疾病所致。老年人憩室炎、腹主动脉瘤破裂、肠系膜缺血临床表现不典型，但病情发展迅速。由于诊断准确率低而患严重疾病的可能性高，老年腹痛患者更易死亡[2]。

急诊医生正在面对越来越多的由HIV/AIDS、化疗、免疫抑制药所致免疫功能低下患者。这些患者也由于诸多原因难以诊治。其体格检查和实验室检查结果不典型（如无发热或白细胞计数正常），使临床表现具有误导性。感染的鉴别诊断范围也比一般情况更加广泛[3-7]。免疫缺陷患者的临床表现极为多样且隐蔽，详见第181章。

女性腹痛患者的鉴别诊断应考虑周全，需要更加全面深入的体格检查以及更进一步的诊断性检查。无论妊娠期或非妊娠期女性，都要重点考虑盆腔器官病变。育龄女性的异位妊娠非常容易被误诊，从而大大增加该疾病的危险程度。妊娠期间，子宫是腹腔而不是盆腔器官，腹腔内正常器官可移位，由此增加了对妊娠患者病情评估的复杂性[8]。非妊娠期患者则需考虑各种源自卵巢和子宫的病变。

病理生理学

胃肠道和泌尿生殖道疾病是腹痛的最常见原因。疼痛可以源于腹部，也可源于腹外其他部位（框21-1）。腹痛来自三种疼痛路径（内脏痛、躯体痛和牵涉痛）的一种或更多种：

内脏痛由包绕内脏器官的脏层腹膜自主神经受刺激引起，为一些相关疾病的早期表现。刺激源于空腔脏器腔内液体或气体膨胀，及实质器官因水肿、出血、囊肿或脓肿形成而使被膜受牵拉。这种不适感无特异性且难以定位。如果病变器官受胃肠蠕动影响，疼痛则表现为间歇性、痉挛性或绞窄样痛。总之，腹部的内脏痛与胚胎体段有关。

- 前肠结构（胃、十二指肠、肝、胰腺）与上腹痛相关。
- 中肠结构（小肠、近侧结肠、阑尾）与脐周痛相关。
- 尾肠结构（末端结肠、泌尿生殖道）与下腹痛相关。

感受内脏痛的部位常远离实际病变部位。当内脏病变超过其范围时，疼痛部位固定。典型例子就是阑尾炎早期为脐周痛（中肠），当炎症波及壁层腹膜时，疼痛便局限于右下腹，也就是阑尾的解剖位置。

躯体痛是壁层腹膜受刺激所致。通常由感染、化学刺激或其他炎性过程引起。因躯体感觉经外周神经

表 21-1　腹痛常见病因

病因	流行病学	病因学	临床表现	体格检查	辅助检查
胃炎、食管炎、胃或十二指肠炎	发病于所有年龄段	胃酸分泌过多，黏膜屏障破坏，感染或外源性因素引起	与进食特定食物相关的上腹部放射或局限性疼痛。疼痛可为灼烧样，有时仰卧位加重	上腹压痛不伴反跳痛或肌卫，穿孔或出血时疼痛加重	普通病例在考虑有创性检查前使用抑酸药或 H_2 受体阻断药治疗。胃十二指肠镜检查有助于诊断及活检。血液或活检可检测出幽门螺旋杆菌。若杯疑穿孔，立位腹平片于早期可发现游离气体。CT检查有助于诊断
急性阑尾炎	青壮年高发；儿童及老年人较少见。女性、儿童、老年人发病率高，穿孔率较高，病死率为0.1%，若穿孔将升至2%~6%	阑尾腔梗阻引起管壁肿胀、缺血、感染和穿孔	起初上腹或脐周疼痛，8~12h后转移至RLQ（50%~60%）。后期穿孔率较高，疼痛、低热（15%）、厌食（80%）常见；呕吐相对少见（50%~70%）	平均体温38℃（100.5°F）。出现穿孔时体温更高。多数病例RLQ压痛（90%~95%）及反跳痛（40%~70%）。30%患者直肠触痛	WBC常升高或出现核左移。尿检可出现无菌性脓尿。CT检查敏感并有特异性。女性、妊娠及儿童患者RLQ痛可行US
胆道疾病	35~60岁高发；20岁以下患者少见。男女比为1:3。多产、肥胖、饮酒和使用避孕药为危险因素	胆石通过胆管时引发胆绞痛。胆石嵌顿在胆囊管或胆总管引发胆囊炎或胆管炎	RUQ痉挛性痛，可放射至右肩胛下区；既往有痛发作；可伴恶心或餐后痛；持久疼痛支持胆囊炎或胆管炎的诊断	胆绞痛时体温正常，胆囊炎或胆管炎时体温升高。RUQ压痛，反跳痛及黄疸（较少见）	出现胆囊炎或胆管炎时WBC升高。脂肪酶和肝功能检测有助于胃炎或溃疡病鉴别。US可显示胆囊壁增厚、胆周积液、结石和胆管扩张。肝胆管闪烁成像诊断胆囊功能
输尿管绞痛	平均发病年龄30~40岁，主要见于男性。常有发作史或结石家族史	家族史、痛风、变形杆菌感染、肾小管性酸中毒及膀胱氨酸尿导致结石形成	突发的肋、腹部疼痛，放射至腹股沟。常表现恶心、呕吐、面色苍白。患者因疼痛坐卧不安	生命体征多正常。CVA轻叩痛	尿检出现血尿。CT平扫敏感且有特异性。US显示肾积水有助于诊断
憩室炎	发病率随年龄增大而增高，男性多于女性。亦称"左位阑尾炎"，常复发	结肠憩室可感染或穿孔，或导致局限性结肠炎，感染或腹膜肿引起梗阻、脓肿、肠瘘	常出现排便频率和大便性状改变。LLQ痛常见，伴发热、恶心、呕吐，可有直肠出血	常有低热，LLQ压痛，无反跳痛。大便潜血可阳性	多数检查结果正常。腹平片可示梗阻或团块。CT检查异性强

第21章 腹痛

表21-1 腹痛常见病因（续）

病因	流行病学	病因学	临床表现	体格检查	辅助检查
急性胃肠炎	常见诊断，季节性强。常误诊为阑尾炎。进餐后集体发病，有旅游史或免疫缺陷病史	常为病毒感染。病程长，旅行者或免疫缺陷患者可考虑细菌或寄生虫感染	疼痛为游走性、间歇性、痉挛性。弥漫性。腹泻是关键诊断指标，常为大量水样便。恶心及呕吐可先于疼痛出现	无腹膜炎征象，腹部检查多无特异性。直肠镜检查示水样便或粪质较少。发热常见	常规使用止吐药和补液对症治疗。大便潜血阳性提示侵袭性病原体感染，但不能作为诊断感染的主要指标，否则会漏诊严重疾病。
便秘及顽固性便秘	女性、老年、儿童及使用麻醉药品的患者多见	原发性或继发于疾病状态的肠麻痹（低动力）或外界因素（节食、用药）	腹痛，排便习惯改变	无腹膜炎体征，多种多样非特异性。直肠检查可见粪块嵌塞	腹平片可见大量粪便。便秘为排除性诊断
非特异性腹痛	多见于中青年、孕龄妇女、低收入人群及精神病患者。50岁以上患者10%患腹部肿瘤	病因不明确；早期或未诊断出的病变	表现多样，但倾向于慢性或复发性	形式多样但无腹膜炎体征。直肠检查用以评估大便潜血、瘘管及裂隙等病理特征	常可在门诊进行检查

CT：电子计算机断层摄影；CVA：肋脊角；LLQ：左下腹；LUQ：左上腹；RLQ：右下腹；RUQ：右上腹；US：超声检查；WBC：白细胞。

框 21-1	腹痛的腹、盆腔外重要病因

胸部
 MI/不稳定心绞痛
 肺炎
 肺栓塞
 膈疝（神经痛）
 心包炎/心肌炎

泌尿生殖系统
 睾丸扭转

腹壁
 肌肉痉挛
 肌肉血肿
 带状疱疹

感染性
 链球菌咽炎（儿童多见）
 洛基山（Rocky Mountain）斑疹热
 单核细胞增多症

全身性
 糖尿病酮症酸中毒
 酒精性酮症酸中毒
 尿毒症
 镰状细胞病
 卟啉病
 系统性红斑狼疮
 血管炎
 青光眼
 甲状腺功能亢进症

中毒
 甲醇中毒
 重金属中毒
 蝎蜇伤
 蛇咬伤
 黑寡妇毒蛛咬伤

Adapted from purcell TB: *Nonsurgical and extraperitoneal causes of abdominal pain. Emerg Med Clin North Am* 7: 721, 1989.

传导，因此较内脏痛定位准确。图 21-1 显示了一些典型疼痛部位所对应的特定疾病。躯体痛常剧烈且持久。炎症波及腹膜后更易于根据疼痛位置定位病变区域。

牵涉痛是指病变远离部位所感知的疼痛，由于来自许多内脏传入神经纤维通过神经根传入脊髓，神经根含有其他部位的痛觉纤维，见图 21-2。这使大脑难以鉴别伤害性刺激的部位。内脏痛和躯体痛均可表现为牵涉痛。例如：下壁心肌梗死时出现上腹部疼痛，以及腹腔内出血刺激膈肌时出现肩痛。

妇产科疾病表现见相关章节。值得注意的是，女性腹痛可为盆腔解剖结构或盆腔疾病迁延所致牵涉痛，如肝脏周围炎症伴盆腔炎症性疾病时。

诊断方法

临床策略集中于早期急救、病史、体格检查及相关辅助检查，综合上述资料制定合理的治疗和处置方案。

鉴别思路

传统的可能诊断分为腹腔盆腔内（腹膜内、腹膜后及盆腔）疾病（如阑尾炎、胆囊炎、胰腺炎）和腹腔盆腔外器官疾病（如肺炎、心肌梗死、酮症酸中毒）。

尽管许多引起腹痛的疾病可有较高的发病率和病死率，但在急诊科对几种疾病值得仔细考虑。表 21-2 列举主要致命性非创伤腹痛的病因。本组疾患可发生血流动力学障碍，尽早实施治疗干预是非常关键的。

迅速检查和急救

像所有主诉一样，分诊是处理患者的首要关键步骤。腹痛患者大多血流动力学稳定，但高达近 7% 的患者有生命危险，在老年人和免疫缺陷患者中，这一比例更高[1]。

对生理学障碍的生命垂危患者，需立即送往抢救区复苏。重度休克或持续呕吐致使气道不畅者需气管内插管。此类患者多存在严重的容量不足，应迅速开通静脉通路，给予等渗晶体溶液容量复苏，并滴定逐渐加量直到恢复有效循环为止。

如腹主动脉瘤破裂、消化道大出血、脾破裂和出血性胰腺炎危重疾病时需要输入全血或其他血液制品。床旁超声检查可快速评估腹腔内游离液体量及主大动脉破裂程度病变。超声检查对指导治疗和处置非常重要，应作为首要检查项目的一部分。由于致命性腹痛可能必须手术治疗，所以应要尽快请外科医生会诊。

诊断要点

病史

认真详细询问病史是诊断腹痛的关键。框 21-2

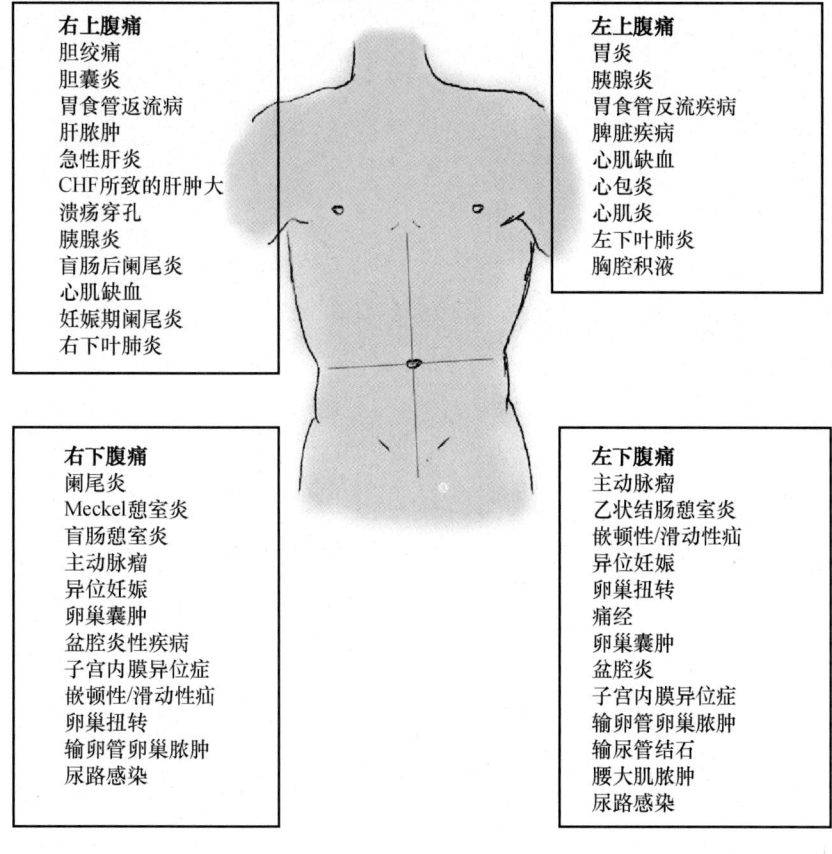

图 21-1　急性腹痛鉴别诊断。CHF：充血性心力衰竭；GRED：胃食管反流疾病；LLL：左下叶；RLL：右下叶。

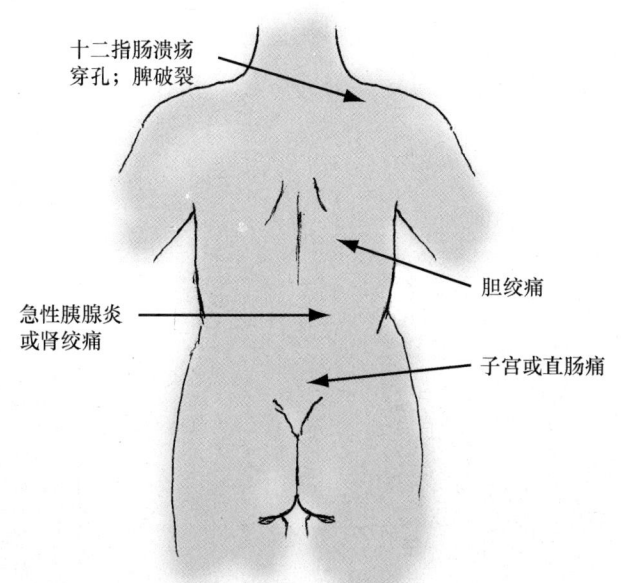

图 21-2　腹部牵涉痛常见病因。

总结如何高效率询问病史。语言和文化差异可能影响医患交流。

突发腹痛常提示病因严重，而延迟的临床表现也可能由外科疾病引起。外科病因所致腹痛，多表现为先疼痛后恶心呕吐；而非先恶心呕吐再疼痛。局限性或转移性腹痛也有助于诊断。弥散性腹痛一般为非外科因素所致，但也可能为外科疾病的早期内脏性疼痛。绞痛提示空腔脏器扩张，其发生和持续的时间可为确定病变器官提供线索，如彩图 21-3 所示。

疼痛的程度和性质多为主观症状，公认的典型症状如下所示：

- 肠梗阻呈弥散性剧烈绞痛。
- "疼痛与体格检查不符"，多见于肠系膜缺血患者。
- 上腹部疼痛放射至中背部首先考虑胰腺炎，或为胰腺的原发性炎症，或继发于溃疡穿孔。

表 21-2　潜在致命性腹痛病因

病因	流行病学	病因	临床表现	体格检查	辅助检查
异位妊娠破裂	发病于未行避孕措施的育龄女性。发病率约1%	危险因素包括：非白种人、高龄、STD或PID病史、不孕治疗、宫内节育器过期、输卵管结扎、异位妊娠病史	患侧持续性剧痛，腹腔内出血多表现为弥散性疼痛，可发生休克。腹中线部位痛不倾向异位妊娠诊断	休克或腹膜炎体征，单侧腹部压痛、附件区压痛或宫颈举痛，可进一步提示异位妊娠，无阴道出血	所有育龄女性（10～55岁）均需行β-hCG检测，辅以超声检查，妊娠早期可经阴道超声检查有重要诊断价值。FAST检查有助于评估休克或腹膜炎患者盆腹腔内游离液体量
腹主动脉瘤破裂/渗漏	发病率与年龄正相关。男性多见。危险因素包括HTN、DM、吸烟、COPD和CAD	病因尚不明确。诱因包括动脉粥样硬化症、遗传因素、HTN、结缔组织疾病、外伤和感染	腹主动脉瘤破裂时才出现症状，上腹部和背部剧痛，随后出现头晕或休克，疼痛可放射至背部、腹股沟或睾丸	70%患者生命体征正常，也可出现严重低血压。动脉瘤直径≥5cm时，触诊可及搏动性肿块。查体可无特异性发现。可闻及明显的股动脉搏动或腹部搏动异常	80%病例腹平片异常。超声能确定瘤体的直径和长度，但易受脂肪或肠腔内气体干扰。X线检查FAST检查寻找游离液体，有助于评估渗漏程度。病情稳定的患者可行螺旋CT检查
肠系膜缺血	多见于有心血管疾病、CHF、心律不齐、DM、脓毒症及老年脱水患者。院内发病率约为1/1000。病死率为70%。肠系膜静脉血栓形成伴血液高凝状态、血管炎症伴反应和创伤	20%～30%肠系膜血管变为非闭塞性。缺血由多种因素引起，包括短暂低血压、既往已存在动脉粥样硬化性病变、65%的肠系膜闭塞发生血栓子（75%）或急性动脉血栓形成（25%）	剧烈的疝气样痛，始于脐周而后弥散至全腹，常伴呕吐和腹泻，有时餐后发病。肠系膜动脉绞痛，亦称"肠绞痛"	严重缺血时，早期检查结果可能无异常，肠鸣音存在。直肠检查非常重要，少量出血粪便创术试验阳性	WBC显著升高，淀粉酶和肌酸激酶水平升高。硬死时乳酸中毒，X线检查代谢性酸中毒。诊断价值有限。CT、MRI及血管造影术诊断准确度较高
肠梗阻	婴儿和老年人高发。常见于有腹部手术史患者	肠粘连、肠脓肿、肠扭转、"第三间隙"、肠癌、疝、肠梗死、梗阻导致肠管的嵌顿和坏死、肠管内容物溢出引起腹膜炎、肠腔积液、肠管绞窄和坏死	痉挛性、弥散性腹痛伴呕吐	若无脱水或肠管绞窄，生命体征多正常。可表现为腹胀、肠鸣音亢进和弥散性压痛、局部腹膜炎征象提示肠管绞窄	WBC升高提示肠管绞窄。持续呕吐可导致电解质紊乱。腹平片和CT检查有助于诊断
内脏穿孔	发病率随年龄上升。常有消化性溃疡或憩室病史	常见于十二指肠溃疡侵蚀浆膜层、结肠憩室、结肠炎和胆囊穿孔罕见。肠内容物溢出引起腹膜炎	常见上腹部突发疼痛。50%患者呕吐。后期可发热。若大网膜将炎症包裹，可表现为局部疼痛。出血或脓毒症可引发休克	常见低热，体温逐渐升高。心动过速。腹部触诊可出现弥漫性肌紧张和反跳痛，后期慢性腹膜炎出现可出现"板状腹"，肠鸣音减少	腹膜炎导致WBC升高，LFT结果异常，淀粉酶升高。70%～80%的溃疡穿孔患者立位腹平片可见膈下游离气体
急性胰腺炎	成人高发，儿童和老年人罕见。常见于男性。酗酒和胆道疾病是危险因素	主要病因为饮酒、胆石症、高脂血症、高钙血症和内镜逆行胰胆管造影造成胰腺损伤、皂化、坏死。常继发于ARDS、脓毒症、出血和肾衰竭	突发腹部剧痛，向背部放射，常有恶心和呕吐。疼痛与体征不符，初期充分补液治疗很重要	常出现低热。患者可能出现低血压或呼吸急促症状。上腹部压痛，胰腺炎是腹膜后器官，病情不严重，多无肌紧张或反跳痛。出血性胰腺炎时，脐周可出现淤斑	首选脂肪酶水平检测。超声检查可显示胰腺水肿、假性囊肿或者胆道疾病。CT可显示假性胰腺囊肿、出血、坏死。若怀疑重症胰腺炎，需行CT检查。超声检查可排除胆结石

ARDS：急性呼吸窘迫综合征；β-hCG：β-人绒毛膜促性腺激素；CAD：冠状动脉疾病；CHF：充血性心力衰竭；COPD：慢性阻塞性肺疾病；CT：电子计算机断层摄影；CV：脑血管；DM：糖尿病；FAST：创伤超声重点评估；HTN：高血压；LFT：肝功能检测；MR：磁共振成像；PID：盆腔炎性疾病；STD：性传播疾病；WBC：白细胞。

| 框 21-2 | 高效的问诊提纲 |

1. 多大年纪？高龄意味危险增加。
2. 先痛还是先吐？先疼痛者病情更重（更倾向于外科疾病）。
3. 疼痛多长时间？疼痛不超过48小时者病情较重。
4. 曾做过腹部的手术吗？曾行腹部手术的患者应考虑梗阻。
5. 持续痛还是间断性痛？持续性疼痛者病情更重。
6. 以前这样发作过吗？回答没有的病情更重。
7. 有癌症、憩室炎、胰腺炎、肾衰竭、胆结石或肠炎病史吗？上述病史均提示病情较重。
8. 有艾滋病吗？考虑患者为病毒携带者或药物相关性胰腺炎。
9. 每天饮酒多少？大量饮酒者应考虑胰腺炎、肝炎或肝硬化。
10. 怀孕了吗？妊娠试验——考虑异位妊娠。
11. 是否服用过抗生素或甾体类药物？这些药物效应可掩盖感染症状。
12. 是否疼痛始于脐周后转移至右下腹？阑尾炎的特殊表现。
13. 是否有心血管病、高血压或房颤病史？考虑肠系膜缺血或腹主动脉瘤。

From Colucciello SA, Lukens TW, Morgan DL: Abdominal pain: An evidence-based approach. Emerg Med Pract 1: 2, 1999.

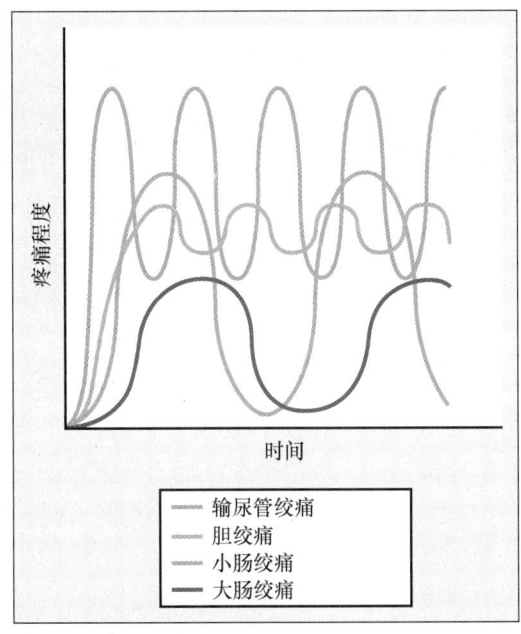

彩图 21-3　腹部绞痛特点。

- 左肩放射痛或单纯的左肩痛与脾脏病变、膈肌刺激或腹腔游离液体有关。
- 疼痛伴晕厥可能是胃或十二指肠穿孔、动脉瘤破裂或异位妊娠破裂。

体格检查

首先检查生命体征。严重的心动过速或低血压提示可能存在血容量不足或脓毒症。呼吸急促提示内脏坏疽或脓毒症所致代谢性酸中毒、肺炎所致低氧血症或单纯由疼痛引起的儿茶酚胺水平升高。发热多与腹腔内感染有关。生命体征固然重要，但应从全局的角度出发分析生命体征，以避免被假象误导。血容量不足时，心动过速会因各种原因而出现较晚。经剖腹探查证实有腹腔内感染的老年人，体温可能正常[9]。脓毒症的老年患者可表现为低体温。

完整的腹部检查对于评估腹痛患者的病情非常重要。患者需要仰卧，并充分暴露腹部。首先观察患者是否有创伤、擦伤或皮肤损伤。嘱患者用1个手指指出压痛最强的部位。整个腹部可人为地分为右上、右下、左上、左下四个象限，每个象限都应分别检查。某象限的压痛部位通常对应病变器官的位置（见图21-1）。有些疾病的疼痛不仅仅局限于某一个象限内，如尿路感染的耻骨上疼痛以及胃溃疡的中上腹疼痛。尽管80%的阑尾炎疑似患者有右下腹压痛，但仍有20%确诊阑尾炎患者无此表现[10]。

直肠检查对评估腹痛作用有限，除非伴有肠腔内出血、前列腺炎或直肠周围部位疾患。直肠检查主要用于检测是否有大便潜血、肛裂、肛瘘或粪块嵌塞。腹部体格检查中加入直肠检查并不能提高诊断阑尾炎的准确度[11]。

下腹部疼痛或者诊断不明确的女性患者，还应做盆腔检查。腹痛的女性患者应先做盆腔检查，以鉴别疼痛是源于腹腔还是盆腔，这些信息有助于选择影像检查的方式。盆腔超声检查能显示子宫或卵巢病变；而疑似腹腔器官病变的患者，CT更佳。盆腔检查对选择影像学检查有指导作用，检查结果重叠很常见。如，既有右附件区压痛也有麦氏点压痛的女患者需要除外卵巢扭转或阑尾炎。根据可能性最大的诊断选择相关影像学检查。

男性腹痛患者应检查泌尿生殖系统。如前列腺炎、睾丸炎和附睾炎通常都会引起腹痛。此外，男性腹股沟疝也较常见，完整的泌尿生殖系统检查可明确是否有腹股沟疝嵌顿。

腹痛性质不断变化，重复检查有助于诊断。对不典型的阑尾炎疑似患者，反复检查可提高诊断的准确率[2]。

辅助检查

尿检和妊娠试验可能是最省时、经济的辅助检查。前者可快速得出结果，做出早期诊断；而后者决定进一步检查和处理。应根据患者的临床表现解释尿检结果。除单纯的泌尿系感染外，有菌或无菌性脓尿还可见于其他疾病。例如，阑尾炎时可出现无菌性脓尿[12]。同样，血尿常见于预后相对良好的肾结石，也可见于腹主动脉瘤。

全血细胞计数很少有助于诊断，但腹痛患者还是要常规检查全血细胞计数。虽然感染或炎症时白细胞计数升高，但其敏感性和特异性较差，不能确定腹痛是否由严重疾病所致，即使连续测定白细胞计数也不能判断是否有手术指征。因此，白细胞计数无助于诊断。血清电解质，即使持续呕吐或腹泻的患者，仅有不足1%出现异常。对大多数无其他指征的患者，无需进行上述检查。血尿素氮水平升高可见于胃肠道出血或脱水，但通过病史与体格检查能更好地发现与定量。血肌酐水平升高常提示肾功能障碍。糖尿病酮症酸中毒也是急性腹痛和呼吸急促的原因之一，这时需要检测血糖、血阴离子间隙和血酮体水平。

肝酶和凝血功能检查只对小部分疑似肝病的患者有帮助[13]。如怀疑胰腺炎，最有用诊断结果是血清脂肪酶升高，应高于正常值两倍以上。由于它对本病比淀粉酶更特异和更敏感。若得到血清脂肪酶的结果，则血清淀粉酶测定无价值[14]。肠缺血后期可有血清磷酸盐和乳酸盐水平升高，但其只在怀疑肠缺血而不能确诊时有意义，由于缺乏足够的敏感性和特异性，所以不能只凭这两项检查就做出诊断。

腹平片对急腹症诊断价值有限，仅用于疑似肠梗阻、异物及内脏穿孔。腹CT是非产科腹痛患者的首选检查方式。CT能显示腹腔内部和外部结构，准确率高，据报道在95%以上[15]，另一方面可以提高诊断的可靠性[16]。有些诊断是依据CT检查的意外发现而做出的。CT检查的患者较未行CT检查者更易明确诊断[17]。合理的CT检查和准确地阅片能减少病死率、死亡率和医疗费用[18,19]。

CT有助于老年腹痛患者的诊断。老年腹痛患者需手术治疗的概率是中青年患者的2倍[20-22]，病死率是中青年患者的6~8倍[20,21]。另外，体格检查结果（包括生命体征）不可靠、获取病史难度大、年龄相关性生理变化及合并症等原因导致对老年腹痛患者的评估更加困难。CT在很大程度上改变对患者处理和治疗方法[23]。表21-3列举了老年腹痛患者常见的CT检查结果。

对于ED危重患者，腹CT检查是否应用口服造影剂尚有争议。技术的进步已提高图像采集效率及分辨率。初步研究表明，对评估某些可疑病变（如实质性器官或肠壁疾病）可应用单一的静脉造影剂[24]。

表 21-3　ED老年急腹症患者常见CT检查结果

诊断	腹CT阳性率
小肠阻塞或肠梗阻	18%
憩室炎	18%
尿路结石	10%
胆结石	10%
腹部包块/肿瘤	8%
肾盂肾炎	7%
胰腺炎	6%

Form Hustey FM, Meldon SW, et al：The use of abdominal computed tomography in older ED patients with acute abdominal pain. Am J Emerg Med 23：259-265，2005.

已显示单一的CT静脉造影对确诊和排除急性阑尾炎具有敏感性与特异性。弃用口服造影剂可明显缩短ED处置时间，提高患者满意度。

床旁经腹和经阴道超声是极好的辅助检查，能缩短致命性腹盆腔病变的诊断时间。指征如下：

- 确定子宫内妊娠，有效降低异位妊娠概率，使之降至1/20 000以下（辅助生育的妇女异位妊娠概率增加，即使确定子宫内妊娠，也不能排除异位妊娠。）
- 测量腹主动脉横径有助于确定是否存在腹主动脉瘤。
- 发现腹腔内游离液体提示出血，积脓或肠瘘。
- 作为辅助诊断检查用于以下非致命性的情况：
  - 胆结石或胆总管扩张提示胆总管结石；
  - 胆周积液或胆囊壁增厚提示胆囊炎；
  - 腹腔内游离液体提示腹水；
  - 肾盂积水提示输尿管梗阻；
  - 下腔静脉膨胀或塌陷提示血容量状况。

超声的检查结果有赖于超声医师的能力。误诊的原因有未能探察或识别出病变、把正常器官误认为病变器官、或对正确的检查结果过度诠释（如单纯的胆结石并不表明疼痛由胆囊炎引起）。急诊医生必须进行超声图像采集和解释的适当培训，如检查结果含糊不清，可请放射科对超声检查给予评估。

鉴别诊断

腹痛患者的鉴别诊断包括许多致命的或引起器官功能障碍的疾病，特别是对于血流动力学不稳定或中毒样表现的患者。严重患者需要对可能致命性疾病及时复苏和迅速评估。应重点询问病史、体格检查，把患者安置到具备气道管理、快速开放静脉通路及液体治疗能力的急救监护治疗区，然后进行相关诊断检查［床旁创伤超声重点评估（bedside focused assessment with sonography in trauma，FAST）、主动脉超声评估、放射学检查、心电图检查及实验室检查］。处理老年患者或可能妊娠的患者时，上述原则格外重要（见表21-1和表21-2）。

腹痛的育龄期女性要及早进行妊娠试验。如果已知怀孕或者尿、血清妊娠试验呈阳性，在被确诊为其他疾病前均应考虑异位妊娠。若出血，应及早请妇科会诊并行诊断性超声检查。对于休克患者，若妊娠试验阳性或有相关病史和体征，床旁腹部超声检查发现腹腔内游离液体是明确的手术指征。

尽管有上述局限性，腹痛一般仍根据压痛最明显的部位鉴别诊断。图21-1列举了主诉的腹痛部位和压痛最明显部位与多种相关疾病的联系。育龄妇女妊娠试验阳性提示异位妊娠，但是应像非妊娠患者那样，仍需对腹部内所有疾病进行鉴别诊断。通过询问病史和体格检查把很广的鉴别诊断疾病进行分类，再经辅助试验检查以明确或支持所怀疑的疾病。

尽管可用的检查项目相当繁多，各种检查项目完成后，ED仍有近半数急性腹痛患者不能确诊。临床医生的责任是，在作出"非特异性腹痛"诊断前，还要再次考虑腹部外的腹痛是否由腹部以外因素病因（框21-1）引起，特别是老年人和免疫缺陷患者。

经验性治疗

处理急性腹痛患者的主要治疗目标是维持生命体征平稳、缓解症状（例如控制呕吐、缓解疼痛）及快速诊断（如有需要，申请会诊）。

尚无证据表明急性腹痛患者应用镇痛药会影响后续检查的准确性；实际上，存在支持相反观点的有力证据。对最终需要手术治疗的患者，缓解疼痛有益于诊断[26-28]。紧急情况下，可通过静脉滴注阿片类药物镇痛。哌替啶（杜冷丁）副作用大，应避免使用。北美地区，静脉注射酮咯酸是唯一可用的肠外非类固醇抗炎药，对输尿管绞痛和胆绞痛有效[29,30]。其对某些妇科情况也有效，但对不能鉴别的腹痛不能作为全身性治疗。健康志愿者试验发现，对胃肠道出血和需要手术患者，酮咯酸延长出血时间[31]。

除镇痛药外，还有大量其他药物可缓解腹痛。抗酸药能缓解胃酸引起的灼烧痛[32]。口服抗胆碱药，如联合制剂（如阿托品-东莨菪碱-莨菪碱-苯巴比妥的联合制剂）能缓解肠痉挛，不过此类证据不足且不肯定。

异丙嗪、丙氯拉嗪、昂丹司琼、格拉司琼、氟哌利多等止吐药可用于控制恶心和呕吐。使用鼻胃管排空胃内容物对于怀疑小肠梗阻和顽固性疼痛或呕吐的患者有效。

如果考虑腹腔内感染，尽快应用广谱抗生素治疗。腹部感染经常是多种微生物感染，包括革兰阴性菌、革兰阳性菌和厌氧菌。按以下情况考虑应用或联合应用抗生素。

- 除非当地抗生素监管发现耐药可改用其他抗生素，否则使用第二代头孢菌素类（例如头孢孟多、头孢替坦、头孢西丁）或喹诺酮类（环丙沙星、左氧氟沙星）并联合甲硝唑按初始剂量给ED患者。其他非头孢菌素类药物，如β-内酰胺酶抑制剂与β-内酰胺类复合制剂（例如：氨苄西林-舒巴坦、哌拉西林-三唑巴坦、替卡西林-克拉维酸盐）也是备选方案。
- 许多肠道革兰阴性杆菌能快速变异产生β-内酰胺酶，使包括克拉维酸盐、舒巴坦或三唑巴坦在内的特殊复合制剂治疗效果不佳。对于近期使用过其他类抗生素的患者，碳青霉烯类（如亚胺培南、美罗培南）或者头孢吡肟是可选方案[10,33]。

治疗是否覆盖肠球菌属尚有争论，可通过会诊决定。免疫缺陷患者可能需要使用抗真菌药物。

处置

近40%的急性腹痛患者被诊断为非特异性腹痛，处置像诊断此类病人一样困难。处置分类包括外科与非外科会诊及处理、住院观察及患者回家随访[34]。收治患者到观察室或病房需遵循以下几点：

- 据病史、体格检查、辅助检查得到的信息；
- 怀疑某种疾病的可能性；
- 已明确的疾病或误诊或误治可能出现不良预后；
- 出院后能适时（或随时）和及时随访。

急诊患者病情稳定后可出院，定期随访，如有指征，可再行查体或诊断性影像学检查。

对有潜在风险的非特异性腹痛患者，需谨慎对待，应于8～12小时后复查。可在ED、指定社区保健医生或观察室复查。

病因诊断不明的非特异性腹痛患者离院要符合下述情况：腹部检查无异常发现，生命体征平稳。疼痛和呕吐得到控制，已经能够进食。对未明确诊断的出院患者，应予明确医嘱：

- 为缓解症状或为最大限度缓解病情，病人必须做什么（例如，避免加重腹痛的饮食或运动，遵嘱服药）。
- 根据对 ED 患者病情的了解，经合理治疗病情稳定者，应告知患者离院后出现什么情况、伴随什么症状及何时再来复诊。
- 何种情况下，病人应寻求更紧急的治疗，因为他（她）的病情有难以预料的变化（如疾病未控制前病情自然恶化、ED 误诊或药物不良反应）。

本章参考文献请参见 http://pumpress.bjmu.edu.cn/eduservice/3419.html

第22章 消化道出血

Philip L. Henneman

殷勤 译 李春盛 校

概述

流行病学

消化道出血（gastrointestinal bleeding，GI）是相当常见的急诊症状，常需要早期会诊和住院治疗。消化道出血的总体死亡率大约为10%，自20世纪60年代以来无明显变化。与治疗方法相比，消化道出血的诊断方法有了巨大的改进。消化道出血一般较易识别，患者通常有明显的呕血或便血表现，但有时临床表现不明显，伴有低血容量的症状和体征，如头晕、无力或晕厥。

消化道出血的治疗方法取决于出血部位是位于消化道的近端或远端（是上消化道或是下消化道出血）。在解剖学上，由十二指肠升部的Treitz韧带进行区分。在美国，上消化道出血（upper gastrointestinal bleeding，UGIB）的发病率是每年50～150/100 000，超过300 000人因该病住院，约30 000人死亡，耗费将近10亿美元。与上消化道出血相比，下消化道出血（lower gastrointestinal bleeding，LGIB）影响的人数及导致的住院患者更少[1]。

消化道出血可以发生在任何年龄，但主要累及40～70岁年龄段的人群（平均年龄59岁）。大部分消化道出血的死亡患者年龄在60岁以上。男性上消化道出血患者多于女性（比例2:1），而下消化道出血多发于女性。严重的需要住院的上消化道出血多见于成人，而需要住院的下消化道出血多见于儿童[2]。

诊断方法

鉴别思路

消化性溃疡病、胃黏膜糜烂和静脉曲张约占成人UGIB患者的3/4（框22-1）。憩室病和血管发育不良占成人LGIB患者的80%。对于儿童而言，食管炎、胃炎和消化性溃疡病是最常见的UGIB病因，而感染性结肠炎和炎症性肠病是最常见的LGIB病因（框22-2）。在2岁以下的儿童中，LGIB大出血最常见于梅克尔憩室或肠套叠。在所有年龄段中，肛门直肠异常是最常见的少量LGIB的原因。尽管诊断方法有了很大改进，但是仍然有大约10%的消化道出血患者无法明确出血来源。对于到急诊科（emergency department，ED）就诊的有腹主动脉移植史的消化道出血患者，必须考虑主动脉肠瘘的可能性。如果考虑主动脉肠瘘需要尽快请外科医生会诊，因为主动脉肠瘘导致的出血量很大并且有死亡危险。

框22-1	成人消化道出血患者的病因*
上消化道	下消化道
消化性溃疡病	憩室病
胃糜烂	血管发育不良
静脉曲张	上消化道出血
食管贲门黏膜撕裂	肿瘤/息肉
食管炎	直肠疾病
十二指肠炎	炎症性肠病

* 发病率逐渐降低。

框 22-2	儿童消化道出血患者的病因*
上消化道	**下消化道**
食管炎	肛裂
胃炎	传染性结肠炎
溃疡	炎症性肠病
食管静脉曲张	息肉
食管贲门黏膜撕裂	肠套叠

* 发病率逐渐降低。

迅速检查和急救

大部分消化道出血的患者很容易被诊断，因为这些患者以呕血、黑便或血便到急诊科就诊。通过检查大便有血，则可快速确诊。

对于怀疑消化道出血而血流动力学不稳定的患者，需要快速评估病情并开始液体复苏。迅速脱下衣服，连接心电监护仪和血氧检测仪，必要时给予氧气吸入。必须建立至少两根大孔径（最小 18 号针头）的外周静脉通路。抽血化验血红蛋白或血细胞比容，血小板计数，凝血酶原时间，进行血型和筛查或血型和交叉配血检查；并开始晶体液复苏。对于成人患者应快速静脉输注 2L 晶体液，儿童患者静脉输注 20ml/kg 的晶体液，直到患者的生命体征平稳或成人患者已输注 40ml/kg 晶体液，儿童患者已输注 60ml/kg 的晶体液。对于输注 40～60ml/kg 晶体液后生命体征仍不稳定的患者，根据血液制品的供应情况给予 O 型、特定血型或交叉配型的血制品。对于生命体征持续不稳定的 UGIB 应立即请消化科医生会诊，而下 LGIB 患者应请外科医生会诊[3]。

诊断要点

对于大部分患者、病史、体格检查、大便隐血试验和血红蛋白或血细胞比容检测是诊断消化道出血的关键。

病史

患者通常主诉呕吐鲜血或咖啡色物体、解黑便或血便。呕血通常由食管、胃或近端小肠出血引起。大约 50% 的上消化道出血患者以呕血为主诉。呕血可能是鲜红色血液，也可能是暗红色血液（如咖啡色物体），这是由于血红蛋白被胃酸转化为血红素或其他色素。仅凭从胃呕吐的或抽吸的血液颜色无法区分是动脉还是静脉出血。

黑便或柏油样大便通常由 150～200ml 的出血量长时间累积于消化道引起。黑便可见于大约 70% 的上消化道出血患者或 1/3 的下消化道出血患者。非柏油样的黑便可由上消化道 60ml 的出血量引起。十二指肠或回肠的出血在消化道内停留大约 8 小时才会变黑。有时，黑便随着出血进入小肠下段和升结肠。即使出血停止，大便也可以数天保持黑色或柏油样。黑便也可见于服用铋剂（碱式水杨酸铋片）的患者，这可能会影响医生对患者病情的判断，因为铋剂经常用于治疗上消化道不适。与黑便相反，铋剂导致的黑色大便隐血实验为阴性。

便血或血便（鲜红色或暗红色）最常提示的是下消化道出血，但也可见于 10%～15% 发展迅速的上消化道出血患者，血液迅速通过肠道引起便血。由于上消化道出血比下消化道出血更为常见，在考虑下消化道出血之前必须排除更近端的明显出血灶。大约 2/3 的下消化道出血患者表现为经直肠出血的红色血液。从直肠流出的少量（如 5ml）红色血液，如痔疮出血，可能导致马桶内的水变成鲜红色。鲜红色血便也可见于摄入大量甜菜根后；在这种情况下，大便隐血实验为阴性，而患者也会说马桶内的水变成淡红色。

在采集病史时，应特别注意询问出血持续的时间和出血量、伴随症状、既往出血史、目前正在服用的药物、饮酒史、非甾体抗炎药服用史和阿司匹林长期服用史、过敏史、相关疾病史、手术史、非医务人员提供的治疗及治疗反应等[4,5]。消化道出血患者可叙述低血容量症状，如头晕、无力或意识丧失，多数为站立后发生。其他非特异性的主诉包括呼吸困难，意识模糊和腹痛。在少见的情况下老年患者会出现消化道出血所致严重贫血引起的缺血性胸痛。1/5 的消化道出血患者只有非特异性的主诉。

病史对于判断出血部位或出血量帮助不大。有消化道出血病史的患者相同部位再次出血的概率只有 60%。通过呕吐物或粪便的数量和颜色（如咖啡色或黑色，淡红色或鲜红色），出血的次数来粗略估计出血量也并不准确。

体格检查

生命体征

生命体征、心率、血压的体位性改变一直用于评估消化道出血患者的出血量，但这些指标并不敏感且无特异性，除非有明显持续的心率增快和低血压。对于有消化道出血相关病史的患者，如果出现低血压，心动过速或持续性大于 20 次/分的体位性心率改变，应考虑有明显出血。生命体征正常并不能排除明显出血，而心率和血压的体位性改变可见于未发生出血的人（例如老年人，许多正常人，服用某些药物如 β 受体阻滞剂的人，以及其他原因引起的低血容量患者）。

一般检查

体格检查对于确定特异性诊断，评估出血严重程度以及患者对出血的生理反应很有价值。应注意患者的一般表现、生命体征、精神状态（包括烦躁不安）、皮肤情况（如通过皮肤色泽，温暖和潮湿来评估休克，或通过皮肤损伤如毛细血管扩张，伤痕或瘀点来判断血管性疾病或凝血障碍）、肺部和心、腹部、直肠和大便检查。经常重新评估患者的病情是十分重要的，因为患者的状况可迅速变化。

直肠检查

直肠检查和大便检查对确定消化道出血诊断非常关键。在检查中及早发现血便或黑便有助于消化道出血患者的早期诊断和治疗。尽管如此，无黑便或血便的表现也不能排除消化道出血的诊断。无论大便有无明显的特征和颜色，都应做隐血检查。

辅助检查

隐血检查

大便中少量血液所含的血红蛋白可通过愈创木脂试验（如隐血试验，HemaPrompt 检测）予以确定。上消化道出血 14 天后大便隐血实验结果仍可为阳性。假阳性可能与摄入某些水果（如哈密瓜、葡萄柚、无花果），未烹饪的蔬菜（如萝卜、花菜、西兰花），红肉，亚甲蓝，叶绿素、碘化物、硫酸铜和溴化物有关。假阴性并不常见，可由胆汁、摄入含镁抗酸剂或抗坏血酸引起。检查胃内容物隐血的实验（如胃隐血检测）并不可靠，不应用于这一目的。新生儿吞咽母血后可能引起血便；Apt 实验可以发现大便所含血液是来源于母体。

临床实验室检查

抽血化验基础状态下的血细胞比容或血红蛋白，做凝血检查（凝血酶原时间和血小板计数），血型和交叉配血检查（如果患者病情平稳可进行血型和筛查检查）。既往有贫血或红细胞增多症的患者最初的血细胞比容可能会误导医生。血细胞比容的变化可以明显滞后于急性失血。输入生理盐水可加速血细胞比容恢复平衡；尽管如此，非出血患者快速输入晶体液后因血液稀释而血细胞比容下降。考虑到氧携带能力和黏滞性，危重症患者的最适血细胞比容是 33%。一般情况下，急性失血患者血红蛋白低于 8g/dl（血细胞比容 25%）时需要输血。输血后在无持续性出血的情况下，每单位血制品可以使血细胞比容增加 3%（血红蛋白增加 1g/dl）。

凝血酶原时间可以用来判断患者既往是否有凝血疾病。凝血酶原时间延长表明患者可能有维生素 K 缺乏，肝功能不全，服用华法林或消耗性凝血病。对于接受抗凝剂治疗或凝血酶原时间延长，有活动性出血表现患者应给予足量的新鲜冰冻血浆以缩短凝血时间。监测血小板计数可以用来判断是否需要输注血小板（例如血小板小于 $50\,000/mm^3$）。

血库

在患者诊疗过程中，必须早期留取血标本做"血型和筛查"或血型和交叉配血检查。如果患者病情不稳定需要尽快输血，可用 O 型阳性红细胞悬液（O 型阴性红细胞悬液用于 Rh 血型不明的育龄期妇女）。特定血型的血制品通常在 10～15 分钟内可以准备好。O 型血和特定血型的血制品对于患者是安全的，很少引起输血反应。完全交叉配血的血制品需要 60 分钟准备。病情平稳的患者可接受更加经济的输血治疗，即预订完成了"血型和筛查"而未做交叉配血的血制品。

其他实验室检查

消化道出血患者的电解质水平通常是正常的。尽管如此，电解质、尿素氮和肌酐检查对于少部分的消化道出血患者可能有所帮助。例如，频繁呕吐的患者可能会出现低钾血症、低钠血症和代谢性碱中毒，经过适当补液和止吐治疗后能够得到纠正。休克患者由于乳酸堆积常出现代谢性酸中毒。由于血液成分经胃肠道吸收和低血容量导致肾前性氮质血症，很多上消化道出血患者尿素氮水平升高。24 小时后低血容量是氮质血症的主要原因，除非患者反复出血或基础状态下肾功能不全。

心电图

对于所有年龄超过 50 岁，既往有缺血性心脏病、严重贫血、胸痛、气短或持续性低血压的消化道出血患者，都应行心电图检查。无症状的心肌缺血（ST 段压低大于 1mm）或心肌损伤（ST 段抬高大于 1mm）可以出现在消化道出血的病程中。对于出现心肌缺血的临床症状或心电图表现的消化道出血患者应尽快给予红细胞悬液，并给予改善心肌血供的治疗。

影像学检查

消化道出血并不是腹部平片的适应证。对于怀疑误吸或出现肠穿孔症状和体征（休克伴明显的腹肌压痛）的上消化道出血患者应行直立位胸片检查。肠穿孔的表现——膈下游离气体很少见于上消化道出血，但这是外科急会诊和急诊手术修补的适应证。

鉴别诊断

并不是所有主诉为呕血或便血的患者都是消化道出血。鼻出血或口腔出血时吞咽血液后可以引起呕血或黑便。红色呕吐物可以由某些食物引起（如甜冻浆、番茄酱、葡萄酒），黑便可以由铁剂或铋剂（如碱式水杨酸铋片）引起。血容量不足（及其症状）可以由呕吐和腹泻引起，并不一定有出血。食欲不振伴或不伴发热也会导致血容量不足。通常情况下患者的血红蛋白或血细胞比容正常或升高直到出现血液稀释。除了消化道出血还有许多导致贫血的原因。在没有明显症状或大便带血的情况下，消化道出血可能不是引起明显贫血的原因[3]。

治疗

快速识别，积极液体复苏，危险分级和尽快会诊是恰当的急诊处理的关键。当消化道出血的诊断确立后，应开始对患者进行急诊处理（图22-1）。

安慰患者

到急诊科就诊、有消化道出血症状和体征的患者通常会被他们的表现所惊吓。他们会担心可能的疼痛和死亡危险。医生应该以支持和安慰的方式对待这些患者和他们的家属。并且医生应该向患者提供关于他们问题的准确信息，以能够理解的方法向患者解释他们所接受的各种治疗。

鼻胃管和胃灌洗

经过对患者的初步液体复苏后，接下来要辨别出血部位是位于Treitz韧带的近端还是远端（上消化道出血或下消化道出血）。如果患者的呕吐物为血液，那么上消化道出血的诊断可以确定。如果患者的主诉是血性呕吐物或咖啡样物体，或黑便，那么上消化道出血的可能性更大。放置鼻胃管曾被广泛应用，因为临床医生认为鼻胃管既有诊断作用又有治疗作用。尽

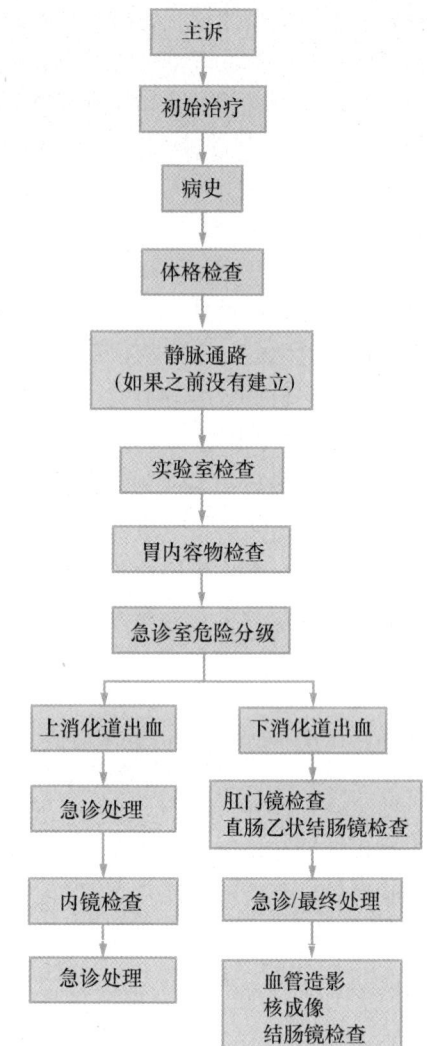

图22-1 消化道出血患者的急诊处理。

管在某些情况下鼻胃管有助于建立或确定上消化道出血的诊断，但对危险分级没有帮助。从鼻胃管中吸出血性内容物可以诊断上消化道出血（或鼻腔、口腔出血），但并不能明确出血是继续或是停止。以前的观点认为胃灌洗直至灌洗液清澈表明出血停止，但内镜检查并不支持。10%的上消化道出血患者鼻胃管无法吸出血性内容物。假阴性可见于出血呈间断性，或出血已停止，胃已排空，或出血位于十二指肠，而幽门水肿或痉挛阻止血液反流入胃。如果胃内容物清澈并含有胆汁，则可排除Treitz韧带以上的活动性出血，但并不能用于排除黑便患者没有上消化道出血。

假阴性可见于鼻出血。胃内容物不应做隐血实验；肉眼可疑的呕吐物或抽吸物无法诊断轻微出血，而隐血实验结果并不可靠。对于便血患者，如果是上消化道出血常出现休克的体征和症状，因为大量血液快速通过肠道会产生便血。由于10%～15%的便血患者是上消化道出血，有学者建议大部分下消化道出

血患者应放置鼻胃管,但没有证据表明能改善患者的预后[2,6]。通常情况下,医生考虑上消化道或下消化道出血的可能性并做出判断,然后根据判断行内镜检查。如果第一次内镜检查没有发现出血部位,那么从消化道的另一端行内镜检查就很有必要。

放置胃管对于大部分患者是安全的,但也有咽喉和食管穿孔、心搏骤停、筛骨骨折合并颅脑损伤以及误入气管的报道。没有证据表明放置胃管会加重静脉曲张或食管贲门黏膜撕裂引起的出血。

胃灌洗对于准备接受内镜检查的患者有所帮助。在灌洗之前有内脏穿孔可能(如剧烈疼痛、腹膜刺激症状)的患者应先行放射检查看有无游离气体。如果有气腹表现就不能灌洗。胃灌洗不能减少上消化道出血患者的出血量,并且不推荐使用低温灌洗液。为内镜检查做准备的胃灌洗最好用大孔径洗胃管,患者取左侧卧位及头低脚高位,经口腔插管。可以剪掉洗胃管远端的小孔以便更好地吸出血液和血凝块。无法吸出的血凝块会持续引起淡红色的反流液,造成持续性出血的假象。冲洗液不需要消毒;可以用自来水冲洗。通过重力完成冲洗液的灌入和吸出,每次200~300ml,直到反流液清澈。冲洗液几乎不会被患者吸收。有报道称胃破裂是胃灌洗的少见并发症[7,8]。

肛门镜检查/直肠乙状结肠镜检查

轻度直肠出血的患者如果没有明显的出血性痔疮应行肛门镜或直肠乙状结肠镜检查。如果患者有出血性内痔,并且没有门脉高压,那经过适当的治疗后可以出院并定期复诊。如果没有发现痔疮,就需要检查直肠以上的大便是否带血。如果直肠以上的大便没有带血,而患者有活动性出血,表明出血部位位于直肠。肛门镜或乙状结肠镜发现出血并不一定表明近端出血,因为血液常常倒流入更近端结肠。这样的患者需要进一步检查。

内镜检查

内镜检查是上消化道出血的最佳诊断方法。在出血后12~24小时内进行检查可发现78%~95%上消化道出血患者的损伤部位。准确发现出血部位有利于再出血和死亡率的危险分级。以内镜结果为基础的患者分类可以显著降低住院率和上消化道出血的治疗成本[8,9]。内镜下止血技术的巨大进步使得这种治疗方法适用于某些特定病人(如曲张静脉套扎或硬化)。结肠镜是诊断和选择性治疗下消化道出血的有效方法[10,11]。

血管造影术和标记红细胞扫描

在已有的研究中血管造影术可以发现2/3上消化道出血患者的出血部位。尽管如此,随着内镜的出现,血管造影术的应用显著减少,目前血管造影术只用于1%的上消化道出血患者。血管造影术更多地应用于下消化道出血患者,同时经普外科医生的会诊。尽管血管造影术很少能诊断出血的原因,但能够发现40%下消化道出血患者和65%最终需要外科手术治疗患者的出血部位。血管造影术最好在活动性出血时进行;此结果更明显的时机是生命体征持续不稳定或需要连续输注,维持合适的血红蛋白、血细胞比容水平时。动脉栓塞可选择性地用于某些下消化道出血患者[12]。对于某些少量或隐匿性出血患者,核同位素标记红细胞扫描可以发现出血部位,这通常需要住院后检查。

胃酸分泌抑制剂

所有内镜发现消化性溃疡病的患者应接受质子泵抑制剂治疗(如奥美拉唑)[13-15]。但是目前还没有关于在急诊科给予上消化道出血患者质子泵抑制剂或H_2组胺受体抑制剂治疗有效性的研究。

奥曲肽(生长抑素类)

对于有食管静脉曲张病史和急性上消化道出血的患者应给予静脉输注奥曲肽,25~50μg/h,至少维持24小时,同时需要在重症监护病房(intensive care unit,ICU)严密观察。奥曲肽是内镜下硬化治疗的有效辅助治疗并能降低再出血的发生率[16,17](见第87章)。奥曲肽也可以降低继发于血管发育不良的下消化道再出血的发生率[18]。

血管加压素

静脉注射血管加压素可用于上消化道出血的治疗,最主要用于曲张静脉破裂出血的患者。尽管如此,对照研究表明血管加压素不具有降低总体死亡率的有益效应。这些研究结果,再加上严重并发症的高发生率(主要并发症9%,致命并发症3%),表明血管加压素的使用应受到限制。对于怀疑曲张静脉破裂出血的患者,特别是内镜治疗无法马上进行的情况下,可以应用血管加压素。血管加压素的推荐剂量为20单位静脉注射,20分钟内推完,随后每分钟以

0.2~0.4 单位维持。同时建议请消化科医生会诊。

三腔二囊管

放置三腔二囊管可以使 80% 的食管静脉曲张破裂出血患者停止出血。与三腔二囊管相比，单囊二腔管更适用于胃底静脉破裂出血的患者。尽管如此，目前临床上已很少应用。一般情况下，如果内镜没有发现出血部位则不应放置导管，因为并发症很常见和严重（主要并发症 14%，致命并发症 3%）。尽管如此，对于门静脉曲张破裂出血的患者，在内镜治疗无法马上进行和血管加压素未能减慢出血的情况下，可以尝试气囊填塞。同时建议请外科医生或消化科医生会诊。

手术

手术适用于所有血流动力学不稳定并有活动性出血、扩容治疗、纠正凝血障碍和内镜治疗（如果可行）无明显效果的患者。急诊处理的消化道出血患者死亡率大概为 23%。一般情况下，内科治疗无效和持续出血的风险超过了手术并发症的发病率和死亡率是手术治疗的适应证[19]。当最初 4~6 小时内患者的输血量超过了 5 个单位或每 4 小时需要 2 个单位维持正常心输出量时，应考虑急诊手术。

处置

危险分级

危险分级涉及急诊科消化道出血患者的既往病史，临床和实验室检查结果以决定患者死亡和再出血的危险。患者可以被分为四种危险类型：极低危，低危，中危和高危。某些到急诊科就诊的患者呕血或解血便的症状并不明确，而病史和检查结果支持痔疮、肛裂或没有消化道出血的依据。这些患者可以被归类为极低危，出院回家，不需要进一步的检查[2,7,20]（框 22-3）。

出院之前患者应该接受关于消化道出血体征和症状的教育，并知道何时返回急诊科或何时通知初级保健医生。他们应该知道出血的可能或真实原因以及特异性的治疗。他们应该知道药物的副作用。在 24~36 小时内患者应接受个体化随访，同时应避免服用阿司匹林、非甾体抗炎药和饮酒[2,21,22]。

低危、中危和高危患者情况更加复杂，需要进一

框 22-3　消化道出血患者可以出院的极低危标准

- 无并发疾病
- 生命体征正常
- 粪便隐血实验正常
- 胃抽吸物无明显发现
- 正常或接近正常的血红蛋白或血细胞比容水平
- 良好的支持系统
- 知道消化道出血的症状和体征
- 如果需要可迅速获得急诊治疗
- 24 小时内随访

步的病情评估。根据以往的情况，几乎所有消化道大出血的患者都应收入院治疗。随着医疗服务的改进，目前更多地强调部分低危患者的门诊管理。有研究表明结合临床和内镜检查可以准确判断上消化道出血患者再出血的危险和死亡率。这些措施可以用于识别低危、中危和高危上消化道出血患者，低危患者可以出院回家，而中危和高危患者需要入住合适的科室。关于危险分级在下消化道出血患者的研究还比较少，因此几乎所有的下消化道大出血患者都要住院治疗。尽管如此，危险分级可用于决定下消化道出血患者的住院科室。

表 22-1 列出了上消化道和下消化道出血患者的危险分级方法。表 22-2 表明结合临床和内镜检查可以得到最终的危险分级，以决定患者的处理，住院科室和治疗[1,2,6,20,23-25]。

有消化道出血临床表现的患者应尽快接受内镜检查以进行危险分级，住院患者分类和决定合适的治疗（见表 22-2）。如果内镜检查无法马上进行，低危患者可以先住在急诊观察室或短期病房直到行内镜检查。中危患者可以收入普通病房、过渡监护病房或重症监护病房，由患者的治疗需要或医院的能力所决定。高危患者应收入监护病房或重症监护病房。进行内镜检查的时间取决于可行性、患者的清醒程度、急诊治疗的必要性、决定住院科室的必要性以及缩短住院时间的必要性[3,26]。

排除痔疮、肛裂或直肠炎的下消化道出血患者应收住院。低危患者可以收入普通病房，并行核医学成像（如红细胞标记检查）或结肠镜检查。高危患者应收入监护病房或重症监护病房并考虑行血管造影检查，以明确下消化道出血部位。中危患者需要个体化评估，以决定最合适的住院科室（普通病房、过渡监护病房或重症监护病房）和最有价值的诊断方法（核医学成像或血管造影检查）。

如果患者需要超过 5 个单位的血制品以维持血流

表 22-1　消化道出血患者急诊科危险分级

低危	中危	高危
年龄小于 60 岁	年龄大于 60 岁	
初始收缩压≥100mmHg	初始收缩压＜100mmHg	收缩压持续＜100mmHg
持续 1 小时生命体征正常	持续 1 小时轻度心动过速	持续性中度/重度心动过速
不需要输血	需要输血，≤4 个单位	需要输血，＞4 个单位
无活动性疾病	病情平稳的疾病	病情不平稳的疾病
无肝病史	轻度肝病-凝血时间正常或接近正常	失代偿性肝病-凝血病，腹水，肝性脑病
无中等风险或高风险的临床特征	无高风险的临床特征	

Data from Terdiman JP, Lindenauer GF: Acute gastrointestinal bleeding. In Wachter RM, Goldman L, Hollander H (eds): Hospital Medicine. Philadelphia, Lippincott Williams & Wilkins, 2005, pp. 767～779.

表 22-2　内镜确诊的上消化道出血危险分级管理

危险分级	推荐治疗		
	低危	中危	高危
低危	立即出院*	观察 23 小时（普通病房）†	重症监护病房观察 24 小时‡（住院 48～72 小时）
中危	住院 48 小时†	住院 48～72 小时（普通病房）†	重症监护病房观察 24 小时（住院 48～72 小时）
高危	重症监护病房观察 48 小时（住院 48～72 小时）	重症监护病房观察 24～48 小时（住院 72 小时）	重症监护病房观察 72 小时（住院≥ 72 小时）

Data from Terdiman JP, Lindenauer GF: Acute gastrointestinal bleeding. In Wachter RM, Goldman L, Hollander H (eds): Hospital Medicine. Philadelphia, Lippincott Williams & Wilkins, 2005, pp. 767～779.

* 临床和内镜检查确定的低危患者经过合适的治疗后可以出院，根据诊断在 24 小时内随诊，并接受适当教育，如果有再出血的表现应立即到医院就诊。
† 在医院观察 24～48 小时后，如果患者没有再出血的表现，生命体征平稳，不需要输血，血红蛋白或血细胞比容稳定，那么患者可以出院。根据诊断在 24 小时内随诊，并接受适当教育，如果有再出血的表现应立即到医院就诊。
‡ 临床和内镜检查确定的高危患者应住院治疗并严密监测再出血的表现。

动力学稳定或怀疑患者需要外科干预，应及时请外科医生会诊。对于 65 岁以上的患者更应如此。一般情况下，患者年龄越大，外科治疗应该越积极。有静脉曲张病史，持续性的心率体位性改变或明显的直肠鲜血便的患者比没有这些表现的患者更需要手术治疗。如果到急诊科就诊的下消化道出血患者既往有腹主动脉移植史，应立即请血管外科医生会诊，因为患者有主动脉肠瘘的可能。

本章参考文献请参见 http://pumpress.bjmu.edu.cn/eduservice/3419.html

第23章 腹泻

Robert E.Collier，John E.Gough，Philip A.Clement

刘小禾 华罗刚 译　柴艳芬 校

概述

腹泻（diarrhea）为急诊科患者常见主诉，高达总急诊量的5%。腹泻多呈自限性过程，仅需支持治疗。相反，严重感染和有合并症的腹泻患者可出现致命性脱水和休克，尚可并发脓毒症或脓毒性休克。非感染性腹泻原因很多，但患者较少见，鉴别时也应考虑到。

发病率

腹泻仍然是全球人类健康的主要问题，据世界卫生组织（WHO）统计，全世界每年腹泻患者致死人数约220万，约占总死亡人口的4%（世界健康报告，2000）[1]。这些死亡病例的大部分发生于发展中国家的幼儿。美国每年约有350万儿童腹泻患者，其中25%~65%与轮状病毒感染有关，而成人腹泻患者每年约7400万。在美国，90%腹泻患者由诺沃克病毒（杯状病毒）感染所致，该病毒毒株已超过100种[2]。两极年龄的患者、有明显基础病者、免疫力低下及有医源性疾病者更易发病，并有较高的发病率与死亡率。据估计，约有60%的人类免疫缺陷病毒（HIV）感染者曾发生严重腹泻[3]。

成人一生中可发生多次腹泻。腹泻疾病是导致住院和缺勤的首要原因。

定义和分类

腹泻一词源自希腊语通过"dia"（through）和流淌"rhein"（toflow）。腹泻分为感染性和非感染性两大类，其中感染性腹泻约占85%，而非感染性腹泻仅占15%。感染性腹泻包括病毒、细菌和寄生虫感染（框23-1），所占比例约分别为70%、24%和6%[4]。

有人提出，腹泻定义应规范命名，以帮助临床医生判断可能的病因，如有指征予以经验性治疗[5]：

- 急性腹泻定义为病程在14天内的腹泻；
- 持续性腹泻为病程在14天以上的腹泻；
- 慢性腹泻为病程在30天或以上的腹泻。

急性腹泻常为感染性，其病原体多为病毒或细菌，常呈自限性。持续性腹泻是除病毒以外的肠内病原体感染（如细菌或原虫）引起。慢性腹泻常为非感染性，需进一步检查以明确病因。

正常情况下，人体每日分泌的消化液和摄入液体总量的99%经肠道吸收。任何能使肠道水分吸收量减少1%以上的病生理状态均可引发腹泻[6]。腹泻是在原发原因作用下以肠道吸收减少为特征的四种不同病理过程的一种或几种所引起。

分泌性腹泻可由产生细胞毒素的病原体感染所致，毒素可增加细胞通透性，使水及电解质过度分泌。急诊科腹泻病例多为分泌性，其非感染性分泌性腹泻的病因包括：药物或毒物、内分泌和肿瘤性疾病（框23-2）。

炎症性腹泻（也称侵袭性腹泻、重症腹泻或痢疾）由肠黏膜上皮细胞受损引起的水、电解质、血液、黏液和血浆蛋白分泌过多所致。其常见病原体为可导致痢疾的侵袭性细菌或寄生虫（框23-1）。某些炎症性非感染性腹泻病因包括化疗、放疗、过敏反应、自身免疫性疾病、缺血性结肠炎和炎症性肠病。炎症性腹泻患者典型者粪便含红细胞及白细胞，常伴全身症状，即使禁食，仍持续腹泻。

渗透性腹泻见于渗透活性溶质摄入或吸收不良。这种溶质使水分进入肠腔的渗透运动增强，并超过肠

框 23-1	感染性腹泻病原学
病毒（60%）	定植后产毒菌
星状病毒	嗜水气单胞菌
杯状病毒	产气荚膜杆菌
冠状病毒	肠出血性大肠埃希菌* O157：H7
巨细胞病毒*	肠产毒性大肠埃希菌
肠腺病毒	肺炎克雷伯菌
肝炎病毒（A-G）	志贺菌属
单纯疱疹病毒	霍乱弧菌
HIV肠病	其他细菌
诺瓦克样病毒	
诺瓦克病毒	**寄生虫（5%）**
副轮状病毒	*原虫*
微小RNA病毒	结肠小袋绦虫*
轮状病毒	人牙囊原虫
小圆病毒	隐孢子虫
	环孢子虫
细菌（20%）	脆双核阿米巴
侵袭性 *	痢疾阿米巴*
产气单胞菌属	波氏内阿米巴
弯曲杆菌属	人肠滴虫
艰难梭状芽孢杆菌	肠兰伯鞭毛虫
肠侵袭性大肠埃希菌	贝式等孢子球虫
分枝杆菌属	微孢子虫
类志贺邻单胞菌	人肉孢子虫
沙门菌属	
志贺菌属	*蠕虫*
河流弧菌	哥斯达黎加管圆线虫属
副溶血弧菌	异尖线虫
海洋弧菌	蛔虫
小肠结肠炎耶尔森菌	阔节裂头绦虫
假结核耶尔森菌	蠕形住肠线虫
	钩虫
产毒性	血吸虫属
含有毒素的食物中毒	粪类圆线虫
蜡样芽孢杆菌	绦虫属
肉毒杆菌	旋毛虫
金黄色葡萄球菌	毛首鞭形线虫

* 伴发热、腹痛、血便或脓便；% 表示估测总体百分率。

道吸收能力。碳水化合物吸收不良或服容积性泻药的作用均属此种类型。消化吸收不良综合征患者肠内脂肪不吸收所致的渗透作用可导致发生脂肪泻。

肠动力异常一般见于慢性腹泻患者，但经常是急性腹泻的一种类型。肠蠕动亢进时，可缩短肠黏膜与肠腔内容物之间的接触时间，使水和电解质吸收减少。

诊断方法

迅速评估和处理

应迅速检查患者生命体征，包括气道是否通畅、氧合状态和通气、循环是否正常，特别注意容量状态。心动过速、直立性低血压、皮肤弹性或颜色异常、出汗和意识障碍均为低血容量和低灌注的特征。脓毒性休克可引起低血压和全身器官灌注障碍，而腹泻可能是毒素性休克综合征（toxic shock syndrome）的一种表现。提示腹泻相关的酸碱失衡的依据包括Kussmaul呼吸，阴离子隙增大提示大量容量丢失所致乳酸酸中毒，或大量碳酸氢盐丢失引起正常阴离子间隙代谢性酸中毒。患者病情稳定后，第二步检查是寻找腹泻病因，并直接作进一步检查和治疗。

第二步检查

通过体格检查全面评价患者健康状况，有无中毒、发热，血容量状态，腹部手术体征，确定粪便是否带血。年轻健康成人即使严重脱水，也可维持血压和心率正常。对服用抗心律失常药或β受体阻断药、心脏传导系统疾病或安装起搏器固定心率起搏患者，心率不能作为评估容量状态的可靠指标。容量不足及休克前期体征包括黏膜干燥、皮肤弹性差、尿量减少和意识障碍。儿童可表现为眼窝及囟门凹陷、尿量减少（湿尿布数量）、觉醒程度降低和活动减少[7]。

应特别重视腹部检查。因急腹症所致的局部腹痛伴腹膜刺激征可酷似严重胃肠炎。行直肠检查判断有无粪块嵌塞、黑便或便血。肉眼血便符合侵袭性、感染性腹泻，也可是表现为消化道出血的其他疾病的先兆。由组胺诱发的皮肤改变常提示肠内寄生虫感染。应判断患者是否存在某些中毒综合征（如胆碱能或拟交感神经状态常提示非感染性腹泻）。

腹泻综合征特点

急性感染性腹泻

大多数病毒和许多细菌引起自限性、分泌性腹泻，其病程常在14天以内，只有轻度脱水和全身不适。此类感染病例，无需行过多检查，只需对症治疗。在美国，此类急性胃肠炎病原体监测显示，90%感染是由诺沃克病毒所致[8]。如无明确病史和临床发现，很难确定腹泻病因。细菌和原虫感染很少引起腹泻综合征，很少引起与无中毒症状、自限性过程的非诺沃克病毒

框 23-2　非感染性腹泻病因

毒素
药物
ACEI 类
阿普唑仑（安宁神）
抗酸药（镁盐）
抗生素
抗抑郁药
抗癫痫药
降压药
抗帕金森病药物
β 受体阻断药
咖啡因
抗心律失常药
化疗药
降胆固醇药
胆碱能药
胆碱酯酶抑制药
秋水仙素
洋地黄
利尿药
氟尿嘧啶
氟西汀（百忧解）
组胺 H_2 受体拮抗药
肼苯哒嗪
乳果糖
通便药/导泻药
左旋多巴
锂
NSAIDs
新霉素
鬼臼树脂
普鲁卡因胺
前列腺素
奎尼丁
蓖麻油酸
茶碱
甲状腺激素
丙戊酸钠
医疗食品
甘露醇
山梨醇
木糖醇
鱼类相关毒素
健忘性贝类毒素
鱼肉毒

棘皮动物
神经毒性贝类中毒
麻痹性贝类中毒
鲭亚目鱼
河豚毒素
植物相关毒素
草药制剂
马栗树
蕈类-鹅膏菌属
尼古丁
其他植物毒素
　农药-有机磷酸酯类
　美洲商陆
　大黄
杂项
　过敏反应
　一氧化碳中毒
　乙醇
　重金属
　谷氨酸钠（MSG）
　阿片戒断
胃肠病变
阑尾炎
自主神经失调
胆汁酸吸收不良
盲袢综合征
肠梗阻
脂泻病
肝硬化
氨基酸转运缺陷
憩室病
家族性自主神经功能异常
粪块嵌塞
大便失禁
胃肠道出血
胃肠道恶性肿瘤
Hirschsprung（或先天性巨结肠）病
炎性肠病（溃疡性结肠炎，克罗恩病）
肠套叠
肠易激综合征
肠缺血
乳糖/果糖耐受不良
吸收不良综合征
肠旋转不良
术后

迷走神经切断术后
放疗
短肠综合征
小肠切除后
狭窄
中毒性巨结肠
热带口炎症性腹泻
肠扭转
Whipple 病
内分泌相关疾病
类癌综合征（血清素）
激素分泌亢进
甲状腺功能亢进（甲状腺激素）
甲状腺髓样癌（降钙素）
舒血管肠肽瘤（VIP）
生长抑素瘤（生长抑素）
系统性肥大细胞增多症（组胺）
Zollinger-Ellison 综合征（胃泌素）
内分泌疾病
肾上腺功能障碍
糖尿病肠病
甲状旁腺功能减退症
胰腺功能障碍
全身性疾病/其他
酒精中毒
淀粉样变性
结缔组织疾病
囊性纤维化
异位妊娠
溶血-尿毒综合征
过敏性紫癜
淋巴瘤
中耳炎-婴幼儿
盆腔炎
肺炎/脓毒症
肾盂肾炎
硬皮病/SLE
严重营养不良
Stevens-Johnson 综合征
中毒性休克综合征
威尔逊病
其他
　导泻
　Runner 腹泻

ACE：血管紧张素转换酶；GI：胃肠道；NSAIDs：非甾体抗炎药；SLE：系统性红斑狼疮；VIP：血管活性肠肽。

表 23-1　非良性腹泻概率增加的因素	
因素	**特殊病原体/其他注意事项**
卫生保健机构就诊	来院就诊患者的病变程度更为严重；"非诺沃克病毒"感染可能性增至50%
旅行史	特别是到痢疾流行区旅行
近期住院治疗	抗生素治疗的艰难梭菌感染
日托	轮状病毒属、志贺菌属或贾弟虫属
养老院居住	艰难梭菌、药物副作用、鼻饲、缺血性结肠炎、粪便嵌塞及溢出性腹泻
曾到野外	贾第虫属或隐孢子虫
抗生素治疗	艰难梭菌，抗生素副作用
接触生贝类、农场或集市家畜、爬行类或两栖类宠物以及儿童爱畜动物园	沙门菌属、E. coli O157：H7、产志贺毒素非O157：H7大肠埃希菌、弧菌
短期内多人突发流行	诺沃克病毒、空肠弯曲杆菌
食用可疑污染食物后急性呕吐和腹泻	蜡状芽孢杆菌、肉毒梭菌或金黄色葡萄球菌
食用蛋、家禽、肉或乳制品引起的重症传染性胃肠炎	空肠弯曲杆菌、沙门菌属
同性恋（男性）	兰伯贾弟虫、溶组织内阿米巴
腹痛、恶心、呕吐、便血、发热、直肠痛、里急后重	严重的细菌感染：沙门菌属、弯曲杆菌属、志贺菌属、EPEC、耶尔森菌属或弧菌属亦需考虑急腹症、GI出血或炎性肠病
腹泻持续7～14天以上	原虫和微孢子、艰难梭菌、弯曲杆菌、产志贺毒素的大肠埃希菌
溶血尿毒综合征	E. coli O157：H7或其他菌种
粪便白细胞计数	不能确定细菌感染诊断
结肠溃疡	炎性肠病
直肠炎	细菌感染可能大
伪膜	中毒性巨结肠、艰难梭菌
慢性病（如肝硬化、DM）	病情复杂，表现任何类型腹泻
器官移植	轮状病毒或腺病毒所致的严重疾病 巨细胞病毒感染可能性大 痢疾所致严重疾病 产芽孢原虫或微孢子虫
HIV感染、其他免疫缺陷疾病	由常见细菌、产芽孢原虫或微孢子虫所致严重疾病 巨细胞病毒和鸟复合分枝杆菌可能性大

DM：糖尿病；EPEC：致病性大肠埃希菌；WBC：白细胞。

感染难以鉴别的腹泻综合征。有人提出一种诊断和治疗急性腹泻的贝式法（Bayesian aproach）[8]。通过临床评估筛查全部易感因素（表23-1），可使"非诺沃克"腹泻诊断率由10%提高到50%或以上[8]。具有一项或多项易感因素及临床检查确定明确病原学的腹泻，即可行经验性抗生素治疗或其他特异性治疗。

慢性感染性腹泻

腹泻持续14天以上者为持续性腹泻，持续30天以上者为慢性腹泻[5]。持续性和慢性腹泻的感染性致病微生物包括：细菌、寄生虫和病毒（罕见）[9]。其常见致病菌包括：气单胞菌、邻单胞菌、弯曲杆菌、艰难梭菌、沙门菌和结核分枝杆菌。引起慢性腹泻的寄生虫为结肠虫属（如阿米巴、鞭虫属、耶尔森菌属和血吸虫类）或小肠虫属（如贾第虫、隐孢子虫属、环孢子虫属等孢子球虫属和类圆线虫属）[9]。发展中国家的慢性腹泻病例多由细菌感染所致。发达国家的慢性腹泻病例则多为非感染性（如肠易激综合征、吸收不良综合征、泻药滥用或炎性肠病）[6]。了解粪便类型（如水样便、炎性便或脂肪便）有助于区分感染性与非感染性慢性腹泻。HIV 感染者或免疫缺陷患者常可出现慢性腹泻，需对其进行相关检查。检测微生物应包括：隐孢子虫、微孢子虫、分枝杆菌（即鸟分枝杆菌复合体物）、单纯疱疹病毒（HSV）、等孢子球虫、环孢子虫和巨细胞病毒。并应除外寄生虫或蠕虫感染。

非感染性腹泻

全部腹泻病例中，非感染性腹泻者（框 23-2）所占比例约为 15%。感染性与非感染性腹泻的临床差别可不明显。全面评估应考虑可能的腹部外科疾病，包括胃肠道出血、缺血性肠病、急性阑尾炎、肠套叠、异位妊娠和不全肠梗阻[7]。鉴别诊断亦包括毒物接触或摄入，如重金属中毒、摄入植物源性或鱼类源性毒素。应考虑内分泌疾病，如肾上腺皮质功能减退症、甲状腺功能亢进症、糖尿病性肠病、分泌激素的肿瘤及其他全身性疾病。并应特别关注患者基础健康状态、服药及既往手术史。

辅助检查

急性腹泻多呈自限性，除需行流行病学研究外，应尽量减少实验室或诊断性检查。对高度怀疑"非诺沃克病毒"临床表现的患者，其病史资料、体征和症状与上述相关病因无明确关系时，应进行相关检查。不应因行辅助检查而延误必要的经验性治疗（将在后面讨论）。腹泻患者发热伴有中毒表现、脱水、血或黏液便、排便量大而频繁及其他危险因素（表 23-1）时，应积极寻找其病因，合理指导治疗[8,10]。尽管血红蛋白测定有助于发现失血性贫血，血小板计数和凝固参数异常有助于判断胃肠道出血病因，而白细胞计数对病因诊断的敏感性和特异性不高，其辅助诊断作用很小。可疑严重脱水或持续 48～72 小时严重腹泻患者应行包括肾功能在内的全面生化检查。对选择性病例，肝功能、甲状腺功能、血清脂肪酶及妊娠试验检查有助于诊断。

粪便潜血和细胞计数

粪便出现白细胞不是诊断怀疑细菌性胃肠炎患者的敏感性和特异性的唯一标准，也不能据此就予以经验性抗生素治疗。炎症性腹泻可由细菌或寄生虫感染及非感染性因素（如化疗、放疗、过敏反应、自身免疫性疾病或炎症性肠病）所致，粪便均可出现红细胞和白细胞。粪检发现白细胞不能提示可从经验性抗生素治疗中得益。粪便潜血不常与粪便白细胞同时出现，因此不推荐仅根据便潜血阳性作为抗生素治疗的理由。有血液而无粪便白细胞，可提示阿米巴病、恶性肿瘤、重金属中毒、肛裂、痔疮、肠缺血或原发性消化道出血。

钙卫蛋白和乳铁蛋白试验

钙卫蛋白（calprotectin）和乳铁蛋白（lactoferrin）由白细胞产生，比大便镜检的敏感性和特异性高，但急诊科很少应用[6]。

艰难梭菌毒素测定

该项检查适用于近期曾接受抗生素治疗的患者。艰难梭菌相关性腹泻多发生于抗生素治疗过程中或疗程结束短期内，有 25%～40% 患者此类腹泻症状可于抗生素疗程结束后 12 周内延迟发作，常能引起腹泻的抗生素有头孢菌素、青霉素和克林霉素。尽管艰难梭菌感染仅占抗生素相关性腹泻病例的 10%～20%，但在几乎所有抗生素相关性伪膜性肠炎患者中都会检测出艰难梭菌毒素[11]。近 3% 成人和 65% 新生儿患者存在艰难梭菌定植。

大肠埃希菌 O157：H7 毒素含量测定

在流行地区和疑有溶血-尿毒综合征患者应进行大肠埃希菌 O157：H7 毒素含量测定[12]。

粪便细菌培养

应对伴发热、中毒症状或免疫缺陷者、年龄过大或过低者、病程迁延不愈或经常规治疗无效患者进行便培养检查。研究显示：便培养阳性率约为 2%，因此其常规检查的价值有限[12]。

粪检寄生虫和虫卵

不推荐将其作为常规检测项目。这项检查可用于慢性腹泻患者（溶组织内阿米巴、隐孢子虫属）；曾到过发展中国家旅游者，特别是尼泊尔或俄罗斯地区（隐孢子虫属、环孢子虫属、贾弟虫属）者[13]；曾接触托儿所婴儿患者（隐孢子虫属、贾弟虫属）；及HIV 感染者（溶组织内阿米巴、贾弟虫属）[14]。

贾弟虫属抗原试验和阿米巴血清试验

对下列人员应作检查：卫生条件差、艾滋病毒感染者、到发展中国家旅行史者、背包旅游史者和接触日托患者。

尿液分析

适用于可疑尿路感染、症状是否源于胃肠道还不清楚或怀疑妊娠时。

放射学检查

可疑患者存在急腹症和为确定下列疾病，如肿瘤、梗阻、腹部游离气、瘘管、盲袢及克罗恩病相关疾病时应进行腹部 X 线平片或增强 CT 检查。

消化科转诊

慢性腹泻患者超出急诊科检查（如内镜、进一步粪便检查或组织活检）范围时可转诊到消化科。

经验性治疗

轻、中度脱水患者可选择口服补液（图 23-1）。应用运动饮料、商用水合溶液或家用平衡透明营养液（即含水和钠的液体，如汤汁罐头和用橘子或香蕉补钾）完成口服补液。WHO 推荐的口服补液溶液（WHO-ORS）配方为每升清水溶有以下溶质：

氯化钠 3.5g

枸橼酸钠 2.9g 或碳酸氢钠 2.5g

氯化钾 1.5g

葡萄糖 20g 或蔗糖 40g

腹泻患者应补充铜和锌等微量元素，发展中国家患者更应如此[15]。禁食可加重腹泻症状并引发严重脱水，因此现已不采用肠道休息疗法。应根据患者脱水程度和基础健康状况选择口服补液种类。平素健康的因急性腹泻导致轻、中度脱水患者，应用运动饮料、稀释果汁或含有羹、肉汤或咸饼干的软饮料可足以补充液体和钠丢失。这种经常使用的"透明液体"可能因含糖过多而含钠不足引起渗透性腹泻。咖啡因可使环磷酸单腺苷水平升高，引发分泌性腹泻，因此应禁用含咖啡因饮料。许多病原体（病毒和细菌）均可引起乳糖酶短暂性缺乏，诱发吸收不良和渗透性腹泻，因此患者应避免进食奶或其他含乳糖食品。应于鼓励进食的同时避免摄入高单糖含量食物，以免因其渗透效应而适得其反。高脂食品可使胃排空延迟，也不应食用。长久以来一直推荐患者采取 BRAT 饮食（香蕉、米饭、苹果和烤面包），其对儿童患者尤为适用。虽然 BRAT 饮食的疗效尚未经对照研究证实，但该疗法仍被普遍采用。苹果皮的果胶素（pectin）具有止泻作用（果皮中的果胶素即为白陶土和果胶制剂中的"果胶酸酯"），而香蕉具有补钾作用。长期 BRAT 饮食者，应补充足量蛋白质和能量。

患者出现严重脱水症状时，其首选治疗方案为以生理盐水或乳酸林格液进行静脉液体复苏。儿科患者应静脉快速注射生理盐水 20ml/kg，如有指征，重复给药。应针对可疑病因采取特异性治疗。怀疑患者有外科疾病时，应进一步完善诊断检查，并请外科医生会诊。中毒患者治疗措施包括尽快脱离中毒环境、支持治疗，必要时应用特效解毒药。如有指征，治疗其他非感染性腹泻病因。

在急诊科，很难确定感染性腹泻的病原学，粪便培养结果常不能得到，因此可根据感染性腹泻常见病因指导经验性抗微生物治疗（框 23-1）。病毒和非侵袭性细菌性胃肠炎常呈自限性并仅需支持治疗。经验性抗生素治疗应针对能对机体产生严重损害的侵袭性细菌或寄生虫。疑有侵袭过程和严重腹泻、全身症状、发热、腹痛及中毒表现者可行抗生素治疗。有全身症状的成年患者，目前推荐经验性治疗方案为口服环丙沙星 500mg，每日 2 次，或口服左氧氟沙星 500mg，每日 1 次，疗程 3～5 天[16]。氟喹诺酮类对多数痢疾相关病原体有效，其药效强于复方新诺明[13,17]。

孕妇或 18 岁以下儿童禁用氟喹诺酮类药。发生溶血尿毒综合征和血栓性血小板减少性紫癜的严重胃肠炎患儿，如果致病菌是肠出血型大肠埃希菌 O157：H7 型，尽管也可合并沙门菌、痢疾杆菌和弯曲杆菌感染，也需抗生素治疗。如患儿病情允许，应首先予以支持治疗，后根据培养结果指导治疗。

阿米巴痢疾患者是令人关注的高危患者（见表 23-1），进行粪便检查虫卵和寄生虫后推荐甲硝唑治疗。艰难梭菌毒素测定完成后，可对近期抗生素治疗史的疑似艰难梭菌性结肠炎患者予以万古霉素或甲硝唑治疗[18]。

有关肠动力抑制药治疗急性肠炎的文献报道不一，其应用尚存争议。肠动力抑制药对单纯急性病毒

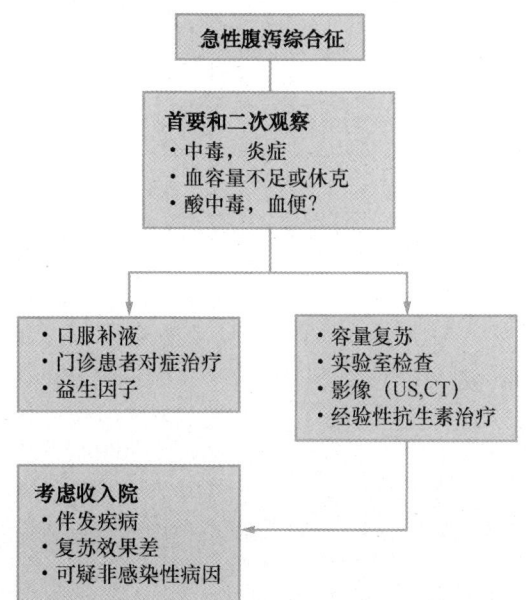

图 23-1 急性腹泻患者诊断方法。CT：计算机体层摄影；US：超声检查。

性胃肠炎患者有效，可显著缓解症状，减少体液丢失，防止出现严重并发症。其中洛哌丁胺最为安全有效。与杨酸铋（佩普）相比，洛哌丁胺能更快地缓解炎症性腹泻或抗生素相关性结肠炎患者症状。儿科组患者接受阿片类、洛哌丁胺或地芬诺酯（diphenoxylate）联合阿托品治疗后罕见发生中毒性巨结肠或溶血尿毒综合征。由于上述药物疗效相对有限，对这些高危患者应避免使用或慎用。

益生菌已成为腹泻传统抗生素治疗的替代之选。乳酸菌和其他益生菌已被证实可有效恢复腹泻病程中受损的正常胃肠道菌群。该疗法对旅行者腹泻和儿童非特异性腹泻最为有效。

处置

大多数病情不复杂的急性腹泻患者，经临床评估和症状缓解后可出院回家。病毒或多数细菌性胃肠炎多呈自限性，患者常无需住院治疗。了解常见病因及治疗、识别严重临床过程的高危患者是作出正确处理的必备条件。经初步评估和处理后，应将出现严重脱水、血流动力学不稳定或中毒表现的高危患者收住院，对其进行持续监护，并予进一步处理和针对性治疗。

本章参考文献请参见 http://pumpress.bjmu.edu.cn/eduservice/3419.html

第 24 章 便秘

Jan M.Shoenberger

刘小禾 金良 译 寿松涛 校

概述

便秘（constipation）是一种症状而非疾病。患者和医生常对便秘的解释不同。患者常将便秘一词用来描述一组很广的症状，包括排便时过度用力、粪便硬结和排便次数少、排空不畅及腹部不适等。便秘可以是急性（新近发生）或是慢性。慢性便秘的定义是症状至少持续 3 个月以上。Rome Ⅲ 标准包括慢性功能性便秘定义，本定义是专家共识，通常用于研究（表24-1）[1]。积极识别便秘的原因以便能最好地治疗，有助于决定处置。有时在急诊很难对便秘患者做出明确诊断，对这些患者应适当随访。有些医生通常把逐渐加重并伴有持续性腹痛的便秘称为顽固性便秘（obstipation）。顽固性便秘表明便秘有发展为肠梗阻的趋势。

急诊科对便秘患者应给予关注，也就是当患者的排便方式与正常明显不同并产生不适时，应给予关注。急诊应注意那些排便与平时明显不同并出现不适的便秘患者。这种变化可能表现为排粪次数减少、粪便量或性状突发或持续性改变（特别是粪便变细），便中带血或粪便不能排出[2]。

表 24-1 功能性便秘的 Rome Ⅲ 标准

1. 在过去的 6 个月中，持续或累积至少 3 个月并有下列 2 个或 2 个以上症状
   (1) 排便≥25% 是过度用力
   (2) 排便≥25% 为硬梗状或颗粒状
   (3) 排便≥25% 感觉排空不畅
   (4) 排便≥25% 需手法帮助
   (5) 每周大便次数少于 3 次
2. 不用泻药则软粪便少见
3. 不符合肠易激综合征的诊断标准

流行病学

在北美，便秘患病率约为 15%。女性较男性多见，非白种人较白种人多见，老年人较年轻人多见。便秘随增龄而增加，70 岁后患病率明显增加。老年患病率较高的原因有多种，如低纤维饮食、坐位习惯、应用多种药物及损害神经系统和肠动力调节的各种疾病。便秘也常见于长期卧床、身体虚弱或神经病学损害患者。

病理生理学

通常，胃肠道每天接受体内分泌和摄取的液体达 9～10L，上述肠内液体除 500ml 外其余全部在小肠吸收。结肠将回肠排出的未被吸收的碳水化合物残渣经混合、发酵及重吸收后，干燥形成粪便。粪便的转运及后送是一个复杂过程，受神经递质、结肠内在反射及许多已知和未完全明确的反射机制调节。便秘可由直接或间接影响结肠或肛门直肠的结构、代谢、机械、神经或生活不规律等因素引起[4-6]。

诊断方法

鉴别思路

便秘原因多样，分为原发性（无明显外因）和继发性（总结于表24-2）。这两个分组有一些重叠。急诊患者的急性便秘通常是由药物不良反应或因肛周存在疼痛性疾病（如肛裂、痔疮、直肠周围脓肿）而惧怕排便所致[6]。

表 24-2　便秘的病因

原发性病因	抗精神病药物
功能障碍	钙通道阻滞剂
特发性	钙补充剂
肠易激综合征	利尿剂
盆腔共济失调（盆底失弛缓综合征）	补铁药
慢传输型便秘	泻药（长期滥用）
神经性	非甾体抗炎药
先天性肛门括约肌肌病	阿片类
先天性巨结肠	**代谢/内分泌**
脊髓损伤	糖尿病
阻塞性	高钙血症
肛门狭窄	低钾血症
克罗恩病	甲状腺功能减退症
结肠癌	低镁血症
结肠狭窄	卟啉症
直肠脱垂	尿毒症
妇科	**肌病**
直肠前突	硬皮病
骨盆松弛	淀粉样变
继发性病因	**神经系统疾病**
生活方式/全身状态	脑血管意外
脱水	自主神经病变
膳食纤维不足	多发性硬化症
久坐不动	副肿瘤性病变
自主抑制排便	帕金森症
药物	肌萎缩性脊髓侧索硬化症
抑酸药	**心理问题**
抗胆碱能药物	焦虑
抗惊厥药	抑郁
抗抑郁药	饮食失调
抗组胺药	环境压力
抗帕金森药物	性虐待

Adapted from Swegle JM, Logemann C: Management of common opioid-induced adverse effects. Am Fam Physician 74：1347, 2006.

诊断要点

病史

全面详细的病史能提示便秘患者的最可能病因。问清患者所认为的"便秘"是一个很好的诊治起点。基本信息包括出现的和未出现的需引起注意的体征或症状。包括发热、厌食、恶心、呕吐、初发或加重的便秘、便中带血、体重减轻以及炎症性肠病或结肠癌家族史。

病史的附加因素可直接提示可能的病因。询问有关粪便性状的问题，如细便可能提示结肠肿物，腹泻与便秘交替提示肠易激综合征。应该评价排便频率和患者所认为的"正常排便频率"。

如果粗略的病史询问未能得到明确病因，则系统回顾需涉及有关伴随症状的问题。询问神经系统症状、肠运动水平、伴随疾病的相关问题可提供有价值的线索[7]。

必须询问用药史，要包括近期任何处方用药、中草药以及非处方（OTC）用药的剂量变化。许多患者的便秘是药物不良反应造成的。药物滥用也会改变肠道运动模式。在医疗用药和药物滥用中，阿片类药物是引起便秘的常见原因。

体格检查

体格检查应首先注意腹部和直肠部分这两个主要方面。腹部检查结果通常无异常，但也可发现压痛、肿块、腹胀或梗阻的可能证据。要听诊肠鸣音。

肛门直肠检查和粪检是体格检查的最重要组成部分。肛门直肠检查可发现肛裂、皮肤抓痕、痔疮或直肠脱垂。直肠指诊应细致触摸肿物，并注意有无疼痛。其他可能的结果包括肛门狭窄、括约肌张力增高和出血。患者出现坠痛有助于评价括约肌功能并可提示脱垂程度较轻。应记录粪便的量和性状。检查粪便潜血可能获得辅助信息，不过排便费力会造成肛门局部损伤和出血。若潜血试验阳性，则憩室病、癌和因多次用力排便造成的单纯创伤都是可能病因。到急诊就医的急性便秘患者通常在直肠中存有大量硬粪。然而，直肠检查结果可与便秘主诉不一致，与腹部X线平片显示结肠粪便滞留亦不一致。故不能仅用直肠检查来确定或排除便秘[8]。

辅助检查

大多数以便秘为主诉来急诊的患者不需要做任何检查。X线平片可提供粪便滞留程度的相关信息，但也可能提示如巨结肠或肠扭转这样的紧急诊断。虽然便秘可能导致痉挛与腹痛，X线平片显示便秘患者粪便滞留增加，并不能用来排除潜在的更严重的病因，尤其是在检查中有明显腹痛或压痛的患者。

便秘的诊断无需常规实验室检查。当查出便中带血后，血红蛋白水平可能提示伴有贫血，这可能意味着隐匿癌症。白细胞计数无特异性，无助于诊断。

原因不明确的急性便秘患者要给予对症治疗，必

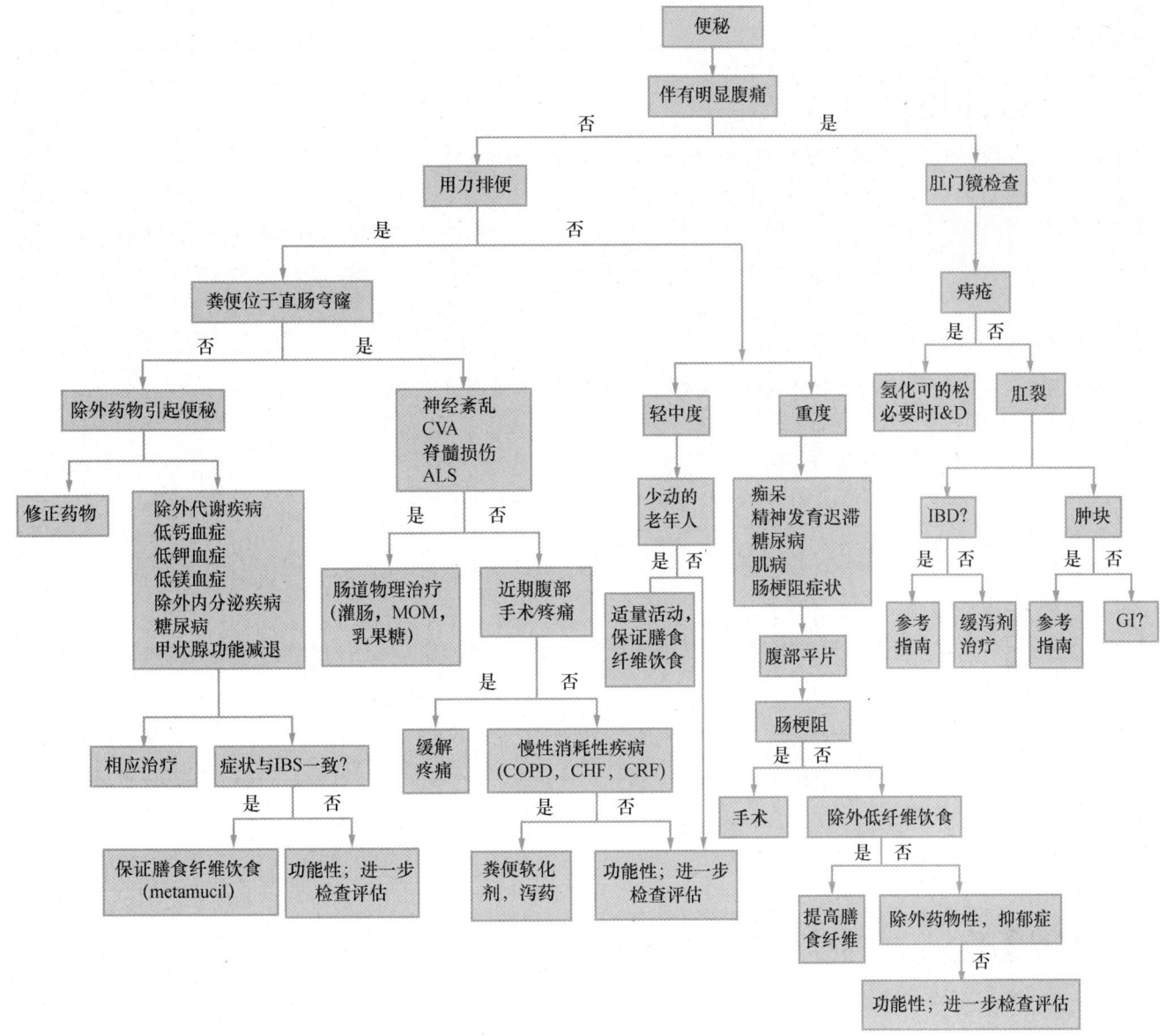

图 24-1 便秘的诊断流程。ALS，肌萎缩性脊髓侧索硬化症；CHF，充血性心力衰竭；COPD，慢性阻塞性肺疾病；CRF，慢性肾衰竭；IBD，炎性肠病；I&D，切开引流；MOM，镁乳。

要时转到门诊评估和再检查。没有报警性体征和症状到急诊就医的慢性便秘患者，如无预警症状与体征，应给予经验性治疗，不需作任何辅助检查。门诊检验可能最终包括检测代谢或内分泌原因的血液检查，还包括如结肠运输测试，排便 X 线摄影和气囊肛门直肠测压等特殊检查。专家共识认为，常规使用结肠镜检查以排除有慢性便秘症状患者的器质性病变是无指征的，不过仍推荐所有 50 岁以上的患者进行大肠癌筛查[9,10]。

诊断流程

诊断便秘患者要从评价便秘是否伴有腹痛开始。如果存在疼痛，就要针对此症状进行检查，可能最终揭示便秘的原因。便秘本身会引起腹痛，但这应该是在排除其他更严重的潜在病因后所做出的诊断。

图 24-1 给出诊断流程。如体格检查发现结构性或机械性病因，如痔疮、肛裂或肿块引起的腹痛，则有指征给予恰当的治疗或转诊；一旦明确病因，便秘即将缓解。如未查出明确病因，则直肠穿窿处有无粪便有助诊断。病史有助于鉴别便秘是因药物不良反应还是因神经疾病所致。

便秘罕见死亡或致残，多数的不良后果源于漏诊肠梗阻或肠穿孔。上述情况可通过体格检查、X 线平片和 CT 扫描做出诊断。怀疑梗阻和穿孔的患者需请外科医生会诊。

表 24-3　便秘的一般性治疗方法

特殊药物、剂量和预防见表 24-4

Ⅰ．适用于所有患者的核心方案
- A. 摄入足量液体和纤维素是预防便秘的关键。纤维素可来源于谷物和麦麸。腹部胀气和胃肠痉挛是纤维素摄入后常见不良反应
- B. 合成的容积性泻剂（如车前子，蚤草）是胀气的另一种原因。容积性泻药需要摄入足量液体，否则会加重便秘
- C. 避免服用刺激性泻药是核心方案的一部分，因为长期服用刺激性泻药会使肠自身运动减弱。鼓励患者练习迅速的对便意作出反应

Ⅱ．个性化方案——特殊指征和总体建议
- A. 刺激性泻剂：许多人认为长期使用这些药物会导致对药物的依赖和习惯，但这种说法未被证实。适当使用这些药物是无害的并且有很好的效果。番泻叶可能是这些泻剂中的首选
- B. 容积性泻剂：这类药物常用于肠道检查前的结肠准备。包括含镁盐的泻剂、聚乙二醇（PEG）和非吸收性糖类如乳果糖和山梨醇。这些药物安全且易被接受。PEG 较乳果糖更加有效且造成的胀气和排气量更少
- C. 润滑性泻剂：口服液体石蜡尤其适用于因肛周损伤造成急性疼痛的患者。液体石蜡能软化并包裹粪便使排便更加容易且疼痛较轻，预防便秘。还有助于长期硬粪的老年人排便，且通常易被接受。液体石蜡禁用于有吞咽障碍或身体极度虚弱的患者，避免发生脂质性肺炎
- D. 多库酯钠胶囊剂：多库酯钠胶囊剂是被认为可增加粪质含水量的润滑剂。有证据表明粪便软化剂的效果等同于安慰剂，并且绝对不会比其他可用的润滑剂效果更好
- E. 栓剂和灌肠剂：这些药剂尤其适用于那些从直肠排出软便有困难的患者。甘油栓剂有安慰效果，并且对于由局限且疼痛的肛周损伤而造成便秘的患者有帮助作用。自来水灌肠或肥皂水灌肠在需要解除嵌塞时能起到辅助作用

经验性处理

治疗急性便秘要直接消除根本病因并缓解症状。预防便秘远期发作包括建议增加液体摄入量，增加膳食纤维，并在必要时加用容积性泻药。这些措施对急性便秘患者通常不会在短期内有明显效果。泻药常被使用（见表 24-3）。特殊治疗还包括诸如停服导致便秘的药物、治疗肛裂、直肠脓肿切开引流。粪便软化剂尽管能在一定程度上缓解肛裂或痔疮患者的排便痛苦，但未被证明在缓解急性便秘时效果优于安慰剂[4,12]。

表 24-4 列出了便秘对症治疗的具体药物。大部分这类药物被美国食品和药物管理局（FDA）定为 B 类或 C 类药。最近，一个专家小组共识认为聚乙二醇（C 类）是怀孕妇女的最佳泻剂，因为它有效且很少被吸收，不良反应少，危险低。那些慢性的，因必要的医疗药物而引起便秘的患者（例如，服用阿片类药物的慢性疼痛或癌症患者），要行所谓的肠道食物疗法。这些疗法通常包括如大量膳食纤维（例如洋李子或无花果）以及刺激性泻药等预防措施。长期服用阿片类药物而出现急性便秘患者用纳洛酮有效，不过可诱发戒断症状。一种不阻断中枢阿片受体的新外周阿片类受体药即将问世，该药可用于长期服用阿片类药所致便秘患者的治疗，且不逆转鸦片的中枢作用。在急诊科给予家用阿片类药物的老年患者，应嘱咐他们有关便秘的问题，并给予预防和治疗的指导。

如果泻剂未能缓解便秘，或者患者的低位直肠或结肠存有大量粪便而不能排出时就需要使用灌肠剂。温水灌肠可能是最安全的。对某些患者，特别是直肠穹窿中存积大量粪便的老年患者，为即刻缓解便秘，必须采用人工解除嵌塞。在极少数情况下，解除嵌塞需要使用镇静剂。

慢性便秘患者可选择另一些传统的泻剂或灌肠剂。针灸、生物反馈，以及肠道训练等干预措施可能让顽固性便秘患者从中受益[16,17]。

处置

便秘一般在家中就能妥善处理，只有极严重病例需要来急诊科行缓解嵌塞或灌肠。出现并发症或便秘是由严重的原因（如不能用手指缓解的嵌塞、巨结肠、肠扭转或肠梗阻）引起时应收入院作进一步评估及治疗。

表 24-4　便秘对症治疗所用的泻药剂型

药物	最大推荐使用剂量	起效时间	注释
容积性泻剂			增加结肠残渣，刺激蠕动
蚤草（欧车前亲水胶）	逐步滴加至20g	12～72小时	天然纤维遭到细菌降解，可能导致胀气和排气。应该摄入足量的水以避免肠梗阻
甲基纤维素	逐步滴加至20g		能相对的抵抗结肠细菌分解的半合成纤维素纤维
聚卡波非（聚卡波非钙片剂）	逐步滴加至20g		能抵抗细菌分解的高分子丙烯酸合成纤维
渗透性泻剂			使水顺渗透梯度进入到肠管
镁/钠盐类			
氢氧化镁（镁乳）	15～30ml，每天1～2次	0.5～3小时	小部分镁可被吸收，肾功能不全患者及儿童使用时需注意
枸橼酸镁	根据需要150～300ml		
磷酸钠（磷酸苏打）	根据需要每12盎司水加入20～45ml		肾功能不全的患者可能出现高磷酸盐血症。常用于结肠镜检之前
不易吸收的糖类			
乳果糖	15～30ml 每天1～2次	24～72小时	不能被小肠吸收的合成二糖。排气和胀气常见
山梨醇	15～30ml 每天1～2次		几乎不被小肠吸收
聚乙二醇和电解质类（GoLYTELY，Miralax）	17～36g 每天1～2次	1～24小时	可减少腹部绞痛和胀气的几乎不被吸收且不被细菌代谢的有机聚合物
刺激性泻剂			刺激肠蠕动和肠分泌
番泻叶（Senokot，Ex-lax）	8～34mg/d	6～12小时	刺激小肠和结肠的分泌及运动
比沙可啶	5～10mg/d		能引起腹部绞痛和严重腹泻
蓖麻油	15～30ml/d		
多库酯钠胶囊剂			
多库酯钠（Colace）	100mg 每天两次；某些情况用量更大	6～8小时	众多研究显示起作用几乎等同于安慰剂
液状石蜡（Fleet mineral oil）	夜间口服5～15ml		为排便提供润滑作用。不推荐长期使用。免疫力低下患者易引起脂质性肺炎
促肠动力药物			
芦比前列酮（Amitiza）	24μg 每天1～2次	1小时	氯离子通道激活剂，用于治疗成人慢性特发性便秘的。不良反应为头痛、恶心、还可能出现腹泻

本章参考文献请参见 http://pumpress.bjmu.edu.cn/eduservice/3419.html

第25章 黄疸

Matthew A. Wheatley and Katherine L. Heilpern

龚平 译　李春盛 校

概述

流行病学和病理生理

黄疸（jaundice）见于从婴儿到老年各个年龄段的病人。虽然黄疸不是一个常见的主诉，但黄疸病人可有相应的症状，比如腹痛、瘙痒或纳差。黄疸是血浆胆红素升高的表现，因此了解胆红素代谢对快速评估和处理黄疸很关键。

胆红素代谢

胆红素由血红素的代谢产物产生的，血红素主要来自于衰老红细胞。一小部分血红素来自于肌红蛋白和成熟红细胞。在网状内皮细胞内，血红素被氧化成胆绿素，然后胆绿素转变成胆红素。在血液循环中，胆红素和蛋白紧密结合，但是这种结合是可逆的。胆红素被肝细胞被动摄入，在肝细胞内葡萄苷酸化。最后结合胆红素被分泌到胆道系统，排泄入肠道。粪胆素随粪便排出，尿胆素被再吸收随尿液排出。剩下的结合胆红素解除与蛋白的结合，再进入门脉系统，再次被肝细胞摄取（肝肠循环）。

在实验室里，结合胆红素能直接和试剂反应，而未结合胆红素需要加入一种化合物以促进反应。因此，它们被分别称为直接胆红素和间接胆红素。

病理生理

临床上血浆胆红素水平高于 2.5mg/dl 时才出现明显黄疸。黄疸可在皮肤和眼睛等蛋白质浓度高的组织中看到。而在眼泪和唾液等蛋白质浓度低的体液中看不到黄疸。胆红素的生理代谢主要在4个水平上发生变化：血红素代谢产物的过度产生，肝细胞对胆红素的摄取障碍，肝细胞对胆红素的结合和分泌障碍，胆道系统梗阻使胆汁不能排泄到肠道。

没有与蛋白结合的未结合胆红素能穿过血脑屏障，对神经系统产生不良影响，可导致轻微的神经发育异常到脑病甚至死亡。一些能促进未结合胆红素不与蛋白结合的因素会增加其神经毒性，比如溶血、低蛋白血症、酸中毒以及一些与蛋白质竞争性结合的药物。结合胆红素尽管提示可能存在严重疾病，但是它却无神经毒性。

诊断方法

鉴别思路

黄疸的病因主要包括胆道梗阻性疾病、肝损伤或肝功能障碍、血液系统疾病三大类。图25-1以实验室检查为依据概括了这三大类病因的区别。

诊断要点

图25-2列举了诊断黄疸所需的有关病史、体格检查和辅助检查。

病史

黄疸病人可能无症状，或仅有一些非特异性的症状，如瘙痒、乏力或恶心。有一些伴随症状能帮助缩小鉴别诊断的范围。黄疸伴腹痛提示肝炎。新发无腹痛的黄疸是胰头癌等肿瘤的典型表现。黄疸病人可能因为体重下降或腹水导致腹围增加而使得原有衣服不合身。病人或其护理者观察到病人有性格变化或意识模糊，提示病人出现肝性脑病。不明原因的肝衰竭和黄疸可能是病人自服过量的对乙酰氨基酚（acetamin-

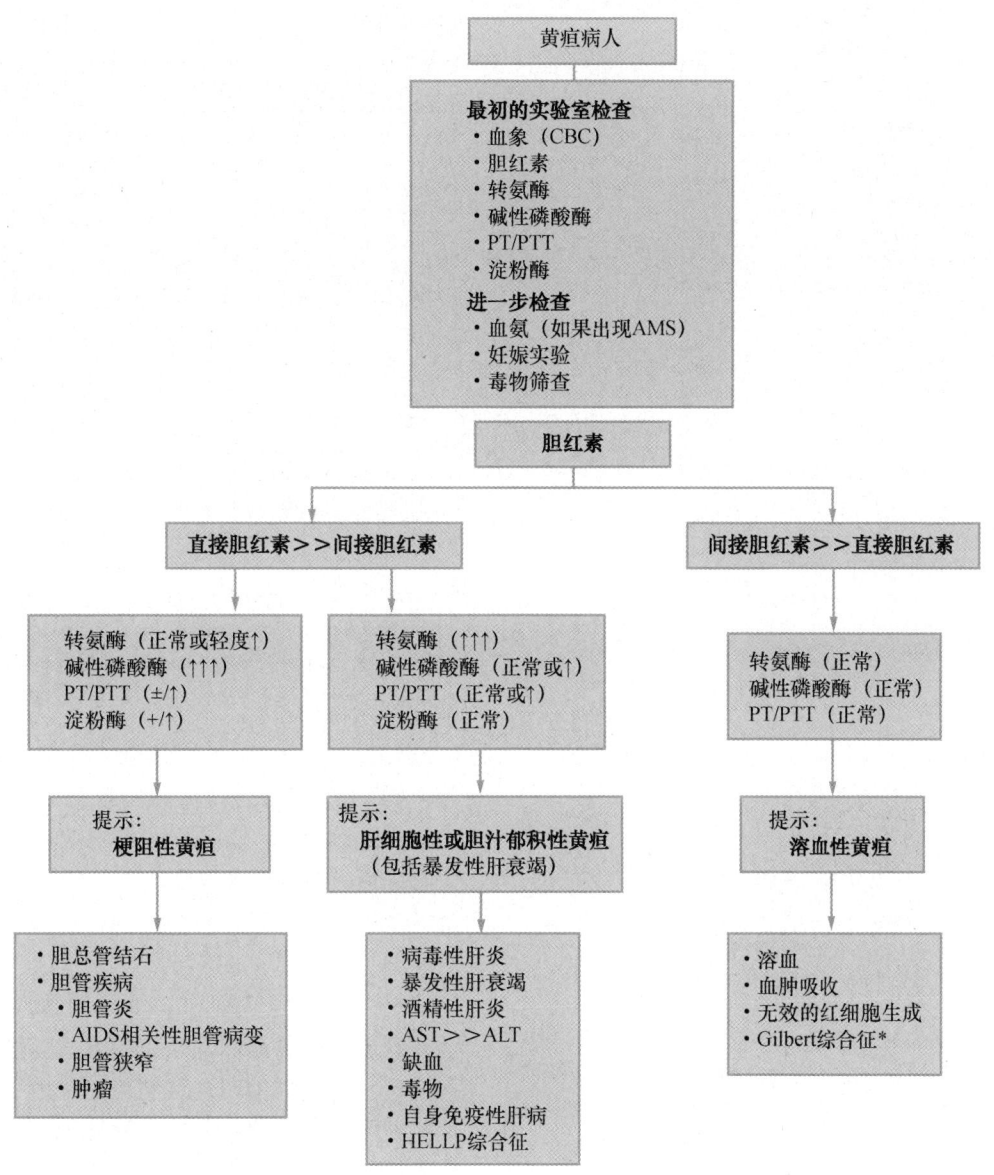

*一种由肝细胞内胆红素结合障碍引起的良性遗传性胆红素血症和黄疸

图 25-1　黄疸鉴别诊断的实验室路径。

ophen）48～72h 后（甚至更早）出现的急性肝损害。

体格检查

黄疸病人应当接受彻底的体格检查，因为体格检查结果能帮助缩小鉴别诊断范围。图 25-2 概括黄疸病人的相关体格检查结果。刚开始，舌下、硬腭和结膜处黄疸明显。黄疸从这些部位开始向下扩散。有关成人和新生儿的研究显示，黄疸从上到下的进展程度并不能准确地评估血浆胆红素浓度[1,2]。发热伴右上腹压痛提示胆管炎[3]。在临床上，肝脏的体格检查不应忽略。肝大、质软可能是急性或慢性肝炎的恶化，或恶性肿瘤浸润。可触及胆囊，但无触痛，提示慢性胆汁淤积或恶性肿瘤。脾大提示溶血、恶性肿瘤，或门脉高压。腹水可能与急性或慢性肝病有关。腹水伴腹部压痛考虑为自发性细菌性腹膜炎。突然出现的肝大和腹水提示门静脉血栓形成（Budd-Chiari syndrome）的可能[4]。黄疸伴腹部跳动的大包块可能是腹主动脉瘤突然增大或破裂。病人的精神状态可用于评估肝性脑病。

慢性肝病和肝硬化的体格检查结果包括蜘蛛痣、男性乳房发育、睾丸萎缩和脐周静脉突起形成水母头状的静脉曲张。为了减轻瘙痒而出现的皮肤抓痕提示慢性肝病。扑翼样震颤作为肝性脑病的一个体征仅常见于慢性肝病。表 25-1 概括肝性脑病的临床分期。

实验室检查

图 25-1 列举评估黄疸病人所需的实验室检查。在累及骨骼或影响到妊娠早期胎盘的疾病中也能发现碱性磷酸酶升高。如果碱性磷酸酶升高，那么血 γ-GGT 或 5′-核苷酸酶升高是肝源性的。网织红细胞计

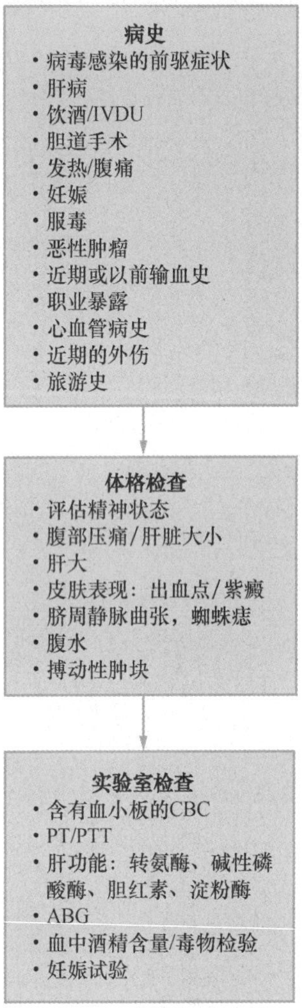

病史
・病毒感染的前驱症状
・肝病
・饮酒/IVDU
・胆道手术
・发热/腹痛
・妊娠
・服毒
・恶性肿瘤
・近期或以前输血史
・职业暴露
・心血管病史
・近期的外伤
・旅游史

↓

体格检查
・评估精神状态
・腹部压痛/肝脏大小
・肝大
・皮肤表现：出血点/紫癜
・脐周静脉曲张、蜘蛛痣
・腹水
・搏动性肿块

↓

实验室检查
・含有血小板的CBC
・PT/PTT
・肝功能：转氨酶、碱性磷酸酶、胆红素、淀粉酶
・ABG
・血中酒精含量/毒物检验
・妊娠试验

图 25-2　评估黄疸病人的关键点。ABG，动脉血气分析；Alk phos，碱性磷酸酶；CBC，全血细胞计数；IVDU，静脉注射毒品；PT，凝血酶原时间；PTT，部分促凝血酶原激酶时间。

表 25-1　肝性脑病的临床分期

临床分期	智能	神经肌肉功能
亚临床期	检查结果正常，但是工作或开车可能受影响	心理测试轻微异常
一期	注意力受损、兴奋、抑郁，或性格改变	扑翼样震颤、运动失调、失用症
二期	嗜睡、行为异常、记忆力差、睡眠障碍	扑翼样震颤、言语缓慢或言语不清、共济失调
三期	意识模糊、定向力障碍、昏睡、记忆缺失	各种反射低下、眼球震颤、阵挛、肌肉僵直
四期	昏迷	瞳孔扩大、去大脑强直、出现眼脑反射

From Fitz G: Hepatic encephalopathy, hepatopulmonary syndromes, hepatorenal syndrome and other complications of liver disease. In Feldman M, Friedman L (eds.): Gastroenterology and Liver Disease, 8th ed., Philadelphia, WB Saunders, 2006, p. 1966.

数和外周血涂片可确定溶血。如果服毒或不明原因肝损害，应测定血中对乙酰氨基酚浓度。应做快速大便潜血试验以评估是否存在胃肠道出血。出现神志改变的病人除了测定血氨外还应床旁快速测定血糖。虽然血氨升高有助于诊断肝性脑病，但是还没有证据表明血氨升高的程度与肝性脑病程度相关[5]。如果存在腹部压痛和腹水，应进行腹水细胞计数、革兰染色、细菌培养和蛋白质定量检查[6]。黄疸伴发热病人应做两份血培养。如果病人表现出不舒服或有胃肠道出血证据，应做血型鉴定和配血试验。

影像学检查

对阻塞性胆道疾病进行最佳的急诊影像学检查仍存在一些争议。超声和CT检查在急诊科均可做，它们有各自的优点。是否进行影像学检查取决于胆道阻塞和恶性肿瘤的可能性有多大。如果恶性肿瘤导致胆道梗阻的可能性很高，那么CT是优先考虑的影像学检查。在梗阻部位定位方面，CT比超声更敏感。另外，CT在明确肿瘤分期和确定是否需要切除方面有70%的准确性[7]。如果黄疸病人良性梗阻的可能性很大时，应首选超声检查。与CT相比，超声检查更安全、快速并且价廉，对身体损害更小。虽然超声检查可能漏掉一些常见的胆道结石，但是它与CT一样能确定是否存在胆道梗阻。多普勒超声还能发现肝静脉、门静脉和脾静脉是否有梗阻。急性胆囊炎的超声表现包括胆囊周围积液和胆囊壁增厚[8]。如果超声发现胆结石，超声墨菲征（Sonographic Murphy sign）对急性胆囊炎的阳性预测准确率可达90%。对临床上胆道机械性梗阻可能性小或中等的病人，应首选超声检查以明确是否存在胆道梗阻。如果病人需要做全腹检查，那么CT是首选的。

鉴别诊断

黄疸病人被系统地分为危急、急症和非急症三大类（见表25-2）。如果黄疸病人伴有以下任何一种症状：意识改变，低血压，发热伴腹痛，或活动性出血，那么就可以考虑是危急的。如果病人存在黄疸、脑病和凝血障碍"三联征"，考虑为暴发性肝衰竭（fulminant hepatic failure）[9]。一般来说，这些病人既往无肝病史，发病突然，或者是由中毒导致肝坏死。从肝脏遭受损害到出现暴发性肝衰竭需要1～8周时间。暴发性肝衰竭病人需要积极稳定病情，需要考虑到中毒的可能，收入ICU，或者可能需要转到能开展肝移植的治疗中心。

表 25-2　根据病情分级的黄疸病因

病因分类	危急	急症	非急症
肝源性	暴发性肝衰竭 毒素 病毒 酒精 缺血性损害 Reye's 综合征	各种类型的肝炎伴有意识模糊、出血或凝血障碍 Wilson's 病* 原发性胆汁性肝硬化 自身免疫性肝炎 肝移植排斥 浸润性肝病 药物性（异烟肼、苯妥英钠、对乙酰氨基酚、利托那韦、氟烷、磺胺类药） 服毒或暴露	意识正常、生命体征正常和无活动性出血的肝炎
胆源性	胆管炎	胆道梗阻（结石、炎症、结构异常、肿瘤）	
全身性	脓毒症 中暑	结节病 淀粉样变性 器官移植排斥疾病	创伤后 血肿吸收 全胃肠外营养
心血管性	AAA 引起的肝动脉闭塞 Budd-Chiari 综合征 严重的充血性心力衰竭	右侧充血性心力衰竭 静脉闭塞性疾病	
血液-肿瘤	输血反应	溶血性贫血 恶性肿瘤大量浸润 先天性代谢异常 胰头肿瘤 转移癌	Gilbert's 综合征 新生儿生理性黄疸
生殖性	子痫前期/HELLP 综合征 妊娠期急性脂肪肝	妊娠剧吐症	妊娠期胆汁淤积

AAA，腹主动脉瘤；HELLP，溶血、肝酶升高和低血小板计数。
* Wilson's 病患者的铜蓝蛋白先天性缺陷引起铜积聚于肝，导致暴发性肝衰竭。

经验治疗

黄疸病人的具体治疗取决于引起黄疸的病因（见图 25-3）。伴有精神状态差的病人应做床旁血糖测定。如果精神状态仍很差，应进行气管插管以保持气道通畅，或需要采取保护性措施。

如果黄疸病人存在低血压，应立即建立静脉通道，输入晶体溶液。需要快速评估病人的血容量情况，黄疸病人如果合并充血性心力衰竭，则有可能出现肝充血。由于存在凝血障碍的风险，静脉输液部位应该是容易压迫处。任何部位的明显出血都需要积极治疗。输血前要一直输入晶体溶液。用新鲜血浆纠正凝血障碍，浓缩红细胞补充血容量。

如果黄疸病人有腹水，应考虑做腹腔穿刺检查以排除自发性细菌性腹膜炎（spontaneous bacterial peritonitis，SBP）。SBP 症状不明显，如果不进行腹腔穿刺检查很容易被漏诊。腹水中多形核白细胞数大于 250/cm^3 就可以诊断为 SBP。抗生素经验性治疗应考虑三代头孢菌素[6]。黄疸和转氨酶水平升高程度与碱性磷酸酶升高不成比例的病人有肝细胞损害。肝衰竭伴有肝性脑病的病人可用乳果糖治疗，60mg 口服，或 300mg 保留灌肠。暴发性肝衰竭病人应收入 ICU，或转到肝移植中心。

即使黄疸病人无急性肝衰竭，若伴有肝性脑病或生命体征不平稳，也应收住院。仅依据实验室检查结果，如果转氨酶高于 1 000IU/L，胆红素超过 10mg/dl，或者存在凝血障碍，那么新发黄疸病人也应该收住院。所有这些实验室检查结果异常均提示明显的肝功能障碍。对于肝炎病人或胆汁淤积性黄疸病人，如果神志正常，生命体征平稳，能口服药物，无急性出血，也不合并感染，那么可以在门诊治疗。在急诊科应当输液并给予止吐药。应避免使用肝毒性药物，尤其是对乙酰氨基酚。

如果实验室检查和影像学检查提示胆道梗阻，必须排除上行性胆管炎（ascending cholangitis）。如

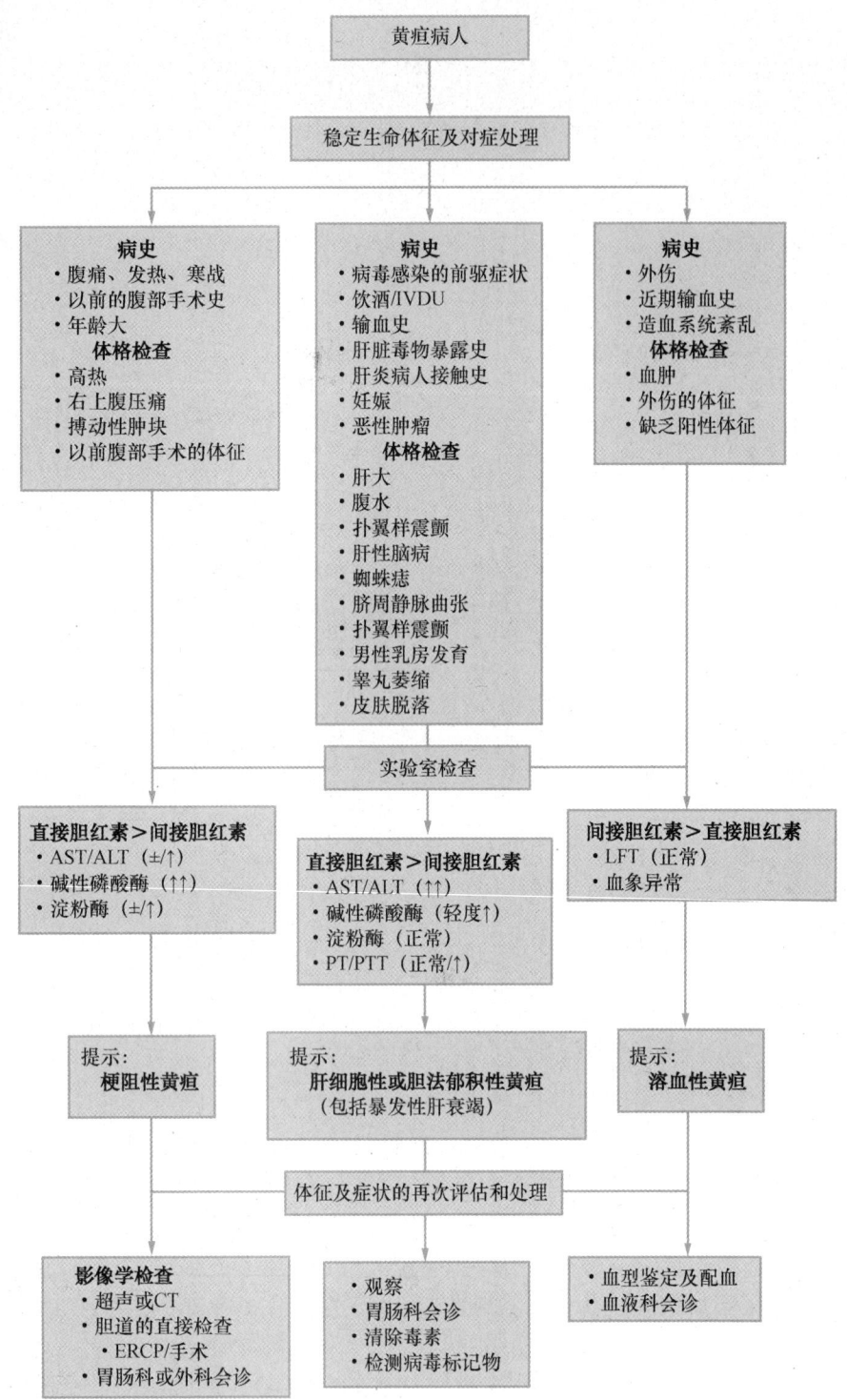

图 25-3 黄疸病人的处理。ALT，谷丙转氨酶；AST，谷草转氨酶；ERCP，内镜逆行性胰胆管造影；IVDU，静脉注射毒品；LFT，肝功能实验；PT，凝血酶原时间；PTT，部分促凝血酶原激酶时间。

果怀疑存在上行性胆管炎，那么就应做血培养，随后立即给予能覆盖革兰阴性需氧菌和厌氧菌的广谱抗生素。上行性胆管炎病人常需要在内镜逆行胰胆管造影（endoscopic retrograde cholangiopancreatography，ERCP）下或采用胆囊造口术进行胆道减压，这能明显提高生存率[10]。一些病情稳定的病人可以只需要抗生素治疗，择日进行胆道引流[11]。但是，对于 75 岁以上或长期吸烟的病人来说，保守治疗失败的可能性更大[12]。

不伴有胆管炎的肝外梗阻性黄疸病人应收入院行引流术。ERCP 可用于治疗胆结石或结构异常所导致的良性胆道梗阻。由恶性肿瘤引起的梗阻性黄疸病人也可以从胆道减压中获益，无论是手术减压、内镜下减压，还是姑息性减压。一旦黄疸加重，恶性肿瘤可引起更严重的并发症，并增加并发症的发病率和死亡率[13,14]。胆道引流与心功能改善相关，与进食无明显相关[16]。对于继发于恶性肿瘤的梗阻性黄疸病人，在肿瘤根治手前进行胆管引流术是无益的[17]。对不能手术的病人推荐行姑息性胆道引流。虽然内镜下胆道引流并植入支架与内镜下经皮引流再梗阻率更高[18]，但是其并发症更少。

一般来说，单纯性胆囊炎病人应在急诊科静脉输液。必要时，可肌注或静脉给予止痛药和止吐药，并收住院。对于单纯性胆囊炎病人，通常不用抗生素治疗。体温超过38.8℃，有毒血症表现，或有明显脓毒症的病人应给予能覆盖肠道致病菌、链球菌属和厌氧菌的广谱抗生素治疗。这些病人应进行急诊影像学检查并请外科和消化科医生会诊[8]。

胆总管结石（即结石存在于胆总管）通过影像学检查可能不容易被发现，但是明显的胆道梗阻体征和症状，以及胆总管扩张大于6mm可提示有胆总管结石。这些病人需要住院，并且可能要做ERCP和胆囊切除术[19-21]。

对于免疫介导的溶血性贫血病人，合适的交叉配血试验很难做，如果配血不合适还可引起致命性的后果。是否输血应根据氧合水平和其他替代治疗的可行性。推荐急请血液科医生会诊。至于药物诱导的溶血性贫血，关键的治疗是清除血液中的药物。对于葡萄糖-6-磷酸缺乏的病人，输血极少被推荐，治疗的重点是维持尿量以预防肾衰竭。对于血红蛋白病患者极少需要输血治疗，除非有严重贫血而无网状细胞增多。如果出现病情危急，应给予补液、吸氧和止痛。

特殊人群

需要注意的特殊人群是有表现黄疸的孕妇。妊娠期间的正常生理变化几乎不影响肝，因此妊娠期黄疸常表明存在严重疾病。前面所讨论的任何情况均可导致妊娠期黄疸。另外孕妇特有的情况，如妊娠剧吐症（hyperemesis gravidarum）、妊娠期脂肪肝，以及妊娠期肝内脂肪淤积，也可导致妊娠期黄疸。

妊娠剧吐症常出现于妊娠早期，病情严重者可能与血清胆红素升高有关。妊娠剧吐症出现黄疸的确切发病机制尚不清楚，但是可能与营养不良和胆红素排泄障碍有关。对于这些病人，急诊科处理措施一直如此：补液和止吐。伴有剧烈呕吐和黄疸的孕妇应当收入院静脉补液。

妊娠期肝内胆汁淤积是妊娠晚期黄疸的一种特发性病因。它有瘙痒的表现，主要位于躯干、四肢、手掌和脚心，1～4周后出现黄疸。梗阻性黄疸的其他特征包括大便无胆色和小便赤黄。实验室检查为胆汁淤积的表现。患者早产和宫内胎儿死亡的风险增加，因此应让产科医生参与处理，或者转到能处理早产儿的治疗中心。具体治疗包括考来烯胺（cholestyramine）和维生素K。

妊娠期脂肪肝（acute fatty liver of pregnancy，AFLP）出现于妊娠晚期，其特征是肝细胞内微粒脂肪堆积。它很罕见，13 000个孕妇中仅有1个。多见于初产妇和多次怀孕的孕妇。临床表现包括恶心、呕吐、右上腹或上腹痛、乏力、厌食，以及进展到暴发性肝衰竭和肝性脑病时出现黄疸。治疗措施包括立即分娩。在分娩后肝衰竭和黄疸可能继续发展，但是通常会好转。一般来说，AFLP在以后妊娠时不会再发。肝移植治疗对本病一直很成功。

本章参考文献请参见 http://pumpress.bjmu.edu.cn/eduservice/3419.html

第 26 章 女性急性盆腔痛

Ari Lipsky

龚平 译 李春盛 校

概述

育龄妇女下腹疼痛常与女性生殖系统或膀胱的病变有关，尽管还有其他原因。可能的病因疾患有良性的，也有会即刻致命的。妊娠的表现很多，所有育龄病人均应该明确是否怀孕。

流行病学

盆腔病变导致的急性盆腔痛很常见，尽管来诊主诉常为腹痛或下腹痛，而下背痛主诉也常提示盆腔疾病。慢性盆腔痛的急性发作可以表现为急性盆腔痛。

一项有关育龄期成年女性的调查显示，39%女性时常有非经期的盆腔痛[1]。在急诊科就诊的女性并诊断为妇科病者，24%为盆腔炎（pelvic inflammatory disease，PID），23%为下生殖道感染（如宫颈炎、念珠菌阴道炎、前庭大腺脓肿），12%为月经失调，12%为非炎症性卵巢及输卵管病变（包括卵巢囊肿及蒂扭转），而4.3%为异位妊娠[2]。在一般人群中，每年每1 000位女性中有5.8个被诊断为PID，每1 000位女性中有1.1个被诊断为宫外孕[2]。

年轻女性病人和拥有多位性伴侣的女性病人更容易患PID，有既往病史者随后复发的可能性增高[3]。患PID、盆腔手术或植入宫内节育器的女性病人发生宫外孕的风险更高。接受过生育治疗的女性尤其应注意异位妊娠的可能[4]。女性急性盆腔痛还应考虑是否为常见的非生殖系统疾病，如阑尾炎、憩室炎、尿道感染和尿路结石等。框26-1列举女性盆腔痛的常见病因[5,6]。

某些盆腔痛的病因可导致严重的后遗症。PID近

框 26-1　女性盆腔痛的病因

生殖道
卵巢扭转
卵巢囊肿
输卵管炎/输卵管-卵巢脓肿
感染性盆腔栓塞性静脉炎
子宫内膜炎
子宫内膜异位症
子宫穿孔
子宫平滑肌瘤
痛经

与妊娠相关的
妊娠早期
宫外孕
先兆流产
死胎
卵巢过度刺激综合征

妊娠中晚期
胎盘前置
胎盘早剥
圆韧带疼痛

肠道
阑尾炎
憩室炎
缺血性肠病
胃肠道穿孔
肠梗阻
嵌顿性/绞窄性肠疝
炎症性肠病
胃肠炎

泌尿道
肾盂肾炎
膀胱炎
输尿管结石

期并发症有输卵管-卵巢脓肿，远期后遗症包括不孕、慢性盆腔痛和宫外孕[3]。宫外孕或卵巢囊肿的破裂出血可能是致命的。不承认的滥用药物也能导致严重的或致命的后果。

病理生理

女性盆腔包括阴道、子宫、输卵管、卵巢、输尿管、膀胱、乙状结肠和直肠，以及肌肉和骨骼。虽然盆腔痛大多是由于生殖器官病变引起的，但毗邻盆腔或途经盆腔的器官病变也可引起盆腔痛。盆腔器官与阑尾、输尿管和结肠受相同的内脏痛觉传入神经支配，因此这种内脏神经的重叠支配使病人和医生都很难准确定位。盆腔痛是由器官的炎症、扩张、缺血，或血液、脓汁、其他物质溢入盆腔而诱发的。当邻近病变器官的壁层腹膜传入神经受刺激时，就会出现躯体性疼痛。

诊断方法

鉴别思路

盆腔痛的鉴别诊断范围甚广（表26-1）。但是引起盆腔痛的多数原因来源于3个部位：①生殖道；②尿道；③肠道。在生殖道内，盆腔痛的一个亚组原因是妊娠，因此在诊断盆腔痛中，妊娠试验是一项很重要的检查。妊娠相关疾病包括孕早期和孕中晚期并发症。尽管初次急诊就诊时并不是总能明确盆腔痛的具体原因，但有序的诊断措施常能确定或排除一些致命性疾病。

诊断要点

临床上很少仅依靠询问病史或体格检查（见表26-1）就能确定或排除某一项诊断，所以在对急性盆腔痛病人进行诊断时通常要求做一些辅助检查（不仅仅是妊娠试验）。

有时候双合诊检查可以提供一些重要的诊断信息。但遗憾的是，双合诊检查结果有些主观和不可靠[7,8]，这项检查更适合于确定病变是位于一侧还是另一侧，或确定是否需要对生殖器官做进一步检查。比如，双合诊检查时发现右侧卵巢部位有压痛，这可能引导医生去做进一步的相关检查，如盆腔超声检查。但是，由于双合诊检查结果具有不确定性，所以双合诊检查时右侧卵巢部位压痛不能完全排除阑尾炎，尤其是在盆腔超声检查后仍不能完全确定病变部位的情况下。

有序的检查能使临床医师逐步缩小诊断范围，直到做出正确的初步诊断。

症状

疼痛及放射痛的部位有助于把鉴别诊断集中于某个（组）病因。一侧盆腔痛通常与输卵管或卵巢病变有关。右侧盆腔痛要考虑阑尾炎，左侧盆腔痛（尤其是40岁以上的病人）应要与憩室炎和结肠炎相鉴别。尿路结石也可以表现为一侧盆腔痛，尤其是当结石嵌顿在输尿管膀胱交界处时。盆腔正中疼痛通常是由于子宫、膀胱或两侧附件病变引起的。疼痛放射到直肠可能是直肠子宫陷凹的积血或积液刺激引起的。弥漫性盆腔痛可能是由两侧盆腔病变引起的，例如PID，或者是由继发于感染或腹腔内出血的弥漫性腹膜炎引起的。

盆腔痛的起病及持续时间对诊断也有助于诊断。无合并症的阑尾炎患者（无阑尾穿孔或脓肿）在发病48小时内症状很典型。突然发作的急性盆腔痛提示急性盆腔内出血、囊肿破裂或卵巢蒂扭转。缓慢起病的盆腔痛更可能是炎症（例如PID）或梗阻引起的。慢性或反复发作性盆腔痛可能是由子宫内膜异位症、复发性卵巢囊肿或持续存在的卵巢包块引起的。疼痛的性质可以鉴别，空腔脏器平滑肌收缩所致为痉挛性、间歇性疼痛（由子宫、输尿管、肠道病变引起），炎症或肿瘤所致为持续的、逐渐加重的疼痛，但这也不是绝对的。PID引起的盆腔痛常发生在月经末期，卵巢囊肿引起的盆腔痛可波动于好几个月经周期，囊肿最后破裂引起的盆腔痛常出现于月经中期。

感染性疾病患者常诉发热和寒战，而恶心、呕吐者更多地见于胃肠道疾患，但也可见于卵巢蒂扭转、输尿管绞痛、其他原因的严重疼痛，以及妊娠。排尿困难和尿频常发生于许多外阴和阴道疾病的病程中，例如疱疹病毒感染、念珠菌感染引起的，以及其他类型的外阴阴道炎，但尿急是膀胱或尿道炎症的典型表现，这提示盆腔痛可能是由泌尿道疾病引起的。

患者末次月经时间、经血的性质以及性生活史均有利于盆腔痛病因的诊断，但这些资料并不能排除妊娠的可能，因此妊娠试验总是必须检查的，除非已行子宫切除术或绝经后的女性。对于孕妇，其生育史可提供一些重要的诊断线索。有反复自然流产或有宫外孕史的患者发生盆腔痛时要意识到再发的可能性很大。正接受不孕治疗的患者，其发生宫外孕、异位妊娠、卵巢蒂扭转、卵巢过度刺激综合征的风险较大。妊娠中期常有圆韧带疼痛，产后患子宫内膜炎的风险较大。

应查明阴道出血的有无、出血量及持续时间（参见第 27 章和 176 章）。对于非妊娠病人，阴道流血可能是由 PID、创伤、功能失调性子宫出血、宫颈癌或子宫癌引起。而对于妊娠病人，阴道流血与活胎的绒毛膜下出血有关，或者与宫外孕、宫内死胎（在清宫后仍可引起流血，尤其是清宫不干净时）有关，或与妊娠后期的胎盘前置或胎盘早剥有关。对一些病人，出血量可能很大，需要输血或外科手术治疗。

作为既往史的一部分，最近任何诊疗措施都不应该被遗漏。对所有女性病人都应该私下地去询问一些私密的病史，比如怀孕及最近的堕胎。如在子宫腔内探查术后即刻出现盆腔痛，则子宫穿孔或感染的可能性很大。性生活史对盆腔痛的病因诊断很重要，尤其是近期性接触史及既往性传播疾病史。

体征

体格检查应着重于腹部及骨盆。实际上所有病人都要进行骨盆检查，包括 <20 周的妊娠病人。对于阴道出血的 >20 周的妊娠病人，在进行骨盆检查之前，要做经腹盆腔超声检查进行胎盘定位（见第 27 章）。>20 周的妊娠病人应及时请产科会诊。

阴道分泌物异常见于多种疾病，包括阴道炎、宫颈炎、子宫内膜炎、PID 更多见，以及异物残留。宫颈摇摆痛多提示生殖道炎症，但邻近结构的炎症（如膀胱炎、阑尾炎）也可能引起宫颈摇摆痛。虽然对不完全流产或难免流产病人已经做彻底的子宫腔内检查，但并不能完全排除宫外孕的可能。对一个非妊娠病人，子宫增大可能是子宫平滑肌瘤。子宫底部压痛，虽然很难与膀胱炎相鉴别，但它常提示子宫内膜炎或坏死性子宫平滑肌瘤。附件区肿块及压痛提示囊性疾病、异位妊娠、输卵管-卵巢脓肿、卵巢蒂扭转，尤其是一侧附件区肿块及压痛。

两侧下腹压痛、两侧附件压痛和宫颈摇摆痛是 PID 的 3 项典型体征，特别是盆腔痛发生在经期或经期后时，上述 3 项体征不全时也可以（有时应当）诊断 PID。

实验室检查

几乎每个有盆腔痛的女性病人都应做妊娠试验。妊娠试验阳性提示可能为宫内妊娠或宫外孕，极少数情况下是葡萄胎或癌症。留取清洁尿样做尿检，尿检能确定脓尿，常见于尿道感染；血尿常见于尿路结石和出血性膀胱炎。虽然未检测到血尿也不能完全排除输尿管结石，但是患输尿管结石的可能性较小。所有妊娠病人都应做尿检，即便她们无尿道不适症状。

病人可能存在内出血或外出血时，应抽血化验血红蛋白、血细胞压积，以及做血型鉴定和交叉配血实验。

妊娠试验阳性病人应做正规超声检查或急诊科床旁超声检查以排除宫外孕[9,10]。如果超声发现子宫内妊娠，则基本上排除宫外孕。未接受辅助生育措施的病人极少发生异位妊娠。相反，对于一个妊娠试验阳性而子宫内未发现妊娠的病人应当考虑为宫外孕，直到证实其他病因为止。此外，超声显示腹腔内游离液体常提示异位妊娠或卵巢囊肿破裂出血，一旦发现必须立即处理。

诊断流程

图 26-1 所示流程旨在确立进一步的检查和建立初步诊断。但是，经常遇到的是，常见病以不常见的临床表现，或存在一种以上的疾病来诊，各项检验结果必须根据具体病人的临床表现仔细解释。例如，尿检阳性的病人可能是阑尾炎，妊娠病人可能患有卵巢蒂扭转。对于某些疾病，例如子宫内膜异位症，关键性的检查在急诊科不具备，患者的病史则成为重要的鉴别诊断线索。

经过最初的询问病史及体格检查，妊娠试验决定随后检查的先后。如果病人为妊娠早期，最紧急的是要考虑宫外孕的诊断。床旁或正规超声检查可以快速确定是否为宫内妊娠，如果发现是宫内妊娠，那么此时盆腔痛的原因最可能是先兆流产。一侧盆腔痛还应考虑卵巢蒂扭转的可能。如果超声检查发现子宫腔内是空的（或任何超声检查均不能确定为宫内妊娠），则可能为宫外孕或自然流产，但十分正常的妊娠也是有可能的。在妊娠晚期出现盆腔痛通常需要做正规超声检查，许多 20 周的孕妇则需要留观监护。

对于非妊娠病人的盆腔痛大多考虑为妇科疾病，必须进行检查以明确是否为卵巢囊肿破裂出血、卵巢蒂扭转，或宫颈炎、子宫内膜炎、输卵管炎及输卵管-卵巢脓肿之类的感染。虽然通过询问病史和体格检查足以诊断感染，但如果怀疑是卵巢蒂扭转或输卵管-卵巢脓肿，常需要做正规超声检查。如果超声检查发现输卵管炎，那么也可以支持 PID 的诊断；如果超声检查发现卵巢特异性改变伴有少量游离液体，则支持卵巢囊肿破裂的诊断。虽然超声检查不如 CT 可

第26章 女性急性盆腔痛

表26-1 引起盆腔痛的普通疾病和危重疾病的鉴别

病因	疼痛性质	症状	病史	发病率	体格检查	必要的检查	不典型的或其他情况
宫外孕（如破裂则为危重性的）	典型的严重，剧烈，单侧盆腔痛，但疼痛的严重性、位置和性质差异很大	阴道流血	无相关病史；有宫外孕、不孕症、输卵管结扎、PID 或使用子宫内节育器等病史	常见	典型的一侧附件压痛，附件包块和宫颈摇摆痛	盆腔US，定量β hCG，T&C，黄体酮，腹腔镜检查	根据病史和体格检查确实不能除诊断；剧痛，低血压，或腹膜炎提示破裂
黄体囊肿破裂出血（如有明显不稳定性；否则为紧急的）	突发性的中度到重度一侧疼痛	如出血严重则头晕；直肠凹积液引起直肠痛		不常见	如失血量大则有低血压和心动过速；可有腹膜炎	盆腔US，CBC，T&C	体格检查结果与US检测的盆腔积血量不相符
卵巢扭转（急性的）	急性发作的中度到重度一侧疼痛	恶心和呕吐	有卵巢包块史	不常见	附件包块和压痛	多普勒US，腹腔镜检查	扭转可能是间断的
阑尾炎（急性的）	持续时间常<48小时，开始局限在右下腹而后扩散	低热，恶心，厌食	疼痛从中腹转移到右下腹，在呕吐前有腹痛	常见	右下腹压痛，可有腹膜炎	不清楚的情况下做US或CT	发病早期，压痛可能很轻或定位不清楚
盆腔炎/卵管卵巢脓肿（卵管卵巢脓肿：急性的；盆腔炎：急性的）	如无卵管卵巢脓肿疼痛常位于子宫两侧，48小时内疼痛可表现为急性的，超过3周则为亚急性的	发热，阴道分泌物	有阴道分泌物，盆腔炎，未采取保护措施的性生活/多个性伴侣史	盆腔炎：常见；卵管卵巢脓肿：不常见	宫颈溢脓，宫颈摇摆痛，附件压痛（++），有腹膜炎提示盆腔炎或卵巢脓肿很严重	CBC，ESR，CRP，盆腔US，腹腔镜检查，子宫颈分泌物培养，子宫颈分泌物涂片查白细胞	根据病史和格检查不能准确诊断，特别是对于亚急性病人
尿路感染（紧急的）	尿痛通常不严重，肾盂肾炎患者有侧腹痛	尿急和尿频；肾盂肾炎则表现为发热和呕吐	近期有泌尿系统操作；既往尿路感染史	常见	耻骨上压痛，侧腹压痛，肾盂肾炎时有发热	尿液分析，尿培养	PID 和阑尾炎也可能尿中有白细胞
输尿管痛（紧急的）	疼痛急性发作，持续数小时，单侧，通常为中度到重度。常放射到腹股沟	恶心和呕吐	既往有尿路结石史	常见	病人常有不舒服，但体格检查无明显异常	尿液分析：80%有血尿；腹部CT	如果结石在输尿管和膀胱的交界处，疼痛的位置可能和阑尾炎及其他急性盆腔疾病疼痛部位一样
非破裂的卵巢囊肿/肿瘤	一侧疼痛	轻微不适	有类似疼痛史	常见	一侧盆腔压痛，有或无包块	盆腔US，CBC	
子宫内膜异位症	一侧或双侧盆腔痛，常痛经，性交痛复发		既往有与月经周期相关的相同性质的疼痛史	常见	一侧或双侧附件压痛，偶有盆腔包块，腹膜刺激征不常见	盆腔US，腹腔镜检查	症状可能很像其他类型的急性盆腔疾病；需要做腹腔镜以进一步明确诊断

CBC，全血细胞计数；CMT，宫颈摇摆痛；CRP，C反应蛋白；CT，计算机断层扫描；ED，急诊科；ESR，红细胞沉降率；β hCG，β人绒毛膜促性腺激素；IUD，子宫内节育器；盆腔炎，PID；RLQ，右下腹；T&C，血型鉴定和交叉配血试验；TOA，卵管卵巢脓肿；US，超声波检查法；UTI，尿路感染

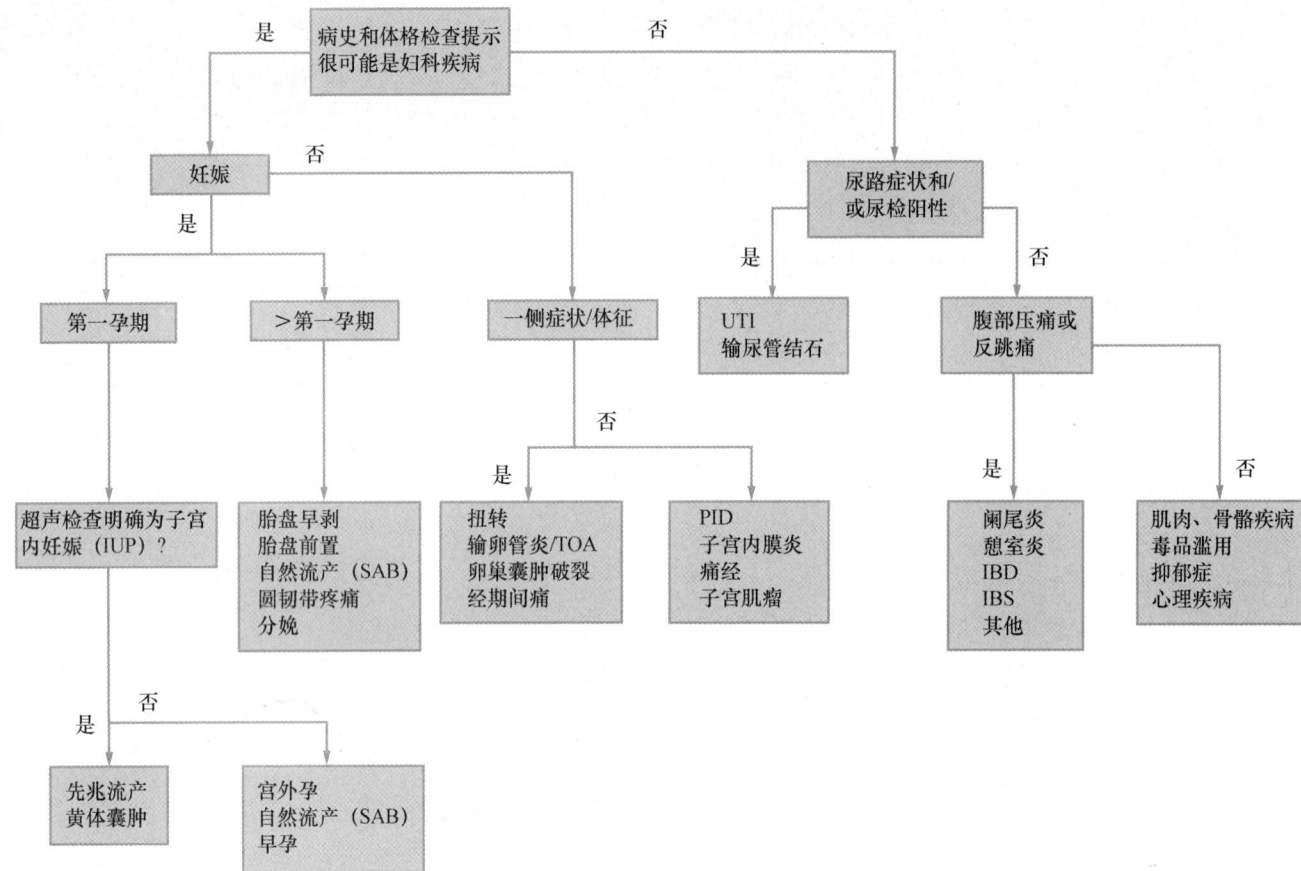

图 26-1 急性盆腔痛的诊断流程图。IBD，炎症性肠病；IBS，肠易激综合征；IUP，子宫内妊娠；PID，盆腔炎；SAB，自然流产；TOA，卵管卵巢脓肿；UTI，尿路感染。

靠，但也可用于检查阑尾。

由于妇科疾病引起的盆腔痛和典型腹腔疾病引起的盆腔痛实际上很难鉴别（如右侧卵巢病变和阑尾炎），所以需要用超声或 CT，甚至两者同时做全面检查。如果盆腔痛的原因最可能是妇科疾病，那么就更应该对卵巢和阑尾进行超声检查。如果超声检查阴性，而临床表现提示阑尾炎可能性很大时，应再做 CT 检查。盆腔痛如不是由生殖道问题引起的，通常是由泌尿系感染或结石、腹腔疾病（参见第 21 章）、肌肉骨骼病变，或药物滥用、抑郁症引起的。

如果现有资料对诊断无意义或与临床表现发生冲突，应考虑执行以下三个步骤：①确保紧急的、威胁生命的疾病诊断已被重视（例如，妊娠试验结果是否为阴性且可靠，以至于排除宫外孕？）②回顾诊断流程，重新评估，明确临床表现是否为非典型的（例如，检查者是否能自信地排除阑尾炎？）③如果能明确地排除妇产科急症，并且有足够的证据不考虑其他疾病，那么在处置前应想到抑郁症或药物滥用的可能性。所有病人都应随访。

经验性治疗

急性盆腔痛病人的处理流程见图 26-2。病情危急的病人很可能是盆腔内出血，有时也可能是脓毒症休克。阴道出血的相关临床表现将在第 27 章描述。宫外孕、胎盘早剥以及卵巢囊肿出血同样可导致致命性大出血，而阴道出血量却很少，甚至缺如。这些盆腔内出血病人需要快速补液和输血治疗，可能还需要手术才能稳定生命体征。由经过适当培训的医生所做的床旁超声检查可帮助临床医师顺利地进行推断诊断。应及时请妇产科会诊。脓毒症休克可能是腹腔或盆腔疾病所致，需要普外科和妇科会诊，并收入重症监护病房。

对于危急和非危急的两类病人，尽早给止痛剂是合理的。静脉注射阿片类药物，如吗啡，起效快、效果好、剂量可控，而且对孕妇是安全的。对于无明显不适或初步诊断清楚的病人可准予出院并密切随访，应注意预防。20 周以后的孕妇应推荐到产科留观。妊娠期腹部创伤，尤其在妊娠后期，本章未额外阐述。

感谢本章的前作者 Robert Dart 博士。

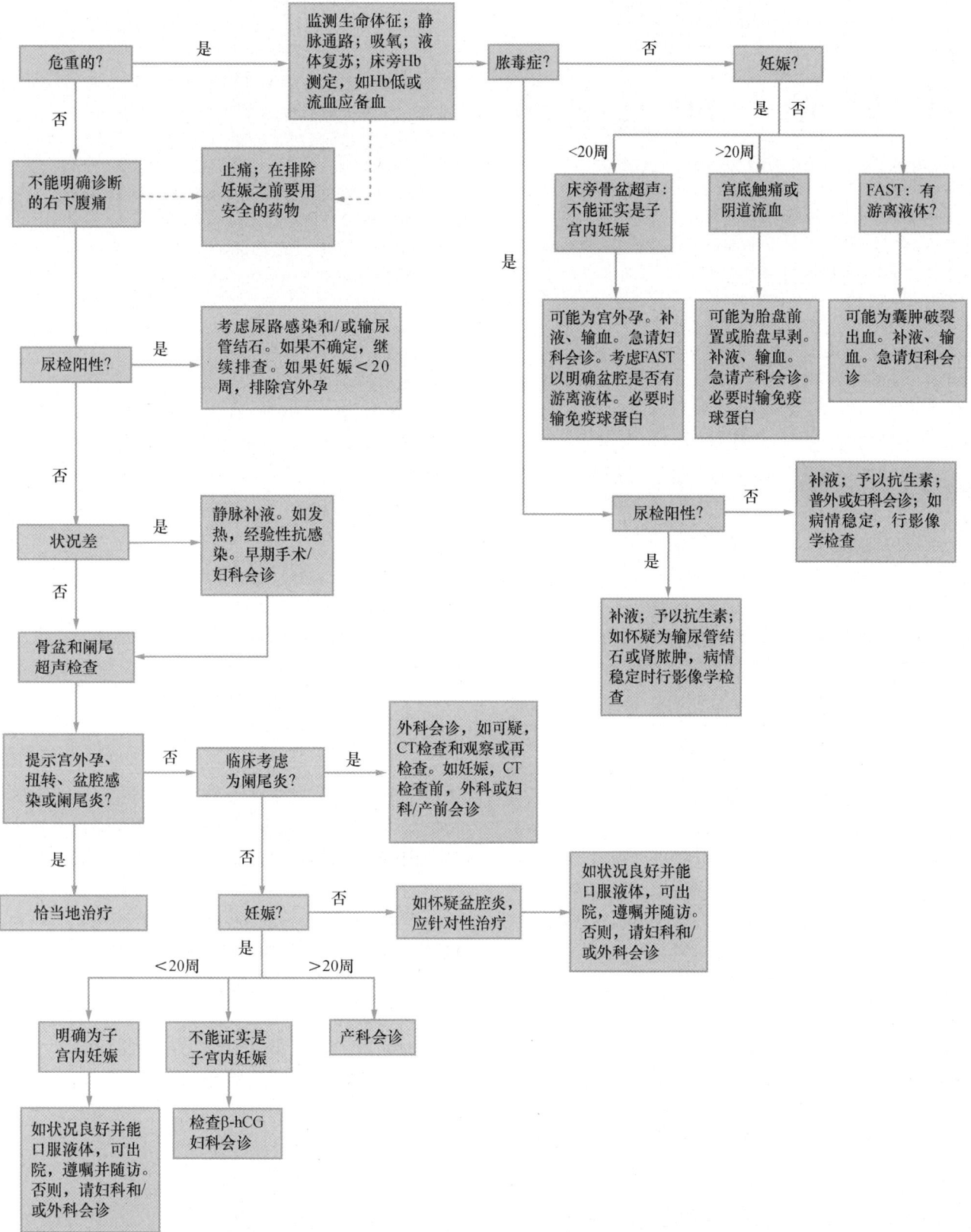

图 26-2 危重的及发生在右下腹的急性盆腔痛病人的处理原则。FAST,超声对创伤的重点检查;GYN,妇科;hCG,人体绒毛膜促性腺激素;Hgb,血红蛋白;IUP,子宫内妊娠;IV,静脉注射;OB,产科;PID,盆腔炎;US,超声;UTI,尿路感染。

本章参考文献请参见 http://pumpress.bjmu.edu.cn/eduservice/3419.html

第 27 章　阴道出血

Hilarie Cranmer and Mark Foran

花嵘 译　李盛春 校

概述

阴道出血是女性急诊就诊时最常见的主诉之一。月经是正常的周期性阴道出血，由月经初潮开始（年龄平均为 12.5 岁），直到绝经期结束（平均年龄为 51 岁）。两次月经第一天的间隔时间为月经周期，一般为 21~35 天，平均 28 天。月经期平均失血量为 60ml。阴道出血暂时分为月经中期（排卵期）、月经前、月经期间和月经后期。异常的阴道出血根据出血时间、出血量和出血的发生率进行分类（表 27-1）。它可在所有年龄的女性中发生，可以由多种原因导致，包括解剖异常、妊娠并发症、肿瘤、感染、全身性疾病和内分泌失衡。通常情况下，初次月经前期或绝经后阴道出血很少危及生命，但由于妊娠并发症出血会使母亲和胎儿的致残率和死亡率显著增加[1,2]。

表 27-1　阴道出血的分类

月经频发	月经周期异常缩短，每 21 天（或更早）发生出血
月经稀发	月经周期 35 天或更长时间
月经过多	月经周期规律，但每次持续超过 7 天以上，并且失血量超过 80ml
月经过少	月经周期规律，但每次出血量减少
月经间期出血	出血发生在规律的月经周期间期
子宫不规则出血	阴道出血频繁且不规则
月经频多	子宫不规则出血时间延长
功能异常性子宫出血	由于异常的无排卵性阴道出血
性交后出血	性交后出血，提示宫颈病变
绝经后出血	月经停止后 6 个月以上发生的阴道出血

流行病学

大约 5% 的 30~45 岁女性会因阴道出血就医。非妊娠出血的原因可分为：排卵性、非排卵性和非子宫性出血。10%~15% 的妇科患者出现继发于无排卵性月经过多。常见于围初次月经前期和围绝经期妇女，以及内分泌失调、多囊卵巢综合征、使用外源性激素、肝或肾疾病患者。非子宫性出血也必须考虑[3]。大约 20% 孕妇在怀孕前 20 周发生阴道出血，她们中超过 50% 发生自发性流产。50%~80% 的异位妊娠可发生阴道出血。异位妊娠是在怀孕前三个月孕产妇死亡的最常见原因，占美国妊娠相关的孕产妇死亡的 9%，而第二个致产妇死亡的主要原因是产后出血。青少年与有色人种发生异位妊娠相关的死亡的危险最高。约 4% 的孕妇在妊娠 20 周后发生阴道出血，约 30% 的病例是因胎盘早剥，20% 是前置胎盘。近 30% 与妊娠相关的死亡是产后出血。产后第一个 24 小时阴道出血的最常见原因是子宫收缩乏力。24 小时后，阴道出血的常见病因是残留受孕物[4]。

病理生理学

妊娠患者

妊娠早期（妊娠前 20 周）的阴道出血鉴别诊断包括：异位妊娠、先兆流产、难免流产、稽留流产、或不全流产、着床出血、宫颈炎、宫颈息肉或外翻、胃肠道或尿道的出血和宫颈癌。存在异位妊娠危险因素时，临床上应提高对本病的怀疑但此却经常被忽略。这些危险因素包括既往感染、手术瘢痕以及辅助生殖技术引起的输卵管异常。供应异位妊娠囊的血管破裂可导致血液流入输卵管，或囊胚逐渐增大可导致输卵管壁破裂[5]。

自然流产是妊娠最常见的并发症，其定义是妊娠在20周前自行终止。这意味着妊娠物部分或全部排出，包括或不包括体重小于500g的胎儿。先兆流产是妊娠20周前发生的子宫内出血，有或无子宫收缩，宫颈未扩张，无妊娠物排出。完全流产是妊娠20周前，妊娠物全部排出。不全流产是妊娠物部分排出，而不是全部。难免流产是指妊娠20周前，宫内出血伴宫颈扩张，但无妊娠物排出。稽留流产，是指胚胎或胎儿已死亡滞留宫腔内尚未自然排出者。在流产感染中，子宫及其周围组织结构发生感染[6]。

胎盘早剥可自然发生或继发于腹部创伤。增高本症发病率的因素有：如滥用可卡因、高血压、先兆子痫、HELLP综合征（溶血、肝酶升高、血小板降低）、吸烟、高龄孕妇和胎盘异常植入（如前置胎盘）。前置胎盘，植入胎盘覆盖在宫颈口。出血是由于局部的胎盘从子宫壁上分离。子宫肌层功能障碍时子宫体无法正常收缩造成子宫收缩乏力，引起胎盘附着部位持续出血。子宫过分膨胀情况下更可能会出现子宫收缩乏力，如羊水过多、多产妇、产程时间长、引产、分娩过程中催产素使用量高、镁治疗，或宫内感染（绒毛膜炎）[7]。

非妊娠患者

非妊娠阴道出血的病理生理因年龄段不同而异。儿童可因异物、外阴创伤或严重的外阴阴道炎导致黏膜破裂、出血。性虐待的可能必须始终加以考虑。在青少年女性中，当雌激素持续刺激子宫内膜增生而无孕酮稳定作用时，则导致子宫内膜自发性脱落，发生无排卵性子宫出血。黏膜下肌瘤可破坏子宫内膜血管和子宫收缩止血的功能引起出血。子宫颈和子宫内膜息肉的蒂血管容易出血。

诊断方法

鉴别思路

鉴别诊断可根据发病的年龄段和原因分类（表27-2）。约20%的青少年急性月经过多是由于原发性凝血功能障碍。血管性血友病最常见，骨髓增生性疾病和免疫性血小板减少症也有可能[8]。立即复苏和患者病情稳定后，需确定是否怀孕。血流动力学不稳定的患者需建立静脉通道，补液，输注血液制品，请妇产科会诊。同时，必须采取措施防止进一步的阴道出血。血流动力学不稳定的患者，通常需要手术治疗有效控制出血。育龄妇女出现腹部或盆腔症状，或出现不明原因的低血容量体征或症状时，应考虑异位妊娠。

非子宫性阴道出血必须列入鉴别诊断，详细询问病史、认真体格检查，必要时请相关科室会诊。非子宫性阴道出血的潜在来源包括子宫颈，阴道，下泌尿道，下胃肠道。宫颈部出血的原因包括肿瘤，息肉，湿疣，使用口服避孕药或妊娠相关的鳞柱状上皮接合处外翻，外伤和感染。阴道出血的来源包括癌、肉瘤、腺病、裂伤、感染和异物存留。下泌尿道病变，如尿道感染和尿道憩室感染，也会出现类似阴道出血表现。

诊断要点（症状、体征和辅助检查）

症状

应确定出血量，持续时间和出血时间。平均每条

表 27-2　按年龄段降序排列阴道出血的原因

	青春期前的	青春期的	生殖期的	围绝经期	绝经后
常见	阴道炎	不排卵	妊娠	不排卵	子宫内膜病变，包括癌症（30%）
	不排卵	妊娠	不排卵	子宫肌瘤	使用外源性激素（30%）
	生殖器外伤或异物	使用外源激素	使用外源激素	子宫颈和子宫内膜息肉	萎缩性阴道炎（30%）
		凝血病（血管性血友病）	子宫肌瘤	甲状腺功能障碍	其他肿瘤：外阴，阴道，宫颈（10%）
少见			子宫颈和子宫内膜息肉		
			甲状腺功能障碍		

卫生棉条或垫吸收 20～30ml 的阴道出血，但由于个人习惯相差很大，以使用卫生棉条或垫数目来判定出血量的方式是不可靠的。无月经可能不表示怀孕，在月经预期内的最后一次阴道出血不排除怀孕。性交期间或性交后出血可提示宫颈病变，在孕期更加常见，由于此时子宫颈的血流量明显增加。根据腹痛的严重程度，出血量和血流动力学状态，腹痛可能预示病情危急，急症或非急症。在分娩过程中，对既往有剖宫产、滥用可卡因病史，或大剂量使用催产素或前列腺素，应高度怀疑子宫破裂。青春期女性阴道出血应考虑外伤史，受虐待的成年女性应考虑性侵犯。对于孕妇，钝伤后显著提高孕产妇和胎儿的死亡率的风险，如机动车事故，斗殴，或跌倒。恶心，乳房胀痛，尿频，和疲劳症状可能表明病人是怀孕了。在未怀孕时，出现阴道分泌物增加、骨盆疼痛、发热可能是盆腔炎。怀孕期间发生盆腔炎是非常罕见的。

体征

全面评估病情，包括记录与解释生命体征、腹部和盆腔检查，对妊娠患者需检查胎龄、胎心音及宫底高度。阴道出血伴休克者提示异位妊娠破裂的可能。在一个妊娠女性中，胎儿心音少于 100 次或缺失可能表明胎儿窘迫。盆腔检查可发现出血的来源。但是，在怀孕 20 周后，应先行超声检查，以避免可能的前置胎盘破坏。对不稳定的病人，若床旁腹部超声显示腹腔积液，应立即行妇科或外科评估。

测量子宫大小（从耻骨联合至宫底的距离）是大致估计胎龄的最快途径。此距离的厘米数约等于胎龄的周数（如，24cm＝24 周），如必须分娩，此数值可作为可能存活的早期指征。通常，以 24 周或 25 周胎龄可作为胎儿存活的分界点。作为粗略的指导意见，子宫圆顶超出肚脐，预示胎儿可能存活。胎心音可在妊娠 20 周通过听诊检测到或在妊娠 10～14 周由多普勒检测到。如果子宫大小不到 24cm 或未听到胎心音，可能是怀孕时间过早而胎儿不能存活，治疗主要针对母亲。

辅助检查

在血流动力学受损的病人，应取血检测红细胞压积，血小板计数，凝血酶原时间，部分凝血活酶时间，ABO 和 Rh 血型，并作交叉配血试验。超声检查是同时评估母亲和胎儿的首选影像学检查。对创伤孕妇，超声检查可用于判断严重腹部损伤（敏感性 80%，特异性 100%）并确定胎儿的存活或死亡，胎龄和胎盘位置。CT 和 MRI 很少用于阴道出血的检查[9]，除非对创伤的孕妇，不直接进行手术治疗时，为诊断致命性损伤时可考虑采用。

在临床中，当尿 β-hCG 浓度≥20mIU/ml，血清 β-hCG 浓度≥10mIU/ml 时，妊娠定性试验报告为阳性。在此检测水平，检测尿液的假阴性率不超过 1% 和 0.5%，血清的假阴性检测率更低。临床使用中，与血清测试比较，尿液定性试验的敏感性和特异性是 95%～100%。当尿检为阴性，仍怀疑为宫外孕时，应进行血清定量测试。当一个试验检测血清 hCG 的能力为 5mIU/ml 或更高时，血清定量检测诊断妊娠的灵敏度几乎是 100%[10]。鉴别异位妊娠的血清 hCG 水平为 1500～2000mIU/ml[11]。低于此水平，经阴道超声未发现宫内妊娠（IUP），异位妊娠以及正常 IUP 仍有可能。超过这个水平，经阴道超声未发现 IUP 则诊断为宫外孕。在有轻微症状稳定的患者，当 hCG 低于鉴别诊断水平，每 48 小时连续定量测定 hCG 可进行异位妊娠与宫内妊娠，以及 5～7 周内的自然流产的鉴别。一项由妇科严密随访系统，作为此类病人的门诊策略是很重要的。其他检查如孕酮水平有助于鉴别正常与异常妊娠。孕酮水平≤5ng/ml 表示不存活的妊娠、异位妊娠或 IUP，排出正常妊娠的敏感性为 100%（图 27-1 和图 27-2）[12]。

经验处理

所有急腹症或腹腔内有游离液体的休克患者需立刻复苏，并迅速评估，经妇产科和外科会诊后立即考虑手术干预。

妊娠患者

如果怀疑是宫外孕，血清或尿液 hCG 呈阳性，患者血流动力学不稳，应立即请外科会诊。如果出血伴休克发生在妊娠前 20 周，在稳定病情的同时，行经腹部超声检查胎盘前置胎盘的位置，以及剥离和出血的部位。阴道出血的患者中，在前置胎盘被排除前，不应进行双合诊、阴道窥器或经阴道超声检查。妊娠晚期的严重阴道出血，应立即请产科会诊，甚至在诊断性检查明确可能病因之前。妊娠晚期阴道出血，在排除前置胎盘的情况下应首选阴道分娩，但在以下情况下应行剖宫产：①胎儿窘迫和阴道分娩并非紧迫；②胎儿存活伴有子宫破裂；③存在致命性出血；④病人经试产失败。

子宫破裂可出现大量阴道出血，子宫疼痛，并且腹部轮廓发生变化。在坚硬的底部常常出现一个柔软的肿块，反映血肿扩大和子宫回缩，提示需急诊手术。

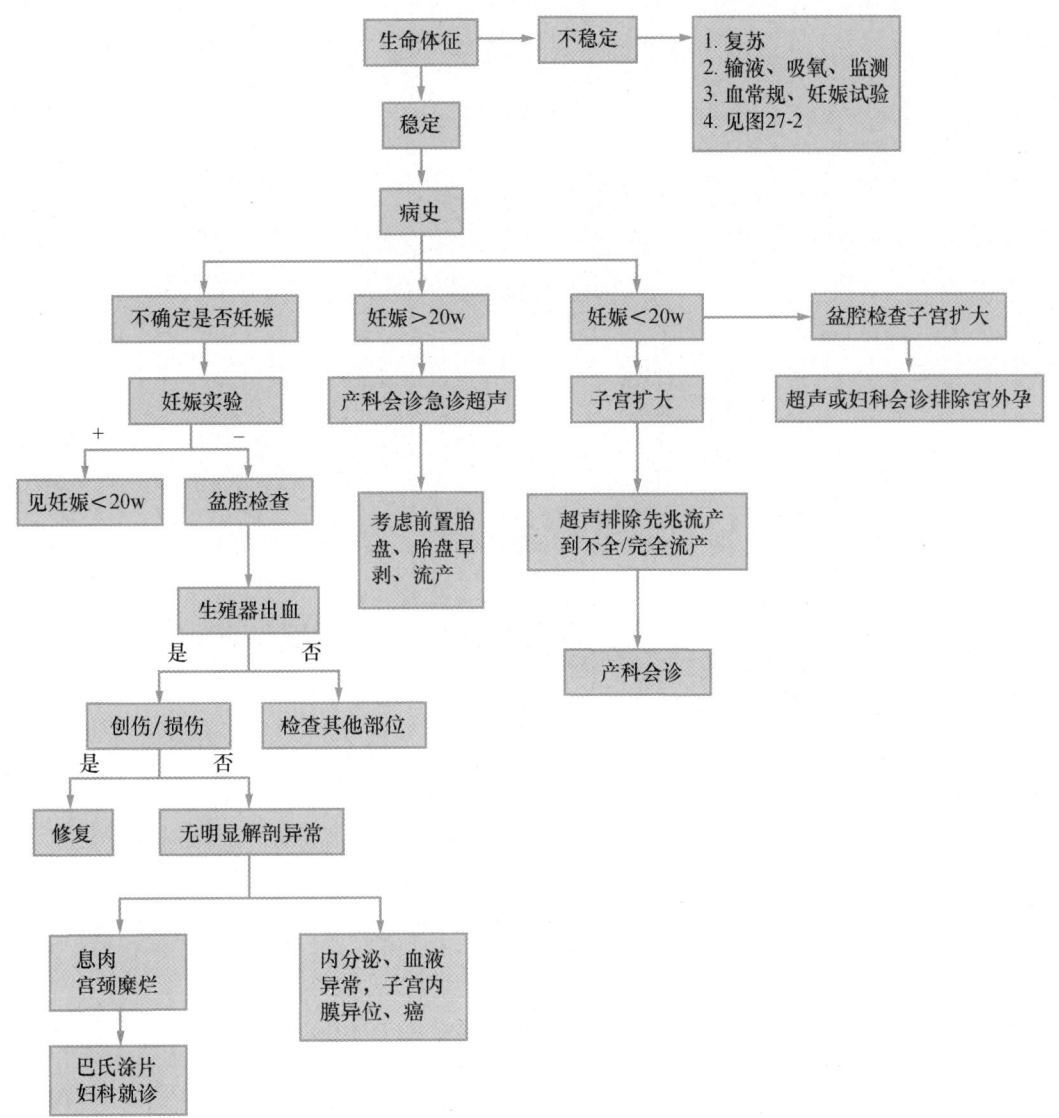

图 27-1 阴道流血的诊断方法。

如果出现大量阴道出血伴胎膜早破和胎儿窘迫的症状时应行紧急剖宫产。无痛性阴道出血伴胎膜早破通常提示存在前置血管；这提示胎儿出血，需要紧急剖宫产。如果胎儿分娩后胎盘附着异常难以分离，可能存在侵入性胎盘，需要紧急子宫切除术，以防止致命性出血。如果可行，可以考虑用干预性放射学作血栓栓塞治疗。手术前，双手合诊压迫子宫，或插入尿管冲入 30ml 液体膨胀球囊以压迫出血，直到安排好手术。宫缩乏力通常对子宫按摩和静脉注射催产素有反应[13]。

对于给予抗-D 免疫球蛋白预防孕妇 Rh 血清转换的证据是有限的。不过，建议对所有在早孕时流失孕物的 Rh 阴性的患者，包括先兆流产、不全流产和异位妊娠，给予抗-D 免疫球蛋白。对 Rh 阴性的轻微外伤孕妇可考虑给予抗-D 免疫球蛋白[14]。

非妊娠患者

在非妊娠患者，严重阴道出血可能是排卵性或无排卵性功能失调性子宫出血。非甾体抗炎药主要用于治疗这两种情况，虽然确切作用机制尚不清楚[15]。对血流动力学不稳定的非妊娠患者，给予静脉注射结合雌激素（倍美力）25mg，通常在 1～5 个小时出血停止，必要时可考虑重复注射。如果静注雌激素后仍出血，从宫颈口插入小儿导尿管膨胀气囊来填塞止血。注射盐水扩张气囊直到出血停止，并可以留置一更大的气球维持 12～24 小时[16]。血流动力学稳定的病人可行超声和/或子宫内膜活检检查。所有子宫异常出血的患者应密切随访。门诊治疗时可给予口服避孕药止血。患者年龄超过 35 岁，或有子宫内膜癌危险者，开始激

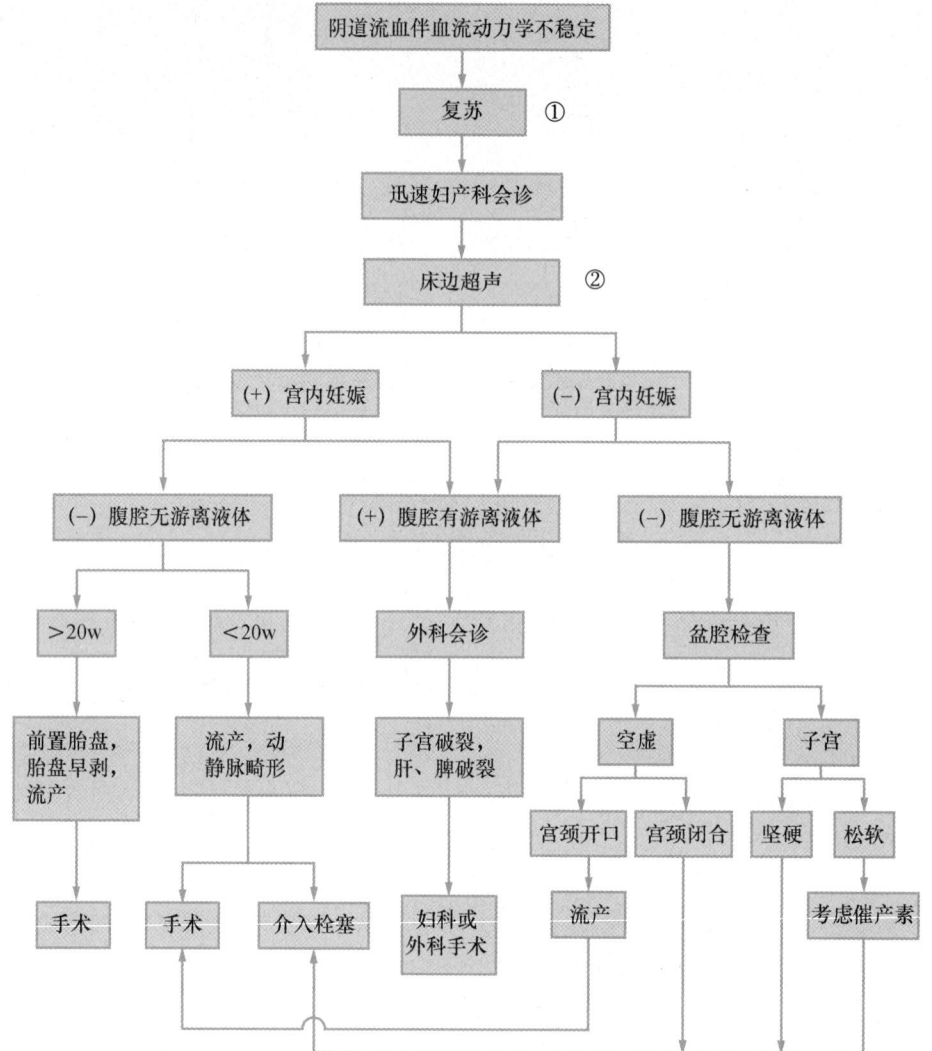

① 考虑输RH阴性血
② 经阴道超声检查是合理的诊断方法，但对病情不稳定的患者床边超声并不适用

图 27-2　阴道流血的不稳定患者的诊断方法。

素治疗的 1 周内应作子宫内膜活检。建议基准血红蛋白/红细胞压积。最后，必须考虑其他原因（如甲状腺功能低下、止血障碍或抗凝治疗）和适当的门诊咨询。

处置

对产后宫缩乏力或凝血功能障碍的患者，药物治疗通常有效。很少需要产科会诊。在青春期前的患者，在病人出院进入目前的生活环境前必须排除虐待。在非妊娠稳定的病人，应始终怀疑恶性肿瘤，住院或门诊妇科检查是有指征的。实验室检查，如甲状腺功能和催乳素水平可能有助于在门诊最初的功能失调性子宫出血的诊断，但他们不需要在急诊科处理[17]。

本章参考文献请参见 http://pumpress.bjmu.edu.cn/eduservice/3419.html

第28章 背痛

Brian D.Mahoney, Kevin G.Rodgers, and James B.Jones

花嵘 译 李春盛 校

背痛是急诊就诊患者常见症状之一，占医生接诊病例的2.3%[1]。84%的成年人一生中发生过腰背痛[2]。49%在近6个月[2]，26%在近3个月经历了腰背痛[1]。在美国每年治疗腰背痛的总费用超过1000亿美元[3]。尽管机械或非特异性腰痛是最常见的原因，但对几种致命性和致残性疾病应作鉴别诊断（见框28-2）。制订一个系统诊断程序，过筛所有可能背痛的病因是正确临床决策的关键。

流行病学

97%因急性背痛（持续时间≤6周）就诊的患者，最终被诊断为机械或非特异性腰背痛[4]。多数患者可恢复，但许多患者在1年内复发[5]。慢性（持续时间≥3个月）背痛者，持续疼痛或在12个月内复发非常常见[5]。约1%的所有背痛患者可确诊为坐骨神经痛[5]。背痛是缺勤的第二个最常见原因、需花费大量医疗费用、甚至丧失劳动力[6,7]。

在考虑常见机械原因之前，需要排除几种急症，包括主动脉夹层动脉瘤、腹主动脉瘤、马尾综合征、硬膜外脓肿、骨髓炎、肿瘤。如存在框28-1中的一些"红色警示"，应立即、全面地检查排除其可能性。内脏性病因约占背痛来诊病人的2%[4]。主动脉夹层罕见，但是致命性事件，如果未能诊断，死亡率超过90%。马尾综合征（双腿外侧疼痛、无力，尿潴留伴溢出性尿失禁，大便失禁或直肠音减少）和"马鞍麻醉"是罕见的，但可发生致残性合并症，常因大型中央椎间盘突出所致，少见于肿瘤或感染。0.01%背痛患者为硬膜外脓肿、椎体骨髓炎[4]。在一般背痛患者中脊柱癌很少见（0.7%）[4]。在恶性肿瘤的患者中，80%背痛是由于脊柱转所致。骨转移的原发灶常见于乳腺癌、肺癌、前列腺癌、肾癌、甲状腺癌。0.3%背痛患者的是由于炎症性关节炎所致[4]。

病理生理学

背痛的病理生理学十分复杂。疼痛的来源包括血管、内脏、感染、机械和风湿病等病变。疼痛可能起源于脊柱、脊髓或神经根或肌肉，也可源于胸部或腹部器官病变。

凝胶状的髓核周围是坚韧的纤维环。纤维环变薄后，使髓核有机会突出。这种变化从膨出，到突出，再到挤出，最后封闭。95%的突出发生在L_4～L_5和L_5～S_1的椎间隙，导致L_5和S_1皮区神经根性疼痛[4]。坐骨神经痛放射至膝以下，造成局部运动和感觉丧失。当弯腰、坐、咳嗽、打喷嚏、扭动时，疼痛加重。在L_5神经根受累时第一趾蹼间感觉减退、大踇趾伸展无力而反射正常。S_1神经根病变的特点是小脚趾外侧感觉减退、跖屈受损、踝反射减弱或消失。在无症状患者椎间盘膨出（52%～81%）和纤维环撕裂伴椎间盘突出（32%～67%）很常见，而椎间盘挤压（0～18%）很少见[8-11]。连续磁共振成像（MRI）研究表明，2/3的椎间盘移位者发生椎间盘退化或溶解超过6个月[4]。事实上，很多椎间盘移位者经过一段时间病情会改善，并且无症状患者拒绝早期MRI或CT扫描的发生率很高。这种椎间盘疾病症状自然改善的情况不同于椎管狭窄，椎管狭窄的病情在一段时间保持不变或持续恶化[4]。

成人脊髓终止于L_1形成马尾。马尾以上的压迫性损伤可引起上运动神经症状。压迫马尾可导致下运动神经症状。随着年龄的增长黄韧带增厚伴退行性改变可引起椎管狭窄。

诊断方法

鉴别思路

急诊医师必须先排除致命性和致残性背痛病因，包括胸主动脉夹层、腹主动脉瘤破裂、硬膜外脓肿或肿块、脊柱损伤伴脊髓或神经根压迫、马尾神经综合征。精确的病史和体格检查对更严重的基础病变的诊断有帮助（框28-1和框28-2）[4,12]。在某些病例需要实验室和影像检查，但通常不需过多检查即可明确诊断。

迅速检查和急救

如果最初的病史和体检发现有严重疾病，应针对可能发生的严重后果迅速采取措施稳定病情（图28-1）。主动脉夹层、腹主动脉瘤破裂、脊髓和脊柱损伤将在其他章节讨论。如果是硬膜外脓肿或马尾神经综合征，紧急MRI检查，得到扫描结果后请神经外科会诊。对硬膜外脓肿，血培养后，给予静脉抗金黄色葡萄球菌的抗生素。对于马尾综合征，需神经外科紧急会诊。虽然就是否使用类固醇治疗还有争议，但常用地塞米松治疗以减轻炎症压迫或缩小肿块。对于有明显疼痛病人，包括因"良性的"背痛病因的患者，应在检查时尽早给予有效镇痛。

框 28-1　常见病史和体格检查的"红色警示"

病史
近期严重创伤
最近受伤的年龄超过50岁的患者
长期使用类固醇药物
骨质疏松症病史
70岁以上患者
晕厥
背部，胁腹部，或睾丸疼痛急性发作
与疼痛相关的出汗或恶心
癌症病史
休息时腰痛加重或夜间痛
原因不明的体重减轻
近期细菌感染
原因不明的发热 >38℃（>100℉）
静脉吸毒
免疫功能低下的状态

体格检查
生命体征异常——低血压，心动过速，发热
双上肢血压不等
脉冲短绌或下肢循环损伤
腹部搏动性包块
直肠括约肌功能丧失、尿潴留，或下肢局部无力
局部背痛伴发热

框 28-2　急性腰背痛的鉴别诊断

危急
主动脉夹层动脉瘤
马尾神经综合征
硬膜外脓肿或血肿
脑膜炎
主动脉瘤破裂/扩大
脊柱骨折或半脱位合并脊髓或神经根受累

急症
背痛伴神经缺陷
椎间盘突出造成神经损害
恶性肿瘤
坐骨神经痛伴运动神经根的压迫
脊柱骨折无脊髓撞击伤
椎管狭窄
横贯性脊髓炎
脊椎骨髓炎

普通的或稳定的
急性韧带损伤
急性肌肉拉伤
强直性脊椎炎
退行性关节病
腰椎间盘疾病无脊髓受侵
病理性骨折无脊髓受侵
阳性关节炎
腰椎滑脱症

转移的或内脏疾病
胆囊炎
食管疾病
肾结石
卵巢扭转、肿块，或肿瘤
胰腺炎
消化性溃疡病
胸腔积液
肺炎
肺动脉栓塞
肾盂肾炎

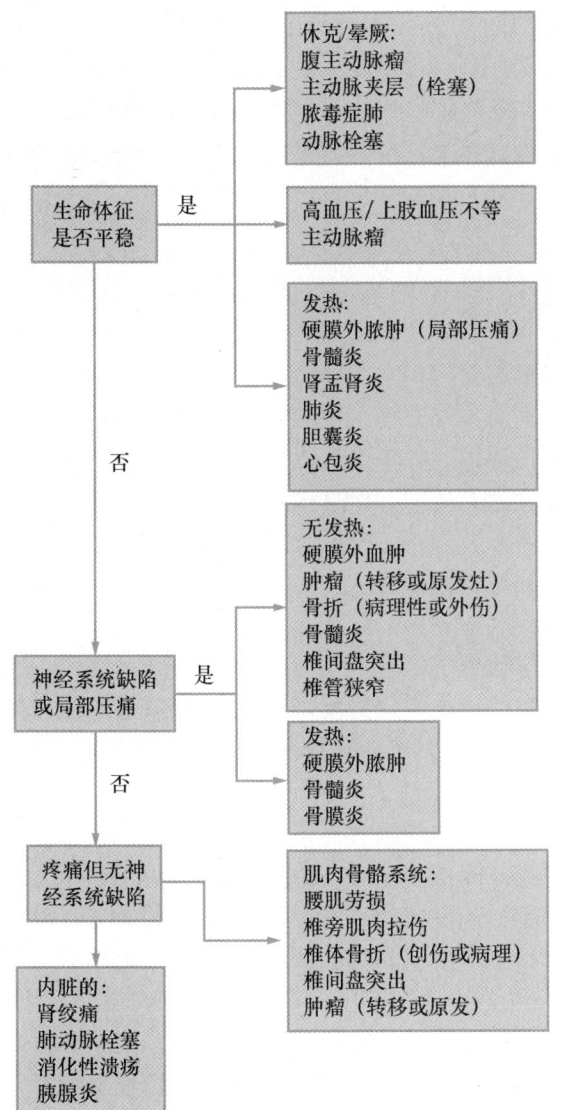

图 28-1　快速评估急性腰背痛。AI，主动脉瓣关闭不全；UE，上肢。

诊断要点

病史

现病史

病史有助于确定疼痛最有可能的部位和机制。下面的问题将有助于鉴别病因是机械性的还是非机械性的，并有助于指导治疗。

哪里痛？ 请患者用一个手指指向最痛点。疼痛是否放射到腿部，如果是，具体是哪条腿？疼痛是否符合特定皮节区吗？神经根性疼痛，尤其是延伸至膝盖以下，呈皮节分布，提示神经根受累。疼痛若位于腰椎旁的肌肉，无皮节分布的神经根性疼痛提示为非特异性腰痛。任何相关的胸痛或腹痛可提示可能是内脏性病因。两侧位置意味着肾源性，较高位置可能源于胸部或胸膜疾病。

什么时候开始痛？ 患者应该详细描述疼痛开始时他或她在做什么。最近的体力活动的类型或强度有无变化？是否有背痛的病史，以及治疗方法？如果有背痛的历史，现在与既往的疼痛有何差别？急性发作伴特定活动提示是机械病因。突发的剧烈背痛表明主动脉夹层。缓慢发病或发病与活动无关表明为非机械病因（如肿瘤）。非机械性疼痛可能会改善，然后再复发，但呈逐步恶化的趋势。

有无加重或减轻因素？ 咳嗽或堵鼻鼓气法（Valsalva 手法）加剧疼痛一般是机械原因，可指向一个具体椎间盘移位。肿瘤和感染性背痛常为夜间痛和持续痛，休息和镇痛药也不能缓解疼痛。椎管狭窄呈现弥漫背部疼痛、麻木、一侧或双侧下肢刺痛（假性跛行）。行走（尤其是"下山"）时症状加重，脊柱弯曲时增加椎管直径，暂时减轻狭窄，从而缓解症状。直接创伤可表现为挫伤、扭伤或骨折，而减速可提示主动脉夹层。

是否有运动或感觉丧失，肠或膀胱功能障碍吗？ 背痛伴进行性的或严重的神经症状、运动功能丧失、尿潴留或大便失禁需要行 MRI 或 CT 检查，同时可能需要紧急减压治疗。

是否有其他相关的病史吗？ 其他相关病史包括：工作史（有反复负重史可能表明是机械原因），发热（提示感染病因），药物（抗凝剂与硬膜外血肿有关，类固醇与感染和压缩性骨折有关），血尿（表明有肾结石或肾盂肾炎），诉讼期间或赔偿期间（可能继发于获益）。

既往史

除了背部疾患病史外，全面询问各系统疾病是很重要的。询问是否有如下病史：①癌症（转移性疾病）；②炎症性疾病；③静脉药物滥用（椎间盘炎）；④关节病；⑤内分泌病（甲状旁腺功能亢进）；⑥出血性疾病；⑦骨质疏松症；⑧镰状细胞疾病。既往有动脉粥样硬化或血管性疾病的提示主动脉夹病；既往有肾结石或酒精有关的疾病提示有相关的疾病。根据治疗目前和既往症状的药物或其他方法，直接给予处理。病人目前所使用的药物，可提示存在其他全身性疾病的线索。家庭史也应进行评估。某些疾病如脊柱关节病（如强直性脊柱炎）有家族因素。

体格检查

生命体征

生命体征是很重要的，生命体征变化可能提示致命性病理过程（如低血压和心动过速可能是腹主动脉瘤破裂，高血压可能是主动脉夹层形成，发热可能是脓肿、骨髓炎或椎间盘炎）。

下背部检查

1. 在检查室，观察患者的步态和运动情况。病人是活动时小心翼翼，自我保护，还是活动自如，毫无疼痛？
2. 检查患者站立时是否存在脊柱侧弯（可能是结构性或继发于肌肉痉挛），腰椎前凸或胸椎后凸增加或减少（可能诱发机械性疼痛），或骨盆倾斜（可能表明肌肉痉挛，双腿长短不一致，或非代偿性脊柱侧凸）。
3. 评估下背部运动范围。明显机械性疼痛患者常弯着腰，不能在正常腰椎前凸范围内弯曲，过度伸展加重关节面与神经根压迫。
4. 用指尖按顺序触诊，以确定压痛最重的区域（例如，某个棘突，椎旁肌肉）。

其他检查，包括神经系统检查

1. 神经功能评估，评估神经反射是否对称（在临床上，神经反射随着年龄增长而减弱，关键是检查反射是否对称），皮节感觉是否丧失，是否局部肌肉无力（表明神经根受压）。如果可能的话，最好是在病人站立检查下肢的运动：脚跟行走、趾行走提示跖肌和背屈力量正常；一条腿承重时（双腿轮换）膝关节能够部分弯曲，表明髋部、臀部、大腿肌肉力量正常。长期背痛患者应询问既往运动、感觉或反射是否异常。存在阵挛、反射亢进或巴宾斯基征阳性的表明上行运动神经元病变。
2. 直肠检查可以评估肛门括约肌张力和肛门松弛度。如果有肠或膀胱功能障碍病史，需检查肛周感觉是否正常。
3. 从头-脚趾检查以寻找全身性疾病的体征：包括心肺听诊；检查腹部压痛、动脉瘤、肿块；以及外周脉搏触诊。
4. 检查臀部（而非背部）以检查骨骼肌或炎症病灶。

直腿抬高试验

直腿抬高是坐骨神经根受刺激的经典试验。椎间盘疾病对该试验很敏感，但无特异性[4]。椎管狭窄患者该试验常为阴性。伸直膝关节，抬高下肢，直到引起疼痛。当腿被提升到小于90°，疼痛放射至膝以下小腿部的皮节分布时（无背部、臀部或大腿疼痛）结果为阳性。如抬高未受累侧腿，受累侧腿的疼痛症状（"交叉痛"）应不明显。如果直腿抬高试验呈阳性，而在床边屈膝然后被动伸直时无疼痛，此患者可能在诈病。如果存在真正的神经根刺激，坐位和仰卧位置结果应该是相似的。

辅助检查

实验室检查

对机械性背痛，实验室检查无多大用处。对于非机械性原因，如果是炎症性疾病，血沉及全血细胞计数检查是有用的，但急诊很少检查。尿液分析可能有助于肾疾病（肾结石、肾盂肾炎、尿路感染）放射性背痛患者的诊断。

影像学检查

尽管患者应行影像学检查[13]，但普通X线平片检查对于<6周无合并症的机械性下背痛的诊断没有帮助[12]。如果患者外伤史伴骨骼压痛或有局部外伤体征，神经功能缺失，癌症，不明原因的体重减轻，休息或夜间持续疼痛，高龄，骨质疏松症，长期使用类固醇，或发热史，普通X线平片检查对于诊断可能有帮助[13]。如果计划做先进的影像学（如CT, MRI）检查，可不行普通的X线平片检查。多数患者在急诊科不需要做影像学检查[14]。

如果存在急性、显著的神经功能缺损症状（如运动功能丧失或马尾神经综合征），应紧急行MRI、CT或脊髓造影（按优先顺序排列）检查。对于急性背痛和神经根痛，但无运动功能减弱者，以及慢性腰背痛而无神经功能障碍的患者，MRI和CT检查并不能改善结局[15-17]。84%的坐骨神经痛患者不需手术可痊愈[18]。对于提示感染或肿瘤的患者，应行MRI检查（或骨扫描后做MRI检查）[19]。根据患者神经功能障碍和疾病稳定情况，确定否是需要急诊或紧急行这些检查。

鉴别诊断

经过抢救和评估后，临床发现有助于缩小鉴别诊断范围（表28-1）。流程图（见图28-1）是依据三项重要体征（如生命体征异常，发热，神经学检查异常）进行鉴别诊断的有用工具。收集这些信息后，急诊医师应该能够回答两个额外的关键问题。病人是否需要危急的、急的，或更常规的治疗？病人是否需要手术或药物治疗？对说不清背痛的幼儿，应当对感染与肿瘤尽早、更全面的评估。

表 28-1 某些急性背痛严重病因的典型临床表现

	诊断	病史	重要的体格检查结果	辅助检查	注释
危急					
血管	主动脉夹层	常突发的"撕裂样"疼痛。伴恶心、呕吐和焦虑。可有晕厥	出汗，生命体征不稳定。高血压常见。双上肢血压不等。新发主动脉瓣关闭不全杂音。继发于缺血的中枢和外周神经功能缺损	根据患者病情和设备条件，选择 CT、MRI，或主动脉造影检查	胸部疼痛最常见，但腰背疼痛可能是惟一主诉
	腹主动脉瘤（破裂/扩大）	疼痛可放射至背部，侧腰部，或睾丸。病人可有晕厥	搏动性腹部包块（特别是在腹中线右侧），腹部杂音。下肢脉搏消失或/和低血压	床边超声检查。如果"稳定"，腹部增强 CT 检查。平片可显示主动脉轮廓扩大、钙化	可类似肾绞痛，胃肠道出血，憩室炎，心肌梗死表现。30% 被误诊
感染性的	硬膜外脓肿	糖尿病、慢性肾功能不全、静脉吸毒、酗酒、肿瘤或脊柱手术和外伤者中风险较大。有脓毒症病史的常见	发热，反复神经根性疼痛，其他脓毒症表现。沿脊柱有局部压痛局部神经功能丧失是晚期表现（<50% 患者）。马尾综合征较少	CBC，血培养有帮助但非特异性。可选择 MRI、CT、脊髓造影检查感染源。常为金黄色葡萄球菌（70%）	表现为占位病变压迫脊髓；可能是血肿，恶性肿瘤，椎间盘。通常开始为椎间盘的化脓性感染。有必要活检检查
机械性的	马尾综合征	通常有背痛病史。数小时中症状加重	尿潴留或失禁。鞍区麻木样表现，双下肢疼痛。下肢无力伴反射减弱	CT（增强或非增强）、MRI 检查	可导致严重的功能障碍。压迫腰骶部神经根可引起急诊情况
	脊柱骨折伴脊髓受压	急性发作的局部疼痛。通常有外伤史。有骨质疏松的老年患者风险较大	骨压痛、放射痛或脊髓压迫表现	X 线平片，CT 或 MRI 检查	症状/体征取决于受累平面
	硬膜外血肿	患者通常有遗传性或获得性凝血功能障碍（如，抗凝剂）。可能在硬膜外麻醉后发生	神经根表现（神经功能缺损）。神经系统表现类似脓肿	MRI，CT，或脊髓造影	可出现 AV 畸形
急症					
感染性	脊柱骨髓炎	高危人群类似于硬膜外脓肿。发病隐袭。背痛，压痛和僵硬明显早于神经系统发现	发热和其他全身症状。压痛点位于两椎骨之间	CBC，血培养阳性率低。平片的诊断率约 80%～95%，MRI 的确诊率更高	活检对于诊断是必须的。常为金黄色葡萄球菌
免疫性	横贯性脊髓炎	背痛和神经功能缺损。约 50% 的患者在 24 小时发展到高峰	损伤平面以下感觉、运动、自行调控功能和括约肌功能完全或部分丧失。下肢无力很常见；很少涉及上肢。膀胱（直肠）多受累	主要目的是排除肿块对脊髓的压迫性损伤。应考虑自身免疫（的）病变。首选 MRI。也可选择增强 CT 和 CT 脊髓造影照检查	可能有多发性硬化症，SLE，郝-伯病。也可能是莱姆病。EB 病毒和其他病毒（疱疹病毒，肠道病毒）或细菌（结核，梅毒）感染
机械性	背痛伴神经功能缺损 椎间盘突出 椎管狭窄 脊柱骨折无脊髓受压 恶性肿瘤 坐骨神经痛伴潜在神经根受压	多数无外伤史。机械原因（举重，扭伤）。常见主诉有僵硬，压痛，活动度减少	直腿抬高试验阳性。肌无力。感觉减退。深肌腱反射减弱或消失	选择平片检查。当出现"红色警示"时选择 CT 或 MRI 进行全面评估	排除"红色警示"中（见框 28-1）潜在的严重疾病

AV，动静脉；CBC，全血细胞计数；CT，电脑断层扫描；GI，胃肠道；MRI，磁共振成像；SLE，系统性红斑狼疮。

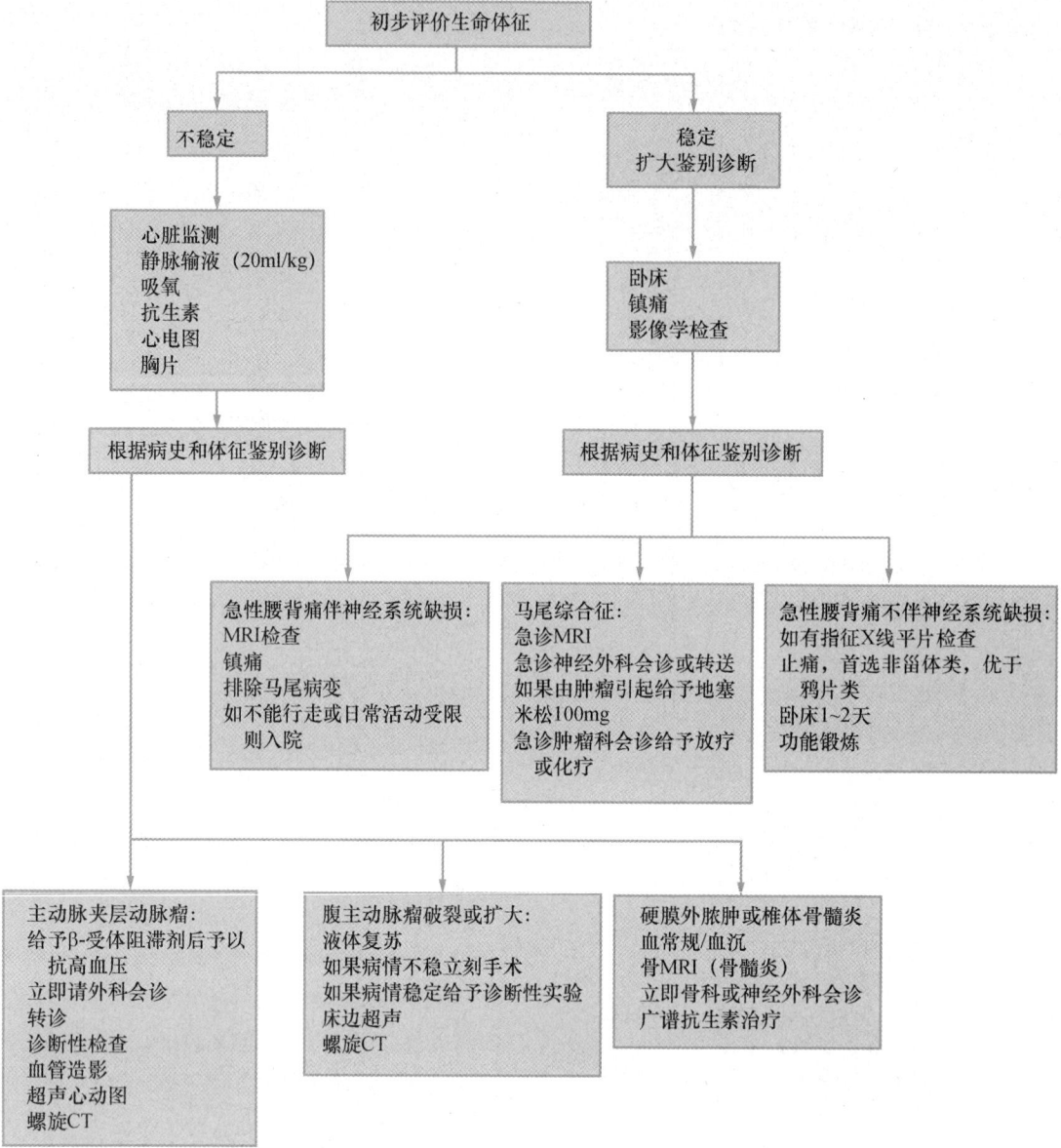

图 28-2 急性腰痛的处理。

经验处理

急性背痛患者的初步经验处理取决于当时病人的生命体征和整体情况。图 28-2 详情描述不稳定患者的具体处理方案[20-26]。对于病情稳定的患者，早期有效镇痛是很有价值的。止痛剂的选择取决于患者和医生对疼痛程度判断。众所周知，医生往往低估疼痛并且止痛不足，尤其是对于急性和慢性下背痛。如果疼痛严重，静脉输注阿片类药物是首选，并应滴定式给药。反复检查病人以得到适当的反应。静滴阿片药物起效后，可给予口服药物，以便出院。对于非急性症状的患者，口服阿片类药物或非甾体抗炎药（NSAID）是合适的。NSAIDs 药物可短期有效缓解急性腰背痛，但效果不比对乙酰氨基酚更好[27]。对于溃疡病，肾功能不全，糖尿病和肝病患者应考虑这些药物的安全性。NSAIDs 药物通常用于治疗慢性背痛，但缺乏其有效的证据[28]。肌肉松弛剂如地西泮和环苯扎珠（盐酸环苯扎林），可用于治疗急性腰背痛的辅助用药，但使用时需要注意它们的副作用[29,30]。

慢性复发性机械性背痛的治疗是长期问题。这些患者需要支持治疗，通常是通过多学科方法来处理慢性疼痛或急性复发。后续治疗可转诊到社区医院或疼痛门诊。社区医院或疼痛门诊可尝试的工具包括腰部支具[31,32]、牵引[33]、针灸[34]、脊椎手法治疗[35]、理疗或脊柱推拿疗法[36]、腰背训练[37]、按摩[38]、运动疗法[39]、经皮电刺激神经疗法（TENS）[40]、热疗法[41]、硬膜外注射甲泼尼龙[42-44]和三环或四环抗抑郁治疗[45]。急诊治疗主要缓解急性发作的症状。

处置

背痛的处置取决于它们的诊断。致命性或致残性背痛患者需要住院，作进一步急诊治疗。因骨折、椎间盘突出症、脓肿，或血肿导致急性脊髓压迫患者需要神经外科紧急评估。

无法行走或需要静脉止痛药控制疼痛的患者，应考虑住院或在急诊科留观室治疗。如果疼痛可用口服止痛药控制，患者可以出院随访。急性机械性背痛病人需要复诊，绝大多数患者最终疼痛可自然缓解。对中度至重度疼痛患者给予处方 NSAIDs 药物，辅以口服阿片类药物，并将患者转诊到社区医院。口服阿片类药物可起到短期缓解疼痛作用，但长期疗效尚不清楚，高达 24% 的慢性腰背痛患者服用越轨的药物[46,47]。因慢性背痛反复急诊就诊使医生和患者均感到沮丧。患者为缓解疼痛经常长期服药，同时转到社区医院，但因许多原因不能完成此类转诊。对于这样一种慢性、反复发作疼痛的疾病，反复就医是可以预料的。患者可能需要短期口服阿片类加 NSAIDs 药物或扑热息痛。反复急诊就医增加获取药物的可能性，而不是与社区医院医生保持联系。对于这些病人来说，急诊医生有必要只开简单的止痛药如 NSAIDs 而不是麻醉药。鼓励患者在疼痛允许时保持活动，但在急性期应避免提重物或扭动。建议患者避免严格的长时间卧床，因为与保持合适的活动相比，长期卧床不能更有效缓解疼痛甚至会加重疼痛[48,49]。

本章参考文献请参见 http://pumpress.bjmu.edu.cn/eduservice/3419.html

第 29 章 发绀

Madonna Fernández-Frackelton and Jennifer Bocock

王力军 译 寿松涛 校

概述

发绀是指皮肤或黏膜呈青色或紫色表现。发绀是继发于氧合不足的血液灌注外周组织,或存在异常血红蛋白,后者不能结合氧,不能对终末器官或组织提供足够氧。发绀作为急诊科的主诉是相当罕见的,但发绀多见于低灌注状态或有心肺疾病(包括先天性心脏病)患者[1]。尽管一氧化碳或氰化物中毒可致血红蛋白的氧合作用发生困难或组织缺氧,但这些疾病临床上不呈现发绀,这将在另外章节讨论。

病理生理学

发绀出现是循环毛细血管去饱和血红蛋白(去氧血红蛋白)绝对含量升高(>4~5g/dl)而不是去氧血红蛋白百分比增高或氧合血红蛋白百分比减少。因此,血红蛋白较低患者出现发绀时动脉氧分压(PaO_2)或动脉血氧饱和度(SaO_2)较血红蛋白正常患者更低。发绀不是组织缺氧的敏感指标[2],发绀提示组织缺氧,无发绀也不能排除组织不缺氧。

异常血红蛋白形成也是发绀的重要原因。正常情况下,红细胞含有还原的亚铁(Fe^{2+})血红蛋白。Fe^{2+}被氧化成Fe^{3+},即产生高铁血红蛋白,此种反应损害血红蛋白携氧和组织清除二氧化碳能力,使氧解离曲线(the oxygen dissociation curve)左移,引起组织缺氧和乳酸蓄积(图 29-1)。正常情况下,体内高铁血红蛋白含量低于血红蛋白总量的 1%[3]。高铁血红蛋白含量超过血红蛋白总量 10%~15%(≥1.5g/dl)时可出现发绀,含有高铁血红蛋白血液暴露室内空气后呈暗紫褐色。高铁血红蛋白主要通过烟酰胺腺嘌呤二核苷酸(NADH)细胞色素 b_5 还原酶

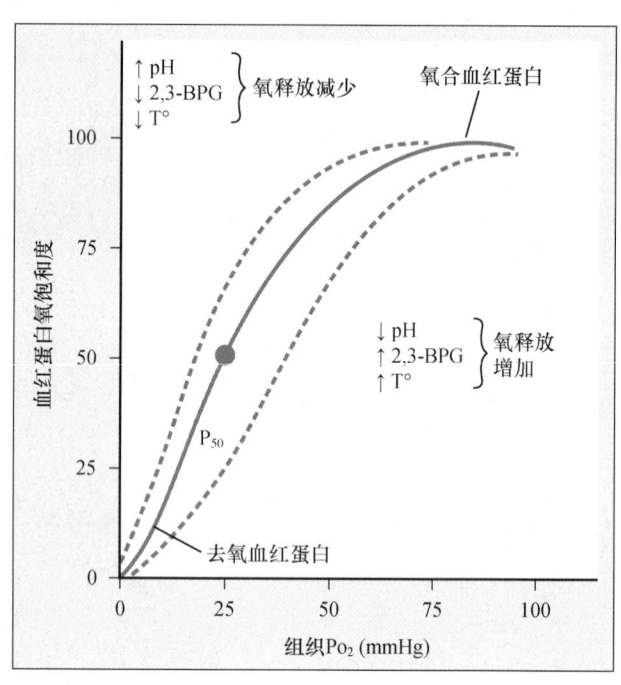

图 29-1 血红蛋白氧解离曲线。去氧血红蛋白不能与氧有效结合。高铁血红蛋白对氧分子具有高亲和力,不易释放氧气到周围组织。缺氧和乳酸产生时正常氧解离曲线左移。通常,组织产生酸性物质时,氧解离曲线右移有利于氧释放,然而高铁血红蛋白对氧的高亲和力会阻碍这种正常过程。2,3-BPG:2,3-二磷酸甘油酸;PO_2:氧分压;P-50:血红蛋白氧饱和度50%时的PaO_2;T:温度。(Redrawn from Benz EJ Jr: Hemoglobinopathies. In Harrison's online.)

(一种红细胞内酶系统)还原成亚铁血红蛋白。还原型烟酰胺腺嘌呤二核苷酸磷酸(NADPH)依赖的旁路系统通过谷胱甘肽生成和葡萄糖-6-磷酸脱氢酶(G6PD)将高铁血红蛋白还原为亚铁血红蛋白。正常情况下该旁路系统作用微弱,亚甲蓝能增加其还原能力[3]。

原发性高铁血红蛋白血症是先天性酶代谢异常所致,如 NADH 还原酶水平下降或者酶功能异常。这

些患者在稳定代偿状态即表现发绀。获得性高铁血红蛋白血症是因患者体内高铁血红蛋白生成（血红蛋白氧化）速度超过 NADH 还原酶活性能力，通常由药物反应引起（框 29-1）。新生儿易发生高铁血红蛋白血症是因患儿体内 NADH 还原酶活性相对较低[3]。

诊断方法

发绀鉴别诊断见框 29-2。

框 29-1　高铁血红蛋白血症常见原因

遗传
　血红蛋白 M 异常
　高铁血红蛋白还原酶缺乏（纯合子和杂合子）

获得性

药物
　亚硝酸异戊酯
　抗肿瘤药（环磷酰胺、异环磷酰胺、氟他胺）
　塞来昔布
　氨苯砜
　局麻药（苯佐卡因、利多卡因、丙胺卡因）
　硝酸甘油
　硝普钠
　非那西丁
　非那吡啶（吡啶）
　醌（氯喹、伯氨喹）
　磺胺类药（磺胺、磺胺噻唑、磺胺吡啶、磺胺甲基异噁唑）

化学制剂
　苯胺染料衍生物（鞋染料，油墨）
　亚硝酸丁酯
　氯苯
　火焰（高温变性）
　含亚硝酸盐食品
　高硝酸盐食品
　亚硝酸异丁酯
　萘（樟脑丸）
　硝基酚
　氮气（电弧焊机时）
　百草枯
　硝酸银
　三硝基甲苯
　井水（硝酸盐）

小儿
　4 个月婴幼儿 NADH 高铁血红蛋白还原酶活性降低
　低出生体重、早产、脱水、酸中毒、腹泻和高氯血症

NADH，还原型烟酰胺腺嘌呤二核苷酸。

Modified from Goldfrank LR: Toxicologic Emergencies, 6th ed. Stamford, Conn, Appleton and Lange, 1998.

框 29-2　发绀鉴别诊断

Ⅰ．周围性发绀
　A．低心排血状态
　　1．休克
　　2．左心衰竭
　　3．低血容量
　B．暴露冷环境
　　1．空气或水
　C．动脉闭塞
　　1．血栓形成
　　2．栓塞
　　3．血管痉挛（雷诺现象）
　　4．周围血管疾病
　D．静脉阻塞
　E．四肢血流量再分布

Ⅱ．中心性发绀
　A．动脉血氧饱和度降低
　　1．高海拔（>8 000 英尺）
　　2．肺功能障碍
　　　a．通气不足
　　　b．肺泡氧弥散障碍
　　　c．通气/血流比失调
　　　　（1）肺动脉栓塞
　　　　（2）急性呼吸窘迫综合征
　　　　（3）肺动脉高压
　　　d．呼吸系统损害
　　　　（1）上气道梗阻
　　　　（2）肺炎
　　　　（3）膈疝
　　　　（4）张力性气胸
　　　　（5）红细胞增多症
　B．解剖分流
　　1．肺动静脉瘘及肺内分流
　　2．脑、肝和外周动静脉瘘
　　3．发绀型先天性心脏病
　　　a．心内膜垫缺损
　　　b．室间隔缺损
　　　c．主动脉缩窄
　　　d．法洛四联征
　　　e．完全性肺静脉异位引流
　　　f．左心室发育不全
　　　g．肺静脉狭窄
　　　h．三尖瓣闭锁及异常
　　　i．卵圆孔早闭
　　　j．右位心
　　　k．肺动脉瓣狭窄和房间隔缺损
　　　l．动脉导管逆转分流
　C．异常血红蛋白
　　1．高铁血红蛋白血症
　　　a．遗传性
　　　b．获得性
　　2．硫血红蛋白血症
　　3．突变血红蛋白氧亲和力低（例如 Kansas 血红蛋白）

诊断要点

病史

应询问发绀发病情况、持续时间和一天出现的时间及既往发作史。原有心肺疾病者发绀促发因素包括接触冷空气或水、高原或运动。其他病史包括先天性心脏病或心肺疾病、高凝状态和发绀性疾病或血液病家族史。也应了解家庭或职业暴露烟雾或化学品的风险，包括苯胺、偶氮染料（吡啶）、非那西丁和硝酸盐[4]。应询问服药史，包括服用处方药或非处方药、保健食品添加剂和草药或其他制剂[5]。应鉴别由于接触染料、重金属或局部色素吸收引起的假性发绀（pseudocyanosis）[2]。

在婴幼儿，喂食困难、出汗、嗜睡、发育不良或呼吸窘迫提示先天性心脏病。患有法洛四联症（室间隔缺损、主动脉骑跨、肺动脉狭窄或闭锁、右心室肥厚伴流出道梗阻）的婴幼儿常出现间歇性发绀，这些患儿因肺血流量降低和未氧合血液向外周分流，通常出现发绀、呼吸急促和焦虑[6,7]。

体格检查

查体所见发绀程度在不同观察者间有明显不同。灯光和温度有可能影响皮肤黏膜检查。患者肤色、胖瘦、色素沉着也影响检查结果。

中心性发绀继发于静脉去氧血红蛋白分流到动脉循环或出现异常血红蛋白。通常，患者口周皮肤、口腔黏膜或结膜处最易出现发绀。

周围性发绀是因含正常氧合血红蛋白的动脉血管收缩和血流缓慢所致。组织氧摄取明显增加。周围性发绀影响毛细血管床，主要出现在肢体末端和甲床。差异性发绀可见于身体上部或下部（右侧或左侧），其余部位氧合良好。此型发绀多见于伴有多处畸形的发绀型心脏病患者。

对所有患者均应检查生命体征。通常患者体温正常，血压和心率因原发病不同而异。应检查上气道梗阻或其他呼吸功能不全的体征。婴儿出现间歇性呼吸暂停通常提示中枢神经系统发育不成熟或中枢性病变损伤。发绀的婴儿，喂食时出现呼吸深大、周期性呼吸暂停和发汗者，可能患有先天性心脏病[6]。新生儿呼吸急促（频率>60次/分）时，应考虑肺疾病、先天性心脏病、感染、代谢紊乱或中枢神经疾病[8]。

应检查外貌和精神状态。检查头、眼、耳、鼻和咽喉有助于发现中心性发绀。眼底镜检查可发现发绀

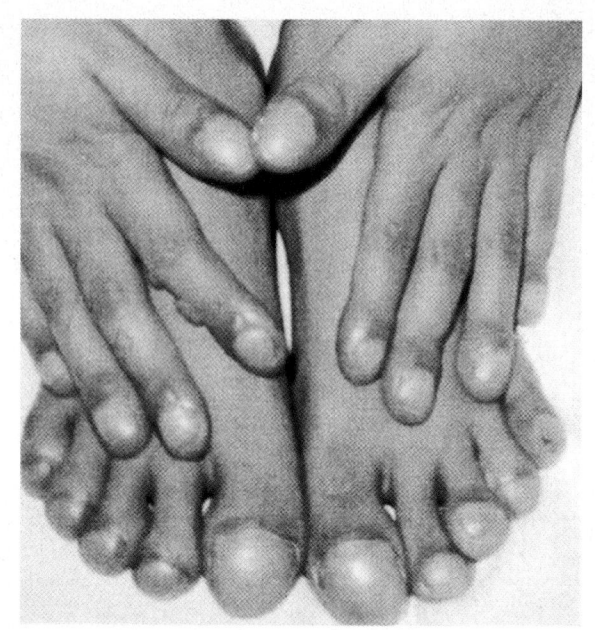

图 29-2　对称性发绀。由于大血管转位及室间隔缺损不伴有动脉导管未闭引起的对称性发绀和杵状指（趾）。

型先天性心脏病患者的眼底静脉曲张和视乳头水肿。肺水肿患者可出现颈静脉怒张。

胸部查体可发现湿啰音、哮鸣或通气不足。特别是新生儿，心脏听诊应包括有无心动过速、心律失常、奔马律和心脏杂音及杂音性质。应注意大动脉搏动的强度。腹部查体可发现肝脾大、搏动性肿块或腹部杂音。

肢体末端检查应特别注意周围性发绀患者的甲床、远端动脉搏动强度和对称性及毛细血管再充盈时间。慢性血管性疾病患者应注意毛发是否脱落及体温的差异。杵状指可因软组织增多及毛细血管床扩张引起（图29-2），可能是特发性或遗传性的，但通常是慢性缺氧结果，如发绀性心脏病、感染性心内膜炎、肺病（慢性阻塞性肺病或囊性纤维化）和一些胃肠道疾病（如肝硬化、克罗恩病或局灶性肠炎）。皮肤甲床出血，眼、肾等终末器官损伤时应考虑到血栓形成。

神经系统检查应注意患者精神状态、运动和感觉功能对称性及任何肉眼的异常。

实验室及辅助检查

全血细胞计数检查有无红细胞增多症或贫血[10]。外周血涂片检查红细胞形态和有无破碎，同时进行白细胞分类。

发绀时脉搏血氧饱和度的解释是有问题的（详见第3章）。如果血液循环不良是脉搏血氧饱和度降低的原因，通常应行远端灌注评估。脉搏血氧定量检

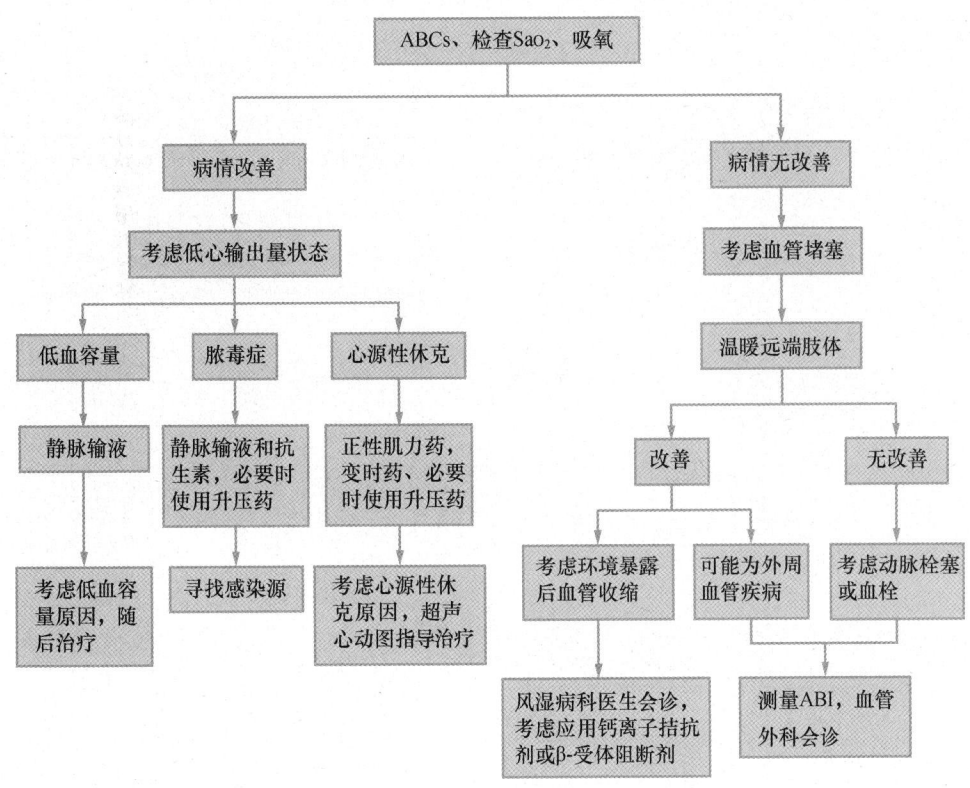

图 29-3 周围性发绀诊治流程。ABC：气道（airway）、呼吸（breathing）、循环（circulation）；ABI：踝肱指数；IV：静脉注射。

测仪通过检测组织对 660nm（红色还原血红蛋白，red reduced hemoglobin）和 940nm（红外线氧合血红蛋白，infrared oxyhemoglobin）波长吸收比率来测算血氧饱和度水平。高铁血红蛋白在上述两个波长均被吸收，无论患者氧分压和动脉血氧饱和度如何变化，脉搏血氧饱和度保持近乎 85%[11]。

通常，患者呼吸室内空气时采取动脉血标本进行动脉血气测定，评估 SaO_2（图 29-1）。如果怀疑患者一氧化碳中毒或高铁血红蛋白血症，应行联合血氧定量法测定。有报道，硫血红蛋白血象高铁血红蛋白一样，可用联合血氧定量法测定。因此，如果可能出现硫血红蛋白血症时，特别要检测血氧饱和度[12]。

影像学检查

胸片可显示患者肺部有无实变、渗出、肺纹理增多或肺水肿。心影和纵隔情况可能提示有无先天性心脏病。如考虑肺栓塞，应行下肢静脉多普勒超声（如果有深静脉血栓形成症状），通气-灌注扫描，胸部 CT 肺血管造影检查。

心电图和超声心动图

发绀患者均需做心电图，检查有无心律失常或急性缺血性改变。心肺疾病（肺心病或急性肺动脉高压）患者心电图表现为电轴右偏，右室肥厚。超声心动图有助于诊断婴幼儿间隔缺损或成年人和婴幼儿瓣膜病。

鉴别诊断

图 29-3 和图 29-4 分别描述周围性和中心性发绀的鉴别诊断和治疗。完成初步评估后，描述发绀分布情况，临床医师首先应给患者纯氧吸氧，然后循序检查发绀病因。吸氧后临床情况改善提示弥散障碍；如吸氧后未改善，患者有可能存在通气/灌注比失调，如实变肺叶分流或先天性心脏病伴右向左分流。通过胸片检查心脏大小和轮廓有助于先天性心脏病诊断。如果心脏大小正常，应考虑肺功能受损，肺栓塞或其他非心源性疾病。如果纯氧并不能改善临床症状，则应重新评估呼吸状态，检查有无张力性气胸或上气道梗阻。如考虑肺栓塞，应行肺通气-灌注比扫描或螺旋 CT 血管造影检查。如患者无呼吸窘迫，对氧疗无反应，可能是心脏分流或异常血红蛋白形成。

危重病诊断

当患者出现发绀及休克的症状或体征时，应考虑急性心血管功能不全或呼吸衰竭。其鉴别诊断有急性充血性心力衰竭、急性冠脉综合征、低血容量性或心

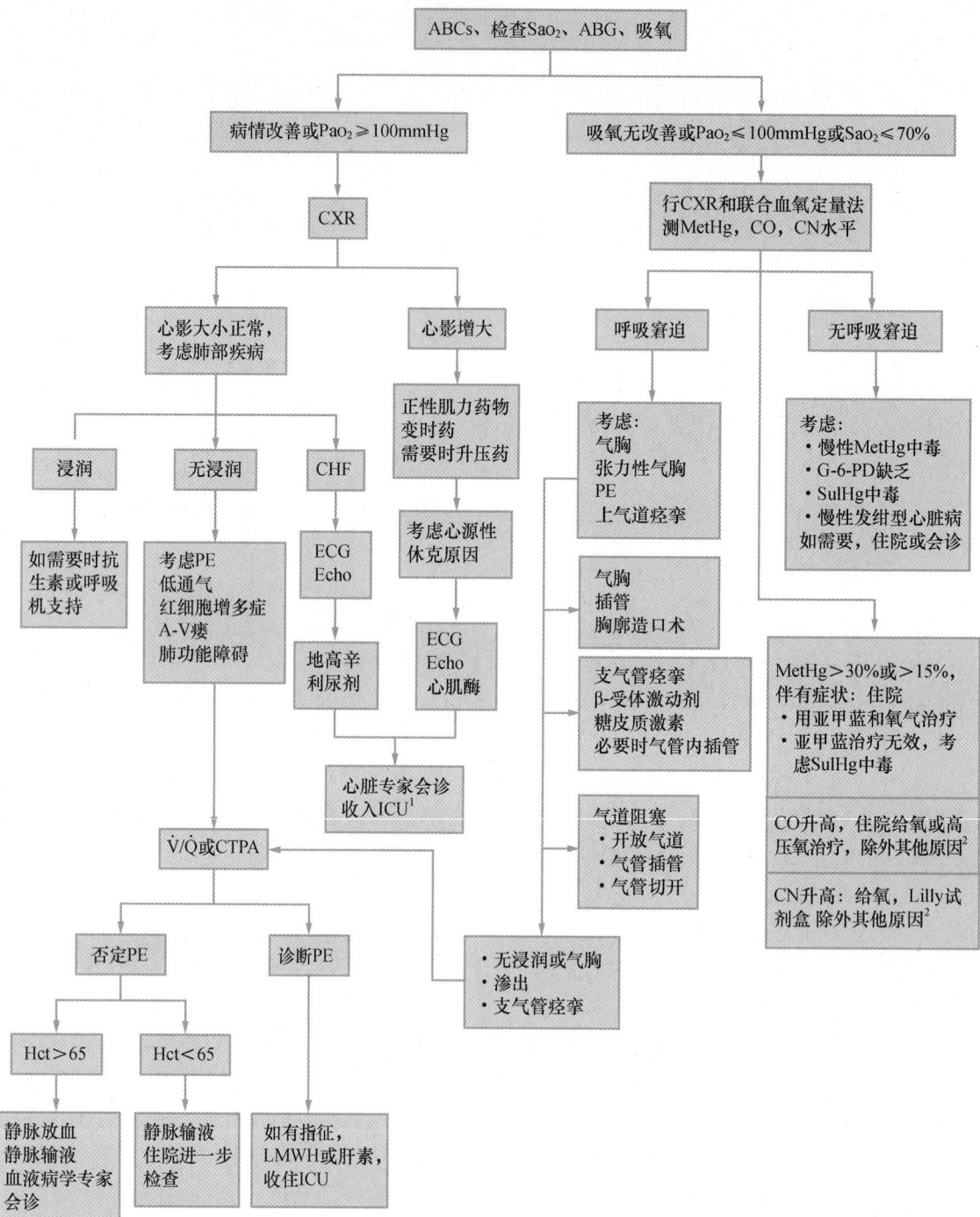

图 29-4 中心性发绀诊治流程。ABC：气道（airway）、呼吸（breathing）、循环（circulation）；ABG：动脉血气分析；AV：动静脉；CHF：充血性心力衰竭；CN：氰化物；CO：一氧化碳；CTPA：肺动脉血管造影术；CXR：胸部X线摄像；ECG：心电图；Echo：超声心动图；G-6-PD：葡萄糖-6磷酸脱氢酶；Hct：血细胞比容；ICU：危重症监护治疗病房；IV：静脉注射；LMWH：低分子量肝素；MetHgb：高铁血红蛋白；PaO_2：动脉血氧分压；PE：肺栓塞；prn：必要时；RA：室内空气；SaO_2：动脉血氧饱和度；SulfHg：硫化血红蛋白；V̇/Q̇：通气/灌注比。

[1] 慢性发绀型心脏病患者可能不需要住 ICU，甚至无需住院。处理需与心脏内科医生讨论。

[2] 氰化物和一氧化碳中毒通常不出现发绀。如果 CO 和 CN 都升高，应考虑同时存在两种中毒。

源性休克、急性呼吸功能不全或衰竭、大面积肺栓塞、已知先天性心脏病或儿童初次发现先天性心脏病恶化或失代偿。这些患者需收住 ICU，接受生命支持治疗。

急症诊断

高铁血红蛋白血症是不常见的发绀病因，但对于无心血管或肺部疾病的病史或体征的患者，应考虑到此病。

硫化血红蛋白血症是发绀的罕见病因。最常见于暴露硫化氢（源于硫化氢有机物、磺胺类衍生物或者胃肠道细菌过度生长产生）。对发绀和联合血氧定量法测定疑为高铁血红蛋白血，但亚甲基蓝治疗无效者应首先考虑硫化血红蛋白中毒。

红细胞增多症定义为红细胞总数增多，有以下三种原因之一。真性红细胞增多症是一种骨髓干细胞疾病，表现为红细胞数目增加、发绀和脾大。患者可出现高黏滞综合征。继发性红细胞增多发生于促红细胞生成素适当或异常增加，是对慢性缺氧（血氧饱和度≤92%）、发绀型先天性心脏病、吸烟或居住高海拔地区的生理反应。相对性红细胞增多指脱水或血浆容量减少引起红细胞增多。

最后，血管疾病（如雷诺现象）也可表现发绀。雷诺现象发生率为15%，女性占多数。患者对过度寒冷或情绪紧张反应异常，表现血管收缩、对寒冷高度敏感及指（趾）端界限清楚的苍白或发绀，并反复出现。指（趾）端皮肤毛细血管床最易受累，但舌头，耳朵和其他远端部位有时也受影响[13]。

经验性治疗

高流量吸氧是发绀患者的首要治疗。密切观察临床症状是否改善。这一点对诊断异常血红蛋白和毒素引起发绀至关重要，适当解毒剂和系统治疗可降低病死率，改善预后。

低血容量患者应予静脉液体复苏。充血性心力衰竭、心律失常或低心排血量患者的治疗应视临床情况而定。考虑有先天性或缺血性心脏病的患者，建议心脏病专家会诊。此处讨论了发绀的几种特殊治疗，但其原因不易诊断，需住院后进一步确定。

特殊治疗

高铁血红蛋白血症和硫血红蛋白血症

如果皮肤接触刺激性物质（如苯胺染料），建议用肥皂水彻底清洗皮肤。工作人员应使用适当的防护设备。临床表现缺氧症状（心律失常、心绞痛、呼吸困难、抽搐或昏迷）和高铁血红蛋白含量大于30%患者应紧急给予吸氧及亚甲蓝治疗（1~2mg/kg静脉注射5分钟）[14]。当实验室报告高铁血红蛋白水平较高但亚甲蓝治疗无效患者，常提示为硫化血红蛋白血症。硫化血红蛋白治疗时，除去除致病性因素外，予以支持治疗。

其他发绀原因

对高黏滞血和继发性红细胞增多患者的急性治疗包括放血和输注等渗晶体液。治疗目标是达到正常血细胞比容（男性45%，女性42%）。长期治疗重点是去除致病根本原因，患者需转入血液科[10,15]。

雷诺现象的处理原则是使四肢复温。全身血管扩张剂［例如，钙通道阻滞剂（硝苯地平）或硝酸盐］常常在急诊处理时使用[16]。如果复温和吸入100%氧气后周围性发绀未能改善，可能有动脉闭锁不全或阻塞。严重肢体缺血时，需予以静脉肝素或血管外科治疗。心内膜炎，腹主动脉瘤等常常是栓子的来源。此时可考虑行血管旁路搭桥术，动脉内溶栓治疗和支架术。

一氧化碳和氰化物中毒患者通常不出现发绀，不在本章讨论。

安排

住院

以发绀为首发症状或病因不明确的患者需住院治疗。心血管病协会建议以充血性心力衰竭为首发疾病和新诊断先天性心脏病患儿需要住院治疗。急性栓塞或血栓形成以及动脉闭塞需要外科会诊和干预治疗。

出院

血管痉挛造成的周围性发绀，无症状性高铁血红蛋白血（低于15%），以及原发性肺疾病稳定患者，可在急诊科进行数小时监控后到门诊治疗。除非患者为慢性发绀，否则必须在24小时内进行随访。发绀治疗流程明确规定，如出院后患者出现发绀加重、呼吸困难、精神状况不佳或胸部疼痛，必须立即返回急诊科治疗。

本章参考文献请参见 http://pumpress.bjmu.edu.cn/eduservice/3419.html

第30章 咽喉痛

Amy V.Kontrick, Jonathan I.Siger, Mark E.Gebhart

焦丽娜 刘艳存 译　柴艳芬 校

概述

流行病学

咽喉痛（sore throat）是急诊患者常见的主诉，据2001—2002年美国国家健康调查（National Health Care Survey）显示，有咽部症状的急诊患者在240万以上，190万例以上确诊为急性咽炎[1]。咽喉痛患者分布无年龄及性别差异。咽喉痛和其他上呼吸道感染是需要用抗生素治疗的最常见疾病[1,2]。

病理生理学

咽喉痛是由口咽内任何表面的刺激或炎症所致。口咽分界为：①后至椎前筋膜；②侧方为颊肌肌群；③上至颅底；④下至声带（如图30-1）。疼痛来源于颊黏膜、舌、腭扁桃体、舌扁桃体、咽扁桃体、软腭、咽后壁。此外，疼痛原因是因感染、炎症、口咽部潜在间隙内与周围的侵入性疾病（扁桃体周围、咽后壁、舌下、颏下、咽旁、腮腺、颊部、气管前间隙）所致。咽喉痛也可由会厌、杓状会厌襞、声带、声门下区域炎症性改变所致。牙齿、颈淋巴结感染及中耳渗液通过牵涉机制引起咽喉痛。第9对和第10对脑神经支配口咽、喉、中耳和外耳道的感觉[3]。咽喉痛还可作为许多全身性疾病（如肝炎、传染性单核细胞增多症、反转录病毒疾病、中性粒细胞减少等）的部分症候群或初始表现。

咽喉痛一般来源于口咽的感染，且大多数都是自限性的。表30-1列举咽喉痛常见感染性和非感染性病因。尽管大多数感染较轻，常无严重并发症，但部分感染可引起气管痉挛、全身性疾病或脓毒症。

有报道，绝大多数（达80%）咽喉痛患者为病

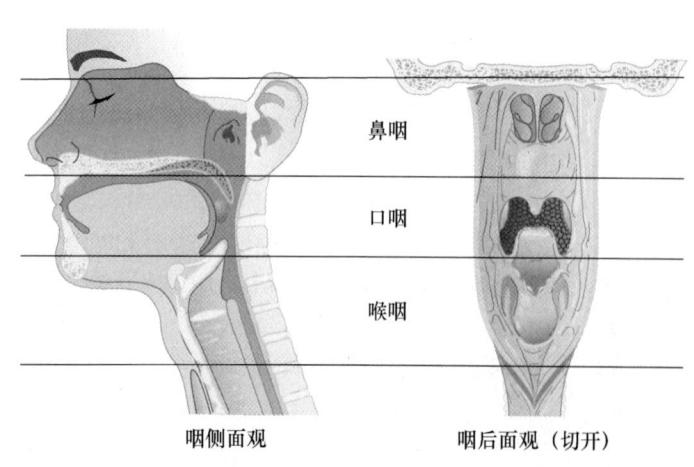
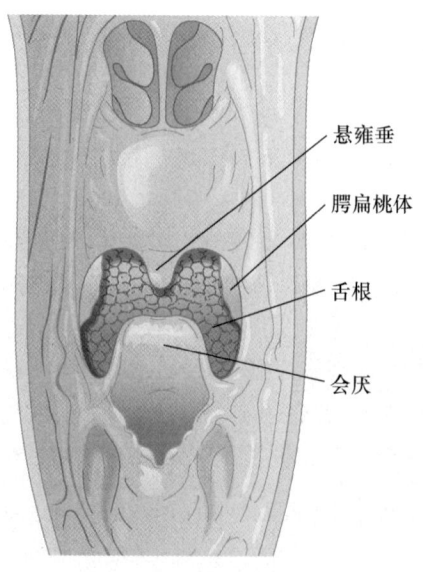

图30-1　鼻咽、口咽及咽喉解剖。

表 30-1　咽喉痛鉴别诊断

	感染性因素			
	需氧菌			
病毒	常见	非常见	厌氧菌	其他
鼻病毒	GABHS	流感嗜血杆菌	类杆菌属	念珠菌属
腺病毒	GABHS	副流感嗜血杆菌		
	消化链球菌属	球孢菌属		
冠状病毒	非 A 组链球菌属	白喉棒状杆菌	消化球菌属	
单纯疱疹病毒 1，2	淋病奈瑟菌属	肺炎链球菌	梭状芽孢杆菌属	
流感病毒 A，B	脑膜炎奈瑟菌属	小肠结肠炎耶尔森菌	梭状杆菌	
副流感病毒	肺炎支原体	密螺旋体属	普雷沃菌属	
巨细胞病毒	溶血隐秘杆菌	土拉弗朗西丝菌		
EB 病毒	沙眼衣原体	嗜肺军团菌		
水痘-带状疱疹病毒	金黄色葡萄球菌	分枝杆菌属		
肝炎病毒				

非感染性因素		
全身性疾病	外伤及其他混合性疾病	肿瘤
川崎病	穿透伤	舌
Stevens-Johnson 综合征	血管神经性水肿	喉
周期性中性粒细胞减少症	残留异物	甲状腺
甲状腺炎	异常主动脉弓	白血病
结缔组织疾病	喉软骨骨折	
	钙化性咽后腱炎	
	咽后血肿	
	接触腐蚀剂	

GABHS，甲型 β 溶血性链球菌。

毒感染[2,4]。从晚春到秋季，咽喉痛多为肠道病毒感染引起，冬季多为腺病毒、鼻病毒、副流感病毒、流感病毒、呼吸道合胞病毒，而 EB 病毒、单纯疱疹病毒、水痘-带状疱疹病毒无明显季节性。

急性咽炎常为病毒感染，细菌感染者常为 A 族 β-溶血性链球菌族（group A β-hemolytic streptococcus，GABHS），可通过临床评估及快速链球菌试验明确病因[2,4,5]。需氧菌如 GABHS 合并厌氧菌或厌氧菌单独感染可引起口咽及颈部深层面感染。10%～15% 咽喉痛患者分离出 GABHS。学龄儿童咽喉痛患者 GABHS 感染可达 15%～30%（另有研究报道可高达 50%[2,5-8]），成年人咽喉痛患者 GABHS 感染仅为 5%，但 47%～73% 的成年人咽炎患者被给予抗生素治疗[2,9]。GABHS 常从晚冬和春季的患者中分离。GABHS 可以和其他病毒引起混合感染，但很难区分急性感染和携带状态。

口腔可发生真菌定植且可引起白色念珠菌（Candida albicans）全身感染，免疫缺陷患者可发生严重的或反复的感染。近期抗生素治疗、化疗、放疗都会增加念珠菌菌属的感染概率。

咽喉痛也可为全身性非感染性疾病、外伤、肿瘤、先天异常等的一种表现，上述疾病多伴有其他系统表现或体检异常。

诊断方法

鉴别思路

对病情稳定患者直接询问病史及体格检查，随之选用合适的辅助检查。表30-1列举了急性咽喉痛可能病因。

诊断要点

病史

疼痛性质

症状进展迅速、高热或剧痛提示侵袭性疾病可能[10,11]；伴有数天持续发热提示深部组织感染或全身性疾病；Waldeyer环内炎症或感染常会引起口咽痛。颈后部或两侧肩胛骨之间放射性疼痛提示椎骨前或咽后疾病（脓肿或钙化性肌腱炎）；伴有下颌或耳放射痛的咽喉痛可见于牙科脓肿或深部组织感染[12]。

伴随症状

吞咽痛几乎普遍存在，许多病毒感染可引起粗糙的发音障碍（喉炎）。如果存在咽喉部剧痛、严重吞咽困难、多涎、失声["烫手山芋"的声音（"hot potato" voice）]或呼吸困难提示严重感染或气道狭窄。发热患者出现上述症状提示舌脓肿、舌扁桃体或腭扁桃体严重感染（扁桃体周围蜂窝织炎或脓肿）、会厌炎、Ludwig咽峡炎（颌下或舌下间隙感染）[3,12]。

全身症状

持续发热（多于5~7天）可见于川崎病。咳嗽、肌痛和关节痛见于A型、B型流感病毒、副流感病毒、脑膜炎奈瑟菌和肺炎支原体感染。肝炎、传染性单核细胞增多症、巨细胞病毒和人类疱疹病毒-6感染多伴有乏力、不适和纳差[13,14]。反转录病毒疾病可表现出以上相似症状并常伴有皮疹[13]。

流行病学

对儿童而言，日托或学校疾病接触史可为咽喉痛感染性原因提供重要线索，如肺炎支原体、GABHS、流感嗜血杆菌、脑膜炎奈瑟菌和许多病毒感染常发生流行。在成年人中，家庭内部传播病原体常见病毒、肺炎支原体或GABHS的家庭流行。近期口腔-生殖接触史提示淋球菌或疱疹病毒感染。

创伤

口咽部钝器伤或穿透伤可引起深部组织感染。近期医疗或牙科操作可增加相关感染的可能性。应积极

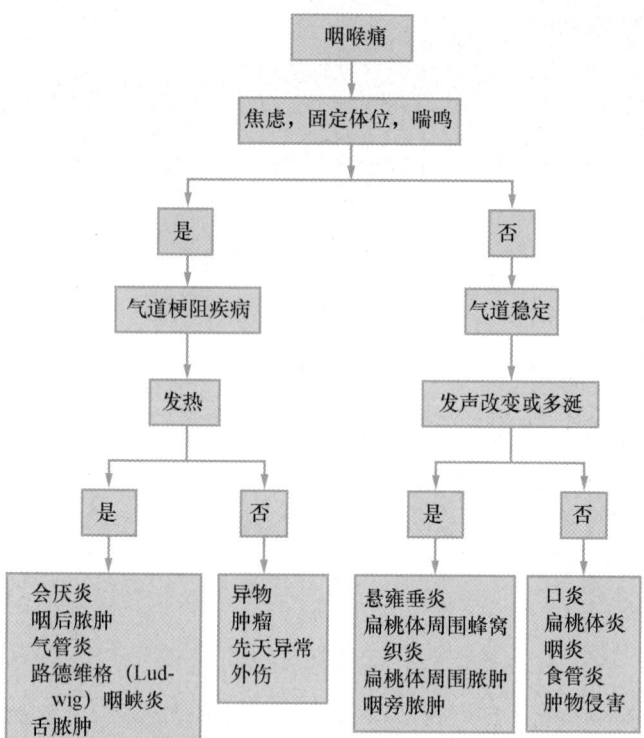

图30-2 咽喉痛患者诊断思路。

查找可能接触到的腐蚀剂或摄入的异物的可能，特别是儿童。

免疫接种/明确的GABHS感染史

应明确患者接种情况，如白喉、百日咳、流感病毒、破伤风疫苗及确认既往GABHS感染史。

免疫状态

评估患者免疫状态：如①合并糖尿病；②已知免疫疾病；和③近期化疗放疗。酗酒或营养不良易使患者发生更严重的感染。近期抗生素使用多提示耐药或不典型病原菌的存在。

体格检查

接诊咽喉痛患者最重要的是首先评估气道梗阻或潜在的气道梗阻（如图30-2）。可通过观察患者的体位、皮肤颜色、意识水平和发声来快速评估。对于患儿全面查体可能会引起儿童惊恐，易发展为完全气道阻塞，因此，单纯依靠观察来评估可能的气道梗阻甚为重要。存在缺氧、喘鸣、多涎或中毒表现提示发生气道梗阻[3,4]。全面的耳、鼻、喉及一般检查有助于鉴别诊断（表30-2）。

气道功能管径变窄可呈急性、亚急性或隐匿性发生，这要取决于病因[10,11,15,16]。气道梗阻时引起强迫体位通气，尤其是儿童患者。当发生气道部分梗阻

表 30-2　体格检查发现

症状	发现	诊断
外观	中毒症状	会厌炎、咽后脓肿、细菌性气管炎、川崎病
体位	固定、直立、身体前倾	会厌炎、咽后脓肿、气管炎、喉气管支气管炎
	斜颈	咽旁脓肿
发声	失声	会厌炎
	声音低沉	咽后脓肿、扁桃体蜂窝织炎、扁桃体周围脓肿
喘鸣、流涎	出现两者之一	会厌炎、咽后脓肿、气管炎、扁桃体周围脓肿
无创 ENT 检查发现	结膜炎	川崎病、Stevens-Johnson 综合征、腺病毒
	黏膜疼痛	Stevens-Johnson 综合征、白塞病、肠病毒、单纯疱疹
	颌下、舌下腺肿大	路德维格（Ludwig）咽峡炎
	腺病	腺病毒、EB 病毒、结核分枝杆菌、HIV
	舌骨触痛	会厌炎
	甲状腺触痛	甲状腺炎、甲状舌管囊肿感染
进一步 ENT 检查	牙关紧闭	咽旁脓肿、扁桃体周围脓肿
	舌苔	川崎病、GABHS
	腭瘀斑	GABHS
	咽部充血	感染性扁桃体咽喉炎、腐蚀、外伤
	渗出性扁桃腺炎	GABHS、白喉棒状杆菌、梭杆菌属、EB 病毒、腺病毒
	咽后突起	咽后脓肿
	悬雍垂红斑	悬雍垂炎
	悬雍垂移位	扁桃体周围脓肿、咽旁脓肿
	会厌发炎	会厌炎
腹部	肝脾大	EB 病毒，肝炎
关节检查	关节炎	Lemierre 综合征
皮疹	猩红热样	GABHS、隐秘杆菌属、EB 病毒、川崎病

EBV，EB 病毒；ENT，耳、鼻、喉；GABHS，A 族 β 溶血性链球菌；HIV，人类免疫缺陷病毒；RPA，咽后脓肿。

时，婴儿无支撑不能坐起，可选择侧卧位，并保持颈部过度伸展；能坐的儿童可用他们的手支撑头部。大龄儿童气道阻塞则保持典型固定直立姿势。患者强迫腰部俯屈，颈部俯屈，头部伸展同时张嘴呼吸。此外，患者也可用手支撑在物体表面，形成一个三脚架姿势来帮助呼吸。

辅助检查

除了快速 A 族链球菌试验及咽部细菌培养外，为鉴别病毒性咽炎或 GABHS 咽炎，不必做其他实验室检查（表 30-3）。不管快速抗原检测及培养进行与否，Centor 标准的使用都是合理的，但还未被广泛接受[8,17-19]。得分为 0 或 1 的患者不需要治疗及额外检测，其目的是减少额外检测费用及抗生素的不当使

表 30-3　疾病防控中心：成人急性咽炎诊疗指南

成人急性咽炎诊疗指南
人群：成人（15 岁以上患者）
病毒感染症状患者：不进行检测治疗
GABHS 感染症状患者：使用 Centor 标准*
　　Centor 得分 = 4：进行快速抗原检测或预定治疗
　　Centor 得分 = 3：进行快速抗原检测或预定治疗
　　Centor 得分 = 2：进行快速抗原检测或不进行检测治疗
　　Centor 得分 = 1 或 0：不进行检测治疗
所有进行快速抗原检测患者，仅阳性者进行治疗
快速抗原检测阴性者进行培养：否
推荐抗生素：青霉素（过敏者用红霉素）

Centor 标准：发热史；不伴咳嗽；颈前淋巴结触痛；扁桃体渗出。

用,同时对 GABHS 患者仍然应予治疗,以预防化脓性或非化脓性并发症。

全血细胞计数很少有用,但是在伴有相应 EBV 感染症状(剧烈咽喉痛、发热、淋巴结肿大)者,其可与 EBV 血清学一起检查。血象白细胞增多,相对或绝对淋巴细胞数为主,异型淋巴细胞比例超过 10% 时提示 EBV 感染。血清学试验,如嗜异凝集试验 [heterophile antibody screen,Monospot(传染性单核细胞增多症检测试剂盒)] 可为原发 EBV 感染提供证据[13]。血清学试验阴性但临床症候群支持 EBV 感染的患者需在 1 周后复查,因有 10% 的患者在第 1 周不出现嗜异性抗体[13,14]。另外,也应注意巨细胞病毒、急性反转录病毒、单纯疱疹病毒和人类疱疹病毒-6 感染可能。

立位颈部侧位 X 光片有助于儿童患者潜在气道梗阻的感染疾病鉴别诊断。咽后脓肿患者,立位颈侧位 X 光片可发现椎骨前软组织肿胀[4],然而成人急性咽喉痛患者很少使用。如成人症状严重,需行鼻咽镜检查除外会厌炎。流感病毒疫苗的使用大大降低儿童会厌炎的发病率,但对成人发病率影响不大[10,11,16,20]。超声对于一些深部间隙感染的诊治是很有用的,它的优点在于:①可用于床旁;②可引导切开引流扁桃体周围脓肿;③减少 CT 辐射[4]。CT 确定感染的界限优于超声,还可以鉴别蜂窝织炎和脓肿[4,21]。MRI 对深部组织分辨率较高,将来可能会取代 CT。

鉴别诊断

表 30-1 咽喉痛感染性和非感染性病因。

经验性处理

处理咽喉痛患者首先应该快速评估潜在的气道梗阻(图 30-2 和图 30-3)。若气道梗阻,应立即开放气道。若气道通畅,通气充足,则同时开始诊断与治疗。腮腺、颊部、咽旁、颏下和舌下感染引起间隙脓肿,从外观就容易辨认[3,12,21,22]。脓性物质迅速向组织扩散,很少堵塞气道。利用纤维鼻咽镜、超声、CT 进行头、颈部全面检查是很有必要的,它可用以判断疾病的严重程度及范围。扁桃体周围脓肿穿刺抽脓具有诊断和治疗双重意义;需氧菌和厌氧菌混合感染的患者需静脉给予抗生素治疗;扁桃体周围脓肿、咽后脓肿和其他脓肿应该及早请耳鼻喉科会诊,这点

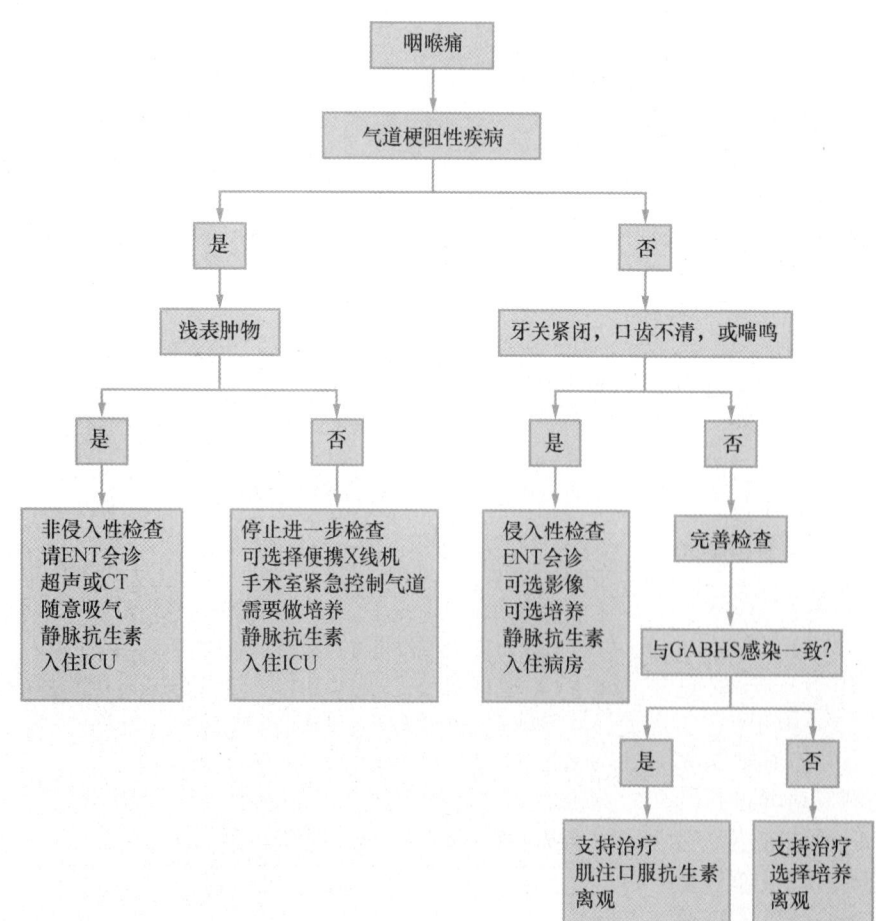

图 30-3 处理咽喉痛患者的思路。

是很重要的。

发热和有中毒表现患者处于呼吸窘迫时，常出现异常声音或不愿说话。对于持续张口、流涎患者，为避免即将发生的气道梗阻，应迅速开放气道，再做其他诊断检查。如果时间允许，应迅速转入手术室，同时请耳鼻喉及麻醉科医生会诊，需要手术室接诊病人，并由能做环甲膜切开术的内科或外科医师陪同。如果患者不能搬运，予以轻度镇静或局部麻醉后，首选纤维光镜插管（经口或经鼻）（见第一章），因为此操作可引起气道梗阻或是喉头痉挛，所以必须准备好环甲膜切开术的器械。确保气道通畅后，可以用棉拭子擦抹感染表面和分泌物；送组织抽吸物和血液进行培养[15]，立即静脉给予广谱抗生素控制厌氧菌和需氧菌混合感染，并及时转往ICU。

如果发热患者无气道梗阻，仅有声音改变，那么可能存在会厌炎、扁桃体周围蜂窝织炎或脓肿。口咽检查无异常时，为除外会厌炎需行上呼吸道纤维内镜检查。扁桃体周围蜂窝织炎或悬雍垂炎不需请耳鼻喉科会诊。扁桃体周围脓肿，即使是在穿刺抽液后，也应请耳鼻喉科会诊作切开引流。静脉抗生素应覆盖化脓性链球菌属、非甲型链球菌和金黄色葡萄球菌。若患者症状较重或不能经口进水时，应住院进一步治疗。

无气道梗阻的咽喉痛患者，疼痛可能来自于口咽、其他相关部位或全身性疾病局部表现，这需要急诊或门诊进一步检查。怀疑或证实患者感染GABHS时，需抗生素治疗，青霉素仍为首选[7-9,23]（详见第73章）。

本章参考文献请参见 http://pumpress.bjmu.edu.cn/eduservice/3419.html

第31章 咯血

Calvin A. Brown Ⅲ

余慕明 刘沛 译 寿松涛 校

概述

流行病学

通常,咯血是指声带以下呼吸道咯出血液。多数病例咯血量少,痰中带血或少量鲜血。小量咯血最常见的原因是支气管炎。咯血很少致大量失血(通常认为24小时内失血100～600ml)。支气管内出血除表现出咯血外,尚可影响肺泡氧交换,使得发病率和病死率明显提高。快速失血亦可导致血流动力学不稳定和休克。

虽然咯血在急诊很常见,但仅1%～5%患者出现大量或致命性咯血,其病死率达80%[1]。现在缺乏大咯血的大样本、同时系列病例。大多数病因资料源于小样本乡村研究,那里结核(TB)和支气管扩张病例占绝大多数[2,3]。在发达国家,咯血的主要原因是肿瘤、囊性纤维化、动静脉畸形和术后并发症。小儿咯血罕见,病因常为感染、先天性心脏病、囊性纤维化或既往气管切开术出血[4]。

病理生理学

通常,小量咯血因剧烈咳嗽或小支气管感染导致气管支气管毛细血管破裂所致。大咯血几乎仅累及肺双重血供血管的一种。支气管动脉直接从胸主动脉分出,为肺实质提供氧合血液。动脉炎、肿瘤、支气管扩张或邻近恶性肿瘤侵蚀引起支气管动脉血管破裂可引起急性大咯血。虽然这些血管较细,但支气管循环是一个高压系统,近90%大咯血患者需要栓塞治疗。肺动脉虽然输送大量血液,因其压力较小,在不影响到中心部位的血管时,很少引起大咯血。

几乎所有咯血的原因都有一个共同的机制——气管、支气管、小气道或肺实质内的血管破裂。血管损伤病因包括急慢性炎症(来自支气管炎和动脉炎)、局部感染(特别是肺脓肿、肺结核和肺曲霉菌感染)、创伤、肿瘤侵蚀、肺栓塞引起肺梗死及瘘管形成(尤其是支气管主动脉瘘)。

支气管扩张症(一种慢性坏死感染导致支气管壁炎症和扩张)是大咯血最常见原因之一。随着组织破坏和重塑,邻近支气管血管破裂导致出血。支气管扩张可以使慢性气道阻塞、坏死性肺炎、肺结核和囊性纤维化变得更为复杂。支气管结石(继各种肉芽肿感染后形成的钙化支气管病变)是一种不常见的伴有侵蚀邻近血管倾向的疾病,通常需要手术控制出血[5-7]。

医源性咯血见于2%～10%的支气管内操作,特别是经皮肺活检术[8,9]。此外,凝血异常和血小板减少症可能加重出血。罕见原因包括肺内子宫内膜组织异位导致每月月经性发作咯血。弥散性肺泡出血见于自身免疫性血管炎,如韦格纳肉芽肿、系统性红斑狼疮(SLE)和Goodpasture综合征。还有一些病因包括遗传性肺毛细血管扩张症和棘球囊感染(hydatiform infections)。

诊断方法

鉴别思路

患者咯血时,应检查其他两个可能出血的部位。鼻、口腔或咽下部出血有时进入气管支气管树,酷似咯血。临床医生应仔细检查鼻咽部和口腔,以除外这种可能性。鉴别咯血与胃或近端十二指肠出血是诊的主要难题，两者进一步的评估和治疗截然不同。通常，患者和医生把呕吐与咯血区分开来就能解决上述难题。对诊断不明的患者，仔细观察标本与pH测定有助于区别胃肠道还是气管支气管出血。如果不是活动性上消化道大出血，胃内血液酸化可使红细胞破坏，颜色变暗。生成棕色或黑色物质常称为"咖啡色"样呕吐物。肺出血呈鲜红色或稍稍深的血凝块，并且呈碱性。

迅速评估和处理

虽然咯血可出现血流动力学不稳定，但大咯血最致命的并发症是由于小气道和肺泡被血液淹没致肺通气-灌注失调引起低氧血症。对于此类患者，临床医生应视为紧急气道处理标准指征。

对已知某侧出血的患者，缓解方法是采取"肺向下"体位，把患者放置这种体位，可使出血侧肺在下方，减缓出血。同时，这种体位能够持续保护未出血侧肺，使其通气增加，改善氧合[10,11]。大口径（8.0）的气管内套导管有助于做急诊纤维支气管内镜的检查。在某些左肺出血患者，在中位线进管或应用90°旋转技术能成功进行单腔右主气管内插管[12]。左主气管内插管操作较困难，需谨慎操作。

把双腔气管内插管用于肺隔离（lung isolation），仅用于危急情况，且常需要有经验的麻醉师操作。双腔管盲插难以进入正确位置，需要借助于听诊及纤维支气管镜来定位，然而在大咯血时，两者难以帮助准确定位。双腔气管内插管并发症包括单侧或双侧气胸、纵隔气肿、隆突破裂、肺萎陷和误插[13]。

诊断要点

病史

患者提供关于咯血严重性病史不够准确，但可从中粗略估计咯血速度、量及外观。

应获取所有关于肺实质性疾病病史，包括支气管扩张症、复发性肺炎、慢性阻塞性肺疾病、支气管炎、肺结核和真菌感染。继发于肺或肺血管的炎症性疾病包括韦格纳肉芽肿、Goodpasture综合征和系统性红斑狼疮。危险因素有血小板功能障碍、血小板减少症和凝血功能异常。高凝状态可致深静脉血栓形成和肺栓塞。

原发和转移肿瘤可侵蚀肺和支气管血管引起咯血。新近经皮或经气管操作能引起即刻或迟发操作后咯血，同时应注意近期外伤史。结核病或肺吸虫病流行区旅游史对咯血诊断亦是至关重要的。

体格检查

患者经过初步检查且病情稳定后，仅有不足50%的患者能通过针对性检查明确咯血位置及病因[14]，病灶处异常呼吸音提示肺炎或肺脓肿。新发的心脏杂音，特别是发热患者提示心内膜炎引起脓毒性肺栓子。深静脉血栓形成的症状和体征提示肺栓塞。瘀斑和瘀点分别提示凝血异常和血小板减少症。

辅助检查

初步实验室检查包括全血细胞计数、凝血功能、血型筛选或交叉配型。如果提示血管炎或准备进行增强计算机体层摄影（contrast computed tomography, CT）检查前需检查肾功能。虽然胸片检查敏感性低，但有必要。对184名不同程度咯血患者的一项前瞻性研究发现，40%以上患者胸片结果正常而胸CT结果呈阳性[15]。

80%大咯血患者胸片可以明确出血部位[6]。胸部高分辨多排螺旋CT是诊断支气管和非支气管血管所致大咯血的主要检查工具。CT诊断价值与血管造影相当，且创伤小。目前，血管造影可作为诊断-治疗联合手段[16-18]。即使胸片检查正常，高危患者（如吸烟、肿瘤患者）和中-大咯血患者应行胸部CT检查。胸CT定位出血部位有助于支气管镜检查和指导随后的治疗。

鉴别诊断

引起咯血的原因很多，包括全身性疾病及肺实质疾病。框31-1列出了最常见的咯血原因。

治疗

自从应用高分辨CT以来，影像学检查在对咯血患者评估和治疗中起了重要作用。在稳定血流动力学之前，急诊医师面临的挑战是在血流动力学未稳定时迅速评估是否需要控制气道。除胸片已确诊或患者血流动力学不稳定之外，多数患者需行胸部CT检查。结合呼吸科和胸外科医生会诊意见，在CT结果指导下，制定下一步处理（图31-1）。

框 31-1　咯血鉴别诊断

气道疾病
支气管炎（急性或慢性）
支气管扩张症
肿瘤（原发或转移）
外伤
异物

肺实质疾病
肺结核
肺炎/肺脓肿
真菌感染
肿瘤

血管疾病
肺栓塞
动静脉畸形
主动脉瘤
肺动脉高压
血管炎（韦格氏麦芽肿，SLE，Goodpasture 综合征）

血液系统疾病
凝血异常（肝硬化或华法林治疗）
弥漫性血管内凝血
血小板功能障碍
血小板减少症

心脏病
充血性心力衰竭（尤其是儿童）
心脏瓣膜病
心内膜炎

其他
可卡因
操作损伤
气管动脉瘘

SLE，系统性红斑狼疮。

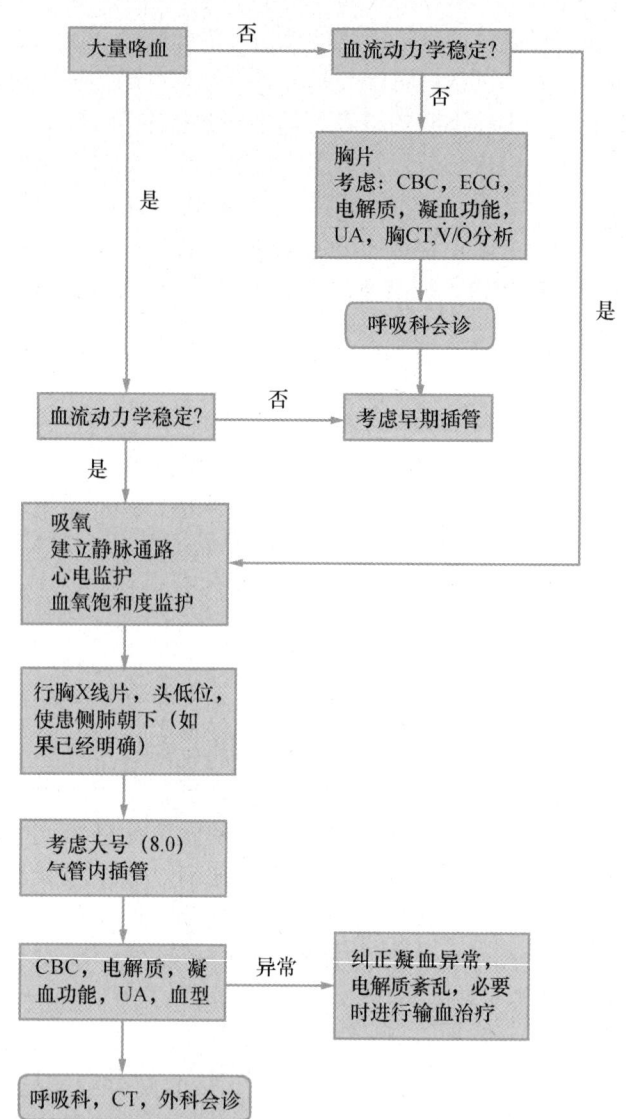

图 31-1　急诊咯血的处理。CBC，全血细胞计数；CT，计算机体层摄影；ECG，心电图；ETT，气管内插管；IV，静脉内；UA，尿常规；V/Q，通气-血流比值。

支气管镜检查

早期支气管镜检查可定位出血部位和止血。球囊及局部止血药物压迫止血、热凝或注射血管活性药均可控制动脉出血。进行支气管镜检查和治疗最佳时间尚不明确，早期行支气管镜对轻、中度出血病情稳定患者疗效好，而病情不稳定或活动性出血患者，支气管镜检查很难控制出血，但却有助于气道处理。

对纤维支气管镜不能达到的外周血管部位，胸CT 具有支气管镜同样的诊断准确性[19]。胸 CT 用于定位出血部位及决定是否有行血管造影指征。如果 CT 扫描已经明确出血部位，在血管造影前进行支气管镜检查几乎无益[20]。

血管造影干预术

支气管动脉栓塞是咯血有效的一线治疗方法，可作为不能耐受手术或支气管镜止血失败者的选择，有效率为 91%～98%，但有 20%～50% 患者早期会再次出血，而长达 36 个月，仍有迟发性出血的风险[21-24]。为指导治疗，早期首选支气管镜或 CT 确定出血部位。罕见并发症包括动脉穿孔和夹层。

手术

致命性大咯血及支气管镜或经皮栓塞不能控制的持续急速大咯血应行紧急开胸术。肿瘤坏死引起的肺动脉出血也需要急诊手术治疗[25]。

处置

痰中带血患者既往体健且生命体征正常，除胸片外无需其他影像学检查，可出院随诊。少量咯血的高危患者和大、中量咯血患者都应查胸片，继而行急诊胸CT检查，应考虑短期住院或留观行支气管镜检查。大咯血患者均需入住ICU，并尽快得到急诊科、呼吸科和胸外科医生多学科治疗。

本章参考文献请参见 http://pumpress.bjmu.edu.cn/eduservice/3419.html

第32章 眼红和眼痛

Joshua L. Wright and John M. Wightman

郭志军 译 李春盛 校

概述

流行病学和病理生理学

大多数眼部疾病并不直接影响视力，可由急诊医师处理。非外伤性疾病（如青光眼及引起视网膜缺血的周围性血管疾病）更常见于老年人。在美国，眼外伤是视力受损及失明的最主要原因[1]。随着视力矫正术的增多，更多术后并发症的病人将会来急诊科就诊。

眼的外部及内部解剖如图32-1A及B所示。眼球的结膜、巩膜和视网膜上均有复杂的血管层。眼红反映血管舒张，可发生于眼睛或眼周组织的炎症过程。眼痛可能源于角膜、结膜、虹膜或血管系统。上述每个部位对于刺激或炎症均很敏感。

诊断方法

在眼红和眼痛诊断流程中，快速而准确的分诊是最关键的步骤。第一个问题应该是："有异物进入你的眼睛吗？"如果是，则第二个问题是："你认为它是什么？"这将有助于区别是创伤还是非创伤的，但更重要的是要迅速明确眼睛是否接触了腐蚀剂。接触腐蚀剂的病人需要迅速清除，以免出现永久性的视力受损。

鉴别思路

眼红和眼痛的诊断常分为外伤性和非外伤性。外伤性眼痛和眼红常由腐蚀性液体及固体物质所致，可以低速进入眼睛，如落入或擦入大量物质；也可以高速钝力进入眼球或眼眶，或穿透伤。非外伤性眼痛及眼红的病因诊断则需要更详细地询问病史，包括是否使用隐形眼镜，以及询问是否有全身性疾病。

诊断要点

在评估眼部疾病时，检测患者单眼及双眼的最佳矫正视力可以提供重要信息，检测视力时如有眼镜，应戴上眼镜。仅有少数情况不用进行早期、精确的视力检测。眼睛接触到腐蚀剂时，应尽快祛除。对于单眼突发的、完全的视力丧失患者需要迅速进行眼底镜检查，以明确是否存在急性视网膜中央动脉闭塞。通常表现为视网膜弥漫性苍白，伴有视网膜动脉模糊或消失（彩图32-2）。

其他可用来诊断严重疾病的重要检查结果见框32-1。

病史

疼痛的主诉是多种感觉的表现。仔细询问时，一些病人可以区分出瘙痒、灼热感、钝痛、锐痛及异物感。瘙痒通常是由眼睑炎、结膜炎或干眼综合征所致。灼热感除与上述疾病有关外，大多还与其他眼外疾病有关，如翼状胬肉、结膜黄斑、表层巩膜炎或边缘性的角膜结膜炎。钝痛可能是眼压增高的表现，也可能是由眼眶外的一些病因（如鼻窦炎、偏头痛或颞动脉炎）所致。锐痛通常是由眼睛前部异常所致，如角膜炎、葡萄膜炎以及急性闭角型青光眼。异物感是角膜受刺激或角膜炎症的典型特征。

眼红常见于眼睑或结膜边缘充血。然而，出血常在球结膜后（如结膜下出血）或眼前房（如眼前房积血）更为明显。这两种情况可以自发性出血，也可以

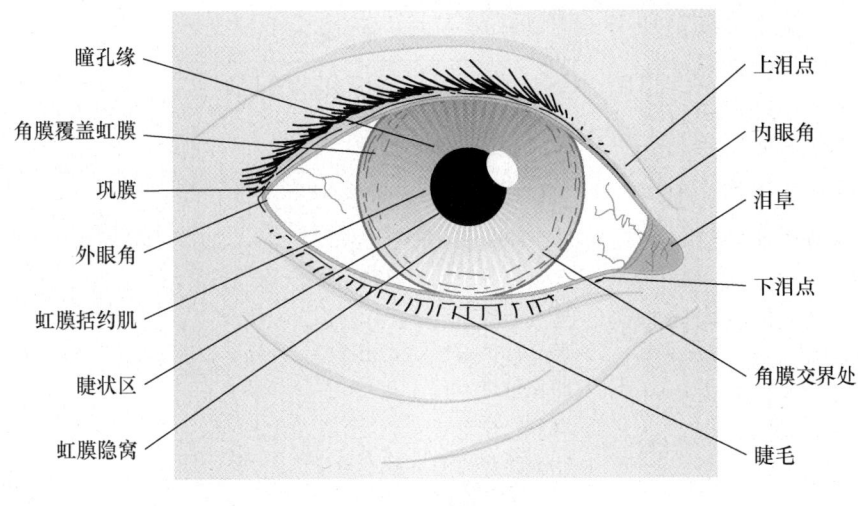

A 眼的外观

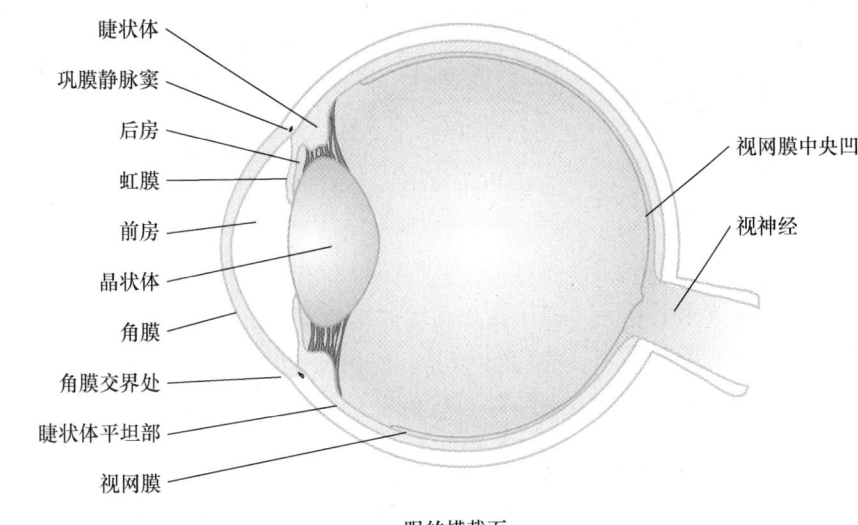

B 眼的横截面

图32-1 外部（A）及内部（B）的解剖。（From Ragge NK, Easty DL: Immediate Eye Care. St. Louis, Mosby-Year Book, 1990.）

彩图32-2 急性视网膜中央动脉闭塞的重要眼底镜检查结果，包括视网膜广泛苍白（除视网膜中央凹处有特征性的樱桃红点外）及视网膜动脉稀疏（图像上可能有视网膜静脉）。（From Kaiser PK, Friedman NJ, Pineda R, II: The Massachusetts Eye and Ear Infirmary Illustrated Manual of Ophthalmology, 2nd ed. Philadelphia, WB Saunders, 2004, p 297.）

框32-1	眼红、眼痛病人并发严重眼部疾病的重要表现

严重眼痛
持续性视物模糊
突眼
眼部光反射下降
角膜上皮缺失或不透明
边缘注射（如睫毛冲洗）
瞳孔直接对光反射消失
软性隐形眼镜使用者
新生儿
免疫妥协的病人
药物治疗3天后临床症状恶化

Adapted and reprinted, with permission, from Trobe JD: The Physician's Guide to Eye Care. San Francisco, Foundation of the American Academy of Ophthalmology, 2001.

是外伤性出血。自发性结膜下出血可能是咳嗽或精神紧张所致，也可能是因全身性高血压所致。自发性结膜下出血一般无明确的突发病因，多数仅是在患者照镜子时才发现。自发性结膜下出血无痛性的，疼痛常因更为严重的出血性病因，如直接的眼球损伤。前房积血量增多至被患者或旁观者发现时通常伴有疼痛或视力模糊。

其他主观结果可能是一过性的，仅能通过病史才可发现。病人可能述及眼睑肿胀，流泪，眼分泌物增多、结痂或光过敏。炎症性疾病或非炎症性疾病均可引起眼睑肿胀。如伴有眼睑红斑则更支持前者。如无外伤或其他外部刺激（如接触性皮炎），炎症性疾病主要包括眼睑疾病，如麦粒肿（即睑腺炎）或眼睑炎，也可以是结膜炎、眼眶或眶周蜂窝组织炎的蔓延。流泪常继发于眼痛之后。分泌物增多和结痂常与结膜炎有关，无论是过敏性的、病毒性的或细菌性的结膜炎。其他引起分泌物增多和结痂的炎症性病因有眼睑炎、泪囊炎和泪小管炎。

其他眼睛状况检查时要询问的问题如下：

- 使用过隐形眼镜吗？如果是，是哪一种类型，如何清洗以及使用多长久？在使用方式上有何变化吗（尤其是增加使用）？近期戴隐形眼镜的时间特别长吗？使用隐形眼镜会使眼干吗？使用隐形眼镜时是加重还是缓解了这些症状？
- 隐形眼镜旧了吗？如果是，何时做的最后一次光效果评估？
- 既往有过眼睛手术或外伤史吗？
- 病人平时的身体健康状态如何？
- 正在使用哪些药物治疗？有过敏反应（包括环境因素过敏）吗？

体格检查

尽管许多病人可能只需要进行有限的或直接的眼部检查，但是完整的眼部检查通常包括 8 个部分，这取决于病人的临床表现[2]。8 个部分是指"VVEEPP"以及裂隙灯检查和眼底镜检查（见框 32-2）[3]。对于涉及创伤，及伴有异物感或视力改变的内科疾病，推荐进行裂隙灯检查。对于伴有视力丧失、视力改变、病史及初步体格检查提示严重病变迹象的病人，应常规进行眼底镜检查。完整的体格检查可以按照下列顺序进行：

视力

初次视力测定可以提供一个基准数据，有助于随

框 32-2	完整的眼部检查

视力（最好进行视力矫正）
视野检查（使用对诊法）
外部检查
　眼球在眼眶内的位置
　共轭凝视
　眶周软组织、骨骼、感觉
眼外肌运动
瞳孔评估（绝对及相对）
眼压测量
裂隙灯检查
　眼睑与睫毛
　结膜与巩膜
　角膜（部分病例使用荧光素）
　眼前房
　虹膜
　晶状体
眼底镜检查

Adapted from Wightman JM, Hurley LD: Emergency department management of eye injuries. Crit Decis Emerg Med 12：1, 1998.

访中作恶化或好转的判断。它也可以预测眼创伤后眼的功能状况。视力量化评估可使用 Snellen 视力表（距离为 20 英尺）或 Rosenbaum 视力表（距离为 14 英寸）。尚不能认识字母或数字的年轻人，应使用 Allen 视力表进行检查，Allen 视力表是用一些易于辨识的形状。单独检测每一只眼睛，另一只眼应完全挡住。如果病人就诊时未戴矫正镜片，可以让他们使用针孔眼罩来观看视力量表并进行评估，这样可以祛除大多数屈光不正的误差。

如果病人不能区分图表上的字母或形状，则必须对视力进行定性的检测。哪种印刷品都可以。例如，结果可记录为："病人能够在 3 英尺处看到报纸。"如果这样不可行，视力应记录为：

- 不能/能数手指（count fingers，CF）
- 不能/能感知手的运动（hand motion，HM）
- 不能/能感知光感（perceive light，LP）

视野检查

在急诊科，视野检查最常用的方法是对诊法[4]。发现盲点通常代表视网膜病变。然而，青光眼也可出现月牙形的盲点，或仅两鼻侧视野缺失，或全部周边视野丧失。偏盲或象限盲常见于脑部神经通路病变。

外部检查

同时对双眼进行望诊可发现肉眼异常。如果双侧

对比，结果可能会更明显。面部骨折伴有眼损伤的病人，其中有一些需要眼科医师立即干预[5]。

眼球位置是外部检查的一部分。细微的眼球突出及眼球内陷罕见，最好的检查方法是从病人头皮的正上方通过前额的切线方向向下看[6]。外伤性病因或非外伤性病因均可见眼球突出，而眼压增高或眼眶内占位性病变可有眼痛。内科病因包括蜂窝织炎、眼眶内或泪腺肿瘤。甲状腺功能亢进可能造成眼外肌肿大。在急诊科眼球突出最重要的病因是球后血肿，该病的特点为眼球后骨性眼眶内出血。眼眶腔室综合征把眼球推向前方，牵拉视神经及视网膜动脉，并引起眼内压升高。如果微血管缺血严重且持续时间很长，则会损伤视力。眼后异物滞留所致的眼眶气肿或炎症也可引起眼球突出。发现眼球突出应立即进行眼压测量以决定治疗的紧急程度。创伤，尤其是伴有玻璃体挤压的眼球穿透伤，可使眼球退缩到眼眶内，但是，事实上，在对侧眼球外突，眼球内陷最常见原因是假性眼球内陷。

望诊亦包括对上、下眼睑沟的异物或其他异常检查。用手将下眼睑翻向面颊部，让患者向上看，这样下眼睑沟是容易检查的。上眼睑沟的检查方法是，可将睫毛向前拉，用白光查看眼睑下方。将棉签放在眼睑外部皱折处，把眼睑的边缘部分折叠在棉签上，这样就可以将眼睑翻转。

眼外肌功能

嘱病人随检查者的手指或明光凝视移动，这样可以检查单侧眼球运动受限。双眼也能以非共轭的方式运动，或者问诊时病人会有复视。在某个方向极度凝视时发生复视，提示骨折部位某条眼外肌卡压，但是更常见的并不是卡压，而仅仅是因外伤所致的水肿或出血。如无外伤，复视极少伴有眼红、眼痛。

瞳孔检查

利用望诊，查看瞳孔的形状、大小及反应性。检查方法可用光线直接照射瞳孔，或用移动手电筒试验，观察瞳孔反应。

不规则瞳孔最常见的病因有既往手术史（如白内障摘除的虹膜切开术）、前虹膜炎或其他炎症疾病所致的粘连。双侧瞳孔大小不等可以是正常的，也可能是病理性的。生理性瞳孔大小不等表现为轻微的瞳孔大小不等，在人群中的发生率为10%。局部或全身性的药物、毒品及毒物可导致瞳孔出现异常的收缩或扩大。

单侧瞳孔的直接对光反射消失见于眼球损伤、传入或传出神经异常、睫状肌或虹膜括约肌麻痹。可引起眼痛及眼红的严重病变包括葡萄膜炎及急性闭角型青光眼。

用摆动手电筒试验来判断是否存在相对瞳孔传入缺陷（relative afferent pupillary defect，RAPD）[4]。嘱病人凝视远距离物体，同时检查室光线变暗。在弱光下查看瞳孔，除非有生理性的瞳孔不等，双侧瞳孔应该等大。光线从面颊前部呈角度地进入瞳孔，并在两眼之间前后移动，这时可以比较双眼的直接与间接对光反射。光束进入RAPD的眼睛时可出现瞳孔扩大，这是由于对侧眼传入功能正常，间接对光反射比直接对光反射更强所致。称为"相对"就是指与对侧眼相比较而言。相对瞳孔传入缺陷可以是部分性的，也可能是完全性的，它可能是因为玻璃体出血从而限制光线传送到视网膜所致，也可能是视网膜缺血或剥离引起感光表面部分或完全丧失所致，视交叉前病变（如视神经炎）也可引起。

眼压检测

在急诊科眼内压检测通常是最后进行检查。在急诊科常用的检测眼内压的方法包括电子眼压计、手动眼压计及扁平眼压计。眼内压的正常范围是10～20mmHg。眼内压增高的病因包括各种类型的青光眼、脉络膜上出血及眼球后占位性病变。眼内压超过20mmHg的病人应请眼科医师会诊。眼内压不超过30mmHg，是不需要迅速治疗的。

裂隙灯检查

裂隙灯可有结膜及眼球前部放大的、双目视野，这有助于诊断及进行精细治疗。它可对角膜、房水及晶状体等透明结构进行深度的观察。裂隙灯检查包括下列方面：

- 通过对眼睑和睫毛的检查可发现眼睑炎及眼睑脓肿（如麦粒肿）的脓点。对泪囊炎，能更好地观察内眦及泪点。
- 对结膜或虹膜的穿孔、裂伤及炎症性改变，可在放大视野下观察。
- 可发现角膜擦伤、溃疡、异物及其他的异常病变。利用成角度的光束对这些病变的深度进行精细的判断。水肿在透明结构均表现为云雾状，通过裂隙灯检查可以鉴别，水肿是在上皮内的还是基质组织内的。
- 眼前房可以进行细胞（如红细胞及白细胞）及"耀斑"的检查。在裂隙灯强烈的光中，可见细胞像小的漂浮物，就像电影院里放映机折射光中的灰尘漂浮物那样。耀斑是一种

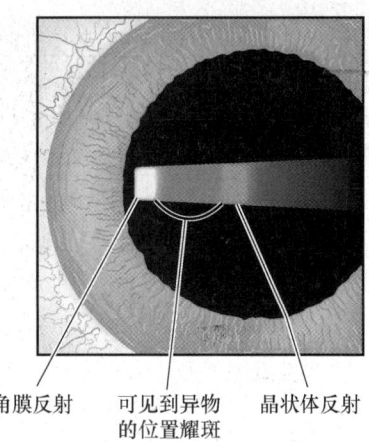

彩图 32-3 裂隙灯通过短窄的光束进行检查，光束由外眦发出并穿过瞳孔，这样可以更好地诊断前葡萄膜炎。（From Ragge NK, Easty DL: Immediate Eye Care. St. Louis, Mosby-Year Book, 1990.）

标注：角膜反射；可见到异物的位置耀斑；晶状体反射

弥漫性的浑浊，常与房水中悬浮的细胞及蛋白质有关，仅在直接照亮时才可看到（彩图32-3）。它代表眼睛深部的炎症，常见于虹膜炎。在眼前房中血液或脓液层状聚集，分别称为眼前房积血或眼前房积脓。在头部直立时，可以根据可见虹膜垂直径的百分比进行分级。可以发现贯穿角膜的异物漂浮在眼前房中。

- 可详细地见到虹膜的辐射性图案。急性闭角型青光眼可以见到螺旋肌肉纤维。如果裂隙灯光线与检查者的视线在同一轴线上，就可引出视网膜红反射。通过虹膜自身（而不是通过瞳孔）反射回去的光线可看到虹膜上的泪水。
- 可以检查晶状体的位置、大体清晰度及混浊度，有无异物。运用裂隙灯也可更好地评估晶状体移植物的类型及位置。

直接眼底镜检查

急诊科医师大多情况下进行非扩瞳的眼底镜检查，因为有几种眼科疾病扩瞳是有害的（如青光眼）。沿视觉轴，通常可辨认虹膜根部分离、晶状体移位及需要早期干预的疾病。

不能引出视网膜红反射或不能看到眼底部可能是由于：

- 角膜浑浊，大多是由于继发于外伤或炎症性水肿。
- 眼前房积血或眼前房积脓。
- 瞳孔极度缩小。
- 晶状体白内障。

- 玻璃体或眼后壁出血。
- 视网膜剥离。

如果无外伤，眼红疾病很少见于眼睛后部的病变。视力丧失相关的表现包括视网膜苍白（提示缺血）、杯状视盘提示青光眼、视盘边缘模糊提示视神经乳状水肿、视神经炎或视神经病、视网膜动脉气体或血小板栓塞以及其他许多不适合在急诊科处理的体征，大多提示慢性眼病或全身性病变。

床旁检查

荧光素溶液及钴蓝灯是鉴别角膜上皮损伤的最好方法，包括一些用传统的裂隙灯检查不能发现的病变也可应用。荧光素使缺陷更明显，使病变容易辨认，因病变部位的荧光素较正常角膜表面更稠厚。使用荧光素可以显示角膜擦伤、角膜溃疡及化学品、紫外光或感染（如疱疹）所致的角膜损伤。

缓慢滴入局部麻醉药后可缓解疼痛，可作为外源性疼痛的诊断性检查。通常，滴入局麻药后止痛提示角膜源性疼痛。疼痛中度或不完全性减轻提示结膜病变。局麻药对眼内疼痛无效[7]。疑诊眼贯穿伤时，应做 Seidel 试验。本试验是将荧光素条带直接放在角膜可能的损伤区域上。在裂隙灯下可见到渗出的房水逐渐稀释荧光素，荧光素局部高度浓缩有助于辨认角膜损伤。结膜覆盖在巩膜上时，本试验不起作用，阴性结果不能排除角膜全层性损伤。

辅助检查

利用血沉可用来评估颞动脉炎，本病可有眼痛和视力下降。查体可以明确感染，通常不用进行实验室检查（如全血细胞计数）。急诊科很少进行微生物培养。

X 线平片可用来确定伴有面部或眼外伤的面部骨折，X 线平片也可间接地通过眼眶内气液平面或鼻窦液体来证实面部骨折。1.5mm 的冠状面 CT 扫描可以提供更好的影像学依据，但大多数病例并无必要。

CT 也能确切地定位眼球及眼眶内的金属性异物及许多不透射线的异物。CT 也能检测到贯穿伤后小量的气体。MRI 可以清晰地显示眼眶及眼眶后的结构，但是不能应用于金属性（磁性）异物，因为 MRI 可使异物移位引起新的损伤[8]。因此，急诊科很少应用 MRI 进行鉴别。一般而言，CT 是首选的影像学方法[9]。超声检测眼内异物更加敏感，但是 CT 能更好地显现异物所造成的损伤，所以它们是可以互为补充的[10]。

鉴别诊断

提示严重眼病的临床检查结果见框32-1。

危急诊断

腐蚀剂对眼睛的损伤，如不立即祛除，会迅速导致毁灭性角膜结膜炎（彩图32-4A、彩图32-4B）。在做其他任何检查前，仅凭病史即刻做出诊断。应早期大量冲洗。许多病人在工作地点已经进行广泛的冲洗，但在家中接触到腐蚀剂时，到达急诊科以前很少进行冲洗。碱性腐蚀剂通过逐渐与角膜层起反应，导致角膜液化性坏死，损伤严重。持续性冲洗是终止这种反应的唯一有效方法，应至少持续冲洗30分钟。与碱性腐蚀剂相比，酸性腐蚀剂损伤较轻，冲洗时间较短，但应冲洗至泪液的pH值为中性或病人完全无症状为止。

在急诊科，急性闭角型青光眼是相对罕见的，但要作为极重要的危急诊断。病人表现为疼痛，疼痛常在暗光环境下突然出现。因为暗光环境下需要瞳孔扩张，而瞳孔扩张是通过虹膜收缩、虹膜周边变厚实现的。虹膜固定，边缘不规则，瞳孔直径固定在5～6mm。瞳孔不能收缩可出现畏光，调节功能可能受损。这些反应及眼内压增高可导致额部头痛、恶心及呕吐。随着炎症的进展，几乎均可见到结膜边缘充血。彩图32-5显示这些病变。在急诊科必须进行迅速的内科处理及紧急眼科会诊。

眼球后血肿常由眼眶外伤所致，但是凝血功能障碍的病人也可自发性出血。眼球后脓肿或气肿也可出现[11,12]。各种情况所致的眼内压增高可形成眼眶腔室综合征，需要急症手术。急症干预的目的是通过进行眦切开术以降低眼眶内压[13,14]。

急症诊断

大多数急症诊断包括几种继发于创伤、感染或全身性疾病的炎症。这些诊断包括角膜炎、前葡萄膜炎、巩膜炎及眼内炎。这些均可能是外科手术的并发症，必要询问眼科病史。

角膜炎最常见于病毒感染，但亦可因强烈的紫外光暴露（雪盲症、电焊机失明）、各种化学品及使用隐形眼镜并发的缺血所致。病人表现为强烈的异物感、睫状肌痉挛并引起严重的畏光，常很严重，受累眼睛常紧闭。局麻药可迅速（但是短暂的）止痛，这也可进一步证实为角膜性疼痛，有助于进行检查及明确诊断。角膜擦伤很常见，可使用白光裂隙灯或蓝色荧光素裂隙灯或其他放大方法进行证实（彩图32-6）。在进行充血冲洗后，热灼伤及化学品灼伤的病人必须进行裂隙灯检查，以排除角膜全层损伤。如无角膜全层损伤，角膜损伤可采用角膜擦伤相类似的治疗。

在免疫功能正常的病人，过度使用隐形眼镜是角膜溃疡最常见的原因。角膜溃疡表现为上皮缺失伴有周围组织水肿，间质水分增加使得正常透明组织白色混浊（彩图32-7）。几乎所有的溃疡都需要眼科医师在同一天进行评估。单纯疱疹病毒角膜感染能迅速引起角膜浑浊及明显的视力丧失。在蓝光下最常表现为荧光素特征性的树突状聚集（彩图32-8）。前葡萄膜炎（包括虹膜炎和虹膜睫状体炎）常继发于创伤或感染性疾病，也可能继发于严重的全身免疫性疾病，如成人和幼年风湿性关节炎、结节病及强直性脊柱炎。

巩膜炎罕见，且与巩膜外层炎鉴别存在困难，后者可能更为常见且多为良性炎症。前者多为特发性，且可能与全身性炎症进程有关，如结缔组织病、痛风

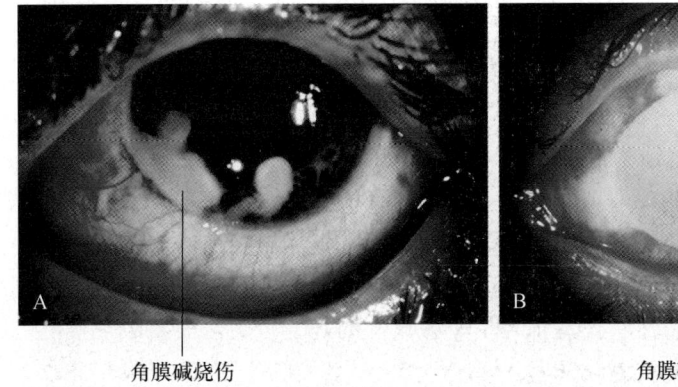

彩图32-4 A，碱烧伤的事发当天表现为角膜灼伤及结膜充血。B，碱烧伤7天后出现角膜组织的完全破坏。（From Kaiser PK, Friedman NJ, Pineda R, Ⅱ: The Massachusetts Eye and Ear Infirmary Illustrated Manual of Ophthalmology, 2nd ed. Philadelphia, WB Saunders, 2004.）

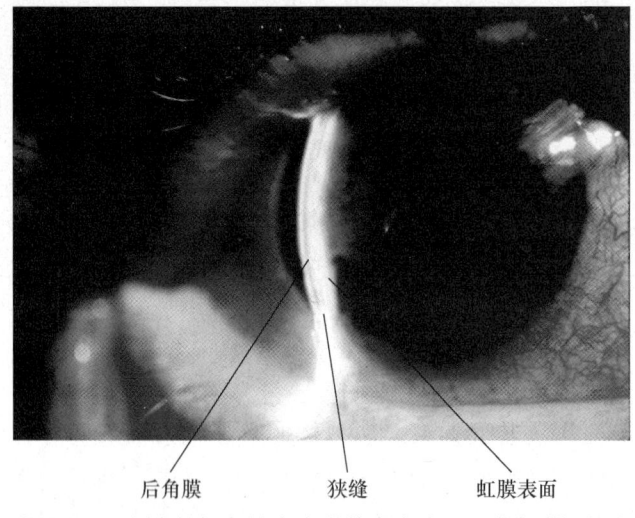

后角膜　　狭缝　　虹膜表面

彩图 32-5　原发性闭角性青光眼前房变浅，虹膜角膜间的缝隙变小（裂隙灯检查时角膜与虹膜之间没有间隙）。(From Kaiser PK, Friedman NJ, Pineda R, Ⅱ: The Massachusetts Eye and Ear Infirmary Illustrated Manual of Ophthalmology, 2nd ed. Philadelphia, WB Saunders, 2004.)

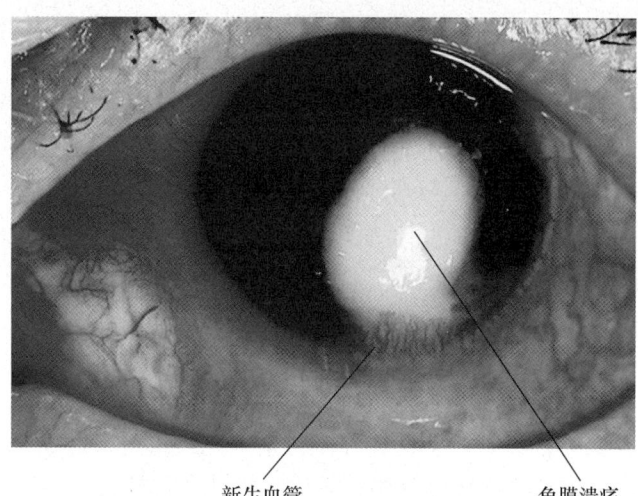

新生血管　　角膜溃疡

彩图 32-7　细菌性角膜炎表现为大的中心型肺炎链球菌角膜溃疡。注意高密度的白色角膜浸润，边缘角膜充血。(From Kaiser PK, Friedman NJ, Pineda R, Ⅱ: The Massachusetts Eye and Ear Infirmary Illustrated Manual of Ophthalmology, 2nd ed. Philadelphia, WB Saunders, 2004.)

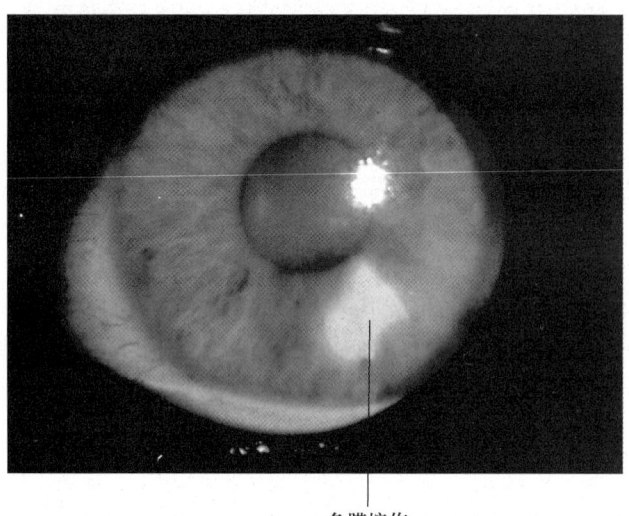

角膜擦伤

彩图 32-6　角膜擦伤表现为上皮下小的损伤处荧光素聚集。(From Kaiser PK, Friedman NJ, Pineda R, Ⅱ: The Massachusetts Eye and Ear Infirmary Illustrated Manual of Ophthalmology, 2nd ed. Philadelphia, WB Saunders, 2004.)

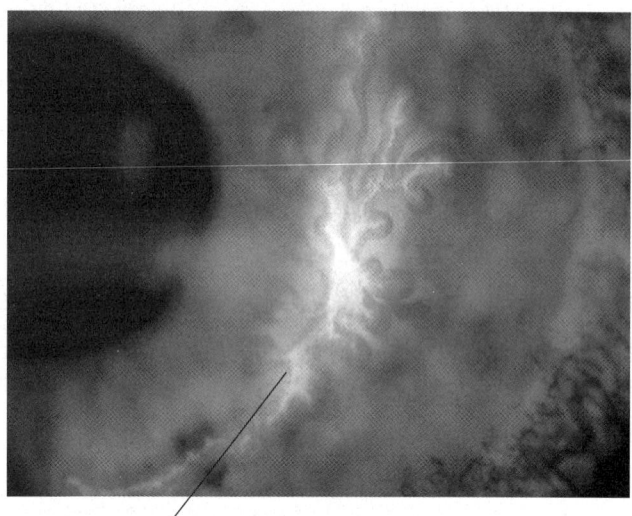

单纯疱疹病毒所致的树突状荧光素聚集

彩图 32-8　病人表现为单纯疱疹病毒所致的树突状荧光素聚集。(From Kaiser PK, Friedman NJ, Pineda R, Ⅱ: The Massachusetts Eye and Ear Infirmary Illustrated Manual of Ophthalmology, 2nd ed. Philadelphia, WB Saunders, 2004.)

或感染（如莱姆病、梅毒、肺结核）。巩膜外层炎出现的眼红是因为结膜下的巩膜外层血管舒张，眼红常只见于眼球的一小部分。如果受累部分定位困难，可给予局麻药物，然后检查者可用棉签移开结膜及结膜上的血管，这样可区分是巩膜的血管还是结膜边缘的血管。典型的巩膜炎疼痛，起病缓慢，但它通常表现为严重的"钻"痛，并向身体同侧的前额、面颊或下颌部放射。与巩膜外层的血管相比，巩膜血管充血、肿胀更加明显，也更为弥散。巩膜下的色素上皮层透过水肿、但是更透明的巩膜表现为蓝色（彩图 32-9）。

巩膜炎可引前葡萄膜炎、白内障及继发性青光眼。

眼内炎通常是因为眼内结构的炎症所致。它更常见于贯通伤，但也可因远处或全身性感染的血行播散所致，尤其常见于免疫缺陷的病人。眼内炎除非早期诊断，且积极的抗生素治疗有效，否则眼内炎将是一个毁灭性的病变，通常需要眼球摘除。

紧急诊断

眼穿透伤可通过病史（如使用高速粉碎设备）、

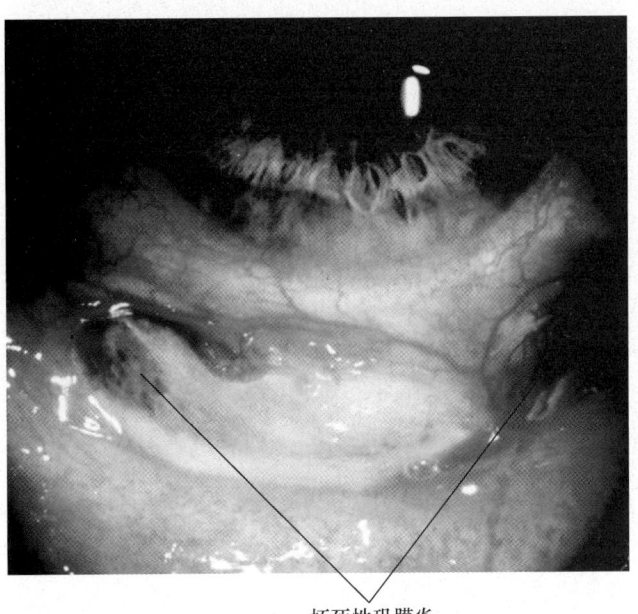

彩图 32-9　伴有局部呈浅蓝色的弥漫性巩膜炎，仅有巩膜血管、巩膜上血管及结膜血管充血。（From Kaiser PK, Friedman NJ, Pineda R, Ⅱ: The Massachusetts Eye and Ear Infirmary Illustrated Manual of Ophthalmology, 2nd ed. Philadelphia, WB Saunders, 2004.）

查体（房水或其他眼球内容物流出；直接看到眼前房、玻璃体或视网膜内的异物）及异物识别（通过双平面 X 线片、薄层 CT 或超声）进行评估。如果有金属异物可能，不应使用 MRI。眼球穿透伤的间接表现有眼前房积血、瞳孔形状不规则（因虹膜附属物损伤或牵拉所致）或红反射消失。如果确诊眼穿透伤，或评估后仍有可能，则应请眼科医师会诊。

自发性或创伤性眼前房积血通常采取保守治疗。眼前房出血通常是眼外伤所致，可伴有创伤性瞳孔扩大或明显的虹膜撕裂。如果排除穿透伤或破裂，则应对眼前房积血进行分级并测定眼内压。创伤所致的眼内压增高（或隐匿性眼球破裂所致的眼内压降低）必须由眼科医师紧急评估。对于不能通过积血看到眼后结构的病人，需要进行 X 线或超声检查。

诊断流程

急性眼红的病人的推荐诊断流程见图 32-10。

经验处理

冲洗

任何清水均可用于冲洗，迅速地早期冲洗比寻找特定的冲洗液更为重要。最重要的原则是迅速、大量地稀释与祛除有害物质。可以使用洗眼装置或水龙头。可通过大的静脉输液管末端缓慢滴入生理盐水。如果无肉眼眼损伤，Morgan 镜头（Morgan lens）可以接在这个管子上，但是急诊科工作人员不必帮助病人睁开眼睛。迅速给予两滴局麻药，等 30 秒左右让麻醉药生效，这可大大增加病人对长时间冲洗的耐受性。进行眼部检查时，推荐先给予 500～1000ml 冲洗液，然后可放置摩根镜头。

止痛

疼痛常可干扰医生进行正确地评估。局麻药（如 0.5% 丙美卡因）通过止痛及减轻眼睑痉挛，可使前眼损伤或炎症的病人易于合作，从而获得足够长的时间询问病史及进行查体。局麻药物不应让病人在家中使用。在急诊科对深部疼痛，不应当使用肠外或口服止痛剂缓解局部疼痛，对出院后门诊病人疼痛的处理亦是如此。

散瞳药及睫状肌麻痹药

急诊科进行眼底镜检查通常不需要散瞳，但是散瞳可以减轻前葡萄膜炎所致的睫状肌痉挛疼痛。散瞳药（如去氧肾上腺素，托吡卡胺）可使瞳孔括约肌麻痹，所以仅有防止瞳孔收缩的作用。睫状肌麻痹药（如环喷托酯、后马托品）具有麻痹睫状肌作用，亦具有散瞳作用。应根据所治疾病需散瞳时间选择药物（表 32-1）。闭角性青光眼的病人禁用散瞳药。

抗生素

大多数结膜炎是病毒性的，但是仅依据临床表现区分病毒性结膜炎及细菌性结膜炎很困难[15,16]。尽管无特定经验证据说明对于表面感染使用抗菌液（或软膏），但是对于确诊的细菌性结膜炎局部应用广谱抗生素，其临床缓解率显著增加[17]。穿透伤的病人应用预防性抗生素，以防止细菌性结膜炎或细菌性眼内炎。

对于确切的或可疑的细菌感染，即便致病菌尚未明确，也应使用抗生素治疗。细菌性结膜炎的常见致病菌有不典型流感嗜血杆菌、肺炎链球菌及金黄色葡萄球菌[18,19]。沙眼是导致失明的最常见的感染性病因，它是由沙眼衣原体 所致的一种慢性的角膜结膜炎[20]。细菌性角膜炎常见于使用隐形眼镜的病人，尤其是整夜戴隐形眼镜的病人[21]。引起细菌性角膜

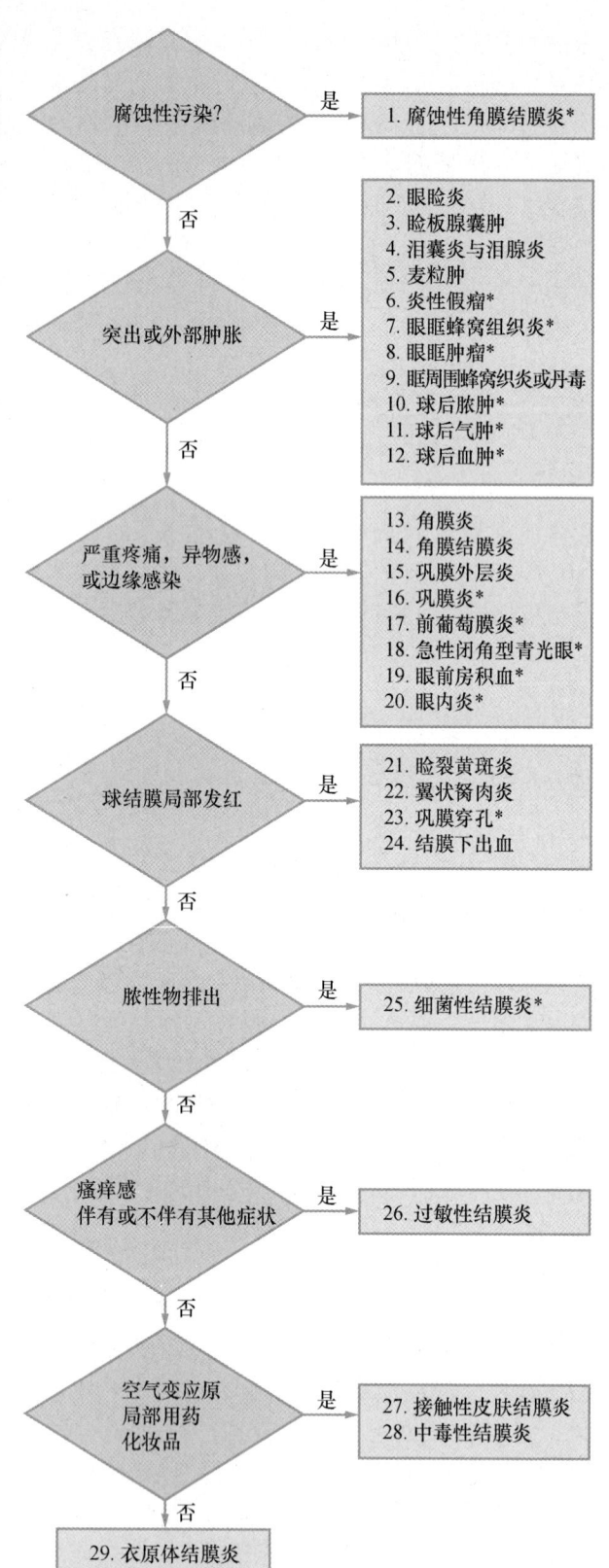

图 32-10 眼红的诊断流程。*代表疑诊严重疾病，但急诊科初次评估未明确诊断。†化脓代表明确的脓性分泌液，与黏液性分泌物相对，后者更常见于非感染性结膜炎所致。（Modified from Trobe JB: The Physician's Guide to Eye Care. San Francisco, Foundation of the American Academy of Ophthalmology, 2001.）

炎的病原体培养结果排序如下：铜绿假单胞菌、链球菌或葡萄球菌属、丝状真菌、非假单胞菌属的革兰阴性杆菌、棘阿米巴、其他细菌及酵母菌[22]。

眼睛深部感染（尤其是伴有眼球开放伤）常见病原体培养结果是蜡样芽胞杆菌、短小棒状杆菌及各种杆菌、链球菌和葡萄球菌[23,24]。等待进行急症玻璃体切割术的病人，经验性静脉抗生素联合方案包括头孢唑啉加庆大霉素，或万古霉素加头孢噻肟、头孢他啶或头孢曲松。尽管伏立康唑具有良好的眼内浓度、广谱的抗菌活性，且全身性毒性相对较低[25]，

表 32-1　常用散瞳药及睫状肌麻痹药的时效

药物	浓度（%）	常规持续时间	最长持续时间
麻黄碱*	5%	0.5～1h	3h
去氧肾上腺素*	2.5	0.5～1h	3h
托吡卡胺	0.5	3～4h	6h
环喷托酯	0.5	12～18h	24h
后马托品	1.0	1～2d	3d
东莨菪碱	0.5	2～5d	7d
阿托品	0.5	5～10h	14d

* 仅有散瞳作用，无睫状肌麻痹作用。也可用复方制剂，如环喷托酯/去氧肾上腺素滴眼液，它是 0.2% 环喷托酯和 10% 去氧肾上腺素的混合液。

但是对于疑诊真菌性眼内炎的病例，历来使用两性霉素 B 进行治疗[23]。

如果患者近期未进行破伤风预防免疫且为开放伤病人，需要进行破伤风预防。对于浅表的角膜擦伤病人，目前尚无证据支持进行破伤风预防免疫。

其他保护性措施

对于眼内压增高的病人，必须尽快降低眼内压，通常是在病因明确之前就应降低眼内压。让病人保持至少 30° 的头高位，给予两滴 0.5% 的噻吗洛尔（局部的 β 肾上腺素受体阻断剂），噻吗洛尔是减少房水产生的一线药物。其后给予两滴多佐胺（局部的碳酸酐酶抑制剂）以进一步减少房水生成。如无多佐胺，应口服或静脉给予 500mg 的乙酰唑胺。如果病人有镰状细胞病，则必须口服 50mg 的醋甲唑胺以代替。伴有恶心或呕吐的高眼压疑似病人，应静脉给予止吐药物，因为恶心及呕吐可引起眼压的进一步升高。

特殊处理

图 32-10 诊断流程中所列出的特殊情况的处理见表 32-2。特殊眼科情况的处理在 69 章中也有讨论。

特殊情况

儿科

新生儿或婴儿出现眼红总是异常的，通常是由于角膜擦伤或感染所致。角膜擦伤也可导致婴儿持续的哭闹。荧光素检查有助于鉴别擦伤及产道获得的疱疹性角膜炎。阴道分娩时也可引起衣原体感染，但不会在数周后出现。这些感染应口服阿奇霉素治疗，并静脉给予头孢曲松以覆盖淋球菌。小于 3 个月婴儿的结膜炎，如伴有呼吸道症状或胸片浸润影，应给予大环内酯类药物口服。口服抗生素也用于伴有中耳炎的结膜炎。支原体也是常见的感染病因，应使用大环内酯类药物。

创伤

钝性伤是眼红及眼痛的常见病因。大的前房积血及伴有血凝块的前房积血可能需要住院治疗，应用支架给予 30° 的头高位。给予全身性镇痛药，必要时也应使用止吐药。避免应用影响血小板功能的药物。对于急性闭角性青光眼，在眼内压超过 30mmHg 时开始进行治疗。如果虹膜未损伤，推荐应用长效的睫状肌麻痹药（如局部给予后马托品）以防止虹膜的反复性运动。成年病人可以出院，并由专家每日进行随访。不应给予强镇痛药及眼罩，以便病人可以立即发现疼痛加重或视力下降。

角膜擦伤是急诊科常见疾病。如果急诊医师确信角膜未全层的撕裂或异物所致的穿透伤，处理是相对简单的。如果可能，应祛除异物（上皮上或上皮内的异物）。异物常常可以黏附到浸有生理盐水的棉签上。不能黏附到棉签上的异物可在裂隙灯的放大镜下用安全工具祛除。不推荐常规应用皮下针祛除异物，应因为可能会损伤周围角膜。无论异物是否能祛除，角膜擦伤的处理是相同的。在急诊科不用祛除角膜锈斑，但应建议病人在 3 天内找专家进行检查。所有角膜上皮损伤的病人应局部预防性应用抗生素。眼罩可能有害，不应使用。根据病人疼痛的程度相应给予全身性的镇痛药物。大的病变应在继发性虹膜炎出现之前预防性应用散瞳药或睫状肌麻痹药。局麻药物不应让病人在家中应用。

处置

急诊科大多数眼部疾患的病人可以出院，如果有指征，可在急诊科随访或由眼科医师在 1～2 天内进行随访。只有在诊断不明或需要治疗的病人才需要转诊。少数病人需要住院治疗，以进行程序性干预、静脉抗生素治疗、顽固性疼痛的处理或进一步的诊断评价。对于重要病例的会诊及处置注意事项见表 32-2。

表 32-2 眼红诊断流程（图 32-10）所涉及的治疗

图 32-10 的诊断	治疗	会诊	处置
1. 腐蚀性角膜结膜炎	用自来水或无菌生理盐水迅速、大量冲洗，直至泪液膜 pH = 7 固体：在冲洗前用干棉签祛除 酸：至少 20min，2L 液体 碱：至少 40min，4L 液体	除出现继发于治疗的结膜充血外，如果充分冲洗后存在视力异常或有客观发现，则眼科医师必须前往急诊科	只有在泪液膜 pH = 7 且除结膜充血外无阳性发现时才可出院。眼科医师可在第二天复诊进行评估
2. 眼睑炎	眼睑边缘炎症常伴有异物感，流泪，以及睡醒时眼睑结痂	眼干病人进行门诊转诊	出院医嘱：用温毛巾敷眼睑（每次 15 分钟）；用柔和的洗发液擦净眼睫毛（每天 2 次）
3. 睑板腺囊肿	睑板腺炎症引起的眼睑肉皮下结节	经治 2 周后无效的病人进行门诊转诊	出院医嘱：用温毛巾敷眼睑 15 分钟，和地按摩结节（每天 4 次）
4. 泪囊炎与泪腺炎	泪点下方眼睑的撕裂伤与炎症出现鼻侧眼睑附近眶周皮肤的发红及压痛	首先排除眶周蜂窝织炎及眼眶蜂窝织炎。检查有无系统性红斑狼疮所致的泪点阻塞，通过压迫泪囊可以明确有无脓液。住院病人的病人细菌培养，处方同眶周蜂窝织炎的病人口服的细菌培养给予口服药物	轻症病人可出院。出院后口服镇痛药物抗生素（如阿莫西林/克拉维酸），并用温毛巾敷眼睑（每次 15min，每日 4 次），柔和地按摩肉眦（每日 4 次）
5. 睑腺炎（也称为麦粒肿）	眼睫毛滤泡或眼睑周围皮脂腺肉脓肿，根据眼睑肉脓肿的部位分为外部或内部	外部：需要给予温毛巾外敷（每日 2 次）；内部：口服对产葡萄菌软膏葡萄球菌β内酰胺酶有效的抗菌素	出院医嘱：温毛巾外敷眼睑（每日 4 次），柔和地按摩肿胀（每日 4 次）
6. 炎性假瘤*	伴有眼睑肿胀的非特异性的、特发性的球后炎症。眼结膜水肿、眼球突出、视力模糊、病态面容、视物复视、双目性或眼球运动受限，眼痛或眼球头头神经乳头水肿及视网膜静脉充血	测量眼内压。进行全血细胞计数、基本代谢状况、尿酸及血沉等检查以评估感染、糖尿病及血管炎。脑部进行横断面 CT 检查。眼眶与鼻窦进行横断面与冠状面 CT 检查	无全身性疾病、CT 无阳性发现及眼内压 < 20mmHg 的病人可以出院。在急诊量的类固醇激素口服，会诊后给予大剂量的类固醇激素口服，在 2～3 天内一定需要再次进行评估
7. 眼眶蜂窝组织炎*	眼睑肿胀、发红、眶周压痛、眼球结膜充血、睑结膜充血、睑结膜与眶周蜂窝组织炎相鉴别，后者表现为发热、病态面容、眼球突出、双目性复视、眼痛或眼球运动受限、视神经乳头水肿或视网膜静脉充血	测量眼内压。眼内压 > 20mmHg 时可进行外科急症手术，在急诊科进行降眼内压治疗。可选用的药物有替卡西林/克拉维酸、林霉素加三代头孢菌素（如头孢噻肟）、派拉素加三代头孢菌素（如头孢曲松）	眼内压 > 20mmHg 可进行外科急症手术。在急诊科进行降眼内压治疗。获取血标本后进行抗生素治疗。进行眼眶及鼻窦及冠状面的 CT 检查以排除异物、球后脓肿、眼眶积气、眼眶下脓肿、骨髓炎及海绵窦综合征改变。考虑腰穿。各种眼眶蜂窝组织炎病人均应住院
8. 眼眶肿瘤*	视物模糊、眼球突出或其他形式的眼球移位、眼痛或眼球运动受限或双目性复视（但可能是无症状的）	测量眼内压。评估恶性肿瘤的眼外体征。进行脑部横断面 CT 及眼眶和鼻窦部的横断面及冠状面的 CT	眼内压 > 20mmHg 可能需要急诊外科手术、眼科医师在急诊科应进行降眼内压治疗。眼科医师可能需要进行磁共振成像、磁共振血管造影或眼眶的超声检查，根据临床症状与会诊结果而定

表 32-2 眼红诊断流程（图 32-10）所涉及的治疗（续）

	诊断	治疗	会诊	处置
9.	眶周蜂窝组织炎与丹毒 眼睑肿胀，眼眶皮肤发红，皮肤温高，眶骨压痛，睑结膜充血，球结膜充血，但其没有所列第7条临床表现	首先排除眼眶蜂窝组织炎（第7条）。未住院病人给予口服抗生素覆盖鼻窦及皮肤菌群	中、重度的全身性疾病的病人，及没有社会支援的病人应请眼科医师诊治	轻症病人可给予口服抗生素出院。第二天眼科医师必须再次进行评估以确保没有蔓延至眼眶
10.	球后脓肿* 眼眶蜂窝组织炎临床表现（表中第7条），且伴有眼内压增高	如无眼球破裂，则应测量眼内压。眼内压 >30mmHg 时可能需要行急症细针抽引术，或眦切开术	在急诊科应给予降眼内压治疗。进行脑部横断面CT，并进行眼眶及鼻窦的横断面及冠状面CT	所有引起眼内压增高的球后病变均应住院。根据病因的不同，部分病人也可出院
11.	球后肿瘤* 假性肿瘤（表中第6条）的临床表现，并伴有眼内压增高	脓肿：使用抗生素，同眼眶蜂窝组织炎（表中第7条）。气肿：预防应用抗生素，覆盖鼻窦菌群。血肿：纠正凝血异常及血小板减少症	假性肿瘤表现，但源于创伤，凝血功能异常或血小板减少症，且伴有弥散性的结膜下出血	
12.	球后血肿			
13.	角膜炎（擦伤或紫外线损伤）疼痛，眼睑痉挛，流泪，羞明，异物感。在白光下上皮破坏或在蓝光下可见荧光素聚积。浅层点状角膜炎表现为角膜表面的点刻状改变（紫外光所致的角膜炎常发生在角膜的下 2/3）	首先应大体上排除角膜贯通伤，也可用 Seidel 试验进行排除。全面检查结膜穹窿，以发现异物，异物可用冲洗掉或用手法去除，即便角膜没有穿透，也应进行标准的破伤风预防	如果怀疑有眼球贯通伤，则必须请眼科医师诊治。否则应在 1~2 天内进行随访。给予一次睫状肌麻痹剂可防止出现睫痉挛。效果可维持至下次随访检测结束	没有感染或溃疡的病人应联合应用多粘菌素及甲氧苄氨嘧啶（溶液）或新霉素（药膏）。可以出院。较少选用庆大霉素及磺胺醋酰。口服 NSAIDs 或麻醉药以止痛。无需进行角膜修补
	角膜炎（溃疡）* 症状及体征同上。溃疡是由于隐形眼镜损伤或角膜擦伤忽视所致，表现为上皮组织凹陷，周围组织水肿，就像在组织上出现了白色的"云层"	应用局部药物止痛。缓解眼睑痉挛。缓解眼睑痉挛的致病菌是常见的致病菌。假单胞菌比例更大（尤其是隐形眼镜损伤者），所以推荐局部应用氟喹诺酮类药物	在应用抗生素前决定是否要清创或进行细菌培养	应以查体及专科意见为基础。特定的环丙沙星的用法如下：第 1 小时每 15 分钟 1 滴；后前 8 小时每小时 1 滴，此后每 4 小时 1 滴，直至第二天专科复诊。口服非留体消炎或麻醉药以止痛。无需进行角膜修补
	角膜炎（疱疹性感染）* 症状及体征同带状疱疹（免疫功能不全的病人应考虑巨细胞病毒）感染。荧光素检查时应注意角膜有无"树枝状"改变	使用局部麻药物止痛。缓解眼睑痉挛。阿昔洛韦溶液、阿昔洛韦软膏，对于免疫功能正常的带状疱疹病毒及巨细胞病毒感染，一般不给予抗病毒治疗	在应用抗生素前应与眼科医师讨论，明确是否需要清创或进行细菌培养	应用 1% 的三氟尿苷溶液。特定的三氟尿苷，疗程应超过 2 周。特定的阿糖腺苷或阿昔洛韦的剂量如下：前 7 天每 2 小时 1 滴；然后逐渐减量，疗程应超过 2 周；然后留体非留体消炎或麻醉药或麻醉药以止痛

表 32-2　眼红诊断流程（图 32-10）所涉及的治疗（续）

图 32-10 的诊断	治疗	会诊	处置
14. 角膜结膜炎　结膜炎并有角膜上皮下浸润，伴疼痛及视力下降，可出现晕环征	根据角膜炎可能的病因进行治疗（#25～30）	讨论结果，使用 1% 醋酸泼尼松龙（用药次数由眼科医师决定）	出院病人应根据眼科医师建议制定治疗方案，并应在 2～3 天后再次进行评估
15. 巩膜外层炎　迅速出现的局部疼痛，巩膜上血管充分，局部压痛	使用人工泪液减轻刺激，并应用酮咯酸减轻炎症	仅在门诊治疗 2 周无效后转诊	病人出院后可单独口服非甾体消炎药，也可局部联合应用酮咯酸
16. 巩膜炎　眼痛进行性加重并放射至同侧面部，伴有同侧视力下降、畏光、流泪、眼球运动时可有疼痛	口服 NSAIDs 减轻炎症	决定是否口服或局部应用激素	出院病人应根据眼科医师建议制定治疗方案，并应在 2～3 天后再次进行评估
17. 前葡萄膜炎及眼前房积脓　眼痛、畏光、流泪、结膜边缘充血、眼前房分格或有亮斑。眼前房积脓是指眼前房白细胞（脓液）分层	首先应进行眼内压测量以除外青光眼。如眼内压大于 20mmHg 则应在急诊科进行治疗。否则可给予 1% 的环孢托酯 2 滴以扩瞳	决定是否给予 1% 的醋酸泼尼松龙（频次为每 1～6 小时 1 次，但具体次数由眼科医师决定）	出院病人应根据眼科医师建议制定治疗方案，并应在 2～3 天后再次进行评估。眼前房积脓的病人一般需要住院治疗
18. 急性闭角性青光眼　突然出现的眼痛及视物模糊，可伴有前额疼痛、恶心及呕吐。眼前部变浅或虹膜与角膜之间的角关闭，瞳孔中度扩大、固定，也可有结膜边缘充血	减少房水生成：0.5% 噻吗洛尔 1 滴，然后每 30 分钟重复给予 1% 可乐定，一次一滴。2% 杜塞酰胺 2 滴，如果合并镰状细胞病可能，则给予醋甲唑胺 50mg 口服。减轻炎症：1% 泼尼松龙每 15 分钟 1 滴，共 4 次。缩小瞳孔：4% 的毛果芸香碱 1 滴，每 15 分钟重复。考虑建立渗透梯度：甘露醇静滴（2g/kg）	眼内压超过 20mmHg 请眼科医师会诊	以临床症状及专科意见为基础，主要取决于起病的速度及对治疗的反应
眼内压超过 30mmHg 处方			
19. 眼前房积血　眼痛、视力下降、眼前房明显出血或显微镜下出血，可伴有瞳孔扩大或固定，多由钝性外伤所致。根据血量进行分级——当病人处于直立位时，血层占前房垂直径的百分比。少量出血不分层，仅有悬浮红细胞	首先除外眼球破裂。如不能看清后面结构，则应进行超声检查。测量眼内压除外青光眼。如眼内压超过 30mmHg，破裂处理。如眼内压超过 20mmHg，且未行虹膜根部分离术，可应用睫状肌松弛剂以避免虹膜运动	决定是否应用 6-氨基己酸及激素，其余治疗方法，最佳处置及随访检测由眼科医师在 2 天内决定。一些病人可能需要住院观察，头部抬高及频繁应用药物	在精心治疗后，大多数病人眼痛减轻，视力应恢复，并可以出院。病人应减少运动，清醒时应当带眼罩、睡眠时应适当带眼罩。这样可立即发现视力的变化。口服 NSAIDs 或麻醉药以止痛
20. 眼内炎　眼痛进行性加重，视力进行性下降，红反向减弱，眼前房分格并有亮斑（可有眼前房积脓），球结膜积脓，眼睑水肿	经验性静脉应用抗生素，头孢唑啉联合大霉素或头孢曲松以覆盖金黄色葡萄球菌，或头孢曲松以覆盖脑膜炎及葡萄球菌	眼科医师必须给予静脉抗生素及眼内应用的抗生素	所有眼内炎的病人均应住院治疗
21. 睑裂黄斑炎　颞鼻侧软的黄色炎性斑块	使用苯甲唑啉以减轻炎症或给予酮咯酸滴眼	仅门诊治疗 2 周无效后转诊	眼科医师随访，决定是否应用激素或疗行手术切除

第 32 章 眼红和眼痛

表 32-2　眼红诊断流程（图 32-10）所涉及的治疗（续）

图 32-10 的诊断		治疗	会诊	处置
22.	翼状胬肉炎　由结膜边缘伸出至角膜的白色坚硬的炎症性结节	同#21	同#21	同#21
23.	巩膜穿孔　受伤局部眼红，流泪，眼前房出血或眼红反射受损	防止眼睛进一步受压，止痛，防止呕吐。进行破伤风预防	如怀疑眼球贯通伤，眼科医师必须至急诊科	住院应用抗生素治疗，必要行手术治疗
24.	结膜下出血　结膜下出现红细胞	如有相关病史，应除外凝血或血小板减少症	没有并发症无需转诊	使病人确信眼红将在 2~3 周后治愈
25.	细菌性结膜炎　大量脓液分泌，眼红常不典型，多见于成人一侧眼。眼睑边缘炎症伴有眼睑水肿，球结膜水肿，可伴有结膜下出血，但一般没有"鹅卵石"样滤泡改变	因婴儿与儿童多为葡萄球菌，应局部应用多粘菌素 B 及甲氧苄胺嘧啶。成人患者，局部应用磺胺醋酰或庆大霉素的临床有效率达 90%。如怀疑假单胞菌感染，应局部使用氟喹诺酮类药物	分泌物培养。对于所有新生儿及存在视力受损或全身性感染风险的患者，必须请眼科会诊。淋球菌也可迅速出现视力恶化	没有并发症的病人可以出院，局部应用抗生素 10 天，两眼均应使用。婴儿可使用软膏或滴眼药
26.	过敏性结膜炎　常表现为双侧睑结膜充血，眼睑内表面出现"铺路石"滤泡，此病可能季节性发作，并多伴有其他过敏性症状，如鼻炎	使用鼻眼净以减少刺激	仅门诊治疗 2 周无效者转诊	如可能应明确过敏原。可考虑应用抗组胺药物治疗其他的过敏性症状
27.	接触性皮肤结膜炎　局部眼睑及结膜红肿	使用水龙头或无菌生理盐水冲洗。使用鼻眼净以减少刺激	仅门诊治疗 2 周无效者转诊	明确损伤因素，避免继发性暴露。没有并发症的病人可以出院，并继续使用鼻眼净
28.	中毒性结膜炎　弥漫性结膜充血，球结膜水肿及眼睑水肿	同#27	同#27	同#27
29.	衣原体结膜炎　在新生儿存在性传播疾病风险的个体	口服阿奇霉素治疗衣原体。并发淋球菌感染时静脉应用头孢曲松	分泌物培养。对于所有新生儿及存在视力受损或全身性感染风险的患者，必须请眼科会诊	没有并发症的病人可以出院，口服阿奇霉素 5 天
30.	病毒性结膜炎　常为双侧眼面及眼睑内表面出现"铺路石"样滤泡改变。眼睑边缘炎症，醒时常有结痂，异物感及流泪	使用人工泪液，鼻眼净或酮咯酸以减少刺激	分泌物培养。对于所有新生儿及存在视力受损或全身性感染风险的患者，必须请眼科会诊	询问密切接触的孕妇、婴儿及免疫功能不全的个体。没有并发症的病人可以出院，但在 2 周内有呼吸道感染或接触性感染的可能

* 急诊科初始评估后未能明确的严重诊断。选用抗生素应以目前临床实践为基础。

重要概念

- 眼部腐蚀性损伤的病人建议给予迅速、长时间的冲洗。
- 头痛和恶心可能是急性闭角性青光眼的突出症状。
- 角膜炎常见于病毒性感染，但也可能与近期紫外线暴露、化学性损伤或使用隐形眼镜后缺氧等因素有关。
- 伴有水肿及炎性改变的局限性角膜损伤可能提示角膜溃疡。
- 角膜树枝样改变可能提示疱疹病毒感染，它可能进展为角膜浑浊或失明。
- 疼痛、交感性畏光、角膜边缘感染及睫状肌痉挛所致瞳孔缩小可能提示虹膜炎或葡萄膜炎。虹膜炎是虹膜及睫状体的炎症，葡萄膜炎是虹膜、睫状体及脉络膜的炎症。病因可能是创伤或潜在的自身免疫性疾病。前房出现细胞和光带有助于提示这些情况。

本章参考文献请参见 http://pumpress.bjmu.edu.cn/eduservice/3419.html

第二部分

创　伤

第一篇 基本概念

第33章 多发伤

Eric Gross, Marc Martel

周光居 罗汝斌 译 张茂 干建新 校

引言

创伤患者的诊疗仍然是急诊医学的主要临床实践之一。急诊医生在创伤诊疗的稳定和诊断方面发挥重要的作用。对这些患者的处理需要有综合的、及时的决策、领导能力及专业技能。正确的复苏可实现功能的恢复，即便对严重创伤的患者亦是如此[1]。

流行病学

2004年全球共发生167 184例与创伤相关的死亡，其中73%为机动车、火器相关的创伤或因中毒或坠落所致。意外伤害事故是1~44岁人群中最主要的死因。机动车碰撞占上述事件的绝大多数，占所有创伤相关的死亡数量的26%[2]。过去十年，机动车相关的死亡数量一直保持着相对稳定。而与2004年同时期相比，2005年机动车碰撞所致创伤患者的数量下降了22%，为270万[3]。自杀在1~44岁人群的死因中排前五位，火器伤则在2004年中占所有创伤死者的17.7%[2]。

创伤所带来的经济损失令人震惊。据估计，2000年全球因创伤损失达4 060亿美元，这包括医疗成本和劳动力丧失。机动车碰撞与坠落伤各占损失总额的22%（890亿美元）和20%（810亿美元）[4]。

事实上许多创伤是可以避免的。合理使用腰/肩安全带能将死亡的风险减少45%[5]。2005年估计有55%的机动车碰撞致乘客死亡者均未系安全带，这一比例在21~24岁人群中达到65%[5]。儿童安全座可减少婴儿（71%）和1~4岁儿童（54%）的死亡风险[6]。教育与法律强制，包括系安全带、适当的儿童约束、适当饮酒与驾驶、枪械安全、防坠落等有助于增强公众安全意识。由美国国家公路交通安全管理局（The National Highway Traffic Safety Administration，NHTSA）发起的"Click-it or Ticket"运动促进了美国41个州及哥伦比亚特区在2个月的时间内增加安全带的使用[7]。此外，NHTSA还有一个针对醉驾的名为"超速驾驶，指日拘留"的项目。不过针对枪支暴力的法律尚未完善（尽管枪支暴力事件在下降）[8]。因此，尚需进一步研究立法、公共教育及预防措施对枪支暴力的影响。

创伤体系

美国外科医师协会（American College of Surgeons，ACS）创伤委员会早在1976年就发布了第一份关于创伤中心分级标准的文件[9]。一些组织认识到促进创伤体系的成长需要有组织的创伤护理、立法和资金，在20世纪90年代初期，美国资源与服务管理局制定了创伤护理体系计划模式，这是为创伤体系精心设计的发展测量框架。遗憾的是，该计划于2006年失去了资金来源。这是因为自1998年起，美国38个州及哥伦比亚特区都至少设立了一个正式的创伤体系[10]。更多最新的数据不易得到，因为该计划（创伤护理体系计划模式）才是这些数据的主要来源。

区域化创伤体系的效益如何已经在多项研究中得到体现。一项包含14个研究的荟萃分析表明，创伤体系的出现使得创伤死亡率减少了15%[11]。不过，这可能混杂其他因素。一项全国性的研究表明死亡率的降低不能单单归因于创伤体系的出现，因为其作用并不大，统计学上亦无显著差异。当然，美国安全带法的出现及人均收入水平与创伤死亡率降低有关，而农村人群与限速超过65mph（英里/小时）与死亡率增加有关[12]。由于新创伤体系趋向成熟，需要进行更多的研究以指导新体系策略的实施，减少创伤发病率和死亡率。

院外创伤体系的目标之一是尽快将患者转运至最近的且最为合适的医院。比较容易出问题的是伤员的过度分拣或分拣不力。对此，院前体系的主要目标是减少分拣不力（即错误地将严重的创伤患者转运至低级别的创伤中心），避免延误彻底性治疗引起的可预防性发病和死亡。分拣过度（即将受轻伤的创伤患者转送至高级别的创伤中心）尽管不会产生有害作用，但会增加不必要资源的使用，可能会对三级治疗模式的Ⅰ级创伤中心产生潜在拥堵。为此，ACS专门出版了病员分拣决策领域的方案以帮助制定正确的转运决断（见图33-1）[10]。

有效使用区域化创伤体系仍存在局限性。这表现在医院拥挤、急救车派遣问题、专家不能随叫随到等方面。此外，医院急诊科数量从1995年的4 176个下降到2005年的3 795个[13]。这一趋势无疑增加了现有医院急诊科的护理负担，对护理产生不利作用。获得州级甚至是国家级别的资金及设立立法决策对提高美国未来创伤护理质量将产生重要影响。

疾病原理

创伤患者送至急诊科时，急诊医生要面临诸多不确定的临床因素。虽然仅凭受伤机制不能对严重创伤做出很好的预测，但多数诊断困境及后续的评估可能会直接受到对受伤机制认识的影响[14]。急诊患者受伤的类型可以被预测与评估。表33-1列举了一些钝性损伤机制可能出现的临床表现。

基本解剖原理在评估穿透性创伤患者时非常有用。武器伤口可根据其轨道来做出判断。与刀刺伤伤口相比，枪伤伤口取决于各种因素。组织损伤的多少取决于子弹施加在伤口处的动能。子弹重量（口径）与速度（取决于武器）在预测期望损伤程度时有一定的借鉴。枪伤伤口通过直接撕裂、挤压、冲击波及空化效应引起创口周围组织的损伤，造成组织向前及放射状移位。藉此，急诊医生应能预测到比低速武器如手枪更广泛的高速武器如步枪所引起的损伤类型。与刀刺伤相似，手枪造成的损伤一般为子弹顺其轨道对组织造成的直接撕裂和挤压。霰弹枪伤口近距离的特征是大片组织损伤。

即便是同一受伤机制，成人与儿童的损伤类型也可能表现不一。相比成人，儿童解剖的主要差异表现在体型和体表面积较小，头-躯干比更大，腹腔保护性更差。因此，儿童在钝性损伤时更易遭受多系统损伤。通常头部与腹内损伤更为常见，出现低体温的机会也更大[15-18]。

创伤是年龄大于65岁人群中的第七大死亡原因[19]。老龄患者常表现为肢体、颅面部及闭合性头部损伤。多数情况是由坠落或机动车碰撞所致。老龄患者常伴随有生理的及与年龄相关的器官系统功能的改变，这与心肺功能储备及肾功能下降、骨密度降低、脑组织萎缩等有关。这些解剖与功能改变更易受剪切力及创伤其他方面的不利影响[20]。

老龄创伤患者若同时伴有合并症或伤前有药物服用史，则对其处理更为复杂。要考虑到，下肢衰弱、步态障碍、视敏度下降、使用精神病药物、降压药、镇静药，这些都与老龄患者的坠落有关，从而引起严重创伤[21]。有药物服用史的，尤其是降压药，在急性失血尚未评估和处理之前，不要认为这些药是造成创伤患者低血压的原因。此外，老龄患者常使用抗凝剂，抗血小板药物及阿司匹林，而这些药物的药效应值得审视，甚至撤销使用。

处理

院前阶段

在创伤患者到达急诊科之前，通常由第一响应者开始实施对创伤患者的紧急处理。院外护理的目的包括迅速干预致命性损伤，防止额外损伤，迅速转送至创伤中心实施彻底性护理。尽管这些被当做院外创伤护理的一般原则，但对于每一项目标仍存在争论。

需要院外实施干预的致命性损伤主要涉及通畅气道，人工呼吸以及循环支持（即心肺复苏ABC法）。预防胃内容物吸入，供给适当的组织氧合是气管插管的主要目标。尽管对于院外快速序贯诱导的使用仍存在争议，在此期创伤管理中气道保护是必要的[22-27]。张力性气胸是有效通气的基本威胁之一，因而需迅速进行针头胸腔穿刺排气。创伤患者循环低血压时常伴有终末器官灌注受损，需要进行救治。尽管围绕控制性复苏与积极液体复苏存在着争议。

预防发生额外损伤不仅需要意识到临床上明显的异常变化，还需意识到潜在更为严重的损伤。有协调的解救和转运时严格的颈部制动，防范脊髓完整性的破坏，严密的血流动力学监测，固定骨折以防止神经血管损伤等是评估多发患者发生严重损伤的手段。

在美国，将伤员迅速转送至最近且最合适的医院是创伤管理的基本概念。诸多关于各种院外ABC策略的方案的争论，其目的主要是为了限制转运时间，避免进一步耽搁创伤护理的"黄金1小时"。相比之

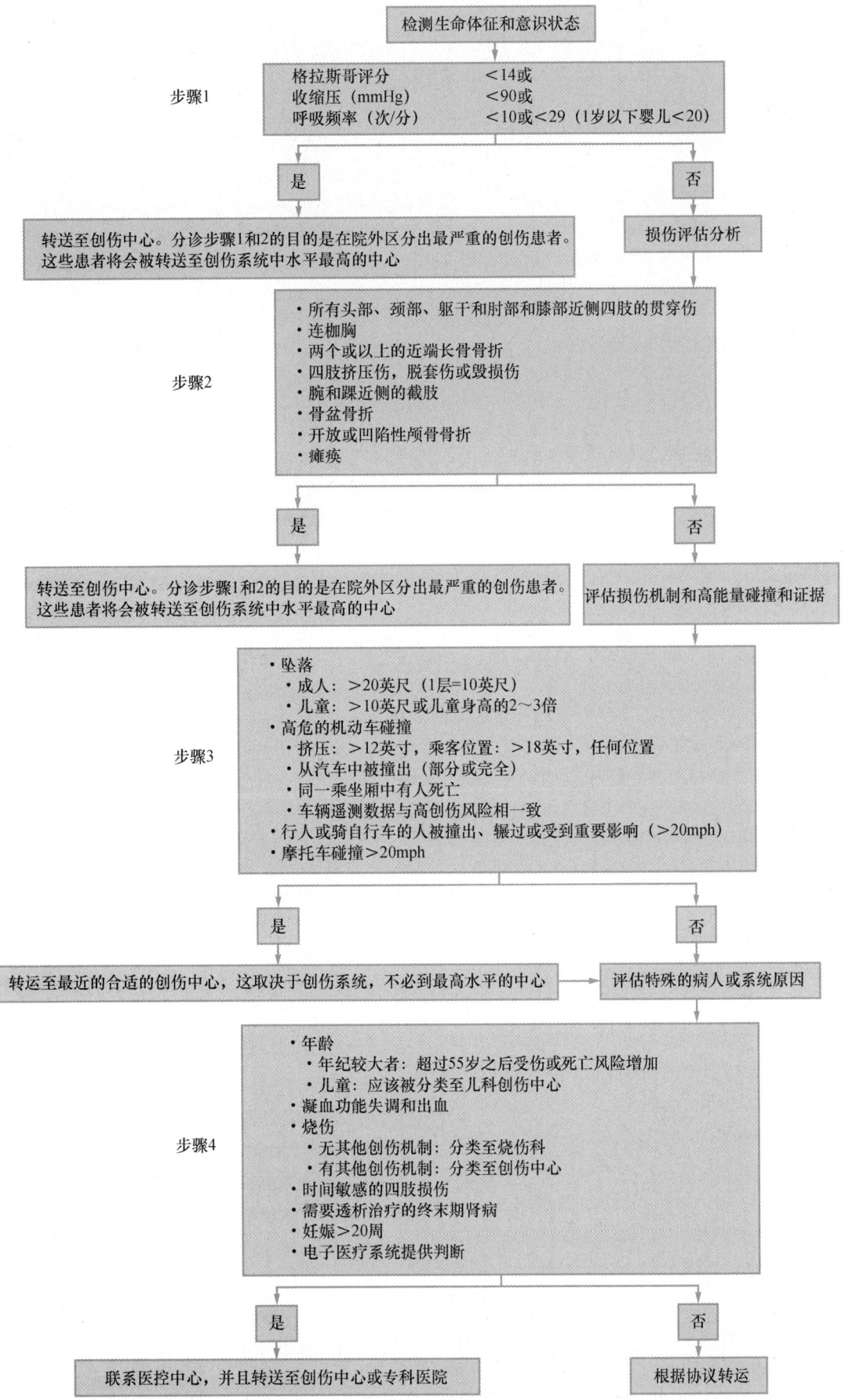

图 33-1 分诊决策图。Redrawn from American College of Surgeons, Committee on Trauma: Resources for the Optimal Care of the Injured Patient. Chicago, American College of Surgeons, 2006.

表 33-1　钝性伤发生机制与相关损伤

损伤机制	额外注意	潜在损伤
机动车碰撞		
正面相撞		面部损伤、下肢损伤、大动脉损伤
汽车追尾		颈椎过伸损伤、颈椎骨折 脊髓中央综合征
侧面相撞		胸部损伤、腹部损伤——肝、脾 骨盆损伤
翻车	被甩出的机会大、受伤严重	挤压伤、脊椎压缩性骨折
从车中甩出	不受约束、死亡率高	脊椎损伤
挡风玻璃损伤	不受约束	头部闭合伤，颌面部骨折 颅骨骨折、颈椎骨折
方向盘损伤	不受约束	胸部损伤 胸肋骨骨折、连枷胸、心脏挫伤、主动脉损伤、血/气胸
仪表盘损伤		骨盆与髋臼损伤 髋关节脱位
约束/安全带使用		
三点约束	发病率降低	胸肋骨骨折、肺挫伤、机会骨折
仅安全腰带		腹部损伤、头面部损伤/骨折
仅肩带		颈椎损伤/骨折
安全气囊	前端碰撞、较重的头/上躯体损伤	上肢软组织损伤/骨折
	对侧方无效，儿童较重	下肢损伤/骨折
行人与汽车相撞		
低速（机动车刹车）		胫腓骨骨折、膝部损伤
高速		Waddle 三联征——胫/腓骨/股骨骨折、躯干损伤、颅面部损伤 砸中行人致多系统损伤
自行车		
机动车相关		闭合性头部损伤 车"手把"损伤： 肝脾撕裂、额外腹内损伤、穿透性损伤
非机动车相关		肢体损伤
坠落	LD_{50} 36～60 英尺	"车手把"损伤
垂直冲击		跟骨与下肢骨折、骨盆骨折 闭合性头部损伤、颈椎骨折、肾脏及肾脏血管损伤
水平冲击		颅面部骨折、手与腕部骨折、胸腹部血管损伤、主动脉损伤

下，紧急医疗服务体系（Emergency Medical Service Systems，EMS）更积极地管理气道和通气问题，在转送患者之前更可能的会将院外时间用于对稳定血流动力学稳定[28,29]。在美国农村，转送时间可能会因距离医院较远而延迟，所以农村 EMS 体系可能会受益于更高级的干预措施，如快速序贯诱导/插管，以及积极的液体复苏手段。

急诊科处理

一般原则

对多发伤患者的护理是复杂的，需要多个医疗人员包括 EMS 人员、急诊医生、护士、专业人员、创

表 33-2	美国外科医师协会对复苏时外科医师的要求
在创伤患者到达医院或15分钟之内出现如下情形时外科医师应赶到急诊科	
低血压（收缩压 <90mmHg）	
呼吸抑制需要插管	
穿透性颈、胸、腹、盆腔枪伤伤口	
创伤引起的格拉斯哥昏迷评分 <8 分	
急诊医生决定	

伤外科医师及专科医师的协调配合。需将各个学科的医疗人员整合起来系统而综合的应对这些患者。高级创伤生命支持（advanced trauma life support，ATLS）指南指出需要有一个明确分工的创伤反应队伍，能对病情同时进行评估，诊断及治疗。据此，医疗小组的领导者协调对患者的管理，评估考虑可能会相继出现的致命性或截肢危险性损伤的风险。

对于Ⅰ级创伤中心，ACS强调外科医师或合适的代表（如第4年或第5年外科住院医师）应该在一天24小时常在医院。主治医师出现在医院的时间应该不迟于创伤患者到达急诊科后的15分钟（表33-2）[10]。随着急诊医学专业的兴起，接受住院医师培训与具有专科认证的急诊科医生的数量与日俱增，对于是否有必要请到外科医师处理所有的创伤患者日渐引起争论[30-34]。不过，要协同的以患者为中心的方式对患者进行理想的护理才是最佳的方法。

对于创伤患者需要优先处理的问题类似于其他的致命性危急的情况。确保气道通畅、维持通气、控制出血，治疗休克应优先处理，因为它们对患者生存的影响至关重要。急诊医生应该充分而且始终考虑到最严重的损伤可能，直到诊断确立或排除。相比漏诊，过度评估更容易让人接受。根据 ATLS，急诊科护理分为初步评估与干预，初步诊断与成像，二次评估及处理[35]。

初步评估

通畅气道与人工呼吸

正确评估与管理创伤患者的气道、氧合及通气至关重要，同时也充满挑战。一项包括 44 404 例入院创伤患者与 2 594 例死者的回顾性研究发现，气道管理所造成的创伤死亡占可预防性失误事件的 16%[36]。气道管理包括三个部分：气道保护，氧合充分，通气足够。

气道保护对于许多创伤患者来说都是必需的。气道梗阻需要立即干预。碎屑、血液或呕吐物梗阻可经抽吸的方法轻松移除。颈或面部创伤的处理可能更加棘手。肿胀、解剖异位、血肿形成都可能出现气道梗阻，这些情况可能会迅速恶化，所以尽早确保气道通畅最为安全。不能充分保护气道的情况，例如各种意识障碍，是气道干预的另一个适应证。患者有严重的头部外伤（GCS≤8）时建议进行气道控制[37]。

作为一般原则，所有创伤患者应给予供氧。充分氧合对许多创伤患者的结局有直接影响。在头部创伤的患者，院外及院内复苏期如出现缺氧则预后较差[38-41]。脊髓损伤时缺氧也能加剧预后[42]。建议维持 PaO_2 在 60mmHg 以上[43]。通气不足，可导致呼吸性酸中毒，但可通过呼吸频率及规整程度加以识别。通气不足有时不易察觉，但患者可有躁动不安的表现。呼吸做功增加、呼吸急促、穿透性胸部损伤、连枷胸、气管移位、颈静脉曲张等可能抑制氧合与呼吸。因此，创伤评估应进行仔细的检查及肺部听诊以排除以上情况。在决定需要进行更加积极的气道管理时，上述情况应纳入到患者的整体表现。在气胸或血胸出现时，除了插管外还需要放置胸管进行引流。对于乏力的患者，早期进行气道干预更加可取。

一旦决定气管插管后，还需考虑其他情况。如果患者情况允许，在患者出现瘫痪前对其做简单的神经科检查可以判断损伤严重程度。如患者有钝性损伤及颈部枪伤伤口时应警惕颈椎损伤。在颈椎固定的情况下进行快速序贯诱导和经口气管插管这一方法比较安全。目前尚没有在颈椎固定完好后经口气管插管引起脊髓损伤的相关报道[44]。气道控制有诸多方法，也有许多可选设备如纤维支气管镜，气管插管型喉罩通气道，电视喉镜等辅助插管。如何选择取决于临床实际及操作者方便性。文献显示并没有一种适用于可疑颈髓损伤的更优越的插管辅助方法[45]。一般不主张使用经鼻气管插管，因为该法可能更会引起颅内压剧增，而且比经口气管插管发生颅内压升高的概率要高[46]。对于严重面中部创伤和颅底骨折，经鼻气管插管尚属相对禁忌。

外科气道干预适用于经口或经鼻气管插管失败或禁忌者，首选环甲膜切开术。各种用于经皮环甲膜切开术的器械成功率高，且操作简单[47-49]。如果环甲膜鉴别困难，可采用传统方法，经垂直切开进入。

循环支持

气道评估与控制及通畅气道后，非常重要的一点是要评估血流动力学及循环状况。循环评估的面比较广，评价灌注状况的临床指标包括精神状态、皮肤色泽与温度、心率、血压及毛细血管充盈等。任意一项指标正常仍不能排除休克的存在。灌注不足所致精神状态的改变表现为焦虑，躁动或镇静。皮肤发凉、苍白或肢端毛细血管充盈延迟表明灌注不足及休克。然而，心率和/或血压在严重出血时也可表现正常。心动过速也可不伴有严重容量丢失的表现。

控制外出血也很重要。传统主张直接压迫出血部位，不主张使用止血带。出血部位直接压迫法仍是一线治疗方法；最近的数据显示，对于不能控制的肢体大出血可以适当放宽止血带的使用范围[50-53]。新近的研究表明止血药在战场及院外有其使用价值[54-57]。

在评估循环时需早期建立静脉输液通道。建议使用大孔径静脉导管（14G 或 16G）。常规的静脉通道在有些情况下难以建立。此时，可以尝试骨内血管通道。因为骨内血管通道在小儿及成人都能迅速获得，可允许大量液体或血制品的安全输入[58,59]。最近已经成功研制出精简型电池骨内钻孔机。当盲法建立外周静脉通道失败时可借助超声引导下穿刺[60-62]。还可根据具体情况或由医生决定采用中心静脉通道。借助超声以建立中心静脉通道能增加置管成功率，并降低并发症风险[63-67]。中心静脉压监测可帮助指导复苏，但前提是不延误决定性治疗。

液体复苏的选择包括晶体液、胶体液及血制品。液体置换一般按液体与失血量的比值（3:1）进行。临床上对于乳酸林格液和生理盐水应用的比较无统计学差异。对复苏液体选择的争论仍在持续。胶体液的优点并未得到证明。因此，较为便宜且更易得到的晶体液成为常规液体复苏治疗的一线药物。高渗生理盐水尚未发现有明确的好处[68-71]。当前 ATLS 指南已将液体与血液丢失的比值进行了标准化，以便进行液体置换；并建议对所有休克的患者先输入 2L 的晶体液，再输入血制品。O 型血可用于任意场合（育龄年龄女性除外）。也可使用型特异性供血，但不应延误紧急输血。

恢复正常血压可能会增加出血（出血部位已经止血或暂无活动性出血的可能），因此提出了"允许性低血压"的概念[72]。临床上，需要排除活动性出血灶后才能予以恢复正常血压。尽管现有数据支持这一策略[72,73]，但一个包含了六项符合纳入标准的临床试验的荟萃分析表明不支持（或反驳）对未控制性出血早期或大量使用血管内液体[74]。允许性低血压因为存在低灌注的风险，在创伤性脑损伤的治疗时属于禁忌[75,76]。

长期腹部创伤超声重点评估法（extended focused abdominal sonography in trauma, eFAST）应作为所有创伤患者循环评估的辅助工具之一。经超声诊断的伴有或不伴有腹腔、胸腔及盆腔积血或气胸能指导创伤的处理。超声下的心包积液或心脏压塞很容易被识别。此外，下腔静脉的超声评估可能有助于对复苏液体状态的整体把握[77-81]。

残疾

在患者到达急诊科时就应该尽早快速地评估患者的神经状态，常用格拉斯哥评分法（Glasgow Coma Scale Score，GCS）（见第38章）。

暴露

初次评估的最后阶段是使患者完全暴露以发现尚未察觉的损伤。应特别注意腋窝、会阴部及皮肤褶皱处有无损伤。此期还应注意防止低体温，可予以毛毯、加温灯、温液体处理。

二次评估

二次评估的目的是获得患者相关的既往史及损伤情况的资料。同时需评估与治疗初步评估尚未发现的损伤。应该获取 AMPLE（即过敏史、目前用药、既往病史、最后一进食、受伤情况）资料。患者在急诊科治疗期间应反复接受 ABC（气道、呼吸、循环）评估。如果情况恶化，需再次启动完整的初步评估。二次评估的特征及处理见表 33-3。

易出问题

急诊科创伤管理的目标是提供救命干预和对损伤做出评估。ATLS 原则提供了一个有组织的框架，以确保彻底的评估得以执行。因为多发伤患者发病机制多样，表现为多种损伤，应首先重点关注最严重的病理状况。急诊医生应注意潜在的容易发生问题的情况。来自于大规模的创伤中心的研究显示，可预防性死亡常常来自人为因素，与没有能力实施气管插管或保护气道；延误对胸腔、腹腔及盆腔出血的控制以及其他住院患者的因素有关[36,82]。头外伤、无意识的插管患者在其住院早期通常有其他损伤不能被发现[83-85]。对于这部分患者，因不易获得既往史及患者的主诉，在做诊断时应该更加积极。影像学手段的限制及颈椎成像不够充分可导致漏诊或延迟诊断[86]。

影像学评估

创伤影像学评估方法近些年来发生了变化。颈椎片、胸片、骨盆片越来越受到挑战。新的推荐方法不断涌现。然而在严重创伤的患者，胸部与骨盆成像及 eFAST 检查在评估中应早期使用。以下的研究结果提供了胸腔、腹腔或骨盆骨折所致出血的基本情况。

表 33-3	二次评估
部位/系统	评估/检查
一般情况	意识水平、GCS 评分、主诉
头部	瞳孔（大小、形状、反应、视野）
	挫伤、撕裂伤、颅骨骨折（鼓室积血、Battle 征、熊猫眼、可触及的凹陷）
面部	挫伤、撕裂伤、面中部不稳定、咬合不正
颈部（保持颈部制动）	穿透性损伤/撕裂伤、气管移位、颈静脉曲张
	皮下气肿、颈后正中线压痛
胸部	呼吸运动/幅度、挫伤、撕裂伤
	局部压痛、捻发音、皮下气肿
	心音（低沉）、呼吸音（对称）
腹部/侧面	挫伤、穿透性损伤/撕裂伤、压痛、腹膜刺激征
骨盆/泌尿系	挫伤、撕裂伤、稳定/联合压痛
	血（尿道口、阴道出血、血尿）、直肠检查
神经/脊髓	脊柱中线压痛、精神状态、感觉异常、感觉机能部位、运动功能、括约肌紧张性
肢体	挫伤、撕裂伤、畸形、局灶性压痛、脉搏
	毛细血管充盈、骨肌间隙的评估

颈椎成像可以延迟，然而若患者有神经系统的症状和体征，伴有持续的中度低血压（如 70mmHg），应考虑神经源性休克。如果造成低血压的其他原因可以排除，颈椎片阳性发现（如骨折，软组织肿胀，半脱位）可以证实此神经源性低血压。仅用水平线束侧位颈椎片不能完全评估颈椎损伤情况，用在创伤患者其敏感性太低，不能排除骨折[87-90]。

并不是所有的创伤患者都有必要做颈椎影像学检查。NEXUS 标准对于没有颈后中线压痛、局灶性神经功能缺损、精神状态改变、中毒及分离损伤表现的患者排除颈椎损伤有一定帮助[91]。加拿大颈椎规则采用了一组不同的标准，尽管更为复杂，但特异性更高，减少了不必要的 X 线照射[92]。如果在做体格检查时考虑患者颈部有某种损伤，CT 扫描比 X 线片更为有效，应作为首选的影像学检查方法[87]。颈椎 X 线片常不能发现骨折，且容易对继发性损伤产生漏诊[93]。如果考虑患者损伤机制风险小，查体时没有神经系统的症状和体征，只需做 X 线片就能有效地排除颈椎骨折[94]。此时需拍三个角度的颈椎片（侧位、前后位及齿状突张口位）[95]。

胸腰椎及肢体影像学检查也可推后，直到更优先的评估和干预完成。一旦患者情况稳定后，临床检查可以指导是否需要进行额外的影像学检查。

早期胸部影像学评估能提供重要的致命性损伤信息。然而，对胸部进行影像学的评估，过去认为"所有的创伤患者都应拍胸片"这一观念已经遭受了挑战。胸片作为初筛方法可以被接受。然而，在伴有严重胸部钝性损伤的情况下，CT 扫描才是应该首先考虑的方法。胸片用作初筛工具，对纵隔损伤或主动脉夹层进行排除的敏感性太低[96,97]。而且胸片的结果并不会影响决策的制定[98]。对穿透性胸部损伤初选 CT 扫描检查（而不是胸片），能加快处置过程[99]。当然，成本和辐射应考虑在内。其他初步证据表明一些患者不必要行胸片检查[100]。超声敏感性好，比胸片更快，在作为初筛工具用于对气胸和血胸的检测上备受青睐[102,102]。对于有严重胸部钝性创伤的患者，胸部超声可发现需紧急处理的致命性的血胸或气胸，因而可用于初筛检查。

骨盆影像学检查对于严重创伤非常有用。骨盆骨折能引起严重的出血，早期识别骨折与关闭盆腔间隙可缓解低血压。尽管未经大规模多中心研究证实，有证据表明，如患者没有意识水平的改变，无臀部疼痛及骨盆压痛，无分离损伤或临床中毒表现时，可以省去骨盆影像学检查[103,104]。患者稳定后在做腹部和盆腔 CT 时可通过 CT 骨窗进一步评估。

如前所述，eFAST 检查在评估的早期就应该开始，理想上作为初步评估的一部分。eFAST 检查的阳性发现可将需要紧急剖腹探查的低血压患者筛选出来[52]。此外，包括有无心包积液等重要信息也可以反映出来。空腔脏器损伤或不伴有游离液体的实质器官损伤在用 eFAST 检查时可出现假阴性[105]。普通扫描并不能减少严重创伤患者腹腔进一步的成像检查。进一步讨论与处理流程见第 42 章。

实验室评估

实验室评估能提供充分复苏的客观测量指标，也能为输血成分的选择与凝血障碍提供必要的信息，还能提供后续治疗所需要的基本信息和数值（如跟踪经保守治疗的脾脏损伤患者的血红蛋白含量）。

乳酸与碱缺失用于衡量复苏充足与否的指标[106,107]。新的非侵入性手段，如肌肉组织氧合及舌下血气监测，对休克严重程度的评估以及对多器官功能不全与死亡率的预测显示出了较好的应用前景[108-110]。这些指标的应用有助于确保合适的复苏效果。

严重创伤的患者都应做血型鉴定。对于明显有严重出血的患者，交叉配血试验应立即安排好。随着输

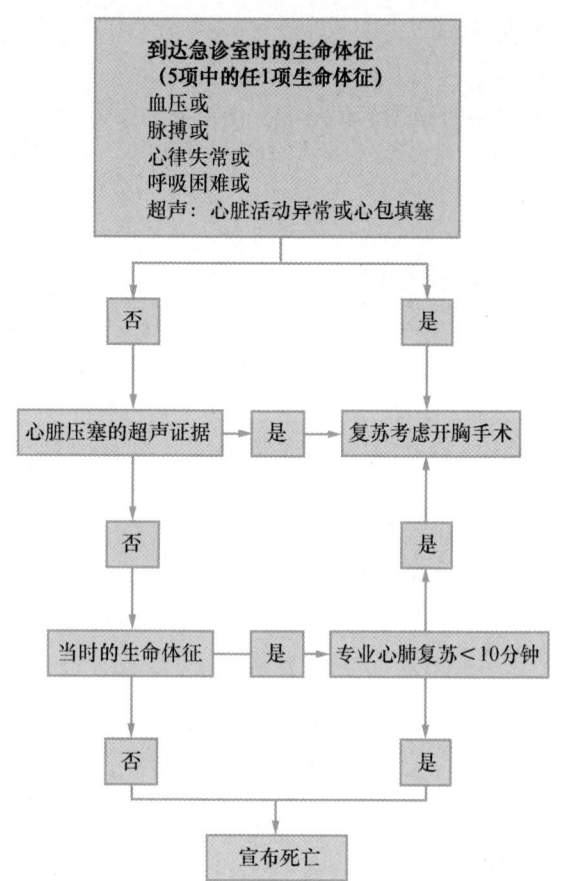

图33-2 贯穿伤急诊室开胸手术流程。

血需求的增加，应注意可能产生的凝血功能障碍。应该定期检测 INR 和纤维蛋白原。同时应常规检测电解质，血尿素氮，肌酐，全血计数及妊娠试验（适当检测）。

处置

多发伤在急诊科的处理是创伤护理过程中关键的一期。收入住院或转运至三级医疗机构需要根据现有资源、创伤医师会诊意见及考虑医院与地区指导方针综合协调加以决定。

最终处置取决于多种因素，包括患者状况、损伤性质、外科医师随叫随到、专科医师及麻醉医师。可能的处置包括转运至手术室，收入外科病房，急诊科留观或转院。在转送途中仍要维持在急诊科建立好的监测与护理级别。在转送途中应配备复苏和维持重要功能的必需设备及药物，同时要有资格的人员陪送患者。

针对于医院间转运，两家医院的医生应该做到仔细的协调以安排转运。转运前需实施稳定措施，转运途中也应预料患者可能会出现的功能代偿不全。同时需配备有资质的人员及必要的复苏设备。对于特殊类型的致命性创伤患者，如缺乏医疗资源时必须予以转院处理。转院不应被不必要的诊断程序所耽搁。所有的文件资料及辅助检查结果也应带走。

有些情况下，多发伤患者不需要住院或转院。但许多创伤可能以迟发的形式表现出来，因此在做出院决定时要仔细评估。决定出院后，有必要做彻底的评估以确保理想的结果：例如必要时请外科会诊，放射科主治医师提供阅片信息支持，及时有计划的门诊随访。

特别注意

为限制无效复苏的使用，减少术者风险，急诊开胸术（emergency department thoracotomy，EDT）已越来越倾向于择期处理。在转运途中或已送至急诊科的穿透性损伤心脏骤停的患者可能更能受益于急诊开胸术。相比之下，钝性创伤、长时间心肺复苏、转运时间延迟的心脏骤停的患者即使行 EDT 也不能改变其不良后果[111-113]。多数医疗机构正计划推出 EDT 适用的标准。美国国家急诊医师协会和 ACS 创伤委员会共同出版了关于对院外心脏骤停的患者克制或终止复苏努力的指南。指南只将能受益于 EDT 的心脏骤停的患者实施转运，排除标准包括现场发现的有任意钝性损伤但无重要生命迹象的；呼吸暂停或无脉性穿透性创伤患者且无其他生命体征；患者接受 CPR 时间超过 15 分钟；即使转运但心脏骤停后转运时间大于 15 分钟[114]。EDT 实施的流程见图 33-2，图 33-3。

EDT 的目的是快速处理可逆转的创伤，为转运至手术室实施决定性手术干预赢得时间。超声用于辅助诊断有无心包积液或心脏压塞。胸腔打开后，可进行各种治疗性操作，这取决于创伤表现。辨别膈神经后，应行心包切开术以解除心脏压塞。心脏伤口进行缝合，手指按压或放置 Foley 气囊导管使出血得到控制。按压或十字钳夹肺门可控制肺部大出血，但很容易出现支气管损伤，存活者需要进行修补。按压降主动脉以使冠脉和脑组织灌注充分。主动脉在出血得到控制、容量得以置换前要一直保持夹闭状态。当然还可实施心脏按压。

致谢

我们感谢这个章节的前任作者 Drs. Susan L. Gin-Shaw and Robert C. Jordan。

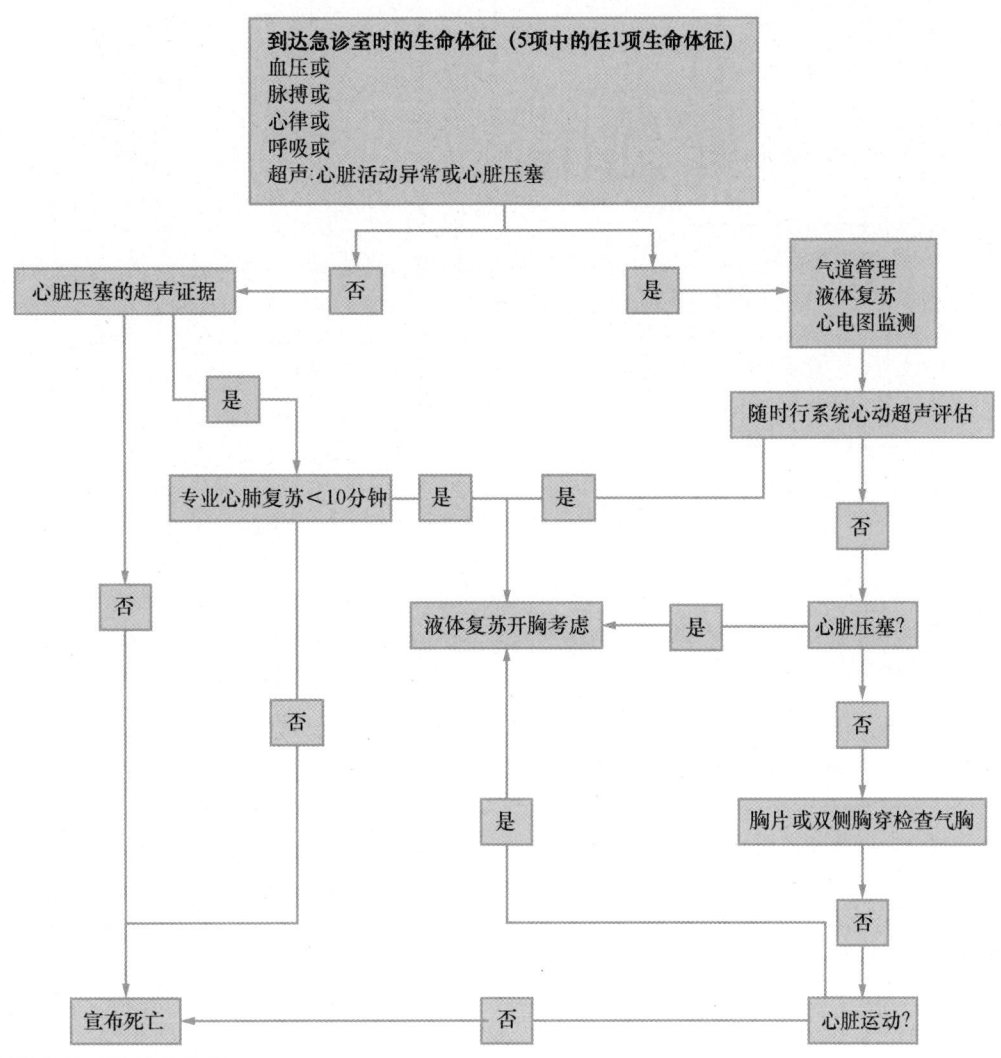

图33-3 钝性创伤急诊开胸处理流程。

本章参考文献请参见 http://pumpress.bjmu.edu.cn/eduservice/3419.html

第34章　妊娠创伤

Kriti Bhatia and Hilarie Cranmer

丁武　罗汝斌　译　张茂　干建新　校

概述

创伤在孕妇中的发生率是6%～7%。创伤占孕产妇非产科因素死亡原因的首位，占孕产妇意外死亡事件的近50%[1]。在急诊室中所见的妊娠创伤最常见的致伤原因，由多至少依次为机动车交通事故、人际间暴力和高处坠落[2-6]。穿透伤孕妇在市中心区域的医疗机构急诊室内更多见[7]。值得关注的是，有8%的妇女、年龄在15～40岁，在抵达急诊室时仍不知自己已怀孕[8]。通常用于评估胎儿可能存活的临床界值是：预测胎龄24～26周以上，或胎儿体重大于500g。只有可能存活的胎儿能得到临床检测治疗，因为对那些成熟度尚未达到能脱离母体子宫而生存的胎儿，目前尚无有效的产科技术能满足上述未成熟胎儿的存活[9]。关注于安全带正确系扣、饮酒和审查人际间暴力事件能有助于减少妊娠妇女创伤的发生率和病死率。虽然在妊娠创伤中创伤处理的基本原则不变，但一些特殊环节仍需特别注意。妊娠会引起生理学和解剖学上的改变，从而影响多器官系统。虽然涉及两个生命但母亲的安全是首要考虑的。

疾病原理——妊娠改变

生理学变化

心血管系统

妊娠状态下正常心血管系统的变化可表现为休克相关表现和心血管事件（表34-1）。

模拟休克改变的表现

血压在妊娠早期降低、在妊娠中期趋于平衡，在妊娠晚期恢复到妊娠前水平。收缩压下降较小，为2～4mmHg，而舒张压下降5～15mmHg。心率在妊娠时增加，但在基础值上的增加幅度不超过每分钟10～15次（平均大约为90次/分）[10]。

母体低血压的主要原因是仰卧位低血压综合征。在妊娠20周后，子宫升高至下腔静脉水平，导致母体卧位时产生压迫。这种腔静脉梗阻会减少心脏前负荷，可减少心输出量达28%，从而导致收缩压下降30mmHg[10]。在妊娠后期，当孕妇平卧时，下腔静脉完全闭塞变得常见。解除这种压迫将改善复苏。为确定可见的低血压是否与位置相关，可以倾斜孕妇的骨盆使子宫从下腔静脉处移位至躯体左侧，除非合并其他损伤而无法采取这种体位改变（如髋骨骨折）。子宫也可以用双手推向左侧并朝向患者头部。一项研究发现15°以内的倾斜只能部分解除腔静脉压迫[11]；这样，保持一个15°～30°的倾斜度是理想的。抬高患者的双腿，将增加血管床容量，从而改善静脉回流。

同样的，由于下腔静脉受到压迫中心静脉压（CVP）的测量值在妊娠中后期可以偏低。妊娠期的正常CVP值大约为12mmHg。

掩盖低血容量性休克症状的改变

孕妇妊娠开始6～8周后血容量逐渐增加，至32～34周时达到峰值，血容量可增加至正常值的45%。经产妇，双胞胎、三胞胎及四胞胎孕妇血容量增加更明显[12]。随着循环血容量的增加，孕妇因急性外伤出血导致的低血压相关症状可能会延迟出现。

加剧创伤出血的改变

从孕中期开始至妊娠晚期，孕妇心输出量可逐渐增加6L/min，较孕前增加40%[10]，子宫血液灌注量从怀孕前60ml/min 增加至600ml/min[13]，这种高循

表 34-1　妊娠期间血流动力学变化（平均值）

参数	非妊娠	妊娠前3个月	妊娠中3个月	妊娠后3个月
心率（次/分）	70	78	82	85
收缩压（mmHg）	115	112	112	114
舒张压（mmHg）	70	60	63	70
心输出量（L/min）	4.5	4.5	6	6
中心静脉压（mmHg）	9.0	7.5	4.0	3.8
血容量（ml）	4 000	4 200	5 000	5 600
无铁血细胞比容（%）	40	36	33	34
含铁血细胞比容（%）	40	36	34	36
白细胞数（cell/mm³）	7 200	9 100	9 700	9 800

Data from de Swiet M: The cardiovascular system. In Hytten F, Chamberlain G (eds): Clinical Physiology in Obstetrics. Oxford, UK. Blackwell Scientific Publications, 1980, pp. 3~42; Colditz RB, Josey WE: Central venous pressure in supine position during normal pregnancy. Comparative determinations during first, second and third trimesters. Obstet Gynecol 36: 769, 1970; Letsky E: The haematological system. In Hytten RF, Chamberlin G (eds): Clinical Physiology in Obstetrics. Oxford, UK. Blackwell Scientific Publications, 1980, pp. 43~78; and Cruikshank DP: Anatomic and physiologic alterations of pregnancy that modify the response to trauma. In Buchsbaum HJ (ed): Trauma in Pregnancy. Philadelphia, WB Saunders, 1979, pp. 21~39.

环动力状态可为胎儿输送充足的氧气。母体的总循环血量流经子宫的时间周期为8~11分钟，所以创伤性出血时子宫将是血液丢失的主要器官。至孕晚期，孕妇骨盆和下肢静脉明显淤血，进一步增加骨盆及周围软组织受伤时出血的风险。

妊娠子宫压迫下腹部静脉血管可增加外周静脉压力和下肢血容量，将会增加下肢伤口失血的速度。这将影响孕妇休克复苏时的救治措施，如深静脉穿刺导管时尽量避免使用股静脉。

呼吸系统

妊娠时膈肌上抬功能残气量将减少20%，增大的胎儿、子宫及胎盘增加额外15%的氧消耗，使得孕妇氧储备显著降低[13]。Archer和Marx研究发现，孕妇若停止吸气60分钟，平均动脉血氧分压将下降29%，与之相比非受孕妇女平均动脉血氧分压仅下降11%。憋气的同时，劳动会使孕妇平均动脉血氧分压进一步下降7%[15]。此外，分钟通气量增加将导致低碳酸血症。因此，孕妇动脉二氧化碳分压在35~40mmHg时已提示有通气不足和呼吸失代偿。一旦发现有呼吸窘迫或低氧血症，需立即考虑气管插管辅助通气，因为产妇缺氧会迅速导致胎儿宫内缺氧、窘迫，甚至死亡。孕妇并无快速顺序插管禁忌，临床中对缺氧孕妇实施气囊-面罩通气是比较困难。

消化系统

妊娠妇女的胃食管括约肌反应降低，肠胃蠕动减少，这将增加意识障碍及插管患者的误吸风险[16]，妊娠时胃酸分泌增多会增加误吸的危害[17]。在妊娠患者适当的情况下应考虑早期行胃肠减压。

妊娠解剖学变化

妊娠开始后子宫不断增大，12周内子宫仍然位于盆腔内，20周时子宫抬高到肚脐水平，34~36周时可达肋缘。期间它由长7cm，重70g增长到长36cm，重1 000g，导致毗邻组织器官解剖位置和功能的改变。

妊娠期间横膈进行性升高4cm导致肋间张力代偿性增高[18]。横膈上抬和肺部过度通气将加剧气胸，并使张力性气胸进展更加迅速，在孕晚期施行胸腔穿刺置管时，穿刺点应比常规选用的第五肋间隙高1~2肋间。

腹部脏器被扩大的子宫顶至向正常位置以上，其病变时腹痛的位置会改变。妊娠子宫表面看来似乎可以保护内脏免收损伤，其实却加大了上腹部贯穿伤时肠管破裂的危险。相反，向上位移的肠管对于钝性损伤敏感性也降低，紧张的腹壁使得正常腹膜刺激的反应发生改变。随着妊娠时间增长，肌卫和反跳痛等腹膜刺激征越来越弱。腹腔内出血和器官损伤的体征不明显，可能影响临床医生对于孕妇创伤范围及严重程度的评估。

妊娠期子宫及其内容通常可达4 500g[13]。在孕前期，骨盆尚可以保护增大不明显的子宫，妊娠3个月后子宫突至盆腔外，遭受直接损伤的概率增加，妊娠超过12周后膀胱也被挤压至腹腔而更容易受伤。此时膀胱充血明显，伤后失血相比非孕妇女显著增加。

影像学检查可显示妊娠妇女输尿管扩张，考虑是平滑肌松弛引起的继发性生理改变，也与妊娠子宫压迫有关，此时的肾积水不一定是病理改变。妊娠期间耻骨联合韧带和骶髂关节也会松弛，此时影像学上显示的耻骨联合分离征象容易被误认为是骨盆骨折。

妊娠血液化验改变

妊娠期血浆容量增加48%～58%，红细胞数却仅增长18%，将引起生理性贫血，妊娠32周末至34周时血细胞比容降至32%～34%。尽管红细胞比容降低，但总红细胞数量增加，所以孕妇氧携带能力还是上升。

胎盘分泌的孕酮直接刺激骨髓呼吸中枢，使孕中期的正常$PaCO_2$降至30mmHg水平，血清碳酸氢盐继发性降低至21mEq/L，这将会稍稍减弱血液酸碱系统的缓冲能力[14]。妊娠中后期$PaCO_2$为40mmHg时可能已经提示通气不足发生呼吸性酸中毒而导致胎儿呼吸窘迫。

心电图的变化包括膈肌上抬致心电轴平均左偏15°，可见Ⅲ导联中T波或Q波低平，左下肢导联高电压。

妊娠创伤的临床特征

钝性损伤和锐性损伤

即使孕妇钝性外伤时临床体征不典型，但是有孕龄超过35周、遭受攻击及行人碰撞等危险因素存在时，还是提醒我们需警惕异常宫缩或早产的可能。妊娠妇女遭受腹部穿透伤时，肠管、肝及脾损伤的可能性增加。

母体受伤后胎儿死亡率为4%～40%，致死的原因依次是胎盘剥离、产妇休克及产妇死亡。引起胎儿死亡的高危因素包括抛射、摩托车和行人碰撞、产妇死亡、产妇心动过速、胎儿心率异常、缺乏限制及损伤的严重程度评分ISS（Injury Severity Score）大于9分[9]。

没有保护措施或采取不正确限制措施的孕妇，发生碰撞时母体出血概率增加至2倍，胎儿死亡的概率增加至3倍[19,20]，胎儿遭受损伤程度与相应外伤强度、母体是否采取正确保护措施及机动车中有无安全气囊相关。遭受严重的外伤时，母体采取适当的保护措施也不能改善胎儿预后[21]。

孕妇的碰撞模拟试验表明，安全带不恰当地放置在孕妇腹部会使传导至子宫的暴力增加3～4倍。当恰当使用三头安全带时子宫承受的暴力最低。正确的使用方法是腿部安全带紧贴大腿置于腹部下缘，肩带应位于宫体一侧，经过双侧乳房中间跨过一侧锁骨中线[22]。接受相关培训的妇女较对照组安全带使用依从性及正确使用率显著增高[23]。

人际间暴力

美国有25%的妇女遭受过亲密伴侣的暴力虐待，我们已明确由此带来的一系列健康后果。最近Silverman和他的同事们开展一项研究证实，来自丈夫或男友的身体虐待会损害怀孕期间的妇女健康，给胎儿或刚出生的婴儿带来严重威胁[24]。在孕前1年内或孕期内遭受身体虐待妇女发生高血压、阴道出血、恶性呕吐、泌尿系统感染及因病住院的概率较无相关身体创伤的妇女高40%～60%。受虐妇女早产率增加37%，产低体重儿概率增加17%，并严重危害新生儿的健康，这些新生儿出生时需要严密监护的概率增加超过30%[24-27]。受虐妇女具有临床表现及阳性体征者仅占4%～10%，提示我们需加强相关人群的筛查。

跌倒损伤

妊娠20周后腹部明显前凸，骨盆韧带松动，腰背部张力增高及易疲劳等因素使得孕妇容易跌倒。98%的经产妇腹部遭受反复击时会跌倒，虽然反复跌倒会引发宫缩，但很少导致引起早产[28]。

穿透性创伤

妊娠子宫改变对母体的伤害模式，上腹部穿透性损伤时肠管、肝脏及脾受伤的危害增加。如果穿刺口位于子宫正前面或其底部时，内脏受伤的可能性减小。虽然扩大的子宫可以作为对在屏障保护母体腹内的器官免受伤害，但胎儿受伤的概率增加。Awwad和他的同事发现67%的胎儿死亡来自子宫直接受伤，38%的死亡是由孕妇上腹部穿透伤所致[29]。

胎儿创伤

妊娠不改变母体创伤死亡率。然而创伤却是胎儿丧失的高危因素。当母体遭受严重创伤时，出现低血压、酸中毒（缺氧，pH值低下，HCO_3^-降低）及胎心率低于110次/分时提示胎儿预后不佳[6,7,30-34]。在母体遭受致命性创伤事件时，胎死概率可达40%。

而在非致死性母体创伤，胎死概率不超过2%。母体年龄及孕龄也是预测胎儿结局的重要因素[35]。

在创伤严重性较低时，母体的生命体征、腹部压痛、验血或超声检查等不能预示胎儿的结局。进行至少4小时的心电监护有助于预测胎儿结局[3]。

钝性子宫伤致胎死者常涉及胎儿颅内出血和颅骨骨折。胎儿头顶位时，母体骨盆骨折碎片撞击胎儿颅骨从而形成头部创伤[36,37]。妊娠期骨盆与髋臼骨折所致死亡率较高（母体为9%，胎儿为38%）[38]。在穿透性损伤、枪伤伤及子宫时死亡率高（母体59%～89%，胎儿41%～71%）[39]。刀刺伤伤及子宫时可造成较高的胎儿发病率（93%）和死亡率（50%）[40]。

胎盘损伤

在钝性创伤中，50%～70%的胎儿死亡源于自胎盘剥离[41,42]，其是造成胎儿在遭受钝性损伤后死亡的首要原因。

子宫具有弹性，但胎盘无弹性。当子宫因钝性创伤而突然变形时，胎盘受到子宫形变引起的强大剪切力影响，发生胎盘剥离。减速力对胎盘的影响如对直接子宫创伤的影响一样。胎盘破裂可以没有或仅有轻微的腹壁损伤的外部征象[43]。因母体间气体交换均发生在胎盘，胎盘剥离抑制氧输送至胎儿并造成子宫CO_2蓄积。缺血、缺氧可导致胎儿窘迫[13]。子宫出血所致的子宫持续性收缩能阻止子宫血流，这是引起胎儿缺氧的另一原因[44]。

诊断胎盘剥离要靠临床经验，超声检查和酸洗脱试验（Kleihauer-Betke Test，KBT）作用有限[45]。胎盘剥离的典型临床表现包括阴道出血、腹部痉挛、子宫压痛、母体低血容量（妊娠子宫可蓄积多达2L的血液）或胎心率改变。然而，一些创伤研究发现，多达63%的患者没有明显的子宫出血表现[46]。

胎儿窘迫是诊断胎盘剥离最为敏感的指标。因此，胎儿监护是妊娠创伤的一项重要的评估手段。胎盘剥离与子宫活动密切相关。一项研究报道称，宫缩次数在4小时心功能监护过程中有任意1小时达到或超过12次，那么发生胎盘剥离的概率为14%；宫缩每10分钟出现不到一次者则未发生胎盘剥离[3]。超声检查作为一线检测方法发现胎盘剥离的敏感性为50%[3,47]。如果胎盘剥离引起外出血，聚集的血液将影响声谱仪的诊断。即便是内出血，但也可因胎位影响（如臀位）、混杂子宫或胎盘本身改变，使得超声诊断的敏感性大打折扣[48]。

胎盘剥离使死产（>20周）的概率增加8.9倍，早产（<37周）的概率增加3.9倍。胎盘剥离的程度影响死产率。剥离面达50%时，死产率增加4倍；剥离达75%时，死产率增加到31.5倍。轻度剥离便可致早产发生率明显增加，25%的剥离使早产率增加5.5倍[49]。

当母体和胎儿情况尚稳定时，对于胎盘剥离面积少于25%时可尝试期待疗法。这常用于小于32周龄尚未成熟的胎儿，以防止增加分娩相关的发病率和死亡率。期待疗法有助于胎儿成熟并改善结局。Metzger等[50]建议对于超过32周龄的胎儿实施干预，因为胎盘破裂可能继续加重，其危险性超过促进胎盘成熟带来的好处。如果确有必要应进行期待疗法，需密切监护母体及胎儿以确保二者平安无事。要确保有能力立即实施剖宫产术，因为从胎盘剥离加重造成胎儿窘迫到胎儿死亡的时间可能非常迅速[51]。

胎盘剥离的孕妇更容易发生凝血功能障碍[51]。因为损伤的胎盘可释放促凝血酶原激酶，后者进入到母体血循环，引起DIC。子宫破裂能弥散纤溶酶原激活物，继而激活纤溶系统[52]。DIC的发生与胎盘剥离的程度有关。严重的凝血障碍很少见，只有当胎盘剥离足够引起胎儿死亡时才出现[53]。

子宫损伤

母体创伤最常见的产科问题莫过于子宫收缩[3,4,54]。子宫肌层细胞及蜕膜细胞受挫伤或胎盘剥离的激惹释放出前列腺素类物质，引起子宫收缩。进展成分娩与否取决于子宫出血的程度、前列腺素类物质的释放量及孕龄。对早产者常规使用抗分娩药物已引起质疑，因为90%的子宫收缩会自发停止[3]。而不受限制的宫缩常由某些属于抗分娩治疗禁忌的病理条件（如潜在的胎盘剥离）所诱导。有些学者将其视为相对禁忌证，在仔细评估和严密监护下成功地使用抗分娩药物以维持妊娠，促进胎儿成熟[55]。当子宫颈扩张至4cm时应停止使用抗分娩药物。

子宫破裂较为罕见，常发生于严重的车辆碰撞事件，致使骨盆骨折穿透子宫引起子宫破裂。刀刺伤及枪伤所致子宫破裂已有报道[56]。查体时常可发现母体休克，出现腹痛，胎儿解剖被清晰扪及（膨入腹腔），甚至胎儿死亡。诊断子宫破裂有时较为困难，因为肝或脾脏破裂可产生腹膜刺激征、腹腔积血等相似症状与体征以及其他不稳定生命体征表现。可视子宫长度与子宫血管撕裂情况及未来生育考虑选择破口缝合或子宫切除术。

诊断策略

放射检查

X 线平片

放射副作用产生其放射吸收剂量至少应该在 5～10 拉德（rad）以上。只有不到 1% 的创始患者暴露剂量大于 3rad。宫内发育阶段是人生中对放射最敏感的时期，尤其是前 3 个月。然而胎儿受到 1rad 放射产生的风险仅为 0.003%，不到人类胚胎自然发生畸形、流产以及遗传性疾病的千分之一[57]。有报道称宫内暴露放射剂量 10rad 不增加先天性畸形，宫内发育迟滞或者流产的概率，但会轻微增加儿童期肿瘤的发病率[58-60]。病理性的改变多在宫内照射剂量达到 15rad 时才开始产生。在 15rad 的剂量下，大约 6% 的胎儿出现了严重的精神发育迟滞，不到 3% 的胎儿出现儿童期的恶性肿瘤，15% 的胎儿存在小头畸形，虽然该畸形并不一定会影响正常的脑功能[61]。

然而计算在放射检查中暴露于放射剂量的多少是比较困难的。胎儿接受放射剂量的多少受到多达 50 或更多因素的影响。这主要取决于所使用的放射设备、技术、整个研究过程中接受放射的次数、母体面积，以及子宫-胎儿的面积等。一般而言，X 线锥形束的定准目标距胎儿 10cm 以外，因此是安全的[62]。

因此，在放射检查的过程中应该充分考虑到对胎儿的防护，但并不能因此而拒绝必要的放射检查。合适的时候，胎儿的放射损伤可以通过遮盖以及准直照射实现[58]。表 34-2 统计了不同检查方法的放射剂量[63-65]。为了比较的需要，胎儿自然状态下发育 9 个月受到自然放射剂量大约有 50～100mrad[61]。如要应用电离照射，医生需要在权衡利弊的前提下，为患者选择合理可行的最低剂量。

超声检查

超声是实时检查母亲和胎儿最好的检查方式。在诊断腹内钝性损伤时，敏感性为 88%，特异性为 99%，准确性可达 97%。在怀孕的创伤患者，超声是诊断腹部损伤（敏感性为 80%，特异性为 100%），确定胎儿的存活或者死亡，妊娠周数以及胎盘位置的最常用的检查方法[66,67]。

超声检查安全有效，对于孕妇来说，在需要对腹部进行明确检查的时候，超声的存在刻意避免很多创

表 34-2　对未采取防护措施的卵巢/子宫辐射剂量估算

成像方法	子宫辐射剂量（mrad）*
X 线平片	
颈椎	不能探察
胸椎	<1
胸片（正位）	<1
胸片（侧位）	<5
四肢（股骨）	<50
臀部	10～210
腰椎	31～400
骨盆	140～2 200
泌尿系平片	200～503
静脉注射肾盂造影	503～880
尿道膀胱 X 线照片	1 500
CT	
头	<50
胸	10～590
腹	2 800～4 600
盆腔	1 940～5 000
血管造影术	
大脑	<100
心导管插入术	<500
主动脉 X 光摄影术	<100

* 毫拉德；子宫辐射剂量随着胎儿生长并占据更多腹部空间而增加。
Data from Berlin L. Radiation exposure and the pregnant patient. AJR Am J Roentgenol 167：1377，1996；North DL. Radiation doses in pregnant women. J Am Coll Surg 194：100，2002；Damilakis J, Perisinakis K, Voloudaki A, Gourtsoyiannis N. Estimation of fetal radiation dose from computed tomography scanning in late pregnancy：Depth-dose data from routine examinations［published correction appears in Invest Radiol 2000；35：706］. Invest Radiol 35：527，2000.

伤性的检查，比如 CT、膀胱造影、诊断性腹腔灌洗（DPL）等。但该方法受操作者的水平，患者是否肥胖，皮下气肿，以及腹部多次手术史等因素的影响，准确性会存在差异。若患者超声检查未能明确诊断，并出现血流动力学不稳定的情况，DPL 应该开放并在子宫水平以上进行。

CT 及 MRI 扫描

CT 以及 MRI 也能应用于孕妇腹部创伤的诊断。如果超声诊断不明确且患者情况不稳定，CT 以及 MRI 能够明确特异性器官损伤[68]。CT 或者 MRI 尤其适用于背部以及侧面的穿透伤。但 CT 可能遗漏

横膈以及肠管的损伤[69]。此两项检查方法不具备便携性，因而在进行这两项检查的时候，患者可能需要离开有着严密监护的急诊室，到另外一个房间进行检查。

在对孕妇进行CT检查时，需要考虑CT的放射性损伤。通过遮盖的方法，在进行头部和胸部的CT扫描时，胎儿的放射暴露可以维持在可接受限度1rad以下。腹部和子宫的CT检查，将胎儿放射剂量控制在3rad以下[61]。盆腔CT，即将放射中心对准胎儿的检查，会对胎儿产生3～9rad的放射剂量暴露[70]。可喜的是，螺旋CT能降低普通CT放射剂量的14%～30%[71]。放射暴露剂量最终取决于患者本身、扫描者，以及相关的技术见表34-2。MRI不存在放射性，不会引起胎儿疾病或者残疾[72]。

特殊检查

诊断性腹腔灌洗术

在血流动力学不稳定的患者，若超声诊断模棱两可甚至阴性，有必要进行诊断性腹腔灌洗（Diagnostic Peritoneal Lavage，DPL），该方法安全、快捷，可以通过开放性的宫上路径，能够在任何孕期进行。钝性损伤的研究表明，孕期的子宫并不能局限包裹腹内出血，也不影响DPL对内出血患者诊断的准确性[73]。DPL的局限在于，不能明确诊断肠穿孔，不能发现腹膜后以及宫内病变。

处理

如同其他创伤，提前准备和通知比较有用。根据受伤机制、母体情况及孕龄的不同，急诊医生应考虑尽早通知或请产科医生，新生儿专家或儿科医生会诊。急诊科应配备胎儿监护仪，便携式超声机及新生儿复苏设备[71]。

母体复苏

初步评估

初步评估的重点在于母亲。由于此时面对的是两个患者（母体和胎儿），评估时有必要采集胎儿的相关资料（图34-1）。

气道和呼吸

应尽早实施氧疗。因氧储备减少及氧耗增加，创

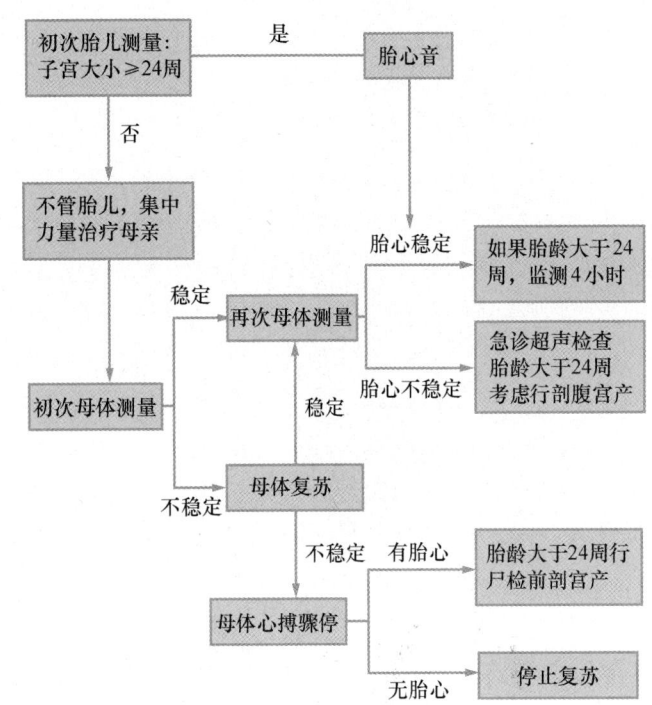

图34-1 急诊产科决策图。

伤孕妇较早容易出现缺氧。而胎儿对氧输送减少非常脆弱。动物实验表面严重缺氧引起子宫血流减少30%[75]。因此，在母体复苏及评估过程中应给予持续补氧[74]。固定气道尤为重要。不仅能提供恰当的氧供，还能降低妊娠误吸的风险。建议在插管后进行快速顺序插管。在妊娠晚期，孕妇出现呼吸潮气量增加及呼吸性碱中毒。此时需调整呼吸机保持$PaCO_2$在30mmHg。

循环

严重母体创伤可通过受伤机制或临床表现得以体现。早期建立静脉通道以实施容量复苏是有必要的。母体血压和心率并不始终都是预测母体或胎儿健康状况的可靠方法[74]。因循环容量扩张，孕妇在出血时可以不表现出低血压的早期征象。子宫不是一个重要器官，因此当母体血循环维持稳定时子宫血流显著降低。在急性失血过后，子宫血流可下降10%～20%而母体血压却表现正常[76]。因此，孕妇在出现血流临界稳定时子宫很可能已经受损。当休克的传统征象出现时，胎儿受损可能进展。应避免使用血管加压药，该药可降低子宫血流，导致胎儿窘迫。

20周孕龄后，孕妇应适当向左侧倾斜约30°或抬高右臀（右侧损伤除外）以减轻妊娠子宫对下腔静脉的压迫，而向左侧倾斜对移开子宫效果稍差。可考虑前述的徒手法将子宫向上向左移动。

对于严重创伤的情况，CVP置管有利于对心脏前

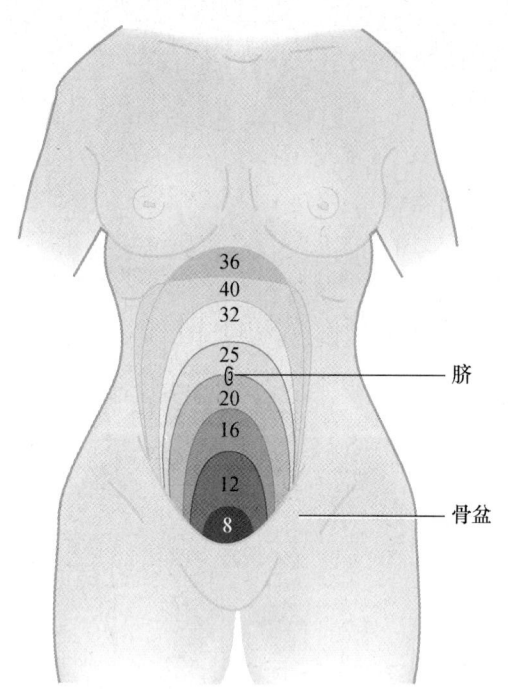

图 34-2　不同妊娠周期的子宫大小。(From Kravis TC, Warner CG [eds]: Emergency Medicine: A Comprehensive Review. Rockville, Md, Aspen Publishers, 1979.)

负荷的评估。因子宫压迫下腔静脉，CVP 随孕程的进展而呈下降趋势。因此，没有必要将 CVP 纠正到孕前水平，将 CVP 调整至能适应液体改变而变化更有价值。留置 Foley 导尿管监测尿量也可反映循环容量状态。

除以上一般的评估外，妊娠创伤还包括对子宫大小及胎心音的评估。对于子宫大小，测量耻骨联合致子宫底的长度是估计孕龄最快的方法。厘米长度等于孕龄周数（如测得 24cm 长便等于孕 24 周）。如果急需分娩，这一换算关系能得到关于胎儿存活可能的早期征象（图 34-2）。例如 24～26 周通常用做胎儿存活与否的分界点（表 34-3）。另外，一个粗略的指导方法是，如果子宫顶超过脐部，胎儿便有存活可能。胎心音最早可在第 10～14 周被多普勒超声探头发现。如果子宫长度小于 24cm，或胎心音缺失，则提示妊娠早期，胎儿多不能存活。治疗上仅针对母亲。

再次评估

再次评估包括详细的查体加上收集母体腹部与胎儿的额外资料。腹部查体在非妊娠患者本来就不太可靠，对于妊娠创伤患者更不准确。主要是面临着器官体位时而发生变化，随妊娠进展出现的腹壁扩张以及宫缩痛。尽管如此，但还是可以采集到关于子宫压痛、宫缩频率及阴道出血的资料。

妇科检查可先经窥阴器在直视下发现有无产道损

表 34-3　胎儿活力

妊娠时间（周）	6 个月生存率（%）	无显著畸形生存率（%）
22	0	0
23	15	2
24	56	21
25	79	69

Data from Morris JA Jr et al: Infant survival after cesarean section for trauma. Ann Surg 223: 481, 1996.

伤，宫颈扩张的程度，辨别阴道分泌物的来源。阴道出血表明胎盘破裂，水性分泌物提示羊水膜破裂。如阴道分泌物有羊齿状结晶形成，则提示为羊水而不是尿液。如果有羊水泄露，宫颈黏液应能培养出 B 群链球菌，奈瑟菌或衣原体。双手触诊法仅用于骨盆损伤或分娩进展期。最好由产科医生完成该项检查。如果受伤机制较为严重，且胎儿判定存活，应优先考虑请产科医生协助诊治。

胎儿评估

胎儿评估在再次评估中重点在于对胎心率及胎动的评估。当确定胎心音存在时，间歇性监测胎心率便可。如果胎儿分娩后能存活（如≥24 周龄），就应该快速地进行连续性外部监测，并且在诊断和治疗过程中维持监测。做此监测对母体状态的评估也有利，因为胎儿血流动力学对母体血流及氧合水平的降低比母体正在进行的各项监测更加敏感（即通过胎儿血流动力学监测反映母体血流动力学状况）。胎儿窘迫可能预示母体有潜在发生窘迫的风险。胎儿窘迫的体征包括基线率异常，心率变异性降低以及宫缩后胎心减速。

正常胎心率波动在 120～160 次/分之间，胎心率超出此范围或在高低值边缘波动时预示不佳。胎心率变异性有两个成分：①每次心搏变异性，用于评价自主神经功能；②长时程变异性，用于评价胎儿活动性。以上胎心率变异性降低警示胎儿窘迫引起中枢神经系统抑制以及胎心减速[74]（图 34-3）。

晚期减速提示有胎儿缺氧，表现为胎动幅度相对较小，且出现在宫缩高峰期或宫缩结束时。相比之下，早期减速波幅较大，出现在宫缩之始。宫缩开始后迅速恢复至基线水平。早期胎心减速见于子宫收缩时胎头受挤，颈部受牵拉或脐带受压。任何时候出现的减速变异性较大时则提示可能有脐带受压[74]（图 34-4）。

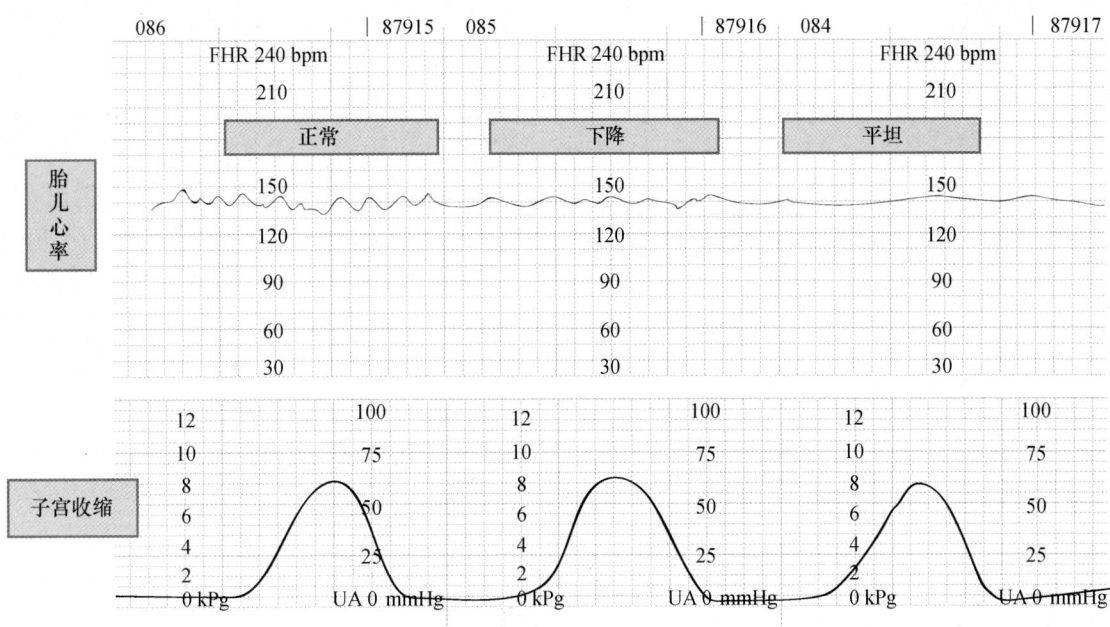

图 34-3 胎儿心率的变异性类型。bpm，beats per minute：每分钟心跳次数；FHR，fetal heart rate：胎儿心率；UA，uterine activity：子宫活动度。

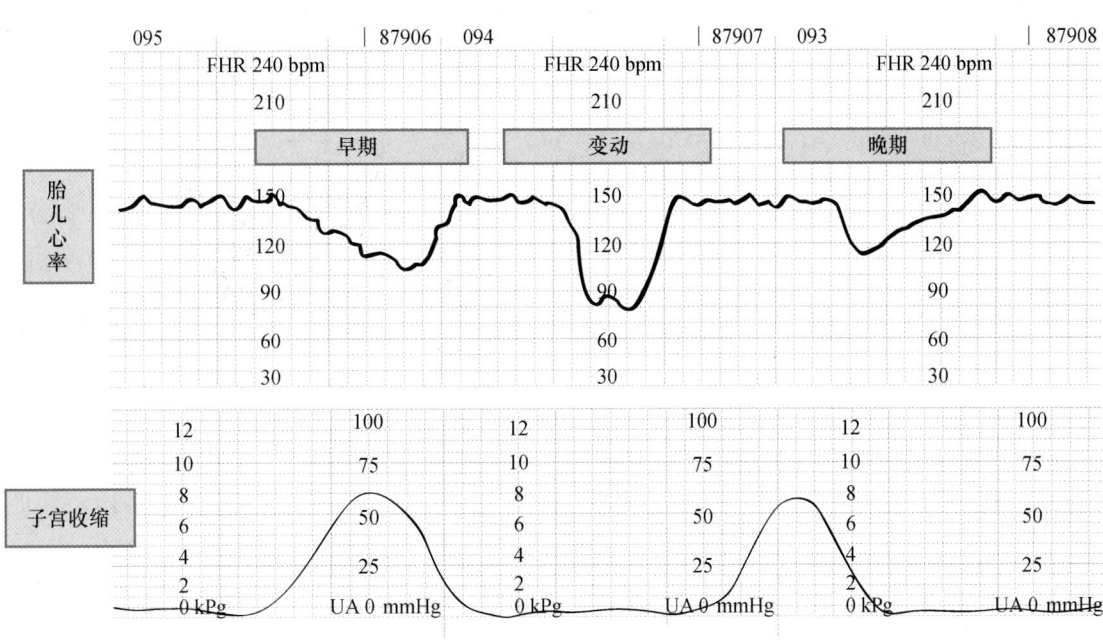

图 34-4 胎儿心率变慢的类型。bpm，beats per minute：每分钟心跳次数；FHR，fetal heart rate：胎儿心率；UA，uterine activity：子宫活动度。

实验室检查

除了创伤常规血液化验外，急诊化验尚应包含血型 + Rh 鉴定。在看似稳定的妊娠创伤患者，血清碳酸氢钠水平低下可能预示母体休克可能[77]。因呼吸性碱中毒，妊娠后期正常碳酸氢盐水平应为 21mEq/L，故需结合此参考值对碳酸氢钠实际水平做出合理解释。动脉血气可以发现缺氧及酸中毒，脉搏血氧仪可以监测氧饱和度。当患有多系统创伤或诊断胎盘剥离考虑时需做凝血试验。妊娠创伤患者同非妊娠创伤患者在做化验检查时的主要区别是前者需要视病情机制判断 Rh 血型与 β-hCG 定量检验。此外，妊娠创伤同其他创伤一样，医生不应忽略本来应该做的任意或所有实验室检查。

胎儿红细胞入母体血循环与酸洗脱试验

胎儿红细胞入母体血循环（fetomaternal hemorrhage，FMH），即胎儿血液经胎盘进入母体血循环，这是一个罕见的妊娠并发症。有报道指出创伤后FMH发生率为8%～30%（大约2.5～115ml的血量），而非创伤患者FMH发生率为2%～8%（大约0.1～8ml血量）。MVCs、前置胎盘以及子宫压痛与发生FMH风险的增加有关，而孕龄与之没有关系[3,5,78]。胎儿红细胞大量进入母体血循环会引发Rh血型不溶性免疫反应，红细胞消耗过多会引起胎儿严重贫血，导致胎儿窘迫。不过，对于FMH的妊娠创伤患者，母体-胎儿ABO血型不兼容不会造成严重的疾病影响。

理论上来说，最早在妊娠第4周便可发生由创伤引起的FMH，因为此时胎儿及胎盘血循环刚开始建立。实际上，FMH大多在妊娠第12周才受到关注，此时的子宫超出骨盆位置，易于受到直接创伤的影响[3]。

酸洗脱试验（Kleihauer-Betke test）可以识别母体血标本中的胎儿血细胞。大多数实验室可以检测出≥5ml体积的胎儿来源的血细胞。遗憾的是，多数Rh阴性血型的母体因FMH血量不到5ml而无法检测。因此，对于既往有腹部创伤史的Rh血型阴性的妊娠创伤妇女应预防性使用恒河猴免疫球蛋白（Rhesus immune globulin，RhIG）。推荐在早期妊娠给予50μg RhIG，因为妊娠12周时胎儿血量才4.2ml，该剂量已覆盖了5ml的出血量。在第二期及晚期妊娠，建议给予300μg RhIG[5]。可见，酸洗脱试验对于严重损伤的妊娠创伤患者用途不大。

因RhIG在抗原暴露72小时内注射能有效阻止Rh血型不溶性免疫反应，因此，急诊科内不急需要酸洗脱试验的结果。

母体胎儿均稳定时

即便是轻微创伤也能使胎儿遭受严重的损伤。据估计，轻微创伤导致胎儿丧失的比例为1%～3%，一般为胎盘剥离引起[79]。所以，一旦创伤母体稳定后，重点应关注胎儿。对于胎儿存活者（>24孕周）应给予胎儿监护。监护措施应连续并维持。因为轻微创伤对胎儿胎盘病理变化的直接影响不会立刻出现，所有仍需对无明显腹部创伤的孕妇进行监护。

对在4小时的存活胎儿进行监护的过程中出现下列情形者，应将监护时间延长至24小时：每小时宫缩>3次，子宫压痛持续，胎儿监护滚动曲线紊乱，阴道流血，羊膜破裂或出现任意一种严重的母体损伤。Pearlman的研究显示，在母体创伤后的起初4小时的监护时间内发现了所有胎盘剥离的患者[3]。这些患者每小时均出现了至少12次的宫缩。尽管70%的入院妊娠创伤患者均超出了4小时的观察期，但经过4小时或24小时监护的出院患者，在后来均产下了活产婴儿。

出院时，孕妇应被告知1周后记录胎动情况。如果胎动每小时少于4次，孕妇应立即联系产科医生了解病情，并进行胎心率无负荷试验。如出现早产迹象，羊水破裂，阴道流血，或子宫疼痛时需立即重新评估。在所有创伤事件截止及妊娠的余下时间内应做连续性超声检查及胎心率试验以评估胎儿健康状况。

母体稳定但胎儿不稳定时

母体创伤后胎儿死亡的概率比母体高3～9倍[6]。虽然母体生理情况已经稳定，但如果胎儿仍存在窘迫情况时应实施剖宫产术。

尽管胎儿在妊娠24周后可分娩存活，最终决定胎儿存活周龄的是每家医院或就近区域性医疗机构的新生儿重症监护室。注意的是，对于胎龄小于28周的胎儿判断孕龄比较困难。除非怀孕时间确切知道，否则即使参照超声标准判断的孕龄也有1～2周的偏差[80]。因此，紧急判断胎儿成活性需要基于可利用的最佳孕龄资料。

Morris及其同事发现，胎心音的出现对即将行紧急剖腹术的胎儿是一个重要的存活标志[81]。如果紧急剖宫产术开始前未及胎心音则取出的婴儿将无一存活。倘若出现胎心音且孕龄≥26周，婴儿存活率可达75%。约有六成胎死者与胎儿监护不当及胎儿窘迫发现延误有关。

除胎儿窘迫外，行紧急剖宫产术的指征还包括子宫破裂、胎盘破裂伴明显阴道流血、早产时胎先露异常及子宫机械性限制母体修复的情况等。无上述情况的死胎不适于剖宫产术。因为多数死胎在1周内能自行排出。

母体胎儿均不稳定时

如果母亲情况紧急，最好的办法是一期修复伤口。即便出现胎儿窘迫也适用，因为危重症孕妇尚不能承受额外手术如剖宫产术的打击，后者不但延长剖腹术时间，而且增加至少1 000ml的血液丢失量。为保护胎儿考虑，最好的做法是早期恢复母体正常生理状况。如母体不稳定但能耐受便可实施紧急剖宫产术。

正如非孕创伤妇女，对腹部钝性创伤及子宫上刀刺伤是否手术取决于临床表现及诊断试验结果。子宫上腹腔枪伤应做剖腹探查。

对于穿透性妊娠子宫创伤是否应采取决定性处理措施目前证据不足。建议对血流动力学稳定的孕产妇进行期待疗法，但尚没有前瞻性的研究予以证实。单就子宫损伤便可以是毁灭性的，因为子宫损伤后其内的血循环将增加。Meizner 和 Potashnik 报道了一例弹片伤伤及子宫的患者，初到体检时血压正常，但立马便出现低血压[82]。剖腹探查所见腹腔积血1 000ml，出血乃子宫角部穿孔所致。如果不探查，将无法判断子宫发生穿孔，无法估计穿孔面积及深度。此外，对子宫伤口是不是不予以缝合也能避免感染或延迟子宫破裂风险的增加，目前还没有指南意见。为此，剖宫产术以及腹腔镜检查似乎是最安全的处理穿透性子宫损伤的方式，因为错过母体的任何损伤将很快危及到已十分脆弱的胎儿。

濒死前剖宫产

恢复母体及胎儿血循环是较为理想的目标。但过于关注心搏骤停的母体可能无益于有潜在存活能力的胎儿。在母体复苏过程中，可以尝试利用充足的氧合与液体负载量以及保持30°左侧斜卧以确定母体血循环能否改善。如果对高级心脏生命支持无任何反应，应考虑做濒死前剖宫产术。但若胎心音未及，则不适宜做剖宫产术[83]。

如果子宫高过脐水平且有胎心音出现，应实施濒死前剖宫产术。母体血循环停止后时间对胎儿的结局至关重要。早在20年前文献报道支持如果5分钟之内循环未恢复，那么应在接下来的4分钟内实施濒死前剖宫产。但这一直未经证实。如果超过20分钟，实际上已经没有生还可能，或者对母体或胎儿都没有实际意义的神经系统良好结局[84]。

在母体心搏骤停时，可实施濒死前剖宫产术。该手术应由富有经验的产科医师实施完成。但最终诊治任务还是留给急诊医生或创伤外科医生。还需紧急请儿科会诊。一边在持续复苏的同时，"做一经典的腹中线垂直切口，用一把大号手术刀，将切口从上腹部向下延至耻骨联合。在子宫前壁自子宫底到膀胱反褶面作一垂直切口（助手及外科器械如产钳、牵开器等此时用得上但不是必须）。进入子宫后，先遇到胎盘前端，必须将其解剖才能顺入到胎儿。然后迅速钳夹脐带，取出婴儿后将脐带剪断[84]"。可能因为下腔静脉压迫被解除，在少数濒死前剖宫产手术中，有报道母体在胎儿娩出后能够复苏[85]。

处置

钝性创伤的妊娠超过24周的孕妇即便外观无不适表现，亦需进行至少4小时的胎儿监护。其他入院及手术标准同非妊娠创伤患者。急诊医生在做处理及处置决定时需要时刻考虑母体的生理稳定及胎儿存活能力。

其他

破伤风育苗及免疫球蛋白对胎儿无不利影响。孕妇适当的免疫治疗能降低新生儿发生破伤风的概率，因为破伤风抗体能通过胎盘。

电流如避开胎儿，则对妊娠的影响较小。选择性或紧急电复律治疗心律不齐已在妊娠所有的时期中成功运用。高达300瓦秒的能量不会影响胎儿或诱发早产。Cullhead 报道在孕产妇采用80瓦秒与200瓦秒能量的电复律并未干扰胎心率的监护[86]。当然，尽管到达胎儿心脏的电能量不大，在电复律的过程中进行胎心监护是必要的。

重要概念

- 对孕妇致命性及截肢风险性损伤的处理应摆在首位。
- 即使孕妇未受损伤，胎儿的发病率及死亡率仍会增加。
- 胎儿在妊娠第24周便可存活。子宫底达到或超过脐部提示能存活。
- 评估妊娠损伤时，需牢记妊娠期间解剖及生理的改变。
- 创伤后妊娠情况稳定且胎儿存活时对母体及胎儿的监护需至少4个小时。
- 保持创伤孕妇30°左侧倾斜或左侧卧位可减轻低血压，提高母体及胎儿组织器官灌注。
- 濒死前剖宫产仅适用于有生命迹象的存活胎儿。
- 减少对孕妇使用CT、X线平片等辐射检查。如确能提供重要诊断信息，可考虑MRI检查。
- 非电离辐射包括超声及MRI是孕妇的首选检查方式。

本章参考文献请参见 http://pumpress.bjmu.edu.cn/eduservice/3419.html

第 35 章　儿童创伤

Randolph J.Cordle and Richard M.Cantor

吴红波　罗汝斌　译　张茂　干建新　校

概述

1~14岁儿童中1/2的死亡是因创伤造成的。这一年龄群的儿童中，每年有超过15 000人死于创伤。其中一半以上的儿童死于车祸（motor vehicle collisions，MVCs）。大约30%的婴儿死亡也是由创伤造成的[1,2]。在美国，住院的创伤儿童死亡率统计结果均较低，这是因为大部分的创伤儿童死亡发生在院前阶段，所以导致创伤儿童住院死亡率的评估结果偏低。

单器官外伤导致儿童死亡最常见的原因是脑外伤[3]。约80%的患儿存在胸腹部联合损伤[1,4]。因为儿童多发伤较为常见，所以不论患儿的实际受伤机制是什么，急诊医师都应全面评估患儿的所有脏器系统。

在因车祸受伤的儿童中，青少年患者（大于13岁）的死亡率明显升高。车祸死亡的统计结果显示，年轻的乘客更易受伤。学龄儿童（5~9岁）以步行或者骑自行车受伤为主，高处坠落伤约占25%~30%，溺水约占10%~15%，烧伤占5%~10%[4,5]。在美国，受暴力行为伤害的儿童明显增加。一些儿童医院的统计结果表明，25%~35%的创伤儿童的死亡是由于虐待造成的[6]。

疾病原理

儿童与成人在解剖和生理上的差异，在儿童创伤患者的评估和治疗过程中需要重点关注（表35-1与框35-1）。与成人相比，外力更容易分布于儿童的整个身体，导致多发伤更容易发生于儿童。婴儿和儿童较大的体表面积与体重的比值，使其更易因蒸发而丢失热量。在复苏过程中，轻到中度的低温都会直接对患儿的心功能、左室收缩功能、儿茶酚胺反应性、血小板功能、肝/肾药物清除能力以及代谢内环境产生不利的影响。对于水、微量金属矿物质的调节，儿童与成人相似。儿童每公斤体重的氧摄取和消耗，以及葡萄糖利用都远高于成人。这些因素造成患儿对于能量和热量的需求远大于成人患者。另外，儿童对于外伤的生理反应与成人不同，这取决于患儿的年龄、发育情况以及外伤的严重程度。与成人不同，儿童即使急性丢失25%~30%的血容量，也可以保持血压。但心率改变、血压及肢体灌流情况的变化可能是心力衰竭发生前的表现，不应被忽视。低龄儿童对于心输出量减低的反应是增加心率，而不是提高心肌收缩性。同样，与成人相比，儿童的肺功能储备较差，对于应激的反应也不同。儿童主要靠膈肌来驱动呼吸，通过膈肌的运动增加胸腔容量，从而增加呼吸时气体交换的容积。与成人不同，儿童有弹性的桶装胸壁，使其不能通过胸壁外肌肉的运动使肋骨上移而增加胸腔内容量，因此也不能增加潮气量。当婴儿胸膜腔内负压增高时，其弹性胸壁会内陷，导致胸壁回缩。

临床特征

初始评估原则和初步评估

评估创伤患儿的首要原则是排除有生命威胁或截肢威胁的损伤。在进行其他检查之前，优先处理此类创伤。早期评估与早期复苏需同时进行。总之，早期评估和复苏需在5~10分钟内开始。严重或者不稳定的创伤婴儿或儿童需反复评估。生命体征需反复测量，初始评估时每5分钟一次，考虑患儿病情稳定后每15分钟一次。对于患儿的初始评估步骤可分为A、B、C、D、E、F。

表 35-1　儿童气道解剖与成人不同点——儿童创伤救治要点

与成人不同点	要点
喉镜检查引起的迷走神经反射更强	插管过程中可出现心跳减慢；对于婴儿或低龄儿童可使用格隆溴铵或阿托品拮抗
舌相对较大	大多数儿童气道梗阻的原因。需注意头部位置或使用辅助气道（口咽或鼻咽通气管）
腺样体较大，可导致经鼻插管困难	婴儿应用鼻咽通气管会更加困难
会厌更加柔软，U 形更明显	对于低龄儿童需使用直型喉镜
喉部更偏上、偏前	更难看到声带；插管时位置需低于患者并由 45° 或以上角度观察
环状软骨为气道最狭窄处	对于 8 岁以下或需 6mm 以下导管儿童，可使用无气囊导管。气管导管的气囊可不充气；气囊导管型号大致为（年龄/4）+3
气管环直径及间距较小，使气管切开更困难	对于困难气道可选用环甲膜穿刺或手术切开
气道长度更短（新生儿 4~5cm、18 个月大小儿童约 7~8cm）	可致气管插管插入右肺或插管容易脱出。固定管路前需确认插管位置，头部弯曲时可导致原本位置良好的气管插管滑入右肺
大气道狭窄	导致较高的气道阻力（与 1/半径成比例[4]）

框 35-1　儿童与成人解剖差异：儿童创伤救治要点

儿童的体型使外伤作用力更易于扩散，所以多发伤常见
儿童相对较大的体表面积使热量更易流失
由于肝脾位置靠前，且皮下组织及肌肉组织较少，使得儿童内脏更易受损
儿童肾脏缺乏保护且不固定，更易受到减速伤
15% 创伤后血尿的患儿存在潜在的先天性畸形
儿童骨骺生长板尚未发育完成，Salter 型骨折可能会影响肢体长度
儿童头/身比例大，颅内神经缺少髓鞘保护，颅骨更薄，使得脑外伤更重

表 35-2　气道：评估和处理

评估要点	干预措施
气道开放	双手托颌法，吸引器，辅助气道 松动牙齿或异物的处理
意识水平	颈椎制动
颌面部外伤	面罩给予 100% 氧气 注意患者呕吐
喘鸣或发绀	插管指征：格拉斯哥昏迷评分 ≤8 分、头部外伤患者无咽反射，或 $PO_2 < 50mmHg$ 或 $PCO_2 > 50mmHg$ 当插管困难不能给氧时行环甲膜穿刺，并给予皮囊面罩通气直到高级人工气道建立

A：气道和颈椎稳定

表 35-1 列出了儿童气道管理时需要注意的解剖因素。医师需评估患儿外伤、牙齿、出血、压迫、呕吐等造成气道梗阻的可能性。医师还应了解正常牙齿的解剖和发育过程，从而更好地判断乳牙或恒牙缺失的情况。采取环状软骨压迫，或者绳带（如衣服上的带子）束缚，哪怕只有 0.2 磅的外力，也很容易导致婴儿/儿童气道梗阻。要避免过度的环状软骨压迫，这是气管插管困难的常见原因[7]。喘鸣音提示上气道梗阻。通过双手托颌法可以开放气道，稳定颈椎。要注意清除口咽部异物。对于严重创伤患儿，临床医师需要考虑到颈椎损伤的可能性。评估患儿颈椎的方法将在后面章节讨论：不需采取恰当的方法才能获得可靠的检查结果。如果有以下情况，更需注意颈椎损伤的评估：任何一过性或持续存在的神经功能缺失，颈部疼痛，严重的头、胸、腹部外伤，或其他节段的脊柱损伤。重复的询问患儿"是否疼痛"可能会导致错误的回答，因为儿童会猜测检查者的意图而做出答复。此时观察患儿的面部表情及其他不适表现更可靠。表 35-2 列出评估患儿气道的要点。

B：呼吸和通气

医师需评估患儿是否有足够的胸廓抬起，在年幼儿童，需注意下胸部及上腹部。胸腹的运动需要协调。不协调的运动主要指反常呼吸，提示呼吸衰竭即将发生。呼吸频率也需评估，过快或过缓的呼吸频率提示将要发生呼吸衰竭。治疗上需要进行辅助通气。首选皮囊面罩辅助通气。通气量只要能够使胸廓抬起就足够了，过大的通气量或过快的通气频率可增加胃膨胀（增加反流、误吸风险），从而影响通气。环状软骨压迫有助于减少正压通气时气体进入食管。在皮

囊面罩辅助通气时，需尽早放置鼻胃/口胃管。对于所有的严重创伤患儿，均需考虑留置鼻胃/口胃管。通气所致的胃扩张可导致呼吸困难，静脉反流减少，继而引起低血压。对于清醒患儿留置鼻胃/口胃管时需使用局部麻醉，可考虑雾化吸入利多卡因或利多卡因凝胶。利多卡因给药量需密切监测以防过量。

创伤患儿气管插管指征包括：①不能给予皮囊面罩辅助通气或需长期气道管理；②格拉斯哥昏迷评分（Glasgow Coma Scale，GCS）小于9分，提示需保证气道安全和通气治疗；③低氧血症（连枷胸、肺挫伤等）或低通气（外伤、气道梗阻、颈椎损伤等）所致呼吸衰竭；④早期复苏难以纠正的休克。

与成人相比，儿童插管有特殊的要点（参见表35-1）。

8岁以下儿童，环状软骨是其气道最狭窄的部分。因此，环状软骨可称为无气囊气管内导管提供天然的套囊。无气囊气管内导管主要用于8岁以下儿童；当需要更高要求的气道保护或通气时，可考虑带气囊气道导管。首选经口气管插管。儿童经鼻插管可能遇到的问题包括：儿童后咽部为锐角，难以通过；可能导致或加重口腔、鼻窦出血；插管过程中导致颅内压增高。

引起创伤患儿呼吸功能减低的因素有很多，包括中枢系统抑制、气道梗阻、疼痛限制呼吸、直接肺损伤。气道开放和足够的气体交换是保证通气的前提。正如前文所提到的，横膈在儿童保持通气时起到重要作用。但对于年幼儿童来说，胃扩张可导致横膈功能受损。因此，早期即需考虑留置鼻胃/口胃管以减低胃内压力。

可通过脉氧监测来评估通气情况，但它只能反映氧合充分。通过呼气CO_2监测可确定气管插管套管位置。可通过一种比色半定量装置来测定患者呼气CO_2。而连续呼气末CO_2测量可持续监测，并提供更多信息。除了可以定性确定插管成功外，它还可以早期提示意外拔管、导管扭曲或部分阻塞、呼吸机故障。连续呼气末CO_2测量还可以同步显示患儿对于治疗的反应，定量监测通气对患儿呼吸的影响，提示心肺复苏患者的预后。偏低的呼气末CO_2提示组织低灌注。在头部外伤患儿复苏过程中，呼气末CO_2测量的应用更有利于通气管理，并且其测量结果可通过动脉或静脉的血气分析结果加以验证。这对于持续通气监测有很大帮助，可以避免反复抽血，化验结果的延迟，以及动脉抽血引起的不适等。表35-3列出了儿童创伤患者呼吸评估的要点。

C：循环系统及出血的控制

休克并不仅指某一特定的血压难以维持，而是指机体不能保证足够的组织灌注的一种状态。保持一定的收缩压不能保证患者不处于休克状态。为了保证组织灌注，患儿的血管系统会收缩以增加全身血管阻力。即使血压维持于正常水平，如果出现低灌注表现，如：肢端冰冷、外周脉搏减弱、毛细血管充盈时间延长等，也提示患儿处于休克状态。10岁左右儿童，收缩压大于80mmHg时，脉搏可触及；对于婴儿和更低年龄的儿童，即使血压更低，脉搏也可触及。正常毛细血管充盈时间应小于2秒，但它受多种因素影响。患儿对于外周环境或看护人员的反应下降提示呼吸衰竭或休克的发生。体表出血需加压控制。儿童创伤患者的循环评估要点列于表35-4。

表35-3　呼吸：评估和处理

评估要点	干预措施
呼吸频率	如果存在呼吸衰竭，需面罩给予100%氧气或气管插管；呼吸频率快可能提示休克（液体复苏）或疼痛（静脉给予镇痛药）
胸壁运动	对于严重的血胸或气胸：放置胸腔引流管。自主呼吸者存在小气胸仅需密切观察和/或给氧治疗。手术指征：初始引流量>20ml/kg或持续引流量>2ml/(kg·h)
叩诊	开放性气胸：先包扎创口3面（使用凡士林纱布），然后胸廓造瘘置管，最后包扎创口另一面
反常呼吸	胸部挫伤/连枷胸：若呼吸过速或PO_2<50mmHg或PCO_2>50mmHg需气管插管
气管移位	张力性气胸：尽快放置胸腔引流管，必要时可先于锁骨中线第二肋间使用针头穿刺减压引流
连枷胸	面罩给氧，出现呼吸衰竭时需气管插管
开放创口	创面压迫止血，可使用止血敷料

表35-4　循环：评估和处理

评估要点	干预措施
毛细血管充盈	心电氧合监护，给氧及液体复苏20ml/kg有效呼吸减弱时需考虑气管插管机械通气
心率	每5分钟监测生命体征
外周搏动	大静脉通路2条（必要时横膈上下各一条）
感觉中枢	快速输注20ml/kg乳酸林格液或生理盐水（液体需加热）
脉搏增强	必要时重复快速输液2次
皮肤灌注	对于失血性失代偿休克，输注浓缩红细胞10~20ml/kg

表 35-5	功能：评估和处理
评估要点	干预措施
意识水平	保持血压、给氧和通气
AVPU 或 GCS 评分	头部外伤且 GCS<9 分：快速顺序插管；头颅 CT 检查，神经外科会诊 若血压正常，可考虑使用甘露醇 0.25～0.5g/kg 保持 CO_2 大致处于 35mmHg 保持脑灌注压：儿童至少为 50mmHg、成人至少为 70mmHg
瞳孔大小和反应	过度通气：如有脑疝表现，保持 PCO_2 在 30～35mmHg 注意引起瞳孔扩大的其他原因，如外伤性散瞳或阿托品的作用
肢端运动和语调	保持脊柱稳定 若存在脊髓损伤，可考虑使用甲泼尼龙（甲强龙）30mg/kg 静推，然后 5.4mg/(kg·h) 静脉维持 23 小时
体态	过度通气：PCO_2 维持于 30～35mmHg
反射	注意呼吸衰竭指征/球海绵体肌反射或脊椎损伤患者肛门反射"完整全面"

AVPU：alert 警觉，verbal 语言，painful 疼痛，unresponsive 无反应；GCS，Glasgow Coma Scale 格拉斯哥昏迷评分；RSI，rapid sequence intubation 快速顺序插管。

框 35-2	AVPU 系统

A *A*lert 觉醒
V Responds to *v*erbal stimuli 语言刺激有反应
P Responds to *p*ainful stimuli 疼痛刺激有反应
U *U*nresponsive 无反应

D：功能评估（全面的神经系统检查）

对创伤患儿全面的功能评估要点参见表 35-5。评估患儿肢体功能需进行快速的神经功能评估。有很多方法有助于此类评估，尤其是 AVPU（Alert、Verbal、Painful、Unresponsive）系统（框 35-2）和修正的 GCS（表 35-6）。

E：充分暴露和全面检查

初始评估的最后一步是充分暴露患儿以便发现隐匿性损伤。因为低温会增加患儿的代谢需求，所以保温对其来说十分重要。除了提高环境温度外，还需尽快采取加温措施，如：吸入氧加温加湿、加温输液/血、头套保温、电热毯或光照等。对于创伤患儿低温

的防治能决定最终的预后（表 35-7）。

F：家庭

对于创伤患儿初始评估时，应询问家属以获得更多信息。快速询问患儿家属病史及目前情况有助于对患儿的救治。在患儿复苏过程中，患儿家属更希望能在场，实际工作时这也是可行的。有些家属选择回避救治现场，应当允许他们这么做。当家属在场时，最好能有一名工作人员对其解释整个抢救过程。

儿童保育人员是抢救小组的重要一员。他们不仅能缓解患儿的心理，向患儿解释医疗行为，也能使患儿在诊疗过程中充分配合。他们也有助于患儿家属了解整个救治过程。保育员在患儿兄妹探视等很多方面也有帮助。他们还能通过适当的方法来分散患儿的注意力。他们更关注患儿的精神状态，从而使医务人员从整体上救治患儿，而不是仅仅关注疾病的救治。他们应该是抢救队伍中的一员。

再次评估

完成初次评估的各个流程后，需进行再次评估。再次评估是对患儿进行全面系统的评估，已发现初始评估遗漏的损伤。对患儿病史进行详细全面的询问。需要注意的病史归纳于 AMPLE 法（框 35-3）。再次评估的要点列于框 35-4。

救治策略

一般治疗原则

所有创伤患儿均需进行心电监护、足够的氧疗，并且需反复评估生命体征、氧合情况，可能的话还需进行呼气末 CO_2 监测。血管通路最好取上肢静脉，次选下肢静脉。很多医院人员选取股静脉置入中心静脉导管。股静脉导管型号选择参见框 35-5。

如需切开置管，可考虑肘静脉或隐静脉；然而骨髓腔通路相比较而言更加快捷可靠。除了外周血白细胞计数或外周血涂片外，其余常规化验都可以都通过骨髓穿刺针抽取标本（包括血型和血交叉）。临床多选用胫骨近中段行骨髓穿刺，但股骨远端更易于穿刺。骨髓腔可作为合适的静脉通路，但晶体输液速度必须有所限制，最高不能超过 25ml/min[8]。骨髓腔通路可能需留置多条（在不同骨骼上），通过骨髓腔输液后，外周或中心静脉通路会更容易建立。严禁于骨折肢体上留置骨髓腔通路。2 周左右的婴儿可选用脐静脉置管，可选用 3-F 或 5-F 单腔管、5-F 双腔管。如

表 35-6　儿童修正格拉斯哥昏迷评分*

睁眼反应

得分	>1岁	<1岁
4	自主睁眼	自主睁眼
3	语言命令睁眼	呼喊睁眼
2	疼痛刺激睁眼	疼痛刺激睁眼
1	不睁眼	不睁眼

运动能力

得分	>1岁	<1岁
6	遵嘱运动	自主运动
5	疼痛刺激定位反应	疼痛刺激定位反应
4	疼痛刺激屈曲反应	疼痛刺激屈曲反应
3	疼痛刺激异常屈曲（去皮层状态）	疼痛刺激异常屈曲（去皮层状态）
2	疼痛刺激异常伸展（去脑状态）	疼痛刺激异常伸展（去脑状态）
1	无反应	无反应

语言能力

得分	>5岁	2~5岁	0~2岁
5	正常交谈	适当的单词或短语	正常的儿语
4	胡言乱语	胡言乱语	可安慰的哭喊
3	不适当单词	持续或疼痛刺激后哭喊	持续或疼痛刺激后哭喊
2	只能发音	疼痛刺激发音	疼痛刺激发音
1	不能发音	不能发音	不能发音

*总得分：重度<9；中度9~13；轻度14~15。

表 35-7　充分暴露：评估和处理

评估要点	干预措施
脱去衣服	创伤检查，必要时进行直肠检查
注意领口下、夹板等部位	
检查背部	若无禁忌则移除背板
放射检查	注意颈椎、胸部、骨盆的放射学检查
实验室检查	血常规、血型、血交叉、淀粉酶、尿常规、尿妊娠试验
干预措施	必要时留置导尿管，鼻胃/口胃管
免疫	必要时适当地使用破伤风疫苗，有时需使用破伤风免疫球蛋白
骨盆骨折	骨盆带固定以减少骨盆腔容量，有助于止血

框 35-3　AMPLE 病史

A *A*llergies 过敏史
M *M*edications 用药情况
P *P*ast medical history 既往疾病史
L *L*ast meal 最后用餐时间
E *E*nvironments and events 周围环境与事件

框 35-4　再次评估后需完成的内容

从头到脚全面的检查
破伤风免疫治疗
根据指征应用抗生素
继续监测生命体征
维持尿量约 1ml/(kg·h)

果没有专用的留置管，可选用柔软的静脉管路或饲管进行输液或输血。如需输入血管活性药或高渗液体，则需严格植入标准导管至肝以上以防止肝脏损伤。

大部分低容量创伤患儿对于输注 20ml/kg 的等渗晶体有反应。如果输注 40ml/kg 盐水后仍无法改善低灌注情况，需考虑输注 10ml/kg 浓缩红细胞。如果患

框 35-5	股静脉导管型号
3F	<3kg
4F	3～10kg
5F	10～20kg
6F	>20kg

儿存在难治性休克或心肺衰竭，需考虑隐匿性出血的可能，此时晶体和血制品需同时输注。

目前对于血制品在创伤复苏中的应用还有争论。减少输血可以降低感染风险，并且血源相对紧张，但创伤患者大量输液后易发生凝血病。现行大部分指南对于大量输液（大于全血容量，约80ml/kg）患者血制品使用偏少。因为这容易导致持续的凝血病，使患者死亡率升高。基于成人的研究结果，目前部分专家主张在需要大量液体复苏时，需按血与新鲜冰冻血浆1:1进行输注。也有部分专家认为按1:2.5比例输注才能足够降低多脏器功能衰竭的风险。总之，新鲜冰冻血浆需要输注15～25ml/kg。血小板的需要量较难掌握。目前单位血小板多采自同一捐献者。每单位采集的浓缩血小板相当于过去的6倍。创伤患儿血小板输注量约10ml/kg，但因为采集的浓缩血小板的异质性，患儿输注后的反应却有所不同。创伤患者血小板维持目标为50×10^9/L以上。血小板需在输液后1小时及24小时进行测量，若患者存在止血困难或需反复输注红细胞，则需反复监测血小板。纤维蛋白原水平，尤其是针对中枢神经系统损伤的患者，需维持于1～1.5g/dl。采集袋中的纤维蛋白原浓度有所不同，总量一般为0.1～0.2袋/kg。每袋约含150mg纤维蛋白原和80单位的Ⅷ因子。

与成人不同，创伤患儿较少发生心源性休克[3,9]。但任何程度的胸部外伤若伴有休克，临床医师需考虑同时合并心肌挫伤或破裂的可能。心肌破裂可在FAST（focused abdominal sonography in trauma）检查中发现。因交感神经张力和收缩力丧失而导致的神经源性休克多伴有相对的心动过缓。血管扩张导致全身血管系统张力降低是此类低血压的原因。这类患者大多体温过低。神经源性休克多发生于交感神经传出系统损伤，多在T_1到L_2之间。多巴胺多为抗神经源性休克的一线用药。神经源性休克的机制和临床表现与脊休克不同。脊休克多表现为低全身血管系统阻力，相对的低血容量和心动过速。脊休克治疗需进行补液，必要时首选α受体激动剂，如苯肾上腺素维持血压。

头部检查包括瞳孔大小和反应、眼底镜检查以及颅骨的叩诊。颈椎的检查需在对患者颈椎完全固定时小心进行。在保持颈椎固定的同时，应尽快将患儿硬板移除。因为硬板会很快导致受压部位发生坏死。目前没有证据表明初始评估后患儿睡硬板床是有利的。

对于胸部和肺的检查评估包括：创口和连枷胸的检查、压痛部位、捻发音、听诊呼吸音是否对称、呼吸音或心音是否低钝等。当涉及安全气囊时，需注意排除隐匿性的损伤（如眼外伤）。同样，当腹部留有安全带痕迹时，多提示严重的创伤。

当患者配合时，腹部体检结果更为可靠。但常规体检对于腹部损伤并不敏感。稳定的创伤患儿可选用快速腹部CT扫描以明确腹内损伤。诊断性腹腔灌洗（diagnostic peritoneal lavage，DPL）和床边超声的检查价值有限。仅发现腹内出血不是稳定的创伤患儿绝对的手术指征。FAST检查阳性提示需进行腹部CT检查，并须密切观察患者，必要时重复进行超声检查。对于血流动力学不稳定的患儿，FAST或DPL结果阳性，提示腹部出血需首先控制。对于脾脏外伤，为了保证患儿免疫系统，当患者通过输液/血复苏成功时，大多选择保脾治疗。手术指征列于框35-6。针对此类患者建立相应的诊治流程对于任何外科医生都十分重要。患者若存在充分复苏后仍有低血压，CT扫描可见活动性动脉出血，或血红蛋白水平持续降低，均需尽早手术干预。

肛门指检可发现括约肌张力、前列腺位置及大便出血情况。但肛门指检敏感性较差，结果阴性时易导致误诊。有研究表明，对于任何损伤，肛门指检的敏感性只有约33%，大多数的尿道损伤、直肠壁损伤、盆腔损伤、肠损伤及脊柱损伤被漏诊。针对18岁以下儿童的亚组分析，其结果更不理想。不需要对所有患儿都进行肛门指检，当高度怀疑结果阳性时才需进行检查[11]。儿童较少发生尿道损伤，但当存在会阴或下腹部血肿，尿道出血时，需排除尿道损伤。当体检提示尿道损伤时，应先进行逆行尿道造影检查后，再留置导尿管。

框 35-6	剖腹探查指征

充分复苏后血流动力学仍不稳定，并排除其他原因（如血胸或张力性气胸）
腹腔内出血输血量大于体内容量50%
影像学检查提示气腹，腹腔内膀胱破裂，Ⅴ级肾血管损伤
腹部枪击伤
腹腔或胃内容物扭转
腹膜炎征象
诊断性腹腔灌洗可见大便或肠内容物

肢体检查应着重于肢体畸形、穿刺伤、灌注不足等问题。大多数骨折在手术前可采用夹板固定。严重肢体创伤时需仔细进行神经系统功能的检查，必要时需多次反复评估。可早期请骨科医师会诊。

低温对患儿的影响是巨大的。儿童，尤其是婴儿，相对于单位体重来说体表面积更大，导致皮肤传导散热更多。低温是"致死三联征"（酸中毒、凝血病和低温）的主要部分，因此保持体温需得到足够的重视。患者的核心温度需进行监测，可采用带温度传感器的导尿管进行。必要时可采用各种加温设备进行保温治疗。

疼痛控制

疼痛控制是创伤患者救治中的重要一环。通过药物及各种技术缓解患者的疼痛，可以减轻患者救治过程中的焦虑应激情况。疼痛控制的最主要方式是适当地应用麻醉镇痛药物。芬太尼相对于吗啡对血流动力学的影响更小，可快速使用。它不会引起组胺释放而导致再次低血压。除了给予维持剂量，还可以根据患者疼痛情况临时加量以便于疼痛控制。除了药物应用外，骨折固定时加用软垫等也有助于缓解疼痛。通过图画等分散患者注意力，也有助于疼痛控制。患儿的家属等可采用此类办法帮助患者。因为害怕打针或服药，当询问患儿是否需要止痛药时，即使他们疼痛很剧烈，大多也拒绝使用。可根据疼痛评分和一般观察来给予一定的基础止痛治疗。

对于头部外伤的患者来说，芬太尼还有一个优势是作用时间短暂。因为芬太尼体内清除很快，当患者出现神志改变时，可以很容易区分出是因为疾病变化还是因为药物引起。相较于其他麻醉镇痛药，此时选用芬太尼更合适。对于清醒的创伤患者不应用止痛药物是不人道的。可选用滴注短效药物。需要时可用纳洛酮拮抗麻醉镇痛药物作用效果。

诊断依据

实验室检查

儿童创伤患者的血液检查与成人相同，对于较小的婴幼儿可能需要采用微量样本检验技术。对于较大的儿童，需要排除药物或酒精应用引发事故的可能。对于低血容量休克的患者，因为血液浓缩，早期血红蛋白水平并不可靠[13]。

严重创伤患者应立刻床边监测血糖，并且每30～60分钟复查。儿童单位体重糖代谢率远高于成人，因此他们的糖储备能力要差很多。当患儿出现神志改变时，需马上进行床边血糖监测。当患者因低血糖需要补充糖分时，应持续补充葡萄糖以防低血糖反复发作。对于可进食的患者，可予补充淀粉、脂肪、蛋白质等。不能进食患者需静脉补充葡萄糖。

放射学检查

对于中重度创伤儿童应进行胸部和骨盆拍片检查，以发现出血部位、明确休克原因。对于稳定的清醒患者，如果常规体检不提示骨盆或骶部外伤，则可不进行骨盆拍片检查。排除骨盆骨折需满足以下7点：患儿大于3岁、神志清楚、无其他重大外伤、无骨盆疼痛主诉、体检无骨折表现、无髂骨及耻骨联合压痛、髋关节旋转屈曲等活动无疼痛[14-17]。当患者骶部触痛明显而平片检查结果阴性时，需进行CT检查，应为骶部骨折可能很难由平片发现。根据患者临床表现，颈椎放射检查可适当延后。

根据体检情况选择相应的放射检查。轻微外伤患者可不进行放射检查。2岁以下受虐儿童需排除骨折可能，包括头盖骨、胸腹部和长骨拍片。这些检查不一定需急诊完成。可安排由儿科放射专家于门诊完成。

对于有神志改变或严重创伤，头部外伤需行头部CT检查，或者有颈椎损伤体征表现的患儿，最好进行颈椎CT而不是平片检查。尽管平片在低危患者的阴性预计值较高，但它发现骨折的敏感性太低。即使平片结果阴性，也需根据患者临床表现在决定是否移除颈椎固定。患者持续存在颈部疼痛而平片或/和CT检查结果阴性，需进行磁共振、过屈过伸位检查，少数情况还需行神经外科透视检查。

电击伤后的心电图检查

儿童电击伤主要发生于家里（≤240V）。无症状的患儿，如果电击时未发生快速性室性心律失常，到医院时也未发生心律失常，一般不会发生严重心律失常。现有研究表明，对此类患者可不进行心电图检查或监测[18]。如果心电检查结果正常或有非特异性改变，其发病风险也较低。非特异性改变一般仅出现于24小时内。对于高压电击伤患者，需进行心电图检查，并进行心电监测至少4小时。

各部位损伤

头部外伤

概述

头部外伤是创伤儿童死亡的最主要原因，大约占死因的 80%[3]。每年约有 29 000 位 19 岁以下儿童因头部外伤而致终身残疾。头部外伤致病原因中，高处坠落占 37%，车祸占 18%[20]，步行受伤占 17%，自行车摔伤占 10%。根据年龄分析，婴幼儿更容易跌伤，学龄儿童更易受车祸或运动外伤，所有年龄段儿童都可能因受虐而致伤。

处理原则

儿童与成人解剖上最大的不同是，儿童的颅顶更大，占体重比例更多。这种解剖特征使儿童，尤其是婴幼儿，颈椎会受到更大的剪切力损害。颅缝既能起到保护作用，也是决定其预后的因素之一。尽管儿童颅骨更易骨折，但儿童脑实质损伤时也可能不伴有颅骨骨折。儿童脑组织多无髓鞘，其易于受剪切力而加重损伤[3,21]。

临床特征

临床医师需尽可能详细地了解受伤过程。坠落的高度可决定受伤的程度。大多数儿童为跌伤。受伤平面的坚硬程度也很重要，尤其是跌倒时是否有地毯等垫护。跌倒时伴有其余物体的撞击，可加重骨折及颅内损伤的风险。车祸儿童的受伤情况，受其车祸时安全措施的影响。坐于合适的安全座椅内的婴儿，车祸时受伤更小。没有安全措施的儿童在高速车祸中更易重伤。

在大多数情况下，明确受伤时是否存在神志变化是十分重要的。当儿童在运动时受伤时，任何神志的改变都会被认为是意识的丧失，这会干扰病史的获取。对于患儿伤后行为的问诊，应包含是否有易激惹、昏睡、性格改变、异常步态或其他行为改变等。伤后此类异常行为的加剧需特别重视。

儿童头部外伤后出现呕吐对于预后的影响尚不明确。目前没有足够的研究指出，头部外伤后多久出现呕吐是属于正常的愈合过程。而对于头部外伤后癫痫发作则有较多的研究[21]。创伤后一过性的癫痫发作（神志可马上恢复正常）属于撞击性癫痫发作。撞击性癫痫发作大多与颅脑外伤无关，不需单独为此行 CT 检查。应根据患者的病史和神经功能状态决定是否进行 CT 检查。出现撞击性癫痫发作后，不需行常规的抗癫痫治疗。受伤后迟发性癫痫（受伤 20 分钟后发作）提示颅内损伤，且大多易复发。此类患者需行 CT 检查，并需请神经外科协助诊治。对于任何创伤患儿，询问病史时都需要注意儿童受到虐待的可能。

对于头部外伤患儿进行体格检查时，要注意急诊的 ABC 原则。虽然内脏的损伤决定此类患者的预后，但是保证氧合和组织灌注可减少继发性损伤。儿童的脑组织对于缺血缺氧等十分敏感，因此保持脑组织灌注能决定患儿预后的质量。必须关注患儿的容量问题，因为只有正常的平均动脉压（mean arterial pressure，MAP）才能保证有足够的脑灌注压（cerebral perfusion pressure，CPP）。CPP 是 MAP 与颅内压（intracranial pressure，ICP）的差值：CPP = MAP - ICP。当血压下降时，CPP 也下降。由此公式得到的 CPP 与脑受伤部位及其周围组织的实际 CPP 差异很大。任何头部外伤的儿童都需警惕颈椎损伤的可能。

评估头部外伤患儿有多种方法，包括 AVPU 和 GCS。儿童常用的修正 GCS 列于表 35-6。尽管应用广泛，但目前还没有一种修正 GCS 评分系统得到试验肯定[22]。但研究表明，相比于成人，对儿童患者应用 GCS 判断预后更为准确。一项涉及某重症监护室 80 名头部外伤儿童的研究表明，初始 GCS 评分与最终预后相关[23]。监护室住院时间和神志恢复时间与 GCS 评分有关，评分大于等于 6 分的患儿预后及神经功能恢复较好。虽然此研究样本量较少，但它提示我们，不论患者当前神经功能如何，在急诊抢救时都应尽力保证患者存活，维持神经功能稳定。

对脑外伤患儿的体检要包括神志、脑神经、运动功能、感觉功能、短时记忆功能等方面的检查，必要时需进行应激下的认知功能检测。脑神经检查与成人相同。通过对运动功能及脑神经的检查以发现颅内压增高的表现。婴儿及儿童颅内压增高的症状和体征需仔细检查（框 35-7，框 35-8）。

儿童轻微头皮外伤包括 3 种不同程度的损伤[24-27]。了解儿童头皮的解剖分层（皮肤、结缔组织、腱膜、疏松蜂窝组织和骨膜）有助于区分患儿的损伤程度。皮下血肿是指结缔组织层的外伤血肿，大多可活动且跨过骨缝。帽状腱膜下血肿指帽状腱膜以下，骨膜以上疏松蜂窝组织内的血肿。骨膜下血肿指血肿出现于骨膜以下。骨膜下血肿局限于骨缝以内。头皮外伤出血较多，婴儿及低龄儿童若不及时处

框 35-7　婴儿颅内压增高的一般症状和体征

- 囟门饱满
- 颅骨缝分离
- 意识改变
- 异常兴奋
- 持续呕吐
- "落日"征（患儿双眼不能向上看，眼球下旋，在眼睑下方，巩膜露出，形似落日）。7 个月以下婴儿正常时，尤其是光线刺激撤除后有时也可出现此征象

框 35-8	儿童颅内压增高的一般症状和体征

- 头痛
- 颈项强直
- 畏光
- 神志改变
- 持续呕吐
- 脑神经受累症状
- 视神经乳头水肿
- 血压高，心跳慢，通气不足
- 去皮质或去脑体态

理，可引起血流动力学不稳定。虽然头皮外伤出血可引起休克，但还需注意其他部位损伤的可能。

儿童颅骨骨折表现为多种形态[19,21,28]。最常见的为线性骨折，大多预后良好，不需进行特殊处理。当出现骨折线通过脑膜血管沟、凹陷性骨折、骨折分离或者骨折发生于脑膜中动脉区域时，预后较差。伴有硬膜撕裂的骨折与一般线性骨折不同，其骨折可能逐渐增宽（生长性骨折），导致囊性脑膨出。儿童颅底骨折较为常见，可伴有脑脊液鼻漏或耳漏。儿童颅底骨折的征象与成人相同，包括乳突皮下淤血（Battle 征）和熊猫眼（眶周疏松组织血肿）[29]。

严格来说，脑震荡是指脑功能暂时性障碍，多有近事遗忘。患者可有厌食、呕吐、面色苍白等表现。这些症状能很快缓解。大多不需 CT 检查，即使进行检查，结果也多为阴性。脑挫伤多由直接暴力损伤或对冲伤造成。受伤当时可无意识改变。患者症状大多持续存在，包括意识改变、严重头痛、呕吐、局部神经功能缺失等。此时需行 CT 检查。

硬膜外血肿患者可有一个典型的意识改变过程，受伤后可有一段中间清醒期，后因颅内血肿增大而再次出现昏迷。与成人不同，儿童硬膜外血肿可由静脉出血形成，这使得其症状改变更加延迟。医务人员应警惕此类症状的发生，并立即进行再次评估。硬膜外血肿多由于骨折涉及颅骨脑膜血管沟造成（60%~80%）。局限于骨折内板的硬膜外血肿患者需在医院密切观察，一般不需外科手术治疗。

婴幼儿硬膜下血肿需注意排除。硬膜下血肿多由于桥静脉受损导致，很少也由于颅骨骨折造成（<30%）。硬膜下血肿多发生于 2 岁以下儿童，93%发生于 1 岁以下儿童。慢性硬膜下血肿多由所谓的"摇晃婴儿综合征"造成。大多是因为摇晃婴儿时过于用力，使其脑部受加速减速作用力而致[30]。大部分是因虐待婴儿造成的，22%的儿童虐待可致中枢神经系统损伤。患儿大多表现为非特异性症状，如呕吐、发育不良、意识改变或癫痫。大多数患者伴有视网膜出血，这可以说是较为特异性的病变，所有患者都必须通过眼底镜检查来排除。眼科医生通过扩瞳后可辨别视网膜出血类型。虐待导致的视网膜出血多表现为视网膜外周弥漫性多发出血灶。非重症患者发生的后颅窝或大脑纵裂后部的多发性硬膜下血肿提示非意外受伤可能性大[31,32]。除了血肿本身的变化，颅内压增高也会导致病情恶化。其他原因所致轻中度脑外伤和心肺复苏不会引起视网膜出血。发现视网膜出血需警惕儿童虐待可能。此类患者需进行凝血功能、血小板计数、血小板功能等检查，必要时还需进行戊二酸尿检查。

诊断策略及处理

作为基本原则，系统检查仍是最可靠的临床决策依据[21,28]。突出的表现通常是局部损伤的可靠依据。相反，重点的缺失常常导致误诊。颅内压增高的临床表现在儿童的病程中可能滞后。与成人类似，视乳头水肿可能几天以后才会出现。经典的 Cushing's 反射（心动过缓和高血压）在儿童中同样并不可靠。一旦怀疑颅内压水平增高，就应该立即准备紧急干预（表 35-8）。

Monroe-Kelly 学说认为颅内容物由三个部分组成：脑、脑脊液和血液。颅腔的容量是固定的。虽然并不完美，但这一学说指出其中任何一项的改变都有可能影响其余的两项。例如，颅内出血时的占位效应必然导致颅内脑脊液和脑组织容量的减少。同样，脑水肿也会导致颅内脑脊液、脑血流，或两者同时减少。当这一平衡被打破，超出自身代偿的范围时，颅内压就会迅速上升，并短期内达到损伤局部脑组织或减少脑组织血供的水平。如果不能得到有效的处理，就将出现脑疝：当颅内压高于 20~25mmHg 时必须要处理；而当绝对值低于这一水平时，处理的临界值尚未明确。通常对于脑灌注的观点，脑灌注压等于平均动脉压减去颅内压（MAP – ICP）。但是这一学说无法精确估计由外伤或其他原因导致的缺血半暗带这一特殊区域的脑灌注压。利用对氧摄取率的测量（改良 Fick 原则）和结果分析，作以下推荐：总体上，儿童要求保持脑灌注压在 50~65mmHg 以上，成人要求保持在 70mmHg 以上，同时最低脑灌注压与年龄存在相关性。Hackbarth 和他的同事们指出儿童颅脑外伤一项重要的预后指标就是能否保持脑灌注压在 50mmHg 以上[33]。目前大部分学者将此作为可接受的脑灌注压低限。

止癫药物在儿童中重度颅脑外伤的使用中尚有争议。早期预防性使用并未减少晚期癫痫的发生率，

表 35-8 颅内压增高的急诊处理

治疗	剂量	作用机制
头部抬高（30 度）		降低颅内静脉压
头部处于正中位		防止颈静脉受压
过度通气	保持 $PaCO_2$ 38～42mmHg，若颅内压急剧升高则降低 $PaCO_2$ 至 30～35mmHg	可以暂时地迅速降低颅内血容量，从而降低颅内压 仅作为颅内压快速升高的短期处理方法
甘露醇	0.25～0.5g/kg 静脉应用	都有快速渗透性利尿效果。利尿可降低 BP 和 CPP
高渗盐水（hypertonic saline, HTS）	3% 高渗盐水 0.1～1ml/kg 滴注至起效	甘露醇注射是需使用过滤器。HTS 需使用中心静脉输注 通过渗透压和流变性起作用。防止脱水
戊巴比妥	5～10mg/kg 持续 30 分钟，然后 5mg/(kg·h) 持续 3 小时，然后 1mg/(kg·h) 急诊室内很少应用	被认为可降低脑组织代谢；也可促进自由基形成。其他巴比妥类药物（苯巴比妥）也可应用 可能会降低 BP 和 CPP
开颅减压		可以更有效地缓解水肿压力，降低 ICP 儿童应用有潜在价值
亚低温（35℃）		可降低脑血流量和脑代谢。可致心律失常 目前正在研究中
保持血容量	临床或侵入性监测	保持平均动脉压
保持 CBF 必要时使用升压药	根据不同药物而定	通过增加 MAP 来保持 CBF 和 CPP
神经肌肉阻滞剂	根据不同药物而定	有助于保持较低的 ICP
镇静	根据不同药物而定	不要过度镇静
预防发热	对乙酰氨基酚 15mg/kg OG	发热提高 ICP 和心脏负荷
积极处理癫痫	根据不同药物而定	预防性治疗尚有争议。对于癫痫的治疗没有争议且需十分积极，可防止 ICP 升高，缺氧，高热和高碳酸血症

BP, blood pressure 血压；CBF, cerebral blood flow 脑血流量；CPP, cerebral perfusion pressure 脑灌注压；ICP, intracranial pressure 颅内压；MAP, mean arterial pressure 平均动脉压。

故不推荐用于这一目的。明确的一点是早期癫痫发作导致的体温、脑组织氧供以及脑灌注压的变化都是不利于急性颅脑外伤的处理。此外，早期癫痫发作还会影响患者头部或其他损伤的评估和处理。但是目前尚缺乏苯妥英对于创伤后早期癫痫的预防作用方面的证据。同时 Young 及其同事们指出在中重度头部外伤患者中，早期癫痫的发生率显著低于预期，而苯妥英亦未能实质性的降低这一风险[34]。其他学者则指出托吡酯（topiramate）或左乙拉西坦（levetiracetam）可能具有相对更好的疗效以及更小的副作用[35,36]。癫痫发作时的处理亦需谨慎，在使用具有止癫效应的镇静药物的同时，对于再次发作风险极高的病人可给予预防性的苯妥英或磷苯妥英药物。

大部分临床医生偏好对 GCS 评分持续恶化或小于 9 分的儿科患者采取早期及保护性插管。但是在院外或医生对儿科快速诱导方面的知识或经验不足时，强烈推荐使用加压面罩通气用以短途转运或等待进一步的支援。在加压面罩通气时，应放置口胃管以减少呕吐的风险及避免胃胀气导致的呼吸困难。单纯的头部外伤并不多见，因此需仔细反复的检查以排除其他创伤，包括实验室以及影像学的检查。

脑疝的症状在于儿童和成人基本类似。颞叶沟回疝可能早起就表现为单侧瞳孔扩大（同侧第三对脑神经副交感纤维受压），对侧偏瘫（同侧大脑脚受压）以及过度通气。如果病情持续进展，可能出现同侧眼球向下及向外斜视，原因是由于第三对脑神经运动功能的丧失而第四、第六对脑神经功能的保留。通常早期即可出现双侧第三对脑神经压迫导致的双侧瞳孔散大、固定。在 Kernohan 现象中，颞叶压迫同侧大脑脚导致同侧轻瘫，并可能引起没有影像学改变的局部损害。小而迟钝的瞳孔，去皮质体位以及潮式呼吸是早期中央型间脑疝的特征。如果持续进展并影响到脑桥或延髓，患者将表现为散大固定的瞳孔，肌张力下降以及叹息样呼吸甚至呼吸、心脏骤停。如果怀疑急性脑疝，首先的处理是给予保护性过度通气[37,38]。临床过度通气的终点是患者状态的改善或散大瞳孔的缩小。呼末二氧化碳图结合动脉或静脉血气分析被用于评估适度的过度通气，一般控制二氧化碳分压（PaCO$_2$）在30～35mmHg。过度的过度通气可能导致脑血管收缩和二度脑损伤，通气频率由该年龄的适度水平开始，并逐渐增加直至瞳孔功能恢复。脑疝的后续处理包括ICU中高渗性脱水剂的使用以及其他特殊的干预[37-42]。

放射学

颅骨X线片

大多数临床医生认为单纯的颅骨X线摄片指征包括儿童异嗜癖的骨骼检查，确定脑室腹腔分流，某些头皮贯通伤以及怀疑头皮下异物等。而当儿童中怀疑颅内损伤而需行神经影像学筛查时，单纯的颅骨X线摄片缺乏必要的敏感性，CT更值得推荐。

头部CT

有大量的关于儿科头部外伤患者头部CT检查适应证及相关性的研究。有一项大型研究包括了185名由2岁到17岁有意识丧失，但GCS评分15分的轻度头部外伤者[43]。这些患者按照体检发现、神经系统症状以及是否单纯的头部外伤分成不同的组。神经系统症状以及非单纯头部外伤这两项因素与颅内出血高度相关。而49例神经系统表现正常的单纯头部外伤儿童中无一出现颅内出血。所有颅内出血的患者均在体检中发现有其他创伤。有作者指出，大于2岁的儿童，有意识丧失的单纯头部损伤如果无神经系统症状，在接受详细的体检后可以允许出院。

其他研究却有不同的发现，认为明确的实质性损伤与意识丧失存在相关性[43,44]。目前，推荐进行CT扫描的指症包括神经系统症状，GCS评分小于14以及高强度外力导致的创伤。研究显示许多颅内损伤的表现缺乏特异性以及对病人是否需行CT扫描的指导意义（高阴性预计值而低阳性预计值）。已有研究证实这些规则的有效性。Dunning和他的研究者们的荟萃分析显示颅内出血和注意力[相对风险系数（RR）=9.4]，颅骨骨折（RR=6.1），意识水平改变（RR=2.23）以及GCS评分大于15分（RR=5.51）[36]。年龄小于1岁的婴儿对于临床医生是一个特殊的挑战，因为他们的神经系统发育水平更难以评估。除外这一年龄段的患者，任何意识丧失、迟发的呕吐、易激惹、营养不良或者怀疑药物滥用的患者均需考虑CT扫描。CT在评估短暂性意识丧失以及在大于1岁的儿童中的必要性尚不明确，但是如果意识丧失时间超过1分钟，许多临床医生均认为是进行神经系统影像学检查的指征。

一项评估婴儿头部闭合性损伤的研究收纳了668位年龄小于2岁的患者进行CT扫描，并对其中92名年龄小于2个月的患者进行了随访。明确的头皮血肿与脑实质损伤具有高度相关性。因此对于此类患者，作者推荐进行CT扫描[45]。

颈椎损伤

概述

在美国，每年有1100名以上的儿童发生脊髓损伤[46]。颈椎损伤的模式根据患者年龄的不同而不同。在8岁以下儿童的脊髓损伤患者中，C$_3$水平以下骨折只占不到30%，与成人有明显的不同。同样，在这一年龄组中，影像学阴性的脊髓损伤（spinal cord injury without radiographic abnormality, SCIWORA）占了25%～50%[42-44]。而在有了MRI的时代，SCIWORA可能只是一个误称。内部或外部的表现通常都能在MRI中立即看到，但也有可能是延迟的，强制制动以及再次MRI检查可以防止迟发或者再次的损伤。关于强制制动的时限尚有争论，可能需要12个星期。

疾病原理

8～10岁儿童的颈椎解剖接近于成人模式（框35-9）[2]。对于小于15岁的患者的损伤模式与成人的区别并未完全明确。儿童的脊柱支撑韧带比成人更具有弹性。关节囊也更具有弹性以及软骨的钙化程度亦较轻。相比而言，在关节面和棘突之间具有更好的水平稳定性，椎体表面具有更多的楔形面。相比于成人，儿童具有相对不发达的颈部肌肉，而头部相对于身体的比例更大、更重。以上两点不同导致了儿童脊柱支点位于C$_2$和C$_3$水平，而成人的一般在更低的颈椎水平。

临床特征

任何存在严重多发损伤的患者都应该考虑存在脊髓损伤，直到取得排除的证据。同样，头部、颈部或者背部外伤以及速度相关的损伤，车辆撞击以及高处坠落（特别是合并头部外伤）均需考虑脊髓损伤并

框 35-9	儿童颈椎解剖特点

- 颈椎支点由小儿的 C_2~C_3 变为 8~12 岁时的 C_5~C_6
- 头部体积相对较大,颈椎更易受损
- 2 岁以下儿童后枕部相对较大,置于普通平板时若肩胛骨和骨盆没有衬垫可致颈椎弯曲
- 颈部肌肉组织薄弱,韧带损伤更为常见
- 颈椎体前缘楔形改变更常见
- 棘间韧带弹性增高
- 关节面更为平整,且位置处于水平位
  - 成人向上成 30°到 65°角,向下成 55°到 70°角
- 不完全成骨,使骨折线性复位更困难(软骨结合)
  - 钩突 7 岁前尚未钙化
  - 齿状突基底部软骨融合于 3~7 岁
  - 齿状突上端骺部大约 7 岁时拍片可见,多于 12 岁融合
  - C_1 后弓于 4 岁融合
  - C_1 前弓 1 岁后可见,于 7~10 岁融合
  - 下部颈椎节段更多
  - 7 岁时神经弓与椎体融合
  - 后弓融合于 3~5 岁
- 棘突顶端骨骺可被误认为骨折
- 齿状突前间隙小于 8 岁时约 4~5mm,8 岁以上为 <3mm
- 小于 8~12 岁儿童 40% 可见 C_2~C_3 假性半脱位
- 椎前间隙容量随呼吸运动改变

予以适当的评估。对儿科患者的评估应该包括初步评估气道开放,呼吸状态以及灌注。完成初步评估并稳定后,进行颈部检查。应该注意局部的触痛和骨骼畸形。如果患者有疼痛或者触痛,近距离观察他或者她的面部表情比询问更有效,"你痛吗?"任何持续的不适或者都应该被关注,因为韧带的损伤有时可能很微弱。在教学机构中,3 个或 4 个人重复某一方面的检查很普遍。而在儿童中,经常曾主诉有疼痛却又告知新的检查者不痛的情况,因为他们已经迅速体会到一旦他们确认有疼痛,持续的刺激将不断的继续,从而导致更严重的疼痛。所以,一个体检者发现疼痛已经足以支持进行更进一步的检查。

有时,触觉敏感或触痛在尚未能讲话的儿童中应该被关注。同样,对于头部外伤,意识水平下降或者分散的损伤以及无法提供准确定位疼痛位置的应该警惕防止潜在的附加损伤。

儿科的神经系统检查可能很困难,但是对于可疑颈椎损伤的患者仍有许多其他的因素需要评估。颈部疼痛则需怀疑存在颈椎损伤。同样,麻痹、感觉异常、眼睑下垂以及阴茎异常都是与脊髓损伤都是与神经损伤高度相关的表现。对于麻痹或者感觉异常的主诉,即使已经完成了体检,仍应该考虑存在脊髓损伤直到取得排除的证据。最后,上肢的体位和功能有助于判断脊髓损伤的平面。

许多特征性的脊髓损伤综合征能在急诊初步评估中被诊断。脊髓损伤主要表现为完全性或者不完全的感觉或者运动功能的表现或者缺失。不完全的脊髓损伤在脊休克改善后运动功能方面会有更好的预后。不完全的损伤往往在损伤平面以下和骶神经分布区域保留有一定的感觉和运动功能,即使很微弱。在脊休克消退之前,完全性或不完全性损伤的评估是无法一时完成的,也是不可靠的。男性直肠指检(肛门收缩试验)或球海绵体刺激试验可用以评估骶神经区域的感觉和运动功能。脊髓中央损伤综合征(最多见于颈椎的伸展性损伤)上部表现(例如音调下降)重于下部表现,远端症状重于近段症状(例如手指和手部灼痛)。脊髓前角综合征(伴随于颈椎屈曲性损伤)表现为特征性的完全性运动麻痹和痛温觉的消失以及位置和振动觉的保存。Brown-Séquard 综合征表现为脊髓损伤同侧的运动功能和本体感觉的丧失以及对侧痛温觉的消失。在儿童中,脊髓损伤综合征罕见。

放射学检查

部分专家相信车祸中的儿童,如果有颈部疼痛或者怀疑有颈部损伤应该接受影像学评估。以此作为筛选工具,患者的颈椎损伤可以非常敏感地被识别。也有其他专家支持利用 NEXUS 来决定哪些需要颈部影像学检查。这些标准来源于对一项 3 065 名年龄小于 18 岁的儿童的研究;其中 30 例颈椎骨折的儿童中只有 4 例年龄小于 9 岁,而 88 例年龄小于 2 岁的患者无一发生颈椎骨折[47,48]。儿科病例中没有出现影像学阴性的脊髓损伤,数据显示同年龄组中 45.9% 的颈椎损伤发生在 C_5 和 C_7。导致这一现象的原因可能是儿科患者中 2 160 例的年龄在 8~17 岁。报道称颈椎骨折的发现率是 100%(95% 可信区间为 87.8%~100%);但是该研究中不到 1% 的儿童存在损伤,使 100% 阴性预测值的意义有所下降,敏感性也受到质疑(至少在年轻幼儿中)[47]。大部分外伤的患者的年龄都大于 9 岁,特征相比于婴幼儿更接近与成人[48]。因为 NEXUS 标准在儿童中的局限性,对于儿童的颈部外伤应该有一个更低阈值的影像学检查标准。不适主诉、多处外伤甚至是一过性的神经症状都应该是进行影像学检查的指征。

影像学检查通常需要三个视窗:水平位、矢状位以及张口齿状位从而暴露 C_1 的齿状突。三位颈椎序列的敏感性变异较大。报告结论或选择显像模式时必须要考虑预检中骨折的可能性。判读儿童的颈椎骨折的影像可能是一项巨大的挑战,因为生长过程中可能

出现的解剖改变（框 35-9）。另外，儿童中的 C_2、C_3 在青春期以前可能出现假脱位，发生率约为 40%[49]。急诊医生分辨真性脱位和假性脱位通常是通过 C_2 后颈线以及棘突椎板线，也叫 Swischuk 线，与棘突皮质的关系。通常直线由 C_1 前皮质边缘延伸至 C_3 前皮质边缘。如果这一直线通过了 C_2 棘突或突前小于 2mm，并未见骨折，则患者在该水平假性半脱位的可能性较大（图 35-1）。

颈椎清晰的影像学的一项重要标准就是所有的 7 个椎体均可见，直至 C_7~T_1 界面。小于 10 岁的儿童中，环齿关节间隙不应超过 4~5mm，椎体软组织间隙不应该大于正常（可变但是一般 <1/3~1/2 椎体宽度）。应评估颈椎的四位影像，同事寰枕关节亦要评估以排除脱位。其他的影像学方式包括薄层 CT 和磁共振成像也可以被用于椎体的线性骨折。如果齿突不能被张口位评估，可以利用变化视图或 CT。临床高度怀疑骨折而影像学阴性的患者应该考虑计算机数字重建评估并请放射科、整形外科或神经外科会诊。Eubanks 和他的同事们在他们的文章中对儿科颈椎有一个清晰的回顾[50]。

年轻的儿童通常具有更大的高位颈椎损伤风险。不幸的是很多枕颈交接处的损伤通常是立即致命的，但是仍有部分生存的病例[51]。早期发现和固定是决定性的。在任何儿童行人与车辆事故中均应考虑枕颈交接处损伤，特别是儿童因前倒而具有下颌撕裂时。在许多致死的病例中，均有明显的离散和移位，而在非致死病例中，往往是细微的。Power's 比例大于 1 提示寰枕关节脱位，直至取得其他的证据（正常约 0.77）。Power's 比例是指颅底至寰椎后弓皮质的距离除以枕后线至寰椎前弓皮质的距离。另一种发现这种损伤的方法是从齿状突后缘画一直线，测量这一直线至颅底的距离，如果这一距离大于 12mm，寰枕关节就应该考虑。另外，儿童如果有固定的颈部旋转异常就应该考虑存在外伤性或非外伤性寰枢旋转脱位。通常这也可以出现在肌性斜颈和触诊下颌角水平的对侧胸锁乳突肌时。如果寰枕关节旋转脱位无法在临床上被证实，单纯的摄片或者 CT 应该被使用。对于有高位颈椎触痛的儿童，需要慎重的考虑可能存在齿状突和 C_2 之间的软骨骨折。这靠单纯的摄片很难诊断，但常常可以发现齿状突前倾在 C_2 上。矢状位 CT 重建将可以明确[52]。

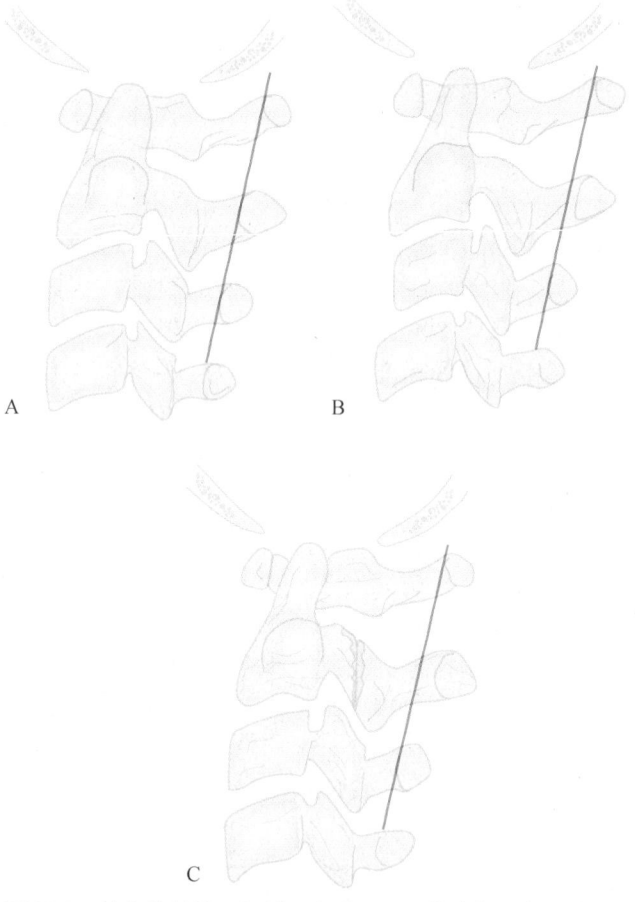

图 35-1 棘突椎板线。仅用于表示 C_2/C_3 前移位。从 C_1 棘突皮质至 C_3 棘突皮质画一直线，显示与 C_2 棘突皮质的相关性。**A**，经过 C_2 棘突皮质正常线；**B**，经过 C_2 棘突皮质正常线（距 C_2 棘突皮质前侧 ≤1.5mm）；**C**，经过 C_2 棘突皮质正常线（距 C_2 棘突皮质前侧 >2mm）。（From American College of Emergency Physicians, American Academy of Pediatrics: APLS: The Pediatric Emergency Medicine Resource, 4th edition, Dallas, Elk Grove Village, Ill, 2004, the College and the Academy.）

治疗

脊髓损伤有两个阶段。直接损伤（早期阶段）是巨大的、不可逆的脊髓损伤的结果。继发于缺血、缺氧和组织毒性引起的脊髓可预防或可逆的损伤为间接损伤。颈椎损伤的患者的复苏需要关注引起损伤的间接因素的预防或者减少其限度。可能存在的脊髓或脊柱的损伤的处理应该开始于急救护理的院外阶段。很多受伤的儿童在合适的固定后到达急诊室。更多的最近的一些研究显示，对于传统的颈椎项圈和坚硬的底板而言，将儿童的相对于身体比例过大的头颅固定于中轴线更为合适。然而，由于儿童的枕部有保护作用的改良底板的出现，需要使用坚固的颈椎项圈、坚硬的底板以及用头箍、衣带和绳索进行外固定以使其得到足够的保护。给患者垫置合适的填充物以避免颈椎移位并且有助于预防压力相关性损伤。一些急救处理处要求在某些特殊情况下幼童需固定于他们的汽车座位上。

呼吸应该被评估以确定通气不足的存在。因为膈肌运动的减弱和肋间肌的瘫痪，使得脊髓损伤的患者可能存在通气不足。否则能够保持仰卧位的正常儿童需要通过用力肺活量的检测来发现降低的通气能力。头或胸的损伤以及肺的代偿与能够导致呼吸窘迫的挫伤、误吸或其他类似因素有关。吸氧需列为常规，并且在临床上出现严重的通气不足时需要考虑用袋瓣面罩进行通气辅助或进行明确的气道管理。最后，病人在创伤早期需要进行循环状态的评估并且需要及时处理以避免终末器官（末梢循环）灌注不足的发生。低血容量、神经源性休克、脊髓休克和其他相对少见的原因都可以导致低血压。脊髓休克往往伴随着脊髓损伤后下肢的阳性发现，骨骼肌和平滑肌的迟缓性瘫痪可引起全身血管阻力的下降，从而导致相对性低血容量的发生。一旦损伤节段以下的部分脊髓恢复反射后，脊髓休克大部分在数小时至将近 1 天的时间内恢复。大约在第六颈椎节段以上的脊髓损伤可导致典型的神经源性休克。神经源性休克的患者丧失了交感系统的紧张性，并且表现为无拮抗的副交感系统的活动（例如心动过缓）所引起的低血压。在不同病例，使用补液、副交感神经受体拮抗剂例如阿托品和甘罗溴铵、变时性的血管收缩药物、血管活性药物和血管收缩药物例如多巴胺。脊髓休克时，在使用标准量的变时性和增加（心脏）收缩力药物的基础上，也许适宜使用补液和例如新福林、去甲肾上腺素的具有收缩血管性质的药物以增加外周血管张力。即使失血性休克可以明确排除，脊髓休克仍是一个需要排除其他疾病的诊断。

任何有明确脊髓损伤的患者都需要加以警惕以确保合适的颈椎固定。在文献中，在脊髓钝挫伤时是否静脉注射类固醇一直是有争议的（见表 35-8）。所有脊髓损伤的儿童都需要由脊髓专家迅速做出评估。当脊髓专家不在现场时，患者需要转运至具有足够设施的医学中心为其脊髓损伤提供合适的监护。

即使存在胸廓或腰椎骨折，患者也需要迅速从底板搬移以避免其不适及发病。滑动板（平移车）可以将患者移至扫描台上或安置于创伤病床上。要求患者在被转运时需要固定于底板的强制性的院内搬运不被提倡。初始接受患者的医生在转运时应该能够确定底板对于颈椎固定的必要性，在恰当的时候，转运前将患者从底板移除。

心胸外伤

概述

在儿童中，很多严重的胸部损伤是钝挫伤所造成的，这个比例占 83%。很多是车祸伤引起的。由于儿童钝挫伤的典型机制，孤立的胸部损伤是不常见的（即典型的钝挫伤易出现多发伤）。严重的胸部外伤使发生多系统创伤的可能性增加了 10 倍。钝器伤的结局包括肋骨骨折、肺挫伤（占 50%）、气胸（占 20%）和血胸（占 10%）。

在儿童胸部外伤中，穿透伤和钝器伤的总体死亡率相仿。相对于钝挫伤而言，遭受穿透伤的儿童往往死于最主要的伤害。在儿童胸外伤中，贯通伤只占 15%。全国滥用枪支导致了穿透伤发病率的增加，并且儿童常常成为受害者。数量可观的案例与犯罪中使用手枪有关；然而，不合适的枪支保管与缺乏父母的监督导致每年都在增加的灾难性的后果。这些情况虽然相对是少见的，但是并非不能预防。有情感障碍或抑郁症儿童的家庭需要考虑将他们的枪支从家中移除，因为这些枪支可能会被用作自杀的工具导致死亡。特殊的临床模式需要使临床医生警惕患者可能同时存在腹部损伤和胸部损伤。当患者的穿透伤位于乳头平面或其以下，都需要（考虑胸腹部联合伤）从而归入此类。明显的孤立的胸外伤不能排除同时存在腹部损伤。所有自我造成穿透伤的患者都要考虑是否服食毒物。

疾病原理

理解儿童的呼吸生理对于胸部外伤后可能出现的早期的失代偿非常重要。婴儿和幼儿以横膈膜呼吸为主，并且任何对膈肌运动的损害都可以损害通气功能。对于儿童而言，胃的扩张抬升了膈肌并且严重减少肺活量。另外，因为婴儿和幼儿的膈肌的特殊的肌肉纤维类型导致了这些肌肉在疲劳时婴儿和幼儿突然呼吸暂停的进展。在呼吸循环中，成人的胸廓肌肉可以向前拉升肋骨从而增加胸径，不同于成人，儿童的桶状胸廓以至于呼吸时不能充分增加胸径。这些也降低了儿童增加肺活量的能力。因为这些原因，儿童增加肺活量的方式通常是增加通气频率。更重要的是，在儿科病人中，足够的氧气并不保证足够的通气；验证性的听诊和其他体格检查是必须的。在插管和未插管的外伤病人中，潮气末二氧化碳分析非常有用。

由于婴儿和儿童的胸廓的顺应性，从解剖结构上保护他们不易发生钝挫伤。胸廓的可压缩性减弱了可能造成骨折的撞击的力量。这些保护机制也同时掩盖了可能同时存在的复杂的儿童胸部外伤。因为胸廓的顺应性，很严重的损伤可能只有很微小表浅的外伤痕迹。在儿童，多发的肋骨骨折的是严重损伤的标志，病因多为虐待，特别是后肋的骨折和不同时段的愈合痕迹更加支持虐待的发生。此外，儿童纵隔是可以移动的，从而使得出现张力性气胸时迅速出现并进展的呼吸和循环衰竭的发生。

各类损伤

气胸

创伤性气胸的发生往往与严重的肺损伤有关。与自发性气胸相比，这种损伤不能自愈，并且常常伴随血胸的发生。体征和症状包括外在的胸部损伤例，如擦伤、挫伤、瘀斑以及气促、呼吸窘迫、低氧和胸痛。因为呼吸音在胸部和上腹部的广泛传导，儿童发生气胸时可能不会出现呼吸音减弱。在儿童，听诊腋窝非常关键。气管插管后评估气管插管在气管内的位置是否合适，听诊这个位置对于两侧呼吸音强弱的比较有帮助。

由胸片证实的血气胸的处理包括在腋中线附近的尽量靠后位的位置置入大口径的胸管，并避免接触更加靠前的软组织，那些可能成为胸部的一部分。处理血气胸选择的胸管可考虑为将用于患者的气管导管的4倍大小，规格是患者年龄加上12～16或建立在长度为基础的复苏带上。任何可能将进行机械通气的气胸患者都需要考虑是否需放置胸管。在很多保守情形下，只有少部分（小于20%）的单纯的非张力性气胸儿童不需要进行机械通气，这些患者需要长时间严密观察，吸入纯氧从而促使氮气扩散出来，选择合适的时间间隔复查胸片或用Seldinger穿刺法置入猪尾式导管以重新评估病情。

开放性气胸

当胸壁损伤以致创口足以使双向气流通过时，开放性气胸发生了。因为外界大气压和胸腔的压力相等，患者的肺不能张开。通气和氧合严重受损。

开放性气胸的处理取决于缺损的大小和呼吸代偿的程度。对于有自主呼吸病人简单的、小的穿刺伤可以使用敷料闭塞缺损，例如使用无菌的凡士林纱布。离断的伤口需要放置胸引管。在所有病例中，当创口非常大以致不能完全封闭或是病人遭受严重创伤需要考虑机械通气时，都适合进行气管插管。

张力性气胸

肺的气体从单向活瓣中逸出从而产生了张力性气胸。增加的胸膜腔的气体使纵隔移向另一侧，从而影响了心输出量。最后的共同径路包括低氧、低血压和反射性休克。很多张力性气胸患者表现为严重的呼吸窘迫、呼吸音减弱（常常是双侧）以及最大心搏动点的移位。在最糟糕的情况下，移位的纵隔致使气管偏向对侧并且因为回心（胸）静脉血的减少出现颈静脉怒张（充盈）。在儿科病人中，张力性气胸的体征往往不易察觉。因为儿童的脖子比较短以及（相对于成人）更多的软组织使得发现气管移位是困难的。张力性气胸的儿科病人也许只有细微的体征和表现，例如只有心动过速、休克和呼吸窘迫。急诊室医师需要考虑张力性气胸的诊断以及当发现或怀疑张力性气胸时需要紧急降低胸腔内的压力。如果没有足够的减压，呼吸窘迫、低氧血症以及循环衰竭都会发生。

在院外急救中，张力性气胸的处理包括在锁骨线第二肋间以及腋前线或腋中线第四肋间沿上一肋用细针行胸廓造口术。必须从肋上缘进针以避免损伤血管。在急诊室，有效的处理措施包括使用大口径的胸引管行胸廓造口术以减少胸腔内的压力以及对伴随的血胸的处理。

血胸

当直接损伤到肋间血管、内乳血管以及肺实质损伤时出血是严重的。未行立位摄片时，在平片上量化出血量是困难的。在仰卧位片上，患侧胸部的细微的透光度差也许是血胸的唯一表现，并且常常伴随气胸。在儿童中，严重的血胸是少见的。严重的血胸往往与高速的车祸伤、高空坠落以及高能火器伤有关。这些损伤必须迅速评估和处理。在临床上，患者常常表现为呼吸音减弱和患侧叩诊浊音。气胸可并存于血胸。儿科患者也可以表现为早期或晚期出现的低血容量性休克。

任何循环系统稳定状态的改变都需要使用等张的晶体液进行血流动力学复苏。临床医生在必要时必须准备红细胞以备输注。重症休克的病人需要输注血型匹配的红细胞或者O抗原阴性的红细胞；更多稳定的患者需要行交叉配血。从胸管引流出的血液需要量化以帮助决定是否需要输注红细胞（行红细胞置换术）。很多中心有能力通过使用自身输血装置回输胸腔积血以对其再利用。在所有创伤患者中，最初的血红蛋白的检测往往是不可靠的，并且得到足够的时间以达到平衡前，血红蛋白的数值往往低估了失血量。

血胸的处理包括管状胸廓造口术。胸管需要足够大以占据肋间隙组织的空间，安置于侧面并朝向后部。在仰卧位的单纯性气胸患者，胸管朝上部安置；在血气胸患者，朝向中后部。在所有干预中，复查胸片可以确认胸管的位置以及为肺复张提供依据。急诊内科医师常常需要使用输注红细胞稳定患者直到外科介入。

胸廓切开术的指征包括胸引管放置后急性失血超过每 kg 10～15ml、持续失血（例如每千克每小时失血超过 2～4ml，持续 3 小时以上）以及持续气体渗漏。当患者是穿透伤时，尽管在院前急救或是急诊室已经最大程度的复苏治疗，病情仍然恶化以致心肺衰竭，这时行急诊开胸手术是有保留的。儿科开胸手术的指南常常呈诊所特异性。Cothren 与 Moore 已经建议一种准则来指导受伤的创伤病人是否需要在急诊室行胸廓切开术[56]。院外心肺复苏后行复苏性的急诊胸廓切开术的禁忌证包括：①钝挫伤后行大于 5 分钟的心肺复苏仍为心室停搏以及没有生命迹象，并且经超声检查排除心脏压塞。②贯穿伤后行大于 15 分钟的心肺复苏仍心室停搏以及没有生命迹象，并且经超声检查排除心脏压塞。胸部穿透伤的患者行心肺复苏少于 5 分钟，需要行左前位胸廓切开术；反之，钝挫伤的患者需要通过紧急行超声检查以排除心脏压塞来进行评估。如果证明存在心脏压塞，并且心肺复苏已经持续小于 15 分钟，则建议左前位行胸廓切开。

肺挫伤

胸部的贯穿伤和钝挫伤可导致肺挫伤。因为儿童胸廓的顺应性，使得儿童更易于遭受肺挫伤，所以即使没有胸部外伤的表现，也需要警惕同时存在肺挫伤。因为毛细管壁的损伤，使得血液在组织间隙积聚，从而导致低氧血症和呼吸窘迫的发生。如果出血非常严重，氧合和通气也会受到损害。早期胸片也许不能显示典型的肺实变。另外，在损伤的早期阶段，血气分析也许是正常的。

因为能导致肺挫伤的外力非常巨大，所以肺挫伤的处理包括仔细的检查以发现额外的伤害。许多病人需要吸氧和严密监护。很多肺挫伤恢复后不会遗留后遗症。罕有表现为急性呼吸窘迫综合征的病例。

创伤性膈疝

在车祸中系安全带的儿童容易发生膈疝[55,57-59]。受伤的机制包括腹内压突然增加。当患者最初处于稳定状态时，发生呼吸窘迫的程度与腹内容物突入胸腔的程度相符。仅有的系安全带部位的挫伤警示临床医生需要考虑膈疝、其他腹内脏器的损伤（如小肠损伤）以及相关胸腰部脊髓损伤（如 Chance 骨折）的可能性。因为肝脏对右侧膈肌的保护作用，疝大都可能发生于左侧。

这些病人的最初处置包括置入 NG 管以减少胃内的压力。当出现严重的呼吸窘迫时，建议行（气管）插管。任何时候都需要避免使用袋瓣面罩通气。创伤的修复行外科手术是有必要的。

心血管系统的损伤

在儿童，心脏和大血管的损伤是不常见的[59-61]。在儿童，长期以来常见的心血管系统的损伤是心肌挫伤。患者往往表现为胸壁的触痛或是主诉广泛的胸痛。心动过速是非常常见的。升高的心肌酶也许可以提供诊断依据。因为心律失常的出现和受损的心功能，心肌挫伤的患者需要严密监护；很多心肌挫伤的患者不会有长时间的后遗症。最具有危及生命的情形包括心脏压塞的发生。胸壁的穿透伤并不罕见，但是如果心肌穿透伤和心脏压塞能够被迅速识别，生命是可以被挽救的。渗出的血液充盈心包腔并且损害心脏在舒张时的充盈。心脏压塞往往是由穿透伤所造成的。枪伤往往造成猝死，钝器伤还可导致心脏压塞的发生。临床上，心脏压塞往往表现为心动过速、心音遥远、脉压减小、颈静脉怒张和奇脉。在血容量非常少时，颈静脉怒张不能观察到。最终的结局为心脏无脉的电活动。超声能很快识别这种创伤（指心脏压塞）并且可以指导治疗。

在心血管系统损伤时，心电图可以显示包括伴随低电压的心动过速（发生于心脏压塞）、与之相关的急性心肌损伤（ST 段抬高）及其以外的任何情况。在亚急性状态，超声心动图常常可以做出诊断。床旁的超声心动图可以确认心包渗出的程度以及发现心脏舒张功能不全的征象。从剑突下的角度来检查，这种简单的检查为急诊科医师提供一个观察心包和心脏的良好视野。心包穿刺术可能具有诊断和治疗价值。可靠的治疗包括心包腔引流。特殊情况下，大量心包积血和血块使得行可以迅速排空心包腔的开胸术是必要的。

心震荡

心震荡被描述为当前胸壁迅速受到撞击（比如在打棒球时所致的创伤）以致正常的心功能停止时出现的无序状态。突然出现的心律失常或室颤增加了心肺复苏的难度。可观的发病率和死亡率与这种无序状态有关，并且尽管很多人得到完全康复，但是有些病人需要进一步的治疗包括有抗心律失常药物、起搏器、强心药和主动脉内球囊反搏。无论给予多大的治疗干预，当患者长时间处于心脏不稳定状态，心源性休克和死亡是常见的。

腹部外伤

概述

在儿科创伤中心，严重的腹部外伤大约占 8%[2]。在儿童主要的外伤死因中，腹部外伤继头部外伤和胸部外伤后列第三。在儿童中，腹部外伤是被忽视的致命性的创伤中最常见的原因。在绝大多数案例中，儿童的腹部外伤是钝挫伤引起的。在以其他联合损伤为主要表现的患者中，有9%的患者死于腹部损伤。

在儿童中，发生于车辆撞击的钝挫伤导致大于50%的腹部外伤，并且往往是致命的。在车辆撞击中，系安全带的儿童中，5%～10%发生安全带损伤，包括小肠损伤和Chance骨折。另一个常见的腹部损伤的原因是自行车撞击。在儿童，把手所致的创伤发生于非常严重的伤害，并且需要后继的住院治疗；患者需要接受平均住院日大于3周的住院治疗。通常，自行车导致的损伤并不一定早期就有表现，平均受伤到症状出现的时间为近24小时，自行车造成的伤害最初往往不易发现。所有钝挫伤儿童出现上腹痛，特别是受力于上腹部的，都需要注意排除十二指肠血肿知道发现其他问题。胰腺损伤，包括胰腺断裂，也是需要强烈警惕的。

与运动有关的损伤也是儿童腹部外伤的一个常见原因。作为腹部受打击的结果，运动相关的损害往往导致孤立的器官损伤。在儿童，具有特殊风险的器官包括脾、肾和肠道。最后，大约只有5%的虐童案例中出现严重的腹部损伤。但是在这些案例中虐童案中的腹部损伤列死因的第二位，仅次于颅脑外伤。

疾病原理

儿童的解剖结构对于某些类型的腹部损伤具有保护性，同时也使得他们更易罹患其他类型的腹部钝挫伤和贯穿伤。相对于成人，儿童按比例有更大的实质性器官、更少的皮下脂肪、更少的具有保护性的腹部肌肉，并且在钝挫伤和贯穿伤中发生相对更多的实质性脏器的损伤。儿童分叶状的胚胎期肾脏相对于成人更大，使得他们更易罹患肾脏损伤。同时儿童具有相当柔软的肋骨所组成的肋架使得下胸壁会明显移位，从而使得内脏受到挤压。这些因素的组合为成人和儿童的腹部损伤的机制的不同提供了基础。

临床特征

儿童的多重损伤往往是腹部的钝挫伤的表现。在儿童，病史往往是有限的，成人的明显的典型的失代偿表现在儿童身上往往是见不到的，并且体格检查是困难的。因为病变是微细的，早期的腹部表现往往易于忽视，从而导致了可观的发病率和死亡率。因为很难判断创伤是全身性的还是局灶性的，所以对年幼儿童进行病史询问和体格检查是具有挑战性的。急诊室医生需要使用具有娱乐性的玩具、光线、发出水泡声或钥匙以使儿童的注意力从检查者转移至娱乐物品；通过这种方式，触痛点也许可以被定位。儿童的监护人可以为分散其注意提供帮助，以使检查者可以更好地关注细微的损伤征象。

儿童腹部外伤的体征和症状包括受损害的膈肌运动所致的呼吸急促、腹部触痛、瘀斑和休克的征象。Lutz和他的小组证明在车祸伤中使用安全带的儿童中，那些有腹部擦伤的比没有腹部擦伤的更有可能罹患腹内损伤。有瘀斑的患者中，1/9被发现存在腹内损伤，有些需要行外科手术。腹胀常常是非特异性的表现，它常常是发生疼痛事件以后咽下空气的结果。儿童发生肝和脾损伤后定位疼痛点也许是困难的。Kehr's征（脾脏损伤所致的左肩痛）也许是腹内损伤的唯一征象。任何在检查时发现的腹部触痛点都需要迅速地进一步对腹部做出评估。呕吐常是一个迟发的表现或与十二指肠血肿及创伤性胰腺损伤有关。小肠损伤的征象也许是迟发的，并且在临床上只有连续的系列检查才能发现。在所选择的创伤病例中，为获得尿道损伤（男孩罕有发生）、男孩和女孩都可能出现的大便中有血以及脊髓损伤的征象，从而行骨盆的稳定性试验和直肠检查。对所有严重创伤的患者，直肠检查作为一种广泛的筛选试验并不敏感且具有非特异性。当直肠检查无明显异常时，对于怀疑存在损伤的患者需要进行进一步的评估。

甚至小的坠落也可能导致严重的脾脏损伤，而又可能只有轻微的阳性体征。因此，重复检查、延长观察时间以及密切监测生命征象是非常正确的。临床上任何具有可疑的腹部检查结果的儿童，都需要追加放射学、实验室研究和/或进行序贯的检查以进一步评估。

诊断策略及治疗

对有可疑腹部损伤或者可能存在腹部损伤机制的患者，治疗和复苏必须迅速进行。因为害怕疼痛，儿童可能使腹部锐器或钝器伤的处理复杂化。儿童咽下空气使得胃明显膨胀以致减少了膈肌的活动度。并可能减弱呼吸作用，需要考虑通过插入NG或OG管以进行早期减压。具有稳定的骨盆且不处于尿路损伤的风险下的儿童，需要插入导尿管以减压膀胱、评估尿潴留的存在和检查血尿的存在。为避免操作过程中可能出现的意外的（尿路）裂伤，例如 DPL，对腹部的侵袭性检查前需要对膀胱进行减压。对儿童选择尿路导管的大小的经验法则是：新生儿用 5F，学龄前用 6F，小学用 8F，初中用 10F，高中用 12～14F。

在现代损伤实践中，诊断性腹腔灌洗（DPL）和诊断性腹膜吸引有时仍是非常有用的。在不稳定的复合伤患者，使用模糊快速试验，从腹部抽吸 10ml 的血液、排泄物或消化物将会有代表性地提示可能需要剖腹术的腹腔内出血和/或肠道损伤。在当代实践中 DPL 较少应用，但是在腹腔内置入每公斤 15ml 的氯化钠并使其通过重力移动。在钝挫伤中，阳性的 DPL 定义为在显微镜下发现每毫升大于 100 000 个红细胞、每毫升大于 500 个白细胞、革兰染色阴性的细菌、粪便中滋养体。DPL 对腹膜后出血无价值。阈值必须低于穿透伤。一般而言，对于稳定的患者常不采用 DPLs，因为 CT 扫描可以迅速完成并提供更多关于腹膜内的损伤以及腹膜后的损伤。CT 扫描对于肠道损伤并不非常敏感，并且（患者）需要暴露于大剂量的辐射才能得到结论。做决定和解释结果时必须考虑这一点。

脾脏损伤

脾脏损伤是最多见的儿科腹部损伤。车祸伤、惯性损伤以及身体接触运动相关的儿童创伤中均可能存在脾脏损伤。典型的症状包括向左肩放射的左上腹疼痛。腹部的体检可能在左上腹发现腹膜刺激症状。患者在脾破裂或脾挫裂伤后仍可能循环稳定，或者持续低血压，甚至突然循环衰竭。稳定的患者可行 CT 检查。大部分情况下，小的脾脏出血能够自行停止而不需要手术干预；但是，所有的脾脏损伤患者都应该进行外科评估。对于脾包膜下血肿的患者可能在数日后出现破裂出血。脾损伤的患者需收住入院并接受密切监测和反复的检查。

肝脏损伤

肝脏损伤占腹部实质脏器损伤的第二位。但是，确实最常见的致死性出血的原因，在严重肝脏损伤中，死亡率达 10%～20%。导致脾脏损伤的机制也可以导致肝脏损伤。右上腹触痛以及主诉这一区域或右肩的疼痛都可能是肝脏损伤的表现。患者适当的处理通常预后良好。但是经过早期适当的处理最终仍需接受剖腹手术的患者通常具有显著的发病率和死亡率。推荐留院密切监测以及系统的体检和血色素监测。

肾损伤

肾脏受到前方的力往往不多，但经常出现在多发创伤的儿科患者中[68]。因为是腹膜后器官，肾脏损伤的症状和体征往往比其他腹腔脏器不明显且更复杂。通常，背部钝痛、肋膈角处瘀斑以及血尿可能是肾脏损伤的唯一线索[69,70]。对于稳定的患者，肾脏超声和 CT 可以作为评估损伤程度的手段。其他脏器，如胰腺、胃肠道的损伤在儿科病例中并不多见。

贯通伤

腹部贯通伤往往需要频繁的外科评估，一些病例需要手术干预。DPL 在儿科中的价值尚有争论。DPL 可以提供可能的腹膜内损伤最迅速、客观的评估。液体复苏后仍不稳定，并无法行 CT 检查或可能有潜在多部位出血的患者，可以考虑行 DPL。DPL 的一项重要价值就是对于低位小肠损伤的诊断。对有些小肠损伤的患者，CT 发现的游离液体可能归结于脾脏的出血。最后，因为需进行急诊开颅手术而无法进行全面腹部评估的患者，可以考虑在手术室中进行 DPL。

影像学

因为儿科患者更多的是脾、肝、肾脏以及胃肠道损伤。腹部 CT 可以提供高度敏感（除外肠道损伤）和特异性的识别，而且是无创的[10]。近期研究表明口服造影剂并不能提高 CT 的准确性；因此，CT 检查可以避免评估的延误、管理的困难以及穿刺的风险。

另一项对于急性外伤的儿科患者有用的技术就是床旁超声。对于一位有经验的临床医生来说，超声可以敏感地发现腹腔内的出血而避免有创的检查。尽管影像学评估能提供对于可能的腹部损伤有用的诊断信息，但对于任何生命体征不稳定并有外科手术指征的患者，应该立即接受手术介入而不建议为了接受影像学评估而延误手术。对于有持续或反复的高血压、持续性腹痛以及持续腹胀的患儿，应该立即请外科医生予以评估。

处置

对于急诊科医生来说，一个重要的决定就是将儿科创伤患者收住入院或者转移至观察室。收住入院的病例需事先与外科医生及病人的主治医生取得协商。有中到重度外伤的婴儿和儿童收住儿科（专科）ICU 比收住成人 ICU 或有儿科床位的成人 ICU 可能取得更好的结果。急诊科医生的主要任务是在患者收入儿科 ICU 或转移至观察室之前充分的评估和稳定患者的病情。转运之前，最基本的原则就是患者病情基本稳定，并与接收部门的医生取得直接联系。延伸的放射学检查如果其结果不能被处理，就不应该在该部门检查，除非急诊科医师有充分的信心这样做不会延误转运至更高级的监护室，并需与接收部门的医生协商。所有的影像学资料、医疗文件以及实验室检查结果应与病人一起转送。父母应被告知患儿将被转送的确切位置，并告知到达的准确路线。任何情况下，转运之前告知患者父母患儿可能出现的结果都不应该被忽视，因为这些有可能导致过高的期望以及出现非预期的结果对医疗的不满。

收住院的指征有很多，但主要是原则是收住需要进一步监测创伤的变化以及并发症的患者。另外，怀疑因为异嗜而导致躯体损伤的儿童，为了保护以及得到医学治疗而收住院。对于医护小组认为无法的得到社会救援或者无法得到密切监测或者康复儿童，可以放宽收住指征。如有需要，应该询问家人有无交通工具，电话或者有权使用急救医疗服务。

救治的终止

尽管创伤救护和系统的投入不断增加，仍有部分受伤导致死亡——有些是在急诊室中。在死亡已经确认或者显而易见时，如头颅离断、尸斑或尸僵出现时，不要再陷入救治的困境。而那些具有生命迹象的（呼吸、血压、脉搏、瞳孔反射或者心电活动）则需立即开始抢救。心脏超声有助于确认那些有心电活动而无脉搏患者的心脏活动。对于丧失了生命体征的患者在途中或抢救室中就应该接受最大程度的复苏，包括可能的急诊开胸术。

器官捐献应该考虑作为"Omega 观测"的一部分，亦作为宣布死亡后的一个最终回顾。早先未被认识的受虐征象、先天畸形以及在不明身份病例中可能的身份识别标记，为了远期的教育和研究，都可能在最终的心理或外表回顾中获得，也可能与死亡有潜在的相关性。已故儿童的器官捐献都应该遵循地区和国家的指南。通常，这也是父母使他们孩子的死亡变得有意义的一种途径。了解自己孩子的死亡帮助了许多人的生存也可能有助于父母的康复。

在所有儿科复苏病例中均需考虑父母的态度。分配专人向父母解释发生的一切是必要的。通常，父母在场是有助于复苏效果的。有用的信息可以立即从父母那里获得，而且他们目睹了创伤复苏的努力。罕见的，父母在场可能成为医疗救护的一个障碍，在这种时候，父母将被要求离开或护送出抢救室。最终结果，大部分父母希望在场，而且坦率地讲，在死亡那一刻，在场父母的作用远远大于在场的医疗小组。

> **重要概念**
> - 创伤是美国儿童死亡的首要原因。每年64%死亡儿童因创伤造成，并有150万创伤儿童，25万人次住院。
> - 儿童创伤的救治大部分与成人相同。在诊治过程中注意儿童的解剖和生理特点有助于患者的预后。
> - 低血容量是儿童创伤性休克的最主要原因；救治时要注意适当的通气、氧疗和液体复苏以保证组织灌注。
> - 稳定评估患儿腹内情况应首选 CT。
> - 患儿有脑疝表现时需应用过度通气策略。但为避免过度通气和继发性脑血管收缩引起的二次脑损伤，$PaCO_2$ 水平应维持于 30~35mmHg。

本章参考文献请参见 http://pumpress.bjmu.edu.cn/eduservice/3419.html

第36章 老年创伤

Diane M.Birnbaumer

叶立刚 罗汝斌 译 张茂 干建新 校

概述

背景

21世纪初，美国超过65岁的人口接近13%，到2040年，该人口比例将达到25%[1]。老年化的加剧将给社会经济带来巨大的影响，形势逐渐加重。第一次婴儿潮于2008年1月1日开始需要社会保障，据估计，每小时将有365名婴儿潮一代出生的人达到退休年龄。在20世纪90年代后期，超过35%的卫生医疗基金用于65岁以上老年人的医疗救护，毫无疑问该人口比例将继续增大。

对于创伤而言，老年人（65岁以上）患者仅占总创伤患者的10%~14%，但相关的医疗费用比例却达到25%~33%。损伤是该类人群的第五大主要死亡原因[2]。老年人生理上的变化会改变机体对创伤的反应，损伤机制和类型不同于年轻创伤患者。甚至在65岁以上的老年人患者中，情况也不完全相同。虽然65~80岁的老年人创伤的发生率和死亡率明显增加，但80岁以上的老年人创伤患者的死亡率是年轻创伤患者的4倍[3,4]。急诊医师应该熟悉这些老年创伤病人的特点并了解在复苏及后续救治上与其他人群的区别。

流行病学

暴力和机动车事故是年轻创伤患者的主要致病原因。而对于老年创伤病人，首要致病机制是摔伤[4,5]，其次是机动车事故、行人被汽车撞伤和暴力[4]。在日常生活中，老年人更容易因为日常活动而受到损伤。

摔伤

摔伤是老年创伤患者最常见的致病机制，在65岁老年创伤患者中达到40%，并且是该类人群因创伤死亡的首要原因[4,5]。每年都会有1/3的老年人受到轻中度的损伤，严重的损伤达到了1/4，并且该比例在逐年增加[5,6]。老年人摔伤的危险因素包括药物性的（尤其是镇静类药物）、意识障碍、视觉下降、有脑卒中史和关节炎史。大多数摔伤都发生在家中或属于原位摔倒（如从站姿到摔倒到地）。由于1/4的老年人摔伤是由于潜在的内科问题导致[7,8]。所以一个恰当的内科疾病评估，对老年创伤病人病情的评估和处理上需要额外的考虑。一些内科疾病导致的摔伤包括卒中、晕厥、眩晕、药物因素、虐待和低血容量状态（消化道出血、腹主动脉瘤破裂、脓毒症或脱水）。

摔伤最常见的临床表现为骨折，发生率为5%~10%[5,6,9]。接近10%的病人会出现严重创伤[9]，最需要关注是头部创伤。许多老年病人都在服用抗凝药物，这也使得他们在摔伤后更容易发生明显的头部损伤。研究发现，该类人群创伤后头部CT结果提示接近16%的病人存在异常，1/50需要进行颅脑手术[10]。CT结果显示老年人创伤最常见的颅脑损伤是脑挫伤，其次为硬膜下出血，但硬膜外出血较年轻创伤患者少见。摔伤的高度越高，CT结果显示脑组织越容易受到损伤，但严重的颅脑损伤却常见于原位摔伤病人。总体上，老年摔伤病人因创伤相关死亡率在12%左右，并且50%的病人会在1年内死亡[9]，常常是由于再次摔伤或相关并发症导致的。

机动车事故

机动车事故是老年创伤患者第二大致病原因，达

20%～59%[4,11]。与年轻创伤患者相比，在机动车事故中，老年患者更容易死亡或需要住院治疗，即使有安全带保护情况下也如此[11]。认知能力下降，听力、视力下降，反应减慢都是这类人群发生机动车事故的危险因素。

大多数老年人机动车事故发生在白天，且在回家的途中。事故通常发生在道路的十字路口，通常是两辆车相撞[11]。在左转弯的时候，老年人发生机动车事故的概率是年轻人的2倍，并且侧面相撞更容易发生严重创伤。如果仅仅发生了单机动车事故，则需怀疑造成事故的原因可能是内科疾病的，此时需要仔细询问病史和体格检查。老年人机动车事故很少涉及醉酒驾车、超速驾车或飙车。机动车事故造成老年人创伤患者的死亡率高达21%[4,11]。

车撞人事故

老年人损伤第三大原因是车撞人事故[4]。和机动车事故一样，下降的视力和听力以及反应能力下降，这都使得老年人更容易被汽车撞伤。车撞人导致老年人创伤的发生率为9%～25%，但死亡率最高，达30%～55%[4]。

疾病原理

生理与病理生理

随着年龄的增加，机体的生理必然发生改变。这些变化影响着创伤的机制、损伤的类型、机体对损伤的反应、复苏救治的方法以及病人的预后。

与年轻创伤患者相比，在特定的损伤机制下老年人更容易发生损伤，但机体的应答能力却有明显下降。另外，原先存在的疾病可能会因为创伤的发生而加重，并且也可能会因为潜在的疾病（如心脑血管疾病）而非创伤导致病人致死或致残。

老年人几乎不会因为自己飙车导致创伤的发生。逐渐下降的视力和听力会增加摔伤、被车撞伤和机动车事故的危险。因感觉下降、肌肉萎缩、关节退行性病变导致的步行困难，神经肌肉失调，痴呆等都会导致老年人易于摔伤，以及在被车撞伤或机动车事故中表现为反应时间延长。药物因素对老年人创伤患者具有重要的影响。药物能够改变老年人的意识状态（如镇静药和抗抑郁药），这使得老年人更容易发生交通事故和摔伤。心血管类的药物会影响低血容量、休克的临床表现及复苏效果。利尿剂会使得病人在创伤前就发生低血容量的状态。利尿后继发的低钾血症会导致病人肌无力且影响后续的救治效果。抗凝药会增加出血的风险。很多老年人都在服用这些药物。研究表明老年人创伤病人中，最常见服用的药物为利尿剂、心血管药物、精神类药物和抗凝药[12,13]。

心血管系统

心脏的储备功能随着年龄的增加而下降，并且由于老年人的心输出量不能够被很好的代偿（最高代偿心率下降），老年人容易表现为低血容量和外周阻力增加。另外，老年人在休克时对血管内增加的儿茶酚胺敏感性下降，这使得当出现低血容量时，早期易于发生失代偿现象。一些药物（如降血压药）会影响儿茶酚胺类的效能，增加外周阻力；β受体阻滞剂、钙通道阻滞剂和地高辛使得休克时本来会增快的心率变化不明显。潜在的冠脉疾病会使得心肌在低血压或血液丢失过程中容易缺血。总体来说，当老年患者对创伤引起的血压和血容量波动变化并不明显，这也会加重原先存在的心脑血管疾病。

呼吸系统

老年人的呼吸功能明显下降，表现为PaO_2、FEV_1、肺活量、肺的顺应性和呼吸肌肌力均明显下降。因此，老年创伤患者通常不能够很好地耐受容量复苏和脊椎制动，而这在创伤复苏过程中是必须实施的。另外，由于老年人常常存在骨质疏松和退行性骨关节病变，这使得老年人的胸壁很脆弱、易于损伤。再加上老年人呼吸功能下降，一旦胸部发生创伤，老年人很容易并发呼吸衰竭。因此，老年创伤患者机械通气的比例较高，且脱机会更加困难。

中枢神经系统

随着年龄的增加，硬脑膜逐渐黏附于颅骨内壁，这使得老年人创伤患者中硬膜外出血较少见。而且老年人的脑组织逐渐萎缩，颅腔空隙增大，创伤时脑组织的移动的空间增大。脑组织的萎缩以及其继发大脑桥静脉的延长，导致发生创伤时老年人患者更容易发生硬膜下出血，甚至可发生在极其微小的创伤中。

骨骼系统

骨质疏松在老年人中十分常见，它是老年创伤患者发生骨骼损伤的重要危险因素，如发生胸腰椎骨折、骨盆骨折或腕骨骨折。这些骨折甚至可以发生于很小的创伤中。老年人关节的活动性下降，尤其是脊柱关节，这将增加老年创伤患者脊柱损伤的风险，而且损伤的部位不尽一样。椎管狭窄在老年人中较常见，因此可增加脊髓损伤的风险，即使脊柱没有发生骨折。

皮肤

皮肤挫伤在老年创伤患者中比较常见，主要是因为老年人的皮肤比较薄，即使是微小的创伤，也容易被撕裂。这些损伤较难修复，常需要清除失活的组织。持久的颈部或背部制动容易发生压疮，如背部、臀部和枕部。另外，老年创伤病人可能较容易发生破伤风，可能的原因是老年人的主动免疫容易失效。

损伤的具体类型

概述

与年轻人相比，多发伤对老年人来说常常是致命的。70岁的老年多发伤患者的死亡率是20岁年轻创伤患者死亡率的3倍[4]。由于老年人常常合并其他疾病，属于创伤高危人群，生理储备能力下降，这些都会加重原先存在的疾病，并且更容易出现创伤后多器官衰竭和死亡[14]。

脊柱损伤

生理改变使得老年创伤患者容易发生脊柱和脊髓的损伤。退行性骨关节病变导致脊柱活动度下降以及骨质疏松使得脊柱骨折的风险增加，常见于老年人的椎管狭窄容易导致脊髓损伤，即使脊柱未见明显异常。由于老年人认知功能障碍或者急性颅脑损伤，评估老年创伤病人的病情显得尤其困难。

老年创伤病人脊柱损伤最常见的机制是摔伤。由于颈椎的活动性相对较差，颈椎损伤的位置常较高，常见于 $C_1 \sim C_3$ 水平[15-18]，相比于年轻人，损伤水平更高。颈椎损伤最常见的类型为Ⅱ型齿状突骨折[15-17]。在进行影像学检查时需要关注这些区域，常常需要进行CT检查并重建。即使未见明显骨折，颈髓也可能发生挫伤。颈髓挫伤常发生于颈椎过度伸拉，并会导致脊髓中央管综合征（上肢感觉和运动减退较下肢明显）。老年人颈椎损伤的总体死亡率接近14%，是年轻创伤患者的3倍[19]。在老年人中，尤其是伴有骨质疏松的老年女性创伤患者，即使是较轻微的摔伤，也可能发生压缩性胸腰椎骨折。虽然这类骨折引起脊髓损伤的可能性较小，但仍可能因为疼痛导致四肢活动障碍。因此这类病人需要住院并给予适当的疼痛控制。有必要鉴别压缩性椎体骨折和爆裂性骨折，CT检查能够起到很好的鉴别作用。

头部损伤

头部损伤是导致老年创伤患者直接死亡的最常见原因。头部损伤最常见的机制是摔伤。如前所述，由于硬脑膜与颅骨相黏附，使得创伤后硬膜外出血较少见。然而脑挫裂伤的发生率在老年人颅脑创伤中高达1/3，而且由于脑萎缩及继发的桥静脉延长使得颅脑创伤后硬膜下出血更常见。由于脑萎缩后颅脑空间增大，颅脑创伤后容易导致一些静脉受到剪切损伤。这些病人的临床表现不尽一致，可能是创伤后立刻发生昏迷，也可能仅仅发生意识状态的轻微改变。

老年创伤患者因颅脑创伤导致的死亡率是年轻创伤患者的2倍，而因为硬膜下出血导致死亡的风险是年轻创伤患者的4倍[20]。当仅仅发生轻微的颅脑损伤时，老年患者一般都会完全康复，但常常需要住院治疗或者家庭康复治疗[21]。

头颅CT检查在颅脑创伤中具有诊断性作用，如果损伤已经发生了7～20天，CT检查显示等密度硬膜下血肿，应该考虑进一步作检查。MRI对于这类亚急性、等密度灶的鉴别诊断具有很好的价值。

胸部损伤

骨关节的退行性病变和骨质疏松导致胸廓僵硬、脆性增加，这使得即使是轻微的创伤，老年创伤患者也可能发生胸部损伤。由于老年人的胸壁脆性增加，安全带实际上会造成损伤，包括多发肋骨骨折、连枷胸和胸骨骨折。肋骨骨折在胸部创伤中最常见，由于老年人呼吸储备功能严重下降，一旦发生胸部损伤，很容易出现呼吸功能不全。老年创伤患者易于呼吸衰竭并需要机械通气。另外，老年创伤患者发生胸部创伤时容易诱发肺膨胀不全、肺炎、ARDS。经过适当的护理（包括镇痛药物应用），密切监测呼吸、循环功能，90%的胸部创伤病人能够恢复到创伤前的状态。

腹部损伤

根据损伤机制不同，有高达30%的老年创伤患者会发生一定程度的腹部损伤。但这类病人的腹部体格检查的结果并不可靠。由于腹部损伤造成老年创伤患者的死亡率是年轻创伤患者的4～5倍，因此通过仔细的检查来发现潜在腹内出血至关重要。通常，依据患者的血流动力学特点和其他部位的损伤，这类病人需要进行腹部的腹部创伤超声检查（focused abdominal sonography in trauma exam, FAST) 评估和 CT 检查结果来评估病情。

肢体损伤

由于老年人的骨骼脆性增加，而且易于摔伤，因此老年创伤患者最常见损伤系统是肌肉骨骼系统。75 岁以上的老年骨质疏松病人中，30%～70% 发生骨折[22]。虽然很少会有生命危险，但这些损伤会严重地影响病人的日常生活，以至于他们需要接受住院、镇痛等治疗以及进一步的家庭康复治疗。

上肢骨折很常见。其中，远端桡骨骨折是上肢骨折最常见的类型占 50%。其次是近段肱骨骨折（30%）和肘部损伤（桡骨头骨折和肘关节脱位占 15%）。

骨盆骨折也很常见，占 25%[23]。其中耻骨骨折是最常见的类型，常见于原位摔伤。尽管这些骨折是稳定性的，但镇痛和肢体功能训练在住院期间很重要。高能量冲击伤（机动车事故或机动车行人事故）和高处坠落伤可能会导致不稳定性骨盆骨折，若是开放性骨折，死亡率高达 80%[23]。

髋部骨折是最常见的下肢骨折，也是老年创伤患者最常见的住院原因。这类损伤早期死亡率在 5% 左右，而且伤后 1 年死亡率高达 13%～30%（通常有相关因素存在，如再次摔伤以及潜在的内科疾病）[5]。X 平片是常见的诊断方法，但 CT 和 MRI 用于发现摔伤后的隐匿性骨折是必不可少的。

胫骨平台骨折常发生与摔伤和机动车事故，且最常损伤侧面胫骨平台。髌骨骨折常见于膝关节直接受损。侧轴位髌骨片是唯一的方法来判断损伤情况。踝关节骨折的发生率在下肢骨折中占 25%，且常常累及侧踝关节，治疗时常常需要考虑管型石膏。

软组织损伤

老年人皮肤变薄，创伤时很容易发生皮肤挫伤。处理这些创面常常比较困难，清除失活组织，仔细的局部皮肤护理非常重要。老年人破伤风主动免疫常常存在缺陷，创伤后发生这类感染的风险增加。因此对老年创伤患者需要及时地主动和被动免疫。

烧伤

烧伤对于老年人来说是致命性的创伤。超过 90% 的烧伤发生在家中，因为老年人常独居以及反应时间延长，老年创伤患者常常是极重度烧伤。火焰烧伤占老年烧伤患者的 50%，并导致 20% 的烧伤病人死亡。有些烧伤是由于烹饪造成的；烫伤患者占 19%，易燃液体烧伤患者占 10%。尽管老年烧伤患者的比例较年轻烧伤患者低，但死亡率高。直到 80 年代中期，才提出 Baux's 公式（死亡率 = 年龄 + 烧伤的面积）[24]来大概估计烧伤的面积与死亡风险的关系。尽管在过去的 20 年里烧伤患者的死亡率明显的下降，老年人仍然是烧伤死亡的高危人群，最近有研究表明死亡率接近 30%[25]。皮肤变薄以及免疫功能下降会增加病人的死亡风险，并且可能会加重原先存在的疾病。

临床特征

因为老年创伤病人可以伴随隐匿性的损伤，因此，即使是微小创伤患者，也需要制定一套全面的评估方案，根据损伤机制和是否合并其他疾病或服用某些特殊药物（如抗凝药等），进行必要的实验室检查和影像学检查。

病史

与本次创伤相关的完整病史是十分重要的，其中，院外目击者能够提供宝贵的病史信息。摔伤，机动车事故，尤其是涉及单一机动车事故，医务人员需要考虑病人有无存在晕厥，低血容量或心脑血管事件。询问病史时需要了解受伤机制和损伤类型（如硬膜下血肿，高危颈椎损伤以及骨损伤的高危因素等）。

体格检查

对于中重度损伤的病人，从头到脚的评估是十分重要的。体格检查时需要有序地解除衣服的干扰。一些生命体征可能是正常的，甚至是丢失了一定量的血液后。因为很多老年人都进行降血压治疗，正常的血压可能提示存在出血。保持体温对于老年创伤病人来说是十分重要的，因为在进行检查时的暴露会导致病人低体温。低体温会增加创伤相关的死亡率。

诊断策略

实验室检查

实验室检查包括血红蛋白、红细胞压积、凝血酶原时间、活化部分凝血酶原时间、国际标准化比值、血清电解质、快速血糖的检测、药物剂量水平。当发生突发事件时需要监测心电图，以评估创伤和后续的损伤是否并发心肌缺血的存在。

放射学检查

放射学检查在创伤病人完成病史及体检后是必需的。X平片对颈椎损伤的鉴别较困难，主要是因为可能原先存在的退行性骨关节病变；当怀疑高位颈椎损伤时，应用颈椎CT检查排除是否存在颈髓损伤，尤其当临床证据和X平片均未能确切排除怀疑的颈部损伤。创伤后若胸腰骶椎体区域出现疼痛，可以进行X平片检查。胸部平片对于创伤病人的损伤评估十分重要，并且还能够获取创伤相关的充血性心力衰竭的相关信息以及评估复苏的效果。当特殊的损伤机制或体检发现骨盆挤压痛时，需要进行骨盆平片检查。四肢平片应该能够检查所有可能受伤的部位，CT检查和MRI检查能够发现隐匿性髋骨骨折。依据病人的临床表现，应该选择适当的影像学检查以排除腹内损伤的可能，包括FAST评估和CT检查。

治疗

院前处理

因为老年人在轻微的创伤时也可能发生一定程度的损伤，因此院前处理对于老年创伤病人是十分重要的。现场评估很重要，因为院前医务工作人员通常能够很容易了解到病人的受伤机制，并且院内急诊医务人员需要从院前急救人员那获取这些信息。快速转运到医院是首要任务。因为轻微的创伤也可能造成老年人明显的损伤。因此稍微严重损伤的老年病人需要及时地转运到创伤中心接受治疗。

急诊室处理

院内急诊室的创伤评估需要有序、快速的进行，并且需要反复评估以及早发现病情是否有恶化。密切监测生命体征，保温对老年创伤患者救治很重要。

气道和呼吸

每位老年创伤患者都需要供氧治疗。老年创伤患者很容易发展为呼吸功能不全，因此气道管理相关的器械随时备用。老年人的气道管理特别困难，应预估可能会发生的问题。对恶病质患者以及牙齿全部缺失的患者进行气囊或面罩供氧比较困难。老年人张口受限，颈部活动范围受限都会妨碍经口气管插管的操作。而且原先存在的内科疾病，如脑血管事件，肾衰竭都会影响气管插管前的肌松剂应用。任何影响循环稳定性的药物在使用时需要谨慎，剂量常常要减量。

循环

容量复苏在老年创伤患者中很具有挑战性。积极的液体复苏会加重原先存在的心功能衰竭，然而对低血压和低血容量耐受性差，尤其是合并有心脑血管疾病的患者。血流动力学不稳定的老年创伤患者进行手术，其死亡率非常高。最谨慎的复苏方法是使用保温的等渗晶体液复苏，同时反复进行体检评估，密切监测生命体征，氧饱和度和尿量。低血压常常是预后不好的征兆，需要及时纠正，但同时有需要警惕大量液体复苏对呼吸功能的影响。血压处于正常范围时，若患者原先存在高血压状态，则提示可能存在隐匿性出血。当红细胞压积低于30%时，建议输血，并积极寻找出血点。

神经功能障碍

原先存在的听力能力下降和脑卒中后常见的神经功能障碍，如失语症、运动障碍、语言障碍等，使得评估意识状态以及神经损伤存在困难。通过患者家属迅速了解病人以往是否存在听力缺陷或有卒中史等，通过评估以了解病人现在的症状是新发的还是陈旧性的病变。

处置

老年创伤患者收住院的标准与年轻创伤患者基本一致，但在有些情况下时，收住院的标准应该更宽松些。例如，一些轻微的老年创伤患者当没有家人照顾或者不能够在家中进行观察或康复治疗时，应该考虑收住入院。当老年创伤患者合并其他疾病时，需要住院治疗直到创伤愈合。通常，老年创伤患者需要进行镇痛治疗，尤其是有压缩性脊柱骨折的病人，开放性耻骨骨折的病人，需要常量的镇痛药治疗维持。镇痛药的应用也会对老年创伤患者带来一些副作用，如体位性低血压、意识模糊。胸部损伤病人更容易出现一些并发症，当老年创伤患者出现多发或单发肋骨骨折时，应该积极地使用镇痛药物。另外，存在多发性移位肋骨骨折的病人，延迟性（24~48h）死亡的风险增加，主要是肋间血管的破裂出血。轻微创伤的老年患者，出院时应该有随访计划和药物医嘱。

重要概念

- 老年人与年轻人相比，更容易发生创伤，死亡率也更高。
- 老年创伤患者的损伤机制不同于年轻创伤患者。老年创伤患者更常见于摔伤、机动车事故、车撞人事故。暴力伤较年轻创伤患者少见。
- 老年人的生理变化掩盖了创伤后一些应有的临床特征。如损伤的严重程度和代偿程度。
- 急诊医师必须明确老年创伤患者可能合并内科疾病，因此需要仔细地评估。
- 对于老年创伤患者需要给予氧供，降低采取高级气道支持（气管插管）的门槛，积极的确定性的液体复苏，但需要反复的评估，做出正确的判断。

本章参考文献请参见 http://pumpress.bjmu.edu.cn/eduservice/3419.html

第37章 伤害的预防和控制

Stephen W.Hargarten and E.Brooke Lerner

卢骁 罗汝斌 译 张茂 干建新 校

概述

伤害不仅仅是生活中随机发生的事件或命运的结果，而且是一种疾病状态，基于此提出了伤害控制科学。伤害中应用的疾病控制原则类似于我们成功应用于控制感染性疾病。正因伤害的广泛性和复杂性，伤害控制需要多学科之间的工作，包括医疗、公共卫生、政策制定部门、执法部门、教育部门及其他部门的共同合作（框37-1）。

急诊医学在外伤患者救治及伤害控制中起着核心作用，近1/3的急诊就诊患者为外伤患者（100名患者中平均14.4名）[1]，外伤是多个年龄段患者的主要死因之一（表37-1）。在2004年，2 960万的患者因为外伤在急诊部门就诊，其中93%没有住院治疗。每年与外伤治疗有关的医疗费用高达1 170亿元[2]，急诊系统可能是患者与公共卫生系统的唯一接触面，除了提供高水平的紧急医护外，急诊科医师还应该提供临床上的预防服务[3-5]，与外科医师、新生儿医师以及其他专业医师通过临床和相关政策的研究及教育来减少伤害的发生[6]。

伤害的定义

伤害的主要原因包括：高空坠落、车祸、枪伤、溺水和中毒。与其他疾病的发病模式一样，伤害是在一个容易暴露的环境中通过载体使主体与客体相互作用而发生的。损伤是在能量快速传递给病人的过程中对其组织或器官造成极大伤害的结果[7]。这种能量的形式是多样的，比如动能（高空坠落、车祸），温度（烧伤和冻伤），化学能（中毒），电能（雷击伤），或者没有能量（自缢或溺水）[8]。能量作为一种物质通过相关媒介把主体（患者）带入环境中的各种危险中，比如车祸或枪伤就是能量转换造成损伤的实例，在冰面上行车增加了汽车动能对主体（司机或乘客）伤害的可能性，这是环境和媒介的相互作用的结果。

与其他疾病的控制一样，伤害控制是避免或减少能量转移过程对人类的伤害：①通过改变环境因素使主体远离环境中的危险因素；②对主体进行一定的保护；③消除或减少载体对主体的能量传导[8-13]。

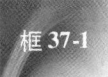

框37-1	伤害控制的多学科团队：预防，急诊救护，康复

预防
流行病学
生物力学
教育
公共政策
法律实施
工程学
预后研究
应急准备

急症管理
创伤体系
急诊医疗服务
急诊部门救护
医院救护
临床指南
临床预防措施
预后研究

修复
物理治疗
职业病防治
心理健康支持

表 37-1　2005 年美国所有种族及性别的十大死亡原因

序列	<1	1~4	5~9	10~14	年龄组（岁）15~24	25~34	35~44	45~54	55~64	65+	所有年龄组
1	先天异常 5552	意外伤害 1664	意外伤害 1072	意外伤害 1343	意外伤害 15753	意外伤害 13997	意外伤害 16919	恶性肿瘤 50405	恶性肿瘤 99240	心脏疾病 530926	心脏疾病 652091
2	早产 4714	先天异常 522	恶性肿瘤 485	恶性肿瘤 515	谋杀 5466	自杀 4990	恶性肿瘤 14566	心脏疾病 38103	心脏疾病 65208	恶性肿瘤 388322	恶性肿瘤 559312
3	SIDS 2230	恶性肿瘤 377	先天异常 196	自杀 270	自杀 4212	谋杀 4752	心脏疾病 12688	意外伤害 38103	慢性呼吸道疾病 12747	脑血管疾病 123881	脑血管疾病 143579
4	高龄产妇 1776	谋杀 375	谋杀 121	谋杀 220	恶性肿瘤 1717	恶性肿瘤 3601	自杀 6550	肝脏疾病 7517	糖尿病 11301	慢性呼吸道疾病 112716	慢性呼吸道疾病 130933
5	胎盘绒膜 1110	心脏疾病 151	心脏疾病 106	先天异常 200	心脏疾病 1119	心脏疾病 3249	HIV 4363	自杀 6991	意外伤害 10853	阿尔茨海默病 70858	意外伤害 117809
6	意外伤害 1083	流感和肺炎 110	脑血管疾病 52	心脏疾病 146	先天异常 504	HIV 1318	谋杀 3109	脑血管疾病 6381	脑血管疾病 10028	流感和肺炎 55453	糖尿病 75119
7	呼吸窘迫 860	脓毒血症 85	流感和肺炎 51	慢性呼吸道疾病 55	糖尿病 202	糖尿病 617	肝脏疾病 2688	糖尿病 5691	肝脏疾病 7126	糖尿病 55222	阿尔茨海默病 71599
8	菌血症 834	脑血管疾病 62	慢性呼吸道疾病 49	流感和肺炎 55	脑血管疾病 196	脑血管疾病 546	糖尿病 2260	HIV 4516	自杀 4210	意外伤害 36729	流感和肺炎 63001
9	新生儿出血 665	围生期 58	良性肿瘤 40	脓毒血症 45	合并妊娠 183	先天异常 436	糖尿病 2045	慢性呼吸道疾病 3977	肾炎 4141	肾炎 36416	肾炎 43901
10	坏死性肠炎 546	慢性呼吸道疾病 56	脓毒血症 36	脑血管疾病 43	流感和肺炎 172	流感和肺炎 354	流感和肺炎 934	病毒性肝炎 2314	脓毒血症 3912	脓毒血症 26243	脓毒血症 34136

Data from the National Center for Health Statistics, National Vital Statistics System.

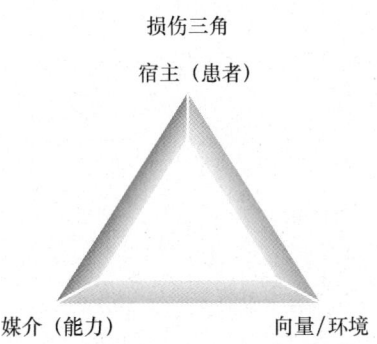

图37-1 流行病学分层研究可作为伤害预防的框架。损伤主体与致伤能力相互作用，并通过环境向量传导而造成伤害，其相互作用的任何一方改变均能预防损伤[111]。

伤害控制的第一步是首先认识到伤害的发生是可以避免的，人们通常认为伤害是来自于事故，或者随机、意外事件，这如同我们在发现细菌之前怎样看待感染性疾病一样。同其他疾病一样，病人的个体差异影响着伤害的预防措施、紧急医护及后期的康复疗效。这其中包括患者的体格特征，如年龄、性别以及驾驶技巧；精神及行为能力，如智力、疲劳度、酒精摄入量、情感的稳定性，社会规范以及生活方式。伤害的危险因素和致死率因年龄不同引起的差异见表37-1。要减少伤害的可能性，主体应该主动做出一些改变（如通过改进驾驶技术、确保系好安全带及不进行酒后驾驶），也可使年龄特异性发挥最大作用。

能量通过载体被传输到人，如机动车和非机动车的车辆（如汽车、自行车、滑板），枪支，锐器（如刀和箭），炸药，点燃的香烟。改变载体（取消或修改设计），以及将人与载体分开，都是减少伤害的重要方法。例如，了解伤害事件过程中所释放的生物力学对于了解载体及对其修改是至关重要的[14-16]。这些信息可以帮助医生教育病人和家属，改正或消除他们日常的生活中遇到的载体相关危险性，例如，建议家庭中妥善储存并使用枪锁来管理家庭枪支[17]。

当伤害发生的时候，主体（患者）-危险因素的交互作用和能量转移在相关的环境发生。改变环境能减少伤害的发生。如果环境阻止了能量的传播途径、伤害的危险因素，其中包括对患者的故意伤害，也会被消除[18]。与改变主体的危险因素相反，大多数情况对环境的改变显得更具有效性。例如完善道路的安全设计和灯光系统从而减少车祸的发生，更新防滑垫防止摔伤，在游泳池周边筑起防护栏，把机动车道、自行车道及人行道分隔开来以保护相关人员的安全[12,19]。

William Haddon 是第一个作为国立公路交通安全管理行政人员的医师，在1970年首先描述了在伤害控制上的一个划时代的方法[20]。他列出了10种避免伤害的方法（表37-2）。Haddon把时间观念掺入了这些方法中并扩展了这些观念。这些观念认为伤害的预防措施应在损伤前、损伤时及损伤后考虑到患者、危险因素、媒介和环境等因素。当使用这些方法来鉴定或改变环境、载体及危险人群时，任何类型的伤害可以被避免或减少，使用这种方法减少车祸损害的过程见表37-3。要做到减少或避免高能量的传递而减少伤害你必须理解以下几点：①伤害是可预见的；②预见的形式（如年龄、性别等）；③仅仅通过人的因素进行预防是相当有限的；一件易碎的货品在转送过程中只有被合适的包装好以减少能量传递才能保证安全的运送到目的地，同样的，伤害也可以通过实施Haddon策略来减少高能量对人体的损害。

伤害控制和急诊的历史

避免个人损伤是现代公共卫生的一个目标，但是直到20世纪40、50年代，意外伤害仍被归咎为人们自身行为错误，而其防范措施也仅仅局限于对公民的安全教育上[10]。然而不安全的公路、汽车及其他缺乏安全设计的消费品仍在被生产，这类似于提供给人们未处理过的自来水，然后再让人们自行消毒而防止霍乱[11]。

在20世纪20年代，车祸往往归咎于驾驶员的技术问题及驾驶证的义务发放，但到了30年代，人们开始认识到车祸不单单是技术问题还有汽车本身的质量问题，罗斯福总统号召汽车行业增加汽车的抗撞能力[8]。1942年，DeHaven，一位参加过第一次世界大战的飞行员，后来成为生理学家。他仔细分析了作为一次空难中唯一幸存者的原因后认为，对交通工具结构的改造可以减少能量转移对人体的伤害从而减少事故中的损伤。他建议重点关注影响事故生存率的身体条件而不是过多地强调人们在事故中所犯的错误[8]。美国在开始着手他们的太空计划时，身体条件成为了一个重要焦点。美国空军研究员表示，人可以耐受一个雪橇从两尺高的地方坠落，速度从30mph减速到0[22]。这一示范在解释突然减速的生物力学方面是一个重要的进步。

在20世纪40年代，伤害被认为和其他疾病一样具有相同特征，这个观点首先由当时的一位流行病专家Gordon提出，他认为伤害也有流行性疾病的相似模式：季节性的变化，长期的倾向性和人群分布，并且能用感染性疾病的方法学来进行研究。Gordon同样认为伤害和感染性疾病一样与感染主体、传播媒介

表 37-2　Haddon's 策略：预防能量传递效应

技术	汽车碰撞	坠落
1. 防止最初能源积聚	点火锁定 替代交通工具	去除地面障碍 防止无效攀爬
2. 降低积聚的能量	减速 整车质量限制	攀爬高度限制
3. 减少能量释放	道路清障，移除灯杆	老人救护援助 工人安全带
4. 改善能量释放的空间分布	车身挤压区 安全带，气囊 水桶障碍	地面滚动 应用安全网
5. 随时间或空间隔断能量	减少交通密度 等同的交通流量 增加行车距 行人道设立	作业安全区域
6. 阻断能量传递	护栏，混凝土障碍	作业区脚手架护栏
7. 改善影响机制	可折叠转柱，填充支柱，安全玻璃	加厚地板 头盔和安全帽
8. 加强能量吸收	鉴别及治疗基础疾病	老年骨质疏松防护及加强髋关节屈曲
9. 快速评估损害	911 和 EMS 有效性 提供最佳紧急救护，损伤体系计划并执行	911 和 EMS 有效性 提供最佳紧急救护，损伤体系计划并执行
10. 修复措施	提供最佳损伤救护，康复及伤后护理	提供最佳损伤救护，康复及伤后护理

表 37-3　典型 Haddon Matrix（车辆伤说明）

	当事人（驾驶员）	机动车	环境
事件发生前（碰撞前）	饮酒 疲劳 经验和判断力 视力	刹车情况 轮胎质量 重心 负载	能见度 路况 表面摩擦系数 肩高
事件（碰撞中）	药物 驾驶技术 认知能力 年龄	速度 视野障碍 碰撞速度 车辆大小	交叉，入口控制 天气 信号灯 限速
事件发生后（碰撞后）	年龄 生理条件 药物 社会地位	负载限制 变形区 燃料系统	911 可及性 EMS 反应 分流及转运 邻近一级损伤中心

Adapted from Baker S, et al: *The Injury Fact Book*, 2nd ed. New York, Oxford University Press, 1992.

及环境有关[8]。上世纪 60 年代，Haddon 借由把传播媒介、宿主和环境分为三时期，发展了二次元的方式来进行伤害分析：伤害前，伤害中和伤害后。这个分期因素的观念已经成为伤害控制发展的基础。任何伤害可以被分割为多种组合因素，可以用特殊的阻断方式来干预特殊的伤害因素（表 37-4）[12,23]。

第37章 伤害的预防和控制

表37-4 2005年美国所有种族及性别伤害所导致的十大主要死亡原因

序列	<1	1~4	5~9	10~14	15~24	25~34	35~44	45~54	55~64	65+	所有年龄组
1	窒息 748	溺水 493	车祸 560	车祸 763	车祸 10657	车祸 7047	中毒 6729	中毒 6983	车祸 4287	意外坠落 15802	车祸 43667
2	车祸 140	车祸 489	烧伤 138	自杀窒息 172	枪伤谋杀 4499	中毒 4386	车祸 6491	车祸 6179	枪伤自杀 2470	车祸 7048	中毒 23618
3	谋杀（原因未明）129	烧伤 208	溺水 121	枪伤谋杀 143	中毒 2484	枪伤谋杀 3780	枪伤自杀 2855	枪伤自杀 3472	中毒 2007	不明原因 5069	意外坠落 19656
4	特定凶杀 99	谋杀（原因未明）153	交通意外 47	溺水 132	枪伤自杀 1962	枪伤自杀 2269	枪伤谋杀 2010	自杀中毒 1707	意外坠落 1451	枪伤自杀 3889	枪伤自杀 17002
5	溺水 64	行走意外 129	枪杀谋杀 44	烧伤 85	窒息（自杀）1570	窒息（自杀）1524	窒息（自杀）1670	窒息（自杀）1197	自杀中毒 852	窒息 3271	枪伤谋杀 12352
6	窒息（不明）50	窒息 126	窒息 44	枪杀自杀 84	凝血 649	自杀中毒 757	自杀中毒 1456	意外坠落 1181	自杀窒息 575	不良后果 1708	自杀窒息 7248
7	烧伤 36	未分类谋杀 74	行走意外 25	陆地交通意外 63	刀刺伤 528	不明原因中毒 564	不明原因中毒 944	枪伤谋杀 1097	窒息 509	烧伤 1178	不明原因 6551
8	性质不明 30	环境因素 38	环境因素 17	窒息 59	自杀中毒 361	刀刺伤 474	意外坠落 607	不明原因中毒 1026	枪杀谋杀 405	环境因素 1069	窒息 5900
9	谋杀窒息 27	枪伤谋杀 37	中毒 17	烧伤 37	陆地交通意外 298	溺水 385	溺水 497	烧伤 506	烧伤 405	中毒 931	自杀中毒 5744
10	不明原因 22	坠落 34	多种伤害 15	意外中毒 34	不明原因中毒 292	意外坠落 295	切割伤 426	溺水 492	环境因素 376	自杀中毒 603	溺水 3582

Data from the National Center for Health Statistics, National Vital Statistics System.

* Unintentional firearm, unintentional struck by or against, and unintentional/unspecified were all tied for 10th place.

1985 年,《损伤在美国:一个持续存在的公共健康问题》一书出版,国立研究议会和医学研究所委托公共卫生和社区健康管理部门阐述了伤害流行病学的特点[13]。随着国家疾病预防控制中心下设伤害预防和控制中心,明确了伤害控制属于社区疾病控制,包括提供健康管理的急诊医生。

之后不久,美国国立损伤预防中心开始在全国范围的科研所内设立损伤研究中心进行伤害控制的相关研究。这些中心机构着重研究损伤的三个核心阶段(伤害预防、急诊抢救以及后期康复),并且为培训伤害控制的专家服务,以及作为信息中心服务大众[24]。在大多数地区这些机构由包括急诊科医师在内的医师来领导。为了持续及扩大这一工作,又创立了社会暴力及损伤发展的研究单位,该研究所对任何社会暴力及损伤发展有兴趣的个人及团体开放(http://www.savirweb.org)。

在 2003 年,国立伤害预防与控制中心开始更新国家疾病控制中心损伤研究议程,其中包括急诊救护的研究,将重心集中在研究对急诊伤害救护系统的改善上[25]。紧接着,国立伤害预防中心将伤害及伤害后遗症分中心更名为伤害反应分中心,其目标是"依靠与各单位之间的合作进一步发展,评价,促进证据积累,预防和救护实践,从而增强人们避免伤害及伤害后遗症的能力。"[26] 这个分中心也着重对恐怖袭击相关的伤害进行研究,这也是伤害控制领域重要的组成部分。

预防的措施

当世界上第一起伤害发生后,伤害控制的历史就开始了。伤害引起的疼痛是对伤害强烈刺激的一个躲避行为。早期伤害预防技术被应用在军队的装备上面,屏蔽武器对人的能量伤害。典型的例子包括头盔、盾牌以及护甲。但随着武器对人类的伤害越来越复杂,防护工具的发展却没有跟上步伐[15,16]。火器伤及车祸伤的高病死率及高致残率给我们带来了新的挑战[21,27]。传统意义上认为要是人们能够安全驾驶,就不会有车祸的发生了。然而我们花了 50 年的时间才认识到单独改变个人行为并不能减少在高危环境下巨大能量向人体的传递[21]。直到 20 世纪 60 年代汽车才配备了安全带,而又过了 20 年安全气囊才成为汽车的标准配置[15,16,28]。

伤害控制策略的有效实施需要医生、护士、院前急救师、流行病学家、生物力工程师、公共政策制定者,执法官员及律师的相互配合[19,28,29]。这其中最大的挑战就是各部门对于损伤防控的关注点和利益存在较大的差异,许多部门间相互独立[10]。20 世纪 90 年代初,以社区为基础的损伤控制计划出台在其发展历史上迈出了重要一步,这个计划得到了美国道路交通安全管理局(NHTSA)、国立疾病控制中心以及美国损伤预防总会的合力支持。这些组织整合现有的资源及损伤控制的政策,通过"the 3 E's"方案,包括公共教育,法规执行,环境条件和危险设施的改造,向公众普及损伤预防知识并贯彻损伤预防相关措施[19]。

伤害控制在医学上的应用

医生已经早已习惯于在疾病发生后给患者进行诊治。由于许多疾病的病因已经逐渐被了解,关于危险评估的教育和临床基础的预防已经进入现代医疗常规流程内,特别像是有传染性的(免疫作用)、心脏血管的(戒烟)疾病。目前急诊医师已开始对高风险人员进行其风险因素的分析评估、咨询以及工作分配,如一些受到家庭暴力的患者[3,5]。目前各个医院急诊部已被联合机构授权对相关的受虐待的患者进行随访[30]。

急诊抢救人员是记录和统计损伤数据的关键人员,这些数据对于伤害的流行病学和数据监测起到了相当重要的作用。伤害控制技术可很容易地融入到急诊医学临床抢救技术中[5,31-34]。社区中对损伤急救方法合理改进需要急诊医师、外科医师、护士、儿科医师和理疗医师分别担任他们各自特殊的角色(框 37-2)。美国急诊医师学会规范了急诊医师在损伤控制中的作用[35]。病史中伤害的详细记录,不同患病

框 37-2 伤害控制应用于急诊医学实践

临床预防措施
医疗记录文件
伤害记录编码
伤残及行为风险评估
风险筛查及咨询
个体生物力学风险评估
定向评估伤者的生物力学风险
提供系统化紧急损伤救护

人口健康,研究及政策
参与并建立伤害系统
快速,直接的应急急诊服务体系
政策改进,执行及评价
高危人群教育
努力改善环境,降低受伤风险
多学科协作,减少受伤风险,提高医疗质量

人群危险因素的评估，辅导及转诊，系统的急诊损伤抢救流程及公共健康的宣传都异常重要[36-38]。

损伤的流行病学及病史

收集一种疾病的详细数据——其人群状况、周期性的变化、地域分布和干涉效果，便可以了解这种疾病的基本特征。在损伤人群中持续及广泛地收集数据对于损伤的研究[39,40]、假设生成、疾病形态特征的持续监控以及预防政策效果的监测都十分有用[34,41]。损伤数据收集的目的是发现谁将要受伤、是什么因素导致受伤以及导致受伤的环境是怎么样的[42,43]。

直到现在，损伤在数据收集上仍存在不足，并且认识水平的差距仍然存在[44]。在1980年之前，唯一记录大量数据的损伤数据库是由验尸官及检验师用来进行死亡率研究使用的。1975年[45]美国道路交通安全管理局创建了所有车祸致命性分析研究的数据库，以此来研究车祸的流行病学[39]。

由于损伤患者接受治疗的1 000人中只有1人死亡，对于死亡数据的单独分析显得十分局限[13,46]。从80年代开始，损伤数据库增加了从死亡病例到损伤病人送至创伤中心的病例。但由于这些数据往往倾向于多数严重损伤，这些数据所得出的结论也随之有其局限性[47]。

大约93%的损伤患者需要医疗救治，并且在急诊室接受治疗，许多病人因为显著的残疾从而导致长期的功能障碍和高昂的疗费用[13,34,41,46]。国家疾病控制中心认识到了损伤数据在急诊科数据的重要性，为急诊部门的医生以及数据分析专家特别制作了数据库来分析损伤详细数据[48,49]。在损伤数据库中最关键是"E代码"，它是根据国际疾病代码（ICD-9-CM）来定义损伤的原因及分类的[19]。E代码定义了损伤的外部原因：如摔伤、车祸等。医疗记录中的诊断代码不能推断出损伤的原因。N代码代表了损伤的性质，如颅骨骨折、撕裂伤及挫伤，由于损伤控制取决于引起损伤的事物而不是损伤的结果，要对每个损伤患者E代码进行详细记录从而系统性地完成对损伤的数据统计。在美国一些州郡，急诊室负责所有E代码的患者登记[34,41-43]。

对于急诊室中患者E代码统计的最大障碍是从不太适合的医疗病史中回顾性查找准确的E代码[46,50,51]。我们所要做的第一步是对损伤患者受伤的原因在病史中进行详细的登记。由于损伤的地区差异性，社区特性的损伤控制将被产生，实施和评估[19,40]。

医院E代码记录可以记录损伤发生的人物、时间及地点。损伤发生的地点或是受伤人员的住址对于损伤的控制来说十分重要。医院详细记录受伤患者的居住地址，这对高风险邻近地区的社区教育十分有用。位置-伤害数据有时只能从其他来源获得，如急诊医疗服务，警察或其他的记录。这些数据使得我们更可能通过对汽车工艺质量的提高，警察的严厉执法或阻止危险移动来进行相关环境的改造。把这些损伤患者的资料和患者随访要么通过手工的方式为了特殊的研究目的，或者通过电子方式以便于监测，使其联系起来，这对下一步深入理解损伤流行病学将不无裨益[52,53]。随着以计算机为基础的地理资讯系统功能逐渐强大，这个有力的工具能被用来用最少的训练和资源发现损伤发生的位置。由计算机产生的地图可以让我们了解损伤的高发地区在哪里，由此可得知哪儿最需要帮助[54,55]。

全国的损伤数据在部分州郡是联网的，它可以用来监控损伤信息56以及对有意及无意的损伤进行研究[32,40,57]。例如，车祸结果数据评价系统应用于损伤之间可能的联系性，以此来创造一个车祸、医院、急诊医疗服务和急诊部信息的数据库[58]。现在我们对医疗伤害（医疗失误）造成损伤的损伤控制原则越来越感兴趣了。医疗伤害每年在美国估计造成50 000~98 000个患者死亡，并有数十万计的非致命的事件在急诊部，监护病房及手术室中发生[44]。急诊医师在使用损伤控制原则来减少医疗伤害方面扮演了重要角色[59-62]。将损伤控制原则应用在鉴定损伤形式和损伤预防的发展方面会有巨大的潜力[61,62]。

危险因子评估

生物力学危险因素

了解生物力学在损伤过程发生的作用仍是个挑战，比如在1/10秒内发生的车祸或枪击事件。急诊医师并没有接受像工程师一样的培训，在培训期间没有接受类似于"病理生理学"的工程学培训。确定患者的致伤因素如钝性伤（车祸或高处坠落）或锐器伤（枪伤或刀刺伤）对确定损伤的救治方法很有帮助[63-66]。更多的实验利用机械模型、电脑模拟等技术来了解损伤机制及人体对损伤的承受度[15,16]。虽然这些知识在工程学上已经广泛应用，但对于急诊医师来说这些知识可以让他们更好地评估能量转移、人体耐受度以及一些隐秘性伤害，以此更好地进行损伤的治疗[7]。随着这些知识的进一步普及，对潜在损伤的认识也将显得异常重要[67]。

损伤发生的过程中能量传导至人体上往往超出了

人体组织及器官的耐受程度。这个能量传递可以用G-力来表示。它可以用以下公式表示：

$$G = \Delta V^2 / (停止距离 \times k)$$

ΔV 代表速度的变化，停止距离是指速度发生改变后的行驶距离，k 是常量，G-力与停止距离成反比，与速度的平方成正比。减少车祸中的力量撞击，我们要尽可能地增加停止距离。公式显示，增加一倍的停止距离将使G-力减少一半，但增加一倍的速度将使G-力增加4倍。G-力的减少意味着速度的减少大于增加的行驶距离，因此在车祸中车子减速往往为刹车或车子变形的作用。工程学特征也有相同的规律，例如车子的内部填充物，可折叠的转向管柱，驾驶台的可伸缩护栏，上述安全设计有利于改善停车时的缓冲距离，这是汽车和公路安全工程学的一项主要原则[15,16,68]。

20世纪80年代中期汽车在安全工程上的发展，特别是安全气囊的发明使汽车的安全性大大提高[69]。美国交通安全局估计在2005年1年间约两万人因为安全气囊在车祸中得以生存。此后侧方安全气囊的广泛应用使得更多车祸患者在车祸中生存[70]。

关于许多新的安全对策，有许多意想不到的结果。第一代安全气囊用来保护那些没系安全带的司机在车祸中受到的巨大冲击力。这些早期安全气囊在汽车速度为140～200mph持续50ms的情况下会打开[71]。但这个力量对于前排儿童乘客来说是致命的，特别是没有系安全带或是坐在面朝后的婴儿座椅中的儿童[72,73]。20世纪90年代后期新一代的安全气囊问世了，这种气囊在打开时力量更小。当急诊医师在评估车祸中司机的危险程度时，他们应要考虑患者的位置、刹车的类型和使用情况以及汽车的类型。这些信息必须被充分理解以便在安全带的合理使用及限制儿童方便为患者提供合理建议[39,74]。

对损伤机制的了解可以使患者自身及其家人避免不必要的伤害。身高低于55英寸的儿童应该只搭乘车辆的后排座位。婴儿座椅不应该放在安全气囊范围内的前座中。12个月及以下婴儿、体重少于20磅的应该使用面朝后的安全座椅，年龄大于12个月和体重超过20磅应该选用面朝前的安全座椅。对于体重40～80磅的儿童来说应该安排一个加强型带有安全带的位子，并且使孩子远离车窗；如果儿童要做前排，位子必须尽可能地远离靠背，并要时刻系好安全带[74]。联邦法律允许儿童在前排乘坐汽车时不使用安全气囊[75]。此外，许多汽车装上了感应器，使安全气囊只有达到标准冲击力下才会打开。医生推荐对于身材矮小的人来说，他们的位置以胸骨和被装备一个安全气囊的方向盘之间的至少10英寸。该间距应该被客观地测量，因大多数人会错误地估计该距离[76]。

其他许多安全设施也与一些特殊的损伤联系起来。需要在左肩后位手动紧固的自动"被动"安全带，会导致"潜水艇式"损伤——因为左肩没固定，躯干向汽车底部板撞击，肩带挤压下肋胸廓造成损伤。这种受伤机制往往会导致肝、脾以及肺的损伤，并导致这些设施的连续性受到破坏[77]。但是由于汽车会被驾驶数年，这些危险要在马路上完全消失可能性较小。随着汽车安全技术的不断进步，了解这些安全设施以及它们是如何改变受伤患者的机制显得异常重要。

在高处坠落伤中，不同的落地接触面对于患者的预后及治疗有很大影响，因为软的接触面比混凝土地面能增加停止距离[15,16]。了解其他损伤的生物力学方式也很重要，比如在枪伤的弹道学中了解人体组织的受伤程度可以指导治疗方案[14,78]。

行为危险因子

患者对自己危险因素的认识可以有效地预防损伤的发生。在损伤发生后对患者进行教育要比分散的公共教育来有效得多[79]。家人或朋友对患者传输的教育对于改正患者在损伤中的危险行为或危险的环境十分有用。其他患者的受伤经验也可以用来教育一些人群远离伤害，比如儿童过人行道、爬山以及中毒方面的伤害。对于受伤儿童周围环境的研究十分重要。对于损伤事件的简单回顾与总结可以帮助患者及医师对于损伤的预防提供帮助[80]。对于因伤害至急诊室受伤的儿童来说，再一次受伤的概率很大，特别是车祸或是摔伤[81]。以前因损伤在急诊室接受治疗的学龄前儿童再次因损伤进入急诊室的概率是其对照组的两倍，并且更可能在急诊室多次接受治疗[82]。

故意伤害造成损伤的危险因子十分复杂，包括个人行为、社会和环境因素，但是所有危险因子包括：男性、低收入、吸毒、犯罪记录及青年人[82-84]。用精神社会学来分析研究，复发者大多是自制力较差，精神世界低俗，或者是以前犯罪的受害者[82]。在急诊室调查发现，故意伤害最显著的危险因素是在这之前有故意伤害的前科。既往有严重外伤史是损伤复发的重要的预测因素，其再发损伤是既往没有损伤人群的10倍[84,85]。急诊室应该保存有故意伤害患者的备忘录以便监测和参考，这些受害者包括家庭暴力的受害者[3]，在故意伤害事件中受害的18岁以下的儿童，而不管作恶者的年龄。在美国的许多州县，对于枪伤、刀刺伤以及其他暴力伤害都有强制性的法律条文要报告[86,87]。在医护环境中对损伤患者的干涉能减少故意伤人行为的复发[83,88]。

对于车祸造成的损伤来说，有 3 个最主要的危险因子：超速行驶、酒后驾车以及行车过程中未系安全带。给患者相关的数据让他们作关于自身危险因素的正确自我评估是对车祸损伤干涉的本质内容[89]。如果可能，每个患者都应该有相关数据。特别是对于筛查及指示酒精滥用者（AUD）尤为重要。在美国，与酒精相关的车祸类似于一种流行病，每年有大约 17 000 人死亡及 870 000 人受伤[90]。酒精相关死亡率的下降归功于更加严格的法律约束，更警醒的公共教育以及对于酒后驾车行为的公众谴责，但这些对 AUD 人群来说，几乎没有效果。在急诊室的车祸患者中，有 17%～20% 的患者为酒精成瘾性[91,92]。对于酒精成瘾性的车祸患者来说，他们的受伤概率要超过其他人，而且他们酒后驾车的概率也要更高。

急诊医师在判别高危患者上扮演着独一无二的角色。对于酗酒的患者需要充分地评估病情及制定合理的救治方案。在繁忙的急诊室需要制定疾病救治的简明有效的流程。伤员分检技术在急诊科中有效，简短干涉的方法已被充分地描述[87]。

要成功治疗酗酒相关的损伤就要减少其酒精的摄入，以及酒后驾车，从而减少酒精相关损伤的发生。证据显示因损伤在急诊室接受治疗的过程对于酗酒者来说是一个相当重要的教育过程[87,92-94]。美国外科协会损伤分会推荐所有创伤中心对所有酗酒患者进行监测及干预是一项"损伤治疗的部分常规工作"[95]。

在大于 24 个月的儿童中，车祸是致死的首要原因（表 37-4，表 37-1）。与年龄适宜的车内相关限制措施的应用可以将其死亡率降低一半。急诊科医师应该熟悉不同的限制类型以及根据年龄、体重和身高为患者提供相应的建议。对每位来急诊的儿童来说，在转运途中和他们的家长交流关于孩子的安全运输方式是一个很好的教育机会。

急诊处理

伤害控制的急诊处理包括伤害系统性的治疗计划、出院后的医疗指导、损伤后的紧急复苏抢救（无论发生地点离创伤中心的距离）[96]。伤害评估一个关键的部分在于评价当地在伤害抢救上的医疗资源充足度。应该建立把患者转移到指定的伤害中心的制度或协议以避免转移时间的延误或不适当的抢救对患者造成二次伤害。另外，伤害专业的医师应该在医院时刻待命并且有一套相关的应急计划[98]。制定对伤害患者的分检标准可以避免对伤害手术团队的过度使用[38,99,100]。

伤害系统建立能够识别和补充特定地区紧急事件预算、地理以及区域性的政策。但这种灵活性对于建立在当地追求创伤认证和指定的医院基础上的损伤系统而言是不太可能的。

损伤治疗系统是一个包括所有损伤抢救、康复设施以及数据统计的系统，分为抢救伤员的统一路径、急诊医疗服务反应、分检、转运、转运方案、训练、交流、损伤后的康复治疗等部分。每家医院在损伤系统中都扮演着重要角色，无论患者是否被快速的转运、是否有严重颅脑损伤或是在损伤中心能够提供合理的救治，它们都必须提供服务。系统应该检测患者的预后和损伤系统自身的运转情况[101]。有证据显示在一级创伤中心能提高严重损伤患者的预后率 25%，这进一步证实了这一系统的重要性[102]。

院外急诊抢救对于伤害控制来说也是必不缺少的一部分[37]。急诊医疗系统反应、伤病员分拣以及伤员的抢救治疗都是损伤事故发生后伤害控制环节的关键一步。伤病员分拣方案必须很好的实施以避免损伤患者的病情延误[97]。急诊医疗系统提供者有一个独特的视角帮助损伤医师评估立即将要发生的伤害和伤害再现。急诊医疗系统提供者可以对损伤环境进行观察以便了解相应的损伤机制，正确地报告车祸车辆损害和与其他有关的环境情况来阐明重要的生物力学的危险因子[103]。也可以通过损伤危险因素鉴定、损伤数据的编制以及安全教育计划的实施来进行初步的损伤预防。

急诊医学的领导力：公共政策的提倡

制定并执行规范的法律法规在增加安全行为方面比进行公共安全意识教育来得更加有效果，如安全带和头盔的使用[8,28]。急诊医师和其他创伤医师能够有利地为国家立法机构提供事实依据以及损伤后最初的经验及观点。当完美、科学的研究提供给政策制决策者时，制定有效的预防干预措施以及节约成本的政策才有可能[104]。大多数的公共法规以及道路安全条例是由当地政府及立法机关制定的。这些决策者更能接近医生并且比联邦政府更需要专家的指导意见。急诊医师应该接受这个重要的角色：在减低损伤死亡率以及具体化的损伤控制上应该视为职业活动。

急诊医师对那些尚未发生损伤的人进行社区性质的教育可能是有效的。急诊医生把损伤预防信息传递给学校、社区、法律实施者、社区服务组织者及政策决策者，并在其中起决定性的作用[32,33]。创伤医师通过新的信息媒介可以成为非常有效的发言人，特别是在一个有报道价值的损伤事件发生之后，并且从中可以总结出除了相关的责任及行为外，需要在环境及政策干预上的改进。

公共政策也需要决定资源被用于一个社区的哪个地方。环境的改善和危险的排除是有效的，但同时付出的代价也非常昂贵。与教育和执法相反，环境的修正与人为因素无任何相关。类似的修正可能是在一个忙碌的十字路口加长一个"人行"信号灯以减少汽车和行人的车祸伤害，尤其对于老年人来说这些显得更加重要[108]；在个人经常遭到攻击的区域增加照明设施[18]；或把运动场的地面由水泥地面改为木地板[109]。对于这种的修正，只有当急诊科医师发现了这个危险环境然后质疑"这是怎么发生的"才会进行修正。

重要概念
● 伤害是需要付出最大的社会代价第二类疾病，对青年来说是最严重的疾病。
● 通过跨学科的研究，对流行病学及生物力学的充分了解可以制定出新的控制策略，并将这些策略应用于急诊管理和创伤系统中，从而改善损伤后的病人管理。
● 急诊医师通过临床防护手段把损伤控制技术融入到日常实践中。
● 急诊医师成为处理及防护损伤和复杂的生物社会问题的领导者。

本章参考文献请参见 http://pumpress.bjmu.edu.cn/eduservice/3419.html

第二篇 各系统创伤

第38章 头部创伤

Michelle H. Biros and William G. Heegaard

李强 罗汝斌 译 张茂 干建新 校

概述

流行病学

头部外伤造成的严重后果在古代就有记载。早期关于神经外科的记载基本都是观察性的，很少有关于治疗的意见（图38-1）。尽管经过了几个世纪的调查研究，同时发展了很多更新、更好的重症监护手段，但是对于创伤性脑损伤（traumatic brain injury，TBI）的病理改变，我们仍然没有效的方法去逆转。

在美国，每年大约有1 500 000例颅脑外伤患者，其中1 100 000例患者接受急诊评估和治疗，包括500 000例年龄小于14岁的儿童[1]。80%为轻型颅脑外伤（Glasgow Coma Scale，GCS评分14～15分），10%为中型颅脑外伤（GCS评分9～13分），10%为重型颅脑外伤（GCS评分小于或等于8分）。几乎20%左右的颅脑外伤病人需要住院治疗，每年大约52 000例患者死于颅脑外伤。

普通市民头部外伤多发生于高处坠落和机动车碰撞。因爆炸所致的创伤性脑外伤是伊拉克和阿富汗战场上的标志性外伤。在战争中，有10%～20%的参战人员受到不同程度的TBI[2]。在25岁以下患者中，头部外伤是创伤后死亡的第一大原因，约占总创伤死亡的1/3[3]。很多头部外伤发生在儿童虐待中，在0～4岁年龄组中可以占到2/3[4]。疾病预防和控制中心估计至少有5 300 000美国人目前正遭受不同程度的颅脑外伤后功能残疾。当退伍军人回到美国，遭受颅脑外伤后遗症痛苦的病人骤然增加。

上述这些说明颅脑外伤是重大公共卫生问题，急诊医师会遇到各种致伤因素引起的不同程度的颅脑外伤，外在体征仅仅提示损伤发生了，但是并不是所有潜在的严重颅脑外伤都会有外在表现。颅脑外伤后患者最终是否能存活和神经功能情况取决于颅脑外伤的范围，是否合并继发损伤，如低张和低氧可以加重神经生化和神经解剖病理生理损害。目前已经有研究关注如何减轻和预防颅脑外伤后的神经损伤，但是现阶段主要还是通过早期临床处理来减轻颅脑外伤后的继发损伤，从而改善颅脑外伤预后。目前尚无有效治疗措施来逆转损伤时发生的神经病理损害。

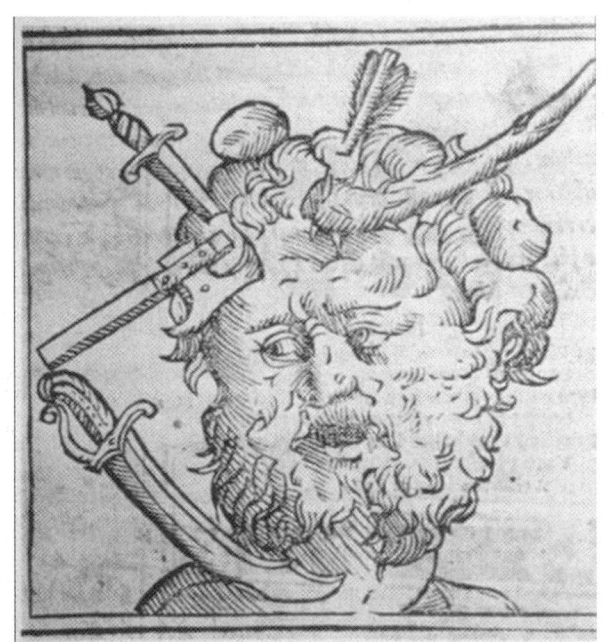

图38-1 16世纪神经外科教科书页面。(From Fringer S: Origins of Science. New York, Oxford University Press, 2001, p.422.)

疾病原理

解剖和生理

头皮和颅骨

头皮分为五层。真皮在最外面，几乎是最厚的一层。皮下组织里包括发囊和丰富的血供。当头皮裂伤的时候头皮中的大血管不能完全收缩，会造成大量失血。头皮中间层是致密筋膜构成的帽状腱膜，包括枕额肌和颞顶肌，这些肌肉可以使头皮前后移动，上提眼球和皱前额。帽状腱膜下是疏松充满空隙的组织层，该层与其他头皮联系疏松，所以头皮撕脱常常发生在这里，帽状腱膜下血肿也容易在这里发生。因为血液很容易在疏松组织扩展，血肿可以很大。最深层是颅骨膜，它紧密地附着在颅骨上。

颅骨由额骨、筛骨、蝶骨、枕骨和两块顶骨及两块颞骨组成。骨骼独特的分层结构增强了颅骨的强度。每块骨骼均分为内外两层，中间层为海绵样结构的骨组织（称为板障）。成年人颅骨平均厚度为2~6mm；颞部的颅骨最薄[5]。头盖骨组成头颅光滑的外表面，但是头盖骨内侧穹窿则充满了骨骼隆起和突出，对冲伤和远离撞击部位的脑挫伤就是由于脑组织在加速时撞击这些不平整的骨骼表面所造成。

颅骨内侧便是硬脑膜，它是一层紧紧黏附在颅骨上很厚的结缔组织。硬脑膜位于大脑的最外层覆盖脑组织。硬脑膜在颅腔内反折构成襞，具有保护脑组织的作用，并把脑组织分成不同的区域。位于中线上的大脑镰将大脑分成左右两半，小脑幕将小脑和脑干与大脑半球分开。硬脑膜折叠处的U型边缘在外伤时会卡压脑组织引起脑疝，继而造成严重后果。硬脑膜折叠后两层重叠，中间分开后构成大静脉窦。这些静脉窦损伤死亡率很高，因为很难控制出血并且静脉窦修复也很困难。

颅腔是钢性的不能扩展，成年人颅腔容积大约1900ml[6]。通过很多孔道颅腔内容物与外界沟通，最大的是枕骨大孔，该处为脑干和脊髓出颅腔的地方。

脑组织及脑脊液

脑组织呈半固体状，重大约1400g（3磅），占据大约80%颅腔[6]。脑组织被硬脑膜、蛛网膜和软脑膜覆盖。外伤后颅内血肿根据这三层结构来定位，位置不同后果也有差异。

脑组织主要分成大脑，小脑和脑干。大脑的每一个叶具有高度分工的神经功能，每一个叶的损伤都会引起相关神经功能障碍。整个脑组织浸在脑脊液中，它可以缓冲创伤时对脑组织的冲击。脑脊液由位于侧脑室的脉络丛分泌产生，流经脑室系统进入蛛网膜下腔，蛛网膜覆盖着整个脑组织和脊髓。脑脊液提供了一个液体通路，该通路可以给脑细胞运输物质，清除脑代谢产物，转运中枢神经系统产生肽荷尔蒙和荷尔蒙刺激后产生的蛋白到外周组织去。

正常脑脊液压力为65~195mmH_2O或5~15mmHg。脑室积血会阻塞脑脊液循环通路，造成外伤性脑积水。脑外伤和外伤后继发损伤也会改变脑脊液的pH值。因为脑脊液的pH值可以影响呼吸驱动和脑血管血流，任何改变都会引起神经生理状态恶化[6]。

脑血流动力学

血脑屏障 血脑屏障包含脑组织微循环。物质穿过血脑屏障移动可以调节细胞外离子和神经递质浓度。神经活性药物穿过完整血脑屏障的能力取决于它们的溶解能力。外伤后脑水肿和损伤本身的生物力学，在伤后长达几个小时的时间内，可以引起血脑屏障损害[7,8]。损伤的血脑屏障会加重脑外伤后血管性水肿。

脑组织代谢率极高，身体20%的氧被脑组织消耗，因此脑组织需要大约15%的心脏输出血流来满足它的氧耗。脑血管会调整血管的直接来适应脑组织的生理状态改变，从而优化局部脑组织血流。高血压、碱中毒和低碳酸血症可引起脑血管收缩，低血压、酸中毒和高碳酸血症可引起脑血管舒张。正常的脑组织中，由于脑血管的自动调节机制，平均动脉压在60~150mmHg之间脑血流保持恒定。如果血压超出该范围，脑血流会随着平均动脉压呈线性变化。

脑血管活动对局部二氧化碳分压和氧分压相当敏感。二氧化碳分压在20~60mmHg[9]之间变化时血管反应与它呈线性相关。在该范围内，二氧化碳分压每下降1mmHg血管直径缩小2%~3%，每分钟每100g脑组织血流减少1.1ml。根据这个原理，脑外伤后可以通过短暂过度通气来减小颅内压。过度通气后二氧化碳分压下降，脑血管收缩，每单位区域脑组织的血流供应减少，尽管这个量很微小，但是也可以缓冲一下颅腔内脑水肿和脑血肿增大。二氧化碳分压急剧下降（20mmHg或更低）会引起脑血管收缩，部分脑组织血供会显著减少，接下来就会发生脑组织缺氧[8,10,11]。因此，过度通气必须严密监测下对急性脑疝病人实施，将二氧化碳分压控制在30~35mmHg[10,11]。12~24小时后，损伤的血管会失去对过度通气后低碳酸血症的反应，血管会舒张。血流会通过短路流到损伤区域，引起更加严重的

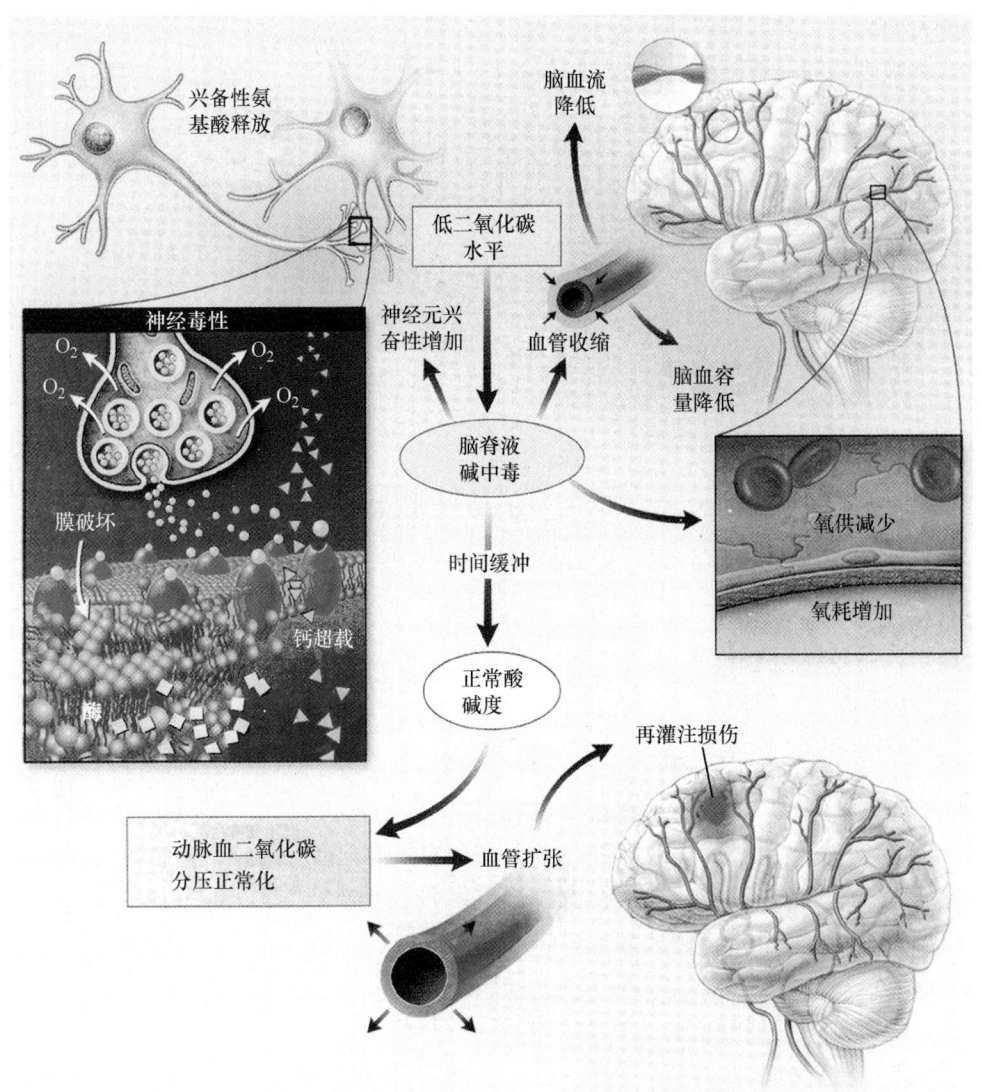

图 38-2 低碳酸血症对神经系统影响。系统性低碳酸血症造成脑脊液碱化,减少脑血流和脑氧供应,亦能减少脑血容量。这种颅内压力的减小对压力极大升高的患者而言有保护作用。然而,低碳酸血症会引起脑缺血,源于脑血管收缩(脑灌注受损),血红蛋白释放氧气减少,可能由于兴奋毒素类物质如谷氨酸盐释放造成神经兴奋性增加。随着时间,脑脊液 pH 值和脑血流恢复正常。动脉二氧化碳分压恢复正常会造成脑充血,发生原先缺血脑组织的再灌注损伤。(From Laffey JG, Kavanagh BP: Hypocapnia. N Engl J Med 347: 43, 2002.)

脑水肿和占位效应。处理颅内压升高,不推荐采用长时间(超过紧急复苏时间)或预防性过度通气。没有颅内压升高的脑外伤患者不常规采用过度通气[9-11]。低碳酸血症的神经效应见图38-2。

脑血管也会随着氧分压而调整。当氧分压下降,脑血管舒张使更多的氧输送到脑组织。脑损伤时,血脑屏障受损,脑血管血流增加可以引起血管性脑水肿。避免低氧血症或者逆转低氧状态,是头部外伤患者紧急处理的重要目标[12]。脑血管系统具有一系列调节能力,脑外伤后它可以给组织更多的氧供,加快清除代谢产物和立即调节局部血流以满足组织代谢状态的改变,这些机制可以保护脑组织。

脑灌注压 脑血流也和脑灌注压相关,灌注压指的是血流通过脑组织的梯度压。脑灌注压取决于平均动脉压,平均系统静脉压和颅内压合并产生的脑血流阻力。因为颅内压高于平均系统静脉压,因此颅内压起主要作用。由此可得出脑灌注压等于平均动脉压减去颅内压。当脑灌注压在 50~160mmHg 之间时脑血流保持恒定。如果脑灌注压低于 40mmHg,脑血流自动调节能力丧失,脑血流减少,引起组织缺血将严重影响脑代谢[8,10]。避免或纠正多发伤合并脑外伤低血压是非常重要的,不然无法保证脑灌注。当然减低颅内压以提供足够的脑灌注保证脑代谢也是重要措施。

脑外伤的生物力学

直接损伤 物体撞击头部或头部运动被另一物体突然阻止可以造成头部直接损伤。外伤的严重程度取决于撞击物体的质地、大小、表面积和运动速度。头部受到挤压也可造成头部直接损伤。撞击或挤压处可以看到头部外伤痕迹。接触点处颅骨向内弯曲,如果力量很强,颅骨就会骨折。颅骨会吸收部分能量,部分能量通过冲击波的形式传导至脑组织,甚至传到离接触点很远的位置。冲击波扭曲和分裂颅内组织,在传播过程中会暂时改变局部的颅内压。总之,力量传导越快损伤越重。直接损伤的范围取决于撞击位置以下脑组织的血管弹性,暴力持续时间长短,到达脑组织的力量强度,受暴力累及的脑组织表面积。在贯穿性损伤中,贯穿物大小、形状、方向和速度均对直接损伤的范围有影响。

由于颅骨特殊的结构可以承受相当大的力量,因此挤压造成直接损伤需要很大的暴力。在临床上,头部挤压伤比起其他类型的直接头部损伤发生率小得多。极大的挤压力量持续作用下,超过颅骨所能承受的范围,多处颅骨发生线性骨折。巨大快速的挤压力量作用于一小块颅骨上,颅骨可以发生凹陷。单独的直接作用造成损伤是很少发生的;多数情况下,头部往往被撞击后发生运动,同时造成直接和间接的损伤。

间接损伤 与被物体撞击后造成的直接损伤不同,间接损伤是由于颅腔内容物在碰撞后发生运动所致。最常见的例子就是加速减速伤,例如震荡冲击综合征[13]。在无直接机械暴力作用的情况下,颅腔内容物发生剧烈的运动。脑组织在颅腔内运动,硬膜下桥静脉处于紧张状态,这样很容易引起硬膜下血肿。由于大脑各区域的物理性质差异,各部分的加速度是不同的,因此脑组织各部分之间相互滑动,造成剪切伤和牵拉伤,这样就会引起广泛的脑组织损伤,比如弥漫性轴索损伤或脑震荡。另外,当颅腔内容物在运动中突然被阻止,脑组织碰撞在颅骨上或硬脑膜结构上也会造成损伤,如对冲伤就是这样造成的。在贯穿性损伤中,横向的压力波会造成远离贯通部位的损伤。

脑细胞损伤和死亡

原发性及继发性脑损伤

在临床上,脑外伤病人的表现是动态的,是直接损伤和继发损伤综合效应的结果。直接损伤发生在损伤当时,不可逆转,包括脑裂伤、血肿、脑挫伤和组织撕脱伤。在显微镜下可以看到直接损伤造成细胞永久性破裂和微血管损伤[14]。直接损伤目前无有效措施进行修复或逆转,只能通过公共安全宣传减少头部外伤的发生。

头部外伤后神经功能的损伤并不仅仅取决于直接损伤范围,还与外伤对脑细胞解剖和功能的损伤有关。这些损伤在外伤后产生,并且持续几小时到几天。间接脑损伤源于细胞内外的紊乱,在损伤发生时,脑细胞大量去极化,接着离子在细胞内外移动[14]。动物实验提示头部外伤后出现一系列非常复杂的反应,包括神经化学,神经解剖学和神经生理学

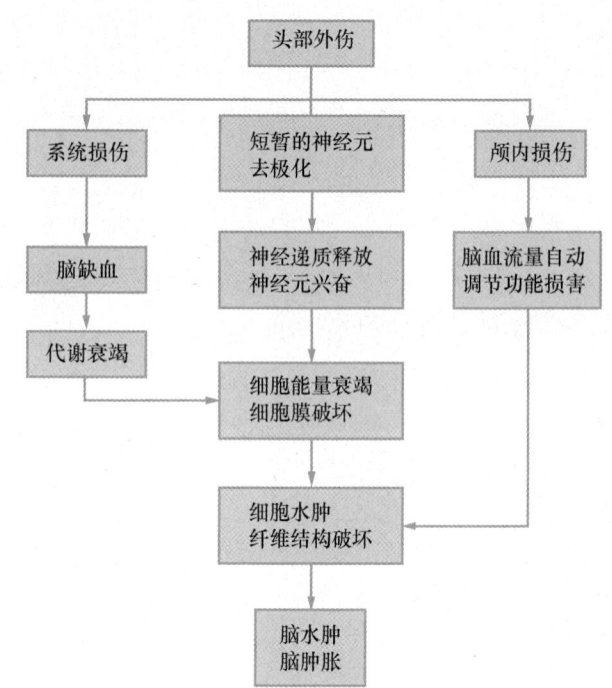

图38-3 继发性脑损伤的病理生理原因。

的反应(图38-3)。在广泛损伤发生后为了自我保护,细胞具有一些代偿机制,比如产生内源性自由基清除剂和抗氧化剂。然而在严重的损伤时,以上代偿机制就会超负荷运转,细胞功能和结构的完整性受到威胁。人体研究中的情况也类似。研究中发现异常基因反应在损伤后细胞反应中居于重要地位,如诱发细胞凋亡[15]。目前尚不清楚这些反应对损伤细胞最终功能的影响,这些反应发生的频率和持续的时间也不清楚。目前对脑外伤采取的紧急措施都是为了逆转或预防继发损伤,有实验证实一些继发损伤可能被逆转或缓解。多中心头部外伤治疗研究正在进行中。迄今为止,尚未发现哪项治疗措施在临床上有益[15,16]。

继发性系统损伤

最终的神经功能取决于继发性损伤的范围和程度。有时,继发损伤还取决于病人的基础状态,比如年龄和创伤相关的系统损伤[17,18]。急诊处理头部外伤病人的一条基本原则是预防和缓解不利于脑外伤预后的系统疾病。

外伤病人通常的继发系统性损伤包括低血压、低氧、贫血和高热。低血压指收缩压低于90mmHg,它对严重颅脑外伤具有不利影响[19]。系统性低血压会减少脑灌流,因此可能会导致脑缺血和脑梗死。低血压的脑外伤病人死亡率增加两倍,即使存活下来,神经功能也较差[17,19]。

高热(核心体温>38.5℃)也不利于脑外伤病人的预后,体温越高,高热持续时间越长预后越差。尽

管具体机制目前尚不明确，但是一般认为高热引起损伤脑组织代谢加快，脑血流增加造成颅内压升高[15]。

低氧指氧分压低于 60mmHg，在脑外伤病人很常见。导致低氧的原因包括：①脑干受压或损伤引起的一过性或长时间的呼吸暂停；②外伤病人的气道被血液、呕吐物或其他物体部分梗阻；③胸壁损伤影响了正常的呼吸运动；④呼吸系统损伤降低了氧合的效率；⑤气道管理效率低，如不能正确使用球囊面罩或及时快速的气管插管。头部外伤病人低氧的具体原因判断十分困难，因为在院前救治中很容易疏忽或者没有记录。当低氧发生时，严重脑外伤患者的死亡率就会上升 2 倍甚至 4 倍[19,20]。认识低氧造成的严重后果可以帮助我们提高在院前救治中发现低氧的警惕性。

头部外伤病人大量失血造成的贫血可减低血液的携氧能力，机体无法将足够的底物输送到受伤的脑组织去。严重颅脑外伤患者出现贫血（红细胞压积 < 30%），死亡率升高[15]。其他可逆的脑外伤后继发系统损伤包括高碳酸血症、过高热、凝血病和抽搐发作。

病理生理

颅内压升高

颅内压是指颅腔内容物所施加的压力，这种关系已经被 Monro-Kellie 学说所阐述[21,22]。因为硬膜下的空间是不能扩展的，脑组织、脑脊液和血液的总量必须保持恒定。如果任何组成部分的容量增加，那么其他部分就必须减少以维持恒定颅内压。颅内压升高指的是脑脊液压力大于 15mmHg（或 195mmH$_2$O），这在严重颅脑外伤后经常发生。最初颅内压升高源于外伤性占位或水肿形成，脑脊液从颅腔内被排挤到椎管里，以容纳增加的血液或脑体积。当代偿机制超过负荷时，由于脑组织具有一定的弹性，脑组织就受到压迫以缓冲增加的压力。根据不同部位，外伤性占位和脑水肿的扩展率的差异，颅内压力的代偿机制可以减少 50～100ml 的体积。超过这个幅度，无论是由于血管舒张，脑脊液梗阻或局灶性水肿引起的很小颅内容积变化，均会造成明显的颅内压升高。颅内压持续升高，超过血流灌注压力就会引起血管麻痹，自动调节能力丧失。脑血流直接依赖于平均动脉压，失去了自动调节能力，大量脑血管就会舒张。系统血压传到毛细血管，液体渗漏到血管外间隙造成血管性水肿加剧颅内高压。如果颅内压升高到系统血压水平，脑血流停止，随即发生脑死亡。

降低颅内压的措施包括过度通气，使用渗透性药物和利尿剂，引流脑脊液。无法控制的颅内高压指压力超过 20mmHg 或难治性颅高压。如果无法控制颅高压就会发生脑疝，造成脑干受压，呼吸循环骤停。在美国，中到重度的颅脑外伤病人的标准治疗措施中包括颅内压的监测和控制。目前尚缺乏前瞻性研究来证实该措施在提高生存率方面有效[15]。

脑肿胀及组织水肿

脑外伤之后脑水肿有两种机制。颅内血容量增加引起充血性脑水肿。脑外伤后立即就出现充血并且可持续几天时间[23]。在儿童中尤其常见。为了外伤后代谢增加的需要，脑血管舒张加快血流，脑的血容量就增加了。

另一种脑水肿是指脑组织的绝对容量的增加。弥漫性脑水肿在颅脑外伤后很快发生；然而，水肿的范围与脑外伤的严重度之间并无关联。在 CT 上，弥漫性水肿表现为对称性压迫侧脑室，脑沟、脑回消失或环池消失（图 38-4）。局灶性脑水肿在 CT 上表现为外伤区域的低密度（与正常结构相比）。CT 也可以发现损伤区域周围水肿引起的占位效应。

两种脑水肿均发生于外伤之后；发生机制与损伤性质有关。血管性水肿发生于血管性渗漏，这与血脑屏障的内皮细胞连紧密接功能障碍有关[23,24]。血管性水肿先发生于脑白质，之后扩展到全脑。它伴随局灶性脑挫伤或脑血肿。随着病情缓解，血管性水肿最

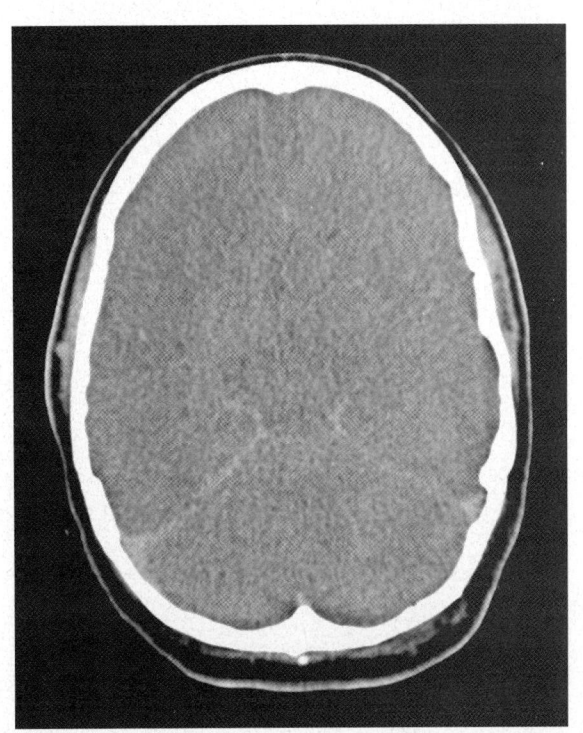

图 38-4　CT 平扫提示弥漫性脑水肿。脑实质中灰质和白质分界不清。双侧脑室受压，脑沟、脑回消失。

终被吸收入血管中或脑室系统中。

细胞性水肿是由于细胞膜上的泵功能障碍而造成。在外伤后也很常见，常常与外伤后缺血缺氧相关。正常的细胞膜泵功能依赖于合适的脑血流提供的足够基质和氧。当脑血流减少到 40% 甚至更少的时候，就会发生细胞性水肿。当脑血流减少到 25% 时，细胞膜泵功能衰竭，脑细胞开始死亡。充血性脑水肿加重导致颅内压升高，脑灌注压下降，脑组织血液循环无法进行，就会引起和恶化细胞性脑水肿。最近的研究证实，脑外伤病人中细胞性水肿占主导地位[25]。

意识水平的改变

意识是指对自己和对环境的觉醒状态，它需要大脑皮层和脑干网状激活系统的功能完整。脑外伤可以影响网状激活系统也可以损伤大脑半球的皮层，病人的意识状态是损伤对脑组织影响的标志。

颅脑外伤的病人一般都会表现为意识的改变。头部外伤病人呼吸中枢损伤或呼吸系统损伤会引起低氧。合并其他损伤造成的低血压会累及脑血流，影响人的意识。全面抑制的情形可见于外伤前吸毒、低血糖、外伤后癫痫，或癫痫发作后。脑水肿或颅内占位增大引起的颅内压升高，会压迫到脑干继而压迫网状激活系统。

意识改变的病人需要严密监护和观察。当发现低氧、低血压，或低血糖，应立即纠正它们，因为这些情况均可影响意识。

Cushing 反射

颅内压急剧升高时，病人出现心率减慢、呼吸减慢，继而呼吸浅促，这种变化称为 Cushing 反射或 Cushing 现象，当它发生时代表颅内压已经身高到危及生命的水平。任何原因引起的颅内高压均可引起库欣反射。只有 1/3 危及生命的颅内高压病人中，血压升高、脉搏减慢、呼吸减慢三联症状都会出现[24]。

脑疝

颅腔内容物体积增大，颅内压升高超过中枢神经系统自身代偿能力后就会发生脑疝（图 38-5）。外伤后脑水肿，细胞性脑水肿，外伤区域扩展或三种情况合并都会导致颅内压升高。当升高的颅内压无法控制，颅内容物移位，脑组织就会从枕骨大孔疝出。脑疝可能发生于外伤后数分钟或者数天。当出现脑疝的体征，没有快速采取临时性的措施然后进行手术治疗，病人的死亡率高达 100%。

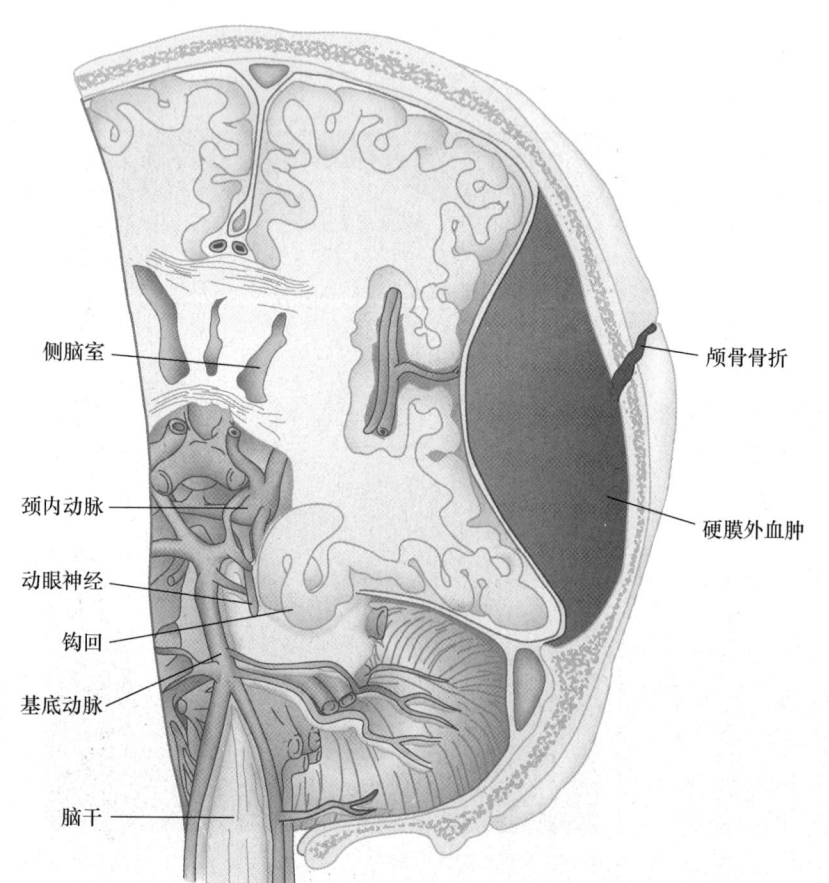

图 38-5 前面观，巨大硬膜外血肿引起小脑幕疝。颅骨骨折在血肿上面。（From Rockswold GL: Head injury. In Tintinalli JE, et al [eds]: Emergency Medicine. New York, McGraw-Hill, 1992, p 915.）

沟回疝

临床上最多的是沟回疝，脑组织通过小脑幕疝出形成沟回疝，它常常继发于中颅窝外侧或颞叶的血肿。巨大的挤压力压迫脑组织穿过小脑幕裂隙时，血肿同侧的颞叶沟回被挤压在 U 型边缘的小脑幕上，可引起典型的症状。沟回被压早期，第三对脑神经被压，出现瞳孔不等大、同侧上睑下垂、眼球外展受限、瞳孔反应迟钝。该时期的长短与病灶扩展速度相关，持续数分钟到数小时。随着脑疝进展，同侧动眼神经被压最终引起同侧瞳孔散大，对光反应消失。

在沟回疝初期，运动检查是正常的，但是对侧巴宾斯基征在早期就可为阳性[24]。巴宾斯基征阳性是指第一足趾背屈而其他足趾扇形展开。同侧大脑脚被小脑幕压迫对侧轻偏瘫。随着脑疝的进展，最终出现双侧去大脑体态。去皮质体态在沟回疝中很少见。在大约25%的病人中，对侧大脑脚被小脑幕另一边所压迫，瞳孔散大和损失病灶的同侧也出现轻偏瘫。这叫做 Kernohan 切迹综合征，可能导致损伤灶被错误定位。

随着脑疝进展，脑干直接受到压迫会引起意识状态，呼吸形态和心血管系统的改变。刚开始神志变化是异常细微的，如激动、烦躁不安或者神志模糊，昏睡并迅速进展为完全昏迷。病人的呼吸形态开始是正常的，逐渐出现过度通气。脑干持续受压后，血压和心脏传导快速波动。脑疝发展到最后，导致脑干衰竭，心血管系统崩溃，最终死亡。

中央型小脑幕切迹疝

位于顶叶、额叶或枕叶的病灶扩展会引起中央型小脑幕切迹疝。它的发生概率低于沟回疝。从上往下的压力施加在脑组织上造成临床症状恶化。最初的临床表现为细微的神志变化或昏迷程度加深，双侧运动能力下降，和针尖样瞳孔（<2mm）。光反应仍然存在但是通常很难观察到。双侧肌张力升高，双侧可能出现巴彬斯基征阳性。当中央型脑疝逐渐进展，双侧瞳孔变成中央一点，对光反应消失。呼吸形态也受影响，可能出现过度通气。运动张力升高。刺激病人可以引出去皮质体态。先出现双侧去皮质体态接着自动出现去大脑体态。呼吸形态改变包括打哈欠，叹息并逐渐发展到呼吸急促，吞咽缓慢，呼吸不规则很快自主呼吸停止。

小脑扁桃体疝

小脑扁桃体被挤向枕骨大孔椎管，称为小脑扁桃体疝。小脑肿块或巨大顶叶中央肿块可以引起整个脑干移位，引起小脑扁桃体疝[24]。因为延髓受压，临床上病人表现为突然的呼吸循环骤停，可以看到针尖样瞳孔。双侧皮质脊髓束受压造成四肢软瘫在临床上很常见。小脑扁桃体疝死亡率70%左右[24]。

小脑幕切迹上疝

后颅窝病灶扩展时会发生小脑幕切迹上疝。意识变化迅速，脑桥受压出现针尖样瞳孔，病人出现向下凝视，双眼上下活动障碍。

临床特征和诊断策略

病史

首先需要从目击者或者伤者身上采集病史，以便判断头部外伤病人是否存在高风险的颅内损伤。病人受伤之前的情况也可以提供重要的线索，如引起凝血功能障碍的疾病（比如血友病）。过去的健康状况，药物使用情况（特别是抗凝药），最近服药和饮酒情况，受伤前有什么不是感觉等都需要问及。

还要弄清楚病人最近的意识状况，受伤前和受伤后的意识状况，第一个目击者发现时的意识状况都要问清楚。要记录被目击者证实的受伤后抽搐或呼吸暂停。如果病人现在是清醒的，但是受伤之后有过昏迷，则需要弄清楚病人是否恢复到受伤前的精神状态。

快速神经系统检查

一般概况

快速神经系统体检包括检查伤者是否存在致命伤和明确受伤后神经功能改变。情况稳定，神志清醒的病人可以完成相对全面的神经系统体检。在其他病人中，紧急情况下快速神经系统检查包括评估精神状态、GCS 评分、瞳孔大小和反应、肌力和对称性。受伤后立即进行准确的神经系统评估可以为后续的检查提供参照。如果因为病人神志不是很清楚，无法进行正式的 GCS 评分，那就要详细描述病人的精神状态。精神状态变差提示颅内压升高，提示颅内病灶扩大，或脑水肿加重，很可能危及生命。

格拉斯哥昏迷评分

格拉斯哥昏迷评分是客观评价病人神经状态的方法（表38-1）。格拉斯哥昏迷评分评价病人最佳睁眼、语言和肢体运动。病人外伤后6小时进行评估，

表 38-1　GCS 评分表

反应	分值	表现
睁眼		
主动睁眼	4	网状激活系统完整，病人不一定清醒
按命令睁眼	3	命令睁眼能睁开
疼痛刺激后睁眼	2	疼痛刺激后睁眼
不睁眼	1	任何刺激均不睁眼
语言		
可以正常对话	5	中枢神经系统相对完整，病人清醒
言语错乱	4	很好的关联组织，但无指向性
只能说出（不适当）	3	随机叫喊的词
只能发音	2	呻吟，无有组织的词
无发音	1	无反应或插管
运动		
按吩咐动作	6	迅速按吩咐完成
对疼痛刺激定位反应	5	活动肢体去拿开疼痛刺激物
对疼痛刺激屈曲反应	4	屈曲肢体逃避疼痛刺激
异常屈曲（去皮层状态）	3	屈曲强直
异常伸展（去脑状态）	2	去大脑强直
无反应	1	低肌张力，松弛：失去脊髓功能或脊髓损伤

CNS，中枢神经系统。

最初验证该方法的研究就是在这个时间进行的，主要用来评价单纯头部外伤、血流动力学稳定、氧合良好的病人[26]。它仅仅是神经评价的一个方面（如运动评分仅仅反应最佳肢体运动，不能反映细微的神志变化）。然而，由于测试者依据客观的临床数据，应用简便，格拉斯哥昏迷评分成为评估清醒病人神经功能的标准方法，包括颅脑外伤。

急性期（<6h）进行 GCS 评分有一定的限制。低氧、低血压、中毒会导致评估错误，最初的 GCS 评分过低[26]。气管插管的病人 GCS 评分较低，因为语言评分只能算 1 分。眼周水肿会造成睁眼运动困难。四肢骨折或隐藏的脊髓束损伤会影响运动评分。儿童和语言不通的病人进行 GCS 评分困难。GCS 评分无法评估细微的精神状态改变，无法评价脑干反射或瞳孔反应。由于上述种种局限，是否继续复苏严重脑外伤病人不能仅仅依据最初的 GCS 评分。在使用 GCS 评分来预测病人的预后时，必须全面复苏，清除所有外伤，保持血流动力学稳定，确定患者没有中毒[26]。

瞳孔检查

头部外伤后需要早期检查病人的瞳孔大小和对光反应情况。瞳孔不对称，对光反应消失或瞳孔散大提示脑疝。直接眼球或眼周结构外伤造成瞳孔扩大会造成对瞳孔反应的误判。

运动检查：体态

运动检查评估病人的力量和对称性。瘫痪后不自主活动消失；尽量在致瘫痪因素起作用前进行运动评估。轻偏瘫伴瞳孔对侧散大固定提示脑疝。对侧脑实质损伤同时损伤灶增大或者出现 Kernohan 切迹综合征（对侧大脑脚受压）可能造成定位错误。未发现的四肢损伤，脊髓损伤或神经根损伤引起检查时的疼痛，也可能会造成定位错误。如果病人不能合作或发生昏迷，那运动检查是就需要疼痛刺激，任何活动都需要记录。有自主运动可以排除异常体态。去皮层体态是指上肢屈曲和下肢伸展。手臂，腕关节和肘关节缓慢屈曲，整个上肢内收。下肢伸展，内旋，足屈曲。去皮层体态发生于中脑以上的损伤。去大脑体态发生于脑干尾部的损伤，预后差[19]。上肢异常伸展和内收。腕关节和手指屈曲，整个上肢绕肩关节内旋。颈部异常伸展，伴牙关紧闭。下肢内旋，伸展，足和足趾屈曲。

脑干功能

在紧急状况下，我们可以通过观察呼吸形态、瞳孔大小和眼球活动来评估脑干功能。眼脑反射试验（洋娃娃眼运动）可以评估脑桥凝视中心的完整性。该试验必须排除颈椎损伤后才能进行。眼前庭反射试验（冷水试验）也可以评估脑干功能。将冷水放置在外耳道里，昏迷病人不会出现眼球震颤；仅仅表现为向灌冷水一侧的偏斜[24]。外耳道有耵聍或血液，试验的准确性会受影响，同时要确保鼓膜是完整的。

严重颅脑外伤病人中，脑神经检查局限于瞳孔反应（第Ⅲ脑神经），咽反射（第Ⅸ和Ⅹ脑神经）和角膜反射（第Ⅴ和Ⅶ脑神经）。面部是否对称（第Ⅶ脑神经）有时可以通过痛觉刺激来评估。清醒合作的病人可以进行完整的脑神经检查。

肌腱反射和病理反射

对称地进行肌腱反射检查。跖伸展反射（巴宾斯基征）不是特异性的，皮质脊髓束上的任何位置

框 38-1	颅底骨折临床表现

耳道流血
鼓室充血
鼻漏
耳漏
Battle 征（耳后的血肿）
熊猫眼征（眶周出血斑）
脑神经损伤
面瘫
听力下降
头晕
耳鸣
眼球震颤

损伤都可以引起该反射阳性。直肠括约肌张力和肛管反射可以判断脊髓的完整性。

其他检查发现

考虑到可能会有潜在的颅脑外伤，我们需要仔细检查头颈部外在的体征。头皮裂伤、挫伤、擦伤和撕脱，其下面可能会有颅骨的骨折。颅底骨折通常依据临床表现和查体（框 38-1）发现。尽管它并非一定与严重颅脑外伤相关，但是如果发现颅底骨折就表明受伤时外力相当大。颈部过伸、过曲会造成颈动脉剥离，在听诊是可以发现颈动脉血管杂音[24]。对这类病人进行查体时，需要对比两侧的颈动脉是否有细微的不对称。严重颅脑外伤病人中合并颈椎损伤比例高达 10.2%[27]。同时，其他节段的脊髓也存在损伤。

治疗

严重颅脑外伤

神经外科文献定义严重颅脑外伤为复苏后或伤后 48 小时以内 GCS 评分小于 8 分。但是，在急诊情况下，这个定义并不实用，因为它与预后的关系不明确。大部分急诊医学研究把严重颅脑外伤定义为受伤后即时 GCS 评分小于 8 分。颅内出现挫伤，血肿或裂伤也考虑是严重外伤（图 38-5）。

大约 10% 头部外伤病人活着送达急诊科时是重度损伤[1]。临床急诊情况下判断预后的指标包括最初的肢体活动，瞳孔对光反应，病人的年龄，基础疾病情况，并发的系统损伤[25,26]。超过 25% 的这类患者需要外科手术清除病灶[15]。判断预后不能仅仅根据最初的 GCS 评分和 CT 扫描。

严重头脑外伤病人的总死亡率高达 60%[1,24]。儿童死亡率稍低一些。死亡病人的平均住院时间为 2 天。存活病人往往发生严重残疾；仅仅 7% 的病人为中度残疾或预后良好。大于 2 岁闭合性颅脑外伤儿童预后较成人好。

院前救治

院前救治的目标为保证气道通畅防止低氧和开通静脉通路处理外伤性低血压。正确的神经系统检查包括 GCS 评分，瞳孔大小和光反应，意识程度，活动的力量和对称性，它为后续治疗能提供有效的指引。

任何头部外伤后脑干和延髓受压，心血管系统会受到极大的影响。任何心律失常都可能出现，并且发生心脏不稳定[28]。所有头部外伤病人需要在转运途中进行心电监护。

接下来需要检查是否存在头部外在的损伤痕迹。头皮裂伤可以造成大量出血，血液有可能渗入厚辅料里。用较薄的辅料压迫避免过多的失血。很多严重头部外伤的病人最初会非常躁动。在转运过程中躁动会加重外伤，导致颅内压升高，因此需要采取合适的稳定和处理措施。在院前可能需要使用镇静剂或者肌松剂来控制躁动。但镇静剂或者肌松剂使用后会影响到达急诊室时最初的评估。因此，采用上述措施必须权衡利弊，根据个体情况来使用。针对院前使用镇静剂我们需要制定一个规范。目前使用较多的镇静剂包括劳拉西泮、安定、咪唑安定和某些丁酰苯类药物。

严重颅脑外伤病人通常需要直升飞机转运。采用直升飞机转运需要考虑病人的个体情况，一般来说主要原因为转送到合适的急诊中心或创伤中心路途遥远，通过地面转运需要 30 分钟以上，在现场有两个以上病人，需要进行权宜的紧急处理，特别是气道问题。

严重或中度颅脑外伤病人是否应该在现场进行插管是有争议的，现场插管失败会延长院前救治时间，并增加吸入性肺炎或低氧的风险。

1997 年，Winchell 和 Hoyt[29] 指出严重颅脑外伤病人在现场进行气管插管可改善生存率。从那以后，很多学者对此进行了研究，在圣地亚哥一项院前急救医士进行的紧急插管研究中，Davis 和其同事们[30] 发现在现场进行气管插管可增加严重颅脑外伤病人的死亡率。

对此可能的解释是频繁的低氧合并心动过缓，无意的过度通气，在现场插管造成滞留时间延长。Wang 和同事们[20] 发现现场插管死亡率会提高 4 倍。直升飞机医师在院外插管病人的死亡率减低和改善神经功能预后，可能与空中救护系统接受更高级的气道管理培训有关。

这些研究因为缺少可推广性[30-33]（比如大部分急救体系无法进行快速气管插管的能力）或使用未验证的神经功能预后评价标准[20]，因而受到的一定的限制。院前气管插管可带来以下风险：在气管插管过程中频繁的低氧合并反复的心电过缓；无意的过度通气；由于气管插管造成现场滞留时间延长；持续低血压，当进行气道处置时未顾及其他部位损。然而，低氧是头部外伤病人必须处理的情况，院前气道管理规范必须在风险和急迫性之间找到平衡点。

成功的院前急救气管插管需要接受充分培训的医生和特别的处理规范，包括医疗质量控制，反复的教育，持续质量改进。Fakhry 和同事们[34]报道直升机上的医师气管插管成功率96.6%，几乎没有并发症，无一例插入食管。

急诊科（图38-6）

气道

快速插管对保护躁动病人的气道非常有效。最好在使用镇静剂或肌松剂之前进行简单的神经系统查体。总的来说，头部外伤病人快速插管使用镇静剂或肌松剂跟其他病人是一样的，要密切注意病人的颅内压，因为插管时刺激呼吸道会造成颅内压升高。利多卡因（1.5~2mg/kg IV）可以减轻气管插管时的咳嗽反射、反应性高血压和颅内压升高，然而该药物的使用是有争议的[35,36]。如果使用琥珀胆碱，可以考虑先使用次麻痹剂量的非去极化药物，因为琥珀胆碱使用出现的肌颤会造成颅内压升高。颅内压升高的程度和临床表现目前不清楚，必须平衡快速气道建立时的需要。依托咪酯（0.3mg/kg IV）为短效镇静剂，通过减少脑血流和脑代谢可以降低颅内压[37]。另外，与其他药物相比，依托咪酯副作用小，它很少影响心输出量和血压，对呼吸几乎没有影响。

低血压

脑外伤很少造成低血压，除非是在终末期。如果在急诊室发现病人有低血压，需要立即寻找除了脑外伤以外的其他原因。头皮裂伤导致的大量出血会造成低血容量性休克。儿童中，硬膜外血肿和帽状腱膜下血肿会造成低血容量休克。高位脊髓损伤可以造成神经源性休克。这样的情形很少见，在体检中很容易发现。在一些病例中，可以通过补液来鉴别，神经源性休克对补液无反应，同时可出现低血压伴心动过缓。

头部外伤病人无法承受全身性低血压，它会使病

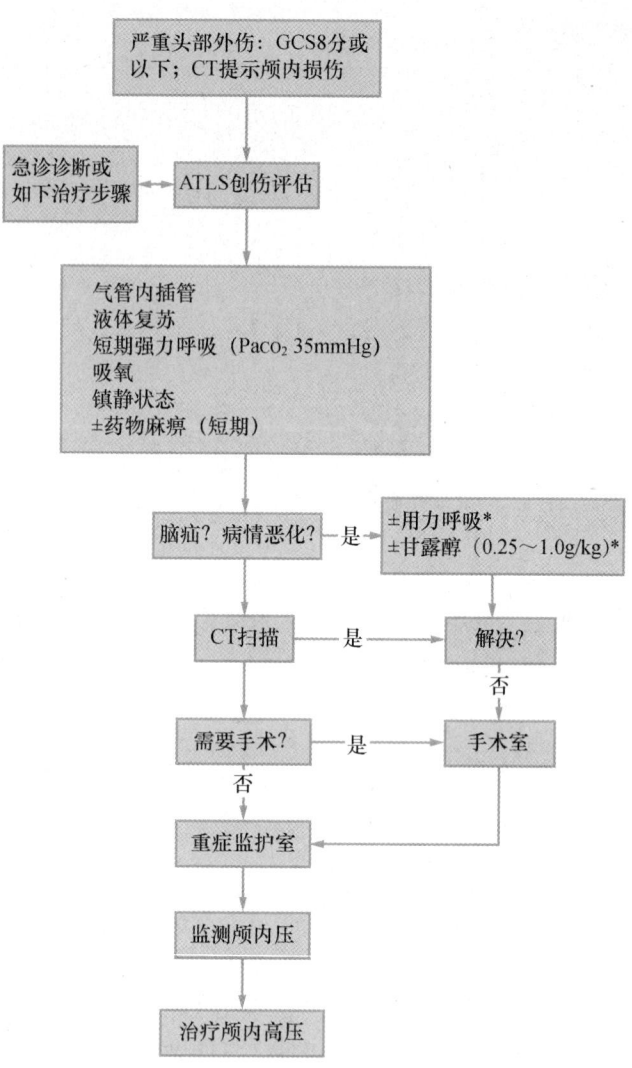

* 只存在于脑疝时或者进行性神经功能恶化不能用脑外因素解释时

图38-6 严重头部外伤病人早期复苏：治疗选择，ATLS，高级生命支持；CT，CT扫描；GCS，GCS评分；ICP，颅内压；PaCO₂，动脉二氧化碳分压。（From the Brain Trauma Foundation, American Association of Neurological Surgeons, Joint Section on Neurotrauma and Critical Care: Introduction. Guidelines for the management of severe traumatic brain injury. J Neurotrauma 17: 465, 2000.）

人的预后变差；必须通过输血或者补液将病人的收缩压提升至不低于90mmHg[19]。严重脑外伤病人合并其他部位失血而引起低血压的病人，大量补液后不会造成颅内压升高；不能因为害怕加重脑水肿和升高颅内压，就不对这类病人进行补液治疗。低血压会影响精确的神经系统检查。当血压回升时，病人的神经状态会得到改善。

传统上，我们使用生理盐水或乳酸林格液来复苏低血容量性低血压病人。研究人员提出在颅脑外伤后使用高渗生理盐水替代生理盐水进行复苏，可以改善预后[19]。然而，该措施目前尚未列入脑外伤病人救

治指南中。

大约60%的严重脑外伤病人为多发伤[38]。在关注颅脑外伤的同时，接诊医生还要注意排查其他威胁生命的损伤。

急诊室神经系统检查要跟院前神经系统检查进行比较，密切关注神经症状的恶化或颅内压升高的体征。如果神经症状恶化或出现颅内压升高的表现，必须在急诊室内采取积极的干预措施。

过度通气

严重脑外伤病人出现脑疝时进行短暂过度通气是一项救命的措施。目标是将 $PaCO_2$ 降低到 30~35mmHg。过度通气是通过脑血管收缩来减低颅内压的；30秒起效[24]，8分钟达到峰值，$PaCO_2$ 降低到期望值[39]。大部分病人中，过度通气可以降低颅内压25%；如果病人反应没有改善，则提示存活可能性极低。

过度通气可以造成严重脑血管收缩和脑缺血，因此不主张长时间使用该措施。脑血管收缩可减少脑血流，使得脑外伤后24h内血流减少更加恶化[11]。该措施只能在出现脑疝时为救命而使用。

高渗液

其他治疗颅内压升高的药物包括高渗利尿剂，如甘露醇和高渗盐水。出现昏迷程度加深，瞳孔不等大或其他神经症状恶化时高渗液也许能救命。

急性严重颅脑外伤病人颅内压升高时甘露醇是主要药物。脑外伤基金和欧洲脑外伤联合会推荐使用甘露醇[40,41]。然而，甘露醇与其他降颅压的药物的比较数据很少。一项循证医学数据库综述得出结论：与甘露醇相比，戊巴比妥可以获得的好处更多一些。然而，另一项研究提示甘露醇与高渗盐水相比害处更多[42]。因此，为找到最好的渗透液以治疗颅脑外伤，还需要更多研究。

当细胞膜上的泵衰竭时，甘露醇（0.25~1g/kg）可通过渗透压梯度来防止液体从血管内流向细胞内，同时可以促进细胞内的水流向血管内，这样就可以有效减轻颅内水肿。脑容积减小，从而可提供更多的空间给扩大的血肿和脑水肿。渗透作用几分钟就会起效，快速静脉注射后60分钟达到峰值。一次注射后可以持续作用6~8小时[40]。甘露醇还有很多其他神经保护作用。甘露醇可以扩容，出现系统性低血压时能保证脑组织有足够的血供，还可以通过减轻微循环阻力来促进脑血流。它还是有效的自由基清除剂，可防止氧自由基浓度过高造成细胞膜脂质过氧化。然而，如果给予大剂量的甘露醇则可能造成肾衰竭或低血压。它也可能造成血肿扩大，因为甘露醇使用后血肿受到的压力会减轻。由于这些原因，使用甘露醇必须限制在颅脑外伤病人颅内压升高和神经功能变差的时候[40]。

从1919年开始高渗盐水就开始用于治疗严重脑外伤[43]。临床前期研究表明高渗盐水可以有效降低颅内压；然而，大约300例不到的病人参与了所有的高渗盐水临床试验，关于高渗盐水的浓度和用法还有争议。几乎没有一项研究是前瞻性、随机和对照的。高渗盐水潜在的不良反应包括肾衰竭，脑桥中央脱髓鞘和颅内压反弹[41]。

儿童颅脑外伤住院病人连续注射3%生理盐水控制颅内高压取得了令人鼓舞的数据[44]。临床研究表明严重颅脑外伤病人使用高渗盐水进行急诊复苏是有争议的。采用 Post Hoc 分析法分析成人创伤数据，Vassar和同事[45]还有Wade和同事[46]均发现高渗盐水对严重颅脑外伤病人有益。然而，Cooper和同事发现院前使用高渗盐水来降低颅内压改善脑灌注与乳酸林格液相比，对于脑外伤低血压病人无益处。死亡率两种病人无明显差异。总之，临床数据认为使用高渗盐水治疗成年人头部外伤颅内压升高效果不确定，还需要进行更多的研究。

巴比妥类

严重脑外伤病人有时会用到巴比妥治疗，巴比妥类可以降低损伤部位的脑代谢，还可以影响血管张力和抑制细胞膜上氧自由基相关的脂质过氧化。巴比妥类对于降低颅内压的作用较其他药物起效要慢一些；因此，它在急诊科中用得不多。如果其他降颅压药物无效，那么可以在血流动力学稳定的病人身上使用巴比妥类。戊巴比妥是巴比妥类药物中使用最多的[48]。

类固醇类

过去使用激素很常见，但是激素并未给颅脑外伤的救治带来好处。它不能减低颅内压，同时大剂量的甲泼尼龙会增加中重度颅脑外伤病人的死亡率[49]。

低温

低温疗法仍然有继续研究的余地，它对中重度颅脑外伤的治疗是有益处的，但是预防性使用低温疗法是否可以减低中重度颅脑外伤的死亡率目前仍没有科学证据[50]。脑外伤基金会做的一项Meta分析表明低温治疗超过48小时可以降低死亡率。但该研究的样本量比较小，影响了它的可信度[50]。

颅骨减压

脑疝患者对其他降低颅内压的治疗措施无反应或

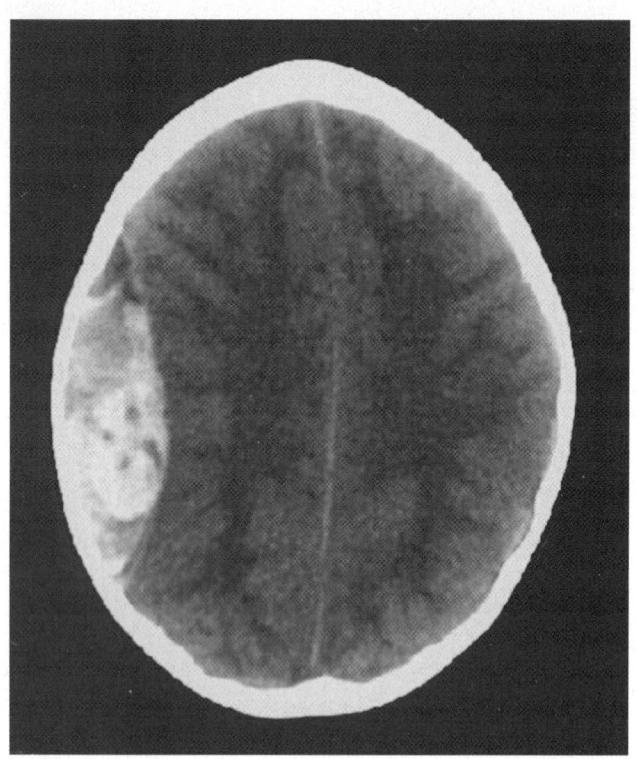

图38-7 CT平扫提示右中凸面水平急性硬膜外血肿。可见占位效应和中度的中线位移。

框 38-2	严重头部外伤急性癫痫预防指征
凹陷性颅骨骨折	
被镇静和插管病人	
外伤时癫痫发作	
急诊室癫痫发作	
贯穿性脑外伤	
严重脑外伤（GCS 评分≤8 分）	
急性硬膜下血肿	
急性硬膜外血肿	
急性颅内出血	
既往癫痫病史	

者快速病情恶化应该采取紧急颅骨钻孔。几个世纪以来都在关注紧急颅骨钻孔的相关问题（图38-7），但这是带有盲目性的有创操作，能够准确进行肿胀部位定位并不容易。然而，紧急颅骨减压可以暂时缓解或制止脑疝症状的进展，可以为进一步确定性开颅手术提供时间条件。

对于大部分患者，如在受伤当时昏迷，无自主呼吸或呼吸微弱，双侧瞳孔散大固定，眼球运动消失，去大脑强直状态，没有明显的局灶性病变而是广泛的弥漫性的脑损伤，则采取紧急颅骨减压治疗意义不大。反之，在临床诊治中应该给予快速CT扫描或确定性的外科减压。

癫痫预防

超过12%的钝性颅脑外伤病人和50%的穿透性颅脑外伤病人早期存在外伤后癫痫[51]。尽管伤后早期癫痫与未来的癫痫发作无相关性，但它会造成缺氧、高碳酸血症、兴奋性神经递质释放、颅内压升高，这些都可以加重继发性颅脑损伤。神经元经常放电很快就会消耗完能量，头部外伤病人脑代谢就会受累，无法控制的癫痫将加剧脑功能障碍[24]。

框38-2列出脑外伤早期抗惊厥治疗的指征。苯二氮䓬类是一线的抗惊厥药物，可以用于治疗急性癫痫发作。罗拉西泮（0.05～0.15mg/kg IV 大于2～5min，累计总剂量为4mg）可以有效地停止癫痫持续状态[51]。地西泮（0.1mg/kg，累计总剂量5mg IV，每10分钟重复，累计总剂量达到20mg）也是可以选择的药物。长期抗癫痫可以选择苯妥英（18～20mg/kg IV）或啉苯妥英（相当于苯妥英15～18mg/kg）。啉苯妥英的优点是可以快速使用，液体剂量较小，比苯妥英发生低血压的情况要少，当然它的价格较贵。有一篇综述指出使用抗癫痫药物可以减少66%的早期癫痫发作[51]。早期癫痫预防并不能减少晚期外伤后癫痫的发生；早期使用抗癫痫药物的目的是减少脑外伤后的继发损伤。

病人处于镇静状态会掩盖癫痫的临床表现。因此，所有被镇静的脑外伤病人在急性期都应该行预防性抗癫痫治疗。如果有条件，在急诊室或监护室进行连续脑电监测是很有必要的，它可以连续评估镇静病人是否存在癫痫活动。

抗生素预防感染

穿透性头部外伤，开放性颅骨骨折，严重的头皮裂伤会合并感染。上述情况下可以考虑预防性使用抗生素，但是颅底骨折脑脊液耳漏或鼻漏的病人不推荐预防性使用[54]。

重组凝血因子Ⅶ是一种凝血因子，最初用于治疗血友病。在颅内血肿病人中应用也逐渐在增加[55,56]。70kg体重成人使用一次足够剂量的重组凝血因子Ⅶ费用超过4 500美金[56]。但是伊拉克战争中使用该药物的经验得出了相反的结论，它并未给颅内血肿病人带来好处。因此，头部创伤病人使用重组凝血因子Ⅶ应该个体化，还要遵循专业学会制定的治疗指南。

辅助检查

实验室检查 严重颅脑外伤病人急诊处理主要依据体检和影像学诊断。实验室辅助检查可以提供有用的信息帮助进行后续的治疗，这些检查包括尿液毒理

表 38-2 头部影像检查比较

	CT	磁共振	血管造影术	颅骨 X 线
优点	快 病人可以监护 可以发现急性出血，占位效应，骨折，脑积水，脑室内出血，水肿	发现脑挫伤和挫伤周围水肿，外伤后缺血梗死，脑干损伤	帮助定位急性外伤位置发现血管损伤，静脉窦损伤，发现占位效应	容易检查 可以为进一步检查进行筛查
缺点	病人活动产生伪影，异物 条纹伪影影响脑干和后颅窝的观察	慢 无法监护病人 不能发现急性大部分急性出血 不能发现颅骨损伤	不能明确损伤性质，幕下损伤不能发现	不能提示颅内是否存在损伤
指征	急性严重头部外伤 急性中度头部外伤 可疑凹陷型骨折 高危轻度头部外伤 轻度头部外伤怀疑儿童受虐待 神经功能恶化	脑震荡后综合征症状持续 怀疑外伤后缺血性梗死 怀疑脑挫伤但 CT 未见	怀疑血管损伤 无法行 CT 检查	贯穿性外伤 CT 无法检查

CT：计算机断层扫描。

学筛查、血液酒精检测、血常规、电解质、血糖和凝血功能。

神经影像学 颅脑外伤影像学评估的指征和优点见表 38-2。在急性期，最有用的检查是头颅 CT 平扫。该检查可以发现急性出血、蛛网膜下腔出血、脑水肿、继发于外伤后的缺血性脑梗死、颅内压升高的表现和颅内积气。检查的结果可以指导急诊处理决策。CT 骨窗图像可以发现颅骨骨折（包括颅底骨折）；进行头颅 CT 扫描之后不必再行头颅平片检查。

磁共振在发现创伤后缺血、亚急性非出血性病灶、脑挫伤、轴索剪切伤、脑干和后颅窝的损伤时比 CT 更有优势。但病人在磁共振检查过程中监护和处理非常困难，特别是严重脑外伤病人合并其他部位严重损伤危及生命时。因此，磁共振并不是中重度脑外伤病人一线影像学检查方法。

处置

会诊 所有严重颅脑外伤病人需要进行影像学检查明确诊断脑外伤的范围和性质，并进行脑外科处理。因此，需要尽快请脑外科医师会诊指导进一步治疗。

转运 严重脑外伤病人需要送到有条件进行急诊脑外科手术和脑外科重症监护的医院。如果接收的医院没有上述条件，就需要紧急转送到合适的医疗机构。

优先治疗 头部外伤病人合并多处损伤，且血流动力学不稳定，这类病人进行急诊处理是非常困难的。急诊医生必须先处理对生命威胁最大的损伤。如果病人需要立即手术处理胸部或腹部危及生命的损伤，必须缩减对头部外伤的全面检查。此外，这类病人要在全麻下进行手术，神经系统损伤加重就不能被观察到。有些病人甚至情况紧急到手术前连最简单的头部 CT 扫描都没有机会。在这种情况下急诊科医生就需要协调普外科医生和脑外科医生的会诊。在进行其他部位的手术时，脑室造口引流或双侧环锯手术可以暂时控制颅内压升高。待危及生命的情况解除后在进行 CT 检查。

中度头部外伤

大约 10% 的头部外伤病人是中度损伤，GCS 评分为 9~13 分[1]。中度脑外伤常见于机动车碰撞当中。大部分的中度脑外伤病人不会在现场死于最初的头部外伤，他们会被转送到急诊室接受全面评估，然后进行治疗使情况逐渐稳定。

中度脑外伤可造成一系列的生理异常，包括神经细胞膜功能失调、轻度酸中毒不伴有三磷酸腺苷消耗。这些改变是可逆的，通过急诊处理可以纠正，或阻止情况恶化。从神经病理的角度来讲，中度颅脑损伤代表严重脑外伤病理改变的前期。正因为如此，必须进行密切监护，防止缺氧、低血压和其他继发系统损害，这些情况都会加重神经损伤。

临床表现和急诊处理

中度脑外伤病人表现多样。大部分病人表现为损伤是意识改变，头痛加剧，外伤后癫痫，呕吐和伤后失忆。在急诊室，病人经常表现为意识模糊或嗜睡，但仍能遵嘱完成动作。有时可以发现局部神经功能缺失。许多中度脑外伤病人合并颜面部损伤，可能对气道安全产生威胁。另外还需要找出其他的系统性损伤。

临床上中度脑外伤病人有一种情况为开始时能讲话，很快病情加重。这些病人到医院时 GCS 评分为 13 分或更高，但 48 小时内病情加重，发展成为重度脑外伤（GCS 评估小于 8 分）[57]。尽管轻度脑外伤病人中也有这样的情况，但最多发生的还是中度颅脑外伤病人。30 年前这种现象最先被 Reilly 所报道[58]，当时伤后能讲话的病人最后死亡的比率可高达 38% 以上[57-60]。那时候进行 CT 扫描没有普及，GCS 评分也没有广泛使用。现在早期就进行 CT 扫描，急救系统快速转运，损伤早期就能发现，病人开始能讲话，很快病情加重的情况大约为 2.5%～12%[57,61]。老年病人，损伤严重度评分高，容易发生这种情况[57,62]。另外，凝血功能障碍病人发生该情况的风险增加。

中度脑外伤病人成功的处理包括密切的临床观察，包括精神状态和局限性神经症状，早期 CT 扫描和积极手术干预。如果没有脑外科医生提供帮助，病人病情发展为脑疝，予以甘露醇和过度通气无法缓解，就要考虑在急诊室进行颅骨钻孔和血肿清除。

中度脑外伤病人表现多样，所以仅仅依据最初的检查无法预测后期是否需要手术治疗。大约 40% 的中度脑外伤病人 CT 扫描可见异常，10% 陷入昏迷状态[63]。中度脑外伤病人必须进行 CT 扫描，它可以帮助鉴别损伤是局限的还是弥漫的。老年病人或正在接受抗凝治疗的病人尤其有用[64,65]。颅骨射线照相有时可以发现颅骨凹陷性骨折或贯穿伤。

处理

所有中度脑外伤病人，包括最初头颅 CT 无异常的，都应该留院观察。在伤后几天 90% 的病人好转[24,63]。期间需要进行反复的神经系统检查，如果病人情况变差或伤后 48 小时无明显好转，需要复查 CT。

并发症

单纯中度脑外伤病人死亡率大约为 20%，但是并发症的发生概率很高。大部分中度脑外伤病人在伤后很长一段时间遗留症状。伤后 3 个月，高达 70% 的病人无法工作，90% 出现记忆障碍，超过 90% 感到持续性头痛[63,66]。几乎 50% 的病人长时间遗留功能障碍，这对他们的日常工作产生影响。遗留有头痛、意识障碍或记忆障碍的病人，晚期进行 MRI 检查可以发现功能区的病灶，这些病灶在 CT 上无法发现。尽管在早期 MRI 无法提供帮助，但在接下来的治疗过程中，它具有预测预后的价值，还可以指导这类病人的进一步康复。

轻度脑外伤

轻度脑外伤是指外伤后短期神经功能障碍，可以伴有意识丧失。轻度脑外伤造成症状的神经病理改变可能发生在神经生物化学水平，尚未对微结构产生伤害[67]。强化的离子流量、谷氨酸盐传递介质激增、酶通道受阻、乳酸和一氧化氮堆积，上述这些都在实验性轻度脑外伤研究中被发现[14]。轻度脑外伤发生过程中会发生神经轴索拉伸扭曲，激发谷氨酸盐诱导的神经毒性瀑布反应，导致神经轴索受到损伤，通常它被称为轴索损伤[68]。

通常，轻度脑外伤定义为 GCS 评分在 13～15 分之间的脑外伤。然而，很多 GCS 评分为 13 分的病人与中度脑外伤病人的结局是一样的，很多学者主张将其定义为 GCS 评分 14 分或 15 分[68]。实际上，GCS 评分在评价轻度脑外伤是并不是很敏感；在急诊室 GCS 评分 15 分，并不能把伤后最初的意识状态或神经状态，或者存在的局灶性神经损伤描述出来[68]。

从实际的角度来讲，轻度脑外伤是临床诊断。诊断需要可信的致伤机制。在日常生活中，没有直接颅面撞击的致伤过程不会造成轻度脑外伤。比如，系着安全带的司机被低速来自后部的机动车碰撞，受到的加速减速力量或者旋转力量就未能强到足以造成脑外伤，除非头部撞在固定不动的物体上[68]。然而，病人遇到摇动就会出现挥鞭样损伤，这会造成轻度脑外伤。运动碰撞后的轻度脑外伤源于加速减速伤。目前尚不明确的是，未直接作用在头部的强大的冲击力量是否会造成轻度脑外伤。

临床表现和病史特点

当轻度脑外伤病人到达急诊室时，他们的症状正在好转或者完全恢复。轻度脑外伤病人最多的主诉是头痛，另外较多见的问题是恶心和呕吐。病人还有主诉一过性定向力障碍、意识模糊及失忆等。很少有研究这些症状和轻度脑外伤病人颅内病灶之间的联系。

轻度脑外伤临床表现包括逆行性遗忘、短暂意识障碍（伴或不伴昏迷）、有限的伤后记忆力障碍[68]。逆行性遗忘是指受伤时以及受伤后一段时间的记忆受损，它是可以再获取的。在轻度脑外伤病人中，它会持续几分钟然后很快就恢复了。伤后记忆障碍（post-traumatic amnesia，PTA）是指受伤后记忆编码功能受损，这些记忆是无法恢复的。伤后记忆障碍从伤后开始到神志清醒：在这个期间的记忆对于患者来说是消失的。相对逆行性遗忘和 GCS 评估，伤后记忆障碍是确定损伤严重程度和预测预后的更好指标[68]。

轻度脑外伤病人通常表现为平衡障碍、言语功能受损、语言理解障碍和讲话缓慢[69]。这些细微的改变可能被忽视，因此需要进行仔细和全面的神经系统检查。

在急诊科大约 5% GCS 评分为 15 分的轻度脑外伤病人 CT 扫描可以发现异常[70]。实际上比例可能还要大，因为至少 25% 的轻度脑外伤病人并没有就诊。轻度脑外伤病人需要手术治疗的比例低于 1%[68]；在急诊室，处理轻度脑外伤病人的目标就是要发现这些高危病人。进一步诊断就要结合轻度脑外伤危险分层（框 38-3）。标准基于几个大型研究，但是由于方法学不一致，因此受到一定限制。比如，意识丧失曾是轻度脑外伤危险因子，但是没有研究意识丧失的阴性预测价值，而且轻度脑外伤病人可能丧失意识很短暂或者没有意识丧失。动物实验和无对照研究报道长时间意识丧失，颅内发生损伤的可能性大；然而，实际上两者之间的相关性被证实[69,70]。也有人提出其他的轻度脑外伤高危标准。不过，急诊医生关键是确定低危病人，那么这些标准之间的争议就比较少了。

影像学研究

在急诊室最主要和最有争议的决策是轻度脑外伤病人是否需要行影像学检查。目前已有很多方法，但是这些方法存在混淆的地方，不同研究的样本量定义和方法不同。脑外科医生被邀请会诊一些经过筛选的、损伤较重的轻度脑外伤病人，因此对于有昏迷史或是无法回忆受伤情形的病人，他们赞成多做 CT 扫描[15]。其他医生则倾向于留院观察，因为早期 CT 发现异常需要请脑外科会诊的情况很少，但是确实有一部分病人会情况加重甚至死亡。如果条件允许，延长急诊室观察时间在一些情况下比较可行。比如喝醉的轻度脑外伤病人如果符合低危标准，那在酒醒之前应该在急诊室接受仔细地评估。这些病人行 CT 检查可能并不必要，观察更好一些。

轻度脑外伤病人行 CT 检查或者是观察取决于危险分层。如果低危病人完全清醒没有醉酒，没有局灶症状，没有颅骨骨折的临床表现，可以连续观察 12～24h，不必进行神经影像学检查。病人处于中危分级（见框 38-3），应该接受 CT 检查或者延长急诊室观察

框 38-3　轻度脑外伤危险因素分层

高危
发现局灶性神经症状
瞳孔不对称
临床检查发现颅骨骨折
多发伤
严重，疼痛，分散损伤
锁骨上发现外伤痕迹
最初 GCS 评分 14 分或 15 分
昏迷
伤后神志模糊/失忆
头痛进展
呕吐
外伤后癫痫
既往出血疾病史/抗凝药物使用
刚吃下使人醉的东西
外伤史不明确
既往神经系统疾病
既往抽搐发作
怀疑儿童受虐待
年龄 >60 岁，<2 岁

中危
最初 GCS 评分 15 分
短暂昏迷
伤后失忆
呕吐
头痛
醉酒

低危
现在无症状
没有其他损伤
检查无局灶症状
正常的瞳孔
没有意识改变
定向/记忆完整
最初的 GCS 评分为 15 分
精确的病史记录
较小的外力作用
受伤于 24 小时之前
没有或有轻微头疼
无呕吐症状
先前无高危因素

时间。研究已经发现和证实成人轻度脑外伤高危因素，它们与颅内损伤的可能性相关。这些因素包括头痛、呕吐、年龄大于 60 岁、药物或者酒精使用、短暂记忆缺失、锁骨以上发现外表的损伤痕迹、外伤后癫痫[71,72]。如果病人符合高危标准应该行头颅 CT 检查，这些标准见框 38-3。

头部外伤后颅骨摄片已经被更高级、更精细的检查所替代。面部、头皮或头部外伤外部体征本身并不能代表脑外伤，它们也不是行颅骨摄片的指征。颅骨骨折表明头部撞击力量巨大，脑外伤的可能性大，但是没发现颅骨骨折并不能排除脑外伤。轻度头部外伤

病人中颅骨骨折征象表示颅内损伤的可能增大。如果检查发现颅骨骨折证据,应该进行 CT 扫描,不能单纯进行平片检查。

尽管 CT 扫描对急性出血很敏感,但是 MRI 在发现弥漫性轴索损伤,外伤后缺血,部分出血灶,特别是损伤病灶位于颅底或后颅窝上比 CT 更敏感。功能影像检查比如 PET,可以提供损伤脑组织的代谢和神经化学信息。很多研究表明尽管最初的 CT 扫描阴性,但是 MRI 或功能影像检查发现损伤灶,可以发生长时间的轻度脑外伤后神经精神后遗症[14]。功能影像检查在急诊室无法进行,但是它可以指导一小部分轻度脑外伤后后遗症明显的病人进行康复。

辅助检查

单纯轻度脑外伤病人并不需要常规实验室检查。尿毒理检查和血酒精水平测定可以帮助解释病人的精神状态。血液中酒精浓度超过 200mg/dl 会影响 GCS 评分;低于该浓度以下,精神状态改变不能单纯由急性酒精中毒解释。

轻度脑外伤病人的很多中枢生物标志被学者进行了研究,如 S-100B、神经元特异性烯醇酶、鞘基本蛋白、分裂的氨基乙磺酸、肌酸激酶同工酶 BB。仅仅 S-100B 对轻度脑外伤病人的异常 CT 扫描结果有预测价值,其他指标均未发现与长期预后相关。然而,S-100B 缺乏神经特异性,在很多不伴有脑外伤的多发伤病人中常有升高[14]。至今,在急诊救治中血浆生物标志还缺乏有意义的应用。

处置

大部分低危轻度脑外伤病人在急诊室行检查为阴性,经过 4~6 小时观察后可以离院[28]。如果急诊医生认为该病人为中到高危,回家后需安排短期随访。告知回去后需要观察的体征,迟发性头部外伤的表现,由负责任的成年人监护,有情况电话联系。如果考虑到病人的安全,可以考虑短期住院观察(12~24h)。

如果轻度脑外伤病人因为持续症状来复诊,应该寻找是否发生迟发性并发症。如果前面没有行 CT 检查,根据症状的轻重可在复诊时安排 CT 检查。如果前面的 CT 检查是阴性的,是否行第二次 CT 检查就要考虑很多因素。文献上没有 CT 复查的建议。在一篇中重度脑外伤综述认为,损伤的进展与病人的总体损伤严重度相关,与使用抗凝药物也相关[73]。

脑震荡

脑震荡(或者合并轻度脑外伤)是一种轻度脑外伤,通常源于头部加速减速伤或旋转损伤,在碰撞运动损伤中多见[74]。损伤是原因是轴索,脉管系统和脑神经解剖的扭曲。其他种类的轻度脑外伤,CT 和 MRI 检查阴性,但是功能显像(如 PET)提示葡萄糖摄取异常提高和血流异常[14,74,75]。损伤后,神经递质水平升高,高代谢状态可能持续数天到数周。

就像其他轻度脑外伤病人,脑震荡病人经常诉头痛、眩晕、迷糊和记忆障碍,体检未发现局灶神经功能障碍。合并脑震荡的轻度脑外伤病人症状更严重,持续时间更长。与成年人相比,青少年急性脑震荡后的症状还包括烦乱不安、昏睡、迷糊、易激怒。表现为呕吐,心率增快或苍白。上述情况通常在 6 小时后缓解。

疾控中心报道每年大约有 300 000 名运动相关脑震荡病人[76]。研究显示足球运动员脑震荡后症状持续至少 5 天,认知功能损伤持续 5~7 天,平衡功能损伤持续 3~5 天;91% 的病人恢复到受伤前的状态需要 7 天,不过一些语言不流利的病人症状会持续 90 天[76]。

脑震荡后认知和生理的基础受到影响,为了判断运动员是否可以安全返回运动场,目前发展出了许多评分系统来评估脑震荡的严重度。任何一种评估系统都不能完全被大家接受,但是所有的评估系统都是为了评价脑震荡对某一方面的损伤。脑震荡的足球运动员很容易再一次发生脑震荡,大部分发生在第一次受伤后 10 天内。通常原因为平衡受损,反射迟钝,信息处理速度变慢,或者就是连续参加冲撞性运动[75,76]。

二次撞击综合征(second impact syndrome,SIS)是指运动员在第一次脑震荡还没有完全恢复又发生第二次脑震荡,出现快速,通常是致命的神经损伤。发生的原因一般认为是第一次脑震荡后持续的神经化学干扰和自动调节机制受损使脑组织对轻微的二次撞击易感,很快就出现严重的脑水肿继发脑疝。尽管运动医学文献对二次撞击综合征发生率还有争论,但它的严重并发症需要在处理头部外伤相关的运动员损伤是引起注意[67,74,75]。目前建议受伤的运动员需要休息 1 周,等到症状完全消失后在返回赛场。如果脑震荡后出现昏迷或长时间的记忆障碍,就要延长到 1 个月。

几乎所有的轻度脑外伤病人的症状很快就能完全消失[77],也没有证据表明没有并发症的轻度脑外伤会造成永久性的后遗症[68]。但是一部分脑震荡病人的症状会持续很长时间。这些被称为脑震荡综合征。文献报道发生率为 10%~25%[14,68,78],但是该数据来源于住院病人,可能实际发生率更高。

迟发或持续性脑震荡后综合征通常表现为头痛、神经过敏、记忆或注意力障碍、易激怒、睡眠困难和情绪低落。很长时间它被认为是身心疾病,爱打官司或虚假的。脑震荡后综合征的表现除了损伤的严重程度外，还取决于受伤前的生理状态和精神健康状况[68]。然而，目前功能显像发现的异常和先进的神经精神量表测试表明脑震荡后综合征是有病理生理基础的[14,79]。对脑震荡运动员（受伤前的基础数据已经记录）的研究表明脑震荡后综合征累及的认知区域是记忆[14]。受伤后早期出现头晕意味着脑震荡后综合征时间延长[72]。

处置

急诊医生处理决策与轻度脑外伤病人一样：在急诊室开始全面检查病人，决定其是否可以离院回家。运动相关损伤最好不要立即返回赛场；目前已经有如何渐进返回运动场的建议[13]。大部分学者建议随访一周然后再决定是否重返赛场。无论他们最初的表现如何，所有脑震荡病人均要考虑脑震荡后综合征的可能，根据症状持续谨慎地安排随访计划。

儿童头部外伤

流行病学

美国每年大约有650 000名0～19岁儿童遭受头部外伤，大约65 000名住院，7 500名死亡[1]。头部外伤是儿童中重要的致病和致死因素。儿童头部外伤多发生于交通相关事故或高处坠落。儿童虐待后发生头部外伤也很多。Duhaime和同事[80]发现大约25%头部外伤儿童小于2岁。66%小于1岁的头部外伤儿童并非发生于意外事故，其中严重外伤的95%可能并非发生于意外事故[81]。

病理生理

在颅骨骨缝闭合前，儿童的颅骨较成人扩展性大。因此，在相对非致命的受伤过程中，儿童较成人头部外伤的发生概率小[82]。然而，儿童有与年龄相关的颅脑易损性。很小的儿童（小于1岁）在受到相同严重的外伤时死亡率较年龄大的儿童要高[82]。有很多原因造成这种情况。儿童在受到非意外事故的伤害后得到的医学关注往往是滞后的。由于语言交流理解困难，儿童进行完整精确的神经查体比较难。医护人员往往低估婴幼儿的损伤程度，因为患儿不愿意接受静脉注射，导致进行诊断检查比较困难，CT扫描需要静脉使用镇静剂。

儿童头部外伤后出现的颅脑损伤与成人有区别。儿童颅内损伤较少（婴儿的硬膜下血肿是例外），出血性挫伤少，多见弥漫性脑水肿，弥漫性轴索损伤也很多见[83]。小于20岁头部外伤病人出现刚开始能交谈，之后病情迅速恶化的情况，39%仅仅是脑水肿（没有损伤灶），然而大于40岁的病人出现以上情况的话，87%有脑部损伤灶[60]。

临床特征

与成人一样，精确描述受伤的过程，了解儿童受伤时和伤后的表现，以及之后发生的一些情况，有助于评估和处理急性头部外伤的儿童。

原则上，儿童神经系统检查与成人是一样的。瞳孔的反应和大小，角膜反射，窒息的表现或咳嗽反射，自主活动情况可以提供基本信息，之后要反复观察这些情况。更多的神经系统检查就比较困难了。因为那些检查需要较高的语言技巧和病人的耐心和配合，5岁以下的儿童进行GCS评分很困难。有一些改良的判断方法，但没有一项经过严密的论证；到目前为止，尚无广泛接受的儿童昏迷评分[82]。精神状态改变也许是头部外伤的最初表现，但儿童很难评估，学步阶段的儿童常常除了易激惹，好动外就没有其他表现。

重度和中度头部外伤儿童临床上与成人是一样的，除了严重头部外伤后癫痫发作较多。婴儿伤后癫痫发作特别高[84]。总体而言，超过6%的头部外伤儿童和35%的严重头部外伤儿童存在早期（1周内）伤后癫痫发作[82]。大部分癫痫发生于24小时内，但它不能预测受伤后期是否会出现癫痫发作。早期的癫痫发作会使继发性脑外伤恶化。尽管预防使用抗癫痫药对预防晚期受伤后癫痫无效，急性期使用抗癫痫药在严重头部外伤儿童中还是可以选择的，它可以预防伤后早期癫痫发作[44]。

轻度脑外伤儿童比成人的不适主诉要多。尽管受伤时外力很小，但儿童关于苍白、昏睡、频繁呕吐和头痛头晕的主诉较多。儿童脑震荡有两种独特的临床情况。很多儿童在相对轻度头部外伤后会出现短暂撞击后癫痫发作。当检查时，小孩子就已经恢复正常了。撞击后癫痫发作并不意味着继发伤后早期癫痫发作。然而，外伤撞击后癫痫发作会让人觉得损伤很重，然后进行过多的检查和治疗。脑震荡后失明，这是另一个儿童脑震荡后严重的并发症，通常发生于后脑受撞击时。受伤儿童会短暂失明，这种情况会持续几分钟到几小时，然后视力恢复。

婴儿颅内损伤的临床表现是细微的，尤其是6个月以内的儿童。通常这些损伤外在表现头皮损伤和颅

框 38-4	小于 2 岁儿童的轻度头部创伤危险分层[85,86]

高危：推荐所有都做 CT
意识水平下降
发现局灶神经系统体征
精神状态低落的表现或颅骨骨折
临床检查或通过放射线片确认颅脑骨折（如果已经拿到放射线片）
兴奋性，易激惹
膨胀的囟门
癫痫发作
呕吐（5 次或更多次数）
年龄小于 3 个月
伤后昏迷大于 1 分钟

中危
推荐 CT 扫描或观察
呕吐发作 3～4 次
短暂伤后昏迷（小于 1 分钟）
有兴奋和昏睡的历史症状，现在已经缓解
行为异常
没有急性颅骨骨折（受伤超过 24 小时）
推荐 CT 或者头部摄片或观察
高能量受伤机制
落在坚硬表面上
头皮血肿
没有目击者的创伤
病史不详，体表有创伤标记

低危因素：推荐观察
低能量机制无症状和体征，创伤 2 小时后

CT，计算机断层扫描。

骨骨折，但是没有其他症状[82,85]。学步阶段的儿童检查很困难；仅有的临床症状是易激惹，多动。目前 2 岁以下儿童头部外伤的处理指南是危险度分层，危险因素见框 38-4[85,86]。对于婴幼儿的检查建议也列在上面。

打击造成的头部外伤是婴儿死亡的常见原因[87]。无法解释的头部或其他部位损伤，与提供的病史不一致，必须考虑儿童虐待。比如儿童受到较弱外力的伤害（比如较低高度的坠落）不大会造成颅骨骨折；如果发现颅骨骨折就要考虑儿童被虐待[88]。儿童摇动综合征是指脑部加速减速伤，运动的脑组织撞击颅骨。这种情况发生于小于 1 岁的儿童。病人表现多样，从非特异性表现到癫痫或昏迷。典型表现包括视网膜出血、硬膜下血肿、蛛网膜下腔出血，体表没有损伤痕迹[88]。

诊断和处理

跟成人一样，儿童头部外伤也要评估是否存在其他部位严重创伤，怀疑存在颈椎损伤直到有排除证据。急诊处理的目标也是一样的：预防继发损伤和系统性损伤，防止颅内压升高，发现有外伤造成的占位病灶应进行急诊手术。

严重头部外伤儿童最好直接送至创伤中心，有助于预后[44]。非常关键的是要防止低氧，它可以降低继发脑损伤的发生。儿童头部外伤中低氧和低通气很常见，在儿童中这两种情况比成人进展更快。GCS 评分低于 8 分的儿童，气道管理主要是要防止低氧、窒息和高碳酸血症，如果出现脑疝征象应允许轻度过度通气。在儿童脑外伤中，没有证据支持院外气管插管优于气囊面罩通气；不应该因为进行气管插管而延长在受伤现场的滞留时间[44]。

要及时发现低血压，尽快纠正以提供合适的脑灌注压。没有证据表明快速液体复苏恶化头部外伤儿童的脑水肿。多发伤不显性失血是低灌注的可能原因。脊髓损伤也可能引起休克。不像成人，儿童头部外伤可以引起低血容量性低血压。小于 1 岁的儿童，由于大跨度的颅骨骨折从而继发巨大硬膜外血肿，可以造成低血压[82]。颅内血肿通过骨缝渗到颅外可以引起巨大帽状腱膜下血肿或骨膜下血肿。脑积水性功能性短路的儿童颅内出血也会引起低血压。在颅内压不升高的情况下血液可以积聚。头皮裂伤可以造成大量出血从而继发低血压的发生。

超过 80% 的有严重头部外伤的儿童颅内压升高[82]。婴儿囟门鼓起表示颅内压升高。其他颅内高压征象有心率慢、视乳头水肿、意识水平下降和癫痫发作。一旦发现颅内压升高的征象，马上就要采取措施。与成人一样，短期紧急采取过度通气可以立即起到降低颅压的作用，但不能预防性使用，也不能长时间使用[44]。高渗液体治疗也是有效降颅压的方法。尽管研究结论来自成人，但一般在严重脑外伤颅内压升高的儿童身上，甘露醇的使用剂量为 0.25～0.5g/kg。几项研究均支持高渗盐水替代甘露醇用来降低儿童头部外伤后的颅内压。采用连续静滴 3% 盐水总量为 0.1～1.0ml/kg 体重，静滴及同时观察治疗效果[18]。严重头部外伤的儿童颅内需要手术治疗的情况比成人少。因为大部分严重脑外伤儿童表现为弥漫性脑水肿，急诊钻颅效果不佳。

如果考虑儿童为轻度脑外伤，区别年龄是小于 2 岁还是大于 2 岁很重要。小于 2 岁的脑外伤儿童很难进行评估，同时临床表现轻微。总体来说，文献支持婴幼儿颅内损伤风险高的结论[89]。如果小于 2 岁的儿童出现头皮血肿特别是巨大顶部头皮血肿，则很有可能存在脑外伤[1]。在一项观察队列研究中发现低危的脑外伤儿童中，2 岁及以下的脑外伤 93% 存在头皮血肿[90]。

在评价中度或严重儿童脑外伤时，CT 是一项可以选择的影像学检查。儿童高危轻度脑外伤病人强烈建议行 CT 检查[85,86,90]。然而，接受 CT 扫描会有放射暴露的危险。相对成人，儿童对放射性易感，因为在生长发育期间快速分裂细胞容易受损伤。年龄越小，越易受损。肿瘤发生率增加，认知能力和学习能力下降与放射线的剂量相关[85]。另外一个要注意的问题是，在进行影像学检查时婴幼儿使用镇静剂。在这种情况下，需要权衡轻度脑外伤儿童放射线暴露和镇静与颅内损伤之间的轻重。

很多研究都试图得出高危轻度脑外伤儿童的临床预测规律。但是，除非这样的规律敏感性和特异性都很高，不然结果就是不断增加 CT 扫描次数。轻度脑外伤儿童颅内损伤风险增加的临床指标已经列出，它可以帮助进行危险分层。包括 22 000 名儿童的 Meta 分析研究表明颅骨骨折、局灶神经症状、昏迷记录，GCS 评分曾经低于 15 分与脑外伤分层相关[91,92]。很多学者将曾经有长时间的呕吐史，精神状态异常或昏睡，2 岁以下儿童发现明显的头皮血肿，进展性头痛也包括在内[85]。

使用颅骨摄片来帮助诊断儿童头部外伤是有争议的，不过在某些情形下还是合适的。跟成人一样，如果已经考虑要行 CT 检查，颅骨摄片就没有必要。超过 11% 小于 2 岁的儿童头部外伤合并颅骨骨折，其中 15%～30% 存在脑外伤。因此，小于 2 岁的儿童颅骨骨折是脑外伤的预测因子[93]。儿童颅骨骨折可显著增加颅内损伤的概率；但是反过来未发现颅骨骨折并不能排除脑外伤。顶部颅骨骨折最常见。通常，婴儿颅骨骨折发生于相对比较轻的头部外伤。颅骨摄片可以帮助筛选是否要进行 CT 扫描，特别是两岁或以下的儿童轻度脑外伤中，病史为低危，体检正常包括神经系统查体正常和精神状态符合年龄特点，有头皮血肿，颅骨摄片可以帮助筛查[85]。如果摄片未见骨折，那 CT 扫描可能没有必要。如果发现骨折，那就要进一步行 CT 扫描。

在年龄较大的儿童中很少用到颅骨摄片，除非是为了发现特殊损伤，如凹陷型颅骨骨折或贯穿性异物。相比成人，儿童的颅骨凹陷型骨折症状更明显。特别是星形骨折或多发伤，则常常要考虑虐待儿童的情况，这样就要行颅骨摄片。乒乓骨折发生于一个集中的力撞击颅骨，颅骨碎成锯齿形。这些骨折是婴幼儿特有的，多处颅骨凹入但颅骨断开的征象不明显。在很深的头皮裂伤或巨大的头皮血肿儿童中，颅骨骨折很常见。

脑膜囊肿或生长性颅骨骨折是婴幼儿线型骨折的迟发性并发症。如果颅骨骨折是硬脑膜也伴发撕裂，脑膜会随着脑脊液填充期间，并通过骨折缝脱出，这样就会影响骨折愈合[85]。这些囊肿会逐渐增大，并可能引起占位效应。如果颅骨摄片发现线型骨折，需要密切随访以防迟发型并发症。

总体来说，严重颅脑外伤的儿童死亡率较低，预后相对成人要好。可能是因为年轻的脑组织神经可塑性较好；然而，大于 2 岁的儿童严重脑外伤的预后就较差[89]。非常幼小的儿童则脑血管自动调节能力不完善，脑水肿的发生率高；由于髓鞘不完整，未发育完善的脑组织对永久损伤的易感性高。

轻度脑外伤儿童的急诊评估很有挑战性，他们有潜在的损伤可能性，精确的神经系统评估又很困难。通过循证医学，我们建立了指南来评估和处理儿童轻度头部外伤[85,86]。儿童轻度头部外伤的处理总结见框 38-5。家长们要懂得那些具有警告意义的症状和轻度头部外伤迟发型并发症的体征。

框 38-5　儿童轻度闭合性头部创伤的处理推荐

没有伤后昏迷，GCS 评分为 15 分
通过专业护理人员进行周密的询问病史和体检
低危创伤机制和分级（框 38-3）以及检查结果正常，由有能力的护理人员观察（24 小时以上）

短暂性伤后昏迷（小于 1 分钟）GCS 评分 15 分
通过专业护理人员进行周密的询问病史和体检
低危创伤机制和分级（框 38-3）以及正常检查结果，由有能力的护理人员观察（24 小时以上）
病史和检查发现轻度脑外伤病程存在创伤高危因素（框 38-3），建议做 CT 检查，在不能做 CT 片的情况下，必须做颅脑拍片

GCS 评分 14 分
强烈建议作 CT 观察

影像学检查推荐
小于 3 个月的儿童
　考虑 CT 观察，除非无症状、低危病史和体检（框 38-3），无头皮血肿和外力不大的创伤机制
年龄在 3 个月至 2 年的儿童
　正常的神经检查结果，无症状，无头皮血肿：不需要行影像学检查
　正常的神经检查结果，无症状，发现头皮血肿：做颅脑放射片检查
　如果颅脑放射片结果确认是骨折，进一步做 CT 片
　异常的神经检查结果，有中高危病史或体检结果（框 38-3）：做 CT 检查
年龄大于 2 岁的儿童
　正常的神经学检查，无症状，无头皮血肿：不需要行影像学检查
　正常的神经学检查，有症状，低或中级危险病史因素或体检发现（框 38-3）：建议做 CT 检查
　异常的神经学检查并且存在高危病史或体检发现（框 38-3）：做 CT 检查

贯穿性头部外伤

流行病学

贯穿性脑外伤（penetrating brain injury，PBI）发生率为 12/100 000，发生于子弹伤或刺伤[94]。美国是发达国家中贯穿性头部外伤最多的国家。最常见原因是枪击伤（GSWs）。这些严重的外伤发生得越来越多，贯穿伤后的并发症的神经科学研究比钝性脑外伤研究薄弱。

普通市民被枪击伤头部每年大约有 21 000 人死亡，超过 66% 的头部枪击伤死于现场[95]。总体来说，头部枪击伤的死亡率大约为 90%[96]。血流动力学稳定，没有继发性系统损伤如低氧血症或低血压，没有弹道周围的占位效应，没有醉酒干扰评估，这样的病人最初的 GCS 评分和瞳孔反应可以预测头部枪击伤的预后[97]。如果最初的 GCS 评分小于 5 分，死亡率为 100%。如果 GCS 评分大于 8 分，瞳孔有反应，生存概率为 75%。头部枪击伤存活者照护好的话，超过 60% 的可以重返原先的工作岗位[97]。

病理生理学

头部枪弹伤有几种不同类型。切线伤是由于子弹斜行角度撞击颅骨。如果子弹速度快能量小，它会沿着颅骨在头皮下穿行，不会穿透颅骨。颅内损伤，主要是皮质挫伤，由于撞击产生的压力波会出现在撞击部位。在一项研究中发现，24% 切线枪弹伤病人同时存在颅内出血，16% 存在颅骨骨折[98]。穿孔伤通常发生于高速投射，它会造成穿透，有入口和出口两处创口。这种创伤在战场枪击伤常见。在完全横行贯穿的枪弹伤病人中，入口一般比出口要小。

投掷物穿孔伤源于近距中到快速投射。大部分平民的脑贯穿伤研究文章涉及的就是投掷物穿孔伤[96]。贯穿物体穿透颅骨后被对侧颅骨内板反弹，在颅内回弹，或者停在颅腔的某处。子弹贯穿颅骨后不会直线前进。火器伤造成损伤的能量与投掷物的动能和释放在组织里的能量相关。低速的投掷物会被颅内的结构所偏转。因此最终的路径可能是游走的，与入口或出口的位置没有关联。高速投掷物在组织内可沿着直线前进，可以轻易造成骨折。如果飞行稳定，入射的角度决定穿过脑组织的路径。在组织内，失稳的运动包括子弹相对于前进路线的偏斜（偏航，指弹丸偏离飞行轴线的运动），子弹绕中心点向前翻滚（翻转），子弹绕中心转动（旋转）。当子弹穿过脑组织就会出现组织内空腔。该空腔的直径可以相当于投掷物直径的 10 倍。同时可产生持续 2 秒的碰撞冲击波，但是这对组织的破坏不大[96]。

投掷物损伤的致伤和致死取决于颅内路径、进入速度和物体的大小和种类。投掷物穿过中线，或者头脑的几何中心，穿过脑室，或到达后颅窝死亡率极高[94]。高速损伤相比低速损伤死亡率高。投掷物较大或者在颅腔内碎裂往往意味着死亡。子弹设计和子弹的破碎特性（变形或破碎的能力）同样对组织的损伤和病人的致伤和致死相关。

很多头部枪击伤是故意的自伤，比例为 13%~88%[97]。自我枪击伤的特点包括优势侧损伤，入口处有火药烧伤，巨大的星形头皮裂伤，原因是头皮附近释放的气体在帽状腱膜下爆炸，使帽状腱膜剥离。由于自杀企图，头部枪击伤一般为冠状面沿中线走向，通常累及脑室结构。如果自伤企图的枪击伤入口通过口腔，损伤硬腭会累及上呼吸道。精确瞄准近距离开火的头部自杀枪击会使得这些损伤极具伤害性；死亡率远高于非自杀性贯穿伤，死亡概率的差异比在 1.63~5.83[97]。

临床特征

头部投射物损伤病人的体检主要是 GCS 评分和瞳孔反应。除了脑组织被贯穿物的物理破坏，其他的生理性损伤在受伤当时立即出现，如颅内压升高、血脑屏障破坏、脑血流变化和脑水肿进展。脑血流自动调节机制失灵，脑灌注压会下降。

处理

急诊室处理直接针对继发系统损伤，包括低氧血症和缺血，有生命征象的病人如果出现脑疝征象，立即急诊处理。处理要快速、有力，除非预后通过体检和神经影像数据可以清晰判断。当明确颅腔被贯穿时，立即进行气管插管。如果等到病人昏迷再插管，死亡率为 100%[99]。

急诊处理应该包括抗生素静脉使用，因为贯穿的物体被皮肤、骨骼和头发污染。组织感染会扩散因为投射物穿过脑组织形成空腔[100,101]。在 6 周内，大约 90% 的贯穿性脑外伤病人发生中枢神经系统感染。大部分神经外科医生都不主动清理骨骼和投射物碎片，因为文献表明没有证据支持去除这些异物可以减低感染发生率[15]。

大约 30%~50% 贯穿伤的病人出现癫痫发作；

其中10%在第1周发作[15]。急诊情况下应该使用抗癫痫药物预防受伤后早期癫痫发作，特别是在初步稳定后，转运病人到另外一家医院的过程中。第1周以后就不需要使用抗癫痫药了，因为没有证据表明继续使用对晚期癫痫发作有效。

颅骨放射照相明确贯穿碎片数量和它们的路径上有用。CT检查可以精确定位投射物位置、颅内路径、颅骨和投射物碎片、轴旁或脑内血块或其他损伤情况、气颅。CT是贯穿伤可以选择的放射检查[101]。气颅常常与投射物贯穿鼻窦有关，也可能是空气在投射物之后进入空腔所致。

刺伤造成的贯穿伤，贯穿异物必须留在伤处，在手术时拔除。颅骨摄片可以明确物体大小、刺入角度、穿透深度。血管造影可以更清楚地看出是否伤及重要的血管结构。

颅脑损伤后并发症

神经系统并发症

癫痫

在急性和亚急性阶段，创伤后癫痫发作是相对普遍的。急性的创伤后癫痫发作常常是短暂的，并且可能由颅内一过性的机械和神经化学物质的改变所引起。在急性癫痫发作后，患者往往没有伴随的癫痫样活动。在亚急性阶段（创伤之后的24～48小时），癫痫由恶化的脑水肿、少量出血或穿透伤所引起。在儿童中，创伤后癫痫是常见的，并且可由相对细微的颅脑损伤所导致[84]。在急诊室，推荐对即使未发作癫痫的头部损伤的患者采用预防措施以避免急性创伤后癫痫的发作（框38-2）[53,102]。对于将会使用神经肌肉阻滞剂以利于处置或转运的患者，由于他们癫痫发作的临床表现会缺失，所以这点非常重要。苯妥英（每千克体重18～20mg）被用来作为预防的一线用药。对于头部损伤的患者在恢复期是否维持长程的抗惊厥治疗取决于患者随后的病程表现。对于所有创伤后癫痫发作的患者，不推荐长程的预防癫痫的治疗。采用预防性的抗惊厥剂以避免迟发的创伤后癫痫发作并未被证明有效，并且也不推荐使用预防性的抗惊厥剂[102]。

中枢神经系统感染

颅底骨折所致脑膜炎

创伤后脑炎由多种微生物引起，并且取决于细菌的入口。典型的脑膜炎患者的症状和体征的表现包括：发热、精神状态改变和偶然出现的神经系统定位体征。颅底骨折后出现脑脊液漏的患者，早期脑膜炎（损伤后3天内出现）的致病菌常常是肺炎球菌。选择头孢曲松和头孢噻肟联合万古霉素是合理的。创伤后大于3天的脑膜炎的进展往往是由革兰阴性菌所引起的[103]，应使用第三代头孢菌素并联合萘夫西林或万古霉素以覆盖金黄色葡萄球菌。在儿童，创伤后脑膜炎可能是由流感嗜血杆菌所引起的。对于颅底骨折所致脑脊液漏的急性期患者，在当前不推荐预防性使用抗生素[103]。

脑脓肿

头颅穿透性枪弹伤之后发生脑脓肿是罕见的。脑脓肿可发生于当发生开放性凹陷性颅底骨折时如果骨片未被移除或作为手术后并发症出现。创伤后脑脊液瘘管和骨折所致充气窦道的断裂诱发脑脓肿的形成。脑脓肿的临床表现包括头痛、恶心、呕吐、萎靡的精神状态、颅内压增高的体征或在患者创伤后病情好转期间出现新的神经系统定位体征。偶见颈项强直、轻偏瘫和癫痫发作。系统性的体征往往是细微的，并且可能不存在脑脊液白细胞升高。

脑脓肿可通过增强CT扫描来诊断。中央低密度的环形影像是典型表现。环形强化表示周边血管通透性的改变，因此环形强化也见于脓肿形成的早期的脑炎阶段。腰椎穿刺常常没有帮助，并且当患者出现颅高压表现（例如头痛、呕吐和视乳头水肿）时禁止进行腰椎穿刺。

脑脓肿的处理常常是手术引流。脑炎患者静脉使用抗生素也许能有效，但是要求通过重复CT扫描以严密监测。从创伤后脓肿分离出的常见的有机体是金黄色葡萄球菌和革兰阴性需氧菌[103]。

颅骨髓炎

颅骨髓炎可发生于颅骨的穿透伤。临床表现包括疼痛、触痛、肿胀和感染部位温度升高。大于50%的病例在颅骨平片上表现是明显的[103]。当颅骨平片表现为阴性时，行锝-骨扫描有助于诊断，但是在既往有创伤史或头颅手术的患者行骨扫描时可出现假阳性。创伤后颅骨骨髓炎患者需要行外科清创术，并且移除受感染的骨头。抗生素的选择取决于培养的结果。潜在的硬膜下或硬膜外的积脓常常导致全身性的症状。

医疗并发症

弥散性血管内凝血

损伤的脑作为凝血因子致活酶释放源从而启动外

源性凝血系统。弥散性血管内凝血（DIC）可于发生破坏脑组织的任何伤害之后的数小时内发生。几乎所有发生严重 TBI 的患者都可以观察到 DIC[65]。与迟发性颅内出血的风险一样，DIC 增加了严重颅脑创伤后的发病率和死亡率。DIC 的患者在病情稳定时突然出现病情恶化，需要复查 CT 以排除出血。

DIC 发展的程度取决于组织被破坏的程度。DIC 的诊断建立于国际标准化比值的异常、凝血酶原和部分凝血活酶时间、血小板、血浆纤维蛋白原水平以及纤维蛋白降解产物。有凝血病和血小板功能异常的患者需要通过干涉以纠正这些数据。

神经源性肺水肿

神经源性肺水肿可发生于头部创伤后的数分钟至数天。这种非心源性的肺水肿可能由流体静力改变和脑损伤所致的微血管通透性的改变所引起。降低的颅内压逆转了源于神经的刺激从而导致水肿的发生[104]。

心功能不全

颅脑损伤后可观察到许多种心律失常、心率变化以及传导异常。这些异常可能危及生命，并且需要积极处理。另外，在头部受伤的患者，充足的心输出量对于确保脑灌注是非常必要的。许多具有心功能不全的头部损伤的患者同时具有潜在的疾病或胸部损伤所导致的心肌损伤。然而，脑损伤可导致最初的心功能不全。高达 70% 的蛛网膜下腔出血（SAH）的患者和大于 50% 的颅内出血的患者被记录到存在心律失常[28]。在 SAH，心律失常可能源于能影响心室极化的自主神经系统障碍。在头部损伤的患者的交感神经系统活动增强，从而能检测到循环中高浓度的儿茶酚胺[28]。

颅脑损伤后最常见的心律失常是室上性心动过速，但很多其他类型的心律失常也会被发现。心电图表现包括顿挫宽大直立或倒置的 T 波、Q-T 间期延长、S-T 段压低或抬高以及出现 U 波。在急诊室，颅脑创伤后出现心功能不全的最主要处理目标是保证足够的组织灌注和避免缺氧。颅脑损伤患者的心律失常常常在颅内压下降后得到好转[28]。因为多发伤患者也许同时存在心脏损伤，所以接下来需要进入标准的加强的心脏生命支持流程。

特殊损伤

头皮创伤

头皮裂伤是头部创伤后极其常见的，并且因为止血困难，使得头皮裂伤可能成为大量出血的原因。处理方法包括直接用手指压迫出血血管于颅骨，创口边缘用混有肾上腺素的利多卡因浸润，以及辨明出血血管并结扎之。如果腱膜被撕裂，可以将其用钳子夹住拉起，使其边缘折叠于被撕裂的皮肤边缘以填压出血的血管。用于创口边缘的 Raney 头皮夹同样有效。在病情稳定的患者，妥当的清创术和清洗伤口后快速地封闭伤口，是使头皮裂伤出血停止的有效方法，并且可以避免因为长时间使用压迫性的止血方法以致可能出现的组织压伤。显然，在不稳定的患者，伤口处理是次要的。

当已使用止血法后，需要冲洗伤口以冲去任何组织碎屑。头皮的帽状腱膜下层的血管直接引流板骨的血管，这些依次引流至静脉窦，因此受污染或被感染的头皮伤口具有导致严重颅内感染的潜在风险。血块和其他组织碎屑需要被清除，触诊腱膜和颅骨下以发现残存的组织碎屑、碎块和离断的骨头。头皮切割伤的污染位置也许沉积于远离显露的伤口的位置。星状撕裂伤的复杂性阻碍了检查和清创的进行，且星状撕裂伤需要被高度怀疑可致感染。谨慎地进行头皮伤的指诊，如果粗暴地进行指诊，粉碎或压陷的骨片也许会被压向更深的位置，并且检查者的手指有被划破的危险。

帽状腱膜断裂与颅骨骨折时骨膜撕裂很容易混淆。裂伤的底部应该充分暴露。沿伤口的边缘去除小范围的头发有助于此。立即使用抗生素软膏涂抹伤口周围的头发，并用脱毛膏去除伤口处的头发。如果头皮裂伤始于前额延伸至发迹以上，周围的头发就不应该被去除。标志性边界的去除可能导致裂伤边缘对合不整齐。如果头发被意外的包入缝合的伤口内，则有可能因为炎症反应或感染灶而延迟愈合。

帽状腱膜断裂通常是头皮开裂伤的结果。大范围的帽状腱膜断裂需要关合以防伤口边缘没有腱膜的连接，肌肉收缩而使伤口扩大。表皮、真皮以及帽状腱膜应该使用 3-0 尼龙或聚丙烯线进行不间断或者垂直褥式单层缝合[105]。

由于头皮丰富的血供，即使大块的头皮撕脱亦可能存活。如果撕脱部分与剩余部分头皮仍有组织桥相连，就应该被重置于周围的组织。如果撕脱部分完全被脱离，就需立即像其他离断组织一样处理并尽快重植。

头皮擦伤通常会被污物或其他杂物污染。伤口应该尽可能彻底的清创，探查刺伤的伤口以及浅层被穿透的皮肤以确认异物被清除。仔细的检查通常只需暴露刮擦区域的小片头皮裂伤。通过仔细处理裂伤伤口，抗生素一般并不需要，因为头皮丰富的血供使伤口可以很快愈合。

颅骨骨折

临床评估及意义

颅骨骨折是由直接外力导致的局部损伤。颅骨骨折并不一定伴随有下方脑组织的损伤。但是，导致颅骨骨折的外力往往是巨大的，所有颅骨骨折的病例都需要仔细评估以确保没有另外的损伤。头部外伤越严重，颅骨骨折的可能性越大，而存在颅骨骨折则增加了创伤性脑损伤的可能性。体格检查发现颅骨骨折的难度较大，而如果体检发现颅骨骨折，则意味着下方脑组织损伤亦可能存在。颅骨骨折的方式、范围以及类型取决于撞击的外力以及外力作用于局部的强度。骨折通常开始于外力最大的点。

对于导致颅内积气和通过中空结构（如窦）的颅骨骨折，具有临床意义的主要包括合并有头皮裂伤（开放性颅骨骨折），凹陷深度超过颅骨内板或者损伤重要的硬膜静脉窦以及脑膜中动脉[106]。

普通的X线对于发现凹陷性颅骨骨折，穿透伤的深度和广度或者颅内异物非常有效，而CT扫描中的骨窗亦可发现，因此对于进行CT扫描的患者并不需要颅骨X线拍片。

线性骨折

线性骨折是一种贯穿颅骨全层的单纯骨折。颅骨线性骨折如果通过中央脑膜沟或重要的静脉脑膜窦，则具有重要的临床意义；可能破坏这些血管结构并导致硬膜外血肿。大部分另外的线性颅骨骨折并不具有临床意义。

有时在X线片中，线性骨折和骨缝很难区分。总体上，骨折线往往比静脉槽和骨缝透亮度更高。成人的骨缝宽度一般小于2mm；骨折通常大于3mm甚至更宽，并且是中间宽两头窄[106]。线性骨折通常出现在颞区、额部和枕部，并可以在不同的X线视角中观察到。在儿童，颅骨骨折在3~6个月即可恢复；在成人，完全的恢复可能需要3年[106]。

骨缝分离是创伤性的颅骨缝分离。在成人，骨缝分离通常出现在冠状缝或人字缝。骨缝分离通常出现在线性骨折延伸至骨缝线，在骨缝已经融合时，这种情况很少见。

粉碎性颅骨骨折是源自撞击部位的复合线形骨折。通常，这一类损伤意味着在骨折下方有比单纯线性骨折更严重的损伤。

线性的穿窿骨折可能增加颅内损伤的风险。如果发现任何颅骨骨折，CT扫描是需要的，而且患者应该被严密的观察以发现头部创伤的迟发性并发症。

凹陷性骨折

凹陷性颅骨骨折在临床上非常重要，因为容易导致下方脑组织的损伤以及头部外伤可能的并发症如感染和癫痫。当凹陷性骨折出现时，致伤因素通常会使骨折片低于颅骨平面。骨折片的边缘常常会被邻近的颅骨挡住而不能回到原来的位置。骨折片可能穿透组织或撕裂硬脑膜。凹陷性骨折通常是由钝圆物体如锤子或棒球棒直接损伤导致。大部分凹陷性颅骨骨折发生在顶骨或颞骨区。如果游离骨片的深度大于周围颅骨的内板，大部分神经外科医生认为需要外科处理。

颅骨X线中，凹陷性颅骨骨折可能难以被发现。游离的骨片表现为密度增高或双重阴影，因为（它）常常与无骨折的颅骨有重叠或相对的旋转。切线方向的视角可能会增加骨折的发现率。

凹陷性颅骨骨折通常可以通过对头皮裂伤处的触诊感觉到。检查需要小心进行以免使骨折碎片深入到颅内组织。凹陷性颅骨骨折的临床检查可能被误导。头皮的可移动性使骨折的位置与头皮裂伤的位置可能并不一致，因此裂伤下的颅骨可以是正常的，而凹陷的部位可以是几厘米以外。头皮肿胀亦可能干扰体检发现并隐藏任何可能触及的骨骼缺损。凹陷性颅骨骨折的表现和症状取决于游离骨片的深度。大约25%凹陷性颅骨骨折的患者报告有意识水平改变[106]。可能有神经症状和体征，取决于骨折下方脑组织损伤的范围。

对于有凹陷性骨折或体检提示凹陷性骨折的患者建议行CT扫描。CT扫描需包括骨窗以明确凹陷的深度和合并的颅内损伤。凹陷性骨折的患者应入院并由神经外科医师持续观察。

凹陷性颅骨骨折可能增加进展性癫痫的风险。怀疑有凹陷性颅骨骨折的急诊病人预防创伤后癫痫是必要的，特别是意识水平有改变或需要镇静的（患者）。凹陷性骨折也会增加脑膜炎的风险[106]。

颅底骨折

颅底骨折是位于颅骨底部的线性骨折。骨折通常通过颞骨造成中耳出血而导致血鼓室。通常，颅底骨折还会导致硬脑膜撕裂，从而造成蛛网膜下腔和鼻旁窦以及中耳之间交通，这为颅内感染提供了通路，可表现为脑脊液漏[103]。作为线性骨折，颅底骨折并不总是伴随潜在的脑损伤；这些骨折通常是巨大外力的结果，创伤性脑损伤必须被排除。

颅底骨折可以压迫或卡压颅底出口的脑神经，可以使听骨链错位，破坏听小管或海绵窦以及造成第Ⅲ、Ⅳ和Ⅴ对脑神经的后续损害。蝶骨骨折可能破坏海绵窦颈内动脉，造成潜在的假性动脉瘤或动静脉瘘。颅底骨折的诊断需要伴随的临床表现和症状（框38-1）。

颅骨X线片并不能很好地发现颅底骨折。任何临床考虑存在颅底骨折的患者都需要进行CT扫描以明确，同时排除合并的颅内病变，并收住观察。因为颅底骨折为细菌提供了通路，通常需要给予抗生素治疗。大部分脑脊液漏在1周左右可以自愈而不发生并发症，因此对于脑脊液鼻漏通常并不给予预防性抗生素治疗。而当有脑脊液漏病史的患者因发烧而再次就诊于急诊科时，脑膜炎需高度怀疑并着手恰当的检查（如腰椎穿刺）和抗生素治疗。颅底骨折一个罕见但重要的并发症就是颈动脉海绵窦瘘（traumatic carotid cavernous fistula，TCCF）。在一项回顾性研究中，颅底骨折中TCCF的总体发生率约为3.8%，而其中颅底中央沟骨折具有最高的概率[107]。

开放性骨折

当骨折处的头皮有裂伤时，颅骨骨折即是开放性的。当骨折破坏了硬脑膜时，大脑与外界就相通了。骨折破坏鼻旁窦或中耳结构时，亦被认为是开放性的。开放性的颅骨骨折需要仔细的冲洗和清创。伤口的盲探应该尽量避免，以免使污染物或游离的骨片进入伤口的深部。

弥漫性轴索损伤

除了占位性病变、缺血性损伤以及导致昏迷的非外伤性原因之外，长期创伤性昏迷的原因被认为是弥漫性轴索损伤（diffuse axonal injury，DAI）。能够产生震荡作用的外力作用于脑组织，使得轴突被拉伸和扭转，这一病理过程称为DAI。受损轴突散发在未损伤细胞区。受损较重的轴突变得水肿，并最终相互分开，造成大脑和脑干白质皮层的生理学和组织学上的广泛破坏。轴突完全分离并不意味着细胞死亡，在发生DAI之后，大脑血供和与代谢的解离[70]和细胞凋亡被认为是与轴索细胞死亡相关的最主要的因素。患者的恢复取决于结构和生理异常的逆转或校正[14]。

DAI被认为是受伤后立即发生的持续性外伤性昏迷的病因；然而，在陷入长期的昏迷之前，一些DAI的患者可能会暂时恢复意识。头颅CT扫描不能发现特异性的急性病灶。对于DAI轻微损伤的检测，MRI更敏感，但对于受伤较重的患者来说进行MRI检查往往是不切实际的。有时，一些靠近第三脑室和胼胝体或脑干内囊白质中的小的点状出血灶能够被检测出来。DAI是严重颅脑外伤后最常见的CT表现，据估计存在于50%的脑外伤所致的昏迷患者中[108]。

由于临床上诊断性的研究不能预测轴索损伤的程度，损伤的严重程度是根据临床进展而区分的。轻度DAI患者的昏迷时间为6～24小时。大约有1/3的轻度DAI的患者表现出去皮层或去大脑状态，但到了24小时的时候他们都能做出指令性动作[108]。轻度DAI患者的死亡率为15%，其预后与并发感染以及其他颅内损伤有关。大多数恢复后的患者没有或者仅有轻微的残疾。

中度DAI是临床上最常见的类型。中度DAI患者昏迷时间在24小时以上。通常，他们因跌倒或车祸而受伤，伴有颅底骨折。患者可能会出现一过性的去皮层或去大脑状态，最终能够恢复自主运动。醒来后，病人会有严重的长期创伤后失记和中重度的持续性认知障碍。几乎有25%的人死于长期昏迷所引起的并发症[106]。

几乎所有的重度DAI都是由车祸引起的。患者长时期处于昏迷状态，表现出持久的脑干功能障碍和自主神经功能紊乱（例如：高血压和发热）。损伤后随即发生的弥漫性脑组织水肿会引起颅内压升高，如果不能采取有效的医疗措施控制颅内压的话，可能会出现脑疝综合征。有一些严重的DAI患者最终能够醒来，但会伴有严重的残疾，有一些病人长期处于植物状态，但大部分重度DAI患者死于头部损伤。所有的DAI患者都同样出现昏迷。目前临床上还没有预测轻度、中度及重度DAI患者的早期检测方法。

挫伤

挫伤是脑表面的擦伤，通常是由撞击伤所引起的。大多数情况下，挫伤发生在额叶和颞叶的上极和表面，在这里大脑与颅底的骨性突起相互接触。如果挫伤发生在撞击伤的同侧，叫作冲击伤；如果挫伤发生在对侧，则叫作对冲伤。挫伤也往往发生在凹陷性骨折下面的脑组织。多处组织挫伤可能是由一次撞击引起的，通常与其他的颅内损伤有关。

挫伤是在脑实质血管受损伤时所发生的，造成分散的点状出血和随后发生的水肿。挫伤发生在大脑表面的灰质，越靠近白质越少。通常，在其相关的脑回上覆有蛛网膜下腔出血。随着时间的推移，挫伤相关的出血和水肿将会扩散，并成为一个出血或水肿病灶，从而产生局部的占位效应。对附近组织的压迫可以引起局部缺血，如果压迫比较显著而不能解除的话，则有可能发生组织梗死，最终这些缺血区坏死，内部形成囊性空腔。

挫伤患者的临床表现经常会延迟出现。病变可能持续一个短暂的意识丧失（loss of consciousness, LOC），但是外伤后的意识模糊和反应迟钝可能会拖延很久。如果感觉皮层附近发生挫伤，则会出现局灶性的神经功能缺陷。许多严重挫伤的患者看起来很平稳，但可能会导致显著的神经问题，包括颅内压升高、外伤后癫痫发作和病灶处的神经功能缺陷。

外伤后早期发现挫伤的首选检查是CT平扫。由于出血、坏死和梗死区的混合，CT表现密度不均的不规则影像。通常，病灶周围的水肿组织表现低密度。在受伤后第3~4天，位于挫伤组织内部的血液已被开始吸收时，MRI检查的效果更好。

硬膜外血肿

硬膜外血肿（epidural hematomas，EDH）是形成于颅骨内面和硬膜之间的血凝块。大多数的EDH是由直接撞击致颅骨变形引起。通常，骨折线会跨过脑膜中动静脉或硬脑膜静脉窦。颞顶区是EDH最常发生的部位[24]。破裂动脉出血导致压力增加使得硬膜与颅骨分离，从而形成了血肿。

EDH通常是单侧的，约有20%的患者伴有其他的颅内病变，多为硬膜下血肿或挫伤[24]。动脉出血导致的硬膜外血肿可能会迅速和突然恶化。正是因为形成迅速，动脉出血所致的EDH大多能在伤后数小时内被检查出来，儿童患者通常要更早一些。硬膜静脉窦破裂所致的EDH进展就慢得多了，并且临床表现会延迟，再加上检查产生的延误，这类EDH较晚才能发现。EDH是一种主要发生于年轻人的疾病，有0.5%~1%的外伤性脑损伤（traumatic brain injuries，TBI）的患者会发生[24]。EDH在老年人和2岁以下儿童中罕见，因为他们的硬膜与颅骨连接得很紧密。EDH典型的病情进展是头部外伤后导致患者意识水平下降，随后有一个"清醒"时间间隔。尽管在清醒的时间间隔内患者的意识水平下降相对不明显，但是在意识水平下降的二次打击出现之前患者的精神状态不会完全恢复正常。清醒的时间间隔并非EDH的特异性表现，还出现于其他的占位性病变。事实上，仅有约30%的EDH患者有典型表现[109]。EDH的症状和体征的进展完全取决于颅内EDH形成的速度。EDH患者常出现剧烈头痛、嗜睡、头晕、恶心和呕吐等症状；小的EDH可以不出现任何症状，但很少见[109]。

如果EDH被确诊时患者没有昏迷，并得到了迅速处理，病死率为5%~10%。如果处于昏迷状态，EDH的病死率接近20%。如果EDH能够被及早发现并有效清除，功能预后会非常好。

在CT扫描图像中，EDH表现为致密、双凸、卵圆形和透镜状的病灶。EDH通常不会越过骨缝线，边缘锐利且血肿凸向脑组织（图38-7）。EDH患者CT影像中的混合密度灶提示活动性出血。

后颅窝中EDH是最常见的占位性病变，约占所有EDH的5%[24]。最常见的原因是直接的枕骨外伤，外伤导致颅骨骨折，并伴有静脉窦功能的破坏，大多数患者有枕骨骨折的其他证据。大多数患者伤后24小时内会出现头痛、恶心、呕吐以及颈项强直等症状，最终有意识水平的下降。在CT图像中，后颅窝的EDH看上去与其他部位EDH的表现类似，但其可能越过中线并穿过小脑幕到达幕上室（图38-8）。其病死率接近26%[24]。

最近关于EDH患者急诊手术适应证的研究的结果：不管患者GCS（Glasgow Coma Scale，格拉斯哥）评分的高低，30cm³以上的硬膜外出血应该手术清除；此外，强烈建议急性EDH和双侧瞳孔不等大的昏迷患者尽快接受手术治疗。

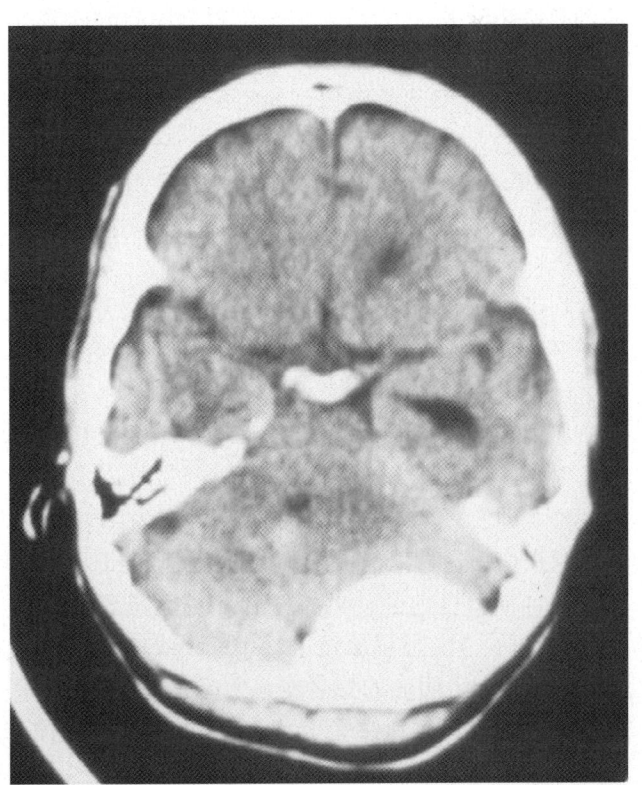

图38-8　CT平扫提示巨大左后颅窝硬膜外血肿。血肿的大小提示它已经进入幕上腔隙。该血肿来源于枕骨骨折后横窦破裂。

硬膜下血肿

硬膜下血肿（subdural hematomas，SDH）是形成于硬膜和脑组织之间的血凝块。SDH 通常是由脑组织与颅骨的相对运动造成的，就像加减速损害那样。此类血肿在脑萎缩的患者中很常见，如嗜酒者和老年患者。在这些患者中，浅表的桥接血管比那些无脑萎缩的患者通过更远的距离。所以，在头部快速运动时这些患者的血管更容易破裂。一旦血管破裂，血液就充满了硬膜和蛛网膜之间的潜在腔隙。

SDH 比 EDH 更普遍，发生在高达 30% 的严重头部外伤的患者中[111]。静脉结构的缓慢出血推迟了临床症状和体征的出现。因此，血肿长时间压迫下面的脑组织，并且导致显著的组织缺血和破坏。

患者的临床表现取决于受到外伤时脑组织的损伤范围和 SDH 的扩张速度。如果 SDH 的患者在受伤时意识丧失，则预后较差，这些患者往往并发 DAI。SDH 患者受伤后的症状和体征最初与其他的颅内损伤有关，这些损伤可能一直持续，然后缓慢地扩展形成 SDH。

SDH 按照临床表现出现的时间进行分类。急性 SDH 的症状出现在伤后 24 小时之内，通常会伴有意识水平的降低。大部分 SDH 患者的 GCS 评分小于 8 分；12%～38% 的患者将会在病程中出现一个清醒期。需要外科手术治疗的 SDH 患者总体的病死率介于 40%～60% 之间[111]。

由于 SDH 引起的脑损伤的临床症状和体征延迟出现，高危人群的平均年龄大，SDH 患者的病死率比 EDH 患者高得多。在初次体格检查中可能会发现双侧瞳孔不等大，运动功能障碍以及其他与脑水肿有关的表现。如果患者处于深昏迷状态，肢体较软并且没有脑干活动的征象，在急诊科应该考虑给予生命支持。下一步的治疗措施需与患者家属以及神经外科医生讨论决定。

如果 SDH 的病灶非常小（CT 检查其最大直径仅有几 mm），一些神经外科医生可能会选择对患者密切观察。即使一个小的 SDH 病灶也可能伴发广泛的脑组织损伤，这种损伤可以导致颅内压升高进而发生脑疝综合征。目前公认的指南建议不管患者的 GCS 评分的高低，CT 显示厚度大于 10mm 或中线移位超过 5mm 的 SDH 病灶的患者应该手术清除[111]。研究表明患者病情恶化和接受手术治疗的间隔时间越长，患者的临床预后越差[111]。在这种情况下，手术清理越快越好。

与 EDHs 不同，SDH 往往要越过骨缝（图38-9）。

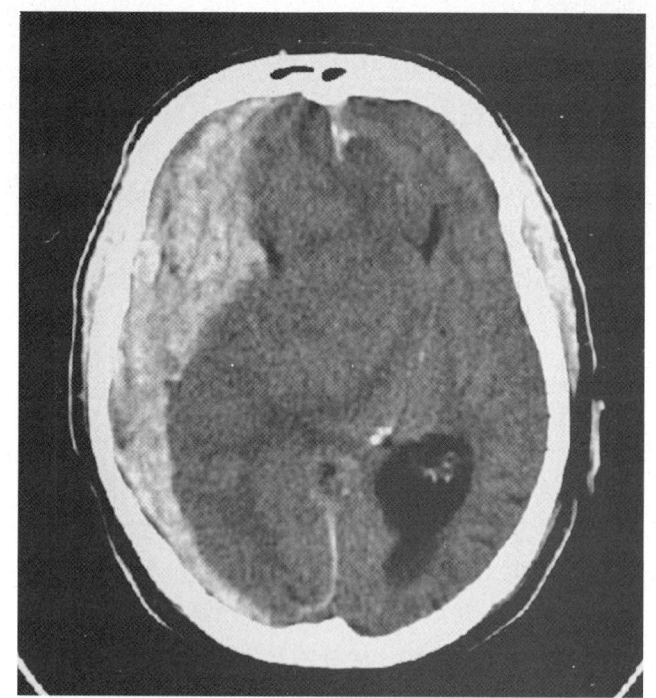

图 38-9　CT 平扫提示急性右颞硬膜下血肿。密度混杂表示急性出血合并迟发型出血。巨大的占位效应，中线向左位移大约 2.7cm。右侧脑室已经闭塞。

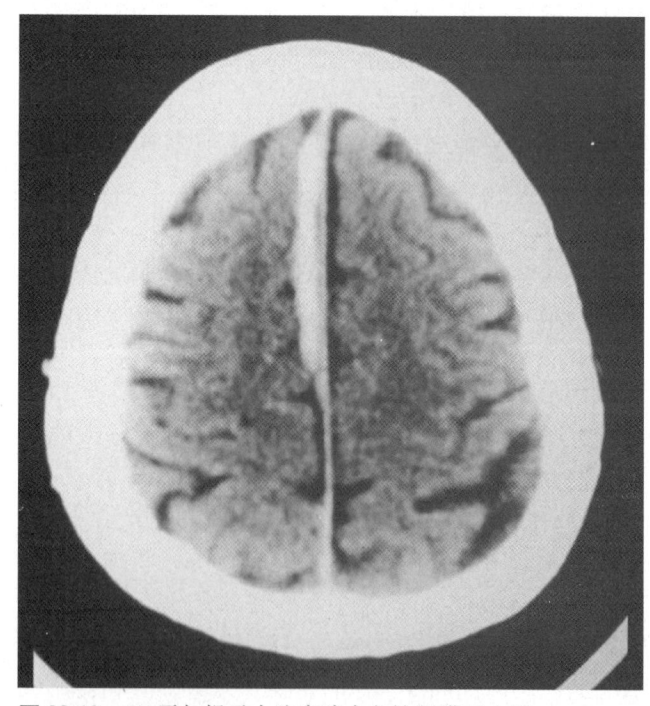

图 38-10　CT 平扫提示大脑半球内急性硬膜下血肿。

SDH 可沿着小脑幕的轮廓进展，并在半球间裂的同一侧（图 38-10）。许多急性 SDH 的患者也有对侧脑内病变的 CT 证据。

亚急性的 SDH 患者在伤后 24 小时到 2 周之间出现症状，CT 扫描可显示为低密度或等密度病灶，增强 CT 扫描可以提高等密度病变的检出率。患者可能会出现头痛，精神状态改变，肌无力或弗兰克瘫痪。亚急性 SDH 患者大多需要手术清理病灶。

慢性 SDH 在受伤以后 2 周或更长时间之后才出现症状，其症状和体征可能非常轻微或者无特异性，但许多患者表现为单侧肢体无力或者偏瘫[24]。大多数患者有意识水平的改变，但也有患者不能回忆自己头部受伤或者自称只有轻度的损伤，20% 的慢性硬膜下血肿为双侧病变[24]。慢性 SDH 最初可能只是一个小的无症状的病灶，最终由于再出血和血浆外渗而扩大。在某一时刻，到达了临界状态，便出现了症状。CT 扫描时，慢性 SDH 病灶可能会表现为脑实质中的等密度或低密度灶。在这种情况下，会出现损伤的间接征象如中线偏移，同侧脑沟变浅以及脑室受压，增强扫描可以增加慢性 SDH 等密度病灶的检出率。在 CT 扫描中，不同时期的出血表现为混合密度的损伤。MRI 检查中，慢性 SDH 表现为高密度灶。慢性 SDH 的治疗目前尚存在争议。如果出现症状，慢性 SDH 需要手术清除血肿，大多数患者术后预后较好。总体而言，经手术治疗的慢性 SDH 患者的病死率接近 4%，老年人的生存率更低[24]。

SDH 患者的预后并不完全取决于血肿的大小，对其影响更大的是脑损伤的程度，而脑损伤则是由扩大的血肿或者初始撞击引起的其他颅内损伤导致的压力引起的。老年人、GCS 评分为 8 或 8 以下以及较早出现急性脑疝症状的患者的病死率比较高。在所有已报道的病例中，后颅窝的 SDH 占不到 1%，是枕部外伤撕裂桥接血管或静脉窦而引起的。后颅窝 SDH 患者的临床表现各不相同，但通常包括恶心、呕吐、头痛和意识水平下降。有时，可能会出现脑神经麻痹、颈项强直、小脑损害的症状和体征以及视乳头水肿等症状。CT 扫描时，后颅窝 SDH 不越过中线或延长到小脑幕以上。后颅窝的 SDH 的预后非常差。

对于儿童患者，SDH 多考虑为虐待儿童所致。多种类型的损害可导致儿童患有 SDH，而被用力来回摇动的婴儿特别容易患此疾病，婴儿可因产伤而患上 SDH。在这些病例中，最初的临床表现可能是出生 6 个月内的全身抽搐发作。在体格检查时，婴儿可能会出现囟门突起或头围增大。仔细询问病史可能会发现长期存在的具有临床意义的症状，比如发育障碍或者嗜睡。

硬膜下积液

硬膜下积液（subdural hygroma，SDHG）是指硬膜腔内聚集的清澈的淡黄色液体，其发病机制尚不清楚，可能是因为蛛网膜被撕裂从而进入硬膜腔的脑脊液，通过通透性异常的脑膜或脑实质的来自于受损血管的渗出液。液体可能会在受伤后立即或者延迟一段时间而积聚在一起。根据临床表现，SDHG 不能够与其他占位性病变相鉴别。通常，患者有意识水平的下降或者局灶性运动功能障碍，可能会出现头痛、恶心和呕吐等症状。由于病灶的压迫作用，颅内压可能会增加并出现相应的临床症状。

CT 扫描时，SDHG 会表现出新月形改变，其密度与脑脊液相同。双侧的 SDHG 很常见。如果 SDHG 没有出现症状，应该密切观察。一旦出现症状，则应该手术予以清除。病死率从 12%～15% 不等，取决于其他颅内损伤的严重程度。

外伤性蛛网膜下腔出血

外伤性蛛网膜下腔出血（traumatic subarachnoid hemorrhage，TSAH）是指脑脊液和脑膜之间的血液，很可能是由于蛛网膜下腔的小血管破裂所致。对重度颅脑外伤患者进行 CT 扫描，约有 33% 的患者在初次检查中被检测出 TSAH，而在所有的重度头部外伤的患者中 TSAH 的发病率为 44%。因此 TSAH 是颅外伤之后 CT 扫描中最常见的异常表现。国家创伤性昏迷数据库的数据显示在严重颅脑损伤的患者中，有 60% 的 TSAH 患者预后不良；30% 无 TSAH 的患者预后不良[112]。颅骨骨折和脑挫伤在发生 TSAH 的患者中的发病率要高于不发生 TSAH 的患者。TSAH 的出血量与患者的临床预后有关，与 GCS 评分成负相关。

患者可能会出现头痛和畏光等症状。CT 平扫可以做出诊断，表现为大脑镰密度增高，大脑半球内的裂和沟中的出血也能看得到出血。

单纯 TSAH 患者一般预后较好，TSAH 最严重的并发症是脑血管痉挛，足以引起脑缺血。创伤后的血管痉挛很常见，发生在伤后 48 小时左右，持续长达两星期。在急诊重症监护室中已经应用钙离子通道阻滞剂（如尼莫地平和尼卡地平）来预防或减少 TSAH 后的脑血管痉挛。尽管没有影像学上持续观察的证据，但接受这些药物治疗的患者的预后与未接受这些药物治疗的患者相比似乎有所改善[113]。

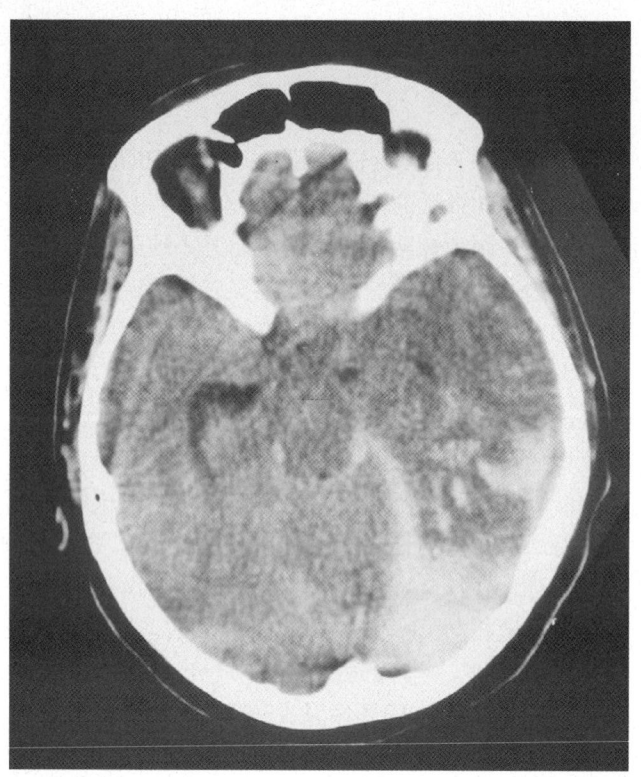

图 38-11　CT 平扫提示左枕叶脑内血肿和挫伤。同时提示条状小脑幕上硬膜下血肿。可以很清楚地看到占位效应和早期颞叶沟回疝形成。

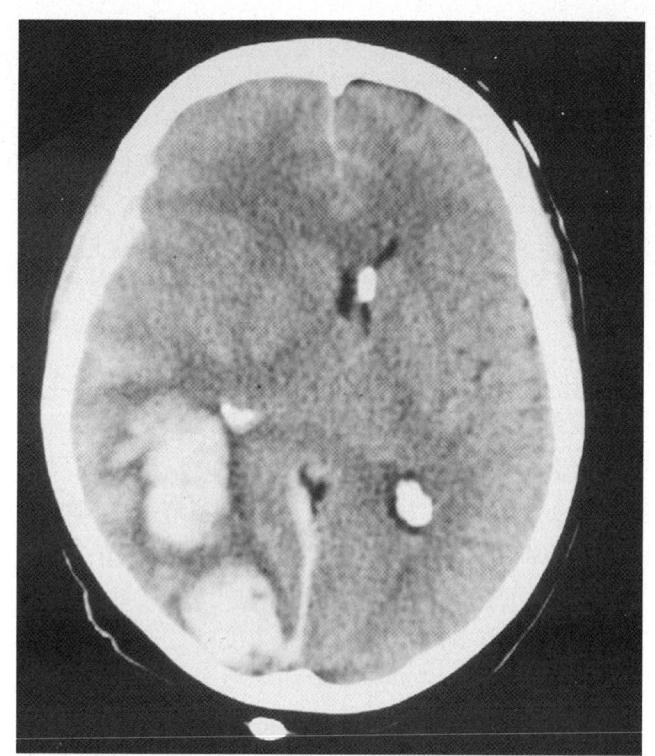

图 38-12　CT 平扫提示左枕颞叶脑内血肿，周边环绕轻度水肿和出血性挫伤。大脑纵裂后部可见少量半球内硬膜下血肿。可见中线移位。已经行脑室穿刺引流，脑室内可见高密度影。

脑内血肿

脑内血肿（intracerebral hematomas，ICH）形成于脑组织深处，通常是脑组织在不规则的颅底受到挤压，在机械的剪切力和拉伸力的作用下使得小动脉破裂而形成小的点出血，点状出血随即汇合而形成 ICH。约有 85% 的 ICH 发生在额叶和颞叶。ICH 大多表现为纵向形态血肿，许多患者的 ICH 是多发的[109]。在多达 12% 的重度颅脑外伤的患者中可以发现孤立的 ICH。

ICH 的临床表现取决于病灶的大小、位置以及是否继续出血。ICH 可以出现在各种严重程度的头部外伤中。在受到撞击超过 50% 的 ICH 患者证实有 LOC，患者随后的意识水平取决于撞击的严重程度以及并发的损伤。与挫伤、其他并发病变以及随后的病变周围水肿一起，ICH 可以导致脑实质压迫进而发生脑疝综合征（图 38-11）。

ICH 在受伤后立即进行的初次 CT 扫描中可以检测到，但往往在数小时或几天后便不能检出。与挫伤不同，ICH 的病灶通常位于脑组织的深处，能够根据时间进行分类。在 CT 扫描中，ICH 将表现为一个边界清楚的均质高密度出血灶（图 38-12）。

许多 ICH 患者需要紧急介入或外科治疗以防止颅内压升高。术前意识清楚的患者的病死率低；术前意识不清的患者，病死率高达 45%[114,115]。如果血液进入了脑室和小脑，ICH 患者的病死率高。

外伤性小脑内血肿

原发性外伤性小脑内血肿少见，发生在枕部受到直接打击时。这些患者通常并发有颅骨骨折或者后颅窝的 SDH，小脑幕上对冲伤血肿和挫伤也是常见的相关发现。

孤立的小脑内血血肿的临床表现与其他后颅窝损伤类似。当存在其他的外伤性损伤时，图像的鉴别诊断相当困难。最紧急的治疗措施是要解决最显著的临床病变。孤立的外伤性小脑内血肿的病死率很高。

致谢

作者感谢临床急诊医学杂志允许本书在本章使用部分最新文献[116]。

重要概念

重度和中度头部外伤
- 在急诊室所有重度和中度头部外伤需要接受一系列神经系统体检，以早期发现由于外伤损伤灶扩大或脑水肿增大而继发的脑疝。所有重度和中度头部外伤病人要行CT平扫。
- 急性脑疝出现神经症状恶化可以考虑行短期过度通气，使PCO_2维持在30～35mmHg，密切监护，尽快手术。不能长时间过度通气。颅内压升高病人或急性神经症状恶化病人可以使用甘露醇或高渗盐水。
- 重度和中度头部外伤病人继发低氧血症和低血压会使预后变差，在院前急救过程中应该避免。
- 单纯严重脑外伤的成年病人出现低血压是临终前的表现。低血压通常与其他部位损伤有关，应该尽快寻找低血压的原因然后处理。
- 动态评估GCS评分是观察头部外伤病人神经状态的有用工具，但是由于它的局限性，急诊室最初的GCS评估不能很好判断预后。
- 镇静后头部外伤病人癫痫症状会被掩盖，需要预防性使用抗癫痫药。
- 大部分开始能讲话之后快速加重的中度脑外伤病人有硬膜下或硬膜外血肿。早期发现，CT扫描，合适的手术干预有助于预后。
- 严重脑外伤病人院外快速气管插管要注意，如果插管困难，需要采取另外开放气道的方法。

轻度头部外伤
- 轻度脑外伤病人进行危险分层可以指导急诊医生合理诊断和处理。
- 轻度脑外伤病人是否需要CT扫描要根据病人情况，如果病人处于中高危分层，就要进行CT扫描。
- 酒精可以影响GCS评分，醉酒病人考虑为高危。
- 大部分轻度脑外伤病人在急诊观察一段时间后可以离院，但是需要有能力的成人继续密切观察。
- 脑震荡病人具有较大的风险。因为有可能出现二次撞击综合征，运动员脑震荡后不能马上重返赛场。所有重返运动场的建议中均认为运动相关脑震荡病人至少要一周后症状消失才可以回赛场。如果脑震荡后出现昏迷或长时间的记忆障碍，就要延长到1个月。

儿童头部外伤
- 儿童重度脑外伤颅内损伤较成人少，但水肿比成人明显。水肿加重使临床症状恶化或神经功能受损。
- 儿童颅骨骨折临床表现比成人严重。
- 儿童头部外伤后会发生低血容量性低血压，特别是1岁以下患儿。
- 婴幼儿脑外伤通常不是在事故中发生的。儿童特别是小于2岁的，头部外伤要怀疑虐待儿童。

头部贯穿伤
- 切线枪击伤通常存在颅内损伤；需要行CT检查。
- 贯穿性头部外伤需要予以预防性抗癫痫药和抗生素。
- 最初的临床表现和穿过大脑弹道可以判断枪击伤的临床预后。

本章参考文献请参见 http://pumpress.bjmu.edu.cn/eduservice/3419.html

第39章　面部创伤

Mary Pat McKay and Ryanne J.Mayersak

钱安瑜　罗汝斌　译　张茂　干建新　校

前言

本章介绍了面部骨、皮肤、软组织损伤的流行病学、诊断及治疗。面部是人体的重要结构，涉及气道开放、消化道入口及特殊感觉器官（眼、耳、鼻）等多个系统的功能。面部功能是进食、语言、非言语交流的必要条件，而容貌在交际[1,2]、择偶[3]、自尊[4]等方面有着重要作用。

除对气道、特殊感觉器官等方面的直接损害外，面部损伤可能会给患者造成严重的心理问题[5,6]。一项主要针对失业美籍非洲裔和西班牙年轻人的研究表明，25%的面中部骨折患者于1个月后出现创伤后心理应激障碍[7,8]。

虽然说急诊创伤救治的主要目的是解决威胁生命的问题，但对面部创伤来说，诊治时应注意患者的美观。

面部创伤治疗主要涉及四个学科——眼科、耳鼻咽喉科、口腔颌面外科、整形外科。在教学医院，主要由整形外科、耳鼻咽喉科、口腔颌面外科参与[9]；在一级创伤中心，以整形外科及口腔颌面外科为主[10]。早期请合适的专科会诊可加快面部创伤的救治。

流行病学

在2006年，美国有超过2 900万人次的创伤患者被送到急诊室[11]，面部外伤占了重要的比例。这主要包括故意暴力伤（袭击和自杀）、非故意暴力伤（坠落、运动伤、车祸伤）。以往车祸伤是面部外伤的最主要原因，但随着汽车挡风玻璃的改进，安全带的使用，安全气囊的普及，面部创伤的致伤因素构成发生了变化。从1999年起，美国的49个州（除新罕布什尔州）要求汽车配备双前安全气囊，对每位前排乘员均要求使用安全带[12]。安全带和安全气囊的使用大大减少了成人面部创伤的发生率和严重程度[13-19]。安全带和安全气囊能有效防止乘员弹出，特别是安全带，避免了因撞击挡风玻璃而引起的严重头皮及面部皮肤套脱伤的发生。

驾车者饮酒降低了安全带的使用率，这直接增加了车祸中面部创伤的发生率[19]。饮酒还导致暴力事件的增多。在一项研究中，49%颌面骨折患者因饮酒所致，饮酒者中的78%为暴力伤害，13%为车祸[20]。暴力伤害在面部创伤中的比例正在逐渐增加，特别是在人口聚集区[21,22]。坠落、狗咬伤、体育运动、飞行碎屑也是面部创伤的常见原因。

因缺少外部保护，面部创伤在骑行机动车中较常见，包括四轮越野摩托和普通摩托车，特别是不佩戴头盔者。一项在阿拉巴马州的研究表明，因骑四轮越野摩托受伤者中，32%有面部创伤，造成了造成整体伤情的加重[23]。在年幼骑行者中，面部创伤占了大多数。尽管配备有多重防护，且医疗组织建议小于16岁者不宜骑四轮越野摩托，但在2001年至2003年间，仍有0～5岁的骑四轮越野摩托导致面部创伤的患者，其中有31.1%需要急诊治疗[24]。

在机动车骑行者中，面部创伤和颅脑外伤有显著相关性[25]。除非是带有面罩的头盔，不然一般头盔虽可以减少颅脑外伤的发生，却不能对面部形成保护[26]。

有一个特殊的伤者群体需要引起重视：战伤士兵。伊拉克战争中，接受军医治疗达72小时以上的受伤士兵中，有19%伴面部、耳、眼创伤，这其中19%为枪弹伤，79%为爆炸伤，2%为车祸伤[27]。

在17岁以下青少年中，因体育运动至面部创伤的占21%，至鼻骨骨折的占29%[28]。带面罩的棒球及橄榄球头盔可以有效保护面部，急诊医师应该建议他们使用[29]。小于6岁的儿童可能有被狗咬至严重面部创伤的危险[30]，所以在和宠物狗玩时应该有大人仔细看护。

面部创伤也经常发生在家庭暴力受害者身上。有研究表明，81%的家庭暴力受害者有颌面创伤，他们中有30%伴面部骨折。受伤部位以左侧居多，符合被拳击伤的表现[31]。对于至急诊室就诊的面部创伤妇女，应单独接见，以便揭发及干预家庭暴力。

小儿面部创伤的比例不到所有面部创伤的10%。面部是虐待致伤的最常见部位[32]。对儿童面部创伤的流行病学研究表明，不同年龄段的面部创伤不尽相同。学步小儿容易发生口周、鼻、前额部摔伤[33]。幼儿容易被狗咬，故常以小块的软组织损伤多见。儿童严重面部创伤多由车祸及袭击事件造成[34]。急诊医师应根据病史、体格检查，并结合患儿年龄、行为能力给予适当治疗。不能步行的婴儿发生的唇及系带的损伤通常提示翻倒，摔倒致面颊及颈部擦伤并不常见。牙折伤在幼儿中比较常见[35]，但5岁以前儿童的颌面骨折少见[36]。如果对小儿面部受伤原因有疑问，应联系当地主管部门。

即使在高能碰撞的车祸中，若使用儿童安全装置可预防面部创伤的发生。美国50个州均要求对4岁以下儿童使用安全装置，目前有42个州要求对6岁以下儿童使用安全座椅[37]。汽车前部发生碰撞时，在前座的15岁以下发生儿童可能被安全气囊爆伤导致较小的面部创伤，胸部创伤甚至严重上肢损伤[38]。为预防面部创伤，家长应该让小于12岁的孩子坐在后座，并做好安全措施。

疾病原理

解剖学

面部为复杂的中空结构，由骨性框架及肌肉、皮肤等组织构成，包括一些特殊的感觉器官：眼、耳、鼻、口腔等。

骨骼

颜面后部由颅骨的前部构成，这使面部与中枢神经系统有着密切联系。颜面前部的骨架由额骨、鼻骨、颧骨、上颌骨、下颌骨构成（图39-1）。蝶骨、筛骨、泪骨、梨状骨、颞骨在颜面的深部，为包括咀

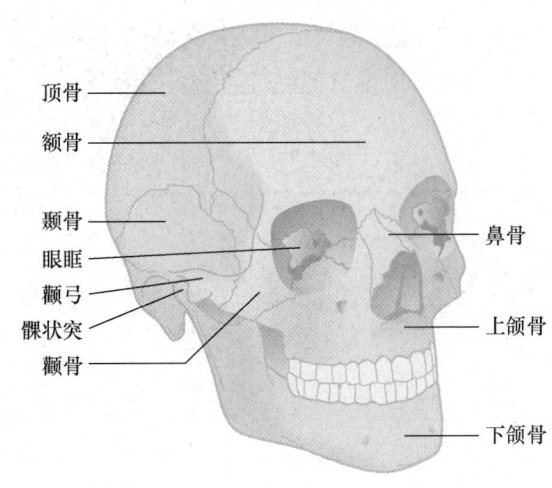

图39-1 面部骨骼构成。

嚼肌、发声肌、吞咽肌在内的面部肌群提供支撑及附着。这些肌群主要由第9、10对脑神经支配。

神经

颜面前部的表情肌由位于外耳道下方的面神经支配。三叉神经的三个分支负责面部感觉传导，眼支负责面部上1/3，包括眼、鼻，上颌支包括眶下神经，负责面中部的感觉传导，而下颌支负责面部下1/3的感觉传导。

耳

耳位于面部两侧，外耳道则穿过颞骨的乳突。耳廓的内架为软骨，外紧密覆盖皮肤，形成螺旋结构，并有第二脊，被称为对耳轮或内耳廓。外耳道、中耳、耳蜗、半规管、咽鼓管上段均位于颞骨上。

眼

眼球的结构及眼外肌将在第69章中叙述。骨性眶上壁为额骨构成，外侧壁及外侧下壁由颧骨构成，内侧下壁及前内侧壁由上颌骨构成，泪骨及筛骨构成其余内侧壁，这也是骨性眶结构最精细之处，骨性眶内侧壁同时也是内鼻的外侧壁。

鼻

鼻是人体中空气的主要入口，由软骨及骨构成，外附皮肤，内壁有黏膜。鼻翼软骨对称地架在空气入口的两侧，鼻黏膜被鼻中隔前部软骨分为左右两部分。在鼻上部，鼻骨构成鼻梁部分。在人直立时，鼻基底部与地面垂直，鼻基底部通过两侧的鼻甲及骨性鼻中隔，向鼻咽部延续。筛骨在鼻的上部，横跨中线，紧靠鼻梁后，同时构成骨性鼻中隔的上部及筛板。梨状骨构成骨性鼻中隔的下部，上颌骨腭突构成

鼻腔后基底部及硬腭。

含气窦腔是面部骨骼所特有的,起到对吸入空气加温、加湿的作用。窦腔还参与人的发音。这些窦腔随人体生长而发育。在出生时,只有筛骨及乳突窦是含气的。在大约3岁时,蝶窦及其他乳突气房变为含气窦腔。额窦大约在6岁时形成,而上颌窦要差不多10岁时才发育完全。

口腔

口腔是消化道及气道的入口,口腔配合舌的运动,使人能够语言交流。口腔关闭时,舌体充满口腔。上颌骨上的上牙槽和下颌骨上的下牙槽均有一排牙齿。正常人口腔闭合时,两排牙齿是咬合的,下排牙通常在上排牙的内侧。这个"通常"也有很多不一定的时候,因为人的意念能决定牙齿的咬合位置。牙齿的前方为前庭腔,由黏膜和软组织构成,使得在嘴唇闭合时仍能完成各种动作。下颌骨是U形的,构成人的下巴及面下部骨架,并包含了人的下排牙齿。大约2岁时就已形成双侧下颌骨体的中线联合。在最后磨牙的后方,下颌骨延续为下颌角,并继续向上延续为下颌支。在下颌支的最上方为颞下颌关节的关节面,关节中含有半月形的纤维软骨。齿突前方有一小突起为冠状突,为颞肌提供附着点。

面部是全身皮肤最薄的部位之一,覆盖着面部肌群。面部皮肤随着年龄的增长会产生皱纹,接着是Langer皮纹(图39-2)。在口、鼻孔、睑裂等处,皮肤与黏膜相连。嘴唇的皮肤非常薄,内含血管乳头体,使得嘴唇呈朱红色。嘴唇是交流的重要器官,熟知嘴唇运动,即使不发生也能明白要说的意思(唇语)。

面部血管丰富,这使面部创伤可能导致严重并发症。除眼动脉外,面浅部血供主要来自面动脉、颞浅动脉和下颌动脉(图39-3)。软组织损伤一旦伤及这些血管,会造成大量出血或明显的血肿,因为面部血管吻合支很多,有些跨过中线连接各个动脉支配区,主要血管结扎,很少造成缺血。

面部深处有一系列的腺体和导管,这些组织容易在外伤中被破坏。在眼部,泪腺位于眼球上外侧的眼眶处,分泌的眼泪通过小管进入眼裂至结膜表面,并通过内侧的泪小管流入泪囊,然后通过鼻泪管进入鼻咽。

唾液腺系统包括腮腺、舌下腺及下颌下腺。腮腺是最大的唾液腺,位于耳前方,并包绕下颌骨。腮腺位于咀嚼肌的表面,腮腺导管长约5cm,从前方绕过咀嚼肌进入口腔,开口于上第二磨牙处黏膜。在正常人,由于腮腺导管较粗,能在咬合时在咬肌上触及(图39-4)。舌下腺位于口底部,唾液通过导管进入口腔,这些导管位于下颌下腺导管(Wharton导管)的周围。下颌下腺体包绕于下颌舌骨肌表面,一部分位于口底,一部分位于口底外。下颌下腺导管从外部向口内部延伸开口于舌系带两侧。

病理生理学

创伤的基本发病机制是能量的转换引起身体结构的变化。如果能量大于组织能够承受的程度,就发生创伤。通常创伤分为钝性伤和锐性伤,但在很多时候两者常合并发生。举个简单的例子,一个儿童摔倒时前额撞在餐桌的尖角上,前额发生挫伤和裂伤。是否发生创伤取决于能量转化的多少和组织的耐受程度。一位80岁老人站立时摔倒有可能发生严重的创伤,当然发生在严重交通事故中面部被方向盘和仪表盘撞伤可能更大。

受伤的机制分为低能量所致,如直立时摔倒,或行走时撞在家具的边角上;还有就是高能量所致的创伤,比如说高能车祸伤。了解受伤机制不但有助于判断面部创伤的严重程度,还有助于判断有无合并颈部和颅脑损伤[39]。

传统观点认为创伤时面部能减缓颅脑损伤,故面部创伤时较少合并重度颅脑创伤。但这种观点是错误的。相反,最近的研究表明在面部钝性伤且有面部骨折的患者中合并颅脑外伤的概率很大。

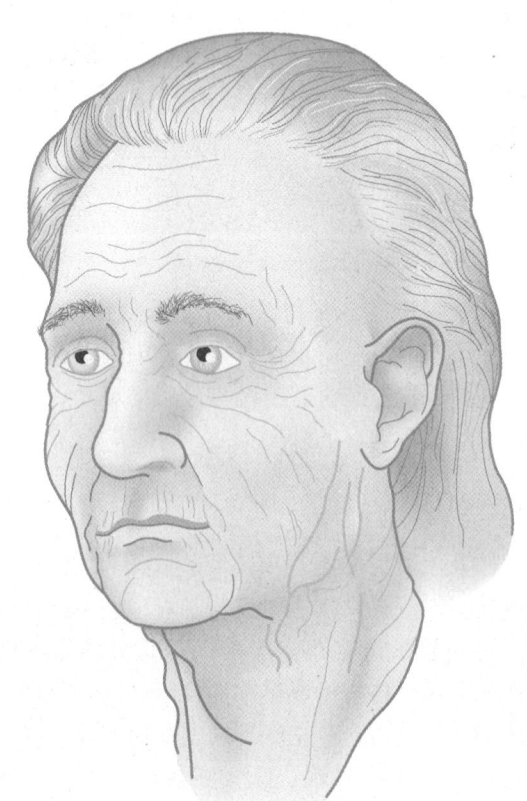

图39-2 Langer线:面部表情线。

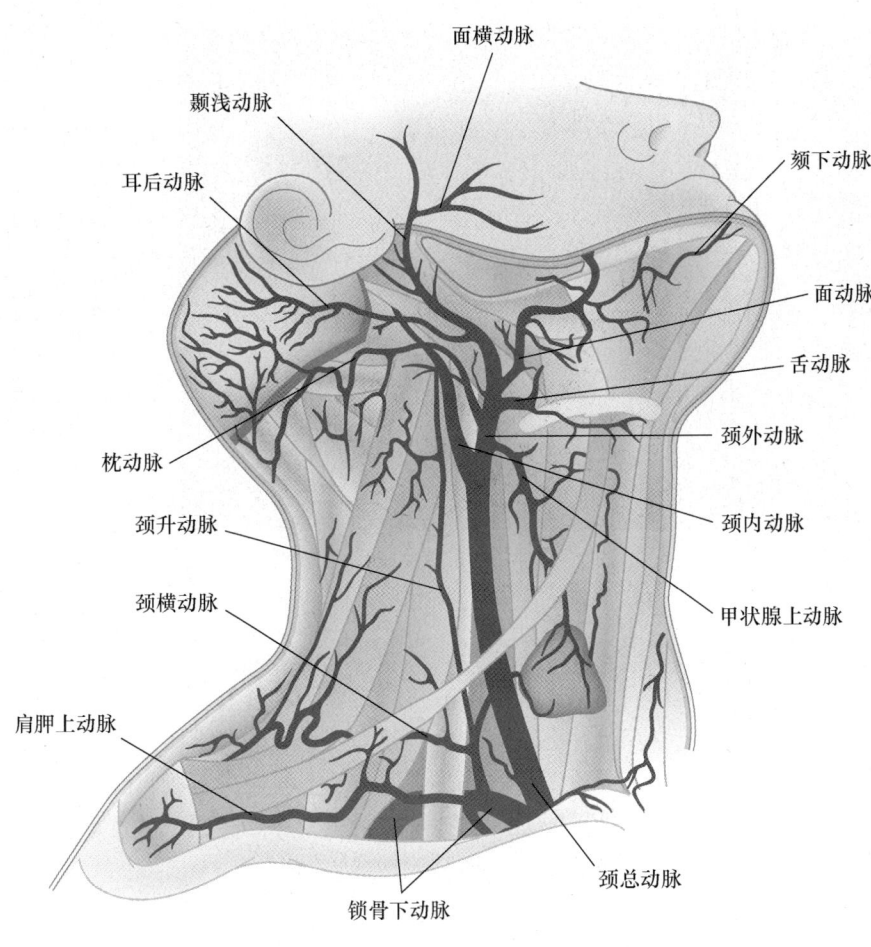

图 39-3　面部血管。(Redrawn from *Gray's Anatomy*, 1918)

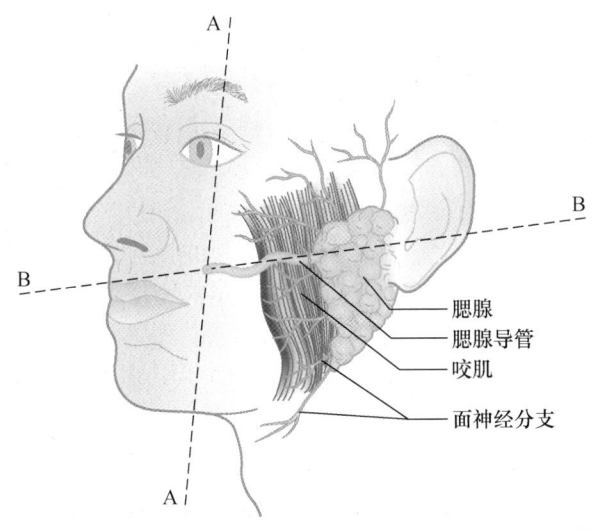

图 39-4　腮腺，腺管及周围面神经分支。B 线在接近腺管处和 A 线合并进入口内。

颈部创伤和面部创伤的关系还不明确。传统观点认为面部创伤时应警惕颈椎损伤。大多支持这个观点的研究都是在评估面部创伤时颈椎损伤的发生率[40,41]。但当用更高级的手段评估两者间的联系时却发现面部创伤患者较少发生严重颈髓损伤，也没有发现和颈椎损伤有密切关系[42]。因此，在处理创伤患者时，应更具受伤机制和临床表现去怀疑颈部和颅脑创伤，而不是根据有无面部外伤。

面部穿透伤，如枪弹伤、弹片炸伤、戳伤、刺伤，往往很容易被发现（图 39-5）。有经验的急诊医师这时应仔细检查可能合并的颅脑、颈椎、血管损伤，因为这些创伤在此类情况下很常见[43]。当然有时小弹丸、爆炸小碎片、小弹片引起的面部穿透伤可能不容易发现，急诊医师必须询问相关病史并仔细检查有无皮肤小破损[44]。美国不少地区青少年喜欢用塑料管、喷雾罐等材料自制玩具枪支射土豆玩，这可能会造成他人严重面部创伤，因为这些射出的土豆时速可达 200 公里/小时[45]。

临床特征

病史

病史可提供关于患者受伤机制的信息。急诊医师问病史应简要，但当患者因头部外伤或中毒引起意识变化时，应从知情人处得到病史；当怀疑有药物滥用时，要联系警方。神志清楚的患者可提供详细的病史，可检查出疼痛部位，是否有运动、感觉、视力、听力、嗅觉、味觉障碍。尽管面部外伤和颅脑外伤、

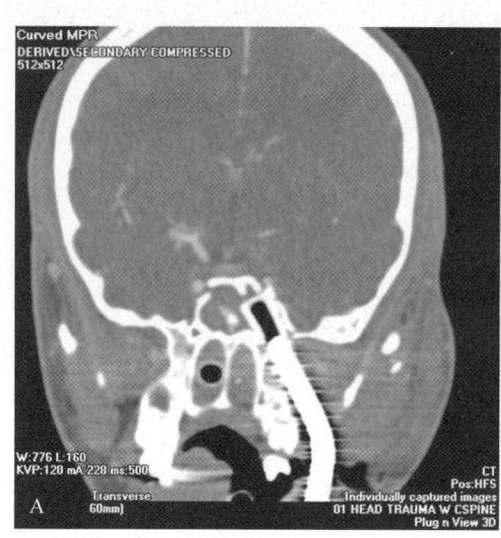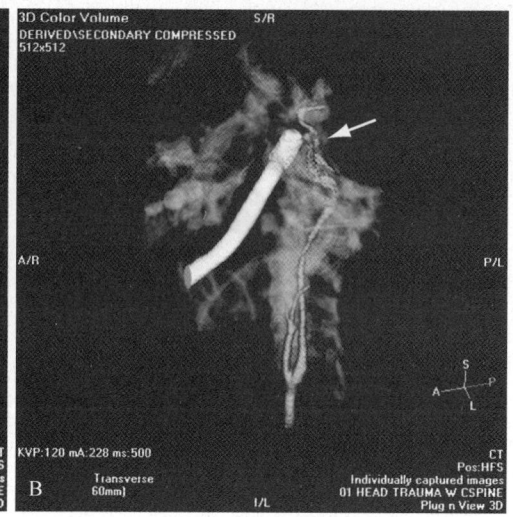

图 39-5　控制转向信号杆刺穿面部。CT（A）和三维重建（B）显示发生车祸时，病人被控制转向信号杆从转向柱一侧刺穿其面部进入颅内，彩色三维重建显示严重的面部动脉损伤。

颈部外伤的关系还不明确，但这些可能发生的情况还是需要考虑到的，应询问患者有无头痛、四肢无力、麻木、感觉异常等情况。

体格检查

很多面部创伤靠视诊就能发现。体格检查首先应注意患者气道情况，观察患者的口咽部。气道阻塞常因口腔创伤引起，应观察有无过多出血、流口水、发音困难、舌肿胀、后咽肿胀、牙撕脱等情况。当患者情况平稳时，对面部结构和功能进行系统的检查。应检查骨骼有无异常运动、骨摩擦感、骨畸形。触诊时无压痛、肿胀是排除骨折的可靠方法。明显的肿胀部位应接受 X 线片检查。固定住中切牙并前拉，可检查潜在的上颌横行骨折：上牙槽可活动（Ⅰ型），面中部可活动（Ⅱ型），整个面部可活动（Ⅲ型）。伤口应探查有无骨折及异物，探查时可适当进行麻醉。当面部撕裂伤较复杂时，应检查鼻及耳软骨、眼睑、泪器、眉毛、嘴唇缘的完整性，应为这些部位的修复需要特殊技术。

眼及眼眶

为了观察挫伤和裂伤，面部检查应该两侧对照。而观察颧骨时，检查者应从上往下观察是否突出，眼球的检查也是这样。眼眶骨折可能导致眼球内伤，眼球后血肿导致眼球突出。眼球前房的检查主要是观察有无前房积血及破裂。前房积血由前房出血所致，表现为下垂部位积血。全面的眼科检查需要特殊检查。如果患者配合，应记录视觉灵敏度。隐形眼镜应去除。在化学物品爆炸伤中，还应检测眼的 pH 值。怀疑角膜擦伤的患者还应进行眼荧光素钠造影检查。车祸伤患者的结膜或角膜表面经常会有玻璃碎面，应该寻找并去除。应检查眼外肌运动功能。眼眶的爆裂骨折可致下直肌断裂，引起向上凝视时复视。经眶下骨的骨折或血肿压迫可致第三叉神经上颌支继发性损伤引起面中部及上唇感觉麻痹。

口

口腔及鼻腔的整体情况可以通过患者的言语来观察。声音发沉或鼻音很重可能表明鼻腔或鼻咽的阻塞。发音困难提示下颌骨骨折、舌损伤，或者是神经损伤。口腔损伤可能导致进行性气道堵塞，发音困难时医师应该考虑气道开放处理。口腔内检查应该包括观察上腭、牙齿、舌、牙龈，戴指套触诊（需要患者配合）。应检查下颌的活动度。如果上下切牙最大张开距离小于 5cm，提示可能存在下颌骨骨折。牙关紧闭提示可能面部骨折或巨大血肿。如果患者清醒，自觉咬合不正常常提示下骨骼骨折，这比体格检查更要敏感。能够进行牙舌板试验，即能咬住牙舌板（在检查者向外轻拉时），提示下颌骨骨折的可能不大[46]。如果患者双侧牙齿均能有力的咬住牙舌板，下颌骨骨折的阴性预测值能达到 95%[47]。腮腺损伤时应警惕腮腺导管断裂。当有腮腺受压时应检查开口于第二上磨牙相对面膜处的腮腺导管开口。如果观察到开口有出血，或者在面部创口发现导管断端，那么就要行专科修复，支架置入防止发生皮瘘。

耳

耳镜检查可以观察耳道的完整性，有无鼓室积血及耳漏。创伤后清亮的液体流出需考虑脑脊液耳漏。在床边取流出的液体滴在滤纸上，若红色血迹外出现一圈清亮液体为阳性结果。只要混合液体成分比例接近1∶1，这种快速床边检查敏感性较高（＞86%），但不能区分是脑脊液、盐水、唾液还是其他清澈液体。

鼻

鼻的触诊包括柔韧度，有无捻发感，及正常的运动。交替堵塞单侧鼻孔确认每个鼻孔是否通畅。检查鼻中隔有无血肿，其通常会表现为紫色的膨出物。若怀疑有脑脊液漏，可用之前提的滤纸实验检查。

神经系统检查

三叉神经三支的检查应轻触面部皮肤。运动功能（面神经支配）的检查可以让患者皱额纹、张嘴及闭眼睑。这些功能的不对称提示有神经损伤。外周性面神经损伤可导致额部、眶部、口部等肌肉无力，而中枢性面神经损伤额部肌肉正常，因为额部肌肉是双侧支配的。

体格检查最后一个步骤是记录。面部受伤的原因可能是被袭击、家庭暴力、虐待儿童等。仔细记录体检的发现，必要时可拍照或画图，这不仅为了与其他医师交流用，也是为了提供法律证据，因为这些事件经常需要司法干预。

诊断方法

影像学

面部骨折的影像学检查方法选择取决于患者的病情稳定程度，若患者能合作，能够选择的方法就多。一般常用的两种方法是X平片及CT检查。对于骨折的诊断，CT比磁共振更敏感，所以磁共振并不是最佳选择。对于不能配合行X平片检查的患者，CT检查应包括冠状位及矢状位重建。CT读片时最好由放射专科完成，应仔细观察骨、鼻窦、眼眶内容物、软组织等部位。

随着急诊医学使用CT的增加及远程会诊的出现，大部分急诊科可以随时运用面部CT检查。对怀疑面中部骨折的患者，CT已成为首选检查方式。但在无条件随时行CT检查的急诊科，当中低度怀疑面中部或上颌骨骨折时，若病人情况稳定，一般建议可先摄Water片或枕颏位片，当出现骨折征象或鼻窦液气平面时则需行后续的CT检查[50-52]。

U型下颌骨及附近部位出现骨折时，下颌骨在普通片上难以单独显示，故此时简单的影像学检查不如曲面体层X线敏感，往往会漏诊齿突骨折（图39-6）。曲面体层X线可发现孤立下颌骨骨折、牙折，及牙槽嵴骨折。在儿童，若怀疑齿突骨折，CT的敏感度和特异度比曲面体层X线更好。传统观点认为下颌骨的形状决定了下颌骨骨折往往是两处骨折（图39-7），但有报道称运用CT检查，发现42%的下颌骨骨折为单处骨折[54]。

对于复杂骨折患者，先进的影像学检查有助于术前准备及保护容貌。在眼眶骨折伴移位时，CT可计算修复后的眼眶容积，眼眶容积超过对侧4%时可能导致眼球内陷[55]。这个方法在那些可能从手术获益的患者中应该很有用[56]。对于面中部复杂骨折患者，三维CT检查较二位CT更有助于诊断及术前准备（图39-8B）[57-60]。

对于单纯鼻梁压痛及肿胀的患者，只要不伴鼻中隔血肿，每侧鼻孔均呼吸顺畅、鼻外形直，在急诊科可不行鼻骨X线检查，因为无论影像学结果如何都不会影响治疗。如果达不到以上要求，可能需要早期复位或整形手术者，应行平片（孤立损伤）或CT检查（伴其他部位损伤）。平片检查还关系法律证据问题，当面部创口有异物，应摄两张标准X线片（Water'片，Caldwell片或枕骨前额位片），便于金属

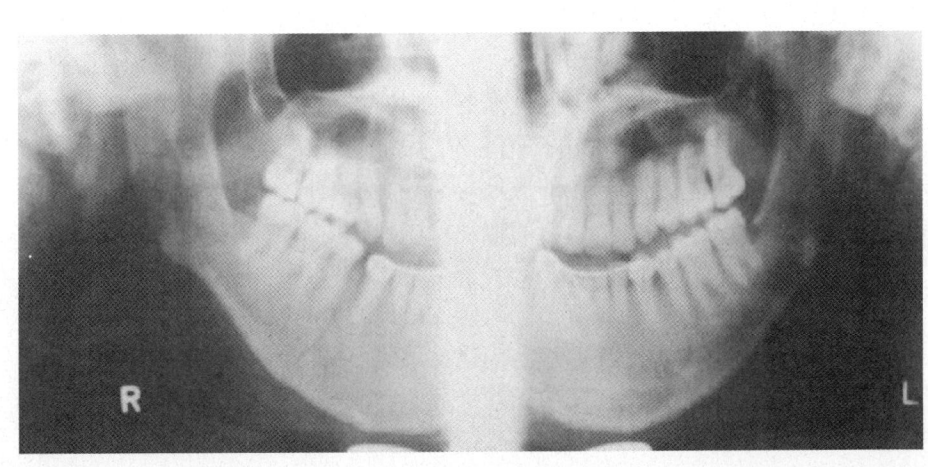

图 39-6 X线示：右侧及左前角下颌骨骨折，下切牙为假牙装置。

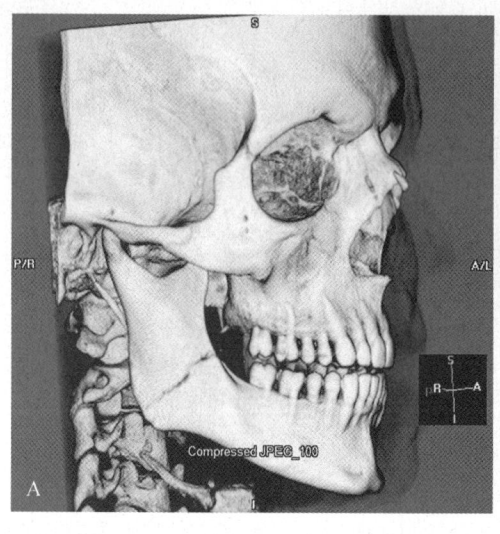
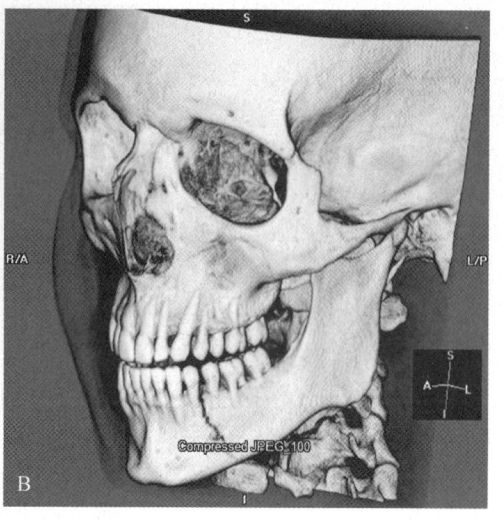

图 39-7 CT 三维重建显示下颌骨骨折伴轻度移位。

第二部分 创伤

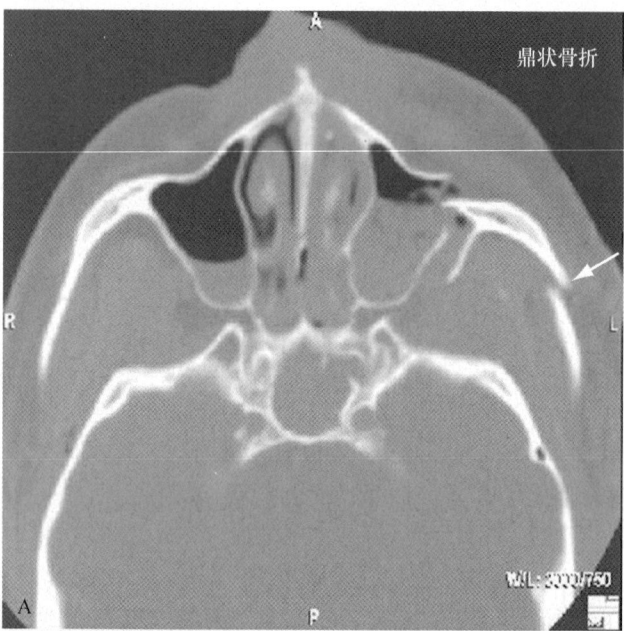

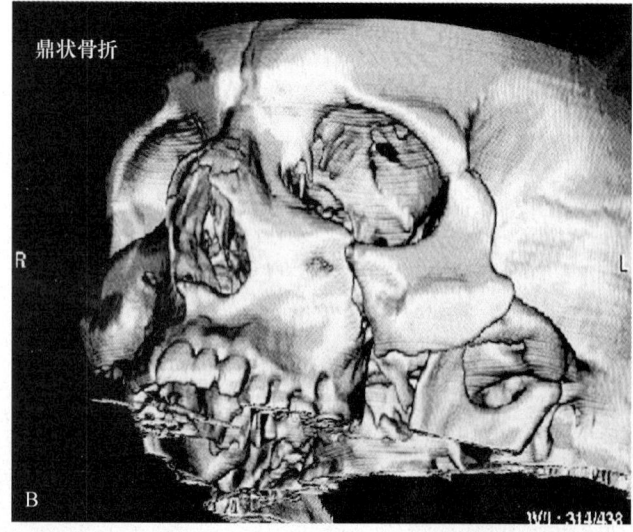

图 39-8 CT 扫描（A）及三维重建（B）显示鼎状骨折。

异物的定位。

怀疑眼球损伤患者行床边超声检查可能获益，特别是患者因其他部位损伤需急诊手术而来不及行 CT 检查时，无创、经济是超声的优点。检查者根据眼眶不同解剖结构具有不同的声阻抗进行评估。超声能发现玻璃体积血、视网膜剥离及眼球破裂（图 39-9）。以往数据显示，以冠状及矢状位 CT 为参照，高分辨超声有 94% 的准确率发现眼眶骨折及积气[61]。

处理

面部创伤的处置应放在患者整体复苏之后，除非涉及气道安全或持续出血，大部分面部创伤均可延迟处理，直到控制住威胁生命的创伤。面部穿透伤患者在能保证气道通畅、有效通气、有效灌注的前提下应转往标准创伤中心治疗。

院前救治

面部创伤患者气道处理的指征和其他疾病一样。可以问两个问题：患者此刻是否气道通畅？若不干预，患者能否维持气道通畅？若其中任一答案是"不"的话，那就需气管插管。若其他部位创伤影响通气，同样需要气管插管。

对于面部创伤后有进行性扩大血肿的患者，会面临两难的境地。面部血管的损伤可能造成颈部甚至锁骨上区域的血肿。血肿破坏正常的组织结构，会给气管插管及环甲膜切开造成困难。若此时患者气道通畅、言语无障碍，估计转送时间很短，则不应行气道干预，应通知接受单位以做好困难插管的准备。若必须在院前插管，应考虑清醒口插管。急诊医师应考虑到患者可能急诊手术而需要气道准备。面中下 1/3 的

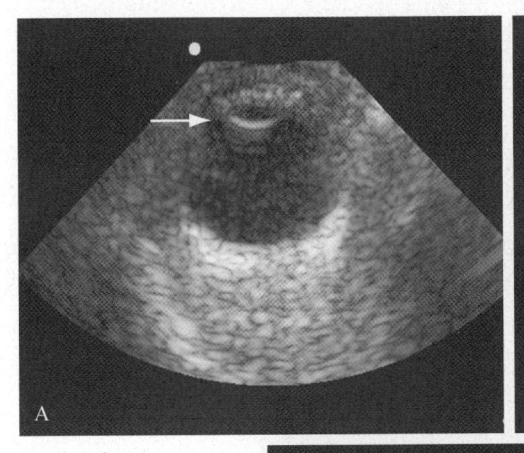
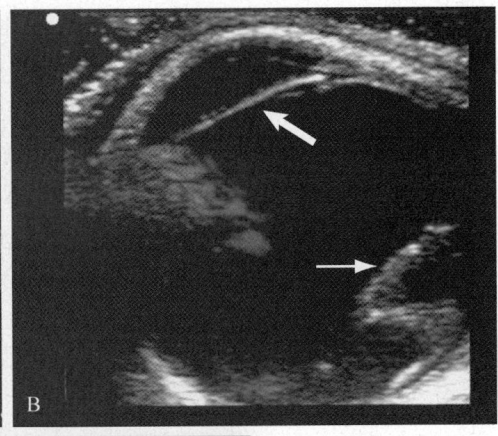

图 39-9 床边眼睛声像：在每张图片中，白色小点为眼睛前方，细箭头表示晶状体。声像 A 为正常眼睛，声像 B 为视网膜脱落（大箭头），声像 C 为眼球破裂。

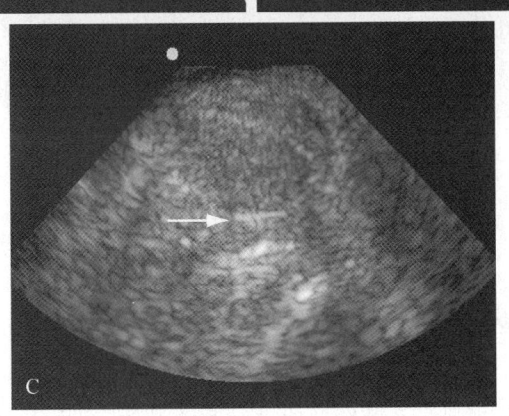

枪弹伤可能特别需气管插管保护气道，因为此类患者往往需手术治疗[62]。

在严重面部创伤气管插管时，活动性出血会影响视野造成插管困难。此时需双人操作，助手控制吸引管在口咽后部负责吸引，配合操作者。面中部骨折患者反而容易插管，因为骨折后下颌活动度增加，使张口度增大。

鼻插管盲插因并发症较多在面部创伤时很少使用[63]。需插管的多发伤患者可能通气不足不便鼻插管，而院外运用快速顺序插管法成功率较高，并发症少[64]。虽然面部创伤时气管插管插进颅内的报道很少，但一旦发生后果严重，而一般认为鼻插管盲插可能会出现这种情况[65]。怀疑颅底损伤或筛板损伤是鼻插管盲插的禁忌证。

控制出血是院前处理另一个任务。很多时候，转运途中外部压迫止血就足够了。鼻出血及严重口内出血可能较难处理。在鼻损伤时，压迫鼻子软的部分可以止住鼻前庭的出血。在清醒口内出血患者，可用 4 英寸×4 英寸的纱布填塞于颊间隙止血。若以上方法操作不熟练，且患者因颈椎损伤需要制动，则可先行气管插管，然后用大量纱布填塞于口咽及鼻咽压迫止血。

若院前怀疑眼球破裂则需进行特殊保护避免挤压眼球（洗眼杯或眼罩）。撕脱的部分，包括耳廓、鼻翼、牙、完整皮瓣，应用湿盐水巾包裹一同转运。

完全撕脱的牙应分离并一同转运。神志清楚，无中毒的患者可用嘴携带牙齿，用牙龈及颊黏膜衬住牙齿。神志不清者、中毒者、需颈椎制动者、恶心呕吐者或不能直接转运患者不应用嘴携带撕脱牙。这种情况误吸入的风险大，此时应放入盛有无菌生理盐水的容器中转运。不完全撕脱牙应留在原处不做处理。

全身评估

急诊科的初始评估应再考虑插管问题。口腔及口咽严重畸形，上颈部撕脱伤或血肿，清醒状态下可视喉镜法可能最合适。喉罩可能在有严重口咽及喉头畸形时不能有效紧贴，故若不能行气管插管，应急诊环甲膜切开术。

除非有危及生命的出血，当保证气道安全后，面部创伤可延迟评估。急诊医师应先关注头、颈、胸、腹、盆腔和四肢损伤。全面的体检和一些特殊的检查应放在严重创伤已处理之后。

对于明显的出血压迫常有效。如果压迫止血失败，可在急诊室行止血术，结扎相关血管。操作时应避免盲目夹或结扎深部结构，这可能会导致医源性神经损伤或腺管损伤。一般面部骨折导致不可控制的出血很少，可能的话，这些时候行动脉栓塞治疗较合适[66,67]。动脉内血注射管加压素是最近推荐的止血方法[68]。

在很少情况下，面部创口出血需行颈外动脉结扎，此时最好寻求外科援助。

咬伤、创口污染、异物需尽快确切处理。简单的软组织损伤可在冲洗和暂时处理后延迟至24小时再处理。理想状态下，面部骨折应在严重肿胀之前早期处理，或在面部轮廓基本恢复后处理，这有助于修复。所有开放性创伤都需预防破伤风。若为动物咬伤，应考虑狂犬病预防。狂犬病病毒会沿轴突侵入颅脑，特别是头部、面部、颈部创口的发生症状较快，故推荐狂犬病治疗应在伤后5天之内进行。

有报道原发面部创伤患者因摄入猎枪弹砂可造成铅中毒，故应留意这些患者胃肠道出现猎枪弹砂，腹部X平片可发现，早期内镜取出可降低中毒风险。

软组织创伤

面部软组织创伤患者面临早期整形的问题。可能是挫伤、裂伤、擦伤或三种的任意组合。当清楚碎屑后，应在擦伤部位涂抹一层薄的抗生素软膏，然后暴露，或者辅料覆盖固定。纹身患者冲洗伤口前应先用利多卡因局部麻醉，然后再去除包埋物，应尽快仔细去除包埋物，不然一旦上皮形成，又要制造新的创口去除碎屑。对于挫伤，冰敷及头部抬高可以在2~3天内限制水肿。应注意患者眉弓、前额、鼻梁外伤后，可能因重力作用，发展成眼眶水肿和或淤血。

开放伤的关闭由急诊科医师或请相关专科医师会诊来完成比较合适。哪种伤口需要请会诊，应基于急诊科医师的判断。考虑的因素包括：现有器材，伤口大小、形状、部位，操作所需时间等。若急诊科很繁忙，可请会诊完成伤口整形手术。面部撕裂伤患者的首选治疗是整形术，这些患者即便是伤口很小可能也需要专科处理[70]。儿童及行为异常患者的整形手术可能还需要使用镇静剂，以免患者不配合。急性中毒患者若不配合面部整形手术，可待清醒后延期手术。

麻醉后应充分暴露伤口，探查有无异物及骨折。单纯清洁伤口若是6小时内完成闭合，不一定需要冲洗[71]。深度小于3cm的非张口状伤口，一层敷料就足够[72]。深过真皮层的张口状伤口，用可吸收材料行表皮下包埋缝合术应关闭潜在死腔，并减轻皮肤张力。对于成人及儿童的皮肤闭合，运用组织黏合剂可能更快速，痛感较少，能达到整形术的效果，并且能在深层缝线上层闭合皮肤[73-75]。与缝线相比，组织黏合剂另一个好处是不需拆线，但须避免意外粘合眼、鼻孔、嘴等器官。

简单面部创伤很少发生感染，不需使用抗生素。但咬伤、缺血伤口、颊黏膜伤口，涉及耳鼻软骨的伤口，及污染伤口（特别是泥土、粪便等污染）是例外情况。

至于抗生素的选择问题，随着社区相关耐甲氧西林金黄色葡萄球菌（CA-MRSA）的出现可能会有争议。对于皮肤自发性感染成人及儿童来说，目前CA-MRSA应引起足够的重视[76,77]。而且因这种皮肤自发性感染至急诊科就诊的患者正逐渐增加[78]。然而，目前的相关资料并不建议因针对MRSA预防面部创口感染。若预防性使用抗生素，应覆盖伤口部位常见可能的菌群[79]。

特殊部位需注意的问题

口腔

撕裂伤

嘴唇的撕裂伤比较常见，通常需要考虑保持嘴唇边缘的完整性和人中的正常结构。即便是很少量的局麻药也可能使正常组织变形、变白，故在整形手术局麻前，应先标记唇边缘（记号笔或无菌针划痕等）。为减少皮肤损失，获得更好的外观及功能，伤及肌层的窗口应分层缝合。缝合皮肤可用尼龙线或其他不可吸收缝线。嘴唇及黏膜应用可吸收缝线缝合。嘴唇伤口不应用黏合剂闭合。

嘴全层撕裂伤应分层缝合。口内黏膜先缝合，接着缝合口外部分。口内黏膜缝合后，可反复冲洗口外伤口，去除残留的细菌，不然细菌很难从伤口去除。预防性使用青霉素预防感染能降低此类撕裂伤的感染概率[80]。靠近腮腺或下颌下腺导管的撕裂伤，在导管修复前应先做评估。挤压腺体应较容易挤出的唾液，唾液应稀薄清亮。若导管断裂或怀疑断裂应请相关专科会诊行修复手术。

舌及口腔黏膜小撕裂伤可不行修复。张口状的撕裂伤（包括舌深部撕裂伤）造成局部缺损，容易滞留食物，或残留厚瘢痕会影响进食及言语，应行修复手术。为方便修复时暴露创口，助手需要用纱布抓住舌头，拉出口外一小部分。一些观点是适当麻醉后缝线固定舌远端以暴露伤口。出院后应嘱患者轻柔漱口保持创口清洁并适当使用抗生素。

口周烧伤

小儿可能会用嘴去触碰环境中的东西，比如电源插座或电线。湿润的口腔黏膜电阻很低，电流会穿过深部组织，经常会造成嘴唇边缘的全层烧伤。这些小儿需系统评估有无其他电击伤（参见第140章），这里着重讨论面部创伤的评估与治疗。点击造成的口周烧伤可造成严重的容貌问题和小口畸形。初期伤口看起来可能并不严重，但随后会发生水肿及坏死，即使治疗，组织缺损也会严重影响容貌。传统观点认为，烧伤后 5～20 天，因焦痂成熟脱落可能引起迟发性唇动脉出血，建议患者住院观察以便及早发现。但最近的一些文章建议出院在家严密观察，耳鼻咽喉科或整形科随访并给予整形治疗。大创口可能导致早期进食困难，可以留置鼻胃管营养支持。急诊科初期处理的目标是缓解不适并保持伤口清洁。

这些损伤应该是早期口腔夹板固定保守治疗，还是应立即重建手术，还是烧伤创面延迟切除，还存在争议。伤后的重建手术要求保存一定张口度，有进食功能，语言清楚[81]。尽管烧伤创面看起来不重，也要早期请相关科室会诊。对于口周烧伤的儿童，还要考虑虐待及误伤的可能。

面颊

面部挫伤应警惕颧骨骨折或上颌骨骨折。外侧面颊的撕裂伤可能累及腮腺或腮腺导管，若忽略这些问题会导致唾液滞留，腺体扩大，或形成皮瘘。耳屏前部的撕裂伤可能累及面神经，闭合创口前应做细致的神经检查。在上部面颊兰格线多呈水平走行，在鼻唇沟处斜行，在口周沿口走行，当行清创术时应考虑到这些问题。

鼻

鼻位于面最前方，软组织损伤很常见。几乎所有鼻创伤均可导致鼻出血。通常用两个手指挟按鼻前庭约 10 分钟可止血。若仍出血，需行鼻前庭填塞。任何鼻外伤都要行鼻内检查，以便发现鼻中隔血肿，通常表现为鼻中隔上的暗紫色或蓝紫色肿块。血肿需要引流通畅，若未处理可能导致鼻中隔坏死。简单的切开，清除血块，接着填塞就足够。传统观点认为任何鼻填塞患者需预防性使用抗生素，覆盖葡萄球菌及链球菌，以免鼻窦感染甚至脓毒症休克。脓毒症休克较少见，但术后鼻填塞患者可能会发生，概率大约为 16/100 000，但在初期填塞中的发生概率还不清楚[82]。

目前还没有证据支持预防性使用抗生素能减少中毒性休克综合征及填塞或手术后鼻窦炎的发生，一些相关研究的样本量过少。

因为特殊的位置和结构，鼻骨骨折较常见。鼻梁有挫伤或压痛的患者需怀疑鼻骨骨折。若在初始评估中患者的鼻子是直的，无鼻中隔血肿，鼻出血控制，每侧鼻孔通气均通常，则不需要立即再行其他检查。虽然仍有使用，但鼻骨 X 线片检查并没有多大临床价值[83-85]。

至于鼻梁肿胀，要看受伤当时的严重程度。可以观察 3～5 天，若肿胀症状加重，可安排专科门诊就诊。需要手术整形的鼻骨骨折中，鼻中隔骨折超过了 50%。CT 在评估鼻中隔骨折中的意义不大，CT 上另应观察有无其他部位的骨折。

儿童的鼻骨骨折可能会导致提早定型或生长歪曲，特别是跨梨骨中隔线的骨折。在儿童，可不做影像学检查，但若鼻梁肿胀或有压痛者在伤后 4 天之内需请专科会诊[87]。

单纯鼻部皮肤的撕裂伤可用缝线或黏合剂闭合。必要时可采用眶下神经或滑车神经阻滞。伤口闭合后鼻翼处过大的缝合针孔可能导致感染。缝合时使用可吸收线皮内缝合可降低感染概率。鼻翼软骨应单独一层缝合。对于全层的鼻撕裂伤，修复时应线缝合黏膜层，逐渐向外缝合，并进行逐层清洗。

耳

耳部钝性伤可能导致软骨下潜在腔隙的血肿。这种血肿可能使耳廓呈菜花样，应抽吸引流，引流后加压包扎预防再发，但仍需继续观察，必要时再行抽吸。

耳撕裂伤常累及软骨。缝合前可用 1% 利多卡因在耳廓基底部皮下注射局部麻醉，不必加肾上腺素。单纯的皮肤损伤可以单层缝合。伤及软骨的撕裂伤应用可吸收材料修复。若有明显的套脱或组织缺损，应请相关专科会诊。撕裂下的耳软骨块可暂时种植在远隔部位的皮内准备以后重建用。软骨可能发生无血管性软骨炎，一旦发生，可能影响容貌，需应行扩大清创。虽然没有随机对照实验支持，但需要修复术的耳廓软骨损伤还是建议预防性使用抗生素。重大修复术后可使用耳不加压辅料（夹板）。1 岁前的耳损伤及儿童双侧的耳损伤较少见，需要怀疑是否被虐待[88]。

眼

单纯眼睑撕裂伤可单层缝合。在眼周围使用创口粘合剂要十分谨慎；应注意避免粘合眼睑使不能闭合或睁眼。累及深部组织的撕裂伤，有组织缺损，或眼睑边缘的窗口需要请眼科会诊。评估泪器的完整性可向眼内滴荧光素，观察窗口有无染色。当泪囊、泪小管损伤时应请眼科会诊。

骨折和脱位

作为急诊医师，对于面部骨折的任务是快速的诊断及合理的分诊。对于无移位或微移位的面部骨折，可安排数天后门诊行确切修复或固定。成人面部骨折10～14d后便会形成牢固的纤维连接，但确切修复在伤后7d内完成较容易。判断骨折的方法已在以前叙述。小儿童的面部骨折相对较少见，且多为不完全骨折或青枝骨折。这时形成纤维连接很快，推荐3d内完成修复。开放性骨折、累及鼻窦的骨折建议预防性使用抗生素。筛骨骨折累及上颌骨或眶底时应注意避免打喷嚏或鼻孔吹气，以免空气进入面部软组织。

单纯鼻骨骨折的外科修复可行闭合处理，行鼻内夹板或填塞。眶底的骨折，可使用硅树脂填补通往下颌窦的开口。其他大部分的面部骨折手术可使用小金属板，用螺钉固定于稳固的骨片之上。应尽量维持骨折前的位置，并保持面部对称性。复杂的面部骨折可根据患者的病情严重程度，剩余骨的数量和治疗行分期修复。这些手术最好在消肿之后骨片尚能活动时进行，一般在伤后3～5d。

特别需注意问题

前额

前额骨折可能发生在额窦水平。实际上前额骨折属于颅骨骨折，而不是面部骨折，需特别注意可能存在脑损伤。与其他颅骨骨折不同，前额骨折的修复涉及美容问题。前额骨折还经常累及额窦。很小的移位也需要整形处理。累及额窦前壁的骨折也可能累及额窦后壁，故应行CT检查。还要注意有无脑脊液漏出。脑脊液额窦漏可延迟至数天甚至伤后数年发生[89]。很多额窦骨折需要复杂的修复术并处理并发症。

眼眶

最常见的单纯眼眶骨折时眶底的爆裂骨折，经常是因为眼球被拳击或球砸中引起，极具增高的眶内压超出了眶底能承受的范围。这种损伤可能不伴面部其他部位明显的骨折。若发生移位，眶底的碎骨片可能进入上颌窦。若下直肌损伤，则患侧眼球不能向上运动，导致向上凝视时复视。眶下神经经过眶底，若损伤可致面部前内侧及上唇部位麻痹。因为眼球内陷可能由挫伤、水肿所致，且为自限性，没有必要立即修复，但需仔细观察。对持续的眼球内陷或复视可在伤后1～2周行修复手术。因急性视野缺陷，急性复视患者出院时需嘱咐患眼遮蔽，并禁止驾车直至复视消失。

眼眶内侧壁的骨折，累及筛骨眶板者，经常合并鼻损伤或更广泛的面中部骨折，特别是嵌入性面中部骨折。可能发生眶内组织疝出至筛窦的情况。一项研究发现，眶骨骨折合并眶内侧结构损伤者较无内侧损伤者更容易出现复视或眼球内陷[91]。眶上壁骨折累及额窦基底部的情况在之前已有叙述。眶内组织疝入额窦的情况虽有可能但极少发生。

很多眶部骨折涉及眶壁多个侧面，并可能合并面中部复杂骨折（图39-10）。为便于急诊医师、放射科医师、上颌手术医师之间的交流，出现了一些眼眶骨折的分类方法[92-94]，但尚没有统一的标准。

眼眶的外伤，特别是骨折，会导致眼眶内眼球后血肿形成。若血肿较大，会出现急性眼球突出。血肿压迫视网膜动脉致视网膜缺血，或压迫视神经引起废用可能引起视力下降甚至失明。眼眶气肿合并眶内侧、基底的骨折很少导致积气压迫效应。一旦发生，需紧急经外侧行眦切开术排出气体和积血已保存视力。细针穿刺法也可尝试，但考虑到距眼球很近，最好由专科会诊完成。

面中部

三角骨折是一种最简单的面中部骨折，包括三部分骨的骨折：眶外侧、颧骨、上颌骨（图39-10）。一般由直接冲击所致，经常存在移位，需要手术复位。不若不治疗，日后局部可能形成塌陷，这会导致

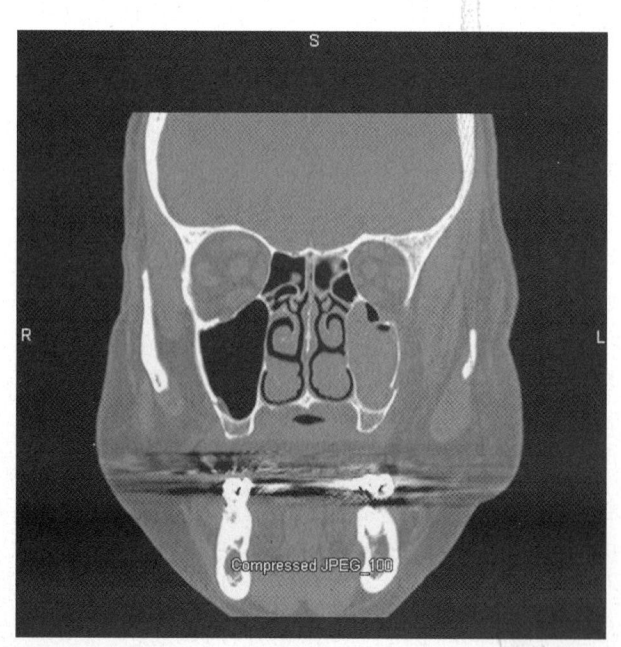

图39-10　CT显示：左眼眶及左侧上颌骨骨折，假牙伪影。

面部明显不对称影响面容，特别是眶下部及颧骨部位。医师在初期检查时可发现颧骨上有大的挫伤，眼球内陷，或上排牙咬合不正。骨折若累及上颌窦前壁可能导致上排牙失去感觉，因为上牙槽神经正好从这里走行。

更严重的面中部骨折通常采用 Le Fort 分型法，但仍有一些复杂骨折很难分类。Ⅰ型骨折指牙根水平之上的横行骨折，可为单向性，也可为双向性，患者常诉上牙咬合不正，固定上排牙摇动，发现上腭可活动。Ⅱ型指双向锥形骨折，骨折向上延伸至面中部，并包括鼻骨、上腭、泪骨、眶底及眶边缘骨折。在这种情况下，固定上排牙并摇动时，鼻和上腭可见复杂运动。现在的 CT 能观察程度广泛的粉碎性骨折。单纯的Ⅲ型骨折很少见，常包括颅骨和面部连接部位的骨折（颅骨面骨分离）。这种骨折从鼻骨开始，延伸至眶内侧壁（筛骨），延续至眶基底部（腭骨）及眶外侧壁，直至颧弓。在鼻内，常广泛累及较小的骨直至蝶骨，经常伴有脑脊液漏。

巨大的力冲击在鼻骨可能导致筛骨复杂骨折，这未被 Le Fort 分型。CT 是首选初始检查方法之一。骨折累及筛骨中央部（筛板），可能导致脑脊液漏及嗅觉消失。

如果可能，脑脊液漏患者应头抬高 40°~60°。头抬高可降低颅内压，减少脑脊液的漏出。通常这类患者需要使用抗生素，但相关文章还是有争议的，支持这个观点的多为小样本、局部的病例研究[95]。在一项 Meta 分析中，抗生素并不减少脑脊液漏患者脑膜炎的发生[96]。虽然很多脑脊液漏能自愈，但还是应请神经外科医师会诊[97]。

面中部深部结构的骨折可能导致鼻或口咽的严重出血。在成人多发伤患者中采用鼻腔填塞法止血是安全的。在骨骼发育完全的患者，填塞物可长达 10cm，但不应到达颅底。后鼻咽的严重出血很棘手，但在面中部骨折患者中发生的概率不到 1%。可以通过鼻腔填塞或立即手术复位[42,98]。带气囊的导管（Foley 管）应避免在后鼻咽出血中使用，除非在很熟悉相关解剖并确保颅底完整的前提下。有报道向鼻腔盲插气囊导管可能置入颅内[99,100]或椎管内[101]。插管前的测量或其他预防此类后果的方法还没有经过充分检验。目前还没有关于后鼻咽止血专用的气囊导管插入颅内的报道，但若面部严重变形或缩短，导管长度还是足够插入颅内的。另外一个控制后鼻咽出血的方法是气管插管后从口咽部填入纱布压迫止血。

颧骨

孤立的颧骨骨折非常少见，通常是直接暴力的结果，常伴有移位。当颧骨碎块移位时，可能影响下颌骨髁，严重时甚至可导致牙关紧闭或张口不适。颧骨复位通常需要外科手术。

下颌骨

暴力作用于下颌骨 U 型处可能导致骨折。因为特殊形状，一个暴力就能引起多处骨折，并且骨折的部位距离撞击的部位比较远。根据骨折部位不同，患者可能出现牙关紧闭（冠突部、下颌颈、下颌支），咬合错位，肿胀，口内或外部压痛等症状。下牙槽神经损伤可能导致下唇感觉麻痹。

纤维软骨联合、下颌体、下颌角、下颌支的骨折需要早期夹板固定，通常在牙之间放置弓形杆固定。固定术可减少断端活动，减少患者不适，对微小的移位还有复位作用。压缩骨折及无移位的骨折通常只需进食软食，单独的冠突骨折通常不需治疗，但这些决策都应由口腔外科或其他专科做出。弓形杆可在急诊室或手术室由专科医师放置（图 39-6）。骨折复位可能需拔除骨折线附近的牙齿。开放性骨折患者需要住院并使用抗生素。当转为闭合性骨折并稳定之后，可在 3~5d 内行择期手术修复。

一项研究表明，4~11 岁接受复位的下颌骨骨折患者中，有 17%~22% 发生面部发育不对称。小于 4 岁或大于 11 岁的患者却很少发生这类并发症[102]。由于这种常见的并发症，因此在这个年龄段有下巴受伤伴牙关紧闭或颞下颌关节压痛患者应接受细致的曲面体层 X 线检查，排除下颌髁等部位的骨折。

牙及牙槽创伤

牙创伤可伴或不伴其他面部创伤。在龋蚀患者，即便是进食较软的食物也可能导致牙折。牙折采用 Ellis 分类系统。Ⅰ型为单纯牙釉质骨折，一般不痛，可牙科门诊随诊。Ⅱ型为牙本质破损，可能疼痛，也可牙科门诊随诊，但通常需要覆盖氢氧化钙辅料及铝泊。Ⅲ型为牙髓破裂，可见红线及红点，通常疼痛剧烈，需要早期牙科评估。

当外力足够时，牙便从牙窝内脱落。在多发伤患者，特别中毒需要仰卧颈椎固定患者，或是神经系统受损患者，需要从口腔内拔除撕脱牙或部分撕脱牙，并覆盖盐水辅料，防止牙齿误吸入。危重多发伤患者撕脱牙问题应放在后面考虑，当其他病情允许，并且牙松动后无吸入风险时才考虑再植术。

再植时医师应尽量不动牙窝，轻轻漂洗牙（牙根部不应擦洗），把牙种置入牙窝。如果牙尽是部分撕脱，挤出，侧脱位，则不应取出，应再植或再入位。侵入的牙不应处理。再植术可能很痛，需要局部神经阻滞。单个牙窝大约需 0.5ml 的不加肾上腺素的 1% 利多卡因，从牙槽脊外侧向牙槽和牙龈内注入。再植术后，牙需要丙烯酸酯夹板固定，或丝线固定在相邻牙上。

再植的牙可不马上取出，可观察数周看最终是否再植成功。脱离牙窝的时间对于是否成功很重要。1 小时内再植成功的，5 年之后经 X 线证实愈合并功能正常的比例为 66%。超过 3 个小时再植的，超过 5 年 80% 有炎症表现或骨质吸收[103]。

在儿童，上前切牙是最容易撕脱的。再植术后，这些牙往往硬化不能正常"生长"，需要后期拔除行整形修复。这种情况在 6~10 岁的成人牙撕脱患者中最常见。

牙槽嵴的骨折可能造成大批牙齿松动脱位，通常向内侧倾斜。这些牙复位后需要丝线固定或丙烯酸酯夹板固定。这些牙可能存活也可能不存活，需要牙科或口腔外科的细致随访。

颞下颌关节

颞下颌关节比较复杂，正常张口时下颌骨髁发生转动和平移。关节的正常功能取决于下颌骨髁上的关节盘。从本质上说，关节盘和下颌骨髁之间是一个屈戌关节，可以转动，而关节盘与颞骨之间是一个滑动关节，可以平移。关节前内侧不存在较厚的关节囊，只有疏松的相对薄弱的滑液组织使得关节可以平移。

颞下颌关节的创伤可致关节盘的撕裂或损伤侧副韧带。这使关节盘不能正常平移，接触下颌骨髁时发生弹响或弹出，完全不能平移时表现为无力张口。无骨折但有急性疼痛和张口困难的患者可予以进食软食，嘱勿叫喊或试着张大口，并向口腔外科颞颌关节专科转诊。发生创伤后颞颌关节损伤的儿童患者，可能造成面部生长的不对称，或下颌后缩。一项研究表明，88% 的 9 岁前儿童患者日后有明显的面部畸形[105]。

因为特殊的解剖和功能，大声叫喊，大笑，接吻，叹气，及其他需要自主张大嘴的活动可能导致颞下颌关节前脱位。这时下颌骨髁在外侧，咀嚼肌痉挛，阻碍了关节的自动复位。重大的外伤则更可能导致骨折伴脱位。单纯性脱位可能是单侧的或双侧的，

患者常不能闭口。单侧脱位时下颌向键侧旋转；双侧脱位时造成下颌明显向前突出。因为口被迫张着，这些患者常不能咽下唾液导致垂涎。舌不能接触口顶或上颌牙，这些患者的发音通常是有选择性的。检查患者面部时常发现颞下颌关节处凹陷。

如果受伤的机制提示有骨折可能，在复位前应行平 X 线片或曲面体层 X 线检查。单纯脱位的复位时，应嘱患者坐直，最好是坐在有靠背的椅子上，操作者站在患者的对面。为成功复位，可适当麻醉镇静。拇指或食指放入口内两侧，向下压下颌角的同时向上向后旋转。注意手指不应放在牙冠上，因为一旦复位，痉挛的咀嚼肌会突然有力的闭合口腔。如果只能放在牙冠上，需缠纱布保护手指。

第一次发作后应行曲面体层 X 线或 X 平片检查，出院后予止痛药，软食 2 周，嘱口腔外科随访。第一次发作后可能再发，对于经常发作的患者，需要咬合固定 2~3 周。

处置

嘱面部创伤患者回家还是住院取决于合并的创伤、全身创伤的严重程度及治疗的计划。面部对于仅有面部创伤的患者，损伤被修复并稳定，且无气道问题通常是嘱患者回家的重点。

重要概念

- 脸部是患者具备呼吸、进食及语言交流的核心部分，其损伤带来严重的生理及心理后果。
- 幼儿或成人安全带、安全气囊、头盔等恰当应用及颜面保护可以防止脸部损伤。
- 个人暴力发生明显增加使得面部损伤的流行病学改变，因此需要仔细询问病史，排除每个病人受虐可能。
- 脸部损伤导致明显的外出血，但很少引起休克，也不影响其他休克类型的鉴别诊断。
- 严重脸部损伤通常需要气道管理，尤其是枪弹伤，需要外科处理（环甲膜穿刺术）。
- CT 扫描是诊断脸部损伤最佳的影像技术。
- 优先处理其他严重的损伤，然后行脸部的确定性治疗。

本章参考文献请参见 http://pumpress.bjmu.edu.cn/eduservice/3419.html

第40章 脊髓损伤

Robert S.Hockberger, Amy H.Kaji, and Edward Newton

李恒 译 黄子通 校

概述

背景

毋庸置疑，史前人类几乎不受严重脊椎损伤病症的折磨。半直立的行走姿势以及发达的后颈椎肌肉使得史前人类免受现代人类所面临的日复一日的颈椎伤害。进化使得人类逐渐脱离颈椎的原始保护屏障。现代人类采用直立的行走姿势，其肩膀与升高的头部相分离，棘突肌肉开始逐渐萎缩。直立的行走方式可以增加关节活动度，但却削弱了脊椎的保护功能。文明彰显了现代人类的创新精神，却无力阻拦人类日益膨胀的野心。尽管汽车取代马车，刀枪取代拳棍，人类的生活变得愈加便利，但是脊椎损伤现象却在现代社会中愈演愈烈。

流行病学

国家脊椎损伤数据库数据表明，约半数的脊椎损伤由机动车碰撞（MVCs）所致[1]。超速驾驶、酒后驾驶、不系安全带是导致碰撞中脊椎损伤的主要因素。其次，跌倒成为脊椎损伤（spinal cord injury, SCI）的第二大因素。紧随其后的诱因为暴力（主要为枪伤）以及运动意外伤害。近来，美国有超过250 000脊椎损伤患者（其中80%为男性，损伤平均年龄为38岁），并且每年有11 000个新病例出现。政府为脊椎损伤病人的终身性医疗花费代价巨大：就50岁以上运动功能不健全人群来说，花费约为500 000美金[2]；就25岁以下脊椎完全萎缩人群来说，花费约为3 000 000美金。全社会用于脊椎损伤患者的终身医疗费用加上因此而损失的社会生产力共计约超过50亿美金，而患者及其家庭所承受的精神损失及心理影响更是不可计量。

疾病原理

解剖生理学

人类脊柱由33个椎骨组成：7个颈椎，12个胸椎，5个腰椎，5个骶椎（融合成1个）和4个尾椎（通常融合成1个）（见图40-1）[3]。这26个独立单位被具有弹性的椎间盘彼此分隔开，又通过韧带的包绕形成一个单独的功能整体。除了提供基本的结构支持外，脊柱可以对中脑至 L_2 水平的脊髓起到保护作用。经过椎间孔，神经将感觉、运动、自主神经冲动传导到脊髓。

为了评估 C_2 以下脊髓损伤的稳定性，将脊柱看成由前后两柱构成会大有裨益。前柱是由椎体、椎间盘构成，被前纵韧带和后纵韧带包绕（图40-2A）；后柱包含脊椎管，由椎弓根、横突、关节面、椎弓板和棘突构成，被项韧带丛（棘上韧带、棘间韧带、棘下韧带）、囊韧带和黄韧带包绕（见图40-2B）。如果前后两柱都受到破坏，脊柱如两个分离的部件各自移动，这种移动导致脊髓损伤或伤情更加恶化的可能性会很高。相比之下，如果仅有其中一柱受到破坏，另外一柱会抵抗相应的脊柱的移动，脊髓损伤的发生率会降低很多，且损伤的程度取决于未受损韧带的强度。

病理生理学

脊髓损伤的分类

急性脊髓损伤的创伤机制可分为：屈曲型、屈曲

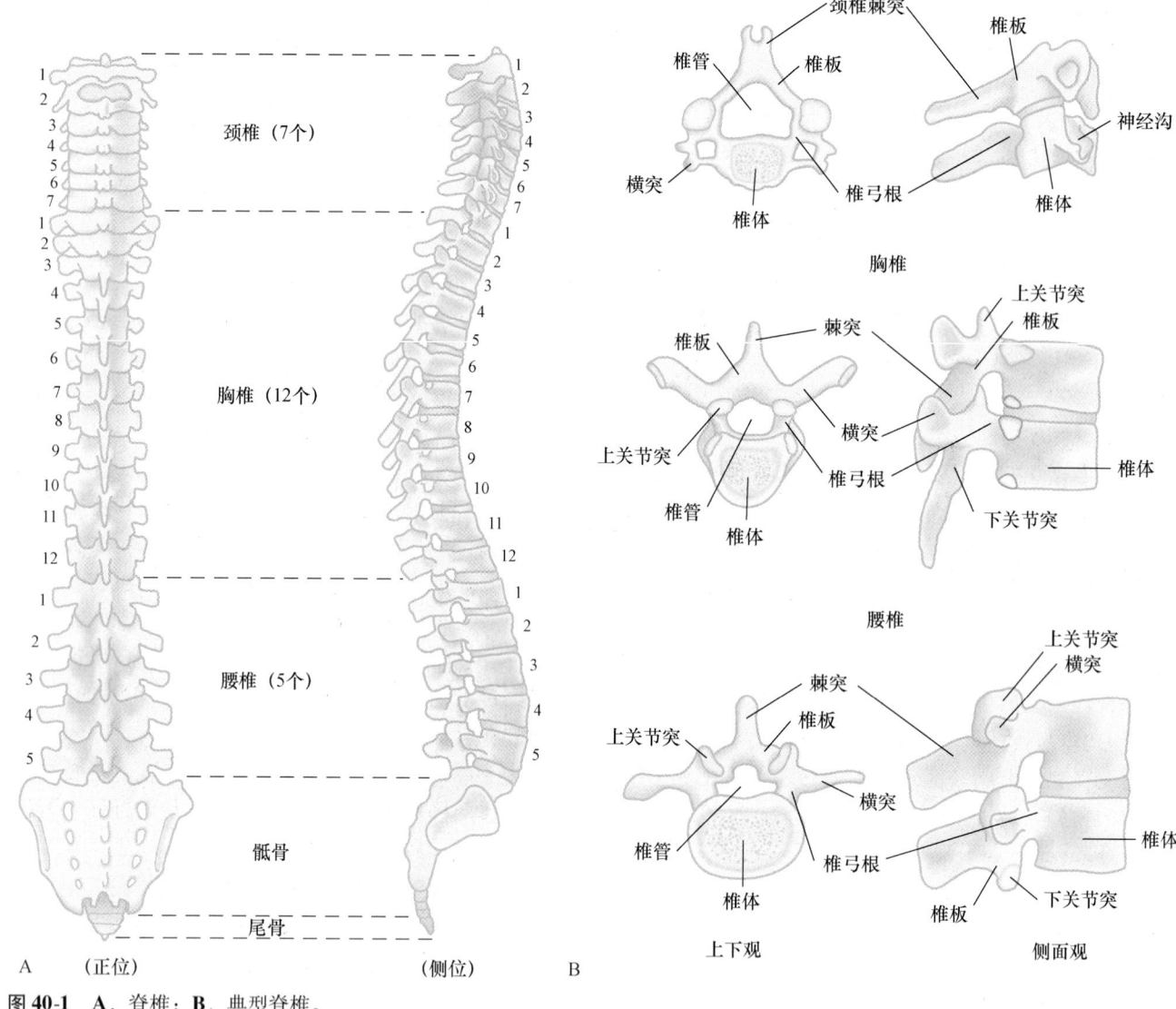

图40-1　A，脊椎；B，典型脊椎。

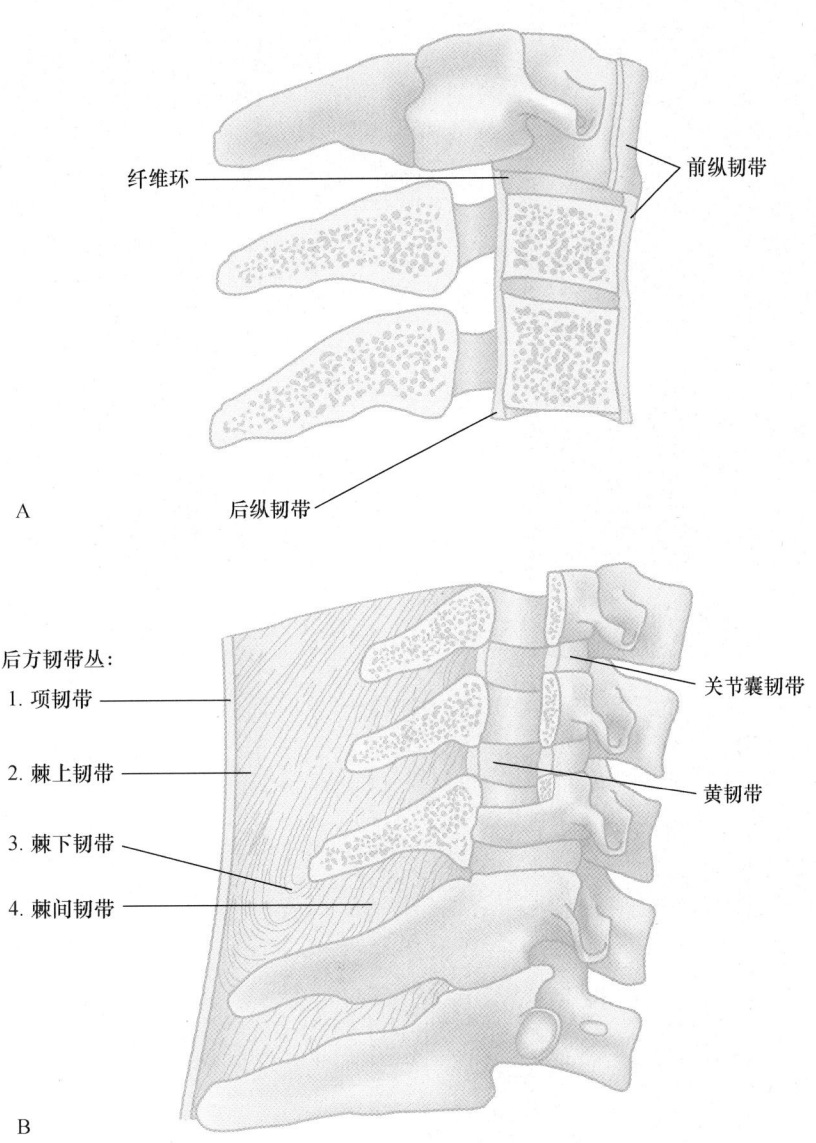

图 40-2　A，脊椎前韧带；B，脊椎后韧带。

旋转型、过伸型、垂直压缩型（表40-1）[4,5]。

屈曲型

涉及 C_1~C_2 复合体的单纯屈曲损伤可以导致不稳定的寰枕关节或者寰枢关节脱位，伴或不伴齿突骨折（图40-3）。由于解剖位置和缺乏相应的肌肉和韧带支持，这些损伤往往被认为是不稳定的。

C_2 水平以下的单纯屈曲损伤时，项韧带丛起纵向牵拉作用，通常不会受到损伤。绝大多数的力传递到前方椎体上，造成椎体的单纯楔形骨折。影像学上的表现是：椎体高度的减少，椎体前缘凹度增加，骨性压缩导致的椎体密度增加和椎前软组织肿胀（图40-4）。因为后柱未受损伤，这种损伤通常是稳定型的，很少伴有神经损伤。然而，发生严重楔形骨折（椎体高度丢失一半以上）或者多个邻近楔形骨折时，可能会出现脊柱不稳，这些损伤最好按照潜在不稳定型来处理。

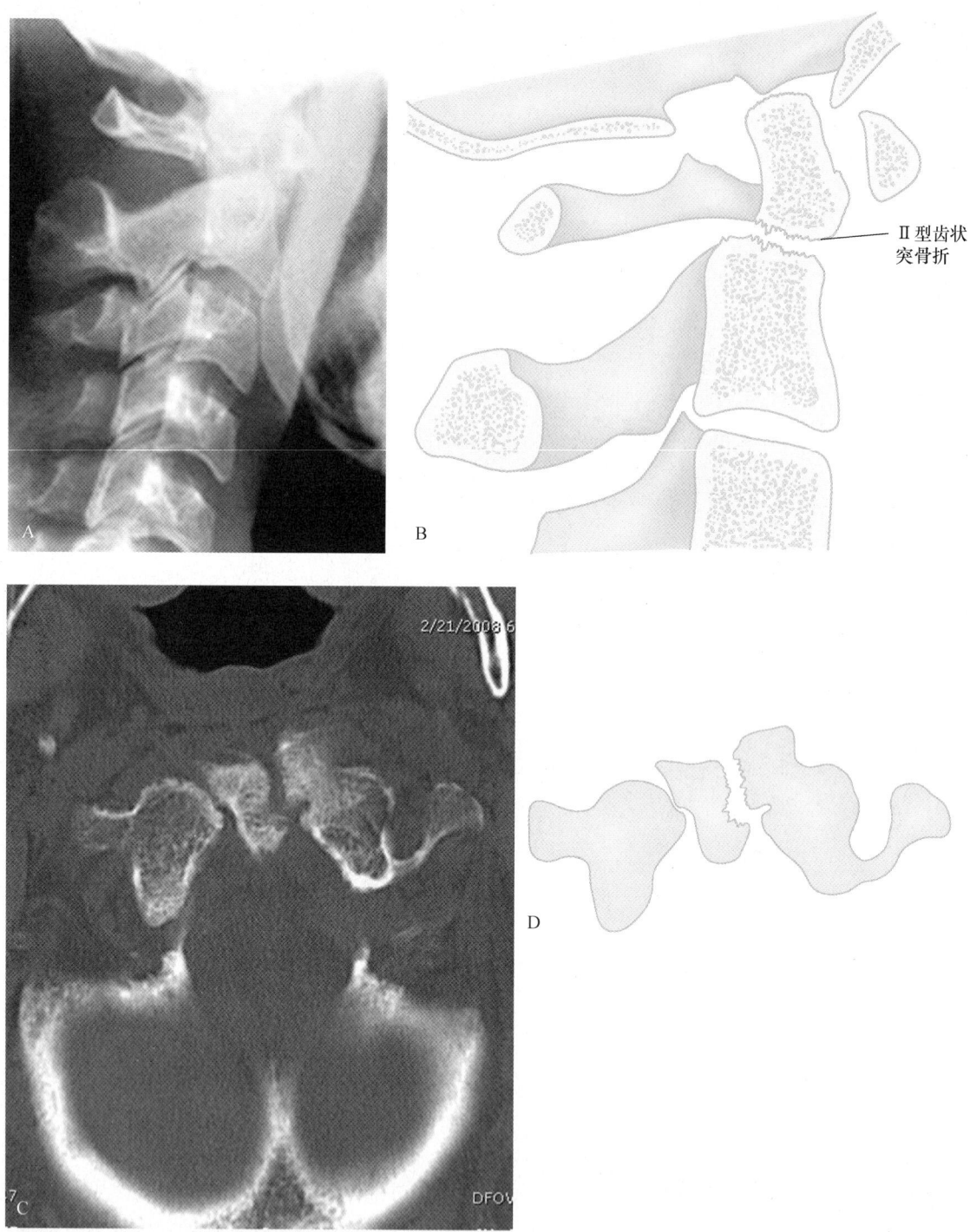

图 40-3 A 和 B，齿状突骨折和颞下颌关节前脱位。机制：屈曲剪切力。稳定性：不稳定。C 和 D，显示了齿状突骨折伴有咽后组织肿胀。

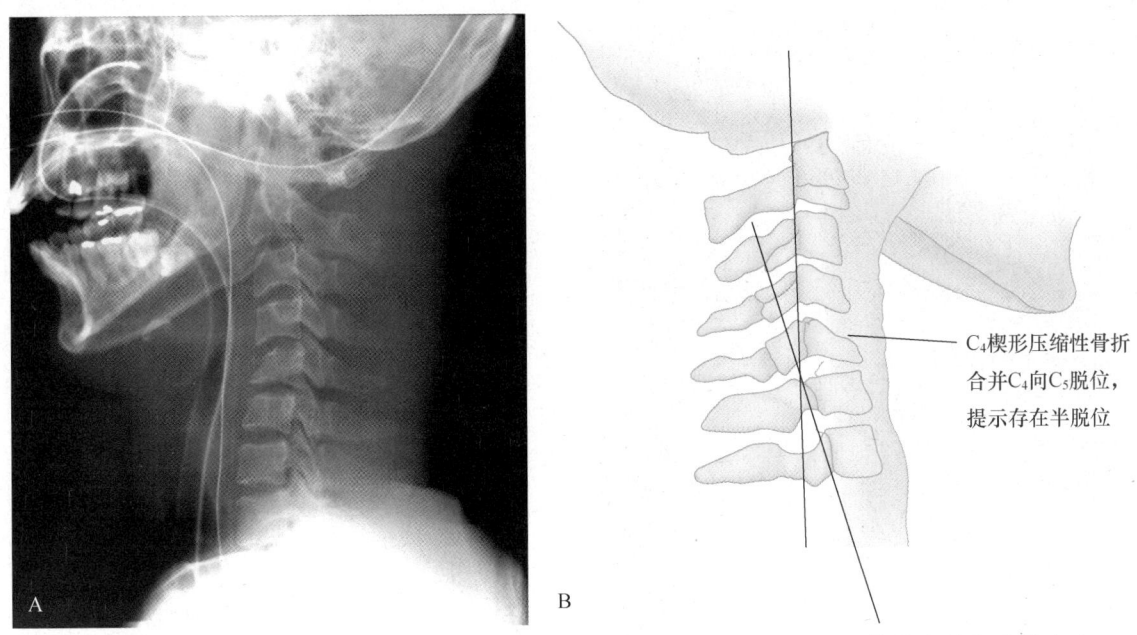

图 40-4　A，C_4 水平面楔形骨折侧位片。机制：屈曲。稳定性：机械稳定。B，注意 C_4 椎体前方的楔形骨片及 C_4、C_5 间的角度。

表 40-1	脊髓损伤分类
脊髓损伤的机制	稳定性
屈曲型	
楔形骨折	稳定
屈曲泪滴状骨折	极不稳定
铲土者骨折	稳定
半脱位	潜在不稳定
双侧关节突脱位	通常不稳定
寰枕关节脱位	不稳定
寰枢关节前脱位伴或不伴骨折	不稳定
齿突骨折伴骨折移位	不稳定
横突骨折	稳定
屈曲旋转型	
单关节突脱位	稳定
旋转型寰枢关节脱位	不稳定
伸展型	
后椎弓骨折（C_1）	不稳定
悬吊性骨折（C_2）	不稳定
过伸型泪滴状骨折	伸展通常稳定；屈曲不稳定
寰枢关节后脱位伴或不伴骨折	不稳定
垂直压缩型	
椎体爆裂性骨折	稳定
Jefferson 骨折（C_1）	极不稳定
关节突和椎体分离骨折	稳定

屈曲泪滴状骨折发生于严重屈曲导致的椎体楔形骨折，受累椎体前下方向前移位（其形似泪滴）（图 40-5）。这种损伤通常包含韧带结构破坏，所以通常伴有神经损伤。

铲土者骨折是一种下位颈椎棘突基底的斜形骨折（图 40-6）。其得名于 20 世纪 30 年代在澳大利亚铲土者中的高发病率。当举起满满一铲土时，头部的突然屈曲，着力在棘上韧带上，导致棘突的撕脱性骨折。如今，这种骨折多见于棘突的直接损伤和突然减速的多飞行器控制系统引起的颈部被动屈曲。这种损伤只涉及棘突，因此损伤是稳定型的，不伴有神经损伤。

单纯脊椎半脱位发生于韧带结构破裂而无骨性结构损伤。这种损伤从后方开始于项韧带并向前进展到其他韧带。中立位颈椎侧位片上可能显示损伤平面后方棘间隙和椎间隙的增宽，斜位像可以发现关节突间隙增宽或者异常排列（图 40-7）。这些变化都很细微，拍片时如未做屈曲和仰伸时容易忽略。尽管很少合并神经损伤，但这种损伤具有潜在不稳定性。

双侧关节突脱位是因为过度屈曲导致软组织破坏，椎间盘的纤维环和前纵韧带向前延续，导致极不稳定的状态。脊柱的前向移动引起上位椎体的下关节面上移，越过下位椎体的上关节面，导致损伤平面以上脊柱前移。影像学上的表现是：椎体前移超过下位椎体前后径（AP）的一半，上关节突在下关节突前方（图 40-8）。

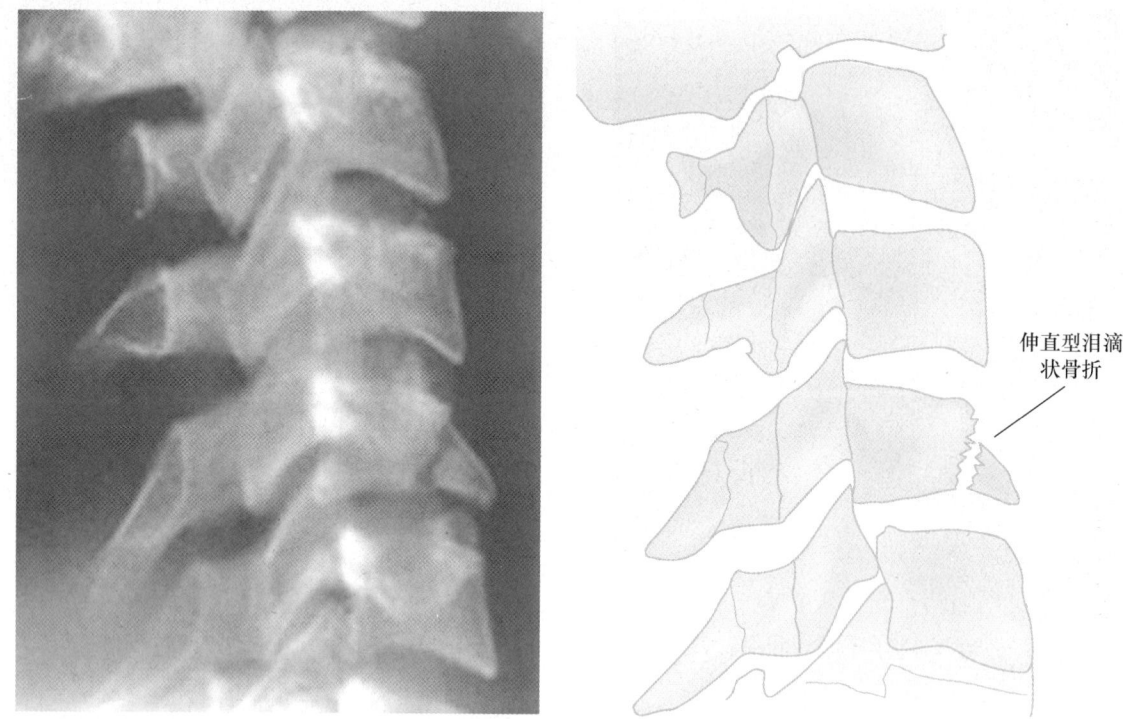

图 40-5 泪滴状骨折侧位片。机制：屈曲。稳定性：不稳定。C_5 平面的骨碎片类似一滴泪水。

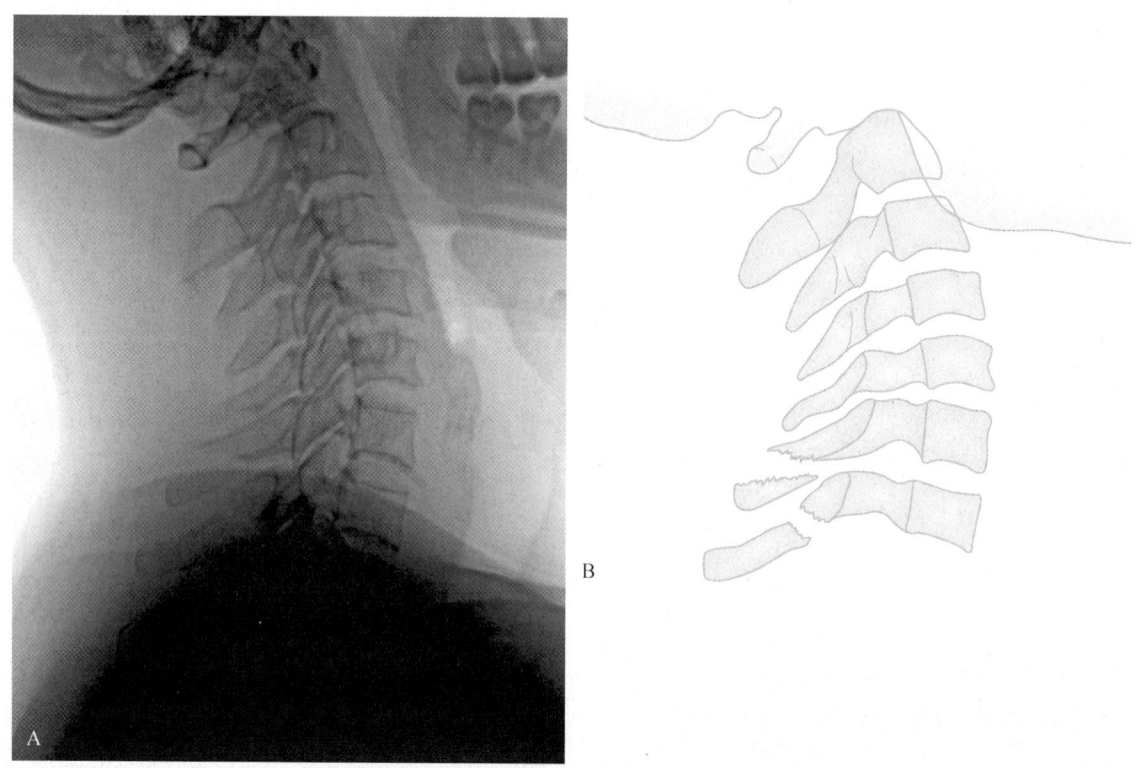

图 40-6 铲土者骨折。机制：屈曲。稳定性：机械稳定。**A** 和 **B**，在侧位片上可看到 C_7 颈椎棘突撕脱下的碎片。

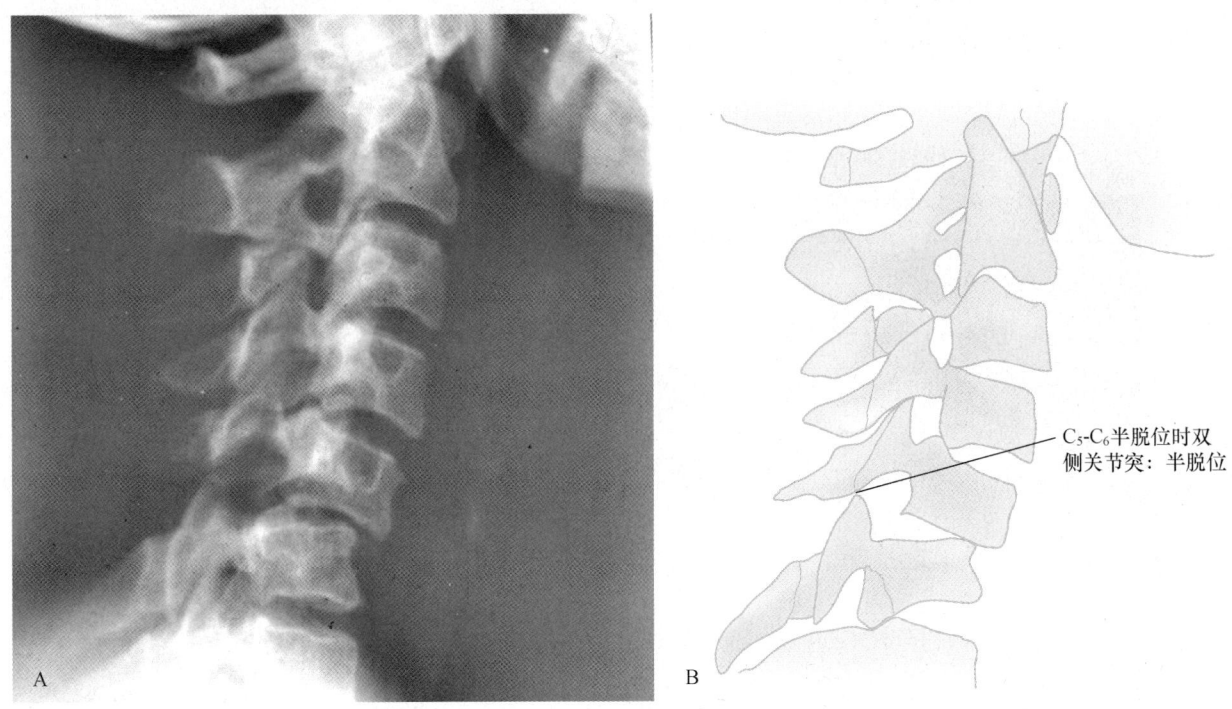

图 40-7　C_5、C_6 水平面双向半脱位。机制：弯曲。稳定性：不稳定。**A** 和 **B**，侧位片提示 C_5 至 C_6 水平面严重半脱位。

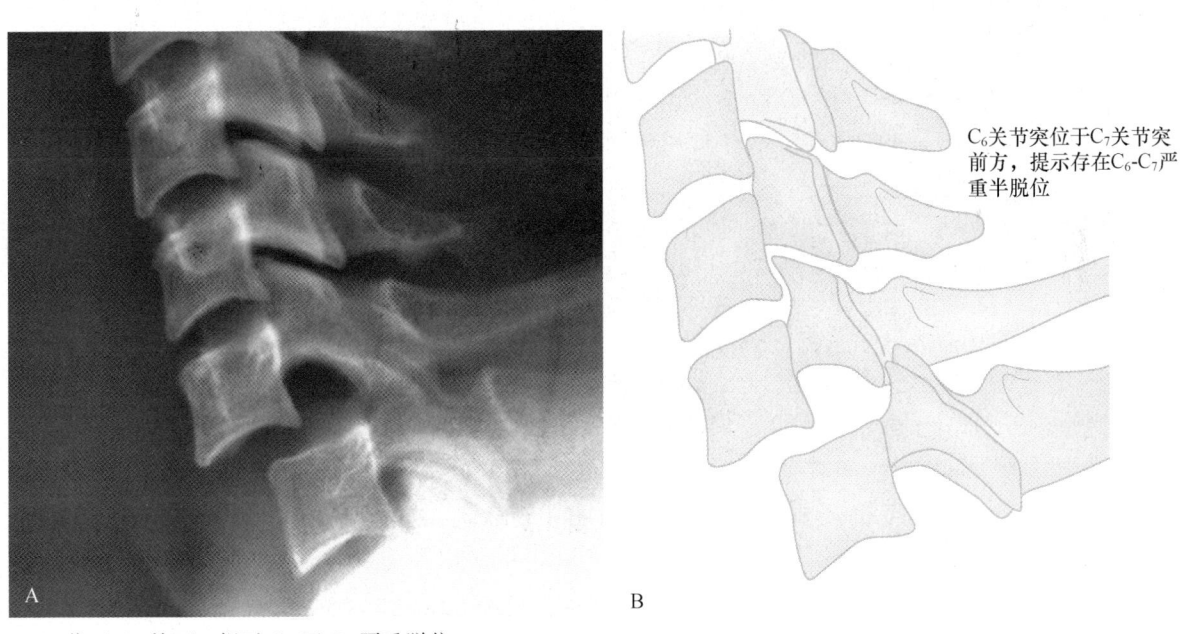

图 40-8　C_6 位于 C_7 前面，提示 C_6 至 C_7 严重脱位。

剪切力损伤　头部前后方向的创伤可能导致横韧带上齿突骨折（Ⅰ型）或者更常见的连接 C_2 的齿突基底骨折（Ⅱ型）（见图 40-9）。力的轻微成角可以导致骨折延伸到 C_2 椎体（Ⅲ型）。Ⅱ型齿突骨折不稳定，常合并骨不连接。脊髓损伤不常见，但是也有发生。

屈曲旋转型

旋转寰枢关节脱位是一种不稳定的损伤，在张口齿突 X 线光片上很直观（图 40-10）。如果颅骨倾斜，齿突和 C_1 侧块之间可能会呈现假阳性的不对称。然而，当 X 线显示颅骨基底部结构对称时，单独放大侧块可以证实 C_1～C_2 脱位。

单侧关节突脱位包括屈曲型和旋转型。损伤的旋转发生在起支撑作用的关节突周围。屈曲和旋转同时发生时，上关节突前移，越过下关节突顶部，到达椎间孔，引起对侧关节突脱位。在这种情况下，虽然后

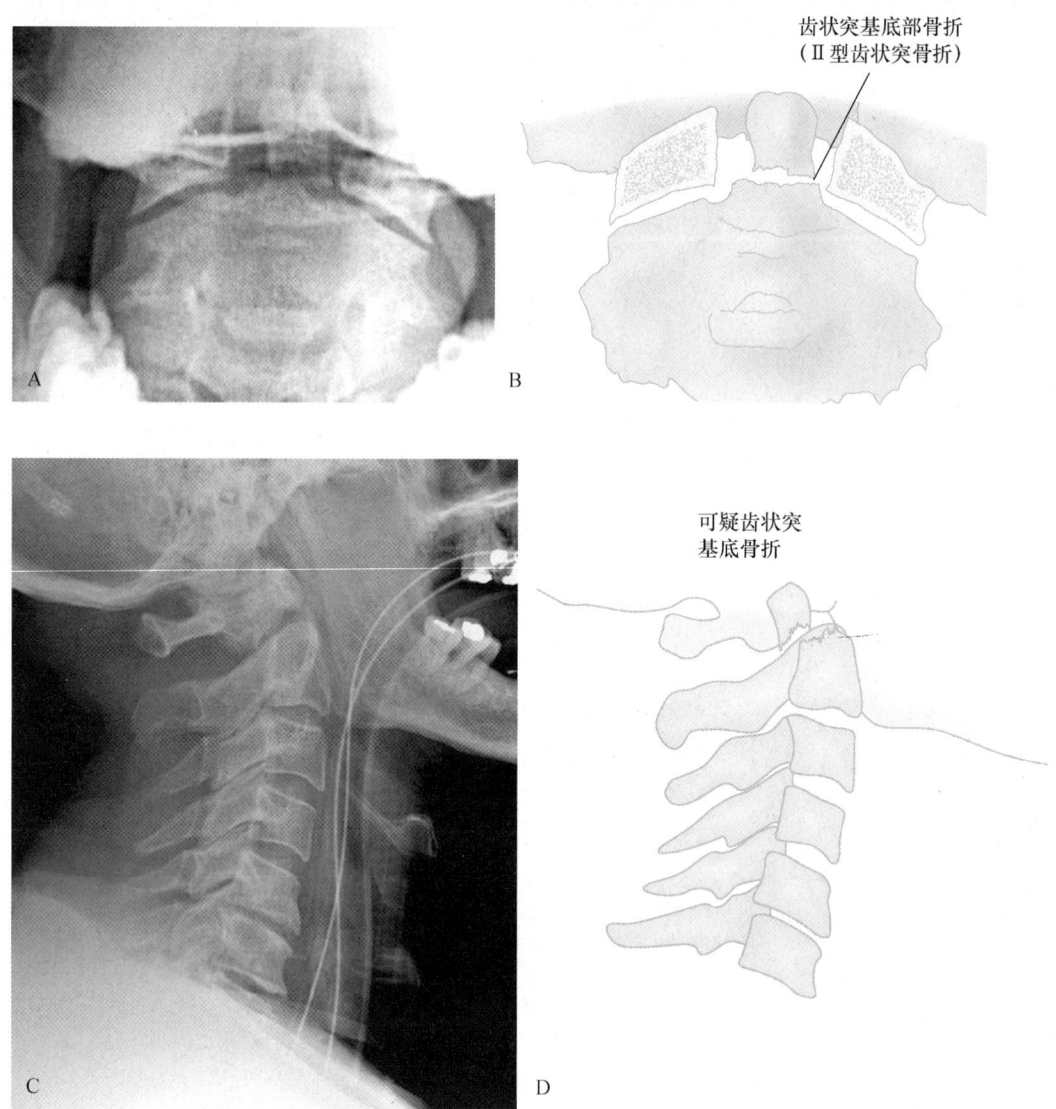

图 40-9 A 和 B，齿状骨折侧方移位。机制：弯曲。稳定性：不稳定。在侧向损伤中齿突尖向侧方移位。C 和 D，侧位片中齿突骨折不能排除。

方韧带丛受到破坏，但是脱位的关节突侧块被卡得很紧，损伤稳定。正位片显示脱位水平以上棘突由中线向旋转方向移位（图 40-11A 和 B）。侧位片显示脱位部分以下椎体前移（不超过受累椎体前后径一半）和脱位脊椎及其以上部分的旋转（图 40-11C 和 D）。颈椎骨折和脱位可能会导致斜颈，但是斜颈也可能由一些良性病变如肌痉挛引起。很难区分斜颈是由颈椎骨折或脱位引起，还是由严重的肌痉挛引起，可能需要用斜位投照来证实关节突的脱位（图 40-11 E 和 F）。

由于关节突形状的差异，特别是颈部和腰部之间，往往发生不同的屈曲旋转型脱位。颈部关节突小，扁平，几乎水平，单侧关节突脱位的发生正如之前所提到的。然而腰部关节突大，弯曲，几乎垂直，单侧关节突脱位罕见。单纯某一部或者两部关节突骨折时，上位椎体前移。胸腰部和腰部常见的旋转骨折脱位属不稳定性（图 40-12）。

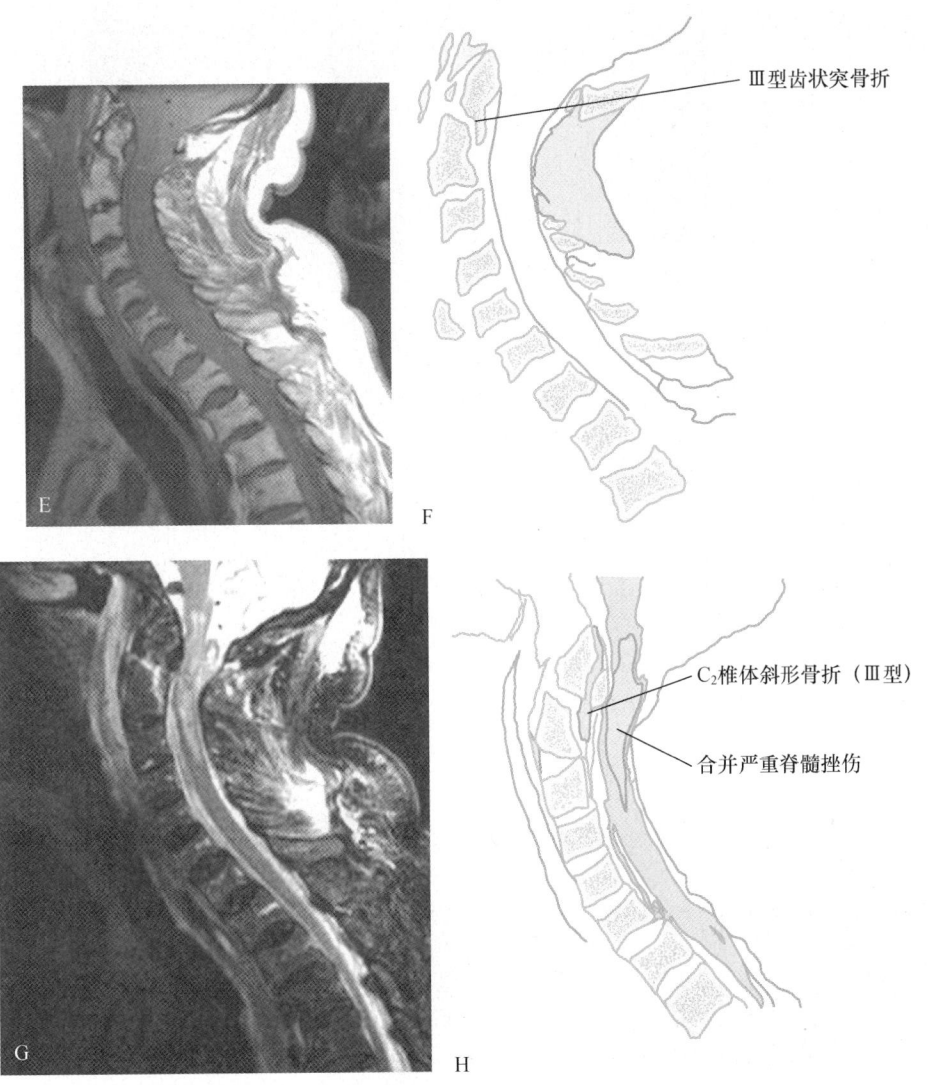

图 40-9（续） E 和 F，T_1 加权核磁共振成像（MRI）清晰显示出第三型齿突骨折。G 和 H，T_2 加权核磁共振造影显示出骨折所致的脊髓挫伤。

过伸型

当颈部过度伸展时，枕骨和枢椎（C_2）棘突之间后方结构产生压迫，导致寰椎（C_1）后椎弓骨折（图 40-13）。虽然前椎弓和横韧带未受损伤，但是鉴于其位置的特殊性，损伤时具有潜在不稳定性。

Hangman（缢死者骨折）骨折或 C_2 创伤性脊椎滑脱发生于突然减速导致的颈椎环（颅骨、寰椎和枢椎形成的功能单位）过度伸展情况下。枢椎双侧椎弓根发生骨折，伴或不伴脱位（图 40-14）。虽然这种损伤不稳定，但是脊髓损伤很轻微，因为在 C_2 水平椎管前后径最大，并且双侧椎弓根骨折本身对椎管有个减压的作用。最初常见于上吊自杀者，如今多见于多飞行器控制系统引起的头部损伤。

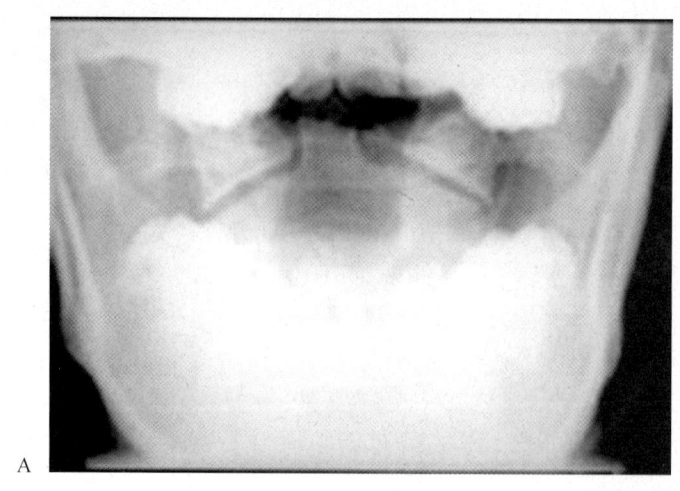

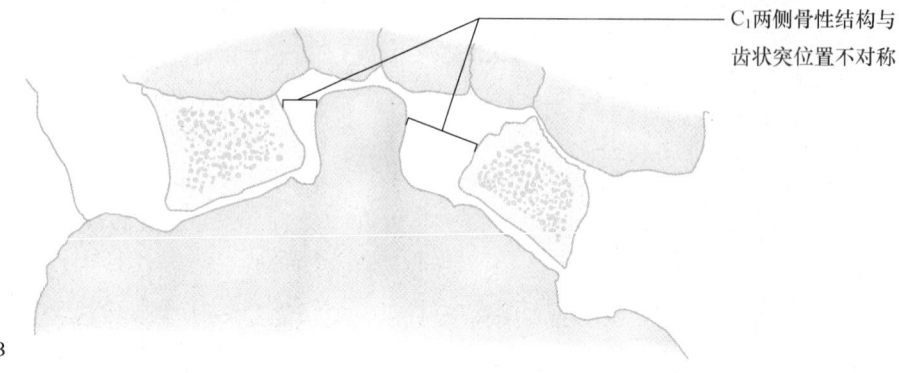

图 40-10 C_1 和 C_2 旋转半脱位。机制：旋转。稳定性；不稳定。**A** 和 **B**，C_1 两侧组织相对齿突明显不对称。旋转使得右侧组织（远比 X 线片显示得大）比左侧（接近 X 线胶片）稍大。

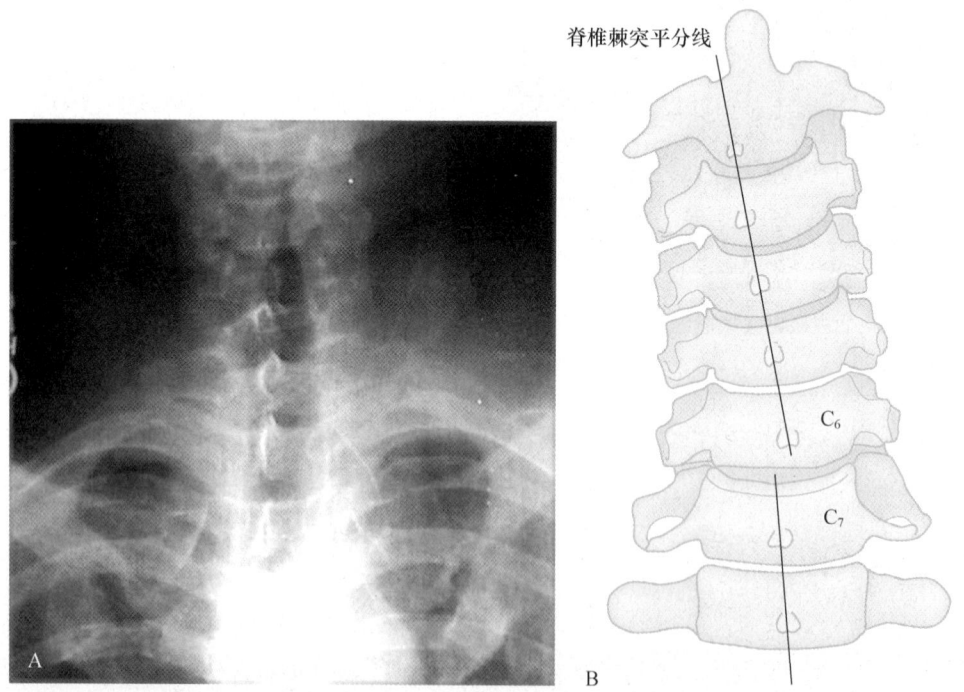

图 40-11 单向错位。机制：屈曲和旋转。稳定性：稳定。**A** 和 **B**，前一张图显示颈椎棘突偏离胸椎骨。

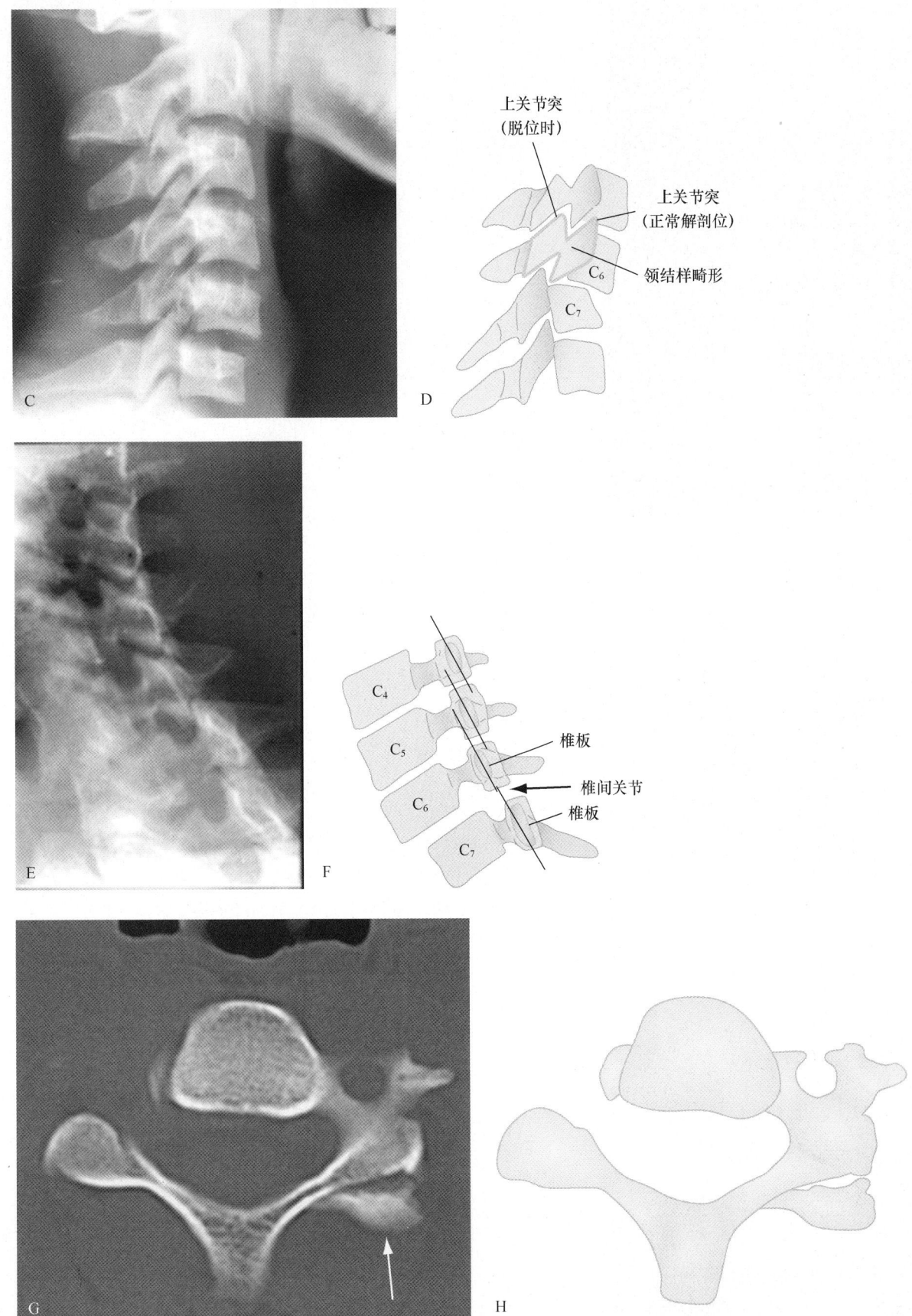

图 40-11（续） C 和 D，侧面观是 C_5 一个脱位的关节面移到 C_6 相应关节面之前，形成一个"领结样"畸形。C_5 半脱位的椎体在 C_6 前面。E 和 F，斜位片示 C_6 单向错位并且能看到椎间孔。G 和 H，CT 扫描显示错位。下关节面（箭头）位于上关节面上。

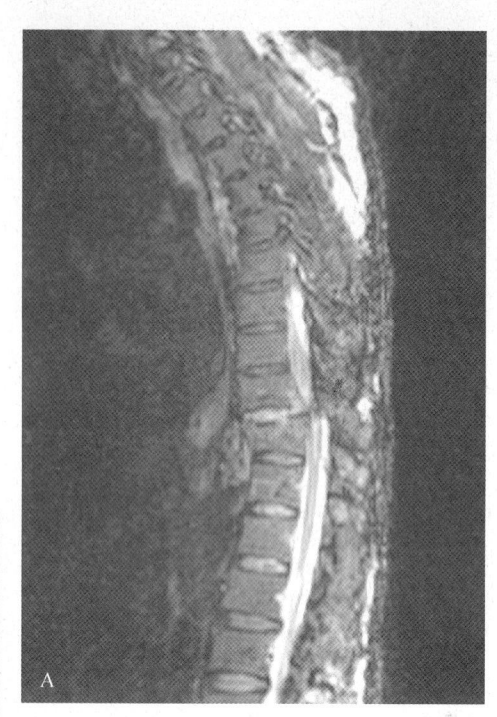
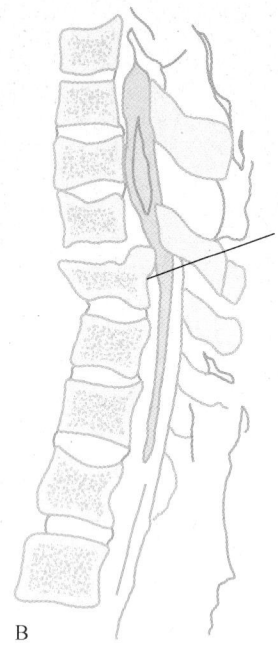

图 40-12　A 和 B，磁共振影像上显示胸椎骨折脱位。

胸椎骨折合并前方关节半脱位和后方脊髓受压

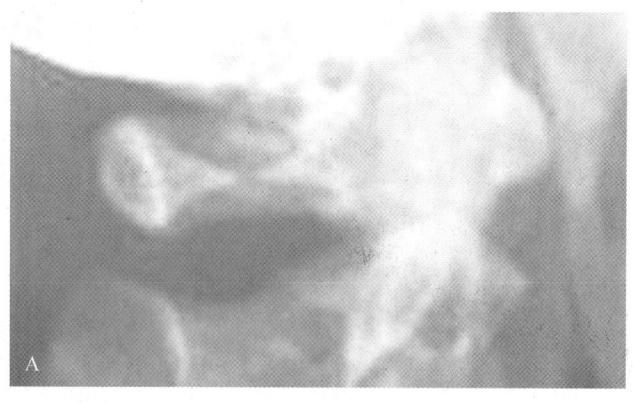
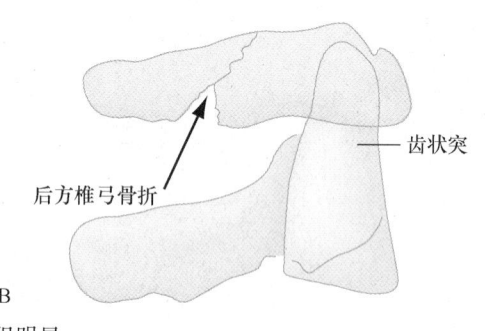

后方椎弓骨折　　齿状突

图 40-13　C_1 椎弓骨折。机制：延伸。稳定性：不稳定。A 和 B，骨折线很明显。

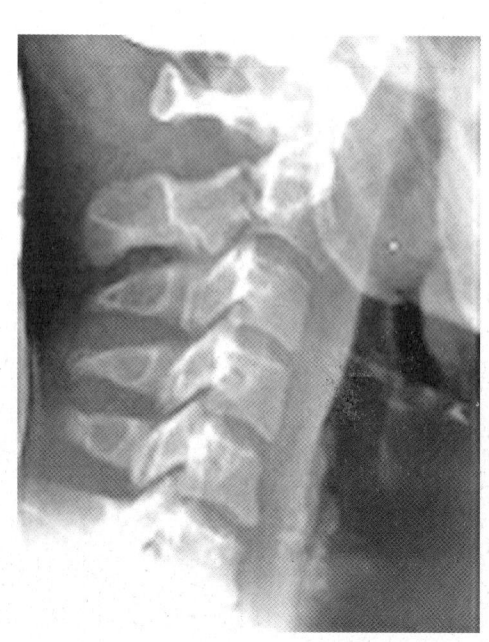
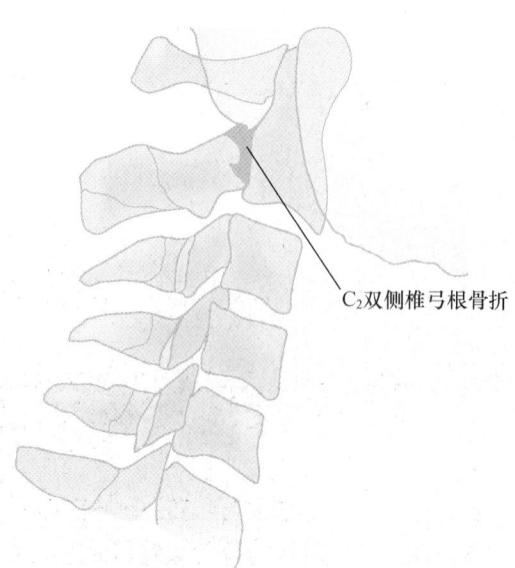

C_2 双侧椎弓根骨折

图 40-14　折刀样骨折。机制：延伸。稳定性不稳定。可以看到通过 C_2 椎弓根的骨折线。咽后软组织肿胀明显。

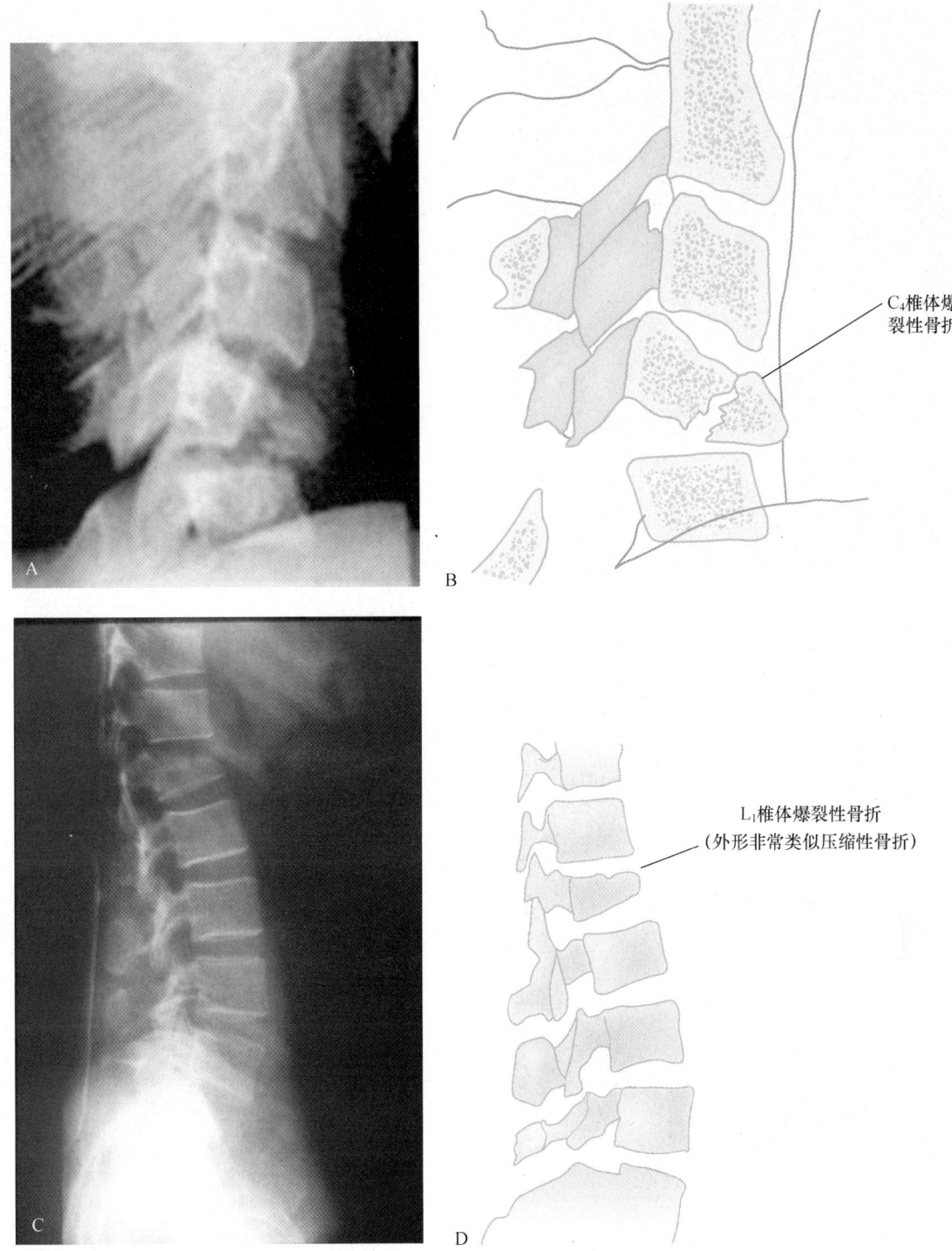

图 40-15 粉碎性骨折。机制：垂直压缩。稳定性：不稳定。A 和 B，C_4 有一个压缩椎体骨折。在压缩过程中，前面断骨凸向前方，后面的突入其后椎管内。这种损伤常导致脊髓前角综合征。颈椎间异常成角。C 和 D，侧位片显示 L_1 的粉碎性骨折，类似于压缩骨折。机制：屈曲。稳定性：通常是稳定的。

过伸型泪滴状骨折

颈部突然过伸牵拉前纵韧带，继而使椎体前下角断裂，远离剩余的椎体部分，形成一个三角形的骨折，在影像学上类似屈曲型泪滴状骨折（图 40-15）。这类骨折见于跳水意外，常发生在下位颈椎（C_5～C_7），损伤不稳定，可伴有因黄韧带被挤压进脊髓所引起的脊髓中心压迫综合征[6]。

垂直压缩型

垂直压迫发生在颈部和腰部时，脊椎能够缓冲掉冲击力。但是如果冲击力作用在其上方（颅骨）或者下方（盆部或者下肢），单个或者多个椎体终板可能会发生破裂。椎间盘内的髓核受力脱出，被挤压进椎体，发生"爆裂性骨折"。侧位片显示椎体粉碎。

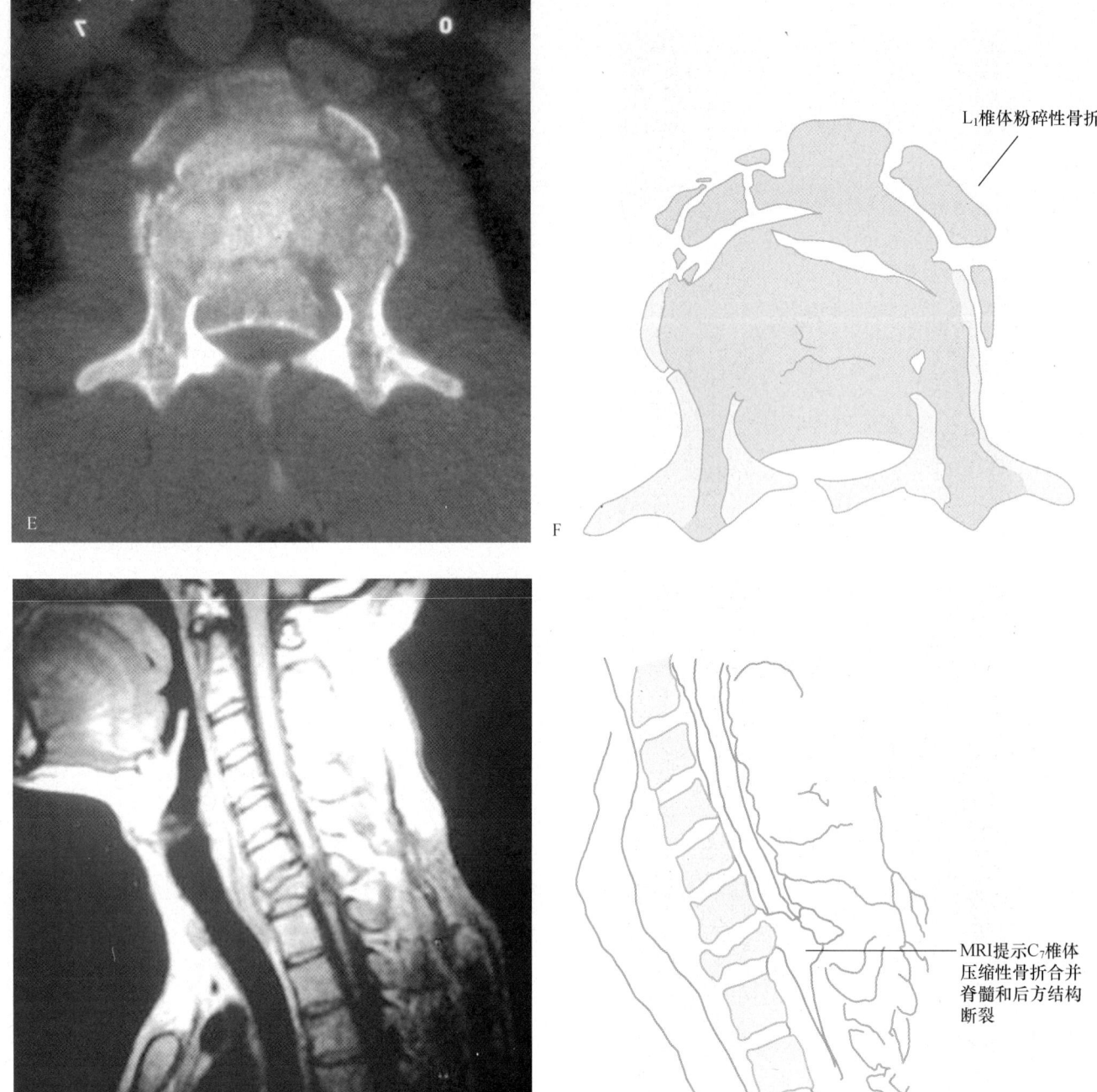

图 40-15（续） E 和 F，计算机层析扫描同一病人显示出粉碎骨折碎片及进入椎管内的骨碎片。G 和 H，核磁共振影像（MRI）显示 C_7 粉碎性骨折伴有完全性脊髓离断。

正位片可以发现椎体特征性的垂直骨折，有助于区分单纯楔形骨折和过伸型泪滴骨折。由于所有的韧带保持完整，这是一种稳定型的损伤。然而，骨折块可能发生碰撞或者穿入脊髓的腹侧面，造成脊髓前角综合征（图 40-15）。

杰斐逊骨折（Jefferson 骨折）

这是发生在 C_1 的一种极不稳定的损伤，常发生于垂直压迫应力通过枕髁传导到寰椎侧块上关节面时。作用力驱使侧块向外移动，导致寰椎前后弓骨折和横韧带断裂。因为这类损伤常伴有椎前血肿和咽喉肿胀，侧位片可以发现 C_1 前弓和齿突间隙增宽。张口位可以发现 C_1 左右侧块相对于 C_2 左右侧块的双侧位移。当左右位移总和超过 7mm 时，具有诊断意义（图 40-16）。然而，骨折块位移不多时，Jefferson 骨折在 X 线片上很难识别，进一步做 CT 扫描是很有必要的。

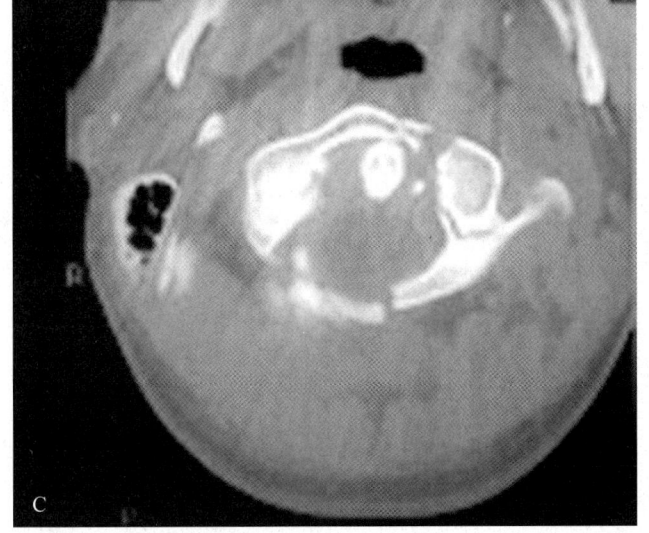
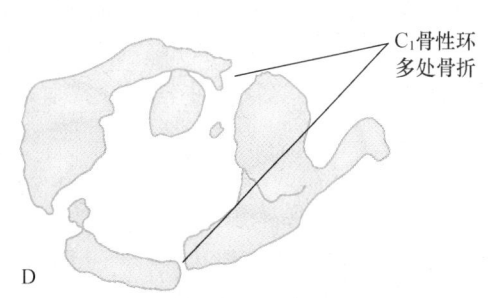

图 40-16 Jefferson 骨折。机制：垂直压缩。稳定性：不稳定。**A** 和 **B**，与 C_2 相比，C_1 两边都向侧边位移，证明是 Jefferson 骨折，需与后面一张 C_1 椎弓的粉碎性骨折区分开。**C** 和 **D**，C_1 平面计算机断层扫描提示有两个骨折处，侧移右侧伴有组织团块。

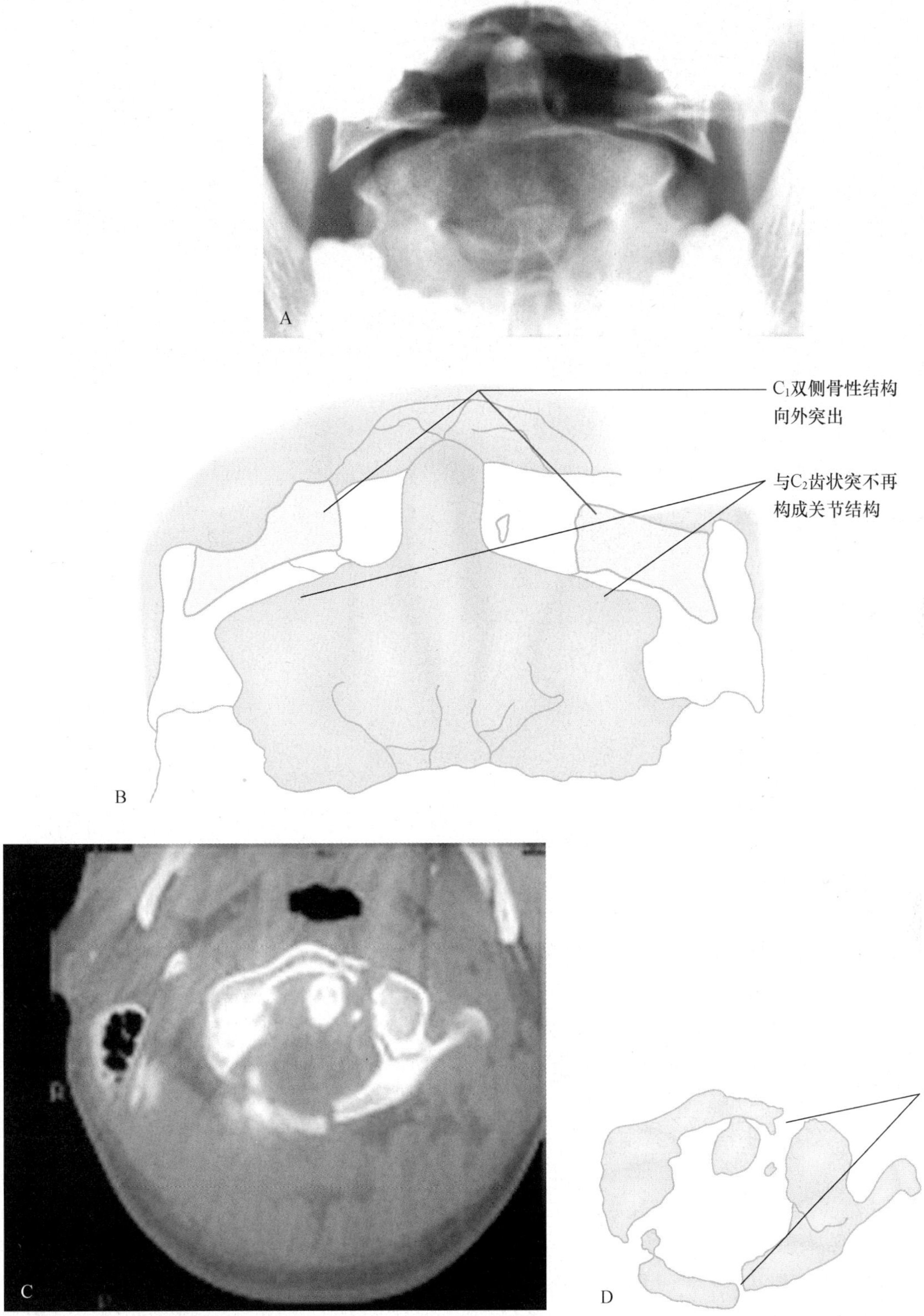

压缩型骨折极少导致关节突或者椎体骨折，骨折时为垂直或者斜形的线性骨折。

脊髓损伤分类

原发性脊髓损伤

脊髓损伤的方式可能有多种[6]。

首先，穿透性创伤或者钝性创伤导致脊柱的破坏，可能会横断神经元件。由于中枢神经系统神经元的不可再生性，损伤是不可逆的。钝性创伤相对不严重，但若有骨性碎块的移位或嵌入，也会有相似的结果。

其次，患有颈椎病和椎关节强硬的老年病人颈椎

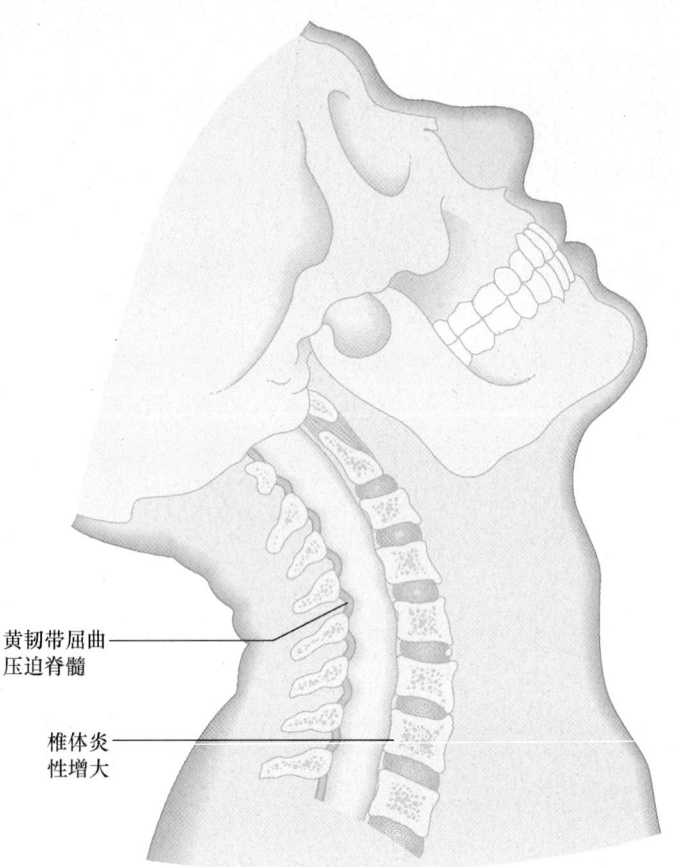

图 40-17　老年患者因过伸会引起颈部脊髓损伤，因黄韧带肥厚，椎体炎性增大，故脊髓受压。

易受强迫性伸展，前方关节扩大的前脊椎和后方黄韧带钙化之间的脊髓受到压迫（图 40-17）。这类损伤通常导致脊髓中心压迫综合征。

脊髓损伤的第三种机制是脊髓原发性血管损伤，可有多种表现形式。硬膜外血肿可以压迫脊髓，特别是正在服用抗凝药物或者有出血性疾病的患者。当临床上出现神经功能重度缺失的表现合并已知脊髓损伤时，应该怀疑有血管损伤。例如，下位颈椎脱位压迫贯穿椎动脉孔的椎动脉，可能会导致血栓形成，并减少起自 C_1 水平双侧椎动脉的脊髓前动脉的血供（图 40-18）。体格检查时容易错误地定位在 C_1 或者 C_2 水平。同样，主动脉来源的，在 L_1 水平进入脊椎管的 Admkiewicz 根动脉，在 T_4 水平向头侧发出分支。因此，腰椎骨折或脱位时可以造成 T_4 水平的神经损伤。

继发性脊髓损伤

钝性脊髓创伤引起的大多数神经损伤表现往往并不能立即被监测到，需经过一定时间才会逐步表现出来。在实验动物模型中，已经对继发性脊髓损伤的组织病理学进行了广泛的研究[7-9]。目前认为继发性脊髓损伤是一系列的级联反应，包括：自由基引起的脂质过氧化反应，导致损伤后期灰质和白质的渐进性缺

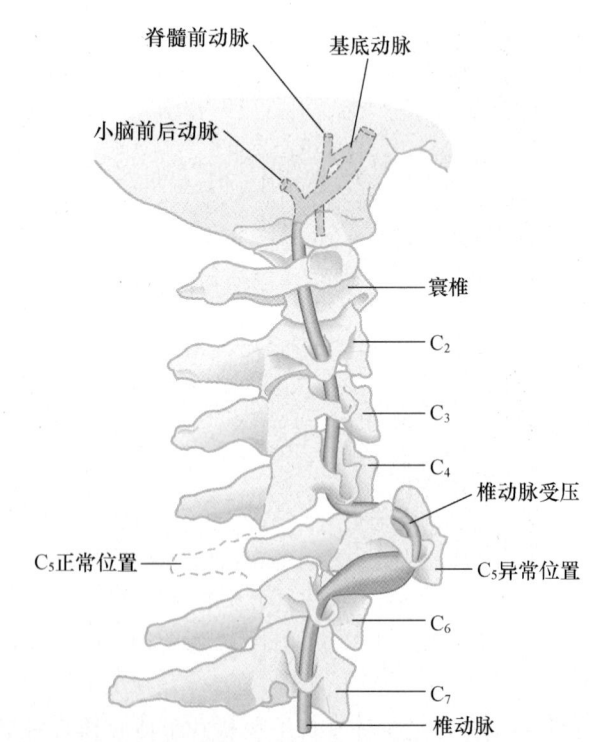

图 40-18　脊髓血管损伤的机制是颈椎损伤。

血（图 40-19）；一些其他因素（如缺氧、低血压、高热、低血糖、医疗人员的不正当处理等）也会影响脊髓损伤的最终程度。

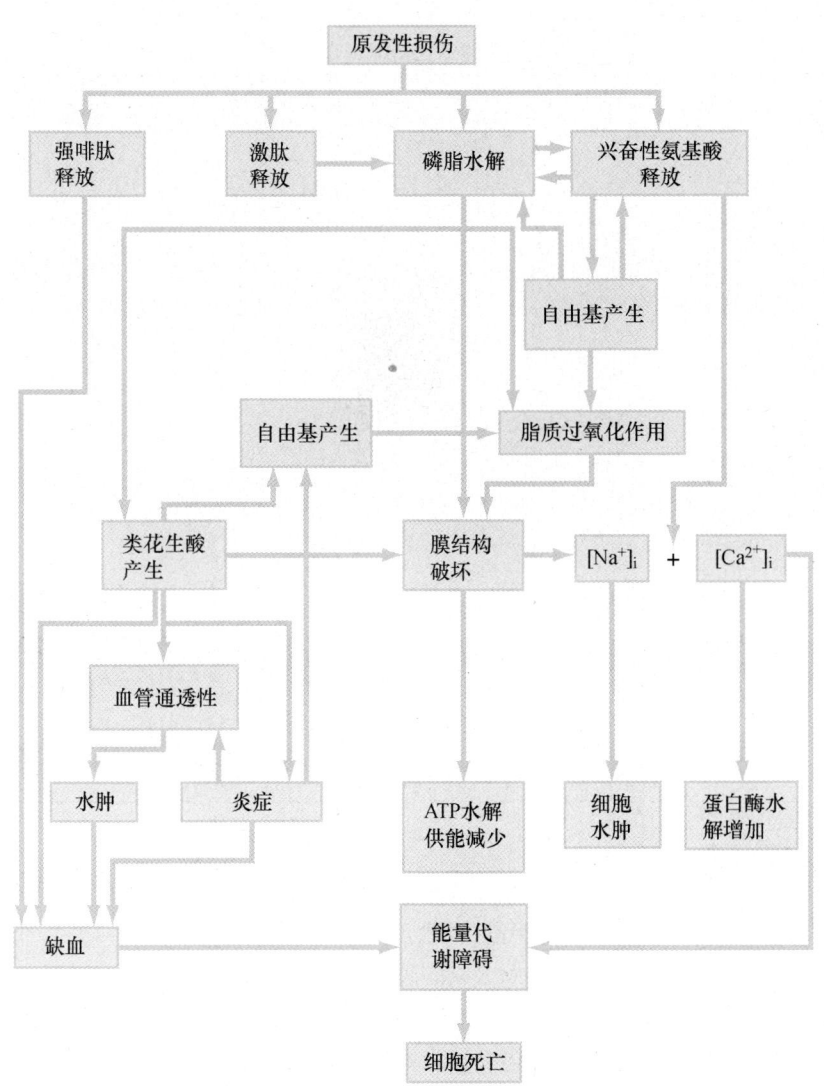

图 40-19 原发脊髓损伤后继发性损伤的病理生理过程推测。

临床特征

神经学功能评估

可疑脊髓损伤病人的最初神经学评估应始于简单的体格检查。细致入微的全身体查,从头面五官到躯干四肢,可以让我们窥见潜在的脊髓损伤证据。5%~10% 有明显头面部创伤的病人伴有颈椎损伤[10,11]。肩胛骨挫伤提示胸椎的旋转或屈曲旋转损伤。机动车保险肩带造成的胸部和颈部擦伤以及圈带导致的下腹部伤痕则意味着颈部钝挫伤、椎骨或脊髓损伤、胸腔内或腹腔内创伤。若是高处坠落伤,伴有臀部瘀伤、跟骨骨折或严重的踝关节骨折则暗示可能存在脊椎压缩骨折。

评估伤者患处及全身系统的主动和被动活动是必要的。出现异常呼吸模式可能是颈椎损伤的重要线索。起源于 C_3~C_4 水平的膈神经支配横膈膜的运动。肋间肌则是由起源于胸椎的神经支配,因此腹式呼吸的出现提示神经损伤源于 C_4 水平以下。出现 Horner 综合征的典型表现,如单侧眼睑下垂、瞳孔缩小、汗腺分泌不对称,通常是 C_7~T_2 水平颈交感神经纤维受刺激所致[5]。阴茎勃起障碍往往伴有严重脊髓损伤。

医生应当在查体过程中同病人交谈,作为对伤者评估的一部分,这不可被忽视。交谈在给病人施以安慰的同时也为医生提供宝贵信息。病人可能会遭遇损伤脊髓相应支配区域的疼痛感。例如,C_2 损伤可能引起枕骨区疼痛,斜方肌区域的不适感(在少数情况下缺少局部体征)提示 C_5 损伤。既往病史是相当重要的,因为在某些情况下病人易合并颈椎损伤。例如,Down 综合征病人易发生寰椎错位,即便很微小的创伤也会让患有风湿性关节炎的病人 C_2 水平横韧带断裂。

对整个脊椎和椎旁肌肉的触诊可发现相应区域的肿胀、畸形或痉挛。"驼背"畸形或局部错位征可能与严重脊椎半脱位有关。棘突间隙的扩大提示后纵韧带撕裂伤以及潜在的不稳定性脊髓损伤。

表40-2	脊髓运动功能检查
损伤平面	损失功能
C_4	自然呼吸
C_5	耸肩
C_6	屈肘
C_7	伸肘
$C_8 \sim T_1$	伸指
$T_1 \sim T_{12}$	肋间肌和腹肌*
$L_1 \sim L_2$	屈髋
L_3	内收髋关节
L_4	外展髋关节
L_5	足背屈
$S_1 \sim S_2$	足跖屈
$S_2 \sim S_4$	直肠括约肌

* 此区损伤定位最好通过感觉功能检查来完成。

表40-3	脊髓反射检查
损伤平面（所在平面或以上）	损伤反射
C_6	肱二头肌反射
C_7	肱三头肌反射
L_4	膝跳反射
S_1	阿基利斯反射

表40-4	脊髓感觉功能检查
损伤平面	感觉缺失平面
C_2	枕骨
C_3	甲状软骨
C_4	颈静脉切迹
C_5	锁骨下
C_6	拇指
C_7	食指
C_8	小指
T_4	乳头
T_{10}	脐
L_1	股动脉搏动点
$L_2 \sim L_3$	股阴
L_4	膝
L_5	腓肠肌侧面
S_1	足侧面
$S_2 \sim S_4$	会阴区

身体的各项运动是复杂的。通常，单独的一项运动是由多个脊髓神经节段支配的肌肉共同调控的，故仅仅凭借运动功能来评价脊髓损伤是有局限性的。但是，根据表40-2列出的原则来评价患处和全身系统的损伤不失为一种快速基本评估。当发现有患处受损时，则应频繁进行运动功能检查和额外的神经功能检查，因为功能障碍很可能会进展。如果有明显的完全性功能丧失，必须不遗余力地诱导出最微弱的运动反射，因为任何一种反射都将显著影响其预后。可疑瘫痪患者如有微弱的足趾反射则提示其最终不需要借助外力行走。

深腱反射的出现对于聚焦受损区域及最终诊断很有帮助。传统认为，肌肉麻痹而深腱反射完好无损提示上运动神经元（脊髓）损伤，缺乏深腱反射则表明下运动神经元（神经根或马尾神经）受损。这种区分的重要性毋庸置疑，因为后一种情况往往是由外科手术损伤所致。脊髓损伤的病人在度过最初的麻痹期后，其深腱反射在1～3天后可逐渐恢复并在1～4周后出现特征性反射亢进期和痉挛期。然而，由于通常脊髓休克初期深腱反射会消失，故此种腱反射检查在急诊室并无太多用武之地。

感觉功能可通过一种结构化方法（表40-4）或是参考一张形象的感觉功能评分图（图40-20）来评估。当对感觉减退的区域定位后，我们应该通过缓慢刺激感觉功能减退以外而不是以内的区域来描绘出具体方位。因为相对感觉缺失而言，病人对知觉的存在更为敏感。这个实验首先通过棉絮刺激来评估病人对浅表感觉的敏感度，主要测试脊髓后柱的功能。接着用图钉实验来评估脊髓丘脑前脚通路所掌管的痛觉反射功能。即便是对完全性运动功能丧失的病人，上述感觉功能的存在很大程度上暗示着病人可恢复其运动机能[13]。基本感觉功能的测试是十分必要的，因为从下向上方向的感觉麻痹是病情恶化的敏感指标。如果测试结果表明损伤区域位于颈椎，我们必须预见到可能发生的呼吸衰竭并采取措施保证气道通畅。

完全性脊髓损伤

完全性脊髓损伤是指运动功能的完全丧失以及脊髓末端感觉功能的缺失。脊髓损伤后，若脊髓损伤综合征持续存在24小时以上则其运动功能极少能完全恢复。在诊断脊髓损伤综合征之前必须考虑以下两点：首先，如病人仍有微弱脊髓功能如骶髓幸免者，则需从此实验组中排除。骶髓幸免的特征表现为正常的肛周感觉、直肠括约肌运动或屈趾运动。上述特征的出现表明脊髓的部分损伤，通常是中枢脊髓综合征

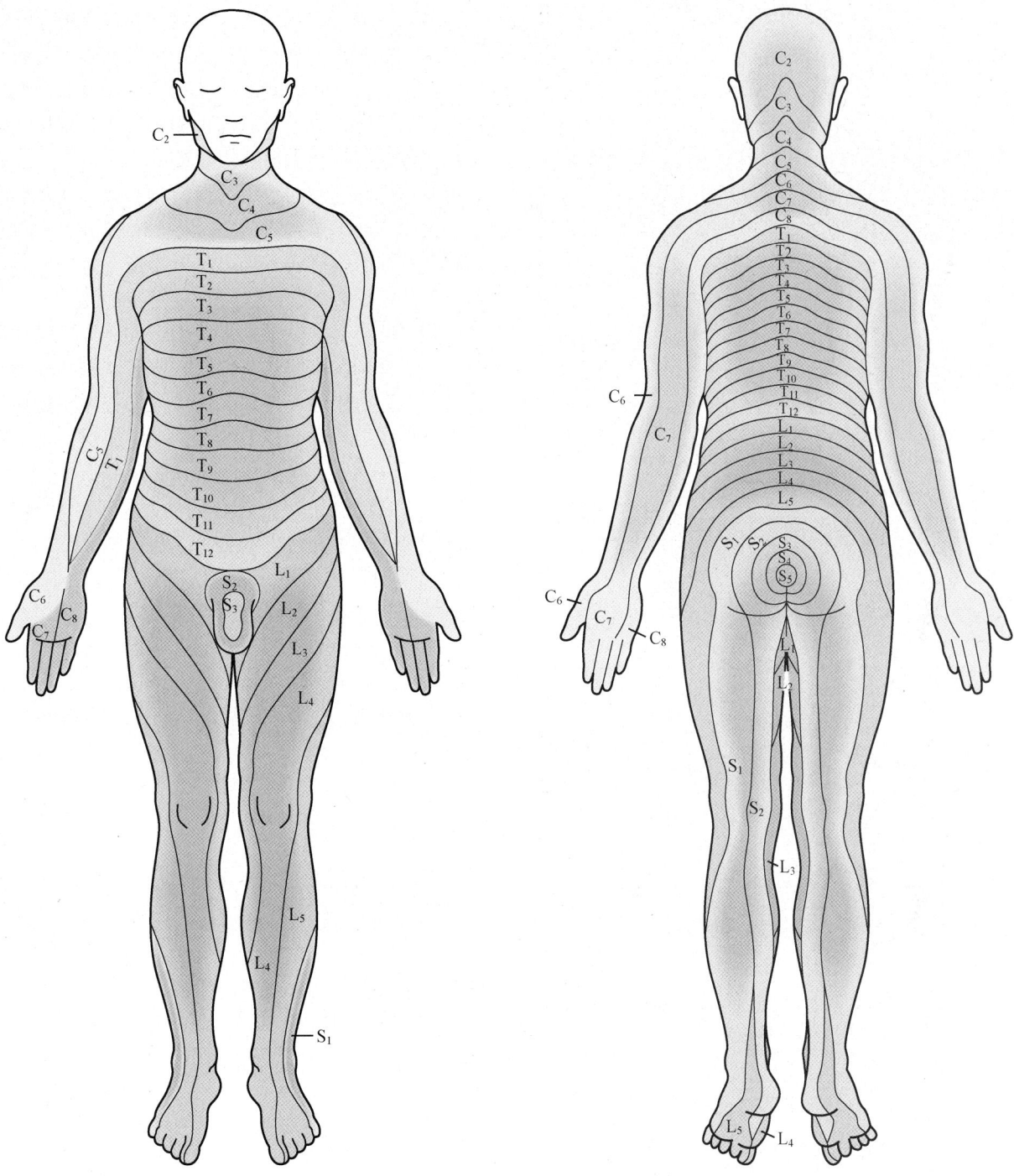

图 40-20 皮肤感觉定位。

的一部分。这部分病人往往恢复情况较好,包括排便、排尿反射的恢复甚至最终行走功能的恢复。

其次值得注意的是,完全性脊髓损伤还可有类似脊髓休克样的表现。脊髓休克源于脊柱震荡导致的患侧远端完全性神经功能缺失[14]。脊髓休克状态可持续存在几天或几周,而这种状态的结束信号通过球状海绵体反射的恢复可得知。将带着手套的手指插入患者直肠,上述此种中枢介导的神经反射可通过挤压龟头或阴蒂或轻拽导尿管来引出。此类完整的反射弧可引起直肠括约肌的收缩,它的缺失说明存在脊髓休克状态,在这种情况下对患者做出的诊断和评估是不准确的。随着脊髓休克的恢复,完全性脊髓损伤是不会减轻的。

不完全性脊髓损伤

约90%的不完全脊髓损伤病人可以分为以下三种类型:中央脊髓综合征,Brown-Séquard 综合征以及前脊髓综合征。最常见的类型是中央脊髓综合征,这种综合征通常是因为原有脊柱骨关节炎的老年患者受过伸性损伤引起。由于黄韧带褶皱成束导致位于中

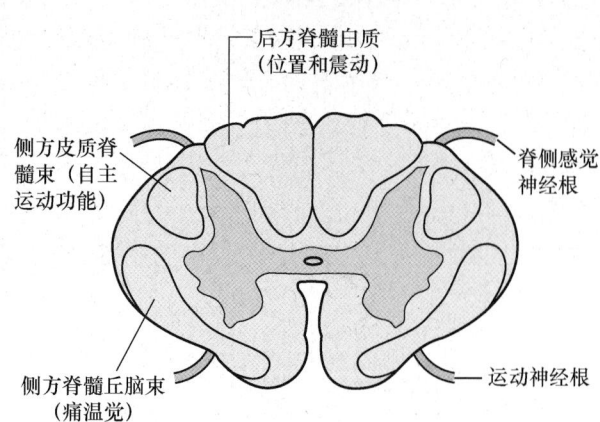
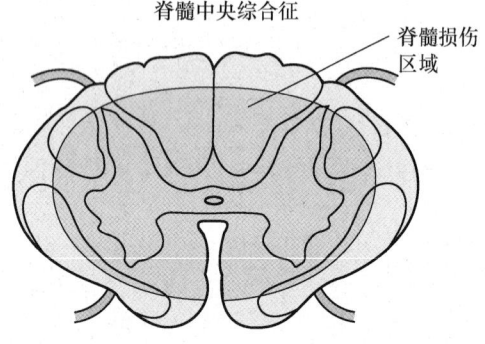
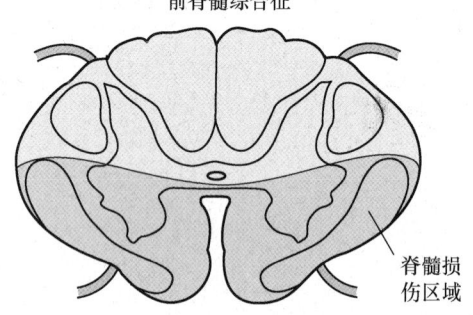
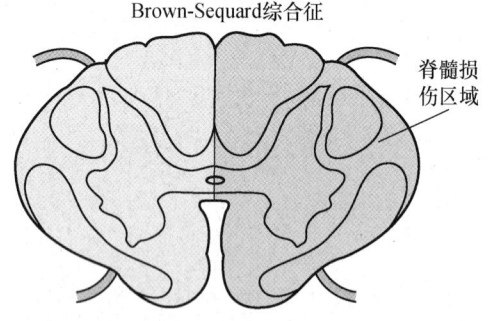

图 40-21 不完全性脊髓闭锁综合征。

Brown-Séquard 综合征，也称脊髓半切综合征，往往来源于穿刺伤，也经常见于颈椎旁侧多发骨折。这类型损伤病人伴有同侧肢体运动感觉障碍和对侧肢体感觉功能障碍，但是究竟何种损伤占主导则取决于损伤确切位置和损伤程度。更重要的是，由于脊髓丘脑侧角通路纤维在不同水平面横跨到对面，痛觉和温度觉的丧失多出现在损伤平面以上1~2个平面单位。实际上，几乎所有病人均可保留排便、排尿功能及单侧运动功能，大多数病人可恢复行走能力。

前脊髓综合征，常常来源于过伸伤导致的脊髓挫伤，由于骨刺、椎间盘突出嵌入椎管或是脊髓前动脉的撕裂伤、血栓形成导致。这种损伤类型特征性的表现为瘫痪和损伤平面以下的感觉功能减退，却仍可保留脊髓后柱功能，包括位置觉、触觉和振动觉。对于怀疑有前脊髓损伤的病人必须迅速请神经外科会诊，以评估是否需要外科手术矫正。在损伤发生的第一个24小时紧急外科手术干预的病人可得到不同程度的恢复，而超过这个时间窗则意义不大。

还有一些不为众人熟知的脊髓损伤综合征是源于颈髓联合处和上颈动脉丛的直接损伤或是过度牵拉导致的椎动脉闭塞（图 40-22）[5]。下后小脑动脉综合

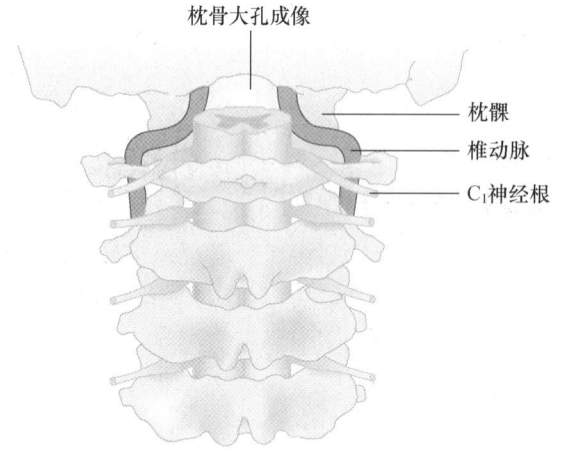
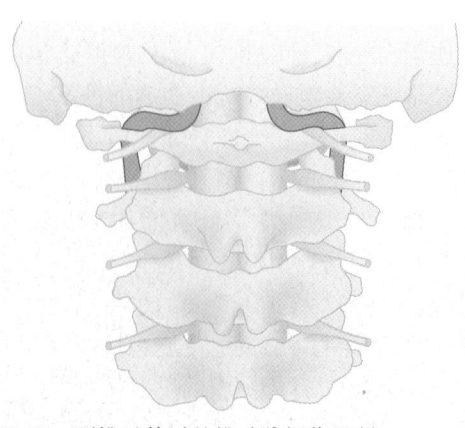

间的脊髓受到挤压，从而影响到椎体和脊髓丘脑通路的中央灰质区。因为皮质脊髓束的外周传导纤维受刺激，这部分病人上肢传导功能较下肢传导功能受损更为严重。损伤更严重者可能出现完全性四肢瘫痪，仅能保留骶髓功能。严重中央脊髓综合征的患者有超过50%最终恢复行走能力、排便、排尿反射以及部分手功能。

图 40-22 颈椎过伸时的椎动脉损伤机制。

征可导致吞咽困难、言语障碍、呃逆、恶心、呕吐、嗜睡、眩晕或小脑性共济失调。Dejeune 洋葱皮样面部痛觉缺失是由于三叉神经脊髓束损伤所致。Horner 综合征则是源于颈交感干神经损伤且特征性地表现为同侧眼睑下垂、眼眶凹陷和无汗症。L_2 水平面以下损伤可导致急性马尾综合征，特征性地表现为会阴或双腿疼痛、直肠或膀胱功能障碍、肛周麻痹、直肠括约肌收缩频率的减慢及下肢乏力。

影像学阴性的脊髓损伤综合征（SCIWORA）主要见于幼龄儿童，但也可见于任何年龄组别[15-17]。此机制尚未明确，可归因于儿童过度强大的韧带弹性所致的一过性脊柱半脱位、脊髓牵拉和血管收缩。通常患者在经历短暂性上肢乏力或感觉异常后会遭受几小时至几天时间不等的神经功能缺损期。对影像学阴性脊髓损伤综合征患者的诊断评估需因人而异，主要取决于神经功能缺损程度及应对效率。

诊断方法

影像学评估

引言

有史以来，临床医生对创伤患者拍摄颈椎 X 线片都持积极态度，因为对脊髓损伤的漏诊可能对神经系统带来灾难性的后果。根据国立门诊医疗部门调查显示，仅有 4% 的全颈椎 X 线片显示伴有骨折[18]。调查报告同时表明仅在急诊医生之中，愿意对此类病人进行拍片的比例相差就达 6 倍之多。

为规范临床实践，指导临床医生在不危及病人治疗的情况下更有选择性地应用影像学检查，两套临床指导原则得以出台。第一套是国立急救 X 射线应用协会（NEXUS）出台的低风险标准（NLC）原则，该原则基于对美国 21 个急救部门所涉及的 34 069 例创伤病人进行的多中心前瞻性观察研究。它要求入选患者需满足可被归类于低创伤风险的 5 个标准，分别是：①无颈中线压痛；②无局部神经功能缺失；③正常水平的警觉性；④无中毒症状；⑤无疼痛及分散性损伤。此筛选原则识别出 818 例中除 8 例以外的所有脊髓损伤患者，然而其中仅有 2 例属于临床上的严重损伤类型，且只有 1 例需要手术固定，无任何 1 例遭受永久性神经功能损伤的打击[20]。NLC 标准的敏感性、特异性及阴性预测值分别为 99.6%、12.9% 及 99.8%[20]。

鉴于对 NLC 标准的低特异性有争议，Stiell 及其同事们在精选出的 25 个脊柱损伤相关临床预测因子变量的基础上，发展出加拿大 C-脊柱原则（CCR）。他们于 2003 年在加拿大 9 家三级保健医院对 CCR 标准进行了前瞻性研究并与 NLC 标准相对照。在 8283 例患者中，有 162 例损伤被诊断为"具有临床意义"，此标准的敏感性、特异性及阴性预测值分别为 99.4%、45.1% 及 100%[21]。CCR 标准由以下三个问题组成：

1. 有任何一条需要 X 线检查的高危因素吗？
2. 有任何一条允许活动度安全评估的低危因素吗？
3. 颈部能否主动地左右活动 45°？

高危因素包括年龄≥65 岁，各种危险机制（例如从 1 米以上高处坠落、轴向负荷伤、时速高于 100 公里的机动车碰撞、翻车、车厢弹出、机动休闲车或是自行车相撞）、肢体麻痹。低危因素包括单纯追尾交通事故，于急诊室可以坐位，随时可以不必卧床，延迟发作的颈部疼痛，无颈椎中线压痛。尽管 NEXUS 实验结果的标准在美国更广为应用，各项研究均支持上述推荐，即颈椎 X 线片只适用于临床评估可疑的脊髓损伤病人。

究竟采用上述两种原则的何者尚存争议。在各自的研究设计中存在着方法学差异，例如在纳入和排除标准上各有不同[21]。在采纳上述应用广泛的预测原则之前，外部验证对于评估其普遍适用性是十分必要的。然而，上述原则的应用在显著减少其实不用拍片患者数量的同时也漏诊了极少数伴随显著临床损伤意义的患者。

颈部 X 线平片

图 40-23 和图 40-24 展示了普通前后位、侧位、游泳者位、斜位以及枢椎齿状突等各角度颈椎 X 线片。所有被怀疑受伤的椎骨都必须得到直观的观察。在一些肌肉发达和肥胖的病人中，$C_7 \sim T_1$ 脊椎显影可能会变得模糊，这种情况也发生于脊椎损伤后导致肌肉麻痹而表现为肩部压低的病人中，原因是肌肉麻痹使抬起肩膀的斜方肌失去了对抗力。这些损伤定位于更低水平的脊椎区域。在慢慢地，稳定地使患者的手指向脚部方向的牵引力作用下，双肩通常被下压。在头和颈被固定的情况下，肩部才能做些环绕动作。要注意对双肩下垂的病人的头和颈不能向对侧拉，否则会导致牵引伤。如果这个策略不成功或者说是由于高水平端损伤而很难实现的话，一个对低水平颈椎的经腋下或游泳者视角可能会有帮助。高平面的三或四个胸椎也同样很难在常规颈或胸椎侧位片或者游泳者角度斜位片中显影，为了对胸椎进行充分的评估，常常 CT 来辅助诊断。

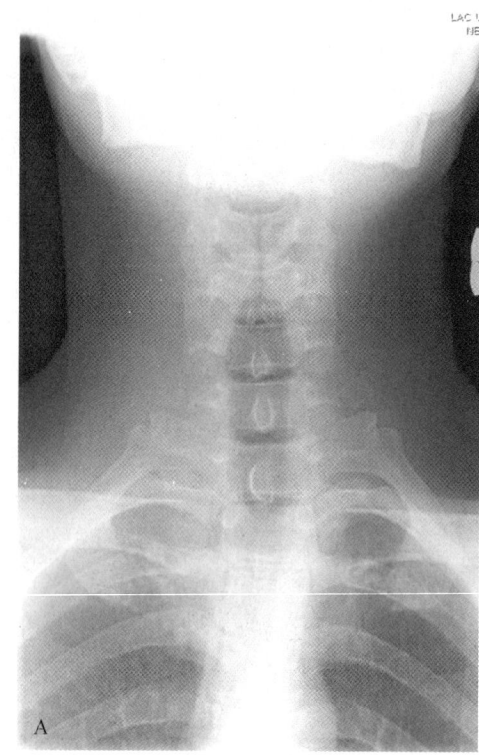
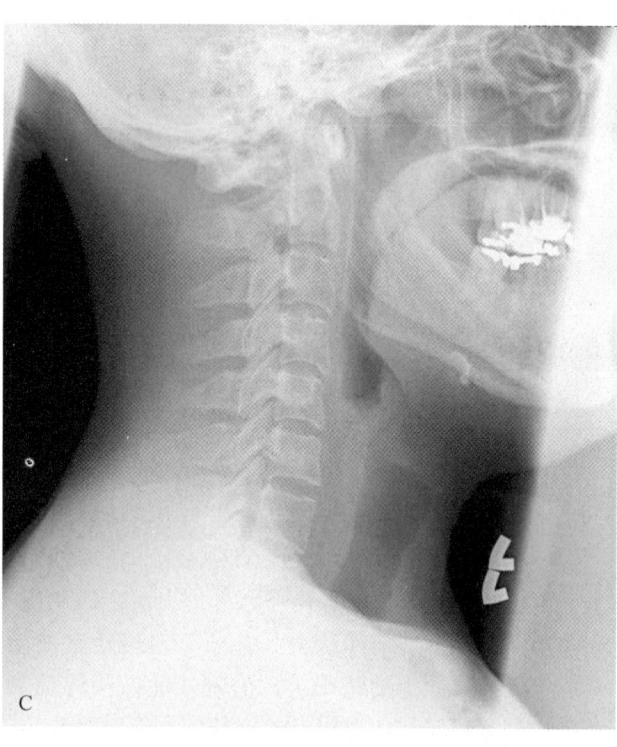
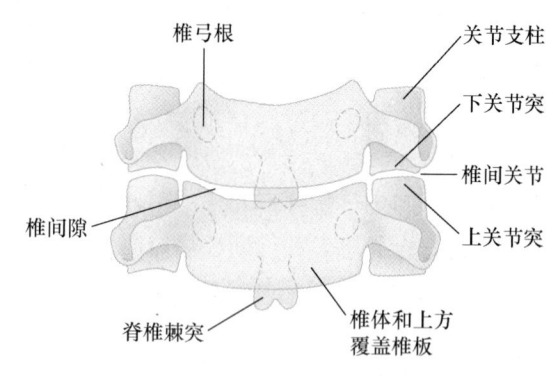
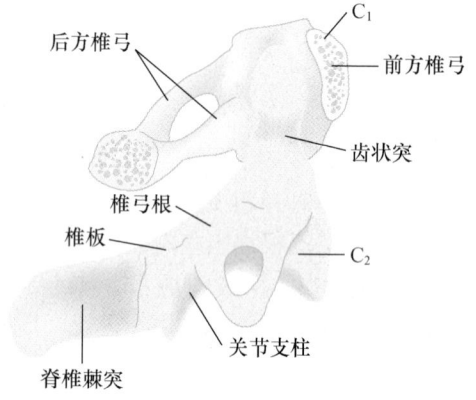
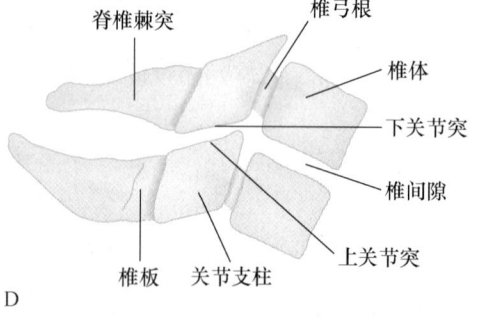

图 40-23 颈椎图片。**A** 和 **B**，前后位。**C** 和 **D**，左右位。

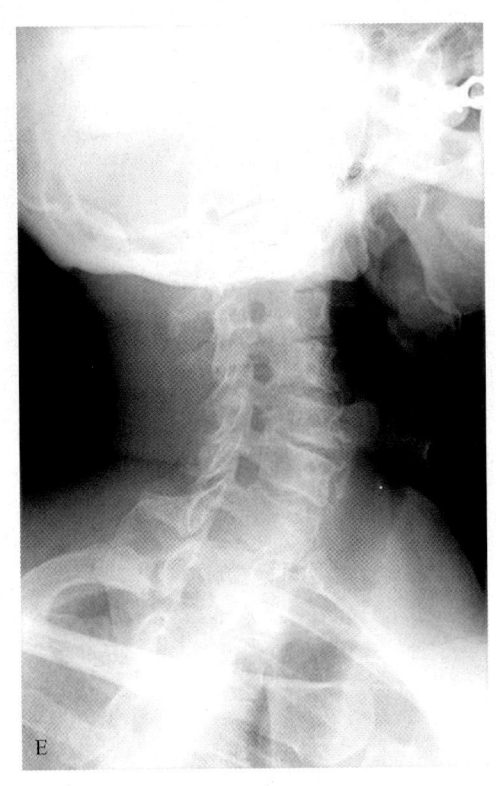
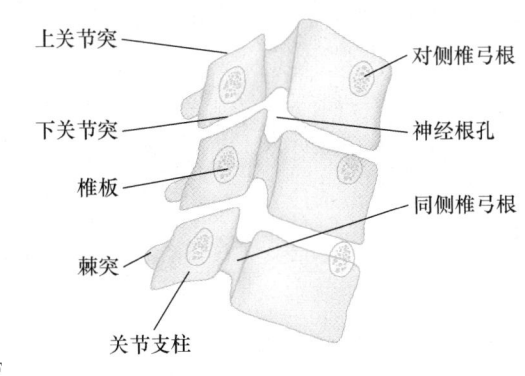
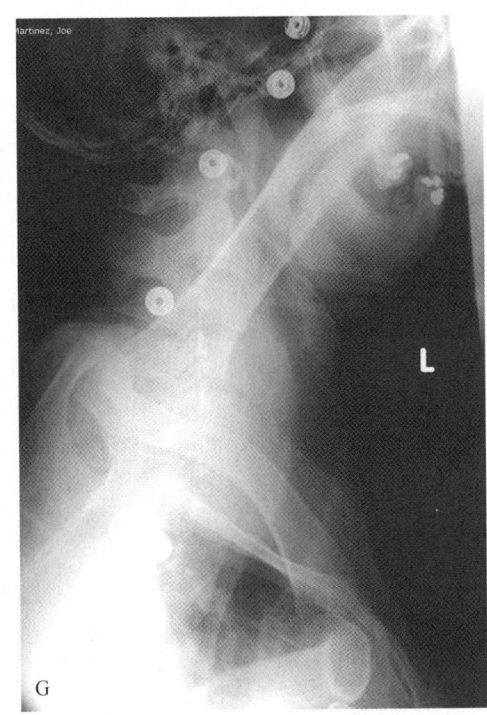
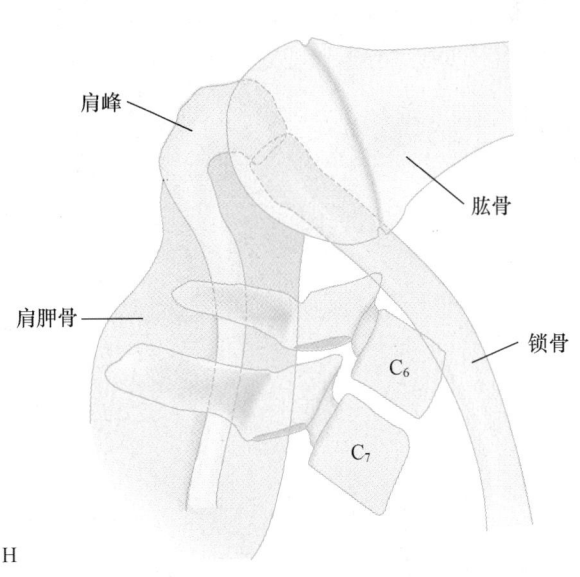

图 40-23（续） E 和 F，侧位。G 和 H，蛙位。

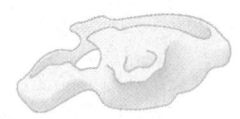

A

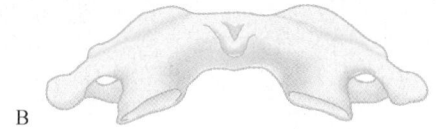

B

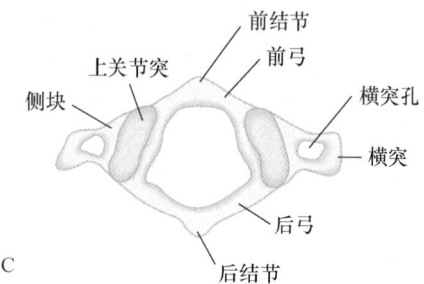

C

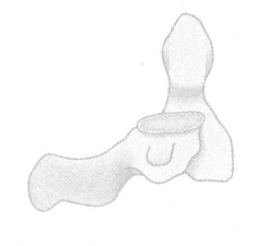

D

图 40-24 C_1 和 C_2 水平面。**A**，寰椎侧位。**B**，寰椎前后位。**C**，寰椎俯视图。**D**，轴侧位。**E**、轴正位。**F**，轴俯位。**G** 和 **H**，是开口图。**I** 和 **J**，是闭口图。

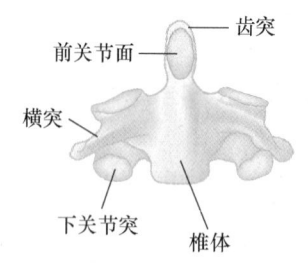

E

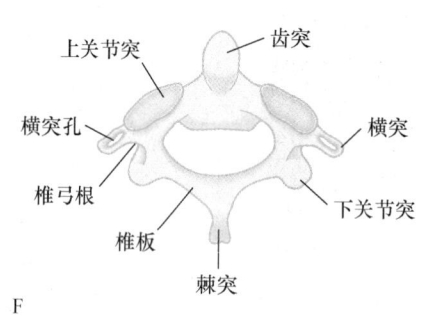

F

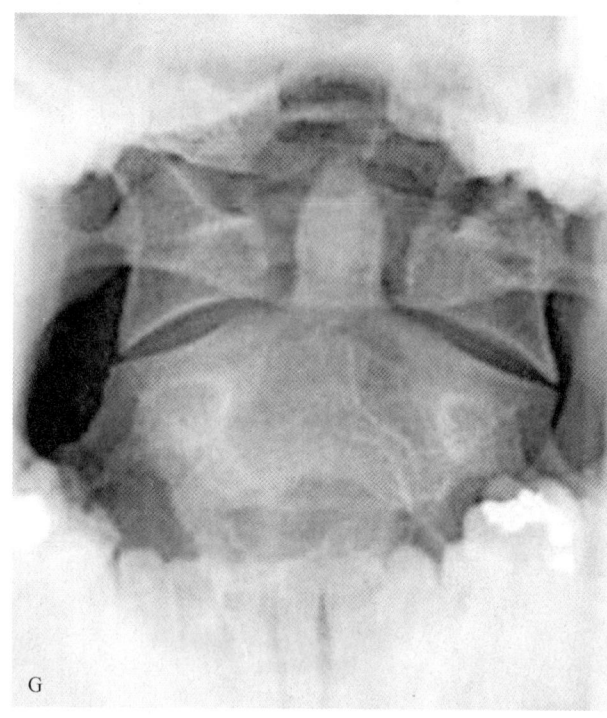

G

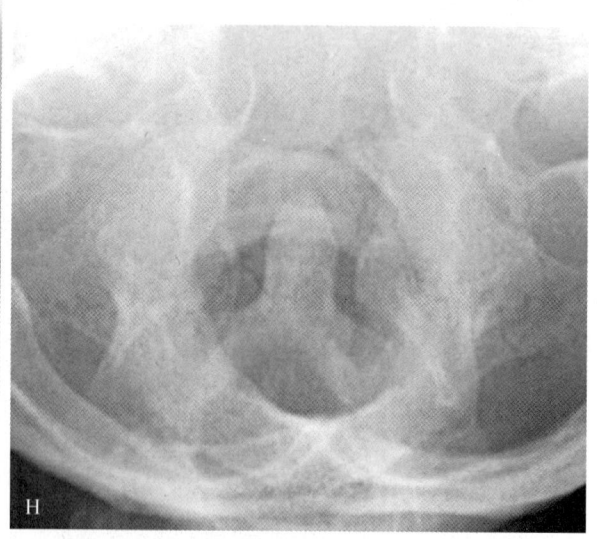

H

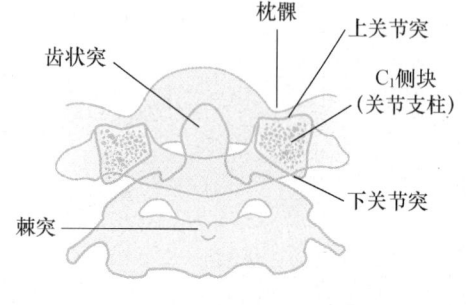

I

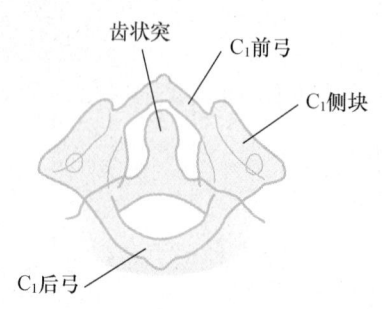

J

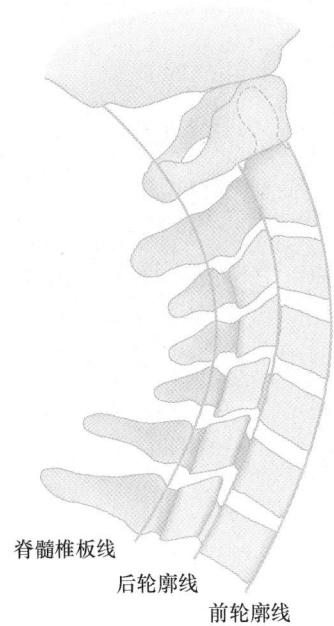

图40-25 颈椎侧面的正常结构关系。

脊髓椎板线
后轮廓线
前轮廓线

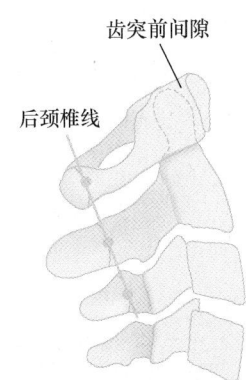

齿突前间隙
后颈椎线

图40-26 正常的颈线后外侧脊柱。

虽然颈椎的横断面侧位片在诊断脊椎损伤中是最有效的X线片，但它作为惟一角度的欠缺也是有据可查的。前后位和齿状突位引入后，诊断率有了可观的增加，所以在停止颈椎固定前这三个方位的摄片都应该被评估。低风险标准显示在仅仅在0.07%的创伤病人中和0.008%的不稳定病人中，一个技术上能支持的三方位创伤检查体系才可能会失败。

横断面侧位片

颈椎侧位片的检查应是系统而且完善的。为了达到这点，阅片时记住"ABCs"是很有帮助的，其中A代表调校对准，B代表骨畸形，C代表软骨空间估计，s代表软组织。

为了核查是否对准，画出两条假想的线分别接上椎骨体的前后边缘以及前后轮廓线。第三条刺状线连接着脊突的基底部，延展到后部的延髓（图40-25）。所有这三条线应该是组成一条平滑的，连续的脊柱前凸的弧线，其中任何一条线的断裂显示这个部位有骨或韧带损伤。这个规则有个例外，就是C_2和C_3的伪性脱臼，这个在婴儿和儿童中很常见。这个现象产生的原因是他们肌肉发育不成熟以及高活动性的脊柱骨。这样，如果一名儿童被怀疑有高位损伤，就应该使用连接C_1，C_3脊柱线区分点的后部线（图40-26）。如果C_2的基线位于前方2mm以上或者在后部线之后，那么就需要怀疑这个水平有损伤。从侧位观，预牙科区域（即齿状突的前面与C_1前环后面之间的空间）在成人不应超过3mm或在儿童不超过5mm（参考图40-26）。这个区域如果增宽可能表明有C_1 Jefferson骨折（寰椎破裂性骨折）。

接下来，骨的畸形应该得到一定的评估。微小的骨密度的改变都应该被注意到。在类风湿性关节炎，骨质疏松症或转移性溶骨性损害的病人中，密度降低的区域在受压的情况下更容易发生骨折。椎体的急性压缩性骨折和转移性成骨性损害导致了密度增高区域的产生。

急诊内科医生会通过软骨间隙评估来诊断半脱位和脱臼。细微的椎间或脊突间空隙的向前或向后的增宽可能仅提示一个不稳定的脱臼。

最后，咽后间隙的软组织应用来评估椎前肿胀和出血是否存在，因为它可能是脊柱损伤的唯一X线表现。咽后间隙是指从C_2椎体的前界到咽的后界之间的空间，它在儿童或成人中不应超过7mm（图40-27A和C）。在C_3和C_4水平，这个数值不应超过5mm或者应小于此水平椎体宽度的一半。在C_4水平以下，椎前软组织空隙由于食管和环咽肌和关系会宽一些。这里所谓的气管后间隙，是指从C_6的椎体前界到气管的后界，它在成人不应超过22mm，在15岁以下的儿童不应超过14mm。在2岁以下的儿童中，咽后间隙在呼气时会常规地增宽；这样，同时也应摄吸气片。椎前间隙中存在空气，可能提示食管或支气管某些部位破裂，而且，椎前脂肪条纹的向前凸起是潜在骨或软组织损伤的有力证据。

齿状突视角

在急诊科得到的第二张片是寰椎和枢椎张口和闭口位片（图40-24G-J）。儿童齿突不融合以及一些成人齿状突先天性的畸形会造成伪骨折。

前后位片

前后位脊柱片完善了脊柱诊断体系。脊突应形成一条直线，而且咽和气管空气投影应该在中线（图40-23B和40-27D）。常规的侧位片中轮廓应做核实，而且椎弓根可见的末端要去检察以确定是否有骨折。

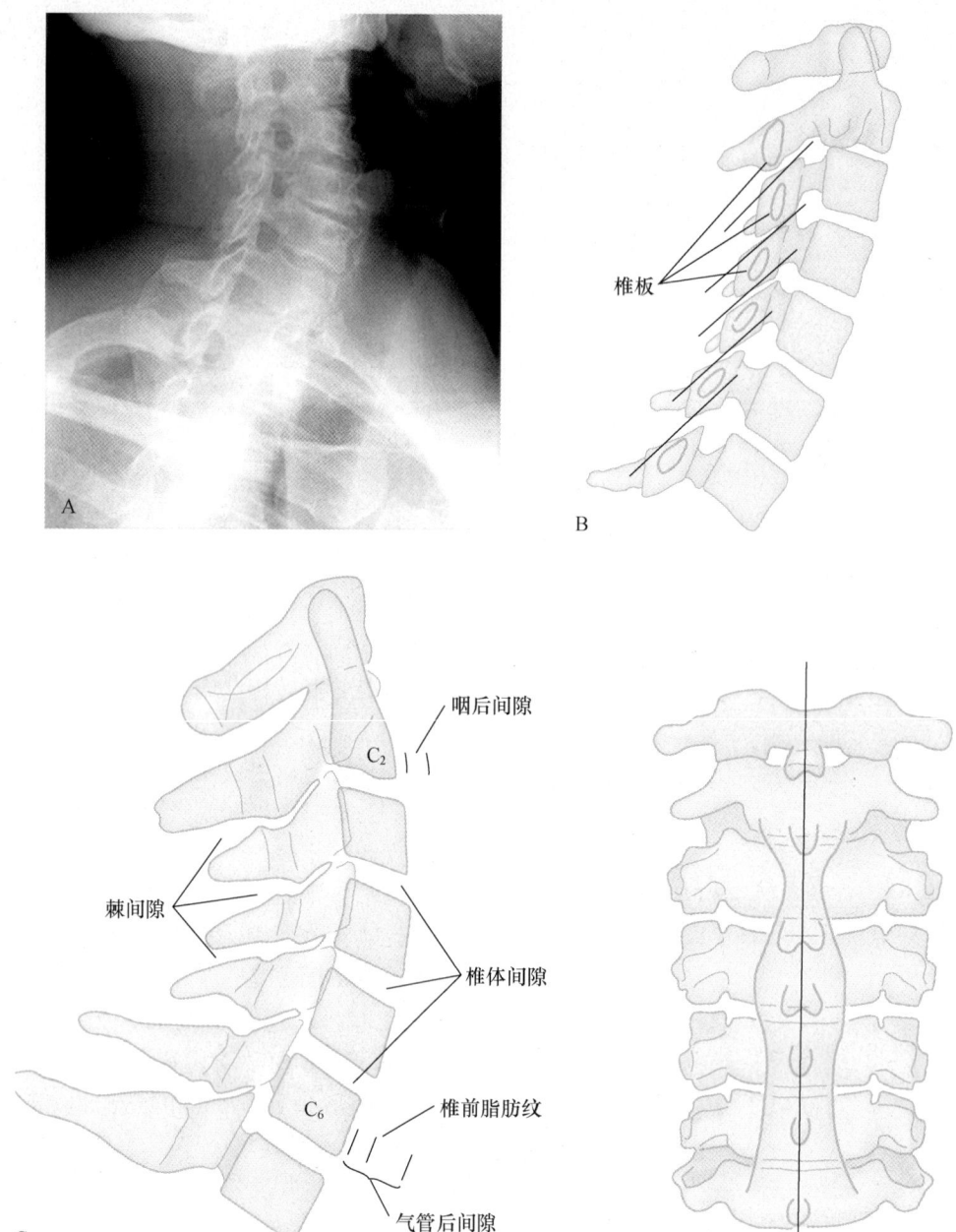

图 40-27 A 和 B，正常颈椎结构斜位片类似带状疱疹。C 和 D，正常颈椎软组织和骨结构的前后位及侧位片。C，侧位片，比较上下关节的椎间隙和棘突间隙大小是否对称，判断是否因屈伸运动导致损伤。咽后和气管后软组织隆起分别平行于 C_2 和 C_6 水平。D，前后位片，气管和喉头阴影应处于中线上。中线连接各个点并将棘突二等分。否则可能导致旋转性损伤。

与毗连的椎骨相比，脚间池的增宽说明了有爆裂性骨折（图 40-28）。

除了寻找椎体和横突的骨折外，纵隔横纹的膨胀可能是胸椎体骨折的惟一证据。上部胸椎的骨折可引起纵隔后出血，这使胸片上纵隔变宽，看上去像发生了大动脉破裂。

斜位片

椎体斜位片在核查可疑椎后薄片骨折，单方面脱位，或真性半脱臼中可能很有帮助。然而，随着高分辨率的计算机电脑成像技术出现，普通平片上一些可疑损伤都由 CT 来解答了，而不是通过斜位片来获得。正常的薄层表现为一个完整的椭圆（图 40-23E 和 F），椎后薄层骨折中断了这个椭圆（图 40-29），重叠薄层骨折表现为像屋顶的瓦片（图 40-27A，B）。完整的重叠薄片包括了存在一个单面的脱臼，连续性的中断证实了它（图 40-11E，F）。正常的层间距离从侧位片上连续的薄层椭圆的中心点上开始测量，它们应是相等距离的。由于失去了囊韧带的完整性，层间距离增大，显示出真性半脱臼（图 40-30）。

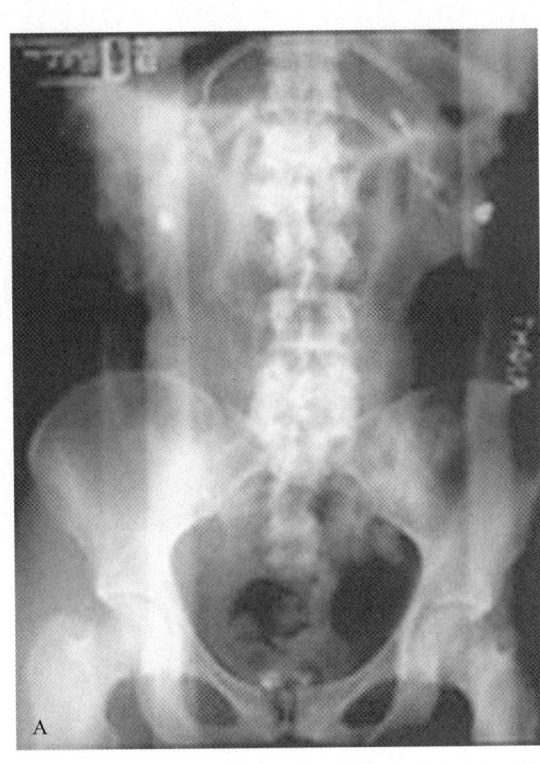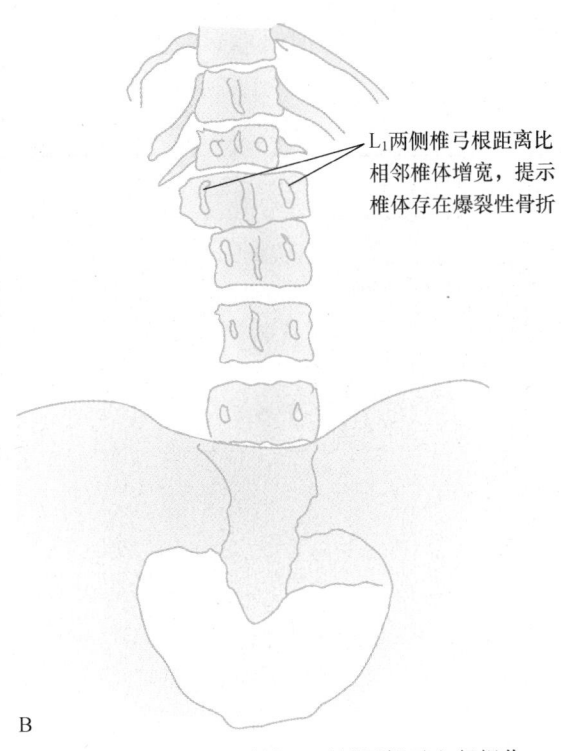

图 40-28 A 和 B，L_1 粉碎性骨折。前后位胸片显示 L_1 平面相邻椎骨间距增加。静脉注射肾盂造影图提示左肾损伤。

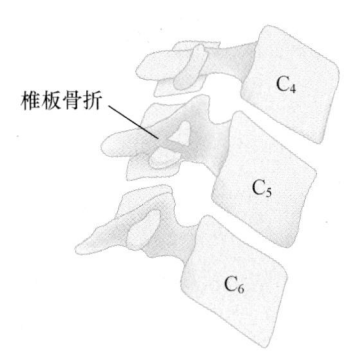

图 40-29 椎板骨折侧位片。侧位片可看到一条通过 C_5 水平的骨折线。

俯屈位和延展位

尽管是阴性标准 X 线片，在怀疑有韧带损伤时常要摄俯屈位和延展位（F/E）。不稳定的椎骨提示了以下任何一种可能：椎间盘间超过 3.5mm 的水平位移，骨突移位，椎间隙增宽，损失超过 30% 的椎间盘重量，或有椎前血肿的存在。准确地使用 F/E 位片的作用和时间还一直存在争议。然而，NEXUS 调查者论证了 818 个病人中的 86 位（10.5%）在做了 F/E 位片后最终发现了脊椎损伤。虽然在仅用 F/E 位时，发现有 2 个病人有骨损伤，4 个病人有半脱位，但是所有 6 位病人在常规片上都有其他损伤表现。在急诊处理时，有报道称因为伴随的肌肉痉挛掩盖了次要的半脱位而使得 F/E 位片有令人难以接受的高假阳性和假阴性率。因此，在伤后一到两个星期行延迟 F/E 位片可能会更有效。除此之外，其他手段，如 CT 和磁共振（MRI）在急性、有局限症状但有正常普通平片的病人中能给予更出色的图像。

CT 扫描

由于仪器本身的限制，定位的困难，病人不合作以及常处于精神创伤严重发作期的病人等因素，常规的影像学受到了很大的限制。不适当的侧位颈部片的发生率，尤其观察在 $C_7 \sim T_1$ 这部分时甚至高至 25%。CT 扫描可以有效地解决这些限制，在急性颈髓损伤的很多病例中是技术地选取决定了权威的结论。CT 可以在不移动仰卧位病人的情况下对病人进行检查，所以在一些需骨折固定，气道控制以及其他生命支持措施的情况下更倾向于使用 CT。

CT 在骨折检查中的优越性是一个很重要的进步（图 40-31，图 40-32，彩图 40-33），因此常规影像检查上不清楚的骨折或移位都可应用 CT 扫描行进一步评估。由于连续和不连续的椎骨骨折很常见，CT 扫描应用于观察整个颈椎。CT 扫描也能诊断骨裂，急性椎间盘突出，异物，椎旁血肿或髓外血肿。

一项比较了 CT 和普通平片的研究论证了检查出椎体骨折的敏感度，普通平片是 70%，CT 是 100%。而且在放射科 CT 室的平均检查时间有了很显著的减少（1.0h vs. 1.9h，$P < 0.01$）。另一个研究发现，CT 能检查出 99.3% 的高能量创伤后引起的颈、胸、腰椎骨折，而那些未被 CT 发现的损伤只需最小限度的治疗或者不需治疗。

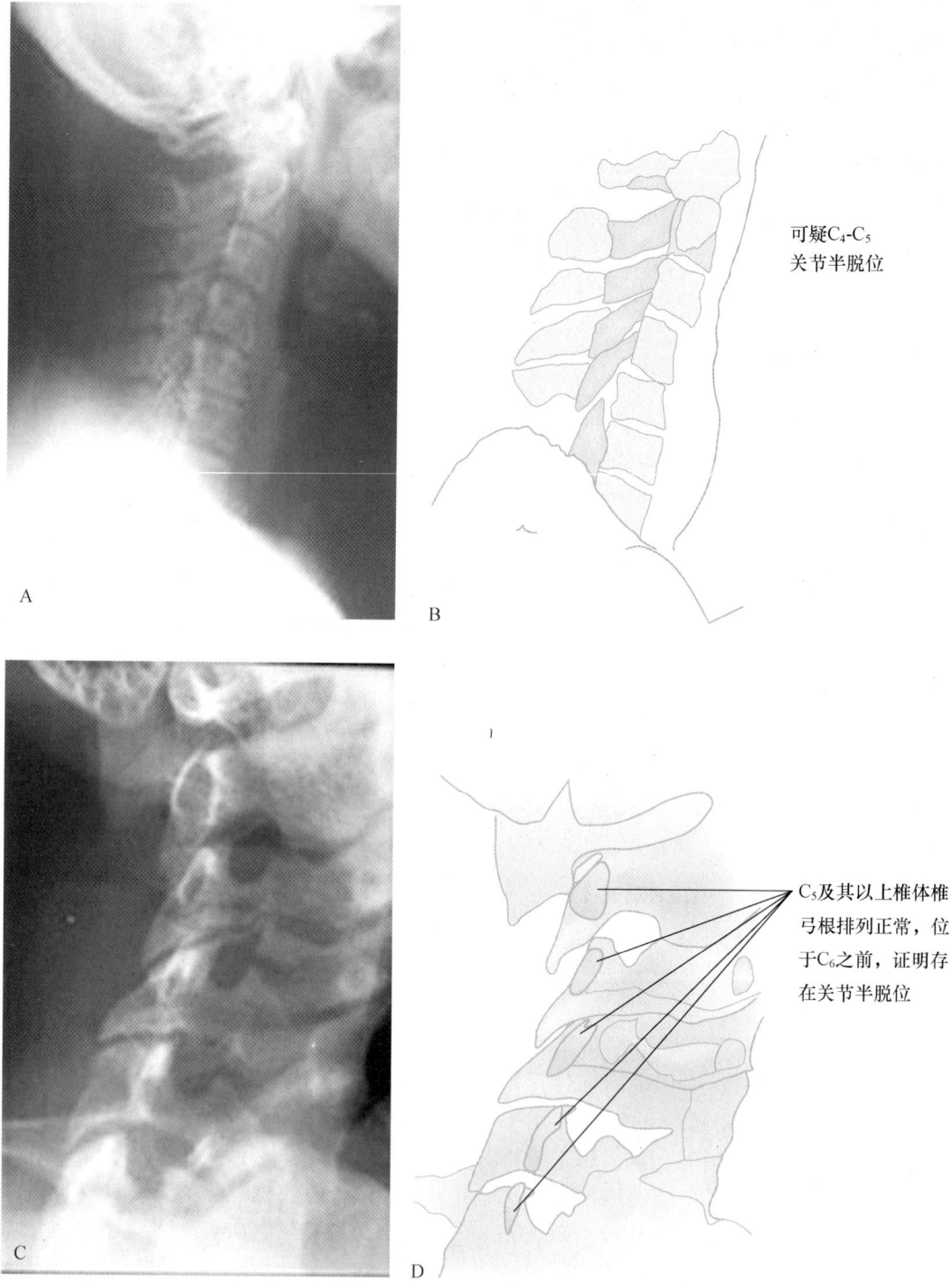

图 40-30　A 和 B，真正的半脱位，侧位片。C_5、C_6 前半脱位可能。C 和 D，斜面半脱位。C_5 椎弓根在 C_6 稍前方证明存在脱位。

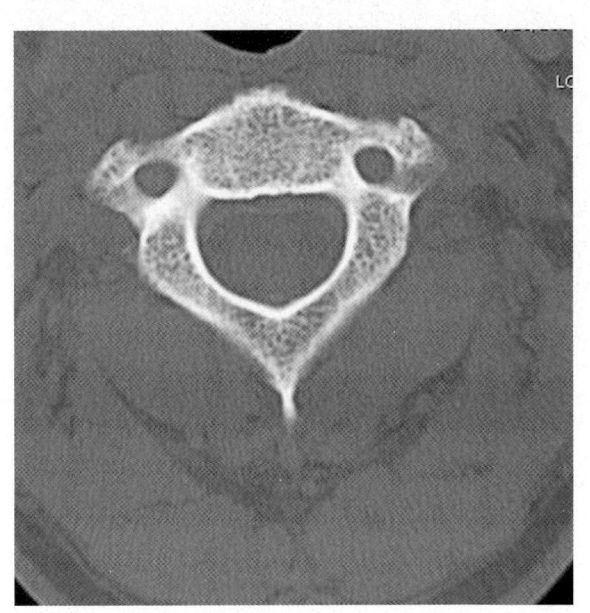 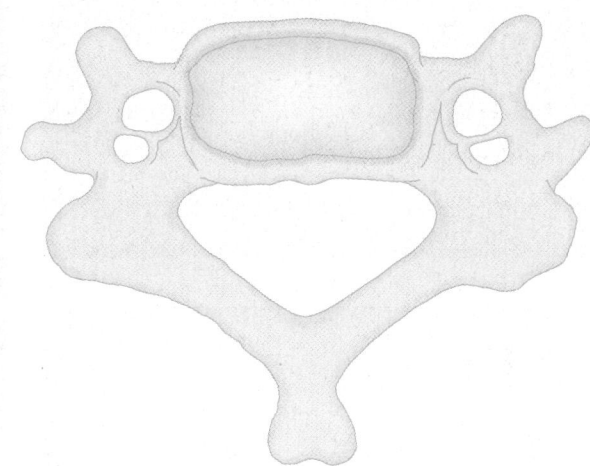

图 40-31　正常颈椎的计算机断层扫描。

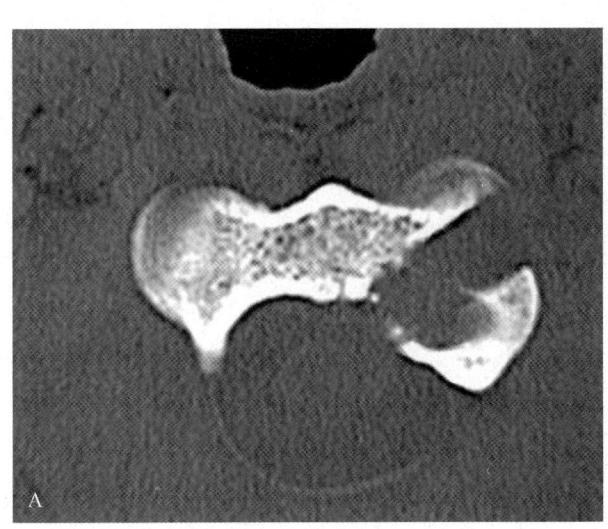 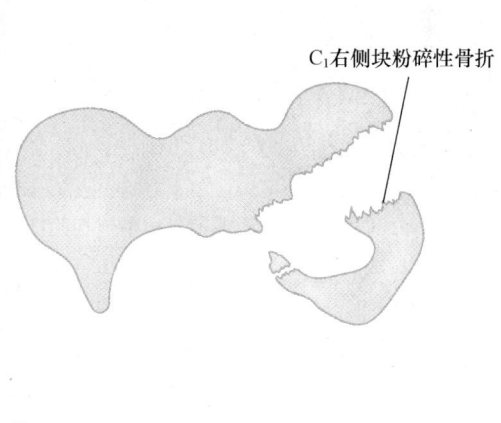

C_1右侧块粉碎性骨折

图 40-32　C_1骨折通过左侧团块影。

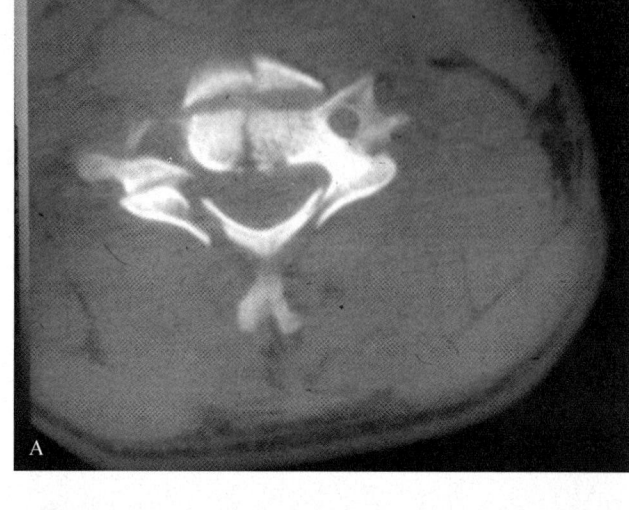
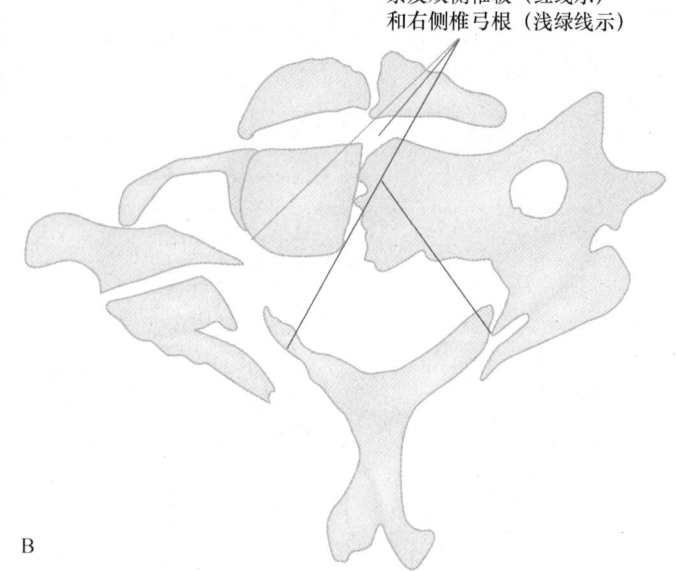
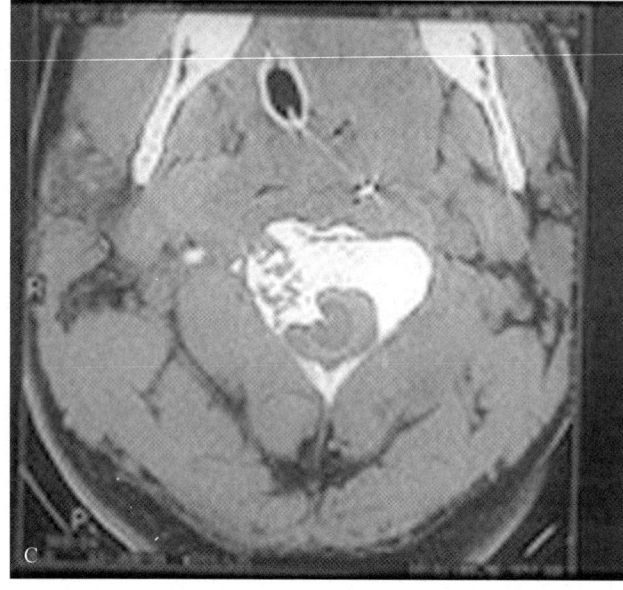
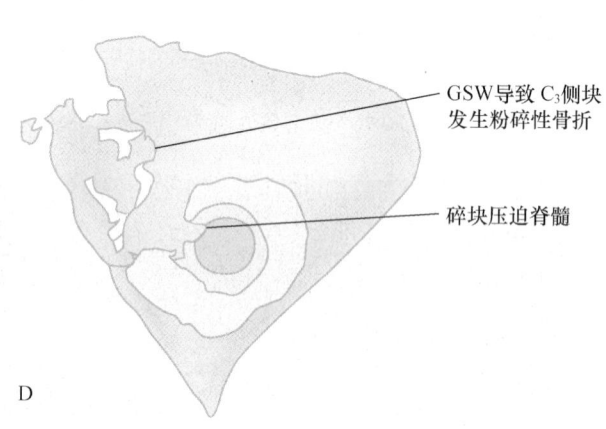

彩图 40-33　A 和 B，C_5 轴向计算机断层显示椎体粉碎性骨折及双侧椎管骨折伴椎管狭窄。C 和 D，提示两侧组织及碎骨对脊髓造成损伤。

正是由于 CT 有这么多的优点，一些权威争论认为 CT 已经很有效，常规的脊椎摄片没必要。研究者们试图分析从腹部或盆骨 CT 扫描中用以评估胸和腹部损伤的数据，用以确认是否能反映脊椎损伤，这样就可减少检查脊椎损伤的时间和花费。在一项对 3 537 个钝伤病例进行回顾性研究时发现，其中有 236（7%）例有颈、胸或腰椎损伤。Brown 和他的同事们报道说 CT 诊断出了 99.3% 的骨折。被 CT 漏诊的一例颈椎骨折和一例胸椎骨折只需做些轻微的处理，例如加个颈椎固定器或者是不做处理。CT 同样被认为在感觉迟钝的钝伤病人中也能同样诊断明确。事实上，东部创伤手术组织的实践指南中推荐在不可靠和感觉迟钝病人中在进行 $C_1 \sim C_2$ 的 CT 和颈椎的三个方位片后要进行颈椎的清除。然而，对感觉迟钝的病人行颈椎清除仍存在争议。

螺旋 CT 扫描通过在 CT 托台上移动病人同时旋转 X 线管提供了连续的数据获得（容积扫描）（图 40-34）。轴线重建 CT 在二维和三维成像的形成中很有帮助，尤其是对多面图像进行中心整合不太习惯的非放射科医生来说。螺旋 CT 扫描能显示在平片或轴线 CT 上不能成像的颈椎损伤（图 40-36）。

CT 潜在的缺点包括费用过高和射线暴露。然而，在一项研究中发现，虽然 CT 费用总是高于平片（4 386 美元 vs. 513 美元，$P < 0.01$），但当与每位病人脊椎成像费用来比较时，没有统计学上有意义的不同（172 美元 vs. 164 美元，$P > 0.05$）。在同样的这

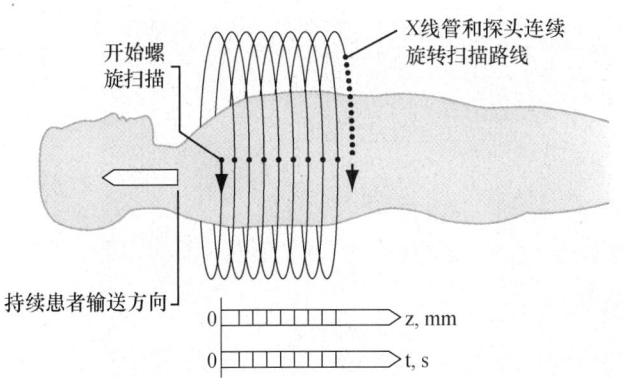

图40-34 螺旋层析扫描技术。

项研究中,对颈椎成像比较中,CT 的射线暴露要高于普通平片(26mSv vs. 4mSv),但在胸腰椎成像中,CT 射线暴露水平要低些(13mSv vs. 26mSv)。

磁共振扫描

MRI 具有超高分辨率而且没有电离辐射,同时它最主要的优势是有能直接显示非骨性结构,包括髓内、髓外一些脊椎的畸形,而这些畸形能引起神经上的缺损(图40-37)。它主要检查是否有潜在的外科损伤,包括急性椎间盘突出、韧带损伤、骨质压缩、硬膜外和硬膜下出血以及椎动脉闭塞(图40-38)。MRI 能明确三种不同的类型的 SCI,包括急性韧带出血、韧带水肿或韧带挫伤以及混合性韧带损伤。有韧带水肿或挫伤的病人,尽管那些伴出血的病例预后很差,但在神经系统表现上有很明显的进步(图40-39)。因此,MRI 在颈椎损伤中有诊断和预测作用。对 SCIWORA 来说,MRI 被认为是最好的

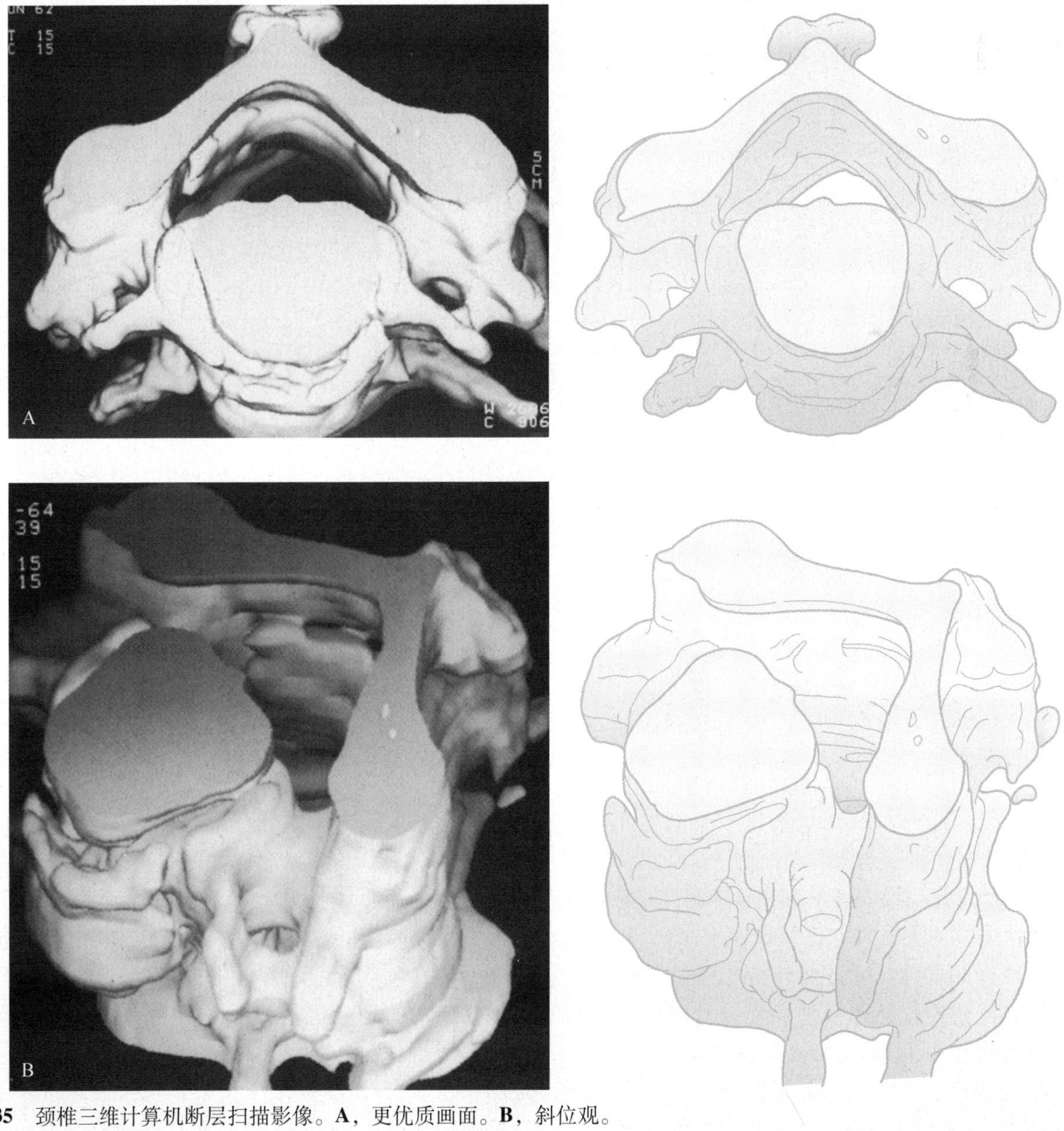

图40-35 颈椎三维计算机断层扫描影像。**A**,更优质画面。**B**,斜位观。

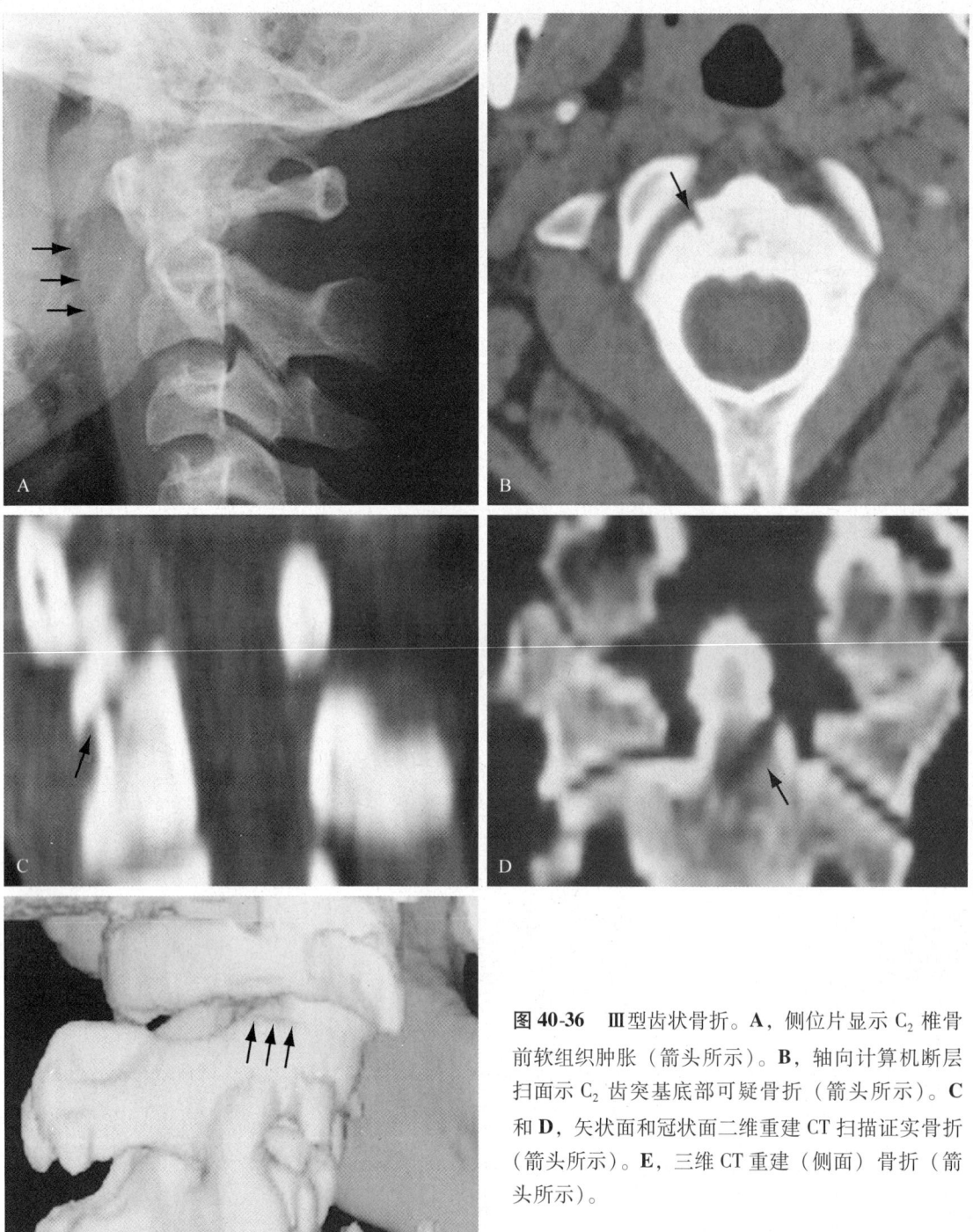

图 40-36 Ⅲ型齿状骨折。**A**，侧位片显示 C_2 椎骨前软组织肿胀（箭头所示）。**B**，轴向计算机断层扫面示 C_2 齿突基底部可疑骨折（箭头所示）。**C** 和 **D**，矢状面和冠状面二维重建 CT 扫描证实骨折（箭头所示）。**E**，三维 CT 重建（侧面）骨折（箭头所示）。

图像诊断手段，因为 MRI 可以显示中央型椎间盘突出、椎间隙狭窄、椎韧带水肿和挫伤[44]。

MRI 的禁忌证包括安装了心脏起搏器，或脑动脉瘤夹（MRI 兼容的夹子现在已被研制出来），以及金属（磁性）外部物体。除此之外，还包括 MRI 不兼容的生命支持监护仪器系统的存在以及使用了颈椎牵引器时（现已经有 MRI 兼容支持系统存在）。平片和 CT 在评估骨性解剖和骨折，要优于 MRI。核磁共振在评估急性颈髓损伤中的地位在进一步发展。一些人认为有临床症状或 X 线平片证明存在韧带损伤，特别是前椎体水肿时要立即进行磁共振检查。

多数专家推荐，对那些有强烈的潜在脊髓损伤临床指向（包括持续颈部疼痛或神经功能缺失等），但平片正常的患者进行磁共振检查。然而一些研究显示，即使对思维迟缓或所提供的临床证据"不可靠"的患者，当 CT 检查结果正常，磁共振在排除不稳定性损伤并不是必要的。磁共振在诊断陈旧性脊髓损伤

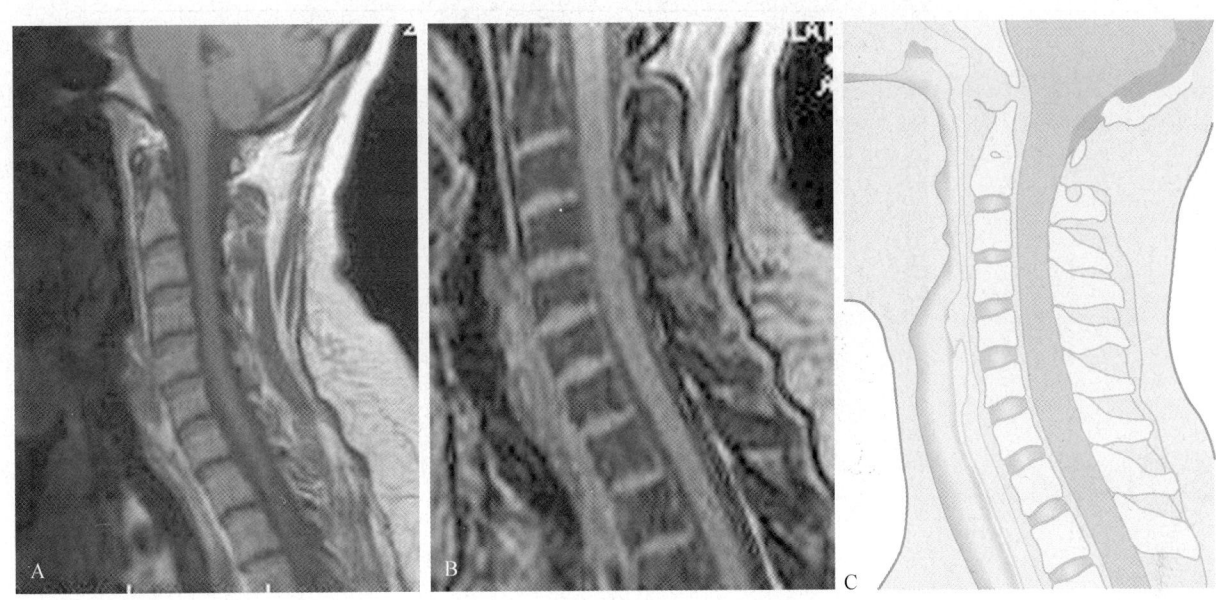

图40-37 正常颈椎矢状面磁共振图像：T_1-加权（**A**），角度翻转（**B**）。**C**，颈椎图解。

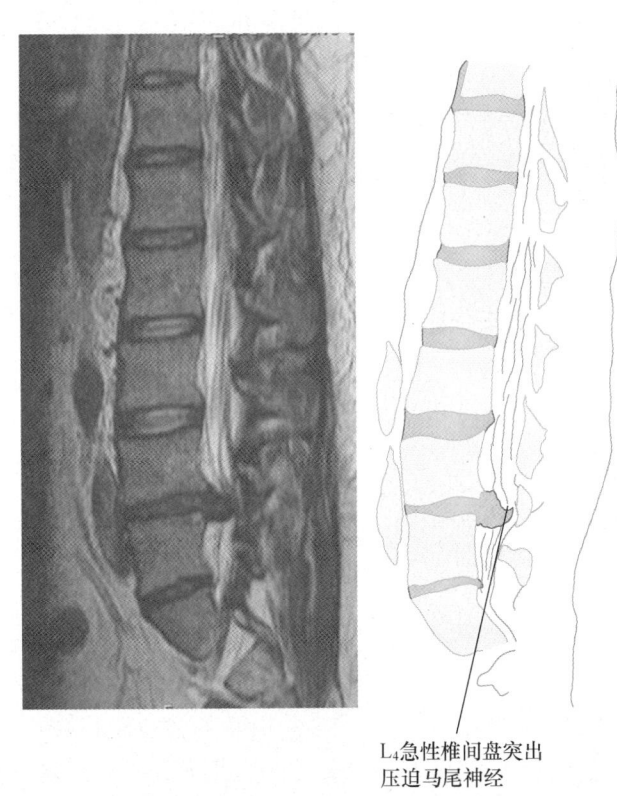

图40-38 磁共振图像提示急性 L_4 椎间盘突出并压迫马尾神经。

L_4急性椎间盘突出压迫马尾神经

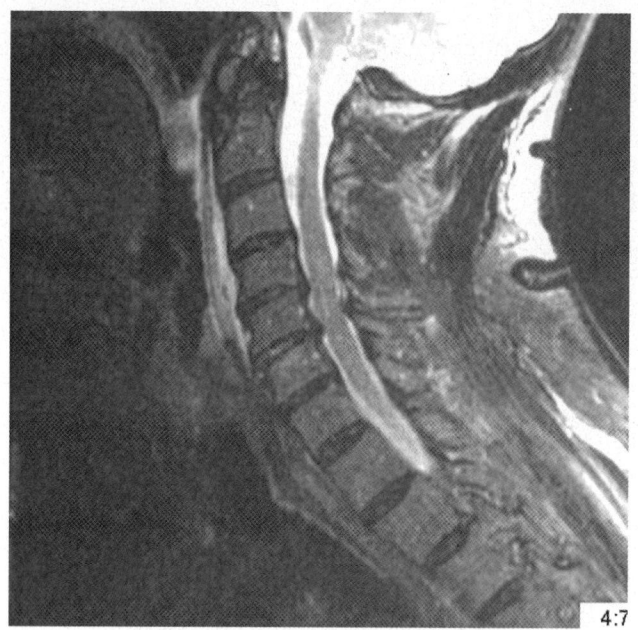

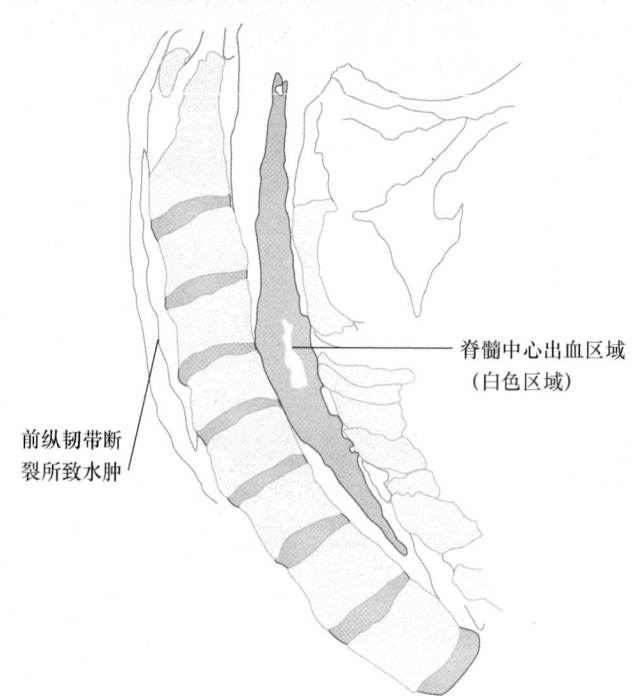

图 40-39 磁共振图像提示脊髓中央少量出血，前、后韧带断裂。

时非常合适。稳定性脊髓损伤病人出现进行性神经功能失常可能提示漏诊的椎骨或脊髓损伤、脊髓软化、损伤后髓内瘘或蛛网膜下腔改变，而这些病理变化都能通过磁共振检查出。

处理

所有机制未明造成的损伤，例如以颈部或腰背部疼痛为主诉的症状、有明显头面部创伤的证据、出现脊髓软化征象、局部神经功能缺失的表现、认知受损、潜在的弥散性损伤或不能解释的低血压等，都应该怀疑存在脊髓受损。对所有可疑有显著脊髓损伤的患者都应采取如图 40-42 所示的类似措施。

脊柱固定

院外护理

对遭遇创伤的病患，医务工作者务必对其评估是否合并脊髓损伤，尤其需对由机动车交通事故、殴打伤、坠落伤及运动伤所致的颅面部外伤患者。由药物或酒精中毒、头部损伤、休克引起的此类患者可能会伴有意识状态的改变，从而带来沟通合作困难和脊柱易损性的增强，此时务必采取措施稳固存在潜在创伤

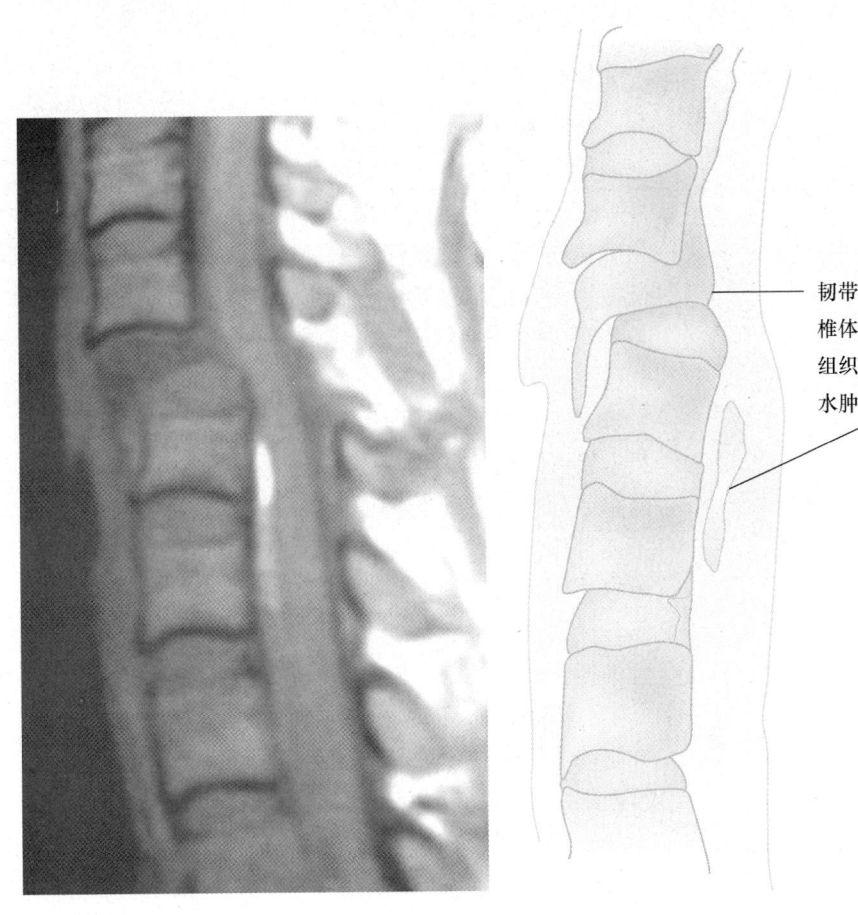

图 40-40 前、后纵韧带断裂。矢状面磁共振影像从椎管前出血处可见 C_4、C_5 韧带断裂。

韧带损伤所致椎体脱位，致组织损伤脊髓水肿、出血

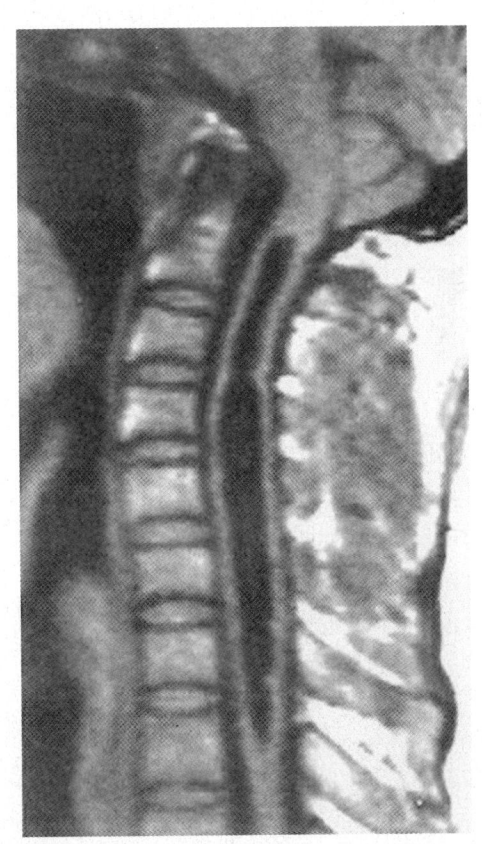

图 40-41 磁共振影像提示脊髓创伤后形成瘘管。

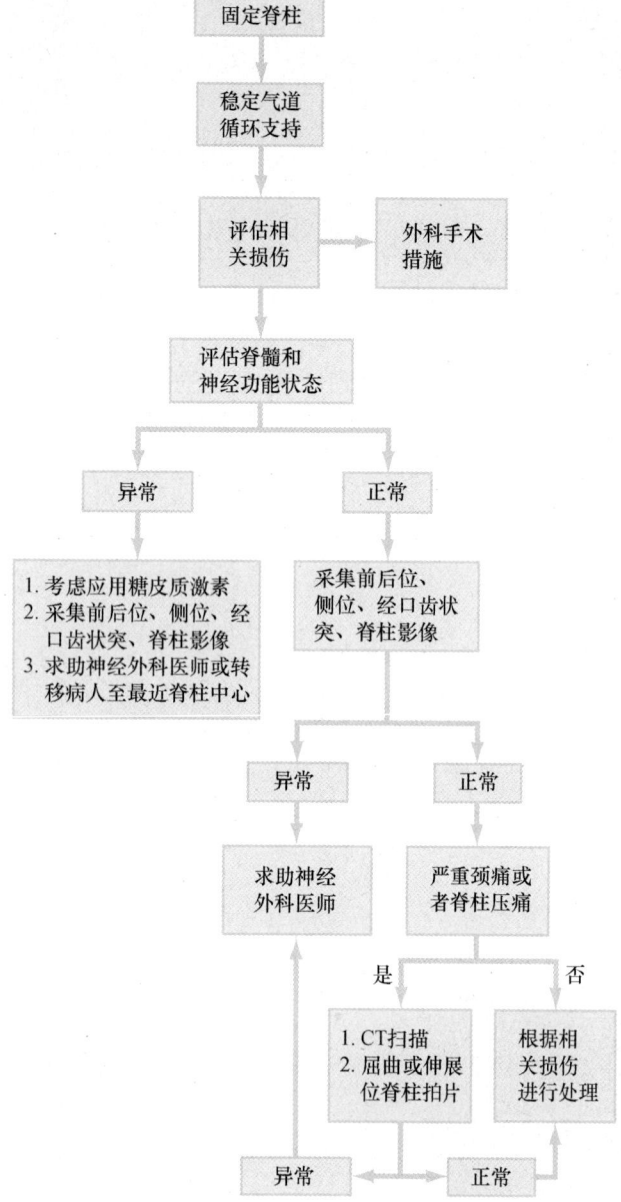

图 40-42 对疑似颈椎损伤患者的处理措施。

的脊柱。

脊髓固定措施应在发现创伤患者的第一时间内实施并维持该状态直到医院急诊部门可排除其脊髓损伤的可能性。各类行之有效的脊髓固定矫形器可通过市售方式获取。目前使用最为广泛，也许最为有效的方式是采用一种联合器，它是由脊柱背板、固定颈托以及通过环绕患者前额的伸缩带或条带达到固定任一侧头部的支撑板这三部分组成[49-53]。8 周岁以下少儿的头部/躯干比例高于成人，故将此类患者放置于脊柱平背板时需配合相对温和的颈部固定措施。可以采用带枕部凹陷窝的特殊固定板或在患儿上背部放置移动板以轻度抬高胸腔高度[52]。评估并稳定相关损伤病情后，应部署更进一步的院外护理措施并立即执行。

急诊部门

当脊髓损伤得以固定后的创伤患者到达医院急诊部门后需由临床医生对病情快速评估。若脊髓损伤的危险度分层为中高危，推荐立即去除患者衣服、评估相关损伤危险度并在保留脊柱固定装置的情况下施行抢救性治疗措施。对于分层为低危的人群则可拆除相关装置并在预约深度检查前对患者伤情进行仔细评估。

对于清醒且合作的可疑脊髓损伤患者，在进行影像学检查之前需警惕其随意动作。对于因头部创伤、药物或酒精中毒、低血压、多发疼痛性损伤而致检查不能合作的患者，需采用更为激进的处理措施，包括考虑使用化学镇静剂和物理性制动。对可疑胸部和腰部脊柱损伤的患者最好予以仰卧位和绝对卧床处理。颈椎损伤患者的制动原则应采用颈部和躯干联合制动方案，因为任何移动均可能加剧原始损伤。若患者尚未制动于固定板上，则需用条带或可移动板将其躯干牢固固定于检查台上。可将支撑块或沙袋置于患者头部任一边并用一条 3 英尺宽的条带环绕患者前额和支撑块以同时固定头部和颈部。针对躁动患者还需采取特殊加固措施以保证其头部与身体纵轴保持一条直线。由于过度移动而加剧自身伤情的患者可能需要予以镇静、药物性麻醉和插管。对自觉感觉功能异常的患者需维持脊髓损伤预警信号直到从临床表现或影像学上得以排除任何相关损伤的可能性。为预防窒息发生，吸痰护理需立即执行，且每一位急诊科相关医护人员均应对此类情况有预见性。当患者出现呕吐，在保证脊柱固定良好的前提下，迅速将其摆放至舒适体位并予以吸痰处理。

气道管理

急诊医生需参与到颈椎损伤患者的气道管理中来。C_3 水平以上的脊柱损伤可能导致急性呼吸障碍，而因水肿蔓延致此水平面以下脊柱损伤者则可能诱发迟发性膈神经麻痹，并逐渐导致 C_3 平面以上相关神经功能的损伤。颈髓损伤可同时并发因咽后出血、水肿及颌面部外伤所致的气道阻塞。另外，头部及胸部创伤患者需要气道管理或呼吸支持，脊髓损伤后而不伴明显头部创伤往往诱发急性肺水肿。

美国外科协会（ACS）拟定的创伤后高级生命支持纲要中指出，对创伤后心搏骤停者（即便其伴有脊髓损伤证据）的最佳气道管理模式是予以快速有序插管措施（RSI）的同时行脊柱固定术[54]。该推荐模式同样适用于有自主呼吸但无意识，需要气道控制或呼吸机支持的患者[55-65]。一篇围绕脊柱损伤主题的综述对脊柱固定措施提出质疑，该文章指出，支持此项措施的数据来自于尸体研究、对健康志愿者的观察以及几项类似调查；几乎没有证据表明不同时予以脊柱固定措施的气管插管术（较抬颏手法更少造成脊柱移位）会给脊柱损伤患者带来不安全因素；需插管的脊柱损伤又合并颅内损伤的患者极为少数；并有证据表明脊柱固定措施会使喉镜视野受限，可能导致插管失败和严重低氧血症，造成如前所述的中枢神经系统受损的不良后果[66]。该作者同时指出，尽管有上述众多证据支持，但临床医生仍不愿放弃使用脊柱固定措施，因为此举已得到 ACS 的推荐，这种现象提示我们需对创伤患者气道管理中使用的相关上气道插管、经口插管及可视喉镜等措施做更为深入的调查研究。对于重度颌面部损伤患者，当 RSI 快速有序插管措施无法实施或气管插管失败时（详见第 1 章），应考虑采用环甲软骨切开术。

脊髓休克

脊髓休克是以急性脊髓损伤平面以下的神经功能和自主神经反射突然丧失为主要表现的临床综合征[14]。患者通常表现为软瘫，包感觉功能丧失、深腱反射消失、膀胱性尿失禁以及心动过缓、低血压、低体温和肠梗阻。脊髓休克可持续 24 小时以下至 2 周以上时间不等[67]。球状海绵体反射的恢复预示着脊髓休克的好转。

神经源性低血压继发于脊髓休克后，是由于交感缩血管神经功能缺失及自主神经功能失调导致丧失反射性心跳加速功能造成，此症状应作为创伤患者的一项排除性诊断。除非患者出现反射弛缓无力；丧失反射性心跳加速和周围血管收缩功能；更为重要的是排除了并发出血性休克、心脏压塞或张力性气胸的可能性，则不应将该症状视为导致低血压的原因。神经源性低血压患者血管舒张收缩功能的丧失是这类致命性损伤的共有表现。

尽管目前学术界对神经源性低血压的最佳治疗方案尚未达成一致，在抢救新近抵达的低血压性创伤患者时，应谨慎输注晶体液[68]。大多数单纯性神经源性低血压患者病情较轻（例如收缩压 > 90mmHg），初始可参照上述救治原则。在所有脊柱损伤病例中，病情较重的神经源性低血压患者（例如收缩压 < 70mmHg）占 20%～30%，通常多见于严重高位颈髓损伤者，同时伴有完全或接近完全性神经功能缺失[14]。液体复苏疗法对此类病人通常无效且过度输注可能导致容量负荷过重。因此，一旦依据症状使得神经源性休克诊断成立并排除了创伤性休克的其他诱因，则应在监测血流动力学的基础上，选择使用液体复苏、头低脚高体位（除非由于并发头部创伤而不得采用）、升压药或心脏起搏疗法。

不完全性脊髓损伤的药物动力学

脊髓损伤的实验动物模型支持迟发型生化打击假说，这个理论主要是说在初始损伤后数小时到数天，损伤开始显现，表现为组织进行性缺失与神经系统功能逐步恶化。总体来说，很多神经保护治疗措施在实验室动物研究与人临床试验中均有涉及，人们也正在研发有效的治疗手段（框 40-1）[69-86]。甲泼尼龙是现

框 40-1　目前调查研究中的急性脊髓损伤治疗原则

A. 减少损伤效应
  1. 维持循环量
  2. 保持通氧量
  3. 减少神经毒素和自由基（甲泼尼龙、谷氨酸受体拮抗剂）
  4. 抗炎（细胞因子、Rho、IL-10、肿瘤坏死因子拮抗剂）
  5. 减少凋亡（一氧化氮抑制剂、卡配因）
B. 促进正常神经功能/连接
  1. 细胞治疗
     a. 施万细胞
     b. 嗅鞘细胞
     c. 星形胶质细胞
     d. 重塑成纤维细胞
     e. 巨噬细胞
     f. 少突胶质前提细胞
  2. 基体改进剂治疗
     a. 导素
     b. 神经胶质（PEG/人造水凝胶）
  3. 神经移植治疗
     a. 外周神经移植
C. 增加再生/轴突生长
  1. 抑制剂中和抗体
     a. 蛋白抗体
  2. Neutrophin-3
  3. 酸性成纤维细胞生长因子
  4. 脑源性亲神经因子
  5. Rho 拮抗剂
D. 复位丢失神经细胞
  1. 胎儿组织
  2. 干细胞
E. 预防瘢痕/神经胶质增生
  1. 核心蛋白多糖
  2. 软骨素酶类
F. 减少神经环路缺失
  1. 钾通道阻滞剂
  2. 钠通道阻滞剂
  3. 谷氨酸受体阻滞剂

Adapted from Donovan WH: Spinal cord injury—Past, present and future. J Spinal Cord Med 30: 85, 2007.

在唯一治疗脊髓损伤的常规药物，但其用法却备受争议。

国家急性脊髓损伤研究项目（NASCIS）的研究者发表了几份研究，显示了早期服用高剂量的甲泼尼龙能改善脊髓损伤患者神经系统功能的预后。甲泼尼龙初始用法为30mg/kg，静脉推注，再续加5.4mg/（kg·h）滴注。对损伤3小时内的病人持续滴注24小时，而损伤3～8小时内的持续滴注48小时。损伤8小时后用类固醇药物可能带来更恶劣的预后。

一些专家就国家急性脊髓损伤研究项目（NASCIS）研究方法学上的一些不足进行了讨论，指出其使用的方法并未能对甲泼尼龙的使用是否能改善患者神经系统功能作出准确的评价[87,88]。甚至，更有研究报道使用甲泼尼龙治疗的患者其呼吸系统与消化系统的并发症发生率比安慰剂组高[89]。

由脊髓医学协作组2008年（包括美国神经外科协会、美国急救医生协会、神经外科医生协会、美国骨科协会和国家脊髓协会）发布的最新的指南指出："并没有临床证据表明任何神经保护的药物，包括类固醇，治疗急性脊髓损伤可以促进功能性恢复"[90]。尽管如此，循证医学数据库系统回顾仍然坚持，"高剂量甲泼尼龙类固醇治疗是唯一一个通过Ⅲ期随机临床试验的药物，在损伤后8小时内使用或在损伤3～8小时内开始治疗，维持24～48小时的静滴，患者可以获得额外的获益"[91]。尽管美国脊髓外科医生最近发现86%脊髓损伤病人常规接受类固醇治疗，却只有其中的21%获得功能恢复，并且这里尚存在一定的医学伦理学上的顾虑。英国的急救与神经外科曾展开了一个类似的研究，他们发现在实际操作中尚未能统一规范起来[93]。然而，仍未有足够的证据支持泼尼松龙能用于治疗部分急性脊髓钝挫伤，且由于此药副作用较大，最多只能充当一个备选治疗方案。

并发症

心肺衰竭

虽然创伤患者心肺功能的恶化通常是其心、肺遭受失血性休克或直接机械损伤打击的结果，它可能反映出肺水肿的加剧，而肺水肿偶在大脑和脊髓损伤的情况下发生[94]。脊髓外伤可以刺激导致强烈的交感神经紊乱，随之而至两种后果：后果之一是出现肺毛细血管内皮细胞的破裂，导致肺毛细血管出血综合征，此时在肺动脉压正常（<18mmHg）的情况下可出现肺水肿。另一种后果则是由于后负荷的急剧增加引起的左心功能不全，引起肺动脉高压（>18mmHg）下的肺水肿。同时，过量液体复苏所致的容量负荷过大也可导致肺水肿的发生。因此，通常对此类病人的处理措施是复杂的，可能需要严格平衡液体需求量，减轻后负荷并施行带呼气末正压的人工通气[94]。

胃肠道和泌尿生殖道

如果对脊髓损伤病人仅行腹部检查持怀疑态度，必要时可行腹部CT扫描、超声检查、诊断性腹腔灌洗或是一些联合检查[95]。在急性脊髓损伤阶段，胃肠道和膀胱都变得弛缓。因此，一旦病人固定妥当，需要放置鼻胃管以预防胃潴留、导尿管以防止膀胱尿潴留并监测体液排出量。应激性溃疡导致的胃肠出血在脊髓外伤患者中的发生率为2%～20%[96]。因此，在治疗初始阶段，可给予组胺H_2受体拮抗剂或质子泵抑制剂以预防溃疡。

皮肤

压迫性坏死很容易引起皮肤知觉丧失。此类病人1小时之内即可出现压疮，尤其当伴有脊柱活动不利时。如在治疗早期以羊皮或泡沫填充物敷于压疮处可以有效缩小褥疮的溃疡面积。

权威治疗和预后

紧急外科干预在脊髓损伤管理中扮演的角色目前局限于缓解他人躯体、椎间盘、骨碎片及硬膜外血肿对脊柱造成的冲击力[97,98]。外科手术今后可能成为稳定严重骨骼损伤或减轻脊柱脱位的必要措施。手术干预的时间窗颇受争议且目前并无设计完善的研究可证实早期减压（<12h）的效果优于晚期减压[90]。

主要脊椎损伤曾经几乎一致是致命的。大多数病人死于呼吸相关并发症或是皮肤坏死、泌尿道感染引起的脓毒血症。抗生素治疗手段的出现使得长期生存不仅成为可能，更变为人们的期待。在现代，脊髓损伤患者最好早期转诊到区域性脊柱治疗中心，在那里有神经外科医生、整形外科医生、心理医生和理疗师共同组成的团队来启动康复治疗。专业的脊柱治疗中心给脊髓损伤患者提供了一个超越他们自身局限性、可回归生机勃勃世界的机会。经验告诉我们，在高位颈椎损伤（C_5水平以上）患者的共同期待下，他们中的大多数可获得在高水平社区医院外独立生活的充足条件[99]。

处置

颈部扭伤

脊髓的骨骼肌损伤引起的轻到中度不适而无神经损伤、影像学异常及由损伤引起的住院需要，最好还是在门诊进行治疗。治疗除了镇痛外还需要约定随访。急诊科里，多达27%的患者在损伤后存在颈部疼痛，而且这种症状一般会持续约1年[100,101]。

轻微骨折

多数脊椎骨折的患者都需要住院治疗。单纯的颈段椎体压缩性骨折或棘突骨折如果受伤并不严重，可以在门诊部处理。如果没有神经系统损伤或韧带不稳的证据并且患者痛苦不严重，也可以在门诊部治疗。所有病人都应该安排合适的随访，因为即使最轻微的脊髓损伤都可由于慢性疼痛而导致持久的功能缺失。

对轻度楔形骨折（<10%楔形骨折）而无肠梗阻或神经功能缺失的患者是可以推荐到门诊治疗的。然而，多数胸椎与腰椎楔形骨折的患者最好能住院治疗。其原因如下：第一，此类患者通常有显著的不适，需要非口服的麻醉药物镇痛；第二，造成胸腰椎骨折应力通常较大，应该考虑是否存在胸腔内或腹腔内的损伤；最后，低位胸椎与腰椎骨折可以导致持续或迟发型胃肠道梗阻，需要持续的鼻胃管吸引减压。

本章参考文献请参见 http://pumpress.bjmu.edu.cn/eduservice/3419.html

第41章 颈部创伤

Kim Newton

符岳 译　黄子通 校

概述

颈部创伤会导致一系列损伤以及相关并发症的出现，包括常见的轻微损伤和致命性损伤，后者有出血性休克、急性神经性损伤和气道梗阻。血管和喉部损伤会在短时间内导致气道不畅，这种情况一旦出现，连具有丰富颈部创伤救治经验的医生们都颇为头疼。有时候，创伤后病情稳定的患者可能已受到尚未发现的创伤打击，如果不能及时识别和救治，将会导致大量患者的漏诊以及高死亡风险。因此，一线的急诊医生不仅需要熟悉颈部创伤的各种类型以及它们细微的临床表现，而且还应该精通颈部的解剖结构、创伤患者的诊断评估、治疗利弊以及气道开放技术。

颈部创伤可以分为3种不同的损伤机制：钝性伤、贯穿伤和窒息/吊伤。又可以在此基础上进一步分为气道损伤（喉部和气管）、消化道损伤（咽部和食管）、血管损伤和神经系统损伤。以上各类损伤都有特定的临床表现，接下来将逐一讨论。

创伤发病原理

病理生理学

贯穿性创伤

据报道，颈部贯穿性创伤的发生率占所有创伤性损伤的0.4%～5%，并且可以归为以下3种机制：枪击伤（gunshot wounds，GSWs）、穿刺伤和混合伤，后者包括了刺伤和弹片伤[1,2]。枪击伤又进一步分为高速枪击伤和低速枪击伤。高速弹体往往来自于军事级别的武器和猎枪，这些弹体飞行速度至少在每秒2200～3200英尺以上。它们极易贯穿软组织和骨组织；虽然可以通过爆炸波效应造成贯穿远端部位的损伤，但只要没有偏移，损伤弹道往往呈直线并且能够预测出来。弹体穿透组织所需要的最低速度为每秒350英尺。发生低速枪击伤（小口径手枪和气枪）时，弹体飞行速度非常慢（例如，0.22口径手枪的弹体速度为每秒300英尺）。低速弹体导致的弹道轨迹飘忽不定，入口及出口处的枪伤与弹道损伤往往并无直接关系[3]。爆炸波和空化效应主要由高速弹体（每秒1000英尺）造成。空化效应与弹体贯穿进入组织后快速释放动能有关。这些释放的能量会导致弹道周围空腔形成，暂时推移弹道周围组织。空化效应所造成的软组织损伤范围要远远超出弹体本身所引起的损伤。

急诊医生应熟悉颈部的解剖结构及其创伤机制。因为低能量的颈部创伤（刀、手枪、远程鸟枪或猎鹿枪）占了具有明显临床损伤征象案例的一半比例之多（图41-1）[4]。Ⅰ区和Ⅲ区的损伤更倾向于外科手术治疗，医生们也更喜欢通过术前诊断性检查来确定最好的手术方案（表41-1）[4]。

与飞行弹体速度成天壤之别的刺伤通常局限于一侧颈部，临床上主要以非手术治疗为主。任何一个能够刺穿、戳破或撕裂组织的物体都可以造成混合性颈部贯穿创伤。但目前大多数混合伤主要由撞车后的玻璃碎片或狗咬伤引起。颈部贯穿性损伤的总体死亡率为2%～6%，造成患者短时间内死亡的首要原因是创伤后的出血[1,5]。

钝性伤

颈部钝性创伤多发生在撞车事件中，但也见于殴打伤、"晒衣绳"损伤、窒息和运动性损伤[6]。钝性血管损伤发生罕见，但却是急诊和创伤外科医生最容

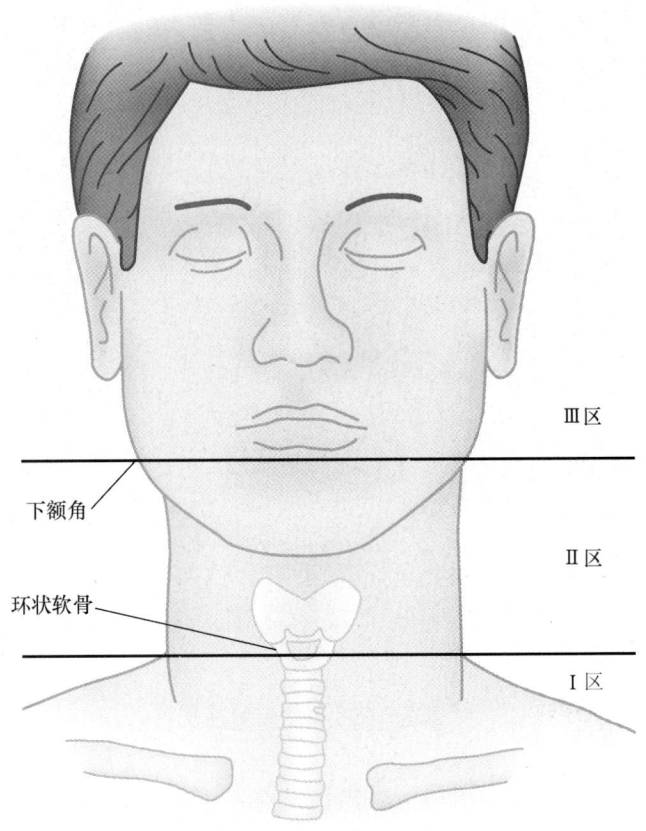

图 41-1　颈部的分区。

表 41-1	颈部贯穿伤的发病率	
部位	数量	百分比*
动脉	320	12.8
静脉	281	11.3
喉部、气管	253	10.1
咽部、食管	240	9.6
脊髓	76	3
神经系统	85	3.4
胸导管	2	0

*发病率数据基于其他已报道的研究。

From McConnell DB, Trunkey D: Management of penetrating trauma to the neck. Adv Surg 27: 97, 1994.

易漏诊的损伤之一[4]。与贯穿性损伤相比，钝性创伤造成的消化道和血管损伤并不常见，但是却会造成急性气道梗阻以及延迟并发症的出现。

解剖结构

颈部是一个结构复杂而且封闭的解剖区域，其内分布着至关重要的组织结构并被筋膜分隔成不同的区间。由于这种封闭的解剖关系，血管损伤性出血要么可以被筋膜层和邻近组织压迫填塞止血，要么就造成明显的解剖结构扭曲，增加临床病情评估和气道管理的难度。通常采用两种方法在体表水平划分颈部结构：区域和三角[8]。在解剖学上，颈部已经被分为三角区（颈前三角和颈后三角）。颈前三角向前靠近颈正中线，向后为胸锁乳突肌，上方为下颌骨下缘，其内分布着重要的结构（神经血管和消化道）。颈后三角前方为胸锁乳突肌，下方为锁骨，后方为斜方肌前缘。由于含有相对少的重要结构，因此除了脊柱创伤，该区域的创伤预后往往比较乐观。

目前临床多将颈部分为Ⅰ区、Ⅱ区、Ⅲ区。这种针对贯穿性颈部创伤的分区方法是从解剖结构和临床治疗角度出发考虑的。Ⅰ区（颈底部）下起自胸骨和锁骨，上至环状软骨水平。该区由环状软骨下方的胸廓出口组成，损伤会同时影响颈部和纵隔的结构。Ⅱ区（颈中部）是介于环状软骨和下颌角之间的区域。因为该区是颈部结构暴露最完全的部位，因此发生在此处的损伤从理论上说具有与其他区域完全不同的特点，那就是可以进行外科探查，并且很容易对损伤血管的近、远端进行止血处理。Ⅲ区（颈上部）从下颌角一直到颅骨底部。与Ⅰ区损伤一样，该区的血管损伤很难对其近、远端进行止血处理（框 41-1）。

浅筋膜和颈深筋膜这两层筋膜组织环绕覆盖着颈部结构。浅筋膜覆盖在颈阔肌表面，而且就在皮下位置。深筋膜分为3个部分：套层环绕颈部并分叉包绕胸锁乳突肌和斜方肌；气管前筋膜层附于环状软骨和甲状软骨上，并从胸骨后移行至心包前缘；椎体前筋膜层包裹颈部的椎体前肌群，并进一步形成腋鞘，后者覆被锁骨下动脉。由于气管前筋膜层连接着颈部以及前纵隔组织，因此具有重要的临床意义。隐匿性消化道损伤会在这种解剖结构延续性的基础上进展为纵隔炎。颈动脉鞘也是由三层颈深筋膜的部分结构组成。夹在浅筋膜和颈深筋膜之间的斜方肌主要被覆在颈部的前外侧。由于它的位置表浅以及邻近颈部重要结构，因此临床上需要重视。如果斜方肌遭到外力创伤，医生要考虑是否发生了上述相关结构的损伤。任何颈部贯穿性创伤的检查都应该记录各区域的情况或者详细记录损伤区域的情况。斜方肌外力创伤后不主张盲目探查伤口，因为这会导致血凝块脱落并出现大出血[9]。

临床特征

颈部外伤患者临床表现为大量非特异性的症状和体征。这无疑增加了医生的诊断难度，尤其是对那些病情稳定的患者。目前文献研究争论的焦点在于对可

框 41-1	颈部区域内的血管及其他组织结构

Ⅰ区
颈总动脉近端
椎动脉
锁骨下动脉
上纵隔内的大血管
肺尖
食管
气管
甲状腺
胸导管
脊髓

Ⅱ区
颈动脉
椎动脉
喉部
气管
食管
咽部
颈静脉
迷走神经
喉返神经
脊髓

Ⅲ区
颈动脉远端
椎动脉
颈静脉远端
唾液腺和腮腺
第Ⅸ~Ⅻ对脑神经
脊髓

框 41-2	贯穿性颈部创伤的"可疑"与"绝对"体征

可疑体征
咯血/呕血
口咽部出血
呼吸困难
发音困难/吞咽困难
皮下或纵隔气肿
胸部引流管气体溢出
非扩展型血肿
局部神经功能缺陷

绝对体征
血肿扩大
严重的活动性出血
休克,液体复苏失败
桡动脉搏动减弱/消失
血管杂音/颤动
脑缺血
气道梗阻

针对 223 名颈部贯穿性损伤患者的研究发现,在决定是否需要对患者进一步行血管或食管诊断性检查之前的体格检查是可靠的[10]。病情稳定的患者应该从消化道或神经血管损伤出现的"可疑"和"绝对"体征来进行评估(框 41-2)。很多具有"绝对"体征的患者可以从外科介入中获益,而争议主要集中在"可疑"体征或者没有创伤体征的病情稳定患者。回顾过去,贯穿性颈部创伤处理经历了一个与其他部位创伤处理相类似的诊治观念转变的过程,从强制性损伤探查发展到现今基于系统性体格检查和辅助检查的选择性治疗时代[14,15]。

能颈部创伤患者,医生该如何选择最安全和性价比最高的病情评估方法。为明确是否存在进行性气道或血管损伤,进行系统性检查是至关重要的。因此,临床提示原先病情平稳患者开始出现机体失代偿的表现为:呼吸困难、发音困难、喘鸣、流涎、血肿变大、血管杂音出现、大脑缺血或休克。

诊断策略

体格检查联合辅助检查在评估稳定的严重颈部外伤患者病情中的可靠性已逐渐被人们所接受。还是与过去一样,对于需要进行辅助检查的患者,单纯的体格检查是否能恰当评估他们的病情,争议的双方仍然各执己见[9-13]。一项对 393 名颈部贯穿性创伤的研究结果表明,30% 辅助检查出现阳性结果的患者,其之前的体格检查并未发现明显的体征[9]。相反,另一项

治疗

病情稳定的患者

颈部创伤后病情稳定的患者,最好送到创伤中心继续治疗。因为虽然这些患者暂无生命危险,但是可能很快就会出现继发性气道不畅,那么就必须在第一时间进行气道干预。必要的干预措施应该在转运至急诊室的途中开始,而不是抢救的现场进行,因为这样可以避免延误后续确切治疗的时间。开放性的伤口应先覆盖好并且在不影响气道开放和大脑血流的前提下,充分按压止血以及预防气体栓塞。治疗时要警惕是否存在颈椎损伤的可能,特别是对那些颜面部钝性创伤或出现神经功能障碍的患者,这时应果断使用颈托以保护颈椎。

病情不稳定的患者

对于病情不稳定的患者，气道管理是重中之重。除非合并钝性创伤或者有脊髓损伤的证据，否则颈椎固定对于贯穿性颈部损伤患者并非必不可少的措施。经口快速序贯性气管插管（rapid sequence iintubation，RSI）通常认为对多数颈部创伤患者是安全的[16,17]。一旦呼吸参数标准化的人工气道建立之后，考虑的主要问题就是Ⅰ区贯穿性损伤造成的相关血气胸发生风险了。尤其进行面罩通气治疗时要时刻保持警惕，因为空气会被送入受损组织中，并导致大面积的皮下气肿和继发性的气道扭曲，或者出现罕见的气体栓塞。对活动性出血部位或者有血凝块的伤口不要进行探查，因为这会引发更大量的出血。最好的止血方法就是直接按压。由于颈部遍布大量的神经血管结构，应避免使用盲目钳夹活动性出血部位来止血。如果怀疑有血管损伤，建议保持轻度Trendelenburg体位以降低空气栓塞的风险。静脉血管开放最好选择在受伤对侧肢体上进行，直到排除了血管损伤的可能，否则不应该在受伤同侧的颈部或上肢进行血管开放。使用颈托后可能会掩盖颈部的损伤以妨碍必要的检查。在保持颈椎稳定对线的前提下稍微移动颈托对于完善恰当的系统检查是必要的。

如果患者出现难治性休克或者心跳呼吸骤停，并且进行液体复苏或急诊开胸按压后均不能改善症状，那么则高度提示急诊医生是否发生了静脉气体栓塞（venous air embolism，VAE）。一旦怀疑发生此类情况，应该让患者保持头低并且左侧卧位，使心腔内的气体聚集到右心室心尖部位。如果采取这种体位仍然不能提高心输出量，那么通过超声引导下心包穿刺右心室抽气术或急诊开胸心室抽气术都可能是救命的措施。当患者出现意识状态恶化，或是脑卒中样症状等大脑缺血的表现，均提示大脑血管损伤或者脑动脉气体栓塞可能。

建议对任何怀疑有血管损伤的患者进行经鼻胃管引流（nasogastric tube，NGT）。胃管置入通常会引起干呕，这将会造成血肿移位并发快速出血。因此一旦有胃管的使用指征，最好是在气管插管后进行。相反，从理论上说，胃管置入可以防止胃内容物误吸入肺，同时也能根据血性内容物判断是否存在内脏损伤。

气道管理

经口快速序贯性气管插管

尽管过去十年对颈部创伤患者最优的气道开放手段仍然存在争议，但经口快速序贯性气管插管已被认为是一种安全和行之有效的手段。除非存在禁忌证，否则应该将它作为首选的气道开放方法[16,17]。即使对颈部创伤后出现呼吸道扭曲的患者，经口序贯性气管插管的成功率仍然很高[18]。在没有神经肌肉阻断剂的情况下，气管插管也被认为是首要的介入手段[19]。然而，上述镇静和肌松药最好由经验丰富的插管人员使用。虽然尚未被证实，但是仍应该考虑到肌肉的完全松弛可能会梗阻气道或者过度移动颈部可能会加重不稳定颈椎骨折的程度[16,20]。当然，还有很多替代性的人工气道建立手段，但作为急诊医生，必须熟悉这些技术在颈部创伤患者中应用的局限性[21]。越少应用人工紧急气道开放技术，就会造成急诊医生治疗患者难度增加并会延迟气道稳定通畅的时间。

如果插管时必须固定颈椎，那么助手应该设法保持头和颈部的对线稳定[22]。经口快速序贯性气管插管的相对禁忌证为大面积颜面部创伤或是怀疑存在喉部损伤。如果时间允许，对清醒患者进行插管前可以通过喉镜观察气道的情况。如果预计经口气管插管困难，同时此时患者口咽部并没有大量出血，那么应果断尝试鼻咽镜引导下气管插管。所有急诊医生必须掌握其他替代性插管技术，一旦经口气管插管失败，他们仍然能够游刃有余地建立人工气道[21,23,24]。如果急诊医生不会使用鼻咽镜，那么可以请麻醉科医生或者耳鼻喉医生协助急诊处理。

经鼻气管插管

在过去对大多数创伤，尤其是怀疑颈椎损伤的患者都是建议经鼻气管插管建立人工气道（详见第1章节）。在创伤后高级生命支持教材的早期版本中，也提到对颈部创伤患者采用非直视下的经鼻气管插管术（blind nasotracheal intubation，BNTI）[25]。这种插管手段会出现非常严重的并发症，比如出血、呕吐、误吸、颅内压增加、鼻甲损伤以及窦炎。除此以外，如果不能判断是否存在颈椎损伤，在插管时进行颈部保护将非常困难，因为此时对清醒患者进行经鼻气管插管时会出现干呕和颈部移动等常见的不适情况。过去的一些研究认为经鼻气管插管的成功率为66%～93%[26]。尽管一项最新的研究认为创伤患者经鼻气管插管的成功率为90%，但是它应该作为其他气道建立失败后的备选手段[27]。对那些怀疑有颜面中部、头颅骨底部骨折或喉部损伤的患者，禁行经鼻气管插管。但对使用了麦氏插管钳的呼吸骤停患者经鼻气管插管可能仍是可行的。

外科开放气道

对很多急诊医生而言，环状软骨切开术仍然是气管内插管失败后的常用紧急气道开放技术[21]。尽管文献已经对该手段进行了清晰的描述，但在实际操作中并非轻而易举就能完成。插管人员必须考虑好其他保证气道开放的方法，因为颈前部血肿或是潜在的喉部损伤通常会由于颈部填塞性血肿的减压而恶化患者病情。虽然环状软骨切开术看起来有效，但是在院外由急诊医疗服务系统的救护人员进行此类操作的安全性仍然存在争议[29]。经皮气管内吹气术对某些特定的成年或未成年创伤患者是一种有效但仅是权宜之策的气道开放技术。这种方法伴随着很多潜在并发症的出现，包括忽视插管脱落导致的大面积皮下气肿、插管扭结、气管和食管后壁穿孔、气胸以及高碳酸血症。在合并完全性上呼吸道梗阻时，由于不恰当的吹气可能会导致肺部的气压损伤，因此应避免使用气管内吹气的方法[21,30]。

其他气道开放技术

虽然过多的出血会影响视野，但借助于其他气道开放技术，如可视纤维喉镜和支气管镜仍然能够成功完成困难插管。使用经验不足以及时间限制是这些技术不被急诊医生接受的主要原因[1,16]。急诊气管切开术由于存在技术难度以及耗时较长，并不作为急诊室常用的气道开放手段。只是在某些病例中，使用其他方法存在禁忌证或是无法进行时才予以考虑。虽然食管填充器导气管、逆行插管、喉罩通气以及清醒患者气管内插管在文献中均有报道，但它们通常均都不作为创伤患者的首要气道开放手段[31,32]。

儿科患者

由于儿科创伤患者与成年人的颈部解剖结构有所不同，急诊医生对儿童进行气道管理时很容易出现意外而焦虑易怒。儿童开放气道的方法最好采取与成人一致的经口快速序贯性气管插管术。在儿科创伤患者中，不稳定型颈椎骨折的发生率要低于成人[33]。与成年人类似，儿科患者必要时也可行紧急气道开放术，但可供选择的手段要少一些[33]。婴幼儿的气道位置更高并更靠近颈前部，而且最狭窄的部位就位于环状软骨处[34]。10岁以下儿童由于环状软骨膜较小，以及喉部组织柔软、钙化不完全，应避免进行环状软骨切开。如有必要，急诊气管切开术或经气管吹气术可作为一种紧急气道开放措施，虽然前者施行起来比较困难[35]。BNTI 在婴儿以及年幼儿童上也不推荐使用，其原因之一在于小口径的气管导管过于柔软而无法顺利进入气道。

颈椎损伤

目前已有大量研究证实，在已知或怀疑颈椎损伤患者中施行经口气管插管是安全的[18,36,37]。过去在尸体上进行的研究结果导致医生们很害怕在插管的过程中出现头部移位的情况，从而阻碍了经口气管插管的临床应用。然而，在保持患者头颈部对线稳定的同时再进行快速序贯性气管插管，并没有出现神经后遗症，因此可以认为对颈部贯穿性和钝性创伤的患者，快速序贯性气管插管是一种安全开放气道的手段。任何担心插管后延迟出现的神经后遗症都不是拒绝采用对线稳定、快速序贯性气管插管的借口。继发于颈部贯穿性创伤后，颈椎不稳定骨折但神经功能仍完好的患者极少出现延迟性的神经后遗症[5,38]。尽管对颈部钝性或多发性创伤患者而言，颈椎损伤的发生并非如之前想象的那么常见，但依然要注意这类患者是否有隐匿或明显的颈部损伤征象。急诊医生应该掌握相关的知识和人工气道建立的禁忌证，并从中选择最合适的治疗手段。对采用何种手段保护气道通畅性优柔寡断、拖延时间的做法，常常会造成患者缺氧性的脑损伤。

强制性与选择性手术探查的比较

在有关创伤的文献中，探讨如何最优化地处理颈部贯穿性损伤的争议声此起彼伏。第二次世界大战以前，尽管颈部贯穿性创伤的死亡率非常之高（18%~35%）[1]，但很多患者仍然无法获得积极有效的处理。为了降低这类创伤患者的死亡，发展了对所有患者的颈部贯穿性伤口进行强制外科探查的方法[39]。这种外科探查技术将患者的死亡率骤然降低至6%[4]。战时的成功救治经验证实了对贯穿性颈部创伤患者进行强制性外科探查的有效性并且在之后的几十年时间里得到了临床的广泛应用[40]。

尽管强制性外科探查降低了颈部创伤患者的死亡率，但在20世纪中晚期的大多数医疗结构中发现，探查后的阴性结果的发生率上升到了40%~63%[2]。与其他创伤性损伤的治疗手段一样，在保证保持低患病率和死亡率的同时提高阳性检出率，选择性外科探查的概念应运而生。选择性外科探查是针对病情稳定患者所采取的这么一类措施，从系统性的体格检查到一系列的诊断性辅助检查。这种选择性方法的临床合理性在于：①与目前常见的武器伤（例如，小刀和手枪）和动物咬伤相比，战伤大多是由高速弹体造成；②现今医疗检测手段的进步也能更精确地进行临床检伤。有一项对颈部Ⅱ区贯穿性创伤死亡率的研究结果发现，两种探查手段的死亡率相似，强制性探查组为5.85%，而选择性探查组仅为3.74%[41]。过去十几年的应用经验发现，选择性探查是一种对机体侵入性最小的诊治手段，因此目前的研究和应用都采用这种方法[42,43]。

经颈部枪击伤

经颈部枪击伤（transcervical gunshot wounds，TCGSWs）属于颈部贯穿性创伤的一类。对这类枪击伤的诊治究竟是采用强制性还是选择性手术探查，各家众说纷纭。经颈部枪击伤的损伤发生率要比弹道未过中线的枪击伤高出2倍（79% vs. 31%）。其中最常见的是血管损伤（48%），其次为脊髓损伤（24%）[44]。虽然仍有部分创伤中心对经颈部枪击伤患者采取强制性探查的方法，但很多前瞻性研究已经发现，与合理的诊断性检查与反复的系统体格检查相结合，选择性的外科探查对病情平稳的患者亦不失为一种安全的手段。对于颈中线前部枪击伤的患者，由于累及血管和脏器的风险高，因此常常选择一种更为积极有效的诊断方法。

处理方法

大多数颈部贯穿性或者钝性创伤患在到达急诊室时已经接受过前期处理，特别是当他们的病情需要明确诊断或是得到外科治疗，抑或是必须进行重症监护的时候。大多数病情稳定的患者都应该进行临床观察。所有斜方肌外伤的患者，不论其病情是否平稳，都应该在外科中心进行临床观察。应该密切观察颈部钝性创伤患者的病情，这是由于创伤后脏器血管损伤的症状和体征并未立刻显现出来，一旦处理延误，后果将十分严重。

由于规模较小的医院可能缺乏必要的辅助设备以及专业人员来对创伤患者进行床边的系统检查，此时进行强制性探查可能会让患者得到最大获益。相反，在I级创伤中心中接受救治、病情稳定的患者，普遍都能得到足够的辅助检查以明确诊断并且能避免不必要的外科手术介入。研究也发现，具有丰富颈部创伤救治经验的外科医生都不倾向于对伤口进行外科手术探查[36]。

特殊类型的损伤

咽食管创伤

发病情况

颈部贯穿性创伤很少出现食管损伤，其只占所有创伤入院患者比例的0.11%[37]。钝性创伤后食管穿孔的案例就更少见了，1990年之前所有的文献中只有10例报道。这类损伤如此低的发病率主要可能与食管所处在一个保护性相对好的解剖位置有关。颈部食管损伤的概率要比远端部位高很多。食管损伤导致的死亡在过去20年仍然居高不下，其总体死亡率为19%~22%[37,45]。

病理生理学

食管损伤的早期诊断极其重要。一旦处理不及时，含有大量细菌的口腔和胃内容物就会溢出食管，从而导致大范围的炎症反应，感染（脓肿形成和纵隔炎），甚至死亡。食管损伤是最容易漏诊的颈部损伤[39]，而且也可能是创伤后迟发性死亡的首要原因。

临床特征

尽管食管损伤尚缺乏特殊征象，但如果出现呕血、吞咽疼痛、皮下气肿、血性唾液或鼻胃管管中引流出血性物等"可疑"体征时，应该考虑是否存在食管损伤可能。此外，损伤还可以伴随一些其他症状，如呼吸困难、声嘶、喘鸣、咳嗽、颈部疼痛和压痛、颈项强直等。

在诊断食管损伤过程中已经发现，单纯体格检查得出的结论并不可靠，其精确性只有72%[46]。鉴于及时诊断的重要性，很多医生已经相信，对有食管损伤"可疑"体征并且病情平稳的患者，在体格检查的基础上还应该完善辅助检查[45,47]。

诊断策略

遗憾的是，食管损伤的诊断困难重重。为明确诊断而造成治疗时间上的延迟会导致创伤患者的不良预后[4,10,45]。显而易见，在诊断和手术治疗修复颈部创伤中的耗时会在无形中增加食管损伤的发病率和死亡率；但到目前为止，我们尚不清楚在创伤后多长时间内完成诊治仍是允许的。因此考虑到消化道损伤的诊断难度，在处理与之毗邻脏器的外伤时，应积极寻找有无食管损伤的临床证据。虽然目前对治疗时间窗尚缺乏认识，但及时的诊断是降低食管损伤发病率和死亡率的关键[37,45]。

食管损伤的诊断通常都需要借助于辅助检查。食管对比造影要求检查视野得当以及患者的配合，而且由于其敏感性仅为80%~89%[41,46]，因此并不作为明确诊断的手段。软质食管内镜检查不能像硬质内镜一样充分清除消化道分泌物，极易忽略近端食管的损伤，故而也不是一种敏感的诊断手段[4]。如果能够将硬质食管内镜检查与食管对比造影相结合，那么诊的敏感性将大大地提高。只是在行硬质内镜检查时需要预先对患者进行全身麻醉。最近研究发现，联合食管对比造影与软质食管内镜两种方法，可精确诊断食管损伤，敏感性高达100%[46]。虽然有以上提到的选择性诊断手段，但一项前瞻性研究发现，只有病情平稳或是有临床症状（呕血、吞咽疼痛、皮下气肿）的病人才需要进一步检查以排除食管损伤[10]。颈部和胸部X线平片上如果出现纵隔气肿或咽后气影常常是食管穿孔的征象[48,49]。很多医生都认为，绝大多数怀疑食管损伤的患者都需要明确的诊断和治疗，只有少部分患者可以只进行密切的临床观察[49]。

随着高分辨率计算机断层扫描技术（computed tomography，CT）的出现，有人已经提出这种高速、薄层的CT扫描可能会增加颈部Ⅱ区贯穿性食管损伤的诊断敏感性。除此之外，CT既可以完善某些需特殊治疗患者的体格检查情况，又能替代其他辅助诊断技术的功能[50]。然而，在食管损伤的诊断中过分依赖这种检查手段并未得到文献研究的认可。CT固然能够帮助医生观察到贯穿性创伤中的损伤窦道或弹体的飞行轨迹，并判断是否存在近端损伤，但作为单独一种手段运用，其诊断的敏感性并未如人们想象的那么高[51,52]。

治疗

一旦怀疑食管损伤，应该马上给予患者广谱的抗生素治疗，同时注意兼顾抗厌氧菌治疗。患者在接受外科手术前应确保禁食。使用鼻胃管抽吸可能会减少胃内容物向伤口部位的溢出。

喉气管创伤

创伤机制

喉气管损伤（laryngotracheal，LT）占所有外伤损伤的比例不到1%，而且大多数局限于颈部气管。很多喉气管损伤都是由机动车事故中的直接钝力压迫所致。此时，伸展的颈部会在惯性作用下击打在方向盘或仪表盘上，喉部就会在固定物体与颈椎之间受压。除此之外，其他损伤机制还有晒衣绳损伤、不恰当地佩戴安全带、上吊、遭受攻击、颈部勒伤以及医源性损伤。贯穿性喉气管损伤占所有贯穿性颈部创伤的10%[4]。如果患者有钝性颈部外伤史，同时还应该注意颈椎损伤的可能。

环状软骨是喉部唯一完整的环状固体结构。环状软骨骨折是最严重的喉部损伤，极易造成急性气道梗阻而死亡。环状软骨的钙化从青少年时期开始，在此年龄段之前出现的环状软骨骨折很难可以从颈部X线片上找到相关的征象。喉部钝性创伤后出现气道梗阻的程度与软骨的钙化程度成反相关趋势，也就是说儿童患者发生气道梗阻的危险性最大。

临床特征

目前对所有具有外科手术指征的喉气管损伤患者是否在急诊室进行最初病情评估时就表现出典型的临床特点这一问题，专家们尚未达成共识[20,53]。颈部伤口处有气泡形成或是出现漏气是气道损伤的特殊征象，同时也是喉气管损伤的"绝对"体征。由晒衣绳造成的喉气管损伤会出现大面积的皮下气肿以及骨捻发音[54]。其他一些喉气管损伤的临床表现还包括发音困难、失声、呼吸困难、喘鸣、咯血、皮下气肿、喉部捻发音、喉部所在的颈部区域压痛和疼痛感、颈部明显创口或是血肿形成后解剖标志的消失。舌头运动时出现疼痛常提示伤及会厌、舌骨或是喉部软骨[1]。在一项对儿童喉气管损伤的观察研究中发现，呼吸困难和喘鸣是最常见的征象[55]。另有其他研究者认为体检或透视检查中发现的皮下气体以及喉部、气管的压痛是喉气管损伤最常见的表现[56]。

诊断策略

对病情平稳的患者，可以考虑进行诊断评估。因为一旦遗漏重要的损伤，将可能引起某些长期的后遗症，如变声、吞咽困难、喉部狭窄以及慢性疼痛。贯穿性创伤患者可以根据强制性或者选择性探查的程序进行处理。应该进行X线影像学检查以排除腔外气体、水肿、异物以及喉软骨骨折。可以使用喉镜或软质鼻咽镜直接观察喉部结构的完整性。很多颈椎固定的患者在给予适当局麻后可以很好地耐受喉镜检查，而且还能发现咽下撕裂。硬质喉内镜主要用于评估是否存在喉远端部位的损伤，而此项检查需要在全身麻醉下才能实施[57]。

螺旋CT扫描能够在短时间内给医生提供患者喉部及其周围组织结构完整性的信息，可以作为一种有诊断价值的辅助检查应用[51]。CT扫查不仅可以辅助诊断舌骨骨折、喉部或气管软骨破裂、明显的喉内外血肿、环甲软骨或环杓关节脱位，而且还能检查声带是否完整以及气道腔内径是否正常。然而，虽然具备如此之多的诊断优势，CT检查仍然有其局限的一面。它不能准确地发现黏膜穿孔、黏膜剥离伴软骨脱手套样损伤以及喉气管分离的某些类型。对颈部贯穿性创伤患者而言，CT检查并不是唯一的检查手段。尤其对钙化不全的儿童期软骨骨折损伤的诊断，由于在CT下寻找骨折征象要比其他检查难得多，因此临床应用价值不大。

目前临床上普遍使用的超声波检查也逐渐应用到创伤患者的诊断流程中。有些人宣称超声检查能够协助诊断如喉气管分离等钝性损伤；然而目前下这一结论还为时尚早，我们需要更大规模的研究来评价这项检查手段的临床价值[58]。总体来说，对喉气管损伤患者而言，CT是最主要而且是具有很好临床价值的检查手段。此外，在某些可能出现黏膜损伤的患者中使用内镜直视检查可以提供额外的信息，完善诊断；而外科手术探查并非首要选择。

治疗

喉气管创伤患者的气道梗阻情况可能在损伤后立即出现，也可能延迟出现。对于那些入院时病情平稳、自主呼吸良好的患者，在送他们到其他科室接受进一步完善诊断检查之前，急诊医生应该判断这些患者有无出现气道梗阻的可能。创伤后延迟出现的气道梗阻进展迅速，并且是致命性的，因此这类患者需要进行严密的监测。关于气道管理的争论硝烟未散，主要的问题就是最安全的插管手段（经口气管插管、环甲软骨切开术、气管切开术、可视纤维内镜插管以及其他方法）始终悬而未决。经口气管插管会导致喉气管局部分离或是形成假腔。与此类似，环甲软骨切开术会加重喉部的损伤。如果喉气管完全分离后出现气管向远端收缩，那么经口气管插管很可能会失败，此时也许就只能在最接近气管的部分进行气管切开术了。这时候可以选择第4或第5气管环位置进行气管切开以避开喉部组织。由于钝性喉气管损伤常常伴发于其他多器官创伤，急诊医生很容易只关注明显的器官损伤而忽视喉气管损伤。一旦进展到需要进行紧急人工气道支持，那么常常预示死亡率的增高[59]。

血管创伤

颈部的大血管包括颈动脉、锁骨下动脉、椎动脉和颈内、外静脉。这些血管损伤后发生的出血、血肿扩大造成气道扭曲和梗阻、血管闭塞以及异物栓塞（例如，脑部或心脏内的散弹枪子弹）都会导致患者的死亡。甚至颈部一个微不足道的创伤都可能造成颈动脉剥离，从而导致年轻人以及健康患者出现脑卒中的症状。任何一个发病延迟并呈进展性中枢神经功能缺陷的颈部创伤患者，应该注意排除有无颈动脉剥离的可能。我们综合了25年间的16项针对贯穿性颈部创伤的研究发现，颈动脉是最容易遭受创伤的动脉血管，其发生率为6.7%。其次为锁骨下动脉（发生率为2.2%）和椎动脉（1.3%）[4]。

发病情况

贯穿性创伤造成的血管损伤占所有颈部创伤中的比例为25%，死亡率为10%～50%[5,41]。枪击伤要比刺伤更容易损伤血管[39]。血管损伤的绝对征象包括搏动性出血、迅速扩大的血肿块、血管杂音以及与出现颈动脉或椎基底动脉梗阻后的局部神经功能缺陷。颈部贯穿性创伤患者短时间内死亡的最主要为血管损伤后大出血所致。尽管颈总动脉是创伤最常伤及的动脉（占所有颈部血管损伤中的22%）[46]，但颈静脉才是最常被伤及的血管[41]。椎动脉损伤只占了1.3%[4]。椎基底动脉的损伤可能继发于相对小的创伤，例如颈椎按摩疗法，但最常见于脊柱骨折的病例中。椎基底动脉损伤常在数小时，甚至数月之后才表现出典型的后循环栓塞或梗死的征象，此时也往往提示患者的预后不良。

在所有颈动脉损伤中，只有3%～10%由钝性创伤造成，而且还只限于某些类型的钝性伤。只有0.08%～0.33%的钝性创伤患者伤及颈动脉[60,61]。颈部钝性血管损伤的死亡率为20%～40%。这种损伤发生极其罕见，直到20世纪中期，文献也仅仅报道了480例[61]。虽然椎动脉损伤的发病率已经上升到了20%[62]，但由于颈内动脉是创伤最容易伤及的动脉，因此很多研究常常将其等同于颈部钝性血管损伤。实际上，由于部分患者无明显的症状以及诊断技术上的困难，钝性血管损伤的真实发病率可能会更高一些。对有弯曲－伸展损伤机制、颈部安全带体征、弥漫轴索性脑损伤以及面中部、下颌或头颅骨底部骨折的患者，应怀疑是否存在钝性血管损伤的情况[7]。

病理生理学

成人大多数贯穿性颈部创伤都是由小刀刺伤或枪弹伤造成[10]的。虽然爆炸波效应可能在弹体不直接伤及血管的同时灼伤血管内膜，表现出与钝性血管损伤类似的损伤情况，但总的来说，血管的损伤主要来自直接外力破坏。因此，某些创伤中心对所有具有明显颈部伤口的患者常规进行血管造影检查；而另外一些创伤中心则只选择性对Ⅰ区和Ⅲ区创伤的患者进行血管造影。在过去十年，医生们对数字减影血管造影（CT angiography，CTA）这项技术越来越青睐[63]。Ⅰ区创伤特别容易造成临床表现隐匿的动脉损伤，因此从过去应用的经验上看，也推荐术前常规进行血管造影检查以明确损伤性质并在必要时制定合理的手术方案。与此类似，鉴于Ⅲ区血管损伤后进行外科治疗的极大难度，一些外科医生仍倾向于在手术探查前进行CTA检查，并根据其结果对明显或疑似损伤部位再进一步探查。大多数的外科医生都认为Ⅱ区创伤在手术探查前没必要进行血管造影检查，因为这个部位的损伤使用外科干预相对容易，过多检查只会拖延后续治疗的时间。

颈部血管钝性创伤会引起一大类的动脉损伤，如内膜撕裂、血栓形成、动脉剥离以及假性动脉瘤形成[6,62,64]。血管栓塞的栓子都在损伤部位形成。颈内动脉钝性创伤最常见的机制就是颈部受外力造成的突然、强有力的过伸和旋外运动。此时，颈动脉的拉伸长度会超过颈椎上位横突水平，造成血管内膜损伤[62]。其他的损伤机制还包括直接钝性力作用于一侧颈部、口内创伤（例如，儿童坠地时被口含的棒棒糖刺伤）以及头盖骨基底部骨折，后者很少伤及颈动脉的入颅部分。钝性颈动脉损伤最常见于机动车事故中，但在斗殴、体育竞技、安全带损伤、晒衣绳损伤以及上吊中也会发生[62,64]。颈部安全带征象可能预示患者有潜在的血管损伤，但一项对131名颈部具有安全带征象患者的研究发现，只有0.76%的人有明显血管损伤情况[65]。

临床特征

对病情稳定、没有明显血管损伤症状和体征的患者，单纯的体格检查是否能够对其作出明确诊断？这一答案目前尚在争论之中。通过血管造影的资料显示，单纯依靠体格检查来诊断动脉损伤通常会造成一定比例的漏诊[66]。也有些人认为虽然两种检查方法存在差异，但这种差异不足以对无明显临床症状的患者诊断造成影响，并且极少能改变治疗手段。因此他们相信对这类患者采用系统性体格检查是恰当有效的。血管损伤的症状和体征包括：搏动性血肿、血管杂音、脉搏消失、血胸、气道梗阻（血肿扩大造成）、休克以及神经功能缺陷。

延迟性血管损伤的临床表现在本质上接近于神经功能损伤，它的症状可以是短暂性缺血发作（transient ischemic attack，TIA），亦可以表现为全脑缺血。Horner征阳性与血管损伤，特别是颈动脉剥离有关[67]。甚至有报道在损伤后数周或数年才出现神经功能后遗症。TIA通常是由损伤血管释放出来的微小栓子所引起，它可以预示神经功能将出现明显的病变。因此，急诊医生在对创伤后局部神经功能异常进行鉴别诊断时都要排除血管损伤的可能，特别是在这个患者头颅CT检查结果正常后更要慎重。

鉴于其较低的发生率以及迟发的临床表现，急诊医生在面对颈部钝性创伤患者时，并不首先考虑血管损伤的情况。医生们更关心其他部位、对患者更致命性的损伤。由于17%～35%的患者在至少24小时的观察时间内都没有出现明显的神经功能缺陷症状[68]，因此钝性血管损伤常常作为一种补充诊断。而且药物治疗、饮酒或者头部创伤都会影响确诊的时间。正是由于这种损伤的低发生率，目前还没有大规模的前瞻性研究去识别那些"高危"患者。

诊断策略

目前对于无明显临床症状的创伤患者仍存在这样的争议：医生是否应该积极采取外科探查或其他检查手段以明确血管损伤的诊断。颈部钝性血管损伤由于其临床表现隐匿，是最容易被忽视的损伤之一。一旦不能及时诊断治疗，将会给患者的神经功能预后造成毁灭性的打击。

传统的动脉血管造影已经广泛应用于钝性和贯穿性损伤的患者以期发现血管损伤的征象。虽然为了得到一份4条血管动脉搏描记图需要耗费大量的时间并且价格不菲，但根据以往的经验看，这种检查手段确实能够为医生制定出最好的手术方案提供有效的信息。绝大部分的创伤患者都需要进行4条血管的检查，只是当损伤局限于一侧颈部时，可以考虑只进行2条血管（同侧颈动脉和椎动脉）的检查[1]。如果时间安排合理，对Ⅲ区损伤以及疑似钝性颈部创伤患者还应该检查颈动脉进入颅内部分的情况。此外，对Ⅰ区损伤的检查不要遗漏主动脉弓及其分支。虽然存在争议，但一些专家依然认为血管造影才是诊断血管损伤的"金标准"[69]；如果血管造影未发现损伤迹象，在排除消化道损伤后推荐对患者进行内科保守治疗。尽管动脉血管造影的敏感性和特异性都接近100%，并且并发症发生率不足2%，但是目前也已有很多侵入性较小的检查手段可供我们选择，它们同样准确、有效、快速、实惠[70]。

超声检查已经在贯穿性和钝性创伤患者中使用以达到排除血管损伤的目的。它可以在动脉血管造影中使用，甚至可以取代血管造影检查[71]。尽管超声检查具有很好的临床应用价值，但是它的局限性也很明显：对Ⅰ区和Ⅲ区损伤的检出率不高以及在很多创伤中心无法保证全天候的随时使用。那么超声检查是否能够发现假性动脉瘤形成、颈内动脉胸内段、远端以及椎动脉的损伤？这点仍有待证实。而且，某些患者为了保护颈椎就不得不放弃必要的颈部移动以获得最佳的观察视野。因此，很多外科医生在检查血管损伤时都不采用超声检查，他们还是将血管造影作为主要的诊断手段。

随着临床辅助检查仪器的更新换代，CTA（64层以上的CT血管成像技术）已经极大地取代了传统血管造影的功能。其优势之一在于检查实时、迅速、准确[72-74]。CTA 可以诊断出很多类型的血管损伤，并且能够区分出颈部软组织、颈椎、脊髓以及消化道结构。虽然 CTA 检查可能会漏诊假性动脉瘤等潜在致命性损伤，但毫无疑问，越来越多的创伤中心都会给无外科手术指征的患者先进行 CTA 检查。在很多只采用一种诊断方法的创伤中心发现，使用了 CTA 之后，颈阔肌暴力伤的诊断准确性逐渐提高[75]。虽然检查费用昂贵并且不能全天候实时进行扫描，核磁共振下血管造影（magnetic resonance angiography，MRA）也被认为具有很好的临床应用价值[76]。同样，MRA 检查也有无法避免的缺陷，如检查室离创伤中心距离较远、检查时不能有金属异物（弹体碎片）以及血肿扩大的过程中颈部结构无法稳定成像。不管是 CTA 还是 MRA，两者在诊断钝性或贯穿性血管损伤时都无法得到动脉搏描记图这种高精度的数据，因此我们不应该盲目依赖前两种检查方法而放弃已被证实有效的诊断手段。

由于大多数患者最初遭受到的是头颅闭合性创伤，因此对怀疑有缺血性神经功能缺陷的患者，常需要进行头颅 CT 检查。当患者神经功能不全的症状由创伤性颈动脉闭塞或剥离引起时，头颅 CT 检查结果几乎都正常。因为即使是过了 24 小时，这种脑组织的缺血性改变仍然不明显。对出现无法解释的局部或大脑半球神经功能缺陷的患者，急诊医生应该考虑是否存在血管损伤。

尽管 X 光平片对大多数疑似血管损伤的患者并无确诊价值，但在某些病例中还是有其应用价值的。医生可以通过颈部的前后位以及侧位片得出异物（如果尚留在体内的话）的位置，并与枪伤入口相比较，最后确定弹体的飞行轨迹。此外，胸部平片可以评估纵隔的情况以及识别血胸或气胸。

治疗

钝性动脉损伤的治疗策略主要由损伤机制、类型以及部位决定。治疗手段包括外科手术、抗凝治疗以及内科观察。虽然在没有禁忌证的前提下，肝素是颈动脉剥离急性期的最常用药物，但在对钝性血管损伤的长期治疗中发现，抗凝、抗血栓形成以及血管内支架植入术都是具有临床应用价值的治疗手段[77]。另外有部分研究也发现使用肝素不能使患者获益[62]。现在已经推荐使用抗血小板治疗以防止动脉剥离后的血凝块聚集[60]。鉴于可能出现的并发症，在上述治疗之前应该对患者病情进行合理的会诊。外科治疗手段包括血管结扎、切除、血栓切除以及支架植入[1,62]。

目前贯穿性血管损伤最理想的治疗方法仍未有定论。由于很多都是年轻患者，他们的颈动脉没有明显的粥样硬化，因此一些外科医生常规采用外科手术修复。考虑到某些具有严重神经功能缺陷的患者，血管再灌注很容易将组织缺血性梗死转变为出血性梗死，所以治疗这部分患者采用血管结扎更常见。

静脉气体栓塞属于血管损伤中的一种类型，其一旦漏诊，将会出现致命性的并发症。在钝性、贯穿性以及医源性创伤中，都已经对 VAE 有过相关病例报道。VAE 多发生在吸气过程中，气体进入受损的血管内并造成血管远端闭塞和组织梗死。因此，对任何疑似有大静脉损伤的患者，在保持其 Trendelenburg 体位的同时，应持续按压伤口。尸检报告发现，气体栓子主要停留在右心和肺动脉。当创伤患者给予临床标准治疗后仍无法恢复其脉搏的时候，急诊医生应该果断考虑是否存在 VAE 并在夹闭主动脉后进行右心室抽气治疗。除了栓塞静脉，在动脉损伤中也已有气体栓塞的罕见病例报道[1]。

神经系统

在评估颈部创伤患者病情的时候，检查者必须知道臂丛神经、周围神经根、颈交感神经束、第Ⅶ、Ⅸ、Ⅹ、Ⅺ和Ⅻ对脑神经以及脊髓都是创伤容易累及的组织。神经功能缺陷可以是由血管损伤后继乏的脑缺血引起。脊髓完全离断会出现脊髓（神经源性）休克并伴有截瘫、心动过缓以及低血压。Brown-Séquard 综合征（脊髓半切）表现为损伤同侧偏瘫和对侧感觉缺失。颈部创伤同时也会出现臂丛神经、脊神经根和周围神经损伤，并会造成运动和感觉功能的缺失。膈神经损伤后出现的损伤同侧横膈麻痹会影响患者自主呼吸功能。声嘶常见于喉部创伤，但也可能是喉返神经受损所致。后者从迷走神经（第 X 对颅神经）中分支出来支配声带运动。迷走神经损伤会出现损伤同侧的声带麻痹现象。

胸导管、腺体和咽后组织损伤

有些研究者已经报道了症状和体征多变的颈部创伤后一些罕见的损伤病例。胸导管损伤的最初临床表现并不典型，常常是在手术探查中或是进展到了乳糜胸后才能被确诊。包括甲状腺、甲状旁腺以及唾液腺等腺体损伤的病例相对罕见。创伤所致的咽后血肿发生率相当低，然而一旦出现，将会导致致命性的气道梗阻[1,78]。

上吊和窒息

发病情况

在美国，上吊窒息死亡是继枪械自杀之后最常见的一种自杀方式[79]。上吊自杀死亡的人数呈逐年增加的趋势[80]。据统计，每年大约有5 330位美国人上吊死亡[81]。

因为上吊是窒息的其中一种类型，因此两个名词经常被人们混用。上吊又可以被细分为司法性（完全性缢死）和非司法性（不完全性缢死）两种类型。完全性缢死指的是将绳索套在受害人颈部并使其躯体自由悬空。相反，不完全性缢死则指的是受害者部分躯体尚能接触地面，呈不完全悬空状态。典型司法性缢死发生时，绳索悬挂端到地面的距离至少达到受害人的身高，而不完全性缢死常常发生在狭小的空间内（例如，家中和牢房内），此时绳索悬挂端到地面的距离不足以使受害者躯体完全悬吊在空中。另外，基于绳索打结的位置，又可以将上吊进一步分为典型以及非典型两种类型。典型缢死指的是绳索结位于枕骨后的中线上，这种情况下很容易造成完全性动脉血管闭塞。而不典型缢死发生时，对绳索结的位置没有限定[82]。

扼杀和勒杀通常指的是借助于手或绳索，对颈部施加外力压迫，与受害者的体重无关。体位性缢死通常见于儿童，指的是躯体重量持续将颈前部向一个坚固物体上施压而导致的死亡[83]。

病理生理学

司法性缢死发生时，由于躯体能够完全悬浮，从而使颈部遭受强有力的牵拉作用。通常都会导致高位颈椎骨折、完全性脊髓横断以及死亡。在很多试图上吊自杀的案例中，由于受害者躯体未能完全悬挂，因此类似于一种非司法性缢死。此时发生颈椎骨折罕见，并且在上吊自杀失败的人群中也没有出现骨折的报道[83]。从本质上看，在所有非司法性缢死过程中，绳索或者外力压迫引起的静脉淤血以及脑血流淤积是造成受害人意识丧失的主要原因。此时一旦躯体肌力和肌张力丧失，则绳索或外力对颈部的压迫将进一步加重，并最终导致完全性动脉血管闭塞、脑损伤甚至死亡。由于颈动脉体内压力变化引起的迷走反射会导致致命性心律失常事件的发生，以及颈动脉旁窦压力感受器激活，造成交感神经张力增加。在不完全性缢死的病例中，呼吸道压迫的症状并没有血管闭塞事件那么严重[82]。

肺部的后遗症常常出现在近缢死获救的患者中，主要包括肺水肿、支气管肺炎以及成人呼吸窘迫综合征（adult respiratory distress syndrome，ARDS）[82]。这些并发症的出现是导致幸存者院内死亡的主要原因。肺水肿的发生有两种机制。神经源性肺水肿通常是由中枢神经系统介导下的大量交感性物质释放引起。它多在严重大脑损伤后出现，因此可作为幸存者预后不良的标志。梗阻后肺水肿患者的神经功能损伤不大，它主要是由于患者为克服胸外梗阻，采用强有力的吸气动作，从而造成胸膜腔内负压显著增加所致。一旦梗阻解除，肺水肿就会恶化并出现ARDS[82]。

临床特征

根据损伤机制，我们尚无法确定患者是否有外力创伤证据。如果存在，颈部周围会出现勒痕，可能是轻度红斑，也可能是勒伤后出现皮鞭样勒沟。同时，可能伴有指甲抓伤、磨损和挫伤的情况。*Tardieu*斑主要见于机械性窒息死亡患者；它是死者结膜、黏膜和头侧皮肤下的瘀斑性出血，与绳索勒紧后的静脉血管压力增高有关。在上吊幸存者中发现有喉部损伤的征象。在所有非司法性缢死患者中，大约有50%会发生甲状软骨骨折，20%发生舌骨骨折。环状软骨骨折的病例比较罕见。虽然患者遭受扼杀时很少出现喉部骨折，但仍会出现大量骨折的情况[82]，因此建议对幸存者按照标准化气道管理程序进行处理。

血管损伤后出现的迟发性神经功能后遗症在上吊幸存者中虽有报道但也是属于罕见病例。常见的血管损伤主要由颈动脉内膜剥脱或血栓形成，并最终导致部分或完全性血管闭塞以及栓塞发生[83]。对出现无法解释的局部或全脑神经功能缺陷患者，应该进行颈动脉血管的检查[84]。

治疗

对于昏迷患者，常常需要使用呼吸机支持以提供足够的氧气和肺通气量。特别是出现肺水肿或ARDS时，需要给予一定水平的呼吸末正压通气[82]。对意识丧失患者要积极地进行复苏；发病初始的格拉斯哥昏迷评分（GCS）高低通常与患者预后关系不大[85,86]。如果患者出现神志改变或者进入昏迷状态，应该考虑其是否存在脑水肿并出现颅内高压的情况，此时需要积极地按照标准抢救程序进行脑复苏治疗。

目前对上吊或窒息幸存者的缺氧性脑损伤治疗尚缺乏确切研究，没有形成统一的救治指南性文件。因此，对有效的脑保护策略将根据本专题的其他资料中进行解释（在第6章中详细讨论）。

重要概念

- 颈部创伤有 3 种主要机制：钝性伤、贯穿伤、上吊/窒息。
- 颈部创伤患者短时间内死亡的最主要原因是血管损伤后继发性的大出血。
- 颈部创伤患者迟发性死亡的首要原因是食管损伤。这类损伤发生率低，临床表现不明显，一旦漏诊，死亡率非常之高。
- 绝对不要通过颈阔肌探查颈部伤口，因为这会导致大出血或气体栓塞。
- 如果不定期移除颈托对患者进行系统性体格检查，那么使用颈托会掩盖气道梗阻（例如，血肿扩大）以及其他提示损伤的临床征象。
- 除非有禁忌证存在，否则一个有经验丰富的插管者使用经口快速序贯性气管插管是对患者是安全而且有效的。
- 钝性创伤后的血管损伤是最容易被低估的损伤，它常常会造成迟发性神经功能后遗症。
- 对于体格检查能否确诊内脏损伤或血管损伤依然存在争论，对血管造影以及其他系统性辅助检查的作用仍然悬而未决。
- 怀疑出现静脉气体栓塞的时候，应果断地按压伤口、使用压力绷带捆绑并将患者保持在 Trendelenburg 体位；如果患者出现心跳呼吸骤停，应紧急从右心室抽气。
- 颈部贯穿性枪击伤造成内脏-血管损伤的几率要比未超过颈中线的损伤高 2 倍。
- 所有上吊或窒息幸存者，如果出现昏迷或神志改变，可能提示颅内压增高，这时候应开始进行适当的脑复苏治疗。
- 上吊或窒息幸存者院内死亡的最主要原因就是肺部并发症的出现（肺炎、肺水肿和 ARDS）。

本章参考文献请参见 http://pumpress.bjmu.edu.cn/eduservice/3419.html

第 42 章　胸部创伤

Marc Eckstein and Sean O.Henderson

何平　高劲谋　译　　史若飞　校

流行病学

在美国，每年有超过 16 000 例病人因胸部创伤死亡，占创伤死亡总数的 20%～25%。导致意外死亡最常见的原因是摩托车碰撞，其中现场死亡通常由于心脏或胸主动脉破裂引起。胸部创伤的早期死亡（30 分钟到 3 小时内）通常可以避免。这些原因包括张力性气胸、心脏压塞、气道阻塞以及未控制的出血。由于这些问题是可逆的或者可以采用非手术方法缓和，因此急诊医师是否能够熟悉相关损伤的病理生理、临床表现、诊断和治疗显得尤为关键[1]。

大约 75% 的胸伤病人通常能通过简单的胸廓造口置管引流和容量复苏治疗。此类病人初始的救治和处置通常由急诊医师来实施上述治疗。而决定性的治疗通常涉及多个学科，包括创伤科、心胸外科和重症监护医师。由于对潜在病理生理学机制认识的提高以及新的影像学手段、微创方法和药物治疗的进步，使得这些病人的死亡率及并发症率得以下降。多探头螺旋 CT 扫描在评估创伤病人中的作用继续扩大。虽然 CT 扫描比平片的诊断灵敏度高得多，但是对于创伤病人的 CT 扫描指征仍未明确。对于费用、造影剂导致的肾损害、胸部射线累积效应的担忧越来越多。

严重创伤病人中的肺实质损伤较为常见，包括挫伤、裂伤或血肿，血胸和气胸同样常见，主要由于诊断影像技术的进步和病理生理的理解。在过去的十年间，这些损伤的治疗已经发生了变化。

胸壁损伤

流行病学

胸部创伤病人中，约 50% 存在胸壁损伤，10% 为轻微挫伤，35% 为重伤，5% 为连枷胸。胸壁损伤一般都不明显，初诊时容易忽略。

解剖和病理生理

完整的胸壁对于正常通气是必需的。呼吸肌引起的胸廓扩张及膈肌下降产生了胸腔内负压。这就导致吸气时空气被动进入肺部。胸部创伤，尤其是钝性损伤会严重地扰乱呼吸生理。幸运的是，多数人有充足的呼吸贮备，在充分的支持治疗下能够耐受严重的胸壁损伤。

临床特征

老年病人或者既往有肺部疾患者有时甚至连轻微的胸壁创伤也不能代偿，因此更加需要细致的照料。重要的是需要脱去病人的衣服，观察呼吸频率、潮气量、呼吸费力程度。许多胸壁损伤仅需仔细触诊即可发现，需要注意有无畸形、捻发感、软化等。

肋骨骨折

流行病学

单纯肋骨骨折是胸部严重损伤的最常见形式。超过钝性胸伤一半病例随年龄增长更易发生。此类损伤严重性不在于损伤本身，而在于潜在的、伴发的合并症，尤其是合并血胸、气胸、肺挫伤、创伤性肺炎。儿童肋骨骨折意味着胸部严重创伤，有较高的潜在损伤的发生率。

解剖和病理生理

肋骨骨折通常发生于撞击点或肋骨后角，此处为结构上最为脆弱的区域。4～9肋最易骨折；1～3肋相对有所保护；9～12肋在前部更为活动，这意味着高位或低位肋骨相对不易骨折。成人胸壁不如儿童有弹性，因此肋骨骨折更为常见。

肋骨骨折真正的危险不在于骨折本身而在于潜在的胸膜、肺、肝、脾的穿透伤。9～11肋骨折常伴有腹内脏器损伤。右侧肋骨骨折病人存在肝脏损伤的概率较左侧几乎要高出3倍。左侧肋骨骨折病人脾脏损伤的概率较右侧要高出4倍。1～3肋骨骨折提示存在严重胸内损伤。2根以上骨折往往有较重的内脏损伤。多发肋骨骨折的老年病人相对于65岁以下者更易发生肺炎，易死亡。为防止微小损伤演变为严重的并发症，需要尽快诊断并治疗。

临床特征

临床怀疑有肋骨骨折时，胸壁往往有局部压痛、骨擦音、瘀斑和肌肉痉挛等表现。远离受伤部位，双手挤压胸廓（胸廓挤压征）可引起疼痛。

诊断方法

虽然临床表现和物理检查很敏感，但没有特征性，不能作为正确而可靠的诊断。胸部X线片往往不能显示肋骨骨折的存在，但对于明显的胸内和纵隔损伤有最大的价值。虽然直立后前位胸片（CXR）对检测肋骨骨折或其并发症比其他体位胸片更有价值，但CT扫描对肋骨骨折诊断比CXR更有意义（图42-1）[7]。然而，如果高度怀疑仅为简单的肋骨骨折或临床表现支持，那么没有必要做常规的CT检查，除非怀疑胸腔内有其他结构受伤。

尽管如此，有50%的单一肋骨骨折在初期的X线检查中不能发现。根据受伤机制，血流动力学和呼吸参数，CXR的异常发现（特别是纵隔增宽），或多发肋骨骨折的证据，特别是下位肋骨（预示脾脏或肝脏伤存在），CT检查可考虑实施。

治疗

急性肋骨骨折病人的治疗应包括充分止痛和肺功能保护。对年轻和健康的患者，口服止痛药物往往能充分止痛。应强调持续的日常活动和深呼吸，以确保

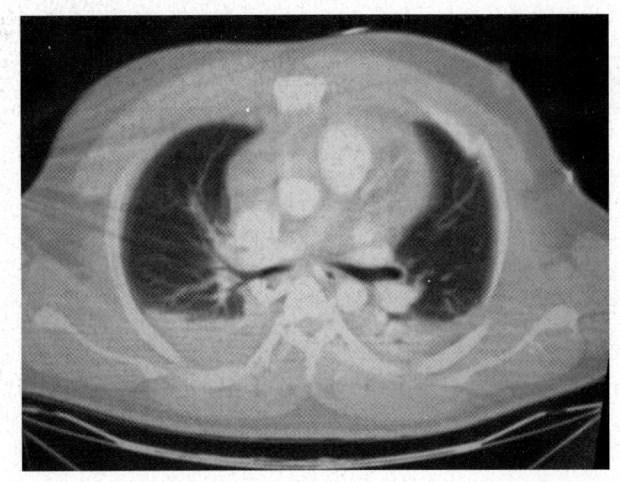

图42-1 胸部CT上可看到多发肋骨骨折（也可注解为双侧血胸在胸部CT上的表现）。

通气和防止肺不张。建议患者吃止痛药后等待30～45分钟再进行深呼吸锻炼，这有助于增加肺活量。止痛必须充分，否则患者不能保持活力。黏胶剂、胸带和其他限制装置不能使用，虽然可以减轻疼痛，但同时也减少了通气量，从而会引起肺不张和肺炎。

肋骨骨折数越多，病死率和病残率越高。3根或3根以上肋骨骨折患者，即使没有其他部位的损伤，应住院并接受积极的肺部治疗和适当有效的止痛。6根或6根以上肋骨骨折的老年患者应送入ICU治疗，因为会有高死亡率和高致残率。老年患者可能需要麻醉准备，应加强护理，避免过度镇静[8]。

多发肋骨骨折患者常有高死亡率和病残率。使用长效止痛剂如布比卡因加肾上腺素做肋间神经封闭能缓解疼痛达12小时，效果较好。在肋骨断端后方用1%～2%的利多卡因或0.25%的布比卡因沿着肋骨下缘注射几厘米。断裂肋骨的上下肋骨也必须封闭以获得最佳止痛效果。住院病人的其他选择包括病人自控麻醉、吗啡雾化吸入，胸部硬膜外麻醉[9]。

临床过程

多数肋骨骨折会在3～6周内愈合而无大碍。在此期间患者希望逐渐减轻不适，在最初的1～2周，止痛是必需的。然而，除血气胸、肺不张和肺炎并发症外，肋骨骨折会导致创伤后神经瘤或肋软骨分离，这些少见的并发症是痛苦的而且愈合缓慢。应特别重视移位的肋骨骨折，其可能导致延迟性出血和死亡。通常是肋间动脉撕裂后凝血块封闭止血，再出血导致[10]。

胸骨骨折

流行病学

胸骨骨折和脱位主要是由前胸壁钝性损伤所致，通常是汽车碰撞时，胸部撞击方向盘。钝性损伤所致胸骨的危险因素包括乘客的约束系统和患者年龄。受约束的比没有约束的乘客更易发生胸骨骨折。实际上，随着肩腰安全带的广泛使用，胸骨骨折的发生率增加了3倍。

解剖和病理生理

胸骨骨折通常是因为安全带的肩带限制胸骨上部所致。前方撞击时快速减速，身体向前的惯性力作用在固定的肩带上而导致该部位的胸骨骨折。因安全带位置、患者的身高、撞击力的大小不同而胸骨骨折的位置不同。

同样，患者年龄不同，胸骨骨折发生的可能性不同，通常年长者比年轻者更易发生胸骨骨折，女性比男性更多见。年轻人胸壁有更好的弹性和柔韧性，容许动能更有效地传输到胸骨下方的纵隔。虽然胸骨骨折发生率小，但软组织结构损伤更大。老年患者撞击的能量消散在胸骨，少有胸内损伤，但胸骨骨折发生率高。超过10%胸骨骨折患者同时合并多发肋骨骨折和肺挫伤。

胸骨骨折遭受能量的大小常合并纵隔结构的损伤。然而，单独的胸骨骨折有较低的死亡率（1%）和较低的胸内损伤致残率[11]。

心脏并发症，如心肌挫伤，发生率约为1.5%～6%。胸骨骨折和主动脉断裂之无关联。不到10%的病人有脊柱骨折，21%存在肋骨骨折。虽然胸骨骨折多发生于严重钝性胸伤，并不意味着存在其他严重致命的损伤，但须考虑纵隔损伤。

临床特征

胸骨骨折典型的表现为前胸疼痛、胸骨压痛、瘀斑、软组织肿胀或触诊畸形，结合病史可以诊断。

诊断方法

大多数胸骨骨折都是横断性的，侧位胸片可以明确。由于初期创伤评估时通常不包括侧位胸片，这类骨折会被漏诊。平片有时也不能看出骨折。就算经放射影像学诊断，损伤的严重程度也常被低估。螺旋CT的介入，尤其是骨骼系统的胸骨三维影像极大地提高了对胸骨骨折的诊断。虽然多数非移位胸骨骨折并未合并有胸内损伤，保守治疗常需通过CT以除外其他病理情况。关于是保守还是手术固定，这对于决定胸骨骨折的治疗方案尤为重要。

治疗

治疗包括提供足量的镇痛治疗。如果没有合并伤，单纯胸骨骨折病人能通过口服药物进行疼痛控制者可以安全出院。然而，一小部分骨折错位或骨端重叠者可能有严重疼痛、呼吸抑制，如果非器械性治疗将导致骨不连，这类病人最好采用手术固定。

肋软骨分离

肋软骨分离可由于钝性胸伤引起。症状、体征与肋骨骨折相似。但是由于软骨愈合缺乏血供，疼痛可能持续很多星期。平片通常正常，但深呼吸时会有断裂的感觉。这类病人门诊处理与肋骨骨折相似。肋软骨分离也可引起连枷胸，但少见。

连枷胸

流行病学

连枷胸并不常见。在大宗病例研究中，占严重胸部创伤的1/3，但确切发病率未知。

解剖和病理生理

连枷胸是指三根以上邻近的肋骨在两处以上的地方发生骨折，部分胸壁可以自由行反常活动而内陷（图42-2）。由于常伴随肺挫伤，是最严重的胸壁损伤之一（图42-3）。

呼吸生理可以被连枷胸以多种方式严重影响。反常呼吸是此种情况的重要标志。其软化部分在吸气时内陷而呼气时外凸。潜在的肺挫伤是连枷胸呼吸功能不全的主要原因。另外，损伤、疼痛导致肌肉分离合并肺不张、低氧血症和低心排血量。

临床特征

连枷胸通常体检即可诊断。需要暴露病人的胸部

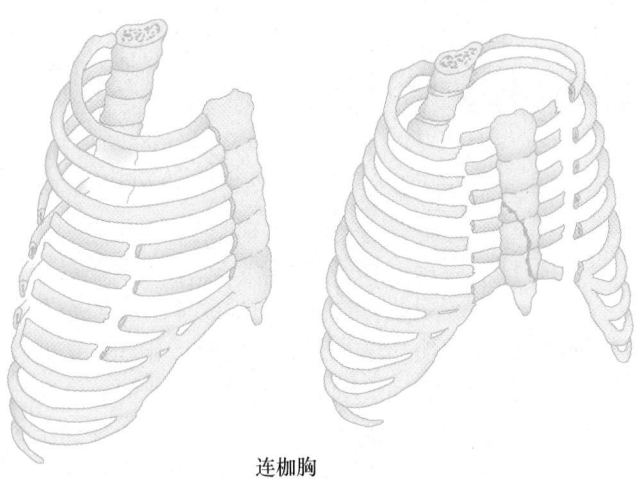

图 42-2 连枷胸。多根相邻肋骨骨折发生在胸廓两处表现为侧胸壁或中央型连枷胸。

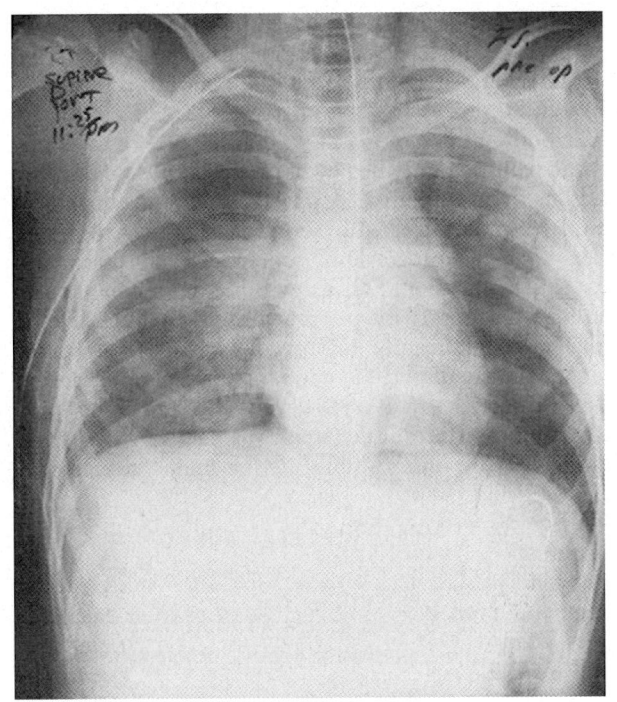

图 42-3 双侧肺泡浸润提示肺挫伤，心包积气和纵隔积气也可从胸片上看出。

病检查有无反常活动。疼痛、压痛、捻发音可以引导检查者。另外，有时可以观察到连枷胸部分独立活动，与胸壁其他部分在呼吸同期呈反常状态。气管内插管和正压气道通气可以内在地固定胸壁，使得检查者难于发现连枷部分。

诊断方法

多发肋骨骨折可经平片确诊。在检查潜在损伤的表现、深度上，以及肺实质损伤情况，CT 扫描要精确得多。在一些中心，严重胸伤病人常规应用 CT 检查。

治疗

院外或急诊固定连枷胸时将病人伤侧向下或宽胶布固定患处均已废弃不用。这些处理实际上限制了胸壁的扩张，增加了肺不张的发生，需给氧。条件许可时行心电监护和血氧饱和度监测，需观察病人有无合并伤如张力性气胸的表现。

连枷胸的后果其实是合并伤功能问题。由于连枷胸合并有许多不同生理机制，目前缺乏医院统计。连枷胸的基本治疗包括积极的呼吸物理治疗、充分镇痛、选择性应用气管内插管和机械通气，仔细观察呼吸抑制情况。

呼吸失代偿是连枷胸病人行气管内插管和机械通气的主要指征。如有明显的问题，如血气胸或严重的疼痛，需要在插管前纠正，并进一步行机械通气。实际上，在清醒合作的病人，肺侵入性持续正压气道面罩通气（CPAP）可以减低插管需求[15]。一般而言，需要尽量使用保守的方法来维持充足的氧合、防止并发症，充分的镇痛治疗对于病人的恢复有重要的作用，也可以促进正常呼吸机制恢复。

没有呼吸抑制的病人无需通气支持也可恢复。几项研究发现使用肋间神经阻滞、高位硬膜外麻醉、氧疗、胸部强化理疗、CPAP 以及上述治疗无效者采用气管插管，可以缩短住院日，减少并发症，减低死亡率。避免气管切开插管，尤其是避免延长拔管时间，对于防止肺部并发症有重要作用，因为插管会增加肺炎风险。

也有证据表明早期内固定手术固定连枷胸可以加快愈合、减少并发症以及带来更好的美容和呼吸功能测试结果，并且节省经费。开放手术固定连枷胸指征包括因连枷胸呼吸机制扰乱不能拔管、持续疼痛、严重胸壁不稳定以及肺功能持续下降[14]。

连枷胸病人无论机械通气与否、是否存在肺挫伤，均需在急诊科进行治疗。病死率在 8%～15%，并直接与潜在、合并损伤相关。然而，单侧连枷胸在大宗病例调查中发现少有死亡[17]。康复病人可能长期存在呼吸困难、慢性胸痛、活动不耐受等情况。

非穿透性弹道损伤

流行病学

很多执法人员、紧急医疗服务人员，以及私人保安都会穿轻质合成防弹衣来保护自己免受火器伤害。

此外，目前已经有很多这样的报道：武装劫匪身着这样的背心与警察或者保安人员交火[18]。这些背心仅仅是防弹的，而并不是刀枪不入。它们由很多不同的合成纤维（如 Kevlar 纤维）组成。

另一种非穿透性弹道损伤由橡胶子弹和霰弹式猎枪弹造成。橡胶子弹已经被世界各地的公安机构使用很多年了，用于疏散人群和非致命性使用武力。霰弹式猎枪弹装满小球的尼龙袋子，这些小球被标准的散弹枪射出去。这些弹丸都有可能造成严重伤害，尽管它们属于"非金属"或"不致命"性使用武力[19]。

解剖和病理生理

尽管子弹穿透通常被阻止，但是心、肝、脾、肺和脊髓仍有可能受到非穿透性弹道伤害，即使没有出现皮肤损伤。

防弹背心通常能够阻挡大部分手枪最低速子弹的穿透，但是即使不穿透，子弹的动能能够穿过防弹衣，并产生严重损害。

临床特征

穿着防弹背心的人如果被非致命弹丸或者标准子弹射中，他们通常会有红疹、瘀斑以及触诊会产生明显压痛等症状。可能有一个弹丸仍然在伤口处。应该仔细触诊压痛区域以及周边结构来确定是否有任何皮下气肿、捻发音或者骨分离等症状。

诊断方法

应采用平片造影以确定是否有任何残留异物、骨伤或者皮质损害。对于基于弹丸类型、临床检查、压痛程度和伤口位置的 CT 扫描，应当给予足够重视。

治疗

应该密切观察，甚至彻夜观察非穿透性弹道损伤的受害者，尤其是腹部受伤的人。连续的检测配合 CT 扫描有助于发现那些延迟表现出来的内伤。防护衣的使用已经有效地提高了存活率，极大地降低了对外科手术的需求。此外，非致命性弹丸，如：橡胶子弹和霰弹式猎枪弹，给执法人员提供了一种选择。在此之前，他们使用常规武器，被认为是使用致命性武力。然而，人们不应该低估这种非穿透性弹道损伤所可能造成的潜在损伤。

创伤性窒息

解剖和病理生理

创伤性窒息是一种罕见的并发症。它由沉重的物体严重压迫胸腔引起。这个沉重的物体引起胸腔和上腔静脉中的压力明显增加，导致血液反流——从右心室流入头部和颈部的大静脉。头部和颈部的腔静脉和大静脉没有瓣膜，不能让压力传送到头部和颈部的毛细血管，从而引起充血。

临床特征

创伤性窒息的特征是：头部和颈部皮肤成深紫色、双侧结膜下出血、瘀点和面部水肿。瘀点形成于毛细血管收缩乏力和扩张、血液稀释以及肌肤出现略带紫色的污点[20]。虽然这些病人的外观通常相当引人注目，但往往是良性的并呈自限性[20]。

诊断方法

临床意义在于由暴力引起的胸部内伤造成创伤性窒息的可能性。胸壁和肺部损伤是最常见的。如果病人的检查和胸部 X 光显示了这些令人不安的特征，应该对其进行胸部 CT 扫描。

视觉障碍归因于视网膜出血和视网膜水肿。通常，视网膜出血是一个永久性的损伤。视网膜水肿可能引起视力暂时性的变化。特别是在受伤的时候，1/3 的病人会失去知觉。可能由于静脉窦的减震能力，颅内出血是稀少的。但是，还是应该给患者做头部 CT 扫描。神经系统表现会在 24～48 小时内逐渐明晰，长期的后遗症是很罕见的[21]。

肺损伤

皮下气肿

解剖和病理生理

胸壁创伤情况下的皮下气肿往往预示着更加严重的胸部损伤。虽然组织中大气的存在是一个良性条件，然而一旦存在于胸部创伤，通常代表胸部内任何包含气体结构的严重损伤。气体要么进入胸膜外组织，要么进入胸膜内组织。在气管中，胸膜外的损害允许气体进入颈前纵隔膜的柔软组织，形成纵隔气肿。纵隔气肿可能进一步发展成为张力性纵隔气肿。然而，胸膜内的损害通常造成气胸，因为它允许气体避开肺部，通过肺胸膜进入胸膜腔，然后通过胸膜壁层进入胸壁。

起因于 Boerhaave 症候群或者穿透性伤害的食管撕裂可能造成纵隔气肿，其表征是：锁骨上区域和颈前区的皮下气肿。皮下气肿也可能不是胸部损伤的表现。皮下气肿的额外原因是邻近胸部的穿透性伤口。在穿透的时候，少量的气体可能被从外面引入到毗邻的皮下组织。然而，假定这对气胸或者纵隔气肿来说是次要的，那么应该采用适当的诊断和疗法来排除或者治疗胸部损伤。

在钝挫伤的情况下，胸壁局部皮下气肿的存在通常表明创伤性气胸的存在。然而，锁骨上区域和颈前区域皮下气肿的存在往往预示着纵隔气肿。

纵隔气肿很少会发展成为张力性纵隔气肿，它对生命安全的威胁仅次于张力性纵隔气肿。这种情况最经常发生在正压通气时，以及在胸部 X 线检查时有明显心包积气的患者身上。它们也可能有哈曼（Hamman）摩擦音。这种摩擦音伴随着在心脏听诊中能够听到的心跳。

治疗

张力性气胸必须就地处理治疗。如果患者有疑似张力心包积气，那么及时的心包穿刺术（将气体从心包腔内吸出）可能会挽救生命。

虽然皮下气肿是一个良性条件，但是大量的积聚会让患者感到不适。因此，必须要恰当地治疗基本病因，如：气胸、支气管裂破或食管破裂。继发于 Valsalva 动作的良性纵隔气肿需要进行观察和用高流量氧气来治疗。从氮气的量引起不适开始，要用高流量氧气来促进再吸收来自组织的氮气。

肺挫伤

流行病学

据报道，30%～75% 的严重胸部钝器伤的患者患有肺挫伤。通常来说，这些严重胸部钝器伤是由急促减速引起的汽车相撞造成的[1]。肺挫伤也有可能由高速率子弹伤和空气中或者水中爆炸造成的高能冲击波引起。在孩子们身上，肺挫伤是最常见的严重胸部损伤，它通常由汽车或者行人事故引起[21]。

解剖和病理生理

肺挫伤是肺实质的直接损伤，继而是肺泡水肿和出血。但是没有伴随性的肺部裂伤，其由 Morgagni 于 1761 年首次描述[22]。

如果要使治疗成功，那么肺挫伤的早期诊断是非常重要的。起初，可能出于潜伏阶段。因此，对它的怀疑来自受伤机制的历史而不是最初的胸部 X 线片。巨大的力量可能会造成肺挫伤，比如：从高处落下、汽车碰撞以及其他形式的严重创伤。

临床特征

临床表现包括：呼吸困难、呼吸急促、发绀、心跳过速、血压过低和胸壁挫伤。肺挫伤没有特殊的迹象，但是在病人的发病过程中，有时会有咯血，以及在听诊时可能会有湿啰音或者呼吸音消失。胸壁触诊往往能判断出肋骨骨折。如果发现连枷胸，此人通常就患有肺挫伤。

令人惊异的是，很多严重挫伤往往发生在那些没有肋骨骨折的病人身上。据推测，胸壁越有弹性，像年轻的个体，对胸廓的传输力量就越强。尽管存在隔离肺挫伤，但是在绝大多数患者身上，他们与胸腔外伤是相联系的[23]。

诊断方法

在未能确认肺挫伤的情况下，不要采取更多针对严重伤痛的照顾。尤其是在最初的 X 光研究时，肋骨骨折、气胸、呼吸型肺炎，以及较差的 X 光照片质量都有可能掩盖挫伤。

损伤以及其范围的典型影像学检查结果会在几分钟内开始显现（图 42-4）。通常，这些变化出现在首次检查中，并且常常在存在于 6 小时之内。在胸部 X 射线影像中的变化速度往往与挫伤的严重程度存在对应关系。

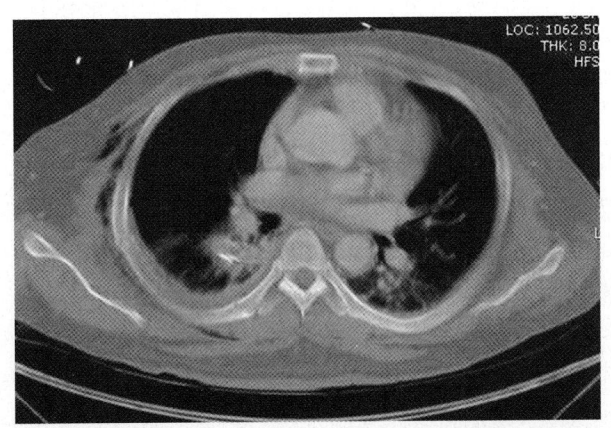

图 42-4 胸部 CT 扫描显示双侧肺泡浸润提示肺挫伤，以及多发肋骨骨折和皮下气肿。

对钝挫伤患者增加 CT 扫描的频率会导致肺挫伤诊断的相应增多。对肺挫伤的检查，CT 扫描的次数是平面影像的两倍[7]。一些人暗示肺挫伤仅仅可见于 CT 扫描，而不能从平面影像中显现出来[24]。

自电荷交换复合光谱呈现低灵敏度之后，在受伤之后的急性阶段，胸部 CT 扫描对鉴定肺挫伤是很有价值的[7]。虽然 CT 扫描对在平面胸部影像上已经明显现出的肺挫伤没有诊断必要，但是它可能有助于进一步判断挫伤的程度以及是否有其他的胸部损伤。对外伤患者来说，感染性并发症、胸锁关节脱位、气胸、气管损伤移位、腹膜内气体和脊椎骨折都要由 CT 扫描来鉴定。

应该将肺挫伤同急性呼吸窘迫综合征区别开来。二者经常被混淆，因为两种情况的放射影像有所相似。挫伤通常在初次损伤后的几分钟内显现出来，通常位于某一段或者某一叶，并且在首次胸检中非常明显，一般持续 48～72h。急性呼吸窘迫综合征是分散的，发展延迟，通常在受伤后的 24～72h 内发作[25]。

动脉血气可能有助于诊断肺挫伤，因为在入院时，大部分患者血氧过低。低血氧分压可能怀疑有肺挫伤。肺泡气-动脉血氧分压差扩大表明患者受损肺部的肺弥散容量降低。这也是评价当前状况、进展以及诊断的最早的也是最正确的方法。

治疗

从本质上来说，对肺挫伤的治疗和对连枷胸的治疗相同。当一个人的肺部受到严重挫伤并引起了严重的血氧不足时，应该考虑将双腔气管导管和两个呼吸器对两侧肺分别通气。要考虑到受损的肺部和正常肺部的不同，并预防一侧肺的过度扩张以及另一侧肺的逐渐塌陷[26]。和连枷胸一样，然而如果有可能的话，要避免气管插管和人工呼吸，因为它们会引起发病率的增加，包括：肺炎、败血症、气胸、高凝状态，以及长时间的住院治疗。

为了避免气管插管和人工呼吸，某些病人可能得益于伴随持续正压通气的非侵袭性正压通气试验。在这些病人中，大多有大面积严重肺挫伤和常规治疗难以控制的急性呼吸窘迫综合征，一些小型研究表明，体外循环膜氧合可能会起作用[27]。

某些方法可能会减轻肺挫伤，包括：限制静脉液体量的输入和侵袭性支持治疗如气管支气管洗涤、吸痰，以及缓解疼痛的维持疗法。这些策略可能预先排除对呼吸机的需求，允许使用选择性的方法治疗连枷胸和肺挫伤。

在肺挫伤的治疗中，另一个具有争议的方面是治疗可能肺挫伤的病人时，晶体液、胶体液的适当使用。由于毛细血管漏，肺泡会潜在扣留胶体液，并不推荐用胶体液来治疗这些患者。

肺炎是肺挫伤最常见的并发症，并能明显加重不良预后。它发展隐匿，尤其是在接受抗生素治疗的患者中抗生素应该留给特异的微生物使用，而不是用作预防。

肺裂伤

肺部经常会在穿透性伤害中撕裂，但是它们也可能在肋骨骨折或者胸膜粘连的撕裂中受到损伤。这些损伤通常比较小，很少能威胁生命。治疗往往是进行观察和胸腔引流术。仅 3% 胸部创伤患者会患有严重的撕裂伤。严重的裂伤往往与血气胸、错位的肋骨骨折和咯血有关。这些威胁生命的裂伤时常要求用剖胸术来控制出血。

气胸

流行病学

气胸就是气体聚集在胸膜腔内。它是胸部损伤的常见并发症。据报道，它存在于 15%～50% 的患者身上。并且，有穿透性损伤的患者总是患有气胸[1]。

解剖和病理生理

根据气体是否直接引入胸腔，可将气胸分成三种类型：单纯性（闭合性）气胸、交通性（开放性）气胸和张力性气胸。没有与外界大气相通，或者纵隔胸膜或一侧隔的任何改变，这样的气胸被称为单纯性气胸（图 42-5）。它可以根据胸部 X 光照片上显示出来

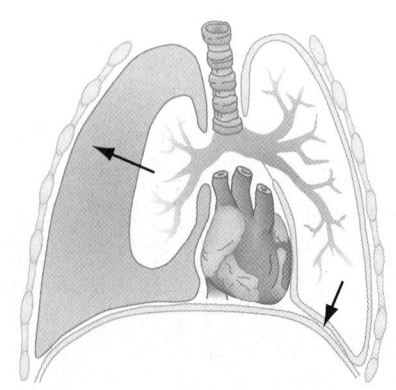

图 42-5　闭合性气胸。图为单纯性气胸表现在右肺胸膜腔积气和右肺萎陷。

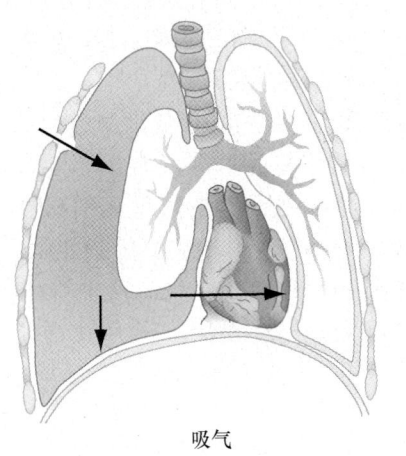
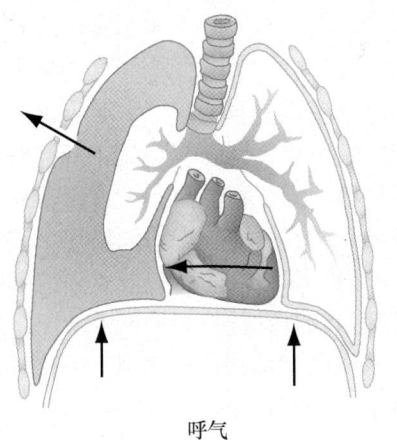

吸气　　　　　　　　　　　呼气

图 42-6　吸气，呼气。交通性气胸。图示右肺萎陷和胸膜腔积气，伴随胸壁缺损与外界交通。在吸吮式胸部伤口中，肺容量在呼气时更大。

的塌陷程度来分级。小量气胸气体占胸腔的 15%，或小于 15%；中量气胸占 15%～60%；大量气胸超过 60%。创伤性气胸通常肋骨骨折撕裂胸膜引起。在没有骨折的情况下，它也可能发生。就是在声门关闭吸气的时候，导致肺泡内压力极大增加，随后肺泡破裂。如果没有与大气相通，穿透性损伤，如枪击或刺伤，也可能造成单纯性气胸。

交通性气胸

交通性气胸（图 42-6）与胸壁缺陷有关，通常发生在战伤中。在平时，这种损伤一般继发于枪伤。有时能够听到气体流进和流出胸壁缺损的声音，即术语"吸吮式胸部伤口"。胸壁完整性的缺失造成肺部反常运动，迫使气体进出伤口。这造成了正常肺部的功能性死腔，导致严重的通气障碍。

张力性气胸

随着胸腔气体的积聚，纵隔移向对侧压迫肺以及大血管，是造成张力性气胸的原因（图 42-7 和图 42-8）。它发生在损伤像一个单向瓣膜的时候，阻止与大气的自由双向流通，导致胸膜内压的增加。气体随着吸气进入，但不能随着呼气排出。纵隔移动压迫腔静脉，并扭曲接合处，导致心脏舒张期充盈递减，以及随后的心输出量减少。这些变化会造成以下结果：缺氧、酸中毒和休克。

临床特征

呼吸急促和胸部疼痛是气胸最常见的症状。患者的表现多样，从急性状态的发绀和呼吸急促到会令人误导的健康状态。患者的症状并不总是与气胸的程度对应。检查时可能显示呼吸音的降低或缺失，以及皮下气肿的反响过强，但是小气胸可能在体检中检测不出来。

张力性气胸的患者在几分钟之内就会非常严重，

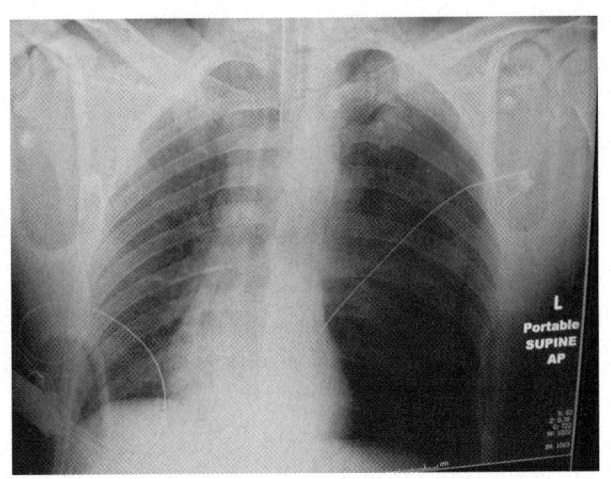

图 42-7　张力性气胸可在气管插管的病人中看到。

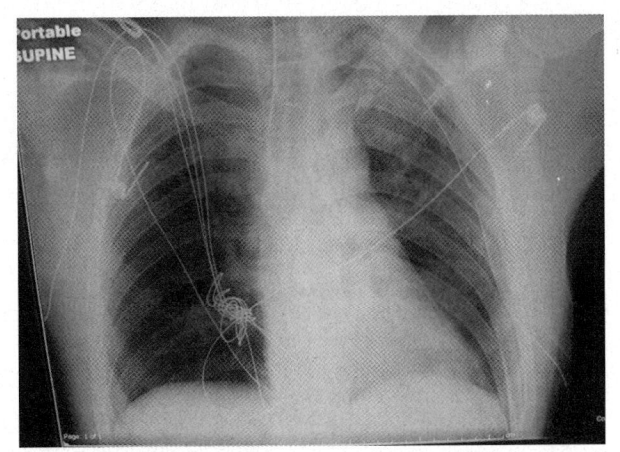

图 42-8　在对图 42-7 的病人安放左侧胸引管后张力性气胸缓解。

发展成心血管系统和呼吸紊乱。患者可出现呼吸困难、焦虑、坐立不安、青紫、心跳过速、低血压及精神活动减少。张力性气胸的主要症状是心跳过速、颈静脉扩张（JVD）和同侧呼吸音消失。然而，颈静脉扩张不可能由大量失血造成。血压过低不会在一开始缺氧时就出现，可能在生命结束前才出现。

诊断方法

胸膜腔内气体倾向于积聚在肺部顶端，所以如果在病人条件允许的情况下，最初的胸部X光照片应该是一个直立位的吸气相图片。直立位的图片通常能显示出小的胸腔积液，而这些在仰卧的图片中是看不出来的。直立位的图片也能更好地显示纵隔。尽管在传统上，胸片被认为是诊断单纯性气胸的最初研究，然而新出现的著作暗示单纯性气胸可在创伤患者最初的超声检查中鉴定出来，超声检查只是创伤超声集中评估检查的一部分。因为创伤超声集中评估检查正在成为创伤患者常规初步评估的一部分，所以对气胸存在的评估应该被包含在这个快速的检查中，特别是自从它在胸片之前执行以来。事实上，一些研究发现：对于气胸来说，超声比胸部X线片具有更大的灵敏度[28, 29]。

如果怀疑患有气胸，但并未在最初吸气相的胸片上显示出来，那么需要拍摄呼气相图片。因为通过减低肺容量，它会使气胸变得更加明显。值得注意的是，多达1/3的创伤患者的最初胸部X线片上显示不出来气胸。虽然不推荐CT扫描作为诊断气胸的最初诊断方法，但是它对发现单纯性气胸是非常灵敏的，甚至是对仰卧的患者。当获得对腹部的CT扫描时，采取一些低位扫描可能有助于排除单纯性气胸的存在。

隐匿性气胸

气胸没有在最初的胸部X线片上显示出来，但是在随后的胸或腹部CT扫描中被明确，这样的气胸被称为隐匿性气胸。研究发现：大部分在腹部CT扫描中诊断出来的气胸在最初的胸部X线片上是显示不出来的（图42-9）[7, 30]。一项研究表明：2/3患有隐性气胸的患者随后都需要胸腔引流术[31]。

张力性气胸的诊断和治疗不应该仅仅因为患者的血压正常而被推迟。虽然张力性气胸通常显著地发生，诊断策略有时也是模糊的，但是胸部X线检查可能被用来帮助诊断。图片将会显示完整的肺塌陷，以及纵隔的移位。诊断和治疗应该在没有胸部X线检查的情况下完成，因为延迟获得的X线照片可能不利于医疗效果。

治疗

在穿透性创伤情况下，患者是无症状的，最初的胸部X线是无作用的，可对患者进行观察和反复的X线检查。以前，如果患者是无症状的，并且在6小时之后X线照片仍是阴性，那么患者即可被排除患病可能。近来的实验表明：在排除病人患有穿透性创伤之前，需要进行3小时有效的安全观察和反复的X线检查[32]。对那些有极大临床怀疑患有气胸的钝挫伤患者，他们仍需等待6小时。然而，如果患者收到了最初甄选的胸部CT，且该CT证明对气胸或血胸是阴性的，文献建议就不需要延迟的胸部X线片了，这些患者可以被排除患有此病症[33]。

单纯性气胸

对单纯性气胸的治疗取决于它的原因和大小。提倡通过用胸腔引流术纠正呼吸窘迫来治疗创伤性气胸。通常，对这些病人来说，采用胸腔引流术被认为要比观察更安全。如果患者健康、无症状、不需要麻醉或正压通气，并且气胸的大小没有增加，那么无论是自发性的或者是创伤性的单纯性气胸都需要住院治疗和仔细观察。对有刺伤的患者来说，只有少于25%的孤立顶端气胸能被观察出来。这个保守的方法很少应用到多发性创伤中，并且胸腔导管应该被立即插入，来防止任何恶化迹象。因为它是单纯性的，并且缺乏症状，隐匿性气胸仅在CT扫描中能被发现，所以，一些人认为不需要观察和治疗。研究表明这些伤可以像单纯性的且通过观察可被发现的气胸那样进行处理。然而，1/3这样的患者要求用正压通气，它将会促进气胸的进一步发展，并要求在现有条件下进行胸腔引流术[34, 35]。

对大量气胸，应该用胸腔引流对其进行治疗。胸腔引流术的适应证在框42-1中列了出来。首选的插入位置是在腋中线的第四或第五肋间隙处。如果导管被固定在后面或者直接对着肺尖，它将能有效地除去气体和液体。导管的横向布局不仅是因为这样更有效，并且因为这样不会产生外观缺陷。根据创伤的多

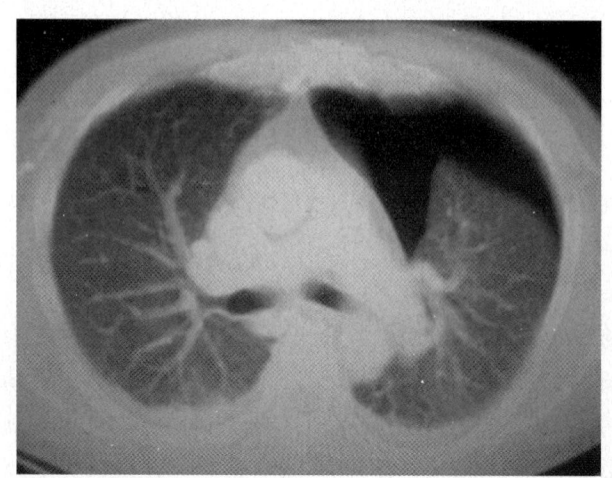

图42-9 隐匿性气胸。胸部CT显示左侧大量气胸，而胸部X线片上未看到。

框 42-1	胸腔置管引流术指征
创伤性气胸（除了无症状、肺尖积气）
中到大量气胸
呼吸困难症状（不管气胸量大小）
经保守治疗后气胸增加
移除胸引管后气胸复发
患者需要通气支持
患者需要全麻
伴随血胸
双侧气胸（不管气胸量大小）
张力性气胸

From Dougall AM, et al: Chest trauma—Current morbidity and mortality. J Trauma 17: 547, 1977.

元化，应该选用准确的胸腔导管尺寸（成人 36~40F，儿童 16~32F），尤其是可能发生血胸的主要创伤。

一定要照顾好胸腔内导管侧面的排气孔。在解释导管位置时，导管侧面的不透光线上的排水孔会有很大帮助。这个导管应该附属于允许气胸复张的水封系统。如果有明显的气漏或血胸，这个导管应与 20~30cmH$_2$O 的负压来源相连，使肺更迅速膨胀。胸腔引流术有一些潜在的严重并发症，包括血胸的形成、肺水肿、支气管胸膜瘘、胸膜漏、脓胸、皮下气肿、感染和对侧气胸。为了降低脓胸和肺炎的发病率，目前的建议是经验性使用抗生素[36]。气胸大于 3 天，要进行肺复张，通常不需要抽吸来避免复张性肺水肿。

交通性气胸

如果不在医院，对于患有交通性气胸的患者，需要立即掩盖其缺陷，这将会有助于转化为一个闭合气胸，并排除主要的生理异常。会用到凡士林纱布的封闭敷裹，但是因为这样可能导致张力性气胸，所以要当心，尤其是对被插管和正经历正压通气的患者，绝不要包扎伤口。因为吸气中的负压力可能将这些敷裹物吸入胸腔。一旦病人在急诊，这些考虑便不再重要，可进行气管插管和胸腔引流术。不用担心会造成张力性气胸，可开始正压通气。病人要为手术修复做准备。

张力性气胸

当被临床诊断怀疑有张力性气胸时，要立即用针刺胸廓来减轻压力。针刺胸廓是采用大孔径（14号或更大）的导管插入，至少 5cm 长，从前面的第二或第三肋间隙，或者侧面第四或第五肋间隙插入。这可被容易的实地操作，并允许在运行或准备胸腔引流术的过程中改善生命征[37]。

在急诊中被插管的患者在接受正压通气和胸外按压时，胸外按压是冒着发展成张力性气胸的危险的。心肺复苏术造成的肋骨骨折能够穿透肺实质，并造成气胸。正压通气增加胸膜内压，产生张力性气胸。这个并发症的最早症状是对通气的阻力增加。如果患者有生命征，那么血压会降低，中心静脉压会升高。气管内导管的错位不会导致张力性气胸，但是会造成呼吸音的不对称。如果有张力性气胸，临床医生应继续治疗。

血胸

流行病学

血胸是受到钝挫伤或者穿透性胸部损伤后，血液在胸膜腔中的积聚。血胸是常见的并发症。它可能会引起失血性休克，以及降低肺活量。它通常与气胸（25%的案例）和胸腔外损伤（73%案例）有关[38]。

解剖学/病理生理学

受损的肺实质出血是血胸最常见的原因，但是它倾向于自愈，除非是个大裂伤。血管并不经常是出血的来源，肋间动脉和胸廓内动脉要比肺门血管或其他大血管更易引起出血。然而，肋间动脉的出血是较快的，因为它们是主动脉的直接分支。

治疗

必须严密地监控失血的初始和正在出血的速度。通常，对急诊剖胸术来说，从胸腔中直接排除 1 500ml 血液被认为是剖胸指征。另外，对剖胸术的指征是一个持续 3 小时，至少以每小时 200ml 的出血速度。在框 42-2 中，有对急诊剖胸术一般考虑的概述[39]。

临床特征

根据出血的速度和量，会表现出不同程度的失血

框 42-2	剖胸术指征
初期胸引管引出血液量 >20ml/kg
持续出血 >7ml/(kg·h)
胸片提示血胸逐渐增多
排除其他部位失血，尽管给予充足血液替代品，患者仍然低血压
患者经过初期复苏仍失代偿

性休克。触觉语颤减少，呼吸音减弱或缺失。

诊断方法

直立胸片肋膈角变钝，至少说明有200～300ml的液体。对仰卧胸片的观察不够精确，病人处于这个位置可能更难以诊断。不幸的是，由于病人情况不稳定，这通常是唯一可获得的胸片。仰卧的病人，血液层向后，形成一个弥散的状态，根据血胸的体积，它可能相当的微妙（图42-10）。

像气胸一样，对观察血胸来说，CT扫描比胸部X线片有更大的灵敏度。有研究指出：被CT扫描诊断出来的血胸中，有25%不能通过胸部X线片检查出来[7]。或许更重要的是，几乎一半的隐性血胸需要进行胸腔引流（图42-11）[40]。迟发性血胸可能与病状有关，因为残留的血液可称为脓胸或纤维胸的病灶。

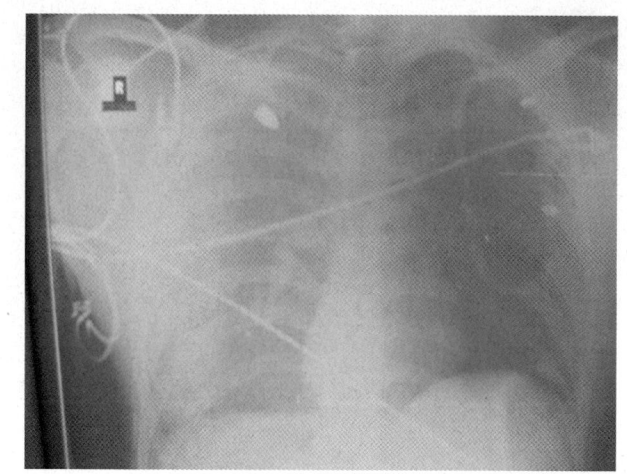

图42-10 继发于枪击伤的血胸。图示右侧血胸可看到右上肺叶的子弹。

治疗

血胸的治疗包括：恢复循环血量、通畅气道和排除积聚的血液。胸腔引流术可用来观察失血和促进肺复张。需要用大口径导管（36～40F）插入到腋前线的第五肋间隙，与水封系统和负压抽吸相连（20～30ml H_2O）。

虽然在状况稳定的病人身上可能观察出小量血胸，但是需要用胸腔引流术才能观察到状况不稳定或有症状的患者的中量血胸或任何程度的血胸。大量的或持续性出血需要进行开胸术。需要进行研究来更好地描述CT扫描诊断出的血胸大小，并施行胸腔引流。

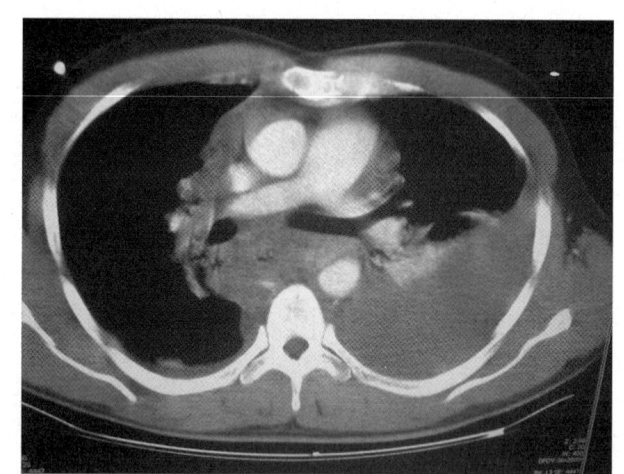

图42-11 多发肋骨骨折伴广泛皮下气肿，无气胸。

自体输血法已经被成功地运用于胸腔引流术。设备的简化和商业有效性使自体输血法能够用于大多急诊中。自体输血法能够消除血液不相容性反应的风险和某些疾病（如C型肝炎）的传播。因为大多数失血在胸腔引流术安放后立即发生，在急诊中，自体输血装置必须即刻可用。

由于胸部CT扫描的频率增加，实践证明：它的开胸术错误的频率要比常规胸部X光片的大得多。由于胸腔引流术导致的肺实质穿透伤所造成的并发症，25%的病人需要手术干预（图42-12）[41]。

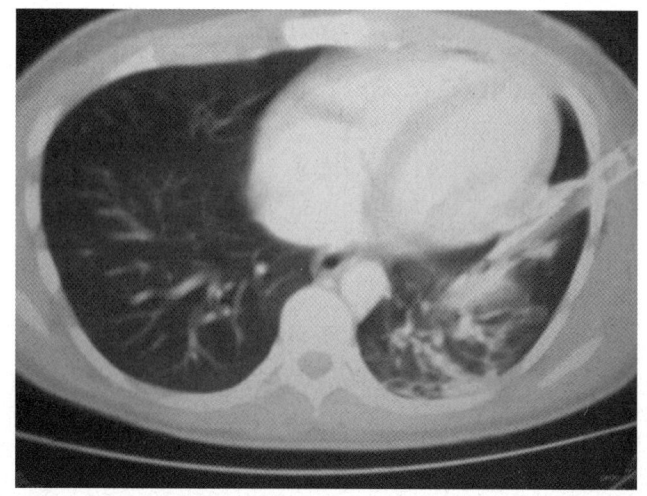

图42-12 肺实质被胸引管穿透，伴有大量气胸。

尽管超出了急诊医学的范围，但是提到了胸腔镜的作用。胸腔镜手术对血胸的评估和治疗、肋间血管出血的控制，以及膈肌损伤的诊断和修复特别有效[42]。随着外科医生获得更多的经验与技术，胸腔镜手术将会更广泛地用于其他适应证，与开胸手术相比，能降低发病率和住院时间。

支气管损伤

流行病学

支气管损伤可能会随着颈部或者胸部的钝挫伤或者穿透性损伤的发生而发生。由于它们的性质，穿透性伤害会更加明显，会给患者和医师发出信号。然而，钝挫伤是隐匿性的。机动车辆相撞是造成支气管损伤的最常见原因，占支气管损伤案例的一多半[44]。

尽管在支气管损伤发生率中有所增加，但它依然是比较稀少的伤害，在严重胸部创伤的比率小于3%。据报道，其死亡率大约是10%。死亡率受合并伤，以及诊断手术修复时间的影响很大[45, 46]。

解剖和病理生理

由刀伤引起的支气管损伤往往由颈部气管损伤发展而来。然而，在任何时候刀伤都能损害气管。由钝挫伤造成的胸腔内气管损伤是最常见的。这些损伤可能起因于直接撞击、剪切力或突发损伤。对颈部的直接撞击可能会压碎靠着椎体的颈气管，横断气管环或环状软骨。气管上的剪切力造成环状软骨上的损伤，这些都是相对固定的位置。

就像车祸中突然减速一样，胸廓的突然减速会将肺从纵隔中拉出来，在隆骨状突起的气管上产生牵引力。当超出气管的弹性时就会破裂，在碰撞的时候，如果声门闭合，支气管内压力的突然增大将会使气管破裂。不考虑机制，多于80%的这些损伤发生在距离隆突2cm之内的地方。

临床特征

大量漏气、咯血、皮下气肿提示有气道损伤。皮下气肿是典型的最常见的体检发现[46]。心脏听诊可发现Hamman摩擦音。气管支气管破裂的病人有两个明确的特征之一。第一组病人，损伤与胸膜腔相通，产生大量气胸。胸腔引流对排气和肺复张无效，水封瓶可见持续性气泡溢出。

第二类患者是气管、支气管树完全断裂，但断裂处很少或不与胸膜腔相通。气胸不一定存在。支气管周围组织支撑气道维持呼吸，但肉芽组织会在3周内堵塞管腔产生肺不张。这类患者在受伤时没有症状，数周后会有无法解释的肺不张和肺炎。两类患者在放

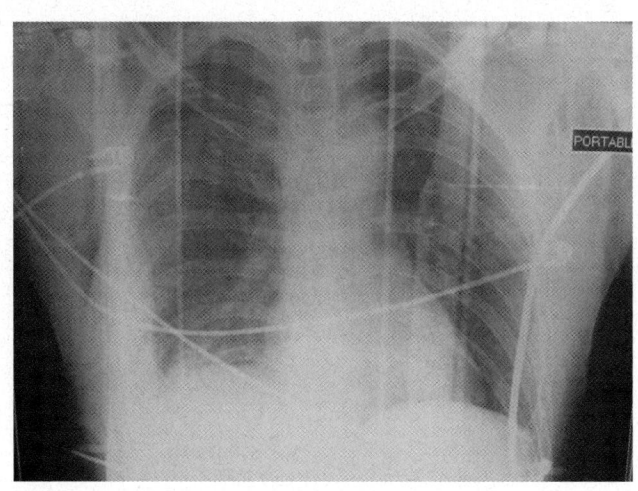

图 42-13　CT上显示左侧血胸。

射学影像上均有纵隔积气和广泛的皮下气肿（图42-13）、气胸、上胸部肋骨骨折（1～5肋）、支气管周围积气、支气管阻塞。

诊断方法

怀疑有气管、支气管损伤时，应行支气管镜检查。纤维支气管镜检查是确定诊断和损伤部位、损伤范围最可靠的方法。可是，研究显示CT检查对气管、支气管损伤有高敏感性[47]。胸部CT检查还可以观察到纵隔积液和/或纵隔炎症。气管、支气管损伤可以出现并发症支气管胸膜瘘（支气管与肺实质之间的交通），出现支气管胸膜瘘时有些患者可以通过纤维支气管镜治疗。

治疗

如果可能，可以通过气管镜进行气管插管，因为这样可以直视气管导管越过损伤部位。如果进行盲插，必须注意不要将气管导管通过横断的气管裂口进入软组织和假道，或者将部分气管撕裂转化为完全气管断裂。

气管、支气管损伤的标准治疗是外科手术。但有报道一些患者可以保守治疗，这些患者没有严重伴随损伤和症状，如没有伴随的食管损伤、进行性皮下或纵隔气肿、严重呼吸困难需要气管插管、机械通气困难、安放胸腔闭式引流后持续漏气的气胸、开放性气管损伤或纵隔炎等[46]。在大多数情况下，应尽快实施剖胸探查同时术中行气管造口、气管修补术。

膈肌损伤

流行病学

在严重胸部创伤中，膈肌损伤发生率为1%～6%[48,49]。膈肌损伤常发生在钝性胸腹部创伤，如机动车交通事故或高处坠落伤。

解剖和病理生理

膈疝是指腹部结构通过膈肌缺损部位疝入胸腔。由于膈肌两侧的压力梯度，膈肌损伤常伴有腹腔脏器疝入和绞榨的危险。膈肌损伤的症状和体征可能并不会在住院期间出现，出院后可能延迟数月至数年出现[49]。研究显示，在下胸部和上腹部锐器伤中，如果出现钳闭性膈疝并延迟诊断，其死亡率是36%[50]。

钝性创伤所致的膈肌破裂右侧发生率为15%～24%，左侧发生率为70%～80%，双侧占5%～8%。普遍接受的观点是因为右侧膈肌受到肝脏的保护作用。如有上腹部和下胸部的穿透伤，如枪弹伤和刺伤，要考虑膈肌损伤的可能。

钝性损伤中，腹腔内压力增加导致膈肌撕裂，胸腹腔压力差促使腹腔器官通过缺损的膈肌进入胸腔。由于钝性创伤可导致多器官损伤，多脏器损伤的临床表现可以掩盖相对无临床表现的膈肌损伤，所以膈肌破裂早期易被忽略。吸气产生的胸腔内负压可以将腹腔内脏器拉入胸腔。这种作用在气管插管正压通气时消失。由于脏器对膈肌缺损处的封堵作用，延迟了腹腔脏器进入胸腔，因此这类损伤在急性期能够明确诊断的只有10%[51]。在急性期漏诊的膈肌损伤在经过数年后可以发生伴有肠道梗阻、钳闭或穿孔的膈疝。

诊断方法

诊断和治疗膈肌损伤是较难的，因为这种损伤的临床和放射学表现是多变的。准确地诊断膈疝很重要，治疗方法是手术修补膈肌。

胸部X线摄片是诊断膈肌破裂首先的影像学检查，但是伤后立即进行胸部平片检查，只有20%～34%的患者会怀疑膈肌破裂的诊断。在诊断膈肌钝性损伤中，腹部和胸部CT检查是较可靠的手段，但是损伤的部位和类型可以影响其敏感性[52]。CT检查结果与膈肌损伤类型相一致，如膈肌不连续、胸腔内疝入腹腔内容物、腹腔脏器腰样缢痕（领口征）。单独的网膜疝由于其脂肪特性和新月形状，平扫CT就可以清楚诊断。如果静脉增强，CT还可以清晰显示增强显影的网膜血管。胃或肠管疝入时，在仰卧影像中，可见扩张肠段有液平。有报道螺旋CT可以诊断78%的左侧和50%的右侧膈肌损伤[53]。腹腔灌洗液从胸腔引流管流出也可以确定膈疝的诊断。

尽管在大多数创伤性膈疝患者，磁共振成象（magnetic resonance imaging，MRI）由于其检查时间较长和对运动伪差敏感，诊断意义不大。但在有些患者，MRI检查有优势，尤其是较小的穿透伤引起的延迟性膈疝。对于因穿透伤导致的左侧小范围膈肌损伤的诊断和修补可以优先考虑腹腔镜[54]。右侧较小的穿透性损伤因为有肝脏的保护作用，常常不会出现膈疝。

治疗

由于膈肌损伤被看作是创伤中的一种严重伴发伤和严重创伤的一种标志[4]，立即手术治疗是重要的。治疗的选择是外科手术。CT应当确认膈疝的部位和范围、疝入的器官、并发症、相关脏器的损伤。尽管使用腹腔镜和胸腔镜有一些并发症，但仍然可以用于膈疝的修补。

穿透性胸腹部损伤中膈肌受损的机会高，这类患者采用非手术的等待性处理是有潜在危险的。值得推荐的是使用腹腔镜以排除无症状的血流动力学稳定患者的膈肌损伤[55]。在没有明显的腹腔积血和其他影响膈肌观察的因素时，腹腔镜对排除膈肌隐匿性损伤是一种可靠方法。如果使用腹腔镜时碰到腹腔积血或其他因素影响良好的膈肌观察，可以考虑开放性剖腹探查以便更好地观察膈肌和排除其他损伤。

心血管创伤

钝性心脏损伤

流行病学

钝性心脏损伤常常是由于机动车高速碰撞，前胸壁撞击方向盘而发生。较少见的其他原因是高处坠落伤、挤压伤、冲击波伤、打击伤。早在50年前，Bright和Beck已经描述了钝性心肌或心脏挫伤的临床意义[56]。困难的是心脏损伤的诊断，因为患者常常是伴有其他脏器的损伤，更重要的是没有金标准用于心脏损伤的诊断。

心肌损伤诊断的重要性在于早期认识可能出现的

潜在的致命性并发症，已报道的并发症包括：危及生命的心律不齐、传导异常、充血性心力衰竭、心源性休克、心脏压塞、心脏破裂、瓣膜破裂、心室内血栓、血栓栓、冠状动脉闭塞、室壁瘤、缩窄性心包炎等。

解剖/病理生理

心脏创伤有一系列的病损（如心肌震荡、挫伤、梗死和破裂)[57]。心肌震荡是胸内受到钝性损伤致心肌"晕眩"，没有细胞的持久损害，可有暂时的临床反应。心肌挫伤是病理上可以验证的最轻的损伤。细胞损伤，红细胞渗出至肌间隙，并有局限性肌细胞坏死，很少有持久性的心肌损伤。创伤性心肌梗死（myocardial infarction，MI）是由于冠状动脉直接受损，或严重的心肌挫伤导致细胞不可逆损害和最终坏死。创伤致冠状动脉撕裂、血栓形成、痉挛是创伤性MI最常见的机制。心脏破裂是钝性心脏伤最严重的损伤形式。

心肌震荡

心肌震荡或心震荡一词是用于描述中前胸部直接的钝性创伤致心肌"晕眩"，会导致短暂的心律不齐、低血压、失去知觉的状况。如果心律不齐后，患者能幸存下来，多半没有持久的病理改变，也很难给心肌震荡下一个明确的诊断。这可以解释一些患者胸部创伤后突然死亡而后的尸体解剖又无心脏组织病理改变[58]的情况。

如果细胞功能障碍时间较长，可能导致无灌流节律如心室停搏或心室纤颤，以及不可逆的心脏停搏。文献提供了许多立即实施心肺复苏（cardiopulmonary resuscitation，CPR）和自动胸外除颤仪救治成功的病例报告。

心肌挫伤

流行病学

心肌挫伤是一种很不好理解和很模糊的诊断。经过数十年的研究和广泛的各种临床实践，在诊断、并发症发生率和恰当的处理等方面仍未取得一致看法。在一些严重胸部闭合性创伤病例报道中，依其诊断标准不同发生率为3%～55%[60,61]。

解剖和病理生理

在非穿透性创伤中，有几种机制用于推测心脏可能受到的损伤。胸部直接受到打击，能量由肋骨传递到脊柱。当高能量持续作用于胸壁时，胸骨向后移位，心脏在胸骨和脊柱之间或升高的膈肌之间受压，可导致心脏损伤。撞击胸壁所致的胸内压增加也可导致损伤。另外，也有腹腔和盆腔受压，腹内脏器向上移位导致心脏损伤的情况。心肌挫伤的组织学特点包括心肌内出血、水肿、心肌细胞坏死。组织学表现类似于急性MI。水肿液和细胞渗出聚积于心壁可导致心室顺应性降低、心功能障碍。

大多数心肌挫伤在细胞渗出和出血溶解后，形成瘢痕自然愈合。超过50%的心肌挫伤患者在第2周出现心包积液。这可能由于心包刺激引起，但并不代表心肌损伤的严重程度，也不意味增加了心脏压塞的可能。挫伤部位可以出现纤维反应，引起疼痛、心包摩擦音、心包粘连。在少数情况下，血肿的重吸收伴随室壁坏死，这可引起延迟性心脏破裂；如形成瘢痕和薄弱区域，以后可发展成室壁瘤。如果出现坏死，常常出现在伤后第2周，也是钝性胸部损伤延迟性突然死亡的原因之一。

临床特征

心肌挫伤临床表现为一系列严重程度不同的损伤。尽管大部分心肌挫伤患者有胸部创伤的外部体征（如挫伤、擦伤、皮下捻发感、肋骨骨折或连枷胸)，缺少胸部病损决不能排除心脏损伤的可能。其他伴随损伤可能有肺挫伤、气胸、血胸、骨折、大血管损伤。心肌挫伤最敏感但又最无特异性的表现是窦性心动过速，出现在大约70%的心肌挫伤患者中。明显的心肌挫伤患者可以出现心输出量减少，可无临床意义，也可表现为明显的心源性休克。

诊断方法

在血流动力学稳定的患者，心肌挫伤诊断的重要性存在明显的争议[62]。

即使考虑到心肌挫伤，却没有金标准用于诊断。临床表现没有特异性，尤其在多发伤患者，患者可能是由于肺挫伤或失血引起明显低氧血症，导致心律不齐或ST波改变，一旦低氧血症或失血纠正，这种情况就会逆转。同样严重的颅内损伤、电解质异常、过度的迷走神经或交感神经紧张也可产生心律不齐或异常心电图表现。有这些情况存在，心电图异常不能代表真实的心肌损伤。相反，这些情况可能使人忽略心脏损伤。一个大型钝性创伤病例研究发现钝性心脏损伤是心律不齐的一个明显危险因素[63]。

由于心肌挫伤缺乏活检或尸检的肯定证实，各种用于诊断心肌挫伤的实验室检查和影像学检查的作用并不清楚。应用生物标记的方法来确立或排除心肌挫伤的诊断其作用不大。再者，绝大多数心肌挫伤不会引起明显的并发症。仅就机理而言，危及生命的心律不齐发生的可能性太小，不能保证钝性胸部创伤的所有患者在入院时均排除心肌挫伤。几组研究提示极少数心肌挫伤患者出现需要治疗或改变治疗方式的并发症。因此在大多数钝性胸部创伤患者，并不需要常规地诊断为心肌挫伤[62]。

诊断心肌挫伤、评估并发症的风险及是否需要住院的方法有：ECG，心脏的生物标记［血清肌酸激酶（CK-MB）水平、肌钙蛋白 I 或 T 的水平］、二维超声心动图和 CT 等。

心电图（ECG）

钝性胸部创伤的心电图可以正常或显示非特异性改变。右心室由于靠近胸腔前方和接近胸骨，受损的机会比左心室大得多。标准的 12 导联 ECG 对右心室损伤，已经证实有细胞损伤的证据，可能显示正常。中度的右心室挫伤可能仅有轻微的电生理改变，在 ECG 上不会显示。右侧 ECG（附加 V4R）也不会发现有异常[64]。

对 ECG 异常心律不齐的危害性知之甚少，ECG 上新的异常波形可以促使医师进一步检查诊断或将病人收入院进行监测。右心室严重损伤可以引起短暂的右束支传导阻滞。也偶可发现不同程度的房室传导阻滞。窦性心动过速、室性或房性期前收缩是最常报道的心律不齐。严重心律不齐，如心房纤颤、室性心动过速、心室纤颤很少发生，但很快会产生血流动力学不稳定甚至突然死亡[63]。

已有几例报道伤后 12 小时出现延迟性致命性的心律不齐，也有在伤后 72 小时出现低危害性的心律不齐患者。ECG 的改变可以延迟在伤后 48 小时出现，ECG 转为正常一般都在 4～60 天内[63]。ECG 异常没有特异性，不足以确立心肌挫伤的诊断，也不能可靠地预测其后的并发症。

心肌酶谱

由于心肌挫伤的特点是心内出血和心肌细胞坏死，类似于急性心肌梗死，在诊断心肌挫伤时，心肌酶谱就成为首先的筛查工具。由于创伤患者相关的骨骼肌损伤，肌酸激酶（CK-MB）非特异性升高，并且 CK-MB 也有假性升高，因此在多发伤患者诊断中，并无特异性。检测 CK-MB 用于筛查心肌挫伤的作用非常有限，已不再推荐使用[65-67]。

尽管血清肌钙蛋白诊断有急性心肌梗死的心肌挫伤时有很高的特异性，肌钙蛋白水平在诊断心肌挫伤时的敏感性很低，并且也可出现在没有明显的心肌挫伤的情况[67]。由于没有诊断的金标准，这样的研究价值有限。几组研究均提示如果肌钙蛋白和 12 导联 ECG 均正常可以 100% 排除心肌挫伤，不需要再行其他检查诊断可能存在的心肌挫伤[68]。如果在急诊科检查有非特异性 ECG 异常或肌钙蛋白升高，4～6 小时后应行其他检查以便可靠排除心肌挫伤[61,66]。

超声心动图

超声心动图可以直接观察心脏结构和心腔。从组织学和动能上而言，心肌挫伤类似于心肌梗死，二维超声心动图诊断心肌挫伤是有价值的，它可以观察心壁运动。二维超声心动图也可确认是否有附壁血栓、心包积液及瓣膜破裂等情况。再者二维超声心动图实际应用也有优势，如便于移动，非侵袭性，方便在床旁使用等。如果患者胸壁有损伤疼痛，不利于经胸超声心动图，可以选择经食管超声心动图（transesophageal echocardiography，TEE）[61,62]。

治疗

对怀疑有心肌挫伤患者，恰当的诊断和治疗始于准确的院前评估。院前随行医务人员应观察记录关于患者的受伤机制、机动车状况、方向盘和仪表盘损坏情况、是否使用安全带和气囊、发生事故前车辆速度、受伤后患者位置等。同时记录患者的生命体征、意识状况、心律、胸壁伤情等，到达急诊室后将关信息提供给急诊科医师。

对怀疑有轻度心肌挫伤的患者，不主张入院并进行监护治疗。最近研究发现对怀疑有心肌挫伤的患者，检测肌钙蛋白水平对诊断很有帮助[67,68]。对所有严重损伤的患者，并有血流动力学不稳定，怀疑有心脏结构的损害或大血管损伤，提倡进行急诊超声心动图检查。同样对严重损伤并有胸骨骨折的患者，尽管不一定伴有心脏损伤，也推荐急诊超声心动图检查。肌钙蛋白 I 或肌钙蛋白 T 升高或 ECG 异常预示心脏并发症发生的可能性大，进一步的检查包括超声心动图，连续的 ECG，连续的肌钙蛋白[61,67,68]。

轻微伤和无症状的患者，肌钙蛋白 I 或 T 升高或 ECG 异常并非意味着有临床意义的心肌挫伤，并很少发生并发症。肌钙蛋白 I 或 T（伤后 4～6h）正常或 ECG 正常者相应心脏损伤的可能性小。因此医院内监护仅限于有明显、急性的 ECG 异常和/或肌钙蛋白升高的患者，并应行连续行 ECG 和肌钙蛋白检查至正常。

轻微伤和无症状的患者很少需要行超声心动图检查。如果患者情况恶化，或肌钙蛋白与 ECG 改变不一致，则很有必要行超声心动图检查以排除心脏结构的损伤。

住院治疗心肌挫伤类似于心肌梗死：如静脉插管，心脏监护，吸氧和镇痛等治疗方式。心律不齐应用适当的药物控制，依据现行的高级生命支持指南（advanced cardiac life support guidelines）用药[69]。没有资料支持预防性用药可以抑制心律不齐的发生，但需要采取措施治疗和预防那些可以增加心肌应激性的情况（例如代谢性酸中毒）[61]。血栓溶解药和阿司匹林禁用于急性创伤期。极少数急性心肌梗死合并创伤可选择血管成形术治疗。

心肌挫伤引起心输出量下降时，应限制液体输入。在确保前负荷的情况下，应用多巴酚丁胺可能有用。已有成功应用主动脉内气囊反搏治疗顽固性心源性休克的患者。

预后

心肌挫伤的预后依赖于原发伤的特点和程度、挫伤的大小和部位、伤前冠状动脉情况，更重要的是其他器官的创伤和并发症情况。大多数发病率和死亡率与严重损伤器官的数量有关，通常情况是无后遗症的完全恢复。

心脏破裂

心脏破裂是指心室或心房急性创伤性穿孔，也可是心包破裂或撕裂，室间隔、房间隔破裂、腱索、乳头肌断裂、瓣膜破裂。创伤后数周也可发生延迟性心脏破裂，可能是由于挫伤或梗死的区域发生坏死。

流行病学

大多数创伤性心脏破裂是由于高速机动车碰撞引起。心脏破裂几乎立即致死，占胸部创伤死亡的15%。美国每年有50 000人死于道路交通事故，估计钝性心脏破裂占5%[1]。在各组病例报告中，钝性胸部创伤心脏破裂发生率为0.5%～2%[71]。非穿透性心脏损伤最常见的死亡原因是心脏破裂。大约1/3患者有多心腔破裂，1/4有升主动脉破裂。Bright和Beck分析了125例创伤性心脏破裂尸检病例，20%的死者存活了30分钟或更长时间，这个时间可以足够让患者到达手术室，问题是要早期诊断[56]。第一个报告成功修补钝性心脏破裂病例发表于1955年，是一个右心房破裂的患者。

解剖和病理生理

心脏破裂最常见的心腔是心室，左右心室发生率几乎相当。心房破裂相对较少，右心房破裂多于左心房。涉及多心腔的患者占20%[70]。死者中，20%伴有主动脉破裂。

破裂一般发生在心室流出道关闭时，这时心室内充满血液，压力较高压迫室壁，导致室壁、室间隔或瓣膜破裂。心室舒张期或收缩早期心室最大扩张时遭受创伤，可能是心室壁破裂最可能机制。在收缩后期，心房最大扩张、充满静脉血、房室瓣关闭、突然的压力最易导致心房破裂。其他机制可能包括：①减速应力作用于右心房上下腔静脉；②腹部钝性伤时，血液和腹部脏器向上移位，心内压力突然升高；③心脏在胸骨和脊柱之间直接受压；④肋骨骨折或胸骨骨折刺破心脏；⑤心肌挫伤的并发症，心肌坏死随后破裂。

由心脏破裂机制可知，损伤常常是多系统的。心脏破裂幸存者中，超过70%的患者有其他重要的损伤，包括肺挫伤、肝和脾撕裂、头部损伤、多发骨折。死亡者中，有20%伴主动脉破裂[72]。

心脏破裂能否幸存取决于心包是否完整。2/3的心脏破裂患者有完整的心包，保护心脏免于立即大出血。这些患者可以生存不同的时间，但最终会发生明显的心包出血和心脏压塞。1/3患者伴有心包撕裂，立即死于大失血。

有时心包撕裂口或破裂口较小，可以自行封闭，患者可以幸存。小的心包撕裂口可以部分或间断性地缓解心脏压塞，同时可以控制大出血。在一组确诊的心脏破裂患者中，40%是单独的右心房破裂，其总体死亡率是81%，其中没有双腔破裂，心室破裂。到达急诊室未死亡的患者可监测到生命体征[70,72]。

临床特征

心肌破裂者临床表现常常是心脏压塞和大出血。偶尔，患者有大量血胸、低血压、血容量不足提示伴有心包撕裂。心包完整并有心脏压塞的患者可表现有心脏压塞的症状并随后情况逐渐恶化。初期的检查可能仅仅是胸骨前的青紫，或没有外在表现。常常是明显的胸部创伤或其他损伤的体征可能提示有心脏破裂的可能。听诊可闻及粗糙杂音，称之为水车音（bruit de mouli），听起来就像飞溅的水车。

回顾心脏破裂的幸存者中，常见的症状和体征是低血压（100%）；中心静脉压升高（95%）；心动过速（89%）；颈静脉扩张（80%）；面部、颈部、上肢、上胸部发绀（76%）；无应答反应（74%）；心音遥远（61%）；和其他胸部损伤（50%）[70,72,73]。

下列表现提示心包破裂：

1. 与考虑的损伤不相称的低血压；

2. 对快速液体复苏无反应的低血压；
3. 大量血胸经引流和液体复苏均无好转；
4. 持续代谢性酸中毒；
5. 超声心动图显示心包积液，或经补液后 CVP、颈静脉压升高而血压持续降低。

诊断方法

在急诊室应用超声心动图可以早期诊断心脏破裂和心脏压塞[74]。钝性胸部创伤患者有休克和颈静脉扩张（或 CVP）升高应立即考虑有心脏压塞，但是如果合并有其他出血性损伤，可以无颈静脉扩张，同时应考虑的诊断有张力性气胸、右心室挫伤、上腔静脉闭塞、三尖瓣破裂、原有肺部疾病。在这种（出现休克和颈静脉扩张）情况下，超声如果发现心包积液，则需立即开胸（图 42-14）。

在急性钝性胸部创伤中，应立即行胸部 X 线片检查。尽管胸片检查对诊断心脏破裂无帮助，但可以了解有无胸部其他损伤（如血胸、气胸、主动脉壁夹层形成）。心脏轮廓扩大常常提示原有心脏疾患或瓣膜关闭不全伴充血性心脏扩大。心肌损伤可以出现 ECG 改变，但心脏破裂时 ECG 改变并无特异性。任何怀疑心脏破裂，心脏压塞，未明确诊断的心脏杂音，其他原因（如出血）无法解释的休克等均应在急诊室行床旁超声心动图检查。

治疗

院前医务人员处理钝性胸部创伤时，主要任务是将患者快速转运至医院，观察有无心脏压塞的体征。在送医院途中，注意观察有无张力性气胸。

在急诊室中，对心脏破裂的处理是立即心包减压和控制出血。心包穿刺对心脏小破口的减压是有用的，但它也常常用于诊断和外科手术前的姑息性治疗。如果患者生命体征急剧恶化或心跳停止，应该在急诊室进行紧急开胸和心包切开。急诊室进行紧急开胸和心包切开后，控制心肌破裂出血，直到患者转入手术室进行确定性手术。心房破裂可以用手指捏住或用血管钳夹闭。用 Foley 导尿管经缺口插入，充盈气囊牵拉也可控制出血。心室破裂常常可以直接用手指压迫控制出血，或用非吸收缝合线缝合。

在心脏破裂成功修补的患者中，仅有 10% 需要心肺转流术（cardiopulmonary bypass）[75]。因此，抢救怀疑有心脏破裂的患者，在急诊室开胸，要了解急诊室的情况，虽有合格的外科医师，但无法立即行心肺转流术。

预后

报道心脏破裂心包完整的存活率相差很大。尽管以前报道仅有少数心室破裂患者存活[73-75]。有报道，5 位钝性心脏破裂患者，到达急诊室时有生命体征，其中 4 位抢救存活[75]。大多数存活的患者是心房破裂，包括一位多房破裂。多数患者在伤后 3～4 小时进行手术修补[73]，成功修补的患者中，大约 60% 的人伤后超过 60 分钟才手术。

其他心脏损伤

钝性胸部创伤导致心内结构（如室间隔或瓣膜）损伤较少。瓣膜破裂可以累及腱索、瓣叶、乳头肌，伤及主动脉瓣的多于二尖瓣和三尖瓣。文献报道有一患者在钝性胸部创伤后，二尖瓣和三尖瓣同时破裂并有心包撕裂经救治存活。现在还不清楚室间隔和瓣膜损伤的准确发生率。连续的超声心动图检查、ECG 改变和频繁的听诊对这些损伤的早期诊断有帮助。

临床特征

这些患者的临床表现主要在于哪一瓣膜或间隔损伤，以及是否同时合并有其他心脏的损伤。二尖瓣完全破裂常是立即死亡，不完全破裂的患者有赖于血流动力学状态，心源性休克常见。急性二尖瓣关闭不全和急性肺水肿常较突出。响亮、粗糙的舒张期杂音并有左心衰竭提示急性主动脉瓣关闭不全。如果患者心输出量低，二尖瓣关或主动脉瓣闭不全的震颤和杂音就不明显。三尖瓣破裂引起的三尖瓣关闭不全的症状和体征可以不是很剧烈甚至轻微。体检可能只显示舒张期杂音和颈静脉脉搏突出的 V 波。

单独的间隔缺损可以是轻微劳力性呼吸困难或

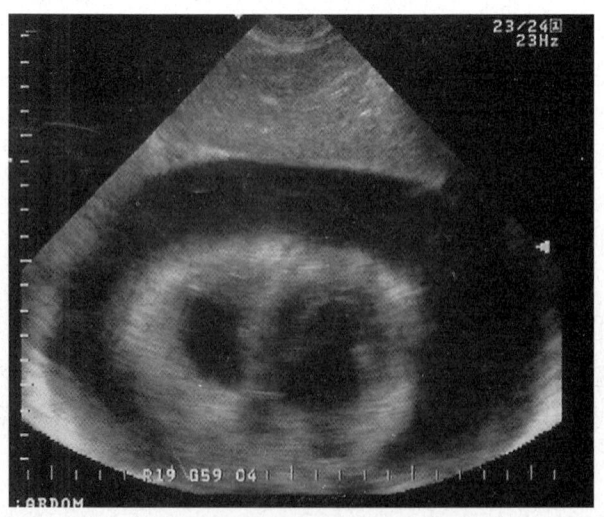

图 42-14 心脏超声显示心包积液伴有心脏压塞。

严重的进行性休克和肺水肿，主要由缺损的部位和大小决定。由于主要伤及肌间隔的下部分，很少有心律不齐和传导障碍。沿胸骨左缘典型的收缩期杂音是诊断室间隔缺损的主要线索，但在损伤后数天或数月也不一定出现。要获得确定性的诊断，有必要对瓣膜和间隔进行连续的超声心动图和心导管检查。

治疗

选择治疗方法要依据患者对损伤的耐受力。有时可能受伤已过去了多年才需要手术治疗。在有些室间隔缺损的患者，有必要观察一段时间不必立即手术，因为有报道创伤性室间隔缺损分流较小时，有自行愈合的可能。保守治疗常常是缓解充血性心力衰竭的症状，如果出现顽固性、进行性心力衰竭或肺动脉高压则需要外科手术。

穿透性心脏损伤

穿透性心脏损伤是城市打架斗殴死亡的首要原因。随着近几年医疗急救服务体系的进步，以及强调迅速转运伤员，越来越多的伤员能及时送达急诊室，而到达繁忙外伤急救中心时，患者则可能即将或已经出现心跳呼吸骤停。系列报告显示，由于外伤急救中心位置不同枪伤与刺伤的比例也有很大不同。

由于右心室的解剖位置较靠前，因此右心室（43%）常常比左心室（34%）更容易受到损伤，20%的患者左、右心房同时受伤，1/3的穿透性心脏伤患者存在多个心腔受累，这些患者存活率更低。5%的患者出现冠状动脉损伤，但损伤常发生在动脉的末梢部位。结扎时也很少引起严重的急性心肌梗死。近端冠状动脉伤需要进行冠状动脉搭桥手术。室间隔、瓣膜、乳头肌或腱索撕裂，会引发急性分流或瓣膜关闭不全。心脏不能耐受这些损伤，并会很快引起严重的肺水肿或心源性休克。

穿透性心脏损伤可能导致两种情况：①如果心脏伤口和胸腔自由相通，则会大出血；②如果出血在心包内，则会导致心脏压塞。心脏大出血的患者常常在到达医院之前就死亡，或者出现快速进行性的失血性休克甚至心搏骤停。这种表现最常见于心脏遭受枪击伤的患者。此类患者，如果达到框42-3所列的标准的话，常需急诊室开胸进行复苏手术。如果出现心脏压塞，则会危及生命，应采取一定措施，提高穿透性心脏损伤患者存活可能。

> **框42-3　急诊室剖胸手术指征**
>
> **创伤性穿透性心脏骤停**
> 心脏骤停可任何时候发生在有生命征象患者
> 液体复苏后收缩压<50mmHg
> 心脏压塞导致严重休克
>
> **钝性创伤**
> 心脏骤停发生在急诊室
>
> **其他**
> 可疑的气体栓塞

急性心脏压塞

流行病学

根据报告，胸部和上腹部穿透性损伤患者中引起心脏压塞的可能性大约是2%，而在胸部钝挫伤则很少发生。刺伤与枪伤相比更容易发生心脏压塞，60%~80%的刺伤会出现心脏压塞。出现心脏压塞的患者在几分钟内就可病情恶化，但如果实施适当急救措施，可以抢救不少患者。

解剖和病理生理

心脏压塞的基本特征是心包内压增加和心包体积增大。由于大量的心包血液侵占心房和心室空间、心腔受压、心室充盈受到机械性限制，因此心搏量减少。这导致了心输出量减少，减少了动脉收缩压和脉压。心包内有60~100ml的血液和血块，可能引起心脏压塞的临床症状。同时，腔静脉内血液回流受阻，中心脉静压升高。

这时将会出现代偿机制，心率加快，外周阻力增大，以保持充分的心输出量和血压。另一个不全代偿机制是静脉收缩，静脉张力增加，导致中心静脉压上升。

任何胸部或上腹部穿透伤或钝挫伤患者均应考虑心脏压塞。在早期检查中，子弹弹道或刺伤的深度、力度或方向是无法确定的。显然，心前区和上腹部的伤口比后部或侧胸部的伤口更容易伤及心脏，导致心脏压塞。尽管如此，必须设想穿透伤，尤其是枪伤，无论胸部还是上腹部均可能引起心脏损伤。准确快速检查手段之一是床旁超声心动图检查，很容易检测到心包积液造成的心脏压塞[77,78]。

临床特征

心脏压塞的患者，如果血液缓慢流入心包或心包伤口间歇性的减压，刚开始患者的状况可能稳定。一些患者可能表现呼吸困难，这意味着肺部受到损伤而非心脏伤的表现。

心脏压塞的特征为：低血压、颈静脉怒张、相对较少的心音遥远或低沉。所谓的 Beck 三联征在临床上很难发现，尤其在伴有血容量减少大量复苏过程中[97]。尽管心脏压塞最明显的表现为中心静脉压升高（>15cmH$_2$O），伴有低血压、心跳过速的症状。除此之外，超声心动图可以快速确定心脏压塞，已大部分代替了中心静脉压测量。当出现中心静脉压升高，低血压以及心跳过速时，超声心动图可以区别是心脏压塞还是张力性气胸。

急性心脏压塞可以表现为三种截然不同的临床特征。如果出血限于心包内，起初病人血压正常，但是会出现心跳过速以及中心静脉压升高，如果不及时进行治疗，大多数病人会出现持续血压过低。如果出现心包裂口或相关创伤的严重出血，临床症状为低血容量性休克，伴有低血压、心跳过速以及中心脉静压降低。如果容量补充后，虽然中心静脉压升高至 15～20cmH$_2$O，但血压持续过低以及持续心跳过速，必须考虑心脏压塞。当然也要排除其他原因，如张力性气胸、Valsava 动作（堵鼻鼓气）或继发于过度输液后的肺水肿等。

第三个临床表现是心包间歇性减压。这种情况时，心包小裂口会出现间断性出血，减轻填塞。根据心包内压、血量以及总失血量，临床症状会出现消长。一般说来，出现这种情况的患者比前两种情况存活下去的可能性更大。

奇脉是在正常呼吸周期吸气相出现的过低的收缩压。这可能是心脏压塞的另一表现，但在大力复苏过程中或病人休克状态下很难测到。

诊断方法

超声检查

超声现在广泛应用于世界各地急诊室，使医生能更快捷、更准确地进行非侵害性的检查[80]。在初期急救复苏中，作为快速诊断的一部分，可在急诊室床旁进行该检查。尽管超声诊断心脏压塞是心包存在积液，同时有右心收缩期压陷，然而胸部创伤的患者如果出现心包积液，则很可能是心包出血（图 42-14）。超声诊断心脏压塞的间接征象是低血压患者显示下腔静脉变粗。急诊室心脏超声探查从肋缘下和胸骨旁观测，心包积液的敏感性为 98.1%，特异性为 99.9%[79]。由于超声不会对病人造成伤害，且极其准确，在严重创伤复苏早期，可以取得显著效果，大大帮助了心包积液诊断，防止病人因出血出现病情恶化。

心电图

文献中报道了许多关于心脏压塞的心电图改变，但很少是诊断性的，而且几乎都是慢性心脏压塞而不是急性心脏压塞的心电图改变。心电图上出现心电交替时对心脏压塞的诊断有特异性。心电交替是心电图上的一种改变，它的表现是任何单导联上 P 波，QRS 波和 ST-T 波的波形和波幅改变，在每一次心跳都不一样（图 42-15）。推测可能的原因是心脏在心包液中机械摆动（称为心脏摆动现象）。少量心包积液，虽然心脏前后摆动，但在下次收缩前回到大致原来位置，这种情况不会出现心电交替。

超声心动图研究显示，当心包积液达到危重程度，就会引起心脏压塞，心脏摆动的频率会减至心率的一半。每一次跳动之后心脏回到原来的位置时，心脏位置也会发生变化，这时可见心电交替。如果出现心电交替，可确诊心脏压塞。然而，慢性心脏压塞更常见心电交替，而急性心脏压塞则罕见。

影像学检查

对于急性心脏压塞，影像检查心脏轮廓通常来说用处不大，除非出现外伤性心包积气。小量心包积血导致急性填塞，心脏也会表现正常。这不像慢性心包积液时"水瓶"外形，后者是因为较长时间所形成的耐受。

治疗

院前处理

心脏压塞患者现场救护和任何严重创伤所使用的

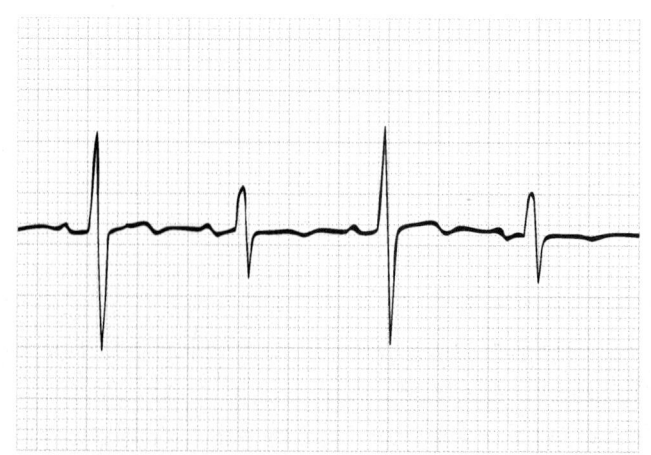

图 42-15　Lewis 导联心电图提示 QRS 波群心电全交替。(From Sotolongo RP, Horton JD: Total electrical alternans in pericardial tamponade. Am Heart J 101：853，1981.)

救护措施相同。根据穿透性伤的位置或患者对大力复苏反应微弱等现象应怀疑心脏压塞的诊断。常见的张力性气胸,其症状和急性心脏压塞症状相似。如果病人出现濒死状况或者病情迅速恶化,应考虑胸腔粗针穿刺,如果没有缓解,根据"排除诊断"法,其临床表现应考虑心脏压塞。此时应首先将病人快速转运至最近的创伤中心。

急诊科

当病人到达急诊科,应立即给予晶体液扩容以及安放有2~3个侧孔(14或16规格的)的导尿管。由于穿透伤通常会造成气胸或血胸,因此必须立即进行胸腔闭式引流。此外,应尽快进行超声心动图检查,以诊断心脏压塞,一旦确诊需要紧急手术修复。

关于心包穿刺术作用的争议越来越多。过去认为在诊断和治疗中都可以进行心包穿刺。抽出5~10ml的血液就可能极大改善病人临床症状。然而,值得强调的是心包穿刺并不是万无一失保证成功的措施。心包内的血液容易凝固,可能抽吸不出,并可能引发心脏压塞、冠状动脉或肺撕裂以及诱发心律不齐等并发症。无论何时,应在超声引导下进行心包穿刺,因为这样会提高成功率并降低诱发并发症的风险。应将一根猪尾巴导管插入心包内以便重复抽吸,同时应准备将患者送入手术室进行确定性手术。如果心包穿刺不成功或临床状况恶化,同时鉴别诊断中心脏压塞仍然是重要考虑,应立即进行剖胸探查术[81]。穿透性心脏损伤都需要手术修复。地点(包括手术室以及急诊室的位置)和时间(立即或紧急做手术)应视病情而定。

急诊室剖胸

急诊室剖胸是很严肃、很重大、关系病人生命的手术,急诊科医生应熟练精通该手术。尽管这里没有介绍该手术的细节,但一些操作技术值得讨论。应首先考虑左侧开胸,因为这样可以迅速打开胸腔,使心脏、主动脉以及左肺门完全暴露,有利于心脏按压和心内除颤[81]。如果右侧或多器官损伤,必须扩大切口时可以越过胸骨和右胸壁,形成"蛤壳"状切口。假如有利于恢复有效灌注,可以结扎内乳动脉。心脏完全暴露之后,切开膈神经前心包膜。心脏压塞缓解后能迅速恢复心脏血液输出,通过心包切口可以看到心脏,确定穿透伤在心脏的具体位置。

修复心脏创伤有以下几种方法:对于小的伤口,在通往手术室过程中,可通过手指按压进行止血;如果伤口很大,可用气囊填塞,将Foley导尿管插入伤口,用生理盐水膨胀气囊。这样可以起到暂时的止血

作用,以便进行伤口修补或争取更多时间将病人转送至手术室接受进一步治疗;心房破裂可以用血管钳暂时控制出血。

心脏伤口缝合时加用垫片由来已久,且具有很好的疗效,但这一手术技术难度大且手术耗费时间长。我们推荐使用比如2-0的丝线。一些外科医生推荐使用皮肤纤维缝合机进行心脏创口缝合,该技术能快速、有效地缝合伤口。也有报道称,使用胶原网附加纤维蛋白胶迅速修复心室裂口[82,83]。

在操作过程中必须避免结扎冠状动脉。大口径的导管(例如,5-F导尿管)可以直接插入左心耳,通过该通道快速输入液体。如果心脏空虚,或患者对迅速输液无反应,可将主动脉横跨钳闭,心输量转而流至大脑和心脏。持久缺血以及严重的酸毒症常导致复苏后心肌抑制、收缩无力以及心输出量减少。

急诊室开胸指征

尽管对于所有送到急诊部的患者来说,急诊室开胸具有很大的获救希望,但也有病例表明该手术有时也无法挽救患者。此外,该手术价格高昂,并要求急诊部所有医护人员专心投入工作,分散医护人员对其他可能获救患者的注意力,医务人员也有可能被针刺或被血液污染[84]。因此,已制定急诊室开胸指南,只限用于有机会获得神经功能恢复的患者(框42-3)[85]。

现场穿透性损伤的病人如果还有生命迹象,即使在心脏监测器上只显示心电活动或仅存微弱呼吸,如果转运时间少于10分钟,都可进行急诊室开胸手术[84-88]。

预后

心脏穿透伤后,有几个因素可影响生存:枪伤机制、伤及左心室、多个心腔、心包内大动脉、一支或多支冠状动脉等。当患者被送到急诊室时,挽救生命的有利因素包括:刺伤机制、穿孔较小、单独右心室伤、收缩压高于50mmHg以及出现心脏压塞。

急诊开胸术后存活率和以下因素有关:受伤机制、损伤部位、现场和转运时间、受伤时间、病人在院前的生理状况以及医院设备等。尽管各家报道急诊开胸术后存活率大不相同,但刺伤后的存活率一致高于枪伤[86-88]。

Meta分析发现急诊开胸总体存活率是7.4%,存活病人精神正常比例为92.4%。根据受伤机制,穿透伤存活率为9%,钝挫伤存活率为1%。穿透伤可进一步分类,刺伤存活率为17%,枪伤存活率4%。出现心脏压塞则有良好的预后[87]。

钝性主动脉损伤

流行病学

钝性主动脉损伤是一种危及生命的损伤。常常是由于过度、猛烈的前胸壁或侧胸壁遭碰撞[89]。钝性主动脉损伤的程度包括从小的内膜撕裂到主动脉完全断裂，后者常常引起快速的致死性出血。最常见的损伤部位是主动脉峡部和主动脉升部靠近头臂血管起始处[84]。60%～90%的主动脉损伤患者死于现场或死于入院后几小时[99,90]。由于院前救护的改善、现场更多的救护手段、快速的伤员转运等，到达有治疗设备的急诊室的伤员不断增加。患者早期的存活率取决于初期复苏和/或恰当、正确的诊断程序。快速准确的诊断对正确的治疗和取得最大生存率是非常重要的。

解剖和病理生理

钝性主动脉损伤有不同的组织损伤程度。大小不同程度的损伤可以通过经食管超声心动图（TEE）检查确定，小的损伤包括1级损伤（内膜血肿或局限性内膜撕裂），大的损伤包括2级（外膜下破裂或主动脉形态改变）和3级（主动脉横断大出血或主动脉阻塞缺血）。轻微主动脉损伤预后较好，严重的主动脉损伤累及主动脉内层和中层，甚至可以是外膜破裂突然死于现场或入院后几小时[89,90]。

据文献报道，主动脉损伤有几种主要机制。降主动脉因为有两侧的肋间动脉和动脉韧带附着，相对较固定和不活动。在遭受突然的减速运动时，可以活动的主动脉弓向前摆动，在主动脉峡部产生剪切力或"挥鞭作用"；突然的侧斜位胸部压力致主动脉峡部弯曲，压向左支气管和左侧肺动脉致主动脉破裂。已有研究显示"挥鞭作用"或胸部侧斜位压力致主动脉撕裂。现有一种假设认为，胸部前方的骨性结构（胸骨柄，第一肋骨，锁骨中断）压向脊柱时，旋转、挤压、剪切主动脉，可以致主动脉破裂。

主动脉瓣远侧的升主动脉破裂机制可能不同。在急剧减速和胸部受压时，心脏向左后移位，在主动脉瓣上方引起剪切力。主动脉内压急剧上升，"水击效应"也可在这个部位引起主动脉爆破。升主动脉撕裂可以伴冠状动脉口受累和冠状动脉闭塞。在高速机动车碰撞中，主动脉内的压力可以超过其耐受程度。尸检的交通事故死亡者中，有20%是复杂性主动脉破裂，这可能是前述几种机制联合作用的结果。

80%～90%的主动脉撕裂出现在主动脉峡部，即

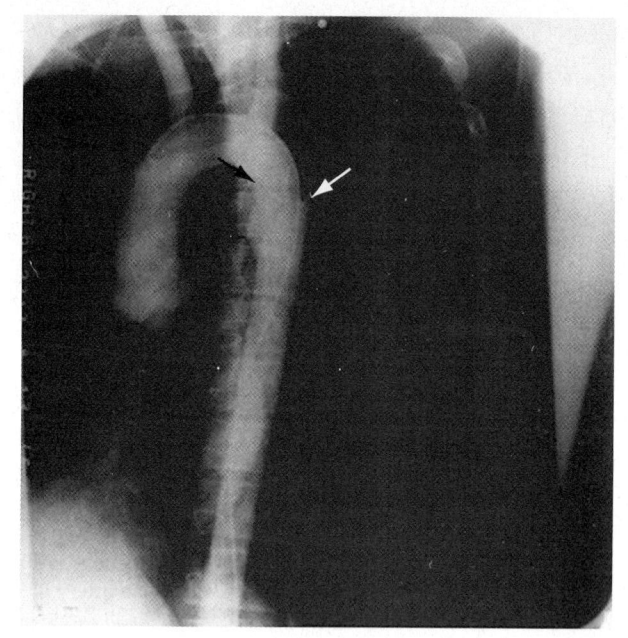

图42-16　主动脉造影显示主动脉最常见的部位（箭头处）撕裂，位于发出左锁骨下动脉（未显影）分支处或毗邻的远端处。

在左锁骨下动脉远端（图42-16和图42-17）[91,92]。其他部位损伤包括升主动脉、降主动脉远侧左侧膈肌水平、胸中段降主动脉、左侧锁骨下动脉起始处。尽管升主动脉破裂远少于降主动脉破裂，但70%～80%伴有致死性心脏损伤。这与主动脉峡部损伤不同，峡部破裂只有25%伴有心脏损伤。致死性心脏伤包括心脏压塞、主动脉瓣破裂、心肌挫伤、冠状动脉损伤。乘客抛出、行人撞击、严重坠落伤、挤压伤常导致升主动脉破裂。升主动脉破裂很少有存活被送到急诊室的[91]。

主动脉破裂可以发生于多种原因而不只是高速机动车碰撞时的减速伤。有报道破裂可以发生在胸外心脏按压，也可发生在胸椎骨折移位，推测是由于直接的剪切力作用。由于高处坠落所致的垂直减速伤，升主动脉突然拉长，可以导致升主动脉破裂。这可能是飞机和电梯事故中的可能机制。也有报道动物踢伤、挤压伤、滑坡掩埋、气囊弹出等引起主动脉破裂的情况。儿童胸部遭受挤压可能有助于主动脉破裂。错位的胸骨骨折、肋骨骨折、锁骨骨折可以直接撕裂主动脉。

临床特征

在所有经受严重减速伤的患者均应考虑主动脉破裂的可能。在机动车超过45公里/小时或胸部遭受严重暴力时（如患者从损坏的方向盘下救出）尤应注意。急救人员必需仔细评估车辆损坏程度、伤者主

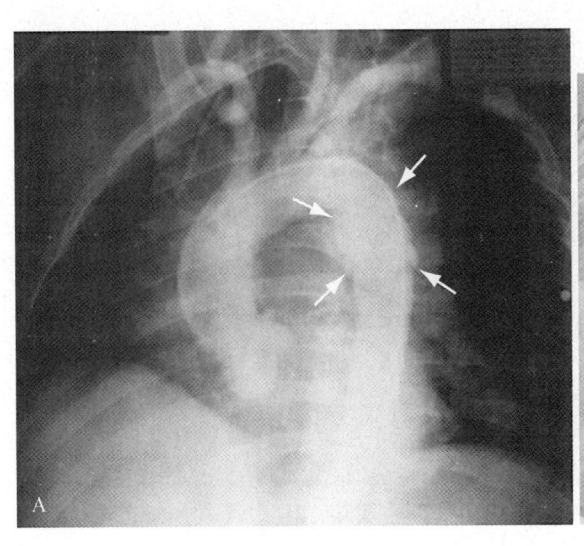 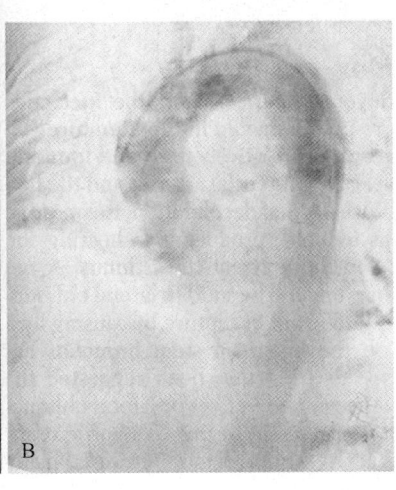

图42-17 图A 随访复查图42-16病人主动脉造影。导管放置在升主动脉观察主动脉弓，发现主动脉（箭头处）左锁骨下动脉远端撕裂，造影剂外溢。图B 减影后的图像。

诉、体格检查。这些信息立即提供给急救室医师。尽管主动脉损伤的病情严重，但临床表现很少是其假象，主要是相关的肺、神经、骨、面部及腹部损伤的表现。其他损伤掩盖了主动脉损伤的症状和体征，或将医师注意力从更具威胁生命的主动脉破裂中移开。

临床特征

我们必须考虑到，每一位严重减速性损伤的病人都有可能出现主动脉破裂的症状。假如司机以每小时超过45英里的速度驾驶汽车，或者有迹象表明司机的胸部受到强大钝性暴力的剧烈撞击，比如受到损坏的方向盘的剧烈撞击，那么我们必须确认伤者的主动脉是否破裂[93]。在任何一个由于高速驾驶而导致的机动车交通事故中，医护人员必须认真考察车辆的损坏程度、受害者的抱怨、胸部钝器伤的物理表现等情况，并且还必须把这些情况立即告知急诊医生。

虽然主动脉破裂性质很严重，但是其微弱的临床表现极具欺骗性。常见的主动脉破裂的临床表现包括肺部伤、外伤、面部伤和腹部伤。多种并存的损伤会掩盖主动脉损伤的症状和体征，以至于医生都没有集中注意力对致命性的主动脉破裂的进行诊察。但是即使医生没有发现胸部损伤的外部表现，他们也不能排除出现主动脉破裂的可能性。医学文献中记载，有1/3~1/2胸部损伤患者并没有表现出胸部损伤的临床表现。

肩胛间疼痛或胸骨后疼痛是胸部损伤最常见的临床症状。这一症状经常出现在非创伤性的主动脉夹层动脉瘤，而只有25%的创伤性主动脉破裂的患者会出现这一症状。医学文献中描述的其他罕有的胸部损伤临床表现包括由气管压缩或气管偏斜引起的呼吸困难、由压迫喉神经导致的喘鸣或嘶哑、由食管压迫引起的吞咽困难以及由局部缺血引起的剧痛。

胸部损伤的临床表现具有罕见性和非特异性。患者的血压升高也许是一个重要的胸部损伤的临床表现。位于主动脉峡内的交感神经纤维在对拉伸刺激做出反应时会导致血压升高。胸部损伤的另外一个不常见的临床症状表现为，在股动脉搏动停止或减少的情况下血压急剧升高。据说，多达1/3的胸部损伤患者具有这一假收缩综合征，而这一症状是由主动脉血肿压迫主动脉腔所引起的。

多达1/3的胸伤患者的肩胛骨前后会出现刺耳的心脏收缩杂音。医学界认为，当湍急的气流穿过横切面时会产生刺耳的心脏收缩杂音。人们不常碰到的胸伤患者的另一物理表现是，从纵隔溢出的血液导致颈根处出现肿胀，进而导致颈围增大或者产生颈部肿块。下肢脉搏短细和下肢麻痹也是可以暗示主动脉破裂的临床表现。此外，如果胸引管放置的初始引出量超过了750ml，尤其是出现了左部胸腔积血，那么我们也可以判定病人的主动脉破裂了。但是，体检不但不能明确主动脉破裂是否存在，在没有辅助研究的情况下可能还会妨碍医生进行精确的诊断。

诊断方法

胸部X线检查

当医生怀疑主动脉破裂存在时，他们可以通过使用胸部X线检查来确诊。许多胸部损伤患者之所以会死亡是因为医生没有对胸部X线检查的结果给予足够的重视。上纵隔宽度的增加是最敏感的临床症状，有50%~92%的主动脉破裂患者都具有这一症状（图42-18）[94,95]。但是，X线检查结果的特异性只有10%。

导致纵隔扩大的原因可能是锁骨骨折、胸椎骨折或胸骨骨折引起的静脉出血，也可能是肺挫伤、前纵隔肿瘤、错放的CVP导管、胸部X线检查中前后位

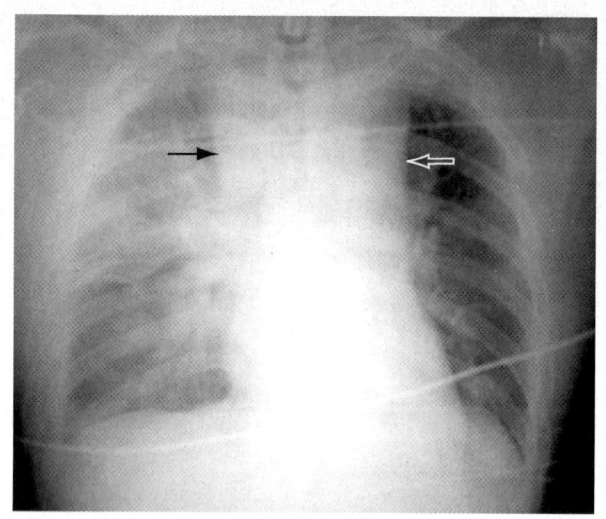

图 42-18　胸部前后位 X 线片显示纵隔增宽（箭头处）。

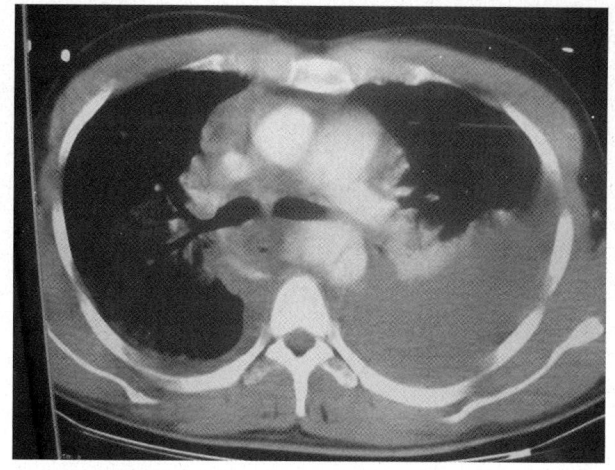

图 42-19　胸部 CT 显示主动脉周围出血和内膜摆动。

和仰卧位的放大。可见纵隔扩大并不能用来确诊主动脉破裂。

纵隔扩大异常的常见表现有以下几种情况：第一，在垂直的前后方向的 X 线摄影中纵隔宽度大于 6cm；第二，在仰卧位前后方向的胸部 X 线摄影中纵隔宽度大于 8cm；第三，主动脉弓处的纵隔宽度超过 7.5cm，或者主动脉弓处的纵隔宽度与胸宽的比值大于 0.25。但是，人们对用这些参数来确诊或排除主动脉破裂的可靠性仍存在争议。或许，人们觉得对纵隔扩大的主观推断比对纵隔宽度的直接测量更加可靠[95]。患者的位置和呼吸情况是评价纵隔腔的重要因素。我们应该尽全力拍摄一个标准的垂直前后方向的吸气 X 线影像。如果在临床上可行的话，在确定纵隔异常之前，我们应该避免做出假阳性推断。

目前医学文献中记载了各种医学影像标准，这些标准被看作是确诊主动脉破裂最敏感的指标[96,97]。有些作者已经表明，纵隔扩大和隐性主动脉结是确诊主动脉破裂最可靠的临床表现。也有人认为，主动脉与肺动脉之间的洁净区域出现浑浊现象、鼻胃管发生位移、气管旁带扩大或者椎旁界面扩大才是确诊主动脉破裂最明确的临床表现[94,96,97]。而其他人则认为，能够确诊主动脉破裂的最可靠的临床表现是鼻胃管向右偏离以及左支气管低于水平方向 40°。

其他能够提示主动脉破裂的放射性标志包括左半胸、左上肺尖内侧面闭塞、气管向右偏离、多根肋骨骨折。人们曾经认为用第一肋骨骨折和第二肋骨骨折来确诊主动脉损伤具有高度可靠性，但是相对于没有肋骨骨折的患者第一、第二肋骨的骨折并没有给肋骨骨折患者增加风险。

虽然之前的研究表明，一张阴性的胸部 X 线照片对正常的主动脉造影片具有高度预测性，但是很多研究人员开始对这一广泛认同的观点产生质疑[94,96,97]。一张阴性的胸部 X 线照片（如标准纵隔）的敏感度是受限制的。一些学者建议医生对高速减速机制损伤的病人进行螺旋胸部 CT 扫描。在已确诊的主动脉损伤的病人中，没有显示纵隔扩大的胸部 X 线片的报告率在 $0\sim45\%$ [94,96,97]。

胸部 CT 扫描

胸部 CT 扫描现在已经取代了主动脉造影术（主动脉 X 线摄影术）对主动脉破裂进行检测[98-104]。在 20 世纪 90 年代初期，新型多层螺旋 CT 扫描的开发以其速度和超强的准确度使创伤放射学发生了革命性的变化，从而在很大程度上否定了从常规扫描中得到的负面结果。新型螺旋 CT 扫描具有将近百分之百的敏感性和特异性，只要进行了静脉注射对比剂，新型螺旋 CT 就可以迅速地检测到主动脉损伤（图 42-19）。即使在有纵隔血肿的情况下，CT 图上正常的主动脉轮廓也可以高度准确地排除发生胸部主动脉破裂的可能性[98-104]。

相对于主动脉造影术，拥有血管造影剂的胸部 CT 扫描在很多方面都具有优势。第一，胸部 CT 扫描具有非侵袭性，它为其他胸部损伤提供的数据要明显多于主动脉 X 线摄影术所能提供的数据；第二，胸部 CT 扫描的检测速度比主动脉 X 线摄影术的速度快得多。大多数急救中心都可以为伤者进行即时胸部 CT 扫描；第三，CT 评价不仅可以帮助纵隔扩大的患者评价主动脉还可以评价脊椎，因为脊椎骨折也可能是导致纵隔扩大的原因。不管胸部放射照相的结果是怎么样的，笔者建议医生对具有潜在主动脉损伤机制的所有患者都要进行纵隔的 CT 评估。

经食管超声心动图

经食管超声心动图是替代 CT 扫描或主动脉造影

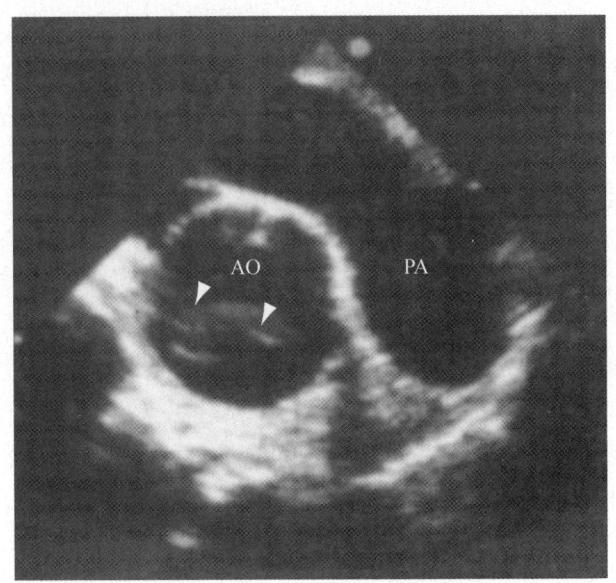

图 42-20 经食管心脏超声显示主动脉周围出血和主动脉破裂（箭头处）。AO 指主动脉；PA 指主动脉周围。

术用来确立主动脉破裂诊断的一种方法[105-107]。相对于其他的诊断研究来说，经食管超声心动图有许多优势：第一，它检测迅速，同时也不需要进行静脉注射造影剂或辐射照射；第二，它可以提供心脏功能的伴随评价；第三，它也可以在急诊室进行操作。但是，在插入探针的时候，需要给病人服用镇静剂以避免引起病人的过度紧张。另外，食管损伤的患者禁用经食管超声心动图。

经食管超声心动图可以识别主动脉内膜和主动脉周围血肿（图 42-20）。在使用单翼式的经食管超声心动图时，由于充气导管的插入，升主动脉的上半部分会表现为盲区。但是，由于绝大部分损伤都出现在峡部区域，因此经食管超声心动图具有高度精确性，比如 87%～100% 的敏感度和 98%～100% 的特异性[108-110]。如果条件允许的话，经食管超声心动图还可以帮助胸部 CT 扫描进行动脉损伤的诊断性筛选试验。

在对严重胸部钝器伤的病人进行诊断的过程中，医生发现经食管超声心动图和 CT 扫描在识别急性创伤性主动脉损伤时具有相似的诊断精确度。此外，经食管超声心动图还可以诊断出相关的心脏损伤，在识别胸主动脉内膜或中间层的损伤时，经食管超声心动图的敏感度高于 CT 扫描。

仅仅根据经食管超声心动图而做出的主动脉修复也许是可行的，但是当经食管超声心动图的结果不明确时，当经食管超声心动图没有被接纳或者禁用时，当其他可疑血管损伤需要动脉 X 线摄影术的评价时，主动脉 X 线摄影术仍然是必需的[109]。

血管内超声

血管内超声已经在之前的主动脉细微损伤检测中讨论过。血管内超声是用一个很小的超声波探头插入股动脉，然后直导入至主动脉。由于血管内超声检测需要有精密复杂的设备作为支撑，并且血管内超声只能在手术室或血管造影室中才能使用，所以目前只有几家创伤中心可以进行血管内超声的检测。前期数据显示，血管内超声对检测主动脉钝器伤极其敏感和明确[110]。

主动脉造影术

长期以来，人们认为主动脉造影术是确立主动脉破裂诊断的黄金标准，但是它目前几乎完全被具有高分辨率的螺旋 CT 扫描所取代[106]。主动脉破裂患者的主要目标是在动脉外膜破裂和大出血之前尽早地发现主动脉损伤。15%～20% 的主动脉破裂患者会出现多处主动脉撕裂，因此医生必须明确这些损伤确切的位置。在螺旋 CT 扫描还没有得到普及之前，医生不仅要对纵隔扩大的患者而且还要对拥有明显胸部钝器伤的患者以及具有之前提到的任何一个放射性标志的患者进行主动脉 X 线摄影术的检测。另外，相对积极的主动脉 X 线摄影术对老年患者的诊断特别有保证。

当患者的腹部、骨盆和头部出现可以直接威胁生命的损伤时，主动脉造影术应该延迟使用。在主动脉造影术必须推迟的情况下，为病人提供必要的治疗以及给病人服用降压药使收缩血压低于 120mm/Hg 都是十分重要的[111]。

在快速换片器的帮助下，高质量的主动脉造影术可以直接在导管中注射对比剂，然后将导管插入到主动脉的根部。当导管横穿损害区域时，这一过程可能会对主动脉或者其他破裂的血管造成更多损害。但是，使用软头的 C 曲线导丝钩和荧光检查法可以降低这些损害。主动脉造影术可以显示同步冠状血管影像，这对升主动脉发生撕裂的患者尤为重要，因为重大动脉硬化疾病附带的冠状动脉疾病可能是冠状动脉搭桥手术和主动脉修复手术取得成功的保证。

在螺旋 CT 扫描的帮助下，外科医生已经积累了更多的临床经验，同时外科手术前进行血管造影术的需要也减少了。但是，现在对于那些不宜使用螺旋胸部 CT 扫描的高危病人来说，我们仍然需要对他们进行主动脉造影术的检测[99,111]。

治疗

院外治疗

在对胸部钝器伤的任何一位病人进行院外治疗

时，对潜在的主动脉破裂的评价应该集中识别与主动脉破裂、低血压、张力性气胸和心包压塞相匹配的损伤机制。对病人病情的及时了解以及将病人迅速转移到外科中心可以增加病人康复的机会。

急诊室

由于发生突然破裂和出血的风险无时不在，因此一旦确诊后，医生就要对病人进行修复损伤治疗。对胸主动脉破裂且有多处外伤患者的治疗取决于相关损伤的性质。如果患者身上有致命的颅内伤、腹内伤或腹膜后大出血，主动脉破裂修复手术应该推迟进行[99]。同时，如果患者受到感染的风险很高（比如有大面积体表烧伤的患者、有受到感染的大面积外伤的患者、有败血症的患者或者胸外伤导致严重呼吸衰竭的患者），医生也要考虑推迟对患者进行的主动脉破裂修复手术。

在决定进行修复手术之前，医生要谨慎控制患者的血压。如果推迟进行修复手术，应该使患者的收缩血压控制在100～120mmHg之间。降低血压的目的是为了降低上升脉压的剪切喷射影响，进而降低发生持续动脉外膜剥离和随后的突然破裂的可能性[111]。

艾司洛尔是一种速效可滴定的β受体阻滞剂，它也许是最理想的降压药物。与硝普钠不同的是艾司洛尔可以降低脉压，减少对完整的主动脉外膜的剪切影响。如果服用了速效β受体阻滞剂后，病人的脉压有所降低，但是血压得不到有效控制的话，医生可以让病人服用硝普钠。

外科技术手法

自从Passaro和Pace在1959年首次取得修复术的成功后，医学界已经研究和讨论了多种外科技术手法[112]。即使患者的修复手术很成功，但是其中10%～20%的患者会出现由脊髓局部缺血导致截瘫这一严重的并发症[113,114]。人们认为，与脊髓局部缺血和由其引起的截瘫有密切关系的主要可变因素是主动脉阻断时间[115]。主动脉钝性伤的范围很广，小到简单的撕裂（通常从锁骨下动脉起始端到末端），大到接近主动脉和分支血管处的复杂损伤。

许多外科医师认为，在修复手术中使用心肺分流术可对远端脊髓进行灌注，从而明显降低截瘫的发病率[113-117]。此外，在对患有复杂主动脉损伤的病人进行修复手术时，医生通常会延长主动脉阻断时间，这样一来，使用心肺分流术的效果会更加明显[113]。

病理条件决定了修复手术的类型。针对血管壁受到的巨大张力或破损的锯齿状的血管末端，医师经常需要移植人工合成血管。主动脉破裂早期修复的成功案例更让人们大受鼓舞。主动脉破裂早期修复手术的时间不长，受到潜在感染的风险低；此外，手术避免了修复过程中出现的失血现象，消除了假动脉瘤形成的可能性，避免了由附壁血栓形成导致的二次栓塞的发生。通过使用一期缝合术，医生可以成功修复降主动脉上的多处撕裂。另外，对端吻合术看起来更适合年轻的患者。

在活着抵达医院但有降主动脉损伤的患者中，有20%～30%的患者会死在手术台上，有5%～7%的患者会出现截瘫[113,118-120]。不过，年轻患者的存活率最高。患者的死亡率与广泛切除的存在与否以及患者手术前的状况有直接关系。

越来越多的成功案例证明了对创伤性主动脉破裂进行血管内修复的安全性和有效性。在血管内修复手术中，医生使用了支架植入术，就是通过股动脉或髂动脉入路把血管内支架植入。初步数据显示，即使血管内修复手术的成功率和并发症发生率都不及传统开放性外科修复手术，但是仍然具有可比性。更重要的是，血管内修复手术可以明显降低进行重大手术的风险以及由于主动脉阻断时间的延长而导致截瘫的发病率。最新的医学文献显示，使用支架移植术的血管内修复手术是取代开放性修复术对主动脉钝性伤进行修复的一种选择[119-125]。

食管穿孔

流行病学

如果对食管穿孔的诊断推迟超过24小时，患者的死亡几乎是肯定的，因此食管穿孔被称为是致命的最迅速的胃肠道穿孔[126]。1724年，波尔哈夫发表了关于食管穿孔引起严重呕吐的经典描述。在1724年到1941年之间出现的波尔哈夫综合征具有几乎一致的致命性[127]。1941年，人们取得了第一次外科引流手术的成功；1947年，人们取得了第一次破裂食管缝合术的成功。自此之后，外科医术的改进和外科医师意识的加强使得外科诊断更加迅速，而更多高效抗生素的使用和更先进治疗方法的支持将食管穿孔的死亡率降低到了20%[126]。数据显示食管穿孔的死亡率受到多种因素的影响，比如穿孔位置（胸段的穿孔死亡率最高）、损伤机制、受伤和诊断的时间间隔、病人的恶性食管疾病病史以及病人的身体状况。

解剖和病理生理

引起食管穿孔的持续发病率和高死亡率的结构特

征是食管浆膜覆盖的缺失，其中食管浆膜缺失可以促使任何水平的穿孔直达纵隔腔。食管上端或颈部食管的穿孔只能到达咽后间隙，咽后间隙处的筋膜从颅骨底部一直延伸至气管的分叉处。食管中部和食管下部的穿孔可以直接到达纵隔腔。只有稀薄的纵隔胸膜才能阻止食管穿孔自由进入胸膜腔，但是我们可以利用持续引流和细菌纵隔炎导致的渗出性炎症反应克服这一障碍。当纵隔胸膜被穿透时，呼吸产生的负压，通过将胃肠道内的液体排入到纵隔和胸膜腔内，常常会产生更多的污染物。

当剧烈呕吐导致食管破裂时，正和波尔哈夫综合征一样，左后食管远端食管壁内在薄弱起着重要作用。而在其他部位（颈段、胸部中段和膈下段）就很少出现呕吐引发的破裂。此外，食管有三处狭窄部位[128]：食管入口靠近环状咽肌处，左侧主支气管和主动脉弓横跨食管处以及胃食管交界处。如果病人没有食道疾病的病史，比如癌症，异物穿孔通常会发生在这三个部位。异物可以通过直接渗透、压力和化学坏死这三种方式导致食管穿孔。

病因学

引起食管穿孔最常见的原因见框42-4。

医源性

大多数食管穿孔是医源性的，最常见的原因是仪器并发症（占患者的59%）[126]。僵硬的食管内镜，尤其是对病人实施了全身麻醉后，是最常见的罪魁祸首。尽管灵活的食内镜的使用已经降低了并发症的发生率，但是由于诊断步骤的增加，穿孔的总量也随之增加了。当插入内镜时，环咽附近或颈部食管附近常常会出现损伤[129]。当病人患有侵蚀性灼伤或有癌症时，插入内镜的操作对他们来说太剧烈了，所以，插入内镜的操作也是引起医源性食管损害的常见原因之一。

针对良性或恶性的食管狭窄而进行的食管扩张是导致医源性食管穿孔的第二大常见原因[129]。在诊断过程中，过快地扩张食管也会引起食管穿孔。之前引起食管狭窄的纤维变性过程常常对周围的纵隔组织造成伤害，但是其他穿孔可以限制其自由进入纵隔。在急诊室，经鼻气管或鼻胃管的插入术是导致医源性穿孔的最常见的原因，穿孔通常发生在梨状隐窝处。1999年非公开出版的分析中写到，绝大部分麻醉师造成的食管损害与高难度的插管术有很大的关系[130]。在进行高难度的气管插入时，医生要考虑到许多风险因素，其中包括肥胖、颈椎关节炎、速度过快、不适当的肌肉松弛等。即使是没有难度的气管插入也会用到其他的食管仪器，如鼻胃管、食管扩张器或食管听诊器。在所有这些情况下，食管损害比任何类型的气管损害要严重得多。

食管阻塞式导气管的使用与偶发的食管损害，尤其是与食管中段穿孔有关联。而继食管阻塞式导气管之后的喉气管似乎只和偶发性的食管擦伤和挫伤有关系。

医学界已经报道了多起由压缩空气导致的食管破裂的病例，其中包括两例由碳酸型饮料导致的咽食管穿孔。颈椎固定装置以及海姆利克氏操作法也可以导致食管穿孔。

异物

异物可以通过直接撕裂，压迫坏死或内镜移除的时候引起食管损伤[131]。微小穿孔常常可以自行愈合，并且不留后遗症，但是，压力坏死或撕裂损伤会带来很多到达纵隔的机会[128]。异物经常被卡在颈部食管。如果末端狭窄存在的话，末端狭窄也常常会卡住异物。对于不到4岁的儿童来说，环咽缩小处也经常出现异物阻塞。对于大于4岁的儿童来说，大多数异物可以通过环咽缩小处并穿过剩下的食管。对于成年人来说，异物阻塞尤其是反复性异物阻塞提出了狭窄存在的可能性，并且需要对其进行深入的调查研究。

对老年患者来说，喝醉酒或不太合适的假牙会让他们丧失口腔感觉，因此异物通常会进入食管[123]。同时，不适当的假牙会导致老年人吞咽大块不好咀嚼的食物。其他食管异物还包括锋利的鱼刺和鸡骨头和玉米片，这些异物可能会刺穿食管壁，最终导致食管穿孔。

腐蚀性烧伤

腐蚀性食管烧伤是人们有意或无意地摄入酸性或碱性物质引起的。腐蚀性食管烧伤的发病率有两个高峰期：1~5岁，摄入酸碱物的量很小并且是无意的；十多岁到二十岁，有自杀意图的人大量摄入酸碱物。

框42-4　食管穿孔的最常见原因

1. 医源性
2. 异物
3. 腐蚀烧伤
4. 钝性或穿透性创伤
5. 自发性破裂（Boerhaave综合征）
6. 术后吻合口破裂

腐蚀性食管烧伤的病症包括吐血，呼吸窘迫，呕吐，流口水，以及体检时发现的呼吸道病变[129]。穿孔通常出现在疾病的潜在肉芽形成阶段，也就是大约在摄食酸碱物后的4~14天之间。

重度碱烧伤（pH>12）引起的液化性坏死比重度酸烧伤（pH<2）引起的凝固性坏死导致食管穿孔的可能性更大。当人们摄入pH值小于11.5的碱性物质时，他们很少会出现比黏膜浅层烧伤还严重的损伤。摄入酸性物质对胃部的破坏比对食管的破坏要严重[129]。

在对摄入腐蚀性物质的病人进行治疗时，只应对口腔内的残渣进行消毒清洗。另外，建议人们用牛奶和水稀释摄入的腐蚀性物质；但是，如果怀疑出现穿孔，既不能让病人摄入任何液体也不能让病人呕吐或者给病人洗胃。

在摄入腐蚀性物质后的6~18个小时之内，医生可以采用内镜检查法确定患者被腐蚀性物质烧伤的程度，并以此指导以后的治疗。如果有出现穿孔的迹象，建议给患者使用抗生素；如果患者患有边缘灼伤或透壁灼伤，建议给患者使用激素。不过，有人认为在摄入大量碱性物质的情况下，皮质类固醇的使用不但不能阻止食管狭窄的形成反而会增加发生其他并发症的风险。

尽管入院治疗是针对大量摄入酸碱物的常用方法，但是一些作者建议，在孩子无意间摄入的情况下，或者在没有腐蚀性食管烧伤病症的情况下，不需要给患者进行内视镜检查法和入院治疗[134]。食管镜通常用来确认是否存在食管损害。将食管镜推进至第一灼伤处会增加发生穿透的风险，同时，这也是引起医源性食管穿孔的常见原因之一。

穿透性损伤和钝性创伤

由于食管损伤常出现在受保护的位置，大约有5%的颈部受伤患者会出现食管损伤，而只有1%的钝挫伤者会出现食管损伤，并且不只是一处损伤[135]。由于没有胸廓的保护，颈部是出现食管损伤最常见的地方。另外，气管也是最常见的出现食道损伤的地方[136]。在有些病例中，由于患者最先出现了严重的气管损伤症状，患者食管损伤的病症可能会被忽视。

颈部食管损伤的典型病症包括颈部疼痛、吞咽困难、咳嗽、嗓音变化、吐血。体检的结果包括颈部压痛、颈项强直、捻发音或喘鸣[136]。从更大范围上来说，气管的泄漏是急诊室最常见的致命问题。对大多数这样的患者进行治疗时，医生通常会使用快速插管，但是其中12%的患者需要进行环甲膜切开术。

如果病人状况稳定的话，在进行内视镜检查之前，医生必须对患者进行水溶性造影剂食管X线摄影。尽管胸部和颈部的X光照片和CT扫描可以用来诊断穿透性、钝性伤，但是即时在患者床前进行灵活的内视镜检查法似乎可以更好地确认食管X光摄影得出的阴性结果（尤其是在出现穿透性损伤的情况下）[135-137]。对于绝大部分的穿透性损伤（>90%），手术修复是必需的。同时，为了避免出现食管瘘、纵隔炎或形成脓肿，修复手术应该尽快进行。

出现创伤性食管钝性伤的可能性比出现穿透性损伤的可能性要小得多。食管钝性伤的病理生理特征和预后与自发性破裂或者呕吐所致破裂极其相似。据说，在有些病例中，颈部食管的破裂与颈部脊柱骨折有关系。

自发性破裂

自发性食管破裂、呕吐后破裂、波尔哈夫综合征是三个意义相同的术语。由于食管破裂的力量来自于猝发的巨大力量，并导致纵隔污染，因此这类食管损伤与不良预后有关系。自发性食管破裂经常出现在末端食管，并伴有出现在左后外侧的纵向撕裂。80%的自发性食管破裂发生在摄入大量酒精和食物的中年人。

在体外，3~6（磅/平方英寸）的力量才能得到与波尔哈夫综合征相似的食管破裂症状。当食物被推挤到闭合的环咽肌肉处时，会产生逆向蠕动，继而产生体内胃压，而胃压可产生的力量就在3~6（磅/平方英寸）之间[138]。现在，医学界还不清楚病人的胃肠疾病在自发性食管破裂形成中的作用。有些作者强调病人的胃肠疾病的重要性，而其他人的研究表明80%的食管破裂出现在原本就完好无损的食管中[138]。另外，不到3（磅/平方英寸）的压力就足以让原本就不健全的食管发生破裂，大约有25%的波尔哈夫综合征患者没有呕吐病史[138]。据报道，由钝挫伤、抽搐、分娩、大笑、用力大便、举重等情况产生的腹内压也可以导致自发性食管破裂。

诊断结果

食管穿孔的诊断要考虑到临床环境。患有波尔哈夫综合征的病人的临床表现包括呕吐、胸部剧痛、皮下气肿、心肺衰竭。在食管器械检查或移除食管异物后这些体征和症状的发展相对更易发生。但是，约有1/3的食管穿孔病例并不典型[134]。只有仔细询问病史和体检，并辅以恰当的实验室和诊断检查，临床医师才能够在初期阶段诊断出食管穿孔。就框42-5中

框 42-5	与食管穿孔相似的临床疾病

1. 自发性纵隔积气
2. 主动脉动脉瘤（胸腔）
3. 肺栓塞
4. 消化性溃疡穿孔
5. 心脏梗死
6. 胰腺炎
7. 肠系膜血栓
8. 胆囊炎
9. 肺炎

任何一个诊断而言，我们都应该考虑到发生食管穿孔的情况。

临床特征

食管损伤最可靠的病症是沿食管走向的局部胸膜疼痛，同时，吞咽或颈部弯曲会加剧疼痛（图42-21）。此外，上腹部、胸骨后或背部也会出现疼痛。一般情况下，随着时间的推移，疼痛会加剧，可能还会从上腹部转移到胸部。随着感染的加重，患者甚至会出现呼吸困难。

食管穿孔的早期体征很少。随着气流和腐蚀性物质穿过食管破裂处进入纵隔和胸膜腔，在颈根部的皮下气肿被检查到之前，纵隔腔中的气流可使嗓音带有鼻音[139]。纵隔腔中的气流会集结在心脏周围并发出心包摩擦音。当气体和液体进入胸膜腔时，可能会出现液气胸或脓胸形成。最后，气体进入皮下组织并分流至颈部，这时，颈部的皮下气肿会最先明显地表现出来。将近60%的食管损伤患者会出现这一症状，但是，在没有出现气管损伤的情况下，只有30%的食管损伤患者才会出现这一症状[139]。随着感染和炎症的发展，病人身体状况和生命体征开始表现为心肺衰竭、脓毒血症、发烧、发绀、低血压、无尿直至死亡。

诊断方法

实验室研究已经提供了大量的非特异性的研究结果。如果进行测验的话，胸膜渗液或食管穿孔可能会显示出高唾液淀粉酶含量和低 pH 值。放射线检查经常会显示出对食管穿孔的诊断。标准的胸部放射线检查结果如下：

1. 纵隔积气有或无皮下气肿；
2. 左胸腔积液；
3. 气胸；
4. 纵隔增宽。

颈椎侧位片可能会显示咽后部位的空气或液体，这是颈部食管穿孔的典型特征，不过，当食管下段的穿孔释放出气体或液体时（图 42-22），也可以发现咽后部位的空气或液体。大多数患者在发病过程中会出现一种或者多种这样的异常情况。但是，放射线检查显示不出来早期的穿孔征象。

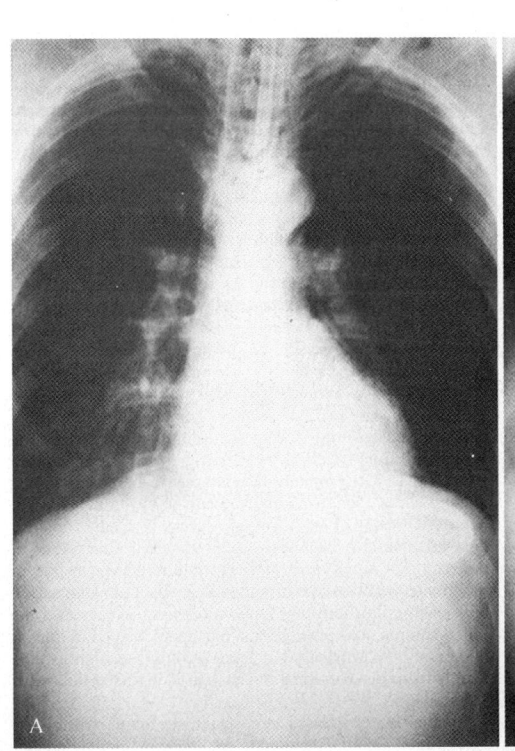 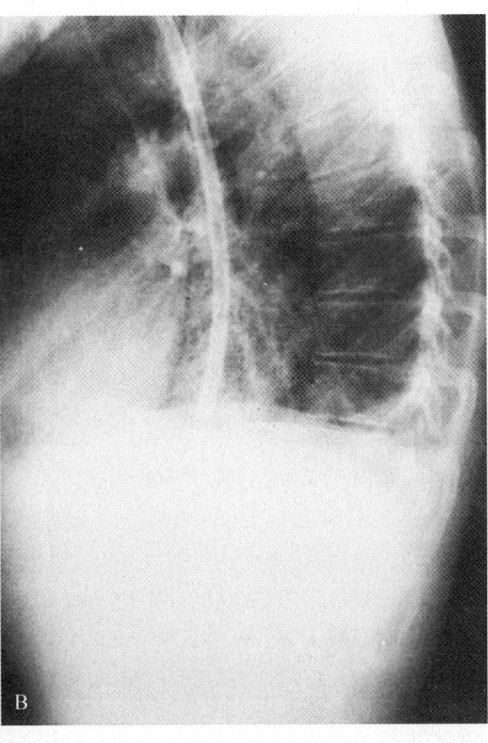

图 42-21 图 A 一个 36 岁男性患者胸膜炎胸痛急性发作剧烈呕吐后的胸部 X 线片。图 B 胸片显示典型食管破裂表现出的纵隔和皮下积气征象。纵隔还未增宽，胸腔还未感染。

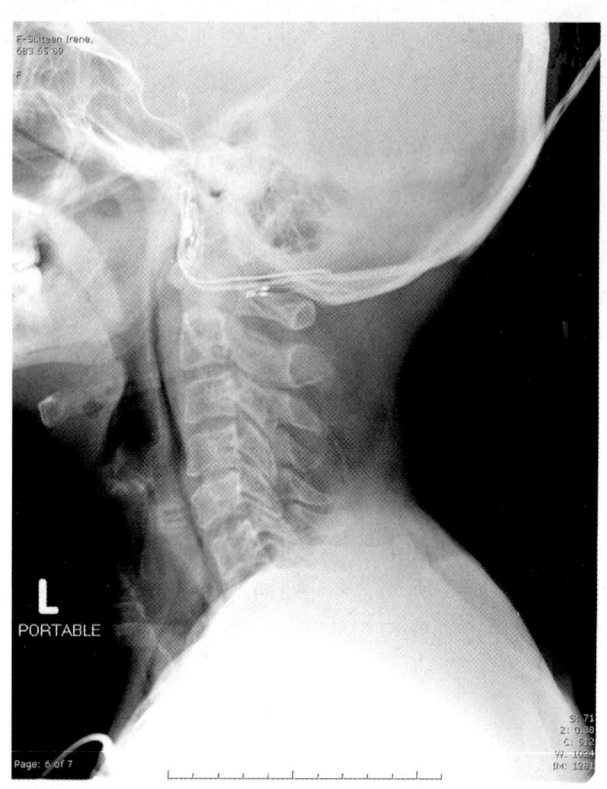

图42-22 颈椎侧位片提示咽部后方积气。

不溶解的钡造影剂和水溶性的泛影葡胺，到底哪一个才是首选的初期研究，医学文献资料并没有给出结论。泛影葡胺不会因随后的内镜检查而使影像变得模糊，同时相对于钡造影来说，泛影葡胺产生的纵隔污染比较少。因此，医学界建议医生在进行初期研究中使用水溶性的泛影葡胺；如果放射线照片没有显示穿孔，那么医生可以使用钡造影进行研究，以便更好地明确黏膜细节。

与对比研究相似，在确定食管穿孔是否存在时，内视镜检查可以提供绝对可靠的帮助。穿孔的大小和位置以及内视镜操作者的技术是决定低误诊率的重要因素。如果内视镜检查的准确性受到质疑，那么医生就应该使用食管放射线检查的方法。

据报道，使用稀释性口服造影剂的螺旋CT扫描是一个更安全、更迅速、更省力的诊断方法。

治疗

如果人们认识到食管穿孔的病理生理特征和临床表现，那么他们就不难实现食管穿孔的早期诊断。诊断时间对于降低死亡率和发病率是至关重要的。当诊断已经确定时，治疗手段应该包含广谱抗生素（覆盖口腔菌群），容量补充和气管修复[133]。此外，由于时间的延长会导致预后恶化，并且在最初的12个小时内，死亡率会加倍上升，因此医生还应该进行紧急外科会诊[139]。

尽管手术治疗是公认的最好的治疗方法，但是如果患者体内的穿孔是固定不动的，涉及的纵隔范围小，也没有出现败血症的迹象，那么对患者进行非手术治疗也是一个不错的选择[131]。不过，在上述情况下，患者应该禁食至少72个小时，同时使用广谱抗生素，并开始接受全静脉营养治疗。另外，建议医生，在治疗食管穿孔过程中不要使用鼻胃管，因为鼻胃管可能会增加胃食管反流并加重对纵隔的污染[129,139]。

重要概念

- 对于老年患者以及存在肺部疾病的患者，即使相对较轻的胸壁损伤，如肋骨骨折，也可导致严重的并发症。
- 由于儿童有良好的胸壁顺应性，更应怀疑肺挫伤的可能。
- 除非有最初的心电图异常，一般不需要追查心肌挫伤的诊断而去做更复杂、先进的检查。
- 许多心肌破裂或创伤性主动脉破裂的病人能活着到达医院并能被快速诊断和救治。
- 在血流动力学失代偿发生前，心脏压塞能被急诊外科医师通过心脏超声准确的诊断。
- 对于有钝性主动脉损伤机制的患者，胸部CT应被考虑，即使胸部X线片显示正常。
- 食管损伤在穿透性胸部或颈部创伤中相对常见。由于最初表现不明显而潜在的并发症严重，对穿透性损伤伤道轨迹可能涉及食管的患者，食管穿孔的诊断必须积极的追查。

本章参考文献请参见 http://pumpress.bjmu.edu.cn/eduservice/3419.html

第43章 腹部创伤

Jennifer L.Isenhour and John A.Marx

何平 高劲谋 译 史若飞 校

概述

背景

腹部创伤的处理需要有条不紊、高度警惕和丰富的知识。依赖关键的临床特征及时诊断可以显著改善后果和死亡率。在腹部创伤的处理中遗漏或延误诊断是最严重的缺陷[1]。

穿透伤性腹部伤

不管是否意外，穿透性腹部伤均可由不同的武器或器具造成，治疗的方法也相应不同。自1960年Shaftan介绍了选择性剖腹和连续观察的理念，穿透性腹部损伤的治疗发生了显著的变化[2]。现在急诊或创伤医生可以通过完整的体格检查、特定的诊断程序、局部伤道探查、诊断性腹腔灌洗、超声、CT、腹腔镜等手段决定是否需要剖腹，而在此之前外科医生是没有选择的。治疗方法因伤者的状态、致伤工具、穿透位置的不同而异。为了达到降低阴性剖腹探查发生的目的，不管是腹部戳刺还是枪击伤，非手术治疗均受到青睐[3,4]。

钝性腹部伤

钝性腹部损伤尤其考验急诊专科医生的临床敏锐性。病史往往是不全面、缺乏或不真实的。症状、体征可因脑伤、酒精、中毒而不可靠或真假难辨。创伤对腹部以外其他系统的影响增加了表现的复杂性，需要细心而有条理的处理。

流行病学

钝性损伤比穿透性损伤有更大的死亡风险，因为前者通常伴有严重的腹内多脏器伤和腹外系统损伤，而且更难于诊断。

穿透性腹部伤

冷兵器伤的发生率约是火器伤的3倍，但后者有更明显的死亡发生率，占穿透性腹部损伤死亡的90%[5]。小肠、结肠、肝脏依次是腹部穿透后最容易受伤的器官[5]。穿透性损伤导致的最高死亡风险发生于15～34岁的非洲裔美国人，其次是该年龄段西班牙人。在非西班牙裔白人中主要发生于75岁以上老人。明显特征是非洲裔美国人以他杀而非西班牙裔白人以自杀为主[6,7]。

在美国火器的使用显著增加了穿透性损伤的发生和死亡率。现在美国国民拥有枪支量居历史最高。超过4.2亿家庭、5.7亿人持有枪支[8]。凭借枪支行凶的数量超过其他手段行凶数量总和。本世纪已有超过85万的美国人死于枪弹伤，在美国主要城市枪弹伤发生仍在持续增加[9]。

钝性腹部伤

脾是最易受伤的器官，比例接近这些病例2/3。肝脏是腹内第二容易受伤的器官，空腔脏器中以小肠最容易损伤。

车祸是钝性腹部伤的主要原因，机动车碰撞和行人车祸占50%～75%，打击伤大约占15%，坠落伤占6%～9%[10-12]。

小儿科

在美国每年创伤导致的16岁以下儿童死亡数量近22 000人，医疗费用近16亿美元。在儿童创伤中心收治的病人中有10%证实有腹部损伤，作为创伤死因仅次于颅脑和胸部伤[13]。尽管锐器损伤正成为重要的关注点，但钝性机制导致的儿童创伤仍占85%。

如同成人，机动车碰撞在儿童创伤人群中有很高的发生率和死亡率[9]。人车相撞和车内被抛出占有重要比例。

儿童虐待正在引起重视，这不仅常见而且危害极大。软组织、骨骼、颅内损伤最常见，腹内损伤偶有发生，但导致死亡危害其仅排在颅脑伤之后。一般小于两岁正处于语言前发育期儿童危害最大。病史往往极难获得，原因在于儿童没有能力或害怕交流以及父母出于厌恶情绪不愿提供信息。如果损伤和提供病史不相符合或生理发育滞后就应该唤起医生可能存在儿童虐待的警惕。

疾病原理

解剖和生理

腹腔及其内容物不但可以通过前腹壁和下胸壁而且可以通过侧腹壁、背部、盆底触及。前腹壁定义为腋前线、肋缘和腹股沟之间的区域。下胸壁前方上至或第四肋间，后方上至肩胛下角或第七肋间，下至肋缘。侧腹壁在双侧腋前后线之间，上至肋缘下至髂脊，当发生穿透性损伤的时候上至前方第4肋间、侧方后方第6、7肋间，腹腔内脏器都可以受伤，因为呼吸的时候膈肌可以上升到这个水平。同样，腹壁穿透性损伤[14]必须仔细探查伤道及出入口。

病理生理

穿透性腹部伤

导致腹部穿透伤的工具多种多样，主要有刀、手枪、步枪、散弹枪，而如玻璃、剪刀、箭、栅栏、动物犄角之类，虽然不常见，但同样有较高的腹部穿透发生率。某些由栅栏、矛及类似物导致的穿刺伤可作为戳刺伤处理。不同推进动力投射物如割草机、盘锯、其他机器以及恶劣天气导致的损伤应以枪弹伤处理。

在美国由手榴弹和炸弹引起的弹片伤少见，但工业爆炸可导致类似损伤，这些最好归类于散弹损伤。由于冲击波效应可以同时导致腹部损伤。因广泛的恐怖行为，这类损伤数量在增加。

在腹部戳刺伤中肝脏最易受伤，紧随其后的是小肠，与这些结构的体表面积相一致[15]。枪弹伤导致的脏器损伤顺序依次是小肠、结肠、肝脏。典型的多脏器损伤是肠管有多个孔洞。相同的情况见于儿科病人。

戳刺伤

刀并非唯一的戳刺工具。可以列举诸如冰锥、笔、衣架、螺丝刀、打破的瓶子都能被行凶者使用。戳刺伤多在上腹部，左侧比右侧常见。在20%的病例中损伤为多发伤，包含后胸部损伤的占10%。许多腹部戳刺并不伤及腹内，发生机会因进入腹腔的方向不同而异。腹前壁戳刺有70%穿透腹膜，其中脏器损伤占一半。下胸壁戳刺除了高度怀疑膈肌损伤外有15%的机会伤及腹内[16]。从侧腹部和背部进入腹腔的概率有报道分别为44%和15%[17,18]。腹内器官损伤不能很好通过进入腹壁的位置判断预测。肝脾是最容易损伤的脏器。

枪弹伤

弹道学技术是复杂的，但一些基本的原理有助于我们理解这类损伤过程的病理生理。损伤的强度与子弹传导给伤者的动能相一致，通过以下公式理解：

$$E = \frac{7000mv^2}{2g}$$

E是动能（英磅），m是子弹质量，v是子弹速度（英尺/秒），g是重力加速度（英尺/秒）。换言之，损伤的程度取决于子弹质量和其速度的平方。更多的子弹引起损伤因素包括通过组织的滞弹力和阻力，还有子弹在介质中的稳定性。子弹速度被分为低速（低于1100英尺/秒）中速（1100~2000英尺/秒）高速（大于2000~2500英尺/秒）；冲击速度是致伤能力的最重要因素。而冲击速度取决于射击者和伤者间的距离、子弹出膛速度和子弹不同特点。在中高速时，子弹通过组织过程中因爆破效应要产生一个暂时通道。该通道大小与通过组织的比密相关。而且会导致邻近器官、血管组织突然移位，骨骼和脏器可能虽无子弹直接接触而发生破裂。许多病例报道了子弹全程未入腹而导致腹内邻近脏器损伤，这种效应尤其容易引起肝脾损伤。

高速投射物

高速投射物导致的损伤包含了额外一些问题。首先，外部污染可能带入伤口；其次，当子弹通过后伤道立即闭合可能导致组织损伤程度被低估；最后，高速子弹可能在体内碎裂。实际上，任何速度的投射物碰到骨骼都可能碎裂并产生更多的伤道和损伤。国内损伤多因低速手枪子弹引起，但有不幸的趋势是更具破坏力武器如点38和点357口径子弹时有发生。

散弹枪伤

散弹枪设计用于小的、快速移动的近距离目标。因为每个弹丸呈圆球形，速度下降很快，所有在远距离不能造成严重伤害。在 20 码距离速度由出膛是 1300 英尺/秒降为 950 英尺/秒，降低了 25%。但在近距离（<15 码）散弹枪是很致命的。

传递到伤者的动能取决于弹丸形态、惊人的弹丸数量、火药装填量和装填松紧度。最重要的因素是射击距离。在 10 码距离，19% 的弹丸集中在 9 英寸直径圆环范围。在 20 码距离，圆环直径范围大约是其 2 倍。因为动能与速度的平方成正比，在 20 码是 25% 的动能下降将导致损失明显下降。

散弹枪伤先前根据射击距离和范围分为了三组。最近根据有根据伤者受伤类型分类。根据武器和伤者的距离，Ⅰ型为致伤距离在 7 英尺以内，穿透仅限于皮下组织和深筋膜；Ⅱ型为距离 3～7 英尺并有更多结构损伤；Ⅲ型为小于 3 英尺的近距离直射并有广泛组织结构损伤。以受伤类型分，Ⅰ型、Ⅱ型、Ⅲ型损伤受伤直径分别为 >25cm、10～25cm、<25cm。组织损伤程度与组织比密成正比而与组织弹性成反比。因而肝脏比肺更容易受损伤。近距离散弹枪伤还增加伤道污染。Ⅲ型损伤有更大的死亡风险。

钝性腹部损伤

钝性腹部损伤有一些病例生理机制描述其发生。首先，腹外暴力压迫致腹腔内压的急剧明显升高可以导致空腔脏器破裂或爆裂。其次，腹内脏器在腹前壁与后胸壁或脊柱间受压迫可产生挤压效应。实质脏器特别容易受伤，有助于解释在钝性腹部损伤是肝脏脾脏有很高的损伤机会。挤压损伤更容易发生在松弛的腹壁，如老年及酒醉患者。最后，加速和减速暴力对实质和空腔脏器均有影响，导致脏器和血管蒂撕裂，特别是相对固定的附着点。

安全带损伤

前后座椅未受限制乘客比受限制在类似条件下有更高的腹内损伤风险。肩部三点安全带与旧的系统相比，限制作用更有效能降低腹部损伤的发生。尽管如此，这种安全带仍有腹部损伤报道。其肩带部分可以导致驾驶员或前排乘客左侧和右侧肋骨骨折，并可造成潜在腹内脏器伤。不适当地将肩带置于上肢以下可以增加上腹部压迫，尤其在前后相撞事故中。

单独一根安全带最容易导致腹部损伤。伤者中有一半是这种造成的。病例生理是常常肠管受压于安全带和脊柱之间。偶尔肠腔内压力突然升高会继发小段闭袢性梗阻和穿孔。综合原因造成的损伤首先是肠挫伤穿孔或系膜撕裂。

临床有两种症状。接近 1/4 患者会出现肠系膜撕裂伤后血腹表现。余下通常是包括空肠在内的肠管损伤，最初的症状体征常缺乏或不典型。有延迟诊断达 8 周的报道。所谓"安全带征"即下腹部的挫伤或摩擦痕只在小于 1/3 的患者中见到。尽管如此，而腹内具有病理意义的损伤却有广泛存在。少见的情况如腹腔动脉夹层并有完全或不完全梗阻已有报道，腰椎损伤不常见。

医源性损伤

虽然高度重视，但患者仍不能免除诊断和治疗错误的风险。腹部损伤可以是不同医疗程序的后遗症，在某些情况下不仅认识特别困难而且有很高的发生和死亡率。许多过程都可能导致医源性损伤。

机械通气可以引起胃膨胀，尤其是儿童。除了通气危害和增加呕吐误吸风险，明显的扩张可以导致食管和胃的撕裂及穿孔。这些可发生在面罩通气、鼻气管或气管插管误入食管，或将胃管接氧气而不是抽吸。食管充填式气管或类似器具放入气管导致气道阻塞和食管胃内通气。食管、胃食管结合部、胃撕裂可因呕血或鼻胃管引出血而证实。如果胃穿孔并继续正压通气，可以发生气腹并引起下腔静脉受压和心输出量降低。胸外心脏按压可产生脾、肝、胃损伤。手册推荐基本生命支持中上腹冲击解除气道梗阻时，Heimlich 手法可导致肋骨骨折和腹内脏器撕裂或破裂。如果心肺复苏后低血压，应考虑到腹部损伤出血和心源性休克。

置胸引管引起肝脾损伤。这类损伤主要是置胸引管侧膈肌升高或胸腔内置管太低传入腹腔。腹腔灌洗、穿刺、腹膜透析可导致系列并发症，特别是血管穿透和肠穿孔。前者有失血致血腹而后者有腹膜炎表现。

肝脏活检可致腹腔积血和胆道出血。肠管内镜检查可致空腔脏器穿孔和腹膜炎，特别是在活检后。腹腔镜检查有小肠穿孔和髂血管撕裂的报道。吞钡检查很少引起肠破裂，但可以是不能解释的腹膜炎和气腹的另一原因。

儿科

钝性损伤后可能首先发现先天异常或腹内新生物。凝血障碍（如血友病）可能加重生理紊乱并与不太严重的腹部创伤一同治疗。

儿童腹部肌肉不发达并且前后径相对较小。这些因素导致小儿腹内脏器在腹前壁钝性暴力和后方脊柱之间更容易受伤。儿童肋骨有很好的顺应性而且很少发生骨折，但即便如此也只能为肝脾提供有限的保护作用。

钝性机制的各种暴力最常导致肝、脾、肾损伤，三者发生概率相同。胃肠道破裂在钝性损伤中不常见，这些损伤可能单独存在。在非偶然创伤事故患者中，小肠和十二指肠血肿、破裂，胰腺挫伤、裂伤、假性囊肿，肝脾裂伤或破裂，肠系膜血管裂伤是最常见的。

临床特征

病史

病人的病史可能无法获得、难以理解或在复苏时暂需延缓。当情况允许和病史来源可靠，获得一些确切的信息是有价值的。

病人描述事故的能力可能因脑伤、脊髓损伤、酒精中毒、智力低下、癔病、中毒而弱化。有时候，创伤发生于几天或几周前，病人已经忘记或自认为不重要。事故目击者，特别是医学人员常能提供最可靠数据。

病人对于影响临床判断的事故或暴露物的相关知识是有用的。这些因素中最重要的有酒精或药物、颅脑或脊髓损伤、精神问题。对治疗情况要进行评估，特别是心血管疾病、凝血障碍、补液和成分输血治疗。最后，当有现场救护队伍、转运医院介入，应该获取患者的生命体征、体格检查、院前处理、对治疗反应等。在外院的临床报告、实验室和影像学检查应该仔细复查。容量丧失可产生体位性低血压、头昏、意识混乱。出血、感染、酸和消化酶刺激引起的腹膜炎可产生疼痛。疼痛也许在开始或延至数小时到数天才清楚出现。

病人的交流可能迟钝或无效，或者因脊髓损伤以及一些内科问题如糖尿病而导致对疼痛的主观感受损坏。有时候其他部位更剧烈的疼痛分散了医生和病人对腹部的关注。腹痛可以定位，如脾脏损伤常在左上腹，也可以模糊不清，如肠穿孔后感染性腹膜炎。右侧和左侧肩胛或颈部的牵涉痛可由血腹引起，特别当病人处于Trendelenburg体位时，允许血液刺激膈肌，这多见于肝脾损伤。睾丸的牵涉痛与腹膜后的损伤一致，多见于泌尿生殖系和十二指肠损伤。

恶心呕吐伴发于腹膜刺激或低血压。同样可因十二指肠血肿梗阻引起。有时候呼吸困难在胃膨胀或膈肌刺激以及腹内脏器疝入胸腔干扰呼吸动力学发生。

穿透性腹部伤

戳刺伤

从病人本人、随行医务人员和现场目击者获得有关损伤的信息是有益的。要收集戳刺的数量、凶器类型和尺寸、伤者体位和与凶手相对位置、目测估计失血量、受伤时间、对输液的反应。有相当比例的戳刺伤者发现是在饮酒或嗑药后，这种状态导致获得的急诊病史意义不大并且症状体征价值也大打折扣。

枪弹伤

当急诊室开始最初的措施时，急诊医生能寻得一些对病人很有价值的东西。这些包括武器、致伤距离、受伤是伤者体位、可能的子弹数量、失血量、现场输液总量和种类、现场急救处置过程中的生命体征。

钝性腹部伤

钝性损伤时，尤其是机动车事故，应该询问关于车的损伤程度，伤者在车内的位置，是否与方向盘相撞，是否用安全带及类型，前方或侧方气囊是否工作。行人损伤程度与撞击车辆的速度和类型有关。躯体、头颅、肢体损伤三联征已有很好的描述，如发现两个部位的病理损伤就要仔细留意第三处。摩托车撞击可归为以下四种情况之一：前方、侧方或突出部、抛出、车压砸。不同病理损伤反映出暴力机制。

儿科

对儿童腹部创伤判断和处理是基于成人的。症状和体征相似，而伤者合作更有价值。年龄相关的困难包括交流、恐惧导致的不合作行为，或者伴发的颅脑损伤等都让临床体检价值降低。如果有不能解释的腹部压痛和腹膜炎，应询问是否有阴道出血、便血和检查直肠阴道异物很重要。那些物体可能是好奇的小孩或虐童的成人放入。

体格检查

腹部创伤表现多样，可以从临床症状体征都不明显到严重休克昏迷。腹部压痛、腹膜刺激、胃肠出血、不能用腹外损伤解释的低血容量是让人联想到腹内损伤的主要症状。这些症状早期可不典型或缺乏，仔细对腹部的系列检查有助于早期确切诊断。

对血流动力学不稳定的病人查体与治疗应同步进行。当有明显的颅内、胸部或骨骼损伤存在时，腹部症状或发现也许不明确，但腹部损伤必须经常考虑到。与腹内病理情况同时存在的胸部创伤本身就是一个危险因素。这在伴发脑伤、昏迷、药物或酒精中毒导致的精神状态迟钝的多发钝性创伤中更是如此。

急诊医生对腹部情况既不能忽视也不能只关注于此。病人的所有衣物必须脱掉仔细查体，包括头皮、会阴、皮肤褶皱、毛发遮盖处。穿透性损伤可以特别小而难以发现但却是致命的。

急性期失血导致的低血压最常见于实质脏器或血管损伤。创伤性胰腺炎可产生明显第三间隙水分丢失，但要表现出来需要数小时到数天，休克不常表现。当低血压伴有明显的多发钝性创伤而难以解释，就应该考虑腹内出血直到排除。尽管如此，有已知的腹外出血原因并不能降低对腹内情况评估的必要性。单独的脑伤不能解释休克，除非是严重脑伤或很小的婴儿，对他们而言创伤性颅内或颅外失血（如头部血肿）相对更显重要。

在穿透性损伤病例，对腹部伤出入口检查有助于分辨伤道。腹胀可发生于气腹、胃扩张和腹膜刺激导致的肠梗阻。侧腹壁瘀斑（Gray-Turner征）和脐周瘀斑（Cullens征）提示腹膜后出血，但这些征象往往延至12小时至几天后。腹壁挫伤可由不同因素引起，当致伤原因是安全带时，则提示有1/3的病例有腹内损伤。

显著的肠鸣音降低或消失传统上被认为是腹腔内损伤的可靠临床指标之一。但是，可听见肠鸣并不能排除肠梗阻或严重损伤，尽管这并不常见。肠鸣缺失怀疑有腹内创伤而剖腹探查阴性者达20%。还有些病例，同时存在电解质紊乱或胸腰椎及横突骨折致肠梗阻。如急诊医生在胸部听见肠鸣音要警惕膈肌损伤存在。

腹内脏器损伤的清醒病人90%有局限或广泛的腹部压痛。局限或广泛的反跳痛肌紧张是腹膜刺激征象，发生相对较少。这些征象不具有特异性，在低位肋骨骨折和胸腹壁挫伤时也可见到。这些症状存在或缺失对清醒病人更可靠。尽管如此，在清醒反应良好的病人亦有腹部假阳性和假阴性的表现。

偶尔有出血被周围凝块和粘连所包裹从而形成腹外可扪及的包块，这至少要好几小时后才会出现。严重的腹壁挫伤可引起腹部压痛和肌卫，但较局限且因使用受影响肌肉而加重症状。扪及的包块可代表腹直肌血肿或腹壁疝。由大量腹腔出血引起的移动性浊音伴有休克症状。损伤扩大的脾脏可使左上腹胃泡影消失。侧腹发现不因体位而改变的移动性浊音提示腹膜后血肿，但不常见。

直肠检查很少发现出血或皮下气肿，但一旦存在则与腹部损伤高度相关。检查直肠松紧度是判断脊髓完整性的重要部分，扪及前列腺高张力提示尿路损伤。

在没有严重颌面创伤病人应常规置鼻胃管减压，减少误吸入，并判断是否有出血。当有筛板骨折或面中部骨折不稳定，为防插入颅内应置口胃管。对不稳定病人常常要安放Foley尿管以引出尿液及快速获得尿标本行血红蛋白、毒物检查。

因此，许多征象在评定病人腹部创伤时是有价值的。尽管查体阳性发现提示腹内损伤可能性更大，但缺乏时也不能排除严重的病理改变。没有一种诊断是特定的。全面的观察和使用某些实验室检查非常有助于防止错误或遗漏诊断。

腹部穿透伤

戳刺伤

在创伤中心由同一检查者进行的系列查体更具可信性，特别当患者是清醒、可交流、无神经系统缺陷时。致毒物的存在不是一定排除查体的可信性，但会降低其价值[31]。在另组病例中，病人在腹部穿透伤后因明显的查体发现而接受了探查性剖腹，阴性结果比例占14%～28%[32]。此外，有1/3的明显的腹部伤病人而缺乏提示性的查体结果，尤其当损伤发生在腹膜后时。

枪弹伤

同钝性和其他形式穿透性损伤相比，腹部枪伤病人体格检查价值有争论。在不同病例组，20%病人有明显的腹内损伤而剖腹探查前缺乏腹膜体征。此外，客观的检查提示有15%的病人假阳性，剖腹探查并未发现腹内损伤。另有作者认为当体格检查是主要手段时有选择性处理是安全的。

钝性腹部伤

总的来说，有钝性腹部损伤的病人体格检查的准确性在55%～65%[29]。钝性腹部损伤病人最初表现可能较轻。对清醒病人最可靠的症状和体征是疼痛、压痛、发现腹膜，特别当腹部损伤危险因素存在时。当感觉中枢受抑制时体格检查的可靠性降低。即使在清醒病人，由同一检查者反复进行的评估是有指示作用的。

诊断方法

实验室检查

血液学和化学检查的价值在对急性创伤病人的治

疗是有限的[34]。这些实验室检查应被考虑是对诊断的辅助，而不是对临床评估的取代。

血液学

红细胞压积

它反映了出血、外源性液体输入及内源性血浆灌注的程度和时间。内源性血浆灌注是一个把细胞外液转入血管内的生理代偿性转移，目的是恢复原来的血容量。根据一项研究，志愿者丢失10%~20%的血液，血容量恢复速度在最初10小时只有40~90ml/h，整个恢复需要30~40小时[35]。但是，有数据证明失血至少40%的休克患者表现出更快的血浆灌注率，估计伤后90分钟内高达1500ml，在这期间，伴随着血小板压积显著的下降。虽然红细胞压积是一个容易获得的检查，但孤立来分析通常比较困难，序列测定更有帮助。

白细胞计数

白细胞（WBC）计数在腹部创伤中没有特殊价值，尤其是在急性期[34]。它可能正常或表现出轻微白细胞增多（12 000~20 000/mm³有或没有核左移）。后者在多系统创伤中，在没有任何腹内情况下，应激反应、软组织伤、急性出血或腹膜刺激均可引起。

化学

胰腺酶

血清淀粉酶和脂肪酶评价急性腹部创伤是没有用的。正常水平并不能排除严重胰腺损伤，任何一个分类原因都可导致胰腺酶升高，包括胰腺伤。使用血清淀粉酶同工酶的测定并没有明显提高诊断的准确性。非创伤性高淀粉酶血症原因包括几种疾病、酗酒、吸毒和各种其他药物的使用。经常伴随创伤的全身低血压导致胰腺缺血也可引起淀粉酶和脂肪酶增高。显然，这些酶对胰腺损伤不具有特异性和敏感性。增高或上升水平可能表明损害，但本身不具有决定性的意义[36]。在这种情况下，临床相关性和进一步检查是需要的。

碱缺乏

代谢性酸中毒在创伤中可以表明病人存在失血性休克。它可通过化学上的血清碳酸氢盐下降、碱缺乏增高、血清乳酸盐增高证明。虽然正常值不排除腹部损伤，但实质性异常如碱缺乏大于或等于6可预测。这些结果应被在临床方面考虑，因为实验室数据分析会落后于病人临床症状的改善。

肝功能试验

血清转氨酶增高可由肝伤导致，但不能鉴别是轻微挫伤还是严重肝伤[37]。另外，酒精性肝损害也可导致血清转氨酶增高。转氨酶增高对筛查儿童蓄意创伤是有帮助的（参见63章）。

毒理学分析

筛查酒精和药物的滥用在创伤中心经常碰到。其实用性就其本身在管理腹部创伤中还没确定，尤其是精神状态正常的病人[38]。阳性研究结果可能促使急诊医师阻断和减少病人重复使用酒精和药物。

放射学

复苏和初期稳定措施必须总是在腹部影像学研究之前。基本的X光平片对创伤价值有限，但是病人在转移至CT扫描前，胸部平片可筛查出明显的气胸或血胸，这有利于早期稳定这些伤害。根据损失机制、病人的症状和查体发现，任何潜在的颈椎或低位脊髓损伤必须被假设存在。便携式移动X光机对排除这种损伤是不能胜任的。对血流动力学稳定的病人，根据查体发现和病人是否能陈述疼痛，骨盆X光检查可推迟或完全忽略（参见下一段）。对于症状和体征显示需要剖腹探查的病人，只有当病人病情稳定和影像学检查对确定诊疗确有帮助，才可延迟剖腹手术。充分的影像学检查对于不合作的病人是不能够完成的。如果病人病情可能急剧恶化，专门人员必须陪同检查。由于监护设施和人员的减少，搬动病人从相对安全的创伤复苏室到放射室会增加病人的危险。

平片

根据临床表现和初步评价，在一些穿透性和钝性创伤中，胸片和骨盆前后位平片价值不可估量。腹部平片能显示枪伤和霰弹枪伤子弹的位置，但对钝性伤和非投射物穿透伤没有帮助，尤其是对已准备做腹部CT的病人。钝性创伤病人如果腹部平片已做，发现肋骨、骨盆、脊柱椎体、横突均有骨折，需要特别考虑毗邻脏器损伤。

大多数胃、十二指肠球部和结肠穿孔的患者表现出容易监测到的腹腔内游离气体，即使是很少的量，但空肠和回肠穿孔监测出的少于1/4。CT比平片更容易看到。腹腔内游离气体小部分由纵隔或肺损伤，以及气压伤产生。因此，它的存在不是空腔脏器穿孔

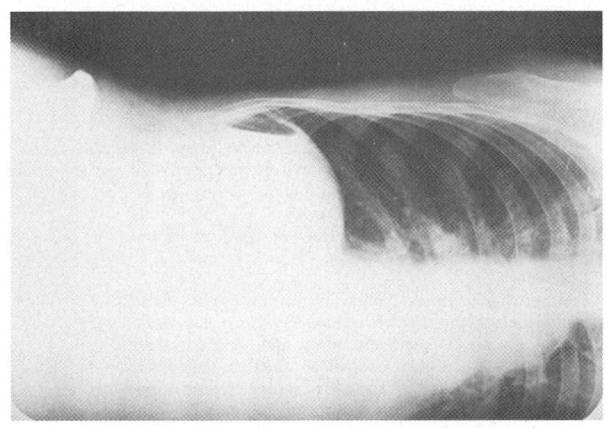

图43-1 左侧卧位X线片显示腹腔内游离气体。

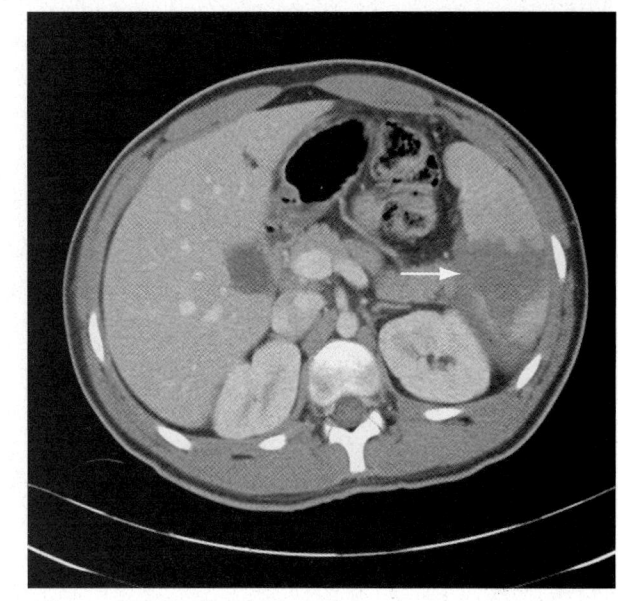

图43-3 四级脾裂伤（箭头处）。

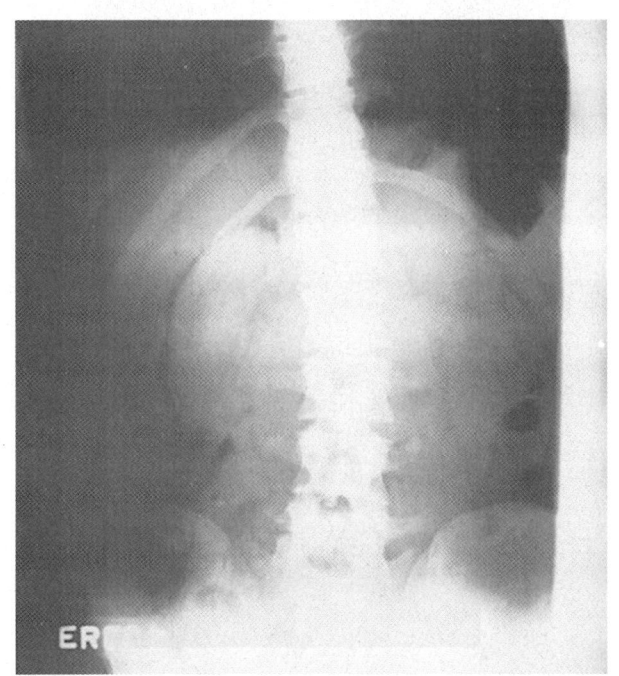

图43-2 直立位X线片显示腹膜后气体勾勒右肾形成肥皂泡现象。十二指肠穿孔符合这种病理情况。

所特有的。腹内积气是可移动的，如果能耐受，保持恰当的直立位和卧位10～15分钟，可最容易看到腹内积气。直立位平片，气体位于膈下或膈肌前方的中央腱。仰卧位平片，气体位于腹膜附件下方，如镰状韧带和脐尿管，上达前腹壁。侧卧位平片，气体位于上位侧腹壁和肝缘侧方（图43-1）。胃穿孔病例中，气体可能局限在小网膜囊。腹膜后空腔脏器破裂可通过十二指肠、肾脏、腰大肌点刻画外形轮廓监测到（图43-2）。腹膜外结肠穿孔溢出气体可形成腰大肌和肾周区域轮廓。所有这些损伤更容易使用腹部CT识别和定位。

异物和子弹容易在腹部平片上识别。因此，没有确定出口的损伤值得进一步搜索其他体腔（胸部、大腿、臀部等）。如投射在脊柱或骨盆上可弹跳入胸腔或四肢近端。投射物进入血管系统可运输进入到右侧心脏或从外周静脉进入到动脉网。它也可进入到胃肠道，产生梗阻症状或是未被注意就排出体外。

计算机断层扫描（CT）

在过去的30年中，CT持续推进它在创伤诊断中的地位。从16层发展到64层螺旋CT，已经提高了分辨率并大大减少了所需扫描时间[39]。

优点

在大多数情况下，CT已取代DPL，因为它有较高的预测手术病变能力并且无创。CT能明确损伤器官和损伤程度。它可以最准确地辨别实质脏器损伤的存在、来源和大概腹内出血量（图43-3）。它能够显示肝或脾的活动性出血以及用来决定是否施行治疗性血管造影栓塞[40]。CT也能评价腹膜后和脊柱（图43-4），DPL不能采样的区域，它可以很容易向上扩展到胸部、向下扩展到骨盆[41]。它也为最可能损伤的尿路，包括肾动脉损伤提供了明确的评价[42]。它也可以检测其他血管出血和避免一些不需要的血管造影[43]。CT对指导实质脏器损伤的非手术治疗尤其有帮助[44-46]。这包括必要的对这些创伤病人康复期的后续研究。当结合延迟处理的患者伴有血细胞压积进行性降低，碱缺乏进行性增高，或微小的改变时，它也被证明是有效的。通过减少对肝或脾自限性损伤的非治疗性剖腹术的发生率，它降低了发病率及操作成本[47]。越来越多的创伤中心只使用静脉（IV）造影而不用口服造影，因为口服造影并不能提供额外的信息，还延长了扫描时间，并且给病人增加了呼吸

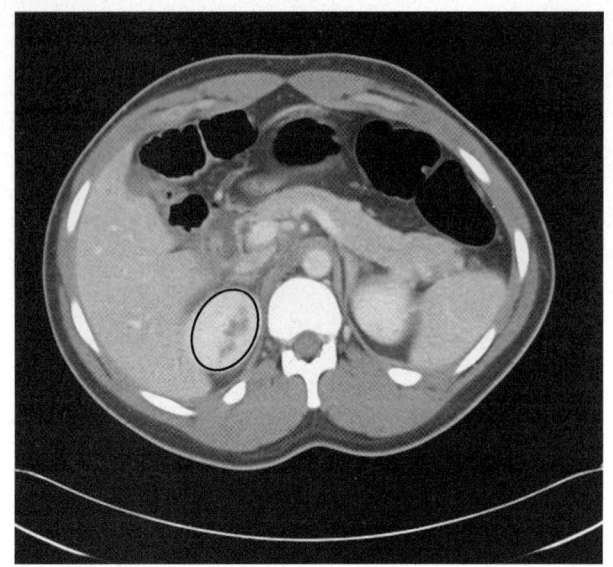

图 43-4 三级右肾裂伤（画圈处）。

的危险[48,49]。

缺点

CT 的缺点是对胰腺、膈肌、小肠和肠系膜的损伤不敏感，虽然对这些伤害的检测在不断提高[48,49]（图 43-5A 和 B）。后两者特别令人担忧，因为钝性创伤病人单独偶然的空腔脏器伤不多，但也不少，如果遗漏诊断或延迟诊断可增加发病率和死亡率。CT 扫描的结果包括可能的腹腔出血量或游离液体的存在不能够预测是否需要手术干预[50]。并发症可能由静脉造影剂注入引起或不常见的由口服造影剂的摄入引起[51]。此外，口服造影剂会使肠管不透明因此很少使用，通常省略[48,52-54]。口服造影对后续评价稳定的脾损伤是不必要的[45,46]。

技术

CT 技术有其标准的，但有些协定有争论。研究应从下胸部开始并通过骨盆。如果胸部扫描是必需的，那么一个单一的连续扫描是从颈根部到骨盆底部。"快看"但不深入研究是没有效果的，应该避免。CT 控制室初步阅片不会增加再次扫描的准确性，而且还会遗漏微小损伤如胸主动脉内膜损伤。大部分创伤中心施行静脉造影增强和平扫，因为平扫不能很好地显示脑内血肿。其他从业人员相信非造影平扫不如按时间程序扫描的静脉造影检查。

对比照影

水溶性造影剂（泛影葡胺等）对胃、十二指肠、直肠穿孔的病例有帮助（图 43-6）。钡剂混合物应用

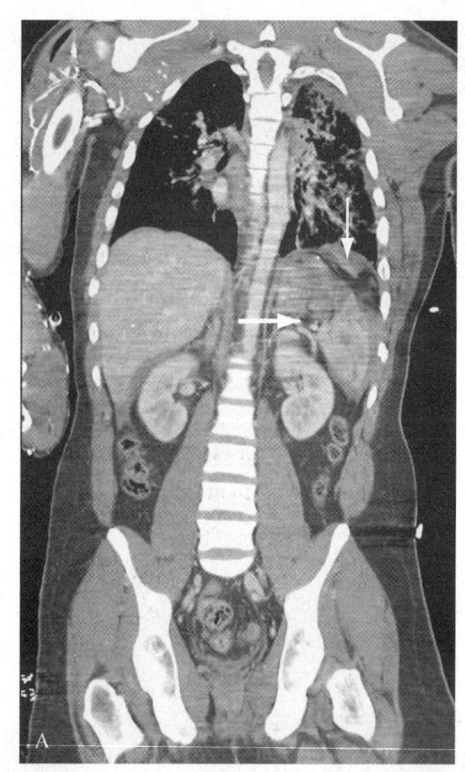

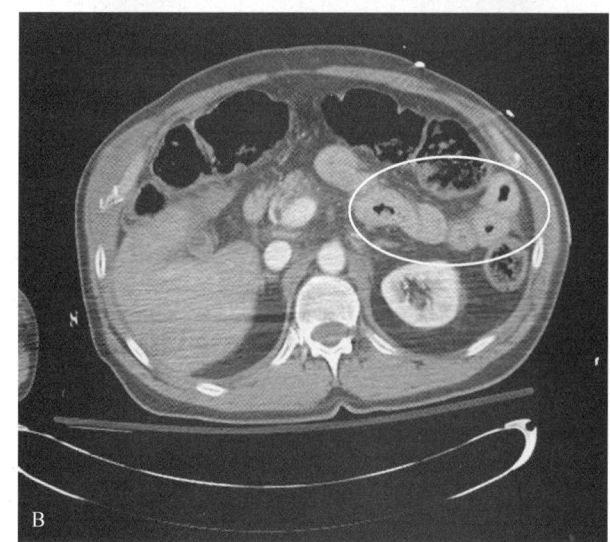

图 43-5 图 A 四级脾裂伤（黑箭头）伴膈肌破裂（白箭头）图 B 小肠水肿提示空腔脏器损伤（画圈处）。

于可视化的十二指肠壁内血肿[55]。CT 能确定十二指肠血肿和鉴别上述这些穿孔[56]。

磁共振成像

磁共振成像（MRI）通常不具有操作意义，不可能在多发钝性创伤急性期内实行。目前，对于急性创伤病人，MRI 在评价脊髓损伤和隐蔽性的膈肌损害中的作用应予保留。

血管造影

血管造影是一个耗时的诊疗技术，通常用于不

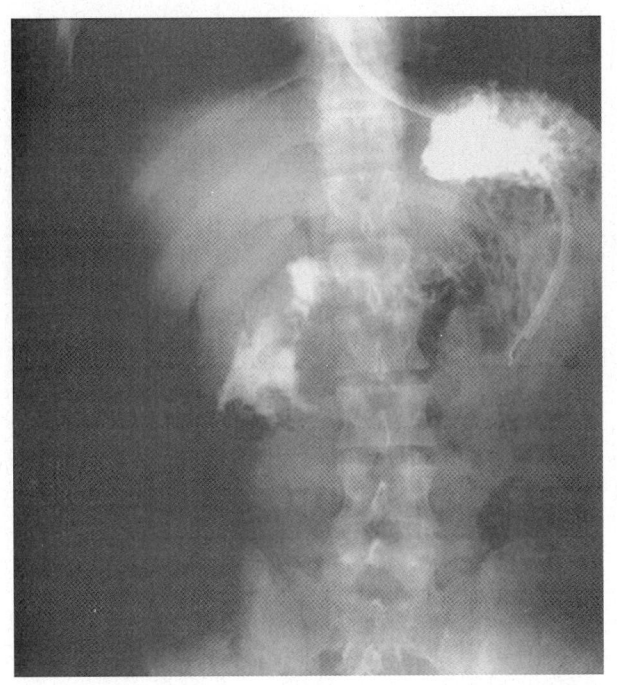

图 43-6 泛影葡胺造影显示十二指肠第二段破裂伴造影剂外溢。

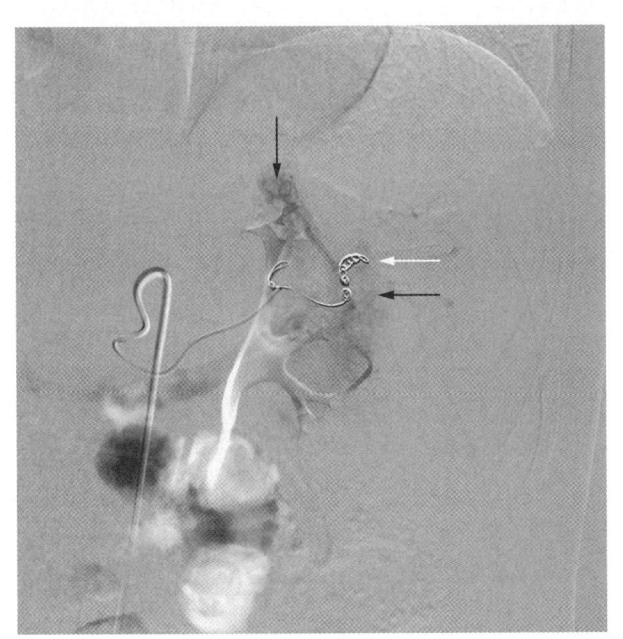

图 43-7 脾裂伤的血管造影栓塞。注意脾动脉里的线圈（白箭头）和红色代表在脾动脉的 2 个分支活动性出血填塞物（黑箭头）。

稳定的钝性伤和骨盆骨折病人，可用来栓塞出血的血管（图 43-7）。它是一种对钝性创伤中的实质脏器出血，特别是脾脏[39]，而采用的止血手段，对穿透性损伤致腹膜内和腹膜外出血极少使用[23]。血管造影也能使用在血管蒂损伤，尤其是肾脏伤的病人。

床头程序

超声检查

超声检查的主要作用是检测钝性伤是否导致腹腔游离血。这项程序是通过使用检测 Morrison 囊、脾肾间隙和 Douglas 囊的外伤超声扫描集中评价法（FAST）完成的，依赖于血液易于积聚的腹膜腔部分（图 43-8A-E）。与实质脏器（如肝、脾、肾）相比，这部分如存在，血液则无回声，然后仪器可根据回声将结果可视化。发生穿透伤时，在 FAST 超声波的基础上增加对胸膜的可视化可以帮助医师评估心包腔和腹膜内腔，并检测气胸[57]。超声波在检查胸腹伤道方面也有一定作用[58]。

优点

超声检查有许多优点。检查人员可将这种便携式的仪器带至钝伤复苏病人的床头，并在 5 分钟之内对病人的心包、腹腔、胸腔做检查。即使液体含量只有 100ml，FAST 超声波的检测灵敏度也很高。在许多最近的研究中，它对 500ml 的腹腔液的灵敏度通常保持在 60%～95%，对于确定腹腔积血的特异性极佳[59]。因此，对于时间紧迫的危重病人，不论腹腔积血是否存在，FAST 可以快速提供关键答案。FAST 不同于 DPL，前者可以估测胸腔内结构是否为侵袭性的，还可以连续使用，并供多人使用。FAST 也不同于 CT，后者可对人体有潜在辐射危害，并且执行时需要对比剂。准确性与培训的时间长短和经验有关，但在应急医学和外科培训程序方面，研究人员可迅速达到专家水平[60]。连续使用 FAST 可增加其对钝性腹部脏器损伤的诊疗准确性[61,62]。此外，在对病人的穿透伤或钝性腹部外伤做气胸检查时，E-FAST 可增加胸窗口。与 CT 相比，增加的视角可对气胸检测提供 59% 的灵敏度和高达 99% 的特性。更重要的是，与便携式仰卧位胸片作用于创伤的效果相比，FAST 的灵敏度是前者 20% 的 3 倍[63]。最新研究主张增加声像图对比，以便进一步发现微量腹腔积血的实质脏器损伤，尤其是脾和肝，这两个器官可接受非手术性治疗[64-66]。总之，相较于 DPL 和 CT，超声波是一项准确、快速、便宜的诊疗筛检工具[67-70]。

缺点

FAST 研究不能对实质损害、腹膜后腔或膈肌的损伤很好地成像。对不配合的、焦虑的病人和肥胖、大量的肠气和皮下积气的患者，其技术使用有限。不

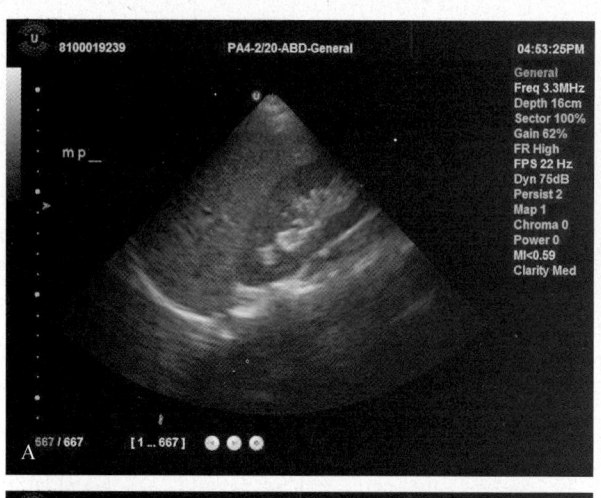
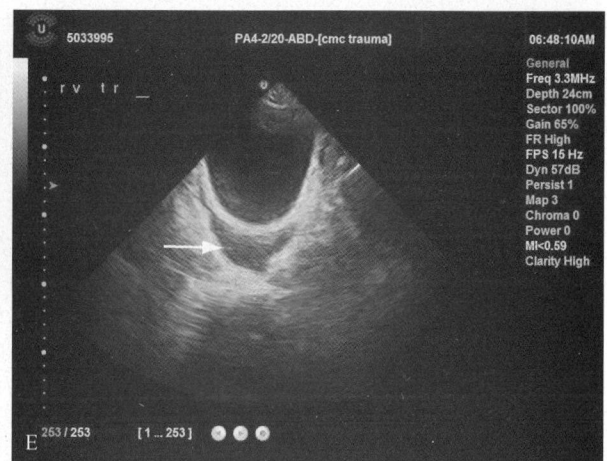
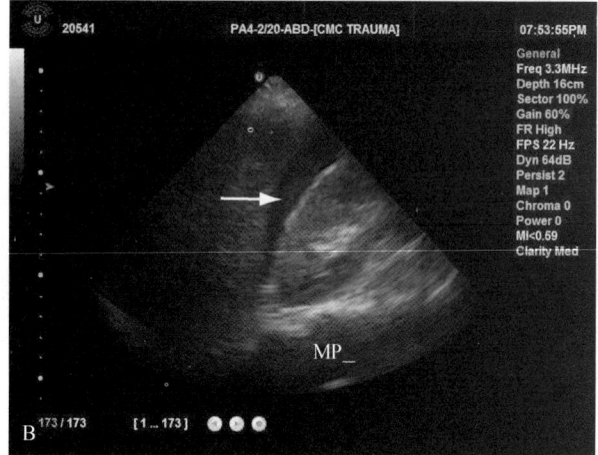
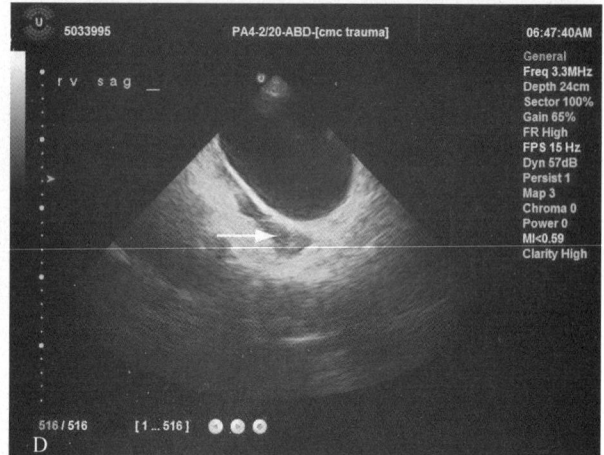
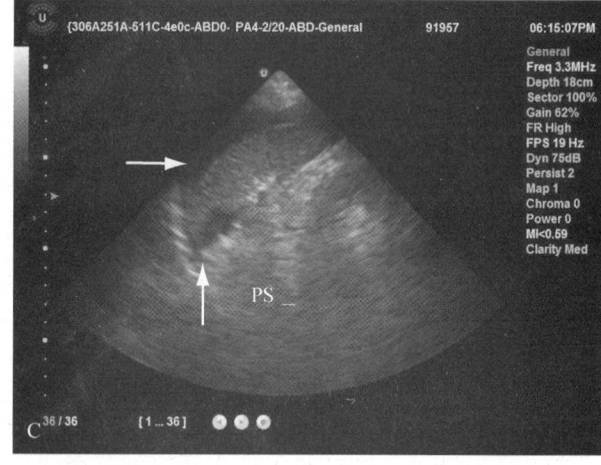

图 43-8 图 A 为正常的 Morrison 隐窝（肝肾隐窝）影像。注意没有代表肝肾之间液体积聚的无回声带。图 B 为阳性的肝肾隐窝影像。注意无回声带的存在代表肝肾之间有液体积聚（实线箭头）。图 C 为阳性的脾周影像。注意脾周的无回声液体（实线箭头）。图 D 为阳性的矢状位膜囊腔后方液体积聚的影像（箭头），注意无回声带提示腹膜后积液。图 E 阳性的横向腹膜囊腔后方影像，注意无回声带提示腹膜后积液（箭头）。

确定的检查需要接下来的尝试和替代诊断测试的支持[62]。在显示腹腔积血方面，FAST 的灵敏度不如 DPL，且较多地依赖操作员；FAST 还不能区分腹水和血液。由于不明原因，US 在检测骨盆骨折引起的腹腔积血时假阴性率较高（31%）。FAST 研究和 DPL 都不能检测出包膜下脾损伤时的实质损害和是否有腹腔游离血[71,72]。最后，US 很难辨认肠道损伤，因为溢血通常微不足道；US 也不能及时诊断出空腔脏器穿孔而导致严重后果[73]。

诊断性腹腔灌洗（DPL）

尽管 DPL 受到 FAST 和 CT 的极大排挤，但在某些病例中 DPL 仍发挥着作用。

DPL 包含两个互相关联的步骤。第一步尝试抽吸腹膜游离血。如果能从腹膜内吸回 10ml 或更大量的血液，则说明腹腔损伤的概率极大。此步骤完结。如果抽吸没有发现血液，则用生理盐水对腹腔进行灌洗。把生理盐水导入，通过重力引流排出，然后分析排出液体。DPL 唯一的绝对禁忌证是已确定有剖腹手

表 43-1　诊断性腹腔灌洗首选部位

临床情况	部位	方法
标准成人	脐下中线	C 或 SO
标准儿童	脐下中线	C 或 SO
妊娠中期和晚期孕妇	子宫上方	FO
中线瘢痕形成	左下象限	FO
骨盆骨折	脐上	FO
穿透性创伤	左下象限*	C 或 SO

* 刀刺伤或枪击伤部位应避开。

C：闭合性（经皮导管穿刺术）；FO：完全开放；SO：半开放。

表 43-2　诊断性腹腔灌洗红细胞标准（/mm³）

	阳性	不能确定
钝性创伤	100 000*	20 000～100 000
刀刺伤		
前腹部	100 000	20 000～100 000
侧腹部	100 000	20 000～100 000
背部	100 000	20 000～100 000
下胸部	5 000～10 000	1 000～5 000
枪弹伤	5 000～10 000	1 000～5 000

* 在血流动力学稳定的骨盆骨折患者伴有阳性或可疑的红细胞计数，CT 应施行来明确或排除腹腔损伤。

术的需要。相对禁忌证包括剖腹手术前或感染、凝血病、肥胖和第二次或第三次怀孕。

向腹膜腔导入灌洗导管可能采用闭路吸入法，即将导管用 Seldinger 法经由皮肤盲目地插进去；也可采用半开放式，即快速而直接地切开腹直肌筋膜，再通过 Seldinger 法插入导管；也可采用开放式方法，即采用直接可视技术，拓展半开放式时经过腹直肌筋膜的切口（表 43-1）[74]。

优点

对于钝性创伤，DPL 的主要作用是筛选病人，即血流动力不稳定的病人和 FAST 检查结果不明的多处损伤患者。在这种复杂情况下，DPL 可以快速反馈或排除腹腔出血的存在，还可以提示是否需要进行剖腹手术。DPL 偶尔被用于识别潜在的严重肠穿孔——这种情况发生在连续临床观察而结果不佳的病人（如昏迷病人）和其他诊断方法不可靠的病人身上[75]。

对于下腹，下胸部位、肋骨、背部受刺伤的病人，DPL 满足其三种需求：①快速发现腹腔积血，尤其是对由纵隔胸膜或肺的原因造成或导致的低血压患者；②确定腹腔脏器损伤；③检查单独的膈肌损伤。剖腹手术更多依赖于对枪弹伤的临床结果。这些情况 DPL 同样可以应付，但机会要少得多[76]。

缺点

与 DPL 有关的致病率很低，而且容易辨别，通常是局部或系统感染，腹腔损伤和技术失败。伤口并发症（包括血肿和感染）在两大回顾研究中的发生率为 0.3%[77]。

技术失败可导致研究的不准确和液体收集的困难。不合格的技术和不适当的止血方法或从腹壁血肿穿过导管，可导致严重腹腔出血，并显示出阳性结果。另外，DPL 对腹腔出血过度灵敏，对血流动力稳定的病人可显示出不必要的剖腹手术需要。如不能全部抽吸出灌洗液，会造成假阴性结果显示。这种现象可在下列情况出现[74]：①误将导管插入腹膜前间隙；②液体被粘连包裹；③大网膜阻塞液体的流出；④由钝性伤引起的膈肌撕裂导致灌洗液从腹膜腔流入胸腔。

结果

一组血液学、化学、酶和显微镜测试已被应用于分析腹膜吸出液和灌洗液。用肉眼检查液体方法不充分且结果不可信。液体颜色和细胞总数之间关联不大。

对钝性创伤患者，抽吸出 10ml 或更多血液有超过 90% 阳性预测值提示为腹膜内损伤，同时也是实质脏器和血管受伤的预兆。对于钝性伤，阳性 DPL 结果的准确率为 80% 左右。灌洗液内的红细胞总数是第二个运用范围最广、准确性最高的参数（表 43-2）。

对钝性创伤患者，红细胞总数超过 100 000/mm³ 即可作为阳性诊断依据，有特异性。但是，除了对损伤存在的灵敏度，它还可以探测出无需开腹手术的自限性损伤。

通常人们都知道盆骨骨折病人存在腹膜后血肿的假阳性腹腔灌洗和骨盆骨折之间有联系[78]。这是由后腹膜撕裂、红细胞通过腹膜渗透到腹膜腔或从骨盆至前腹壁形成的后腹膜血肿。然而，设置骨盆骨折诊疗程序时的一个关键要注意阳性的抽吸结果，因为它在 85% 的病例中预示着腹腔出血活跃[79]。作为确定腹膜血肿和后腹膜血肿的标准方法，CT 往往先于 FAST 检查投入应用[80]。

当前腹受刀刺伤时，抽吸出 10ml 血液或红细胞含量超过 100 000/mm³ 的灌洗液会将灵敏度提升至 90%（表 43-2）[81]。如红细胞含量低于 100 000/mm³，内脏损伤的发生率徘徊在 1%～29%。多数与低于 100 000/mm³ 的红细胞数量有关的损伤发生在空腔脏器，应对它们的临床表现密切观察 12～24 小时[82]。有人主张降低标准至 10 000 RBC/mm³，以免错过任何空腔脏器损伤[83]。但是其他人主张，降低标准会增加阴性剖腹探查率，同时用白细胞含量超过 500/mm³ 或临界值为 100 000/mm³ 的胆汁、淀粉酶来优化对这些损伤的诊疗过程[81]。

下胸部被刺伤，若红细胞活跃，数量在 5000～10 000/mm³ 之间，应视为膈肌损伤的证据。发生性质更加严重且可能性更大的腹部枪弹伤时，红细胞数量达到临界值 5 000/mm³，如无外伤则标志着腹膜穿透[77]。腹腔镜已取代 DPL，越来越多地被应用于确定或排除下胸部穿透伤。

作为出血的一部分或作为对炎症刺激的反应，白细胞进入腹腔，但在受伤后 3～6 个小时后才会被发现。最初升高的数据若大于 500/mm³ 是没有特异性且没用。受伤后白细胞增多不能作为严重腹内损伤的准确迹象，因此不推荐参考。

虽然过去也用灌洗分析法，但对灌洗液淀粉酶和胆汁的评价没有特异性。

其他参数，如革兰染色灌洗液，没有诊断价值。

局部伤口探查（LWE）

在多数情况下，刀刺伤不会伤及腹膜，因此局部伤口探查（LWE）对确定穿透深度有帮助。应使用含有肾上腺素的局部麻醉剂并做好完全准备。如有需要，刀伤可能会被扩大，小心地将每一层组织观察清楚。除非腹膜腔可明显地自由进入，否则盲目地用电子、仪器和棉签勘测伤口不会得出准确结果。盲目地探测胸部伤口不仅不会得到有用信息，而且可能产生致命后果。如果局部伤口探查显示腹膜受伤，则需进行进一步诊疗。同样，如果不能清楚地检测出伤口终点，则需假设已进入腹膜腔。如果刀伤显示是在浅表的腹腔，患者可在医院接受适当伤口处理后安全回家[85]。

当前腹部遭受刀伤时，一般主张采用局部伤口探查，但在其他部位不可轻易做决定。腹部、肋部和背部受伤，特别是伤口更浅时，使用这种疗法[17,18]。肥胖者和肌肉严重受损的患者使用 LWE 存在技术问题。风险提高时且降低可靠性。对有多处刀口的病人进行伤口探查不是一项经济的做法。应考虑腹腔穿刺。在胸廓处进行深部探查可排除神经与血管结构和胸膜处的并发症。不过，接受了仔细检查的浅显的胸部伤口（如斜线上伤口）是安全的，而且可以提供宝贵数据。CT，腹腔镜偶尔会代替局部伤口探查。

特殊程序

腹腔镜

在一些创伤中心，腹腔镜的作用正日益突出。手术中都会要求全身麻醉。腹腔镜已变成评估穿透伤，尤其是膈肌和胸内腹腔脏器伤的最有用的手段[86]。继 PAT 之后，腹腔镜对膈肌损伤的灵敏度达 87.5%，特异性达 100%，阳性预测值准确率达 100%，阴性预测值准确率达 97%[87]。通过腹腔镜可修复的脏器包括膈肌、实质腹腔脏器、胃和小肠，通过局部伤口探查可准确评估伤道。迄今为止，记录在案的钝性伤病例很少。

腹腔镜手术的缺点包括对空腔脏器损伤的敏感性差，尤其是对小肠，并很难评估腹膜后损伤和肝和脾的损害程度[88]。并发症可由套管针错位造成。如果原创伤已侵袭到膈肌，则施行吹入法阶段会发生气胸或张力性气胸。此时，腹腔镜的最大用途在于对病情稳定病人的胸腹部模棱两可的穿刺伤的评估和操作。这种方法可降低非治疗性剖腹手术的发生率[88,89]。

注意事项

创伤与医疗条件

医学原因和创伤可以一致，也可以互相关联。例如，病人低血糖和全身抽搐发作可能导致撞车；针对病人的精神状态改变，治疗人员可能会错误地归因于闭合颅脑损伤，从而延误诊断。传染性单核细胞增多的患者可能在相对轻微的创伤之后还会出现脾破裂，但是表面上看不出来。最后，有凝血功能障碍的病人和接受抗凝疗法的病人可能会遭受严重的颅内出血而没有考虑到有头部创伤。

单一外伤与多系统外伤

急诊医师需时时警惕，并铭记千万不能只见树木、不见森林。例如，被车撞伤的行人表现出单纯的胫腓骨骨折，可能还会发生严重的腹内伤，无论腹部是否有触痛感。

单一与多发性腹腔脏器损伤

对于已知的腹腔实质脏器损伤，尤其是脾和肝，非手术疗法的趋势正在增强。然而，须谨记，这也可能存在内脏病理病变，但初步的临床检查和某些诊断研究无法辨识。

腹腔损伤与必要的剖腹手术

以前，疑似和已知的任何腹腔损伤都要接受剖腹手术。现在，诊断的方向适当地转向评价是否需要进行外科手术，或损伤是否能够自动复原而不需修复措施。

治疗

一般疗法

原地处理

实地处理多处或严重的创伤的重点应集中于快速转移伤员到可接受的急救科。积极的气道处理、伴随伤的出现和第一响应人员的技术要求决定了初步治疗措施。在 PAT 和 BAT 下，出血是对生命的最大威胁，因此可能的话，应在转移中插入两条大口径四线。穿透伤和取出内脏时尤其要使用无菌敷料。应和基站医师保持联系，以便沟通病史、生命体征、治疗措施及效果的相关事项，以及到达基站的大概时间。

急诊科

创伤救治运用的原则非常适用（参见 33 章）。腹部外伤的辅助诊断手段须依据病人的稳定性和从指导处获得的实用性信息严格小心地进行。不需要立即进行剖腹手术的病人须接受一项或多项诊断程序，从而确认腹部损伤是否存在，如果存在，是否需要进行手术。

剖胸术

剖胸手术和随后的阻断降主动脉用来稳定胸腹部损伤且严重低血容量性休克的病人。不过，在急诊科，用这种方法挽救生命成功的可能性寥寥（见 33 章）。

对于一个腹部严重受伤和继发性低血压到腹腔积血的病人，阻断主动脉的主要目的是分流进入复苏过程中的冠状动脉和脑循环中的血液。其次，尽管在直接的钳夹、填塞或修复进行之前，持续出血可通过侧支循环发生，但阻断主动脉可以对某些血管和实质损伤行近端出血控制。第三，阻断主动脉可使输液快速到达心房。最后，在手术室进行针对大量腹腔积血的剖腹手术之前，阻断主动脉已经被建议作为一项预防性措施。在某些情况下，尤其是在面对血管损伤的时候，腹部减压可能导致休克恶化甚至死亡。

抗生素

腹部受钝性伤或更常见的穿透伤后可出现肠穿孔和肠内容物溢出。厌氧菌和大肠菌群是主要的生物。预先使用抗生素已被证明是有效降低腹内感染发病率的措施，应在损伤发现后立即施行。推荐使用覆盖需氧生物和厌氧生物的单一术前广谱抗生素或抗生素组合，如哌拉西林他唑巴坦（3.375mg，IV）[90,91]。

穿透性腹部创伤：刀刺伤

诊断性研究

诊断性研究的目的是确定腹腔是否受伤或腹腔内损伤是否需要修复。针对前者的测试包括平片、LWE、US 和剖腹手术。针对后者的主要措施是 DPL、体检、腹腔镜、US 和 CT。只有在临床决定不存在剖腹手术的时候才采取这些措施。

治疗

目前普遍对腹部刀刺伤进行选择性治疗，因为许多诊断策略的成功和腹腔损伤的发病率相对较低[92]。在确定穿透位置，病人临床表现的基础上，加之医疗机构及其工作人员的经验和偏好，可以预见这些策略是否得当。以前，对所有刺伤的强制性检查的目的是消除未被发现的损伤。现在，选择性治疗使不必要的剖腹手术实施概率及其相关发病率大大降低，用可接受的最小程度的损失来检测重大的腹腔损伤。尽管某些作者提倡非治疗性手术操作的相对安全性，其他人以直接危害和延误危害和增加的成本持反对意见[4]。普遍偏向于非诊断性剖腹率低于 15%。

上腹部

对接近上腹部的刀刺伤治疗，临床医生面临三个基本任务：首先，也是最重要的，确定临床指标是否指向剖腹手术。如果有一个或多个指标存在，尤其是在病人不稳定的情况下，应紧急施行手术。不过，如

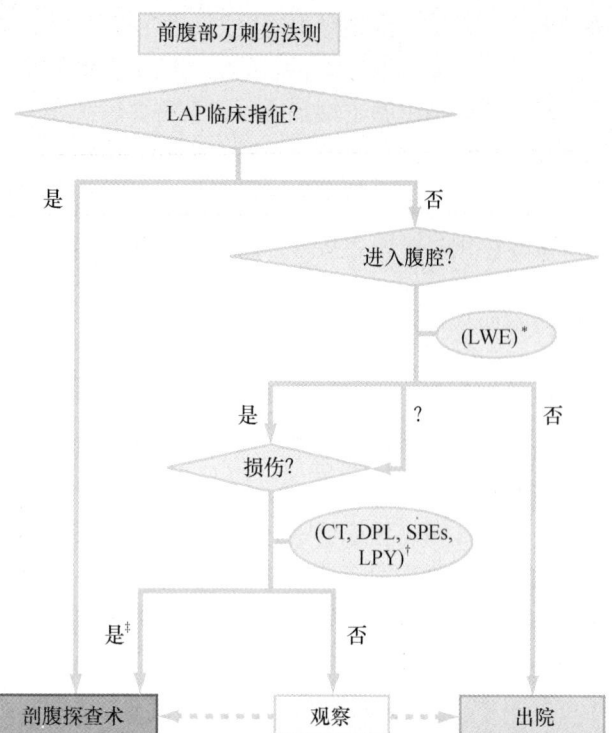

图 43-9 前腹部刀刺伤处理法则。* 平片，使用超声重点评估创伤（FAST），腹腔镜检（LPY）和计算机断层扫描（CT）也能用来评估是否进入腹腔。† CT，诊断性腹腔灌洗（DPL），连续的查体（SPEs）或 LPY 需要根据临床情况单独运用或联合使用。期望的损伤治疗很少被尝试。‡ FAST，使用超声重点评估创伤；LAP，剖腹手术；LWE，局部伤道探查。

表 43-3	穿透性创伤剖腹术临床指征	
临床现象	前提	缺陷
血流动力学不稳定	主要的实质脏器和空腔脏器伤	胸腔或纵隔，有因果关系的或相关的
腹膜体征	腹腔损伤	不可靠，尤其是立即损伤
切除脏器	另外的肠道或其他损伤	1/4 到 1/3 的刀刺伤病例没有损伤
膈肌损伤	膈肌	罕见的临床，放射影像发现
胃肠道出血	邻近肠管	少见，未知的准确
凶器在原位	血管刺穿	共病或怀孕导致手术风险高
腹腔内气体	空腔脏器穿孔	不敏感；可能仅由腹膜刺穿引起或归咎于心肺来源

无此类症状，医师可能面临第二个问题，即腹腔是否受伤。如果确定没有，则病人不需进行进一步诊疗既可出院。如果腹腔受伤或如果不能确定是否受伤，则医师面临第三个问题：是否有损伤？如果有，是否需要剖腹手术？图 43-9 是基于这三个任务回答的原则，接下来的是 LWE、DPL、CT 和其他放射疗法的临床指标。其他策略更多地依赖于其他技术，如序列进行腹部检查或腹腔镜检查[85,92-96]。

步骤一 剖腹手术的临床指征。腹部刀伤是否需要剖腹手术有 7 项临床指标（表 43-3）。尽管人们对其中一些指标的可靠性已达成共识，但每个人都有其理想的预测值。

1. 血流动力学不稳定。这是剖腹手术是否必要的最重要指标，也是没有采取诊断性研究的急诊病人被送入手术室的最主要原因。在中腹部和下腹部受穿透伤之后，这是通常采取的适当疗法[15,95,97,98]。然而，上腹部和下胸部的刀伤可能会由于胸腔出血、气胸和心脏压塞而导致血流动力学不稳定。
2. 腹膜征象。人们对腹膜征象的可靠性争论较大，尤其是受伤初期的征象。查体结果中，明确的腹膜征象具有最高的阳性预测作用，而即使有轻至中度的中毒表现，查体完全正常的结果对治疗性剖腹手术的阴性预测价值也是最高的[15,95,97]。
3. 内脏外露。对于单独的网膜外露，无论选择性还是强制性手术都有支持者。网膜已可以被成功地结扎、切除并在腹腔内重置[98]。然而，内脏或网膜外露的患者在腹腔内脏损伤的病人中约有 80% 的发生率，使得剖腹手术合理地成为下一步治疗方法[15,97]。
4. 左侧膈肌损伤。相比钝挫伤，穿透至膈肌的损伤仅导致轻微撕裂，临床表现较轻微。因此，临床查体和胸片对该损伤检出率低。其他诊疗方法如 DPL，或腹腔镜或剖腹术是作出诊断的必要方法[99]。
5. 胃肠道出血。通过胃管或呕吐发现的血液可能暗示胃部或十二指肠受伤[5,92,98]。但这种情况不常发生。同样，由于腹腔创伤或腹膜后创伤，直肠或阴道检查可发现出血。
6. 原位异物。传统的和广泛采用的措施是在手术室取出原位异物。这是为了确保迅速控制在血管腔或血管丰富的器官内部的出血。虽然异物通常能在手术室被安全地移除，但也有例外。例外情况如急诊复苏因异物而受阻，或病人因严重的并发症或妊娠而处于明显的高危状态。
7. 腹内积气。由于不灵敏及非特异性，腹腔内的游离空气通畅很难寻获。腹腔内的游离空气可能来源于武器对腹腔的损伤或者是肺及纵隔损伤的表现。因此，腹腔内游离空气并不一定提示中空内脏穿孔，不应该单独作为手术指征。

步骤二 腹膜受伤。如果没有剖腹手术的临床指标，根据逻辑，下一步为评估伤道本身。腹膜是否受伤可由各种方法测定。确定腹膜腔、后腹膜腔、胸腔和心包腔的伤道表浅有很大价值。因为这样病人就可以再接受适当的伤口护理后离开急诊室[85,93]。如果有一项不确定，医师须意识到上述的一个或多个器官已受伤，需要采用其他评估手段。以下为五种评估腹膜完整性的方法：

1. 内脏外露。小肠或网膜外露是腹膜受伤的明确证据。这些情况一般有强制性剖腹手术处理。然而，在某些中心，这类病例在急诊室和进一步诊断随访中已较少见了[97,98]。
2. 腹腔内的空气。如在平躺躯体的胸部或侧卧躯体的腹部的 X 光片上发现游离的腹腔空气，则可确定武器已进入到腹膜腔，带入了空气，并且使中空内脏破裂。或两者兼有。在极少数情况下，当腹膜腔内的游离空气的实际通道为肺道时，可能出现假阳性结果。
3. 局部伤口检查。这是确定刀伤道深度的有效措施。
4. 超声检查。超声可显示腹腔积血、气腹或心包积液，也可识别腹膜穿透伤[57]。然而，单独作为一个损伤指标，其可靠性不如 BAT，剖腹阴探率为 15%。另外，一个阴性的 FAST 不能排除腹膜受伤[99]。超声可能能被用作辅助局部伤口探查来确定筋膜的完整性。尽管一项小型研究表明超声检查能够检出腹膜穿透，但对排除非穿透的可靠性不佳[58]。使用超声来达成此目的的研究曾取得成功经验，但非常有限。
5. 腹腔镜检查。与局部伤口探查相比，腹腔镜检查对伤口道的评估结果毫不逊色。但它需要操作人员掌握更多的专业知识，并且并发症的风险也更大。它是评估腹膜完整性的最具侵袭性和最昂贵的手段。然而，腹腔镜检查也可发现并作为某些膈肌和（或）脏器修复手段[86,88,89,100]。有人推测，腹腔镜检查的操作经验丰富，确实减少了停留的时间和由此带来的成本[88,89]。

步骤三 需要剖腹手术的损伤。在这个规则系统中，由临床诊疗可知需要手术的病人行剖腹手术，而那些腹膜腔、腹膜后腔和心包腔受伤可能被排除的病

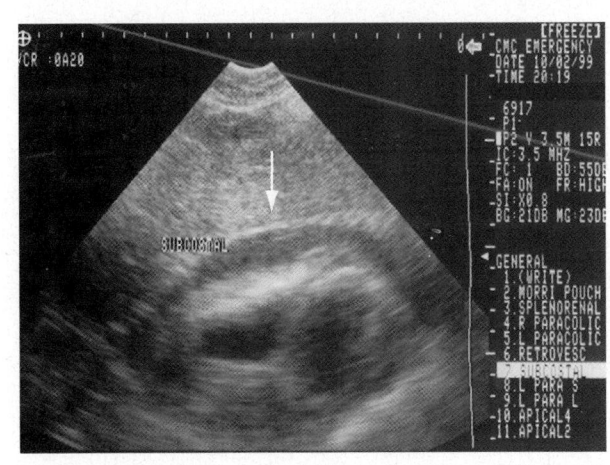

图 43-10 心包积液在肋骨下视图（箭头处）。白线是心包，下方无回声区域代表心包内的液体集聚。

人可离院回家。剩下的患者为疑似或确定腹膜受伤。接下来要考虑损伤是否存在，是否需要手术修复，因为器官损伤仅在 60% 的腹腔受伤患者身上出现[15]。在任何情况下，这一阶段的待评估病患须接受至少 12～24 个小时的观察[94,95]。

在过去的 25 年间，对腹腔损伤的诊断标准为 DPL。在确定危重病人的腹腔积血方面 DPL 是一种非常有价值的快速检测手段，在发现隐匿中空内脏穿孔和单独的膈肌损伤方面，DPL 的作用也十分宝贵[77,83]。但是，DPL 具有侵入性，因此许多医疗中心主张接在下来的治疗中使用其他创伤小的辅助检查和系统的查体，同时针对其他检查不可靠或在排除胸腹结合部的膈肌损伤时，保留 DPL 的用途[92,95]。

与 DPL 相比，超声在确定腹腔积血时的准确性略低，但可同时确定心包积血（图 43-10），在许多医疗中心超声与腹腔灌洗的完成速度相同甚至更快。当有足够数量经验丰富的临床医师时，强调根据需要进行查体和其他检查的选择性的配合使用会取得成功[57,99,101]。

CT 对潜在的直肠创伤和进一步评估只接受了系统查体的病人特别有用。然而，一些医疗中心只用 CT 做常规检查，而不用 CT 检查直肠创伤[102,103]。尽管一些较新的研究提出 CT 与静脉造影准确性相同，他们大多仍使用三重对比（口腔、直肠、静脉注射）[104]。尽管 CT 的扫描窗配备了多种探测器，中空内脏损伤和隐匿性膈肌损伤仍然没有进入 CT 项目中（即使作用与三重对比相同）[105]。

在限定指征的情况下，腹腔镜在操作熟练的医师手中发挥的效用最大。不过，它的常规用途是在医疗机构供生手练习。好处包括能够检测器官损伤（包

括膈肌损伤），并同时修复一些伤口，从而降低阴性的和非治疗性的剖腹手术的概率[14,88,89,100]。

胸腹交界部

即使只是位于下胸部的单独钝挫伤也可侵犯至胸腔纵隔、胸腔、膈肌、腹腔及腹膜后腔。左侧胸腹部刀伤穿透膈肌的风险达到17%[86]。而对于所有胸腹交界处伤口，隐匿性损伤的风险达到7%[100]。

对于临界稳定病人的临床指标还未显示出剖胸或剖腹手术的必要性时，超声在快速评估心包积血和腹腔积血方面非常有效。106LWE 的斜线型伤口可将进一步评估排除。不过，探查的深度不可超过前肋缘下，以便将安全性和准确性最大化。可用 DPL 进一步评估腹腔和膈肌损伤。将红细胞指标降至5 000至10 000/mm³ 以优化对单独膈肌损伤的灵敏度。腹腔镜和胸腔镜可将膈肌和其他脏器可视化并具有潜在的修复能力。最新的多控测器 CT 和 MRI 实现了排除膈肌损伤的可能。

在探测膈肌损伤方面，CT 的灵敏度高达94%，有效性达96%。不过，它的扫描图像模糊不清，之后必须进行更加可靠的治疗，如 DPL 或剖腹探查[105]。对于左侧下胸部刀伤的一个非常传统的疗法是强制探查。这种疗法将避免错过任何膈肌破裂和与延误治疗互致的极高的非治疗性手术的发生率。快速螺旋 CT 和 MRI 可以为这种棘手情况提供解决之道，但是数据只限当日。

肋部和背部

肋部和背部受刀伤后，腹膜损伤发生率比前壁损伤时发生率高。但是，腹膜脏器损伤的风险的有差别，从15%~40%[16]。同样，可将 LWE 作为有效诊疗第一步使用但是，相当厚的椎旁肌肉使操作变得困难。在对膈肌和腹腔伤情进行评估时，DPL 很有用，如果产生阴性结果，则再使用 CT。三重对比 CT 正变成医师们在评估血流动力稳定病人时偏好的治疗方法，再加上观察，CT 可以作为这些病人非手术治疗的安全保障[89,92]。

原位异物

按照惯例，移除躯干异物时要在手术条件下。这在异物位于血管或对血管多的脏器时是最安全的做法。通常需要平片就行了。如果平片显示大血管结构被刺穿，病情稳定的患者可能会需要 CT，还需要做血管造影。如果病人是孕妇或须严格避免非必要开腹手术的多并发症患者，CT 可能能识别伤口深度和受伤程度。这样可在手术室外将异物安全移出。

穿透性腹部创伤：枪伤

诊断性研究

对刺伤的诊断性研究与上述方法类似，并且应用了同样的诊断元素，不过要更加严格。诊断性研究的主要作用是确定投射物是否进入了腹腔，或是否有需要采取手术疗法的伤口。

枪弹伤和刺伤一样通常导致多个器官受伤，引起中空内脏损伤的概率也很高。而且，死亡率会大大提高，尤其是在伤到血管结构时。通常穿透下胸部位的投射物会损伤胸腔和腹腔结构，包括膈肌。

约有80%的病例有腹部弹伤进入腹腔的记录，其中腹膜内穿透伤的比例高达90%以上[33]。这些数据大大超过了刀伤的数据，因此大多数创伤外科医生相应地将疗法调整为保守型。

我们提倡的原则是，尽管选择性治疗在刺伤患者中很普遍，但对枪弹伤患者的使用比较受限，因此强制性剖腹探查术时须采用保守临床标准。

然而，其他人认为弹伤更容易造成腹膜穿刺和腹腔伤害，因此要考虑利用器械进行手术修复，这一点在前面提及不多。最近有一系列研究报道主张只有70%到80%的腹内损伤适合进行非手术治疗[3,31,104]。

对腹部弹伤采取谨慎处理措施时可按照与刀伤相同的三步算法按顺序来（图 43-11）。首先也是最重要的，有进行手术的临床依据吗？第二，如果没有依据，腹膜受伤了吗？第三，是否有需要进行开腹手术的伤？这些问题的宗旨即已知或疑似的腹膜受伤是由腹腔损伤的极大可能性引起的，如果第二个问题答案肯定，则临床医师须进行剖腹探查。相信严重脏器损伤的发生率低的医师使用其他形式的诊断工具（如系统的查体），而不考虑腹膜腔是否已受伤。

步骤一：剖腹手术的临床指征 此处的临床迹象与刀伤病理相同（表43-3）。

步骤二：腹膜受伤 六种方法可供医师选择确定子弹是否进入或经过腹腔，在以单独腹膜受伤为依据实施开腹手术的医疗中心，这个问题是十分重要的。

1. 子弹的路径。子弹入口和出口很清晰，所以能够合理推测子弹路径。不过，多处枪伤弹回和子弹沿着筋膜平面降速穿过会引起错估。
2. 平片。腹部的前后投影和侧投影可辅助定位

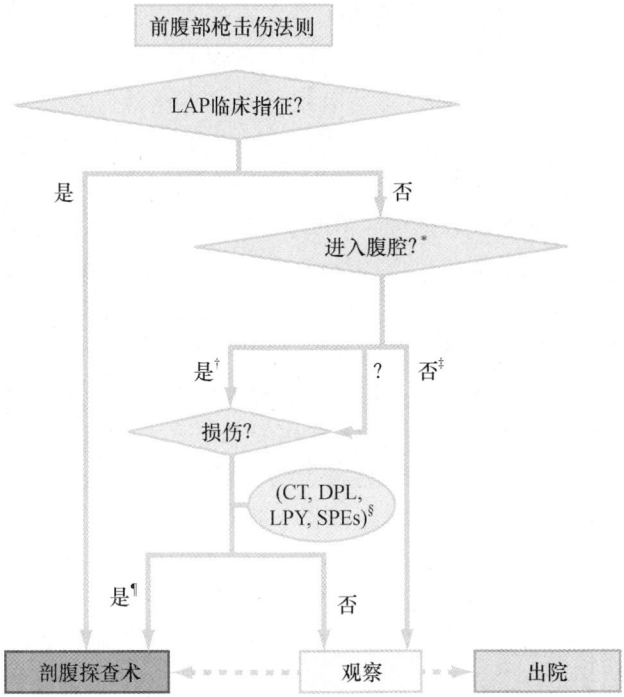

图43-11 腹部枪击伤处理原则。可以通过弹道,* 平片,局部伤道探查,超声,腹腔镜检等来评估。† 如果怀疑进入腹腔,大部分创伤中心进行腹腔镜检。‡ 伤道记录表浅和低速损伤患者可以出院,伤道深度未知或高速损伤就需要进一步检查或观察。§ 计算机断层扫描(CT),诊断性腹腔灌洗(DPL),腹腔镜检(LPY),连续查体(SPEs)需要根据临床情况单独运用或联合使用。¶ 期望的对枪击伤的损伤治疗很少被尝试。

腹腔内的子弹,但这种定位是不准确的,对被子弹射穿或身受多处弹伤的病人来说是没有用处的。

3. 勘查局部伤口(LWE)。由于弹伤对身体产生的组织损伤大大超过刀伤,LWE 对于腹部、肋部和背部的弹伤没有用处。它适合勘查低速投射物造成的浅显伤口。由于技术要求难度高,将大量的弹道可视化又有危险,人们对于危害的估计有不足倾向[31]。
4. 超声检查。超声波可同时成功但有限地评估伤口区域以及下胸部和上腹部穿透的纵隔。
5. 腹腔镜检查。腹腔镜是评估腹膜完整性最具侵袭性和最昂贵的手段。但是,也可以发现某些膈肌和(或)脏器损伤,并作为修复工具[31,87,89]。
6. CT。当不确定子弹轨迹时,CT 可以以其 90.5% 的灵敏度和 96% 的特效性查明腹内损伤[103,104]。

步骤三:需要开腹手术的伤口 在多数情况下,病患治疗结束与算法的第二步。第二步中预测了确定和疑似需要开腹手术的迹象。更宽泛一点来讲,这些迹象不足以支撑一个决定,需要进行额外诊断。

1. 系统体检。如临床条件或机构政策允许,人们可观察体检结果正常和局部伤口压痛的患者。当酒精中毒或其他非法毒品中毒发生时,体检结果比之前认为的更可靠[31]。
2. 诊断性腹腔灌洗(DPL)。在确定或排除腹腔损伤方面,腹腔灌洗成功率高。当做 DPL 时,所有的指标不变,但红细胞计数除外。此时红细胞数量为 $5\,000 \sim 10\,000$ RBCs/mm^3[77,97] 即可诊断,增加了诊断的敏感性。
3. CT。扫描仪的分辨率越高,CT 识别中空脏器损伤的能力越强,除外实质脏器和血管的病理病变[31,104]。
4. 腹腔镜检查。腹腔镜检查的最大作用是评估携带左胸子弹伤口的病人的膈肌。弹伤对手术干预标准不产生影响[31]。

胸腹伤

病例显示,45%的中弹者的伤口在下胸部位置存在腹膜内伤口。剖腹手术的临床指征不变。在这些案例中,DPL 对识别膈肌损伤特别有效,而且红细胞阈值为 $10\,000/\text{mm}^3$,灵敏度极佳。但是 CT 和系统体检的组合使用更普遍。

肋伤和背伤

在过去,由于腹膜受伤后容易引起严重的伤害,而体检和 DPL 的可靠性极低,医生通常推荐采用手术疗法。现在,由于出现了 CT 扫描仪的多控测器,在诊疗初期就可对稳定病人使用 CT 来绘制病理病变图[4,97]。对于刀伤可以有选择地单独进行腹腔镜检查法和观察法[103]。

枪伤

第一种枪伤:有明显腹膜损伤信号的病人和渐强的腹部压痛的病人可推迟开腹手术以得到有效治疗。第二种枪伤:某些作者提出观察疗法,指出肠道小穿孔不会导致伤口外翻和腹膜渗漏,而且会自动愈合[76]。更稳妥的办法是当穿透伤口存在,尤其是腹膜炎信号存在时,施行开腹手术,可能还需要重建腹壁受损处。第三种枪伤:通常伴随多处脏器损伤,休克及明显的组织破坏,需要止血和清创手术。

表 43-4　钝性腹部创伤诊断研究

临床情况	研究目的	初期研究	交替/补充
血流动力学不稳定			
全身性	IPH	FAST, DPA	—
骨盆骨折	IPH	FAST, DPA*	—
血流动力学稳定			
全身性	OI†	FAST, CT	DPL, SPEs
非手术治疗§	OI	FAST, CT¶	DPL**, SPEs
CHI	OI, HVI	FAST, CT¶	SPEs††
BAI	IPH	FAST, DPA	CT‡‡

BAI，钝性主动脉损伤；CHI，闭合性头部损伤；CT，计算机断层扫描；DPA，诊断性腹腔穿刺；DPL，诊断性腹腔灌洗；FAST，使用超声重点评估创伤；HVI，空腔脏器损伤；IPH，腹腔内出血；OI，器官损伤；SPEs，连续查体。

* 腹腔穿刺阳性要求剖腹手术，仅有红细胞计数阳性就有理由关注骨盆骨折。
† 发现液体/血液提示有损伤。
‡ 超声检查器官损伤不如检查腹腔内出血可靠。
§ 机构能力应该仔细考虑。
¶ CT检查空腔脏器损伤不如检查实质脏器损伤可靠。
** 如果空腔脏器损伤需对CT补充检查。
†† 连续查体对闭合性头部损伤不可靠。
‡‡ 如果螺旋CT对主动脉损伤行初期检查或能被快速获得，这是更适当的。

腹部钝伤

诊断性研究

大多数医疗中心将体检、超声、CT和并不常用的DPL融进一个临床规则内[107]。其他测试如血管造影可以被指出。需要重申的是，对一个反应灵敏、可判别腹部发现物的患者进行临床评估结果是合理准确的，但也伴随着假阳性和假阴性的错误[29,108-109]。这种评估如被应用至受多种毒物影响的病人或检查结果是由颅脑损伤、脊髓损伤或由发育迟缓带来的交流障碍、语言障碍及年龄等因素共同影响的病人的检查结果中，将更加危险。

运用BAT对病人进行诊断性研究的目的有两个（表43-4）：辨别或消除危重病人病情不稳患者的腹腔积血以便安排治疗；在不太紧急的情况下，向人们演示需要手术修复的脏器损伤。

确定腹腔积血

FAST超声检查　FAST超声检查在安全方面有优势，可快速执行，也可用于急诊病历中的复苏程序中。相比DPL，FAST超声检查无侵袭性，并且可容易地对任何患者做系统体检。对低血压患者，FAST超声波对需要外科干预的腹腔积血具有极佳的灵敏度。大多医疗中心将其应用至对这些病人的剖腹探查[67,107,111]。然而，对于FAST结果显示阴性的病人，不能排除使用手术修复腹内损伤[107,112]。

诊断性腹腔灌洗（DPL）　DPL在发现腹腔积血方面灵敏度极高，假阴性率不超2%。事实上，通过变换地点和技术手段，这项程序可应用至任何病人，腹膜抽吸时间通常在5分钟之内[74]。

电脑断层扫描（CT）　虽然CT既可可视化又可估计腹腔积血的容量，但医生要考虑完成这项程序所需要的时间，包括运送病人和设置程序所需的时间。这时间不确定，有时还依赖于扫描仪的位置。此外，操作人员在使用扫描仪检查病人时的安全程度还取决于其自身经验的可得性和专业知识。

演示需要剖腹手术的脏器损伤

各种研究的临床迹象随临床需要和经验、资源、医疗机构个体态度的变化而不同。

超声检查和诊断性腹腔灌洗　提示：FAST超声（或不太普遍的DPL）在急性受伤病人和多处受伤而病情不稳的病人身上的效果是明确可靠的。

FAST超声的主要价值在于搜索腹腔积血。除了外伤性胰腺假性囊肿异常，它的可靠性远不如器官病理学检查。

电脑断层扫描　对血流动力稳定的病人单独使用CT即是足够和适当的，不会有混淆的临床因素。CT的一个优势是它能够识别特定的器官损伤，同时评估腹膜后腔[112]。针对肝、脾的病理病变，CT是最得力的诊疗仪器。它可以将腹腔积血可视化和进行半定量分析。

腹腔镜检查　此时，腹腔镜检查在创伤病例中的地位降为一种穿透仪器。

治疗

在受了钝性外伤后，仅凭临床因素就进行剖腹手术的情况是个例外。人们常做的是，进行一项或一系列的诊断性测试。影响测试项目的因素有病人的血流动力状态、临床情况和该医疗机构的资源和诊疗偏好（图43-12）。

剖腹手术的临床迹象

单靠临床参数，医师很少做出立即对伤患进行剖腹手术的决定。还要有以下的潜在迹象（表43-5）：

1. 病人有不明原因失血迹象或低血压迹象，病情无法稳定并且腹内损伤迹象非常明显；
2. 明显而持续的腹膜刺激征信号；

表 43-5	钝性腹部创伤剖腹指征
临床表现	陷阱
生命征不稳定高度提示腹部损伤	多个来源，休克
明确的腹膜刺激	不可靠
气腹	不敏感；可能由于心肺来源或侵入性操作（诊断性腹腔灌洗，腹腔镜检）
膈肌损伤证据	非特异性
明显胃肠道出血	不常见，准确性未知

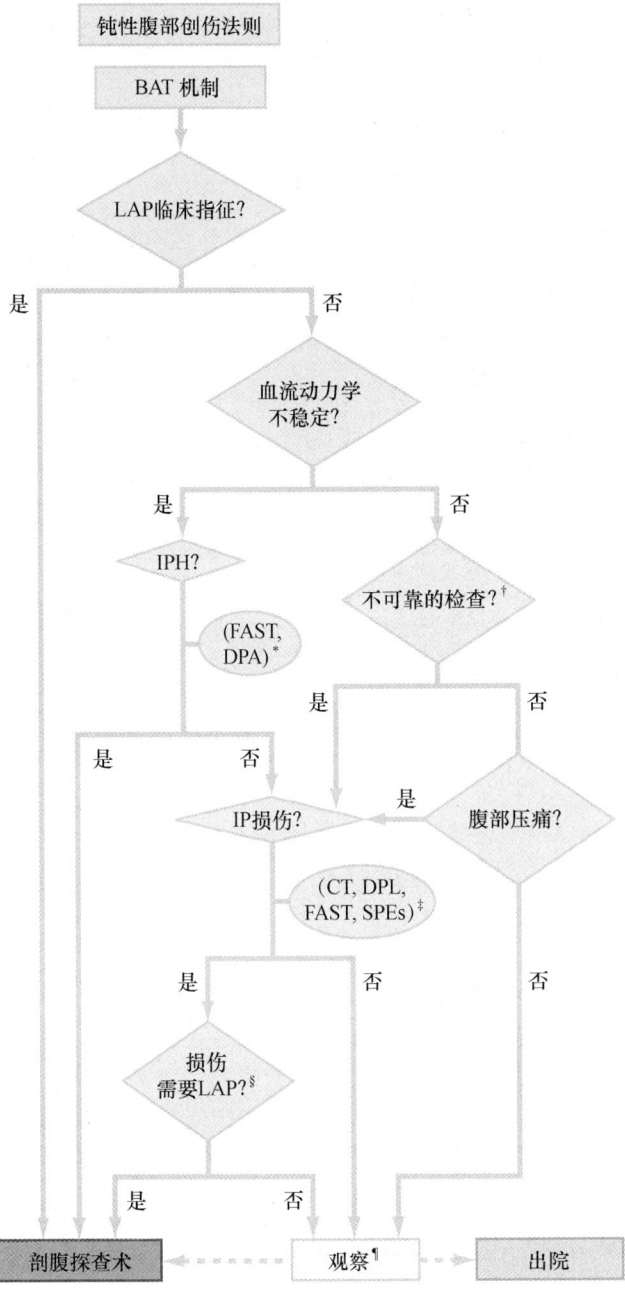

图 43-12 钝性腹部损伤（BAT）处理原则。* 通过超声明确腹腔内游离积液或诊断性腹腔穿刺（DPA）阳性可以确定钝性腹部损伤。† 由于闭合性头部损伤，中毒，分散损伤或脊髓损伤，诊断可能不可靠。‡ 需要一个或多个研究。§ 剖腹手术的需要应基于临床情况，诊断性研究和公共资源。¶ 应持续观察 6 到 24 小时，依靠是否诊断性检查已做，检查结果和临床情况包括没有渲染检查不可靠因素。CT，计算机断层扫描；DPL，诊断性腹腔灌洗；FAST，使用超声重点评估创伤；IP，腹腔内；IPH，腹腔内出血；LAP，剖腹手术；SPEs，连续查体。

3. 与内脏破裂一致的气腹的影像学证据；
4. 膈肌破裂证据；
5. 经鼻胃管或呕吐发现持续的明显的肠胃出血。

对多处钝性伤的病人确定紧急开腹手术的临床依据非常不确定。低血压的腹内潜在来源有很多，而且巧合的是，头部受伤往往与中毒重合，进一步削弱了检查的可靠性。一个非治疗的开腹手术对病人造成危害的原因与其说是手术程序导致的潜在发病率，倒不如说是对急性诊断和治疗步骤的延迟。对存在混淆的地方要优先使用确切的诊断测试。

血流动力不稳的患者

对于遭受休克威胁的多处钝性伤患者，要立即将目标锁定其三腔。用胸片和骨盆 X 线片分别在胸廓和腹膜间隙确定失血源。用 FAST 超声波或腹膜抽吸来反馈腹腔血液。对一个临床症状不稳定的病人来说，腹腔积血即是开腹手术的指令。

血流动力稳定的患者

对血流动力学稳定的患者，一般首选 CT，因为 CT 能确定脏器病理，半定量分析腹腔积血和研究非腹部的身体部位。不过，人们应该理解其在某些临床条件下的潜在弊端。超声波，DPL 和不常用的腹腔镜可作为互补的或基本形式使用。

有效的和无效的治疗

对腹内受一定伤的病人可采取预期观察的方式，无须开腹。更具体点，这种方法甚至对受中等或高等程度伤的肝和脾也很有效，不过也有过失败甚至死亡案例。因此，尽管这种方法能避免非必要的开腹手术，医生也要尽量避免因观察时间过长而造成的病情加重或死亡。感觉中枢正常且中间机理严重性较小的病人是观察治疗的主要人群。医疗机构对自身治疗这类病人的自我评价是十分关键的，评价对象包括经验丰富的护理人员、创伤外科医生、放射科医生，如有需要，还要评价为病人紧急开展开腹手术的能力。

观察疗法中应注意几个问题。首先，腹腔脏

器，如中空内脏的多处伤口是常见的[114]。对中空内脏损伤必须进行手术治疗，如有延误则会带来严重后果[73]。之前已提到，CT能检测出这些部位的重合损伤。具体来说，多处受伤的、闭合性颅脑外伤的病人最易因诊疗延误造成肠穿孔[115]。其次，观察治疗可能会导致血液制品使用量的增加。最后，这种疗法对出血不适合进行血管造影和栓塞治疗的病人并不奏效，而且不会使病人从明显或误以为的实质脏器轻微伤中摆脱出来。在这种情况下，从受伤到手术的时间延滞可能会增加发病率甚至死亡[73,75]。

骨盆骨折

对于骨盆骨折，临床分流的决定因素是是否存在腹腔积血（图43-13）。尽管对骨盆骨折的患者来说，FAST的灵敏性降低了，但它仍能作为分流病人、确定未来干预的工具[116]。对一个不稳定的病人，可在脐上腹膜抽吸之后进行积极的FAST超声波检查。如果血液反馈为10ml或更高，则应尽管将病人转移进行开腹手术。相反，如果抽吸的反馈物为尿液或其他液体，病人则应接受盆腔造影前剖腹探查。如果FAST超声波结果为阴性，则推断病人有腹膜后出血带来的生命危险，应进行血管造影术。如病情稳定，建议进行早期骨盆固定（见52章）和CT，然后进行盆腔造影和栓塞。CT要在多处受伤的情况下尽早进行。

多系统损伤

对腹部外伤及有危及生命伤口的病人的治疗不能太教条化。腹内出血且具有明显闭合性颅脑损伤和（或）疑似大动脉受钝性伤害的病人并不常见。对腹部的修复要优先于头部和胸部。然而，这些情况是非常复杂的，医师的决策受多种动态变量的影响。关键的一点是，对一直腹腔积血且无法稳定其生命体征的病人，必须进行剖腹手术，或立即进行放血法。

闭合性颅脑损伤

一般情况下，对重合性严重的闭合颅脑损伤但没有陷入完全昏迷或侧向信号不显示颅内病变的病人要实施开颅术[117]。当偏侧特征存在时，临床医师必须在快速剖腹术前CT和头部钻孔之间做出选择。这一决策主要依赖于患者的临床状态，特别是他们对复苏措施的回应和CT的及时有效性[118]。图43-14演示了这种情况下的一种方法。

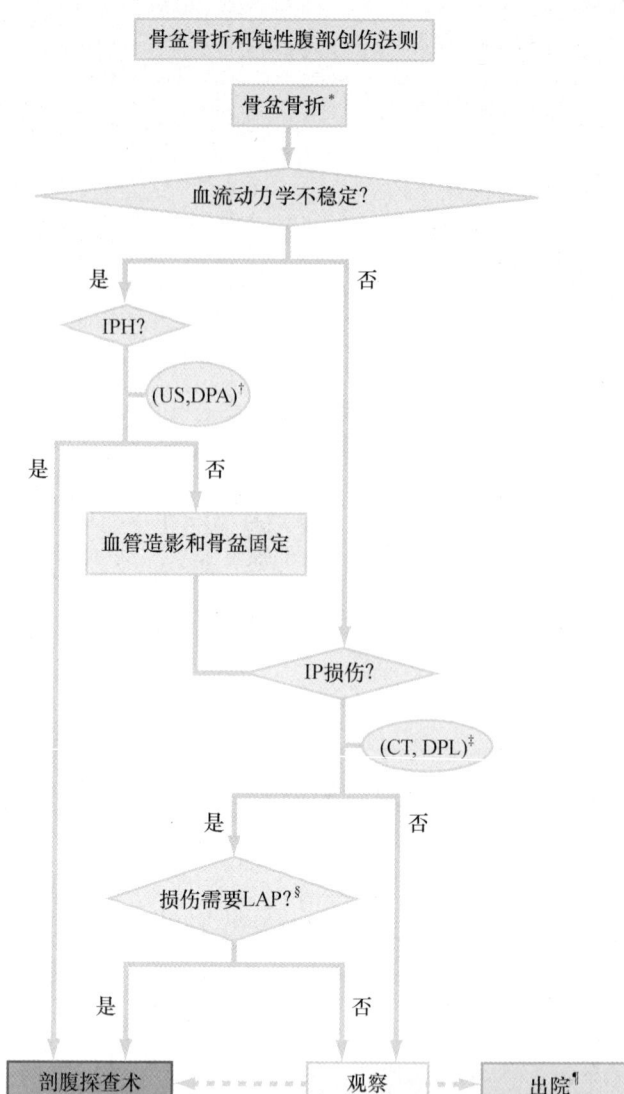

图43-13 骨盆骨折和钝性腹部创伤处理原则。* 某些骨盆骨折更有可能引起盆腔血管破裂和继发腹膜后出血。† 通过超声明确腹腔内游离积液或诊断性腹腔穿刺（DPA）阳性可以确定。‡ 需要一个或多个研究。由于存在骨盆骨折，连续查体一般被认为是不可靠的。§ 剖腹手术的需要应基于临床情况，诊断性研究和公共资源。¶ 放弃需要进一步考虑剖腹手术的观点。CT，计算机断层扫描；DPL，诊断性腹腔灌洗；IP，腹腔内；IPH，腹腔内出血；LAP，剖腹手术。

钝性主动脉伤

严重血管损伤的临床或放射特征，特别是仰卧正位胸片上纵隔增宽的灵敏度和特异度变化不定。此外，尽管任何单一的主动脉病变的过程是不可预测的，但在破裂发生前至少有几个小时的抢救时间。因此，紧急剖腹探查应限于大血管的诊断。如果病人的病情急剧恶化，则利用左侧开胸对循环系统的显露优势对血管横行钳闭，通常还能发现血管受伤部位（图43-15）。

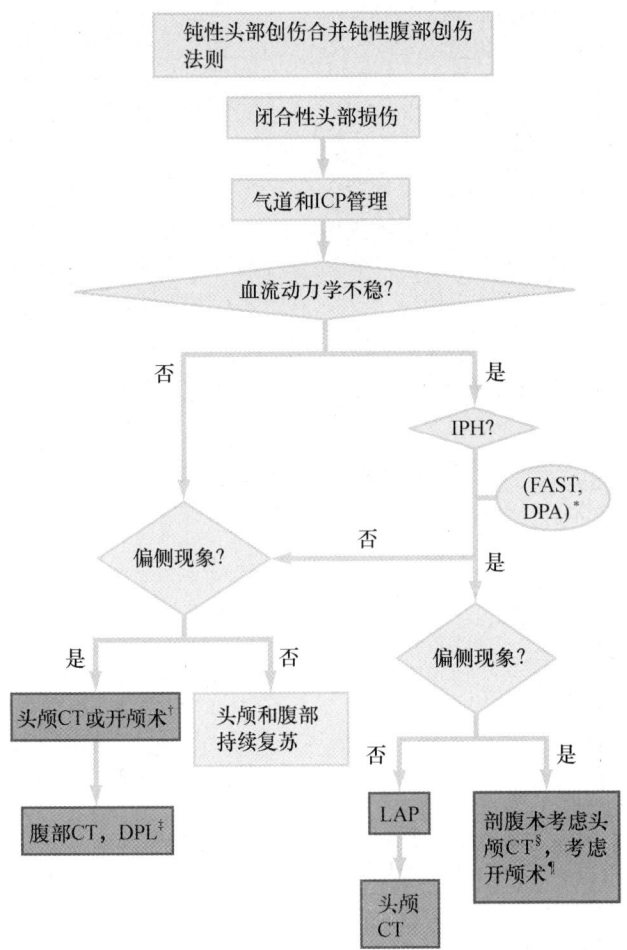

图 43-14 钝性头部合并腹部创伤处理法则

* 通过超声明确腹腔内游离积液（FAST）或诊断性腹腔穿刺（DPA）阳性可以确定钝性腹部损伤。† 开颅术或钻孔应根据临床现象和 CT 检查。‡ 诊断性腹腔灌洗在对明确空腔脏器伤上能与 CT 作为互补。§ 应根据临床现象和 CT 考虑剖腹术前（LAP）的头颅 CT。¶ 应考虑开颅术或钻孔与剖腹术同时进行。ICP：颅内压；IPH：颅内出血。

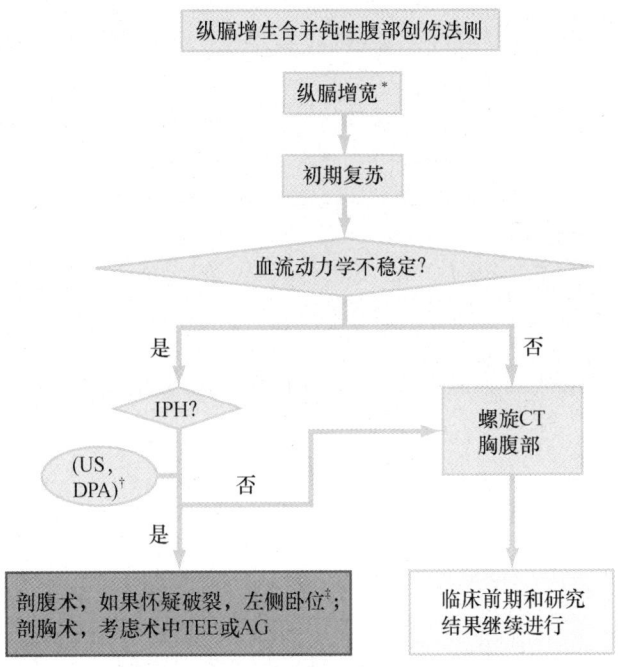

图 43-15 纵隔增宽合并钝性腹部创伤的处理法则

* 最好根据站立位后前位胸片和损伤机制，其他放射性征象或仅仅只有机理就需要评估。† 通过超声明确腹腔内游离积液（FAST）或诊断性腹腔穿刺（DPA）阳性可以确定钝性腹部损伤。‡ 允许外科途径获得大多数主动脉破裂的位置。AG：主动脉造影；CT：计算机断层扫描；IPH：颅内出血；TEE：经食道超声心动图。

小儿科

儿童很容易得吞气症，因此，减压鼻胃管可防止损害肺功能并有助于腹部检查。在使用液体复苏和药物时要特别谨慎，要考虑病人的身量，以病人的表面积或体重为指导。由于儿童的身量相对大于表面积，他们更容易因为使用未加温的液体或血液制品而出现体温过低的现象。使用血液温热装置和预热静脉输液有助于预防低温。

重伤儿童可能会使医生甚至是经验非常丰富的医师产生恐惧和焦虑。因此医生的当务之急是保持谨慎警惕，克服任何阻碍指示程序的倾向。

由于生理原因，对儿童进行对肝或脾的钝性伤害的观察疗法效果优于成人患者[119-121]。如果情况稳定，医者能力和资源现成，可进行一系列的非手术治疗[122]。在定义和为实质脏器损伤划分等级的初期和恢复期，都可用 CT 作为主要的诊疗手段。CT 对于成年人的中空内脏以及胰腺病理情况的发现不太敏感[123]。

人们已发现 FAST 对于检测游离液体非常有用，并可通过直观的判断腹腔积血分类确定病情不稳定的儿童施行开腹手术[72]。不过，FAST 对于儿童的灵敏性不及成人。因此，DPL，特别是腹腔抽吸可以在对病危、多伤的儿童治疗初期发现腹腔积血。对单纯计算细胞数量的依赖推动了非治疗性开腹手术率的显著提高。

在保守治疗过程中，如果儿童的病情发展不稳定，输血需求过多且腹膜迹象明显或由于并发伤口和缺乏医疗资源而导致观察治疗不可行，则应该接受剖腹探查。闭合性颅脑损伤不必排除对一直实体损伤的非手术治疗，但由未知和巧合的中空内脏穿孔发生而引发的风险则大大加剧。儿童穿透性创伤的诊断方法与成人相同。

转移

农村的外伤患者可能首先需要由普通外科医生进行剖腹手术来控制伤口，而不是转移到创伤中心接受明确护理[124]。

重要概念

- 受钝性伤或穿透伤时，查体的准确性受限。由于伤痛干扰，感觉中枢（如头部外伤，酒精或药物中毒，智力低下）受损，脊髓损伤等原因，查体的可靠性下降。
- 工具和投射物经常联合侵袭肺组织、膈肌、纵隔、腹腔和腹膜后腔。
- 腹部外伤诊断研究方法的选择依据首先是临床需要和本医疗中心研究的有效性和准确性。
- FAST 超声波和腹膜抽吸可快速确定或排除危重钝伤或穿透伤患者的腹腔积血。DPL 更加灵敏，但具侵袭性。
- FAST 具有无创的优点和同样准确性，它可以同时评估心包积血和气胸。
- 相较于钝性伤，剖腹手术的临床指征更加依赖于且更常应用于穿透伤病例。
- 骨盆骨折患者血流动力学不稳定的主要原因是腹腔活动性出血。FAST 超声波、CT 或腹膜抽吸若有发现则可建议进行剖腹手术，若无发现则应进行诊疗和潜在的血管造影治疗。

本章参考文献请参见 http://pumpress.bjmu.edu.cn/eduservice/3419.html

第44章 泌尿生殖系统

Michael S.Runyon

陈友岱 章晓红 译 胡卫建 校

概述

尽管在严重损伤的早期评估和处理方面取得了长足的进步，泌尿生殖系创伤的识别和处理仍存在困难。临床上只有少见的肾脏血管的严重损伤或肾脏破碎才会导致迅速死亡。因此，与那些立即致命的头、胸和腹部损伤相比，大多数泌尿生殖系损伤显得不太重要。泌尿系损伤不被特别重视在情理之中。尽管如此，对于损伤病人的全面治疗，为保持其最佳的水平与专业化，急诊医师应当对各种各样的泌尿生殖系损伤及对病人转归的影响有深入的了解。

泌尿生殖系创伤通常很隐秘，合并各种各样其他系统的损伤。在所有的多发伤病人中，大约10%的病人有某些泌尿生殖系损伤的表现。其相对发生率较低，通常症状、体征不明显。在多发伤病人的早期评估中，泌尿生殖系损伤可能被忽略。如能尽早识别和恰当处理泌尿生殖系损伤，可减少长期并发症，如肾脏功能不全、慢性高血压、尿失禁和性功能障碍等。有经验的急诊医师能够通过系统化的评估，考虑损伤的机制、相关体格检查的发现、尿液分析和辅助的影像学资料，来早期识别和恰当处理泌尿生殖系损伤。

对生命体征平稳的病人，泌尿道的诊断评估通常采取逆行方式，即先排除尿道损伤，后排除膀胱损伤，再排除输尿管或肾脏损伤。遵循这一规律，几乎所有重要的尿道损伤都会被发现。当发现危及生命的肾脏损伤时，则不应拘泥于上述检查流程。

定义

为了方便尿路损伤的诊断和分期，将泌尿生殖系创伤分成下尿路（膀胱或尿道）损伤、上尿路（肾脏或输尿管）损伤，和外生殖器（阴茎、阴囊、睾丸和外阴）损伤。根据损伤机制，每一类再分为钝器伤或穿通伤。

历史回顾

在过去的25年里，对下尿路损伤的认识并没有发生明显的改变。彻底的体格检查、在尿道口发现血迹或肉眼血尿，可以帮助我们发现所有有意义的下尿路损伤。而在过去的几十年里，上尿路损伤的诊断、临床标志物和最终的分期方法方面取得了巨大的进步。在1985年以前，任何创伤病人，只要有镜下血尿，无论量多量少，都会被认为有泌尿生殖系损伤的危险，接受静脉肾盂造影（IVP）。静脉肾盂造影既不能明确诊断，又不经济，只会延续困惑和争论。在1985年，Nicolaisen及其同事发表了一系列的文章，制定了关于发现有意义的上尿路损伤、损伤标志物和诊断性检查（用以确定这些损伤确切范围、辅助病员的治疗）的指南[2]。此外，超声的应用极大地简化了外生殖器创伤的诊断和处理。

临床特征

泌尿生殖系创伤的症状、体征和检查发现多种多样，并无特异性。在急性期，可以表现为腰部、腹部、肋部、背部或阴囊处疼痛，尿潴留，阴茎或阴囊淤斑或血肿，尿道口血迹，直肠指检时前列腺位置异常。损伤后数周或数月，肾血管性高血压可能是唯一的发现。

体格检查

再次查体时检查躯干和骨盆是评估尿路损伤的第

一步。一旦发现腹部压痛,查体的医师除了要考虑到腹腔内其他损伤外,还应该警惕膀胱破裂的可能性。骨盆骨折显著增加了膀胱破裂的可能性。挤压骨盆或触诊骨盆或耻骨联合可引起疼痛提示骨盆骨折以及可能合并的下尿路损伤。

外生殖器的检查能提供有价值的信息。急诊医师应该仔细检查以发现阴茎、阴囊皮肤或会阴部血肿或淤斑。尿道口处明显的血迹提示尿道损伤,有必要做逆行性尿道造影。对于有威胁生命的损伤、需要行急诊手术探察的病例,逆行尿道造影既可以在手术中完成,也可以在手术结束后进行。对于男性病人,经典的教科书中指出:在没有行逆行尿道造影以评估尿道的完整性之前,当怀疑存在尿道损伤时,绝不能放置Foley尿管。这是因为放置导尿管带来的创伤可能会将尿道的部分撕裂加重导致完全断裂。尽管关于这一问题的文献极其缺乏,但一个包含13例尿道损伤的小型的回顾性研究显示:没有证据表明盲插导尿管会加重尿道损伤[3]。

对于骨盆骨折的女性病人而言,仔细检查阴道口处有无血迹特别重要。阴道指检有助于鉴别骨盆骨折碎片移位引起的阴道裂伤或尿道断裂。阴道指检应该小心谨慎地进行,以避免检查者手指损伤,也是为了防止患者的损伤加重。不同于男性尿道损伤,女性尿道很短,女性尿道造影在技术上是困难的,不作为常规推荐。在一个绝经前的女性骨盆骨折病人,如果不能插入Foley尿管表明可能存在前尿道损伤,可能需要耻骨上膀胱造瘘。可是,在一个阴道口有血迹的病人,成功放置Foley尿管不能排除尿道损伤;如果遇到这样令人担心的体检发现,必须寻求泌尿外科医师的帮助,由泌尿外科医师根据病情来安排内镜或放射学尿道检查[4-6]。对于绝经后年龄较大的女性创伤病人,需要将尿道损伤与尿道口回缩伴随尿道口狭窄区分开来。尿道口回缩伴随尿道口狭窄在阴道萎缩的情况下常见,通常使用12-Fr或14-Fr的Coudé或Foley尿管才能进入膀胱。

直肠指检可以评估括约肌的张力,肠道的完整性,是否存在肉眼出血,以及前列腺的位置。正常情况下,前列腺后叶是可扪及、境界清楚的(图44-1)。骨盆骨折可能破坏耻骨前列腺韧带和尿道前列腺膜部,导致明显的耻骨后静脉出血。这样会形成一个盆腔大血肿,血肿将前列腺往上推移,直肠指检时会扪及一个软的、境界不清的团块(图44-2)。尽管长期以来直肠指检被推荐为所有创伤病人的常规评估的一部分,众多的研究质疑在此种情况下直肠指检的用处,这些研究显示触诊异常的前列腺不是尿道损伤的敏感指标[7-9]。因此,决定是否进一步评估有无前尿道损伤应该考虑其他一些临床特征,不能仅仅依赖直肠指检的发现作出决定。

Foley尿管

任何遭遇严重创伤、缺乏尿道损伤的证据的创伤病人都应留置Foley尿管。医师必须亲自观察最初的流出物。因为其在决定进一步的病人评估方面的重要

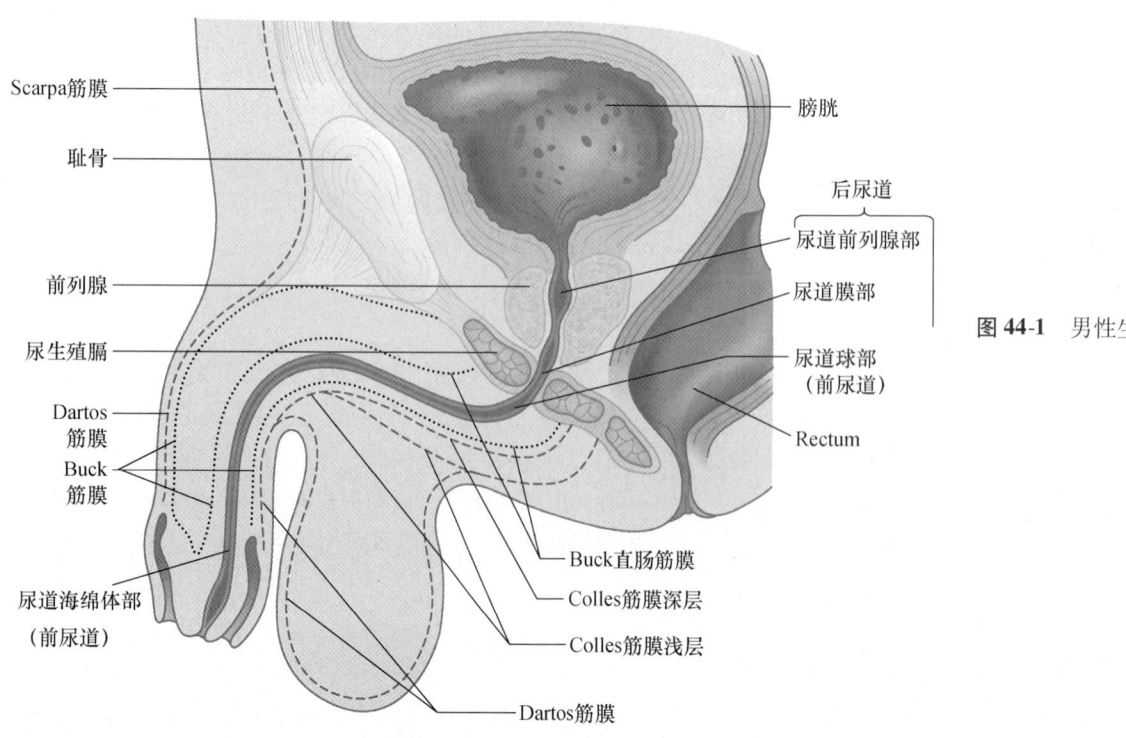

图44-1 男性生殖器解剖。

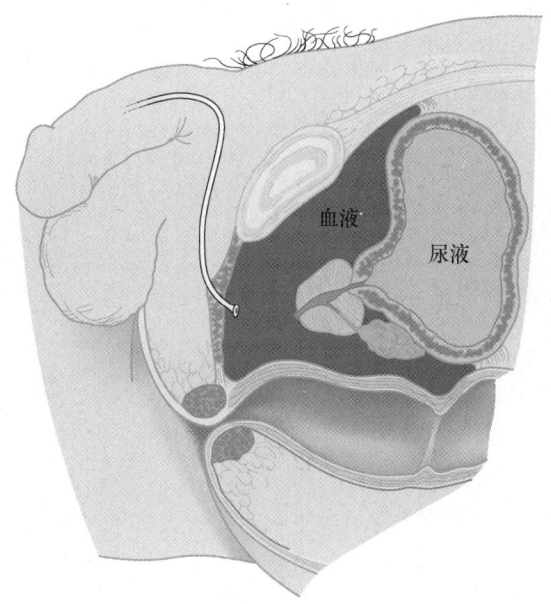

图 44-2 后尿道（膜部）损伤。在骨盆骨折后，前列腺自尿道膜部撕脱。尿液渗漏发生在三角韧带以上、前列腺和膀胱周围。（From McAninch JW: In Tanagho EA, McAninch JW [eds]: Smith's General Urology, 14th ed. Norwalk, Conn, Appleton & Lange, 1995.）

性，肉眼血尿被保守地定义为除清亮或黄色以外的任何颜色的尿液。肉眼血尿的存在提示尿路损伤。严重的横纹肌溶解可产生大量的肌红蛋白尿，这种情况偶尔会被误认为是肉眼血尿。这些病例的尿液分析未报告存在大量红细胞，则支持肌红蛋白尿。绝大多数的有意义的下尿路损伤伴随着骨盆骨折加上尿道口血迹或 Foley 尿管安置时涌现的肉眼血尿。可是，上尿路的创伤有更为隐秘的倾向。上尿路损伤经常与泌尿系外器官的破裂同时存在，泌尿系外器官的破裂出血可能是致命的。遇到这样的出血，通常需要快速的容量复苏，导致肉眼血尿迅速变得清亮。更有甚者，肾血管蒂的钝器伤或尿道的穿通伤不一定导致肉眼血尿，甚至没有镜下血尿。

下尿路

尿道损伤

解剖

尿生殖膈将尿道分成前尿道（球部和阴茎部）和后尿道（膜部和前列腺部）。与早期的描述相反，尿生殖膈并不完全包绕尿道膜部，它实际上构成一个不完整的吊带，提供侧方和后方的支持[5]。尿道前列腺部通过耻骨前列腺韧带连于耻骨联合后方。伴有耻骨联合分离的骨盆骨折可导致尿道前列腺部的裂伤或撕脱，是剪切力作用于位置固定的尿道前列腺部和膜部的结果。前、后尿道的损伤机制不同，症状不同，处理也不同。

病理生理

尿道破裂是必须发现的最重要的损伤。如果不能及时发现尿道破裂，将会发生严重的并发症。在尿道进行的操作可能将尿道部分撕裂转化为完全撕裂，使我们不能准确地记录尿量，并会加剧尿道创伤的长期并发症（比如尿道狭窄形成和尿失禁）。前尿道损伤最常见的原因包括骑跨伤、跌落、枪弹伤和自我置入器具（图 44-3）。

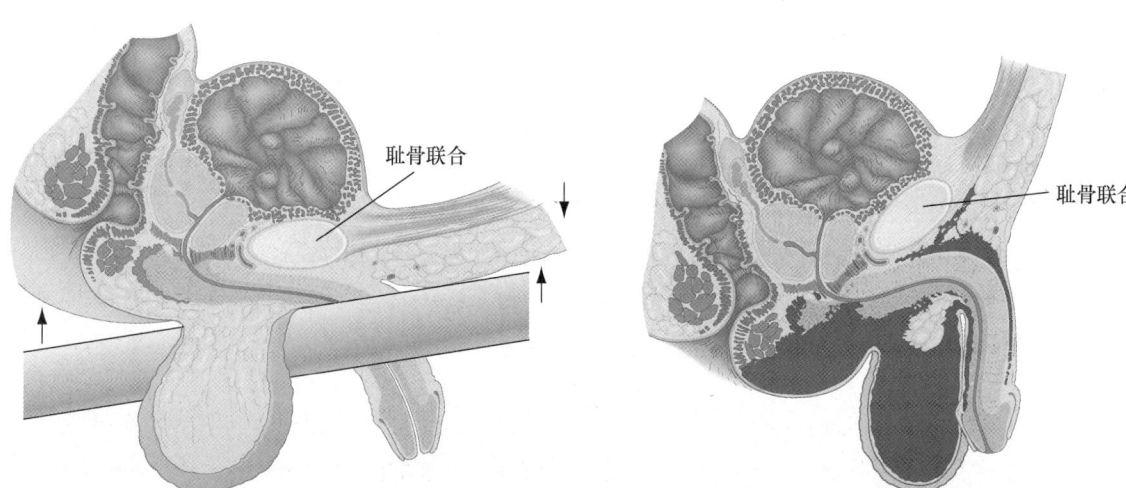

图 44-3 尿道球部损伤。左：机制：通常是会阴部冲击或落下骑跨在一个物体上面，将尿道向耻骨联合的下缘挤压。右：血液和尿液渗出局限于 Colles 筋膜内。（From McAninch JW: In Tanagho EA, McAninch JW [eds]: Smith's General Urology, 14th ed. Norwalk, Conn, Appleton & Lange, 1995.）

大多数后尿路损伤乃骨盆骨折所致（图44-2）。骨盆骨折的类型不同，尿路损伤危险也不同。高危的骨折包括骑跨骨折（涉及所有的四个耻骨支）和Malgaigne骨折（前方涉及双侧坐耻支，后方涉及同侧骶骨、骶髂关节或髂骨）。不涉及坐耻支的骨折很少合并尿道损伤[5,10]。在一个包含203位男性骨盆骨折病人（其中有51例持续的尿道损伤）的前瞻性、单中心研究中，Malgaigne骨折和骑跨骨折与尿道损伤显著相关，OR值分别为3.4和3.85。在同一系列中，发生尿道损伤的危险度最高的病人是发生骑跨骨折合并骶髂关节分离者（OR值为24）。在那些不涉及骨盆前部的持续骨折患者中，没有一例发现尿道损伤[10]。

临床特征

在再次检查病人时，下腹部、骨盆、外生殖器和直肠的检查可以提供直接和间接的证据以支持或否定尿路损伤的诊断。如果无骨盆和耻骨上的压痛，无阴茎、阴囊或会阴的血肿，无尿道口的血迹，直肠指检无异常发现，则说明尿道是完整的。这个时候，假如患者不能小便、不能提供适当的样本以供评估病情，放置14-Fr或16-Fr的Foley尿管是安全的。

诊断方法

尿管的安置

正常尿道的尿管安置技术要点包括无菌技术的应用，包皮的恰当掌控，大量润滑剂的使用和轻柔地将14-Fr或16-Fr的Coudé或Foley尿管放入膀胱。在所有未行包皮环切的病人，使用一块4英尺×4英尺大小的纱布垫、持续地牵拉包皮对于尿管安置过程中的包皮掌控是必要的（图44-4）。如果不这样操作，龟头会反复地回缩，污染操作区域，使置管努力复杂化。由于外括约肌的自主收缩，在送入尿管时感到轻微的阻力应该是在预料之中的。一个挣扎、焦虑的创伤病人比一个合作或意识丧失的患者更容易出现插管阻力。当遇到插管阻力时，应该告诉病人放心，松弛会阴和直肠区域，同时将轻柔的推送力量施加在尿管上。这样操作可以保证尿管成功地通过外括约肌，容易进入膀胱。假如在我们的安慰工作和会阴部松弛后，尿管还是不能轻易地置入，且在男性病人有尿道损伤的临床表现，则应该退出尿管，做逆行尿道造影。在所有的病例中，在可以安全地扩张球囊之前，尿管必须完全放入；然后将尿管往外

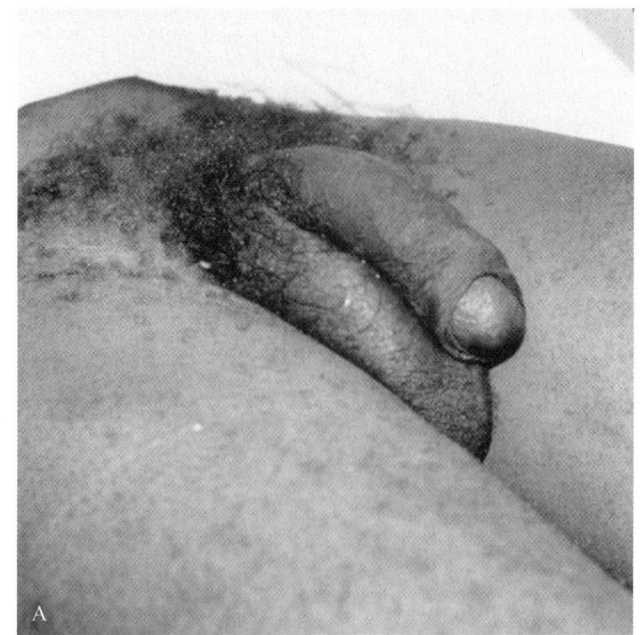

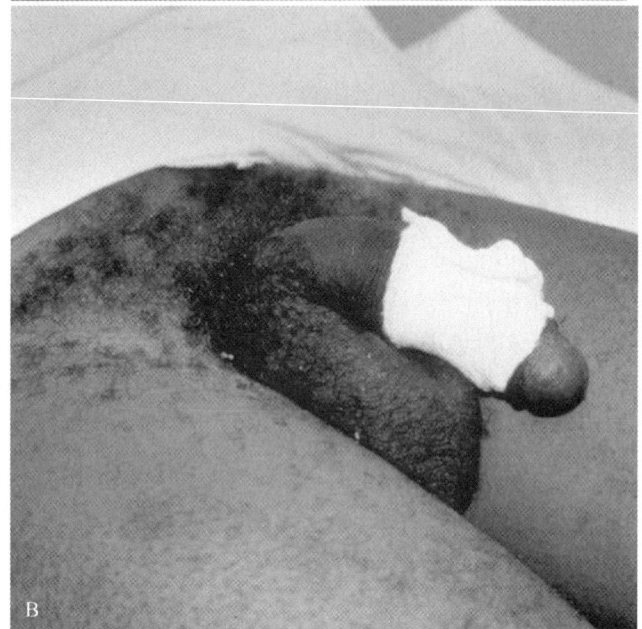

图44-4　A，正常未行包皮环切的男人。B，牵拉包皮，一个折叠的4英尺×4英尺纱布垫包裹以防止插管时包皮回缩。

拉，直至尿管球囊大约位于膀胱颈时，再让尿液流出。在任何其他情况下扩张导管球囊都可能造成医源性尿道损伤。

如果能成功的放入Foley尿管，可以排除尿道完全断裂。尽管如此，病史、损伤机制和体格检查均不提示的尿道部分损伤仍可能存在。假如有任何证据提示这样的尿道部分损伤存在，应该行逆行尿道造影。如发现造影剂充满膀胱的同时渗出至尿道外，则可诊断尿道部分损伤（图44-5）。诊断尿道部分损伤后，根据患者的体型，可以小心翼翼地安置12-Fr或14-Fr的Coudé或Foley尿管[6]。如果遇到任何困难，应该拔除尿管，请泌尿外科医师会诊。在成功置入Foley

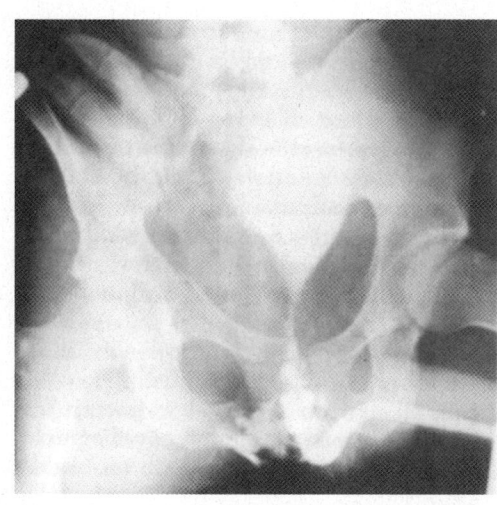

图 44-5 逆行尿道造影显示尿道部分断裂。注意后尿道伸长、膀胱充盈。(From Spirnak JP: Pelvic fracture and injury to the lower urinary tract. Surg Clin North Am 68: 1057, 1988.)

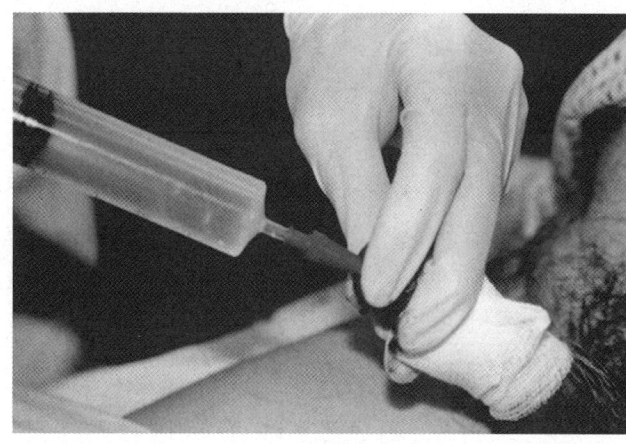

图 44-6 连接于一个 60ml 注射器的圣诞树接口被轻柔地放入舟状窝，准备逆行尿道造影。

尿管后，发现存在部分尿道撕裂的可能性，可以顺着尿管放入一根细的导管，进行改良逆行尿道造影。在这种情况下，尿道造影的目的则仅仅是为了留下证据，为进一步的处理提供依据，因为恰当的治疗措施 (Foley 尿管引流) 已经实施了。

放射学检查

对于可能存在尿道损伤的男性病人，逆行尿道造影是可供选择的诊断步骤。逆行尿道造影不是非常急迫的，通常应该在紧迫的复苏措施后进行。

对于骨盆骨折患者，在整个逆行尿道造影过程中，患者应处于仰卧位而非倾斜位。有一些作者建议，为了更清晰地显示尿道，部分逆行尿道造影应在倾斜位摄片。倾斜位获取的信息并不比一个好的仰卧位摄片更多。更重要的是，骨盆骨折经常合并明显的静脉出血和血肿形成。维持血肿的稳定对于患者早期的血流动力学复苏至关重要。从仰卧位到倾斜位任何幅度的运动都可能使稳定的血肿破裂，导致明显、可能致命的再出血。在整个检查过程中保持患者于仰卧位，并将阴茎向左右大腿牵拉、使尿道伸直，可以明确整个尿道的完整性。

在注入造影剂之前，首先应该拍摄一张 KUB（肾脏、输尿管和膀胱）片。在未进行包皮环切的病人，使用一块 4 英尺 × 4 英尺大小、折叠的纱布垫牵拉、固定包皮（见图 44-4）。阴茎应该握于非利手的中指和无名指之间。一个安置在 60ml Toomey 注射器末端的 Cooke 接口（一种简单的圣诞树接口），或只是一个 Toomey 注射器，被轻柔地送入尿道口，直到确认不会发生渗漏。注射器的远端用非利手的拇指和示指固定（图 44-6）。有一些作者推荐在紧邻舟状窝的近侧处扩张 Foley 尿管的气囊或使用其他烦琐的工具来辅助造影剂的注射。可是，这些技术应该避免使用，因为这些技术会导致造影剂渗漏至阴茎周围，在尿道造影片上与尿液外渗难以区分，进而作一些不必要的检查。此后，60ml（儿童剂量为 0.6ml/kg）水溶性造影剂的全部或一半在 30~60 秒的时间内被缓慢地注入。过度用力的注射会导致造影剂进入尿道静脉丛的血管内。在注射最后 10ml 造影剂的时候摄片。造影剂逆流入膀胱、没有外渗说明尿道是连续的，没有尿道损伤（图 44-7）。在膀胱为造影剂充盈的同时有造影剂外渗，则可诊断尿道部分损伤（见图 44-5）；而尿道完全断裂时，造影剂不会进入膀胱（图 44-8）。遇到后一种情况，应该请泌尿外科医师会诊、进行恰当的处理，处理的时机和具体方式仍有争论，取决于损伤部位和损伤机制[6,11,12]。在此期间，假如尿量的计量是必须的，应该采用 Seldinger 技术，使用剥落鞘和 Foley 尿管，经耻骨进入膀胱（图 44-9）。当怀疑有造影剂进入静脉血管时，排尿后的 X 线片会显示进入血管的造影剂消失，而尿道损伤后外渗的造影剂仍存留。

治疗

假如缺乏尿道损伤的临床特征，或者尿道造影未见异常，则考虑尿道是完好的，可以安置 Foley 尿管。假如发现尿道部分断裂，可以小心翼翼地置入 12Fr 或 14-Fr 的 Coudé 或 Foley 尿管。假如尿管不能成功安置，或者检测到尿道完全撕裂，通常需要安置耻骨上膀胱造瘘管，特别是休克病人或者是严重头部损伤需要使用渗透利尿剂的患者。

在泌尿科文献中，什么是尿道损伤的最佳确定性治疗措施仍存在争议[6,11,12]。治疗措施的选择随病情

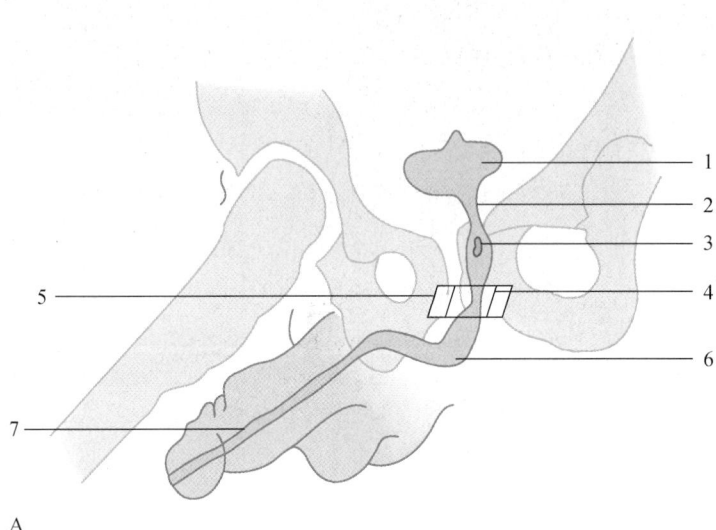
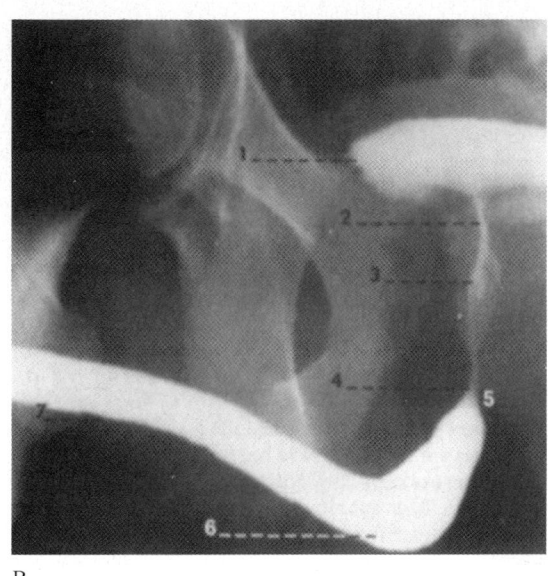

图 44-7　正常解剖的示意图（A）和动态逆行尿道造影（B）。(1) 膀胱；(2) 尿道前列腺部；(3) 精阜；(4) 尿道膜部；(5) 尿生殖膈的位置；(6) 尿道球部；(7) 尿道阴茎部。尿道阴茎部和球部合称为前尿道；尿道前列腺部和膜部组成后尿道。(Adapted from McCallum RW, Colapinto V: Urological Radiology of the Adult Male Lower Urinary Tract. Springfield, Ill, Charles C Thomas, 1976.)

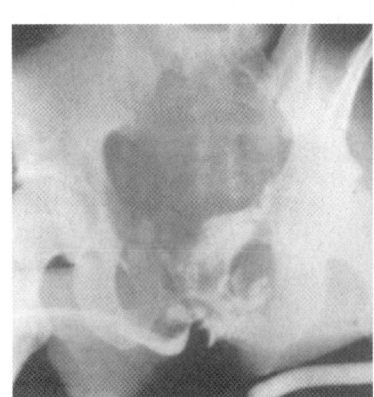
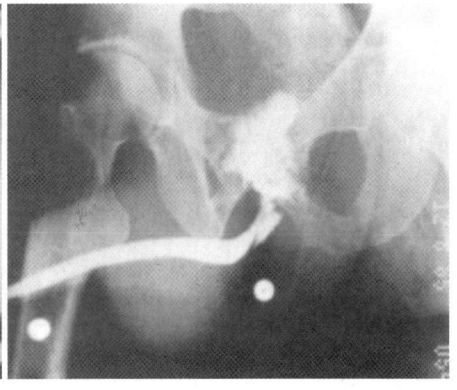

图 44-8　两个尿道完全断裂病人的逆行尿道造影。注意膀胱内无造影剂，据此诊断完全断裂。(From Spirnak JP: Pelvic fracture and injury to the lower urinary tract. Surg Clin North Am 68: 1057, 1988.)

而不同，应该考虑的因素包括损伤的位置（前尿道还是后尿道），破裂的程度（部分还是完全），损伤机制，患者的血流动力学是否稳定，是否存在合并损伤。治疗选择有多种，最简单的方法是让部分断裂的尿道在作为支架的导尿管上自然愈合，较为复杂的方法有早期或延迟、开放或内镜下的修补。通常需要行辅助性耻骨上尿液引流。但不管是什么样的处理方案，最终的目标是避免尿失禁，保存性功能，避免任何盆腔血肿的破裂。

在女性患者，近段尿道损伤应该立即行手术探察和修补，因为分流尿液的保守治疗会增加尿道阴道瘘或尿道狭窄的风险。远段尿道损伤可以使用尿道插管治疗。无论尿道损伤的位置在哪里，合并的阴道裂伤应该行经阴道修补术以减少瘘形成率[6]。

膀胱创伤

解剖

排空的膀胱几乎全部位于骨性骨盆中。耻骨和相邻的盆底部分支持着膀胱。充盈的膀胱上界可以达到脐平面，此时的膀胱面对钝器和穿通伤非常脆弱。膀胱肌肉有三层，即内纵、中环、外纵。这三层肌肉由逼尿肌构成，逼尿肌收缩驱使尿液流出尿道。膀胱的血供来自髂内动静脉。神经支配来自腰骶段脊髓。神经支配包含分布至逼尿肌的副交感运动纤维和感觉纤维；当逼尿肌被牵拉时，感觉纤维会发出胀满和尿急的感觉。交感神经支配膀胱血管和膀胱颈肌肉。

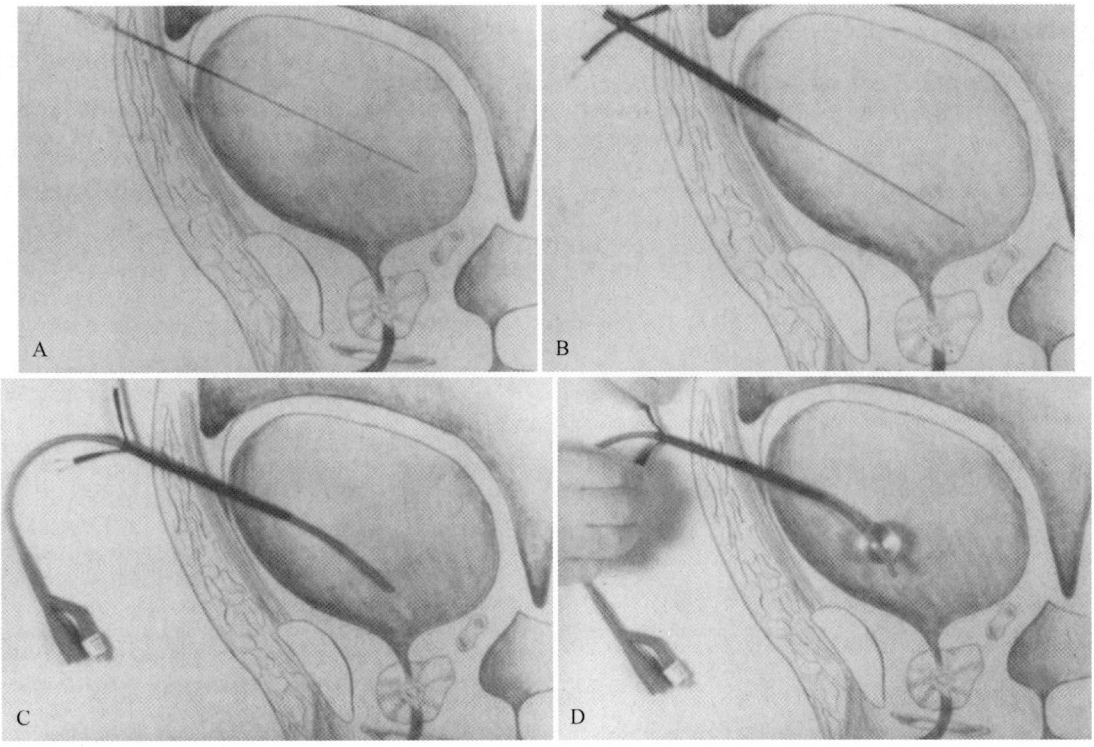

图 44-9 带剥落鞘引导丝的耻骨上膀胱引流管的经皮安置。**A**，膀胱中的 18 号针。导丝经针送入。**B**，扩张器和剥落鞘在导丝引导下送入。**C**，去掉扩张器和导丝。通过剥落鞘，适当尺寸的尿管被置入膀胱。**D**，扩张球囊，鞘被拔出、剥落。（From O'Brien WM：Percutaneous placement of suprapubic with peel away sheath introducer. J Urol 145：1015，1991.）

病理生理

超过 2/3 的膀胱损伤是钝器伤。大约 90% 的损伤为汽车碰撞所致，在乘员从车辆弹出后受伤，或完全带压迫扩张的膀胱后损伤。大约 80% 的膀胱钝器伤合并骨性盆腔的骨折[13]。膀胱损伤常常合并威胁生命的非泌尿系损伤，死亡的危险不低[13,14]。穿通伤可能是枪弹伤，刀刺伤，或其他尖锐器物伤。像尿道一样，膀胱的诊断性评估可以迅速地完成而无须精细的放射设备，也可以在为评估非尿路损伤而行 CT 时顺带完成。

膀胱损伤分为挫伤、腹腔内破裂、腹膜外破裂、腹腔内破裂合并腹膜外破裂等几类。恰当的分类很重要，因为治疗方案的选择随损伤类型而异。膀胱充盈的患者在经受下腹部的钝器伤时会发生腹腔内膀胱破裂。这些钝性作用力指向的膀胱顶是胚胎时期脐尿管的起始处。因为是发育过程中的遗留薄弱部分，膀胱顶是钝器伤致膀胱内压升高后最容易破裂的部分。腹膜在膀胱顶处反折，因而此处的破裂极可能导致腹腔内尿液沾染。

几乎所有的腹膜外破裂发生在骨盆骨折时，骨折时的剪切力导致膀胱前侧壁自其筋膜附着处撕脱。腹膜外破裂偶尔由骨盆骨折形成的针状骨片刺伤膀胱所致[13]。外渗的尿液可以局限于膀胱周围间隙，也可以扩大组织间隙，扩展至阴茎、阴囊、大腿、前腹壁、闭孔或后腹膜[13,15,16]。

临床特征

下腹部或耻骨上疼痛，不能排尿，或尿道口血迹都提醒医师警惕下尿路创伤的可能性。

诊断方法

实验室检查

肉眼血尿是膀胱损伤最重要的征象，存在于 95% 以上的病例[13,17,18]。在存在骨盆骨折的情况下，肉眼血尿提示有必要作检查以明确有无膀胱损伤。膀胱影像学检查的相对指征包括无骨盆骨折的肉眼血尿和有骨盆骨折的镜下血尿[13]。无骨盆骨折、尿液清亮的钝器伤病人基本上可以排除膀胱破裂的可能性。

放射学检查

疑似膀胱损伤的诊断手段是普通的逆行膀胱造影和逆行 CT 膀胱造影[19-21]。关键在于，这些检查不能以顺行方式进行，因为顺行造影时膀胱不一定能完全

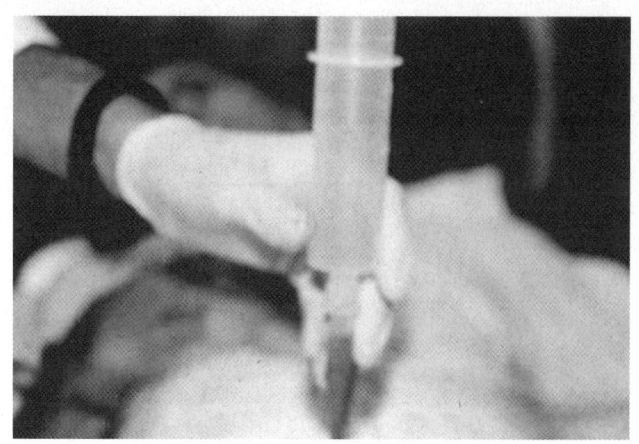

图 44-10　逆行膀胱造影。一个无针芯的 Toomey 注射器连于尿管，检查者握持，造影剂靠重力充盈膀胱。

充盈、造成显影不充分和伪影。顺行造影的整个过程（静脉注射造影剂、钳闭 Foley 尿管、肾脏排泌逐渐稀释的造影剂充盈膀胱）出现的问题都可能影响造影的质量。

普通逆行膀胱造影

进行传统的平片逆行膀胱造影或 CT 逆行膀胱造影的基础是考虑没有或已排除了尿道损伤、膀胱内留置了 Foley 尿管。使用取掉了针芯的 Toomey 注射器、借助重力将造影剂滴入（图 44-10）。将悬吊的瓶子连于留置的 Foley 尿管、让造影剂不受控制地流入，这种方法可能发生管路断开、造影剂漏到检查床的情况（图 44-11A，B）。出现这种情况后，检查的结果可能不准确、引导医师进行不必要的手术操作（图 44-11C）。在骨盆骨折的情况下，必须使患者在整个检查过程中始终处于仰卧位，不能为了取得某些角度的图像而将患者倾斜。这是为了减少稳定的耻骨后血肿再出血的风险。

在开始造影前，首先摄一张 KUB 片或平片，对骨盆、腹腔和周围的骨性结构进行基本的评估。这张平片将作为膀胱造影完成后所摄的膀胱排空后 X 线片的参照片。与开始拍摄的 KUB 片一对照，就可以在膀胱排空后所摄 X 线片上发现可能发生了渗漏的区域（图 44-12）。在最初拍摄的 KUB 片的图像质量和解剖信息确认后，才能将造影剂滴入膀胱。

未稀释的水溶性造影剂在重力作用下滴入膀胱，达到下列目标后终止：①进入 100ml 时立即出现渗漏的透视证据；②在年龄大于等于 11 岁的病人，共有 300～400ml 造影剂滴入，可以根据公式计算造影剂的正确剂量，即（年龄＋2）×30；③滴入的造影剂不到 100ml，然而已引发膀胱收缩。膀胱内容物逆行充盈 Toomey 注射器，就说明有膀胱收缩。数分钟后，

原来的造影剂可再次滴入，直到刺激膀胱收缩的那个剂量；此时，应该将另外的 50ml 造影剂缓慢地、用力地注入膀胱。钳闭 Foley 尿管，摄下充盈膀胱的前后位片（图 44-13A，B）。侧位片对澄清有疑问的区域是否存在问题有帮助（图 44-13C）。在充盈膀胱的 X 线片达到要求的质量和细节标准后，膀胱内容物应该完全排入一个大的盆子中，最好是排入床旁引流袋中。少许造影剂洒在外生殖器上或检查床上都可能造成排空后片上的假阳性发现。排空后片可以提供膀胱后壁或腹膜外渗漏的证据，这些证据在充盈膀胱的前后位片上可能不会被发现（图 44-12，图 44-14）。

在腹膜外膀胱穿孔的病例，造影剂出现在耻骨联合和盆腔出口区域（图 44-15）。在膀胱腹腔内穿孔病例，造影剂勾勒出腹腔内结构的轮廓（如肠袢、肝脏和脾脏）（图 44-16）。

有几个研究显示，使用少于 300～400ml 或与年龄相适应的数量的造影剂行膀胱造影可能出现假阴性结果[15]。假阴性主要见于小的膀胱穿通伤，小口径的枪弹伤或菲薄刀刃所致的刀刺伤在这种情况下可能被漏掉。在发生这一类损伤后，相互交织的膀胱肌层中的肌纤维会立即重新对合，覆盖伤口的腹膜和腹腔内肠系膜也可以临时封堵伤口。除非使用足够剂量的未稀释的造影剂完全扩张、甚至过度扩张膀胱，渗漏不会被发现，损伤会被漏掉，可能造成严重的并发症。

CT 逆行膀胱造影

除了常规的平片造影术，膀胱损伤相关的同样的解剖信息也可采用逆行 CT 膀胱造影获得[19-21]。CT 膀胱造影最好在进行 CT 检查以评估其他可能的损伤时进行。

两种方法均要求未稀释的水溶性造影剂以逆行方式注入膀胱。螺旋 CT 扫描可以显示腹腔内存在外渗的造影剂（即所谓的造影剂腹水）。腹膜外渗漏往往不是一目了然的，但是可以从盆腔区域的扫描图像中发现（图 44-17A，B）。

治疗

膀胱挫伤时，逆行膀胱造影不会发现造影剂外渗。对于这一类损伤，保守观察、保留或不保留 Foley 尿管是标准的治疗[13,22]。大多数未并发其他损伤的腹膜外膀胱破裂，仅仅通过尿管引流尿液就可自愈。腹膜外膀胱破裂的手术修补指征包括：同时存在直肠或阴道的损伤，损伤涉及膀胱颈，或其他损伤需行剖腹手术时。腹腔内膀胱破裂需要外科修补。如果

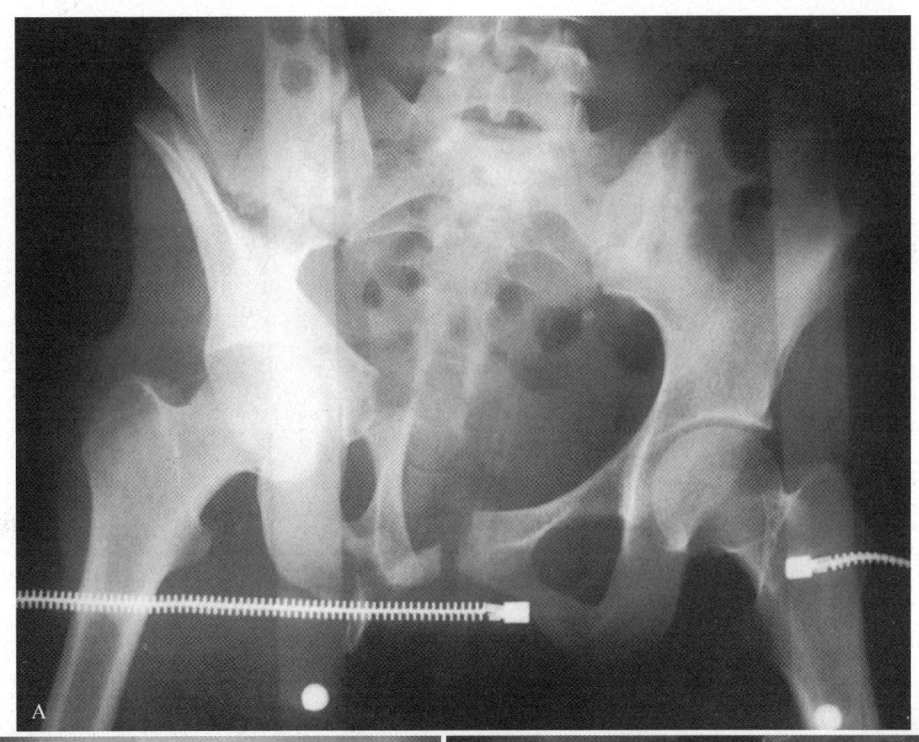
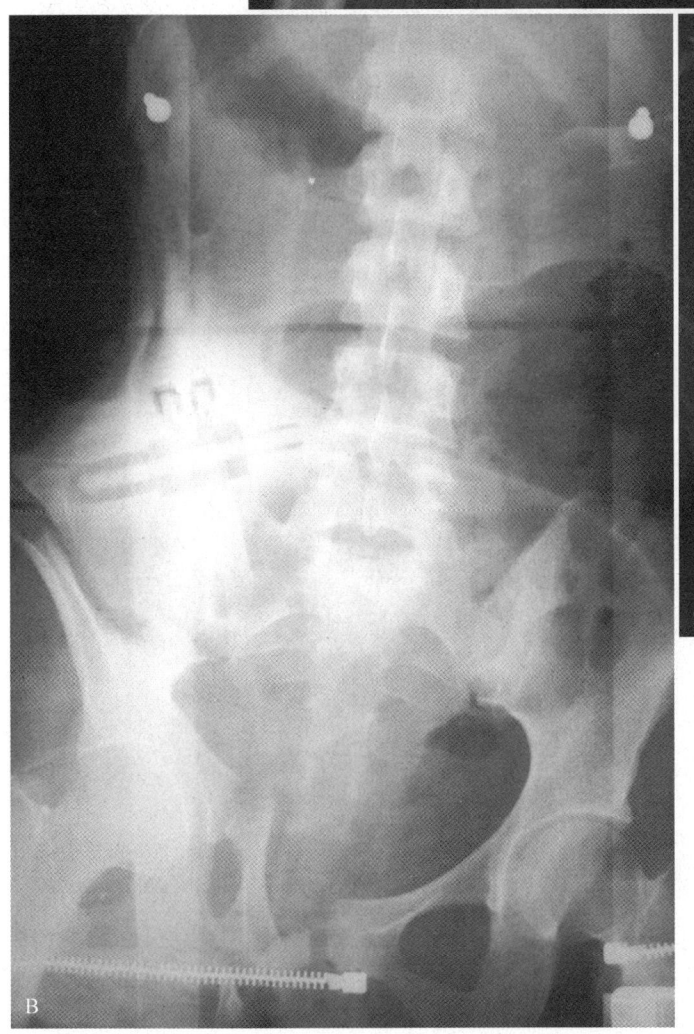
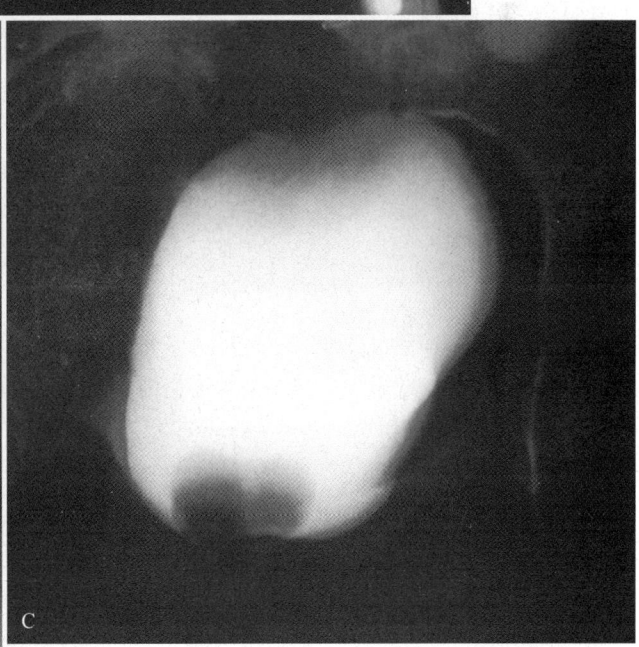

图 44-11 逆行膀胱造影伪影。管道被放在检查床上后，造影剂瓶的管子从 Foley 尿管脱落，膀胱的充盈未在直接监视下完成。**A**，KUB 片。**B**，解释为腹腔内膀胱穿孔的注射后 KUB 片。**C**，术中逆行膀胱造影未见外渗。

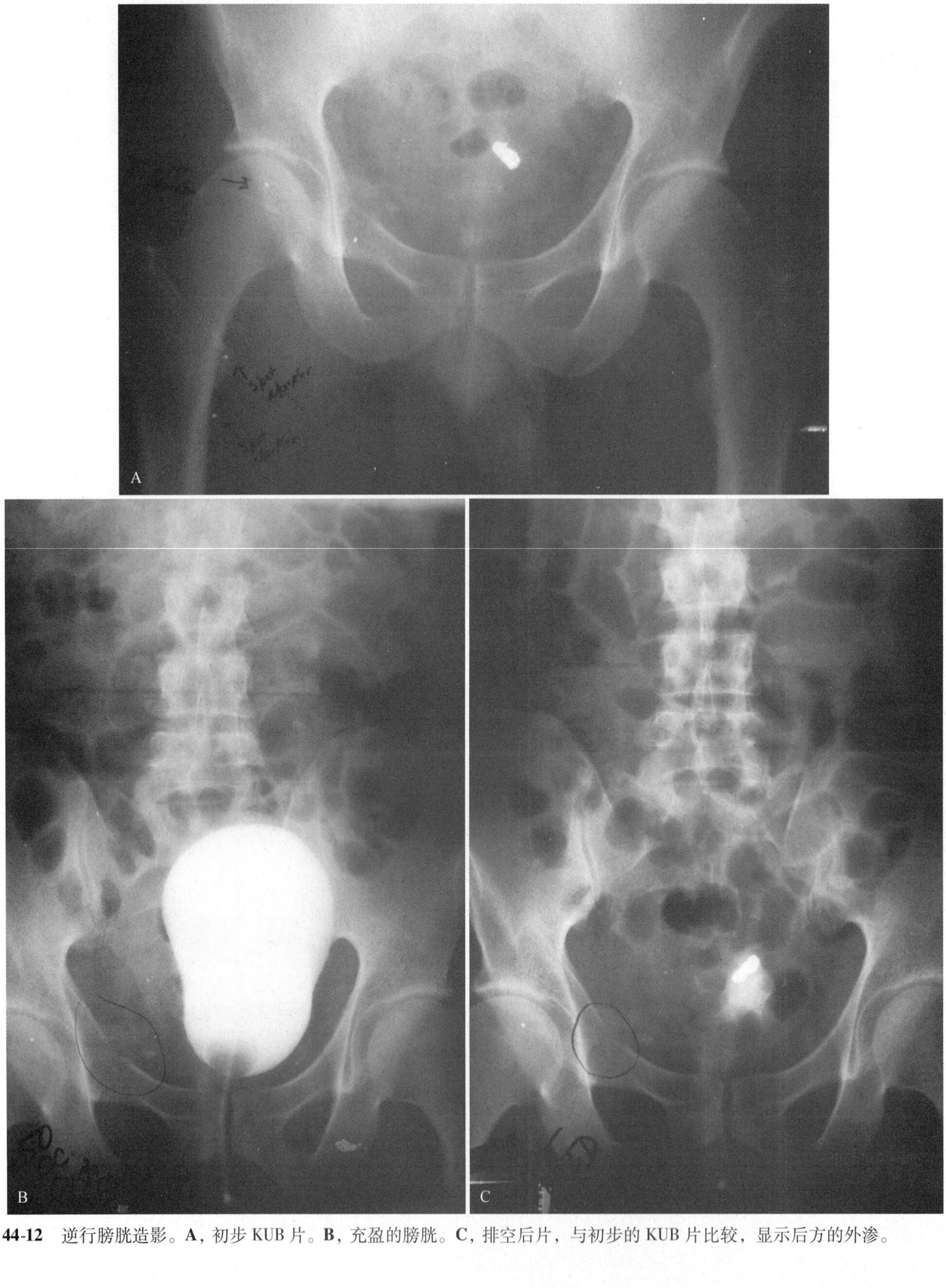

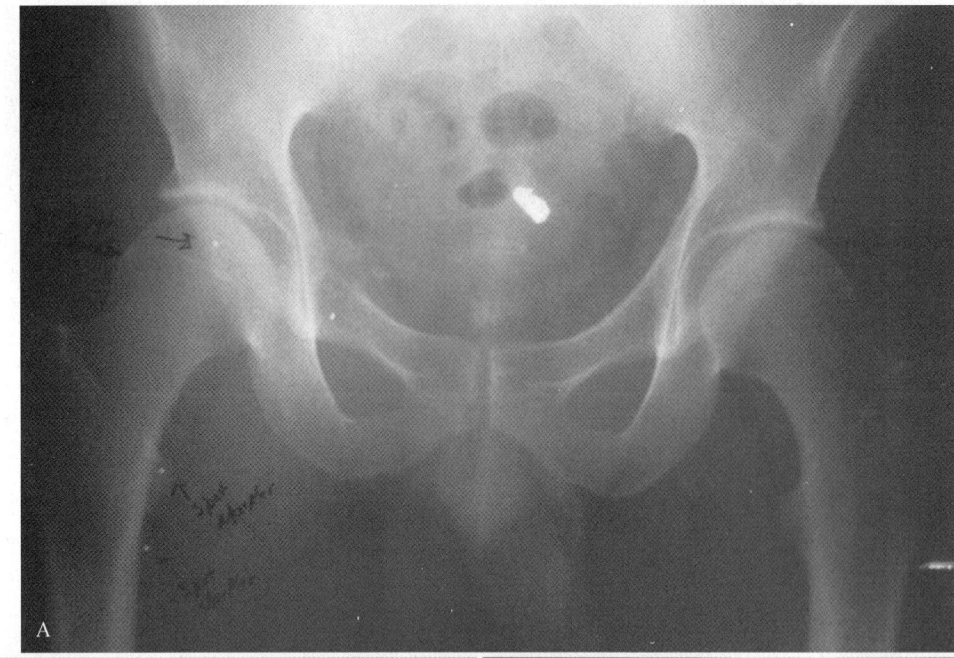

图 44-12 逆行膀胱造影。**A**，初步 KUB 片。**B**，充盈的膀胱。**C**，排空后片，与初步的 KUB 片比较，显示后方的外渗。

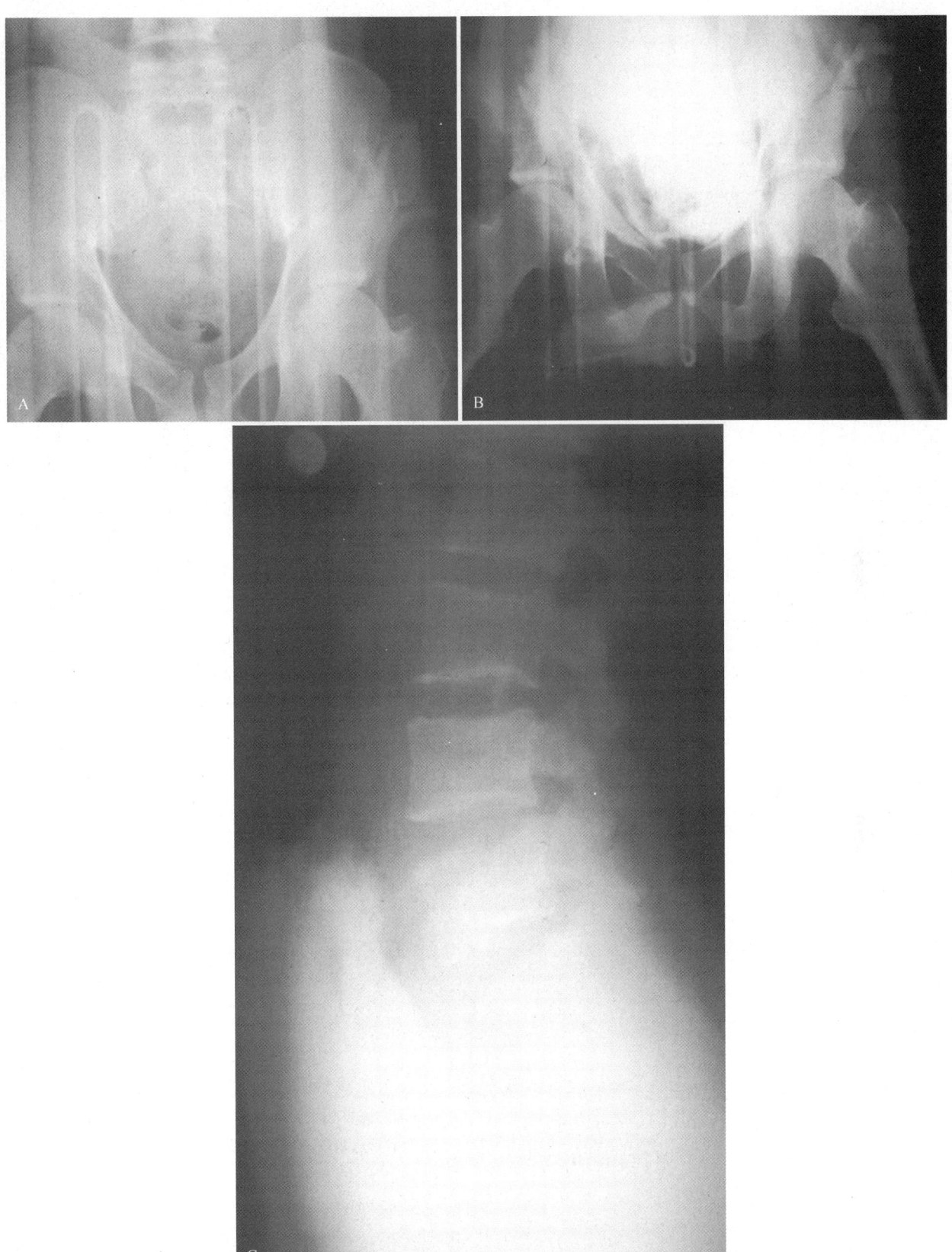

图 44-13 逆行性膀胱造影。**A**，初步 KUB 片。**B**，充盈膀胱片，显示外渗，既可能是腹腔内的，也可能是腹膜外的。**C**，患者的侧卧位片，显示不存在腹腔内外渗。

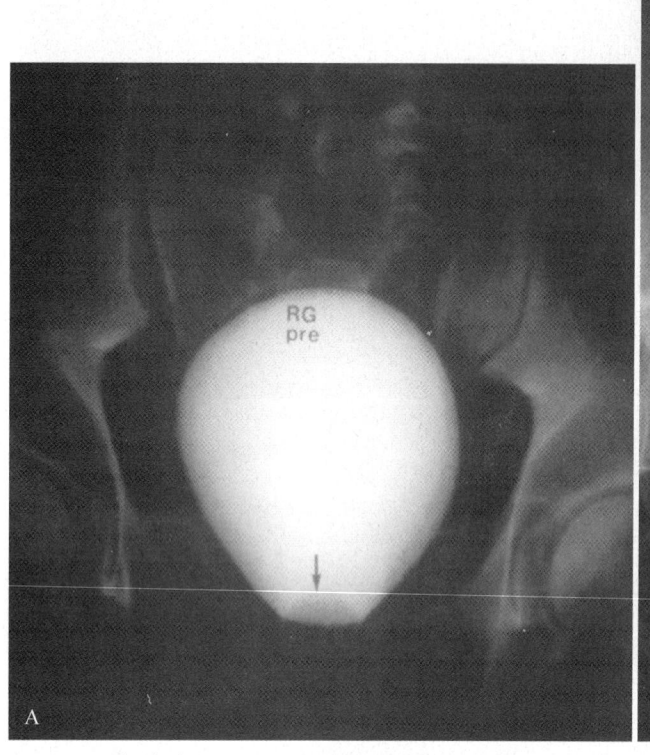
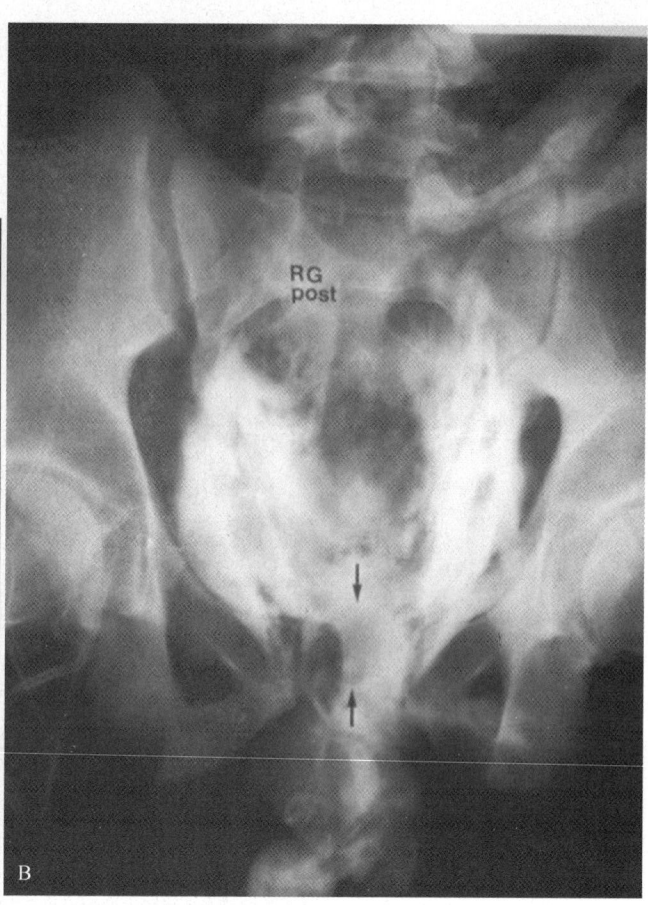

图 44-14 逆行膀胱造影。**A**,充盈膀胱片。**B**,排空后片,显示广泛的腹膜外渗漏。箭头指向 Foley 尿管球囊。

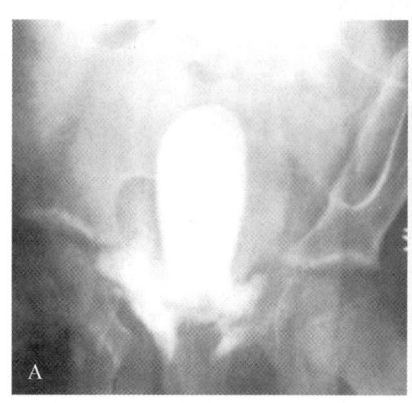
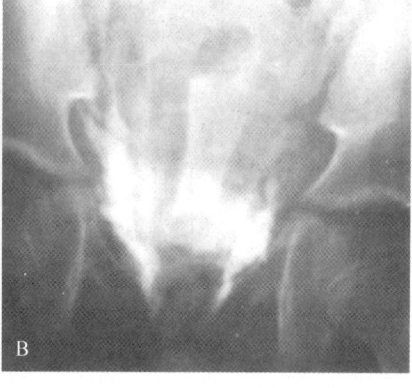

图 44-15 腹膜外膀胱穿孔的膀胱造影表现。**A** 和 **B**,注意骨盆血肿外部压迫形成的泪滴变形,和局限于骨盆内的火焰状渗漏影。膀胱本身被膀胱周围积液拉长。(From Spirnak JP: Pelvic fracture and injury to the lower urinary tract. Surg Clin North Am 68:1057, 1988.)

不手术介入,下尿道的污染会首先使无菌尿液出现感染,进而发生细菌性腹膜炎。膀胱修补绝不是急诊手术,通常应该在手术处理了威胁生命的损伤之后再进行。

上尿路

肾创伤

概述

肾创伤很少单独发生。同时发生的非泌尿系损伤可导致血流动力学不稳定,必须立即干预,使得肾损伤的诊断工作居于次要地位。严重的肾创伤只占整个创伤人群的一小部分,肾损伤导致的死亡占创伤死亡病例数的 0.1% 以下[23]。这一事实可能使医师们麻痹大意,导致部分肾脏损伤一开始就被忽视掉。根据美国创伤外科协会器官损伤分级委员会指南(the American Association for the Surgery of Trauma Organ Injury Scaling Committee Guidelines),肾脏创伤被分为 1~5 级,涵盖了大多数需要手术介入的损伤[24,25]。

并发症

尿液外渗是肾脏创伤最常见的并发症,发生于

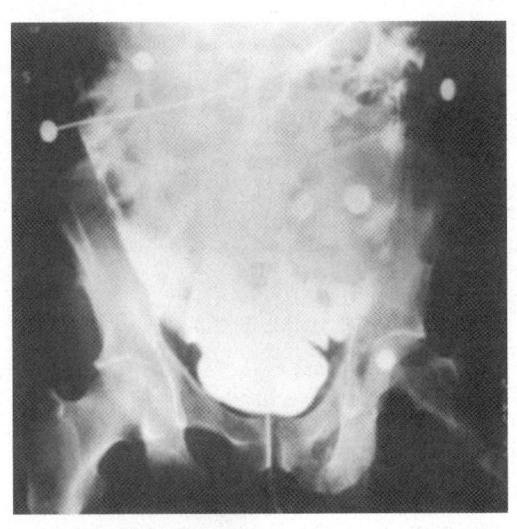

图44-16 腹腔内膀胱穿孔的膀胱造影表现。膀胱造影显示腹腔内的巨大穿孔和大量外渗。（From Spirnak JP: Pelvic fracture and injury to the lower urinary tract. Surg Clin North Am 68: 1057, 1988.）

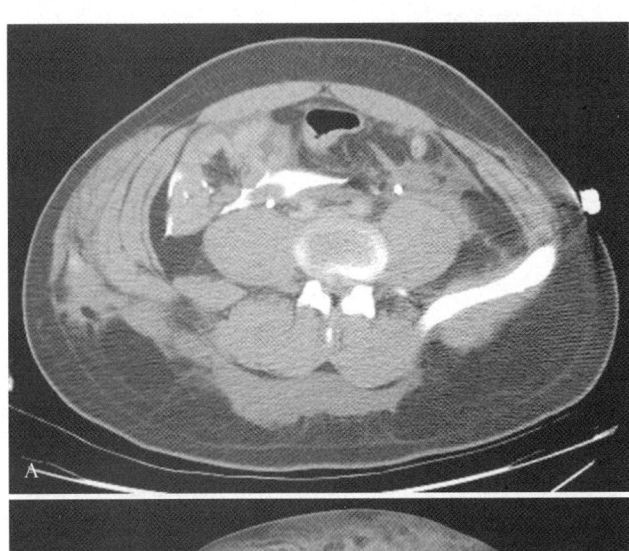

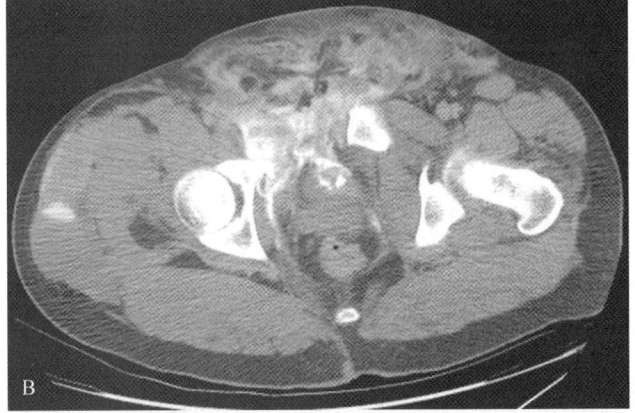

图44-17 膀胱破裂。**A**，腹腔内破裂，显示从膀胱渗出的造影剂勾勒出下腹腔的肠袢。**B**，腹膜外破裂，显示造影剂渗出到骨盆前壁和左侧壁的破损的软组织平面。（Courtesy of Charlotte Radiology, Emergency Radiology Section, Charlotte, North Carolina.）

10%～30%的穿通伤和2%～18%的钝器伤[23]。在泌尿外科的文献中，关于肾脏创伤后高血压的发病率存在很大争议，报告的发病率可以低至0.2%，也有高达55%者[23,26]。许多专家现在相信，大多数肾脏损伤后总的高血压危险很低[23,26,27]。影响肾脏创伤后高血压风险的因素包括损伤的类型和严重程度；当合并肾动脉闭塞（很少见）时，发生高血压的危险可高达50%[23,27]。

解剖和生理

肾脏位于腹膜后间隙，为脂肪组织和疏松网状结缔组织所包围，在下两个胸椎和上四个腰椎的旁边（图44-18）。肾脏不是固定的。它们随着膈肌上下运动，由肾动脉、肾静脉和脂肪组织支持，脂肪组织与一层纤维组织相连，这层纤维组织叫作肾筋膜或Gerota筋膜。

肾脏锯齿状的内缘称为肾门。主要的肾脏血管和输尿管组成肾蒂，这些结构经过肾门进出肾脏。肾脏的纵切面（图44-19）可见外层的肾皮质和内层的肾髓质，肾髓质中有肾锥体。每一个肾锥体形成一个乳头，乳头向肾盂排出尿液。肾盂是一个漏斗状的囊腔，肾盂有一些杯状的延伸成为肾盏，肾盏接纳来自乳头的尿液；在肾盂内压增高时，肾盏也是重要的减压区。

每分钟有1 200ml的血液（心输出量的20%～25%）灌注肾脏。这些血液中的90%流向肾皮质，10%流向肾髓质。不管是钝器伤还是穿通伤后，肾脏血流减小都会使肾小球旁细胞释放肾素。肾素进入血流，与一种血浆蛋白结合形成血管紧张素。血管紧张素通过收缩微动脉升高血压，作用于肾上腺皮质、加速醛固酮的释放。醛固酮作用于肾小管、促进钠回吸收。水随着钠被动地回到血液，导致血容量增加。这些变化增加肾脏和其他器官的血流。人体仅需要正常肾脏功能的1/3就足以维系生命。在泌尿生殖系创伤病例中，很少有丧失全部肾脏功能的情况，除非病人仅有一个肾脏；只有一个肾脏的概率为1/1 000到1/5 000[28]。

流行病学

肾脏损伤发生于1%～5%的住院创伤病人中，是所有泌尿生殖系损伤中最常见的类型[12,27]。61%～100%的穿通性肾脏损伤病例和35%～55%的肾脏钝器损伤病例合并其他器官损伤[23]。肾脏损伤中，钝器伤约占90%，最常发生在机动车碰撞、高处坠落

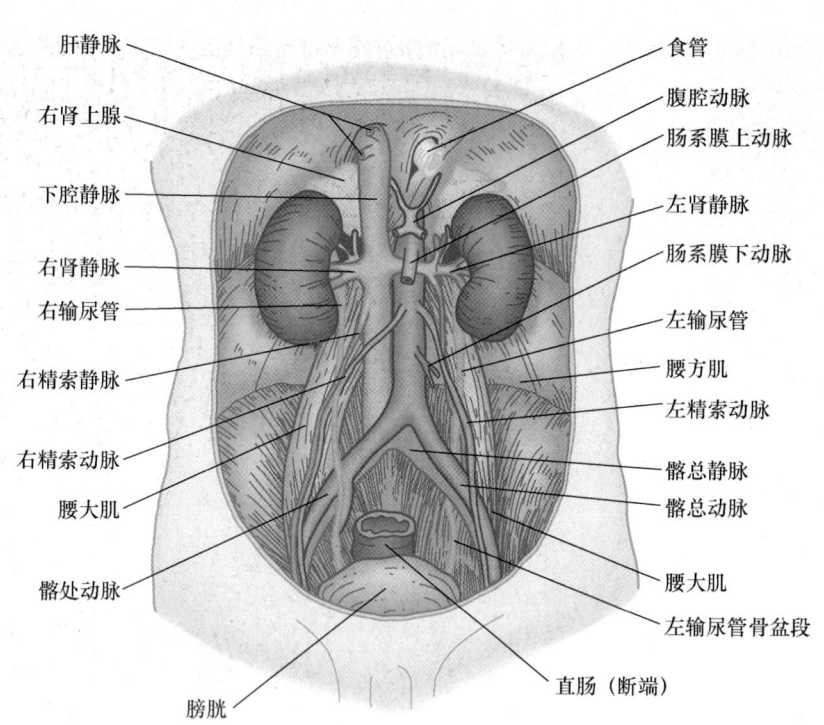

图 44-18 腹部解剖，显示肾和输尿管及它们与其他腹膜后间隙解剖结构的关系。

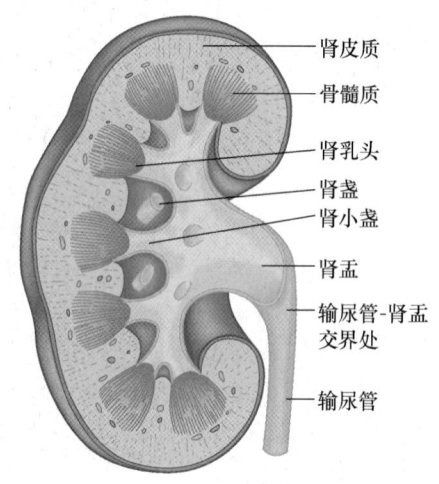

图 44-19 肾脏的纵切面。

或直接击打腰肋部后。损伤病理生理机制包括急剧减速、移位，偶尔为输尿管-肾盂交界处的爆裂型损伤。较之钝器伤，穿通伤可能更严重，肾脏切除率更高[12]。

肾脏静脉损伤较肾脏动脉撕脱或内膜撕裂更为常见。肾脏血管损伤通常与急剧减速事件有关。大多数肾静脉损伤是部分损伤而非完全撕裂。正如所料，静脉损伤可能比动脉损伤更容易引起患者的血流动力学不稳定，因为在动脉横断之后会发生保护性的继发血管痉挛，而静脉损伤后不会出现这样的保护性反应。静脉注射造影剂增强的螺旋 CT 可以发现大多数肾脏动脉破裂，而肾脏静脉的损伤只能通过观察是否存在大血肿来间接诊断；与体内其他部分不成比例的大血肿与外观正常的肾脏并存，提示肾脏静脉损伤。

诊断方法

实验室检查

血尿

血尿是否存在以及血尿的严重程度与肾脏损伤的相关性并不高。在穿通伤情况下，血尿与肾脏损伤程度的相关性更差。在钝器伤的部分病例中，肉眼血尿与镜下血尿的差别，结合病人的血流动力学状态和损伤的机制与严重度，可以用来指导临床决策[12,27,29,30]。以前，有肉眼或镜下血尿的创伤病人被认为有尿路损伤的危险而行静脉肾盂造影（IVP）。经验告诉我们，IVP 发现的大多数损伤是肾脏挫伤，这些损伤是可以保守治疗的。再者，许多严重创伤的病人需要进行积极的早期液体复苏，大量的液体会稀释肾脏内的造影剂，使得早期的放射学检查不完整，不能确定诊断。

在 1989 年，Mee 及其同事发表了标志性的文章，制定了评估和治疗肾脏创伤的指南。他们进行的为期 10 年的前瞻性研究，包括 1 146 位病人，其中 88% 为钝器伤，其余为穿通伤；他们发现，有临床意义的肾脏钝器伤与肉眼血尿、镜下血尿合并休克（收缩压低于 90mmHg）、无血尿或休克的突然减速伤病史（罕见但是重要）有关。在该一系列 139 例穿通伤病例中，是否存在血尿与肾脏肾脏的范围无关[30]。

儿科

在儿童，肾脏是最易受伤的泌尿生殖系器官[31]。

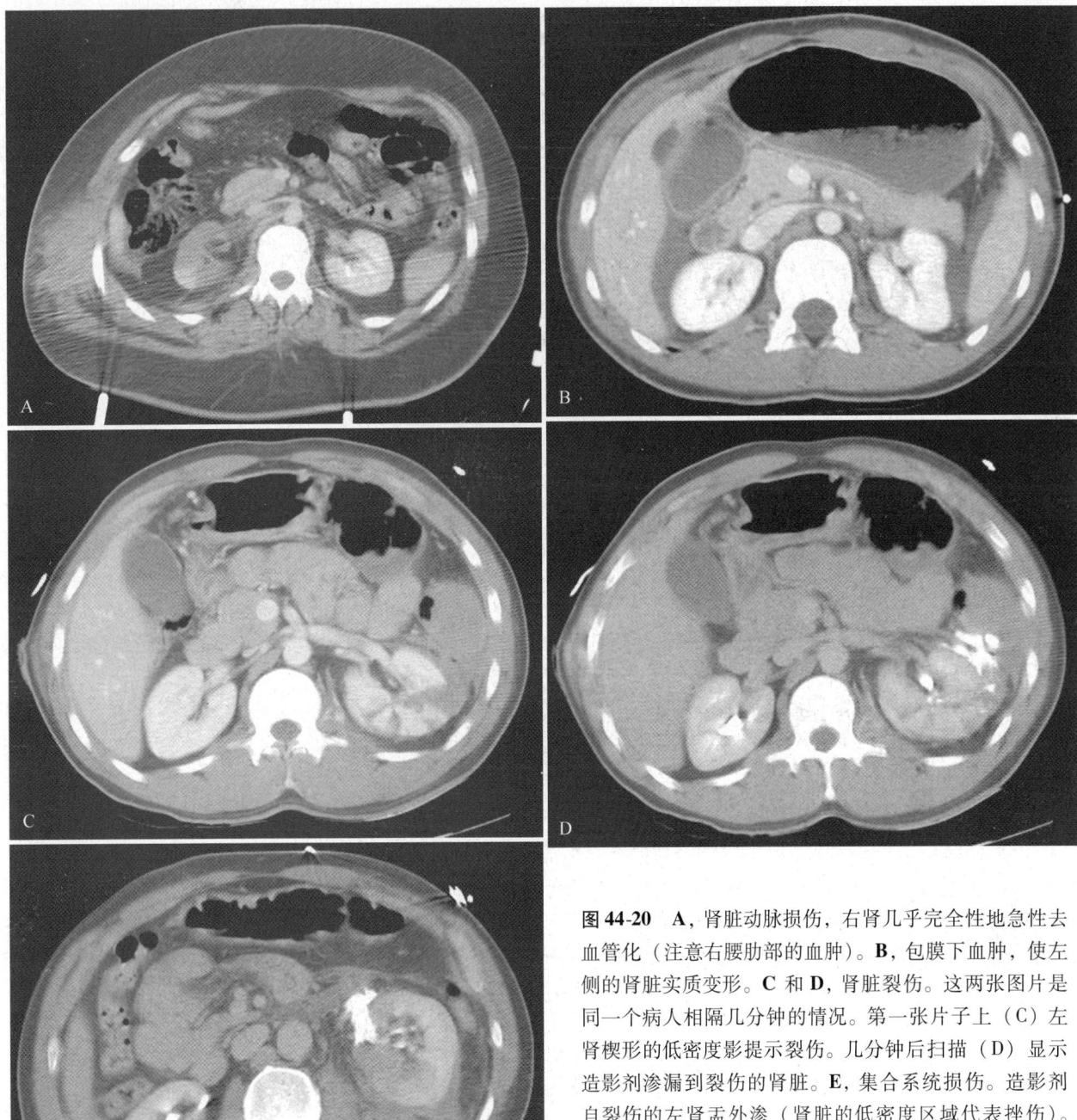

图 44-20 **A**，肾脏动脉损伤，右肾几乎完全性地急性去血管化（注意右腰肋部的血肿）。**B**，包膜下血肿，使左侧的肾脏实质变形。**C** 和 **D**，肾脏裂伤。这两张图片是同一个病人相隔几分钟的情况。第一张片子上（C）左肾楔形的低密度影提示裂伤。几分钟后扫描（D）显示造影剂渗漏到裂伤的肾脏。**E**，集合系统损伤。造影剂自裂伤的左肾盂外渗（肾脏的低密度区域代表挫伤）。(Courtesy of Charlotte Radiology, Emergency Radiology Section, Charlotte, North Carolina.)

在泌尿科文献中，关于是否可以将成人的钝器伤后肾脏影像学检查指征安全地应用于儿童患者，仍存在争议[27,32,33]。由于儿童的生理功能显著不同于成人，在儿童低血压是休克晚期、不可靠的标志[12,27]。此外，不同于成人，严重的肾脏钝器伤可能仅有镜下血尿。文献已经明确 50 个红细胞/HP 为阈值；低于该阈值时，可以自信地排除影像学检查，而不至于漏掉儿童的有意义的损伤[33,34]。当前的指南支持肾脏钝器伤合并肉眼血尿、镜下血尿>50 个红细胞/HP，或严重减速伤的儿童病人（小于等于 16 岁）行影像学检查[27,35]。如同成人，静脉造影剂增强螺旋 CT 扫描是首选的诊断影像技术。

放射学检查

CT

静脉造影剂增强螺旋 CT 是首选、评估肾脏创伤有意义的诊断性放射学检查[12,27,29,36]。CT 可以检测到肾脏挫伤、裂伤、肾蒂损伤、失活部分和尿液外渗（图 44-20A-E）。CT 可以对肾脏损伤进行分级，提供同时发生的非泌尿系的腹部和盆腔结构损伤的重要信息。造影剂注射后 10 分钟获得的图像能使我们检测到延迟的尿液外渗，增加诊断的准确度。

血管造影

对于可能有肾脏血管损伤（如肾脏动脉血栓形成、裂伤或假性血管瘤）、稳定的创伤病人，血管造影可作为 CT 检查的有益补充；对于有安放支架或栓塞指征的病例，血管造影也可以是一种治疗手段[19,29,36]。

静脉肾盂造影（IVP）

以前，IVP 是评估肾脏创伤最常用的影像学检查。事实证明，IVP 没有 CT 准确，耗时费力，仅显示尿路[29]。尽管存在这些明显的缺陷，当无 CT 可用时，它还是可以在早期评估疑似肾脏创伤方面起到有限的作用。对于那些因为其他指征需要立即外科干预的病人，在手术床上完成的"一次性 IVP"可以提供有限的信息，帮助外科医师对上尿路损伤进行分级、证实双侧肾脏有无功能。所谓"一次性 IVP"是指在注射 2ml/kg（最多 150ml）的静脉造影剂后 10 分钟获得的一张 KUB 片[28]。

超声

超声在排除可能的肾脏创伤方面不够敏感；有报道超声漏掉了高达 78% 的已知肾脏损伤[29,36]。在多发伤病人，超声在发现腹腔和盆腔里游离液体方面是有用的；游离液体可能预示其他严重的非肾脏损伤。可是，超声并不能可靠地分辨血液和其他类型的液体，比如腹水或外渗的尿液。更有甚者，高达 65% 的孤立肾脏损伤病例没有腹腔内游离液体[19,36]。

治疗

钝器伤

在缺乏明显减速机制的情况下，无肉眼血尿或休克（收缩压低于 90mmHg）的钝器伤成人和镜下血尿少于等于 50 个红细胞/HP 的钝器伤儿童可以放心大胆地从急诊科回家，除非因为其他原因需要收入院。只要肯定不存在别的更严重的情况，建议门诊泌尿科随访，直到镜下血尿消失。

肾脏钝器伤的最佳处理方案的选择取决于损伤的类型和严重度（图 44-21，图 44-22）、患者的血流动力学状态和合并的非泌尿系损伤的处理方案。美国创伤外科协会肾脏器官损伤严重度分级（the American Association for the Surgery of Trauma Organ Injury Sever-

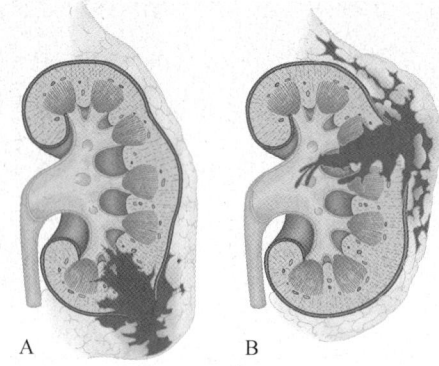

图 44-21　重要的肾脏血管裂伤。A，深的肾脏髓质裂伤。B，深达集合系统的裂伤。（From Nicolaisen GS, et al：Renal trauma：Re-evaluation of the indications for radiographic assessment. J Urol 133：183, 1985.）

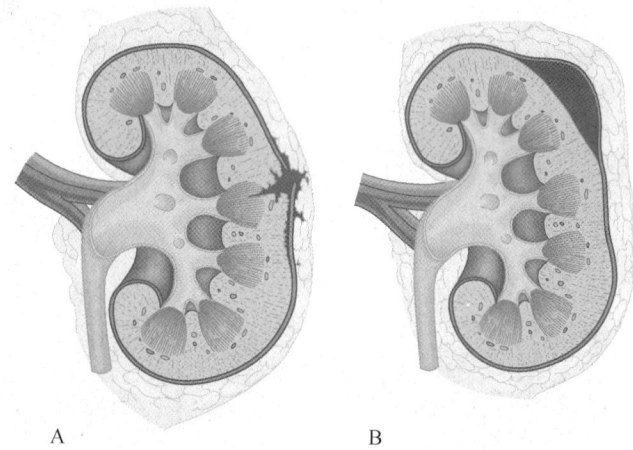

图 44-22　轻微的肾脏血管损伤。A，轻微的肾脏裂伤。B，肾脏挫伤。（From Nicolaisen GS, et al：Renal trauma：Re-evaluation of the indications for radiographic assessment. J Urol 133：183, 1985.）

ity Scale for the Kidney）方案将损伤分层，研究显示层级与是否需要手术干预以及肾脏切除率相关[24]。肾脏损伤 I 级包括单纯的挫伤和无实质裂伤的包膜下、非扩张性血肿。损伤 II 级指无尿液外渗的深度小于 0.1cm 的实质裂伤和稳定的、非扩张性的血肿。损伤 III 级指无尿液外渗的深度超过 0.1cm 的实质裂伤。损伤 IV 级包括贯穿肾皮质、髓质和收集系统的裂伤，或肾脏动脉和静脉严重损伤、出血已经得到控制者。损伤 V 级则包括完全碎裂的肾脏或肾门的撕脱以及肾脏去血管化[24]。在一个大型、包含 2 467 位肾脏损伤患者的回顾性研究中，损伤 I 级的手术需要为 0，损伤 V 级的手术需要则高达 93%[24]。同样，损伤 I 级的肾脏切除率为 0，损伤 V 级的肾脏切除率则高达 93%。鉴于 80%～90% 的肾脏损伤为损伤 I 级或 II 级，大多数的肾脏钝器伤是可以保守治疗、卧床休息直至肉眼血尿消失的，这些病例需要定期地进行随访影像学检查以评价损伤的消退情况、了解肾脏功能。

可能来自肾脏、持续、威胁生命的出血是立即手术干预的指征。肾脏动脉主干损伤后，正常的肾脏功能不可能恢复，需要行肾脏切除术；特别是肾脏完全缺血超过2～3小时，或部分缺血超过6小时的病例，更应该行肾脏切除术[27,37]。在部分病例，在动脉造影时通过栓塞来控制出血是剖腹手术的合理的替代方式[12]。在足够的放射学评估还未完成，因为其他的损伤而急需行剖腹探察术时，肾脏钝器伤可以在手术时分级。在这种情况下，如果存在扩张性的、搏动的、未能控制的腹膜后血肿、考虑肾蒂撕脱时，或"一次性IVP"未显示受伤的肾脏时，就有指征行肾脏探查[29]。

穿通伤

对于肾脏穿通伤病例，是否存在血尿不能预测上尿路损伤。穿通伤的部位、其是否接近尿路是决定是否行放射学检查的最重要因素。因此，一个枪弹伤或刀刺伤接近尿路的病人，即使没有血尿，也不能不将静脉造影剂增强的CT扫描作为最初的诊断检查。应该将造影剂注射后10分钟得到的格外的图像用来评估迟发造影剂渗漏、使检查的敏感度最大化。无血尿的穿通伤患者也可能存在严重的肾脏和输尿管损伤[12,27,30]。大多数肾脏穿通伤需要手术介入。

输尿管创伤

病理生理

大约80%的输尿管损伤是医源性的，为腹部或盆腔手术的并发症，其余才是外伤所致。输尿管受到骨性骨盆、脊柱和腰大肌一定程度的保护。因此，输尿管损伤很少见，仅占全部泌尿生殖系损伤的1%。枪弹伤是最常报道的损伤机制，2%～3%的腹部枪弹伤患者合并输尿管损伤[38,39]。

当明显的减速应力导致输尿管自其固定点撕脱时，钝器伤引起输尿管损伤；输尿管-膀胱连接撕脱较输尿管-肾盂连接撕脱少见。由于巨大的应力才能造成输尿管损伤，大约90%的病例同时发生重要脏器损伤，输尿管损伤患者低血压发生率也超过50%[40]。

临床特征

急性损伤患者中，输尿管损伤的可靠体征和症状缺乏。输尿管损伤常伴有血尿（肉眼或镜下），但是有超过25%的患者无血尿，因此仅仅无血尿并不能排除输尿管损伤诊断[40]。钝器伤后，如果有明显的减速机制、肉眼血尿或镜下血尿合并低血压，就应考虑存在输尿管损伤。在穿通伤时，当损伤应力靠近输尿管的解剖学走向时，应该考虑存在输尿管损伤。遗漏掉的输尿管损伤可以延迟表现为各种各样的症状和体征，包括发热、恶心和呕吐、血尿、腰肋部疼痛、可触及的腰肋部包块。

诊断方法

腹部和盆腔的静脉造影剂增强的CT扫描对发现上尿路损伤非常敏感，经常是为探查合并的非泌尿系损伤而实施的。造影剂注射后10分钟得到的格外的图像可探测到迟发造影剂渗漏、增加诊断准确度[19]。

在评估输尿管损伤方面，逆行肾盂造影较静脉造影剂增强的CT扫描略显敏感；但是，在多发损伤病人中，逆行肾盂造影经常不便实施，也很少用静脉肾盂造影来取代CT。同样，尽管敏感，由于完成检查耗费不少时间，正规的IVP的用处不大[40]。对由于其他指征、需要立即外科介入的患者，在急诊科或手术床（更常见）完成的"一次性IVP"提供的信息有限、对外科医师进行上尿路损伤分级和了解双侧肾脏功能帮助不大。"一次性IVP"是指在注射2ml/kg（最多150ml）的静脉造影剂后10分钟获得的一张KUB片。在接下来的手术探查中，可以确定是否存在输尿管损伤。

治疗

所有的输尿管损伤均需手术修补。如能早期诊断、恰当治疗，大多数肾脏和输尿管都可得到挽救。遗漏掉的输尿管损伤的并发症是很多的，包括住院时间延长、持续存在的尿液瘤、感染、肾脏功能丧失以及死亡[41,42]。

外生殖器

阴茎创伤

解剖

阴茎拥有三块勃起组织（图44-24）。两个阴茎海绵体是其主要部分，位于阴茎的中心。较小的尿道

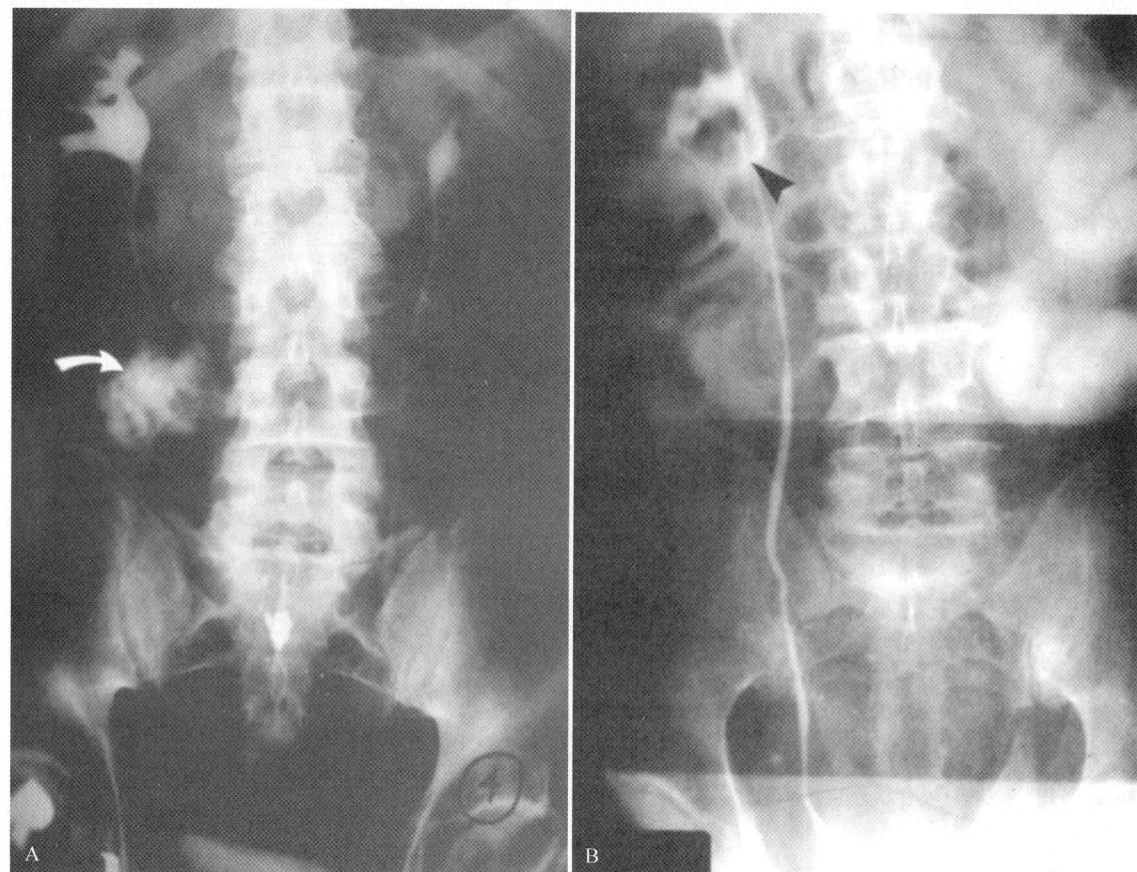
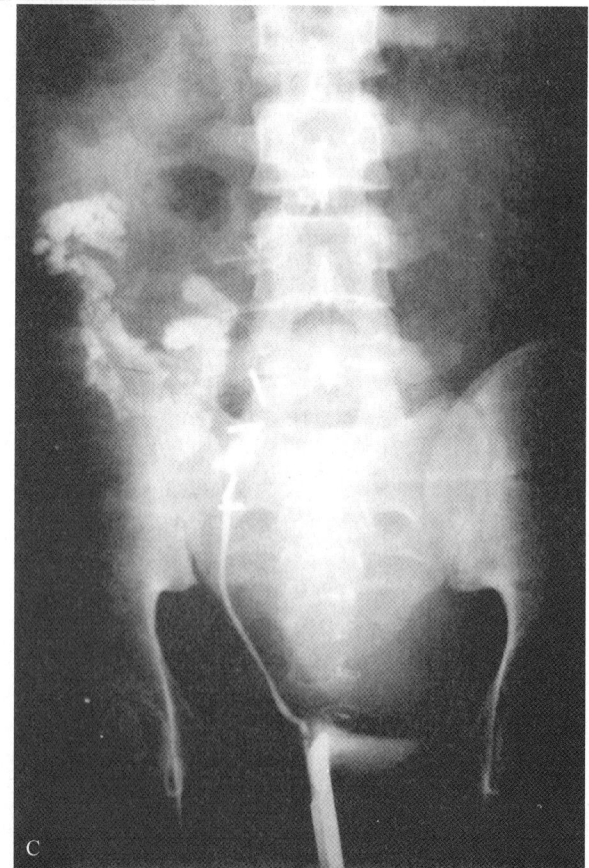

图 44-23 输尿管损伤。**A**，上输尿管损伤的静脉肾盂造影（IVP），显示外渗（白色箭头）。**B**，逆行肾盂造影显示输尿管-肾盂交界的外渗（黑色箭头）。**C**，逆行肾盂造影，显示一个延误诊断病人，外渗至尿液瘤。（From Presti JC Jr, Carroll PR, McAninch JW: Ureteral and renal pelvic injuries from external trauma: Diagnosis and management. J Trauma 29: 370, 1989.）

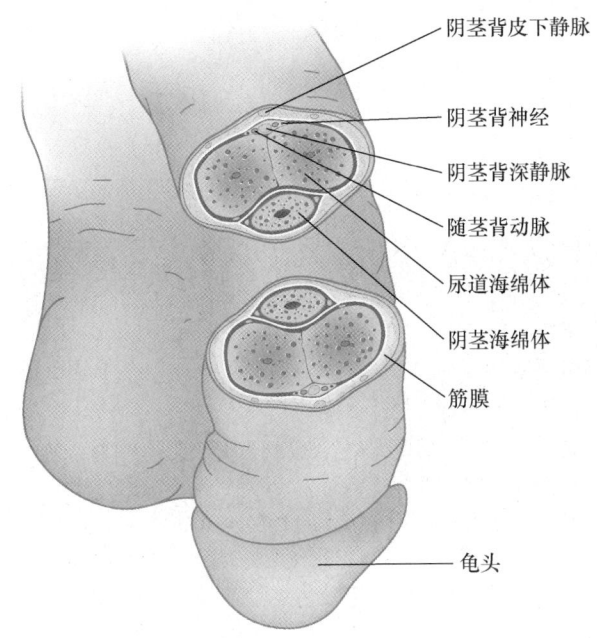

图 44-24 阴茎的横切面观。

海绵体位于阴茎的腹侧,包绕尿道,在阴茎的尖端扩大形成龟头。阴茎的血供来自三块勃起组织团块中的动脉和两支阴茎背动脉。阴茎的大部分静脉回流入一支阴茎背静脉。白膜是包绕尿道海绵体和阴茎海绵体的致密纤维鞘。Buck 筋膜在白膜的浅面,将三块勃起组织团块、阴茎背动脉、阴茎背神经和阴茎背深静脉包绕在一个共同的腔室中。

临床特征

需要明确的重要的病史因素包括损伤机制,受伤时阴茎所处的状态(勃起还是松弛),以及破伤风免疫史。阴茎损伤轻则为小裂伤或挫伤,重则皮肤剥脱或截断。在儿童,可以见到绳索或毛发环绕阴茎引起的阴茎绞榨损伤(图 44-25)。在青少年和成人患者,可见各种物体(如瓶子、垫圈和金属环)引起的阴茎嵌顿(图 44-26)。这些物体经常被用来自慰、保持勃起和增强性快感。长时间使用这些器械会导致皮肤的受损,尿道坏死,或最终需要阴茎切除[43]。

松弛的阴茎可以摆动,可以减少钝器伤的发生。相反,用力折弯勃起的阴茎会导致阴茎海绵体的创伤性破裂;或由于白膜撕裂,导致阴茎折断。这种损伤可发生于激烈的性交和自慰过程中。病人经常报告在听到"砰"的一声之后立即出现疼痛,松弛下来,缓慢进展的阴茎血肿(图 44-27)。大多数病人的肿胀和淤斑局限于阴茎,受到 Buck 筋膜的控制。这样形成的阴茎外观被描述为"茄子畸形"。假如 Buck 筋膜被撕裂,血液可沿筋膜平面扩散至阴囊、会阴和耻骨部位。阴茎海绵体的缺陷在体格检查时可被触及。10%~38% 的阴茎折断病例合并尿道损伤[43]。肉眼血尿,尿道口血迹,或不能排尿均提示阴茎折断的诊断;但是,阴茎折断病例也可以不出现这些征象。阴茎穿通伤病例中高达 50% 存在尿道损伤[19]。

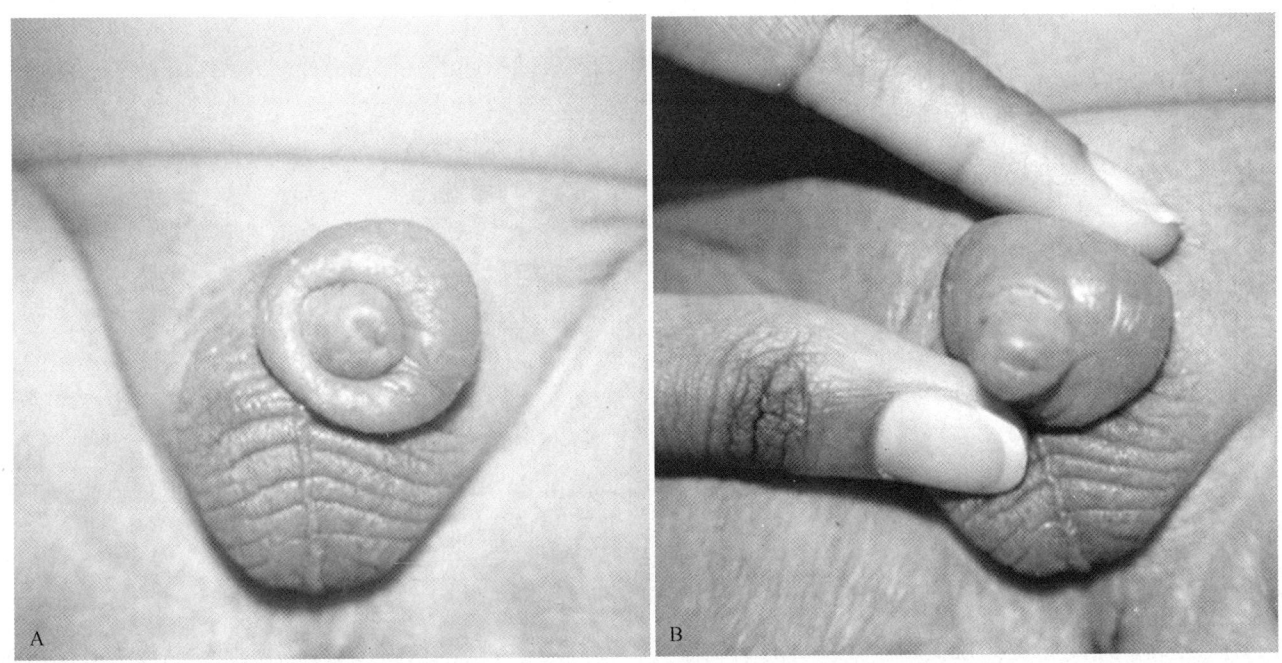

图 44-25 特发性包皮水肿。**A**,这是可以在阴茎绞榨伤儿童中见到的同样的景象。**B**,必须将水肿的包皮向近侧和远侧牵拉,寻找环绕阴茎的、可能影响血供的毛发、绳索和其他物体。

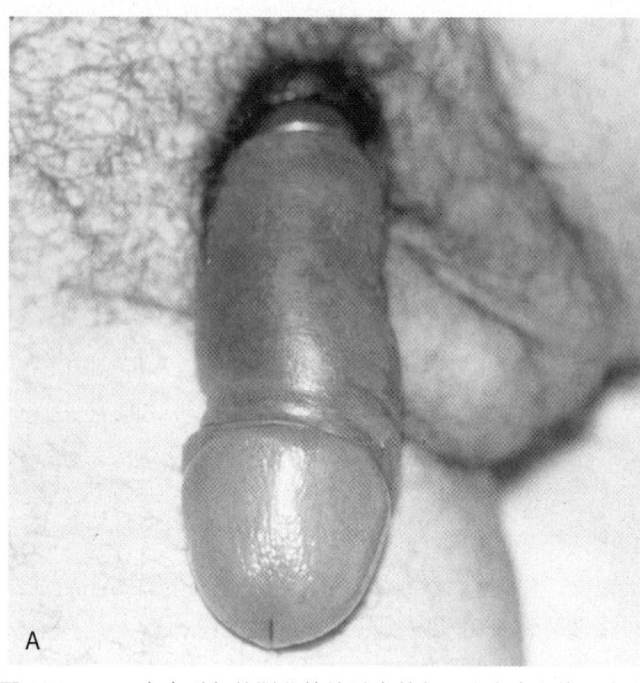
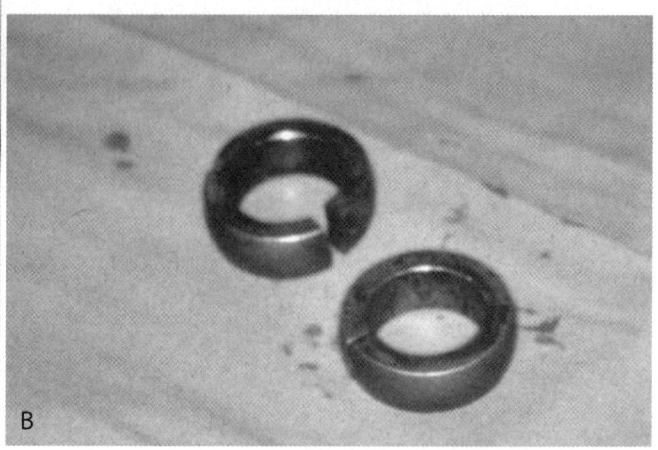

图 44-26　A，自身引起的阴茎持续异常勃起。这个病人将两个金属垫圈（B）放在他的阴茎基部以延长勃起时间。结果引起持续异常勃起，必须使用气动骨钻行急诊手术切除以解除卡压。

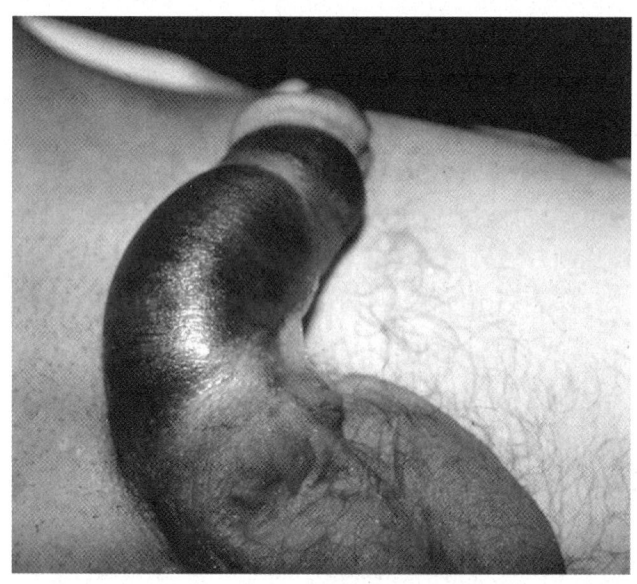

图 44-27　阴茎折断。阴茎海绵体的创伤性破裂，通常与性活动有关，导致阴茎深部的血肿形成，大多数情况下需要手术修补。

刀刺伤或枪弹伤可引起外生殖器的穿通伤。这些损伤常常合并膀胱、尿道、直肠、睾丸和髂血管、股血管的损伤[43]。阴茎截断可能是人际的暴力所致，或者是严重精神疾病的表现。

由于所处的位置浅表，睾丸容易受伤，但是由于阴囊的活动性、包绕睾丸的坚韧白膜，以及提睾肌反射的存在，睾丸受到一定程度的保护。85%的睾丸损伤由钝器伤引起，最常见于体育运动时[44]。损伤机制包括跌落、脚踢和投掷物体的直接击打。到医院求医的阴囊钝器伤病人中，超过40%的病例合并睾丸损伤[12,45]。其他的损伤包括阴囊血肿、睾丸鞘膜积血、睾丸内血肿、睾丸创伤性扭转、睾丸撕脱、睾丸移位和附睾损伤。症状包括极度疼痛、晕厥、恶心、呕吐，偶尔有疼痛引起的尿潴留。由于严重的疼痛和肿胀，体格检查经常不够充分[45]。

生殖器咬伤可由性活动时的人或动物引起。在生殖器咬伤中，主要的人类口腔细菌是 *Eikenella corrodens*；病毒感染引起传播疾病，包括肝炎和HIV，也可能发生[43]。狗和猫咬伤可导致 *Pasturella multocida* 和厌氧菌引起的病原菌感染。动物咬伤后，应想到狂犬病传播的可能性。

女性外阴损伤的可能机制包括骨盆骨折、性攻击或骑跨。血肿和裂伤是最常见的损伤。体格检查包括评估合并的阴道、尿道、膀胱和直肠损伤。所有存在外生殖器损伤的女性均应考虑人际暴力筛查。

在儿童，外生殖器的钝器伤或穿通伤可为骑跨伤或跌落到尖锐物体上所致。当事件的解释与损伤的类型和客观体格检查发现不一致时，应该考虑虐童、并进行调查，例如看起来像捏掐伤的青紫、香烟烫伤，诉说由坠落的马桶圈引起的、却不能独自站立的年幼儿童的阴茎损伤。

诊断方法

认真完成的体格检查通常足以诊断大多数阴茎钝器伤。怀疑尿道损伤的病例有行逆行尿道造影的指征；同时存在阴茎或阴囊血肿、血尿或尿道口有血迹

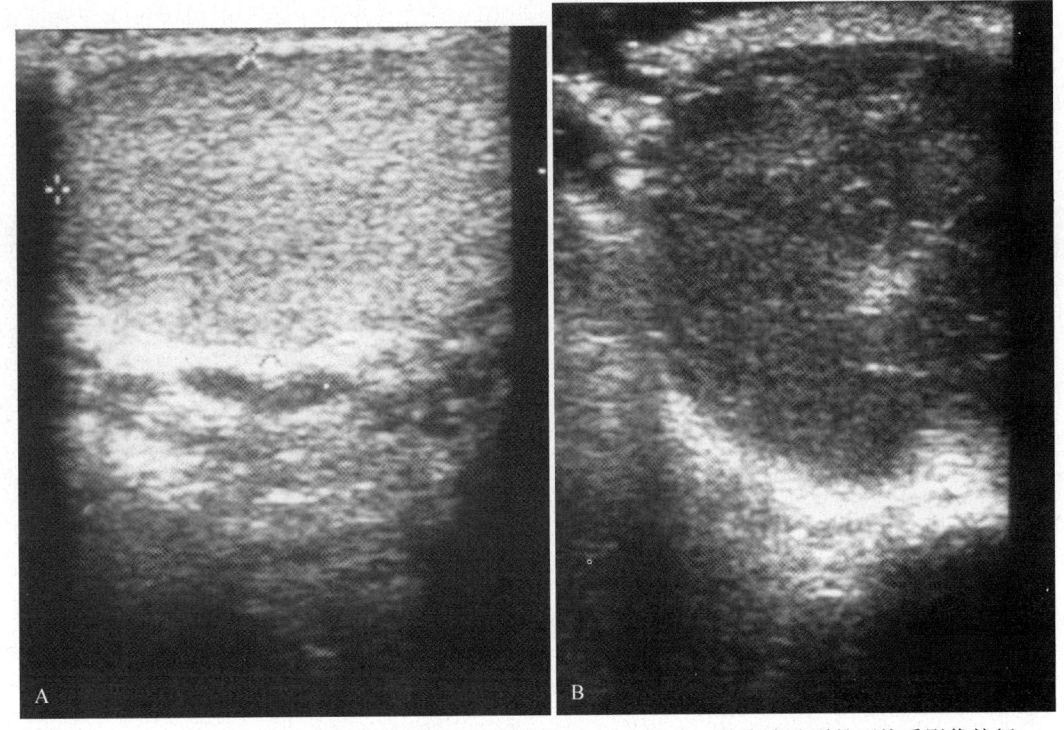

图 44-28 睾丸破裂。A，睾丸超声检查显示正常均质的睾丸影像特征。B，损伤、肿瘤或破裂的不均质影像特征。

的病例应怀疑尿道损伤。偶尔，不典型的阴茎折断病例需要补充性的影像学检查。对于这些病例，推荐做阴茎海绵体造影、超声和磁共振[43,46,47]。阴茎图像的采集应该在咨询治疗病人的泌尿外科医师后进行。

不同于阴茎损伤，阴囊钝器伤的体格检查经常不够充分。由于超声检查发现睾丸破裂的敏感性超过95%，因此它是首选的检查手段；睾丸破裂的诊断建立在发现睾丸实质回声不均质、轮廓不清晰上（图44-28）[45,48]。在发中穿通伤后，基本上不需要阴囊的影像学检查，因为通常需要进行外科探查。

治疗

紧缩阴茎的器械必须迅速发现并去除，这是一个考验医师的步骤，即使对于最有经验急诊医师也是考验（图44-26）。为去除某些金属物体，有时必须应用各种各样创造性的技术，并使用锯子、金属切割器或金刚砂轮。最终有可能需要行阴茎的重建手术，但是手术通常推迟至确定了阴茎组织是否存活之后。幸运的是，每一个海绵体均有独立的血供；即使在阴茎皮肤脱落、需要植皮的情况下，海绵体仍可能保留下来。

白膜未破裂、勃起阴茎未立即松弛的浅表阴茎血肿可以采用保守疗法，局部使用冰块，并使用非甾体类抗炎药物。阴茎和阴囊皮肤的浅表裂伤可使用4-0的铬制或Vicryl可吸收缝线一期对合。袖套式脱落的阴茎损伤病人和阴囊皮肤缺失应该由泌尿外科和整形外科医师在手术室治疗，先清洗伤口、清创，再行皮瓣移植或植皮。

对于阴茎折断病例，为保证最佳的功能恢复，需及早（受伤后24～36小时内）行白膜缺损的外科修补[12,44,46]。大多数阴茎穿通伤建议行早期手术探查和修补[49]。阴茎截断可以行再植或局部再成型手术。截断后24小时内，均可能成功地再植[43,44]。找回的截断的阴茎应该使用无菌、生理盐水浸湿的纱布小心地包裹起来、并放入塑料袋中。然后，将这个塑料袋放入装有冰块的另一个塑料袋中。阴茎残端的止血通常可以通过直接按压实现。

阴囊钝器伤后，外科探查的指征包括睾丸破裂、大的睾丸鞘膜积液、创伤性睾丸扭转和睾丸脱位的治疗。在72小时内行外科探查，80%～90%的睾丸可以保存下来；当外科探查推迟至72小时后进行，不到50%的睾丸得以保存[45]。睾丸挫伤的治疗措施包括卧床休息、冰袋外敷、使用非甾体类抗炎药物和泌尿科随访。几乎所有的阴囊穿通伤均有外科探查的指征[45,49]。

受伤后6～12小时内就诊、没有明显伤口污染的单纯咬伤病人可以冲洗后一期缝合[43,44]。需要使用广谱抗菌药物，如阿莫西林-克拉维酸覆盖。明显污染或感染的伤口应该冲洗、使用无菌敷料覆盖，会同会诊的泌尿外科医师处理。

被人咬伤的伤口可能发生严重的多重微生物感

染。当发生蜂窝组织炎时，免疫功能不全的病人应该收入医院，静脉注射覆盖需氧菌和厌氧菌的广谱抗生素，如派拉西林-他唑巴坦。免疫功能正常的病人应该在门诊治疗，使用广谱口服抗生素和非甾体类抗炎药物，在48小时后再评估。

重要概念

- 泌尿道的诊断性评估通常采用逆行方式，即先考虑或排除尿道损伤，其次为膀胱损伤，再为输尿管或肾脏损伤。
- 如果存在骨盆骨折、尿道口血迹、直肠指检发现前列腺位置异常或会阴、阴囊或阴茎血肿的证据，应考虑尿道损伤。
- 肉眼血尿单独存在或合并骨盆骨折是膀胱严重损伤的绝对标志。尿液清亮、无骨盆骨折的创伤病人基本上可以排除膀胱破裂的可能性。
- 膀胱损伤应该通过逆行膀胱造影来排除，逆行造影较顺性造影准确。
- 有发生明显肾脏损伤的危险的成人表现为肉眼血尿、镜下血尿伴休克、或突然减速的病史。
- 造影剂增强的螺旋CT，在造影剂注射后10分钟采集图像，是怀疑上尿路损伤患者的首选影像学检查。

本章参考文献请参见 http://pumpress.bjmu.edu.cn/eduservice/3419.html

第45章 外周血管损伤

Edward J. Newton and Sanjay Arora

章晓红 陈友岱 译 胡卫建 校

概述

大动脉或大静脉损伤常危及生命，并且无一例外会影响患肢的功能。历史上，因为快速的失血，大血管损伤患者通常命丧战场；大多数能坚持到达医院的病人往往是一些相对小的血管损伤患者。随着现代急救医疗服务系统采用先进的解脱方法以及快速的运输，更多的大血管损伤患者得以能够存活到达医院[1]。此外，在过去的50年间，美国平民间由于人际暴力引发的穿通伤和机动车相关的钝器伤发生率也急剧增加，因此急诊科医师比过去更经常面对有着明显或隐匿血管损伤的重症病人。处理此类血管损伤病人涉及诊断方法和外科技术两方面的进展。第二次世界大战前及二战时期，血管损伤的治疗推行简单结扎外周动脉或静脉，腋动脉损伤或腘动脉损伤患者其截肢率分别为40%与72%。朝鲜战争期间，腘动脉修补术使截肢率降至32%[2]。越战期间，通过常规行血管造影和改进手术技巧，腋动脉或腘动脉穿通伤修复术后，截肢率分别降至5%与15%，这几乎与目前平民外伤的截肢率持平[2-3]。然而，将高速度的军伤数据推导用于低速率的民用枪弹伤患者，可能是无意义的，民用枪弹伤患者的截肢率应该低于军用枪弹伤。

外周血管损伤的诊断和治疗技术已经取得了巨大进步，一些非侵入性诊断方法已代替外科探查、血管造影术。这些技术易于推广应用于急诊，因此在多数情况下，及时诊断和修补严重血管损伤已成为可能。

流行病学

全世界范围内，周围血管损伤的病因分为钝性和穿透性。在美国，70%～90%的外周血管伤是穿透伤，主要是发生在市中心的穿通伤[4-6]。虽然在过去的几年里，低速枪伤的发生率已下降，但枪伤仍是美国15～34岁年龄组第二位死亡原因[7]。因为经皮血管内诊断与治疗操作的增加，医源性血管损伤的发生率增加。某些报道认为医源性血管损伤占发病的1/3[8,9]。大静脉损伤的发生率约为13%～51%，且超过80%均伴有动脉损伤[10]。大约90%的患者是男性，大多数患者年龄在40岁以下[5]。

疾病原理

病理生理学

钝伤和穿通伤可导致相似的血管损伤，但其各自机制是不同的。相比穿通伤而言，血管挫伤不常见，但它们往往更严重，多伴随神经、骨骼、软组织损伤，因而截肢率更高。动物咬伤常挤压和撕脱血管，因此同时有钝伤和穿通伤。

穿通伤

枪伤穿通伤在肿胀的软组织中形成一个临时腔。空腔的大小、软组织损伤的程度取决于子弹速度以及子弹数量。因此，枪伤会导致直接动脉裂伤或血管损伤断裂，甚至是子弹轨迹之外的动脉撕脱与断裂。后者往往会出现内膜受损，后续血栓形成，且常在伤后几个小时乃至几个月之后才表现出来。

刺伤会导致血管全部或部分断裂。部分撕裂伤可能在初期评估时表现出轻微的缺血症状，因此导致迟发的并发症。结合伤口的解剖位置、受伤深度和方向，刺伤后风险血管的预测比枪伤更可靠。

霰弹枪伤不常见，可引起轻微软组织伤或大范围软组织和骨损伤。这主要取决于霰弹射程范围。由于鹿弹枪有9~10个弹头，散弹枪有数打个弹头，血管损伤可以多发，使损伤复杂化。另外，近距离霰弹枪可以造成血管钝伤，也可能比枪伤更多合并骨与神经损伤。最近，弹丸颗粒通过静脉迁移至心脏，或通过动脉迁移至远端引起阻塞成为迟发并发症，也有频频报道。

钝伤

钝器伤涉及暴力所致血管拉伸撕裂或直接挤压致血管壁破坏。四肢钝器伤导致的骨折碎片亦会割伤或直接陷闭血管。血管损伤可以只是内膜损伤，也可能是动脉与神经的完全撕脱。开放的挤压撕脱伤尤为严重，因为皮肤往往是最终撕裂的结构，一旦皮肤发生撕裂，血管和神经必然已经撕裂[11]。在大面积软组织损伤、挤压，长骨的骨折移位，电或闪电伤害，严重的烧伤，以及那些因创伤、长期固定（中风、昏迷、药物过量或其他）所致骨筋膜室综合征的患者，一定要排除血管损伤[12-15]。狗咬伤，尤其是禁养的大型动物咬伤，特别容易导致动脉损伤[12,13]。一般情况下，侧支循环可以继续保证患肢的血流灌注，但如果伤及侧支血管近端或同时伤及主干动脉与侧支，侧支循环就很难保证足够的关注。

远端缺血可以引起组织丧失生机或持续无氧代谢。最后，无氧代谢消耗了所有代谢底物，从而导致乳酸堆积。缺血进一步进展，细胞完整性丢失，可发生不可逆的细胞死亡。组织水肿进一步加重组织缺血，两者互为恶性循环，进一步阻塞了血液供应。

如果没有具体措施冷却四肢，可促使肢体在室温下经历"暖缺血"。虽然有个体差异，但6小时通常被认为是"暖缺血变"不可逆的神经和肌肉损伤的关键时间点。暖缺血6小时后，10%的患者会有不可逆的损伤；12小时后，90%的患者会有不可逆的损伤。人工冷却肢体至稍高于结冰的温度可以减少缺血组织的代谢需求，延长组织缺血耐受至24小时甚至更长时间。

创伤性血管损伤分两种类型，即闭塞性或非闭塞性损伤。前者是血管横断，血栓形成与可逆性痉挛，此时患肢远端没有有效血流灌注；后者指内膜肿胀、分离、动静脉瘘以及假性动脉瘤形成，患肢有部分持续的血流灌注。

完全闭塞性损伤

断裂

最常见的血管损伤为断裂，此时患肢远端完全没有血流。整齐的断裂伤，动脉回缩且发生痉挛以减少

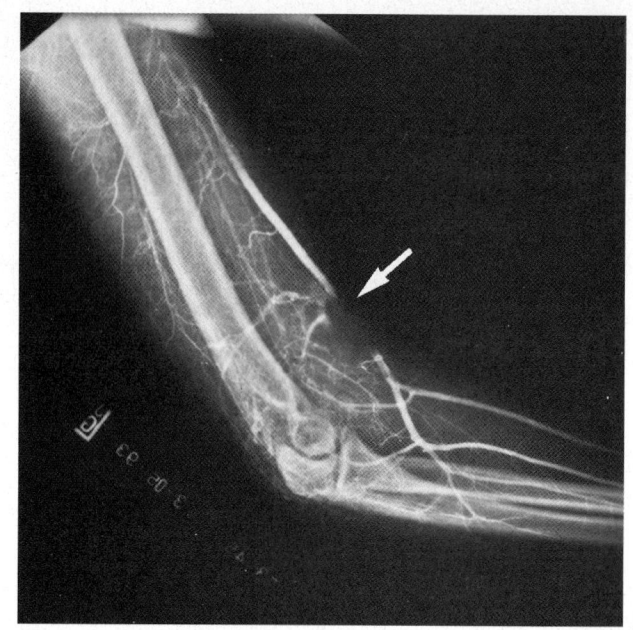

图45-1 肘后脱位回复术后肱动脉远端完全血栓形成。（Courtesy of D. Demetreades, MD.）

出血。纵向的动脉和静脉撕裂，因为没有此种止血机制往往会导致更多的失血，可能因为搏动性出血可导致大出血和休克。

血栓形成

受伤的动脉会迅速（24小时内）形成血栓（图45-1），或延迟数月形成血栓。急性血栓形成是由于动脉压迫造成血流淤滞或动脉内膜破损从而为血栓形成提供了病灶。血栓最后可能完全堵塞血管。延迟血栓形成可能在损伤数月到数年后，由于血流淤滞或血块的形成，受损血管修复后狭窄，远端血流减少而形成延迟血栓。

可逆性动脉痉挛

可逆性动脉痉挛的病因及发病率未明。在许多情况下，痉挛发生在离创伤一段距离的区域。在创伤应激下，节段性狭窄的动脉可能堵塞动脉造成远端缺血。保守治疗（局部温盐水或局部硝酸甘油糊敷）通常可以逆转这种痉挛，但持久的痉挛可能需要输注血管扩张剂如硝酸甘油、钙通道阻滞剂、α-受体阻滞剂、硝普钠、前列腺素抑制剂或加温生理盐水[16]。在许多情况下，节段性动脉痉挛是动脉造影中最常见的异常。然而，临床症状为动脉缺血不能假定为动脉痉挛，动脉痉挛只能通过动脉造影来诊断。

非完全闭塞性损伤

内膜瓣片

内膜瓣片一般源于内膜的过度拉伸和震荡所致小

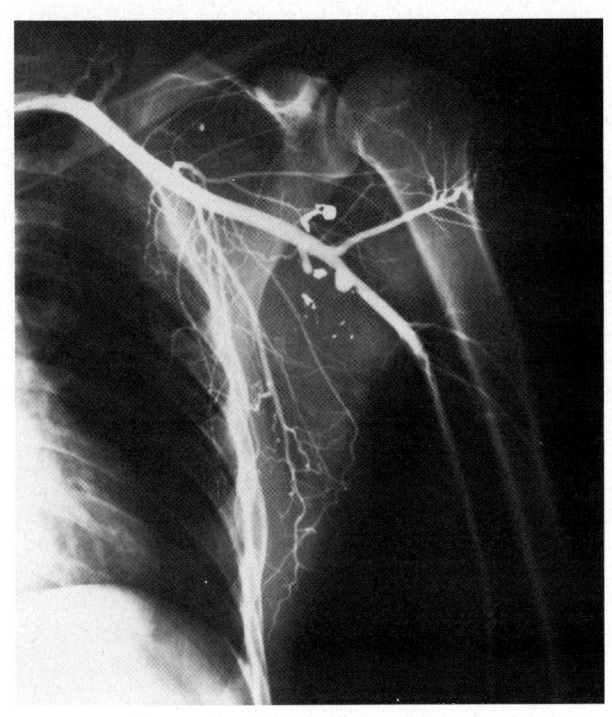

图 45-2 创伤后腋动脉多发小假性动脉瘤。（Courtesy of D. Demetreades, MD.）

裂伤。内膜瓣片一般不会改变血流，因此相关软组织活力较好，但内膜瓣片可能作为一病灶，在伤后数小时至数月后形成血栓。然而，大多数的内膜瓣片可自发愈合，因此无症状的内膜瓣片不破坏肢体的灌注，可以保守治疗。

假性动脉瘤

真性动脉瘤由内膜、血管中层和外膜三层构成，很少源于创伤。血管撕裂后，出血由周围筋膜包绕，逐渐形成一由纤维组织包绕的血肿，类似于有了一层血管外膜，成为假动脉瘤（图 45-2）。因为壁薄，破裂可能性大。此外，因为它的直径在数天到数月内显著扩大，压迫邻近组织可能导致神经病变，静脉阻塞及其周围水肿以及静脉血栓形成，甚至侵蚀邻近的骨组织[17]。假性动脉瘤的腔直接与血管沟通，血管壁形成附壁血栓从而产生远端动脉闭塞。临床上患者经常数月到数年后，因压迫性神经病变或外周动脉栓塞就诊，或发现软组织"肿瘤"就诊，实质上就是日益增长的动脉瘤。

动静脉瘘

相邻的动脉和静脉均受伤可能形成动静脉瘘。高压力的动脉血流到较低的压力的静脉，引起远端静脉淤血。瘘管相对狭窄因而产生湍流，因此可以扪及震颤及闻及杂音，从而协助诊断。症状主要是远端缺血引起的，少数情况下，大的中央血管的动静脉瘘可引起充血性心力衰竭。症状通常在伤后推迟了好几个月，因为瘘管形成需要时间。

骨筋膜室综合征

在挤压伤或长骨骨折后中最常见，也可见于缺血性再灌注后的患肢。最初，血流减少，引起非闭塞性血管损伤。组织水肿加剧，当组织压超过毛细血管压力时，动脉闭塞，后者最终引起间隔综合征。该并发症的风险与缺血时间长、动静脉联合伤、大动脉或静脉结扎或修复史、长骨骨折伴明显软组织损伤有关。受压时，小血管易闭塞，大血管则保持相对完整，这是因为组织压力很少超过动脉压，因此动脉搏动一直在进程晚期均可以触及。但如果任其发展，所有的血液流动均停止，形成闭塞性损伤。缺血再灌注后，氧自由基释放、脂质过氧化、细胞内钙内流等，产生级联反应，这些介质产生进行性细胞损伤，水肿和坏死，从而形成恶性循环进一步增加间室压力[18]。因此动脉修补术后应反复检查肢体评估间隔室压力。

临床特征

血管损伤的诊断和治疗必须首先遵从创伤复苏原则。如果出血点易于确定，可以手指压迫止血。控制出血同时，诊断和处理其他危及生命的伤害。外周血管损伤常合并其他危及生命的创伤，后者可能更需要优先处理。也有可能外周血管损伤是最严重或唯一的损伤，可以直接评估与处理血管损伤。尽管快速搬运到医院已成为可能，伤及大动脉和静脉仍然往往是致命的而且往往死于院前。存活抵达医院的病人可能会有明显大出血或只有轻微的血管损伤。许多患者没有受伤证据但有血管损伤风险，如：穿透伤靠近主要神经血管束，膝关节后错位伤。早期液体复苏后无明显原因出现低血压，间歇跛行或不明原因的外周动脉栓塞且有创伤史，均应该怀疑有隐性的动脉损伤。

通过体格检查可以将外周血管损伤分为三大类：典型征象、非典型征象、无症状高风险损伤患者。

血管损伤典型征象

很多病人有典型表现，包括搏动性出血、远端搏动消失、杂音或震颤（动静脉瘘）或增大的或搏动性的血肿[20]。此外，苍白、低温或发绀通常在源于低灌注，而远端静脉曲张可能提示动静脉瘘。动脉损伤出现典型表现的概率通常大于 90%[21,22]。以上阳性发现提示需要急诊血管造影或者直接手术，这取决于病人的局部暖缺血的程度和总体状况。

血管损伤非典型征象

非典型表现包括患肢搏动减弱、单一外周神经损伤、战地严重出血史、不明原因的低血压,或一个大的非搏动性血肿[20-22]。毛细血管充盈延迟的临床意义尚有争议,有些专家认为它结合脉搏减弱是可信赖的血管损伤标志。另有人发现毛细血管充盈延迟是非特异性和不可靠的预测指标[2,5]。因此,单独的毛细血管充盈延迟其本身不足以诊断动脉损伤,但结合其他体征,可以支持诊断。

孤立的外周神经穿透伤常伴随邻近外周血管损伤。这种概率为8%~45%[23,24]。反过来,血管损伤一半以上伴随有周围神经损伤。有时很难区分疼痛、感觉异常或瘫痪是由于原发性神经损伤,抑或因为血管损伤引起的神经压迫或间隔综合征。一般来说,原发神经损伤在受伤第一时间就出现了,而血管损失相关性神经病在伤后数分钟到数小时后才出现。超过35%的非典型表现的患者血管造影有阳性发现,但只有一小部分需要行紧急修补术[20,24,25]。

无症状高风险征象

怎么算是邻近神经血管束的穿通伤,目前定义不统一。现有多种定义分别以1厘米、1英寸或5厘米作为标准。当然,发生在一个大神经血管束旁1厘米或外伤横跨神经血管束者,更有可能出现隐性血管损

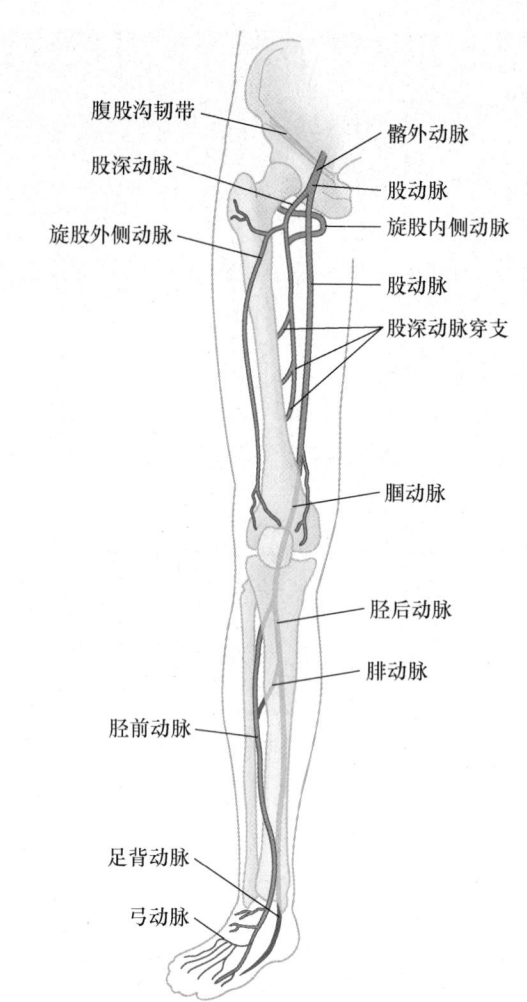

图45-4 下肢大动脉。(From Snell R, Smith M [eds]: Clinical Anatomy for Emergency Medicine. St. Louis, Mosby, 1993.)

伤。大神经血管束包括腋、肱、股和腘动脉(图45-3,图45-4)[26]。一小部分高风险患者是诸如大狗或其他动物咬伤,严重移位的骨折、挤压伤或者大关节脱位(尤其是膝关节脱位)的患者。这些血管损伤的临床隐蔽性致使体格检查阴性,导致可能漏诊,因此错过了6小时——纠正缺血的黄金时间窗,可能导致截肢。例如,无症状的内膜瓣片可随后形成血栓。同样,体格检查时极小或根本不能触及的假性动脉瘤会逐渐扩大压迫相邻组织。因此,许多中心常规采用一些辅助检查了解动脉的完整性。

病史

血流动力学稳定的患者,其病史收集可能做到全面。完整的病史包括确切受损时间和受伤机制。受伤时间是很重要的,因为并发症的发病率与暖缺血时间相关。受伤机制则有临床和法医意义,因为外伤经常是遭受袭击或其他暴力犯罪,如家庭暴力、体罚或工作。某些类型的损伤,如挤压、咬伤的伤口,容易出

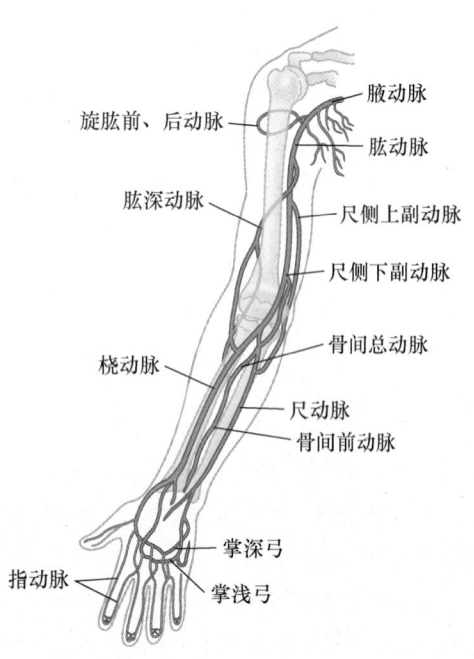

图45-3 上肢大动脉。(From Snell R, Smith M [eds]: Clinical Anatomy for Emergency Medicine. St. Louis, Mosby, 1993.)

现并发症。职业、爱好、优势手均需记入病史，患病史也可能成为并发症风险的重要因素，因此需要在病史记录中着重描述。如糖尿病、获得性免疫缺损综合征、脾切、癌症或使用类固醇的患者免疫受损，易并发感染，伤口延迟愈合。既往血管功能不全患者灌注更差，更容易在间室综合征中受压缺血，引起并发症。头部受伤感觉中枢异常或中毒患者、脊髓损伤不能感知疼痛的病人和那些巨痛患者不能自诉疼痛或感觉异常，因此对此类患者更需额外警惕血管损伤的发生。

体格检查

在当今这个依赖辅助检查的时代，详细的体格检查，患者与健侧的血压比较，被重新认定为临床诊断血管损伤的主要依据。体格检查重点是检查局部伤口并发症以及远端缺血的证据。第一步是患肢血管搏动的触诊。接着比较患肢与健侧的脉搏搏动的力度，如果发现患肢远端的搏动减弱，则预示有动脉损伤。但注意：同时合并休克时，患者所有远端搏动亦可能减弱。先天性一侧脉搏消失，既往血管疾病，动脉痉挛或受压等亦可引起搏动减弱。据统计，假性搏动减弱的概率为10%～27%[5,21]。此时患者仅有内膜损伤或侧支循环丰富。另一方面，有明显动脉损伤而不表现搏动减弱的概率是6%～42%[27]。被夹板、敷料造成的动脉压迫，只要去除压迫物，远端缺血立即改善。远端动脉无搏动但因侧支循环好患肢仍能保证良好灌注，因此可以不急于手术。仔细触摸两侧肢体，可以发现患肢相对于健侧因低灌注而皮温略低。通过两点辨别法检查患肢与健侧的感觉缺损也是一种敏感的体格检查法。损伤部位的听诊常被忽视，但听诊发现杂音可以提示动静脉瘘。据统计，动静脉瘘有一半可以闻及杂音[28]。邻近伤口的血肿应该反复检查以了解是否长大或是否是搏动的。

虽然病史与体格检查有局限性，但通过询问病史与体格检查可以对动脉损伤患者进行分诊，决定立即手术、血管造影或观察处理，其敏感性为92%，特异性是95%[21]。

诊断方法

诊断方法因临床情况决定。明显的大动脉损伤（如穿通伤搏动性出血与远端肢体冰冷，无脉），可能要求紧急手术，辅助检查确诊并没有帮助。偶尔，对直接送往手术室的患者行术中造影，以便发现确切位置和损伤性质。然而，对明显的大动脉损伤且接近暖缺血时间6小时的患者行血管造影，可能延误治疗，是应该避免的。

平片

平片的意义在于检测骨折、关节穿通或异物。枪伤患者，完整的子弹数量应该等同于伤口数量。遗漏一颗子弹会导致意料之外的并发症。例如罕见情况下，子弹或霰弹能够向远处迁移引起血管阻塞或变形通过静脉到达心脏。只要足够警惕，这类栓子是很容易在平片上发现的[29,30]。铅弹在滑膜关节停留，可吸收导致血铅浓度升高，应当选择性去铅治疗[31-37]。

脉搏血氧仪

脉搏血氧仪曾被认为是检测创伤后肢体远端缺血状况的无创方法之一，但目前发现它相对不敏感。无脉时，指氧饱和度读数为零。随着技术的进步，可携带的近红外光谱分析仪可以定量分析肌肉内氧合血红蛋白，相比脉搏血氧仪提供更可靠精确的血管损伤后组织氧合的证据[38-43]。

手提式多普勒

触诊无脉可以通过手提多普勒确定。动脉损伤多普勒表现为：无信号，加压后三相波变双向或单向波。

踝-臂血压指数和动脉压力指数

业已证实，相比单独体格检查，踝-臂血压指数（ABI）或动脉压指数（API）可以提供更精确的信息。收缩压测量时，先将患肢近端施加一标准压，测定远端手提多普勒上的读数，再在健侧同样操作从而读数，计算患肢远端读数与健侧读数的比值，这就是API。一般来说，比值小于0.90会被认为是异常的，需要进一步检测。数项研究显示，API小于0.90敏感性为95%，特异性为97%，阳性预测值为100%，阴性预测值为95%[2,5,20,44-47]。然而，另有研究发现API并没有如此准确，一项研究认为API 0.90～1的假阴性率将近40%；不过，API比值小于0.90可以避免大量不必要的造影，提高血管造影与血管造影CT成像检查的诊断效率。

对API 0.90～0.99的患者观察12～24小时，通过反复体检和API测量来了解动脉损伤的进展。体格检查正常或ABI正常的患者，如果没有其他的伤病情况要求住院,则可以安全出急诊室[47]。

单独采用 API 来筛选动脉损伤有很大的局限性。如双侧肢体损伤,软组织严重碾压不能使用压脉带或使用多普勒定位时不能测定 API[20]。同体格检查一样,内膜肿胀形成但不影响流量或当侧支循环丰富足以形成几近正常的收缩压(如锁骨下或髂动脉损伤)时,API 可能正常。另外,股深、肱深动脉、腓动脉通常不产生可触及的脉冲,API 不能测定。霰弹枪尽管有多发的动脉损伤但 API 正常,此时血管造影是诊断的首选方法。最后,与血管造影一样,API 无法检测静脉损伤。

尽管有上述的局限性,API 在筛选大动脉损伤患者是非常有效的。API 阴性患者其损伤绝大多数自愈,没有自愈者在 3 个月内出现动脉损伤症状,可以被修复。

超声

便携式超声可直接检测大动脉和静脉血流,检测血管的超声发展迅速。B 超是最常见的便携式超声,它能显示大动脉搏动。远端血流受阻或血栓形成造成的无脉在 B 超上很明显。然而,特定解剖区域(锁骨下和髂血管)因为气体影响,对新生、无回声的栓子或血肿检查不可靠。血肿内血流存在时,超声表现有回声,可以与周围组织区别开。

多普勒超声将血流解释为朝向或背向传感器的声音信号。静脉血流显示为一个低调的杂音,而动脉血流具有较高频的三相杂音。Duplex 超声兼有 B 超与多普勒功能,在检测血流方面更具精准性。Duplex 扫描如果提示收缩速率峰值增加,则应考虑血管阻塞。但是如果损伤没有减低血流,比如假性动脉瘤,动静脉瘘,或内膜瓣片[48],Duplex 扫描则不能提示异常。同样,某些特定的解剖区域,如股深动脉,Duplex 扫描没法操作。再者,Duplex 扫描对操作者依赖性大。虽然有如上一些局限性,但相比血管造影,其敏感性约为 83%~100%,特异性为 99%~100%,准确性为 96%~100%[20,48-50]。

彩色多普勒将多普勒回声转换为成像信号。朝向传感器的血流呈红色,背向传感器的血流显示蓝色。色彩的强度与血流量成正比。小规模前瞻性研究显示了彩色多普勒在诊断动脉损伤中的精确性[48-50]。表现有血流缺失,内膜瓣片,小假性动脉瘤,后两者很难发现。另外,在诊断大静脉损伤方面,彩色多普勒优于静脉造影[49]。对需要外科修复的损伤,其敏感率高于 90%。

血管内超声用于腹主动脉瘤的研究已有大量报道,但用于较小动脉的研究很少,但随着传感器的进一步小巧化设计,这种技术很可能用于外周血管损伤的检测。

CT 与 MRI

除外少许特例,CT 或 CTA 已基本取代了导管介入的血管造影,用于大多数创伤中心的外周血管伤的诊断。多层扫描血管造影更精确,相比导管介入的血管造影,其敏感性为 93%~100%,特异性为 87%~100%[51-63]。其优点是无创、易操作、费用低,并且可以同时研究相邻部位的其他损伤。但是,其局限性有:子弹含金属构件,义齿等可能使血管成像模糊[58]。另外,静脉损伤易漏诊。新型 64-256-薄层扫描可以显示更多细节,更精准,更快,还可以三维成像,在将来发展应用前途广泛。MRI 造影已有应用,其临床价值尚待研究[64-65]。

动脉造影

二战期间,常规检查患者近端伤口情况减少了患肢截肢。随着动脉造影术的应用,现已明确常规血管造影可以避免很多伤口探查。在一项常规应用血管造影的研究中发现,具有不典型临床表现的动脉损伤,造影可以使探查术从 84% 减少至 2%[66]。到目前为止,导管介入的血管造影仍是诊断外周动脉损伤的金标准。其敏感性为 99%,特异性为 97%[20]。

从 20 世纪 80 年代开始,平民间外伤大大增加。因为费用高,不能随时开展,赔付率低,因此常规血管造影的医疗策略受到质疑。从实际操作看,血管造影完成至少需要几小时,因此对时间紧迫的患者不适用。另外,动脉造影有诸如过敏、肾损伤、血肿形成、假性动脉瘤形成等并发症。最后,常规动脉造影来排除未知的动脉损伤,其检出率为 0~21%[25,66,67],但检出患者中极少需要紧急手术。

对 284 例患者采用常规行动脉造影来检查,结果 17% 检查出未知的动脉损伤,仅 1.8% 患者(5 位)需要紧急手术修补。另一项研究对 483 例患者行常规动脉造影,只发现了一位需紧急手术修补的患者[66-70]。对于由不典型表现的患者,动脉造影的检出率增至 29%~35%[68]。但检出的患者绝大部分不需要紧急手术,同时也可被其他无创检查法检出。此外,手术证实动脉造影有 5% 的假阳性与假阴性率。究其原因,假阳性来源于动脉造影检出了部分可逆性动脉痉挛与动脉膜病变。结果动脉造影检出了 21%,却只有 0~4.4% 需要手术[66]。目前,许多中心均通过 24 小时反复体检，对发现体检可疑者或 ABI 为 0.9 的患者行 CTA，成功处理了此类伤口[45,71-73]。需注意，动脉造影不能诊断大静脉损伤，也不适用于儿童（血管小且易痉挛），对于儿童的血管损伤只能采用查体与无创检查法。

数字减影血管造影（DSA）已经用于血管损伤临床。已经证实，对于血管外伤，DSA 精度优于标准动脉造影，其优势是只需一个小负荷的造影剂。然而，与标准造影相比，DSA 造影视野变小，因而在技术上，不能研究整个肢体动脉。此外，标准动脉照影比 DSA 在检测内膜肿胀与撕裂时更精准。

相比于其他诊断技术，传统动脉造影与 CTA 的优势在于可以被用来治疗，如：假性动脉瘤栓塞治疗，血管内放置支架用于血管离断或动静脉瘘，以及注射预防抗凝剂溶解血栓。因此，其他方法诊断的血管病变最终仍需要血管造影术。

治疗

在评估循环前，应首先确保气道通畅，保证气体交换。直接压迫控制活动性出血。盲目的钳夹血管并不可取，因为可能压迫相邻神经，除非是显而易见的血管。使用止血带也是不可取的，因为静脉闭塞增加了间室压力和静脉血栓的风险[5]。然而，最近的军事报道认为用止血带直至 6 小时可能是安全的。不易控制在近端和远端控制的大血管外伤，急诊使用导尿管，无菌水充填气囊可暂时压迫止血。不能在患肢静脉注射，因为患肢并不能处理复苏液，同时会增加间室压。监测血红蛋白会提供隐形血管损伤造成的失血。显著的失血病人应该合血，交叉配血，或立即输血。即便这样，大血管损伤的患者通常会持续低血压，因而需要进一步输液、输血。垂死的急性多发伤患者伤势严重，截肢可以作为控制整体病情使之稳定或从机动车解脱的方法。50%～70% 的患者肢体严重撕裂需要截肢，特别是多发伤时[75]。

大血管外伤，"低压复苏"是有争议的。只要持续低压，纤细的血块会形成，防止进一步的失血。而一旦动脉压达到某点，血块可能脱落而大量失血。因而，直接压迫不能控制的动脉损伤，血压控制目标：收缩压约 90mmHg。过度积极和快速补液可产生短暂血管内高容量，最终增加失血。因此，外伤复苏时，应严密监控体征和液体总量。

一旦确定血管损伤的诊断，根据损伤程度，合并伤，资源情况制定诊疗计划。没有能力进行血管修复的医院，应尽早转移患者到创伤中心。转运可能需数小时，包裹后加冰块冷却缺血肢体，会避免暖缺血超过 6 小时这个临界点。

大血管损伤

为避免肢体失功能，大血管损伤必须在 6 小时之内进行修补以防止不可逆的缺血性神经病变和肌肉坏死。在过去的 10 年，治疗血管损伤发生了显著的变化。血管内放置延展支架是目前对稳定患者首选的治疗技术，在美国大部分动脉修补现都采用这个技术[76-78]；对于血流动力学不稳定患者，开放手术修复仍然优先考虑。如果其他危及生命的伤害必须第一时间处理，可用一个临时的聚四氟乙烯（PTFE）血管分流器保证手术室患肢 24 小时内的灌注[79]，超过 24 小时血栓则可能形成。大动脉离断或血栓形成的修补，只要可能应行端到端的再吻合术，而且使用不过度紧张的缝合线。如果一个较大段的血管被毁损，大隐静脉移植是的首选技术。如果必要，聚四氟乙烯（PTFE）移植也适合嫁接较大动脉，但用于小动脉（如远端股或上臂动脉）易造成堵塞。

在完成吻合手术前，放置 Fogarty 导管通过两端以抽提任何可能形成的血栓。远端循环以 1:10 的肝素或依诺肝素溶液冲洗防止早期血栓形成。全身使用肝素通常是重大创伤患者的禁忌。修补术后常规反复评估远端灌注，特别是间室压力。建议血管修复前使用广谱抗生素。

除外动脉段切除和修复，一些无创技术已经用于假性动脉瘤。经皮内硅橡胶珠子、凝胶、血块栓塞治疗常能成功[80]。动脉瘤内放置血管内支架也能成功替代修补术[81]。同样，除外开放性手术结扎瘘管，动静脉瘘修补也可通过血管内放置支架或经皮瘘管栓塞完成[80]。

晚期并发症

尽管及时对动脉损伤进行了修复，大约 21% 的患者仍出现需要进一步的外科手术的后遗症，包括延迟截肢手术。最常见的并发症是延迟血栓形成，通常是修补部位狭窄基础上历经几个月之后形成的。其他并发症包括间歇跛行、慢性疼痛或肢体水肿，以及移植血管形成动脉瘤[82]。

静脉损伤

如果病人的病情不能容忍长时间手术，静脉伤可以直接结扎。然而，当前的趋势是尽可能修复静脉，特别是在下肢静脉，因为伤口愈合改善，骨筋膜室综合征的发病率、静脉血栓形成、肺栓塞和慢性水肿均减少[83-85]。上肢静脉伤因为有大量静脉侧支常不需做手术修复。

对于需要固定的复杂骨折，血管损伤修复术的时间是有争议的。一般倾向于先骨折修复，以精确评估肢体长度、移植血管长度，同时也避免长骨手术损坏刚修复了的血管。然而，相比先血管修补患者，先骨折处理的患者术后筋膜切开可能性更大（分别是36%与80%）。此外，血管修复是有时间限制的（暖缺血时间）[86]。目前，在大多数中心，血管修复优先于骨科，即使 PTFE 分流可以用来在骨折修复时恢复灌注。

小血管损伤

越来越多的小血管外伤也期待治疗。可予以观察处理的血管损伤包括：低速导弹伤，有良好的远端循环，无活动性出血，动脉造影提示极小的血管壁破损。如果血管造影或 CTA 提示内膜肿胀少于 5mm，假性动脉瘤直径小于 5mm，均予以观察[5]。血管造影术和超声随访表明，85% 病人自行好转[68]。因此，上述患者可以门诊监测 3 个月，反复体检和超声检查排除晚期并发症[25,68,87]。然而，几乎所有的假性动脉瘤最终需要修补，一经发现，必须修复而不是继续观察。儿童隐形动脉损伤漏诊漏治常导致严重肢体增长延缓。因此，对于儿童，即使损伤引起轻微的血流量减少也应积极修补。

损伤各论

上肢

锁骨下动静脉

锁骨下动脉损伤少见，占所有血管外伤的 1% 或 2%[88]。单独锁骨下静脉损伤相比单独锁骨下动脉伤更常见，但几乎一半的病例都是静脉和动脉均损伤[89]。95%~99% 源于穿通伤，因为大出血，通常在抵达医院前致命。那些到达医院后的患者，死亡率约为 15%。已报道总死亡率高达 75%[90,91]。有趣的是，钝器伤发病率高，而穿通伤死亡率更高[92]。右锁骨下动脉源于无名动脉（头臂动脉），左锁骨下动脉源于主动脉弓。从锁骨的后下方走行至第一肋骨外缘，成为腋动脉和静脉。相比右侧，左锁骨下动脉一直上升直至颈根[26]。

临床表现为出血性休克（77%）。偶尔，胸导管引流血过多而行开胸手术时，发现了未知的锁骨下血管损伤[89]。60% 伴有气胸或血胸，纵隔与脊髓伤也相对常见[88]。肢体缺血明显的症状为肱动脉与桡动脉无脉。然而，脉搏完全消失的概率只有 33%，因为有甲状颈干提供足够的灌注缺血[89]。超过一半的患者出现上肢神经功能缺损，最严重的是破坏了臂丛神经，钝器伤患者出现的概率为 50%[89]。

在 100 例锁骨下动脉损伤的病例研究中发现，体格检查结合胸部 X 线诊断锁骨下损伤（血胸、气胸、顶端胸膜帽、或宽纵隔），其敏感性是 100%，减少了 69% 的血管造影的必要[90]。如果病人的临床情况允许，血管造影可以提供一个准确的诊断和定位。API 因为近端胸廓出口并行的动脉血流，其精确性相对低。同样，超声因为锁骨下有肺部组织气体干扰，其精确性也相对低。因此，在临床诊断模棱两可（如有不典型表现）时，应安排动脉造影（CTA 或导管）。直接控制锁骨下动脉出血是很困难的。应沿锁骨切开或最好行开胸术[59]。如果不能行再吻合术，移植通常是成功，但有可能因肩部运动破裂或受第一肋与锁骨的压迫[93]。

钝性锁骨下损伤常有锁骨骨折或错位。孤立的第一肋骨折是很少并发血管损伤除非有断端后移。通常第一肋骨骨折与其他重大创伤并行，如胸部 X 光片上纵隔增宽，不断扩大的血肿、上肢无脉或臂丛神经损伤时，有 24% 伴有动脉损伤，应行血管造影或 CTA 检查[94]。数项锁骨下动脉剪切伤的研究表明，均源于汽车事故中肩膀安全带松散。总而言之，较之穿通伤，钝性锁骨下动脉损伤具有较高的病残率，因为其有较高的截肢率和臂丛神经损伤合并率[88]。

锁骨下静脉损伤比动脉损伤更致命。除外大量失血，空气栓塞风险极高，这是为什么锁骨下静脉穿通伤经常致命的原因。

腋动静脉

腋血管损伤占血管损伤的 3%~9%。也分钝性损伤与穿通伤[3]。肩膀脱臼是一种常见的医源性腋动脉损伤。腋动脉从第一肋骨外侧走行至大圆肌下界成为肱动脉。腋静脉走行于动脉内侧。广泛的吻合口动脉保证了肩膀周围的良好的血供[26,89]，通常一半的腋动脉损伤患者因为侧支循环丰富会有显而易见的脉冲[95]。由于靠近臂丛神经，腋动脉损伤患者上肢去神经常发生。剥脱伤导致肩胛胸脱位，臂丛神经严重受损，即使血管修复已经成功，也经常最终截肢。

肱动脉

肱动脉始于大圆肌下界，桡骨头水平分为桡动脉和尺动脉。腕正中神经、尺神经和贵要静脉比邻肱动脉。肱深动脉是从肱动脉起始处不远分出的大分支，但肱动脉损伤时,能保证远端灌注[26,89]。肱动脉损伤源于刺伤、肱骨干骨折、肘脱位或动物咬伤。它们是最常见的上肢大血管损伤。75%的病例桡动脉无脉[27]。由于运输改善、外科技术提高、短时间内运用第一剂抗生素,保肢率已提高到接近100%[96]。有上肢结扎史应考虑修复,因为此种情况下截肢率高。

前臂动脉

桡动脉从肘窝起始,浅表走行至桡骨远端,最终加入尺深动脉形成掌深弓。尺动脉从肘窝起始,与尺神经并行,至尺腕掌侧韧带的前方,加入桡动脉形成掌浅弓。

血管造影或超声诊断的前臂动脉分叉以下的血管外伤不需要修复术,除非有明显的手缺血迹象,包括扩大血肿,假性动脉瘤或动静脉瘘;桡动脉和尺动脉同时受损。然而,有人建议行修复,因为可以减少间歇跛行或冷不耐受的风险。因为掌深弓发育不全的缘故,某些病人的手几乎都是完全依赖尺动脉供给。对于这样的病人,必须行尺动脉修复。前臂动静脉损伤修复术后常出现骨筋膜室综合征,并且可能需要筋膜切开术。

下肢

髂动脉与髂静脉

髂内血管腹腔内走行,因此几乎所有病例伴随有小肠或大肠、膀胱、实质脏器,或骨盆创伤。髂总和髂外血管损伤概率均等,均较髂内血管伤多见[97]。危重病人,"损伤控制性"剖腹手术与临时髂血管分流通常是必要的。当病人的乳酸性酸中毒,体温过低、凝血功能紊乱纠正后,再行修复术。令人惊讶的是,自体或合成移植物感染的发生率很低,尽管常伴有内脏穿孔致细菌污染程度高。1/3髂动脉修补术后患者出现远端缺血并发症,由此18%的患者需要截肢。

股动静脉

腹股沟韧带处,髂外血管走行为股总动静脉。股三角分出股深动脉后,股动脉继续浅表走行,进入腘窝,走行为腘动脉。在髋关节周围有丰富的侧支循环,包括髂动脉的臀、闭孔、会阴动脉[26]。

股动脉静脉损伤是大创伤中心最常见的血管损伤。常源于股骨粗隆间骨折,髋关节脱位,动脉置管或髋关节置换术后。其中,86%源于股动脉穿透伤[98]。股总动脉结扎患者的80%会截肢,因此对所有股血管损伤患者均应行修复术。实验表明:采用N-乙酰半胱氨酸常可减少股骨动脉损伤后缺血程度,降低截肢率[99]。大腿穿透伤患者股动脉损伤概率为6.2%。而股动脉损伤患者的40%临床表现隐匿。常可见内侧或前内侧伤口,因此对于有大腿内侧的伤口患者,一些创伤中心常规行血管造影。

腘动静脉

腘动脉在腘窝分出膝降血管后,在腘肌下界又分出为胫前、胫后动脉。腓动脉起于胫后动脉起始点稍后,胫前、胫后、腓动脉形成的腘动脉三支,每一支均有一伴行静脉及神经分布在三个腿部区域[26]。

最常见腘动脉损伤原因为膝后脱位,此时骨断端直接割裂或引起血栓形成。膝骨折移位,特别是胫骨平台骨折,也可能导致腘动脉损伤。较为罕见的是,膝盖前脱位可能导致腘血管过度伸展,导致动脉血栓形成。总的来说,膝盖错位导致腘动脉损伤的概率是25%~33%[100]。高达40%的这些患者临床表现隐匿,因此40%的患者诊断延迟[2]。但另有报道称有71%~94%患者立即出现两种以上缺血的临床表现[4,5]。25%的病例伴有腓神经损伤与胫后神经损伤。一半的膝关节脱位可以自行复位,因此几乎不留下膝关节损伤的证据,特别是危重患者[101]。体检时发现膝关节韧带破裂时应怀疑膝盖错位。关节囊破损的患者没有关节血肿,因为血可以顺腿筋膜流动。

如何检测膝盖错位造成的动脉损伤?目前尚没有取得共识。有三个各有争议的诊断策略。第一个方法是对每一位膝关节脱位患者例行膝关节造影[102,103]。第二是选择性血管造影,主要用于那些通过查体、ABI测定、彩色多普勒、CTA怀疑但不确定的血管损伤患者[104]。第三是完全依靠查体和ABI。据报道,如果这两个结果都是正常的,其阴性预测值为100%,即为100%不需要手术的血管损伤[46,71,73,105,106]。目前大多数中心对选定的病例选择性行血管造影。因为ABI和多普勒检测腘动静脉非常准确,许多中心只有在两种检测都模棱两可时才行血管造影。一般来说,相比低动力创伤(例如体育运动中受伤),高动力创伤(例如汽车撞行人和车辆互撞)其膝关节后脱位更容易产生腘动脉损伤,应考虑更积极的诊断方法(即血管造影或CTA)。然而,因穿通伤,且具有一个以上典型征象的腘动脉损伤患者可直接送往手术室修复血管,为获得造影结果而延迟修复术是"多余的、不必要的、昂贵的、高风险的"[106]。

钝性外伤因软组织肿胀和外部因素压缩动脉,可以出现"典型征象",这些假阳性病人应该进一步确诊。在过去，腘动脉损伤的截肢率高达40%，现在则少许多。最近，一个大型研究显示其截肢率为20%。经过两年随访，仍有较高比例患者遗有永久的残疾[107]。另有报道表明经过现代诊治技术截肢率可降至零。截肢风险因素包括严重挤压伤、延迟修复术（超过8小时的暖缺血）。下肢外伤具有极高的骨筋膜室综合征的发病率，36%～62%的患者需行骨筋膜切开术，甚至一些中心常规行骨筋膜切开术[108]。大约2/3腘动脉损伤患者因外周神经损伤、慢性缺血，或截肢而永久残疾。

小腿动脉

腘动脉在腘窝下界分为胫前、胫后和腓动脉三支。分叉以下受伤且有足部典型征象的患者，以及血管造影提示两支闭塞的患者需行血管修复[25]。然而，小腿是众所周知的骨筋膜室综合征的多发部位，因此术后需要严密监测。截肢一般是源于合并软组织、神经和骨骼损伤。如果软组织、神经、骨骼均严重受伤，截肢率可达54%[25,109]。骨折同时血管损伤，特别是挤压伤的话，只要初次评估存在休克，其截肢率为35%，被认为是一个肢体残疾的不良预后指标[110]。

治疗

明确的大血管外伤、诊断试验可疑阳性或肢体缺血的患者必须去医院做进一步的检查。一旦高度怀疑血管损伤或需要紧急手术修复立即安排血管外科医生会诊。血流不稳定的患者在手术室里进一步探查。没有能力进行血管外科手术或相应检查的医院，应该将患者转送到创伤中心。为造影而延迟转运是不明智的，因为它经常导致错过处理暖缺血的黄金时间。

重要概念

- 病人的整体情况决定了急诊诊断和处理方法。危重患者需立即手术治疗，不应强求确诊而推迟明显的血管损伤修复术。
- 动脉损伤的临床表现可以明显或隐匿。21%的动脉损伤患者血管造影阳性。同样，超声和ABI异常能提示临床上隐匿的血管损伤。
- 动脉损伤的症状可能在伤后数小时或几个月后出现。因迟发血栓、假性动脉瘤或动静脉瘘形成，血管狭窄或依赖细支血管灌注，而出现间歇跛行与骨筋膜室综合征。
- 再灌注损伤发生在血管修复后，可导致间隔综合征。血管修复术后应经常检查再灌注后患肢。
- 动脉损伤的肢体常出现骨筋膜室综合征，通常需行筋膜切开术。
- CT血管造影近来在血管损伤诊断方面发挥着越来越大的作用，并逐渐取代导管血管造影。
- 血管损伤多数能通过放置支架治疗。这种血管内治疗并发症少、成本低、早期出院率高。

本章参考文献请参见 http://pumpress.bjmu.edu.cn/eduservice/3419.html

第三篇　骨科病变

第 46 章　骨科损伤的一般治疗原则

Joel M.Geiderman and Dan Katz

吴彩军 译　李春盛 校

诊疗原则

在美国急诊科，每年就诊的骨科损伤患者以及非创伤性的肌肉骨骼疾病患者占到很大的一部分比例，大约超过 100 百万人。虽然发生骨科损伤的患者中较少危及生命，但是损伤可能造成肢体的残缺或者功能的丧失，而且正确的早期诊断以及治疗可以有效预防远期并发症的发生。这样的损伤绝大多数能够而且也应该得到急诊医师的明确治疗。对于大多数的长肢骨折，开放性骨折以及并发有神经血管损伤的情况需要有骨科医师的共同参与救治。而且对这样的患者进行了最初在急诊进行救治后，需要进行进一步的随访。

骨科的损伤多发生于工业或者其他原因的事故，受伤者多为健康及具有劳动能力的青壮年。给予正确的首要诊断、治疗以及搜集充分的病例资料对患者的治疗以及社会的经济效益都具有重要意义。如果能够牢记以下 10 条一般诊疗原则，可以避免发生许多不必要的问题：

1. 大多数的骨科损伤可以根据患者的主诉、患者的年龄，损伤的机制以及损伤发生时所受到的外界力量的大小进行预见性判断。
2. 仔细的病史采集以及临床体格检查可以提高 X 射线检查结果的准确性。医师具有前瞻性、推测性的诊断后再进行放射性影像辅助检查可以促使医师采取更有针对性的检查从而正确地诊断损伤。许多的骨折诊断可以在放射性检查结果提示之前就给出准确的判断（表 46-1）。
3. 如果临床上提示发生了骨折，但是 X 线检查却给出了阴性结果，这样的患者应该按已发生了骨折予以治疗。
4. 如果充分的 X 线检查结果诊断已经明确，则不充分或者不重要的其他临床辅助资料应该舍去。
5. 除非在特殊的环境中，或者进行延迟的检查患者具有潜在的风险，否则在试图进行整形干预之前，均应该予以 X 线放射性检查。
6. 在进行整形干预治疗前后，都应该进行相关神经血管完整性的检查和记录，同时需要监测制动以后可能发生的并发症。
7. 患者经过急诊室检查后必须明确可以安全的自由活动才可以离开，否则均应该留在急诊进行进一步观察治疗。
8. 患者离开急诊之前都应该接受明确的看护说明，包括以下方面的内容：神经血管受累可能出现的症状，增加的肌肉间隔张力，活动的禁忌，受压的耐受程度，辅助拐杖的使用以及详细的随访时间与计划。
9. 对于多发伤的患者，诊断非危重的骨科损伤应该在危及患者生命的损伤有效稳定控制以后再予以干预治疗。
10. 所有的骨科损伤应该按照现有的指南约定予以诊断和描述。因为在与骨科医生讨论的过程中，可能会影响到患者进行处理的决定，甚至包括是否进行手术的重大决定。

骨折

骨折的专业术语

根据现有的惯例以及指南应用准确的语言描述骨

表 46-1　常见骨折名称以及起源

骨折名称	描述	注释
Aviator's 骨折	距骨颈垂直骨折伴有距骨脱位和向后性移位	在第一次世界大战中首次被描述。在飞机或者交通事故中发生迎面碰撞，后脚部发生被动性背屈出现
Barton's 骨折	腕关节内部的骨折与移位	被认为是复杂而且不稳定的。多数需要进行外科复位。Barton 在 1838 年放射线尚未出现之前就已被首次描述
Dorsal Barton's 骨折	桡骨远端背侧斜型关节内骨折伴有腕骨骨折且部分移位	发生在腕部背曲的时桡腕关节表面受到高速的挤压
Volar Barton's 骨折	桡骨掌侧面（掌侧面骨折）剪切性楔形关节骨折，沿着腕部发生移位	发生机制类似于 Dorsal Barton's 骨折，但是在发生损伤时腕部在掌屈位。也被称为反 Barton's 骨折。较 Dorsal Barton's 骨折多见
Bennett's 骨折	始于第一掌骨基底部的斜行骨折，伴桡骨关节面的部分移位	通常由作用于掌根部的直接暴力所致。背囊结构因错位被破坏。沿拇指基底部内侧出现特征性的柔软
Bosworth 骨折	踝关节骨折脱位导致的腓骨断端嵌插于胫骨后方	罕见的损伤，由作用于脚的极重的外部旋转力所致。体格检查显示脚因胫骨发生极度外旋
Boxer's 骨折	第四或者第五掌骨颈骨折	由紧握的拳头打在坚固的物体上所致，通常发生于冲突、推墙或者沮丧或者愤怒时
Chance's 骨折	包含后棘突、椎弓根、椎体的椎体骨折，常为腰椎	由同时作用于脊柱的屈曲-分离应力所致，常与安全带的使用有关。前柱、中柱、后柱在张力的作用下相继断裂。容易被误诊为压缩骨折
Chauffeur's 骨折	单纯的桡骨茎突骨折	在受到持续性的强迫张力状态下发生尺骨偏移和腕部反掌。骨折的名字源于发生在以前的一个故事。一个叫 Chauffeurs 的人在转动汽车的曲柄时，桡骨被反弹回来的曲柄直接以暴力击中
Clay shoveler's 骨折	第六或第七颈椎棘突尖骨折	最早被描述是在澳大利亚的铲土工身上。他们在举起沉重的泥土时受到持续的牵引而发生了棘突骨折
Colles' 骨折	桡骨远端骨折，向背侧移位，掌侧成角，伴或不伴尺骨茎突骨折	成人最常见的手腕骨折，尤其是老年人。由于在摔倒时伸手撑地所致。也被称为银叉畸形，准确地描述了从侧面看的总体特点。放射线尚未出现之前由 Colles 在 1814 年首次描述
Cotton's 骨折	三踝骨折	外踝、后踝的骨折，伴内踝骨折或三角韧带中断，在踝关节 X 线片上可见内外踝间隙增大
Dashboard 骨折	髋臼后缘骨折	由损伤机制命名：一个坐着的乘客膝盖撞到了仪表板上，股骨头撞进了髋臼
Dupuytren's 骨折	踝部骨折伴脱位	发生机制与 Maisonneuve 骨折相似（踝关节外展与外旋），造成三角韧带断裂或者内踝骨折，下胫腓关节脱臼及腓骨干间接骨折。Maisonneuve 是 Dupuytren 的学生
Essex-Lopresti 骨折	桡骨头骨折伴远端尺桡关节分离	由纵向（轴向）紧压前臂所致
Galeazzi's 骨折	桡骨干骨折伴远端尺桡关节脱位。下尺桡关节韧带断裂，尺骨头从桡骨的尺切迹脱离	在摔倒时伸出的手支地，手腕呈伸展位，同时前臂用力旋前所致。复位后仍存在内在的不稳定性和再次移位的趋势
Hangman's 骨折	寰枢椎骨折伴脱位，尤其是 C_2 椎弓峡部和 C_2～C_3 关节的碎裂。分离发生于第 2 和第 3 椎体从前面到后面	由紧急制动时极度过度伸展所致。最常见的原因是在汽车相撞时前额撞击挡风玻璃。在绞杀死亡中通常是因为被勒死而不是脊髓损伤，这有点用词不当
Hume 骨折	尺骨近端骨折伴桡骨头前脱位	本质上是一个高位 Monteggia 骨折

表 46-1　常见骨折名称以及起源（续）

骨折名称	描述	注释
Jefferson 骨折	寰椎或寰椎环的爆裂性骨折 骨折是由枢椎压缩性外力引起，骨折多发生在寰椎前侧后侧以及侧方小关节	枢椎的负荷导致寰椎环的碎裂，属于减压型损伤。与横韧带的断裂有关，是不稳定性损伤
Jones' 骨折	跖骨基底的横行骨折，发生于距离跖骨近端至少 15mm，断端插入腓骨短肌	不要与更常见的第五跖骨茎突撕脱骨折混淆。由于撕脱骨折插入腓骨短肌所致。1902 年，Jones 在跳舞时发生了骨折，并对该骨折进行了描述，故以其名字命名
Le Fort 骨折	上颌骨骨折	Ⅰ，Ⅱ和Ⅲ型（见第 39 章）
Le Fort-Wagstaffe 骨折	外踝前皮质撕脱骨折	少见的胫腓前韧带在腓骨附着点的撕脱骨折
Lisfranc's 骨折	骨折定位于足的跖跗关节（Lisfranc's 关节），通常伴有该关节的脱位	Lisfranc 是拿破仑军队的外科医生，他描述了给一个从马上摔下来时脚嵌进马镫里的士兵在足跖骨关节水平进行足截肢。从那以后这个关节就以他的名字命名了
Maisonneuve 骨折	腓骨近段骨折伴三角韧带断裂或内踝骨折伴联合韧带断裂	踝外旋时受到联合韧带传导过来的暴力所致，腓骨骨折后近端的力量被解除。在 1840 年放射线尚未出现时已有实验性的描述
Malgaigne 骨折	近骶髂关节的髂骨骨折伴耻骨移位，或骶髂关节脱位伴双侧耻骨支骨折	骨盆的不稳定性骨折。由 Malgaigne 根据临床表现，在 1847 年首次描述
March 骨折	跖骨的疲劳或应力骨折	源于长途跋涉或其他反复发生的创伤（如马拉松赛跑），较少发生于单绊脚石运动
Monteggia's 骨折	尺骨近端和中间 1/3 交界处的骨折伴桡骨小头前脱位	通常是由于受到尺骨后方直接的打击，摔倒时手外伸及前臂被迫内旋所致。在 1814 年由 Monteggia 首次描述
Nightstick 骨折	尺骨或桡骨或尺骨合并桡骨的骨折	名字来自于一个市民举起前臂以保护自己避开警察的警棍
Piedmont 骨折	桡骨中远 1/3 的闭合性骨折，不伴尺骨骨折	名字来自北卡罗来纳州皮埃蒙特达勒姆市 Piedmont 骨科学会提出的一系列病例
Pott's 骨折	定义各不相同（见注释）；最常用的是双踝骨折或外踝以上 4～7cm 的腓骨远端骨折	Pott's 骨折的确切描述是否在 1769 年尚未确定，确定的是它指的是腓骨的低位骨折，常伴有踝关节的其他骨折或脱位
Rolando's 骨折	掌骨基底部的关节内骨折。经常呈 Y 或 T 形，可能呈严重的粉碎性骨折	由轴向负荷作用于局部屈曲的掌骨所致。比 Bennett's 骨折的预后更差，幸运的是很罕见
Salter-Harris 骨折	发生在儿童或青少年的骨骺骨折	根据骨骺和干骺端涉及和/或移位的程度分Ⅰ～Ⅴ级（参见 Salter-Harris 骨折的文字处理和图 46-1）
Smith's 骨折	桡骨远端骨折伴骨折远端向掌侧移位的关节外骨折	反 Colles' 骨折，但更不见见。有时也被称为"花园铲"畸形。常为摔倒时手背用力支持所致。由 Smith 在 1847 年首次描述
Stener 骨折	拇指近节指骨基底部和尺骨角的撕脱骨折	尺侧副韧带的撕裂所致的多骨同时损伤，也称"猎场看守人的拇指"
Teardrop 骨折	前下方部分的椎体的楔形骨折，前方移位	通常涉及韧带的损伤，可能发生神经损伤
Thurston Holland's 骨折	Salter-Harris Ⅱ型骨折，三角的干骺端骨片附连在骨骺上	由 Thurston Holland 1929 年首次描述。这个名字通常带有连字符号，但在书写时常没有
Tillaux 骨折	胫骨远端骨骺外侧部分的孤立性撕脱骨折	发生在年龄较大的青少年（12～15 岁），在骺板内侧部分闭合后，但在外侧部分闭合前。由外旋力加压在前距腓韧带上所致。由 Tillaux 在 1872 年首次描述

> **框 46-1　骨折描述**
>
> **明确**
> 开放还是闭合
> 精确的解剖位置
> 骨折线的方向
> 简单/粉碎性骨折
> 位置（移位，空间位置）
>
> **另外的描述**
> 完全还是非完全
> 关节面受累的程度（%）
> 撕裂伤
> 嵌插性骨折
> 　压缩性骨折
> 　受压性骨折
>
> **特殊情况**
> 病理
> 应激

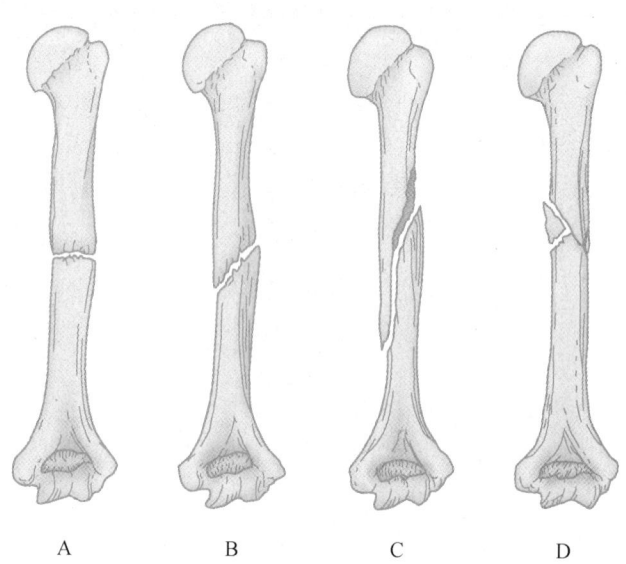

图 46-1　骨折类型。**A**，横断型。**B**，斜型。**C**，螺旋型。**D**，粉碎型。

科的损伤能够保证精准地与其他的专业团队或者人员进行交流。经常被用来描述骨折的术语列举于表 46-1。骨折即骨或者软骨组织完整延续性的中断。临床上所见到的病史包括功能的丧失、疼痛、肌肉张力的降低，组织的肿胀，反常运动以及畸形的出现都可能提示骨折。通常 X 线检查是诊断骨折的主要依据，但不是确诊的必要依据。有时候，特殊的辅助检查手段，包括放射性核素骨扫描，计算机断层摄影技术（CT）或者是核磁共振显像技术（MRI）对临床印象的明确也是可供选择的检查方法。这些检查手段往往在临床提示与 X 线放射检查结果存在矛盾的时候予以选择使用。

一般性描述

骨折的描述一般以表明骨折是开放性的还是闭合性（较少使用简单性还是复杂性）为开始。在闭合性骨折，位于骨折外周的皮肤以及软组织是完整的，不管何种情况下只要内部组织结构暴露于外部环境都称为开放性骨折。组织的暴露既可能是由于穿刺而造成的内部组织结构模糊不可辨的损伤，也可能是通过皮肤的破损可以明显看到破碎骨组织的损伤。有时候对于较小的外伤破损口很难判断是否发生骨折以及骨折处邻近的各种器官组织损伤程度。有的医师建议应用钝性无菌探查器对这样的损伤进行深部探查以明确内部的组织结构毗邻关系；但是尚无研究证实这种探查是安全获益的。如果临床怀疑存在内部的骨折，则应该认定开放性骨折存在。

其次需要强调的是对骨折的描述应该精准地进行解剖学定位，包括发生骨折的骨名称，左侧还是右侧，相关骨的标准参考位置点，例如：肱骨颈或者是胫骨后结节。长肢骨一般人为分为三段——近段，中段以及远段。这些划分的三分段以及三分段的连接点常用来描述骨折（例如：胫骨中远段 1/3 的连接处）。在实际中可能会使用到更多的描述性语言。说"右侧尺骨颈闭合性骨折"比说"右侧尺骨远端闭合性骨折"要更为精确，因为前者的说法提供了更多的解剖位置的信息。

另外，按照发生骨折的骨长轴进行描述发生骨折的方向以及相对位置仍然存在一定争议。横断型骨折是指发生的骨折的断面与骨长轴呈直角关系（图 46-1A），斜型骨折则是骨折断面与骨长轴成一斜面角（图 46-1B）。螺旋型骨折是在外周旋转的作用力下导致的沿骨长轴出现的骨折形式（图 46-1C）。如果骨折部位出现 2 个以上的骨折碎块可以称为粉碎性骨折（图 46-1D）。

骨折部分的位置以及排列方式（例如骨折处骨与骨之间的相对位置关系）也应该予以描述。发生骨折的异常骨组织一般根据其正常的解剖位置予以相对性描述，只要相对正常位置出现了偏移都称之为移位。按照规定，一般远端骨的位置相对近端来进行描述。移位可以进行定量描述（例如 mm）或者是骨宽度的百分比。图 46-2 描述了发生骨折的桡骨背侧的移位，图 46-3 描述了胫腓骨远端发生侧面或者是外翻的移位。

外翻与内翻有时候很容易发生混淆。外翻一般表示发生畸形的组织成角与人体中线背离。相反的，内翻则表示发生畸形的组织成角指向人体中线。线性用

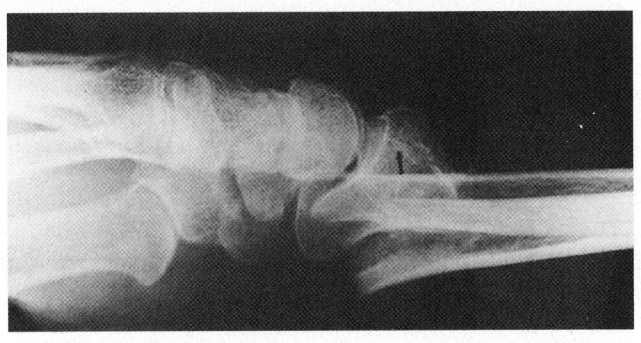

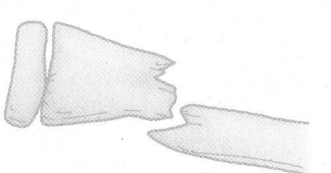

图 46-2 桡骨远端背侧移位。

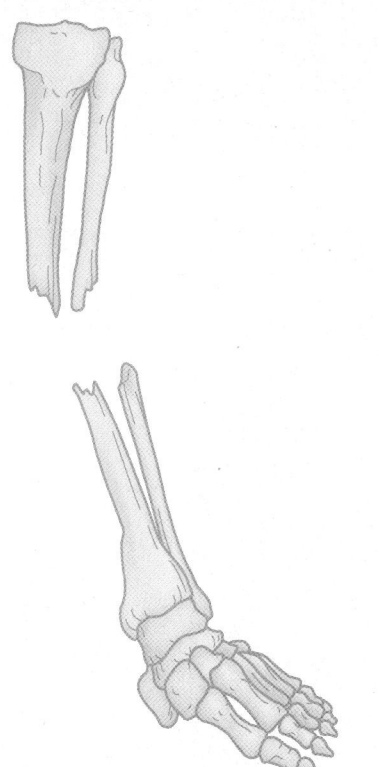

图 46-3 胫骨与腓骨远端外翻移位。远端部分与身体中线成角。

来表示发生骨折的不同部分的长纵轴间的相对关系；相对于正常线性的移位则描述为成角。角度的方向则由发生骨折的两部分的成角顶点决定（图46-4）。角度的方向与远端骨折组织的移位方向相反。骨折远端的相对位置或者角度也经常应用桡侧或者尺侧，背侧或者掌侧，前方或者后方以及侧方或者中间予以描述。我们同时应该明白旋转性移位，旋转性移位一般是指远端的骨折部分沿着骨自身的长轴发生一定角度的旋转。尤其是手部，屈曲的手指可能出现桡侧或者尺侧的偏移，而X线检查往往不能判断或发现临床存在的旋转移位。

定语描述

如果骨质的连续性双侧骨皮层都受到了破坏则称之为完全性骨折，如果仅仅一侧的骨皮质受累则称为不完全性骨折。需要注明的是骨折是否累及到关节面。一般情况下骨折对关节面的累及百分比可以估计，在一些病例中，受累的关节面的百分比可能需要进行整形手术干预治疗。总之，关节面需要保持解剖结构的完整性以防止发生创伤性关节病。

撕脱性骨折是指在肌肉强大的收缩力的作用下（图46-5A）或者是韧带对一反方向作用力的阻力作用下（图46-5B）骨脱离了其正常的解剖位置。压缩性骨折是指骨在强压作用力下一部分骨组织进入另外一部分骨组织。在肱骨近端，经常发生典型的嵌入式压缩性骨折，而且多见于骨质疏松或柔软的老年人。胫骨面在压缩外力作用下多发生压缩性骨折（图46-6A与B）。脊柱脊椎骨在压缩的外力作用下也经常发生压缩性骨折（图46-5C）。

骨折发生在非正常的骨称为病理性骨折。病理性骨折泛指在不可能造成骨折的微小创伤下发生的骨折。在损伤之前骨已经遭到了其他疾病导致的骨质结构破坏，包括基础性疾病或者恶性肿瘤引起的机体代

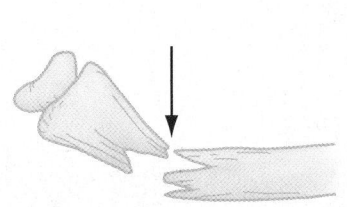

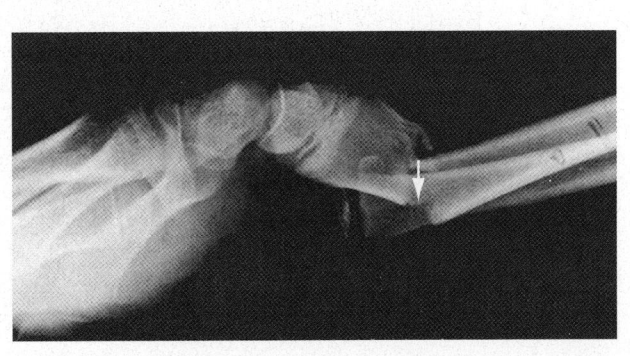

图 46-4 桡骨骨折掌侧成角。

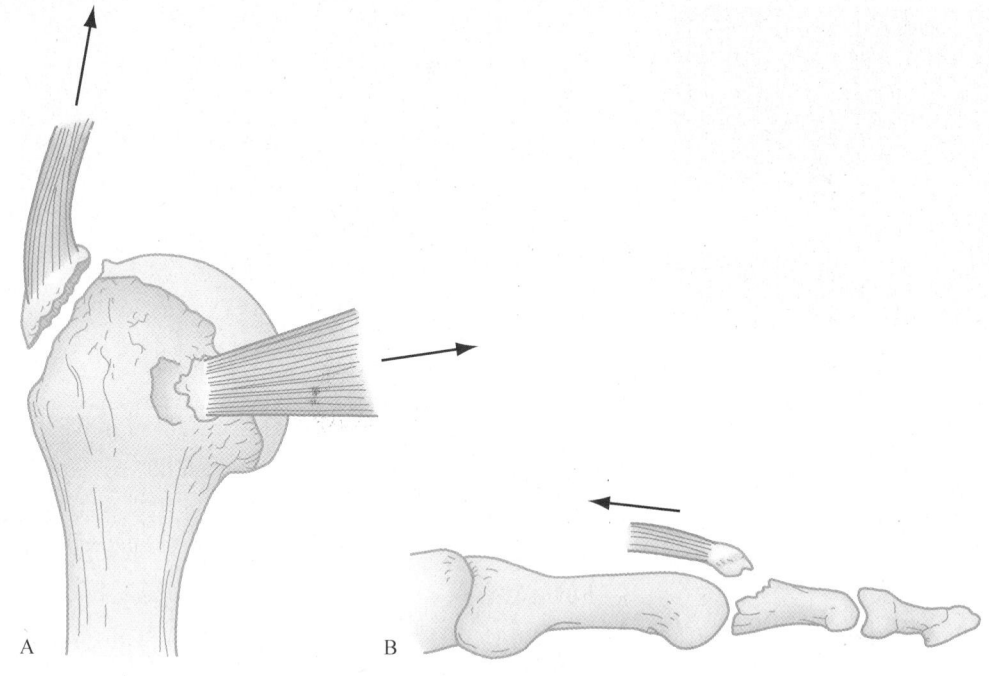

图 46-5 撕裂性骨折。A，肱骨头小块状骨发生的肌肉肌腱的撕裂。B，骨伸肌肌腱自趾骨基底中线处撕裂。

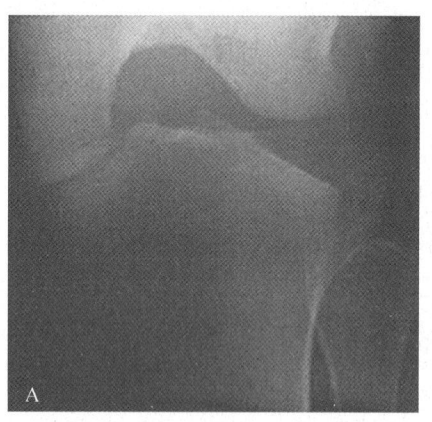

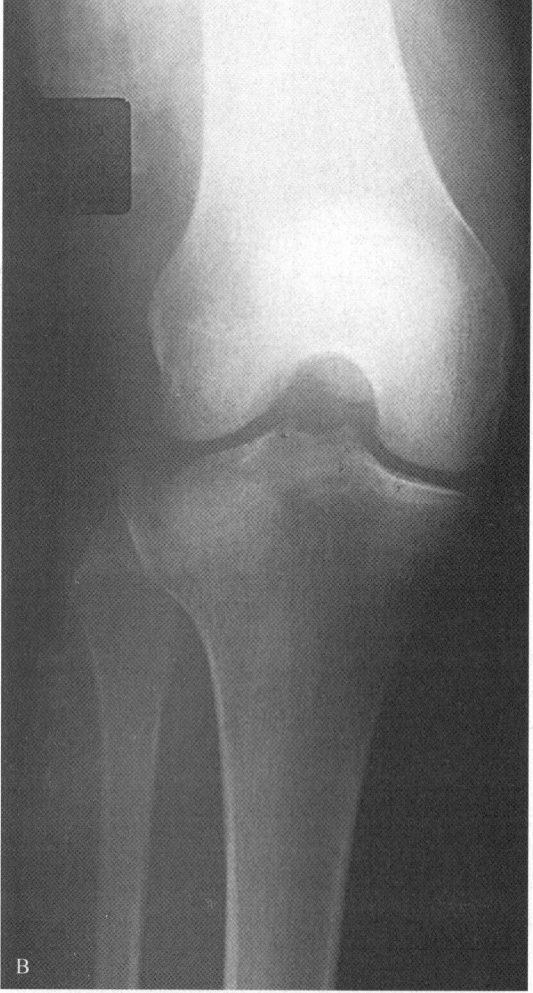

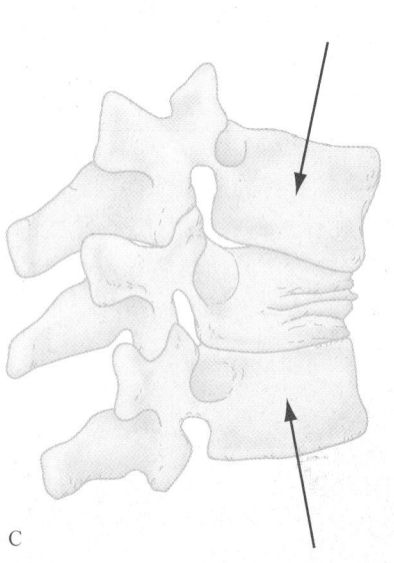

图 46-6 A 和 B，胫骨结节骨折。C，脊椎椎体压缩性骨折。

谢性病理变化、骨囊肿、内软骨瘤以及巨细胞肿瘤等。另外，骨软化、骨自身发育不良、白血病、佝偻病，以及 Paget 病都可能引起骨破坏而造成骨容易发生骨折。病理性骨折还指由于疾病引起骨去钙化引起的骨质疏松造成的骨折，如小儿麻痹症。老年人骨质疏松引起的骨折一般不称为病理性骨折。发生在正常的骨组织，而且病史提供的是"微小的创伤"导致，应该怀疑是否存在暴力事件的可能。反复的持续作用力也可能导致正常骨的再吸收而引起应激性骨折。这种骨折的还被称为疲劳性骨折与行军性骨折（见表 46-1）。此种类型的骨折多见于低端的肢体部位而且与机体所从事的活动如跑步、篮球、有氧运动与跳舞等有关。外在的因素如军队训练，工作仪器的使用方式以及营养生活习惯，内在的因素如解剖位置的个体变化，肌肉的耐受程度以及激素水平，都可能引起应激性骨折的发生。应激性骨折一般在就诊最初难以被发现；因此治疗主要基于临床诊断[1]。胫骨、腓骨、跖骨、舟状骨、楔状骨、跟骨、股骨颈或者股骨干都可能受累[2,3]。

骨折的命名

许多骨折的命名在 X 线技术没有发明之前就已被确定，多以人名命名，而不是精确的骨损伤命名。虽然有反对的声音存在，但是这样的命名反映了骨科的丰富历史因此仍然在被广泛使用（表 46-1）。

骨折的愈合

特殊的骨折将在后文中分别进行讨论。总的治疗目标是重建骨破碎组织使得骨重新结合达到正常的功能恢复。从骨折的发生到重新结合的过程始于骨折时骨折线处血管的受损而形成血肿。血肿连接起破碎的骨组织之后进入炎症反应阶段。在炎症反应阶段，骨折的表面会形成肉芽组织。随着血肿的重吸收建立起了破碎骨组织的最初连接，但是这种前假骨质的连接形成并没有硬质的骨结构来承受压力。随着机体的局部重塑作用，骨的内表面以及骨膜上逐渐形成假骨膜，起到了生物学夹板的作用。随后，该组织区域首次出现磷酸钙盐的沉积从而出现钙化即进入骨组织形成阶段。假骨质作为最初的骨折表面被重吸收而发展成为牢固的骨联合。在一些特殊的骨如颅骨或者股骨颈，由于骨膜的缺失，可能没有假骨膜形成。

损伤后的 10～14 天进行 X 线检查提示骨折线的骨组织周围表现出疏松结构，这是因为局部的骨对血肿进行了重吸收同时伴有肉芽组织的形成。结果是在骨折发生后的 10 天左右 X 线检查更加能发现骨折的阳性结果。2～3 周以后，软组织的肿胀开始消退，此时假骨质首次可见，一开始表现为斑点状的样式然后出现致密影。假骨质被逐渐机化，而且骨膜边缘由于不重要的组织被重新吸收而变得平整。

对于一个健康的成人，从损伤到巩固愈合整个过程，肱骨需要大概 2 个月的时间，而对于股骨等大的骨骼则需要 4 个月的时间。斜型骨折较横断型骨折愈合较快。儿童骨折愈合较老年人快。骨折的愈合速度受多种因素的影响，包括骨的类型（网状骨愈合较皮质骨愈合快）；骨折的角度与方向；以及机体的基础状态，比如是否伴有甲亢或者是皮质醇增多症。功能锻炼可以加速愈合，而已经证实慢性缺氧可导致延缓愈合。

X 线检查提示充足假骨质的出现通常意味着临床上组织结构的有机愈合。在临床检查过程中，出现任何骨折处的异常运动都提示愈合不充分的。对于异常愈合临床上使用以下几个表述：延迟愈合是指对于某一特定的骨折位置愈合的时间超过了一般愈合时间。病理性愈合是指愈合后仍然有畸形存在。不愈合是指骨折不能够愈合。如果不愈合导致出现异常的关节活动，则称为假性关节。

如果发生的骨折经历了以上愈合过程，虽然持续在愈合过程当中，但已经形成了外周充分的假骨膜保护鞘，此时即使原始的骨折可见，也可以允许患者进行有限的活动。最终的巩固愈合过程将会在后期完成。

儿童骨折

小儿科的儿童骨折与成人骨折相比有一定的特点。儿童骨骼由于足够的柔软以及富有弹性，结果造成的骨折多为不完全骨折。青枝骨折是长肢骨发生的不完全的成角骨折。结果是弯曲的骨出现了类似于潮湿的不成熟的树枝折断后出现的特有的弯曲特点（图 46-7A）。隆突型骨折是另外一种类型的不完全型骨折，其特点是骨皮质的环状隆起。类似于希腊的建筑中圆柱基底部环状突出的部分。隆突型骨折多发生于长骨的底部，同时这种类型的骨折在 X 线检查中的变化相当微小（图 46-7B）。

生长的长骨另外一个特点而且经常会引起问题以及困惑的特点是骺端的存在。骨骺是骨末端软骨中心邻近或者存在的部位，其作用是使得骨骼生长。图 46-8 列表式的综述了生长骨的解剖。由于放射线可以通过软骨组织，所以位于骨骺端的软骨组织在 X 线片上是看不到的。实际工作中往往趋向于仅仅注重骨化的核心组织结构而忽视了连接骨骺端的软骨组织。

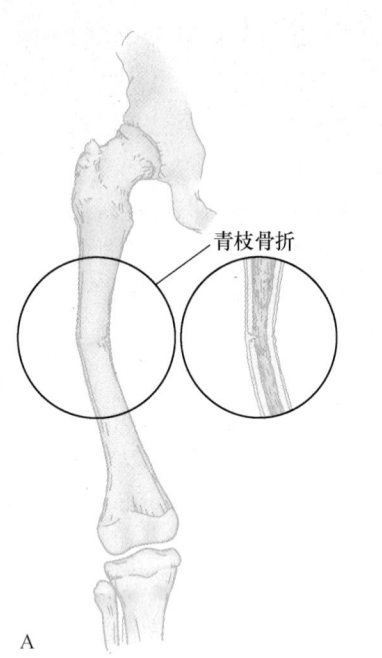

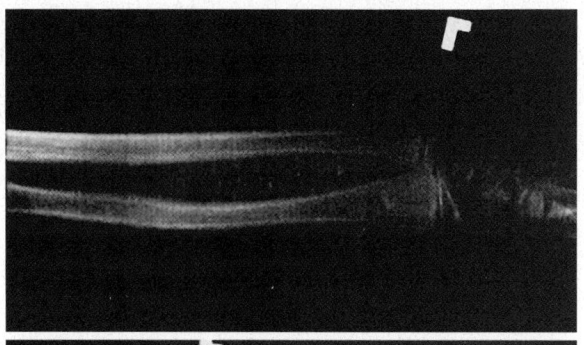

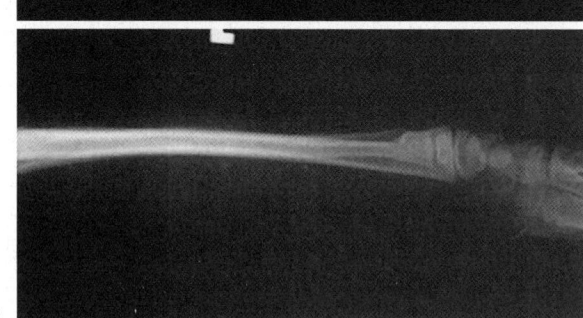

图46-7 A，股骨干中部青枝骨折。B，桡骨远端1/3处环凸骨折。

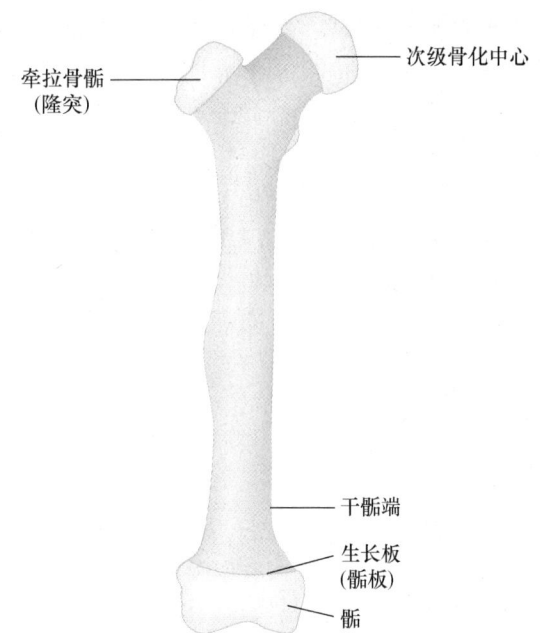

图46-8 生长骨的解剖结构。

表46-2	Salter-Harris 分型	
	描述	图示
Ⅰ型	骨折累及到骨骺盘，导致骨骺端移位（此种情况仅仅在代表生长平面放射线可穿透区域增大时可以发现）	
Ⅱ型	同上；另外骨折出现成三角关系的组织变形	
Ⅲ型	从关节面开始一直穿过骨骺端都可以看到骨折线出现	
Ⅳ型	骨折线存在同于Ⅲ型而且穿过临近的组织结构	
Ⅴ型	骨骺端发生了粉碎性骨折；通过X线检查难以确定此种类型	

软骨的出现先于骨化核的出现。由于骨骺的生长板表现为可以透过X射线的一道线，所以会造成是否存在骨折线的干扰。由于在儿童有如此复杂的情况存在，有时候但不是总是需要对比健侧的X线影像。压缩或者剪切的外作用力都可能造成骨骺端的损伤。相对于扭伤或者是骨干骨折，儿童中以上描述的损伤情况更为多见，所以对于临床上儿童"脚踝扭伤"必须予以足够的重视以及详细检查。软骨生长带起到了分割韧带以及骨的作用，由于相对薄弱，其更加容易被撕裂或者损伤。骨骺端的损伤需要根据Salter-Harris分型标准予以描述（表46-2）。

Ⅰ型是指暂时的钙化区域发生一个很小的裂缝。通常需要与健侧进行影像学的对比来发现损伤的裂缝。骨骺端的肿胀以及触痛（比如踝关节的侧面）以及阴性的X线检查结果均可能提示骨骺的损伤而不仅仅是局部的扭伤。因为骨骺相比较韧带而言更脆弱。

Ⅱ型损伤类似于Ⅰ型，但是发生的骨折裂缝涉及到了骨骺端。骨骺端组织部分间的三角组织关系有时候表述为 Thurston Holland 征（表46-1）。在所有的骨骺端骨折中，Ⅱ型大概占到3/4。由于Ⅰ型与Ⅱ型不会影响到最表面的骨骺层，所以一般不会影响到骨骼的生长。

Ⅲ型是指同时发生了生长板以及骨骺的损伤骨折，同时影响到了关节面。由于此类型影响到了最表面的骨骺层，所以骨的生长受到了影响。进行解剖修复可能并不能减少对骨生长的影响。Ⅳ型损伤类似于Ⅲ型，同时并有骨骺端的骨折。进行解剖修复是必需的而且往往需要手术。在此类型患者当中，发生生长失衡占较大的比例。

Ⅴ型是指骨骺面发生了粉碎性的骨折，通常是在较大的压力作用下引起的[3]。此种类型的损伤多发生在关节而且影响到一个活动面，常见于膝与踝关节。由于此型损伤发生在X线可通过的组织区域，所以进行X线检查较难发现以及诊断该型的损伤。临床检查发现的损伤的机制以及骨骺端的疼痛可以予以提示。如果损伤以后在生长板处立即出现了出血或者血肿，应用 MRI 检查可以明确诊断[5]。但是有报道称在 MRI 中的软骨组织信号也会发生遗漏[6]。出现缩短或者成角畸形移位说明发生了生长顿抑，是此型的一个重要特点。此型在临床中比较少见。

一项对410例发生骨折的儿童的研究发现，发生隆突型骨折占16.3%，发生骨骺端损伤占13.9%[7]。骨骼脱位或者半脱位比较少（3%），大多数累及的是桡骨头或者是髌骨。统计中没有肩脱位病例。最多见是肢体远端骨以及手掌（通常是指骨）的病例，二者都占到总病例的20%以上。有13%病例发生锁骨损伤；肘部占到8%；踝、足以及股骨各占7%；前臂中部，腿低部位以及肱骨各占4%~6%。

另外一项共计2 000名发生骨折的儿童的研究统计发现骨骺端损伤的发生率为18%[8]。发生此类损伤的年龄高峰是男孩12岁以及女孩11岁。在该研究中统计发现，Ⅰ型占8.5%，Ⅱ型73%，Ⅲ型6.5%，Ⅳ型12%，Ⅴ型0.5%。其中 Salter-Harris Ⅴ型仅仅发生于胫骨近端。Salter-Harris Ⅲ型而最多发生在胫骨的远端以及趾/指骨，Salter-Harris Ⅳ型最多发生在肱骨远端以及胫骨的远端。所有损伤当中，做常见的生长顿抑发生率约为1.4%，而相关的并发症少于0.6%。损伤的预后更大程度决定于发生骨折的位置而不是 Salter-Harris 分型。胫骨近端的损伤最容易引起生长受累。因为骨骺端越保险就越不容易发生生长受累，这直接影响着是进行手术治疗还是保守治疗的决定。

骨折诊断的诊断模式

X线平片

X线平片是诊断骨折的主要依据。除了用来明确诊断或者排除骨折外，也可用来明确其他的病理变化。对于微小创伤而且可以进行很好随访的患者，进行X线平片检查可以滞后进行。但是，如果受到的损伤比如非置换的股骨骨折提示延误诊断可能会引起严重的不良后果，绝对不能延迟X线平片检查。

对于长肢骨的X线平片检查必须进行至少两个成直角视角方位的检查，通常还需要增加成斜角的视角方位检查。如果临床需要，还要进行更多不同角度的视角方位检查。骨折线以与放射线成平行关系时最容易被发现，而成精确的直角关系时则不能被看到。临床医师绝对不能接受仅仅有一个方位视角检查的X线平片。如果一个长肢骨折已经明确存在，那么进行X线平片检查的视野范围内必须能够看到整个长肢骨骼长度。

每张平片检查必须保证正确合适的检查条件而且在检查的部位上没有重点部位遗漏。过度曝光（射线强度过大）可能难以发现异常。虽然在进行床旁X线检查中可能会造成一些细节的丢失，但是对于不便移动的患者仍需要接受这样的检查，因为这样的患者进行移动检查的风险远远超过需要进行细节检查的获益。计算机数字化摄影技术已经被广泛应用。该项技术的优势在于进行放射线检查强度设置以后可以根据不同的临床问题需要进行改变相应检查参数设置[9]；但是该设备需要占据较大空间，特别是机器的显示屏幕较标准的显示窗口要小，所以要进行较大身体部位如胸椎、腰椎、骨盆的检查时需要进行一定比例的缩小。虽然有这些限制性使用因素，但是仍然被临床广泛接受使用而且不会对阅片者产生有意义的影响[9]。

即便是有最好的检查技术，一些骨折在骨折线边缘被吸收之前也不是很明显地就可以在骨折时看出来。破坏骨质的重吸收加宽了放射线可以通过的宽度，而且这个间隙一般在骨折后7~10天出现。而且，在这个阶段，由于骨折边缘的骨膜下新骨的生成使得骨折更为明显。相应的如果在最初的治疗阶段临床已经提示骨折的存在而影像学未能发现，这样的损伤应该以骨折进行临床处理，同时在7~10天以后需要再次进行临床检查与影像学复查。应该对患者详细解释进行如此检查安排的原因。

在一些损伤病例当中关节的增强检查用来检查评价韧带的损伤程度。一些专家反对进行增强检查，认为该项检查会增加已经发生创伤组织结构进一步损伤的风险；对患者以及技术检查人员都增加了放射线的暴露强度；而且患者疼痛使其不能耐受进行增强检查的实施。基于以上原因，韧带损伤评价只有在其他的检查手段方法不能进行或者不能选择时，增强检查才被谨慎选择使用。对照性检查在选择性病例使用中是有用的，但是不应该常规应用于所有的儿科检查[10]。如果在累及的损伤侧已经明确骨折存在，进行对照检查增加了检查儿童的放射线接触以及费用是无益的。同样，一个有经验的临床医师可以合理地确定出一个正常的平片检查结果。对于放射线检查不能给出明确结论的情况或者有必要明确分辨出是存在骨折还是正常的组织解剖的情况下，进行对照性检查很有必要。对于儿童的检查，扩大受影响肢体的检查范围区域比常规进行对照性检查更有意义。因为儿童往往不能对发生的损伤进行精确定位；尤其是发生了股骨损伤时往往诉膝关节处疼痛，发生了前臂或者肘关节处的损伤则主诉为腕部的疼痛。在成人患者进行对照性检查也有帮助，可以明确是正常的附属小骨还是骨折的破碎骨（比如双髌骨），因为异常的解剖结构变化往往是对称的。并发于骨折不可避免的出血可能会引起软组织肿胀，这样会引起上方肌肉组织平面的消失。例如位于肘关节内的脂肪垫可能就会无法显示。另外一个有用的征象是液态脂肪，它可能随着骨折的发生而进入膝关节。液态脂肪的显示只能在交叉平面技术检查时才可以看到。

骨骼应该进行系统性检查。正常的成年人骨骼具有平整的外形轮廓。明显的角度的存在提示骨折的发生。在成年人，典型的骨折征象是一条透亮的骨折线中断了骨平滑的轮廓而且往往延伸至对侧。骨的滋养动脉可能会影响到骨折的诊断，但是它有着特殊的放射影像特点，它们是完整的而且具有特殊的比较锋利的条纹，以45°角穿入骨皮质，而且比骨折线透亮度要低。假骨质可能是由折叠的软组织、绷带或者是其他的外部敷料造成的，也可能是由于称作马赫效应的放射线等原因造成。如果透亮的程度超过了骨组织，那么这条线就不可能是骨折线。不规则骨以及钙化的软组织可能会被误诊为骨折。破损或者破裂的小骨质具有不规则以及无皮质表面的特点，而且在其附近有明显的缺损骨存在。而不规则的骨化中心（附属骨）以及籽骨的特点是具有平整的皮质边缘。进行对照性参考检查对于明确以及确定这些异常的骨化组织很有帮助，因为它们一般都出现在可以预见的位置[11]。压缩性骨折的表现则是局部骨密度的增加而不是引起的放射线透过增加。最后提示最常见的容易漏诊的是第二处骨折。检查者必须在明确第一处骨折以后继续仔细检查是否存在第二处的骨折。另外，特殊的双骨折如胫骨和腓骨的骨折要进行判断。

特殊的影像检查技术

放射性核素扫描

过去放射性核素扫描用来探查成人以及儿童放射线检查不能明确的骨骼的异常病变[12]。虽然此项检查技术特异性和敏感性都有限，但是隐匿型裂缝，特别是压缩性骨折，急性骨髓炎以及肿瘤可以应用该项检查。此项检查技术已经被CT以及MRI广泛取代，已经很少使用。

计算机断层扫描（CT）

CT检查用来明确可能的骨折或者是更好地确定移位、校准以及骨折的碎片。它同样适用于在创伤中检查排除一些特殊的病变，如平片检查不能确定的脊柱骨折的神经损伤，脊柱非压缩性骨折进一步评价受累的椎骨、椎管以及之间的空间关系。CT还经常用来明确髋、膝、腕以及踝关节面的完整性。在Salter-Harris IV型骨折中也经常需要进行CT检查[4]。

核磁共振显像（MRI）

MRI是最先进的非创伤性的检查，检查的范围包括：骨的解剖结构，骨的线性骨折裂缝，软骨，韧带以及其他组织结构比如半月板、圆盘以及骨骺结构。由于MRI价格昂贵而且费时，所以明确诊断的患者一般不采用。但是在特殊情况下如诊断存在疑义而且可能影响患者的治疗方案时可采用MRI检查。

骨折的并发症

感染（骨髓炎）

任何的骨折如果伴有皮肤的损伤都称为开放性骨折。开放性骨折由于存在的感染风险是真正的骨科急诊治疗内容。可能并发的严重的骨髓炎并发症表明在最初的治疗阶段不能有治疗时间的浪费（框46-2）。伤口应该用无菌敷料予以覆盖，而且应该尽快使用静脉抗生素。现在建议的治疗：对所有的开放性骨折应用第一代的头孢菌素，如头孢唑啉以及对II级或者III级骨折加用氨基葡糖苷类抗生素[13,14]。虽然在之前的建议中提出在应用抗生素之前进行细菌培养以及药物敏感试验，但是这种建议的获益还没有对照型研究予以证明有效[15]。一个对儿童开放性骨折围术期的细菌培养的回顾性研究结果提示，在预测培养后明确的感染病原体方面没有意义[16]。不进行这样的细菌

框 46-2	开放性骨折的急诊分级以及急诊治疗

分级
- Ⅰ级：伤口自刺穿底部长约1cm
- Ⅱ级：伤口长约5cm；无污染或者粉碎性损伤；没有软组织丧失，摆动或者撕裂
- Ⅲ级：大伤口，伴有污染或者粉碎性损伤；通常伴有节段性骨折
  - ⅢA：骨伴有较大的软组织剥脱
  - ⅢB：伴有骨膜剥脱
  - ⅢC：出现大血管损伤

治疗
1. 仔细去除伤口杂物残骸（包括木屑，衣物，羽毛等）后以无菌绷带进行加压包扎以控制出血。
2. 除非伴有血管损伤等并发症，都应用夹板固定防止变形。
3. 在急诊室，伤口以盐水冲洗伤口并且以盐水浸泡的海绵进行覆盖。
4. 开始静脉预防性应用抗生素，对于Ⅰ级伤口通常使用一代头孢，对于Ⅱ级以及Ⅲ级伤口再加用氨基糖苷类抗生素。
5. 对于较大伤口进行破伤风预防性治疗，包括破伤风免疫球蛋白。

表 46-3	成人与骨折相关性出血
骨折部位	出血量（ml）
桡骨与尺骨	150~250
肱骨	250
胫骨与腓骨	500
股骨	1000
盆骨	1500~3000

培养是明智的。

对于开放性手指骨折损伤则不适用以上的建议，这是一个例外。发生在肢端远处的损伤特别是开放性手指损伤是很常见的，如被门所挤压的开放性指端损伤，在骨折的表面往往有破损的皮肤存在。在一项随机前瞻性试验研究中，193位发生了开放性指/趾骨折的患者进行了安慰剂对照试验，患者随机给予氟氯西林或者安慰剂，同时对所有的患者都进行了积极的外科冲洗以及坏死组织清创术。结果提示两组患者感染率的比较没有统计学意义，而且没有患者发展成为骨髓炎。研究数据结果表明，对于没有发生相关动脉损伤的开放性指/趾骨折积极地进行外科冲洗以及坏死组织清创术是首要而且必需的治疗措施[17]。这样的损伤可能只需要急诊医师进行救治而不需要进行骨科专科医生会诊。

出血

由于骨骼具有丰富的血液供应，骨折可能导致大量出血，休克以及失血引起死亡。特别是发生骨盆骨折可造成大量失血，因为该处没有有效的止血方法可以应用。在成人，可能发生由于手指骨折造成100ml失血到盆骨骨折造成3L的大出血（表46-3）。

血管损伤

血管的损伤特点与发生的骨折具有密切关系。在巨大的外力作用下，膝关节的脱位或者骨折经常会造成膝后窝动脉的损伤。四肢血管发生损伤后进行评价比较困难。在进行初诊观察时需要注意患者脉搏的搏动是否存在以及远端末梢循环的灌注情况。如果末梢动脉全部中断，远端相关的组织区域会出现典型的5P征：疼痛，苍白，无脉，感觉麻痹以及异常。但是如果发生的是不完全中断或者是亚临床的表现，在初诊的时候可能不会出现相应症状同时也不易被发现。同样，在一个昏迷的患者或者是多发伤患者，多数血管损伤是不明显的。损伤的机制以及解剖结构提示需要对可能存在的血管损伤进行评估。如果不能触及脉搏搏动，必要时进行多普勒超声检查以探听血流的声音。但是即使能触及到存在的脉搏也可能误导检查者。因为已经证明，发生10%~20%的有意义的动脉损伤远端脉搏搏动是正常的。虽然脉搏搏动存在，但是发生损伤的机制提示患者可能存在血管的损伤，这时候需要进行进一步的诊断检查试验或者外科手术探查。漏诊血管损伤的后期并发症包括血栓，动静脉瘘，动脉瘤，假性动脉瘤以及组织缺血后引起的功能丧失。

既往评估血管损伤一般采用传统的动脉造影方法。但是，这种检查方法不仅有创而且花费较高。其他可供选择的评估血管的检查方法还有动脉压力指数以及系统性体格检查。最近新兴技术计算机数字化造影术已经证明是一种较既往传统的动脉造影方法更为先进的检查方法，它的主要优势在于结果立等可取以及检查的无创性[18]。

神经损伤

钝性损伤以及锐器损伤都可能造成神经性损伤。神经麻痹是神经挫伤的表现，主要是引起了神经传导冲动的中断。如果出现了麻痹也是暂时性的，同时感觉的丧失也是轻微的。一般神经麻痹可在数周到数个月内恢复正常功能。轴突断伤是一种更为严重的神经损伤，主要损伤的是神经鞘内的神经纤维。由于Schwann管是完整的所以有可能出现自身愈合但是比

表46-4	骨科损伤并发神经损伤
骨科损伤	神经损伤
肘部损伤	肘正中神经或者尺神经
肩关节脱位	腋神经
骶骨骨折	马尾
髋臼骨折	坐骨神经
股关节脱位	股神经
股骨干骨折	腓神经
膝关节脱位	胫神经或腓神经
胫骨侧骨折	腓神经

表46-5	致命或者致残急诊
状况	可能逆转的结果
开放性骨折	骨髓炎
伴有大血管损伤的骨折或者脱位（特别是膝后窝）	截肢
严重的骨盆骨折	严重失血
股关节脱位	股骨头缺血性坏死
骨筋膜室综合征	缺血性痉挛；肌红蛋白尿，肾衰竭

较缓慢。神经断伤是严重的神经损伤，通常需要进行外科手术的修复治疗。显微外科术后患者的预后受多种因素的影响，包括年龄、损伤部位，以及损伤到修复的时间间隔等[19]。同样由于组织结构的邻近，一定的骨折往往会出现特殊的神经性损伤（表46-4）。

如果神经出现了完全性的损伤，所有的功能将全部丧失，包括触摸、疼痛以及温度等浅感觉；肌肉关节运动，位置，重压以及震动等深感觉；肌肉的神经元支配以及深腱反射（远端神经支配肌肉群）；对电刺激的反应。对于轻微的损伤，需要注意患者任何的感觉改变。轻触是一种良好的检查方法。两点辨别觉是一种更为敏感的检查方法而且应该常规应用于评估远端神经的方法。可以用简单的一张纸条的两端来进行该项检查，让患者区分是一点还是两点的接触。但是两点辨别觉的检查对儿童不适用，因为儿童往往辨别模糊容易引起误导。同样对于无感觉的患者以及不能配合检查的患者包括昏睡，剧烈疼痛或者是中毒。交感神经功能的检查使用 O'Riain 皱折试验[20]。将正常的神经支配的指/趾端浸入热盐水中20分钟可以引起指/趾端的皱折，发生机制不明。出现皱折可能提示患者的神经是完整的，但是皱折的不出现更难以解释。另外一种评估外周神经完整性的方法是水合苯并戊三酮检查方法，据报道它比 O'Riain 皱折试验更为可信但是在急诊室此项检查方法不实用。

骨筋膜室综合征

骨筋膜室综合征是危重的急性并发症。发生骨折后如果存在封闭的骨筋膜空间，不论患者什么时候出现肢体远端的疼痛或者异常都应该考虑骨筋膜室综合征出现的可能性（表46-5）。发生骨筋膜室综合征最先的威胁是室内神经肌肉的生存问题。但是，感染、坏疽、肌红蛋白尿、肾衰竭也有可能出现。骨筋膜室综合征最多见于发生在长肢骨闭合性骨折的情况下，如胫骨，也见于股骨、前臂、手臂、手掌以及足部[21-25]。另外，有报道称骨筋膜室综合征发生于单纯软组织损伤以及开放性骨折。还有报道称骨筋膜室综合征发生于其他罕见的情况下，包括长时间的膀胱截石位、屈膝位（腰部手术时膝关节接触于胸壁）、昏迷、自发性出血、静脉穿刺感染以及骨折治疗过程中过多的进行收缩锻炼[26-28]。

病理生理

密闭不可扩张的骨筋膜室内压力的上升主要是因为出现了筋膜室内空间以及内容物的不匹配。以下的三种情况可能造成骨筋膜室内压力的上升：①筋膜室内容物的增加；②筋膜室内空间的减少；③外部的压力（框46-3）。由于组织压力以及静脉压力的上升，影响到了局部的循环以及组织缺氧。此种情况的发生压力一般在正常的舒张压以上但是在收缩压以下。在此情况下往往会造成动静脉压的减小。此时机体出现了反应，通过释放组胺以试图舒张毛细血管增加影响组织区域的血流。组胺同时增加了毛细血管壁膜的通透性，进而导致了蛋白以及液体渗漏入周围的组织间隙，从而更增加了筋膜室内的压力。

随着筋膜室内压力的不断上升，毛细血管灌注压导致静脉血流受到了影响。最终，动脉毛细血管血流不能够继续满足供应区域内的基本代谢需要，引起了筋膜室内的肌肉以及神经缺血坏死。在治疗骨筋膜室综合征时需要明白一点，由于累及组织的静脉压力不能有效低于组织压，而且每抬高相关肢体高度1cm可降低相关动脉压0.8mmHg，所以患者患肢的抬高可造成降低动静脉压差梯度而起到相反的作用效果，可能会加重骨筋膜室综合征。已经有动脉造影检查证实在发病过程中，没有发现有血管痉挛存在，所以血管痉挛在骨筋膜室综合征发生发展的过程中没有太大的意义或者作用轻微。而且在临床上也发现患者远端的脉搏搏动持续存在一直到病变的后期。

框 46-3	引起骨筋膜室综合征的原因

筋膜室内容物的增加
出血
　大血管损伤
　凝血机制紊乱
　抗凝治疗
毛细血管渗透增加
　缺血再灌注损伤
　　动脉旁路搭桥
　　血栓剥脱术
　　口服麦角胺
　　心脏内导管置入
　　肢体受压
　创伤
　　骨折
　　痉挛
　肌肉过度使用
　　锻炼
　　抓握
　　惊厥
　　手足抽搐
　烧伤
　　热烧伤
　　电击伤
　动脉内药物注射
　骨科手术
　　胫骨截断术
　　Hauser'手术
　　骨折变形以及内部固定
　蛇咬伤
毛细血管压力增加
　肌肉过度使用
　静脉堵塞
　　黏液性组织水肿（如腿部的急性炎症以及水肿）
　　腿部不适当束缚
　　血浆渗透压降低（比如肾病综合征）
筋膜室容积减小
绷带束缚过度紧密
骨折肢体的过度牵引
多种因素共同作用
静脉液体输注
压力输液
套管渗漏
肌肉肥厚
膝关节后窝囊肿
外部压力
绷带、敷料或者气托过紧
肢体受压

From Matsen FA III: Compartmental Syndromes. New York, Grune & Stratton, 1980.

正常的骨筋膜室内的压力是0。当其压力上升到30mmHg或者以上时微循环便会受到影响；但是也有一些患者可以忍受更高的骨筋膜室内而不发生骨筋膜室综合征。根据骨筋膜室内组织的压力来定义骨筋膜室综合征仍然备受争议。由于患者个体病情不同，包括休克、代偿性高血压、阻力血管的调节能力，以及一些其他位置因素患者机体组织对缺氧的耐受程度不尽相同。当封闭的骨筋膜室内的压力超过患者的舒张压力在20mmHg以内或者是超过平均动脉压力在30mmHg以内时，组织就会存在灌注不足或者相对缺血[29]。当组织压力等于或者超过患者的收缩压时，组织灌注即停止。肌肉组织的缺血进展不仅受到肌肉体积的影响而且受到增高的组织压力的持续时间的影响。骨筋膜室内的压力测定不能提示肌肉以及神经的缺血但是能够提示骨筋膜室综合征的进展阶段。

解剖以及风险因素

理论上讲，骨筋膜室综合征可发生于任何的神经肌肉组织被包裹于有限的空间位置。已经有报道发生的位置包括腿、大腿骨、臀部、上臂、前臂以及手部（框46-4）。由于发生的位置以及受到的较大外力的损伤，腿部尤其是前部的骨筋膜室更容易发生骨筋膜室综合征。英国一项8年的随访性研究中，164例患者中69%发生骨折，其中一半累及股骨干[30]。更有

框 46-4	报道过的发生骨筋膜室综合征解剖位置

身体下部
小腿
　前方骨筋膜室
　侧方骨筋膜室
　后部深侧骨筋膜室
　前方表浅骨筋膜室
大腿
　四头肌筋膜室
臀部
　臀部筋膜室
身体上部
手
　手部筋膜室
前臂
　背侧筋膜室
　掌侧筋膜室
上臂
　三角肌筋膜室
　掌侧筋膜室

意义的是31%的患者仅仅有软组织损伤而没有发生骨折。患者中大多数是年龄小于35岁的年轻人。10%的患者或者有出血性疾病或者有服用抗凝药物。交通事故以及运动性活动是最常见的损伤原因。

临床特征

对于一个意识清楚而且完全具有定向力的患者，出现与损伤以及体格检查不相适合的疼痛是发现骨筋膜室综合征的一项重要标志。疼痛的性质往往是深部的灼热痛，并且是持续存在而且难以精确定位。患者对镇痛药物需求的增加医师不能简单地认为是患者对镇痛药物的过度依赖，而应该高度怀疑患者是否已经出现或者正发展成为骨筋膜室综合征。

体格检查发现患者被动进行肌肉的伸展时出现疼痛表明骨筋膜室综合征可能存在，是一个重要的体征。另外，进行屈曲肌肉的活动也可能产生疼痛。其他一些可靠的临床症状和体征还有出现筋膜室相应的神经分布区域的感觉障碍以及感觉异常，以及感觉到筋膜室的紧张以及肿胀。

皮肤的颜色、温度、毛细血管灌注以及远端的脉搏搏动都是诊断骨筋膜室综合征不可靠的体征，因为形成骨筋膜室综合征的压力远较动脉压力低。如果发生了脉搏消失以及皮肤苍白说明已经到了晚期阶段而且是危险的体征信号。一般消失的脉搏搏动表明由于动脉血流的灌注减少伴随着出现了病理改变。虽然一直应用5P征（疼痛、苍白、无脉、感觉麻痹以及异常）来进行教学提示发生骨筋膜室综合征的症状与体征，但是这是错误的。事实上这些体征提示的是急性动脉血流的阻断。患者的主诉应该作为诊断骨筋膜室综合征的主要依据，对于不完全清醒或者不能配合的患者应该给予更为严密的观察与评估。

诊断实验

如果病史与体格检查提示骨筋膜室综合征，应该应用可用的监护仪器监测骨筋膜室内压力（图46-9）。最常用的两种测定骨筋膜室内压力的方法是切开-导管技术与侧孔针刺方法。Stryker设备是一种便携式的数字显示设备，使用方便而且培训简单。使用之前必须进行在测试平面调0以消除重力作用的影响。当然测试正确的筋膜室也是得到准确数据的重要条件。一般的筋膜室内压力小于30mmHg不会发生骨筋膜室综合征。如果筋膜室内压力大于30mmHg或者大于平均动脉压幅度但是在30mmHg之内，需要解除患者绷带。对于不能明确患者是否存在骨筋膜室综合征需要进行持续的压力测定。骨筋膜室综合征可以发生于远低于机体系统的压力下。多普勒超声在评价这样的患者病情方面没有作用，因为往往记录到的是即便是在明显骨筋膜室综合征发生条件下，动脉血流供应也是充分的。最新的基于近红外线光谱的设备（NIRS）可以测定组织的氧饱和度而且在实验阶段已经证实其可以有效探测骨筋膜室综合征，但是在进行广泛应用之前需要前期临床实验证明其有效性[31]。

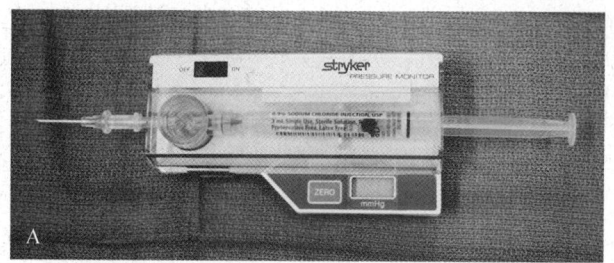
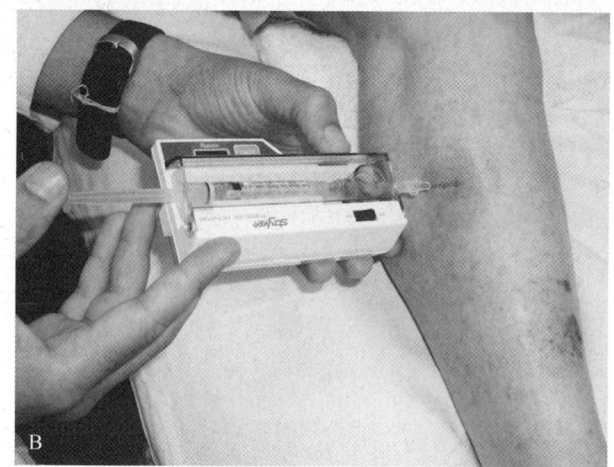

图46-9 A，测定骨筋膜室压力的手持仪器。B，皮肤垂直刺入仪器。

治疗以及并发症

完全的筋膜室切开是唯一能有效减轻筋膜室内压力的方法。手术切开的准备应该尽快准备好。筋膜室切开延迟如果超过12小时往往会导致不可逆转的肌肉以及神经的损伤。在患者等待进行切开治疗的时候，受到影响的肢体部分不能抬高于心脏水平，因为这种体位不能改善静脉回流以及降低动脉灌注。建议对受累的肢体末端进行轻微压迫可以最大限度地增加耐受压力。

可能出现横纹肌溶解，高钾血症以及肌红蛋白尿而且需要积极预防以避免肾衰竭。坏死的肌肉组织会释放乳酸。其他的并发症包括感染与组织丧失。延误治疗可能造成神经与肌肉功能丧失以及最终的挛缩畸形。这些灾难级别事件的评价可以用2004年的事实来说明，发生漏诊骨筋膜室综合征的赔偿金额平均每个病例在426 000美元。筋膜室切开延误8小时以上以及在就诊过程中漏诊5P征的项目与赔偿的金额成比例[32]。基于以上原因，一旦明确诊断骨筋膜室综合征，应该立即予以筋膜室切开手术治疗不能延误。

缺血性坏死

由于骨自身的血液供应特点，特别是发生粉碎性骨折同时治疗时间延迟，特定的骨在发生骨折后可能发展成为缺血性坏死。股骨头、距骨、舟状骨、半月板以及头状骨都特别容易发生缺血性坏死的并发症[33-36]。

复杂性局部疼痛综合征（心理反射性皮肤异常与皮肤疼痛）

定义

心理反射性皮肤异常（RSD）以及皮肤疼痛这个术语一直用来描述特殊的疼痛综合征，多发生在骨折、骨科手术、软组织损伤以及其他类型的不明显的影响到肢体以及肢体末端损伤以后。先前用来描述发生创伤后损害而引起的此种类型的疼痛术语还有Sudeck'萎缩，肩-手综合征以及坏死后指皮硬化。为了减少该综合征的病因学以及治疗学方面的混淆误解，国际疼痛病学联合会发表制定了统一的名称，将之前RSD与皮肤疼痛综合征重新进行了命名[37,38]。Ⅰ型复杂性局部疼痛综合征（CRPS-Ⅰ）取代了先前的RSD。CRPS-Ⅰ是一个综合征，发生于机体受到有害损伤后，出现的不适症状超过了单一外周神经所分布的范围，与受到的外界损伤事件不能匹配。最多见于受到损伤的肢体的远端，而且伴有由远及近的梯度变化。疼痛的区域多伴随有水肿、皮肤血流的变化、汗腺异常活动、特异性痛（由于皮肤的非恶性损伤刺激引起的疼痛）、敏感性触痛（轻微的按压后持续存在的疼痛）或者过敏性痛。出现以上类型的疼痛而且不能用其他原因解释患者出现的疼痛程度则诊断为CRPS-Ⅰ。由于现有的文献仍然在使用RSD，所以本章内容中RSD与CRPS-Ⅰ同义交叉使用。CRPS-Ⅱ与CRPS-Ⅰ相同，但是伴有明显的外周神经损伤。CRPS-Ⅱ与CRPS-Ⅰ名称已经取代了国际疼痛病学联合会疼痛分类学中的皮肤疼痛。

发病机制与病因

CRPS-Ⅰ病因机制不明。在一些患者中，交感神经系统发挥了维持该综合征存在的作用，但不是所有的患者。有一些CRPS-Ⅰ病例报道发生在骨折以后，以及手术后出现的医源性并发症，或者是进行了微小损伤后如皮下组织切开以及静脉液体输注后。粗暴临床技术操作以及过紧的包裹也可以引起该综合征。有10%~26%的患者没有明确的诱因[39,40]。

虽然在一些患者中可能认为是装病或者二次病情，但是这种情况不多见，因为在发生CRPS-Ⅰ的患者中发现有证据提示患者机体组织发生了病理改变[41]。CRPS-Ⅰ发生于儿童与青少年[42]。女孩的发病是男孩的3倍，发生综合征儿童的平均年龄为12岁。下肢出现该综合征为上肢的2倍，而且仅仅在发生综合征一半的孩子中有明确的外界损伤诱因存在。

诊断

发病率，严重程度以及综合征的原因与患者受到的损伤严重程度之间没有明显关系。进行早期诊断是一个挑战，特别是发生在轻微损伤以后。由于最初的治疗往往有较好的治疗效果，所以早期诊断很重要。但是，诊断并不容易。

RSD评分标准有9项内容，一直被推荐应用于急救早期诊断RSD以及进行预后比较的研究中[43]。诊断标准如下：

1. 特异性痛（由于皮肤的非恶性损伤刺激引起的疼痛）或者敏感性触痛（轻微的按压后持续存在的疼痛）
2. 烧灼痛
3. 水肿
4. 皮肤颜色或者毛发生长发生改变
5. 发汗改变
6. 温度改变
7. 反射性检查发生变化（如脱骨性改变）
8. 血管/汗腺舒缩发生平衡紊乱
9. 3个时期的骨扫描与RSD一致

每条阳性标准计1分，阴性计0分，如果不能确定计0.5分。如果患者评分在5分以上患者可能为RSD病人。选择性交感神经阻滞后患者疼痛明显减轻也强烈提示患者为RSD。

治疗

CRPS存在争议。争议的存在是因为到目前为止没有随机、对照的研究；患者对治疗的反应不尽相同以及专家不认为该疾病存在真正的病理机制。对于CRPS的治疗需要多学科共同参与，包括内科治疗以及心理咨询[44]。对于有些患者需要采取明确的治疗措施包括交感神经阻滞，通常伴有局部的麻醉，以及交感神经切除[45]。口服药物包括重磷酸盐、抑钙素、激素、三环类抗抑郁药等，针刺治疗、脊髓的刺激、局部神经阻滞以及其他治疗手段已经应用于治疗RSD，具有一定的疗效[39,46]。研究表明，维生素C可以减少腕关节损伤后RSD的发病率[47]。

脂肪栓塞综合征

脂肪栓塞是指发生长骨骨折或者严重创伤后脂肪球出现在肺实质以及外周循环[48]。长骨发生骨折后发生的脂肪栓塞，可能为很多见的亚临床事件。虽然大多数患者没有临床症状或者需要治疗，但是严重创伤的住院患者近1/5血管内发现脂肪滴。

脂肪栓塞综合征是一种明显而且严重的脂肪栓塞症，最多见于年轻患者长骨骨折（通常是胫骨与腓骨）以及老年患者股骨骨折。患者症状多出现于急性损伤或者髓内置钉后的1~2天。呼吸窘迫以及低氧血症是最早的临床表现而且比较明显。急性呼吸窘迫综合征（ARDS）可能发生而且通常会导致死亡。如果累及神经系统，临床上早期会出现焦虑、思维混乱、意识状态水平下降等，类似于血栓栓塞或者出血性脑血管疾病。发热、黄疸、心动过速、视网膜病变以及肾受累也可能出现。50%的患者在损伤发生后3天尿中就可以见到脂肪滴。单一性长骨骨折脂肪栓塞综合征的发生率约0.5%~2%，多发性骨折的患者脂肪栓塞综合征的发生率约5%~10%。脂肪栓塞综合征的治疗主要是支持治疗，通常患者需要住ICU。病死率为20%，通常患者恢复后不会留有严重的后遗症[49]。没有特殊的治疗提示有益。

骨折水泡

骨折水泡是张力较高的水泡或者大疱，一般多发生于较高能量损伤的区域，而这个区域往往是骨折处皮肤相对覆盖较少的部分。脚踝、肘部、足部以及膝部（也是按照这个顺序）是最多见的部位。所有这些区域往往有较少的毛囊以及汗腺存在，因而在皮肤表皮与真皮之间的联系稳定性较其他身体部位要差[50]。许多病例中骨折水泡的出现一般是由于皮下组织内压力增加的结果而且可能是骨筋膜室综合征出现的先兆。

早期进行外科手术治疗可以减少骨折水泡的形成发生率[50]。另外，骨折水泡的出现一般需要外科治疗方式或者是准备进行延迟择期手术治疗予以调整改变。大多数的专家拒绝将骨折水泡切开，他们认为切开会引起感染以及皮肤组织的损伤。高能量损伤后进行早期手术以及最小化组织间的压力等治疗手段可以减少这个并发症的发生。完整的水泡需要应用碘伏以及无菌敷料予以外敷治疗。已经有报道称破损的水泡应用磺胺嘧啶银可以减少并发症的发生率[50]。

卧床并发症

骨折患者经常会长期卧床。长期卧床会导致多种

框46-5　骨折以及固定并发症

骨折
- 出血
- 血管损伤
- 神经损伤
- 骨筋膜室综合征
- Volkmann缺血性痉挛
- 缺血性坏死
- 反射性营养不良
- 脂肪栓塞综合征

固定
- 肺炎
- 深静脉血栓
- 肺栓塞
- 尿路感染
- 伤口感染
- 应激性溃疡
- 肌肉萎缩

临床问题，特别是在老年人，包括肺炎、深静脉血栓、肺栓塞、尿路感染、伤口感染、褥疮溃疡、肌肉萎缩、应激性溃疡、胃肠道出血以及心理障碍（框46-5）。早期进行目标康复性活动是理想的护理手段。

不全脱位与全脱位

命名

异常的力量作用于关节可能引起两个关节面延续完整性的损伤。延续完整性部分丧失称为不全脱位，完全丧失称为全脱位。一般而言，以累及的主要关节进行全脱位的命名，如肩关节或者股关节的全脱位。在三骨关节，如果关节的病变累及的是两个主要的骨则以两个主要骨进行命名，如果关节的病变累及了非主要骨则以非主要骨命名。如股骨与胫骨分离则称为膝关节脱位，如果髌骨脱离了其正常的关节位置则称为髌骨脱位（图46-10）。在肘关节，鹰嘴自肱骨分离称为肘关节脱位，而桡骨自肱骨的脱位则称为桡骨头脱位。

全脱位与半脱位的方向是以发生脱位远端部位相对于近端部位进行描述或者是发生异位的部分相对于正常组织结构进行描述。图46-11所描述的是拇指骨间关节的背向脱位。关节的脱位也可以同时并发有骨折，骨折性脱位用来描述这样的情况。不论什么情况只要发生了覆盖皮肤的损伤，脱位、半脱位，或者骨

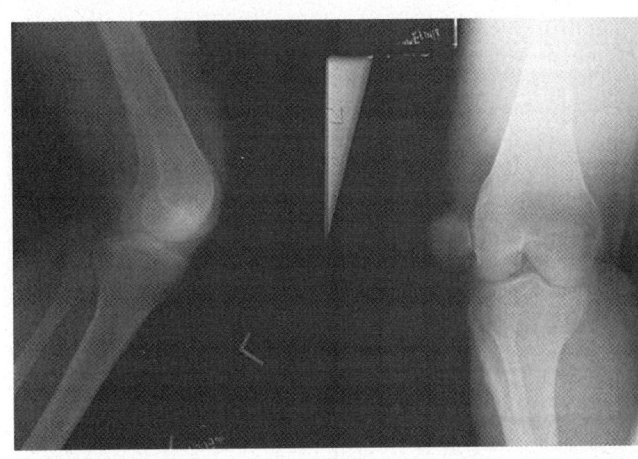

图 46-10 髌骨移位。

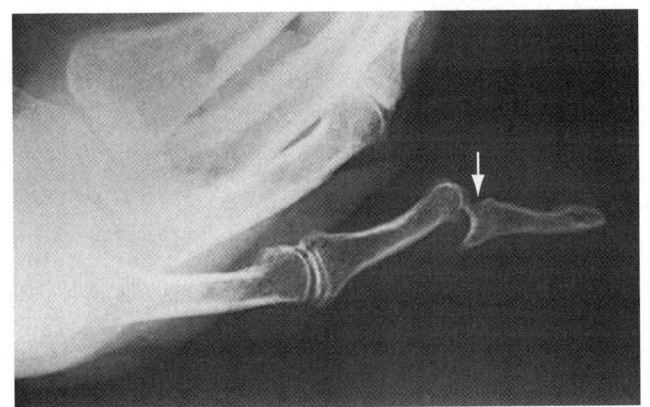

图 46-11 拇指指骨远端背侧移位。

折性脱位都描述为开放性，而且是与单纯开放性骨折一样的急诊。

评估

发生全脱位的患者，往往由于关节囊的拉伸或者损伤都伴有严重的疼痛。移动关节可以使疼痛加剧。但是对于反应迟钝，中毒或者昏迷的患者没有活动性加重疼痛的情况存在，如果没有进行仔细的观察可能导致漏诊。有些类型的全脱位，如肩前部全脱位可以看到明显的外观畸形；而有些全脱位如肩后部全脱位则体征比较隐蔽。肿胀的软组织也可能干扰诊断，比如肿胀发生在踝-跗关节区域。对怀疑病变范围进行轻度的运动测试是必要的但不是必需的。对神经血管功能的评估类似于发生骨折时的评估。一定类型的脱位（比如膝）往往伴有血管的损伤，需要进行仔细的评估，尤其是血流的检查对此类型的损伤是十分重要的。

如果能够正确地进行恰当的体位检查，X 线平片检查可以发现大多数的脱位病变。如果没有神经血管并发损伤，在进行首次患者检查时应该进行 X 线平片检查以发现可能并发的脱位。这样做可以在进行治疗之前对明确相关骨折诊断进行记录。

治疗

各种特殊类型的关节脱位的复位方法将在各个相关分章节进行讲述，但是有些原则是共同适用的。一般而言，关节复位越早越好。如果延迟，关节肿胀以及肌肉痉挛造成复位困难。而且，患者疼痛也只能在关节复位后得到缓解。在股关节，必须进行早期的复位以重建血液循环供应防止发生缺血性股骨头坏死等严重并发症。在尝试复位之前，应该进行必要以及充分的镇痛以及镇静治疗。神经阻滞在指/趾端尤其适用。脱位复位的一般原则是通过牵拉脱位的远端骨骼从异常的位置中脱离并且重建或者逆转损伤的机制达到复位目的。随着以上复位动作的完成，脱落的关节面可以复位而且同时达到其正常的解剖位置。如果复位困难，不应该强迫进行。一次简单有效的复位优于由于没有充分放松而反复进行复位。有些关节脱位不适合在急诊进行复位，原因是：①由于反向肌肉强烈收缩而患者需要进行全麻以消除该作用；②骨质碎片，软骨，筋，关节囊或者皮肤撕裂等组织对复位造成了机械性梗阻，需要进行外科手术治疗以解除梗阻[51]。

软组织损伤

扭伤

命名

关节的异常运动造成韧带损伤称为扭伤。扭伤的定义是指关节的支持韧带或者纤维组织发生了损伤。扭伤可以按照病理的严重程度进行分级；但是临床分级也是比较清晰的。一度扭伤的特点是韧带纤维组织的轻微裂伤，伴有轻微的肿胀以及出血。有明显的压痛点。韧带伸张可以加重疼痛，但是没有开放性或者异常的关节活动。

二度扭伤是韧带发生部分断裂，意味着较一度更多的纤维组织发生断裂。临床检查发现包括中等程度的出血以及肿胀，触痛，活动性疼痛，异常运动以及功能丧失。有发生永久性不稳定的趋势，该类型治疗的主要目标是防止并发症。

三度扭伤是指韧带的完全撕裂。体征包括发生在二度中的全部临床症状的加重。另外，压迫关节发现明显的异常运动，而且不会因为疼痛或者肿胀妨碍异常运动的出现。对这样的损伤进行止痛或者血肿清除等治疗对得到更为精确的诊断有效。如果严重的韧带损伤不能得到及时正确的治疗会导致慢性关节的不稳定。

评估

肢体韧带损伤的临床表现与发生骨折是明显不同的。扭伤最多见于剧烈的体育运动,往往是受到反方向作用力引起了关节发生了异常方向的紧张或者伤害。患者在进行描述病情发生时往往说听到了"彭"或者"砰"的声音,而且会认为自己发生了骨折。也有的患者诉发生损伤的瞬间自己"眼前金星"或者"几乎昏死过去",而且疼痛持续存在,如果能够及时看到患者会发现其面色苍白以及发汗。这样的患者应该予以镇痛治疗。患者的评估应该包括仔细的意外事件发生的过程等病史采集以查明患者受到意外伤害时肢体的位置以及外力作用的方向。病史中任何关于声音的描述都应该舍弃。关节的检查应该包括压力检查以探明是否存在反常活动。如果患者轻微活动即出现明显的疼痛或者患者拟进行放射线检查以排除存在骨折的可能性,那么关节的压力检查最后延迟到患者 X 线片检查完毕并且排除了有意义的骨折后进行。X 线平片检查有些患者可以排除骨折,但不是所有的患者。已经很好的证明临床诊疗程序可以有效地减少不必要的 X 线检查同时不漏诊骨折[52-55]。

扭伤可能会伴有裂纹骨折。在儿童,骨骺端的骨折较韧带损伤更为常见,这是因为相对于韧带损伤所需的力量,骨骺端需要的力量要小。如果出现临床有意义的不稳定或者疼痛,关节造影或者 MRI 对一些特殊的损伤(怀疑患者存在十字裂伤)需要随访的患者是必要的[56-58]。

治疗

扭伤的特殊治疗以及处理因损伤的部位以及严重程度不同而不同。一般而言,最初的治疗应该包括传统建议的冰覆,抬高以及止痛。非甾体类消炎药物(NSAIDs)是有效的镇痛药物,对多数患者起效。已经有几项研究表明,应用 NSAIDs 可以快速减少肿胀,增加运动的耐受性以及早期返回工作岗位。

使用以下提供的方法卧床静养作为大多数损伤的最初治疗可以有效提供保护以及舒适性。由于发生损伤的严重程度有时候很难在患者首诊时便正确判断,所以有必要在第一个 48~72 小时对受累的关节进行固定,可能在后续的治疗观察期间发现损伤的严重程度。而此时也建议患者进行早期活动,特别是发生在踝部侧面的损伤。因为早期活动可以让患者早返工作岗位以及进行体育活动,同时可以较好的保存已经建立起来的神经肌肉功能的本体感受性[60]。单独应用充气式"气雾"或者联合应用弹力性绷带已经证明可以有效减少患者症状存在的时间[61]。对于身体低位的肢体损伤,应用挂拐可以有效保护患者重力耐受,使得患者感觉舒适同时避免受损肢体部位的活动。在老年人,如果不能安全转运则需要短期住院或者是需要有专业护理技术能力的人员进行照顾。

对于完全或者是几乎完全性韧带损伤,必须有急诊骨科医生会诊。轻微的损伤在急性肿胀消退以后需要继续随访 3~7 天。如果可能,应该在急诊进行患者 X 线片的复制由患者随身携带。

拉伤

命名

拉伤是指肌腱由于强烈收缩或者是过分牵拉伸展引起的损伤。肌肉牵拉有时候与肌肉拉伤交叉使用。拉伤的分级类似于扭伤分级。

一度拉伤是指肌腱轻微的撕裂,伴有肿胀、局部胀痛以及功能的轻微丧失。二度拉伤可以发现一度拉伤中所有的症状,有更加明显的肿胀,淤血以及收缩力量的下降,虽然有更多的肌腱纤维被撕断,但是没有全部断裂。三度拉伤中肌肉或者肌腱完全断裂,出现肌肉与肌肉的断裂或者是肌肉与肌腱的断裂,也可能是肌腱与骨的分裂。发生二度或者三度损伤的患者在进行 X 线检查中可能发现同时并发有撕裂性骨折。

评估

症状与体征包括疼痛、淤血、肿胀以及功能丧失。发生于损伤的组织在静止位置时存在疼痛,或者在外力作用于肌肉,被动性牵拉以及主动收缩时更会发生剧烈的疼痛。在发生完全性断裂的一侧有时候会出现明显的体征缺陷,通常发生在肌腱联合或者是明显的肌肉束位置。超声检查越来越多被应用于软组织损伤包括旋转肌撕裂、肌腱断裂以及肌肉撕裂等的诊断以及严重程度的分类[62,63]。非运动型患者中,拉伤多见于患者过度收缩肌肉群或者是在没有进行有效准备在非恰当条件下进行强度较大的活动情况下发生。较为多见的例子是周末型花匠或者是其他的体力劳动者在周一的早晨会出现后背部拉伤疼痛,需氧运动员直肌的拉伤以及举重运动员出现胸壁肌肉的拉伤而胸壁疼痛。通常这些都是一度拉伤而且都是慢性损伤。快速加速(例如网球运动员)可能跟腱断裂等严重的三度拉伤,而篮球运动员由于爆发性跳跃更多见出现的是 Achilles 跟腱断裂。老年患者在突然尝试提举重物时容易发生完全性肱二头肌断裂。突然的腿部肌肉收缩产生的力量可以导致腿部肌肉的二度拉伤以及股四头肌拉伤。

运动员在进行过度拉紧肌肉（不论是在运动加速还是站立肌肉收缩）往往会伴发有巨大的收缩力而引起拉伤。几乎任何部位的肌肉组织都可能受累，而且拉伤往往是急性的。建议立即停止活动并且应用冰块，受到累及的肢体充分休息48～72小时以防止损伤的进一步发展。竞技运动员往往由于伴有功能的局部丧失而不能再进行竞技比赛。经过了有效地休息阶段后，鼓励患者进行早期活动以及功能恢复锻炼。

治疗

根据拉伤程度、位置以及功能丧失状况的不同或者治疗有所不同。大多数一度拉伤患者在数天休息，应用冰块冷敷以及有些患者部分应用镇痛药物后即可恢复好转。虽然还没有明确 NSAIDs 药物发挥镇痛作用之外的其他作用机制，但是通常建议使用。二度拉伤的治疗与一度类似，但是需要更长时间的予以活动保护性措施。三度拉伤需要在急诊接受最初的治疗以及需要骨科医师参与治疗。三度拉伤的患者有的需要进行外科手术进行修复治疗，而有的则需要予以固定治疗。受累的肌肉、年龄、职业以及活动水平都是患者是否需要进行手术治疗需要考虑的因素。大多数的运动员以及教练员都普遍认为恰当的活动锻炼，热身活动，拉伸训练以及避免过度伸展等可以预防拉伤的发生，但是还没有足够的科学数据支持这样的观点[64,65]。

肌腱炎

肌腱炎既往一直被描述为肌腱连接骨位置的疼痛性炎症，认为由于过度活动所引起[66,67]。现代观点认为肌腱炎病理生理的变化并不是单纯由于过度活动所引起，而是负担过重以及过多使用影响了细胞基质间的相互作用[68]。病因学因素包括年龄增长血液供应的减少以及可拉程度的降低；肌肉组织退化以及失去平衡；弯曲性能降低；男性；肥胖（超过了关节重量耐受）；吸烟；不恰当的训练以及机械设备的不当使用[69,70]。另外，一定的系统性疾病包括糖尿病，慢性肾功能不全，风湿性关节炎以及系统性红斑狼疮，激素的使用等因素都可能对肌腱炎病理的发展产生作用[71]。

受到累及的组织表现出的病理形态学变化是慢性的炎性病变而不是急性炎症表现（浸润的细胞是巨噬细胞，浆细胞以及淋巴细胞而不是白细胞），而且是退行性改变（细胞萎缩）。同时也已经证明前列环素 E_2 水平是正常的[72]。对肌腱炎发病病理研究的进展提示在将来的治疗上，对肌腱炎性病变损伤的治疗目标要重视其病理生理学变化。已经有专家建议肌腱的慢性疼痛需要用肌腱炎来描述而不是先前使用的此种病理类型的描述包括肌腱退行性改变，慢性肌腱病变或者是肌腱裂伤。

发生肌腱炎多见的部位包括：肩部旋转肌肉、Achilles 肌腱、腕关节桡侧（Quervain's 肘腱），掌部伸肌腱连接肱上髁的侧面（网球肘）。其他运行性肌腱受累多见于髌骨腱，特别是跳远运动员；股二头腱，半腱膜炎以及半膜状腱膜（腿筋综合征）；胫骨后腱（胫骨夹板综合征）；以及常见于棒球和网球运动员的手腕部屈肌腱[68]。有些位置最多见于肩部伴随着肌腱病变出现钙质的沉积而引起的疼痛性病变称为石灰质肌腱炎。这种病理改变也可能出现于腕部、股部、膝部、踝部或者足部[74]。

体格检查可以发现运动性疼痛以及功能活动的受限，还有局部的组织紧张点以及在受到累及的肌腱于活动时可触及的异常组织物。一般，需要对受累的肌腱进行临床检查：保持肌腱骨连接处固定而用力弯曲累及的肌肉或者是使得受累肌肉用力对抗阻力，以上检查都会明显增加患者的不适感觉。X 线检查结果一般无阳性发现。骨上一个小的裂缝提示存在撕裂性骨折可能，肌腱连接骨的位置表面粗糙提示骨膜炎可能。同前文讲述，沿着肌腱位置可能存在钙质的沉积，需要注意不要与骨折相混淆。超声对肌腱炎确定诊断具有一定的作用。正常的肌腱在超声提示下的特点一般是相对均一的信号，但是发生肌腱炎时可能出现以下的超声特征：失去正常的纤维组织超声密度，肌腱病灶处组织变厚，放散性变厚，低超声病灶区，界限不规则或者病理性改变，微小断裂[75]。

肌腱炎的治疗没有足够证据支持特殊的治疗方法。传统的治疗包括最初始的休息，冰块以及应用 NSAIDs，后续的功能恢复锻炼以及压力的控制预防复发。虽然 NSAIDs 在患者出现症状的初始阶段具有镇痛的作用，但是没有证据表明 NSAIDs 可以改变相应的病理生理变化，而且也没有合理的考虑这样的患者口服用药出现该药物并发症的风险评估[76]。肌腱周围局部浸润麻醉或者局部应用激素具有一定作用但是不能反复多次使用，因为可能会导致肌腱断裂。静脉注射治疗对肩部的钙沉积型肌腱炎特别有效。应该避免在 Achilles 肌腱处直接注射激素药物，已经有报道称仅仅在该处进行一次注射后就发生了肌腱部分或者全部断裂。某些钙沉积型肌腱炎对保守治疗效果较差，可能需要进行关节镜或者开放性手术治疗[77,78]。

滑囊炎

滑囊炎是发生于滑囊的一种疼痛性炎症，可以发生于外伤，感染或者是相关的系统性疾病。常见的累及的部位包括鹰嘴、股骨粗隆，以及髌骨前后膝关节的周围。体格检查发现病变的滑囊部位局部的肿胀以及疼痛，同时伴有局部发热以及表面红斑等感染征象。如果提示感染存在，建议进行囊内液体穿刺以及革兰染色方法细菌培养。否则应该进行保守治疗而且治疗的方法类似于肌腱炎症治疗，应用冰块、NSAIDs 药物或者激素注射。大多数患者可以在门诊接受治疗[79]。

第二部分 治疗方法

固定与包扎

怀疑或者确定的骨折或者全脱位需要进行固定以避免损伤肌肉、神经、血管以及皮肤。固定通过转移骨折部分造成的阻碍血流正常供应的压力而使得血流重建，改善了缺血组织的血液供应。而且固定可以减轻疼痛；相反的如果未加固定骨折端的活动可以造成患者严重的疼痛。

野外救治

固定应该在野外救治时就开始进行，这有利于减少进一步的神经肌肉损伤等并发症，防止在转运过程中闭合性骨折发展成为开放性骨折的风险，减轻患者的疼痛以及为以后急诊进行评估以及影像学检查提供方便。目前有大量广泛使用的商业性设备，而且大多数救护车都配备有各种类型的固定设备（图 46-12）。较小的固定设备包括长和短的背板、颈托、沙袋以及肢体夹板。半圆形夹板也是基本的固定设施。有些专家建议使用可充气式夹板，因为它携带便利，使用方便，透明而且 X 线可以穿透，同时具有压力止血作用。但是也有专家建议避免使用认为从理论上讲它们可能会对发生骨筋膜室综合征起作用。如果使用可充气夹板，只能通过口腔进行充气而且应该达到充气的程度是可以在缝隙内较容易的插入手指。

在野外进行可疑骨折患者转运之前应该予以夹板固定。对于严重的成角长骨骨折在进行野外固定之前应该将骨折端并直。夹板的固定范围应该固定骨折部

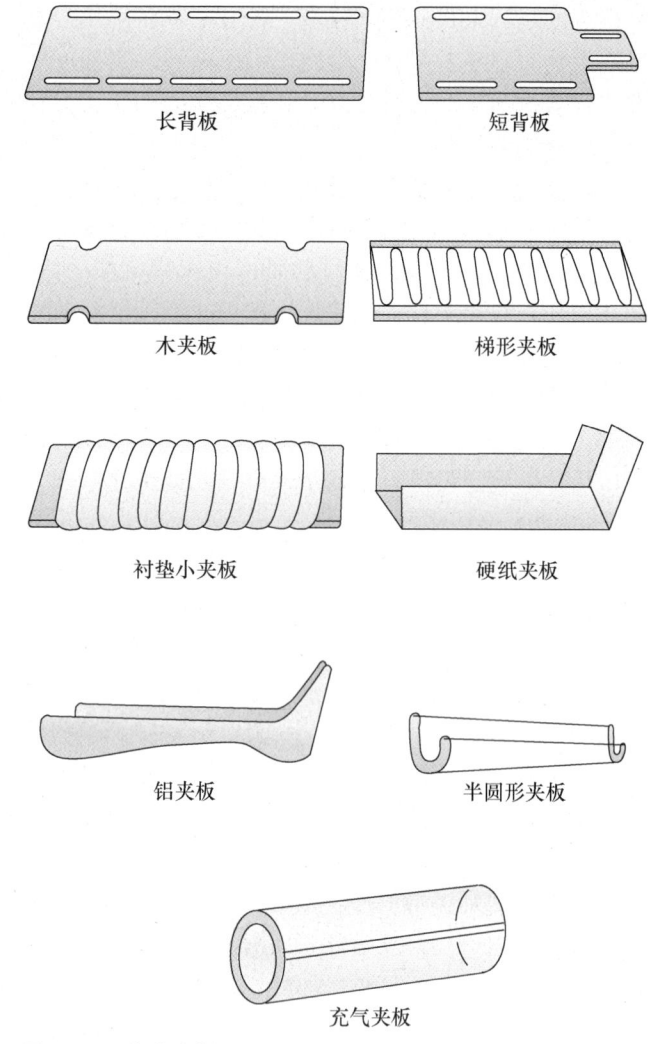

图 46-12 商业夹板。

位上下两个关节以避免受累骨折发生活动。相对应的皮肤应该暴露避免发生局部的坏死，而且夹板的固定应该使用可以缠绕的具有一定弹性的绷带材料。捆绑材料应该允许一定程度的扩张而不应该是紧密无活动可能。

急诊室的治疗

在急诊室，夹板固定的指征与野外是相同的。所有的夹板固定应该在急诊室进行检查而且如果应用准确不应该重新固定。夹板或者其他的固定设施也可以应用于患者损伤诊断以及治疗以后。在一些特殊的病例中，患者所需要的明确治疗就是一个夹板固定。除了骨折以及扭伤以外的其他类型损伤（如炎症以及感染、咬伤、烧伤，以及肌肉或者肌腱损伤修复后）进行固定都是有益处的。夹板固定还可以被用来改善功能，比如腕部的扭伤并发有桡神经损麻痹。当损伤处固定以后，应该注重强调患者累及肢体的抬高避免形成水肿。已经有大量的器械以及材料可供选择。后

文将对经常使用的一些设备进行描述。

上肢

吊挂和包扎与 Velpeau 绷带

吊挂和包扎与 Velpeau 绷带对稳定肩部，肱骨以及肘部很有作用。它们常常应用于肩部关节脱位复位后以及肱骨颈压缩性骨折。患者的腋窝应该予以暴露并且应用必要的干燥粉剂等治疗避免发生皮肤浸湿。已经有相应的成品可以购买到的肩部固定器，而且可以应用于肩部关节脱位复位后的固定治疗，它的优点是患者可以在洗澡等活动时进行容易的自我拆卸以及再固定。

锁骨夹板

传统上对于锁骨中间段 1/3 处的骨折是应用"8"字形锁骨绷带固定，应用或者不应用悬挂。这种材料器械可以通过购买得到也可以应用管状的弹性织物塑性制作。如果使用锁骨夹板，应该是得夹板紧贴身体以保证肩部向后处于"紧张"状态，但是同时不能过度以免挤压腋动脉或者臂丛神经。通过垫加衣物以及腋窝涂以干燥粉末，避免皮肤受到摩擦。"8"字形锁骨绷带固定与简单的吊挂并没有显示出更多的优越性。

石膏与玻璃纤维夹板

定制的石膏夹板适应性更好，而且可以很容易的成形以及进行固定包括肘、前臂、腕部以及手掌。这些夹板的优越性在于可以针对需要部位进行精确地尺寸以及形状进行铸模。（比如沿着前臂以及手的尺侧固定发生在掌骨 1/4 或者 1/5 的骨折，称为 gutter 夹板）。较容易得到几种商业性的产品，由多层的石膏与玻璃纤维细长片组成，内面以法兰绒以及泡沫覆盖，多卷着成团可以以任何长度进行裁剪。当此夹板处于湿润的时候，上面以绷带进行缠绕，当石膏与玻璃纤维在目标位置干燥以后可以进行有效地塑性以及固定。

前臂与腕部夹板

大量的已经预成形的针对前臂远端以及腕部夹板可供选择。它们具有轻便、整齐以及患者容易使用与移除和再使用的特点（图 46-13）。

下肢

股骨

股骨干骨折可以通过应用牵引装置进行固定，例

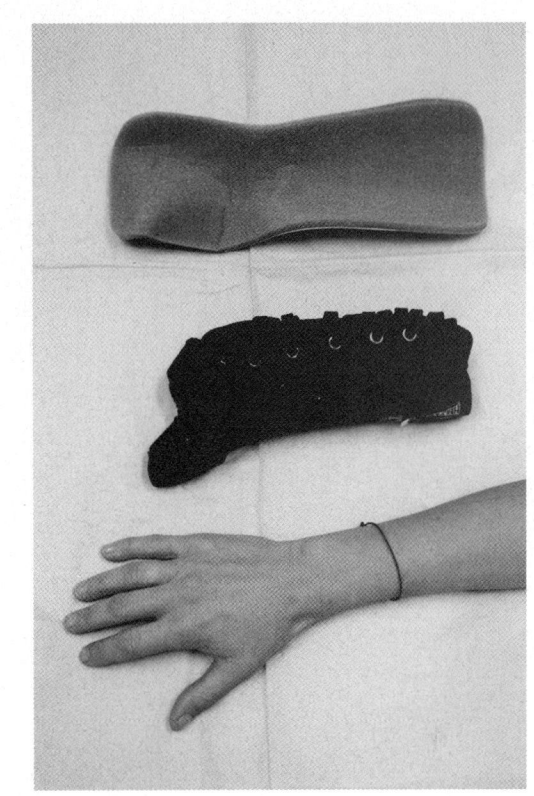

图 46-13 腕关节夹板。

如 Hare 牵引固定或者类似的设备（图 46-14）。这些设备如果在院外救治有条件时即应该使用，多数的救护车配备该设备。应用牵引的原则是近端的牵引环作用于坐骨结节以对抗纵向牵引，即来自踝部吊钩的作用力。建议应用市场销售的专用吊钩，如果不能获得，可以应用三角绷带或者是较宽的衣物布条做 Collins 吊环打结制作成临时的吊钩。患者的踝部骨，Achilles 肌腱以及足弓应该予以暴露以确保进行循环功能检查和完整。适当的牵引固定的作用是减轻骨折带来的疼痛而不是加重疼痛。

应用于股骨中远端的 Sager 夹板可能较其他的设备如半圆形臀部固定设备具有较多的优势（图 46-15）。Sager 夹板在盆骨骨折时更容易使用而且避免了对坐骨神经的损伤。由于半圆形臀部固定设备可能造成骨折部位的成角畸形，而 Sager 夹板可能有较好的校正作用，虽然该作用没有经过有效测定。Sager 夹板比 Hare 牵引较短而且更为轻巧，所以在进行患者直升机转运以及行扫描检查过程中更为适用。而且通过踝部可以进行牵引力的测定，避免了过度牵引。

膝盖

商业制造产品膝盖的固定设备可以应用于急性膝部损伤，提供了固定作用同时不会造成过分牢固。该

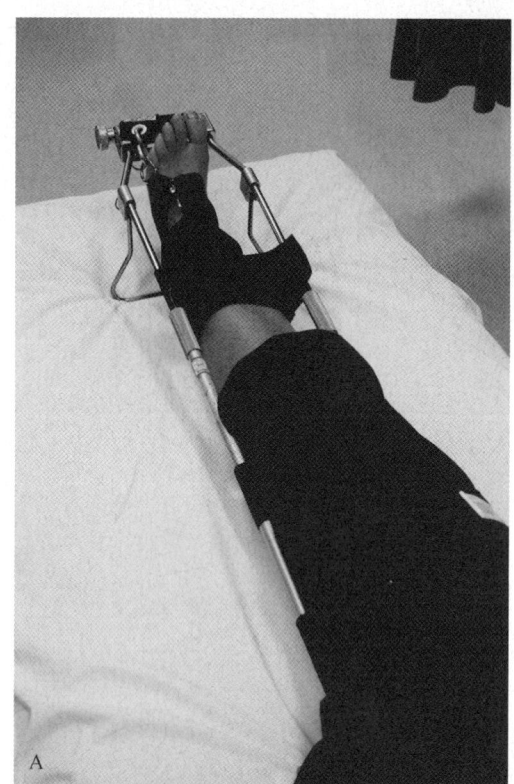

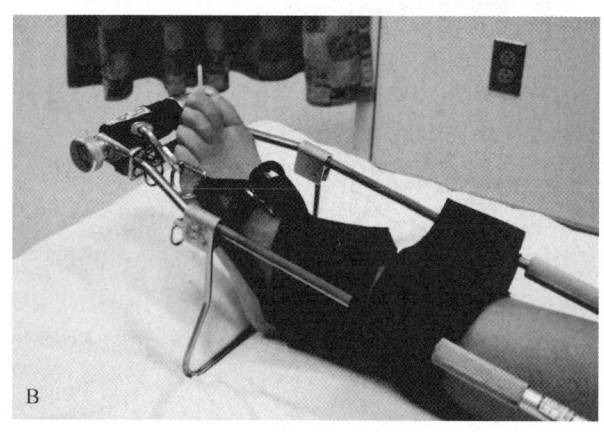

图 46-14 A，简便牵引型夹板。B，商业性拉钩设计的目的是保护在牵引治疗中的脚踝与跟部。

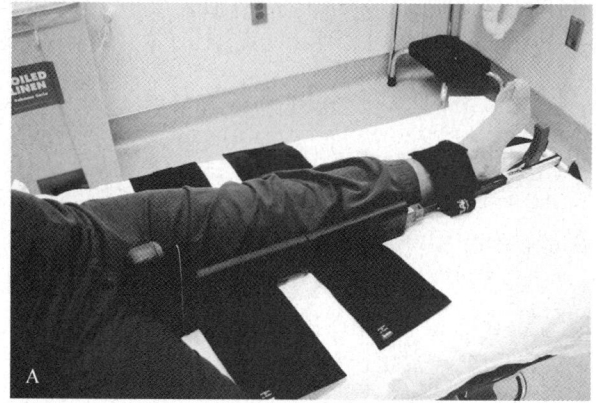

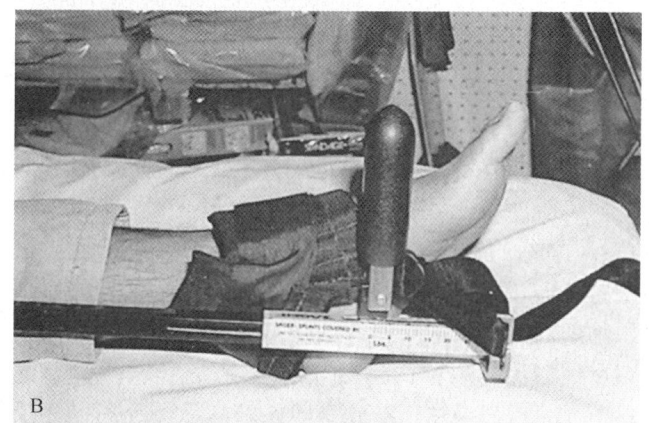

图 46-15 A，Sager 夹板。B，夹板远端细节。

设备基本材料是泡沫圆筒，其中间层以及侧面层是铝制层，通过 Velcro 带进行连接，需要连接跨越的部位自股骨上部到踝上部。该设备多用于创伤发生后以达到"冷闭合"作用，一直到数天后可以进行更好的体格检查或者诊断检查。

另一个可应用于膝部的是 Jones "压力性"衣服。一些学者认为"压力性"这个说法在此不适用，因为它过分地要求了"紧"而使得临床应用有所顾忌。Jones "压力性"衣服是一个较为笨重的衣服，在临床上有时被医师选择使用，多应用于怀疑存在肿胀的情况，包括应用于内在的固定过程。膝关节弯曲以及伸展的功能得到了维持。该衣服是由一层厚的可以吸收的棉质绷带制成，外层由弹性绷带围绕，然后再由一层棉质绷带，而后再以弹性绷带围绕。如果需要更强的稳定性，可以应用石膏钢板置于肢体的内外两侧，并且位于最后一层绷带的下方。由于有报道称过多的衣服层次应用后发生过烧伤事件，所以应用时必须引起高度重视。类似于如此笨重的衣服也可以应用于发生在踝部以及跟骨的骨折。总之，已经成熟的膝部固定医用设备在治疗急性膝关节损伤方面已经取代了 Jones "压力性"衣服。

踝

踝部的固定有多种方法。石膏夹板暂时应用于非移位性踝部骨折的治疗或者是严重的扭伤治疗。这些夹板的固定成形方法同于上文上肢骨折的固定方法的描述。另外一种可供选择的方法是应用弹力绷带或者是斜切型弹力编制物进行全部的循环包绕，双侧的双向固定，前方固定材料解除以及后方固定成形。大多数踝部损伤需要进行固定于患者踝的神经功能位。A-chilles 腱损伤，跖骨肌肉损伤或者是胫肌肉损伤在进行治疗时需要维持足处于轻微的背屈位置（跖屈）。患者的脚趾需要保持自由移动即踝跖趾关节的活动，而且近端的界线需要止于胫骨结节以避免腓神经受到压迫。

黏贴性包绕是另外一种可以选择的固定踝部的方法，它给予踝关节充分的支持并对活动进行限制。有

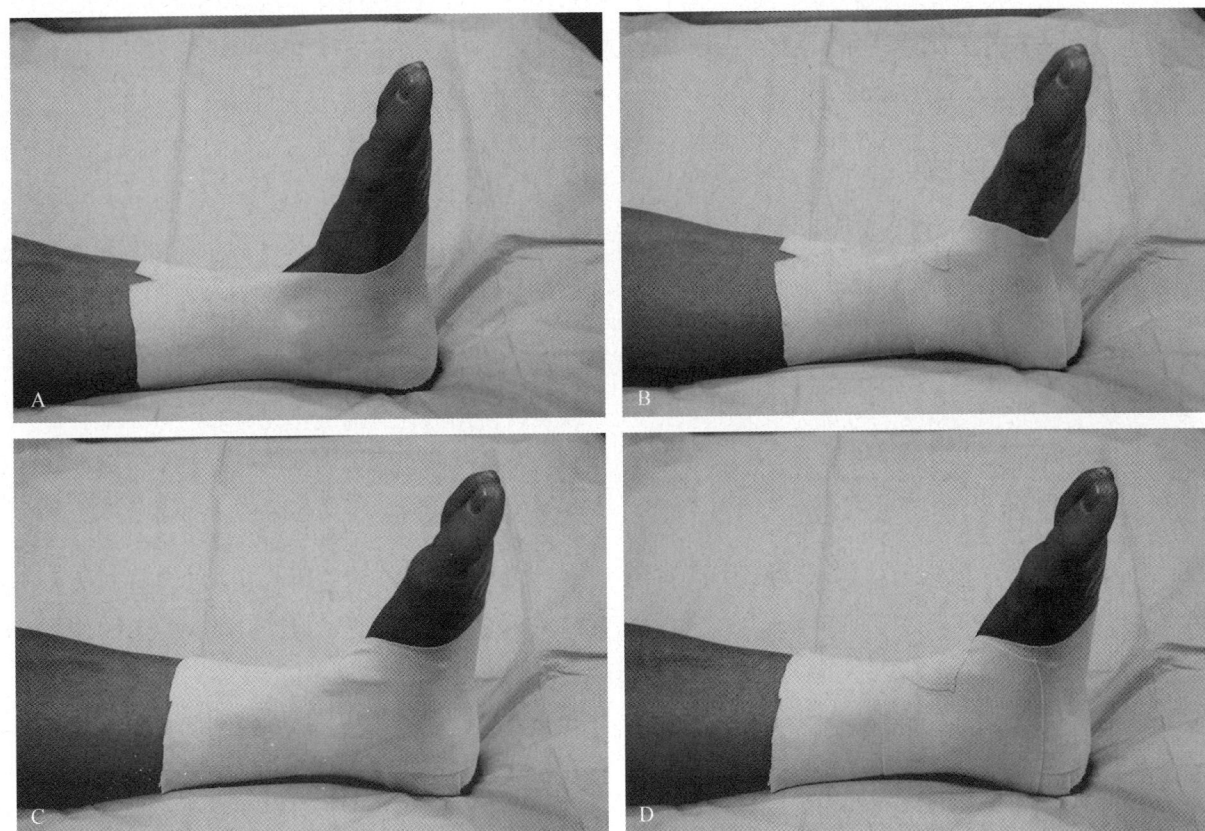

图 46-16 A-D，应用黏贴性包绕带固定脚踝。

报道称黏贴性包绕因为其循环包绕以及发汗等原因失去了"保护性作用"，虽然这被认为是其缺点，但是在鼓励以及允许早期活动方面黏贴性包绕具有一定的有益作用。这种方法比较轻便，而且使用后可以穿鞋。黏贴性包绕卷材使用时非连续的特点允许组织一定程度肿胀并且避免压缩过度。首先，清除体毛。然后进行包绕卷材的长度测定并且予以裁剪；使用 1.5～2 英寸布面装订黏附带或者 Elastoplast 黏附带进行黏贴。Elastoplast 黏附带具有弹性，其限制性延长仅仅限于纵行方向；所以可以保持足处于弯曲状态达到自动保持神经功能位置而不会出现各种原因所导致的跖屈。此类型的黏附带需要直接应用与皮肤接触，但是需要通过苯剂等介质进行黏附。同时此类型的黏附带需要保持平整，因为皱折后会损伤皮肤（图46-16）。

另外一种圆形黏贴绷带，或者称为 Unna's，是一种充满氧化锌、炉甘石洗剂、甘油酯的绷带，很适用于踝扭伤的固定[80]。这种绷带与皮肤的连接黏附比较轻，特别适用于存在萎缩或者是静脉功能的不全情况。另外，不需要清除体毛，应用简便而且可以在使用后穿鞋。有些患者抱怨说皮肤有很强的黏附感觉，尤其是在夏天更为严重。另外一个缺点是它需要集中使用，如果缠绕过紧会产生问题。该绷带需要直接应用于皮肤，自足部开始逐渐向上；每一周的缠绕需要重叠前一周大约一半的宽度一直到胫骨结节以下。然后以斜切的弹力袜或者一个弹性绷带予以覆盖包扎。圆形黏贴绷带具有较强的黏附坚固性能提供固定支持作用。使用绷带剪刀可以移除该绷带。

对于中度或者重度的踝部侧位扭伤越来越多的商业性设备予以应用，它们多由 Velcro 材质（如气托，AirStirrup）制成可塑性材料（图 46-17）[60,81]。该产品可以穿在患者鞋内而且允许早期的负重活动以及肢体活动。该设计允许进行背屈以及跖屈但是对倒置逆转活动与外翻予以限制，类似于功能性约束的概念。有的作者研究发现该设备可以应用于运动性活动替代粘附性的绷带以防止扭伤复发[61,82,83]。虽然这些矫形设备相对比较昂贵，但是考虑到其应用的方便，使用的重复性以及对患者早期恢复以及重返工作的获益还是适合的[81]。

严重的踝扭伤应用 CAM Walker 进行固定可能获益。CAM Walker 也是一种商业产品，由一层铺垫物扩充在自胫骨结节到跖骨头，然后由长度为腿底部的金属板予以支持。金属板与一种可塑性的硬质塑料模在踝部连接。足位置可以按照要求进行调整，而且一旦调整踝部可以牢固固定。进行固定后下面的部分可以进行活动而不影响踝关节活动。

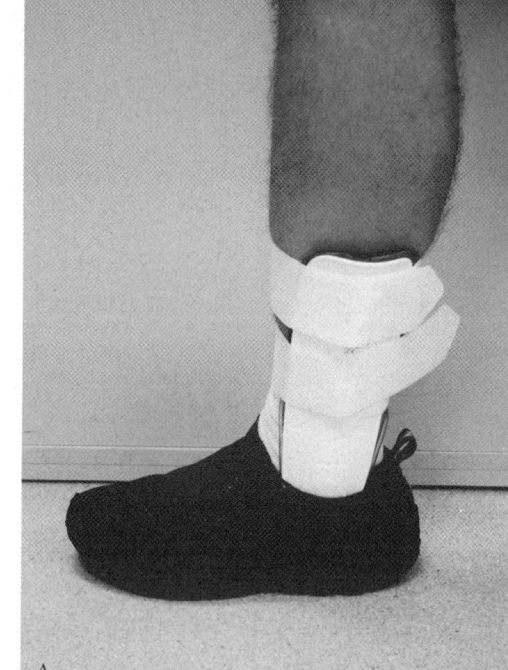

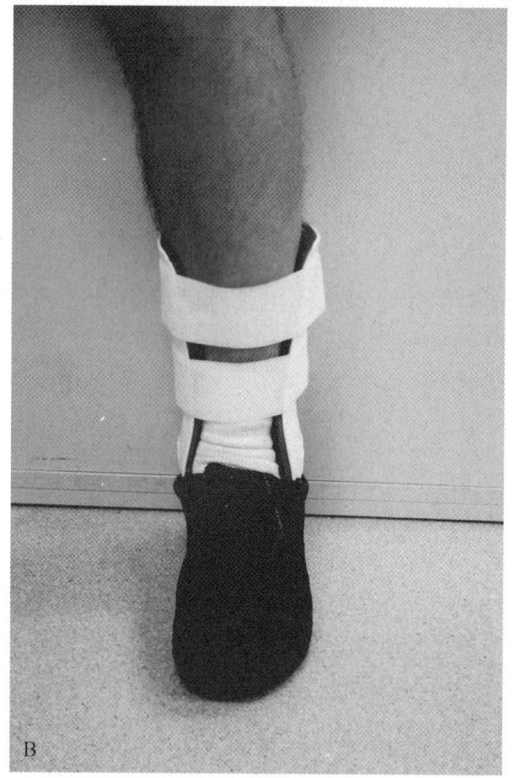

图46-17 气托。A，侧面观。B，前面观。

托具

石膏托的功能类似于夹板，提供稳定性以及减轻疼痛。托具有时候应用内部的稳定设备予以连接，比如 Kirschner 线或者 Steinmann 钉。不是所有的骨折都要应用托具，而且也不是有指征使用时必须立即应用。损伤后第一个24小时应用托具，肿胀以及继发性托内压力增高发生率最高[84]。石膏作为细条状或者圆状的布料，内部充满了硫酸钙的半水化合物。当这种布料浸润在温水里面时，会形成淡黄色的平料贴进一步可以进行塑形成为托具。石膏的放热反应可以使得石膏变硬但是可能烧伤皮肤[85]。已经表明在使用石膏过程中造成皮肤温度升高的因素包括：使用的浸润水温度大于24℃，托具的厚度大于8个叠布层以及新使用的托具通气不充分。

石膏浸润水中时间太短或者是排挤出水分过多也可以导致产生过多的热量。为了避免在皮肤或者骨性突起上的压力，应该首先覆盖弹力织物或者是棉花薄片（Webril）进行填塞。如果在已经成型的托具内增加铺垫物会导致不适感以及其他的压力性疼痛。单独使用铺垫物不会防止烧伤的发生[86]。

基本的托具具有一定的可变性。托具上可以留置一个窗口，切开的窗口区域可以用来进入到在固定期间需要进行治疗的皮肤伤口。行走鞋跟可以应用在一个低位的托具，而且应该放在足底部中间。合成托具（纤维玻璃以及其他的材料）较为轻便，经久耐用，并且具有防水性能。另外，它们需要的温度相当低很少可能产生烧伤[87]。但是，它们比较昂贵而且应用起来难度比较大。

急诊室内带有托具的患者的相关托具的主诉包括：疼痛、局部炎症、肿胀或者是远端肢体麻木。托具过紧导致肿胀、疼痛、发冷、远端肢体皮肤颜色改变。疼痛也可能由于最初的损伤或者是局部压力引起，也可能是进行性的骨筋膜室综合征或者伤口感染。如果患者主诉疼痛最安全的方法是打开托具进行远端肢体的观察。可以通过切开每侧的石膏以及铺垫物一次移开一侧的托具进行观察，另外一侧的托具需要继续发挥固定的作用。然后，切开的托具可以再次结合在一起利用弹性编织物或者是弹性绷带进行外周固定一直到有新的托具可用。如果减轻外周压力不能够减轻症状，应该考虑患者是否发生了骨筋膜室综合征。托具的应用可能干扰伤口感染的诊断，干扰脓毒症的感染灶甚至于破伤风。临床医生在切开托具进行肢体观察方面不能犹豫。

应用托具后强制性进行每天一次的托具检查受到了质疑[88]。在一项对250例患者进行回顾性研究中发现，虽然有24%的患者出现了托具的问题，但是没有一例患者出现神经血管的问题。在此项研究中，主要的原因在于最初不正确的应用托具。所以建议如果托具在急诊室进行了应用应该常规予以检查。

热疗

急性骨科损伤应用冷敷还是热疗仍然存在争议。产生争议的部分原因是因为热疗可以使得患者感觉到更好的镇痛效果。冷敷可以引起血管收缩，限制创伤区域的血流以及出血。冷敷的组织出现代谢需要的下降，结果是患者出现组胺释放的减少以及微循环崩解的减少。血流的减少还可以减轻水肿。血管外液体压力的下降有利于发生损伤的组织区域淋巴更好的回流。冷敷治疗一般经历三个或者四个阶段，这些阶段应该是医师或者接受治疗患者所知晓的。第一阶段是持续1~3分钟的冷感觉。第二阶段是应用冷敷治疗2~7分钟出现的烧灼感或者疼痛感。这个阶段很不舒服，但是是一个必须经历的阶段以达到后两个阶段的获益。相对应于痛苦的第二阶段，患者对热疗的舒适性更能容易接受。第三阶段是应用冷敷以后5~12分钟开始的局部的麻木以及麻痹。疼痛发作循环被打断。虽然产生了麻痹作用，应该予以被动性的活动。这样的活动可以防止发生萎缩，活动性水肿，有利于清除损伤组织以及减少粘连。但是，冷敷治疗对软组织损伤的几个综述都提示目前缺乏充分的科学依据来建立指南推荐。冷敷治疗在减轻患者疼痛方面效果明显，但是在加速患者愈合方面还没有可信的证据[89-90]。

第四阶段有时候在进行强力的冷敷治疗后12~15分钟开始，主要发生反射性深组织血管扩张而不出现相应的代谢增加（休克恢复阶段记忆）。因为如此，所以一般建议每次冷敷治疗建议最长时间是15分钟[92,93]。一项实验研究中应用3倍的对照进行骨扫描比较冷敷的时间，自5分钟到25分钟，观察膝盖的血流。5分钟后观察到流经膝盖组织的血流明显下降，而25分钟后患者血流出现增加达到4倍之多而且达到了最大血流效果。血流在10分钟时出现矛盾性的增加然后逆转，可能反映的是血管的舒张反射[94]。这些结果表明较先前建议的时间更长时间的冷敷治疗可能有益。冷敷治疗绝对的禁忌证包括严重的冷过敏（发生荨麻疹或者关节痛）以及雷诺现象和雷诺病。相对禁忌证包括一些类风湿性疾病以及阵发性血红蛋白尿和肾脏功能不全以及继发性高血压。瘫痪肢体的皮肤麻木或者昏迷的患者应用冷敷治疗具有风险。有报道称发生坏疽，但是在这个病例中冷敷治疗应用时间达到2个月而且每天使用时间达到16小时[95]。这些冷敷治疗的禁忌证相对还是比较少见的，特别是在运动员等高危损伤人群中。热量可以增加血流以及炎症反应和水肿。热疗的组织和细胞具有较高的代谢率以及需要较多的营养成分和氧气。冰块，而不是热疗，是大多数学者选择的急性期治疗骨科损伤的方法，而且认为应用时机越早获益越大。

> **重要概念**
> - 骨筋膜室综合征是发生在闭合型长骨胫骨骨折最多见的严重的并发症，也见于腿骨、前臂、手臂、手掌和足部，也可发生于单独软组织损伤。患肢抬高的结果是降低了动静脉压力梯度，可能起到了相反的治疗作用而加重骨筋膜室综合征。
> - 由于自身的血液供应，某些特殊的骨骼发生骨折后可能会发生缺血性坏死，特别是发生粉碎性骨折以及长时间未予以治疗的骨折。股骨头，距骨，舟状骨与头状骨更容易出现这个并发症。
> - 脂肪栓塞综合征是严重的脂肪栓塞症，最多见于年轻患者发生长肢骨折（常为胫骨与腓骨）或者是老年患者发生股骨骨折。呼吸窘迫综合征是最早、最多见的而且也是最严重的症状。如果发生神经系统受累，会出现烦躁，思维混乱或者意识水平的下降，这些都是早期的征象，类似于发生血栓栓塞以及出血。
> - 在青少年，骨骺端的骨折较韧带的损伤更为常见，这是因为作用于韧带的外力相对于韧带承受力来讲更加容易引起骨骺端的断裂。

本章参考文献请参见 http://pumpress.bjmu.edu.cn/eduservice/3419.html

第 47 章 手损伤

Everett T. Lyn, Thomas Mailhot

靳衡 袁志明 译 张克刚 校

概述

手功能复杂、多变、独特，包括高度活动性、准确性、力量、感觉及用来表达和执行。手比身体其他部位接触外界更多，因此它常受伤。手功能决定于内部结构、发自近端的肌肉肌腱、中枢神经系统运动和感觉支配之间的整体配合。处理手外伤患者和感染的首要目标是恢复功能而非外观。早期识别和及时处理威胁肢体的因素对于获取最佳后果是必要的。医生的早期处理很大程度上决定了患肢预后。处理不当可导致不必要的功能丧失，即使最好的康复治疗也不能恢复其功能。为准确检查和处理手部疾病，了解其功能解剖是必要的。

流行病学

据报道，手外伤患者占急诊科（ED）患者的5%～10%，大约6%患者损伤深而严重[1]。引起手损伤的因素包括环境、职业和运动因素，并见于所有年龄组。损伤谱包括感染、撕裂、骨折、挤压伤，切割伤和烧伤。估计10%手损伤患者需求助于手外科医生，而且大多数急诊科手损伤患者有骨折[2]。手损伤致残率可能很高，此类残疾包括力量、灵活度和感觉丧失。根据已有数据，19%误工和9%工人补偿事件因手损伤引起。由于手损伤，每年大约耽误300万～400万工作日[4]。总之，手部在工作场所中最常受伤，也是急诊科最常见的损伤部位。

发病机制、功能解剖、生理和手部检查

专业术语

为避免混淆，应用手的标准解剖术语很重要（图 47-1）。手和手指背面称背侧，手掌面称掌侧。手边缘分桡侧和尺侧。五个手指常用数字命名，一般习惯于：Ⅰ（拇指），Ⅱ（示指），Ⅲ（长或中指），Ⅳ（环指）和Ⅴ（小指）。每个手指有三个

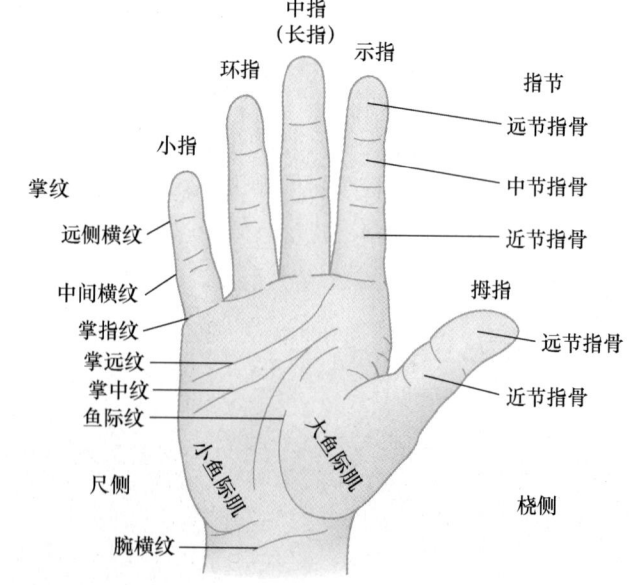

图 47-1 手表面解剖。(*From Burton RI, et al: The Hand: Examination and Diagnosis, 3rd ed. New York, Churchill Livingstone, 1990, p 6.*)

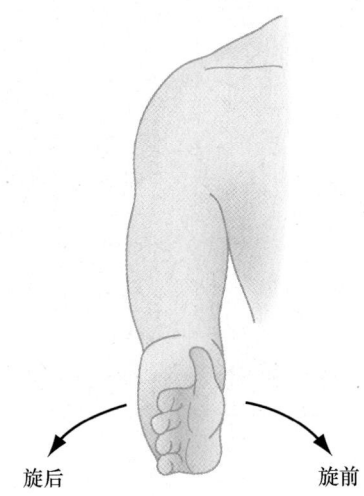

图 47-2 手旋后和旋前。

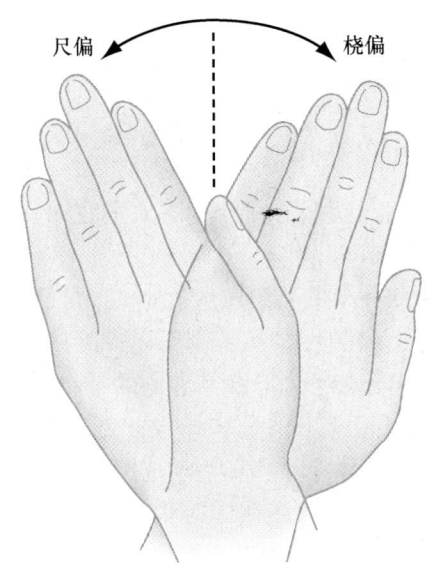

图 47-3 手尺偏和桡偏。

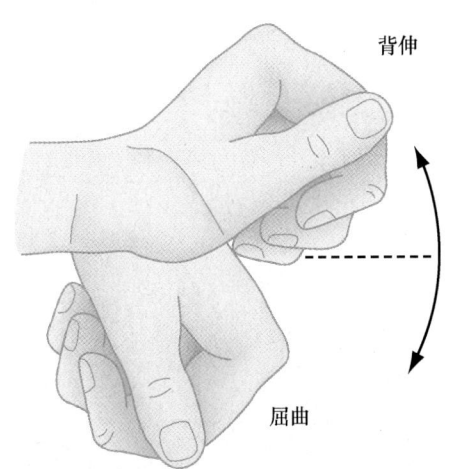

图 47-4 腕背伸和屈曲。

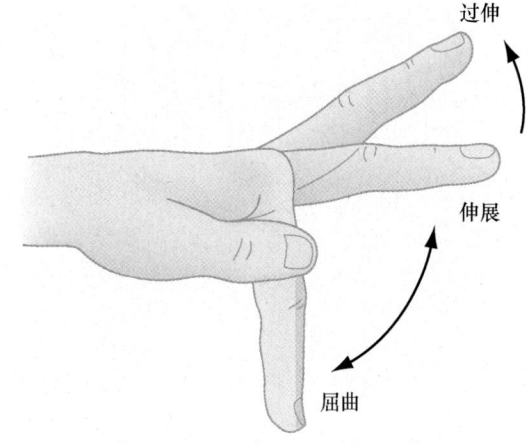

图 47-5 MCP 关节屈曲、伸展和过伸。

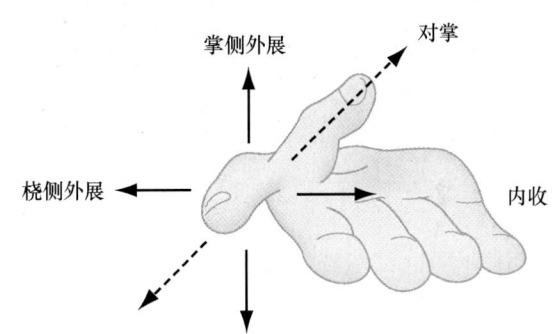

图 47-6 拇指活动垂直观。

关节：掌指（MCP）关节、近端指间（PIP）关节和远端指间（DIP）关节。而拇指仅有 MCP 关节和一个 IP 关节。手指有近节、中节和远节指骨，拇指只有近节和远节指骨，大鱼际肌隆突指覆盖拇指掌骨的掌侧肌群，小鱼际肌隆突指覆盖小指掌骨的掌侧肌群。

手部运动标准术语见图 47-2 至图 47-6。拇指的腕掌（CMC）关节较其他手指关节更灵活，它是"抓握"的关键，也是人类手掌灵活性的原因。此关节活动包括掌侧外展（又称屈曲）、桡侧外展、回位（伸展）、内收和对掌（图 47-6）。IP 关节本质为屈戌关节，只有屈曲和伸展两个动作。

结构框架

皮肤

手部皮肤有两面，每面功能不同。掌侧皮肤较背侧皮肤厚，深部纤维组织连接使其稳定。掌面褶皱大部分是横向的，代表皮肤与皮下筋膜的连接，二者之间没有脂肪组织。此特点有利手掌屈曲，并限制感染和水肿发展[6]。掌侧皮肤另一个显著特点是独特排列的真皮上皮脊，其构成表皮条纹。指腹条纹（即"指纹"）有法医学意义，抓物体时能增加摩擦力。手背皮肤相对薄，松弛度大，适应各关节运动。手背皮肤张力小，在感染或创伤后更容易肿胀，其限制了

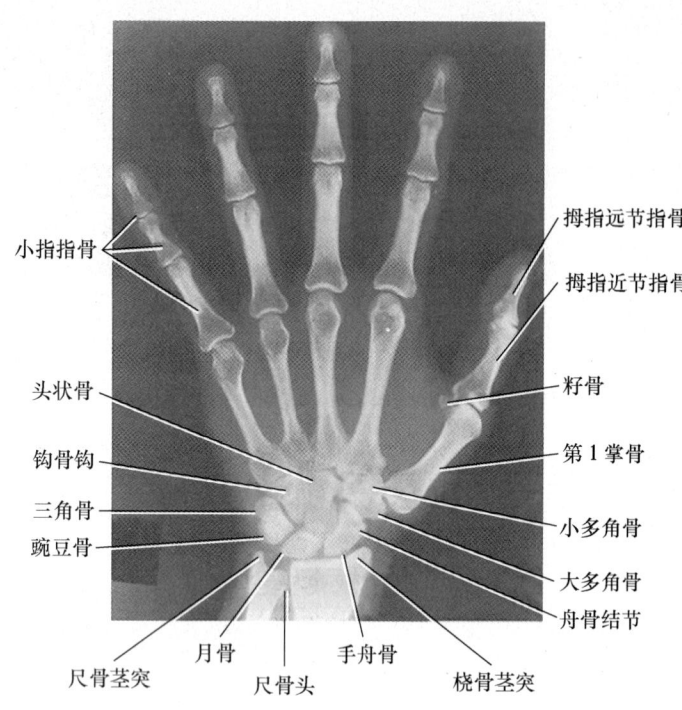

图 47-7 前臂旋前时腕和手后前位 X 线片。（From Snell RS，Smith MS：Clinical Anatomy for Emergency Medicine. St. Louis，Mosby，1993，p 650.）

MCP 关节屈曲[7]。此外，手掌侧感染可出现手背肿胀，如未仔细检查，常易漏诊。

骨骼

手和腕共有 27 块骨组成，14 块指骨、5 块掌骨和 8 块腕骨（图 47-7）。8 块位于腕区的小腕骨被韧带相互紧密连接并构成滑膜关节，它们分为远、近两排，每排有 4 块腕骨。所有腕部骨骼在掌侧构成一个凹面，其上桥接一个坚硬的膜性束带——屈肌支持带。屈肌支持带和腕骨形成一个通道——腕管，其中穿过正中神经和手指屈肌腱。IP 关节为双髁结构，

这种改良的凹凸镶嵌特征使其本质上较 MCP 关节稳定（图 47-8）。

支持这些关节的软组织包括提供稳定的关节囊韧带和产生活动的腱性结构。侧副韧带维持 MCP 关节和 IP 关节侧方稳定；掌板（掌侧的纤维软骨组织）维持前方稳定。由于掌骨和指骨解剖特点不同，IP 关节侧副韧带在整个手指的活动范围中持续紧张，而 MCP 关节侧副韧带只在屈曲时张力最大（图 47-9）。IP 关节呈铰链式，而 MCP 关节有侧方活动和旋转运

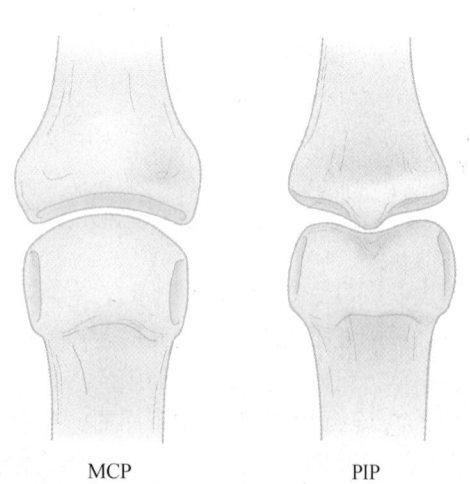

图 47-8 MCP 关节和 PIP 关节在结构上不相同。IP 关节是双髁结构，其本质上比球状 MCP 关节稳定。（From DeLee JC，Drez D Jr：Orthopedic Sports Medicine：Principles and Practice，2nd ed. Philadelphia，Saunders，2003.）

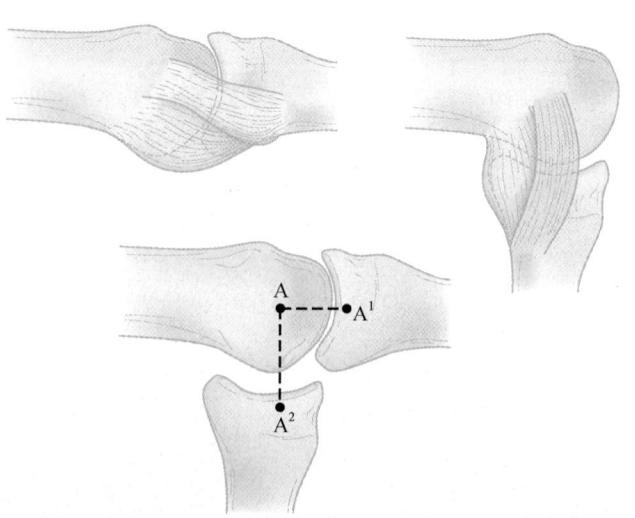

图 47-9 掌骨头形状为偏心型，能产生凸轮效应，使侧副韧带屈曲时比伸直更紧张。$A-A^1$ 距离较 $A-A^2$ 距离短。凸轮效应在近指间关节不存在。（From DeLee JC，Drez D Jr：Orthopedic Sports Medicine：Principles and Practice，2nd ed. Philadelphia，Saunders，2003.）

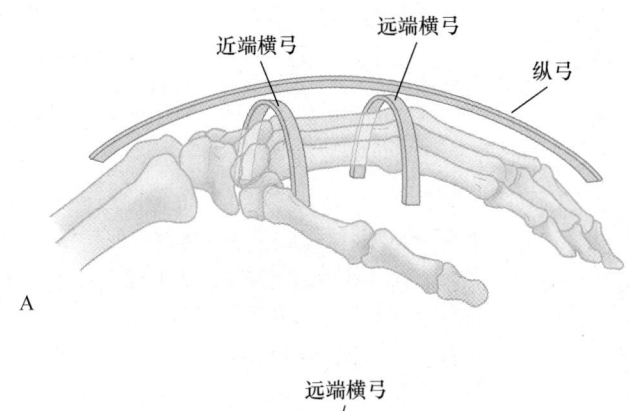
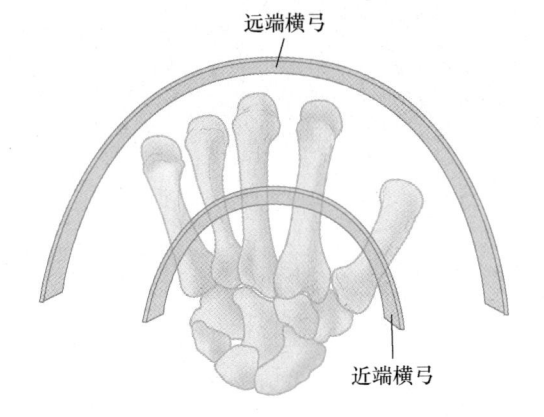

图47-10　掌骨参与构成的三个掌弓。A，侧面观；B，横向观。(From American Society for Surgery of the Hand: Regional Review Course in Hand Surgery Syllabus, 10th ed. Aurora, Colo, ASSH, 1990.)

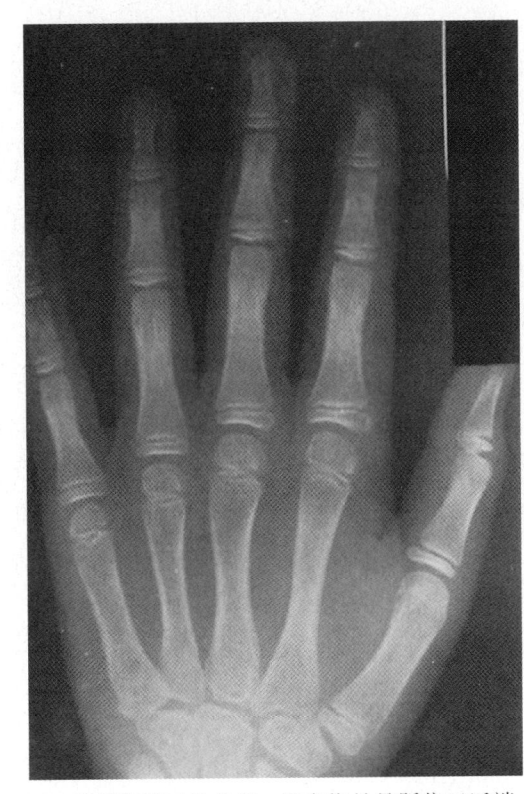

图47-11　手部骨骺正常位置。所有指骨骨骺位于近端。拇指掌骨骨骺位于近端，其他手指掌骨骨骺均位于远端。(From Harris WH, Harris CC: The Radiology of Emergency Medicine. Baltimore, Williams & Wilkins, 1993, p 440.)

动，可有效完成抓捏[7]。此区别的重要临床意义在于，关节受伤后应尽可能减少关节挛缩。PIP关节的最佳固定位是伸直位，MCP关节屈曲位。

掌骨结构和排列值得注意。掌骨参与构成了三个掌弓：近端（腕骨）横弓、远端（掌骨）横弓和纵弓[8]（图47-10）。掌骨构成的脊状结构使示、中指掌骨相对固定，而邻近掌骨活动度较大。拇指紧靠示指时，其独特的解剖结构使人类手掌形成纵向和横向凹面；然而拇指伸展时，手掌呈斜形槽。

儿童掌骨与成人明显不同，同时与自身长骨也不同，因儿童掌骨仅一端有骨骺或生长板。指骨骨骺和拇指掌骨骨骺位于骨近端，而掌骨骨骺位于远端（图47-11）。近节指骨骨骺在男孩15～24个月时出现，16岁融合；女孩10～15个月时出现，14岁融合。骨骺出现和融合时间与骨骼成熟度有关，且骨骺演变顺序有年龄特异性，因此青春期之前可从手和腕X线片上准确判断年龄。

肌肉和肌腱功能

手部肌肉可分为内在肌和外在肌。内在肌起点和止点都在手内。外在肌肌腹起点位于前臂，腱性止点在手骨。外在肌进一步分为屈肌和伸肌。手指屈肌位于前臂掌侧，伸肌在背侧。

内在肌

手内在肌包括大鱼际肌、小鱼际肌，拇内收肌、骨间肌和蚓状肌（图47-12）。大鱼际肌覆盖拇指掌骨，包括拇短展肌、拇对掌肌和拇短屈肌。此肌群起源于屈肌支持带，越过腕骨，止于第1掌骨基底和第1指骨近端。与拇长屈肌、伸肌配合，控制着拇指错综复杂的活动。患者捏合指尖和小指尖时，可通过触摸收缩的大鱼际肌隆突以检查其收缩功能。还可让患者将手背置于平面，笔直抬起拇指，与手掌形成90°角以检查。通常大鱼际肌由正中神经运动支支配，某些情况时，部分肌肉由尺神经支配。

拇内收肌起自第2和第3掌骨，止于第1近节指骨，由尺神经支配。拇指内收需分开检查，让患者用拇指和示指近节桡侧用力夹纸（Froment检查）[11]，如果拇内收肌较弱或无功能，拇指IP关节会屈曲。双手应对比检查。

蚓状肌起自指深屈肌腱两侧；骨间肌位于掌骨之间，起自掌骨。均止于第2～5指的伸指肌腱扩张部，作用为屈曲MCP关节和伸直IP关节。桡侧两块蚓状

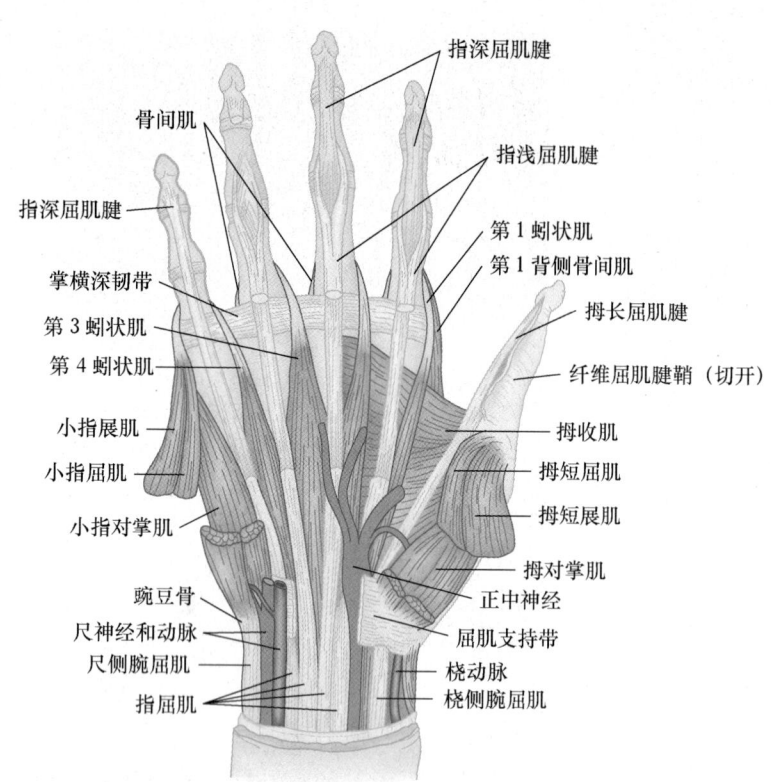

图47-12 手掌前面观。掌腱膜与屈肌支持带大部分已切除，以显示正中神经、长屈肌腱和蚓状肌。FDS肌腱部分已切除，以显示下面的指深屈肌肌腱。(From Snell RS, Smith MS: Clinical Anatomy for Emergency Medicine. St. Louis, Mosby, 1993, p641.)

肌由正中神经支配，尺侧两块蚓状肌由尺神经支配。7块骨间肌（3块掌侧，4块背侧）应作为一个整体。这些肌肉位于掌骨两侧，均由尺神经支配。背侧骨间肌使各指从中线外展；掌侧骨间肌使各指内收。为准确检查内收肌的独立功能，除去外在肌干扰，患者应将手掌平放于桌面，伸直手指，左右运动各指。

内在肌中的小鱼际肌包括小指对掌肌、小指屈肌和小指展肌。此肌群起自腕骨和屈肌支持带，止于近节指骨和小指掌骨。小指屈肌和外展肌屈曲小指近节和外展小指。此3块肌肉一起检查，患者将腕置于中立位，阻力下外展小指（使其与其他手指分开）。此时触诊此肌群，其表面皮肤有明显凹痕。所有小指内在肌均由尺神经支配。

伸肌腱

伸肌腱位于前臂、腕和手背侧。此9条伸肌肌腱越过腕关节背侧并通过伸肌支持带下方，于手背侧分别在6个纤维骨性管道或间隔中穿过，到达各自的旋转轴。间隔及其内容物概述见图47-13。腕伸展和主动伸指时，间隔纤维顶部能防止肌腱形成背侧弓弦状态。

第一个背侧腕间隔包含拇长展肌腱，止于背侧拇指掌骨底。还有拇短伸肌腱，止于拇指近节指骨。拇长展肌向桡侧外展拇指，拇短伸肌主要是伸直MCP关节处手指。检查这些肌腱时让患者拇指在阻力下外展和伸直；检查时还可在腕桡侧触及肌腱。

第二个间隔内有两条肌腱，桡侧腕长伸肌腱和桡侧腕短伸肌腱，均止于示指和中指掌骨底背侧。其主要作用是使腕伸直和桡偏。这些肌腱可在患者握拳，阻力下腕伸直时触及。

第三个间隔中只有拇长伸肌腱，起自前臂中段深层肌肉，绕过腕背侧一个骨性突起-桡骨背侧结节（Lister结节），止于拇指远节指骨底。此结节可在腕关节附近触及。拇长伸肌构成鼻烟壶背侧边界，拇长展肌构成鼻烟壶掌侧边界（图47-14）。此区域深层有桡动脉和两块腕骨——手舟骨和大多角骨。拇长伸肌功能是伸展和内收拇指，以及伸展和过伸拇指MCP关节。检查此肌肉功能时让患者将手平放在于桌面，然后仅将拇指抬离桌面。拇短展肌和拇收肌可增加最终的伸展幅度，因此拇长伸肌腱完全断裂后可能不会削弱患者拇指伸展能力[12]。

第四个间隔有伸指肌腱（示指固有伸肌腱和指总伸肌腱）。指总伸肌在腕附近分为四个腱。手背侧有腱联合连接此肌腱，帮助肌腱稳固于第2～5指伸指肌腱扩张部上的止点。示指肌腱在其桡侧有示指固有伸肌腱加入。小指肌腱在其尺侧有两束发自小指固有伸肌腱加入。小指固有伸肌在第五间隔内，位于小指伸肌尺侧。示指固有伸肌位于手尺侧，示指伸肌深面。示指和小指的双重伸肌系统使其能独立于其他手指而伸直。腱联合使中指（特别是环指）的独立伸直运动明显受限，但其同样能在伸肌远端断裂后，防止近侧肌腱端回缩。即使腱联合以近的伸肌完全断

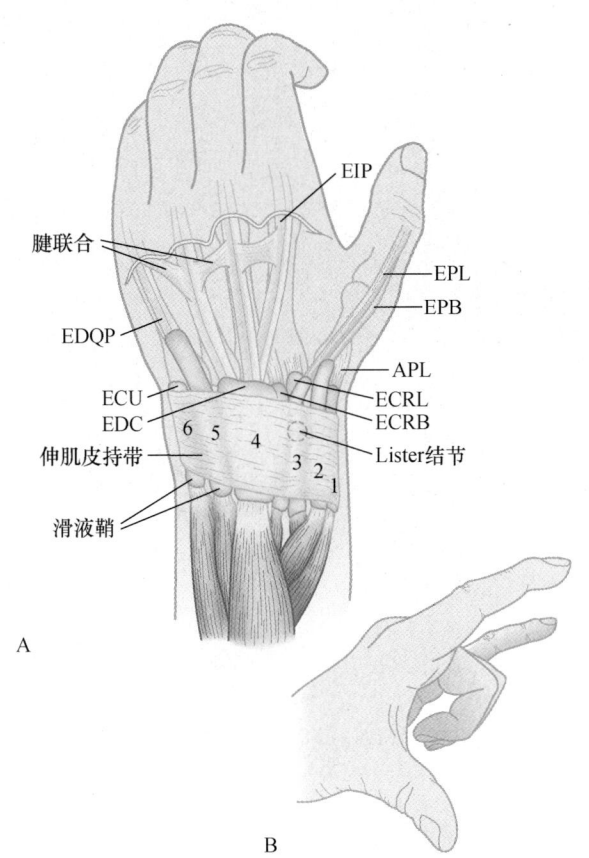

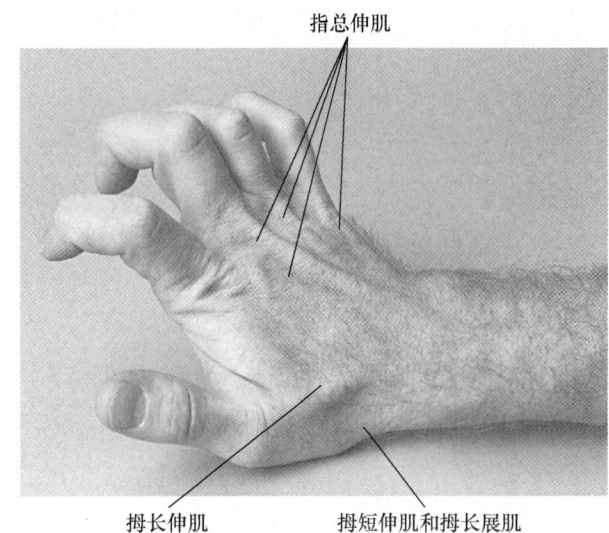

图 47-14 腕和手表面解剖。拇指外展和伸直时形成解剖学上的鼻烟壶，可触及肌腱。

图 47-13 **A**，伸肌腱从前臂经过 6 个通道进入手部，5 个纤维骨性通道和 1 个纤维性通道［第 6 个背侧间隔，其中包含小指固有伸肌（EDQP）］。第 1 个间隔包含拇长展肌（APL）和拇短伸肌（EPB）；第 2 个：桡侧腕伸肌；第 3 个：拇长伸肌（EPL），成角绕过 Lister 结节；第 4 个：各指的指总伸肌（EDC）和示指固有伸肌（EIP）；第 5 个：小指固有伸肌（EDQP）；第 6 个：尺侧腕伸肌（ECU）。指总伸肌腱在 MCP 关节附近有纤维联合（称腱联合）远侧连接，支持带下方，伸肌腱被滑液鞘覆盖。**B**，示指和小指固有肌腱能独立伸直，其功能的检查如下所述。当中指和环指向手掌屈曲时，固有肌腱可以伸直示指和小指。ECRB，桡侧腕短伸肌；ECRL，桡侧腕长伸肌。（From Doyle JR: Extensor tendons—acute injuries. In Green DP [ed]: Operative Hand Surgery. New York, Churchill Livingstone, 1993, p 1927.）

裂，MCP 关节仍能正常伸展[7]。此伸展通过腱联合实现。检查指总伸肌腱通过让患者伸直所有手指。检查示指固有伸肌功能可通过患者握拳，然后伸直第 2 指，从正常伸肌中分离出来。检查小指固有伸肌通过让患者握拳时伸直小指。

每个手指的伸肌结构是一个复杂联系的肌肉肌腱单元，由长的外部伸肌腱和内部肌群构成（图 47-15）。指伸肌腱扩张部分出一个中央腱束和两个侧束，中央腱束连接着中节指骨，两个侧束分别加入蚓状肌和骨间肌肌腱，并连接着每个远节指骨的背侧基底部。骨间肌和蚓状肌止于背筋膜侧部。大部分正常伸肌力量作用于 MCP 关节。连续的侧束结构和斜行支持带伸展远端指节。伸肌结构解剖复杂，此结构损伤需精确修复。

第六个间隔内包含了尺侧腕伸肌肌腱。它在腕部尺侧跨过尺骨头远端，止于小指掌骨底。尺侧腕伸肌功能是腕伸展和尺偏。检查可通过要求患者阻力下将手伸展并偏向尺侧。尺骨茎突以远可触及此肌腱。

屈肌腱

屈肌腱位于前臂掌侧，并通过腕关节掌侧到达关节轴。通常，12 条肌腱的功能是屈腕和屈指；其中 3 条，桡侧腕屈肌、尺侧腕屈肌和掌长肌，主要是屈腕、腕尺偏和桡偏（图 47-16）。其他肌腱通过腕管到达手指。仅拇长屈肌止于拇指远节。剩余手指都由两条肌腱支配。FDS 腱在近节指骨底附近分叉，并在到达第 2~5 指中节指骨前，包绕指深屈肌腱（图 47-17）。FDS 屈曲所有其跨过的关节，包括腕关节、PIP 关节和 MCP 关节。指深屈肌腱在前臂走行过程中大部分位于指浅屈肌腱深部，在 MCP 关节水平穿经指浅屈肌腱，到达表浅位置，止于远节指骨底，主要作用是屈曲远侧 IP 关节，并与指浅屈肌一起屈曲其他各个关节。掌腕关节水平以远，两条屈肌腱逐渐靠近，伴随着滑膜进入屈肌纤维鞘。此鞘增厚部分形成滑轮结构，防止肌腱跨过关节时形成弓弦状态，并维持手指平滑、有效的屈曲动作（图 47-18）。

经过观察，每个肌肉肌腱单元均有功能检查方法。桡侧腕屈肌、掌长肌和尺侧腕屈肌可以一起检查，检查者要求患者在阻力下屈腕，然后可触及单个肌腱。拇长屈肌腱连接着拇指末节指骨底，并屈曲拇指 MCP 关节和 IP 关节。检查该肌腱可让患者在阻力下弯曲拇指尖。检查者使患者近节指骨保持伸展状

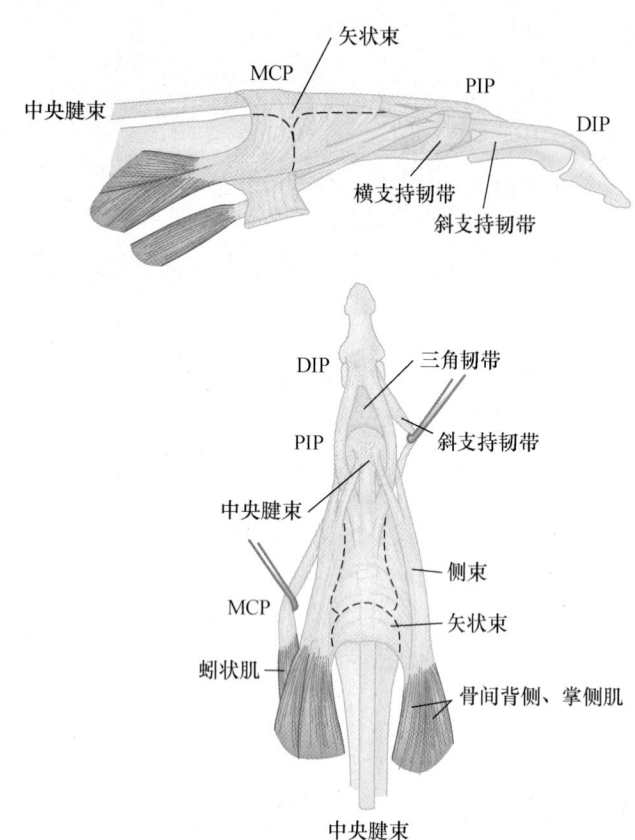

图 47-15 MCP 关节平面的伸肌腱经横向面和矢状位的肌腱束，居中固定于关节之上。此矢状位肌腱束起自掌板和掌骨颈处的指间关节韧带。任何伸肌腱膜或扩张部损伤都可能会引起伸肌腱半脱位或者错位。起自蚓状肌和骨间肌的内部肌腱，大约在近节指骨中上段加入伸肌结构，并继续远行至手指 DIP 关节。PIP 关节伸肌结构被形象地描述成从伸肌腱到中央腱束的三叉戟，它连接着背侧中节指骨底和两个侧束。这些侧束继续远行至远节指骨背侧基底部。伸肌结构在 PIP 关节上靠横向支持韧带维持。(From Doyle JR: Extensor tendons—acute injuries. In Green DP [ed]: Operative Hand Surgery. New York, Churchill Livingstone, 1993, p 1928.)

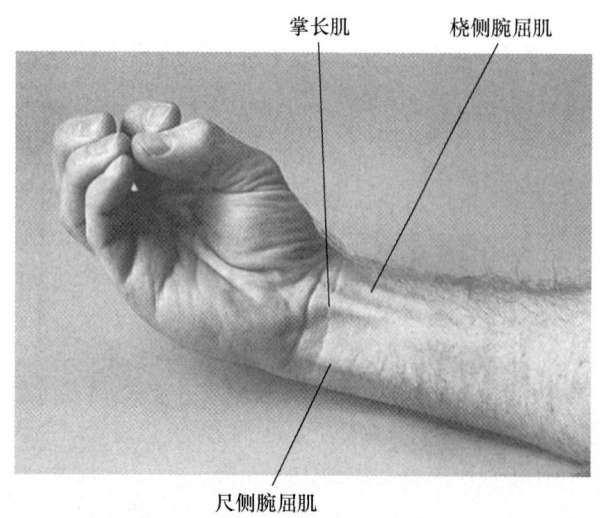

图 47-16 掌长肌收缩。

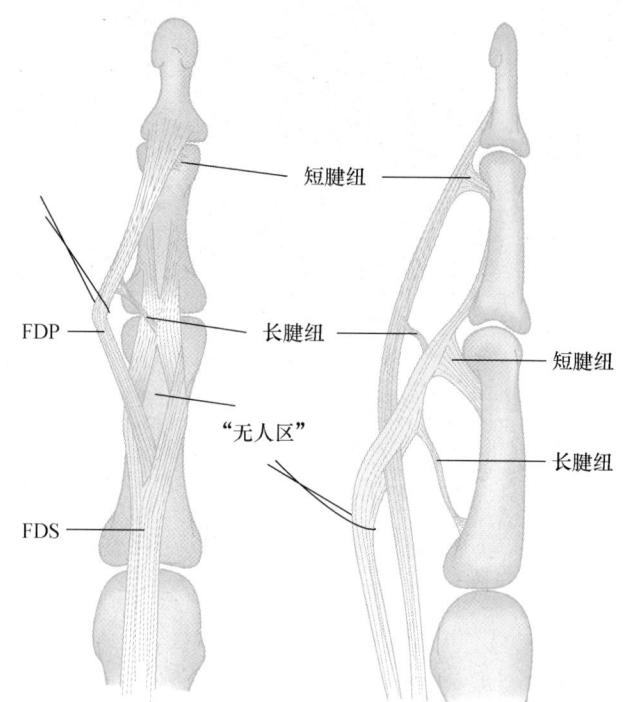

图 47-17 手指指浅屈肌（FDS）和指深屈肌（FDP）解剖。(From Schneider LH: Flexor Tendon Injuries. Boston, Little, Brown, 1985.)

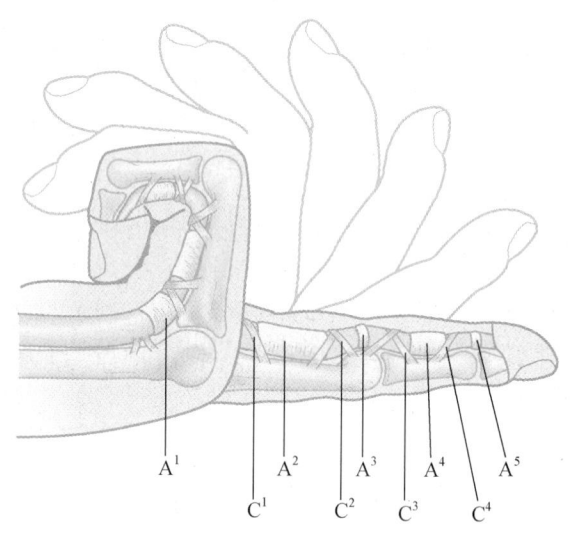

图 47-18 屈肌滑车系统。滑车是屈肌纤维鞘增厚部分。此图有 5 个环形滑车（横向走形的纤维）（A^1 到 A^5）。4 个交叉形滑车（斜向走形的交叉纤维）（C^1 到 C^4）。(Courtesy of Kleinert, Kutz and Associates Hand Care Center.)

态，然后让患者弯曲每个手指的末节指骨，以检查 FDP 功能（图 47-19）。一个细小但很重要的区别，指浅屈肌需逐个检查，先要求患者屈曲 PIP 关节，然而其他手指保持伸展以阻止指深肌腱引起的屈曲（图 47-20）。这是由于手指横行撕裂伤很容易损伤一个或更多肌腱，以及邻近的神经血管丛。手 FDP 位置表浅，更易被撕裂。

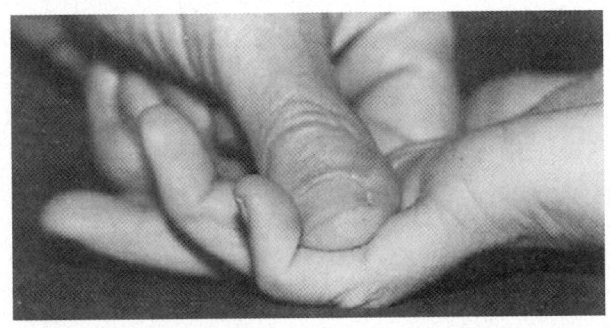

图 47-19 为检查完整的指深肌腱，患者尝试着屈曲末端指骨，而检查者保持其手指伸展。

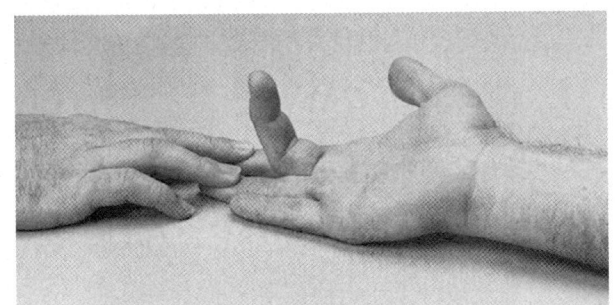

图 47-20 评价指浅屈肌功能的检查。

如果阻力下手指运动正常，但伴疼痛或力量下降，可能有部分肌腱断裂。由于掌腕关节前方屈肌腱鞘增厚，屈肌腱肿胀形成的病理性结节可致肌腱间断性卡住或"触发"，称"扳机指"。患者屈曲和伸展手指时，可通过触摸和弹响声诊断。建议非糖尿病扳机指患者注射类固醇药物作为一线治疗方法。

滑膜腔

滑液囊是覆盖通过骨纤维管肌腱的滑液鞘，内含滑液，滑液能减少肌腱运动时的摩擦力，并为相对无血管肌腱提供营养（图 47-21）。这些腱鞘同样也为感染提供了途径。伸肌腱并不位于特定腱鞘内，对感染抵抗力强。示指、中指和环指屈肌的滑液鞘封闭，从止点到掌侧皱褶远端水平。拇长屈肌鞘从拇指顶端延伸到掌侧腕皱褶近端，并与手掌的桡侧滑液囊和腕管相连通。同样，小指的滑液鞘与尺侧滑液囊相连通。屈肌腱鞘炎的临床特征为滑液鞘炎症和肿胀。Kanavel[14]描述了经典体征：手指屈曲位、手指被动伸直疼痛、不完全屈曲和滑液鞘压痛。

血液分布

动脉系统

手部有双重血液供给（图 47-22），主要是桡动脉和尺动脉。桡动脉位于前臂远端桡骨前方，于腕掌

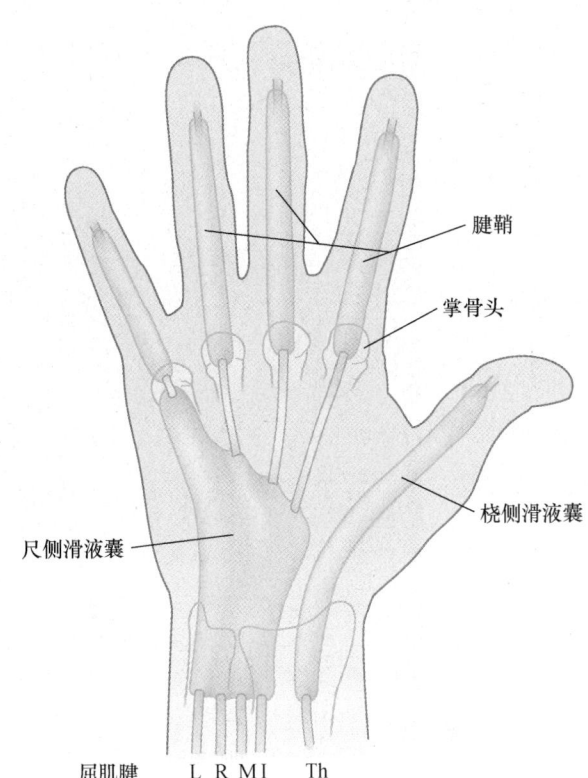

图 47-21 桡侧和尺侧滑液囊的相互关系，以及与屈肌腱的关系。I，示指；L，小指；M，中指；R，环指；Th，拇指。（From Siegel DB, Gelberman RH: Infections of the hand. Orthop Clin North Am 19：779，1988.）

侧面穿过拇长展肌和拇短伸肌肌腱，到达手背面。到达手掌后桡动脉终止，延续为掌深弓。尺动脉在尺神经和豌豆骨桡侧，屈肌支持带前方进入手部。该动脉发出一深支进入手掌，延续为掌浅弓。复杂的动脉弓系统相互吻合，并发出分支至各个手指和深部掌间隙。由于广泛的侧支循环，即使手腕的两根血管横断，手仍可存活[15]。判断手循环可通过触摸掌侧桡、尺动脉，检查皮肤颜色和温度，以及检测毛细血管再充盈程度。手动脉损伤表现的差异性大，因此应对比受伤手和正常手。

即使 Allen 试验预测血管危象的方法不完善，但常用于判断手部主要供血血管通畅程度。检查者首先压住腕部桡、尺动脉（图 47-23），并让患者反复松拳、握拳使手失血，然后将手处于放松状态。放开桡动脉时，如果手掌和手指迅速充血，说明桡动脉通畅，并有良好的侧支血流到尺动脉。检查尺动脉可重复相同的步骤，首先放开尺动脉。此方法同样可用于检查单个手指的血管通畅情况。与手掌相同，即使在手指底部横断血管，手指同样可存活，手指血供减少或广泛缺血后瘢痕形成可导致损伤延迟愈合或不愈合[15]。

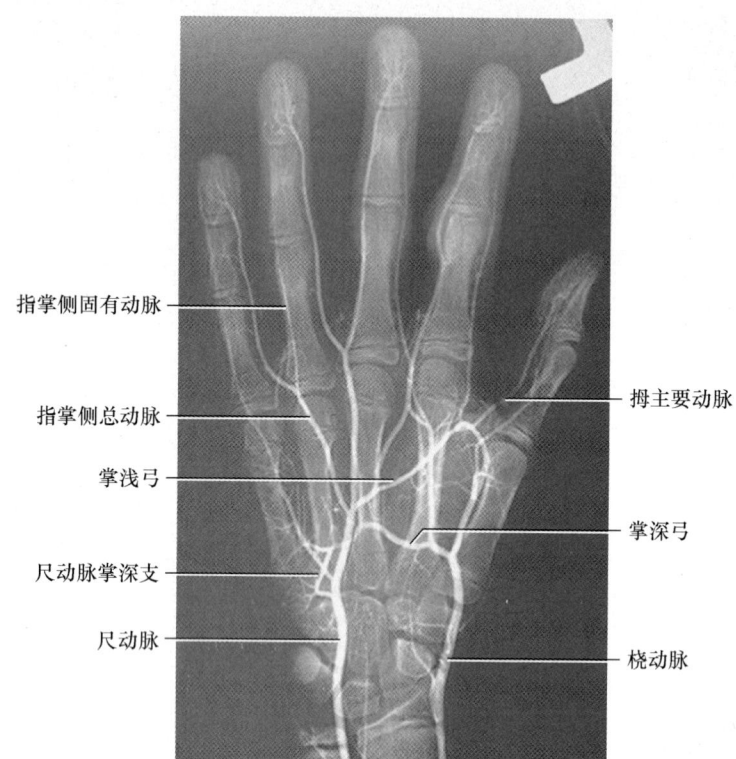

图 47-22 手动脉造影。尺动脉是掌浅弓的主要组成部分。（Courtesy of Dr. D. Armstrong, Associate Professor of Radiology, University of Toronto, Ontario, Canada.）

标注：指掌侧固有动脉、指掌侧总动脉、掌浅弓、尺动脉掌深支、尺动脉、拇主要动脉、掌深弓、桡动脉

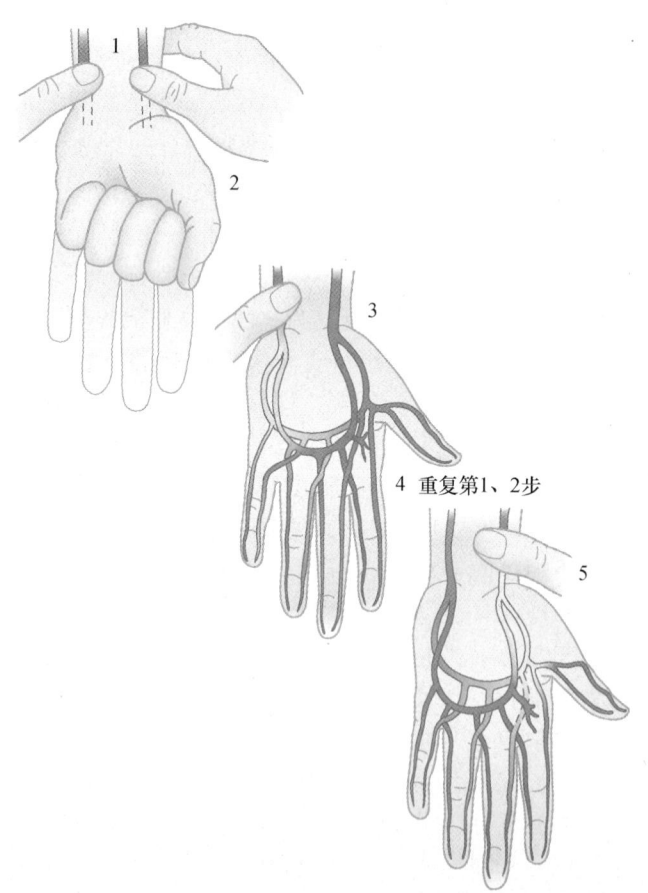

图 47-23 Allen 试验。（From American Society for Surgery of the Hand: The Hand: Examination and Diagnosis, 3rd ed. New York, Churchill Livingstone, 1990, p 46.）

静脉和淋巴系统

深部组织中静脉常与动脉伴行。手背血管丰富，浅表静脉较深部组织内静脉更丰富，大部分血液从浅表区域流出。淋巴管与静脉伴行，大部分淋巴回流入背侧皮下间隙内管道。由于这种脉管分布和背部皮肤松弛，手掌感染多引起手背侧肿胀，而非掌侧。

神经分布

手神经分布来自桡神经、尺神经和正中神经，支配着腕、手指和拇指运动。尺神经和正中神经是运动、感觉混合神经，然而桡神经是单纯感觉神经。每根神经都穿过前臂的一块肌肉，并通过潜在入口进入手部。

运动的神经支配

桡神经（$C_6 \sim C_8$ 神经根组成）穿过旋后肌，于桡骨茎突和 Lister 结节间进入腕背侧部分，此层面以远为单纯感觉支配。其主要运动功能是支配前臂背侧外在肌群，完成伸腕、伸展 MCP 关节及外展、伸展拇指。桡神经不支配手内在肌群。功能检查可通过让患者阻力下伸展手腕。近端桡神经损伤导致腕下垂，即手指在 MCP 关节水平屈曲，拇指内收（图 47-24A）。

尺神经（C_7，C_8 和 T_1）于前臂穿过尺侧腕屈肌，位于动脉尺侧和屈肌支持带浅层。通过腕部的尺骨管（Guyon 管）进入手部。尺神经支配小鱼际肌、

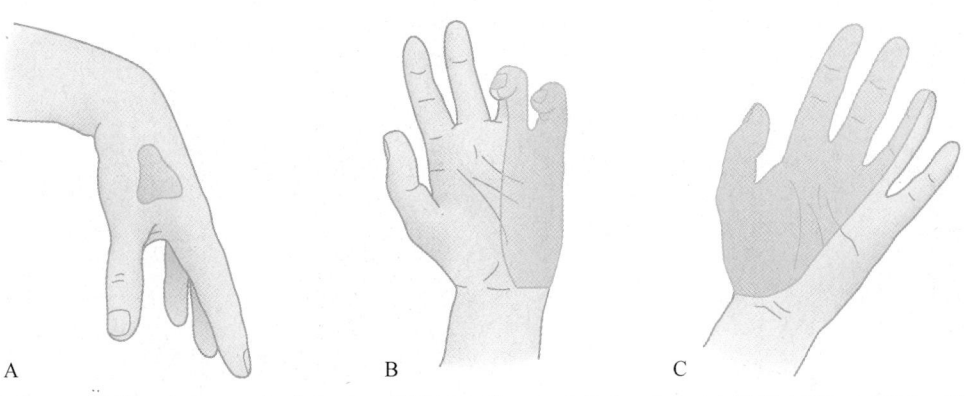

图 47-24 手部畸形。**A**，桡神经麻痹——腕下垂；**B**，尺神经麻痹——爪型手；**C**，正中神经麻痹——猿手。阴影部分代表常见的神经麻痹分布。(From Ellis H: Clinical Anatomy: A Revision and Applied Anatomy for Clinical Students, 7th ed. Oxford, UK, Blackwell Scientific, 1983.)

7 块骨间肌、环指和小指蚓状肌及拇收肌。拇短屈肌的神经支配不固定。尺侧腕屈肌和 FDP 尺侧半在前臂均受尺神经支配。尺神经运动功能损伤导致拇指和示指间不能夹紧一张纸。尺神经远端损伤的后期特征是 Duchenne 征，表现为环指和小指爪型（图 47-28B）；指总伸肌（桡神经）在 MCP 关节处使环指和小指过伸；FDP（尺神经近端完整）在 IP 关节处使其屈曲；另外还有骨间肌和小鱼际肌萎缩。

正中神经穿过旋前圆肌进入前臂。在此平面支配桡侧腕屈肌、FDS、FDP 桡侧部分、拇长屈肌及旋前方肌。支配后三块肌肉的正中神经分支称为骨间前神经。正中神经伴随着手指的 9 条外在屈肌腱通过腕管，并进入手部。大鱼际肌运动分支（正中神经返支）支配拇短展肌、变异的拇对掌肌以及拇短屈肌。手指固有分支支配示指和中指的蚓状肌。撕裂或压迫腕管造成的腕水平神经损伤很常见。检查运动功能可通过让患者将拇指和示指对掌。正中神经在前臂上段或肘部的损伤常导致示指远节、中节和拇指屈曲减弱或缺失，以及拇指外展和对掌减弱[16]。大鱼际肌逐渐萎缩，手掌变成扁平的"猿手"形态（图 47-24C）。

感觉的神经支配

手感觉神经的典型分布如图 47-25 所示，不同感觉神经存在重叠，因此尽可能在没有双重神经支配的区域检查感觉功能。尺神经感觉重叠最少的解剖区域是小指指尖掌侧。掌侧示指指尖只受正中神经支配。背侧第一指蹼间隙完全为桡神经分布。

检查感觉功能有很多方法。最常用、最准确、最客观的办法是比较两点辨别觉。正常手在指尖部位可辨别的两点距离为 2～5mm，手掌基部为 7～10mm。最不敏感区域是手背部皮肤，其正常阈值在 7～12mm，比感觉功能受损范围的两点辨别阈要宽[16]。阈值和

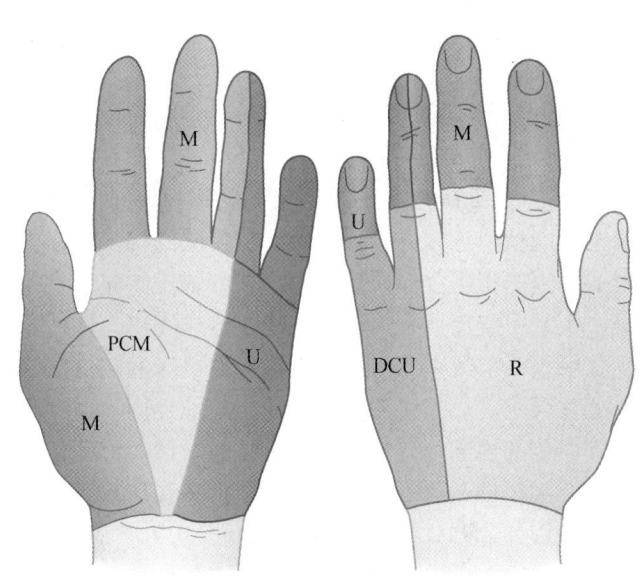

图 47-25 手皮肤的神经分布。左图：手掌部分，右图：手背部分。DCU：尺神经皮支，M：正中神经，PCM：正中神经的掌侧皮支，R：桡神经，U：尺神经。(Courtesy of Kleinert, Kutz and Associates Hand Care Center.)

两点辨别测试在以下情况时价值不大：儿童、严重指尖感觉损失患者、不合作患者、昏迷者、严重疼痛或可疑装病患者。

指尖

指尖常为 FDP 腱和伸肌腱远端附着点区域（图 47-26）。指尖指腹是掌侧皮肤与远节指骨间的组织。手指内布满脂肪组织，并有丰富神经分布的皮肤覆盖，这些皮肤通过一系列的纤维隔膜固定于远节指骨。手背皮肤比手掌皮肤薄，血管分布少。感觉神经伴随动脉两侧，沿着手指的桡侧和尺侧分布。动脉分支与手掌相似，构成了掌侧动脉吻合网或动脉弓。背侧分支供给甲床和甲基质。

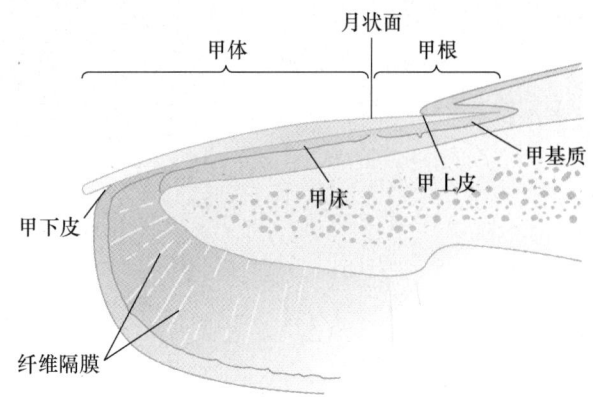

图47-26 手指远端矢状面显示指尖构造。(*From Siegel DB, Gelberman RH: Infections of the hand. Orthop Clin North Am* 19: 779, 1988.)

指甲

指甲（或指甲板）由角化上皮细胞形成的致密层构成。指甲近端部分称甲根，从皮肤的沟内长出并形成暴露的指甲主体。覆盖指甲根部的皮肤称近端甲襞。少量甲襞上皮延伸出近端指甲构成表皮，即甲上皮。甲板下层或甲床由甲基质构成。甲床远端皮肤结合处称甲下皮。指甲周边覆盖的皮肤称甲周膜。甲襞附近白色的半圆月牙型区域称月状面。指尖背侧的甲床结合部很重要，手掌软组织受到挤压和切割时，它可提供额外的稳定性。指甲沿着甲床从甲基质长出，并稳固地附着于甲床。已证实，指甲在生长和移行过程中，甲床变活跃。新指甲大约以每周0.5～1.2mm的速度沿着甲床往前生长（脚趾甲生长速度更慢）。指甲本身为坚硬的、牢固的、相对半透明的结构，其下的血管组织使其呈现粉红色。指甲的正常功能需要有完整甲床维持。如果甲床损伤未被精确修复，肉芽组织形成的瘢痕妨碍正常指甲的产生和生长。结果出现指甲分裂或缺甲，整形也无法解决，多有功能减弱[17]。

临床特征：症状和体征

急性手损伤的早期检查很关键，它可准确判断损伤程度，以及为恢复异常解剖提供最佳时机[18]。任何手损伤检查应从收集病史开始，如患者年龄、职业、优势手及损失前手部功能。损伤后间隔时间、损伤机制、损伤时手的姿势及已行处理在创伤性损伤中都是有价值资料。非创伤性损伤时，疼痛、肿胀、感觉异常、挛缩、症状发作时间、其他肢体的相似症状、导致加重或减轻的因素及功能缺损程度都是关键

框47-1　手的一般检查

Ⅰ．一般表现
  A．活动性出血
  B．断肢或撕脱
  C．休息位
Ⅱ．皮肤
  A．完整性
  B．湿度
  C．肿胀或水肿
  D．脱色
  E．炎症
  F．瘢痕
Ⅲ．血管
  A．颜色和温度
  B．脉搏
  C．毛细血管再充盈
  D．Allen试验
Ⅳ．神经系统
  A．运动功能
    1．尺神经——手指外展和内收
    2．桡神经——腕伸直
    3．正中神经——示指、中指和小指屈曲，拇指对掌
  B．感觉功能
    1．尺神经——小指
    2．正中神经——中指指尖
    3．桡神经——背侧第一指蹼间隙
Ⅴ．骨和关节
  A．畸形
  B．局限性压痛
  C．轴向压痛
  D．关节活动度
  E．韧带稳定性：DIP关节、PIP关节及MCP关节
Ⅵ．肌肉肌腱
  A．每个肌腱群的功能
  B．对抗肌力
  C．运动疼痛

病史。完整病史和系统回顾有助于检查。

详细询问病史后，检查手损伤应充分暴露相应上肢，并优先检查危及手部基本功能的因素。优先检查项目包括：血管神经完整性，皮肤覆盖面积，骨骼稳定性和关节及肌腱功能（框47-1）。手的一般表现主要是颜色、肿胀或水肿程度、任何异常姿势或体位。创伤性损伤应明确最大压痛范围，记录旋转、成角和缩短畸形的方向和程度。手指完全伸展时成角畸形最明显。手指屈曲时旋转畸形最明显。某些情况下，手指或腕的阻滞麻醉在手指运动和压力测试（如果必要的话）过程中，有助于准确判断骨折类型和稳定

性。开放性损伤应判断部位、与皮肤皱褶的关系、皮瓣的方向和存活度、皮肤缺损范围、伤口污染程度及软组织损伤程度。为彻底检查损伤，检查者必须有一个无菌、照明良好、充分暴露及无血的区域。完整检查还包括主动肩部活动、肘部活动、前臂旋前和旋后及对侧手。

诊断方法：放射学

尽管已开发了大量新的高级影像技术，但 X 线片仍是检查手和腕最重要的影像技术。手的标准影像资料应包括后前位片、标准侧位片和斜位片（图 47-27）。手位置摆放正确时，胶片上手骨影像不重叠，有利于完全检查骨折、半脱位、脱位、畸形以及残留不透射线异物的每个可见区域[19]。在手部 X 线片上无法很好显示腕部，反之亦然，如果患者手和腕均受伤，应该分别拍 X 线片。

为得到满意的后前位片，前臂和手部应充分旋前以便手掌平放在胶片上，它是所有检查的基础，但显示掌骨头关节面骨折不充分。侧位片是桡尺骨影像，拍摄时要求手指展开，手掌和前臂 90°垂直于胶片。骨折碎片移位和关节错位时必须拍侧位片。如果没有标准侧位片，就可能遗漏关节脱位、撕脱骨折、指骨底关节面骨折。斜位片要求手和前臂旋前 45 度置于胶片，检查 MCP 关节和 CMC 关节脱位和掌骨底骨折时特别有用。损伤局限于单个手指远端时，仅拍该手

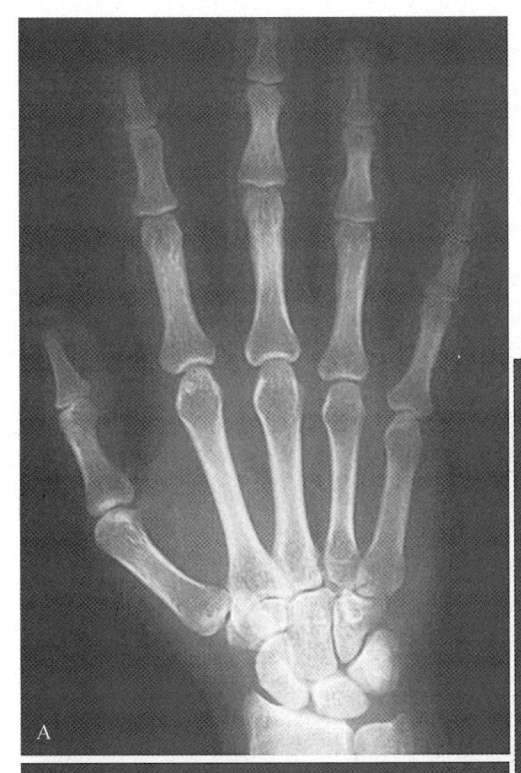

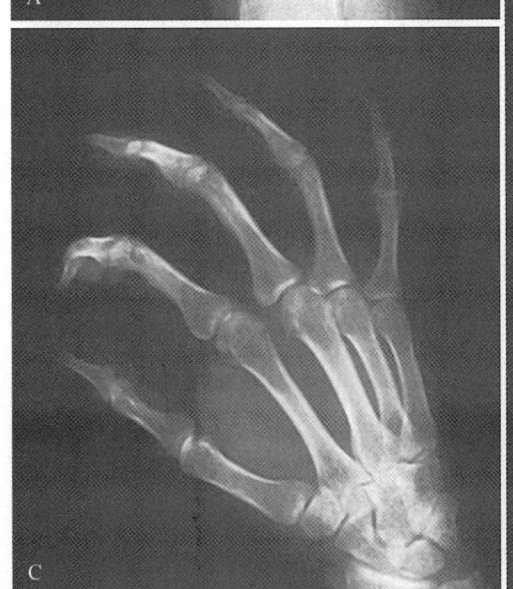

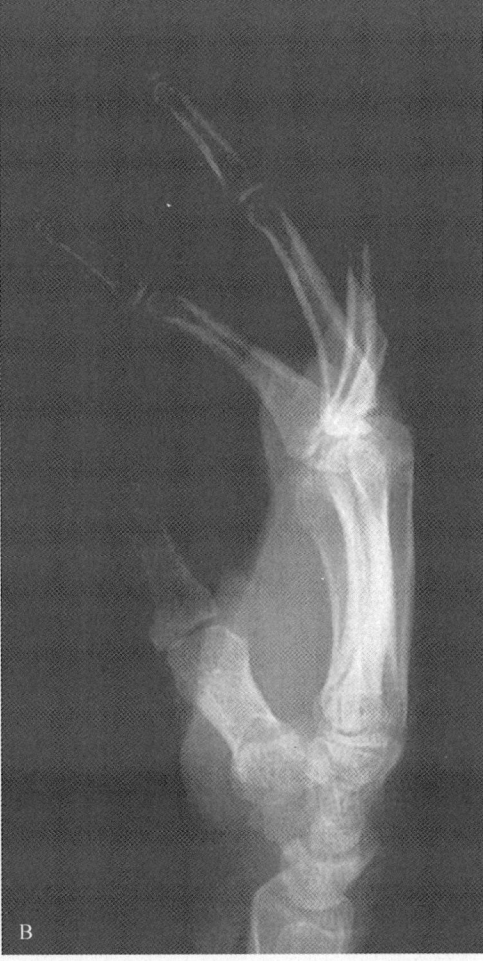

图 47-27　正常手部 X 线平片。**A**，前后位片；**B**，侧位片；**C**，斜位片。手部常规从三个不同层面鉴别骨折，由于骨结构重叠，平常的前后位片和侧位片可漏诊。（From Rosen P, et al: *Diagnostic Radiology in Emergency Medicine.* St. Louis, Mosby, 1992, p 179.）

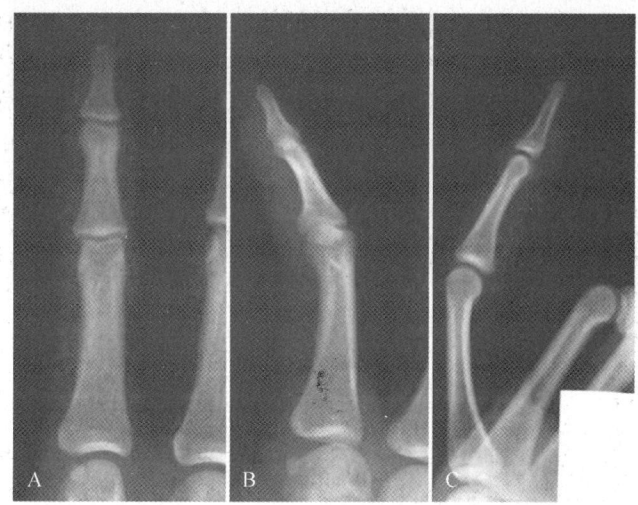

图 47-28 A 到 C，三个不同患者手指的正常 X 线片表现。

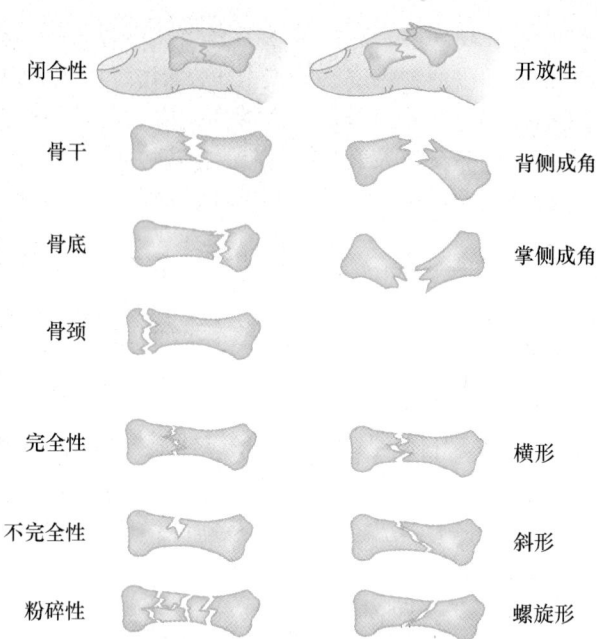

图 47-29 骨折的命名。(From Idler RS, et al [eds]: The Hand: Examination and Diagnosis, 3rd ed. New York, American Society for Surgery of the Hand, 1990, p 64.)

指 X 线片即可，但摄片方式相同（图 47-28）。

手特殊片用来诊断特殊损伤。手标准片不能得到拇指正后前位和侧位片，由于拇指平面与其他手指成 90°。应分开拍摄拇指后前位片和侧位片。拇指后前位片要求手和前臂过度旋前，以便拇指背侧和第 1 掌骨平放在胶片上。侧位片要求手和手臂旋前，直至拇指侧面放在胶片上。应力片经常用于排除第 1 MCP 关节韧带损伤。局部关节腔变宽或半脱位表明重要的侧副韧带损伤。复合平片能帮助检查和定位软组织异物。物体是否显像在于其成分、构造、大小和方位。ED 常见很多组织异物（包括几乎所有玻璃）都比软组织密度高，且平片上易发现[20]。

损伤的机制和处理

创伤

手骨是最常骨折的骨骼。严重手损伤必需行 X 线片检查。检查手损伤引起的肿胀至少需要三个方位的 X 线片。手部骨折复杂，不易分类，通常根据骨折线的性质和部位，以及骨折的开放性或闭合性分类（图 47-29）。

手处于"安全"或功能位时，如果骨折不能复位，或骨折不固定无法保持解剖或近似解剖位，此类骨折不稳定。四个主要决定骨折稳定或不稳定因素：①骨折结构；②骨膜和周围软组织完整性；③肌肉平衡或者不平衡；④外部力量。

通常而言，横形骨折结构稳定。螺旋形、斜形及粉碎性骨折不稳定。移位程度是骨折不稳定指标。如果没有移位或仅有很小的移位，骨膜未破坏或很小的撕裂，即使内部结构不稳定也能稳定。可通过畸形判断是否移位，移位能导致旋转、成角、缩短或复合型。缩短移位对肌张力有不利影响，但手能适应大多数此类骨折[21]。

手骨折的很多确定性治疗有争议，也超出了此处讨论的范围。本书重点为恰当的早期干预，包括合适的夹板固定技术降低发病率，判断骨折手术固定适应证及可能并发症。最初 ED 可能处理大部分闭合性损伤，而大部分开放性、关节内、关节周围和不稳定骨折需手外科医生手术处理[21]。

远节指骨骨折

病理生理学和临床特征

远节指骨骨折是手部最常见骨折，常因压碎和剪切力所致。儿童和青少年多为运动相关性损伤，中青年多为工业事故或老年人多为意外跌落损伤[22]。远节指骨骨折分为关节外骨折（纵形、横形和粉碎性）和关节内骨折。此类骨折最常见部位是远端粗隆（图 47-30）。损伤机制多为直接创伤，粗隆骨折常为粉碎性骨折，常合并指甲、甲床和甲基质的软组织损伤[23]。纤维支持隔膜从指骨到皮肤，能防止骨折碎片移位，并限制软组织肿胀。肿胀和骨折本身都能引起严重的疼痛。典型表现为远节指骨及指腹压痛和肿胀。

远节指骨底骨折可能合并肌腱撕脱。如前所述，FDP 腱连接第 2～5 指末节掌侧，伸肌腱腱束末端连接远节指骨背侧。拇长屈肌止于拇指远节指骨底掌

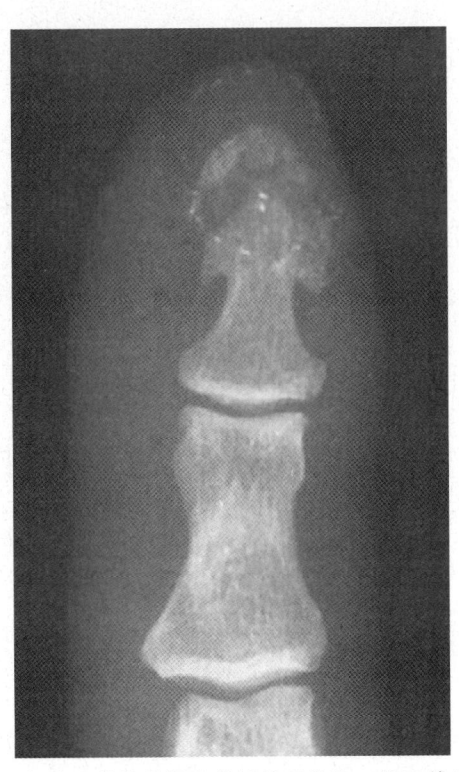

图 47-30 拇指远节指骨粗隆骨折前后位片。此 X 线片显示了粉碎性骨折碎片移位和一些指甲实质上不透射线异物。(From Rosen P, et al: *Diagnostic Radiology in Emergency Medicine*. St. Louis, Mosby, 1992, p 180.)

侧，拇长展肌止于其背侧。受到过度冲击时，这些肌腱会被撕脱。临床表现为手指功能明显丧失，X 线片示沿着掌侧或背侧小的撕脱性骨折。此类骨折被认为是关节内骨折，主要处理肌腱损伤。

处置

大部分远节指骨骨折是处理伴随的软组织损伤。闭合粗隆骨折仅需抬高肢体（为减轻水肿）和镇痛药等对症治疗。很少需固定骨折，然而为防止手指尖进一步损伤，还不挤压肿胀的指尖，推荐使用不包括 PIP 关节的短掌侧夹板或发夹型夹板固定 2~3 天。因软组织包裹，无成角和移位的横形骨折可不予治疗。末节指骨骨折可尝试闭合牵引复位，并予夹板固定，然后反复拍片复查位置变化。如果此方法不成功，安排手外科医生行 Kirschner 针固定。

远节指骨骨折合并甲床撕裂被认为是开放性骨折。如果指甲已撕脱或破裂，可明确为开放性骨折。甲下血肿、指甲完整的粗隆骨折时，判断甲床撕裂较困难。甲下血肿常合并甲床隐性撕裂，出现此类损伤时，不必为彻底检查和修复甲床撕裂而拔甲。

并发症

通常，远节指骨骨折不复杂，然而，明显无功能

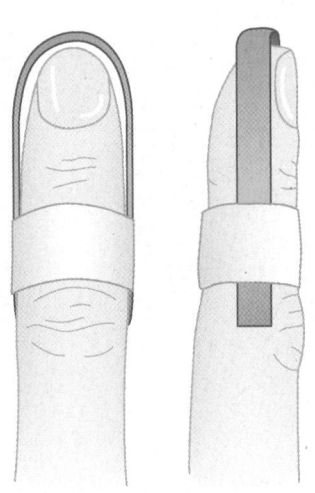

图 47-31 远节指骨骨折发夹型夹板。(From Simon RR, Koenigsknecht SJ: The hand. In Simon RR [ed]: *Emergency Orthopedics: The Extremities*, 2nd ed. Norwalk, Conn, Appleton & Lange, 1995, p 59.)

损害，但合并软组织挤压伤的远节指骨骨折可出现后遗症。DaCruz 和助手[24]通过一组长期随访的病例发现，影像学上 31% 粗隆骨折 6 个月未愈合；70% 患者有不适症状，包括麻木、感觉过敏和寒冷敏感。即使甲床创伤后组织精确对合，仍可出现指甲畸形生长。嵌入骨折部位的甲床如果未能识别和取出，可引起骨折不愈合。开放骨折引起的骨髓炎是一种少见但严重的潜在并发症。

近节和中节指骨骨折

病理生理学和临床特征

近节和中节指骨解剖、损伤机制和治疗相似，因此它们的骨折也一起讨论。近节指骨无肌腱连接。在伸肌和骨间肌肌力作用下，此区域骨折有典型的掌侧成角。中节指骨有两个重要止点，FDS 腱几乎覆盖了全部的指骨掌侧面，伸指肌腱止于中节指骨近端基底。由于这种对角分布，中节指骨底骨折常引起背侧成角，中节指骨颈骨折常引起掌侧成角[25]。损伤机制决定骨折性质：直接打击多致横形或者粉碎性骨折。反之，扭伤多致斜形或者螺旋形骨折，合并伤包括指神经挫伤或横断、血管破裂和肌腱断裂。

关节内骨折包括髁骨折、粉碎性骨折、基底背侧、掌侧或侧面骨折、骨折脱位和涉及关节的骨干骨折。关节外骨折包括指骨颈部、干部或基底部。大多数指骨骨折易被发现，但髁骨折和移位的指骨颈骨折在前后位片上不一定明显，还需斜位片鉴别[26]。X 线片很难明确旋转畸形，但侧位片可见骨折部位的骨干直径不均。

临床上骨对线可通过 X 线片检查，但旋转对线

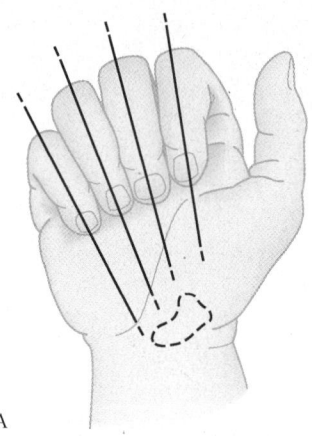

A

正常手指屈曲指向手舟骨区域

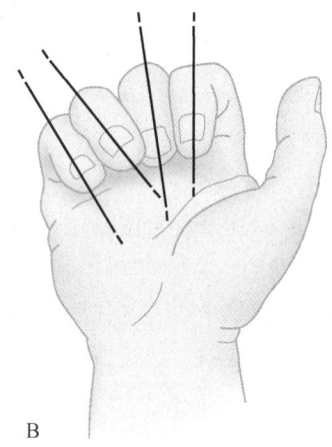

B

环指旋转不良时手指屈曲

图47-32 必须纠正任何程度的掌骨或指骨骨折旋转不良。**A**，正常握拳时，所有手指指向手舟骨区域。**B**，骨折旋转不良导致受累手指侧偏。(From Jobe MT, Calandruccio JH: Fractures, dislocations and ligamentous injuries. In Canale ST [ed]: Campbell's Operative Orthopedics, 10th ed. St. Louis, Mosby, 2003, p 3484.)

必须通过患指与相邻正常手指的关系判断（图47-32）。准确判断患指旋转对线的最佳方法为：对称屈曲邻近的患指和正常掌指及指间关节[25]。正常握拳时，除了拇指，所有手指应指向手舟骨。相应地，手指微屈时，手指的指甲应处于相同的平行平面（图47-33）。同时比较正常手。

处置

指骨屈肌腱和伸肌腱相邻，因此为确保好的疗效，指骨骨折与掌骨骨折一样，也需精确的解剖对线[25]。选择合适的治疗手段需准确检查骨折稳定性。骨折角度是决定稳定性的重要因素。横形骨折多稳定，而斜形骨折本质上不稳定。骨折角度有助于判断骨折是否嵌插、移位及致畸因素。如果骨折不稳定，应麻醉患指和使用外力复位。大约75%指骨骨折稳定和无移位，多不必复位[27]。此类骨折患者应在疼

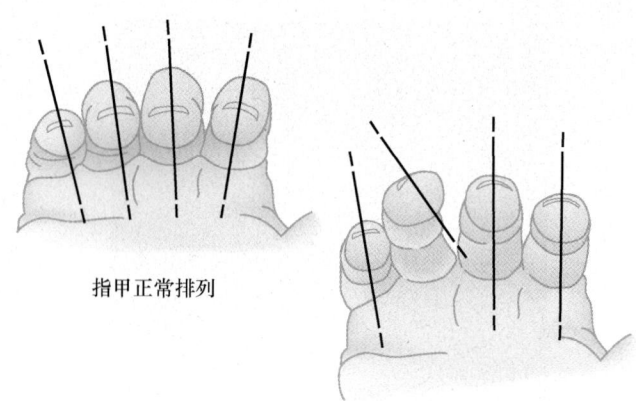

指甲正常排列

环指旋转不良时的指甲排列

图47-33 观察指甲平面有助于发现骨折旋转不良。(From Jobe MT, Calandruccio JH: Fractures, dislocations and ligamentous injuries. In Canale ST [ed]: Campbell's Operative Orthopedics, 10th ed. St. Louis, Mosby, 2003, p 3484.)

痛刚缓解（第3～5天内）就进行早期保护性活动。动力夹板的保护方法是将患指包扎到一根相邻正常手指上。这种著名的并指包扎技术允许在骨折恢复过程中，尽可能像正常手指一样活动和使用患指（图47-34）。

动力夹板不适用于移位或不稳定骨折。总体上，创伤类型和达到稳定复位的能力决定治疗方式。指骨骨折闭合复位满意后有很多方法固定。此时建议固定手腕和患指。特殊类型固定包括管状石膏、联合石膏和外托架Böhler法、槽形夹板和前后夹板（图47-35）。

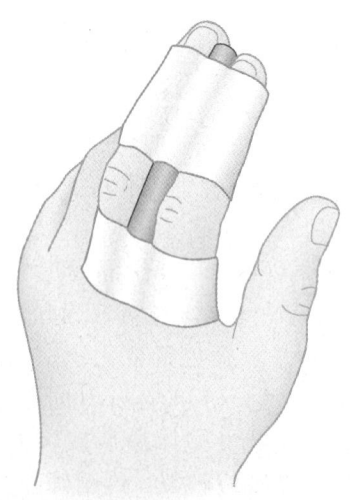

图47-34 患指被夹到相邻正常手指上。夹板为患指提供支持，以利于MCP关节和一些IP关节活动。一块大小合适的皮垫置于两指之间，两指被包扎在一起，如图所示。(From Simon RR, Koenigsknecht SJ: The hand. In Simon RR [ed]: Emergency Orthopedics: The Extremities, 3rd ed. Norwalk, Conn, Appleton & Lange, 1995, p 518.)

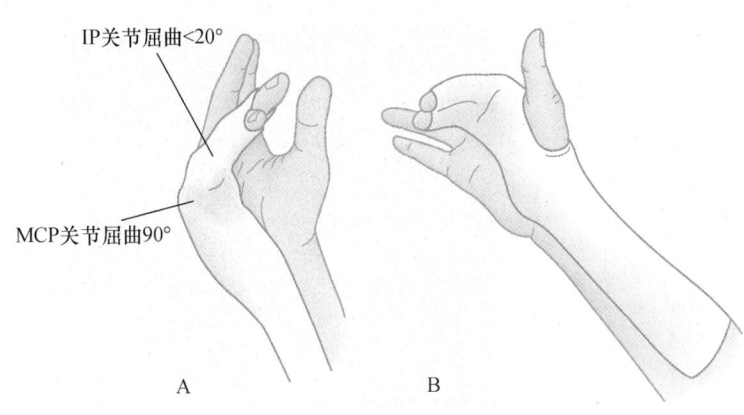

图 47-35 沟形夹板用于指骨和掌骨骨折。**A**，尺侧沟形夹板固定环指和小指骨折。**B**，桡侧沟形夹板固定示指和中指骨折。夹板由石膏板切成合适大小制成，尺寸应从指尖到前臂 2/3 处。（From Simon RR, Koenigsknecht SJ: The hand. In Simon RR [ed]: Emergency Orthopedics: The Extremities, 3rd ed. Norwalk, Conn, Appleton & Lange, 1995, p 519.）

为防止关节僵硬和减少残疾，指骨骨折固定时间不超过 3 周。除了临时固定，急诊科处理还包括冰敷、抬高患肢、镇痛和安排随后的治疗。建议第 7～10 天复查 X 线片以明确是否发生延迟移位。

无法手法闭合复位且不能外部夹板支持的不稳定骨折需内固定。骨干中段横形骨折也不必非得闭合复位，螺旋斜形骨折和关节内骨折本质上都不稳定，如果涉及关节面的重要部分则需手术固定[28]。中节指骨近段干骺端的严重关节内粉碎骨折需静态、动态牵引或 Kirschner 钢丝外固定支架固定治疗[28]。

并发症

指骨骨折最常见并发症是骨畸形愈合，可能由旋转畸形、掌侧或侧方成角、缩短引起。旋转不良常见于近节和中节指骨的斜形或螺旋形骨折，可能需行指骨和掌骨截骨术矫正。近节指骨骨折的掌侧成角大于 25～30°，形成假性爪型。此畸形手笨拙，非常不美观。其他可能并发症包括肌腱粘连导致的活动减弱，以及关节内骨折后 PIP 关节僵硬。

掌骨骨折

拇指具有高度活动性，其掌骨底在生物力学上也不同于其余掌骨。因此，掌骨骨折通常分两类：第 1 掌骨和第 2～5 掌骨骨折，以下将分开讨论。

第 2～5 掌骨骨折

手在功能上能适应掌骨背侧成角，以协调 CMC 关节活动。有些患者可增加 10°～15°。示指和中指的 CMC 关节固定，仅适应 10°～15° 背侧成角。环指 CMC 关节有 20°～30° 活动度，可适应 40°～45° 背侧成角。小指基底部一般有 30°～50° 的活动度，可适应 50°～70° 背侧成角。手指掌骨可适应 10°～15° 侧方成角和 3～4mm 缩短。旋转畸形适应性很低，多见于螺旋形和斜形骨折。很少数旋转畸形在握拳时变成实际上的手指重叠。超过 5° 的旋转不良在屈曲手指时才可能导致重叠（剪刀样）[21]。外科手术指征是：缩短超过 2～3mm，关节面台阶 >1mm，或关节受累超过 25%[25]。

掌骨头骨折

病理生理学

掌骨头骨折罕见。常见于直接创伤或挤压伤，典型的是粉碎性[23]。此类骨折见于侧副韧带连接处远端。查体有触痛和受累 MCP 关节上方肿胀。如沿着伸展的手指施加轴向压力，疼痛加剧。掌骨头上方皮肤撕伤的表现有重要意义，表明为开放性骨折或人咬伤。

诊断策略：放射学

手常规 X 线片能显示大部分骨折，但掌骨头骨折侧位片上重叠，因此难以发现。临床怀疑骨折或早期 X 线片表现正常的情况，可拍 Brewerton "抓球手"片[29]。此 X 线片要求手指 MCP 关节 65° 屈曲，X 线与桡侧成 15° 角，从掌骨头侧面摄像。偶尔需 CT 准确检查 MCP 关节平面关节内骨折的移位程度。

处置

急诊科处理闭合性掌骨头骨折包括：抬高、冰敷、镇痛和手 "安全" 或功能位固定，它能平衡内部肌肉的力量。体位如图 47-36 所示，手腕伸展 20°，MCP 关节屈曲 90°，PIP 关节和 DIP 关节伸展。所有患者都需安排手外科医生进一步检查和处理。由于是关节内骨折，移位超过 1～2mm 会给患者造成严重不良后果，无论怎样，治疗的最权威共识尚未达成[30]。

MCP 关节背侧撕裂和穿刺伤合并掌骨头骨折应认为是开放性的，除非明确为其他类型。此类损伤多为 "拳头被咬" 伤引起，且伤口重度污染。建议立即请手外科医生会诊行手术清创和冲洗，重度污染伤口患者可使用耐 β-内酰胺酶类青霉素和一种氨基糖苷

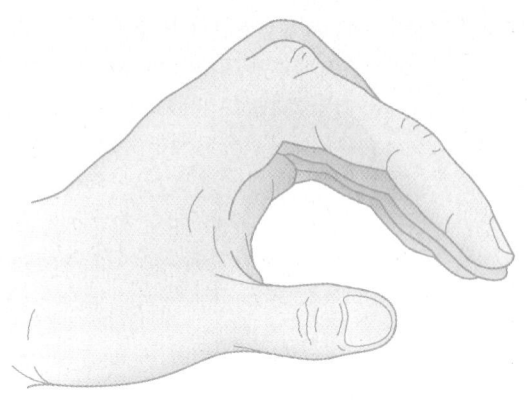

图 47-36 James 描述的"安全位"。(Modified from Stern PJ: Fractures of the metacarpals and phalanges. In Green DP [ed]: Green's Operative Hand Surgery, 4th ed. New York, Churchill Livingstone, 1999.)

类抗生素，但应常规预防性使用头孢菌素[31]。几项研究表明，通过术前伤口细菌培养预测感染风险和明确可能致病菌无价值，并且一些临床医生已放弃使用[32,33]。

并发症

掌骨头骨折可并发手功能减退，包括缺血性坏死、旋转成角畸形、手内在肌纤维化、伸肌腱损伤或纤维化，以及 MCP 关节慢性僵直。此类骨折很可能后期行关节置换术[23]。

掌骨颈骨折

病理生理学

掌骨颈骨折是手部最常见骨折之一。损伤机制是直接冲击力（例如：握拳重击）。拳击手骨折是第 5 掌骨颈骨折（图 47-37）。大多数掌骨颈骨折为典型的顶端背侧成角（远侧断端掌侧成角）。由于肌力致畸和掌侧皮肤破碎，其本质为不稳定骨折。又因骨折的不稳定性和复位维持困难，处理多复杂。

处置

出于治疗目的，掌骨颈骨折分两类：环指、小指掌骨骨折和示指、中指掌骨骨折。相比示指和中指，环指和小指掌骨稳定性更大，也使得它们更容易骨折，示指和中指掌骨的相对固定性提高了复位后准确对线的要求。一般而言，示指和中指掌骨可以适应少于 15°的成角；环指和小指掌骨分别是 35°和 45°。任何旋转对线不良必须完全纠正。

早期处理非成角畸形的非移位性环指和小指掌骨骨折可以使用冰敷、抬高肢体、镇痛药和槽型夹板固定。示指和中指非移位、非成角掌骨骨折的治疗相

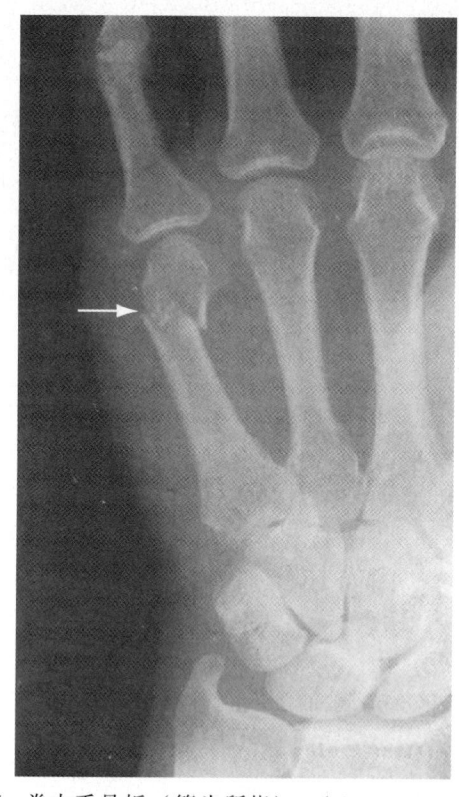

图 47-37 拳击手骨折（箭头所指）。(From Harris JH Jr, et al: The Radiology of Emergency Medicine. Baltimore, Williams & Wilkins, 1993, p 444.)

似。夹板标准功能位固定，近端不能超过肘关节，但不包括 PIP 关节。一般建议尽早活动 PIP 关节和 DIP 关节。MCP 关节在 3～4 周就开始保护性活动[23]。对于单纯小指掌骨颈骨折，一些临床医生提倡立即骨折固定，不用考虑成角程度。此方法优点是功能恢复良好，仅有轻微的外观畸形和早期恢复工作。建议早期进一步检查，以排除残留的成角畸形、旋转畸形和延迟移位[34]。

明显成角畸形的环指和小指掌骨颈骨折，可尝试着在急诊科复位。通常使用血肿阻滞，麻醉满意后，利用掌骨牵引矫正骨折。MCP 关节和 IP 关节均屈曲 90°，于 MCP 关节掌侧方向施加压力，同时于屈曲的近侧指间关节施加背侧牵引力（图 47-38），完成复位。此方法称 90-90 法。并使用沟形夹板功能位固定。复位后应立即拍 X 线片，1 周后确认复位是否成功。如果闭合复位不能完成或维持，应早期安排手外科医生使用钢针固定。

移位或成角的示指或中指掌骨颈骨折常需解剖复位和外科固定。急诊科处理包括冰敷、抬高肢体和使用掌侧夹板。必须立即将患者转给手外科医生。

并发症

掌骨颈骨折可能并发旋转畸形，手功能下降，患

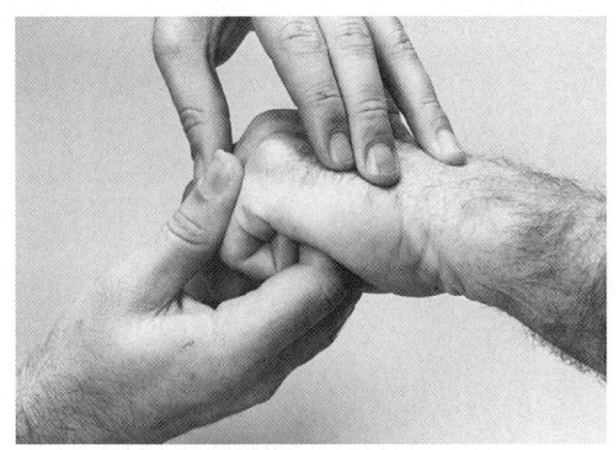

图 47-38　90-90 法——掌骨颈骨折复位法。

指与邻近手指相互重叠。如果没有纠正过度旋转畸形，患者紧抓物体时，可出现 MCP 关节被动过伸和近侧指间关节从屈曲到伸直时的疼痛。其他并发症包括伸肌腱损伤和侧副韧带损坏。闭合性掌骨骨折不愈合少见。

掌骨干骨折

病理生理学

掌骨干骨折分三种类型：横形、斜形或螺旋形和粉碎性。横形和螺旋形常由直接暴力引起，一般表现为背侧成角（图 47-39）。间接创伤或旋转暴力作用于手指可导致旋转形骨干骨折。骨折断端多为缩短和旋转，而不是成角。

处置

治疗掌骨干骨折不同于掌骨颈骨折。掌骨干骨折多有旋转畸形和缩短，仅允许轻度的成角畸形。一般而言，任何旋转畸形都必须纠正。不允许示指和中指掌骨成角畸形，然而环指和中指掌骨的小角度成角可代偿。小于 10° 的掌成角、小于 20° 的背成角、小于 3mm 的短缩及正常的无旋转复位可接受[21]。

大多数掌骨干骨折早期处理用冰敷、抬高肢体、镇痛和沟形夹板固定。夹板应包括腕部和整个掌骨干，但如果骨折靠近颈部，不用包括 MCP 关节。建议复查 X 线片和安排手外科医生治疗。如必须使用手法复位，就是手术固定的指征。移位的复合掌骨干骨折，旋转畸形的斜形或螺旋形骨折，不可复位的横形骨折和移位的开放性骨折必须进行内固定[34]。

并发症

掌骨干骨折并发症同其他掌骨骨折并发症相似。除了旋转不良导致的慢性抓握疼痛，还可出现伸肌功

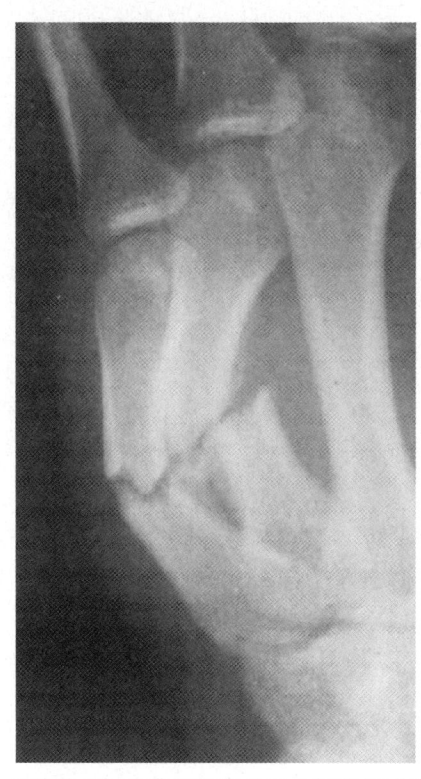

图 47-39　X 线片显示了典型的掌骨干骨折背侧成角。此类骨折多为直接暴力所致，并且骨间肌产生的掌侧肌力形成广泛的背侧成角。（From Green DP, Rowland SA: Fractures and dislocations in the hand. In Rockwood CA Jr, Green DP [eds]: Fractures in Adults. Philadelphia, JB Lippincott, 1991, p 490.）

能受限和骨间肌肉纤维化。

掌骨底骨折

临床特征

掌骨底骨折通常稳定，且不易发生。可因掌骨底受直接暴力，或沿着手指的轴向力或扭力作用所致。检查发现受累掌骨底触痛和肿胀，表明可能存在明显的旋转畸形。环指和小指掌骨底骨折可引起尺神经运动支损伤，导致手内部肌肉瘫痪。另外，可并发腕骨骨折。

处置

急诊科早期处理包括冰敷、抬高肢体、镇痛、大块弹力绷带或掌侧夹板固定，并安排手外科医生彻底处理。

并发症

掌骨底骨折可并发伸肌或屈肌腱损伤和明显的旋转对线不良。慢性 CMC 关节僵硬常有关节内骨折，可能需要行关节融合术或关节成形术。

拇指掌骨骨折

拇指掌骨活动度较高，骨折相对少见。偶尔骨干可能累及，但大部分在掌骨底。此类骨折分两类：关节外和关节内。关节内骨折中两个常见类型是 Bennett 和 Rolando 骨折。

关节外骨折

关节外骨折比关节内骨折更常见，常因直接创伤或冲击所致。关节外骨折的三个类型为：横形、斜形和儿童骨骺骨折。检查表现为骨折部位的局部压痛和肿胀。

拇指掌骨活动度允许出现 20°～30°成角畸形，且不出现功能减弱。关节外骨折较大角度成角应行闭合复位，复位后 X 线片检查，以及 4 周的人字形石膏固定（拇指外展，并包含指间关节）。横形骨折多稳定，可闭合复位和固定。斜形骨折不稳定，有旋转畸形倾向。如果是斜形骨折，可能需 Kirschner 针固定。

关节内骨折

Bennett 骨折 Bennett 骨折是拇指掌骨底的关节内骨折，合并 CMC 关节脱位或半脱位。掌骨尺侧部分不动，因此在拇长展肌和拇收肌牵引下，较大碎片向背侧半脱位（图 47-40）。CMC 关节稳定性主要依靠背侧韧带（CMC 关节后斜韧带），骨折时 CMC 关节周围韧带完全断裂，因此发生脱位。通常损伤机制由作用于部分屈曲掌骨的轴向力引起（例如握拳锤击坚硬的物体）。它是最常见的拇指掌骨底骨折[25]。

Bennett 骨折需解剖复位。治疗目的是通过修复第一 CMC 关节唇状韧带以恢复关节稳定性和匹配性。

早期处理包括拇指人字形夹板固定、冰敷、肢体抬高和镇痛。完成闭合复位后，在拇长展肌和拇屈肌牵引下，断端也很难维持稳定，因此一定要早期安排手外科医生。确定性治疗包括保守治疗；经皮钢钉固定的闭合复位；如果解剖复位失败或骨折断端超过 20% 关节面，必须切开复位和内固定[25]。

Rolando 骨折 Rolando 骨折是拇指掌骨底粉碎性骨折。存在各种程度的粉碎形状，但典型为 Y 字形或 T 字形。X 线片上粉碎性骨折严重性表现多不明显。其损伤机制同 Bennett 骨折，但 Rolando 骨折较之少见，且预后一般较差。

急诊科处理 Rolando 骨折包括拇指人字形夹板固定、冰敷、抬高肢体、镇痛，并立即安排手外科医生手术复位。暂无明确治疗方案，治疗主要决定于拇指掌骨底粉碎的严重程度和移位程度。如果有切开复位指征，通常将钢板放在背侧维持重建结构。对于严重

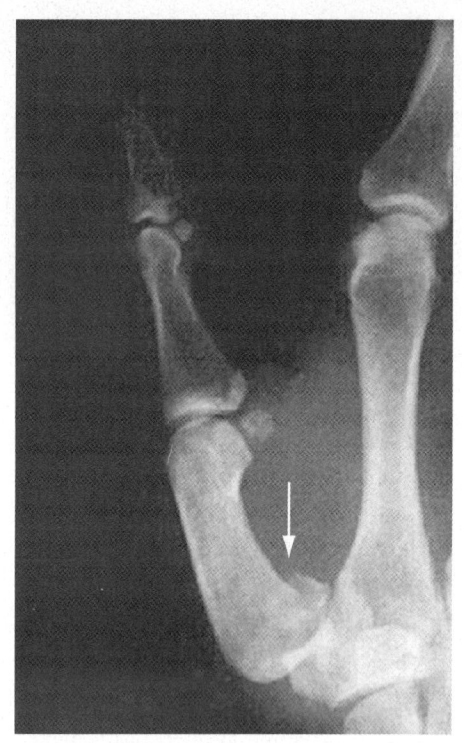

图 47-40 Bennett 骨折前后位片。第一掌骨关节面撕脱骨折合并 CMC 关节半脱位（箭头所指）。此骨折必须区别于 Rolando 骨折和各种多见的关节外骨折。（From Rosen P, et al: *Diagnostic Radiology in Emergency Medicine.* St. Louis, Mosby, 1992, p 181.）

的粉碎性骨折，可使用 Kirschner 针固定，植骨和使用外固定支架持续撑开牵引需用到骨折愈合[36]。

并发症

并发症包括关节僵硬、退行性关节炎和骨折畸形愈合。骨折畸形愈合是最常见的晚期并发症，但拇指 CMC 关节常可很好适应。创伤后关节炎在 Rolando 骨折较常见，可能需行关节融合术或半关节切除成形术。骨折不愈合罕见。

儿童手部骨折

病理生理学和检查

手是儿童身体最容易受伤的部位[38]。幼儿最常见手损伤是指尖挤压伤引起的末节指骨粗隆开放性骨折[39]。未成熟骨骼的最大特征是存在骨骺中心。通常认为软骨骨骺是未成熟骨骼的薄弱环节。据报道，累及该区域的损伤仅占儿童骨折的 18%[40]。

骨骺骨折 Salter-Harris 分类用于直接治疗和预测疗效。损伤按数字分为Ⅰ～Ⅴ，数字越大意味着妨碍生长的风险越大[41]。近节指骨骨折是最常见指骨骨折[42]，手部最常见骨骺骨折是近节指骨的 Salter-Harris Ⅱ型骨折[38]，多为扭转或过伸所致，常累及环指和小指，偶

见于拇指。此年龄组患者无法很好配合检查，但临床医生应仔细查找肿胀、瘀斑和畸形。另外，检查者还应检查骨和侧副韧带触痛。持续制动用于严重手指骨或关节损伤幼儿。

与成人手骨折一样，儿童手骨折也应拍多方位的X平片。特别是轻微骨折，对比像可帮助诊断。骨骺骨折在不同年龄段的X表现不同，因此诊断尤其困难，而且正常骨骺的X表现多变，易被误诊为骨折。

处置

经简易夹板或闭合复位后简单固定，大部分儿童手骨折不超过3周就可治愈。儿童手指骨折最好的固定方法是联合相邻正常手指及腕部，使用石膏或玻璃纤维沟形夹板固定。应尽可能使用之前提到的"安全位"。一些临床医生提倡，成人稳定性损伤只需并指夹板固定，而儿童稳定性损伤都应使用全夹板保护几个星期，防止进一步损伤。移位的关节内骨折、Salter-Harris Ⅲ或Ⅳ型骨折及不稳定骨折闭合复位无法维持其稳定时，可能需切开复位和外科固定[43]。

并发症

相同手骨折的愈合在儿童要比成人更快。另外，幼童骨骼的重塑能力允许存在一定的重叠和成角移位，但不允许旋转畸形。随着年龄增长，骨骼通过重塑纠正成角畸形的能力下降，青少年和成人不能依靠重塑得到充分纠正。最常报道的并发症是残余畸形。其他并发症，如：关节僵硬、肌腱粘连和不愈合少见。

软组织损伤

手软组织损伤很常见，占急诊科手损伤的82%[44]。创伤导致大部分肌腱、韧带和软骨损伤。尽管这种损伤不是致命性的，但能导致可能的残疾并发症，包括：关节松弛、活动丧失、慢性疼痛、肿胀和畸形。

脱位和韧带损伤

手韧带损伤常见，并常被漏诊。损伤程度从轻度扭伤到完全断裂，可出现不同程度的关节不稳定。单纯韧带损伤可能是"韧带拉伤"（Ⅰ级），部分撕裂（Ⅱ级）或完全撕裂（Ⅲ级）。关节脱位指关节完全破裂伴关节面完全分离。半脱位指关节部分破裂且关节面部分连接。

治疗目的是恢复关节功能的稳定性，因此必须系统检查关节稳定性。从功能方面考虑，检查手稳定性

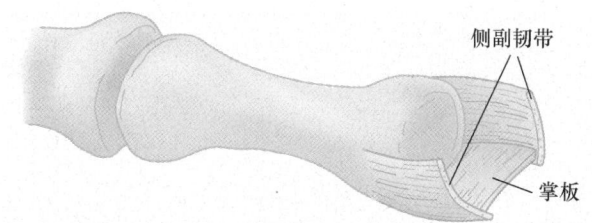

图47-41 关节两侧的侧副韧带和掌板构成关节周围盒样支撑。（From Simon RR, Koenigsknecht SJ: The hand. In Simon RR [ed]: Emergency Orthopedics: The Extremities, 3rd ed. Norwalk, Conn, Appleton & Lange, 1995.）

可通过对IP关节和MCP关节进行双向测试。疼痛严重影响活动范围，即使检查高顺从性患者也需行手指或腕部阻滞麻醉。检查患者手指主动稳定性时，手指运动需超出正常活动范围。最大活动范围内无移位，说明稳定性好。检查被动稳定性时，向每个侧副韧带施加轻微的桡侧和尺侧应力，施加后前位压力以检查掌板完整性。为避免掌板的稳定效应，在伸展和适度屈曲位时行压力测试。对比正常手的相同关节，可能有助于诊断。补充应力位X线片可有助于诊断困难病例[45]。

如果关节在主动和被动压力下仍稳定，但肿胀明显，伴压力下受累韧带触诊疼痛，可诊断不完全或部分韧带损伤。检查者应尽量明确是否损伤最严重部位位于中央腱束（背侧）、侧副韧带（桡和尺侧）或掌板（掌侧）。Ⅰ级和Ⅱ级损伤稳定，伴应力测试疼痛。Ⅲ级压力测试不稳定。关节的稳定性有力证实，最佳功能恢复源于短期固定，而不是外科手术干预。侧副韧带和掌板构成的三维盒样结构围绕着关节，因此，完全脱位显示为韧带盒状结构的至少两个组成部分破坏[23,44]（图47-41）。证实为不稳定关节后应用沟形夹板固定，并由手外科医生决定是否外科修复。IP关节应屈曲30°、MCP关节应屈曲45～50°夹板固定，拇指MCP关节受累时，应屈曲30°夹板固定。关节损伤的远期后果几乎都是关节僵硬和屈曲丧失，而不是持续不稳定，因此固定期一般都短（2～3周），紧接着是主动活动练习过程[23]。

IP关节损伤

DIP关节 DIP关节与PIP关节结构类似。屈肌和伸肌腱相邻止点提供附加稳定性，此关节脱位不常见。脱位多为背侧，常伴发开放性损伤（图47-42）。常规X线片常用于排除是否合并骨折，而不是确诊可疑诊断。治疗包括指和腕阻滞麻醉下闭合复位，接着测试主动和被动稳定性。通过纵向牵引和施加末节指骨底背侧的压力，使关节过伸以达到复位，并纠正

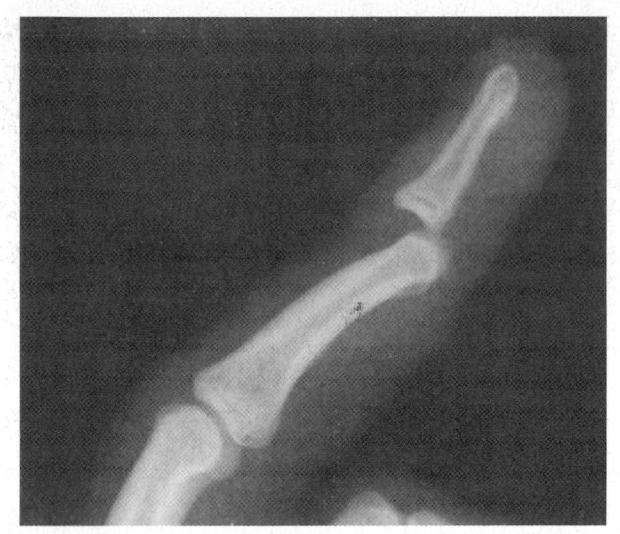

图47-42 未合并骨折的DIP关节背侧脱位。(From Harris JH Jr, et al: The Radiology of Emergency Medicine. Baltimore, Williams & Wilkins, 1993, p 446.)

枪刺状畸形。骨折不可闭合复位时需外科切开复位。撕裂骨折碎片嵌入关节内、指深肌腱绞索或掌板扣眼状撕裂可致复位失败[46]。

如果是开放性脱位,关节会被污染,治疗应包括清创和充分的伤口冲洗。应缝合皮肤,背侧微曲位夹板固定3周。大多数专家建议预防性应用抗生素[46]。

PIP关节 PIP关节脱位是最常见手部韧带损伤原因之一。其稳定性来源于成对的侧副韧带和掌板等强大的连接附件。PIP关节移位分三型:背侧、侧方和掌侧。损伤机制常与运动相关,高速冲击手指末段导致轴向负荷和过伸。假设中节指骨处于反刺刀位,掌板破裂导致单纯背侧脱位。相应的,直接作用于关节桡侧或尺侧的力可导致侧方脱位,单侧侧副韧带断裂,以及至少中节指骨掌板部分撕裂。侧方脱位中,桡、尺侧副韧带断裂的比例是6:1,并且手指尺偏。PIP关节掌侧脱位罕见。最常见损伤机制是旋转纵向挤压力作用于半屈曲的中节指骨,导致单侧侧副韧带破裂和掌板部分撕裂。查体表现为PIP关节肿胀和触痛,以及屈曲关节不稳定。患指常规X线片显示脱位类型和任何合并的撕裂骨折。

处置 X线片显示附着点处小的骨碎片以及合并小的韧带附着点撕脱骨折均不是切开修复指征。涉及33%或更多关节面的撕脱骨折常不稳定,需外科处理。

大部分背侧和侧方闭合性PIP关节脱位只需非手术治疗[48]。指神经阻滞下复位较容易,完成复位需纵向牵引和适度过伸,接着对中节指骨背侧近端部分持续加压。复位完成后,检查主动活动,如果关节在主动活动范围内和被动应力下未发生移位,表明复位成功。畸形大于20°和侧方测试不稳定,表明韧带完全断裂[49]。如果主动活动范围内能保持稳定,治疗包括屈曲20~30°固定3周,接着主动锻炼。尽管僵硬、疼痛和肿胀可能持续数月,但长期预后良好,除非再次过伸手指,半脱位通常不会复发[21]。如果脱位不可复位或主动活动范围内脱位,并有完全韧带断裂的证据,则需手术修复。

PIP关节掌侧脱位的处理有争议。此脱位被认为不可闭合复位,需切开复位;然而,一些专家表示:MCP关节和PIP关节屈曲时,应用温和牵引闭合技术能使大部分掌侧脱位复位[46]。一种修复软组织结构和完全伸直位下跨关节钢钉固定的稳定复位法同样被建议[46]。

手指MCP关节损伤

病理生理学 MCP关节脱位明显少于PIP关节。MCP关节固有韧带结构、周围支撑结构和手指基底部保护性体位可防止其韧带损伤和脱位。与DIP和PIP关节相同,每个MCP关节有两个侧副韧带和一个掌侧纤维软骨板。然而,MCP关节是髁状关节,除了屈曲和伸展,它还允许关节伸展时完成30°侧方运动。由于此关节形状特殊,关节屈曲时侧副韧带处于紧张状态,比关节伸展时稳定。手尺侧和背侧直接受力时,更易导致MCP关节损伤。

单独的MCP关节侧副韧带和掌板损伤罕见。此类损伤常见于外力过伸伸展的MCP关节。可见关节表面皮肤瘀斑和关节肿胀。检查表现为沿着关节的触痛和不同程度关节不稳定。常规X线片多正常,但一些临床医生建议Brewerton片,以显现任何撕裂的骨碎片[50]。大部分此类损伤的治疗包括适度加压包扎和少量石膏固定,以及早期安排矫正治疗。

手指MCP关节脱位相对少见,多为背侧脱位,示指最常见,其次是小指。过伸力量撕裂近端掌板引起脱位,分单纯型和复杂型。单纯型(半脱位)表现为关节过伸至60°~80°,关节面连接,没有软组织嵌入。复杂型(完全脱位)表现为关节极度过伸和成角,手掌面掌骨头突起,以及被扩张的掌侧皮肤出现小凹陷。复杂型脱位表现不明显,但是很严重的损伤。掌板嵌入MCP关节腔时不可闭合复位(图47-43)。侧位X线片显示明显脱位,复杂脱位时后前位片显示关节腔增宽。另外,关节中可见籽骨,此表现具有MCP关节脱位病理特征性(图47-44)。

处置 麻醉满意后,单纯背侧脱位应复位,并能防止掌板嵌入关节。通过屈曲手腕放松屈曲腱,在近节指骨背侧施加远侧和掌侧方向的稳定压力,完成复位。应避免过度过伸或纵向牵引。MCP关节应予屈

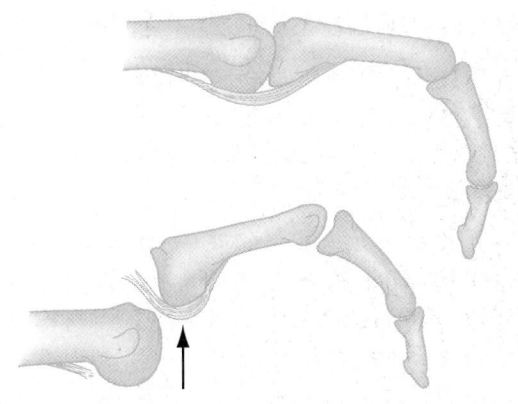

图 47-43 嵌入关节腔内的掌板（箭头所示）是妨碍复杂 MCP 关节脱位复位的最重要因素，必须手术去除。（From Green DP, Rowland SA: Fractures and dislocations in the hand. In Rockwood CA Jr, Green DP [eds]: Fractures in Adults. Philadelphia, JB Lippincott, 1991, p 521.）

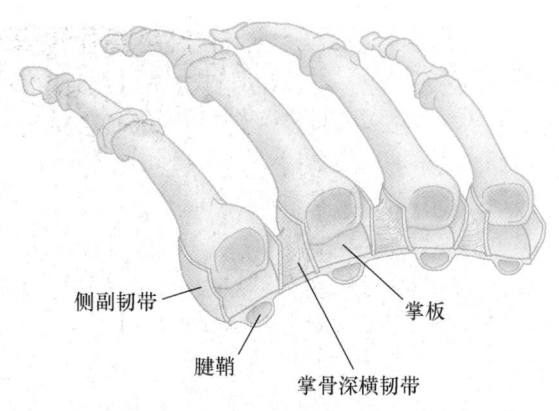

图 47-45 掌骨深横韧带牢牢地将四个掌骨掌板固定在一起，且与掌板延续，Eaton 称为掌板间韧带。（From Green DP, Rowland SA: Fractures and dislocations in the hand. In Rockwood CA Jr, Green DP [eds]: Fractures in Adults. Philadelphia, JB Lippincott, 1991, p 518.）

掌骨底间构成关节，以及与远排腕骨以一种复杂的互锁结构形成关节。此关节被强大的背侧、掌侧和骨间韧带支撑，以及被腕屈肌和伸肌宽大的附着点加强（图 47-45）。CMC 关节损伤不常见，容易漏诊[51]。其中，最常见小指 CMC 关节损伤，大部分 CMC 关节损伤是背侧骨折性脱位[52]。损伤见于摩托车撞伤、跌落伤、挤压伤和拳击创伤。

临床特征和诊断策略 患者临床表现为手背侧肿胀，受累 CMC 关节触痛。必须仔细阅读常规 X 线片，其骨折线轻微，而且可能因掌骨叠影而模糊。其他 X 线片包括：多重斜位片、前臂 30°旋前位片和 Brewerton 片可能有帮助[52]。

处置 早期处理包括冰敷缓解，抬高肢体和镇痛。背侧骨折脱位部位充分麻醉后，可尝试闭合复位。牵引和屈曲 MCP 关节的同时，于掌骨底施加纵向压力，手指长度恢复时伸直 MCP 关节，CMC 关节多能复位。Kirschner 针固定能确保足够的稳定性，因此有些患者经闭合法复位后，仍需早期的手外科治疗。骨折脱位的后遗症包括疼痛和无力，多为对线不准或慢性 CMC 关节脱位引起的创伤性关节炎所致。

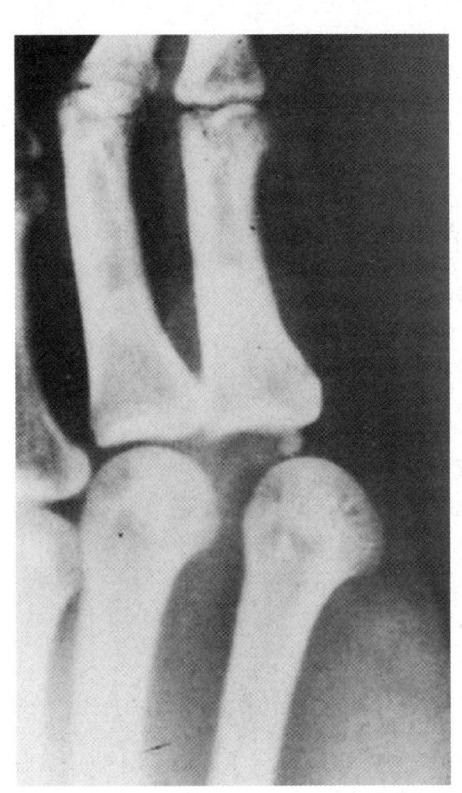

图 47-44 复杂 MCP 关节脱位的病理特征性 X 表现是增宽的关节腔内出现籽骨，表明掌板陷入后嵌顿。（From DeLee JC, Drez D Jr, Miller MD: Orthopedic Sports Medicine: Principles and Practice, vol 2, 2nd ed. Philadelphia, Saunders, 2003, p 1387.）

拇指 IP 关节损伤

拇指指骨明显比其他手指指骨粗大和强壮，而 IP 关节与其他手指的 DIP 关节相似。即使拇指处于易损位，IP 关节脱位也不多见。大部分拇指 IP 关节脱位为背侧脱位，常合并开放性损伤。正中神经阻滞后复位不难。损伤后掌板仍与远节指骨相连，因此关节仍保持稳定。适度屈曲位固定 3 周即能治愈。

曲位夹板固定，且必要安排手外科医生治疗。复杂背侧脱位不能用闭合法复位，需手术复位。掌侧脱位罕见，多需手术复位。

手指 CMC 关节损伤

病理生理学 手指 CMC 关节构成掌横弓底部。

拇指 MCP 关节损伤

拇指 MCP 关节是髁状关节，主要作用是屈曲和伸展拇指。然而，它还可适度的外展、内收和旋转。拇指 MCP 关节掌板和侧副韧带较其他 MCP 关节强大，但其位置易受伤，常导致创伤性损伤。总之，拇指 MCP 关节损伤 5 倍于其他 MCP 关节损伤总和。

由于过伸力量使掌板、关节囊和至少部分侧副韧带破裂，大部分拇指 MCP 关节为背侧脱位。与其他 MCP 关节脱位一样，移位范围从指骨半脱位到近节指骨跨过掌骨头的复杂脱位。由于掌板嵌入关节，复杂移位不易复位。复杂脱位临床表现为大鱼际肌隆突出现凹陷。影像学检查可证实背侧脱位和发现近节指骨近端籽骨。

处置 桡神经和正中神经阻滞麻醉满意后，拇指掌指关节屈曲和内收，直接对近节指骨底远侧加压行闭合复位。如果复位困难，屈曲指间关节和腕，以放松嵌入的拇长屈肌腱。解剖复位完成后，应检查侧副韧带，并通过 X 线片确认复位。主动活动和应力测试后的稳定性表明：拇指 MCP 关节 20° 屈曲位人字形石膏固定 4 周可获得满意疗效。不可复位（复杂）脱位或明显侧方不稳脱位需切开复位和手术修复。此类损伤后可能出现过伸、不稳定和慢性捏物疼痛。

尺侧侧副韧带损伤（Gamekeeper 指，Skier 指）

病理生理学 最早认为，尺侧侧副韧带损伤是苏格兰猎场看守人的职业病，重复地拧野兔颈部导致他们的拇指损伤[53]。现在滑雪是急性和慢性尺侧侧副韧带损伤最常见原因[54]。Skier 指是滑雪时最常见上肢损伤，由于摔倒时扔滑杆，撞击拇指造成。尺侧侧副韧带损伤是桡侧侧副韧带损伤的 10 倍[55]。损伤机制是被迫桡偏（外展），继发撕裂多位于近节指骨止点。Stener[56] 认为：大约 2/3 完全尺侧侧副韧带断裂病例中，拇内收肌嵌入韧带的浅层近端部分与深层远端部分之间（图 47-45）。除了侧副韧带损伤，也常见合并背侧滑膜囊和掌板损伤。

临床特征 查体表现为关节尺侧肿胀、局限性触痛和捏力减弱。完全或部分断裂能通过临床检查区别，如：尺侧侧副韧带外翻应力试验（Valgus 压力测试），即关节完全伸直，然后屈曲 30° 以避免掌板的稳定效应。如果检查时出现疼痛和自我保护，应在腕部行正中神经和桡神经阻滞后再检查，或局部浸润麻醉。超过 35° 的关节松弛或大于正常拇指 15° 的松弛表明尺侧副韧带完全断裂[38]。关节复位前应拍常规 X 线片，可发现从尺侧侧副韧带止点到近节指骨的骨撕裂，或合并髁骨折[38]。急诊科常误诊为单纯扭伤，可能导致慢性残疾[57]。

处置 急性尺侧侧副韧带部分撕裂通过拇指人字形石膏固定 4 周可得到有效治疗，原则上达到完全恢复。大部分韧带完全撕裂都合并内收肌腱膜的软组织嵌入（Stener 伤），因此需外科修复，这也限制了判断愈合程度。90% 患者在损伤 3 周内行解剖修复可达到好的或极好的疗效[38]。长期并发症包括慢性疼痛和不稳定引起的捏力丧失，可能需行关节融合术。

桡侧侧副韧带损伤

拇指 MCP 关节桡侧侧副韧带损伤少见，但同样也减弱功能[55]。损伤机制是被动内收，伴或不伴过伸。诊断和治疗与尺侧侧副韧带损伤相同；然而，MCP 关节两侧解剖不同，决定了桡侧不可能有 Stener 样的损伤，而且外科修复作用不明确[38]。

拇指 CMC 关节损伤

拇指 CMC 关节掌侧韧带损伤，与其他手关节损伤相同，分完全或部分的。完全断裂可使整个拇指掌骨背侧脱位。尽管最近的大部分证据表明，此关节脱位时出现桡背侧韧带损伤[58]，但关于拇指 MCP 关节稳定性是否主要由韧带产生还存在争议。此类脱位容易复位，但复位后不稳定。早期处理包括冰敷、镇痛、抬高肢体和应用拇指人字形夹板。应立即给患者安排手外科医生，行可能的韧带修复手术。如果掌骨复位不彻底，关节囊愈合可致关节不稳定，并出现退行性变而引起慢性疼痛。

肌腱损伤

肌腱损伤可能涉及一个或多个伸肌或屈肌，不论是否合并撕脱骨折，均包含一系列的异常表现，从单纯纤维拉伤到肌腱完全断裂。最常见损伤机制是撕裂、撕脱和挤压伤。正常休息位时手指屈曲，小指处于最大屈曲角度，示指最小屈曲角度。对应手与正常手休息位比较，呈不同的屈曲角度，表明对应手有肌腱损伤。这种对比观察在不合作者或儿童患者可能特别有用。如果患者能活动关节，但主动屈曲或伸直受限或疼痛，可能有肌腱部分撕裂。为彻底检查肌腱，应检查阻力下活动。这种检查方式可能导致部分断裂的肌腱完全断裂，但能鉴别出需手术修复的损伤。检查前应将肌腱最大伸直，以便收缩时可提供最大力量。作为一般规律，伸肌损伤比相应的屈肌损伤引起更大的活动减弱。手指的血管和神经同屈肌腱紧密伴行。损伤这些结构之一,可能合并其他两者损伤。

损伤发生时手的位置很重要。如果手处于屈曲位,屈肌腱可能被横断,远侧断端将位于伤口以远。然而,如果手处于伸直位,肌腱残端位于伤口边缘。肌腱损伤因直接暴力作用于手部时,闭合伤可能存在严重的软组织损伤。小的表面伤可能合并部分肌腱撕裂。为彻底检查损伤,应在关节完全活动时检查伤口和可见的肌腱。

伸肌腱损伤

最常见损伤肌腱是手背上的伸肌腱。其位置表浅,肌腱和覆盖的皮肤间皮下组织最少,因此容易撕裂。这种解剖结构也易造成复杂性伸肌腱损伤,包括擦伤、挤压伤和撕脱伤。除腕部外,伸肌腱不受纤维骨性通道限制,也容易定位和修复。

为容易理解和分类,伸肌腱损伤已按解剖区域归类。有不同的区域划分系统,但最被广泛接受的是Verdan 系统[12](图 47-46)。此系统分 8 个区,从DIP 关节水平的Ⅰ区到前臂远端水平的Ⅷ区。此划分法便于检查损伤类型,修复技术和康复。

Ⅰ区损伤

病理生理学 Ⅰ区是指远节指骨和 DIP 关节上区域,此区域内,相连伸肌腱容易确定和背侧定位。此区损伤破坏伸肌腱末端,可为开放或闭合性损伤,也可存在或不存在骨折。相连肌腱完全撕裂导致 DIP 关节大约呈 40°屈曲位。部分横断导致伸直轻度迟缓,以及阻力下从屈曲位伸直的力量减小。如果部分损伤没有得到适当治疗,可能加重损伤。由于此原因,探查 DIP 关节附近的背侧撕裂很重要。

锤状指是Ⅰ区最常见损伤,参考远端伸肌结构闭合损伤[23]。由于伸肌腱在远节指骨的连续性丧失,出现 DIP 关节屈曲畸形。损伤可见于任何手指,但常见于中指、环指和小指。总之,锤状指是运动员手部最常见肌腱损伤[59]。损伤机制多为物体(如球)撞击手指尖,突然地使伸直的手指猛烈屈曲。此机制多见于运动员,经常被形容为手指"卡住"。其他机制包括 DIP 关节处的轴向压力和直接挤压下过伸。损伤分 3 个类型:1 型:肌腱断裂(没有骨折);2 型:肌腱撕脱,有小的碎片;3 型:肌腱撕脱,有大的骨块撕脱(25%~33%关节表面)[60](图 47-47)。1/4~1/3 病例可见各种大小的骨折碎片(图 47-48)。小的撕脱性骨折多为过屈引起,反之,大的骨折碎片为过伸导致[60]。

临床特征 急性损伤的临床表现包括肿胀、疼痛和 DIP 关节触痛。因 FDP 活动失去拮抗,远节指骨屈曲。DIP 关节伸直多为完全被动,但也有不完全主动伸展。虽然诊断容易,但由于功能丧失不明显,患者就诊较晚。

处置 尽管已提出各种治疗方案,IP 关节夹板固定 6~8 周能明显降低 DIP 关节残疾率[61]。治疗主要目的是,肌腱愈合前保持 DIP 关节伸直。1 型和 2 型损伤可行非手术治疗,可应用掌侧或背侧夹板完成固定。夹板可由各种材料制作,包括铝板和石膏(图 47-49)。DIP 关节轻微过伸位固定 6~8 周,但 PIP 关节和 MCP 关节允许自由运动[23,62]。3 型损伤的确定性治疗有争议。一些权威专家建议手术修复,另

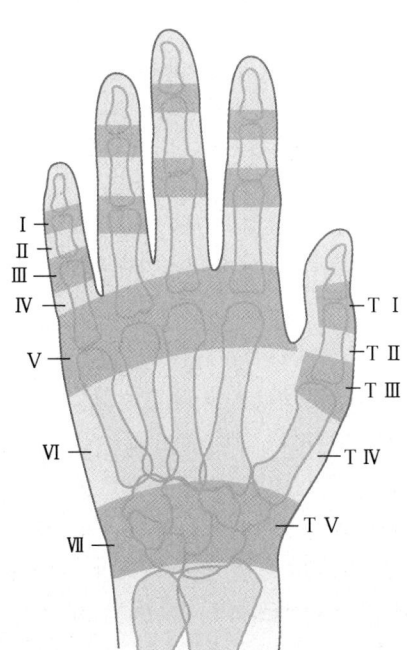

图 47-46 伸肌腱损伤的区域分类法。(*From Kleinert HE, et al: Flexor tendon injuries. Surg Clin North Am* 61:267, 1981.)

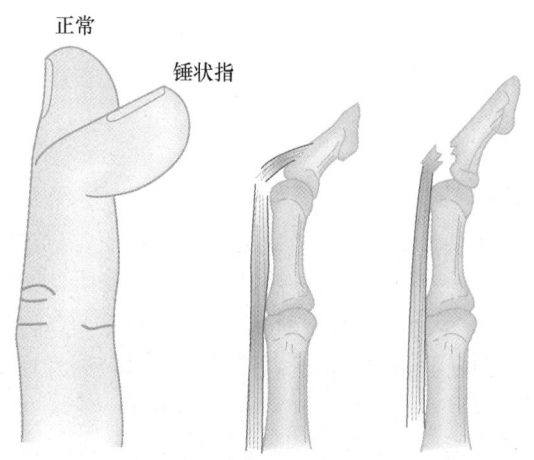

图 47-47 锤状指见于作用于远节指骨的伸肌功能丧失。因肌腱本身撕裂或远节指骨底的撕脱性骨折引起。

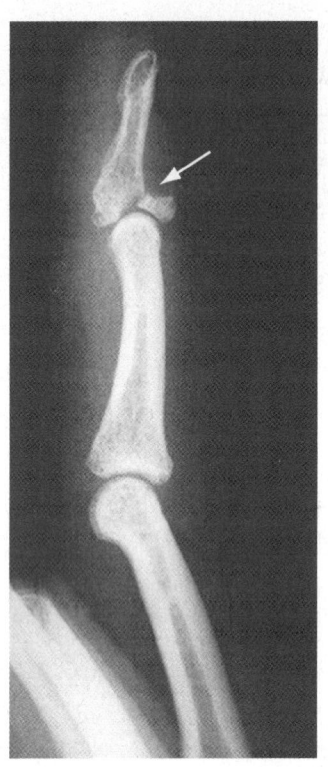

图47-48 锤状指骨折侧面观。为远节指骨背侧面的关节内撕脱（箭头所示）。(*From Rosen P, et al: Diagnostic Radiology in Emergency Medicine. St. Louis, Mosby, 1992, p 181.*)

一些建议手指连续夹板保守处理。

开放性Ⅰ区损伤使伸肌腱断裂，治疗需缝合断端（图47-50）。部分和完全撕裂的修复使用5-0不可吸收线行滚式缝合或8字缝合，然后是DIP关节完全伸直位连续夹板固定最少6周。

预后 80%以上锤状指患者经保守治疗后疗效好，然而大部分患者DIP关节不能正常活动[63]。可能的延迟并发症包括背侧畸形、寒冷不耐受、疼痛和所谓的天鹅颈畸形（图47-51）。当侧束向近侧和背侧移位时，产生锤状指，导致PIP关节的伸展力量增加。由于FDP腱的力量失去拮抗，DIP关节伸肌迟缓继发加重。天鹅颈畸形不是急性表现，除非受伤手指PIP关节未受伤前已过伸。此畸形是锤状指未治疗的典型慢性并发症[12]。

Ⅱ区损伤

Ⅱ区是指中节指骨上区域。侧腱束向背侧融合构成联合肌腱，因此Ⅱ区窄，位于中节指骨背侧半。此区域损伤多为单纯撕裂所致，很少横断所有背侧结构。检查显示为典型的锤状指畸形。治疗同开放性Ⅰ区损伤。

Ⅲ区损伤

病理生理学 Ⅲ区是指PIP关节上区域。中央腱

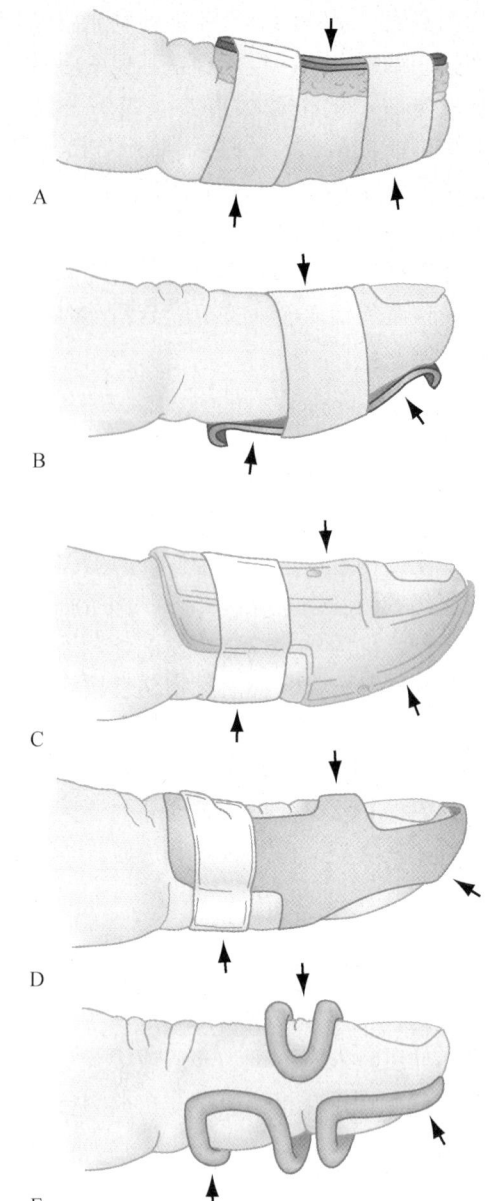

图47-49 治疗锤状指时，只有DIP关节固定。应用背侧衬垫铝夹板即可。（**A**）掌侧无衬垫铝夹板；（**B**）Stack夹板；（**C**）改良Stack夹板；（**D**）Abouna夹板；（**E**）每个夹板使用三点（箭头所示）固定原则。(*From Green DP, Rowland SA: Fractures and dislocations in the hand. In Rockwood CA Jr, Green DP [eds]: Fractures in Adults. Philadelphia, JB Lippincott, 1991, p 450.*)

是此区域最易损伤结构，此种损伤是运动员第二位常见的闭合肌腱损伤[59]。损伤机制包括主动伸展的手指被迫屈曲，直接暴力作用于PIP关节背侧，以及PIP关节掌侧脱位时过伸。常因"卡压"伤所致。PIP关节近侧撕裂也可能分离中央腱，并迅速扩散至关节。必须仔细探查伤口，以确定PIP关节囊是否完整。

中央腱断裂导致伸肌结构不平衡，此时FDS失去拮抗，PIP关节屈曲。侧腱束掌侧移位至PIP关节

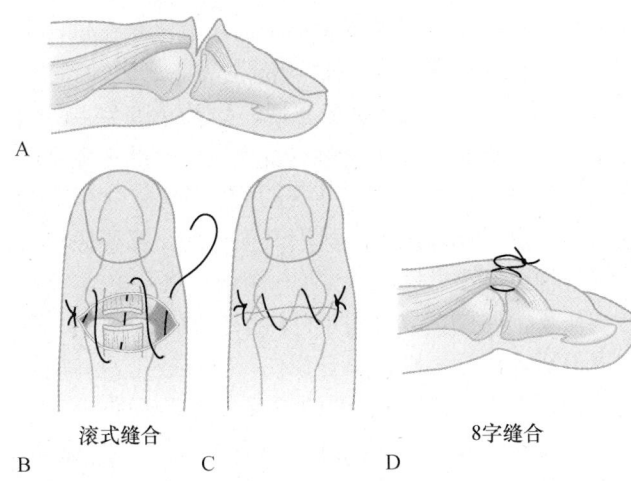

图 47-50　远端关节伸肌结构的撕裂，合并锤状指畸形（**A**）通过滚式缝合修复，同时对合皮肤和肌腱（**B** 和 **C**）。应用小敷料和夹板维持关节完全伸展，10～12 天后拆线。8 字形垂直缝合（**D**）也可使用，需同时闭合肌腱和皮肤缺损，必须夹板固定 6 周。(From Doyle JR: Extensor tendons—acute injuries. In Green DP [ed]: Operative Hand Surgery. New York, Churchill Livingstone, 1993, p 1939.)

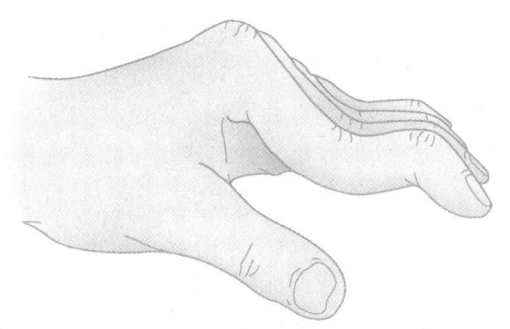

图 47-51　手指天鹅颈畸形。

轴，成为关节的屈曲肌。另外，伸肌腱帽向近端收缩，导致 MCP 和 DIP 关节伸展。肌腱混合不平衡导致所谓的扣眼畸形，即 PIP 关节屈曲、DIP 关节和 MCP 关节过伸（图 47-52）。中央腱开放性损伤可致急性扣眼畸形，但多见于闭合运动损伤后数周。

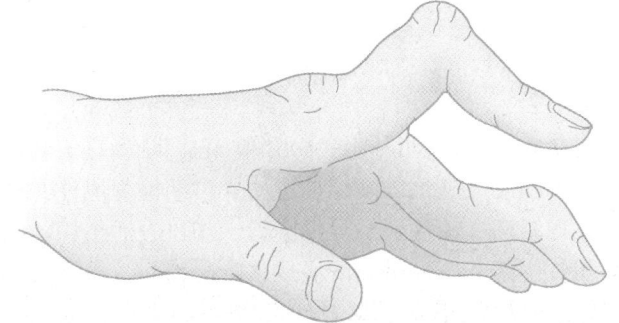

图 47-52　示指扣眼畸形，其他手指天鹅颈畸形。

临床特征　扣眼畸形形成前，早期诊断闭合中央腱断裂或撕脱比较困难。患者多有典型创伤史和 PIP 关节疼痛、肿胀，手指保持 PIP 关节轻度屈曲和 DIP 关节轻度过伸位。中央腱断裂与较常见的侧副韧带损伤的不同在于，其最明显触痛部位在关节背侧而不是侧面，以及患者不能主动伸直 PIP 关节。检查 PIP 关节伸直时让患者将手平放在桌面上，PIP 关节在桌子边缘屈曲 90°，并在轻微阻力下伸直手指（桌面实验）。典型 X 线片表现正常，如果侧位片能看到中节指骨掌侧基底撕脱性骨折，即可诊断。

处置　可疑中央腱闭合损伤患者的 PIP 关节应完全伸直位，夹板固定 5～6 周。仅固定 PIP 关节即可，并且开始就鼓励被动和主动屈曲 DIP 关节。对于急性扣眼状损伤并发撕脱骨折移位，以及损伤合并 PIP 关节掌侧脱位，需手术修复。建议早期安排手外科医生治疗。

开放性损伤导致急性扣眼畸形，必须探查中央腱束，以及请手外科医生会诊。常采用肌腱一期修复和 Kirschner 针固定 PIP 关节。如 PIP 关节囊受损，关节应彻底清创和冲洗，并建议预防性使用抗生素。

Ⅳ 区损伤

Ⅳ 区是指近节指骨上区域。临床表现与 Ⅲ 区相似，但较其稍减轻，由于 PIP 关节和侧束完整，最终损伤多为部分断裂，肌腱断端通常没有明显回缩。此类损伤需一期或延迟一期修复，并用合适的夹板固定 3～5 周。此区域的单纯损伤可用 5-0 不可吸收缝线埋结缝合。应保持腕部伸直位和 MCP 关节约 15°屈曲位固定。此区常合并骨膜损伤，因此肌腱粘连常见。

Ⅴ 区损伤

Ⅴ 区损伤是指 MCP 关节上区域。明确原因前应假设为人咬伤。中指和环指 MCP 关节损伤多见，必需拍 X 线片，可能包括 Brewerton 片以鉴定掌骨头闭合性损伤。此区域伸肌腱损伤的临床表现为 MCP 关节屈曲，以及关节不能完全伸直。

人咬伤导致的开放性损伤中，混合需氧菌和厌氧菌感染可能性大，需手术探查、清创和冲洗。对于人咬伤所致感染，建议经验性使用 β-内酰胺类或耐 β-内酰胺酶类药物[31]。青霉素过敏患者，可考虑克林霉素联合一种喹诺酮类药物[31]。保持伤口敞开，如果无感染可在 4～5 天后缝合。合并的肌腱损伤一般仅为部分撕裂，可予以一期或延迟一期修复。

此区域内清洁锐器导致的单纯撕裂，可一期修复。受累肌腱端没有回缩的，可用 4-0 不可吸收缝线缝合。为防止伸直功能丧失或半脱位，损伤后纵向束也要修复。手腕和 MCP 关节应固定。建议早期安排手外科医生治疗。

VI区损伤

VI区损伤是指手背区域。临床表现与V区损伤相似，但不涉及关节，而且损伤一般不严重。由于伸肌腱在此区域较表浅，一个相对看似轻微的皮肤撕裂可能并发一个或更多的肌腱撕裂。如果损伤位于腱联合近侧，由于相邻伸肌腱传递给腱联合轻微的伸直力量，患者还可伸直受累的MCP关节。

此区域肌腱呈圆形或椭圆形，易暴露。使用4-0不可吸收缝线行改良Kessler缝合法或8字形深部埋结缝合法，一期尽可能修复背侧伸肌腱。修复后行腕部30°伸展位和MCP关节中立位固定。安排手外科医生延迟一期修复也可。

VII和VIII区损伤

VII和VIII区指腕部和前臂。按肌腱损伤基本原则处理。

屈肌腱损伤

病理生理学 屈肌腱损伤较伸肌肌腱损伤少见，临床表现多不明显。最常见损伤机制是撕裂，但创伤性断裂也可出现。FDP撕脱是运动员手肌腱断裂的第三位常见原因[59]。此类损伤常与运动有关，包括主动屈曲手指时受到过伸力量；典型例子如：橄榄球运动员在防止对手挣脱时，抓住对手衣服导致的手指损伤。此类损伤原因尚未完全明确，但超过75%累及环指[62]。其本质为闭合损伤，因此患者可能不会立即治疗或早期病情可能被误诊。

临床特征 为诊断屈肌腱断裂和合并神经血管损伤，必须进行详细检查。正常手休息位是手指屈曲呈阶梯形，示指稍微屈曲开始，逐渐增加屈曲程度至小指。如果损伤手指不能呈现自然屈曲状态，明确为屈曲腱损伤。指深肌腱完全断裂后，手指失去拮抗伸肌力量，导致DIP关节呈伸直状态。如果FDS完全断裂，或存在肌腱部分损伤，手指屈曲比正常时减少。患指的不正常姿势可能表明屈肌腱损伤，明确常需功能检查。如前所述，FDP和FDS应分开检查，此检查需要仔细观察：患者可通过正常FDP屈曲远端指尖，但FDS损伤影响PIP关节屈曲。FDP腱断裂导致DIP关节屈曲功能丧失，捏物不稳，以及抓力丧失。屈肌腱部分撕裂临床上可能是隐性的。因组织被撕裂，没有完全断裂，软组织损伤和出血程度比相同区域断裂伤要重。最终形成严重的腱鞘瘢痕，并可继发相邻指浅肌腱受损[62]。如果患者主诉自觉屈曲无力或休息时异常体位，可能存在屈肌腱损伤。临床上损伤常伴疼痛和阻力下屈曲功能减弱。虽然存在这些表现，但外科探查伤口前，也可能无法完全明确诊断。掌长肌不是重要功能的腕屈肌，大约15%人缺如。无论怎样，诊断掌长肌撕裂有重大意义，因为大部分掌长肌损伤（80%~90%）合并部分或完全正中神经撕裂。由于此原因，在排除其损伤前，都要假设伴有正中神经撕裂[63]。

处置 屈肌腱修复需手外科医生的专业技能。现在提倡对大部分急性屈肌腱损伤行直接或延迟一期修复，包括FDP撕脱和所谓的"无人区"损伤——从远端手掌皱褶到中节指骨中部区域。关于一期修复、二期移植外科再吻合治疗急性损伤的优点，文献已广泛报道[64]。一期修复屈曲肌的相对禁忌证很少，包括少量皮肤覆盖的挤压伤；肌腱缺失大于1cm；不能转变成清洁伤口且超过12小时的可能污染伤口（人咬伤早期不修复）；滑车缺失；患者不合作；以及缺少外科关键技术的经验[65]。以上情况时，可在损伤后10天进行延迟一期修复。屈肌腱损伤的二期修复可在损伤后4周进行，屈肌腱修复后才考虑修复其他肌腱。总的来说，一期、延迟一期和早期二期修复的疗效差不多。屈肌腱部分撕裂的治疗有争议，但安排手外科医生进一步探查并修复需谨慎。

如果不能立即安排手外科医生，应对开放性伤口进行充分冲洗和5-0尼龙线缝合，并行腕部30°屈曲位夹板固定，即MCP关节屈曲大概70°，IP关节屈曲10°~15°。这种屈曲能防止肌腱进一步损伤，并且运动时肌腱不会回缩。患者也应按指征接受破伤风免疫接种，而且大部分专家建议经验性使用广谱抗生素。由于有远期残疾的风险，大部分闭合肌腱损伤需手外科医生治疗。

并发症 大部分屈肌腱损伤患者经恰当处理，达到良好到极佳的疗效[66]。无人区损伤的疗效可能不好，有时需肌腱移植。总之，粘连是手术修复后最严重并发症。其他并发症包括扳机手、弓弦状态及肌腱内表皮囊肿形成[67]。

毁损伤

手毁损伤在急诊科经常遇到。它们是严重破坏手解剖和功能完整性的多结构损伤。早期检查应注意保存关键结构、镇痛药、早期会诊、伤口失活组织的清创和抗生素。不论是单阶段或多阶段策略，最近几年在处理时机上都有了突破性进展[68]。临床长期疗效和社会经济学效益决定处理时机。追求早期一期重建、快速恢复的观念应根据患者具体情况而定[68]。一种类型是与除雪机或割草机相关的手损伤，它能导致实质的畸形和残疾。除雪机损伤集中在冬季，每年造成约 1 000 例断肢和 5 000 名患者到急诊科就诊[69]。优势手损伤大约占总例数的 86%，中指和环指最常损伤。指骨骨折是最常见受伤类型[70]。处理除雪机损伤同开放性骨折，使用静脉抗生素，冲洗和清创，并修复骨、软组织和甲床结构[70]。目前认为，损伤后血流中断不可修复是直接或早期手指截肢的绝对适应证[71]。儿童和成人手毁损伤后再植和血管重建的观念和技术相同[72]。

指尖损伤

指尖损伤指 DIP 关节远侧的所有结构，包括皮肤、掌侧指腹组织、远节指骨、指甲、甲床和相关结构。它们是常见的上肢损伤，尽管很小但可引起的严重远期后果。处理目的是保持手指长度，完好的组织覆盖，几乎正常的灵敏度及早期恢复功能。

指尖截肢术

分类 指尖截肢术是最常见的上肢截肢类型。Ⅰ 区损伤时（图 47-53），保留近端 2/3 甲床。Ⅱ 区损伤时指骨暴露，Ⅲ 区损伤时整个甲床缺失。如果不能排除骨撕脱或骨折，可拍 X 线片鉴定。大部分指尖损伤在门诊处理。

处置 远端指尖损伤的治疗有争议，很少有指南可用，因此处理必须个体化。一般而言，大部分手外科医生会尽可能保持拇指长度[73]，其次是示指。首要目标是形成指腹对指腹捏物的完整结构。其他考虑因素包括患者年龄、健康、职业和用手习惯。

大部分 DIP 关节远侧指尖截肢时，伤口可予保守处理。处理指尖截肢最简单、最好的方法是伤口二期愈合。如果伤口小于 1 cm，此方法常有效，并能产生良好疗效。通过此方法，大的背部损伤也愈合良好。对于儿童指尖截肢，特别是无骨外露，可选择二期愈合。小的指骨隆突暴露（超出皮肤不超过 0.5 cm）创面，可用咬骨钳修整到皮肤水平以下即可，这种伤口

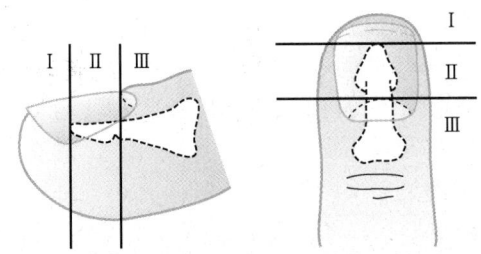

图 47-53 甲床和指甲损伤的分类：Ⅰ 区：指骨远端；Ⅱ 区月面远侧（月面远端和指骨远端之间）；Ⅲ 区：月面远端的近侧。(*From Rosenthal EA: Treatment of fingertip and nail bed injuries. Orthop Clin North Am* 14：675，1983.)

可二期愈合。如果骨暴露而无软组织覆盖，患者将需要手术处理。大部分患者伤口愈合在数周内要经历肉芽形成、伤口收缩及上皮形成的过程。早期处理应包括仔细和彻底地清洗伤口，不粘连敷料包扎，及时的破伤风预防，及保护指尖的夹板固定。涉及远节指骨的截肢常按污染的开放性骨折处理，早期静脉使用头孢菌素，之后改口服。应适当对患者随访治疗，以确保完全愈合和恢复。

严重软组织（特别是掌侧）或骨缺失的指尖损伤，需手外科医生的专业技术处理。外科处理可能包括一期闭合、全厚或中厚皮片移植、复合移植、转移皮瓣、手的区域皮瓣、远距离皮瓣及再植术。有了这些手术技术，适合一期处理或必需延期处理的都可选择修复。皮瓣可用来覆盖暴露的指骨或软组织撕脱和增加指尖体积。由于指甲完整性影响手的美观，应尽量保护甲床组织。指甲附着至少需要健康的、月面以远 5 mm 甲床。皮肤移植是治疗指尖截肢伴严重组织撕脱的常见方法，它能提供功能和外观的重建。

并发症 此类损伤导致患者指尖疼痛，不耐寒冷。以上并发症在一期闭合，植皮或皮瓣移植，以及二期愈合病例中都有出现。皮肤移植可引起皮肤硬、龟裂和灵敏度下降。指甲畸形常见，特别是伴大量掌侧组织缺失时[74]。

急性甲床损伤

甲床损伤的常见原因为指甲局部创伤继发甲床受压。最常见损伤类型是单纯撕裂伤，由放射状撕裂、挤压和撕脱引起[75]。损伤最常见部位是甲床中、远 2/3 部分，50% 损伤引起远节指骨或粗隆骨折[76]。大部分病例需 X 线片以显示隐性骨折和异物。

甲下血肿

挤压甲床或钝性创伤导致甲床丰富的血管出血引起甲下血肿。甲床位于坚硬的指甲和远节指骨间，因此易受伤。甲床损伤表现为甲床疼痛及变成暗红或黑色，并根据受累面积分类。DIP 关节不稳定或损伤原因提示为严重的远节指骨骨折时，应拍 X 线片以鉴定并发的骨折。

处置 小的甲下血肿不需清除，血不与指甲融合，最终从游离缘排出。大的血肿引起明显不适，应使用热环形针或微细管在指甲上钻孔排出血肿。一些临床医生建议，指甲钻孔前对手指行术前清洗，防止甲下污染、继发感染和潜在骨髓炎风险，但一般不是必须的。也不用麻醉，减压后疼痛立即缓解。如果有严重骨折，手指应夹板固定。尽管认为甲下血肿合并远端指骨骨折应按开放骨折处理，但此种损伤一般

愈合良好。爪型粗隆骨折不会合并骨髓炎。必须考虑指骨开放性骨折的感染风险，建议使用广谱抗生素和密切随访观察。应告知严重血肿患者有指甲脱落可能。一些专家认为，如果甲下血肿面积超过指甲的50%，需拔除指甲及修复甲床。Simon和Wolgin[77]试着分析甲下血肿、指骨骨折及隐性甲床撕裂之间的关系，结果表明，甲下血肿面积超过指甲一半的患者，甲床撕裂需修复的发生率为60%；如果合并远节指骨骨折，发生率为95%。如果血肿超过指甲可见部分的25%~50%，许多临床医生建议拔除指甲，检查甲床并修复损伤[78]。然而很多研究发现，指甲和边缘完整的病例中，单纯钻孔术和有效修复甲床在治疗任何大小的血肿时，疗效无明显差异[78-80]。因此，现在很多专家建议，仅指甲或指甲边缘破裂时才需拔除指甲和修复甲床[75]。

甲床撕裂

修复甲床撕裂是为减少外观畸形和功能减弱，一期修复后外观和功能常恢复良好，但后期重建甲床的疗效未知，可能只有稍微改善。

单纯性和挤压性撕裂最好在放大镜下，使用5-0或6-0可吸收缝线准确修复。甲床撕裂伤的预后满意度应超过90%[80]。准确对合甲床后，在指甲上烧个洞，指甲重新嵌入甲襞后，可排出甲下淤血。指甲撕脱可原位缝合或胶带包扎。如果指甲无法保留，可使用单层甲型Adaptic纱布或其他不粘连纱布，植入甲襞。以保护甲床完整性和保持新指甲生长的甲襞，以及防止粘连和继发指甲畸形。使用替代指甲或纱布时，要用夹板固定。完整指甲的生长要70~160天，但损伤后生长方式常发生改变。

甲床撕脱常出现甲床碎片与撕脱指甲的底面连接[81]。这种情况时，建议尽可能准确地将指甲重新固定于撕脱位置。不用分离指甲和甲床，应直接使用褥式缝合修复。如果组织无法保留，且缺损小，经二期愈合的疗效良好。

"拳头被咬"伤

所有咬伤本质上都可认为是严重损伤，而且有严重并发症风险。"拳头被咬伤"也称"斗争咬伤"，为人类最严重的咬伤而众所周知。早期处理不彻底导致较高的发病率。误导、伤口外观整洁、醉酒和患者不配合导致检查不彻底；患者不愿承认受伤原因；临床表现延迟及探查不彻底都可导致处理不当。任何闭合拳击伤和所有类型的咬伤中，"拳头被咬"伤的并发症发生率最高[82]。

临床特征 典型损伤是中指MCP关节的咬伤，也可出现在其他关节。软组织损伤明显，可能伴伸肌腱损伤和关节囊受累。拳头张开时，细菌沿着伸肌腱和软组织就近进入手背部[82]，感染可呈急性或迟发。典型表现为肿胀、活动受限、红斑及疼痛，与疾病严重程度不成比例关系。活动时疼痛加重。

处置 此种损伤需扩大处理，所有病例应拍X线片，建议立即请手外科医生会诊。所有患者应给予镇痛药物、接种破伤风疫苗、伤口细菌培养、静注抗生素、伤口适当处理、抬高患肢及住院治疗。必须清除异物，可拍X线片和行探查术。通过详细探查排除肌腱损伤。手应固定于功能位。病原体通常是多种微生物，主要是金黄色葡萄球菌、链球菌和厌氧菌。建议联合用药，一般使用阿莫西林/克拉维酸或青霉素联合一代头孢。

高压注射伤

流行病学 手高压注射伤不常见，而且大部分与职业相关。常见原因是工业事故，大部分损伤因油脂枪、喷射枪和柴油机注射泵等机器所致[83]。更多注射材料已报道，包括油漆、油漆稀释剂、油脂、油画颜料、液压液、塑胶、石蜡、水剂和半流质水泥。高黏度物质（例如油脂）通常比油漆、油画颜料和溶剂需更高的压力才能引起损伤。产生高压注射伤的压力在一定距离内足够穿透皮肤，而手部未必与设备接触。高压注射伤截肢率高达60%~80%[84]。最近数据表明截肢率为30%，截肢率下降可能归因于高度警惕和识别组织损伤[85]。早期识别和干预是必要的。即使早期干预，损伤仍可能导致严重损害。如果清创推迟超过6小时，截肢可能性更大[84]。

病理生理学 高压注射损伤患者的特征和损伤情况经常相似。患者通常在清洗喷嘴、测试或操作设备过程中，有近距离接触喷射气流的病史。患者多为无经验工人，并且常损伤非优势手，其中示指又最多见。

高压注射所致组织损伤多为物理、化学和生物因素所致。其中特别重要的是材料类型、数量、注射速度及损伤的解剖位置。最重要因素是喷射材料类型，其决定炎症反应类型和愈后纤维化程度。油漆和油漆稀释剂产生严重的、早期的炎症反应，其截肢比例高[86]。相反，油脂损伤引起的炎症反应轻微和截肢率较低，但可以并发石蜡瘤、瘘管形成、瘢痕形成和手指功能丧失[86]。手指或手掌的狭小空间内注射材料的数量决定了机械扩张和血管危象程度。材料注射速度和组织穿透位置决定扩散范围，可能包括手指、手掌和前臂。手掌和拇指注射伤较其他手指产生较少的组织缺失[87]。

临床特征 损伤后早期就医患者症状可不明显，

伤口整洁或皮肤无明显破损。注射物的机械性扩张多引起组织明显梭形肿胀。损伤后几小时，因血管危象和组织坏死，受累手或手指出现严重疼痛、肿胀和苍白。必须详细检查并记录损伤范围和相关神经血管功能。某些注射材料不透射线，因此X线片有助于判断材料扩散程度和必要的清创范围，另外，还能发现皮下气肿。

处置 早期急诊科处理包括夹板固定、抬高患肢、预防接种破伤风疫苗、镇痛和广谱抗生素。手指阻滞麻醉为禁忌，因其增加组织压力，加重血管危象。大部分患者需早期外科减压和清创，必须请手外科紧急会诊。处理此类损伤的关键是迅速认识到损伤的严重性和早期扩大清创。目前使用冲洗和扩大清创的治疗方法明显降低截肢率[88]。

并发症 早期识别和治疗很大程度上影响预后，包括手术减压和清创。患指皮温下降或灌注不足患者应考虑早期外科截肢[89]。其他大部分患者的后遗症是关节僵硬。

断肢和戒指撕脱伤

有关手断肢损伤的流行病学研究很少。据报道创伤性手断肢占所有手损伤的0.1%～1%[2]。手断肢可以是完全的或部分的。远端和近端部分间有组织连接的损伤被认为是不完全或部分断肢。完全断肢需要再植，即使部分断肢也应行血管吻合术。创伤性手断肢最常见原因是局部挤压伤，偶见于锋利的切断设备。报道称部分和完全断肢发生率相等。前者经常因使用电锯和割草机所致。

戒指撕脱伤包括一系列损伤，从部分皮肤套脱伤到完整手指和屈肌腱缺失。此类损伤常见于用带有戒指的手指抓下落过程中的物体。除了神经和动脉损伤，可能手指的静脉回流也完全中断。此类损伤通常意味着复杂的处理过程，治疗方法包括从一期截肢到微血管修复，修复可通过再植和除局部皮瓣、带蒂皮瓣或植皮外的游离组织移植[90]。

已有身体部分断肢患者，早期处理和治疗与任何创伤患者相同。已完成早期基本检查且生命体征平稳患者，应仔细检查患肢，并记录神经、血管和肌肉肌腱功能。后续处理以直接保护肢体及其构成为主。一般处理目标包括：①提供支持治疗，如直接压迫和抬高控制出血；②延长断肢组织存活时间；③保护伤口防止进一步损伤；④迅速安排手外科专家会诊。除了少数例外，所有完全断肢部分都应考虑再植，所有部分断肢部分也应考虑血管重建。

完全断肢时，应检查近侧断端和断肢部分的组织损伤程度、污染和伴发伤。大的污染物可用生理盐水冲洗。不应使用局部消毒，特别是过氧化氢或酒精，可能损害存活组织。伤口不能有任何方式的处理、钳夹、标记或进一步创伤。应用生理盐水无菌纱布覆盖断端，防止进一步污染和干燥，并抬高近端肢体以减轻水肿和控制出血。断肢部分应简单处理，并尽可能保持低温。盐水纱布包裹后，密闭于干塑料袋内，再置于冰水中。冰不能直接接触断肢，因为它能导致组织局部损害。即使断肢部分不能再植，也不应丢弃或送至病理科，由于断肢可以是皮肤、骨或血管移植的供体源。断肢部分和近侧断端都应拍X线片。必要时使用镇痛药物，以及适当接种破伤风疫苗。由于断肢存在大量的失活组织，应预防性使用抗生素。大部分权威专家建议，经验性使用针对金色葡萄球菌的青霉素G和一种抗葡萄球菌抗生素或一代头孢。

部分断肢血管危象处理如前所述。伤口应用生理盐水冲洗，损伤部位用无菌湿纱布包裹，并用夹板固定防止进一步损伤。使用冷包裹防止热缺血。

断肢再植前存活时间仍然不能肯定。一般规律为断肢部位越靠近端，缺血时间越短，存活时间越长。延长缺血存活力的试验表明，最重要的控制因素是断肢部分温度。远端断肢热缺血时可能存活6～8小时，4℃冷藏下能延长至12～24小时。有报道手指热缺血40小时后成功再植[91]。

应该由负责处理的手外科医生决定是否应该再植。有时要等到血管和神经的显微检查后，再做出最后决定[92]。患者的选择通常基于损伤性质和平面、年龄和健康状况。再植的典型适应证和禁忌证如框47-2所示。拇指需保存对掌功能，而且不管断肢平面或损伤机制如何，所有此类创伤性断肢都应考虑微血管补救。拇指缺失相当于损失40%手功能[93]。所有儿童断肢也都应考虑再植。手指断肢远端移植到FDS止点（PIP关节和DIP关节间水平），运动和感觉功能常很好恢复。然而，如果断肢部分压碎、残缺或发生在多平面，常禁忌再植。手指不能再植时，需要皮瓣覆盖或拍片后切除（ray resection）。

并发症 再植手指和手不能恢复至断肢前功能。再植和血管重建部分可出现不耐寒、僵硬、感觉丧失、疼痛、愈合不良和不愈合。即使成功再植，可能需反复手术处理，也可引起长期残疾。坏死是再植失败的明显体征。

血管损伤

相比其他手部问题，严重手部血管疾病并不常见。手部有双重血供，因此单侧孤立动脉损伤很少引起缺血。检查手动脉撕裂患者时可能动脉出血已停

框 47-2　再植的典型适应证和禁忌证

适应证
- 多根手指
- 拇指
- 手腕和前臂
- 肘侧轻、中度撕脱伤的锐性断肢
- PIP 关节和 DIP 关节间的单个断指（FDS 止点远侧）
- 所有儿童断肢

禁忌证
- 不稳定患者断肢，并继发其他威胁生命的损伤
- 多平面断肢
- 自我断肢
- FDS 止点近侧的单个断肢
- 严重基础疾病，如血管疾病，并发糖尿病或充血性心力衰竭
- 年龄过大

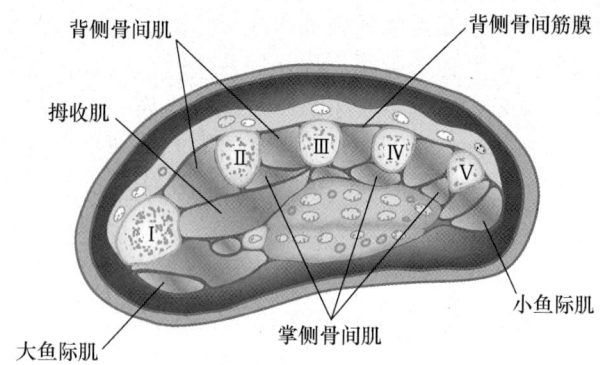

图 47-54　手掌横切面显示构成手部间隔的结构。(From Rowland SA: Fasciotomy: The treatment of compartment syndrome. In Green DP [ed]: Operative Hand Surgery, 3rd ed. New York, Churchill Livingstone, 1993, p 670.)

止，此时，搏动性出血史可高度提示动脉损伤。大部分动脉损伤因穿透性创伤所致，但手钝性创伤有时可导致动脉血栓形成或假性动脉瘤[94]，也不可忽视伴发伤。手指神经较动脉表浅且与其伴行，因此动脉损伤增加了伴行神经损伤的可能性。

如前所述检查循环状态，通过观察发绀或苍白，触诊腕桡侧或尺侧动脉搏动，检查毛细血管充盈，使用 Allen 试验。缺血性疼痛是血管缺损患者早期最常见主诉，且临床表现苍白和坏疽。患者最初就诊的第二个常见原因是痛性或无痛性肿块伴压痛。

处置　上肢撕裂或断肢很少出现危及生命的出血。完全横断的大血管通常回缩、收缩和凝结。然而部分断裂的大血管经常持续从断裂处活动出血，并危及生命。一般直接压迫和抬高肢体能完全控制出血。如果需要，可使用近侧血压袖带用高于收缩压 30mmHg 的压力压迫，可临时（少于 30min）控制严重出血。由于存在发生无意的神经和肌腱挤压伤风险，急诊科不应使用血管钳和止血夹控制手出血。如果有缺血或伴发神经损伤症状，应修复撕裂的动脉。血管吻合后血栓形成概率高，因此远端血供良好的孤立动脉损伤，不必修复血管。如果决定不修复撕裂动脉，两个断端都应结扎防止进一步出血。掌弓撕裂在急诊科很难明确，需外科探查止血。

手间隔综合征

闭合筋膜间隙内压力升高，组织血供减少，直至肌肉和神经功能障碍时，形成间隔综合征。手掌横切面有 10 个明显间隔（图 47-54），另外，手指被筋膜和皮肤屈肌皱褶分隔。这些间隔不是相互连通，因此怀疑肌肉缺血时，需对相应间隔行外科减压[95,96]。

神经损伤

神经损伤可能由直接暴力、穿刺或撕裂、挤压伤、注射伤或断肢引起。主要分三大类：神经麻痹、轴突断裂和神经断裂。神经麻痹是神经功能丧失，但轴突（Schwann 鞘，神经鞘）和神经内膜仍完整。此类损伤常数天内完全恢复。轴突断裂时，神经内膜管内轴突断裂，远端轴突在断裂后退化，并被吸收。轴突断端的近端部分能再生，沿着完整的神经内膜管以大约 1~3mm/d 的速度生长。神经断裂指所有神经组成完全断裂。除非将分离的神经断端吻合，否则近侧轴突断端不会沿着神经内膜管再生。

外周神经损伤通过检查肢体运动或感觉功能诊断。受累的特定神经检查如前所述。损伤常累及单一指神经，多见于正中神经、桡神经或尺神经[38]。

处置　鉴定损伤和安排合适治疗是早期处理神经损伤患者的重要部分。闭合神经损伤无间隔综合征患者应早期安排手外科医生系统检查。因神经损伤导致功能丧失的手指都应夹板固定，以防止进一步的无意损伤。如功能 3 周内未恢复，肌电图和神经传导检测可区别是神经断裂还是轴突断裂，并决定是否需外科探查[97,98]。

神经撕裂需手外科医生缝合。尺神经和正中神经的运动支撕裂均需修复。另外，示指桡侧部分、小指尺侧部分和拇指两侧的 DIP 关节皱褶近侧指神经损伤需修复[54]。条件允许时，清洁的单一神经损伤应一期修复。复杂神经损伤可能涉及伤口污染或广泛组织损伤，为改善软组织状态，常采取延期修复。即使不能恢复功能，一期和延期修复也有疗效。通常，感觉

较功能易恢复。

并发症 神经损伤并发症包括运动和功能损失、去神经萎缩、慢性感觉异常、疼痛性神经瘤再生和交感神经营养不良。

手部感染

手的特殊解剖结构影响此部位感染性质。通常，手部感染分为皮肤、皮下组织、筋膜间隙、肌腱、关节和骨感染。远端指尖的纤维间隔限制了感染扩散，然而屈肌腱鞘导致感染从起点沿着肌腱全长扩散。手掌深间隙感染通常在手背表现。

甲沟炎

病理生理学

甲沟炎是累及侧面甲襞的局部浅表感染或脓肿。它是手部最常见感染，被认为是指甲周围软组织受到创伤所致。临床表现为沿着一侧或两侧甲襞的明显软组织肿胀和触痛。甲沟炎开始表现为蜂窝织炎，但可形成脓肿，偶尔能延伸至近端指甲上方表皮（即甲上皮）。金黄色葡萄球菌是最常见的单一细菌，其次是链球菌[97]。儿童甲沟炎多见厌氧菌，可能是因为此年龄组患者吮指和咬指甲[98]。慢性病例应考虑非典型分枝杆菌和白色念珠菌[99]。

处置

早期蜂窝织炎阶段处理包括热敷、抬高患肢及口服抗葡萄球菌抗生素如：双氯西林或头孢氨苄。炎症区域出现波动感时必须切开引流，通常可治愈。充分引流需将皮肤边缘与指甲分离（图47-55）。部分患者可不用麻醉切开引流，但更大面积切开时需要实施手指阻滞麻醉。甲上皮浸软后，使用11号手术刀片或18号针平行指甲，在甲上皮肿胀最明显位置下切开[100]。如果感染较广泛，可从甲床和甲基质下钝性分离指甲侧面1/4，以及切除侧面甲板。脓腔冲洗后，甲上皮下小块砂布填塞24小时，提供持续引流。培养不是必须的。切开后常使用抗生素，但如果引流充分或周围蜂窝织炎范围很小，不必使用抗生素。大部分甲沟炎持续5～10天，建议患者一期治疗后随访检查。即使引流充分的甲沟炎也可能出现并发症，即远节指骨骨髓炎。慢性感染患者、甲周感染无痛患者很少到急诊科就诊，因为此类患者需长期治疗，应安排皮肤科或手外科医生处理。

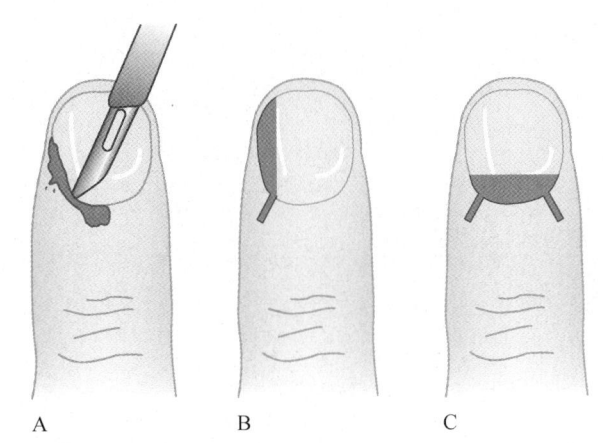

图47-55 甲沟炎引流。**A**，单纯甲沟炎时，将甲上皮皱褶从指甲上抬起；**B**，如果有脓液从侧方指甲下流出，需移除侧方指甲；**C**，脓液从近端指甲下流出，需移除近段指甲。两种切除都需移除近端指甲。（From Moran GJ，Talan DA：Hand infections. Emerg Med Clin North Am 11：601，1993.）

指头炎

病理生理学

指头炎是手指或拇指远节指腹的感染。指头炎不同于其他类型皮下脓肿是因为指腹内的多重垂直分隔将指腹分成许多小的筋膜间隔。常见原因是穿透性创伤继发细菌感染。最常见病原体是金黄色葡萄球菌，革兰阴性菌和多种微生物感染也有报道[100]。尽管分隔会加重指腹感染，妨碍外科减压后引流，但它也能限制感染向近端扩散，为保护关节腔和肌腱鞘提供屏障。临床上指头炎开始为局部蜂窝织炎，远端指腹间隙内炎症快速进展，并出现明显的指腹搏动、疼痛、肿胀和压力增高。

处置

指头炎的传统处理强调早期完全切开、贯通分隔以提供充分引流及缓解间隔内压力。大部分指头炎可单侧切开引流[100]。切口应沿着第2～5指尺侧部分，第1，5指桡侧，以避免捏物面损伤。切口开始于DIP关节皱褶远侧0.5cm和指尖血管神经束背侧，延伸至指甲游离缘（图47-56）。应冲洗伤口，纱布松散包裹，并用夹板固定患指。包裹48～72小时后拆除，伤口二期闭合。大部分指头炎在细菌培养结果出来以前，至少经验性口服抗葡萄球菌类抗生素治疗5天。一些权威专家建议在脓肿明显处引流，于掌侧中线切开，不超过远侧横纹[101]。

并发症

指头炎如不及时治疗，脓肿扩展至指骨引起骨

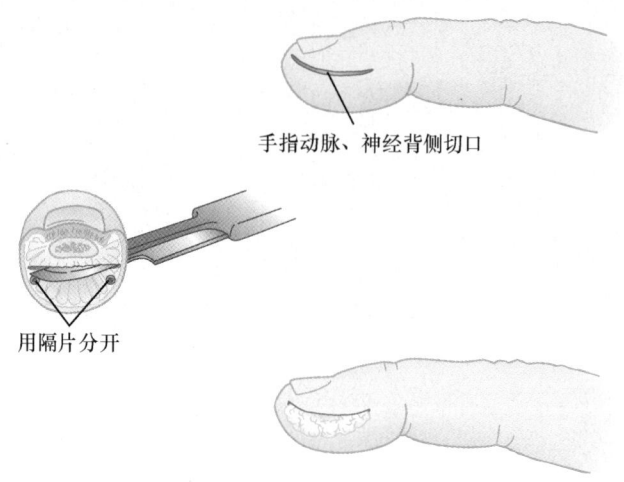

图 47-56 使用单侧纵向路径行指头炎的切开和引流。大部分指头炎应使用此种切开引流法。(From Milford L: In Crenshaw AH [ed]: Campbell's Operative Orthopedics, 8th ed. St. Louis, Mosby, 1992.)

炎或骨髓炎，扩展至皮肤引起坏死和形成指腹掌侧窦道。其他并发症包括软组织和指骨粗隆坏死、骨髓炎、DIP关节化脓性关节炎及从近端扩散的屈肌腱鞘炎。指头炎的侧切引流口常引起指垫不稳定，并可能引起疼痛性神经瘤或指尖麻木。"鱼嘴"切口可破坏指尖血供[101]。掌侧纵向中线切口可遗留重要感觉区域瘢痕，但不会有侧切口的其他缺点。切口太深和太靠近侧都能损伤屈肌腱鞘，引起腱鞘炎。

疱疹性指头炎

流行病学和病理生理学

疱疹性指头炎是手指远节自限性单纯疱疹病毒感染，是手部最常见病毒感染。人单纯疱疹病毒 1 型或 2 型临床上不可区分[102]。开放伤口或破溃皮肤病毒直接接种是原发感染的常见机制。疱疹性指头炎的报道多见于成年女性生殖器疱疹和儿童并发疱疹龈口炎病例。卫生保健工作者存在被动地暴露于口腔气道分泌物的职业危险，因此增加感染疱疹病毒的风险。然而，回顾关于手部疱疹感染病例发现，仅 14% 卫生保健工作者感染该病毒[103]。该病发病率都在下降，可能归因于环境意识的提高和严格的感染控制措施。

临床特征

感染多累及单个手指，开始为局限性疼痛、瘙痒和肿胀，接着出现清亮水泡。系统症状少见。然而，破溃水泡可继发感染[102]。更典型的是水泡融合 2 周后产生溃疡，此为出血原因。在此阶段，区别单纯疱疹感染和其他细菌感染（如指头炎或甲沟炎）较困难。但必须鉴别，由于疱疹性病变禁忌引流，它可能导致病毒扩散和继发细菌感染。详细询问病史在确诊可能的疱疹感染时很关键。疱疹性指头炎有触痛，但不如细菌感染典型。另外，与细菌性指头炎相同，指腹间隙柔软无紧绷[104]。

诊断方法

临床诊断常根据病变表现、复发史或潜在接种史。确诊需病毒培养或 Tzanck 涂片，即破溃水泡基底刮片显示为多核巨细胞[104]。

处置

疱疹性指头炎通常 3～4 周自愈，但复发率达 20% 以上。主要治疗目标是防止经口接种或感染传播，以及缓解症状。患指应用干纱布包裹。对于免疫耐受和经常感染复发患者，口服阿昔洛韦有效，但在非免疫耐受患者，其作用还不明确[104]。局部使用阿昔洛韦在治疗或预防此类疾病时无效。

腱鞘炎

病理生理学

手部急性滑膜腔感染多指屈肌腱腱鞘、桡侧和尺侧滑液囊的感染性疾患。肌腱腱鞘是双层的，脏层附着肌腱，壁层从掌中纹延伸到恰好 DIP 关节近侧。拇指屈肌腱腱鞘与手掌桡侧滑液囊连通。小指腱鞘和尺侧掌侧滑液囊连通。尺侧滑液囊包裹浅层和深层屈肌肌腱，桡侧滑液囊包裹拇长屈肌。80% 人群的两个滑液囊相通；然而大部分情况下，覆盖第 2，3，和 4 指的肌腱滑膜腔不相通。手部滑膜腔感染易沿着屈肌腱腱鞘途径扩散，并可扩散至掌中、大鱼际肌和蚓状肌间隔。此类感染常因腱鞘穿透性创伤所致，偶尔为血源性。最常分离出的菌株是金黄色葡萄球菌和链球菌，其次是革兰阴性菌和肠球菌[106]。

临床特征

急性屈肌腱鞘炎的四个主要体征如下，并有助于区别于其他手部软组织感染：①沿着屈肌腱走行的触痛；②手指对称性肿胀；③被动伸直疼痛；④手指屈曲位[14]。感染早期可不出现以上所有四个体征。第三个最重要。早期识别和治疗是关键，封闭的屈肌腱腱鞘内压力升高导致微细的肌腱血管阻塞，引起坏死和近端扩散。

处置

屈肌腱鞘炎患者需住院治疗，并立即安排手外科医生会诊，决定是否切开引流或行闭合肌腱腱鞘冲洗。早期或诊断不明确患者，手部应使用大块纱布夹板固定并抬高，以及早期静注抗生素。穿透伤继发感染应使用耐青霉素酶抗葡萄球菌类青霉素或一代头孢菌素。所有性活跃人群，特别是无明显创伤性因素，都应考虑播散性淋病。一些权威专家建议，此类病例在取得培养结果（包括黏膜组织培养）前，经验性使用头孢曲松治疗[107,108]。确诊病例或 24 小时后疗效不明显者是外科治疗的指征。

深间隙感染

解剖和病理生理学

手深筋膜或掌间隙包括掌中间隙、小鱼际肌间隙和大鱼际肌间隙。另外三个较浅的手部间隙是背侧皮下间隙、背侧腱膜下间隙和指间指蹼间隙[109]（图47-57）。解剖上，浅间隙不同于深间隙，浅间隙无明确的解剖分界，但同样能限制手部感染[109]。筋膜间隙是潜在的而不是正常手部实际间隙[110]。直接穿透伤易导致闭合间隙感染，表现为相邻间隙感染或血行播散。最常见分离病原体是金黄色葡萄球菌、链球菌和大肠杆菌。

临床特征

深间隙发生化脓性感染时，其独特的解剖特点会引起特征性临床表现。背侧腱膜下脓肿引起手背红肿，并常出现伸肌腱被动运动时疼痛，临床上很难与手背单纯蜂窝织炎相区别。筋膜下指蹼间隙感染常因掌侧大水泡继发感染所致，其感染多向背侧扩散至指间间隙，并产生特征性砂漏结构，或所谓的领口状脓肿（图47-58）。大鱼际肌间隙感染特点是隆突和第一指蹼疼痛和肿胀，并且拇指处于外展和屈曲位[110]。掌中间隙感染临床特征包括正常手掌凹陷消失，掌中心触痛及第3、4指运动疼痛。示指化脓性腱鞘炎后形成脓肿，可向近端破裂入大鱼际肌间隙。第3，4和5指腱鞘炎可引起掌中间隙感染。

处置

治疗深间隙感染包括静注抗生素及有经验的外科医师手术探查和引流。最实用的是经验性使用耐β-内酰胺酶类青霉素或一种一代头孢菌素等广谱抗生素。

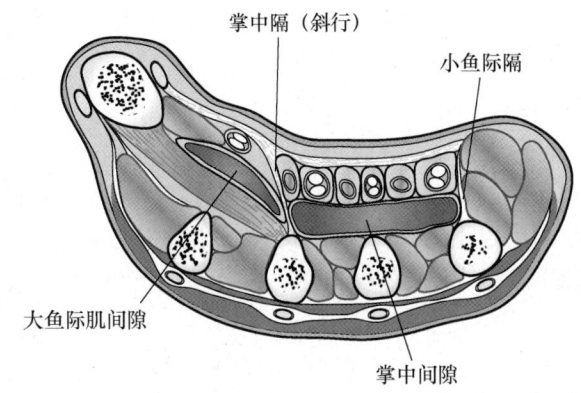

图47-57 潜在的掌中间隙。(From Neviasser RJ: In Green DP [ed]: Operative Hand Surgery, 3rd ed. New York, Churchill Livingstone, 1993, p 1028.)

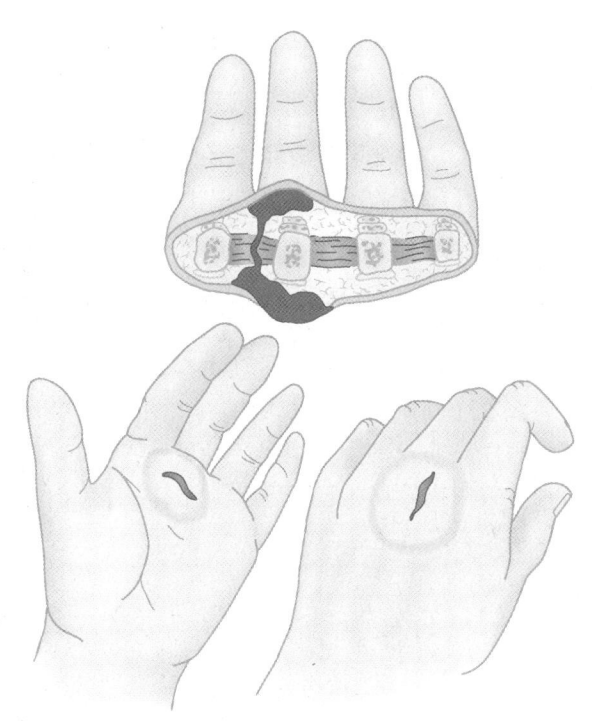

图47-58 领口状脓肿。手掌侧间隙脓肿扩散至背侧。(From Lewis RC Jr: Infections of the hand. Emerg Med Clin North Am 3: 263, 1985.)

化脓性关节炎

病理生理学

手化脓性关节炎可见于 IP、MCP、CMC 或桡腕关节，常因穿透伤后细菌直接感染或相邻感染蔓延所致，如指头炎或腱鞘炎。可出现血行播散，但较身体其他关节少见。金黄色葡萄球菌是最常见致病菌；链球菌、流感嗜血杆菌、绿脓杆菌和大肠杆菌不常见[110]。一项关于地区医院的调查发现，最常见分离株是葡萄球菌和链球菌，两者数量相当，肠球菌、棒状杆菌和厌氧菌少见[110-112]。奈瑟淋球菌同样可引起单关节的非创伤性化脓性关节炎。

临床特征

受累关节临床表现为红肿、明显压痛及可见穿刺伤口。此时，关节处于关节腔最大容量，即便轻微的被动活动也出现疼痛。相反，屈肌腱鞘炎压痛局限于受累关节[113]。关节轴向压力同样可引起疼痛。诊断需行关节穿刺术。

处置

治疗包括肠外使用一种半合成抗葡萄球菌青霉素，以及急诊关节引流。大部分关节感染需切开引流，但一些手外科医生可能对确诊病例选择闭合关节导管冲洗和反复吸引术。

骨髓炎

手骨髓炎最常见于开放性骨折或软组织感染继发骨感染。手开放性骨折感染发病率比开放性长骨骨折要低很多，据报道为1%～11%。McLain团队[114]发现，严重创伤、大面积污染和严重软组织损伤的感染概率最高。除非合并手脓毒性关节炎或其他深间隙感染，骨髓炎很少出现急速和暴发的表现。体征包括发热、局部发红、肿胀、皮温高、触痛。儿童骨髓炎可表现为假性瘫痪，其实是拒绝活动患肢[115]。X线片显示骨质破坏或骨膜翘起。治疗包括感染骨清创、去除死骨片及肠外抗生素。

手部非创伤性病变

狭窄性腱鞘炎

手部狭窄性腱鞘炎最常见于MCP关节平面屈肌腱，这些肌腱穿过MCP关节的滑车结构。反复牵拉能引起肌腱和滑车肥大及局部压痛。受累关节屈曲和伸展开始出现疼痛时，可称为"扳机指"。最常见于环指和中指。建议注射治疗，大部分患者疗效明显。将0.25ml 1%利多卡因和0.75ml类固醇药物配成混合液，注射于指蹼间隙和结节[116]。注射后手指伸展功能多能恢复。应伸直位夹板固定手指，并建议安排手外科医生，可能需多次注射或外科切除。

腱鞘囊肿

腱鞘囊肿是手部最常见的软组织肿物，包括手指关节或肌腱滑膜囊性疝出形成的滑膜囊肿。腱鞘囊肿包裹着滑膜组织分泌的果冻样液体。腱鞘囊肿常见于腕部和手指屈肌腱腱鞘，多隐匿发病。患者很少能回忆起特定刺激性创伤性事件[117]。患者常见主诉是肌腱钝痛或轻微疼痛。安抚很重要，应告知患者此肿物为良性病变。大的或复杂囊肿可抽出内容物。因为复发率高，确定性治疗是选择性手术切除[115]。

手部异物

手部穿透性创伤可引起软组织内异物残留。无论伤口大小，都应考虑异物残留。其损伤机制经常能提供可能异物的线索，因此需详细、准确询问外伤史。最常见的异物是木头、玻璃或金属。隐蔽异物的常见体征是深触诊穿刺伤口时锐痛、疼痛包块、伤口不愈合或持续性运动疼痛[118]。

手部伤口的早期检查应在无血区域内使用无菌术局部探查。探查并取出易取异物后，使用软组织技术多方位拍摄X线片。X线片是检查不透射线异物的最好方法，如金属、大部分玻璃、很多塑料制品、碎石和沙子[118]。木质异物在X线片上很难显现[117]。物体是否在X线片上显现取决于它的成分、结构、大小和方位。临床怀疑异物而早期X线片表现正常时，应考虑其他影像技术，可使用CT、MRI和超声等方式，以提高夹板等非金属物体的鉴别能力[118-121]。

处置

去除嵌顿异物既困难又耗时，还可因操作不当加重组织损伤，因此，必须考虑处理特殊部位异物时的风险。如果污染伤口的异物清晰可见或局部探查过程中就可轻易取出时，在急诊科就应去除。一些病例中，需要切开小块皮肤以扩大伤口入口。通常异物应在直视下去除。异物埋入手的复杂结构内时，此类操作应交于手外科专家。

异物大小和反应性、是否靠近重要结构、伤口污染程度和有无症状决定去除异物的必要性和时机[116]。异物引起疼痛；异物大小和位置影响手功能；以及引起局部或全身毒性时，均应去除异物。骨折合并异物时需立即外科清创以防止骨髓炎[119]。泥土或有机材料严重污染的伤口需立即冲洗、清创和去除异物。靠近肌腱、神经、血管的异物，以及引起缺血或出血异物都需在最佳条件下小心去除。

不需立即去除异物患者可能需手外科医生延期外科探查。如果手外科医生计划在损伤后3～4天清除异物，或细菌污染较轻，可一期闭合伤口。早期治疗应包括预防接种破伤风和正确包扎伤口。同时告知患者存在异物以及延期清除的原因。如果不准备清除，内科医生应向患者说明清除的利与弊，且弊大于利。

并发症

异物能损坏软组织，引起过度炎症形成炎性肉芽，使患者易感染及全身中毒。盲目探查或过分积极搜寻异物可导致医源性组织损伤，特别在手部，应避免此行为。

重要概念
● 急诊科常见手损伤和感染。 ● 真实病史和细致查体对手损伤患者检查和治疗起重要作用。如果损伤手出现特征性体征，应拍 X 线片，很少需要高级技术诊断方法。 ● 手损伤早期正确检查和治疗可达到最佳疗效。 ● 处理手损伤关键因素是决定患者是否需安排专业治疗或紧急会诊。 ● 处理手损伤应注重功能恢复和降低长期残疾率。

本章参考文献请参见 http://pumpress.bjmu.edu.cn/eduservice/3419.html

第 48 章　手腕和前臂

Karen G.H.Woolfrey, Michael R.Woolfrey, and Mary A.Eisenhauer

吴彩军　译　李春盛　校

手腕

概述

腕关节无论在解剖学还是生物力学上来讲都非常复杂。这种复杂性赋予其多种多样的生理功能，但也使它处于容易受伤的危险地位。骨和韧带的损伤十分常见，因此详尽地了解相关解剖学和适当临床评估并正确理解损伤机制，对正确的诊断和治疗至关重要。虽然某些手腕受伤个例可能会挑战专科医生的诊断能力，但大多数病例的诊断依据都可以根据常规 X 线片得出，急诊科医生足以进行诊断和治疗。

解剖学

根据定义，腕关节包括桡尺远侧关节（DRUJ）、桡腕关节和腕横关节。因为这些复杂的关节结构，腕关节可以进行屈、伸，以及分别向桡侧和尺侧的展、收运动。手掌的旋前和旋后则由桡尺近侧关节和桡尺远侧关节（DRUJ）完成。

组成腕关节的骨骼包括桡骨和尺骨的远端关节面和部分腕骨（图 48-1）。远端桡骨直接连接近排腕骨，而尺骨关节面则被直接与腕骨相连的三角纤维软骨分开。腕骨分为两列，近侧列包括舟骨、月骨、三角骨和豌豆骨；远侧列包括大多角骨、小多角骨、头状骨和钩骨。

稳定腕关节的韧带分为两大类：外侧韧带和内在韧带。外侧韧带将腕骨与远端桡骨、尺骨和掌骨相连；而内在韧带则使每块腕骨之间相连。外侧韧带进一步分为掌侧韧带和背侧韧带。掌侧韧带被划分为两个 V 型韧带，称为近端部分和远端部分，通常比背

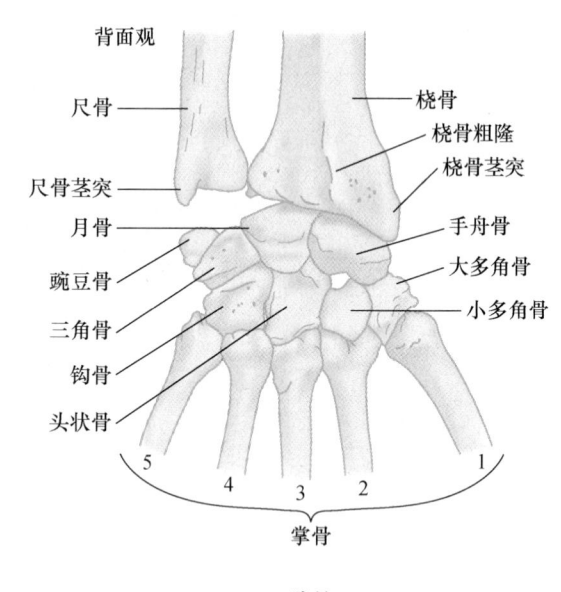

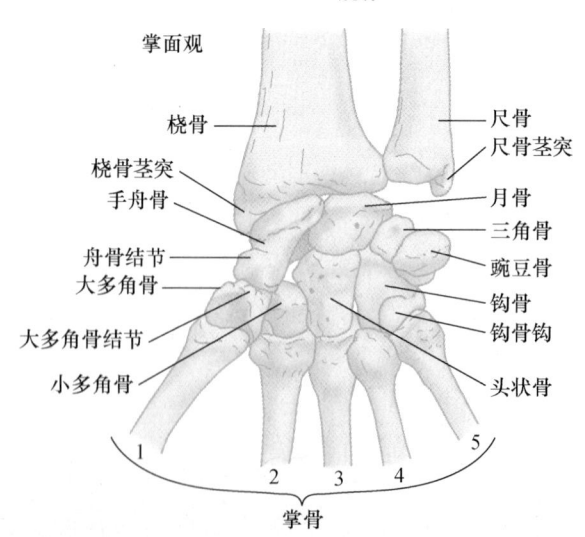

图 48-1　腕骨。腕关节包括桡骨和尺骨的远端关节面以及近侧列与远侧列腕骨。（Redrawn from Netter FH: Atlas of Human Anatomy, 3rd ed. Teterboro, NJ, Icon, 2003.）

侧韧带更厚、更强韧，对腕关节的稳固性作用最

大。在掌侧韧带的两部分之间缺少韧带支持，被称为 space of Poirier。这个空间会在手腕背伸时增大，此区域关节囊的损伤可导致腕骨稳定性明显降低（图48-2）。内在韧带使每列腕骨之间互相连接。这些韧带中对保持腕骨稳定性最重要的是舟月骨间韧带和三角骨间韧带。

大部分跨越腕关节的结构包裹在由腕深筋膜里。在腕关节背侧表面，伸肌肌腱被伸肌韧带分成六个间隔，每个间隔内含有独立的滑膜腔和伸肌近端和远端支持韧带。在腕关节掌侧表面，指屈肌和正中神经包

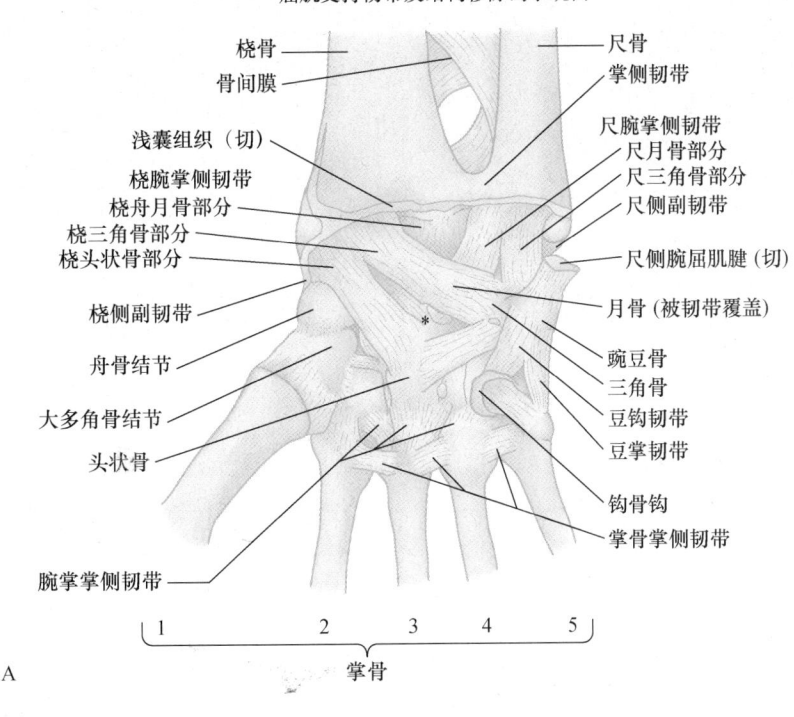

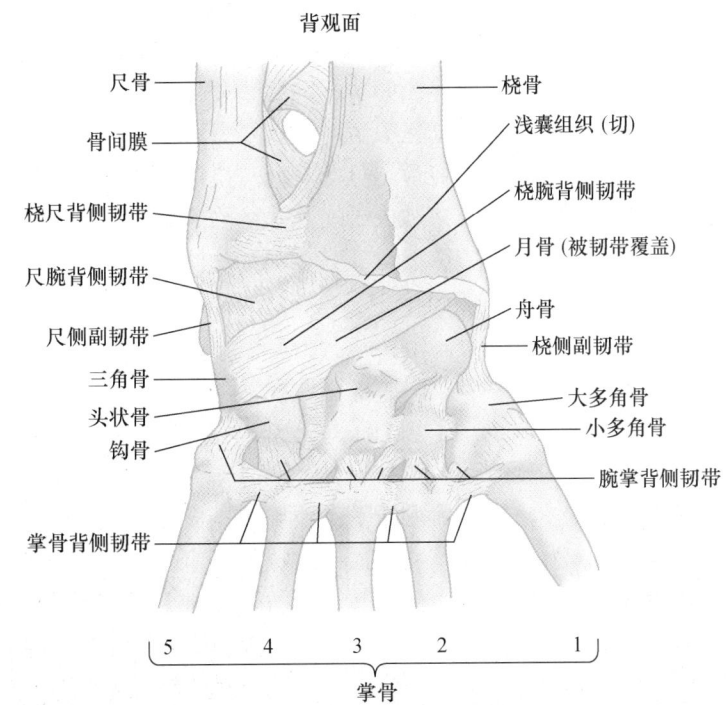

图48-2 腕关节韧带。**A**，掌侧外侧韧带是稳定腕关节最重要的韧带，包括桡侧副韧带，桡头韧带，桡舟韧带，桡三角韧带，尺三角韧带，头三角韧带和尺侧副韧带。space of Poirier 是指掌侧韧带间隙和韧带间潜在薄弱点。**B**，内外韧带（腕骨）连接了独立的腕骨。这些韧带中最重要的是舟月骨间韧带和月三角间韧带。（Redrawn from Netter FH: Atlas of Human Anatomy, 3rd ed. Teterboro, NJ, Icon, 2003.）

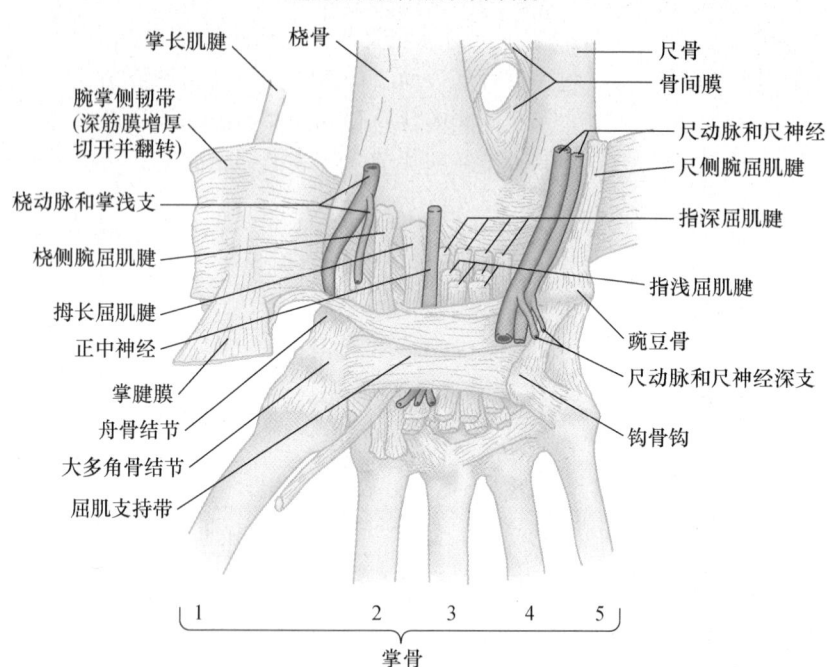

彩图 48-3　手腕的血供。注意手腕部韧带与手腕部神经血管供应的关系。（Redrawn from Netter FH: Atlas of Human Anatomy, 3rd ed. Teterboro, NJ, Icon, 2003.）

含在由屈肌支持韧带和其所依附的腕骨间形成的腕管内。桡侧腕屈肌腱径向通过腕管并连接各自的间隔。

腕部的血液供应主要是桡动脉和尺动脉，它们并行入一系列掌侧弓和背侧弓供应腕骨所需血液。大部分腕骨的内部血液供应进入腕骨远端部分，当骨折时会造成远端部分血液断流和缺血性坏死的危险。尤其是舟骨、头状骨和月骨，因为分别只有一根血管供应它们血液（彩图48-3）。

腕部和手部的神经支配由桡神经、正中神经和尺神经组成。桡神经和尺神经的背侧感觉支越过腕关节背部，接近桡骨和尺骨茎突。正中神经穿过腕管越过腕关节掌桡侧，贴近掌长肌腱外侧。尺神经穿过位于豌豆骨和钩骨的钩部之间的腕尺管（图48-3）。

临床特征

对腕部受伤患者的临床检查应该从获取完整的病史开始，包括受伤的机制和最痛点和压痛点。多数手腕受伤都是腕部伸展时摔落所致。体格检查从视诊手腕开始，以对侧未受伤的手腕作为"正常"参考，评估出现的肿胀、变色或明显畸形，以及患者在正常范围内活动腕关节的能力。

触诊时，腕部的几个骨突起可作为有用的骨标志，描述位置最好的相关标记点就是桡骨茎突和尺骨茎突。在腕关节背侧，桡骨茎突的尺侧可触及桡骨背结节。这是个重要的骨标志，因其恰好位于舟月骨关节结节末端，是腕关节韧带损伤的重要位点。桡骨茎突的远端是解剖学鼻烟窝，桡侧界为拇长展肌腱和拇短伸肌腱，尺侧界为拇长伸肌腱。在腕部出现尺骨偏斜时，在鼻烟窝内可以更明显触及舟骨体[1]。三角骨可在近侧腕骨列中尺骨茎突末端触及，触感在桡骨偏斜时更明显。手腕中立位时，头状骨可在第三掌骨基处和腕管之间触及。手腕屈曲时月骨在此位置突出，也可触及。在腕关节掌侧面，舟骨结节可于桡骨茎突的掌侧远端触及。触感为在大鱼际肌底部的圆形突起，并且在腕关节伸展时更明显。在腕关节尺骨面，豌豆骨可于腕横纹远端小鱼际肌底部触及。此外，在此点桡侧远端1cm左右，可以触摸到钩骨的钩突。

临床检查还包括对神经血管情况的评估。桡动脉和尺动脉搏动可很轻易地于腕关节掌侧面触及，无论是何种腕部损伤都应评估这两处动脉搏动。

诊断方法：X 线

X线平片依然是诊断骨折和手腕脱臼的基础。常规X线平片拍摄方式包括前后位、侧位和斜侧位，每张摄片都要求手腕处于中立位。准确地解读这些不同方位的X线片需要对腕部正常外观和桡骨远端、尺骨和腕骨解剖关系的知识。

在腕部前后位X线片，桡骨茎突长出尺骨关节面9～12mm。这种正常的长度差异被称作桡骨高度。尺骨倾斜于桡骨关节面，这个角度称为尺偏角，在前后位片上清晰可见，正常情况下为15～25°。这些测量数值对评估某些桡骨远端骨折中的桡骨缩短程度十

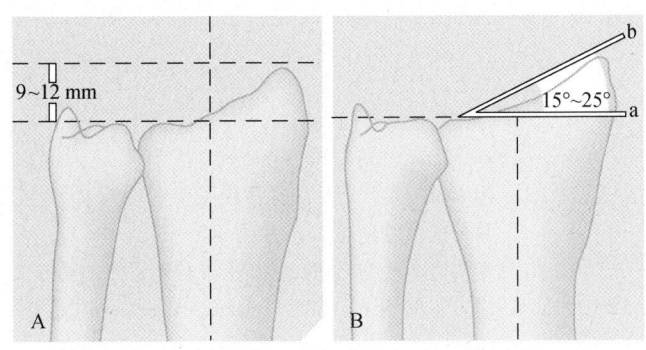

图 48-4 腕部正常后前位 X 线片。**A**，桡骨长度测量。桡骨茎突长超出尺骨远端关节面 9～12mm。**B**，倾斜于桡骨远端关节面的尺偏角正常为 15°～25°。(From Greenspan A: Orthopedic Radiology: A Practical Approach, 2nd ed. New York, Gower Medical Publishing, 1992.)

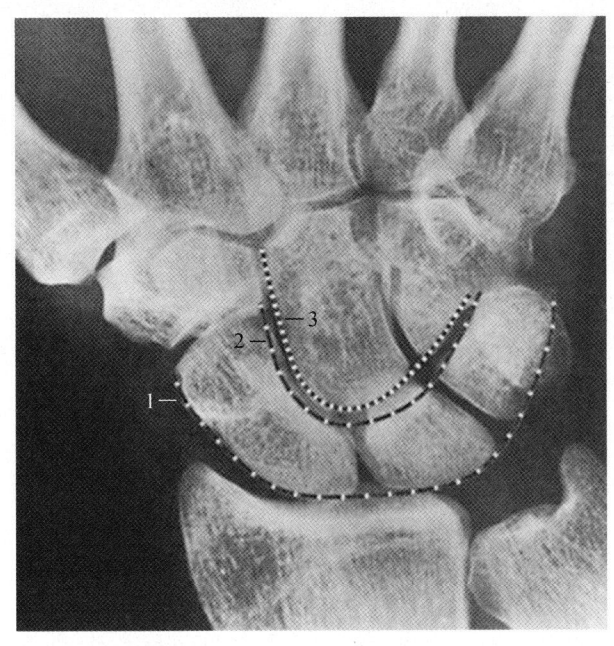

图 48-5 腕弧线。在腕骨的正常后前位片上，沿着腕骨的关节面可以画 3 条弓状线（标记 1-3）。(From Weissman BN, Sledge CB: Orthopedic Radiology. Philadelphia, Saunders, 1986.)

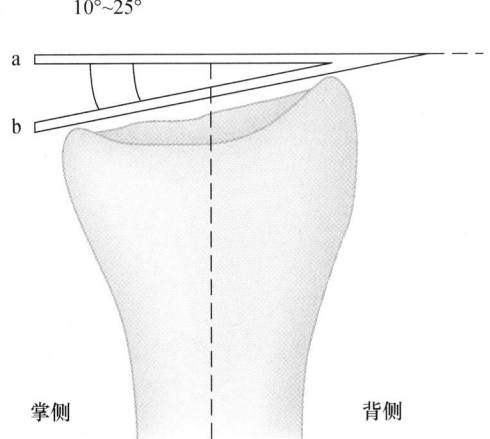

图 48-6 腕部正常侧位 X 线片。桡骨远端有一个正常为 10°～25° 的掌侧角。(From Greenspan A: Orthopedic Radiology: A Practical Approach, 2nd ed. New York, Gower Medical Publishing, 1992.)

分重要（图 48-4）[2]。正常情况下在前后位片中各腕骨之间的距离均匀（通常 1～2mm）排列具平行性。在 X 线片上，沿着腕关节面可画出三条光滑弧线（图 48-5）。对这些弧线的描述或腕骨间距离增大都意味着腕关节韧带的损伤和腕关节的不稳定[3]。

在腕部侧位 X 线片，正常桡骨远端关节面与掌侧倾斜角清晰可见，角度为 10°～25°（图 48-6）。桡骨远端和月骨、头状骨的正常排列在侧位片上，显示为两个同轴的杯口，桡骨远端形成的杯口包括月骨，而月骨远端则包括头状骨。侧位片中，桡骨长轴、月骨、头状骨和第三掌骨在理想情况下应排列成一条直线，尽管"正常的"直线通常与理想直线间形成 10° 以内的夹角（图 48-7）。在侧位片上，腕骨列被定义为舟月骨夹角的延长角，正常为 30°～60°，而头月骨夹角正常为 0～30°（图 48-8）。腕骨韧带损伤和腕骨不稳定的患者，这些角会发生畸形改变。

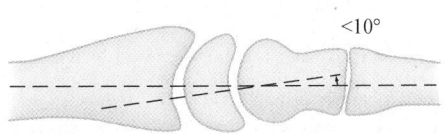

图 48-7 正常腕骨关系侧位片。桡骨的凹面、月骨与头状骨的凸面组成 3 个 "C" 形区（点）在一条直线上，且这条直线穿出这些骨头的中心轴。

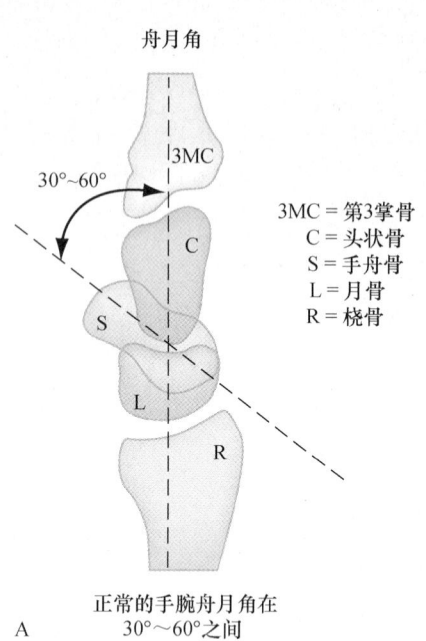
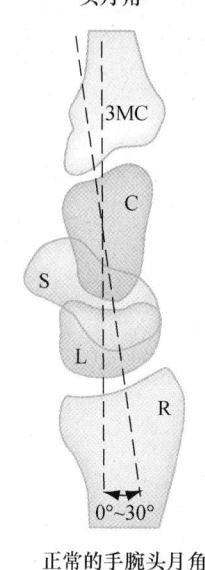

图 48-8 A，正常舟月角由相交的手舟骨和月骨的纵轴组成，正常为 30°～60°。B，正常头月角由相交的头状骨和月骨的长轴组成，正常为 0～30°。（From Greenspan A: Orthopedic Radiology: A Practical Approach, 2nd ed. New York, Gower Medical Publishing, 1992.）

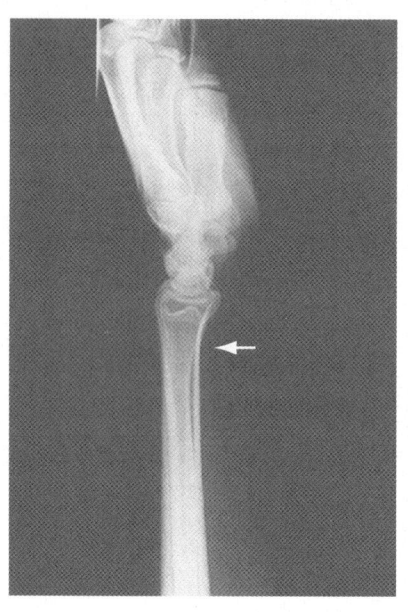
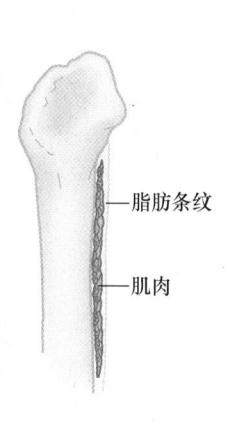

图 48-9 在正常腕部侧位片上，旋前方肌是一个狭窄的脂肪条纹（箭头）位于桡骨掌面 1cm 处。（From Propp DA, Chin H: Forearm and wrist radiology — Part I. J Emerg Med 7: 393, 1989.）

腕部的软组织损伤通常提供出现潜在骨损伤的重要线索。在腕骨侧位片上，旋前方肌脂肪条影是手掌软组织内位于桡骨和尺骨远端的可见的线性脂肪条块（图 48-9）。手掌部得远端桡骨和尺骨的骨折可以出现此条影的部分或完全消失。

其他腕部 X 光摄片角度包括桡侧偏位前后位片、最大弯曲伸展位侧位片以及握拳前后位片。这些角度摄片有助于描述更多腕关节韧带损伤后运动时的异常表现。特别是舟骨相，包含腕关节旋前和尺骨侧偏，可供更好地显现舟骨的形态和其长轴。腕管相需要腕关节过伸位同时逆旋（旋后）斜位，有助于辨认钩骨相关骨折，特别是钩骨钩和豌豆骨的骨折[4]（表 48-1）。

表 48-1	腕关节其他摄片体位
摄片体位	优点
握拳位	暴露舟月韧带损伤；将头状骨推入近端腕骨序列
舟骨位	延长舟状骨；暴露腕关节骨折
腕管位	区分钩状骨及豆状骨骨折，鉴别腕管是否被骨骼压迫

腕损伤

舟骨骨折

舟骨骨折是腕骨骨折中最常见的一种，占腕骨骨折的62%～87%[5]。此种典型骨折见于15～30岁的青年，常在手掌伸展位时摔倒后发生。舟骨骨折在骨骼未发育完全的患者身上很罕见，因为舟骨在出生时完全由软骨构成，软骨一直作为主要成分直至童年后期和青少年时期[6]。舟骨骨折按照出现骨折线的解剖位置进行分类，可分为3种：舟骨结节及远端骨折、舟骨腰部骨折和舟骨近端骨折。通过腕部的舟骨骨折是这三种方式中最常见，大约占全部舟骨骨折的70%～80%[7]。

临床上，患者所诉的背侧桡腕关节疼痛只在远端桡骨茎突位置，还有腕部和拇指的活动受限。典型的体征为鼻烟窝内的舟骨部位的压痛和肿胀。疼痛范围可能延伸至掌侧舟骨结节，沿拇指掌骨长轴挤压、抵制旋前、在绕动拇指最终限制拇指运动，特别是弯曲和向桡侧偏斜时[8]。可见，临床检查对识别舟骨骨折的敏感度很高，但是特异性不高（74%～80%）[9,10]。

影像学诊断舟骨骨折通常困难，因此根据临床表现而怀疑舟骨骨折时应加做特殊的舟骨位相。可见的骨折线通常隐秘，有时唯一的明显的变化表现仅仅是舟骨脂肪垫的消失或移位，而这些表征也不常见[11]。受伤后立即摄片检查会漏诊14%的舟骨骨折[12]。正因这些会使诊断和石膏固定被延误的原因，临床上怀疑舟骨骨折的患者常先做石膏固定。目前的证据显示，有质疑石膏固定怀疑舟骨损伤患者腕部的做法，认为应该更多影像学特征来既精确又节省成本，这些研究应尽快开展。从费时费力和石膏铸造、办公流程上来看，很容易超过MRI研究和CT这些明确诊断的成本[13,14]。

在历史上，骨扫描被用于检查舟骨骨折后72～96小时[15,16]。目前，MRI被用来识别X线摄像不易发现的隐秘骨折，使敏感度升值100%。骨扫描和MRI诊断舟骨的明显相关性已被证实[16,17]。

无并发症、无移位的舟骨骨折治疗包括短臂拇指人字管形石膏固定（图48-10），但有一些专家倾向于前2周行长臂固定。不同骨折部位石膏固定的时间也不同，平均为12周左右，越近端的骨折需要更长时间固定以确保充分治愈。舟骨血流是由远端部分经过舟骨结节流向近端部分的，因此所需愈合时间的差异与舟骨的这种血供模式直接相关。这种血流模式也

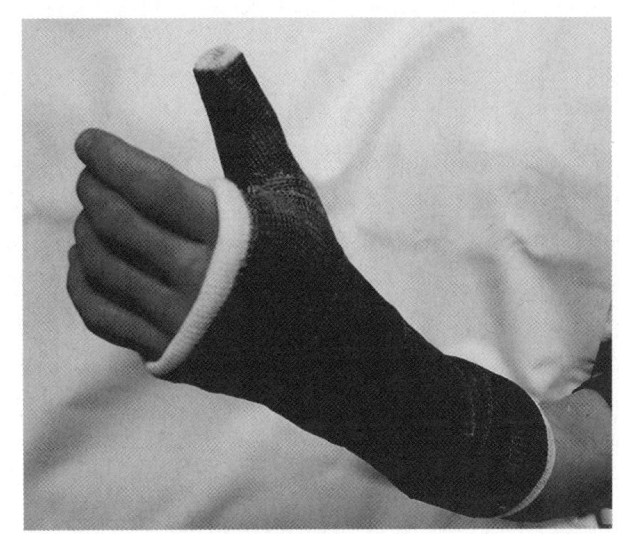

图48-10 拇指人字形石膏固定。

是越近端骨折，缺血性坏死和骨断裂的发生率越高的原因[18-20]。因此，舟骨骨折中越近端骨折的并发症发生率越高，缺血性坏死发病率为13%～40%，骨断裂发生率为5%～12%。因为有缺血性坏死和骨断裂的危险，舟骨骨折移位超过1mm，或出现舟月骨或头月骨角度增大，都需要考虑立即进行骨科手术矫正。

月骨骨折

月骨骨折比较少见，在腕骨骨折中占不到1.4%[21]。由于正常三角纤维软骨的支持功能被累及，这种损伤更常见于患有先天性短尺骨的患者。常见的损伤机制是由于手掌伸展位摔倒，导致过度背屈，外力由头状骨传导至月骨。患者感到腕部背侧疼痛，并在沿长指掌骨长轴受力时疼痛加剧。检查时，触诊腕部背侧时轻压桡骨背结节时，可出现压痛。

月骨骨折在X线片上很难被发现，因为远端桡骨、尺骨和其他腕骨等常重叠在一起。月骨骨折的漏诊会有缺血性坏死的危险，因此可疑月骨骨折患者应行短臂石膏固定直到骨折由CT或MRI检查排除。

月骨骨折的治疗常为短臂石膏固定，并由骨科随访1～2周。并发症包括一系列的腕关节不稳定、骨断裂和缺血性坏死。外伤后缺血性坏死发生于近20%的骨折之后，称为金伯克病（Kienbock's disease）。良好固定的金伯克病，月骨在影像学检查上表现硬化和碎裂，最终因为头状骨近端移位出现塌陷。这些改变导致继发的桡腕关节骨关节炎和慢性腕痛。治疗包括手术介入，通过延长尺骨或缩短来桡骨矫正关节畸形。进一步治疗，如月骨切除和假体置换或关节融合术也可实行[22]。

三角骨骨折

三角骨骨折，居腕骨常见骨折的第二位，通常由于直接撞击所致骨体碎裂或手掌伸展位摔伤所致。在后一种情况下，骨折机制被认为是尺骨茎突或近端钩骨对三角骨的冲击所致的背侧撞碎骨折[23]。患者感到腕关节背侧正对尺骨茎突处局部压痛。体格检查时，可见此处肿胀，并且腕关节因为疼痛而活动受限，骨折在标准腕关节侧位片上观察最佳，可见背侧断裂的小碎片骨，间接的诊断也可在旋前侧位片上看到（图48-11）。治疗为短臂石膏固定或夹板外固定，通常不伴有复杂并发症，4~6周骨折即可迅速愈合。

豌豆骨骨折

豌豆骨是独特的腕骨，它位于尺侧腕屈肌腱内侧，其背侧面与三角骨构成关节。豌豆骨骨折通常因手掌伸展位摔伤所致，但也见于直接撞击小鱼际隆起。临床检查中，可触及腕关节掌侧横纹处尺骨面压痛，并可由屈腕和尺骨背离而加重[24]。豌豆骨骨折可严重影响腕管，导致尺神经损伤。也可出现尺神经分布范围感觉异常和内部肌肉机能障碍所致的手掌活动笨拙。豌豆骨骨折在常规腕关节相X线片不易看到，因此需要特殊角度拍片。反向旋转（旋后）斜位和腕管位X线片可使这些骨折更加形象地展现[4]。

豌豆骨骨折通常预后良好，以短臂石膏固定或夹板外固定3~4周即可。伴有神经损伤证据的，应考虑性急诊骨科手术以外科减压并修复可逆的神经功能。骨折伴有骨断裂并发症需要行豌豆骨切除以防止慢性疼痛。

钩骨骨折

钩骨骨折罕见，约占全部腕骨骨折的2%。钩骨钩是最常见的骨折位点，骨折通过关节面和钩骨体的情况也可见到。钩骨钩骨折通常由手掌伸展位摔倒或直接撞击手掌侧所致。通常使用锤子和器械震动可导致其骨折，患者出现小鱼际隆起处疼痛并且握力减弱。疼痛通常局限于触及钩骨处，即豌豆骨远端桡侧1cm处。钩骨体骨折和关节面常可在腕部后前位X线片看到，但是钩骨钩骨折在旋后为和腕管位X线片观察最佳[4]。当以上X线片无法肯定诊断，可行CT扫描来证实骨折[5,25]。X线片可发现71%的钩骨骨折，而CT具有100%的敏感度[5]。

初步治疗以短臂石膏固定，并骨科随诊1~2周。钩骨钩骨折常伴有相关尺神经损伤或进展为骨断裂。在这两种情况下，手术干预切除骨折的钩骨很有必要[5]。

大多角骨骨折

大多角骨骨折罕见，仅占全部腕损伤的1%~5%。主要有2种类型：骨折累及骨体和骨折累及大多角嵴。直接作用于拇指的撞击经过拇指掌骨基底部传导，导致经过大多角骨骨体的骨折。大多角骨嵴撕脱骨折由过大力量的腕关节桡侧偏曲或转动导致。检查中，患者主诉拇指活动时疼痛，并且直接触诊大多角骨及远端舟骨所成解剖鼻烟窝时疼痛。骨折在轻微旋前斜相腕部X线片上最明显，尽管在前后位相（Roberts' view）上可以正好看到大多角骨的形状，CT扫描也可应用[26]。这些损伤均以拇指人字石膏固定6周，除非骨折移位或累及腕掌关节，才需要考虑进行切开复位及内固定。

头状骨骨折

头状骨位于远端腕骨列的中心部位，因为受到周围腕骨的保护而很少骨折。当骨折发生时，机制一般是直接撞击背侧手腕。骨折也可见于手掌伸展位摔倒出现月骨周围脱位之后。临床检查发现腕关节背侧疼

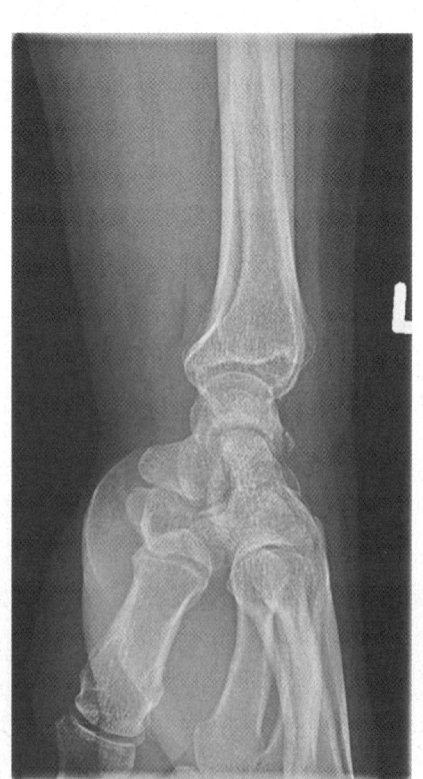

图48-11 三角骨背侧撞碎骨折：腕关节侧位片。

痛肿胀，并于触诊头状骨时有局部压痛。骨折通常在腕关节标准后前位X线片上明显，尽管侧位有助于确定骨折碎片有无旋转或移位。

无移位的头状骨分离骨折可以短臂石膏固定6周。任何出现移位或伴有腕关节脱位的头状骨骨折都需要立刻骨科手术切开复位内固定。并发症如骨撕裂和缺血性坏死出现在近端断裂骨片虽然罕见，但也有发生，因为头状骨是通过其远端供应血液的[24]。

小多角骨骨折

小多角骨骨折罕见，这类骨折占不到所有腕骨骨折的1.3%[5]。小多角骨骨折常与其他腕骨骨折同时出现。典型的机制为沿指掌骨长轴的直接撞击，可导致小多角骨的分离骨折或出现背侧骨折-脱位。临床检查见手腕背侧第二掌骨基底部局限性压痛及肿胀。骨折在常规后前位X线片上容易看到，但斜位相或CT更利于这种骨折的形象化显现。无移位的骨折可行短臂石膏固定6周，如果是骨折-脱位则需要骨科手术复位内固定[24]。

腕关节不稳

Mayfield和其同事[27]描述了一系列由腕关节过伸、尺偏和旋后所致的手腕韧带损伤。这些病理力学的研究将腕关节不稳分成4个不同阶段。每一个阶段代表一组有舟月骨间关节破坏并绕尺骨周围出现，相继进展的腕骨间损伤，产生的进行性腕关节不稳（图48-12）。每一阶段都可能合并特定的骨折，而如果出现骨折也提示医生有隐匿性月骨周围韧带损伤的可能。这些合并骨折包括桡骨茎、舟骨、头状骨和三角骨的骨折。

第一阶段损伤，也称舟月骨分离，可于后前位X线片发现典型的舟月骨关节间隙增宽，自从同名的门牙裂缝的英国喜剧演员成名之后，也被称为"Terry Thomas征"[28]。如果伴有可转动的舟骨半脱位，舟骨掌屈在前后位X线片上舟骨的远侧极轴线正好与放射束平行，舟骨远侧端在X线片上形成圆形的骨皮质影，重叠于舟骨上，被称为舟骨皮质环征（图48-13）。X线片显示常规相可无异常，可采取加压投照相。做紧握拳头并向尺侧偏斜（握拳前后位相）可使舟月骨关节的间隙明显增宽。

第二阶段损伤，又称月骨周围脱位，最佳拍照方式是腕骨侧位片。虽然月骨的位置相对于桡骨末端仍然未变，但头状骨从其背侧脱离。后前位X线片可见远端腕骨列和近端腕骨列重叠，也可能见到伴有舟

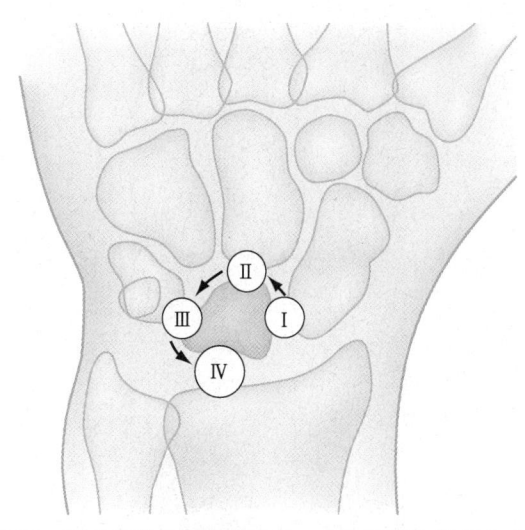

图48-12 腕关节脱位的连续阶段。4个阶段中的每1个阶段都代表月骨周围相继进展的腕骨间韧带损伤。（From Greenspan A: Orthopedic Radiology: A Practical Approach, 2nd ed. New York, Gower Medical Publishing, 1992.）

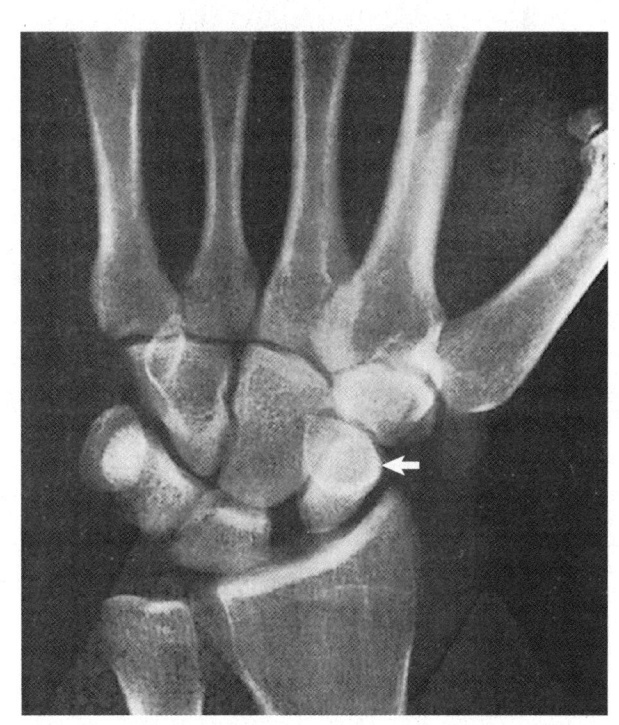

图48-13 舟月骨分离伴舟骨半脱位。腕部后前位片显示特征性扩大的舟月关节和重叠于舟骨上的环形阴影（箭头）（From Sonnenberg J: Carpal injuries. Trauma Q 1: 71, 1985.）

骨骨折或半脱位[29]（图48-14）。

第三阶段损伤表现与第二阶段损伤相同，但还包括三角骨脱位，最佳拍照方式是后前位相，可见三角骨与月骨或钩骨重叠。此种损伤可合并掌侧三角骨骨折。

第四阶段损伤，又称月骨脱位，在后前位相X线片上由于月骨在掌侧方向旋转，月骨呈典型的三角

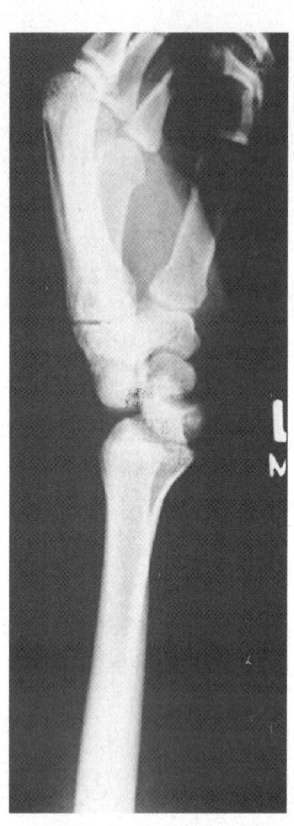

图 48-14 月骨周围脱位。侧位 X 线片显示月骨在正常位置而头状骨从背侧脱离。（From Propp DA, Chin H：Forearm and wrist radiology — Part I. J Emerg Med 7：393，1989.）

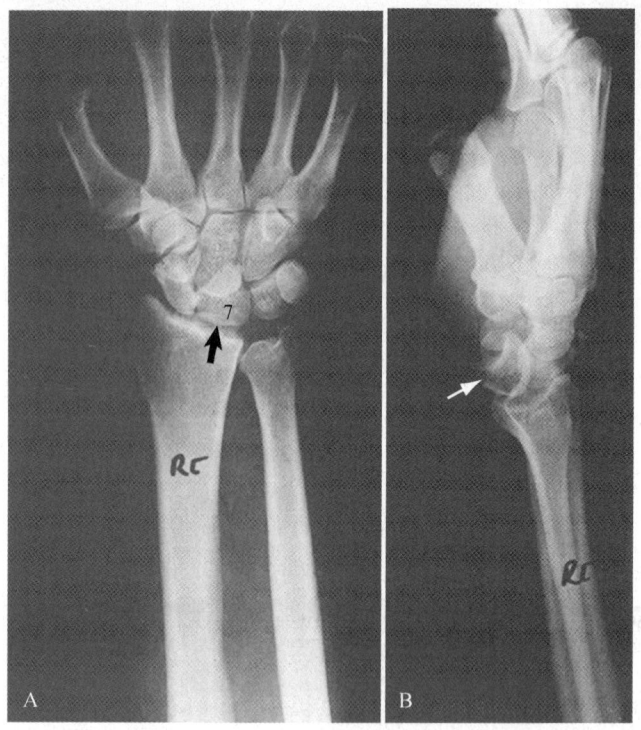

图 48-15 月骨脱位。A，后前位 X 线片显示月骨呈特征性的三角形影（7，箭头）。B，在侧位片上月骨向掌侧倾斜看起来像打翻的茶杯（箭头），伴头状骨背侧脱位。（From Propp DA, Chin H：Forearm and wrist radiology — Part I. J Emerg Med 7：393，1989.）

形影。这个三角影称为"盘形征"。旋转也见于腕关节侧位片，此时月骨看似镶齿的杯口并向掌侧倾斜。后者也成为"倒茶杯征"。在侧位相 X 线片上，头状骨位于月骨后方，并常朝接近桡骨末端的方向移动（图 48-15）。

这些腕关节脱位损伤的患者通常有手掌伸展位摔伤史。主诉手腕背侧疼痛，同时出现肿胀和腕关节活动受限。物理检查中，可在腕背侧触诊时出现压痛，特别是舟月骨韧带所在区域疼痛更明显。随着月骨周围脱位和月骨脱位，腕关节畸形明显可见，正中神经分布范围的两点辨别觉常消失。刺激性手法，例如 Watson's 舟骨移动实验常会增加疼痛并出现沉闷或咔哒样骨擦声。腕骨脱位损伤包括正中神经损伤和必然发生的退行性病变所致的慢性腕关节不稳。

骨显像是舟月骨不稳的非特异性检查。在之前检查均为阴性时可以此法排除，但是如有局限性损伤的阳性发现就无需做此检查。MRI 也显示出对诊断舟月骨损伤时，相对较低的敏感度（63%）和特异性（86%）。关节镜检查已经成为舟月骨损伤诊断和分级的金标准。这种更优越的方式排除干扰诊断的其他腕关节韧带损伤，并且使关节面展现得更精确、更形象化。

急诊科的腕骨脱位损伤需要骨科专家会诊以复位和固定。无论是关节镜引导下穿针复位还是切开韧带修复，都是目前所推荐的治疗措施。

近排腕骨不稳

并非所有腕关节不稳的模式都遵循 Mayfield 及其同事的描述。另外两组常见的腕关节不稳类型——中间体或嵌体背屈不稳定（DISI）和中间体或嵌体掌屈不稳定（VISI）——理解为腕骨间关节塌陷更容易（图 48-16）。这些腕关节不稳的模式可在腕关节侧位 X 线片出现特殊的畸形表现（图 48-17）。

DISI 的不稳定类型，表现为月骨相对于头状骨处于背伸位置，导致舟月骨间和头月骨间成角。而 VISI 不稳定类型，表现为月骨相对于头状骨处于掌屈位置，并且舟月骨角度和头月骨角度增大。这些成角在侧位 X 线片上最容易形象化，在月骨关节面上可见成角倾向背侧（DISI）或掌侧（VISI）。DISI 是最常见的腕关节不稳类型，可发生于舟月骨分离之后，或是舟月骨折伴有或不伴有月骨周围脱位。VISI 常发生于月三角骨间或三角钩骨间关节塌陷。这两种情况即可伴有桡腕关节偏位，如在月骨塌陷时的缺血性月骨

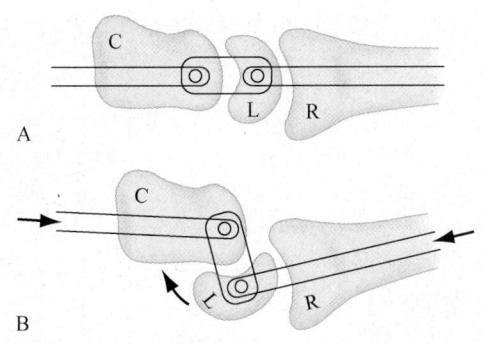

图48-16 手腕如同一个连杆装置。**A**，桡骨远端（R），腕骨近侧列（以月骨［L］为代表），腕骨远侧列（以头状骨［C］为代表）组成了一个独立的连杆装置。**B**，当轴向压缩时（箭头），如果缺少腕骨纵向支持，腕关节在弯曲的模式下将发生塌陷。(From Green DP: Operative Hand Surgery, vol 1, 3rd ed. New York, Churchill Livingstone, 1993.)

坏死（Kienbock's disease）、风湿性关节炎或先天性腕关节韧带松弛时。

临床上，患者有慢性疼痛、乏力和手腕活动受限，并诉说腕关节尺偏时出现"咔嚓声"。体格检查压痛点可因原发性损伤不同而不同，通常见于舟月骨间关节和月三角骨间关节处。腕关节明显畸形可由半脱位导致，与正常侧手腕比较明显。患者应转交于骨科医生进行权威治疗。手术包括复位和固定，及韧带的重建与修复。

桡骨远端与尺骨损伤

Colles'骨折

Colles'骨折是成人最常见的腕部骨折，最早描述于1814年。它是发生于桡骨远端干骺端的横形骨折，骨折远端向背侧移位，向掌侧成角。骨折通常发生于距桡骨下端关节面2cm以内，可能累及桡腕关节及尺桡关节。常合并尺骨茎突骨折。

临床上，患者有手掌着地的病史，伤后手腕背部疼痛、肿胀。检查可见由于骨折远端向背侧移位，向掌侧成角形成的腕部典型的"银叉"畸形。应行神经血管检查以除外因畸形及骨折碎片所致的正中神经损伤或血管损伤。

腕关节正位及侧位片显示骨折位于桡骨干骺端。正位片可能显示骨折波及尺桡骨或桡腕关节以及桡骨缩短程度。在侧位片上，骨折向背侧移位，向掌侧成角，桡骨远端向掌侧倾斜的关节面角消失（图48-18）。

Colles'骨折需早期解剖学复位，使桡骨长度完全恢复，纠正背侧成角，或者呈中立位或者呈正常掌侧倾斜位。闭合复位术：在局部麻醉下，以管型石膏固定，大部分患者可取得较好的效果（图48-19）。有效的麻醉方法是用22号针以桡骨远端背侧进针，至血肿处后缓慢注射5～10ml利多卡因（图48-20）。

DISI和VISI畸形

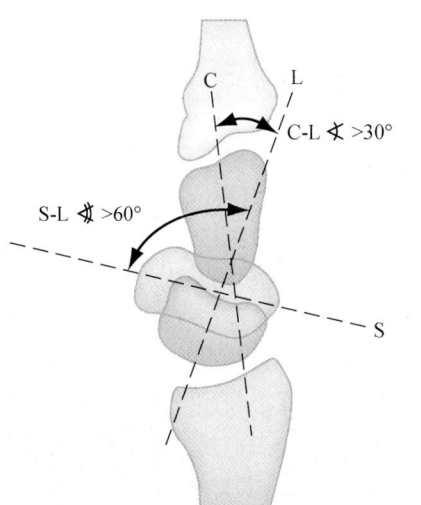

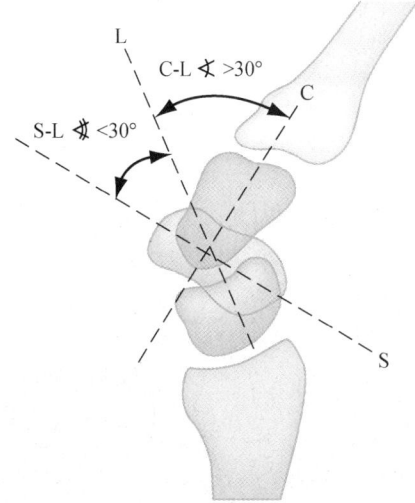

图48-17 A，中间体或嵌体背屈不稳定（DISI）在这种腕关节不稳定类型中，舟月角测量值大于60°，头月角测量值大于30°。**B**，中间体或嵌体掌屈不稳定（VISI），在这种腕关节不稳定类型中，舟月角测量值小于30°，头月角测量值大于30°。(From Propp DA, Chin H: Forearm and wrist radiology — Part I. J Emerg Med 7: 393, 1989.)

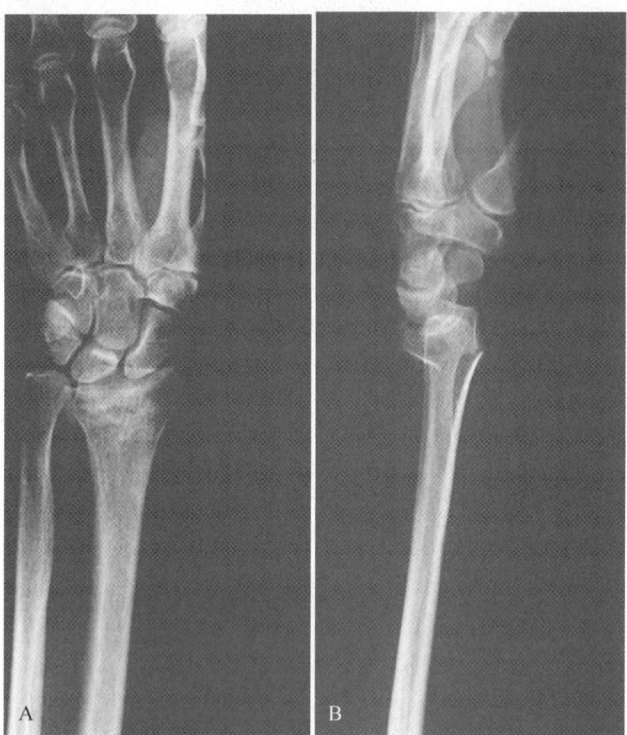

图 48-18　Colles 骨折。**A**，后前位片显示桡骨骨折且短缩。**B**，侧位 X 线显示典型的桡骨骨折断端自背侧移位和成角。（From Propp DA, Chin H: Forearm and wrist radiology — Part I. J Emerg Med 7: 393, 1989.）

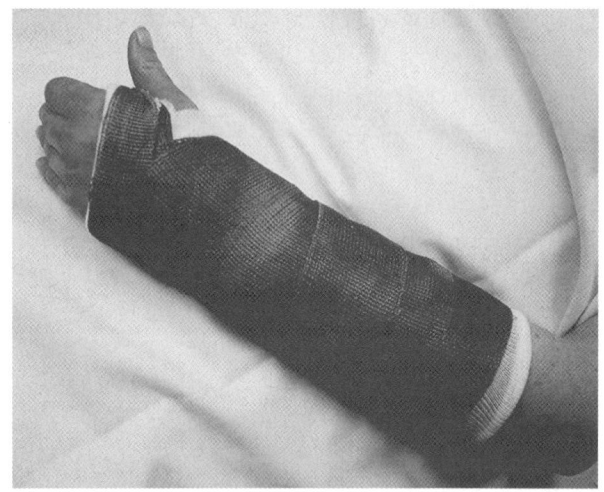

图 48-19　短臂石膏固定。

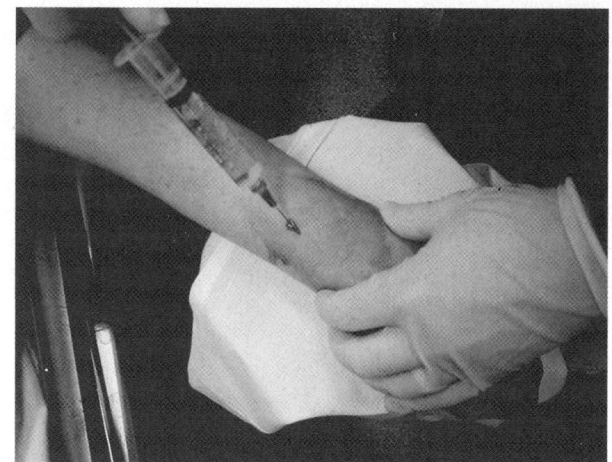

图 48-20　血肿块。

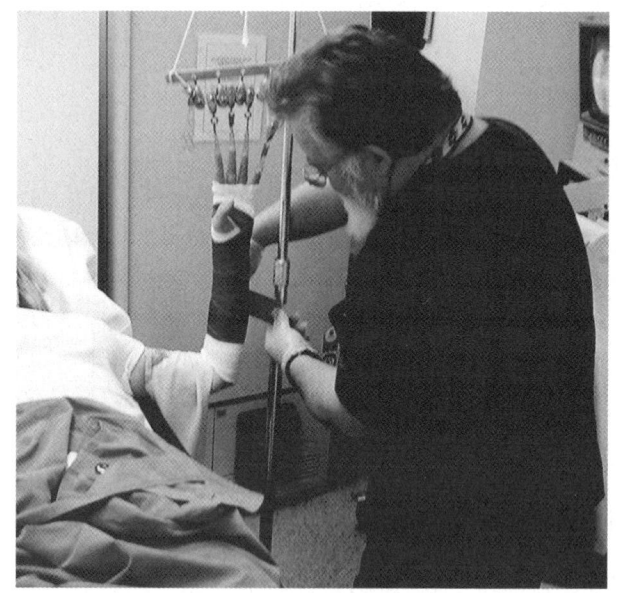

图 48-21　手指套拉固定。

表 48-2	桡骨远端 Colles' 骨折复位标准
• 关节间隙大于 1mm
• 桡侧成角小于 15°
• 掌倾角小于 0°
• 与健侧相比，桡骨缩短大于 2mm

手法复位石膏固定同样是一种有效的方法（图 48-21）。严重粉碎或移位骨折，往往需要手术复位。合并严重移位（向背侧成角大于 20°）、背侧严重粉碎或累及桡骨下端关节面的复杂性骨折需由矫形外科专家处理，因为在这些情况下往往复位失败，需要早期内固定或外固定手术复位。如果初始闭合复位失败、合并神经血管损伤或开放性骨折，应尽早考虑由整形外科医师处理（表 48-2）。

Colles' 骨折的并发症在老年人及骨折未充分复位者中比较常见。正中神经损伤可能发生于最初骨折后肌肉牵引引起骨折移位，或者由骨折碎片对神经造成直接损伤。亦见于闭合复位后，原因包括：肌肉对神经的牵引、石膏产生的直接压力、位置固定、肿胀导致腕管压迫神经。治疗上，需重新固定，减低夹板压力，或间断腕管松解压力。由于上述原因，在骨折复位前后评估神经功能非常重要。另一个常见的并发症是骨折端连接不正，导致腕关节慢性疼痛及功能受限。这在合并桡腕关节骨折时更常见。

Smith's 骨折

Smith's 骨折是发生于桡骨远端的横形骨折，向掌侧移位、成角。在部分患者中，骨折可能累及桡腕关节。与 Colles' 骨折形成的畸形相反，因此，Smith's 骨折又称反 Colles' 骨折。该骨折常由于腕背部受到直接暴力打击或跌倒时手背着地、过度掌屈引起。也可因手掌着地，前臂处于旋后位受伤引起。受伤后，腕关节疼痛、肿胀、畸形。腕关节正侧位片可发现骨折，侧位片可更好地显示掌侧移位及成角度数（图48-22）。

Smith's 骨折的治疗包括闭合复位术，即用管型石膏固定7～8周，然而石膏塑形复位可能导致正中神经受压。此时，建议请矫形外科医师会诊，或许需切开复位内固定术。并发症包括正中神经损伤、骨连接不正、创伤后关节炎等，尤其在严重移位或累及关节内的骨折中更常见。和 Colles' 骨折一样，如果复位成功，恢复桡骨长度及掌倾角，预后较好。

Barton's 骨折

Barton's 骨折是发生于桡骨远端关节面的斜行骨折，腕骨随骨折碎片发生移位。骨折可能累及桡骨远端背侧缘及腕骨背侧半脱位（经典 Barton's 骨折），或桡骨远端掌侧缘及腕骨掌侧半脱位（掌侧 Barton's 骨折）。这些骨折很罕见，仅占桡骨远端骨折的0.5%～1.6%。掌前缘骨折较背后缘骨折更常见。

这些骨折是由于对桡腕关节面高速冲击所致，伴随腕关节掌屈（掌侧缘骨折）或背屈（背侧缘骨折）。掌侧缘及背侧缘骨折在正侧位片上很容易发现，侧位片能更好地显示关节面累及程度及移位程度（图48-23）。

治疗上，需矫形外科行复位固定术。闭合复位很难成功。目前，大多数专家提倡早期手术处理，在透视引导下行经皮钢钉固定闭合复位或切开复位内固定精确修复桡骨关节面及固定腕部。并发症包括桡腕关节创伤后关节炎以及迟发性腕骨不稳定。当桡腕关节未成功复位时上述并发症更易发生。

Hutchinson's 骨折

Hutchinson's 骨折，或称"汽车司机"骨折，是一种桡骨茎突关节内骨折。通常由直接暴力冲击或跌倒后导致腕部桡侧受伤引起。"汽车司机"骨折一词起源于手动汽车时代，由于手柄反弹对桡侧腕部造成直接损伤时发生。腕关节正位片可很好的发现该骨折，作为桡骨干骺端横形骨折，可由桡骨茎突波及桡腕关节（图48-24）。

无移位骨折需用短臂石膏固定4～6周；移位骨折需切开或闭合复位固定。由于桡骨茎突是许多腕部韧带的基本附着位点，需要精确复位。桡骨茎突骨折的并发症包括：舟月骨韧带断裂、创伤后关节炎，当有骨折移位时上述并发症更易发生。

尺桡关节脱位

远端尺桡关节脱位与桡骨远端骨折及 Galeazzi' 骨折有关。也可以看作没有骨折的孤立损伤。由于平片表现正常而诊断困难。因此，体格检查发现的特征性表现可能成为诊断尺桡关节脱位的唯一线索。

典型受伤机制是手掌着地、前臂过度旋前致背侧脱位，或过度旋后致尺骨掌侧脱位。另一种导致尺桡关节脱位的原因是当手部在旋转的机器中被捕捉同样导致过度旋前或旋后。这种腕关节被迫旋转导致对桡腕关节起主要固定作用的三角纤维软骨复合体解体，导致尺骨茎突撕脱骨折。

患者受伤后会突然感觉到腕关节疼痛、肿胀及关节活动受限。查体可发现腕关节尺侧压痛，旋前或旋后位可触及骨擦感。尺骨背侧脱位，尺骨茎突看起来

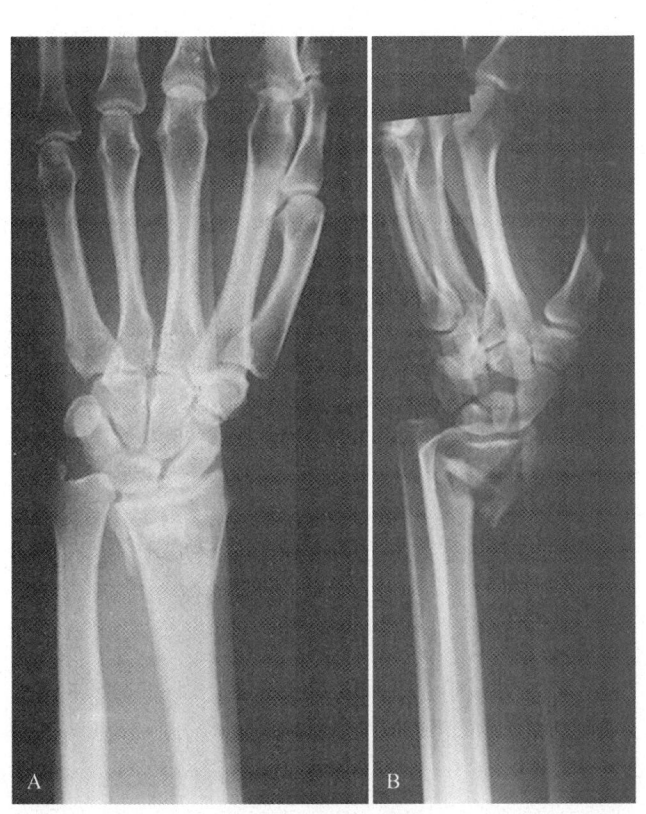

图 48-22 Smith's 骨折。**A**，后前位片显示桡骨干骺端的骨折及短缩。**B**，侧位片显示骨折远端沿着腕骨向掌侧移位。(From Propp DA, Chin H: Forearm and wrist radiology — Part I. J Emerg Med 7: 393, 1989.)

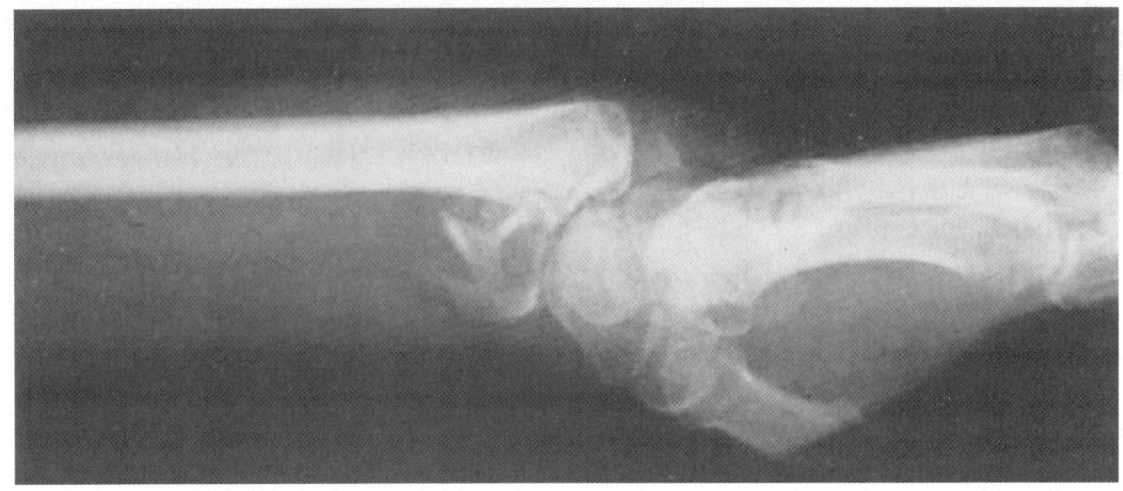

图 48-23 Volar Barton's 骨折。侧位 X 线片显示典型的桡骨掌侧缘的关节内斜行骨折，伴桡骨远端沿腕骨向掌侧移位。（From Harris JH, et al: The Radiology of Emergency Medicine, 3rd ed. Baltimore, Williams & Wilkins, 1993.）

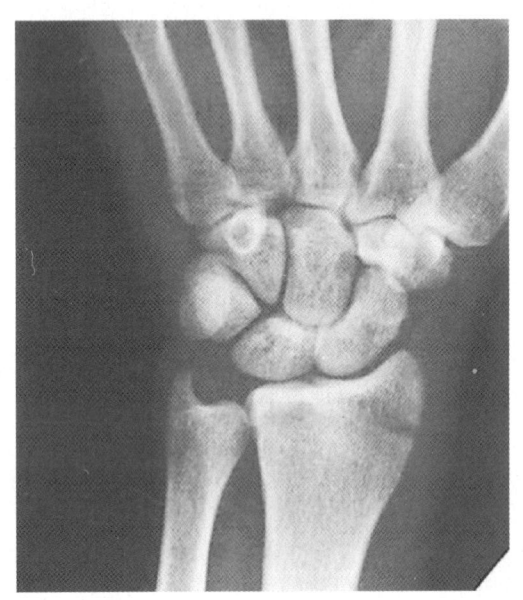

图 48-24 Hutchinson's 骨折。后前位 X 线片显示桡骨茎突关节内骨折。（From Greenspan A: Orthopedic Radiology: A Practical Approach, 2nd ed. New York, Gower Medical Publishing, 1992.）

较对侧突出，腕关节旋后时有明显疼痛及活动受限。尺骨掌侧脱位，正常的尺骨茎突消失，在旋前位时疼痛及活动受限。出现这些临床上的特征性表现应警惕尺桡关节脱位可能，以进一步完善检查确定是否存在尺桡关节脱位。

腕关节平片可能显示尺桡关节脱位，但由于疼痛及不能充分旋转腕关节，不能获取真正的侧位片而造成假阴性结果。注意评估是否存在桡骨头骨折，因为该骨折易合并尺桡关节脱位。如果临床高度怀疑尺桡关节脱位，而平片未见异常，建议行尺桡关节 CT 检查。

这些急性损伤需由矫形外科医师复位固定。用长臂石膏使前壁旋后行闭合复位通常会成功。掌侧脱位常选择切开复位，因为尺骨头常在桡骨远端掌侧锁住。背侧脱位需手术复位以修复合并的三角纤维软骨复合体损伤。长臂石膏固定通常需保持 6 周。

儿科桡骨远端骨折

儿童桡骨远端骨折分为两种类型：桡骨远端干骺端骨折、生长板骨折。跌倒时常手掌着地、腕部被迫背屈。桡骨干骺端骨折分三型：隆起骨折、青枝骨折、完全骨折。

隆起骨折在上述三种类型中最常见。由于强韧的骨膜仅引起桡骨骨皮质皱曲，不伴明显的移位（图 48-25）。治疗上，由矫形外科医师评估后行短臂

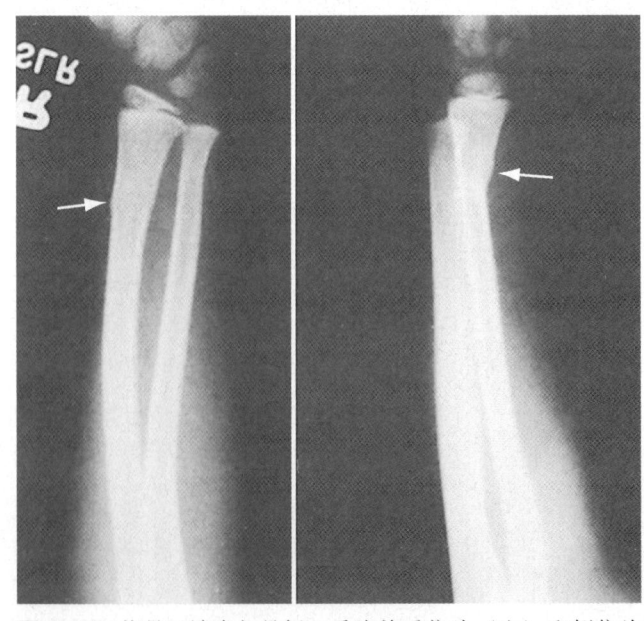

图 48-25 桡骨远端隆起骨折。手腕前后位片（左）和侧位片（右）显示桡骨的隆起骨折伴桡骨皮质的皱曲。（From Dvorkin ML: Office Orthopaedics. Norwalk, Conn, Appleton & Lange, 1993.）

石膏固定。通常2~3周后愈合，基本不会有并发症。

青枝骨折也是不完全干骺端骨折，一侧骨皮质中断，对侧成角或突出。根据定义，这些骨折移位，如果成角大于10°需在局麻或全麻下复位。成角小于10°通常可塑形。建议在矫形外科专家指导下以短臂石膏固定以确保复位。

桡骨干骺端完全骨折是双侧骨皮质中断，常引起严重移位及成角。也可能合并尺骨远端骨折。在局麻或全麻下由矫形医师行闭合复位往往可成功复位。但如果对合不满意或骨折端不稳定，需考虑切开复位行内固定术。

1963年，Salter和Harris对儿童生长板损伤进行了分类（表48-3）。桡骨远端生长板骨折通常分为Salter-Harris Ⅰ型和Ⅱ型。尽管这些损伤导致生长板中断，但很少引起生长受限。Ⅰ型导致桡骨远端长骨体处疼痛，X线片可见旋前圆肌脂肪垫向掌侧移位。治疗上，需用短臂石膏或小夹板固定3~4周，建议受伤后1周内请矫形外科医师评估骨折情况。Ⅱ型损伤是累及桡骨干骺端及长骨体生长部的骨折，在常规腕关节X线片上可发现桡骨背侧表面三角形干骺端碎片（图48-26）。这些骨折可能并发于桡骨干骺端移位或合并尺骨远端骨折。如果合并移位，需在全麻下由矫形医师行闭合固定术，然后以短臂石膏固定6周。如果闭合复位、石膏固定不能达到并保持良好对合，需考虑手术固定。

腕部软组织损伤

腕管综合征

腕管综合征是腕管内正中神经受压引起的正中神经病变。腕管综合征是最常见的神经卡压综合征，女性发病率占5.8%，男性占0.6%。腕部横韧带及腕骨掌侧面形成腕管，容纳9条屈肌腱（拇长屈肌腱、4条指浅屈肌腱、4条指深屈肌腱）及正中神经。任何局部或全身因素导致腕管内部压力升高都会产生腕管综合征。

引起腕管综合征最常见的原因是桡骨远端骨折及反复牵拉。亦有多个系统病变会引起腕管综合征，如类风湿性关节炎、甲状腺功能减退、糖尿病、肾衰竭、充血性心力衰竭、肢端肥大症、胶原血管性疾病等。有人认为，上述系统性疾病会使关节滑液增多或腕部横韧带增厚，从而导致腕管内压力增高。妊娠及绝经相关的激素变化可导致腕部软组织液体潴留，亦会导致腕管综合征的发生。

典型症状表现为缓慢发生的拇指、食指、中指麻木，感觉异常、疼痛。这些症状往往发生于双侧，夜间或劳累后加重。人们常常诉醒后指端麻木及感觉异常，活动或保持功能位后减轻。

颈部及胸部检查对于发现颈神经根病或胸廓出口综合征非常重要，这些患者可有腕管综合征的表现。最敏感的刺激试验是屈腕试验，或称Phalen's试验（敏感度76%，特异度80%）（图48-27）。试验要求病人充分屈腕60秒，同时前臂保持垂直位。正中神经支配区出现麻木或感觉异常为试验阳性。

另一项试验是Tinel征，通过轻叩或轻压腕部正中神经引起其支配区疼痛或感觉异常。文献分析显示，尽管敏感度均不是100%，Phalen's试验比Tinel征（敏感度42%~85%，特异度54%~98%）较易发现正中神经受压。还有一种试验为Durkan推挤试验，即直接压迫腕管处正中神经，敏感度87%，特异度90%。

因为没有任何一种体格检查可以诊断腕管综合征，常采用神经传导检查（敏感度85%~90%）进一步明确诊断。也可以采用MRI及高分辨超声协助

表48-3 儿童生长板骨折Salter-Harris分类

SALTER-HARRIS分型	影像学表现	并发症
Ⅰ	骨骺、干骺端分离，无骨折	无
Ⅱ	干骺端至长骨体生长部骨折（Thurston Holland征）	通常没有
Ⅲ	骨骺至长骨体生长部骨折	注意解剖学对合，石膏固定过程中常会发生移位
Ⅳ	骨骺通过长骨体生长部至干骺端骨折	早期部分生长受限；建议外科处理
Ⅴ	骨骺至长骨体生长部的严重粉碎骨折；最初影像学表现正常	进行性缩短、成角畸形，严重生长受限；长骨体过早或凹凸不平地融合
Ⅵ（Mercer Rang修订）	长骨体生长部边缘软骨膜环或骨膜周围损伤	严重生长受限、成角畸形、长骨体生长部与干骺端之间骨桥形成；骨软骨瘤形成

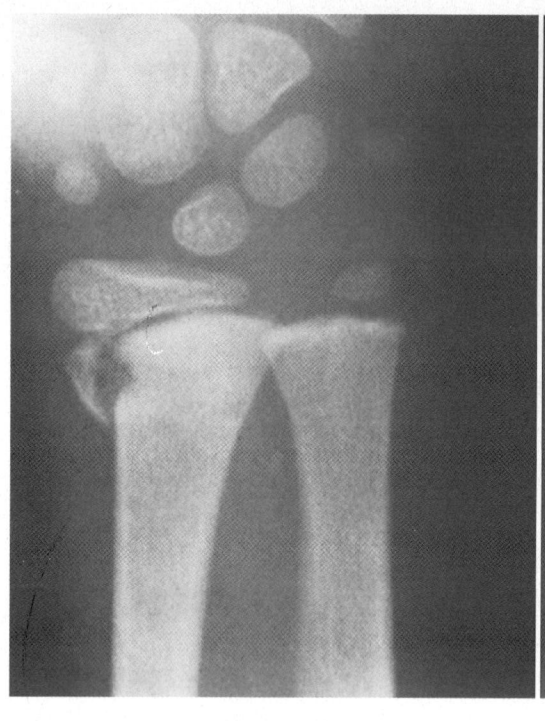
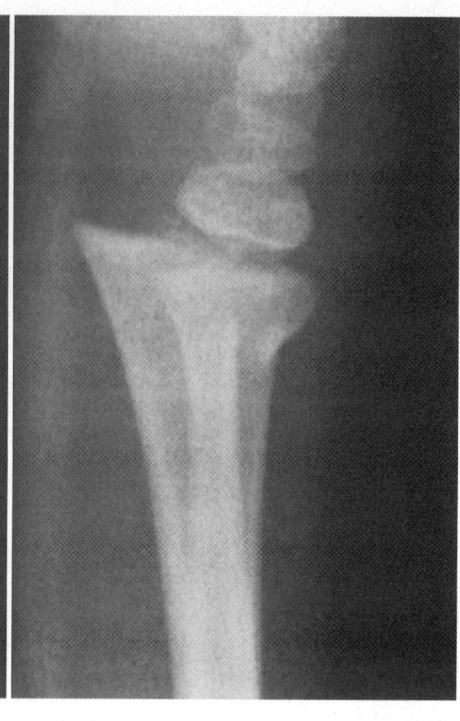

图 48-26 Salter-Harris Ⅱ型桡骨远端骨折。手腕前后位（左）和侧位（右）X线片可见典型的三角形干骺端骨折碎片，伴干骺端移位。(From Harris JH, et al: The Radiology of Emergency Medicine, 3rd ed. Baltimore, Williams & Wilkins, 1993.)

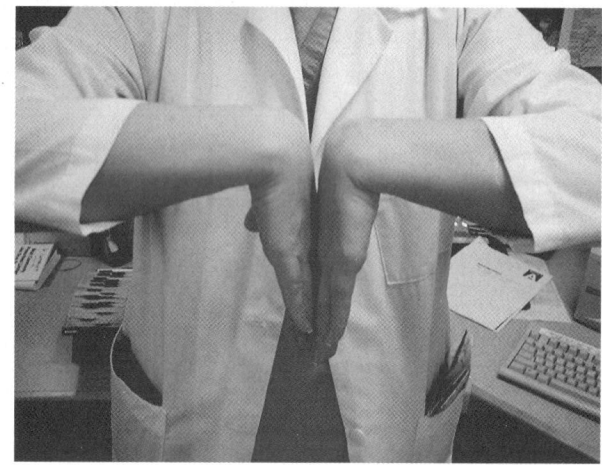

图 48-27 Phalen's 试验。

诊断，但腕管综合征主要是一个临床诊断。

腕管综合征保守治疗效果不一。特效处理方法是用夹板将腕关节固定于中立位并在腕管内注射泼尼松。持续应用夹板固定 3～4 周，然后可以仅在夜间用夹板固定。Kaplan 认为以下 5 种因素对于保守治疗能否成功起到决定性作用：①年龄大于 50 岁；②持续时间大于 10 个月；③持续感觉异常；④狭窄性屈肌腱鞘炎；⑤30 秒内 Phalen' 试验阳性。如果不存在上述 5 种因素，2/3 的患者通过治疗可以痊愈。然而，有 59.6% 的患者合并一种因素，83.3% 的患者同时合并两种因素，93.2% 合并三种因素，他们的情况并未得到改善。合并四种或五种因素者通过上述治疗无一痊愈。非甾体类抗炎药可能会起到帮助作用。当保守治疗失败时可考虑外科屈肌支持带松解术解除腕管压迫。

前臂

概述

正确评估前臂损伤需要全面掌握尺桡骨间的复杂关系。尺骨是个稳定的结构，桡骨绕其旋转，使前臂旋后旋前。前臂任何损伤，需警惕是否合并肘关节、腕关节损伤。前臂损伤的临床及影像学评估应包括腕关节及肘关节。尺桡骨互相依赖关系要求前臂骨折需精确复位固定以保持其充分的旋前旋后功能。参与组成尺桡骨骨干的骨间膜纵行断裂称为 *Essex-Lopresti* 损伤。这种情况使前臂不稳定、疼痛、无力。由于平片表现基本正常而诊断困难，往往需行 MRI 检查以明确诊断。

解剖

前臂骨骼由尺桡骨组成，在两端分别形成近端尺桡关节及远端尺桡关节。肘关节腔及环状韧带为近端关节软组织提供支持。前后尺桡韧带及三角纤维软骨复合体对远端关节起到支持作用。在所有支持组织中，三角纤维软骨复合体对远端关节起主要稳定作用。骨间膜、旋后肌、旋前圆肌、旋前方肌与尺桡骨骨干相连。这些肌肉对尺桡骨起到重要支持作用，也是一些前臂骨折明显移位的原因。

表 48-4　前臂组成结构

分层	肌肉	神经	血管
掌侧			
浅层	旋前圆肌 桡侧腕屈肌 掌长肌 尺侧腕屈肌	正中神经（除尺侧腕屈肌由尺神经支配）	尺桡动脉
深层	指表浅屈肌 拇长屈肌 旋前方肌 指深屈肌	正中神经（除指深屈肌内侧半由尺神经支配）	尺桡动脉
背侧			
浅层	肱桡肌 腕关节桡侧长伸肌 腕关节桡侧短伸肌 指伸肌 小指伸肌 腕关节尺侧伸肌	桡神经	尺动脉
深层	旋后肌 拇长展肌 拇短伸肌 拇长伸肌 食指固有伸肌	桡神经	尺动脉

前臂分为两部分：前臂掌侧、骨间膜及前臂背侧，每部分由前臂筋膜包绕。掌侧部分包括腕部及手部屈肌及旋前肌，背侧部分包括手部及腕部伸肌。每部分肌肉进一步分为浅、深两层。神经、血管位于浅、深层肌肉中间（表48-4）。

临床特征

前臂受伤的临床评估首先要有相应详细的受伤过程。查体包括前臂视诊，观察有无畸形、脱位及皮肤表面裂伤。观察并对比患侧及健侧腕关节、肘关节活动范围。通过对尺桡骨及前臂背侧、掌侧软组织触诊找出压痛最敏感的部位。前臂神经血管检查包括对近端肱动脉搏动、远端尺桡动脉搏动、远端桡神经、正中神经及尺神经功能的评估。

诊断方法：影像学

前臂常规影像学检查包括包含腕关节、肘关节的正侧位相。由于一端骨折或脱位往往合并另一端相似损伤，因此检查应包含前臂上下两个关节。腕关节 X 线片描述了远端尺桡骨正常解剖关系、桡骨长度测量、桡骨正常掌倾角、桡骨远端关节面尺侧倾斜（图 48-4）。前臂正位片可见上述解剖关系。前臂侧位相可见正常的远端桡侧韧带，表现为由桡骨近端到桡骨小头的线性结构，在肱骨小头交叉（图48-28）。这个桡侧线性韧带对于发现桡骨头脱位非常重要。

尺桡骨多方位投射观察评估正常尺桡侧韧带。在正常正位片上，桡骨茎突应指向桡侧，近端桡骨二头肌粗隆应指向尺侧。在正常侧位片上，尺骨茎突应指向背侧，近端尺骨喙突应指向掌侧。这些正常解剖关系的任何改变都提示旋转异常及畸形（图48-29）。

前臂骨折

尺桡骨骨折

前臂骨折是急诊室最常见的骨折，占所有骨折的20%。尺桡骨骨折通常发生于前臂直接打击，但也见

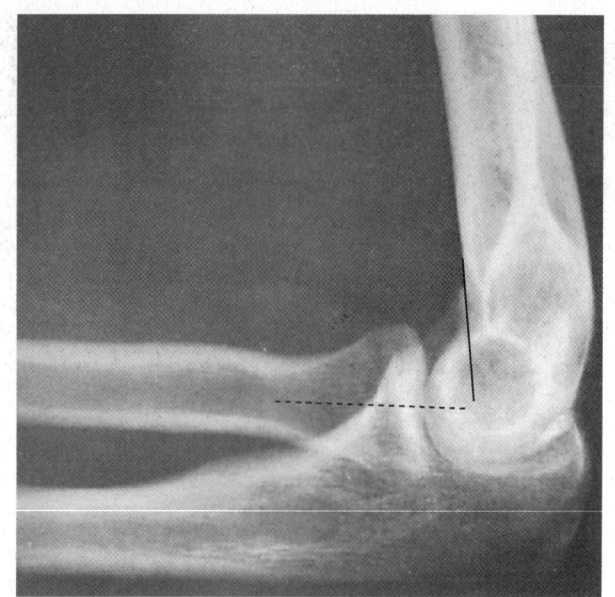

图 48-28 正常肘关节侧位 X 线片。一条线（虚线）将近端桡骨干一分为二，也将桡骨小头一分为二。(From Weissman BN, Sledge CB: Orthopedic Radiology. Philadelphia, Saunders, 1986.)

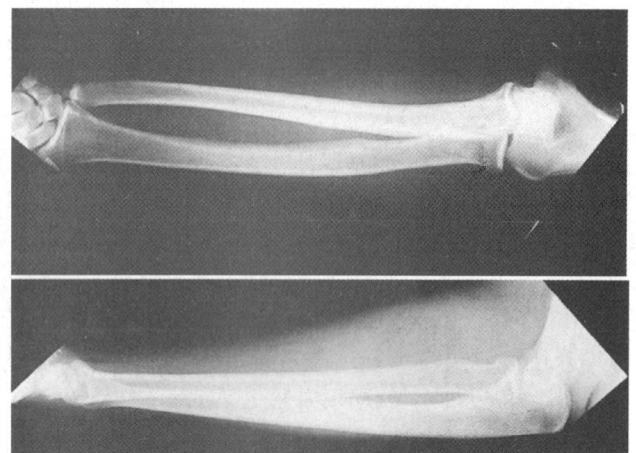

图 48-29 前臂正常后前位（上）和侧位（下）X 线片。2 根骨都应该要看到全长，而且在 X 线片上应包括腕关节和肘关节。(From Propp DA, Chin H: Forearm and wrist radiology — Part I. J Emerg Med 7: 393, 1989.)

于跌倒时手掌着地。无论哪一种情况，如果打击力量使尺桡骨同时骨折，常导致骨折移位。临床上，病人往往表现为前臂明显畸形，骨折处疼痛、肿胀。由于疼痛，前臂及手部的活动受限。行神经血管检查以除外相关的神经损伤及早期的骨筋膜室综合征。前臂正侧位片必须包含肘关节及腕关节以除外脱位或关节面骨折。尽管查体即可发现这些骨折，仍需行 X 线检查以确定骨折移位及粉碎数量。

在成人患者中，非移位骨折很罕见，如果确实系非移位骨折，可应用长臂石膏至少固定 8 周保守治疗。1 周内应复查 X 线片，请外科医师评估以确保打石膏后骨折没有移位。尺桡骨移位骨折需用合适的小夹板手术处理，由外科医师行切开复位内固定术。骨折恢复需 6 个月。骨折不愈合及连接不正发生率为 3%～5%。尺桡骨骨折最严重的并发症是骨筋膜室综合征，与初始受伤或术后病情发展有关。

尺骨骨折

单纯尺骨骨折，或称警棍骨折，相对常见，多因直接打击前臂所致。患者受伤后感骨折处疼痛、肿胀。前臂 X 线片可发现骨折及骨折移位程度。

尺骨远端 1/3 非移位骨折可采用短臂石膏固定 6～8 周。尺骨中段或近端 1/3 骨折需长臂石膏固定。在骨折愈合过程中应每周复查以确保没有发生移位。如果骨折位置消失，需行切开复位内固定术。

尺骨移位骨折是指成角大于 10°、移位大于尺骨半径 1/2。不管移位是否严重，均需行 X 线片检查以除外合并桡骨头脱位（Monteggia's 骨折）。尺骨骨折单纯移位需由矫形外科医师行切开复位内固定术。大多数骨折愈合良好。尺骨中 1/3 段骨折若未充分复位可能会发生骨折不愈合。

Monteggia's 骨折

1814 年，Monteggia 描述了尺骨近端 1/3 骨折合并近端桡骨头前脱位。这种原始性描述仅占尺骨近端骨折合并桡骨头脱位的 60%～65%。Bado 根据近端尺骨骨折位点、骨折成角及桡骨头脱位方向将尺骨近端骨折合并桡骨头脱位分为四型。Monteggia's 骨折较罕见，仅占尺桡骨骨折的 1%～2%。

Monteggia's 骨折发生于前臂旋前、手掌着地或尺骨后方受直接打击。查体可发现骨折处压痛、肘关节活动受限。与健侧相比，患者前臂变短，肘窝处可触及桡骨头脱位。3%～70% 的患者合并桡神经损伤，尽管这种损伤恢复具有自限性，但仍需进行仔细的血管神经检查以除外合并桡神经损伤。

前臂正侧位片可容易发现尺骨近端骨折，但需仔细检查肘关节以免延误骨折合并桡骨头脱位（图 48-30）。据报道，约 24% 的患者桡骨头脱位被忽视。为避免遗漏桡骨头脱位，应完善正侧位片以确保对合良好。X 线片示沿桡骨干、桡骨头线性结构正常，肱骨小头交叉。

Monteggia's 骨折需立即由外科医师行切开复位内固定术。对于儿科患者，用长臂石膏行闭合复位往往有效。石膏应使前臂保持屈曲旋后位。在保证桡动脉

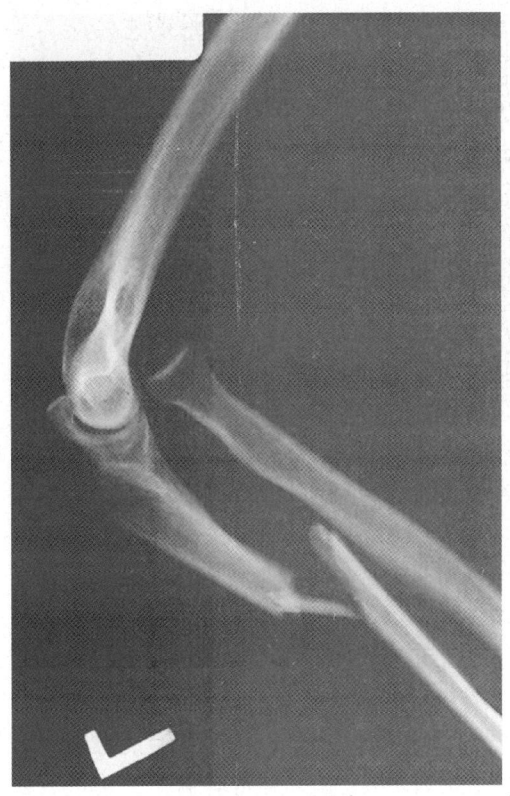

图48-30 Monteggia's 骨折伴脱位。在侧位 X 线片上可见尺骨干骨折伴向前成角，合并桡骨头前脱位。（From Propp DA, Chin H: Forearm and wrist radiology — Part I. J Emerg Med 7: 393, 1989.）

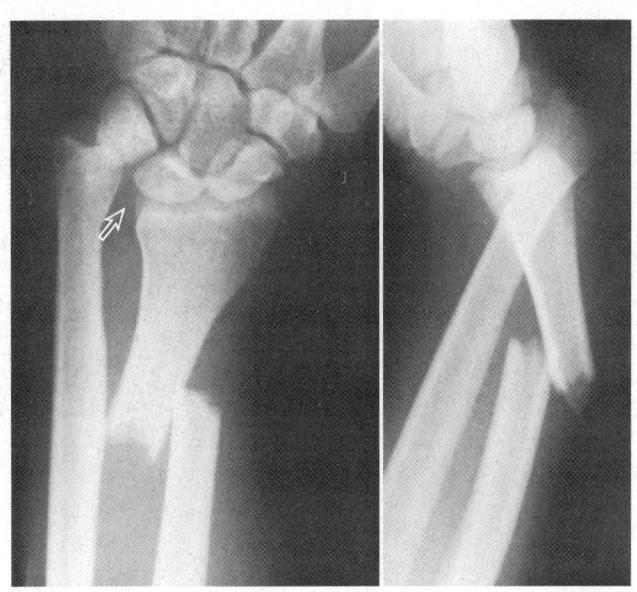

图48-31 Galeazzi's 骨折伴脱位。X 线片（左-后前位，右-侧位）显示桡骨远端 1/3 的明显骨折伴严重脱位，合并远端尺桡关节脱位（箭头）。（From Harris JH, et al: The Radiology of Emergency Medicine, 3rd ed. Baltimore, Williams & Wilkins, 1993.）

正常搏动的前提下，尽量屈曲至 90°。常见的并发症包括尺骨连接不正或骨折不愈合以及桡骨头再脱位或半脱位。诊断贻误或固定不充分时上述并发症更易发生。

Galeazzi's 骨折

Galeazzi's 骨折是指桡骨中远端 1/3 骨折合并尺桡关节脱位或半脱位，仅占前臂骨折的 3%～7%。Galeazzi's 骨折通常发生于前臂极度旋前、腕关节过伸、手掌着地时。亦可因腕关节背桡侧遭受直接暴力所致。由于 X 线片示远端尺桡关节无明显异常，因此查体成为诊断的重要依据。桡骨骨折会引起局部疼痛及前臂桡侧明显肿胀、畸形。此外，触诊远端尺桡关节有压痛、肿胀。与健侧腕关节相比，患侧尺骨头较突出。

正位片可发现桡骨中远端 1/3 处桡骨横形或短斜行骨折。与健侧相比，桡骨变短，远端尺桡骨间关节间隙增加。侧位片显示桡骨骨折向背侧成角，尺骨头向背侧移位（图 48-31）。60% 的患者合并尺骨茎突骨折，需警惕远端尺桡关节脱位的发生。

Galeazzi's 骨折为不稳定骨折。若为桡骨远端骨折，有时采取闭合复位，同时用长臂石膏使前臂处于旋后位可能有效。然而，应用闭合复位，仅有不到 10% 的患者预后良好。有人称 Galeazzi's 骨折为"必然骨折"，提示必须行手术修复。多种因素导致骨折不稳定：肱桡肌、旋前方肌向不同方向牵拉以及合并远端尺桡关节脱位。手术治疗包括对桡骨折行切开复位内固定术，使前臂处于旋后位以保持远端尺桡关节复位。据文献报道，有些患者远端尺桡关节闭合复位失败是因为有软组织植入，在这种情况下，往往需对远端尺桡关节行切开复位内固定术。

Galeazzi's 骨折的并发症包括桡骨连接不正、骨折不愈合及远端尺桡关节再发半脱位或脱位。这些并发症导致慢性疼痛，前臂旋前、旋后功能明显受限。恰当的切开解剖学复位及严格内固定术可大大避免上述并发生的发生。

儿科前臂骨折

尺桡骨骨折

在儿童患者中，尺桡骨骨折往往发生于跌倒时手掌着地。骨折通常分为三种类型：弯曲或隆起骨折；不完全，或称青枝骨折；完全骨折。前臂骨折常有典型临床表现：局部明显疼痛、肿胀、畸形。正侧位片可区分完全或不完全骨折，同时显示成角度数及旋转畸形（图 48-32）。

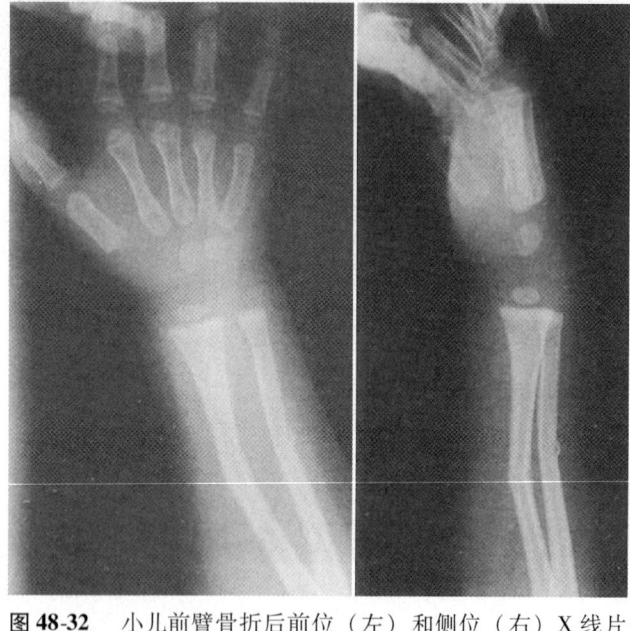

图 48-32　小儿前臂骨折后前位（左）和侧位（右）X 线片显示桡骨干和尺骨干骨折伴背侧成角。（From Dvorkin ML: Office Orthopaedics. Norwalk, Conn, Appleton & Lange, 1993.）

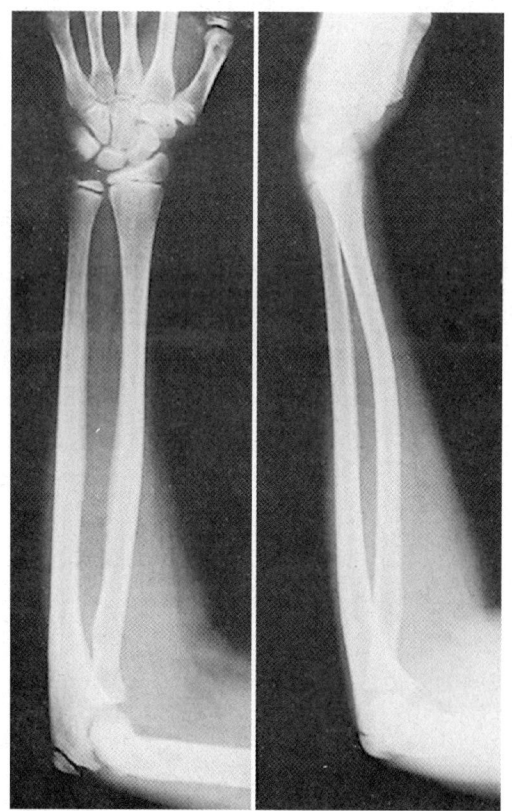

图 48-33　急性前臂塑性变形骨折。后前位（左）和侧位（右）X 线片显示桡骨干大弧度弯向掌面不伴有明显的透明的骨折线。（From Komara JS, et al: Acute plastic bowing fractures in children. Ann Emerg Med 15：585，1986.）

客观上来说，儿童前臂骨折治疗效果与成人相似，目标是将骨折畸形成功复位。不管怎样，在儿童，需考虑随着骨骼塑形骨折遗留成角自行恢复的潜力。年龄越小（尤其是小于 10 岁），骨折越接近生长板，塑形的潜力越大。以上原则影响骨折复位，通常情况下，可以接受骨折成角小于 10°。

前臂青枝骨折及完全骨折在充分镇静或全麻下需由外科医师行闭合复位术。如果成角及旋转畸形被纠正，预后很好。需用长臂石膏固定 7～8 周。如果闭合复位失败或石膏不能维持复位，应考虑切开复位内固定术。由于儿童骨骼愈合较快及有足够的塑形空间，骨连接不正或骨折不愈合很罕见。

塑性变形

塑性变形仅发生于儿童，指骨骼弯曲而没有明显骨折。塑性变形可以看作尺桡骨单纯损伤，或继发于其他骨骼骨折的并发症。临床表现为前臂局部疼痛、畸形，影像学表现为骨干固定屈度（图 48-33）。若屈度明显，则可以见到明显的畸形，旋前、旋后受限。治疗上，患者需在全麻下由外科医师行闭合复位术，继以长臂石膏固定 6～8 周。

重要概念

- 15% 的舟状骨骨折 X 线平片无法发现，由于上述原因以及诊断、固定延误与骨折不愈合有关，临床上对可疑舟状骨骨折的患者需行 CT 或 MRI 检查以明确诊断。
- 三角骨骨折在腕关节侧位片较易发现，表现为腕背侧小碎片，有时需行旋前斜侧位片。
- 月骨脱位时因月骨向掌侧旋转，正位片表现为特征性三角形改变（切片征，piece of pie sign），侧位片示月骨向杯口向前，深入手掌（茶杯溢水征，spilled teacup sign）。
- 腕骨脱位，正位片示关节面形成三条弧形线。腕骨间的关节面平行，间隔 1～2mm。
- Colles' 骨折需行急诊解剖学复位，充分恢复桡骨长度，纠正背侧成角，使前臂处于中立位或正常掌倾位。大部分患者在局麻或全麻下行闭合复位，继以石膏固定取得较好的效果。
- 由于前臂尺桡骨骨折可能合并近端、桡侧或远端尺桡关节脱位。因此，前臂正侧位片必须包含腕关节及肘关节。

本章参考文献请参见 http://pumpress.bjmu.edu.cn/eduservice/3419.html

第49章 肱骨和肘部

Joel M.Geiderman and Sam S.Torbati

徐杰 李琳 译　徐杰 李琳 校

概述

肘部的损伤有很高的并发症与致残率。早期识别神经血管和软组织的并发症，能改善许多患有此种损伤的患者的预后。

解剖学

肱骨是长骨，近端有关节，在肩部与肩胛骨的关节盂相连接形成肩关节，远端和桡尺骨连接形成三向肘关节。在肱骨上端末，肱骨头形成近半球形。邻近肱骨头有两条骨质突起，为肱骨大结节和肱骨小结节。在两结节之间，在肱骨前外侧行走着肱动脉，在二头肌沟之间走行。从胸大肌前部附着部位的边界开始延伸出长骨直到下面的髁上脊形成肱骨干。肱骨干在上部其断面是圆形的，在下面其前后位变为扁平状，由此形成三个面。前外侧面有三角肌粗隆，三角肌附着其上，其下是桡骨比目鱼肌，期间行走着桡神经和深部动脉。前内侧面形成肱骨节间沟平台，但是通常无明显的体表标志，除了髁上突以外。后面是肱三头肌的起始点，包容桡神经沟。

图 49-1 显示了肱骨远端和肘部的解剖。肱骨远端逐渐变小形成两个骨性柱，即内侧髁与外侧髁。在两髁间，骨质变薄形成骨凹即为冠突窝。髁部的近端非关节面部位为上髁。在上髁的远端，肱骨两侧延续形成髁上嵴。这些部位作为前臂肌群的起始点。腕屈肌从内上髁起源，腕伸肌从外上髁起源。由于前臂肌群在其附着位点的牵拉，肱骨远端骨折通常造成断骨移位。

肘部的解剖结构容许两种复杂性运动：屈伸运动和旋前旋后运动。肘部的关节腔内包括三个关节。滑车是内髁的关节面，它与尺骨的滑车切迹形成关节，尺骨的滑车切迹由鹰嘴的下部和后部及冠突的前部形成。这个关节形成咬合作用，容许肘部的屈曲和伸展运动。外髁的关节面是肱骨小头，在肘部和桡骨联系在一起。桡骨头包括光滑狭窄的颈部支撑的类似碟状的桡骨头部。桡骨头和肱骨小头形成关节，并且与尺骨的桡骨切迹形成关节。

在评估肘关节损伤程度时，对四条韧带的损伤评

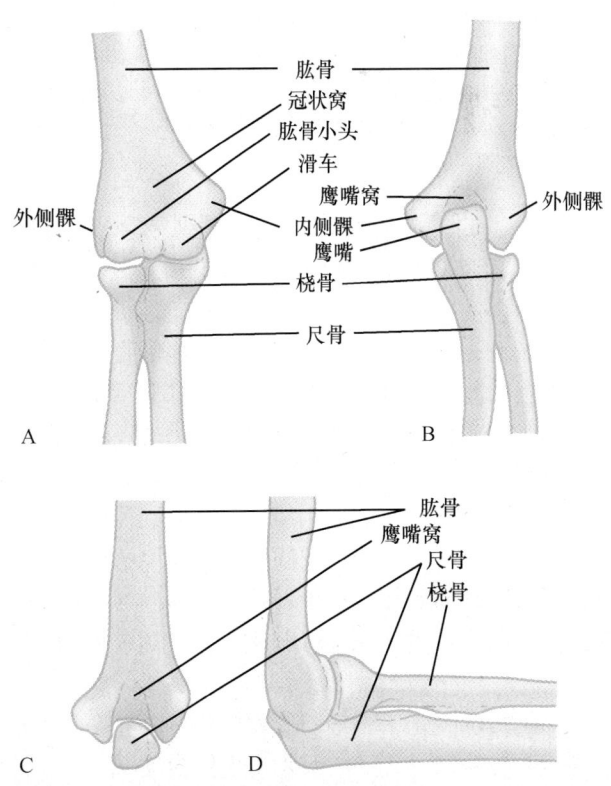

图 49-1　肱骨远端和肘部骨解剖示意图。**A**，前视图。**B**，后视图。**C**，后视图，90 度弯曲。**D**，侧面观。显示右肘。(Modified from Connolly JF: DePalma's Management of Fractures and Dislocations. Philadelphia, WB Saunders, 1981.)

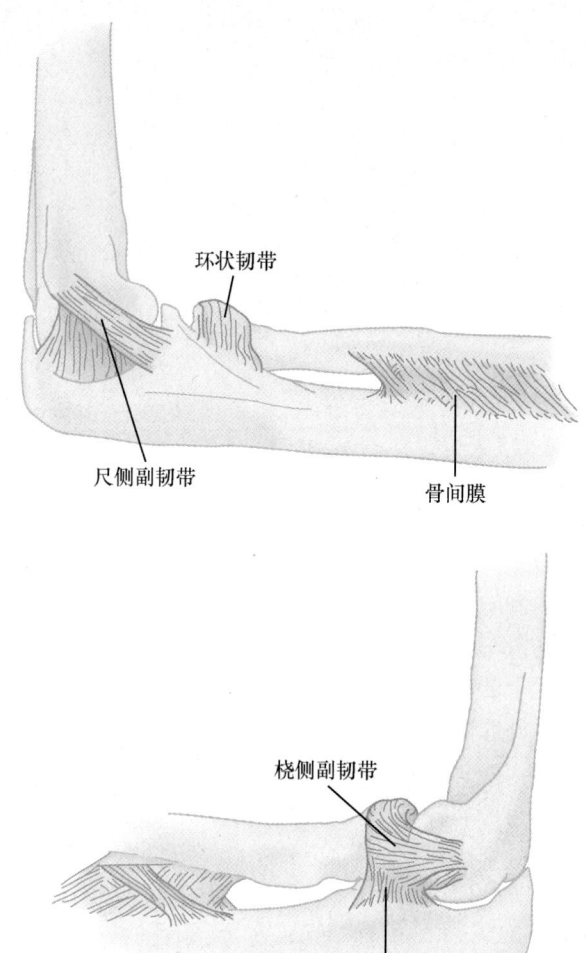

图 49-2 肘部韧带结构。(From Simon R, Koenigsknecht S: Emergency Orthopaedics: The Extremities, 2nd ed. Norwalk, Conn, Appleton & Lange, 1987.)

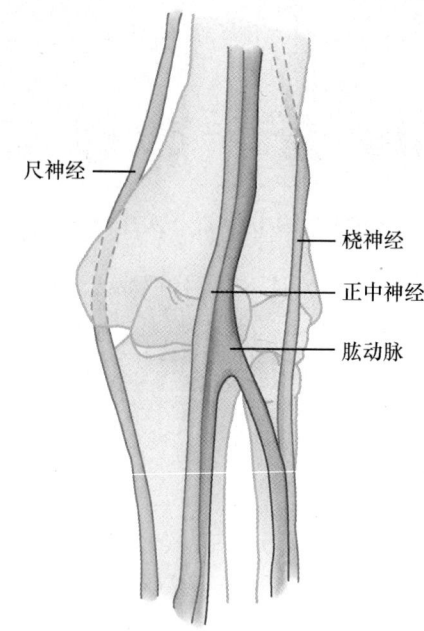

图 49-3 肘部神经血管的结构。左手肘掌面所示。

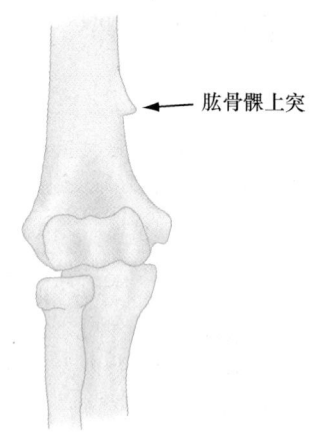

图 49-4 肱骨髁上的（箭头所示）结构。右肘掌侧表面。

估是非常重要的。环状韧带和桡侧副韧带固定桡骨头，在环状韧带内转动桡骨头可旋前和旋后。尺侧副韧带和前部的关节囊能保证关节的稳定性。当骨折或关节脱位时，这些韧带可能受到很严重的损伤。

上臂的软组织分为两个部分：前部和后部。前部软组织包括三组肌肉——肱二头肌、肱肌和喙肱肌，以及肱动脉、正中神经和肌皮神经、尺神经。在后部只有两个组织部分，肱三头肌和桡神经。

图 49-3 标示了这个部位的神经血管结构。肱动脉，即腋动脉的延续，在上臂的前间隔内与正中神经伴行。如图所示进入肘窝，分成 2 支，形成桡动脉和尺动脉。

如图所示，正中神经与肱动脉伴行。一个重要的解剖学变异是髁上突的出现（其发生率为 2.5%），恰好在内上髁近端（图 49-4）。当髁上突出现时，正中神经和肱动脉必须在后面绕过这个部位，然后在连接两个髁上部位的纤维板中间穿行向前行进。如果这个部位发生骨折或在髁上突的邻近部位出现局部隆起，会出现正中神经症状。

桡神经从腋窝中出现，向后盘绕过肱骨，在三头肌的头间穿行，行走在桡神经沟。在外侧面重新进入臂前部，在前部绕过肘部进入外上髁支配腕部和手指的伸肌群。由于其与肱骨干的紧密性，在肱骨干中骨折发生时，易出现桡神经的损伤。由于被肌间的隔膜固定住，当发生骨折时，桡神经会被骨折碎片包裹，特别是当尝试复位时。

尺神经与正中神经并行。在半路进入手臂，在手臂后部的肌间隔膜中穿过行走在三头肌的中间部位。在肱内上髁后部穿行进入前臂。内上髁附近的骨折会造成尺神经的损伤。

临床上，三个肘关节囊是很重要的。鹰嘴滑囊位于鹰嘴和关节后部的皮肤之间，这个滑囊起到保护性护垫作用，能使鹰嘴在运动时与皮肤之间减少摩擦。由于其所在部位的特点，通常发生创伤或感染性滑囊炎。桡骨肱骨滑囊在桡骨头做旋前旋后动作时起到润滑作用。当肘关节屈曲时，第三个滑囊从桡骨部位能润滑二头肌运动。根据对这些组织结构的描述，当在这个部位出现明确骨骼损伤时，所有的滑囊都是极脆弱易受损伤的。

临床特征

病史

应详细询问肌肉骨骼病变病史，其主要的病史包括疼痛的性质、持续时间、位置、减轻和加重疼痛的活动，严重程度和有无放射痛等。对慢性疾患，了解既往史和职业因素是很重要的。对于创伤性损伤，意外事件的全部经过亦是很重要的，因为它能提供损伤机制的信息和对作用力的评估。损伤远端的麻木或无力是神经血管损伤的重要线索。在处理儿童损伤时，应考虑虐待儿童的可能性。

体格检查

上肢的望诊是重要的，然而如果可能，应减少对疼痛肢体的处理，并推迟到检查的最后。这一点对儿童尤为重要。通过望诊和与对侧肢体的对比检查，能发现许多有用的信息。应注意上肢的位置。患有伸位髁上骨折的患儿保持手臂于特征性 S 型畸形的一侧。然而，患有屈曲位髁上骨折的患儿，前臂被对侧手支持于 90° 曲肘。桡骨小头半脱位的患者保持肘部轻微屈曲，并保持前臂于旋前位。

畸形不单单表示有明确的损伤，也表示损伤的类型。鹰嘴隆起增强表示肘部的后脱位或伸展性髁上骨折，而缺少鹰嘴隆起的正常结构表示前脱位或屈曲型髁上骨折。应检查患处是否可能有开放性骨折，局部是否有隆起，以及在患处远端肢体颜色的改变。

在肘部检查的特殊检查是臂外偏角的测量，正常在肘部处于伸展状态时，前臂有正常的外向性偏角。当手臂屈曲时，这个角度允许肱骨的长轴和前臂处于重叠状态（图 49-5）。在成人，这个角度在 5°～20°，男性的角度要小于女性的角度。在儿童骨折中，测量臂外偏角有助于准确评估髁上性骨折。如图 49-6 所示，沿肱骨干画线，沿尺骨画线，两线相交形成一个角度，在儿童这个测量的平均角度是 13°，但这个角度变化很大。外偏角的变化差异超过 12° 即考虑骨折（个体中患侧与健侧比较）。

应高度注意肢体的血管情况。应触摸肱动脉、桡

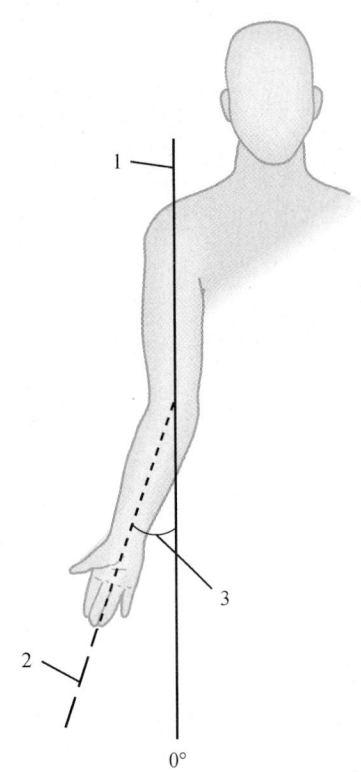

图 49-5 提携角（3）的形成。平行于肱骨长轴（1）和尺骨（2）线的交叉点。(Modified from Ruiz E, Cicero J: Emergency Management of Skeletal Injuries. St Louis, Mosby, 1995.)

动脉、尺动脉搏动并记录。在正常人中，有些人触不到尺动脉搏动。虽然毛细血管充盈实验正常意味着组织血供是足够的，但如果存在明显的隆起或如果触诊不到脉搏时，仍需要手提超声检查评估主要血管的血流情况。任何考虑动脉损伤均需要立即进行检查。直接血管损伤、挤压作用或在骨折或脱位时出现明显的移位造成的血管扭曲或骨筋膜室综合征可以造成血管灌注不足。被动伸展手指造成严重疼痛意味着前臂屈肌（掌侧）间隔缺血。对于动脉闭塞引起的 5P 征象［疼痛（pain）、感觉异常（paresthesia）、苍白（pallor）、无脉（pulselessness）和瘫痪（paralysis）］，疼痛是骨筋膜室综合征的早期唯一可靠征象。当患者存在与损伤不相符的疼痛时，应请整形外科会诊和行筋膜室压力的测定。在整形外科会诊之前，其他的评估血管情况的方法包括测量踝臂指数和行彩色多普勒检查（具体描述见第 45 章）。

神经的评估包括对桡神经、正中神经和尺神经的评估。在评估神经血管功能以后，应触诊所有的骨关节突起，包括仔细触摸明显的压痛部位和病史陈述的部位。有咯喇音和骨畸形通常高度考虑骨折或脱位的可能。尤其应触摸桡骨头是否有压痛，并注意是否有明显的关节液流出。

在所有位面明确肘关节的运动范围（如屈伸位

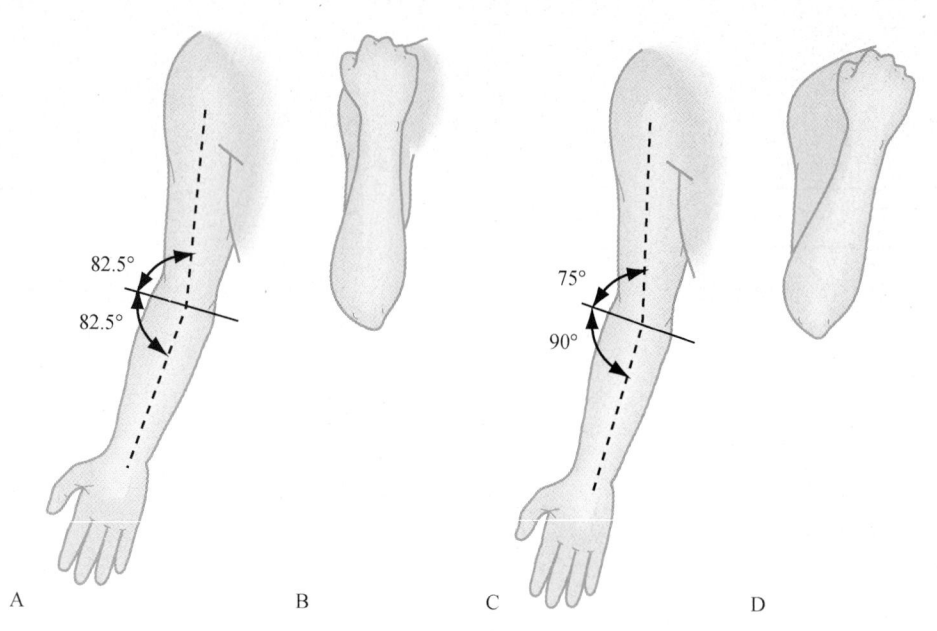

图 49-6 A，肘关节轴线将肱骨长轴和前臂形成的角度平分。B，这使得肘部弯曲时，这些轴能够叠加。C，如果肘关节轴垂直于前臂的长轴，当肘部弯曲时，各自的轴将偏离，如 D 所示。

和旋前旋后位）并记录。在前臂旋后时，正常的关节活动范围在伸展位0°到屈曲位150°。过度伸展的角度减弱在有些成年人当中出现，并表现为对称性。当肘部弯曲90°时，拇指向上，前臂通常旋后和旋前达90°。当损伤严重时，通常禁止对运动范围的检测，在经过影像学检查明确评估后方可进行，避免因检查造成的骨折和脱位的出现。肢体的推拿复位后必须再次检查，因为据报道，治疗几乎均会出现神经血管损伤。

影像学检查

不需要对所有病历均行影像学检查。虽然在目前临床上，对肘部进行适度的影像学检查的决策规则的合理性并没得到验证，但当存在明显的运动限制，明确的畸形，出现关节渗出液或在骨突上或桡骨头上有明显的压痛，应行影像学检查。在儿科，由于儿童存在开放性的生长平面和体格检查时的限制，行影像学检查的限度应放宽。

肘部的常规检查包括前后位和侧位，在某些损伤中，应考虑应用斜位检查。当肘部伸展时，行前后位和斜位检查。肘部弯曲90°拇指向上时，行肘部外侧位检查。肘部的定位是重要的，除了外侧位片对软组织有准确的评价外，其他测定都是困难的。其他对应的肢体位置片可能是有帮助的，特别是在儿童当中，但不是常规需要。

在平片上，肘关节部位的骨折通常是显而易见的，包括骨皮质的破裂、成角畸形和骨折的移位。较小的骨折可能是很细微的，可能被忽略。对桡骨头和脂肪垫的轮廓线仔细辨认能降低漏诊骨折的发生率。

桡骨的正常皮质是光滑的，其凹处的轮廓是有平滑连续性的。如果和病史及体格检查所提供信息一致，这种平滑连续性被破坏即应考虑是骨折。在肘部平片中软组织出现异常情况是非常重要的证据，在影像学上可能是提供骨折的唯一证据。通常，在肘关节近端的脂肪组织隐藏在鹰嘴和冠状凹的凹处。影像学上正常的肘关节在前部只有一个狭长的透亮带（前部脂肪垫），后部的脂肪垫通常是看不见的。导致关节内出血的损伤造成滑膜的膨胀，并导致脂肪垫从关节窝处移位，导致在侧位X线检查中能发现后部的脂肪垫。由于异常隆起，前部的脂肪垫通常有改变，表现更为突出，形成船上的大三角帆现象，即"船帆征"（图49-7）。当创伤发生时，有"后脂肪垫征现象"的90%以上的患者有关节内的骨质损伤。甚至在微小骨折上，也存在软组织的异常。当发生创伤时，即使在影像学上没有明显异常时，存在的软组织损伤也应当考虑不显性骨折的发生。在成人，桡骨头的骨折通常是不显性的，而在儿童，可能存在潜在的髁上骨折。如果没有创伤，脂肪垫的出现应考虑其他导致关节液流出的因素（如痛风、感染、滑囊炎）。如果损伤严重导致整个关节囊破损，脂肪垫征可能消失。

在外侧位X线片上，肱骨前线是一条平滑的骨线，由肱骨前表面延伸直到肘部。通常这条线横穿肱骨小头1/3的中间部位（图49-8）。当出现髁上骨折时，作为骨折的延伸，这条线穿行在桡骨小头1/3处的前部或完全在桡骨小头前部穿过。肱骨前线和桡骨小头的异常关系可能是髁上骨折的微小移位的唯一证据。

在评估儿童可能患有髁上骨折的另一个影像学诊断证据是鲍曼角（Baumann）角的测量。如图49-9

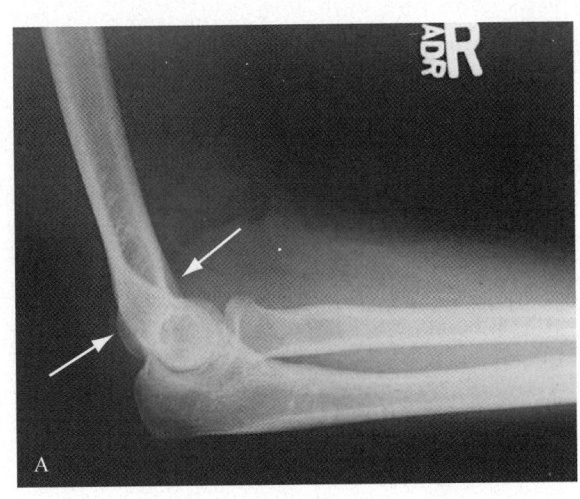

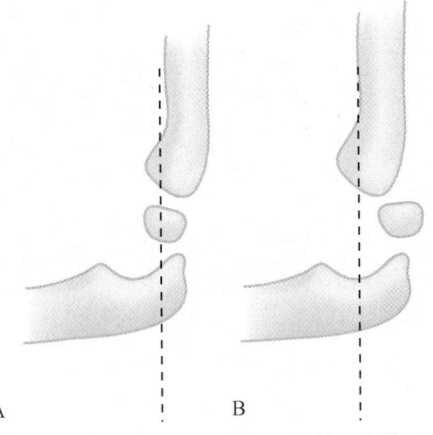

图 49-8　A，侧位片，肱骨前侧表面上绘制一条线，这条线应在肱骨小头的中间。B，当存在伸展性髁上骨折时，这条线更靠前。（From Simon R, Koenigsknecht S: Emergency Orthopaedics: The Extremities, 2nd ed. Norwalk, Conn, Appleton & Lange, 1987.）

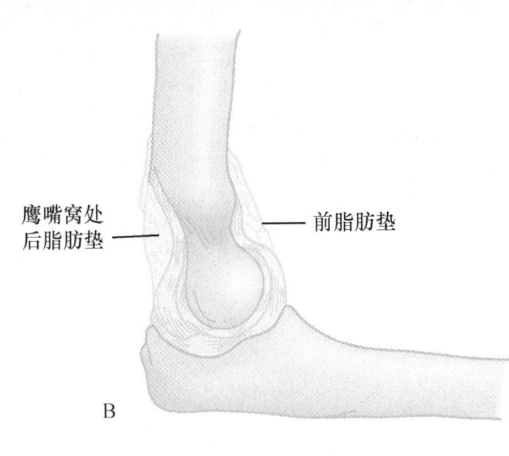

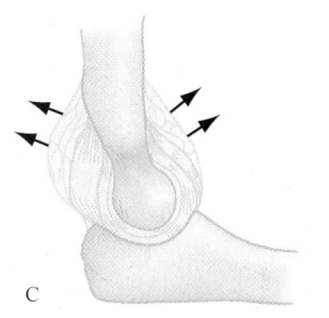

图 49-7　A，侧位片可以看到前后（箭头所示）脂肪垫。B，前脂肪垫通常是一个薄透亮条纹；现在看到后脂肪垫。C，积液取代脂肪垫。后脂肪垫是可见的。

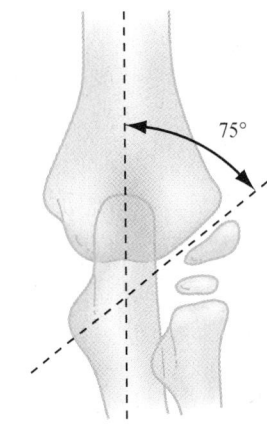

图 49-9　Worlock P：在正位片上测量鲍曼角角度。（From Supracondylar fractures of the humerus. J Bone Joint Surg [Br] 68: 755, 1986.）

所示，在前后位 X 线片上沿肱骨干中部的线和桡骨小头的生长面的线相交形成大概 75° 角。在正常儿童，在两侧肘部 Bauman 角的角度是相同的，因此对比患侧和健侧的 Baumann 角对于评估复位的准确性是有帮助的。Baumann 角增大意味着远端骨折处在中部倾斜。当骨折愈合时，Baumann 角的改变被认为可以预测最后肘外翻角的出现，虽然目前在其可靠性上仍存在争议[2]。

由于儿童的肘部存在多处骨化中心，故通过影像学评估儿童的肘部损伤是很困难的（图 49-10）。表 49-1 列出了骨化中心首次出现的年龄和骨化中心融合

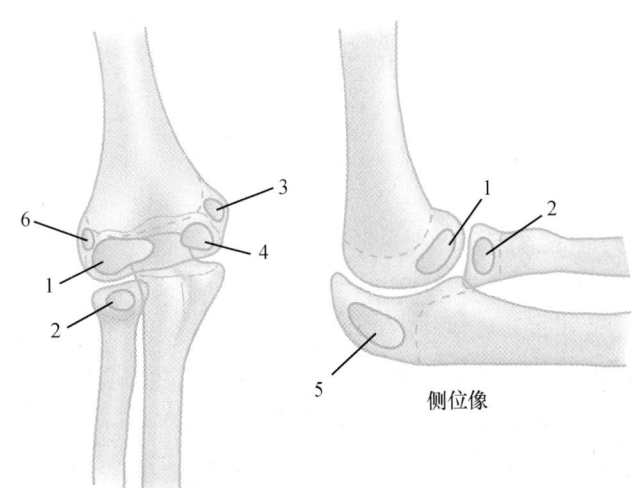

图 49-10　肘二次生长中心。(1) 小头；(2) 桡骨小头；(3) 内侧髁；(4) 滑车；(5) 鹰嘴；(6) 外上髁。（From Townsend DJ, Bassett GS: Common elbow fractures in children. Am Fam Physician 53: 2031, 1996.）

表 49-1　肘部的骨化中心

骨化中心	出现年龄
肱骨头	1～2 岁
桡骨头	4～5 岁
内侧髁	4～5 岁
滑车	8～10 岁
鹰嘴	8～9 岁
外上髁	10～11 岁

的年龄。在区分骨折来自正常骨骺组织还是来自骨化中心上，患侧和健侧肘部关节的对比通常是有用的。

治疗

对肱骨和肘关节损伤的治疗原则和其他整形外伤治疗原则一样。在行骨折复位术或外科手术治疗骨折时，应首先考虑到如血管损伤等危害肢体健康的因素。肢体应在舒适的位置予以固定，并予适度的止痛治疗。对于开放性骨折，应考虑抗生素治疗。延长肘部的制动时间会导致关节的僵直，需要进一步的物理康复治疗来重建关节的正常功能。因此，在恢复期应早期进行全范围内关节活动，通常在骨折完全治愈之前进行。

骨折

肱骨干和肘部关节的骨折分为以下几类（框 49-1）。根据骨折的部位和脱位的不同有不同的急诊治疗措施。

肱骨干骨折

病理生理学

对手臂的直接打击通常造成肱骨干的骨折，如摔倒或车祸。对手臂的严重扭曲或摔倒时，手处于伸展状态部位同样造成这种骨折。据报道，剧烈的肌肉收缩也可以造成骨折，如当投掷标枪或投球时。一系列肌肉组织控制肱骨的运动，这些肌肉同样也影响肱骨干骨折的骨折类型。如果骨折处靠近胸大肌的附着处，由于回旋肌的作用，肱骨上段的骨折部位外展并旋转，同时远端骨折断端由于胸肌的牵引作用向内侧移位（图 49-11A）。如果骨折处在胸大肌附着点下面但在三角肌附着点以上时，在三角肌的作用下，骨折

框 49-1　骨折分类

I．肱骨骨折
  A．肱骨骨干骨折
  B．肱骨远端骨折
    1．髁上骨折
      a．伸展位
      b．屈曲位
    2．贯髁骨折
      a．伸展位
      b．屈曲位
    3．髁内骨折
      a．非移位性
      b．分离性
      c．分离性伴旋转性
      d．合并损伤骨关节表面
    4．髁骨折
      a．内侧骨折
      b．外侧骨折
    5．关节面骨折
      a．肱骨头
      b．滑车
    6．髁上骨折
      a．内侧
      b．外侧
II．桡骨头骨折
  A．非移位性
  B．移位性
  C．粉碎性
III．尺骨骨折
  A．鹰嘴骨折
  B．牛角线骨折

远端向外侧牵拉，同时由于胸大肌、背阔肌、圆肌主要肌群的牵引，骨折近端向内侧移位（图 49-11B）。当骨折处位于三角肌远端时，由于三角肌的牵引，骨折近端向外展，同时骨折远端处向近侧移位（图 49-11C）。肱骨干的骨折通常在 1/3 的中段处出现横向骨折（图 49-12）。

临床特征

患者诉局部疼痛。可见手臂肿胀不能运动。如果是完全骨折，在推拿手臂时，在肱骨干能触到骨擦感。根据骨折断端的移位情况，手臂可能缩短或出现旋转畸形。如果是不完全骨折，骨骼触诊压痛和肿胀，但是没有畸形。应对神经血管组织进行充分的检查。由于在肱骨干骨折中，桡神经通常是最容易出现

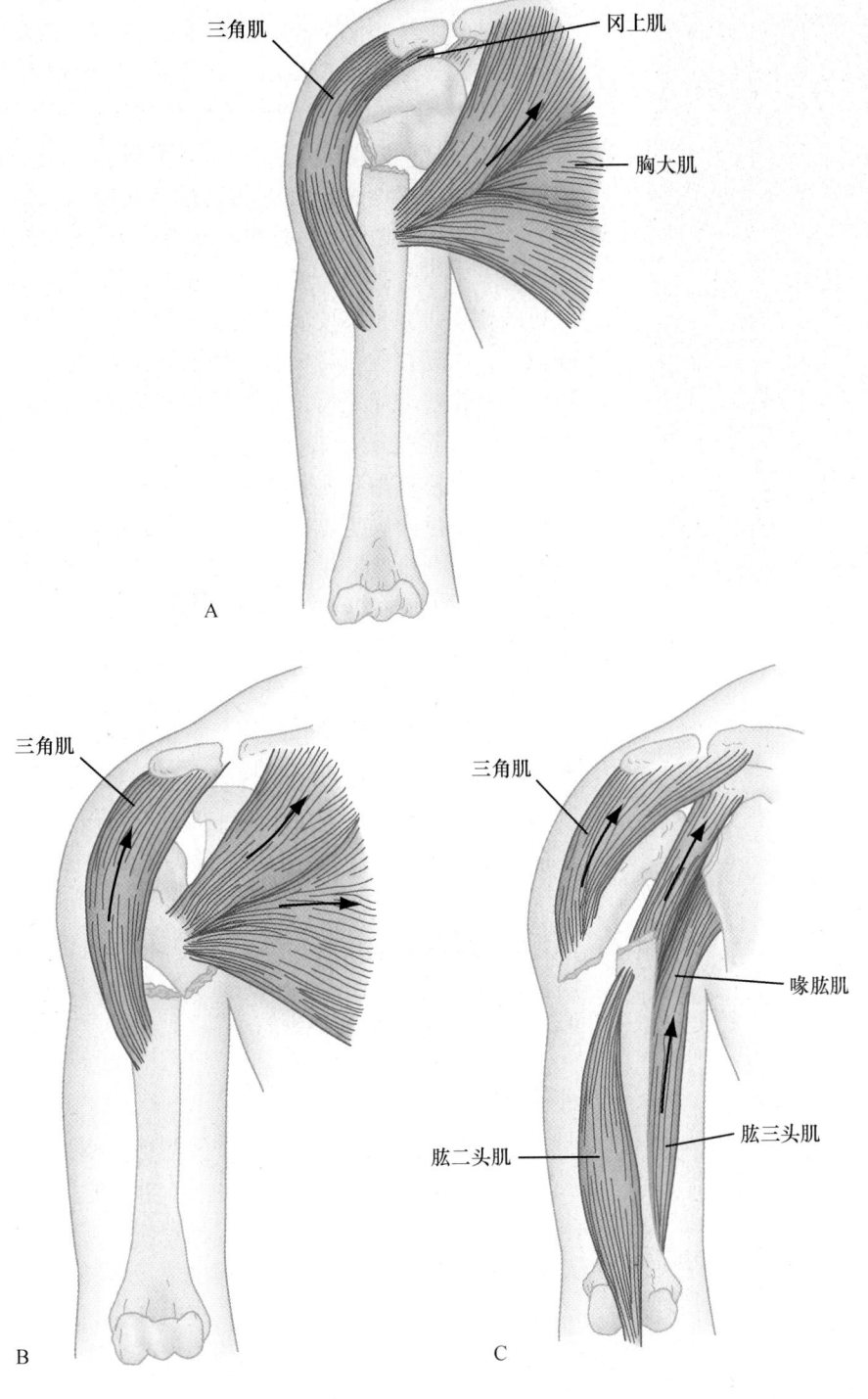

图 49-11 根据骨折部位，肌肉对肱骨干骨折位移影响。A，骨折靠近胸大肌附近。B，骨折位于胸大肌和三角肌之间。C，骨折位于远端。

并发损伤的神经，故应对桡神经的功能进行完整的检查。

影像学检查能证实骨折。应同时检查肩部和肘部X线。肱骨是良性肿瘤、单房性囊肿和首发恶性肿瘤的好发部位。肱骨干也是转移性肿瘤疾病的好发部位。骨皮质变薄和成骨细胞、破骨细胞的异常活动是病理性骨折出现的证据（图49-12）。如果对于潜在的病理性骨折没有相关的治疗措施，这些骨折不会愈合。

治疗

单一的闭合损伤通常需要保守治疗，且治愈率极高。对骨折处行精细的复位术和体外制动通常是不必要的，有时对于骨折的愈合是有害的。肱骨干的骨折被周围丰富的肌肉血管组织包绕，因此在重力的作用和肌肉的平衡作用下，对肱骨干的复位通常是简单的。非移位性骨折或微小移位性骨折通常用长筒拐状绷带和吊带包裹制动（图49-13）。首先在肢体垫填

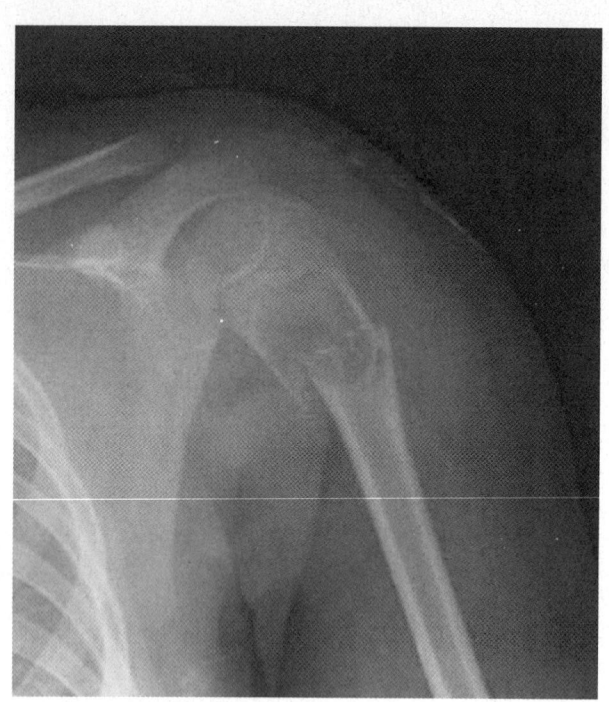

图49-12 肱骨近端病理性骨折。

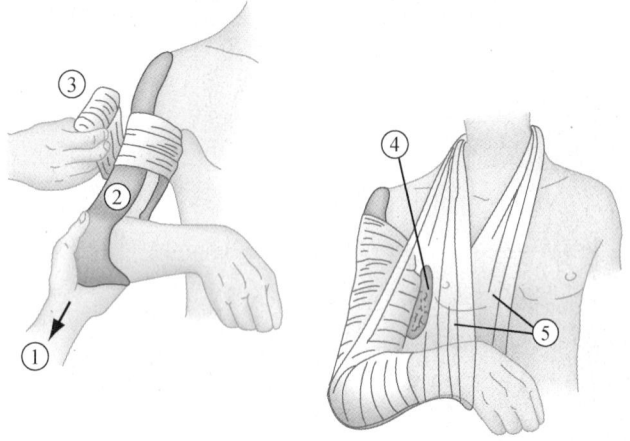

图49-13 糖棍状肱骨骨折夹板。（1）适当的牵引应用；（2）放置夹板从三角肌的外侧；（3）从肘部下通过，向上到腋下，用弹性绷带将夹板固定到位；（4）腋下必须被填充；（5）吊索具的使用。（Modified from Connolly JF: DePalma's Management of Fractures and Dislocations. Philadelphia, WB Saunders, 1981.）

充物，然后从肩侧面开始打长石膏夹板，直到前臂的侧面，将肘部处于屈曲位包裹肘部，最后包裹到手臂的内侧直到腋窝即完成石膏外固定。然后通过弹力绷带将石膏夹板包裹，吊带悬吊保持手臂位于90°或轻度屈曲位。夹板的重量在重力作用下起到牵拉的作用，同时能局部制动骨折处。有些专家认为在最初10~14天应用双面夹板起到治疗效果，随后使用功能性矫形架局部固定。

如果骨折严重移位或呈严重粉碎性，有时会应用悬挂性石膏夹治疗。悬挂性石膏夹对于螺旋状骨折十分有用。石膏夹重量非常轻，在骨折部位近端至少应用1英尺，并且延伸到远端手掌皱褶处。肘部屈曲保持90°，并且腕部位于中立位。在腕部有一个套环，吊带从中穿过起到保护作用。在石膏夹背面用石膏固定纠正成角畸形（复位外侧面成角畸形）或在石膏夹掌侧固定成角畸形（复位内侧成角畸形）。通过调整吊带的长度来纠正前面或后部的成角畸形（图49-14）。石膏夹不能过重，过重的石膏夹会导致骨折断端分离。由于悬挂性石膏夹需要重力作用来起到牵引骨折的作用，并且需要患者一直保持直立位，包括在睡觉时，故悬挂性石膏夹有其缺点，这导致患者不能耐受。在这些治疗之后，可以出现神经被骨折碎片包埋，导致神经功能的丧失。故在应用夹板或石膏夹后，应重复检查神经血管功能。

切开复位内固定（图49-15）在某些环境下是必须的，包括开放性骨折、存在多发伤妨碍活动、双面骨折、复位不成功、患者不能遵嘱、保守治疗失效和病理性骨折[4,5]。单发的桡神经麻痹被认为是神经失用，通过保守治疗可以恢复。但是，经过保守手法治疗后，如果还存在桡神经麻痹，由于这高度提示存在神经被包埋，故应进行手术探查和内固定术治疗[4]。

患有肱骨干骨折的骨折应于整形外科医生处就诊并进一步观察病情。当应用石膏夹固定骨折时，在24~48h后应评估病情，确定保持骨折断端固定。当存在桡神经损伤、严重骨折移位或粉碎性骨折、开放性骨折或在同一肢体上同时存在前臂骨折时，应请整形外科医师在急诊参与会诊治疗。

并发症

在肱骨骨折当中所有常见并发症中，桡神经损伤占20%。神经的损伤大部分是神经功能的损伤，在绝大部分患者中均可自发恢复，虽然恢复需要经过数月。穿透性创伤或开放性骨折造成的桡神经损伤通常是持久的，通常需要手术治疗。正中神经和尺神经损伤极少发生，通常在穿透性损伤中发生。肱动脉的损伤发生率极小，如果临床症状提示，应考虑行血管造影或其他的血管检查。

肱骨远端骨折

肱骨髁上骨折

发生在髁上近端的肱骨远端骨折被称为髁上骨折。这种骨折几乎发生在未成年人骨骼骨折上。其高峰发生在5~10岁儿童身上，平均年龄波动可在6.7岁左右[6]。这种骨折在15岁以后的人群中极少发生，

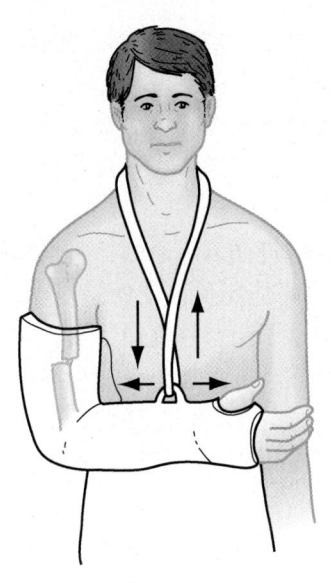 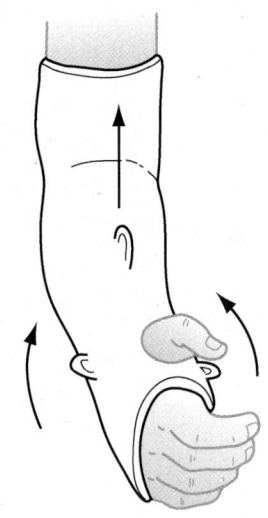

图49-14 吊索治疗技术。

在肘关节骨折发生中占一半左右，在儿科肢体骨折中发生率占1/3。在儿童，肘部侧副韧带的拉伸强度和肘关节囊要远远大于骨关节。在成人则是相反的，故在成人中肘关节后脱位则更为常见。按发生机制，髁上骨折可分为伸展性骨折或弯曲性骨折，原因取决于损伤的发生机制和远端骨折的移位情况。在所有的骨折损伤当中，98%是伸展性骨折。

伸展性髁上骨折

病理生理学 当摔倒时手臂呈伸展状态，肘部位于完全伸展或过度伸展位置（如从单杠上摔落），可发生伸展性髁上骨折。由于韧带的松弛性，当摔落时肘部可能处于较后的位置，这时关节处于过度伸展状态，这种状态在幼小儿童当中较普遍。当前臂处于一个杠杆作用时[7]，地面的反作用力在肘部再次瞬时的冲击力（图49-16）。最终在肱骨远端的髁上部位遭到破坏，造成骨折。这时，三头肌强力的牵拉作用使远端骨折向后和近端造成移位。这可能导致近端骨折的尖锐部位向前形成角度向肘窝嵌插，对肱动脉和正中神经造成危害。然而，在绝大部分病例当中，肘部的肌肉会保护前部的神经血管组织防止这种损害的发生。

临床特征 有这种完全骨折的儿童应保持手臂在另一方向呈伸展位置不动进入急诊室，肘部有特征性的S型损伤、局部有压痛和隆起。和肱骨后脱位类似，鹰嘴的突起附着于后脱位远端骨折处。当出现髁上不完全骨折时，诊断也许不那么明确，可能在临床症状中只有肘部关节的滑液流出。对神经血管组织的详细检查是必需的。虽然在明确骨折位置时触诊是有用的检查手法，但为避免会造成更大的神经血管损害，检查医师应避免对损伤处进行推拿来引出骨折喀喇声。减轻痛苦通常能使检查更顺利。

诊断方法 在影像学检查中，在外侧位片通常可以看到远端骨折。当肌肉运动牵拉导致骨折近端远离远端骨折处时，会出现完全骨折，这时会出现明显的移位。这种骨折易发生于儿童，故25%的髁上骨折是青枝骨折，骨折可表现为各式各样。这时，骨皮质仍是完整连续的。各种细微变化（如后脂肪垫的出现或异常肱骨前线的出现）可能是证明骨折存在的唯一影像学证据（图49-18）。在前后位移位骨折片上，远端骨折碎片可能相对于肱骨，向内侧或外侧位移位。通常，当移位性骨折发生很小时，骨折线是横向的，在前后位片是很难被发现。根据影像学证据，伸展性髁上骨折可分为3型：Ⅰ型，微小移位或未移位；Ⅱ型，移位性骨折，骨后皮质完整；Ⅲ型，完全移位性骨折，前后骨皮质破坏。

治疗 未移位性骨折（Ⅰ型）由于骨骼的内在是稳定的，故只需固定保护治疗即可。通过夹板或吊带将前臂90°吊起并保持中间位置。大概3周左右可以进行保护性关节活动。即便没有明确的影像学诊断依据，有与髁上骨折一致性压痛的儿童应该作为治疗对象并进行相关检查。在损伤几周后行影像学检查可能发现在髁上部位有骨膜新骨形成。

微小移位骨折（Ⅱ型）在复位治疗后是稳定性骨折，可以行夹板固定，肘部弯曲吊带包扎保护治疗[6,8,9]。有些学者建议这种损伤肘部需弯曲110～120°。在这个位置，能使完整的后骨皮质形成牵张力来保护复位。然而，如果局部有隆起或有循环障碍阻碍这种弯曲行为，这种弯曲是不能也是不可以使用的。在肘部弯曲越大，血管受到的损伤可能越大。当24～48小时隆起达到高峰时，血管损伤和骨筋膜室综合征的发生率越高。偶尔，这些损伤需要经皮内固定皮针来

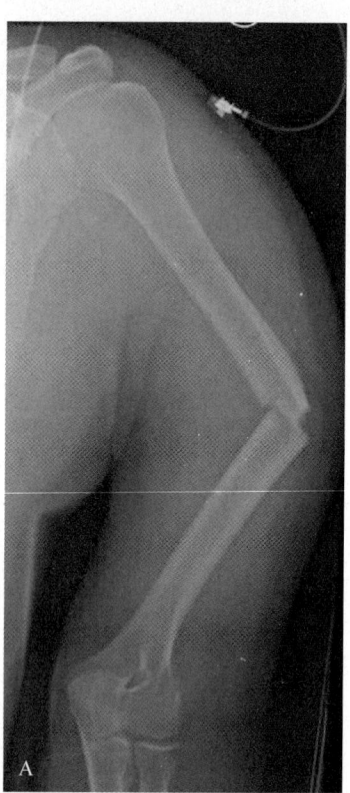

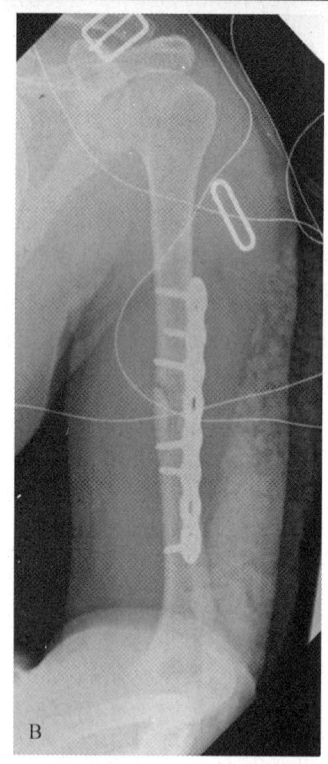

图 49-15 中段移位性肱骨骨折：A，骨折前；B，在切开复位内固定术后。

保持固定，特别是存在明显的旋转性骨折时。近些年，复位术后经皮内固定骨折的治疗方法越加被广泛使用[10]。

Ⅲ型，完全移位性骨折是更严重的损伤所导致，比Ⅰ型骨折或Ⅱ型骨折损伤造成的肿胀都要大。移位性骨折需要骨骼的再次稳定，增加了血管损伤的可能性，以及挤压软组织和血管神经组织受损的可能性。鉴于上诉所有原因，患有Ⅲ型骨折的患者在急诊室就需要整形外科会诊，需要紧急入院治疗以尽快检查神经血管组织的功能，以及评价需要闭合或开放性手术固定和是否需要经皮骨牵引固定。

在治疗这些损伤的时候应遵循以下原则：①采用适当的复位手法；②适当的评估复位；③保持复位。在采用麻醉的状态下患者可给予闭合性复位手法。如果闭合性复位不成功或如果肱动脉可能陷于骨折断端之间，则需要开放性复位。如果完成适当的复位术后，大部分专家建议行经皮钢针内固定术来保持复位[7,11-13]。

当骨折移位与血管的位置影响到肢体的生存功能时，这时应在急诊科紧急处理骨折行复位术。在这些情况下，应尝试闭合性复位术。在经过程序性的适度镇静下，助手固定患者手臂，检查者抓住患者的腕部，在肢体的长轴方向施加固定而稳定的牵拉作用力（图 49-19A）。前臂保持在中立位置，保持拇指向上。当保持牵引力时，保持另一只手位于患者肘部，能将任何内侧或外侧移位纠正完全（图 49-19B）。如果骨折末端向外侧面移位时，向内侧施加推挤力；如果向内侧移位，则向外侧施加推挤力。

当骨骼的长度重新建立，成角畸形被纠正，患者另一只手的拇指被放在骨折断端的前面，其他手指放在鹰嘴部。轻柔地弯曲肘部超过 90 度，同时保持有牵张力，并校正保持正确的肘外翻角度（图 49-19C）。

内行移位性髁上性骨折更易形成肘内翻，应用前臂旋前的方式来绷紧肱桡肌和共有的伸肌肌群来保持固定。这种治疗类似外移性骨折。外移性移位性骨折较少发生，保持前臂旋后位固定来使骨折向内靠近。

只有一次机会用推拿手法固定骨折。反复尝试推拿手法固定骨折会增加神经血管损伤的发生率。如果复位不成功，在伸展位的肘部保持牵拉会恢复血流供应。如果复位完成，继后行影像学检查来保证复位是恰当的。需要反复检查神经血管的功能。由于早期使用管状石膏会增加前臂缺血的可能性，故不提倡早期使用，后侧石膏托能安全有效地起到制动效果，故提倡使用后侧石膏托。

患有Ⅰ型骨折的患者在急诊室就可以完成治疗，给予治疗建议，保持手臂末梢抬高，并给予冰敷并在随后的 1~2 天进行复查评估。需要手法治疗的骨折需要入院治疗来保证治疗的安全有效，并可监测血管神经的变化。

并发症 10%的患儿出现桡动脉搏动消失，大部分是由于局部隆起压迫，而并不是肱动脉直接受损。复位骨折时，避免超 90°弯曲肘部，抬高患肢能帮助

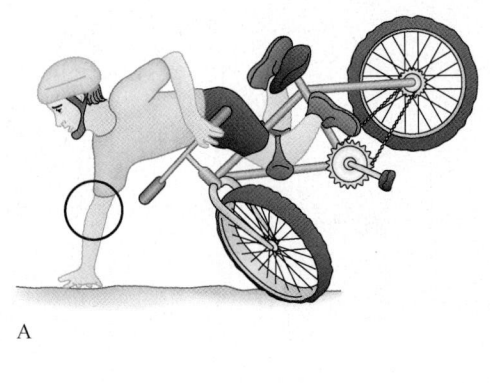

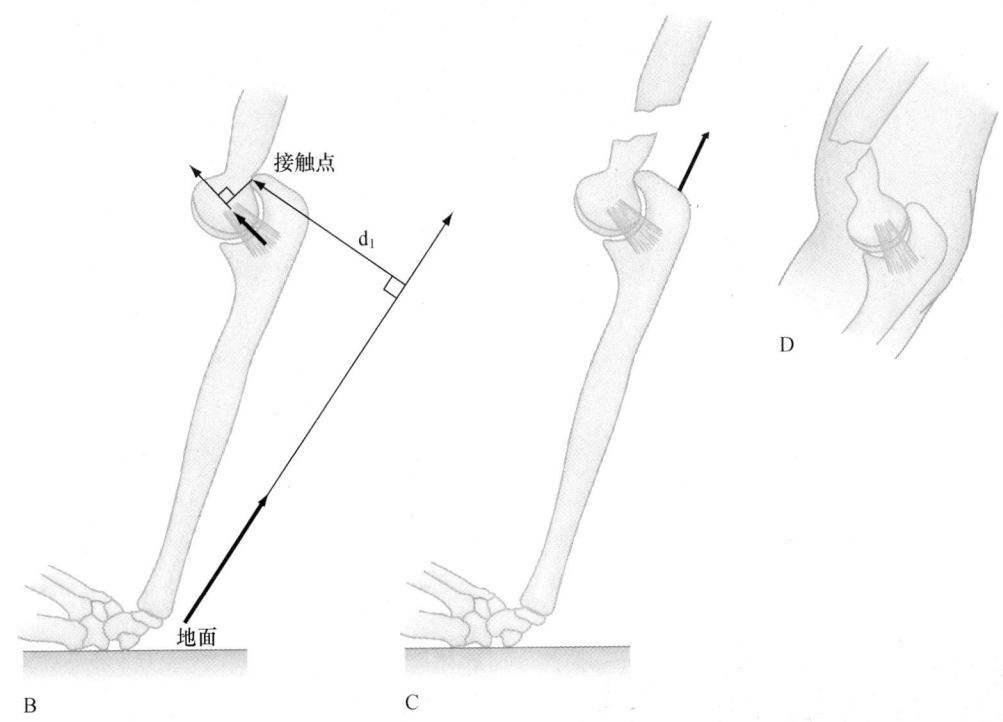

图 49-16 伸展性髁上骨折受伤机制。**A**，摔落时，手臂成伸展状态，造成肘部过伸。**B**，对肱骨远端尺骨形成杠杆作用。**C**，肱骨下降，三头肌施加相同力量。**D**，远端骨折移位。

保护动脉避免二次损伤。骨筋膜室综合征，或称为 Volkmann 挛缩是前臂长时间缺血的结果，是极可怕的并发症，但是目前发生率极低（发生率据报道为 0.5%）[10]。

最常见的并发症是肘外翻角的缺失，导致肘内翻形成，或者"枪托征"畸形形成。复位后治疗 Baumann 角是形成肘外翻的预防性治疗。据报道，有 25%~60% 经过治疗的患者会患有肘内翻[2,14]。在使用经皮钢针内固定术以后，这种并发症的发生率已明显下降（10%）。肱骨远端有极少的可能来重塑，这是因为只有 20% 的骨生长依靠于肱骨远端骨骺生长板。小部分会造成伸展或弯曲畸形从而出现功能残缺，这些畸形可以通过重塑来改善功能，因此并不是整形的重点。外翻或内翻畸形，由于发生于冠状平面，极少或没有机会来重塑，因此在整形手术上是重点。在大部分病例当中，这种并发症在随后的整形外科手术治疗后能解除[15]。

从 31 例大型研究报道中，在 4 520 例骨折患者当中，7% 的患者出现神经损伤。随着骨折移位的严重程度不同，事件的发生率由 19% 上升到 49%[16]。桡神经、正中神经、尺神经均有涉及。绝大部分的缺失在损伤初期是神经功能性的，通过保守治疗能恢复。7~12 周后运动功能能恢复，而感觉功能的恢复需要 6 个月以上的时间[17]。

弯曲性髁上骨折

病理生理学 弯曲性髁上骨折是不常见的骨折形式，据报道其发生率从 1% 到 10%，在对包括 7 212 名患者的研究调查中，其发生率占髁上骨折的 2%。其发生机制是对弯曲状态的肘部造成直接性的打击。从尺骨近端的后部位的力量传递到肱骨远端，导致出现伴有远端骨折的前移位在内的髁上骨折。当骨折片

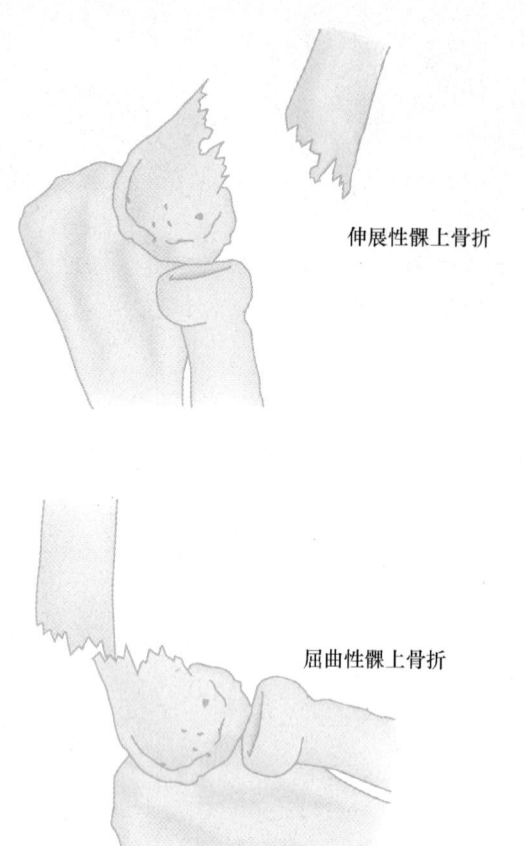

图 49-17 髁上骨折，伸展性和屈曲性。（Adapted from Simon R, Koenigsknecht S: Emergency Orthopaedics: The Extremities, 2nd ed. Norwalk, Conn, Appleton & Lange, 1987.）

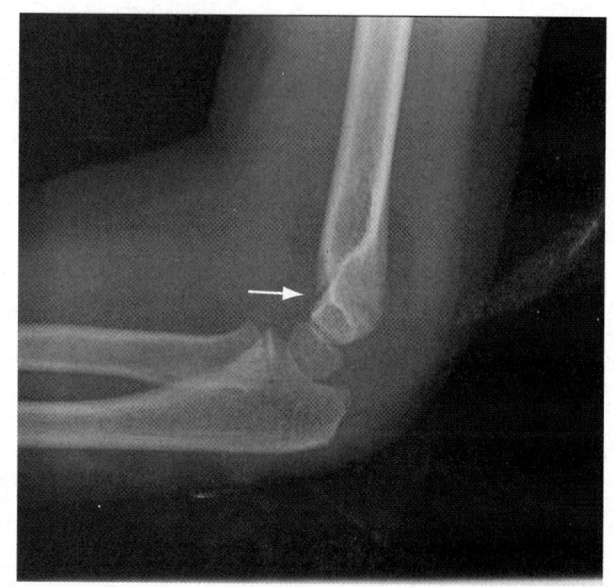

图 49-18 髁上骨折（箭头所示）中，可见前后脂肪垫。

移位时，骨膜从后侧撕开。

临床和影像学特征 肘部常保持弯曲状态，肢体末端的伸展部位出现 S 型畸形。在移位性骨折当中，与伸展性骨折能摸到鹰嘴隆起不同，这种骨折不能触摸到鹰嘴部位。

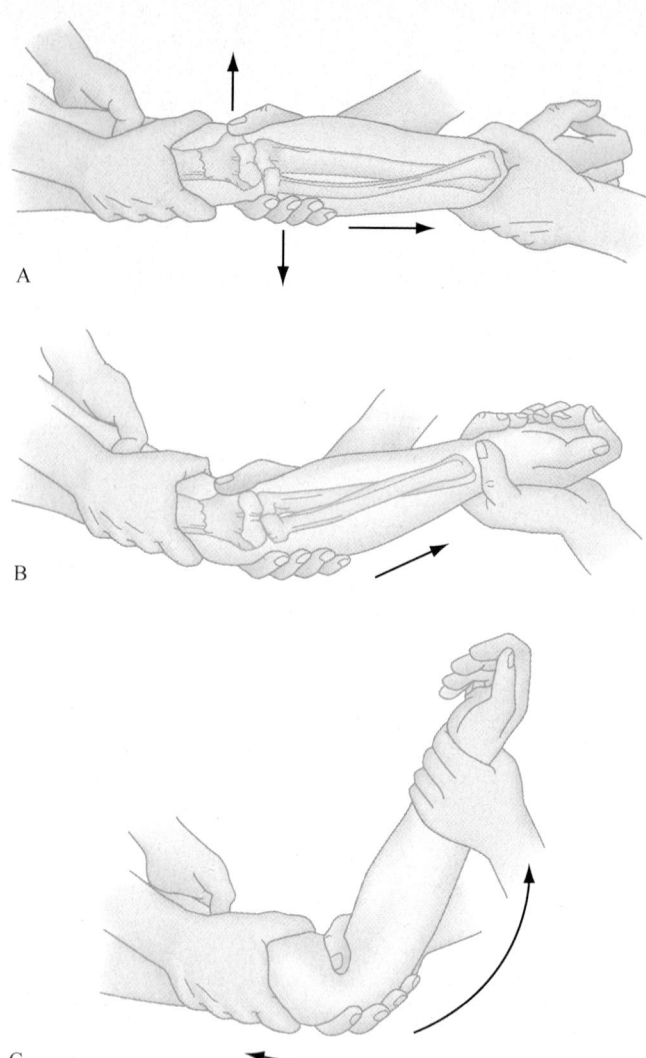

图 49-19 A-C，分离性髁上骨折的复位过程（见文中）。

按照影像学分型，与伸展性骨折类似，这种损伤可被分为三类：

- Ⅰ型骨折：不移位或微小移位性骨折。
- Ⅱ型骨折：不完全骨折，骨皮质前侧完整。
- Ⅲ型骨折：完全移位性骨折，骨折末端向近端前端移位。

平片可能发现在远端髁上骨折的前端出现成角性隆起，或远端骨折的粗糙移位和远端骨折的远处末梢向前面移位。在后者，近端骨折的远侧段向后突出。在肱骨干的前端形成骨折线，根据是否有向前移位，骨折线与肱骨小头交叉正常或向后指向骨折碎片。

治疗 当后骨膜被撕裂时，应保持手臂伸展位来绷紧前骨膜作为张力带。在Ⅰ型骨折，骨膜是微小移位的，这些损伤不需要伸展位固定制动，肘部可适当屈曲，可以像伸张性髁上骨折损伤一样使用吊带固定肘部。Ⅱ型骨折和Ⅲ型骨折必须立即手术治疗。Ⅱ型

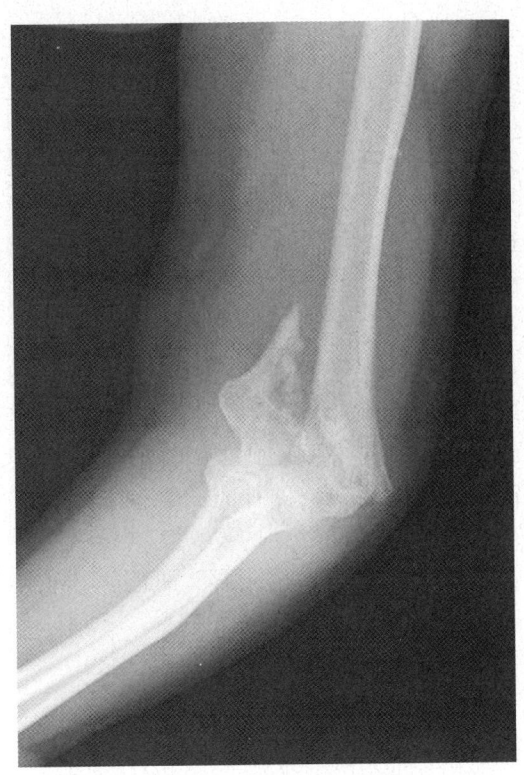

图49-20 髁上骨折Ⅲ型。远端骨折处明显移位。

骨折在伸展位操作，随后或者用长手臂吊带保护制动或需要经皮钢针固定。Ⅲ型骨折通常需要开放性复位（图49-20）。

并发症 最常见的并发症是近端骨折碎片对尺神经的损伤。桡神经和正中神经损伤不常见。肘部僵直也可能发生，特别是在开放性手术后。肘外翻也可能发生，但是不同于肘内翻，不需要整形外科来解决问题。

贯髁骨折

贯髁骨折有骨折线或横贯或形成新月形通过关节囊来横穿两髁，并接近关节面（图49-21）。与髁上骨折相同，贯髁骨折包括这两类骨折——伸展性骨折或弯曲性骨折——根据骨折时肘部的位置。伸展性骨折最常见，这种骨折的损伤机制和伸展性髁上骨折类似。与髁上骨折不同的是，这种损伤在有骨质疏松的老年人中更常见。由于小型的骨折碎片很少是关节外骨折，且只有少部分骨骼联合适于骨折连接起来，故这些骨折通常是很难治疗的[18]。在治疗过程中，在鹰嘴或冠状沟会形成额外的骨痂，导致关节活动度丧失。通常这些损伤需要整形外科的积极治疗。

髁间骨折

髁间骨折通常是髁间或髁与肱骨近端形成不同角度的T型或Y型分离性骨折（图49-22）。骨折处的

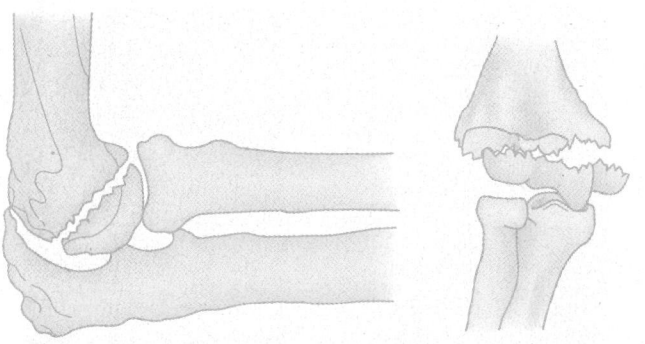

图49-21 肱骨远端贯髁骨折。（Left from Ruiz E, Cicero J: Emergency Management of Skeletal Injuries. St Louis, Mosby, 1995. Right modified from Simon R., Koenigsknecht S: Emergency Orthopaedics: The Extremities, 2nd ed. Norwalk, Conn, Appleton & Lange, 1987.）

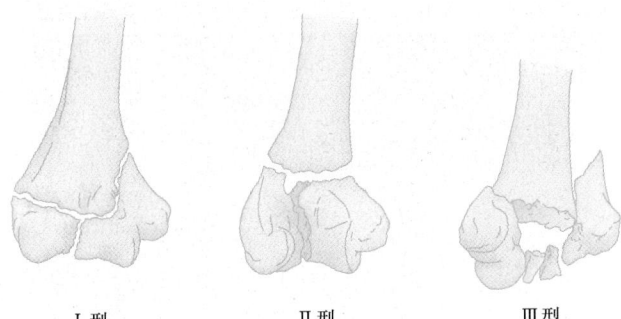

图49-22 髁间骨折，Ⅰ型，Ⅱ型，Ⅲ型。（From Connolly JF: DePalma's Management of Fractures and Dislocations. Philadelphia, WB Saunders, 1981.）

远端延伸到肱骨远端的关节面。这种骨折损伤的发生率通常是极小的，在50岁或60岁左右的成年人当中可以发生[19]。通常损伤的发病机制是对肘部的直接创伤打击造成鹰嘴对抗肱骨关节面，造成肱骨远端的撕裂分离。

临床和影像学特征 患有髁间骨折的患者通常陈述肘部疼痛，触诊检查时局部有压痛。高分辨率的前后位及外侧位X线检查在评估骨折分离情况和粉碎情况是必要的（图49-23）。CT扫描可能在描绘骨折分裂形态上是有用的。在这些骨折损伤当中，神经血管的并发症通常是不常见的。

治疗 众所周知，髁间骨折是极难治愈并且有很多并发症出现[20,21]。治疗的目标是重新建立关节面的完整性和有序性，并且尽可能快地开始主动运动。应优先考虑用开放性复位术来复位骨折，并用钢板内固定来固定骨折。当患者有健康问题不容许行外科手术或根据病史考虑为未移位骨折时，可考虑行非手术性治疗。这些骨折损伤都需要整形外科手术医生的急诊参与治疗。和髁上骨折类似，应避免推拿治疗骨

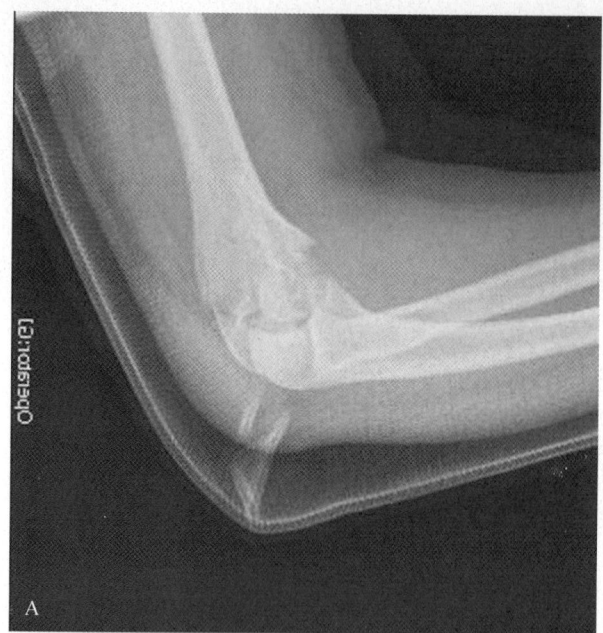
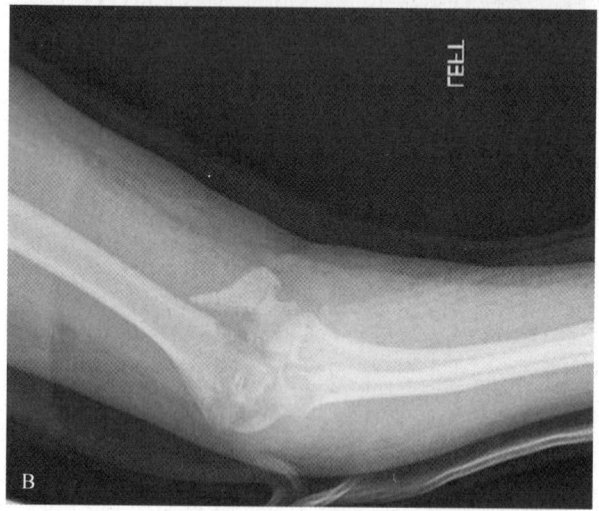

图 49-23 髁内骨折，Ⅲ型。A，侧位；B，前后位。

折，除非存在有治疗造成的肢体缺血情况存在。当存在前臂缺血时，在手臂伸展位沿肘部推拉骨折有助于重建手臂的血运。

并发症 历史上，据报道这种骨折造成的最大并发症是肘部功能的丧失，但经过外科手术技术的不断进化，这种并发症目前已大大避免了[22]。任何需要长期制动的治疗均可出现关节的纤维化或僵硬。神经血管并发症很少出现。

儿童外侧髁骨折

位于髁上骨折之后，外侧髁骨折在儿童肘部骨折的发生当中占第二位[23]。其年龄分布和髁上骨折的患儿年龄分布类似。其机制是当摔倒时，手处于伸展状态，内翻的作用力作用于外展状态的手臂形成外上髁骨折。

临床和影像学特征 在肘部外侧髁部分可有压痛和局部隆起。通常来说，和髁上骨折不同，患儿的局部骨折较髁上骨折少，而且神经血管损害也是不常见的。通过前后位和外侧位 X 线平片检查可以明确诊断，斜位相检查在诊断中也可能有帮助。众所周知，由于在影像学上很难看到骨折造成的微小移位，故这些骨折很难诊断，如同髁上肱骨骨折一样，通常有漏诊可能。

治疗 非移位性骨折通常不需要手术治疗，只需要包扎制动，有任何移位性骨折需要经皮钢针内固定术来完成闭合或开放性复位术[23,24]。

并发症 其发生神经血管损伤的危险性要远远低于髁上肱骨骨折造成的神经血管损伤。及时发现和处理骨折会减少并发症的发生。据资料统计，并发症包括骨折不愈合、肘内翻、肘外翻和鱼尾状畸形（无血管性骨疽）[25]。

儿童内侧髁骨折

内侧髁骨折发生率极低，占儿科肘部骨折的 1%～2%[26]。这些骨折是 Saliter-Harris 骨折损伤第四型，会可能造成骨骺损伤。其骨折发生机制目前认为是外翻的力作用于伸展的肘部，造成损伤。

临床和影像学特征 在肘部内侧，可以有压痛和局部隆起。在年龄较大的儿童身上，前后位、外侧位、斜位 X 线检查能发现骨折，但是通常在儿童 9 岁时滑车才能骨化，因此在年幼的儿童患者当中，通常 X 线平片检查不能发现骨折。核磁检查在年幼儿童的骨折诊断中可能有帮助。

治疗 如果骨折移位超过 2mm，需要手术治疗，否则只需要保守治疗。

并发症 对 21 位患有肱骨内侧髁骨折的患者进行调查，显示有 33% 的患者有并发症[26]。其并发症包括因复位损伤需要重新治疗，无血管性骨疽，骨折不愈合和肘内翻。大部分微小移位性骨折最终治愈，不存在后遗症。

成人髁骨折

髁骨折在成人的发生率极低，典型的髁骨折包括肱骨远端关节面和非关节面部分骨折，包括髁部（图 49-24）。在肱骨髁骨折上，滑车嵴的状态是评价骨折的重点。分类可能包括内侧髁或外侧髁骨折，当骨折混合出现肱骨远端骨折时，更可能造成骨的不稳定性。

病理生理学 外侧髁骨折不常发生，内侧髁骨折的发生率更低。外侧髁骨折的发生机制是力的直接打击作用，在屈曲状态的肘部外侧髁部位或力最后导致聚合造成外上髁的过度外展造成撕脱伤。内侧髁骨折

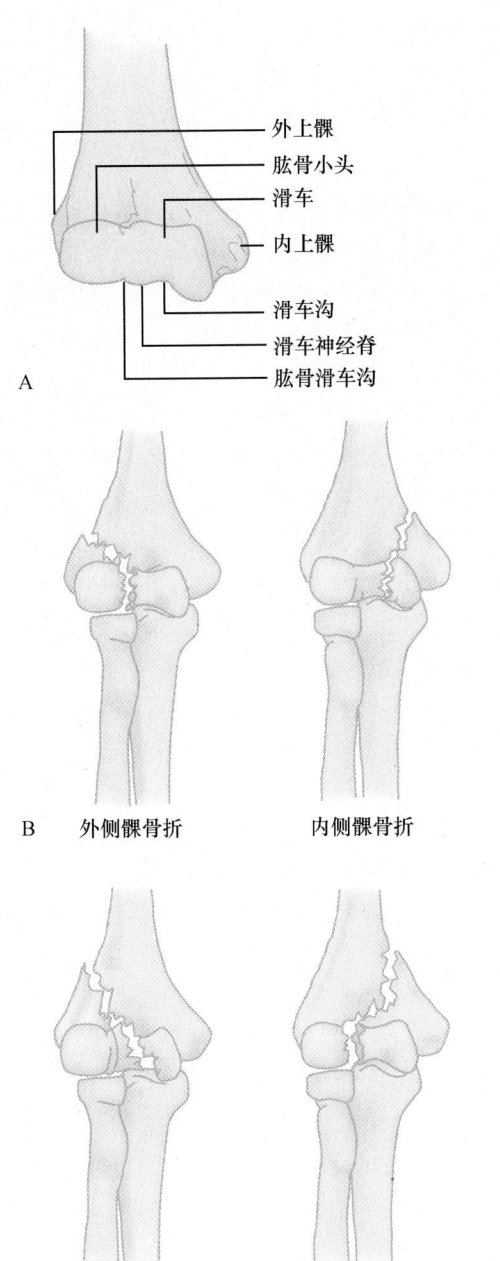

图 49-24 髁骨折。**A**，正常解剖；**B**，侧位，骨折处没有滑车桥（稳定性骨折）；**C**，侧位，滑车桥参与到骨折当中（不稳定骨折）。（Modified from Simon R, Koenigsknecht S: Emergency Orthopaedics: The Extremities, 2nd ed. Norwalk, Conn, Appleton & Lange, 1987.）

发生率极低，通常是力作用在屈曲状态的肘部的尖部或在摔落中，患者手臂伸展的同时出现肘内翻，造成骨折。

临床特征 髁骨折和其他肱骨远端骨折一样，局部有隆起、压痛，在肘内侧或肘外侧有骨折喀喇声。做触诊时，包括髁在内的独立运动可能不受影响。在外侧髁骨折，当桡骨活动时，可能会发现骨折。在影像学检查上，外侧髁骨折会出现髁间距离增宽。远端的骨折通常是移位的，大部分向后下移位。由于在这个位置有尺神经存在，故当有骨折时，需要马上检查尺神经功能。内侧髁骨折包括内侧髁的压痛，当腕关节屈曲抵抗外力时有疼痛出现。在影像学检查上，由于前臂屈肌的牵拉，远端骨折向前下移位。

治疗 影像学检查发现骨折后需要立即治疗。对于未移位性或微小移位性骨折来说，长手臂后侧石膏托保持肘部屈曲位固定制动治疗就可以了。对外侧髁骨折来说，前臂需要保持旋后位，腕部保持伸展状态来缓解附着伸肌的拉伸作用。对于内上髁骨折而言，保持其相反状态（如前臂保持旋前位，腕部屈曲）。在骨折移位超过 3 mm 的，需要外科手术治疗。

并发症 并发症包括骨折不愈合，运动受限，关节不稳定，肘外翻或内翻畸形，关节炎和尺神经失用。由于其并发症有高发生率，所有的髁骨折均需要整形外科医师的参与治疗。

关节面骨折

肱骨小头骨折

病理生理学 虽然肱骨小头和滑车的骨折在发生上是独立的，但是在肱骨后脱位的过程中，这两种骨折通常会同时发生。当患者摔落，手张开着地时，导致桡骨头向上类似活塞运动，向上嵌插进桡骨头，对肱骨小头产生一种向上的剪切作用力并指向桡骨窝，导致肱骨小头骨折。由于肱骨小头没有肌肉附着，断端可能保持原位不移动。但在大部分情况下，断端大多向前、偶尔向后移动。在这种发病机制下，可能同时存在桡骨头骨折。

临床和影像学特征 肱骨小头骨折的显著症状和体征可能会延迟出现。最后，可能会有局部隆起伴有剧烈疼痛，同时在检查过程中局部有定位性压痛，表明有肱骨小头骨折。肱骨做弯曲动作会增加疼痛。肱骨外侧位平片通常表明在前面有骨折，并且骨折处位于肱骨小头主干的近端位置（图 49-25）。

治疗 在急诊治疗时，首先给予后夹板外固定、冰敷、抬高、局部加压以及镇痛治疗。对局部解剖进行准确复位，钢板内固定，早期功能锻炼是达到最佳功能愈后的必要措施[27]。若影像学证实在解剖学骨关节是完好的，骨表面的骨折可以保守治疗。

并发症 并发症包括创伤后关节炎、骨折断端无血管性骨疽和活动范围受限。

滑车骨折

病理生理学 由于滑车的组织结构在深部被肘

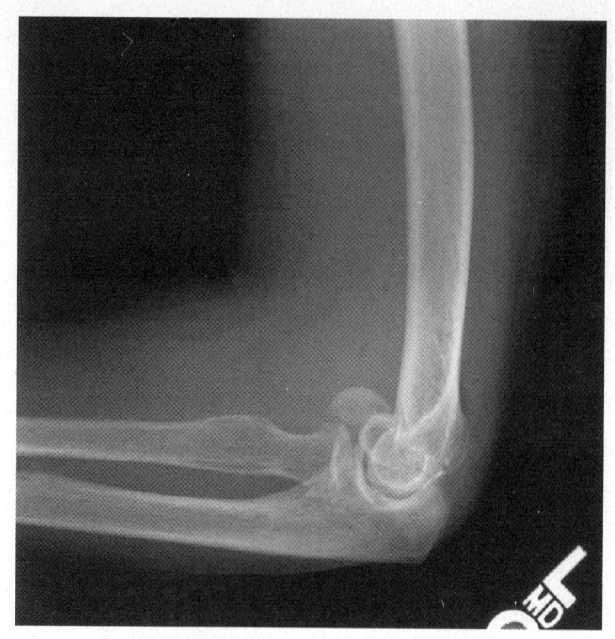

图 49-25　桡骨头骨折。

关节保护，故滑车的分离性骨折是极其罕见的。在肘关节后脱位过程中，常出现尺骨的剪切力作用于滑车，导致滑车骨折。

临床特征　由于滑车骨折是关节内损伤，故肘部表现为疼痛、关节液流出和活动受限。在影像学上，在关节的内侧可见到骨折，就在内上髁的远端，并可见关节渗出液。骨折能延伸到内上髁的末端。

治疗　非移位性骨折可以用后夹板外固定治疗3周，并且早期进行功能锻炼。移位性骨折需要手术治疗，通过内固定可以修复骨折断端，小的骨折碎片可以清除掉。并需要10～14天的关节制动[28,29]。

上髁骨折

大部分的上髁骨折包括内上髁骨折。内上髁骨折通常发生在儿童和青少年当中，内上髁骨折包括骨突部分的骨折，骨突部位是最后融合的骨化中心，在15岁以后在肱骨远端骨化完成。通过骨化中心的骨折通常在青少年中发生，在儿科肘关节骨折当中占11%的比例[30]。这些骨折并不是 Salter-Harris 骨折损伤，因为是骨化中心而不是生长骨骺板参与骨折。由于外上髁与外齿突的水平面是平行的，故在直接打击中其遭受的力量微小，发生骨折是及其罕见的。

病理生理学　内上髁骨折的发生机制是多种多样的。首先，在20岁以下的患者在发生后肘关节脱位时可出现扭转性骨折[31]。其次，反复的外向性压力（如投球）会导致上髁的最终撕脱伤骨折（肱骨内上髁撕脱性骨折）。其他有关于内上髁分离性骨折的相关原因报道，通常是青少年男孩在掰手腕当中发生的骨折[32]。在打斗中，剧烈的肌肉力量导致身体重心移位，会引起在骨骺板闭合前造成撕脱伤。最后，对内上髁的直接暴力打击会造成内上髁骨折。

临床和影像学特征　包括肘关节屈曲，拒绝任何运动。分离性骨折在内上髁局部有压痛感。由于前臂屈肌的连接点在内上髁，故活动前臂屈肌可增加疼痛，应评估尺神经的功能作用。当合并有肘关节后脱位时，检查可触摸到明显的鹰嘴。

内上髁的单纯性骨折是关节外骨折，只有局部限制性的软组织损伤[23]。在肘关节的侧位影像学检查中通常不会出现关节脂肪垫征。后侧脂肪垫征或关节的显著隆起意味着存在合并性损伤，如肘关节脱位。详细而细致的影像学评估是尤其重要的，这时因为骨折碎片可移行到关节间隙中。如果在影像学检查中发现骨折碎片超过关节线，应考虑骨折碎片在关节内（图 49-26）。通过影像学检查来测定关节内是否有碎片是很困难的[31]，伴随骨折碎片的移位可能有尺神经的损伤。由于当关节在伸展位上时会引起剧烈疼痛，限制了在前后位影像学上诊断的真正结果，故在影像学上很难发现有骨折碎片。在青少年患者当中，很难区分是正常的放射线可穿透的骨骺生长平面还是骨折，故容易引起混淆。除此以外，影像学很难发现微小的骨折碎片。这时就需要健侧的肘关节对照片。如果存在脱位，在复位之后需再次复查影像学用来对骨折对位的再次评估。

治疗　如果骨折碎片是小移位的（<5mm），后夹板外固定治疗就可以了[33]。肘部和腕部通过前臂屈肌运动来保持弯曲和维持前臂旋前，这样来减少骨折碎片的分离。

对移位性骨折的治疗目前存在争议。在过去，移位性骨折很大部分认为必须外科手术治疗。然

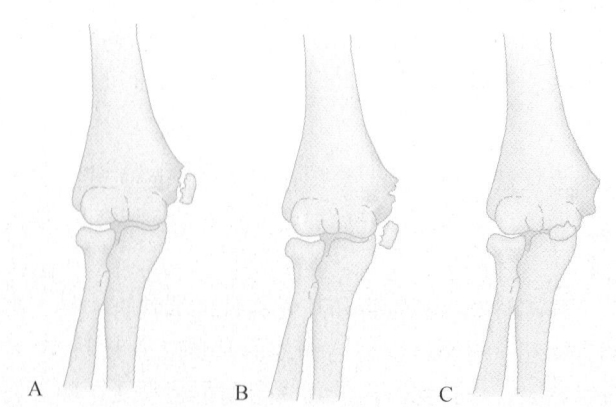

图 49-26　髁上内侧骨折。A，微小移位；B，显著移位；C，移位位于关节处。(From Connolly JF: DePalma's Management of Fractures and Dislocations. Philadelphia, WB Saunders, 1981.)

而，在不考虑分离程度的情况下，手术或非手术治疗的结果似乎是相同的[34]。一些专家提倡对于参加高级别运动并且有伤肢的患者来说，应积极建议手术治疗，但目前尚缺乏对照试验证据[24]。通过保守推拿治疗很难将关节内骨折碎片移出，在这种情况下需要手术治疗[34]。在这种情况下，需立即请整形外科医师会诊指导。罕见的成人外上髁骨折在解除疼痛的情况下，只需简单的局部固定制动治疗[35]。

小球队员肘

小球队员肘是一个专门的术语，青少年投手通过反复的投球动作损伤了未成熟的骨骺组织。投曲线球或断球被认为是导致疾病的特殊原因，但造成疾病的最主要原因在于每场比赛的总投球数量[36]。有证据表明在激烈竞争的棒球比赛当中，这种损伤在捕手或外野手当中很普遍[37]。青少年运动员的骨骼结构不能抵抗住反复大强度投掷造成的巨大负荷，会导致内上髁的撕脱性骨折或外上髁软骨下骨的压缩性骨折（图49-27）。这在青少年运动员在没有明确急性外伤病史的患者身上可有内上髁骨折或桡骨头处压痛。处于这种情况下的青少年运动员，如果投掷动作引发疼痛，应强制肘部休息。在治愈开始后，应密切观测投掷动作的频次和投掷技术。运动医学学会、美国儿科学会运动分会和棒球小联盟建议采取预防措施来避免这些损伤，特别是在捕手身上。在 www.littleleague.org 网站上可以看到棒球小联盟发起的关于这些措施的最新规则公告。

鹰嘴骨折

病理生理学 以下机制可以解释鹰嘴骨折的形成

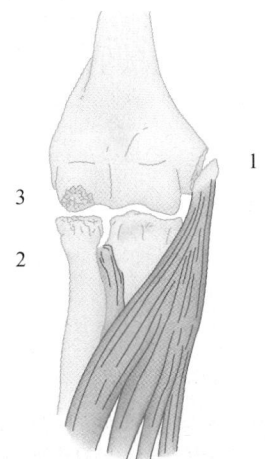

图 49-27 小球队员肘。（1）内侧髁上骨折撕脱；（2）桡骨头的压缩骨折；（3）肱骨头骨折。（From Connolly JF: DePalma's Management of Fractures and Dislocations. Philadelphia, WB Saunders, 1981.）

原因。最普遍的原因是摔落过程中造成的直接打击，在汽车或摩托车事故当中或外界袭击中可造成这种损伤。这些损伤通常造成粉碎性骨折。其次的原因为，当摔落过程中肘部弯曲造成三头肌的强烈收缩，导致间接性张力作用于肘部，造成鹰嘴的横型或斜型骨折。同时认为直接和间接性张力打击同样可造成这些骨折。通常鹰嘴骨折发生在成人，较少发生在儿童[38]。与膝关节的功能完整性对膝盖伸展功能是必要因素相同，鹰嘴的解剖学完整性对于三头肌的力量以及肘关节的正常功能也是必要的。

临床特征 查体可以发现鹰嘴的压痛和疼痛，在骨折部分可发现骨折处分离，或者在对抗外力作用时，肘关节的伸展功能受限。后者表明肘关节伸展功能完全丧失和三头肌功能的完全丧失。神经血管组织同样需要检查，特别是尺神经的损伤，因为这种解剖结构的损伤极易导致尺神经的损伤。掌侧面第五指和小鱼际的感觉障碍或手部骨间肌的运动功能受损预示着尺神经的损伤。

诊断方法 影像学侧位像是最有帮助的诊断措施。90°弯曲位置的影像学在标明骨折位置、评价骨折粉碎程度、关节面破坏程度和骨折的移位程度的诊断方面是必要的。在这个位置没有骨折的移位表明三头肌腱膜是完整的，而且表明不需要延长固定。2mm以上的骨折移位表明需要外科手术治疗（图49-28A）。在肘关节弯曲位出现骨折线延长并分离也表明是分离性骨折。当这种骨折伴有肘关节脱位时，平台的不稳定性位于骨折面并通过桡肱关节，从而导致尺骨近端骨折断裂处后移位，同时伴有桡骨和尺骨向前移位（图49-28B）。

治疗 非分离性骨折可以在门诊治疗，包括冰敷、加压包扎、肘部45°～90°弯曲状态下制动以及镇痛治疗。反复行影像学检查以明确随后的断端移位不再发生。在许多病例当中，3周后可以开始全范围的运动锻炼。

移位性骨折或骨折移位需要切开复位和内固定术，而且需要整形外科的会诊。对于老年患者而言，移位性骨折在有些时候可以保守治疗，但仍需要整形外科的会诊指导。在发生尺神经损伤的时候，同样需要整形外科的参与。在患者当中，有10%的患者有尺神经损伤的征象，在绝大部分病例当中都存在自然产生的尺神经的挫伤。成人早期治疗鹰嘴骨折有利于减少随后的关节炎的发生率[39]。

桡骨头和桡骨颈骨折

病理生理学 桡骨头和桡骨颈骨折通常是间接打击造成的，特别是在摔落过程中手张开的情况下。桡

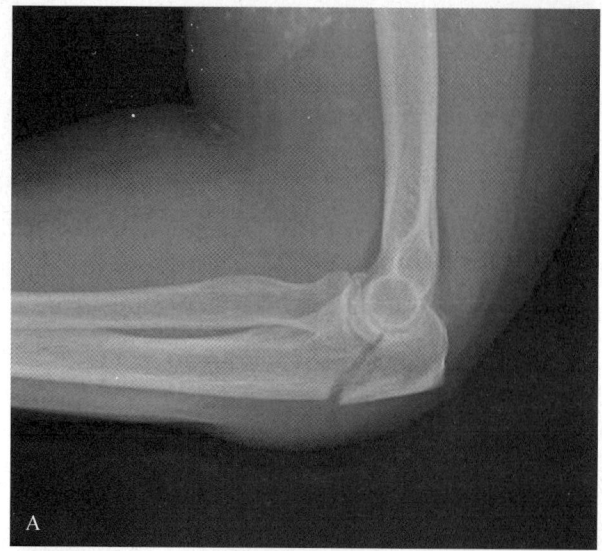

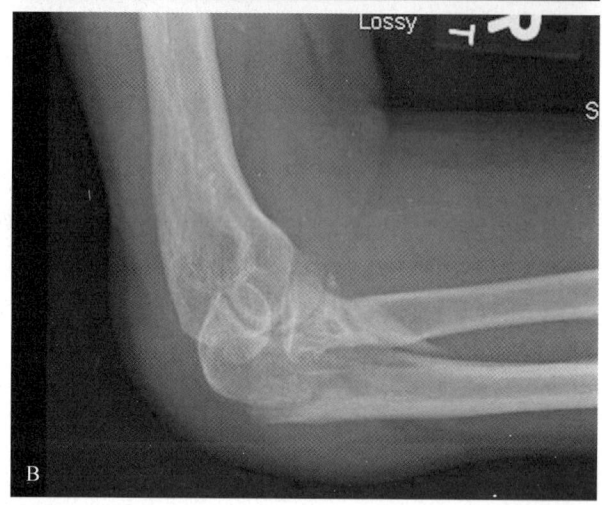

图49-28　A，鹰嘴骨折移位。B，骨折伴随桡骨头移位。

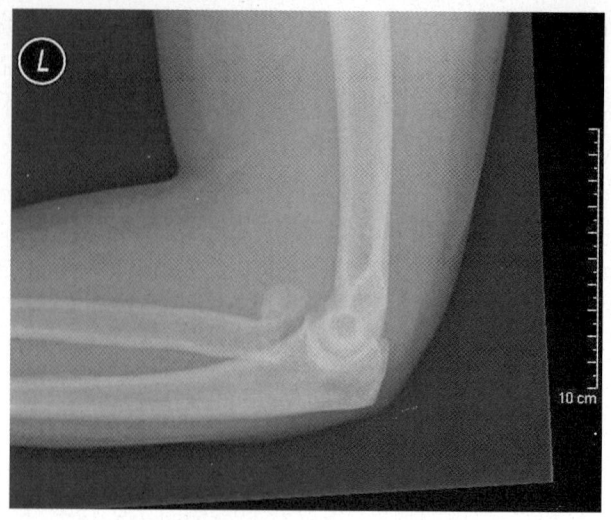

图49-29　桡骨头骨折移位。

骨向上传递力，导致桡骨头与肱骨小头相撞，从而导致桡骨头或颈部的薄弱地方骨折。虽然在影像学上可能只发现桡骨头的骨折，但同时常常也存在肱骨小头关节面的损伤和侧副韧带的损伤。桡骨头骨折的分离表明撞击力量较大而且伴有明确的软组织损伤。当压迫桡骨头有局部明确的压痛或被动旋转前臂时存在疼痛表明存在软组织损伤。

诊断策略　影像学检查通过从桡骨颈和头的常规高度测量的细微破坏程度到明显的骨折移位或粉碎性骨折出现将骨折进行分类（图49-29）。在影像学上很难发现非分离性骨折。压痛伴有影像学上表明明显的脂肪垫征可以认为是桡骨头骨折，甚至当尚未有肉眼可见的骨折时。桡骨头骨折可分为以下四种类型：

- Ⅰ型：非分离性骨折
- Ⅱ型：边缘骨折（包括关节面的30%）伴有移位，包括嵌入或成角畸形
- Ⅲ型：粉碎性骨折或桡骨头全部断裂
- Ⅳ型：以上所有骨折伴有肘关节移位

治疗　Ⅰ型非移位性骨折可根据症状给予短时间的吊带支持，早期进行全范围运动锻炼（24～48小时内）。吸出关节积血，在关节间隙注入5%布比卡因注射液可以明显缓解疼痛，改善关节活动度[40]。患有这种损伤的绝大部分患者在2～3个月内均恢复。少数出现长期疼痛、关节挛缩或关节炎症。Ⅱ型骨折的治疗通常是简单的，通过吸出关节积血，在关节间隙注入布比卡因注射液，急诊进行局部制动，稳定后可尝试全关节范围的运动。在这些病例中，吸出关节积血和局部注射布比卡因注射液不单单解除痛苦，同时可以明确关节运动的范围来确认是否有陷入性骨折碎片。如果患者病情仍未好转，随后有些则需要进行桡骨头切除。当存在机械性梗阻以及所有Ⅲ型骨折，需要早期进行桡骨头切除。桡骨头切除后的患者绝大部分经过长时间治疗后功能可恢复，而少部分患者在手术后存在功能残疾[41,42]。Ⅳ型患者需要治疗下文介绍的肘关节脱位以及特殊的桡骨头损伤。

脱位和半脱位

肘部脱位

由于肘部的解剖学特点，肘部具有生理学上的不稳定性，肘部脱位是常见的。在易脱位的大关节当中，肘关节位于肩关节之后，成为第二大常见脱位关节。肘关节脱位定义为肱骨和鹰嘴的联系被破坏。通常状态下，桡骨和尺骨被环状韧带和骨间软组织联合紧密包围形成一个整体。大部分的脱位分类是关于尺

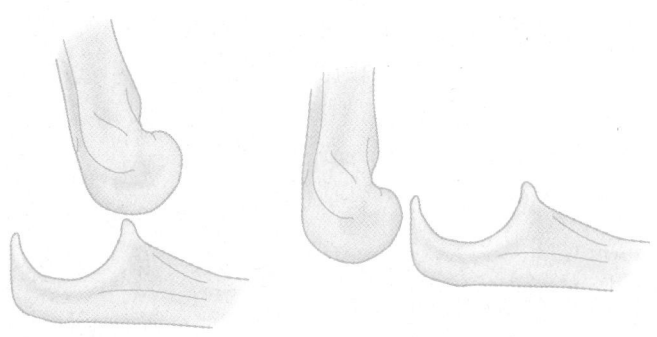

肘部前脱位　　　　　肘部后脱位

图 49-30　肘部脱位，前脱位和后脱位。（Modified from Simon R, Koenigsknecht S: Emergency Orthopaedics: The Extremities, 2nd ed. Norwalk, Conn, Appleton & Lange, 1987.）

骨和肱骨的非正常位置关系。肘部最常见的脱位是后脱位，其次是向前、内侧脱位或外侧脱位（图49-30）。脱位也可以发生在桡骨和尺骨之间，而这种脱位在尺肱骨的脱位中是很少见的，后者被称为分离性脱位。

通常在巨大的能量作用下才发生肘部脱位，而且毫无疑问在脱位的同时常伴随有邻近骨组织的骨折发生。骨折-脱位型损伤被认为是复杂性肘脱位。在这种情况下，必须立即进行复位来解除痛苦，同时避免循环障碍和软骨损伤。

肘关节后脱位

病理生理学　这种损伤的机制是当摔落过程中手或腕部成伸展状，在冲击力作用使肘部成伸展状或过度伸展状。通常形成一种外翻力，最终综合向力起到杠杆的作用，将尺骨从滑车脱出，形成脱位。

临床和影像学特征　患者常呈45°弯曲肘部，在鹰嘴部有标志性隆起。有些肘部脱位在检查之前就复位，留有模糊的图像。在任何患有肘后脱位患者当中，均有标志性的扩散性压痛和局部隆起。同时必须检查神经血管情况，因为脱位会影响到肱动脉和正中神经。众多机制会造成神经血管损伤，包括开始的牵拉、局部隆起和在复位过程中对神经血管的挤压包埋[43]。因此必须进行重复检查。

图49-31描述了肘脱位在复位前的影像学表现。在检查时骨折同样表现为脱位，因此在推拿复位治疗前，行影像学检查排除骨折是必要的。同时，在脱位的同时也可以有数种骨折发生的可能，如果存在，这些骨折需要诊断和治疗。这些骨折包括肱骨远端骨折、桡骨头骨折、桡骨冠突骨折。

治疗　通常不需要整形外科来进行会诊。除非有神经血管损伤，否则可以立即进行复位。关节内注射局麻药会适当地局部镇痛来完成闭合复位术。程序性

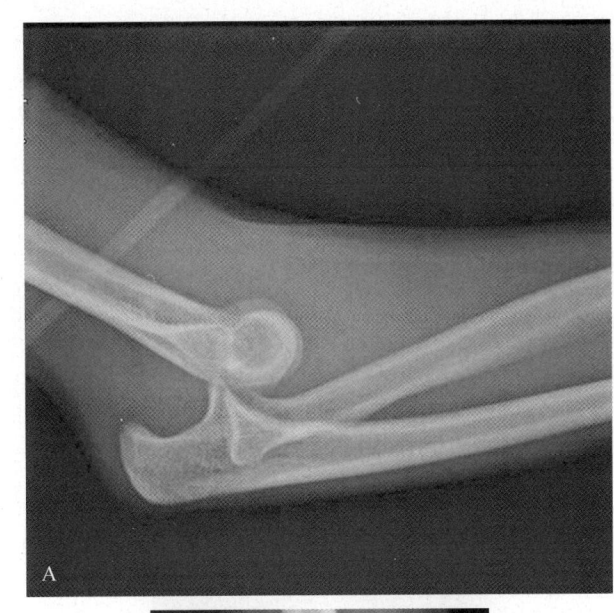

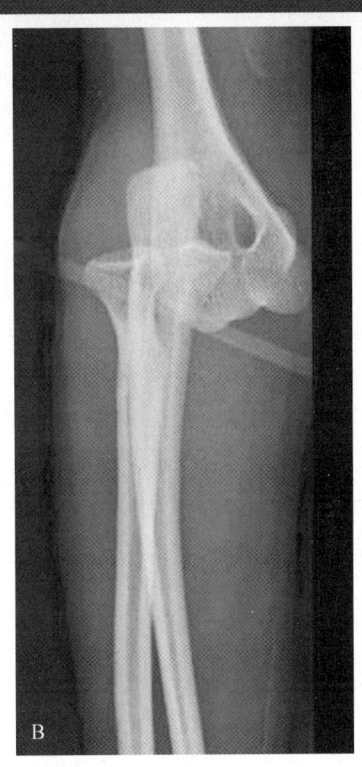

图 49-31　肘部后脱位的典型表现，侧位片（A）和前后位片（B）。

镇痛治疗是有效的，通常使用来使复位术顺利完成。通常不需要局部神经阻断或全身麻醉。术者牵引前臂远端，同时助手抓紧肱骨并对抗牵引，这时后脱位复位术会完成。当前臂远端被牵引时，其理想的位置是肘部弯曲成30度同时前臂呈旋后位。当肱骨小头滑过冠突时，在关节表面发出接箍的声音。如果经过这种复位术治疗后复位不成功，检查者应在前臂近端施加向下的压力，在保持线性牵引力的同时在鹰嘴后施加压力。由于冠突可能陷入鹰嘴窝内，故这种向下的压力能迫使冠突离开鹰嘴窝。按关节的引动范围，轻柔地运动关节来检查关节的稳定性。经验证明如果关

节稳定性良好，肘关节弯曲约90°，可用后敷石膏外固定。同时必须重新检查神经血管组织功能。在复位以后，必须复查影像学检查来避免遗漏冠突或桡骨头的骨折，在儿童同时要注意是否有内上髁隆起的骨折分离。

复位后的治疗包括肘部后夹板外固定，同时要留有空隙保证循环稳定。通过吊巾将手臂固定。在治疗开始要避免圆圈状运动。通过冰敷、患肢抬起来保证患者患肢稳定，同时应注意是否有血管损伤的征象。务必使患者遵嘱，否则上述治疗措施不应该解除。如果在复位治疗后确定肘关节复位稳定，可在3～5天以后进行轻柔的全范围活动锻炼。若有韧带仍有不稳定的情况，或骨折引发的不稳定导致需要手术内固定治疗的情况，这些存在不稳定状况的关节需要延长制动时间[44]。

并发症 肘关节脱位引发的最严重的并发症是血管损伤。在所有的肘关节脱位引发的血管损伤患者中，最严重的血管损伤是肱动脉的撕裂伤[45]。当经过触诊或影像学检查发现鹰嘴头和肱骨末端距离变大时，应寻找是否有血管损伤。肢体末端动脉是否搏动不能作为血管是否完整的证据。而且如果考虑存在血管损伤，应尽快行血管相关检查并且请相应科室会诊。同样有相关正中神经牵拉受损或被包埋的报道。如果在复位术以后仍存在正中神经功能的相关缺失，应立即请整形外科会诊。经复位术后的肘关节再发脱位的发生率是极小的。

内侧脱位和外侧脱位

和肱骨后脱位发生机制类似，在内侧或外侧面作用于尺骨和桡骨的向量力使尺骨或桡骨移位，导致内侧脱位或外侧脱位的发生。X线前后向的观察能发现这些脱位情况。复位手法和后脱位类似，只是手臂是轻度伸展的。在复位的过程中应小心不要将内侧脱位或外侧脱位变成后脱位。其并发症和复位后治疗与后脱位的相同。

肱骨前脱位

病理生理学 肱骨前脱位的发生概率极低，当肱骨处于屈曲状态时，外力作用于鹰嘴后部，导致前脱位。在肱骨前脱位的发生过程中，伴随着软组织的严重损伤，包括三头肌的撕裂伤或血管断裂。这种脱位通常是开放性的。

临床特征 上臂表现为缩短而前臂延长。肘关节完全延展，前臂旋后。其次可触及到鹰嘴窝。

治疗 当损伤为闭合性时，在腕部远端施加牵拉，同时在前臂作用向后的压力，同时抓住肱骨远端进行复位术。当复位成功时会有喀喇声发出。与通常后脱位引发的血管损伤相比较而言，前脱位引起的发生率要高得多，但是尺神经的损伤是不多见的[46]。当出现开放性损伤，或怀疑有血管损伤时，应请整形外科会诊参与治疗，并且是必需的。

桡骨小头半脱位

病理生理学

桡骨小头半脱位是常见的损伤，在儿童上肢损伤中占20%以上。在1～4岁的儿童中最常见，有报道在6个月至15岁的婴幼儿和儿童都有发生。通常女童发生的比例要高于男童，左臂发生的比例要高于右臂[47]。由于当儿童的手臂前旋时，突然的纵向牵拉前臂会造成这种损伤，故这种损伤被称为育婴女佣肘或牵拉肘。环状韧带的拉伸会引起肱骨小头和桡骨头之间的纤维滑脱，造成儿童手臂旋后障碍。5岁以后，由于环状韧带变厚、力量增强，这时就很难出现撕裂或移位，这时这种损伤引起的再发生率只有20%[48]。

临床和影像学特征

有典型的病史[47]，当儿童肘部伸展处于旋前位置时受到外力牵拉。其他的机制包括对肘部的直接损伤或对手臂的扭曲动作。在6个月以下的婴儿，半脱位的机制包括床上翻身，会将手臂压在身体下造成对关节的纵向牵引[49]。临床上患儿手臂常表现为被动旋前，肘部轻微弯曲，不愿意移动患臂，抵抗旋后动作，在桡骨头直接压痛呈阳性，并且表现为局部肿胀、淤血和畸形。检查应对包括锁骨在内的全手臂的视、触诊。

影像学检查是常规检查，当病史很明确时通常不需要影像学检查。当局部有肿胀或畸形，病史不明确，或当在治疗后患儿仍拒绝使用手臂，怀疑有虐待儿童可能性时，应用影像学明确原因。当在肘部之外如前臂、腕部或肱部触诊有压痛时，应用影像学以排除其他疾患。

治疗

当有典型症状表现或有典型病史时，可以使用复位术并且是安全的[50]。通常使用旋后弯曲复位法。当检查者的拇指在桡骨头轻微施压时，对前臂做旋后动作可完成复位。然后，肘部旋后并且使用温和的牵引力使肘部弯曲。通常，但不是总是，会有一种喀喇声，表明桡骨头被还原复位（图49-32）。第二种复原术，即过度旋前术，据报道在初次复位治疗有更高

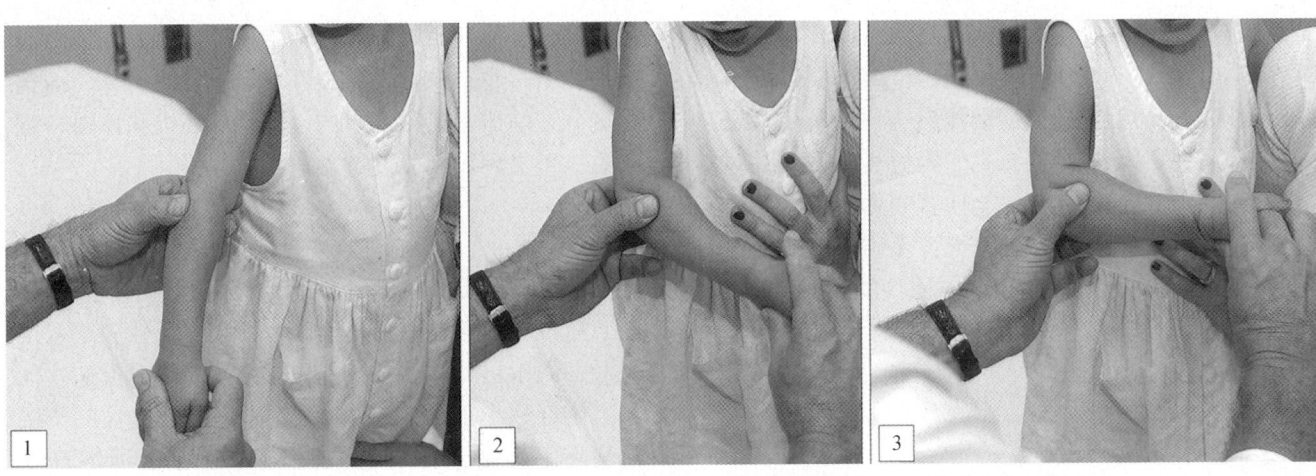

图 49-32 桡骨头半脱位。复位方法：（1）在桡骨头施加压力；（2）向上旋转前臂；（3）同时弯曲肘部。

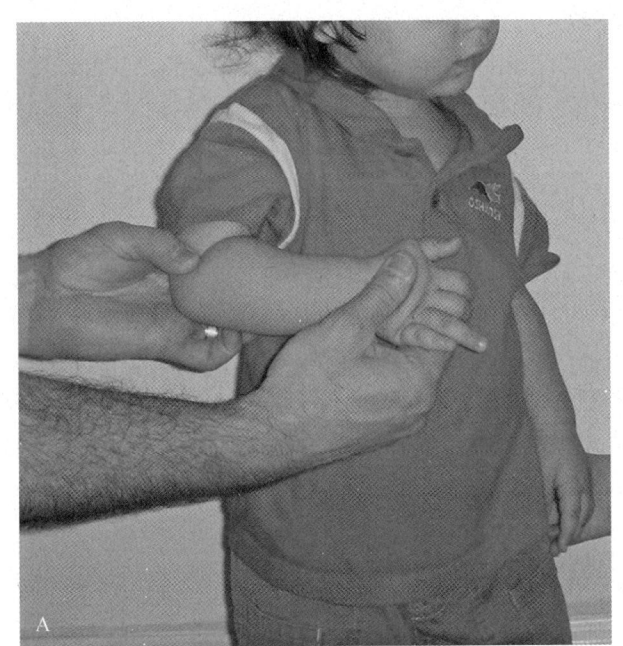

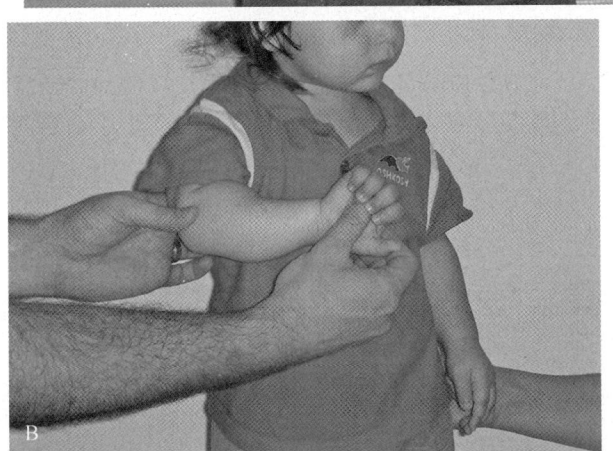

图 49-33 桡骨头半脱位过度旋前术：**A**，在桡骨头处加压并支持肘部；**B**，抓住手臂末端过度旋前。

的成功率[51]。在做过度旋前术时，在患儿桡骨头施加中等压力，检查者抓紧患儿前臂远端并将前臂过度旋前，这时有一种喀喇声表明桡骨头复位（图 49-33）。

在 5~10 分钟之内，患儿通常是无症状的，在 30 分钟内，90% 的患儿能再次使用手臂。听到或触到喀喇声通常表明复位成功。当复位完成后，检查者离开诊室，留下患儿父母来分散儿童的注意力会使患儿再次使用手臂。当复位术成功完成时，由于患儿有惧怕心理，患儿仍惧怕使用手臂。当在 24 小时内功能仍未恢复时，需要再次评估患儿病情。在复位术完成后，不需要额外的治疗、固定或必要的运动限制。应指导父母和看护者如何避免对患儿前臂的过度牵拉来避免桡骨头再次半脱位。桡骨头再次半脱位的发生率达 27%~39%[52,53]。这些伤害通常是无意识的，但有些伤害被认为是故意的。

软组织损伤

上髁炎（网球肘）

病理生理学

网球肘这一概念在 19 世纪 80 年代提出，描述包括桡肱关节或肱骨侧上髁的炎症反应过程。通常是运动导致的症状，其机制目前认为是前臂的反复旋前和旋后动作所引发。这种症状的具体病理学机制目前尚不清楚。这种症状包括桡肱骨囊炎或滑膜炎、伸肌肌腱的肌腱炎、外上髁的骨膜炎和瘢痕组织包埋的桡神经。从组织学上来说，这种异常被描述为成纤维细胞的异常增生，继之退化为成纤维细胞的异常肌腱样病变。理论上导致这种现象出现的原因在于组织学上的急性炎症细胞的缺乏[54]。目前已报道过内侧网球肘和后部网球肘，前者包括旋前圆肌和桡侧腕曲肌，后者包括三头肌腱。以下讨论与外侧网球肘有关。

临床和影像学特征

无论起病原因为何，其发病过程总是逐步的。患者通常抱怨肘关节外侧的钝痛，当做抓握或扭转运动时疼痛加重。在肱骨外上髁或桡肱关节常有局部压痛，对抗阻力做旋前或旋后动作会感到疼痛。当拉伸腕关节伸长肌时会有疼痛感觉。当做实验时，肘部需要伸展，前臂旋前，腕部完全向背侧弯曲。通常需要行影像学检查，虽然这种病是慢性疾病，但在肱骨外上髁可能有钙化沉积。MRI 检查也可以有特征性表现，但急诊 MRI 检查不能在寻找疾病证据当中作为通常的检查依据[55]。

治疗

传统的治疗措施包括保护、休息、冰疗、挤压、抬高患肢和药物治疗。早期治疗包括避免刺激性运动以及腕带制动，可以使用非甾体类抗炎药物，但它们的镇痛作用远远小于它们的抗炎作用[56]。大部分患者在疼痛关节注射皮质激素会缓解疼痛[57-59]。由于皮质激素会阻碍胶原生成，因此应避免过早应用肌腱韧带负重，并且将激素直接注入到肌腱当中[60]。经过治疗和康复措施之后，仍有持续性疼痛的患者应进行外科手术[61]。当症状缓解之后应继续进行相关运动技术锻炼恢复功能。

鹰嘴滑囊炎

病理生理学

虽然在肘关节部位可以有数个囊肿，但是鹰嘴滑囊炎是一种独立的病理学损害过程。反复细小的损伤，如在工作过程中依赖肘部，会造成鹰嘴滑囊炎。通常炎症过程如痛风或囊肿感染（化脓性滑膜炎）会造成鹰嘴滑囊炎。化脓性鹰嘴滑囊炎大部分发生在体力工作者身上，如园艺工作者或铅管制造者会遭受肘部的反复损伤，损伤导致感染会诱发化脓性鹰嘴滑囊炎。

临床特征

患者通常有一系列的疼痛、压痛和鹰嘴部位的异常隆起。有化脓性鹰嘴滑囊炎的患者通常在数小时之内有疼痛加剧。检查时，化脓性囊肿会有典型的肿大、热痛、充血和压痛。发炎的囊肿会造成局部皮肤的紧缩，使肘部弯曲活动受限。并表现出局部皮肤的小损伤、明显的摩擦损伤、需治愈的撕裂伤。在一小范围调查中，20 位有化脓性囊肿的患者当中，有 7 位有发热（体温 38.5～40.3℃），75%患者有蜂窝组织炎，25%患者有局部淋巴结肿大。非感染性滑囊炎通常表现为无温度和无红斑状改变，局部皮肤是完整的，局部可能只有隆起。评估最重要的方面在于滑囊炎的化脓过程是从良性感染性炎症引发的区分，而这种区分在临床上是很困难的，因为从病史和体格检查来看，可见到反反复复的疾病重叠交错。

诊断方法

如果怀疑是鹰嘴滑囊炎，那需要对囊肿进行诊断，应抽取囊液进行晶体实验、白细胞计数、革兰染色和细菌学培养。外伤性非化脓性鹰嘴滑囊炎通常的白细胞计数小于 $1\,000/mm^3$，除非是明显血性的鹰嘴滑囊炎，其化脓性囊液白细胞计数通常远远高于 $10\,000/mm^3$。

治疗

由于减轻囊液压力有利于减轻疼痛，因此需要积极诊断和治疗。在化脓性滑囊炎治疗上，需要切开引流囊液，同时在治疗开始使用适当的抗生素抗感染。在进行细菌学培养的同时，经验性抗生素治疗需覆盖常规皮肤菌群包括耐甲氧西林金黄色葡萄球菌（MRSA）。久治不愈的滑囊炎在使用适当抗生素的同时应及时切开引流。非感染性滑囊炎需要局部压迫性包扎，非甾体类抗炎症反应药物治疗，并且避免刺激性活动。患有滑囊炎的患者在 24～48 小时之内需要再次就诊，来验证培养结果并且监测对治疗方案的反应。

二头肌腱破裂

病理生理学

二头肌腱破裂通常发生在二头肌长头部分。通常在中年运动员或体力工作者身上发生，这些人在肌腱上常常受反复的轻微损伤。在重体力劳动当中，肌肉承受着巨大的负荷，通常这时人们感到有一种扳机样的损伤声音，然后是前侧肩部的疼痛感。肌腱破裂也可以发生在远处，通常发生在桡骨粗隆上生成撕裂伤，或在肌腱肌肉移行部发生。二头肌肌腱远端破裂几乎发生在男性身上，大部分在 40～60 岁之间，通常发生在优势手臂上[62]。通常是意外的延展性外力作用于手臂上，迫使手臂弯曲达 90°。虽然肌腱破裂通常发生在潜在肌腱疾病的基础上，但目前肌腱破裂的病理生理学机制尚未得到认知。糖尿病、慢性肾衰竭、系统性红斑狼疮、风湿性关节炎、使用激素或氟喹诺酮类药物均可导致肌腱疾病。通常吸烟被认为和二头肌远端肌腱破裂有密切关系[63]。

临床特征

二头肌腱破裂诊断很明确。在近端肌腱破裂患者身上，在二头肌沟肌肉汇聚处可见明显的缺陷。弯曲肘部可在此近端肌肉的疼痛。二头肌短头通常是完整的，屈曲动作通常是完整的。在远端肌腱破裂患者，会陈述肘前区疼痛和撕裂样感。当肘部弯曲或旋后时，会明显看到畸形和触到二头肌肌腹的损伤，会造成肘部弯曲和旋后动作的障碍。如果肌腱完全破裂，会看到肌肉挛缩成团，特别是在患者试图弯曲时会更明显。X线照射通常不能发现问题，通常也是不必要的。当怀疑部分肌腱破裂时，MRI检查也许是有用的。

治疗

所有的患者均需要紧急骨科就诊。推荐对完全性肌腱破裂进行手术修复。部分肌腱破裂通常建议保守治疗，但根据病情需要也进行手术修复。在等待整形外科手术治疗之前，患臂需要夹板外固定，建议使用冰镇患处或口服镇痛药缓解疼痛。

重要概念

- 对于肘关节的临床治疗决策目前没有得到验证。当存在运动范围的受限、明显的畸形、关节有渗出液或在骨突或桡骨头的任何部位存在明显的压痛时，应考虑行影像学检查。如果不存在以上病症，可以考虑对成人患者不行相关影像学检查。由于开放性骨生长平台和由于体格检查的局限性，对于儿科患者，上诉检查限制应降低。
- 对于有腕部疼痛和创伤损伤的患儿，在不能完全解释疼痛原因的时候（如影像学检查发现异常），应考虑存在肘部的损伤存在，肘部的损伤同样可以引起腕部的疼痛。
- 在创伤的开始，在影像学上发现有后脂肪垫征90%以上的患者有关节内的骨骼损伤。在成人，应考虑桡骨头的骨折，而在儿童，可能要考虑髁上骨折的存在。如果没有创伤因素，应考虑其他引起关节液外流的因素（如痛风、感染、滑囊炎）。
- 在最常见的并发症当中，桡神经损伤在肱骨骨折中占20%。通常是良性的神经性失用，在绝大部分患者能自然的恢复功能，但是恢复过程需要几个月。由于穿透伤或开放性骨折造成的桡神经损伤趋向于永久性损伤，通常需要手术治疗。
- 通常桡骨和尺骨，通过环状韧带和骨间膜结缔组织紧密联系在一起，通常作为一个整体脱位，典型的形成后脱位，也可能出现向前、向内、向外侧脱位。
- 如果病史提供存在桡骨头脱位（育婴女佣肘）时，不需要影像学的证实。如果有隆起或畸形，病史不明确，患儿在复位术后仍不敢用患臂，或存在虐儿可能时，应行相应的影像学检查。
- 二头肌肌腱破裂绝大部分发生在男性当中，大部分发病年龄位于40~60岁，大部分发生在优势手臂上，通常是意外的作用力作用在手臂上，导致手臂弯曲成90°，形成二头肌肌腱破裂。吸烟、糖尿病、慢性肾功能不全、系统性红斑狼疮、风湿性关节炎、有使用激素或使用氟喹诺酮治疗的病史可能是这种损伤的易感因素。

本章参考文献请参见 http://pumpress.bjmu.edu.cn/eduservice/3419.html

第50章　肩

Mohamud Daya and Yoko Nakamura

徐杰　郭欣　译　　徐杰　郭欣　校

概述

肩关节是一个独特且复杂的关节单元。在人体所有的四肢关节中，它具有最大的活动范围，就面积而言，其活动度超过一个半球空间。对肩关节损伤早已有认识：西元前3000年埃及古墓壁画就精确地描绘了用手法推拿［类似于科赫尔复位法（Kocher technique）］使肩关节脱位复位[1]。希波格拉底可能是归纳出肩关节脱位诊断和治疗方法的第一人[2]。

肩关节损伤常见于急诊医学中。统计表明8%～13%的运动损伤涉及肩部，并且急诊科所见的大关节脱位中，50%以上是肩关节脱位，几乎所有的体育运动都会这样或那样地使用肩关节，肩部可因创伤（直接或间接）或劳损而受伤。创伤多见于足球和冰球运动，而劳损（肩撞击综合征）多见于游泳和棒球运动。肩部损伤还常见于摔跤、网球、台球和标枪运动[3]。

一般来说，儿童比成人更容易受伤；然而，骨骺及其生长面改变了损伤的类型[4]。由于关节囊和韧带的强度比骨骺板强2～5倍，因此使成人扭伤或关节脱位的损伤常通过儿童生长板的肥大区引起骨折。肩带包括肩峰、近端肱骨头、喙突、肩臼和锁骨内侧端均有骨骺板，锁骨的完全骨折或青枝骨折和近端肱骨骨骺骨折更常见于儿童人群。大多数儿童肩部损伤用保守治疗，预后良好，功能可完全恢复[4]。

疾病原理

解剖学

肩带把上肢连接到躯干上（图50-1），其由三块骨骼（锁骨、肱骨、肩胛骨），三个关节（肩锁关节、盂肱关节、胸锁关节）和一个假关节（肩胛胸）组成。

胸锁关节（sternoclavicular joint，SCJ）是唯一体现上肢和躯干连接关系的关节（图50-2），活动关节的稳定性取决于前、后胸锁关节韧带、锁间韧带和肋锁韧带。肋锁韧带对抗胸锁乳突肌的拉力是最重要的稳定韧带[5]。胸锁关节参与上肢的所有活动，是全身活动性最大的关节[6]。上纵隔内的大血管、气管、食管、胸导管、肺尖和其他重要结构均在胸锁关节的后方。

锁骨呈"S"形，像一根支杆支撑上肢，使上肢离开胸壁。其内侧与胸骨、外侧与肩峰形成关节连接，锁骨支撑起颈部外形，保护锁骨下血管和臂丛神经。锁骨中间1/3处最薄，无韧带附着，是最容易发生骨折的部位[7]。

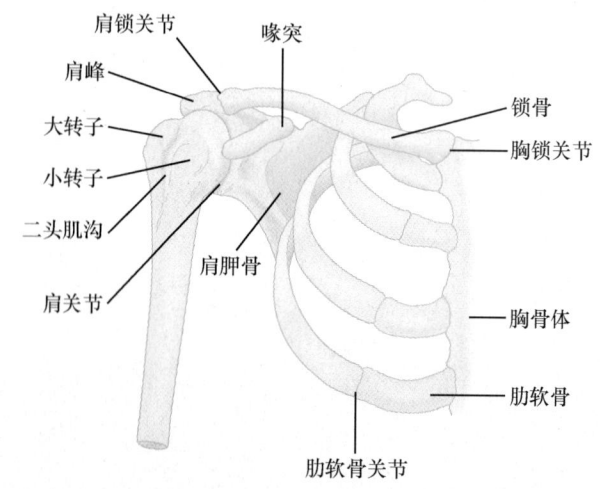

图50-1　上肢带骨的解剖。（From Roy S, Irwin R: Sports Medicine: Prevention, Evaluation, Management and Rehabilitation. Englewood Cliffs, NJ, Prentice Hall, 1983.）

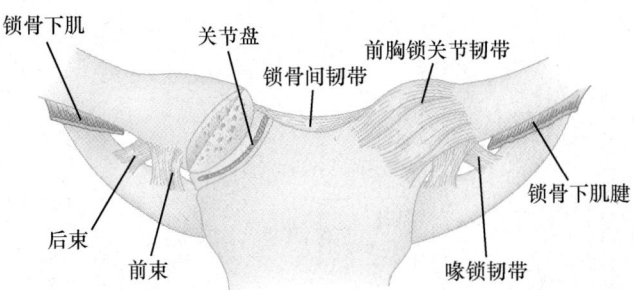

图 50-2 胸锁关节的韧带和关节盘。（Redrawn from DePalma AF：Surgery of the Shoulder, 3rd ed. Philadelphia, JB Lippincott, 1983.）

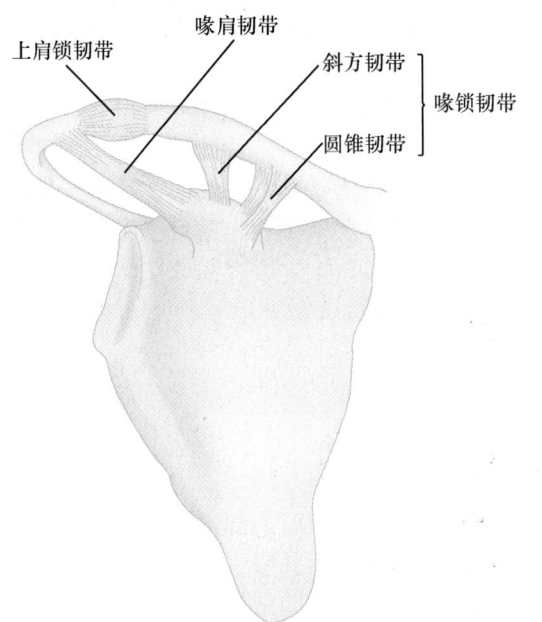

图 50-3 肩锁关节韧带。（Redrawn from DePalma AF：Surgery of the Shoulder, 3rd ed. Philadelphia, JB Lippincott, 1983.）

肩锁关节（ACJ）连接锁骨外侧端于肩峰内侧缘（图 50-3）。肩锁关节的稳定性几乎不依靠骨骼，而依靠相关的韧带和肌肉。薄弱的肩锁关节韧带提供向后的拉力，三角肌和斜方肌的锁骨端和肩峰端附着于关节前方起到固定和悬吊的作用。最重要的稳定结构是喙锁韧带（圆锥形或梯形），提供垂直和向前的拉力。

肩胛骨是扁平的三角形骨，组成肩带的后方。肩胛骨扁平端紧贴胸廓后方并向外侧增宽形成肩臼。厚端是 18 块肌肉的起始端连接处[9]，宽厚的胸壁后部的肌肉层富有弹性，能够保护肩胛骨免于直接或间接的创伤。

滑膜由肩臼延伸至肱骨头，滑膜大而且松弛，使关节可以较大范围的活动。松弛的滑膜折叠形成纤维囊，在前方，纤维膜增厚形成上、中、下盂肱韧带。下盂肱韧带的前支对防止盂肱关节前脱位最重要[10]。

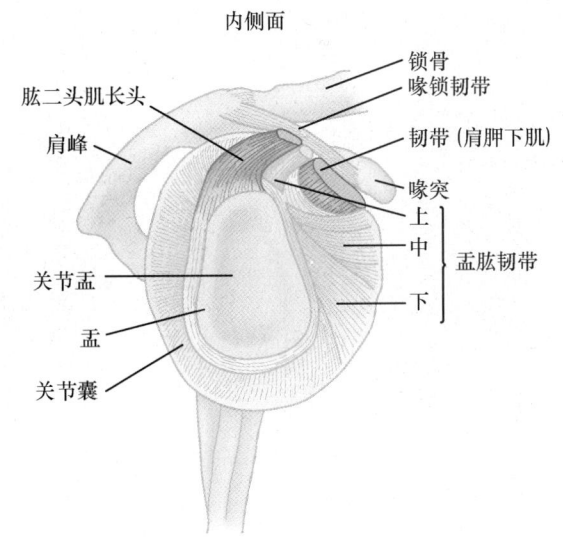

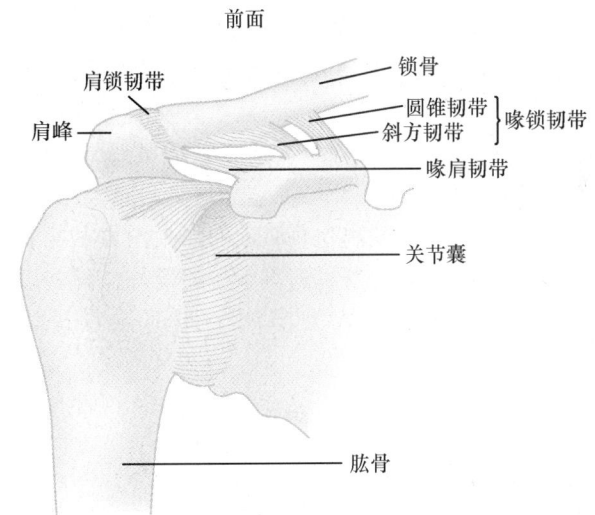

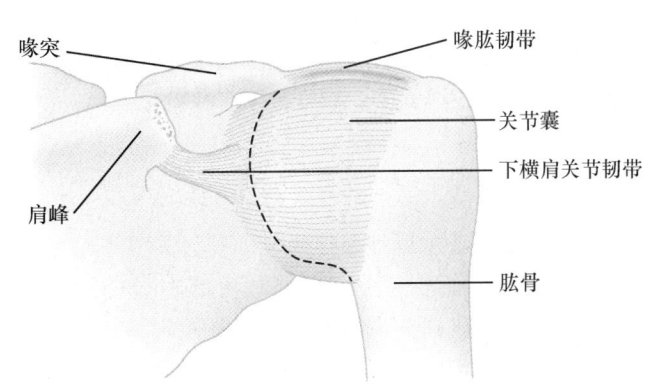

图 50-4 肩关节解剖。

盂肱关节是棒球-手套型关节，依靠相关的关节囊、肌肉、韧带维持稳定性（图 50-4）。囊内负压为稳固机制[10,11]。没有骨质结构使肱盂关节的活动范围比身体其他关节都大。

肱骨近端与肩臼形成关节，为很多重要的肌肉提供附着点，冈上肌、冈下肌、小圆肌附着于肱骨大结

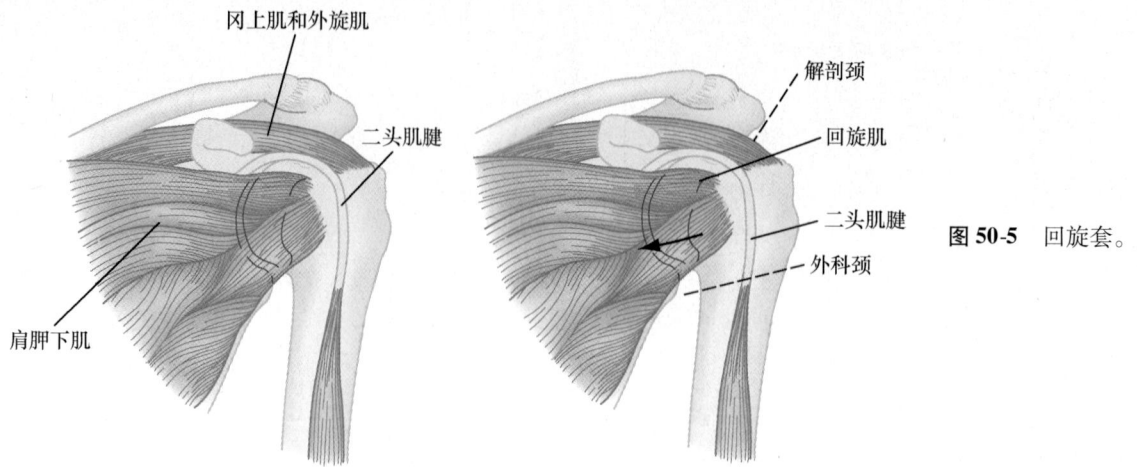

图 50-5 回旋套。

节平面，而肩胛下肌附着于肱骨小结节。这些肌肉共同组成回旋套，有助于将肱骨头稳定于肩关节内（图 50-5），肱二头肌长头起自盂上结节沿肱二头沟向上经过肱骨头进入上臂肌群，从上方及前方增强肩关节的稳定性。长肌是肩关节运动首先要调动的肌肉。胸大肌、背阔肌、大圆肌全部进入肱骨结节间沟。肱骨骨折移位反映出这些肌肉的强大拉力。肱骨近端为小梁骨，皮质层薄；随着年龄的增长，骨密度变化（骨质疏松症）大大增加了此部位骨折的危险[7]。

臂丛神经和锁骨下血管位于肩带内，从锁骨和第一肋骨之间穿过，横向经过喙突，经肩关节下方向前分出正中神经、尺神经、桡神经和腋窝血管。这些神经是臂丛神经的分支（C_5~C_8 神经根），臂丛神经损伤常常导致严重的肩关节运动障碍。

临床特征

病史

大多数患者主诉涉及疼痛、僵硬、关节不稳定和无力。肩部疼痛可由许多肩外和肩部本身的原因引起。导致肩部疼痛的肩外原因包括颈椎病、胸廓出口综合征和肺上沟瘤（Pancoast tumors）。此外，心脏疾病、膈肌激惹（例如膈下脓肿、下肺炎症、脾血肿、异位妊娠破裂、胆囊疾病）以及胃、胰腺疾病导致的疼痛均可引起肩部疼痛。

急性肩部疼痛多与创伤有关，最重要的判断因素为创伤时间、创伤机制、疼痛的具体部位和剧烈程度。少数情况下患者可能在未受创伤的情况下发生急性疼痛（例如钙化性肌腱炎）。肩部疼痛还可在没有任何诱因的情况下，在不知不觉中逐渐加重。这种情况需要记录疼痛的持续时间、部位、特点、加重和缓解情况。肩部本身原因所致的疼痛放射通常不会超过肘部。

僵硬常常表现为活动范围受限，是由于肩部潜在的疼痛所造成的。关节不稳定常见于明显的关节半脱位或脱位。病人可能会形容肩部几乎要"掉出去了"。回旋套撕裂或者神经损伤常常会造成明显肩部无力。

体格检查

应于前、后、侧位对肩部进行检查。所有明显的畸形、瘀斑、撕裂伤、肿胀、血肿均应记录。与健侧比较斜方肌、三角肌、冈下肌、冈上肌的外形来发现肌肉萎缩。

肩部触诊应系统，由胸锁关节起，沿锁骨向外侧检查至肩锁关节，再至肩胛骨、肩关节、肱骨，记录每一处压痛、骨摩擦感、肿胀、畸形情况。

检查肩关节主动活动度和被动活动度。肩关节主动活动度最好嘱患者坐位检查，以排除腰椎和下肢关节的影响。肩关节被动活动度的评价最好嘱患者处于仰卧位进行，外展、前屈、上举、内旋、外旋应予记录并与健侧比较。此外，在所有病例都要仔细观察肩胛胸关节的活动情况。外展超过 45° 角之后，肩胛骨每运动大约 1° 角，盂肱关节需运动 2° 角。

在手法推拿治疗前后都必须对神经血管进行彻底检查并记录检查结果，在多个位置检查肱动脉、桡动脉、尺动脉的搏动来了解血管的情况。如果发现有皮肤苍白、感觉异常或者皮下血肿增大的情况则需要高度警惕血管损伤。还应全面检查感觉（浅触觉和痛觉）和运动功能，通过检查支配相关肌肉和皮肤的神经根来判断臂丛神经损伤（表 50-1）。

表50-1 臂丛的感觉和运动分布

脊椎	感觉区域	肌肉
$C_{2\sim4}$	—	斜方肌
C_5	腕外侧	三角肌
C_6	前臂外侧、拇指	肱二头肌
C_7	中指指尖	拇伸肌
C_8	小指指尖、前臂内侧	指屈肌
T_1	手臂内侧	骨间肌

诊断方法

影像学

最初对创伤的评估包括三个位置的影像学检查，肩关节真正前后位（45°侧位）、肩胛骨侧位和腋窝位（图50-6和图50-7）。真正前后位（图50-7B）观察肩关节不受骨质重叠影响，比标准前后位效果好。肩关节内旋、外旋位行标准前后位检查，肱骨小结节、大结节轮廓显影较好，有利于观察软组织情况。

常用垂直角度位置有腋窝位、肩胛骨侧位、顶斜位[12]。腋窝位（图50-7A）观察肩关节最全面，为首选，尤其便于确定肱骨头和肩臼的位置关系，明确喙突、肱骨头、盂唇损伤。上肢轻度外展拍摄腋窝位片。腋窝位片拍摄困难使得肩胛骨侧位片（图50-7B）应用广泛起来，其优点是简单易行，便于复查，解剖结构显示清楚。肩胛侧位片上肩胛骨呈Y型，肩胛骨体为下半部分，喙突和肩峰组成上半部分，正常情况下肱骨头与肩臼重合，位于三支汇合处，肩胛骨侧位片可特征性的鉴别盂肱关节前、后脱位。顶斜位（患侧肩部向后倾斜45°，X线向尾端投照）显示肩关节独特的冠状面影像，这种影像简单易行，痛苦少，观察患肢骨骼和关节损伤比肩胛骨侧位更敏感。

急诊影像学检查主要依靠平片，但是在可选择的情况下，CT和MRI检查可以用来获得更多的骨骼和软组织细节情况[13]。

损伤类别

骨折

锁骨骨折

病理生理 锁骨骨折占所有骨折的5%，是儿童最常见的骨折。成人流行病学调查显示锁骨骨折年发生率为30～50/100 000人，男女比例为2∶1[14,15]。锁骨骨折从解剖学和损伤机制上分为三类：锁骨中内1/3骨折不常见（5%），多发生于前胸直接遭受打击。中间1/3骨折最常见（图50-8），占所有损伤的

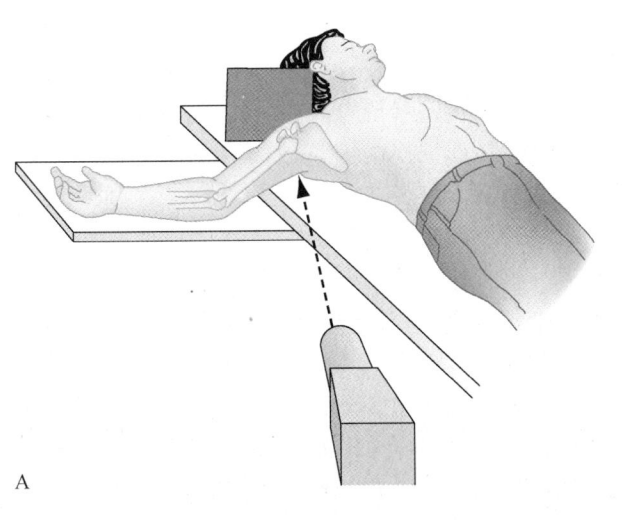

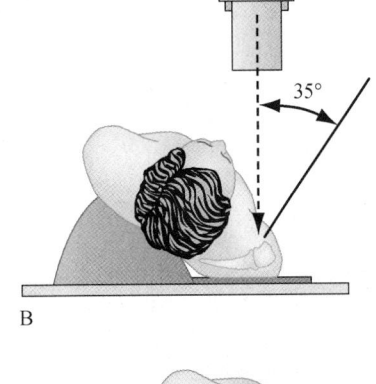

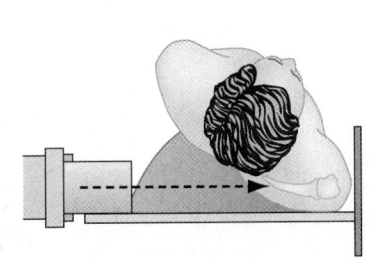

图50-6 肩部损伤影像学检查位置。A，腋窝位；B，真正前后位（35°斜位）；C，肩胛侧位。

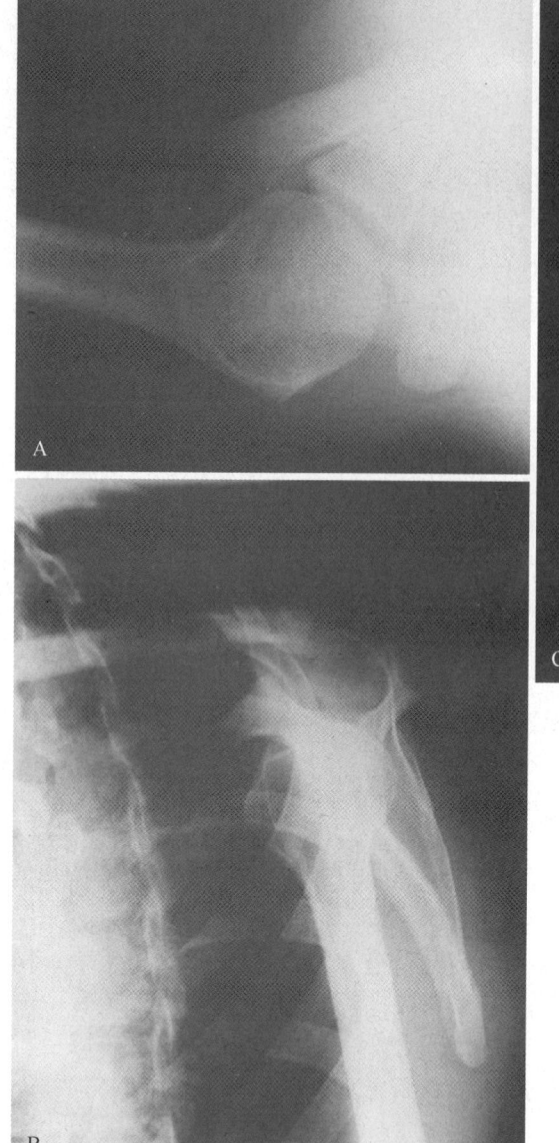
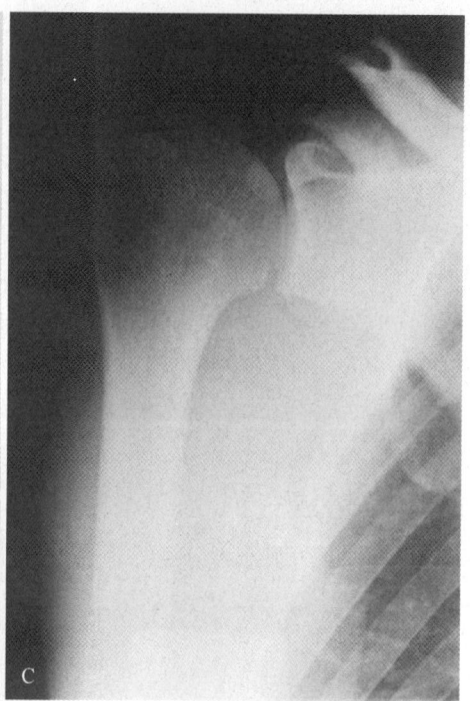

图 50-7 肩部的正常影像（创伤平片组）（A）腋窝位；（B）真正前后位；（C）肩胛侧位。

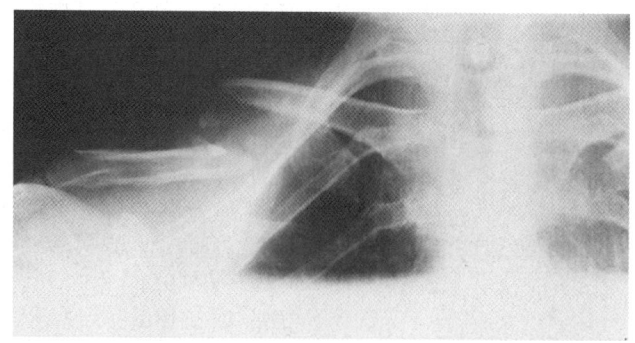

图 50-8 锁骨中部骨折移位。

80%。常见的损伤机制为肩部侧面直接受力所致，如摔伤、运动创伤、摩托车交通事故。锁骨中外 1/3 骨折占（15%），多为肩部上面直接受力所致，进一步分为三个亚型[16]：Ⅰ型骨折由于喙锁韧带未受损，骨折稳定，移位最少。Ⅱ型骨折存在喙锁关节撕裂，骨折近端缺少稳定牵拉力，有向前移位的趋势。Ⅲ型骨折存在关节面损伤（图 50-9）。

临床特征 患者感觉骨折部位疼痛，患肢紧贴于躯干，锁骨中间 1/3 骨折时，肩部特征性向下、前、内塌陷，这种移位是由于重力和胸大肌、背阔肌在骨折远端牵拉造成的。骨折近端在胸锁乳突肌的牵拉下向上移位。患者头部常常向患侧倾斜以缓解肌肉牵拉。骨折处可能存在瘀斑，骨摩擦感，触及或者能看到畸形。尽管很少合并相关神经、血管的损伤，也要求仔细评估邻近的锁骨下血管和臂丛神经。气胸和肺部损伤也非常少见，除非存在开放性骨折[17]。新生儿分娩时造成的锁骨骨折特征性表现为一个无症状的"肿块"，代表此部位骨痂形成，常由细心的父母发现。

治疗 早期处理原则包括止痛、制动和适当的随访护理。锁骨骨折可以支撑固定，如简单悬吊或者悬

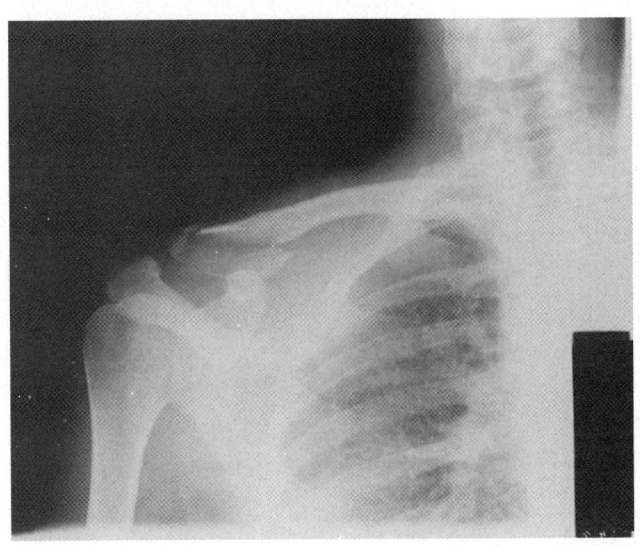

图 50-9　Ⅲ型锁骨外侧端骨折（关节内）。（Courtesy of David Nelson, MD.）

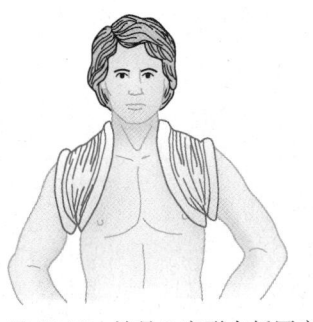 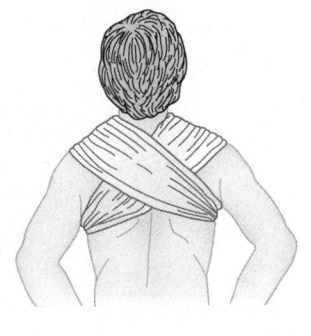

图 50-11　锁骨 8 字形夹板固定。

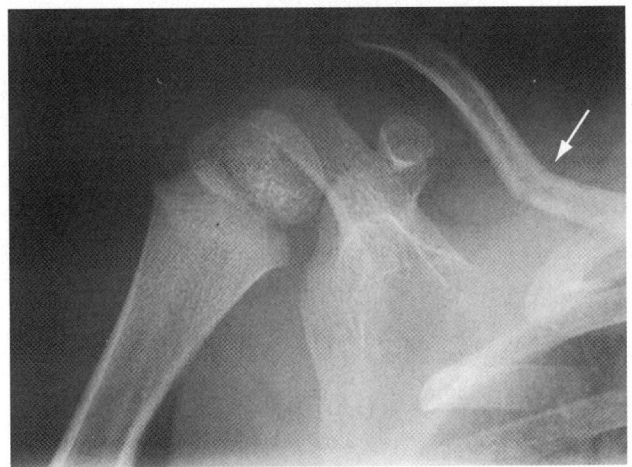

图 50-12　锁骨青枝骨折（箭头示）。

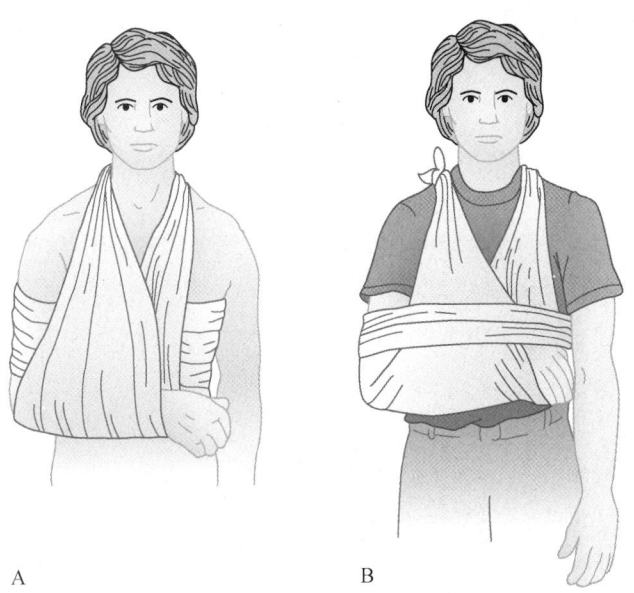

图 50-10　肩部固定方法。**A**，包扎后悬吊；**B**，Velpeau 绷带固定。

吊包扎固定（图 50-10）。还有一种针对锁骨中段骨折的制动技术在骨科文献中被推荐，尽管其治疗效果并不被循证医学支持，锁骨夹板（8 字形）固定（图 50-11）。夹板应用于骨折闭合复位术之后，向上、向后牵拉肩部。但这种复位术很难坚持并且可能会增加骨折部位疼痛，而且应用锁骨夹板还可能造成皮肤刺激，压迫腋窝的神经血管束。由于悬吊固定治疗后存在的畸形和短缩对功能和外观的影响并不大，因此急诊室常用简单而有效的简单吊带代替夹板治疗[18]。

处置　开放性骨折或者伴随神经血管损伤或者伴随皮肤隆起需要骨科紧急会诊。Ⅱ型锁骨骨折多数推荐骨科会诊（72 小时之内），因为此类骨折 30% 伴有骨折不愈合，需要手术治疗[16]，严重的锁骨中间

1/3 粉碎性骨折或骨折移位（嵌插移位超过 20mm）由于骨折不愈合发生率极高，所以早期行手术治疗更有益[19,20]。锁骨中段青枝骨折常见于儿童（图 50-12）。此类骨折多数不移位，预后良好。尽管临床有所提示，但是早期影像检查可能正常，这种情况可以用简单吊带悬吊患肢，7~10 天后若症状持续不缓解可再次复查影像学检查。

大部分锁骨骨折愈合良好，首诊医师负责随访。吊带应一直使用至复查影像学显示骨痂形成，骨折部位愈合。鼓励进行被动肩全范围关节运动（图 50-13）以减少发生粘连性关节囊炎的风险。儿童骨折固定时间（2~4 周）短于青少年及成人（4~8 周）。骨折愈合牢固前应避免剧烈竞技性运动。全范围肩部活动，疼痛消失是骨折愈合的两个良好的临床表现。

并发症　并发症不常见，最常见的是骨折延迟愈合或不愈合[14-16]。中内 1/3 骨折的并发症为胸锁关节后脱位。中间 1/3 骨折可合并神经血管束或胸膜顶损伤。关节面损伤（Ⅲ型锁骨外侧骨折）可导致继发性肩锁关节骨关节炎。

锁骨骨折合并寰枢关节脱位（AARD）不常见[19]，但非常重要。10 岁以下女孩多见。病理生理

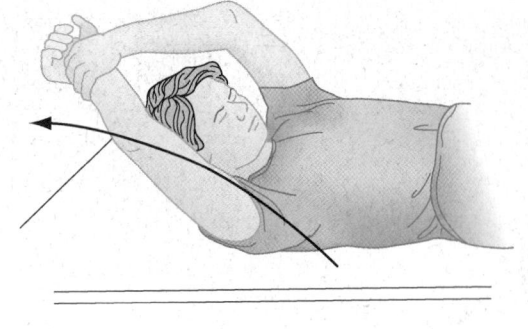
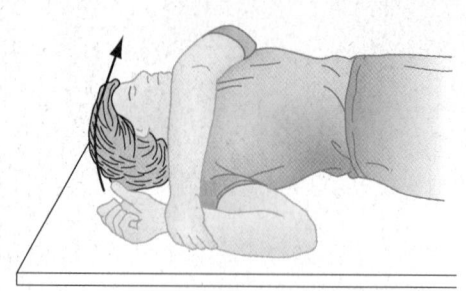
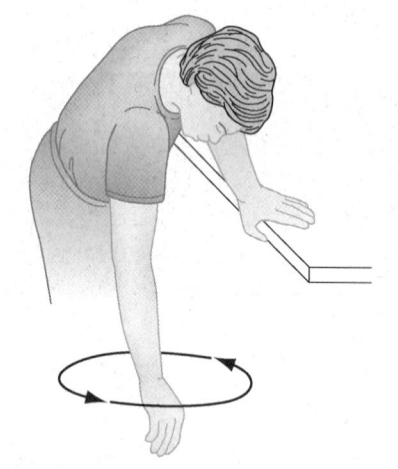
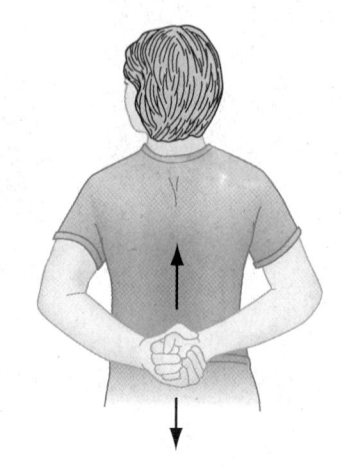

图 50-13 主动、被动肩关节锻炼方法。左上，主动屈曲；右上，主动外旋；左下，摆动上肢；右下，主动内旋。

可能为胸锁乳突肌痉挛致翼韧带松弛或断裂[19,21]。早期诊断非常重要，否则易导致畸形则必须手术治疗。儿童锁骨骨折并出现"知更鸟姿势"，即头部偏向骨折一侧，头转向健侧提示诊断。CT为最佳检查手段，早期发现可以软颈圈牵拉治疗[19]。

肩胛骨骨折

病理生理 肩胛骨骨折很少见，年发病率为10～12/100 000人[22]。占所有骨折的1%，多见于30～40岁的男性[9]。一般情况下，要有强大的冲击力才能使肩胛骨骨折，大多数见于高速机动车交通事故（MVCs），高空坠落伤或挤压伤[9,23,24]。喙突骨折多为撕脱骨折，关节盂缘骨折常见于盂肱关节前脱位，肩峰骨折常见于肩膀上部直接遭受打击。

肩胛骨骨折最重要的一点是合并同侧肺、胸壁及肩带部位损伤的发生率很高（75%～98%）[9,23,24]。最常见的相关骨折为肋骨、肱骨近端、锁骨骨折。相关肺部损伤如气胸、血胸、肺挫伤可能在原发创伤2～3天后才表现出来。相关的头部、脊髓、臂丛、锁骨下或腋窝血管损伤症状明显，但是不常见[9,23,24]。肩胛骨骨折合并主动脉挫伤少见[24]。

Ada和Miller将肩胛骨骨折按解剖结构分型[23]：Ⅰ型骨折包括肩峰、肩胛冈、喙突。Ⅱ型骨折为肩胛颈骨折（图50-14）。Ⅲ型骨折为肩白关节窝内骨折。Ⅳ型骨折最常见，为肩胛骨体骨折[23]。

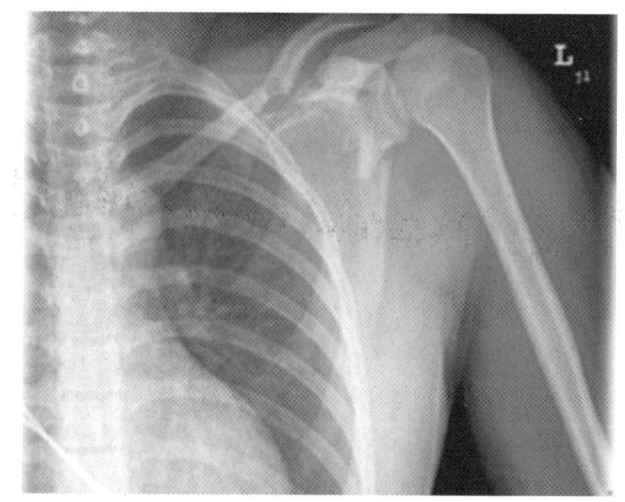

图 50-14 Ⅱ型肩胛骨骨折涉及肩胛颈骨折，注意合并锁骨中段骨折。

临床特征 清醒病人患侧肩部内收，上肢紧贴躯体。任何活动都会引起明显疼痛，骨折部位可能合并压痛、骨摩擦感或局部皮下血肿。临床表现有时类似于回旋套撕裂。肩胛骨骨折出血进入回旋套内可导致痉挛和一过性的功能反射抑制（假性）[23]。肩胛骨骨折必须彻底检查相关的胸壁、颅内、骨骼及神经血管损伤。

诊断方法 放射学检查肩部X线片能发现大部分的骨折，仔细检查伤侧胸片可以发现肩胛骨骨折，腋窝位对评估肩白、肩峰和喙突部位的骨折具有特异性[9]。肩峰骨（肩峰骨骺未闭合）存在于3%的人群中，不应与肩峰骨折相混淆[7]，健侧对照检查十分必要，因为60%的病人健侧也有这种异常表现。在许多病例，由于常常要先行处理危及生命的其他相关损伤，所以即使是胸片很容易发现肩胛骨骨折，在最开始也经常被忽略[9]。

治疗 大多数骨折，包括粉碎性骨折或移位，经保守治疗都可以很快愈合[9,23]。早期治疗包括止痛、吊带悬吊固定患侧上肢。不适感消退后应尽早进行被动肩部功能锻炼以减少发生粘连性关节囊炎的风险（图50-13），一般来说，病人需要吊带治疗2~4周。

肩胛骨体和肩胛冈骨折通常不需要远期治疗。无移位的肩峰骨折保守治疗效果很好。肩峰骨折碰撞肩关节则需要手术治疗。少数情况下，肱骨头上脱位可合并肩峰骨折，在这种情况下常伴有回旋套撕裂，需要手术治疗。如果喙锁关节韧带没有撕裂，喙突骨折保守治疗效果较好，严重喙突骨折移位合并喙锁韧带撕裂常常需要切开复位内固定治疗[6]。肩胛颈和肩臼的骨折治疗最困难，尽管大多数保守治疗效果较好，但是严重移位或成角畸形则需要切开复位内固定治疗[23]。

经过对22个事件中的520例肩胛骨骨折案例的观察，Zlowodzki和他的同事报道了80%的肩臼骨折予以手术治疗，83%的肩胛颈骨折、99%的单纯肩胛体骨折予以保守治疗[22]。

并发症 肩胛骨骨折后常合并患侧肺、胸壁、肩带的并发症。肩峰损伤产生剪切力损伤臂丛神经，有报道称喙突骨折也可以造成神经血管（臂丛、腋动脉）的损伤。肩胛颈、肩胛骨体、肩胛冈骨折累及肩胛切迹可能损伤肩胛上神经。迟发性并发症包括粘连性骨关节囊炎和回旋套功能障碍。

肱骨近端骨折

病理生理 肱骨近端骨折比较常见，占所有骨折的4%~5%[25]。一项瑞典预测研究报道发病率为114/100 000人，平均年龄67岁，男女比例为1:3[26]。此类骨折最早见于老年人，随着年龄增长的骨质结构改变（骨质疏松）使肱骨近端脆弱，易受损伤。大多数骨折移位很小，可保守治疗，明显的骨折移位可能需要手术治疗。骨折移位通常为肌肉群牵拉所致。

肱骨近端骨折通常发生在骨骺闭合线处，产生四种特征性的骨折碎片包括关节面（解剖颈）、大结节、小结节和肱骨干（外科颈）。Neer分类系统（图50-15）建立在这些骨折碎片的关系之上[27,28]。在这个系统中，骨折碎片成角超过45°或移位超过1cm侧考虑为骨折移位。此分类系统只考虑骨折移位，骨折

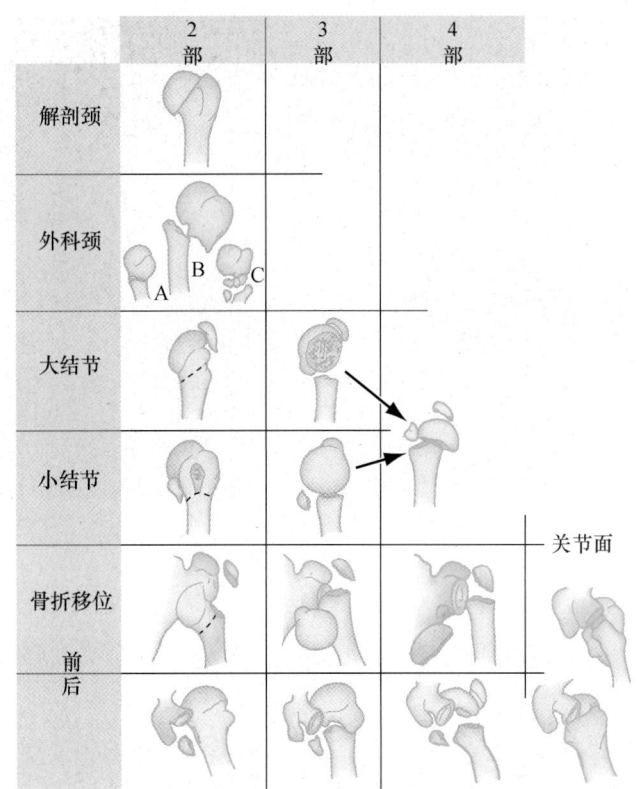

图50-15 Neer近端肱骨骨折分类法。（From Neer CS: Displaced proximal humeral fractures: Part 1. Classification and evaluation. J Bone Joint Surg Am 52: 1077, 1979.）

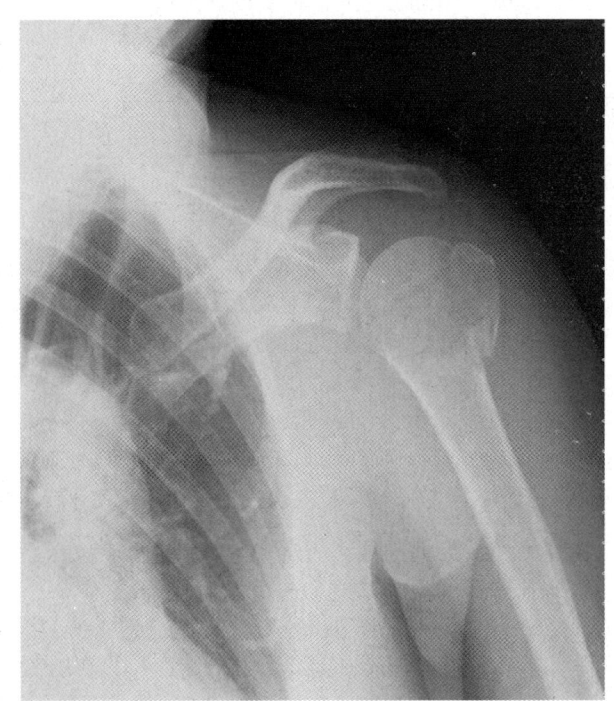

图50-16 肱骨近端三部分较小的骨折移位，累及大、小结节。

线的数量不被考虑，有四个主要的骨折分型：一部分移位（图50-16）、两部分移位（图50-17）、三部分移位、四部分移位。其中包括前、后脱位。嵌插骨折，肱骨头劈裂单独分类。

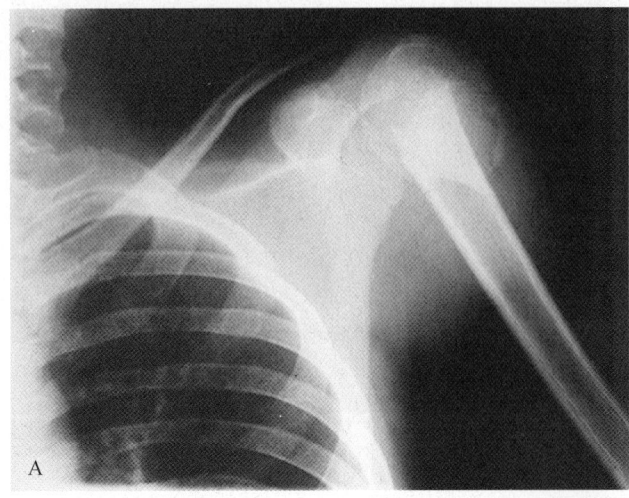

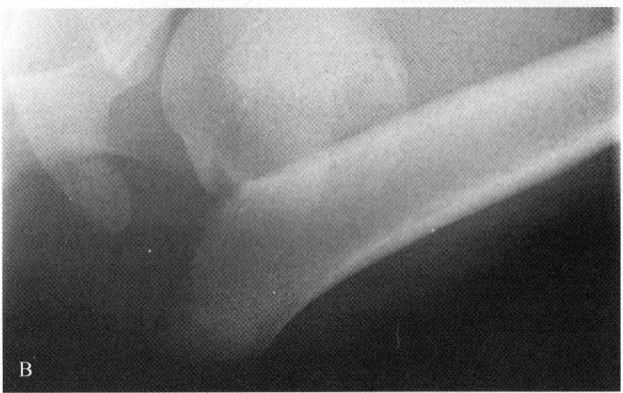

图50-17　肱骨近端两部分骨折移位的前后位片（A）和腋位片（B），腋位片观察移位程度效果更好。（Courtesy of David Nelson, MD.）

经典损伤机制为跌倒时手臂外展，同时旋前限制了进一步外展使肱骨与肩峰呈杠杆受力，又因骨骼和周围韧带的拉力不同造成骨折或脱位。老年人较易骨折而年轻人易发生脱位。复合损伤（骨折合并脱位）可能见于中年人。手臂外侧直接遭受暴力击打或者肘部轴向受力也能造成肱骨近端骨折。暴力损伤和多发伤多见于年轻人。

临床特征　患肢紧贴于躯干，因疼痛而活动受限。骨折部位可发现压痛、皮下血肿、瘀斑、畸形或骨擦音。详细的神经血管检查是必要的，以鉴别腋神经、臂丛神经和腋动脉。肩部创伤三相影像学检查可以明确骨折碎片数、移位和成角的程度。

治疗　80%～85%的病人存在一部分移位（图50-16）。无移位或成角的骨折是由于关节囊、骨膜和周围肌肉的保护。早期治疗包括充分止痛、吊带悬吊或吊带包扎固定。吊带悬吊更舒适，并且循证医学在12组随机比对临床试验中有限的证据表明，特殊绷带包扎固定会影响骨折接合时间和功能恢复[29]。一般情况下，固定需要持续到临床接合（肱骨头和肱骨干接合）。循证医学还发现，立即或较早期（1周之内）进行功能锻炼比延长固定时间痛苦更小，恢复更快[29]。早期的被动锻炼（图50-13）逐渐被主动性、对抗性功能锻炼替代。大部分无移位的骨折可在4～6周后愈合。

两部分移位、三部分移位、四部分移位骨折的治疗超出了上述范畴。需要骨科医师会诊，许多此类损伤需要手术治疗[28]。前瞻性和回顾性研究发现，老年人两部分和三部分移位骨折的手术和非手术治疗在功能恢复上没有明显差异。目前的教科书仍推荐老年人四部分移位骨折应行手术治疗，选择半关节成形术[30]。

骨折伴脱位损伤可能也需要手术治疗。众所周知，在急诊室手法复位失败率很高，并且可能使原先没移位的骨折碎片移位。在影像协助和局麻下进行闭合复位术可能更为合适[29]。

盂肱关节后脱位常导致关节面前内侧中央动脉压迹骨折。类似的还有肱骨头后外侧骨折常合并前脱位（Hill-Sachs畸形）。不到20%的压迹骨折伤及关节面，比较稳定，还有超过20%的损伤伤及关节面，手法复位不稳定，需要手术治疗。

并发症　最常见的肱骨近端骨折并发症是粘连性关节囊炎（俗称冰冻肩或僵硬肩）。早期摆动肩膀锻炼，坚持有效的康复方案即可避免。最严重的并发症之一是肱骨头缺血性坏死（AVN）。四部分骨折AVN的发生率最高（高达90%）[30]。反复暴力手法复位可导致异位骨形成（骨化性肌炎）。外科颈骨折移位或骨折伴脱位可能导致神经血管损伤（腋神经、臂丛神经和腋动脉损伤）。

肱骨近端骨骺骨折

病理生理　肱骨近端骨骺骨折并不常见，占儿童肩部骨折的10%[31]。可见于骨骺未愈合的任何年龄段，最多见于11～17岁男孩。最常见的损伤机制为跌倒时，上臂外展撑地，特征性骨折线在骨骺板穿过肥大细胞带，按骨折部位（Salter系统），稳定程度和移位程度分型[6]。

临床特征　患者用健肢将患肢托起，肱骨近端局部肿胀、压痛剧烈。90°角X线片可明确诊断，与健侧对比可能发现极小的骨折移位。

治疗　即使一般状态很理想，但是由于存在影响骨骼生长发育的潜在危险，肱骨近端骨骺骨折不能轻视。骨骺损伤修复较快不易延迟愈合。此类患者早期均应接受骨科会诊。6岁以下儿童常为Salter I型骨骺损伤（图50-18），可以吊带、绷带固定、止痛保守治疗。6岁以上儿童常为Salter II型骨骺损伤，骨折成角超过20°应行闭合复位[32]，微小的畸形复位可过儿童生长发育和重塑逐渐纠正。复位之后，不稳定

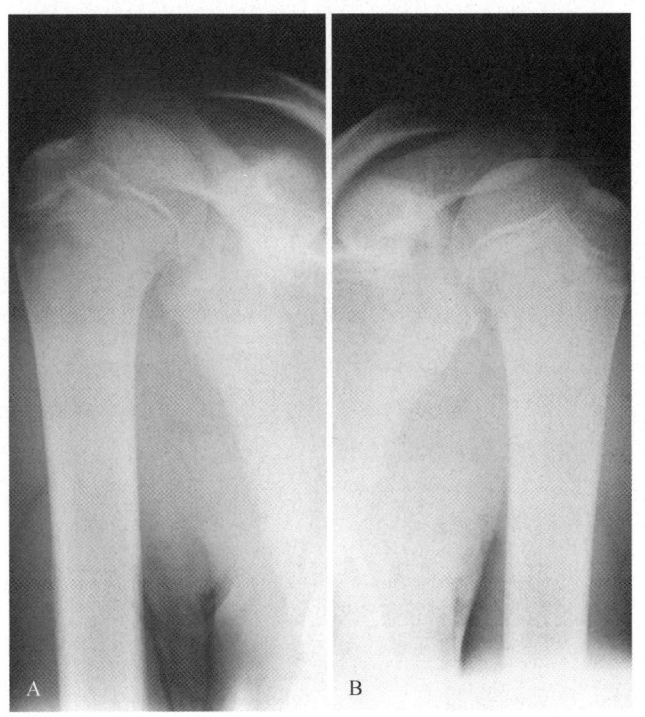

图 50-18 A, 右肱骨近端骨骺 Salter I 型损伤; B, 左侧正常对照。

骨折应以肩人字型圆柱形石膏, 稳定骨折予以吊带或者绷带包扎固定即可。肱骨近端骨骺骨折一般可在 3～5 周内愈合[32]。

并发症 并发症很少包括畸形愈合、生长板损伤和神经血管束损伤。明显的骨折移位或成角畸形容易遗留运动功能障碍。

脱位

胸锁关节脱位

病理生理 胸锁关节脱位不常见, 占所有脱位的 1%。需要强大外力才能撕裂强韧的关节韧带, 常见的原因为高速机动车交通事故, 长时间的冲撞性体育运动, 如橄榄球、足球。胸锁关节脱位分为前脱位和后脱位。前脱位更常见 (9:1), 源于间接暴力[5]。常见损伤机制为肩部前外侧受力 (图 50-19) 向后扭转, 由于杠杆作用, 锁骨内侧端脱离关节窝。后脱位 30% 见于直接暴力打击锁骨内侧端 (图 50-20), 70% 见于肩部后外侧受力内旋所致。后脱位可能造成上纵隔内损伤危及生命。

胸锁关节脱位可分为三度[5]。I 度损伤: 胸锁关节和肋锁关节韧带轻度拉伤扭伤; II 度损伤: 胸锁关节韧带撕裂, 关节半脱位 (前脱位或者后脱位), 肋锁关节韧带未撕裂; III 度损伤: 胸锁关节和肋锁关节韧带完全撕裂 (脱位)。25 岁以下患者由于锁骨内侧

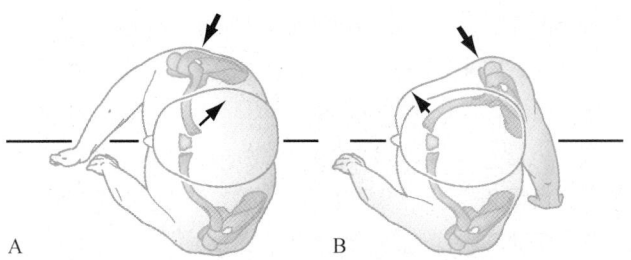

图 50-19 胸锁关节前、后脱位的机制。A, 患者仰卧位, 肩部后外侧受力 (上箭头), 锁骨内侧端向后移位 (下箭头)。B, 肩外侧前方直接受力 (上箭头), 锁骨内侧端向前移位 (下箭头)。此机制适用于所有类型的肩部外侧受力损伤。(From Neer CS, Rockwood CA: Fractures and dislocations of the shoulder. In Rockwood CA, Green DP [eds]: Fractures in Adults, 4th ed. Philadelphia, JB Lippincott, 1984.)

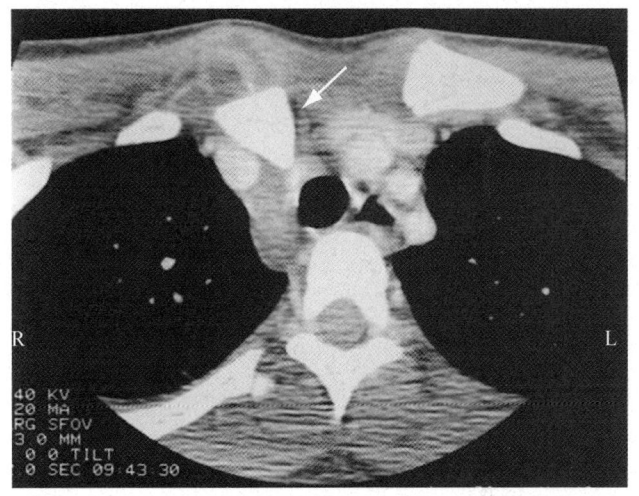

图 50-20 CT 检查显示右侧胸锁关节后脱位 (箭头示) 压迫上纵隔。(Courtesy of Donald Sauser, MD.)

端骨骺尚未闭合, 实际上均为 Salter I 型骨骺损伤。

临床特征 早期诊断多靠临床经验, 快速诊断对获得更好的预后非常重要。患者常用健肢托起患肢肘部贴于躯干[35]。上肢活动或按压肩部外侧有明显疼痛。胸锁关节可能有轻度肿胀, 压痛明显。前脱位时可能会触及脱位的锁骨内侧端。后脱位疼痛更明显, 颈部常偏向患侧[5], 可触及胸骨旁锁骨切迹, 常伴声音嘶哑、吞咽困难、呼吸困难或上肢无力、皮肤感觉异常。少数合并气道损伤, 应仔细检查患者上纵隔和胸腔结构。发绀, 颈部和手臂静脉充盈提示无名静脉损伤[35]。必要时, 应立即会诊。

诊断方法 影像学: 尽管临床表现即可诊断, 还是需要影像学支持。X 线标准前后位, 斜位和特殊位片 (40° 头斜位) 由于肋骨、胸骨和脊椎重叠遮挡, 难以确诊。CT 观察这类脱位和相关损伤最佳 (图 50-20)[13], 有些病例超声辅助诊断可能有效[5]。

治疗 I 度损伤的治疗包括简单吊带固定、适当

的止痛和随诊。吊带固定通常需至活动时疼痛完全消失（1～2周）为止。Ⅱ度损伤应该予吊带或者柔软的锁骨带（八字型）固定，骨科随诊。首选八字锁骨带，因为它可以更好地保持锁骨解剖位。Ⅱ度损伤制动时间也更长（3～6周），疼痛持续时间也更长[5,6]。Ⅲ度损伤需要闭合复位术治疗。

骨科会诊、对患者静脉麻醉后可以在急诊科进行前脱位复位（图50-21）。患者平卧位，将垫巾置于双侧肩胛骨之间，肩部垫起5cm，牵引上臂后伸（10～15°）外展（90°）。如果不能完成复位，可由助手下压锁骨内侧端完成复位，以夹板固定锁骨，骨科随诊[5,6]。多数复位并不稳固，由于畸形愈合主要影响美观而不影响功能，所以再发脱位常被忽略。

后脱位是真正的骨科急症，应尽快复位[5]。尽管治疗可以在急诊室，患者镇静状态下进行，但是情况允许时，应在手术室全麻下进行复位术。存在气道阻塞、血管受压时应行紧急复位术。患者平卧位，上臂后伸外展复位，如果牵拉复位不理想，可以同时予以锁骨手法复位。消毒局部皮肤后，以巾钳夹起锁骨向前外侧牵拉。复位后病情稳定可以锁骨夹板固定。Buckerfield 和 Castle[36] 描述了另一种锁骨后脱位复位法。这种技术牵引手臂内收，双肩同时向后压即可。这种方法使锁骨复位，相对传统方法更省力。

并发症 前脱位首先影响美观，而后脱位25%合并胸腔和上纵隔损伤可危及生命。Ono 和他的同事们回顾了 102 个病例，在 1998 年发表论文报道称其中 31 人（30%）存在并发症，3 人死亡[35]。并发症包括大血管受压、撕裂，食管气管瘘，气管受压，气胸，胸廓出口综合征，臂丛神经损伤。前脱位和后脱位共有的远期并发症还有退变性骨关节炎。

肩锁关节脱位

病理生理 肩锁关节脱位多见于青年男性，约占肩部脱位的 25%[26]。年发生率为 15/100 000 人，常见损伤原因为碰撞性强的体育运动，如足球、橄榄球、冰球和摔跤[26]。另有小部分见于高速机动车交通事故和摔伤。

最常见的损伤机制是肩关节内收时跌倒或肩部直接暴力打击。肩胛骨受力向下、向内移位造成损伤，薄弱的肩锁关节韧带首先撕裂，进一步受力，喙锁关节韧带撕裂，三角肌和斜方肌在锁骨外侧端的附着处撕裂。跌倒时手臂外展也能造成肩锁关节脱位，力量仅传导至肩锁关节韧带，而喙锁关节韧带松弛，不受损伤[37]。

根据肩锁关节韧带和喙锁关节韧带损伤程度分型（图50-22）[8]。最常用的是 Rockwood 分型[34]。Ⅰ型损伤，肩锁韧带挫伤，肩峰、锁骨未分离。Ⅱ型损伤，肩锁关节韧带撕裂，关节间隙增宽，锁骨向上轻度移位。三角肌、斜方肌轻度撕裂，喙锁关节韧带未撕裂，喙锁关节间隙未变化。Ⅲ型损伤，肩锁关节、喙锁关节韧带，肌肉附着处完全撕裂，关节间隙增宽25%～100%，锁骨受斜方肌牵拉向上移位，肩部受重力影响向下移位。Ⅳ型、Ⅴ型损伤，韧带、肌肉断裂情况与Ⅲ型损伤基本相同。Ⅳ型损伤，锁骨向后移位陷入斜方肌；Ⅴ型损伤锁骨移位进入增大的喙锁关节间隙（喙锁关节间隙增宽 100%～300%）；Ⅵ型损伤少见，锁骨向下移位。

临床特征 最好让患者处于坐位或站位时检查，因为仰卧位时肩锁关节不稳定。观察双肩是否对称。Ⅰ型、Ⅱ型损伤，肩锁关节边缘轻度压痛，肿胀，轻度畸形。尽管疼痛，但是活动范围不受限。Ⅲ型、Ⅳ型、Ⅴ型、Ⅵ型损伤疼痛明显，患者常常上臂收紧减少关节牵拉痛。Ⅲ型损伤肩部下沉，锁骨上翘，畸形明显，具有特异性。Ⅳ型损伤可于关节后方触及锁骨，Ⅴ型损伤可于肩锋皮下触及锁骨，Ⅵ型由侧面观

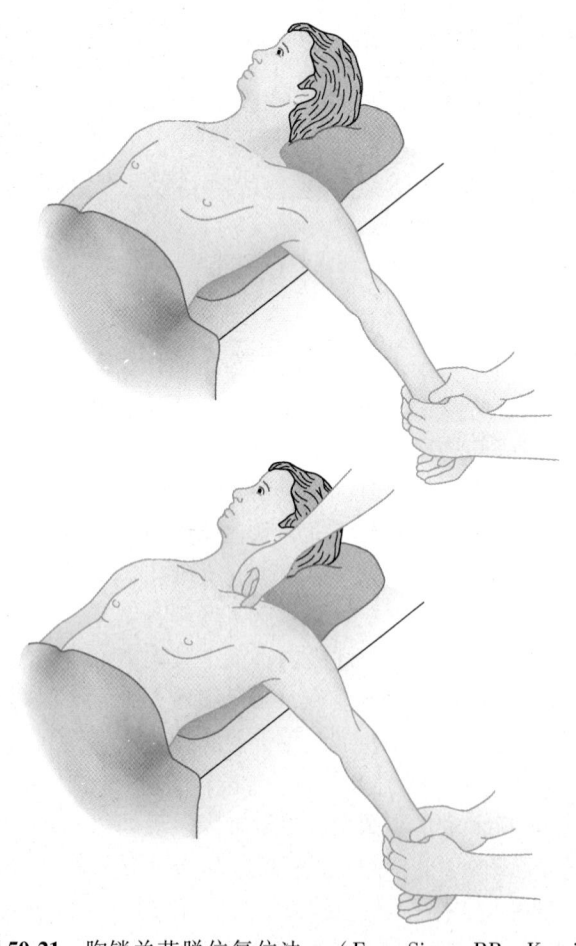

图50-21 胸锁关节脱位复位法。（From Simon RR, Koenigsknecht SJ: Emergency Orthopedics: The Extremities, 2nd ed. Norwalk, Conn, Appleton & Lange, 1987.）

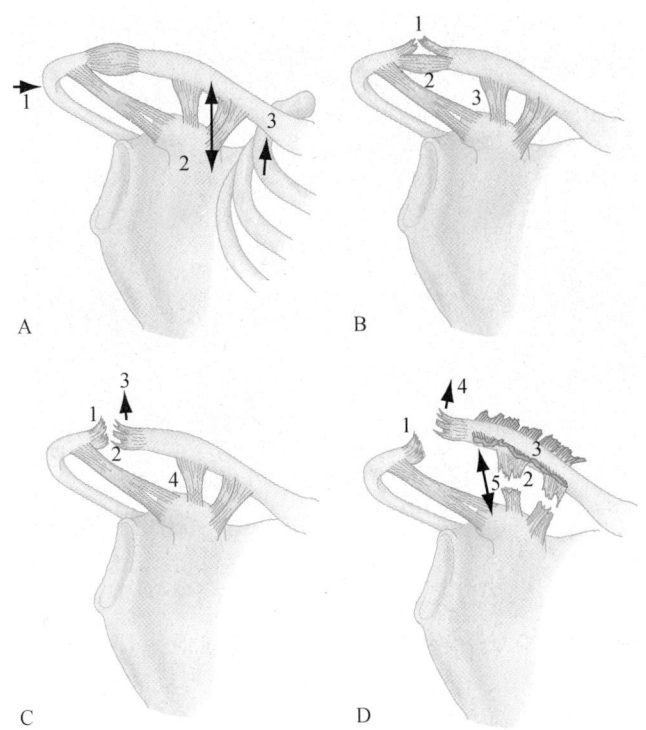

图 50-22 肩锁关节损伤的损伤机制和分类。箭头示受力方向和相关移位。**A**，肩部直接受力（1）；肩胛骨和相连的锁骨受力向下、向内移位，锁骨贴近第一肋（2）。如果持续受力，第一肋压迫锁骨产生反作用力（3）。根据受力的强度可产生Ⅰ、Ⅱ、Ⅲ度损伤。**B**，Ⅰ度损伤 肩锁关节韧带轻度拉伤，撕裂（1）；肩锁关节稳定（2）；喙锁关节韧带完整（3）。**C**，Ⅱ度损伤（半脱位）关节囊和肩锁韧带撕裂（1）；关节松弛不稳定（2）；锁骨末端翘起，移位一般小于锁骨末端宽度的一半（3）；喙锁关节韧带完整（4）；斜方肌、三角肌附着处完整。**D**，Ⅲ度损伤（脱位）关节囊和肩锁关节韧带撕裂（1）；喙锁关节韧带撕裂（2）；斜方肌、三角肌附着处撕裂（3）；锁骨端翘起（4）；锁骨、喙突间隙明显扩大（5）。（From DePalma AF: Surgery of the Shoulder, 3rd ed. Philadelphia, JB Lippincott, 1983.）

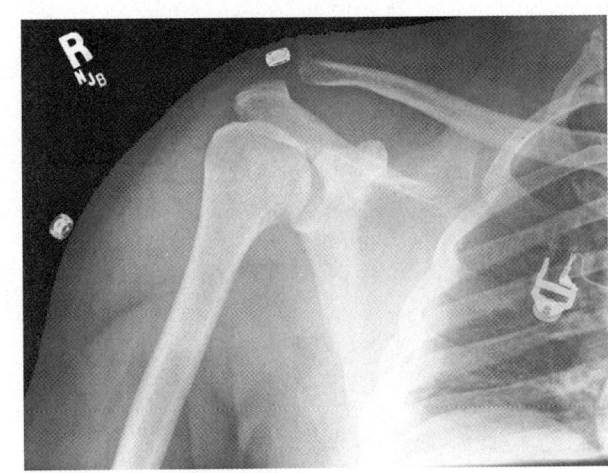

图 50-23 肩锁关节Ⅲ度损伤，喙锁关节间隙增大。

察发现肩部变平。

诊断方法 影像学：常规肩关节片可能亮度过高不易观察，可采取 1/3 或 2/3 亮度摄片。推荐在一张宽片上成像双侧肩部前后位、腋窝位、15° 角头斜位[8,34]。腋窝位可分辨多发骨折，锁骨后脱位。正常的喙锁关节间隙为 11～13mm，患侧与健侧相差 5mm以上即可判定完全性喙锁关节脱位。Ⅰ型损伤影像学多为正常，Ⅱ型损伤肩锁关节间隙增宽，锁骨轻度向上或向后移位，喙锁关节间隙正常。Ⅲ型、Ⅳ型、Ⅴ型损伤的影像学特点为肩锁关节扩大，喙锁关节间隙增宽，锁骨向上、向后移位（图 50-23）。以往要求于影像上区分Ⅱ型和Ⅲ型损伤[38]，但常常很难区分，不是常规必须的[39]。

治疗 Ⅰ型、Ⅱ型损伤需吊带固定，较舒适同时防止进一步损伤，病人应由首诊医师安排随诊，当疼痛减轻（1～3 周），应开始活动范围和力量练习，活动时疼痛完全消失才能再次参加体育运动[8]。

Ⅳ型、Ⅴ型、Ⅵ型需要早期手术治疗。19 世纪80 年代以后，Ⅲ型损伤的治疗发生明显变化，多数研究表明保守治疗在功能恢复上，至少在部分病例中，与手术治疗效果相当或更佳，并且手术治疗恢复时间长，并发症风险高[8]。保守治疗最主要的并发症是滋扰综合征（患肢关节活动时发出声响或轻微疼痛感）以及外观畸形。年轻患者伴有严重脱位（大于 2cm），需要反复高举手臂活动的患者可能安排手术治疗[8]。Ⅲ型损伤患者如果倾向于手术治疗，在急诊科的治疗包括吊带固定，早期骨科门诊（72 小时以内）。所有患者的早期治疗都包括止痛治疗。

并发症 最常见的合并症是锁骨、喙突骨折。最常见的肩锁关节脱位并发症是关节不稳定，继发关节变性所致关节压痛[8]。肩锁关节炎也称肩撞击综合征，上臂外展 120°～180° 即出现肩部疼痛。

盂肱关节脱位

概述 盂肱关节是全身最容易发生脱位的大关节。缺少骨骼加强关节稳定性，活动范围大使其更容易脱位，年发病率为 17/100000 人，多见于两个不同的年龄段：首先是 20～30 岁青年男性，其次是老年女性[40]。根据脱位方向可分为前脱位、后脱位、下脱位、上脱位。前脱位占盂肱关节脱位的 95%～97%，其次为后脱位，下脱位和上脱位少见。

盂肱关节前脱位

病理生理 直接或间接暴力均可造成盂肱关节前脱位，最常见的为上肢伸直外旋外展跌倒关节前囊间接受力所致。年轻人长期高强度运动易造成特征性前下盂肱关节韧带撕裂，关节盂缘前上唇撕脱，关节间

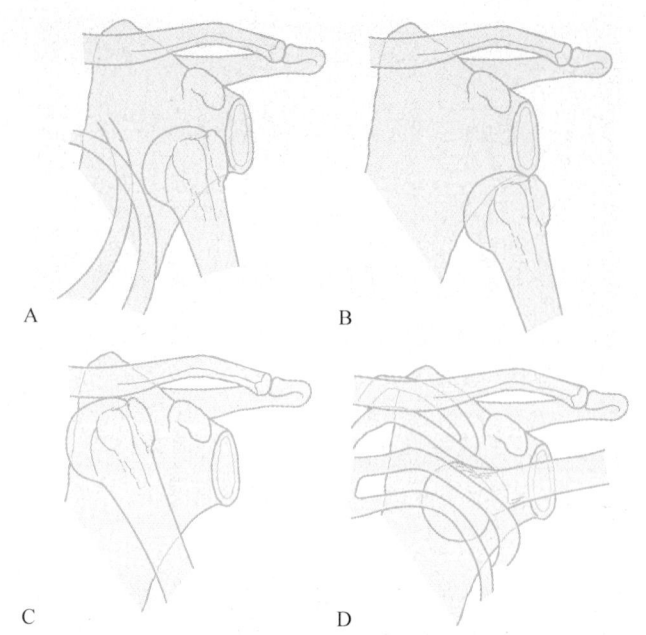

图50-24 前脱位分型。A，喙突下；B，关节盂下；C，锁骨下；D，胸腔内。(From DePalma AF: Surgery of the Shoulder, 3rd ed. Philadelphia, JB Lippincott, 1983.)

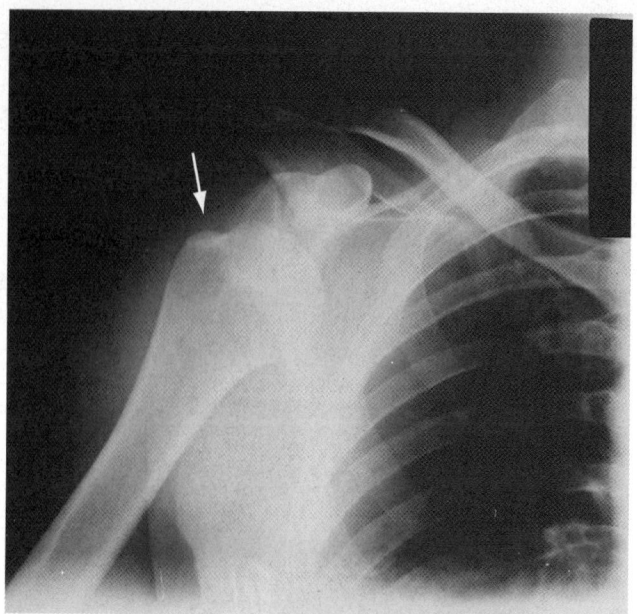

图50-25 复发性肱骨头喙突下前脱位伴Hill-Sachs畸形（箭头示）。

隙增宽（Bankart损伤）[40]。老年人跌倒时，上肢外展撑地为最常见损伤原因，常合并肩袖撕裂[40]。少见于肩部后外侧直接遭受暴力打击致肱骨头向前脱离关节囊。

盂肱关节前脱位可以按病因学（创伤性和非创伤性脱位）、脱位频率（首发性和复发性脱位）、肱骨头脱位位置分类。脱位后，可能为喙突下、关节盂下、锁骨下或者胸腔内前脱位（图50-24）。其中，喙突下脱位最多见。肱骨头向前脱位至肩胛颈，位于喙突下方。其次为关节盂下脱位，肱骨头脱位至关节盂前下方。这两型占前脱位的99%。锁骨下和胸腔内脱位需要较强由外向内的暴力打击使肱骨头向内侧移位，极为少见。

临床特征 患者疼痛剧烈，健肢托住患肢轻度外展外旋，肩峰外侧突出，肩部呈方肩畸形。喙突形状不清，肩前部饱满，患者头向健侧倾斜，即使疼痛不明显上肢也不能内收、内旋。需仔细检查臂丛神经、腋神经、桡神经、腋动脉。有报道称盂肱关节前脱位合并腋神经损伤发生率为5%～54%，多见于50岁以上患者[41,42]，通过检查肩外侧皮肤感觉和小圆肌、三角肌运动功能评价腋神经功能，评价三角肌功能时嘱患者肩部外展，由检查者感知肌肉收缩功能，神经检查由于肩部皮肤感觉神经根密集，容易混淆检查结果，不如运动检查准确。

诊断方法 影像学：X线片可以印证临床诊断，明确肱骨头位置（图50-25）。50%的患者合并骨折，最常见为肱骨头向前移位于关节盂前缘，压迫造成肱骨头后外侧压缩骨折。据报道，11%～50%的前脱位患者合并肱骨头损伤或者Hill-Sachs畸形（图50-25）。实际上真正的发病率可能更高，因为小的压缩骨折平片很难发现。肩关节内旋前后位可发现此类骨折。5%的患者合并相应部位的盂唇前缘骨折（Bankart's骨折）[10]，10%～15%合并大结节撕脱骨折[10,41]。

治疗 由于神经血管损伤的发生率随时间延长而增加，应快速复位治疗[42]。复位之前应行影像检查明确脱位类型及相关骨折。复位方法很多，最常用的是牵拉、支撑、肩部推拿法等[43]。没有对比研究显示哪种方法更好，最佳复位方法应具备简单、快速、有效；不需要设备、损伤小的特点，最好掌握几种复位方法，因为没有一种能完全成功。

复位前放松肌肉成功的关键，少数情况如脱位时间很短或者复发性脱位，复位时不需要麻醉。肌松和止痛可通过关节腔内注射麻醉药完成。这种技术在有麻醉禁忌时尤其有用。消毒后，以18号或者20号针于肩峰外侧进针2cm，抽出积血后注射20ml 1%利多卡因，持续30秒。复位前需肌松15分钟。研究报道尽管麻醉药物可选择相似药物，如普鲁卡因，但是实际上全部选择利多卡因。

Kuhn观察了6组随机对照试验对比静脉镇静和关节腔内注射利多卡因[44]。结果包括成功率、并发症、急诊治疗时间长短，在此项研究中不选择复位方法，发现关节腔内注射利多卡因和静脉镇静两者成功率均在92%左右，没有统计学差异[44]。并发症发生率差别很大，关节腔内注射利多卡因组为0.9%，静脉镇静组为16.4%，急诊治疗时间上关节腔内注射

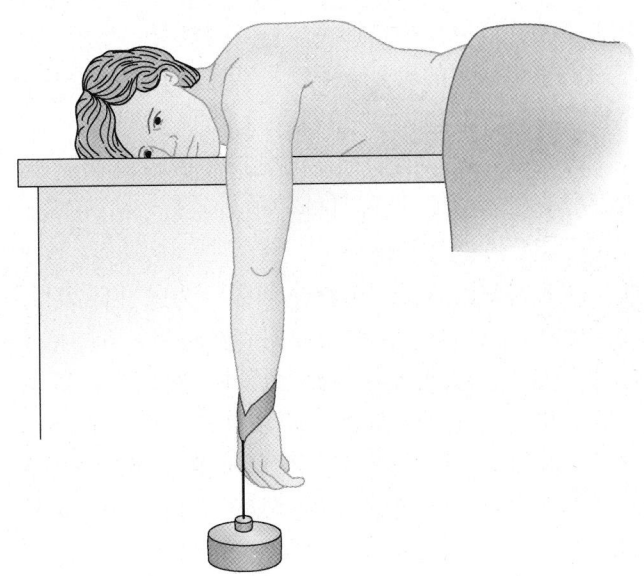

图50-26 Stimson或悬吊重物法复位盂肱关节前脱位。

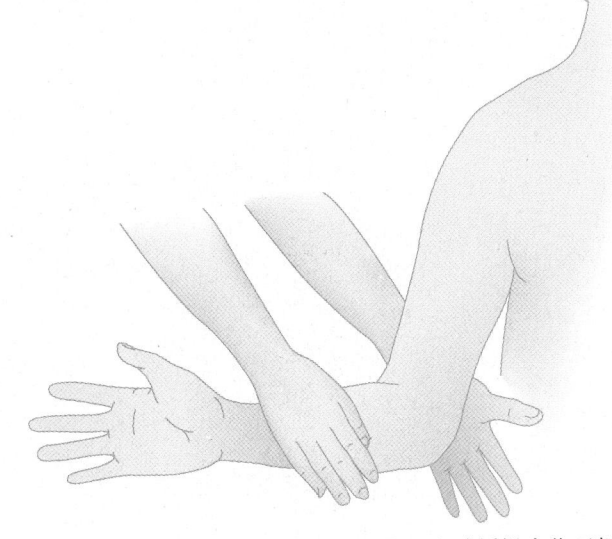

图50-28 外旋法复位盂肱关节前脱位。患肢缓慢内收至躯体一侧，屈肘90°，轻柔外旋前臂复位。（From Simon RR, Koenigsknecht SJ: Emergency Orthopedics: The Extremities, 2nd ed. Norwalk, Conn, Appleton & Lange, 1987.）

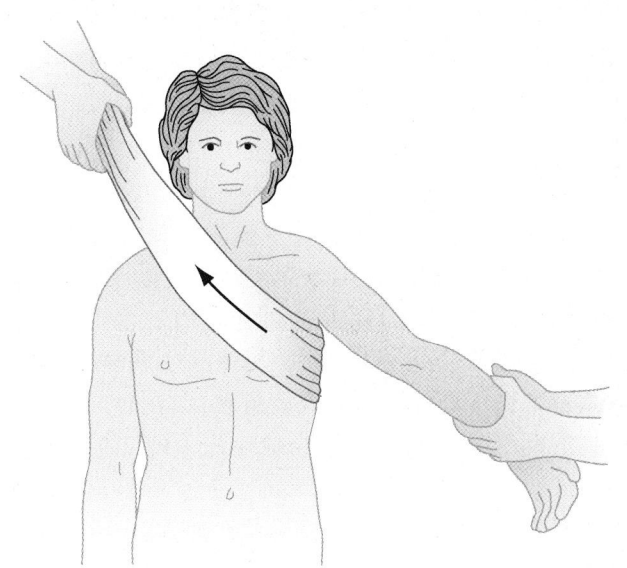

图50-27 牵拉-对抗牵拉法复位盂肱关节前脱位。

利多卡因组明显减少[45]。

向不同方向（前屈、外展、上举、侧举）轻柔地牵拉上肢能有效缓解牵拉脱位肱骨头的肌肉痉挛[45]。Stimson法或悬挂牵拉法（图50-26）：患者俯卧位，患肢前屈悬垂于检查床外，腕部或前臂悬挂10～15磅重物牵拉，20～30分钟后可复位。牵拉-对抗牵拉法（图50-27）：上臂外展实施牵拉，同时助手用重叠的被单包裹患者胸部反向牵拉。Cooper和Milch的前屈上举法也很简单、安全。手臂前屈10°～20°，轻度外展，持续前屈牵拉手臂并上举至头顶即可复位。还有一种简单，有效的方法叫Snowbird technique，成功率达到97%[46]：患者坐位，以健肢托住患肢，将患肢套进一个三环吊带的其中一环，屈肘90°，医生的脚踩住吊带的另外两环提供向下的牵拉力同时协助或指导患者起立，医生可以略施压力或旋转患肢直到复位完成。

受到普遍推荐的是Liedelmeyer外旋转法[47]：患者取仰卧位，患肢缓慢轻柔地内收于躯体旁，肘部弯曲90°，缓慢轻柔地外旋患肢复位（图50-28），此方法成功率达到78%～90%[44]。

肩胛骨手法复位法复位肩胛骨而不是肱骨头，成功复位只需要少量镇静、肌松。患者俯卧位，向Stimson法一样，手臂悬垂于治疗床外，向下牵拉或悬挂重物，手向内侧旋转肩胛骨下角（图50-29），另一只手稳定肩胛骨上、内侧缘[48]。McNamara法[49]描述了坐位肩胛骨推拿法，水平位向前牵拉患肢，由助手推拿肩胛骨复位。肩胛骨复位法在身材壮硕的患者身上效果不佳，因为很难触及并掌握肩胛骨下角。传统复位法，如Hippocratic法（脚踩腋窝牵拉），Kocher法（支撑、内收、内旋）因为并发症发生率高（腋神经损伤，肱骨干、肱骨颈骨折，关节囊损伤），已经不推荐使用。

复位之后必须重新检查神经血管并记录结果，通常要求复查影像学以确定复位效果并发现复位前没有发现的相关骨折。有研究质疑复位后是否还需要复查影像及其性价比[50-52]，因为研究者称绝大多数复位后影像没有发现新的骨折，复位成功与否可以依靠触及骨骼碰撞、疼痛消失，关节活动范围增大来判断。不复查复位后影像可以减少费用和急诊治疗时间[52]。大多数研究的结论是非常主观的，并非所有医师都能很好地判断病情。另有一些研究表明7.5%的骨折是在复位后影像首次被发现[53]。对患者来说肩部平片

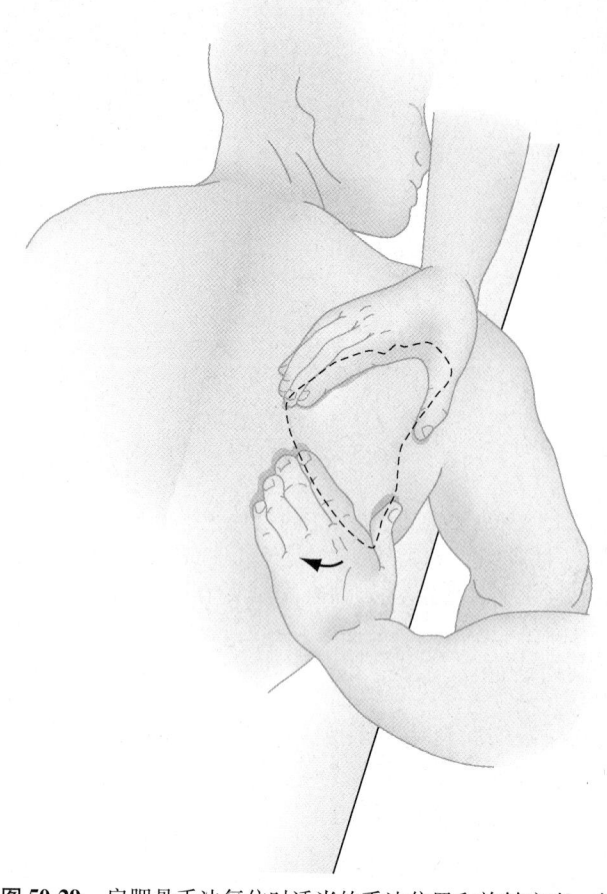

图 50-29 肩胛骨手法复位时适当的手法位置和旋转方向。箭头示施力方向。（From Kothari RU, Dronen SC: The scapular manipulation technique for the reduction of acute anterior shoulder dislocations. J Emerg Med 8: 625, 1990.）

比较方便，没有危险。但不幸的是，复位失败，相关骨折漏诊容易造成医疗纠纷。因此，可疑肩部脱位需要影像检查，尤其是有脱位病史的患者，即使未受外伤也可能复发脱位。这类患者，拍摄复位后影像检查可能更合理，复位前影像可能不那么必要。

复位后，以吊带固定、绷带包扎或者 Velpeau 绷带固定患肢（图 50-10）。患者应在充分止痛，安排好随访计划后离院。首次脱位或存在合并症的患者（合并骨折、回旋套撕裂、腋神经损伤）需骨科随诊。没有合并症的年轻患者需固定患肢 3～6 周，40 岁以上患者需 1～2 周[10]。

传统固定方法使患肢处于内旋位，研究表明这种固定位会延长愈合时间并提高复发率[54]。Itio 和他的同事们[55]通过临床随机观察实验发现，患肢 10°外旋固定 3 周的患者在 13～15 周的观察期内没有复发，相比之下内旋位固定有 30% 复发。如果这个结论能被进一步试验证实，外旋固定可能会取代内旋固定。无论以哪种固定方式治疗，早期锻炼（图 50-13）都

是必要的，以减少粘连性关节囊炎的发生。在固定期之后应制定详细的康复方案以恢复肩关节的牢固和稳定性[10]。

并发症 包括前面提到的骨折和神经血管损伤。大部分腋神经损伤是暂时的，预后较好[42]。10%～15% 可能合并回旋套撕裂[56]，尤其是 40 岁以上首次脱位患者，常因手臂不能外展而误诊为腋神经损伤，此类患者多数需要修复肌腱和关节囊恢复关节的稳定性[56]。前脱位反复发作也是常见并发症，据报道 30 岁以下患者发生再次脱位的概率高达 79%～100%。并且 Hill-Sachs 畸形或者盂唇骨折风险随复发率增高而增加[10]。最新研究表明保守复位方法（物理手法固定）在避免年轻的竞技性运动员脱位复发上效果不佳。前脱位患者关节镜检查发现盂唇处前下关节囊撕裂（Perthes-Bankart 损伤）的发生率很高，这可能是脱位易复发的首要原因，此类患者早期关节镜治疗效果较好[57]。复发性脱位的发生率会随着年龄增长而减少，合并大结节骨折时也会减少[10]。

盂肱关节前半脱位

短暂的肩关节前半脱位常见于年轻竞技性运动员。患者诉及在进行上肢外展、外旋运动时突发肩部剧痛，无力（死臂综合征），可能会有肱骨头滑动的感觉。影像学检查多为正常，可依靠恐惧试验诊断，轻柔重现损伤过程（外展外旋患肢），在肩部后方向前推肩部（图 50-30）。这会使疼痛加剧，肱骨头向前移位。试验阳性时，患者明显抵抗前臂外旋，伴或不伴有恐惧。前半脱位主要是因为关节囊前部松弛，可反复发作。此类患者需要骨科随诊，因为最终需要手术治疗（关节囊缝合术）。

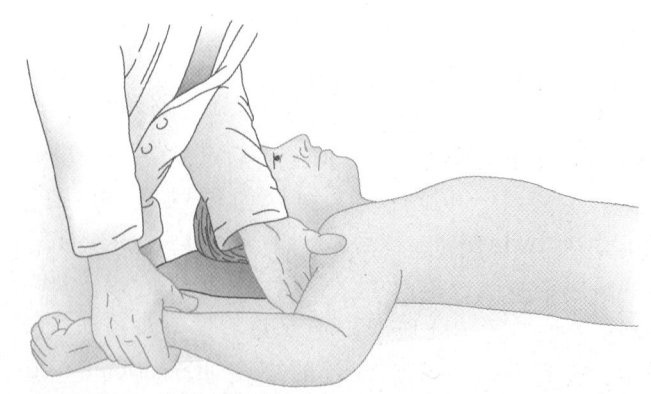

图 50-30 肩关节恐惧实验的操作手法。（From Simon RR, Koenigsknecht SJ: Emergency Orthopedics: The Extremities, 2nd ed. Norwalk, Conn, Appleton & Lange, 1987.）

盂肱关节后脱位

病理生理 后脱位很少见，约占所有盂肱关节脱位的2%[58]。这与肩带解剖结构有关，肩胛骨与胸廓呈45°形成肩臼包绕肱骨头，在后方形成拱形支撑抵抗后脱位，超过50%的后脱位在首次检查时漏诊，许多在数周或数月之后仍未被发现（交锁性肩关节后脱位）[59,60]。

后脱位常由严重的分离性损伤造成。惊厥发作（癫痫或者电休克后）可导致一侧或者双侧后脱位。强而有力的内旋肌群（背阔肌、胸大肌、大圆肌、肩胛下肌）牵拉，外旋肌群（小圆肌、冈下肌）难以对抗而造成损伤[59]。跌倒时手臂前屈、内收、内旋位撑地或者直接暴力打击肩前部也能造成后脱位。按脱位后肱骨头位置分为三型：肩峰下、关节盂下、棘突下后脱位。肩峰下型占所有后脱位的98%[58]。

临床特征 早期诊断减少远期并发症的发生最为重要。需要注意的是，首诊医师容易漏诊，部分原因为过分信赖影像学检查而忽略临床检查，最常见的误诊为粘连性骨关节炎[58,60]。患者将患肢托在胸前，内收内旋位，多数伴有疼痛，但疼痛较轻[59]。正常肩部轮廓消失，呈现方肩畸形，喙突突出易触及，肩峰后下方可触及肱骨头，外展严重受限，外旋不能。

诊断方法 影像学：标准前后位片观察后脱位可能为正常影像，诊断难点需要额状位平片上几个特征性改变，标准前后位片显示肱骨头和肩臼形成的新月半圆影消失。盂唇前缘与肱骨头关节面之间的距离增宽（轮圈征）。肱骨头内旋位时形似"灯泡"或者"鼓槌"（图50-31）。真正前后位片发现肱骨头和肩臼异常重叠可能存在肱骨头前内侧嵌插骨折（反Hill-Sachs畸形）（图50-32），额状面平片显示肱骨头高密度曲线影（沟槽征）。腋窝位、肩胛位（图50-31）、顶斜位可辅助诊断。腋窝位或者顶斜位还可发现肱骨头、盂唇后缘骨折。还可以行CT检查[61]。

治疗 肱骨后脱位全部需请骨科会诊，患者镇静后可于急诊行复位治疗。轴向牵拉肱骨，轻柔按压肱骨头后方，缓慢外旋复位。如果失败，则需要全麻下复位。复位后，患肢制动固定于轻度外展、外旋位[60]。早期未发现或者慢性、交锁性后脱位患者可择期手术，交锁性后脱位需要切开复位内固定或关节成形术[60,61]。

并发症 大多数患者合并盂唇、大转子、小转子、肱骨头的骨折。肩胛下肌小结节附着处撕裂较少。神经血管束走形于关节前方，所以损伤不常见。30%的后脱位容易复发，易导致关节变性改变。

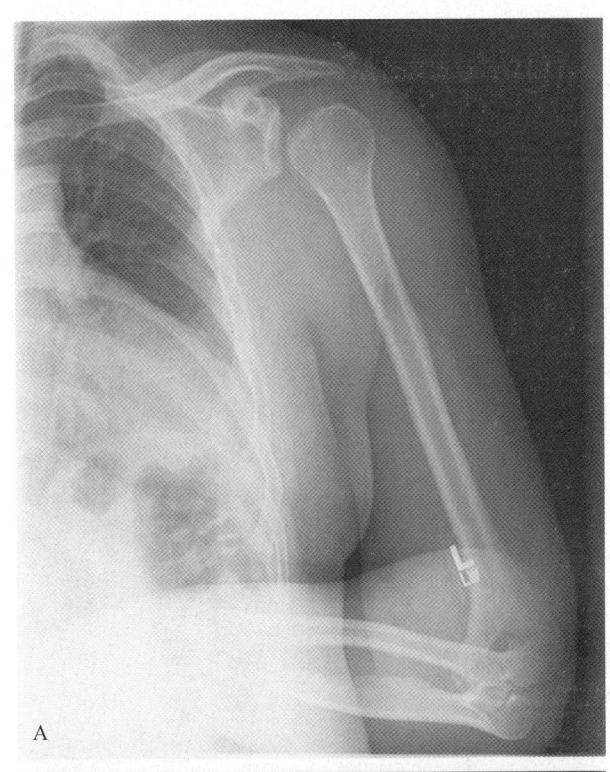

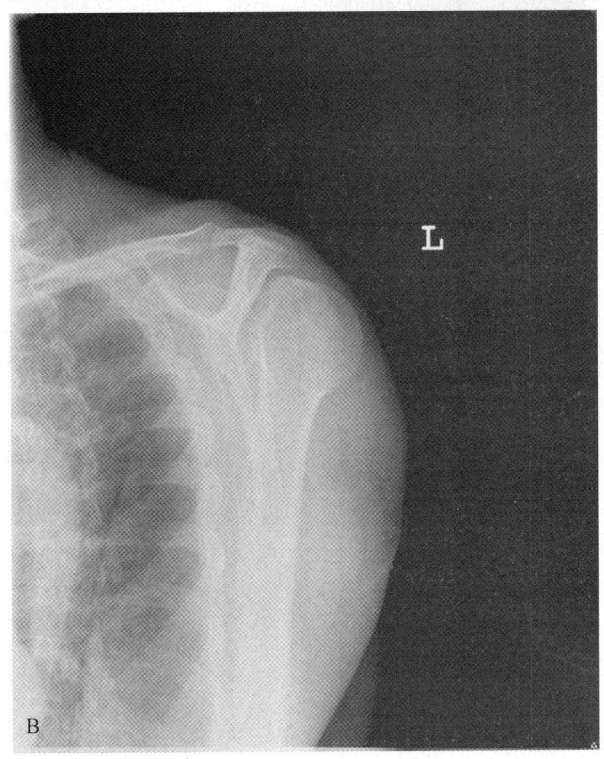

图50-31 盂肱关节后脱位的前后位片（**A**）和穿肩胛位片（**B**），注意肱骨头"灯泡"影、"鼓槌"影。

盂肱关节下脱位（直举性肱骨脱位）

病理生理 直举性肱骨脱位时肱骨头上部移位至肩臼下缘以下，是非常少见的盂肱关节下脱位类型，占全部肩关节脱位的不到1%。直接、间接暴力损伤均难造成下脱位[62]。大多数下脱位是由于患肢过度外展，肱骨头碰撞肩峰而间接造成的，肱骨干过度翘

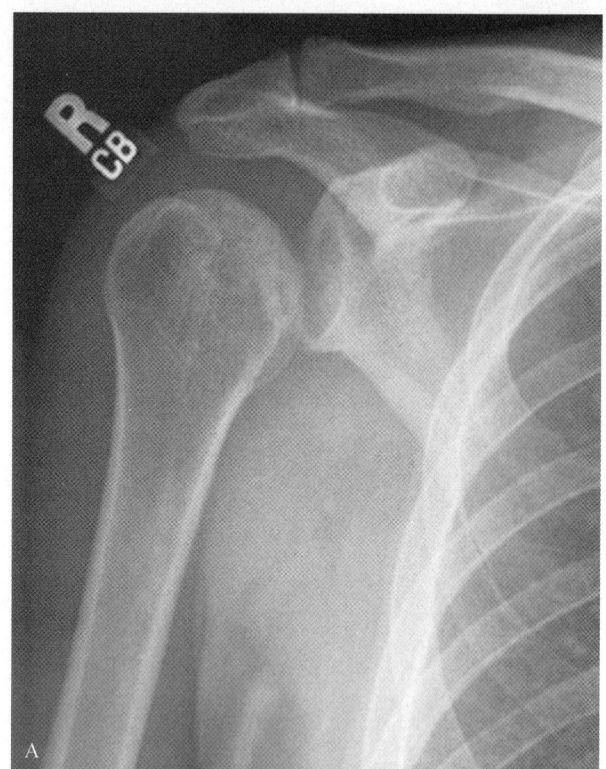

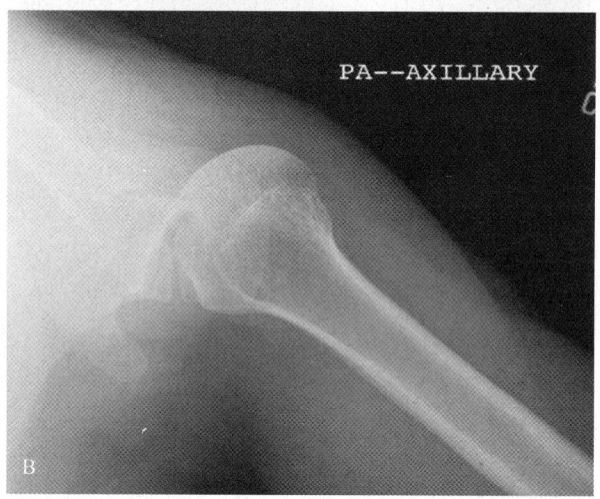

图50-32 盂肱关节后脱位的前后位片（**A**）和穿肩胛位片（**B**），注意关节唇和肱骨头影像重叠，肱骨头前内侧嵌插骨折（反Hill-Sachs畸形）。

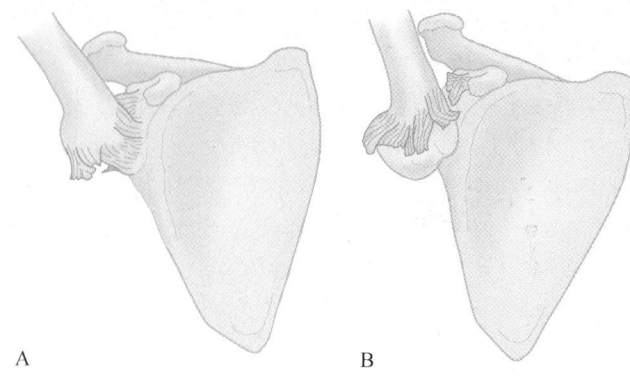

图50-33 直举性肱骨脱位。**A**，损伤机制是上肢过度外展；**B**，损伤常伴回旋套和关节囊前下缘撕裂。（From Simon RR, Koenigsknecht SJ: Emergency Orthopedics: The Extremities, 2nd ed. Norwalk, Conn, Appleton & Lange, 1987.）

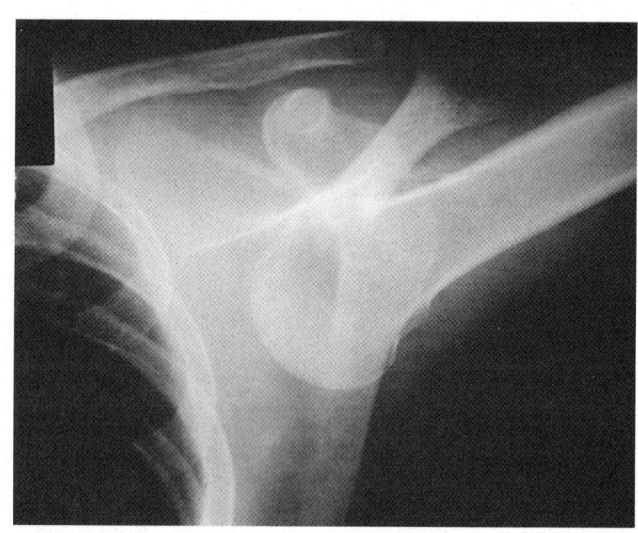

图50-34 盂肱关节下脱位的前后位影像学检查，肱骨干与肩胛脊平行。

起，撕裂关节囊并向下移位（图50-33）。上肢外展牵拉过度撕裂下盂肱韧带也可造成肱骨头向下移位。

临床特征 患者手臂外展110°～160°置于头上，肘部常弯曲，前臂特征性地靠在头上。肩关节固定于此位，任何运动都引起剧烈疼痛，可能于侧胸壁触及向下脱位的肱骨头，需要仔细检查神经血管损伤。

诊断方法 影像学：由于许多直举性肱骨脱位与关节盂下前脱位在影像学上极其相似，所以在诊断和治疗上易混淆。标准前后位片肱骨头关节面上缘位于肩臼下面（图50-34）。肱骨干与肩胛脊平行，这个影像特征对鉴别直举性肱骨脱位与关节盂下前脱位非常有用，关节盂下前脱位时肱骨干与胸壁平行。常合并肩峰、喙突、锁骨、大结节、肱骨头、关节盂缘的骨折。

治疗 可能的话，急诊镇静复位之前应请骨科会诊。复位术可以采用牵拉-对抗牵拉方法，治疗者沿肱骨轴位牵拉肱骨干，同时助手反向牵拉肩部（图50-35），轻柔的外展、内收上臂复位，需要反复多次进行复位，有时候关节囊扭转形成"扣眼"会妨碍手法复位，不得不手术复位。还有一种两步闭合复位法，先将下脱位复位至前脱位[63]。首先，治疗者一只手握住脱位的肱骨干，另一只手握住肱骨内上髁，握住肱骨干的手施力向前旋转肱骨干使下脱位变为前脱位，内收的肱部外旋是肱骨头进入肩臼。报道称此法的优点是只需要一位治疗者，易操作，不费力，只需要局麻或少量镇静[63]。

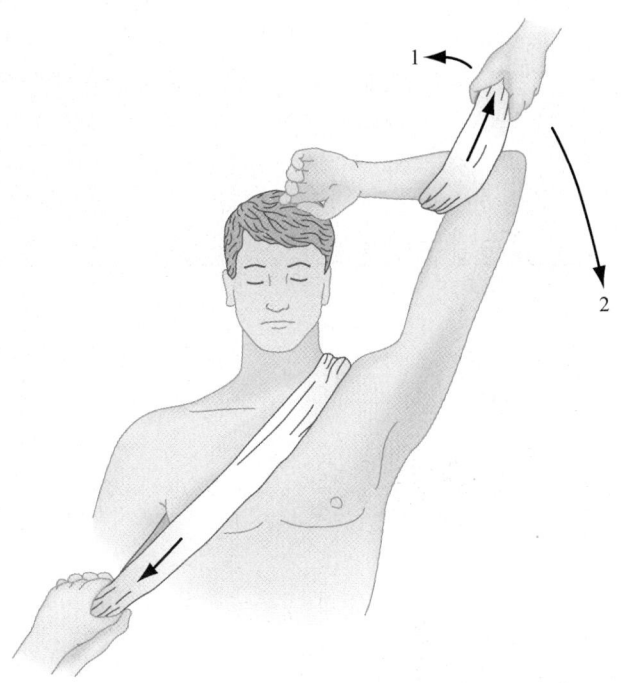

图50-35 牵拉-对抗牵拉法复位直举性肱骨脱位。箭头示施力方向和相关移位。手法（1）包括沿肱骨干方向施以稳定的牵拉力，随后缓慢外展使盂肱关节脱位复位。手臂内收、内旋位下落（2）。（From Davids JR, Talbott RD: Luxatio erecta humeri. Clin Orthop 252: 144, 1990.）

并发症 暂时性臂丛神经功能异常比较常见，腋动脉血栓形成也很常见[62]。此外还有回旋套破裂，大结节撕脱骨折。粘连性关节囊炎是直举性肱骨脱位常见的远期并发症。

肩胛胸脱位

肩胛胸脱位很少见，损伤严重，肩胛胸关节完全脱位，可以看作一侧上肢与躯干的内在连接离断[64]。损伤可能为强烈钝性打击肩部或者上肢遭受严重牵拉。报道的近50%的病例为摩托车事故，驾驶者手臂卡在手柄上，而身体脱离机车牵拉所致[65]。根据病史、临床表现、影像学可以诊断。患者常多处损伤分散医师注意力，所以肩胛胸脱位可能在早期被忽略[63]。前后位胸片发现大面积软组织肿胀，肩胛骨侧方移位超过1cm是肩胛胸脱位的特征性表现。常伴多发骨折，包括肩锁关节脱位、锁骨移位骨折和胸锁关节脱位。报道称88%的患者合并血管损伤，94%合并严重神经损伤，所以必须仔细检查损伤情况[64]。预后不良，10%的患者死亡，完全性臂丛神经损伤遗留上肢麻痹，后者许多最终需要截除上肢[64]。

软组织损伤

肩撞击综合征：回旋套肌腱炎，肩峰下滑囊炎

病理生理 回旋套肌腱炎和肩峰下滑囊炎是回旋套完全撕裂病理生理过程中的不同阶段。两者均引起肩部疼痛，临床表现相似[66]。特征性表现是肩部疼痛弧的出现（图50-36）。

肩峰下区是喙肩弓和肱骨大结节之间的区域。此区域仅几毫米宽，其内包含肱二头肌长头、回旋套、肩峰下滑囊。囊液润滑肌腱袖与喙肩弓。肩部前倾于功能位或者上臂外展60°～120°或者过度内收时，回旋套和肩峰下滑囊撞击摩擦，主要磨损附着于大结节的冈上肌肌腱[67]。研究还发现此"边缘"区域血管分布极少。缺少血运同时合并劳损和老化变性最终导

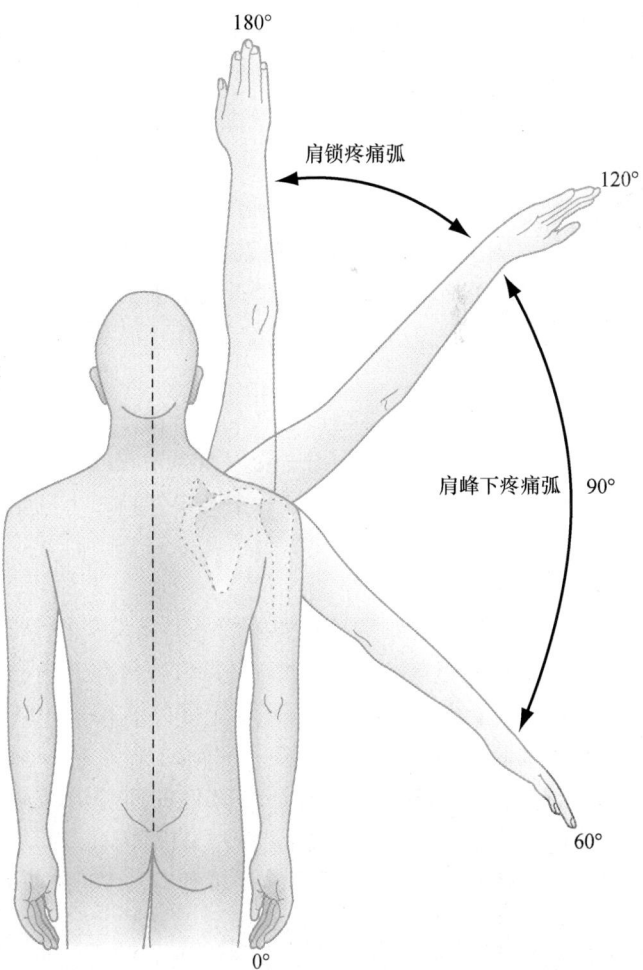

图50-36 外展位疼痛弧：肩峰下疼痛弧，手臂外展60°～120°；肩锁关节疼痛弧，手臂外展120°～180°。（From DePalma AF: Surgery of the Shoulder, 3rd ed. Philadelphia, JB Lippincott, 1983.）

表 50-2	撞击损伤的三个阶段			
阶段	病理改变	年龄（岁）	病程	治疗
1	水肿，出血	<25	可逆	保守治疗
2	纤维化，肌腱炎	25～40	活动后疼痛加剧	保守治疗，手术治疗
3	骨质增生，肌腱断裂	>40	功能障碍进行性加重	手术治疗

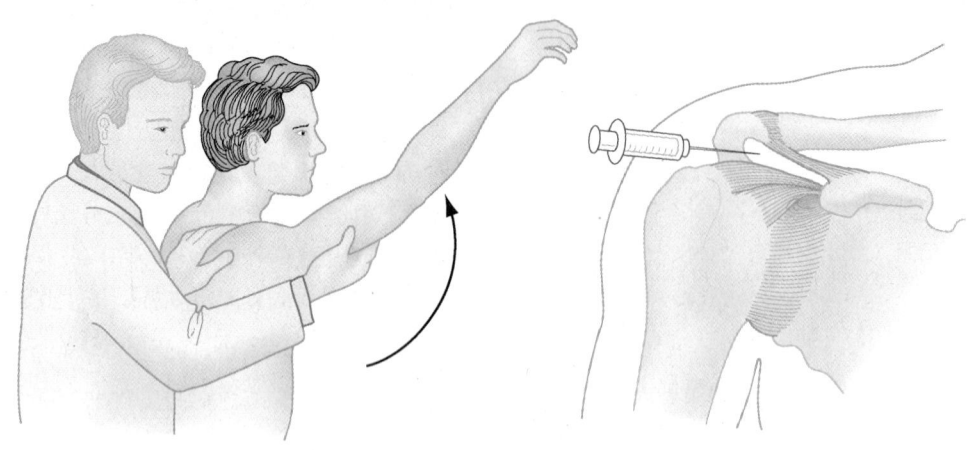

图 50-37　撞击注射实验。撞击征：患者坐位或站位，检查者站位，检查者一只手固定患者肩胛骨，另一只手向前向上抬起患肢（箭头示），使大结节撞击肩峰。所有阶段的肩撞击损伤患者均会感到疼痛。肩撞击损伤的患者，肩峰前下部注射 1% 利多卡因 10ml 可缓解此操作造成的疼痛，并以此鉴别肩撞击损伤和其他肩部疾病。（Redrawn from Neer CS：Impingement lesions. Clin Orthop 173：70，1983.）

致回旋套肌腱炎。肩峰下区域狭窄（肩峰前部解剖变异）和要求肩部高举运动频繁的职业因素加速疾病的进展，炎症反应逐渐波及邻近的滑液囊，炎症反应导致关节水肿、增厚、纤维化、肩峰下区更加狭窄（继发性撞击）。最终导致回旋套磨损，包裹肱骨头能力下降，加速继发性撞击进展[66]。

肱二头肌长头也可因撞击受累而导致肱二头肌腱炎、退化甚至断裂。肩锁关节骨关节炎使肩峰下区更加狭窄，加速疾病进展。上臂外展 120°～180° 时发生撞击（图 50-36）。

临床特征　Neer[67] 按疾病发展过程将疾病分为 3 期（表 50-2）。1 期患者诉重体力劳动后肩部三角肌处钝痛，冈上肌和肩峰前部压痛，上臂外展 60°～120° 时肩部弧形疼痛为特征性表现。68% 的患者 Neer 撞击征阳性（图 50-37），此外还有其他的实验方法辅助诊断，Hawkins-Kennedy 撞击征（上臂俯曲 90° 后内旋），疼痛弧征、冈下肌实验（上臂弯曲 90° 内收，冈下肌抵抗）等，大型临床研究发现阳性率达到 95%。

2 期的特点为夜间持续性剧烈疼痛。关节囊和肌腱发生炎性改变，轻度粘连。粘连撕裂造成夜间疼痛，查体基本同 1 期，关节囊增厚可导致肩关节在活动时发出软组织摩擦音。

3 期的标志是长期肌腱炎、滑囊炎造成肌腱退化。后面的回旋套撕裂章节详述。影像学检查显示 1 期、2 期正常，3 期与完全性肩袖撕裂相似。

肩撞击综合征的鉴别诊断非常广泛，应与所有肩部疼痛和肩外疼痛相鉴别。肩外疼痛来源包括颈椎、肺、心和膈肌。肩部疼痛包括肩锁关节炎、粘连性关节囊炎、钙化性肌腱炎和既往创伤半脱位。Neer 撞击征可存在于各种各样的情况中。肩峰下注射 10ml 1% 利多卡因（碰撞试验——图 50-37）缓解疼痛后检查有助于确定肩峰下区域疼痛位点。

治疗　1 期肩撞击综合征的初始治疗为保守治疗，休息，服用非甾体类抗炎药（NSAIDs），避免产生撞击的活动。2 期，通过物理治疗和回旋套增力训练来保持关节柔韧性，加大运动范围。服用 NSAIDs 效果不佳的 1 期、2 期急诊患者可行肩峰下囊注射皮质类固醇药物治疗（表 50-3），皮质类固醇激素必须准确注射入肩峰下囊，疗效可维持 3～4 周[69]。难治性 2 期和 3 期患者需要行减压手术控制疼痛，且需要骨科医师指导以便进一步评估病情和治疗。

回旋套撕裂

病理生理　回旋套起稳定肩关节的作用，其首要功能为在肱骨头活动时稳定其解剖位置（图 50-5）。

表50-3 常用皮质类固醇药物的作用强度，持续时间和推荐剂量

药品名（商品名）	效价	持续时间	肩峰下给药剂量（mg）
醋酸氢化可的松（氢化可的松）	1	短	25～37.5
倍他米松磷酸钠（倍他米松磷酸酯钠）	25	短/长	6
醋酸甲泼尼龙（美卓乐）	5	长	40～80
曲安奈德（康宁乐-10）	5	长	10～20
己曲安奈德	5	长	20
醋酸曲安西龙（去炎松）	5	长	25
醋酸地塞米松（地卡特隆）	25	长	4～16

而且，肩部每个方向运动及一些特殊方位运动都有回旋套参与。冈下肌和小圆肌参与外旋，肩胛下肌参与内旋，肩部外展30°主要靠冈上肌作用。

血运少、过度牵拉、喙肩弓慢性劳损使回旋套随年龄增长出现退行性改变，晚期为回旋套完全撕裂。

撞击在肩袖撕裂进展中的作用仍存在争议，原发性撞击（如肩部解剖学变异）不常见，但是它的存在加速退行性改变。更多的情况是，随着年龄增加，回旋套老化、撕裂，肱骨头向上移位，产生继发性撞击，造成肩峰下间隙继发性改变，出现肩撞击综合征的特征性表现。

肩撞击综合征常见于40岁以上男性的优势手臂。尤其是有要求高举手臂的高强度工作史。大部分撕裂发生于冈上肌的附着处附近，向前延伸至肩胛下肌或者向后至冈下肌。按撕裂大小、程度、部位、病程时间进行分类。临床常用的分类系统将其分为急性和慢性。急性撕裂（10%）常见于创伤性事件，无肩部病史，常见的损伤机制为手臂外展是遇到明显抵抗力，常发生于跌倒时手臂撑地。还有其他情况如举重物时可能发生肌腱断裂或者跌倒撞在静物上[70]。

临床特征 急性撕裂时，患者典型的主诉是有肩部突然撕裂感，疼痛剧烈，向手臂放射。疼痛和肌肉痉挛使肩部不能活动。查体包括撕裂的程度、大小和部位。局部压痛明显（大转子），可能触及异常情况。肩峰下注射10%利多卡因可减轻疼痛，评估运动功能。撕裂较大时肩部不能外展，主动运动和被动运动范围差异较大时提示回旋套撕裂[70]。垂臂试验：将患者手臂外展至90°，嘱其保持姿势，明显撕裂时呈阳性。轻压上臂远端或腕部，患者手臂即刻下垂。出血和痉挛造成的急性疼痛数日后可缓解。明显撕裂时应反复检查以明确功能丧失程度。

将近90%的慢性撕裂为劳损所致，潜伏期长。早期可表现包括继发性碰撞所致疼痛弧，疼痛夜间加重，影响睡眠。逐渐出现手臂无力，疼痛加剧。前屈和外展功能首先受影响。患者常以肩胛胸关节的运动来带动上肢外展。撕裂向前延伸影响上肢内旋功能。向后延伸影响外旋功能。撕裂较大时垂臂实验阳性，可以发现冈上肌和冈下肌萎缩。大型临床观察发现91%的全层回旋套撕裂中，疼痛弧、垂臂实验、冈下肌肌肉实验均为阳性[68]。

诊断方法 影像学：急慢性撕裂影像学均可无异常发现，更多的是发现肩关节，肩峰下间隙非特异性退行性改变。大结节骨质硬化或囊性改变，肩峰下骨质增生或硬化导致肩峰下间隙狭窄，完全性撕裂的标志性改变是肱骨头向上移位，外旋时最容易发现。肱骨头至肩峰下的正常距离为7～14mm。小于6mm高度提示完全撕裂。行门诊超声、MRI、关节造影明确诊断。最新研究表明超声诊断部分或全层回旋套撕裂的准确率达到87%，关节镜是诊断的金标准[71]。

治疗 急性撕裂需要吊带悬吊患肢，骨科随诊。首选早期骨科手术治疗（3周内），尤其是年轻患者或运动员。慢性撕裂患者需要止痛和肩部康复治疗。肩峰下注射皮质类固醇药物可减轻肩部疼痛弧症状（表50-3）。骨科随诊是最必要的，因为肩部持续疼痛、无力的患者可能需要骨科手术治疗。

肱二头肌损伤

肱二头肌分为两部分，长头起自盂上结节和盂唇，上升经过肱骨头，沿肱二头肌沟下降进入手臂。长头有滑囊鞘包裹，由喙肱韧带和肱骨横韧带固定解剖位置。短头起自喙突，与长头汇合止于桡骨粗隆。肱二头肌有屈肘关节、后旋肘关节、稳定肩关节的作用。

肱二头肌腱炎

病理生理 肱二头肌长头的解剖位置特点使其在

肩峰下回旋套中同样易受损伤。反复刺激、损伤、外展肩关节引起滑囊鞘炎症反应。肱二头肌腱炎常合并其他肩峰弧碰撞情况（如肩峰下囊炎、回旋套肌腱炎）[72]。

患者以中年男性多见，从事需要高举手臂的工作或者体育运动。多表现为肩前部疼痛并放射至上臂，多由小创伤引起肱二头肌强烈收缩诱发疼痛。活动时加剧，休息后缓解。外展、外旋时疼痛加剧。夜间加重，可能影响睡眠。

原发性肱二头肌腱炎少见（5%），多见于年轻人[72]。

临床特征 检查时，肱二头肌肌腱滑过肱二头沟时局部压痛明显，手臂内旋10°时最明显。主动活动因疼痛受限，但是被动活动不受影响。Yergason实验：手臂内收，屈肘90°，有50%的病人产生疼痛（图50-38）[72]。另一个主动试验是肱二头肌抵抗实验（速度试验）：屈肩（伸肘，前臂旋后），牵拉上肢诱发肱二头肌沟处疼痛。

诊断方法 影像学：可能发现肩锁关节炎或者骨质增生等肩峰下区域撞击的证据，超声和MRI显影效果较好[72]。

治疗 急诊治疗包括休息（吊带悬吊）、冰敷、服用NSAIDs。症状减轻后可行轻度牵拉练习。不缓解或者病情进展时需要骨科手术治疗。尽管可以肱二头肌腱鞘内注射皮质类固醇药物，但是操作很困难而且直接肌腱注射可能导致肌腱断裂。保守治疗失败的患者可行肩峰下减压手术[72]。

肱二头肌肌腱断裂

病理生理 肱二头肌肌腱断裂可分为近端断裂和远端断裂。远端断裂极少见在这里不详加讨论。近端断裂：肌腱长头小的撕裂和年龄相关的改变最终导致肌腱断裂[70]。可自然发生，也可发生在上臂过度外展或者旋后，俯屈时受创伤所致。

临床特征 典型的急性断裂可听见肌腱断裂声，手臂疼痛，淤血明显。肌腱常在其最薄弱处断裂，即肌腱出肩关节腔处。完全断裂时，肌肉远端收缩呈"Popeye"型手臂畸形。双臂置于头后时肱二头肌收缩，可以看到肌肉轮廓改变（Ludington征）[73]。功能上发现前臂旋后无力，但是屈肘功能由于喙肱肌和肱二头肌短头收缩力尚可得以保存。大部分肱二头肌腱断裂合并肩撞击综合症和回旋套撕裂。

诊断方法 影像学：常无明显表现，可选择MRI检查明确诊断。

治疗 患肢需吊带悬吊固定，屈肘90°。局部冰敷可暂时缓解症状，患者需要镇静，患者应于72小时内请骨科医师诊治以便于进一步评估和治疗。年轻人、运动员考虑手术治疗，老年患者因为外观畸形较小，也能接受中度功能丧失，多推荐保守治疗（关节活动度和力量训练）。

肱二头肌腱半脱位和脱位

肱二头肌腱半脱位和脱位多见于肱二头肌沟先天发育浅和喙肱韧带，肱骨横韧带非外伤性撕裂（劳损）。患者常诉上臂外展、外旋时突然有扭筋感，外展肩部，上臂内旋，外旋可发现肌腱脱位和重新定位。全脱位时，手臂可能转位以使肌腱归位，这种情况需要请骨科医师行手术治疗。

钙化性肌腱炎

病理生理 回旋套钙化性肌腱炎是急诊常见疾病，见于10%的人群。40～50岁患者常见，30岁以下、60岁以上患者少见。钙化沉着最早见于冈上肌肌腱大结节附着处。还可见于冈下肌、小圆肌、肩胛下肌肌腱。女性多于男性，10%的患者为双侧病变。病理过程为肌腱首先纤维软骨化变性，继而钙化。这种改变的机制尚不十分明确，可能与肌腱缺氧，受压有关[74]。钙结晶附着于肌腱并相互融合，钙化处继发血管增生，中性粒细胞、巨噬细胞浸润（炎症反

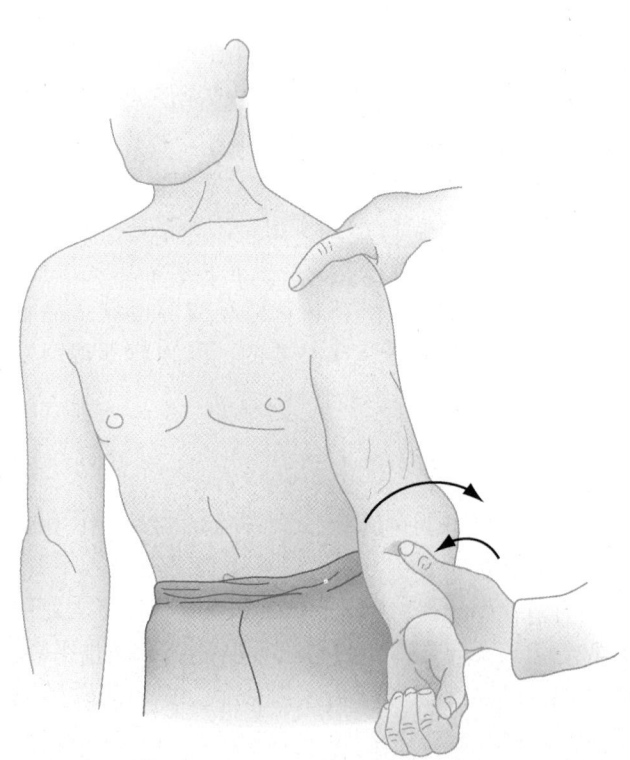

图50-38 Yergason实验。屈肘，前臂旋后（箭头示）对抗阻力可引起肩部前、内侧疼痛。（From DePalma AF: Surgery of the Shoulder, 3rd ed. Philadelphia, JB Lippincott, 1983.）

应），吞噬钙结晶，最终胶原成纤维细胞修复形成瘢痕[74]。

临床特征 临床分期根据钙化沉着的查体特征和肌腱、肌腱和肩峰下囊的炎症反应程度分为稳定期、亚急性期、急性期。稳定期只有干燥、粉末状钙化堆积，周围没有炎症反应。多在因其他原因行影像学检查时被偶然发现。钙化可以无疼痛表现，最终被吸收。

肩部出现疼痛弧提示钙化性肌腱炎亚急性期。钙化范围增大，软化使肩峰下间隙狭窄，加重肩峰下撞击，特点为上肢外展60°~120°时出现疼痛（图50-36）。

钙化处及周围炎症反应严重即为急性期。钙化部位液化可出现急性脓肿。患者疼痛剧烈，患肢紧贴胸壁。主动和被动活动严重受限，患处皮温升高，触痛明显。肌腱内脓肿腔压力升高，疼痛更加剧烈，脓肿自发破裂入肩峰下囊时，症状明显缓解。

诊断方法 影像学：可发现受累肌腱处钙化沉着影（图50-39）。上肢内旋或者外旋前后位片观察冈上肌钙化最明显。腋窝位观察回旋套内其他肌腱钙化效果最好。

治疗 亚急性期需要服用NSAIDs，减少任何引起不适的活动。急性期需要吊带悬吊制动、服用NSAIDs和止痛治疗。急诊于肩峰下局部注射麻醉药可暂时显著地缓解疼痛。穿刺灌洗（手术室或者在X线指引下穿刺钙化区引流，降低肌腱内压）在急性期也非常有效[74]。肩峰下注射皮质类固醇药物缓解撞击综合征的方法会影响钙化重吸收，干扰其自然发展过程，所以一直存在争议。慢性患者可以体外冲击波治疗或者手术去除钙化灶[75]。鼓励所有患者早期进行功能锻炼以减少粘连性关节囊炎的发生。所有有症状的患者都应该安排随访。

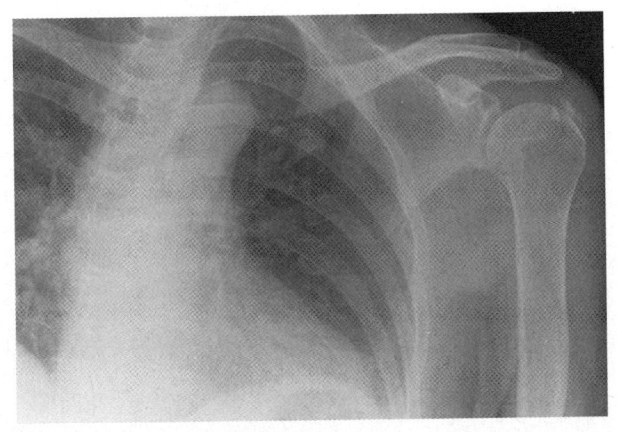

图50-39 回旋套钙化性肌腱炎。

粘连性关节囊炎

病理生理 粘连性关节囊炎（"冰冻肩膀"）是肩关节内关节囊，滑膜炎症反应的特征性改变。炎症反应导致关节囊和腋窝下部组织粘连，肩关节主动和被动运动受限。流行病学研究发现，发病率为2%，女性：男性=58：42[76]。多见于糖尿病人。粘连性关节囊炎需要与其他疾病鉴别，较多见的是痛性僵硬肩，这非常重要，因为几乎所有肩部疼痛（如钙化性肌腱炎、回旋套撕裂、骨关节炎、外伤）都可以合并肩关节运动障碍[76]。尽管粘连性关节囊炎的病因还不清楚。任何导致手臂制动的情况都可能引起关节囊萎缩，包括钙化性关节炎、回旋套损伤、乳房切除术或者前臂远端损伤（Colles'骨折）之后的固定治疗。

临床特征 多见于40~60岁糖尿病女性患者，多累及非优势手臂，影响患者日常生活活动，夜间疼痛剧烈，三角肌部位疼痛为著。肩关节的所有运动功能均受影响，包括前屈、外展和旋转。被动运动时检查者可以感觉到关节抵抗感。在未发生病理改变时，在没有相关病理改变的情况下影像学检查多为正常。

治疗 最好的治疗是日常预防。避免长期关节制动，鼓励所有患者早期锻炼（图50-13）。粘连性关节囊炎在急诊的治疗包括服用NSAIDs，骨科医师治疗。初始治疗通常为保守治疗，适当锻炼配合关节腔内注射皮质类固醇药物。手术治疗包括麻醉下手术，关节镜下关节囊松解术，适用于保守治疗超过6个月效果不佳的患者[76]。

注射治疗 局部注射皮质类固醇药物可以缓解多种肩部疼痛，如回旋套肌腱炎，肩峰下囊炎。循证医学对注射类固醇药物效果的研究有限，而且观点不一致[77]。随机对照实验结果不一可能是由于不同实验对结果的定义不同并且肩峰下注射治疗后的随诊观察困难[78]。据报道，肩峰下注射进针准确度达到70%[69]。尽管抑制炎症反应很有效，皮质类固醇药物对不能改变疾病的进展。皮质类固醇药物抑制炎症反应的所有阶段，包括白细胞迁移，水肿，介质释放，血管通透性，胶原沉积，成纤维细胞增殖。局部注射的全身性并发症极少，局部并发症包括关节软骨损伤，肌腱松弛或者断裂，皮下组织萎缩。局部并发症的发生与注射技术、药量、注射频率有关。任何时候都应避免直接肌腱注射，每侧肢体的注射次数也应严格限制，因为有报道称注射皮质类固醇药物超过3次的患者，行回旋套修复术的失败率很高[69]。

可供选择的皮质类固醇类药物很多（表50-3），首选长效或者短效-长效混合制剂。药物剂量视关节、滑囊大小和个体敏感性而定。先以局麻药缓解急性疼痛，以便皮质类固醇药物更好地吸收生效。

治疗后，肩部应制动，限制主动运动以减少远期损伤，1～7 天内症状即可得到改善，效果可持续数周至数月，时间长短要视术前准备和疾病严重情况而定。急诊行局部麻醉可快速明显地缓解症状。

重要概念

- 任何手法复位术之后都必须仔细反复地进行神经血管检查。
- 通过检查三角肌的运动功能来评价腋神经的功能最为准确。
- 尽管一些病例需要进行特殊的影像学检查，但是行三个不同方向的影像学检查可以为大多数骨折和脱位提供准确的影像学诊断。青少年和年轻人骨骺不愈合应引起注意，可拍摄健侧对照片对比提供线索。
- 大多数骨折患者可以保守治疗，功能恢复较好。
- 肩胛骨骨折最危险的情况是合并同侧肺部、胸壁和肩带损伤。
- 胸锁关节后脱位合并上纵隔损伤可能危及生命，首选 CT 检查。
- 如果喙锁关节间隙扩大至 11～13mm，或者患侧与健侧相差 5mm，应考虑Ⅲ级喙锁关节脱位。
- 大多数研究显示Ⅲ级喙锁关节脱位保守治疗后功能恢复情况和手术治疗相似，有一些病例甚至比手术治疗效果更好。
- 大部分盂肱关节前脱位合并肱骨头后外侧压缩骨折（Hill-Sachs 畸形）。
- 盂肱关节前脱位容易复发，尤其是 30 岁以下患者，这类患者使用关节镜治疗效果较好。
- 所有肩部损伤的鉴别诊断都应包括盂肱关节后脱位，惊厥发作伴有肱骨小结节骨折的患者诉肩部疼痛或者不适时，应高度怀疑盂肱关节后脱位。
- 应仔细观察肩胛脊与肱骨纵轴的位置关系，以防漏诊盂肱关节下脱位。
- 任何原因引起的肩关节制动后均应尽早进行被动关节运动锻炼，以减少粘连性关节囊炎的发生。

本章参考文献请参见 http://pumpress.bjmu.edu.cn/eduservice/3419.html

第51章 肌肉骨骼性腰背痛

Michelle Lin

袁志明 靳衡 译 柴艳芬 校

腰痛

概述

急性腰痛（low back pain）是指腰痛持续时间小于6周。70%~90%的成年人一生中经历过腰痛[1,2]。令医生和患者失望的是，其中85%腰痛患者经适当检查后仍不能明确病因[3]。这些患者常诊断为"急性腰骶劳损"、"腰痛"和"机械性背痛"。这些非特异性诊断术语反映其诊断困难，缺少能确诊的特异性检查。确切地说，这些患者应诊断为特发性腰痛。多数患者腰痛会在6周内自行缓解。最近有关腰痛治疗研究重要发现是，包括有坐骨神经痛的急性腰痛患者应避免卧床休息，这与20世纪80年代传统观念相反。对慢性腰痛治疗尚有争议，其费用占卫生保健体系支出比例较大。

流行病学

腰痛是门诊第五位常见就诊原因，美国每年有1500万腰痛就诊患者[6]。腰痛主要见于30~60岁人群，对工作和经济影响较大。45岁以下人群中，持续慢性腰痛是慢性疾病引起功能障碍的首要病因。在45~64岁人群中，腰痛患者仅次于冠心病和关节炎排在第三位[7]。会减少有效工作时间的各种疼痛中，腰痛仅次于头痛，是第二位病因[8]。总之，在美国腰痛患者每年直接或间接花费达数十亿美元[1,2,9]。

大多数腰痛患者自然病程是良性自限过程。一项大宗病例分析显示，58%腰痛患者在1个月内缓解。如果3个月内疼痛不缓解，那么12个月后也不可能缓解。最初12个月内，疼痛复发率为66%~84%[10]。

人们一直在探讨腰痛的危险因素。到目前为止尚无定论，研究结果常出现相互矛盾[11,12]。既往腰部疾患是常见相关危险因素。无论相关性大小，工作中举重物、推拉或振动、对工作不满意、吸烟和家族史似乎都可预见腰部疾患发生[1,9,13-15]。早期证据还表明，腰椎间盘疾病有遗传倾向[16]。人们还研究其他许多因素，包括身体素质、职业和心理状况，但结果也不一致[11,17,18]。

疾病原理

解剖和生理学

腰骶脊柱由5块腰椎和骶骨组成。从前向后，每块椎骨可分为圆柱形椎体、两个椎弓根、两个横突、两个弓形椎板和棘突。这些结构围绕着椎管，其内有脊髓和神经根，前后正中矢状径为15~23mm。椎体上、下关节突关节由成对上、下关节突构成。每个关节被称为小平面关节。椎间盘位于椎体之间，具有弹性和稳定脊柱作用。椎间盘由位于中央凝胶状髓核和周围纤维环组成，纤维环后部比前部薄（图51-1）。

周围韧带和肌肉加强了腰椎稳定性。前纵韧带和后纵韧带分别附着于椎体前后面。后纵韧带将椎间盘和椎管隔开。正如所预期要发生的，后纵韧带从L_1到S_1向下逐渐变薄，95%腰椎间盘突出发生在L_4~L_5和L_5~S_1水平，导致L_5~S_1神经支配区域出现疼痛和其他神经障碍。大多数椎间盘向后外侧突出，不对称地影响压迫神经根[19]。黄韧带位于椎弓板前面。随着年龄增大，黄韧带肥厚，导致椎管狭窄。

脊髓止于L_1~L_2椎间隙，向下延续为马尾神经，穿出骶椎椎间孔后形成周围神经支配下肢。腰骶区痛觉纤维源自每节腰椎水平的后支和窦椎神经。髓

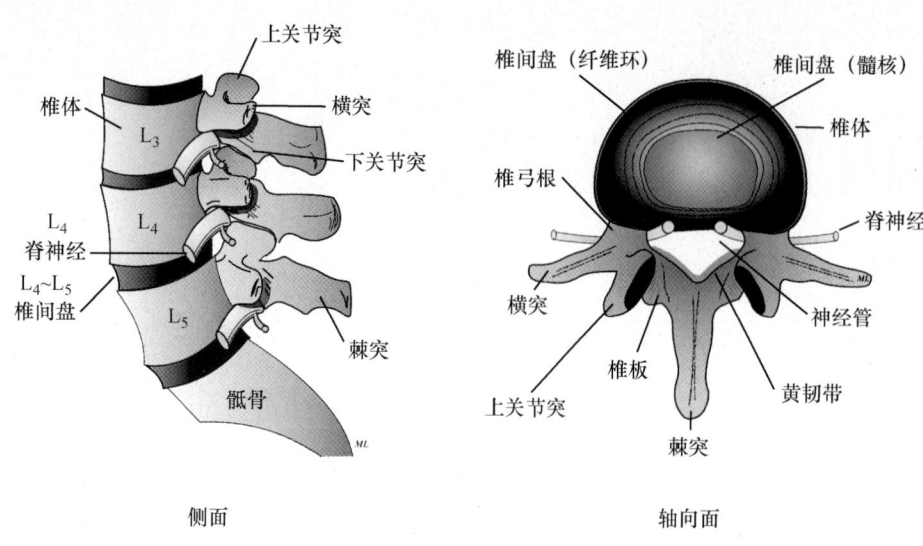

图 51-1 腰椎解剖侧面与轴向面视图。

核和椎间盘的内纤维环比较独特，无痛觉纤维[20]。28%~33%无症状患者核磁显示有椎间盘病变，这与解剖特点相吻合。此现象的意义不清楚。

病理生理学

大部分腰痛无明确病因。约85%患者无明确诊断，推测疼痛来自软组织，包括肌肉和韧带[9,19]。另外15%患者有明确病因，疼痛可源自：①神经根；②小关节面；③骨骼。

神经根型腰痛患者，脊神经根可能存在炎症或疼痛来自外部因素。坐骨神经痛（疼痛从受激惹的坐骨神经根向下放射至腿后侧）最常见病因是椎间盘突出（常发生于 $L_4~L_5$ 和 $L_5~S_1$ 水平）。30 岁以后，椎间盘开始脱水和退化，髓核突出影响神经根的危险加大。随着年龄进一步增大，椎间盘进行性缩小。与此现象一致，典型的椎间盘突出常见于 30~50 岁人群。压迫导致局部神经缺血也会引起炎症和疼痛。研究表明，椎间盘突出时暴露的髓核也会导致局部神经炎症，引起疼痛[22]。椎管狭窄也能影响神经根，椎管狭窄可源自先天性狭窄，但通常是由于椎间盘、椎体、关节面和黄韧带的退化或增生所致[23]。

导致神经刺激的两种最危险情况是马尾综合征和硬脊膜外脓肿。马尾综合征最常见原因是大块中央型椎间盘突出压迫多节段双侧神经根，导致腰痛并向双腿放射、鞍区麻木、肠道和膀胱功能受损，为保护神经功能，需紧急手术减压。硬脊膜外脓肿同样引起神经根压迫，引起明显腰痛。这种感染少见，主要是由金黄色葡萄球菌通过血源播散引起[19]。

先天性和进展性脊柱疾病也可引起神经根炎症，导致腰痛，但远比之前想象的少见。除非脊柱错位明显，通常脊柱后凸和侧凸不会引起疼痛[24]。与其相似，脊椎滑脱如果小于椎体的25% 通常不会引起疼痛。即使较严重的前滑脱，也很少出现严重腰痛。后滑脱发生率是前滑脱的1/3，但通常会导致腰痛。脊椎滑脱常发生在 $L_5~S_1$ 水平（82.1%），其次是 $L_4~L_5$ 水平（11.3%）和 $L_3~L_4$ 水平（0.5%）[25]。脊椎滑脱有多种病因，包括退行性变和创伤。脊椎滑脱常与受累椎骨双侧关节间部缺陷有关。

小关节源性腰痛与其他关节一样，腰椎滑液性小关节随年龄增大发生退化性改变。虽然小关节面对腰痛的确切作用和意义尚不明确，但小关节面病变与15%~45% 慢性腰痛有关[26]。

骨骼源性腰痛，直接刺激椎骨和骨膜会导致痛。脊椎炎（中轴骨骨髓炎）病因从慢性进行性结核感染（Pott 病）到急性细菌感染。通常，骨细菌感染常由血源途径所致，如来自皮肤创伤、尿路感染或直接静脉用药时污染。最常见感染菌是金黄色葡萄球菌。原发性和转移性骨肿瘤因肿瘤浸润骨骼可导致腰痛。原发性骨肿瘤如多发性骨髓瘤、脊索瘤、尤文肉瘤和骨肉瘤的发生率不足转移性骨肿瘤的1/25[27]。在一些恶性肿瘤中，最易发生骨转移的肿瘤有乳腺癌、肺癌、前列腺癌、甲状腺癌、肾癌和淋巴瘤。炎症性疾病如强直性脊柱炎和其他关节病、骨质疏松也可导致腰痛。骨质疏松时，骨矿化减退可导致脊柱微小骨折，引起疼痛。

腰痛患者还需考虑牵涉痛，牵涉痛大多源自腹膜内和腹膜后腹部疾患。症状持续 4~6 周以上的腰痛患者，大多数是功能性原因所致。功能性改变的病因包括恐惧、抑郁、人格障碍和经济问题。在这些病例中，尚未发现与疼痛相关的解剖和病理生理学异常。

慢性腰痛病情复杂、病因众多。不仅器质性原因不明确，而且非器质性原因多种多样，难以确定。这些患者中很多可能确实存在某种类型的慢性疼痛。令人不解的是为什么慢性疼痛仅导致部分患者出现抑郁、药物依赖和诈病。原因之一可能是慢性疼痛对患者生活方式的影响程度不同。正常活动和运动的患者比习惯静坐的患者功能障碍更严重。心理因素和潜在代偿对许多慢性腰痛患者的行为影响很大[28,29]。

小儿腰痛的诊断比成人多见[30,31]。小儿腰痛需仔细鉴别。他们可能患有不同程度脊椎滑脱、Scheuermann病（脊柱后凸合并椎体终板的骨软骨炎）、感染性疾病或新生物。小儿椎间盘突出相对少见，一旦发生，表现和成人相似[30]。

临床特征

症状和体征

完整病史和查体对评估急性腰痛患者至关重要。此部分回顾与腰痛相关的典型病史（表51-1）和查体表现。虽然大多数腰痛病因是良性的，但美国卫生保健政策与研究机构（Agency for Health Care Policy and Research）指出有四种病因"不能漏诊"或为"高危"：脊柱骨折、马尾综合征、脊柱感染和恶性肿瘤[32]。系统性和针对性询问病史和查体可以初步判断各种疾病的可能性，并决定是否需要做进一步检查。

单纯肌肉骨骼性腰痛

除外疑难疾病后，大部分腰痛可以归类为单纯肌肉骨骼性腰痛。单纯性腰痛通常无诱因。疼痛特点为"持续性钝痛"或"隐痛"，疼痛不对称的位于腰椎棘突旁肌肉，并放射至臀部或大腿后侧近膝盖处。运动使疼痛加重而休息后疼痛减轻。病史或临床检查时无相关感觉、肌力、直肠和膀胱括约肌障碍。查体可能仅有腰骶部局部紧张或腰部活动受限。只有排除疑难性腰痛后，才能做此诊断。

神经根病

约1%腰痛患者有腰部神经根病症状（即神经根刺激）[33]。最常见病因是腰椎间盘突出，其他病因包括椎管狭窄、恶性肿瘤和感染。最常见的腰部神经根病是坐骨神经型（L_5或L_1）。坐骨神经痛时疼痛由腰部放射至双腿，再向远端到膝。疼痛特征是"瞬间"、"切割样"、"锐利"或"烧灼样"。症状包括一侧下肢局部麻木或无力。坐下、弯腰、咳嗽和用力时症状加重，平躺和制动时症状减轻。

查体时，患者常存在坐骨切迹压痛。直腿抬高试验（SLR）对诊断坐骨神经痛很敏感。直腿抬高试验时，患者仰卧双下肢伸直。在膝关节伸直状态下被动抬高患肢。当患肢抬高30°~70°时，出现腰痛并放射过膝，提示有L_5或S_1神经根病。如果仅有腰痛而无放射痛，则结果为阴性。荟萃分析研究显示，直腿抬高试验敏感性为91%，特异性仅26%，提示直腿抬高试验阴性时可排除坐骨神经痛[34]。坐骨神经痛确诊试验包括"弓弦征"（即腘神经压迫试验：深触诊腘窝中部绷紧的弓弦状胫后神经产生疼痛）和加强试验（直腿抬高试验中刚刚不感到疼痛时足背屈再次产生疼痛）。一种代替直腿抬高试验的方法为：患者坐位，伸直膝关节（反弹试验），也能牵伸坐骨神经。疼痛常使患者反射性后仰，几乎是向后"弹"向平卧位。

健侧直腿抬高试验是膝关节伸直状态下被动抬高无症状的下肢。疼痛从腰部放射至对侧有症状的下肢。该试验诊断坐骨神经痛的敏感性为29%，但特异性高达88%。说明健侧直腿抬高试验阳性几乎为坐骨神经痛的特异性表现，但阴性不能排除诊断[34]。

反直腿抬高试验（即股神经牵拉试验）可检查L_3或L_4神经根病。患者俯卧，使髋关节被动后伸，

表51-1 通过病史判断腰痛病因

询问患者的问题	可能性诊断
腰痛向下放射过膝吗	神经根病变和可能椎间盘突出
是否行走时加重疼痛而向前弯腰和坐着时好转	椎管狭窄
是否有腰部晨僵而活动后好转	强直性脊柱炎
年龄大于50岁吗	骨质疏松骨折，脊柱恶性肿瘤
最近有钝性伤病史吗	骨折
是否长期服用激素	骨折、脊柱感染
有癌症病史吗	脊柱转移性肿瘤
休息时仍持续疼痛吗	脊柱恶性肿瘤，脊柱感染
疼痛持续时间超过6周吗	脊柱恶性肿瘤
有原因不明的体重减轻吗	脊柱恶性肿瘤
夜间疼痛加重吗	脊柱恶性肿瘤，脊柱感染
是否有免疫功能低下（如艾滋病、酗酒、糖尿病）	脊柱感染
有发热或寒战吗	脊柱感染
有双下肢疼痛、无力和麻木吗	马尾综合征
有大小便控制障碍吗	马尾综合征

HIV，人类免疫缺陷病毒。

如果 L_3 或 L_4 神经根受刺激，则产生疼痛。

除牵拉腰部神经根，还可通过检查下肢发现轻微的神经根病病变。检查包括疼痛定位和单个神经根功能评价，特别是肌力、感觉和反射检查。通过检查远端皮肤感觉，特别是轻触和轻刺足内侧（L_4）、第1与第2趾之间（L_5）及足外侧（S_1）发现早期异常（图51-2）。

椎间盘突出

通常，椎间盘突出患者年龄为30～50岁，常有长期反复发作的非神经根性腰痛病史，理论上外纤维环受刺激产生疼痛。髓核通过纤维环脱出导致局部神经根炎症和神经根病。咳嗽、久坐和活动都可加重疼痛和神经根病症状。神经根病引起严重下肢痛常会掩盖腰痛。约95%坐骨神经痛患者有腰椎间盘突出，这说明无坐骨神经痛患者椎间盘突出的可能性很小。

查体时应重点检查下肢神经功能和神经根病体征。踝背屈、拇趾伸展、踝跖屈和膝伸展功能减弱对诊断腰椎间盘突出的特异性分别为70%、70%、95%和99%[19]。

椎管狭窄

椎管狭窄患者年龄偏大（平均55岁），仅占腰痛患者的3%[3,35]。60%～75%椎管狭窄患者有典型病史，行走时出现亚急性或慢性背痛和下肢放射痛，休息后和向前弯腰时症状减轻[36]。由于这些症状与外周血管性跛行的症状极为相似，所以椎管狭窄引起的疼痛被称为"假跛行"。典型的外周血管间歇性跛行疼痛休息后持续5分钟，而假跛行持续10～15分钟。椎管狭窄患者的症状在脊柱前弯和屈曲时减轻，因为这种体位可以增加椎管直径，减小脊髓张力。坐位也能减轻椎管狭窄患者的症状，这与椎间盘突出相反。患者典型描述是上山时不痛而下山时后背伸展产生疼痛。

大多数患者查体有单节段或多节段腰部放射痛，腰部伸直时疼痛加重。典型表现是走路时躯干呈轻度前屈位。外周足部脉搏和踝臂指数有助于椎管狭窄与血管性跛行的鉴别。

退行性脊椎滑脱

大多数脊椎滑脱由退行变引起，表现为一个椎体相对于另一个椎体向前移位。脊椎滑脱在50岁以上人群多见，最常发生于 $L_{4\sim5}$ 和 $L_5\sim S_1$ 平面。影像学有退行性脊椎滑脱的老年患者，2/3没有症状[37]。对于有症状患者，弯腰、扭腰、举重都会使症状加重，表现为神经根病和/或椎管狭窄的症状。查体可见腰椎前凸消失、滑脱严重时可触及沿脊柱中线的椎体脱离、腘绳肌紧张或出现神经根症状。

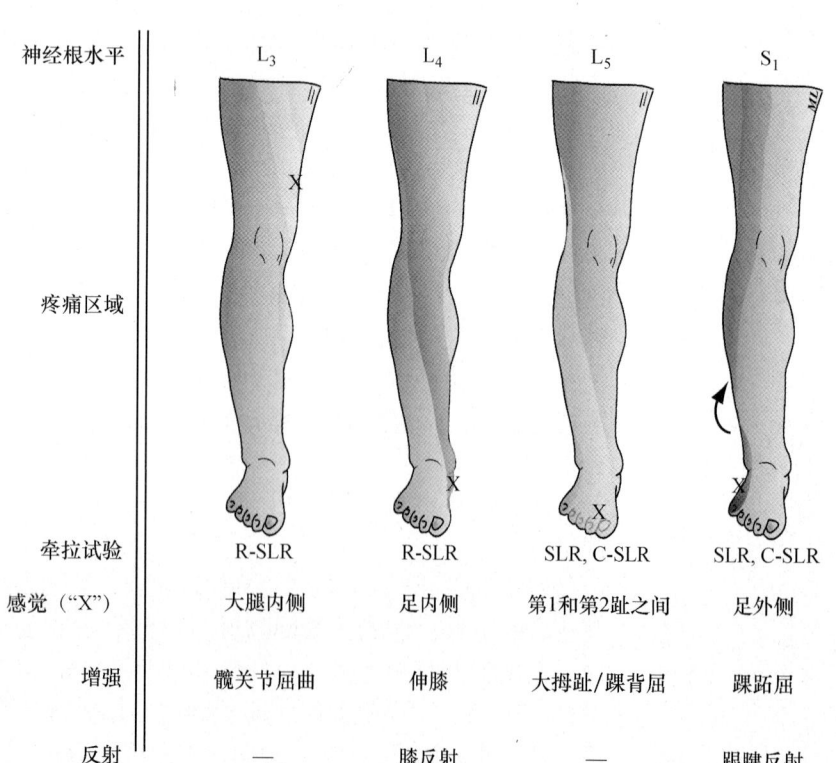

图 51-2　$L_3\sim S_1$ 神经根病查体所见；X 标记每个神经根支配区域；C-SLR：对侧直腿抬高试验；R-SLR：反直腿抬高试验；SLR：直腿抬高试验。

关节病

炎症性关节病，如强直性脊柱炎、风湿性关节炎、牛皮癣性关节炎都会导致亚急性或慢性腰痛。这些患者表现为脊柱活动度减低。强直性脊柱炎患者常有腰背部晨僵，活动后减轻。炎症性关节病（不仅是风湿性脊柱炎）患者查体可无特异表现，如脊柱活动度减低、骶髂关节压痛和胸扩张受限。

高危诊断：骨折

所有有明显腰部外伤史或骨质疏松伴有轻微外伤史的患者，都应考虑脊柱骨折可能。长期使用类固醇激素患者，易于发生早期骨质疏松症，脊柱骨折引起腰痛的特异性是99.5%[19]。这些患者尽管无外伤史，但必须考虑骨折可能。查体常见沿脊柱中线和脊柱旁肌肉的压痛，压痛与肌肉痉挛有关。

高危诊断：马尾综合征

马尾综合征是由于多个腰骶神经根突然受压所致。虽然极少引起腰痛，但它属于神经外科急诊。常见病因是巨大中央型椎间盘突出，其他病因包括硬脊膜外脓肿、血肿、创伤和恶性肿瘤。有腰痛和多节段神经根病的马尾综合征患者，常累及双下肢。膀胱和直肠功能障碍也是其特征之一。诊断困难通常是由于患者无典型神经症状和疼痛轻微。

马尾综合征最常见的症状是尿潴留，敏感性高达90%，如果患者排空后残余尿量小于100~200ml，该诊断可能性小。其他常见症状还有鞍区麻木，臀部、大腿后上部和会阴部感觉障碍，这些症状的敏感性为75%。60%~80%患者直肠检查显示括约肌功能下降[19]。

高危诊断：脊柱感染

硬膜外脓肿和脊椎炎（椎骨骨髓炎）是两种危险的脊柱感染。高危患者包括静脉用药、酗酒、免疫功能低下（如艾滋病、糖尿病、慢性肾衰竭或长期使用皮质类固醇）、老年、腰部持久受钝性外伤患者、长期留置导管和近期有细菌感染者。约20%硬膜外脓肿患者无合并症或危险因素。最常见的病原菌是金黄色葡萄球菌，通过远处感染灶血源传播或局部感染（如脊柱炎和椎间隙感染）直接扩散而来。其次是链球菌和肠道革兰阴性杆菌。患者病史为休息时腰痛和自觉发热，查体时脊突旁脓肿区有叩击痛。硬膜外脓肿的诊断较困难，因为约50%患者无神经功能障碍，约50%患者初期无发热[38]。由于症状轻微并且常为慢性过程，依据早期表现，很多患者都被误诊。因此，为了能对这一神经外科急症迅速做出诊断，应时刻想到硬膜外脓肿是腰痛的原因之一。硬膜外脓肿的病死率高达23%[38,39]。

脊柱炎通常源自椎间隙微小的血源性感染，造成椎间盘炎，继而蔓延至邻近椎间盘导致椎体终板侵蚀，最终形成脊柱炎。和硬膜外脓肿一样，最常见的病原菌是金黄色葡萄球菌，其次是肠道革兰阴性杆菌和结核分枝杆菌（如Pott病）。静脉用药是假单胞菌属脊柱炎的危险因素。典型病史有自觉发热而腰痛不明显。查体可见脊柱非特异性压痛、神经根病和马尾综合征。同样对脊柱炎不具有诊断意义的还有发热，敏感性仅27%到50%[19]。

高危诊断：恶性肿瘤

脊柱肿瘤浸润可以是原发的，但大多数是转移性恶性肿瘤。患者通常超过50岁，有亚急性或慢性腰痛，疼痛夜间加重。危险因素包括已知癌症（特异性98%）、不明原因体重减轻（特异性94%）、卧床休息仍持续腰痛（特异性90%）、疼痛超过1个月（特异性81%）[40]。患者查体有典型的轻中度脊柱压痛。应检查最易肿瘤骨转移的器官，包括乳腺、前列腺和肺。

背部牵涉痛

牵涉痛通常与腰骶部病痛很难区别，但必须予以鉴别。突发的剧烈"撕裂样"腰痛是典型的主动脉夹层症状。动脉粥样硬化老年患者，放射至背部的腹痛可能是由腹主动脉瘤破裂引起。另外，长期酗酒者，放射至背部的腹痛可能源自胰腺炎。年轻女性，伴有发热和恶心的单侧脊柱旁疼痛可能是肾盂肾炎。对所有这些患者，应彻底检查腹部、泌尿生殖系统和心血管系统。确定腰痛原因对患者的治疗至关重要。

功能性腰痛

鉴别功能性疼痛和"真正"疼痛通常较困难，但通过病史可以提供诊断线索。长期非器质性疼痛、无具体定位的隐痛、反复讲述相似的问题、对至关患者生活问题缺少相应关注，这些情况常提示找不到器质性病因。对这些患者，可能需要再次听取患者的主诉。

如果怀疑有心理因素影响，可以通过一些检查确定是否为功能性腰痛。首先进行坐位而非卧位直腿抬高试验检查。医生让患者伸膝，表面上是在检查膝部，实际上是在牵拉检查L_5和S_1神经根。阳性反应表现为当患者坐位减小坐骨神经张力时，出现疼痛和腰背部紧张；卧位直腿抬高试验阳性而坐位直腿抬高试验阴性，或结果相反，均提示非生理性疼痛。

第二个体征是明显表面压痛。一些患者为了向医生表明疼痛程度，浅部触诊时反应剧烈，而真正腰痛患者此种反应并不典型。不按皮肤区域定位的感觉缺失和广泛性疼痛通常不是由生理性疾病所致。

第三，通过向下按压头顶对颈椎施压不应该导致腰痛。这种方法仅使颈椎承重，不影响腰椎。

第四，查体时，通常反应过度的患者可能不是真正不适的真实反应。其症状与精神病理学密切相关，但无预测价值。上述情况提示诈病和功能性疼痛，但是对于排除器质性疾病既不敏感也无特异性[41,42]。

老年人腰痛

老年腰痛患者，病因应首先考虑椎管狭窄和退行性脊椎滑脱，肌肉骨骼病变和椎间盘突出可能性小。另外，较严重的情况如骨质疏松骨折、脊柱感染和恶性肿瘤在老年人多见。因此，老年腰痛患者通常需要进一步检查确定病因。

儿童腰痛

儿童先天性原因（如下肢长度不等、脊椎滑脱）导致腰痛的可能性比成人大。脊椎滑脱常见于10岁以上参与高强度体育活动的儿童，患者活动时腰痛加重。对某城市儿科急诊一年期回顾性研究显示：腰痛最常见病因包括直接创伤（25%）、肌肉扭伤（24%）、镰状细胞危象（13%）、特发性疼痛（13%）、尿路感染（5%）和病毒综合征（4%）[30]。提示感染和恶性肿瘤病史在儿童与成人相似。神经根症状在儿童相对少见。仅在参与不喜欢的活动（如写作业、做家务）时出现疼痛则提示功能性疼痛。

诊断方法

实验室检查

病史和查体未提示腰痛有"高危"病因时，无需实验室检查。然而，腰痛患者提示有脊柱感染和恶性肿瘤时，实验室检查有助于进行危险度分级。尤其要进行全血细胞计数、血沉（ESR）和尿液检查。其他实验室检查应根据患者病史和查体来选择。腹痛患者应检查肝功能和淀粉酶或脂肪酶。

脊柱感染时 ESR 通常增快（约20mm/h），血清白细胞计数正常或升高[43]。一项研究表明，40名硬膜外脓肿患者中有13名（32%）白细胞计数小于11 000/μl[39]。一旦诊断脊柱感染，应抽血培养，因为50%～90%病例可以分离出菌株，最常见的是金黄色葡萄球菌[39,44]。因为腰穿可能将细菌植入脑脊液，因此无需腰穿脑脊液检查，腰穿属于相对禁忌证。

骨恶性肿瘤 ESR 通常也增快，但白细胞计数结果不确定。慢性贫血可导致红细胞比容低。其他有帮助的实验室检查包括碱性磷酸酶、前列腺特异性抗原、血清免疫电泳和尿轻链检测（针对多发性骨髓瘤）。

影像学检查

X 线平片

对急性腰痛患者很少使用腰骶部 X 线片进行筛查。对无"高危"表现患者 X 线片对治疗帮助不大，没有必要将患者暴露于射线中[45]。大多数腰痛患者不需要 X 线检查。接受 X 线检查患者通常显示正常，偶尔有异常发现，如脊椎滑脱、异常脊柱侧弯、椎间盘楔形变或退行性改变，这些相对多见，但不一定是患者腰痛的病因[9]。目前腰痛患者进行 X 线检查的指征见框51-1。

患者有神经根症状提示椎间盘突出，无需 X 线检查。另外，X 线片不能显示椎间盘突出，大多数患者经过保守治疗症状缓解。

如果需要 X 线片检查，急诊通常只需拍正侧位片，许多医院也加拍前屈后伸骶骨侧位片。除了儿童，无需斜位片，因为脊椎滑脱和脊椎前移在儿童更多见[46]。

脊椎滑脱、椎骨骨髓炎和肿瘤椎骨转移都有典型 X 线表现。根据一块椎体相对于另一块椎体前移的程度将脊椎滑脱（图51-3）分为1～4度。1度通常无症状，滑脱程度小于25%；2～4度滑脱程度分别为25%～50%、50%～75%和>75%。

脊柱炎（图51-4）表现为相邻椎骨终板侵蚀和椎间隙变小，侧位片最清楚。因为前部软骨下椎体和椎间盘血管丰富，感染通过血源传播使这些部位成为

框 51-1   腰痛患者进行腰骶部 X 线检查的指征

- 年龄小于18岁或大于50岁
- 恶性肿瘤或无法解释的体重减轻病史
- 发热、免疫低下或静脉用药史
- 近期有创伤，不仅是单纯举重物
- 进行性神经功能缺损或马尾综合征表现
- 腰痛超过4～6周

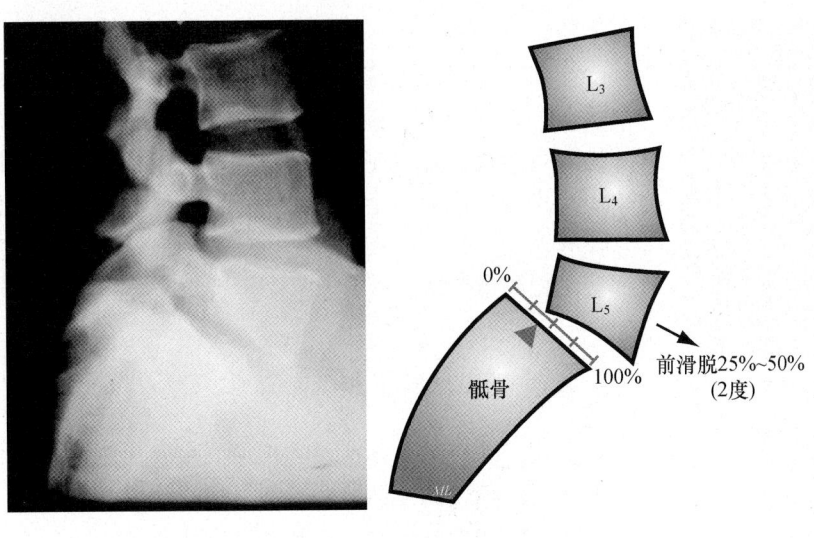

图 51-3 L_5 相对于 S_1 的 2 度前滑脱侧位 X 线片和示意图。根据滑脱百分比分 1~4 度，分别为 0~25%、25%~50%、50%~75% 和 >75%。

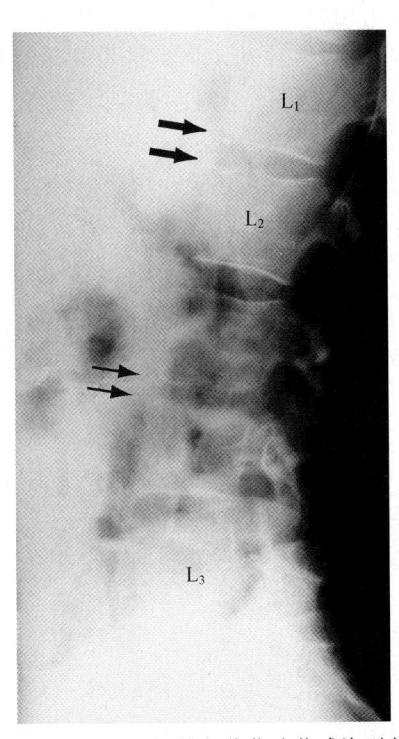

图 51-4 侧位 X 线片显示金黄色葡萄球菌感染引起的 L_3 和 L_4 脊柱炎。$L_{3~4}$ 椎间隙变窄，L_3 和 L_4 椎体终板侵蚀（细箭头）。注意未感染部位的椎体终板边缘（粗箭头）。

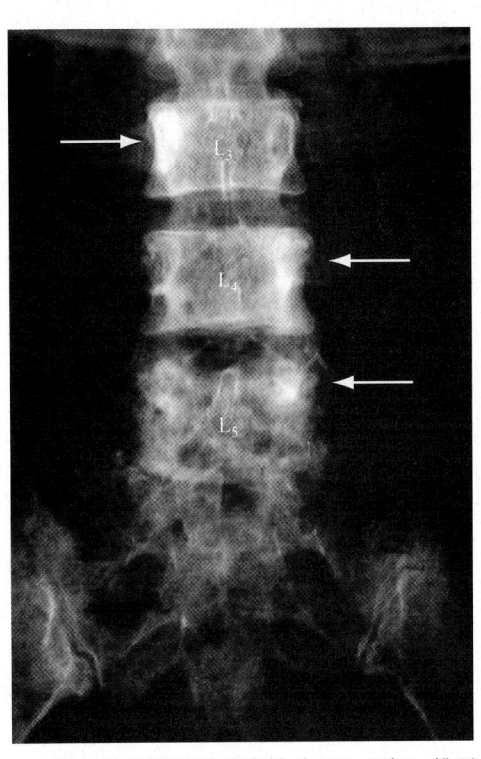

图 51-5 正位 X 线片显示乳腺癌转移至 L_3 到 L_5 椎弓根引起的肉芽状浸润（箭头处）。

脊柱炎好发部位，随着疾病进一步发展，可能发生椎体侵蚀和塌陷。

椎骨转移性疾病（图 51-5）可以表现为成骨性（高密度）或溶骨性（低密度）损害，好发于椎体和椎弓根。与骨髓炎相反，椎间隙很少累及。

如果考虑高危诊断，X 线片可以排除骨折，但不能完全排除其他疾病，如马尾综合征、脊柱感染和恶性肿瘤。马尾综合征患者 X 线片通常正常或无特异性，因为大多数患者是由中央型椎间盘突出所致。X 线片对脊柱感染和恶性肿瘤的敏感性分别为 82% 和 60%[45]。如果临床高度怀疑脊柱感染和恶性肿瘤，应进行 MRI 检查。

CT 和 MRI 检查

诊断脊柱骨折时，CT 优于 MRI。骨折时，CT 有助于显示椎管完整性和脊髓压迫风险。对于其他高危诊断（马尾综合征、脊柱感染和恶性肿瘤），MRI 是最佳检查方法。MRI 对软组织显影好，尤其是脊髓和椎间盘，而 MRI 更为精确的矢状重建功能使它成为软组织理想的影像检查。MRI 能识别细小软组织病变，如硬膜外微小脓肿（图 51-6）。MRI 检查无辐射，患者一次脊柱 CT 扫描吸收的射线量约为从自然环境中 4 年吸收的射线量[47]。

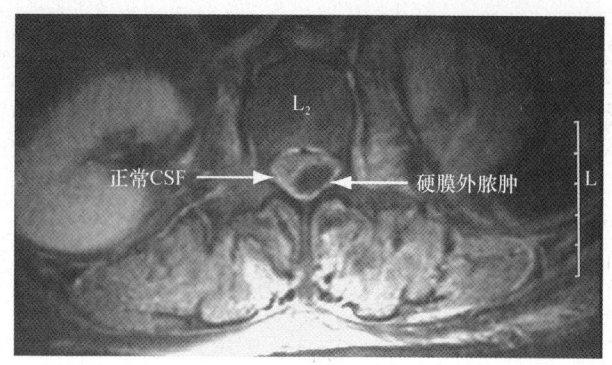

图 51-6 轴向 T_2 加权像 MRI 显示金黄色葡萄球菌性硬膜外脓肿压迫 L_2 椎管后外侧面。CSF：脑脊液。(Image contributed by Dr. Stephen Bretz.)

虽然 MRI 易于发现椎间盘突出，但是单纯性椎间盘突出（如查体未发现明显感觉和运动障碍）不应常规进行 MRI 检查，因为大多数椎间盘突出是自限性的。对腰神经根病患者过度影像学检查容易导致椎间盘突出过度诊断，因为 28%～33% 无症状患者，MRI 显示有椎间盘突出。这些患者不需要手术干预[9,48,21]。

特殊检查

除非考虑有单纯性腰痛或椎间盘突出以外情况，一般无需其他检查。大多数情况下，MRI 能明确诊断。放射性核素扫描用于定位可疑恶性肿瘤、感染灶和椎骨脱离（spondylolysis）造成的隐匿性骨折。核医学扫描敏感性高，但无特异性。

鉴别诊断

非特异性腰痛是一种排除性诊断。典型病例为 18～50 岁急性腰痛患者。无神经根症状，无肿瘤病史，无体重减轻或发热等症状，即可诊断为单纯肌肉骨骼性腰痛。上述情况之外的患者，则有多种诊断需要鉴别。

很多原因都会导致腰痛。框 51-2 列出了多种可能性诊断，但主要应关注最常见和最严重的腰痛病因，而非肌肉骨骼性腰骶痛。腰痛中最威胁生命的病因之一是腹主动脉瘤破裂。读者可以参考相关章节的专题讨论。

处理

因为大多数急性腰痛患者检查时无客观感觉或运动丧失，4～6 周内疼痛症状缓解，因此这种患者仅需保守治疗。一般来说，仅少数有严重全身症状患者和虚弱的难治性腰痛患者才需要进行 MRI 检查和手术治疗。过去几十年里，从过度推荐侵袭性外科手术治疗到单纯对症止痛和早期恢复活动，治疗观念发生了 180°转变。新治疗观念要求医生必须诊断正确，排除有明显病理改变的疾病，避免过度检查，进行镇痛治疗和对患者进行疾病教育[49]。对导致腰痛的多种病因的治疗方法见图 51-7。对骨折和牵涉痛的治疗参见相关章节。

单纯肌肉骨骼性腰痛

除了病史和查体，单纯性腰痛患者无需进一步检查，其治疗仅需要镇痛和对患者进行疾病教育。除了最初使用非口服阿片类药物和非甾体类抗炎药，大多数患者可以口服非甾体类药物。布洛芬价格便宜，是较理想选择，但多种非甾体类抗炎药具有相同药效。布洛芬的效果是否优于对乙酰氨基酚尚不清楚[50]。疼痛急性发作时，偶尔需要短期使用阿片类药物止痛。多种其他药物也被建议使用，包括苯二氮䓬类药物和肌松药。目前研究结果尚不一致，这些药物可能不会提供明显益处，反而会增加不良反应发生率，如困倦和药物依赖[51]。糖皮质激素对单纯性腰痛患者治疗无效。

对患者进行疾病教育时，医生总是使患者确信自己有病，这是治疗腰痛的过时观念。临床上表现为过度检查、过度治疗、让患者卧床休息并脱离工作。目前研究反复地有力证实了所有这些干预措施过度。相反，应告知患者为什么不需要进行腰骶脊柱放射学检查或实验室检查，并使患者确信疼痛是良性过程。通过解释放射线的危害，大多数患者可被教育说服。一次标准腰骶部放射线检查对性腺的辐射量相当于每天接受一次胸部放射线检查 5～6 年的辐射量[52]。患者对过时的严格卧床治疗感到沮丧。与严格卧床患者比较，保持活动的患者疼痛缓解更早，能很快返回工作[4]。应让患者知道，腰痛 12 个月内复发的可能性为 66%～84%[10]。

其他治疗方法对急性和慢性腰痛的疗效尚有争议，这些治疗方法包括针灸、物理疗法、推拿、按摩、超声、牵引和经皮神经刺激法[9,53-56]。

腰椎间盘突出

与单纯性腰痛患者一样，绝对卧床对椎间盘突出和神经根病患者无益[5,49]。急性发作时，患者应使用镇痛药，但无需进一步进行实验室和放射学检查。多数患者通过保守非手术治疗症状 6 周内缓解[57,58]。

治疗坐骨神经痛时，曾建议采用硬膜外注射类固

框 51-2　腰痛的鉴别诊断

局限/常见
- 单纯肌肉骨骼性腰痛
- 椎间盘突出
- 椎管狭窄
- 脊椎滑脱
- 骨关节炎
- 骨折

局限/不常见

感染
- 脊椎炎
- 硬膜外脓肿
- 椎间盘炎
- 带状疱疹

恶性肿瘤
- 转移性
  - 乳腺
  - 肺
  - 前列腺
  - 肾、甲状腺、结肠（少见）
- 原发性
  - 多发性骨髓瘤
  - 淋巴瘤
  - 白血病
  - 原发性脊髓/硬膜外肿瘤
  - 骨样骨瘤
  - 其他原发性骨肿瘤

小儿
- 脊椎滑脱/峡部裂
- 严重的脊柱侧凸
- 绍伊尔曼病（Scheuermann 病）

风湿性疾病
- 强直性脊柱炎
- 银屑病性关节炎
- 风湿性多肌痛
- 瑞特综合征（Reiter 综合征）

血管性
- 脊髓动静脉畸形
- 硬膜外血肿

危及生命的牵涉痛
- 腹主动脉瘤

消化系统
- 胆道疾病
- 胰腺炎
- 消化性溃疡
- 憩室炎

泌尿生殖系统
- 肾绞痛
- 肾盂肾炎
- 前列腺炎
- 膀胱炎

妇科疾病
- 经期痉挛
- 自发性流产
- 分娩
- 异位妊娠
- 盆腔感染性疾病
- 子宫内膜异位症
- 卵巢囊肿
- 卵巢蒂扭转

血液系统
- 镰状细胞危象

功能性
- 躯体化障碍
- 抑郁
- 纤维组织炎
- 诈病

醇激素，认为这有助于缓解椎间盘突出引起的炎症反应。虽然最初可以减轻部分症状，但是无资料表明此方法有长期益处，或者能减少以后手术的可能性[59]。腰痛和椎间盘突出患者是否需要全身应用类固醇激素仍有争议。虽然无证据表明应用类固醇激素的益处，但其抗炎效果使人们经验性认为在治疗神经根病时它是有效的。一项大规模回顾研究显示，任何一种情况下全身使用类固醇激素无明确益处，但确定性研究正在进行中。

如果椎间盘突出导致的疼痛持续超过 4～6 周，需要门诊行 MRI 检查。虽然椎间盘切除术的疗效与保守治疗比较仍有争议，但是现有资料表明这类椎间盘突出患者可能从手术中获益[60]。其他手术指征包括顽固性疼痛和日趋恶化的运动或感觉功能缺失。与非手术治疗比较，虽然手术治疗患者疼痛缓解快，但两种方法 4 年期和 10 年期疗效相同。显微外科技术和激光治疗与传统手术比较并无任何优势[61]。

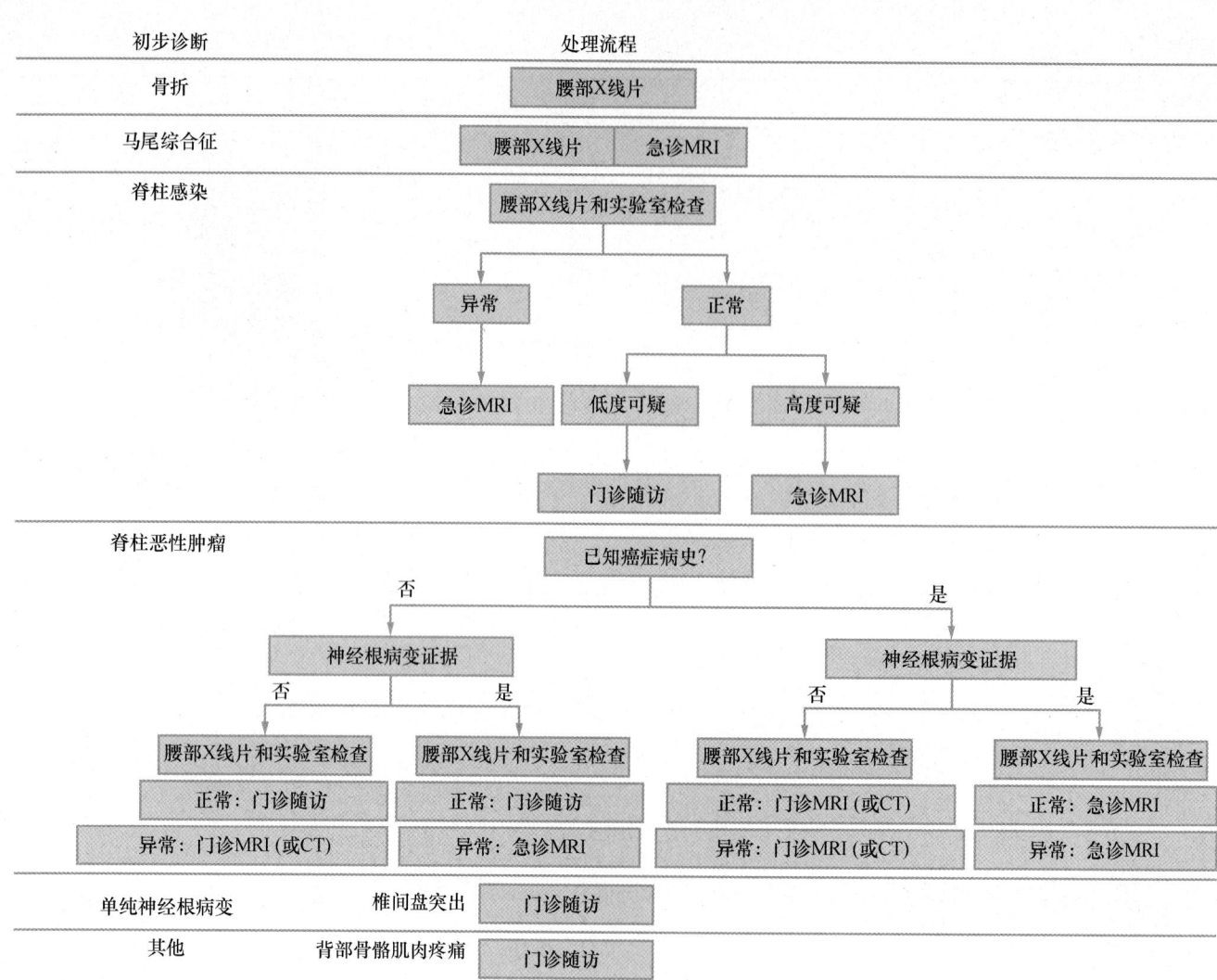

图 51-7 腰痛处理流程。患者病史可能提示多个高危诊断。

椎管狭窄

对于椎管狭窄的患者应使用镇痛药物保守治疗。无高危表现时，患者在急诊无需实验室和放射学检查。患者出现下列情况时可以考虑外科手术：进行性神经功能缺失、假性跛行导致进行性行走能力下降、马尾综合征或顽固性疼痛。选择性手术减压治疗争议较大。一项 10 年的纵向研究显示，没有指标能够预测哪些患者采用手术治疗比保守治疗更能受益[62]。因为这些患者常为老年人，必须权衡手术利弊。

退行性脊柱滑脱

处理症状性退行性脊柱滑脱患者，通常采用镇痛和改变生活习惯的保守治疗，包括避免反复弯腰、举重物和扭腰。对于顽固或严重的腰痛患者，建议门诊 MRI 检查，必要时神经外科手术减压治疗。

高危诊断：骨折

参见第 40 章，脊柱外伤。

高危诊断：马尾综合征

马尾综合征属于神经外科急症，需要紧急手术减压以保护远端神经功能。所有出现相关症状如鞍区麻木或尿潴留的患者都需要紧急 MRI 检查。一般来说，症状发作 48 小时内行减压手术，通常预后会改善[63]。然而，早期证据表明，延迟手术减压可能不会产生任何不良后果，特别是对尿失禁患者[64]。

高危诊断：脊柱感染

如果通过病史和查体疑有脊柱感染的可能，必须做进一步检查。对于低度怀疑脊柱感染的患者，如果血清白细胞计数、红细胞沉降率和腰骶部 X 线片正常，可以排除感染。通过病史和查体疑有脊柱感染的可能时，首先应做进一步检查。对于中度和高度怀疑脊柱感染的患者，下一步进行急诊 MRI 检查。

治疗化脓性脊椎感染应进行神经外科引流和减压，在得到血培养结果前，静脉使用至少能覆盖化脓性葡萄球菌和革兰阴性杆菌的广谱抗生素。由于耐甲氧西林金黄色葡萄球菌感染较普遍，使用抗生素时应加用万古霉素。对于静脉吸毒患者，使用的抗生素需要覆盖假单胞菌属。最近文献建议对于低危患者（例如血流动力学稳定和无神经症状患者）可以采用非手术方法治疗。

高危诊断：恶性肿瘤

治疗怀疑恶性肿瘤引起的腰痛时，通常将患者分为两类：有癌症病史和无癌症病史。据报道，癌症患者脊柱转移的发病率为 20%～85%[66,67]。这些患者又进一步分为有神经根症状和无神经根症状患者。

大多数腰痛患者归入无癌症病史和神经根症状组。但一些病史可能提示有恶性肿瘤，如不明原因的体重减轻或腰痛夜间加重。这类患者需要根据 X 线片和实验室检查（包括全血细胞计数和红细胞沉降率）进行进一步危险性分级。检查结果正常时，可以由初级保健医师进一步处理。但是医生不应据此完全排除恶性肿瘤，因为 X 线片检查肿瘤椎体转移的假阴性率为 10%～17%。造成假阴性的原因是由于肿瘤需侵蚀椎体 50% 以上，X 线片才能显示[68]。检查结果不正常，如有骨破坏或血沉明显升高（大于 100mm/h）时，在之后 3～7 天内，应该在门诊进行 CT 和 MRI 检查。

对于无癌症病史但有神经根症状的患者，应进行 X 线片、全血细胞计数和血沉检查。如果检查结果正常，可以由其初级保健医师，对恶性肿瘤和神经根病的其他病因（包括椎管狭窄和椎间盘突出）做进一步评估。如果 X 线片显示有骨破坏或血沉明显升高（大于 100mm/h），患者应立即 MRI 检查，因为：①出现神经根病预示即将发生肿块导致的脊髓受压；②X 线片很难区分早期脊椎炎性肿物（尤其是结核性脊髓炎）和骨质疏松性骨折导致的椎体塌陷[69]。虽然决定性的脊髓和神经根成像需做 MRI 检查，但是不能行 MRI 检查时，可以先行多排螺旋 CT 扫描，检查有无恶性肿瘤骨浸润。CT 显示椎骨有块状损伤时，提示脊髓被肿物压迫是疼痛和其他症状的病因。

对于有肿瘤病史和腰痛的患者，需急诊或 3～7 天内尽早地进一步行影像学检查。无临床表现的神经根病患者，无论 X 线片和实验室检查是否正常，都

应该在门诊进行 MRI（或 CT）检查。因 X 线片不敏感，不能最终排除脊椎新生物。有神经根病患者，因为需明确有无脊髓压迫，所以无论 X 线片是否正常，都需急诊 MRI 检查。对已经确诊为癌症并且有腰痛和神经根病患者的一项研究表明：即使 X 线片表现正常，但硬膜外脊髓压迫的危险为 25%，88% 患者 X 线片有脊椎转移表现[70]。

所有进行急诊 MRI 检查评估脊柱恶性肿瘤和马尾综合征的患者，应尽快使用地塞米松，以减轻肿块压迫。除了大剂量皮质激素，放射疗法对脊椎肿瘤患者也有效。

小儿腰痛

小儿腰痛的治疗和成人相同，需要根据病因制定治疗方案。脊椎滑脱可以先观察，仅 4%～5% 患者会病情加重。接近 20 岁时，骨骼发育成熟，病情通常停止进展。目前推荐的治疗方案是，滑脱小于 30%～50% 患儿需限制对抗性运动；滑脱大于 30%～50% 患儿需手术固定。如果患儿有症状，需考虑手术治疗。

慢性腰痛

通常认为慢性腰痛在所有腰痛患者中最具挑战性。慢性腰痛病因复杂，存在多种因素，常常需要多学科治疗以达到最佳治疗效果。社会心理因素（包括抑郁、药物依赖和经济状况）无疑对许多此类患者的行为有重要影响，这使得在急诊很难对病情作出正确的评估和治疗。

经过适当评估排除腰痛高危病因后，急诊治疗包括镇痛和随访，主要是应用麻醉药。医生根据对患者临床情况的评估，应采用个体化治疗。寻求药物治疗的患者多来自城镇以外的地区，他们无初级保健医师，或对所有非阿片类药过敏。

安置

单纯性腰痛患者几乎都可以从急诊出院，然后由初级保健医师进行随访。极少数情况下，严重腰痛或在家采用不适当治疗方法的患者有可能不能出院。对于马尾综合征或硬膜外脓肿的高危患者，需要立即请神经外科医生会诊，紧急行外科减压术。对于脊髓炎患者，需要住院应用静脉抗生素治疗。有顽固性疼痛的椎骨恶性肿瘤患者需要住院，在神经外科医生、肿瘤专家和放疗专家协同指导下，进行镇痛、使用大剂量皮质激素和放疗治疗。

治疗腰痛最重要的一条是患者的出院医嘱。医嘱不仅要简单明了，利于患者，而且也是医疗法规对医生的要求。建议医生在医嘱中避免使用纯医学术语。出院医嘱应包括以下内容：

1. 诊断：鉴别单纯性腰痛（肌肉骨骼性腰痛）和椎间盘导致的神经根病。

2. 活动：建议只要不受疼痛限制，主动保持活动，症状缓解前避免举重物，尽快恢复正常活动。

3. 保证：就可能导致疼痛的良性病因对患者进行疾病教育。

4. 警告：告知患者如果出现以下任何情况应立即返回急诊室：发热；膀胱或直肠功能障碍；肛门、阴道或阴茎周围麻木或刺痛感；单侧或双侧下肢新发疼痛或无力。

出院时，小儿腰痛患者的医嘱和成人相同。继发于脊椎滑脱的腰痛患者，应在矫形外科医师的指导下限制活动。慢性腰痛患者的急诊处理相对简单：可以使用非阿片类镇痛药物止痛，有可能的话，指派初级保健医师进行随访。因为脱离工作6个月的患者通常2年后仍然不能工作，因此类患者对预后常心存顾虑[28]。

背痛

概述

背景

背痛远比腰痛少见，通常为肌肉骨骼痛，但首先应想到其他较紧急的病因，包括胸主动脉夹层、肺栓塞和食管疾病。与常见的腰椎间盘突出相比，胸椎间盘疾病非常少见，且诊断和治疗困难。

流行病学

胸背痛真正发病率尚不明确。症状性胸椎间盘疾病发病率很低，约为1/100万[72]。平均年龄40～50岁，无性别差异。需手术治疗的胸椎间盘疾病占所有椎间盘手术不足4%[73]。胸椎转移癌较腰椎转移癌常见，占所有脊椎转移癌的60%～70%[9,74]。

疾病原理

解剖和生理学

胸椎可以看作是颈椎的延伸，并有肋骨附着。胸椎共有12块，与腰椎相同，椎体间由前纵韧带、后纵韧带和黄韧带相连接。椎间盘对胸椎具有弹性和稳定性作用。胸段和腰段的椎管直径相等，但是在胸段水平，脊髓周围空间比腰段狭小，这是因为腰段神经纤维尚未从脊髓分出，脊髓胸段比腰段粗。明显的神经功能异常可能是由狭小的胸椎管压迫所致。

病理生理学

常见的胸部软组织疼痛可能是扭伤合并肌肉炎症所致。与腰部相同，椎旁区由窦椎神经支配，任何周围解剖结构的破坏均可导致非特异性疼痛。胸椎间盘突出好发于胸椎中下段，可导致疼痛和神经症状，与腰椎间盘突出相似。胸椎间盘突出的临床表现多种多样，原因尚不清楚，可能是由于多见的中央型椎间盘突出导致很多脊髓病症状[73]。

临床特征

症状和体征

病史

非椎间盘性背痛通常表现为椎旁不适。疼痛发作前后可能有创伤史或近期剧烈活动病史。胸椎间盘突出的症状多种多样，最常见的是长期持续疼痛和/或神经症状。疼痛可以局限于胸椎某一部分，并向下放射到骶部或沿肋骨放射。中心型椎间盘突出可表现为弥漫性腹背部疼痛或下肢烧灼感。其他临床表现包括轻度虚弱、痉挛、步态障碍、直肠或膀胱功能障碍和截瘫。在明确诊断前症状通常会逐渐加重。由于胸椎间盘疾病表现多样，症状和体征常不明显，因此多在首次出现临床症状后20个月才能明确诊断。在最初评估病情时，应寻找疼痛的其他病因。创伤、发热、恶性肿瘤、心血管病或胃肠道疾病的病史提示可能有胸椎以外的病因，必须进一步检查。

体格检查

良性肌肉骨骼痛患者，查体时找不到病理改变的证据。这些患者可能表现为轻中度椎旁触痛、活动疼痛，甚至呼吸时胸壁扩张也感觉不适，但客观发现很少。

因突出位置和程度不同，胸椎间盘突出患者的查体所见也不同，从脊柱外观正常到后柱功能缺失（位置、触觉、振动）或单侧或双侧力量减弱均可见到。步态和感觉异常很常见。腹壁反射减弱可能与远端反射亢进共存。Babinski征可能阳性。脊髓病可会导致尿潴留。肌肉萎缩可能和慢性症状并存。查体时还应注意其他可能的病理情况，并根据临床表现和疑似程度进行合理评估。

诊断方法

实验室检查

对于病史和查体无明显异常患者，实验室检查得到有用结果的可能性极小。应依据临床表现，进行恶性肿瘤、感染和炎症方面的检查。

放射学检查

无病史或神经功能异常的非创伤性急性胸背痛患者，是否需要放射学检查有待商榷。根据一般指导原则，以下情况应行基本放射学检查并视情况做进一步检查：临床怀疑有其他疾病；症状无法解释；高龄；创伤、肿瘤、感染、消化系统疾病或血管疾病；病史较长。和腰痛患者一样，有肿瘤病史和背痛的患者应进行X线片检查以及CT或MRI检查以明确有无椎骨转移，因为肿瘤转移好发于胸椎。

MRI已成为胸椎间盘突出的主要检查手段。MRI检查发现无症状椎间盘突出的发病率是37%。据报道，无论有无症状，大多数胸椎间盘突出可自行恢复。

鉴别诊断

肌源性背痛最为常见，胸背痛的鉴别诊断见框51-3。框51-3概括了大量胸背痛不同诊断的重要鉴别点。

治疗

肌肉骨骼性胸背痛通常采用镇痛治疗。无研究显示其治疗与肌肉骨骼性腰痛治疗不同。

胸椎间盘疾病难以诊断和治疗。推荐的处理办法是镇痛对症治疗和门诊随访。因为胸椎管比腰椎管空间狭小，脊髓受压更易发生在胸段。任何椎间盘突出导致急性神经功能损害时，必须进行MRI检查和早期神经外科评估。

出院

胸椎段任何部位的良性背痛患者均可以出院，由初级保健医师进行随访。怀疑胸椎间盘突出的患者需要门诊密切随访。由胸椎间盘疾病引起的有主观症状但客观检查无神经功能异常患者，大多数症状可自行缓解，一项研究显示其缓解率为77%[72]。尽管胸椎间盘突出患者何时需要神经外科紧急会诊尚无明确指南，但是有明显疼痛或神经系统损害的患者需要尽快进行评估。

框 51-3　胸背痛的鉴别诊断

单纯肌肉骨骼性背痛
脊髓和神经根病变（如椎间盘突出、肿瘤和血肿）
脊柱疾病（如原发或转移性恶性肿瘤、脊髓炎）
椎间盘感染
原发神经疾病
退变性和自身免疫性关节病
带状疱疹
血管疾病（如胸主动脉夹层、急性冠脉综合征、肺栓塞）
胸腔疾病（如胸膜炎、心包炎、肺炎、食管疾病）
腹膜内和腹膜外的腹部疾病（如消化性溃疡、胰腺炎、肝胆疾病）

重要概念

- 鉴别腰痛是良性还是严重疾病引起的关键是需要仔细询问病史和体检。
- 患者无坐骨神经痛一般可以除外腰椎间盘突出。
- 单纯性腰痛或单纯性椎间盘突出患者无需实验室检查和X线检查。
- 单纯性背痛和椎间盘突出的最佳治疗方法是镇痛和恢复正常活动，而非卧床休息。
- 患者年龄小于18岁或大于50岁、发热、静脉用药史、免疫功能低下、症状持续超过4~6周、夜间痛和有恶性肿瘤病史时，要高度警惕背痛可能有严重病因，需仔细检查。
- 尽管胸椎间盘突出可导致明显上背痛，但首先应考虑有无其他更危险病因，如主动脉夹层、肺栓塞和急性冠脉综合征等。
- 胸椎间盘突出时，神经体征变化很大，从非特异性感觉异常到明显上运动神经元损害。
- 胸椎骨恶性肿瘤转移发病率高于腰椎。

本章参考文献请参见 http://pumpress.bjmu.edu.cn/eduservice/3419.html

第 52 章 骨盆创伤

Stephen B. Choi and A. Adam Cwinn

刘广辉 译　赵振群 校

概述

背景

对于急诊医师而言，骨盆环创伤患者是一种巨大的挑战。首先，骨盆环骨折患者存在骨盆内大出血的风险；其次，引起骨盆环骨折的巨大外力常导致其他脏器的严重损伤。抗失血性休克治疗、快速识别其他部位严重损伤与出血部位、行血管造影与手术治疗是取得良好临床预后的首位急救措施。

流行病学

绝大多数高能量骨盆环损伤都是由机动车碰撞、机动车坠毁、行人被机动车撞击所致。上述因素约占骨盆骨折的80%~84%。高处坠落约占骨盆骨折病因的5%~12%[1-5]。文献报道，骨盆骨折的死亡率为9%~22%[1-5]，然而，到达医院时已出现休克的骨盆骨折患者的死亡率为33%~57%[3,4]。年龄较大、到达医院时已有休克、创伤严重程度及创伤评分较高、需要输血的骨盆骨折患者，其死亡风险明显增加[3-6]。行人被机动车撞伤的骨盆骨折患者的死亡率为23%[7]。

尽管机动车的安全设计方面有所改进，但机动车碰撞引起的骨盆骨折发生率并无下降，反而有所增加，其发生率约为10%~28%[6,9,10]。在机动车碰撞过程中，由于前方安全气囊对侧方的撞击并无保护作用，故侧方撞击是引起骨盆骨折的主要原因。有学者认为，在过去的几十年中，使用越野车辆人群日益增多，由于此类车辆有较高的减震器，当撞击较低车辆的侧面时，侧方撞击损伤的严重程度亦随之增加[6,8,9]。

疾病原理

解剖学

解剖学教科书中已详细描述骨盆的解剖结构，本章主要介绍骨盆损伤的相关解剖学内容。

骨骼与韧带

骨盆环由骶尾骨和两侧髋骨构成，髋骨由耻骨、坐骨和髂骨构成（图52-1）。骨盆对盆腔内脏器有保护作用，并为肌肉提供附着点，还可将躯体重力传达到下肢。骨盆的后壁由较厚的骨质和韧带构成，是躯体负重时的主要传导区域，称之为后环。骨盆后环前壁与动脉、静脉、神经相毗邻，故当骨盆后环骨折时常合并上述结构的损伤。

了解骨盆环的韧带附着相关知识，有助于理解骨盆如何获得稳定性或如何发生骨折。骨盆的稳定性由韧带、盆底肌肉和筋膜维系。在骨盆前方，耻骨联合对于骨盆的稳定性至关重要，在骨盆后方，由骶棘部、骶结节部、髂腰部以及前后方的骶髂部韧带构成的复杂韧带系统维持后环的稳定性（图52-2）。骨盆骨折的不稳定主要是由于骨盆后方韧带的断裂所致。

血管

骨盆的血供主要来自左、右髂内动脉，髂内动脉途经骶髂关节水平。髂内动脉的分支起始于骨盆后环近端，最终相互交通，形成丰富的侧支网（图52-3）。臀上动脉是最大的分支，骨盆后环骨折常引起此动脉损伤。耻骨支骨折常引起闭孔动脉和阴部内动脉损伤。

第52章 骨盆创伤

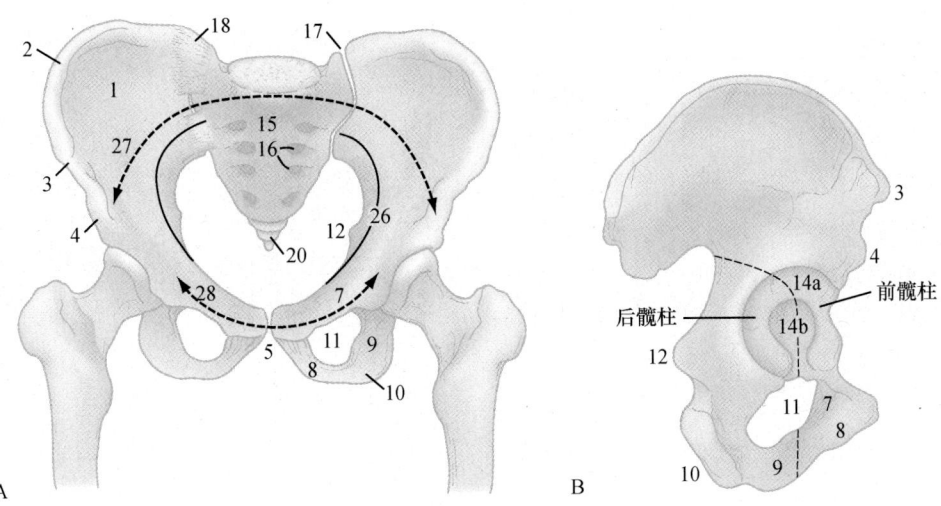

图 52-1 骨盆解剖。**A**，前后位。**B**，侧位。(1) 髂窝；(2) 髂嵴；(3) 髂前上棘；(4) 髂前下棘；(5) 耻骨联合；(7) 上耻骨支；(8) 下耻骨支；(9) 坐骨支；(10) 坐骨结节；(11) 闭孔；(12) 坐骨棘；(14) 髋臼（[14a] 关节面；[14b] 髋臼窝）；(15) 骶骨；(16) 骶前孔；(17) 骶髂关节；(18) 前骶髂韧带；(20) 尾骨；(26) 弓状线；(27) 后弓；(28) 前弓。

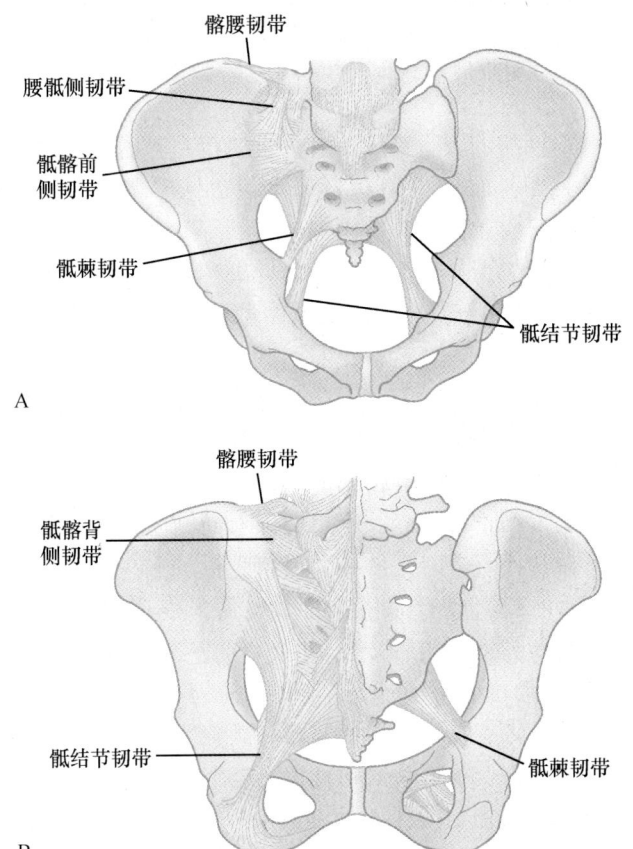

图 52-2 **A**，骨盆前后位示骶棘韧带呈三角形，位于骶结节韧带之前，起始于骶骨背侧部，坐骨止于坐骨结节。**B**，骨盆后方韧带为骨盆后环的稳定装置，包括髂腰韧带、骶髂背侧韧带、骶棘韧带以及骶结节韧带。

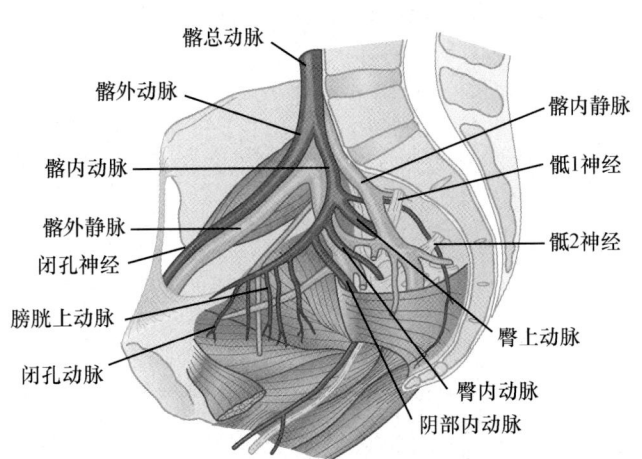

图 52-3 髂内动静脉丛。(From Tile M: Fractures of the Pelvis and Acetabulum, 3rd ed. Philadelphia, Lippincott Williams & Wilkins, 2003.)

骨盆的静脉系统也有许多分支，没有瓣膜，允许双向流动。骨盆静脉丛紧贴骨盆壁，其管壁较薄，损伤时不能收缩。由于骨盆的动脉和静脉此种解剖分布特点，故骨盆骨折时常引起骨盆内出血。值得注意的是，当腹膜完整时可以压迫并限制出血进入腹膜后间隙。

神经

马尾神经经过骶椎管，并从骶神经孔穿出构成腰骶丛。当骨盆后壁或骶骨骨折时常引起下肢功能障碍或肠、膀胱、生殖器的自主功能障碍。

骨盆骨折病理和主要分型

骨盆骨折有多种分型方法，本文介绍两种最常用的分型方法。根据骨折的生物力学稳定性，采用 Tile 分型（框52-1），根据受伤机制，采用 Young-Burgess 分型（框52-2）。从实用角度出发，对骨盆骨折患者评估时，将上述两种分型方法结合起来非常实用。对

框 52-1	Tile 骨盆骨折分型

A 型 骨盆环稳定，后环完整。包括撕脱骨折、髂骨翼游离型骨折、耻骨支骨折、移位较小的骨盆环骨折、骶骨或尾骨横行骨折

B 型 骨盆环部分不稳定，后环不完全断裂。包括单侧或双侧前后挤压性骨折（开书样损伤）和侧方压缩型骨折。旋转不稳定但垂直稳定

C 型 骨盆环不稳定，后环完全断裂。包括单侧或双侧垂直剪力所致髂骨、骶髂关节骨折和骶骨垂直骨折，旋转及垂直均不稳定

From Tile M: Fractures of the Pelvis and Acetabulum, 3rd ed. Philadelphia, Lippincott Williams & Wilkins, 2003.

框 52-2	Young-Burgess 骨盆骨折分型

前后挤压型
Ⅰ型 耻骨联合分离 < 2.5cm
Ⅱ型 耻骨联合分离 > 2.5cm，骶棘韧带或前骶髂韧带断裂，旋转不稳定
Ⅲ型 耻骨联合分离 > 2.5cm，骶髂关节前后方韧带全部断裂，旋转及垂直均不稳定

侧方压缩型
Ⅰ型 伤侧骶骨压缩骨折
Ⅱ型 伤侧骶骨压缩骨折伴骶髂关节后方韧带断裂，可有髂骨骨折，旋转不稳定
Ⅲ型 伤侧骨盆内旋转伴对侧骨盆外旋转，旋转不稳定

垂直剪力型
骶髂关节和耻骨联合垂直移位，旋转及垂直均不稳定

复合应力型
同时出现上述任何两型损伤

From Burgess AR, Eastridge BJ, Young JW, et al: Pelvic ring disruptions: Effective classification system and treatment protocols. J Trauma 30: 848, 1990.

急诊医师而言，充分理解骨盆骨折的稳定性及受伤机制要比详细了解各种骨盆骨折分型更加重要。

稳定型骨盆骨折（Tile A 型）

不累及骨盆环的单骨骨盆骨折约占所有骨盆骨折的 1/3。一般情况下，稳定型骨盆骨折通过休息和使用镇痛药物止痛，可以获得良好的愈合（图 52-4）[11]。

无移位或微小移位的骨盆环骨折 由于骶髂关节、耻骨联合的微动和骨质本身的弹性，正常的骨盆也具有弹性。在骨盆环骨折中可以存在单骨骨折类型，但是不容忽视，当发现骨盆环单骨骨折时应立即寻找下一处骨折。

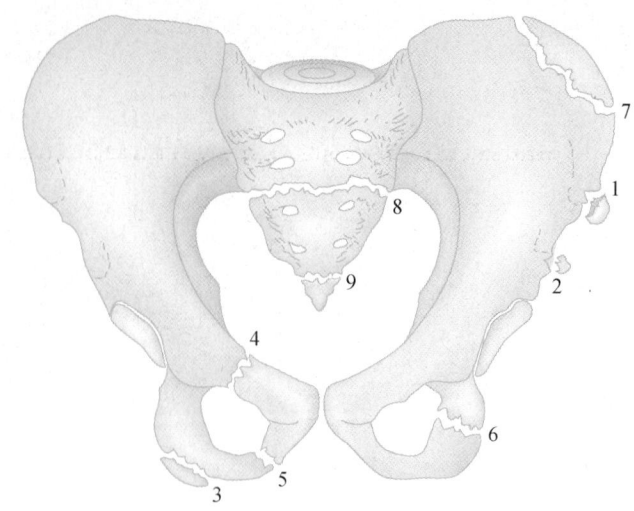

图 52-4 骨盆单骨骨折。（1）髂前上棘撕脱骨折；（2）髂前下棘撕脱骨折；（3）坐骨结节撕脱骨折；（4）上耻骨支骨折；（5）下耻骨支骨折；（6）坐骨支骨折；（7）髂骨翼骨折；（8）骶骨横形骨折；（9）尾骨骨折。（From Tile M: Fractures of the Pelvis and Acetabulum, 3rd ed. Philadelphia, Lippincott Williams & Wilkins, 2003.）

单纯的上耻骨支或下耻骨支骨折是骨盆骨折的最常见类型。此种类型骨折稳定，常见于老年人摔倒后，但应与急性髋关节疼痛相鉴别。坐骨体部骨折罕见，可发生于坐位高处坠落，此类型骨折发生在闭孔周围，治疗时应适当的卧床休息、止痛、早期下地活动。

单侧的上耻骨支和下耻骨支同时骨折多见于交通事故和高处坠落。一般情况下骨折稳定，可予以保守治疗。但是当骨折部位明显移位时常提示伴有骨盆环其他部位的骨折，必须予以明确。同侧上下坐骨支同时骨折常伴有被忽略的骨盆后壁骨折。

当耻骨支骨折患者主诉骨盆后方疼痛但 X 线片没有清晰显示骨盆后方损伤时，行进一步检查或许会发现隐藏的骨盆后壁骨折。30 年前的一项研究显示，对单纯耻骨支骨折患者的髋臼和骶髂关节进行放射性核素骨扫描，发现隐藏的骨折或韧带损伤是引起此类患者疼痛的主要原因[13]。最近一项研究提示，通过 X 线平片诊断为单纯耻骨支骨折的老年患者，进行核磁共振检查后发现 95% 伴有骶骨骨折[14]。

四柱骨折是指耻骨联合两侧的上下耻骨支同时骨折，称之为"骑跨伤"，亦称之为"蝴蝶段"（图 52-5）。此种损伤由骑跨位直接暴力所致，可不伴有骨盆后环骨折，但由侧方压力或垂直剪力所致的四柱骨折常伴有骨盆后环骨折。四柱骨折需行骨盆 CT 检查，以明确骨盆后环损伤情况，并为手术治疗做准备[11]。此种类型骨盆骨折常合并泌尿生殖道损伤，必须予以仔细检查（图 52-5）。

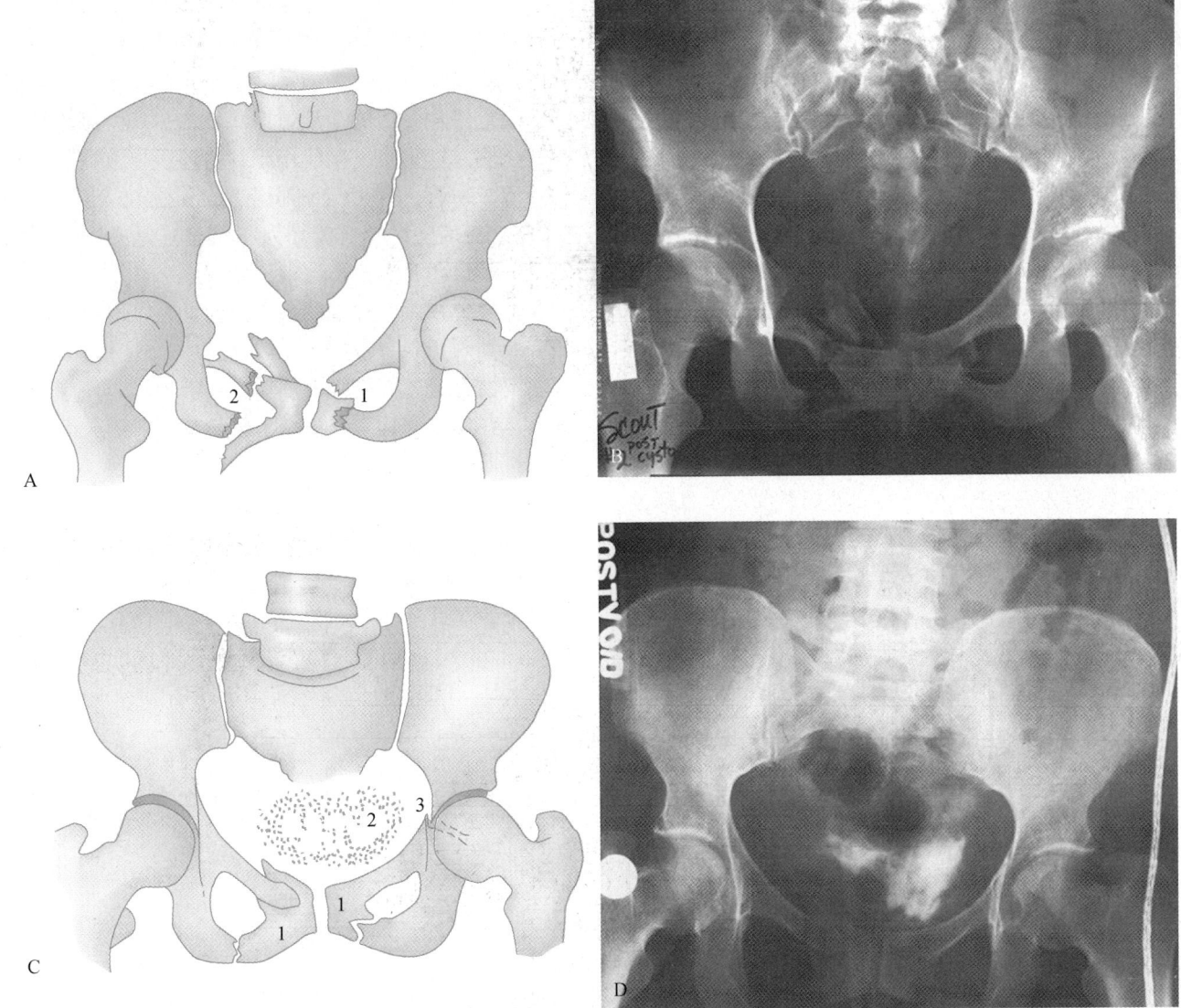

图 52-5 四柱骨折（骑跨伤）。图 A、B 骨盆入口位示骑跨骨折，箭头（1）、（2）示左侧耻骨支粉碎性骨折和右侧上下耻骨支骨折，同一患者骨盆入口位显示骨折移位明显，而骨盆正位 C、D 无明显表现。骑跨伤常导致骨盆后环损伤，骨盆入口位和 CT 能较好地显示后环损伤。图 C、D 为同一患者骨盆正位片。（1）为前后位投影，虽可显示耻骨支骨折，但是移位情况不如图 A、B 显示得清楚，X 线束投照角度轻度改变显示移位情况便有所不同；（2）血管外出现对比剂提示膀胱破裂；（3）左侧髋臼骨折，因投照角度不同，图 B 未显示。髋臼骨折累及骶坐线（图 52-13），为后柱骨折。

1751 年，达韦尔内（Duverney）首次描述髂骨翼骨折，现仍以他的名字命名。髂骨翼骨折由侧方压力作用于髂嵴所致。由于腹壁肌肉的保护，髂骨翼骨折移位一般轻微，但仍需外科医师会诊。此类骨折可以扩展至髋臼，使得诊断与治疗有所不同。移位明显的髂骨翼骨折需行切开复位，并行内固定治疗[11]。

骶骨横行骨折 此类骨折不影响骨盆环的稳定性，位于或低于骶 4 水平的骶骨横行骨折一般不伴有神经损伤[15]。高位骶骨横行骨折由屈曲位损伤所致，如附身时被重物砸伤腰部，也可由于高处坠落的直接暴力作用于骶骨所致[15]。患者常主诉臀部、直肠周围、大腿后方疼痛。可出现骶骨周围局部疼痛、肿胀、擦伤，通过轻柔的直肠指诊可能会触及血肿、反常活动，并引出剧痛。骨盆正侧位 X 线片难以清晰显示此类骨折，出口位 X 线片有助于诊断。位于或低于骶 4 水平的骶骨横行骨折可予以保守治疗，高于骶 4 水平的骶骨横行骨折常伴有神经损伤，应予以仔细的临床评估和手术治疗。

撕脱骨折 此类骨折常发生在体育活动过程中肌肉突然、剧烈的收缩或过度的收缩。撕脱骨折常见于骨骺闭合之前的大龄儿童或青少年。成人相应部位的无 X 线异常表现的韧带损伤也可导致此类损伤。

坐骨结节撕脱骨折常由腘绳肌的剧烈收缩所致。此时，坐骨结节处压痛阳性，伸膝屈髋位时疼痛加重（腘绳肌收缩），屈膝屈髋位时无此体征。

坐骨结节撕脱骨折也可发生于慢性劳损而无急性损伤病史。

腹肌的急剧收缩可以导致髂嵴骨骺的撕脱骨折，同样缝匠肌的剧烈收缩会导致髂前上棘的撕脱骨折。股直肌的剧烈收缩会导致髂前下棘的撕脱骨折（如踢球时），进行 X 线检查时应与此部位的骨骺，即髋臼前上缘的二次骨化中心相鉴别。可进行相应的体格检查以查明局部的疼痛、肿胀和活动受限。

止痛、卧床休息，使受累肌肉处于松弛状态几乎是所有撕脱骨折保守治疗的必要治疗方案，一般无需手术治疗，但随访过程中应请外科医师会诊。

应力性骨折 常发生于剧烈的体育活动和军事训练过程中以及妊娠后 3 个月，虽然对于此类骨折磁共振检查具有较多优势，但是其诊断仍然要基于临床检查和放射性骨扫描的证实。

病理性骨折 病理性骨折是指由肿瘤、佩吉特病（Paget 病）、代谢性骨病所致的骨盆骨折，属于鉴别诊断内容。放疗也会增加骨盆骨折的风险。

部分不稳定和不稳定性骨折（Tile B 型、C 型）

这些类型骨折由高能量撞击所致。作用于骨盆的外力决定骨盆骨折的类型，广而言之，外力可以从前后方、侧方、垂直方向作用于骨盆环，导致特有的损伤类型。尽管"不稳定骨折"（指机械稳定性）与"不稳定患者"（指血流动力学状态）常常存在因果联系，但这两个术语不应混淆。

前后位应力 严重的前后方向外力可以导致耻骨联合及其附近结构的骨折。分离间距小于 2.5cm 时为稳定性骨折，但持续的前后方向外力可以使半骨盆旋转，并使骶棘韧带、骶结节韧带、前骶髂关节韧带撕裂。骶髂关节分离但后骶髂关节韧带完整，称之为"开书样损伤"。骨盆在水平面上旋转不稳定，但由于后骶髂关节韧带完整，在垂直面上是稳定的[11,12]。

当骨盆正位 X 线片显示分离间距超过 2.5cm 时，常伴有骨盆后环的骶髂关节间隙增宽、骶骨或髂骨骨折（图 52-6）。如果损伤外力继续，骨盆正位 X 线片

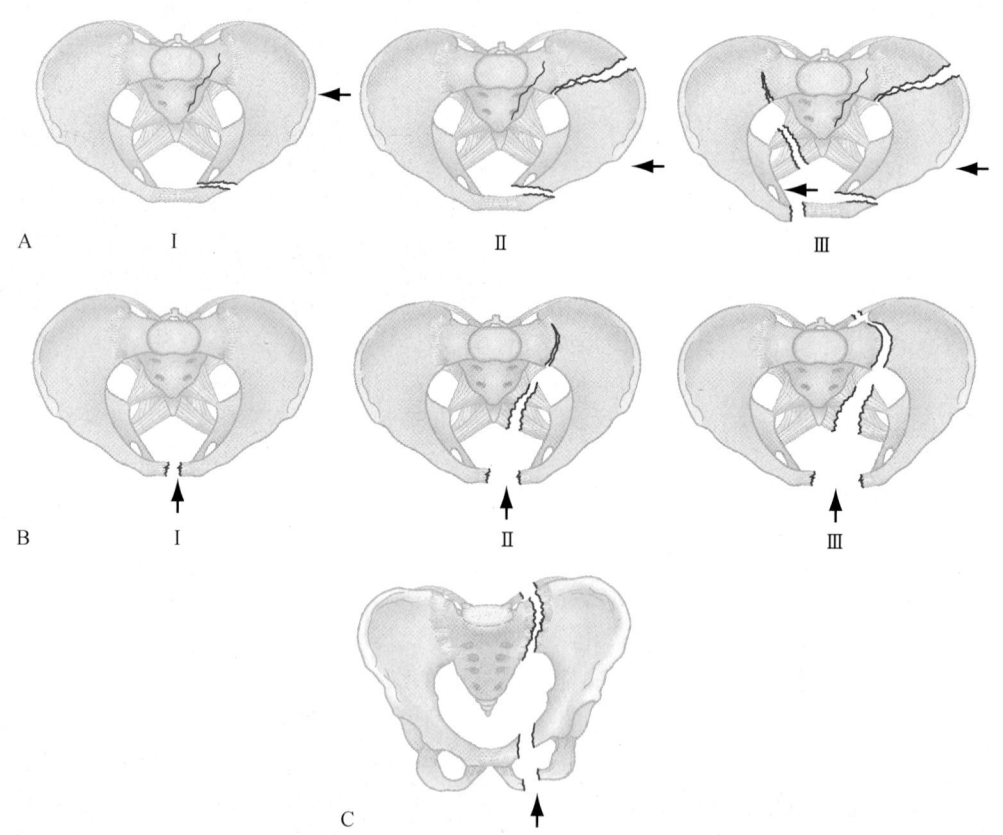

图 52-6 Young-Burgess 骨折分类。**A** 型，侧方压缩型。Ⅰ型：骶骨压缩骨折，同侧耻骨支横形骨折。Ⅱ型：骶骨压缩骨折，耻骨支横形骨折伴有骶髂关节骨折或髂骨翼骨折。Ⅲ型：骨盆外旋转，骶髂关节开书样损伤，伴骶结节韧带、骶棘韧带断裂。**B** 型，前后挤压型。Ⅰ型：耻骨联合分离但后方韧带结构完整。Ⅱ型：Ⅰ型骨折的延续，伴有骶结节韧带、骶棘韧带断裂，骶髂关节开书样损伤。Ⅲ型：外力继续致骶髂韧带断裂。**C** 型，垂直剪力型。耻骨支垂直骨折伴后方所有韧带断裂。相当于 AP 分类中的Ⅲ型，垂直及旋转完全不稳定性骨折。箭头所示为外力作用方向。（Redrawn from Young JWR, Burgess AR: Radiologic Management of Pelvic Ring Fractures. Baltimore, Munich, Urban & Schwarzenberg, 1987. Browner: Skeletal Trauma: Basic Science, Management, and Reconstruction, 3rd ed. Copyright© 2003 Saunders, an Imprint of Elsevier.）

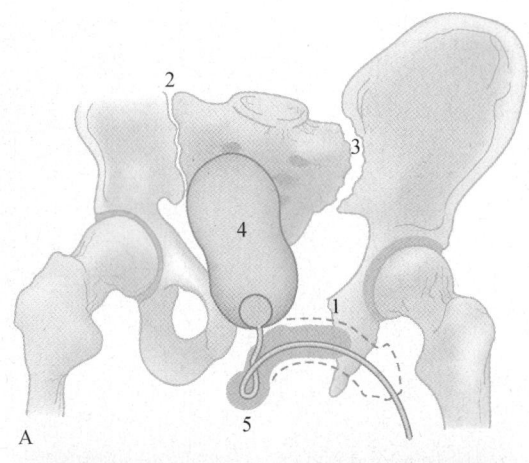

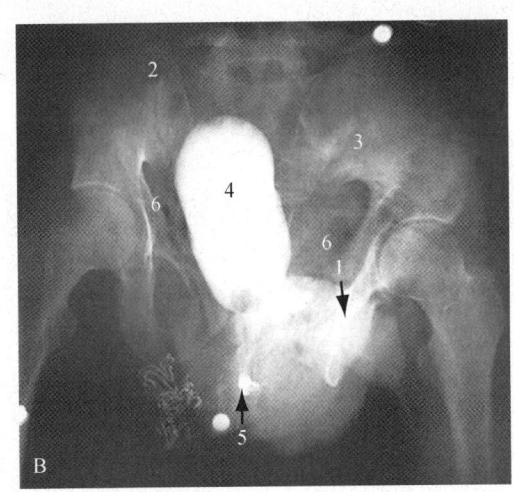

图 52-7 （**A**）为示意图；（**B**）为 X 线图。一些严重的单侧开书样骨折常为开放性骨折。（1）耻骨联合分离，半骨盆不对称；（2）正常骶髂关节；（3）骶髂关节分离；（4）膀胱 X 线照片显示膀胱移位、狭长形改变，左骶髂关节所致腹膜后血肿将膀胱推向右侧；（5）尿道断裂，对比剂外渗至会阴部；（6）软组织影提示开放性骨折。

或 CT 可显示半骨盆分离、骶髂关节间隙增宽（图 52-7），分离间距超过 2.5cm 的骨盆骨折，在骨盆正位 X 线上常误诊为单纯的"开书样损伤"，此类病例常存在垂直应力骨折，通过仔细的临床查体和进行 CT 检查评估垂直不稳定性，可以明确骨折类型和确定下一步治疗方案[11]。

此类外力还可以导致骨盆后环的血管、神经损伤。在"开书样损伤"中，由于骨盆整体容量增加，促进了腹膜后血肿的扩展。多项研究显示，前后应力引起的严重的骨盆环骨折患者需输入大量的血液及晶体[12,19]。

侧方应力 侧方应力引起的骨盆骨折可以出现不同程度的半骨盆旋转。首先，可以引起骶骨弯曲或耻骨支水平骨折，耻骨支骨折可发生在同侧也发生在对侧，后者称之为"桶柄样损伤"（图 52-8）。

随着侧方应力的增加，耻骨联合可以发生断裂、耻骨重叠。在骨盆正位 X 线片上应仔细观察骶骨骨折；发现任何明显移位的耻骨重叠，应立即寻找下一处骨折。

与前后位损伤相同，骨盆后环韧带断裂会导致旋转不稳定。在多数严重的侧方应力引起的骨盆骨折患者中，同侧骨盆发生内旋转，对侧骨盆发生外旋转，称之为"风吹样骨盆"。尽管侧方应力引起的骨盆损伤存在不同程度的旋转不稳定，但其在垂直方向上是保持稳定的（图 52-6）。

由于侧方应力引起的骨盆骨折使得骨盆的整体容积减少，故其失血量较前后应力引起的骨盆骨折要少。

垂直剪力 垂直剪力引起的骨盆骨折显示了大多数不稳定型骨盆环损伤，与剧烈的轴向暴力密切相关，骨折发生在矢状面。首先是骨联合和骨支骨折。继而可以有骶骨、骶髂关节、髂骨的明显移位及矢状面旋转不稳定，使得半骨盆向后或/和向头侧移位[11,12]（图 52-6）。

坐骨棘、低位骶骨外侧唇、第五腰椎横突的撕脱骨折是提示存在垂直剪力损伤的主要依据[11]（图 52-9，框 52-3）。作用于骨的垂直剪力也作用于与骨毗邻的血管网和神经丛，此作用是引起与垂直剪力骨折出血和神经损伤主要原因。

骶骨垂直骨折 骶骨水平骨折和垂直骨折的主要区别是前者不累及骨盆环，后者累及骨盆环。骶骨垂直骨折由高能量损伤引起，根据骨折线是否延伸，分为三种类型：①骨折线位于骶椎孔旁；②骨折线经过骶椎孔；③位于骶椎孔内侧并累及椎管[20]。此类骨折诊断时，应仔细观察骨盆正位 X 线片中皮质线的对称性，尤其是骶椎孔上缘的皮质。这些皮质线的断裂、畸形或不对称是存在骶骨骨折的重要标志[16]。

在这类骨折中，神经损伤风险较高，骶椎孔旁骨折神经损伤发生率为 16%，经骶椎孔骨折神经损伤率为 28%，骶椎孔内侧骨折神经损伤率为 58%[20]。伴有神经伤的骨折患者常需手术治疗。

开放性骨盆骨折

开放性骨盆骨折是指骨折部位与皮肤、直肠、阴道直接相通。开放性骨盆骨折存在死亡风险，尤其是开放伤没有被正确认识到。在早期，出血是引起死亡的主要原因；在晚期，败血症是引起死亡的主要原因[21]。系列研究显示，1991 年之前的开放性骨盆骨折死亡率超过 50%，1991—1999 年的开放性骨盆骨折死亡率为 5%～30%，近期研究显示开放性骨盆骨折死亡率为 45%[22]。

应对骨盆骨折患者臀部上方、臀部、会阴部的皮肤进行检查。一些骨盆开放性骨折仅是骨折端刺破直

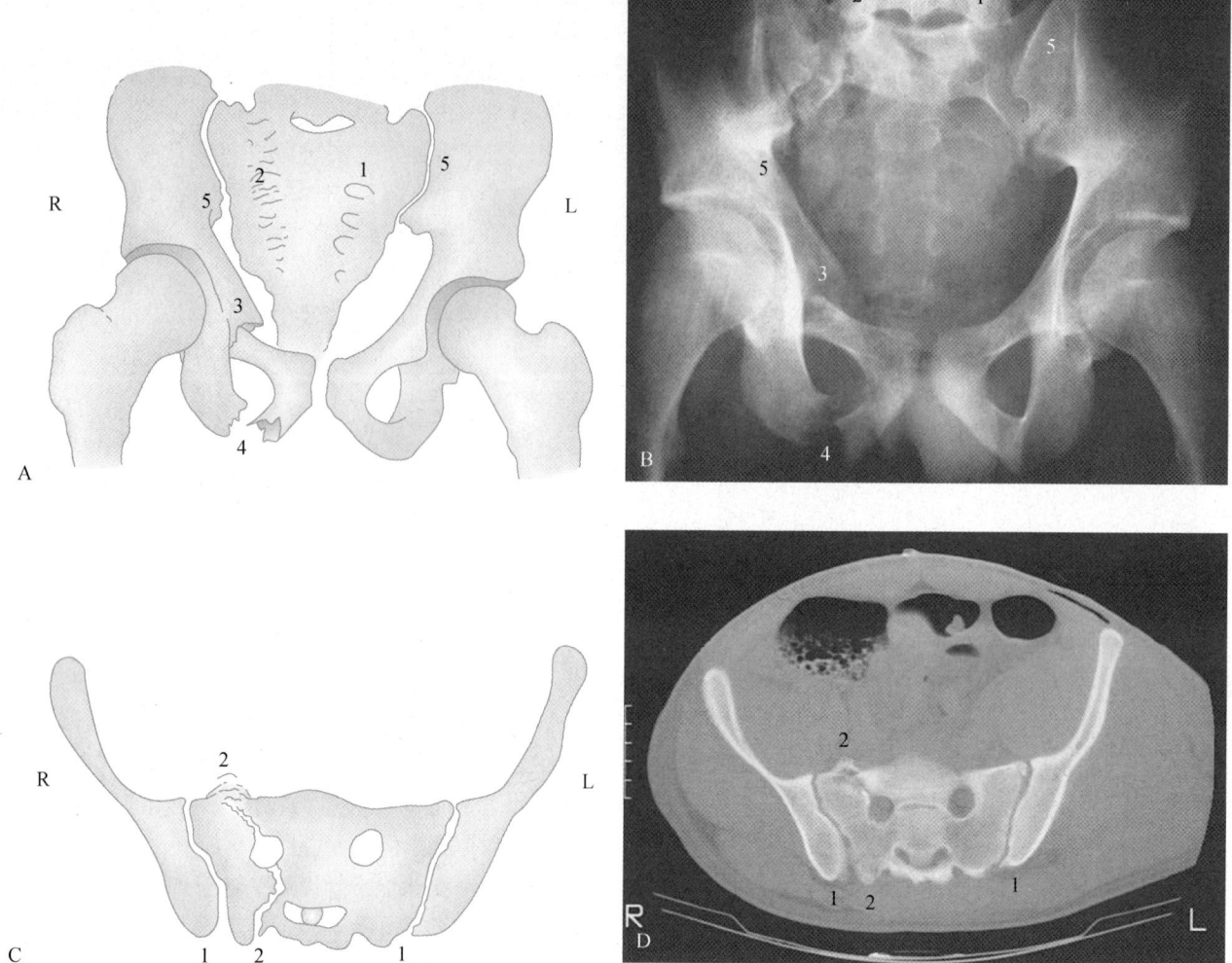

图 52-8 侧方挤压型骨折。**A**、**B** 为前后位观。(1) 左侧正常骶骨孔线;(2) 右侧骶骨孔线显示不清并与正常侧不对称,提示轻微的继发性骨盆环骨折;(3) 与 (4) 显示上下耻骨支骨折,断端重叠,移位明显,提示由侧方挤压所致(一定伴有骨盆环骨折);(4) 桶柄样损伤;(5) 正常骶髂关节。**C**、**D** 为同一骨盆 CT 扫描图。(1) 正常骶髂关节;(2) 骶骨压缩性骨折,骨折线通过骶骨孔,相应的骶骨孔线消失,同 **A**、**B**。

肠或阴道,应进行直肠或阴道的影像学检查或指诊以明确诊断。较大的开放撕裂伤性出血应行手法压迫止血,或加压包扎止血。累及直肠的开放性骨盆骨折,传统治疗要求行结肠造口术,但是通过大量文献回顾发现,行结肠造口术与不行结肠造口术的患者的感染率并无明显差异[23]。

骨盆贯通伤

由于骨盆内脏器、血管、神经的解剖复杂性,所以对急诊医师而言,骨盆贯通伤是一种挑战。此类患者的死亡率为 6%~12%,休克发生率高达 50%。累及髂总动脉、髂内外动脉、髂总静脉的血管损伤需手术治疗。生殖泌尿道和空腔脏器的损伤较常见,空腔脏器损伤腹穿时可以发现粪便。直肠指诊发现出血是诊断直肠损伤的主要手段。所有骨盆贯通伤患者应行外科医师紧急会诊。

临床特征

病史

了解患者的受伤机制是判别骨盆骨折风险和严重程度的主要方式。低能量损伤(如平地摔倒)常导致稳定型骨盆骨折;高能量损伤(交通事故伤,高处坠落伤)常导致不稳定型骨盆骨折或伴有其他脏器损伤。

明确外力作用于骨盆的方向也是判定骨盆骨折分型的主要方式。前后方向外力导致骨盆"开书样损伤";侧方外力可导致骨盆后方韧带的断裂,尽管此时盆底结构完整;垂直外力可以导致骨盆后方韧带的断裂和盆底结构的破坏,导致明显的骨盆不稳定。

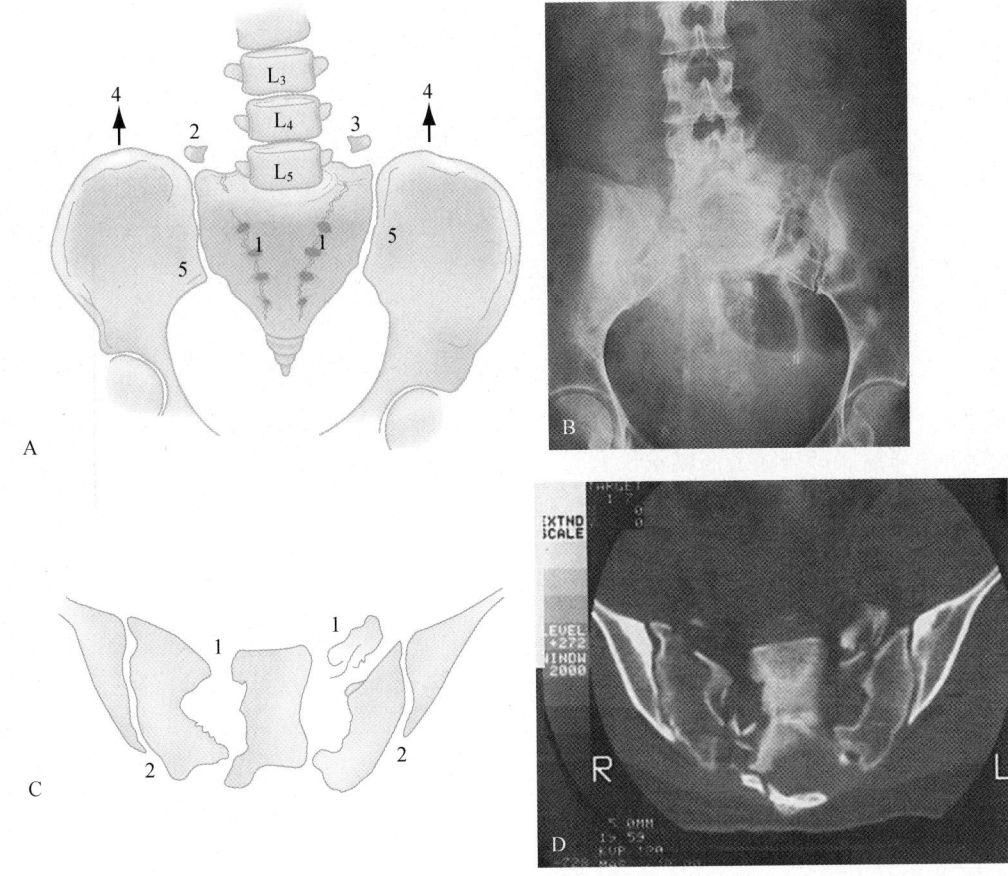

图 52-9 A、B 示双侧垂直剪力型骨折。初看时，弓状线连续、光滑，似乎无骨折，仔细观察会发现骨折：（1）骨折线通过骶骨—骶骨孔界限消失、不对称，提示骶骨两侧垂直骨折。（2）右侧第 5 腰椎横突骨折是骶骨右侧垂直剪力型骨折的特异征象。（3）左侧第 5 腰椎横突骨折是骶骨左侧垂直剪力型骨折的特异征象。（4）由于双侧双环骨折，使两侧半骨盆向头侧倾斜，此倾斜可以解释为何髂骨棘与第 5 腰椎横突如此接近。（5）正常骶髂关节。C、D 为同一骨盆 CT 扫描图。（1）骶骨双侧伴有双侧半骨盆侧方移位，（2）正常骶髂关节。

框 52-3	骨盆后环骨折影像学诊断依据
第 5 腰椎横突撕脱骨折*	
坐骨棘撕脱骨折*	
骶骨下侧唇撕脱骨折*	
有移位耻骨支骨折	
骶骨孔上缘骨皮质不对称或界线不清	

* 指机械性不稳定性骨折。

年龄也是骨盆骨折患者的值得考虑的重要因素。研究表明，老年患者骨盆骨折发病率和死亡率较高[26]。由于骨质疏松，轻微的外力即可导致骨折。老年患者生理功能的减退，使复苏和治疗的成功率受到限制。

骨盆骨折合并其他器官的损伤较为常见[2,4,5]。在多发骨折患者中要明确所有损伤的组织器官，以决定优先进行何种手术治疗，这点非常重要。女性患者，要考虑妊娠可能，并进行相应的检查。

体格检查

视诊时，髂嵴的旋转提示存在严重的骨盆骨折。双下肢不等长提示髋部损伤或半骨盆向头侧移位。仔细认真的皮肤和皮肤褶皱视诊可以明确是否存在开放性损伤。伤后数小时，可能会出现会阴部的皮下瘀斑或血肿。腹膜后出血可以出现脐周（Cullen 征）或腰背部（Grey Turner 征）的皮下瘀斑。由前到后，由耻骨联合、骶骨、骶髂关节进行骨盆环各部位的轻柔有序触诊可发现是否存在骨盆骨折[27]。

触诊时手法要轻柔，评估骨盆环稳定性的某些手法要避免，因其可使骨折部位微小的出血点破裂，进而使出血加重。

挤压阴茎查看尿道口是否存在溢血。行直肠指诊可以评估患者感觉、括约肌的紧张性、前列腺的位置和硬度、是否存在骶骨前血肿、摸清骶尾骨轮廓、黏膜完整性及有无潜在出血。某些女性骨盆骨折患者需行阴道指诊，以明确是否存在开放性骨折。阴道或直肠指诊可以造成医源性开放伤，应仔细轻柔进行，尤其是对无知觉患者进行检查时。医生也要留心自己被骨折端骨刺刺伤。阴囊、阴茎周围、外阴、腹壁的尿道分泌物也应行检查。下肢脉搏的强度和频率、肌力、深浅感觉都应仔细检查。

骨盆骨折并发症

泌尿系统

在所有骨盆骨折患者中，膀胱和尿道损伤率约为6%，严重骨盆骨折患者膀胱和尿道损伤风险较大[2]。女性骨盆骨折患者尿道损伤虽有报道[28]但较为罕见[29]。

一项研究显示，721例骨盆骨折患者中，膀胱破裂的发生率为5%，骨盆前环骨折膀胱损伤风险较大。当耻骨联合分离超过1cm或闭孔周围骨折移位超过1cm时，其膀胱损伤风险分别增加10倍和3倍[30]。

出现肉眼血尿时要求对下尿道进行检查。尿道口血尿需行尿道逆行造影检查。联合应用尿道造影、静脉肾盂造影、膀胱造影和CT检查对肉眼血尿进行评估，具体选用的检查方法和选用顺序根据每位患者具体病情而定。

男性或女性的性功能障碍为骨盆骨折并发症已得到公认。阳痿与尿道损伤密切相关。某些无尿道损伤阳痿患者，与骨盆骨折后血管神经损伤有关[31]。

神经系统

神经损伤常发生于骶骨垂直骨折或S_4水平以上的横形骨折。累及骶骨孔的垂直骶骨骨折患者中28%有神经损伤，累及椎管的骶骨孔内侧骨折患者中56%有神经损伤。

马尾综合征、神经丛或神经根可发生于下列情况。L_5神经根受损可以出现胫骨前方肌肉无力、足背及腓肠肌外侧感觉障碍。S_1和S_2神经根受损可出现髋关节伸展、膝关节屈曲、踝关节跖屈无力，小腿后方、足底、足背外侧、生殖器感觉障碍。S_2至S_5神经根、传入神经、传出神经、自主神经纤维受损可出现性功能、肠与膀胱功能障碍，会阴部感觉障碍。马尾综合征见于部分或全部骶骨骨折患者：腹股沟鞍区感觉过敏或减退，臀肌、腘绳肌、踝关节跖屈无力，踝反射消失，踝关节跖屈无力，累及低位骶神经根时，可有充溢性尿失禁、括约肌功能障碍、性功能障碍。所有骶骨骨折伴神经损伤患者需外科或神经科医师会诊。

妇科系统

阴道口出血提示尿道损伤、开放性骨折、局部撕裂伤未与真性骨盆骨折相通。骨盆骨折后延迟出现的泌尿、妊娠、性功能障碍较为常见[32]。当女性骨盆骨折患者伴有生殖道损伤时请妇产科医师会诊十分必要。

其他相关非骨盆损伤

引起骨盆骨折的巨大外力常常引起其他脏器的损伤。在死亡的骨盆骨折患者中，较少因为单纯的骨盆骨折[1,2,19,33,34]。

一些学者描述了某些骨盆骨折类型伴发的非骨盆损伤[19]，然而文献报道并不统一[35]。严重的头、脊柱、胸部、腹部损伤可伴发于稳定型骨盆骨折也可伴发于不稳定型骨盆骨折，甚至见于所有类型的骨盆骨折。一项研究显示，胸主动脉损伤是一种罕见的钝性损伤，然而由于引起骨盆骨折的巨大外力的分散，使得其在骨盆骨折患者中的发生率要比其他情况高5～8倍[2,36]。

诊断

影像学

X线平片

对于清醒、无症状、骨盆体格检查无异常的钝性伤患者，常规X线平片并不是必需的[37-39]。但高等创伤生命支持（ATLS）指导方针认为，对于有症状、查体时意识水平减低或昏迷患者应常规行骨盆正位X线检查。

在骨盆正位片中，耻骨联合间距离正常小于5mm，左右耻骨支在垂直面上的偏差较小（1～2mm）[16]。耻骨联合重叠是异常表现，多由严重的撞击引起。正常的骶髂关节间距约为2～4mm[16]。

在骨盆正位片中，医生可以通过观察双侧闭孔和髂骨翼的位置和形态确定骨盆旋转的程度。骶髂关节的分离也可以表现在闭孔和髂骨翼：若为外旋转移位，则受累髂骨翼增宽，前方髂骨棘突出[16]。由髂腰韧带引起的第五腰椎横突骨折，常伴有骶髂关节分离和骶骨垂直骨折，是诊断后环损伤的主要依据[8,16]（图52-9，框52-3）。

近年，骨盆正位X线片在诊断中的可靠性受到质疑。两项研究显示其诊断的敏感性和特异性分别为

64%～68%、90%～98%[40,41]。骶骨骨折和骶髂关节分离在骨盆正位 X 线片中不能很好显示，但是骨盆入口位和出口位 X 线片则能提高骨盆骨折和骶髂关节分离诊断的敏感性和特异性[42]（图 52-10），对于考虑骨盆前环稳定骨折而主诉后环部疼痛的患者应行此检查。

当骨盆骨折患者出血量较多且骨折不稳定，不能接受 CT 检查时，骨盆正位 X 线片显示出其实用性。骨盆正位 X 线片中可以推测出开书样骨折、移位超过 0.5cm 的骨折及骨盆环任何部位的骨折[43]、耻骨联合分离、闭孔骨折[44]的所需输血量。值得注意的是上述骨折都与骨盆后环骨折有关。当无法行 CT 检查时，骨盆正位 X 线片至关重要，后者可提示骨折患者所需的血液输入量[41]。

CT

CT 已经成为骨盆骨折首选的影像学检查方法。CT 可以清晰地显示与骨盆稳定性相关的骨盆后环骨折及旋转畸形的详细信息。此外，在骨盆正位 X 线片中难以评估的髋臼，在 CT 片中则能够得以清晰显示。已经证实，在骨盆骨折的诊断方面，CT 的敏感性和特异性均高于 X 线平片[45]。此外，腹腔骨盆部 CT 检查，可以显示骨盆骨折伴发的脏器损伤，检查后则能够快速确定是否行剖腹探查手术、外固定、血管造影并最终治疗方案。根据目前 CT 扫描成像的速度，建议除血流动力学不稳定的患者外，所有骨盆骨

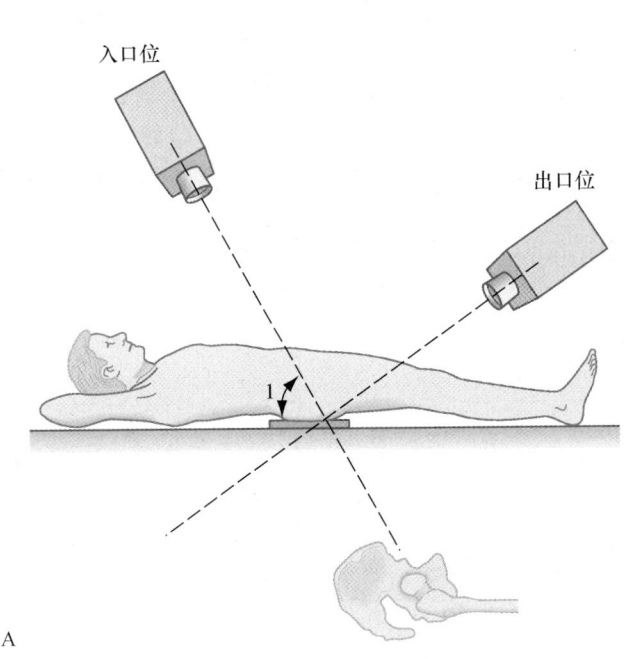

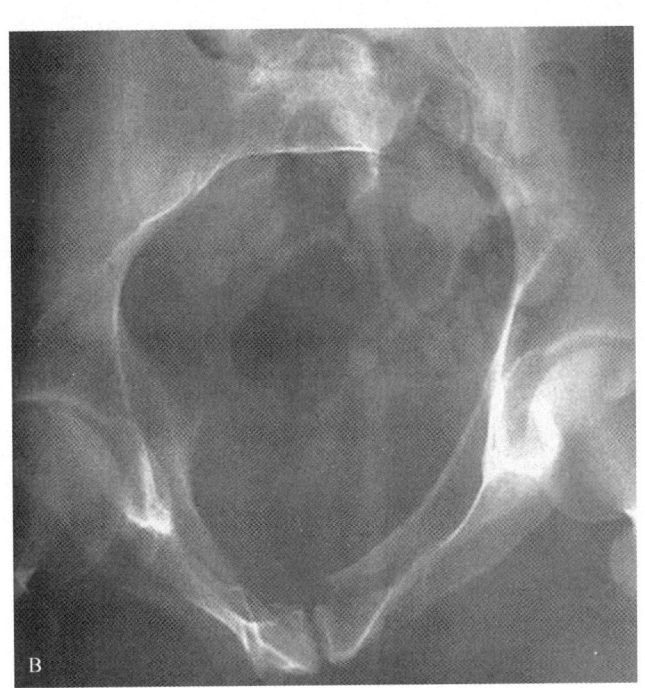

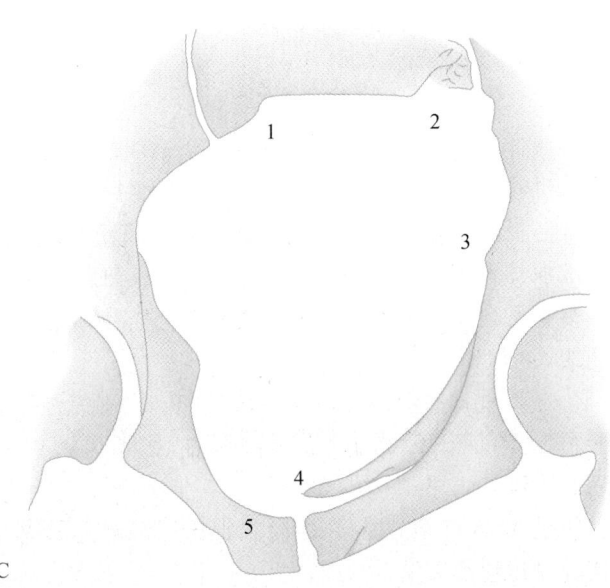

图 52-10 A，为骨盆入口位及出口位。入口位投照时，从头侧暗盒与骨盆成 60°角，出口位投照时反方向成 30°角。可移动 X 光机可以拍摄此两种位置 X 线片。单独的骨盆正位片，难以显示骶骨或骶髂关节骨折，联合应用三种投照方法可以较好的明确骨盆骨折情况。B，图示例入口位骨盆片显示左侧半骨盆向近端、后方移位。C，图示例单侧垂直剪力骨折。（1）右侧骶骨翼正常；（2）由于垂直剪力骨折左侧骶骨翼不清晰，入口位骨盆片显示左侧半骨盆向近端、后方移位；（3）左侧坐骨棘被肠内气体掩盖，但是由于半骨盆向头侧移位，与对侧相比，左侧坐骨棘明显向头侧移位；（4）左侧上耻骨支骨折，向头侧移位；（5）入口位清楚显示上下耻骨支，但由于重叠闭孔显示不清。

折患者都应行 CT 扫描检查。

评估出血

出血是骨盆骨折最严重的直接并发症。在最初的高能量损伤引起的骨盆骨折分类系统中，Burgess 和同事发现，前后方向受伤组平均输血量需要 14.8U，垂直方向受伤组平均输血量需要 9.2U，侧方受伤组平均输血量需要 3.6U[12]。近期的研究也证实了这一点，不稳定骨盆骨折所需输血量较大，死亡风险较高[45]，平均输血量为 10U[3]。

出血主要是由于供应骨盆和腹膜后间隙的丰富的血管网的损伤断裂，以及骨折部位骨髓腔的出血[46]。凝血病是导致腹膜后持续出血的另一原因，当大量输血输液后，疗效不佳，应考虑此病因。

骨盆骨折所致的出血多为静脉性出血，完整的腹膜的包裹和压迫可以自行止血。但是也存在出血扩散至腹膜后腔之外，进入前腹腔壁，穿透腹膜进入腹腔的可能。

盆腔和腹腔的出血可产生不良后果[45]。一系列研究显示，骨盆骨折合并腹腔内脏器损伤的发生率为 31%，肝破裂和脾破裂的发生率分别为 10% 和 6%[2]。骨盆骨折合并休克患者，需早期明确是否存在腹腔内出血，并尽早确定是否需要剖腹手术。诊断骨盆骨折合并出血的方法包括诊断性腹腔灌洗术、超声检查、CT 检查等。尽管诊断形式多样，但应尽量避免不必要的剖腹手术，因为血流动力学不稳定的骨盆骨折患者经剖腹探查术后的死亡率更高。

诊断性腹腔灌洗术

诊断性腹腔灌洗是诊断腹腔内出血的快速、准确方式，已经被广泛接受。虽然在很多医院诊断性腹腔灌洗已经被超声检查和 CT 检查所替代，但是其仍是诊断鉴别诊断困难的创伤患者的有效方法。骨盆骨折患者诊断性腹腔灌洗特殊的一点是腹膜后血肿可能会进入前腹壁。与开放性诊断技术对照研究，其假阴性率和假阳性率均为 0.7%[47]。

诊断性腹腔灌洗的穿刺点大部分情况下在脐下。但是当遇到如下情况时穿刺点应选在脐上：下腹壁瘢痕；受伤超过 1 小时；穿刺过程中遇到血肿[47]。

诊断性腹穿阴性提示出血和休克的原因不是腹腔内出血。若引起血流动力学不稳定的外源性和胸腔出血排除，诊断性腹穿为阴性则提示出血来自盆腔。此时应行治疗性血管栓塞造影以及固定骨折。

血流动力学不稳定的骨盆骨折患者穿刺出肉眼可见不凝血提示腹腔内出血，应尽早行剖腹手术[47]。

灌洗液细胞计数是另外一种特殊的检查方法。若骨盆骨折患者血流动力学不稳定，在剖腹探查手术之前行治疗性血管栓塞造影和骨折外固定是明智之举。

超声检查

超声检查广泛应用于创伤患者腹腔内出血的诊断，但其对盆腔内出血所形成的腹膜后血肿诊断无帮助。尽管超声检查游离液体已广泛用于判定是否行剖腹手术探查，但其在骨盆骨折中的可信度仍受到质疑。文献报道，超声检测骨盆骨折患者中腹腔内出血的敏感性为 24%~81%，特异性为 87%~96%[48,49]。

尽管这些研究是回顾性病例研究，但是文献中对于骨盆骨折患者超生检查假阴性率最高发生率并未重视，因为盆腔与腹腔内出血与大量失血高度相关，并最终导致大出血[45]。

CT

CT 无疑是检查盆腔和腹腔损伤的首选检查手段。CT 可以清楚地显示腹膜腔及腹膜后腔的出血。CT 静脉造影可以辨别稳定的血肿和盆腔动脉活动性出血。

治疗

复苏

钝性损伤所致骨盆骨折合并出血性休克的死亡率约为 50%[1,2]。高等创伤生命支持（ATLS）指导方案提倡首先应用晶体液维持创伤患者生命体征平稳。当骨盆骨折患者血压严重偏低时，输入血液制品（红细胞、血浆、血小板、冷沉淀）是早期复苏的关键。急性失代偿患者输入少量液体后就会达到血流动力学稳定。值得注意的是，许多研究表明严重骨盆骨折患者在最初的 24~48 小时需要输入 10~20U 红细胞悬液。

液体复苏治疗终点需要有终末器官组织灌流的证实。动物实验证实，在治疗创伤性失血性休克过程中，与低容量复苏相比，标准容量晶体液复苏恢复正常的血压和心率后失血量更多[52,53]。在急诊室进行恢复正常血压和心率的液体复苏治疗过程中不应延误止血治疗。

在严重骨盆骨折患者复苏过程中，应避免选择下肢静脉输液，因为其可导致所输液体进入腹膜后腔[54]。

框 52-4 详细叙述了对骨盆骨折患者在急诊室如何控制出血的方法。

框 52-4	骨盆骨折合并内出血：急诊室治疗目标

1. **复苏**：诊断失血性休克，并早期进行输血治疗
2. **识别**：骨盆后环骨折失血性休克风险较高
3. **评估**：鉴别骨盆骨折相关的非骨盆损伤（尤其是头部、胸部、腹部），后者可使死亡率增高
4. **固定**：应用布单和巾钳包裹骨盆固定骨盆是急诊室内早期处理方式。骨盆外固定或C形夹固定由外科医师进行
5. **控制骨盆内出血**：血管造影术治疗动脉源性出血十分有效，骨盆包扎压迫止血是剖腹探查术过程中有效的止血方法

控制出血

除输血治疗外，另外两种控制出血的方法是恢复骨盆的机械稳定性和治疗性血管造影栓塞。优先选取哪一种治疗方法，还存在争议。一般情况下，治疗性血管造影栓塞出血动脉要比骨盆外固定更有效，应优先选择[55,56]。

稳定骨盆

无创技术　最简单且行之有效的方法是应用布单与巾钳。用布单将骨盆裹紧并以巾钳夹紧布单是减少开书样损伤的有效方法[57,58]（图52-11），因此方法可以减少骨盆容积从而减少出血。

其他装置的发明促进了骨盆夹板无创治疗的发展。一项回顾性对照研究显示，与手术外固定治疗骨盆骨折合并出血患者相比，非创伤性夹板外固定治疗所需输血量较少（在最初 24 小时内分别为 4.9U 与 17.1U，$P=0.008$），但两组的固定稳定性无差异[59]（26% vs. 37%，$P=0.11$）。

前后位"开书样损伤"骨盆骨折患者通过布单包裹方法可以获得良好的治疗效果。但是这种方法并不适用于侧方外力引起的半骨盆内旋转骨折患者，反而会加重移位。因此，应对是否应用包裹骨盆固定法治疗骨盆外旋转以减少骨盆容积和治疗侧方应力引起的骨盆内旋转以减少骨折移位加以判断，尤其是在患者转运的过程中。

有创固定　外固定常由矫形外科医师完成。外固定的目的防止骨折移位和止血[11]。前瞻性研究显示，虽然应用外固定治疗不能降低骨盆骨折的死亡率，但是通过外固定恢复骨盆完整性并限制出血可以获得良好的临床预后[46]。外固定手术治疗是一个耗时的过程，不能因此而延误血管造影或其他治疗骨盆出血的方法的实施。外固定选择时机应由创伤外科医生和矫

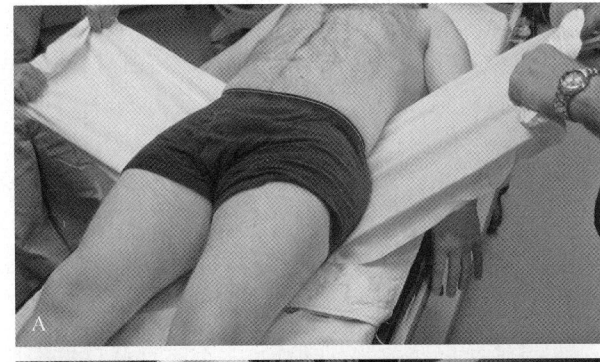
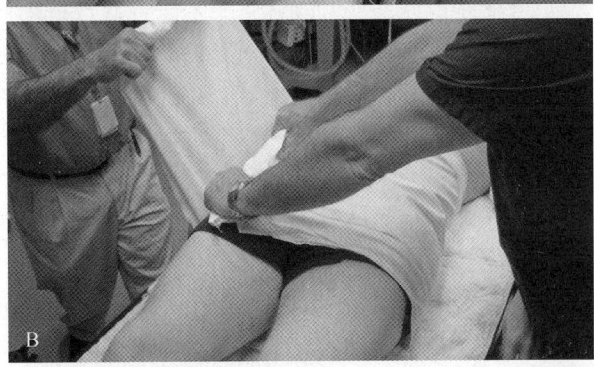
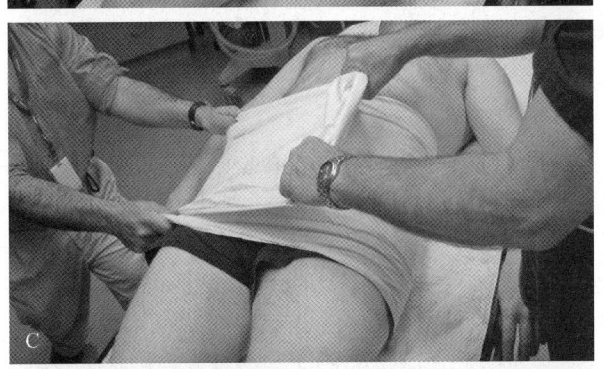
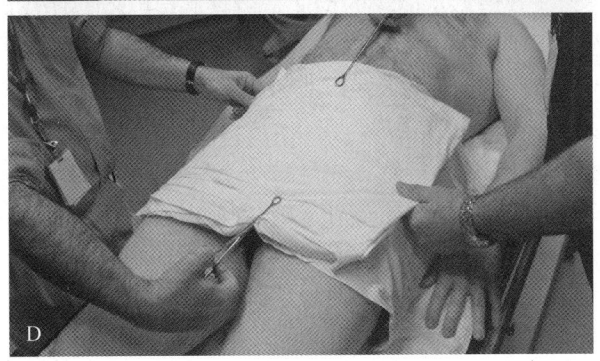

图 52-11　A，边缘型骨盆骨折，患者应用抗休克单，应用抗休克单前应先脱下患者衣裤。B，抗休克单平整地置于骨盆后方，抗休克单尾部在前方交叉固定。C，抗休克单拉紧。D，以夹子固定抗休克单。

形外科医生共同协商确定。早期进行外科医生会诊至关重要，以便进行充分的术前准备和确定手术方案。

许多前后方向或侧方外力所致的稳定型骨盆骨折可通过外固定治疗[11]。当骨盆骨折垂直移位时，可联合应用外固定和牵引治疗以减少骨折移位，并待下一步切开复位内固定治疗。多数外固定器不影响下腹部或腹股沟区的切开手术操作。

在急诊室紧急处理过程中，可以应用 C 型夹稳定骨盆后环[60,61]。C 型夹治疗前后位骨盆损伤的效果要优于垂直骨盆损伤[62]。在院内诊疗过程中，应用 C 型夹要超过应用布单包裹法。虽然 C 型夹有助于止血，但是不能代替血管造影栓塞治疗[63]。应用 C 型夹治疗效果是否优于布单包裹法还不清楚。

血管造影术和栓塞术

已有关于静脉造影和动脉造影治疗骨盆骨折出血的研究。虽然多数骨盆骨折出血是静脉性出血，但在以下情况静脉造影栓塞治疗无效：广泛的吻合和无瓣膜的侧支血管。相反，动脉造影既可以诊断又可以治疗动脉性出血。

经损伤较轻一侧的股动脉或经上肢动脉注入对比剂进行血管造影，起始于主动脉叉水平，对髂内动脉分支进行选择性造影检查[64]。常应用钢丝线圈、泡沫材料、球囊等行经导管栓塞术，对髂内动脉分支出血进行止血。

栓塞技术对动脉性出血非常有效。一项病例研究显示，556 名骨盆骨折患者行骨盆血管造影术后仅 7.5% 的患者需要再次行血管造影术，主要是因为存在进行性出血。研究者还发现低血压、治疗时输血在 2 个单位以上、耻骨联合增宽、初次行血管造影术时栓塞的动脉在 2 个以上时，常需要再次行血管造影术[65]。

血管造影术应用的指征是当骨盆骨折患者存在血容量不足时，不管是否已经行其他方法止血。虽然在血管造影术前尚不能确定是动脉源性出血还是静脉源性出血，但研究发现，当在最初的复苏过程中效果不佳（输入 2U 红细胞收缩压未高于 90mmHg，或更低）或 CT 扫描发现对比剂外渗时，提示存在活动性动脉出血[55]。虽然 CT 扫描发现对比剂外渗是血管造影术的指征，但 CT 扫描无对比剂外渗时并不能完全排除骨盆出血可能。

血管造影术选择时机存在个体差异，应优先治疗其他严重的伴发损伤。骨盆后环损伤常伴发严重的内出血，此类患者应早期行血管造影术。不论是在急诊室内紧急行血管造影术，还是在剖腹探查术前行血管造影术，都应尽早做相应预案准备。在转运患者至血管造影室的过程中，也应配备相应的医护人员和相关治疗设备，对患者进行监护。

血流动力学不稳定及腹腔内出血骨盆骨折患者

盆腔和腹腔内同时出血的患者死亡率达 40% 以上，应予以重视。此类患者因病情不稳定而不能行 CT 扫描检查。当超声检查或诊断性腹腔灌洗术后，认为需要剖腹探查手术时，优先进行剖腹探查术还是血管造影术是一个艰难的抉择。此时，由普外科医生、矫形外科医生、介入科医生共同会诊决定方案与时机。

腹腔灌洗术抽出不凝血是剖腹探查术的主要指征。由于超声诊断骨盆骨折腹腔内出血的假阴性率较高，故在进行剖腹探查术和血管造影术处置选择时应小心。但是当超声检查确实显示腹腔内出血时，应首先进行剖腹探查术[67]。当辅助检查强烈支持骨盆骨折合并骨盆内出血时（例如严重的"开书样损伤"），行剖腹探查术后行血管造影术是恰当的处理方法。

进行剖腹探查术的同时由外科医生进行骨盆外固定或 C 型夹固定是恰当的处置方法。有研究报道进行剖腹探查术的同时行骨盆包扎压迫止血，是控制骨盆骨折内出血的方式之一[68,69]。虽然骨盆包扎压迫止血的临床研究证据还不充分，但是在一些医疗中心已经成为常规方法，尤其是在欧洲地区。一些医务人员对骨盆骨折内出血进行骨盆包扎压迫止血而不是行剖腹探查术，主要是因为骨盆骨折内出血主要是静脉源性出血，对于静脉源性出血动脉造影无效。相反，骨盆包扎可以起到压迫骨盆后方静脉丛止血的作用。骨盆包扎的前提是骨盆必须是稳定的，后者为前者提供结构支持[69]。

当严重的骨盆骨折腹腔灌洗术和血管造影术未显示骨盆内出血时，应紧急行血管造影术检查。当行血管造影术检查后仍有出血（继发性静脉出血），应考虑下一步行切开固定和骨盆包扎压迫止血。

许多创伤中心，创伤科医生和介入科医生首先对可能出现的情况做出预案并确定治疗措施，从而可以在第一时间做出迅速的抉择和相互协调[56]。

髋臼骨折

许多成年骨盆骨折患者病变范围累及髋臼。疼痛、不能负重是髋臼骨折患者的标志性主诉。在临床体格检查过程中，可有足底轴向叩击痛或叩击大转子时诱发髋臼部疼痛。坐骨神经损伤所致相应的功能障碍值得重视。合并髋骨骨折和脱位也较常见。广义上，髋臼骨折分为三类[11]（图 52-12，框 52-5）。

A 型髋臼骨折可分为前柱骨折和后柱骨折。后壁骨折是髋臼骨折的最常见的形式，多由屈膝位外力撞击所致（如仪表板撞伤），外力经股骨向上传导至髋臼后壁。髋关节后脱位常伴发髋臼后壁骨折，可以导致髋关节不稳定及复发性脱位，髋关节后脱位常伴有坐骨神经损伤。髋臼前柱损伤常是上耻骨支骨折延伸

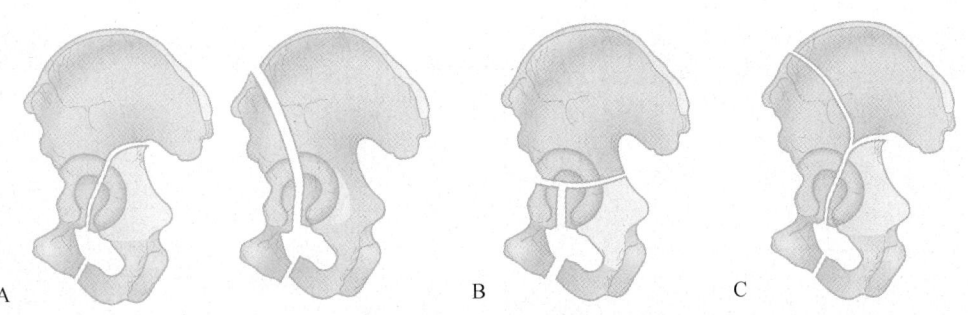

图52-12 广义髋臼骨折分类。**A**，A型：单柱或单侧壁骨折，如后柱（左）和前柱骨折（右）。**B**，横形或T形骨折，骨折累及前后柱，但骨折部位关节软骨与近端髂骨或中轴骨相连。**C**，C型：关节面完全与中轴骨相分离，由于髂骨前后柱骨折接近关节。(From Tile M: Fractures of the Pelvis and Acetabulum, 3rd ed. Philadelphia, Lippincott Williams & Wilkins, 2003.)

| 框52-5 | 髋臼骨折分型 |

A型
髋臼单柱骨折（前柱或后柱）

B型
T形骨折，骨折累及前后柱，但骨折部位关节软骨与近端髂骨或中轴骨相连

C型
T形骨折，骨折累及前后柱，但折部位关节软骨与近端髂骨或中轴骨分离

From Tile M: Fractures of the Pelvis and Acetabulum, 3rd ed. Philadelphia, Lippincott Williams & Wilkins, 2003.

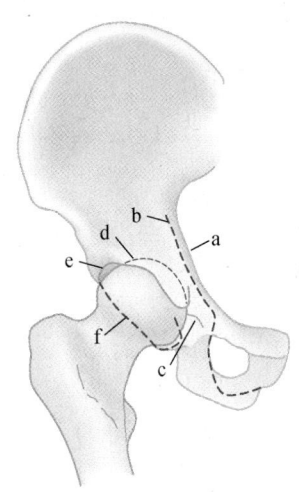

图52-13 骨盆前后位髋臼X线解剖示意图。(a) 弓状线；(b) 髂坐线；(c) 泪滴，髂骨旁矢状面与部分髋臼重叠而形成；(d) 髋臼顶；(e) 髋臼前唇；(f) 髋臼后唇。(引自 Rogers LF, Novy SB, Harris NF: Occult central fractures of the acetabulum. AJR Am J Roentgenol 124: 98, 1975.)

至前柱下方所致。

B型髋臼骨折为前柱骨折和后柱骨折同时骨折，但部分髋臼仍与髂骨相连。当前后柱分离时成为T形骨折。因为T形骨折难以解剖复位，故临床预后较差。

C型髋臼骨折由于髂骨骨折，在X线平片上较容易诊断。

在骨盆正位X线片上应仔细观察髂坐线、髂耻线以及髋臼前后唇（图52-13）。耻骨骨折时要考虑到骨折波及至髋臼的可能。骨盆斜位片（Judet位）可以较好地显示髋臼前柱与后柱。毫无疑问，CT可以清楚地显示髋臼骨折并可以为可能的手术治疗做准备。所有的髋臼骨折都应请外科矫形医师会诊。

尾骨骨折

尾骨骨折常见于坐位高处坠落或由后座力所致，也可见于分娩。通过体格检查，触诊臀纹可以有局部压痛，直肠指诊尾骨可以有反常活动。尾骨前后正常活动度为30°，距离为1cm[70]。直肠指诊可以诊断尾骨骨折，但一般情况下不建议行复位治疗。

尾骨骨折并不都需要影像学证实。直肠指诊是诊断有移位尾骨骨折的主要方法，侧位片显示较清楚。无移位尾骨骨折影像学诊断较为困难。医生应考虑到从影像学获得的信息是否会改变治疗方案，是否值得经受一次骨盆射线照射，尤其是此类骨折多见于女性。

尾骨骨折治疗包括卧床休息、止痛、坐浴以缓解肌肉痉挛。可使用充气橡胶床垫、坐位时双侧臀部交替，坐硬椅不坐软椅以减少不适（软椅可以使身体重力分布至尾骨）[70]。由于骨折部位肌肉活动，尾骨骨折愈合较慢，可能会承受较长时间的不适。对于持续性严重影响患者生活的病例，可以行局部激素封闭镇痛治疗或行尾骨切除术[71]。非骨折性尾骨疼痛包括产伤；姿势不良；中心性椎间盘突出；腰椎小关节病；第一、四、五骶神经根受压；骶尾部神经丛病；感染以及局部肿瘤。

重要概念

- 高能量损伤引起的骨盆环骨折包括：①前后位撞击骨折（开书样）；②垂直性骨折；③任何移位明显的骨折，上述骨盆环骨折与大量出血密切相关，需行输血治疗。
- 骨盆骨折是其他脏器损伤的一个标志。多数死亡的骨盆骨折患者是由于多发伤所致。
- 开放性骨盆骨折患者死亡率较高，应仔细行会阴部、臀部皮肤检查，并进行直肠指诊或阴道指诊。
- CT是骨盆骨折合并腹腔内脏器损伤的主要影像学检查手段，但应在患者病情稳定时进行。CT检查有助于确定最终的治疗方案。
- 当因患者血流动力学不稳定而不能进行CT检查时，骨盆正位片可以显示骨盆骨折密切相关的内出血。入口位和出口位X线片可以提高诊断的敏感性和特异性。
- 创伤治疗中心应建立一套完整的血管造影术和外固定术诊疗流程。
- 骨盆后环骨折合并低血压患者死亡率约为50%，建议在早期复苏过程中使用血液制品。在早期治疗过程中，经导管血管造影血管栓塞术和骨盆外固定术应尽早进行。

本章参考文献请参见 http://pumpress.bjmu.edu.cn/eduservice/3419.html

第53章 股骨与髋关节创伤

James F.Fiechtl and Robert W.Fitch

刘广辉 译 赵振群 校

概述

背景

古埃及和希腊人曾描绘一幅髋关节畸形跛行患者拄拐行走的图画。16世纪，法国外科医生Ambroise Paré最早记载髋关节骨折[1]。1850年，冯·朗根贝克（Von Langenbeck）首次尝试应用钉子内固定治疗髋部骨折。随后，戴维斯（Davis）试图应用普通木质螺钉促进股骨颈骨折愈合[2]。随着19世纪放射学的发展，骨折与脱位的类型易于鉴别，并使得治疗方案、分类系统以及预后的讨论与研究简单易行。

流行病学

年龄和性别均是股骨和髋关节某些特殊类型骨折的主要因素和病理条件。

整体而言，几乎社会中所有的老年人都经历着特殊类型的髋关节病态。髋关节骨性关节炎严重影响患者的行动和日常生活。在美国，约有600万女性患有骨性关节炎，另有1700万人骨量减少。二者均易于发生髋部骨折[3]。20世纪90年代，每年约有25万髋部骨折患者于急诊室就诊[4]。随着生育高峰儿的成长，预计到2050年，每年会有将近50万髋部骨折的患者[5]。80%的股骨颈骨折发生于女性。男性股骨颈骨折患者的平均年龄为72岁，女性为77岁[6]。股骨粗隆间骨折发病年龄要比股骨颈骨折延迟10～12年，并且女性的发病率为男性的8倍[7]。约3/4的女性髋部骨折患者年龄超过50岁，并且发生于绝经之后[3]。

Perthes病（缺血性股骨头坏死）好发于3～12岁的男孩，且发病率为女孩的4倍。股骨头骺滑脱好发于青春期，男孩发病高峰在13岁，女孩发病高峰在11岁，且男孩发病率是女孩的2倍。

疾病原理

髋关节和股骨解剖

骨骼解剖

股骨头稳定地位于髋臼之内，并被髋臼软骨加强。发育良好的关节囊、相互重叠的韧带、下肢近端肌群都能够加强髋关节稳定（图53-1）。股骨头球形关节面与髋臼窝共同构成球窝关节。

股骨是人体最长和最坚实的骨，可承受强大的肌肉收缩力和身体重力。在解剖位上，股骨略倾斜地位于骨盆两侧，正对膝关节，并可使小腿靠近中线，从而起到良好的承重作用。股骨颈斜向连接骨盆和股骨干（图53-2）。股骨颈的长度、角度、周长允许髋关节坚实而稳定地活动。但也正是因为这些特征，使股骨颈承受着巨大的剪切力。当这些外力超过骨的强度时便会发生骨折。如股骨正位X线所示，转子间线为大转子和小转子间的斜线，是股骨头和股骨干的主要连接部分。

股骨头、股骨颈以及转子间区的骨质主要是松质骨，抗外力作用较小。转子下区的股骨干的骨质主要是皮质骨，强大的外力才会引起骨折。股骨远侧干骺端增宽、皮质变薄，故抗外力作用较小。

肌肉

髋部和大腿的肌肉是人体最大、最强有力的肌肉。人体此部分肌肉位于三个室间隔之内，每个间隔

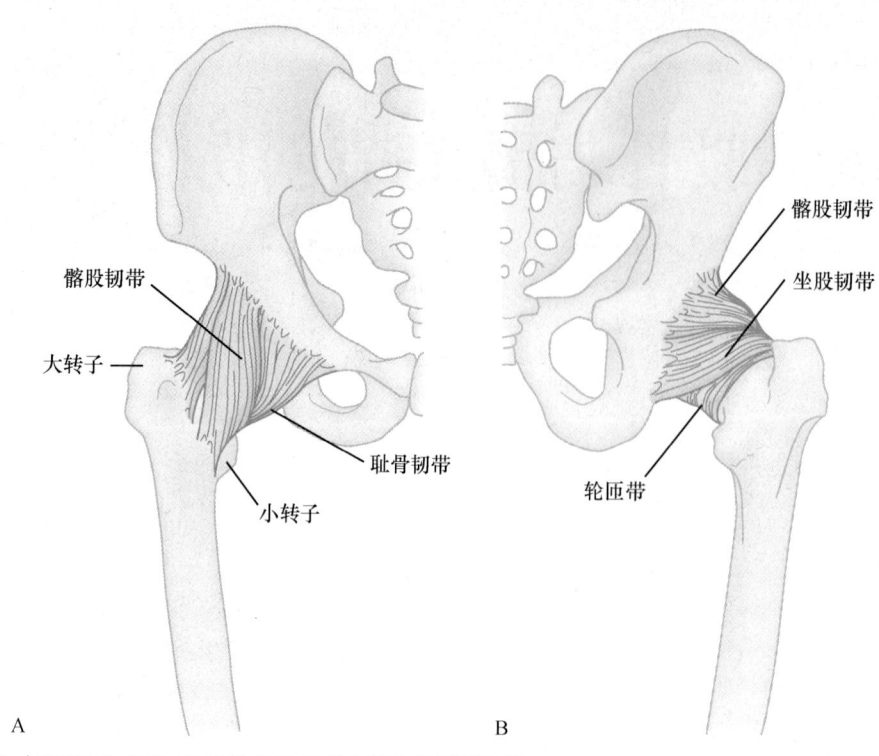

图 53-1　前面观（**A**）与后面观（**B**）显示构成关节囊之髋关节周围韧带。

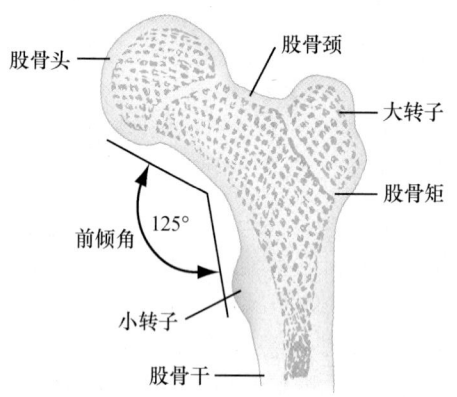

图 53-2　股骨近端骨骼结构。

包括相应的血管和神经（表 53-1）。还可根据其运动功能进行分类。熟悉肌肉的运动功能可以深刻理解常见的畸形和损伤模型（图 53-3）。

血管

动脉

股骨头的动脉血供来源有三条（图 53-4）。主要来源是股骨颈动脉升支，分支构成关节囊外动脉环，沿股骨颈下方关节滑膜走行。另一来源是股骨干滋养动脉升支，位于骨内。第三个来源是骨圆韧带内的小凹动脉。

髂外动脉自腹股沟韧带下方经过，向下延续为股总动脉[8]。此动脉位于髂前上棘和耻骨联合中点处。约在腹股沟远侧 3～4cm 处，股总动脉分成股浅动脉和股深动脉。股浅动脉经大腿前内侧，止于大腿中下 1/3 处，经收肌腱裂孔穿出成为腘动脉。股深动脉位于股浅动脉外后侧，供应腘绳肌，终止于大腿远端 1/3 处，经大收肌肌腹穿出。这些穿支动脉在骨折时可能会受到损伤。大腿丰富的血供有助于股骨干骨折愈合。

静脉

在大腿近端 2/3，股总静脉和股浅静脉与股总动脉和股浅动脉相伴行。在腹股沟韧带水平，股总静脉位于股总动脉正后方，向远端移行时位于其侧方。股深静脉和大隐静脉是股总静脉和股浅静脉的主要分

表 53-1	大腿室间隔内结构		
室间隔	肌肉	神经	血管
前方	股四头肌、缝匠肌、髂腰肌、耻骨肌	股神经外侧感觉支	股动脉、股静脉
内侧	骨薄肌、长收肌、大收肌、闭孔外肌	闭孔神经	股深动脉、闭孔动脉、闭孔静脉
后侧	股二头肌、半膜肌、半腱肌、大收肌	坐骨神经、股神经外侧感觉支	股深动脉分支

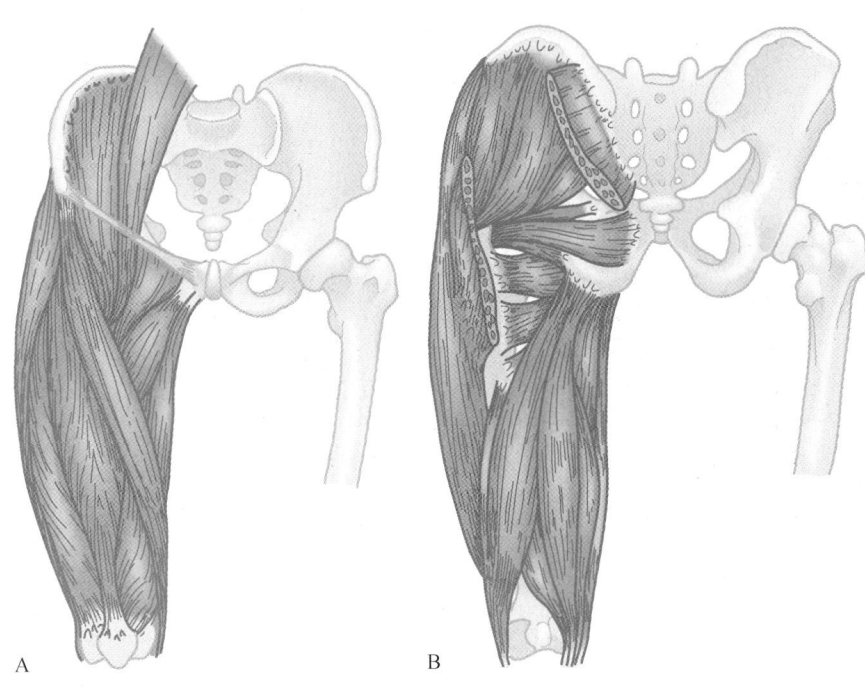

图 53-3 图 A、B 示髋部与大腿主要肌肉解剖结构。

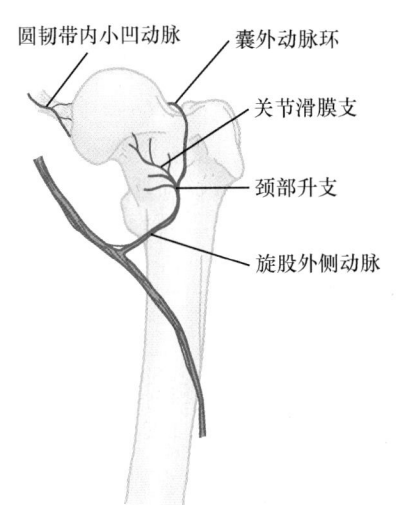
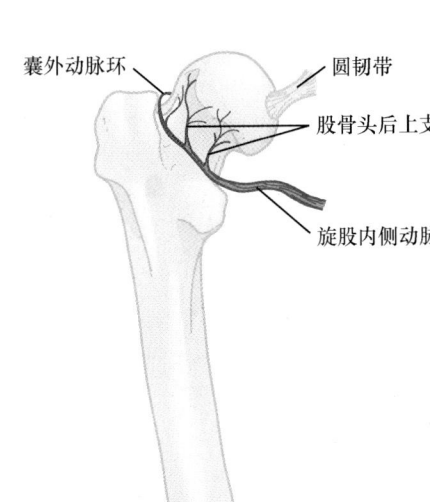

图 53-4 供应股骨头和股骨颈的三条主要动脉：股骨颈动脉升支、旋股内动脉支及位于圆韧带内的小凹动脉。

支。股深动静脉相互伴行，股深静脉于腹股沟韧带远端加入股浅静脉。大隐静脉经足背上升到内踝前方。在小腿中段至腹股沟韧带远侧加入股总静脉的范围内，静脉很表浅。

神经

股神经和坐骨神经是大腿的主要神经。股神经是腰丛的最大分支，经腹股沟下方穿出，位于股动脉外侧，而后分成前后两支并进入大腿。股神经前支的感觉支和中间皮神经支配大腿前内侧感觉。股神经前支运动支支配耻骨肌和缝匠肌。隐神经起自股神经后支，支配小腿下方正中部皮肤感觉。股神经后支运动支支配股四头肌运动[8]。

坐骨神经是人体最粗大的神经，起自骶丛。坐骨神经经坐骨闭孔穿出沿大腿后方走行，自梨状肌下缘至大腿远端 1/3 处。坐骨神经发出关节囊支支配髋关节。肌支支配大收肌和大腿后方肌群。在腘窝近端坐骨神经分成胫神经和腓总神经[8]。

病理生理

髋部和股骨骨折

髋部和股骨骨折的病理生理部分主要讨论不同群体的骨折。大多数髋部骨折发生于已有基础骨骼疾病的老年人，多为低能量创伤所致，如平地摔倒。交通事故和坐位高处坠落伤是青年患者和健康群体骨折的主要发病原因。

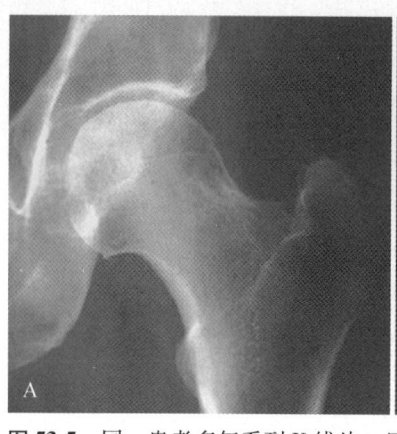 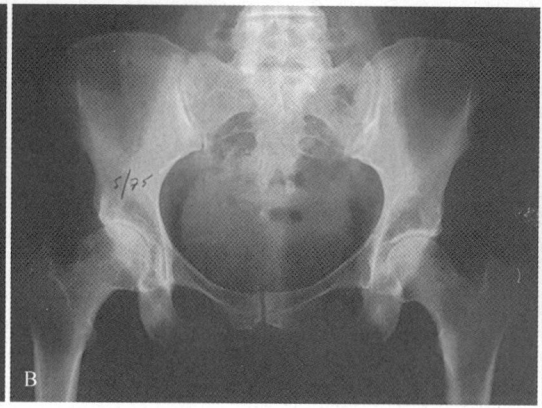 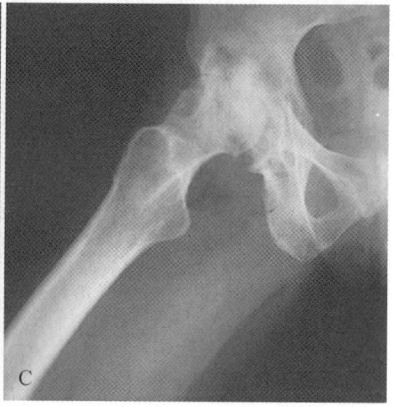

图 53-5 同一患者多年系列 X 线片，显示骨质疏松或关节退行性改变的过程。**A**，患者症状明显，但 X 线上并未见过多的髋臼上缘硬化。**B**，关节间隙消失。**C**，股骨头及髋臼受累，并出现囊性变。

髋关节骨性关节炎

随着人口老龄化，将会有一大部分人群承受髋关节退行性骨关节炎所带来的慢性疼痛。在西方，骨性关节炎是影响女性健康的第四位因素，是影响男性健康的第八位因素[9]。持续的疼痛和身体活动受限会导致残疾。累髋关节的系列 X 线片可以展示骨关节炎的发展过程（图 53-5），但 X 线片表现并不一定与症状相关。

股骨骨质疏松

骨质疏松是髋部骨折的主要因素。在美国，目前超过 1000 万骨质疏松患者，预计到 2020 年，50 岁以上老龄骨质疏松患者将约有 1400 万。虽然最近几年女性骨质疏松患者骨折发病率有所下降，这可能与对骨质疏松的认知加深和积极治疗有关，但是预计到 2050 年，骨质疏松患者髋部骨折人数将达到 630 万[11、12]。髋部骨折会产生严重的后果：1/5 患者在骨折后第一年内死亡，但大多数不是骨折本身所致；1/3 患者出院后需疗养院护理；不到 1/3 的患者身体机能可恢复到骨折前水平[11]。骨质疏松所致髋部骨折经济损失巨大。

骨质疏松的病理生理学机制并未完全阐明，但与激素水平改变、遗传因素、维生素 D 缺乏、缺乏体育锻炼和吸烟密切相关[13]。严重的骨质疏松伴髋部骨折多见于老年女性，但是所有统计人群在 30 岁后均有骨密度降低。股骨头 X 线片可以显示骨质疏松的程度，即使在非骨折人群中也可以显示。股骨头和股骨颈部的骨小梁加强骨的硬度并承受经髋关节的较大机械应力。随着骨质疏松的发生和进展，骨小梁逐渐消失。骨小梁的消失使得骨强度降低和骨折风险增高。

缺血坏死

当患者最近无外伤病史而出现髋部、臀部、大腿或膝部的渐行性疼痛，要考虑到股骨头缺血坏死发生的可能。缺血性坏死又称为无菌性坏死，无血管性坏死、骨坏死。主要是由于供应股骨头血供改变，而引起缺血坏死。股骨头缺血坏死 52% 为双侧性，多累及中青年，平均诊断年龄为 37 岁[14]。虽然有 20% 的患者发病因素未明，但引起股骨头缺血坏死的非创伤性因素包括长期应用皮质激素、长期饮酒、血红蛋白病（如镰状细胞性贫血）、减压病和慢性胰腺炎患者[14]。应用免疫抑制剂治疗 HIV 感染患者也可并发股骨头缺血坏死（图 53-6）。

创伤性股骨头缺血坏死是髋关节脱位或股骨颈骨折的亚急性表现。多见于非洲裔美国男性。髋关节脱位后约有 40% 患者并发股骨头缺血坏死。股骨头缺血坏死的发生与最初的创伤程度和股骨头脱位持续的时

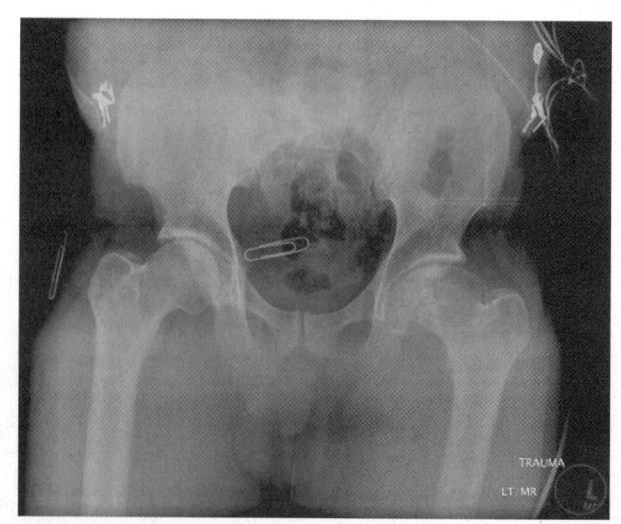

图 53-6 左侧股骨头缺血坏死，双侧关节不对称，左侧股骨头塌陷。

间密切相关。6~12小时内复位可明显降低缺血坏死发生率[16]。因此，髋关节脱位是少数的创伤急症之一，若外科医师不能及时会诊，急诊科医师应行复位治疗。

即使对股骨颈骨折进行最佳治疗，其缺血坏死发生率仍为11%~19%。股骨颈骨折是关节内骨折。首先，骨折部位的出血可以使关节囊内压力升高，直接挤压股骨头，进而引起血供受损[17]。另外，若骨折端不稳定，滑囊液会溶解血凝块，此溶解作用阻止毛细血管的再生和骨折愈合。这些因素均使得股骨头缺血坏死成为股骨颈骨折的主要并发症。相反，粗隆间或粗隆下骨折股骨头缺血坏死较罕见，因此些部位有关节囊外动脉供给的丰富血供。

股骨头缺血坏死的主要治疗是去除病因和支持治疗，严重患者可行关节置换治疗。

髋部和股骨钙化

骨化性肌炎

骨化性肌炎（异位骨化）是在非骨性部位出现病理性骨生成。创伤性骨化性肌炎多由直接撞击肌肉所致。肌肉直接遭受撞击的骨化性肌炎发病率为9%~17%，并认为与损伤严重程度密切相关[18]。大腿和髋部肌肉常受累。血友病或其他出血性疾病患者合并软组织损伤时，易发生骨化性肌炎[19]。髋部手术后的骨化性肌炎发生率为2%，但是这类患者只有10%~20%具有临床意义。

创伤后血液进入肌肉形成局部血肿，继而血肿内的新骨形成。这种情况也可见于微小创伤或不明因素。当创伤后10~14天患者症状持续，或数周后症状加重，要考虑到骨化性肌炎发生可能。骨化块可以触及，其移动度较小，且局限。

骨化性肌炎在X线片上表现为关节周围或筋膜层内的不规则团块状骨块影。最早可于受伤后18~21天出现，但是典型的X线表现出现在症状出现后的数周。最初，其表现与骨肿瘤相似，尤其是累及骨膜时。应与骨肉瘤和骨膜成骨型骨肉瘤相鉴别。

骨化性肌炎治疗应遵循RICE原则，即休息（rest）、冷敷（ice）、加压（compresiona）、抬高患肢（eleration）。患肢制动可以防止破裂肌肉的收缩和防止血肿扩大，但制动时间不应超过48小时。当有稳定的瘢痕形成时，应开始患者肢活动。吲哚美辛类药物常用于预防术后异位骨化形成，但其预防和治疗效果尚不明确[18,19]。当异位骨化位于关节周围、造成永久性功能障碍或疼痛时应手术切除（图53-7）。

钙化性滑囊炎或钙化性腱鞘炎

钙化性滑囊炎或腱鞘炎是指肌腱、滑囊或关节囊

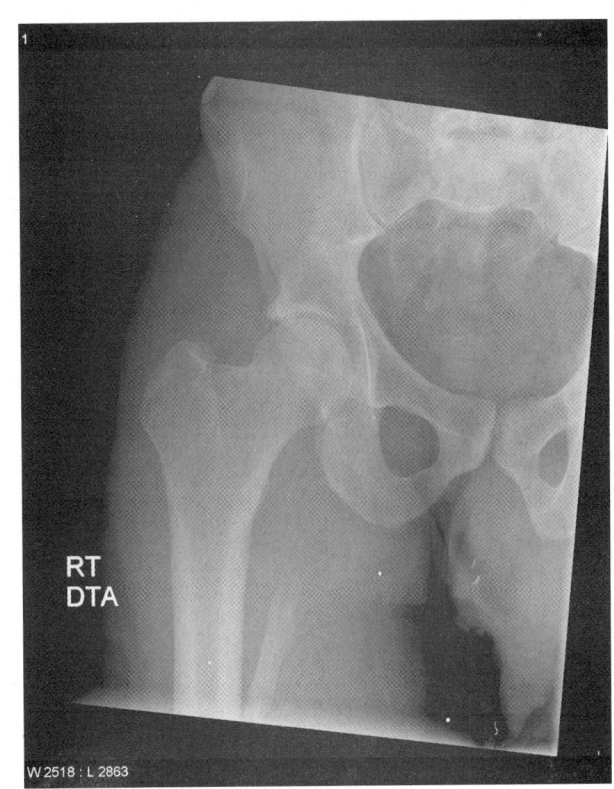

图53-7 股骨近端骨化性肌炎。

的钙化。其发病机制与骨化性肌炎相似，但尚不明确。影像学表现和症状无明显相关性。钙化性滑囊炎并不多见，一旦发生，常累及髋部转子滑囊（图53-8），其他好发部位为臀肌和髋部屈肌和收肌。在X线上钙化性滑囊炎形状不规则，边缘不清，但与股骨皮质相分离。治疗时，重点在于稳固髋关节。

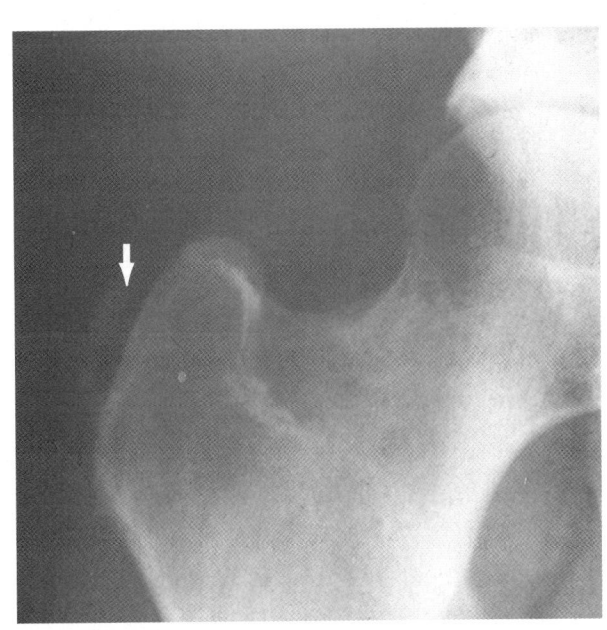

图53-8 钙化性转子滑囊炎。箭头示大转子外侧皮质部转子滑囊区模糊、钙化。（From Harris JH, Harris WH, Novelline RA: The Radiology of Emergency Medicine, 3rd ed. Baltimore, Williams & Wilkins, 1993.）

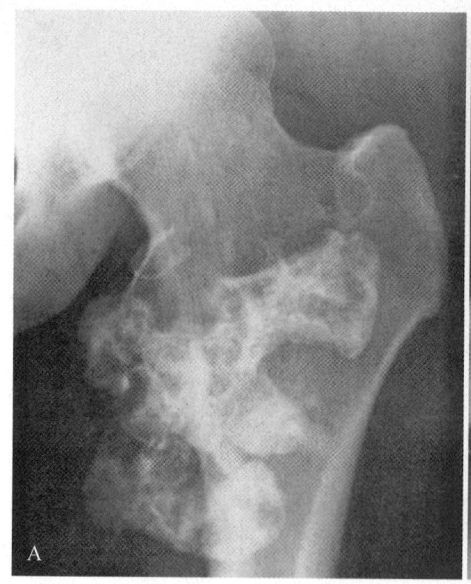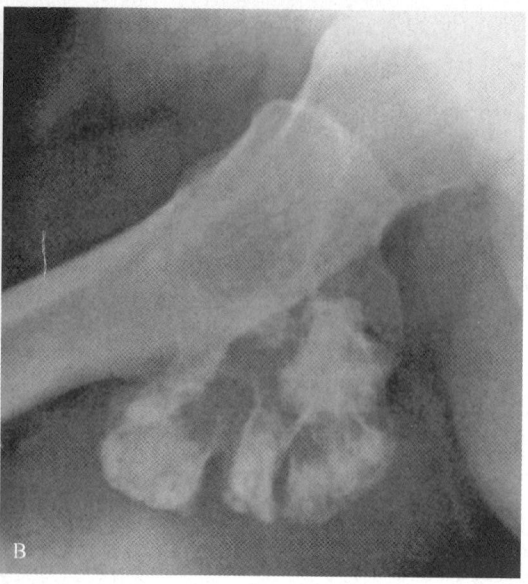

图 53-9 正位片（A）及蛙形腿侧位片（B）示股骨单发性骨软骨瘤典型表现，起源于长管状骨，并有软骨帽。（From Harris JH, Harris WH, Novelline RA: The Radiology of Emergency Medicine, 3rd ed. Baltimore, Williams & Wilkins, 1993.）

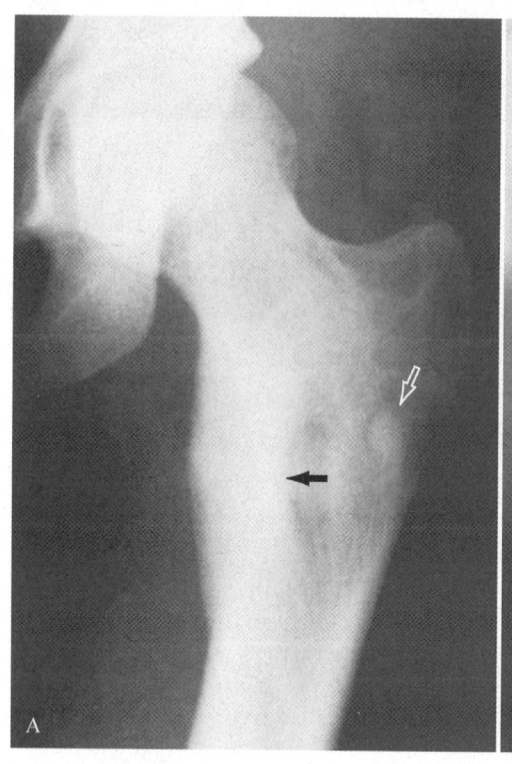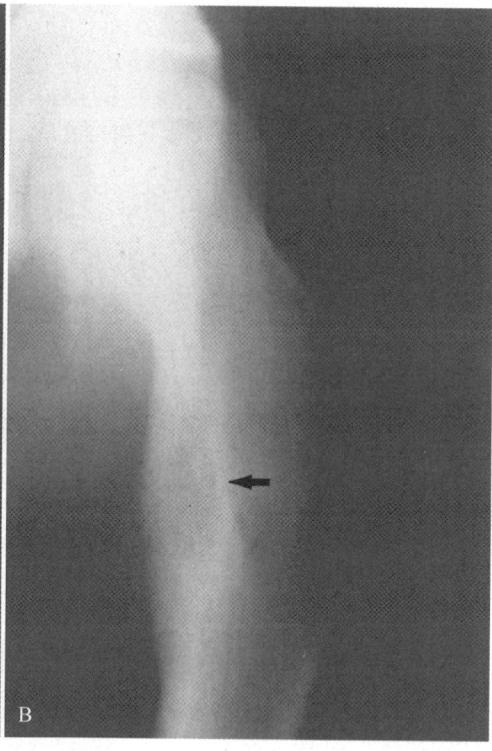

图 53-10 股骨骨样骨瘤（黑色实心箭头）。A，局部密度增高，内外侧皮质增厚，空心箭头示骨岛。B，前后位 X 线片示椭圆形瘤巢。（From Harris JH, Harris WH, Novelline RA: The Radiology of Emergency Medicine, 3rd ed. Baltimore, Williams & Wilkins, 1993.）

髋部肿瘤性疾病

最常见的髋部骨肿瘤多由肺、肾、甲状腺、前列腺肿瘤转移所致。原发性肿瘤中，最常见的是骨样骨瘤（图 53-9）。骨破坏可以是成骨性的，也可以是溶骨性的。患者常以明显的骨疼痛或局部包块，如骨软骨瘤（图 53-10），而于急诊室就诊。肿瘤使患者骨折风险增高，尤其是累及骨皮质的溶骨性病损。

临床特征

病史

年龄与性别是某些创伤的易发因素，详细询问受伤前的细节有助于诊断。详细询问受伤机制有助于预测骨折类型。应注意系统性疾病和代谢性疾病。应重视激素服用病史，因其可导致股骨头缺血坏死。激素累积剂量与髋部骨质疏松性骨折的发病率和严重性相关[21]。肿瘤、放疗、化疗是诊断病理性骨折的重要线索。

真性髋关节疼痛为腹股沟区疼痛，系统回顾应包括典型和非典型腹股沟区疼痛的相关信息。肾结石、盆腔炎症、感染或肿瘤、腹股沟疝、生殖腺疾病以及皮肤感染者均可导致此区出现非典型疼痛。后背疼痛提示神经根病变是引起患者疾病的主要原因。老年人在家中摔倒后导致髋部骨折，可能数小时至数天无人帮助，所以此类患者常有严重脱水、电解质紊乱、横纹肌溶解、肾功能不全，在手术前应系统全面地评估代谢指标[22]。另外，应注意引起摔倒的原因，可能提示合并其他病变（如晕厥、心律不齐、药物或酒精中毒）。镇静剂或抗高血压药物易引起老年人摔倒，应予以充分准备。老人在摔倒时还可能会导致椎体或腕部骨折，承受更多的伤痛。应仔细检查是否存在颈椎或颅内损伤，高能量损伤所致中青年髋部骨折患者中，40%～75%合并其他部位损伤[16]。儿童髋部疾患患者可能以主诉膝部疼痛而就诊。

体格检查

髋部和股骨骨折的处理原则与身体其他部位创伤处理原则一致。

低血压是多发伤患者在复苏过程经常遇到的问题，但应排除单纯股骨干骨折合并失血性休克的可能。虽然股骨干骨折失血可达3个单位，但要首先考虑和排除继发性低血压、心脏系统疾病、肺部疾病、腹腔内脏器损伤、骨盆创伤。低血压、神经血管合并损伤或怀疑多发伤患者，在急诊室进行最初的稳定处理措施后，应转送至创伤中心。

当威胁生命的因素处理完毕，应对患肢进行仔细的检查。视诊观察有无苍白、瘀斑、不对称、畸形。擦伤、撕裂伤及开放性创伤很关键，它们的出现可改变骨折的处理方案。小腿的位置可为放射诊断提供线索。当股骨颈有移位骨折时，小腿一般处于外旋、外展、短缩位。粗隆间骨折时，小腿内旋伴轻度短缩。骨折、脱位或骨性关节炎时可有肢体短缩或肢体长度不对称。无移位骨折，包括应力骨折在内，肢体一般无短缩或旋转畸形，但在进行关节活动过程中，可出现疼痛，尤其是内、外旋活动时。这些骨折患者不能做直腿抬高动作。当患者肢体明显畸形时，应在X线片检查后再行关节活动度检查。

系统的检查发现压痛或皮温升高，活动关节或肌力检查可提供重要信息，但常因疼痛而受到限制。仔细的神经血管检查很重要。粗隆下骨折、股骨干骨折或髋关节前脱位可以导致股神经和股动脉损伤。髋部骨折或髋关节后脱位可以导致坐骨神经损伤。神经检查包括轻触和针刺感觉检查。大腿部、腘窝部、胫后部足背均应仔细检查。在诊断股动脉损伤过程中，应用多普勒超声检查患侧与对侧肢体血压很有意义。若患肢收缩压与健肢收缩压相比，比值小于0.9时，应进行辅助检查。辅助检查包括多普勒超声、CT血管造影或单纯的血管造影。臂踝指数即患肢收缩压比同侧上肢收缩压同样可以判断血管损伤情况。当指数小于0.9时，应行进一步辅助检查。

诊断方法

X线解剖与评估

急诊医师应熟知正常X线表现和骨骼解剖（图53-11）。一个常用但并不精确的诊断方法是：一般认为股骨颈和股骨干上外侧和内下侧的软组织线可见，但关节囊不显影，位于筋膜层内覆盖臀小肌脂肪和髂腰肌肌腱也可显影。通过患侧与健侧上述软组织X线影的对比，可以判断髋关节有无出血。

股骨正侧位X线平片一般足以对骨折进行诊断。投照时，股骨应尽可能内旋。骨折线可能很细小，尤其是股骨颈骨折时。对于不明显的骨折，专家发明三种诊断方法：申通线（Shenton's line）可用于诊断髋关节脱位（见图53-24）（Lowell描述了第二种诊断方法，见图53-15）。为诊断股骨颈骨折，应仔细观察股骨头和股骨颈内侧和外侧皮质边缘，正常的髋关节可显示S和反S曲线，不论投照位置如何，骨折时会产生一个锐角，提示正常解剖关系破坏。第三种方法是观察通过股骨干和股骨颈的骨小梁线。骨小梁线在骨折处中断，这种断裂为诊断骨折提供精确的线索。当诊断骨折后，应进行同侧膝关节的X线检查。X线检查时，应包括骨折部位上、下邻近两个关节为基本原则。

隐性髋部骨折

当X线片未显示骨折时，应对患者行走情况进行仔细观察。如出现不能行走，或行走困难，应高度怀疑隐性骨折可能。在所有髋部骨折中，2%～10%的骨折在X线平片上不显影[36]。未及时明确地诊断此类骨折可增加死亡率，增加骨折移位的风险以及增加股骨头缺血坏死发生率[27]。当X线平片未显示骨折，但患者无法下床行走时，应进行磁共振检查。另外，老年患者出现超过3周的无法解释的髋部慢性疼

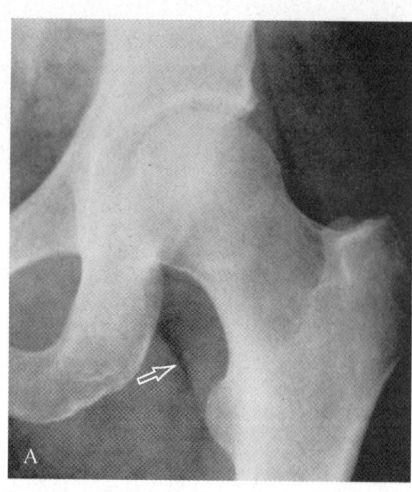
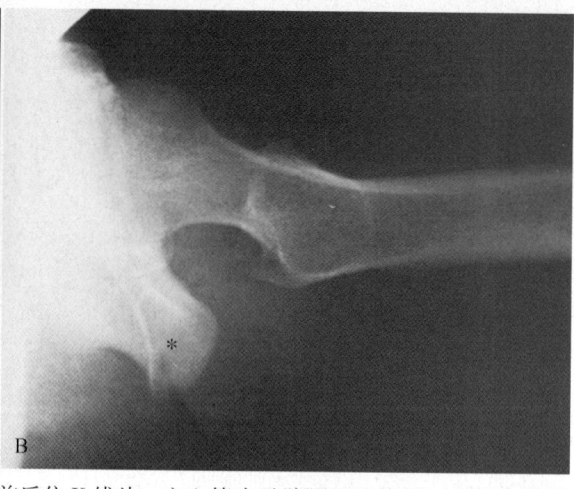

图 53-11　髋关节正常 X 线解剖图。**A**，成人正常髋关节前后位 X 线片，空心箭头示髂腰肌边缘影。此肌肉紧贴关节囊。股骨头中央部凹陷与圆韧带相连。**B**，髋关节侧位片示股骨头与股骨颈的关系，星号示坐骨结节。（From Harris JH, Harris WH, Novelline RA: The Radiology of Emergency Medicine, 3rd ed. Baltimore, Williams & Wilkins, 1993.）

痛时，可能存在隐性骨折，即使患者可下床行走。核磁共振 T_1 加权像可以 100% 精确地显示难以观察的骨折，与其他诊断方法相对，效价比较好[27]。一项研究显示，在诊断髋部隐性骨折方面，CT 与 MRI 相比，CT 的误诊率为 66%。MRI 是诊断髋部隐性骨折的金标准并有助于确定治疗方案。

骨扫描也是诊断隐性骨折的有效方法之一，但仍缺乏充分的敏感性。为明确隐性骨折，骨扫描常在伤后 72 小时才能进行。在进行骨扫描前，需住院并卧床等待 3 天，此过程花费高并且存在一定风险。要联合应用多种方法，防止发生深静脉血栓。

治疗

髋部和股骨干骨折患者首先要进行血型鉴定和交叉配血，并输血至少 2 个单位。血流动力学不稳定可能会导致脱水，并使 3 个单位的血液流失至骨折部位。目前治疗股骨颈骨折可采用半关节置换术和切开复位内固定术。粗隆间骨折多应用滑动加压螺钉内固定。手术目的是术后能够立即活动。手术治疗此类老年患者的风险与长期卧床的风险相比要小得多，这一观点已被公认。长期卧床可能会导致深静脉血栓形成、坠积性肺炎、肺栓塞和应用导尿管后形成尿脓毒症等。如果可能，在手术过程中尽量采取椎管内麻醉以减少手术风险。老年骨折患者需要综合护理以及急诊医生、矫形外科医生、内科医生、神经内科医生、心内科医生共同协调努力，以在术前稳定患者病情。手术治疗要在患者复苏后并选择最佳的条件下进行。

牵引与固定

可疑股骨颈骨折患者转运过程中，急救人员会用夹板或类似的装置对下肢进行牵引和固定。虽然此种处理方法可以减轻疼痛和减少失血，但在应用过程中应注意护理。在评估和处置其他损伤过程中，长期的牵引可能会引起或加重下肢神经损伤。在转运过程中应用牵引可能会导致神经牵拉伤。

股神经和坐骨神经在牵引和手术过程中损伤的概率要比骨折引起的损伤概率要大。骨盆创伤、髋骨骨折、膝关节韧带损伤以及胫腓骨骨折应用牵引夹板治疗不当时会产生副损伤。非医疗护理人员和急救人员应熟知任何伴有骨外露的开放性骨折都不能应用牵引夹板。在手术室内进行充分清创前，应用牵引夹板会使被严重污染的骨折块进入创口内。考虑伴有血管损伤的患者，应用牵引夹板可以减少骨折端对血管的损伤。一项研究显示，在应用牵引夹板治疗多发创伤伴股骨干骨折的过程中，38% 的患者产生副损伤[28]。

在患者搬动过程中，患肢应行无牵引的固定。将枕头垫在大腿下，使小腿位于舒适的位置。维持小腿于屈曲位以减少髋关节囊内压。当小腿处于伸展位时，髋关节囊内压增高有发生股头缺血坏死可能。因此，股骨近端骨折患者到急诊室后应停止牵引。理论上急诊室内牵引治疗有能够止痛和复位骨折，便于手术等优点。但循证医学显示，无证据支持成人股骨近端骨折术前行牵引治疗的上述优点[29]。

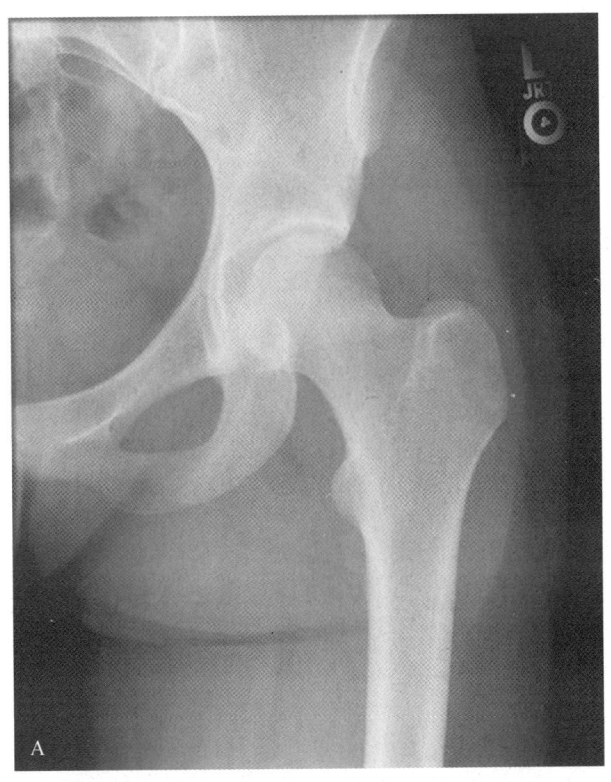

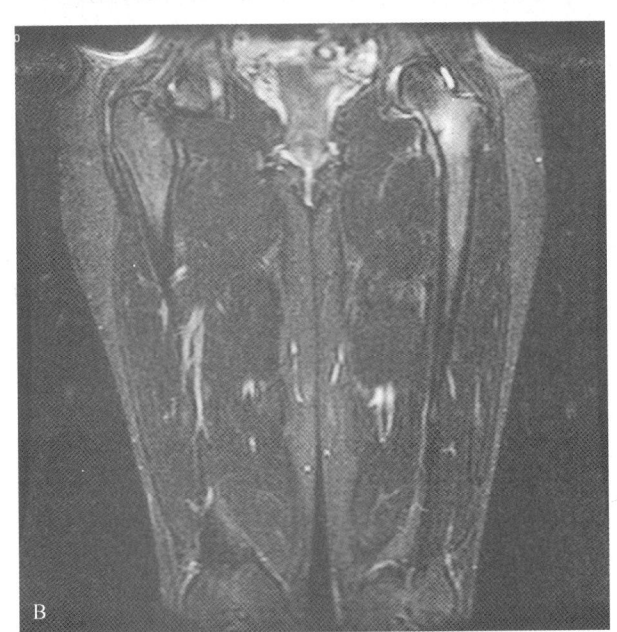

图 53-12 患者主诉髋部疼痛,不能行走。**A**,X 线片未显示骨折。**B**,MRI 示股骨颈骨小梁压缩性骨折。

表 53-2	开放性骨折分型		
标准	I 型	II 型	III 型*
创口大小	<1cm	1~10cm	>10cm
软组织损伤情况	无或轻度	中度,无血管神经或骨膜损伤	广泛肌肉失活、伴血管神经损伤
损伤机制	骨折端刺破	多种多样	高能量枪击伤

I 型:无明显骨折。
II 型:有骨折,但无移位。
III 型:骨折移位明显。
* 任何枪击伤、高速度枪击伤、节段性骨折、血管损伤、挤压伤均归为 III 型。

From Morris JM, Blickenstaff LP: Fatigue Fractures. Springfield, Ill, Charles C Thomas, 1967.

据血管、神经和骨膜损伤的数量继续分型。骨折端由内向外穿出一段引起较小的创口,被污染的骨折端可能会滑入深部软组织中,因而,任何皮肤完整性破坏的骨折都是开放性骨折。开放性创口应行冲洗,并以无菌湿盐水纱布覆盖。

所有 I 型开放性骨折患者,都应静脉输入第一代头孢菌素。II 型和 III 型开放性骨折还应加用抗革兰阴性菌药物[30]。由于此二型损伤组织失活数量和皮肤革兰阴性菌群落都会增加,抗革兰阴性菌药物可选用庆大霉素或妥布霉素等氨基糖苷类药物。开放性骨折乃至闭合性骨折患者手术过程中应用第一代头孢菌素药物可降低术手感染发生率[23]。

应对可能的破伤风创伤使用破伤风免疫球蛋白进行预防。并对患者免疫状态进行核实,尤其是移民人群。

骨筋膜室综合征

由于大腿容积大,其骨筋膜室综合征要比小腿骨筋膜室综合征少见。若骨筋膜室综合征确实发生,仅有 50% 与股骨干骨折相关[31]。此时,大量血液进入骨筋膜室,骨筋室内压超过毛细血管灌流压。早期骨筋膜室综合征与伤后肿胀在临床上较难鉴别。临床检查和应用测压器直接检测骨筋膜室内压力可以发现早期骨筋膜室综合征。

控制疼痛

全身性止痛

众所周知,急诊室内的止痛治疗并不充分。因为

开放性骨折治疗

开放性骨折是指任何骨折伴有皮肤或软组织损伤,使得骨折与外界相通,任何邻近骨折的创口或皮肤损伤要考虑到开放性骨折的可能。开放性骨折分成三型(表 53-2),I 型,在 X 线片上无骨折线,但骨内膜和骨外膜出现骨痂。II 型,X 线片上可见骨折线但无移位,III 型,骨折有移位。III 型开放性骨折可根

止痛剂可能导致老年患者呼吸抑制，所以临床医生一般不给予足量止痛剂。但是在早期治疗过程中应优先行止痛治疗。

股神经阻滞

股神经阻滞治疗股骨干骨折引起的疼痛已有50多年的历史。尽管已证实其有效且并发症较低，但并未被急诊科医生和外科医生广泛接受[33]。已有研究证实，股神经阻滞与静脉麻醉相比，前者达到最低疼痛评分的时间明显要短。并且联合应用股神经阻滞可减少静脉麻醉用药[33,34]。在股神经阻滞过程中可使用周围神经刺激进行神经定位。但是新近受过训练的急诊科医生不使用周围神经刺激同样可以进行神经阻滞[34]。若应用长效麻醉药，如布比卡因，起效时间为15～30分钟，可持续6～8小时[35]。

股神经阻滞前应仔细检查神经血管情况并记录。股神经阻滞术后要继续评估筋膜室内压力，防止发生骨筋室综合征。

髋关节置换术

背景与流行病学

John Charnley 于1961年首次记载近现代全髋关节置换术。尽管目前设计和材料均有许多改变，但Charnley的最初设计仍是基本标准。在美国，每年行全髋关节置换术的患者已由1982年的65 000人上升至2004年的234 000人。在美国女性全髋关节置换术患者占62%，全髋关节置换的主要手术指征是骨性关节炎所致的关节失用。其他适应证包括类风湿性关节炎、某些类型的髋部骨折、股骨头缺血性坏死以及某些肿瘤。佩吉特病性关节炎、创伤、强直性脊柱炎以及幼年风湿性关节炎为全髋或半髋关节置换术的相对适应证。

愈后与并发症

全髋关节置换术可以从根本上减轻关节疼痛、改善关节功能、提高生活质量。经10年随访，90%以上患者术后在步态、疼痛、活动、睡眠等方面效果良好。尽管其治疗很成功，但也有许多相关并发症，以无菌性假体松动最为常见。其他并发症包括假体磨损、感染、周围股骨骨折以及深静脉血栓等。初次全髋关节置换术后，关节脱位发生率为1%～3%，翻修术后关节脱位发生率为5%～20%。一般情况下，髋关节屈曲超过90°、内收、内旋时易发生脱位，也可发生在弯腰或"跷二郎腿"的过程中。

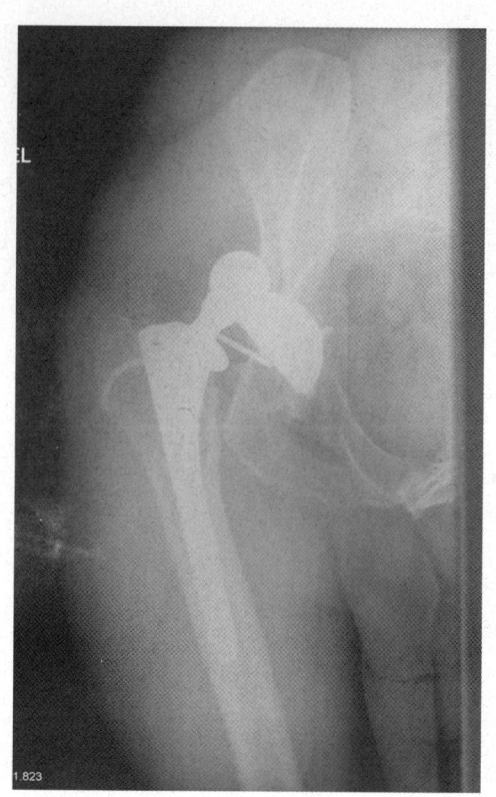

图 53-13 全髋关节置换术术后假体脱位。股骨头位于髋臼杯边缘，复位时可能导致髋臼杯断裂或脱位。

特殊损伤类型

髋部的股骨骨折

撕脱骨折

髋部撕脱骨折疼痛可表现为大腿部牵涉痛，此类骨折多见于青少年和运动员。此类骨折发生率增加与竞技类比赛增加有关，尤其常见于14～17岁[39]。肌肉源性损伤常累及骨盆的骨突，这些骨突在25岁前尚未完全骨化。肌肉的突然急剧收缩可导致生长板部的撕脱骨折，可发生在突然加速或突然改变速度和方向的过程中。运动员在受伤过程会有典型的刺骨性疼痛，并可因剧烈疼痛而摔倒。如图53-14所示，缝匠肌的突然收缩可致髂前上棘撕脱骨折（图53-14A），股直肌突然收缩可致髂前下棘骨折，腘绳肌可致坐骨结节撕脱骨折（图53-14B）。髂前上棘和髂前下棘撕脱骨折一般行保守治疗。坐骨结节撕脱骨折的治疗而存在争议。多数学者认为移位小于2cm的撕脱骨折要行保守治疗，移位>2cm的撕脱骨折行手术治疗以免发生骨不连以及有过度的骨痂生成[40]。

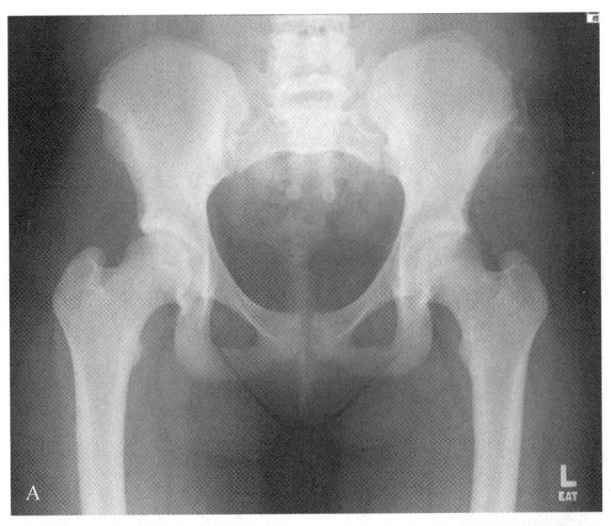

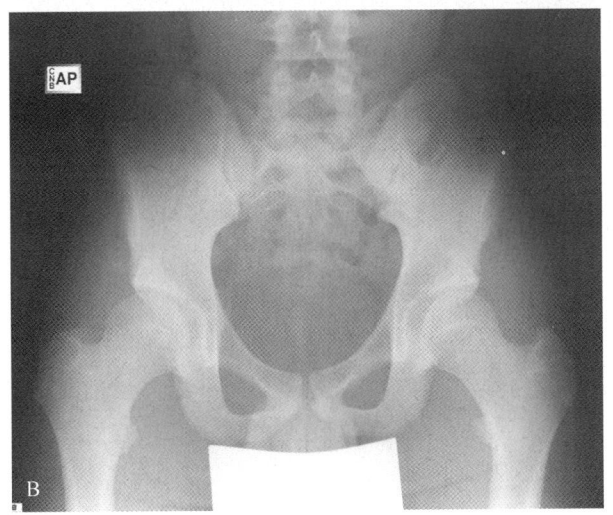

图 53-14　A，缝匠肌所致髂前上棘撕脱骨折。B，股直肌所致髂前下棘撕脱骨折。

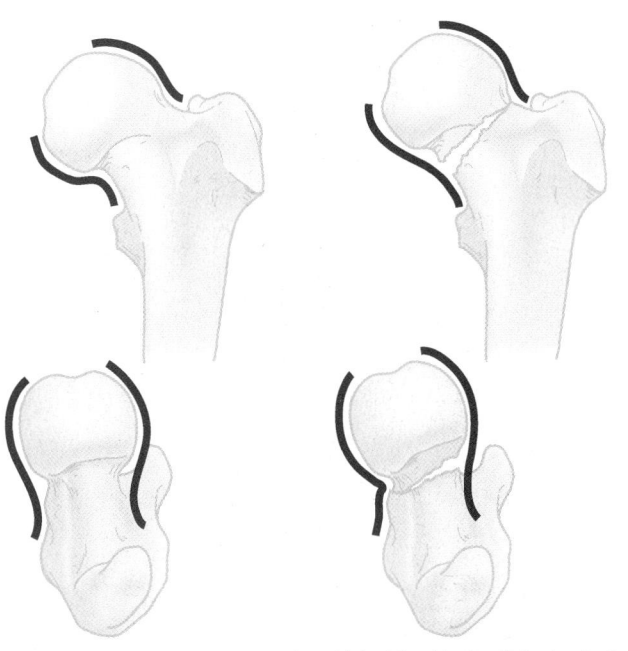

图 53-15　Lowell 所描述的正常 X 线解剖上的"S 线"与"反 S 线"，股骨颈凹线与股骨头凸线相连续，若此线存在成角，提示存在骨折。

股骨近端骨折

分类系统

股骨近端骨折可依据与关节囊的关系（囊内骨折和囊外骨折）、损伤部位（股骨颈、转子、转子间、转子下、股骨干骨折）及骨折移位程度分类。实用的分类系统应便于急诊内科医生与会诊的外科医生关于骨折模式、稳定性和方案选择交流。

股骨颈骨折

病理生理　许多学者目前认为股骨颈骨折为脆性骨折，主要由骨质疏松所致。年龄相关的骨质流失是股骨颈骨折的最重要病理因素[41]。多数此类骨折患者先有骨的病理改变，微小的损伤甚至无损伤即可发生骨折。骨转移瘤也是病理性骨折的主要因素。

分类　根据骨折部位分为头下型和经颈型。头下型骨折线经过股骨头关节面下。以前关于此类骨折也有许多分类方法，但因缺乏临床实用性，已经废用。

目前，股骨颈骨折的分类方法包括有移位型和无移位型。

股骨颈骨折患者中有 15%～20% 为无移位型。骨折线一般很微细。发现骨折线的技巧就显得十分重要。观察股骨头下皮质的连续性、寻找股骨头下密度增高的模糊带以及观察 S 线与反 S 线（图 53-15）有助于明确诊断。嵌插型股骨颈骨折时，股骨颈骨皮质进入股骨头骨松质，骨的嵌插带来一定的稳定性（图 53-16）。由于此类骨折比较稳定，提倡行内固定并早期下床活动股骨头缺血性坏死为主要并发症，不论进行何种治疗，其发生率为 20%。无移位股骨颈骨折愈合良好，约 96% 的患者愈合后无并发症发生。非嵌插型无移位型股骨颈骨折具有不稳定性，若不行内固定容易发生移位。

在最初的诊断过程中，有移位型股骨颈骨折患者下肢处于外旋外展位，轻度短缩，髋关节 X 线平片可证实诊断。为避免进一步股骨头血供破坏，在 X 线诊断是否骨折前应减少髋关节活动，所有的有移位型股骨颈骨折、股骨头血供均遭到较大破坏，可能在数年后出现缺血坏死的症状和塌陷。

有移位股骨颈骨折的治疗方法有切开复位内固定、半髋关节置换以及全髋关节置。

结局与并发症　股骨颈骨折患者在第一年的死亡率为 14%，对照人群为 9%。与死亡率相关的因素包括年龄、性别、精神病、晚期肾脏疾病及充血性心力衰竭[47]。早期复位、稳定的内固定以及早期下床活动可减少并发症[43]。

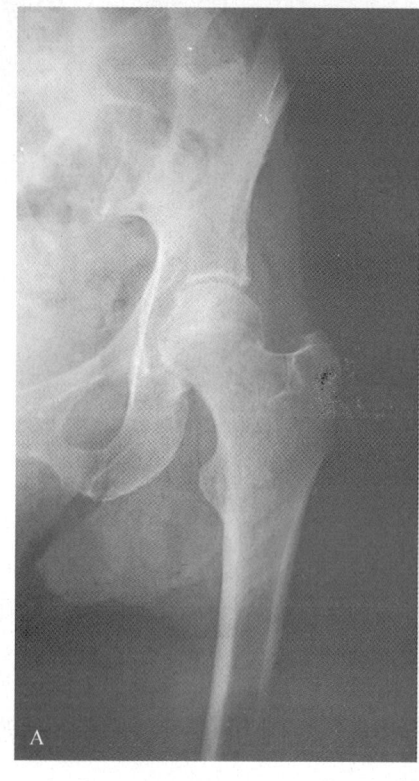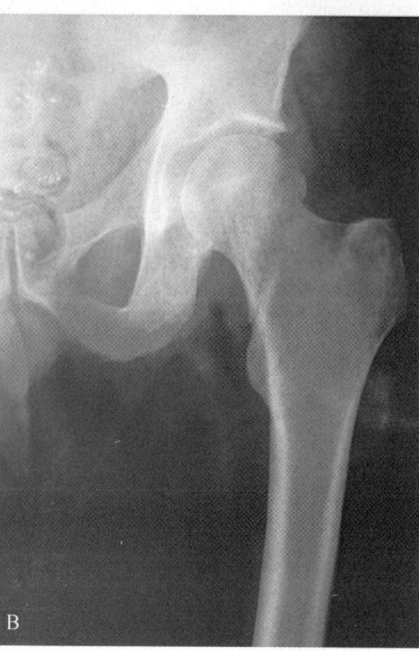

图 53-16 A，利用 Lowell "S 线"协助诊断股骨颈嵌插型无移位骨折。B，股骨颈非嵌插型无移位骨折，具有不稳定性。

股骨头缺血坏死和骨不连是股骨颈骨折的主要并发症。由于动脉解剖结构复杂，即使选择最佳治疗方案，股骨头缺血坏死都是最常见的并发症。由于股骨颈骨折的骨折线位于关节内，术后容易并发深部感染，产生骨髓炎或化脓性关节炎。术前应用抗生素可明显降低术后感染率。肺栓塞是另一个主要的并发症，是骨折手术治疗后 7 天内死亡的主要原因。无抗凝禁忌证的髋部手术患者，应至少行 10 天抗凝治疗，肝素为抗凝治疗的最有效药物[44]。

股骨粗隆间骨折

解剖 骨折线位于股骨大粗隆和小粗隆之间，为关节囊外骨折。骨折线通过血供丰富的松质骨。骨折后，髋部外旋肌与股骨颈近端相连，而外旋肌与股骨远端相连，这可以解释粗隆间骨折后下肢特殊位置的原因。

病理生理 年轻粗隆间骨折患者多由高速撞击或高能量损伤所致，如高处坠落。老年粗隆间骨折患者可由任何高度的摔伤所致。股骨粗隆间骨折是直接暴力和间接暴力共同作用的结果。与地面相撞击时，直接外力作用于股骨纵轴与股骨大粗隆，髂腰肌产生的间接外力牵拉小粗隆、外展肌产生间接外力牵拉大粗隆，而引起些类骨折。

分类 关于股骨粗隆间骨折有多种分类方法[45]。通过我们的多年临床经验总结。根据骨折块的数量，我们自己制定出一种实用的分类方法（图 53-17）。

治疗 在治疗粗隆间骨折过程中，急诊内科医生面临着诸多"陷阱"。在处置过程中，要注意患者的总体情况而不是单纯地注意骨折。骨折部位超过 3 个单位的出血或脱水可引起血流动力学不稳定[46]。摔伤前营养不良、使用慢性利尿剂、进食差以及长时间等待救援等因素都与脱水程度相关。70% 以上患者需要复苏治疗[22]。由于医生的注意力集中于股骨骨折，伴发的桡骨远端骨折、肱骨近端骨、肋骨骨折和胸椎压缩骨折常被忽略。脊椎压缩骨折常见于胸 12 椎体和腰 1 椎体。

大多数股骨粗隆间骨折需进行内固定治疗。内固定治疗具有早期下床活动、缩短住院时间、降低死亡率和改善功能等优点[23]。手术应择期进行，而不是急诊手术。受伤当天便行手术治疗死亡率增加。但 24～48 小时内手术治疗患者第 1 年内的死亡率下降[47]。

结局 股骨粗隆间骨折的第一年死亡率为 10%～30%，经过第 1 年后，患者预期寿命回归正常。患者存活情况与患者年龄和医疗条件有关。另外手术治疗的风险有生物力学破坏（1%～16%）、内置物松动（2%～10%）和感染（2%～8%）[48]。生物力学破坏和骨不连多见于不稳定型骨折患者，主要是由复位不佳所致。大约有一半的股骨粗隆间骨折患者能够恢复到原来的活动水平。自骨折术后 90 天以内开始，每年输一次唑来膦酸以减少再次骨折和降低死亡率[49]。

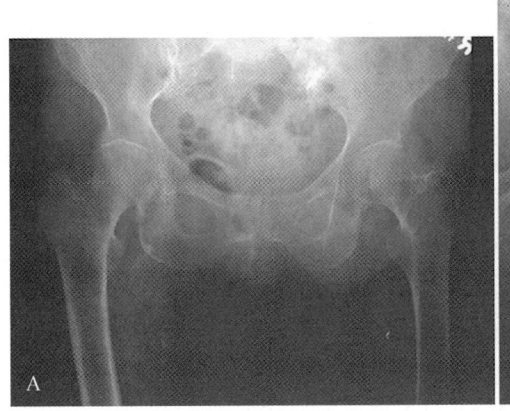
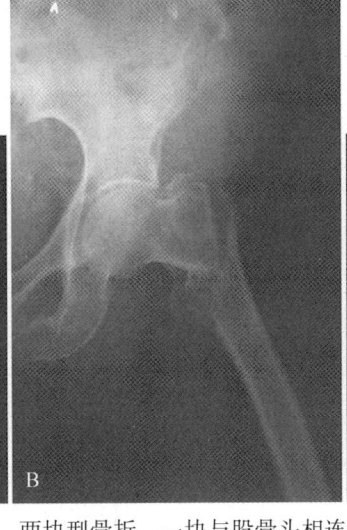
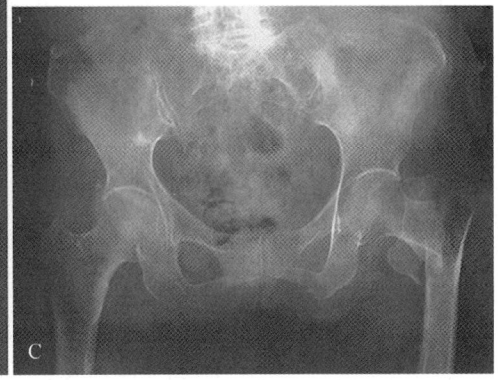

图 53-17 转子间骨折根据骨折块数量分型。**A**，两块型骨折，一块与股骨头相连，另一块与股骨干相连。**B**，大转子或小转子三块型骨折，由于肌肉作用，骨折不稳定。**C**，四块型骨折累及大、小转子。

病理性粗隆间骨折

病理性粗隆间骨折或即将发生病理性粗隆间骨折患者手术治疗的指征是患者预期寿命超过1个月。手术治疗后应辅以放疗，以改善患者生活质量、减轻疼痛和改善活动功能。

大粗隆或小粗隆骨折

单独的大粗隆或小粗隆骨折很罕见。多由摔倒后外力直接作用于粗隆部或髂腰肌撕脱所致，并多见于女性。骨折可以是部分大粗隆的粉碎性骨折，或外侧皮质的微小嵌插骨折。若为撕脱骨折，大转子向后上方移位（图53-18）。

治疗主要包括止痛和早期扶拐活动，负重应在能忍受的疼痛范围之内进行。此类骨折愈合和预后良好。

粗隆下骨折

解剖与病理生理 粗隆下骨折是指位于小粗隆下至股骨干近端5cm内的骨折，可能伴有粗隆间骨折。粗隆下区域几乎完全由骨皮质构成，缺少骨折修复和新骨形成所需的血供。此区域要比富含松质骨的骨骺易发生粉碎性骨折。另外，股骨的大部分机械应力经股骨干内侧弯曲部骨皮质传导。发内侧皮质断裂时金属内置物将承受大部分应力。这是当内侧皮质大部分受累时，内固定失败的主要原因。

由于肌力不平衡，粗隆下骨折有特殊的畸形表现。在髂腰肌、臀肌和外旋肌群的作用下，使骨折近端屈曲、内收以及外旋。

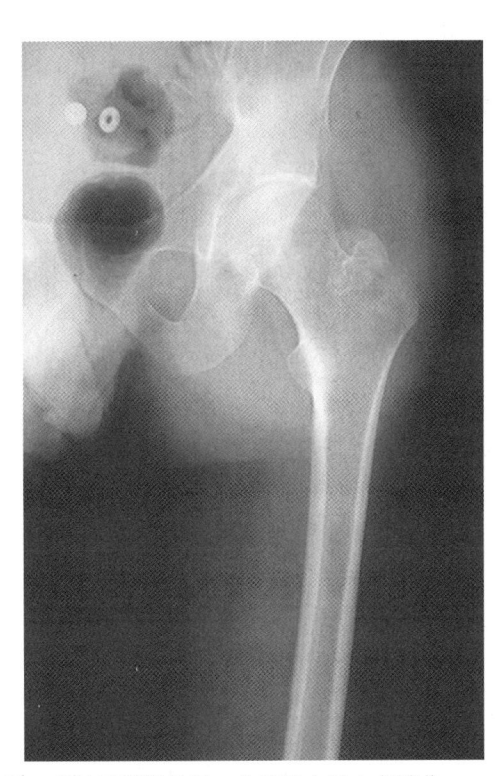

图 53-18 大转子撕脱骨折，大转子向后上方移位。

流行病学 粗隆下骨折占股骨近端骨折的11%。虽然损伤原因10%为枪击伤，但一般损伤机制为直接钝性伤[50]。此类骨折呈双峰分布。第一组为老年患者，多由摔伤所致，骨折一般发生在骨皮质脆弱的区域。骨转移瘤、佩吉特病、肾性骨病、成骨不全及骨软化症等引起的病理性骨折也多见于此组。每两组为高能量损伤，一般情况下为复合伤，单独的粗隆下骨折少见。复合胸部和腹部损伤多见，在治疗时要充分重视。10%～30%的粗隆下骨折合并骨盆、脊柱和其他长骨骨折。应力骨折也可发生于粗隆下区域，但

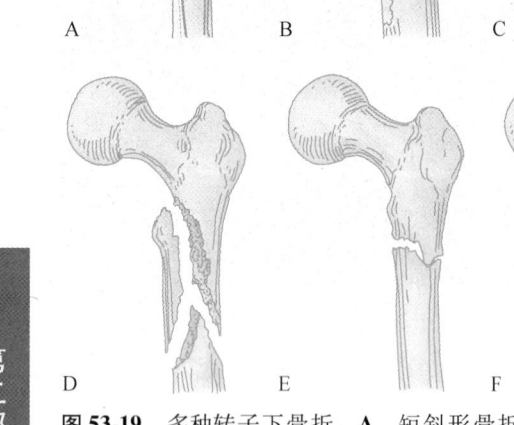

图 53-19 多种转子下骨折。A，短斜形骨折。B，短斜形粉碎性骨折。C，长斜形骨折。D，长斜形粉碎性骨折。E，高位横形骨折。F，低位横形骨折。

较少见。

分类 股骨粗隆下骨折有许多分类方法，但没有一种方法被广泛接受[45]。从实用角度出发，最好的分类方法应从部位（近端或远端）、成角（横形或斜形）及粉碎程度等方面进地分类（图 53-19）。

治疗 骨折部位出血超过 3 个单位时会出现血流动力学不稳定[46]。有的患者表现为低血容量性休克，有的患者表现为低血压，在治疗时应予以明确。粗隆下开放性骨折罕见，一旦出现，必定伴有严重的软组织伤。神经和血管损伤也较罕见。

粗隆下骨折的治疗很复杂，恢复肢体长度和控制旋转很困难，切开复位内固定为最佳方案。但对于粉碎性骨折、开放性骨折、污染严重的骨应进行保守治疗[51]。10 岁以下儿童粗隆下骨折也应行保守治疗。在不进行内固定治疗的情况下，由于儿童较好的生长和重塑能力获得良好的预后。

结局 与富含松质骨的粗隆间区相比，粗隆下区主要由骨皮质构成，且血供较少，因而愈合相对较慢。粉碎性骨折较常见，多引起骨不连。靠近远端的粗隆下粉碎性骨折预后不良。

并发症主要有脂肪栓塞和长期不能下床活动所带来的不良反应。粗隆下骨折的死亡率为 9.6%～13.3%[51]。强大的暴力和复合伤使得此类骨折患者死亡率较高。

股骨干骨折

病理生理 股骨干骨折多见于青壮年，多由高能量创伤所致。股骨干骨折端合并股骨其他部位皮质的骨折，引起正常骨股干骨折常需要巨大的外力。股骨干骨折多是拉伸应变所致，多为横形骨折。强大的外力引发的骨折和粉碎程度多种多样，开放性股骨干骨折不常见，多为枪击伤所致。病理性骨折多是扭转应力所致，多为螺旋形骨折[52]。

分类 股骨干骨折尚无统一的和容易记忆的分类方法。在描述此类骨折时应包括骨折线的部位和形状。横形、斜形、螺旋形、楔形及粉碎形是较实用的描述术语。

临床特征 股骨干骨折患者到达急诊室时，多行牵引固定，当患肢固定后应将牵引装置去除。闭合性股骨干骨折患者，合并血管神经损伤并不常见[53]。同股骨粗隆间骨折和股骨粗隆下骨折一样，股骨干骨折也可有大量出血。股骨干骨折可合并髋部骨折、骨折并脱位、股骨颈骨折、股骨髁上骨折和髌骨骨折[54]。几乎一半的股骨干骨折患者合并膝关节韧带损伤。若患者股骨干骨折，疼痛常影响对膝关节稳定性的评估。对膝关节稳定性进行评估时，会导致疼痛和进一步出血。

治疗 经髓内钉治疗股骨干骨折，可明显缩短住院时间和无法活动时间。无论采取何种治疗，在部分股骨干骨折能够按期愈合。严重的粉碎性股骨干骨折应行闭式复位。

结局 股骨干骨折几乎能够 100% 愈合，多数患者 6 个月后能回归工作。即使轻度和肢体短缩或力线不良即可导致创伤性关节炎[55]。再骨折主要发生在以下两个阶段：在骨痂形成早期和在取出内置物后早期。取出内置物后，无支撑的股骨干将完全承受身体重力的轴向负荷，再骨折风险较高。

轻度创伤或无创伤性骨折

多数髋部或大腿疼痛患者于急诊就诊时，能够提供明确的创伤病史。但在青年、运动员和老年人群中，轻度创伤或无创伤性髋膝疼痛也有报道。此类患者多有隐匿的髋部或股骨病理改变。老年性骨质疏松是轻度创伤后股骨颈骨折的主要原因。股骨干病理性骨折多由骨转移瘤、代谢性骨病、内分泌系统疾病引起[56]。股骨病理性骨折患者中，甲状腺功能亢进占到 12%。

应力性骨折

病理生理 Bechet 于 1905 年首次报道股骨颈应力性骨折[58]。正常骨骼经受反复的应力刺激时会发生应力骨折，反复的应力刺激可以增加骨的强度和使骨进行重塑。但不反复应力刺激使成骨细胞不能形成新骨和充分重塑时，便会发生应力骨折。当患者有骨

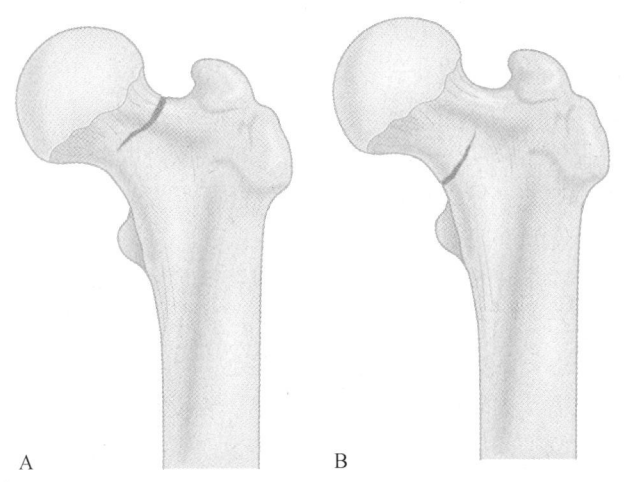

图 53-20 股骨颈骨小梁拉力型骨折（A）和压缩性骨折（B）。

病，患者经受较小的反复应力刺激也可发生应力骨折。

临床特征 应力骨折的症状轻微有时会被误诊为肌肉拉伤或肌肉劳损。早期时，患者可有髋关节晨僵或酸痛。随着长期活动，疼痛会增加并不能负重。疼痛出现在腹股沟区或大腿至膝关节的内侧区。

在体格检查时，可有下肢疼痛。疼痛或防痛步态特征性表现为患肢触地时间缩短。患者无明显的外旋或短缩。除了在极度屈曲或内旋时，患者只有在活动或过度活动时出现轻微不适。由于大量软组织覆盖股骨颈，压痛较轻。

诊断方法 X 线平片可显示骨折，但在伤后 10～14 天内常表现为阴性。此阶段内，骨折部位骨内和骨膜下有骨痂形成。髋部标准正侧位片或斜位片可显示骨折线，应仔细观察股骨颈的骨小梁。应力骨折可以是骨小梁单独的拉力性骨折（股骨颈的外侧，图 53-20A）或压力性骨折（股骨颈的内侧，图 53-20B）。当临床上怀疑骨折但 X 线平片表现为阴性时应行 MRI 检查[27]。应力骨折可发生于双侧，当发现一侧骨折时，应对另一侧也进行仔细检查。

治疗 股骨颈应力骨折分为压力性和拉力性。少于半个骨皮质受累的压力性骨折，一般情况下稳定，可行保守治疗。多于半个骨皮质受累的拉力性和压力性骨折，一般不稳定，有移位风险，应行切开螺钉内固定。

其他原因所致疼痛

其他非创伤性髋部和大腿疼痛见框 53-1。

髋关节与股骨脱位或骨折性脱位

损伤模式

流行病学家认为患者损伤模式与受伤机制相

框 53-1	无明显骨折的髋部疼痛的鉴别诊断

牵涉痛（腰椎、髋关节、膝关节）
股骨头缺血坏死
关节退行性改变或骨性关节炎
腰椎间盘疝出
椎间盘炎症
髋关节中毒性滑膜炎
化脓性关节炎
滑囊炎
肌腱炎
髋关节或膝关节韧带损伤
隐性骨折
Perthes 病
肿瘤
深静脉血栓
动脉供血不足
骨髓炎
髂腰肌脓肿
外伤后腹膜后血肿
腹股沟疝
腹股沟淋巴结病
生殖泌尿系统疾病
运动损伤

关[61]。行人被机动车撞击可使头、胸、骨盆、上肢、下肢受伤。乘车人员可能有骨盆和同侧下肢损伤。绊倒或坠落伤患者一般不引起相关损伤。每一种损伤类型详述如下：

髋关节脱位

髋关节脱位或骨折伴脱位是少数外科急症中的两种。髋关节具有较大的强度和稳定性，因而引起上述损伤需要相当大的外力。在此条件下，髋关节脱位是多系统损伤的"危重症"，此时应积极寻找下一处隐藏的损伤。95% 的髋关节脱位患者伴有严重的相关损伤。30% 的髋关节脱位患者伴有膝关节骨折和周围韧带损伤或脱位[64]。此类损伤患者应为主要治疗对象。

机制与生物力学 创伤性髋关节脱位多见于多发伤患者，并多由高速行驶的机动车碰撞所致，未使用安全带时损伤风险增高。其他不常见的损伤机制包括坠落伤、运动伤及行人被机动车接撞伤。

髋关节脱位多见于机动车撞击。乘车人员在撞击时，典型的位置为髋关节内收、屈曲内旋。膝部撞击仪表柄、外力经股骨干传至股骨头，强力伸展、外伸、外旋股骨头，外力足够大时，股骨头向后方脱出。前脱位多见于撞击时髋关节呈内收、外旋位。也可见于髋关节强力伸展时坠落伤和运动伤。

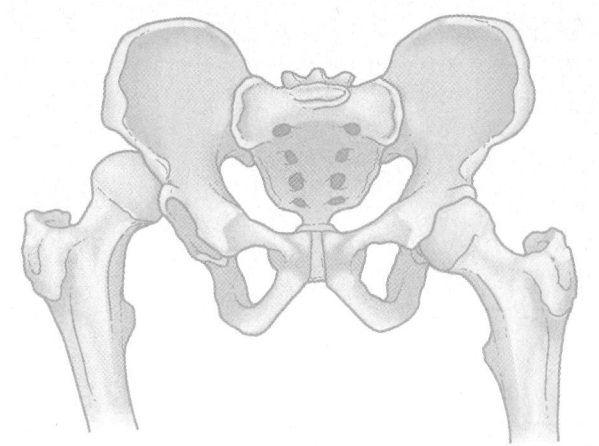

图 53-21　髋关节后脱位，髋关节内旋，小转子与股骨干重叠，后脱位时在前后投照位上小转子不显示。

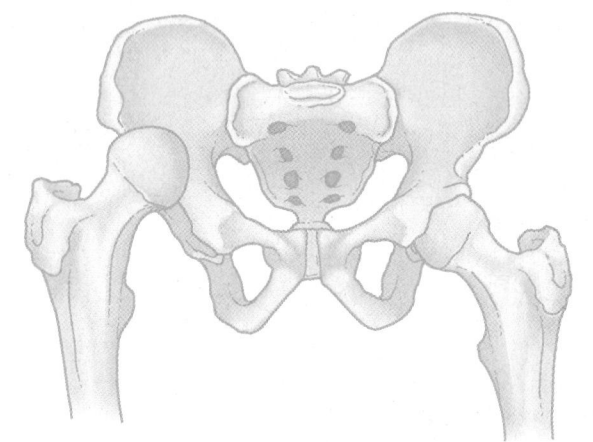

图 53-22　髋关节前脱位，髋关节外旋，小转子出现，因其与 X 线胶片匣距离较远，故其脱位侧小转子显影较健侧大。

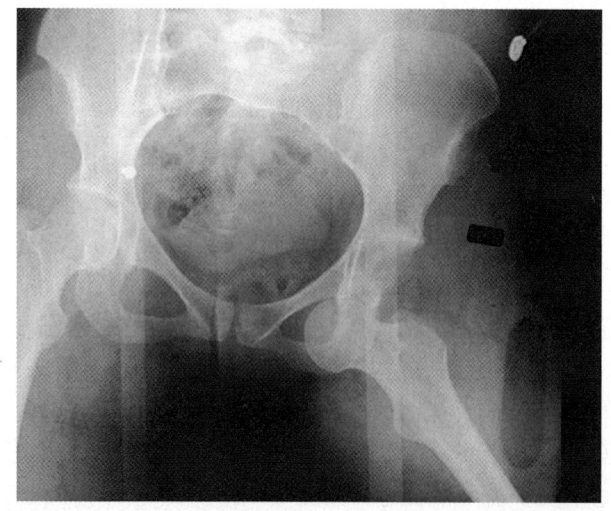

图 53-23　闭孔型髋关节脱位。

分类　根据股骨头与髋臼的关系，可将髋关节脱位分为前脱位、后脱位、中心型脱位、下脱位。骨折并脱位包括髋臼或股骨头的骨折。后脱位（图53-21）占 80%～90%。前脱位（图 53-22）占 10%～15%，在前脱位中，股骨头可以向闭孔脱位（闭孔型脱位）（图 53-23）或向耻骨侧方脱位（耻骨型脱位）。中心型脱位占 2%～4%，并非真正的脱位，股骨头凸入髋臼中心，伴髋臼粉碎性骨折。下脱位极少见，几乎全部发生在 7 岁以下儿童。

临床特征　患肢位置可提供关于髋关节脱位的有用信息。后脱位具有典型的髋关节屈曲、内收、内旋，患侧膝关节位于健侧有腿之上，并可发现患侧肢体短缩，大转子和臀部异常突出。相反，前脱位，髋关节位于外展、轻度屈曲和外旋位。上述体征也可见于伴有同侧股骨干骨折的患者。

在神经血管检查中，要注意检查坐骨神经和股神经。约 10% 的髋关节脱位患者伴有神经伤，并常累及腓神经支，典型的体征为踇长伸肌肌力减弱，其他体征还包括足背屈肌肌力减弱、足背麻木感或有针刺感。股神经和股动静脉损伤多见于髋关节前脱位[65]。

诊断方法　骨盆正位片可显示大部分髋关节脱位。若患者出现上述畸形均应行骨盆正位检查。骨盆正位片应包括整个骨盆及股骨上 1/3，以便双侧对比。若怀疑或发现脱位，应进一步行髋关节侧位片检查。

骨盆正位和髋关节侧位 X 线片可清楚显示髋关节脱位，一些微细的征象有助于医师诊断。首先是小粗隆的位置。由于后脱位时，股骨内旋，小粗隆与股骨干重叠，故在正位片上看不到小粗隆。相反，前脱位时，股骨外旋，小粗隆可见。其次是股骨头的大小。由于后股位时，患侧股骨头离 X 线胶片比较近，故其股骨头显示比对侧要小。前脱位时，患侧股骨头离 X 线胶片比较远，故其股骨头显示比对侧大。第三个是申通线（Shenton'line）的完整性（图 53-24）。申通线为经闭孔上缘至股骨干骺端内侧的光滑曲线。此线不连续，提示髋关节脱位或股骨头颈骨折[66]。

明显的髋关节脱位，可能会分散医生寻找下一处骨折的注意力。检查髋臼、股骨头、股骨干的骨小梁排列可发现相关骨折。在闭式复位前，认真检查是否有髋臼骨折很重要，因为骨折块可能会影响复位[67]。虽然骨折可能会使复位困难，但并非闭式复位的禁忌证。

治疗　髋关节脱位是外科急症之一，应在 6～12 小时内复位。复位越早，愈后越好。股骨头缺血坏死、创性关节炎、永久性坐骨神经损伤以及关节不稳定，与髋关节脱位时间呈线性增加[67,68]。

复位时间及复位方法与患者全身条件、脱位类型及是否伴的骨折有关。对于单纯的脱位，首先要行闭式复位。一些临床医生认为复位应在全麻下进行，但

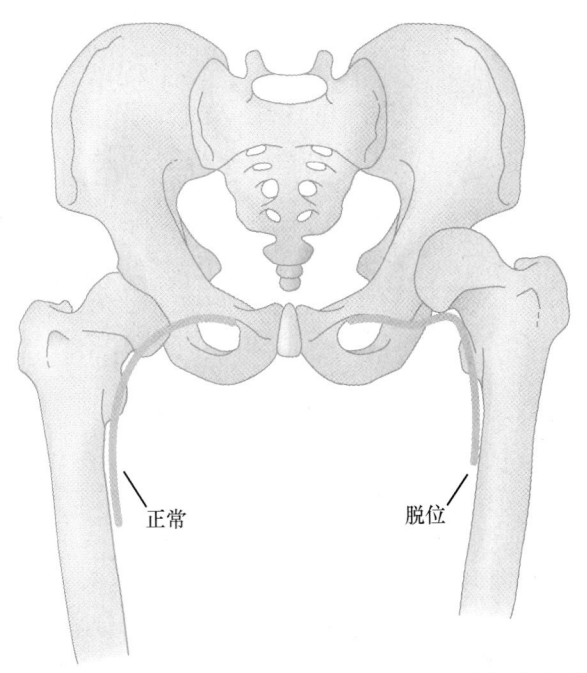

图 53-24　Shenton 线为闭孔上缘与股骨干骺端内侧缘光滑的曲线，此线不连续，应高度怀疑股骨颈骨折或髋关节脱位。

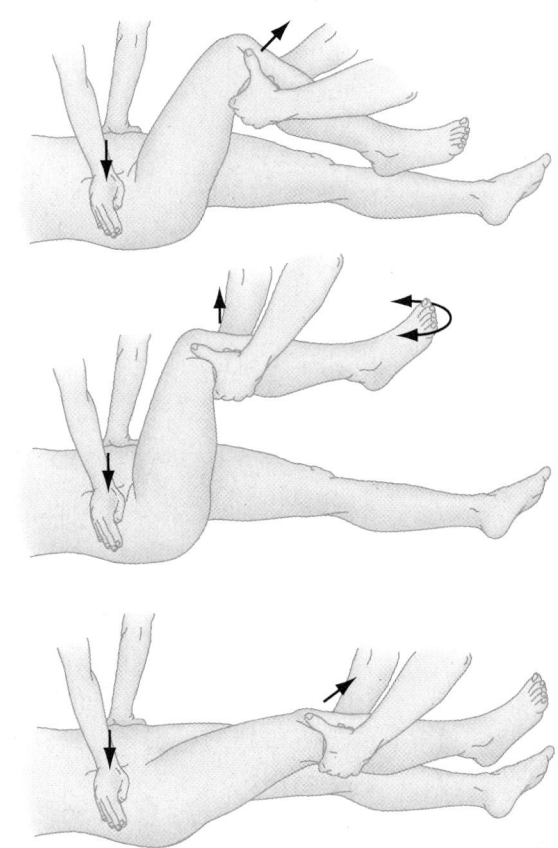

图 53-26　髋关节脱位，Allis 复位法，详见正文。

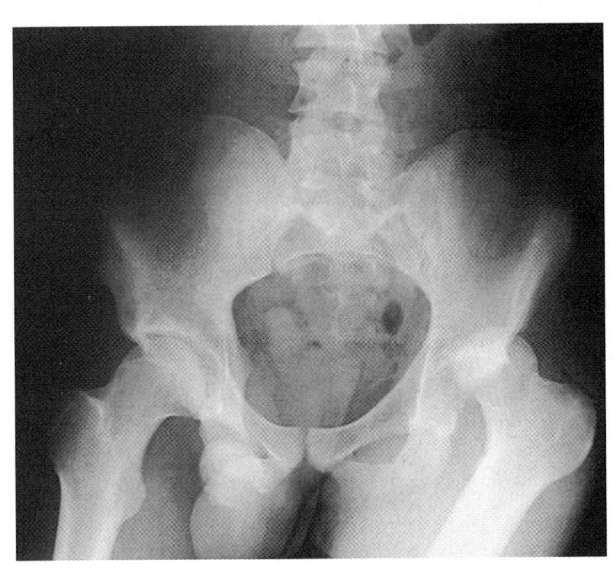

图 53-25　前后投照位上小转子小时，提示存在髋关节后脱位。

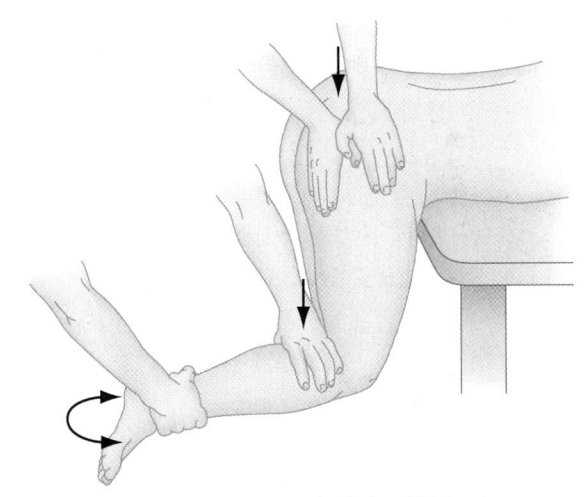

图 53-27　髋关节脱位，Stimson 复位法，详见正文。

等待全麻的时间会增加股骨头缺血坏死发生率。并且在急诊室内不易实施。若急诊医生选择尝试闭式复位，应在适度麻醉和监测下进行。闭式复位的主要禁忌证是股骨颈骨折。相对禁忌证为脱位侧肢体存在骨折，骨折会妨碍肢体牵拉。具体复位方法见下。

闭式复位方法。Stimiso 法和 Allis 法是髋关节后脱位的主要闭式复位方法[23]（图 53-25）。Allis 法对后脱位和闭孔脱位均有意义（图 53-26）。Allis 法为急诊室内最常用的闭式复位方法。

Allis 法闭式复位髋关节后脱位

1. 患者仰卧位，助手固定骨盆。
2. 患者屈膝，术者持续、稳定牵引患者。
3. 在术者持续稳定牵引下，将髋关节屈曲 90°，并轻度内外旋转。
4. 助手将大转子推向髋臼。
5. 完成复位后，患肢位于伸直位并予以维持牵引。

Stimson 法（图 53-27）利用肢体重量和重力进行复位。虽然，Stimson 法很有效，但将急性多发伤患者置于俯卧位比较困难。此时，脊柱平片检查尚未完成，俯卧位下应用麻醉剂风险较大。

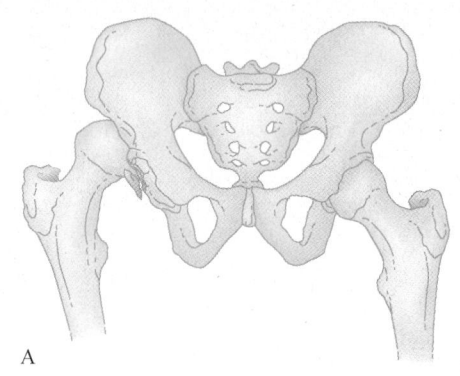 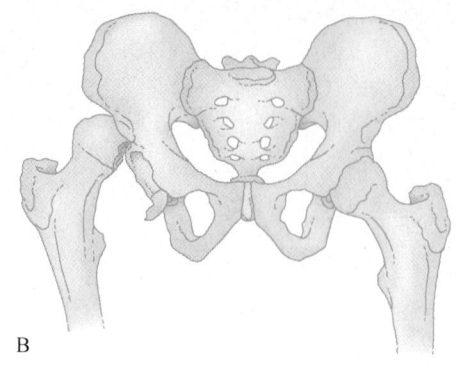

图 53-28 A，髋关节前脱位并股骨头骨折。B，关节间隙提示，髋关节未完全复位，健侧髋关节间隙有可能会有增宽。当出现不对称征象，提示存在关节内骨折，应进行 CT 检查。

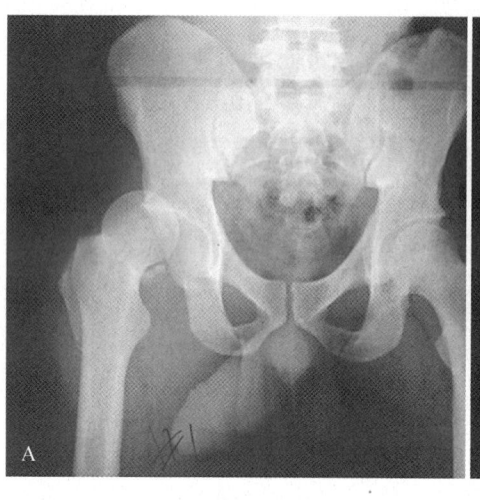 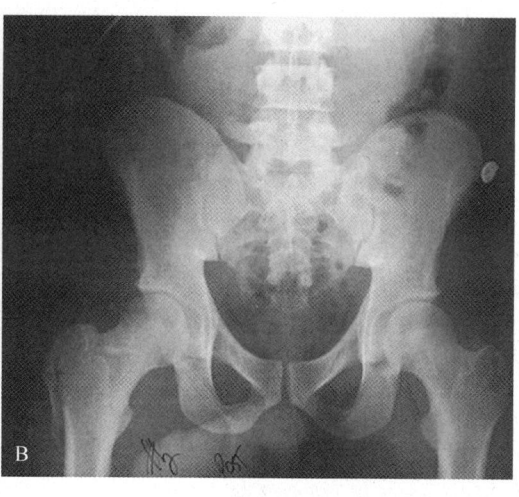

图 53-29 A，小转子轮廓提示前脱位，注意大转子外侧骨折。B，完全复位后，关节间隙对称。

*Stimson*法复位髋关节后脱位

1. 患者俯卧位、下肢置于床缘外，屈髋屈膝 90°。
2. 助手固定骨盆。
3. 术者持续向下直线牵引股骨。
4. 术者轻柔旋转股骨头，助手将大转子推向髋臼。
5. 完成复位后，患肢位于伸直位，并予以维持牵引。

其他闭式复位后脱位方法还有 Rochester 法[69]，Whistler 法[70]，以及牵拉-对抗牵引法[71]。

复位耻骨型髋关节脱位相对困难。股骨头前脱位抵抗髋关节屈曲，所以不适用 Allis 法。作者推荐使用下述方法。

耻骨型髋关节脱位复位方法

1. 患者仰卧位。
2. 患肢纵向直线牵引。
3. 髋关节极度伸展并内旋，助手向下压股骨头。

虽然提倡解剖复位，但急诊室内应尽量避免反复多次复位。复位困难可能是由于肌腱、关节囊或尚未发现的软骨骨折嵌顿阻碍复位。对于难复性脱位，可于全麻下行闭式复位或行切开复位。

复位术后治疗 复位后，应检查髋关节稳定性。进行髋关节各方向轻柔活动。观察是否再脱位，确定关节完全稳定后，将患肢膝关节固定，并应用外展枕将患肢外展，防止再脱位。行骨盆正位 X 线平片检查，确定是否完全复位，将股骨置于中立位，观察股骨头是否完全位于髋臼之内。申通线（Shenton's line）是否完整，小粗隆是否可见。对比双侧关节间隙是否对称。若关节间隙不对称，提示可能存在关节内骨折，应进行 CT 检查（图 53-28）。

预后 股骨头的血供不稳定与髋关节脱位远期预后相关。髋关节脱位患者中有 1%～17% 患者出现股骨头缺血坏死[68]。其他与股骨头缺血坏死相关的因素还包括脱位持续时间、损伤程度、复位次数及其他合并疾病等。

股骨头骨折并脱位

流行病学与发病机制 一小部分髋关节脱位与股骨头骨折有关（图 53-29A）。股骨头骨折在髋关节前脱位中占 22%～77%，在髋关节后脱位中占 10%～16%[72]。多见于高速交通事故伤。由于此类损伤所需外力巨大，故常合并其他部位损伤。

若同时存在股骨头骨折与髋关节脱位，患者会有典型的脱位姿势。髋关节活动明显减少，疼痛剧烈。行简单固定后，应对患肢、股骨干、膝关节以及股神经和坐骨神经进行检查。所有髋关节脱位患者，均应仔细观察X线片上是否存在股骨头骨折。股骨头骨折X线征象不明显。在X线平片上，应仔细观察脱位的股骨头边缘和髋臼边缘是否有被忽略的小骨折块。若发现股骨头骨折或怀疑股骨头骨折，应进一步行CT或MRI检查[72]。

多数患者行闭合复位治疗可取得满意效果（图52-29B）[67]。一些专家建议在复位前行CT检查，以明确损伤情况和局部骨折片的位置[67]。当手法复位困难或复位后股骨头骨折块使得复位不满意时，应行切开复位。

髋关节假体脱位

髋关节置换术患者数量日益增加。加上应用全髋关节置换术治疗股骨颈骨折患者数量，每年有23万患者进行全髋关节置换术[73]。假体脱位为全髋关节置换术的主要并发症。在初次手术后的发生率为3%，在翻修手术后的发生率为5%～20%[74]。虽然多数脱位发生于术后3个月内，但是也有关于术后长达10年后的"退行性脱位"报道，此种脱位可以发生在日常生活事件中（如从座位上起身）。后脱位占75%～90%（图53-13）[63]。复位方法如前所述。应请外科医师会诊，以确保安全复位并制定长期的治疗计划。假体脱位后复位与髋关节脱位后复位相比，并不那么紧急，因为假体脱位无股骨头缺血坏死发生的可能。在复位时可能出现股神经牵拉伤，并应早期进行复位。复位时的风险是假体松动，假体周围骨折以及髋臼杯移位。复位最好由外科医生进行。

软组织损伤

在创伤过程中可能出现肌肉或肌腱的牵拉伤或挫伤。肌肉可能会断裂、出血或发生骨化性肌炎。

肌肉损伤

剧烈运动、突然用力以及创伤直接作用均可导致软组织损伤。低体温、血管性或传染性疾病、疲劳、缺乏锻炼为此类损伤的易发因素[76]。传染性疾病包括旋毛虫病、肺结核以及伤寒。

也有关于肌肉损伤的详细分类方法，但对急诊医生并无临床意义。按完全撕裂伤和部分撕裂伤分类比较合理且实用。部分撕裂伤是可逆转性损伤，搬动或牵拉可使损伤加强。可有轻度痉挛、肿胀、皮下淤斑，疼痛可引起轻度功能丧失或肌力减弱。完全撕裂伤有明显的凹陷，并常可触及断裂的肌肉边缘。还可出现严重的痉挛、肿胀、皮下淤血及压痛，并且肌肉功能丧失。对于明显的肌肉损伤患者，应进行X线片检查，以确定是否伴有骨的撕脱骨折。

不完全损伤，在最初治疗时，48小时内冷敷，随后热敷。

加压包扎可能使远端静脉血液淤滞以及远端静脉内血栓形成，并不能降低恢复时间。应用非甾体抗炎药物止痛有利于恢复且效果满意。当损伤伴肌肉痉挛时，使肌肉松弛十分有效。一般情况下，应使受累肌肉处于完全休息状态，推荐进行"疼痛能忍受范围内的负重活动"。肌肉负重活动应在伤后3～5天后进行，此时瘢痕组织已形成。为防止再损伤，肌肉负荷活动应受患者疼痛限制。任何明显肌肉损伤患者都应行物理治疗。

肌肉完全撕裂伤情况比较严重，应请外科医师和运动医学医师会诊并行随访护理。

运动损伤

运动员在过度训练或其他意外情况下可发生肌肉损伤。最常损伤的肌肉为腘绳肌和股四头肌。

腘绳肌　腘绳肌损伤常发生于跑步或突然加速的过程中。损伤时，多伴有大腿后方突然的剧烈的疼痛。因活动会引发剧烈疼痛，髋关节不能进行任何主动的或被动的活动。可伴有坐骨撕脱骨折，若出现此区疼痛，应行骨盆正位X线片检查。运动医学医师检查评估后方可进行拄拐"足趾接触负重"负重活动。"足趾接触负重"是指拄拐行走时足趾与地面接触，但不承受任何重量，恰当的负重训练有助于损伤修复[75]。腘绳肌损伤完全恢复需数周到数个月。

股四头肌　股四头肌是最易发生完全撕裂伤的肌群。损伤发生在抗身体重力条件下的肌肉突然收缩，并可发生在运动员绊倒或滑倒并试图防止摔倒的过程中。下床活动明显受到影响，膝关节活动或极度伸展时出现疼痛。损伤严重患者，膝关节不能伸展或于伸展位时不能对抗重力。股四头肌完全断裂时，在髌骨上缘可触及明显凹陷。检查髌骨"装置"完整性，若出现股四头肌完全断裂，常需手术治疗并需长时间的恢复。

髂腰肌　髂腰肌损伤常见于体操运动员和舞蹈演员，并发生髋关节突然强力屈曲时。腹股沟区、大腿及腰部可出现剧烈疼痛。严重的股内疼痛点位肌肉起点处，因为髂腰肌损伤主要临床表现。体格检查时，可有腹股沟区压痛，髋关节过屈时出现疼痛。应行股骨X线片检查已确定是否存在小粗隆撕脱骨折。CT可显示巨大血肿。需部分屈膝屈髋卧床休息7～10天。损伤严重患者，症状可持续2～3个月。

髋关节内收肌　髋关节内收肌损伤发生于大腿强

力外展位，如骑跨伤。患者主诉腹股沟区耻骨区和大腿近端内侧区疼痛。由于疼痛，髋关节内收外展活动，肿胀和皮下瘀斑有助于撕裂伤诊断。若为完全撕裂，可于大腿内侧接近腹股沟区发现裂隙。内收肌撕裂伤可行保守治疗，早期卧床休息，逐步行拉伸和强度训练。

臀肌损伤 臀肌损伤发生于强力的髋关节伸展位，如田径跳高运动中，疼痛较其他肌群损伤轻。在髋关节伸展和外展时可出现疼痛。

肌腱损伤

临床上，肌腱损伤较肌肉损伤隐匿，可发生于附着在上下耻骨支、耻骨联合、坐骨及股骨的肌肉。

"腹股沟牵拉伤"是一个延用术语，指髋关节内收肌腱损伤。一项研究显示内收肌损伤大部分见于运动员腹股沟沟区损伤，62%患者为长收肌损伤[76]。大收肌、短收肌及耻骨肌也可受累[77]。收肌腱损伤常见于滑雪者与溜冰者，当外力使大腿外展而收肌强烈收缩时。此类损伤也可见于劳损的无特定条件患者。疼痛部位位于下耻骨支和坐骨结节处，伸展、内收或外展髋关节出现疼痛，疼痛向大腿后方放射。

股骨大粗隆上方疼痛提示可能存在臀中肌、臀小肌、阔筋膜张肌或梨状肌、肌腱损伤。抗外展时，疼痛加重，腹股沟区可有压痛，活动髋关节时小转子区疼痛，提示髂腰损伤。转子滑囊炎、腱鞘炎、股骨头缺血坏死、肿痛以及其他因素也应考虑。

肌腱牵拉伤的治疗与其他软组织损伤治疗原则一致。在伤后最初2周内，进行疼痛能忍受范围内的驻拐负重活动很有帮助。可应用阿片类镇痛药和短期使用抗炎药。肌腱完全断裂需手术治疗。

耻骨骨炎

耻骨骨炎发病机制尚不明确，多见于长跑运动员和足球运动员，特征表现为耻骨联合疼痛与耻骨联合分离[78]。收肌起到"压缩连接杆"的作用，分散髋关节的应力。其可能发病机制是收肌的反复牵拉，使得耻骨联合剪力增加。

临床上，患者起病隐匿，主诉耻骨联合区疼和收肌疼痛[79]，触诊耻骨联合可引发疼痛，内收髋关节也可引发疼痛，X线片显示耻骨联合增宽，关节面不规则以及关节周围硬化（晚期出现）（图53-30）。上述征象并无特异性，一项研究显示76%的足球运动员有上述症状但无症状[80]。MRI是最佳影响检查选择，在早期T_2加权相可显示骨髓水肿。耻骨骨炎与自发性耻骨骨髓炎相关，应予以鉴别[79]。

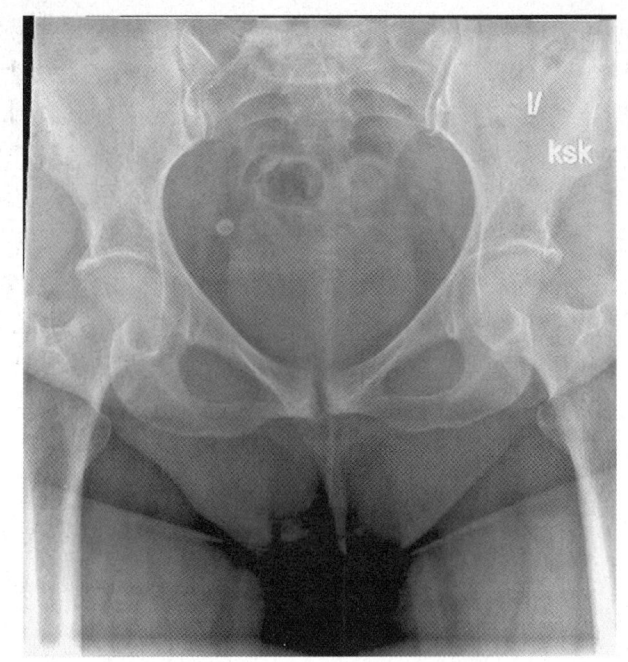

图53-30 X线片示关节面不规则，关节周围硬化，符合耻骨硬化症（耻骨骨炎）。

一般行保守治疗，疼痛愈合具有自限性。适度活动、穿弹性裤以及加强髋与骨盆肌肉训练有助于恢复。平均恢复时间为9个月。

血管损伤

髋关节脱位与股骨颈骨折可能会导致动脉损伤。血管损伤可以是局部撕裂、完全断裂或血栓形成。末梢动脉血流减弱可能是牵拉性血管痉挛所致。股浅动脉在髋部或大腿创伤过程中易受到损伤，股总动脉及股深动脉损伤少见。急症患者多为穿透伤所致。

股骨干骨折伴发动脉损伤少见，髋关节前脱位或上脱位多引起股动脉损伤[23]。

怀疑动脉损伤时，应用多普勒超声对比检查伤侧与健侧血压有助于诊断。当伤侧收缩压比健侧收缩压小于0.9时，应行进一步检查。臂-踝指数同样有助于诊断，即比较伤侧下肢与同侧上肢收缩压，指数小于0.9时需行进一步检查[23]。进一步检查包括多普勒血流超声成像、CT血管造影术以及血管造影术。CT血管成像已普遍应用，最近研究显示，与传统X线成像相比，其诊断的敏感性和特异性分别为96%和97%[81]。

当血管损伤已有明显的症状和体征时，不能因诊断检查耽搁手术探查[82]。血管损伤的主要症状和体征包括活动性或持续性出血，血肿扩大或波动性血肿、脉搏减弱或消失，可听诊到杂音或触诊到震颤，以及肢体缺血的征象。早期恢复血流是防止下肢坏死的关键。

神经损伤

创伤、感染因素以及退行性病变都可以导致神经损伤。在创伤中，钝性物体可引起神经损伤，尖性物体穿透伤可引起神经部分或完全断裂，也可因牵拉产生损伤。神经常易发生缺血，进而发生坏死。神经受血肿或脱位的股骨头压迫时会产生电传导功能丧失、神经失用。由于坐骨神经和股神经在大腿走行过程中被丰富的肌肉包裹，所以股骨干骨折很少引起坐骨神经和股神经损伤。

治疗髋关节脱位或有移位股骨干骨折引起的神经损伤时，应立即复位恢复肢体活动。条件允许情况下，在患者转运至治疗中心前应完成复位。

股神经

由于髂动脉与股动脉与股神经在解剖学上相互毗邻，因此当股神经受损伤时，髂动脉与股动脉也可能同时受累。股神经损伤多由骨盆、腹股沟或大腿的穿透性创伤引起。股神经病变也可由血友病、抗凝治疗或创并发的腹壁内或髂腰肌血肿压迫所致[83]。

股神经完全受损时的运动功能障碍主要表现为膝关节伸展明显减弱，患者能够在平地行走，但上楼梯时非常困难。由于近端肌力减弱，患者不能从座位站起。感觉功能障碍除表现在大腿前方外，还表现在小腿内侧。感觉功能障碍可靠的检查部位是髌骨上方和内方，膝关节腱反射可减弱或消失。

如怀疑外伤性神经损伤，应立即请外科医生会诊。怀疑穿透伤、骨折近端卡压或血肿压迫引起股神经损伤时，应手术探查并修复。手术探查或清除血肿为处理股神经损伤恰当的处理方案。

进行性非创伤性神经损伤需请神经科医生会诊。慢性神经病变患者，可有大腿前方肌肉萎缩或上述的运动功能障碍。

坐骨神经

坐骨神经伤少见，但可发生在应用牵引装置稳定骨折的早期治疗过程中。坐骨神经完全性创伤性损伤可见于髋部、大腿或臀部的深部穿透伤。坐骨神经麻痹可由医源性注射引起或抗凝治疗患者神经内或神经外血肿引起。髋关节后脱位或骨折并脱位坐骨神经损伤发生率为10%～14%[23,65]。完全性坐骨神经损伤可引起大腿下肌群和膝关节下方所有肌群的麻痹。部分损伤时，腓总神经病变的主要临床体征是拇长伸肌功能障碍。坐骨神经损伤感觉功能障碍表现为大腿后方和膝关节下方感觉缺失。踝关节深反射消失或减弱。

髋关节后脱位引起的坐骨神经损伤一般仅表现为部分神经电传导功能丧失，尤其是运动纤维电传导缺失。但不幸的是，在所有周围神经损伤中，坐骨神经损伤预后最差。当神经损伤位于近端或完全损伤时预后差。即使进行最佳的手术修复，也不能完全恢复。可以出现明显的小腿下方和足的进行性萎缩，进而形成溃疡，并发感染。若出现上述情况可行膝下截肢术。

儿科特殊内容

解剖

股骨头和股骨颈的生长板和二次骨化中心在图53-31中详述。儿童髋关节的特殊部分为不透射线的软骨和新骨发育生成。因而，任何类型的此部位损伤均可能导致生长停止。

髋关节脱位

由于高能量创伤，青少年髋部骨折和脱位有所增加。50%以上患儿髋关节脱位同时伴有骨折。儿童期，髋关节脱位比股骨颈骨折多见。引起儿童髋关节脱位所需的外力要比成人小。因儿童的髋臼尚未发育完全，微小的创伤如绊倒即可导致儿童髋关节脱位。学龄期儿童髋关节脱位主要由运动损伤所致。青少年髋关节脱位主要由交通事故所致。

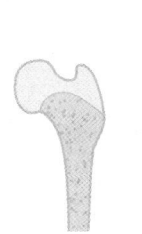
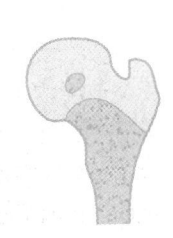
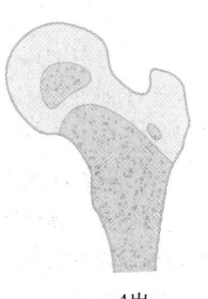
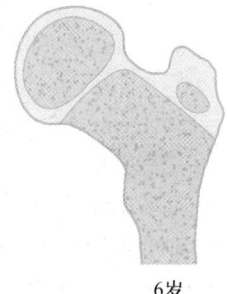

新生儿　　4个月　　1岁　　4岁　　6岁

图53-31 股骨头和股骨颈及其二次骨化中心。

髋部股骨骨折

大部分儿童髋部骨折由高能量创伤引起，多见于高处坠落、被汽车撞伤或脚踏车意外事故。非创伤性因素所致骨折也存在。交通事故中，汽车撞击成人的部位为胫骨水平，在儿童则为髋部水平，因而易导致髋部骨折。

Salter-Harris 骨折分类不适用于儿童髋部骨折。Delhet 骨折分类用于儿童股骨颈骨折被广泛接受[84]，将其分为经生长骺板型、经颈型、经颈转子型、转子间型（图 53-32）。

螺旋型股骨干骨折

若轻微的创伤便导致儿童股骨干发生螺旋形骨折，要考虑到非创伤性和病理性骨折的可能[85,86]。常见的病理性骨折包括孤立性骨囊肿、骨纤维异常增殖症、成骨不全或恶性肿瘤[86,87]。

治疗　儿童股骨干骨折非常罕见，在一个医生的执业生涯中可能仅会遇到 3~4 例[84]。虽然罕见，但其并发症显著。儿童股骨具有生长潜能，任何破坏将可能导致产生残疾。成人股骨干骨折治疗的目的主要是减少长期制动所带来的并发症。但与成人不同，儿童能耐受长期卧床，从而为治疗提供了更多选择。儿童股骨干骨折治疗的主要目的是减少股骨干骨折所带来的众多并发症。骨骺早闭可导致髋关节外翻畸形。股骨头缺血坏死、畸形愈合、骨不连以及肢体不等长也是儿童股骨干骨折的常见并发症。因此，儿童股骨干骨折建议由儿外科医师处理[84]。

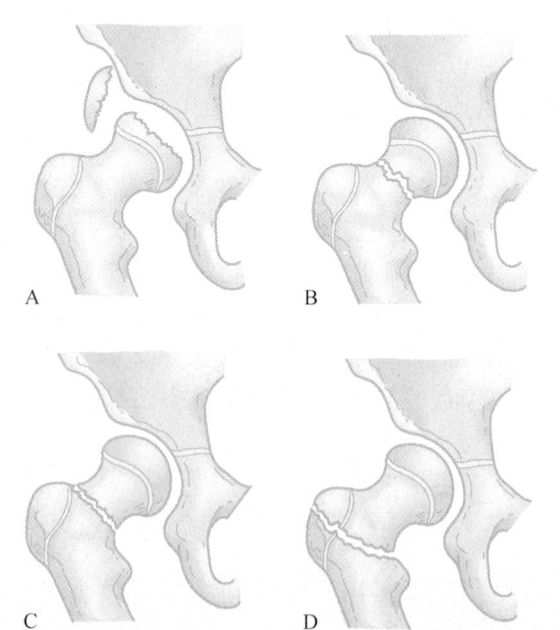

图 53-32　儿童股骨颈骨折分型。（**A**）骨骺分离型；（**B**）经颈型；（**C**）经颈转子型；（**D**）转子间型。(From Canale ST, Beaty JH: Fractures of the pelvis. In Rockwood JC Jr, Green DP, Bucholz RW [eds]: Rockwood and Green's Fractures in Children, vol 3, 5th ed. Philadelphia, JB Lippincott, 2001, pp 883-911.)

儿童跛行

对于急诊科医师而言，儿童跛行诊断存在困难。危及生命的或良性的病变均可导致儿童跛行。患儿太小，不能提供充分的病史，因而病因难以确定。主治医师应详细询问症状出现的时间、生长发育情况及饮食等。相关疾病或家族病史可能有助于诊断。虽然确定特殊病因存在困难，但通过详细询问病史、体格检查以及恰当的诊断模式，大部分患儿可以明确诊断。值得注意的是，患儿髋部疼痛时常主诉膝关节疼痛。恰当的随诊治疗是减少儿童发生畸形的关键。

评估儿童步态

步态是由骨骼肌肉系统、周围神经系统以及中枢神经系统相互协调而成的。它是一个复杂的过程。上述系统的任何一个改变均可导致跛行。可依据潜在的畸形、疼痛、肌无力、结构改变、周围神经感觉障碍、小脑或前庭平衡失调等进行分类。疼痛引发的跛行步态称为"防痛步态"。引起髋关节生物力学结构破坏的因素或引起儿童疼痛的因素，可以影响步态中的任何一个部分。其他影响因素如小脑病变或膝关节与足部疾患等在相关章节详述。

跛行病因

炎症与感染

关节面、关节内滑囊或关节囊的炎症均可产生疼痛，负重时疼痛加重。患儿跛行是为了减少患肢触地的时间，以减少患肢负重。

中毒性滑囊炎是常见的非感染性炎症反应，常引起跛行，但病因并不明确。中毒性滑膜炎常见于 3~10 岁男孩，表现在髋关节或膝关节，并出现防痛步态，其他系统症状轻微。患儿拒绝髋关节负重，髋关节活动受限以及肌肉痉挛。随疾病进展，关节囊被拉伸，关节囊内压力增高。关节囊内压力增高后伴有髋关节屈曲、外展、外旋畸形。患儿平躺时常处于上述体位，以减少张力及关节囊内压力。

确诊中毒性滑囊炎时必须排除与该病表现相似的其他疾病，包括化脓性关节炎、青少年风湿性关节炎、系统性红斑狼疮、Pethes 病、急性关节感染以及关节结核等。髋关节超声成像可以检查出 78% 的中毒性滑膜炎，但不能与化脓性髋关节炎相鉴别[88]。怀疑上述诊断时应该进行关节穿刺检查。

中毒性滑囊炎与化脓性关节炎鉴别诊断困难，新近确定的四个主要诊断指标包括：发病前1周体温高于38.5℃；不能负重行走（拒绝负重或即使辅以支撑也不能负重）；血沉≥40mm/h；白细胞≥12 000/ml。此四项指标来源于回顾性研究并被前瞻性研究所证实[89,90]。研究表明，关于化脓性关节炎的诊断中，患者不具有上述任何一个指标疾病的可能性为2%，具有上述一项指标的可能性为9.5%，具有上述两项指标的可能性为35%，具有上述三项指标的可能性为73%，具有上述四项指标的可能性为93%[91]。

C反应蛋白（CRP）在化脓性关节炎诊断中应用也较为广泛。Levine及其同事研究证实，在化脓性关节炎中，经似然比检验，CRP≥10.5mg/dl，似然比为2.75与CRP≤0.9mg/dl，似然比为0.36[92]。CRP加上上述四项指标共五项检测指标，患者具有此五项指标其化脓性关节炎的可能性为97.5%。不具有上述任何一项指标[93]但仍有16.9%的可能性患病。在化脓性关节炎的诊断过程中应同时检测此五项指标。

髋关节及股骨的急性细菌性感染应早期诊断、早期治疗，以减少致残率[91]。然而，由于儿童发病早期常表现为非中毒性，早期诊断常被错过。髋关节和股骨感染可伴有发热、纳差、全身不适、跛行及不能负重等全身症状[94]。骨髓炎在成人常见发病部位为干骺端，在儿童为骨骺区。化脓性关节炎可由血液播散所致，也可由骨髓炎直接蔓延所致。关节感染中以髋关节和膝关节感染最常见。

骨髓炎和化脓性关节炎最常见的致病菌为革兰阳性菌，并以葡萄球菌最常见。由于免疫疫苗的使用，流感嗜血杆菌感染发病率有所下降。新生儿、脾切除患儿及镰状细胞贫血患儿革兰阴性菌感染风险较高。镰状细胞贫血患儿还可发生沙门杆菌感染。在亚急性感染中，病毒和立克次体感染也可发生。

感染发生2~3周后，X线片上才会出现骨髓炎的表现。化脓性关节炎在X线片上表现为股骨头与髋臼顶之间距离增宽，关节囊与软组织肿胀，臀小肌与髂腰肌轮廓改变（图53-33）。应注意肌肉与关节囊的正常显像（图53-11），如前所述。因在化脓性关节炎早期关节渗液在X线片上表现不敏感，所以X线片一般不用于早期诊断。在化脓性关节炎早期诊断中常用骨扫描、CT、MRI、超声引导下关节穿刺的检查方法。

在炎症反应过程中，自身免疫系统在清除细菌的同时对自身关节也会产生破坏，即使经过系统治疗，多数患儿还是会残留关节功能障碍。

股骨头骨骺滑脱

解剖 股骨头一次骨化中心出现在1岁以内，大转子骨骺出现在5岁左右，小转子骨骺出现在13岁左右。上述骨骺于17~19岁闭合，并且在正位片和侧位片上均对称（图53-34A、B）。若不对称，则提示股骨头骨骺滑脱或头下型骨折（图53-35）。

流行病与病理生理 股骨头骨骺滑脱是青少年常见的髋关节疾患。发病率为5/100 000，25%~50%为双侧发病[39,95]，股骨头头骺滑脱发病中男孩是女孩的2倍，发病高峰分别为13岁和11岁。

流行病数据可以为此病的病理生理提供依据。股骨头头骺滑脱与青春期相关，很少发生在10岁以下，

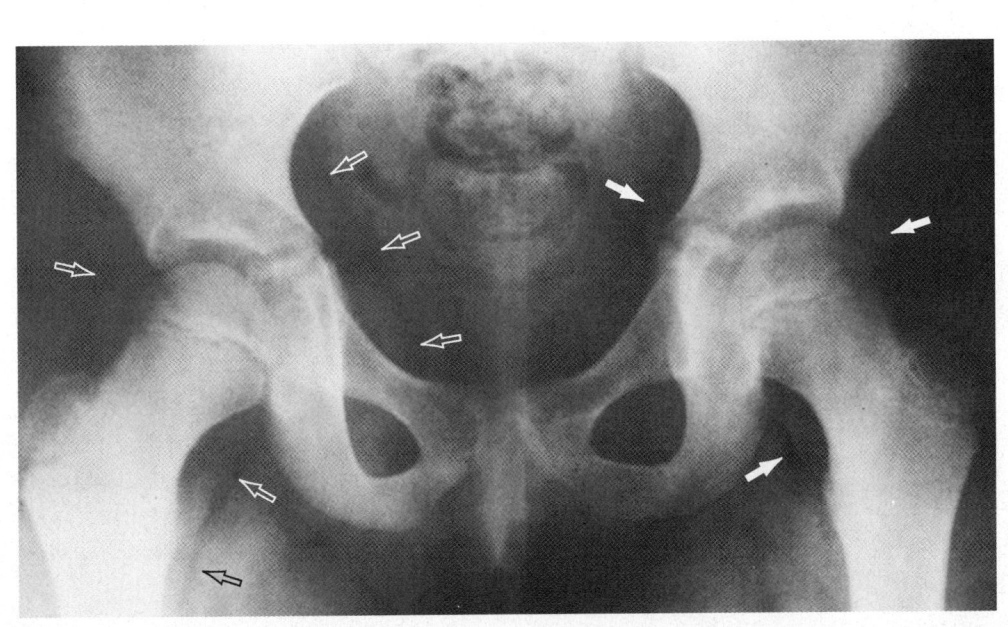

图53-33 右侧髋部见凸出的软组织影，为闭孔内肌及其腱膜膨胀（空心箭头所示），提示关节囊膨胀。对侧髋部软组织影正常（实心箭头所示）。（From Harris JH, Harris WH, Novelline RA: The Radiology of Emergency Medicine, 3rd ed. Baltimore, Williams & Wilkins, 1993.）

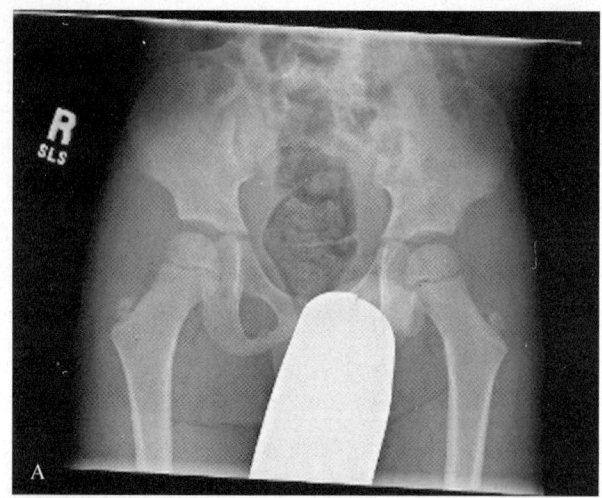

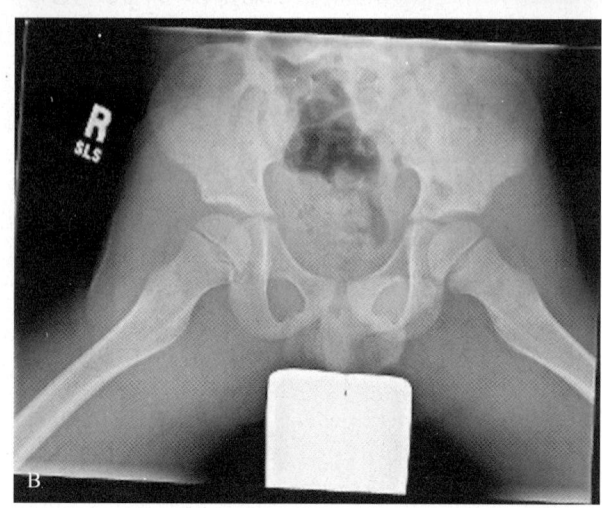

图 53-34　前后位（A）与蛙形腿侧位（B）片示少年男孩股骨头骨骺、近端骺板、小转子以及 Y 形软骨的关系。

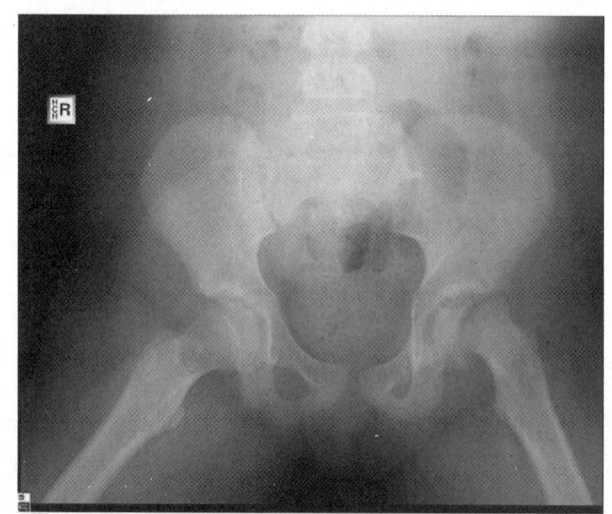

图 53-35　左侧股骨头骨骺滑脱，股骨头骨骺向内侧、下方及后方移位。

最常见于 10～17 岁处于快速生长发育期的男孩，与青春期骺软骨结构薄弱相关[96]。

股骨头头骺滑脱病因并未明确，多数病例为原发性。与白种人相比，此病常见于非洲裔美国男性，支持此病与基因相关[96]。其他发病高危因素包括肥胖、放疗、化疗、肾性骨病、甲状腺功能减低以及化脓性关节炎[97]。

临床特征　股骨头头骺滑脱潜伏期为数周至数月。最初之表现为腹股沟区、大腿或膝关节的轻微不适。剪应力及骺板的薄弱导致一次骨化中心的滑动，继而负重的直接作用导致滑动加重。随着滑动增加，疼痛也增加，甚至出现静息痛。膝关节牵涉痛为典型表现，多数患儿主诉腹股沟区、大腿及膝关节疼痛而非髋关节疼痛。因此常导致诊断不及时、移位增加和预后不良[98]。患儿出现跛行时，父母才带患儿于医院就诊。体格检查时可有髋部压痛、髋关节活动受限以及外展外旋位畸形。

诊断与治疗　患儿出现无法解释的髋关节或膝关节疼痛时，应进行 X 线片检查，包括正位、侧位以及蛙形腿侧位。蛙形腿侧位显示髋关节正位片与侧位片的中间位置。X 线表现不明显，可能只在一个投照位置上出现异常。最可靠征象为股骨头骨骺不对称，少数病例出现股骨头骨骺向股骨颈上缘滑动，形象的比喻为"一勺冰激凌"。股骨头骨骺穿窿部扁平。在 X 线片上，沿股骨颈上缘的线（Klein 线）与部分正常股骨头相交，若 Klein 线不与股骨头相交，提示股骨头向内、向后移位[95]。若怀疑股骨头骨骺滑脱，可行双侧髋关节正位 X 线片检查对比，若怀疑存在隐性骨折，应行 CT 或 MRI 检查[25,99]。治疗的目的是防止进一步移位以及骨骺的再损伤。患者患肢避免负重，必要时手术治疗。手术需行切开复位内固定，防止再移位。

Perthes 病

Perthes 病是指儿童的股骨头无菌性缺血坏死（图 53-36），也称为 *Legg-Calvé-Perthes* 病或 *Calvé-*

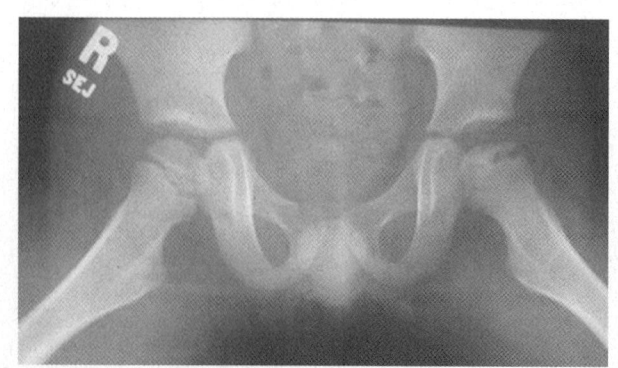

图 53-36　左髋关节 Perthes 病，出现与成人类似的股骨头塌陷。（From Kocher MS, Tucker R: Pediatric athletic hip disorders. Clin Sports Med 25：241，2006.）

儿童大转子或小转子分离骨折

大转子分离骨折罕见，在儿童期，大转子分离骨折为大转子骨骺完全从股骨上撕脱。好发年龄为 7～17 岁，多由髋关节外旋肌强烈收缩所致，若骨折块较大并且以为超过 1cm，应行切开复位内固定。

小转子分离骨折多由髋关节屈曲过程中髂腰肌强烈收缩所致（图 53-7），85% 的病例发生在 20 岁以下，发病高峰年龄为 12～16 岁[101]。股三角区压痛明显，抵抗髋关节屈曲活动过程中出现疼痛。患者坐位时脚不能抬离地面。小转子分离骨折应卧床休息，并提倡早期活动，一般 3 周后，髋关节活动时便不会再有疼痛。

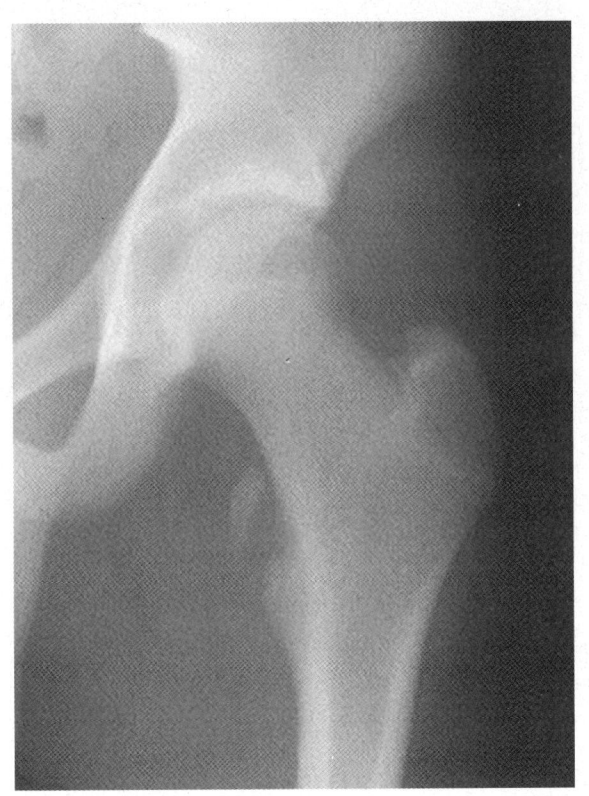

图 53-37 髂腰肌强烈收缩所致小转子撕脱骨折。（From Kocher MS, Tucker R: Pediatric athletic hip disorders. Clin Sports Med 25: 241, 2006.）

Perthes 病。其发病年龄要比股骨头骨骺滑脱发病年龄早。好发年龄为 4～8 岁，高峰为 6 岁，男孩发病率为女孩的 5 倍，双侧发病率为 15%～24%[100]。

患儿起病隐匿，常出现间断性单侧肢体疼痛，随着疾病进展，出现持续性疼痛及进行性关节活动受限。该病的治疗目前尚存在争议，治疗时要根据初诊年龄和病情进展等具体情况而定。

重要概念

- 髋关节脱位：髋关节脱位是骨外科少数急症之一，股骨头缺血性坏死作为髋关节脱位的并发症与受伤时损伤程度及脱位持续时间相关，6～12 小时内复位，股骨头缺血性坏死发生率冥想降低。复位的绝对禁忌证是同侧股骨颈骨折。
- 髋部骨折：当髋部疼痛明显，不能下床活动，但 X 线片上未见骨折时，应进行 CT 或 MRI 检查。
- 转子间骨折：当出现脱水或骨折部位出血超过 3 个单位时，患者会出现血流动力学不稳定。70% 以上此类患者需进行复苏治疗。
- 髋臼骨折：因为关节内的骨折块会影响髋关节脱位的闭式复位，因此，在复位前应该进行 X 线片检查，以明确是否存在髋臼骨折。
- 股骨头骨骺滑脱：多见于 10～17 岁非洲裔美国男孩 25% 为双侧，最主要表现为股骨头骨骺不对称，少数患者会出现"一勺冰激凌"征象。

本章参考文献请参见 http://pumpress.bjmu.edu.cn/eduservice/3419.html

第 54 章 膝关节和小腿

Daniel J.Pallin and Everett T.Lyn

陈云霞 译　李春盛 校

膝关节

概述

北美的急诊室每年会接诊超过 1 000 000 例膝关节损伤的患者[1]。损伤程度从轻微的软组织挫伤到严重的威胁肢体的腘动脉损伤。膝关节连接股骨和胫骨，是人体承受强大外力的最长的机械杠杆。膝关节是人体最大最复杂的关节，通过屈曲、伸展、旋转、滑动和滚动的复杂相互作用行使其功能。其巨大的滑膜腔经常遭受细菌感染和其他炎症的侵袭。

膝关节创伤紧急评估的主要目的在于通过确定可修复的血管损伤以避免进一步损伤、复位关节脱位、稳定骨折，以及在有指征时使用抗生素。不太紧急的治疗可交给其他部门，比如治疗慢性膝关节痛的初级医疗机构和治疗韧带损伤的矫形诊所。

疾病原理：解剖和病理生理

膝关节是由胫股关节和髌股关节组成的改良铰链动滑囊关节[2]。尽管腓骨头不是关节的组成部分，但是其靠近关节外侧，为肌肉和韧带提供了附着的位置。关节的稳定性主要靠韧带维持，周围肌肉和关节囊也协助稳定关节（图54-1）。

股骨的远端终点为内侧髁和外侧髁，股骨髁向前方突出，其间形成一条垂直的沟称为髁间窝。股骨髁和髁间窝共同构成股骨滑车，滑车是类似于滑轮的解剖结构的术语。当膝关节伸展和屈曲时，髌骨在髁间窝中上下滑动。髌骨轨迹不良导致髌骨侧方半脱位，从而引起髌股疼痛综合征（后文详细讨论），是年轻人膝痛最常见的原因。

股骨髁和胫骨上端及胫骨髁构成关节。在关节内部，内侧和外侧半月板穿插在股骨和胫骨髁之间，以避免由于摩擦和碰撞导致的关节软骨损伤。

胫骨通过四条强劲的韧带连接在股骨上，分别是前交叉韧带（anterior cruciate ligament，ACL）、后交叉韧带（posterior cruciate ligament，PCL）、内侧副韧带（medial collateral ligament，MCL）和外侧副韧带（lateral collateral ligaments，LCL）。ACL 和 PCL 位于关节深部。ACL 附着于胫骨髁间前窝，斜向后外上方，止于股骨外侧髁内面的后部，可阻止胫骨向前移位。PCL 起自胫骨髁间后窝，止于股骨内侧髁外面的前部，可阻止胫骨向后移位。交叉韧带血供丰富，其损伤典型的结果是膝关节内大量出血。

MCL 和 LCL 分别连接股骨髁和胫骨髁及腓骨头。MCL 防止膝外翻，膝外翻是指下肢伸直时，胫骨相对于股骨异常的向外侧弯曲，即右侧胫骨偏向右侧而左侧胫骨偏向左侧。LCL 防止膝内翻，即胫骨异常的向内侧弯曲。

从功能方面膝关节分为三部分：髌股、内侧胫腓和外侧胫腓。这些从解剖学角度定义的不同部分的关节构成骨都包含在同一个关节囊内。髌股部分在前方，包括包围着髌骨的股四头肌腱，并向下延伸为髌韧带，终止于胫骨髁。髌骨两侧有内侧和外侧韧带的纤维，起源于股内侧肌和股外侧肌。髌骨增强了股四头肌腱的机械作用。股四头肌腱是股四头肌的延伸，包括股直肌、股内侧肌、股外侧肌，以及股中间肌，构成了膝关节重要的伸肌结构。

内侧胫股结构位于膝关节内侧，包括股骨内侧髁、胫骨内侧髁的凹面（平台）、内侧半月板、MCL、内收肌结节，以及鹅足。鹅足（按照字面意思是鹅脚），是三条交叉的韧带结构，连接缝匠肌、半腱肌和股薄肌。

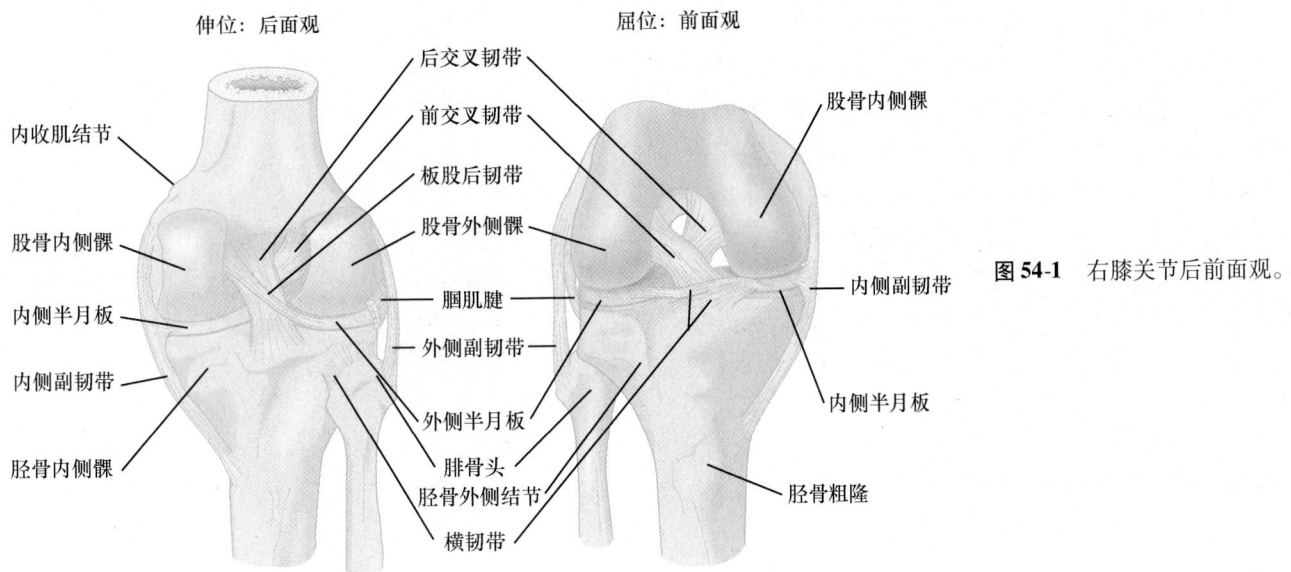

图 54-1 右膝关节后前面观。

外侧胫股结构包含膝关节的外侧半，包括股骨外侧髁和外上髁、胫骨外侧髁（胫骨平台）、LCL、外侧半月板，以及腘韧带。腓骨头可以在关节线的侧后方和下方触及，但是通常认为其不是外侧胫股结构的组成部分。

膝关节被一厚层主要由肌腱及其延伸物组成的韧带包围。膝关节囊由复杂的结构加固：前方是髌韧带；两侧是髌内、外侧支持带，后外侧由一个称为后外侧角的联合结构包围。后外侧角包括髂胫带、股二头肌、腓侧副韧带、腘肌复合体（腘肌腱、胫骨附着点、腘腓韧带、外侧半月板附着点）、弓形复合体、豆腓韧带、囊韧带和关节囊。腘腓韧带是保持关节后外侧稳定性的重要结构。膝关节滑膜囊与韧带结构共同加固膝关节。胫股关节和髌上囊相交通，当膝关节积液时扩张。髌前囊在髌骨前面，不与胫股关节相交通。鉴别髌前滑囊炎和感染性膝关节炎非常重要（例如胫股关节的感染性关节炎）。

腘窝是膝后方的菱形凹陷。外上界为股二头肌腱，内上界主要为半腱肌和半膜肌，下界为腓肠肌的两头。腘窝内有腘动脉、腘静脉、腓神经和胫神经。

腘动脉位于腘窝深处，是股动脉在内收肌裂孔上方直接延伸的部分。腘动脉斜穿过膝关节的后方，终止于胫骨结节水平并分支为前、后胫动脉。腘动脉牢固地锚定在腘窝远近两端，这也是当膝关节脱位时动脉损伤发生率极高的原因。膝关节的血供由分支于腘动脉的膝动脉提供。膝动脉的分支与其他的血管相交通，围绕在膝周围形成一个复杂的动脉网。旋腓骨动脉是胫前动脉的分支，是腓骨头的主要供血血管。胫骨头的血供由胫前动脉的两个分支血管提供：胫前返动脉和胫后返动脉。

胫神经及与其伴行的腓总神经负责膝关节的神经支配。胫神经在腘窝内与动、静脉相伴行。胫神经不附着于邻近结构，与腘动脉相比似乎较少受到损伤。腓总神经绕行腓骨头，下行形成腓深神经和腓浅神经。腓总神经损伤常伴发于腓骨头损伤或为长时间受压的结果，例如膝关节屈曲悬挂在坚硬表面的边缘（如手术台）。腓总神经损伤导致足下垂，踝关节背屈力量减弱。

人群研究的结果表明，膝和下肢骨折通常需要固定，这会导致19%以上的病例发生深静脉血栓。使用低分子肝素进行预防性的治疗可以大大地减少此危险。

临床特征

临床表现

膝关节损伤的患者出现疼痛、压痛、畸形、运动受限、关节积液、皮肤发热或发红。膝痛而不立即出现膝关节异常应进行详细的股骨和髋骨的全面检查，此二者的损伤常出现膝关节痛。第3、4、5腰椎神经根病的患者也常主诉膝痛。股骨头骨骺滑脱、中毒性腱鞘炎、髋关节感染的儿童也常主诉膝痛。

膝关节积液可能源于感染、关节腔出血、关节积脂血病、关节炎，常常需要关节穿刺来协助鉴别。

高能量创伤而不出现膝关节肿胀应疑及关节囊破裂导致关节液和血液流至大腿或小腿。低能量创伤更常见半月板撕脱、髌骨脱位，严重的韧带损伤少见。特殊情况下，扭曲和旋转运动常发生前交叉韧带和半月板破裂。迅速出现的畸形、关节腔积血或关节不稳定提示关节内骨折、交叉韧带损伤或血管损伤。相反，半月板破裂导致的关节肿胀出现在损伤12～24小时后，并出现间断的关节绞锁伴关节线疼痛。

膝关节绞锁临床上是指关节不能完全伸展。典型的膝关节绞锁是半月板破裂或关节内游离体阻止关节伸展的结果。膝关节无力是指关节不稳定或继发于疼痛的不自主的肌肉抑制。这是一个非特异性的症状，可见于关节炎，或者见于发作性疼痛导致股四头肌抑制而出现髌股障碍时。尽管疼痛提示存在损伤，但是没有疼痛不能作为损伤轻微的证据。韧带完全破裂较部分破裂疼痛程度轻，因为完全破裂时损伤的纤维失去张力。

因常导致腘动脉损伤，所以关节脱位属于严重膝关节损伤的一种。因为很多例膝关节脱位在患者到达急诊室前可自动复位，所以体检和放射检查正常不能除外近期的关节脱位[1]。如果怀疑膝关节脱位病史或者外伤患者出现难以解释的足部供血不足，对足部血管神经状况进行彻底评估是创伤检查不可或缺的内容。

体格检查

正确的膝关节检查需要患者仰卧，双腿暴露，从评估足部血管神经的完整性开始。在初期就应鉴别膝痛是否由髋关节或脊髓病变引起。膝关节检查从视诊开始（框54-1），然后触诊（图54-2）。任何可见的畸形、肿胀、积液或瘀斑都应注意。局部肿胀必须与关节积液鉴别，后者会彻底破坏膝关节的正常轮廓。如果积液量很大，液体使髌骨升高，可检查到"浮髌征"。少量积液可能仅表现为髌周凹陷消失。向前方挤压髌上囊迫使液体进入关节可显现出少量关节积液。髌前滑囊积液仅仅局限在髌骨前方的皮下，不应与膝关节积液混淆。

触诊应最后进行，如果初期就引出疼痛会导致患者完全不配合检查。检查髌骨和伸肌时要注意上极。在没有创伤时，局限在上极的触痛提示股四头肌腱炎。髌骨前方皮肤发热、红肿可能是由髌前滑囊炎所

框54-1　膝关节的检查

1. 评估足神经血管的完整性
2. 确定是否存在膝关节积液，并评估畸形
3. 识别感染的症状（红、热，以及与损伤机制不符的积液）
4. 局部压痛
5. 在可能的情况下，评估动作幅度并做稳定性试验及半月板评估

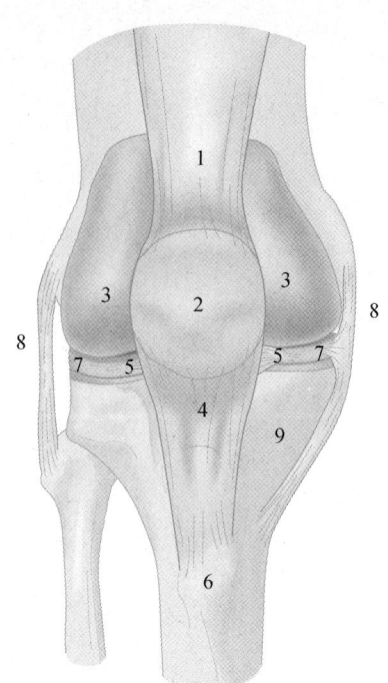

图54-2　膝关节压痛的位置。1，股四头肌腱；2，髌周滑囊，髌骨痛；3，髌骨半脱位后支持带痛；4，髌韧带；5，脂肪垫压痛；6，由于Osgood-Schlatter病导致的胫骨结节痛；7，关节盘痛；8，侧副韧带痛；9，鹅足腱炎-滑囊炎。（Adapted from Cailliet R: Knee pain. In Soft Tissue Pain and Disability, 3rd ed. Philadelphia, FA Davis, 1976, p 411.）

致。沿髌骨前极的触痛见于髌周肌腱炎。髌腱附着在胫骨结节的部分也应触诊。青少年此部位的疼痛是Osgood-Schlatter病（胫骨粗隆炎）的特征。青少年在创伤后出现沿股骨骺或胫骨骺的疼痛可能是Salter-Harris Ⅰ型骨折的表现（例如经过骨骺线的无移位的骨折）。应仔细触诊关节线。沿关节线的疼痛可能提示半月板病变。膝关节后方肿胀提示Baker囊肿或腘动脉假性动脉瘤。腓肠肌内外侧头压痛提示肌腱炎或肌肉劳损。

在损伤急性期因为疼痛和肿胀，常无法准确地检查膝关节软组织损伤。紧急处置的主要目的在于缓解疼痛、稳定关节、除外血管损伤以及确定是否需要放射检查。亚急性期要评估动作范围。正常的动作范围从轻度过伸到屈曲接近135°，可用患者健侧膝关节作为对照。当膝关节屈曲时，胫骨向后方滑动几毫米并且能向内翻转40°为正常。同样在膝关节伸展时，胫骨能向前滑动并向外旋转。在伸展位，拉紧的韧带防止旋转动作。膝关节失去主动伸展能力以及不能保持被动伸展状态是股四头肌及髌韧带破裂的特征表现，此种损伤临床上常常是隐匿的。

特殊损伤和功能障碍的检查

稳定性检查

虽然活动度检查是确定功能障碍的重要证据，但是稳定性检查能提供更为特异的诊断信息。稳定性检查的目的在于确定四条主要膝关节韧带是否破裂，即 ACL、PCL、MCL 和 LCL。由于夹板固定和疼痛的因素，急性期稳定性检查的结果常不准确，因此此项检查可等到亚急性期再做。当急性期过后，稳定性检查的目的在于确定患者是否能从矫形外科诊治中受益。

前抽屉试验

前抽屉试验目的在于确定 ACL 的破裂。阳性结果定义为与对侧膝关节比较，患侧胫骨前移幅度增加。患者取仰卧位，臀部屈曲 45°，膝关节屈曲 90°。检查者坐于患者足部以稳定患者胫骨。当平滑、轻柔地向前方推动胫骨时，检查者将手指放在关节线上，测量股骨髁和胫骨平台之间的距离。向前移位的距离与健侧比较。相对于对侧的明显的松弛对诊断 ACL 破裂具有高度特异性，但是 PCL 功能不全会导致假阳性结果，PCL 功能不全使胫骨向后滑向股骨方，当向前推胫骨时，幅度增大。此试验并不敏感，在急性期敏感度仅有 10%，在全麻情况下敏感度可提高到 50%[5]。假阴性结果的原因为关节积液阻止膝关节屈曲到 90°、检查时力量不足或者为避免移动简化了膝关节屈曲和伸展。

Lachman 试验

Lachman 试验是检查前交叉韧带损伤最准确的方法，急性期检查的敏感度为 80%，全麻患者敏感度为 100%[5]。检查时患者膝关节屈曲 20°～30°，检查者一手固定股骨远端。另一手水平向前推胫骨，记录胫骨移动情况。记录终点是"坚硬"还是"柔软"。终点可按下列标准分级：1+（较健侧多移位 0～5mm），2+（5～10mm），3+（超过 10mm）。操作前膝关节应置于神经位，并且 PCL 应未受损以保证检查结果有效。急性损伤时，任何异常移动或者感觉终点柔软或不清楚都提示韧带破裂。PCL 损伤会导致出现假阳性结果，因为此种情况下膝向后移位。潜在导致假阳性结果的情况包括：腘绳肌腱非常强健或正在痉挛，半月板损伤，三级 MCL 破裂伴后内侧伸展。Lachman 试验的特殊局限性包括：测量向前移位困难和难以限制股骨活动。另外，此试验在检查 ACL 部分破裂时存在一些问题，可靠性较差。当检查者的手明显小于患者大腿，很难进行 Lachman 试验。

后抽屉试验

后抽屉试验用于检查 PCL 损伤[5]。以检查者大腿固定患者足部，患者膝关节屈曲 90°。平稳地向后拉胫骨。胫骨向后移位超过 5mm，或出现柔软终点，提示 PCL 损伤。膝关节正常时不出现显著的向后移位。仅有 85% 的 PCL 功能不全患者出现后抽屉试验阳性。

胫骨后沉征试验

胫骨后沉征试验（posterior Sag sign）是另一种检查 PCL 完整性的试验。急性期敏感度为 79%[5]。试验方法为：患者取仰卧位，大腿远端放一个枕头以便足跟在担架上放松。膝关节屈曲至 45° 或 90°，角度应能使肌肉得到最大放松。胫骨向后方陷落为阳性结果，提示 PCL 功能不全。如果在做抽屉试验前不重视胫骨后沉征试验，前抽屉试验会出现假阳性而误诊为 ACL 损伤。下肢处于完全伸展位，或者检查者对踝关节施加了上提的力量会致胫骨后沉征阳性率增加。如果 PCL 破裂，当下肢抬高时胫骨会后退至股骨上。

轴移试验

轴移试验，也称半脱位激发试验或 "jerk" 试验，可用作检查因 ACL 或内侧关节囊损伤导致的前内侧旋转不稳定。做此检查必须谨慎，因为在急性膝损伤的患者此检查的动作方式可使原发损伤恶化。急性期其敏感度仅有 27%，但是对 ACL 破裂具有高度特异性[6]。

患者取仰卧位，膝关节完全伸展。检查者一手抓患者足部，另一手在膝关节水平施加轻度外翻力量使胫骨旋转。然后膝关节屈曲 20°～30°，检查者会突然感到在胫骨近端前内侧角出现弹跳。阳性结果为：当膝关节伸展时胫骨半脱位，而膝关节屈曲 20°～30° 时胫骨复位。复位级别如下：无复位（0），滚动（1+），中度（2+），瞬间绞锁（3+）。因为疼痛或痉挛，在不使用麻醉剂的情况下轴移试验结果并不可靠。

仪器检查

关节动度计用于测量胫骨相对于股骨的向前移位程度，用于诊断 ACL 破裂的准确度远远超过前抽屉试验和 Lachman 试验，但是此种工具很少在急诊室使用。使用商业用途的关节动度计所作的研究表明，在 20 磅外力作用下，双侧对比向前移位差超过 3mm 预测 ACL 损伤准确度很高。

副韧带应力试验

副韧带应力试验用于检查MCL和LCL的完整性。患者取仰卧位，膝关节屈曲0和30°，检查者施加内翻和外翻力。胫骨和股骨产生移动导致关节线开放，可被触及并能以毫米计量。需对健侧膝关节施予同样力度的内、外翻力，开放关节线以便与患侧进行对比。独立的副韧带破裂仅仅在膝关节轻度屈曲时可查出，因为在伸展位，交叉韧带、关节囊，以及次要的膝关节韧带可保持内侧稳定。在完全伸展时表现出松弛提示副韧带完全破裂，并且损伤会累及交叉韧带或其他结构。松弛的分级如下：Ⅰ级：稍松弛；Ⅱ级：显著松弛；Ⅲ级：完全松弛。

半月板破裂的评估

半月板破裂在急诊很难诊断，在康复期最好重复评估。尽管轻微的半月板破裂也能导致严重的临床表现，但通过体格检查无法发现，确诊可能需要进行MRI和关节镜检查。半月板破裂可能限制运动，而不导致损伤扩展，所以紧急性稍减。相反，没有及时确诊非移位骨折会导致移位和严重的后果。

半月板旋转试验（McMurray试验）

McMurray试验能帮助诊断半月板破裂。患者取仰卧，膝过屈位。检查者一手抓紧患者足部另一手抓紧伤膝。在屈曲和伸展膝关节的同时内旋和外旋胫骨并施加轻柔的内翻和外翻应力。阳性结果为沿关节线出现可触的"咔嗒"声，或者膝关节绞锁。腿内旋检查外侧半月板的后部。外旋检查内侧半月板的后部。在急诊室，动作受限可能导致膝不能充分过屈而无法做此检查，出现假阴性结果。

研磨试验（Apley试验）

Apley试验也帮助诊断半月板破裂。患者俯卧，膝关节屈曲90°，检查者内旋和外旋患者小腿并向踝关节施压。减轻压力时引出疼痛提示半月板病变。牵引膝关节并旋转小腿回到神经位可缓解疼痛。虽然Apley试验用于检查半月板破裂具有相对特异性，但是敏感度较低。

诊断方法

放射评估

平片

急性膝关节创伤时放射检查的目的是除外骨折。然而平片检查并非100%敏感，某些严重的症状和体征需要CT或MRI检查以确定是否存在骨折。一项研究发现以CT作为金标准，平片在诊断膝关节骨折方面的阴性预测值仅有49%[8]。然而，所有膝关节和胫骨骨折都应使用非承重器具治疗，在平片阴性而可疑骨折的病例，也应遵循相同的治疗原则，如果没有紧急CT/MRI的临床指征，应以后进行进一步的影像学检查。

平片对于诊断骨折、积液、异物、关节间隙狭窄以及关节积脂血病很有帮助。阅读平片应该从评估骨的解剖结构和韧带开始。仔细检查所有可见骨的皮质以发现不明显的骨折。任何骨皮质的连续性被破坏都应怀疑骨折。皮质下结构破坏提示非移位骨折或皮质引流静脉。下一步评估是否存在积液，积液表现为放射缺损区域（密度类似脂肪）导致关节囊肿胀。积液中两种密度不同的物质间存在分界线提示关节积脂血病（图54-5），积液由血液和脂肪共同构成。这种现象是由于骨折时骨髓脂肪进入关节腔所致。

传统的标准做法是对所有急性膝部创伤的病例进行膝关节前后位和侧位平片检查。而近期研究的导向是利用临床决策方法帮助减少不必要的放射检查[9-11]。膝关节骨折快速诊断规则（Ottawa Knee Rule，OKR）规定只有存在下列五种情况之一者才有放射检查的必要：①年龄大于55岁；②受伤时和在急诊室评估均不能负重行走至少4步；③不能将膝关节屈曲到90°；④仅髌骨有压痛而其他骨没有压痛；⑤腓骨头有压痛。最初的研究发现此规则可检出100%的骨折并显著减少了放射检查率[10,11]。Pittsburgh膝关节骨折快速诊断规则（Pittsburgh Knee Rule）与之相似，敏感度达100%[12]。后者规定患者摔倒或者遭受膝部钝伤时，如果出现下列任意一项情况才有进行放射检查的必要：①年龄小于12岁或者大于50岁；或②在急诊室负重行走不足四步。

一项研究比较此两种规则，发现两者都具有良好的敏感度，而Pittsburgh规则更具特异性，能够不牺牲敏感度而减少放射检查率，此研究中Ottawa规则敏感度为97%（95% CI为90%～99%），Pittsburgh规则敏感度为99%（95% CI为94%～100%）[13]。临床可以使用任何一个规则，但应告知患者此种方法约有1%的概率漏诊骨折，如果症状持续不缓解或者恶化应再次进行检查。

一项在5岁以下儿童中应用Ottawa规则的研究发现其敏感度为100%。Ottawa原则减少了31%的放射检查[14]。另一项儿科研究则发现13例骨折患儿应用Ottawa规则时有1例漏诊，敏感度为92%，因此在儿童中应用此规则仍需结合临床判断[15]。

另外一种方法，研究者探讨是否可以用单张侧位片代替传统的膝关节三相位片（前后位、侧位、Tunnel 位）。结果发现单张侧位片可以 100% 检出由三相位片确诊的骨折[16]。

关节间隙狭窄见于骨性关节炎，在标准直立位平片中较容易发现。侧位片可以发现低位和高位髌骨。切线位、落日位、skyline 位对于显示髌股关节很理想。切线位对于评估髌骨轨迹或半脱位很有用。当怀疑胫骨平台骨折而常规体位平片没有发现时，可用斜位片，而 MRI 更为敏感。Tunnel 位使髁间窝成像，用于检查胫骨脊骨折以及髁间窝内的游离体。尽管多数的韧带损伤不能通过平片确诊，但是偶然可以发现附着点撕脱而为韧带破裂提供了间接证据。应用放射检查可帮助诊断副韧带破裂但是通常不作为首选的评估方法。

CT

CT 对于胫骨平台骨折的诊断和分级最为有用，常常在诊断不够明确或者考虑手术治疗时进行。CT 血管造影是诊断腘动脉损伤的理想方法，尽管其敏感度与传统血管造影比较尚不确定[17]。

超声检查

超声对于检查膝关节韧带、肌腱和肌肉的完整性很有帮助，并且能够对关节积液进行定位和定量。当禁忌行 MRI 检查时[18]，超声更有优势[18]。现已广泛使用超声诊断腘深静脉血栓和 Baker 囊肿，后者表现为腘窝内部有光滑外壁的无回声团块。腘动脉是外周动脉瘤最常发生的部位，然而临床诊断困难。动脉瘤典型地见于内收肌裂孔远端的腘动脉近端和中间段，并且 64% 以上的病例累及双侧动脉。并发主动脉瘤（据报道达 62%）和股动脉瘤（40%）较常见，应当同时检查这些部位[19]。

血管造影和彩色血流多普勒超声检查

血管造影和彩色血流多普勒超声检查用于评估膝和下肢动脉。按照惯例，所有胫股关节脱位的病例和所有接近大动脉的贯通伤都必须进行动脉造影。最近研究发现在远端神经血管检查结果正常的病例中，系统检查和多普勒超声可以替代动脉造影[4]。如前所述，CT 动脉造影可能取代这些检查手段。

放射性核素骨扫描

放射性核素骨扫描可以用于查明骨髓炎或隐匿的骨损伤，例如压缩骨折、剥脱性骨软骨炎，以及缺血坏死。

MRI

MRI 在诊断隐匿的骨折、韧带和半月板损伤方面已经取代了对比关节造影术。对比关节造影术需要向关节内注射造影剂，然后进行放射造影。双重对比关节造影术需要向关节内注射气体和造影剂。在应用 MRI 技术后，这些检查已经很少进行了。

MRI 对于诊断骨折和韧带损伤准确度很高，尽管仍可能漏诊轻微的半月板破裂。已经证实 MRI 在评估骨坏死、骨软骨炎、压缩骨折、骨挫伤方面优于其他的影像学检查[20]。其优势在于无创、无痛苦而且不必暴露于辐射。膝关节 MRI 不作为基本的急诊检查，因为急性期常常选择固定和非承重器具治疗，MRI 经常作为门诊矫形手术的评估手段。

关节镜

在美国，膝关节镜是矫形科最常做的检查。这些非紧急手术在诊断和治疗膝关节损伤，包括半月板、交叉韧带、关节软骨、关节囊，以及滑膜损伤非常有帮助。已经证实关节镜与临床膝关节检查比较具有卓越的诊断准确度。特别是，关节镜检查提高了对 ACL 损伤和轻微关节囊破裂的诊断准确度。关节镜检查在儿童尤其有帮助，因为生长期的骨骼变化掩盖病理变化而使诊断非常困难。当关节囊结构紧密并且半月板破裂在后方时显示的难度增加。关节镜在诊断半月板破裂和其他软组织损伤时优于 MRI，并且诊断出来的问题可以被立即修复。关节镜检查应在损伤的康复期而非急性期进行，并应由矫形科医生做[21]。

关节穿刺术

从膝关节抽吸液体可以作为诊断方法，也可减轻张力性积液的疼痛。如果损伤的膝关节由于积液而明显扩张并且积液原因不明时需要进行关节穿刺。分析抽出的液体可以鉴别单纯积液、关节积血、关节积血脂病以及感染性关节炎。如前文所述，关节积血脂病是指确诊骨折的膝关节积液中包括血液和脂肪球。

给患者持续输注各种混合物包括关节内使用的

局麻药、阿片类药物、曲马多、镁剂以及可乐定可以成功地减轻术后膝痛，然而没有任何方法是最好的[22-24]。

膝关节损伤

脱位

解剖和病理生理 真正的膝关节脱位是指胫股关节脱位，不应与髌股关节脱位混淆，后者是相对较轻的损伤。因为常合并腘动脉损伤，所以膝关节脱位是威胁肢体存活的急症。膝关节脱位由强暴力所致；2/3病例是交通事故的结果，其余病例发生于摔倒、运动损伤，以及工业事故。膝关节脱位不常见但是如果损伤机制可能导致膝关节脱位就应予以考虑，因为一半的膝关节脱位患者在到达急诊前已经复位[25]。到达急诊前复位并不能减少血管损伤的可能性，在严重韧带损伤和致伤能量高时也应考虑到血管损伤的可能。

关节脱位常常伴发严重的韧带损伤。关节囊破裂伴发肌肉和肌腱创伤。腘动脉损伤是最严重的并发症，并且是下肢病变和截肢的主要原因。

由腘动脉、腘静脉，以及腓总神经构成的神经血管束走行在腘窝内所有骨性和韧带结构的后面。腘动脉被固定在内收肌裂孔的纤维管道的近端，穿过比目鱼肌的拱面，深入骨间膜远端。实际上，腘动脉被系在股骨和胫骨上，其位置固定的特点使其在关节脱位时易受损伤。因为腘静脉和腓总神经与其伴行，故也易同时受损。

膝关节创伤性脱位以损伤形式和脱位类型为特征。此种损伤最常见于高速的交通事故中，例如汽车和摩托车的撞击或者严重挤压伤。从解剖学角度，膝关节脱位是指胫骨相对于股骨的移位。可分为5种类型：前脱位、后脱位、内侧脱位、外侧脱位和旋转脱位。一半以上的膝关节脱位是由于过伸导致的前脱位。后脱位是第二位常见的类型，通常是由于屈曲的膝关节受到高速的直接创伤所致，常发生在交通事故中（仪表盘损伤）。其余的关节脱位包括外侧、内侧或旋转脱位，分别由于直接或间接创伤产生外翻、内翻或旋转暴力所致[23]。

临床特征 膝关节脱位的诊断基于损伤机制、临床和影像学检查结果。当存在关节脱位时，能轻易地触到关节畸形。由于伴发关节囊破裂及急性出血扩散到邻近的软组织，可能并不出现肿胀。因为自动复位，初始评估可能无法查到明显的畸形。一些专家主张将膝关节脱位的定义扩展到包括双侧交叉韧带（即ACL和PCL）损伤，即使在初诊时膝关节已经复位[25]。因此，如同对待已经确诊膝关节脱位的患者一样，应对膝关节肿胀且不稳定而没有脱位证据的患者以及双侧交叉韧带损伤的患者进行评估以检查伴发损伤[4]。

血管损伤是膝关节脱位的灾难性的并发症，据报道在此种患者中腘动脉损伤发生率为4.8%～65%[4,26]。环绕膝关节的双侧膝动脉可能受到直接损伤或者被膝关节脱位后形成的血肿压迫而受到间接损伤。直接动脉损伤可导致双侧循环障碍，骨间隔压力增高也导致下肢灌注不足。除了临床表现隐匿，钝性创伤时的血管损伤由于邻近软组织的损伤和水肿而更加难以处理。

评估下肢血管状态是膝关节脱位初诊查体最重要的部分。所有膝关节脱位都应请血管外科会诊，而血管损伤的"硬"指标出现则需要外科急会诊。这些指标包括：无脉搏、下肢缺血、迅速增大的血肿、搏动性出血以及伤口上方的杂音或震颤，特别是贯通伤时。当腘动脉损伤的修复被耽误，截肢率随时间延长而增加，8小时后约达90%[27]。应检查胫后动脉和足背动脉搏动。多普勒压力测定和确认外周脉搏搏动具有高度特异性但是敏感度差，因为约有10%腘动脉损伤的患者具有正常的足背动脉搏动[28]。

轻微的血管损伤，例如单纯内膜破裂，常可保守治疗，但应尽可能请血管外科医师会诊。单纯内膜破裂须经血管造影确诊而体检并不能发现。腘动脉小分支血管损伤可观察并做系统检查[25]。保持警惕是必要的，应为表面上轻微的损伤可导致间隔综合征。

下肢神经功能的完整性也应评估，因为周围神经损伤可能伴发于各型膝关节脱位。腓神经损伤是膝关节脱位最常见的大神经损伤；不同程度的腓神经功能障碍见于20%～40%的患者，其中80%为永久性损伤[1,25,29]。通过检查足背的感觉和请患者背屈踝关节可以评估腓神经功能。胫后神经损伤不常见，表现为足底感觉减退和足跖屈。急性期出现完全神经麻痹其康复的希望渺茫[29]。

诊断方法 放射检查通常可以肯定临床发现（图54-3）。在较少见的后外侧和旋转脱位，放射检查比较困难。放射检查也可确诊骨折。

动脉造影是诊断腘动脉损伤的标准形态学方法。然而最近，在创伤文献中出现了关于是否所有膝关节脱位患者都需要动脉造影的争论。一些研究发现通过系统检查可以查出所有具有临床意义的损伤，而其他研究则强调了偶然出现的隐匿性动脉损伤。Meta分析发现无脉对于诊断膝关节脱位后外科性腘动脉损伤的敏感度仅有79%，建议在这些患者中还是应执行

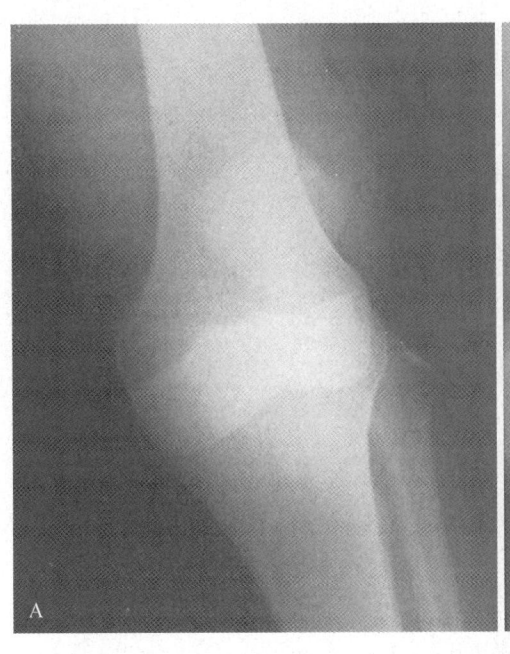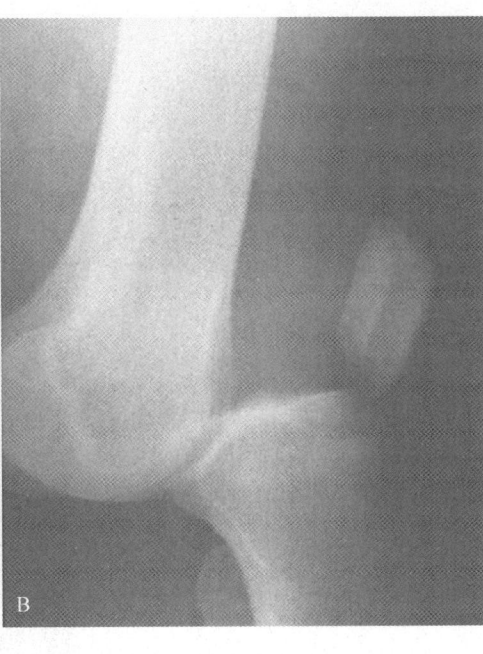

图 54-3 膝关节前脱位。**A**，前后位显示股骨和胫骨重叠影，正常情况下不会出现。胫骨前移位被放大。**B**，侧位显示胫骨相对于股骨向前移位。髌骨也向前移位。(From Rosen P, et al: Diagnostic Radiology in Emergency Medicine. St. Louis, Mosby, 1992, p 194.)

默认策略[4,30]。一些治疗中心已经接受将彩色血流多普勒超声检查作为动脉造影的替代方法，但是在非工作时间不能及时开展。许多创伤患者现在可进行 CT 静脉造影检查，经进一步研究后，其可能取代血管造影[17,31,32]。

治疗 膝关节脱位应立即复位。当患者从非创伤中心转送到创伤中心时，在转送前就应尝试复位。复位通常可以通过简单的牵引-对抗牵引法完成，静脉使用温和的镇静剂（保留意识）更佳；很少需要全麻。在复位前不需要放射检查，但如果方便做放射检查更为理想。在复位前后都必须记录神经血管情况。患肢应使用于长腿后夹板固定并保持膝关节屈曲 15~20°。急性期避免使用管状石膏。当怀疑血管损伤或者不准备进行紧急探查时，应请血管外科医生会诊，并考虑做多普勒血流超声检查、CT 动脉造影或者标准动脉造影。目前紧急手术的指征包括明显的血管损伤伴有远端肢体变冷、发绀、缺血，以及无法复位或开放性脱位。急性期禁忌关节镜检查，因为关节液可因关节囊损伤而溢出。

紧急血管成形术和动脉一期修补、没有禁忌证时肝素化治疗、修复腘静脉损伤、积极清创，以及早期软组织覆盖减少了死亡和残疾发生率。没有血管损伤时，早期手术干预似乎是有益的[33]。一些临床医生推荐对进行血管修复术的患者行四间隔筋膜切开术以减少再灌注水肿。

如果关节脱位后神经血管结构未受损伤，膝关节复位成功，在考虑重建破裂的韧带前，应休息 2~3 天。在随访研究中，临床不稳定通常不是问题，但是慢性疼痛和不适几乎存在于半数患者中。运动丧失是常见的并发症，并且受伤时关节面被广泛破坏增加了早期骨关节炎的危险。

闭合关节脱位复位失败并不常见。创伤性膝关节脱位的迟发并发症包括深静脉血栓、间隔综合征、假性动脉瘤以及动脉血栓。间隔综合征一般在原发伤后 24~48h 内出现。假性动脉瘤罕见；可在腘动脉损伤后几小时到几个月形成[34]。异位骨化是一种很难被理解的综合征，表现为膝关节软组织的钙化。可出现在曾经受到严重创伤而膝关节未受累的患者中。最严重的异位骨化病例可导致膝关节活动度严重降低。几乎有一半的膝关节脱位患者继发异位骨化，虽然大多数导致功能限制的类型可能局限于具有严重创伤病史的患者[35]。

股骨远端骨折

解剖和病理生理 股骨远端骨折不常见，仅占股骨骨折的 4% 左右[36]，多由高能量外伤所致。可出现单纯股骨髁骨折，或者发展为 T 型或 Y 型髁间骨折或髁上骨折。股骨髁骨折是关节内骨折，可导致关节面破坏并继发关节炎。

临床特征 股骨髁骨折或髁间骨折表现为股骨远端疼痛和肿胀，髌上区域常常不能负重。体检会发现骨端短缩、旋转及成角畸形、关节线内侧或外侧触痛。急性关节积血常见，可能继发于骨折在关节内扩展或韧带损伤。应仔细评估肢体循环和运动功能并记录。骨折区域的任何软组织缺损都应考虑到是开放性骨折，直到被证明是其他病变。如果认为骨折（或其他损伤）侵入膝关节可以通过注射亚甲蓝进行评估。使用无菌技术将亚甲蓝从远离皮肤损伤的位置注射到胫股关节，直到关节膨胀。皮损区出现亚甲蓝可以肯定关节开放。如果皮损区未出现亚甲蓝，则不太可能为开放性关节；评估后应抽出亚甲蓝。一些专家推荐使用生理盐水而不是亚甲蓝，因为后者使软骨染色而使关节镜检查变得困难。

诊断方法 股骨远端骨折的诊断要依靠放射检查。应做常规前后位和侧位片，通常可以显示骨折的类型和任何明显的骨片移位。在高能量外伤，应对同侧的髋骨和胫骨进行放射检查以除外相关骨折。偶尔需要进行CT或MRI检查以诊断无移位的骨折。MRI更具敏感性，而CT更为方便。如果存在血管损伤的表现，而又不考虑进行外科探查，应立即进行血管检查。

治疗 在进行初步检查后，下肢应夹板固定以防止骨折部位的过度活动。建议早期请矫形科医生会诊。无并发症骨折的稳定患者，固定后应进行骨牵引复位。关节内骨折一般通过切开复位和内固定治疗。股骨远端骨折可伴发血栓性静脉炎、脂肪栓塞综合征，如果复位不完全或未能保持复位会导致延迟愈合或骨连接不正，如果骨折在关节内会导致关节粘连或股四头肌粘连、成角畸形以及骨关节炎，尤其影响髌股关节。

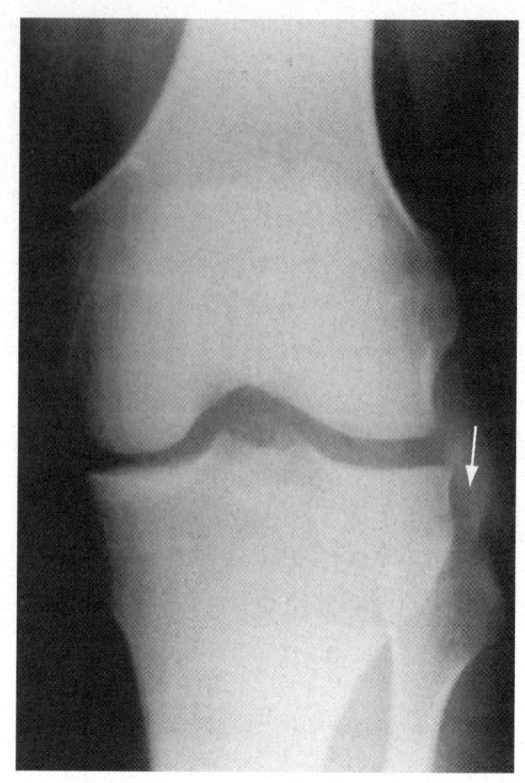

图54-4 左膝关节前后位片显示外侧曲线撕脱骨折（箭头）及关节积液。(From Kerr HD: Segond fracture, hemarthrosis, and anterior cruciate ligament disruption. J Emerg Med 8: 29, 1990.)

胫骨平台骨折

解剖和病理生理 胫骨近端膨大为内侧髁和外侧髁，前者骨面较大。两者构成约3/4的胫骨近端骨面，其完整性对于维持膝关节线性、稳定和运动非常重要。正常的胫骨平台自前向后倾斜10°，从前后位直观，胫骨平台的前面和后面并不在同一水平位置。另外，外侧平台轻度上凸，而内侧平台轻度上凹。

胫骨平台骨折常为关节内骨折并导致关节不匹配。外力通常作用于胫骨髁，包括轴向压缩和旋转。最常见的损伤机制是伴轴向负荷的强大外翻暴力。严重的高能量胫骨平台骨折主要发生于年轻人，常常是交通事故或者从高处坠落的结果。此种骨折也伴发于很多其他类型外伤并且可能是开放性的。胫骨平台的疲劳应力骨折最常见于老年人。这种低能量骨折是压缩暴力作用于骨质疏松骨的结果。

胫骨平台骨折可出现很多程度不等的关节塌陷和移位。因为最初的损伤机制常常是作用于腿的外翻并外展暴力，所以55%～70%的胫骨髁骨折累及外侧平台。内侧平台骨折典型地由作用于下肢远端的内收暴力所致，占胫骨平台骨折的10%～23%；内外侧平台同时骨折占11%～31%[36]。如果膝关节在受伤时处于伸展位，骨折倾向发生于前方。胫骨后髁骨折通常发生于膝关节受伤时处于屈曲位时。

Segond骨折是外侧胫骨平台的撕脱骨折（图54-4）。撕脱发生在外侧关节囊韧带的附着处。在X线片上，可以看到在外侧胫骨平台附近有椭圆形的碎片；此种骨折必须与邻近的腓骨结节撕脱骨折相鉴别。Segond骨折是ACL断裂和前外侧旋转不稳定的重要标志。多数Segond骨折由运动损伤所致，其机制几乎一贯是膝关节受到过度内旋和内翻应力而弯曲。Segond骨折可以通过放射检查（外侧关节囊征）或超声波检查发现，但是MRI通常用于急性期检查软组织损伤[37]。

临床特征 膝关节骨折的临床表现为积液、不能负重、严重的关节线压痛、瘀斑和局部的软组织肿胀和疼痛。常伴发急性关节腔积血并运动受限。压痛出现在骨折上方但是也可出现在破裂的副韧带周围。可出现下肢内翻或外翻畸形，其通常提示塌陷骨折或伴发同侧腿骨折。初始检查最重要的内容是评估神经血管状态。胫骨平台骨折出现血管并发症的概率很高。腘动脉在此区域是固定的，并在骨间膜的上缘分支为胫前、后动脉。双髁骨折的碎片或累及髁下区域的粉碎性骨折会致腘动脉损伤。血管损伤会导致肢体远端循环障碍。外侧髁的移位骨折除了会导致胫前动脉损伤外，还会导致腓神经麻痹。牵拉腓神经是损伤的常见原因。

软组织损伤也会累及膝关节囊及韧带结构。66%以上胫骨平台骨折伴发韧带损伤，最常受累的是ACL和MCL[38]。尽管韧带损伤可见于任何类型的胫骨平台骨折，但在局部塌陷型骨折和劈裂塌陷型骨折中更常见（图54-4）[29]。

胫骨平台骨折伴交叉韧带损伤时，晚期创伤性关节炎的发生率增高且预后不良。不管治疗的类型，手术或非手术，胫骨平台骨折后遗留关节显著松弛与稳定骨折比较预后非常差[39]。

多数专家赞同有四个因素决定胫骨平台骨折的预后：①关节压缩的程度；②胫骨髁骨折线长度和分离度；③干-骺破碎和分离；④被覆软组织的完整性（比如，开放性骨折对闭合性骨折）。胫骨平台骨折一般预后较好，据报道受伤20年后90%的患者预后为良好到理想，然而对高能量胫骨平台骨折的预后仍持保留态度[40]。高能量骨折时，关节压缩程度大，髁骨折线多重移位，以及伴发于开放骨折的干-骺破碎和分离，或者发生大面积的套脱伤，都是预后不良的征象[41]。

诊断方法 关节积脂血病由于骨髓脂肪进入关节腔所致，在平片上可见脂-液平面，提示隐匿的骨折（图54-5）[42]。关节积血抽出液中发现脂肪球也可诊断关节积脂血病。应仔细查看所有的膝关节X线片以查找从腓骨头、股骨髁以及髁间隆起撕脱的骨片，因为这些情况可能提示韧带损伤。关节间隙增宽伴对侧髁骨折也提示伴发韧带损伤。

CT和MRI较平片敏感得多，帮助定位隐匿的病灶，也帮助量化移位骨折的压缩程度以及粉碎性骨折累及的关节面范围[38]。这些检查不必紧急进行，因为在等待矫形科医生会诊期间可固定膝关节。MRI比CT更为敏感，可以考虑作为金标准。

有几种分级系统已经在使用。大多数分级依赖于损伤机制（例如，股骨髁被撞入胫骨平台的位置和外力）。改良的Hohl分级常用但使用并不广泛[36]。如图54-6所示，胫骨平台骨折分为两类：轻微移位型（小于4mm的凹陷或移位）和移位型。移位型骨折分为6种不同亚型：局部塌陷型、劈裂塌陷型、全髁塌陷型、劈裂型、边缘型和双髁型。

治疗 所有胫骨平台骨折的患者都应请矫形科医生评估。在急性期，矫形科医生会诊前，骨折应以非管型夹板固定并且患肢不能负重。治疗目标包括精确地重建关节面、修复稳定骨片以及早期活动膝关节以避免僵硬。负重一般要等到完全愈合后进行，通常为6～8周。稳定无移位骨折可仅用固定治疗，但不稳定或显著塌陷或关节面破坏时需要外科治疗[36]。

胫骨平台骨折的早期并发症包括伤口感染、复位失败以及间隔综合征。间隔综合征最常伴发于高能量骨折，典型地发生在受伤后24～48小时内。也会发生深静脉血栓，矫形科医生会诊时应考虑预防性地应用抗凝药。最常见的晚期并发症是感染的间隔发生骨性关节炎。

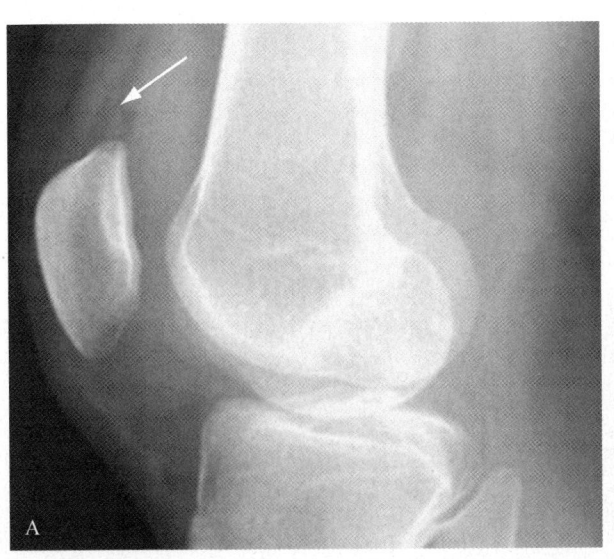 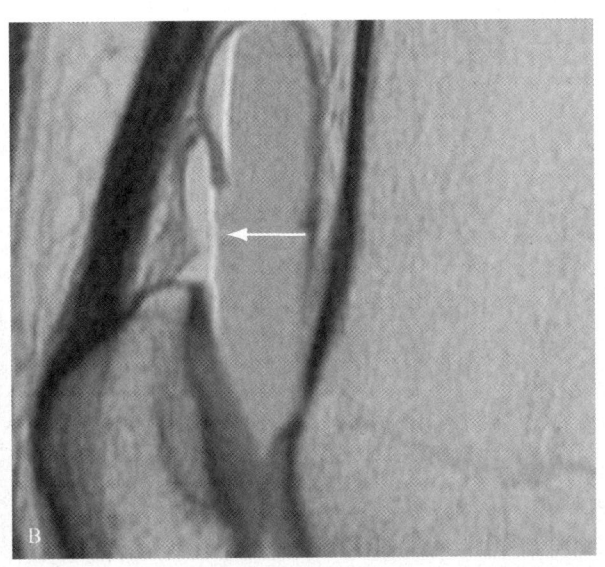

图54-5 关节积脂血症。**A**，年轻女性非移位髌骨骨折的膝关节外侧平片。仅有的放射异常是两种密度的软组织之间具有分界线的积液（箭头），提示关节积脂血症。**B**，同一患者的MRI清楚地显示存在于积液中的出血液和脂肪（箭头）（看不到非移位的髌骨骨折）。

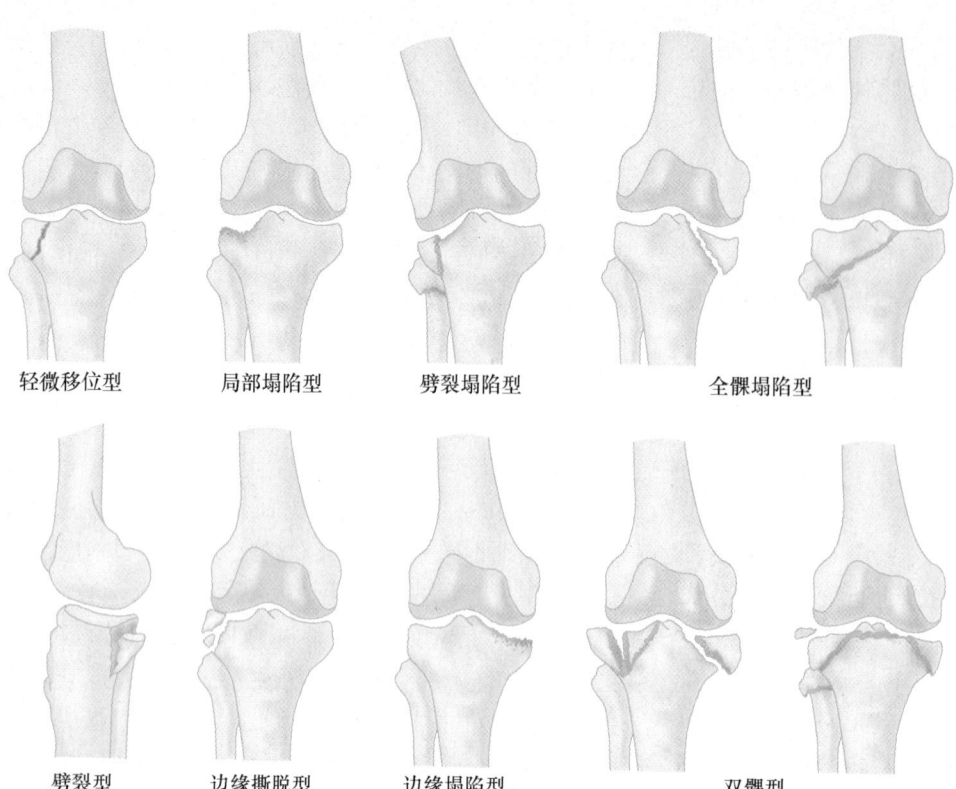

图 54-6　改良的 Hohl 胫骨平台骨折分类：轻微移位型（占此类骨折的 22%），局部塌陷型（28%），劈裂塌陷型（18%），全髁塌陷型（13%），劈裂型（3%），边缘撕脱或塌陷（5%），以及双髁型（11%）。（Modified from Watson JT, Wiss AA: Fractures of the proximal tibia and fi bula. In Rockwood CA Jr, Green DP [eds]: Fractures, vol 3, 5th ed. Philadelphia, JB Lippincott, 2001.）

髁间隆起骨折（胫骨棘）

解剖和病理生理　髁间隆起或者胫骨棘，是胫骨近端关节面的中心部分。其具有两个突起：内侧结节和外侧结节。内侧结节较大并且位置较外侧结节靠前。胫骨近端关节面具有两个髁间窝，一个位于髁间隆起的前面，另一个位于其后。ACL 和内、外侧半月板的前脚附着在髁间前窝内。PCL 和俩半月板的后脚附着在髁间后窝。

胫骨棘骨折多见于儿童和青春期少年，但一项研究提示此种骨折在成年人中较预想得多见[43]。这种损伤在儿童较成人常见是因为成人的韧带比未成熟的骨骼的生长板强健。儿童胫骨前棘的骨折常伴发 ACL 破裂，同成人病例一样。

多数胫骨棘骨折发生在膝关节受到产生于交通事故或体育运动中的粗暴的扭曲、过屈、过伸或者外翻-内翻暴力。膝关节扭曲动作导致胫骨棘骨折，而过伸或过屈暴力导致髁间隆起撕脱或者导致交叉韧带从其胫骨附着部撕脱。

临床特征　胫骨棘骨折后，患者主诉膝关节疼痛和肿胀，患肢不能负重。检查可发现急性积血及膝关节完全伸展时出现绞索。张力性积液会限制运动幅度，妨碍体格检查，并掩盖韧带破裂。此种骨折伴发明显的 ACL 松弛，患者可表现出前抽屉征阳性、Lachman 试验阳性或其他韧带松弛的征象。因为存在开放髌板的，胫骨棘骨折通常是独立伤。成人更容易伴发 MCL 破裂或关节内骨折，预后更差[38]。

诊断方法　放射检查应包括标准前后位和侧位相，tunnel 位可提供清晰的髁间区域图像因而可能明确诊断。应仔细检查关节边缘以寻找副韧带或关节囊破裂的证据。有时需要 CT 来显示骨折的部位和移位的情况。存在于某些患者的腓肠豆是位于腓肠肌外侧头内的籽骨，不应与关节内游离体或骨折片混淆。

胫骨棘骨折的分级基于移位的程度（图 54-7）。Ⅰ型指胫骨棘完全撕脱但是无移位。Ⅱ型是胫骨棘不完全撕脱伴有骨折片的前 1/3 轻微移位，但后部保持附着。Ⅲ型特征是骨折片从骨折床完全分离，并且伴发副韧带损伤和周围半月板撕裂的概率很高。Ⅲ型可分为ⅢA 型和ⅢB 型两种亚型，ⅢA 型为骨折伴完全移位，ⅢB 型为骨折伴移位和旋转（见图 54-7）。

关节镜检查对于胫骨棘骨折的诊断和治疗很有帮助。可以引流张力性积血和进行精确的诊断和分级，特别是在儿童，其骨骼发育的变化常使诊断困难。

治疗　保守治疗对于所有Ⅰ型骨折都有效。无移位骨折或不完全胫骨棘骨折使用石膏固定在完全伸展位大约 6 周后通常都能愈合良好。Ⅰ型和Ⅱ型骨折可能需要关节镜灌洗伤口和准确分级。如果不能获得满意的闭合复位或者伴有韧带损伤，应进行切开或关节镜复位以及内固定术。为了恢复 ACL 的正常功能，需要去除移位或旋转的骨片。Ⅲ型骨折通常需要关节

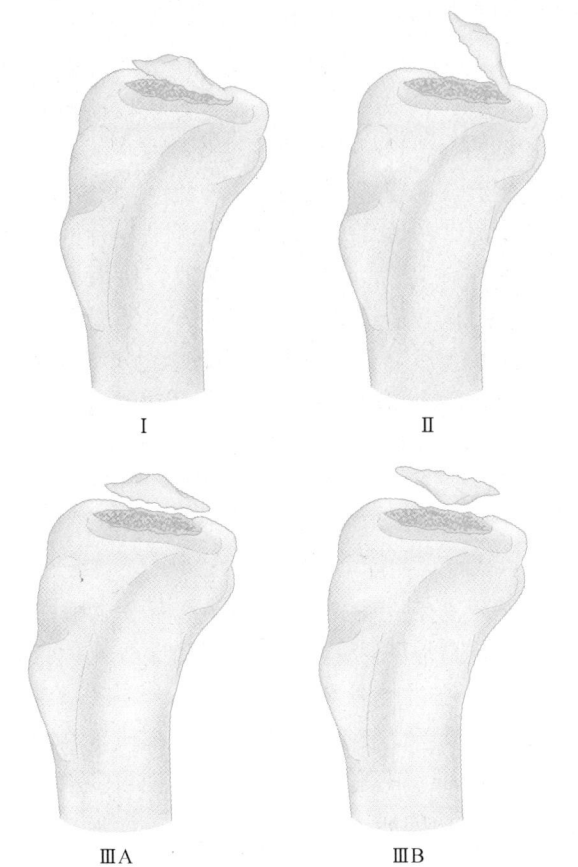

图54-7 胫骨棘骨折分类。Ⅰ型：骨折片轻度向前抬高；Ⅱ型：前面的骨折片抬高，仅有后面小部分附着；Ⅲ型：骨折片完全分离并旋转。（Modified from Meyers MH, McKeever FM: Fracture of the intercondylar eminence of the tibia. J Bone Joint Surg Am 41-A（2）：209-220，1959.）

镜或切开复位；螺钉固定和使用弹力绷带有很好的效果[36]。多数非复杂的胫骨棘骨折愈合且 ACL 功能恢复后有良好的预后。而伴发关节内骨折和 MCL 损伤的患者预后不佳，常遗留疼痛和关节不稳定。

骨骺骨折

解剖和病理生理 骨骺位于长骨的末端，通过软骨内骨化过程主要负责骨的纵向生长。从出生到骨发育成熟，股骨远端生长板在股骨生长中占 70% 的份额，在下肢生长中占 37%[44]。同样，胫骨上端骨骺承担了大部分的胫骨纵向生长。

儿童和青少年的生物力学资料和临床研究已经明确韧带和关节囊比骨和骨骺板强韧[45]。因此，成长中的骨骼的创伤通常导致软骨性骨骺板损伤。通过这种方式，骨骺保护着关节面而不出现成人常见的严重的粉碎性骨折。

尽管资料显示骨骺是未成熟的骨骼单元中最薄弱的环节，但是在所有的儿童骨折病例中，仅有 15%～20% 经过生长板[46]。

胫骨近端骨骺较其他骺软骨抵抗力强，因为此处具有独特的解剖特征[44]。胫骨近端骨骺与膝关节副韧带之间没有明显的附着关系。LCL 附着于腓骨头而不是胫骨，MCL 在骨骺上仅有一个小附着点。其主要部分附着于骨骺正下方的胫骨体。内翻或外翻应力倾向于损伤股骨远端骨骺或胫骨干骺端。股骨远端生长板和胫骨近端骨骺的骨折分离常由间接机制造成，一般见于运动损伤[44]。骨骺损伤的 Salter-Harris 分级在第 46 章详细介绍。

临床特征 儿童或青少年出现关节旁（生长板）压痛、跛行、拒绝或者不能负重应该疑及骨骺损伤。不适的程度因人而异，但是疼痛通常很严重。根据损伤机制不同，可造成被覆软组织擦伤或撕裂伤。被覆软组织常肿胀，也可出现关节积液。如果出现移位，可看到成角畸形。

下肢骨骺生长板骨折有相当高的概率出现伴发损伤。膝关节骨骺骨折可能伴发韧带损伤，特别是 ACL 和 MCL，可发生于一半的患者。胫骨近端骨骺骨折最严重的伴发损伤是神经血管创伤。在特殊情况下，腘动脉损伤可伴发于此类骨折，尤其是骨折后内侧或后外侧移位时。腓神经损伤也曾被报道过，损伤程度从功能性失用到完全断裂[44]。

诊断方法 平片仍然是评价骨骺损伤的主要方法。诊断基于骨骺移位、骺软骨增宽以及正常干骺端及骨骺的界限锐利、精细、硬化对立的边缘出现涂抹或模糊征。后者可能是一处或多处部位成角的结果。非移位骨骺骨折可能需要斜位片来显示。CT 或 MRI 的评估更为全面或对平片已经确诊的损伤进行分级。

治疗 胫骨近端骺骨折最常见的并发症是生长障碍[45]。大约有 1% 的病例出现骨骼生长停滞，通常是部分生长停滞，为干骺端和骨骺之间形成跨越生长板的骨桥所致。虽然由于下肢负重而对短缩或畸形耐受性较差，但是因为未长成的骨骼具有重塑能力，很多生长障碍被证实不具有临床意义；仅有少数病例因生长障碍严重而导致功能障碍。

在儿童和成人骨折治疗方面存在重要差异。总的来说，儿童痊愈更快。年龄越小，愈合越快。在新生儿，骨痂在产伤发生 1 周内形成。1 周岁以内，骨痂在伤后 2 周内形成；幼童期骨痂形成需要稍长的时间。骨折塑形在幼儿以及骨折靠近骨末端时规模更大。年龄稍大的儿童的骨干中部骨折塑形稍差。接近骨近端或远端的骨折复位不需要过于完美。

如果儿童出现关节旁压痛而放射检查阴性，应疑及生长板损伤（Salter-Harris Ⅰ 型）。在 X 线片上很难鉴别骨骺线和骨折线，应与健侧片对照。因为生长中心骨化时间不同，利用健侧对比对诊断可疑的骨骺损伤有很大帮助。当疑及骨骺损伤后，患肢应固定大约2周，然后复查X线片，寻找骨膜形成新骨或骨骺增厚的证据。一般来说，大多数股骨远端或胫骨近端的骨骺骨折的急诊处理包括冰敷、患肢抬高、长腿后部夹板固定、早期矫形科会诊。股骨远端和胫骨近端骨骺的移位骨折应进行解剖复位。切开复位仅用于闭合复位失败的患者[47]。

晚期并发症包括成角畸形、下肢不等长、关节僵硬、股四头肌萎缩以及膝关节持续不稳定。除了有潜在神经病变的患者，延迟愈合或者不愈合多数不成问题[34]。因为生长抑制在非移位骨骺骨折中也会出现，因此应进行长期矫形科随访。

骨挫伤

骨挫伤是一种放射诊断，MRI脂肪抑制后在骨松质区域出现高密度信号。骨挫伤存在于约一半的急性膝损伤病例[48]。很大一部分骨挫伤的患者具有严重的软组织损伤。几乎所有的骨挫伤都可在1年后愈合[49]。

剥脱性骨软骨炎

剥脱性骨软骨炎是一种罕见的矫形科疾病，病因尚不明确（图54-8）。主要见于青少年，主要表现为关节软骨片段和软骨下骨从其下的骨部分或全部分离。通常为单侧病变，累及股骨内侧髁的非承重部分，被认为与急性或慢性创伤有关。偶尔累及股骨外侧髁或髌骨下极。患者表现为疼痛、肿胀、发作性无力但是无创伤史。股骨髁局限压痛常常是唯一的体征。常规放射检查通常可以诊断，应重视皮质下透光区（图54-8），可以看到从下面骨质分离出来的骨软骨碎片。MRI或CT可以帮助确定骨软骨损伤的准确位置和范围。急诊科怀疑剥脱性骨软骨炎的患者在矫形科医生会诊前应避免负重。

此类患者的治疗方法取决于骨软骨碎片的稳定性和骨骼的成熟度[48]。如果骨骺开放，使用保护性负重措施进行保守治疗常常可以治愈。一旦骨骺已经闭合，愈合的预后会有所保留。如果骨片分离，游离骨片需要外科手术取出或固定。一般建议通过非负重活动6～10周以保护动作幅度。

骨坏死

骨坏死发生在骨供应血管梗死而血流中断的情况。膝关节是常见的受累部位，特别是外侧股骨髁的承重面[50]。自发性骨坏死常见于中老年人，而继发性骨坏死常见于比较年轻的患者，与皮质激素治疗或镰状细胞贫血、狼疮、肾移植以及其他很多危险因素有关[51]。确切的病因尚不清楚。常见的临床表现是自发性的严重的膝关节局限性疼痛，可伴有关节积液和关节运动丧失。体检可发现受累股骨髁或胫间隔的点状压痛。在症状初期进行放射检查结果常为正常，可通过锝扫描确定诊断，其结果显示活性增强。MRI也可诊断急性骨坏死。软骨下骨髓信号异常是最早的改变；软骨下塌陷和骨折可见于更晚期的病例[52]。

初期多数患者可以保守治疗，包括休息、保护性负重，以及使用非甾体类抗炎药物（NSAIDs）。预后取决于累及负重关节面的比例。如果病灶较小，不需要手术治疗。病程较长时，多数患者发生退行性改变，但是在初期这种改变不严重。股骨骨坏死后期，可进行几种手术治疗，包括关节镜清创术、近段胫骨切开术、假体移植以及异体移植术[51]。

伸肌装置损伤

解剖和病理生理 伸肌装置由股四头肌、股四头肌腱、内侧和外侧支持带、髌骨、髌韧带和胫骨结节组成（图54-9）。髌骨被动和活动的稳定性由周围软组织帮助维持。虽然此解剖复合体包绕了膝关节表面的大部分，但是伸肌装置损伤与膝关节其他类型损伤相比并不频繁。伸肌装置破裂可发生在任何水平，从股四头肌到胫骨结节附着部。损伤通常是膝关节处于屈曲位、撕裂或直接撞击导致股四头肌突然强力收缩的结果。股四头肌腱破裂常常发生在髌骨附着处或其

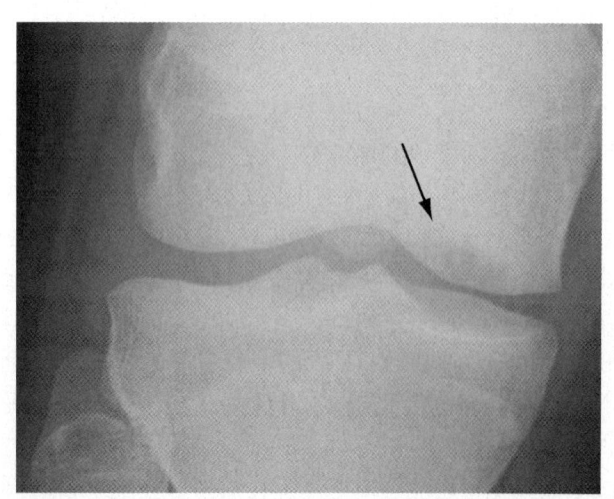

图54-8 剥脱性骨软骨炎。箭头指出患慢性内侧膝痛的青春期女性膝关节的皮质下放射缺损。

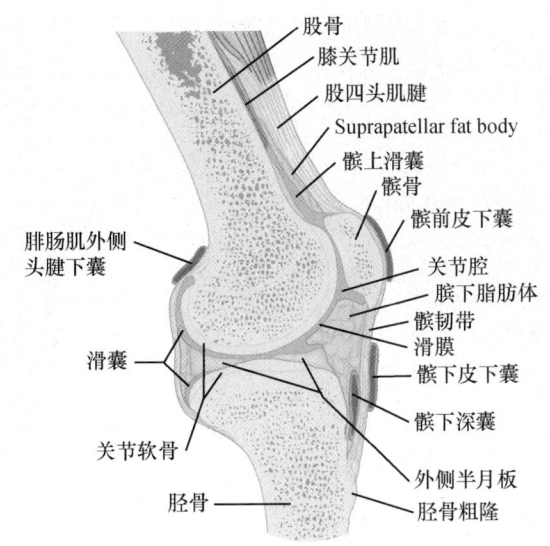

图54-9 膝关节矢状面（中线外侧）显示伸肌装置和相关结构。

附近。偶尔，破裂会延伸入股中间肌腱或横切入支持带。大多数髌韧带破裂发生于髌骨后柱。

伸肌装置的肌腱对于拉伸负荷非常有抵抗力，在正常生理状况下，甚至在显著的外力下不会破裂。慢性系统性疾病，包括风湿性关节炎、痛风、系统性红斑狼疮、甲状旁腺功能亢进以及器官移植受体的医源性免疫抑制，会导致肌腱更容易破裂[53]。有些研究发现肌腱破裂的病例曾使用类固醇或氟喹诺酮[54]。年龄也是一个影响因素，股四头肌腱断裂常常发生在40岁及以上的患者，而髌腱断裂常发生于低于40岁的患者。在儿童股四头肌腱和髌腱断裂很罕见，而肌肉撕裂占主要比例。在青少年，髌股发育不良、慢性肌腱炎，以及使用类固醇是发病诱因。发育不良可因不断的伸展超负荷而导致伸肌装置损伤，而皮质类固醇似乎削弱了胶原蛋白的超微结构而损害修复过程。

临床特征 临床评估可以正确诊断出大多数伸肌装置完全破裂的病例[55]。伸肌断裂的患者会出现下列症状和体征：①急性发作的疼痛、肿胀、膝关节前面的瘀斑以及髌骨、股四头肌腱或髌韧带上可触及的缺损；②下肢伸展能力受限或缺失（伸展迟滞定义为做最后10级伸展时蹒跚或困难）；③高位髌骨合并髌韧带破裂及向上回缩；④低位髌骨合并股四头肌腱破裂及向下回缩。部分断裂的诊断依靠临床检查可能困难，需要MRI确诊。

诊断方法 应行标准前后位和侧位放射检查，可能发现特征性的表现，包括股四头肌腱或髌腱涂抹征、不确定的髌上或髌下的软组织团块、软组织钙化或移位的髌骨（图54-10）。高位髌骨可在侧位片计算髌骨长/髌韧带长比率发现。如果此比率少于0.8，则存在高位髌骨[56,57]。屈曲程度不影响此比率，因为髌韧带没有弹性。股四头肌破裂的患者，常在切线片发现髌骨退行性改变（牙齿征）。伸肌涂抹现象可能由肌腱磨损和周围血肿所致。软组织团块代表撕裂韧带向近段或远端回缩。钙化可能为髌骨或胫骨结节破裂的骨片在肌腱上发生的营养不良性钙化。尽管有众多的放射征象，股四头肌腱不完全破裂的正确诊断很少能经平片做出。MRI显示完整的伸肌装置，即使在急性期也是诊断伸肌装置病变的最好的形态学检查。对于怀疑不完全撕裂或关节内紊乱的患者MRI尤其适用。

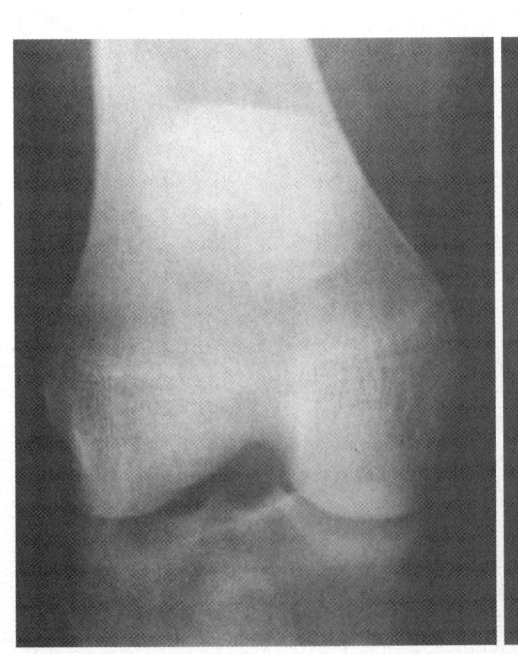
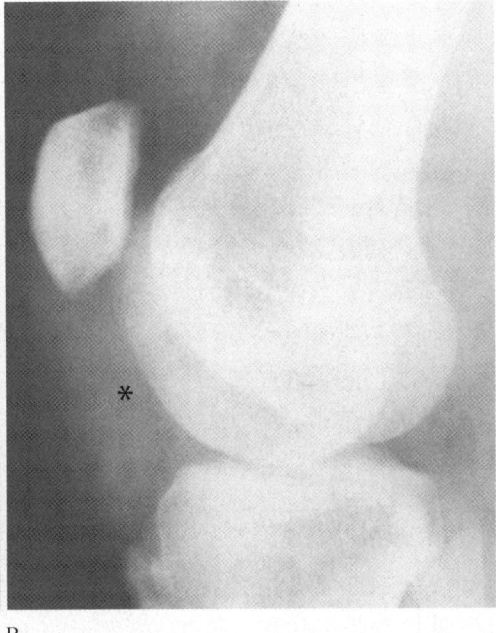

图54-10 髌下腱破裂，导致前面观的高位髌骨（A）和侧方投影（B）。B，膝关节髌下正常时透光部分密度增加（星号），表示血液进入前间隔。(From Harris JH, et al: The Radiology of Emergency Medicine, 3rd ed. Baltimore, Williams & Wilkins, 1993.)

治疗 早期治疗（损伤2～6周内）急性伸肌装置损伤能得到更好的临床预后。在受伤时准确诊断是很重要的。延迟诊断髌韧带破裂的患者会出现显著髌骨回缩，随之出现股四头肌挛缩或粘连。如果破裂仅为一部分，应固定膝关节于全伸展位4～6周[58]。肌腱完全破裂需要外科治疗以使其重新附着，应在伤后尽可能早地修复以获得最好的效果。早期和后期修复均有很多技术，选择基于几个因素，包括破裂的部位、受伤和修复之间延迟的时间，以及是否存在粘连。在一期修复后，使用长腿石膏将膝关节固定于完全伸展位直到痊愈。逐渐升级的主动和被动关节活动度训练可得到最佳的效果。

髌骨骨折

解剖和病理生理 髌骨是人体最大的籽骨。位于股四头肌腱、髌韧带和内外侧支持带包围的空间内。作为伸肌装置的主要组成部分，髌骨通过支持股四头肌腱向前移位而增强了股四头肌的有效杠杆臂[27]。除了边缘的小撕脱骨折，所有髌骨骨折都在关节内。

髌骨骨折约占所有骨骼损伤的1%，可发生于任何年龄段[59]。髌骨骨折可分为横断骨折、星状骨折或粉碎骨折；纵行或边缘骨折；近端或下级骨折；以及罕见的骨软骨骨折。髌骨骨折可以为移位的或非移位的，由直接或间接暴力或者关节脱位导致。最常见的骨折类型是横断骨折（50%～80%）[59]。这种类型常见于年轻人，通常是股四头肌腱的强收缩暴力的结果。这种暴力可将髌骨上端向上拉，导致广泛移位。这些病例中内侧和外侧支持带通常被撕裂，导致显著的功能障碍；不能主动伸展膝关节。髌骨非移位横断骨折通常由作用于髌骨前面的直接暴力所致（例如，直接摔伤膝盖或交通事故时持续的直接暴力）。支持带和伸肌装置通常不受累，患者仍保持有限的主动伸展功能。星形和粉碎性骨折占所有髌骨骨折的30%～35%，通常是直接损伤的结果[59]。在平片上骨折片常显现为不相连的碎片，但局限在髌骨位置内，并得到内侧和外侧支持带以及周边软组织的支撑。近端小碎片有继发无血管坏死的危险，因为髌骨血管供应靠中心和下端。纵向或边缘垂直髌骨骨折比较少见，通常是直接损伤的结果，累及外侧面。

临床特征 体格检查可发现压痛、肿胀、髌骨上及髌前滑囊瘀斑。依骨折类型和移位骨片的数量不同可出现主动伸展受限或不能。合并伤包括股骨颈骨折、髋关节脱位以及髋臼骨折。

诊断方法 髌骨骨折的放射检查应包括标准前后位、侧位和日出位。大多数髌骨骨折在平片比较明显，但是垂直边缘骨折可能确诊比较困难，在前后位片受到股骨的掩盖而在侧位片根本看不到[60]。

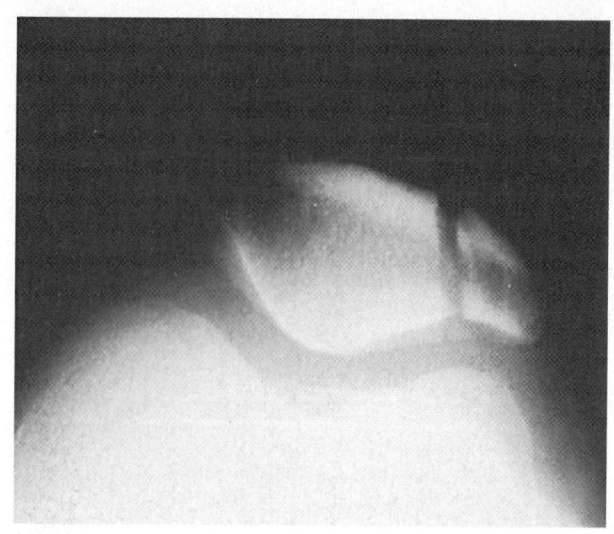

图54-11 髌骨骨折，日出位。锐利的未骨化边缘确定此为急性骨折而非先天性改变。(From Rosen P, et al: Diagnostic Radiology in Emergency Medicine. St. Louis, Mosby, 1992, p 196.)

仔细检查日出相（或等同的）可以发现骨软骨撕脱碎片或边缘骨折（图54-11）。双相或多相髌骨是正常变异，不应与骨折混淆。骨化中心在髌骨的外上象限具有光滑的皮质边缘。对照放射检查可能有帮助，因为此类解剖异常常为双侧的。在某些病例，可能需要MRI或关节镜以确定潜在的边缘骨折或游离的骨软骨碎片。

治疗 如果患者可以主动伸展膝关节而骨折不移位，说明支持带未受累，且骨折可行非手术治疗。非移位的髌骨骨折可使用长腿石膏治疗4～6周，结果均较好。治疗期间膝关节应固定在全伸展位以缓解作用于髌骨的所有外力。初始治疗应使用膝关节固定装置。教患者使用拐杖，在可以忍受的限度内部分负重，以及到矫形骨科或初级医疗机构复诊。

对于广泛移位的横断骨折，为了得到最佳效果需要进行切开复位和内固定术。尽管手术技术因医生而异，但张力带和缝合支持带是常用的。膝关节固定器或长腿后位夹板可在初期尚未确定治疗方案前使用以固定肢体。治疗移位的粉碎性骨折可选择切开复位和内固定术以及部分或全部髌骨切除术。

骨折碎片分离及修复的骨折部位开裂不常见。通常是内固定不充分或固定时间不够的结果。无血管坏死罕见。所有治疗方法的关节活动度都较好。据报道持续性髌股痛和骨关节炎症状作为髌骨骨折的晚期并发症发生率为56%[59]。

髌骨脱位

解剖和病理生理 创伤性髌骨脱位是相对常见的膝关节损伤,可导致复发性髌骨半脱位和脱位。儿童较成人更常见。多数病例为向外侧脱位,损伤机制通常是作用于髌骨前面或内侧的直接打击。见于运动损伤,由伴随屈曲和外旋的外翻暴力所致。在几乎所有病例,当髌骨向外侧半脱位时,拉伸髌内侧支持带导致其断裂或扭伤;髌骨半脱位通常提示拉伸内侧支持带,而脱位提示撕裂。虽然关节外髌骨脱位常见,但是任何出现膝关节绞锁的患者都应考虑罕见的关节内脱位。

股四头肌角(Q角)在股四头肌收缩时测量。在前后位X线片上,从胫骨结节到髌骨中心的连线及从髌骨中心到髂前上棘的连线之间的角度为Q角。此角度正常值在男性为≤10°;女性为≤15°。如果超过此正常值范围则倾向于患者存在髌股问题[61]。

临床特征 患髌骨外侧脱位的病人会主诉膝关节无力伴疼痛和肿胀。不能负重及不能屈曲膝关节也是常见主诉。可有关节脱位的既往史。检查可发现关节前方凹陷而髌骨向外侧移位。触诊常可引出沿内侧关节线的压痛,且可能出现关节积液。如果伴发骨软骨骨折则急性关节出血非常常见。骨软骨骨折典型地发生于髌骨关节面并可能仅累及软骨(软骨骨折)或包括一片骨皮质。髌骨脱位可能会自然复位,或患者自行复位,之后常常形成大量关节积液。

髌骨焦虑试验用于帮助临床确定具有髌骨脱位或半脱位危险的患者。焦虑征是指当检查者试图向外侧滑动无移位的髌骨时,可观察到焦虑和期待伴随出现于患者。作为一个此项反应模式更为客观的表现,患者会强力收缩股四头肌企图阻止此种移位并且伴发疼痛。髌骨焦虑试验的阳性结果提示髌骨半脱位或脱位的倾向。在急性髌骨脱位的患者此项试验没有诊断价值,但在那些具有自行复位事件的患者中可能对确定诊断有帮助。

诊断方法 标准前后位和侧位平片对于诊断就足够了。因为疼痛和不能屈曲膝关节所以通常不可能行日出位(地平线位)片检查。放射检查可发现髌骨向外侧移位脱出滑车沟,常常伴发积液。应做放射检查以寻找撕脱骨折的证据。

治疗 确诊关节脱位后,应尝试闭合复位。在髌骨外侧缘施加向前内侧的外力或压力,同时轻柔地伸展下肢。髌骨复位困难并不常见。在髌骨外侧施加向下的压力,创造旋转外力以解锁髌骨内侧面可以成功地闭合复位[62]。推荐复位后放射检查以确定髌骨位于滑车沟内。骨软骨撕脱的碎片可能是X线可见的,因此复位后做的X线片必须仔细检查以发现这些碎片。放射检查证实有关节内游离体则需要关节镜进行清除。

创伤性髌骨脱位典型地发生内侧支持带撕裂而外侧支持带正常,阻止向内旋转。不能通过常规方法复位的脱位可能伴发显著的内旋和外侧支持带病变。

在成功复位后,膝关节应固定于全伸展位3~6周,以使内侧支持带有足够的时间愈合。冷敷、抬高、不负重,以及止痛治疗在急性期能获得更好的疗效。患者可在2周内出院,但需矫形外科或初级医疗机构随访。尽管通过正确的选择患者和正确治疗可以减少脱位复发的概率,但是44%以上的病人会经历脱位复发,并且一半以上的初次髌骨脱位患者会持续膝关节疼痛和不稳定的症状[63]。髌骨脱位常常复发,有时需要外科治疗,包括关节镜外侧支持带松解术。

软组织损伤

膝关节是最常受到损伤的关节。膝关节的韧带和关节囊共同作用以限制膝内外翻以及膝前后内外移位。膝关节韧带损伤可累及任何或全部韧带,并且损伤程度从轻微扭伤到完全撕裂。副韧带损伤常常导致沿关节线的压痛和疼痛。交叉韧带损伤常常导致诊断困难因为它们位于关节内部。

交叉韧带损伤

交叉韧带是稳定胫骨相对于股骨前后位置的基本的结构。它们被命名为交叉韧带是因为它们的结构互相交叉走行。ACL斜向上走行,向后穿过胫骨髁间前区止于外侧股骨髁的内面。ACL防止胫骨过度前移,并帮助控制膝关节在剪切、扭曲和旋转动作时的转动和过伸。它是膝关节最常受到损伤的韧带,美国每年有100000例新发的ACL破裂[64]。PCL从胫骨髁间后区经过ACL的上、外、前内侧终止于股骨内侧髁的外侧面。PCL阻止胫骨过度后移,特别是屈曲时。PCL非常强健,其损伤相对不常见。在骨骺开放的儿童交叉韧带损伤不常见。

ACL常在运动时受到损伤。可有多种损伤机制导致ACL破裂。尽管ACL损伤可由直接碰撞导致,但是更常见于非接触性的运动,尤其是轴枢或站立起跳动作时。作用于屈曲膝关节的直接暴力,就像交通事故时的猛力撞击(仪表盘)、赛马时膝关节屈曲并且踝关节跖屈时受伤也可导致ACL损伤。

半数的ACL损伤伴发半月板撕裂。在急性ACL损伤时,外侧半月板撕裂远较内侧半月板多见,但是慢性 ACL 撕裂更多累及内侧半月板。典型的"不幸三人组"即 ACL、MCL 和内侧半月板的联合损伤实际上较 ACL 撕裂、MCL 撕裂和外侧半月板撕裂的联合损伤少见。

ACL 损伤的诊断常常仅由病史确定。疼痛是 ACL 撕裂最常见的主诉并且通常立即出现。损伤时能听见破裂声是重要线索，据报道出现于约 70% 的 ACL 撕裂病例。患者也主诉膝关节变形、绞锁或无力并且不能负重。前抽屉试验用于诊断 ACL 损伤（见前文）。

PCL 损伤相对罕见。损伤机制包括足跖屈时摔落到地面（撞击胫骨结节），作用于屈曲膝关节的后方直接暴力（例如仪表盘损伤），过屈、过伸、过大的内翻或外翻负荷力以及膝关节脱位。几乎所有的 PCL 损伤都伴发其他韧带损伤，包括同时损伤 MCL、ACL 或后外侧复合体[64,65]。PCL 损伤可分为部分（Ⅰ或Ⅱ级）或全部（Ⅲ级）撕裂。单纯 PCL 撕裂及伴发关节囊韧带破裂的 PCL 撕裂患者疼痛和肿胀是常见主诉。撕裂的声音和感觉不常被注意到，关节不稳定也不常立即出现。稍后，患者可能主诉股骨掉落到胫骨上，后抽屉试验（见前文）常常用于评价 PCL 的完整性。

临床评价对于 ACL 撕裂和其他关节内损伤具有中度敏感性，对于 ACL 损伤的敏感度为 62%～100%，对于半月板损伤的敏感度为 64%～82%[66]。诊断比较困难的情况包括软骨骨折、ACL 撕裂、游离体和纤维脂肪垫。

副韧带损伤

膝关节内侧稳定结构是关节囊和 MCL。半膜肌和鹅足是内侧运动稳定结构。这些结构抵抗外翻和内旋不稳定。MCL 分为两部分，一部分是长的表面，另一部分为深的囊性结构；后者附着于内侧半月板，作为这些结构的稳定装置。MCL 通常受到作用于膝关节外侧的直接暴力或撞击而受伤，这些力量强加给膝关节外翻应力。总之，MCL 是最常见的单独的膝韧带损伤，也是最常见的伴发于 ACL 撕裂的损伤。MCL 损伤通常不需要外科治疗。

膝关节外侧稳定结构是 LCL 和外侧关节囊。其次是髂胫带、股四头肌腱和位于膝关节后外侧角的腘窝弓形复合体。对抗内翻应力的主要结构是 LCL。其纤维从外侧股骨髁下降附着于腓骨头。在站立和行走时外侧韧带紧张，处于或接近最大伸展状态。LCL 损伤机制通常是过伸伴内旋外力所致，通常伴随直接撞击或旋转暴力。LCL 损伤较关节内侧损伤少见但是功能障碍更严重。LCL 损伤发生率低归因于 LCL 活动性更大以及膝关节外侧部分更为稳定。内翻损伤不常见因为膝关节内侧部分受到对侧下肢的保护。导致 LCL 损伤所需的外力通常比导致内侧损伤所需的外力大，这也能部分解释 LCL 损伤伴发其他损伤概率高的现象。股二头肌的肌腱附着于腓骨头，刚好在腓神经的下面走行。因为这种关系，在 LCL 损伤的患者应考虑腓总神经和股二头肌腱损伤的可能。

如果在损伤发生后、出现肿胀和疼痛前很快完成膝关节韧带损伤的检查，其结果的准确度将提高，但是病人可能无法忍受检查，并且肌肉痉挛可能掩盖检查结构。无论如何，韧带损伤并不紧急，可以等到急性期过去后确诊。在韧带起源或走行部位的局限压痛提示所属的韧带创伤但是也可见于肌肉损伤、骨病变或半月板撕裂。应记录运动范围，并做稳定性试验评估韧带损伤，正如前文提到的那样。

诊断方法 在怀疑韧带损伤的患者做应力测试前可先查平片以除外伴发骨折的可能。虽然单纯副韧带拉伤的患者很少出现急性骨病变，但是平片检查在具有放射证据的创伤性关节积液和怀疑交叉韧带损伤的病例中益处是增加的。初始放射检查应包括前后位、侧位、髁间窝及日出位。每张 X 线片都应仔细评估是否存在骨软骨损伤、游离体或韧带附着点撕脱伤。伴随 Segnod 骨折（见图 54-3）和外侧胫骨平台后部骨折的外侧囊征象常伴发于 ACL 撕裂。

关节镜检查是诊断膝关节软组织（韧带或半月板）损伤的形态学"金标准"。MRI 很有用但是可能遗漏轻微的撕裂和解剖变异，并且即使结果正常，如果症状持续存在，关节镜检查仍然是必要的。此外，关节镜检查发现异常可以同时修复。因此，当膝关节疼痛而体检没有发现明显病因时很多矫形外科医生推荐关节镜而不是影像检查来协助诊断。

治疗 通常如果 ACL 不受累，所有级别的单纯副韧带损伤都采用非手术治疗。非手术路径应着重控制疼痛、恢复运动范围、恢复肌肉力量以及防止膝关节进一步损伤。正确的初始治疗包括冰敷、非甾体抗炎药以及必要时做固定以控制疼痛。患者应使用拐杖，部分负重或不负重。建议矫形外科或初级医疗机构随访，急性损伤恢复后，建立股四头肌和肌腱力量的康复训练方案。

ACL 撕裂的治疗存在争议，因为短期的功能障碍和长期的关节炎后遗症很难预测。很多运动活跃的年轻人 ACL 完全撕裂后需要外科手术重建以稳定膝关节。外科修复通常在伤后 2～3 周肿胀消退后通过关节镜进行。年长的患者以及不参与积极运动的患者可保守治疗，并进行肌肉力量训练。如果后续发生经常性的功能不稳定，在后期可以考虑外科重建。

单纯 PCL 损伤不常见，典型的通过非手术治疗。这些损伤常常很痛但是不常导致关节不稳定。康复需要股四头肌强化和功能性支撑。经过 10~20 年，关节面退行性变会导致关节僵硬和疼痛。

半月板损伤

解剖和病理生理 内侧和外侧半月板是新月形的纤维软骨垫位于胫骨的上关节面，为股骨髁提供一个滑动的表面。其功能类似缓冲器，并通过提供一个较大的接触面来帮助分散横跨关节面的压力。它们也通过加深胫骨平台而起到次级稳定装置的作用。正常的胫股咬合和功能依赖于半月板的完整性；其损伤或缺失导致骨关节炎。内侧半月板牢固地附着于关节囊的前、后方。外侧半月板附着于关节囊的牢固性稍差而活动性更佳。半月板在关节伸展时轻度前移，屈曲时轻度后移。因为外侧半月板具有较大的活动性而不易受到损伤。除了靠边缘的 1/3，半月板是无血管供应的，有血供的部分具有强大的潜在愈合能力。

半月板损伤的典型表现有沿关节线的疼痛和压痛、积液以及膝关节咔嗒声或绞锁。明显的关节积血不常见，提示交叉韧带损伤。间断关节绞锁是半月板碎片阻止关节运动的结果。相比之下，持续的运动幅度降低是积液和疼痛阻止关节运动的结果。半月板损伤可由单纯创伤或退行性变或二者共同作用所致。损伤机制常涉及膝关节负重时做扭转动作。所需的外力有时轻至从椅子上站起同时转身。多数半月板损伤发生在后部。

临床特征 半月板损伤在儿童少见但是在青少年和成人发生率逐渐增高。有间断关节绞锁、积液、无力和疼痛并且体检发现关节线压痛和 McMurray 试验阳性的患者应疑及单纯半月板损伤。交叉韧带损伤一定会导致即刻关节积血；半月板损伤通常在 12~24 小时后出现关节积液。更常见的表现是慢性 ACL 功能不全的患者膝关节不稳定而具有相似的病史和体检结果。

半月板破裂最重要的征象是沿关节线的局限疼痛和压痛。关节线疼痛和压痛在过屈和过伸时尤其明显。不是所有的半月板破裂都是有症状的。后角退行性病变常见于中年后，可能没有症状。半月板撕裂的鉴别诊断广泛，包括游离体、骨软骨疾病、胫骨脊骨折、髌股疼痛综合征、腘腱炎、皱襞综合征、感染性关节炎和伴或不伴撕裂的盘状半月板。半月板破裂常伴发 ACL 破裂。

诊断方法 急性半月板损伤的诊断比较困难，如果存在任何急性膝关节损伤特别是 ACL 破裂时更是如此[67]。半月板损伤不能通过平片或 CT 诊断。关节镜是诊断金标准，也可选择 MRI 但可能漏诊半月板破裂。

治疗 半月板损伤的决定性治疗并不紧急。除非膝关节闭锁不能伸展或屈曲，半月板撕裂的患者可行止痛、固定、冰敷、避免负重治疗，并嘱矫形外科或初级医疗机构随访。外科治疗仅用于症状持续限制活动的病例。外科治疗包括关节镜探查。如果半月板碎片很好地血管化则可以被附着于原处，否则需要去除。

过度使用综合征

过度使用综合征源于反复创伤和炎症。典型的主诉是膝痛，常局限于三个特殊部位之一：内侧面、外侧面或髌周。内侧膝痛可能由髌骨半脱位、胫骨上 1/3 的应力骨折、鹅足滑囊炎或肌腱炎，以及过度足外翻时 MCL 拉伤所致。外侧膝痛可能由髂胫或腘腱炎、LCL 拉伤或腓骨的应力骨折所致。前部膝痛是外侧髌骨压力综合征、髌周肌腱炎以及髌股综合征的典型表现，是膝痛的最常见原因。

髌股疼痛综合征

解剖和病理生理 髌股疼痛综合征是指与髌股关节病变相关的前部膝痛的临床表现。髌骨软化症是指关节软骨软化病变。将髌骨关节面的病理变化与临床症状相联系非常困难，且疼痛机制尚未确定。

临床特征 髌股疼痛综合征是最常见膝痛原因。易感患者一般是 10~20 岁，常常在清楚地描述症状方面存在困难。疼痛通常逐渐出现，一般与创伤无关。更易累及单侧膝关节。持续屈曲时（例如坐在电影院中）疼痛加剧，爬楼梯和跪着会使不适加重。患者会因为髌骨半脱位或脱位而出现关节不稳定。髌骨综合征即会发生于运动员，也会出现于累及髌股关节的关节炎的老年病人。需要考虑的鉴别诊断包括半月板撕裂、皱襞综合征、感染或退行性关节炎、韧带损伤以及过度使用综合征（例如髌前滑囊炎、髌腱炎）。

体格检查应从视诊开始。患者行走时可出现止痛步态。可存在胫股关节积液。髌骨面可有触痛。典型表现为伸膝时将髌骨压向股骨时导致疼痛。这也见于内侧或外侧半脱位。

诊断方法 平片基本正常，仅在考虑有其他诊断时进行更深入的检查。

治疗 不管病因为何，康复治疗对多数患者有效。髌股疼痛的保守治疗通常是有效的，多数患者对以下四种治疗方法中的一项或多项有反应：①股四头肌力量训练；②髌股装置的支架支持；③调整限制屈曲的活动；④药物治疗疼痛如非甾体类抗炎药。初始的治疗目标是减轻疼痛和改善功能，重点是强化股内侧斜肌力量。患者应接受恰当的指导以制定最佳的康复计划。

髂胫带综合征

髂胫带是一条狭长的阔筋膜，从髂嵴延伸到外侧胫骨结节。它连接外侧股骨髁和外侧胫骨，在膝关节伸展时起稳定作用。过度使用而疼痛可导致外侧股骨上髁的髂胫带下的滑囊炎症，结果引起外侧膝痛。此综合征最常见于长跑者并且易与在过度旋前时发生。查体可发现外侧股骨上髁的局限性压痛和髂胫带紧张或疼痛，可由 Ober 试验或其他相关检查引出[67]。Ober 试验时，患者侧卧，健侧下肢在下方，髋、膝关节屈曲 90°。患侧髋关节外展，膝关节伸直，然后让髋关节随重力回到神经内收位。髋关节不能随重力完全内收或膝关节外侧出现疼痛分别提示髂胫带紧张或炎症。X 线片无异常。需要进行鉴别的疾病包括早期退行性关节疾病，外侧半月板囊肿病变或撕裂，外侧关节囊拉伤，外侧胫骨或股骨髁骨坏死，应激反应，软骨软化，以及腘肌腱炎。治疗包括休息、冰敷，以及急性期使用非甾体类抗炎药，接受髂胫带拉伸治疗，改良鞋子，以及有指征时矫形治疗，并逐渐恢复到病前的运动水平。注射类固醇对于难治性病例有帮助，不常需要进行外科松解术。

髌周肌腱炎

髌周肌腱炎，或跳跃者膝，是指由跳跃、奔跑或剪切时的慢性重复性应力导致的一组髌周肌腱和伸肌装置异常的疾病谱。肌腱出现细微撕裂。治疗包括非甾体类抗炎药、休息以及调整运动。不推荐局部注射类固醇。对于高强度竞技运动员和保守治疗病情无改善的患者，可进行外科治疗清除异常组织。

皱襞综合征

皱襞，或滑膜的折叠部分，是持续存在于成人膝关节中的正常胚胎结构。反复发作在皱襞内的滑膜炎会形成一条无弹性带而限制膝关节运动。患者典型的主诉是股骨内侧髁上方疼痛，由运动引起，也可发生于长时间静坐后。当皱襞扫过股骨髁时有被咬住的感觉是另一个常被提到的症状。其他非特异性的症状包括关节间断肿胀、绞锁、无力和僵硬。体格检查常在内侧股骨髁上方而不是在内侧关节线部位引出压痛；后者是内侧半月板损伤更为典型的体征。同时还可出现关节积液、捻发音、不能运动、股四头肌萎缩以及 McMurray 试验阳性等体征[68]。

必须行平片检查以除外膝痛的其他病因，但其对诊断皱襞综合征没有价值，诊断后者通常需要关节镜检查。多数皱襞是关节镜检的偶然发现，与潜在的膝关节病变无关。内侧膝痛更有可能与髌股错位有关而不是与皱襞综合征有关。同样，前内侧关节线压痛更可能与半月板撕裂有关而不是与皱襞病变有关。

治疗包括休息和使用非甾体类抗炎药。当急性症状缓解，应建立康复计划，加强股四头肌力量和拉伸训练。如果保守治疗失败可进行关节镜下病变皱襞切除术。

腘肌肌腱炎

腘肌是一条小而扁平的肌肉，起源于股骨外侧髁，附着于胫骨后内面、关节囊和外侧半月板，经过腓肠肌外侧头的下面。其肌腱由滑囊包绕，并将其与胫骨副韧带、股骨髁以及关节囊分开。功能方面，腘肌防止胫骨外旋，并在屈曲时拉回外侧半月板防止股骨和胫骨对冲。第三种功能是与股四头肌和 PCL 一起稳定膝关节以避免股骨前移。腘肌腱炎常发生在运动员中，常导致膝关节后面或后外面局限性疼痛。跑步和走下坡路会使症状恶化。通常没有关节积液、闭锁或无力病史[69]。

体格检查可发现肌肉附着点、腓肠肌外侧头的肌肉附着点的内侧均有压痛。因为其与其他软组织的紧密关系，诊断可能比较困难。可行 Webb 试验，患者取仰卧位，膝关节屈曲 90°。腿内旋，请患者抵抗检查者外旋下肢的动作。如果可以复制症状提示腘肌肌腱炎。需要考虑鉴别的疾病包括股二头肌附着部、外侧半月板、外侧腓肠肌以及髂胫带损伤。

治疗包括休息、冰敷、使用非甾体类抗炎药以及股四头肌强化和拉伸训练。多数运动员可以在 10～14 天逐渐恢复运动。

滑囊炎

膝关节有数个滑膜囊，可以减少活动结构之间的摩擦力。滑膜囊通常是薄的，但是反复受力会使其增厚并充满液体。髌前滑囊位于髌骨和皮肤之间。髌下浅滑囊位于胫骨结节和皮肤之间。髌下深滑囊位于髌腱远端后缘和胫骨前面之间。髌上滑囊不是一个真正的滑囊，而是胫股关节囊的延伸部分。鹅足囊将鹅足从 MCL 远端和胫骨内侧髁分开。鹅足囊位于鹅腱下面，是一个三叉形结构组成股薄肌、缝匠肌和半腱肌的附着部。

滑囊炎由于反复受力、感染、局部创伤、结晶体沉积或全身性炎症的关节病变导致。滑囊炎必须与膝关节积液鉴别。髌前滑囊炎的特征是表浅滑囊积液肿胀覆盖在髌股下极。被动运动通常可完全进行，并且疼痛一般仅为轻度。髌前滑囊炎常因为反复跪在坚硬的表面所致（女仆膝）。髌前滑囊也是感染性滑囊炎的常见部位，常见的错误是将其与感染性膝关节炎（包括胫股关节）混淆。

鹅足滑囊炎可出现疼痛和压痛，位置接近胫骨内侧的，在内侧关节线下数厘米处。其最常见于肥胖妇女，伴发于膝关节骨关节炎，但也可出现于过度使用，特别是在跑步者中。其特征为相对突然发作的膝痛，伴有鹅足部位的局部压痛和肿胀。易与内侧半月板或 MCL 撕裂混淆。

放射检查会发现软组织肿胀，超声会发现液体积聚。MRI 也许有帮助但是并非紧急检查。如果怀疑感染，应抽取囊液进行革兰染色、培养、细胞计数和晶体分析。

感染性（细菌性）滑囊炎需要抗生素治疗，难治性病例需要手术引流。无菌性（炎症性）滑囊炎治疗包括冰敷、休息、抗炎、注射布比卡因和糖皮质激素，当然后者在存在感染时属于禁忌。所有的膝关节滑膜囊都可注射激素。在急诊室，向鹅足和髌前滑囊注射激素最常见。

骨关节炎

骨关节炎是由于退行性变导致的关节炎症。发病率在年长、肥胖、创伤和半月板切除术患者中增高。疼痛通常是最初的主诉，典型地由活动加重、休息缓解。关节绞锁、打软腿和不稳定也是相关主诉。体检可发现明显的成角畸形，可以为膝外翻（X 型腿）也可为膝内翻（弓型腿），也可出现止痛步态。累及的关节线通常有触痛。骨关节炎可累及一个或所有部分。

标准前后位负重 X 线片会发现关节间隙变窄、周围骨赘形成、软骨下硬化以及囊性变；也能显示膝关节成角畸形。侧位和斜位像可显示周围骨赘和游离体。需要切线日出位像以评价髌股关节的骨关节炎、硬化以及错位。

治疗包括调整运动、非甾体类抗炎药、支撑和力量训练。拐杖可帮助患肢减轻负荷并缓解症状。如果患者肥胖，推荐减轻体重。外科治疗仅用于严重病例，方法包括节骨术、半关节成形术或全关节成形术。

感染性关节炎

膝关节是感染性关节炎最常累及的关节。血行播散是最常见的途径，但是关节创伤也是常见原因。细

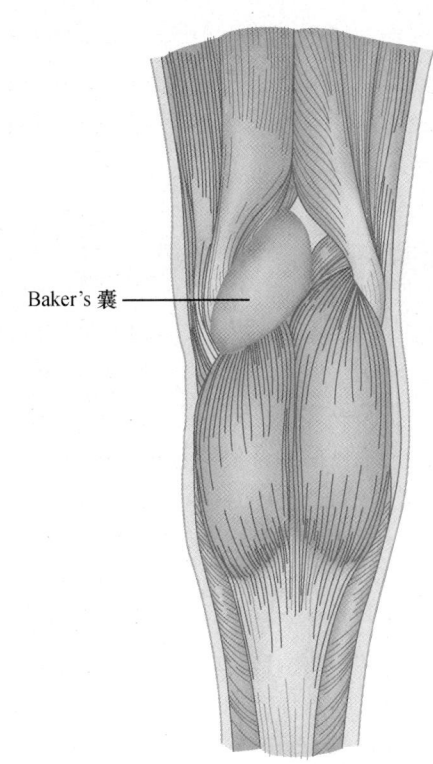

图 54-12　Baker 囊肿是半膜肌滑囊向后方膨胀形成。此滑囊常与关节腔相连。

菌传播到富含血管的滑膜然后扩散至关节。金黄色葡萄球菌是最常见的病原菌，但淋病奈瑟球菌也应考虑到，因为前者应使用万古霉素而后者使用头孢曲松治疗。此外，后者是需要报告的疾病并需要追踪接触者。在急诊室为预防感染性关节炎，所有开放性关节损伤都应手术冲洗并使用抗生素，临床医生应避免从感染的皮肤做关节穿刺，以免感染传播至关节。

Baker 囊肿

Baker 囊肿（腘窝囊肿）是滑膜通过膝关节囊后部形成的疝（图 54-12）。是由于任何原因使膝关节积液扩大导致的。在膝关节后内侧角可触及肿块，常可产生压迫感、疼痛和动作幅度受限。囊肿破裂囊液流入小腿可出现类似深静脉血栓或间隔综合征的临床表现[70]。在此种情况下，Baker 囊肿是一种排除性诊断（例如，血栓必须被除外）。治疗应针对潜在的关节内病变。

小腿

概述

在解剖上，小腿包括胫骨、腓骨和相关软组织，

而大腿包括股骨和其软组织。因为承受着全身的重量，小腿受到巨大的压力，胫骨是最常发生骨折的长骨。此外胫骨前面软组织覆盖程度较差，导致易受感染并且常延迟愈合。

疾病原理：解剖和病生理

小腿的骨性结构相对简单，包括胫骨和腓骨。腓骨仅起到稳定作用但是不承重。胫骨体在横截面为三角形，前内侧面仅有很少的软组织覆盖。胫骨是最常发生骨折的长骨且易为开放性骨折。缺乏软组织被覆导致血供贫乏，这增加了骨髓炎的发生率，并导致常发生于胫骨骨折的连接延迟或不连接。

胫骨远端终点膨大并成为另一种关节面形态，即腓骨切迹，属下胫腓关节。内踝从胫骨远端内侧部凸出，后部形成一沟容纳胫后韧带。胫骨远端下面被关节软骨覆盖形成胫骨顶，即踝关节的上关节面。腓骨与胫骨相反，被覆软组织，仅在踝关节处位于皮下并易被触及。腓骨由头、茎突、颈、体和外踝组成。

胫骨和腓骨由上、下胫腓关节和牢固的骨间膜或韧带联合相连。韧带联合是一条纤维带对于小腿远端极具重要性，负责保持胫骨和腓骨靠紧以保证踝关节接合的稳定性。

小腿的供血血管来源于腘动脉，腘动脉分为三支：胫前动脉，胫后动脉和腓动脉。胫前动脉可以通过触诊足背动脉搏动进行评价，胫后动脉脉搏可在内踝后面触及。

小腿被深筋膜分成数个间隔。每个间隔都有一条感觉神经走行，这是一个解剖学特征可以用于诊断筋膜间隔综合征。各个间隔命名为前间隔、外侧间隔、后浅间隔和后深间隔。前间隔容纳胫前肌、趾长伸肌、胫前动脉和支配足第一间隙的腓深神经。外侧间隔包含两组足外翻肌，腓长肌和腓骨短肌，以及支配足背的腓浅神经。后浅间隔包含腓肠肌、跖肌和比目鱼肌以及支配足外侧和小腿远端的腓肠神经。后深间隔包含胫骨后肌、趾长屈肌、胫后动脉、腓动脉和支配足底的胫神经。

损伤机制和治疗

近端关节内胫骨骨折

胫骨髁下骨折

胫骨髁下骨折通常伴发于胫骨平台骨折，特别是双髁骨折。髁下骨折累及近端胫骨干骺端且典型地为横断或斜行骨折。损伤机制涉及旋转或成角外力伴有垂直挤压。体检发现受伤部位的压痛和肿胀。关节积血提示骨折延伸入关节或伴有韧带损伤。超常规放射检查对于显示骨折线通常就足够了。急诊处理包括冰敷和腿后部长夹板固定。稳定的关节内无移位的横断骨折通常采用保守治疗，使用长腿夹板，随后门诊患者打石膏。儿童，有时在急诊就行石膏固定（需要有足够的衬垫）。粉碎性骨折或者伴有关节内骨折时需要切开复位和内固定，也可以在急性期进行。

胫骨结节骨折

解剖和病生理　胫骨结节位于胫骨体前缘近端，是髌韧带的附着点。胫骨近端骨骺和胫骨粗隆由两个独立的骨化中心发展而来，在青春期合并。骨骺骨化在青春期后期终止。

胫骨结节的撕脱骨折并不常见。在青春期的男孩中最多见[71]。典型地发生在接近骨骺生长停止时，即胫骨结节的骺软骨出现软骨内骨化时。撕脱骨折大多数是在运动中的直接损伤。损伤机制为膝关节强力屈曲时对抗股四头肌强烈收缩，此机制也会导致髌腱撕裂。Watson-Jones分级依据骨折移位程度将其分为3级（图54-13）。Ⅰ型骨折指胫骨结节悬挂在近端胫骨，没有移位。Ⅱ型骨折有小片撕脱，但被拉回到近端；不累及关节面。Ⅲ型骨折更严重扩展到关节面；骨折移位明显并常为粉碎性骨折。

临床特征　体格检查可发现膝关节前部和胫骨近端的压痛和肿胀。根据骨折类型，功能障碍严重程度从伸腿缓慢到完全不能做伸展动作。关节积血是Ⅲ型骨折的证据因为关节内骨折累及近端骨骺。

诊断方法　平片通常对于诊断就足够了。侧位像可显示撕脱骨折、碎骨片的数量以及移位的程度。软组织肿胀也能显示。当怀疑Ⅰ型骨折时需要进行健侧对比。

治疗　治疗取决于骨折移位和关节受累情况。无移位的Ⅰ型撕脱骨折可打石膏将膝关节固定于伸展位直至愈合。轻度移位的Ⅱ型撕脱如果可以通过外部手工复位也可同样治疗。移位的Ⅲ型骨折应切开复位和内固定以恢复正常的生物力学和关节一致性。内固定螺钉和使用弹力绷带已经获得理想的效果。在固定和逐步康复一段时间后，多数病人可以完全恢复运动。

胫骨结节骨折很少出现并发症，包括膝反屈（膝关节向后弯曲）、高位髌骨、半月板撕裂、外科固定失败以及随后发生的异位骨化和胫骨结节骨坏死[72]。如果损伤时累及的生长板正在闭合，骨骺提前闭合很少导致明显的膝反屈畸形。

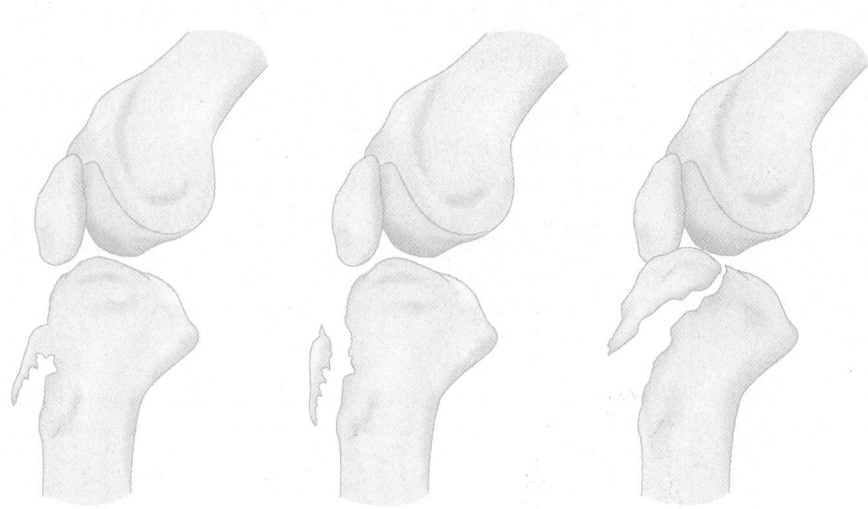

图 54-13 胫骨结节骨折。

Ⅰ型：不全撕脱型　　Ⅱ：完全撕脱，关节外型　　Ⅲ：完全撕脱，关节内型

Osgood-Schlatter 病

解剖和病理生理　青少年易患 Osgood-Schlatter 病，也称为胫骨粗隆的骨软骨炎或胫骨粗隆乳突炎。这一常见疾病是源于位于胫骨结节的髌韧带远端收缩，导致胫骨粗隆反复微创继之骨骺愈合。这种牵拉性骨突炎发生于青春期发育陡增阶段，常见于参与竞技运动的儿童。

临床特征　此疾病特征为胫骨结节上方疼痛性肿胀，活动时加重，休息可缓解，并常常持续数月。胫骨结节可出现明显异常，经常累及双侧。屈膝时抵抗外力伸展膝关节可诱发疼痛，偶尔可出现伸展迟滞。髌腱附着点有明显压痛。20%～30%的患者出现双侧病变[73]。

诊断方法　Osgood-Schlatter 病的诊断基于临床症状和体征。膝关节平片可能有助于除外其他疾病（例如肿瘤、感染、撕脱骨折）。Osgood-Schlatter 病的放射检查外观正常或发现胫前软组织水肿或胫骨结节突出，而不伴其他骨异常。

治疗　治疗因症状的剧烈程度和患者的骨龄不同而异。初始的主要治疗为休息、冰敷和止痛。当症状减轻，应开始伸展和强化股四头肌的康复治疗。膝关节矫形器用于减轻胫骨隆突虚弱时对伸肌装置的牵拉。

固定仅用于无法避免导致症状恶化的运动而相对休息的不稳定的患者。症状严重的儿童，可固定 2～3 周。如果保守治疗失败可进行手术修复，但是要到骨骺闭合时才能进行，而到那时问题通常已经解决了。

胫骨骨折

解剖和病理生理　胫骨和腓骨通过韧带联合紧紧地连在一起。这条牢固的组织带可以传递能量以至于胫骨和腓骨在不接触的部位发生骨折。胫骨骨折时仅有 15%～25% 腓骨不受累。胫骨骨折伴发感染、延迟愈合、不愈合以及骨连接不正的概率很高，部分原因是胫骨前面缺乏软组织被覆。

胫骨骨骺横断骨折典型地是高能量直接创伤的结果。低能量的旋转和压缩暴力常导致螺旋或斜形骨折。

Toddler 骨折是一种无移位的胫骨远端骨折，见于 9 个月到 3 岁的儿童。典型的胫骨远端骨折常与意外创伤有关，相反胫骨体中间骨折则提示与虐伤有关。

胫骨骨折无创伤时也可发生。应力骨折最常见于胫骨体。病理骨折可因代谢性骨病、骨软化症或肿瘤引起。

在儿童，胫骨和腓骨的弯曲骨折和青枝骨折常见。弯曲骨折在 X 线片常为轻微的弯曲而无成角，相反正常的骨皮质外形为平滑线。青枝骨折为一种弯曲骨折，在有角度骨的凸面的骨膜和骨皮质出现断裂，而凹面不受累。这两种骨折都是稳定的，并且骨膜不受累，所以肿胀、捻发音以及畸形在骨折部位很轻微。

临床特征　胫骨体骨折导致疼痛、肿胀和局部畸形，通常为成角或足旋转畸形。确定血管的完整性是应优先考虑的问题。应评估足背动脉和胫后动脉脉搏；然而，血管损伤是这些骨折的罕见并发症。相反神经损伤常见，特别是腓神经损伤。腓神经运动功能

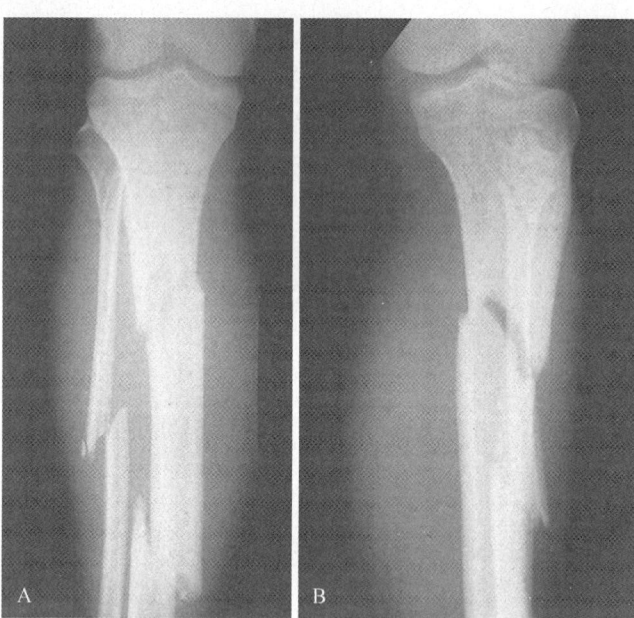

图54-14 胫腓骨骨折。A,前后位。胫骨和腓骨体粉碎性骨折。注意继发于水肿或血肿的正常软组织面的涂抹征。B,侧位相。(From Rosen P, et al: Diagnostic Radiology in Emergency Medicine. St. Louis, Mosby, 1992, p 198.)

通过踝关节运动、足趾背屈(腓深神经)和足外翻(腓浅神经)检查。腓神经感觉功能通过第一足背网(腓深神经分布)和足背外侧(腓浅神经分布)的感觉检查。胫后神经的完整性通过足底感觉是否存在进行评价。严重的软组织破坏也会伴发胫骨体骨折。间隔综合征可能是胫骨骨折的一个并发症且常在骨折后第一个24~48小时发生。

诊断方法 前后位和侧位X线片检查可明确骨折、确定骨折类型,并识别任何伴随的骨缺失(图54-14)。在平片中应同时包括膝关节和踝关节,且可能需要对骨盆和同侧股骨进行放射检查以评价伴发伤。在对下肢进行了任何治疗后应再次进行放射检查并包括膝关节和踝关节以便可以检查到近端韧带和远端关节面。

治疗 闭合性胫骨体骨折的初始治疗包括用长腿后部夹板固定膝关节在屈曲10°~20°。上夹板的过程可能需要止痛和镇静治疗。一般来说,骨折固定后疼痛就减轻了。如果患者在固定后仍持续主诉严重的疼痛,要考虑发生了并发症,如间隔综合征、神经根受压或肢端缺血。在急性期一般要避免使用环形石膏固定因为有发生间隔综合征的危险,但有些矫形外科医生会在儿科骨折急性期进行石膏固定。对于多数严重的胫骨体骨折的患者,建议早期住院治疗,可以充分控制疼痛并观察间隔综合征是否出现。

开放性骨折应覆盖无菌敷料。应给予抗葡萄球菌的抗生素(典型的是头孢唑啉),需要考虑药物的抗MRSA活性。污染严重的伤口应加用庆大霉素[74]。建议注射破伤风疫苗。应用长腿后部夹板固定(适用于所有开放性骨折)。

对于开放性胫骨骨折伴严重软组织损伤的病例推荐尽快急诊手术清创和外固定或内固定。开放性骨折、严重的软组织损伤以及污染到外科治疗时间延长会导致易并发骨髓炎。

总体来说,胫骨骨折愈合缓慢。由低能量损伤机制导致的稳定性胫骨体骨折平均的骨连接时间约为20周,而高能量损伤机制导致的不稳定骨折平均骨连接时间超过30周[75]。延迟愈合是指24周后骨折片仍未连接或骨折后3个月放射检查没有形成骨痂的迹象。不愈合是一个放射学诊断,可发现主要骨折端形成圆滑的、有良好骨皮质的边缘。这在成人长骨骨折较儿童骨折更常见,后者一般愈合很快。小腿血管的延迟损伤包括假性动脉瘤、动静脉瘘和深静脉血栓,也是胫骨体骨折的并发症。脂肪栓塞也会在急性期发生,特别是使用髓内钉后。晚期并发症包括下肢旋转不良、复发性骨折以及反射性交感神经营养障碍。

近端腓骨骨折

解剖和病理生理 因为腓骨是非承重骨所以单独的腓骨骨折相对不重要。损伤机制通常是直接作用于腿外侧的暴力或者作用于膝关节的间接内翻应力。Maisonneuve骨折是个例外(图54-15)。这种骨折累及内踝(内侧韧带撕裂或内侧踝骨骨折),伴韧带联合完全撕裂以及腓骨近端骨折。因此,腓骨游离于胫骨,导致踝关节不稳定,需要外科固定。因为有发生此种骨折的可能性,所以要求所有内踝损伤的病例都要检查近端腓骨。

临床特征 独立的腓骨体骨折会导致外侧下肢痛,行走时加重。尽管症状和体征可能是隐匿的,但是可出现局部疼痛、肿胀,并可在骨折部位出现压痛。应做全面检查以除外伴发的隐匿的神经血管或韧带损伤。腓总神经绕行腓骨颈,在受伤时可能被挫伤或撕裂。LCL可能被撕裂或拉伸,也可能出现胫前动脉损伤伴血栓。

诊断方法 包括膝关节和踝关节的前后位和侧位X线片。

治疗 单纯腓骨体骨折给予对症治疗包括冰敷、止痛和避免负重。长腿石膏固定很少使用但是在受伤最初的2天可以缓解症状。能忍受时可在后期逐渐负重,但应避免疼痛。无移位或轻微移位骨折的患者疼痛较轻,可以不用石膏固定而使用拐杖行走。总体来说,单纯腓骨体骨折可以门诊治疗,不出现并发症。

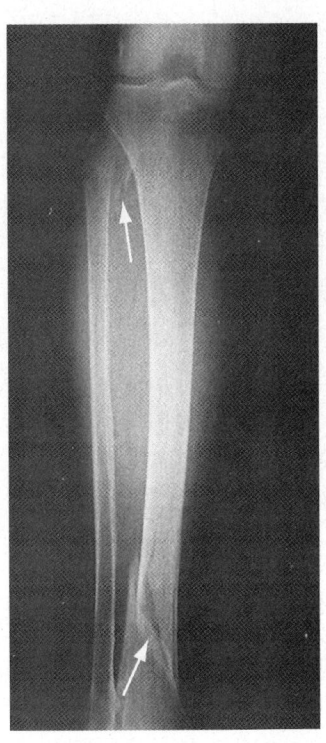

图 54-15 Maisonneuve 骨折，前后位片。此损伤涉及的旋转暴力导致胫骨远端和腓骨近端骨折（箭头）。(From Rosen P, et al: Diagnostic Radiology in Emergency Medicine. St. Louis, Mosby, 1992, p 197.)

对于严重移位的腓骨体骨折或伴有腓神经功能缺失的骨折（例如足下垂），建议矫形外科会诊。伴有神经损伤的病例不建议进行石膏固定，并且应在伤后短期内严密随访。如果神经功能没有恢复，可选择外科修复。Maisonneuve 骨折导致踝关节不稳定，需要进行切开复位和内固定。

近端胫腓关节脱位

解剖和病理生理 近端胫腓关节是一个小的滑动关节，形成于腓骨头上一个圆形或椭圆形的关节面和外侧胫骨髁下面一个小关节面之间。近端胫腓关节由关节囊和前后胫腓韧带稳定。近端胫腓关节脱位罕见，最常见于青少年和青年人因为其与交通事故和运动损伤有关[76]。近端胫腓关节脱位有很多类型，前外侧脱位最常见，通常是在腿屈曲、外展时摔倒导致。后内侧脱位一般是由作用于屈曲膝关节的直接暴力导致，并更易合并腓神经损伤。上脱位伴发踝关节脱位，典型地与踝关节骨折同时发生。

临床特征 患者会主诉膝部有"脱出关节"感，如果脱位是间断发生的，膝关节会间断地发生绞锁或无力。体格检查在近端腓骨和胫腓关节上方有压痛和肿胀。不伴其他损伤时体格检查不出现其他异常，运动幅度正常且无关节线压痛或关节积液。

诊断方法 平片能确定诊断，有时也需要 CT。在前后位像上，腓骨头向外侧移位，骨间隙变宽。可能需要健侧对比以支持这些表现。

治疗 创伤性近端胫腓关节脱位的初始治疗为闭合复位。如果患者在受伤后很快就诊，前外侧脱位的复位可在急诊室进行，膝关节屈曲 90°，踝关节外翻，向腓骨头直接施力[76]。复位后需要矫形外科会诊并至少固定膝关节 3～6 周。如果闭合复位失败，患者可能需要切开复位，修复关节囊韧带和鞘。对初始治疗无反应的复发性脱位或损伤，近端腓骨切除术或关节融合术可能有效。

应力骨折

解剖和病理生理 胫骨是应力骨折的常见部位。应力骨折一般发生于胫骨体。典型的类型是水平或斜行骨折，纵行骨折不常见[77]。应力骨折的其他好发部位包括股骨、腓骨、跗骨（特别是舟骨）以及跖骨。过度使用导致应力骨折。应力骨折和病理骨折有显著不同，应力骨折是过度重复的外力作用于正常骨骼的结果，而病理骨折是正常外力作用于异常骨骼（例如骨质疏松或肿瘤）的结果。

临床特征 应力骨折的特征是无直接创伤史而有骨痛并伴压痛。最重要的病史信息包括近期体力活动增加，在硬路面上训练以及鞋子保护不够。疼痛常为隐匿起病逐渐加重，但也可为突发。休息后常可缓解疼痛。小腿疼痛的鉴别诊断还包括胫骨夹板、锻炼导致的间隔综合征、小腿挫伤、肌肉拉伤、肌腱炎、骨膜炎以及骨间膜拉伤。体格检查会出现局限性骨压痛和被覆软组织肿胀。通常不会出现肌肉萎缩、无力或关节运动范围受限。

诊断方法 放射检查结果依骨折部位和愈合阶段而不同。接近 1/3 的应力骨折在初次就诊时可通过放射检查确诊，一半应力骨折在伤后 2～6 周有放射表现。放射检查的发现常常轻微，包括骨膜的新生骨、硬化以及垂直于骨皮质的亮线。MRI 比平片确诊更早更准确[77]。

如果怀疑下肢应力骨折，而最初放射检查没有阳性发现，禁止活动 10 天到 2 周后随访可能会发现骨折的放射征象。对治疗有反应的愈合的证据（骨膜反应）对于确定诊断通常就足够了。

治疗 多数胫骨和腓骨的应力骨折都可非手术治疗。应减少活动 3～6 周以利愈合，这期间应定期做放射检查。那些行走导致疼痛的罕见病例，需要石膏固定和避免负重。定期放射检查以评估愈合情况。罕见的不愈合病例需要外科治疗。

间隔综合征

间隔综合征是由于筋膜间隔内压力增高所致，导致肌肉和神经坏死，将在第46章讨论。

小腿软组织损伤

拉伤

腓肠肌拉伤

腓肠肌内侧头常常在体育运动中拉伤，有时甚至被拉断。体检时可发现肌肉上有可触及的间隙，以及在肌腹的内侧和下缘可出现压痛点。任何活动或被动的踝关节背屈都会引发疼痛。

腓肠肌拉伤或撕裂可能与以下疾病混淆：跖肌腱撕裂，体检发现近端小腿有压痛、肿胀和瘀斑；Baker囊肿破裂，其囊液进入小腿；血栓性静脉炎；以及跟腱断裂，典型地在跟骨近端出现可触及的间隙。诊断基于临床表现，尽管严重撕裂可在平片上看到软组织缺损。MRI可以确诊但并非必要。

腓肠肌内侧头的轻度部分撕裂可以通过休息和不负重治疗。更严重的不完全撕裂的治疗包括石膏固定踝关节在跖屈位8周。完全撕裂时多数矫形医生推荐外科修复以恢复腓肠肌正常长度和抗张强度。急性间隔综合征会使腓肠肌拉伤治疗更为复杂。

跖肌拉伤和撕裂

跖肌细小、多样，起源于股骨外侧髁，走行于比目鱼肌下面，附着于跟腱。跖肌是膝关节的弱屈肌及踝关节跖屈肌，功能微弱。撕裂发生于肌腱结合部，伴或不伴腓肠肌内侧头的部分撕裂。更多的近端跖肌拉伤也可为单纯损伤或者是膝关节ACL损伤的联合伤。患者会主诉小腿后部突然出现明确的断裂随后出现深部钝痛，可导致无力。仅在小腿后部中线外侧压痛最明显。处理为对症治疗。

胫骨夹板

胫骨夹板是指锻炼时或锻炼后胫骨前部疼痛。最常见的病因是胫骨应激反应或骨膜炎。胫骨应激反应是由于作用于胫骨的应力导致的微骨折，不同于显性骨折，后者更易使受累骨发生完全骨折。

体检会发现胫骨上的局部压痛、通常在中下1/3连接处。放射检查对于胫骨夹板的诊断没有帮助，也不能肯定地除外胫骨应力骨折。治疗主要缓解症状：休息、非甾体类抗炎药、冰敷和穿支持性鞋。患者应在门诊连续保守治疗，或做进一步诊断性的检查。

异物

异物如植物性物质（如荆棘）残留在下肢很常见。小腿内遗留异物会导致蜂窝织炎、脓肿、坏死性筋膜炎和坏疽。平片检查是必要的，但是当异物是放射阴性物体时对诊断没有帮助。超声对于诊断和定位较好，也可选择荧光透视和MRI[78]。有时需要外科探查。取出异物比较困难，深部异物应由外科医生取出，常常需要在手术室进行。

重要概念

- 膝关节损伤是急诊室最常见的矫形外科损伤。
- 最常见的韧带损伤是MCL。ACL损伤也常见并且更严重。接近50%的ACL损伤患者伴发半月板撕裂。
- 膝关节脱位常导致腘动脉损伤。远端动脉搏动存在不能除外血管损伤，除外严重的血管损伤需要进行血管造影或CT血管造影检查。早期行血管成形术很重要。
- 最常见的长骨骨折是胫骨干骨折，间隔综合征是不常见但很严重的并发症。
- Toddler骨折是胫骨远端的螺旋骨折，通常与受虐待无关。而胫骨体中部或横向骨折则应怀疑是否是虐伤。
- 髌前滑囊不应与膝关节（胫股关节）混淆。

本章参考文献请参见http://pumpress.bjmu.edu.cn/eduservice/3419.html

第 55 章 踝关节和足

Riyad B.Abu-Laban and Kendall Ho

陈云霞 译 李春盛 校

踝关节和足是高度进化的结构，功能是支撑体重和利于在不同的地形活动。踝关节和足损伤的表现常较轻，诊断可能被延误或漏诊，特别是多发伤的病例。

踝关节和足在临床功能上非常接近，可以看作一个功能单位。尽管在此章节中分开讨论，但是它们的损伤机制相同，且一个部位的病变可能会在另一部位伴发与之相关的病变。

踝关节

疾病原理

解剖

踝关节是胫骨、腓骨与距骨形成的关节。距骨滑车牢固地契合于由内踝、胫骨的水平关节面（胫骨顶）和外踝共同构成的"踝穴"内。踝关节的稳定性依赖于构成踝穴的骨及韧带的完整性。跟骨对于踝关节的运动和稳定也很重要。

踝关节包括三个基本关节：内踝内表面与距骨内表面构成的关节；胫骨远端关节面与距骨滑车构成的关节；以及外踝的内侧面与距骨外侧突构成的关节。这三个关节面相邻，均被覆关节软骨，并封闭于同一个关节囊内。胫骨远端也与腓骨远端构成远端胫腓关节，非常接近距骨。这些关节共同称为距小腿关节。

三套韧带系统——韧带联合、外侧副韧带和内侧副韧带——支持踝关节且对于稳定踝关节非常重要（图 55-1 和图 55-2）。

肌腱系统从四个方向行经踝关节。屈肌支持带约束胫骨后肌、趾长屈肌和内踝后面的拇屈肌的肌腱。

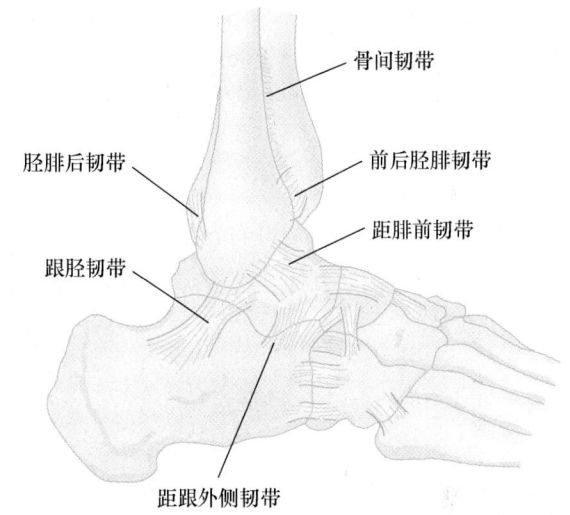

图 55-1 踝关节外侧副韧带和韧带联合的解剖结构。（From Nicholas JA, Hershman EB [eds]: The Lower Extremity and Spine in Sports Medicine, 2nd ed. St Louis, Mosby, 1994.）

腓侧支持带和腱鞘约束外踝后面的腓骨长肌和短肌腱。伸肌支持带约束踝关节前面上方的胫骨前肌、趾长伸肌、拇长伸肌和第三腓骨肌的肌腱。后方中线位置是跟腱和跖肌腱。

病理生理

踝关节的运动比较复杂，常涉及一个以上的关节。最好将踝相关的关节组看作是一个运动单元，即踝关节复合体。此复合体由距小腿关节和距跟关节或距下关节组成，使关节运动沿着几个轴向进行[1]。踝关节复合体的背屈（伸展）和跖屈（屈曲）主要靠距小腿关节实现，经过内、外踝沿水平轴旋转（图 55-3，图 55-5）。踝关节复合体和跗横关节的联动动作包括内翻和外翻，是距下关节沿距下斜轴的旋转动作（图 55-3A），外展和内收是沿胫骨纵轴的旋转动

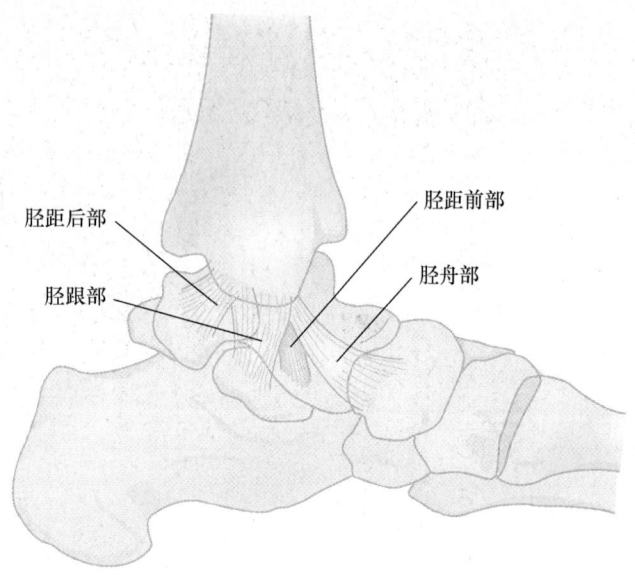

图 55-2 踝关节内侧副韧带的解剖结构。(From Nicholas JA, Hershman EB [eds]: The Lower Extremity and Spine in Sports Medicine, 2nd ed. St Louis, Mosby, 1994.)

作（图55-3B）。

维持踝关节稳定的结构可看作是一个围绕距骨的环状结构（图55-4）[2]。环的一个组分撕裂不会导致关节不稳定。而当一个组分损伤时，应仔细检查有无其他损伤。两个或两个以上组分撕裂会导致踝关节不稳定，且会显著影响关节的功能[2]。

临床特征

受伤后立刻出现肿胀和严重疼痛提示存在严重的韧带断裂、关节腔出血或骨折。受伤后立即不能负重常提示发生重大病变[3]。患者听到破裂声应考虑韧带、肌腱或支持带断裂，但是并不意味着发生骨折的可能性增加。症状迅速进展提示可能存在更为严重的损伤。有亚急性或者慢性踝关节疾病的患者可能无法将症状的出现与某一次创伤联系起来。应调查体力活动的类型和程度，以及踝关节是否无力。最后，老年人踝关节损伤或骨折会以亚急性疾病的形式出现，这反映了患者或护理者把一个严重的疾病误诊为简单扭伤或者漏诊。

体格检查

体格检查应注意畸形、瘀斑、水肿和积液，然后

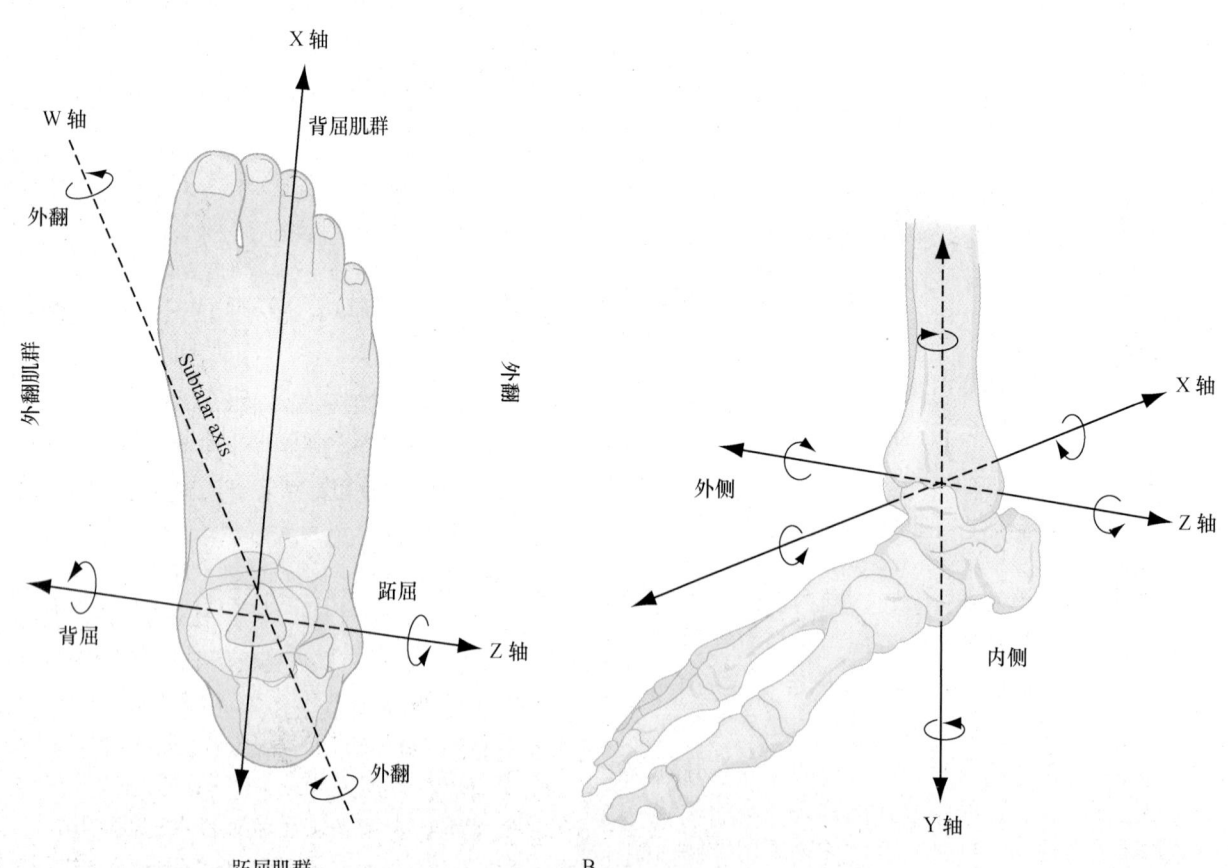

图 55-3 踝关节复合体的四轴。A，水平轴，行经双踝（Z轴）；足纵轴（X轴）；距下斜轴（W轴）。B，胫骨纵轴（Y轴）和X轴、Z轴的另外的角度。(A, From the American Academy of Orthopedic Surgeons: Atlas of Orthotics. St. Louis, Mosby, 1975; B, modified from the Department of Orthopedics, Mayo Clinic and Mayo Foundation, Rochester, Minn. Reproduced in Storment DM et al: Am J Sports Med 13: 296, 1985.)

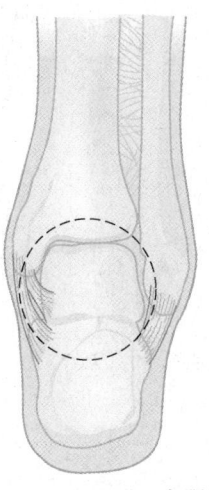

图 55-4　距骨环结构。由距骨顶、内踝、三角韧带、跟骨、外侧副韧带以及韧带联合组成。此环的完整性决定踝关节稳定性。（From Simon RR, Koenigsknecht SJ: Emergency Orthopedics: The Extremities, 2nd ed. Norwalk, Conn, Appleton & Lange, 1987.）

检查主动和被动动作的范围。压痛点能定位韧带、骨或肌腱损伤，尤其是患者就诊较早时更有定位意义。触诊应包括内侧和外侧副韧带、韧带联合、内外踝的前缘和后缘、胫腓骨的全长、前部关节面、距骨滑车的内外侧（踝关节跖屈时触诊）、第五跖骨基底、跟骨、跟腱以及外踝后面的腓肌腱。在除外骨折前不应做踝关节应力试验。只有在临床判断骨折可能性很小、局限压痛提示不需要平片检查或放射检查已经除外骨折时才能进行负重能力的评估[3]。

诊断方法

放射诊断

前后位、侧位和踝穴位是踝关节标准三相位放射检查系统。虽然曾对踝关节两相位放射系统做过研究，但与之比较三相位系统检查时漏诊轻微骨折的可能性减少[4]。前后位像可以确定内外踝、胫骨或腓骨远端、顶板、距骨滑车、距骨体和外侧突以及跟骨的骨折。侧位像可以确定胫骨前后缘、距骨颈、距骨后突和跟骨的骨折，以及距骨向前或向后的任何移位。在此相位，距骨滑车和胫骨远端之间关节间隙的任何不适应都提示踝关节不稳定，特别是出现前关节间隙狭窄时。外侧像对于确定踝关节积液也很有用，后者为泪滴状团块，取代了关节囊前后缘的正常脂肪组织（图 55-5）。出现踝关节积液提示有轻微的关节内损伤的可能，例如距骨滑车的骨软骨骨折[5]。

踝穴位像在踝关节内旋 15°～25°时拍摄，对于评

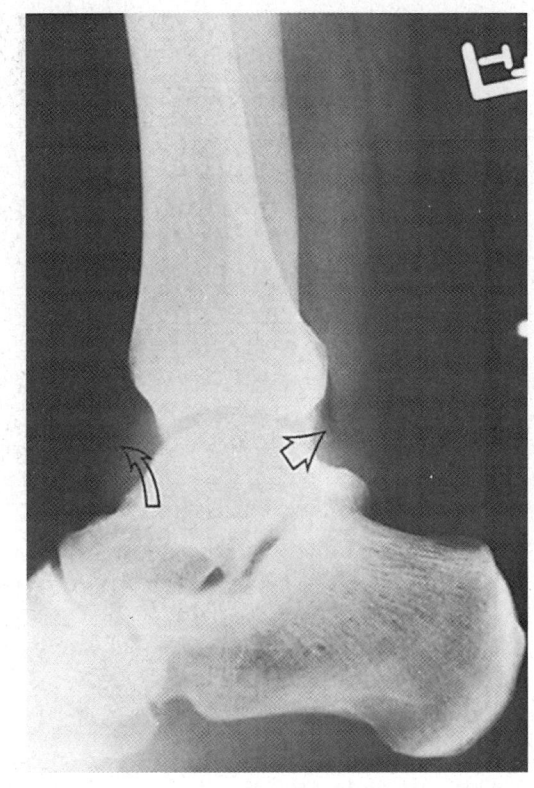

图 55-5　外侧片显示踝关节积液。箭头指出关节囊向前（弧形箭头）、后（直箭头）扩张。（From Nicholas JA, Hershman EB [eds]: The Lower Extremity and Spine in Sports Medicine, 2nd ed. St. Louis, Mosby, 1994.）

估距骨滑车和踝穴的关节面的适合度非常重要。关节面之间形成的线应平行，组成关节的胫距和距腓部分的关节间隙应一致，内侧净间隙不应超过 4mm（图 55-6）[6]。

多数独立的踝关节钝性创伤在受伤 48 小时内评估，应使用渥太华踝关节损伤规则（Ottawa Ankle Rules，OAR）以确定对踝关节或足进行放射检查是否必要[3,7]。OAR 规定如果踝部疼痛并出现以下任何一项表现，则需要进行放射检查。

1. 外踝远端 6cm 的后缘或外踝尖端出现骨压痛。
2. 内踝远端 6cm 的后缘或外踝尖端出现骨压痛。
3. 受伤后即刻以及在评估时不能负重行走至少 4 步。

OAR 进一步规定如果中足疼痛伴有以下任何一项表现则需要足部的放射检查。

1. 舟骨压痛。
2. 第五跖骨基底部压痛。
3. 受伤后即刻以及在评估时不能负重行走至少 4 步。

OAR 在诊断踝关节区域和中足区域骨折方面的敏感度接近 100%[3,7]。OAR 源于成年人群，对于亚急性或慢性损伤不适用。OAR 似乎在儿科患者中适

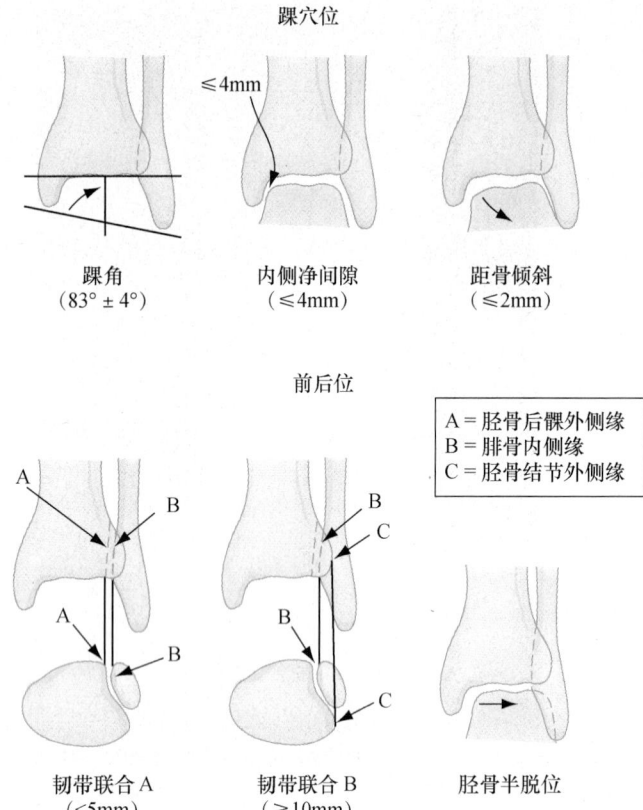

图 55-6 评估韧带联合的放射指标。(From Stiehl JB: Ankle fractures with diasthesis. Instr Course Lect 39 [III]: 79, 1990.)

用,但是结果不一致,所以一些研究者提议在儿童中选择不同的原则[8-14]。虽然足部放射检查的判定原则也适用于钝性踝关节创伤,但是只适用于足中部损伤并且只适用于研究所规定的损伤机制。OAR 并非足部放射检查的全面指南,且非常明确不适用于足后部或足前部损伤。最后,OAR 不适用于醉酒患者或那些由于头部创伤、多发伤或因为神经功能缺损导致意识减退而很难进行评估的患者。急诊专科医师和分诊护士使用 OAR 时其有效性与医师判断一致[15-17]。尽管 OAR 确实有用,急诊医师采纳和使用 OAR 仍然是有差异的[18,19]。

其他影像学诊断

尽管平片是踝关节损伤的首选影像学检查,但其会漏诊轻微的踝关节骨折、骨软骨骨折、应力骨折或韧带损伤。当平片检查阴性或仅有不重要的发现,而无法解释的症状持续存在时,在非紧急情况或可选择的基础上,进行其他影像学检查或矫形外科会诊是明智的[20]。

放射性核素成像(骨扫描)能显示软组织损伤例如韧带联合远端破裂、应力骨折和骨软骨骨折[21]。应力骨折出现放射证据前 1~2 周骨扫描就能显示异常,骨扫描正常可有效地排除此诊断。然而骨扫描异常是非特异性的,因为感染和肿瘤也会导致阳性结果(有关应力骨折的进一步讨论见本章的"足"),并且骨扫描对于随访没有意义因为其异常结果可以持续到痊愈后 1 年[21]。

CT 可以提供优质的骨成像,是诊断骨异常的卓越的形态学检查[21,22]。CT 可以查出非常小的骨折、轻微的应力骨折及韧带损伤,有利于制定外科治疗计划[21,22]。新的 CT 影像重建技术极为有帮助,包括可以确诊微骨折的二维多平面重建、可以显示肌腱和其下骨关系的三维空间重建、可以遮蔽表层以显示剥离出来的关节面像并增加诊断的准确度[22,23]。

MRI 在显示软组织结构如韧带和肌腱方面具有前所未有的清晰度,也可在放射检查异常出现前显示伴发于应力骨折的骨髓改变[21]。MRI 在指导治疗决策和随访患者对治疗的反应方面也很有帮助[24]。

其他的影像学检查如 MR 或 CT 关节造影在评价慢性踝关节疼痛方面可能有帮助,可以显示游离体、软骨病变、撞击、或骨软骨疾病[25]。做这些特殊检查需要经过矫形科和放射科会诊决定,患者在急诊室时不做这些检查。

疾病各论

踝关节骨折

病理生理 当变形暴力足够大超过骨结构能承受

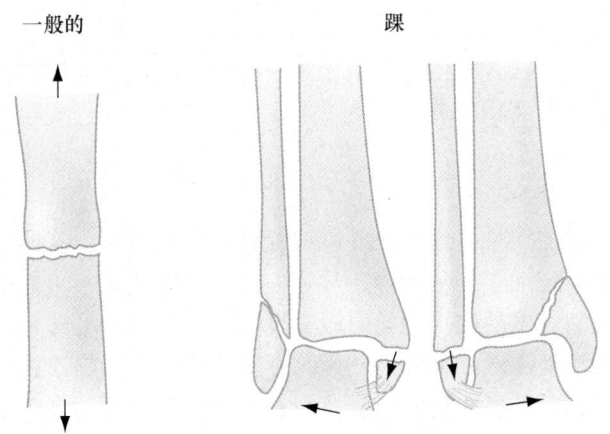

图 55-7 骨拉伸伤的机制和踝关节拉伸骨折的类型。箭头指出牵拉暴力的方向。(From Dahners LE: The pathogenesis and treatment of bimalleolar ankle fractures. Instr Course Lect 39 [III]: 85, 1990.)

的范围时会发生骨折。骨在变形暴力作用下会沿暴力轴横向折断（图55-7）[26]。受到牵拉的韧带的任何一端都可能发生断裂或者撕脱骨折。

治疗 踝关节骨折的处置包括确诊和分级、评估稳定性、立即复位威胁神经血管和软组织生长的骨折脱位，以及特殊治疗和安置。

到目前为止，还没有踝关节骨折的理想分级系统。Danis-Weber分级系统（图55-8）和Lauge-Hansen分级系统基于骨折的机制和部位[27]。然而这两个系统都有局限性，且不能提供所有病例的准确临床预后。Danis-Weber分级在单踝骨折时有预后价值，但是在更为复杂的双踝骨折和三踝骨折时无预后价值[28]。而且，Danis-Weber系统不能对独立的内踝骨折或Pilon骨折进行充分分级[28]。相反，Lauge-Hansen分级基于踝关节骨折的放射学表现而倾向于对韧带损伤的形式进行分类。然而根据最近一项针对踝关节骨折的MRI研究发现Lauge-Hansen系统未能对53%的韧带损伤病例（49例中的26例）的类型作出预测，且17%病例（59例中的10例）完全不能分类[29]。此研究也发现65%以上的患者踝关节骨折伴发完全韧带破裂，导致这些骨折的稳定性出现问题[29]。非常明显Lauge-Hansen系统单独用于所有骨折分类是不够的，且在预测软组织损伤方面特别有局限性。建议改良此两种分级系统以便更好地描述踝关节骨折，更重要的是进行预后[27-29]。

受伤的踝关节应固定、抬高、冰敷以便最大限度地减轻肿胀和进一步软组织损伤。明显畸形伴有神经血管受累或皮肤隆起时需要紧急干预[30,31]。复位前平片检查可能有帮助，但是累及血管的损伤不能因放射检查而耽误复位。

复位时应予患者适当的镇静和止痛。闭合复位的

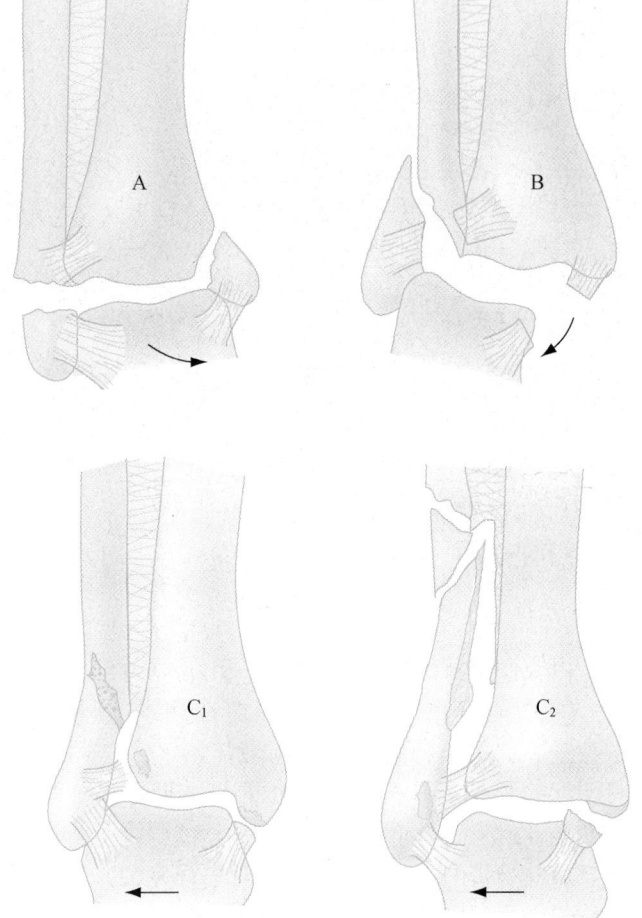

图 55-8 踝关节骨折的Danis-Weber分级，以腓骨骨折相对于胫距关节的位置为分级标准。(From Wilson FC: The pathogenesis and treatment of ankle fractures: Classification. Instr Course Lect 39 [III]: 79, 1990.)

基本原则是逆转变形暴力。例如，由内收外力导致的骨折脱位需要外展力进行复位。初始治疗使用牵引常有帮助。复位后，应评估神经血管状态，固定并抬高小腿，并在复位后进行放射检查。踝关节骨折治疗的总体目标是达到理想复位。

安置 总体来说，所有移位或潜在不稳定的踝关节骨折都需要在急诊室请矫形科会诊（框55-1）。这些损伤包括所有的双踝骨折和三踝骨折以及伴有对侧韧带损伤的单踝骨折（例如外踝骨折伴三角韧带撕裂或内踝骨折伴外侧副韧带撕裂）[32]。另外，所有的关节内骨折，特别是那些伴有关节面台阶畸形的骨折，都需要早期矫形科干预。

只累及一个踝关节环组分的关节外骨折可以石膏固定6~8周。需要手术干预的病例，受伤1~2周内矫形科门诊随访是比较理想的。在急诊室时踝穴位像测量出现任何异常（见图55-6）均提示关节不稳定且需要矫形科会诊。任何碎片直径小于3mm的撕脱

| 框 55-1 | 推荐在急诊室请矫形科会诊的踝关节骨折 |

单踝骨折
　　移位的内踝骨折
　　内踝骨折伴外侧副韧带破裂
　　移位的外踝骨折
　　外踝骨折伴三角韧带破裂
　　外踝骨折伴内侧净间隙增宽
　　单踝骨折伴韧带联合脱位
　　腓骨在胫距关节线或邻近位置骨折
　　移位的后踝骨折
　　后踝骨折累及25%以上关节面
所有的双踝骨折
所有的三踝骨折
所有的关节内骨折伴台阶畸形
所有的开放性骨折
所有的Pilon骨折

骨折以及微小移位骨折可作为踝关节扭伤处理。
　　踝关节骨折的结果依赖于损伤的程度、踝骨骨折的数量、踝关节稳定性以及患者年龄[27,28]。需要外科治疗的踝关节骨折，单踝骨折的结果好于三踝骨折，独立的外踝骨折的结果好于独立的内踝骨折，不伴有内踝骨折的多踝骨折的结果好于伴发的，累及后部韧带少于1/3关节面的骨折结果好于累及更大关节面的[33]。

单侧踝关节骨折

外踝骨折

　　独立的外踝骨折的稳定性取决于骨折部位相对于胫距关节水平的关系，Danis-Weber分级系统可用于此型骨折分级并能判断预后（图55-8）[28]。低于胫距关节的骨折很少累及其他的骨或韧带（Danis-Weber A1型损伤）。没有内踝损伤时，外踝骨折不会影响踝关节的动力完整性[32]。非复杂性外踝骨折的治疗包括石膏固定6~8周，至少在最初3周不负重，以及持续随访以确保适当愈合。提示双踝生物力学意义上破裂的三角韧带上方压痛、伴发内踝骨折（Danis-Weber A2型损伤）或伴发后踝骨折（Danis-Weber A3型损伤）需要在急诊室请矫形科会诊，特别是踝穴位像发现内侧净间隙变宽时（见图55-6）[14]。
　　靠近胫距关节线的腓骨骨折经常但并不总是撕裂远端胫腓韧带联合和内侧结构，且通常需要在急诊室请矫形科会诊。胫距关节水平的独立骨折（Danis-Weber B型损伤，见图55-8）的治疗是有争议的，因为此类损伤50%伴有远端胫腓韧带联合损伤。与CT比较，平片测量远端胫腓间隙对于查明胫腓联合韧带损伤的敏感度为31%，特异度为83%[34]。韧带联合压痛或踝穴位像显示内侧关节间隙变宽为急会诊提供了更多的指征。

内踝骨折

　　内踝骨折通常是外翻或外旋暴力的结果。这两种暴力施加于三角韧带，导致内踝尖端撕脱或三角韧带破裂。虽然内踝骨折可独立发生，但是最常见的是伴发于外踝或后踝断裂。因为存在此种联系，确诊内踝骨折时需要对腓骨全长进行仔细检查以发现压痛，出现压痛需要进行放射检查以除外腓骨近端骨折（图55-9）。
　　独立且无移位的内踝骨折可以石膏固定6~8周，至少最初3周内不负重，并矫形科严密随访。任何移位或伴发踝关节外侧组分破裂都需要在急诊室请矫形科会诊以考虑是否手术治疗[32]。

后踝骨折

　　独立的后踝骨折罕见，提示后部胫腓韧带撕脱。这些损伤可伴发于近端腓骨骨折、内侧和外侧副韧带拉伤。治疗包括石膏固定6周，仅用于没有伴发伤或踝关节不稳定的病例[35]。骨折累及25%以上的胫后关节面通常需要切开复位和内固定[32]。

双踝骨折

　　双踝骨折时踝关节环至少两个组分破裂，因此踝关节不稳定。这些骨折源于内收或外展暴力，后者更为常见[26]。旋转损伤也可导致双踝骨折，如果累及后踝则导致三踝骨折。
　　损伤机制常可通过骨折表现推断出来[26]。作用于内踝的外展损伤导致水平骨折，弯曲外踝导致斜形骨折或粉碎骨折（见图55-7）。内收损伤导致相反结果，出现腓骨的水平骨折和内踝斜形骨折。旋转损伤导致腓骨或内踝的斜形或螺旋骨折。双踝骨折伴发其他软组织损伤（例如韧带联合）很常见。
　　此类损伤应保守治疗还是手术治疗存在争议[26,36]。不稳定的双踝骨折需要手术干预，然而，一项研究发现手术治疗一年后，双踝骨折预后较外踝骨折伴三角韧带破裂差[36]。
　　内踝和腓骨远端应力骨折在运动员和跑步者中罕见。平片可能不具诊断价值，但核素骨扫描或MRI可以确定诊断[38]。大多数此类损伤可行非手术治疗，但应请矫形科会诊及随访。

三踝骨折

　　三踝骨折累及内踝、外踝和后踝。保守治疗效果

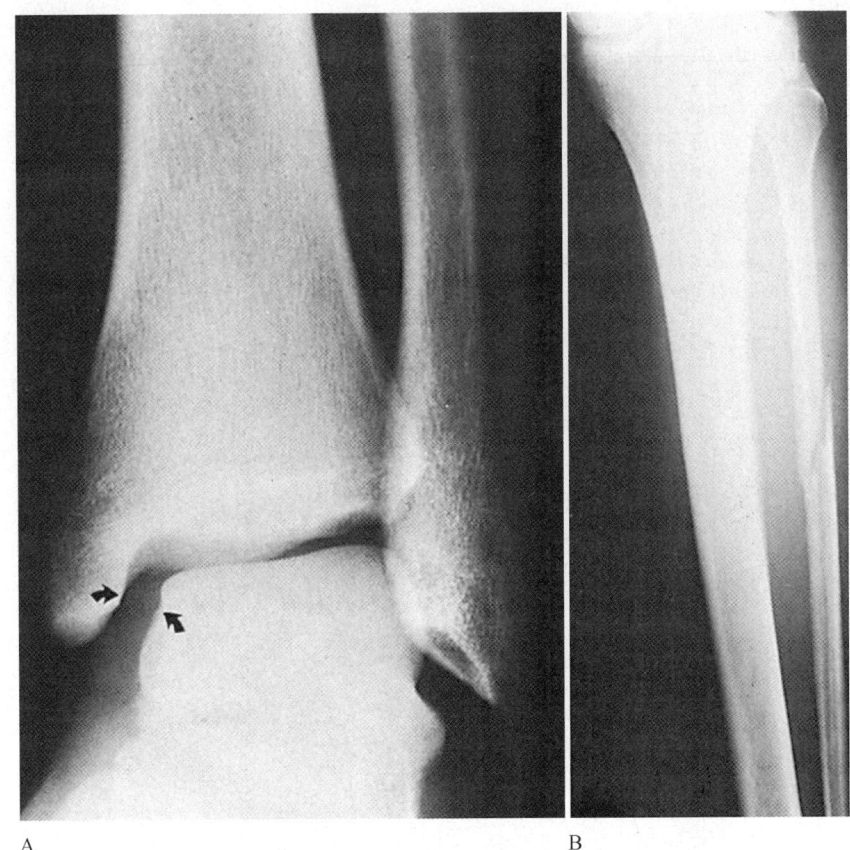

图 55-9　Maisonneuve 骨折。**A**，前后位片显示踝穴（箭头处）和内侧净间隙轻度增宽。**B**，外侧片显示近端腓骨体的斜行骨折。(**A** and **B**, From Nicholas JA, Hershman EB [eds]: The Lower Extremity and Spine in Sports Medicine, 2nd ed. St. Louis, Mosby, 1994.)

不满意，所以治疗应选择手术复位和内固定[39]。

开放骨折

开放性踝关节骨折通常发生于严重的独立踝关节损伤或多发创伤，需要立即请矫形科会诊。记录神经血管状态和软组织创伤程度后，受伤下肢应夹板固定并在伤口覆盖浸盐水的无菌纱布[30]。清洗开放性伤口以除菌，不必进行细菌药敏试验。如果出现明显畸形（提示骨折脱位），推荐在夹板固定前立即进行复位[30]。应注射破伤风疫苗。所有的开放性骨折都会被细菌污染，需要使用静脉抗生素治疗[40]。低能量损伤伴轻到中度污染时使用广谱头孢菌素即可[30,40]。严重污染的伤口需要加用覆盖革兰阴性细菌的药物，典型地是加用氨基糖苷类[40]。加用青霉素 G 作为第三种抗生素对于农场或土壤相关的挤压伤是必要的，这些场所可能存在梭状芽孢杆菌[40]。除了踝关节，也应对足、胫骨和腓骨行放射学检查。

早期外科清创和彻底灌洗对于所有的开放性骨折都有益[30]。因此确诊是关键，矫形外科急会诊必须查找此类损伤。

并发症　闭合和开放性踝关节骨折的早期手术并发症包括螺钉固定部位感染、后期皮肤坏死、皮瓣排斥以及骨髓炎。手术和非手术治疗的后期并发症包括骨连接不正、骨不连、骨质减少、创伤性关节炎、慢性关节不稳定、骨间膜骨化以及复杂性局部疼痛综合征[2,41]。

Pilon 骨折

Pilon 骨折累及胫骨远端干骺端，通常是高能量损伤机制例如从非常高的位置摔落的结果。此类损伤常为粉碎性并伴发严重的软组织创伤、关节构架破坏和下肢短缩（图 55-10）。

病理生理　Deston 首先发明了"锤子骨折"的术语以描述距骨头敲入胫骨顶而形成的 Pilon 骨折。主要的变形力是轴向的压缩暴力，受伤时足的位置决定骨折的部位和形式（图 55-11）[42]。次要的旋转或切线外力可使粉碎和骨折片移位的发生率增高，并伴发更为广泛的软组织损伤。1/4 的 Pilon 骨折为开放性，伴发的损伤包括跟骨骨折、胫骨平台骨折、股骨颈骨折、髋臼骨折或腰椎骨折，还有其他大系统的创伤。

治疗　放射检查应包括全部胫骨和腓骨以及踝关节。应予开放性骨折的紧急治疗，内容如前述。治疗包括恢复关节面和腓骨长度，仔细处理软组织损伤[42,43]。因为需要手术治疗，所以急诊室必须请矫形科会诊。Pilon 骨折伴低级别软组织损伤的恰当治

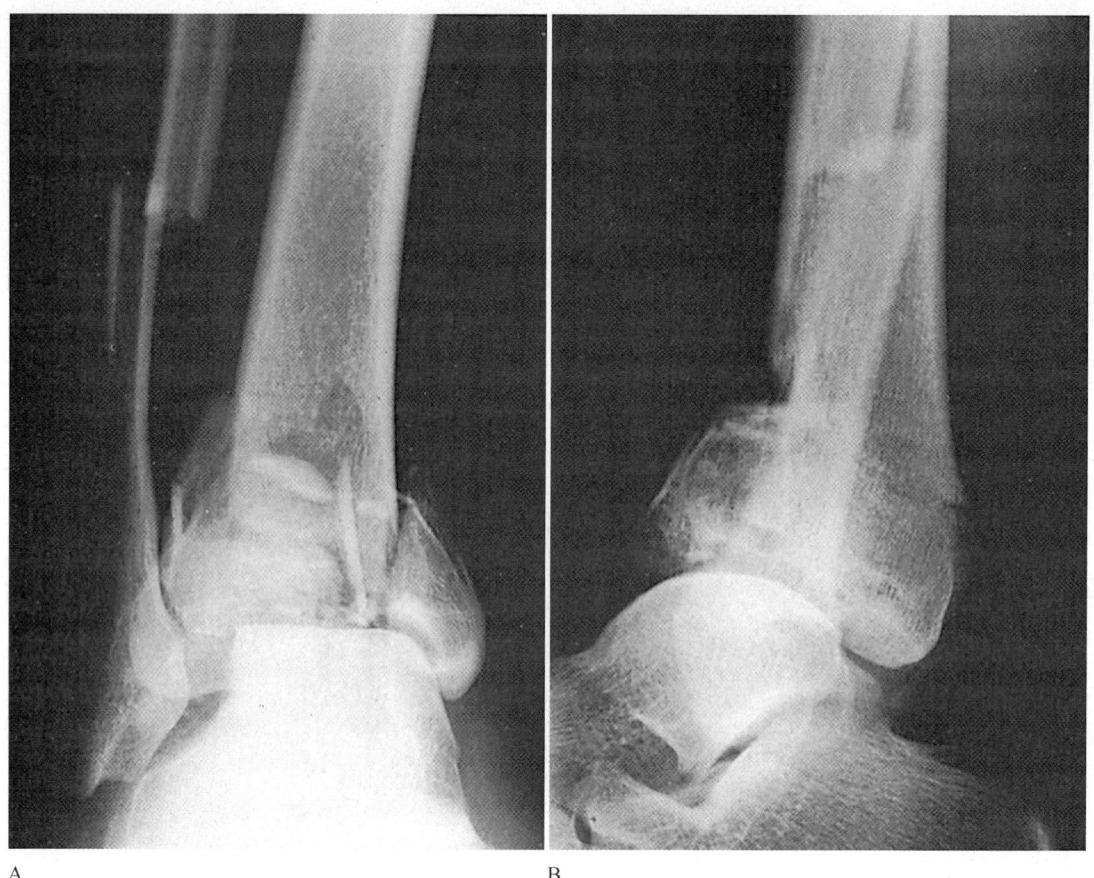

图 55-10 前后位（A）和外侧位（B）片显示出 Pilon 骨折。(A and B, From Nicholas JA, Hershman EB [eds]: The Lower Extremity and Spine in Sports Medicine, 2nd ed. St. Louis, Mosby, 1994.)

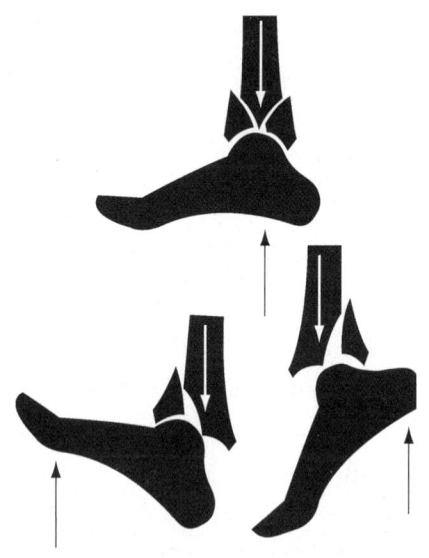

图 55-11 Pilon 骨折的病生理示意图。受伤时足的位置决定骨折类型。(From Gustilo RB, et al [eds]: Fractures and Dislocations. St. Louis, Mosby, 1993.)

疗首选切开复位和内固定[43,44]。而严重的 Pilon 骨折伴广泛软组织损伤时，分两期治疗的效果更好，第一期恢复长度和外固定，第二期在软组织肿胀减轻后进行解剖复位和内固定[44-46]。

并发症 Pilon 骨折出现并发症很常见，特别是比较严重的病例[43]。早期并发症包括螺钉固定部位感染和伤口裂开。晚期并发症包括骨连接不正、骨不连、下肢短缩、创伤后关节炎、缺血坏死，以及长期疼痛。一些患严重 Pilon 骨折的患者最终需要行关节融合术。

软组织损伤

韧带损伤

踝关节扭伤在急诊室很常见，近期估计其年发病率在 52.7～60.9 例/10 000 人口[47]。踝关节扭伤也是年轻运动员中最常见的损伤[48]。踝关节扭伤是不同的韧带和非韧带损伤的统称[49]。即使韧带损伤非常明确，理想的治疗仍然是有争议的，且在临床实践中存在显著的差别[47,50,51]。

病理生理 多数踝关节扭伤由过度内翻和跖屈所致。通常是距腓前韧带首先受伤，如果变形力足够大，随后跟腓韧带受伤。接近 2/3 的踝关节扭伤是独立距腓前韧带损伤，而 20% 同时累及胫腓前韧带和跟腓韧带。另外，内翻伤可使距跟外侧韧带受到牵拉而导致任一附着点的撕脱骨折[52]。独立跟腓韧带或距腓后韧带损伤罕见。

踝关节扭伤中独立三角韧带损伤发生率小于5%。三角韧带损伤最常与踝关节骨折伴发，特别是受到外旋暴力时。

普通人群中胫腓韧带联合远端的损伤不常见，但在竞技运动员中有10%～20%的发生率[53]。背屈和外旋暴力通常导致此类损伤，如果外侧副韧带拉伤时存在此类损伤会使康复时间显著延长[53]。

根据功能和假设的病理结果，韧带损伤被分为3级。Ⅰ级损伤指韧带被拉伸但没有明显的破裂或关节不稳定。Ⅱ级损伤指韧带部分破裂且关节中度不稳定，常伴明显的局部肿胀和疼痛。Ⅲ级损伤指韧带完全破裂，关节显著不稳定，伴严重水肿和瘀斑。尽管临床广泛使用此分级系统，但是其不能对两条以上韧带损伤进行描述，且没有考虑到非韧带损伤。这些局限性导致提议使用其他更为综合的分级系统[52]。

临床特征 尽管受伤机制和受伤时踝关节的位置非常重要，但其很难从病史中获得。踝关节内翻后外旋提示可能损伤三角韧带或韧带联合。被动背屈伴破裂声可能提示腓肌腱移位。踝关节既往有损伤或者不稳定或疼痛为复发性症状提示存在亚急性或慢性病变。

体检发现内侧或外侧副韧带或韧带联合上的水肿、瘀斑和压痛点提示韧带损伤。内翻伤时，腓骨远端、距骨外侧、跟骨外侧或前面或第五跖骨基底部也可能出现压痛点。三角韧带压痛时要求触诊腓骨全长以除外腓骨近端骨折（Danis-Weber C型骨折或Maisonneuve骨折，见图55-8及图55-9）。腓骨挤压试验（fibular compression test，squeeze test），可证实腓骨和韧带联合的损伤[53]。检查者将拇指置于胫骨中部其余手指置于腓骨上，挤压两骨。在腓骨的任何部位引出疼痛提示此部位腓骨骨折或骨间膜或韧带联合破裂[53]。最后应检查跟腱。

诊断方法：放射诊断 踝关节标准片对于除外骨折和通过关节间隙的测量查明关节不稳定是有用的（如前述，见图55-6）[6]。撕脱骨折常是韧带损伤定位的重要线索，其好发部位为踝基底部、距骨外侧突、跟骨外侧面、后踝、胫骨远端外侧面或第五跖骨基底部。

除了前面提到的标准踝穴测量，另外两种前后位片的测量方法可进一步评估远端胫腓韧带联合（见图55-6）[6]。在胫腓骨远端的重叠部分，胫骨外侧沟后缘和腓骨内侧皮质（韧带联合A）之间的距离不应超过5mm[6]。而且，胫腓骨骨质重叠部分（韧带联合B）应至少有10mm[6]。超出此范围提示韧带联合脱离。

应力试验是对关节施加超过生理范围的外力以评估关节运动，阳性结果提示韧带破裂或关节不稳定。需要做应力试验的病例很少，多数为踝关节急性和严重的损伤，比如怀疑两条以上的韧带破裂、怀疑骨折合并影响治疗的韧带破裂、可能伴发韧带联合损伤、疼痛和肿胀消退后对急性踝关节损伤的随访评估、慢性症状性的踝关节病变。除了以上这些情况，不推荐做应力试验，因为其过程很痛苦且不改变治疗方案。应力试验的正常范围存在争议，应以健侧作为对照。

常见的踝关节应力试验包括前抽屉试验、内翻应力试验以及外旋试验。前抽屉试验主要评估距腓前韧带的完整性。前抽屉试验时患者取舒适坐位，膝关节屈曲90度，踝关节置于神经位或跖屈10度。检查者一手拉足跟另一手向后推下肢。距骨向前移位、出现"咔啦"声，以及关节前中部出现一条沟都提示韧带部分或完全破裂。

内翻应力试验，或称距骨倾斜试验，可以评估距腓前韧带和跟腓韧带。做此试验时膝关节屈曲90度，踝关节置于神经位，使足跟内翻。触到外侧距骨头或与健侧对比松弛度增加提示这些韧带部分或完全破裂。

怀疑远端胫腓韧带联合损伤是做外旋应力试验的指征。膝关节屈曲90度，踝关节置于神经位，使足外旋。韧带联合疼痛或感觉到距骨外侧活动提示胫腓韧带联合部分或完全破裂。

应力放射检查是在踝关节应力试验时做放射检查，一般不会影响踝关节扭伤的急诊治疗方案，所以不推荐[54]。

很多损伤会"伪装"成踝关节扭伤[49]。框55-2列出了需要进行鉴别的情况，图55-12显示了在踝关节内或附近常见骨折的位置。

治疗 不论损伤程度如何，多数韧带扭伤都会愈合良好且预后理想。至今仍缺乏有力的证据证实手术和非手术治疗在预后方面具有显著性差异。有限的资

框 55-2	踝关节扭伤的鉴别诊断
外侧副韧带扭伤	
腓骨肌腱脱位	
距骨滑车的骨软骨骨折	
距骨后突骨折	
距骨外侧突骨折	
距骨前突骨折	
跗横关节损伤	
第五跖骨基底骨折	

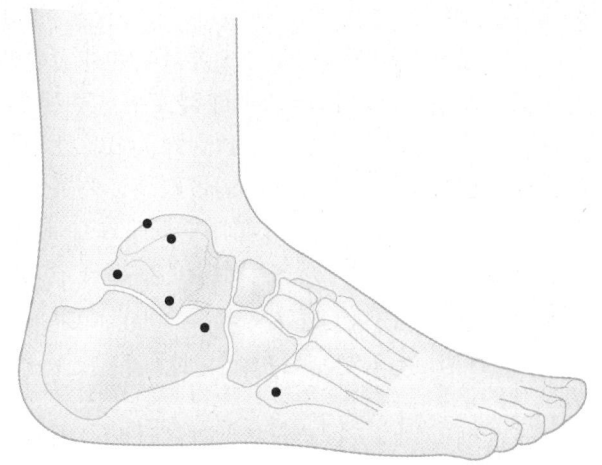

图 55-12 踝关节扭伤的鉴别诊断：骨折可能出现的位置。(From Gustilo RB, et al [eds]: Fractures and Dislocations. St. Louis, Mosby, 1993.)

料提示手术治疗会延长恢复时间且并发症更多[55]。多数急性踝关节扭伤的患者都应进行功能治疗[56]。对于少数治疗失败的患者，可延期手术修复破裂的韧带，有时在受伤后数年进行，其效果与一期修补术相似[56,57]。

急诊室的功能治疗从 RICE（休息、冰敷、压迫、抬高）开始，但是如何组合使用这些方法存在明显的差异，最佳组合仍不清楚[51,52,58]。有资料提示系带式护踝比半硬性护踝、弹性绷带、捆扎在短期减轻水肿方面更为有效。弹力绷带与捆扎比较发生并发症的概率较少但是恢复工作和运动的时间较长[51]。一个更近期的研究提示与弹力绷带比较，使用系带式护踝如充气护踝（气体石膏，DJO 公司，Vista, California）支撑踝关节，在伤后 10 天和 1 个月时都能改善踝关节功能[59]。

Ⅰ级或Ⅱ级损伤，短期使用弹力绷带、捆扎、系带式护踝或商用步行器或支持器保护关节，并选择使用几天拐杖是适当的治疗[56,58]。对于初次踝关节扭伤的患者，联合使用系带式蹬形护踝和弹力绷带比单独使用护踝、弹力绷带或步行石膏功能恢复更早[60]。对于严重的Ⅱ级或Ⅲ级损伤，偶尔会需要夹板或石膏固定 3 周以上。因为没有证据证实固定比功能治疗有更好的预后，所以使用系带式护踝或气体石膏允许部分踝关节运动一般来说是比较合适的[56,61]。此类患者也应使用拐杖以避免负重，直到受伤的踝关节可以站立及少量行走而不感疼痛为止。需要使用拐杖的时间差别显著，从几天到 2～3 周。对于轻微扭伤，应在伤后 2 周内由初诊医生进行随访，严重扭伤在转交矫形科门诊随访。

踝关节损伤的急诊疼痛控制需要使用镇痛剂，研究提示非甾体类抗炎药、对乙酰氨基酚或口服鸦片类药物对于严重病例有效[62-64]。双氯酚酸凝胶对于减轻疼痛也有效[55,65,66]。

急性期治疗后，下两个阶段的功能治疗涉及离开急诊室后的早期适当的康复治疗[67]。阶段二，肿胀消退且患者可以负重的早期开始，包括通过等容、同心及离心锻炼加强腓骨肌和背屈肌的力量。最后一个阶段在运动幅度完全恢复及患者能够无痛锻炼时开始。这一阶段的训练主要是重建运动协调性，肌肉重构以及增强耐力。患者使用踝关节斜板或盘以提高协调性和增加费力活动的能力（例如，快走、跑步和 8 字形跑步，单足跳跃、跳跃和剪切）以增强肌群[67,68]。严重扭伤的患者在后两个阶段使用气体石膏、护踝或捆扎治疗可能会获益[67]。整个治疗程序通常需要 4～6 周，取决于损伤的严重程度[52,58,69]。

安置 急性韧带扭伤在急诊室很少有请矫形科会诊的指征。急性韧带破裂的一期修复存在争议，可能的指征包括扭伤合并移位的骨软骨骨折、年轻运动员距腓前韧带和跟腓韧带同时破裂、韧带扭伤伴骨折导致关节不稳定（例如，三角韧带破裂伴外踝骨折），以及有复发性严重扭伤病史的患者发生急性重症扭伤[52]。非手术治疗失败也是手术修复的指征，不管怎样，将门诊治疗的患者转交给矫形科对于急诊室处置来说就很充分了[57]。

移位很小或者无移位的腓骨小撕脱骨折可以按照踝关节扭伤来处理。如果骨折碎片大于 3mm 或显著移位，合理的处理是夹板固定或者转交矫形科门诊随访。

尽管治疗得当，踝关节扭伤的患者中仍有 10%～30% 发展成慢性[58]。包括功能不稳定、机械不稳定、慢性疼痛、关节僵硬以及反复发作肿胀。

功能不稳定是指患者活动时主观感觉踝关节无力。尽管这对于一些人来说只是小烦恼，但是对于那些所做的运动要求有高度稳定的踝关节的人来说是毁灭性的。机械不稳定是韧带松弛的结果，致使关节动作超过生理范围。与功能不稳定相反，机械不稳定在临床上常常可通过前抽屉试验或距骨倾斜试验及应力放射检查证实[52]。

导致慢性疼痛的软组织异常包括滑膜撞击、腓腱半脱位或脱位、游离体、胫腓前韧带联合损伤以及退行性关节炎。导致慢性疼痛的骨相关因素包括骨软骨骨折、跟骨前部骨折、距骨外侧部骨折以及踝前和踝后撞击[49,70]。

具有上述任何慢性疾病的患者都应转交矫形科随访，因为他们可能会需要更多的影像学检查或关节镜检查以确诊或明确治疗方案。

肌腱损伤

跟腱断裂

跟腱断裂在中年男性最常见，由多种原因引起[71]。这种情况很容易被误诊，导致治疗延误和预后不良。

跟腱断裂常由直接创伤或间接传导的暴力所致，包括突然的、意想不到的背屈、足跖屈时被动背屈以及足强力蹬出的同时膝关节伸展、小腿收缩（如跑步者从起点加速起跑）。跟腱断裂的易患因素包括具有基础疾病如风湿性关节炎、系统性红斑狼疮、痛风、甲状旁腺功能亢进或慢性肾衰竭；服用或注射类固醇激素以及使用氟喹诺酮类抗生素[72,73]。

跟腱断裂的诊断主要依靠临床。患者常主诉踝关节后部突然发作疼痛并听见破裂音。疼痛会很快缓解，但是跖屈无力会持续存在。急性期体检可发现跟腱附着点附近2～6cm范围出现可见并可触及的肌腱缺损，后期因为血肿或水肿此体征较少见。即使在跟腱完全断裂的病例，因为有胫骨后肌、趾屈肌和腓骨肌的功能，可能仍可微弱跖屈。这些肌肉保留了跖屈功能而常导致将跟腱完全断裂误诊为扭伤或部分断裂。

评价跟腱完整性的经典检查为Thompson试验[74]。患者取俯卧位，膝关节屈曲90°。或者患者跪于椅子上，膝关节屈曲90°，足悬垂于边缘。挤压小腿肌肉导致足被动跖屈。不出现跖屈或与健侧对比患侧反应减弱提示完全断裂。另一种诊断性试验的做法是病人俯卧时用血压计袖带包裹小腿。膝关节屈曲90°同时足放松，袖带充气到100mmHg。检查者背屈患者足应使压力增高到接近140mmHg。如果不能使压力升高或升高幅度明显低于健侧提示完全断裂[75]。

踝关节外侧像通过显示三角脂肪组织浑浊填充跟腱前间隙（Kager's三角）或跟腱轮廓不规则及变薄而能肯定韧带断裂[76]。超声或MRI也能显示部分或完全肌腱断裂，但是这些检查仅在一些诊断不清的罕见病例中使用[76]。便携式急诊超声偶尔用于确定诊断，但是其准确性取决于操作者。选择手术修复还是使用石膏固定的非手术治疗存在争议[71,77,78]。选择外科修复是由于其复发率低，但是外科手术与非手术治疗比较，其他并发症发生率增高，例如表面或深部伤口感染[77,79]。不管哪种治疗，早期固定都能促进功能恢复而不增加复发率[77,78]。最低限度的有创外科治疗结合手术后使用功能支撑进行早期康复可进一步改善预后[80,81]。初期非手术治疗后复发跟腱断裂通常需要外科修复。有必要在急诊将跟腱断裂的患者转交给矫形科以确定正确的治疗方法。

腓骨肌腱脱位或破裂

腓骨肌是主要的足外转和旋前肌，也参与跖屈动作。腓骨长肌和短肌腱走行于腓骨沟后部，以外踝的后面和下面为滑车并附着于中足。腓骨短肌腱附着在第五跖骨结节上，腓骨长肌腱经过骰骨下面附着在楔骨内侧和第一跖骨基底部。腓骨肌上支持带（图55-13）为纤维性结构，从腓骨远端走向跟骨后外侧面，保持腓骨肌腱紧贴腓骨沟。

腓腱前脱位或半脱位是腓骨肌上支持带从附着的腓骨上撕脱的结果[82,83]。这种不常见的损伤一般被误诊为踝关节扭伤，可以独立出现或与其他扭伤或骨折伴发。损伤机制通常是腓骨肌被迫背屈伴反射性收缩，导致支持带撕脱和腓骨肌腱向前移位[82]。

腓骨肌腱脱位的患者主诉踝关节后外侧上方突发疼痛和断裂感，伴外翻力弱。后踝外侧区域（踝关节扭伤一般不累及的部位）压痛和肿胀为其特有体征。当因为肿胀不能进行准确的检查时，在接近外踝下部尖端的部位也可触及脱位的肌腱。当足被迫保持背屈时不能主动外翻或由此类损伤机制导致明确的腓骨肌腱半脱位可肯定诊断。平片结果常为正常，然而，15%～50%的患者可发现伴发胫骨远端外侧脊撕脱骨折。MRI或CT检查对确定诊断可能有帮助。所有怀疑或确诊腓骨肌腱脱位的患者都应转交矫形科随访，因为这类损伤需要外科修复[83,84]。未经治疗的病例自行愈合的概率很小，慢性踝关节不稳定和疼痛是常见的后遗症。腓骨肌腱也能纵向破裂，这种损伤的表现可为急性或亚急性，运动时反复发作疼痛和肿胀[84,85]。

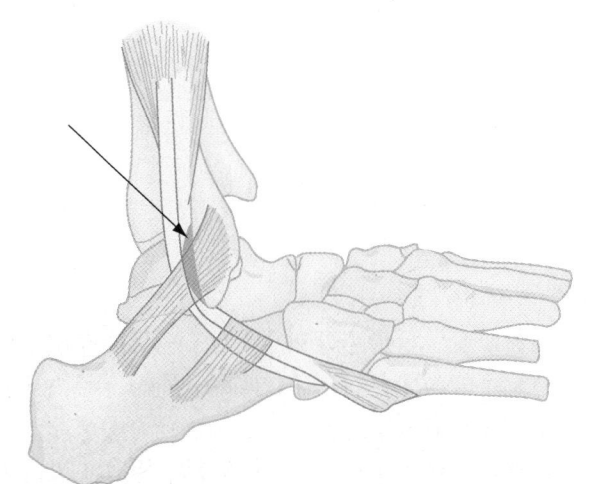

图55-13 腓骨上支持带（箭头）和腓骨下支持带的位置，以及与腓骨和腓肌腱的关系。（From Arrowsmith SR, et al: Traumatic dislocations of the peroneal tendons. Am J Sports Med 11: 142, 1983.）

胫骨后肌腱破裂

胫骨后肌主要掌管沿距下关节的跖屈和内翻动作。其肌腱以内踝后下关节面为滑车并附着于舟骨、楔骨内侧和第二到第五跖骨的基底部。腓骨短肌拮抗胫骨后肌的动作。当胫骨后肌腱破裂时,胫骨短肌失去拮抗,内侧纵弓失去其肌性支撑,导致后足的外翻畸形和单侧扁平足[86]。

胫骨后肌破裂的机制为被动外翻[86]。临床表现除了单侧扁平足外,还可见踝关节内侧部分疼痛和肿胀。舟骨上方有压痛,患侧足趾无法竖起。另外,胫骨后肌腱破裂的患者当足处于跖屈和外翻位时无法使其内翻。出现单侧扁平足时,站于患者身后的检查者可以在患侧外面看到"更多"的足趾,这是一个典型的征象[86]。平片可以除外其他类型的骨异常。超声和MRI对于确诊很有用[86]。胫骨后肌腱破裂需要请矫形科会诊,因为常需要外科修复。

其他肌腱损伤

胫骨前肌是主要的足背屈肌。其肌腱在伸肌上支持带下方走行,附着于舟骨、楔骨内侧和第一跖骨基底部。胫骨前肌腱腱鞘炎与过用有关,其特征为沿肌腱的肿胀、压痛和捻发音。治疗包括 RICE 治疗、镇痛以及严密随访。胫骨前肌破裂罕见且因为其导致足下垂而常常被误诊为腰骶神经根病或腓骨肌瘫痪。这种情况需要在急诊请矫形科会诊因为通常需要外科修复。

拇长屈肌掌管踇趾屈曲并参与足跖屈动作。其肌腱经一个纤维骨性管道走行于内踝下方并附着于踇趾第三节趾骨。拇长屈肌肌腱炎,也称为舞蹈者肌腱炎,最常见于肌腱在纤维骨性管道内的部分[87]。体检可发现内踝后面压痛和水肿,足在神经位时被动伸展第一跖趾关节(first metatarsophalangeal,MTP)导致显著疼痛。初始治疗包括休息、非甾体类抗炎药以及短期制动。安排门诊矫形外科随访以确保适当的治疗。需要外科干预的情况罕见[87]。

踝关节脱位

踝关节脱位是指距骨和足相对于胫骨的移位。因此,脱位可能为向上、向后、内侧、外侧、后内或向前。内侧脱位最常见。多数脱位累及有关的踝关节而发生骨折;但是脱位也可不伴发骨折。所有脱位的发生机制都从足跖屈时受到轴向负荷开始,外力从踝穴前方或后方压迫距骨。脱位的最终位置取决于受伤时足的位置以及导致移位的暴力的方向。踝关节脱位可以是闭合或开放性,绝大多数是摔落、交通事故或高速运动的结果[31]。足的神经血管通常不受累,但是在开放性脱位时可能受累[88]。

急诊处置包括评估神经血管状态和肌腱功能,然后尽快复位。放射检查有帮助,但是在很明确的病例或者神经血管受累或出现皮肤隆起的病例,不应因放射检查而耽误复位[31]。在适当的镇静和止痛后,患者仰卧,膝关节屈曲90度。牵引足部,然后用轻柔外力逆转脱位的方向,通常可完成复位[89]。随后应夹板固定、抬高踝部、复评神经血管状态并做复位后放射检查。开放性脱位需要上述同样的处理。尽管开放性骨折发生并发症的概率增高,但踝关节脱位的预后通常很好[88,89]。

足

疾病原理

解剖

足由28块骨和57个关节组成(图55-14)。可被分为三个解剖和功能区域:后足包括距骨和跟骨,中足包括舟骨、骰骨和楔骨,前足包括跖骨、趾骨和籽骨。跗横关节(Chopart 关节)连接后足和中足,跗跖关节(Lisfranc 关节)连接中足和前足。距骨前面和跟骨之间有三个关节,统称为距下关节。

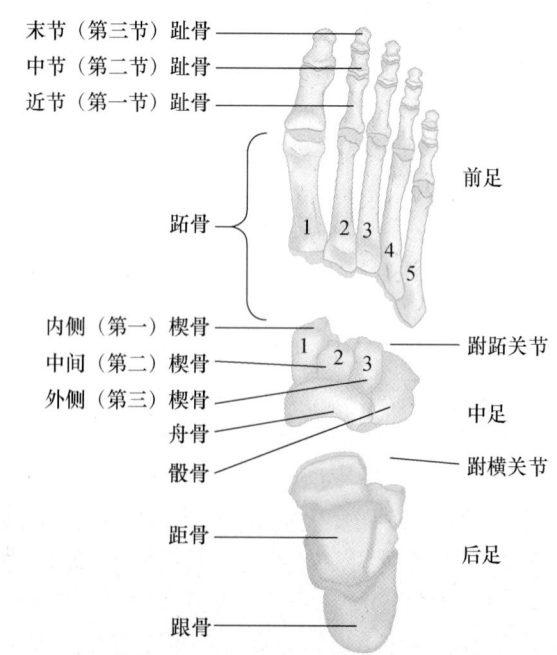

图55-14 足的骨和关节。(From Rockwood CA, et al [eds]: Rockwood and Green's Fractures in Adults, 3rd ed. New York, JB Lippincott, 1991.)

足骨之间的交锁在一定程度上类似桥梁的砖和楔石，形成一个由韧带和内部肌肉互相连接的拱和梁的复杂系统。起源于腿的外部肌肉掌管大多数的足部运动，同样维系着拱和梁的结构。这些外部肌肉的走行和附着对于它们的运动及相关的特征性的撕脱和损伤很重要。足部的供血动脉源于胫前、后动脉和胫后动脉的近端分支——腓动脉。运动和感觉神经来源于腓深神经、腓浅神经、胫后神经、隐神经和腓肠神经的分支。

足能做大量负重和不负重的动作（见图55-3），依不同关节而异。后足的内翻和外翻主要通过距下关节，前足的内收和外展主要通过跗横关节，屈曲和伸展主要通过MTP和趾间（interphalangeal，IP）关节。由静止到运动的不同状态，主要支撑体重的骨也发生改变。行走和跑动的生物力学极端复杂，做这些极为精确的协调运动时，有大量的外力传导至足部结构[90]。

临床特征

诊断足部创伤需要准确的病史，因为很多致伤机制伴随特殊的损伤类型。致伤机制大体上可分为直接和间接（扭转）暴力。摔倒、扭曲伤、落物、过用伤、烧伤以及贯通伤每种都提示不同的潜在病理状况。患者的主诉可能包括疼痛、肿胀、畸形、功能减退或感觉改变的任何组合。疼痛的部位、性质、持续时间以及诱发因素，是鉴别诊断的关键。疼痛加剧和知觉减退同时出现尤其值得注意，因为这可能提示神经血管损伤而需要立即干预。除了获取一般信息，还需要确定主要的相关医疗状况、用药情况以及既往足部疾病史。

足的结构独特，容易触诊和评估。在急诊室针对患者主诉的直接查体是最有用的[91]。

如果患者可以走动，观察步态能够提供残疾和疼痛的程度以及严重损伤的可能性。体检从观察足部在休息状态的位置开始，正常应处于轻度跖屈和内翻位。应注意检查肿胀、畸形、瘀斑、开放伤口、颜色和温度。利用瘀斑来定位损伤可能会被误导，因为血液会沿组织间隙流动而聚集在互通区域。所有患者都应接受神经血管检查，评估足背和胫后动脉搏动、感觉和运动功能。如果不受肿胀影响，精确地定位疼痛或捻发音极为有价值且有利于恰当使用更多的诊断工具。应轻柔触诊包括足背和足底表面的整个足部，从踝到足趾有条理地进行。常受到损伤的部位应予特殊注意，例如第五跖骨基底部。

某些情况下需要评估动作范围。从评估足的主动动作开始。如果能够很好地耐受主动动作，下一步评估被动动作，从后足的距下关节开始，向跗横关节和前足的关节推进。评估距下关节动作时，检查者一手抓住小腿，另一手抓住足踝。然后将足置于神经位，内翻和外翻足踝。正常情况下，每个方向的活动度至少有25°。跗横关节动作评估时，检查者一手稳定足踝，另一手抓住前足的跖骨基底部。然后俯转、仰转、外展和内收前足。正常情况下，内收至少20°，外展至少10°。

评估前足动作通过分别评估MTP和IP关节的屈曲和伸展进行。第一MTP关节被动动作的范围特别大，可以屈曲45°，伸展70°～90°。体检的结果可与对侧足进行对照。

诊断方法：放射诊断

足部平片检查的指征可由病史、体检或两者共同得出。足部标准三位相包括前后位、侧位和45°角内斜位。外侧片可提供后足和软组织的最佳影像，而前后位和内侧位片提供中足和前足的最佳影像。因为足部X线片上骨重叠影很多，因此对于有放射检查指征的所有患者要做完整的放射检查[92]。后足损伤还要求加做标准的踝关节放射检查，如果有指征，加做跟骨像。

足的X线片解释起来比较困难[93]。此外，足骨折常常仅有微小移位或不移位，增加了放射诊断的挑战性。几种其他的相位改善了足的特殊区域成像。Coned views，负重放射检查或45度外斜位都可用，特别是用于查明中足和前足的疾病。最常用的非典型相位是Harris（轴位）相，用于观察跟骨和距下关节。特殊放大片或应力片也可用于经过选择的病例。

骨化中心的众多附件以及籽骨的存在（单部分和多部分）使平片的解释更为复杂，籽骨作为正常变异在人群中的存在率高达30%以上（图55-15）。最常见的附骨为跗三角骨、外胫骨（也称为副舟骨）、腓侧跗余骨以及第五跖骨粗隆[94]。这些骨的皮质表面光滑，可以与骨折鉴别。与对侧足的放射检查结果对比可能有帮助，尽管这些变异并非一定是双侧的。附骨本身也会骨折或导致疼痛综合征[95]。

因为平片的局限性，其他影像学技术在诊断特殊的足损伤方面也具有重要性。核素成像（骨扫描）可以用于评估无法解释的足痛或运动创伤痛[96]。急性足创伤时，核素扫描常可检出平片未能发现的微小骨折。骨扫描已经成为诊断应力骨折的"金标准"；然而，MRI具有相似的灵敏度且特异度更高，已经逐渐成为诊断此类损伤的另一选择[21]。

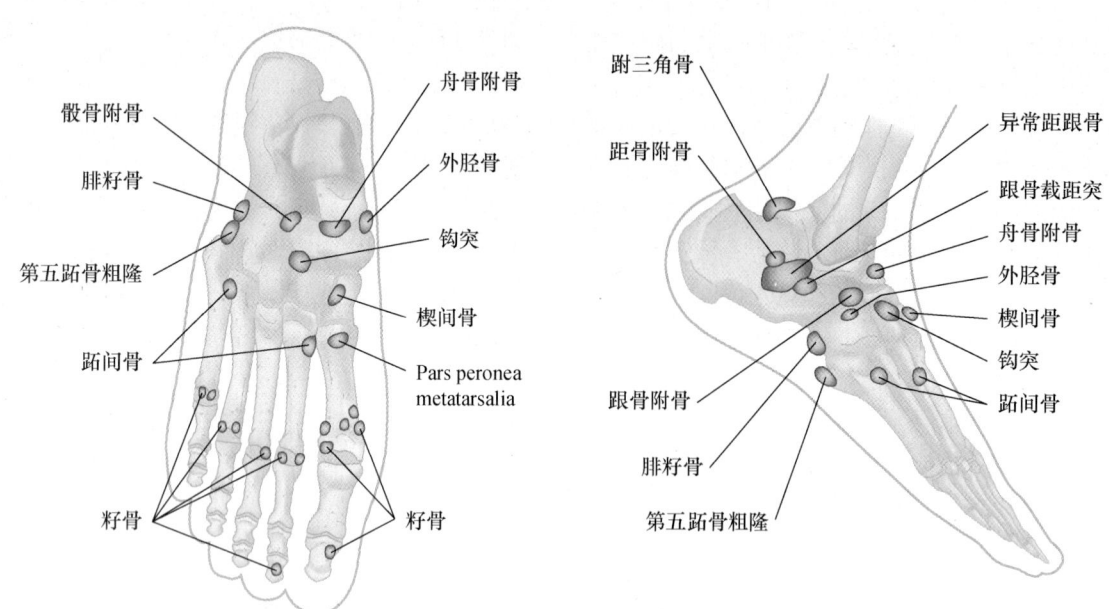

图 55-15 足的附骨。(From Berquist TH [ed]: Radiology of the Foot and Ankle. New York, Raven Press, 1989.)

当复杂的关节和骨性重叠使标准平片难以解释，特别是在中足和后足，CT 扫描可能有价值[97,98]。因为 CT 扫描的广泛应用和优越性，目前很少进行平片检查。CT 对于复杂解剖结构的成像非常理想，包括距下关节、跟骨和距跗关节（Lisfranc 关节）复合体。三维 CT 成像显示出前所未有的清晰和细节[99]。

研究发现 MRI 可以诊断出与 CT 同样多的骨折和脱位，这两种影像学方法可以互补使用[100-103]。踝关节 MRI 最重要的作用是显示软组织的状况，例如运动损伤和肌腱断裂，是可选的影像学检查。某些累及踝关节的损伤，核磁关节造影术可能有用[104]。

具体疾病

这一章节包括了足的主要的骨折和脱位，依照解剖位置从后足到前足。这一顺序与足创伤患者体格检查的顺序一致。任何此类骨折或脱位都可能为开放性的，必须进行恰当的伤口处理。

后足损伤

后足经常在足部损伤中被累及且很难显像。此区域的骨折或脱位可"伪装"成踝关节扭伤，如果在鉴别诊断时未加考虑会导致误诊。

距骨骨折

疾病原理：解剖 距骨与拉丁词汇 *taxillus* 有关，意思是骰子，在罗马帝国时期，士兵们用马的踝骨制作骰子。对距骨独特的解剖结构的认识对于理解距骨骨折和脱位的病生理和治疗是至关重要的。距骨是第二大的跗骨，其 60% 以上的表面被 7 个关节所占据。距骨分为三个部分：距骨头，与舟骨和跟骨相关节；距骨体，与胫骨、腓骨和跟骨相关节；距骨颈，连接头和体，是距骨唯一明显在关节外的部分。距骨是唯一下端没有肌肉附着的骨，被包裹在由踝和韧带附着点围成的空间内。距骨前宽后窄，导致其稳定性较差且在足跖屈时容易发生脱位。

距骨的血供源于一个血管环，由胫前动脉和胫后动脉的分支以及腓动脉的穿通支构成。血管由三个主要部位进入距骨，任何一条或全部血管都可能因骨折或脱位而撕裂。因为这些血管薄弱且侧支循环不足，很多距骨骨折伴发缺血坏死的危险性非常高。

病理生理 距骨骨折是第二常见的跗骨骨折，仅次于跟骨。分为小骨折和大骨折，小骨折更为常见[105]。距骨也可发生应力骨折。小距骨骨折包括距骨颈和头以及距骨体外侧、内侧、后面的碎裂和撕脱骨折[106]。这些骨折常常源自和踝关节扭伤相同的致病机制（见图 55-12 及框 55-2）：跖屈或背屈与内翻暴力的联合作用。外侧突骨折以前并不常见，可能与滑雪板有关，平片可能看不到[107]。距骨顶的骨软骨骨折也归于小骨折类。

大骨折通常是由严重暴力导致，发生于距骨头、颈或体。距骨头骨折常见，占所有距骨骨折的 5%~10%。致病机制为足跖屈时受到压缩外力并沿距舟关节向上传播。粉碎性骨折常见，可伴发舟骨骨折，进一步撕脱距舟关节。

距骨颈骨折占距骨大骨折的 50%。其致病机制通常是过度背屈暴力，常在坠落或交通事故碰撞时发

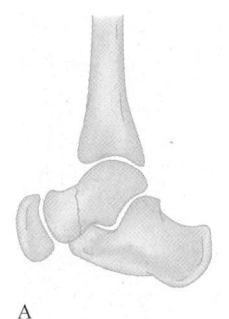 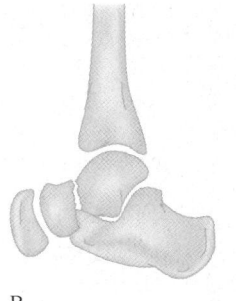 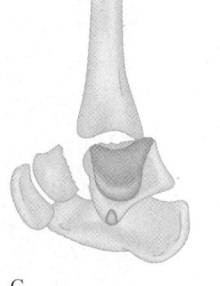 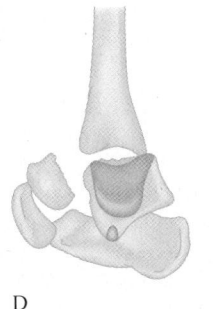

A B C D

图 55-16 A、B、C 分别为 Hawkins1、2、3 型骨折。D 为 Canale and Kelly4 型距骨颈骨折。(A～D, From Gustilo RB, et al [eds]: Fractures and Dislocations. St. Louis, Mosby, 1993.)

生。伴发骨折常见，最常见的是内踝的斜行或垂直骨折，见于 1/4 以上的病例。其他伴发伤包括跟骨骨折和椎骨压缩骨折。

Hawkins 将距骨颈骨折分为 3 型（图 55-16）：1 型骨折为非移位型；2 型骨折为伴有距下关节半脱位；3 型骨折中 50% 为开放性，包括距骨体从踝和距下关节脱位。此分类系统后来加入了第四种类型，即合并距舟关节脱位。这种分类很重要，因为骨折类型影响治疗和预后。距骨颈骨折移位越明显并发症越常见。

距骨体骨折包括许多前述的距骨小骨折[108]。距骨体大骨折不常见，通常是坠落时距骨受到胫骨顶和跟骨之间的轴向压缩暴力的结果。

临床特征 距骨骨折程度范围从明显的开放骨折到需要特殊影像学技术来诊断的轻微骨折。典型病例可获得扭曲伤、坠落伤或高能量冲击伤的病史。足背肿胀和距骨上方压痛是特征性的体征。尽管踝关节的动作可能保持正常，但是后足内翻和外翻常常会引发疼痛。

诊断方法：放射诊断 微小距骨骨折时放射检查正常而常被误诊。即使加做其他相位，平片仍可漏掉某些骨折而需要 CT 或 MRI 检查。标准的足和踝的放射检查系统常可确定距骨大骨折（图 55-17 和图 55-18），前位和斜位片可以显示踝穴内的距骨韧带，外侧像可以显示距骨颈和距下关节的后部。偶尔可以看到正常变异例如三角骨或 os supratalare（见图 55-15），必须与骨折相鉴别。全面地评估距骨骨折常需要行 CT 或 MRI 检查。

治疗 距骨大骨折需要精确复位，因为与其他骨比较，距骨上表面每单位的负重更多。多数距骨骨折累及多个关节面，充分复位常必须切开复位和内固定。很多距骨小骨折可经石膏固定治愈，初始治疗应使用短腿非负重石膏或后部石膏板。骨折碎片直径超过 5mm 可能需要切除。其他的轻微骨折，例如移位的外侧突骨折，因为累及关节而需要手术修复。

距骨大骨折的治疗有争议。任何明显的移位骨折，特别是伴有神经血管或皮肤损伤时，需要在急诊

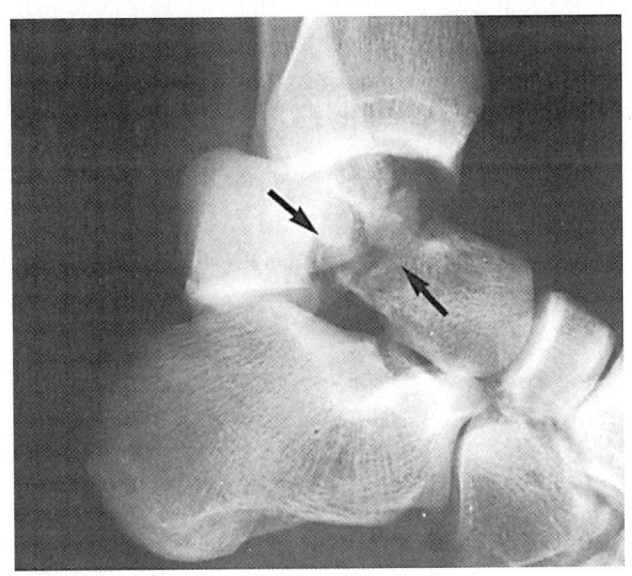

图 55-17 距骨体粉碎骨折（箭头）。(From Rosen P, et al [eds]: Diagnostic Radiology in Emergency Medicine. St. Louis, Mosby, 1992.)

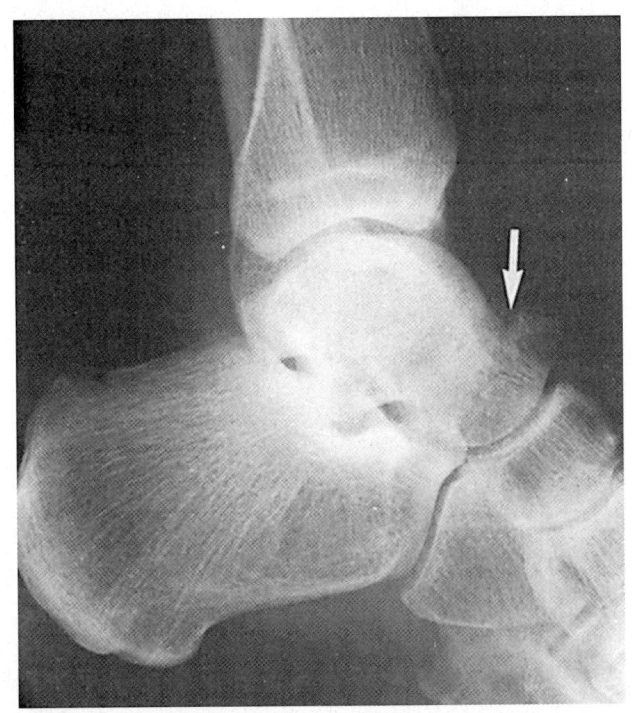

图 55-18 距骨颈骨折（箭头）。(From Rosen P, et al [eds]: Diagnostic Radiology in Emergency Medicine. St. Louis, Mosby, 1992.)

室尽早尝试闭合复位。即使非手术复位不可能进行，如不累及内踝的3型和4型距骨颈骨折，尽早尝试闭合复位常常能改善韧带状况。伴有神经血管或皮肤损伤时，应等放射检查或会诊后再行复位。应在适当的镇静和止痛后复位，术者抓紧患者后足和中足，足跖屈位时施加纵向牵引力。复位成功后足骨重新排列。然后行后部石膏板固定并做复位后放射检查。

移位的距骨头骨折或累及50%以上关节面的骨折常常需要切开复位和内固定，然后非负重石膏固定。较小的骨折碎片可能需要切除。1型距骨颈骨折常用非负重石膏固定8～12周。多数2型骨折、所有的3型和4型骨折需要切开复位和内固定。距骨体骨折的处理依部位不同而异。

安置 急诊室所有距骨骨折的患者都需要矫形科会诊或转交给矫形科进行早期门诊随访。多数距骨小骨折适合门诊随访。

尽管多数距骨小骨折愈合良好，还是有一些并发创伤后关节炎。距骨大骨折并发症的发生率高，最严重的是缺血坏死[1]。预后取决于解剖复位的程度以及保留血供的程度。缺血坏死对治疗是挑战[109]。缺血坏死的危险随距骨移位程度增加而增高，从1型距骨颈骨折的10%到3型距骨颈骨折的70%以上。距骨体的大骨折也易并发缺血坏死，如果伴发脱位，缺血坏死的危险性加倍。其他潜在的并发症包括皮肤感染、皮肤坏死、创伤后关节炎、骨连接不正、延迟连接、骨不连以及易患腓骨肌腱脱位。每种并发症的发生率依骨折类型和急诊及手术治疗的积极程度不同而异。

距骨顶的骨软骨骨折

距骨顶的骨软骨骨折占距骨骨折的1%且常在踝关节骨折临床过程的后期诊断[110]。这种损伤同时累及软骨和软骨下骨。针对此种损伤有很多不同名称，包括经软骨骨折、距骨顶骨折、碎片或薄片骨折，目前仍都在使用。致伤机制与导致踝关节扭伤相同，然而，有相当数量的此类损伤无法与一个急性创伤事件联系。

任何踝关节韧带损伤伴明显水肿及平片显示积液的患者都应考虑到骨软骨骨折[5]。此诊断在初期常被遗漏，直到患者因慢性踝关节不适返诊时才得到确诊[111]。体检的结果常为非特异性，可发现距骨后内侧局限性压痛；伸展、负重或被动跖屈时疼痛加剧。标准相位片常为正常或显示轻微且极易被忽视的异常（图55-19）。骨扫描对确定距骨顶异常有帮助。进一步评估和分级常需要CT或MRI检查。

建议将确诊或怀疑骨软骨骨折的患者转交矫形科

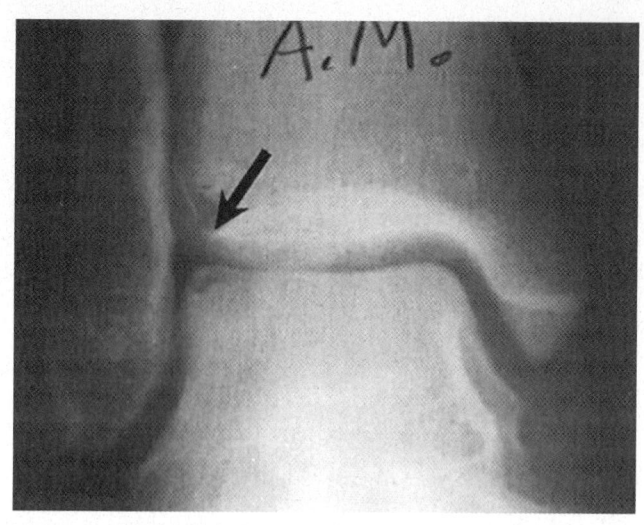

图55-19 踝关节前后位显示距骨滑车外侧上面的骨软骨骨折。（From Baxter DE [ed]: The Foot and Ankle in Sport. St. Louis, Mosby, 1994.）

门诊。骨软骨骨折的自然病程非常不确定，然而，慢性踝关节不适和骨关节炎是可能出现的后遗症。剥脱性骨软骨炎是一种亚急性或慢性距骨顶缺陷，可在骨软骨骨折治疗不充分或治疗失败后发生。然而一般来说，经过恰当的治疗，不管是石膏固定6～8周还是切除，预后都是不错的，特别是症状出现12个月内开始治疗的病例。切除（经常经关节镜进行）的益处依病灶的类型和部位而异[112]。对于踝关节"扭伤"后出现持续而无法解释的踝关节痛的患者有必要转交矫形科评估。

距下关节脱位

疾病原理：病理生理 距下关节脱位，也称为距骨周围脱位，是距跟关节和距舟关节同时破裂而胫距关节完好的情况（图55-20）。其发生于距舟和距跟韧带破裂而强健的跟舟韧带未受损时。距下关节脱位罕见，根据足相对于距骨的方向分类[113]。偶尔发生前或后脱位，多数距下关节脱位为内侧或外侧，内侧脱位占绝大多数。跟骨脱位是非常罕见的，与距下关节脱位截然不同，前者涉及距跟关节和跟骰关节脱位。

距下关节脱位由严重的扭转暴力所致，例如在交通事故撞击或坠落时产生的暴力。内侧脱位源于内翻和跖屈，外侧脱位源于外翻和跖屈。1/10的距下关节脱位为开放性，一半病例伴发骨折，特别是外侧脱位。

临床特征 典型病例出现明显畸形，脱位方向的对侧常出现皮肤紧绷。应仔细检查神经血管状态，尽管其很少受损。肿胀能掩盖损伤程度，所以如果仅做踝关节的放射检查，诊断可能被延误或遗漏。

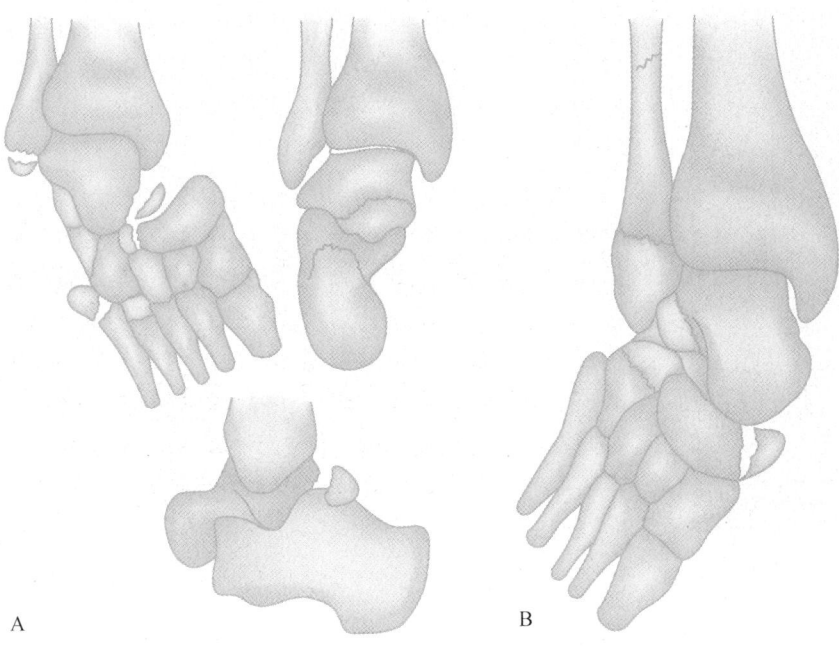

图 55-20 距下关节脱位伴骨折。**A**, 由内翻暴力导致的距下关节内侧脱位。**B**, 由外翻暴力导致的距下关节外侧脱位。(**A** and **B**, From McGlamry ED, et al [eds]: Comprehensive Textbook of Foot Surgery, vol 2, 2nd ed. Baltimore, Williams & Wilkins, 1992.)

诊断方法：放射诊断 虽然标准的足部放射检查系统具有诊断性，但是因为畸形可能很难获得。因为不正确的体位导致成像不足会耽误诊断和治疗。最有帮助的单相位片是足前后位片，可以证实距舟关节脱位。

治疗 距下关节脱位需要尽快复位[114]。80%以上的闭合性距下关节脱位可行闭合复位治疗，可以在急诊室中度镇静（意识镇静）状态下进行也可在患者全身麻醉状态下进行。闭合复位时，屈曲患者膝关节，先向足施加纵向牵引力，然后逆转畸形（内侧脱位使用外翻力，外侧脱位使用内翻力）。有时施于距骨头的直接压力可以帮助复位。因为伸肌支持带的对于距骨的纽扣孔样作用、腓骨肌腱的圈套样作用或伴有骨折，闭合复位可能无法完成。复位后推荐使用短腿石膏固定4~6周。

安置 距下关节脱位应请矫形科急会诊。虽然闭合性距下关节脱位时严重的并发症不常见，但是多数患者距下关节动作受限而影响步态。缺血坏死不常见。

距骨完全脱位

距骨完全脱位是极为罕见且灾难性的损伤，需要矫形科急会诊。此类损伤是致距下关节脱位的同种暴力产生的最终结果，整个距骨从其所有的关节中完全脱出。多数为开放性，感染和缺血坏死是常见的并发症[115]。

跟骨骨折

疾病原理：解剖 跟骨是最大的足骨，也是最常骨折的跗骨[116]。与距骨上面（形成距下关节）及骰骨前外侧面组成关节。

病理生理 坠落伴直接轴向压缩是多数跟骨骨折的机制。这种高能量损伤机制常致伴发伤：7%的跟骨骨折为双侧、25%伴发其他下肢损伤，10%伴发脊柱损伤，特别是椎体压缩骨折。

跟骨骨折的分类系统很多。最直观而简单的分类为关节外骨折和关节内骨折。关节外骨折常涉及旋转致伤机制，包括载距突和结节骨折以及跟骨体的斜形骨折。牵拉分歧韧带（连接跟骨、舟骨和骰骨）导致的前突撕脱骨折也包括在此分类中。75%以上的跟骨骨折为关节内型，严重程度从无移位的独立骨折到严重的粉碎性骨折。因为跟骨多孔的特性，骨折常为粉碎性。跟骨也可发生应力骨折。

临床特征 典型的病史是坠落时足踝直接受到撞击。体检可发现患踝疼痛、肿胀和压痛，后足通常不能负重。严重骨折的病例，从后面观察足踝可见畸形，表现为缩短、增宽和倾斜。瘀斑会扩展到全脚掌，这在独立的踝关节骨折时不会出现。应考虑是否存在间隔综合征或伴发伤如脊椎压缩骨折。

诊断方法：放射诊断 应做足和踝关节的标准放射检查。足的前后位片可显示跟骰关节和跟骨前上面，外侧片显示跟骨后面并能确定跟骨体压缩（图55-21）。此外，不受疼痛影响时，应做 Harris 位（轴向位）片以显示跟结节、距下关节和跟距关节。前突骨折需要与第二跟骨鉴别（见图55-15）[117]。

针对跟骨骨折的处理有两个评估是至关重要的：骨折是否累及距下关节及跟骨后表面的凹陷程度[118]。压缩骨折并非总是很明显，测量 Boehler 角

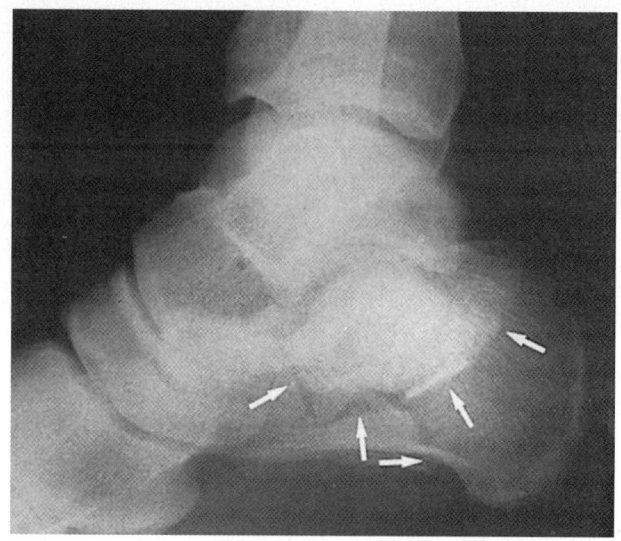

图 55-21　跟骨体粉碎性骨折并累及距下关节（箭头）。(From Rosen P, et al [eds]: Diagnostic Radiology in Emergency Medicine. St. Louis, Mosby, 1990.)

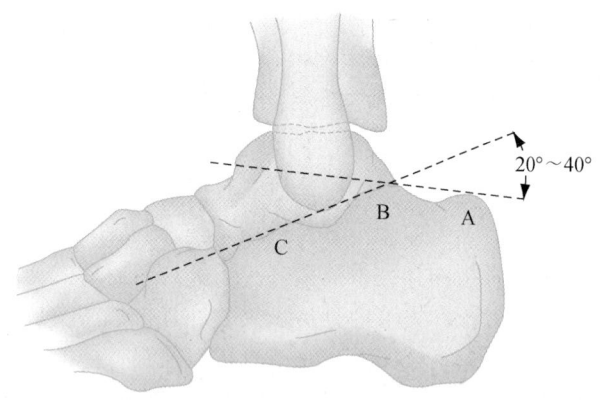

图 55-22　Boehler 角，为后突（A）到后关节面最高点（B）的连线与后关节面最高点（B）到前突最高点（C）的连线之间形成的夹角。小于 20°提示跟骨压缩骨折。(From Rosen P, et al [eds]: Diagnostic Radiology in Emergency Medicine. St. Louis, Mosby, 1990.)

（图 55-22）可能有帮助。然而 Boehler 角对于明确预后比诊断更有用，因为即使在严重的粉碎性跟骨骨折此角也可能正常。Boehler 角在外侧片上测量，是后突到后关节面最高点的连线与后关节面最高点到前突最高点的连线之间形成的夹角。虽然此角的正常值有不同的范围，一般认为 20°～40°为正常[119]。角度小于 20°提示压缩骨折，如果有疑问可以与健侧对照。

因为跟骨关节复杂的三维结构特征使跟骨成像比较困难。平片可能对损伤严重度估计不足，CT 彻底革新了跟骨骨折的评估，且其结果和预后之间具有良好的相关性[118,120]。MRI 也是后足成像的理想方法，在有选择的跟骨骨折病例的评估中起到一定作用。

治疗　治疗关节内或移位的跟骨骨折存在争议，有很多种手术和非手术的治疗方法[118]。如果行手术修复，必须尽可能精确地复位以获得优于非手术治疗的效果。非移位关节外骨折的治疗通常为石膏固定 6～8 周。

安置　关节内或移位的跟骨骨折需要在急诊室请矫形科会诊。更轻的损伤应安排矫形科门诊随访，假如此种方式与当地的临床实践相符且没有伴发需要住院治疗的损伤时适用。门诊患者随访时，必须要牢记平片常常对跟骨骨折的范围和严重度估计不足。轻微的关节外骨折常能顺利愈合，但是严重的跟骨骨折常有并发症，包括间隔综合征。不管是保守治疗还是手术治疗的患者，长期疼痛、丧失关节灵活性以及功能伤残的发生率都接近 50%。

跗横关节损伤

跗横关节（Chopart 关节）由距舟关节和跟骰关节构成。此区域的损伤虽然罕见，但是可伴发于任何踝、后足或中足创伤。跗横关节损伤通常是被迫背屈的结果且常伴发其他严重骨折。扭伤、骨折-半脱位、骨折-脱位及独立的"旋转脱位"（距下关节脱位的变种）都可发生在跗横关节。疼痛、肿胀、不能负重以及跗横关节上压痛是常见的症状和体征。尽管标准平片常可显示异常，但是诊断常常被忽视或延误，其症状常被归于踝关节扭伤（见图 55-12 和框 55-2）。任何独立的中足骨折，特别是舟骨结节骨折都应考虑到跗横关节损伤的可能[121]。MRI 对于评价中足肌腱和韧带损伤可能有帮助[122]。非移位损伤可经石膏固定而愈合，但是常需要手术修复。并发症常见，包括持续疼痛、关节炎和长期残疾。

中足损伤

中足是足部相当稳定且不常受到损伤的区域。因为骨和关节向下穿行和倾斜，骨折和中足跗骨之间的关系通常很难在标准平片上显示。另一个混杂因素是中足损伤相关的疼痛常常不甚清楚且难于定位。中足损伤的诊断常被延误。虽然中足跗骨可发生独立骨折，但是常存在伴发伤，包括严重扭伤、半脱位以及可以自动复位的脱位。

舟骨骨折

疾病机制：解剖　舟骨的外形呈曲线，其名称起源于拉丁语的 *navis*，即船。舟骨的关节面宽阔，但血供仅能通过一个小皮质支进入，所以中间 1/3 相对缺血。因此舟骨骨折后缺血坏死的危险性特别高，如同腕舟骨一样[123]。

病理生理 舟骨骨折虽然相对罕见，却是中足最常见的骨折，可分为背侧撕脱骨折、结节骨折和体部骨折。背侧撕脱骨折占舟骨骨折的一半，常发生于外翻应力导致距舟关节囊或三角韧带张力增高而骨质撕脱。此类骨折通常不会累及大量关节面。结节骨折也发生于外翻暴力，导致胫后肌腱的附着位置撕脱。结节骨折可能是跗横关节损伤的唯一线索。体部骨折不常见，源于轴向负荷机制。常为粉碎性、关节内骨折，且伴随其他的跗横关节病变。舟骨同样可以发生应力骨折。

临床特征 舟骨骨折导致中足背侧和内侧的局限压痛。舟骨结节可出现压痛，可由载距突定位，后者位于是踝关节内侧面，内踝尖端以下大约 2.5cm 处。在此标志前方可以很容易地触到舟骨结节。结节骨折时足被动外翻或主动内翻会导致疼痛加剧。

诊断方法：放射诊断 足的标准平片通常可确定舟骨骨折。但是可能需要 CT 或核素骨扫描。一定要小心不要把常见的外胫骨（也叫副舟骨）与急性骨折混淆（图 55-15）。

治疗 背侧撕脱和不累及大量关节面的结节骨折通常使用步行石膏治疗 4～6 周。体部骨折和累及 20% 以上关节面的移位骨折常需要手术修复。

安置 多数舟骨骨折适合矫形科门诊随访，但是严重骨折尤其是关节内骨折需要在急诊室请矫形科会诊。舟骨结节骨折会因骨不连而复杂化。潜在的后遗症为缺血坏死和关节炎，特别是体部骨折或其他关节内骨折时。

骰骨骨折

独立的骰骨骨折不常见，通常是 Lisfranc 损伤时跗横关节外侧半脱位的结果。骰骨骨折曾被称为"胡桃夹子骨折"，因为骰骨在第四和第五跖骨基底部及跟骨前面之间被夹碎[124]。此类骨折也伴发于后踝骨折。

足部标准放射系统中的斜位片对于评价骰骨最好，因为其能显示跟骰关节和骰跖关节的关系。任何骰骨骨折都应考虑 Lisfranc 损伤的可能性。独立损伤的治疗方法从针对轻微无移位骨折的石膏固定到手术修复[125]。骰骨关节外骨折时因为腓骨长肌腱在腓骨沟水平的功能障碍可导致严重的残疾。所有骰骨骨折都需要矫形科评估。

楔骨骨折

楔骨骨折极为少见，常为直接创伤的结果。如同骰骨骨折，应仔细评估是否存在 Lisfranc 损伤。通常用石膏治疗，移位骨折需要矫形科评估。

舟骨、骰骨和楔骨脱位

中足诸骨的独立脱位已经逐个讨论过。这些都是不常见的损伤，常需要切开复位。任何一种此类损伤都应在急诊室请矫形科会诊。

Lisfranc（跗跖关节）骨折和脱位

疾病机制：解剖 跗跖关节（图 55-14）一般被统称为 Lisfranc 关节。任何此区域的损伤，不管是脱位还是骨折-脱位，都叫做 Lisfranc 损伤。认识 Lisfranc 关节复合体的解剖是理解此类损伤的核心。

Lisfranc 关节由前三根跖骨的基底部与相应的楔骨形成的关节以及第四、第五跖骨与骰骨形成的关节组成。跗跖关节合在一起能完成前足的 supination 和 pronation 动作。Lisfranc 关节的内在稳定性由骨的架构和其韧带维持。由一端向前看，跖骨具有梯形外形并联合起来形成横拱形，第二跖骨起"楔石"的作用。第二跖骨对于整个复合体的稳定是非常重要的，并且通过其位于三根楔骨形成的凹陷中的紧凑的关节进一步加固。强壮的跖骨间横韧带连接第二到第五跖骨的基底部，Lisfranc 韧带连接内侧楔骨和第二跖骨基底部（见图 55-23）。足背和足底韧带、跖筋膜，以及胫骨前肌和腓骨长肌腱在第一跖骨基底的附着部为 Lisfranc 关节提供更多的支撑。

病理生理 Lisfranc 损伤不常见，因为非常大的能量才能破坏此复合体。这种损伤由三种机制引起：旋转暴力即身体围绕固定的前足旋转；轴向负荷即身体的重量迫使后足进入到跖骨的基底部；挤压伤。所涉及的损伤机制可导致伴发伤，例如 MTP 关节脱位。多数 Lisfranc 损伤都发生在交通事故中。涉及前足固定的运动（例如骑马、帆板运动）也可发生此类损伤。值得注意的是，1/3 的 Lisfranc 损伤产生于看似轻微的损伤机制例如绊倒或摔倒。多数 Lisfranc 损伤为闭合性。

Lisfranc 损伤根据在水平面上脱位的方向分类（图 55-23）[126-128]。同向性损伤是指五根跖骨向同一方向移位。独立性损伤指一根或多根跖骨从其他跖骨移位。发散性损伤指跖骨向外张开，包括向内侧和外侧。损伤通常发生于第一和第二跖骨，因为它们之间缺乏连接。Lisfranc 损伤也常发生背侧移位，因为关节的骨结构和跖韧带及跖筋膜的力量所以跖侧移位不常见。

因为韧带附着的关系，Lisfranc 损伤几乎总是导致关联的跖骨骨折，通常是第二跖骨基底部。骰骨、楔骨和舟骨骨折也常见，发生于 1/3 以上的病例。Lisfranc 损伤可因血管损伤而更为复杂，因为足背动

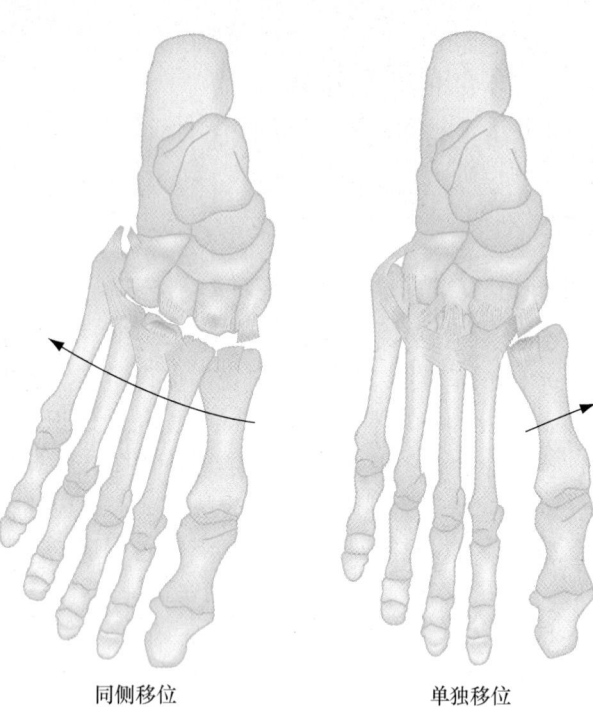
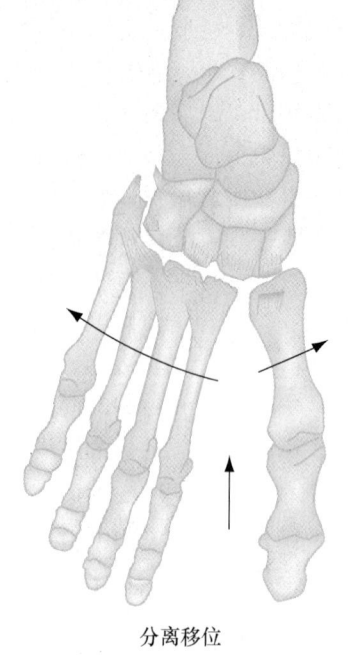

同侧移位　　　单独移位　　　分离移位

图 55-23　Lisfranc 损伤的分级以及 Lisfranc 复合体的韧带解剖结构。（From Hardcastle PH, et al: Injuries to the tarsometatarsal joint: Incidence, classification and treatment. J Bone Joint Surg Br 64: 349, 1982.）

脉的一条重要分支潜行于第一和第二跖骨之间形成足底弓。此脉管系统的创伤会导致大出血以及比较少见的供血障碍。

临床特征　Lisfranc 损伤多数是明显的，但是也有轻微损伤，其真实的损伤范围易被漏诊或误诊[129]。如果仅凭单张平片提示为轻微骨折，可能不能反映出严重的软组织撕裂伤。

临床表现依损伤范围和移位情况而异。中足特别是足趾的严重疼痛和不能负重通常为骨折。偶尔会出现感觉异常，体检会发现水肿和瘀斑。严重损伤时发生明显畸形，可出现前足外展、马蹄足以及跗骨内侧突出。另外可发现前后缩短和横向增宽。足背动脉搏动可消失，或出现前足血供障碍的表现。典型病例沿受累跗跖关节出现压痛，且前足被动外展和下翻引发疼痛，有时出现病理性活动。

诊断方法：放射诊断　足的标准平片通常足以诊断 Lisfranc 复合体损伤（图 55-24）。前后位片可确定骨折和成线情况，斜位片在消除跖骨基底的重叠影方面有很大帮助。外侧片显示软组织和背侧或跖侧移位。如果有可能，应做负重外侧片因为在轻微损伤时此片对查明纵弓扁平变很有用[130]。对照片极为有帮助，除了标准的 45°斜位片外，30°斜位片也有诊断价值。CT 扫描对于诊断或评估严重程度有帮助。

熟知正常的放射解剖对于评估 Lisfranc 损伤是非常必要的。应按顺序查看 X 线片，评估成线关系、骨及软组织。在前后位和斜位片上可见前四根跖骨沿其内侧缘与各自对应的跗骨关节连成一直线。最固定的关系是第二跖骨基底部的内侧缘与中间楔骨的内侧缘连成的直线。外侧片上可见跗骨和相应跖骨连成的背侧直线。

提示 Lisfranc 损伤的 X 线结果包括第一和第二或第二和第三跖骨基底部之间增宽，以及 Lisfranc 关节周围的任何骨折。第二跖骨基底部骨折（称为 fleck 征）、骰骨骨折和楔骨骨折尤其常见。第二跖骨基底部骨折对隐匿的跗跖关节破裂具有确诊意义。

如果怀疑骨折且直线关系异常，提示可能已经自动复位。另外，具有典型病史及跗跖关节上方有压痛而平片显示正常，提示 Lisfranc 复合体扭伤。应力放射检查可能对以上任何一种情况具有诊断意义。

治疗　治疗 Lisfranc 损伤通常是闭合复位和使用经皮克针外固定。然后非负重石膏固定 12 周并使用矫正器 1 年。治疗 Lisfranc 扭伤通常是短腿步行石膏固定 6 周。

安置　确诊或可疑 Lisfranc 损伤需要在急诊室请矫形科会诊。怀疑 Lisfranc 扭伤的患者需要石膏固定并矫形科门诊评价，因为可能需要手术修复。Lisfranc 损伤并发症的发生率取决于诊断的时机和获得解剖复位的程度。积极的外科治疗可以明确地改善预后。

退行性关节炎是 Lisfranc 损伤常见的并发症。其他潜在的并发症包括间隔综合征、残余疼痛、跖骨压力不均、丧失跖骨弓以及复合体局部疼痛综合征。因为 Lisfranc 扭伤具有不稳定性，如果未经治疗会出现生物力学方面的问题，并且出现于晚期而成为治疗挑战，常常引起并发症[131]。

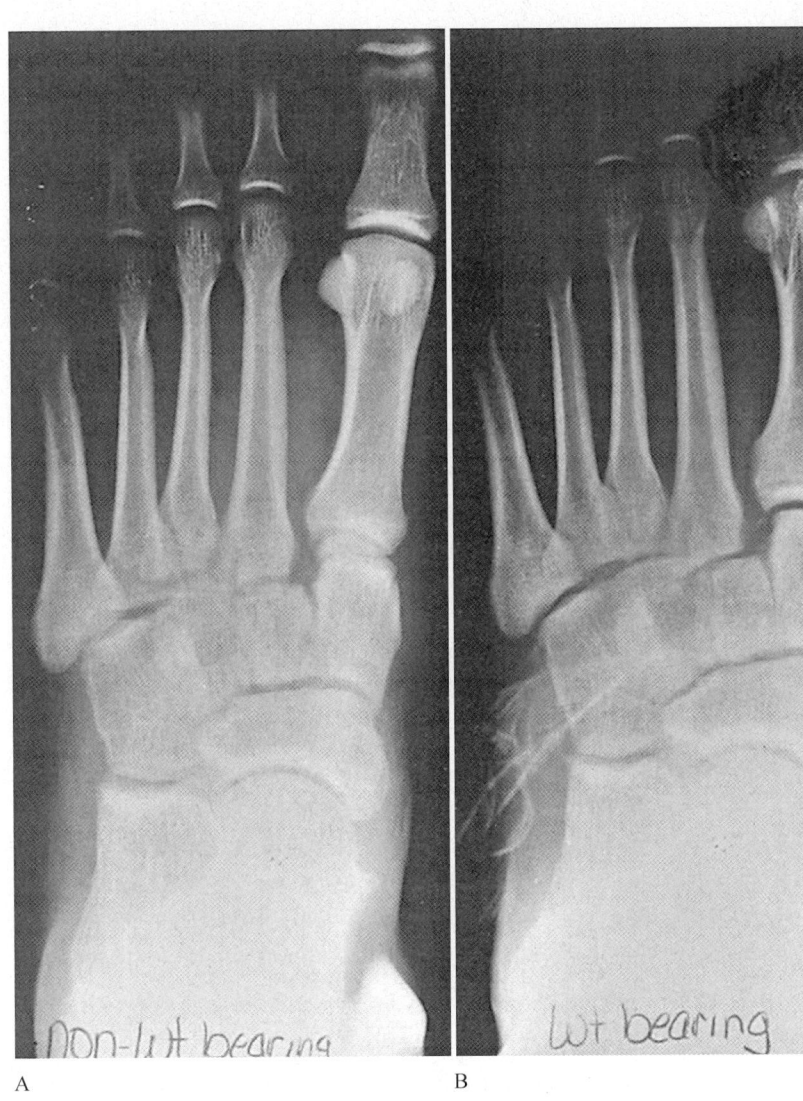

图55-24 Lisfranc损伤，由第二跖骨基底和中间楔骨错位以及第一、二跖骨间增宽诊断。A，非负重片；B，负重片（注意错位增加）。(A and B, From Baxter DE [ed]: The Foot and Ankle in Sport. St. Louis, Mosby, 1994.)

前足损伤

前足创伤常被漏诊且经常同时发生一种以上的骨折或脱位。如同发生在足的任何其他位置一样，前足创伤可导致长时间的残疾和功能障碍。

跖骨骨折

跖骨骨折常见，占足部骨折的1/3。最佳路径是第一时间将损伤依解剖学分为跖骨体、跖骨头和颈或基底部。治疗方案根据累及的跖骨、骨折的特殊部位和类型以及伴发伤的性质确定[132]。

跖骨体骨折

疾病原理：病理生理　跖骨体骨折由直接创伤（例如重物挤压伤）或间接创伤（例如足部固定时受到旋转暴力的损伤）所致。因为损伤机制的性质，常伴发趾骨骨折。直接创伤可能具有高破坏性，引发多跖骨骨折和严重并发症。第三跖骨骨折最常见，跖骨体应力骨折也常见。

跖骨体骨折治疗最重要的是考虑生物力学情况。站立时，体重均匀分布在踝和前足之间，经距骨分散，第一跖骨承受其他跖骨两倍的负荷。因为上述的承重功能，虽然踇趾跖骨骨折不常见，但需要积极治疗。骨折跖骨的线性关系很重要，背侧或跖侧移位通过改变横弓和负荷分布而导致疼痛或功能丧失。由于内在肌和趾屈肌的作用，跖骨骨折部位常出现背侧成角畸形。尽管内侧或外侧移位重要性较小，但可引起痛性骨突起或神经瘤。

临床特征　跖骨体骨折导致承重困难和压痛，压痛通常在跖侧表面最严重，如果肿胀明显则很难定位。受累的足趾受到轴向压迫引发疼痛，瘀斑常在受伤12小时内出现。应通过检查受累足趾的位置和平面来评估旋转成线。

诊断方法：放射诊断　标准平片足以诊断多数跖骨体骨折，然而能使距骨成像的放射条件用于前足会出现成像过度。使隐匿骨折成像需要调整穿透性或使用圆锥位。应评估矢状位和内外侧水平位的移位和成角。

治疗 第二到第五跖骨的无移位的跖骨体骨折可使用短腿步行石膏固定2~4周。早期带石膏下地行走有益于愈合及减少复合体局部疼痛综合征的发生率。虽然有医生推荐此类骨折使用非负重石膏固定4~6周，但是其他的器具包括跖骨垫、硬底鞋以及需要时使用拐杖就足够了。这些不同的方法证实不管如何治疗多数非移位的跖骨体骨折都愈合良好。

因为生物力学作用及行走时加于其身的应力，踇趾的跖骨骨折需要更为积极的治疗。非移位的第一跖骨骨折应石膏固定4~6周[133]。如果做不到全程不负重，至少应在固定的前3周不负重。

任何跖骨体骨折移位超过3mm或成角超过10°都应考虑复位。使用趾套和踝关节反向牵引进行闭合复位常可成功。然后使用非负重石膏固定4~6周。切开复位的指征有争议，但是一般来说包括间隔综合征、不稳定骨折、开放骨折、闭合复位失败的骨折以及多发骨折。可以选择克氏针或板固定[133]。移位的第一和第五跖骨体骨折通常手术治疗。大的前足创伤，如挤压伤和多发开放性跖骨骨折，需要分期手术积极治疗。

安置 多数无移位的跖骨体骨折都不必转交矫形科。患多发或移位骨折的患者需要在急诊室请矫形科会诊。非移位或轻微移位的跖骨体骨折很少出现并发症。可能出现复合体局部疼痛综合征，与不必要地使用非负重石膏固定有关。复位不充分，特别是在矢状面，会导致生物力学问题且形成痛性硬结或跖骨痛症。内外侧面骨连接不正，特别是累及第一或第五跖骨，会产生压迫点、神经瘤或生物力学问题。延迟愈合、骨不连、间隔综合征以及软组织并发症不常发生。

跖骨头和颈骨折

尽管跖骨头和跖骨颈骨折在病理生理和评估方面类似跖骨体骨折，但前两者常为多发且常由直接创伤造成。非移位骨折可使用步行石膏固定4~6周。此类骨折常出现移位，远端骨片被屈肌腱拉向跖侧和外侧，在斜位和外侧片上最易被发现。颈和头骨折的精确对线对于维持横弓非常重要。虽然通过趾套复位会获得成功，但常不稳定，比跖骨体骨折更需手术修复。多数此类骨折应在急诊请矫形科会诊，特别是移位或关节内骨折。并发症与跖骨体骨折相似。

跖骨基底骨折

疾病原理：病理生理 第一到第五跖骨基底部的独立骨折不常见。多数是跗跖关节1cm内的非移位横行骨折，由直接创伤所致。间接创伤更多提示存在隐匿的Lisfranc损伤。最常遇到的是第五跖骨基底骨折。

第五跖骨 Jones骨折常被错误地用于命名第五跖骨基底的任何骨折。命名人是Robert Jones爵士，他是位内科医生，在1902年描述了他在跳舞时遭受的骨折和一系列类似损伤。实际上，两种完全不同的骨折会发生在第五跖骨基底区域，对于哪种是真正的Jones所描述的骨折仍有争议[134]。比术语更重要的是这两种骨折在机制、治疗和预后方面具有戏剧化的差异[135]。

更为常见和不严重的第五跖骨基底骨折是结节骨折。也称为 styloid 骨折，结节是第五跖骨的突起，在足外侧缘容易触及。足跖屈时受到突然的内翻外力而导致其骨折；几十年来，此种骨折被认为是由于腓骨短肌腱附着部位的撕脱造成。然而尸检发现这种骨折的位置和性质涉及跖腱膜的外侧带。结节骨折从细微的点状到累及整个结节，通常为关节外骨折，也可延伸至骰跖关节。这种损伤常"伪装"成踝关节扭伤（见图55-12和框55-2），所以任何旋转损伤时需要触诊的重要区域是第五跖骨基底。

第五跖骨基底更严重的急性骨折是距离骨近端终点以远至少15mm的横行骨折[135]。此种骨干骨折可能是真正的Jones骨折，累及第四和第五跖间关节而不是骰跖关节。骨干骨折源于复杂的联合暴力，产生于向不内翻的前足外侧施加负荷时[135]。其典型地发生于跑步和跳跃运动中。近端骨干骨折的进一步分类方法已经建立且可能在决定治疗方面有帮助。

临床特征 跖骨基底骨折的评估与跖骨体类似。除了容易触及的第五跖骨结节外，此类损伤疼痛分散且定位困难。第五跖骨基底骨折时被动内翻常引发疼痛。

诊断方法：放射诊断 多数跖骨基底骨折在标准X线片上很容易被显示。应仔细观察平片寻找成角、移位和关节扩展的证据。如果骨折在关节内，为了确定治疗方案必须估计累及关节面的比例。在诊断困难的病例CT检查可提供帮助。

第一到第四跖骨基底骨折时，寻找Lisfranc损伤的影像学线索很重要。第二跖骨基底骨折对于隐匿的跗跖关节损伤具有确诊意义。在评估第五跖骨基底骨折时必须鉴别结节骨折和骨干骨折（图55-25）。必须谨慎，勿将第五跖骨粗隆或腓侧跖余骨与第五跖骨基底骨折混淆（图55-15）。标准的踝关节片也能显示第五跖骨基底，此区域应常规仔细检查。

治疗 第一到第四跖骨基底的非移位关节外骨折通常使用短腿石膏治疗。移位骨折应复位且常需固定。关节内骨折特别是第一跖骨常出现并发症。即使

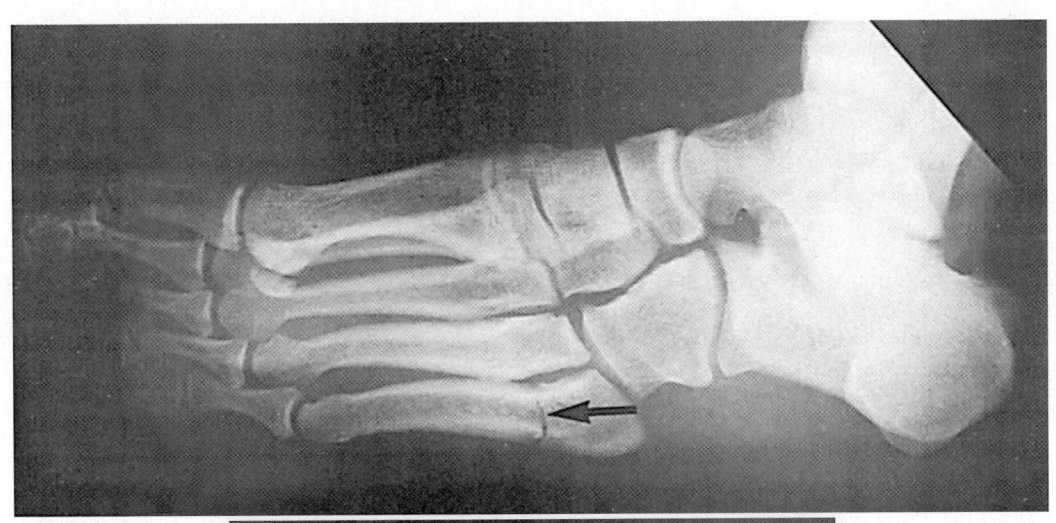

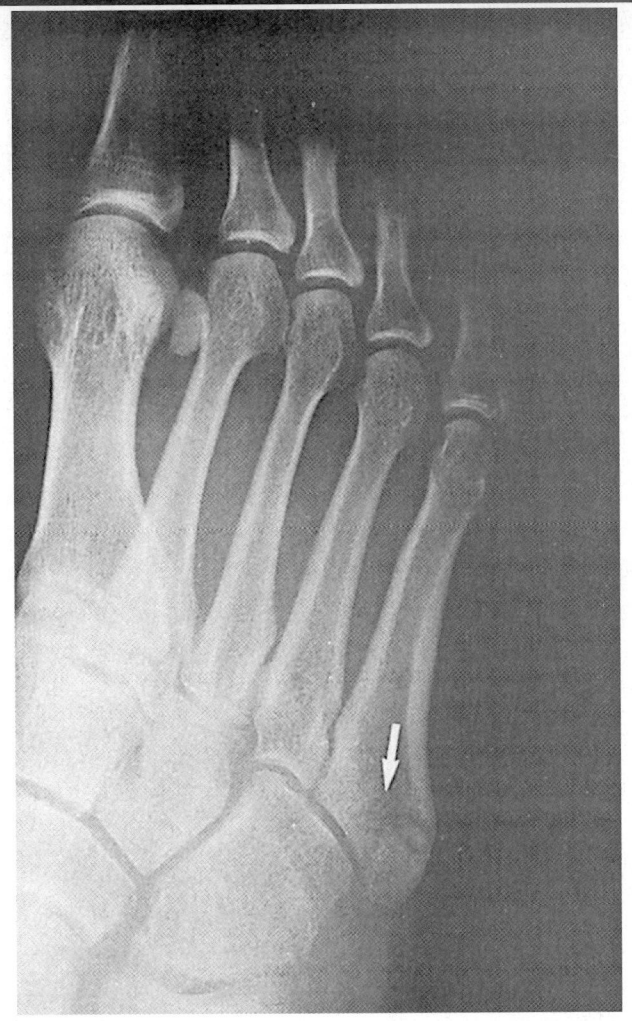

图 55-25 **A**，第五跖骨骨干骨折（箭头）。此为发生于第五跖骨基底的两种骨折中较重者。**B**，第五跖骨基底结节骨折（箭头）。此为发生于第五跖骨基底的两种骨折中较轻者。（**A**, From Rosen P, et al [eds]: Diagnostic Radiology in Emergency Medicine. St. Louis, Mosby, 1990.）

是非移位的关节内第一跖骨基底骨折，如果累及 25% 以上的关节面也可能需要手术修复。

第五跖骨基底骨折的治疗取决于骨折类型。关节外的结节骨折，不论大小或移位程度如何，都愈合良好，可以使用步行石膏固定 2～3 周、加压包扎或穿硬底鞋及对症治疗[134]。累及 30% 以上关节面或移位 2mm 以上的关节内结节骨折需要修复[134]。非移位的关节内骨折的初始治疗通常使用非承重石膏固定 6～8 周，然后再进行放射评价[134]。完全愈合需要固定 6 个月以上，运动员的骨折建议立即修复[135]。移位的第五跖骨骨干骨折常需要手术治疗，且有必要延长治疗时间。

安置 因为此类损伤罕见且治疗方法不同，多数第一到第四跖骨基底骨折需要矫形科评估。第一到第四跖骨基底的非移位关节外骨折适合矫形科门诊治疗和随访。其他任何第一到第四跖骨基底骨折或怀疑Lisfranc损伤应在急诊室请矫形科会诊。严重或移位的第五跖骨结节关节内骨折或骨干骨折应在急诊室请矫形科会诊。

关节内跖骨基底骨折累及第一到第四跖骨会导致创伤后关节炎，需要进行关节融合术。第五跖骨结节骨折很少出现并发症，但可发生骨折片纤维性不连。第五跖骨骨干骨折常出现延迟愈合、骨不连或因为跖骨血供障碍愈合不良而复发。这些并发症见于50%以上保守治疗的患者，常需要积极的外科治疗，愈合时间延长。

趾骨骨折

疾病原理：病理生理 趾骨骨折是最常见的前足骨折。通常是直接创伤所致，如掉落重物砸伤或脚趾撞伤。间接机制不常见，如前足旋转导致趾骨骨折。近端趾骨比中间或远端趾骨更常骨折，而第五趾骨的近端第一节最常受伤。蹞趾骨折通常会移位，而小趾骨折常为粉碎性但移位不常见。

临床特征 虽然趾骨骨折一般被认为是轻微骨折，但是其能引起致残性的后遗症，应该仔细评估[136]。趾骨骨折患者受累足趾出现急性疼痛和肿胀，常常伴行走或穿鞋困难。体检会发现压痛、捻发音和动作幅度受限。如果累及远端趾节常存在甲下血肿，开放性骨折常见。

诊断方法：放射诊断 标准放射检查通常可确诊趾骨骨折，外侧片更为敏感。未受累的足趾应放置在较远处以获得适当的成像，偶尔需要放大照片。应评估成角和累及的关节面。

治疗 多数趾骨骨折容易治疗且愈合良好。甲下血肿应引流，偶尔需要修复甲床。非移位的小趾骨折应使用邻趾固定来保持稳定，即用胶带将受伤足趾和相邻足趾做夹板固定。在两足趾之间放置纱布以防止皮肤软化。足趾骨折常常会持续疼痛2～3周，直到骨痂使其稳定。

如果存在明显移位或成角，应在趾根阻滞麻醉后使用人工牵引或趾套。如果临床上足趾的外观比较满意，中度持续成角或移位也可以接受。罕见的情况下，小趾骨骨折需要手术修复，特别是严重旋转畸形或需要清创的开放骨折。

蹞趾非移位骨折使用邻趾固定，如果足趾疼痛应使用步行石膏2～3周。传统石膏的替代技术，例如拖鞋石膏，也已经用于趾骨骨折[137]。蹞趾的移位骨折需要复位。如果复位不充分或不稳定，推荐手术修复。除非完全无移位，多数累及蹞趾的关节内骨折应手术修复，但是这方面仍有争议。

安置 多数趾骨骨折不需要矫形科评估，但如果移位持续存在或者外观或功能方面出现问题，建议矫形科会诊。复位不良或蹞趾关节内骨折建议急诊室请矫形科会诊。

趾骨骨折不常出现并发症。关节内趾骨骨折尤其是蹞趾，晚期可能出现关节炎后遗症，可能需要手术去除骨折片。有症状的成角性骨连接不正及骨畸形可见于趾骨骨折，有时需要行外生骨疣切除术。

籽骨骨折

籽骨为两块扁骨，位于拇短屈肌腱中和第一跖骨头下面。命名源于希腊语的sesamoeides，意思是"像芝麻籽"。人群的1/10在第五跖骨头下有籽骨，不常见的位置是第二、三或四跖骨下面（见图55-15）。籽骨骨折不常见，通常由摔落的直接创伤所致。蹞趾过伸可间接造成籽骨骨折[138]。籽骨骨折也可伴发于MTP关节脱位。内侧籽骨骨折较外侧更常见，可疑骨折必须与籽骨分隔鉴别，籽骨分隔可见于1/3人群且多发于内侧。籽骨也可发生应力骨折。籽骨骨折通常需要短腿步行石膏固定3～4周。多数愈合良好且不出现并发症，不需要矫形科会诊。

蹞趾关节脱位

疾病原理：病理生理 因为受到鞋子的保护且MTP及IP关节具有内在的稳定性，所以蹞趾关节（MTP）脱位不常见。MTP关节脱位可发生在任何关节和任何方向。第一MTP关节脱位需要巨大的暴力，通常是交通事故碰撞的结果。此类损伤常为开放性，典型地是MTP关节过伸导致远端向背侧脱位。可能伴发籽骨骨折。也可出现籽骨或局部肌腱阻止闭合复位的复杂情况。当足趾撞或勾在一个物体时会发生第二到第五MTP脱位，通常向内侧或外侧移位。最常见的是第五MTP关节外侧脱位。

临床特征 MTP关节脱位导致疼痛、肿胀、负重困难。第一MTP关节脱位临床上显而易见，第一节趾骨向背侧和近端移位而使足趾向上成角。这种畸形使跖骨头显著突出于跖侧表面。可出现皮肤紧张或微凹陷。罕见的情况下在跖骨背侧触到籽骨提示为复杂脱位。小趾脱位的临床表现更为轻微，与健侧对比可有帮助。神经血管受累罕见。

诊断方法：放射诊断 足标准放射检查系统能很

好地显示 MTP 关节脱位。第一 MTP 关节脱位常显示出双密度影，是由近节趾骨重叠在跖骨头上所致。应仔细检查平片寻找提示复合体脱位的征象，例如籽骨位于两关节面之间或跖骨头背侧。

治疗 多数 MTP 关节脱位尤其是小趾，使用纵向牵引很容易复位。在尝试复位前应给予适当的镇痛或局部麻醉。第一 MTP 关节背侧脱位更具挑战，在复位之初需要加大畸形。应评估关节稳定性并在复位后复查 X 线片。复位后，使用步行石膏和趾板 3 周，然后进行理疗以确保动作幅度充分恢复。也可选择邻趾固定和铝夹板固定。

安置 多数 MTP 关节脱位可不必由矫形科会诊治疗。如果存在捻发音或明显不稳定或复位后放射检查显示关节不匹配或关节内骨折，应请矫形科会诊讨论修复的可能性。第一 MTP 关节开放性脱位、X线片显示出复杂性骨折的证据或不易复位的脱位，需要在急诊室请矫形科会诊，因为可能需要切开复位。小趾骨的 MTP 关节脱位很少需要切开复位。

MTP 脱位后并发症不常见。可出现关节炎和动作幅度受限，特别是𧿹趾。脱位的诊断延误 3 周以上常不适合闭合复位，可能需要跖骨头切除。

趾间（IP）关节脱位

IP 关节脱位比 MTP 关节脱位少见得多，有时会被忽视。多数 IP 关节脱位发生在𧿹趾，是轴向暴力的结果。IP 关节脱位通常是远端向背侧移位，很容易治疗，不需要矫形科会诊。趾根阻滞麻醉后纵向牵引复位。如果简单的牵引复位不成功，可能需要先加重畸形。如果脱位累及𧿹趾，复位后建议使用步行石膏和趾板 3 周。小趾仅需邻趾固定。如同 MTP 关节，第一 IP 关节可发生复杂脱位，有必要在急诊室请矫形科会诊行切开复位。小趾 IP 关节脱位无法闭合复位而需要切开复位的情况罕见。

足痛

概述

足痛，特别是没有明显创伤病史时，对于诊断和治疗是一个挑战。平片外观常正常，致使病史和体格检查的重要性增加。虽然在急诊室常常很难获得一个确定的诊断，但是遵循成熟路径可帮助医生恰当地处理和安置患者。多数足痛病例较轻且为自限性，但是必须考虑到严重疾病（例如感染、关节炎、肿瘤）的可能性。虽然急诊室很少请矫形科会诊，但是对于有选择的病例建议矫形科门诊随访。

足痛可被分为急性、慢性病急性发作或慢性，最好根据解剖位置将症状定位于后足、中足或前足。三种情况将分别详述。

复合体区域疼痛综合征是当营养改变和交感神经系统活性异常致血管收缩不稳定时出现疼痛的情况，以前被称为"反射性交感神经营养不良"。复合体区域疼痛综合征在创伤后数月出现，创伤可能很严重，如 Lisfranc 损伤，也可能相对较轻。此疾病有多种名称，包括灼性神经痛和 Sudeck 萎缩，产生弥漫性烧灼痛、疼痛或烧灼感，并具有血管收缩不稳定的证据。复合体区域疼痛综合征应一直被考虑在创伤后足痛的鉴别诊断之中。

既往有穿通伤的患者另外一个需要考虑的重要情况是异物存留。异物可能是慢性引流或慢性疼痛的根源。创伤可能发生于多年前，很难获得事件详情，或者患者并不知道。

最后，应力骨折在足痛的鉴别诊断中也很重要，特别是运动员。

后足疼痛

后足疼痛是常见主诉，通常是过度使用而不是急性创伤的结果[139]。后足骨痛必须要考虑到距骨或跟骨应力骨折。挤压跟骨内外侧引出疼痛应怀疑跟骨应力骨折。另一个骨痛的原因是三角骨（图 55-15）或距骨外后突的撞击。三角骨综合征是指足跖屈时疼痛，在芭蕾舞者中尤其常见。诊断可能需要骨扫描，需要外科治疗。

多数后足痛的患者为跟下踝部疼痛，是一个具有大量鉴别诊断的主诉[140]。关于此题目的文献互相矛盾且充满不一致的术语。最常见的跟下痛的原因是跖筋膜炎、跟下滑囊炎、跟筋膜急性破裂以及神经压迫。

跖筋膜是足底一层坚韧的结构，在踢和行走的早期站立阶段具有显著功能。跖筋膜炎是起病隐袭的过用性损伤，通常开始表现为清晨首次负重或长时坐位后疼痛[141]。然后进展到行走时持续疼痛。疼痛和压痛局限在踝关节内侧。跖筋膜炎在弓形足尤其常见，然而这种关系的性质尚不清楚[142]。平片不具诊断性但是在 50% 患跖筋膜炎的患者中显示跟骨骨刺。这是种应力相关性骨化，在无症状人群中发生率为 16%，不是跖筋膜炎疼痛的主因。罕见的情况为筋膜骨化。

跖筋膜炎和跟下滑囊炎截然不同，后者疼痛局限在跟骨正下方的滑囊。这两种情况的鉴别较难且通常为纯理论性的，因为初始治疗是一致的：避免猛冲、休息、使用衬垫、矫正垫以及非甾体类抗炎药。冲击波疗法对于难治性病例有益[143]。非常罕见的情况需要手术松解跖筋膜，此疗法对于任何情况都有益。

跖筋膜破裂是指跖筋膜在跟骨的起源部位破裂。此种损伤通常发生在步态中蹬的阶段。可出现肿胀，被动背屈𧿹趾时引发疼痛是典型表现。采用非手术治疗，常需石膏固定一段时间以缓解症状。

压迫趾外展神经或胫后神经（所谓的跗管综合征）会导致跟下痛[144]。诊断这些疾病很困难，有时局麻下评估选择性神经阻滞的作用可帮助诊断。初始治疗与跖筋膜炎类似，但是可能需要局部注射激素或外科手术松解。其他神经卡压也会发生在后足区域。

很多肌腱行经后足，特别是其前内侧，可发生肌腱炎。必须考虑到其他的肌腱病变（例如撕裂、脱位、支持带损伤），因为这些病变会导致严重的功能障碍。

中足疼痛

独立的中足痛较前足或后足痛少见。中足应力骨折不常见，好发于舟骨。中足痛的其他原因包括症状性附骨，特别是外胫骨、腓侧附余骨（图55-15）。外胫骨存在于14%以上的正常人群中，且大多数是无症状的。附骨会在中足内侧产生令人虚弱的疼痛。骨扫描可帮助诊断，可能需要手术切除。腓侧附余骨是导致中足外跖侧痛的少数情况之一。对抗跖屈可帮助定位压痛，治疗从固定到手术切除。

前足痛

很多疼痛性疾病发生在前足。𧿹趾囊肿胀、痛性滑囊、水疱、钉胼、槌状趾以及向内生长的趾甲都具有明显的诊断意义，但是却是治疗的挑战。许多是穿鞋不合适的结果或足的生物力学问题，合适的鞋垫、避免猛冲、偶尔外科干预均有效。

跖骨痛是常用术语，但是定义很宽泛，是指跖骨头部位的疼痛[145]。这是个常见主诉，具有很多潜在病因。跖骨应力骨折极为常见，在无法解释的前足痛的鉴别诊断中必须加以考虑。屈肌或伸肌肌腱也会导致跖骨区域疼痛，当平片显示肌腱部位钙化时提示此情况。当疼痛发生于𧿹趾部位时应考虑到关节炎、籽骨炎、或籽骨应力骨折。"人工草地趾"（Turf toe）是𧿹趾MTP关节炎症，由反复过度伸展应力所致[98]。通常对症治疗有效。

单侧跖骨痛的一个重要原因是跖间足底趾神经周围纤维化，更常见的称谓是Morton神经瘤[145]。这种不知病因的神经病变于1876年被首次报道，通常累及第二三或第三四跖骨间间隙，引起负重时刺痛。疼痛可能伴随感觉异常，且放散到足趾。另外，"烧伤后"疼痛在休息时仍可持续。当受累间隙的结构受到压迫或者跖骨头被挤压到一起时可以复制Morton神经瘤的疼痛。因此疼痛会在穿比较紧的鞋（例如攀岩鞋、滑雪靴）时间歇发作。可触及捻发音或结节。治疗主要是手术切除或神经松解术[146]。

Freiberg病是跖骨头的骨软骨病，通常累及第二跖骨，是此区域疼痛的另一原因。趾甲内生症常见，可发生于任何足趾，最常见于𧿹趾。此种异常因趾甲修剪过短使部分趾甲呈针状生长到甲皱下面所致[147]。让趾甲向外生长结合局部护理通常能有效治愈。如果存在感染推荐使用抗生素。慢性或复发性内生趾甲需要部分或全部切除趾甲及基质[147]。

特殊疾病

应力骨折

疾病原理：病理生理 应力骨折可发生于附肢骨骼的任何部位，在下肢特别常见。体育运动尤其是跑步为大多数应力骨折的原因。易患因素包括训练失误、穿鞋不当、以前曾有不运动的时期或者跑步表面改变。解剖变异可能也是一个原因，弓形足比扁平足更易发生应力骨折。

足底应力骨折可发生于任何部位，第二或第三跖骨体最常见。跟骨应力骨折与距骨应力骨折的发生频率一样多，此观点并未被普遍接受。中足应力骨折不常见，通常发生于舟骨。运动的类型与应力骨折的发生部位相关，舟骨应力骨折最常见于篮球，跖骨体应力骨折最常见于跑步，而第五跖骨干应力骨折最常见于足球。

临床特征 虽然病史各异，但是多数应力骨折表现为起病隐袭的局部疼痛，常持续数周以上[148]。疼痛可见于前足、中足或后足的任何部位，最常见的是沿跖骨。最初的症状出现在体育运动后，但是后期症状会限制此类运动。通常存在易患因素，例如训练规律改变。女性患者需要采集月经史，因为训练导致无月经而易患应力骨折[149]。

体格检查可发现肿胀、点状压痛或叩击痛。然而多数患者没有上述体征，仅能凭病史怀疑此病。

诊断方法：放射诊断 最初平片表现正常，因为骨对于应力骨折的反应取决于症状出现的时间。干骺端出现放射异常表现需要4周，而骨干出现放射异常需要6周[21]。虽然平片对于应力骨折的敏感度低，但特异性高。三个重要的表现是骨膜新生骨、骨内膜增厚及放射透明线。放射检查结果依部位不同而异：跖骨骨折通常显示为骨痂或骨膜反应，而舟骨骨折显示为透明线，跟骨骨折显示为曲线型的硬化。

应力骨折容易被漏诊因为仅有50%的患者放射检查有异常表现。最近，放射性核素骨扫描成为应力骨折可选择的影像学检查。骨扫描对于应力骨折不特异但是非常敏感，通常在受伤24小时内就可以显示异常。罕见的情况下，如果疼痛出现在病灶显示之前，骨扫描会出现假阴性。MRI扫描更具特异性，被作为此类疾病新的诊断"金标准"[21]。

治疗 体育应力骨折是过用性损伤，有必要评价训练习惯、设备和技术。多数足应力骨折通过简单地限制运动在4~6周内可以缓解，不需要固定，除非症状非常严重。然而有两个部位很独特，需要特殊讨论。

舟骨应力骨折不常见，诊断常被延误。因为骨中间1/3相对缺乏血供而妨碍愈合，初始治疗使用非负重石膏固定6~8周。第五跖骨基底部应力骨折也较棘手。第五跖骨骨干骨折（也叫做慢性Jones骨折）通常通过非负重和石膏固定进行初始治疗。急性骨骺骨折常发生延迟愈合，需要石膏固定20周以上[134]。

安置 任何确诊或怀疑应力骨折的患者都应接受矫形科门诊随访。延迟愈合或骨不连可发生于应力骨折，特别是舟骨或第五跖骨基底。可能需要骨移植术或金属固定。多数其他的踏板应力骨折可不发生并发症而愈合。

挫伤和扭伤

足挫伤是常见损伤，通常是因为落物所致。扭伤也可发生于足部，特别是运动损伤。跟骰韧带和跖间韧带是常见的损伤部位。这类损伤的定位比较困难，常常是在适当的临床和放射学评估后的排除性诊断。对症治疗在挫伤和扭伤通常会很快起效。Lisfranc关节复合体的扭伤比较特殊，需要在急诊室请矫形科会诊。

肌腱损伤

除了跟腱和胫后肌腱，足部的急性肌腱破裂罕见。独立的拇长屈肌腱和胫后肌腱破裂已经讨论过，多数肌腱横断是撕裂的结果。这些损伤典型地是由以下两个致伤机制之一导致：足底的穿通伤或由落物、割草机或交通事故造成的严重创伤。足底穿通伤通常导致屈肌腱损伤，而多数严重创伤累及伸肌肌腱。

确诊或怀疑足肌腱损伤的患者有急诊室请矫形科或整形外科会诊的指征。显然应首先修复拇长屈肌腱和拇长伸肌腱；修复其他肌腱的必要性存在争议。一般来说，应尝试修复任何的肌腱横断伤，因为表面上轻微的损伤会导致并发症如爪形畸形。如果不仔细寻找，伴发于轻微撕裂的肌腱损伤很容易被漏诊。肌腱修复后需要夹板固定2~6周。

挤压伤、截肢和大血管损伤

急诊室处理足部严重挤压伤、截肢或血管损伤应优先考虑快速评价、稳定和立即请会诊。必须轻柔地处理受伤的肢体，使用无菌生理盐水冲洗伤口清除污染。使用其他的灌洗液、探查或清创是禁忌证[150]。任何开放性骨折都应使用抗生素。必须时刻考虑到间隔综合征的可能。此类患者的外科决策需要考虑很多因素，客观的考量例如"肢体损伤评分"（mangled extremity score）已经建立用于预测截肢的必要性[151]。局部挤压伤常比弥散挤压伤愈合更好[150]。外科治疗的目标是保存尽可能长地组织以维持纵弓。存在大血管损伤时，发生永久性残疾的可能性很高。

间隔综合征

疾病原理：病理生理 间隔综合征被定义为在有限的骨筋膜间隔内压力增高并导致神经血管功能障碍，引起组织损伤[150]。足部的间隔综合征如同发生于身体其他部位一样，是一种急症。虽然使用染色注射方法研究发现足部可能有多达9个间隔，但是经典地被分为四个间隔（内侧、中间、外侧和跖骨间间隔）[150]。足间隔综合征最常由严重挤压伤、骨折或脱位引起。其他原因包括血液系统疾病、烧伤、动脉损伤或血栓后的缺血性肿胀、药物或酒精过量、过度锻炼以及静脉梗阻。损伤程度与间隔压力增高的时长和幅度以及动静脉压力差有关。间隔综合征可发生于任何部位，发病时间从伤后2小时到6天，发病高峰在伤后15~30小时。

临床特征 间隔综合征导致与损伤程度不相符的剧烈疼痛。疼痛不能通过固定来减轻，足内部张力增高[152]。在跟骨骨折的病例，常出现累及整个足部严重的烧灼性疼痛。体检可发现有张力的肿胀和感觉缺失。任何使受累间隔肌肉拉伸的活动（主动或被动）都会使疼痛加剧。足趾的被动背屈常很痛。间隔综合征时外周脉搏和毛细血管充盈通常正常，但这并非是好征兆。存在开放性伤口并不能保证所有的间隔压力减低。

诊断方法：特殊检查 诊断间隔综合征唯一的方法是测量间隔内压力。决定做此检查依靠恰当的临床疑诊。压力测量的技术已经非常明确，一般认为压力超过 35mmHg 可以确诊[152,153]。低血压的患者间隔综合征可发生于更低的压力。因为空间很小，定位穿刺针以及区分足的间隔具有挑战性。因为这个原因及其在外科决策中的重要性，通常需要矫形科医生测量足间隔的压力。

治疗 任何具有间隔综合征损伤机制的患者，早期确诊并预防进一步组织损伤是非常重要的。早期治疗应避免使用管型绷带和石膏。确诊或怀疑间隔综合征时，肢体应放置在心脏水平。肢体高于此水平是禁忌的，因为会减少动脉血流量而导致动静脉压力差缩窄。

安置 如果怀疑间隔综合征，应立即请矫形科会诊，因为唯一的治疗是筋膜切开减压术。

重要概念

- 踝关节脱位伴皮肤隆起或神经血管损伤应在放射检查前立即复位。
- 独立的内踝骨折应检查腓骨全长，以除外近端腓骨（Danis-Weber C 型或 Maisonneuve）骨折。
- 在诊断踝关节扭伤前，应除外类似踝关节扭伤的其他损伤。
- 跟腱断裂的患者仍能微弱跖屈。如果怀疑跟腱断裂应做 Thompson 试验。
- 存在附骨可解释足部意料之外的放射"病灶"。
- 距跖区域的任何骨折或脱位都应总是考虑到 Lisfranc 损伤的可能性，特别是第二跖骨基底骨折时。
- 所有第五跖骨基底骨折都应仔细鉴别其骨折部位是结节还是骨干。
- 长时间足痛的患者都应总是考虑到应力骨折的可能性，特别是如果症状出现在跖骨区域。
- 足部也可发生间隔综合征，如果没能早期诊断会导致灾难性的后果。

本章参考文献请参见 http://pumpress.bjmu.edu.cn/eduservice/3419.html

第四篇 软组织损伤

第 56 章 创伤处理原则

Barry Simon and H. Gene Hern, Jr.

王曼 王真奎 译 王秀杰 校

概述

急性创伤治疗的目的是恢复功能，修复组织的完整性，包括力量的完整性和最佳的外观，并减少感染风险。感染的风险取决于位置、机制、宿主及治疗。对于清洁的表面切割伤，感染的风险小于1%，而下肢污染的挤压伤，其感染的风险超过20%。伤口感染通常会导致伤口延迟愈合、力量下降及愈合口不美观。这些事实强调高质量医疗的重要性。了解伤口愈合及外伤治疗技术方面的生物学特点有利于此类病人的紧急处理。

急诊医师也必须认识到与软组织损伤相关的法律风险。与外伤相关的投诉，包括手部损伤，已经成为急诊医师第四个最常见的医疗事故索赔原因。这些投诉中最常见的并发症包括：未发现异物、伤口感染、未发现肌腱及神经损伤。

疾病原理

皮肤及筋膜的解剖学

对皮肤解剖学的认识可以更好地理解伤口闭合的概念及技术。皮肤是一个复杂的器官，可以防止细菌入侵并调节体温。同时皮肤也可以调节水含量，记录感觉刺激。

皮肤和筋膜根据身体不同的部位厚度从1mm到4mm不等。表皮层是皮肤的最外层。表皮细胞层中最重要的部分是生发层，即基底细胞层，它是新细胞起源的地方。角质层位于表皮的最外面，它给予了皮肤美学上的外观。真皮层是皮肤伤口最终愈合的最关键一层。最佳的愈合和最小的瘢痕取决于真皮层和失活组织的清除[1]。

表层筋膜紧邻着真皮层，并紧紧覆盖着脂肪组织。这个部位必须灌洗和清创，以降低感染的风险。深层筋膜邻近脂肪组织，非常强韧，呈灰白色，覆盖并保护下方的肌肉组织，能防止表面感染扩散到深部组织。深层筋膜必须闭合以保证其保护及其功能。

创伤生物学

正常伤口愈合是良好排序的生物学事件。它被描述为一个有序的过程，但它实际上表现为几乎同时发生的多个事件。这些事件包括凝血、炎症、胶原代谢、伤口收缩和上皮形成[1,2]。保持这些事件的平衡是正常愈合的关键。任何阶段的延迟，都可能会导致伤口闭合不良和裂开，延迟部分最终可能会影响瘢痕的外观。

一旦组织的完整性被破坏，凝血过程便随之开始。血小板释放因子启动并增强细胞炎症反应。毛细血管通透性增加，使白血细胞驱化到伤口。中性粒细胞和单核细胞作为清道夫清除伤口的坏死物和细菌。同时单核细胞可以转化为巨噬细胞，这对以后的伤口愈合起重大的作用。巨噬细胞除了对伤口起防御作用外，还可以释放趋化因子，而其他单核细胞可以刺激成纤维细胞繁殖，促进血管新生[1]。

胶原蛋白是人体大部分组织的主要结构蛋白。正常组织修复取决于胶原蛋白的合成、沉积和交联。受伤48小时后成纤维细胞可以合成胶原蛋白化合物并使其沉积。未成熟的胶原蛋白的分布是杂乱无章的。

一系列的酶联反应可以产生特异的成纤维细胞。随后的分子间交联主要影响胶原蛋白纤维的强度。整个过程受组织乳酸和抗坏血酸的影响，并直接关系到组织的动脉二氧化碳分压。在维生素 C 缺乏的情况下，脯氨酸和赖氨酸羟化酶不能被激活，并且氧气不能转移到脯氨酸或赖氨酸中。一旦未羟基化的胶原蛋白产生，特异的胶原纤维便无法形成。导致伤口愈合不良，新生毛细血管脆弱。如果脯氨酸和赖氨酸不能被氧羟基化，就会发生类似坏血病的情况。

在正常情况下，胶原合成高峰在第 7 天，正好和抗张强度快速增长期相吻合。伤口愈合大多发生在 3 周内，而重塑多发生在未来的 6～12 个月。然而在 3 周内伤口强度只能恢复最大强度的 15%～20%，4 个月内只能恢复 60%[3]。

伤口收缩是指全层皮肤向中心移动。伤后即刻便出现伤口边缘收缩，于是伤口面积缩小。它是由于正常皮肤张力沿着最小张力线运动而产生的这种回缩（图 56-1 和图 56-2）。这些伤口垂直于这些线运动会产生更大的张力，从而形成更大的瘢痕[1,4]。

3～4 天后，由于伤口边缘向中心移动而使伤口缩小。这种现象是上皮作为独立因素作用的，而与胶原蛋白无关。这一过程被认为是有利于伤口愈合的，而不应该与瘢痕缩短引起的瘢痕挛缩相混淆[1,3]。

正常的愈合过程一旦延迟，挛缩就会更加明显，

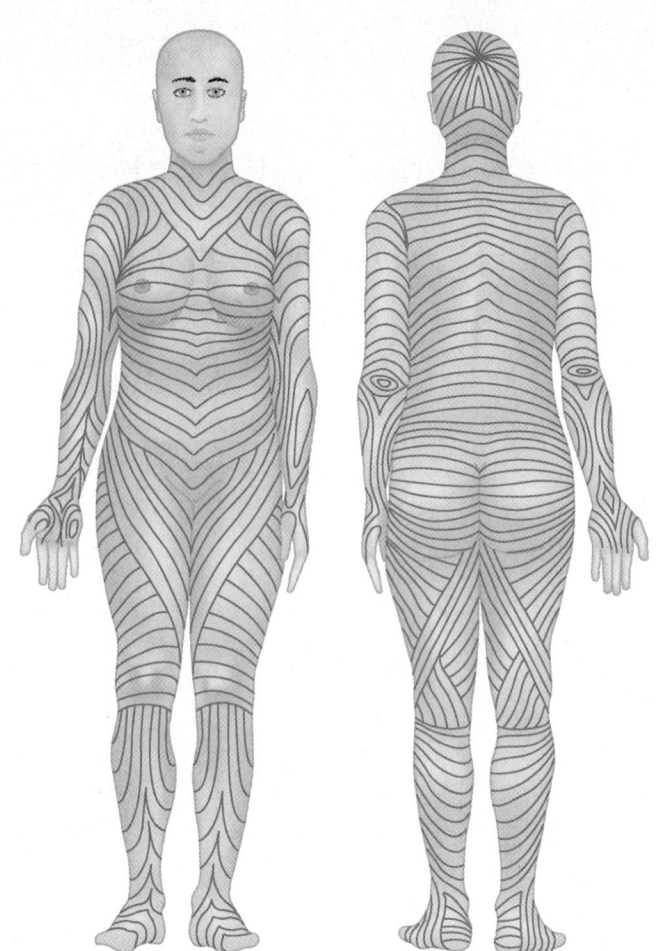

图 56-2　身体表面的皮肤张力线。（Modified from Simon R, Brenner B: Procedures and Techniques in Emergency Medicine. Baltimore, Williams & Wilkins, 1982; as published in Trott A: Wounds and Lacerations: Emergency Care and Closure, 2nd ed. St. Louis, Mosby, 1997.）

从而形成"毁容"的增生性瘢痕。最佳的炎症反应阶段和最小的伤口张力能形成更美观的瘢痕。

愈合过程中上皮的形成是由上皮细胞迁移至伤口出来实现的。伤口边缘的基底细胞层在损伤后数小时内就会出现有丝分裂。但焦痂或其他杂物阻碍这一进程。当进行正确的清洗伤口、清创、保持湿润和保护，可使上皮形成达到最大的速率[3]。

手术修复裂伤后，上皮细胞桥在 48 小时内覆盖缺损。新的组织在 5 天之内增厚，增长下调。同时，角质形成并松散覆盖结痂。

皮肤的生物力学特性

各种力量（张力线）的存在是皮肤胶原纤维弹性的结果。这些静态的张力可能与人体皮肤表面的所属面积相差 5 倍以上，但特定区域的皮肤的静态张力保持恒定。这些静态的张力的临床表现是切开的伤口裂开。静态皮肤张力的大小，直接关系到最终瘢痕的

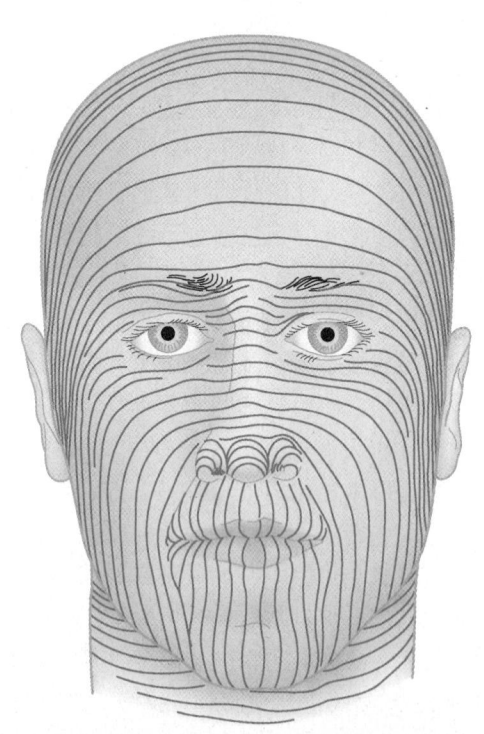

图 56-1　面部皮肤的张力线。平行于这些张力线的切口或者裂伤比垂直于这些张力线的伤痕所产生的瘢痕更小。（Modified from Simon R, Brenner B: Procedures and Techniques in Emergency Medicine. Baltimore, Williams & Wilkins, 1982; as published in Trott A: Wounds and Lacerations: Emergency Care and Closure, 2nd ed. St. Louis, Mosby, 1997.）

宽度[1,4]。

参差不齐，呈锯齿状的伤口比线性割伤有更大的表面积。皮肤张力分布在更大的区域，每单位长度的组织分布较少。过于细致地接近锯齿状边缘，会导致更明显的瘢痕。而锐利的清创，将转换成锯齿状的伤口线性裂伤，往往不明智的，因为它可能会造成太大的组织损失和产生更广泛，更明显的瘢痕[4]。

由肌肉收缩和屈伸运动产生皮肤张力影响伤口的愈合和瘢痕的大小。功能上皮肤有弹性是必需的，动态的张力是最大的。割伤伤口与皮肤皱褶、表情纹和关节相平行时，一般不损害功能[4]，或产生不具张力的瘢痕。穿越皮肤线性结构的伤口会愈合成显眼的瘢痕，并可能损害功能。对这些线性结构和张力的了解是形成最佳的创面修复所必需的。此外，患者了解有关伤口的愈合和瘢痕知识。

框 56-1	创伤后感染的危险因素

1. 创伤时间超过 8~12 小时（身体随以下因素变化）
2. 创伤部位：依次为小腿和大腿、手臂、脚、胸部、背部、面部、头皮
3. 伤口是否污染：来自灭活组织、异物、唾液、粪便所造成的污染
4. 钝挫（挤压伤）的机制
5. 是否现场皮下缝合
6. 修复的类型：感染风险，普通缝合 > U 型缝合 > 线状缝合
7. 使用肾上腺素麻醉
8. 枪弹伤

临床特征和诊断策略

病史

详细询问病史，是常规伤口评估的一部分。如未获得基本信息可产生严重的并发症。如果患者有明确的周围血管疾病，免疫功能低下，或有异物留存的高风险，伤口护理的决策可能会随之改变。必要的历史信息，包括病史、损伤机制和处置，以及破伤风的使用情况。

危险因素

创伤发病的危险因素包括损伤到治疗的时间延迟；挤压伤的机制；伤口的深度；病人的年龄，高速的飞弹，唾液、粪便、土壤的污染，或其他异物（框 56-1）[1,4,5]。急性创伤后 3 小时，细菌增殖到一定水平，可能会导致伤口感染。对常规伤口护理的标准创伤处置指南建议受伤的 8~12 小时内闭合伤口。然而采取具体的时间界限之前，必须考虑所有的风险因素，并且需灵活性。因精细的切割力产生的伤口抗感染能力优于挤压伤。后者由于血流量减少使得伤口边缘细菌浓度可能会增加 100 倍[4]。高速枪弹伤产生的损害可能与远程导弹道无关。在数天内伤害的程度可能并不明显。一些患者在伤后 24 小时或更长时间，清洁、细切的脸部割伤可以安全闭合，而早在伤后 4~6 小时可能会通过延迟一期闭合来治疗小腿或大腿的钝割伤。缝合伤口时，受伤位置与感染的相关性最强。修复小腿和大腿的撕裂伤，可能感染的发生率大于 20%，在躯干和其他四肢大于 10%，在面部和头皮低于 4%[5]。

被异物污染的伤口尽管有足够的干预治疗，仍有较高的被感染的风险。唾液和粪便中的细菌浓度（约为 10^{11} 每克湿重），大大超过了形成感染所需的浓度（≥10^6 每克组织）[4]。

伤口内任何异物的存在，都会降低对感染的抵抗力。土壤组分，包括有机成分和无机的黏土颗粒，进入伤口后和白血细胞之间的不良相互作用会破坏宿主的防御能力。这些土壤成分的存在，大大增加了细菌感染可能[4]。

身体伤口评估，需要耐心、认真和有序的方法。闭合伤口的方案，必须个性化。清洁、锐利的面部切割伤，可在伤后 24 小时内安全地闭合，而双脚遭钝物击伤，具有较高污染的可能，不应该一期闭合。当远端神经血管的评估完成后，可以继续进行检查。包括与创伤有关所有风险因素，但仍有三个需额外关注的领域：①宿主的免疫功能；②宿主的身体特点（如周围血管疾病）；③细菌种植的结构缺陷（例如损坏或人工心脏瓣膜）。

体格检查

由于较好的可视化和麻醉使体格检查的错误被最小化了。发生于四肢的创伤通过血压计来确定失血量的范围。血压袖带置于损伤的近端，并使下肢抬高高于心脏平面至少 1 分钟。正在失血的下肢需迅速使用 ACE 绷带紧紧包扎肢体，由远及近直至袖带底部。血压计充气压力需大于病人的收缩压。尽管这个过程会在 1 分钟后导致患者明显不适，但袖带可以安全地继续膨胀至 2 小时。如果充气超过几分钟，应使用 Bier 阻滞。

对伤口进行彻底检查，需要对该组织进行充分的

麻醉。通过对浅表伤口的观察，皮下组织在伤后快速复原。此外，呈现在头皮和面部伤口，显著的皮下肿胀使得观察和检查裂伤更加困难。需要仔细探测和检查，以避免遗漏损皮肤深部结构和皮下组织的损害。这个提示对上肢和下肢的远端部分的伤口更为关键。手指割伤的伤口很少是敞开的，但关键的结构（例如肌腱、神经和血管）往往受损。监察者必须撬开伤口边缘，确保血液的供应，检查的手指或肢端被放置在运动范围。受伤的肌腱可能部分已经呈现不同的张力状态，位置在受伤时的近端或远端。不能充分暴露的伤口，可疑下层组织的损伤或异物需要更多的关注。它可通过适当延长的裂伤，包括伤口的深度和范围，使可视化程度提高。

无菌手套对伤口的闭合可能不是必要的。虽然数据有限，但一项研究发现，无菌手套的使用，在感染的发生率方面没有差别[6]。但戴清洁消毒的手套，为病人和治疗者之间提供了保护屏障。

异物评估

尚没有任何一种方法能确保找到并清除伤口内所有的异物。关键的是要记录所做的工作，并向患者解释存留异物的可能性。良好的随访对患者和健康服务提供者而言，都是具有保护作用的。

试图通过标准的放射线照相的方法发现异物并不如预期那样有效。一个物体的放射密度取决于物体与周围组织的相对密度。如果能提供适当条件[7]，厚度超过1mm的玻璃片是可以被看到的。但木头等有机物质在平片上是不可以显影的，特殊的软组织视像可以增加阳性率。由于异物移位到组织中，通过仔细观察可以看到一个透光度增加的区域。尽管干板X线照相术优于普通放射成像术，仍会漏掉一些塑料制品或有机物。计算机断层扫描（CT）扫描对识别所有异物来说更有优势，但价格昂贵且辐射更严重。超声虽然是一种很好的技术，但当异物体积较小时已与气泡、水肿、脓或一些钙化相混淆，限制了其临床应用[8,9]。所以当简单、标准化的方法无法找到可能或肯定存在的异物时，超声或CT扫描应予以考虑。

处理

麻醉

经过适当的神经血管检查后，需对受伤的组织进行麻醉。病人需在无痛的情况下进行仔细的体格检查，彻底的清洗、灌洗及清创术。区域阻滞适用于有单一浅表神经支配的伤口，伤口部位局部注射会产生肿胀感继而有边界消失感；随着区域阻滞，可以对同一神经支配区伤口进行修复，而不需要额外麻醉。面部、手部、手指、脚、脚趾及嘴里的裂伤是非常适合使用区域阻滞。

麻醉药

利多卡因（赛鲁卡因）是最常用的局麻和区域阻滞麻醉剂[10]，它安全且起效快。直接浸润后几分钟便可起效，并大约可以持续20～60分钟。当利多卡因用于区域神经阻滞，4～6分钟起效，虽然可能在120分钟时仍然有效，但一般持续约75分钟。1%利多卡因溶液浓度为10mg/ml。用量的安全范围是3～5mg/kg，但单次注射不能超过300mg。每30分钟可以安全地增加剂量。如加入肾上腺素，可以通过血管收缩延长作用效果至2～6小时，并将安全剂量提高到5～7mg/kg。然而，肾上腺素的加入已被证实会导致伤口愈合延迟和抗感染能力降低。当考虑到组织活力，对于感染风险较高的伤口应避免利多卡因与肾上腺素联合应用[11]。传统的教学一直强调由于小动脉血管收缩的风险较大，而避免对手指和脚趾的伤口应用肾上腺素。然而，最近的文献表明，通过仔细筛选肾上腺素可以安全地应用于指（趾）端阻滞。而不慎由局部注射肾上腺素引起的指（趾）端动脉血管痉挛，可以通过皮下局部注射酚妥拉明0.5～2mg或局部应用硝酸甘油而成功逆转[12]。

使用布比卡因作用等同于利多卡因，但起效略慢于利多卡因，麻醉持续的时间是利多卡因的4～8倍[13]。这些优势表明，布比卡因首选为大多数伤口的局部麻醉剂。成人报道的最大安全剂量不联合肾上腺素时约为2.5mg/kg，联合肾上腺素时约为3.5mg/kg[1]。每3小时剂量可重复，在24小时内总剂量不能超过400mg，口腔内使用时最大剂量是90mg。

利多卡因局部注射应该选用27号针头；注射越慢，病人的痛苦越少[1]。使用30号针头注射速度过于缓慢，并且细针较难控制，也可以选用25号针，但快速的注射可导致患者有不适感。应沿着伤口边缘进针，以尽量减少注射的疼痛。担心细菌蔓延到邻近的未受累的组织，及担心伤口感染的概率和严重程度增加是毫无根据的。注射利多卡因的疼痛可以通过加入碳酸氢盐去缓冲溶液来减轻[14]。利多卡因碳酸氢盐混合物的保存期会降低，但它仍然在室温下1周内或是冷藏保存时2周内有效。碳酸氢钠与利多卡因体积比在1:10（1ml的碳酸氢钠和利多卡因10ml）时可以减轻注射的痛苦而不不影响麻醉质量。当使用布比卡因麻醉时需加入更小的剂量的碳酸氢钠，因为碱化可以使其沉淀。一个1:100体积比（0.1ml碳酸氢盐和10ml布比卡因）被认为是有效的[15]。麻醉溶液加温也是减少注射疼痛的有效方法[16]。

表面麻醉，可能是一种有效的无痛替代方案。研究表明，丁卡因、肾上腺素、可卡因（TAC）（0.5%丁卡因，1:2000的肾上腺素，和11.8%可卡因）的组合可以有效地对皮肤撕裂伤进行麻醉。使用的方法是用5ml的药物混合溶液（丁卡因25mg，25mg的肾上腺素，590mg的可卡因）浸泡棉球，并把它应用到伤口上10~20分钟。可卡因在各方面类似浸润性利多卡因，包括发生并发症的风险方面，它在面部及头皮外伤上较四肢外伤上更有效[17]。数据表明，半量可卡因溶液是有效的，并可以减少潜在的毒性[18]；丁卡因可能是多余的，即使淘汰也不影响麻醉质量[19]。使用这种外用麻醉药组合，可以减少修复时间，病人易于接受，且体表的标记也不受破坏。虽然实验研究表明，可卡因可以增加污染伤口的感染率，但不是发生在常规伤口护理的情况下[11]。由于可卡因已经证明的益处是可以增强患者的依从性，特别是对儿科患者，使可卡因成为一个很好的麻醉药物，可以单独使用或与另一个局部麻醉药联用。可卡因的潜在毒性已通过①测定血浆可卡因水平[20]；②一例接触可卡因而死亡儿童的病例发现[21]。这个孩子的伤口在上唇部，即唇红缘和鼻孔之间，溶液显然滴落到了鼻腔和口腔黏膜上，增加了药物的全身吸收。进一步的研究得出，可卡因应避免应用于有较高污染风险的伤口和邻近黏膜的裂伤。在儿童中，使用半量的溶液可以减少潜在的毒性。

可卡因的严重不利影响，导致越来越多地使用其他局部麻醉药组合。利多卡因（1%~4%），肾上腺素（1:1000至1:2000），和丁卡因（0.5%~2%）混合溶液已成功地使用在以往使用可卡因的地方。这种混合物可以避免可卡因的不良副作用[22]。EMLA（局部麻醉低共溶混合物）是用于生产创伤麻醉药的乳剂。虽然其麻醉起效时间长于其他混合物（大约是30分钟与1小时之间的关系），但一项研究表明，它减少了需要补充的局部麻醉药量[23]。由于EMLA起效时间延迟，其在急诊科病人使用时剂量可能会有所不同。

采用逐步分层的方法使用局部麻醉药是一种新的技术，它是安全并有效的[24]。虽然麻醉时间明显延长（平均29分钟与5分钟的差别），但疗效是等价的。采用分层方法使用局麻药使病人的满意度增加，并消除了产生一个中空的穿刺孔的风险也是一个重大的好处。

过敏

局部麻醉剂的过敏很罕见。"卡因"类麻醉药分为两个不同的类别。其中酯类包括普鲁卡因，丁卡因和苯佐卡因。而酰胺家族包括利多卡因和布比卡因。酯类过敏反应是少见的，而酰胺家族真正的过敏也是罕见的。记录真正的过敏反应最好的方式是对病史良好的记录。许多患者的过敏反应事件实际是患者对药物的不适反应或者是对疼痛或整个事件的自主神经反应。

因为麻醉剂复方制剂中含防腐剂羟基苯甲酸甲酯，且它与酯家族的麻醉剂结构相关，这使麻醉剂过敏问题更加复杂。表现为对利多卡因和布比卡因过敏的反应有可能是对羟基苯甲酸甲酯。用于心脏的利多卡因不含防腐剂，是急诊科的基本用药，在担心存在潜在的过敏反应时可用于创伤麻醉。

当明确的局部麻醉剂过敏或高度可疑时，可使用替代品。由于酰胺家族和酯家族间无交叉过敏反应，因此可以选择不同的类别替代。单方制剂利多卡因或心脏用利多卡因不与羟基苯甲酸甲酯混合，也可使用[26]。或是事先以0.1ml为试验剂量，进行皮内注射。急诊医师应观察病人30分钟，与各种过敏性测试相对比，并做好治疗所有过敏并发症的准备。苯海拉明水溶液（1%）也已被表明可以提供有效的局部麻醉作用[27]。

备皮

消毒伤口周围的皮肤可能由几种不同的药物来完成。理想的药物是起效快，具有广谱抗菌活性，并且保质期长的药物。聚维酮碘（碘伏）和氯己定（洗必泰）满足所有三个特点，是优秀的皮肤消毒剂，但这两种药物对伤口的防御功能是有害的，并可能会增加伤口感染的发病率。其中碘伏对革兰阳性和革兰阴性菌、真菌和病毒有效；而洗必泰对革兰阴性菌作用很小，对病毒的功效未知。必须避免这些病原体感染伤口。一旦眼睛接触这些药物可能是灾难性的。洗必泰已被实验和病例报告证实，可能产生严重的永久性的角膜混浊[28]。

身体、面部和头部的毛发通常需要剃除以清理和检查伤口，虽然这对减少伤口感染的风险是没有必要的。但脱毛更容易清洁伤口区，并最终有利于精确缝合、移植和清除异物。例外的是身体各部位重要的标志性发线，其对组织的边界能提供精确的评估，最显著的器官是眉毛。生长不一致或者没有眉毛再生的报告建议，不应该剃眉毛。

手术的研究表明，用剃刀脱毛导致伤口感染率，是使用剪刀剪头发的3～9倍。机制可能是剃刀损害了头发毛囊的漏斗部，从而为细菌入侵提供了路径，并最终感染[29]。对于认为是高风险感染的伤口，可能使用电子剪或剪刀进行脱毛，因为与皮肤紧密接触的脱毛是没有必要的。另一种方法是使用凡士林源性的产品清除伤口边缘附近的头发，让毛发远离手术区域。

创面的准备

清创

清创术是指从伤口清除异物和失活的组织。为了确保最终的伤口愈合和降低感染的风险，清创缝合应是伤口处置中最重要的考虑因素[30]。在伤口中任何坏死组织的存在延迟了伤口的愈合，并大大增加感染的风险。然而，清创应权衡利弊，它在带来的好处同时，可产生组织缺损较大的后果。由此可导致暴露的创口在闭合时产生较高的张力，并可能导致较大的瘢痕。灭活组织边界较清楚的皮肤边缘，在伤口闭合前必须清创。在躯干上，由于较少特殊的组织，可进行广泛切除术和清创。在面部和手部，如果可能的话，必须保存所有的组织，所以这个过程是比较困难的。应由有经验的医师细致、整齐地切除无生存能力的组织的小碎片。当考虑到大面积的皮肤或肌肉的生存能力时，应准备延迟缝合伤口。

清洗伤口

理想的伤口清洁剂，具有广泛的抗菌活性并能起效迅速。它对组织无毒并且不会导致组织对感染的抵抗力降低、愈合延迟，以及伤口愈合的拉伸强度降低。许多杀菌解决方案已应用于临床，并进行了很详细的研究（表56-1）。关于哪种药物最接近这些特质目前存在很多争论。各种浓度的碘伏，盐溶液，甚至

表56-1 消毒液

成分	抗菌活性	作用机制	组织毒性	适应证及禁忌证
聚维酮碘溶液（碘复合物）（聚维酮碘）	由10%聚乙烯吡咯烷（聚维酮碘）配制而成，内含具有广泛、快速抗菌活性的1%游离碘	低浓度既具有强大的杀菌活性	浓度>1%时可以减少白细胞的迁移和寿命 较高浓度时可出现全身毒性 1%浓度时毒性尚不确定	1%浓度溶液可能是较为安全和有效的伤口清洁剂 10%溶液用于伤口周围皮肤的消毒准备
手术擦洗碘伏	相同的溶液	同上	开放伤具有毒性	手部清洁剂，不能用于开放伤
非离子型洗涤剂F-68丙烯（普朗尼克F-68）	环氧乙烷占分子量的80% 无抗菌活性	伤口清洗剂	对开放伤、眼睛无毒性	似乎是有效、安全的伤口清洗剂
双氧水（过氧化氢）	3%水溶液有短暂的杀菌活性	是蛋白质变性的氧化剂	开放伤具有毒性	不应用于伤后的初步清洗，可用于完整皮肤的清洁
六氯酚（多氯联苯双酚）	抑菌浓度为（2%~5%）对革兰阳性菌具有更大的杀菌活性	能中断细菌电子传递链及破坏膜结合酶	较少的皮肤毒性擦洗方式能破坏开放伤口	不应用于开放伤的擦洗消毒 是很好的术前准备清洁剂
酒精	70%乙醇及70%异丙醇都是较为有效的低强度杀菌剂	是蛋白变性	能不可逆杀菌，作为固定剂起作用	日常护理中无作用
酚类化合物	>0.2%抑菌作用 >1%杀菌作用 >1.3%杀真菌作用	是蛋白变性	广泛的组织坏死和全身毒性	不能使用2%水溶液及4%甘油酚溶液

IV, intravenous; PMN, polymorphonuclear neutrophil leukocyte.

最近的自来水，都受到了很大的关注[31~34]。

有证据表明，0.9%的生理盐水或自来水使用高压注射器冲洗是可能有效[35,36]。生理盐水是传统的伤口灌注液体。自来水则一直存在相当概率的感染和伤口外观损毁的可能。但是使用自来水灌溉时，可以迅速大量地灌溉且成本低廉，特别适合于上肢和头皮受伤。

游离碘，虽然具有广泛、快速的抗菌活性，但是对于开放伤的组织和它有治疗价值的防御功能来说，毒性太大了。碘伏是碘与载体的复合物，以增加其溶解度，减少游离碘的用量。最广泛使用的碘伏是聚维酮碘，其中的载体分子是碘伏（聚乙烯吡咯烷酮）。它一般使用10%的溶液，内含1%游离碘。这种复合溶液的临床价值是既保持着广泛的抗菌活性又减少了局部和全身的毒性。据文献报道，5%碘伏溶液对中性粒白细胞活性具有毒性，并可能增加感染率。1%则安全、有效，很少或根本没有毒性[28,34]。洗涤剂含有清洁成分，如使用聚维酮碘刷洗，可为皮肤做充分的准备，但由于对组织防御的毒性，绝不应允许应用于开放的污染伤口。

尽管不同的灌洗液都是有益的，但是清洗伤口的关键点在于高压冲洗而不是溶液的选择。自来水灌洗很快成为优先选择的方法是由于它安全、有效、不需事先准备并且费用较低。眼睛周围的伤口，不可能使用压力灌溉，可使用具有细孔的海绵和表面活性剂，如聚羟亚烃188。

灌洗

机械清洗的质量是伤口预后的最重要因素之一。清洗伤口最有效的形式是高压力的灌洗。灌溉洗的压力超过700磅每平方英寸（psi）时，可以减少细菌数量和降低感染的发生率[37,38]。尽管一些设备可以选用，如将18号针头进行35ml的注射量可以产生7~8磅的力量。50~70磅的压力可以通过使用水压设备来获得。这些压力可能会导致某些组织的损伤，但是消除细菌和碎片的有益效果超过伤口这种风险。仅以消毒液浸泡伤口，是不利的且可能是有害的。使用大孔海绵擦洗伤口，能造成组织损伤和削弱抵抗感染的能力。通过使用孔洞合适大小的海绵，可以减少组织损伤。添加表面活性剂，可以进一步降低海绵造成的机械创伤。使用球形注射器或单独依靠重力进行低压下的灌洗伤口不会减少感染的发生率，无论使用的何种药物。

至少有一项研究表明任何在面部和头皮裂伤灌洗受益不大。这项研究的前瞻性对比了近2000的免疫功能正常的患者的结果。感染率和外观结果，在灌洗组和未灌洗组类似[39]。

闭合伤口

闭合原则

首先应该确定伤口是应该开放还是闭合的，每一个伤口、病人和临床环境都具有特异性。确定的刀割伤，例如边缘光滑的面部刀割伤，需在伤后24小时内或更长时间内进行一期闭合。其他创伤无论延迟的时间的长短应进行开放处理[40]。双脚的较大的星状钝器裂伤和污垢和油脂污染的伤口不应以一期闭合；此外，人类和动物手部咬伤，不应该是一期闭合。医师的判断往往是决定何时可以安全关闭伤口的最好的方法。一项研究指出手的污染伤口，22%有被感染的概率。清洁伤口感染的发生率是7.1%[39]。

有三个伤口闭合的方法可供选择。伤口可以：①以传统方式进行一期闭合；②在4天或5天闭合（延迟一期闭合）；③遗留开放的伤口、允许其自行愈合。延迟一期闭合是一种安全的替代传统的一期闭合方法[2,40]。如果使用适当的方法，整体愈合时间不会受到影响，感染的危险性也大大下降。延迟闭合伤口时，必须进行先期准备，清创和灌洗与及时进行伤口闭合方式相同。伤口应进行填塞，以防止它自行闭合。如果是一个肢体的创伤，应放置夹板和固定，并给予适当的伤口护理。患者应在24小时内再次进行伤口检查和更换填塞物，并直至最终修复的另外72小时进行随访，在伤后96~120小时闭合伤口。没有研究显示当延迟一期闭合作为治疗方案时，预防性使用抗生素的指导方针。从其他伤口研究的推断有力地提示，预防性应用抗生素没有任何好处。

不寻求医疗帮助的个体选择敞开伤口让其自愈。大多数来急诊室的患者都会选用某种物品覆盖伤口。然而一项研究显示经检查小于2cm的手部裂伤，如不经缝合，经随访3个月，在外观及日常活动中没有不同[41,42]。

松散的闭合伤口偶尔被认为是污染伤口闭合的一种方法。这种方法很少被提及。松散的闭合伤口，是伤口的边缘能在24小时内自行繁殖。这种方法闭合伤口又和传统方法相同的感染概率。

闭合伤口的目标是尽量不发生合并症的前提下，使伤口在解剖结构和功能上最大程度的接近正常组织。同时要考虑伤口的大小、形状、部位、深度和张力的大小。高张力的伤口需要细心对待，它不能用绷带或者U型钉闭合。伤口边缘存在张力时只能通过缝合进行闭合。

几种技巧能够减低伤口张力。皮下组织的深度缝合有助于伤口边缘更紧密的结合。用这种方式，皮肤的张力可以降低，消除潜在的死腔。避免缝合脂肪组织，因为可能导致坏死并且增加感染的可能性。皮肤缝合线的数量由伤口的特性决定。一般来说，数量应该尽可能少，因为缝合材料对伤口是外源性物质，可能增加感染的风险。皮下缝合线决不能应用在手或足，由于主要结构接近表皮。另一种降低伤口边缘静张力的方法是剥离伤口的边缘，分离真皮，这样可以使表皮更接近而减少张力。同时保证伤口边缘血液的供应，减少死腔的形成。

缝合技巧

精巧的外科技术对于最终的修复是很重要的。在可能的情况下，传感器、止血钳、镊子不该使用，尤其是在伤口边缘。盲目地使用可能伤害神经、血管或者肌腱。伤口的边缘应该翻转，缝合的紧度以能轻轻接近为宜。边缘的翻转应确保手术针能垂直进出。不同厚度反向边缘的伤口很能缝合。假如这种差别不被考虑和校正，伤疤会不平而且难看。为了缝合这些伤口，手术针应该先从一边开始。这种方式给急诊科医生很好的机会，边缘参差不齐的伤口必须谨慎地去缝合。因为表面积更大和伤口的挛缩，锯齿边缘的保留会导致一个更自然的伤疤。

大多数的撕裂伤是通过连续的或者间断的经皮缝合法缝合的。当处于低感染风险的时候，连续缝合技术对于低张力线性撕裂是恰当的，它快捷，需要较少的缝合材料，并且美观。锯齿状的伤口最好使用间断缝合法适当减少缝合张力，间断缝合法的抗拉强度更优越，如果伤口边缘张力很大，应该选择间断缝合法[43-45]。

基础和先进的技术

简单缝合

简单的间断缝合是急诊科最常用的创伤修复方法。简单缝合胜过优秀的美容术并能减少感染率。

步骤 缝针从伤口边缘的一边以90°进入皮肤，穿过组织，医生腕部旋后引导缝针进一步深入并与平行皮肤表面。当缝针位于表皮垂直面的皮肤处时，医生腕部进一步旋后。适当地技术处理轻度外翻并被轻触的伤口边缘。处理的艺术要充分考虑由于伤口边缘组织坏死使缝过紧引起的隆起，严重影响愈合。

真皮内缝合（埋线缝合）

张力性伤口使用真皮内缝合会导致伤口边缘局部缺血并留下难看的疤。适当采用真皮内缝合有助于接近真皮边缘并减少伤口边缘张力。但埋线缝合会增加伤口感染的风险，因此不应该用于污染伤口。经脂肪组织的缝合也会增加感染且不能降低皮肤张力。

步骤 由于埋线缝合需要深入皮肤打结，因此不同于传统的缝合方法。埋线缝合失败会影响皮肤愈合并在皮下留有一小肿块。缝针被深入引导至皮下组织的伤口处，并由表皮下真皮层出来。缝针再次被引导入伤口边缘对面的真皮层，并有对面同一水平的皮下组织出来。结被打紧并深埋于表皮下。

头皮裂伤修复

与身体其他部位的小裂伤不同，由于血运丰富，大多数头皮裂伤需要修复。

头皮下致密的结缔组织使血管开放延迟其止血作用。对于年轻人来说前额的头皮裂伤是一种影响美观的损伤。它经常会被头发遮挡，很多人都要经历被剃成秃头。外颚的裂伤要非常小心地寻找，它需要采用深部缝合去修复。对于单一的直线头皮裂伤U形钉是比较理想的选择，将很少有头发遮挡问题，并且比传统的缝合要快，更容易观察，1~3天就会被摘除（图56-3）。虽然在进行CT扫描时U形钉会形成伪影，但是仍然能够获得有用的信息。如要进行核磁共振扫描时，不能使用U形钉或者摘除。轻型固定装置是很方便的，大多数的装置中有5个或者更多的U形钉，并且很容易使用。

大多数的头皮裂伤通过使用传统的尼龙缝线缝合修补。可吸收线在孩子和成人的使用，可以不用拆线。

步骤 肾上腺素的麻醉作用有助于止血。如果头发妨碍缝合应该剃除。外颚的裂伤用3号或者4号可吸收线缝合，如果外颚不能修复由于额肌的作用会导致面部畸形。线性表浅的头皮裂伤不需要深部缝合，可以应用U形针或者尼龙缝线进行简单的间断或者连续缝合。锯齿状或者被浸泡的撕裂伤需要清创处理和水平褥式缝合。当选择用U形针时，伤口的边缘很难用镊子靠近在一起，吻合器的开口应该轻轻地放在皮肤的表面，注意不要损伤皮肤。小心地挤压吻合器的柄，将U形针射入组织。较理想的是，U形针能紧密地靠近伤口边缘而没有缩减皮肤表面。为了解除U形针，销轴必须被后移从末尾U形针处解除。

大量出血的头皮裂伤需要立即采取措施止血，同时对病人进行评估并且保持其清醒。带有肾上腺素的

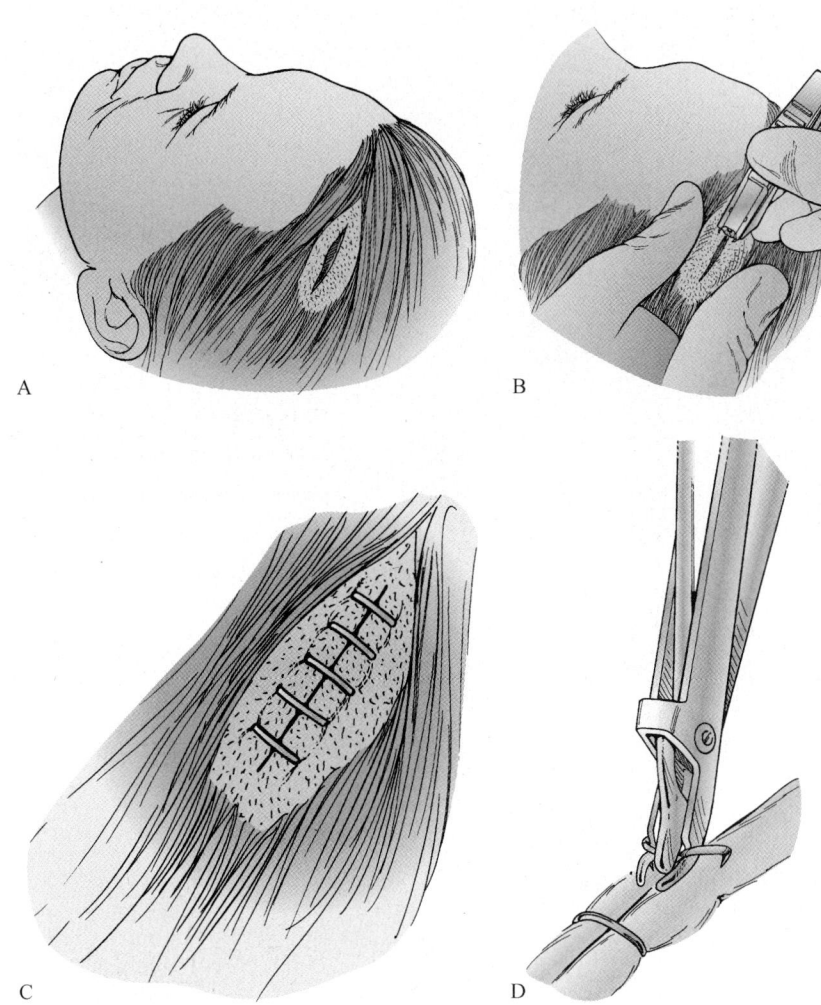

图 56-3 头皮裂伤修复。(Modified from Simon BC: Skin and subcutaneous tissue. In Rosen P, et al (eds): Atlas of Emergency Procedures. St. Louis, Mosby, 2001.)

麻醉剂有助于控制出血。盲目地钳夹止血是不明智的，也不可能成功。拉尼头皮夹能够快速应用伤口边缘而控制出血。用电凝刀止血代替缝合，一旦病情稳定后去除头皮夹。

头皮夹是塑料的，不会干扰 CT 扫描或者核磁共振[43]。

去除 U 形针是比较简单的，尤其伤口是清洁的没有渗出物。废弃 U 形针的两头尖可以用来清除 U 形针横杆下面的载玻片。当挤压手柄，U 形针的水平面降低，尖锐的一边从组织中放松后被摘除。

垂直褥式缝合术

垂直褥式缝合术能改善伤口边缘的外翻。这种方法被应用于张口状伤口和深部撕裂伤，它比简单的缝合更容易消除死腔。皮肤垂松的区域，例如关节表面通常是皮肤活动度最大的地方，需要协助去确保伤口边缘外翻。垂直褥式缝合能较理想的完成这两项任务。

步骤 垂直褥式缝合术是由深浅两种方式组成的。缝合针从离伤口边缘大约 1cm 90°角位置进针，到达伤口的深处后，从对面离伤口边缘大约 1cm 90°角位置出针。从距离表皮边缘 1~2mm 处再次进针，直至伤口缝合。

水平褥式缝合术

水平褥式缝合对于分散过多的皮肤张力和使伤口边缘外翻是有效地，头皮的活动性很小，这种释放张力的方式有利于头皮张口撕裂伤。老人的皮肤很薄、很脆，水平褥式缝合是很有益的，同时对因为损伤或者清创术而失去组织的撕裂伤也是很有益的。

步骤 第一步缝合针进行简单中断缝合（图56-4）。在靠近出口大约 0.5cm 处再次进针。在靠近初始点 0.5cm 处出针然后打结。与垂直褥式缝合术相反，每一点距离伤口边缘都有相同的距离。

狗耳畸形修补术

一些赘生组织，尤其是曲线撕裂伤可能需要一边修复缝合就可以了。这种赘生组织曲线撕裂伤通常不需要在中间进行初始缝合。如果临床医师经验有限，切除组织可能会导致并发症，不应该尝试。

步骤 撕裂伤修补开始于传统的方式，并且逐渐靠近伤口的 1cm 处（图 56-5）。在撕裂口末端 45°角切开一个大约 1cm 的切口，角度向着赘生组织那边。

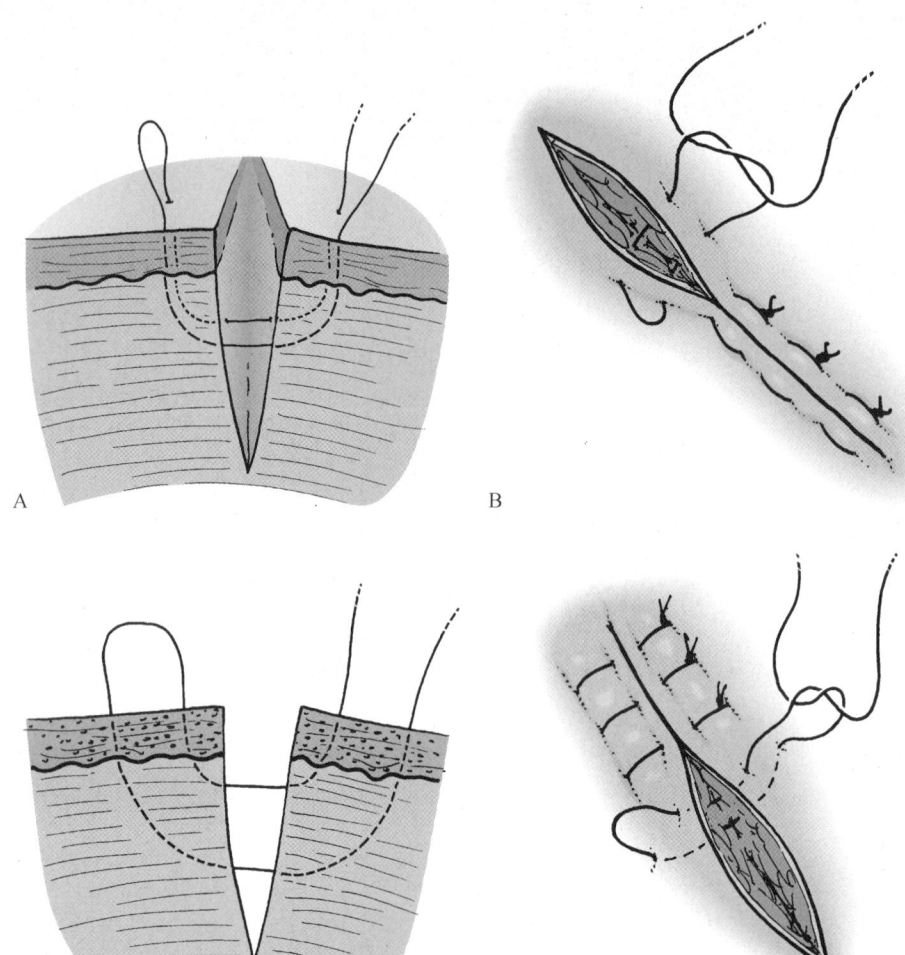

图56-4 褥式缝合。(Modified from Simon BC: Skin and subcutaneous tissue. In Rosen P, et al (eds): Atlas of Emergency Procedures. St. Louis, Mosby, 2001.)

在大多数的病例中,从狗耳畸形的初端到伤口新的末端,皮下组织必须被逐渐分离而使皮肤游离。下一步,也是缝合前的最后一步,非常重要。已经做完的工作会留下一个小三角形片状的多余组织,多余的片状组织被轻轻地放到与其相配的切口上面。然后采用简单间断缝合技术进行缝合。不娴熟的技术会导致一个难看的修补。如果过多的组织被挖除,皮肤的边缘会失去血运发生坏死。

角针:半埋水平褥式缝合

锯齿状和三角形伤口形成的角的修复是比较困难的。临床医师必须避免直接在皮瓣的顶端进行缝合。这样可能把组织拉长并且进一步引起伤口边缘出血。角针能够在最小的张力下使组织最适合地接合。

步骤 从距离伤口角几毫米的没有皮瓣的一边经皮进针,再通过皮瓣的真皮层水平进针(图56-6)。最后一步缝针从伤口对角处几毫米进针穿过非皮瓣侧的真皮。缝线从表皮穿出并打结。如果皮瓣尖端彼此邻近,这种技术也能用于缝合逐一或同时发生的多处皮瓣。角缝合最困难但重要的方面是进针间距要等宽。如果进针不等宽将导致伤口对边不平;留下明显的瘢痕。当角部修复后,伤口其他两边可以采用简单的间断或连续缝合技术。

V-Y形伤口缝合

V-Y形缝合是指V形伤口的修补,这种伤口会失去一些组织或者需要切除坏死的边缘。组织的丢失会引起相邻的活动组织很难再缝合。

步骤 坏死组织需要用精细的虹膜剪修剪(图56-7)。长V形伤口的部分通过简单中断经皮缝合进行缝合。第一步是将伤口皮瓣的尖端与角进行缝合。使用角针缝合皮瓣的尖端。剩余的Y形损伤通过简单中断缝合法修补。丢失组织过多的伤口需要充填组织后修补。过多组织的清创术会使修补变得更困难并且破坏周围的解剖结构。

材料

中世纪早期,缝合伤口的材料包括:亚麻,大麻,绷带,毛发,猪鬃,簧片,草。20世纪初期天然组织蛋白产品包括:丝绸,棉花,肠线是仅有可用的材料。20世纪40年代聚酯和尼龙是第一个可应用的合成材料。从那以后,出现了大量其他的合

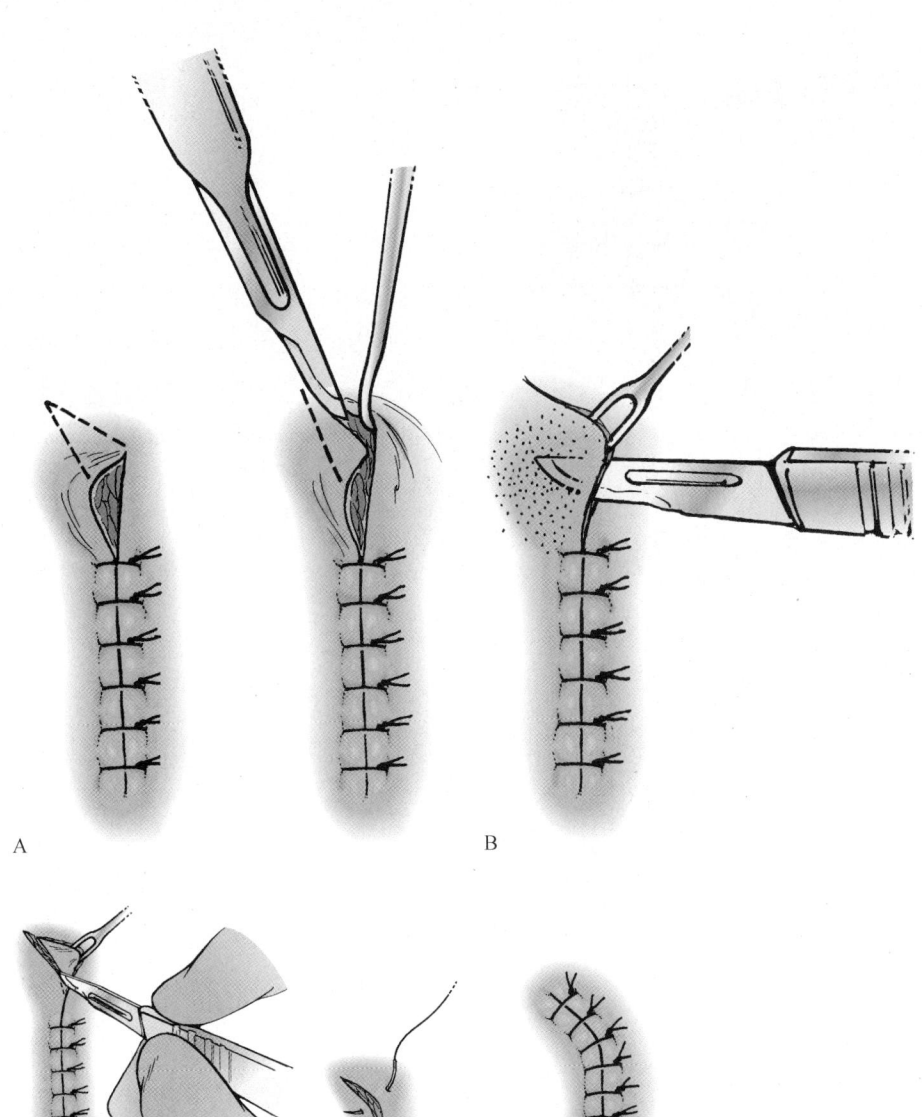

图 56-5 狗耳式修复（Modified from Simon BC: Skin and subcutaneous tissue. In Rosen P, et al (eds): Atlas of Emergency Procedures. St. Louis, Mosby, 2001.）

成材料。

缝合线

理想的缝合线不影响新陈代谢，抵抗感染，有较大的抗拉强度，不能损伤组织，容易打结，方便实用（表56-2）[46]。缝合材料的分类通常取决于可吸收性。一般来说，植入后抗拉强度可以维持60天以上的材料被界定为不可吸收线，而快速被降解和维持少于60天的材料定为可吸收线。第二种分类考虑材料的来源和性能。生物物质，包括：肠线、胶原、丝、亚麻和棉花虽然通常产生巨大的组织反映并且有相对最低的抗拉强度，但是打结有很好的安全性。合成材料如：聚酯、尼龙、聚丙烯、聚乙烯胶质和多乳酸化合物高分子材料，聚二氧六环酮和钢板有较少的组织反应性，较强的抗拉强度，和较少的打结安全性[47,48]。

结的性质和操作的特性是相反变化的。结的牢固性对伤口缝合和病人对医生的信心是非常重要的。表面光滑的缝合线不能产生摩擦力且很容易穿过组织并且容易打结。但是光滑的材料很难掌控并且很可能自然松解。某种单纤维合成材料恢复它们的初始形状。为了克服这种缝合线的缺点，第一步应该打一个双结紧紧地使组织接近，注意不要压缩边缘，第二步要锁紧第一部分，第三步加强安全性。如果能正确做到，就不需要再增加打结了。

当前任何缝合材料都增加伤口的感染可能性。皮下缝合风险最大[47]。风险的程度取决于使用材料的特性。多纤维材料如：多元酯、聚酰胺、聚乙醇酸胶

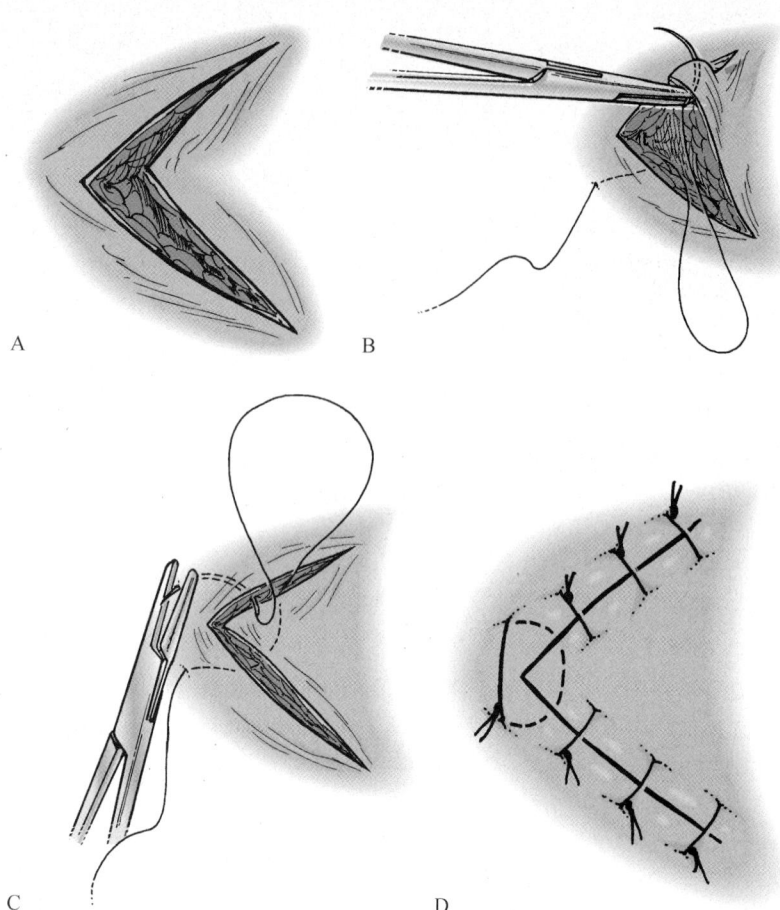

图 56-6 角针（半埋水平褥式缝合）。(Modified from Simon BC: Skin and subcutaneous tissue. In Rosen P, et al (eds): Atlas of Emergency Procedures. St. Louis, Mosby, 2001.)

质和丝会产生巨大的感染概率。相反单纤维合成材料有较低的感染风险。有几种不可吸收单纤维缝合线和一种可吸收单纤维缝合线（PDS）。可吸收单纤维缝合线的感染概率更低[48]。

缝合线的选择要考虑到病人舒适这很重要。虽然丝质的缝合线具有高反应性，但是牢固，容易操作，并且对病人来说是舒适的。对于舒适度来说，它是一个非常不错的选择。PDS 是一种舒适的可吸收缝合线，它能留在口腔黏膜内被吸收，不容易感染，5～7 天能够吸收。金属的缝合线是非常结实的，但是对病人来说可能不是很舒服的。尼龙和聚丙烯是皮肤常用的缝合线，有很好的强度，较少的组织反应。但是它们僵硬，在口唇附近时很不舒服，容易滑结，并且较难操作。涂层聚酯编织的不可吸收材料如 Ethibond，更容易操作并且有更好的牢固性。虽然 Ethibond 比尼龙昂贵，但是它的特性和对病人的舒适度都是非常好的。可吸收缝合材料如聚乙烯胶质和多乳酸化合物高分子材料严格的应用皮下和黏膜缝合。它们的高反应性能使它们分解并且几周后被吸收。铬肠线，另一种可吸收材料对儿童头皮外伤的缝合是安全有效地[49]。

缝合针

外科手术缝合针有各种各样的尺寸和形状，它们有繁多的特点。切割缝合针有反向的，常规的，锥形的，点状的缝合针。大多数的急诊外伤使用常规切割缝合针。除了它尖锐的针尖外，还有两个相反的刀刃，在内部的弯曲还有第三个刀刃。精度点缝合针有相似的外形，但多磨 24 次并且能维持其更长的尖锐度。这种针被用于精确整形外科手术中。非切割针用于器官修补和皮下缝合。切割针也可以被用于皮下组织的修补。缝合针的命名很混乱的，不断被制造商改变。

胶带

如果在适当的环境中封闭胶带可能会优于缝合针和 U 形钉。一般来说，撕裂伤呈直线形并且承受较小动静张力。胶带不需要精确的组织上的接近就能封闭伤口，和其他的缝合材料相比，胶带封闭更不容易感染，花费低廉，能节省医生时间。除此之外，不需要局部麻醉。

理想的伤口封闭胶带必须透气透水并且有弹性，抗拉力和适合的黏附性。安息香酊应该涂抹在伤口附

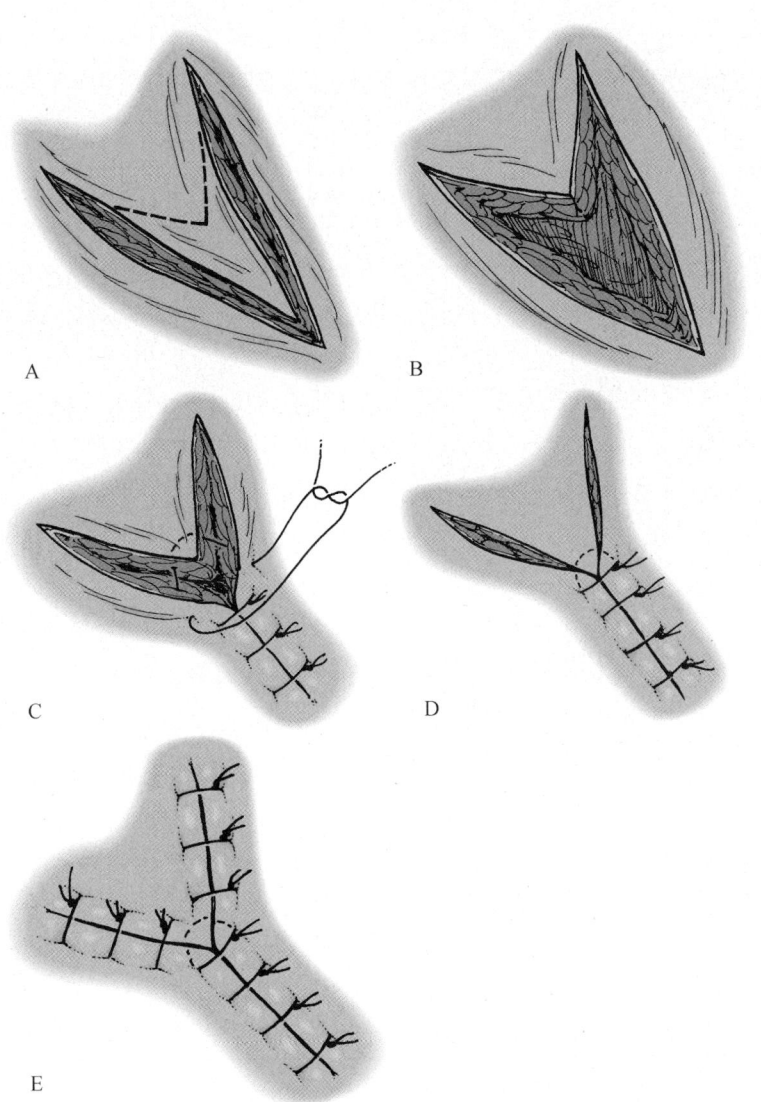

图 56-7　V-Y 形伤口缝合。(Modified from Simon BC: Skin and subcutaneous tissue. In Rosen P, et al (eds): Atlas of Emergency Procedures. St. Louis, Mosby, 2001.)

近的皮肤上。注意不要把安息香酊涂抹在伤口上。发现一种非编织的，多微孔的非强化胶带能够很好地满足这些需求[50,51]。

U 形钉（肘钉）

对缝合有很多好处。单纤维不锈钢 U 形钉甚至比最小反应的缝合针还不易感染[52]。完成缝合时间的必要性可能被很大地减弱了。必须是直线型和很小皮肤张力的伤口才能使用。U 形钉不适合要求精确组织接近的伤口，并且安置和摘除它也不舒适。由 U 形钉缝合的伤口很快形成抗拉性，比缝合针早 1~3 天拆除。拆除后用封闭胶带继续强化包扎。

有各种各样的 U 形钉装置（钉驱动器的外科缝合装置）可以使用。这种装置必须具备好的视觉通路，必须有一定的柔韧性可以通过一些难对付的角。在 U 形钉安置期间，预编码机制对医生保证 U 形钉的安全是必要的。U 形钉传递的角是很重要的。垂直

释放 U 形钉使皮肤和伤口齐平；假如放的太深，这能导致组织坏死。这种装置需要一个释放 U 形钉的发射器并且必须耐用。

组织黏合剂

欧洲和加拿大的医生已经使用组织黏合剂好多年了。1998 年组织黏合剂在美国被批准使用。组织黏合剂比传统的缝合针有许多优点。急诊医生能够又快又容易进行黏合，并且痛苦很小。除此之外，7~10 天的不必要拆线，因为在同样的时间里黏合剂会从皮肤上脱落的。证据表明，黏合剂不仅有黏合作用而且还有抗菌的特性从而减少伤口污染[53]。鉴于时间和材料，使用黏合剂封闭伤口花费比传统缝合便宜并且没有被针刺伤的风险[54]。

在随机试验中，黏合剂与传统的缝合效果是相似的[55,56]。虽然黏合剂可以被应用在高张力区域，但是只有联合皮下或者皮内缝合时才能使用。如果单独

表 56-2　伤口缝合材料

类型	种类	安全性	强度	反应性	操作性	感染	注解
不可吸收							
丝		++++	+	++++	++++	++	适用口，鼻，乳房及周围，但因太具有反应性和脆性而不能广泛应用
聚酯纤维	编织合成	++++	++	+++	++++		良好的强度；推荐应用于筋膜的修复
尼龙	单纤维	++	+++	++	++	+++	良好的强度；低感染率；在打结第一步时容易滑开
聚乙烯	单纤维	+	++++	+	+	+	良好的抗感染性；较难操作，需要特殊的打结
Ethibond（乙烯，对苯二甲酸乙二醇酯）	编织涂层聚酯	+++	++++	++1/2	+++	+++	
不锈钢金属丝	单纤维	++++	++++	+	+	+	使用困难；病人痛苦；可应用于肌腱
可吸收							
肠	来源于羊	+	++	+++		+	很快失去强度和被吸收，现在几乎不使用
含铬的肠	含铬的肠	++	++	+++		+	与普通肠相似，适用口腔撕裂伤
聚乙交酯纤维	编织的羟基乙酸异分子聚合物	++++	++++	+		++++	打结时可引起意外中断
Vicryl	丙交酯编织聚合物	+++	++++	+		+++	低反应性，良好的强度；适合皮下和黏膜缝合
聚二氧六环酮	单纤维	++++	++++	+	非常好	不能	第一款单纤维人造可吸收缝线，效果极佳

From Swanson NA, Tromovitch TA: Suture materials, 1980s: Properties, uses and abuses. Int J Dermatol 21: 373, 1982.

使用，组织黏合剂不推荐在大于 4cm 的撕裂伤或者高张力或者频繁活动的区域，例如关节或者手[55]。

组织黏合剂的缺点包括不能在伤口上使用抗生素或者其他的油制产品。建议不能游泳，限制用力，否则可能过早地除去黏合剂，引起伤口开裂风险。组织黏合剂的抗拉强度远远不及缝合针。尽管这些缺点，在无张力区域的常规简单撕裂伤，组织黏合剂取得了巨大的前进。通常，与传统的缝合针相比，病人更喜欢组织黏合剂[56]。

应用组织黏合剂首先进行皮肤和伤口准备。在黏合剂应用之前，该区域必须干燥和适当的止血。伤口的边缘尽可能的紧密靠近，注意要防止在伤口边缘之间涂抹黏合剂。在涂抹之前先应用胶带将有利于伤口边缘的靠近，使黏合剂的使用更容易。伤口边缘之间的黏合剂延缓愈合并且增加伤口裂开的可能性。黏合剂应该覆盖全部伤口，并且超过边缘皮肤 5~10mm。涂抹三层黏合剂。医生应该在 30~45 秒之间进行第一层涂抹，然后涂抹接下来的两层，两次间隔大约

10 秒钟。特别注意要确保黏合剂不要流失和妨碍邻近组织。使病人躺在受伤侧将有助避免伤口附近和对面的眼睛受污染。最近，高黏度成分黏合剂的应用有助于限制这种风险。伤口可以淋湿但不能在水中浸泡，应该保持干燥而不能剧烈摩擦。有的病人可能想得到一件额外的敷料，但那是没有必要的[56,57]。

抗生素的预防

常规抗生素预防对于单纯的伤口并无科学依据。通过 Meta 分析将单纯非咬伤伤口给予抗生素治疗患者的感染率和对照组相比较。1 734 例患者编入 7 项研究，经抗生素治疗的患者感染发生率轻度增加。作者得出结论预防性抗生素对于单纯非咬伤创口并无作用[58]。常规使用抗生素也存在并发症：常见的有越来越多的抗生素耐药，胃肠道副作用和过敏反应，可以导致显著的死亡率和不必要的浪费。

尽管冲洗术和清创术是最常重要的预防创口感染

的方法，但在一些情况下推荐抗生素的预防。预防必须针对每一位患者制定。一些建议被科学数据所支持，但另一些建议的应用不被数据支持仅仅是基于习惯。

污染，挤压和宿主因素

抗生素的预防常用于伤口严重污染、严重挤压伤和免疫抑制的患者。一些作者并不建议关闭这样的创口，而是选择延迟一期闭合创口。如果某些情况要求关闭创口，尽管存在感染的风险，许多急诊医生即使缺少数据支持仍推荐预防[59]。

一些作者认为严重挤压伤患者需要抗生素治疗。由于挤压伤产生大量失活组织，因此是一种高风险的创口[60]。由于要完成一项希望不大且盲目的研究将是困难的，因此对于预防性抗生素的应用要得到确切答案也是很难的。

存在一定危险因素的患者已经增加了创口感染的概率。一项超过 23 000 例外伤的预期性研究显示糖尿病、肥胖症、营养不良、慢性肾衰竭、老年和使用慢性甾体类固醇药物的患者创口感染率增加[59]。由于高的感染率一些作者建议这些患者使用抗生素，另一方面也要基于个人的情况[60]。然而，这些患者存在抗生素预防的非对照研究。最后，一些作者支持其他宿主因素，如假关节或存在心内膜炎风险时进行抗生素的预防[61,62]。很少有证据支持或建议。

开放性骨折、关节和枪弹伤

涉及关节或开放性骨折的创口需要预防性抗生素治疗。前瞻性随机对照研究已经证明接受抗生素治疗的患者相对于安慰剂组感染率下降。确实，在这些创口抗生素给予的时间是减少创口感染率最重要的因素[63]。开放性骨折不伴明显的软组织损伤（撕脱伤和挤压伤或失活的组织）需要抗生素治疗 24 小时。开放粉碎性骨折或伴有严重组织损伤需要抗生素治疗 72 小时[64]。枪弹伤被分类作为开放性骨折的一种，其建议随着枪弹伤的类别而改变。在一项 67 例给予创口闭合处置的骨折患者的随机对照实验中，低速率枪弹伤未给予抗生素治疗显示感染率无明显增加[65]。另一方面，高速率骨折伤口与感染风险的增加相关，抗生素治疗应早期开始并维持 48～72 小时[66]。另外，骨折枪弹伤也应该给予预防治疗。适当的抗生素治疗应当是头孢菌素和/或氨基糖苷类加青霉素（覆盖梭菌属）[67]。

咬伤和刺伤

抗生素被表明适用于口腔割破，猫、狗、人咬伤，以及足部刺伤。

猫咬伤

猫咬伤的患者需要预防用抗生素。这些咬伤为深部刺伤很难充分地清洗。这种伤口较其他类型咬伤发生感染的概率更高。猫咬伤已经报道引起的感染占所有创口感染的 10%～40%。一项研究显示 12.9% 的患者到达急诊科时已经有感染的征象，15.9% 的患者最终发生感染。其他作者报道这些咬伤中 80% 发生感染，尽管明显的选择偏差限制这种解释。抗生素似乎减少了感染的发生率[68]。

猫咬伤时发现的微生物包括葡萄球菌属、链球菌属，最常见的是出血败血性巴斯德菌。出血败血性巴斯德菌通常见于感染的猫咬伤创口，存在于 70% 的猫口腔中的正常菌群，该菌对青霉素敏感，但感染往往是多种微生物引起的。此菌对双氯青霉素、头孢菌素Ⅳ、克林霉素耐药，并且存在红霉素耐药菌株。阿莫西林和克拉维酸钾是当前推荐的治疗猫咬伤的抗生素。

狗咬伤

对于狗咬伤应用抗生素预防是具有争议的。据报道未接受抗生素治疗的患者感染率为 6%～16%。狗咬伤多为撕脱挤压伤而不是刺伤。狗咬伤常常更适合冲洗和清创术。7/8 的狗咬伤随机实验显示应用抗生素是无益处的。然而，Meta 分析的混合数据显示出应用抗生素得到虽小但具有统计意义的益处[69]。对于高危创伤限制抗生素的使用是合理的，如手伤、深部刺伤、老年人伤口或免疫抑制患者。

手咬伤

除了以往咬伤，掌指关节伤口也建议预防用抗生素。这些伤口被假定为人咬伤知道证实为其他伤口。也被称为"打架咬伤"，这些伤口发生感染的概率很高。没有感染迹象的患者可以按门诊患者处置。麻醉后采用近距离检查彻底判断肌腱涉及的区域和/或关节的穿透情况。如果涉及关节，需要大量冲洗。一些体系要求所有患者去手术室彻底冲洗。早期有感染迹象的患者必须给予抗生素静点和大量冲洗和清创术。抗生素的选择反映手咬伤感染的主要微生物。链球菌和葡萄球菌是常见的，但啮蚀埃肯菌和类杆菌属也是典型的病原体。由于埃肯菌属常常对克林霉素、一代头孢和红霉素耐药，早期感染患者应该接受阿莫西林-克拉维酸钾治疗。感染后期应该静脉给予大剂量广谱抗生素（例如，阿莫西林-舒巴坦）。

口腔撕裂

口腔黏膜的撕裂涉及大量口腔分泌的细菌并引起轻度感染，较其他损伤引起的感染多6%～12%。尽管很少数据提出预防性应用抗生素的清晰适应证，但一项研究显示如果患者服从用药方法他们将从抗生素治疗获益。贯通撕裂伤的感染概率是普通黏膜撕裂的两倍。对于这些患者限制抗生素使用是合理的。青霉素是一种选择合适的抗生素。

足部刺伤

在急诊科足部刺伤是常见的。这些伤口常由普通钉子引起，但其他物质（像玻璃、金属和木头）也必须被考虑。尽管它们外观普通，但这些伤口可以产生严重的死亡率。刺伤的感染率已经被报道为15%[70,71]。大多数伤口发生在跖面，从跖骨的颈部到脚趾。单纯的蜂窝组织炎占这些感染的一半。更明显的感染包括脓毒性关节炎、脓肿和骨髓炎。假单胞菌属微生物引起90%的刺伤病例发生骨髓炎。没有数据显示预防性应用抗生素有益，但在严重的刺伤伴有高度感染风险和严重并发症时应该考虑预防性应用抗生素。当刺伤是穿透橡胶鞋底时考虑假单胞菌属微生物是必要的。足部刺伤患者要求早期随访。门诊患者怀疑假单胞菌感染时选用环丙沙星。头孢菌素Ⅳ或双氯西林对除外耐甲氧苯青霉素金黄色葡萄球菌（MRSA）的葡萄球菌和链球菌属均适合。在怀疑MRSA的病例中，推荐磺胺/甲氧苄氨嘧啶或强力霉素。

引流，敷料和制动

引流

引流在急诊科的伤口护理中是没有作用的。一般来说，当液体积聚或者可能增加时放置引流。引流会减少伤口对感染的抵抗力。无论使用什么材料，都应该避免使用引流[72]。在伤口可能有积液时（例如肘或者膝周围），应该在末端放置引流并且制动或者延迟一期闭合。

敷料

有很多敷料材料。由敷料产生的微环境影响治愈的生物学。理想的伤口环境是不受成纤维细胞和巨噬细胞所干扰，而是肉芽组织的产生和上皮细胞的迁移。

当选择适当的敷料时应该考虑几个因素：防止水分蒸发和保持组织湿润是有帮助的。干燥的伤口会形成厚的、坚硬的结痂，妨碍上皮形成过程。过于湿润会导致组织浸泡，可能形成一个潜在细菌增殖培养基。透气性是必要的，因为在有氧情况下上皮细胞会加速形成。细菌和其他能污染伤口的物质不能透过覆盖伤口的敷料。在换药期间不破坏新形成的组织是很重要的。理想的敷料应该有一个不粘连的表面，透气，并且有吸水的能力但不能出水。敷料的外包装应该是防菌的但可透过水蒸气。这些产品包括薄膜，水胶体，泡沫塑料，水凝胶。急诊外伤对敷料的选择基本上基于可能引流的数量[73-75]。

薄膜敷料是透明的，有黏性的，防水但是不是可吸收的。它们不适合引流少的伤口。薄膜敷料能放7天以上，这段时间不漏或者不从伤口脱落。对于有一定引流的伤口，适当的可吸收的水胶体敷料是适合的。这种敷料比薄膜更厚，半闭塞，防水，并且对病人是舒适的。像薄膜，它们能保留7天多。泡沫敷料更被容易吸收并且形成一个像海绵材料的柔软气垫。一些可能需要两层敷料去吸附并且每隔三天需要更换。水凝胶敷料是潮湿含水的凝胶剂对附着半透性薄膜的床单是有用的。这些敷料不吸收水分，因此它们必须在相对干燥的伤口上使用。病人经常觉得这些敷料是最舒适的，但是它们需要每1～3天就得换药。最便宜最简单包扎简单撕裂伤的方式是使用凡士林纱布或者表面上涂着一层抗菌软膏的纱布。它们应该每天更换防止干燥。

制动

在常规护理，关节附近的创伤必须要制动。通过夹板使受伤的部位制动可以加速愈合。不上夹板固定，由于肌肉收缩力的作用，会延缓组织的愈合，并且可能会使伤口扩大。除此之外，制动会减少淋巴液流动，使来源于伤口微生物的扩散降到最低。

后期处理

伤口护理指南

对于病人来说鉴定和意识到感染的迹象是很难的（框56-2）[76]。发放的指南必须清晰、易懂、比较全面。指南应该包括日常护理，感染迹象的观测，拆线的日期和进行随访。在伤后的第一个24～48小时，患肢应该抬高。抬高患肢可以减少水肿，加速愈合，缓解疼痛。伤口应该像之前描述的一样被保护，或者

框 56-2	伤口护理指南

A. 抬高患肢，使患肢悬挂高于心脏水平
B. 每日清洁，小心清除生成的结痂碎片。使用稀释双氧水
C. 制动直到拆线
D. 感染的征象
  1. 红
  2. 渐进性疼痛
  3. 肿
  4. 发热
  5. 肢体远端出现红线
E. 伤口检查
  1. 检查伤口是否有感染时
  2. 高风险伤口48小时进行常规伤口检查
F. 拆线（注：如果有无菌条加强伤口，可以更早拆线）
  1. 脸部：3～5天（通常使用无菌条）
  2. 头皮：7～10天
  3. 躯干：7～10天
  4. 四肢：10～14天
  5. 关节：14天

表 56-3	所有患者的破伤风预防措施*		
免疫史		DTAP（0.5ml）	TIG（250Iu）
小于10岁充分免疫者		否	否
大小10岁充分免疫者		是	否
不充分免疫（<3剂）		是†	是

* 鉴于老年人经常免疫接种。推荐11～64岁人群接种白百破疫苗（白喉类毒素于64岁以上老人使用）。

† 建议这类病人接种顺序：白百破，6周和12个月。

每日清理去除结痂。在受伤后24小时，弄湿伤口和淋浴都是安全的[77]。每日用50%的双氧水擦洗去除伤口的碎屑和任何缝线边缘形成的血凝块。双氧水在去除结痂后不应该再使用，因为它损害上皮细胞可能形成水泡。

区分是损伤和后继愈合的炎性反应还是伤口感染，这对未受培训的人来说是很难的。这方面的病人教育应该细心和简单明了（红、肿、热、痛、脓或者肢体远端出现红线应该复诊或者随访）。无论伤口是什么样，对于被认定为高风险的外伤必须在伤后48小时进行复检。

拆线的时间是不同的，但通常面部是4天拆线，身体的其他部位7～14天拆线（框56-2）。考虑的因素包括：外表的美观，伤口附近的动态张力，皮肤的静张力，血供和预期治愈率。

接种破伤风

2005年在美国报道的破伤风事件是0.011/100 000（27例）[78]。大多数破伤风病人是50岁以上的老人。无论是否病情严重，所有外伤病人的免疫力需要被考虑。40%的破伤风病例发生在既往有过小伤或者没受过伤的个体。这些数字引发了如何判定清洁伤口和污染伤口的严重问题。研究表明许多人没有收到适当的接种，尤其是70岁以上的老年人、移民和没有受过高等教育的人[79]。病人的接种史经常是不可靠的。见于无法预期判断哪一个伤口处于高风险，所有的伤口都应该认为是可疑的。

破伤风通常的培育期是7～21天。接种疫苗应该尽可能早，即使伤后几天或者几周也该接种。破伤风类毒素或者白喉、百日咳的剂量，无论多大的年龄，破伤风类毒素0.5ml肌肉注射，免疫不足的病人需要注射破伤风疫苗和破伤风免疫球蛋白。对于10岁及10岁以上的住院病人，破伤风免疫球蛋白注射为250U，5～10岁的儿童为125U，小于5岁的婴儿为75U（表56-3）。破伤风免疫球蛋白的一次注射能够起到至少4周的免疫保护。免疫球蛋白和类毒素在这期间可以同时注射，但是应该用不同的注射器在不同的部位进行注射。急诊医生需要更加的努力，因为数据表明，破伤风免疫球蛋白即使在有指征情况下也很少被使用[80]。

研究表明10%～40%的美国公民没有白喉疫苗接种，所以白喉疫苗应该随着破伤风一同接种[81]。在接种疫苗之后，对百日咳的免疫力消减大约5～10年。自从20世纪80年代以来，百日咳的病例逐渐增加，尤其是青少年和成人。2005年在美国总共有25 616例百日咳病例被报道。2005年在美国，破伤风类毒素，减毒白喉类毒素，非细胞的百日咳疫苗，适合青少年和成人的破伤风免疫球蛋白被允许给11～64岁公民接种。如果可能，推荐三种混合制剂在急诊科使用。虽然这所有的四种疫苗被认为对孕妇是安全的，但因为在怀孕期间限制药物的摄入，所以推荐可以接种减毒白喉类毒素。破伤风-白喉-非细胞的百日咳疫苗在产后应该立即接种，即使是哺乳期的妇女[82]。

小结

框56-3总结了伤口护理原则简要。

框 56-3　创伤护理小结

A. 患者制动
B. 病史（包括破伤风免疫接种史和过敏史）
C. 体格检查
　1. 神经系统功能检查
　2. 麻醉：使用不含肾上腺素的 0.5% 布比卡因局部麻醉或区域阻滞
　3. 无血运区域要注意检查肢端的止血带及血压计
　4. 解剖结构的无菌检查：皮肤，神经，肌腱，血管，骨骼，肌肉，筋膜，其他（空腔脏器，软骨）
　5. 如有需要，进一步检查
D. X 线检查用于证实骨折及异物（其他检查还包括干板 X 线照相术、超声波）
E. 术前准备
　1. 剪掉伤口周围的头发，不能剃、刮
　2. 使用碘伏消毒周围皮肤
　3. 对于异物及失活组织清创要彻底
　4. 使用高压盐水、1% 聚维酮碘、抗生素溶液，或非离子消毒溶液灌洗伤口
F. 伤口闭合
　1. 使用止血带捆扎、使用 U 型钉固定或者缝合
　2. 除非伤口处于高张力下，不然不要使用皮下缝合
G. 抗生素的使用
　1. 局部应用抗生素
　2. 除非感染风险高，不全身应用抗生素
H. 包扎和固定：充分考虑敷料的透气性
I. 伤口护理原则（参见框 56-2）
　1. 观察感染的迹象
　2. 抬高患处
　3. 必要时检查伤口
　4. 尽快拆线

重要概念

- 伤口感染的危险因素包括：伤后的时间；压伤机制；伤口深度；发射物的速率；唾液、粪便、泥土和其他物质的污染。
- 最有效的减少感染的干预是彻底清洗，使用生理盐水冲洗大约 8 次。用 35ml 18 号针头的注射器进行冲洗 7～8 次来减少细菌计数。
- 使用聚维酮碘浸泡伤口弊大于利。
- 抗生素被推荐在口腔撕裂伤，猫咬伤，狗咬伤，人咬伤，足的穿刺伤，开放性骨折和暴露肌腱和关节的外伤。
- 高风险的创伤不应该马上缝合而是在 4～5 天内缝合。
- 破伤风疫苗应该在受伤后立即接种，但几天或者几周后的外伤也应该接种。破伤风的培育期是 7～21 天（3～56 天）。

本章参考文献请参见 http://pumpress.bjmu.edu.cn/eduservice/3419.html

第57章 异物

Stephen H. Thomas and Benjamin A. White

罗文才 译　王秀杰 校

概述

病史

当人体摄入或嵌入异物时，明确的病史就足以指导治疗并能预测各种处理所需要的过程。清除异物的技术可能是非常复杂的，有时需要高水平的专家。对于蹒跚学步的孩子在摄入花生后出现持续的咳嗽或是一个精神病人吞咽异物后出现腹痛，诊断是明确的，亦是容易的。然而有时候，诊断与处理异物可能需要细致的病史和详细的体格检查。摄入异物的高危人群包括神经系统疾病患者、带义齿患者、精神疾病患者、被关押人员以及老年人幼儿两极年龄患者。在此类人群中，常难以得到明确的病史。有时临床医生必须采用情境性思路：如一个蹒跚学步的孩子和一个婴儿呆在一起有摄入异物的可能，或一位腹部绞痛的犯人很可能通过摄入异物想要从中获益。即使患者完全合作，摄入或嵌入异物的诊断可能仍然是很困难的。临床表现可能表现为不相关的症状，以致异物在体内存留可延迟数月、数年甚至数十年[1]。

体格检查

根据异物的位置，体格检查可提供异物存在或其合并症的直接或间接证据。本章后面描述各类异物的各自临床表现与处理原则，同时有一个反复强调的问题是：再三仔细检查有助于诊断。

影像学诊断

X线平片，是用于异物检测的经典性技术，常是首选的检查。在合适的情况下，X线平片可以帮助确定异物的位置、大小和数量。即使摄入物不显影，X线摄像可显示间接的变化（如气胸）可提供异物存在的间接证据。为了协助定位，两种体位摄像（前后位和侧位）是非常必要的。如金属或碎石物体的密度高于周围组织的密度，通常是很容易在影像上显影的。有机物质，其密度类似于人体组织异物，通常不能在平片上显影。

疾病原理

对位置明确的异物，常可在急诊科或其他科室如介入放射科、内镜室或手术室中取出。尽管有些异物取出常是不可行的或是有危险的，但多数病例有取出异物的指征。由于取出异物的过程对医生与病人都是十分艰难的，所以对推荐的操作过程需要向患者作初步的简要的交代。

但如异物对病人的影响是立即致命的，如气道异物，则需要立刻取出。创伤相关的异物，如刀片和子弹，则有很多的问题要处理（参见其他创伤章节）。即使异物不是立即致命的，某些异物亦应取出，因为异物的本质与结构具有致伤的性质。例如，可卡因可使摄入者致死[2]，嵌入式纽扣电池可通过引起电化学方面的组织损伤，因此也是致命的[3]，昆虫可损坏耳朵的结构[4]。

即使异物不存在致命的危险，亦不存在与异物成分相关的危险，仍可发生并发症。如异物可寄居于管腔中，导致管腔梗阻，亦可压迫邻近组织，导致坏死和穿孔。异物亦可成为反复、难以治愈的感染灶，直到异物清除后才能治愈。此类病例，病人常因并发症求医。下面详述清除各种异物的推荐意见。

各种解剖部位的异物处理

眼睛

临床特征

尽管眼睛异物以木质和金属碎片最为常见，但异物种类是相当广泛的，从尘埃颗粒，到存在隐患的隐形眼镜，以及致穿透伤的飞射物[5]。临床诊断通常靠自身不适症状。然而，对于有些眼外与眼内异物来说，其临床表现可以是轻微的，症状很轻，且无特殊病史，表面上似乎是轻微创伤，如木屑或垂落物擦伤。某些病例，异物可见于无症状患者，在检查眼睛时才发现异物，但创伤病史不明（图57-1）。这样的患者在初始意外事件数天，甚至数年后，才来急诊科就诊[5,6]。早期诊断与合适治疗和随访可降低迟发性后遗症的风险，比如眼内炎（可能异物进入后48小时内发生）或影响视力的眼球铁质沉着[7,8]。有关异物取出（与时限）的争论，并不降低做初步诊断的重要性。

病史

大多数病人诉述"眼睛里有东西"（经常眨眼睛），但在照镜子或作视野扫描，均看不到异物。然而，如果异物在角膜上，病人则可从内或从外见到异物。病人也可能诉述撕裂痛和结膜发红。引起角膜损伤的异物，即使异物不再存在，仍可以表现出有异物时相同的症状。另外，在那些无任何已知的异物摄入病史的患者中，仍可出现症状。在此类病例，职业和社会史，包括宠物和生活习惯，可提示诊断。另一个病史的重要组成部分是患者是否实施过放射状角膜切开术。在角膜切开时，本手术可能留滞异物，术后，切口裂口可长达6年或以上[9]。

体格检查

最初检查应该包括急诊科及眼科检查的标准项目。对于眼内异物的患者，早期视敏度检查对于最终视力结果的预测是非常重要的[10]。裂隙灯检查可以通过投射在虹膜的影子发现角膜异物。这种检查也能检测到铁锈环，应用荧光素技术有助于检测擦伤的角膜上皮。必须检查双眼睑内侧。嘱患者向下看，同时牵拉患者睫毛向上，翻卷上眼睑；敷药棒应放在睑板的近端，作为支柱用。在定位和清除异物后，应作全面检查，寻找是否有其他眼内异物。

诊断策略

异物可能穿透前眼结构而进入眼球（图57-1）。如果损伤病史与机制符合不透X线物质的眼球穿透伤，或见到眼球小伤口，第一步做眼眶前后位与侧位X线摄像是合理的[11]。当高度怀疑眼内穿透伤时，CT的许多优点使得此项技术成为首选检查[7,12]。与X线平片相比较，CT对晶状体的辐射量更少。多维平面重建技术能减少条纹状伪影，对眼内异物能更准确地定位。当高度怀疑眼球穿透伤时，在体格检查时，最好避免荧光素染色，因为其可遮盖解剖学特征。对不可能确定穿孔的、同时已给荧光素的病例，确定穿孔处荧光素踪迹的小沟（即Seidel试验阳性），有助于确认已经发生眼内穿孔的事实。

对很难定位眼内异物患者，可用超声影像辅助CT扫描[13]。如进行CT检查花费时间较长时，或当心离子射线的伤害时，可利用两种超声技术寻找异物。标准的B扫描超显像能发现眼科常规检查遗漏的，或是肉眼看不见的，或其他影像学检查不能确定的异物。更先进的超声生物显微镜技术，在眼科专业中心比急诊科更为常用，已经显示此项技术对异物显影更有帮助。此项技术的敏感性足以检出直接或间接的眼科检查、传统B扫描超声影像或CT不能发现的异物[11]。因为对于磁性异物移动所致的眼睛损伤，缺乏病例组报告与正当的关注，是否利用MRI作为眼睛异物的影像学检查仍然存在争论[7]。

某些病例，眼眶损伤伴有中枢神经系统损伤。经

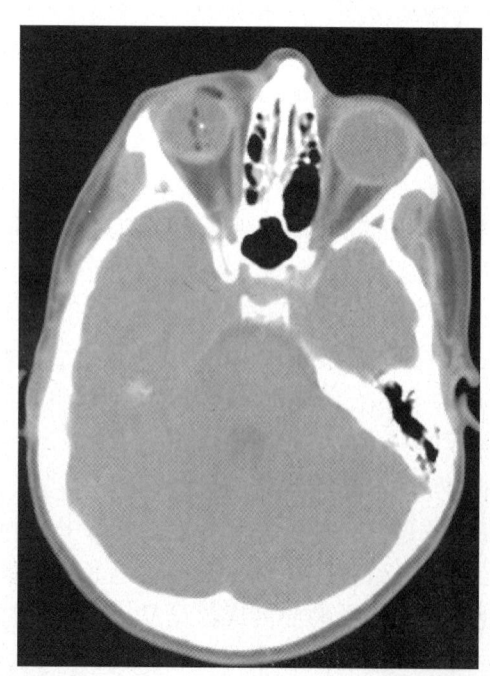

图57-1 CT扫描显示，一位创伤病史不明的中毒患者右侧眼内异物（一颗BB小丸）。

全面检查提示异物可能累及中枢的可能。应做颅内影像学检查[15]。

处理

几乎在所有病例，正确的治疗就是清除异物。如果异物是位于眼球或睑结膜（不在角膜），用湿润的棉签擦拭异物部位，很容易把它清除。通常不需要其他工具（图57-2）。如果是大的异物，可用镊子夹出。对于小的角膜异物，经局部麻醉后，需要用眼铲或是小号针头，轻轻地插到异物一端下方，把异物剔出；用放大镜常有帮助。如果不成功或异物嵌入较深，将病人转给眼科专家。通常在24～48小时内把异物取出。尤其是金属异物，早期取出可减少铁锈环的面积。清除时过分用力可能导致前房穿孔。尤其对那些为矫正近视而采用过激光原位角膜磨削术近视的患者，要谨慎地避免重大角膜操作。

未留下铁锈环的角膜异物清除后，其治疗与角膜擦伤相同。对异物引发过敏反应的病例，可用局部激素。对有铁锈环患者的治疗是有争议的。急诊科处理应根据标准方案（与眼科医师合作制定的）或请院内眼科医生会诊后进行。要十分谨慎地推荐眼科医生在24～48小时内评估，考虑除去留下的铁锈。

耳

临床特征

与其他部位异物相比，急诊科处理耳内异物的难度更大。困难并不是诊断，而是面对不合作的病人，需要从敏感的解剖部位取出异物[16]。耳内异物的种类繁多，常见的异物有昆虫、豆类、塑料玩具和小球形物品：如珍珠、小石子或者珠子等[17]。

病史

病人常诉述在耳朵里有东西。如果异物是一种昆虫，病人可能感到有活动感或听到嗡嗡声，但无发痒、溢液或耳痛等主诉。当非昆虫异物寄居于耳道时，可诉述相似的继发性症状。儿童的临床表现特别类似，他们常不敢告诉插入耳朵的异物；直到出现并发症后，迫使到急诊科就诊时才被发现。

有耳内异样主诉、有旅行或野营史或生活条件极差的患者，地理信息可能提示昆虫进入外耳道。曾在下列地区生活过的人，韩国与中东的螨、马来群岛的蜱和阿曼的甲虫，这些昆虫可引起不同程度的发病率[4,18,19]。大多数美国病例，蟑螂是罪魁祸首[16,18,20]。

有耳内异物的患者可能出现与邻近组织相关病理改变的继发性症状。如异物侵蚀下颌关节时，错位咬合可能是主要症状。类似的侵蚀可使耳内异物表现为咽鼓管功能障碍、咽旁脓肿，乳突炎有时可进展为致命性脑脓肿与脑膜炎[22,23]。但此类事件罕见。

重要的是，应询问患者既往想取出异物的企图，因为这种举动可能会引起更多的问题。采用不正确的取异物方法可损伤耳道，导致鼓膜穿孔，或是把异物推向深处。冲洗法可能使异物胀大，尤其植物性异物。

体格检查

外耳道是圆柱体、椭圆形截面（图57-3）的结构。有外端软骨和内端骨性两部分，上面覆盖一层薄薄的、敏感的上皮细胞。耳道内有两个解剖学狭窄点

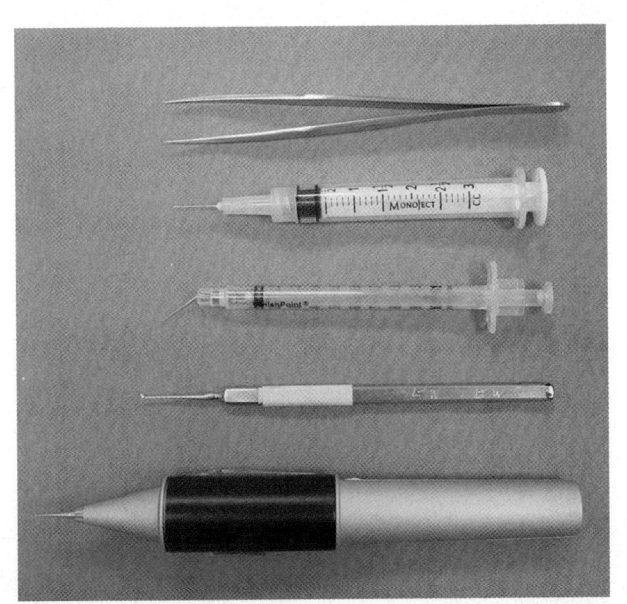

图57-2 清除眼睛异物工具，自上而下：镊子、按在注射器乳头上的针（直的或弯的）、成角眼铲和旋转式直尖眼铲。

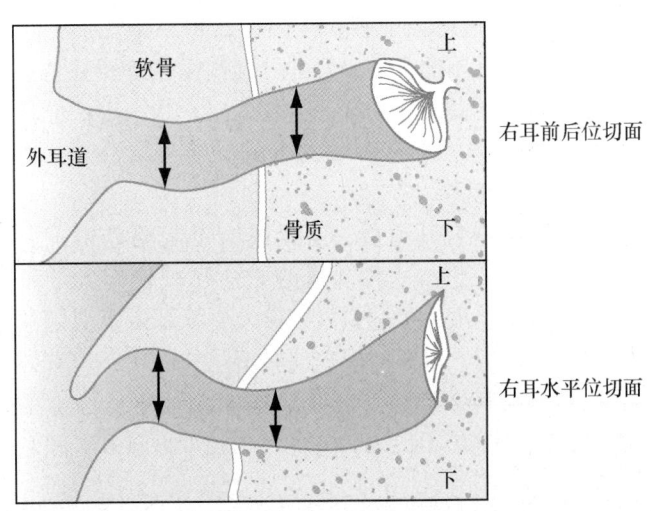

图57-3 外耳道水平和垂直截面，显示解剖狭窄点（尖头）。

（异物寄居处）：①靠软骨部分内端；②在骨性狭窄点称为峡部。

成功检查的首要因素是充足的光线，这是由术者操纵方向的。设施包括一个强光源和一个头镜、一盏头灯、一个手术耳镜或者一个手术显微镜。为取异物，必须有一个大的内镜，以便获得足够大的视野，以便能够做四个象限的局部耳道麻醉。与任何其他外耳道检查一样，握住耳廓向后上方向牵拉耳道，提供一个更完全的视野。

查看鼓膜是很重要的，因为它可被异物或既往试图取异物的操作所损坏。病历记录中应指出，在取异物之前是否已经存在的鼓膜损伤。像其他部位（特别是鼻部）一样，如果找到一个异物，那么多个异物的风险亦可能存在，应当寻找其他异物。

诊断策略

在怀疑耳内有异物时，在急诊科的全面检查中，影像学检查有特殊作用。影像学检查的主要指征是识别异物所致的并发症。当耳道异物引起感染或侵蚀性后遗症时，应做 CT 或 MRI 检查。

处理

大多数病例，去除异物可在急诊科进行。若患者异物存留不超过一天，且患者不是非常幼小的儿童（病人年龄小于 4 岁），不是清除异物失败或并发症的独立危险因素；因此，如无其他方面的禁忌证，急诊医师可以进行清除异物[26]。应该告诉病人听觉通道有极度敏感性，可能会感到不舒服，或可能有小量出血。镇静是很重要的，不但可减轻病人痛苦，同时可降低医源性损伤的风险。滴入利多卡因有助于局部麻醉，1%～2% 水溶液优于凝胶制剂，后者可影响视野。异物清除很少需要作外耳道局部麻醉。麻醉注射法操作可引起病人不适和医源性损伤，其方法是用 TB 注射器通过内镜把利多卡因作四个象限注射。对于异物难取且不配合的患者，可用操作性镇静甚至全身麻醉后，再做特殊处理。尽管证据并非一致，但现有的资料表明，大约 95% 的听觉异物可以清除，而不需要全身麻醉[17,26]。

当昆虫进入耳道后，杀死或给予制动是很重要的，以利于取出。这种谨慎的方法可减轻病人的不适，或减少昆虫为了逃避镊子进入更深耳道所引起的损伤。据报告，不同的固定剂有不同的成功率。有效的配方包括利多卡因，以 10% 喷雾剂或更低浓度的溶液，2% 利多卡因、矿物油与 2% 或 4% 利多卡因和乙醇。

很多种解救的方法可能证明有效，同时可用各种工具（图57-4）。小的异物通常可以应用一个小塑料导管吸出。对于软的或不规则的物体，可用镊子（最好用鳄牙钳）抓住异物，以整块或弄碎后取出。如果异物不能抓住，可把一个尖钝直角钩放到异物远端，然后轻轻钩出。另一种方法是，把一个尖头球囊导管放到异物远端，随后退出（充气）球囊，并取出异物。可用任何一种尖头球囊导管，只要它的直径足够的小（大约 18 号或更小），允许舒适放入耳道；商业器械表示见图 57-5。

亦曾采用间接移除异物的方法，在某些病例中取得成功。冲洗技术利用外耳道椭圆形的优点。把一束室温水或生理盐水冲向（非植物）异物周围，使用一个 20ml 注射器和 14 号或 16 号导管（对于鼓膜的压力，此装置是安全的）[27]。冲洗的目的是射出的水绕过异物，直接对着鼓膜，然后冲向异物后方，使异物从耳道排出。在一项检验耳注射器清除耳道异物作用的研究中，注射器方法优于其他方法[28]。该项技

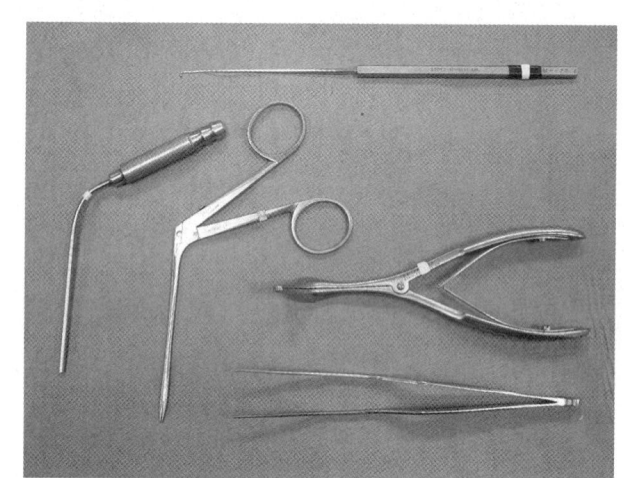

图57-4 清除耳道与鼻孔异物工具。自左顺时针方向：直角探头、吸引导管、颚牙钳、鼻镜和刺刀式镊子。

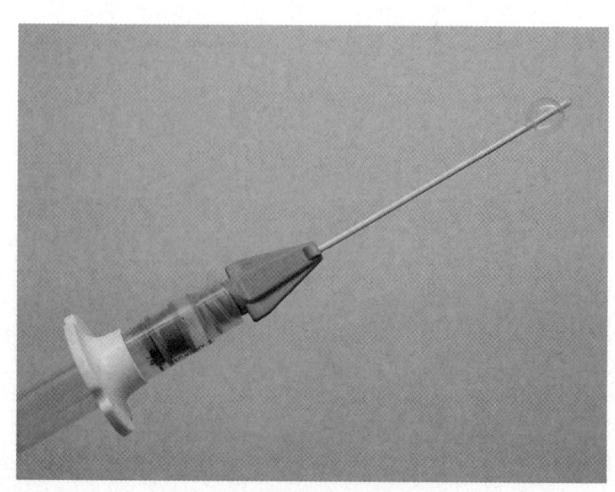

图57-5 尖球导管，可清除耳内或鼻内异物。

术的使用，未见明显并发症的报道，儿童和成年均能很好耐受。但该项技术禁用已知有鼓膜穿孔病史或临床上怀疑鼓膜穿孔的患者。

过去推荐使用粘合有氰基丙烯酸盐的尖头拭子清除中耳异物。然而，该项技术存在污染耳道的风险，因为这是一种很难清除的物质，同时可致鼓膜破裂[29,30]。尚无足够证据能对此项技术进行评价。

如果这些方法失败或如果病人（尤其是孩子）不合作或在使用操作性镇静剂的情况下仍然非常痛苦，则清除异物的操作应该停止，应把病人转给耳鼻喉专家。大多数病例，病人可从耳鼻喉科门诊直接出院。如果患者的临床情况符合非急诊患者（如，病人可接受的舒适程度、低风险异物），安排病人在1~2天内到耳鼻喉专科复诊。研究病例的混合性差异可能与报告的耳部异物不同手术率（5%~33%）有关[17,20,26]。

在清除异物时，不恰当的长时间尝试可导致时间浪费、病人不适及如上所述并发症可能。病人忧虑（异物移向远端）或损害耳道（包括诱发水肿）会促使不必要的手术干预[16,31]。

耳异物有很多后遗症，但通常不严重。在儿科病例报告中，最常见并发症是外耳道出血（约16%）、外耳道炎（6%）和鼓膜穿孔（2%）[17]。一项大样本研究表明，如不及早就医，成人外耳道炎的发病率高于儿童[32]。

清除异物后，应再次检查耳道，以确保无异物残留和评估耳解剖结构有无损伤。对鼓膜穿孔和有中耳感染风险的病例，推荐口服适当的抗生素。局部应用抗生素治疗可降低外耳炎的风险；一种方法就是把一个浸渍广谱抗生素的纱布条塞入耳道[4]。对有鼓膜穿孔的或取异物时有创伤的患者，应在2~3天内应进行随诊。

鼻

临床特征

鼻也许是儿童插入异物的最常见的部位[33]。其中最常见的鼻异物是豆子、海绵块、小石子、塑料玩具碎片，以及其他圆形品品[34]。也许因为大多数人是右撇子，所以大多数鼻异物在右侧，与耳道异物相比较，有鼻异物的儿童较为年幼（通常小于5岁）[24,25]。

与其他部位异物相比，鼻异物的问题较少。在急诊科取出异物几乎均获成功，只要采用正确的方法（如小心避免误吸），罕见有严重后遗症[35]。不常遇到的病例是鼻内插入碱性纽扣电池，这可引起电或化学烧伤，并伴有液化性坏死。意外事件是，在取异物过程中发生误吸，这仅见于个别病例[24,34,36,37]。

病史

尽管大多数患者在24小时内就医，但鼻异物患者更可能以继发性症状或延迟1周后来诊[24]。事实上，鼻异物可无症状，可以是因其他原因做影像学检查而意外发现的。

以鼻异物来急诊科就诊的病人，常有两类病史。第一类，以鼻异物收入院或来诊的病人，这是最常见的。第二类，是以各种症状与体征来诊的病人：以单侧、恶臭的脓性鼻涕，甚至持续性鼻衄来诊。此类病人常被误诊，并拟诊为鼻窦炎而用抗生素治疗。尽管经足量抗生素治疗，但鼻窦炎却未能缓解，提醒急诊医生应想到鼻异物的可能性[24]。

一进入鼻内的异物可能有意或无意地最终进入鼻窦。此类异物需要用更侵入性的干预，当怀疑病人自伤时，需要对患者做精神方面的评估。如病史提示异物，而鼻部普通检查未能证实，则应考虑作鼻窦影像学检测。

体格检查

如耳道异物一样，病人及其父母的告知是很重要的，以便作检查和随后的异物取出。因为有医源性移动的风险，异物可被进一步推向后鼻孔，或进入气道，儿童需要给予约束，方可进行检查。有时，在鼻部喷洒药物后，才能进行检查。正常鼻黏膜十分敏感，任何感染与刺激均可增加这种敏感性。对鼻黏膜作局部麻醉与血管收缩剂准备后有利于检查。检查应包括两侧鼻孔，要有充分的照明，利用鼻镜查看。应查看有无异物存在与任何继发性损伤。纽扣电池嵌入可致鼻黏膜与鼻中隔坏死[37]。检查过程，需要小心进行，不要把异物向后推进到口咽部，这样有发生误吸的危险。在某种情况情况下，应采取更慎重的措施，如置将病人于侧卧位，甚至附加头低脚高位，有助于防止推进到后咽部异物导致误吸。

诊断策略

诊断性影像学检查起不到重大的作用。如怀疑鼻窦内异物时，CT检查是有帮助的。但CT或MRI很少对非鼻窦见到的异物或并发症显影。

处理

在大多数病例中，在急诊科很容易且安全地取出异物。尽管避免医源性损伤是至关重要的，但寄居鼻内异物的鼻腔结构，不像其他可寄居异物的体腔（如耳道）那样敏感与损伤。因此，对专科会诊和在手术室清除异物的需求是罕见的[24,25,34]。

偶尔，对患者口腔内施加正压可迅速将异物排出，同时避免采用约束、镇静及为作更为侵入性清除技术的其他专门人员的需求。此项技术是迅速、安全的首项干预手段。

其基本原理是向小孩子嘴里吹进一些空气，用手指封闭非梗阻的鼻孔，可用力呼气使鼻内异物排出。血管收缩喷雾器作预处理可以提高异物取出的成功机会[38]。吹气最好像父母接吻那样做，吹气亦可采用手动通气气囊给予。吹气技术十分有用，特别是学龄前儿童，他们可能不配合其他清除异物的方法。嘱咐儿童做一次深吸气，在父母紧闭不受累的鼻孔时，通过鼻孔用力吹气。对采用其他方法有麻烦的异物，用这种方法，可迅速、容易取出异物[33,38,39]。

当用正压吹气法不恰当或不成功时，则需要使用器械及专业清除技术（图57-4与图57-5）。无论哪种方法，患者（常是儿童）可从下列联合方法中得益：约束、镇静、血管收缩（如消旋肾上腺素雾化）和麻醉剂（苯妥佐卡因喷雾）预处理[38]。充足的照明是非常重要的。必要的手术器械包括钝尖直角探针、吸导管和颚牙钳。如异物能直接抓住，则用钳子取出，直角探头用于达到近端异物或者向前移动的异物。其他一些有用的工具包括Fogarty（血管）和导尿管；在许多急诊科备有"专业"尖头气囊导管（图57-5）[25,34]。吸引器是很必要的，主要用于吸除脓性分泌物和阻挡视野的血液。某些病例，可用吸引器直接吸出异物。吸引器可用于难以抓住的异物或在原地寄居不紧的小而软的异物。某些情况下。可用氰基丙烯酸盐咽拭子。像上述耳内异物所提到的那样，对此项方法，尚无足够证据得到肯定的结论。

气道

临床特征

尽管诊断与治疗技术的提高使得异物吸入的死亡率明显下降，但每年气道异物所致的死亡和缺氧性脑病损害的病例数仍相当可观。据一项大城市救护车运送气道异物患者的病例报告，在到达急诊科前的死亡率为3.3%（平均每月1名）[40]。

另外，气道异物除表现为急性呼吸窘迫外，亦可表现得十分平常，以致数年均未能确诊。延误诊断是常见的事。在儿童下呼吸道异物病例组报告中，仅有半数是吸入1天内来诊；其他20%第1周内来诊，另20%延迟到1周后来诊[41]。无特殊表现的患者可能因不寻常异物所导致的机制，例如摄食或穿透性损伤[1]。由各种病因疾病所致的意识障碍患者具有潜在误吸的风险，可能很难诊断。

在一组病例报告中，最常见的气道异物是可食用的制品，主要是肉类和药物[40]。在气道异物病例报告中，亦确认钉子、针、首饰、温度计、铅笔、金属和塑料玩具异物等。确定气道异物类型的主要依据是决定于不透X线的可能性。许多异物在平片上是不能见到的[42-45]。在一项8岁儿童异物吸入的病例报告中，最常见证实的异物是平片上不能见到的坚果（59%）或植物性食物（23%）。在另一类描述儿童异物窒息的文献中，近半数致命性噎塞病例是由于食物误吸，以热狗香肠（17%）、糖果（10%）、坚果（9%）和葡萄（8%）为最显著[44]。在第三类文献报告中，90%以上儿童误吸病例，异物是有机物（常是坚果）[45]。

气道异物在儿科患者中较常见[46]。在一份涵盖20年的病例报告中，约75%的患者年龄小于9岁[45]。误吸发病率高峰是2岁的时候，在3岁以后明显下降。因磨牙不成熟而使咀嚼困难可导致食物误吸[41]。另外，儿童用手和嘴去探索周围环境的事实导致非食物误吸[41]。成人误吸高峰是老年人[40]。某些证据显示成人比儿童更可能把非食物误吸入气道[47]。

另外，有关误吸异物寄居的解剖部位，儿童与成年存在着差别。认识这种差别是很重要的，由于异物的位置在决定相关的致残率与死亡率具有很大的相关性。成人，75%的异物发生在支气管近端（喉、气管，主支气管内）。在儿童中，不到半数的异物发生在近端，以支气管树的位置最常见[45,46]。

异物可发生于像口咽部这样近端，滞留于口腔内翼内肌间隙[48]。异物也可以发生在稍微远端处，引起喉头和声门下水平的气道阻塞。发生在该部位的异物嵌塞主要是由于对口咽部异物实施不恰当的手指扣挖企图所致[47]。声门下异物很难确认，大多数病例可延误诊断[49]。重要的是，应认识与异物鉴别的会厌炎、哮喘和喉气管支气管炎的疾病特点。

气道异物通常是超过喉头入口[47]，并引起剧烈阻塞。不幸的是，气管异物的无症状与无严重症状发病率高得惊人[43]。超出支气管的异物极少可能导致急性缺氧的危象，但可导致严重呼吸窘迫，并难以取出。在成人，支气管异物经常发生于右侧的主支气管。在一项大样本病例报告中，69%的支气管异物发生在右侧[45]。由于在儿童，气管以更相等的角度分出主支气管分支，故下气道异物的左-右分布的发生率大约相等[41,43]。异物可以是双侧的，在一组报告中，约3.6%的病人见到左右主支气管异物[45]。

病史

临床表现可从慢性非特异性呼吸道主诉至急性呼吸道阻塞的范围[50]。对大多数误吸病例，经全面询问病史后，可怀疑存在异物。最令人注目的病例是有常称为"餐馆冠心病"病史：病人试图吞下超过食管所能接受的食团（常是肉食）。食团嵌在下咽部或气管。病人经常有意识障碍，以致是否病人有心肌梗死还是异物阻塞，经常混淆不清，但清醒的心脏病人能够诉说。气道异物患者可表现为嘈杂呼吸，吸气性喉鸣音，咳嗽和可能有轻微咯血[40]。

某些病人可能有类似于餐馆冠心病病史，主要通过一些症状鉴别，这些症状是指噎塞感伴有咳嗽、喘鸣和呼吸困难的呼吸窘迫症状。这些症状见于半数误吸病人，统称为穿透综合征（空气穿透异物间隙）[45]。通过咳嗽使异物自发性清除，从而使症状缓解。某些病例，咳嗽不能完全排出异物，从而使异物在声门下嵌住。对有异物感接着咳嗽，咳嗽后症状部分（甚至完全）缓解的病例，应考虑滞留气道异物。

在一项持续了20年怀疑异物误吸的成人与儿童病例报告中，半数病例突然发生噎塞和顽固性咳嗽，最终确认异物[45]。在各年龄段病人中，除咳嗽与噎塞外，喉鸣经常是急性误吸事件的症状[47]。在成人和儿童的症状分布相似[45]，但是噎塞和哮鸣音在儿科中更为突出。在一组87例怀疑异物的患儿中，96%有噎塞危象[43]。据报告，常见哮鸣音，在有异物的8~66个月病人中高达75%。

大多数误吸异物患者，在表现为穿透性综合征后，有持续性症状（如，咳嗽、哮鸣音、呼吸困难），但是20%患者症状可无症状[45]。很多人开始有令人担忧症状，随后症状可消失；对此类患者，异物误吸不应从思路中放弃。对于突然发生的呼吸困难和吞咽痛，应该怀疑声门下异物嵌塞。如果知道是锐利的较薄的物体，亦应考虑，它有嵌在声带之间或在声门下区可能性，形成部分性梗阻[47]。

其他病史内容可以提供气道异物的存在及其位置的线索。即使病史中无法直接得到或不能提示误吸异物，但对某些病人可以推断异物的存在。以外伤来急诊科就诊的创伤病人，可在现场、在紧急喉镜检查和经口插管期间，误吸松动的或脱落的牙齿[45]。除插管的和意识障碍的病人只有间接的误吸异物的病史证据，清醒和机警的患者，如无严重气道症状或无异物事件和无继发性问题（如肺炎），则可否定直接的误吸病史。在某些病例，如穿透性创伤或爆炸伤，病人可能不知道误吸的可能和把症状归咎于主要症状[42]。误吸针头的病人可能只有轻微症状或无症状，而是以慢性咯血和吞咽痛作为误吸针头或类似异物的惟一表现[45,47]。

有关神经系统疾病在误吸中的作用，现有证据是互相矛盾的。有神经系统缺陷的患者可能不知道或者不能叙述出现的问题，例如假牙脱落；此类无行为能力者因意外事件可导致假牙阻塞气道[51]。在异物误吸的病例，神经系统缺陷可导致病史不典型或无病史[42]。然而，据成人[45]和儿童[43]病例报告已确定神经系统缺陷对异物误吸无影响。对有神经系统有缺陷的病人，不典型病史是受到关注的。但在此类人群中，以不典型病史的异物误吸问题并不常见。

儿童进食后发生呼吸困难是一个进退两难的问题。有喉鸣或其他呼吸道症状的儿童可能是食管中食团的嵌塞。儿童气道是软的，特别在后侧，故气管可能是因为被大的食管食团向前压迫。此外，可因气管本身向前移位或扭结所致，引起部分梗阻。

在误吸非食品异物的患者，病史的其他内容有助于异物的诊断与确定其性质。这些物品可被下列人员误吸：为探索周围环境的儿童、精神病人，或正常在口中"含着"小件物品的人。后组人员包括修理工、建筑工人、女缝纫工和其他为了快捷把指甲、别针、和随身物品含在嘴里的人。

不管异物是何种性质，异物留滞气道的患者可能表现为感染的并发症。异物可能导致咽后壁脓肿。不典型或反复性肺炎是异物所致的肺部继发感染，异物作为感染灶，位于气道更远端的病理改变。在某些病例，滞留异物所致的呼吸道感染是无症状的，但其微生物可种植到远距离器官，以此提出对气道异物的怀疑。有齿蚀艾肯菌脑脓肿病人，临床上见到潜在的呼吸道异物[52]。

病人可在急诊科因感染诊断为某种疾病，但事实上是气道异物。在怀疑假膜性喉炎（croup）和会厌炎时，应仔细询问病史，因为气管或喉头异物酷似上述感染性疾病的临床表现。

体格检查

体检结果取决于气道阻塞的程度和异物在呼吸系统存留的病程。不引起梗阻的小异物可无临床表现，或表现为感染性并发症。然而，大多数病例，体格检查有助于呼吸道异物诊断并确定其性质。

10%患者可有发绀，25%~37%的误吸异物患者有咳嗽，并可闻及哮鸣音或明显的呼吸窘迫[45,46]。如存在一侧呼吸音减低，是误吸异物的常见特征[50]。上呼吸道异物的患者可有喉鸣或声音嘶哑，气管内异物的患者可见胸骨内陷[40]。在一组报告中，半数以上儿童患者初始氧饱和度值为95%或更低[45]。继发感染的患者可有发热。

口咽部的检查可显示后方的异物或断齿的"牙根"。检查应该包括寻找折断或缺失的义齿，有时它可以滞留在咽喉部数天。当气道突然闭塞时，如发生在咳嗽后，滞留的义齿就可能是导致病情恶化的原因[51]。口咽检查经常通过间接或直接用喉镜或鼻咽镜检查加以证实，但这些操作只有在相关应激刺激会导致气道障碍危险时才能进行。此外，只有在处理气道的专门工具齐全或专家在场的情况下，才能做喉镜与鼻咽镜的检查。这种方法的优点是有一个清楚的气道近端视野，它对诊断与治疗都是很重要的。间接喉镜检查可用于检查X线不显影的异物。

颈部检查可查看辅助肌肉用力情况。气管触诊可以感觉到"砰"的一声，表示有可运动的异物撞击气管壁，气管听诊可闻及异常呼吸音[47]。咳嗽是支气管异物引起局部刺激所致。下呼吸道异物患者可闻及局部或明显的双侧哮鸣音[46]。重要的是要牢记"不是所有哮鸣音都是哮喘"的格言。

如果一个主支气管完全阻塞，则受累侧呼吸音消失。偶尔一个异物作为一个单向活瓣，吸气时允许空气进入肺部，但呼气时无气体呼出。受累肺会变得过度膨胀，叩诊时呈过清音。

诊断影像学检查

对病情稳定的病人，颈部和胸部的X线平片仍然是气道异物影像学的主要依据。如把呼气像和吸气像进行比较，就可显示气体捕获效应[46]。其他可能有用的影像学技术是X线透视、CT和MRI检查。不过，支气管镜和显微喉镜（连同一只手术显微镜）仍然是最后诊断手段[46]。

在病史提示有异物的患者，影像学检查正常亦不能排除有异物吸入。在一组怀疑异物误吸经内镜检查的病人，证实X线平片只有中等度的敏感性和特异性[43,45,50]。在许多病例中，X线证据是间接的；不透X线的异物是不常见的（在一组报告中不到1/4）[53]。本组报告包括上气道异物（在气管水平）；此类病人在X线平片的结果经常是阴性[43]。如果所怀疑异物，其可透X线性有怀疑的时候，嘱病人带来一块异物，则可在摄X线影像时，把它放在肩上，以检验放射密度。

可把X线平片上的各种结果分为直接（即证实异物本身）或间接（如过度充气）两类。直接确定异物是相当少见的[47]。当怀疑声门下异物嵌塞时颈部软组织X线平片是最佳初步检查，在做好气道处理的条件下，在经过培训的医师的严密监护下，进行此项检查。其中某些病人，X线平片可特定地显示气管内异物，可迅速作出诊断[47]。

间接的或继发性体征（如因异物嵌塞而使声门下间隙狭窄）是很重要的，有助于X线显影对异物的诊断。空气滞留和肺不张是存在气道异物最常见早期思路，最后发展为支气管扩张及支气管狭窄[42]。有空气滞留时，比较吸气和呼气平片，可显示受累侧一个扁平、固定的膈肌，同时在呼气时心脏与纵隔向未受累侧移位（图57-6）。在一组儿科病例报告中，空气滞留可见于90%下气道异物的患者，但是这似乎是气道异物的间接征象，很容易在最初X线读片时被遗漏[41,54,55]。小的气道管径可解释儿童空气滞留的频率要高于成人[45]。如果完全阻塞，则受累肺变为肺不张；持续肺不张应考虑异物来解释。更近端的异物一个附加间接X线证据是椎前肿胀或颈部平片上的软组织气肿[42]。

当胸片发现异物时，但是确切位置（气道或食

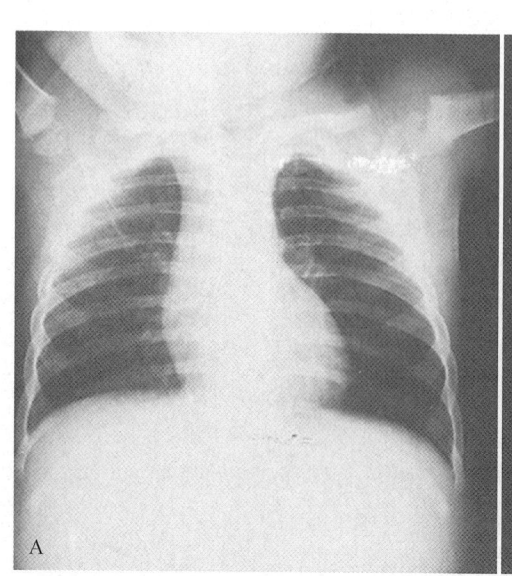
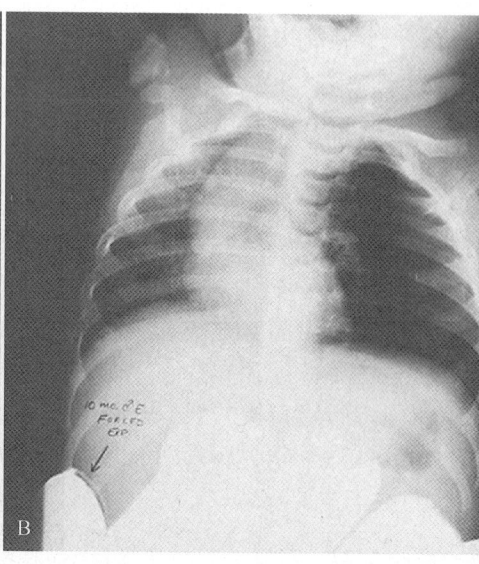

图57-6 A，左主支气管异物的儿童表现正常的吸气相胸片；B，用力呼气相显示左侧肺膨胀，纵隔向未受累的右侧移位。

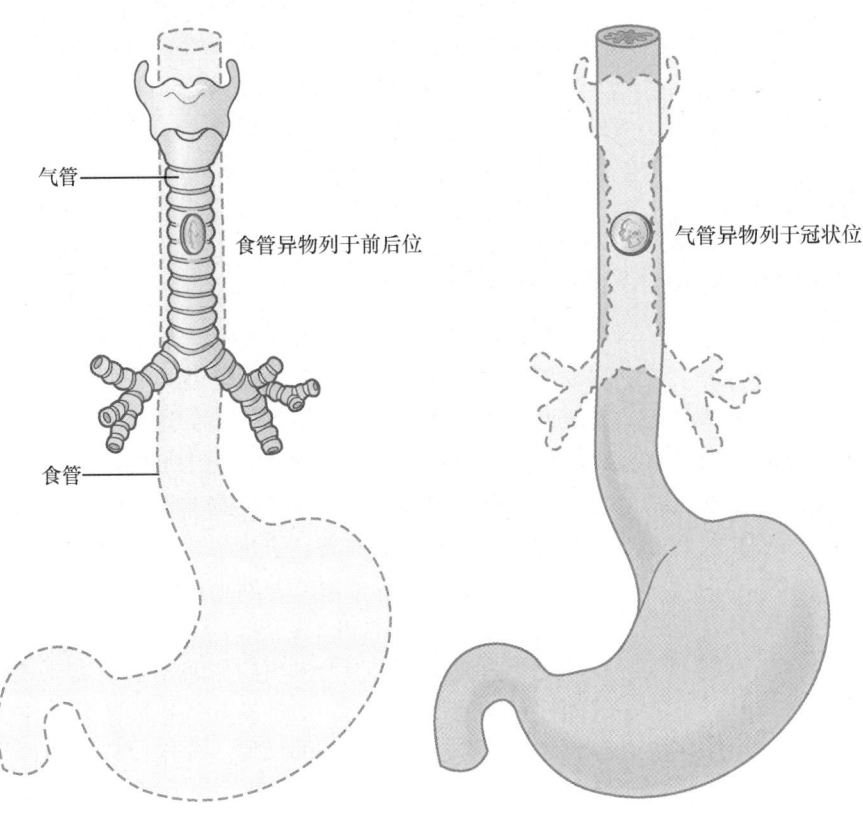

图 57-7 食管异物的冠状方位（左）和气管异物的矢状方位（右）。

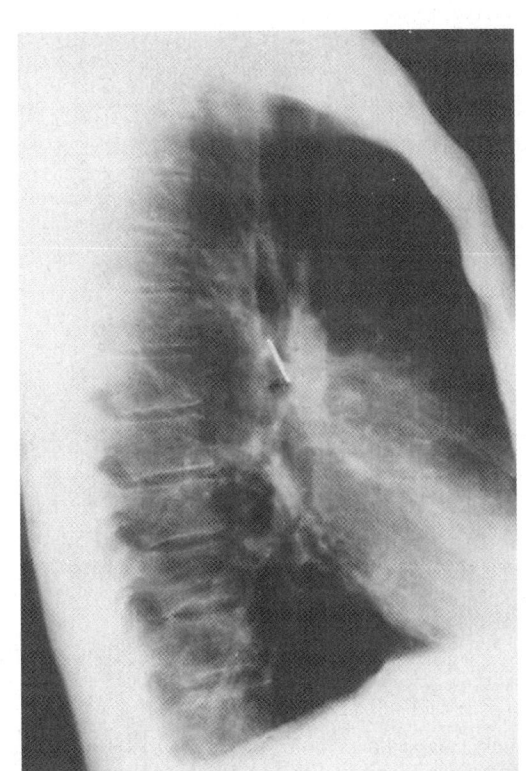

图 57-8 胸部侧位 X 线片显示气管气柱中吸入的硬币。

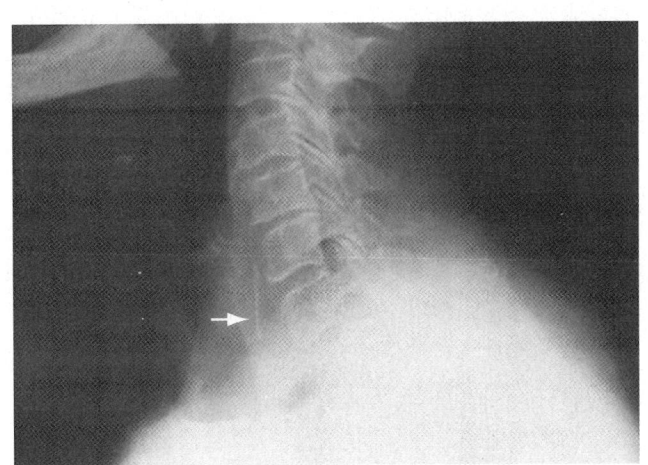

图 57-9 颈部侧位 X 线片显示食管软组织阴影（箭头）异物（鸡骨）。

管）不能肯定，异物的前后方有助诊断（图 57-7）。在冠状平面上可给食管异物确定方位。矢状平面可给气道异物确定方位（图 57-8）平片可以通过显示异物是在气管空气柱内还是外，X 线摄像亦可提供有用的信息（图 57-9）。

透视法过去曾被应用，但已经基本上被支气管镜检查所取代。经过透视可以确诊空气滞留，但在一组病例报道，显示透视法的灵敏度相对较低为 77% 以下[41,42]。如平片结果为阴性，则可用 CT，特别是螺旋 CT 来评估气道异物。即使异物是透 X 线的，标准胸部 CT 不能辨认的，当异物密度超过周围组织时，螺旋 CT 可以见到异物。螺旋 CT 可以避免使用诊断性可曲式支气管镜检查，允许直接使用治疗性硬式支气管镜取出异物。CT 也可用于显示因异物引起的解剖结构的特殊改变。磁共振成像（MRI）可用于帮助诊断误吸坚果病例，尤其是孩子。坚果的高脂肪含量，使得它很容易在 MRI 中显影。

处理

呼吸道异物的处理就是取出异物，通常这可使病人快速恢复[45]。对某些患者，急诊医师可以完成。然而，当异物超过口咽部时，专科会诊是取出异物安全的和最快捷的手段。一般来说，对任何怀疑异物吸入的患者应早期使用支气管镜检查这是降低发病率和死亡率的关键。因为其他诊断方法的限制，内镜的作用一直是保持重要的地位[46,50,53]。

一位危急的气道阻塞、濒临或实际上已呼吸骤停的病人，需要在急诊科进行即刻与特定的急救。对此类病例，有三种可供选择的处理：①试图用手法取出异物；②用喉镜直视下取出异物；③控制病人的气道。

某些清除异物的手法实际上不是在直视下完成的。这些方法是针对近端或远端的异物。在非直视下清除近端气管异物是用手指扣挖，但这种技术是在儿童和成人患者中失去优势。婴儿的喉头较高，位于第四颈椎水平；到4岁后位于 $C_5 \sim C_6$ 水平。当异物嵌塞在声门下间隙时，盲目手指扣挖，会把部分气道阻塞变为完全气道阻塞。对成人，手指扣挖亦非首选方法；腹部冲击和背部拍击是比较安全、而且有效的方法[47]。这种操作可使气管腔内的压力增加，迫使异物进入咽部，而容易取出[56]。

噎塞婴儿的最佳处理方法，关于是否把背部拍击、胸部冲击或腹部冲击作为最初急救是有争议的。资料是有限的，但是美国心脏病协会、国家科学院、美国儿科学会、美国胸科协会推荐，置患者于头低位，进行高达5次背部拍击，接着进行胸部冲击。如现场条件许可，可做气管插管或环甲膜穿刺[57]。

如果患者在濒死的情况下，间接清除异物失败，在插管期间，可在直接喉镜直视下发现近端异物，用Magill钳取出异物[40]。如果在喉镜中看不到异物，病人有指征插管。插管可把异物推向远侧，特别是如果气管内导管尖端超过隆突时。把气管内导管插入右主支气管，可把异物推进右侧支气管，然后当气管内导管后退到隆突近端的正常位置时，通过左侧肺部进行氧合和通气。在因为异物的位置而插管失败的病例，有指征做环甲膜切开（幼儿做环甲膜穿刺），环甲膜切开可绕过近端阻塞，允许充足的氧合，为专科的特殊治疗赢得时间。

对气道完全阻塞但又不需要立即插管或进行环甲膜切开的患者，可从其他处理气道方法中得益。这些病人氧合作用很差或在运送到外科途中需要辅助通气。在上述任何一类病人中，如气道阻塞不是很近或不完全阻塞，应考虑插入喉罩。在支气管镜操作期间，喉罩气道可提供方便的气道路径、最佳的视野、安全的呼吸处理。与使用插管的儿童相比，喉罩气道可允许使用较大的支气管镜，特别是需要作支气管镜的患儿，喉罩气道是一种适合的气道。

在非紧急的情况下，应当在急诊科取出的异物是在口咽部的异物，最好经局部麻醉后，在直接喉镜直视下，用镊子取出异物。

如异物刺入口咽部，必须小心，因为清除后有出血的可能。另外，要特别小心，防止口咽部异物向后推进或未完全抓住的异物掉入气道。这种恶运在不配合的病人中很容易发生；对这种病人最好由专科医生在手术室进行手术。清除喉部异物，即使病人是在全身麻醉下，也是很危险的。手术风险包括出血、喉外伤、和气道活动的异物阻塞；对清除喉部异物，应请专科医生会诊。

应用内镜诊断和治疗的决定依赖于临床表现。对时间性危急的气道梗阻，一种新兴的标准是受先使用硬式支气管镜，对非紧急的情况，使用以诊断为目的的曲式支气管镜[46]。急诊医学专家必须具备为低风险病例做曲式支气管镜的专业知识，但会诊医生要有广泛的经验，同时应提供可能使用辅助的设备，如透视电影摄像检查[58]。对全面临床病情很少怀疑的患者，有指征用纤维光导支气管镜检查，但是，当临床病情有高度怀疑时，首选硬式支气管镜检查[41]。在全身麻醉下，用硬式支气管镜常可取出异物，但是在少数情况下，经局部麻醉，用曲式支气管镜足以可对异物定位，把它取出[45]。

甚至在清除异物后，可能发生晚期并发症。如气道鱼刺损伤，即使在清除异物后，亦可导致深部组织感染，如颈椎间盘炎[59]。患者气道异物被清除后，亦应该密切观察后遗症的发生，为了复查，在数天内作出院后随诊检查。对于儿科患者，教育的重点应该集中于预防措施，是减少再次误吸的可能。

胃肠道

胃肠道异物可以发生在任何年龄，但多数病例发生于儿童[60]。尚未确定易感性解剖和病理情况。然而，病例报告中提出，除年幼者外，缺齿、被关押和精神病患者是高危人群[61-63]。

在美国，每年异物摄入相关合并症可导致1 500例死亡[64]。其中，约3%会发生穿孔，最常累及食管和回盲部[65]。大多数解剖结构正常的病人希望摄入的异物能自发性排出。通常最初处理是观望，用X线检查与大便随访帮助确定异物是否排出[65,66]。利用手术直接取出异物是不必要的，不过某些中心对嵌在食管的异物包括硬币会采取早期手术[67]。在儿科病例报告中，几乎所有病例，利用内镜，如食管内镜、喉镜检查和肛门镜，均成功取出异物[66-68]。对属于毒性异物的（如摄入纽扣电池）、患者曾发生解剖结构改变（如曾有腹部手术史）或者锐利异物的患者，应进行早期内镜诊治。

咽和食管

咽和食管内的异物通常是尖锐的物体（如鱼刺），它扎入咽壁、下咽部及食管壁；或者是一个较大的团块，如硬币或食物，不能通过食管解剖的狭窄点。在3份儿科病例报告中，分析有目击者以及无目击者的食管异物摄入，发现硬币是最常见祸根，占总病例数的半数以上[66,67]。食管狭窄部位，此处易发生异物嵌顿，包括：①食管近端的环咽肌和胸廓入口，放射学上显示位于锁骨水平；②食管中段的主动脉弓与隆凸水平；③食管远端近食管-胃交接处，放射学上显示位于第2～4椎体水平至胃囊水平。异物可以嵌塞在解剖异常的食管任何部（或胃肠道的其余部位）。食管异物的并发症不到2%，但后遗症十分严重。随着嵌塞时间的延长，发生并发症的可能性更大，合并症包括食管糜烂和食管穿孔、气管受压、纵隔炎、食管-气管瘘、食管-血管瘘、腔外游走、形成狭窄或假食管憩室[67,69]。

病史

有用的病史可从病人或监护人中获取。天生的好奇心会使得儿童摄入无数非食品异物，儿童特别容易存在食管异物。最常遇到的异物是硬币[66,67]。其他常见的异物是食物、玩具、骨头、电池、木头和玻璃[70,71]。一组104例连续性病例报告显示1/3食管异物是锐利的异物[64]。在病史不明的情况下，对不典型胸痛的鉴别诊断中，应考虑摄入异物[72]。

食管破裂是摄入纽扣电池独有的风险[3]。电池通过压力、电流、腐蚀剂渗漏或重金属中毒引起食管病理改变[60]。电池含钾可产生液化性坏死，含汞电池可引起汞中毒[73]。确认纽扣电池具有预后和治疗两种结果（食管纽扣电池嵌顿是迅速作内镜检查的指征）[60]。尽管不可能像纽扣电池和尖锐异物那样引起食管破裂，但是如果嵌塞后病人经历反复呕吐，任何摄入的异物（如肉）亦可引起破裂[74]。

摄入异物在某处滞留超过24小时很可能引起黏膜糜烂，如异物已经在胃肠道留滞很长时间，对摄入异物的处理方法是不同的[70]。儿童摄入异物，一般在6小时内来急诊科就诊。最常见的来诊表现为吞咽困难、流涎、干呕和呕吐。疼痛是主要的主诉，常为吞咽痛。亦可有厌食、哮鸣音和胸部或颈部疼痛。病人主诉他们感到咽喉部或胸部有异物且无法通过。患者通常能对异物进行准确的定位，尤其是食管上段的异物，应要求病人指出梗阻的水平[75]。高位梗阻时多伴有流涎。患者很少因大的食管异物向前冲击与压迫气管而引起气短或喘息。如异物嵌在食管上段，婴儿和儿童可表现为咳嗽、噎塞，甚至明显的呼吸障碍。

病人可出现晚期后遗症。作为一个感染源的异物导致感染性主诉（如发热）[67]。纵隔炎征象提示食管穿孔。食管穿孔并侵蚀到血管或支气管树可导致一系列临床表现，包括咯血、肺脓肿以及自致命性大出血[76,77]。

病史应包括任何已知的食管解剖异常或以前的食管内器械。一位有食管支架植入历史的病人，当出现吞咽困难时，应该考虑到支架移位。移位一般发生于支架植入后的第1周内，但也有报道可长达植入后1年[77]。

体格检查

首先应该仔细检查咽喉部及咽下部。此项检查可以发现异物或发现引起症状的口咽黏膜划痕，即使未发现嵌塞的异物。口咽部检查可得到间接的线索；例如，缺失的义齿可提示存在胃肠道异物的可能性[79]。应检查舌头底部、会厌谷、会厌和梨状隐窝。局部麻醉有助于检查。如果利用间接喉镜不能获得足够的视野，则应行纤维光导鼻咽镜或直接喉镜检查。

如果颈部触及皮下气肿，提示食管破裂。流涎、口腔分泌物增多是继发性食管嵌塞的指征；哮鸣音是气道受压的表现[67]。然而，检查食管异物通常需要食管镜，体格检查是不能发现的[80]。

诊断影像学检查

由于临床表现和体格检查对排除异物的作用是有限的，影像学检查是评估的常规项目，约半数病例有助于诊断和治疗[71,81]。首先应获取正位和侧位胸部X线片以及为检查软组织的颈椎侧位片。X线平片的主要用途是检测不透X线的异物，不过在一组颈部侧位平片的回顾性报告，对大多数近端呼吸消化道异物，可发现间接征象[81]。总体来说，X线平片对检测食管异物的敏感性是很差的[82]。但是，X线平片能过发现直接检查（内镜）所遗漏的金属异物[83]从院外转到急诊科的病人，应复查X线平片，用它来评估转运期间，异物是否进入胃内（图57-10）[70]。

食管异物通常在冠状面上自成一行，在侧位X线片上位于气管空气柱后方。实际上，所有病例食

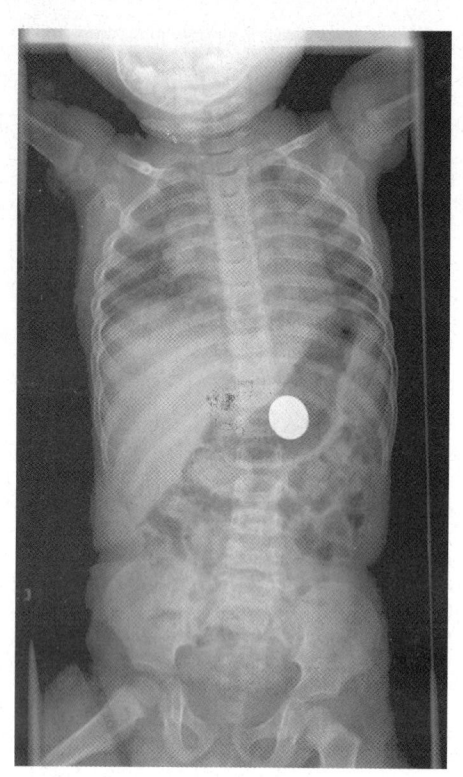

图 57-10 儿童 X 线平片，吞入一枚硬币，位于胃内。

硬币位于冠状面位置，由于在此方位食管开放最宽处[70]。某些常见异物是透 X 线的；例如，经常被摄入的鱼刺和鸡骨，很难从直接检查或 X 线上见到的，并常划伤食管黏膜。颈部和胸部的 X 线平片对鱼刺显影的敏感性粗略为 25%[80]。尽管某些报告提出，技术的改进可提高鱼刺的检出率，但 X 线平片作为排除这些异物的手段，其敏感性仍然不够[84]。在许多研究中，据报告假阴性结果至少为 30%～55%，假阳性结果约为所有病例的 1/4[80,85,86]。

当 X 线平片不能显示异物，但同时又高度怀疑其存在时，可首选食管造影。它可用于不透射线的异物，有时亦可用于能透过射线的异物。如无食管穿孔，可行钡餐造影，因其显影质量很高。如果怀疑有食管瘘，可则选用水溶性造影剂。如初步造影剂检查结果是模棱两可的或是高度怀疑的，应进行复查。当初始造影剂摄像不能确诊时，可以嘱病人吞下一个浸泡造影剂的棉球，棉球被异物近端挡住，这样可确定异物的位置。如怀疑异物是扎入的骨刺，造影剂检查的作用是有限度的，即使用的是钡剂造影[82]。在一组用浸泡钡剂棉球的报告中，假阳性和假阴性率分别是 26.9% 和 40%[86]。吞服钡剂有较好的结果，但是存在误吸的风险，以及钡剂覆盖异物和食管会影响随后内镜检查的结果[70,87]。

矢状面和冠状面重建的 CT 扫描有助于识别异物或进一步显示在平片上所见异物的特征[68,83,88]。CT 已被推荐为主要的诊断方式，因为它能提供异物的大小、类型、位置和有关其他解剖结构的方位[62,88]。一项研究表明，由住院医师解读非-造影剂-增强 CT，能发现被食管镜见到的所有嵌塞异物；据报告，一例假阳性的结果是由于食管壁钙化，无假阴性的结果。总之，CT 扫描的使用可减低食管镜阴性结果的发生率。在嵌塞骨质异物的影像学中，这些研究结果可能预示 CT 检查的重要作用[70]。CT 检查对证实合并症具有辅助作用。据报告，一位 1 周前吞咽骨碎片的患者，CT 检查证实食管主动脉瘘（随后致命）[77]。另外，对某些 X 线片上阳性发现的病人，经食管镜检查为阴性，利用 CT 检查发现异物从腔内移行到腔外间隙[62]。

据报告，手提式金属探测器扫描是一个相当廉价和非侵入性的工具，可用于金属异物的检测与定性。市售的手提式金属探测器（如得克萨斯州，加兰，Garrett 安全系统的超级扫描仪）已经过大样本食管金属异物的成人和儿童病例的研究，其阳性和阴性预测值分别为 90%～100%（无并发症）[89,90]。手提式金属探测器可以探测到 X 线平片不能发现的铝异物。它可节省时间、避免辐射和节省 X 线检查费用，对怀疑摄入硬币的病人，在膈下未发现或已发现异物，可避免作 X 线检查[71,89]。

处理

直接或间接喉镜可见到的咽部异物，可用镊子将异物取出。重要的是，在尝试取异物期间，防止诱发损伤和气道梗阻。

食管异物的处理取决于多种因素。如果是食团或硬币，急诊医师常可给予适当治疗。如果为锐利异物、食管支架移位、嵌入纽扣式电池，需要更侵入性技术[70,91]。处理策略取决于异物的性质，异物存留时间的长短，以及经治医生的专业知识与临床经验。此外，患者的年龄、既往用药和手术史亦是相关因素[68]。从食管取出异物的非手术方法，总成功率大于 95%[86]。

第一个基本处理策略，只适用于已经明确食管异物为食团，对于这些病例，药理学方法是设法将团块移送到胃，静脉注射高血糖素（0.5～2mg）可用于缓解远端食物梗阻。药物的作用是松弛食管下端括约肌中的平滑肌张力，但不抑制食管的正常蠕动。所担心的是胰高血糖素给得过快会引起呕吐，阻塞的食管具有破裂的风险。已经使用的其他药物，成功率不一，气体发生剂亦已经使用，不过支持的证据甚少。某些医生建议，此法首先使用，或与高血糖素联合使用[87]。来诊时有胸痛主诉的病人不应给气体发生剂，因为此药可致食管穿孔。另外两种可用于处理远端食团嵌塞的药物是硝酸甘油和硝苯地平，但不像胰高血糖素那样有用。这两种药物具有松弛食管下端括约肌的松弛作用，对处理嵌塞的食团，两药是安全的，效果大致相同。最后一种方法是，利用酶分解嵌塞的肉团块，使用蛋白水解酶和木瓜蛋白酶，但此法已落入无人支持的境地，因为该方法会有食管穿孔的风险。

清除食管异物的首选策略是内镜。曲式内镜不需要全身麻醉，在使患者镇静条件下（不插管）就能完成，对异物如硬币的病例，具有诊断和治疗作用[68]。内镜检查的高总成功率促使很多专家推荐，来急诊科 48 小时内发生症状的病人如无可疑的并发症，可直接作内镜检查[70]。

另一种清除策略，最适用于光滑、非嵌塞、钝性的异物，其利用造影剂充填球囊导管与 X 线透视。将导尿管插入食管，把球囊送到超过异物处，注入造影剂，使球囊膨胀，在 X 线透视监测下撤出；把异物连同导管一起取出。为降低误吸的风险，做此操作时，置患者于陡的、头低脚高侧卧位；此项操作的禁忌证是气道障碍、食管完全梗阻或不配合的患者。

最后一种策略是对活动性异物的清除，即探条扩张术，将异物推入胃中。对此项操作有严格的入选标准，一般不由急诊医师操作。与内镜技术相比，探条扩张术似乎至少有同样安全性和更好的时间-效益和费用-效益[92,93]。尽管符合探条扩张术入选标准的病人受某些因素的限制，如来诊较晚，如此时实施，此项操作的成功率似乎高达 95%[93]。

第五种方法是等待处理，等待异物自发的进入胃里，常可以获得成功。此法最适用于摄入异物后 24 小时内来诊的患者，或者经放射学确认是食管远端"安全"（如硬币）的异物。纽扣电池是否取出因随情况而定，如果摄入圆盘式，必须查明其位置，如嵌在食管，应立即取出。如纽扣电池已通过食管远端，病人进行观察，用连续性 X 线摄影随访检查，以确认自发性通过胃肠道。

清除食管异物后，不管使用何种方法，必须经常随诊食管 X 线片，以评估食管解剖结构和是否通畅，这是很必要的。应该安排做吞咽困难和梗阻的病因检查。

胃和肠道

到达胃内的异物罕见引起大麻烦，不过即使摄入钝性异物，也可发生穿孔等问题[54]。观察与等待处理是合适的[95]，因为进入胃内的异物，通常是经过胃肠道一定长度的蠕动推进，估计数天内即可排出。异物通过食管后，仍可发生嵌塞，尽管在整个胃肠道的肠道部分的任何一点均可发生合并症，但常见于胃出口处或回盲瓣[96,97]。如果异物是一块粪石，一块未消化食物或非食用异物，腹部检查时可触及肿块。否则，体格检查相对无帮助，仅偶尔可发现存在异物或合并症的间接证据。

病史

管腔内异物的症状与体征，可从无症状与无体征，到含糊的腹痛、梗阻或穿孔性腹膜炎[97]。多数患者有摄入非食用异物的特殊病史，或某些情况可提示肠道异物的可能性和特征。偶尔，急诊科可见到精神病或为得到继发性获益的患者。

隐藏违禁药物是摄入异物的重要的动机。这些药物包装破裂，尤其是可卡因，可能会引起迅速、甚至致命性的后果。1 个或以上的包裹导致肠阻塞是罕见的。即使无梗阻，亦可有呕吐。体内藏药，这意味着整个胃肠道安放原先准备好的药品包裹，临床上不同于急促吞药，后者意味着面对警察即将来到时，把慌乱准备的药袋匆忙地咽下[98]。涉及体内藏药与急促吞药者的常见药物是可卡因和海洛因，苯丙胺类和大麻酚类少见。

另一个病史的重要内容是胃肠道中的牙科植入物或医疗植入物的脱位。牙科植入物可游移到胃肠道的远端，它们在此处可引起并发症。某些患者可有扩张性食管支架脱位，亦可有胆道支架脱位，并引起并发症[100]。

对有胃肠道异物的患者，应该询问可能与发生粪石相关的病史与行为。有咀嚼毛发的习惯者可形成毛发粪石，它偶尔可从胃延伸到小肠，像一条"尾巴"（称为 Rapunzel 综合征）。植物性粪石（由植物质组成）和乳质粪石（由凝乳所致）亦可引起并发症，并常在胃中[101]。因未经整理的配方致乳质粪石的婴儿可有早产史和服用高酪蛋白：乳清比例的配方。其他粪石可以由感染性（如真菌粪石）或无机物（植物性粪石）组成。

如前面食管异物嵌塞中所提到的那样，其他各种肠道异物，在胃肠道远端具有重要的临床意义。纽扣型电池可以在小肠内破裂，鱼骨头可以刺破胃黏膜，摄入的牙签可插入肠壁，引发胃肠道并发症，并且侵蚀与压迫邻近组织。

诊断性影像学检查

最初影像学检查通常是 X 线平片，它经常是诊断手段（图 57-12 和图 57-13）。在临床病情中，对摄入硬币及藏药者（图 57-10 与图 57-11），X 线平片都已被证实是有用的。在大约90%体内藏药者的X线平片结果是阳性的,但在急促吞药的X线平片结果几乎均为阴性,摄入破碎的小玻璃瓶患者常为阴性[99,103,104]。X线平片常可确认药品包裹,但亦有假阴性,推荐用造影剂X线片或CT随访[105]。据报道,经X线平片不能发现的药物包裹的病例,可用超声影像学检查,但X线平片是最有帮助的,它可

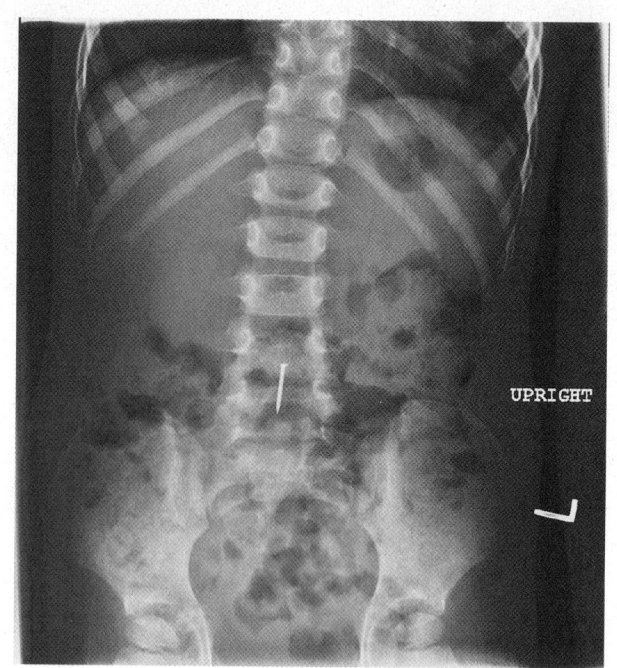

图57-13 儿童X线平片,摄入一只钉子(经观察后最后排出)。

有阳性结果(即一个阴性结果不足以排除摄入药品包裹)。

对于怀疑急促吞药或体内藏药病人,应用上胃肠道X线增强造影已取得中期成功。已证实给予造影剂可显示粪石的轮廓。CT可识别胃和肠道的异物,有助于诊断急促吞药摄入的包裹。对这些患者,增强CT造影可显示含有违禁药品包裹的轮廓;给予造影剂有助于确认包裹中滞留的空气。然而,在检测药品包裹方面,CT亦有假阴性的结果[101]。已经证实,CT可用于确定有无异物穿孔的并发症。

处理

处理胃或肠道异物的一般原则是观察,不过某些治疗中心倾向于早期内镜检查,并报告此法几乎普遍成功[66]。处理决策部分根据摄入异物的性质。钝性异物很容易通过肠道,通过检查粪便可证实异物排出。如果证实异物排出是一个需要特别关注的事项,则可在5~7天后连续拍摄X线摄影[60]。用纤维光导胃镜可发现尖锐异物,在通过胃肠道时90%不会引起胃肠道损伤,但对于尖锐的异物我们推荐应用纤维光导电子胃镜取出。由于宽度超过2cm异物,不能通过幽门,长度大于5~6cm的异物,不能通过十二指肠,这些异物需要早期清除[60]。总的来说,不到1%肠道异物需要外科手术,但对于某些病例(如肠阻塞),临床情况促使早期手术干预[96,97]。

当进行选择时,观察应持续到:①病人粪便中找到异物;②异物引起肠梗阻或穿孔,需要即时手术治疗;或③在两次相隔24小时X线检查中,显示物体

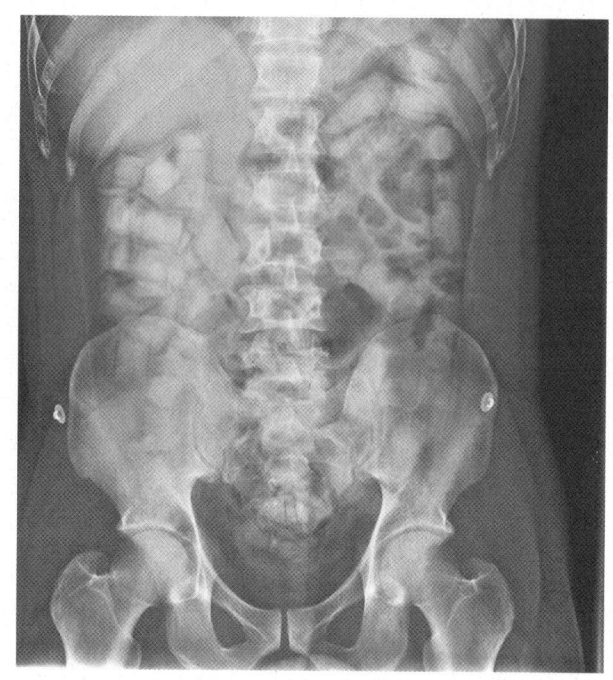

图57-11 体内藏药病人的X线平片。可见到事先准备的药包图像。

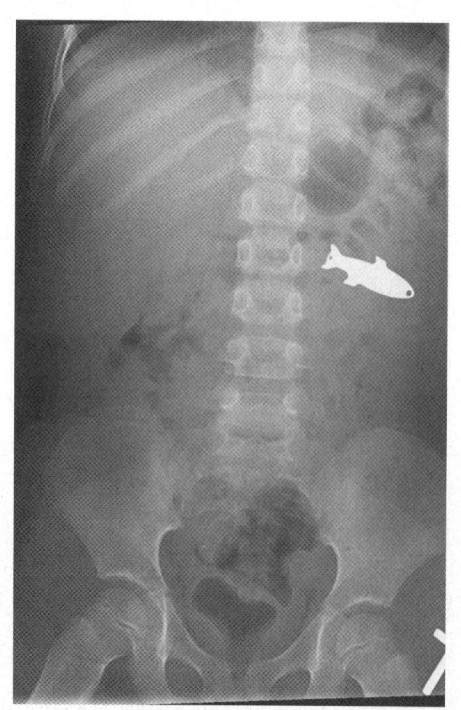

图57-12 儿童X线平片,可见摄入一只鱼饵(无牵引钩)。

在胃肠道无通过的进展，这提示异物嵌顿，要求主动取出。某些病例，确认的异物本身提示处理的方法，对体内藏药者或急促吞药，不管外部的（如法律实施）压力如何，在医疗上作为合理的步骤，惟一正确的干预应该是防止摄入异物或物质的损伤。如果紧急的药品包裹无必要取出，应把病人收住院，严密观察药品包裹通过的情况和毒性征象。检测体内血药浓度是有帮助的。通常包裹能自发性通过胃肠道。应用聚乙二醇溶液或泻药可促进通过。如果摄入含可卡因的包裹，碱化胃液（加速可卡因的水解为无代谢活性的苯甲酰牙子碱）是辅助治疗。

立即取出药品包裹的指征是引起肠梗阻的或有药物中毒迹象的病人。大多数专家、担心包裹破裂导致中毒、有关不宜用内镜清除含有可待因包裹的观点，是有争论的。然而，据报告，对于摄入一个包裹而无症状的患者，内镜清除是安全、有效的[107]。

如上所述，纽扣电池代表具有特殊处理含意的另一类异物。在食管嵌塞的病例，摄入的电池已完整的进入胃中，无必要立即取出。第二天复查 X 线摄像，以确保电池进入肠道，每 3~4 天复查 X 线片，以确认电池继续向远端移动。像含有违禁药物包裹一样，给聚乙二醇溶液可加速其向远端移动。如果在第一次稀便中，异物未见排出，则可复查影像学检查，确定是否在直肠中，因为在此处可用手指扣出[95]。手术的指征是，电池无移动进展、X 线上有电池破裂的征象、发生症状如腹痛[70]。愈来愈多的报告，显示可用内镜清除胃内纽扣电池，据一组报告显示，16 例中 14 例取得成功（另外 2 例，电池用内镜捅到肠道，随后自行排出）[66]。

粪石的处理取决于其类型与位置，常用饮食疗法、内镜取石、酶分解等。对某些粪石，采用特殊治疗。对有乳质粪石的婴儿应改变饮食成分并观察，因为大多数病例不需要手术解决。

直肠

大多数肛门直肠异物是逆行进入的，一般是性行为的结果，患者可能不愿意叙述。在一组 8 岁儿童的病例报告中，超过 1/3 直肠异物的患者，存在心理障碍，很难得到病史[108]。及时诊断是很重要的，因为延误特定的治疗，极易导致合并症。

病史

直肠异物患者常犹豫不决地给出明确病史。研究发现许多自己插入直肠异物的患者最初不承认插入异物，而是以肛门疼痛或单纯性便秘（实际上是最常见的主诉）来诊[108]。其他主诉有直肠疼痛、出血，如异物较大压迫尿道时，可引起排尿困难。体内藏药者可无病史，他们表现为中毒症状；如可卡因药包破裂，可有致命性心血管并发症。

摄入的食物或异物也可通过胃肠道，寄居于直肠。许多患者被发现直肠异物为鱼骨块的病例，全部极力否认经肛门插入。在一组精神病人占比例很高的病例报告中，几乎半数直肠异物是经口摄入的[108]。如果患者是经肛门放入异物，X 线平片可得到有关异物大小、形状与物理特性很精确的信息。异物在直肠停留时间的长短与黏膜损伤与破裂密切相关。

体格检查

肛门直肠穿孔的病人，体格检查可以发现腹膜炎或腹部压痛的体征。在直肠指检中，可以直接触及异物；这是多数病例确诊的方法。如未直接触及异物，但直肠指诊检查结果（如有血性分泌物、括约肌张力松弛）则高度怀疑直肠异物的可能。

当直肠指检阴性、需要更佳的视野时，肛门镜就是下一步检查手段。尽管肛门镜不能取出过大的异物（因其直径有限），但是肛门镜能较好地观察异物的性质和位置。但在做硬式乙状结肠镜检查时，要特别小心，对可能坏死的肛门直肠黏膜会造成穿孔。在许多病例，尤其对是曾经进行反复检查或取异物企图的那些患者，需要给予镇静剂与止痛剂，以便做侵入性检查。当怀疑肛门直肠黏膜完整性受到破坏时，侵入性的检查最好在手术室、在全身麻醉下进行。

诊断性影像学检查

在腹部 X 线平片中可发现异物（图 57-14；图 57-16）。一个重要的继发性表现就是继发于肛门直肠穿孔所引起的腹腔内游离气腹。如果腹部平片上未见异常，应做造影检查，在有黏膜损伤可能时，应小心的采用最小的流体静力压。如怀疑穿孔，应使用水溶性造影剂。特殊的影像学检查如 CT 常不作为常规影像学检查项目，但是怀疑有并发症时常可以采用。

处理

在谨慎和明智地使用镇静剂和镇痛药情况下，急诊医师常可取出直肠异物。偶尔，需要外科手术，事实上，在某些病例组中，部分患者需要手术[109]。这取决于异物的性质和是否会对直肠壁造成损伤与穿孔，约半数患者，能成功地经肛门取出异物（用或不用镇静剂与局部麻醉剂），其余病例均需要在全身麻醉下进行[108]。由于边缘锋利或可能易碎（如灯泡）的异物，极易损伤直肠，对此类异物，不推荐

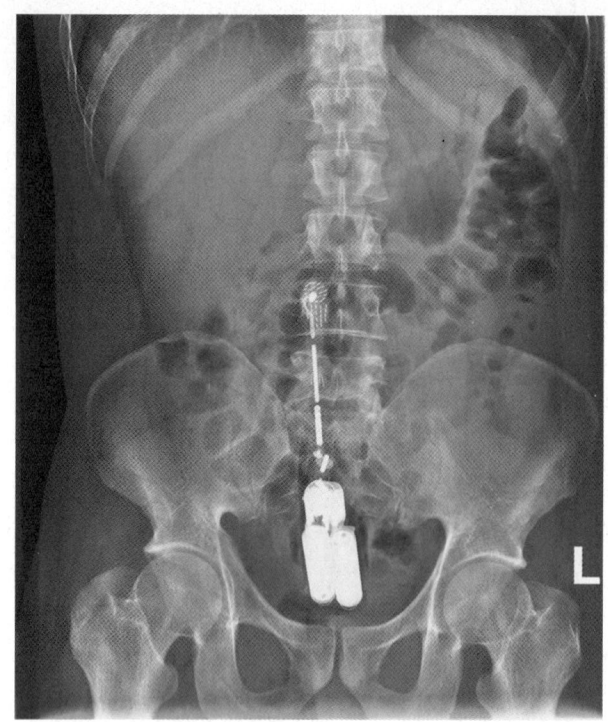

图57-14 一位患者的X线平片，把一支电动牙刷插入直肠，在做直肠镜检查期间把它取出。

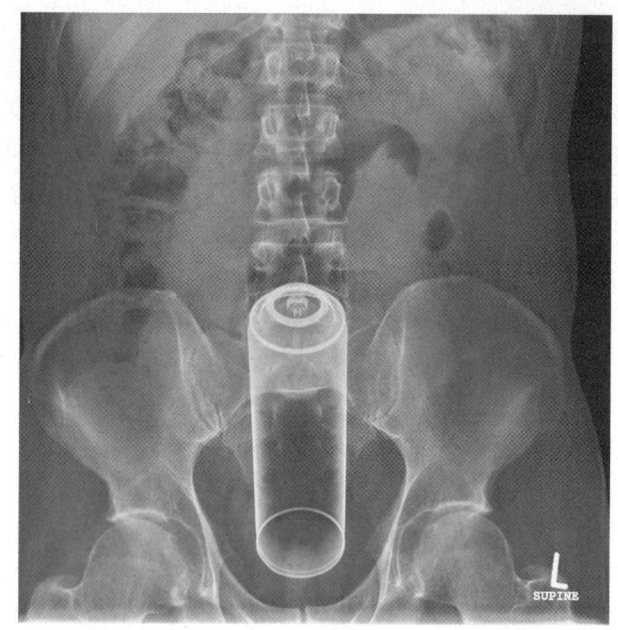

图57-16 一位患者的X线平片，把一只气雾剂插入了直肠。

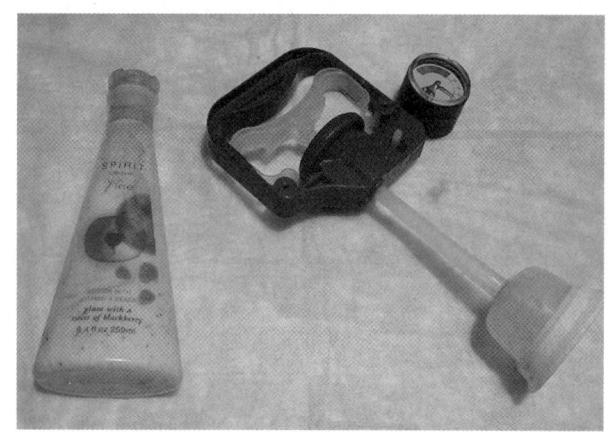

图57-15 负压器械，用于移除不易抓住的直肠异物。

盲目取出。

在急诊室最初清除异物的方法是用术者的手指。偶尔，先用手指可钩住小的异物，再给取出；对无肠壁穿孔所致的腹膜刺激征的患者，这是最初使用的方法。用利多卡因凝胶滑润手指，在异物向远端移动时，腹部应给予压力。

当手指清除失败时，应该采用肛门镜或是小的阴道镜查看异物。通过可视器械插入一个环钳抓住并取出异物。有时，大量黏液粘附着异物的远端形成一个负压，会阻碍异物清除。把导尿管插过异物（有时，可通过硬式乙状镜插入），从近端充气，可以破坏负压，利于取出异物[110]。插入导管，然后充气、充盈球囊，轻轻拉出导管，可把异物取出。

如急诊科有全面的专业团队和设备，如随时可请到专科会诊医师，下一步则可以利用负压装置清除异物，很适用于某些异物（图57-15与图57-16），或使用镊子；乙状结肠镜是此项技术的必需的辅助设备。与其他移除技术一样，必须小心操作，尽可能使肛门直肠穿孔的风险降至最低。在一组病例报告中，为缓解肛门疼痛，给予灌肠后，取出隐藏的肛门直肠异物的成功率为10%。然而，对已知直肠异物的患者，特别是锐利的异物，给予灌肠或服用泻药，专家们提醒要防止可能的穿孔。

在清除异物后，应该考虑直肠损伤的可能性。如取出异物是很简单的过程，无疼痛加重、无压痛或直肠出血，则无必要评估直肠损伤的可能。如果有任何上述异常存在，取出后乙状结肠镜检查可发现小的擦伤，则需要严密随访，但是，只要发现撕裂伤或穿孔，通常必须住院。对所有怀疑肠壁穿孔和腹膜炎的病例，有指征给予适当的抗生素治疗。在一项长期随访的研究中，直肠异物患者无或者极少有后遗症[108]。在一项跟踪研究超过5年的病人中，研究者并未发现大便失禁或直肠异物复发等问题[111]。

泌尿生殖系统

据文献报道，泌尿生殖道的异物是非常多的，其范围、从容易取出的棉球与避孕套，到最难取出的阴茎环[112,113]。

病史

由于大多数异物是患者自己放入的，由于难以启齿故很难得到准确的病史。然而，文献报告已证实，病史作为诊断某些泌尿生殖道异物是最有价值的，如有生殖器穿孔（genital body piercing）的患者（病人或其性伴侣）[114,115]。儿童害怕父母对插入异物的责难，通常到出现继发性征象才来就诊。在父母注意到尿道或阴道（或者两同时）有恶臭、脓性分泌物或出血时，才把患儿带来就医[116]。另一种常见婴儿就诊的情况是阴茎周围意外发生毛发缠绕而使阴茎收缩，通常在冠状沟近端[117]。

年长的儿童，生殖器周围裹绕橡皮圈或橡皮带。青春期与成人，为追求自体性欲刺激，放入金属异物。把压缩圈放在阴囊近端，更有患者，套在阴茎杆上。这些患者通常在12小时后或更久才来就诊。肿胀使压缩圈更难取出，同时患者又不配合体格检查，因此获得精确的病史显得尤为重要[117]。

有时，会忘掉插入的异物（如一个棉球），直到它引起化脓性分泌物才发现。罕见的病例是，因泌尿生殖道或其他部位异物导致泌尿生殖道穿孔，产生继发性症状而来就诊。也可因宫内节育器游移到膀胱，引起膀胱结石。在另一罕见的病例，一枚缝纫针穿破阑尾穿孔，并进入膀胱。

泌尿生殖道异物也可能是感染才引起的。传统上，粪石一词，用来描述胃肠道不能消化的异物，亦可用来描述结集在膀胱的异物。常见泌尿道粪石是念珠菌粪石。见于免疫抑制者或糖尿病、神经源性膀胱、使用抗生素或留置尿管的患者[118]。

体格检查

任何年龄段的患者均需要仔细、轻柔的检查，因为患者常对检查的解剖部位感到忧虑。对儿童病人，可用鼻镜帮助查看阴道异物。对有阴道炎症状的患者，应做全面阴道检查、针对感染源和异物进行检查。在做直肠指诊检查期间，可触及阴道异物。

在儿童和成人，在尿道口或阴道可见脓性分泌物。尿道内异物的患者亦可有会阴部硬结，并发感染的发生率很高，并可进展为脓毒症。阴茎肿胀的男士，应该仔细查看压缩性异物。阴茎肿胀的婴儿，应查看冠状沟是否有毛发缠绕。

戴阴茎环的患者，尤其是大多数患者在延误数小时后来诊，检查可发现阴茎肿胀伴有斑点状、微黑与抓痕。静脉和淋巴管的回流受阻使阴茎肿胀加重，并可损伤组织。如果患者先前曾尝试过清除压缩物，则更可能造成继发性损伤。尿道皮肤瘘，相当常见于婴儿和儿童，所有病人均应查找压缩带。

有时，体格检查仅发现尿道异物的间接证据。据报告，一例阴囊多发性脓肿患者，在数十年前插入的金属异物（由病人），因急性感染来急诊科就诊[114]。如任何泌尿生殖道检查发现异常，提示我们是否存在异物可能。

诊断性影像学检查

通常情况下，无必要做影像学检查，但为寻找到尿道或膀胱不透X线的异物，可做X线平片检查。X线平片也可应用于一些罕见的因疼痛不能触及的金属异物检查[114]。尿道膀胱造影有助于证实与定位泌尿生殖道异物，同时也有助于为受累患者制定外科手术计划[112]。对膀胱异物病例，静脉尿路造影可显示充盈缺损，或它亦可发现肾排泄功能延迟，这提示异物相关的肾功能损伤。超声检查有助于诊断肾积水。声影可或不可看到，取决于异物本身的性质：例如念珠菌粪石就不产生声影，CT可辨认这些粪石和其他泌尿道异物[118]。

处理

阴道异物通常是很容易清除的。如果异物已经存在一段时间，或者出现阴道炎，则应该治疗。在男性或女性，异物的位置就在泌尿道口通常用镊子夹住，将其取出。重要的是要避免已经受伤的尿道发生二次损伤。在急诊科一次或两次尝试失败后，最好请专科医师会诊。如异物位于尿道或膀胱近端，通常需要膀胱镜进行取出。但是念珠菌粪石例外，这种情况要选用抗真菌制剂进行治疗[118]。阴茎尿道异物可能伴有尿潴留、继发感染；对于这些病人早期内镜干预是必要的[113]。

压缩在阴茎上的异物应尽早清除，因为随着进行性阴茎肿胀，使得清除更难。需要给予镇静和止痛药物。在用工具（如环切割器）清除压缩性异物时，必须小心；因为下面很薄的皮肤被绷紧，有可能致阴茎杆撕裂。头发或线条样异物，很容易用剪刀、镊子或手术刀清除。先用线包裹阴茎，然后把阴茎环向远端移动（像手指异物那样做），已取得成功[117]。其他方法可用于清除阴茎压缩圈。一种管锯，它的振动刀片可减少皮肤损伤的风险，可用于清除某些异物如丙烯酸脂阴茎环。除去阴茎环后，确认排尿能力后，病人常可回家，进行严密随访。但对于有阴茎创伤的患者应请专科医师会诊。

软组织

软组织异物的诊断和处置呈现出独特的进退两难的局面。异物不仅可存在于已知的创伤处，而且患者可表现为不知或不确定确异物入口处的继发性症状。

病史

对于所有外伤的患者均应该考虑软组织异物污染，评估软组织损伤应包括查找异物。在一目了然的病例，病人可呈现疼痛或异物感的症状，同时可陈述存在某种异物。在较困难的病例，病人可呈相关并发症的症状。软组织感染，特别是反复发作的感染，提示异物可作为一个感染灶。对有软组织肿胀主诉的患者，详尽的病史应包括询问既往的创伤病史，无论多么久远，均可导致异物进入。

体格检查

通过望诊及标准创口检查，常能很明确地诊断异物。对于小的异物，采用放大镜，对异物进行确认与清除，有极大的帮助。除确定异物的位置外，体格检查应评估异物压迫的继发性损伤。应测试远端神经血管功能。

诊断性影像学检查

受累部位的正侧位X线片是有价值的。当异物为金属物质或是其他不透射线物质如（碎石），X线平片的诊断敏感性超过98%[120,121]。如果患者在摄像前曾用硝酸银棒止血，沉积的金属可显示在X线平片上[121]。

最常见的一种异物就是玻璃，它是不透X线的[120,121]。一项尸体研究表明，无铅玻璃X线诊断的敏感性可达到90%，只有10%的假阴性；玻璃的颜色和位置是不重要的，但体积少于15mm³的玻璃可能不显影。其他异物在X线平片上不易见到，植物性物质（如木头）或塑料异物，检查时可无感觉[120,121]。既往所推荐的干板X线摄影，与X线平片相比，并无优势，已被放弃。对于平片结果阴性而又高度怀疑异物时，常选用其他方式（如CT）[120,121,123]。

X线透视检查作为为诊断和治疗的工具已得到重视。在一项体外牛肉模型中、急诊医师操作X线透视，对碎石、金属、玻璃的敏感性为100%，对石墨的敏感性为90%，而对塑料和木头的敏感性为零。另一项研究是用鸡腿模型评估C-臂影像学的结果，对碎石、金属、玻璃，发现率100%，不过对木头是塑料的发现率仍然很低[125]。X线透视的一项优点是可指导异物清除，随后可证实异物被清除。

当X线平片结果阴性，但仍然怀疑存在异物时，超声或CT检查则是下一步检查手段[123,126,127]。在许多急诊科备有超声检查仪，它已是加强的项目，但最终未作令人信服的研究。即使放射科医生在动物模型上所做扫描结果的解读，检出率仍很低，其中碎石（40%）、金属（45%）、玻璃（50%）、仙人掌刺（30%）、木材（50%）、塑料（40%）；总体来讲、假阴性和假阳性分别为50%和30%[120]。在另一项研究中，用尸体手模型，超声检查证实，木材异物的敏感性为93%，塑料异物的敏感性为73%，但特异性只有59%。第三项研究，是由有资质的超声科医生和放射科医生解读鸡胸肉模型上的结果，发现超声检查在急诊科有一定的实用性。研究人员得出结论，7.5-MHz探头适用于较浅的异物的探查，5-MHz探头适用于较深异物的探查[129]。研究发现木质物声影最佳，其次是塑料；其他材料（纸片、玻璃、针）的声影很少，因此更难被发现。另一项人为场合的研究表明，在CT、平片、超声、干板X线摄影术中，只有超声能够显示木质和塑料阴影[130]。总体来说，考虑到超声诊断在急诊科的可用性，同时据病例报告，有时可明确地用于异物的定位与清除。但在使用此项技术时，要理解，阳性结果比阴性结果更有用[131,132]。

除在平片上显示异物特征外，CT可用于检测在平片不显影的物质（如木头、塑料）[121,133]。CT对小而深的异物定位与确定解剖学位置亦是很有价值的[123,126]。新一代影像检视器增加CT的用途；据报告，用银屏影像检视器和图像处理比硬拷贝摄像，对木头与塑料有更高的检出率[133,134]。CT亦可用于确认异物后遗症（如脓肿）。

MRI有助于识别异物的并发症，软组织异物可引起能被MRI定位的慢性炎症反应和溶解或冲击性骨质改变。在其他一些病例中，MRI是很少有用的。在很多检查中都容易被检测到的碎石，由于它是磁性物质，会使得MRI漏检。有时候MRI检查也可用于木质物和塑料的识别；然而，对检测此类异物，CT检查常已足够[121]。

处理

成功清除异物的最重要因素是明确异物存在的精确位置。通常不透X线标志有助于伤口定位。对于小物体、在软组织插入针头，有助于在X线平片上可见到的不透X线异物的精确定位。X线透视既可见到异物，亦可用于清除异物。对于X线不显影的异物，可慎重地采用探针和镊子探查异物。

为了清除异物，也许需要扩大原来伤口，如果异物远离入口处，则另做一处切口。急诊医师能以最小的创口扩张来完成取物，或在另一切口处完成取物，在该区经过适当的镇痛和止血下完成。取异物时，特别是线状异物，最好在了解其走行方向后实施。然后钳住异物近端，轻轻地按平面方向取出。应尽早取出异物，可避免异物破裂为数个异物。

当异物的位置较深，应使异物留在原地是比较好的，而不要做一大切口，用力取出。应根据异物的位置，为安全地取出异物，手术干预是必需的[136]。

异物清除后，根据临床情况应当给予破伤风预防和抗生素治疗。对污染手外伤的或木屑刺伤的患者是预防注射的对象。对怀疑血管或神经损伤的患者应尽早由专科医生评估，异物患者在急诊科经常可有变化。某些软组织异物可能未被发现，从而导致感染性并发症。对此类患者出院时应小心嘱咐，并嘱咐及时复查。

重要概念

- 如果患者的病史和受伤机制符合眼穿透伤或者见到眼球小刺伤，又考虑到为不透 X 线异物时，首选拍摄眼眶正侧位 X 线摄影。CT 和超声是备选的检查。
- 急诊科对清除耳内异物不恰当地延长取物时间，会导致病人不必要的不适和潜在的并发症，例如鼓膜损伤。
- 适当应用抗生素而鼻窦炎未能治愈，急诊医师应考虑到有鼻内异物的可能性。
- 大多数气道异物见于儿童病人，同时这些异物在 X 线平片上不易见到。即使 X 线摄像正常，亦不能排除异物误吸。
- 食管异物（如硬币）常定向于冠状面；气道异物常定向于矢状面，与气管环平行。
- 危急的气道阻塞与濒临或实际已呼吸停止的患者，可选用下列三项之一：①用力驱出异物；②在直接喉镜下，用手取出异物；③环甲膜切开术，经气管通气，或把异物推到远端，作气管插管。
- 食管异物通常位于三个狭窄部之一：①近端食管位于环咽肌和胸廓入口处——在 X 线摄影上位于锁骨水平；②中段食管位于主动脉弓和隆凸水平；③远端食管正好在食管与胃交接处近端——在 X 线摄影上位于第 2～4 椎体至胃囊位置。
- 涉及体内藏药（body packing）或急促吞药（body stuffing）的病例，不管外部（如法律实施）压力如何，在医疗上应采用合理的步骤，只有那些防止摄入异物或物质的损伤的干预才是正确的。

本章参考文献请参见 http://pumpress.bjmu.edu.cn/eduservice/3419.html

第58章 哺乳动物咬伤

Ellen J. Weber and Hugh H. West

梁显凯 译　王秀杰 校

动物咬伤

概述

流行病学

由于许多动物咬伤的病例未曾报道，其发病率很难统计。疾病预防和控制中心（Centers for Disease Control and Prevention，CDC）已提供有用的流行病学统计数据，但数据来源各式各样，并且随着时间也有所改变。例如在1994年，一项电话调查研究显示约有756 000居民因为狗咬伤而就医[1]。而疾病防控中心2001年通过国家损伤电子监测系统-所有损伤项目（National Electronic Injury Surveillance System-All Injury Program，NEISS-AIP）调查显示，当年美国约有368 000居民因狗咬伤-相关损伤在急诊室就诊[2]。7年来内其发病率约有50%差异，但后者狗咬伤的统计数据似乎更精准。一项来自瑞士网络监测的统计数据显示，1995年在该国狗咬伤的发生率约为190/100 000人[3]。而2001年美国的数字为133/100 000人稍低于上述数字[2]。

其他物种咬伤（包括人咬伤和猫咬伤）的统计难度更大，如爬行动物咬伤、虫咬伤以及来自珊瑚、海蜇和植物等的蛰伤。

狗咬伤占总急诊量的0.4%，占急诊就诊的咬伤患者的60%~90%[4]；猫咬伤占咬伤患者的1%~15%；啮齿类高达7%；其他物种（如猴子、雪貂、浣熊、狐狸、家畜类、水獭、熊等其他野生动物）的咬伤占不到2%[5,6]。

儿童是狗咬伤最常见的受害者，尤其是<15岁的男孩比同龄的女孩更容易被咬伤。15岁及以上的咬伤患者，男性和女性之间没有统计学差异[2,6,7]。大部分的猫咬伤都是发生在受害人的家中或家的附近。在美国，一半以上的狗咬伤发生在家里，1/3发生在公共场所[4]。猫咬伤的患者女性比男性常见[8]。澳大利亚一项研究显示，82%狗咬伤的儿童是由与其关系密切的狗造成的[9]。在泰国曼谷，在公共场所被流浪狗咬伤的事故经常发生[7]。

美国每十年大约有200起致死性的狗咬伤[10]。大部分的受害人是10岁以下的儿童。1岁以内的儿童死亡率最高。随年龄增长，死亡率逐步下降[9]。而肇事的犬类主要是英国斗牛犬、洛特维勒牧犬、德国牧羊犬等大型宠物犬。在其中至少一半的案例中都是由于宠物没有被关好而对在摇篮里或熟睡的婴幼儿造成袭击[10]。

动物咬伤的患者大多数在门诊进行处置和治疗。而住院的大多数是需要外科整形或是修复深部组织，以及合并感染的咬伤患者。狗咬伤患者住院率大约2%[2]，多是在咬伤后需立即进行手术修补而住院治疗；而猫咬伤的患者大多是由于咬伤几日后伤口继发感染而住院治疗[11]。

疾病原理

咬伤属于挫裂伤，能造成皮肤、肌肉、神经、血管、肌腱、关节和骨的损伤。伤口常出现撕裂、挫伤、抓伤、渗出和穿刺。动物口腔菌群污染造成伤口感染是治疗的关键。其次要注意狂犬病和破伤风的出现。

狗

损伤

成年狗颌骨施加的力量可达到200磅/平方英寸，

足以刺穿薄金属板，但大部分狗的牙齿不够锋利。因此绝大多数狗咬伤是大而相对表面的挤压伤，通常是皮肤、肌肉受损，而很少损伤肌腱、骨、关节或是神经。伤口可能被挤压淤血、血肿，但没有皮肤破损或是穿孔，穿刺伤很少见。狗咬伤造成的创伤和情绪打击常致使患者极早就到医院就诊。

狗咬伤经常是双下肢受伤。而儿童的面部、颈部和头皮也是经常受伤的部位[2-4,9,12-15]。2岁以下的婴幼儿，狗可以直接咬穿颅骨，造成颅骨凹陷型骨折、脑挫裂伤、颅内脓肿和脑膜炎[16]。面骨骨折也时有发生。在成年人中，狗咬伤很少造成骨折及血管、肌腱和神经损伤。而经过特殊训练的警犬，在得到命令前会始终紧咬目标不松口。它们造成的咬伤与普通狗咬伤相比，血管损伤、感染、骨折和神经肌腱损伤的风险大大增加[17]。

狗咬伤感染的发生率是5%～10%，比急诊室非咬伤伤口感染发生率（3%～7%）略高一些[18-20]。而手部的狗咬伤感染发生率更高（12%～30%）；面部的咬伤比其他部位的感染率要低（1%～5%）[3,14,21-27]。这存在一个明显的选择偏差，样本选择的是急诊室就诊的狗咬伤患者而不是所有被狗咬伤患者，其中有相当大一部分人在咬伤后并未来医院就诊。

细菌学

在狗咬伤继发感染的伤口上现已分离出上百种不同的微生物。大部分伤口感染由多种微生物引起[11,22,28,29]。没有一种可以单独占30%以上[22,29]。这些微生物为口腔正常菌群。金黄色葡萄球菌、α，β-溶血性链球菌、噬碳酸菌、克雷伯菌属、枯草芽胞杆菌、假单胞菌属、肠杆菌是最常见的需氧致病菌[28,30]。NO-1，一种革兰阴性杆菌，对β-内酰胺类、喹诺酮类、氨基糖苷类、四环素、磺胺类敏感，最近被认为是狗咬伤和猫咬伤稀有的局限性传染源[31]。厌氧菌主要有拟杆菌属、梭形杆菌属、消化链球菌属等。厌氧菌通常和需氧菌同时存在于感染的伤口中[28,30]。

尽管出血败血性巴氏杆菌备受关注。但在狗咬伤中其感染率不高[22,32]。77%的猫口腔中检出存在出血败血性巴氏杆菌，而狗只有13%[33]。在一些研究中，狗咬伤感染伤口中有25%～50%分离出巴斯德菌属。而在另外一项研究中却没有被检测到[11,28,29]。经常从狗分离出的巴斯德菌属，如犬巴斯德菌、达可马巴斯德菌等，其致病性都较弱[28,33]。狗咬伤通常是出血败血性巴氏杆菌和其他微生物混合感染，而在猫咬伤中出血败血性巴氏杆菌经常是唯一致病菌[11]。

狗咬二氧化碳噬纤维菌 狗咬二氧化碳噬纤维菌是一种需要复杂营养的革兰阴性菌，常能引起重度脓毒症，是存在于猫和狗口腔内的正常菌丛。从1976年发现该细菌至今已有上百例报道[34-36]。90%的病例归因于与狗的接触，主要是咬伤或抓伤。据报道大约1/4的感染只有与狗的接触（未被咬），另外一些感染是由于与猫的接触，而有10%的案例从未与任何动物接触。易感人群包括患有酒精性肝病、脾功低下或脾摘除、肺部疾病或应用激素类药物的患者。但也有40%的患者没有上述的基础疾病[34-38]。

感染潜伏期通常为2～3天。临床典型症状有低血压、DIC、肾衰竭。尤其是面部的紫癜和瘀斑经常出现，并且有可能加重形成对称性末梢坏疽[39]。咬伤伤口部位的皮肤坏疽强烈提示狗咬二氧化碳噬纤维菌感染[40]。并发症有沃-弗综合征（出血性肾上腺综合征）以及引起其他部位的炎症，导致心内膜炎、脑（脊）膜炎、腹膜炎和肺炎的发生。死亡率为30%，而70%的死亡患者存在在免疫妥协[40]。

狗咬二氧化碳噬纤维菌生长缓慢，并且需要特殊的培养基和培养条件。当被猫或狗咬伤引起脓毒症时，容易诱发狗咬二氧化碳噬纤维菌的繁殖。实验室细菌培养检查应该防止误认或忽视狗咬二氧化碳噬纤维菌的出现。尽管培养过程需要大约14天，但可以从咬伤当时伤口血涂片或在未形成肉眼可见菌落之前的血培养基上来鉴定这种细菌[38,40,41]。

猫

损伤

猫咬伤的伤口类型属于刺伤，是由于猫锋利的牙齿所造成。擦伤、撕裂伤和撕脱伤也可能存在[42]。猫细长锐利的牙齿可以穿透肌腱、关节和骨骼，而将细菌接种于这些深部组织。大多数此类咬伤常发生在手部[3,42]。猫抓伤的伤口也常发生感染，其致病微生物与咬伤相同。这可能与猫经常用舌头去舔舐它们的爪子有关。

伤口感染

猫咬伤的感染率在30%～50%，但或许该比例比实际要高，因为许多猫咬伤的患者通常因出现伤口感染才来就诊[3,5,6,42]。一项关于急诊室就诊的猫咬伤患者的前瞻性研究报道显示，猫咬伤的感染发生率为16%，而大部分患者伤口在就诊时就已发生感染[42]。尽管如此，伤口感染患者中有24%需要住院治疗。猫咬伤比狗咬伤感染的风险要大很多，刺伤伤口清创难度较大。伤口位于手部也会增加其感染概率。

出血败血性巴氏杆菌是猫咬伤伤口感染的重要因

素。出血败血性巴氏杆菌是一种毒性极强，兼性厌氧的革兰阴性杆菌，存在于70%～90%健康猫的口腔和鼻咽部[33]。由出血败血性巴氏杆菌引起的伤口感染和脓肿也同样发生在猫抓伤，但与狗咬伤或被狗舔过的开放性伤口相比，其感染率要高[32]。出血败血性巴氏杆菌所致感染同样被报道见于被负鼠、狮子、兔子、猪、狼、猴子和美洲豹等动物咬伤的伤口[43-45]。

出血败血性巴氏杆菌感染早期有明显的表现，在6小时内可以出现蜂窝组织炎且进展迅速，24小时内已经可以很容易辨认。而其他致病微生物导致的感染在2～3天内没有明显的表现。伤口主要表现有红、肿、热、痛，流脓，淋巴管炎和腺病也可以发生。除了蜂窝组织炎，出血败血性巴氏杆菌感染可以导致伤口部位的脓肿、腱鞘炎、关节炎、脊髓炎等；也可以累及其他关节和人工瓣膜，导致脓毒性关节炎、心内膜炎、骨髓炎等远离伤口部位的感染。由出血败血性巴氏杆菌感染导致的脑（脊）膜炎和心包炎也有报道[46,47]。

在体外药敏实验中，出血败血性巴氏杆菌对青霉素、氨苄西林、四环素、氟喹诺酮类、阿莫西林-克拉维酸钾、二代和三代头孢菌素、复方新诺明均敏感[48,49]。对万古霉素和克林霉素耐药，对氨基糖苷类中度敏感。根据文献报道一代头孢菌素对其无效[50]；半合成青霉素如苯唑西林、双氯西林等的作用也微乎其微[50]。红霉素对出血败血性巴氏杆菌的作用相对较弱，而广谱的大环内酯类如阿奇霉素，对其作用明显[48,49]。体外药敏实验数据仅供参考。曾有报道在应用红霉素治疗的患者被证实了有出血败血性巴氏杆菌的感染；也有应用头孢霉素成功治愈一例对红霉素耐药的出血败血性巴氏杆菌感染患者的报道。

啮齿类

啮齿类咬伤属于刺伤，伤口小，感染风险低。这类咬伤多见于实验室工作人员、贫民区儿童以及一些以此为宠物的人[52]。尽管啮齿类动物咬伤或抓伤并不是很常见，但也可以引起许多全身系统性疾病，如鼠咬热、钩端螺旋体病、土拉菌病、孢子丝菌病、鼠斑疹伤寒和鼠疫等。

鼠咬热由念珠状链杆菌或鼠咬热螺旋体引起，不常见，但任何啮齿类动物咬伤都有可能出现。潜伏期通常为1～3天，主要症状有突然的发热、畏寒、肌痛、头痛，进而出现皮疹。许多组织器官都可累及，包括大脑、心肌和软组织等。有50%的患者累及关节，引起非对称性多关节炎[53,54]。汉坦病毒肺综合征也是一种可以引起发热的罕见病，多累及双侧肺部引起呼吸困难，导致急性呼吸窘迫综合征，常危及生命。汉坦病毒肺综合征是由汉坦病毒引起，啮齿类是其天然的宿主，其传播途径通常有雾化吸入器、咬伤或直接接触[55]。

灵长类

据报道猴子及其他灵长类动物咬伤感染发生率很高，而致病微生物尚不明确。曾有过啮蚀艾肯氏菌和出血败血性巴氏杆菌引起感染的报道[45,56]。东半球猕猴属（包括猕猴、短尾猴和亚洲恒河猴等）携带有猕猴疱疹病毒1，也叫猿猴疱疹病毒B或简称B病毒。如果感染治疗不及时死亡率很高。美国大部分B病毒感染患者是被猴子咬伤、抓伤或被笼子刮伤的实验室工作人员。通常只是很轻微的一个伤口[57,58]。B病毒在成年猕猴中极为常见，因此不适合将其作为宠物来饲养[59]。

猴子B病毒感染症状与人疱疹病毒感染类似。携带病毒的猴子或许并不表现相应的症状 但当生病、应激、免疫低下或是生育的时候发生感染可能性大。在结膜、颊黏膜、生殖区可以分离出B病毒。但大部分感染的猴子并不会表现出任何系统器官的功能障碍[57]。B病毒在5分钟内就可以进入宿主细胞，因此阻止病毒播散最重要的就是尽快进行伤口处理。比较深的刺伤伤口清创难度大；不适当的清创，以及位于面部、颈部和胸部的伤口都增加了感染的风险。

B病毒感染潜伏期是2天到5周，大部分病例在5～21天内发病。最初表现通常是受伤部位的小囊泡，伴有麻木或疼痛感。也有些病例以周围或中枢神经系统症状为最初表现，如头痛、意识错乱、中枢神经麻痹、轻偏瘫，最终昏迷、死亡。病死率70%[57]。在小囊泡出现时立即治疗，效果最好[58]。而出现中枢神经系统症状的患者如果积极治疗，也有生存的可能[57]。

雪貂

地中海雪貂（蒙眼貂）在美国是第三大受欢迎的宠物，有大约500万到700万只宠物貂，其中有400万～500万是家养的。貂和鼬鼠、水獭、狼獾等同属于鼬科动物。在过去，猎人们都用老鼠和兔子来喂食貂。貂生性十分凶猛，抓住猎物紧咬不放。尽管经过人类2 000多年的驯化，貂仍然保持着它凶猛的本性，倾向于进攻乳兽，常咬住目标的脖子。曾有报道即使有成人在场的情况下，婴幼儿也莫名地遭到貂的进攻。它们通常攻击受害人的面部和颈部，直到将其撕脱。而被貂咬伤的伤口通常需要大面积的整容和修复[60,61]。将貂关在笼子里并不是万无一失，曾有貂从笼子里逃走并躲藏好几天才被找到的报道。

而貂咬伤相关的细菌学资料微乎其微。尽管不常见，但已证实貂可以携带狂犬病病毒，但感染人的病例尚未报道[62]。实验研究，貂在接种狂犬病病毒16~96天以后可以表现以下症状，如共济失调、轻瘫、食欲减退、发热、过度兴奋等。与狂犬病其他动物模型的表现相同。发病初期2~6天，唾液中也可以检测到携带狂犬病病毒[63]。疾病防控中心推荐关于貂咬伤或其他可引起狂犬病的动物咬伤的处理方法，指出在咬伤后10日进行观察而不是立即去做相关检查[64]，可以注射狂犬病疫苗[65]。貂咬伤后需要在3个月内接种并在以后每年都接种一次。

猪

猪咬伤的伤口表面看上去似乎很小，但通常很深[66]，伤口需要仔细地清创。病原体包括产气巴斯德菌、出血败血性巴氏杆菌、大肠埃希杆菌、拟杆菌、变形菌、溶血性链球菌、α，β-溶血性链球菌等[43,66]。尽管进行彻底清创和预防性抗生素治疗，猪咬伤的感染率仍很高。

饲养的草食动物

马咬伤可以造成严重的软组织挫伤，但预后较好。牛没有上切牙，所以从来不会咬伤人。骆驼经常咬伤它们的主人，尤其在冬天。据报道骆驼经常因曾经受到过的伤害而对主人进行报复。和其他草食动物不同，骆驼有尖牙，可以造成很深的伤口、骨折甚至肢体离断，大部分累及患者上肢，并且伤口感染率很高[67,68]。大部分草食性动物都携带出血败血性巴氏杆菌。由于大部分饲料中都添加抗生素，因此饲养的动物携带的细菌通常对普通抗生素耐药。

野生动物

人类遭遇山狗、狼、豹、大象、熊等大型野生动物袭击时，通常会受到严重的外伤，致死率很高。经常死于撕咬、重击、摔打、角抵、践踏等造成的复合伤。野生动物的攻击通常是大面积的钝伤或是穿透伤，造成大量失血、气道损伤、蛛网膜下腔出血、肋骨和椎骨骨折、气胸和腹腔内出血[16,69]。

鬣狗的颌骨的力量异常惊人。在非洲大陆，鬣狗袭击人类的例子屡见不鲜。鬣狗通常以面部为进攻目标，可以一下就将整个面部或头部撕裂下来。熊咬伤通常造成复合伤，包括软组织撕裂破碎、骨折，尤其以面骨和肢体末端的骨骼为主。豹主要袭击颈背部，牙齿可以穿过咽喉、食管和椎间隙[69]。常见的一种死因是过度伸展颈部导致的脊髓离断。伤口感染主要致病菌有出血败血性巴氏杆菌、葡萄球菌和链球菌。

全身性感染

哺乳动物有大约150种系统性疾病能够通过某些途径和方式传播给人类。钩端螺旋体病、出血热、猫抓病、土拉菌病、丹毒、乙肝、黑死病、狂犬病、破伤风、孢子丝菌病都会通过咬伤或抓伤传播，而狂犬病和破伤风并不是以此为主要的传播方式[70]。上述这些系统性疾病，通常有数周到数月的潜伏期，所以问诊时要注意追问有无动物接触史。

感染的风险因素

伤口的部位

在对非咬伤伤口的研究中，手部和膝盖以下的伤口感染率和死亡率均低于身体其他部位[71-73]（如表58-1）。手部毛细血管丰富，但血管壁薄、脆性大，

表 58-1　咬伤感染危险因素

危险因素	高危	低危
物种	猫、人类、灵长类、猪	狗、啮齿类
伤口部位	手 膝盖以下 贯穿口部 关节	面部 头皮 口腔黏膜
伤口类型	穿刺伤 大面积挫伤 受污染 时间久	面积大 表浅 清洁 新鲜
患者	年长的 糖尿病 人工瓣膜 外周血管病 脾切除 酗酒 应用激素或细胞毒药物	

其抗感染能力差。筋膜间和腱鞘间相互联系，一旦感染，炎症可以迅速蔓延到整个手部。手部狗咬伤的伤口感染率高达30%，而其他部位的感染率只有9%[22,24,25]。在一组关于猫咬伤的研究中，手部伤口的感染率是19%；下肢为20%；而上肢、颈部和躯干部的感染率只有不到5%[42]。而非咬伤伤口中，头部和颈部感染率比身体其他部位的要低很多[71,72]。与其相似，面部和颈部狗咬伤包括经缝合的穿刺伤，也只有0~5%的感染率[21,22,27]。但面部需要住院手术修复的严重外伤感染率较高。

延误治疗

伤口的时间是另一个影响感染风险的重要因素。在非咬伤的伤口研究中，延误治疗增加感染和并发症的风险[71,73]。狗咬伤的患者如果延误10~24小时，伤口感染风险显著增加[21,23]。手咬伤就诊的时间以及就诊时伤口感染情况对其预后有很大的影响[74,75]。

宿主

有基础疾病（如糖尿病、外周血管病）或应用激素治疗的患者感染风险增加且伤口愈合差[72,73]，免疫抑制的患者感染风险更高。一般来说，无论是咬伤还是其他伤口，年纪越大，感染的风险也越大[14,76]。

治疗

现场急救和伤口处理

动物咬伤伤口处理与外伤类似，应立刻用冰敷并且抬高受伤部位（框58-1）。用洁净纱布按压伤口十分钟止血。用肥皂和清水清洗伤口，最好用海绵纱布保护伤口以减少软组织损伤。在受伤3小时内进行这些处置可以减少狂犬病的风险。因此要尽可能在患者到达医院以前就进行这些初步的急救措施[64]。

病史

医生应该详细询问受伤的环境和整个过程，包括袭击的动物，动物是否是关在笼子里的，是否接种过狂犬病疫苗等。并且要询问是否有影响伤口愈合的基础疾病（如糖尿病、周围血管病等），以及评估免疫状态，是否有肺疾病、应用激素、脾切除、酗酒等会增加犬咬嗜二氧化碳菌感染风险的危险因素。破伤风疫苗接种史、药物过敏史以及随访的可靠性也要评估。

框58-1　咬伤伤口的基本处理

急诊室
抬高受伤部位
冰敷
评估病情
　患者气道-呼吸-循环
　病史
　　被咬伤的环境，动物，是否被关着
　　患者有无糖尿病、酗酒、脾切除、周围血管病、应用
　　激素类药物及破伤风接种史
　检查伤口远端血管神经
　X线检查

伤口处理
清洗皮肤，不用刮毛备皮
如果担心感染狂犬病，用肥皂水和冲洗液充分冲洗伤口
局部麻醉
冲洗、探查、清创

伤口闭合因素
物种
伤口类型
伤口的位置

后续治疗
敷料包扎
夹板固定
注射破伤风疫苗
必要时应用预防性抗生素
预防狂犬病

评估和修复

伤口的X线检查可以提示可能存在的骨折、杂物或关节损伤。成人和青少年被狗咬伤并不必须要进行X线检查。而2岁以下的婴幼儿即使头皮咬伤也应该进行头部的X线或是CT检查[16]。如果提示有颅骨穿孔，应立即找脑外科会诊并住院治疗。

仔细检查伤口的神经和血管，应该麻醉后探索有无异物、有无累及神经、肌腱、动脉、关节和其他深部组织。经过肥皂和清水冲洗后应进行清创术。没有确切证据证明扩创以充分冲洗可以增加感染风险（参见56章）。

关于动物咬伤的伤口是否需要缝合仍存在争议。常规认为感染风险高的伤口不予缝合，除非有充分的证据表明缝合是安全的。到目前为止，只有狗咬伤进行过系统的对照研究[23]。169例狗咬伤患者，经缝合和未缝合的伤口感染率（7.7%）没有明显区别。手

表 58-2　伤口处理和抗生素应用指南

物种	缝合	预防性抗生素
狗	所有的	存在高危因素*
猫	只有面部	所有的
啮齿类	是（很少需要）	否
猴子	否	是
人		
手咬伤	否	是
其他部位	是	不必要除非显示存在其他高危因素*
本人		
黏膜	是	否
贯穿	是	是

*手部咬伤；深穿刺伤；严重污染；显著的组织损坏；超过 12 小时；关节、肌腱或骨头受累；糖尿病；周围血管病；应用激素。

部狗咬伤的感染率更高一些（12%），但经过缝合的伤口感染率与未缝合的也没有差别。观察研究表明狗咬伤伤口缝合与否，其感染率没有明显差别[14,21,22,77]。即使未预防性应用抗生素，面部狗咬伤经过缝合的伤口感染率很低[27]。在一项研究中面部猫咬伤的伤口缝合后均未出现感染，而另外一项研究有选择性的对猫咬伤伤口进行缝合，其感染率为 4.4%。这两项研究患者都有预防性应用抗生素治疗[42,77]。

专家根据有限的数据提出关于伤口处理和抗生素应用指南（表 58-2）。经过清创和充分冲洗后，面部和头皮任何动物的咬伤在 12 小时内可以充分消毒并缝合。大部分简单的狗咬伤缝合伤口也是安全的。下肢和手部的伤口感染风险大，需要特别注意（很少进行缝合）。猫和灵长类在面部或头皮上的咬伤可以缝合，其他部位不能缝合。任何动物造成的穿刺伤不能缝合。污染伤口、超过 12 个小时的伤口或是就诊时已感染的伤口都不能缝合。大部分可以闭合的咬伤应该在 6 小时内缝合；而有感染风险或创伤愈合差的患者需要谨慎处理，感染风险高的伤口不予缝合。根据伤口状况，选择适当的治疗方案，如延迟一期闭合、允许二次愈合等。患者和医生可以不必担心开放性的小伤口。有研究将手部 2cm 以下简单的皮肤伤口进行缝合和保守疗法相比较，结果其功能和外观上都没有区别[78]。没有确切的证据表明应用局部黏合剂与缝合相比可以降低感染率。

一块简单的消毒干燥敷料足够起到保护伤口的作用。延迟一期闭合通常需要用湿盐水敷料来保持伤口的湿润。而擦伤需要用含抗生素的干燥无菌敷料来覆盖伤口。手部或关节的咬伤需要用大量软敷料或夹板固定。咬伤有破伤风的可能（表 58-5）[79]。谨慎起见，应建议患者在咬伤后 1～3 天进行伤口检查。对于巴斯德菌属感染风险高的患者，早期的随访很重要。

预防性抗生素

狗咬伤

除了手部的伤口，大部分狗咬伤并不需要应用预防性抗生素[22,24,25,80,81]。其他感染风险高的伤口（如深部组织损伤）和容易感染的患者常规应用预防性抗生素，但没有研究证实其效果[25]。因此感染风险大的狗咬伤患者应用预防性抗生素，而其他患者不用是合理的（表 58-2）。

选择能覆盖金黄色葡萄球菌和链球菌的抗生素应用 5 天就能够达到预防感染的目的（表 58-3）。

治疗伤口已经感染的狗咬伤，选择抗生素应覆盖

表 58-3　动物咬伤预防性抗生素应用指导

物种	无过敏史	青霉素过敏
狗和其他大部分动物	双氯西林	红霉素
	头孢氨苄	复方新诺明†
猫	头孢呋辛	广谱喹诺酮*
	阿莫西林-克拉维酸	阿奇霉素
狗和猫；患者有脾切除、酗酒或有肺疾病（噬碳酸菌）	双氯西林，青霉素	复方新诺明†
	青霉素	克林霉素
人（握拳伤），‡ 猴子	阿莫西林-克拉维酸	红霉素
	阿奇霉素或克拉霉素	
	头孢呋辛	广谱喹诺酮*
	头孢克洛	复方新诺明†
	阿莫西林-克拉维酸	
	氨苄西林，一代头孢菌素	
	氨苄西林双氯西林	
人，非握拳伤	双氯西林或头孢氨苄	红霉素
人，贯穿伤	青霉素	克林霉素

* 包括左氧氟沙星，莫西沙星，司帕沙星。儿童和孕妇禁用喹诺酮类药物。

† 孕妇禁用磺胺类药物。

‡ 除非确定有厌氧菌感染否则无需覆盖厌氧菌；50% 人类口腔中的厌氧菌对青霉素耐药。

出血败血性巴氏杆菌。二代或三代头孢菌素或阿莫西林/克拉维酸都是一线药物。对于青霉素过敏的成人，可以联合应用克林霉素和磺胺类抗生素。多西环素和氟喹诺酮类也有效，但儿童不能使用。对于青霉素过敏的儿童，可以联合应用克林霉素和复方新诺明。

没有研究提出预防狗咬二氧化碳噬纤维菌感染的方法，但对于怀疑有狗咬二氧化碳噬纤维菌感染风险的狗咬伤或猫咬伤患者都预防性应用抗生素[35,40]，也包括放化疗和糖尿病这些感染风险高的患者。体外实验中狗咬二氧化碳噬纤维菌对于青霉素G、氨苄西林、羧苄西林、头孢噻吩、头孢唑肟、克林霉素、红霉素、四环素、氟喹诺酮类、万古霉素、氯霉素，均敏感。也有对青霉素、红霉素、克林霉素耐药的报道[38]。对复方新诺明的敏感性也有常有变化，而对氨基糖苷类均耐药。预防性抗生素可以选择阿莫西林/克拉维酸或青霉素应用5天。而治疗其感染可以应用二代或三代头孢菌素、阿莫西林/克拉维酸或是联合克林霉素与喹诺酮类（限成人）（表58-3）。

猫咬伤

一项关于猫咬伤预防性抗生素应用的小样本对照研究指出，应用预防性抗生素可以减少感染率[51]，但关于猫咬伤尚无其他随机对照试验研究报道。一项循证医学综述提出，尽管应用预防性抗生素对于预防手部动物咬伤的伤口有效，但没有充分证据证明其对于猫咬伤伤口感染有预防作用。猫咬伤的伤口感染率高并且通常需要住院治疗。虽然缺少充分的证据证实，在某些特殊情况如手部的伤口，谨慎起见还是应该预防性应用抗生素[6,81]。

应用预防性抗生素应该覆盖出血败血性巴氏杆菌以及金黄色葡萄球菌和链球菌属。出血败血性巴氏杆菌对半合成青霉素（如双氯西林、甲氧西林）、红霉素、克林霉素、一代头孢菌素类、氨基糖苷类耐药。这些种类的抗生素不能用来治疗巴斯德氏菌属造成的软组织感染。在选择预防性抗生素时也应该避免使用。巴斯德氏菌属通常对青霉素敏感，但也有一些可以产β-内酰胺酶的菌株；而对于氨苄西林、替卡西林、阿莫西林-克拉维酸、四环素类、第二、三代头孢菌素、氟喹诺酮类、复方新诺明等也敏感[49]。选择二代头孢菌素（如头孢呋辛）作为预防性抗生素，抗菌谱广且用药方便，只需每日两次。阿莫西林-克拉维酸也是很好的选择，但使用次数多且副作用相对大。

出血败血性巴氏杆菌、金黄色葡萄球菌、链球菌均对广谱氟喹诺酮类敏感[82]。这使得预防性抗生素的选择范围更加广泛。但因为存在费用高、临床应用资料不足、过度应用造成耐药等问题，所以并不推荐选择氟喹诺酮类药物作为一线预防性抗生素。此外儿童和孕妇禁用此类药物。

复方新诺明尽管不是最理想的选择，但作为备选方案（见表58-3）也可以很好地覆盖出血败血性巴氏杆菌、金黄色葡萄球菌和链球菌，并且价格低廉。对于出血败血性巴氏杆菌，不选用四环素。因为四环素组织药物浓度低，起效慢，对于一般咬伤致病菌，如链球菌、葡萄球菌、假白喉菌、拟杆菌属、厌氧的革兰阳性球菌等，杀菌效果差[50,82,83]。但对巴斯德氏菌属，四环素和红霉素联合应用具有协同效应[84]。

对于感染风险高的伤口，如手部猫咬伤，在急诊室就要应用抗生素。最好选择静脉注射，相对于口服抗生素或肌肉注射，可以更快地在伤口处形成有效的药物浓度。而在24小时之内就诊的患者给予口服抗生素治疗也是可取的。预防性抗生素治疗时间是5天。

其他动物咬伤

猪咬伤或骆驼咬伤的患者，尤其是手部受伤，应该预防性应用抗生素。选择的抗生素应对巴斯德菌属有效。啮齿类和其他动物咬伤伤口感染风险小，一般不需预防性应用抗生素。

猴咬伤

猴咬伤伤口感染率高。虽然没有指南提出预防性应用抗生素，但一般都用，尤其是手部的伤口[56]。选择的抗生素应覆盖动物咬伤常见的致病菌，如金黄色葡萄球菌、厌氧球菌和类杆菌属等。可以首选阿莫西林-克拉维酸（875/125mg，一日两次，口服5天）；也可以选择环丙沙星（500mg，一日两次，口服五日）联合甲硝唑（500mg，一日三次，口服5天）[85]。

防止B病毒感染需要在尽快进行伤口基本处理，最好是在受伤现场就进行[57]。可以用聚维酮碘、氯己定或肥皂水冲洗伤口至少15分钟；眼睛或黏膜用无菌盐水或是自来水冲洗至少15分钟。建议那些给潜在有B病毒感染风险的工作人员提供医疗保健的相关人员，应普及一些关于B病毒防治的知识，因为B病毒感染的治疗很棘手。然而大多数实验室只是给工人提供书面资料和标本采集相应的试剂盒，并没有提供用来现场急救的药品和器械。

猕猴，尤其是恒河猴和短尾猴咬伤的患者就诊时，医生应根据受伤时间、来源、环境以及受伤的方式来评估伤口情况；适时充分地清创并检查伤口。伤口需要反复清洗。猴子的健康状况也要评估。如果条件允许，应进行相关检查来判断猴子是否有活动性病变。无论咬伤或抓伤，采集伤口的病原体培养前决不

表58-4　预防 B 病毒（猿猴疱疹病毒 B）感染的推荐方法

推荐进行预防感染的情况

受损皮肤（丧失皮肤完整性）或黏膜暴露在一个感染风险高的环境：生病的，免疫低下的或已知携带 B 病毒或有 B 病毒感染症状的猕猴

伤口清洗不恰当

头部、脖子或躯干的撕裂伤

深部穿刺伤

组织针刺样或可疑 B 病毒引起神经系统损害造成眼睑或黏膜水肿

穿刺或撕裂伤口被猴子口腔分泌物或其他可能携带 B 病毒的物质污染

培养 B 病毒阳性

可以考虑预防感染的情况

污染的黏膜经过充分冲洗

撕裂伤（无丧失皮肤完整性）经过恰当的清创

被生病的或免疫抑制的猴子咬伤并出血

刺伤或刀割发生在暴露于受污染的体液或潜在的感染细胞培养

无需进行预防感染的情况

皮肤未受损

除外猕猴，其他种族的咬伤

Modified from Cohen JI, et al: Recommendations for prevention of and therapy for exposure to B virus (Cercopithecine herpesvirus 1). Clin Infect Dis 35: 1191, 2002.

能清洗伤口，因为清洗完后培养结果通常都为阴性。但没有处理过的伤口培养结果 B 病毒可能是阳性。而预防性抗病毒疗法只有在感染风险高的时候才推荐使用（表58-4），因为尽管每年有成千上万的人有 B 病毒感染的潜在风险，但真正被感染的案例十分罕见。预防性治疗可能会影响血清转换，干扰诊断测试。推荐的治疗方法是用伐昔洛韦（1g q8 口服14天）或者是用阿昔洛韦（800mg，一日五次，口服14天）。当确诊阴性时，预防性用药可以在受伤5天后停用[57]。告知患者关于 B 病毒感染的症状和体征，如果出现应该及时就诊。高危人群应避免体液的交换，包括唾液，并且密切随访4周。

处置

危及生命或肢体或是毁容需要手术修复的患者，尤其是儿童，应立即送至医院。而其他轻症患者可以密切随访。美国许多城镇都规定动物咬伤需要上报相关部门。而急诊室需要获得关于事故的详细过程、肇事的动物以及动物的所有者等信息并在处理完患者后立即呈报一份报告给相关部门。公共卫生官员会根据报告追踪逃逸的动物及处理那些有潜在疾病的动物，并对狂犬病的预防和动物的管理提供咨询。

感染伤口的处置

伤口感染的患者，无论首诊还是复诊，都应该评估一下并发症，如异物残留、腱鞘炎、关节感染或骨折等。脓肿需要引流。伤口感染合并发热、全身炎症反应、淋巴管炎或是深部组织感染时应该住院静脉点滴抗生素治疗。也允许在留观室或是派随访护士到家静点。根据经验，应该选择广谱抗生素，抬高并固定受伤部位。抗生素应覆盖厌氧菌。伤口或血培养不是必需的，除非患者对一线抗生素治疗没有效果[86,87]。局部感染的患者，如果既往健康，可以在家口服抗生素治疗并密切随访。受伤部位需要用夹板固定；感染部位要抬高并且每天都要评估感染情况直到痊愈。

人咬伤

概述

流行病学

手部人咬伤，尤其是握拳伤或是搏击咬伤，感染和并发症发生率高，包括脓毒性关节炎、腱鞘炎、骨髓炎以及感染导致的截肢[24,25]。身体其他部位的咬伤与普通的伤口没有太大区别。据报道手部人咬伤感染合并症发生率有 25%~50%[88]。大部分患者就诊时伤口就已感染[74,75]。感染率高主要与以下几方面因素有关：伤口位于手部，手部受伤时的姿势，受伤的方式，伴随受伤的部位，人口腔的菌群以及就诊的时间。

疾病原理

搏击咬伤

握拳伤伤口不规整，大多数位于中指和无名指的掌指关节。通常是人握紧拳头打到别人的嘴上时受伤。并发症包括拳击者骨折（常见无名指或小拇指远端的掌骨骨折）、截肢、异物、伸肌腱撕裂等。伤及关节的达 62%，累及骨骼的有 58%[89]。伸肌腱撕裂高度提示关节受累。伤及深部组织的患者，并发症发生率高。另一种类型是直接的咬伤，通常位于手指，严重的可能穿透近端或远端的指间关节，造成外伤性截肢。

微生物学

关于人咬伤的微生物学信息几乎都来自手咬伤的病例，而其中大多数是握拳伤。感染伤口的致病微生物多种多样，链球菌属和金黄色葡萄球菌是最常见的需氧病原体。与手部其他类型的伤口相比，包括动物咬伤的伤口，人咬伤更容易有革兰阴性杆菌和厌氧菌感染。有厌氧菌存在的混合感染预后较差。

啮蚀艾肯菌，一种存在于人牙菌斑中兼性厌氧的革兰阴性杆菌。在握拳伤伤口感染中致病率达25%~29%[90]。常与链球菌等需氧菌协同作用，增加伤口感染率[91]。啮蚀艾肯菌对青霉素、氨苄西林、第二、三代头孢菌素、羧苄西林、四环素、氟喹诺酮类敏感[82,83]，也有对青霉素耐药的报道[92]。啮蚀艾肯菌对耐青霉素酶青霉素、甲氧西林、萘夫西林、氨基糖苷类、克林霉素、万古霉素、甲硝唑均耐药[50]。对第一代头孢菌素敏感，对红霉素中度敏感[83,92]。

其他类型人咬伤

手部以外的人咬伤伤口经过恰当的处理，与普通伤口的感染率没有差别。面部咬伤的感染率大约2.5%。

有70%儿童咬伤是只是擦伤，通常不会感染。据报道儿童咬伤的感染率为9%~12%，这些患者通常是在咬伤12~18小时后才就诊，大部分在就诊时伤口就已经感染[93,94]。

来自患者本人的咬伤，通常是由于跌倒或是癫痫发作，也被认为是咬伤。黏膜或舌头的咬伤感染率很低，为0~12%。皮肤黏膜撕裂，如果不预防性应用抗生素，其感染率超过30%。感染伤口细菌培养包括链球菌属、金黄色葡萄球菌、表皮葡萄球菌、拟杆菌属、棒状杆菌、奈瑟菌属、溶血性嗜血杆菌[95]。

传播疾病

人咬伤可以传染放线菌病、梅毒、结核、疱疹、乙肝、丙肝[96,97]。由单纯疱疹病毒感染远节指骨导致的疱疹性瘭疽是护士、医生、牙医、口腔保健员的一种潜在的职业危害。尽管44%的艾滋病患者唾液中存在艾滋病病毒，疾病控制中心认为如果没有出血，人咬伤并不能够传播艾滋病[98-100]。大部分艾滋病患者的唾液中不携带艾滋病毒，即使有，其浓度也很低。因咬伤感染艾滋病的案例，大都是由于唾液充分接触了血液而造成的[101,102]。尽管如此，当被咬伤时，尤其是被艾滋病携带者咬伤，应该咨询当地的感染防控专家或疾病控制中心，是否有感染艾滋病的潜在风险。

处置

人咬伤的处理需要根据伤口的位置和类型。除非有明确的病史，否则掌指关节附近的撕裂或刺伤都要考虑是否是握拳伤。累及全层皮肤的手部咬伤要重视。需要行手部X线检查以明确是否有骨折、错位、牙齿碎片或其他异物以及关节间隙受损[74,75]。侧位片可以提示掌骨关节面垂直骨折[103]。

伤口首先应评估有无感染倾向并且仔细检查神经和血管，尤其注意伸肌功能。然后应该麻醉伤口，止血并探测有无异物、肌腱撕裂和关节损伤。必须检查伤口全关节活动度，包括受伤时的体位。伤口需要彻底地冲洗和清创。存在肌腱裂伤的伤口应该考虑关节受累，需要手外科医生会诊。

尽管没有关于人咬伤是否需要缝合的对照研究，但手部伤口的感染率高、并发症多，通常认为伤口不需缝合，而是用干燥无菌敷料覆盖伤口、用石膏或是纱布固定于功能位，并用连指手套罩住（表58-5）[79,104]。身体其他部位的咬伤通常与普通伤口一样处理，包括冲洗和积极清创。如果需要解剖复位或整形也可以术后缝合伤口[105]。

抗病毒剂

被艾滋病或肝炎携带者咬伤的患者应该尽快用肥皂水充分彻底地清洗创口，冲掉唾液，然后用抗病毒

表58-5　破伤风预防指南

破伤风疫苗接种史	清洁，小的伤口		其他的伤口*	
	破伤风白喉抗原	破伤风免疫球蛋白	破伤风白喉抗原	破伤风免疫球蛋白
不确定或<3次	是	否	是	是
≥3次‡	否§	否	否¶	否

* 例如以下伤口：被污物、粪便、土壤、唾液污染的伤口，穿刺伤、撕脱伤，由于投掷、挤压、烧伤或烫伤的伤口。

† 七岁以下的儿童，百白破疫苗（如果百日咳疫苗禁忌使用则选择白喉破伤风疫苗）比单独使用破伤风疫苗要好。七岁以上的人最好只应用破伤风疫苗。

‡ 如果曾接种过三次液体破伤风类毒素，第四次接种建议使用吸附类毒素。

§ 如果超过10年则为是。

¶ 如果距上次接种超过5年则为是（频繁地接种疫苗没有必要并能增加其副作用）。

药冲洗，如 1% 的聚维酮碘溶液。应在受伤的同时和 6 个月后进行血液艾滋病和肝炎病毒的检测。如果咬伤出血，应该预防艾滋病和乙肝病毒感染。可以拨打疾病控制中心全天候预防热线咨询通过血液传播的风险。

预防性抗生素

手部累及全层皮肤的人咬伤需要应用预防性抗生素（表 58-2 和表 58-3）。一项关于手部人咬伤伤口尚未感染的住院患者的随机对照实验发现，应用预防性抗生素患者伤口始终未感染而应用安慰剂组的患者伤口感染率为 47%[88]。一直以来当患者及时就诊并且经过充分的清创后不再应用预防性抗生素，尽管预后似乎也不错，但现在看来还是有失妥当[74,75]。身体其他部位感染风险高的伤口如深部穿刺伤、严重挤压伤、污染伤口、时间过长的伤口、有基础疾病的患者等都应该应用抗生素治疗。选择的抗生素应覆盖革兰阳性菌以及啮蚀艾肯菌，如第二代头孢菌素或者是阿莫西林-克拉维酸，并且应用 5 天。

伤口上残留的人牙齿和舌头上脱落的黏膜应该冲洗完全。只有较深而大的伤口需要缝合，这类伤口感染率高。即使应用预防性抗生素，对其感染的发生影响不大[95]。牙齿贯穿伤需要逐层缝合，感染率也很高，但应用预防性抗生素或许可以降低感染风险[95]。可以选择应用青霉素治疗 5 天。

感染的伤口

已经感染的人咬伤伤口要同时进行需氧培养和厌氧培养。患者需要应用能覆盖革兰阳性菌、啮蚀艾肯菌以及厌氧菌的四代抗生素。人咬伤伤口感染的厌氧菌通常可以产 β-内酰胺酶，而对青霉素耐药。治疗用药选择阿莫西林-舒巴坦、头孢西丁、替卡西林-克拉维酸。青霉素过敏的患者可以选择克林霉素联合复方新诺明治疗。虽然临床应用数据资料有限，青霉素过敏的患者也可以选择克林霉素联合氟喹诺酮类药物进行治疗。

处置

伤口感染的患者

所有手部人咬伤伤口感染的患者都应该住院治疗（框 58-2）。手部以外的伤口感染，如果患者免疫功能正常，没有淋巴管炎或是系统性症状，可以随访治疗。

伤口未感染的患者

在 24 小时内就诊伤口未感染，没有肌腱、关节或骨损伤的患者，如果可靠，既往身体健康，可以在家治疗并密切随访，最好是间隔 1～2 天[74,75]。出院指导应该包括伤口的固定，抬高并且每 6 小时更换一次无菌敷料。

对于那些延误就诊，或是深部组织受累的高风险患者，需要预防性应用抗生素并密切评估。强烈建议手外科医生会诊。谨慎起见应该住院治疗。虽然许多手咬伤都是由于相互打架造成的，但医生也要注意患者可能是儿童，婚姻或老年人虐待的受害者（或是施暴者）[106]。可疑存在虐待儿童的要上报相关部门；法律对于婚姻或老年人虐待的规定有所不同。在所有这种案例中都需要将整个事件的经过和细节记录在案，并且要确切描述伤口情况。如有需要可以安排心理咨询。

框 58-2	手部咬伤的住院指征
受伤超过 24 小时	
伤口已感染	
穿透关节或腱鞘	
累及骨骼	
异物	
随访不可靠或家庭状况差	

重要概念

- 狗咬伤：狗咬伤常规并不使用预防性抗生素，但手部受伤和感染风险高的患者需要应用。抗生素的选择应该覆盖葡萄球菌和链球菌属。
- 狗咬伤后有出血败血性巴氏杆菌感染风险的患者应预防性使用抗生素。
- 猫咬伤：猫咬伤伤口感染率高。高感染风险的情况下可以应用预防性抗生素。
- 缝合伤口：通常当伤口感染风险高时，不予以缝合。
- 人咬伤：手部咬伤和感染风险高的伤口，如深部穿刺伤、严重挤压伤、污染伤口、时间久的伤口和有基础疾病的患者，都应该预防性应用抗生素。普通的人咬伤如儿童造成的伤口（皮肤无损伤，表皮或轻微组织损伤），其感染和并发症发生的风险低，并不需要应用预防性抗生素。
- 所有的咬伤都有出现破伤风的可能性。

本章参考文献请参见 http://pumpress.bjmu.edu.cn/eduservice/3419.html

第59章 毒性动物损伤

Edward J. Otten

韩奕 朱瑛 译 施东伟 校

> 年幼的灵长类动物似乎仅具有三种先天性恐惧——跌落，蛇和黑暗。
>
> C. Sagan[1]

概述

流行病学

毒性动物引起全球相当大的发病率和死亡率。据估计，仅毒蛇咬伤每年约有 2 500 000 例，约 125 000 人死亡，而实际数字可能更大。东南亚、印度、巴西和非洲地区是全世界毒蛇咬伤的高死亡率地区[2]。其他诸如蜜蜂、黄蜂、蚂蚁和蜘蛛等有毒动物造成的全球发病率和死亡率更是无法估计。

美国每年发生约 45 000 例蛇咬伤，其中 7 000~8 000 例由毒蛇引起，5~10 例死亡。表 59-1 对美国 1950 年至 1969 年这 20 年间毒性动物致死事件进行分类[3-6]。其中，昆虫占 52%，蛇占 30%，蜘蛛占 13%。具体地说，蜜蜂占大多数，响尾蛇、黄蜂和蜘蛛居次。虽然棕色隐士蛛引起的死亡病例日渐增长，但从历史上记载的有关蜘蛛造成的死亡事件来看，大多数还是由黑寡妇蜘蛛引起的。

美国中毒控制中心于 1983 年开始收集有毒动物导致死亡的数据。其 20 年的统计数据表明，有相当数量的咬伤或刺伤事件发生，但死亡人数相对较少（表 59-2）[7]。尽管这些数据包括美国大部分地区，但未能要求医院、急诊科、法医或公共卫生机构向地区毒品和中毒信息中心上报死亡与接触的病例。这些数字的下降可能是真正的下降，但也可能是漏报。尚无有意义的发病率数据，如截肢、住院和致残率等。外来毒蛇的暴露与死亡人数增加，可能是因为对收集

表 59-1 美国 1950—1969 年间有毒动物致死例数

动物	致死例数
膜翅目	
蜜蜂	175
黄蜂	127
小黄蜂	33
大黄蜂	12
蚁类	5
蜱	3
蜘蛛	92
未知昆虫	53
腔肠动物	2
黄貂鱼	1
蛇	
响尾蛇	159
美国水蛇	9
铜头蛇	2
珊瑚蛇	3
眼镜蛇	3
为识别蛇	67
其他动物	44
总计	790

一些所谓热门或毒蛇类感兴趣，如眼镜蛇、非洲树眼镜蛇和蟒蛇。海洋生物损伤的发病率，与接触海洋人数及私人收养海洋生物人数成比例的增加，但死亡率并未见明增加。随着户外活动的增多，如野营、潜水和徒步旅行等，接近毒性动物而受到损伤的风险也在增加。4 月至 10 月为高发期，此时动物最为活跃，而且受害者参加户外活动的机会也较多。当然，即使在室内，任何时间也都可能发生蜘蛛咬伤和一些外来

表 59-2　1983—2006 年间有毒动物致伤亡情况

动物	中毒例数	死亡例数
腔肠动物	13 846	0
鱼	23 866	0
蚁类	45 019	0
蜜蜂/黄蜂/大黄蜂	327 268	22
毛虫/蜈蚣	40 768	0
其他节肢动物	234 147	2
铜头蛇	10 720	1
响尾蛇	17 382	23
美国水蛇	1 887	0
珊瑚蛇	1 055	0
外来蛇	1 994	3
无毒蛇	34 385	0
未知蛇	35 695	2
黑寡妇蜘蛛	50 968	0
棕色隐士蛛	37 811	7
其他/未知蜘蛛	238 447	1
蝎子	210 675	3

Data Compiled from Watson WA, Litovitz TL, et al: American Association of Poison Control Centers data. Am J Emerg Med 2: 1984—2005; Lai et al: Clini Toxicolo 44, 2006; 以及 Bronstein et al: Clini Toxicolo 45, 2007.

动物毒害。大多数死亡事件发生在儿童、老人和/或治疗不当的患者。

毒素输送

每一类动物，包括鸟类都有自身特异的毒腺及毒液输送系统。而不同动物种属的毒液和毒素附属器则各不相同。例如，响尾蛇有进化的唾液腺和上颌牙齿主要用以获取食物；蜜蜂有一个主要用于防御的产卵器。毒性动物各不相同，需要加以区分。动物具有毒性是因为在它们的组织中分布着各种毒素。例如，进食某些特殊贝壳类、蟾蜍和梭鱼后会导致死亡。然而，只有那些具有产生毒液的特殊腺体，并能通过输送系统把毒素输送到其他个体的动物，才被认为是有毒动物。

急诊室中大多数有毒动物造成的都是一些轻微损伤，但有些必须给予重视并优先治疗。毒蛇咬伤、黑寡妇蜘蛛咬伤、某些海洋生物毒伤和昆虫叮咬引起的过敏反应都是威胁生命的紧急情况，需要引起重视。

毒性爬行动物

蛇

蛇的出现始于白垩纪晚期，毒蛇进化约在5 000万年后的中新世时期。在3 000多种的蛇中，10%～15%的蛇是有毒的。蛇的14科中，5科含有毒性种类。除了北极和南极地区、新西兰、马达加斯加和许多小岛屿外，蛇几乎分布在地球表面大部分地区，包括淡水和咸水。大多数蛇咬伤发生在热带和亚热带，特别是赤脚作业的农作地区。海蛇是只在太平洋和印度洋海域中发现。蛇是冷血动物，因此决定了它们的分布和活动范围。由于它们无法使自身体温超过环境温度，因此只能限制在25～35℃一个相当窄的温度范围内活动。蛇都是食肉动物，它们的毒液器官是为获取食物进化而来的。

流行病学

因美国南部毒蛇数量最多，毒蛇咬伤的报道也最多。其中北卡罗莱纳州、阿肯色州、得克萨斯州和佐治亚州的毒蛇致死率最高。蛇咬伤的部位并不足为奇，在所有毒蛇咬伤中，97%发生在四肢，其中2/3发生在上肢，1/3发生在下肢。这与以前的情况相反，说明咬伤可能是因为蛇被激惹引起而非意外。意外被咬伤是"情有可原的"，而试图抓蛇或扰蛇时被咬伤是"不应该的"。男性被蛇咬伤的发生率是女性的9倍[9]。

最近，外来毒蛇的输入已成为全美日益严重的问题。在过去，只有动物园、研究中心和爬虫专家可饲养外来毒蛇。然而，今天成百上千人在饲养可致死性的毒蛇，却缺乏必要的安全措施，如专用的笼子、安全操作技术以及快速获得抗毒血清的渠道。他们不仅会使自己处于危险，也使其家庭和普通公众受到威胁。

分类和特点

5科毒蛇包括游蛇科、海蛇科、眼镜蛇科、蝰蛇科和响尾蛇科。尽管游蛇科占蛇总类的70%，但只有极少数，主要包括非洲树蛇和鸟蛇，对人类有危害。海蛇科是海洋里的蛇。眼镜蛇科比较常见，包括眼镜蛇、金环蛇、非洲树眼镜蛇和银环蛇。蝰蛇科，或称真毒蛇，为代表的是锁蛇、鼓腹毒蛇、加蓬毒蛇、锯鳞毒蛇和欧洲毒蛇。响尾毒蛇科，或称为颊窝毒蛇科，有时被认为是一个单独的科，有时认为是蝰蛇科的亚科。颊窝毒蛇科在美国最常见，如响尾蛇、美国水蛇、铜头蛇、巨腹蛇和枪头蛇。发生在冲绳的蛇咬伤和部分美国外来毒蛇咬伤事件是由亚洲的一些颊窝毒蛇种属引起[10-12]。

颊窝毒蛇科是美国最常见的本地毒蛇，分布于除了缅因州、阿拉斯加和夏威夷以外的每个州。它们分为三大类：真响尾蛇（响尾蛇属）、铜头蛇和美国水蛇（蝮蛇属）以及小响尾蛇（侏儒响尾蛇属）。在美国，颊窝毒蛇科咬伤占所有毒蛇的98%[13,14]。

游蛇科和海蛇科中有毒的种类很少，致伤事件更少。在美国以前认为无毒的一些游蛇，如今已证实是有毒的，如七弦琴蛇及束带蛇。尽管没有死亡报告，但爬虫专家和毒物专家已对此产生了浓厚的兴趣[15]。在南加州海岸和墨西哥西部海域发现了黄腹海蛇（长吻海蛇，海蛇科属），而此类蛇咬伤也是罕见的。

在美国另一个主要毒蛇种类是珊瑚蛇。东部珊瑚蛇（珊瑚蛇）发现于北卡罗来纳州、南卡罗来纳州、佛罗里达州、路易斯安那州、密西西比州、佐治亚州和得克萨斯州。西部或索诺兰沙漠珊瑚蛇（西部珊瑚蛇）生活在美国亚利桑那州和新墨西哥州。这两个物种生性胆怯，除非触碰它们是不会主动攻击的，东部珊瑚蛇的攻击是致命的，而目前尚无西部珊瑚蛇致死记录报道。

珊瑚蛇可通过其特有的彩色图案被识别。乍看之下，它们类似于在美国南部发现的王蛇。珊瑚蛇和王蛇的主要区别为：珊瑚蛇的鼻子是黑色的，红色和黄色条带是相邻的；而红色和黄色条带被黑色带分隔的是王蛇。有句歌谣唱到：

红黄相邻，杀死人。

红黑相邻，没有毒。

这首歌谣只适用于在美国，巴西有红黑相邻的珊瑚蛇，而有些珊瑚蛇没有红色条带。

鉴别

在毒蛇识别中，有两项原则应牢记在心：只有专家才能触碰活蛇；若操作不当即使死蛇亦可毒害人[16]。在美国颊窝毒蛇科和无毒的蛇很容易区分（图59-1），顾名思义，颊窝毒蛇头部两侧，眼睛和鼻孔之间有一个特征性凹陷。凹陷是热敏器官，可帮助定位恒温猎物的位置。虽然可通过其他方法识别颊窝毒蛇，但这个特性是100%共有的。其他如三角形的头部、椭圆形的瞳孔、尾下鳞的排列、尾部结构以及毒牙都有助于鉴别，但并不一致。根据蛇的年龄、每年的时段、尾巴和口器的状况不同，每个个体可能与典型特征不完全相符。不应该仅根据蛇的皮肤颜色或图案来确定是否为颊窝毒蛇科毒蛇（图59-2）[13,14]。

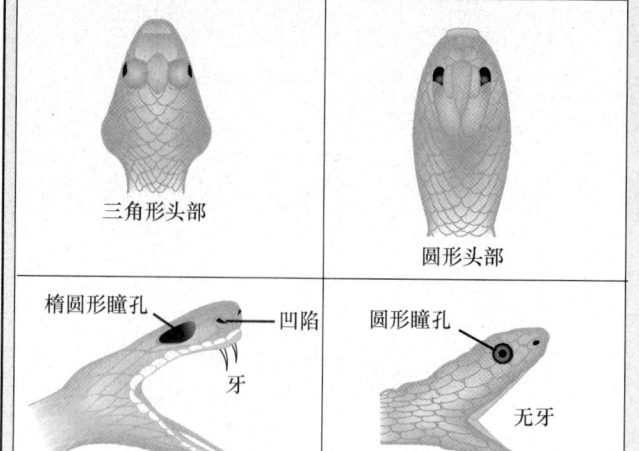

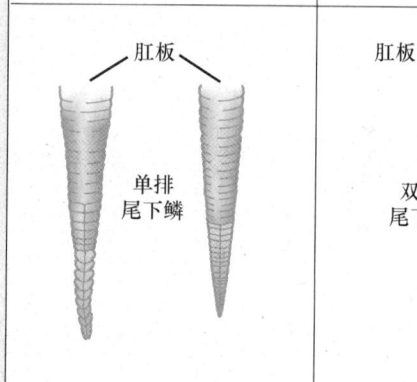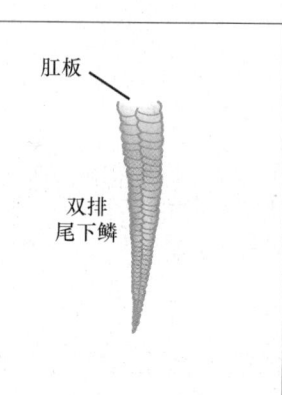

图59-1 毒蛇与无毒蛇的鉴别。

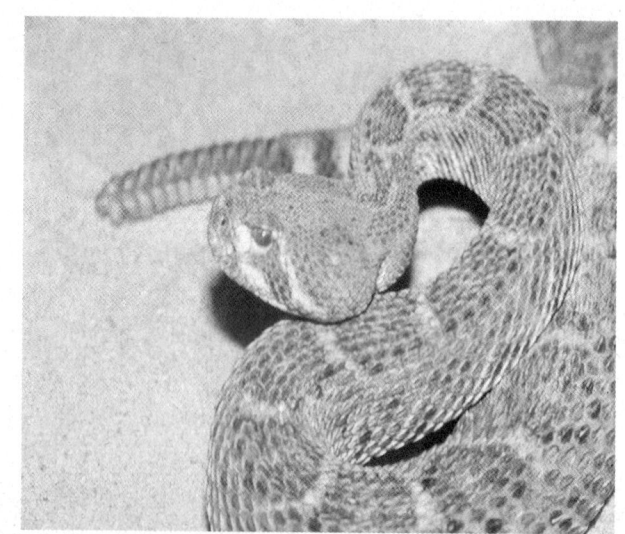

图59-2 西部菱斑响尾蛇。

大小不是识别各种爬行动物的重要因素。毒蛇的身长范围可从几英寸到几英尺不等。虽然身长6英尺的东部菱形斑纹响尾蛇比10英寸铜头蛇更危险，但所有的毒蛇在出生后即可产毒，因此都应视为危险动物。

外来的非颊窝毒蛇科毒蛇不容易识别。如果可能的话，应将其安全转运给专家加以鉴定。当地动物园、爬虫学团体和院校常有专家可以识别未知的蛇。通常一个被外来蛇咬伤的人应当知道蛇的类型或者蛇的俗称。

其他爬行动物

在美国西南部和墨西哥存在全世界仅有的两种有毒蜥蜴，分别是吉拉毒蜥（希拉毒蜥）以及墨西哥珠状蜥蜴（念珠毒蜥）。幸运的是，这两类蜥蜴攻击性不强，且很少能遇到。通常咬伤是因为接触笼子里的动物而引起[17]。吉拉毒蜥和墨西哥串珠蜥蜴很容易被辨认。两者都有厚实的身体，珠状鳞片，外表呈黑白色或是粉色和黑色。

疾病原理

毒液

两个主要因素可影响有毒动物损伤的病理生理机制：一是毒液的属性，二是受害者对毒液的反应。在过去，根据观察受害者对各种毒液的反应，将蛇毒分为神经毒性及血液毒性。现代毒理学研究表明，这种分类有局限性，因为大多数毒液研究表明，蛇毒包含多种化合物，并有多种毒理特性。但是，一些特定种类的蛇毒以神经毒性或血液毒性为主要临床表现也是事实[18]。

蛇毒的毒性成分可分为四大类：酶、多肽、糖蛋白和低分子量的化合物，也可以分为蛋白类和非蛋白类化合物。蛋白占毒液成分的90%~95%，是导致中毒临床表现的主要成分。临床症状可分为局部或全身性。局部反应通常是由于酶作用于受害者组织中各种细胞和非细胞结构而引起。这些酶可导致凝血、抗凝、细胞裂解、出血、溶血以及核酸、线粒体和其他细胞器的破坏。

多肽的结构更小，与蛋白质相比吸收更快，可能影响受害者突触前膜、突触后膜和其他脏器的功能。

磷脂酶A能抑制细胞色素C水平上的电子传递，使线粒体限制酶溶解。它可以水解神经轴突处的磷脂，破坏神经肌肉接头的乙酰胆碱囊泡，造成肌肉坏死，并引起红细胞膜裂解。这种酶存在于所有海蛇科、眼镜蛇科、蝰蛇科和响尾蛇科的毒液中，所以引起研究者的关注[19,20]。

眼镜蛇科和海蛇科的毒液主要引起全身反应，而游蛇科、蝰蛇科和响尾蛇科毒液主要引起局部反应，但也有很多例外。例如，莫哈韦响尾蛇（响尾蛇科）毒液可能引起的局部反应轻微，但全身反应严重，而眼镜蛇蛇毒（眼镜蛇科）则可能导致局部组织的广泛破坏[19,21]。

蛇毒输送

蛇类中蛇毒的输送机制是相当标准的。它包括两个毒腺、中空或开槽的毒牙以及连接腺体和毒牙的管道。毒腺是从唾液腺进化而来，位于上颌骨上方、头部两侧、眼睛后方。每个腺体都有单独的可调节毒液注入量的神经及肌肉。毒液管道从毒腺前端沿着上颌骨直至毒牙。颊窝毒蛇的毒牙是大上颌前牙，这些牙齿是中空的，当颊窝毒蛇从静息位转变为攻击位时，毒牙可向前弹出。珊瑚蛇的毒牙是固定的、中空的，比颊窝毒蛇毒牙小的上颌牙。大多数蛇的毒牙是规律替换的，因此在蛇口的一侧或两侧同时看到两颗毒牙并不罕见[5,21,22]。

蛇能控制蛇毒的注入量。面对像人类那样大的不可能吞下的猎物时，蛇会变得困惑，尤其在受伤或受惊时，很可能注入很少量的蛇毒或者根本没有注入毒液（干咬）。同样道理，蛇也可能一次性注入毒腺中90%以上的毒液。

临床特征

被毒蛇咬伤后的症状和体征相差很大，取决于多种因素。30%~50%的毒蛇咬伤后仅有很少甚至没有毒液注入。但有基础心血管功能、肾功能或肺功能受损的患者甚至不能承受中等量的毒液。由于这些复杂的因素，受伤个体的临床表现才是唯一判断毒蛇咬伤严重程度的指标[11]。影响毒蛇咬伤结果的因素包括蛇的年龄、健康和尺寸大小；毒液的相对毒性；毒牙状况；蛇近期进食情况或受伤情况；受害者的体形、年龄、既往疾病史；以及被咬伤的解剖部位。

如果局部中毒不及时治疗，毒液吸收后可引起严重的全身表现（如弥漫性血管内凝血、肺水肿和休克）。受害者对毒液的自身药理学反应必须重视。以前被毒蛇咬伤后再次中毒的患者很可能发生IgE介导的过敏反应。毒液中含有各种酶，可以刺激患者细胞释放缓激肽、组胺及5-羟色胺，导致致死性过敏反应的发生，数日内即可从轻微疼痛发展到多系统衰竭甚至死亡。

颊窝毒蛇

被颊窝毒蛇咬伤后一致的症状是咬伤部位的烧灼痛，然而眼镜蛇科或其他外来蛇类咬伤后的疼痛可能是微乎其微的。颊窝毒蛇咬伤后疼痛的严重程度可能与注入的毒液量或肿胀的程度有关。水肿从咬伤部位逐渐向周围蔓延是一种常见的表现，通常为皮下水肿，开始早，并逐渐涉及整个肢体，有筋膜室综合征表现，但严重水肿并不常见。这在很多局部注射毒液的模型试验中已有报道[23]。大多数毒牙不能穿透至筋膜间隔，肌肉破坏可能是由直接毒性作用引起。脚趾或手指等末梢处咬伤引起的死亡率较低，而静脉咬伤的死亡率则大大增加，任何毒蛇咬伤静脉都可能是致命的。其他局部体征还包括瘀点、瘀斑、浆液性或出血性水疱。之后可出现皮肤及皮下组织坏死，也可由抗毒血清剂量不足引起。颊窝毒蛇毒素可引起许多全身症状，如乏力、恶心呕吐、发烧、出汗、麻痹、口周麻木、口腔金属味、肌痉挛和低血压等症状。

颊窝毒蛇咬伤后引起的死亡，主要与凝血机制破坏以及毛细血管通透性增加有关。这两方面机制可导致继发性心脏和肾脏损害，也可引起大面积肺水肿，休克乃至死亡。某些特定种类的特异毒素可能直接作用于某特定器官，如心脏或骨骼肌。而组胺和缓激肽释放引起的过敏反应可加速病情进程[24,25]。

珊瑚蛇

不同毒蛇咬伤后症状和体征相差很大，如珊瑚蛇、莫哈韦响尾蛇及许多外来蛇，尤其是眼镜蛇及澳大利亚毒蛇。局部可发生轻微疼痛和肿胀。这些毒蛇的毒液中含有许多化合物，可作用于乙酰胆碱受体结合位点，抑制神经肌肉接头的传递，对心肌和骨骼肌有直接抑制作用。上睑下垂通常是中毒后的首发症状，其他症状体征包括眩晕、感觉异常、肌束震颤、言语不清、嗜睡、吞咽困难、烦躁不安、多涎、恶心和近端肌力减退，呼吸衰竭是常见的死亡原因[14]。

吉拉毒蜥

吉拉毒蜥咬伤通常可出现疼痛、水肿和虚弱，严重咬伤时常可出现低血压。毒液由位于下颌的毒液腺分泌，通过带沟槽的牙齿及其咀嚼机制注入受害者体内。吉拉毒蜥咬伤很少致死[17]。

感染

毒蛇咬伤中毒反应已经反复强调，其实任何咬伤或刺伤的伤口还存在细菌感染的风险。通过对蛇毒和口器进行培养，可见革兰阴性菌占优势。虽然已有一些研究表明在毒蛇咬伤后不建议预防性使用抗生素，但无论有无毒液注入，毒蛇咬伤后都可能发生破伤风、骨髓炎、蜂窝织炎或气性坏疽，特别是在大量局部组织破坏，治疗延迟，或急救不当的情况下更易发生[26]。

治疗

院外急救

所有的蛇咬伤应视为紧急事件，对受害者需进行及时的医疗评估。毒蛇咬伤后的最初的6～8小时是至关重要的。在此期间，合适的治疗可以阻止严重中毒相关的症状群。因此合适的院外治疗非常重要[27]。

遵循以下四个基本概念，院外急救就相当简单了。首先，充分估计到达医疗机构所需的时间，实行现场急救时要考虑到助手的熟练程度。尽快将受害人与蛇隔离，以防再次咬伤。可使用棍子、杆子或其他比蛇长的物体将蛇移开，或者，必要时击打蛇头后方将其杀死。迅速转运到医疗机构对毒蛇咬伤患者是最重要的。

其次，应尽可能减慢毒液扩散，有几种方法可以采纳。情绪激动、身体运动、患肢活动、饮酒、越深的伤口都可能加速毒液扩散。要解决这些问题只有一个方法，就是让受伤者平静，固定咬伤部位，而且不要进食。在澳大利亚发明了一种对毒蛇咬伤的新急救方法，即固定和加压技术，也称为联邦血清研究室技术（Commonwealth Serum Laboratory technique），对咬伤后的肢体包上弹力绷带或空气夹板，研究证明可以减慢眼镜蛇毒液和模拟毒液在人体中的吸收。另一项来自澳大利亚的技术，称为莫纳什方法（Monash method），将厚垫和绷带置于咬伤部位及患肢。这两种技术有相似的机制：干扰浅静脉和淋巴管回流，减慢毒液向周围扩散。虽然这种方法对眼镜蛇科咬伤后的紧急救治是成功的，但对颊窝毒蛇的疗效尚未证实[28-30]。如果咬伤后30分钟内，可用加压包扎阻碍浅静脉和淋巴液回流，但不要影响动脉血流。绷带与皮肤之间应保持可容纳一指的松度。这种方法需谨慎使用，要防止肿胀组织下发生止血带效应，因为这可能会导致比咬伤更严重的损害[31]。咬伤创面应避免切开，因为目前还缺乏足够证据支持其益处，相反可能对下面结构有潜在危险。使用冰块并不能减慢毒液的扩散，但用毛巾包裹外敷有助于缓解疼痛。将患肢浸没在冰水或冰块中是危险的，这会导致组织破坏。此外，使用吸引装置也无益处[32,33]。

第三，如果可行，应对毒蛇进行识别或将其与被害人一起送到医疗机构。应注意安全，通常只有专家才能对付活蛇。可将死蛇放在硬的容器中，如水桶或冰柜。应注意不要触碰蛇头，因为即使死蛇仍可发生毒液注入。不应追求去捕捉活蛇，更重要的是让受害人得到恰当的医治。

第四，如果可行，应尽早开始医疗干预。如患者有中毒表现，应进行心电监护、静脉输液、止痛剂和血液样本采集。

急诊科治疗

许多毒蛇咬伤患者时并不注入毒素，历史上曾使用威士忌、蛤蜊汁或鸡肉来治疗毒蛇咬伤，现被证明是无效的。唯一疗效肯定的是抗蛇毒血清。毒蛇咬伤的急诊处理，主要是对症支持治疗和立即使用合适的抗蛇毒血清。必须快速确定抗蛇毒血清的理想类型、剂量以及给药途径。因为在急诊医师检查蛇咬伤患者之前，毒液已经导致了局部或全身损害。因此，急诊医师必须准备好对患者进行心血管和呼吸系统支持。

应尽可能确定蛇的类别，但这并非易事。可通过头部凹纹识别颊窝毒蛇，通过颜色和图案来辨别珊瑚蛇。多数大城市的动物园或者爬虫专家可以帮助识别外来的或未知的蛇。幸运的是，大多数被外来毒蛇咬伤的患者是毒蛇收藏者，他们可以正确地识别蛇。

患者的病史

具体的病史资料应包括咬伤后的时间，被咬的次数，是否实施了急救及方法，咬伤的部位以及任何症状（如疼痛、麻木、恶心、口周刺痛、口中金属味、肌肉痉挛、呼吸困难、头晕）。一份简要的病史资料应包括最近一次破伤风疫苗史，用药史及心血管、血液、肾和呼吸系统疾病史。考虑用抗蛇毒血清治疗前，应仔细询问是否存在马或羊类产品过敏史，或注射马、羊血清后的过敏史，以及哮喘，花粉热或荨麻疹病史。

患者体格检查

应检查咬伤部位的牙印或划痕，和局部毒液螯入的表现（例如水肿、瘀点、瘀斑以及大疱）。进行全面的体格检查，检查咬伤部位远端的脉搏，并着重于心肺系统方面。进行彻底的神经系统检查并记录下检查结果，尤其是在怀疑被莫哈韦响尾蛇、珊瑚蛇或外来蛇咬伤时。如果咬伤一个肢体，应测量并记录咬伤处及离咬伤处约5英寸的周围情况。这些数据有助于客观评价毒液扩散的速度和抗蛇毒血清的效果（图59-3）。

初步治疗

如果咬伤发生时间到急诊科的间隔在30分钟以内，可以采取急救措施，包括在使用抗蛇毒血清之前应用弹力绷带。如患者有中毒表现，应在健侧肢体建立静脉通路并输注生理盐水。应检查心电图、全血细

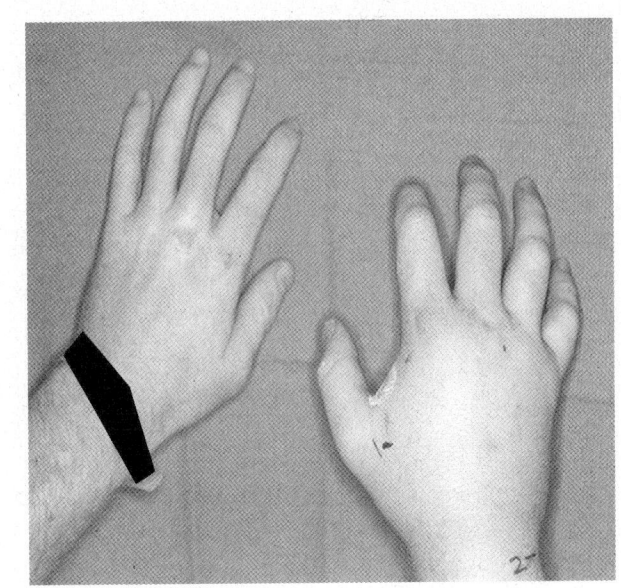

图 59-3 北方铜头蛇咬伤右手后，与正常左手对比。

表 59-3 颊窝毒蛇中毒的抗蛇毒血清剂量*

中毒程度	FabAV†	WYETH AV
中度	4～6 支	4～6 支
重度	8～12 支	5～10 支
极重度	12～18 支	10～20+ 支

* 剂量基于初始表现及对抗蛇毒血清临床效果。

† 如果此剂量临床有效，建议在伤后6小时、12小时以及18小时分别追加2支剂量。

胞计数、尿液、凝血酶原时间和纤维蛋白原水平、纤维蛋白裂解产物、电解质、尿素氮和肌酐，并定血型，输注4 U的红细胞。

密切监测患者的生命体征。毒蛇咬伤患者往往由于组织间隙液体流失和出血而导致低血压。应用多普勒仪检查水肿肢体远端脉搏。如果怀疑筋膜室综合征，需进行压力监测并请外科会诊。如果出现筋膜室综合征的症状和体征，压力超过30mmHg，应行筋膜切开术。

急诊医师应尽快根据咬伤的严重程度决定是否使用抗蛇毒血清。肢体越远端的咬伤，毒性也越小[34]。咬伤静脉会迅速致死[25]。咬伤躯干、颈部和脸部时，因加速毒液的传播而增加死亡风险。

抗蛇毒血清

急诊医师应决定使用抗蛇毒血清的类型、剂量以及使用时间。如果是颊窝毒蛇咬伤，这个问题并不难。根据中毒严重程度可分为五个等级，从0级（无中毒表现）至IV级（非常严重中毒）。根据中毒程度调整抗蛇毒血清的剂量（表59-3）。铜头蛇咬伤通常会引起

中度程度水肿，一般不需要抗蛇毒血清治疗。Dart及其同事主张的分级系统略有不同，他们建议的抗蛇毒血清剂量也较高。分级为0级和Ⅰ级相对应轻度中毒，Ⅱ级相当于中度中毒，Ⅲ和Ⅳ级对应重度中毒[35]。

中毒分级

0级（轻度）：没有毒液注入的证据，但怀疑是毒蛇咬伤。可能存在尖牙咬后的伤口，伤口轻微疼痛，周围水肿和红斑小于1英寸。在被咬后12小时内无全身症状。实验室检查无异常。

Ⅰ级（轻度）：有少量的毒液注入，怀疑是毒蛇咬伤。通常存在尖牙咬后的伤口。伤口中度疼痛，周围水肿和红斑1～5英寸。经过12小时的观察没有发现全身症状。实验室检查无异常。

Ⅱ级（中度）：有中等量的毒液的注入，伤口疼痛更严重范围更广，水肿沿着躯干蔓延，瘀点和瘀斑局限于水肿处。通常伴有恶心、呕吐和轻度体温升高。

Ⅲ级（重度）：大量的毒液注入。最初可表现为Ⅰ级或Ⅱ级，但进展迅速。在12小时内，水肿在四肢蔓延，可涉及部分躯干，可见广泛瘀点及瘀斑。全身表现包括心动过速和低血压。实验室检查异常包括白细胞计数升高、肌酸磷酸激酶升高、凝血酶原时间延长、部分凝血活酶时间延长以及纤维蛋白降解产物和D-二聚体的升高。常见血小板减少和纤维蛋白原降低。也可出现血尿、肌红蛋白尿、出血时间延长以及肝肾功能异常。

Ⅳ级（重度）：中毒表现非常严重，通常见于大响尾蛇咬伤后。其特点是突发性疼痛，水肿可在数小时内迅速蔓延至整个躯体，伴瘀斑、水泡及坏死。全身症状往往在咬后15分钟内开始出现，包括乏力、恶心、呕吐、眩晕、麻木及口唇、脸的刺痛。也可见肌束颤动、痛苦的肌痉挛、脸色苍白、出汗、皮肤湿冷、脉搏快速而细弱、大小便失禁、惊厥和昏迷。咬伤静脉可迅速导致心跳呼吸骤停。

症状发作可能会延迟，并表现为一系列神经系统症状，如无力、上睑下垂、麻木、球麻痹和其他脑神经功能障碍，以及恶心、腹痛、头痛等。

注射抗蛇毒血清 任何中度或重度蛇毒中毒的患者都有指征应用抗蛇毒血清。抗蛇毒血清的选择取决于毒蛇的种类，抗蛇毒血清可能是马或羊血清提取的Fab片段。惠氏实验室，曾是西半球颊窝毒蛇的多价抗蛇毒血清的生产商，目前已停止生产该种抗蛇毒血清。但现在许多动物园和医院仍然保存有该种抗蛇毒血清，直到它可以被绵羊提取的Fab抗蛇毒血清（FabAV）取代为止。这种抗蛇毒血清源自于美国常见的四种颊窝毒蛇，而对于墨西哥、中美洲、南美洲的颊窝毒蛇咬伤的疗效尚未研究。以前的惠氏抗蛇毒血清源自美国的两个毒蛇种属，即墨西哥和中美洲的一个种属及南美洲的一个种属，因此它对世界上大多数的颊窝毒蛇中毒都有效。针对外来蛇毒及东部珊瑚蛇的抗毒血清均提取自马血清。在注射马血清提取的抗蛇毒血清前通常先进行皮肤试验，但由于测试结果不太准确；其次，正常马血清皮试也可能诱发过敏反应；更何况如果是重度中毒患者，即使皮试结果阳性也不能停止抗毒素治疗，因此马血清皮试并不作为医学常规推荐。

用量和注意事项

1. 由于注射抗蛇毒血清可能出现过敏反应，必要的急救药品（如氧气、气道支持、肾上腺素和其他血管活性药物）必须处于备用状态。任何注射抗蛇毒血清的患者都应建立两条静脉通路。如果发生过敏反应，关闭抗蛇毒血清的通路，另一条通路用于急救复苏。如果无禁忌，在注射抗毒血清前皮下注射1∶1000肾上腺素0.3mg可以预防马血清提取的抗蛇毒血清导致的过敏反应。

2. 准备好初始剂量的抗蛇毒血清（见表59-3）。身材越小的患者，所需初始剂量相对越大。如按体重比例，一个被毒蛇咬伤的儿童通常会吸收更多的毒素，因此需要更多的抗蛇毒血清。由于儿童抵抗力弱，可稀释毒液的体液量也少，他们可能需要两倍的成人抗蛇毒血清剂量。儿童总的液体需要量较少，因此给予的抗蛇毒血清浓度应更高。所有抗蛇毒血清应静脉使用。

3. 怀孕不是抗蛇毒血清治疗的禁忌证。

4. 不推荐在咬伤伤口处及其周围使用抗蛇毒血清。

5. 根据患者临床表现决定是否给予追加剂量。在给予初始剂量后应对患者进行密切监测，根据患者局部和全身症状以及实验室检查结果情况，决定是否给予蛇毒血清追加剂量。如果症状进展，可每隔1～2小时注入1～5支抗蛇毒血清。大多数药房不会存有大量的抗蛇毒血清，因此在治疗严重咬伤患者时需通知药房。

6. 即使有过敏史或出现过敏症状，对于重度中毒患者应将抗蛇毒血清和肾上腺素稀释后治疗。

目前在美国治疗颊窝毒蛇中毒，更多使用FabAV多价抗蛇毒血清而不是马血清产品。这种抗蛇毒血清是采用美国常见四种毒蛇毒素免疫的羊抗原结合片段（antigen-binding fragments，Fabs），可以有效减少使用马血清抗毒血清产生的过敏反应。CroFab已被证实与惠氏抗蛇毒血清一样有效，但过敏反应更少。由于分子量较小的Fab片段可由肾迅速清除，为防止凝血功能障碍复发需追加剂量。毒素的持续作用时间可能比抗蛇毒血清的有效治疗时间更持久。初步研究发现了一种新的高亲和力、混合单特异性的羊Fab抗蛇毒血清很有前途，此产品已证实对人类轻至中度颊窝毒蛇中毒有较好的疗效[36-39]，但对南美或亚洲颊窝毒蛇以及铜头蛇的疗效尚待证实。通过对马血清提取的抗毒素进行纯化处理，分离出其活性片段，可使注射马血清抗毒素更为安全。在未来的十年，全世界对毒蛇咬伤的治疗方法可能发生巨大的变化。动物实验发现，植物疗法和其他非抗毒血清药物治疗对毒蛇咬伤也是有效的，有些医疗中心仅采用对症支持治疗也成功治愈了毒蛇咬伤[40-47]。

对于蝮蛇科和眼镜蛇科咬伤的诊断，特别是在澳大利亚、亚洲和非洲地区，用酶联免疫吸附试验进行诊断分析，更能确定对可疑毒蛇的种类。正在日本奄美群岛上尝试对某种特定的蛇进行主动免疫，类似于针对水母和膜翅类昆虫中毒的方法。

珊瑚蛇和外来的蛇

所有被东部珊瑚蛇（Micrurus fulvius）咬伤的患者应接受抗蛇毒血清治疗（也可是惠氏公司产品），即使是在中毒症状出现以前。因为这类蛇毒起效迅速，一旦出现症状，即使注射抗蛇毒血清，也可能为时已晚。推荐剂量是300～500ml生理盐水中加入3～5支抗毒血清[42]，并根据患者临床反应进行调整。对亚利桑那（索诺兰）珊瑚蛇蛇毒目前尚无抗毒血清，幸运的是此类蛇危险性较低，对这类毒蛇咬伤主要是支持治疗。

治疗外来蛇咬伤有三个方面的问题：即使是专家，正确识别外来蛇的种属也非易事；特异的抗蛇毒血清不易获得；即使得到了抗蛇毒血清，说明书上标注的成分和使用剂量可能不是英语文字。许多动物园里能提供他们那里毒蛇的抗毒血清，这可能是外来毒蛇抗毒血清的最佳来源途径。一些毒蛇收养者也保留有他们所收养蛇种的特异性抗蛇毒血清。通过亚利桑那州毒物中心（602-626-6016）的抗毒血清索引，可以帮助提供外来抗蛇毒血清渠道，或提供获取更多的抗颊窝毒蛇血清。类似于珊瑚蛇，外来蛇咬伤后早期中毒症状不明显，在出现神经系统症状前应给予抗蛇毒血清治疗。

伤口护理

伤口应消毒和固定。抬高患肢平行或高于心脏水平可以减轻疼痛。如果是颊窝毒蛇咬伤一个肢体，应在肿胀伤口的近心端使用弹力绷带，但不应阻碍动脉血流。如咬伤超过30分钟则不宜使用弹力绷带。有些专家曾建议切除咬伤创面，但这种方法已不再推荐。类似任何其他穿刺伤，应注射破伤风抗毒素。对一般毒蛇咬伤使用广谱抗生素通常无效。如果长时间延迟治疗或有继发感染的迹象，可以使用氨苄西林-克拉维酸。必要时给予止痛药以减轻疼痛[11]。应仔细检查伤口，若留有毒牙滞留应立即拔出。

病人住院后应该进行前面提到的一些实验室检查，并每隔4小时查血小板、纤维蛋白原、凝血酶原时间及尿液分析来观察肌红蛋白和血红蛋白情况。应输注血制品，包括红细胞和新鲜冰冻血浆，必要时输注其他凝血因子。通常情况下，输注血制品最好在开始抗蛇毒血清治疗后，否则可能无效。每天进行全面的实验室检查。没有恶心或腹痛的清醒患者可给予进食流质。局部伤口应每天用肥皂和清水清洗以及无菌敷料包扎。如需清创或植皮请外科会诊。除非筋膜室压力高于30mmHg，或出现筋膜室综合征的表现，一般不做筋膜切开术。清创最好在咬伤3日之后凝血功能纠正的情况下进行。不必要对咬伤伤口进行外科探查，因为这可能是有害的。颊窝毒蛇咬伤引起的大片皮肤坏死需进行植皮。在中毒急性期过后有必要尽早进行物理疗法[6,10,11,30]。

血清病

大多数注射10瓶以上马血清提取的抗毒血清患者，以及15%接受FabAV治疗的患者会发生血清病，发生时间可长至1周后。可使用苯海拉明联合西咪替丁治疗，严重病例进行递减量的激素治疗。血清病是毒蛇咬伤后使用激素的唯一指征[43-45]。

其他中毒

吉拉毒蜥和墨西哥串珠蜥蜴咬伤后的紧急救治类似于颊窝毒蛇咬伤。目前没有明确的治疗方法，也没有抗毒素。针对这类中毒的急诊科治疗主要包括局部伤口处理，注射破伤风抗毒素，使用抗生素和止痛药以及支持治疗[17]。

黄腹海蛇毒液中毒可导致严重的肌肉坏死、大量肌红蛋白释放和神经系统症状。虽然可以从澳大利亚获得多价抗蛇毒血清，但只要维持足够尿量，碱化尿液以及进行全面的支持治疗通常也是有效的[10,35]。

处置

在临床检查后没有明确蛇咬伤的中毒表现，并且怀疑是无毒蛇或是颊窝毒蛇时，可对患者观察6～8小时。对于某些毒蛇咬伤，中毒症状可能会延迟至8小时。如果蛇咬伤后8小时没有出现任何症状，可让患者出院。这些患者应给予破伤风免疫和伤口处理，并在 24～48 小时内密切随访。告知患者如有任何中毒症状应立即就诊。

若仅有局部疼痛及轻微水肿，并且怀疑是无毒蛇或是颊窝毒蛇时，应在急诊室对患者密切观察 12 小时。而后如果疼痛和肿胀减轻，没有出现全身症状，处理方式与无中毒患者相同。任何中度或重度中毒的患者应收入重症监护室，并在抗蛇毒血清治疗过程中密切监测。根据咬伤的严重程度，必要时使用血制品、血管活性药物和进行有创监测。

被珊瑚蛇、莫哈韦响尾蛇或外来蛇咬伤的任何患者都有严重的神经系统损伤风险，但在最初的数小时内症状可不明显。因此，这类患者应收治入院，最好是监护病房，以便密切监测。应准备好呼吸机，Swan-Ganz 导管和血液净化设备。早期症状一出现即应给予适当的抗蛇毒血清治疗。一些临床经验丰富的医生会等到症状进展时才使用抗蛇毒血清。

毒性节肢动物

节肢动物是拥有可分段的身躯及相连附器的一类动物。已知动物约 80% 属于节肢动物门。节肢动物最早出现于 6 亿年前古生代时期的寒武纪。现存的节肢动物门可分为 12 纲。其中昆虫纲与蛛形纲因拥有大量对人类有害的种属而成为研究热点。许多种属拥有毒液腺以及输送毒液以获取食物的器官。另有一些种属，大多数为膜翅目，为了自身防御而形成了毒液输送系统[18]。

节肢动物的毒素较蛇类更具有致死性。它们生存于住宅内、沙漠、树林和湖泊中。大多数节肢动物在 4 月至 10 月期间较为活跃，但仍有一些可在冬季活动。同时，由于它们可以一天 24 小时活动，许多还可以飞行，因而分布范围极其广阔。人类与节肢动物的频繁接触导致每年有近百万例中毒事件发生。多数死亡是由于受害者的自身药理反应而非毒液的直接毒性作用。被蜜蜂叮咬后可出现较轻微的疼痛以及局部水肿，严重者可发生过敏反应甚至死亡。

节肢动物输送毒液有三种方式：蜇伤、叮咬和通过细孔或鞭毛分泌毒液。一些节肢动物可同时拥有两套系统，一种用于进攻，另一种用于防御。总之，存在于动物口侧的毒液系统通常用于进攻或获取食物，而位于尾侧的则用于防御。任何有毒节肢动物都不会将人类作为掠食对象，因此它们对人类的叮咬只是出于防御、偶然性或反射性。本文讨论中忽略了一些节肢动物，因为它们与人类接触不密切或毒性不强[21,48,49]。

膜翅目

膜翅目是节肢动物门中常见的一目，包含有蜜蜂、黄蜂、大黄蜂、小黄蜂和蚁类。其中大多是常见昆虫，它们的防御系统更倾向于保护群体而非个人。尽管这一目的多数昆虫都以蜇针来防御，也有一些可同时通过叮咬进行防御。

蜜蜂及黄蜂的毒液输送系统类似。雌性蜜蜂的产卵管从腹部凸出，像皮下注射针，通过刺入以输送毒液。蜜蜂带刺的器官非常凸出，蜇人的时候针从蜜蜂体内脱离，蜜蜂因失去内脏而导致死亡[50]。

黄蜂带刺的器官不凸出，因此蜇人的时候并不损害其自身及其蜇针器官。毒液由一个或两个管状腺体产生并排至存储器官。存储器官通过导管与蜇针相连。毒液由多种物质组成，其成分因昆虫种类而异。与蛇毒类似，毒液主要成分为蛋白质，也有多肽、氨基酸、碳水化合物、脂质和其他小分子物质。最常见的酶类包括磷脂酶 A 和透明质酸酶。另一些种属以多肽为主，占到干重的 50%。而毒液中最具毒性的成分通常为小分子物质，如缓激肽、乙酰胆碱、多巴胺、组胺及 5-羟色胺。在蜜蜂、黄蜂毒液中的其他抗原成分可以引起人类的超敏反应或过敏反应[21,51-53]。

临床特征

被蜜蜂与黄蜂蜇伤之后的症状体征差异取决于中毒的程度、类型、蜇伤部位，以及伤者的自身特性。蜜蜂及黄蜂毒素导致严重损伤抑或过敏反应，取决于蜇伤的次数、虫种类、受伤者的体形大小、既往身体状况，以及被蜇伤的解剖部位，如蜇伤舌或咽喉可迅速导致气道阻塞。与其他膜翅目昆虫相比，蜜蜂毒素可引起大量组胺释放，因此更具威胁。蜇人之后，某些种类蜜蜂的产卵管从腹部脱离同时能释放外激素和异乙酸戊酯。这种外激素可吸引其他蜜蜂来蜇伤受害者，从而导致多处蜇伤。

膜翅目各种属间抗原的重叠性不大，因此受害者被蜇伤之后的反应各不相同。对蜜蜂过敏的患者被黄色胡蜂蜇伤时不会产生全身反应，若将黄色胡蜂误认为蜜蜂，则会误认为患者不再对蜜蜂过敏[54-56]。

被蜇伤后最一致的表现为蜇伤部位的疼痛，后出现局部红肿及瘙痒。敏感的患者可能出现肿胀、荨麻疹、咳嗽、气喘、昏迷甚至呼吸骤停。一些体大毒性较强的胡蜂可导致肌肉坏死及肾损伤。多数严重的反应在蜇伤后 30 分钟内出现，并可持续 2～3 天。迟发型过敏反应可在蜇伤后 7～10 天发生。

蜜蜂杀手

这是1956年从非洲输入巴西的一种极具攻击性的特殊蜜蜂种属，引起了卫生组织官员的重视，它们会主动攻击人类和牛，并能使其死亡。这类蜜蜂通过与当地种属竞争而生存下来，保留了攻击性。这类攻击性节肢动物的毒素对年幼和年长的患者以及有基础疾病的患者最具威胁[57]。"蜜蜂杀手"在墨西哥北部群居，并引入美国南部那些平均气温至少为60°F的地区，包括加利福尼亚、亚利桑那和德克萨斯[58-59]。这一类蜜蜂的特点并非毒性更强，而是更具攻击性。

火蚁

火蚁是另一种不受欢迎的输入美国的生物。这种昆虫属于膜翅目蚁科，对人类有害。火蚁的一些种属源自北美，而另一些为输入性。其中 Solenopsis invicta 为19世纪30年代从巴西输入至阿拉巴马的一种火蚁，是导致95%临床事件的元凶。现在可在9个南部州内发现这种蚁类，并且有取代当地种属及扩展新地区的趋势。唯一限制火蚁迁徙的原因是冬季的严寒。这种蚁类个体很小，呈浅红棕色至深棕色，其毒素99%为生物碱，余下1%具有免疫原性，可使个体对毒素过敏，这在动物界是独一无二的。毒素作用包括溶血、使细胞膜去极化、激活选择性补体通道以及广泛组织破坏。这种蚁类通过其颌部紧咬受害者，同时用其产卵管蜇伤受害者，通常在24小时内产生无菌性脓疱，其他症状还包括局部烧灼感、红肿及瘙痒。若蜇伤多处或蜇伤体质过敏患者，则可发生荨麻疹、血管性水肿、呼吸困难、恶心呕吐、气喘、眩晕甚至呼吸骤停，大约10%受害者可发生一定程度的超敏反应[60-62]。

治疗

家庭治疗

膜翅目毒素中毒是否需要急救，取决于对蜇伤的反应程度。单纯蜇伤，用毛巾包裹冰袋置于蜇伤部位可缓解疼痛及肿胀。若出现过敏反应，首先需进行基础生命支持直至获得进一步的医疗救助。对膜翅目毒素过敏者应备有紧急处理昆虫叮咬的急救箱，包括一条止血带，1:1000稀释的肾上腺素和抗组胺药物。应保证这个急救箱处备用状态，并且患者及其家属应懂得如何处理严重过敏反应。

急诊治疗

对膜翅目毒素无特效解毒药。治疗包括局部伤口处理及全身支持治疗。应采集既往任何一次对蜜蜂叮咬的过敏史，花粉症、气喘或药物反应等病史，应注意蜇伤的部位和次数，以及蜇伤部位周围情况。仅有单个部位蜇伤及发生局部反应的患者，应检查蜇伤部位以找寻毒素器官。可用手术刀片沿着皮肤边缘刮擦去除毒素器官，或从皮肤表面直接提起而不应挤压毒素囊。用毛巾包裹冰袋置于蜇伤部位，同时给患者口服抗组胺药物（如50mg苯海拉明）。对患者进行监测，若未出现进一步的反应可出院，但需告知如出现气喘、呼吸困难、荨麻疹、眩晕和/或吞咽困难应立即就诊。

出现严重荨麻疹、呼吸困难或低血压的成人患者应给予1:1000的肾上腺素0.3ml肌注，50mg苯海拉明及50mg雷尼替丁静推。有严重高血压、脑血管疾病或心脏疾病的患者给予肾上腺素时应谨慎，需注意到潜在的副反应。儿童患者应按0.01ml/kg剂量给予1:1000的肾上腺素肌注，同时给予苯海拉明按1mg/kg静推。必须严密观察患者生命体征，观察有无呼吸问题，及时对症处理。1小时后除了蜇伤部位周围瘙痒以外，其余症状均可消失。使用肾上腺素治疗的患者都应监测24小时，防止过敏反应复发。应向患者交代72小时之内都有复发的可能性，即使患者的症状轻微，仍应进行宣教。单个蜇伤引起过敏反应的患者应给予昆虫叮咬急救箱，并告知如何使用，并建议他们进一步咨询过敏反应专家。

气喘发作可应用气雾剂吸入 β_2 受体激动剂，必要时重复使用，同时开放第二条静脉通路。严密监测这类患者，并给予激素、50mg苯海拉明以及50mg雷尼替丁静推，任何出现严重的过敏反应患者都应收入院。若出现威胁生命的情况，如低血压、呼吸骤停、心脏骤停等，应给予0.1mg肾上腺素，至少稀释至1:10000浓度，缓慢静推。除了在一些极端反应情况下，肌注途径可普遍适用。

对火蚁叮咬产生的过敏反应的处理相同。皮肤病灶处应用肥皂和清水清洗保持干净。立即使用冰袋以缓解烧灼感及疼痛。不推荐预防性使用抗生素。

对昆虫叮咬过敏的患者中，如果皮肤试验阳性，60%患者将来还会发生过敏反应。这类患者应对特异致敏原进行脱敏治疗。目前有针对包括火蚁在内的大多数膜翅目昆虫的纯化毒素[63]。出现全身过敏反应而急诊就诊的患者建议行皮肤试验和脱敏治疗。应予这些患者昆虫叮咬急救箱，指导其使用方法，并告知尽量远离膜翅目昆虫活动较多的地方[54-56,64]。

蜘蛛与蝎子

蛛形纲涵盖了数量巨大的已知毒性种属，约有

34 000种毒性蜘蛛以及1 400种毒性蝎子。几乎所有已知种属均具有毒性,但大多对人类无害。在美国,由于大多数种属不拥有足够穿透人类皮肤的尖牙或蛰针,因此只有约50种可致病。而人类所害怕的蜘蛛及蝎子包含在内。蜱也属于蛛形纲,人类对其不太畏惧,但其发病率较高,因为它们能传播如洛杉矶斑疹热和莱姆病这类感染性疾病。一些蜘蛛叮咬由于症状不明显,或通常在受害者睡眠中发生,所以诊断常被忽视,也有一些非蜘蛛叮咬病例却被误诊为蜘蛛叮咬。目前为止尚没有诊断蜘蛛叮咬的金标准。

黑寡妇蜘蛛

黑寡妇蜘蛛,*Latrodectus mactans*,是世界公认的毒蛛。美国国内存在一些与之相近的种属,其中包括在亚利桑那及西部常见的*Latrodectus hesperus*。这类种属叮咬后的诊断及治疗类似。

除了阿拉斯加之外的全美及加拿大南部地区都可以发现黑寡妇蜘蛛。雌性个体大约为雄性个体的两倍,尽管都有毒性,但只有雌性个体才能伤及人类。它全身呈亮黑色,偶尔带有红色条纹,且在其腹部可见亮红色标记,这个标记可呈沙漏状或仅表现为两点。虽然腹部标记形状各异,但相关毒蛛种属间外形及毒性基本相似。其头部至腹部的长度约0.5英寸,包括腿在内,全长约有1.5英寸。通常可于保护性区域发现,如岩石下或木柴堆中,以及库房或马厩中。雌性个体只有在保护其卵时才表现出攻击性。

黑寡妇的毒性器官为蛰肢,是位于头部的第一附属器,它能控制进入猎物体内毒素的量。其毒素成分复杂,包含蛋白及非蛋白物质。

蜘蛛通常释放毒素使其猎物麻痹并将其溶解以利于消化。毒素可能由类似于蛇唾液腺的消化腺进化而来。对人类最具毒性的是一种神经毒素,可通过离子通道开放而使神经细胞膜不稳定,消耗突触前神经末梢的乙酰胆碱,并且提高神经肌肉接头的自发性微终板电位频率。

临床特征 黑寡妇叮咬后的典型症状是起初有针刺感,接着出现局部红肿。仔细检查可发现两处较小的咬痕。如果受害者正在工作中,有时叮咬会感觉不到。15分钟到1小时后,叮咬部位开始出现隐隐的痉挛痛,并逐渐播及全身。通常上肢被叮咬后疼痛集中在胸部,而下肢被叮咬后集中于腹部。腹部可呈板样腹,会有剧烈的痉挛性疼痛。腹部体征可类似于胰腺炎、消化性溃疡或急性阑尾炎,而压痛通常不明显。孕妇可能出现早产、急产。伴随症状包括眩晕、烦躁不安、上睑下垂、恶心呕吐、头痛、瘙痒、呼吸困难、结膜炎、颜面水肿、出汗、乏力、言语困难、焦虑及肌肉痉挛性疼痛。患者通常伴有高血压,有时伴脑脊液压力升高,心电图改变类似洋地黄作用[18,21,66]。

成人的症状体征在几小时后开始缓解,通常在2~3天内消失,但儿童遭黑寡妇叮咬可能致死[67]。与蛇毒相似,黑寡妇毒素在儿童体内的分布容积明显低于成人。引起成人数小时疼痛的剂量,却可能导致小儿心功能完全失代偿以及呼吸骤停。既往有高血压、脑血管疾病或心血管疾病的成人患者发生并发症的机会更大。症状通常会持续8~12小时后缓解,而在严重病例中肌肉痉挛可持续数日。

治疗 黑寡妇叮咬后应将冰袋置于叮咬部位以缓解疼痛,并将患者转送至能胜任治疗的医院。如有可能,救治者应采集致伤物种样本,因为有毒物种与无害种类外表极为相似。患者应在密切监护下送至医院,必要时进行基本生命支持。叮咬在颈部或口腔者,可因肌肉痉挛引起气道阻塞。急诊处理前应了解被叮咬时周围环境情况、蜘蛛的外形、既往主要病史、所用药物和既往对昆虫叮咬、马或马血清的过敏史。

应仔细查找伤口处有无咬痕,并用肥皂和清水清洗。和其他针刺伤相同,需进行破伤风免疫。患者应观察约6小时,若症状未加重,蜘蛛亦未确认为黑寡妇,即可出院,但应告知如有症状加重立即就诊。

中度中毒症状的患者,以及孕妇、儿童和既往有心血管疾病、高血压的患者,应收治入院,建立静脉通路,进行全血细胞、电解质、血尿素氮、肌酐、凝血功能、尿液及心电图检查。如果舒张压超过120mmHg,可使用硝普钠治疗。

对症治疗通常包括控制肌肉痉挛,这是叮咬引起的最常见症状。地西泮或其他苯二氮䓬类药物静脉使用可有效缓解肌肉痉挛。口服或静脉使用丹曲林钠可起到肌松作用,对于*Latrodectus*属毒素有效。胃肠外途径应用镇痛药物足以控制疼痛。由于这些药物都可能引起呼吸情况的进一步恶化,因此使用时必须严密监测。有中度以上中毒症状的患者应立即收入院并进行监测直至症状减退,通常观察1天即可。孕妇需行胎儿监护,其中症状严重者应入ICU心电监护。

毒蛛抗毒素治疗 总体来说,儿童、孕妇及年长患者应给予由马血清中提取的毒蛛抗毒素。临床应用应根据患者年龄和具体情况进行调整。对于那些表现为癫痫、呼吸衰竭或难以控制的高血压的重度中毒患者,以及孕妇、对其他治疗无反应的患者,应立即注射抗毒素。抗毒素的剂量通常用一支稀释至50ml生理盐水中静脉推注,至少15分钟。在注射抗毒素之前应警惕过敏反应的发生,在注射马血清抗毒素前皮下注射单剂量1:1 000肾上腺素可有效预防过敏反应。这类抗毒素对其他毒蛛属中毒通常也有效[66]。

棕色隐士蛛

19世纪50年代，在美国中南部发现一些由棕色隐士蛛引起的死亡病例，引起了医疗界的关注。这类蛛的许多种属都对人类有害，在美国发现至少有5种。这类蜘蛛包括腿在内，有1英寸长，颜色为褐色至深棕色。最易于区分的标记是头胸部小提琴形状的暗区。仔细检查可发现棕色隐士蛛有三对眼睛而非四对[18,69]。

这类蜘蛛，正如其名，并不具攻击性，通常可在岩石下、灌木中发现，偶尔存于阁楼和衣柜中。通常集中分布于美国中南部，尤其是密苏里州、堪萨斯州、阿肯色州、路易斯安那州、德克萨斯州东部和俄克拉荷马州，此外其他一些大城市也有发现报道。

毒素器官与其他蜘蛛包括黑寡妇相似，目前尚未能完全检测出其毒素成分，但鞘磷脂酶D是一种主要成分。溶血酶可引起组织破坏，左旋去甲肾上腺素样物质可导致严重的血管收缩。全身症状类似过敏现象，但因个体对毒素的免疫反应不同而表现各异[70,71]。

临床特征 棕色隐士蛛叮咬后会出现局部和全身症状。起初，与其他蛛类叮咬后症状相似，包括坏疽性脓皮病、疖、病毒和真菌感染及异物反应。患者可在叮咬部位出现烧灼样疼痛，也有部分患者未注意到被叮咬。疼痛在3～4小时内逐渐发展，在叮咬部位周围可因血管收缩出现白色区域，中央出现水疱，水疱周围出现红斑环，这一时期类似"牛眼征"。几小时到几天后水疱变深、坏死，并沿重力方向缓慢播散，累及皮肤和皮下脂肪。最常见类似棕色隐士蛛或其他坏死性蛛叮咬后临床表现的是皮肤耐甲氧西林金葡菌（MRSA）感染。

全身症状包括发热、寒战、皮疹、瘀斑、恶心呕吐和全身乏力不适。重度中毒通常可出现溶血、血小板减少、休克、黄疸、肾衰竭、出血和肺水肿。在儿童中死亡率高，通常由严重的血管内溶血引起[71,72]。

治疗 对于棕色隐士蛛叮咬后的急救处理很简单。可能的话现场采集毒蛛样本，并将患者送往医疗机构。由于病变在几天内不断进展，因此局部处理往往不是很有效，医生必须鉴别是否存在全身性中毒表现。提供被叮咬时周围的环境、叮咬时间和任何既往过敏史、用药史或疾病史有利于诊治。尽可能采集标本并识别之，需要的话也可请当地环境专家来协助鉴别。若全身中毒症状加重，应在非叮咬肢体侧建立静脉通路，并进行全血细胞、电解质、血尿素氮、肌酐、凝血功能及尿液检测。叮咬后几天出现组织损伤而来就诊的患者应立刻进行伤口部位组织培养以除外MRSA感染，并用肥皂和清水冲洗，进行破伤风免疫。应密切监测生命体征及尿量。切除病灶并不能帮助愈合，有时可能对伤口愈合不利[73]。病灶可导致广泛瘢痕形成、感染和坏死。叮咬在脂肪分布多的部位，如大腿和臀部，可导致更广泛的坏死。

应用氨苯砜50～200mg/d可能对预防毒素的局部作用有效[74]。在叮咬后48小时内使用可抑制病灶发展。然而对葡萄糖-6-磷酸脱氢酶（G6-PD）缺乏的患者使用氨苯砜可致高铁血红蛋白血症和溶血。动物实验表明高压氧亦可使病灶减小[75-77]。尽管病程中感染并不常见，如有必要可应用镇痛药及抗生素。有全身中毒表现的患者都应住院并密切监护，每日检查血常规、尿常规，并监测每日尿量。若出现急性肾衰竭应进行透析。同时请外科会诊评估伤口情况。

巴西圣保罗的*Butantan*研究所可提供针对棕色隐士蛛毒素的抗毒素，而美国没有。目前正在研究针对棕色隐士蛛毒素的兔血清抗毒素，但尚未上市[78]。

其他蜘蛛

还有一些美国并不常见的其他类有毒蜘蛛。其中一些个体大，且具有相当大的攻击性，多数为故意或通过货船无意中迁徙而来。包括狼蛛、游动蜘蛛、漏斗网蜘蛛、白蛛和蟹蛛等。这些种属可导致与棕色隐士蛛类似的中毒表现，其中一些可产生神经毒素。

针对其中一些种属（如巴西栉蛛属及澳大利亚澳毒蜘蛛属）已生产了抗毒素，但只能在这类种属广泛存在的地区使用[79]。急诊治疗包括对症和支持治疗。有*Tegenaria*叮咬爆发事件的报道。这类种属是游荡的、攻击性的住宅蜘蛛，从欧洲输入西北太平洋，个小色棕，腹部有人字形纹。与棕色隐士蛛引起的损伤相似，但全身症状还包括头痛和乏力，主要对症支持治疗[69]。

狼蛛在美国是广受欢迎的宠物，当地的种属通常是无毒性的，其特殊之处在于腹部毛发可随意丢弃，植入人类皮肤或眼睛中。这些体毛会引起过敏反应、严重结膜炎，必须由眼科医生在裂隙灯下取出。最近由泰国输入的钴蓝色狼蛛，*Haplopelma lividum*，具有很强的攻击性及毒性。

蝎子

蝎子属于最古老的类似于甲壳类的陆生节肢动物，分布于全世界，美国西南部存在一些特定种属，其中只有亚利桑那的刺尾蝎属（*Centruroides exilicauda*）非常危险。蝎子是夜行捕食动物，白天多待在岩石、原木、地板下和缝隙中。刺尾蝎属，又称为树皮

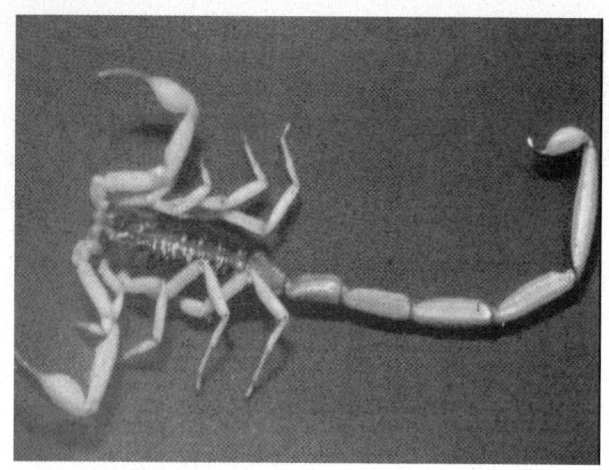

图 59-4 亚利桑那树皮蝎。

蝎，常在树上或树的附近发现（图 59-4）。

蝎子有一条尾巴样的结构其实是其腹部的最后六节段。最后一节称尾节，含有两个毒腺和蛰针。蝎子毒性根据种属不同而有差异。总体来说，毒性较小的以产生局部反应为主，而毒性较大的全身反应较重。毒素中含几种蛋白，能导致溶血、局部组织损伤和出血。其中有一种毒素（*C. exilicauda*）为神经毒性，通过激活钠通道导致轴突的反复触发[18]。

临床特征 毒素会导致叮咬部位的急剧疼痛。依种属不同，可伴或不伴局部红肿。*C. exilicauda* 毒素可使叮咬部位对触觉高度敏感，伴局部麻木和无力，叮咬部位叩击时疼痛程度加重可辅助诊断。接着会产生全身症状，如焦虑、烦躁、肌痉挛、恶心、呕吐、多涎、出汗、鼻部及喉部瘙痒、高热、视力模糊、肌阵挛、高血压、偏瘫、晕厥、心律失常和呼吸骤停。依据种类不同，可发生不同的全身并发症。钳蝎属叮咬后可导致80%患者发生胰腺炎。症状常在24小时内波动，甚至最初30分钟即可发生呼吸衰竭。类似其他毒素，儿童反应往往更重，为此制定了一份评分系统来指导树皮蝎叮咬的治疗。

治疗 急救措施包括在叮咬部位放置冰袋并将患者转至医院。应注意叮咬时周围环境和既往病史。如无法采集样本，应对蝎子外形进行描述，因为对外行来说区分蝎子的种类是困难的。在亚利桑那州发生的刺尾蝎属叮咬时，亚利桑那州立大学抗毒素实验室中可提供针对 *C. exilicauda* 的羊血清抗毒素（FDA 未批准）[80]。在应用抗毒素之前应请专科会诊。对儿童的抗毒素治疗正在评估中。麻醉镇痛药及巴比妥类药有报道可加重毒性作用，应避免使用。

重度中毒时应使用抗毒素。对患者观察24小时，儿童患者应收入病房并严密监测。对肌阵挛及肌痉挛患者可静脉使用地西泮或其他苯二氮䓬类药物。既往对儿童患者曾大剂量使用苯巴比妥，目前认为其风险大于益处，并可致死。阿托品可用于治疗多涎及心动过缓。硝普钠及哌唑嗪用于控制高血压。对儿童患者必要时可进行辅助通气[81]。

其他节肢动物

蜱有时是人类疾病的病原携带者。一些雌性蜱分泌的毒素可导致人类和动物发生进展性上行性麻痹。毒素精确的机制及结构仍然未知。在美国多见的两种类型为巨头蜱（安氏革蜱）和变异革蜱（犬蜱）。蜱叮咬后通常无痛，但患者逐渐出现行走困难、无力、迟缓性瘫痪、言语模糊和视力障碍。患者多为儿童，多有户外活动史。治疗上，应在麻痹进展之前将蜱剔除，任何出现进展性麻痹的患者都应仔细体格检查，尤其检查头部及背部是否有蜱的存在。

一些甲虫、马陆和毛虫可分泌刺激性物质从而导致严重的灼烧痛、麻木、脓疱性接触性皮炎、水肿、恶心、呕吐和头痛。口咽部暴露可致黏膜水肿[82]。迄今尚未有死亡病例报道。治疗包括使用肥皂和清水冲洗患处，并且将尖刺及毛发剔除。可通过胶带、胶水或面膜去除尖刺。局部使用冰袋、小苏打及水贴可能有益。必要时可使用镇痛药物，重度中毒应进行支持治疗。

蜈蚣叮咬后可发生红斑及水肿。治疗包括局部清洗及使用镇痛药物。吸血猎蝽可导致局部及全身严重的过敏反应，需依据反应的严重程度选用抗组胺药物及支持治疗。其他一些节肢动物可因患者敏感性的差异，导致皮肤局部反应甚至全身严重过敏反应。这些患者可局部应用含激素乳剂、抗组胺药及对症支持治疗[83]。

有毒海洋生物

流行病学

约2 000种海洋生物可产生毒素或对人类具有毒性，其中一些可导致严重疾病甚至死亡。估计每年约有40 000～50 000例海洋生物中毒事件发生。近年来，由于潜水、冲浪及其他水中运动的盛行，此类中毒事件的发生率明显上升。这类生物通常不具备攻击性，有些甚至完全不动。大多数有毒海洋生物伤人事件是出于防卫或觅食需求。多数有毒海洋生物生活在美国加利福尼亚沿岸、墨西哥海湾和南大西洋海岸。这些生物范围极广，从海绵到硬骨鱼都含在内，能产生已知的最复杂及毒性最强的毒素[20]。

毒素的排出

总体来说，有毒海洋生物根据其毒素排出机制主要可分为三大类：咬、刺丝囊和蜇伤。

咬

这类物种包括一些头足类动物，常见为章鱼。尽管有媒体报道过可将受害者挤压致死的巨大章鱼，但最危险的章鱼通常很少超过20cm。有一些被蓝色环纹章鱼（Hapalochlaena maculosus）咬后致死的病例报道。大多数受害者都是由于打扰了这些平时无攻击性的生物而被咬了上肢。章鱼有一对改良的消化腺可分泌毒素至伤口[21]。毒素包含一种潜在的血管扩张剂和一种类似河豚毒素的神经肌肉传导抑制剂。目前并没有解毒药物，主要是支持治疗，包括最重要的呼吸支持治疗[86-88]。

刺丝囊

第二种机制是在腔肠动物（腔肠动物门）中发现的刺丝囊。此类动物包括葡萄牙僧帽水母、海蜇、火珊瑚、蜇人的水螅、海黄蜂、刺水母和海葵。其中大多数生物是固着的，也有一些自由漂浮。由于其数量巨大，海洋生物中毒多由这一类引起[18]。

已知的刺丝囊有很多种，但最基本的机制是毒腺能在机械或化学刺激下突然翻转，并释放一种结构能穿透猎物并将毒素经连接管传输到猎物体内。在动物触须上找到的刺丝囊可达成百上千种。某些巨大的种属，触须可长达100英尺。即使动物已经死亡或触须已与动物体分离，刺丝囊仍可发挥作用，这些刺细胞可在死亡动物体内存活数周。通常并不是所有刺丝囊对初次接触即排放毒素，但会在尝试救援或治疗的过程中释放毒素。某些海洋种属已逐渐进化，通过摄入刺丝囊来防卫。

毒性 刺丝囊毒液中包含了多种多肽、磷脂酶A、蛋白水解酶、溶血酶、季胺类化合物、血清素和其他毒素成分。腔肠动物毒液具有抗原性，可诱发过敏反应。中毒程度与多种因素有关。其一，与释放的刺丝囊数量直接相关；其二，不同种属毒性各不相同，受害者或医生不可能从伤口外表来判断种属。临床症状可表现为单纯刺痛乃至呼吸麻痹、心血管衰竭甚至死亡。因此，应根据临床表现进行诊断。其三，受害者对毒素的自体药理学反应各不相同，微小的中毒可能转变为致死性的过敏反应。临床医生必须熟知特殊地区的常见种属[89]。

尽管全世界都有致命的或潜在致命的水母中毒事件，毒性最强的种属主要生活在澳大利亚海岸及印度太平洋区域。毒性最强的腔肠动物可能是箱形水母（Chironex fleckeri），即人们所熟知的海黄蜂。它比著名的大白鲨更具危险，这类小动物每年能引起澳大利亚海岸多起死亡事件发生[90]。由于几分钟内即可出现心脏骤停，早期复苏对预后有益。治疗上主张静脉使用维拉帕米和箱形水母抗毒素[91-92]。

另一种北澳大利亚水母 Carukia barnesi 也可产生破坏性毒素引起 Irukandji 综合征，导致儿茶酚胺大量释放、高血压危象和死亡[93]。

在美国南海岸线发现了僧帽水母（Physalia physalis）。其实它并不是真正的水母，而是水螅类群体，但通常可见于有关水母的文献中。毒性作用一般局限于局部疼痛和感觉异常，但有时也可导致全身症状如恶心、头痛、寒战甚至心血管衰竭和死亡[94-95]。

其他毒素毒性作用都较小，其危险主要在于被刺后溺水或者对毒素产生过敏反应。症状通常为皮肤被刺部位烧灼感以及局部红斑。因种属差异及刺丝囊数量不同，有时症状可以进展，包括恶心、呕吐、胸痛、肌痉挛、呼吸困难、腹泻、咳嗽、惊厥、血管性水肿和呼吸骤停。初始的疼痛和红斑可持续数小时至2～3天，取决于治疗的不同。

多种珊瑚尤其火珊瑚也可引起相似的中毒表现，损伤机制为刺丝囊毒素和伤口污染。动物蛋白和伤口钙质残留引起感染和慢性炎症。

蜇伤

一些海洋生物的蜇伤，通常由一种特殊的附属器穿透受伤者皮肤而后传递毒素引起。常见有海胆、芋螺、刚毛虫、海蛇、棘冠星鱼、黄貂鱼、蝎子鱼、鲈鱼、鲶鱼、石鱼、鲭带鱼和斑马鱼。美国常见的海洋生物损伤事件多由海胆、芋螺、鲶鱼、蝎子鱼和黄貂鱼引起[96]。

海胆

海胆与海星、海参一同属于棘皮动物科。它们通过毒素覆盖的尖刺引起损伤和中毒。这些尖刺可断裂使钙质碎片进入伤口，引起继发感染。症状通常包括严重的局部烧灼感、疼痛和脱色，在某些患者中也可引起全身症状。中毒程度通常与尖刺数量以及所遇动物种属有关。

芋螺

芋螺比海胆更具毒性，生活在印度洋太平洋区域的某些种属可导致死亡事件发生。其毒素附属器是一种管状腺体，在可回缩的吻突处与牙齿相连。所有报道的中毒事件均在患者抓住芋螺时发生。毒素包含多种蛋白、糖蛋白复合物和3-吲哚基衍生物，作用于骨骼肌引起不同程度麻痹和迟缓性瘫痪[97]。根据各种属不同，症状可伴或不伴疼痛。许多毒素可引起复视、言语模糊、麻木、虚弱、瘫痪和呼吸骤停，症状可持续数分钟至数日。目前无特效抗毒素药物。

黄貂鱼

黄貂鱼属于鲨鱼科。是一种具有长鞭样尾巴的宽大比目鱼，可通过倒刺的尾部引起一处或多处蛰伤。大小可从几英寸至数英尺长，通常蛰伤程度与个体大小相关。鞘内包裹蛰针及毒腺。它们常将自身埋在浅水区的沙土中，因此容易被人不经意地踏上。其鞘及蛰针通常折断后残留在伤处，患者会立即感到患处剧烈疼痛。全身症状包括流涎、恶心、呕吐、腹泻、晕厥、肌痉挛、肌束震颤、窒息、心律失常和惊厥。毒素的确切成分未知，可检测到含有酶类、蛋白质、血清素和胆碱能等物质，引起严重症状的成分尚未分离出。异物残留亦可导致感染而影响愈合。

硬骨鱼

硬骨鱼通过鳍上的尖刺引起损伤。尖刺与毒腺被包裹在鞘中，尖刺上的凹槽是毒素传递的通道。通常由于不慎踏上浅水中的鱼或渔民抓鱼时发生损伤。毒素由多种类型蛋白组成，其中多数对热不稳定。根据毒素附属器不同分为三种：斑马鱼、蝎子鱼和石鱼。斑马鱼包括水族馆中常见的菖鲉。蝎子鱼蛰伤后数分钟内可产生疼痛并播及整个肢体[98]。石鱼毒素可致危及生命的全身疾病，但早期注射合适的抗毒素可预防心脏、呼吸系统症状的出现[21,99]。海水及淡水鲶鱼通过其背部及胸部尖刺引起中毒[100]。

治疗

多数毒素可在现场中和，因此多数死亡可以避免。最重要的一个步骤是及时将患者从水中救出，因为轻微毒素中毒后引起的溺水比严重中毒导致更多起死亡事件发生。应询问患者被蛰伤时的环境、变态反应及全身症状。如果发生严重的过敏反应，应先处理过敏反应后处理伤口，伤口处理根据不同类型的毒素附属器而定。急诊处理包括消毒、清创以及预防性使用破伤风免疫。若病情需要或伤口处有可疑异物残留，应预防性使用抗生素，如环丙沙星。某些种属可使用特异性抗毒素，如箱形水母和石鱼。

咬伤处理应首先进行基础生命支持措施，伤口处理包括消毒、清创和冲洗。应注意观察患者全身症状体征尤其是心脏、呼吸系统表现。

刺丝囊

首先应移除刺丝囊避免其释放，应戴手套或用镊子取出触须。剩余的刺丝囊可用醋浇注伤口区域以固定。灭活不同种类刺丝囊，方法亦有所不同，小苏打和酒精有时也有效。不可使用淡水，因为淡水可刺激刺丝囊进一步释放毒素[101]。其他方法包括用剃须膏或小苏打悬液涂抹后刮去残留异物，感染区域需彻底清创消毒。热水浸泡可缓解疼痛。通常腔肠动物中毒高发区的救生站有急救的必须物品。除了很轻微的中毒外，一般建议应用药物（如镇痛药、抗组胺药和激素）对症治疗。经过及时适当治疗后迟发型皮肤反应仍然会持续一段时间[102,103]。

鱼

尽可能取出尖刺或蛰针，并行相应区域X线检查，因为许多尖刺和鞘在X线下会显影。海胆尖刺通常断裂在伤口内，它们很脆，因此没有适当的工具取出十分困难。黄貂鱼蛰针应该用镊子取出，这些蛰针有鞘包裹可穿透体腔，若穿透体腔则需外科手术。骨鱼鱼刺很少滞留伤处，如有也应用镊子取出。所有伤口都必须彻底冲洗。多数毒素不耐热，使用110°F热水浸没伤口30～90分钟可缓解疼痛[98]。

对于不明或不熟悉的生物中毒应注意观察患者的症状体征变化。出院时应嘱咐患者，若出现疼痛加重、麻木、呼吸困难以及有感染征象时立即就医。

重要概念

- 蛇毒表现为神经毒性和血液毒性，但通常由种属决定某一项毒性占优势。
- 颊窝毒蛇抗毒素用量依中毒程度而定，分0（轻微中毒或无中毒表现）～Ⅳ级（严重中毒）。
- 颊窝毒蛇在头两侧的眼与鼻孔中间有特征性的凹纹。
- 节肢动物比毒蛇引起更多中毒死亡发生，常由于过敏反应导致。
- 刺丝囊（水母）蛰伤应立即用醋浇注伤口中和，鱼类蛰伤应用热水浸泡伤口。
- 蜘蛛咬伤若没有识别出相应蜘蛛是很难诊断的。

本章参考文献请参见 http://pumpress.bjmu.edu.cn/eduservice/3419.html

第60章 热灼伤

Adam J.Singer, Breena R.Taira, Christopher C.Lee, and Harry S.Soroff

黄君龄 马杰飞 孟婧 译　姚晨玲 校

前言

皮肤灼伤的原因包括接触热、电流、辐射和化学物质。不论何种能量来源的灼伤导致的结果都是蛋白质变性。灼伤后，损伤持续程度取决于所受的总热量或总温度、暴露持续时间，以及决定热传导性的燃烧组织内在结构[1-3]。低于44℃的温度，一般来说长时间接触也不会引起灼伤。当温度升高，发生灼伤所需的接触持续时间呈指数级下降，因为超过生理温度时，展开的蛋白质分子比例显著增高[4]。当温度大于60℃时，大多数组织的蛋白质发生变性。脂质双层结构和膜结合三磷酸腺苷结构是最容易发生热变性的蛋白质结构，而质膜的热变性可能是组织坏死最主要的原因[4]。

儿童和老人因为其皮肤比成年人薄而更容易发生深度灼伤。因为血流可以散热，因而皮肤的血供也影响灼伤的易感性。真皮内的表皮附属物（如皮脂腺和毛囊）也帮助散热和降低灼伤程度。

灼伤的流行病学

根据美国灼伤协会统计，每年有50万灼伤患者在医疗机构治疗[5]。其中包括4 000例死亡患者，大多数发生在住宅火灾中。每年4万例住院患者中超过60%收入专业灼伤中心。其中大部分发生于被火/火焰灼伤（46%）、烫伤（32%）、接触热的物体（8%）、电灼伤（4%）、或化学剂灼伤（3%）。超过1/3的入院病人（38%）灼伤面积超过总体表面积（TBSA）的10%，其中约10%超过TBSA的30%。多数的住院患者有严重灼伤，包括如脸部、手和脚等一些身体重要部位的灼伤。灼伤患者的总生存率在1995—2005年间约为94.4%。

据国家卫生统计中心的数据显示，在1996—2000年间，灼伤的总就诊人数呈下降趋势，但在2000年到2005年这一减少趋势没有进一步延续[6]。到急诊科（ED）就诊的半数病人，年龄在19~44岁之间。最常见的影响身体功能的部位是上肢（41%），下肢（26%），头颈部（17%）。大部分灼伤患者是皮肤部分灼伤，只有少于5%的患者是全层灼伤。

灼伤病理生理学

传统上，灼伤皮肤被分为三个同心带[7]。最中心的区域是灼伤后立即形成的不可逆的凝固性坏死区。围绕这个核心区域的是一个真皮微循环减少的缺血带，如果血流灌注无法及时得到改善，这个区域就有发生继发性坏死的风险。目前研究热点集中在缺血带上，因为它能直接被逆转或预防向发生坏死方向的发展。第三层也即最外层是充血带，它的特点是血流灌注即刻得到增加。皮肤本身的再生能力高度取决于损伤程度[8]。损伤表皮的再生起源于两个主要来源。受损的相邻表皮的基底层细胞增生，可以使得灼伤表皮再生；然而只局限于伤口边缘1cm以内的距离。大面积的灼伤，其修复再生的表皮细胞主要来源于真皮附属器：毛囊和皮脂腺。更严重的表皮附属物灼伤，则增加形成瘢痕愈合的可能性。

皮肤灼伤导致一系列复杂的血液学级联反应的激活，包括凝血和补体系统[9]，并可使如白细胞和单核细胞等炎症细胞在损伤部位的局部激活和募集反应。为使炎症细胞更容易通过循环系统穿过血管到达损伤部位，已知的如β_2结合蛋白（包括CD11b和CD18）等糖类蛋白在中性粒细胞表面表达，从而使白细胞可黏附于内皮细胞上。动物模型研究表明，给予拮抗 CD18 的单克隆抗体可减少灼伤损伤的范围和更快的愈合[10]。细胞间黏附分子-1 也在内皮细胞表面表达，它和白细胞上的整合素相连，使白细胞黏附于血管壁。

一旦损伤部位的炎症细胞被激活，它们会释放大量炎性介质和细胞因子，如细胞毒性反应氧和氮，结果导致细胞膜脂质过氧化，细胞膜完整性破坏[11-12]。损伤区域血管内逐步累积的白细胞、红细胞和血小板，导致微血栓形成，又进一步减少局部血流灌注。反复的缺血和再灌注的循环导致更多的活性氧形成，进一步恶化了灼伤的损伤程度[13]。前列腺素、组胺和缓激肽，可增加血管通透性，使血管内液体转移到组织间隙，导致继发的低灌注形成[11-14]。

损伤后释放的细胞因子［如肿瘤坏死因子 α（TNF-α），白介素-1（IL-1），内毒素］激活核因子-κB（NF-κB）[15]，诱导一氧化氮合成酶的形成，产生一氧化氮这个重要的活性氮[16]。活性氧导致 DNA、蛋白质和脂质的破坏。而细胞膜脂质过氧化损伤了细胞膜，最终导致细胞死亡[16]。活性氮（如一氧化氮）同样抑制 T 细胞活性，因而参与了大面积灼伤的免疫抑制过程。

由于热暴露而导致异常变性的蛋白积聚，引起应激反应从而使热休克蛋白的表达增加[18]。这些蛋白质在蛋白质配对、转运和修复中扮演一个重要角色。而热休克蛋白产生的诱导是由应激反应中激活的被称作热休克因子的转录因子完成的。热休克蛋白反过来减少诸如 TFN-α、IL-1、IL-6 等能增加灼伤程度的促炎细胞因子的产生。

感染、代谢紊乱和其他因素可以导致非全层皮肤灼伤进展为深度灼伤[11]。缺乏足够的液体复苏和血流灌注不足均可促使灼伤伤口加深[19]。大面积灼伤患者，由细胞因子介导的抗感染能力受损[20]。尤其值得注意的是，IL-12 已被证实能抑制免疫功能。异常的补体活化是大面积灼伤患者易感染的另一个因素。

吸入性损伤的病理生理学

热蒸汽[21]和更常见的不完全燃烧产物如醛、硫和氮的氧化物能直接导致气道损伤[22]。普通家具燃烧释放的其他有毒物质有聚氯乙烯、盐酸和一氧化氮[23]。上呼吸道阻塞多发生在灼伤最初的几个小时，一般由于化学物质过敏。1/3 的吸入性灼伤患者，咽部和喉部的快速进展性水肿导致上呼吸道阻塞[24]。

上、下呼吸道病理改变是继发于气道出血和受损支气管黏膜的去上皮化，包括气道内进展性的坏死内膜脱落和伪膜形成，它们部分或完全阻塞气道。这些脱落物由坏死的上皮细胞、黏液、细胞碎片、纤维蛋白渗出物、多形核白细胞和细菌团块组成[25]。此外，严重的肺实质充血水肿和炎性浸润，能释放更多的炎性介质和活性氧，进一步导致支气管痉挛、组织炎症和破坏。支气管黏膜纤毛功能的损坏，降低了清除支气管过多黏液和分泌物的功能。血管外肺水和肺部淋巴回流的增加导致肺顺应性的显著降低[26]。吸入性损伤也可导致肺表面活性物质失活，引起部分肺不张，肺通气血流失调和肺分流，导致进展性的低氧血症，以及最终表现为急性呼吸窘迫综合征[27]。

灼伤的分类和诊断

灼伤可以通过灼伤的机制、深度、程度、相关损伤和并发症分类。确定灼伤深度很关键，因为合适的治疗取决于损伤深度的确定（表 60-1）。目前灼伤的分类系统有几百年历史，最早由法国外科医生 Ambroise Paré 描述提出。Ⅰ度灼伤局限于表皮，表现为红斑和疼痛。它们通常在数天到 1 周内愈合。Ⅱ度灼伤或部分全层灼伤，灼伤超过表皮进入真皮层，根据真皮损伤的深度分为浅Ⅱ度（部分全层）灼伤和深Ⅱ度（部分全层）灼伤。浅Ⅱ度灼伤指灼伤延伸至浅乳头状真皮，皮肤形成红斑、水泡、表面潮湿（彩图 60-1）、伤口苍白、紧绷、疼痛。深Ⅱ度灼伤

表 60-1　灼伤深度分级

	外表形状	外表	感觉	治愈时间
Ⅰ度灼伤	粉红或者红色	干燥	疼痛	数天
浅Ⅱ度灼伤	粉红，大水泡	潮湿	疼痛	14～21 天
深Ⅱ度灼伤	粉红，出血性水泡，红色	潮湿	疼痛	数周，或者进展为Ⅲ度灼伤并且需要植皮
Ⅲ度灼伤	白色，褐色	干燥，似皮革	无感觉	需要切除痂皮
Ⅳ度灼伤	褐色，焦炭样	干燥	无感觉	需要切除痂皮

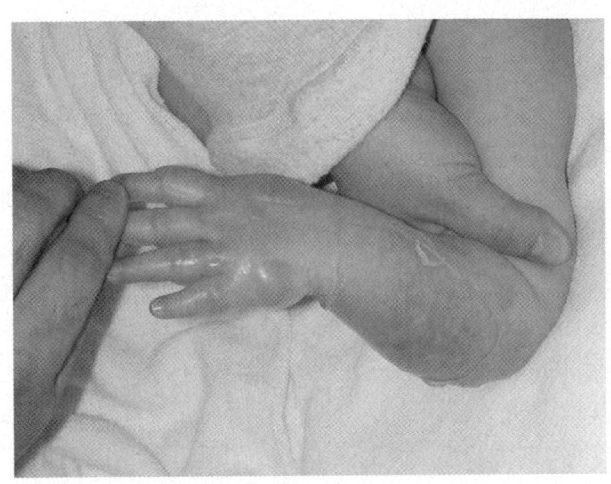

彩图 60-1　浅Ⅱ度灼伤。

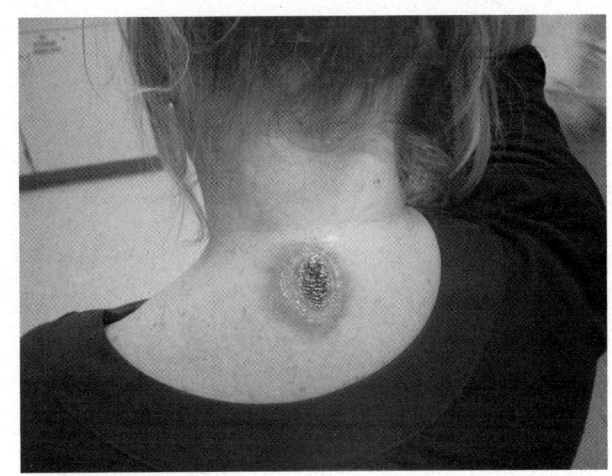

彩图 60-3　Ⅲ度灼伤。

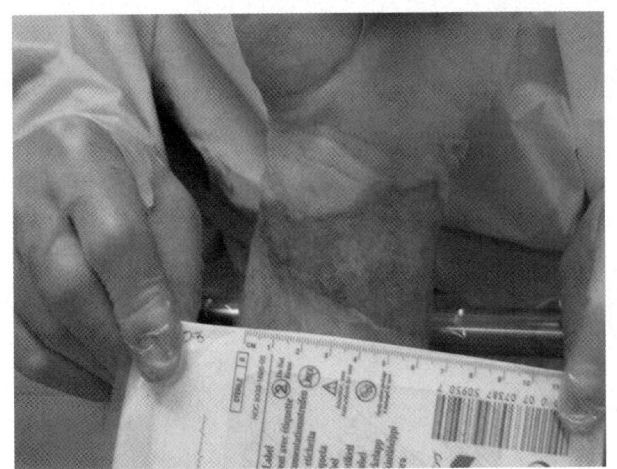

彩图 60-2　深Ⅱ度灼伤。

从表皮延伸入深的（网状）真皮层，它们显示出白色夹杂一些红斑的色泽，相对于浅Ⅱ度，深Ⅱ度白色和潮湿皮肤更少（彩图 60-2）。区分浅Ⅱ度和深Ⅱ度灼伤非常重要，因为深Ⅱ度灼伤经常在 2～3 周内不能愈合，导致严重的瘢痕形成和挛缩，尤其是在儿童灼伤。深Ⅱ度在 21 天内不能愈合者常常需要手术切除和皮肤移植来减少瘢痕。深Ⅱ度灼伤在灼伤后也容易发展成为Ⅲ度灼伤。Ⅲ度灼伤延伸至表皮和整个真皮层，而被称为"全层"灼伤。它们表现为僵硬的白色或棕色外观，干的或是烧焦的外观（彩图 60-3）。它们由于神经破坏而没有疼痛感。最后，Ⅳ度灼伤延伸通过皮肤，皮下脂肪及其下的肌肉和骨骼。Ⅳ度灼伤是僵硬的、烧焦的，有明显的栓塞血管。大部分灼伤深度不均匀，有深度程度不同的损伤区域。

临床上灼伤深度的估计的常常是不准确的[28]。尤其是区分可以自行愈合的浅Ⅱ度灼伤和需要切除皮肤的深Ⅱ度灼伤[29-30]。存在许多工具帮助确定灼伤深度（如激光多普勒和核磁共振成像），然而通常在急诊室情况下未普遍开展[31]。临床检查仍然是最常用的诊断手段。连续的评估是必要的，用来区分浅度和深度灼伤，因为灼伤是动态变化的，最初的评估会经常持续进展。

必须评估灼伤的程度或表面积。初次检查中评估灼伤面积占总体表面积（TBSA）的百分比总是不准确的[32-34]。临床公式和图表通常用来更精确地估计灼伤占 TBSA 的比例。仔细的评估是关键，因为它决定了补液量，高估灼伤程度可以导致不合理的补液量[35-36]。此外，推荐的标准灼伤病房依赖于灼伤表面积的评估。一般来说，只有Ⅱ度和Ⅲ度灼伤才涉及评估灼伤面积占 TBSA 的百分比。一个计算小面积或分散区域灼伤体表面积有用的公式是，灼伤患者手掌和手指大约相当于 TBSA 的 1%[37]。大面积灼伤，使用"九分法公式"。这个公式说明了一个成年患者总体表面积百分比的分配如下：前面和后面的躯干面积各占 18%，每个下肢面积各占 18%，头部面积占 9%，每个上肢面积各占 9%，会阴部面积占 1%。Lund-Browder 图是一种有用的估算儿童灼伤的工具（图 60-4）。九分法公式不能适用于儿童灼伤面积的估算，因为和成年人相比，儿童的头部更大而肢体比例更小[38]。

最后，灼伤可以通过灼伤面积占总体表面积的计算，灼伤深度占全层皮肤的百分比，特点区域如脸、手、脚或会阴损伤，分为轻度、中度、重度灼伤（表 60-2）。此外，要考虑到吸入性损伤、高压电灼伤及伴随骨折、高龄、合并其他疾病等情况。

到急诊科前的灼伤处理

在到达急诊科前，灼伤患者的管理目标就是在一个最好的可能条件下来转运患者到达医院。首先我们要做的是终止燃烧过程从而保护患者免受进一步伤

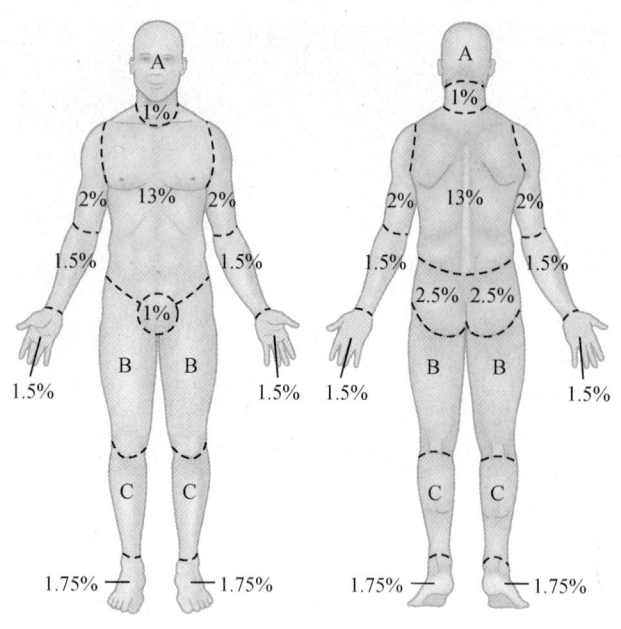

图 60-4 Lund-Browder 图表。

要器官血流灌注良好。如果有可疑吸入性损伤或一氧化碳中毒患者，应给予患者非呼吸机面罩，吸入 100% 氧气治疗。如果有伴随创伤的可能，尤其在合并颈椎损伤时，应该考虑和预防性处理脊柱损伤。对那些广泛灼伤（灼伤面积大于 20% TBSA）的患者进行院前静脉输液是有益的，需要尽快建立静脉通路。无论何时，只要可能就尽快启用未灼伤皮肤的静脉通路。乳酸林格液（LR）可减小静脉内输注生理盐水引起的高氯性酸中毒的风险。第一小时内需要输注的 LR 的量由 Parkland 公式计算，即将估计的 II 度和 III 度灼伤面积占总体表面积的百分比乘以公斤体重，再除以 4。院前措施也包括使用阿片类药物和硫酸吗啡，可反复静脉推注 2～4mg 来适当镇静。

灼伤患者需覆盖一件干净的衣物，用自来水冷却或用商用冰毯冷却[39-40]来帮助减少疼痛。应该小心避免发生体温过低，尤其当环境温度较低时。灼伤患者院前的局部抗微生物制剂一般是不使用的，因为它对患者的转运几乎是无益的，而到达医院后局部覆盖物也要弃去。

害。如果衣物在燃烧，用水浇灭火焰或者用一条毛毯扑灭火焰，然后轻轻地脱掉相关的衣物。如果是化学性损伤引起的，立即用大量的自来水稀释化学试剂，然后快速地脱掉有关的衣物，这些都是必须做的。同时帮助患者离开这些暴露因素也可以有保护作用。灼伤过程中止后，要优先评估气道通气功能、心脏状况，以及损伤部位周边的血流灌注情况。如果患者气道受损，应行气管插管。如果患者可唤醒且定向力正常，未灼伤区域皮肤温暖干燥，可以认为他或她的重

灼伤的急诊处理部门

严重的灼伤患者属于急诊室最危重的患者之一。灼伤疼痛剧烈，集中于灼伤部位。然而，所有灼伤患者处理方式必须首先是集中在系统化的 ABC 上。某些合并创伤的患者以及合并疾病的患者应该被识别出，并予以及时治疗。

气道管理

灼伤患者的上呼吸道管理极富挑战性。暴露在过热蒸汽和有毒气体中，上呼吸道数分钟内就快速进展至水肿[21]。如果怀疑有上气道损害，可以使用光导纤维喉镜检查。光导喉镜/气管镜引导下气管插管是

表 60-2 灼伤严重程度的分类

	轻度	中度	重度
儿童	<5% TBSA	5%～10% TBSA	>10% TBSA
成人	<10% TBSA	10%～20% TBSA	>20% TBSA
老年人	<5% TBSA	5%～10% TBSA	>10% TBSA
全部	<2% 全层厚度	2%～5% 全层厚度，高压电、吸入性损伤，全周损伤，共患疾病	>5% 全层厚度，高压电、脸部、眼、耳、生殖器或关节的明显灼伤，合并明显的创伤
处理	门诊治疗	入院治疗	灼伤监护室

TBSA，总体表面积。

个有用的技术，如果失败，行环甲软骨气管切开术或环甲膜细针穿刺可能是必要的。置入气管内插管后，需要用一些设备固定插管[41]。颈周灼伤时，僵硬的焦痂会压迫气道（同样会压迫颈部的主要血管），颈部两侧均需行焦痂切除术。

中重度灼伤的一般措施

所有中重度灼伤，和那些怀疑有吸入性损伤的患者，需要提供湿化的氧气使氧饱和度维持在92%以上。对于重度灼伤的患者，最好是在未损伤的肢体建立至少2条外周静脉导管置管通路。如果不能取得外周静脉通路，需要建立中心静脉通路。严重灼伤患者需要留置导尿来监测尿量，评估横纹肌溶解和肌红蛋白尿，留置胃管可以预防胃扩张，患者还必须持续监测心率，血氧饱和度和血压。

吸入性损伤的识别

吸入烟雾性损伤影响了5%～35%的住院灼伤患者[42]。随着液体复苏的改进，吸入性损伤成为灼伤患者致病率和致死率的两方面原因之一[43]。灼伤患者合并吸入性损伤使死亡率增加了20%，若合并肺炎则死亡率增加60%[44]。

传统上，诊断吸入性损伤依靠于临床表现，如面部灼伤、烧焦的鼻子、碳质痰，以及在一个封闭灼伤的病史。然而，这些结果敏感性和特异性不高[45]。同样在急诊室，除非是严重灼伤、哮喘、捻发音、低氧血症、早期胸片异常等情况，可能有也可能没有表现。

急诊室内诊断吸入性损伤的最佳方法是通过气道内直接可视的纤维喉镜（插管前）和气管镜（插管后）[46]。镜检发现包括烟尘、碳化、黏膜炎症、水肿或坏死均提示吸入性损伤[46]。支气管镜检查能有效识别气道损伤，却不能排除肺实质损伤。诊断肺实质损伤最好采用氙通风系统扫描[47]。它能显示出小气道阻塞区域继发的肺泡冲洗气体的下降。然而，氙通气扫描在急诊科是极其少见的。

一氧化碳水平可以通过一氧化碳-血氧仪检测血清一氧化碳浓度。在一些密闭环境中灼伤的患者，伴随体内较高的一氧化碳以及乳酸盐水平，也应当高度怀疑氰化物（一种常见的塑料燃烧产物）中毒。

吸入性损伤的处理

决定何时需要实施机械通气非常关键。除了保护

表60-3 灼伤患者气管插管以及机械通气的适应证

上呼吸道阻塞
肺部分泌物排出无力
低氧血症（尽管吸100%氧气）
患者反应迟钝
过高或过低呼吸频率提示呼吸肌疲劳
肺部换气不足（$PaCO_2 > 50$ mmHg，pH 小于 7.2）

PCO_2，动脉血氧二氧化碳分压。

表60-4 推荐的初始呼吸参数设置

潮气量	6～8ml/kg
呼吸频率	8～12 次/分　成人
	12～45 次/分　儿童
最高压力	<35cmH$_2$O
吸气呼气比	(1:1)～(1:3)
流量	40～100L/min
呼气末正压	8cmH$_2$O

上呼吸道，还有一些其他气管插管和机械通气的适应证（表60-3）。通过一个较细小且灵活的纤维支气管镜进行肺泡灌洗，可以帮助清除稠厚的分泌物而清洁肺组织[45]。

机械通气有许多类型，各有其优缺点。急诊室大多数患者气管插管需要强镇静药，用或不用麻醉药，因此辅助通气模式，即通气周期是自主的，频率是预先设定的最合适的。机械通气的目标应该包括达到可接受的氧饱和度（92%）并限制气道平台压小于35cmH$_2$O，从而尽量降低气压伤的发生[47]。这可能允许二氧化碳压力水平（PCO_2）上升到35～55mmHg（允许高碳酸血症），只要在pH保持7.25以上。一项最近的随机对比临床试验表明低潮气量（6ml/kg理想体重）通气可以减少死亡率[48]。因此，潮气量应该设置在6～8ml/kg理想体重，只有在氧合不足时才考虑用大潮气量。呼气末正压的使用也是为了改善氧合。为减少高浓度氧造成的肺损伤，应该用能维持氧饱和度的最低的氧浓度。表60-4显示了一个初始的通气模式设置。高频叩击通气（HFPV）可以在最小气道压力条件下获得足够的氧合。这种高频、时间切换、压力限制的低潮气量通气模式理，可以减少气压伤的发生率[49-50]。

吸入性损伤患者可能会发生支气管痉挛，因而有哮鸣音的患者应该给予支气管扩张剂。支气管扩张剂可能会改善纤毛功能。频繁的气道吸痰和胸部物理治疗，也

有助于清除呼吸道分泌物。联合或者不联合肝素的 N-乙酰半胱氨酸雾化吸入，可以稀释黏稠痰液，有助黏液清除[51-52]。治疗一个吸入性损伤的患者，需要每隔 4 小时给予雾化，雾化液可能包括 5 000～10 000 单位的肝素和 3ml 的生理盐水，或 3～5ml 的 20% 的 N-乙酰半胱氨酸[45]。

循环和液体复苏

液体复苏是灼伤患者治疗的一个重要组成部分。第二次世界大战前，许多灼伤患者死于低血容量休克和肾衰竭。治疗灼伤患者液体复苏的第一份正式协议是在 1942 年波士顿的可可豆小树林夜总会火灾（Cocoanut Grove nightclub fire）后提出的[53]。从那以后提出了许多液体复苏方案。然而，Baxter 提出的 Parkland 公式仍是最常用的[54]。

灼伤导致补体系统活化，释放大量炎症介质如组胺、前列腺素、白三烯。这些炎性介质增加了局部和全身血管的通透性，导致血管内液体外渗和蛋白进入细胞间隙，从而减少有效循环液体和软组织水肿[55]。在最初的 3～5 小时内血浆蛋白样物质的渗漏，可以减少血管内胶体渗透压和增加间质内的胶体渗透压，进一步促进组织水肿形成[56]。严重灼伤时，一半的液体需要是由于液体外渗至非灼伤区域的组织间隙[57]。

小面积灼伤的患者（成年人灼伤面积小于 20% TBSA，儿童小于 10%～15% TBSA），可以只通过口服补液治疗成功[58]。大面积灼伤患者，需要静脉补液来恢复血容量和降低低容量休克的发生。胶体在液体复苏中的角色是治疗灼伤患者措施中争论已久的话题。因为灼伤发生后从毛细血管渗漏蛋白质会持续 12～24 小时，在最初的液体复苏中不应该给予胶体，除非灼伤程度非常深，这一点已取得共识[59]。最近一项回顾了包括 23 个实验，7 754 名患者的系统综述，提出并没有足够证据显示，胶体液较晶体液能减少创伤或灼伤，及其后手术患者的死亡率[60]。

1968 年，Baxter 报道在 50% TBSA 灼伤的狗的液体复苏中，最初 24 小时内给相当于狗自身体重的 24%～32% 的等渗乳酸林格液，可以纠正生理和代谢紊乱[61]。最佳方案是灼伤后最初 8 小时内先输入 1/2 的所需液体量。这个结果后来又在 11 例 30%～85% TBSA 灼伤的患者身上得以证实，显示所需乳酸林格液量为 3.5～4.5ml/kg/% TBSA。这些发现就是派克兰公式中称之为在最初 24 小时内用 LR 溶液 4ml/kg/% TBSA 容量复苏，且第一个 8 小时内用一半左右的液体复苏[62]。后来的研究表明，成人和儿童灼伤患者，在最初 24 小时内输入 3.7～4.3ml/kg/% TBSA 的液体复苏，可以被救治成功[63]。表 60-5 中描述了其他一些液体复苏的公式，Parkland 公式始终是最常用的。

表 60-5　灼伤复苏计算公式

计算公式	第一个 24 小时	第二个 24 小时
Parkland	LR 溶液 4ml/kg/% 灼伤面积，一半在第一个 8 小时内补完	20%～60% 血浆容量的胶体液；增加葡萄糖补液使成人尿量到 0.5～1.0ml/(kg·h) 和儿童尿量 1ml/(kg·h)
Parkland 修正公式	成人以 LR 溶液 4ml/kg/% 灼伤面积	5% 白蛋白胶体液输注，总计（0.3～1mL/kg/% 灼伤面积）/每 16 小时
Evans	晶体液总计 1ml/kg/% 灼伤面积，增加胶体液 1ml/kg/% 灼伤面积，加上 2 000ml 葡萄糖溶液	晶体液总计 0.5ml/kg/% 灼伤面积，加上胶体液 0.5ml/kg/% 灼伤面积，加上与第一个 24 小时等量的葡萄糖溶液
Brooke 公式	LR 溶液 1.5ml/kg/% 灼伤面积，加上胶体液 0.5ml/kg/% 灼伤面积，加上 2 000ml 葡萄糖溶液	LR 溶液 0.5ml/kg/% 灼伤面积，加上胶体液 0.25ml/kg/% 灼伤面积，加上与第一个 24 小时等量的葡萄糖溶液
Brooke 修正公式	成人 LR 溶液 2ml/kg/% 灼伤面积，儿童 3ml/kg/% 灼伤面积	胶体液 0.3～0.5ml/kg/% 灼伤面积，增加葡萄糖补液维持尿量
Monafo 公式	溶液中维持 250mEqNa，150mEq 乳酸盐，100mEqCl；总量调整使尿量适当	1/3 生理盐水溶液，并根据尿量滴定补液
Galveston 公式	LR 溶液 5 000ml/m² 灼伤 TBSA，外加 2 000ml/m² TBSA，在第一个 8 小时内补足 1/2	3 750ml/m² 灼伤 TBSA，外加 1 500ml/m² TBSA

LR，乳酸林格液；TBSA，总体表面积；NS，生理盐水。

液体复苏公式作为一般参考是非常重要的，实际操作必须根据组织器官的灌注量作为调整。因此，灼伤患者必须给予尽可能多的液体来维持器官灌注。器官灌注可以根据心率、血压、意识水平、尿量来估计，成人尿量至少 50ml/h，儿童尿量为 0.5~1ml/kg。某些特定的患者群需要给予额外的液体量，包括有合并吸入性损伤的患者，电灼伤的患者和复苏延迟的患者。与没有发生吸入性灼伤的相同灼伤面积的患者相比，伴吸入性灼伤患者额外需要超过 35%~65% 的液体复苏而不会发生肺水肿[64]。

一项研究表明，小面积灼伤患者病情往往倾向于被高估，结果给了过多的液体复苏，而大面积灼伤患者病情又往往被低估，导致补液不足[65]。这进一步强调了需要仔细监测尿量、组织弹性和补液量。

相反，对于过量补液即 "fluid creep" 可能导致的不良结果，也应提高关注[59]。在一项 72 例患者的研究中，过量补液和肺炎、败血症、成人呼吸窘迫综合征、多器官衰竭以及死亡等相关[66]。接受过量补液的患者可能发生腹腔间隔综合征的风险增加，导致急性肾衰竭。出现 "fluid creep" 相关因素包括缺乏频繁细心的临床观察，越来越多地使用阿片类药物（术语称为 "opioid creep"），以及以目标为导向的直接复苏。医生通常在患者尿量少、生命体征不稳定时喜欢增加补液，却在患者尿量足够时不习惯减少补液[67]。目标性治疗旨在达到超水平的心输出量、氧供量或/和氧耗量，以及正常的酸碱状态。相反，严重灼伤患者恢复正常生理和代谢状态通常需要至少 24~48 小时，过早的"推进"这些参数正常可能是不利的[59]。我们认为，应该避免过多的液体复苏，而且在水中毒和继发心力衰竭的患者中补液量应调整减少，尤其是在老年患者中。

与成年人相比，儿童总体表面积相对于体重更大，因此需要更多的补液。儿童患者的补液量更多基于体表面积，而不是体重。Galveston 公式用来计算给予的乳酸林格液量，最初 24 小时内给予 5 000ml/m² 灼伤 TBSA + 2 000ml/m² TBSA，其中一半液体在最初 8 小时内给予。体表面积用 Mosteller 公式估算 $\{[身高（cm）×体重（kg）]/3600\}^{1/2}$。婴儿补液中应加入 5% 葡萄糖，因为他们缺乏足够的碳水化合物储备。

局部灼伤护理

所有的灼伤的创面都被认为是污染伤口，需要用肥皂和水彻底清洗。明显的碎片和坏死组织可以被轻轻剥除。灼伤护理通常需要口服或静脉注射镇痛剂。患者需要给予破伤风类毒素（dT 或 aPdT 类毒素 0.5ml 肌肉注射），如果必要则给予破伤风免疫球蛋白。

创面的冷却

灼伤表面的冷却处理的益处已经被公认很多年。但是，目前最佳冷却剂、最适冷却时间、持续时间和冷却温度仍存在争议。经典的研究表明最佳冷却温度是在 10℃~25℃ 的范围内[68]，但大面积灼伤应用冰水降温会导致低体温和增加死亡率。Venter 等发现相对于不进行表面冷却，用 1℃~8℃ 的冰水降温，会导致更多的坏死发生，而用 12℃~18℃ 的自来水降温，坏死发生最少，愈合最快[40]。表面冷却即使发生在灼伤后 30 分钟才开始，仍然是有益的。自来水表面冷却减少疼痛，并可减少组织的坏死以及需要移植的皮肤面积[69-70]。如果冷却使患者感觉舒适，那它就应该持续使用到疼痛减轻为止。冰和冰水冷却会导致组织损伤加重，因而是禁忌使用的[40]。

灼伤患者水疱的处理

灼伤患者水疱的处理是一个颇具争议的话题。一些人认为坏死皮肤内的液体会导致一种闭合性感染，而另一些人认为完整的水疱创造一个湿润的伤口环境有利于伤口愈合。体外研究表面灼伤疱液有正负两种效应，临床研究显示完整的水疱愈合更快，更少发生感染[71、72]。一项猪的深Ⅱ度灼伤实验评估了当水疱保持完整时，可以加快创面愈合，减少感染和瘢痕形成[73]。然而没有更大型的临床实验来论证这个结果。当水疱已经破裂时，应该轻轻切除任何坏死表皮，同时使仍附着的表皮保持完整。

灼伤创面的敷料

灼伤创面的敷料是用来保护伤口、减少疼痛、吸收渗液以及最终减少蒸发的温度丧失[74]。文献不支持使用抗生素[75]。Ⅰ度灼伤的局部护理只需要选择性的表面麻醉、芦荟、和/或非甾体类抗炎药物（NSAIDs）[76-77]。Ⅱ度灼伤的一般处理措施有：①开放治疗法，包括局部的抗微生物治疗；②包扎治疗法，使用综合性的敷料包扎伤口。

开放性治疗法最适合用在污染的伴随大量渗出的大面积灼伤患者。局部抗生素治疗直到创面被完全再上皮化覆盖为止，以预防细菌克隆增殖。灼伤创面显示为珍珠白色覆盖，并且触感干燥时才是创面发生了再表皮化。用于灼伤患者敷料中的抗生素包括杆菌肽、新霉素、莫匹罗星、磺胺嘧啶银以及磺胺米隆[78]。抗生素应用后，可以用非黏附敷料覆盖创面。使用这种方法敷料必需每日更换，肥皂水清洁创面，随后重复应用抗生素和敷料覆盖创面。通常，磺胺银和磺胺米隆是治疗的主力。然而，仍有少见的副作用。磺胺类过敏的患者中不能使用磺胺嘧啶银，偶尔它也会引起可逆的骨髓抑制。研究表明，磺胺嘧啶银对人表皮细胞和成纤维细胞生长有不利的影响[80]。大面积灼伤患者中，应用醋酸磺胺米隆与代谢性酸中毒相关[81]。

第二种敷料包扎治疗方法，即部分皮层灼伤使用敷料包扎治疗。敷料为创面提供了一个湿润的环境，从而有助于创面愈合。一个潮湿的环境已经被证明能加强上皮细胞和血管增生，减少疼痛，原因可能由于不需要每日更换敷料[82]。该方法最适合于伴随少许渗出的浅Ⅱ度灼伤患者，由六种主要的材料构成：聚氨酯薄膜、胶体、藻酸盐、浸渍银敷料、水凝胶和复合材料（表60-6）。包含纳米银的产品开发出来后，重新提升了银对抗革兰阳性和阴性的病原体以及包括念珠菌等真菌的有效抗菌性质的研究。和离子银相比，纳米晶体银失活更慢，因此不需要频繁更换敷料和上药。纳米银已经用于许多持续应用的敷料上，被证明减轻疼痛效果更好，且因减少换药频次而具有更好的成本效益[83]。如Acticoat（Smith & Nephew, Hull, United Kingdom）和Aquacel Ag（Convatec, Skillman, NJ）都是这样的产品。

多项试验比较了在治疗部分全层皮肤灼伤患者中，磺胺嘧啶银敷料与新兴的包扎性敷料的效果。用水凝胶银治疗的灼伤患者，表皮增长更快、花费更少、住院时间更短[84-85]。同传统的磺胺嘧啶银相比，使用吸收胶体敷料［如DuoDerm（Convatec, Skillman, NJ）生产］也被证明愈合效果更好、疼痛更少。生物合成复合医用敷料如biobrane、Apligraft（Organogenesis, Inc., Canton, MA）、transcyte一般只限于灼伤专家使用。

大多数轻度灼伤患者，在急诊室中进行治疗，然后出院回家。如果灼伤创面局限，并且有水泡，则首诊医生在48小时内要对患者进行再次检查。但是如果灼伤创面广泛，或创面部位涉及面部或者手，或创面干燥、程度深，患者就应该当天接受外科治疗。

浅层皮肤灼伤患者回家后，应该遵照医生的指令包括用温和的肥皂和自来水清洗伤口，使用规定的外用药物和敷料（患者可以将医生开的敷料和外用药物的处方带回家）。如果使用合成的包扎性敷料，它就不应该被更换，除非医生随访患者时发现敷料湿和/或有恶臭。如果患者出现发热、创面内或周围肿胀疼痛，则应该立即回急诊室就诊。

如果是一个Ⅲ度灼伤的患者，则应该被转运至灼伤中心。转运途中最好在创面上简单覆盖凡士林纱布。不应该使用磺胺嘧啶银，因为它会使创面在被灼伤专家鉴定前改变创面外观。

焦痂切除术

焦痂切除术就是用手术刀或腐蚀切割焦痂，分解

表60-6 敷料分类

分类	举例	优点	缺点
可吸收的			
纱布，非黏附的	Telfa (Kendall, Mansfield, MA)	不吸附，便宜	需要每日更换
包扎性的			
胶体	Duoderm (Convatec, Skillman, NJ), Tegasorb (3M, St. Paul, MN)	吸收渗出，保护缓冲伤口	不透明，没有抗菌性
海藻酸钠	Seasorb (Coloplast, Holtedam, Denmark), Algiderm (Bard, Murray Hill, NJ)	吸收性好	频繁替换
银纳米晶	Acticoat, (Smith & Nephew, Largo, FL) Aquacel Ag (Convatec, Skillman, NJ)	抗菌作用，创造一个潮湿的环境，换药次数少	需要保持敷料湿润
水凝胶	Curagel (Kendall, Mansfield, MA), Flexigel (Smith & Nephew, Largo, FL) Nu-Gel (Johnson & Johnson, Arlington, TX)	给干燥的伤口补充水分	无吸收性
聚氨酯泡沫体	Tegaderm (3M, St. Paul, MN), Opsite (Smith & Nephew, Largo, FL)	透明，廉价	无吸收性

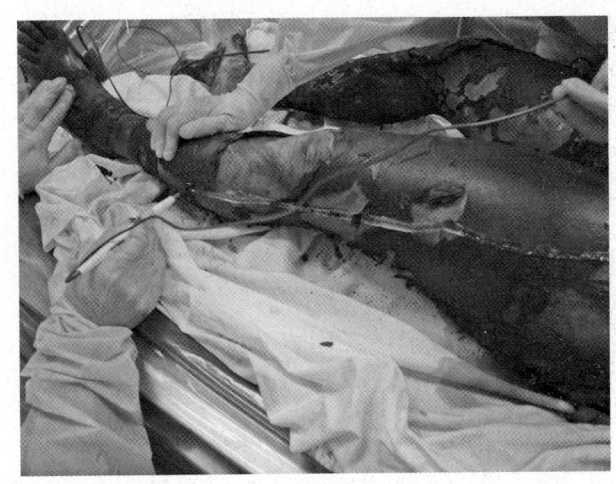

图 60-5 在下肢外侧施行焦痂切除术。

收缩粘连的组织。急诊科不常进行这个手术,它是可以保住肢体或挽救生命的操作。坏死皮肤僵硬,结痂,就像一个硬壳。大面积灼伤的患者需要严密监测,尤其是那些环型或延伸至胸部、颈部灼伤的患者,因为焦痂下面有水肿进行性发展的风险,会导致气道狭窄,最终中断动脉血供,逐渐增加胸部压力,削弱呼吸运动。疼痛、感觉丧失和延迟的毛细管回流可能是血供减少的早期症状。传统上,末端多普勒信号减少被认为是焦痂切除术的适应证,不过一项最近的研究表明,末端的脉氧小于 90%,无论是否伴随多普勒信号改变,都是焦痂切除术的适应证[86]。并且,当机械通气的灼伤患者气道峰压升高或机械通气难度增加时,就需要进行胸部的焦痂切除术。

焦痂切除术操作过程是纵行切开焦痂直达皮下脂肪(图 60-5)。要仔细操作,避免损伤血管和神经。一项关于转运至灼伤中心的患者的研究表明,经常发现焦痂切除术切口不够深,以至于不能解除气流的梗阻[87]。检查切口是否切得足够深非常重要,末端再次应用多普勒信号和脉搏血氧仪,确保这项操作后气道压力峰值会下降。腐蚀法切除焦痂可以被优先使用,因为可以减少出血。

疼痛的处理

灼伤属于最痛苦的损伤之一;[88]然而,很多在急诊科的患者并没有接受镇痛治疗[89]。不给予镇痛药不仅不人道,而且不充分的止痛处理会导致过度的炎症和应激反应。"wind up"现象、长期的慢性痛和延迟性创伤应激反应会导致持续加重的疼痛[90-92]。第二信使蛋白如 ε 型蛋白激酶 C(PKCε)、神经营养因子如神经生长因子的释放,可以介导启动灼伤后急性疼痛的发生,导致慢性疼痛的发展[93]。镇痛不足的原因可能由于创面或其他损伤经常剧烈变化的干扰,或担心镇痛不当会削弱通气功能。所有灼伤患者中,处理疼痛应该是首要关注的。

灼伤康复有三个阶段,每个阶段都有各自的特点和不同的疼痛类型,每个阶段都需要特定的评估工具和处理策略。这三个阶段包括急性复苏期、愈合期和康复期[88]。本章只着重在疼痛急性期的处理策略。

在灼伤急性期处理中,患者可能遭受三种类型的疼痛。基础性疼痛是直接来自损伤的潜在疼痛感。该疼痛的程度变化大,取决于患者焦虑的程度。这种疼痛通常被描述为持续的烧灼的感觉,或持续存在的跳痛,即使患者是不动的。简单地用干燥凉爽的敷料覆盖创面,就可以大幅度减轻基础性疼痛。突破性疼痛即患者突然感觉疼痛增强,通常发生在镇痛药随着时间而药效降低时。缩短镇痛药给药间隔可以缓解这种类型疼痛。操作性疼痛指患者灼伤创面被操作或清创时经受的疼痛。这种疼痛的性质通常严重但短暂。注射阿片类药物添加抗焦虑药可以有效缓解疼痛[94]。

缓解疼痛的非药物方法

创面冷水降温可以显著减轻疼痛。最佳的冷却温度是 10~25℃,近似自来水的温度[69,70,95]。冰或冰水冷却会增加灼伤损伤程度,应该避免使用[96]。灼伤发生后即刻进行冷却是最有效果的。然而,即使是灼伤发生 30 分钟内进行冷却还是有效的[40,69]。冷却灼伤创面可以通过流动的自来水下面冷却,或给予湿润的敷料。在到达医院之前也可以利用商用冷却毯冷却,这也是有效的[39]。用湿润的闭合性敷料覆盖创面也减轻疼痛[82]。这种效应极可能以敷料后覆盖空气和其他直接刺激物减少了对创面下的神经刺激来解释。

镇痛的药物治疗

硫酸吗啡和对乙酰氨基酚是灼伤患者最常用的镇痛药[97]。灼伤后轻度疼痛可以每 4~6 小时口服对乙酰氨基酚(成人 1g,儿童 15mg/kg),或每 6~8 小时口服非甾体抗炎药如布洛芬(成人 400~800mg,儿童 10mg/kg)。轻度灼伤疼痛也可以局部使用非甾体抗炎药或芦荟[77,98]。

中度至重度灼伤疼痛的处理是注射阿片类药物(如硫酸吗啡 0.05~0.1mg/kg)。推荐静脉内给药途径,因为它快速、可靠、吸收一致。芬太尼由于半衰期短,处理操作性疼痛时给予 0.5~1.0μg/kg。成人或儿童中给予芬太尼 1.4μg/kg 滴鼻,效果和口服吗啡一样有效[99]。静脉注射利多卡因（1mg/kg的量以2～4mg/min速度输入）可以减少灼伤患者疼痛程度[100,101]。

抗焦虑药，尤其是苯二氮䓬类，是灼伤疼痛治疗中有效的辅助药。阿片类药物和苯二氮䓬类药物合用时应小心，因为它们会发生协同作用，诱导低通气和低血压。劳拉西泮（1mg 静推或者口服）和咪唑唑仑（1mg 口服或者滴鼻）都广泛应用于灼伤患者[102,103]。

其他药物（包括加巴喷丁、兴奋剂、β-受体阻滞剂及抗抑郁药）在治疗慢性疼痛和灼伤病房中的疼痛都有效；但是没有足够的证据支持它们在急诊室使用[104,105]。

灼伤的预防

急诊就诊为医生提供了一个独特的"教学时机"：教育患者和他们的家庭如何预防灼伤。预防计划和安全立法对于降低灼伤发生率和严重程度有实质性贡献，尤其对于父母和学龄前儿童。施行灼伤预防计划的地区，灼伤发生率显著降低[106]。

表 60-7　灼伤预防建议

火焰灼伤的预防	检查烟雾探测器功能
	创建家庭逃生计划并在家庭中实践
	有安全装置围绕壁炉
	火柴打火机放在离孩子安全的地方
烫伤的预防	在灶炉上用防溅护罩
	降低热水器的最高温度到49～54℃
	洗澡时用温度计试水温

此外，最近的举措针对人口中弱势群体做预防工作。母亲年龄小于20岁且低于高中文化程度，以及拥有两个或两个以上孩子的家庭，具有更高的灼伤事件发生风险[109]。每次急诊就诊都是一个接受教育的机会。尽管初步预防已深入越来越多的人群，仍需要对公众进行进一步的教育，尤其是那些灼伤的高风险人群的教育。详细的建议都列在表60-7内。

本章参考文献请参见 http://pumpress.bjmu.edu.cn/eduservice/3419.html

第 61 章　化学损伤

Michael Levine and Richard Zane

贺鬃裕　陈帼玲　杨伟强　译　童朝阳　校

概述

在过去的一个世纪，生产化学品的数量急剧增加。目前全球已知的化学品至少有 500 万～600 万种，每年还开发 1 万～2 万种新的化学品[1]。此外，每日约 50 万有害物质的出货量出现在美国各地[2]，导致每年发生成千上万起有毒化学品的暴露[3]。这些化学品包括酸、碱和其他高活性物质，不仅存在于工业产品中，还存在于很多家用产品中。接触这些有毒化学物质可致眼、皮肤、肺等多种器官损害。

尽管每日接触大量的化学品，但真正有害的只是少数。这得益于良好的行业惯例和联邦法规。超级基金修正案、授权法案规定包含了广泛的应急计划。

HSESS 系统（The Hazardous Substances Emergency Events Surveillance，有害物质紧急事件监测系统）收集的信息来自多个国家的化学品接触。据 HSESS 数据库，从 1993 年至 2001 年，制造业占了近一半美国所有化学品的接触。运输业、通讯业和其他公共事业从业人员约占化学品接触的 1/3。化学品从业人员是化学损伤的高危人群，其次是公众[3]。有关以往和现在 HSESS 报道资料详见网址：http://www.atsdr.cdc.gov/HS/HSEES.

最常见的有害物质包括：挥发性有机化合物、除草剂、酸类、氨类。各种家居产品，如水泥、清洁剂、汽油，也可能相当危险，接触可导致严重伤残或死亡。

病理生理

大多数化学剂所引起的皮肤损伤是由于化学反应所致，而非热损伤[4]。某些化学物质可产生显著的产热、放热反应。每种化学物质的属性不同，产生的化学反应类型也不同。总体而言，损伤的严重程度与有毒物质的浓度、接触时间长短有关。其他因素如：皮肤的厚薄也与皮肤损伤程度相关，皮肤薄的部位较身体皮肤厚的部位更易受损。另外，皮肤变薄（如老年人皮肤）或皮肤破损时（如先前存在皮肤擦伤和割伤），化学损伤会更严重。

酸性化合物作用于皮肤时，可致蛋白变性继而出现凝固性坏死。凝固性坏死形成的焦痂，可阻碍酸对皮肤进一步损伤。各种酸烧伤可产生不同颜色的特征性焦痂，如硝酸烧伤产生黄色焦痂，硫酸烧伤产生黑色或棕色焦痂，盐酸和苯酚烧伤产生白色到灰色或棕色焦痂。

与酸所致的凝固性坏死不同，碱损伤发生皂化反应，并致脂肪液化、坏死。由于不能形成焦痂以阻止碱的进一步渗入，碱烧伤往往更深入地渗透到组织，从而导致严重的组织损伤。

社区对危险品的应急反应

危险品（HAZMAT）是指一类有毒物质。如果处理不当，会造成身体伤害和环境破坏。这些物质存在于住宅、城市（如制造业）和农村（如农业）。此外，由于这些物质往往通过高速公路和铁路进行运输，所以危险品暴露几乎可发生在任何地方。大约 3/4 的 HAZMAT 事件发生在固定的建筑物中，其高发时间多为工作日的中午 12:00 至下午 6:00。另外 1/4 的 HAZMAT 事件与交通运输相关，其发生不存在高发时间段[5]。

一次 HAZMAT 意外事件，常致多人暴露于有毒物质。制造业的员工是化学损伤的高危人群[3]。其次，最先到达事发现场的一线抢救人员，也是化学损伤的高危人群。由于社区需建立针对 HAZMAT 事件的应急方案,我们必须了解哪些物质最可能导致化学损伤[6,7]。

识别和评估危险环境

医护人员必须和 HAZMAT 应急人员合作,识别有毒化学品、评估危险环境。集装箱外的标记、布告、货运文件、联合国化学品识别号有助于我们识别有害物质。在某些情况下,需要运用化学分析来帮助识别这些化学物质。应用不同的仪器设备可以探测出空气中的一氧化碳、氰化物、硫化氢、氧气和可燃性气体。热量探测器管可检测空气中各种化学物质的浓度。α、β、γ 辐射探测器可记录放射性污染。在阿灵顿和弗吉尼亚设立了化学品运输应急中心(CHEMTREC),开通 24 小时热线电话(1-800-424-9300),可帮助我们快速鉴定和处理化学物质。CHEMTREC 的工作人员平均每年处理 22 000 起 HAZMAT 事件,可对大多数化学物质的产品信息提供应急措施。

应急方案

HAZMAT 应急方案可分为两个部分:计划的启动及撤离。当我们鉴定出有害的化学物质,评估出受影响的周边环境时,应急计划开始启动。只有在化学品被识别后,其对公众和环境的危害才能被准确评估。应设立中心指挥所,协调急救医护人员、消防人员、警察及相关工作人员以配合 HAZMAT 部门的工作。

如何应对 HAZMAT 事件

当处理 HAZMAT 事件时,两套程序必须同时展开。第一,事发现场必须得到保护。包括有害物质的处理、灭火、控制周边环境的危害。所有暴露个体,无论是否受伤,在离开事发现场前必须进行消毒。第二,未暴露于有害物质的人群必须远离现场,以免污染扩散。最后,所有受伤人员必须接受治疗。

在任何一组污染相关事件中,最有可能的损害因子并未明确。因此,一线工作人员必须穿个人防护服(personal protective equipment,PPE),然后脱下患者的污染衣物。干性或无水化学物质可以直接用刷子从皮肤刷下来,然后用大量低压清水冲洗。液体化学物质可以直接用大量清水冲洗。用来消毒的水应该回收,但患者若有症状,不能因此而耽误其消毒的时机。理想情况下,患者应该在到达急诊前就已完成消毒。如未完成,进急诊室前必须进行消毒,并同时对事件进行调查。

对于医护人员穿个人防护服的确切要求仍有争议。但至少参与消毒的相关人员必须包括防护罩、防护靴、眼罩、至少 2 层手套和某种呼吸保护装置。

治疗

化学烧伤的初始管理包括脱离有害环境。患者应及时脱去所有衣物并将其放置于塑料袋中。干性的化学物质,如碱类,在进行水冲洗前用刷子将其从皮肤刷下来。消毒时应重点清洁污染的眼部,还有黏膜、皮肤和毛发。

进行消毒的医务人员必须穿戴化学防护服,内置遮光罩、靴子、眼罩、至少 2 层手套,佩戴某种形式的呼吸保护装置。但医务人员呼吸系统的最低防护标准尚未明确规定。

如果有毒的化学物质未被灭活或清除,化学烧伤将持续破坏组织[7]。因此,有毒物质去除越早,化学损伤就越轻。早期快速的治疗可恢复正常或接近正常的皮肤 pH 值。

水疗

水疗即用大量清水或盐水冲洗受感染皮肤。大量低压清水冲洗可稀释毒素并将毒素从皮肤表面冲洗下来。应避免高压水冲洗,因为可导致化学物质渗入皮肤深层,而且高压水可能使化学物质溅入患者和施救者的眼睛。

自然金属(如:钠)与水接触时可产生明显的释热反应。为了减少释热反应对皮肤的损害,如果身边有矿物油,可将其涂于皮肤表面。但切忌为了等待矿物油而耽误了水疗的时机。另外,有人认为苯酚(石碳酸)不可用水冲洗,因为苯酚与水接触后可加深对皮肤的损害。与仅应用水疗相比,应用既有亲水性又有疏水性的物质(如:聚乙二醇)并没有表现出明显好处。因此在等待聚乙二醇时,应尽早水化治疗[8]。

接触强碱后,应长时间水疗以减少碱对皮肤的损伤。在动物实验模型,除非持续水疗大于 1 小时,否则化学烧伤皮肤的 pH 值无法恢复至正常水平。或尽管已实施水疗,皮肤 pH 值不能在 12 小时内恢复正常。相反,盐酸烧伤患者,皮肤 pH 值在水化治疗 2 小时后即可恢复正常[9]。其作用机制:NaOH 含有碱基,pH 值偏碱,可与皮肤产生化学反应。碱基与蛋白质和脂肪发生皂化，形成可溶性蛋白复合物。这种复合物可使羟基渗入组织，限制了水的稀释作用。而酸类物质与皮肤不形成可溶性蛋白复合物，氢离子很容易被中和。

不管是酸烧伤还是碱烧伤，水均是减少皮肤损伤的最佳选择。早在1927的实验模型中，就注意到中和酸或碱烧伤所致的不良反应[10]。在动物实验模型中，水疗酸烧伤或碱烧伤的动物比直接用酸碱中和剂的动物活得更长。其原因可能是中和反应所产生的热量叠加至原有烧伤部位，加重了对皮肤的伤害。尽管水化治疗时也可能出现产热反应，但大量清水可缓解释热效应。

但是，部分科学家们仍质疑这个观点，即采用酸中和碱烧伤患者时，酸碱反应产生的热效应加重原组织损害[11]。对碱烧伤的动物模型采用5%乙酸（即家用醋酸）进行中和，研究者发现，与仅应用水疗相比，应用醋酸的动物能迅速发生中和反应，并减少相应的组织损伤。

眼部损伤

眼部的化学烧伤必须立即处理。碱烧伤比酸烧伤更常见。单眼受累比双眼受累发生率更高。其原因包括：化学物质处理不当而飞溅至眼部、电池爆炸、气囊膨开、蓄意击打眼部。碱烧伤的初始表现可能很轻微，但碱可与角膜上皮细胞的脂质发生反应，产生凝固性坏死，继而穿透角膜基质深层。整个过程发展迅速。例如无水氨可在1分钟内浸入眼睛前房，导致眼睛完全失明。

与皮肤烧伤类似，眼部烧伤分为4个等级。Ⅳ级烧伤最严重。Ⅰ~Ⅱ级烧伤可见眼部充血、球结膜瘀斑、角膜上皮损害。Ⅲ~Ⅳ级损伤程度更深，如出现瞳孔散大、虹膜脱色、快速形成白内障。

Ⅰ级与Ⅱ级烧伤区别在于Ⅱ级烧伤角膜表面有斑片状影。Ⅲ和Ⅳ级烧伤患者眼睛前房有血栓形成，从而使角膜缘局部缺血。局部缺血程度与烧伤分级有关。Ⅲ级烧伤患者角膜缘缺血发生率少于1/2，而Ⅳ级烧伤患者发生率大约1/2，同时还伴有球结膜、睑结膜的坏死[12,13]。

治疗

当怀疑眼部损伤时，应立即开始大量清水冲洗。受害者眼部浸入流动的自来水中并不断睁眼、闭眼。头偏向一侧，健侧眼在患侧眼上方，以防止健侧眼受到污染。在急诊室，在准备更精确的灌洗系统之前，应用清水持续冲洗眼部。重复应用表面麻醉剂如丙美卡因，可缓解眼部疼痛，并有助于眼部充分水疗。水疗也可通过输液管连接输液袋（内含生理盐水或乳酸林格液）来完成。初始水疗的方案为2L生理盐水持续冲洗30分钟。可用摩根镜帮助眼部冲洗。但可能小部分化学物质残留于结膜和摩根镜之间，从而加重损伤。如果用到摩根镜，我们建议在盐水冲洗时更换摩根镜。冲洗完成后，将pH试纸插入结膜囊并测定眼部的pH值。只有当眼部pH值达到正常（大约pH 7.4），才考虑停止水治疗。碱烧伤比酸烧伤需要更长时间的水疗。眼部严重的酸或碱烧伤时，即使眼部pH值达到正常，也必须持续水疗。检查眼部时将上眼睑外翻非常重要，以发现隐藏于眼部角落的颗粒。

既往实验发现，应用N-乙酰半胱氨酸或半胱氨酸可使眼睛获益。这些胶原抑制物能减少受损组织释放胶原酶，从而减少角膜基质的丢失。有一项回顾性研究结果显示：Ⅲ级眼部烧伤患者（非Ⅳ级眼部烧伤）联合应用激素、抗坏血酸盐、柠檬酸盐、抗生素治疗效果优于只用激素和抗生素治疗[13]。据推测，柠檬酸盐可抑制中性粒细胞浸润、抑制胶原酶，减少了炎症反应。抗坏血酸盐可能促进新的胶原蛋白沉积。当存在角膜损伤时可外用抗生素（如磺胺类、庆大霉素、环丙沙星）。建议多做眼球运动以防止睑球粘连。除应用抗生素外，目前尚无充足的证据支持本节提及的其他药物作为眼部烧伤的常规治疗。

所有诊断明确的眼部化学烧伤患者均需要请眼科医生快速会诊和密切随访。Ⅰ、Ⅱ级烧伤患者可门诊随访。Ⅲ级、Ⅳ级患者需住院治疗。除非眼部轻度烧伤，所有患者均需应用长效睫状肌麻痹剂（一种散瞳剂）。在眼科医生的指导下持续应用碳酸酐酶抑制剂2周或至疼痛缓解为止。这些药物可减少瞳孔收缩、增加眼内压，使早期青光眼的潜在风险加大。治疗眼部化学烧伤的手术操作，如羊膜修补术、眼前房穿刺术、角膜移植术，需在眼科医生会诊后进行。

氢氟酸

氢氟酸（HF）是氟的酸性水溶液。氢氟酸多用于石油业合成高辛烷值汽油，也常用于生产微电子以及蚀刻玻璃、除锈、清洗水泥和砖块。氢氟酸可经肺、皮肤、眼部吸收入血。在11年的职业安全和健康管理局报告中，所有氢氟酸中毒死亡病例中4名死于皮肤暴露、5名死于皮肤暴露合并肺部吸入。部分患者死亡和救治不当有关。所有死亡病例均与不安全的工作环境相关[14]。

氢氟酸有其独特的致病机制。高浓度的氢氟酸作为一种强力的质子给予体，导致凝固性坏死形成

（此特性与其他无机强酸类似）。但氢氟酸的致病主要与游离氟离子破坏作用有关[15]。游离氟离子可结合体内阳离子如：钙离子、镁离子，导致患者出现低钙血症、低镁血症。另外氟离子抑制 Na^+-K^+-ATP 酶和三羧酸循环。细胞破坏和抑制 Na^+-K^+-ATP 酶可导致高钾血症。氢氟酸中毒严重程度与氢氟酸的浓度和接触时间长短相关。

呼吸道吸入

氢氟酸经呼吸道吸入少见，几乎总是发生于工业环境。氢氟酸吸入浓度和接触时间不同，预后差异很大。吸入和皮肤接触70%氢氟酸可导致肺水肿，并在2小时内迅速死亡[11]。也可表现为迟发型肺炎和ARDS（成人呼吸窘迫综合征），症状可持续数月，重症肺炎者需机械通气。

眼部接触

尽管氢氟酸是酸性化学物质，但眼睛接触氢氟酸后可致严重穿透性烧伤和前房结构坏死[16,17]。与其他原因所致的眼部烧伤治疗相同，即刻给予大量清水冲洗。可出现氢氟酸全身吸收的临床表现。

皮肤接触

经皮肤吸收是氢氟酸烧伤最常见的途径。普通老百姓多用低浓度的氢氟酸来去除铁锈或清洗铝制剂。若未妥善处理盛放氢氟酸的容器，手和指易被氢氟酸烧伤。氢氟酸烧伤后有特征性的皮肤表现，出现进行性组织破坏。受伤当时或几小时后可出现剧痛，如未治疗疼痛持续数日。接触部位出现硬结，可形成焦痂。若不进行治疗，受损皮肤逐渐变硬、变白、形成水疱。氢氟酸易侵犯指/趾甲下组织。严重的未经治疗的氢氟酸烧伤可破坏全层皮肤、皮下组织，并致截指/趾。

初始治疗

患者暴露于氢氟酸后应即刻持续大量清水冲洗至少15～30分钟。大多数低浓度氢氟酸烧伤对水疗效果明显。若冲洗后疼痛仍剧烈或不缓解，提示烧伤严重，需应用氟离子解毒剂。形成难溶性钙盐沉积即预示解毒完成。

必须去除所有皮肤水疱，因为坏死组织中残留氟离子。钙剂可通过多种途径中和氟离子如：表面应用、局部浸润治疗、动脉内注射。理想的治疗药物是葡萄糖酸钙凝胶[19,20]。但此药多数药房无供应。自制方法是3.5g葡萄糖酸钙粉加入150ml水溶性润滑剂（如：甘油羟乙基纤维素凝胶）中。凝胶需外包一层密封盖（如：不含滑石粉的橡胶手套）。由于钙离子渗透皮肤能力差，局部治疗只适用于轻度的浅表烧伤。

浸润疗法

皮下注射 浸润疗法对于治疗深度的、疼痛严重的氢氟酸灼伤是很必要的。葡萄糖酸钙是可选药物之一，直接皮下注射或动脉注射均可。常见用法包括经27号或30号针头，皮下注射 $0.5ml/cm^2$ 体表面积的葡萄糖酸钙[17]。而注射等容量的5%葡萄糖酸钙和0.9%生理盐水的混合溶液被证实有利于减轻组织刺激反应和随后的瘢痕形成[21]。用这种疗法的患者应住院观察并进行毒理学评估。

虽然皮下浸润疗法被广为接受，但它仍有其缺点，尤其是治疗手指/脚趾时。因为在这些部位注射时疼痛较剧烈，建议局麻下进行。如果甲下组织受累，必须去除指甲以暴露甲床。如果受伤部位注射了过多液体，可能会造成血供障碍，而且未被结合的钙离子可导致组织的直接毒性反应。由于皮下浸润疗法具有以上缺点，大多数情况下会推荐动脉内钙注射疗法。

动脉内注射 在靠近氢氟酸灼伤部位处置入动脉导管（例如桡动脉、尺动脉或肱动脉）。不同浓度的钙溶液均可使用，不过可能最常用的配方是10ml的10%葡萄糖酸钙溶液加上40～50ml的生理盐水，注射4小时[22-24]。如果接触氢氟酸后超过6小时，那么组织坏死已经不可避免，即使疼痛直至灼伤后24小时出现才缓解。

动脉内注射疗法同样有其缺点。动脉痉挛或血栓形成可导致大面积的皮肤坏死。动脉内注射治疗因需要使用输液泵和监测血清钙浓度（如果多次注射的话）而需要住院进行，所以比皮下注射治疗更昂贵。

全身毒性

氢氟酸可与钙离子、镁离子高亲和力结合。氟化物中毒的全身表现至少有部分与低钙血症相关，症状包括有腹痛、肌震颤、恶心、抽搐、室性心律失常和心血管性休克[17,24]。因此，大量氢氟酸暴露后的患者应住院治疗，监测是否有心律失常24～48小时。大量氢氟酸暴露后可出现低钙血症，应通过静脉使用10%葡萄糖酸钙来纠正。也可使用氯化钙替代，但需经中心静脉导管使用。此外，氟离子积蓄有心脏和神经毒性[25]。即使小达体表面积2.5%的高浓度氢氟酸灼伤也可致命[26]。

甲酸

甲酸是一种用于工业和农业的有腐蚀性的有机

酸。它可通过使皮肤发生凝固性坏死而导致损伤。吸收后可出现全身性的中毒，表现为酸中毒、溶血、血红蛋白尿。溶血是甲酸直接作用于红细胞引起。

充分的伤口灌洗应立即进行。酸中毒应用碳酸氢钠治疗。甘露醇可用来扩容并在有溶血的患者加强渗透性利尿。有重度甲酸中毒的患者可能需要进行血浆置换和血透。

无水氨

无水氨是一种作为肥料广泛用于农业生产的无色刺激性气体[27]。它也可以用于制造炸药、汽油、塑料和合成纤维。此外，一种利用无水氨的新方法越来越流行。这种称为"干煮"或者"纳粹"的方法将无水氨用作脱氧麻黄碱的前体[28]。由于这种新方法的广泛使用，有越来越多的非法脱氧麻黄碱生产而致的无水氨中毒事件出现[29,30]。某研究表明，制造脱氧麻黄碱导致的无水氨灼伤病例比农业生产导致的病例多三倍[29]。

突然释放的液态无水氨可通过两种截然不同的机制导致损伤。首先，无水氨温度极低（-33℃），可冻结任何其接触的组织；其次，氨蒸汽迅速溶解在皮肤、眼睛、口咽和肺部的湿润环境中而形成氢氧根离子，后者可导致液化坏死的化学烧伤，进而可导致全层皮肤坏死。损伤的严重程度与所接触的氨气的浓度和时间直接相关。一般来说，急性无水氨暴露导致的损伤在近端气道比远端气道严重[29]。

治疗手段包括迅速用水冲洗皮肤和眼睛以及吸入损伤的处理。如有必要，应采用标准气管插管保持气道通畅。应采用大管径的插管来预防黏膜脱落导致的远端气道阻塞。插管后，应采用吸气末正压通气来应对低位气道损伤。

水泥

水泥是一种由水杨酸和铝酸钙组成的固体材料。当水泥干粉与水混合时发生水解，生成基本水合石灰溶液。这种溶液的pH值为10～12。然而随着水解反应继续进行，其pH值可上升达14，此时就和氢氧化钠或氢氧化钾或者碱液的pH值相近。

水泥灼伤有三种。最常见的一种是化学摩擦的形式的损伤，热相关损伤或爆炸引起的灼伤[31]。热相关或爆炸引起的损伤更常见于工业生产环境并且常常比较严重，通常累及呼吸道。

治疗水泥灼伤应迅速通过水疗法清除有毒物质；应脱去所有的衣服，用大量水冲洗；经常需要早期清创和植皮[31]。

苯酚及其衍生物

酚类化合物在工业上被用作为制作有机聚合物和塑料的原材料。它们被广泛用于农业、化妆品、医疗等领域。因为它们有杀菌特性（最早由李斯特发现），它们还用于制作许多商业杀菌溶液。许多酚类衍生物（例如，己基间苯二酚和间苯二酚）的杀菌性能超过苯酚。

苯酚（石炭酸）是一种芳香酸醇。苯酚及其衍生物都是具有高度反应性的腐蚀性毒物，它们可通过诱导细胞壁破坏、蛋白质变性、凝固性坏死而损伤细胞。它们有特征性的气味而易被识别。穿透真皮后，苯酚可导致真皮乳头坏死。这些坏死的组织可能会暂时延缓毒物的吸收。因此，当皮肤与苯酚接触时，必须立即采取治疗。暴露的皮肤应用大量的低压水冲洗。由于稀苯酚溶液较高浓度溶液更迅速通过皮肤吸收，应避免用浸泡过水的海绵轻拭皮肤表面。任何接触过苯酚的毛发，包括胡须，应尽快刮去，因为苯酚很可能残留在毛发中。

在动物实验中发现，暴露于低达0.625ml/kg的苯酚时仍可致命[7]。苯酚的全身性毒性主要为影响中枢神经系统（CNS）和心血管系统。在中枢神经系统，毒性作用可表现为易激惹、嗜睡、抽搐或昏迷[32]。心脏传导系统障碍可表现为心动过速或心动过缓。中枢血管舒缩功能异常加上其对心肌细胞和小血管的直接毒性作用可导致显著的低血压出现。另外，苯酚暴露可导致低体温，因为它是一种强退热剂，所以可以使体温降低。某些酚类化合物的直接酸性作用和休克后细胞功能失调的乳酸堆积可导致代谢性酸中毒。

某些酚类化合物和其他酚类相比，具有独特的全身毒性作用。例如，间苯二酚可引起中枢神经系统的激惹。苦味酸可导致溶血、急性出血性肾小球肾炎和急性肝损伤。

苯酚稀溶液常被整形外科医生用于脸部化学蜕皮[33,34]。酚类物质通常与水、肥皂和巴豆油混合。该溶液可以产生一种可控性的部分增厚的皮肤灼伤。这一直是多年来的标准，现在也被用除皱、祛斑和去除光化性角质层的换肤美容。溶液的浓度要保持足够低，以减少全身性并发症的发生。有趣的是，高浓度的苯酚造成的烧伤较浅，因为此时角蛋白凝固的增加，可以阻止酚类溶液渗透到皮肤深处。组织学研究表明，100%浓度比50%浓度的苯酚溶液渗透深度减少35%～50%。

开展苯酚化学蜕皮操作的医生应该小心酚类快速吸收的情况。即使是在可控环境下,使用苯酚也可导致室性心律失常[34,35]。

聚乙二醇疗法

动物实验研究表明,仅用水治疗即可有效减轻苯酚及其衍生物造成的皮肤烧伤及预防死亡,但最有效的治疗方法是用分子量200~400的不经稀释的聚乙二醇(PEG)或异丙醇[36,37]。在靠近使用苯酚场所的医院里,应有充足的聚乙二醇或异丙醇库存,而这些药品应可在医院药房的化学药品板块找到。在动物实验中,用聚乙二醇溶液迅速擦拭皮肤可降低死亡率和减轻烧伤的严重程度。该溶液可用于治疗脸部苯酚烧伤,因为其对眼睛没有刺激性[38]。在取得聚乙二醇溶液前应用水进行消毒冲洗,必须使用大量的水冲洗,因为少量水冲洗反而有害,它会促进皮肤对苯酚的吸收。去除苯酚的操作应在通风良好的房间内进行,这样医院的工作人员才不会暴露在高浓度的苯酚蒸汽中。

全身毒性反应的治疗

对全身症状的治疗主要是支持治疗。呼吸抑制可能需要通气支持。治疗低血压应先使用晶体液扩容。如果液体复苏仍不见效,可能需要使用血管收缩药。可以使用碳酸氢钠治疗代谢性酸中毒。通过碱化血液,还有助于预防由于溶血导致的肾血红蛋白沉积。可能需要使用苯二氮䓬类药物治疗由中枢神经系统刺激引起的癫痫发作。

白磷

白磷被广泛用于制造弹药和民间制作肥料、灭鼠剂和烟花的材料。它有44℃(111℉)的相对较低的熔点。自燃温度(该温度下会发生自燃)为30℃(86℉)[39]。当白磷与空气接触并达到自燃温度以上,磷会自动氧化形成五氧化二磷。五氧化二磷是吸湿性非常强,也就是说,它有能力与空气中少量的水分结合,与水结合后形成磷酸。在伤口,五氧化二磷将继续氧化下去,直到它被清创、中和或消耗掉[1]。

白磷导致的组织损伤似乎都有热和化学方面的因素。磷酸的腐蚀作用产生释热反应,从而释放热量,造成热灼伤。然而五氧化二磷的吸湿作用,也会造成化学烧伤[1]。最后可出现严重的热损伤,经常导致在部分或全层皮肤烧伤。

白磷暴露后也可出现代谢紊乱,可能出现低钙血症和高磷血症。心脏传导系统也可出现异常,至少部分可由电解质紊乱来解释。这些心电图异常包括心动过缓、QT间期延长、ST或T波改变[1,40]。这些心电图变化可能可以解释轻度白磷烧伤的患者中偶然出现的早期猝死。

食入白磷后出现三个阶段的毒性作用。第一阶段的特点是胃肠道刺激症状,包括呕吐、腹痛、腹泻和消化道出血,可导致低血容量性休克。摄入了大量白磷的患者多达1/3会死于这个阶段。第一阶段可以持续8~24小时。第二阶段,为期1~3天,是一个潜伏期阶段,期间症状似乎有改善。然而,第三阶段的特点是多系统器官功能衰竭,包括肝衰竭、肾衰竭和中枢神经系统抑制。肾衰竭通常出现于是第1~4天,而黄疸通常出现于第3~5天[41]。

院外情况下的治疗包括立即脱除污染的衣物,然后用冷水浸泡损伤后的皮肤。应避免使用温水或热水,因为白磷在44℃(111℉)时液化。磷颗粒应该从患者的皮肤去除并在水中沉淀。患者在急诊转运途中,烧伤的皮肤应用冷水浸透的毛巾覆盖。

病人到达急诊部门后,烧伤的皮肤应该用生理盐水充分冲洗。以前曾建议使用5%碳酸氢钠加3%硫酸铜加1%羟乙基纤维素的混合溶液,其他类似的含有硫酸铜的溶液也曾使用,然而0.9%的生理盐水已被证实比含铜溶液疗效更佳[42]。虽然文献中的建议有一些相互矛盾[43],但是考虑到生理盐水很可能至少与含硫酸铜溶液疗效相当,且毒性较低,因此生理盐水应为首选冲洗溶液[1,40,44]。

磷颗粒可用紫外光或含铜溶液检测。当使用紫外检测灯时,磷在紫外线下会发出荧光[44]。与用含铜溶液检测不同,紫外检测灯不会带来任何副作用或有害影响。用含铜溶液会使磷颗粒被黑色磷化铜包被。这些黑色颗粒更容易识别,因而去除也更容易。硫酸铜也降低了磷粒子的氧化速度而限制其对组织的损伤。但是,由于这些变黑的颗粒仍然可以引起组织损伤,必须将其清除。如果使用了含铜溶液,暴露后30分钟,必须将该溶液从受损皮肤上彻底清除,以限制全身性的铜毒性的出现。全身性的铜毒性表现为胃肠道刺激、呕吐物变蓝色、肝毒性、溶血、高铁血红蛋白血症、中枢神经系统抑制、低血压和心源性休克。在铜溶液接触部位也可出现皮肤烧伤。

水冲洗治疗以及纠正相关的电解质紊乱后,皮肤烧伤的治疗类似于其他化学灼伤。应监测血清钙、磷水平24~48小时[43]。

硝酸盐和亚硝酸盐

硝酸盐(NO_3^-)和亚硝酸盐(NO_2^-)在日常生

活中常见。硝酸钠和亚硝酸钠都具有抑菌效果，因此均被用做食品防腐剂。亚硝酸盐具有血管扩张作用，因此在医学中也有广泛用途。硝酸盐常用于电镀、雕刻和金属铸造。硝酸盐也是常用的肥料。两者均可引起高铁血红蛋白血症[45]。

还原血红蛋白包含四个血红素组，每组都有一个亚铁（Fe^{2+}）离子。当亚铁离子被氧化成为三价铁（Fe^{3+}）时出现高铁血红蛋白血症[46]。生理情况下，循环中的高铁血红蛋白在任意时间内保持在1%~2%。在非贫血患者当中，高铁血红蛋白浓度20%以下即可产生发绀，但患者通常无症状。高铁血红蛋白浓度高于20%时刻产生头痛、焦虑、呼吸困难和心动过速，浓度达到40%~50%时可出现意识障碍、嗜睡和酸中毒，浓度大于70%时则可出现昏迷、抽搐、低血压、心律失常，甚至死亡[47]。任何发绀患者如果对氧疗无反应以及出现巧克力色血液，应考虑到高铁血红蛋白血症的诊断。无症状患者的治疗只需去除致病源。无 G-6-PD 缺乏病史的有症状患者，可给予 2ml/kg 的 1% 美蓝，在 3~5 分钟内给药，20 分钟内症状通常可以得到改善。严重患者可行血浆置换，血浆置换的适应证包括 G-6-PD 缺乏症合并严重高铁血红蛋白血症，以及对美蓝治疗无反应。

烃

烃是仅由碳和氢两种元素组成的有机化合物的总称。它们已成为现代社会不可或缺的一部分，它们出现在燃料、溶剂、颜料、油漆、去污剂、干洗剂、灯油、橡胶胶水和润滑油中。

烃可以分为芳香烃和脂肪烃，前者的碳基呈环形排列，后者则呈线形或分支线形排列。卤代烃是芳香烃的一个亚型，特征是卤素分子取代了一个氢原子。

烃的毒性可影响许多不同的器官，但最常累及的是肺。烃的毒性大小和其挥发性成正相关，和其黏滞度及表面张力成负相关。烃最主要的中毒方式是吸入，其次是食入。因此，高挥发性、低黏滞性、低表面张力的物质是最容易被吸入的。

皮肤暴露造成的烃中毒相对少见，严重的皮肤接触可导致局部红肿热痛和局部水肿。治疗包括去除接触源并脱去污染衣物以及用大量温水冲洗，烧伤的处理则与其他种类的烧伤相同。

慢性的皮肤接触可导致口周、鼻周的皮炎和脓皮病。这种表现通常称为"赫弗疹"（huffer's rash），一般出现在致幻类药品滥用的病人当中[48]。烃的吸入可使皮肤干燥，从而造成细微裂缝，使细菌得以进入，导致细菌二重感染。

吸入气体烃类（而非误吸液体烃类）中毒也不太可能产生严重影响。有些患者可有轻度头痛、头晕、恶心或喘息。治疗方法是使患者脱离污染的环境并予吸氧，治疗喘息可使用β-受体激动剂。

烃的摄入可导致误吸和全身毒性，摄入烃的患者应接受监测6小时。暴露后6小时应行胸片检查。如过胸片无异常，也没有误吸的临床表现（如咳嗽、呕吐、喘息、呼吸急促或缺氧），患者可以出院回家。如果存在任何以上症状，患者必须住院，因为存在发生烃吸入性肺炎并造成严重缺氧的可能，缺氧严重的患者常需要气管插管。皮质醇或经验性抗生素都没有应用指征，但如果出现肺损伤继发的细菌感染，则使用抗生素是必要的。这种继发感染常在吸入性肺炎之后数日出现。

焦油

治疗高温的焦油烫伤是具有挑战性的。高温的液态焦油与皮肤接触造成烫伤，随后温度降低并凝固与皮肤表面，很难去除。焦油分为两种，煤焦油和石油焦油，两种都常被加热来维持液态。铺房顶时需要将焦油需要加热到232℃来达到所需的黏度，可以造成深度烫伤。

高温的焦油与皮肤接触时会迅速变凉、固化，并与毛发纠缠在一起，此时迅速浇冷水是很好的处理方式，可以阻止液态焦油的蔓延，减少烧伤的组织。浇冷水应当一直持续到焦油完全变冷变硬，随后应当用毛巾擦干周围皮肤，防止造成全身低体温。

在事发现场不应试图立刻去除黏在皮肤表面的焦油，但送至至医院急诊部门后应当尽早去除，因为拖延过久会造成毛孔阻塞以及细菌生长。焦油并不直接黏在皮肤表面，其固定主要是由于粘连了毛发。

移除焦油应当选用与之结构具有亲和力的溶剂，可选用的有石油芳烃溶剂，还有表面活性溶剂，如聚氧乙烯山梨聚糖（Tween 80）和聚山梨醇酯（De-Soly-It）。后两者水溶性较强，效果优于石油芳烃溶剂。使用这些表面活性剂是去除焦油安全有效和价廉的方法。葵花籽油、NISA 婴儿油、蛋黄酱和黄油也有被用过，通常需要 30~90 分钟才能完全去除。葵花籽油已被证实可以安全有效地去除焦油而不造成进一步的皮肤损伤[50]。

石油焦油既可溶于芳香烃（如萘胺），也可溶于脂肪烃（如 hexade），但煤焦油只溶于芳香烃。广谱抗生素软膏可以预防感染，并且也能起到帮助去除焦油的作用。如果使用抗生素软膏来去除焦油，则必须每隔一小时完全弃掉旧的重新涂一次新的，直到焦油被完全去除。整个过程常需要 12～48 小时。常用的抗生素包括杆菌肽软膏（400μg/g）、多黏菌素 B（5 000U/kg）、新霉素（5mg/g）。抗生素软膏也被成功用于去除角膜和结膜上的焦油层。

金属元素

锂、钠、钾在接触水之前是无伤害的，当这些金属接触水后会有剧烈的释热化学反应，产生热量、氢气和氢氧化物。其产生的热量足以点燃氢气，产生更强的热能而导致烧伤。氢氧化物的形成也会造成严重的组织化学损伤。钾比钠发生的反应更加猛烈，钾的危害作用取决于释放到空气中的超氧化钾数量。因此，发生上述情况时，禁忌用水来冲洗。

在院外，只有 D 型灭火器（含氯化钠、碳酸钠、石墨）或沙可用来灭火。一旦火焰熄灭，金属表面应覆盖一种油（首选矿物油），油可将金属隔绝于空气和水。病人应该送到急诊进行伤口清创和清洗。不容易刷除的金属颗粒应进行皮肤清创。为了安全，金属碎片应该放置在矿物油中。

化学恐怖

2001 年 9 月 11 日的恐怖袭击之后，美国公众开始提高警觉[51]。尽管 1925 年《日内瓦公约》明令禁止，但化学武器仍然在军事和民用场所运用了多年，包括"9·11 袭击"前的数十年。在 20 世纪 80 年代，萨达姆·侯赛因的表弟，有"化学阿里"之称的阿里·哈桑·马基德，对谷多达 30 个村庄进行了化学武器袭击。1995 年，日本邪教"奥姆真理教"在东京地铁释放了 VX 神经毒气，造成 12 人死亡和超过 5 000 人受伤[52]。由于恐怖组织接连使用非常规武器，如化学武器和生物武器，医学界需更好地了解其特征及病理生理机制。

应急反应

美国政府已意识到恐怖主义的威胁和恐怖组织使用非常规武器的可能，1997 年美国国会拨款 5 260 万美元用于防御大规模杀伤性武器[53]。这份文档的副标题 A 是"建立国内应急预案用来增加政府对这些化学武器恐怖袭击的反应能力"。该措施也致力于提高当地和国家机构处理危机的能力和加强社区训练。

政府的直接回应是克林顿总统在 1995 年签发的 PDD-39 总统令[54]。对所有国内的恐怖主义，指定美国联邦调查局负责监督危机的处理和调研诉讼。联邦应急管理局协助国家和当地政府，提供紧急救援、保护公众的健康及安全。在 2003 年 3 月，联邦应急管理局加入了 22 个其他联邦机构、规划和办事处，成立了国土安全部。国家预备办公室是联邦应急管理局的一部分，目前该部门负责训练应急队伍，提高处理大规模杀伤性武器的能力。

受伤人员的分类仍是处理非常规武器袭击一个重要的组成部分。分类应该由训练有素的、熟悉化学品和了解如何使用防护品的急诊医务人员执行[55]。急诊科很快会挤满非重症的受伤幸存者，因此，理想情况下分类应在恐怖袭击的现场或到达急诊科之前进行。

急诊科的准备

遭遇化学袭击后，患者分类应该在急诊科外进行。在患者进入急诊科治疗区域之前应该进行适当的消毒处理。这些步骤是至关重要的，以确保其他病人和医务人员不处于二次暴露。直接接触伤亡人员者，应该配备呼吸面罩、封闭的呼吸器、隔离服等个人防护装备。等待治疗的病人数突然增加是急诊科面临的最大挑战[56]。应该让大家熟知净化淋浴的使用方法和具体位置。急诊科也应该具备负流隔离病房。如果急诊科只有一至两个负流隔离病房，应将两个暴露于相同化学品的病人放在同一病房。不然，另一个病人应该放置于外面通风良好的场所。建立监护系统，用来识别高风险患者以及评估疗效。许多化学伤害可对健康造成长期的不利结果，所以也要建立登记制度以便随访。

化学毒物

化学毒物可分为：①神经毒剂；②起疱毒剂；③窒息毒剂；④氰化物及其类似毒剂（表 61-1）。第一个有文献记载的神经毒剂是塔崩，1937 年由德国化学家格哈特·施拉德尔合成。施拉德尔在研制新型杀虫剂时发明了塔崩（军用标志：GA）。次年，沙林（GB）被发现，其他常见神经毒剂还有索曼和 VX。虽然神经毒剂在两次世界大战均有储备，但历史记载的第一次使用是 20 世纪 80 年代的两伊战争[57]，最大量的神经毒剂使用事件发生在日本奥姆真理教，使用了 VX 和沙林神经毒剂。

起疱毒剂，也就是熟知的热辣毒剂，是一组能在接触部位上产生水疱的毒剂。尽管在 19 世纪被发现，但直到 20 世纪它们才运用在战争中。自第一次世界大战以来，硫芥（也称为芥气、芥末或 CAS NO. 505-

表61-1 化学药物的分类

类别	举例*	治疗方法
神经毒剂	塔崩（GA） 沙林毒气（GB） 索曼（GD） 环沙林（GF） 维克斯毒气	阿托品、解磷定
起疱毒剂	芥类毒剂 　芥/硫芥（H） 　蒸馏芥/硫芥（HD） 　氮芥（HN1，HN2，HN3） 有机砷化物毒剂（如：刘易斯毒气；L） 卤化肟毒剂（如：光气肟；CX）	水治疗法 水疱湿化治疗 支持治疗
窒息性毒剂	光气（CG） 氯气（CL） 战争烟雾（HC） 三氯硝基甲烷（PS）	支持治疗
氰化物毒剂	氢氰酸	氰化物解毒设备 亚硝酸戊酯 亚硝酸钠 硫代硫酸钠 维生素 B_{12}

* 化学名或通用名（军用化学符号）。

60-2）一直是现代战争的威胁。其他起泡毒剂包括刘易斯毒气（一种有机砷）和碳酰氯（二氯甲污，一种卤化肟）。虽然碳酰胺毒剂被列入起疱毒剂，但严格来说它不属于此类，因为它产生荨麻疹样损害而非水疱。

窒息毒剂过去常被应用在军用和民用上，它有许多不同的类型和使用方式。窒息毒剂是指一类能引起肺水肿的化学物品全称。碳酰氯和氯气这两种毒剂被应用于第一次世界大战中。虽然氯气不再作为一种战争毒剂，但它仍然广泛应用于工业中。含锌烟雾是用于常规战争的另一种窒息毒剂。其他的毒剂则可用于控制暴乱。

氰化物毒剂，如氢氰化物毒剂和钠重氮毒剂，都是细胞毒剂。氰化物由瑞典化学家卡尔威廉·谢勒于18世纪发现[58]。虽然谢勒没有揭示其致命特征，但氢氰化物是已知最毒的化学剂之一，假如被恐怖主义组织利用则可能带来致命后果。

神经毒剂

神经毒剂的可分"G"型或"V"型毒剂。神经毒剂都源于磷酸，是室温下可挥发的液体。正因如此，它们必须经过雾化或蒸发才能成为吸入性武器。由于比空气重，它们贴近地面顺风或随坡度漂移。然而风向变化莫测可能导致意料之外的播散[59]。

神经毒剂是通过影响乙酰胆碱而起作用的。胆碱能神经元突触后受体上存在乙酰胆碱受体。这些受体可以是烟碱样或毒蕈碱样受体。激活烟碱样受体可导致突触后神经元或骨骼肌去极化，而激活毒蕈碱样受体可影响外分泌腺和平滑肌，这些受体的激活主要是作用于中枢神经系统。在正常情况下，乙酰胆碱酶在突触水解乙酰胆碱，从而使得乙酰胆碱失活。神经毒剂主要的作用机制是阻碍乙酰胆碱酶，导致乙酰胆碱大量蓄积。毒蕈碱作用表现为腺体分泌过多和平滑肌收缩[60]。DUMBELS（腹泻、排尿、缩瞳、支气管平滑肌收缩/支气管分泌黏液、呕吐、流泪、唾液分泌）和SLUDGE（唾液分泌、流泪、排尿、排便、呕吐）常被用来描述神经毒剂造成的影响。烟碱样中毒临床表现为肌肉异常收缩或无力。临床上主要见到的是呼吸系统受到损害，治疗应该纠正这些损害。

皮肤暴露在神经毒剂下的受害者应该脱下衣服，然后用大量、低压的清水冲洗。洗净后的治疗目标是保持气道通畅、恢复氧合和通气。假如需要快速的气管插管，那么麻醉用的琥珀酰胆碱应该谨慎使用，因为神经毒剂会拮抗它的降解而使其作用时间延长。阿托品是毒蕈碱受体的直接拮抗剂。需要注意的是，阿托品不作用于烟碱样受体，包括肌无力或麻痹在内的所有的烟碱样症状不能被阿托品逆转。阿托品的成人初始推荐剂量是2mg，当然有时也需要更大的剂量。停用阿托品治疗的最终依据不是心率的加快，而是气道分泌物减少且变得干燥。对有明显症状的患者，怀疑或已明确误服神经毒剂应该使用解磷定。传统的解磷定剂量是600～1 200mg肌肉注射。Pawars和他的同事们做了一组高剂量解磷定治疗有机磷中毒的研究，所有病人静脉注射2g解磷定的负荷剂量。然后病人随机分为二组，第一组给予解磷定1g（持续1小时），每4小时一次，至48小时为止；另一组以解磷定每小时1g持续注入48小时。结果持续注入治疗组比间断治疗组具有更低的死亡率和致残率[61]。最后，苯二氮䓬类药物可用来预防和治疗癫痫发作。其准确的剂量和治疗方案应咨询医学毒理学专家。

儿童病人的治疗，假如无体重对应剂量的指导，1岁以下的儿童可使用0.5mg的阿托品，大于1岁的儿童可使用成人标准治疗剂量2mg作为初始剂量[62]。

起疱毒剂

芥在14℃以下是以固态的形式存在的。一旦成为液态或气态，芥气可因其独特的大蒜味或鱼腥味所识别[63]。芥气比空气重得多，所以它会紧贴着地面播散。当储存在油性液体内时，它很容易通过炸弹或导弹发散开来。由于气化过程缓慢，伤害风险在阴凉和密闭的空间会更大。几分钟的暴露就可导致皮肤和眼睛的损伤，超过30分钟的暴露可导致呼吸系统受损和死亡。

芥气可因吸入、经皮肤和经口而进入体内。芥气进入体内后，它的作用效果同烷化剂一样。与蛋白、核酸相结合并形成共价键。芥气是唯一一个接触后不会立即感到疼痛的起疱剂[63]。暴露几小时后才会出现临床表现。从暴露于芥气开始，皮肤的临床症状会在潜伏期24小时后出现[64]。最初的皮肤症状为烧灼感、瘙痒和皮疹，接着是色素沉着、水疱形成，最后为大疱形成[65]。如果受损的体表面积过大，电解质紊乱和继发感染则可能会发生。此外，吸入芥气会导致呕吐和腹泻。骨髓抑制会在暴露后的3～5天内发生，导致白血病和血小板减少[64]。呼吸道黏膜的直接损伤会导致细支气管受损和出血[63]。任何途径的暴露均可产生全身症状。

治疗首先应该让病人脱离毒害环境和洗净起疱剂。假如只有清水可供使用，则可用清水冲洗，但清水不是最好的冲洗液[66]。有人主张使用0.5%的次氯酸溶液（家用漂白液1:9稀释）。目前，美国军方推荐使用一种碱性次氯酸钠溶液（pH为10或11）作为冲洗液[67]。然而，这种溶液不能在开放性的腹部或胸部伤口上使用。芥气没有特异的解毒剂。刘易斯毒气的抗毒剂（BAL；2,3-巯基-1-丙醇；二巯基丙醇）是英国最先作为刘易斯毒气的解毒剂来使用，现在二巯基丙醇主要用于几种重金属中毒的螯合剂，用于芥气中毒需谨慎。

窒息毒剂

氯（CL）和碳酰氯（CG）曾作为化学武器用于第一次世界大战中。然而，当今大多数接触窒息毒剂的播散是因为工业事故。碳酰氯现在仍然用来制造聚氨酯。此外，控制暴乱使用的胡椒粉和催泪瓦斯，也可认为是窒息毒剂。凡能导致窒息感、上呼吸道损伤和肺水肿风险的化学品，都可被认为是窒息毒剂。

氯是有特殊气味的深黄绿色气体或液体。目前，氯用于塑料制造业（主要用于聚氯乙烯）、干洗、制药、纺织、漂纸、水的净化和消毒剂[68,69]。氯所致临床表现与暴露时间和暴露浓度有关。较少的暴露可仅表现为鼻过敏，严重的暴露可能会导致上呼吸道水肿和肺实质水肿。大剂量暴露时，这种水肿导致了细胞渗液、肺充血和出血[68,69]。另外，也可表现为分泌物增多、刺激性咳嗽、呼吸困难和胸部紧束感。氯导致的伤害主要是局部反应，全身症状可不明显[69]。

碳酰氯较氯水溶性差，因此较少引起上呼吸道水肿，更多表现为肺泡损伤，易造成严重的非心源性肺水肿[70]。

治疗暴露在窒息毒气里的患者，第一步都是将患者脱离暴露环境，无特异的解毒剂，应予以支持治疗。严重暴露于窒息毒气的患者，需评估ABCs（气道、呼吸、循环），应特别注意保持气道通畅和足够的氧合，必要时行气管插管。支气管痉挛时可使用β-受体激动剂，如沙丁胺醇。眼睛受刺激可用大量清水或生理盐水冲洗，仔细检查角膜有无破损。

氰化物

氰化盐和氢氰酸主要用于金属清洗、贵重金属提炼、照片冲洗、电镀、实验分析和珠宝清洗。氰化物气体可从塑料化合物的燃烧中释放出来。需要关注的是氰化物可用作恐怖武器[71]。

氰化物有细胞毒性，它与Fe^{3+}和钴牢牢连接，导致细胞色素氧化酶的失活，细胞色素氧化酶是电子传递链上细胞色素a3的组成部分，氰化物抑制其氧化磷酸化[71]。其抑制作用导致严重的细胞缺氧和死亡。

摄入氰化物后，很多患者会突然出血心血管休克，常表现为低血压和意识障碍。氰化物有其特征性的苦杏仁气味。

虽然氰化物浓度可被测定，但很少使用。大多数氰化物重度中毒的患者会有明显的乳酸性酸中毒。另外，由于细胞内氧利用被阻断，静脉血氧含量会很高。因此，混合静脉血氧饱和度和外周静脉氧分压会增高[72,73]。在这些患者中，尽管细胞内严重缺氧，脉氧仪上的值却接近正常。

诊断氰化物中毒需要仔细地考虑。最初的治疗应注重ABC（气道、呼吸和循环）。如氰化物导致心律失常需标准的抗心律失常治疗。必要时可使用血管升压药。

如有皮肤或眼睛的暴露，需立即用大量的清水或生理盐水冲洗干净。目前，两种特定的解毒剂可用来治疗明确或疑似的氰化物中毒患者。一种治疗方法包括联合使用亚硝酸戊酯、亚硝酸钠和硫代硫酸钠。进行联合治疗时，首先打开一个亚硝酸戊酯药丸，患者每分钟接受 30 秒吸入治疗，而后每 3~4 分钟吸入一个新药丸。一旦建立静脉通路，300mg 的亚硝酸钠（成人：1 支 10ml 安瓿的 3% 溶液；儿童：0.12~0.33ml/kg）可用来治疗氰化物中毒。由于亚硝酸钠是一种强力的血管舒张剂，故有发生低血压的可能。因此，亚硝酸钠应缓慢注射，至少 5 分钟。使用亚硝酸钠后，接着使用 12.5g 的硫代硫酸钠（成人：一支 50ml 安瓿的 25% 溶液；儿童：1.65ml/kg）。亚硝酸盐的作用是诱导高铁血红蛋白血症。因此，亚硝酸盐不能用于怀疑氰化物和一氧化碳混合性中毒的患者中。

2006 年 12 月，美国食品和药物管理局批准了使用羟钴胺（维生素 B_{12}）治疗氰化物中毒[74]。羟钴胺与氰化物结合形成氰钴胺，随后经肾排出体外[75]。虽然羟钴胺有可能致使皮肤红斑，但不管在院内还是院外它的使用都是安全的[76,77]。另外，羟钴胺使用可能导致实验室测定值的异常，如镁、铁、谷草转氨酶、总胆红素和肌酐[78]。治疗一个明确或疑似氰化物中毒患者，Taylor 组合（亚硝酸戊酯、亚硝酸钠和硫代硫酸钠）或 Cyanokit 组合（羟钴胺）可二选一，但是不能同时使用。

> **重要概念**
> - 关于化学伤害，皮肤的破坏程度主要取决于有毒药物的浓度和接触时间。
> - 化学伤害常发生在酸和碱接触之后。
> - 危险物品如处置不当，会造成身体和环境的损害。
> - 在处理危险物品事故时，两个明确的目标必须完成：①危险物品必须被控制，火灾和爆炸必须熄灭，事故现场必须清洁干净；②抢救被危险物品暴露的人员。
> - 30 多年来，化学品运输紧急应变中心提供重要的信息以协助应急响应人员在处理危险物品事故采用最可能安全的方式。
> - 碱灼伤往往比酸灼伤的伤害更深，因此碱灼伤致残率更高。
> - 氢氟酸灼伤可导致严重的低钙血症。
> - 非常规的化学武器可主要分为四大类：神经毒剂、起疱毒剂、窒息性毒剂和氰化物毒剂。

致谢

作者感谢 *Richard F. Edlich*、*Marcus L. Martin* 和 *William L. Long* Ⅲ 对此章节作出的贡献。

本章参考文献请参见 http://pumpress.bjmu.edu.cn/eduservice/3419.html

第五篇　暴力与虐待

第 62 章　法医急救医学

William S. Smock

方邦江　陈淼　译　方邦江　校

概述

临床法医学是在临床场合应用法医的知识和技术来处理存活下来病人的医学。200 多年前，欧洲与英国的医师（包括警察外科医师、法医医师、法医检查员或者法医官[1]）已经开始从事临床法医检查[2]，包括对囚犯和对肉体及性侵犯的受害者做伤情评估[3]。

所有受到的肉体侵犯、性侵犯、虐待、创伤或者是受恐怖事件袭击的病人均需要有法医参与。如果一味治疗外伤而不考虑法医方面的问题，医师容易误解病人创口的性质，忽略被虐待或者遭受家庭暴力的病人，不能正确地记录损伤的性质。在对病人提供诊疗期间，具有刑事或民事诉讼意义的重要证据将会被遗失、清除或不经意地被冲洗掉[4-16]。伤情的评估和证据的收集对于恐怖事件的受害者来说是至关重要的。其伤口处可能含有放射性物质、痕迹证据或者轰炸碎片，这些都是犯罪调查的重要内容[17]。

1991 年，路易斯维尔医学院和肯塔基法医检查局在美国开设了一个临床法医学培训和咨询教程[7,9,15,16]。2006 年，美国急救医师学会设立了法医部专门提供额外的法医资源和培训[18]，并对医师在住院医师阶段提供了法医培训[7,8,19]。

法医检查必须得到病人、法定监护人或者法庭的许可或者默许才能进行。法医鉴定包括病史和体格检查、摄片和解剖图片[17,20]。需要收集的证据资料包括可以证实犯罪或者法庭指定的衣物、头发、血液、唾液、子弹和炸弹的碎片。如果病人由急诊科收治入外科，该鉴定将由创伤外科医师在手术期间完成。

对于枪击伤和刺戳伤、肉体或性虐待伤、家庭暴力、爆炸相关损伤和机动车相关创伤在伤情评估时需要被准确无误记录，而且除了需要照片外还要描述事件的经过和可能会对未来法律行为有用的简图[5-11,13-17,20]。然而，在一个创伤中心，70% 的验伤记录不准确或者不全面，38% 的案例中可能有证据被不恰当地忽略、不准确地记录或者不经意地清除[6]。美国前军医署长 Richard Carmona 报道急诊科或创伤医生往往没有或者仅有限的法医创伤治疗方面的训练，因此常常有忽略、遗失、不经意清除有益证据或者由于不恰当处理和记录而拒绝收治病人入院的情况发生[6]。

对于病情和证据的错误评估将会被记录在病人的病程记录中，给后期的法律程序带来问题[2,4-16,20-24]。

枪击伤的法医鉴定

2005 年美国有 30 694 例火器相关死亡，它是继机动车相关死亡后的美国第二大创伤相关死亡原因[25]。急诊医生每年接诊超过 115 000 个枪击伤患者，主要是手枪所致[26]。枪击伤所造成的直接和间接费用达每年 360 亿美元[27]。

错误的描述和科学的术语

急诊医生由于在外科干预前接触到病人，因此可以在伤口不被干扰、改变和破坏前在最理想的角度对于枪击伤的伤情进行评估和记录[4-11,15,20,21,24]。伤情记录包括伤口的解剖位置、范围、形状和性质。伤口描述要根据标准的解剖位置进行描述，如手臂的掌侧和背侧。

医师不能简单地描述为"入口"或者"出口"，而需要用法医学的术语对伤口的形状、特征和部位进行详尽而准确的描述，不需要对子弹（弹头）的口径进行推测性说明[15,28-31]。弹头的出口造成的伤害通常没有入口大，况且伤口的大小也不完全与子弹的口径相符[15,21,17,28-31]。

任何伤口的尺寸均取决于以下五个因素：大小、形状、形态、弹头瞬间接触组织的速度和所接触组织的特性。如果弹头的速度较慢并且它进入皮肤的形状没有改变的话，伤口出口的大小就会和入口相近或者较小[15,28,32]。而如果弹头通过弹片破碎或者保持其固有速度的同时改变了形状而增加了表面积的话，那么出口将明显大于入口[15,28-36]。如果子弹击中骨头，那么骨折的碎片将会从出口溢出而改变出口的形状和大小。组织的弹性也影响伤口的大小，因此枪击伤口出入口的大小可以与造成伤口的射击体相同、较大或者较小[15,34-36]。掌侧或者太阳神经丛的伤口往往呈现撕裂状而被误认为是刺戳伤[28,35,36]。

不能用不准确的术语来描述伤口[6,36,37]。举个例子：不应该用过时的术语火药灼伤（powder burns）而要用煤烟（soot）来描述碳质材料造成的闭合伤口[28,29,35,36]。火药灼伤字面上讲是前装枪、古代武器和空药筒射击引起黑火药燃烧造成的烧伤。这不会在现代弹药的无烟火药中发生。

不必在病史里面记录枪击伤患者的死亡方式。通过详细的现场勘查确定死亡是意外、自杀或是他杀是法医或者验尸官的职责。受害者在受伤当时的位置需待现场勘查和法医证据收集后方能得出。

治疗医生在刑事案件中只能提供事实依据、司法鉴定或者两者兼顾。不是基于科学和缺乏确切法医检验或者充分法医培训的专家所提供的司法鉴定会误导刑事诉讼系统（比如：伤口的出口总是大于入口）。对于入口和出口的判断或者开火的范围会直接影响到有罪无罪的仲裁[15,20,21,23,24,35]。在暗杀肯尼迪总统事件中对于伤口的推测就是在法医鉴定中法律蕴涵式推测的例证[23,24,38]。

手枪的法医问题

武器

手枪分四种：①单发射击（通常一个枪筒）；②大口径短口手枪（小的容易隐藏的武器，通常双筒）；③连发左轮手枪（扳机连接着旋转的滚轴式骨针）；④自动加载或半自动手枪（每扣动扳机一次都会发射多发子弹），这种手枪的弹匣能装17发子弹，而左轮手枪只能装5~6发。

自动手提轻机枪只有在触动了扳机后才能发射子弹，而且一旦发射就到射完为止。手提轻机枪的弹匣能装60发子弹。像以色列的Uzi and Heckler & Koch MP-5一样用9mm或40口径弹药的武器通常用在特警队中。半自动型手提轻机枪普通平民大众可以用到，半自动手提轻机枪通过装配也可以装配成全自动的，尽管并不合法，仍旧可以在弹药库买到。

手枪

子弹由引药、弹壳、火药和插塞构成（图62-1）。插塞将子弹推出枪口。

引药被装在子弹底座内的小引爆空间内，用来点燃火药。引药包括牵制导线、硫酸钡或者锑，它可以被放在射击者、近距离袭击时被袭击者的手中和该武器射程范围内的物体上。

弹壳，尽管也会用到其他材质，但通常是由黄铜制成的。弹壳可以轻微扩张并且将气体封在枪膛内[35]。在射击时，弹壳留下的细微的独特印迹是重要的证据和法律例证。

除了单底座和双底座构成的无烟火药外，所有的商品化子弹都会用到火药[35]。武器发射后，不是所有的火药都被耗尽。一定比例未被耗尽的火药会沿着枪口尽头移动一定距离，该距离的长短取决于火药自身的特性。

空子弹、前膛式和一些古董或者复制品会用到黑火药。黑火药（硝酸钾、碳和硫黄的混合物）无法像无烟火药一样充分燃烧，因此会产生较大的火焰和白色烟雾。

子弹在手枪枪管里的速度为700~1600英尺/秒（容量负荷）。这里的容量（magnum）是指在弹壳里另加的火药用以提高子弹的速度。最常见的子弹类型

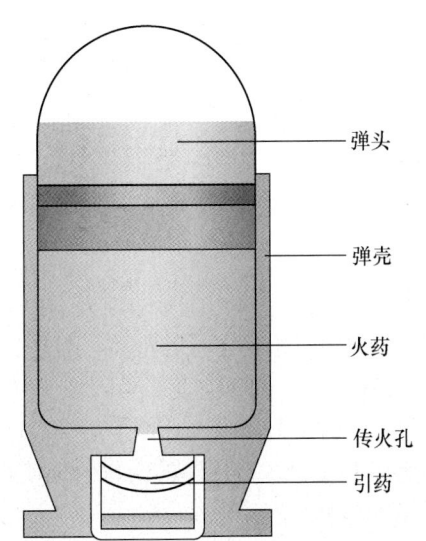

图62-1 子弹由很多成分构成：弹头、弹壳、火药、传火孔和引药。

包括圆形突起、全金属覆盖式、点凹式、冲孔型弹丸和半冲孔型弹丸。子弹通常有一个坚固的铁芯或者钢制的导线和一个覆盖物，如果子弹的芯由金属覆盖，那么该金属通常是铜或者铝。如果这个覆盖物包裹着整个子弹，就叫作全金属盖型子弹。如果有一部分铁芯还暴露在外，就被称为半金属覆盖式。

点凹式（hollow point）是指在子弹的顶部有一个洞，在接触皮肤时会爆炸，通过增加体表面积而提高杀伤力。

子弹的口径是以百分之一英尺或者以毫米计的。手枪的口径从 0.22 口径或者 5.56mm 到 0.45 口径或者 11.3mm。子弹的重量是以晶粒计的，大约为 7 000 晶粒/磅。

手枪的创伤弹道学

创伤弹道学是一门研究弹药穿透机体产生效应的科学[33,39,40]。围绕着创伤弹道学有着诸多误解[33,40-44]。

伤口的严重程度直接取决于穿过组织和造成组织直接损伤的动能大小，而不是子弹本身所拥有的动能[33,35,39]。子弹从来福枪中发射出来通常有着高达 1 500～4 000 英尺/秒的速度，而手枪只有 700～1 600 英尺/秒。因此来福枪的子弹有着更高的动能，理论上也会产生更严重的组织损伤，然而伤口的严重程度取决于很多变量，比如子弹的速度、重量、形变、撞击组织所产生的碎片和撞击组织的特性和位置[32,37,39,40]。

造成组织损伤的基本原因是挤压。子弹穿过皮肤会产生两个腔，一个是永久的一个是暂时的。暂时的腔是组织伸展的结果，通常它的产生到消失持续 5～10ms，最终留下不可修复的挤压后组织和永久的腔[33,35,39]。永久腔的大小因子弹的大小、形状和构造不同而不同。一个蕈状点凹式子弹与非变形性子弹相比能够将接触直径扩大 2.5 倍，组织挤压面积扩大 6.25 倍[35]。

手枪伤的法医鉴定

伤口入口

射程是指枪口射中受害者的距离。通常分为四类：接触、近距离、中等距离和远距离（表 62-1）。伤口入口的大小与子弹的口径无关[15,34,35]，因为子弹击中弹性结缔组织时伤口入口周围的组织收缩使得入口的直径远小于子弹的口径[28,35]。

接触伤口（contact wounds） 在接触伤口中，枪管直接接触到皮肤或者衣物：紧密的接触是指枪口紧

表 62-1　射程表

射程	1 英尺（枪管距皮肤）	体表特征
直接接触	0	煤烟、烧焦的皮肤、三角形撕裂伤
近距离	0～6	煤烟、磨损环（磨损环可被煤烟所掩盖）
中等距离	>48	纹身、磨损环
远或者极远距离	任何远度	磨损环（中间物体会阻止煤烟和火药接触到皮肤）

紧地抵着皮肤，而轻轻的接触是指枪管不完全或者轻轻地抵着皮肤或者衣物。

在紧密接触伤口中，伤口中包含所有的物质，如子弹、空气、煤烟、不完全燃烧的火药残渣、金属碎片。这类伤口大小不一：从由于释放出来的热气和火焰边缘被烤焦变黑的小洞到多孔的星状伤口（图 62-2）不等。大的伤口只会发生在薄的组织或者骨组织中。释放出来的热气使得皮肤扩张直至强直和撕裂。这些撕裂是三角形的，三角形的基底部盖着伤口的入口。产生撕裂伤的手枪通常是 3.2 口径或者更大口径或容积的。大的星形伤口如果仅凭其大小容易被误判为出口（图 62-2B 和 C）[15,28,35]。

星形撕裂伤并非接触伤口的特征表现。切线伤、跳弹或者翻转子弹和一些出口也是星形的，但是它们与紧密接触伤口的不同之处在于这些伤口处没有煤烟和火药并且没有被烤焦的边缘[15,28,35,36]。

有些紧密接触伤口，皮肤的扩张被紧紧抵住的枪管所抵消，留下特征性的枪管挫伤（图 62-3）[15,28,35,36]。诸如此类的情况需要在伤口清创和手术前被记录在案，这些将有助于确定武器的种类（来福枪或者半自动手枪）[15,20]。

当枪管轻轻地接触或者斜靠在皮肤上，煤烟和火药的残渣就会出现在伤口内或者伤口周围。枪管和皮肤之间的角度决定了煤烟的形状。切线、轻轻接触或者近距离伤口将产生长形灼伤伤口并且有煤烟沉积在伤口附近。

近距离伤口（close-range wounds） 近距离是指煤烟会沉积在伤口或者衣物上面的最大距离，通常枪口距伤者距离小于 6 英尺，至多不超过 12 英尺[34-36]。超过 6 英尺，煤烟通常落下不会留在伤口及衣服上。枪口聚焦的准确位置受火药的类型、枪管的长度和武器的类型和口径影响，并且与枪口与伤者的距离相反（图 62-4）。

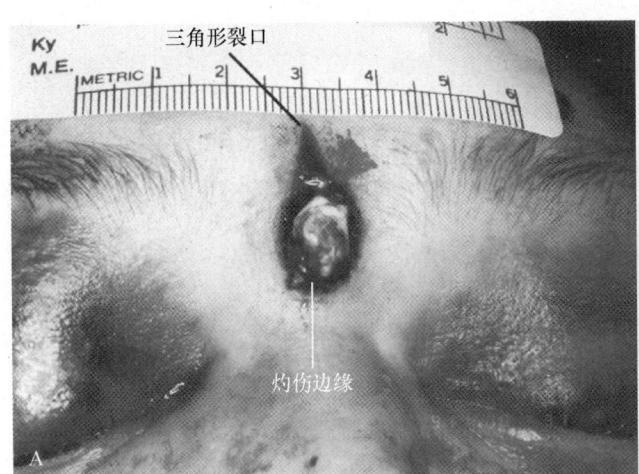
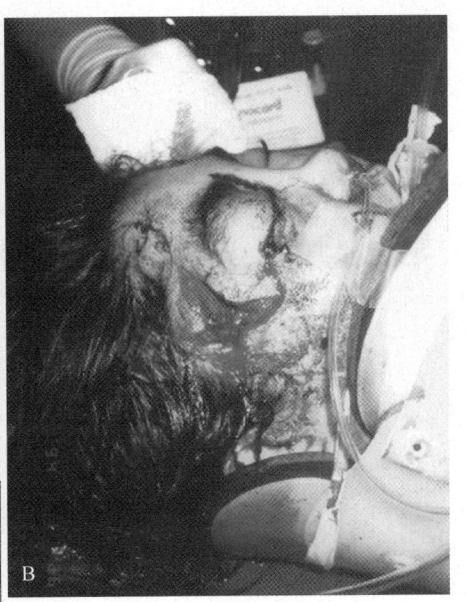
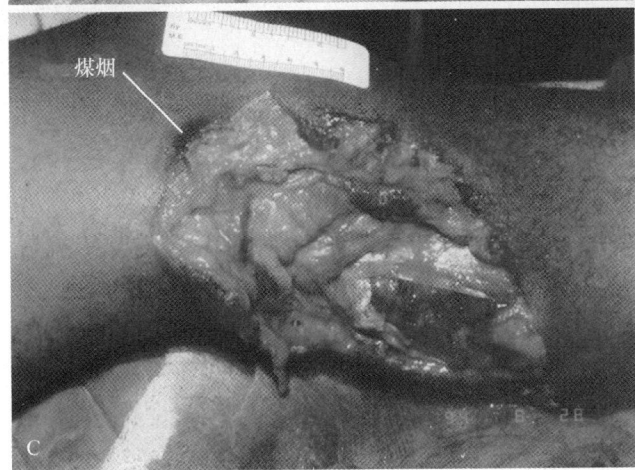

图 62-2 A，0.38 口径的左轮手枪紧密接触引起的伤口入口。伤口的边缘被释放出来的热气和枪管尾部的火焰烤焦。三角形的裂口是由于释放出来的气体进入组织引起组织膨胀所致。B，入口有着巨大星形撕裂的紧密接触伤是由 0.38 口径的半自动手枪造成的。巨大的三角形撕裂是皮下组织迅速膨胀所致。C，左侧小腿由 0.9mm 手枪造成的切线接触伤口。有煤烟存在提示近距离射击。该病人的最初报道上显示是在 3～4 英尺远的距离遭到射击的，后来病人承认是在把枪从靴子中拿出来的时候走火所致。B 和 C 的伤口由于面积较大，容易被误当成出口。

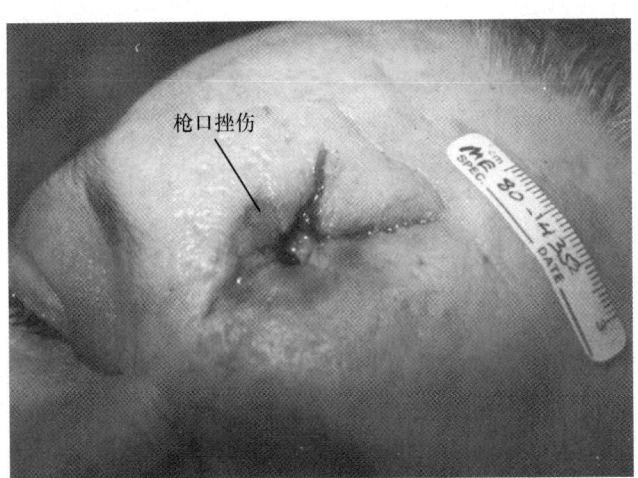

图 62-3 枪管引起的皮肤膨胀产生的挫伤称为"枪口挫伤"。枪口挫伤的大小与伤口接触有关。

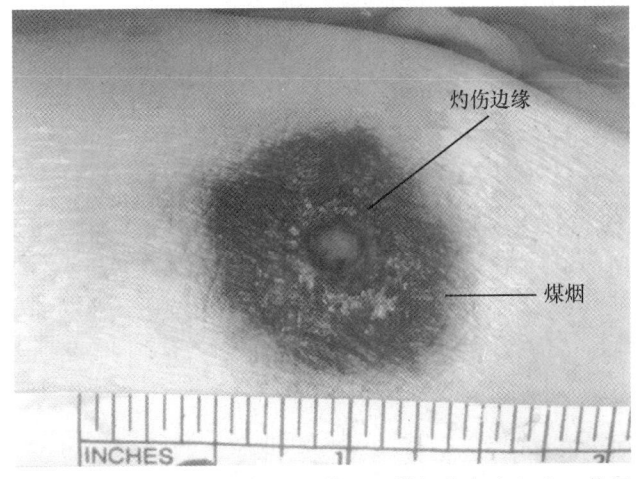

图 62-4 近距离有煤烟存留的伤口。煤烟的产生与在 6 英尺范围内开火有关。

射击的精确范围（如 1～10cm）不能通过检查伤口来确定。法医犯罪实验室可以尝试着通过使用犯罪武器在不同的范围内进行实验性射击重现伤者被射击时所产生同样伤口的场景（彩图 62-5）。实验的准确性取决于伤者被射击时场景的准确细致描述。由于煤烟可以通过清创术或者伤口清洁被清除掉，因此除非病人的临床状况明确不需关注此处伤口，周围的所有情况均应被记录或者拍照[15,20]。

中等距离伤口（intermediate-range wounds） 纹身或者点刻画是中等距离手枪伤的特征表现。伤口处出现细孔样破损，是由于接触到了部分燃烧或者整个接触到未燃的火药所致（见图 62-6）。纹身或者点刻画无法去除。纹身征由于上皮的厚度关系很少发生在手掌或者足底[35]。

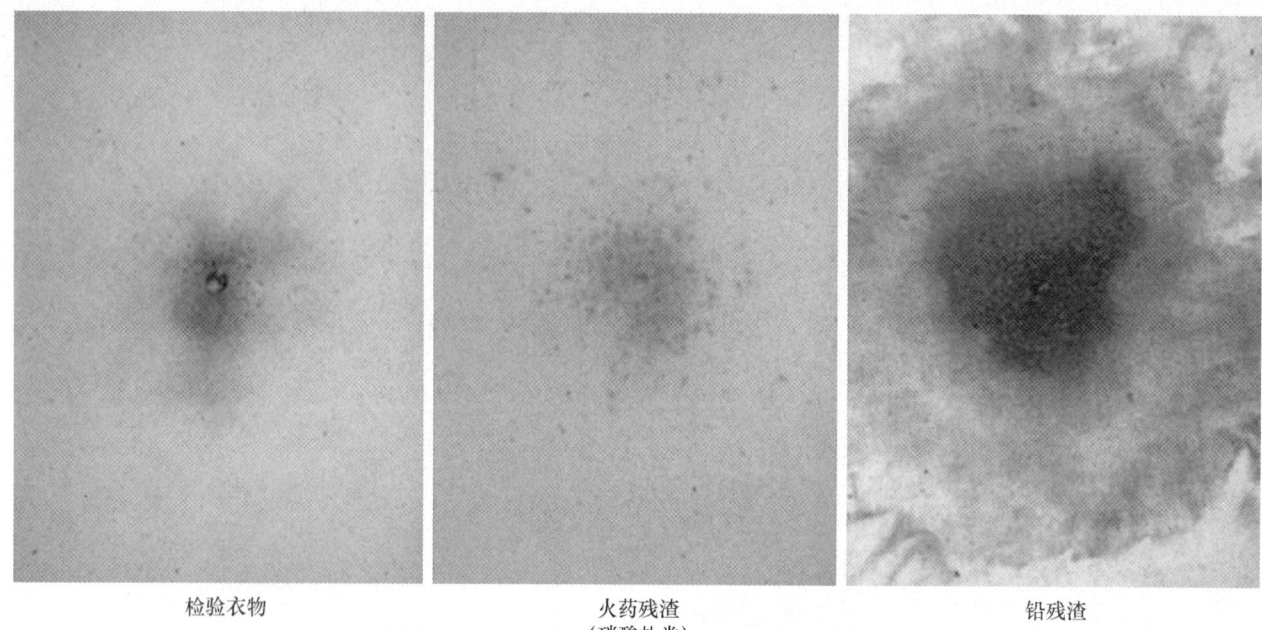

| 检验衣物 | 火药残渣
(硝酸盐类) | 铅残渣 |

彩图 62-5 6 英尺处 0.32 口径的左轮手枪的射击残渣检查。实验中寻找是否有煤烟（火药燃烧）、硝酸盐类（未燃烧的火药）和汽化的铅残渣。实验可以确定从枪体到衣物的距离。

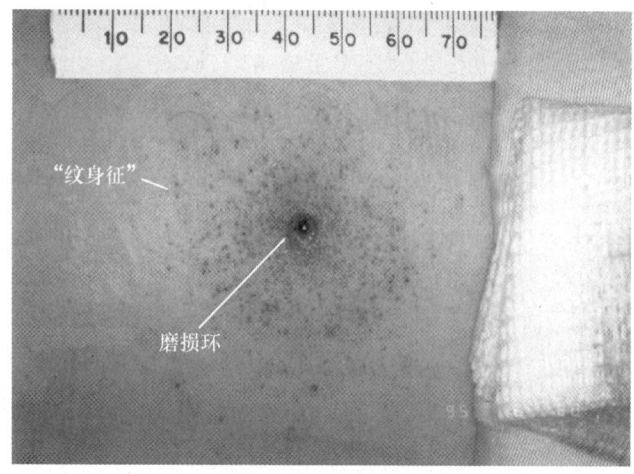

图 62-6 未燃烧的火药接触到身体形成"纹身"。这细点样的擦伤与开火时通常小于 36 英尺的距离相关。擦伤的密度取决于枪管的长度、枪口与皮肤的距离、火药的类型和两者间是否有其他干扰物。

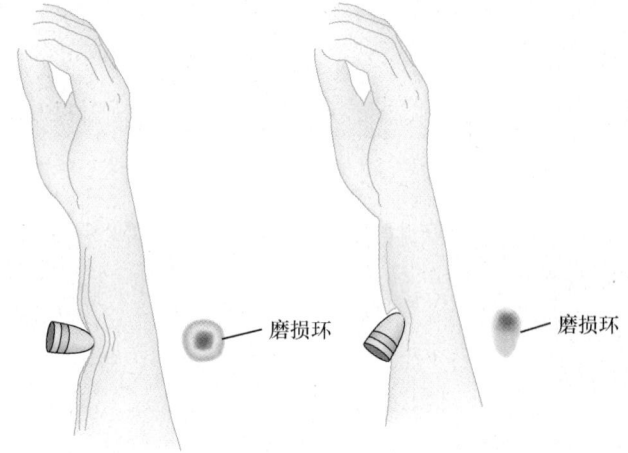

图 62-7 "磨损环"是子弹嵌入或者穿过上皮细胞引起的围绕着伤口入口的磨损区。它的环或者边是由于子弹与上皮摩擦所致。磨损环的宽度随着碰撞角度的变化而变化。

纹身伤口可以由近至 1cm，远至 1m 的武器所致，通常由不超过 60cm 距离的武器造成的。枪管的长度、枪口与皮肤的距离、火药的类型、中间接触过的物质、武器的口径和类型决定了纹身伤口的密度和相关情形，衣物、头发和其他中间接触物可以防止纹身的产生。部分或者完全未燃的火药和火药残渣出现在衣服或者皮肤上可以协助确定射击的范围。如果火药穿过薄的衣物，通常就已经失去了穿入皮肤的能量了。

远距离伤口（distant-range wounds） 远距离伤口由于武器比较远所以只导致子弹接触皮肤时产生的伤害，不会有纹身或者煤烟。由于子弹穿入皮肤，皮肤呈现出锯齿状，像"磨损环"也有人称之为"磨损边"或者"磨损环"。这个"磨损环"实质是组织擦伤的部分，围绕着一个入口，是子弹和上皮细胞摩擦所致（图 62-7）。这一磨损环的宽度随着子弹与皮肤的碰撞角度不同而不同。大多数的入口都有磨损环。手掌或者足底的入口例外，因为通常呈现裂缝状[35]。

磨损环不是由热的射击物（子弹）烫伤所致。接触伤口和近距离伤口的边缘会由于释放的气体和火焰将周边组织烧焦。这种情况容易与磨损环混淆。当皮肤表面只有磨损环时，常常用不确定射击距离

(indeterminate range)来描述开火范围。10英尺远的距离所产生的伤口与100英尺所产生的相同。射击距离不能通过伤口距离来判断。

确定射击的距离非常复杂,因为衣物阻止了煤烟或者火药沉积在皮肤上。如果伤口没有衣物或者其他犯罪现场的相关信息,那么该伤口似乎是远距离射击造成的。然而事实上,它也可以是近距离或者中等距离射击造成的。相反,从远距离来的射击物如果撞击了一件像玻璃一样的物体引起玻璃破碎所造成的伤口也可以模拟中等距离所造成的伤口。与未燃烧火药相近,如果玻璃碎片撞击皮肤,也会造成穿入皮肤的摩擦伤,产生假性纹身(见彩图62-8)[35,46]。

不典型入口（atypical entrance wounds） 不典型入口是子弹在击中受害者前先接触了一个中间物体如窗户、墙或者门。这一中间物体会改变子弹的大小、形状或者轨迹。这些改变会导致入口呈现星形,与近距离伤口相似[47,48]。跳飞弹也会产生不典型的入口。

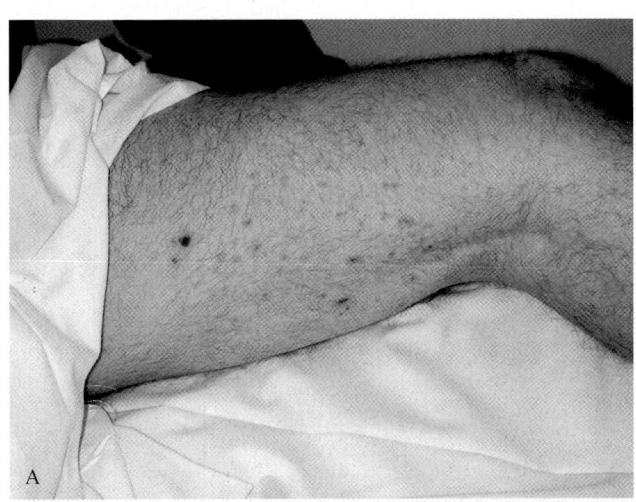

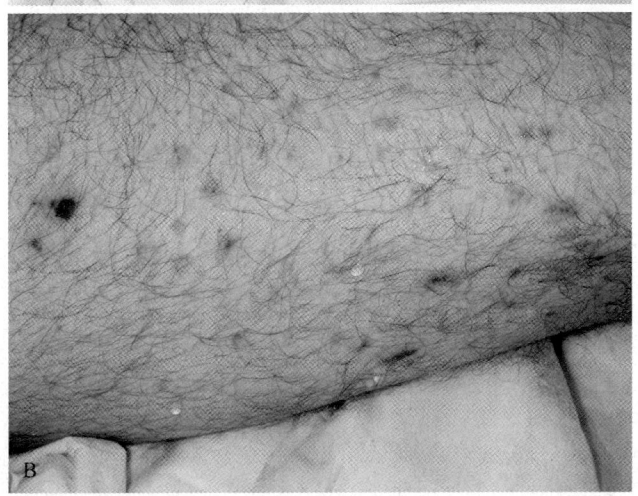

彩图62-8 A和B,大腿中段与枪击有关的伤口,玻璃碎片引起的"假纹身征"或者细孔样磨损,无未燃烧的火药,子弹穿过窗玻璃时大腿暴露于玻璃碎片中所致。

擦伤是由正面接触到一个飞过的子弹造成的。子弹的方向可以通过仔细检查伤口来确定[35,49,50]。子弹会产生一个槽使得两侧的边缘形成皮赘。如果有皮赘,它的底部是指向武器和子弹飞过的方向的[49]。

出口

出口是子弹从内向外挤压和牵拉皮肤所致。皮肤边缘通常有尖利而不规则的边向外翻出。磨损环、煤烟和纹身不可能见到。

出口的大小取决于子弹在突出皮肤的瞬间所具备的能量、子弹的大小和形状（图62-9）[15,35,36]。子弹在进入皮肤的时候会发生变形,突起的部分先变形然后发生盘旋和翻转。有足够能量的子弹可以穿出皮肤的侧面,通过迅速增加或者转移能量来增加表面积的子弹会到达下面的骨骼,两者均能够产生一个比入口要大的出口[15,28,35]。

不典型出口（atypical exit wounds） "海岸"出口（shored-exit）伤口是一种产生假性磨损环的伤口。如果皮肤在子弹穿出的瞬间被一个坚硬的物体或者表面所阻挡,那么皮肤将会在穿出的子弹和支撑面间被压扁（图62-10）[15,35,36,51]。支撑物可以是腰带、墙、门和床垫。

煤烟很少出现在不典型出口处[52]。如果接触伤口的入口与其相应出口非常接近的话,煤烟也会沿着很短的伤口轨迹扩展开去,少量也会出现在出口处。

中发式来福枪伤口的法医鉴定（forensic evaluation of centerfire rifle wounds） 子弹从中发式来福枪射出很可能会造成大量组织的损伤。子弹造成损伤的程度取决于它所具备的动能（彩图62-11）。中发式子弹的口径从0.223到0.308,与口径相当的手枪所造成损伤的势能却明显增加[35],势能的增加取决于子弹的速度,速度又决定于以下的动能公式＝质量×速度^2/G。机体的伤情取决于射击物将能量转移至器官和骨组织的大小。高速子弹（速度＞2 000英尺/秒）,会沿着伤道产生一个瞬时空腔,空腔的直径会是子弹直径的11～12倍,并沿着子弹所产生的弹道造成组织损伤。由于所具备和转移到下面组织的能量较大,中发式来福枪所产生的相应出口与手枪相比,通常大于他们的相应入口（彩图62-12）[35,36]。

中发式子弹所产生的高速出口与手枪子弹所产生的没有明显不同。出口的皮肤表面通常呈现磨损环或者轻微撕裂（彩图62-13）。伤口也会伴随着煤烟的沉积和纹身,但是由于受诸如枪管长度、在特定弹药筒内的火药数量、枪管的形态和火药的类型等因素的影响,很多来福枪的射程与手枪的射程一样也无法确

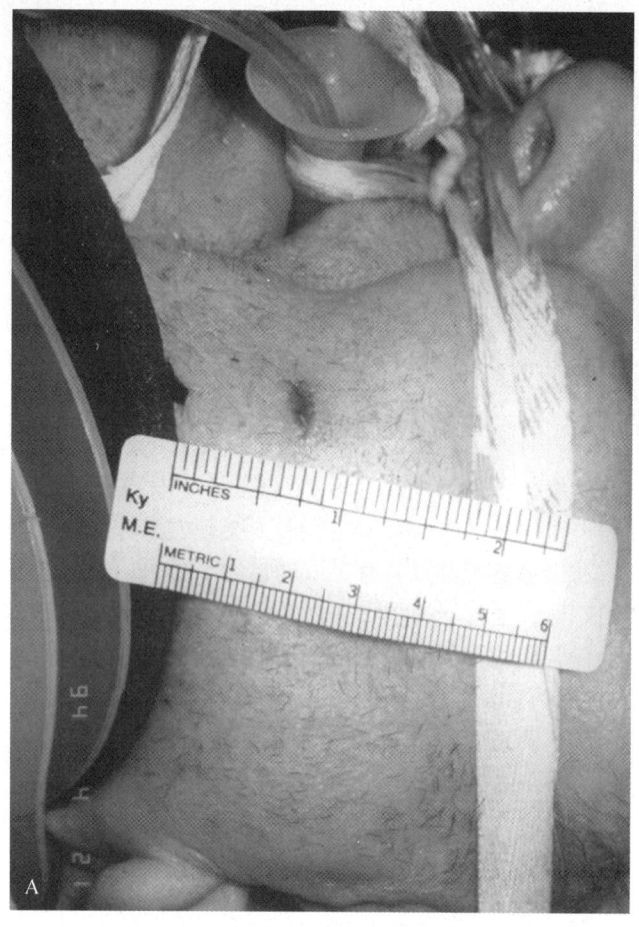

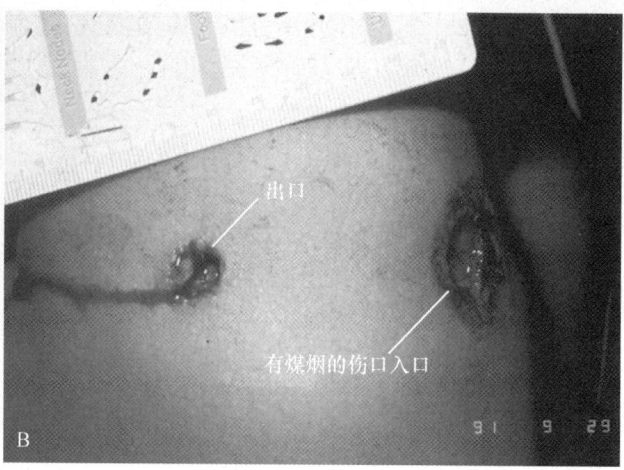

图 62-9　A，0.22 口径的子弹引起的裂缝样伤口出口。B，左侧三角肌处穿通性枪伤，较大入口处有煤烟沉积。而相对较小的出口处没有煤烟沉积。出口大小不会一直比相应的入口大。

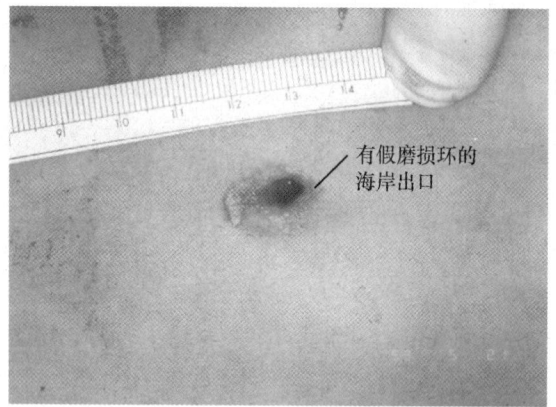

图 62-10　有着假性磨损环的"海岸出口"。这类出口发生在穿出子弹的皮肤接触到了有支撑的结构（如墙、地板或者床垫）。皮肤受到支撑结构的碰撞，形成了一个假性磨损坏。

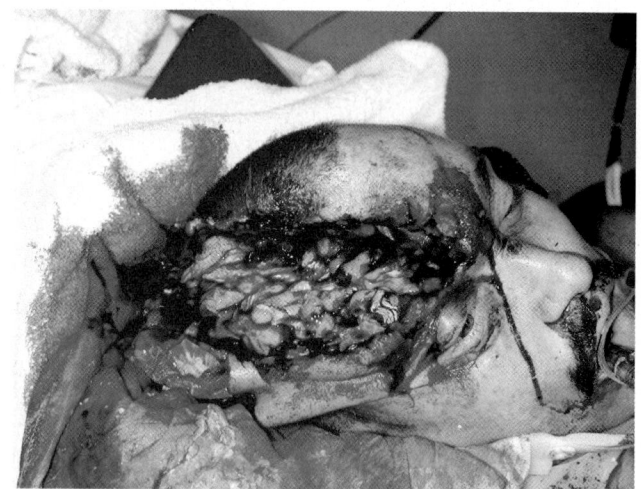

彩图 62-11　前额高速枪击伤的病人。高速来福枪由于其强大的动能，当能量转移到下面组织的时候会产生巨大的伤害。

定。可以在犯罪实验室中由火器检验者通过对照实验来确定来福枪和滑膛枪炮的射程。

高速铅芯和加套子弹通常会在进入组织后破裂成成百上千的碎片，称为"铅风暴"（lead snowstorm），造成广泛的组织损伤（图 62-14）[35]。如果组织较深，子弹碎片则无法穿出而被埋在组织中。因此会产生一个被高速子弹射中而无出口的损伤。高速带钢芯的子弹几乎均能够完整地穿出。

伤口的显微镜检

清创后的伤口边缘上皮细胞被送到病理实验室做组织学检测以协助明确伤口的入口、出口和射程[52-55]。

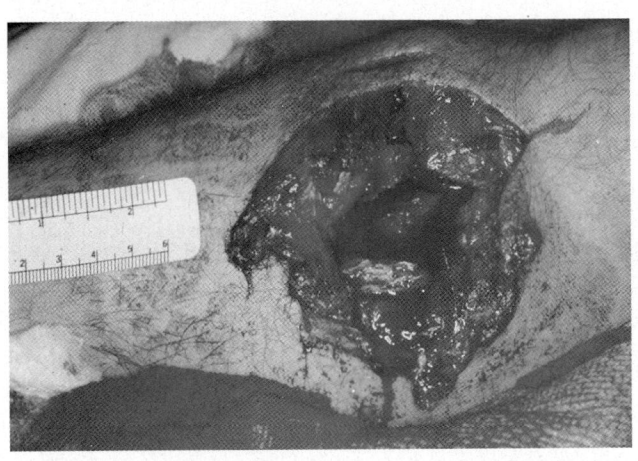

彩图 62-12　高速来福枪形成的伤口出口。高速度损伤的出口往往比其相应的入口大得多。面积大是因为能量经枪弹转移到下面组织，通常是骨骼时所产生的强烈冲击。

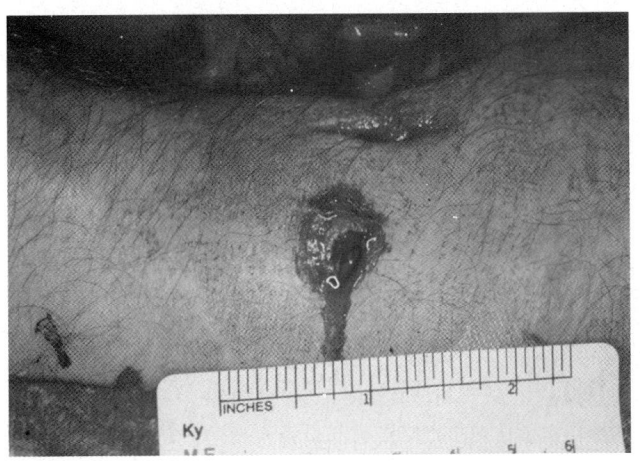

彩图 62-13　高速来福枪入口伤。高速入口也会有磨损环。

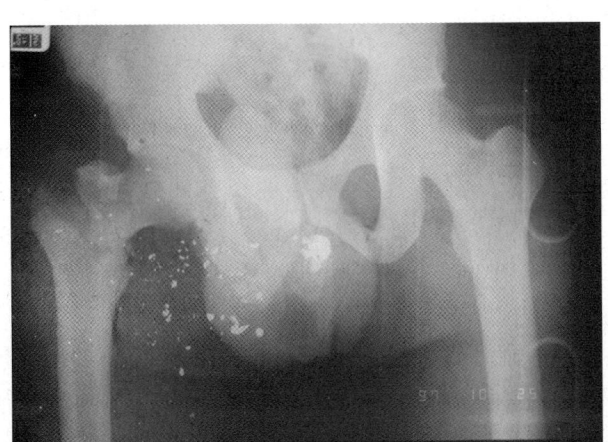

图 62-14　A 高速来福枪引起的"铅风暴"。高速飞行的子弹有着一种在接触的骨表面碎成成百上千个微小颗粒的趋势。这种碎裂是由于子弹接触到了大块组织所致。

证据

受害人的衣物会为确定子弹的射程提供信息并且可以协助区分伤口的入口和出口[5,13,15,17,37-39,56]。衣物纤维会受子弹方向的影响而发生变形[35]。火药残留物和煤烟也会像其沉积在皮肤上一样沉积在衣物上。沉积物有些是肉眼看不见的，需要应用标准的法医染色技术如硝酸盐或铅蒸汽来实现。有些子弹，由于先与衣物接触，会在衣物上留下铅或者润滑剂被专业称为"子弹擦"。从病人伤口处取下的衣物需要在不同的纸袋中分开存放，以免产生证据的交叉污染[13]。

手枪残渣实验（GSR）能帮助确定受害者或者嫌犯是否开过火[36,56-65]。GSR 实验检测的是引药不可见的残渣：如硝酸钡、硫化锑和过氧化铅。残渣可通过以下方法检测：①用 5% 的硝酸溶液擦拭手掌和手背，然后用原子吸收分光光度法检测；②在手上放置一个胶带或者吸附圆盘，然后移开后用扫描电镜来检测。

GSR 实验的特异性和敏感性并不确切[36,51,64,65]。沉积在每个开过枪的人手上的残渣只有 50% 的检出率[36]。残渣也会播散到犯罪现场的其他地方、二次接触到武器的人或者家具从而使得实验产生假阳性的结果[65]。残渣经由警员转给嫌犯的也有报道。实验的敏感性随时间递减，而在黄金时间内执法机构不会接触到病人[35]。敏感性递减的事实还包括用酒精或者聚维酮碘清洗皮肤、用胶带粘去皮肤上的物质、用衣物擦手、用塑料袋罩住病人的手使其皮肤变得潮湿。如果 GSR 实验完成了或者煤烟确实存留在病人的手上，早期的处理是将纸袋罩在病人的手上。

子弹、弹头壳和弹壳对于确定或者排除一种武器的种类是毫无价值的[15,34,35]。如果把武器拆卸开，会发现在子弹的侧面或者在弹壳的底部或者侧面有着多个独一无二的微小印迹[15,34,35]。子弹的印迹是由于刀痕或者枪管的装膛线撞击所致，弹壳的印迹是由于撞击了撞针、后膛锁、半自动武器的弹盒、抽出和发射装置所致。这些微小的印迹和指纹在子弹被止血钳或者其他手术装置取出时被掩盖[13,15,35]。因此子弹只能通过戴着手套或者用手术器械覆盖着纱布取出才能确保这些印迹的完整保留（彩图 62-15）。不需要将子弹上面最初或者其他的印迹均——记录下来，只要将关于一系列保管证物的资料记录在病人的病史上面并做详尽的描述即可[13]。

X 线片也可以帮助定位嵌住体内的发射物，而且在确定发射物的数量和开火的方向上具有重要的证据价值[33-35,45,66]。

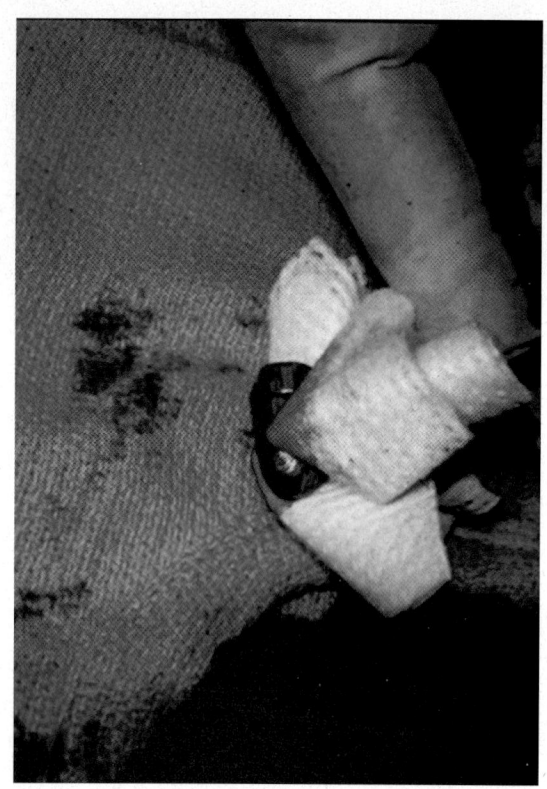

彩图 62-15 用止血钳清除子弹时要覆以纱布，因为止血钳直接接触子弹会破坏有助于明确子弹发射方向的微小痕迹。

框 62-1　通常所见的典型伤害
手指抽打留下的痕迹 带子或者灯芯绒做的衣物造成的环形或者扁平的挫伤 指尖压迫引起的环状挫伤 线状物体引起的中央消退的线形挫伤 鞋跟和鞋底引起的挫伤 咬痕：半圆形挫伤和擦伤

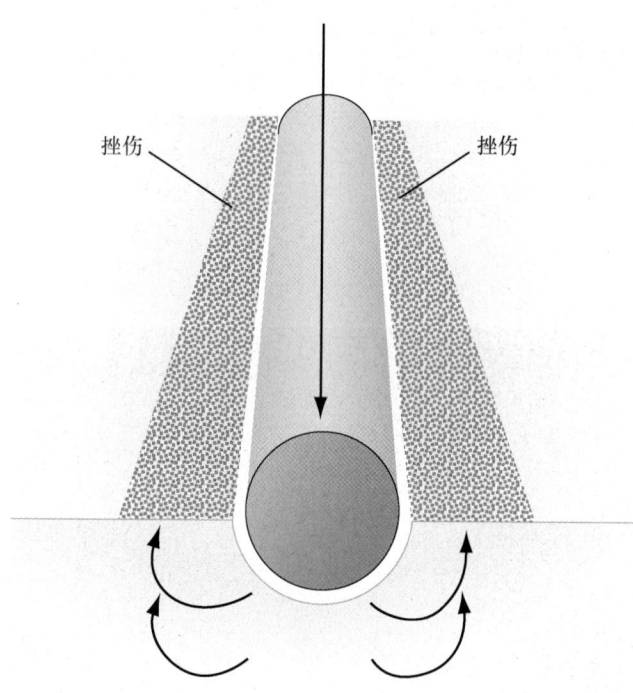

图 62-16　被线型物体直接击中会产生中央消退，周边类线形的挫伤。出血被从直接接触部位推至两侧，是这种类型挫伤的特征表现。

法医学中的肉体侵犯

确定攻击受害者

有关研究统计城市急诊室有 22%～33% 的家庭暴力受害者，但很少有人能够被识别出来[18,67-81]。在一项家庭暴力的研究中显示，急诊室里以急性创伤来就诊的病人中有 43% 的病人只有在反复 6 次以上就诊后才能被确证为虐待受害者，这些病人几乎有一半至少就诊超过 12 次[78]。还有些病人在被收入创伤中心治疗前均未明确诊断[79]。

任何武器均有一个被印在上皮细胞上或者上皮细胞下面的印迹、图样或者记号。这个上皮细胞上面存留的武器的印迹被称为损伤图样（pattern injuries），是可以被再现的[15,82]。根据其起源的不同主要有三种方式：钝性暴力、锐性暴力和热灼伤。

准确地描述创伤解剖定位有利于明确造成创伤的器具、工具或者武器。

钝性暴力型创伤

最常见的钝性暴力型创伤是挫伤、擦伤和撕裂伤。独特形状或者结构的武器会在皮肤上产生与自身形状相似的镜像（框 62-1）[15,82]。

线性挫伤（pattern contusions）　被线性物体殴打后留下的挫伤是以一系列平行线围绕着一个中心区为特点的（图 62-16）[15,82]，殴打物击中部位的血液被推向周边，是此类损伤的表现（图 62-17）。

环形或者线形挫伤提示虐待或者殴打。1.0～1.5cm 直径的环形挫伤符合指尖按压引起的损伤或者抓伤（图 62-18）。常常被忽略的指尖按压挫伤的解剖部位在上臂的中间[82]。鞋子踢踏时鞋底印留下的挫伤也有助于协助找出袭击者（彩图 62-19）。

有些创伤是发生在拘留所里的。特定的挫伤包括手电筒或者夜灯造成的类似挫伤。手拷或者枷锁印是留在手腕或者脚踝上的狭长的挫伤或者擦伤，手拷或者枷锁印通常是犯人处于绝境时反应的间接表现[36]。

需要记录创伤史，如可能包含图片和照片的伤情记录。事件最好由调查执法机构的中间事物处理部门而不是急诊医生来进行评定。结论应避免提及犯罪人

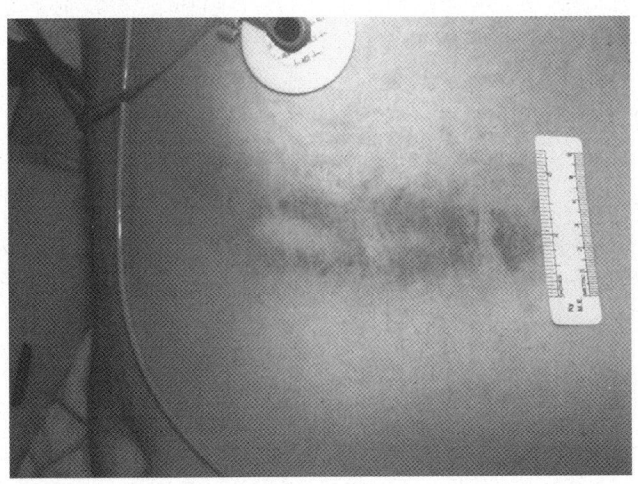

图 62-17　接触羽毛球拍所致的典型平行线和中央消退的挫伤。

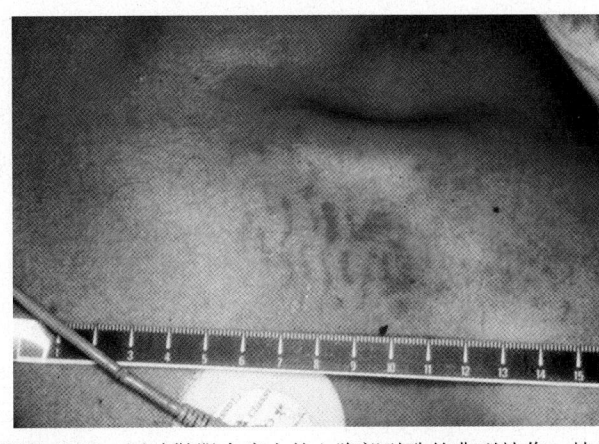

彩图 62-19　网球鞋踢中病人的上胸部引致的典型挫伤。挫伤的形状有助于确定疑犯，并且为受害者和袭击者提供身体接触的证据。

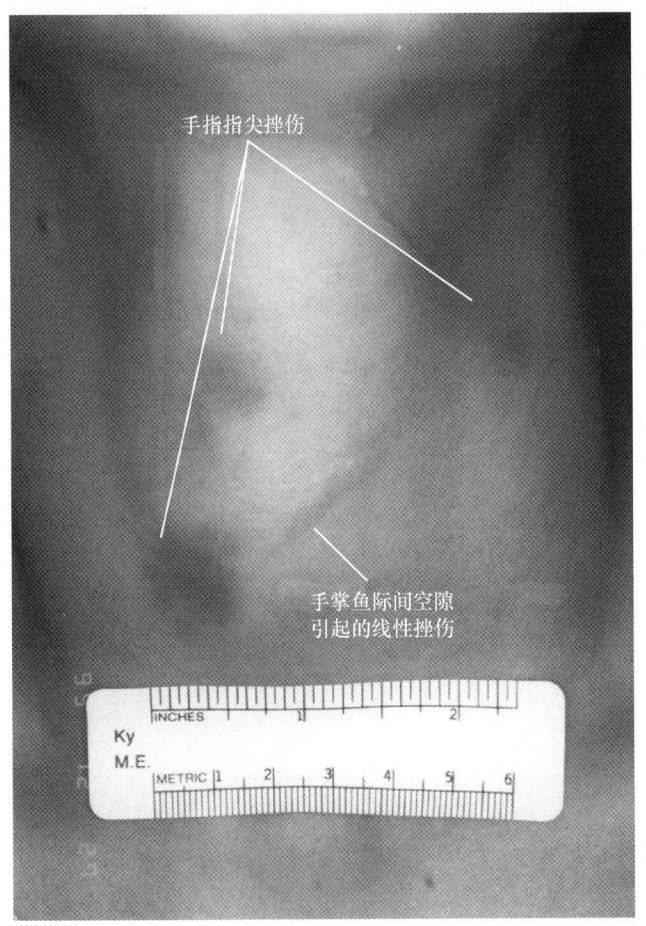

图 62-18　颈部前方的三个类环形挫伤和一个线形挫伤。这些损伤是由于用手和手指掐脖颈引起的。

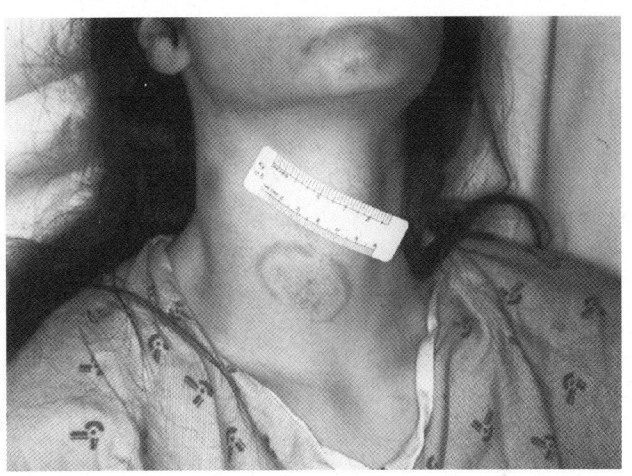

图 62-20　病人颈部前方和侧方两个半圆弓形咬痕。由法医摄影师或者法医牙医师记录的正确的咬痕记录可以协助确定疑犯。颈部右侧的圆形挫伤是由手指压迫所致。

如果确诊为急性咬伤，就不能进行治疗以防洗去可能的证据。皮肤表面应用涂药的无菌棉签擦拭或者用无菌盐水湿润。这样可以检测到行凶者的唾液。这些证据因为血型抗原的迅速降解而存留时间很短，因此要尽快收集并送至犯罪实验室。80%的人类在唾液中分泌 ABO 血型抗原蛋白。口颊细胞的 DNA 也会沉积在急性咬痕处[13,15]。

如果可能，法医牙医师能够准确评估咬伤。利用交替光源如紫外线和红外线可以辨认掩藏在上皮组织内或上皮组织下肉眼看不见的挫伤[36]。这些光源被法医牙医师常规用于虚弱、年老或者难以确诊的咬痕中。咬伤后 6 个月内通过咬痕都可以辨认出行凶者。

急诊医生会被要求提供关于挫伤时间的意见。挫伤的发展受大量因素影响，如钝性暴力作用于皮肤的强度、组织的血供、血管的脆性、组织的密度和周围

的称谓或者机构的名称。

咬痕可以是挫伤、擦伤或者两者兼而有之（图62-20）。咬伤据其可辨认的特征性表现不同而变化极大，主要取决于咬伤的部位和牙齿接触皮肤的运动。有些咬痕因表现出不特异的挫伤、擦伤或者钝挫的擦伤而不易被确定为咬伤。

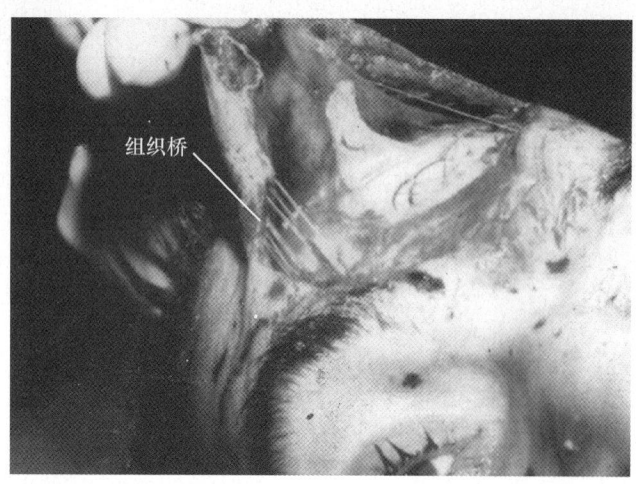

图 62-21 撕裂伤是由钝性暴力所致，特征的表现为组织桥的断裂和边缘的挫伤。

组织出血量的多少[83-85]。因此根据颜色判断挫伤时间并无可复制的标准[83-85]。新技术反射分光光度仪是目前可用的方法[86]。检测组织切片处的含铁血黄素的衰减是目前唯一科学可行的确定挫伤大致时间的方法[87]。

擦伤和撕裂伤（pattern abrasions and lacerations）

擦伤是指擦刮表皮的浅层所致的伤口（图 62-18）。因此治疗并不那么重要，对于法医和损伤重建也意义不大[82]。

撕裂伤（laceration）的定义是钝性创伤造成的撕裂，不应与锐性器具（刀或者解剖刀）拉过皮肤所产生的切伤相混淆[15]。撕裂伤有着特征性的擦伤或者挤压的皮肤边缘和独特的"组织桥"（图 62-21）。

锐性暴力伤

切伤（incised wound）比较长，而深度不会很深，而戳伤（stab wound）则是深度大于宽度的刺伤。伤口处锐利的边缘是干净的，没有擦伤的边和钝性暴力所致伤口的组织桥。

通过检查戳伤伤口可以收集到相关法医信息。刀片、单边或者双边刀的特征性表现可以通过目测来确定（图 62-22A 和 B）[15,82]。其他刀片，如锯齿状与锋利的刀片的特征，当刀片在插入和撤回的时候切入皮肤时也可以通过检验伤口获得（图 62-22C）。锯齿状刀片并不总会留下特征性的痕迹[15,82]。

热灼烧

热灼烧是虐待和殴打常见的损伤。病史中应该记录病人与相应热源的位置关系。这一信息有助于确定灼伤是蓄意的还是意外伤[82]。

浸或者蘸引起的烧灼有其特征性的表现：在灼伤和未灼伤肌肤间有着明显的分界线。相反，泼溅烧伤的特征是有着不规则、波浪形或者孤立区域的灼热

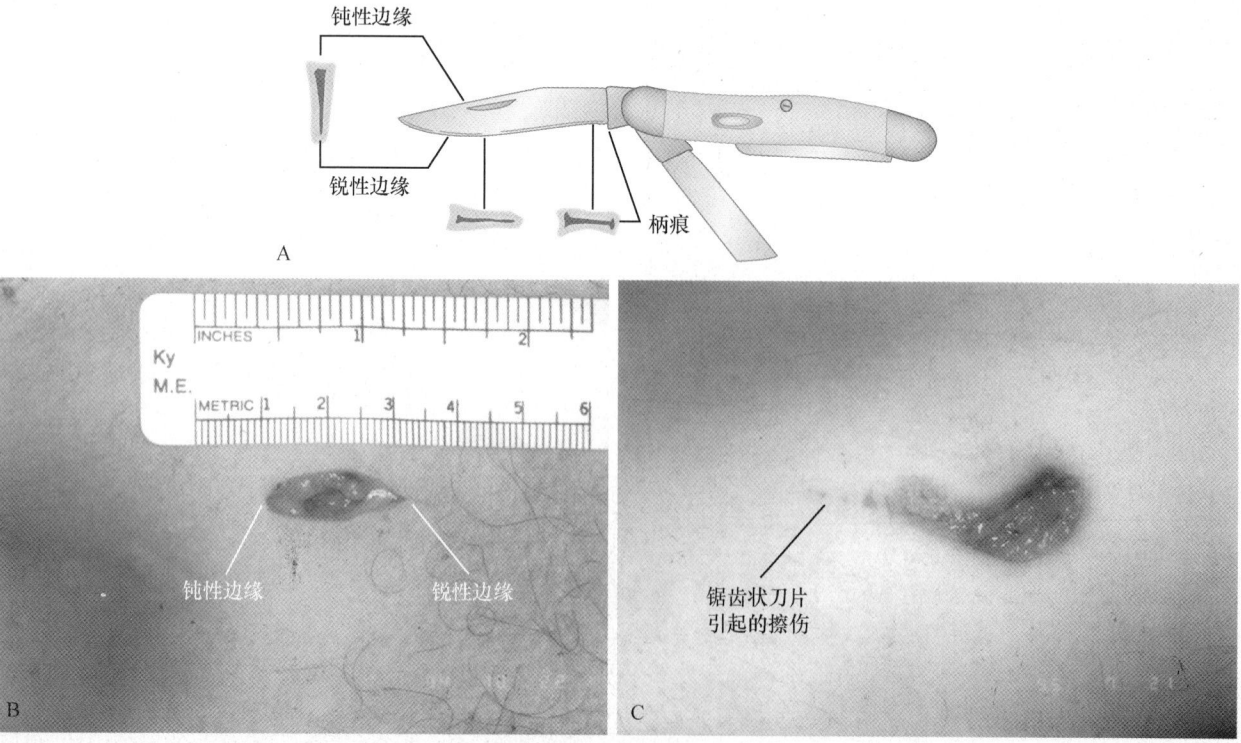

图 62-22 A，单边刀片引起的伤口是一边钝一边锐的。如果刀伤没入刀柄，"刀柄痕"就会叠在锐利伤口侧。B，单边戳痕伤。C，锯齿状刀片所致的单边戳伤。可在伤口左缘见到锯齿边引起的伤痕。

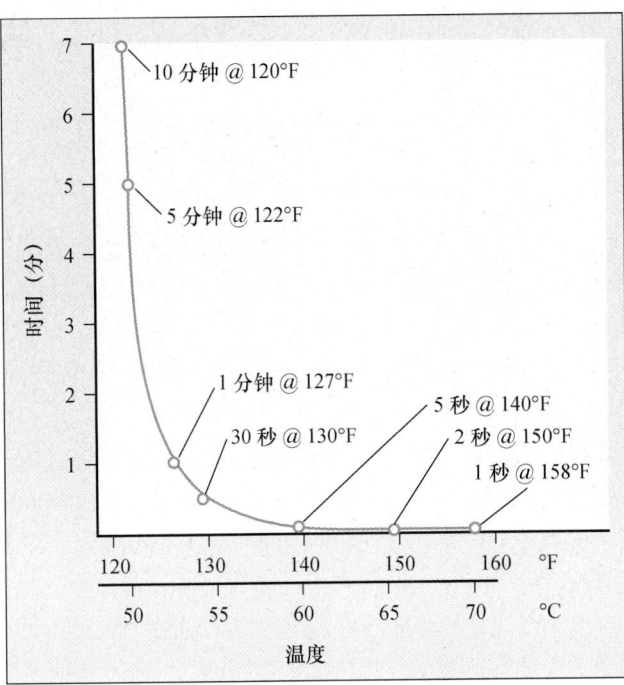

图62-23 与水温和接触时间相关的全层热损伤。（From Katcher ML: Scald burns from hot tap water. JAMA 246: 1219, 1981.）

伤，通常形状是圆形或者卵圆形，由于热的液滴造成。

灼伤或者烫伤的严重程度均取决于接触时间的长短和温度。水可以在158°F（70℃）1秒钟和120°F（48.9℃）600秒导致皮肤的全层烫伤（图62-23）[88]。一旦牵涉到灼烧，执法部门会常规地测量住户或者机构的水温。

机动车辆创伤的法医学

收集与伤情相关的信息以及受害者的痕迹证据在执法人员调查严重或者致死性机动车辆伤害或者行人撞击事件时十分有利。这些信息可以帮助确定肇事者是司机还是乘客。还可以帮助确定在一起撞后逃逸的行人撞击事件中涉嫌车辆的情况，或者协助调查车道上的撞击事件中行人的位置（站着的还是躺着的）。

如果司机被卡在方向盘后面的话，检查肇事车辆的工作就非常简单了，而如果乘客都被弹出去了，工作就变得复杂起来。很多时候受伤的司机自称是乘客。短暂性证据或者可能被破坏或者可变性伤情在转运病人途中应当妥善保存[89,90]。

要避免站在乘客的角度看问题，因为处在那个位置上是很难单独通过急诊室的陈述和体检发现来明辨是非的[89,90]。最好站在勘探现场、车辆、其他乘客的角度，所有相关法医检查得来的痕迹证据，包括验

框62-2　证据收集——司机和乘客

受害者
检查特征性损伤
操舵轮引起的挫伤
无线电引起的挫伤
窗口曲柄轮引起的挫伤
面部纹状切口
"菱形"伤口

通过可移动物检查衣物 *[†]*
玻璃（前侧窗）
纤维
鞋上的脚踏板印
仪表盘部件

收集生物学证据的流程 [†]
头发
血液

收集衣物的流程 [†]
损坏

车辆
检查典型损伤
操舵轮
无线电/调节器/仪表盘
窗口曲柄轮/侧门
挡风玻璃 夹层玻璃）
侧/后方玻璃（钢化玻璃）

收集证据流程
玻璃
地毯和座位
气压和刹车板
破碎的仪表盘配件

检查行人身上可移动的物质
挡风玻璃/其他元件上的头发
挡风玻璃/其他元件上的血液

检查乘客身上可移动的物质
毛织品纤维
垒结型式印迹

---

* 每一件衣物均在单独的纸袋中保存。这样可以避免交叉污染，潮湿的面料也可以变干。不要将证据收集在塑料袋中，因为聚焦在袋中的潮气会影响物质的生物特性。

[†] 每件物品均就标记好病人的名字、收集项目、日期及时间、收集地点、收集者姓名、证据交至的执法工作人员姓名。这些信息由"保管链"保管。

尸报告均应齐备，所有机动车辆上面的乘客和所有法医证据都应在考虑之列（框62-2）[35,89-91]。

伤情

与伤情相符的机动车零件通常可以揭示乘客在车辆撞击时的位置[89-91]。通常伤情有由方向盘、汽车保险气囊、气袋存储罩、窗户曲柄、收音机旋钮、门闩线路、仪表板配件和前面侧面的玻璃造成的挫伤、擦伤和撕裂伤[89-93]。乘客的移动和最终接触到机动车的部分可以帮助确定在外力下机动车与环境的相互影响[89,90]。机动车乘客，无论是否被束缚住了，最初均朝碰撞的主要位置移动[89,90]。这一在车内的移动被称为乘客运动学，描述的是朝向或者背对着撞击物暴力的方向运动的规律，它可以预测某一个乘客的运动方向和最终将撞向哪个物体。

汽车保险气囊可以减少脸部、角质层、前臂或者其他暴露组织的挫伤。撕裂伤，特别是骨折和离断只有在气袋存储罩撞到手或者前臂的时候才会发生（图 62-24）[92,93]。这些司机的损伤和乘客空气气囊系统的相互作用有助于确定乘客的位置[92,93]。

薄片（挡风玻璃）和钢化玻璃（侧面和背面的窗户）能够产生损伤。挡风玻璃由两层玻璃当中夹着一层透明的塑料制品组成的。挡风玻璃在撞击中碎成碎片而产生线性切伤。钢化或者安全玻璃是单层玻璃，破碎后只会碎成小丁，嵌入皮肤像菱形装饰一样[36]。

痕迹证据

衣物、鞋子和生物学标本（毛发和血液）可以确定乘客的身份[89-93]。足底的皮鞋可帮助揭示气体或者刹车跳板的印迹（图 62-25）。保存完好的衣物可以通过衣物纤维的比较来区分因撞击而转入机动车内的其他纤维[89-94]。纤维印迹也可以在机动车的部

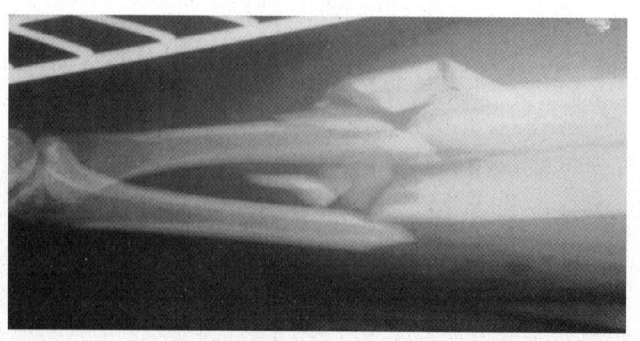

图 62-24 因撞击到展开的安全气囊的零件所致的桡尺骨粉碎性弯曲性骨折。

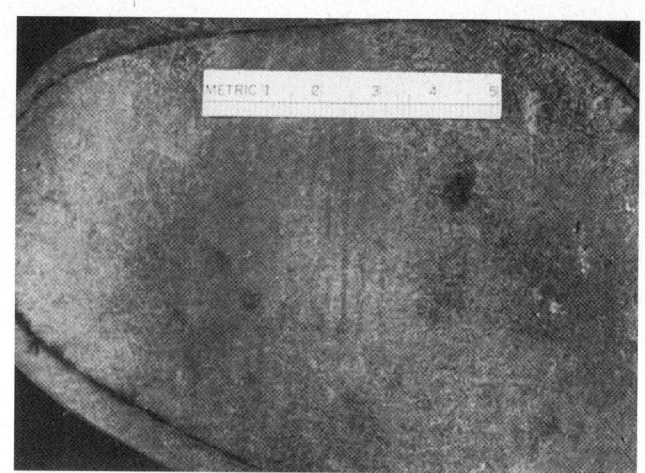

图 62-25 皮鞋上刹车跳板的印迹。这一信息可以协助确定乘客的位置，以及撞击发生时病人的脚是在刹车上还是在油门上的。

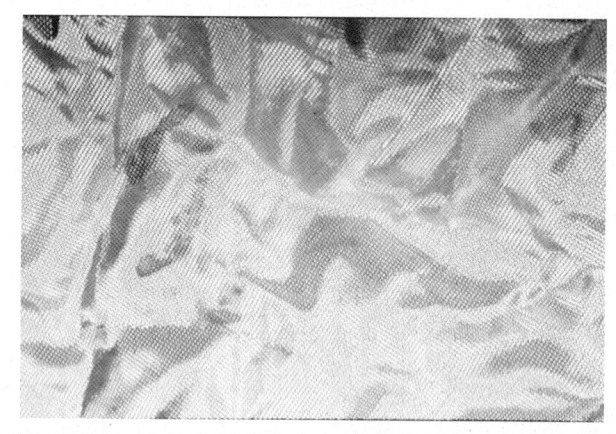

彩图 62-26 乘客接触到安全气囊会留下痕迹证据。气囊上面的血迹、组织、头发和化妆品有助于协助确定特定乘客的位置。

件上面找到，如操舵轮。接触到挡风玻璃的多是头发和组织。从病人伤口处收集到的玻璃与机动车上面特异的玻璃相对应。气囊也是常见的证据，如皮肤、血迹、化妆品和毛发的位置（彩图 62-26）[93]。

行人撞击伤的评价

伤情

每年有大约 66 000 个人在行人撞击中丧命或者重伤[95]，其中 87% 是在前缓冲档区域受伤的[95]。如果撞击在机动车的前部，站立的成人会遭受"缓冲档伤"，它包括胫腓骨开放骨折和闭合性骨折、软组织

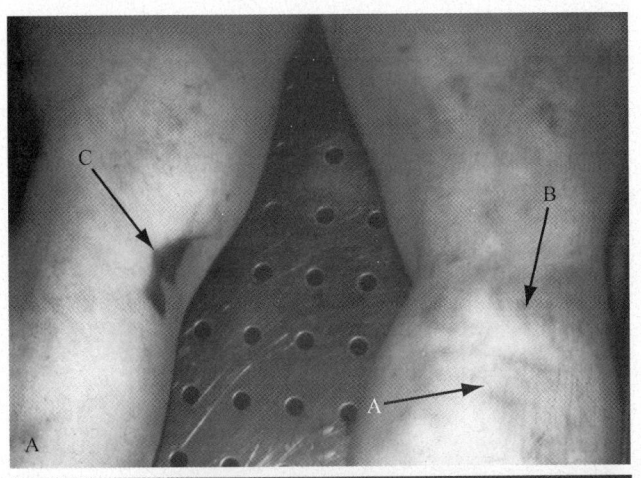

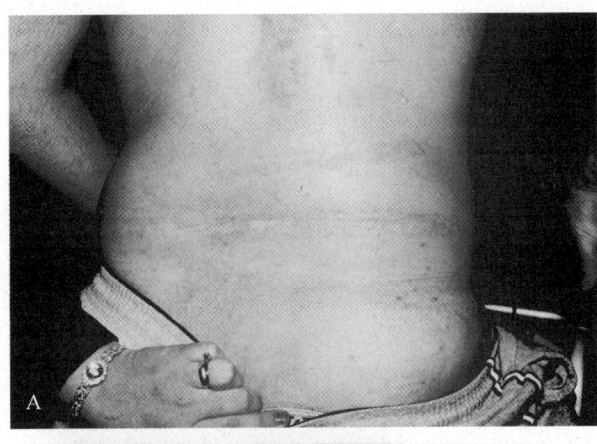

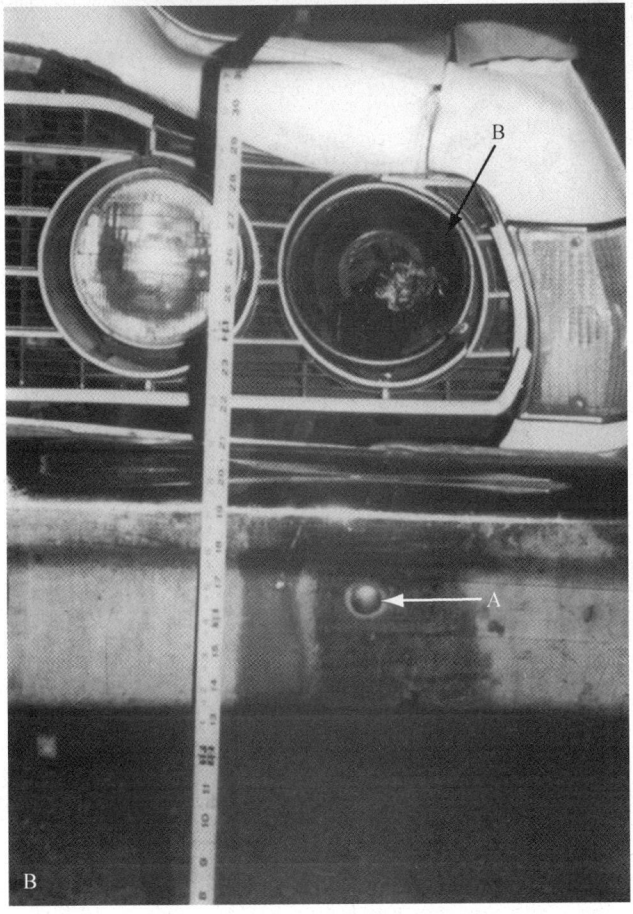

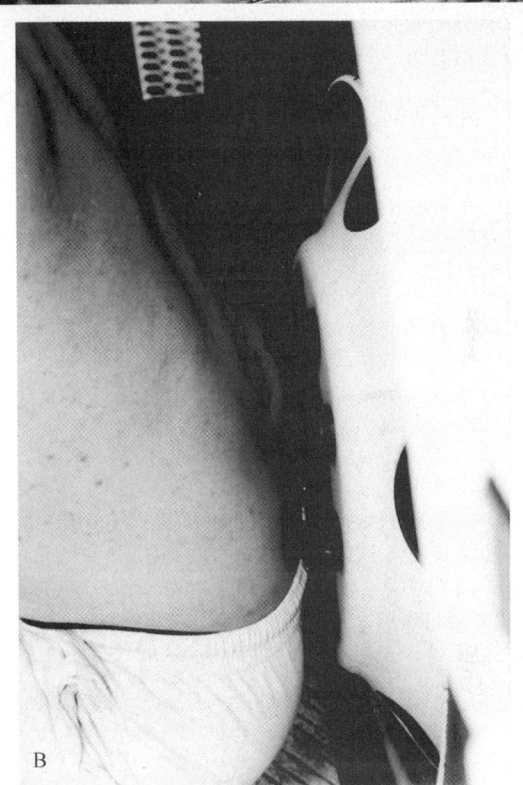

彩图 62-28　A，手扶拖拉机在公路上瘪胎从后面撞到行人后造成的三个水平方向的伤口。B，特征性损伤与右前轮把手形状相当。

图 62-27　A，行人左侧小腿后方的环形挫伤是由于接触到螺栓头所致。挫伤的部位可为车辆撞击时病人的位置提供信息。车辆是从后方撞击病人的。B，撞击到头灯的灯丝引起的左侧大腿后方的刺伤。

损伤以及机动车其他部件和五金件引起的相应损伤[36]。

缓冲挡伤的高度与机动车缓冲挡的高度相关，可通过测量病人鞋子和鞋后跟的高度，来确定在撞击的瞬间机动车是否已经制动。制动可导致机动车的前端倾斜。明确司机是否制动可以明确他的意图。缓冲挡伤在一条腿的一个高度而另一条腿的另一个高度则说明行人在撞击的时候是处于行走或者跑一条腿处于抬起的状态。检查足底是否有侧向的条痕可以确定病人是否被拖拽过。

受害者从后面被撞击会产生腓肠肌或者大腿的挫伤（图62-27），而挫伤位于大腿的前部则说明行人是站立着且面对着机动车的。行人在机动车一闪而过时被撞到也会造成伤情（彩图62-28）。受害者被辗过会呈现轮胎花纹的伤情。轮胎痕没有缓冲挡伤则提示病人是仰卧或者俯卧在车道上的（框62-3）。

框 62-3　证据收集——行人遇撞

受害者	车辆
检查特征性伤害	检查典型损伤
缓冲档高度和损伤的情况	缓冲档高度和损伤情况
挫伤	特殊零部件
骨折	挡风玻璃的损伤
头/颈部的损伤	车轮和底盘
挤压伤	收集流程
从移动物体上检测衣物 * †	油漆
油漆	玻璃
玻璃（档风玻璃或者头灯）	燃油和润滑油
燃油或者润滑油	检查行人身上可移动的物质
收集生物学证据的流程 †	头发
头发	血液和组织
血液和组织	检查机动车辆上面的可移动物质
收集衣物的流程 †	毛织品纤维
损坏或者撕碎	垒结型式印迹

* 每一件衣物均放在单独的纸袋中保存。这样可以避免交叉污染，潮湿的面料也可以变干。不要将证据收集在塑料袋中，因为聚焦在袋中的潮气会影响物质的生物特性。

† 每件物品均就标记好病人的名字、收集项目、日期及时间、收集地点、收集者姓名、证据交至的执法工作人员姓名。这些信息由"保管链"保管。

重要概念

- 创伤力学和方程式的有关知识，以及伤情的出现能够给急诊医生提供重要的有关创伤法医学解释的重要线索。
- 伤口和创伤应当用图片或者照片来表示。
- 医疗记录必须准确记录客观发现而不是对原因和机制的推测。
- 任何在治疗过程中收集到的证据都应记录在病史当中，包括谁提供的证据，以确保证物保存完好。

本章参考文献请参见 http://pumpress.bjmu.edu.cn/eduservice/3419.html

第63章 儿童虐待

Carol D.Berkowitz and Sara T.Stewart

方邦江 陈淼 译 方邦江 校

概述

背景

儿童虐待（child maltreatment）是一个综合性术语，包含着各种形式的儿童虐待：如身体虐待、性虐待、精神虐待、忽视儿童（肉体、精神、教育）以及由监护人造成的人为性疾病如代理人 Munchausen 综合征[1]。虽然医学界在不同时期已经认识到此类虐待情况的发生，但是最早描述儿童躯体虐待的关键性报告见于 1962 年，是由 Kempe 及其同事撰写的名为《受虐待儿童综合征》（The Battered Child Syndrome）的论文[2]。此文陈述了受虐者身体的各种复杂伤害，包括骨折、皮肤淤伤、内脏损伤。从那时起，很多文章和书均描述此种疾患的临床表现。20 世纪 80 年代期间，大量文献描述了儿童性虐待，其中包括对青春期前儿童肛门生殖器的解剖进行精确的描述[3]。儿童性虐待（child sexual abuse）的定义是指与那些还不能表示拒绝的儿童和青春期少年发生性行为，受害者和犯罪人之间存在着年龄差异，其是为满足年长者性欲而进行的性行为。儿童性虐待涉及儿童和成人之间的身体接触，或者儿童其他活动的接触，比如色情照片或黄色制品。

急诊医师在治疗受虐儿童中的作用是多方面的。最重要的是医生要识别哪些现有的主诉可以归为儿童虐待，并且知道怎样就诊断的医疗条件对病人进行医疗管理，明确其中哪些情况是致命的。区分出故意伤害伤和非故意伤害伤，并区分出哪些医疗条件在确切诊断和恰当管理该病例是至关重要的。此外，临床医师还有向有关专家机构报告可疑儿童受虐的责任，通常这些机构都有儿童保护服务和执法人员。

流行病学

每年美国有超过 100 万的可疑儿童虐待和忽略儿童事件。表 63-1 列出的是美国卫生和人类服务部报道的 2005 年儿童虐待事件中关于虐待和忽略事件的种类目录。尽管儿童虐待超越了种族界限、道德界限和社会经济界限，仍有资料显示不断增加的虐待事件与某些因素，包括贫穷、脱离社会、父母双亲酗酒、物质滥用、精神疾病和家庭暴力有关[5,6]。

疾病原理

儿童身体虐待

儿童身体虐待是指对儿童身体任意部位的故意伤

表 63-1 儿童虐待发生率概述

类型	发生数量
身体虐待	149 319
性虐待	83 810
精神虐待	63 497
漏诊总数	564 765
医疗漏诊	17 637
其他	138 367
总体	1 017 395

Data from U. S. Department of Health and Human Services, Administration on Children, Youth and Families: Child Maltreatment 2005. Washington, DC, U. S. Government Printing Office, 2007. Available at http://www.acf.hhs.gov/programs/cb/stats_research/index.htm#can.

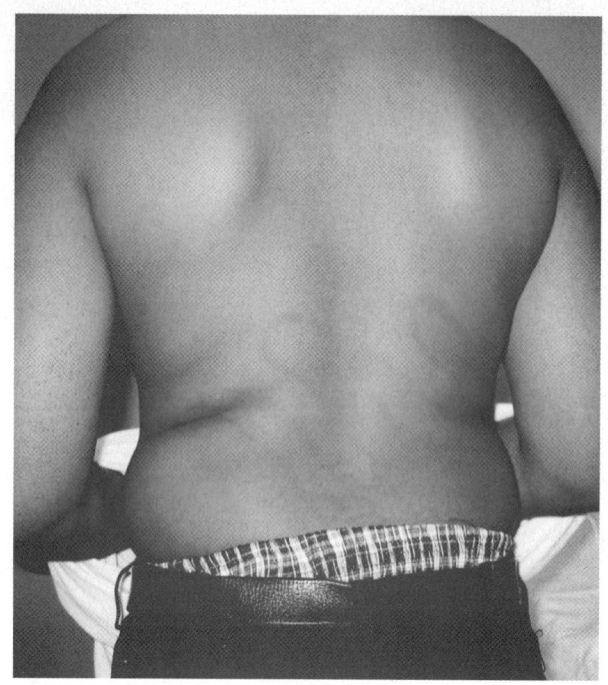

彩图 63-1　孩子背部的电线状淤痕。（Courtesy of Dr. Marianne Gausche-Hill.）

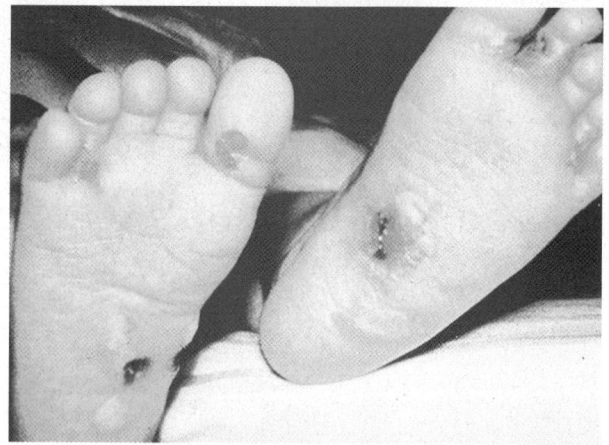

彩图 63-2　香烟造成的足底烫伤。（Courtesy of the EMSC Slide Set, National EMSC Resource Alliance.）

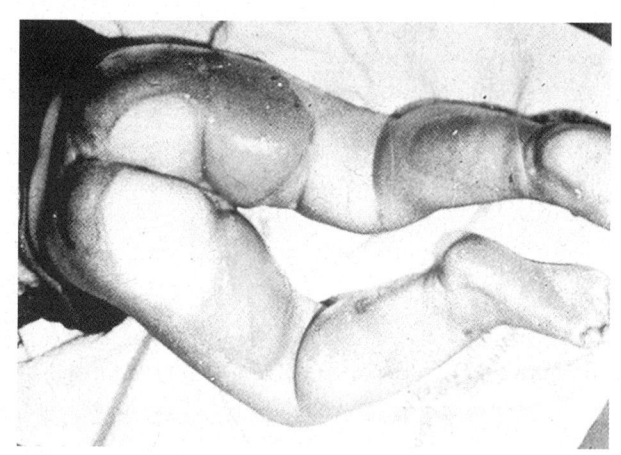

彩图 63-3　浸入伤。（Courtesy of the EMSC Slide Set, National EMSC Resource Alliance.）

害。伤情包括各种形式的损伤，包括皮肤淤青、烧伤、骨折、内出血、器官穿孔和颅脑损伤。

淤青可以是皮肤淤点或淤斑。通常发生在撞击物和接触点之间，如手和儿童的身体。它通常可以反映出冲撞物的形状，比如掌纹印、皮带印或者其他物体的印迹（彩图 63-1）。这些淤青能够显示出创伤的形式。如果殴打很快，淤青的轮廓与打击物的形状相似，而软组织中心的冲击地带向侧方扩展（负像）。当刺戳的速度较慢，受伤皮肤的中心区域的颜色也会改变（正像）。损伤的范围受很多因素影响，如殴打的外力和伤及的部位。通常伤区最初都是红斑、肿胀，并有触痛，24 小时后这些初期症状消失，取而代之的是由于出血渗入皮肤而变色。变色的程度和变色消退的速度因受伤的部位而不同；大的肌肉比如臀肌，能够容纳大量出血，因此变色消退的速度就比较长。通常淤血会经历一个可以预测的颜色改变，即从紫到绿到黄到最终的棕色，再逐渐消退。但是淤青的颜色不能作为评估淤青时间的工具[7-9]，偶尔淤青也会发生在骨性突起处如胫骨和前额。此外不会走路的儿童（<1 岁）不容易发生意外皮肤损伤（不走动无淤青）。咬伤会产生特定图案的损伤，通过上颚牙齿间的距离可以判断肇事者是儿童（<2.5cm）还是成人（>3cm）[11]。

烧伤是由于患者接触到了热的干性物体或者浸入热水中造成的。通常蓄意烧伤是由于接触到了香烟，受害者在反抗的时候无意碰到了点燃的香烟，会产生不太严重或者线性的烧伤。而蓄意的香烟烧伤常是圆形的，大约 8～10mm（彩图 63-2）。最初会有个水疱样表现，然后就变成溃疡和结痂。烧伤的表现也有着与烫伤物体形状相似的图案，如热的网格或者熨斗。浸入式烧伤是指把儿童或者婴儿放到热水中。这种烧伤常累及肛门生殖部位，多是在训练儿童排便习惯惩罚时所致的意外，也会有手足浸入热水中的手套样分布。浸入式烧伤通常是Ⅱ度烧伤（彩图 63-3）。烧伤的程度受水的温度、身体受损伤部位（皮肤特定区域比较菲薄，如肛门生殖区域）、受害人年龄（年纪较小的儿童和老年人皮肤比较菲薄）、接触热物的时间和接触皮肤的部位（表 63-2）的影响。烧伤手足或者肛门生殖区域的病人需要特殊的护理，而在一些急诊医疗服务系统中，一旦在急诊室稳定了病情就需转入烧伤中心治疗。在某些特别严重的环状伤口需要做焦痂切开术。

意外烫伤通常发生在儿童，通常是由于儿童碰到了溅出的热饮（如热咖啡），在他们的衬衫下发生了烫伤。泼溅伤有着其特征的水滴样表现，距离泼溅物

表 63-2	不同水温引起的一级烧伤和二级烧伤表
水温 °F（℃）	暴露时间（s）
125.6 (52)	70
129.2 (54)	30
132.8 (56)	14
136.4 (58)	6
140 (60)	3
143.6 (62)	1.6
147.2 (64)	1

表 63-3	疑似骨折
婴儿在行走前的长骨骨折	
干骺端骨折（典型的干骺端损伤）	
肋骨骨折	
肩胛骨骨折	
棘突骨折	
头骨	
多发性	
宽度（>3cm）	
进展性	
累及 >1 个头盖骨	
枕骨	

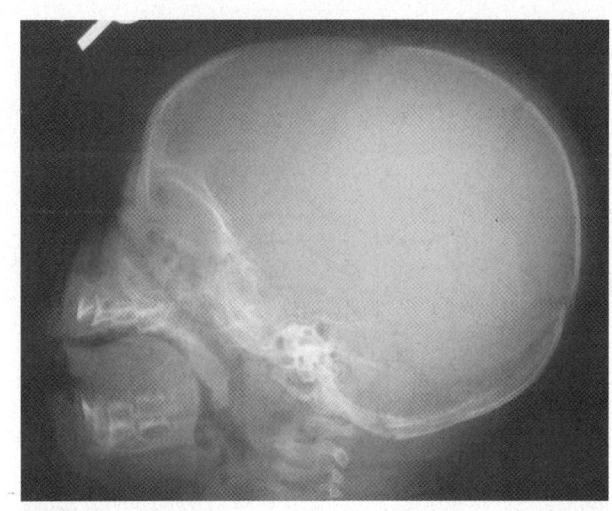

图 63-4　与儿童虐待相关的颅骨复合性骨折。（Courtesy of Sara T. Stewart, MD, MPH.）

近的部位可以产生广泛严重的烫伤，而远些的部位烫伤的程度和范围均较轻。一次性尿布具有强的吸热和吸水性。由于热饮倒在儿童的尿布上所致的肛门生殖器区域的烫伤需要仔细勘察，如果考虑虐待伤，则需要填写伤情报告[13]。

骨骼损伤将累及机体的任何一块骨。尽管大约 42% 的男孩和 27% 的女孩在 16 岁前都会有过一次骨折，有些骨折还是要高度怀疑蓄意伤害（表 63-3）[14]。特别是干骺端骨折、肋骨骨折和特定类型的颅骨骨折，应该提高警惕可能是蓄意伤害（图 63-4）。干骺端骨折（如典型的干骺端损害）常发生在极度拖拉的情况下。放射线片上表现为粉碎性骨折或者被称为长骨的铲柄样损伤（bucket-handle injury）的骨折（图 63-5）。这种骨折常发生在小于 2 岁的儿童身上。肋骨骨折，特别小婴儿的后肋骨折，通常是蓄意伤害的特征性表现（图 63-6）[15]。胸廓由于弓形结构的特点，只有在经受大的外力才会发生断裂。肋骨骨折在实施心肺复苏术时也极其罕见[16]。多发的颅骨损伤和枕骨骨折在意外创伤时不常见，因此要提高警惕可能为蓄意伤害。骨折后离断（>3mm 宽）、骨折范围的扩大或者累及头盖骨超过一处的骨折是蓄意伤害的

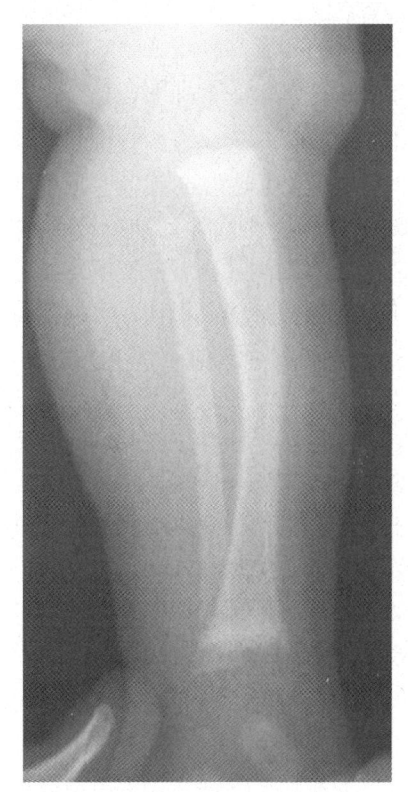

图 63-5　与儿童身体虐待相关的干骺端骨折，"铲柄样损伤"。（Courtesy of Sara T. Stewart, MD, MPH.）

非特异性表现，但是这些伤害常常会涉及更大的创伤性暴力。

头部外伤，是引起大多数受虐待儿童死亡的常见原因，包括典型的被称为与"惊吓婴儿综合征"（shaken baby syndrome）相关的外伤。这一综合征包括伴有视网膜出血的头部外伤和骨骼损伤，一般发生在小于 1 岁的婴儿但也可以发生在 3 岁的儿童中。通常找不到如头皮出血或颅骨骨折等证据可以证实撞击伤及头部[17]。这些撞击是撞到了一个如床垫样软的

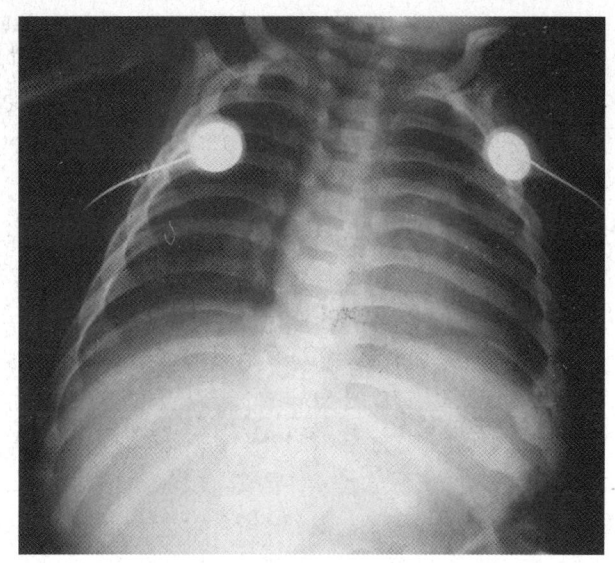

图 63-6　儿童身体虐待时因挤压肋骨造成的后肋骨折。
(Courtesy of Sara T. Stewart, MD, MPH.)

或者可压缩的物体表面造成的。这样的撞击会导致头部发生快速减速，使得大脑在颅骨内来回移动而产生了冲击-对冲伤。晃动婴儿或者幼小儿童会导致脑的旋转加速，这会产生比线性加速度要大的暴力和速度，从而造成儿童跌倒。已经证实反复剧烈摇晃婴儿或者幼小儿童会导致神经元损伤，可以伴有或不伴有蛛网膜下腔或者硬膜下出血。出血是意外事故的标志，但临床意义不大，而且病人如果出现死亡也不一定与脑出血、脑受压、脑移位相关。脑细胞损伤是指创伤性轴突损伤（traumatic axonal injury）。这种损伤会导致细胞膜的破裂而导致脑水肿。脑水肿阻碍了脑循环，导致进一步缺氧性脑病的发生[18]。只有组织切片和特殊的染色技术才能证实轴突损伤的范围，可以是弥漫性的（称为弥漫性轴突损伤）[19]。

视网膜出血是惊吓婴儿综合征的又一常见表现，据报道发生率大约为75%[20]。视网膜出血病理生理机制不清。可能出血的原因是颅内压增高传至眼，直接发生了眼内压的升高，抑或是通过视网膜静脉的压力增高导致血管破裂。还有一种理论认为可能是由于缺氧和头部旋转式运动造成玻璃体牵拉视网膜，导致了视网膜血管的撕裂。视网膜出血可以累及视网膜的前部（视网膜前出血）、玻璃体、视网膜下包括视网膜。出血可以是"点状的或者圆形"的出血，或者是火焰样或者裂片形出血。临床上出血可以被局限或者蔓延至锯齿缘（视网膜边缘）。有证据表明视网膜出血不会由经典复苏术造成，而是如机动车碰撞或者从高处坠落产生的剧烈钝性暴力所致。

腹部外伤的10%是因为儿童虐待，而且此类外伤的死亡率比意外事故造成的腹部外伤的死亡率要高6倍以上[21,22]。此类创伤多数是钝性伤害，包括殴打和踢中腹部。此类外伤多数从外部找不到证据可以证实，因为暴力已经通过腹内器官转移。外伤可以包括肝破裂（最常见）或者脾破裂。此外儿童还会发生十二指肠出血，外伤导致小肠上段堵塞综合征。殴打腹部会导致齿状线以下的小肠或者其他空腔脏器的穿孔继而发展为继发性腹膜炎。胰腺炎也可以是蓄意腹部外伤的后遗症，而蓄意腹部外伤据称是非药物相关胰腺炎的最常见病因。

儿童性虐待

对于遭受性虐待的儿童或者青春期少年的体检发现取决于虐待的性质、虐待的时间以及是一次还是多次的性虐待。急性创伤包括处女膜的撕裂、淤点、淤斑、出血或者并不多见的阴道撕裂。青春期前的处女膜比较脆弱易碎，而青春期后的处女膜比较厚且在雌激素的作用下变长了。肛门生殖区的检查也可以为之前有无经历过性虐待提供证据。检查发现有处女膜的缺失或者其轮廓处有 U 型的破裂，肛门有瘢痕或者肛门区有肛门外形的改变[23]。近期损伤的证据也是可以在肛门生殖器检查区被发现。急性期，可以有撕裂呈现出特征性的深及肛门的肛周裂痕。如果有黏膜下损伤的话还会出现创伤后扩张或者变成肛门痉挛。在受虐男童，阴茎常常被忽略。最近的研究证实生殖器的恢复常常在外伤后[24]。

临床特征

症状和体征

儿童身体虐待

有过身体虐待经历的儿童会有与虐待相关的主诉，或者此类创伤可能在儿童受虐期间在一些与医疗不相关的情况下有过记录。头部外伤的婴儿会出现非特异性的症状而使得蓄意伤害被忽略。这些症状包括：呼吸暂停、精神状态改变、危及生命的临床表现、呕吐或者癫痫，临床医师应当对可能出现这些症状的疾病，如颅内出血或者颅内压升高保持高度警惕。详细的体检应当包括观察眼底以确定是否有证据表明视网膜出血。小婴儿脸上有淤点、淤斑要高度怀疑头部外伤。

肢端拒绝运动或者不能负重可能是骨折的征兆。同样，肢端肿胀也可能是骨骼损伤的征兆。

腹部外伤的儿童可能会有腹痛、呕吐、腹肌紧张或者休克的表现。如果是蓄意伤害，可能会有与病史相矛盾的医疗发现。通常父母会陈述他们不确定孩子是否受伤，或者说他的孩子前一天睡觉前还很好而第二天早上醒来就拒绝走路或者有严重的腹痛。医护人员应当询问他们认为创伤是怎么来的。如果是蓄意伤害造成的脑外伤，经常会出现以下的场景：小婴儿由于妈妈要工作而被留给她的男性朋友或者她的伴侣来照顾，而这位男士声称当他去洗澡或者去烧咖啡的时候孩子还很好地睡在栏床上，而当他回来的时候婴儿已经失去呼吸或者已经癫痫发作了。通常他在打911前会先打电话给婴儿的母亲，或者他立刻抱起孩子送到了医院。在这段场景回顾中，这位照顾婴儿的人常常略去了婴儿的啼哭，摇晃婴儿并把婴儿扔回婴儿床的细节。婴儿一般是因为急性的轴突损伤而停止啼哭。婴儿被扔在那里不管，似乎不哭不闹睡着了，然而当出血和脑水肿程度进一步加重，其他的症状就会出现。有时家庭成员会把事故归为一次摔倒，通常是从（小于25英尺）高处摔到覆盖着地毯的地面上。有时还会归结为家里的其他孩子，比如小于18个月的孩子对婴儿的碰撞，然而这些一般不会引起严重的颅脑外伤。

摔倒史也常常与儿童严重的蓄意腹部外伤有关。尽管摔伤会导致腹壁的淤青，但很少损伤实质脏器，更不容易引起肠损伤，如十二指肠出血或者肠穿孔[25]。除了询问最近发生的损伤病史外，过去史、发育史和社会史也是很重要的。当一名与身体受虐体征相符的儿童以急性损伤来就诊时，临床发现和疾病的严重程度可能与其潜在的疾病相关。详细的病史询问可以帮助排除受虐的可能或者将这些看似不相关的异常现象串起来得出最终结论。有鼻衄和牙龈出血病史的儿童以瘀青来就诊应考虑凝血病。有家族性骨折病史的提示有骨症的可能，如成骨发育不全。记录发育史对于评价儿童在发育过程中的外伤是否与自身活动相关是至关重要的。只有有限活动能力的婴儿出现的外伤值得怀疑。如果照顾孩子的成人声称一个3周大的婴儿在被放在床中央的时候摔下来造成的颅脑外伤，是十分值得怀疑的，因为一个3周大的婴儿既不会跑也不会滚，他是怎么从床中央滚到床边的呢？应当记住发育史中的里程碑事件，比如何时会翻身、不需要支撑坐起、爬行和走。

社会史也很重要，可能帮助社工完成一个全面系统的会见，临床医师可以据此获取一些重要的信息，比如家庭的经济来源（如父母亲是否工作），家庭居住地，该家庭的支撑系统是什么（周边有否扩展了的家庭），是否在家系中有过家庭暴力，是否有物质滥用和是否曾有过申请儿童保护服务的记录。

系统的体格检查是有指导意义的。获取并且描绘出儿童的生长参数有助于确定儿童是否有发育不良或者不能茁壮成长。用图表或者画出身体的轮廓有助于准确记录儿童淤青的部位和大小。此外常规检查包括：全面的婴儿望诊找出红肿、压痛的位置有助于发现可能出现骨折的部位；细致的腹部触诊找出压痛或者包块；详细的眼科检查，如果不散瞳而直接用间接检眼镜是很难看清楚小婴儿的眼底的，可以使用专业的视网膜照相机记录下临床发现，通常眼科会诊可以协助评价眼底。

儿童性虐待

被性虐待的儿童来就诊时的主诉往往与性行为有关（比如："Joe叔叔摸我"），并有肛门生殖部位的损伤或者其他与肛门生殖部位有关的体检发现，如阴道排泄物等。有些儿童来就诊时会有如突然头疼或者腹痛等应激相关症状。离婚父母争夺孩子抚养权的家庭需要格外关注性虐待事件。即使并没有身体或者医疗相关主诉，有些父母也会因最近或者曾经有过虐待史被调查机构要求带着儿童或者青春期少年来到急诊室做体检。

性虐待的医学鉴定应包括虐待事件发生的环境。如果孩子愿意或者能够口头描述给临床医师听，信息就比较容易获取并且尽量以病人自己的口气记录在病史上。报道性虐待需要有证据。有些案例可能会牵涉到其他人，比如父母、社工或者陪伴病人的执法人员。病史应包括谁做了什么、什么时候、什么地点和怎样的频率。为了便于沟通和理解孩子在说什么，询问孩子在描述不同身体部位时所选用的词义对确切了解事件过程是有帮助的。

应该关注病人的过去史，包括既往有无肛门生殖系损伤、手术、阴道排泄物或者反复尿道感染的症状。大便性状也应该述及，如果有便秘，是否可以试用肛门用药（栓剂或者油剂保留灌肠）。对于青春期后女孩，还需要记录月经史，包括初潮年龄、卫生保护用具和性生活史。

体格检查需要是从头到脚的全面检查，以确定是否有非生殖器的急性损伤（如抓痕或者口部损伤）或者皮肤病变如扁平苔藓。扁平苔藓也可能提示肛门生殖系有改变。肛门生殖系的检查应该注明青春期的发育水平，并且记录孩子是处于青春期前或是已经处于性成熟晚期。青春期前的儿童要用多种方法来检测[26]。首先，儿童应在仰卧位进行检查。要仔细搜寻大阴唇和周围组织处以发现是否有损伤或者其他异常。分离器或者牵拉器可以用于暴露大阴唇覆盖部位的组织。青春期前儿童的大阴唇很大，完全覆盖着下方的组织；小阴唇较精致细小，不完全环绕阴道口；尿道和阴蒂也要检查。处女膜需要仔细检查找出它破裂或者不规则的证据[27]。处女膜需要详细的描述——处女膜不完整的术语不足以作为法医鉴定的依据。准确的描述应该是：处女膜粉红、环形、有平滑菲薄的边缘并且没有破裂。很难准确可靠地测量处女膜的直径，处女膜口扩大但没有任何其他的改变不具有法医学意义。青春期前女孩要进行胸膝位的体检。处女膜通常在该体位完全松弛，有利于全面检查。镜检对于青春期前儿童是不恰当的也毫无意义。如果因儿童阴道出血而怀疑有阴道内损伤，必须在手术室在麻醉的状态下对儿童进行镜检。青春期后青少年要应在传统的盆腔检查台上用 U 形工具进行检查。一旦发现急性性侵犯，需要列举完整的证据，包括镜检取得法医学证据。

诊断方法

儿童身体虐待

诊断包括明确损伤的范围、发现隐匿性损伤、排除病人自身因素造成的可能以及与临床发现相关的因素。如有出血，如皮肤淤青和肌肉内出血，则需要进行凝血功能的检查。至少要包括血小板计数、凝血酶原时间和部位凝血酶原时间。全面的血小板计数是很重要的，因为可以排除血液病，如白血病的儿童也常常出现多处的淤斑。通常凝血功能异常通常不出现淤斑，需要更加特殊的研究方法来诊断。怀疑烧伤的病儿，要做皮肤培养来排除发疱性脓疱病人的金黄色葡萄球菌的感染。

通常，小于 2～3 岁的怀疑蓄意伤害的儿童要评估孩子的骨骼系统是否受损，有时要做 X 线拍片或者创伤系统检查。创伤系列包括颅骨、长骨、肋骨和脊柱骨的 X 线检查。如果出现多处骨折，特别是处于不同阶段愈合期的骨折，则是受虐儿童综合征的标志性诊断依据。有些急性骨折，如肋骨骨折不易被发现。1～2 周内反复拍胸片显示出骨痂形成更有助于确切诊断。如果高度怀疑骨骼损伤但是骨骼检查阴性的可以选择放射性核素扫描来协助诊断微小的骨损伤。

以呕吐、腹痛或者腹壁肌肉痉挛为症状的怀疑腹部损伤的患儿需要做尿检、肝功能检查、血清淀粉酶和脂肪酶检查。X 线平片有助于协助诊断临床高度怀疑的穿孔或者梗阻。腹部 CT 对于确诊腹部损伤更加准确。症状提示头部外伤的或者婴儿出现颜面部淤青的要做头颅 CT 检查。CT 可以确诊硬膜外出血或者发现脑水肿。如果患儿稳定，还可以做磁共振检查来明确出血的时间，并评估是否曾经有过颅内出血。

最近几年发现，有些代谢性疾病也与颅内出血有关。特别是Ⅰ型戊二酸尿症容易被误诊为蓄意颅脑外伤[29]。尿功能检查和氨基酸检查可以确诊这一疾病。

详细的眼底检查是很重要的。最好由儿童眼科专家来完成。视网膜检查的录像是重要的诊断依据之一。皮肤损伤的照片也是非常重要的，应当由有特殊检验设备（如有记录淤青颜色色带）的刑事专家来获取。

儿童性虐待

儿童性虐待的鉴定有时最好采用可以放大生殖器官的仪器。耳镜或者手持式放大镜在急诊室通常是必需的。评估儿童性虐待的中心通常采用可以对体检发现进行拍照或者录像或者两种功能兼具的阴道内镜。放大功能帮助检测微小的外伤或者处女膜用肉眼无法明确的微小改变。甲苯胺蓝染色常用于提高微小操作的检出率。染色可以选择性地暴露出内皮细胞。收集法医标本检测精子或者提取犯罪人的 DNA 可以明确诊断急性性虐待。

确诊儿童或者青少年是否有性传播疾病需要很多依据，包括疾病在人群间的传播、病人的症状和虐待行为本身。一旦确立诊断，通常建议治疗病人，并预防淋病和衣原体性病的传播。AIDS 的预防对策通常是切断传播途径和其他的危险因素（表 63-4）。

评价儿童性虐待的部分包括详细的采访。法医采访是由单人和评价专家一起进行的，比如一个社工和一个临床心理学家。尽管急诊医师也可以进行初步的采访，但是更多更深入的了解通常是在诊断中心由其他人，比如执法人员或者犯罪起诉人拍摄录像或者实地观察的（通过一个单向玻璃），以尽可能地减少受虐儿童或者青少年在虐待事件中可能被询问的次数。

鉴别诊断

儿童身体虐待

儿童虐待主要需要与无意伤害相鉴别。蓄意伤害和无意伤害的鉴别需要考虑多个因素，包括儿童不同的发展阶段，伤害的程度，是否伤害经过一段时间后反复出现，事件发生过程是否有目击者，是否及时寻求医疗服务以及伤害是否已经持续了一段时间。对于鉴定的临床医师来讲，充分了解儿童的发育，特别是运动技能的掌握上至关重要。由救护车送抵的儿童，

表 63-4	性虐待/侵犯后性传播疾病的预防和治疗
疾病	治疗
儿童或者体重 <45kg	
淋病	头孢曲松 125mg 肌注（1次） 大观霉素 40mg/kg 肌注（1次）
衣原体属感染	红霉素 50mg/(kg·d)，分成4次，14天
毛滴虫属感染	甲硝唑 15mg/(kg·d)，口服，分成3次，7天
梅毒	苄星西林 50 000U/kg，肌注（1次最大剂量 240 万单位）
单纯疱疹病毒（首发临床症状）	阿昔洛韦 80mg/(kg·d) 分成3次，7~10天
乙型肝炎*	乙型肝炎免疫球蛋白 0.06mg/kg 肌注
人免疫缺陷病毒	与当地感染专家联系
青春期或者体重 >45kg	
淋病	头孢曲松 125mg，肌注（1次）或者头孢克肟 400mg，口服（1次）
衣原体属感染	>8岁：阿奇霉素 1g，口服（1次），或者多西环素 100mg，口服，一天3次，7天 <8岁和体重 >45kg：阿奇霉素 1g，口服（1次）
细菌性阴道炎	甲硝唑 500mg，口服，一天2次，7天，或者甲硝唑凝胶 0.75% 5g，阴道内注入，5天，或者克林霉素 300mg，口服，一天2次，7天
毛滴虫属	甲硝唑 2g，口服（或者 500mg，一天2次，7天）
梅毒	苄星西林 240 万单位，肌注（1次）
单纯疱疹病毒（首发临床症状）	阿昔洛韦 400mg，口服，一天3次，7~10天，或者伐昔洛韦 1g，一天2次，7天
乙型肝炎*	乙型肝炎免疫球蛋白 0.06mg/kg 肌注
人免疫缺陷病毒	与当地感染专家联系

HBIG，乙型肝炎免疫球蛋白；HIV，人免疫缺陷病毒；HSV，单纯疱疹病毒。

* 未免疫儿童 和急性乙肝病毒感染罪犯。

Adapted from Workowski KA, Berman SM: Sexually transmitted diseases treatment guidelines, 2006. MMWR 55：1, 2006.

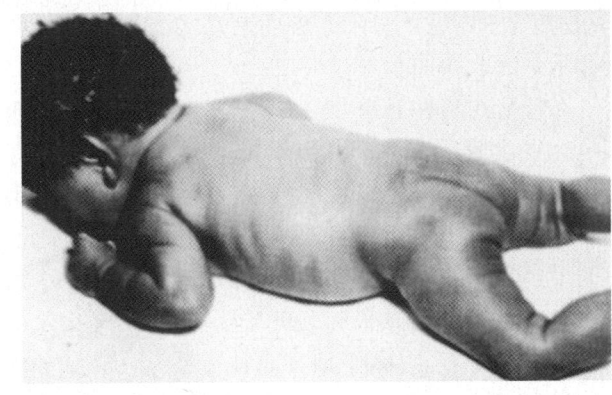

彩图 63-7　婴儿的胎斑。(Courtesy of the EMSC Slide Set, National EMSC Resource Alliance.)

成。臀部的或者侧腹的淤青不容易在无意外伤中见到，因此需要解释出受伤的情况。

胎斑是淡蓝色易脱色的常见于肤色较黑的儿童的臀部和脊柱下部（彩图 63-7）。胎斑也可以出现在身体的其他部位，如脸和上臂，通常从出生后就有了，几周内不会消失。如果在典型部位出现，容易诊断为胎斑。如果出现在非典型部位，则容易被误诊为淤青。淤青消退需要时间，而胎斑由于不含黑素细胞所以不会随着时间而改变（不会经历紫-绿-黄褐的色泽变化过程）。

植物光照性皮炎也会被误诊为淤青，一般会有身体的日光照射区接触到了特定的水果或者果汁（如莱姆或者柠檬汁）的病史。伤口变成棕色，呈现出泼溅的果汁形状或者接触汁液的物体的形状。比如当妈妈在做柠檬水的时候，柠檬汁会留在手上，再抱起孩子，如果孩子在阳光下，皮肤就会出现一个棕色手印的变化。颜色的消退需要点时间，仔细地询问病史和凭临床医师的经验可以确诊。

烧伤也经常由无意造成。无意烧伤经常是泼溅的水滴印留在孩子的前胸。大疱性脓疱病由于其水疱的外形被误诊为二度烧伤。大疱性脓疱病可以培养出金黄色葡萄球菌（*S. aureus*）。一些皮肤科疾病，如大疱性表皮松解症也表现为类似于二度烧伤的情形。病史及其全身发作的特点有助于确诊。

骨折也经常无意发生。小婴儿的骨折可能是与分娩相关的损伤。最常见的分娩相关骨折是锁骨和肱骨骨折。这些骨折在出生后不会马上表现出来，而是在骨痂形成时才比较明显。不能离床活动的儿童的骨折与摔伤有关。初学走路的儿童骨折，被称为 CAST 骨折（child hood accidental spiral tibial fracture, CAST fracture，儿童意外胫骨螺旋式骨折），通常是儿童在摔倒时摔在胫骨上造成了胫骨的扭曲所致[30]。通常骨折是无移位的胫骨远端的骨折，儿童会出现跛行。骨折在早期的放射线检查中往往不明显，而延迟摄片

特别是穿着儿童短衫和年轻的学龄儿童更容易发生骨性突起处的淤青，比如胫和前额。无意伤害引起的淤青通常是单侧的，通常发生在身体摔倒或者因碰撞形

（外伤后 1～2 周）显示结痂的信息或者在骨扫描中会显示骨吸收增加。

在特定的条件下暴力较小但多次反复发生累加起来也会发生骨折。早产儿由于早产而骨质缺乏（有时指的是早产儿佝偻病），放射线摄片会显示出干骺端的多处骨折[31]。此外骨质减少的骨容易发生骨折。前期很多骨质减少的病例都可以通过骨放射线平片来确诊。成骨不全的骨更脆、更易碎[32]。成骨发育不全的发生率是 1/20 000。通常成骨发育不全常与一些其他的临床表现相关，如蓝色巩膜和牙齿棕色变（牙发育不全）。骨易碎几乎不孤立出现。坏血病、先天性梅毒和先天性风疹所引起的骨的改变有时被误认为是骨外伤的初期表现。

脑水肿可以由于感染如脑炎和脑膜炎或者缺氧所致。病史和伴随症状可以协助确诊。

儿童性虐待

很多疾病被误诊为是儿童性虐待。意外外伤，最常见的是摔在会阴部引起的骑跨伤。骑跨伤常损伤小阴唇、阴唇和尿道周围区域，处女膜依然完整。青苔硬化症是一种机制不清侵犯青春期前男女和绝经期妇女的皮肤病，处女膜不受累，但与之相接的皮肤变得萎缩并且有血疱和淤斑；特征性的皮肤改变是肛周和处女膜周围的皮肤变得色素减少，并且围绕着肛门口和阴道口有一个苍白的"8"字形图形。

尿道脱垂只累及 5～8 岁间的非洲裔美国人。尿道黏膜从尿道口突出，呈现一个红肿的团块。症状包括疼痛和出血。治疗方法有坐浴、抗生素药膏或者请泌尿科医生实施结扎术。阴道分泌物也可以继发于非性传播疾病。志贺菌属（*Shigella*）、A 型-乙型溶链菌、念珠菌（*Candida*）、蠕形虫感染和阴道异物均可能引起阴道分泌物。

阴茎肿胀可能由于阴茎持续勃起（通常继发于镰形细胞疾病）、嵌顿包茎或者恙螨感染。肛周赘龟裂可以是外伤引起的，但也可能与便秘和炎性肠病有关。A 组-β 溶链菌可以导致肛周区域的感染表现为疼痛和红斑。受累儿童可以发热和排便时疼痛。儿童痔疮比较少见，可能与肝硬化引起的腹内压增高有关。

治疗

治疗的重点在于识别严重的或者危及生命的损伤，如明显的头部或者腹部外伤，并稳定病情。身体的损伤需要医疗干预，如骨折、撕裂伤、烧伤或者性传播性疾病均需要恰当的治疗。儿童虐待治疗的根本在于准确记录有关病史，特别是儿童提及的与揭露虐待事件相关的任何事情和体检发现。大多数州都要求完成特殊的儿童虐待报道以备权威人士对该可疑儿童虐待事件进行报告。此外很多司法机构要求立刻电话通报以启动调查虐待事件发生地周围环境的行动。

处理

根据病人的伤情可以将病人收入院，完成医疗鉴定，并且也保护儿童的安全。很多医院有可疑儿童虐待和儿童忽略队（SCAN）。该组织或者在急诊室或者在儿童被收入院后提供专家咨询会诊。SCAN 队通常需要有给青春期前女童做生殖器体检的专家。

一旦急诊医师将整个事件与家庭联系在一起，事件的揭露就要从家长"同意"孩子被收入院开始。不管是在揭开整个儿童虐待事件，决意填写相关报道的时候，还是决定将受虐孩子收治入院，都可能有着严重的安全威胁出现。如果急诊医师无法提供安全保护并且考虑到个人安全的话，可以请求其他医院提供人员援助。

受虐儿童的转归取决于虐待的本质、程度和虐待持续的时间。有些儿童死于蓄意伤害。其他的有着不可逆的脑损伤或者因双目失明或者其他方面的残疾在轮椅上渡过余生。还有些孩子，自行采取行动和治疗以及对父母的厌恶可能会协助他们逆转虐待所产生的负面精神影响。急诊医师在事件的早期检测中起着至关重要的作用。整个医疗队伍与社会服务、执法机构和仲裁机构一起在阻止虐待事件再发，实现治疗计划中责任重大。

重要概念

- 急诊医师被要求报道儿童身体或者性虐待可疑事件。
- 婴儿或者年龄较小的儿童因外伤来就诊，急诊医师应当考虑到可能存在着儿童身体虐待，尤其是存在特殊的损伤时，如面部淤青、颅骨、肋骨或者干骺端骨折，有图形的淤青或者烧伤，不会走动婴儿的外伤。
- 受过性虐待的儿童有时有模糊的主诉，如睡眠欠佳、腹痛或者出现阴道流血或分泌物。
- 在确诊时需要考虑到很多酷似儿童性虐待的其他疾病如胎斑、青苔硬化症、小脓疱症或者尿道脱垂。

本章参考文献请参见 http://pumpress.bjmu.edu.cn/eduservice/3419.html

第64章 性暴行

Laura Slaughter

方邦江 陈淼 译 方邦江 校

概述

背景

性暴力（sexual violence）是美国突出的社会问题。疾病预防控制中心将其定义为未经同意或者在非自愿情况下实施的性行为。它包括各种性行为，可以是，但并非必需，如强行实施且已完成的性行为，或者在有些案例中是肉体接触（如窥阴癖）的性暴力。在有些法规中称之为性暴行（sexual assault），对此有些州或者地方政府有着更详尽的描述。急诊医师必须通晓地方法律法规，因为他们是性暴行事件的报告者，并且可能要对性暴行进行评估、治疗、证据收集和记录事件[1]。

在过去的30年里，对于性暴行受害者（sexual assault victims，SAVs）的评估和管理取得很大的进步。其中最重要的是在加利福尼亚成立以社区多学科综合小组。成立了性暴行反应队（sexual assault response team，SART），是由地方法院检查官、执法者、犯罪实验室、医护人员（包括医生和护士）、社会服务机构和受害人支持者组成。其主要成员努力寻找方法解决发生在受害者身上的后勤、医疗、精神、法律和社会问题。SART承诺并相互合作为受害者制定标准化的治疗方案。这些方案规定各种程序，包括与受害者谈话与检查、收集和保存证据、保存证据性物品和系列证据以及填写各类表格。很多行政管辖区采纳这一标准系统。2004美国的仲裁机构首次提出国家方案[2]。根据该方案在现场必须有受过严格训练的法医检验师，只有学校的文凭是不够的[3]。最近又加进性暴行检查护士（sexual assault nurse examiner，SANE）。这些随处可见的大多具有医院背景的SANE，主要根据他们的专业知识和对性暴力的理解来开展对受害者的医疗工作[4,5]。此外，由于使用专业技术，如阴道镜检、数字摄影，以及交替光源，建立性暴力指定检查中心也变得愈来愈普遍[6]。现在，更多有关受害者的特征、体格检查结果和相关损伤的信息可以很方便地得到。这些信息有利于对SAV的管理、改善受害者的痛苦经历，最终将有助于甄别罪犯。

流行病学

性暴行发生率不低于其他犯罪，近两年来几乎所有犯罪的犯罪率均较2001—2002期间低，但除了性暴行[7,8]。更重要的是性暴行在医疗卫生系统的花销很高，它不仅在初诊时需要花费，以后在其他健康机构复诊仍要花费[6]。

妇女仍然是主要的受害者（94%）。历史上，性暴行大多没有报案，只有大约1/3的受害者来报案。主要原因是事件牵涉到隐私，唯恐被报复或者害怕警察的偏见。受害者与罪犯越亲密，受害者越不容易报案。受害者与犯罪者的关系通常没有记录在医疗档案中，而这一点对于制定安全计划至关重要[9]。大多数受害者报案在事件发生后72小时，且多处于青春期。在报案与接受医疗救治间存在着高度的正相关[10]。

性暴行是非常常见的犯罪，据统计1/3的女性和1/7的男性在一生中均经历过性暴力[11]。平均受害年龄为20岁左右。受害女性往往是单身。青春期的犯罪行为仅有不到一半有目击者，而目击者的平均年龄在16~19岁[12]。大约40%的受害者，性暴行是他们的首次性经历[13]。犯罪人往往是熟人。前任或者现任男友同样可能成为犯罪人，由于此种关系的存在，因此受害者虽然借助他人的帮助远离了施暴者却仍无法远离这一恶梦[9]。受害人越年轻，犯罪人就越容易是亲属[14]。性暴行事件的发生地根据犯罪人的犯罪类型不同而不同。通常成人性暴行往往发生在受害者家中，而青春期的常常发生在袭击者的家中[15-18]。陌生的犯罪人并不常见，通常涉及成人犯罪，犯罪地往往在户外，可能涉及武器和更大的伤害。酒精和药物也常常是犯罪人和受害者发生性暴行的伴随物[19-20]。

大多数的性暴行是由阴茎-阴道插入，阴茎的强行进入与女性生殖器的损伤直接相关[22-23]。据报道手指-阴道的插入是第二常见性暴行。口腔-生殖器接触的发生率仅有30%，肛门性交更不常见[11,13,24,25]。应用其他物体仅占10%[11,21]。肛交常产生更大的暴力[13,15,22]，袭击者多因有性功能紊乱的问题而施行肛交[27,28]。

外伤不是性暴行不可避免的结果[18,29-31]。青春期性暴力受害者与成年受害者相比更常引起肛门生殖部的损伤[17,21,24,32]。

40%～81%的性暴力受害者有着生殖器以外的损伤，这些损伤与肛门生殖器的损伤相关[13,22,31]。四肢最容易受伤，接着是头和颈[33]。严重的外伤需要住院的有大约5%[6,10]，性暴力受害者危及生命的只有1%或者更少，尽管这一数据可能只是一个粗略的估计。精神上的压抑和人际关系中的困惑是性暴力后主要的后遗症。这些问题对于被熟人侵犯而延误报案的患者来说会更加严重[34]。

疾病的处理原则

急诊室准备

性暴力受害者的标准化管理方案非常重要。如果可能，应当包括多学科综合小组共同来完成这一方案。该方案需要记录从性暴力受害者首次来电报案到其被转运去接受精神辅导的所有细节。受害者不需要进入急诊的预检程序，这预示着急诊室不仅可以提供私人安全的救治，还要避免证据失真。这一方案确保了鉴定、治疗和证据收集的连续实施。医疗队伍必须接受过接诊和检查受害者、收集保留和保存证据以及与司法拘禁联系方面的法医培训。还应当学会使用检查设备并且完全熟悉由国家或者地方犯罪实验室提供的受害者工具箱（强奸工具）。受害人的支持者不管是由法律提供的还是其他独立机构提供的，都需要从SART那里接受关于检测程序和角色任务的培训以便

可以对受害者提供最好的建议和劝告。如果支持者不认为受害者应当得到尊重和应该得到所能提供的最好治疗的话，SART体系不可能成功。因为SART检查师是医疗队中第一个接触到受害者的，友好、平和的态度、丰富的专业知识，专业的操作是至关重要的。

急诊室应该时刻准备接诊这种不同寻常的受害者，他们身上可能会有严重甚至于危及生命的损伤。在这种病例中，急诊医师充当了法医代表的角色。另一类接受过法医训练工作人员的主要工作是收集证据，如需要还要跟随受害者到手术室收集证据。在很多案例中一些跟随病人收集到的重要创伤，有助于检查者更好地理解和记录创伤的程度和本质，从而继续开展减轻受害者痛苦的法医程序[35]。

询问现病史和得到受害者许可

根据国家和地方法律（框64-1）需要获得受害者的很多方面的许可。法医检验师必须熟知所有政府法规的许可，包括未成年人是否需要征得其父母的许可。在有些州，即使仅有父母的口头许可还不够，法医检验师还要与受害者父母联系并且记录下此次征询意见是否得到许可的文件。尽管这不是官方许可程序的一部分，大多数受害者被关注的是进入SART程序的记录和拍照情况，特别当SART检查是在医院进行的时候。使这些记录远离医院的原始表格系统有助于保护受害人的隐私并且在处理心理记录方面也有过先例。性暴力受害者的调查需要包括性传播疾病的信息、怀孕、紧急事后避孕、随访病例以及身体和精神健康影响的鉴定[36]。倘若已经采集完了以上方面的信息并且由病人自己亲自签字确认后，就可以给病人处方和随访建议了。在开始询问病史之前，受害人的直接隐私和个人需求要被记录在案。框64-2中罗列了可以在接诊时让病人感觉舒适和确保患者可以提供

框64-1	在性暴力事件中许可的内容

同意的内容要详细说明SAV的签名
内容：
指定的报告人是医院或者卫生保健的专家
收到罪犯补偿金的收条
检查和证据收集的过程的特别说明
记录身体和生殖器损伤中应用照片的特别说明
信息收集完毕送到执法部门，供辩护律师调用
不含病人信息的数据可以作为教育和科学之用
许可随时可以被撤销

框 64-2	向性暴力受害者询问病史的基本内容和策略

提供安静、舒适、安全的环境
简要回顾与受害者单独会面和检查的过程
解释说明敏感/隐私/尴尬类问题的本质并且在没有家庭成员和朋友在场的情况下直接会面
对其即刻的舒适需求表示关心（如是否感觉口渴、最先给受害者取口腔拭子标本以便其饮水）
提供支持
总是以同样的方式引导会面
把难以回答的问题留在最后
解释为什么要询问这个问题以及可能出现的反应
让受害者明白所有问题都必须回答

可靠病史信息的东西。病史询问的人包括执法官员、病人支持者、医疗助理和法医检验师。

详细询问病史非常重要。加州是第一个授权同质检测方案和为检查者提供特殊培训的州（图64-1）[37]。

性暴力类型的病史询问

询问性行为的问题要简洁，术语要是受害者能听懂的。很多受害者不会主动说出创伤是由于性暴力造成的，除非被特别问及[9]。受害者在描述性行为时所用的语言需要被记录在病史中。法医检验官必须确定受害者说出的性行为是否没有得到她的同意和是否性行为中途终止了。受害者的语言要尽量多地记录下来，并且用引号记录下受害者的话以保证接诊的完整性。有经验的法医检查官还会收集接着发生的事情和在施暴时性行为类型的信息，不仅包括亲吻、爱抚、用异物和手淫，还有疑犯恋物癖、窥阴癖或者露阴癖。表64-1陈列了调查中可能有用的一些信息。

使用药物和饮酒

询问是否用过药物或者饮过酒是非常重要的[20,38-41]。在药物或者酒的驱使下，性暴力受害者将是这类问题的第一个指示剂[42]。最近的数据显示近两年来受害者对于药物或者酒精的滥用与同时增加的遭受性暴力的概率相关，而遭受袭击的药物滥用者在事件发生后药物的滥用更加严重[43]。这些受害者需要提供医疗咨询和参加药物康复方案。此外，药物或者酒精的滥用与承诺、信用度和诚信有关[44,45]。过去的研究没有发现应用某种物质与损伤有关[13,16,21,32,46]。但最近的研究则发现非生殖器[17,18]和阴道肛门部的损伤增加[23]。如果受害者称失去了意识或者被强迫食入、出现意识障碍、遗忘或者在身体或者生命体征上发生其他改变应怀疑可能有药物摄入的话，法医检验官应该要求做药物筛查。对性暴力受害者国际药物筛查数据证实受害者的药物使用率明显高于正常人群[47,48]。此外常有多种药物的联合应用。两个最常见的联合应用是酒精和大麻，接着是酒精和苯二氮䓬类药物[19]。推荐进行常规药品和酒精的监测。

虐待儿童的历史

儿时遭受过虐待的病例反复遭到性暴力的概率增加了。研究者发现此类脆弱人群的甄别是防止此类事件再发的先决条件[49]。在先前受虐问题被发现的时候可以做一次性暴力测试，如果显示阳性则需要提供进一步的精神心理方面的医疗安排。

心理疾病

大约1/4接受性暴力鉴定的受害者有精神方面的问题。曾经有过心理疾病史的病人遭受性和身体伤害的程度更重。此外，性暴力通常导致心理疾病的恶化和创伤后应激障碍的发病率增加[50]。

早期性体验

需要了解受害者的早期性体验。新的数据显示没有性经历的女性更容易发生生殖器创伤[23,51]，并且更容易有处女膜撕裂[13,21,52]。因为处女膜和阴道的撕裂常常与严重出血有关，检查者必须确定该出血的来源。没有发现无早期性经历的女性的生殖器损伤并不能排除性交的可能性。

性暴力受害者不愿以任何方式承认她们协助过嫌犯。有些嫌犯会要求受害人协助阴茎的进入。如果受害者照做了，她们这样做只是为了避免伤害，这就可以解释为什么大部分受害人身上无法找到典型的强行进入损伤的原因。姿势是另外一个决定损伤部位的因素，背部进入或者女性处于高位的时候常出现前面的损伤[22]。

控制受害者的方法

仔细检查性暴力受害者可以获取嫌犯的大量信息。检查者感兴趣的内容包括接近和控制受害人的方法、受害者反抗时攻击者的反应和嫌犯性无能的发生情况。通常嫌犯如何接近受害者容易了解，而嫌犯如

法医病案：急性（<72小时)成人/青少年性暴力检查
加利福尼亚州 紧急事件管理部门

加州紧急医疗服务 923

机密文件　　　　　　　　　　　　　　　　　　病人身份

A. 综合信息（书写或打印）　　医疗设施的名称：

1. 病人名字　　　　　　病人身份证号

2. 地址　　城市　　县/郡　　州　　电话（工作）（家庭）

3. 年龄　　出生年月　　性别 女 男　　种族　　就诊时间　　出院日期　　出院时间　　离院时间

B. 报告和授权　　授权机构（ □城市 □县/郡 □其他)：

1. 执法机构电话报告　官员姓名　　部门　　身份证号　　电话　　报告者：姓名　　日期　　时间

2. 相关官员　　部门　　身份证号　　电话

3. 我要求为嫌犯做一次法医医疗鉴定　费用由政府补助来支付

电话授权　部门　授权单位　身份证号　日期/时间　　执法官员　　身份证号　　部门　　电话　　日期　　时间　　案例号

C. 病人信息

- 我理解医院和卫生保健专家需要在执行刑法第 11160-11161 的规定来报道这起触犯州刑法伤害他人的案件并从中寻找医疗护理方面的线索。该报告必须记录作者的名字、所在地和所受伤害类型和程度。 ______（缩写签名）
- 我知道犯罪受害者可以向州犯罪受害者赔偿基金提交申请要求犯罪受害者补助来支付医疗费用、心理咨询费、误工费和再就业培训和康复费用。 ______（缩写签名）

D. 病人许可

未成年人：家庭法规第 6927 条规定未成年人（12～17 岁）可以不需要在家长同意的情况下接受性暴力医疗检查、治疗和证据收集。参见未成年人父母告知需求的法令。

- 我知道为了寻找性暴力的证据，由政府支付检查费用的法医医疗检查结果在征得我的同意后会在一个卫生保健专家的指导下找出罪犯并保存好犯罪证据。一旦处理完毕，检查报告和获得的证据均需移交给执法机构。• 我知道检查应当包括在检查当时或者其后较短时间内得出的检查结果的鉴定书。我知道我可以随时许可中检查的任意一部分。 ______（缩写签名）
- 我知道收集证据中会包含损伤的照片，而这些照片的部位可能包括性器官。 ______（缩写签名）
- 我特此同意为性暴力寻找证据接受法医医疗检查。 ______（缩写签名）
- 我知道报告中不包含病人身份的资料会被收集起来交给健康当局或者其他的有资质的人员，供培训之用或者做人口统计和/或者流行病学研究。 ______（缩写签名）

签字 ______　　□病人　　□父母　　□监护人

加州紧急医疗服务　2-923颁布

□原件－法律实施　□复制于证据包－犯罪实验室　□复制－儿童保护服务（如果孩子是未成年人的话）　□复制－医疗设备记录

CalEMA 2-923 (Rev 7/02)　　1

E. 病史

1. 提供病史人的名字　　与病人的关系　　日期　　时间

2. 病人医疗史
- 末次朋友周期
- 近期（60天）有任何肛门生殖器损伤、手术、可能影响当前体格检查的诊断或者治疗过程吗？ □没有 □有
  如果有，请签名：
- 有任何可能影响当前体格检查的相关医疗过程吗？ □没有 □有
  如果有，请签名：
- 事先有过任何身体的损伤吗？ □没有 □有
  如果有，请签名：

3. 性暴力前后的相关的病史：

	没有	有	不确定
• 5 天内与其他人有过性交？	□	□	
如果是 肛门性交（5 天内）？ 什么时间 ____	□	□	
阴道性交（5 天内）？ 什么时间 ____	□	□	
口腔性交（24 小时内）？ 什么时间 ____	□	□	
如果是，射精了吗？	□	□	□
如果是，在哪里 ____			
如果是，使用避孕套了吗？	□	□	□
• 性暴力发生的 12 小时内自愿喝过酒吗？	□	□*	
• 性暴力发生的 96 小时内自愿服过药吗？	□	□*	
• 性暴力及法医检查之间自愿服过酒或者药吗？	□	□*	

* 如果是需要根据地方政府规定收集毒理学标本　□血　□尿

4. 性暴力后个人卫生/活动：　□72 小时后没有过

	没有	有
不，有过		
排尿过	□	□
排便过	□	□
如果是，请描述 ____		
冲洗过	□	□
如果是，用了什么 ____		
移开/插入 □卫生棉 □卫生隔膜	□	□
漱过口	□	□
盆浴/沐浴/冲洗	□	□
刷过牙	□	□
吃或喝过	□	□
换过衣服	□	□
如果是，请描述：		

5. 性暴力相关史：	没有	有
失去了记忆？ 如果是，请描述：	□	□*
失去了意识？ 如果是，请描述：	□	□*

* 如果是，请根据地方政府规定收集毒理标本。 □血 □尿

	没有	有
呕吐过？ 如果是，请描述：	□	□
没有生殖器损伤、疼痛和/或出血？ 如果是，请描述：	□	□
有肛门－生殖器损伤、疼痛和/或出血？ 如果是，请描述：	□	□

CalEMA 2-923 (Rev 7/02)

病人资料

F. 性暴力史

1. 日期：　　时间：

2. 性暴力身体周围相关环境情况

3. 被指认的凶犯（们）

名字	年龄	性别	种族	与病人的关系 认识	不认识
#1.		男 女			
#2.		男 女			
#3.		男 女			
#4.		男 女			

4. 凶犯（们）使用的手段：

	没有	有	如果有请描述
武器	□	□	
威胁？	□	□	
殴打？	□	□	
武器种类？	□	□	
殴打	□	□	
抓/握/捏	□	□	
身体约束	□	□	
掐/勒颈	□	□	
烧（热和/或化学物品）	□	□	
伤害的威胁	□	□	
威胁对象（们）	□	□	
其他手段	□	□	

非自愿服用酒/药　□没有 □有 □不确定
如果是，□酒 □药
如果是，□被逼迫 □被强迫 □可能
如果是，收集毒理标本 □血 □尿 □没有

5. 凶犯（们）在施暴过程中造成了伤害吗？ □没有□有
如果有，请描述伤害的类型，可能部位及如何造成的。

2

图 64-1　急性（<72 小时）成人/青少年性暴力侵犯的法医报告加利福尼亚州紧急医疗服务 2-923 加州紧急事件管理部门。此格式见 www.CalEMA.ca.gov 网站

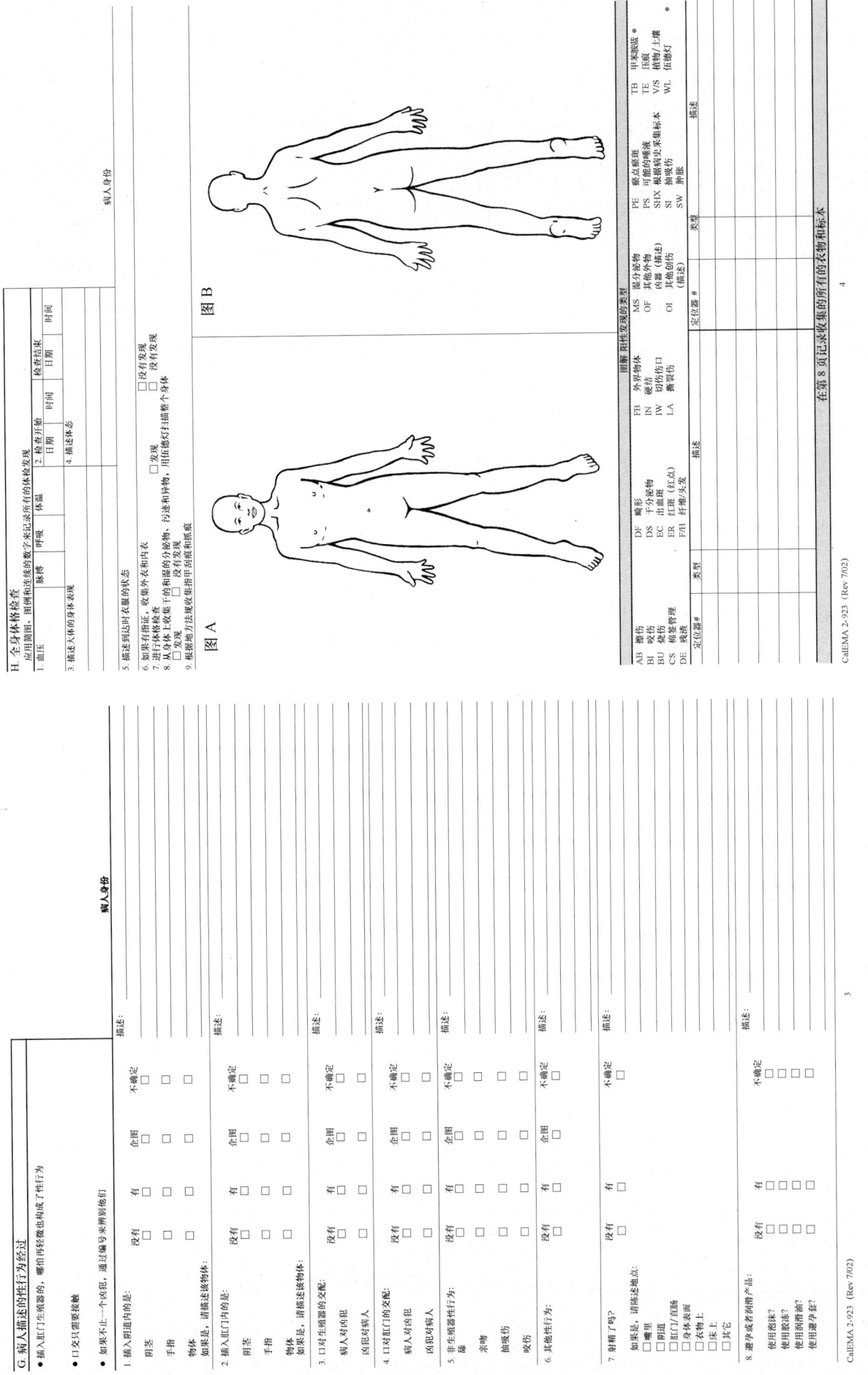

图 64-1 急性（<72 小时）成人/青少年性暴力侵犯的法医报告加利福尼亚州紧急医疗服务 2-923 加州紧急事件管理部门。此格式见 www.CalEMA.ca.gov 网站（续）

I.头、颈和口腔的检查

应用简图、图例和连续的数字来记录所有的体检发现

1. 检查脸、头、头发、头皮和颈部的创伤和外来物
□ 发现　□ 无发现
2. 从面部、头、头发、头皮和颈部收集干的和湿的分泌物、污迹和外来物
□ 发现　□ 无发现
3. 检查口腔以便发现损伤和外来物（如果提示有口腔性交史的话）收集外来物检查结束
□没有可用标本　□ 有　□ 发现　□ 无发现
4. 受袭12小时以上的收集2处口腔拭子，并将其中一个棉签在干燥的载玻片上涂片
5. 根据地方法规，收集头发的参比试样

病人身份

图C

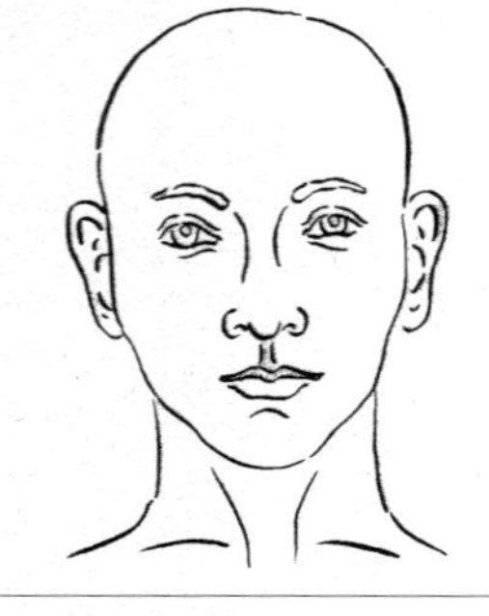

图D

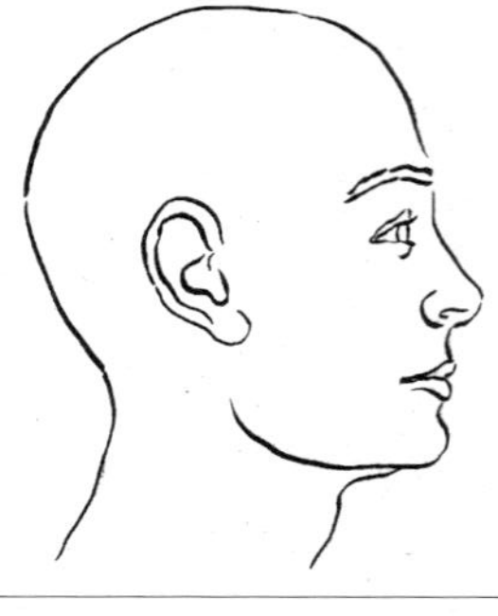

图E

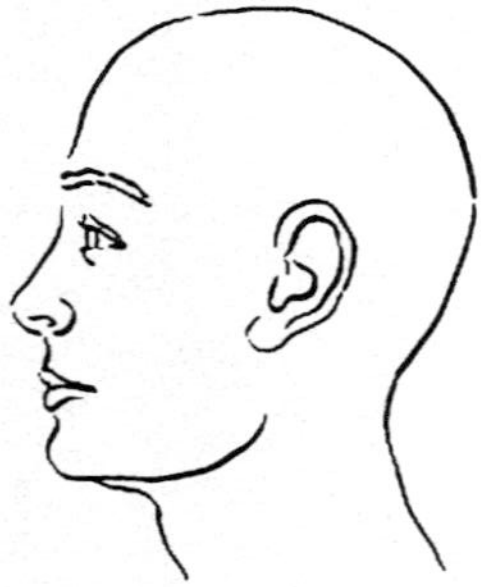

图F

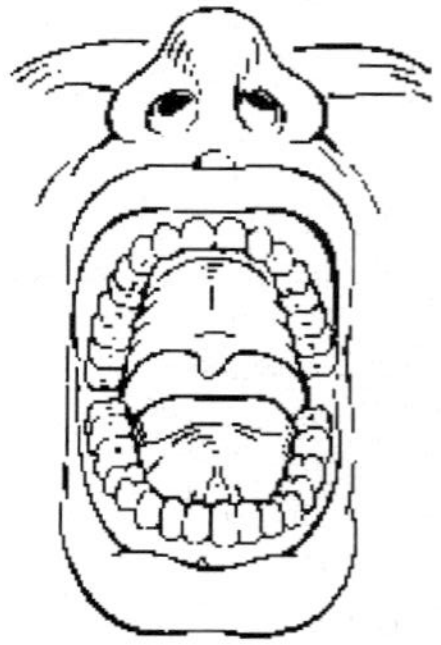

图解 阳性发现的类型

AB 擦伤	DF 畸形	FB 外界物体	MS 湿分泌物	PE 瘀点瘀斑	TB 甲苯胺蓝 ⊕
BI 咬伤	DS 干分泌物	IN 硬结	OF 其他外物	PS 可能的唾液	TE 压痕
BU 烧伤	EC 出血斑	IW 切伤伤口	凶器（描述）	SHX 根据病史采集标本	V/S 植物/土壤
CS 棉签管理	ER 红斑（红点）	LA 撕裂伤	OI 其他创伤（描述）	SI 抽吸伤	WL 伍德灯 ⊕
DE 残渣	F/H 纤维/头发			SW 肿胀	

定位器 #	类型	描述	定位器 #	类型	描述

在第8页记录收集的所有的衣物和标本

CalEMA 2-923 (Rev 7/02)　5

J.生殖器检查-女性

应用简图、图例和连续的数字来记录所有的体检发现

1. 检查大腿内侧、外生殖器和会阴部。检查这些区域是否有性暴力相关发现：
□ 无发现
□ 大腿内侧　□ 尿道周围组织/尿道口
□ 会阴　□ 处女膜周围组织（前庭）
□ 大阴唇　□ 处女膜
□ 小阴唇　□ 舟状窝
□ 阴蒂/周围组织　□ 阴唇系带后
2. 收集干的和湿的分泌物、污迹和外来物，用伍德灯扫描该区域
□ 发现　□ 无发现
3. 收集阴毛梳取物和阴毛刷取物
4. 根据地方法规手机阴毛参比试样
5. 检查阴道和子宫颈，检查该区域是否有暴力相关发现
□ 无发现　□ 阴道　□ 子宫颈
6. 在阴道内收集4个拭子，并将标本涂片在一干一湿两个载玻片上
7. 收集两个子宫颈拭子（如果受袭超过48小时）
8. 检查臀部、肛门和直肠（如果提示有性交史的话）
□ 有可用标本　□ 没有
检查该区域是否有性暴力相关发现：
□ 没有发现
□ 臀部　□ 肛门边缘/肛裂/皱褶
□ 肛周皮肤　□ 直肠
9. 收集干的和湿的分泌物、污迹和外来物，用伍德灯扫描该区域
□ 发现　□ 无发现
10. 收集2处肛门和/或者直肠拭子，并将其中一个棉签在干燥的载玻片上涂片
11. 如果怀疑直肠损伤或者有任何直肠出血的迹象的要进行肛门镜检
直肠出血　□ 有　□ 没有
如果有，请描述________
12. 检查体位：
□ 仰卧　□ 其他体位　描述

图解 阳性发现的类型

AB 擦伤	EC 出血斑	MS 湿分泌物	SI 抽吸伤
BI 咬伤	ER 红斑（红点）	OF 其他外物	SW 肿胀
BU 烧伤	F/H 纤维/头发	凶器（描述）	TB 甲苯胺蓝 ⊕
CS 棉签管理	FB 外界物体	OI 其他创伤（描述）	TE 压痕
DE 残渣	IN 硬结	PE 瘀点瘀斑	V/S 植物/土壤
DF 畸形	IW 切伤伤口	PS 可能的唾液	WL 伍德灯 ⊕
DS 干分泌物	LA 撕裂伤	SHX 根据病史采集标本	

Locator #	Type	Description

病人身份

图G

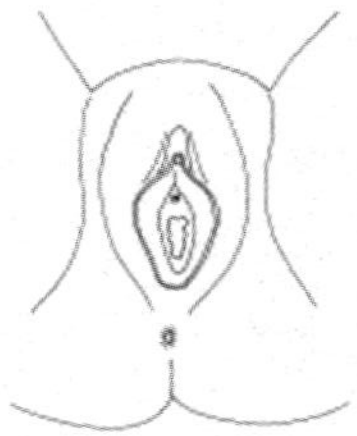

图H

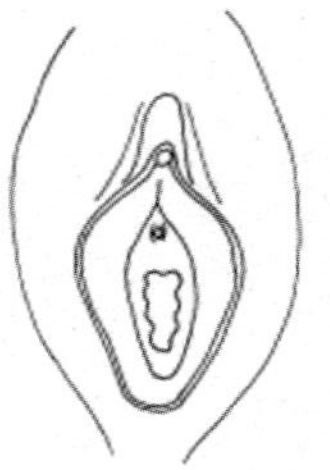

图I

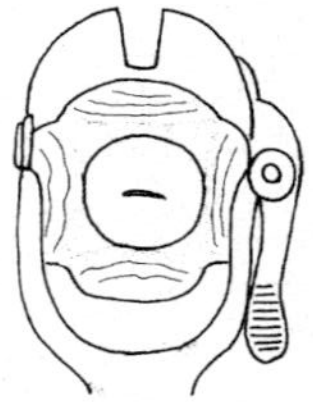

图J

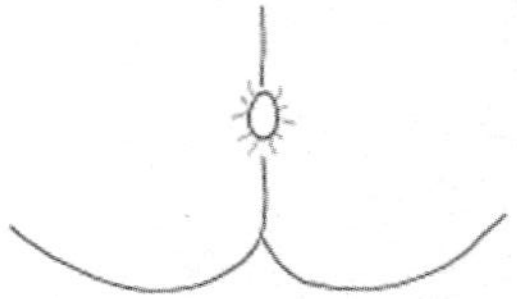

在第8页记录收集的所有的衣物和标本

CalEMA 2-923 (Rev 7/02)　6

图 64-1　急性（<72 小时）成人/青少年性暴力侵犯的法医报告加利福尼亚州紧急医疗服务 2-923 加州紧急事件管理部门。此格式见 www.CalEMA.ca.gov 网站（续）

第64章 性暴行

K. 生殖器检查——男性

使用图解：图I和H描绘的数字可以记录所有的体格发现

1. 检查大腿内侧、外生殖器和会阴部。检查这些区域是否有性暴力相关发现：
   - □ 无发现
   - □ 大腿内侧
   - □ 会阴
   - □ 阴囊
   - □ 睾丸
   - □ 包皮
   - □ 尿道口

2. 包皮环切过：□ 没有 □ 有

3. 收集干的和湿的分泌物、污渍和外来物，用棉签扫描区域

4. 概略地用毛刷取阴毛样——如果提示与性暴力相关的话

5. 概略地用力梳理手机阴毛参比试样

6. 收集两个生殖器拭子，如果提示与性暴力相关的话

7. 收集两个阴囊拭子，如果提示与性暴力相关的话

8. 检查臀部、肛门和肛周，检查该区域有性暴力相关发现：
   - 检查结果（如果提示有标本 □ 没有
   - □ 有门用标本 □ 没有）
   - □ 臀部
   - □ 肛门边缘/肛裂/瘢痕
   - □ 肛周皮肤
   - □ 直肠

9. 收集干的和湿的分泌物、污渍和外来物

10. 剪下的臀部毛发、剪下的肛周毛发

11. 收集于2处肛门拭子，并将其中一个棉签干燥的拭子上涂片。如果怀疑有肠损伤或者肛管内有任何直肠出血现象的要进行肛门镜检：
    - □ 有 □ 无发现
    - 直肠出血
    - 阴门拭子
    - 肛门拭子
    - 其他来物
    - 如果是，请描述：＿＿＿＿
    - 其他种类

12. 检查有：□ 仰卧
    - □ 其他体位

图解 阳性发现的类型

缩写	类型		
AB	擦伤	EC	出血斑
BI	咬伤	ER	红斑（红点）
BU	烧伤	FB	异物（描述）
CS	包签管理	IN	硬结
DE	凹陷	IW	切伤/撕伤
DF	干分泌物	LA	裂伤
DS	定位器		
MS	湿分泌物	SI	抽吸伤
OF	其他外物	SW	肿胀
(描述)		TE	甲末敏感
OI	其他损伤	TS	压痛
PE	瘀点 瘀斑	VS	植物/上皮
PS	可能的精液	WL	伍德灯
SFX	根据病史发生体失典		

描述＿＿＿＿

L. 证据收集并提交犯罪实验室

1. 医物放在物证据箱中：其他的衣物放在袋中

2. 外物收集

	没有	有	采自
拭子/可疑血液	□	□	＿
干涸分泌物	□	□	＿
纤维和其他外来物	□	□	＿
植物	□	□	＿
毛发/碎屑	□	□	＿
拭子/可疑精液	□	□	＿
拭子/可疑唾液	□	□	＿
管理拭子	□	□	＿
剪下的毛体的毛发（如果提示有标本 □ 没有 有门用标本）	□	□	＿
指甲刮/剪下的碎屑	□	□	＿
阴毛板/梳阴毛物	□	□	＿
阴道内外来物	□	□	＿
如果是，请描述＿＿			
其他种类	□	□	＿

3. 口腔/生殖器/肛门/直肠标本

	# 拭子	# 玻片	采集
口腔			
阴道			
颈部			
肛门			
盆腔			
阴囊			
抽吸/潮洗液（任选）			

4. 阴道湿涂片 □ 无 □ 有

M. 毒物标本

	无	有	时间
血酒精（毒物盒试管）	□	□	＿
尿毒物	□	□	＿

N. 参比标本

	无	有	时间
血（紫盖色盒试管）	□	□	＿
血（黄盖部位）	□	□	＿
口腔拭子（任意部位）	□	□	＿
唾液标本	□	□	＿
头发	□	□	＿
阴毛	□	□	＿

O. 图片文件的最佳方法

	没有	有	阴道镜 35mm	阴道镜 摄像机	镜头头 35mm	其他光学设备
身体	□	□	□	□	□	□
生殖器	□	□	□	□	□	□

照片拍自＿＿＿＿

P. 记录检查手段

	无	有	
肛镜可见	□	□	只有样本和取检查
阴道镜	□	□	肛门检查
其他放大镜	□	□	肛门扩张器检查

如果是，请描述＿＿＿＿

Q. 记录检查结果
- □ 体检阴性发现
- □ 无体检附性发现

R. 记录对发现的评估
- □ 检查与病史相符
- □ 检查与病史不符

S. 总结检查所见＿＿＿＿

T. 记录有关人员的名字

		电话
病史提供者:		
完成检查者:		
标本记录及封存者:		
助手:		
检查者签名:		

U. 证据分配
- □ 衣物（未纳入证据箱）
- □ 证据箱
- □ 血标本对照
- □ 毒理标本

V. 拿到证据的人员签字

		无/有
签字		
打印名字和身份证号码#:		执照号码:
审理部门:		授予:
日期:		电话:

图G

病人身份

图H

图I

图J

图 64-1 急性（<72小时）成人/青少年性暴力侵犯的法医报告加利福尼亚州紧急医疗服务 2-923 加州紧急事件管理部门。此格式见 www.CalEMA.ca.gov 网站（续）

在都页记录收集到的所有的衣物标本

表64-1　性暴力事件中不易常规发现的有益信息

性暴力实施时的姿势	影响到受伤的部位
体检时的体位	帮助照片定位
嫌犯的性功能紊乱	会加重暴力及肛门损伤
嫌犯的反复施暴	可以解释为什么没有精液存留
受害者协助阴茎进入	可以解释为什么没有生殖器损伤
射精结束后阴茎是否还在阴道内	可以解释为什么没有精液存留
怎么知道射精了	帮助确定精液可能存在的部位
早期性体验	缺乏性经历的受害者处女膜损伤严重
重力和生产次数	是生殖器损伤的影响因素
早期性暴力的病史	伤后情绪失调的概率增加，需要安排心理咨询
心理健康疾病史	加重伤后心理问题的严重程度并且恶化既往的心理问题
既往史	可以解释体检及实验室发现

框64-3　性暴力施暴者常见的性功能障碍

勃起不能：表现为阳痿，勃起困难或者持续勃起
早泄：阴茎插入前或者插入后马上射精
迟滞射精：射精困难或者不能射精
限制射精：只有在特定情况下才能射精（比如：特别的性行为的时候）

何控制受害人就不那么容易轻易了解到了，因为当受害人感觉到嫌犯的出现对她的生命造成威胁的话势必迫使嫌犯采取控制受害人的行动。大多数笔录提及口头威胁和武器，但接下来发生的事情（尽可能详细，逐字逐句）和确定威胁是否实施是很重要的。同样，使用武器，也应注明受害人是否看到了武器还是也只是个口头威胁罢了。是选择了武器（嫌犯带来的）还是也只是一种可能性？嫌犯在何时放弃了或者使用了武器？检查者要探究袭击者使用暴力并同时说着猥琐语言的数量和时间。检查者还要查究是否有勒颈。性暴力受害者通常不会主动提供这些信息。勒颈通常发生在施暴后期并且与主要发生率和死亡率高度相关[53,54]。法医检验师在询问问题时要特别小心，不必纠结于受害者应当做些什么来保护自己或者阻止性暴力的发生。在有些病例，反抗会激起对方的需求、妥协、谈判和暴力威胁或使用暴力。如果嫌犯威胁要使用暴力，检查者要明确是否使用过并且要了解其程度和持续时间。

罪犯性功能障碍

大约34%的强奸犯有性功能障碍，这一数据是由性暴力受害者提供的信息得来的。性功能障碍包括阳痿、早泄、迟滞射精或者限制性射精（框64-3）。这一信息有助于帮助检查者理解和收集证据。早泄的罪犯会把精液留在衣物或者外部环境中而不是阴道内。

迟滞射精者会有多次性行为，包括肛交和更加暴力的性暴力，引起生殖器和非生殖器的创伤。连环强奸犯可以通过他对于性暴力受害者的语言和对于性行为的特殊要求来识别。此外，性暴力受害者可能被问及与罪犯生殖器的特定损伤或者病理改变或者其他具有鉴别价值的特征性改变的问题[55]。

罪犯为逃避检测所使用的方法

法医检验师要探究出这些罪犯试图避免被检出或者逃跑所使用的方法，如面具、手套、眼罩或者废弃电话。有经验的罪犯还会尝试着毁坏证据，如强迫受害人淋浴。最终法医检验师要询问受害人关于这些缺失的证据。被保留下来作为纪念品的贵重物品或者个人物件是有价值的证据。法医检验师要问及受害者是否与罪犯相识，即使不认识，是否有罪犯特征性或者行为上有价值的信息[27]。

完整的病史，哪怕暂时相关也是十分重要的。由州或者地方政府预先罗列出的清单是一个好的开始，但是不幸的是这上面没有罗列出由性暴力受害者提供的特殊的陈述记忆。在任何一个案例，都强烈推荐口授记录故事概要。

体检检查和证据收集

体检要一丝不苟，包括收集痕迹证据和参照标准（图64-1）。在受害者外伤和收费归档[56]、成功起诉[57,58]和判刑[59]间有着正相关。现场探查、拍照、收集证据和书写文件的顺序要遵照（框64-4）的标准。所有的证物均要干燥并且放置在纸质容器中（非塑料），帖标签（框64-5）并封存。每一个容器均要用封条安全密封，并由检测者跨过封条或者在容器/包上面签上检查者名字的字首或者签上全名。

为保证证据的完整，性暴力受害者不能被单独与证据一起留在房间里，并且法医检验师应当佩带无粉末手套以防止证据受到污染。如果证据保存好，要启动同步程序。保持对受害人的监护，是刑事诉讼法的

框 64-4　记录性暴力检查中的发现的文件

需要记录在文件中的发现/证据有：
　　事先已经存在的损伤
　　急性损伤
　　压痛和硬结
　　外来物
　　伍德灯/交替光源——阳性区域
　　分泌物和污迹
　　可能的唾液/精液（性能鉴定报告史）
　　拭子采集地（证据和管理）
　　标明拭子的采集地

框 64-5　需要填入标准证据记录表中的信息

强奸工具包中的所有内容：
　　病人全名
　　医疗信息或者案例号
　　收集日期
　　收集时间
　　取样地点的主要描述
　　检查者的初始表现

框 64-6　保管链

签名、日期和时间的记录：
　　从证据收集即刻起进行文献处理、转移和保存
　　对处理证据的人提供接下来的职责
　　无论何时均要记录证据所在的位置
　　确保证据在审讯前没有被篡改、更换和丢失
证据转移过程中，需要记录的内容包括：
　　转移保管的人签名
　　接收保管的人签名
　　转移的日期
　　转移的时间
记录在密封和包装箱上

基本原则（框 64-6）。不管侵犯和检测时间间隔的长短，实行全面检测和历史相关证据的收集。即使身体被在水中浸泡超过 5 小时，调查人员仍能准确地从身体上一个咬痕的唾液中提取到 DNA[60]。法医检验师不可以主观猜测实验室根据严格的时间期限能够或者不能发现的东西。如果有意识的丧失或者明显的记忆缺失，则需要记录所有的样本。

框 64-7　伍德灯和变换光源

伍德灯
　　检测污迹、分泌物和伤情的荧光屏检查工具
　　长波紫外光（310~400nm）
　　干了的精液在荧光下常呈现绿色/黄色或者白色
　　湿的精液荧光下显示不清或者根本不显影
　　其他的体液或者物质也能有所显影
　　要在暗室里才能显影
变换光源
　　高强度、可调节光源
　　使用 4 个窄波：450nm，485nm，525nm，和 570nm
　　两个宽波：白光，所有波长均 < 530nm
　　要使用有色的护目镜来阻挡住反射来的除荧光外的其他光线
　　由于正常和损伤组织的吸收度不同，所以可以用来检测肉眼不可见的损伤
　　对特定体液和物质的检测比伍德灯更准确

皮肤的检测

法医检验师需要描述性暴力受害者的动作和大体外表。检查者需要特别仔细地运用专业术语描述并且记录其反应性和合作性并且记录病史。攻击期间的所有衣物均需要检查、收集和拍照。伍德灯或者交替光源灯可用于检测干了的分泌物并且记录在案（框 64-7）。

性暴力受害者脱掉鞋子后要在强奸装备内大的方形纸上脱掉衣服。为防被地面污染，要事先在这个方形空间上铺上一张纸。这个方形纸用于收集痕迹证据，要被仔细折叠好并留做证据。

性暴力受害者脱掉衣服后，法医检验师用伍德灯或者交替光源灯照患者的身体并且记录阳性发现。干的分泌物要用湿的无菌棉签蘸蒸馏水采集。如果棉签的一面是平的，则只用这面来收集标本，以保证标本有效浓聚于此。湿的分泌物要用同样的方法用干的棉签来收集。棉签应在性暴力受害者指出的区域收集标本，即使没有荧光或者结痂。两次棉签收集技术只用于收集皮肤上的唾液（框 64-8）[61]。咬痕需要特别关注（框 64-9）[62]。相比邻物质的移除要用棉签并且要如实记录。所有的棉签均应被放置在冷的空气气流下至少 60 分钟后方可封装。为方便这一程序，棉签-干燥机要上锁。为防污染，一次只能干燥一个人的证据，且干燥室每次应用后要用 10% 的漂白剂溶液清洗。所有外来物质的位置要用标准形式准确地记录在受害人的身体图上。指甲断片或者抓痕的碎屑要根据

框64-8　通过两个拭子的检测从人类的皮肤中发现唾液

第一个拭子：用无菌蒸馏水蘸湿透
　　中等压力在皮肤表面滚动画圈
　　沿厂轴旋转以确保最大范围的接触
　　完全风干（≥30分钟）
第二个拭子：用干的拭子
　　以上同样的动作采集剩下的所有潮湿
　　完全晾干（≥30分钟）
　　贴上标签与其他证据一起上交

框64-9　收集咬痕证据

在擦拭之前定位拍照
　　拍特写照片，使用标尺
　　如果咬痕在圆形表面，为避免失真需要拍摄多张照片
立即通知执法部门以便联系一名法医牙医师来拍摄其他的
　　照片和留取牙印膜
建议一系列照片在24小时到5天内完成
使用两个拭子技术来获取唾液标本

地方惯例，如果有历史相关性的话只能按照地方惯例收集起来。所有的预先存在的损伤和急性创伤均需记录在案。

受害人的身体图要足够大以保证文件的清晰性。如果需要可以在一整张纸上面复制陈述/局部图像。在某些州这一文件绘制工作是很艺术的，这就意味着法医检验官要画出损伤的图解来。加州规定了均一清晰的纯粹的描述语言（图64-1）。

头、颈和口腔

在检测头、颈和口腔时，要特别关注系带、面颊、齿龈和软腭的完整性。性暴力受害者在检查前不允许吃喝。如果性暴力受害者提供一个口交射精的病史的话，那么上和下唇均需用两个湿润的棉签擦拭。接下来要用棉签从齿龈刷到扁桃腺隐窝、上面第一个和十二磨牙、切牙后面和颊的折叠处。如果擦拭这些部位用掉不止一个棉签，则每一个的部位均就确切记录。最后，取一根16英寸的无蜡牙线，在牙线中间系距离大约2～3英寸的结，再让受害者仅用两个结之间的区域剃牙。在剃牙的过程中，病人倾斜在一个8乘10大小的干净纸上以获取每一个碎屑。纸和牙线都要干燥和捆扎在一起。如果受害者不能使用牙线，检查者则要戴着手套和护目镜来完成以上工作[63]。

缠着分泌物或者碎片的头发要被剪下包装好。手上或者束缚物的痕迹还包括颈部皮肤和结膜的瘀点、瘀斑。头发和唾液的参照标本要根据当地惯例留取，包括供DNA分析的颊部棉签也是如此。参照标准被用于检测罪犯的证据标本是罪犯本身的还是外来的。此外还有助于确定或者排除可能的嫌犯。

肛门生殖器的检查

肛门生殖器的检查应当在伍德灯或者交替光源的照射下从大腿内侧的大致外观开始，然后是外生殖器、会阴部和肛门。所有的伤口、分泌物和外来物均应被准确记录和适当管理。大致外观产生阳性发现的概率是20%～30%（5%～65%）[11,28,30,51,52,56,64]。性暴力相关的由于阴茎首次接触阴道产生生殖器创伤被误认为是骑跨伤。阴唇系带（软组织）或者会阴体（会阴横肌表面和球海绵体肌腱的结合部）这个区域天生脆弱，反复压迫会产生撕裂。对抗的姿势，男性双腿叉开跨坐在女性身上可以有效地阻止罪犯搏起的阴茎进入。勃起阴茎的角度与阴道与前庭的角度（大约45度）并不完全相同。此外阴道是个潜在的空隙，侧壁比前壁和后壁都更加坚硬，因此正常情况下前壁是紧靠在后壁上的，因此在进行妇科检查的时候要使用内镜提起前壁[65]。在自愿交流期间，性刺激、人类性反应发生的身体改变清除了女性正常的解剖障碍使得她自愿地倾斜她的骨盆[66]。

典型的生殖器多处损伤位于外部和后部的3点、6点、9点的位置（图64-2）。阴唇系带后部是损伤最常见的部位[11,13,21,22,52]。损伤通常是钝性暴力所致，有撕裂、瘀血、擦伤和红肿。红肿在没有追踪检查前难以确定，很多检查员在第二次检查完成前都建议不要报道此红肿[13]。处女膜的损伤并非如传说的那样是最初的损伤部位。处女膜损伤常见于青春期以及那些没有过性经历的人身上[13,22,51,52]。生殖器损伤取决于生殖器的局部解剖，因组织的部位和性质不同而不同。最常见的阴唇系带和舟状窝后部的损伤是撕裂伤。擦伤通常发生在阴唇。处女膜常发生瘀斑和撕裂[21,22]。

众多因素决定着生殖器损伤的程度，法医检查官对此要非常熟悉（框64-10）。虽然据统计学资料报道生殖器的损伤与受害者的拒绝明显相关，但法医检查官也绝不能忘记生殖器的损伤并非性暴力必不可少的损伤。阴道镜放大后拍摄这些部位的照片可以协助更好地明确可见损伤的类型。阴道镜检是管理病人的标准同时也是确定生殖器损伤的最好方法[67,68]。如

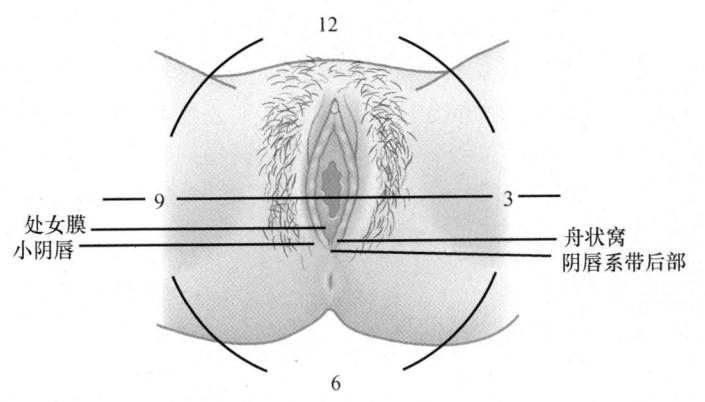

图 64-2 在 3、6、9 点位置的典型生殖器损伤。

框 64-10	在性暴力检查中发现生殖器相关损伤

检查的时间*
非生殖器损伤与生殖器创伤有关
阴茎插入
无性经验和处女膜撕裂
停经后
肛门插入史
陌生人施暴史
不情愿下的性交史
受害人饮酒
受害人大学毕业

*创伤后及时检查,罗列在性暴力检查时可能提高检出率日因素。

表 64-2	通过肉眼、阴道镜检或者应用醋酸来了解环境因素对阴道上皮的影响
因素	检查所见
吸烟	水肿、红斑、瘀点、瘀斑、擦伤
检查时用了卫生巾	红斑、瘀点、瘀斑、擦伤
内镜检	撕裂伤
同意性交	红斑、瘀点、瘀斑、擦伤、瘀血
疱疹感染	微小溃疡

表 64-3	获取精液最长的报告时间间隔	
体腔	活动精子	无动力精子
阴道	6～28 小时	14 小时～10 天
子宫颈	3～7 天	7.5～19 天
口腔	—	2～31 小时
直肠	—	4～113 小时
肛门	—	2～44 小时

今,很多中心均采用阴道镜下数码照片和录像的方法来进行诊断,是目前最好和最经济的诊断方法。特定的环境因素取决了生殖器的损伤可以通过阴道镜来识别,此外也是发现阴道内损伤的准确方法(表 64-2)[69]。很多痕迹证据只有通过阴道镜才能检测到。我们使用黏纸来获取镜下可见的细微颗粒。再将黏纸折叠装入信封。检查者要在地区的犯罪实验室里检测所取标本是否有用。在病人的臀下垫纸,用阴毛刷向下刷阴毛来获取阴毛刷取物。纸和毛刷均应被捆在一起并包起来。各地有不同的阴毛刷取标准。

然后将温暖湿润的阴道镜插入阴道。首先做阴道和宫颈的视诊,然后做阴道镜摄片。如果受害者有阴道出血,就需要找出它的来源。出血通常与处女膜、阴道或者两者联合损伤有关。要取阴道和宫颈的拭子,空气中干燥 60 分钟,封存。宫颈标本的作用比阴道中取得的要大很多,因为宫颈的作用像一个容器,且能提供经过长时间存留下来的精子的证据[70](表 64-3)。活动精子的检查,法医检查官需要检测湿的涂片。因为湿涂片可以发现性暴力的时间窗,足够数量的精子(60～100)就可以鉴定出嫌犯了。大约有一半的病例可以发现精液[71]。法医检查官要将这个信息尽快告诉检查人员。然后干燥湿的涂片,准备存进强暴箱中。撇开时间和场所不谈[72-74],男性和女性的自身因素也会影响到是否能发现精液(表 64-4)。通常不需要做双合诊。

如果有过肛交的病史,则要进行直肠检查。因为性暴力受害者不情愿报道这一病史,但是法医检查官总是需要检查肛门以找出创伤的证据或者再次确认肛交史。请病人采取胸膝位可以使检查迅速轻松地完成。如果发现了创伤加上病史即可以确诊,肛门流血或者在性暴力时应用了外物,就要进行包括肛门镜检在内的直肠检查。为避免与阴道分泌物的污染,要用 2×2 的干燥纱布或者湿润的毛刷刷遍会阴区,然后标记好放入强暴箱。这一步骤需要在收集了所有的阴

表 64-4	精子和精液丢失的影响因素
女性因素	男性因素
产道的早期创伤	应用避孕套
阴茎抽出时失去	输精管切除术
阴道保健（如：阴道的冲洗、擦拭）	无精子症
反复的阴茎插入	药物和酒精的滥用
性交后阴茎仍旧留在阴道内	性无能
体位的改变	未成功射精

道标本、外分泌物和外物之后才能用水湿润的温暖的肛门镜进行。检查者需要进行外观检查、阴道镜检和拍摄照片。每一个嵴的下面都要在直视下收集拭子标本。出血点查找清楚。

特殊染色技术

为取得所有部位的照片和标本可以使用特殊染色/润滑技术。疼痛的区域，可以用2%的利多卡因胶浆麻醉以得到更好的视野并拍摄照片。甲苯胺蓝染色是一种核染色，可以放大肉眼可见的外阴部损伤（图64-3）。在一个小型的研究中证实甲苯胺蓝染色具有一些杀灭精子的活性[75]，但并不影响DNA分析[76]。染色结果取决于暴露的表面是否存在有核细胞的细胞群。创伤、肿瘤及有核细胞浸润的炎症均可以出现阳性的结果。急性期可有组织肿胀和渗出，染色会很快消退。23种良性疾病，连同柱状上皮细胞和黏液会吸收这些染料[77]。甲苯胺蓝染色并不特异，只能用于放大用阴道镜证实的创伤或者作为肉眼检查的辅助检查。不能用于确定损伤的日期。弥漫的染色或者不完全的吸收染料不需要记录[78]。如果阴道镜不能发现的吸收不需要报道[67]。

照片文件

照片文件的收集是目前管理的标准。它摒除了法医检查官描述中的夸张和掩饰的陈述，使得法庭能够看到在检查中的肉眼所见。重要的是照片为每一个案例提供了一个同行评议和会诊的机会，减少反复检查的必要[79]。完整的检查倘若可能，应包含照片文件而不光是阳性发现。所有的照片均需准确地标记包括病人的身份、日期、时间和检查者。通常这些信息需要包含色卡和标尺。陪审员通常想知道照片是如何获得的。法医检查官要应用标准的拍照技术，确保胶片稳定的拍摄水准以最小化创伤的失真。自动镜头会根据照片中最亮的部分自动调节，所以皮肤的照片在蓝色的或者绿色的背景下会显得较大。因此检测者要在没有任何放大的情况下拍摄损伤的照片，然后如果需要再拍摄近景。还需要损伤的全景。放大的照片通常需要不止一张。检查者需要拍摄很多照片因为他或者她只能够拍一次（框64-11列出的是在性暴力案例中的照片文件）。照片对于性暴力受害者来说也是有担忧的。大部分受害者均担忧照片被放

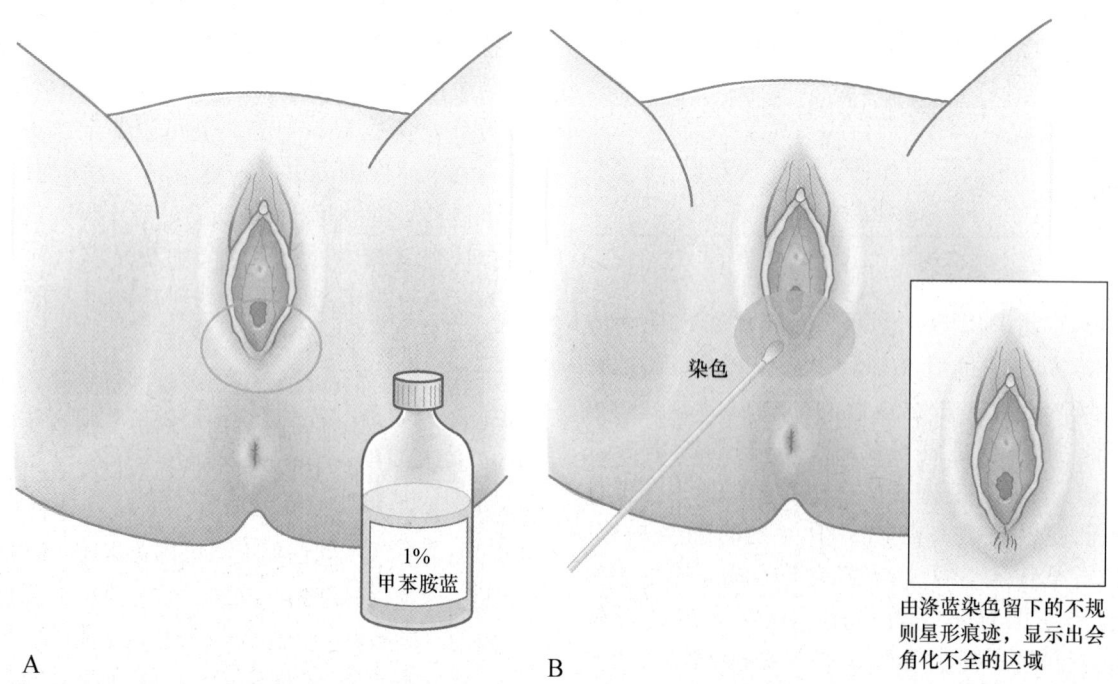

图 64-3 应用甲苯胺蓝染色标本的结果。

框 64-11	性暴力检查发现的图片文件说明

配光镜
最好用宏镜头用 100～105mm 焦距到处拍摄损伤身体的照片

存档
每卷胶卷不要拍摄超过一个受害人
每一卷胶卷的开始都要拍摄脸部特写和注明身份证号码

技术
背景
　避免干扰
　避免反光或者亮的背景
　肢体拍摄时用蓝的或者绿的手术巾做参照
体位
　胶片的水平线要与发现物的水平线平行
　对于有纹路的发现（如：肿胀、压痕），要在正切或者斜切的角度加拍些照片
解剖背景和标尺
　每一处发现均需拍摄至少三张照片，包括可以协助观察者定位阳性发现大体位置的局部照片
　特写要在拍摄发现物局部照片的同一部位进行放大
　至少一张特写要有包含受害人身份号码的比例尺/颜色
反复检查拍摄的照片以确保肛门生殖器所有区域的所有发现均已拍摄完毕

在哪里以及她们的姓名是否会出现在照片上。鼓励性暴力反应队（SART）的记录远离病史。有些反应队做得更多，他们甚至把照片与记录的报告均分开保管了。

性传播疾病和怀孕

性暴力后患上性传播疾病（STDs）的概率很小但是概率的大小也随着地区和行凶者的数量不同而不同（表64-5）[80]。STDs 的检测相对较贵，需要对病人进行重新评估，通常不尽相同，并且没有法医价值。大多数均规定不需要或者不用支付这类评估费。此外很多性暴力受害者可能早就存在 STDs。大多数

表 64-5	性暴力后发生性传播疾病的概率
淋病	6%～18%
衣原体感染	4%～17%
梅毒	0.5%～3%
人免疫缺陷病毒	<1%

框 64-12	疾病控制中心关于成人性暴力受害者性传播疾病的预防

头孢曲松 125mg 一天一次　肌肉注射
　加
甲硝唑 2g 一天一次　口服
　加
阿奇霉素 1g 一天一次　口服
　或者
多西环素 100mg 一天两次　口服　共七天

的患者愿意接受预防性治疗（框64-12）[81-83]，因为它可以使得受害者因即刻的保护以防感染而得到心理上的安慰。为了更新信息和为怀孕或者有特别过敏的患者变更治疗方案，内科医师可以咨询 www.cdc.gov 并键入"性传播疾病"。上面提供的在性暴力后防止淋病、滴虫病、细菌性阴道炎和沙眼衣原体生殖泌尿系感染的治疗疗效还不确切。法医检查官应当告诉病人任何治疗方法可能出现的毒性，胃肠道反应最常见。法医检查官应当考虑使用止吐药，特别如果需要可以给予紧急避孕药。所有患者均就被告知在应用甲硝唑后24小时和从性交开始到治疗结束前避免饮酒[83]。

乙型肝炎

对于没有进行过免疫（框64-13）的性暴力受害者应该推荐使用乙型肝炎疫苗，而不是乙型肝炎免疫球蛋白。乙型肝炎病毒的危险因素包括多个性伴侣（6个月期间有超过两个性伴侣）、最近有性传播疾病的病史、男人和男人同性性交、矫正品行的同居者、静脉使用毒品的人。通常不必在免疫正常的人身上检测抗体水平因为大多数接受过疫苗的人具有长期保护作用，每一次接下去接受疫苗的剂量可以相对提高保护的概率。法医检查官应当给并不确定其是否已经完成这一系列接种过程的患者开具疫苗[83]。需要声明的是很多治疗方案中并不包括这一费用。

框 64-13	成人性暴力受害者乙型肝炎感染的预防

不需要血清检测
给没有免疫力或者不确定有免疫的受害人注射疫苗
在1～2月和4～6月时（共三次）再注射两次

人免疫缺陷病毒（HIV）

尽管性暴力受害者要高度怀疑有感染上HIV的可能性，但感染的概率似乎非常低。阴道性交的HIV的感染率是0.1%～0.2%，而直肠性交的感染率0.5%～3%，口交的传播概率相当低。法医检查官需要熟知HIV和获得性免疫缺陷综合征的地方发病率、性暴力受害者在暴露后预防的国家指南、暴力的性质和HIV行凶者的高危行为，如高危性行为或者静脉注射毒品或者精制可卡因的应用。影响着性暴力受害者和行凶者的特殊环境因素会提高性传染性（表64-6）。人免疫缺陷病毒在性暴力中的感染率似乎比双方同意的性交更高，这可能因为出现生殖器损伤。侵犯后预防的效果只取决于从事该项工作的医护人员治疗的结果，这些数据在性暴力受害者中还要低。在疾病控制和预防中心，建议治疗用于HIV危险率似乎较高的病人，而且所有上述病例均建议请HIV专家会诊。这项费用治疗方案并不覆盖，而且侵犯后的预防还需要广泛咨询、治疗和随访计划。为了最大化成功的可能，治疗需要尽早进行，或者随访至受攻击后的72小时，以便提供迅速的医疗安排[83]。

表64-6　人免疫缺陷病毒感染概率的影响因素

受害者因素：易感性	施暴者因素：感染性
性暴力的类型：肛交 　　　　　　　阴道性交	有包皮*
有性传播疾病*	感染的后期阶段*
有生殖器损伤*	HIV早期感染*
有生殖器/肛门的创伤*	生殖道为重要载体*
精液射在黏膜上*	有性传播疾病和生殖器的损伤*
子宫颈异位*	抗反转录病毒治疗†
避孕法	多个施暴者*
有障碍物隔开†	罪犯有嵌顿、同性恋或者双性恋的历史*
宫内避孕器§	
壬苯醇醚9†	
丸剂‡	
月经*	
当前怀孕§	

STD，性传播疾病。
* 发生率增加。
† 发生率降低。
‡ 证据显示发生率可以增加也可以降低。
§ 未知。

性暴力后的预防协助可以通过拨打性暴力后预防热线求助于临床医生，电话号码：(888)-448-4911。

随访检查

对于不想接受侵犯后预防的性暴力受害者，建议6周、3个月和6个月进行HIV复查。如果找到了嫌犯，则建议在他的同意下做HIV检测或者在法庭确定了他的犯罪行为后再采血做测试。有些州允许性暴力受害者如果有必要请嫌犯做检测。很多治疗则不做血清学检查，而且也不负担这笔费用。

预防怀孕

无保护的性交有2%～4%的怀孕可能性，对于19～26岁最适生育年龄的女性，加上在月经中期性交，这一可能性可以达到50%。在给受害者用药前，要先做怀孕测试。包括已经口服避孕药的病人、已经使用子宫内避孕器的病人或者已经做了输卵管结扎的。立刻使用紧急事后避孕药可以使怀孕的危险下降到1%～2%。它的效果依赖于所选择的治疗方法和受侵犯和治疗的间隔时间（表64-7）。数据显示紧急事后避孕应当在未保护性行为后5天内进行。应用激素紧急事后避孕药没有绝对禁忌证，即使是那些长期应用联合激素避孕的妇女。对于有有神经症状的反复偏头痛或者有过脑卒中病史、肺栓塞或者深静脉血栓性静脉炎史的病人，只用孕激素紧急事后避孕或者置入宫内避孕器的病人是应首先被考虑的治疗方案。后面的治疗方法可以提供不只10年的有效避孕[84]。证据显示使用紧急事后避孕治疗并不会提高异位妊娠的可能。虽然没有足够样本的大型研究可以量化激素紧急事后避孕的致畸性，但未发现每天使用口服避孕药的病人产出有缺陷婴儿的机会并没有增加[85-88]。

任务报告

撇开肉体伤害不谈，精神痛苦通常紧随着性暴力而来，法医检查官需要在检查之初就了解这一点。设立一个安静平和的地方进行检查和证据收集并使性暴力受害者安心，能给她们安全的感觉。检查结束后，法医检查官应当回顾患者的身体和生殖器损伤并记录正确的治疗方法。检查者还要与性暴力受害者一起讨论即将回报的实验室数据以及了解受害者的联系（电话、信件或者两者兼顾）方式。沟通的方式也要是性暴力受害者能够接受的。检查者需要了解所有的

表 64-7　紧急事后避孕类型

种类	剂量	品牌	成分
联合口服	100U 的炔雌醇 + 0.5mg 左炔诺孕酮，一天 2 次，间隔 12 小时	Preven ovral	降低危险到 2% 50% 有恶心 20% 需要止吐药
只用孕激素	1.5mg 左炔诺孕酮，一天 1 次或者 0.75mg 一天 2 次，间隔 12 小时	planB	降低危险到 1% 22% 有恶心 8% 有呕吐 5 天内有效 2004 FDA 批准的非处方药
T 型铜宫内节育器		ParaGard T 380A	降低危险到 0.1%～0.2% 性交后 >72 小时有效 5 天内有效
抗孕激素类	10mg 米非司酮	RU-486	降低危险到 1.5% 19% 有恶心 4.3% 有呕吐 5 天内有效

* 其他可用的激素避孕药品种在 www.not-2-late.com 可查询。

框 64-14　强奸创伤综合征

急性期
表现出来的
　哭泣
　发怒
　多动
克制着的
　平静、安静
　没有表情
肉体和情感反映突出的
　肌张力增加
　头疼
生殖泌尿道损伤
　恐惧/内疚
　乏力
　胃肠道紊乱
　气愤/自我抱怨

表面调整期
改变日常生活节奏
换住处
换电话号码
寻求家人的供养（通常不说明理由）
害怕和恐惧反应
日间焦虑
夜间梦魇

整合阶段
脱险者接受了强暴是她生命中一部分的事实
脱险者开始将这一危机时刻整合到其生活经历中

药物和疫苗（如破伤风），详述了解不良反应和一旦出现困难或者问题要提供联系的电话号码。检查者要了解常见的精神问题（框 64-14）提供咨询帮助。共同参与检查的律师可以是受害人自己联系的。但是供强暴危险期联系的电话号码、地方危机干预、社会服务、药物和酒精管理、HIV 管理和急诊心理管理均要详细预订，而且所有的医疗安排均应该在实施前事先讨论好。犯罪受害人的赔偿也要事先商定同时制定出恰当的治疗方案。

所有病人生殖系损伤的法医随访检查要预约好[83,89-91]。对于有生殖器损伤的性暴力受害者这项检查至关重要。这一检查记录了损伤的恢复情况并鉴别容易与创伤混淆的损伤，如多发性血管炎、毛细血管扩张症和樱桃红斑[22,79]。这一检查还可以扩展到诸如红肿类难以检测并且容易产生检测歧义的非特异性损伤[13]。这一检查还给法医检查官提供一个回顾问题和鼓励咨询的机会，如果这些还没有进行过的话。这些所有的计划要以书面形式出现因为大多数性暴力受害者常常忘记在危机期间所说的话。

年老受害者

性暴力受害者中有 2%～6% 年龄超过 50 岁。这一年龄人群无家可归的妇女遭到性暴力或者身体侵犯的机会显著提高[92]。老年女性由于自责和耻辱的关系不愿意报告性犯罪行为。家庭、看护人和其他专业人士们关于老年人无性的陈词滥调阻止他们。大多数老年受害人在 72 小时内出现，会发现延迟报告。尤其当侵犯者是看护人的时候[93,94]。在 2005 年，一起完美的诉讼案倡议提高残疾和老年人的权利，上面还记载了 795 起性暴力行凶者是居住在长期医疗机构的人员，5 个是直接雇员[95]。老年性暴力受害者对法医检查官来说有着特殊的挑战。病史要扩展到包括既往病史、服药史、外科手术、流产史、痴呆的病史和血清问题。获得这些病史有些困难。很多病人在没有痴呆诊断的紊乱地区报警。有些人有听力缺陷、认知障碍、精神病学障碍，后者的条件被认为是重要的弱点，通常需要特别的会面技巧，并且检查者需要获取可靠的病史资料[96]。完成治疗前要全面考虑到患者的体位，因为由于本身的和人造的关节而限制了运动的幅度，并且对于这类脆弱的人群要防止由于焦急和压力造成的心血管问题。皮肤的改变随着年龄、感染和外伤而难于辨认，包括照片资料在内的随访检查会有助于解决这一重要的问题[97]。擦伤在初期不易看到[98]。

性暴力受害者通常独居而且侵犯多发生在她的家里，罪犯几乎总是陌生人。性功能障碍和使用物质常见于这些犯罪人，而且大多与抢劫有关。最常见的性暴力类型是阴茎-阴道性交，生殖器损伤通常比年轻的性暴力受害者更常见更严重，需要住院治疗甚至手术治疗。临床上，会出现会阴和阴道撕裂伤、擦伤和水肿。身体的约束通常并且总是超出真正需要的限制[99]。侵犯后会显著恶化这个年龄段人群的身体。老年人有着高的患病率和死亡率，即使他们只经历了轻度的损伤，这点取决于当今的医疗条件、已经减少了的身体储备或者对于治疗的副反应。精神上创伤后压力产生的疾病更常见更严重，以至于导致机能减退，这会恶化那些资源匮乏供给有限的人群的身体状况。

男性受害者

男性性暴力大多没有报警。大多受害者被发现从公共设施中走出来，极少数人真的从开放的人群中走出来。阻碍此类案件报警的因素包括公众都相信男人可以保护自己并且他们害怕自己的性取向遭到质疑。必须始终控制自己的情绪使得受害者报警感到很有压力。男性受害者需要给予与女性受害者一样关心和帮助[100]。

除了解剖上的区别，犯罪发生的过程、体格检查、证据收集和医疗救治都是一致的。当然由于损伤典型部位的关系，很多研究者更注重发生 HIV、乙肝病毒和丙肝病毒感染的高度危险性[101]。很多与女性受害者之间的区别有偏爱肛交和口交、大约 50%~67% 产生相应损伤、侵犯中更常采取俯卧位、更常发生生殖外的损伤（在一项研究中概率是80%）、使用了武器、被陌生人侵犯或者多个袭击者以及诱奸。阴茎和阴囊的损伤不常发生，可能是性相关损伤以外的结果（如踢）[102]。在一项研究中，应用阴道镜检，加上肛门镜检有助于发现男性受害者身上的损伤。对于女性受害者，推荐使用阴道镜来拍摄照片资料并且收集痕迹证据[103]。

男性嫌犯的检查

重要男性嫌犯的检查不能忽略。性暴力受害者和嫌犯是性暴力中重要的两个法医难题。如果在同一地方进行评估和治疗，要注意不能让他们互相接触。法医检查官熟知嫌犯的权利以及性暴力和检查之间的时间差距有助于找出检查结果。假设嫌犯无罪，则应当把他当成与其他病人一样的礼貌和尊重。

如果性暴力受害者和嫌犯是同一个法医检查官检测的话，检查者对于性暴力过程的了解对于检测非常重要。如果是不同的检查者，他或者她要知道由受害者提供的事件发生过程，通常这可以通过执法获得。得到的事件发生过程与嫌犯登记表上面记录的过程并不一样。登记表上面记录的过程是由嫌犯提供的，但他有权对侵犯周围发生的事情保持沉默。如果了解了他的权利后，他依然选择在询问下提供相关事件信息的话，检查者应当让他签下同意书并且把他的陈述记录在嫌犯登记表上。大多数嫌犯会主动提供信息。对于拘禁的嫌犯，同意书就不必因为州法律规定为易逝证据的收集提供费用。法医检查官应当熟知地方法律和如何运用条例来处置拒绝证据收集的嫌犯。为安全起见，会面和检查随时可以进行。法医检查官需要逐字用与性暴力受害者一样的引号来记录嫌犯的陈述。关于已有条件和卫生保健信息集中在可能影响当前发现的解释。如果事件发生的经过显示了在性暴力受害者和嫌犯间有生物学物质的转移，则需要在卫生条件下和指定时间内收集确切的标本。

与性暴力受害者一样的体格检查。嫌犯的损伤较受害者少，但是需要采阴茎拭子，包括龟头、茎、基底（但要避开尿道口）、阴囊和包皮槽等部位。与性暴力受害者的检查不同，要记录并拍摄特征性的标志如纹身和瘢痕照片。参考标本，如血、唾液和头发要根据地方法规来采集。通常性暴力罪和血清学证实了犯罪，尽管根据当今的国家法规他们不需要也不必为此会钱，关于尚未得出结果和治疗的消息请参照关键概念。

重要概念

- 法医检查官是在全面检查基础上提供报告的人。
- 体格检查发现需要准确、可靠并清楚记录。
- 性暴力受害者需要进行紧急事后避孕和预防以防包括乙型肝炎和个别案例中的 HIV 在内的性传播疾病。
- 最后，法医检查官要用法庭能够理解的形式报告检查所见和医疗信息。

本章参考文献请参见 http://pumpress.bjmu.edu.cn/eduservice/3419.html

第65章　亲密关系暴力

Deirdre Anglin and Connie Mitchell

王鑫 译　楚英杰 校

概述

背景

急诊医学专家，由于本性以及需要，会将解决问题的技巧集中于患者的主诉和身体上的症状。这些主诉和症状正是患者在某个特定的时刻来医院寻求帮助的原因。在亲密关系暴力（intimate partner violence，IPV）的病例中，这种关注可能会导致医生视野受限，错过揭开丑恶的机会；这会使得受害者不能获得帮助来减少未来可能的伤害，并得不到身体和心理上的恢复。大多数医师尤其是年轻医师，在对躯体受伤女性患者行鉴别诊断时会考虑到亲密关系暴力。亲密关系暴力的受害者往往有一种羞耻感，他们一般不愿意将自己的此种经历告知医生或与之讨论，更不要说其他人了。被发现的严重的亲密关系暴力受害者只是冰山一角。急诊医生处理更多的亲密关系暴力受害者往往表现为亲密关系暴力的伴随症状或者早先出现的生理、性或者情感虐待方面的并发症。冰山水下的部分是最危险的，威胁的广度更加难以确定，如何安全地驾驭汹涌的水流是首要任务。本章旨在为急诊医学专家提供有关亲密关系暴力方面的健康问题，达到早期干预并减少受害者及其儿女的发病率和死亡率的目的。

流行病学

亲密关系暴力的定义和类型

2002年，世界卫生组织宣布"暴力是全世界范围内首要的公共健康问题"，并随后宣布暴力不是人类的本质，可以采取措施加以预防。世界卫生组织的主席 Gro Harlem Brutland 指出"对于大多数人远离受伤害的方式就是锁上门窗并逃离危险的环境。但对于有些人而言，逃避是不可能的。暴力的威胁隐藏在那些门的背后，远离公众的视野（图65-1）[1]。世界卫生组织将暴力分为三大类：个人的、人与人之间的以及群体性的，进一步地将人与人之间的暴力划分为亲密关系暴力和陌生关系暴力。亲密关系暴力是人与人之间、家庭中的暴力形式（图65-1）。

疾病预防控制中心定义亲密关系暴力为：由现任或前任成年或青春期伴侣实施于同伴躯体或性方面的暴力行为。暴力往往伴随着心理虐待[2]。亲密关系暴力在身心及性方面表现出攻击性和强制性。躯体暴力包括拳打脚踢、掌掴、推撞、咬，使用刀械利器以及阻止受害者寻求医疗帮助、药物治疗及避难所。

性暴力包括强制性行为、强迫与伴侣或其他人发生性行为、与强奸有关的暴力、拒绝使用避孕措施以及在性交中拒绝使用避孕套以预防包括艾滋病在内的性疾病的传播。心理暴力行为包括威胁、降级、羞辱、孤立，使其远离家庭和朋友；通过跟踪、攻击宠物、破坏财产、控制食物衣服交通工具以及钱财、控制社会活动等暴力形式对待家庭成员。

以往亲密关系暴力涉及诸多方面，包括家庭暴力、虐待配偶、虐待妻子、打斗、女性受虐等。亲密关系暴力有着更广泛的涵义，可广泛应用于不同年龄、不同性别、不同时间的亲密伴侣间。

国家刑事法典使用的亲密家庭暴力定义与疾病预防控制中心的略有不同，尤其在确认两个独立个体间的关系属性以及虐待的表现形式有所出入。除此以外，家庭暴力通常在涉及配偶暴力事件的刑事诉讼法系统中使用。

发生率

大量基于人群和基于健康的研究报道了亲密关系

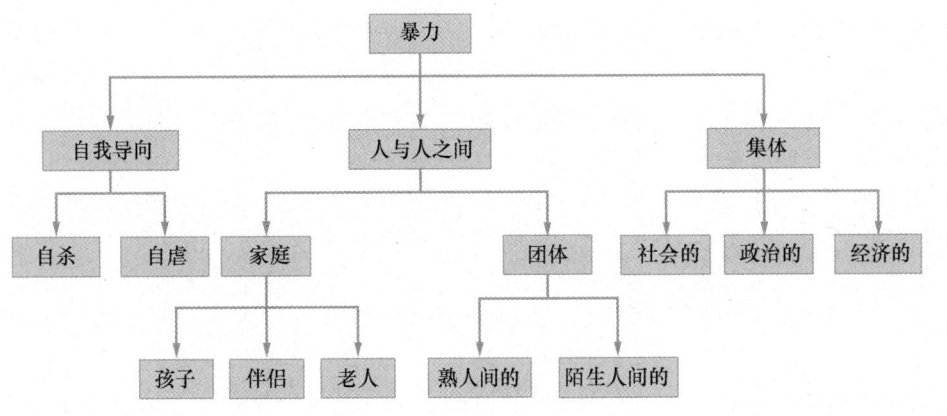

图 65-1 世界卫生组织对暴力的分类。

暴力犯罪受害者的发生率。由于亲密关系暴力的不同类型（诸如躯体暴力、性暴力、心理暴力）以及暴力模式的不同（单次、持续、间断、先前的经历）导致报告的发生率有所不同。亲密关系暴力通常采用一年发生率（在过去的一年中经历过亲密关系暴力的人群所占总体人群的比例）和终身患病率（经历过亲密关系暴力的人群所占总体人群的比例）来表述发生率。为了更好地了解亲密关系暴力发生率的含义或比较两个研究的发生率的不同，需要了解研究的人群、虐待类型以及研究的时段。研究方法学的不同给亲密关系暴力的监控带来挑战。为了提高亲密关系暴力的监测，疾病预防控制中心公布了统一的定义和研究亲密关系暴力的数据要素[2]。

国际犯罪受害者研究和国际妇女暴力研究是两个大样本的研究。国际犯罪受害者研究是一项对42 000个家庭、大于等于12岁的76 000个男女随机电话采样研究，女性遭受暴力中的20%来源于IPV，85%的IPV受害者是女性[3]。国际妇女暴力研究，一项随机的对大于等于18岁的8 000个男性、8 000个女性进行的电话采样研究，其中22%的女性和8%的男性在一生中曾遭受过来自亲密伴侣的躯体或性暴力，1.5%的女性和0.9%的男性在早些年有躯体或性暴力的经历[4]。国际妇女暴力研究发现：女性同性亲密关系暴力发生率（11%）低于异性之间暴力的发生率（20%）。另一方面，男性同性暴力发生（23%）明显高于异性间的暴力（8%）[5]。

急诊室的亲密关系暴力发生率明显高于上述的研究。尽管有大量的IPV发生率研究在急诊室，但是由于研究方法的不同无法进行比较。大多数对于急诊室IPV发生率的研究都是针对女性的。大体上，基于急诊的研究报告了急性暴力、1年和终身暴力的发生率；这些研究发现，1%～7%的青少年和成年女性被送往急诊室的原因是遭受了严重的躯体虐待[6]。14%～22%的就诊于急诊科的女性患者透露自己在早些年经历过亲密关系暴力[7,8]。就诊急诊室的女性亲密关系暴力的终身发生率达54%[9]。极少有研究调查就诊急诊室的男性患者的亲密关系暴力发生率，并且未将同性或异性恋的因素考虑在内，未曾指出伤害是否在伴侣间的报复、防卫、惩罚的过程中持续存在，未将使用的暴力和损伤持续存在的本质区分开来[10,11]。对比男女暴力受害者的重点在于暴力力度的大不相同。

医疗保健的提供者需要关注急诊室中致命的或几乎致命的亲密关系暴力患者，尽管受害者和犯罪者的关系在就诊时不是显而易见的。两项研究发现高达43%的女性自杀者在死亡前的2年内有急诊就诊经历[12,13]。根据联邦调查局的数据，60%的致命关系暴力受害者是女性，34%的女性被自己的亲密伴侣所害[14]。不幸的是大多数的被害病例中受害者与施暴者的关系无法确定。

2003年美国的年度社保花费大约是83亿美元，包括直接医疗和精神卫生服务以及丧失劳动力带来损失[15]。一项研究中，Wisner发现遭受IPV的女性受害者每年的医疗费用超过1 775美元，远超过一般的女性入选者[16]。一些研究发现报告相对于正常女性来说，IPV的女性暴力受害者需要更多医疗资源和费用[17,18]。Rivara的研究指出甚至在虐待的5年后，亲密关系暴力受害者的医疗花费仍会超过没有受虐女性19%左右[19]。在其母亲曾遭过IPV的家庭中，儿童需要更多的医疗费用，即使在他们出生前暴力已经终止[20]。

受害者的危险因素

少数个人因素，诸如性别、年龄、暴露在有家庭暴力的环境中、酗酒、身体或心理上的残疾决定了个体是IPV的高危患者。大多数受害者为年轻女性，通常为小于35岁[21]、单身、分居或离异。出生在暴力家庭中是成为暴力受害者的主要危险因素[22,24]，例如诸如目睹抚养者间的亲密关系暴力；儿童时期的遭受身体或性侵犯同样与成人亲密关系暴力密切相关[23]。酒精同样在受害者和施暴者中扮演了重要角色，或许是基于酒精的兴奋作用。在 Caetano 研究中，由于施暴而被逮捕的犯罪者中，30%～40%的男性和27%～34%的女性在此事件前曾饮酒[25]。如果男性在施暴的过程中同时饮酒，女性受害者更易于遭受严重的躯体伤害[26,27]。残疾的受害者更易于遭受身体或性侵犯，发生率远远高于无残疾的女性[28]。

亲密关系暴力的其他危险因素可能包括其造就了人际关系的压力和放大了受害者的弱点。亲密关系暴力易于发生在较低的社会经济阶层，因为施暴者往往没有工作或处在较低的文化层次[29,32]。与稳定家庭中的女性相比，无家可归的女性在一生中通常有更高的暴力累计发生率[33,34]，逃离家庭暴力成为女性失去家庭的一个重要因素[35]。移民女性是另一类脆弱的人群，虽然移民人群的暴力发生率并不高于本地人群，但是由于害怕自身和配偶被驱逐出境，他们往往在受到暴力侵害时选择沉默。由于存在语言障碍、缺乏社会支持以及经济独立性，移民女性容易进一步受到孤立。

患者所表现出的一些特定的症状应该引起临床医生的注意，考虑它们是否为 IPV 潜在的表现形式或并发症。头面部或颈部受伤的女性就是其中的一种。Ochs 研究发现头颈部或面部损伤的女性为 IPV 受害者的可能性是遭受其他损伤类型女性的 11.8 倍[36]。Muelleman 等人发现在受虐的女性中，面部挫伤为最常见的损伤类型，敏感性达 40.5%，但预测价值低[37]。Le 等研究者对因 IPV 损伤而接受治疗的患者进行了回顾性研究。81% 的受害患者为上颌面损伤，面部中间 1/3 的区域为最常见的受伤部位（69%）。面部骨折发生率为 30%，其中 40% 为鼻骨骨折[38]。

另一部分应该考虑 IPV 诊断的患者为那些曾经尝试过自杀的女性患者。Abbott 发现在一生当中曾经尝试自杀的女性患者当中，其中 81% 的有亲密关系暴力经历[9]。超过 90% 自杀后住院的女性试图向医生诉说自己正在遭受的严重 IPV[39,40]。另外，Abbott 发现在酗酒的女性患者中，其中 71% 有经历过 IPV[9]。

最后，Warshaw 发现 67%～83% 的艾滋病病毒阳性的女性患者的伴侣有虐待倾向并且在性交中拒绝使用避孕套[41]。

犯罪的危险因素

大多数针对亲密伴侣施暴者研究的对象为男性，他们往往由于施暴造成严重后果而被逮捕。施暴者是异质性群体，一些研究者提倡将之分为三类：①边缘人格/烦躁不安的；②反社会的暴力；③只限于家庭，无精神病理特征的[42]。第一类人群的人格变化总是从一个极端（自满的）到另一个极端（狂怒的），他们充满魅力却喜怒无常。该组人群拥有更高的酒精和药物使用率[43]，常因暴力或目无法纪的行为与警察接触，因排外或自暴自弃而备受关注[43,44]。反社会暴力的男性常被描述为"以自我为中心、顾己不顾人和缺乏同情心"。亲密的伴侣被犯罪者认为是他们所需要的物品或财产。虽然表现得自信且令人兴奋，他常常将自己的价值观施加于他人。反社会的施暴者实施身体和性侵犯的严重程度远远超过上述两种类型，且并不仅限于家庭内部[42]。第三种类型的男人常常被描述为"邻家伙计"，他们所实施的暴力仅限于家庭内部，且拥有被动依赖的或强迫观念与行为的性格。他们古板、顽固且传统，如果有偏离他们自身标准的事情发生，就会陷入愤恨并爆发出敌意和暴力倾向。

与 IPV 犯罪有关的其他因素包括：年龄小、社会经济地位低、有家庭暴力传统、酗酒、脑部外伤的既往史（容易生气和缺乏自我控制能力）和高度异常的配偶依赖性。

出生在亲密关系暴力家庭孩子的危险因素

一项警察关于亲密关系暴力反应的研究发现，大约有一半的妇女表示其孩子曾目睹了暴力[45]。另一项对警察的电话访问研究表明，警察或亲密关系暴力辩护者报告儿童目睹了 76%～85% 的暴力案件[46,47]。幼儿更易于暴露于暴力事件中，因为当大一点的孩子感到家庭气氛紧张时他们就会选择性地离开了。儿童的电话占到了亲密关系暴力急救电话的 10%[48]。

生活在亲密关系暴力家庭的孩子遭受着身心双重影响，对健康的影响可以是急性，也可以是长时间的健康威胁。暴露于暴力下的危险在妊娠期间已经存在。被虐待的怀孕妇女更易于吸烟、喝酒或使用精神类药物[49,51]。怀孕妇女因遭受躯体 IPV 而导致流产、羊膜早破、早产和胎盘破裂的发生率远高于其他腹部创伤[52,55]。

生活在亲密关系暴力家庭的孩子遭受来自施暴者身体虐待的风险增加，有时候他们也会遭受受虐者的施暴[56,59]。一些国家的儿童福利部门指出亲密关系暴力与大多数严重致死性的儿童虐待有关[60]。孩子们经常会在此环境中受到伤害。一项研究指出：小一些的孩子在亲密关系暴力中常因被母亲抱在怀中而受伤，而大一些的孩子往往因试图阻止事情的发生而受伤[61]。

更有意义的是在儿童时期暴露在暴力环境中所导致的神经生物学方面的影响。相关研究已经证实，长期慢性的压力可以导致婴儿或者初学走路的孩子的大脑的情绪中枢或更原始的部位受到影响，从而导致这些孩子过度活跃或者对环境过度敏感[62]。

照顾暴力受害者的卫生保健人员应该认识到不同形式的暴力和虐待之间存在的相关特性。在亲密关系暴力事件中，不仅仅要关注成人受害者，还要评估孩子的生存状态。如果怀疑孩子受到忽视或受到身体或性侵犯，这也有力地证明了IPV已经存在。针对健康和安全的干预预案应该同时提供给孩子和成人受害者，因为两者很可能在同一家庭中受到伤害。暴露于暴力和虐待是一项应该被初级保健工作者常规考虑的健康危险因素，急诊科的医疗工作者在儿科急诊的患者中碰到此类患者的概率很高。对于大一点的儿童，临床医生应该单独询问，而对于年少的儿童，应该在监护人的陪同下进行问诊。如果临床医生能有足够的理由担心一个孩子的健康和安全问题，孩童医疗记录在监护人同意的前提下可以由法院加以封存。

对于处于虐待关系中的青少年的特殊思考

在一项全国性的包含有7 500名青少年的样本研究表明，7 500名青少年来源于全国青少年健康纵向研究，在既往的18个月里，12%的青少年曾遭受来自异性的躯体暴力。如果将性、躯体暴力或心理虐待均囊括在内，此比率将上升至32%[63]。2005年由疾病控制中心开展的一项研究表明在过去的1年中，9.2%的高中生有过约会暴力经历[64]。如果将处于底层社会经济地位的组别也纳入调查范围，乡村的青少年有约会暴力经历的比率更高[65,66]。研究指出男性和女性青少年均遭受过躯体上的攻击，但是女孩所受到的攻击相对更严重，例如勒颈窒息或施暴者在攻击和强奸过程中使用武器的暴力行为[67,70]。青少年女性表现出更多的对于关系暴力的担忧与恐惧，男性会将暴力带来的心理上的伤害降低到最低。然而，此现象反映更多的是一种男性对社会文化适应性，而不是他们对恐惧的真实反映[71]。对于关系暴力在青少年人群发病率的复杂认识的本质在于，在一些国家，他们被当做虐待儿童被报道，而在另一些国家则被当做IPV报道。

怀孕的青少年受虐待的危险系数似乎更高。一项对724名怀孕青少年的研究表明，其中12%曾遭受来自导致其受孕的男性攻击；曾遭受过关系暴力的青少年人群中，有40%曾遭受过家庭成员或其他亲属的虐待[72]。

大多数15岁的青少年男女有过约会经历，18岁青少年有过约会经历的比率达到89%。青少年更易于认可刻板的性别角色（如占主导地位、具有攻击性的男性角色和顺从、支持性的女性角色），更易于去诠释妒忌、暴力或者将控制行为当做爱或奉献的象征[73,75]。因为青少年正尝试着独立于父母，故他们很少向自己的父母倾诉自己遭受暴力的经历，同样因为害怕同伴认为自己古怪或者遭受同龄人的排斥而很少向自己的同伴倾诉。令人担忧的"脆弱、稚嫩、和隐私性"导致青少年具有遭受暴力但不易被怀疑和察觉的危险[76]。同性恋的青少年对于"揭开"遭受暴力经历时有其他的担忧[77]。

为了探究生殖、性健康及先前暴露于暴力、暴力恐吓或威胁等健康问题，医疗工作者在询问既往史和体格检查的过程中，应该常规花费更多的时间单独与未成年人交流。医疗工作者应熟悉未成年人的隐私权、国家关于报告关系暴力及性侵犯的相关法律。当小于12岁的少年寻求保护以避免家庭暴力虐待时，大多数州已制定了法律豁免制度。

病因学

亲密关系暴力病因学模型

为了有效防止亲密关系暴力，应了解其病因学。由于相互爱慕而约会、同居或结婚的两个人为什么会发展成为情感、身体或性虐待的暴力关系，有很多相关的理论。社会病因学模型有效地将个人、家庭、社会以及文化因素囊括在内（图65-2）。因不同水平多因素影响或单股具有渗透力的病原力量导致IPV发生[78]。

一个人的"个人层面"包括生物学的、个体发育的和经验性的成分组成。IPV的受害者和施暴者与曾经在自己的家庭中或出生地目睹过IPV的经历似乎

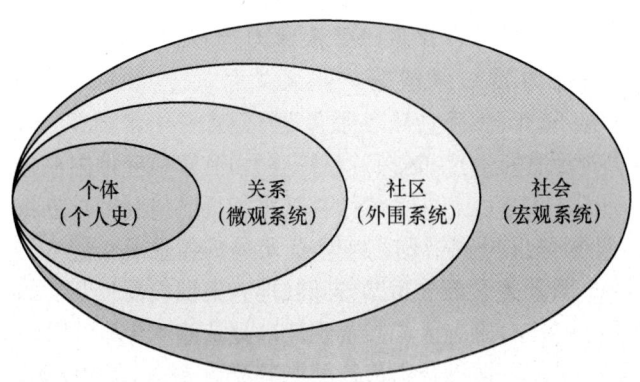

图65-2 亲密关系暴力社会生态学。

存在一定的联系[78]。儿童时期遭受过虐待的人在成年后成为 IPV 犯罪者的可能性明显增高[78]。精神上存在人格障碍的人更易成为亲密关系暴力犯罪者，例如边缘人格、依赖人格的和反社会人格[42]。少量研究发现轻微外伤性脑损伤与易发怒、易攻击性、自制力差及婚姻满足感降低之间存在相关性[42]。

第二层同样被称为"微小系统"，是指"家庭"或交际圈，它包括交流的方式、决策力以及解决冲突的方式。男性占主导地位且拥有财产支配权的家庭中，男性向女性实施暴率明显较高[78]。显而易见，当一个家庭中的力量结构不均衡的时候，冲突较多的家庭中就更易发生躯体暴力[78]。

第三层是"公众"或"外围体系"，是指环绕在家庭周围的邻居、机构、当地服务机构和社会结构。虽然亲密关系暴力发生在不同的社会阶层，但更易发生在收入较低和男性失业的家庭当中[78]。收入水平的高低貌似并不是暴力发生的关键因素，而贫困、拥挤和无望带来的压力增加了暴力的发生率。缺少社会支持的女性和男性犯罪团体分别与受害和犯罪密切相关[78]。

最后，个人、家庭和社会所有的功能囊括在一个社会或文化环境内，它包括规则、法律、禁忌、态度和偏见，又被称为"宏观系统"。占主导地位的文化理论是"男女平等主义理论"，此理论指出针对女性的暴力来源于性别歧视，包括意识形态（信念、规范、价值观）和结构（社会结构中地位和占据此地位的难易程度）两个方面[79]。男女的不平等易导致男性施暴于女性[80]。该理论的有效性在宏观评价女性在不同国家受到暴力流行研究中得到证实[81]。Dutton 和 Starzomski 在一项研究中对比暴力与非暴力男性以评估暴力和控制的不同表现形式。尽管男性特权的使用并不能区分上述两类人群，但暴力男性易于利用情感虐待或者孩子去控制他们的伴侣并且往往将自己的作为缩小化或者否认实施暴力[82]。

亲密关系暴力的表现形式

有两个典型的亲密关系暴力形式，包括"亲密恐怖行为"和"情景夫妇暴力"[83,84]。Johnson 和 Leone 基于控制力从本质上区分这两种暴力形式，"亲密恐怖行为"是指"试图支配个人的伴侣并在二者的关系之上施加常规的控制"，而"情景夫妇暴力"则指"与常规控制模式无关的暴力形式"[85]。Johnson 进一步描述情景夫妇暴力，此种暴力产生的损伤相对较轻、伤害小，且夫妇中任何一方都可以作为施暴者。而亲密恐怖行为则损伤性更大、更频繁，大多数施暴者男性。Johnson 指出亲密恐怖行为的受害者更易于临床上和急诊室碰到到，而夫妇暴力整体来说更为普遍。

2006 年，Frye 和 Manganello 通过分析评估了亲密恐怖行为和情景夫妇暴力的发病率，并且进一步确定了它们各自的特征[86]。结果表明两者并无明显的差异，IPV 关系可能是是基于控制力水平曲线来定义的。研究小组制定了 5 个索引条目来衡量控制行为的程度：①伴侣尝试去限制你与家庭或朋友的联系。②伴侣坚持任何时候要知道你和谁在一起以及你的具体位置。③伴侣变得嫉妒心很强并且不允许你与他人交流。④即使你要求，伴侣也会阻止你知道或者得到家庭收入。⑤控制你的所有日常活动。他们的发现正是控制行为出现在 69% 的躯体暴力关系中但仅出现在 11% 非躯体暴力虐待中。他们的研究结果进一步表明区别这两种 IPV 的主要因素是男性的特征。评估关系中控制水平的能力对进一步制定安全措施和干预治疗具有更深远的价值。

临床表现

正在经历或之前体验过亲密关系暴力的患者可能因一系列的健康问题就诊于急诊室。一些研究中提到相比于未遭受过 IPV 的女性，经历过 IPV 的女性不愿意暴露自己的健康问题[18]。遭受 IPV 的患者可能因为严重的身体、性侵犯或既往损伤的慢性后遗症而就诊。他们可能因严重的疾病状态或者 IPV 导致慢性疾病的急性加重而寻求治疗。另外，IPV 患者会因为精神健康需求而就诊，或者因酗酒或药物滥用导致的不适而就诊。IPV 患的症状可能很明显，例如由于躯体损伤而遗留的几何形状的痕迹，也可能轻微的，诸如反复头部钝器外伤所致的头痛（图 65-3）。所以，医疗工作中应该充分了解 IPV 所致症状的多样性以及与 IPV 有关的并发症。

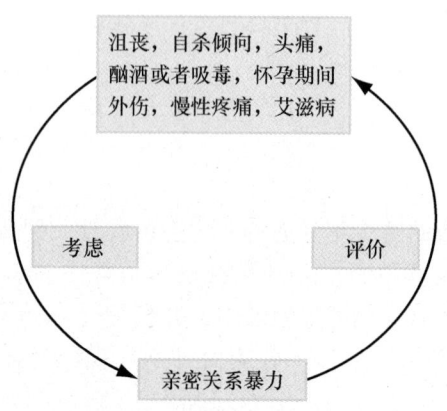

图 65-3　亲密关系暴力与其相关的并发症。

既往史

当医疗工作者发现有外伤的患者，他们应该尝试寻找受伤机制。如果发现患者是由于他人暴力所导致的损伤，患者周边的人或与其有关系的人都要被查明。如果可以的话，主要是确定他与患者的关系；因为对与行凶者居住在一起的患者的干预治疗和陌生人暴力所致的患者的干预治疗截然不同。为了使患者更加放松，医疗工作者应首先询问施暴者是陌生人还是熟人。如果损伤是 IPV 所致，患者一般是不情愿泄露此项信息的。其他病史线索包括与损伤无关的病史、患者陈述自己总易受伤和曾经受伤的病史。

很多 IPV 患者因先前的损伤而遗留的慢性不适或虐待的并发症而寻求诊治。如果患者表现为亲密关系暴力的并发症，医疗工作者应考虑到 IPV 的可能性。同样，如果患者曾经经历过 IPV，也应该被询问有无相关并发症（图 65-3）。其他在既往史方面的发现，对 IPV 的发现也很有价值，包括就诊的延误、对药物或复诊的依从性差，导致这些情况出现的原因可能是施暴者对患者的控制而延误就诊。经常就诊于急诊室和酒精、药物滥用的患者要高度怀疑之于 IPV 有关。

体格检查

IPV 患者往往因为严重的损伤而就诊于急诊室。当检查受伤患者时，医疗工作者应寻找该损伤是否是有意而为的线索。故意损伤的体征包括中心区域（诸如躯干、胸部）、对称损伤（两个胳膊或两条腿）、防御性损伤（因为保护面部而导致的手背瘀斑）、有烙印的损伤（有物体形状的物体所致损伤，如鞋印或者熨斗留下的烧伤痕迹）。通常的损伤部位为头、面部和颈部。不同类型的损伤包括面部挫伤、撕裂伤和骨折、外伤性脱发、脑震荡、颅骨骨折和颅内出血。眼睛、耳朵、嘴和牙齿通常遭受不同严重程度的损伤。带有抓伤印记的严重损伤的上臂（指尖抓痕）对于 IPV 有提示意义。肛门生殖的损伤警惕医务工作者该患者的损伤可能为性虐待所致。妇女腹部创伤应该高度提醒医务工作者 IPV 的潜在可能性。如果损伤是偶然发现，医疗工作者应试图询问关于亲密关系暴力方面的其他问题。应该评估损伤的部位、大小、肿胀、压痛、颜色、愈合的证据以及其他的表现形式。在观察每个瘀斑的颜色时，医师应小心判定每一个瘀斑出现的时间，它们会因作用力大小、受损伤组织的血液供应、受害者的年龄和健康状况会有所不同，甚至饮酒和药物亦能改变出血斑的外观。

IPV 患者常表现的其他症状有心肺疾病（心慌、胸痛、哮喘加剧、气短）、胃肠紊乱（功能性肠道疾病）、妇科疾病（慢性骨盆疼痛、精神性性交困难、性传播疾病、艾滋病、尿路感染）、神经系统疾病（头痛、眩晕），甚至包括常见的相关主诉（乏力、疲劳、头晕、慢性疼痛）。所以，医疗工作者应做全面的体格检查，包括神经系统检查，因为可有来自亲密关系暴力勒颈窒息带来的反复的钝器脑外伤或者缺氧脑损伤。

精神状态检查

医疗工作者应该评估每一个已经或可能暴露于 IPV 患者与 IPV 有关的心理健康状态。IPV 受害者经常承受沮丧、自杀想法、杀人念头、创伤后应激综合征、失眠症、进食障碍和酒精药物滥用的痛苦。一项针对遭受亲密关系暴力妇女心理健康障碍的 Meta 分析研究表明沮丧、创伤后应激综合征和自杀倾向的平均发病率分别为 50%、60% 和 20.3%。受虐相对严重、居住在避难所或进入法院程序的受虐妇女心理障碍的发病率更高。以上人群的心理障碍的发病率明显高于从未经历过 IPV 的个体。同时医疗工作者应了解患者的酒精或药物滥用情况，因为这些往往是患者用来缓解 IPV 所带来的痛苦的常见的应对机制或方式。

其他亲密关系暴力损伤

勒颈窒息、轻微创伤性脑损伤和亲密伴侣的性虐待是发生在 IPV 中的三种损伤形式，但却历来被医疗工作者所忽视。

勒颈窒息

勒颈窒息是通过压迫颈部动、静脉或气管引起窒息的一种形式。犯罪者使用身体的任何一个部位来实施压迫导致勒颈窒息，包括：一只或两只手、前臂、膝盖或诸如项链、衣服片段等绑缚物。当询问患者其伴侣是否尝试勒其颈部时，建议使用"窒息"一词，因为大多数人会将勒颈与绳索和物体联系在一起，而将"窒息"与双手联系在一起。患者的症状主要有声音嘶哑、吞咽疼痛或困难、颈部疼痛、呼吸困难、丧失意识、大小便失禁、意识模糊或者无任何症状。在体检过程中会发现他们的声音嘶哑或低沉、吞咽困难、颈部压痛、呼吸困难、喘鸣、喉结骨折、面部瘀斑、结膜下出血、脖颈上的瘀斑或绑缚之物的印记或精神状态的改变。对一些人的体格检查也许发现不了任何与勒颈窒息相关的征象[88]。为了明确损伤的程度，每一个有症状的患者均应考虑行直接喉镜检查、电脑断层筛查和磁共振成像检查；建议对患者进行较长时间的动态观察，因为随着时间的推移气道肿胀的程度可能会逐渐加重。受过勒紧窒息伤的患者应建议其出院后早期随访。

轻微创伤性脑损伤

一项研究发现，71% 的经历亲密关系暴力的妇女因遭受躯体攻击而致创伤性脑损伤（traumatic brain injury，TBI），51% 的妇女因受到反复攻击而多次发生 TBI[89]。另一项研究发现，几乎 3/4 的亲密关系暴力受害者表现出创伤性脑损伤的症状，尽管有创伤性脑损伤的暴力受害者不易被识别[90]。女性 IPV 受害者发生的震荡后综合征的危险性远高于男性[91]。二次损伤综合征为创伤性脑损伤的一种表现形式，在初次创伤性脑损伤数天、数周后，而初始损伤康复之前患者反复遭受钝性颅脑损伤出现的脑水肿，女性暴力受害者的罹患上述综合征的风险同样较高[92]。IPV 患者同样可因为"成人震荡综合征"而遭受创伤性脑损伤，从而导致弥漫性的轴突损伤[92]。他们表现为视网膜出血和硬膜下出血和上肢与胸壁的瘀斑，像受震荡的婴儿所表现出的症状一样[93]。IPV 患者经常抱怨注意力集中障碍、记忆障碍、头痛、沮丧、焦虑、意识模糊以及解决问题的判断力和决策力障碍。这些 IPV 患者经常被贴上边缘人格、创伤性应激或者抑郁症的标签。TBI 的后遗症，诸如神经认知功能障碍和长期残疾，常无法识别和诊断。据推测，导致这种结果的原因很可能是因为 TBI 影响患者寻求安全措施能力的程度较我们曾经认知到的更严重。轻微创伤性脑损伤患者应进行全面的认知功能评估。

亲密伴侣的性虐待

在一生中，近 8%~14% 的女性遭受来自亲密伴侣的性虐待，在临床病例中此比率更高[29]。虽然社会偏见认为亲密伴侣性虐待严重程度相对较轻，并且相比于陌生人实施的性虐待，受虐者反而遭受更多的批判；实际上亲密伴侣性虐待所导致的后遗症更严重。另外，与来自陌生人性暴力相比，遭受自亲密伴侣的性虐待受害者易于遭受更多的非生殖器的损伤[94]。若医疗工作者想要了解 IPV 患者是否受到亲密伴侣的性虐待或强奸时，应该问他们的亲密伴侣是否在其不同意的情况下与之发生性行为，而不是她们是否曾被强奸或者是性骚扰。因为，如果施暴者是她们的伴侣、丈夫或男朋友，很多人不认为曾遭到强奸或性侵犯。很多 IPV 患者并不认为这种强迫或威胁下的性行为是一种性侵犯暴力。

诊断策略

急诊室里临床医生鉴别和诊断亲密关系暴力的能力很大程度上依赖于医生与患者之间的交流以及医患之间的和谐程度。另外，因为亲密关系暴力是羞于表达的健康问题，就医环境和医患关系的越舒适，医生与患者之间的谈话越容易进行。

环境考虑

关于 IPV 患者揭露亲密关系暴力的两个重要因素是安全性和隐私权[95]。尽管安全和隐私权应该是为每一个患者考虑到的内容，但其在亲密关系暴力患者中尤为重要，因为违背二者中的任何一项都很可能造成患者进一步受伤或者死亡。另外，公共机构障碍、专业和个人的医疗工作者障碍以及患者障碍应该降到最低利于揭露亲密关系暴力。

私密

一项保证隐私权的关键行为是要有单独与病人交谈的制度，至少保证某一部分的谈话是医生与患者单独进行的；因为在家庭成员、朋友在场的情形下，遭受亲密关系暴力的患者会因为害羞或尴尬选择掩饰他们的受虐情况。研究指出经历亲密关系暴力的女性喜欢在单独与医生交流时诉说自己的受虐经历[95]。当同伴不情愿或拒绝离开的情况下，医疗工作者需要创造与患者单独交流的机会，比如当患者在放射室时。另外，如果需要一个翻译的话，只有医院的员工或电话的翻译服务可以使用。在小一些的社区，应优先使用医院员工进行翻译，同时应该询问患者是否认识译者或者与之有关系；如果认识，为了保证患者的隐私权应该采用电话译者。如果在医务工作者进行评估之前，需要患者完成手写的或依赖计算机的调查问卷，应该为患者提供保密、安全的场所用于填写问卷。在询问患者需要向法律部位汇报的相关问题时，例如在一些地域 IPV 是应该上报法律部门的，医疗工作者应提前告知患者隐私权的限度。关于这部分内容会在稍后的章节中介绍到。

安全性

医疗工作者需要询问患者施暴者当时的位置作为保障患者在急诊室安全的第一步措施。施虐的伴侣可能就在候诊室中或者会突然出现在急诊室。不管其中任何一种情况出现，当威胁程度很高或施暴者突然出现，急诊科都应有安全备案以保证患者的安全。亲密关系暴力和性侵犯受害患者认为有门的急诊房间会让他们感到自己的安全性和隐私权得到保证。

提供帮助、鼓励揭露

为了明确何种医疗行为可以让 IPV 患者更容易揭露自己的受虐经历，现已经实施了大量主要由焦点人群和 IPV 的幸存女性组成的定性研究。女性表示她们更愿意向用心倾听、表现出关心与同情心的医生表述自身的受虐待经历，这些医生在作出决定的时候相对客观并且会尊重女性的权利[96,99]。另外，就诊环境中的广告语和患者手册会使患者感到医疗保健部门是一个可以与医疗工作者讨论 IPV 的安全环境。一些女性表示与女医生谈话感觉更加舒适[100]。

医疗工作者对调查的反应显示，他们之所以不情愿询问患者关于 IPV 的问题主要关乎以下的几个原因：包括缺乏 IPV 知识的专业训练、认为缺乏干预 IPV 的有效措施、时间限制、认为处理 IPV 患者总是令人沮丧的并且患者的依从性极差、在一些地区医疗工作者担心自己被要求到法庭上作证而潜意识里他们并不愿意到法院去。另外，医疗工作者个人 IPV 经历、对于受害者和施暴者的偏见并且认为 IPV 是医疗保健问题，所有这些问题都成为限制医疗工作者在急诊科诊断准确诊断 IPV 的障碍[101]。

克服障碍

为了找到方法克服诊治 IPV 患者的障碍，急诊科医疗工作者应创造使患者感觉安全利于患者揭露内心的环境。克服两个公共机构性的障碍的方法，即安全性和隐私权的关注，已经在上文加以讨论。医疗工作者常表示他们没有时间去评估亲密关系暴力患者，赋予了 IPV 复杂特性。拥有其他经过专业培训的人员或跨学科的应答团队协助评估、转介和报告可以缓解此问题。另外，与社区支持机构合作可提供紧急状态下的支持和咨询，这对医疗工作者与患者都有好处。此外，没有受到损伤或者危险评估没有阳性发现的患者可以在后续的一段时间内需要做进一步的评估（图 65-4）。

IPV 患者往往对他们的境况感到窘迫和羞耻，所以应提供舒适的环境方便其袒露心扉。让患者留意到洗漱间的标语和信息卡，这些信息使患者确信当与医生交流时是安全的。另外，对医疗工作者的培训不仅帮助他们了解 IPV 对患者的影响，更应该使得他们与患交流 IPV 时感到舒适自然。团队策略是非常重要的一个方法，它不仅为 IPV 患者提供了合适的照料也为急诊科的所有人员提供了应有的支持。

通过公开和/或模式识别进行鉴别

亲密关系暴力的暴露方式可能是被患者主动告知医疗工作者或者医疗工作者基于与 IPV 有关的症状和体征推测出来的。术语"揭露"意味着袒露或剥离的行为和过程[102]。对于亲密关系暴力，"揭露"意味着患者承认自身有亲密关系暴力的经历。"揭露"公开可能是主动的或被动的。

主动揭露

当患者被问及他或她自身的主诉或现病史时，患者会自发揭露出亲密关系暴力。对患者进行分诊时，常被问及为什么来急诊科就诊，答"我是被我丈夫打伤了鼻子。"这就是一个自发揭露出 IPV 的例子。类似的，当检查时患者发现其听力下降，患者就会被问及症状出现的时间，患者回答："自从我的伴侣打了我一记耳光之后即开始了。"

被动揭露

IPV 的被动揭露指在患者通过医疗工作者的询问暴露或确认 IPV 的存在。医疗工作者在常规问诊（筛查模式）中会涉及亲密关系暴力问题，诸如在鉴别诊断或咨询社会史的时候会考虑亲密关系暴力。被动揭露可发生在询问用药史或体格检查的过程中，病史或体检中发现的阳性体征会引起医生的关注（搜寻模式）。模式识别是临床医生鉴别诊断中的认知过程。包括寻找在既往史、体格检查和病人表现出的症状，然后做出一个特定的诊断，最后将临床发现与诊断结合在一起。与先前讨论的一样，特定的症状和体征会支持身体、性或心理上亲密关系暴力的诊断。通过询问有 IPV 相关症状和体征的患者关于曾经或现在受虐的问题，患者就很有可能被动揭露出 IPV 的存在。

亲密关系暴力鉴别诊断中的常规询问与搜寻式询问比较

因为就诊于医疗机构的亲密关系暴力发生率高以及患者症状表现的多样化，数以万计的专业卫生组织、调控组织，以及拥护机构建议采用常规"筛查模式"去识别正遭受 IPV 的患者。这些组织包括美国医疗协会[103]、美国急诊医师协会[104]、美国妇产科医师协会[105]和美国家庭医疗研究院[106]。即使是这样，美国急诊医师协会近期修改了他们的方针政策，

危险评估

Jacquelyn C. Campbell, Ph.D., R.N.
Copyright, 2003, www.dangerassessment.com

一些风险因素与妇女和男子的自杀案（他杀）之间存在关系。我们无法预测在特定的情况下会发生什么，但我们希望你能够意识到在这种情境中自杀的危险，以及意识到在你的案例中有多少危险因素。

使用日历，请标记在过去一年中，你被伴侣或前伴侣虐待的大致日期。根据以下描述记录下你所遭受的虐待有多么糟糕：

1. 打耳光，推，没有受伤和/或持久的疼痛
2. 拳打，脚踢，割伤，瘀伤和/或持续性疼痛
3. "打"，严重挫伤，烧伤，骨折
4. 威胁使用核武器；头部外伤，内伤，造成永久性伤害
5. 使用的武器，武器导致伤势

（如果以上内容不符合你的受伤情况，请另外添加条目）

以下"是"或"否"的标记。（"他"指的是你的丈夫，伴侣，前夫，前任伴侣，或是目前实施身体暴力于你的人）

_____ 1. 在过去的一年，身体暴力的严重程度或频率是否增加？
_____ 2. 他是否拥有一支枪？
_____ 3. 在过去的1年里和他生活在一起后又离开他了么？
　　　　　　　3a.（如果从未与他生活在一起，点击这里_____）
_____ 4. 他是不是在失业状态中？
_____ 5. 他有没有使用过武器或凶器威胁你？（如果有的话，是枪吗？）
_____ 6. 他是否威胁过要杀死你？
_____ 7. 他是否一直避免因家庭暴力被拘捕？
_____ 8. 你有一个孩子，但不是他的？
_____ 9. 他是否曾经强迫你发生性行为？
_____ 10. 他是否曾经尝试呛你？
_____ 11. 他是否使用非法药物？这里指的药物是"兴奋剂"或苯丙胺类，"美沙酮"去氧麻黄碱，速度快，天使灰尘，可卡因，市销毒品或混合物。
_____ 12. 他是一个酒鬼么？
_____ 13. 他是否控制你的日常活动或所有？例如：他告诉你，你可以跟谁做朋友？什么时候可以见你的家人？你可以消费多少钱？什么时候可以用车？（如果他试图这样做，但你却不接受，请点击这里_____）
_____ 14. 他很暴力并很嫉妒你？（例如，他说："如果我不能拥有你，没人可以拥有你"）
_____ 15. 你是否在怀孕的时候被他殴打过？（如果你从来没有怀孕，点击这里_____）
_____ 16. 他是否曾经威胁过你或企图自杀？
_____ 17. 他是否威胁要伤害你或孩子？
_____ 18. 你是否相信他会杀了你？
_____ 19. 他是否跟踪或监视过你？或电话答录机上留下威胁的票据或消息，破坏你的财产，或在你不想见他的时候打电话给你？
_____ 20. 你有没有威胁过他或试图自杀？

_____ 回答"是"的数量

谢谢！请与你的护士、律师或顾问讨论一下你所处环境的危险评估

图 65-4　危险评估指南。（From Campbell JC: Danger Assessment. Available at http://www.dangerassessment.org. Copyright 2003. Permission to use this instrument in clinical settings has been universally granted by its creator. Dr. Campbell requests notification if the instrument is used in formal research studies.）

推荐急诊医生评估亲密关系暴力患者[107]。国际指南也常规推荐在医疗机构、家庭暴力预防组织和国家拥护组织中使用"筛查模式"对暴力侵害的进行识别和应对[108]。在亲密关系暴力的相关文献中使用的"筛查"术语是指在对每一个患者进行临床干预时从一些点询问关于患者曾经或现在遭受暴力或虐待问题的过程。

尽管"筛查"事实上是公共健康专业术语，有着特殊的含义，指通过特殊检测、检查或程序在无症状人群中识别出未被认知的状态或疾病[109]。通过"筛查"可以及早发现蛛丝马迹从而早期识别、早期干预，使得致残率和致死率下降。筛查测试是有效的，诊断结果的准确性可以通过金标准来验证，例如活检。

2004 年，第三届美国预防组织顾问委员会报告了他们关于筛选方法应用于就诊于医疗机构的家庭暴力和亲密关系暴力患者的有效性评估结果。在报告中，他们指出没有足够的证据支持或反对常规筛查模式应用于 IPV 的有效性[110]。之所以得到这样研究结果很大程度上是因为在这一领域缺乏足够的资料。亦因为评估对象为传统筛查方法，为了证实测试问卷能减少 IPV 的发病率和死亡率而承受更大的压力[111]。另外，顾问委员会发现目前缺少可以证实 IPV 筛查模式弊大于利的相关研究。这是一个需要进一步确定筛查模式是否真正存在潜在危害性的研究领域。近期一项研究，Houry 指出没有发现询问患者 IPV 经历的负面作用[112]。这对于解释 USPSTF 的报告非常重要，USPSTF 报告认为没有足够的证据证实供给者不能询问患者 IPV 的相关经历。进行性暴露于 IPV 环境下的患者很容易遭受持续的躯体和性暴力及心理虐待。

当医疗工作中询问患者 IPV 的相关问题时，他们将依据 IPV 的频谱将患者定位——没有暴露于亲密关系暴力且没有受虐风险、没有经历过亲密关系暴力但风险性极高、经历过亲密关系暴力但还没有留下与健康相关的后遗症以及经历过亲密关系暴力并且有着严重的身体和精神上的后遗症。经历亲密关系暴力的大多数患者能完全意识到暴力和虐待存在，尽管他们在医务工作者面前选择掩盖其经历或者没有被医疗工作者发现 IPV 的存在。进一步说，没有标准试验可以验证患者的反应。虽然一些问卷被证实是有效的，但大多数只被证实在女性中或在一些特定人群中和特定的医疗情景下才有效。总之，只有在患者在特定环境下愿意暴露自己的 IPV 经历时，医务工作者才能使用调查问卷识别出 IPV 的存在。故虽然可以筛选出 IPV 的目标是很有价值的，但临床的现实是我们实施了一项诊断评估或者常规问诊[113]。

亲密关系暴力评估

此领域被实践证据的支持的专家意见指出：因为身体精神上的负效应、亲密关系暴力的发病率和死亡率、经济花费以及对小儿的影响，医疗工作者应该对 IPV 患者进行评估。另外，未询问 IPV 相关问题可能会导致误诊、不恰当处理、过度的花费和增加发病率和死亡率。因为 IPV 在临床环境中的不同表现形式，推荐使用程序性问诊。另外，一些询问女性和 IPV 患者的研究表明他们同样支持医务工作者进行程序性 IPV 问诊[98,114,115]。程序问诊还可以起到预防性的作用，它或许会使患者进一步意识到 IPV 对健康的影响，如果提供转诊和干预，还可以减轻暴力带来的后遗症的影响。

在询问患者关于亲密关系暴力问题时，医务工作者应首先确认患者处在一个尽可能私密的空间里，没有家庭成员或朋友陪伴左右。询问时应采用患者的母语，如果需要可以使用翻译服务或医院员工。如果义务工作者需要将患者的情况依法上报法律部门，患者应该被充分告知并询问其是否愿意暴露自己所遭受的躯体虐待，这很重要。常规的程序式询问可以采用面对面交流、手写的以及电脑问卷的方式[116,117]。询问经常为手写的电脑化的问卷，应该由一些与 IPV 相关的问题或者是大量健康危险评估的一部分，往往需在医务工作者对患者进行评估前完成。每一种询问方法各有利弊。一些患者倾向于手写的或电脑化的问卷。尽管一些人有书写能力障碍或者电脑恐惧。当进行面对面的交流时，结构性陈述是有用的。这些陈述使得 IPV 问题标准化并使其常规化而避免患者遭受偏见（例如：因为暴力会影响女性的健康，我问询我所有的女性患者这些问题）。医疗工作者应使用囊括性的术语，诸如男朋友或伴侣。另外，医疗工作者应使用直接或间接的问题（例如：您是被打了还是受伤了？有没有什么事情可以告诉我？）。Rhodes 指出被当医务工作者多问一个相关的问题时，患者就更容易暴露虐待情况[117]。询问亲密关系暴力时，医疗工作者偏好于询问一些简明的问题。他们发现标准问题更易询问和记忆。虐待评估筛选（AAS）[118,119]和关系暴力筛选表（PVS）[120]（框 65-2）是临床使用的两个简要工具表。虐待评估筛选表的有效性已经在不同的临床环境、不同背景的人群和西班牙得到证实（框 65-1、框 65-2）。关系暴力筛选表源于急诊室并在此得到有效性的证实。

疾病预防控制中心出版了亲密关系暴力评估工具一览表[121,122]。不幸的是，不论常规的程序式问诊是

> **框 65-1　虐待评估窗**
>
> 是否受到来自于伴侣或其他重要人物的身体上或情感上的暴力？
>
> 在过去的 1 年中，你是否被袭击、扇耳光、踢打或其他身体上的受伤？如果有，是谁？
>
> 在过去的 1 年中，有没有强迫你进行性行为的人？如果有是谁？
>
> 你是否担心你的伴侣或其他人提及上述事情？

> **框 65-2　亲密关系暴力窗**
>
> 在过去的 1 年中，你是否被袭击、扇耳光、踢打或其他身体上的受伤？如果有，是谁？
>
> 对于目前的关系你感到安全吗？
>
> 原先的关系是否使得你感到不安全？

通过语言、手写或电脑，医疗工作者需要与患者有单独的谈话，而患者往往对表现出来的健康问题、种族、语言障碍、文化信仰、性别和性取向的问题比较敏感。与 IPV 患者或者可疑 IPV 患者一次成功的会见是使其感受到同情感、安全感，不管患者是否暴露自己的 IPV 经历，都应该提供给患者足够的信息、资源和医疗安排。

治疗

当患者袒露亲密关系暴力经历时，他们可能并不愿意寻求解决 IPV 的任何方法。其原因是众多的，第一位和首要的原因往往因为害怕。受害者害怕自身的安全受到威胁、害怕孩子的幸福受到影响；他们之所以害怕是因为缺少经济上的独立，害怕伴侣由于犯罪被监禁而导致自己被驱逐出境，害怕被家庭、朋友、教会和团体所抛弃，害怕未知的危险比他们所知的危险更令人难以接受。揭露或改变的代价很可能远远超过从中获益。患者犹豫于自己的选择或者拒绝提供给他们的任何建议。患者有时候选择接受医生的观念可能增加了造成更悲惨结果的危险性，但是医生的角色是为患者提供护理建议，充分评估潜在的利弊和风险，记录讨论并确信者有自行作出决策的能力。当患者无法做出供给者希望其作出的决策时，时刻为之敞开大门并欢迎再次来访是一种更为有效并充分尊重对方的干预方式。滥用专家的权利或诽谤性的语言再次伤害 IPV 患者可能会造成更严重的后果。

急诊室需要为 IPV 患者制定多样化的关爱措施，故需要社会服务、法律强制、心理健康服务的支持，偶尔还需要儿童福利部门的支持。提前制定常规或者应对危机的政策，不仅仅对需要照料患者很重要，而且激发了医务工作者发现亲密关系暴力的主动性。在一些事件中如果急诊避难服务无法获得而患者又没有其他可用资源，医院的政策需要允许为这些患者提供短期的安全避难处。

初始干预评估

一旦 IPV 被明确，患者应接受一项由亲密关系暴力响应专家组成员实施的评估，主要包括下面这些问题：

- 虐待的本质、范围和暴力对身体和心理上的影响？
- 危险的水平和导致致命后果的危险性？
- 已经尝试过什么样的应对策略，为了保证患者的安全，可能的支持资源是什么？需要解除的障碍是什么？
- 如果受害者是儿童，他们的父母是否关心孩子的安全和幸福？
- 患者针对目前的处境想做出怎样的改变？

评估之进行后干预（表 65-1）。

综上所述，评估出现致命后果的危险性是最广泛研究的[123]。妇女被现在的或先前的亲密关系伴侣所杀的概率几乎是陌生人的九倍。与媒体的报告刚刚相反，IPV 所致的死亡事件发生在一个不幸福的家庭并不是一件奇怪的事情。亲密关系暴力是 65%～75% 死亡事件的预兆[124,126]。医疗工作者更为关注的是 43%～47% 的因亲密关系暴力而死亡的患者往往在其死前的一年中曾到医院就医[12,13]。亲密关系暴力在导致孕妇因早产而死亡的原因中排第七位，是导致 15～34 岁美国黑人女性死亡人的第二位死因[124]。致命的亲密暴力所致的死亡率自 1975 年起持续下降，归功于社会对于家庭暴力的态度更加开放、完善的社会服务以及卫生服务系统对受害者和施暴者的干预。

20 个与亲密关心暴力所致死亡的危险因素已经得到证实。Campbell 和他的团队采用多城市、回顾性、病例对照研究，使用查找警方资料、与代理人谈话和与幸存者交流，将曾经遭受致命的和几近致命的暴力的女性病例与虽然经历暴力但无生命危险的女性病例相对比。控制组区分致命和近乎致命案例的变量成为了危险评估的元素[124]。包括跟踪和骚扰受害者、疏远（分居或者离婚）、用枪实施犯罪或威胁、强制性行为和妊娠期间遭受躯体虐待。此评估包括两部分，第一部分为通过刺激回忆进行严重程度分级，

表65-1　亲密关系暴力评估的五个组成要素

评估内容	考虑的话题	实施的干预措施
本质、范围和虐待的结果	施虐行为的类型：身体上的、性的、情感上的和经济上的 先于损伤的持续问题 受孕或传播的性疾病来源于强迫的性行为 受害者是否被身体上或心理上进行跟踪	身体上和法医的检查以及其他影像学或实验室的评价，或医疗安排到合适的地方
危险评估	在怀孕期间被杀或自杀的危险、手头有枪、早先的暴力史以及其他（图65-4）	患者没有意识到危险性，如果患者处于致命性的境地中，应获得额外的询问和联系警察的可能性，获得急诊保护，寻求急诊的保护或其他安全的场所
寻求更安全的策略和障碍	家庭成员或朋友是否在场，或者去急诊的地方？有没有文化的或种族的障碍？患者有无收入、钱财、健康保险等等，如果决定分开，他是否认识到自己的法律权利？	众多社会机构提供个人和法律的咨询和工作的训练去帮助受害者得到自信并帮助他们做出改变变得安全和健康
孩子的安全	孩子是否表现出沮丧的行为或者在家庭中行为的改变，学校表现的变坏，沮丧或将行为付诸行动？是否被暴力惩罚或言语的威胁，是否可能被性暴力？	应判断孩童是否处于危险中或者被虐待，保护孩童的服务应该停工
改变的过程	患者是怎么认为关系的？是否感到这种关系不是健康的或安全的？患者有无选择权？患者是否做出改变或单独过？患者是否想得到立即的帮助为了自身和孩子的安全	对受害者干预的措施应根据其在评估过程中以角色的改变而定，可使用主要协商式的谈话方式来影响从一个阶段到另一个阶段的改变

第二部分包括20个有效评估IPV犯罪危险的危险因素（图65-4）。可在线免费拷贝计算加权分数的培训方案（www.dangerassessment.org）。即使没有加权评分，更多的肯定的答案提示更高致命后果的危险性。评估可能导致致命后果的危险因素是好的医疗处理方式，并可能具有良好的保护性。55%的被杀女性、45%的曾被杀害的女性并没有正确意识到自己被害的风险[124]。总之，医疗和执法专家在照顾IPV患者的时候也没有充分意识到发生致命后果的危险性。

亲密关系暴力受害者的临床干预

在急诊科对亲密关系暴力受害者临床干预就像对其他具有潜在生命威胁的疾病的处理一样。完善的体制和医务工作者的专业技能都可以改善患者的预后。

完善的体制

完善的应对体制应该在多学科专家共同参与的情况下尽量保证患者的安全性和隐私权。在一些极少的情况下，受害者仍然处于危险中，"黑蓝代码"要求合适的内外科医师响应、社会服务、亲密关系暴力专家、安全场所和社会法律部门的支持。至少，急诊科完备的体系应该包括进行性专业教育、建立质量提升的方法以监控护理质量、干预草案、患者档案和建立安全的随访方法。

急诊科可以利用医疗保健研究与质控机构提供的工具有效评价应对IPV的流程是否完善（www.ahrq.gov/research/domesticviol/）[127,128]。工具包括：①医院制度和规程；②自然环境；③文化氛围；④提供教育；⑤筛选和安全评估；⑥文档记录；⑦干预服务；⑧评估和质量提升的方法；⑨合作共识。评定者间的可信度非常高（有经验的评估者使用Kronbach's方法得出结果的可信度范围在0.97～0.99，而没有经验者的可信度在0.96～0.99）。这种工具可以用于评估和作为提高质量的基准，使用和评分说明可以从医疗保健研究与质控机构（AHRQ）得到。

三种干预体系模式已经被大众认可并且可以用不同的方式联合使用：合作支持、法医学、专业护理模式。合作支持模式是基于健康诊所、医院医院及社会IPV服务提供者之间商谈协商模式。训练有素的顾问通过床边的或电话直接与患者进行交流，服务提供商采取一些需要的评估并对初始干预做出预案，在一些区域提供持续的病案管理和更多的长期关爱。法医医学模式同样与支持合作模式相互渗透，对于遭受过躯体或性虐待受害者，接受过高级训练的护士或医生能够搜集线索、记录文档、保存物证并合法摄像，以便在法庭上提供证据并给予专业的解释。专业护理模式下，患者可以向擅长创伤康复的专家寻求帮助。在儿科学领域里，虐待儿童已经已经被确定为儿科的一个亚专业学科，囊括了照顾受虐儿童的知识和技能。一些相关部门（比如行为健康）或个人已经建立了专业的IPV护理中心，一旦患者生命体征稳定，就可以像其他的急诊问题一样进行床旁咨询或者延迟咨询。

医疗保健提供者的干预

亲密关系暴力是一个受大众蔑视的社会问题,所以临床医生需要共同努力以取得患者的信任并表达对患者的同情。对患者来说,他们喜欢与一个专心的聆听、不做主观评估并对他们充满尊重的义务工作者聊天,这些行为对患者有潜在的治疗作用。评估的结果决定当前和远期干预决策的制定。另外,急诊医务工作者要对物质滥用和已经有所好转的创伤后应激障碍(PTSD)实施短暂干预。急诊医疗工作者会碰到以下五种级别的患者,分级依赖于亲密关系暴力暴露史和危险程度。每一分层要求采用不同的干预措施和记录的关键要素(表65-2)。

安全计划是一种降低危害的干预措施,IPV患者很可能会重新回到危险的环境中去,但适当的行为改变可能降低负面结果发生的可能性。

注射器更换项目就是一个很好的例子,它可以阻止疾病通过静脉系统传播。急诊室对灾难事件的备战措施作是另一个境地危害的例子。IPV的患者出院后很可能再次回到危险的环境中而继续受到暴力的危害。避免IPV患者遭受进一步损伤的策略应该具有保护力和执行力。为暴力的突然爆发(进入一个门窗紧锁的房间)或快速的逃离(在门卫或者一个值得信任的朋友那里存放一个装着衣服、文件和现金的行李箱)制定一个应对计划可以使IPV患者免遭再次伤害[129]。

在过去的20年,每一个国家都建立了可以为IPV受害者和他们的孩子提供服务的社区机构或保护受害者的组织机构。联邦反女性暴力机构已经为这些服务机构提供了大量的资金。虽然大部分时间这些机构是对患者进行随访,但越来越多的机构提供床边的或电话咨询的健康服务。关于特定地区能够能提供服务的信息是很容易通过国家家庭暴力热线1-800-799-SAFE或者(TTY)1-800-787-3224获得的。通过在庇护所的观察研究,Sullivan验证了社区支持服务的效应,他发现相对于对照组接受社区服务机构两年随访的IPV受害者躯体受虐的概率明显降低、提升了生活质量、获得了更多的IPV救助资源。从数据上看,相对于对照组10%的比率,25%接受干预的患者未再遭受进一步的暴力伤害[130]。

床边咨询是以堪萨斯州密苏里城的急诊科开始的。分析提示:相比仅接受社会咨询服务的受害者,接受床边咨询的受害者更易于在随后发生的暴力事件中报警(18% vs. 39%,95%的可信区间1%~40%),寻求急诊保护(11% vs. 28%,95%的可信区间6%~27%),或者寻求帮助(1% vs. 15%,95%的可信区间7%~21%)[131]。McFarlane的一项研究表明,为了减少伤害而进行电话随访咨询可致患者再次遇到暴力伤害时采取合适安全措施,即使在咨询结束的两年后这种效应仍然存在。但仍需要进一步的研究。加拿大的研究者调查了已发布的关于初级保健医生可以应用于IPV患者的22个干预措施的报告。每一项研究的证据和质量都使用加拿大议会制定的关于

表 65-2 亲密关系暴力的暴露和危险水平的干预策略

经过评估患者的分型	初始干预步骤	重要的记录
Ⅰ.没有亲密关系暴力既往史或怀疑有暴力史	告知"IPV是健康问题"的基本信息	没有亲密关系暴力历史,无遭受亲密关系暴力的嫌疑
Ⅱ.先前有遭受暴力史但目前没有	评价先前暴力的一些后遗症,并提示患者很可能进一步遭受亲密关系暴力的风险	将亲密关系暴力史加入到问题列表中(可以使用编码V),描述医学上的和心理上的健康影响以及医疗安排情况
Ⅲ.近期或现在遭受暴力但是没有损伤或危险的元素	评估虐待的后遗症,提供医疗安排给患者以应对亲密关系暴力的资源	将IPV加入问题列表,表述由暴力带来的健康影响,提及紧急医疗安排并随访
Ⅳ.通过评估发现近期或现今的暴力有损伤或其他阳性的发现	社会服务或亲密关系暴力应对机构应提供的紧急的、床旁响应,讨论可能的保护措施,如果需要法律保护告知警察	将IPV加入列表,描述健康后遗症,由社会服务或亲密关系暴力机构总结随访计划并列出提纲,完成向法律部门的汇报,应用叙述性的话语、图表和照片来描述发现的损伤
Ⅴ.怀疑其正遭受暴力但患者予以否认	告知"IPV是健康问题"的基本信息,通过社会服务机构或IPV受害者的保护机构寻求床旁咨询,为IPV的受害者提供可利用资源	记录IPV为可疑的健康问题,在谈话记录旁进行标注以提供更多信息,用叙述、表格或图表的方式描述发现的伤势

预防卫生保健水平的评估标准进行评估，包括每一项研究的设计和质量评价。他们得出的结论是：没有任何一个初级保健医生可以应用于患者的 IPV 干预项目曾被充分评估并被发现其降低暴力的有效性，不管是针对受害者还是施暴者的干预措施[133,134]。

大多数亲密关系暴力受害干预中心的干预措施是围绕健康信念模型的理论观念、社会认知理论和自我肯定。健康信念模型的核心理念是如果一个人相信消极的健康状况的可以避免的（认知易感性）、对采纳推荐的行动持积极的态度（认知受益）并相信他（她）是可以成功采取被推荐的行为（自我肯定）的，那么他会采取健康相关的行为[135]。认知易感性和自我肯定是行为改变强有力的预测因素[136]。社会认知理论强调认知，断定个人认知会随着时间的推移而改变。依据此理论，人类通过决定自己要成为什么样的人而完善对自身能力和特征的认知[137]。一个人对于给定行为的自我肯定感显著影响实施此行为的自我动机。这些都是对 IPV 受害者进行干预的理论基础，但仍需要进一步的大样本对照实验。

对犯罪者的干预和安排

针对亲密关系暴力犯罪者的干预并不像想象中的那样有效[138-141]。问题在于"一对多"的方式貌似不足以应对所有已知类型的暴力犯罪者。现今的治疗模型主要是依据病因学理论来制定的：①认知-行为疗法以缺乏思维缺陷为重心，诸如顽固的信念和解决问题能力的有限性；②心理动力学治疗针对未解决的躯体和情感创伤；③两性平等模式着重通过教育上的努力来提高对压迫和性别歧视的认知；鼓励非压迫和平等主义的行为。针对夫妻的联合治疗目前仍是有争议的，主要的异议都是关于能否保证害者的安全问题。研究者们在初级保健机构的研究发现，研究对象中超过 13% 的男性揭露了自己为 IPV 施暴者的事实[143]。现在，揭露与伴侣、朋友间或陌生人之间发生关系暴力的患者都应送至社会服务机构以接受进一步评估和适当的医疗安排。但一旦被逮捕，一般刑事诉讼系统都不能进行全面的评估，所以罪犯者并没有过多接受治疗的机会。不幸的是，这通常意味着再犯罪率相当高。

文化内容

短语"文化程度"曾被误认为另一种文化知识。尽管知识是有价值的，但是能够超越自己文化视角的限制，开放和了解其他文化也是一种能力的彰显，被称作"谦卑的修养"。关于 IPV，除了评估对 IPV 患者文化优势和障碍的评估，一些特殊的考虑是值得一提的：

- 语言翻译者必须是专业的并且不是家庭成员，译者需要有一些 IPV 的相关训练和培训背景。有一些语言不能轻易地翻译成家庭暴力的短语或概念。
- 移民的受害者害怕被驱逐出境，往往不会袒露遭受暴力的经过。联邦反暴力侵害妇女法规定允许受害者继续呆在这个国家，即使他的伴侣被驱逐出境。
- 一些有色人种受害者因为种族歧视不情愿与司法部门交涉。即使想要通过远离暴力而获得安全和自由的愿望很强烈，但也害怕他们的伴侣受到残忍的或不公平的对待。

即使文化背景相同，保健专家也应该考虑的来自乡村的、残疾的（不能得到足够的安全保障和手语翻译的费用）、男性和女同性恋者受害者（针对男同性恋者的保护措施较少，宣扬或揭露某个人的性也是一种强制性威胁）所面临的障碍。社会经济地位同样是干预的障碍，缺乏经济的独立性来源或教育/职业训练限制了改变社会经济水平的选择。

与司法机构的相互关系

亲密关系暴力影响患者在急性期和持续暴露时间内的健康状况，被认为是公共安全问题。在所有的 50 个州里家庭暴力就是犯罪，例如婚后强奸配偶。制定应对的刑事诉讼法有助于降低 IPV 的伤害。强制的逮捕政策提供了一段"冷却期"，给患者提供制定安全计划或寻求安全防护所的时间。保护的政策在保证受害者安全性方面很有帮助，虽然一项对非洲裔美国人的研究表明犯罪者被逮捕增加了受害者对于复仇的恐惧感。保护令允许执法者及时搜索和扣押枪支，将限制令连接到限制犯罪者购买枪支的数据库。最后，犯罪受害者重建机构可以帮助患者购买或重建家庭安全系统、改变居住地、无偿为受害者和他们的孩子提供的医疗或精神健康护理。

在很多国家，医疗工作者会与患者协商决定怎样以及什么时候与法院联系。在一些国家，法律要求医疗工作者报告任何曾持续遭受武器伤害的病例。在少数国家，不论患者自身是否愿意都要求医疗工作者将遭受故意伤害的患者上报法院。最严格的报告指令已被实施，因为受害者往往被认为是"脆弱的人"，就像小孩或者老人，支持者提倡受害者应被给予完备的健康和安全保护系统。不幸的是，对于医学专家向法院报告 IPV 案例这件事情，并没有足够的证据证实支持或者发对此种法定报告制度。有研究数据提示医生对未经患者同意就向法院提交病例的程序感到焦虑，对患者自身来说也会产生复杂的后果，一些医生认为此种法律制度很有帮助而另一些认为此制度有潜在的危害。

伦理问题

急诊科制定干预草案时应充分考虑伦理问题。

保密性

尽管专家和专业机构的公共意识普遍提升，但 IPV 仍然是一种羞于表达并遭受偏见的疾病。违背保密原则会将受害者置于更加危险的境地。下面相关这些问题需被考虑：

- 提供保护的机构是否是施虐者？在保护提供者和第三方之间应实施什么样的程序以保护受虐者的隐私权和受虐者的安全？
- 有没有常规的随访程序，诸如患者满意调查表，它能否与患者联系并提醒受害者去就诊？
- 如果未成年人揭露的是自己家里发生家庭暴力，父母是否会接触到这些病例档案？
- 如果病例中记录了 IPV 经历，这是否会成为健康和家庭医疗保险公司取消保险的理由？
- 如果患者揭露 IPV 是导致自己受伤的原因，医务工作者是否必须依法通知法律部门可能存在的犯罪行为？

所有的这些问题将以不同的方式得到实施，一些是在公共机构水平上，一些是通过共同协定，还有一些是依法执行。不管怎样，都必须认识到侵犯患者隐私的潜在可能性。所以为了尊重患者的隐私，任何需要上报的要求都应该在患者挂号登记时尽快地与患者交流对其进行告知。在健康信息与流通责任法规（HIPAA）中有一些为受害者制定的保护法。该法规规定，在患者未签署同意书的前提下，医生不允许常规获取患者的健康隐私除非当地法律规定。但是，当暴力行为被怀疑或已确定存在时，医生可以向当地政府或社会服务机构提供需受保护的健康隐私。同样，如果医生认为通知相关机构将置患者于更加危险的境地，那么他应慎重考虑是否应该为患者隐瞒秘密，除非法律要求必须上报。HIPAA 允许患者提出将他的健康信息对特殊人员和机构保密的特殊申请，患者也可以要求任何信息的外露都应该通知他本人。受害者可以要求在住院的登记或挂号系统中隐去他的姓名，医院可常规地将亲密关系暴力患者命名为 "Jane Doe" 以保证患者安全和隐私。HIPPA 保护法指出 IPV 应对团队应该知道并经常讨论如何为 IPV 患者提供便利。

如果一个患者揭露了暴力或者虐待行为，医生有替患者保密的职责，不能向警察汇报患者信息除非法律需要。揭露犯罪行为是公民的职责，也是共有的社会价值观，这似乎与替患者保守秘密的观念相互冲突。然而，替患者保守秘密也具有重要的社会价值，虽然医务工作者不能上报犯罪行为但如果以前预知会发生危险应要提醒目标受害者[144]。

知情同意和自主性

法律要求的上报是 HIPPA 允许的，不需要患者的同意，但是接到相关汇报的健康供给者和组织有义务保证患者的安全。例如，由于法律的要求，加利福尼亚的内外科医生必须汇报有受袭击嫌疑的外伤患者，但是报告的医生要求快速给予床边应对措施而不是等待患者的家庭作出反应。并且报告会表明需实施安全策略以与确诊的患者联系。

在医疗决策中，受害者并不能完全按照自己的意愿行事。强制决策不是自主的决策。令人无比恐惧的是患者的决策力受到损害，因为这将危及到知情同意。蒙大拿医疗事故中，急诊医生和医院被起诉是因为未能准确的诊断 IPV 以及没有给 IPV 患者提供安全支持。患者回家后再次遭受到来自其虐待伴侣的严重的躯体伤害[145]。依照原告律师的陈词，虽然急诊室的医生证实了他曾与患者探讨过 IPV 和相关安全措施，但是患者证实她是在男友的强制下来到医院的，男友曾对他实施过特殊的暴力威胁，IPV 怎么可能被揭露呢（这是患者与 C. Mithell 的单独谈话）。虽然此案在法庭作出判决前澄清了，但是患者对强制性的极度恐惧以及它对知情同意和临床决策的影响，对临床医生和伦理学家来说都是一个挑战。

文献工作

医疗档案

急诊科的医生应在日常的工作中密切关注亲密关系暴力受害者。因为暴力和虐待都是健康和刑事犯罪的问题，在庭审过程中医疗档案的应用很有可能会增加。另外，许多国家都有证据法规规定允许使用曾经遭受躯体虐待（例如以前的病例）的证据证明一种行为模式的存在，尽管很多年后真正的刑事起诉或民事诉讼。

表 65-3　亲密关系暴力案件医疗记录中的关键因素

病史要点	体格检查要点	处理要点
患者对患病原因详细的陈述	简要的描述患者的精神状态和态度	对内科及外科疾病进行护理指导
施虐者与受害者之间的关系	精神状态检查，包括对轻微的头部创伤的患者进行简要的认知评估	医疗机构和亲密关系暴力机构对其进行随访
施虐者现在的下落（立即进行安全核对）	勒颈：导致直接或间接的喉镜检查	安全计划：告诉病人当前哪里是安全的地方
关于目前的伤势是如何造成的详细原因	对于新伤口的详细描述	受害者如何获得帮助
当前与过去的与暴力有关的症状	对旧创伤所造成的后遗症进行详细的描述，例如慢性疼痛和活动度的降低	如何申请受害者应的赔偿
勒颈：病人描述为失音或其他		如果通知法律机构，警官的徽章名字及编号应该被记录
以上与亲密暴力有关的评估应由内科医师或咨询者实施		

对于 IPV 的病例，病史要点、体格检查和处理措施都应该作为重要资料被记录和保存（表 65-3）。

诊断编码

"亲密关系暴力"是疾病预防控制中心在健康监测和研究中首选的专业术语。"家庭暴力"通常在公众社会中使用，但是在刑事诉讼中特指在现今的或先前的伴侣实施的躯体暴力。"成人虐待"是在国际疾病分类（ICD）中的编码术语（995.8_）。最后一个数字代表了不同类型的成人虐待：躯体虐待（995.81）、精神上或心理上虐待（995.82）、性虐待（995.83）、忽视（995.84）以及其他不同类型的虐待或者多发虐待（995.85）。

在第十版国际疾病分类（ICD）中，给成人暴力加了个前缀，以区别致命成人虐待是可疑的（T4）还是确定的（T7）。原因是因为临床医生处于对患者隐私和安全的保护，曾经总是犹豫是否应该记录可疑的虐待病例；但是遗漏了成人虐待患者的病例资料会进一步妨碍持续的护理和监督。过去，部分 IPV 受害者被诊断为精神疾病，这不仅仅未从病因学上认识疾病，还未认识到疾病与 IPV 的关系，更像是对患者的一种指责从而让患者进一步蒙羞。

在鉴别诊断中记录下可疑的虐待行为相当重要，因为对患者羞于表达的健康问题进行确诊需要足够的时间和专家们反复的谈论，这些常常都不在急诊科医生的权限之内。另外，医院信息管理人员应将 E 码作为损伤的原因或方法，这不仅对于急诊领域的研究是非常关键的，而且对于公共卫生计划和人口基础上的干预规划措施都很重要。

法律文书

当进入法庭受理阶段，医疗文书就成为了法庭记录。单词"法庭的"意味着"关于法律的"。但是，医疗文书不需要像正规的法庭调查一样具体要求记录既往史、体格检查的细节和范围程度。很多年来性侵犯和虐待儿童的患者从医疗法医团队提供的额外服务和护理中获益，此团队可以与执法部门充分协调然后按照精确的法案搜集并记录细微的发现。团队的其他成员可以为长期需要提供医学和心理干预。这些项目已经充当了 IPV 法医护理模式。加利福尼亚州已经制定了临床指南、法医草案和法医为 IPV 受害者提供的医学检查模式，并可到网上获得（www.oes.ca.gov/WebPage/oeswebsite.nsf/Content/5B3A31407BB2C92D882574 BF005A603E?OpenDocument）。现在众多执法机构与法医人员达成合约以指导法医的侦查，搜集物证，提供法庭证据。当然，法医对患者的检查需要再患者完全同意的情况下执行，这不同于一些国家对于报告的法规。法医检查通常耗时且详尽，但是法医报告旨在捕捉对公共健康监督部门或公共安全部门有用的关键信息，以提醒他们暴力犯罪存在的可能性。

参与公共健康亲密关系暴力活动

通过对 IPV 受害者准确的诊断和记录，急诊室的医疗工作者在监控亲密关系暴力中发挥了重要作用。另外，急诊科医生在灾难评审团队中充当了重要的角色，而灾难评审团队的职责是试图确定导致灾难发生的原因是错失了阻止事件发生的机会还是未提高应对家庭暴力的策略。当今，IPV 被赋予了多学科的特性，社区协调理事会应审查此系统的组成部分和应对措施以保证各机构间的团结协作。其他可以改进卫生政策的机会掌握在诸如美国急诊医师协会的伤害控制委员会、美国医学协会的国家暴力咨询委员会、美国公共卫生协会的庭暴力预防论坛一起其他的协会。

重要概念

- 亲密关系暴力是普遍存在且难以诊断的，可影响儿童、青少年、成人和老年人。急诊室的医疗工作者应关爱受害者和犯罪者。
- 通过患者袒露遭受暴力的过程和亲密关系暴力分型来分辨亲密关系暴力。像其他的临床问题一样，准确的诊断依赖于交流、体检和模式识别。
- 并发症，一些并发症与亲密关系暴力密切相关，这些都提示医疗工作者考虑亲密关系暴力。当一个患者袒露自己是亲密关系暴力患者，应考虑其有无合并症。
- 随时准备干预，一个协调的多学科的团队应随时做出相应（社区支持结构、法院），使得患者易于获得多方面的资源以便保证患者安全。相应系统会节省时间的。
- 记录，在确定或诊断亲密关系暴力后，医疗工作者应在医疗文书中记录成人暴力的诊断，然后进一步的干预措施、医疗安排和强制性的报告都应该被记录。除了医疗文书，应该为患者建立一个法医记录以记录法定程序中所需的证据。
- 对于一个成功的医疗工作者来说，患者揭露亲密关系暴力的存在不是必须的；医生的目标是提供一个充满关爱和同情心的环境，使患者在将来或现在谈及 IPV 时感到安全。所有的患者，无论是亲自揭露亲密关系暴力还是医务工作者怀疑他们正在经受 IPV，医务工作者都应该书面记录其信息并为之提供适当的可利用资源。

本章参考文献请参见 http://pumpress.bjmu.edu.cn/eduservice/3419.html

第 66 章 对老年人的忽视及虐待

Deirdre Anglin and Diana C. Schneider

许丽君 译　楚英杰 校

概述

背景

目前，65 岁以上的老年人约占美国总人口数的 12.4%[1]。这一比例在 2020 年有望达到 16.3%[2] 并在 2050 年达到 20.7%[2]。"高龄"老年人（85 岁及以上）占人口的比重将逐步增加。老年患者约占急诊就诊患者总数的 15%。这个数字到 2030 年有望提高到 25%，其中 5% 为 85 岁以上的高龄患者[3]。

随着年龄的增长，人类重要的躯体功能及认知功能均开始下降，体质逐渐变差，医疗费用逐渐增加，医疗保险得不到保证。随着美国人口老龄化，虐待老年人越来越明显。世界卫生组织已确认，虐待和忽视老年人已成为全球性健康问题[4]。

关于"殴打老太"的第一次报告出现在 1975 年的医学文献中[5,6]。1978 年，美国众议院老龄专责委员会举行了虐待长者听证会。该委员会认为，虐待老人是一个全国性的问题并且存在严重的漏报。该委员会建议联邦政府协助各州建立负责收集报道并鉴定和处理老年虐待问题的机构[7]。1981 年，老年虐待的预防、鉴定和治疗法案被引入到国会以便规范地定义老年虐待。尽管法案被无数次地引入，但是从来没有获得通过。1990 年，众议院委员会召开会议，以总结在虐待老人问题上的进展。他们认为，虐待老人的情况越来越多，悲哀的是却依然很少被报道，尽管 80% 的州有立法强制要求报告虐待老人事件。此外，委员会指出，联邦政府没有通过关于协助各州有效地处理全国性的虐待老人的问题立法[8]。1991 年，虐待长者研究所成立，专注于日益受到重视的虐待老人问题。在 1992 年修订的美国老人法设立了国家防止虐待老人的政策并为各州提供了一些资金。同年，医疗机构评审联合委员会为急诊部门设立了关于评定和处理虐待老人问题的标准[9]。

老年人与社会隔离是疾病、残疾、心理疾病（例如痴呆）以及年龄增长的后果，探访医生可能是老年人接触外界的唯一联系。老年人因为医疗需要经常出现在急诊部门。因此，急诊科医师有机会诊断受到虐待的老年人并启动其他的虐待老人团队及成年人保护服务[10]。但是，有调查表明急诊科医师对虐待老人现象没有足够重视并缺乏这方面的培训。在这项调查中，79% 的急诊医师曾经治疗过受虐待的老人，但只有 50% 报告了虐待行为。在调查中，28% 的人认为虐待老人是很少见的行为，84% 很少直接询问病人是否受过虐待，31% 急诊科医师反映他们留意到了急诊部门有拟好的诊断虐待老人的流程，只有 31% 的急诊科医师表示他们熟悉所在州中关于虐待老人的法律。另外，仅仅 40% 调查者表示知道有救助受虐老人的社团服务。仅仅 25% 的调查者能回忆起住院医师期间受到的关于虐待老人的教育[11]。值得期待的是，通过教育和关注度的提高，这些数字将有显著的上升，因为急诊部门经常是接触到虐待老人和忽视老人现象的第一站[12]。

流行病学

估计每年有 200 万老年人受到忽视和虐待[8]，在美国成人保护服务调查中，2000—2004 年虐待老人的报告增长了 19.4%，成立的虐待老人案例增长的了 15.6%[13]。据国家虐待老人发病率的研究，虐待老人的受害者平均年龄为 77.9 岁，2/3 受害者是妇女。在已确认的虐待老人的受害者中，66% 是白人，19% 为黑人，10% 为西班牙裔美国人。虐待老人犯罪者有 2/3

是家庭成员，主要是配偶和成年子女，而绝大多数受害者与犯罪者同住。77%的受害者完全不能或只能稍微照顾自己，60%的受害者是迷惑的或偶尔感到迷惑。此外，37%的受害者有中等程度抑郁，6%有严重抑郁[14]。社会上非机构的调查显示：3%～5%的老年人经历过虐待或忽视，心理虐待的比率甚至更高[15]。许多研究表明，大概14个虐待老人案例实际上只有一个被报告[15]。

虐待老人的定义和分型

统计关于虐待老人的发病率和流行病学资料的困难在于对于研究者来说及立法上均缺乏虐待老人的统一定义。各州之间关于虐待老人的定义有很大的差别，并常缺乏客观的标准作为确诊的依据。虐待老人和虐待儿童以及伴侣暴力一样都是家庭暴力的形式。虐待老人有三种分类：家庭虐待老人，机构虐待老人，自我忽视或自我虐待。家庭虐待老人包括在老人的家中或照顾者的家庭中家庭成员或照顾者以任何形式虐待老人。机构虐待老人通常发生在养老机构中由照顾老人的雇员实施的任何形式的虐待老人行为。自我忽视或自我虐待是一个老人自身行为的后果，并会威胁老人的生存。自我忽视通常涉及老年人个人拒绝或不能提供基本必需品，如食物、水、住房、所需的药物，以及适当的个人卫生。80岁及以上的老人占自我忽视的45%[16]。自我忽视不包括神志清楚，明了其决定后果的老年人。

除了三个主要的分类，老年虐待可有33种形式[17]，这些形式可以归纳为6种类型：躯体虐待，性虐待，情感或者心理虐待，忽视，遗弃，以及经济或者物质的剥夺[16]。在关于虐待老人的个案研究中，58%涉及忽视，11%涉及身体虐待，15%涉及经济剥夺，15%是情感虐待，1%为性虐待[13]。老年虐待的受害者通常都经受多种形式的虐待。

身体虐待是指故意用武力造成身体的伤害，疼痛以及身体缺陷[16]。身体虐待是最容易被发现的类型，包括打耳光、打、踢、推、拉头发、烧。身体虐待还可能包括过度用药或不用药，限制行动或强制喂食。它也可能涉及家中物品作为武器使用，以及使用枪支和刀具。

性虐待的定义是指任何形式的没有经过老人同意的性接触[16]。它可能包括性侵犯，性胁迫，言语和身体的性挑逗，性接触和猥亵暴露。性虐待，也包括老人无行为能力并因此不能表示知情同意的情况。

情感或心理虐待是通过语言或非语言途径故意造成的痛苦[16]。情感虐待可能包括侮辱或贬低的言论，对骂，剥夺威胁，孤立和羞辱等行为。情感虐待可能伴随着身体虐待或其他形式的虐待。

忽视被定义为护理员没能履行或拒绝履行对于老人的职责或义务，从而造成或可能造成严重伤害老年人的后果[16]。忽视是虐待老人最常见的类型[18]。忽视可能是无意的或是故意的。但是，意图往往是很难被证明的。非故意的忽视可能是因为护理员体力或智力上的限制或缺乏如何正确的护理老人的知识，因此没有能力履行职责。忽视可能包括克扣食品，水，衣物，住所，药品，医疗设备（如学步车，拐杖，眼镜，助听器，假牙），或医疗预约。

遗弃是指护理员、监护人或者有责任照顾老人的人遗弃老人[16]。许多急诊医师注意到：老年患者可能被遗弃在急诊室。一项调查结果表明24位被遗弃的老年患者中46%是独居的并且不再有能力照顾自己，41%是被家庭成员或护理员遗弃在急诊室[18]。遗弃也可以认为是忽视的一种。

经济或物质的剥夺是指非法或不正当使用老人的金钱、财产或资产[16]。经济剥夺包括抢夺老人他或她的家，窃取金钱或财物，并强迫老人签订合同，改变遗嘱，或指定的违背他（她）愿望的永久授权书。

在这一章中，虐待是指包括上述虐待中的任何一类。

虐待老人的病因学及危险因素

有关虐待老人的病因学的理论有很多种[20]，而最近研究者越来越注重亲属或监护人虐待方面的因素。社会认知或继承暴力理论认为如果孩子们在一个充满虐待的家庭中长大，那么他们就有可能会继续对自己的孩子甚至是父母进行一些虐待行为。另一种理论被称为监护人受压理论，这一理论指出当一个监护人所承受的压力越大（来自护理或其他的压力），那么虐待老人的现象就越容易出现。另一些研究者认为是施虐者的精神病理学因素导致了虐待老人。隔离学说的支持者则认为当老年人由于疾病、残疾以及年龄等因素越来越被社会所遗弃的时候，这些老年人被虐待的风险就越大。持有从属理论观点的研究者认为渐增的脆弱是虐待老人的根本原因，反对此观点的人则认为脆弱只能降低老年人的自我防护能力而虐待老人的真正原因在施虐者身上[21]。现在认为没有哪一种理论能完全解释虐待或忽视现象。综合的理论模型可能会描述所有潜在的因素，并且在每一种具体情形中所涉及的一些因素会比其他因素更为重要[21]。

尽管目前认为虐待老人的危险因素有多种，而与此有关的研究却很少并且十分不确切（表66-1）。因此，对于每一位老年人急诊科人员都应当警惕虐待发

表 66-1	虐待老人的潜在危险因素[20,22]
护理员危险因素	
酗酒或药物滥用	
心理疾病	
经济压力	
照顾老人的压力（如缺乏资源）	
来自外界的压力（如失业）	
经济依赖老人	
对于护理员的责任有不切实际的期望	
缺乏护理技巧	
长期从事护理员工作	
老人的危险因素	
体力/功能减退	
经济上依赖护理员	
认知功能减退/痴呆	
与社会隔离	
有家庭暴力的历史	
攻击性行为	
女性	
年龄的增长	
失禁	
频繁摔倒	
环境/家庭因素	
共同生活	
过于拥挤的居住条件	
缺乏家庭/社区的支持	
与社会隔绝	
机构虐待的危险因素	
较差的工作条件	
缺少培训，经验及护理员的监督者	
低工资	
低的雇员-病人比例	

生之可能。虐待老人的危险因素主要分为 4 种：监护者因素，年老因素，环境因素，以及公众机构因素。

临床特征

除了前面提到的一些危险因素，患者在急诊科被监护人遗弃，频繁就诊急诊科，对治疗或就诊的依从性差，以及反复更换就诊医生及急诊科而非固定于初次就诊医师（"因为医师很忙"）等也属于虐待老人的危险因素。

由救护车带进急诊科的老年患者是非老年患者的 4 倍[23]。当一位老年患者被救护车带到急诊科时，急救医疗人员或辅助医疗人员从老年患者对其自身家庭状况及家庭活力的评价而挑选出那些高危老年患者将是弥足珍贵的[24]。医师应当从就医前的护理人员那里获得患者家庭的清洁及维持情况；供电、供水及卫生设施状况；啮齿类动物及害虫的侵扰情况；以及老年患者家庭内部的安全情况。

美国医学会建议所有的卫生保健人员应当常规对老年患者进行有关被虐待情况的询问，即使患者没有受虐的征象[25]。在询问老年患者时应在家人或监护人离开的情况下进行，从而尽量保证其隐私性。当患者有痴呆或由于种种原因不能回答问题时应当询问对患者了解的非监护人员，例如：其他的家庭成员，巡视家庭护士或助理，治疗学家，初级护理医师，或邻居。当需要翻译时，不能选择家庭成员或监护人充当这一角色。当论及虐待老人这一问题时，急诊医疗保健医生应当由患者的一般状况入手进而更进一步讨论虐待及特别的虐待类型（表 66-2）。与虐待老人有关

表 66-2	用于询问病人是否遭受家庭暴力的问题[22,26]
一般问题	
你居住的地方安全吗	
你害怕住的地方的某个人吗	
你需要帮助的时候谁帮助你	
谁做饭给你	
谁帮助你服药	
谁管理你的支票本	
你经常和你的家庭成员/护理员争论吗	
争论的时候会发生什么	
身体虐待	
你有没有曾经被打，被打耳光，或踢	
你有没有曾经被锁在房间里	
你曾经被束缚吗	
你有没有被强迫吃东西过	
性虐待	
有没有人没有经过你的同意而跟你有性接触	
心里或情感虐待	
你觉得孤单吗	
你在你居住的地方大叫过吗	
你的家人或护理员曾经威胁惩罚你或者把你放在养老院里吗	
忽视	
你经常一个人在家吗	
你需要使用助听器，眼镜，假牙，助行器或拐杖吗？它们很容易得到吗	
你的家人或护理员是否在你需要帮助的时候没有帮助你	
经济或物质虐待	
有人没有经过你的允许拿走过东西吗	
你有没有被迫签署过遗嘱，委托书，或任何你不明白的文件	
你的家人或护理员需要依赖你提供住所或资助吗	

的因素包括：较差的家庭生活条件，孤独感，与家人及朋友之间的冲突，酗酒，短期记忆失常，及精神性疾病[27]。一项研究证实可以培训急诊科护士以便常规的对老年患者进行有关"忽视"问题的提问并引导这些患者进行合理的治疗。现在已经有多种方法可以用来协助医护人员对虐待及忽视问题进行问诊及诊断[28]。这些方法包括对老年患者的直接询问，识别潜在的体征，或确定危险因素。没有哪一种测试是最佳的，但应用多重途径的方法以确定对受虐者最有帮助[29]。一旦证实了虐待老人的存在，患者应进一步被问及虐待的持续时间及频率、虐待的实质，以及在过去的受虐过程中有没有寻求干预或帮助措施。

越来越多的证据支持虐待老人与较差的健康状况有关，这包括：渐增的痴呆、抑郁，以及早逝[30,31]。因此，应当对患者进行全面、详细的病史询问及体格检查[25]。当询问老年患者病史的时候，应当对患者及其监护人进行单独的询问。表 66-3 罗列了有被虐待史的一些潜在指征。作为病史的一部分，患者及其监护人应提供常规用药的情况。如果发现监护人对患者的常规用药及其他的必要医疗保健（如换敷料）并不熟悉，那么就应警惕有老年被忽视现象的存在。如果有显著的外伤，则应详细询问患者外伤发生的缘由。医生应直接询问患者是否是被人击打。如果外伤是由与别人发生的暴力冲突引起，那么必须要澄清患者与施虐者的关系。医疗人员应当告知患者当患者揭露虐待存在时他们会不会被要求汇报这一虐待事件。大多数州都要求必须汇报虐待老人事件，尽管这只是出于合理的推断。由于老年人可能会对揭露虐待心存恐惧，因此医疗人员应向患者保证汇报的首要目的是为老年患者提供更安全的生活环境而非要对施虐者进行惩罚，这是十分重要的。当一个患者表明对汇报产生恐惧时，医疗人员在汇报时应把这一信息传递给成人保护服务部以最大程度降低患者的风险。

当对老年患者进行体格检查时，急诊医疗人员应查找躯体虐待、性虐待及忽视的体征（表 66-4）。医疗人员应当运用临床技能及判断力来判断体检所发现的情况是虐待老人的征象还是病理征象。一些与老人受虐相像的疾病在老年患者中时有发生（例如，轻擦伤、骨质疏松引起的骨折、脱水等）。与具有单一临床征象的患者相比，有多种与老人受虐相关的临床征象的老年患者更可能是受虐者。另外，没有确切病因的外伤更可能是虐待的结果。

在进行体格检查的时候，尤其要注意患者的外表（如整洁程度、卫生程度以及衣着）及行为（如激动、恐惧、孤僻）[32]。在进行皮肤检查时要注意不明的擦伤，特别是在头部、脸、躯干、后背、双侧上肢、手臂的内侧，或大腿的内侧。另外，老年人颈部、耳朵、生殖器、臀部或足底的擦伤应引起警惕。

表 66-3	从病史推断正在发生的虐待老人可能性
不符合常理的受伤病史	
病人和护理员对受伤病史的说法不一致	
疾病或受伤至需求医疗救助之间时间的延迟	
原因不明的受伤	
老年病人被认为是"易出事故的"	
既往有频繁的受伤病史	
不遵守服药方法、医疗约定，或医师指示	
护理员不能提供病人病史及常规用药的细节	
护理员回答关于病人的问题	
病人或护理员不愿意回答问题	
紧张的病人-护理员互动	

表 66-4	体检中可能发现的遭受身体虐待，性虐待和忽视的迹象
身体虐待	
挫伤	
上臂两侧的挫伤（抓伤的标志）	
擦伤	
烧伤（如烟头，电熨斗，浸烫伤）	
扭伤	
图案型的伤口（如，形状与皮带、手指、电线形状一致）	
创伤性脱发	
咬痕	
约束标记（如涉及手腕、脚腕和躯干）	
骨折	
在不同治愈阶段的多发伤	
钝性头部外伤	
腹内损伤（例如，肝、脾）	
窒息伤	
眼外伤（例如，前房出血、视网膜脱离）	
性虐待迹象	
生殖器，直肠或口腔外伤的证据（如挫伤、裂伤、红斑）	
性传播疾病的证据	
忽视体征	
脱水	
有证据表明病人曾经在大小便的问题上说谎	
营养不良	
服装不适合气候变化：脏或磨损严重	
身体卫生状况差	
未经治疗的受伤和医疗问题	
皮肤破裂（如褥疮，压疮）	
过长的脚趾甲	

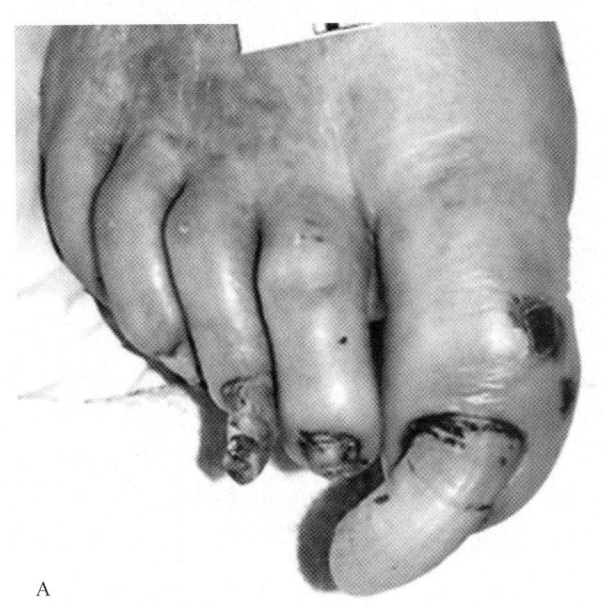

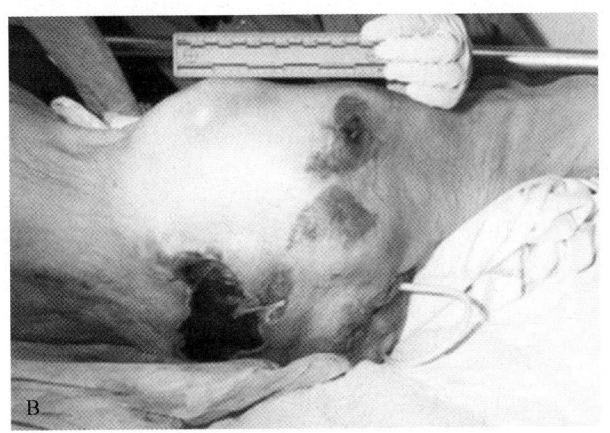

彩图66-1 病例1：一位70岁的女性由于在家中"5天未进食"被医疗辅助人员带到急诊科，医疗辅助人员发现她皮包骨头。以下征象提示此老人的情况是由忽视所致：(**A**) 褥疮；(**B**) 卫生状况糟糕，贻误就医。(Courtesy of Dr. D. C. Schneider.)

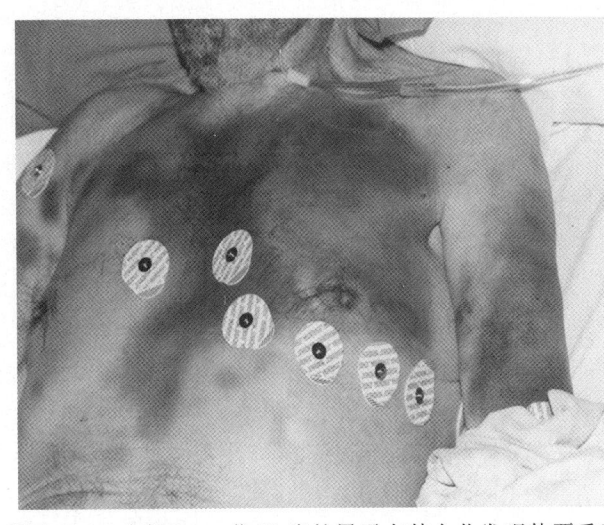

彩图66-2 病例2：一位70岁的男子在其女儿发现他严重受伤后被警方从护理员的家中带到急诊室。在他的胸部和手臂有多处不同愈合阶段的伤口，在他的左前胸贯穿着长线型伤口。中心和两边不同位置的瘀伤、不同的愈合阶段，以及左胸部线型伤口高度暗示患者遭受了身体虐待。(Courtesy of Dr. D. C. Schneider.)

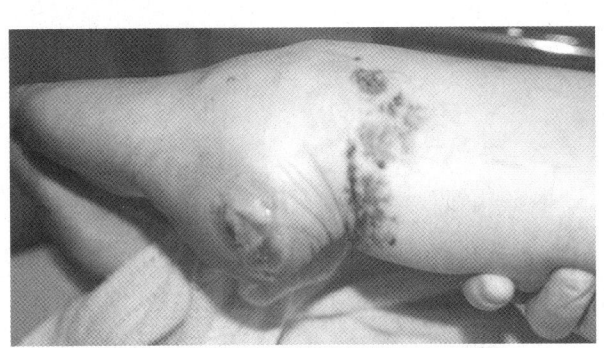

彩图66-3 病例3：一个发育迟缓但尚能行走的65岁妇女被家人以"不守秩序"的名义带到急诊科，医生体检的时候在她的左脚后跟发现压疮和她的左脚踝发现在圆周形红斑皮疹。这表明可能是由于限制活动造成的压疮。(Courtesy of Dr. D. C. Schneider.)

如果患者有褥疮，那么应尤其注意褥疮的护理情况。头面部的外伤包括破损的牙齿、撕裂伤，或头发的缺失可能是受虐待的表现。如果生殖器检查发现了创伤或阴道出血那么应警惕性虐待的存在，从而要更加全面的搜集相关证据的性侵犯检查。四肢的检查应注意由长期束缚所致的挛缩，以及由捆绑引起的手腕及脚踝的伤害（彩图66-3）。患者的步态尤其要引起注意。如果患者最近活动能力有所下降那么就应对患者进行影像学检查以排除隐匿骨折之可能（如髋骨骨折）。对患者要进行全面的精神病学检查，尤其要注意患者精神状态的改变，神经系统损伤的表现，以及痴呆。近期发生的神经系统损伤可能由头部的钝伤所引起。长期的神经系统损害如由脑血管意外引起的轻度偏瘫则预示着老年人需要更多的照顾。必须评估老年患者的精神状态。老年患者轻微的精神改变可能是正发生的虐待的唯一征象。脱水及营养不良是最常被"忽视"的躯体表现。

当一位老年患者受到精神或心理上的虐待时，那么他就有可能会表现出心理健康伤害及创伤后精神障碍的症状。在监护人面前患者可能会表现出恐惧，焦虑或幼稚的举动，并且可能会表现出自尊心的伤害。在进行问诊时，患者会表现出对其监护人的矛盾心理，并表现出对其监护人的不信任。在急诊医务人员面前监护人也可能会有情感虐待的表现。正在遭受躯体虐待，性虐待或忽视的老年患者可能会有与正遭受情感虐待的老年患者相同的表现。

诊断方法

当怀疑老人受虐存在时，那么就应结合病史及体格检查进行相关的实验室及影像学检查。当获取病史有困难，患者频繁发生骨质疏松症状，或当老年患者要求时，急诊科医务人员应积极地申请影像学检查以减轻患者的痛苦（图66-4）。有关代谢的实验室检查可能对发现电解质、营养或内分泌方面的异常有帮助。毒理学检查可能会对评估老年患者治疗的顺应性，是否过度治疗或治疗不足以及老人是否被用投毒的方式严重虐待等方面有帮助。

文档记录

详细全面地记录疑似受虐待老年人患者的病史及体格检查后果是十分关键的[22,26]。医务人员应尽可能地用患者自己的描述来记录虐待类型及伤害机制。档案中应详细记录患者的相关社会史（如监护人的身份、生活状况、功能状态）。对每一个外伤的描述应包括外伤的类型（如骨折、撕裂伤及挫伤）数量、大小、部位、颜色、愈合情况及外伤发生的大致时间。必要时在治疗前为患者外伤部位拍照。在拍照的同时要把外伤的部位及类型在人体图谱上做出标记。在加利福尼亚州已经普遍应用一种体检表格以方便记录虐待老人事件[33]。目前，这种表格的应用还不是强制性的。在病史中应记录患者对外伤机制的解释，同时还要记录这种解释是否合理。如果这种解释是合理的，那么就应该在病历中说明体格检查与患者的病史是一致的。实验室及影像学检查的结果同样要被记录下来。病历中还要记录下随访计划，治疗安排及干预措施[34]。如果要向成人保护部门递交报告，那么还应记录下联系人的姓名及病案号。另外，如果要用于法律交涉，那么还要记录取报告警员的徽章号码[26]。当一例疑似老人受虐事件要诉诸法律时，详尽的记录可能会对最终的判定结果及患者的最终健康状况起到举足轻重的作用。

干预和治疗

一旦怀疑或是确定下来有虐待老人情况时，需要有立即的护理措施，同时也需要有情境评估、长期护理计划，以及防止虐待情况再次发生的计划。急诊科对于老年虐待的干预不同于那些儿童虐待，主要是因为医生必须尊重这些精神上有自主能力的老人的意愿。年长成年人应尽可能地生活在最少限制的环境中，且养老机构不应自动被视为是结束虐待解决办法。对于许多老人来说，被迫住进养老机构的前景会比继续生活在一个被虐待的环境中更为糟糕。此外，对于护理者以及老年患者来说，提供家庭护理援助，临时护理和居家资源，是一种比养老机构更为节约成本的方式。因此，对虐待老人管理的目标之一是保持家庭和谐统一；如果可能，尽量不要让这些老年人离开家庭。

如果有比较紧急的危险情况，应保护患者避免与涉嫌施虐者有任何的接触，这可能导致老年人被迫离开家庭。在某种情况下，可能会需要住院治疗虐待造成的伤害及其他临床问题。然而，在没有急性内科疾病的情况下，医疗保险公司和第三方付款人又不支付住院费用，这时就需要有一个安全的住处[35]。医生应该清楚用于怀疑或证实虐待及疏忽照顾长者案件中的诊断和诊断代码，成人虐待条例（未详尽说明）（ICD-9：995.8；ICD-10：怀疑虐待代码T76.91，确认虐待代码T74.91）以及用于虐待特定类型的附加代码[36,37]。

如果患者拒绝他人干涉，紧急措施提供者必须确

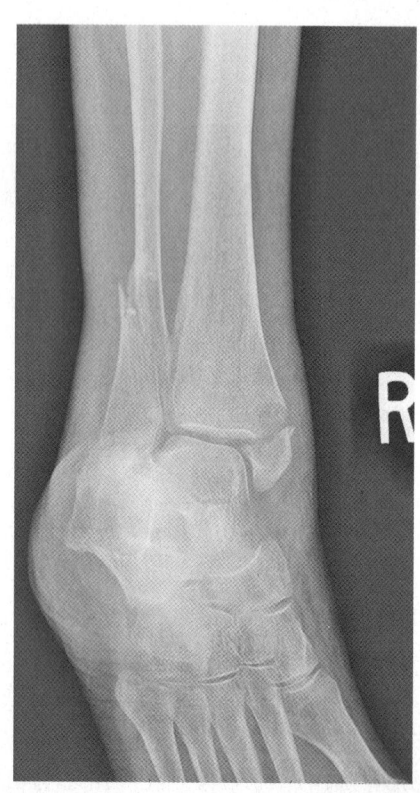

图66-4 病例4：一个87岁的白人女子因为右脚踝肿胀被随行医务人员从一个成熟的护理机构带到急诊室，打电话向护理机构询问基本情况时得知，患者患有痴呆，不能言语和行走，需要人帮助从床上抬到椅子上。X线片显示她的内踝和腓骨远端骨折，可能遭受了身体虐待。这家医院的成人保护小组进行了协商，并联系了长期护理监察员调查这家护理机构。

定病人是有自己做决定的能力。在某些情况下，为了确定这种能力，有必要去精神科进行咨询诊断。如果发现老年患者不具有自我决断的能力，需要通知成人保护服务组织以便让法院安排相应的监护命令。而对于一个有自主能力的老年患者，必须尊重其任何意愿，即便是病人渴望回到一个被虐待的环境中。

在怀疑虐待老人案件中，若缺少比较明显的威胁，干预也应因人而异[25]。如果病人想回家，并可安全地从急诊科出院，就需要建立相应的后续计划。最好，这是一个由多学科人员组成的团队，包括初级保健医生、护士、社会工作者、职业治疗师或老年学评估小组等[38]。另一种方法可以吸收成年人保护服务组织中的社会工作者成为老年学研究小组的成员，以更好地展开工作。后续评估的内容应该包括对患者功能地、认知地、医疗状况和情感状态的评估。并且要确定一下患者的社会及财政资源。其他评估内容还有对频率，严重程度及施虐意图的考察。至少，家庭访问应该是评估中的一部分。

对护理员的需求也应加以评估。支持性服务，如家庭服务、临时护理、心理辅导、就业推荐、酗酒和药物滥用康复计划项目推荐等，根据需要也要有所提供。对于短期，紧急医疗服务提供者可以协助争取更多的来自其他家庭成员或朋友参与的照顾者，密切随访病人的初级保健医生，咨询社会服务，家庭护理援助和成人保护服务的参与。其他有利于老年患者和护理人员的推荐项目包括老人中心、医疗运输服务、医疗转介、流动供膳车、年长者住房、社会保障福利、宗教社区、家庭保健、成人日间护理、临终关怀和对受害者的援助等。而列出出来老人中存在的一些行为问题，对于那些不堪重负的护理人员来说也极有帮助[39]。最后，如果护理人员有严重的个人问题的无法得到解决，唯一的解决办法可能就是将他和他看护的老人分开。如果老年患者有自主能力，且不希望接受干预，那么他或她应该接受一些有关老人虐待的教育，并阅读些相关的推荐材料。有些虐待老人案件实际上是亲密伴侣的暴力行为，是由老人的伴侣实施的[15]。在这些情况下，应当进行一下关于亲密伴侣暴力的宣教服务。

老年受害者应接受一些有关老人虐待的教育，并应清楚随着时间推移，受虐的频率及严重程度都有可能加剧。为了提供给这些老年患者更便利的管理和合适的照料[40]，所有急诊科都应有老年人疑似受虐病例的管理协议。这一建议是由美国医学会、美国急诊医师学院和其他专业医疗机构共同提出完成的。一些急诊室也可以访问室内受虐待老人的应急队伍[25,40]，这样可以协助急诊医师去处理这些复杂的案件。

报告要求

在所有 50 个州和哥伦比亚地区的法律中，均已颁布虐待老人的报告和审查法律。但是，关于虐待老人的定义以及相关的法律要求在各个州内又不尽相同[42]。在大部分州，医生如果确定或合理地怀疑有虐待老人情况发生，他们就有义务提交报告；但在其他的一些州，医生被规定只有在涉嫌受害人被安置在护理病房时[43]，他们才可以上报。许多有强制性上报要求的州授予了那些上报疑似案例的医生一定的豁免权。但同时，许多州的法律也会给予那些漏报的医生一定惩罚[44]。这些处罚通常包括罚款或是监禁，或者两者兼而有之。在大多数州，成人保护服务机构被指定为负责接收和调查所有怀疑虐待老人的报告。在定义"老年"的含义时，各州的法律也各不相同，大多数州把 60 岁及以上规定为老年人的行列。此外，法律对下列名词，如受虐环境、受虐类型、受虐的上报和审查以及具体的是家庭受虐还是养老院内的受虐等有着不同的定义。其他的有关殴打、盗窃、诈骗、强奸、杀人等刑事法律也可能还涉及虐待老人。其他有可能涉及虐待老人的法律还有监护、管理、律师权利、亲密伴侣间的暴力以及家庭暴力等方面的。紧急措施提供者就需要很熟悉和虐待老人有关的法律以及他们自己在具体某个州是否应该上报的责任。

但在强制性上报虐待老人的法律中，也存在一些问题。一些医师担心，报告虐待老人就违反了要为他们的病人保密的原则；其他医生则担心，强制性上报有可能妨碍患者接受治疗。美国医学会表示，医疗机构应告知病人他们是否有法律义务上报虐待老人的事实以及是否有必要对虐待老人案例进行医疗干预。美国医学会还强调，干预的目的是便于患者及家属获取相关资源以结束虐待老人的情况[25]。这样，立法标准化以及增加资金为虐待老人受害者及其家属提供充分的服务，就显得颇为迫切了[42]。

虐待老人常常是未被确认或被急诊医师低估了。原因包括[20,26]：对虐待老人普遍现象认识的缺乏，年龄歧视（对老年人的歧视），疑似虐待老人案例合理管理的知识不足，急诊科对疑似虐待老人案例条例的欠缺，对疑似案例进行耗时评估中实践匮乏，急诊医师担心诉讼，害怕离开工作岗位去法庭上作证，还有就是不想破坏病患关系间保密的道德准则。一项研究发现，只有 2% 的虐待老人的报告是由医生提交的[25]。而且医生最有可能上报的内容是身体虐待，最不可能上报的是剥夺。这种状况是由于医师对受虐情况的低估造成的还是由于乱用其他成员的报告造成了报告泛滥引起的尚不清楚。

不管出于情愿还是不情愿，老年患者也造成了诊断虐待老人的困难；如因为疾病或年龄导致与世隔绝，没有能力报告；出于尴尬或者罪恶感而不情愿被披露；害怕施虐者的报复；想要保护施虐者，有可能施虐者是受害者的配偶或子女；害怕披露后的结果；害怕被送进养老院；文化或民族信仰和背景的原因；感觉到自己是整个家庭的负担。

机构虐待

约5%的老年人居住在如护理院、部和养老院以及其他辅助生活机构中[46]。随着世界人口老龄化，这一比例预计将在未来显著增加。1976年，美国老人法案建立了长期护理监察项目监察护理院、部及养老机构并调查怀疑虐待老人的个案，这一方案在所有50个州实施。1987年，护理院改革法案中包括免于遭受身体、性和情感虐待以及被孤立。机构的老年居民可能会受到来自其他病人，访客及工作人员的虐待。对一个州的长期护理机构内的工作人员的随机调查显示，10%的护理人员在过去一年对被护理的老人至少有一次身体虐待行为，40%至少有一次心理虐待[47]。机构虐待的危险因素见表66-1。一项来自六个州的监察员的调查资料表明监察机构有很高的投诉率，但只有很少到了圆满解决[48]。当患者从长期护理机构送至急诊室就医时应警惕可能出现的虐待迹象，这些案件，应当报国家长期护理监察员作进一步调查。

虐待残疾人

在大多数州，法律保护老人免受虐待的同时也保护残疾人，这些人通常被称为"有依赖性的成人"、"脆弱的成年人"或"失去劳动能力的人"，包括18岁及以上有发育缺陷、心理或身体残疾的。人们对残疾人遭受虐待的情况了解很少，然而据报道成年残疾人与健康成人相比较是遭受虐待的高危人群[49]。特别是存在发育缺陷的人尤其有较高风险遭受虐待。最保守估计显示：有发育缺陷的人成为犯罪受害者的可能性是发育正常人的4~10倍[50]，最明显的是遭受抢劫（12.7倍）和性侵犯（10.7倍）[51]。急诊服务提供者在处理有残疾的病人更应该提高警惕以确认该患者是否存在被虐待可能并懂得已公布法律中的规定以及残疾人受害者所在州可提供的资源。

展望

住院医师培训应包括识别和管理虐待老人及报告虐待老人的教育，急诊服务人员应该教育病人和社区人员关于虐待老人问题和告知其社区内可以获得的用来帮助老年人和护理员的资源；他们应该倡导增加用于老年人家庭服务的设备和拨款。此外，他们应该从事关于虐待老人的研究，包括增加对虐待老人危险因素的了解，发展识别虐待老人的有效鉴别方法，确定有效的管理方案，并评估有效的预防干预措施。

重要概念

- 紧急医疗服务提供者应常规询问所有的老年患者关于虐待的问题，即使没有虐待的症状和体征，所有急诊工作者应警惕虐待老人的可能性。
- 护理员的需求应该被评估并提供支持。
- 正在遭受虐待老人危险的老年人应该住院，受到保护并避免同任何可疑的施暴者接触或者离开正在生活的家庭。如果此刻病人没有遭到危险，应该提供给护理员帮助，无论何时家庭单元都应该尽可能被保护。
- 尚能自己做主的老年人的愿望应该被尊重，即使是患者不愿意接受治疗干预。
- 在大多数州急诊医师的任务是报告已知或可疑的虐待老人的案件给成人保护服务组织。
- 诊断术语"成人虐待"应用于怀疑或确诊虐待老人或忽视的情况。ICD诊断有助于住院治疗，并能提高临床流行数据的准确性。

本章参考文献请参见 http://pumpress.bjmu.edu.cn/eduservice/3419.html

第67章 青年、街头帮派和暴力

H.Range Hutson and Jared Strote

李静超 译　楚英杰 校

概述

目前，在美国大约有8 200万20岁以下的未成年人，其中年龄较大的青少年和少数族裔所占比例逐渐增高。他们成长过程中的诸多矛盾，包括渴望独立和自主，使他们易于陷于酗酒、吸毒和性爱；加上同龄人之间的压力、不成熟、易冲动以及过度自信甚至自恋，导致这些未成年人很容易受到暴力和伤害[1]。其他的使未成年人容易受到暴力和伤害的因素还包括家庭的破裂、来自媒体的暴力宣传，以及致命武器（枪支）的易得[2]。美国联邦调查局统计的数据显示：美国16%的暴力犯罪来自于18岁以下的未成年人[3]。

与人们普遍认为的观点的不同，暴力是一种习得性行为，是可以预见和制止的[4]。儿童首次接触到暴力往往是在家里，比如夫妻间的暴力、虐待儿童、虐待老人以及体罚，这些都增加了成人暴力的发生率。青少年在家庭、社区、学校、媒体、体育以及同龄人之间接受到暴力的程度和严重度与他们自身使用暴力有关。除外强奸青春期中的男性比女性接触到的暴力更多，同时来自城市的未成年人接触的暴力也更多[5,6]。

传统意义上人们把受伤误认为是"意外"，因为人们认为那是不可预测和无法控制的。然而流行病学研究表明，伤害和其他疾病一样，都是在可预测的情况下发生的，是可控且可预防的。在美国，每年大约有1 600万的未成年人因为受伤到急诊科就诊，大约60万的未成年人需要住院治疗，约3万人会因为受伤留下躯体或神经方面的后遗症。

在未成年阶段，受伤是死亡的主要原因，相比其他相关疾病引起的死亡率高[7]。对每一例因为暴力受伤导致未成年人的死亡，有8例是住院病人，108例则直接是发生在急诊室[8]。突然袭击是在未成年人中最主要且最普遍的一种暴力伤害的原因[9]，打斗在男性未成年人中是引起杀人的最危险的因素之一[10,11]。枪杀是导致15～24岁未成年人死亡的第二大原因。除此之外，枪杀是导致美国黑人死亡率的主要原因，大约是同一个年龄阶段白人死亡率的6倍之多[7,12]。此外，未成年人中因为枪杀导致死亡的年龄越来越年轻[1]，作为暴力的受害者和肇事者，未成年人是最不成比例的代表，而在因为暴力犯罪而被捕的人群（比如打架斗殴、强奸、杀人）中大约有1/3为未成年人。

校园暴力

许多未成年人表示他们最担心的就是校园暴力[13]。据一项国际研究，有6%的未成年人因为觉得不安全而不去上学，也因为此6.5%的学生在去上学后的前30天随身带着武器。该研究还指出，有13.6%的学生因为学校的财产而受到暴力，同时7.9%的学生在刚上学的一年中受到武器的威胁或伤害[14]。虽然从1993年到2003年[15]，身体战争和武器的携带率已经下降了许多，但是城市未成年人使用枪支依然很普遍，很容易引起暴力的发生[5,16]。

与校园相关的死亡事件中有一半发生在上学期间的过渡期（如开学的时候，午餐时间，放学时间）。在校园死亡中使用的枪支大多来自于行为人的家里[17]。

虽然学校的其他暴力已经逐渐在减少[15]，但是恐吓却越来越多。恐吓的目的是伤害个人或群体。口头的恐吓越来越多，电子骚扰（比如短信、网络）是最常见的形式，而且也越来越普遍[18-20]。恐吓多从小学开始，在初中和高中也持续存在。虽然多发生在女生之间，但是在男生之间也很普遍，尤其是在与躯体暴力有关的时候[15,21-26]。

一项针对全国犯罪的调查表示，21%的学生报告显示，有街头帮派出现在学校，他们担心在去上学的路上或者放学的途中遭到袭击[15]。街头帮派中的成员拥有枪支的可能性是其他未成年人的7倍之多[27]。也正因为此，许多未成年人害怕去上学，也出于安全考虑携带枪支去上学[28]。在1999—2000这一学年之中，共有32起与学校关联而发生的暴力死亡，9%的小学和中学老师受到威胁，同时4%的老师受到人身攻击[15]。

媒体暴力及其对儿童和青少年的影响

儿童和青少年从电影、视频游戏、面向青年的音乐、互联网特别是电视媒体中接触到越来越多的媒体暴力。18岁以下的未成年人，已经通过电视见过近20万的暴力行为和近20 000例的凶杀案，他们的大部分时间都用来看电视而不是参加学校的各种活动[29]。当今天的儿童和青少年到70岁的时候，他们将总计花费10年时间来看电视[30]。目前每周六上午的儿童节目中，每小时仍含有20~25分钟的暴力行为。在8岁之前，孩子们并不能分清楚真实生活和幻想的不同。儿童和青少年会学习和模仿电视和其他媒体中的暴力行为，尤其是当施暴者是个英雄的时候[30,31]。暴力行为塑造得越真实，被青少年模仿的概率就高。在因为暴力犯罪（如杀人、强奸、殴打）被关押的年轻男子中，有22%~34%是从电视上学到这些暴力行为的。在媒体里，暴力是一种快速有效的解决矛盾的方法，并未彰显出耐心、谈判和妥协在解决矛盾和冲突中的重要性[32]。媒体暴力并不能描绘出由于暴力引起的真实的生理和心理的后果。这就有可能导致儿童和青少年将暴力认为是一种正常的生活方式，因而当他们真正接触到现实生活中的暴力时，再让他们置之不理，就不太可能了[32]。

媒体暴力的出现率与攻击和犯罪行为成同比的增长趋势。很重要的因素之一就是人们观看了很多的暴力行为，明确了暴力行为的特征，并且认为电视中的都是真实的[33,34]。在电视节目中，有1/4的暴力行为中都使用了手枪[35]。在标榜具有指导意义并针对普通大众的电影中，其中的40%中至少都有一个主角使用有枪火[36]。有研究表明，在八年级和九年级学生中，经常玩游戏的学生最经常与老师发生冲突，经常打架。在他们看来世界充满着暴力[37]。进一步的研究表明，校园枪击事件往往与真人称射击视频游戏有关（比如"毁灭战士"）[38]。研究还表明，一对一的视频游戏更容易导致暴力行为[39]，实际上94%的青少年游戏中含有暴力行为[40]。

观看媒体暴力的短期影响包括兴奋和模仿，长期影响包括不顾及暴力后果及暴力行为的社会化[41]。这些影响的直接后果就是正确认识暴力行为和看待现实，并且与观看者的年龄、性别、学历以及社会经济地位，父母的影响都有关[42]。

青少年、吸毒和暴力

在美国，有3万青少年酗酒，有40万青少年需要戒毒。滥用药物导致每年得花费75亿美元用来制订立法、执行法律、监禁、治疗（包括住院的费用）以及防止毒品泛滥。除此之外，每年用于非法购买毒品的钱就将近70亿美元。在关押的1万人中，将近一半是因为为非法购买毒品。也因为非法购买毒品，就需要大量的时间来执法，将近50%的时间用来制定法律[42]。12~17岁的人中，有5.4%依赖酒精，4.6%依赖毒品，每年因为酒精或者毒品需要治疗的人就有35万。因为滥用酒精和毒品，每年耗资近200万[43]。

自10~13岁起，孩子们开始尝试不同的经历，比如抽烟、酗酒以及尝试其他的药物。在他们看来，不论种族、文化、社会经济地位如何，这都是另一种生活的开始。他们逐渐从烟酒向阿片类、可卡因等药物过度。但这并不表明是成年阶段一个必经的阶段。他们刚开始使用这些药物也是处于好奇和欣快。时间长了，逐渐产生了耐受以至于使用了其他药物。这时候，青少年表现出了对药物的依赖，以至于为了防止戒断症状的出现而频繁使用，可能与生理或者心理的需求有关。对青少年而言，使用药物本身就是对药物的滥用。终身药物滥用风险最大的群体往往是在15岁以前就滥用药物的青少年。受药物滥用影响最深的青少年往往是未上学或参加其他团体活动的孩子[44]。

毒品和暴力行为的确切关系尚未完全阐明，但是它们与药物应用（药理学暴力）、药物获取（经济暴力）和非法出售有关[45-48]。酒精是最容易引起暴力的药物。酒精的药理作用，可增加青少年打架、自杀、他杀、意外伤害和死亡的发生率[49]。可卡因、巴比妥酸盐、苯环己哌啶（PCP）、安非他明以及其他合成代谢类固醇类药物，也都能起到类似的作用[47,48]。由于注意力集中障碍、多动症等原因，导致这些药物越来越多地被滥用。经济暴力可能导致在获取金钱，以及药物使用过程中造成故意伤害和死亡。非法销售毒品，可导致买家和卖家之间产生不同形式的暴力，以用来抢劫金钱或毒品、侵占销售市场。暴力对他们而言已经成为一种管理战略。

火器

在美国，每天有8名儿童和青少年因为枪火被杀害[50]。对每一起儿童死亡案件，就会有3名儿童受到火器伤害[51]。与持刀袭击伤4%的致命率相比，枪伤的致命率是60%，而由钝物攻击导致死亡的不足1%[52]。美国约218万人拥有私人枪支，其中85万是手枪[53]。尽管手枪的拥有率不到1/3，却几乎与所有的枪伤和枪杀案有关。在美国的家庭中，约有一半拥有私人枪支，目的是为了增加人身安全和家庭安全，但却往往没有意识到私自持枪的风险[54]。在家中持枪杀死家庭成员或者朋友的发生率是其他案件发生率的43倍之多[55]，若在家中持枪的是个未成年人，那么受害者往往是青少年（35%）、朋友（34%）、兄弟姐妹（25%），或父母或亲戚（6%）[1]。很多在家中藏枪往往也没有上锁[56]。一项调查表示，14岁以下儿童中有超过3/4知道自家的枪放在哪里，其中的1/3儿童都玩过家里的枪。8岁以下的孩子很难却区分玩具枪和真枪[58]。

在美国由于枪火导致的死亡发生率是其他国家的90倍之多[5]。枪支的流入增加了暴力行为的发生[59]，同时由于其易得性更增加了未成年人的受伤率和死亡率。在过去的20年中，枪伤导致未成年人死亡的发生率增加了75%[52]。男孩枪杀的发生率是女孩的3~4倍，在美国14岁以下的未成年人由于枪伤导致的死亡率是其他25个工业化国家的12倍之多[60]。在美国城市中，美国黑人在青春期的男孩的枪支杀人率最高。对于美国黑人男性未成年人而言，枪伤是死亡的主要原因。在青少年中，凶杀案最常发生在城市地区，而自杀最经常发生在城市以外的地区。贫困地区的儿童他杀率是非贫困地区的159%[62]，82%的未成年人的枪杀案中会使用手枪。大多数青少年的凶杀案都不是有预谋的，而是在冲动的情况下意外发生的，多数情况下，案发即刻他们就会觉得后悔[52]。

无火药枪支

现代科技已经将BB枪改造成了具有潜在致命性的武器。其他的无火药枪支还包括颗粒枪、气手枪，它们使用弹簧加载、手动泵的压缩或者是加压的二氧化碳，而不是火药，在很短的距离内可以导致严重的伤害甚至死亡[64]。

无火药枪支主要在儿童和青少年人群众使用，由无火药枪支导致的伤害中有80%是他们引起的[65]。正是由于这些伤害每年到急诊室就诊的大概有23 000人[66]。无火药枪支的受害者绝大多数是男性[67]。最常见的受伤部位是四肢，33%会伤及头颈部及颌面部[67]。伤势最严重的是经过眼眶和薄薄的颅骨的颅内穿透伤。青少年中失明大多是由无火药枪支引起的。其他的并发症包括栓塞和铅中毒。偶尔也会因为穿透心脏和主动脉导致的死亡[68]。总的来说，无火药枪支引起的伤害最多，但是没有火药枪支引起的伤害严重。尽管这样，一旦伤及头部、胸部和腹部，引起的伤害就相对比较严重[64]。

青少年暴力预防策略

儿童和青少年在预知他们受到伙伴的伤害方面缺乏判断和经验[69]。易引起青少年暴力的因素包括遭受暴力的经历、武器的获得、药物滥用、反社会信仰、学习成绩差、社会排斥、家庭收入低等。避免暴力的因素包括强烈的宗教信仰、家庭团结、父母和谐以及社会资源的分配[70]。为了更清晰地评估青少年暴力的风险，医生应能识别这些危险因素[71,72]。

包括美国急诊医师学院在内的许多医学协会，专门制定政策号召医生呼吁青少年预防暴力。为了减少青年暴力，医生和其他卫生保健提供者应督促媒体做到以下几点：①减少暴力、武器使用，在媒体中描绘疼痛和痛苦；②准确地描绘暴力的真正后果；③减少包含暴力的歌词和音乐录像及视频游戏的数量。医生提醒家长，要限制孩子看电视、视频游戏、音乐录像、电影和网络[73]。

卫生保健提供者可以鼓励学校重视青少年暴力[5,74-76]。鼓励学校教授解决冲突和愤怒的方法技巧，以避免暴力的出现。此外，学校可以改善学习的环境以保证其安全性，这样可以减少学生之间武器的使用。要让学生明白携带武器上学的风险和法律后果。根据学校和所在社区的特殊性，金属探测器和警察可能是必要的。学校应与当地社区相互合作，以减少在上下学途中暴力的发生。急诊医师和其他医疗服务提供者应鼓励学校提供关于暴力和伤害的咨询服务[77]，这可能是一种避免暴力和伤害的最有效方法[78-80]。

医生应该告知未成年人和他们的父母药物会导致依赖和滥用及毒品和暴力之间的联系。

医生应告诉家长在家中贮存枪支的风险。如果确实有枪支，应妥善贮存，单独存放，并且放在一个锁着的箱子内。家长要监督他们的子女若他们去别人家做客，只能在使用护目镜和防弹衣的情况下携带无火药枪支。

医院和急诊科在暴力受害者的医疗记录中应记录包括导致伤害的暴力事件的整体情况。急诊科医生也应该记录暴力事件中受害者与行为人的关系、施暴者使用酒精或毒品的情况，以及受害人是否有暴力受害的既往史。最重要的是，急诊医师应当确定受害人是否计划寻求报复，并提供即时辅导，强调一个冷静期，以防止进一步暴力行为的出现。进一步暴力行为有可能会引起更大的伤害甚至死亡。卫生保健者应核实当地的法律，以确定若有人受到威胁，他们是否能受到法律保护[81,82]。卫生保健者或社会服务人群都应该保障所有人避免遭受二次伤害的合法权益。

街头帮派暴力

街头帮派主要由有着相同社会经济背景的市内的青少年组成。青少年加入街头帮派找到了归属感，以获得保护、地位、冒险欲望并且可以非法获取金钱。绝大多数市内的青年并不会加入到街头帮派中。

在20世纪50年代，街头帮派暴力通常涉及武力、钝器、刀，偶尔还会有枪支。很少会有团伙成员或者无辜的旁观者受到严重的伤害或者死亡。当今的街头帮派规模都比较大，人数多，范围广，性质更猛烈，不再局限于城市内部。自从枪支成为斗争的武器后，越来越多的团队成员或者无辜的旁观者受到伤害甚至死亡[83]。药物的使用、销售、暴力和对艺术的破坏增加了加入帮派的可能性[84]。帮派成员，作为入侵邻居或领地遭到敌人入侵的终极保卫者，都愿意去死或者杀死对手乃至伤害或杀死无辜的旁观者。如果对手街头帮派侮辱、挑衅、伤害或杀死另一个街头帮派的成员，这是极有可能会发生暴力情节。受伤、监禁或杀害了卫冕的团伙往往会提高团伙成员的声誉，并巩固该团伙的地位。街头帮派越狠，其名声就越大。团伙成员通常不出庭作证去对抗敌对帮派成员，而更愿意执行他们自己的潜规则去打击对手街头帮派暴力。街头帮派暴力的常见原因包括对以前的枪击事件的报复、竞争、抢占领地和争论，有时还包括控制违法犯罪企业。街头暴力团伙的伤害和凶杀案涉及许多方面，包括步行枪击事件、驱动器的枪击、刀刺、钝器武器的使用，还有纵火。在大多数情况下，街头帮派暴力都是种族内部的战争（例如，美国黑人与美国黑人，西班牙人裔与西班牙人）。

街头暴力团伙人数大于100 000，活跃在美国94%的城市中[85]，同时也存在于许多小城市和城镇。据估计，在美国全国范围内大约有26 000个团伙，成员大约有84万[86,87]。现代街头帮派在洛杉矶地区有他们自己的亚文化［美国黑人街头帮派（拉美裔街的亚文化团伙）］。街头帮派的亚文化创建属于符合他们自己风格的着装、语言和非语言的沟通、音乐、友谊和葬礼仪式，这使得它可能适应于任何种族或背景的青少年，以获得该团伙风格的认同[88,89]。目前有非洲裔美国人、西班牙裔、亚洲和白人团伙。但一些白人团伙不同于其他族裔团伙，他们一直痛恨暴力行为[87]。

团伙中的成员通常始于13岁左右的"崇拜者"，大部分是由15岁左右的青少年组成。街头暴力团伙活动的高峰年龄是15~21岁[90]。之后，年长的团队成员开始退出。还有一些成员一直留在团伙里直到30多岁[91]。

帮派暴力增加的最可能的原因包括：团伙成员的增加，团伙的虚张声势，团伙成员的暴力形象，更高水平的帮派内暴力，帮派暴力的枪支武器的先进程度的增加，越来越多的社会暴力的增加，在城市社区中经济绝望的增加，社会文化的解体，以及城市儿童边缘化的增加[92-94]。

驾车枪击事件

街头帮派犯下的最常见的暴力行为是驾车枪击事件，其定义为街头帮派从车上向敌对帮派成员射击。街头暴力团伙犯下的所有驾车枪击事件超过90%。驾车射击的主要目的是引起街头帮派成员之间的恐惧、恐怖和惧吓。第二个目的是为了杀人[95]。驱动枪击事件主要发生在晚上的市中心，一般持续5~15秒[91]。更常见的还有发生在公共街道的驾车枪击事件，团伙成员向涉嫌对手的团伙成员开火。驾车枪击事件还包括向敌对帮派成员的家中射击，在公园内射击，以及公立的学校内射击[96]。在许多驾车枪击事件中，团伙成员会使用他们独特的帮派手势（一种非语言团伙通信形式），并喊出他们的帮派名称。这使得团伙成员明确射击的对象，大多数驾车枪击事件中的射手并未被执法人员逮捕。

驾车枪击事件并不少见[96]，现已不再局限于城市内部并已逐渐成为一个全国性的现象[97]。驾车枪击事件已经成为一个重大的巩固卫生问题。因为许多人都可能在一次事故中受伤甚至死亡[98]。一项研究表明，有63%的儿童和青少年被枪杀持续火器伤，还有5.3%的会因受伤死亡。在一次驾车枪击事件中，若有一人死亡则会有13人受伤[96]，对于青少年和年轻成年人而言，下肢是最易受伤的身体区域，其次是上肢。最常见的致命伤是胸部和头[96]。小孩子容易遭到头部、颈部和胸部的致命伤。驾车枪击事件中小孩子受伤甚至身亡往往都是在交火过程中无意中伤到的[99]。

驾车枪击首选的武器是口径为9mm的半自动手枪。一些半自动手枪可以容纳15个甚至更多的子弹。高容量、速射半自动枪支的机制，有助于解释为什么许多人会在一个单一的驾车枪击事件中受伤[91]。

枪支和街头暴力团伙

对于许多团伙成员而言，枪支满足了他们对权力、地位、保护，以及从青春期到成年的需求，已经不再满足与传统的社会经济文化需求。在95%的枪杀案中会使用到枪支，同时70%的杀人案中会使用到手枪[100]，特别是半自动手枪是团伙枪击事件中最常用的武器，而猎枪的使用率是8%。步枪的使用率则是3%，其他攻击性武器占到3%。

街头帮派暴力对儿童和青少年的心理效应

一些城市社区比其他城市的街头帮派暴力要多[5,101]，对一批市内青少年的问卷调查中，近85%的人目睹了至少一次暴力行为，43.4%曾目睹一次杀人案[102]。城市中的儿童和青少年接触到的多是慢性的、普遍的暴力事件，而不是孤立的暴力事件。这些孩子对暴力所作出的反应与生活在战争时代的孩子所作出的反应一致[103]。

反复接触各种极端的暴力行为，使得儿童和青少年可能会出现睡眠障碍的迹象，在学校难以集中精力，过度警觉，有暴力倾向，对未来虚无缥缈[104]。还有许多儿童也可能会患上创伤后应激障碍。一个未成年人对枪杀所作出的反应程度往往与自己的生活有关，与在此次枪杀案中是否有他认识的人有关，还有该暴力团伙在他所在的社区是否张狂有关[104]。

若未成年人生活的社区里有大量的街头帮派暴力并很少或几乎不能得到生理和心理咨询，可能会导致身体或心理上的后遗症。儿童和青少年接触暴力团伙后所造成的心理影响是未知的，但会有潜在的脱敏作用，将导致儿童或未成年人为了自身的安全毫无畏惧地带着武器出门。

在急诊科防止帮派暴力

随着在全国范围内帮派暴力的增加，急诊医生和其他卫生保健提供者对由于团伙时间导致的伤害和死亡越发敏感。针对阻止街头帮派暴力的方针政策被推荐给安全保卫者、急诊医生、其他的保健医疗的提供者、病人和家属[105]。

在过去，通过纹身，"颜色"（例如，蓝色、血红色），典型的服装（例如，宽松的裤子、运动队夹克），配件（例如，运动鞋、帽、皮带扣、手帕）还有手势来识别帮派团伙。而现在类似风格的服装和纹身已经在社会各阶层中流行。有关地方团伙的信息可从参与团伙预防方案或当地执法机构的社会活动家中得到。所有卫生保健提供者应该了解街头暴力团伙形成的根源，帮派暴力对社区的影响以及对街头帮派暴力的预防。

急诊科指南

1. 一旦有已知或涉嫌犯罪团伙受伤到达医院，医院保安人员应立即介入，驻守在急诊科或候诊区，并应确保医院周边环境的安全。

2. 在体格检查时，要求病人应脱光衣服也可以顺便搜查一下是否有隐藏的武器。

3. 陈旧性的瘢痕（如剖腹探查术、开胸、胸腔瘢痕）或纹身的证据可能暗示以前曾经受过伤[106,107]。

4. 在处于平静缓和的气氛下，急诊科的医护人员应询问病人，他或她是否是团伙成员。

5. 急诊科医护人员不得挑衅或侮辱已知或涉嫌的团伙成员。街头帮派的亚文化认为，被不尊重往往会导致暴力对抗。

6. 在急诊科住院期间，应该限制探视，最好是仅限于病人的父母。其他的探视人员（例如，朋友和亲戚）可以从急诊科的工作人员那里得到病人的近况。

7. 如果需要认可，团伙成员应当承认，根据"约翰或李四"的状态，以保护自己的身份和避免在医院暴发帮派暴力。

8. 医院保安人员应全天24小时在岗，特别是当团伙成员出现在急诊科时更应该提高警惕。

9. 当大批团伙成员（尤其是敌对帮派成员）出现在急诊科或者医院等候区，医院的保卫人员应该在场或者设置有保护措施。

10. 虽然关心他们的人身安全，急诊科的工作人员不应该在执勤时携带枪支或其他武器。携带武器的卫生保健提供者有可能会升级暴力行为。团伙成员可能会将卫生保健提供者误认为是对手。

11. 经历过当地的街头帮派暴力的社区领导人，可以作为急诊科和街头帮派团伙的成员之间的调解员。这些调解员应尽可能地帮助解决可能出现的任何敌对情况。

12. 在暴力事件发生时，医院应该有针对急诊科工作人员和病人的封锁或撤离计划。

13. 急诊科工作人员应具备识别暴力行为的能力。

14. 急诊科应保管好所有在急诊科内发生的暴力事件日志。这有助于量化暴力事件的严重性和武器的使用，也有助于设置其他保安措施（例如，摄像机、金属探测器、防弹玻璃、安全警察的武装）的必要性。

只要社会存在帮派暴力，暴力蔓延到急诊科是不可避免的。虽然也要顾及自己的人身安全，急诊科工作人员依然要无微不至的照顾伤员，同时尽量减少他们伤害自己的风险。

街头帮派暴力的预防

执法和刑事司法系统并不能单独解决街头帮派势力犯下的暴力行为。美国应制定国家政策来解决街头帮派暴力团伙的问题，并且还得解决街头暴力团伙形成的源头问题。街头暴力团伙形成的根源包括贫穷，强调家庭、缺乏教育、失业、就业不足、种族主义以及社会的边缘化。尽管监禁是解决的一种方法，但是若能从根源上减少街头暴力团伙的形成，则能更有效地减少暴力行为的出现。我们要共同努力来避免街头暴力团伙的形成[83]。

一些团伙成员在受伤后或者其他团伙成员死亡后都会接受离开团伙的想法[108]。因此，应该在团伙成员被送到急诊室的时候，采取措施来解散团伙，并且持续在住院的整个过程中。出院后，也应该继续给予进一步的咨询干预，以打破街头暴力团伙所引起的恶性循环。由于在社会上的许多人，特别是儿童和青少年，都很可能因为暴力行为造成生理和心理的影响，制定法律更是必不可少。

任何单方面的解决街头帮派势力和解散团伙的方法都是不成功的，街头帮派势力的解决需要的是一个多方面的方案。

本章参考文献请参见 http://pumpress.bjmu.edu.cn/eduservice/3419.html

第三部分

内科与外科

第一篇 头部与颈部疾患

第 68 章 口腔医学

James T.Amsterdam

潘昊 译 杨光田 校

发病机制概述

解剖学

口颌系统包括由下颌骨、上颌骨和咀嚼肌组成的肌肉骨骼系统；牙齿；固定牙齿的支持结构以及其他口腔内软组织。

肌肉骨骼系统

下颌骨由水平支和升支两部分组成。水平支形成下颌体，升支可分为前方的冠突和后方的髁突。颞下颌关节十分特殊，是位于颞骨的下颌窝和关节结节与下颌骨骨髁之间的双侧连动关节（图 68-1）。关节面表面有一层纤维结缔组织覆盖。颞下颌关节（TMJ）周围有纤维囊附着，并由囊韧带加强，以帮助限制下颌骨的活动范围。张口时，髁突向前下方移动位于关节结节以下；闭口时，下颌骨会沿着关节结节向后移动，返回关节窝[1]。

咀嚼肌可分为下颌上提肌（下颌上群）和下降肌（下颌下群）两种。上提肌群，或称为"咬肌吊带"，包括咬肌、翼内肌和颞肌。在闭口时，髁突向后上方移动就是这组肌群双向、同时移动的结果。其他参与张口和闭口的肌肉包括翼外肌、二腹肌、颏舌骨肌和下颌舌骨肌，这些肌肉的双向运动可使得口张开，单向性收缩则导致下颌骨偏向对侧。自然状态下，下颌骨所处的位置使上颌牙和下颌牙之间只有几毫米间隙；功能性活动时，下颌闭合主要是上提肌群移动的结果。

牙齿

牙髓内富含神经血管，是牙齿的中心组成部分。牙髓的主要作用是提供感知觉和形成牙本质。牙本质是一种微管结构，在咀嚼过程中对牙齿起到水合和缓冲的作用。牙齿在口腔内通常能看到的部分称为牙冠，由釉质所覆盖，釉质是体内最坚硬的物质；在口腔内看不到并对牙齿起到固定作用的部分称为牙根，由牙骨质覆盖，牙骨质比釉质软得多，不暴露于口腔（图 68-2）[2]。

最初的牙齿，或称为乳牙，由 10 颗上颌牙和 10 颗下颌牙组成。乳牙作为"生理性空间保持器"，对于咀嚼运动、牙列的整齐美观和牙的生长发育等都起着重要的作用。在齿列任一象限内，从齿中线起，向后延伸，乳牙包括乳中切牙、乳侧切牙、乳尖牙和 2 颗乳磨牙。在约 6 月龄时，下颌乳中切牙首先萌出。乳牙应在 3 岁左右出齐，如果没有，应对患儿生长发育和内分泌水平作进一步检查。5~6 岁时，恒牙开始萌出。其中，第 1 磨牙首先长出。正常情况下，恒牙包括32颗：中切牙、侧切牙、尖牙、2 颗前磨牙和 3 颗磨牙。第 3 磨牙萌出最晚，大约在 16~18 岁

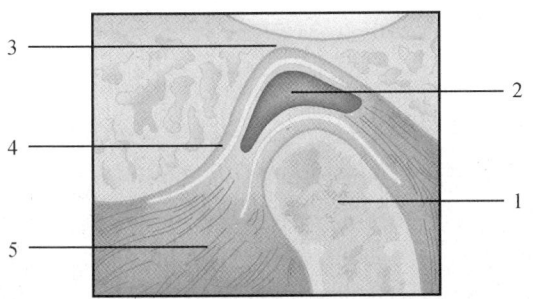

图 68-1 颞下颌关节结构矢状面：1. 髁；2. 关节盘；3. 下颌骨（颞窝）；4. 隆起；5. 翼外肌。（Redrawn and modified from Weisgold AS, et al: Dental medicine. In Kaye D, Rose LF [eds]: Fundamentals of Internal Medicine. St. Louis, Mosby, 1983.）

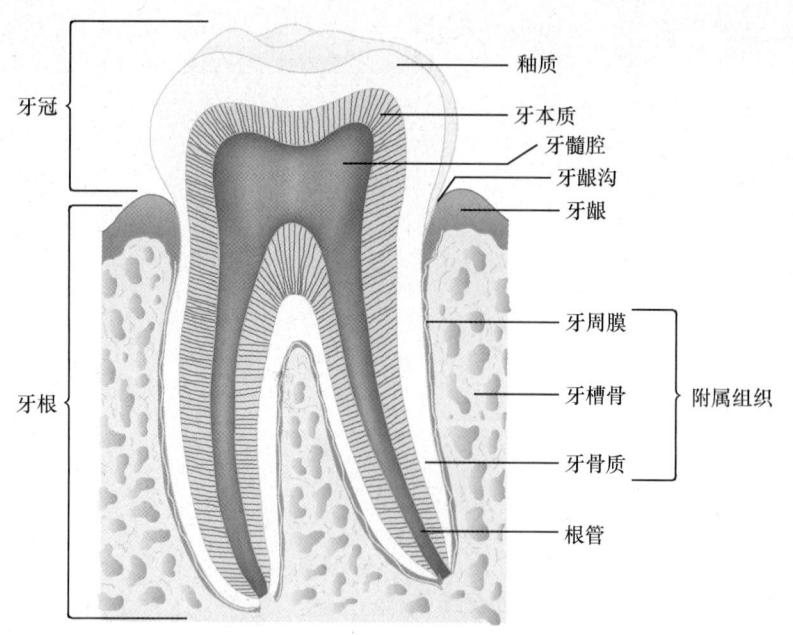

图 68-2 牙齿解剖学结构及其附属组织。

时长出,通常称为"智齿"。乳磨牙被恒前磨牙所取代(图 68-3)。牙齿有很多编号系统,但没有一种是通用的。目前普遍使用的是从 1 到 32 给恒牙编号,从上右方第 3 磨牙(1)开始,到上左方第 3 磨牙(16),到下左方第 3 磨牙(17),到下右方第 3 磨牙(32)。这种编号系统的起点容易记忆和回顾,因为可能有先天性牙缺失和额外牙,对于医师而言,从解剖学角度描述牙的位置也许是最好的(如上左方第 2 前磨牙或下后方第 2 磨牙)[1]。

有一些特殊的术语用来描述牙的面。唇面或颊面与口腔黏膜相对;口面、腭面或舌面与舌相对;近中面朝向中线;远中面朝向下颌骨支。邻面是牙与牙之间相互邻接的面,嚼面是上下牙互相咬合的面。最后,根尖朝向牙根的方向,而冠面朝向牙冠的方向。

牙周组织

牙周组织是由牙龈及其附属组织组成。牙龈由角化复层鳞状上皮所覆盖,包绕着牙和牙槽骨。牙龈的根尖部是牙槽黏膜,由非角化上皮覆盖,在创伤中容易受损。在健康个体,牙龈通过插入到牙骨质的结缔组织纤维与牙齿紧密相连,从牙槽骨到釉质-牙骨质交界处呈冠状延伸。牙龈沟是一种 2~3mm 的袖口状组织,其底部与牙釉质、牙龈上皮和结合上皮相毗邻(图 68-2)。在疾病状态下,如牙槽骨被吸收后,牙龈沟可加深,形成牙周袋[3,4]。

附属组织是指牙骨质,牙周膜和牙槽骨。牙周膜是一种包绕着牙根的纤维结构,由于其是介于牙骨质和牙槽骨之间的双面骨膜,对于牙的固定起着重要的作用。

头颈部筋膜面

头颈部筋膜面是指分离头颈部筋膜层的疏松结缔组织所在的潜在间隙。颈深筋膜在口腔炎症蔓延至头颈部的过程中非常重要(图 68-4)。颈深筋膜包括浅包绕层、气管前层、椎前层和颈动脉鞘。浅包绕层包绕着整个颈部,在附着于下颌骨升支翼内肌下缘时分开,形成咀嚼空间。此间隙在颧弓以上水平与浅、深颞窝相通[5]。

口腔炎症可能蔓延到其他颈部重要间隙,包括位于咽外侧或咀嚼间隙内侧的咽外或咽旁间隙;位于颈深筋膜和椎前筋膜之间的咽后间隙以及位于咽后间隙之后的椎前间隙。咽上颌间隙从颅骨延伸到舌骨,因其沟通所有深部间隙而显得尤为重要。

下颌骨所在处可进一步划分,下颌舌骨肌可将其分为上方的舌下间隙和下方的颌下间隙。

病理生理学

非创伤性口腔急诊

在大多数人群中,影响牙齿健康的两种病理生理过程是:①龋病;②牙周组织疾病。发病的相关因素包括口腔环境,即牙齿及其附属组织;局部因素,比如牙菌斑、口腔内微生物群落和底物等以及机体状态,包括免疫抑制性疾病、营养状况。水的氟化作用、氟化物的添加以及菌斑控制技术(如牙线、洗牙和牙外科技术)等因素明显减少龋病和牙周组织疾病的流行[6,7]。

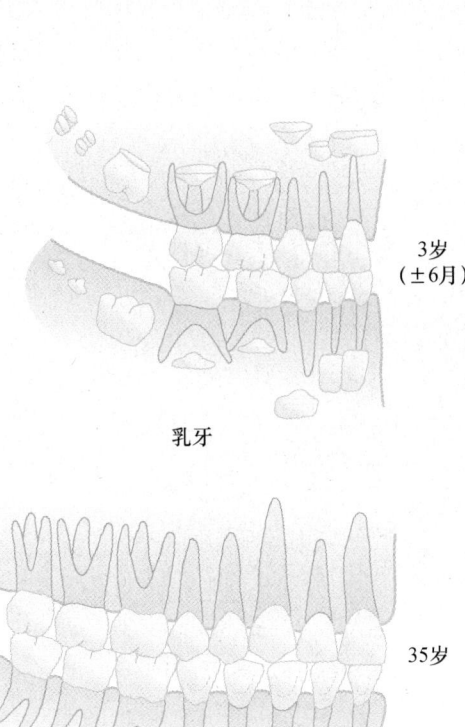

1 上右第3磨牙
2 上右第2磨牙
3 上右第1磨牙
4 上右第2前磨牙
5 上右第1前磨牙
6 上右尖牙
7 侧切牙
8 中切牙
25 下右中切牙
26 下右侧切牙
27 下右尖牙
28 下右第1前磨牙
29 下右第2前磨牙
30 下右第1磨牙
31 下右第2磨牙
32 下右第3磨牙

图68-3 A，右侧乳牙和恒牙的编号和命名。按照惯例命名牙齿，上右方第三磨牙（1）到下右方第三磨牙（32）。B，牙齿最常见的形状，a-e：乳牙；1-8：恒牙。（B, Redrawn from Belanger GK, Casamassio PS: Dental emergencies. In Barkin R [ed]: Pediatric Emergencies. St. Louis, Mosby, 1987.）

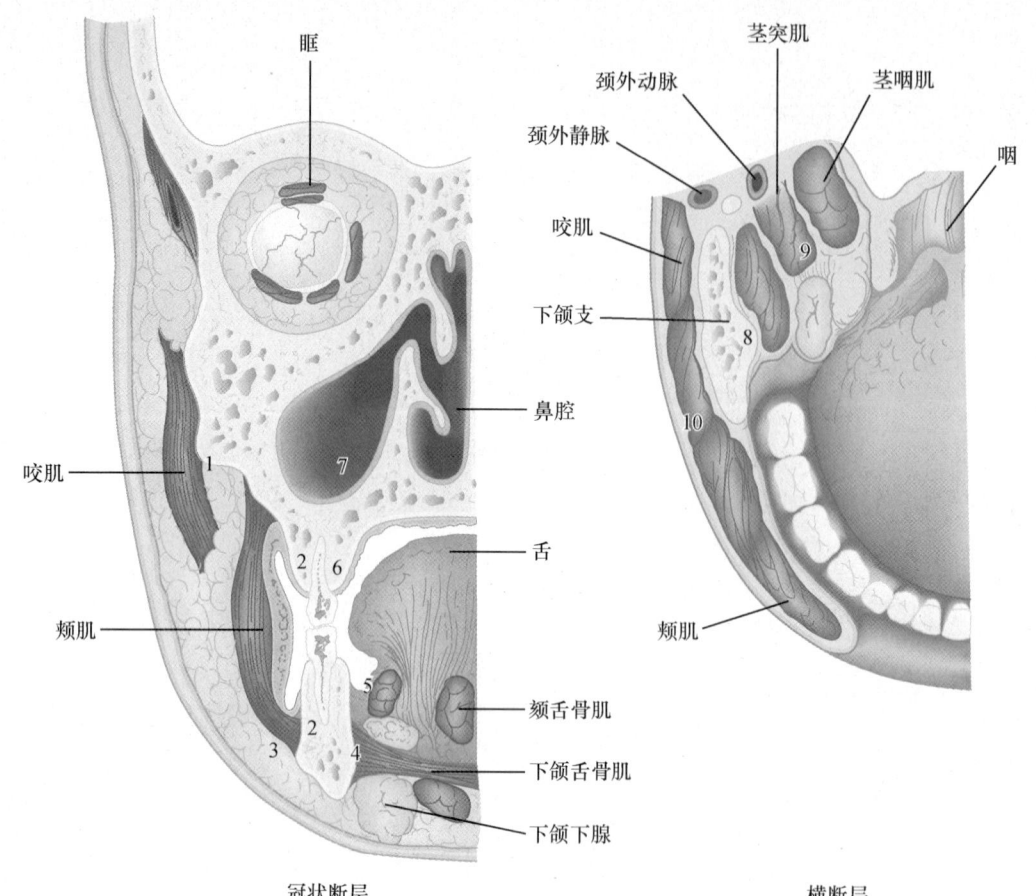

图 68-4 口腔炎症的自然进展。炎症蔓延会经过：(1) 颧骨后（尖牙和双尖牙窝区域，从后方与翼上颌窝相通）；(2) 前庭；(3) 面部；(4) 下颌下；(5) 舌下；(6) 腭部；(7) 窦；(8) 翼下颌；(9) 咽旁；(10) 咬肌 (Redrawn from Rose LF, Hendler BH, Amsterdam JT: Temporomandibular disorders and odontic infections. Consultant 22：125, 1982.)

龋病

龋病是一种多因素所致的疾病，包括易感宿主、生龋的口腔微生物群落以及作用底物等。1890年，龋病被认为是由于细菌产生的酸类导致釉质脱钙的结果[5-7]。在唾液和碳水化合物存在的情况下，生龋的口腔微生物群落会产生一种称为牙菌斑的物质。细菌将碳水化合物分解为酸类，引起釉质脱钙。当致龋过程侵及釉质后，微孔状的牙本质将唾液、细菌的副产物和细菌本身传送至牙髓。牙髓起初充血，接着发生炎症反应，最后进展为变性和坏死。

牙根尖处出现脓液并形成脓肿，称为根尖周脓肿。根尖周脓肿限制于牙槽骨内（图68-5）。脓肿可穿破上颌骨或下颌骨的骨皮质，向骨膜下蔓延，这种蔓延可被肌肉所局限，但是如果肌肉受到损伤，无论是在外科手术，还是在炎症自然蔓延过程中，细菌都可进入头颈部筋膜平面[8-11]。

当炎症蔓延至上颌下、舌下和颏下间隙并伴有舌的抬高称为路德维希咽峡炎（Ludwig's angina）。路德维希咽峡炎由于可能发生呼吸道阻塞，是最严重的下

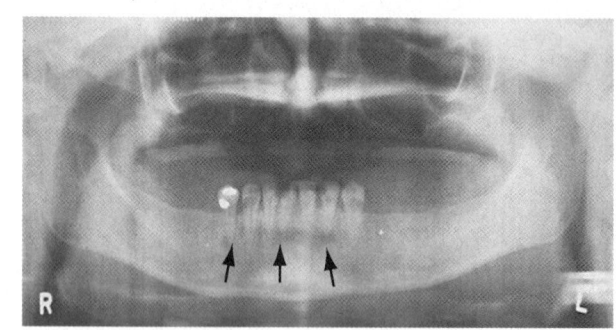

图 68-5 环口 X 片所示根尖周脓肿（箭头处）。

颌感染之一。

间隙感染同样可以累及面部。前上颌牙的脓肿常累及由口轮匝肌、提上唇肌和颊肌组成的间隙。炎症可蔓延至眶周区域，由于面部静脉没有静脉瓣，感染后会导致海绵窦血栓形成，是此间隙感染所发生的最严重的并发症。颊间隙位于颊肌的表面，为咬肌的前缘所局限，上颌磨牙炎症通常会蔓延至此区域。下颌骨前间隙通常被下颌前牙脓肿所感染[11]。

临床特征

口腔检查

在检查口腔时，检查者应佩戴眼罩、口罩、手套等做好综合防护措施。理想情况下，患者应置于牙科/耳鼻喉专门座椅或呈45°的座椅上。由于小儿患者通常不配合检查，经验丰富的医师可使用以下方法：首先将患儿置于父母的大腿上，面朝父母，检查者坐在父母的对面，当父母温柔的限制患儿手臂和腿时，急诊医师倾斜患儿的背部，在大腿之间固定患儿头部。

照明时应使用高过头顶的检查灯、头灯或手电筒，其他辅助设备包括压舌板、2×2纱布，可能还有口腔镜。为防止镜面起雾，使用前应将其在热水或火焰上加热或者用患者的唾液将其润湿。

口腔检查应按照一定的顺序，首先检查软组织，包括舌。检查舌的底部病变和下颌下腺管，两侧正对上颌磨牙的腮腺管也需要检查。接下来应检查牙齿，用压舌板或检查镜的把手叩击牙齿是引出疼痛的较好的方式。

用X光对牙齿进行照相显影时最好用牙科专用的胶片，这些胶片在急诊室通常很少见到，但是，全景X线照片是一种不错的替代品（图68-5）。

症状和体征

龋病

龋病是牙源性疼痛最常见的病因。患者通常将其描述为一种突发的或缓慢发生的锐痛、钝痛、搏动性疼痛。在多数情况下，患者可以指出患牙的位置，但同时会引起广泛性的疼痛。早期牙髓炎对温度变化敏感，在平卧时加重；包括空气在内的任何刺激都可加重进展期牙髓炎。疼痛可波及耳、颞部、眼、颈部，少数可波及对侧颚部。

体格检查可以发现严重的龋病，然而如果致龋过程发生在邻面或并未导致外表面釉质的损伤，此时患牙并不明显。可用压舌板叩击患者的牙齿或让患者咬压舌板的方法来定位患牙。叩诊患牙引起剧痛提示其下有根尖周脓肿，尤其是患牙对冷或热不敏感时。大多数牙痛可使用全身性镇痛药，如非甾体类抗炎药，阿片类药物等来缓解。虽然非甾体类抗炎药对于大多数龋病引起的疼痛有效，治疗性的修补患牙也许同样有所帮助。阿片类药物在多数病例也是有效的，但是为防止其可能的滥用，在有慢性龋病且未发生急性牙断裂、没有牙填充物、未拔除牙齿或没有出现脓肿的患者不应使用[12,13]。

牙神经阻滞麻醉是有效的[14,15]。应给予患者有限数量的镇痛药，这就要鼓励牙科医生注意随访。

应仔细检查牙痛患者由于牙脓肿引起的水肿。根尖周脓肿或牙根尖周围牙龈的局部水肿（称为牙龈脓肿）会由于肿胀引起疼痛。通常，波动性脓肿由牙周脓肿引起，其最好的治疗方法是切开排脓。用根尖部神经阻滞或阻滞主要神经支配区域（如上、下牙槽）的方法来麻醉牙龈和牙，或者使用含1:100 000肾上腺素的2%利多卡因对牙龈行浅表麻醉。沿牙槽骨作一切口，必须穿过骨膜，用蚊式钳钝性分离组织。与其他脓肿引流不同，不需要完全打开脓肿——这样大的切口会暴露太多牙槽骨。在牙科诊室，在牙齿和牙龈之间简单的刮除就可建立一条引流通道。对于没有接受过牙科刮治术培训的医生，简单的切开就足够了。冲洗空洞，如果空洞较大，则需在用碘伏消毒后用4-0丝线缝合[1]。

口腔颌面外科医生或牙科医生会建议患者开始使用青霉素V或红霉素，并用温盐水漱口。可在24～48小时内停止引流，持续使用抗生素7～10天。

当头颈部间隙出现蜂窝织炎或水肿时提示局部炎症已经蔓延。在炎症早期阶段，由于上颌牙炎症的蔓延，面部的上半部通常会受累；来源于下颌牙的蜂窝织炎会蔓延并累及面部的下半部和颈部（彩图68-6）。炎症进一步进展，会蔓延至头颈部任一筋膜面，并可向下到达纵隔。在机体抵抗力强时，未经治疗的口腔炎症可局限，自行排出口腔外；当机体抵抗力差或微生物毒力强时，炎症通常蔓延至筋膜面，有较高的发病率和死亡率。住院治疗的适应证包括炎症已蔓延至筋膜面、高热、出现中毒症状、牙关紧闭和免疫力低下的患者。

应当警惕接下来可能发生的脓毒症和气道阻塞。当诊断不明确时，做头颈部CT扫描可能有所帮助。有指征时应注意对呼吸道的管理，特别是提示呼吸道可能出现阻塞的症状和体征出现时（如声音改变、垂涎、喘鸣），应尤为重视，就像第一章指出的那样，及时给予气管插管。在治疗的过程中，包括决定切开排脓的位置在内的一些问题，都应咨询耳鼻喉专家或口腔颌面外科医生。

感染体征在3～5天达到高峰，高热比较常见。任何针对翼内肌或咬肌的刺激都可导致牙关紧闭。牙关紧闭是由不随意肌痉挛所导致的无法张口。由于牙关紧闭，无法看到咽部情况，很难判断炎症是否累及咽后间隙。牙关紧闭是肌源性的，不是神经肌肉接头

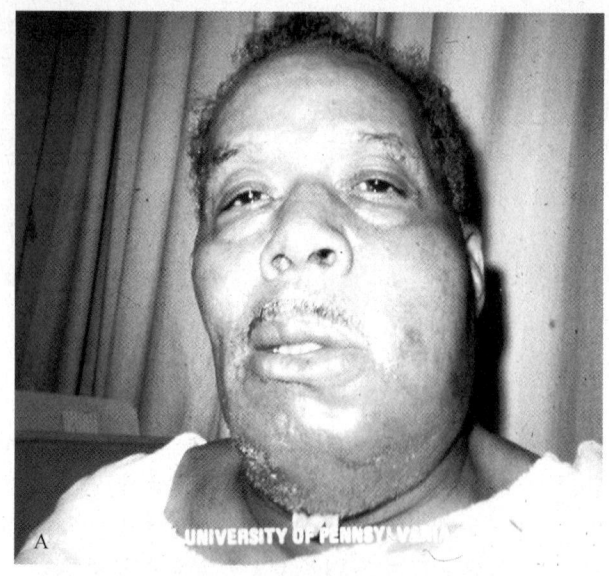

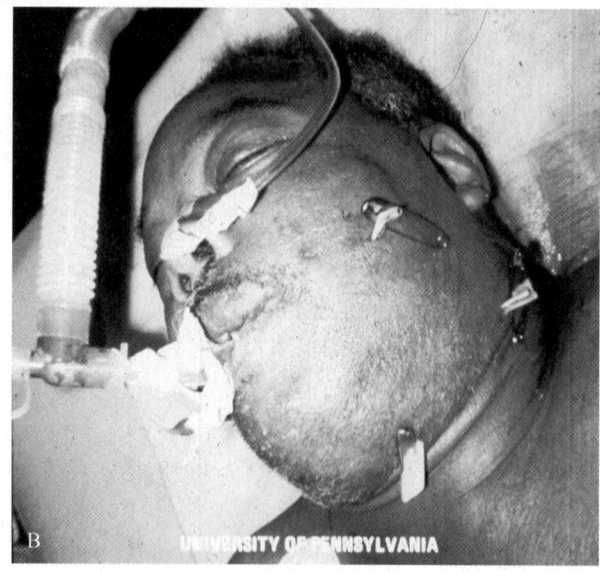

彩图 68-6　牙源性感染广泛蔓延至咬肌、舌下、颏下、下颌下间隙，扩展至纵隔。**A**，术前；**B**，术后。纵隔引流。（From Guernsey LH: Practical problem solving in oral surgery. In Cohen DW [ed]: Continuing Dental Education, vol 2, suppl 10. Philadelphia, University of Pennsylvania School of Dental Medicine, 1979.）

传递障碍的结果，所以为了行气管插管，给予神经肌肉接头阻滞剂（如琥珀胆碱），效果并不明显。所有牙关紧闭患者都属于困难插管。吞咽困难和口腔分泌物增多提示咽后或咽旁感染，患者很快出现呼吸窘迫或气道阻塞。

路德维希咽峡炎是一种累及下颌下隙、颏下间隙、舌下间隙的板状水肿，同时伴有舌的抬高，其最严重的并发症是气道阻塞。患者会出现特征性的硬结，由于不具有波动性，不能行切开引流术。溶血性链球菌是导致其感染的主要菌群，同时葡萄球菌与链球菌混合感染也很常见，它们都可导致包括脆弱杆菌在内的厌氧菌的过度生长。治疗措施主要是呼吸道管理，并注意密切观察，保持呼吸道通畅。虽然可以尝试经口气管插管，但此时需要患者清醒，因为无法用喉镜将舌压入下颌下间隙会导致经口气管插管失败，在紧急情况下应对患者实施环甲膜切开术[5]。

大剂量的抗生素治疗，比如每天静脉注射 1 500 万到 2 000 万单位青霉素，才具有足够的组织穿透性。脆弱杆菌具有较强的抵抗力，需要用二代或三代头孢菌素、克林霉素、甲硝唑才能根除它们[16]。如果抗生素治疗无效，则需手术去除诱发因素并探查脓性囊肿。

总而言之，对口腔及面部感染，最重要的治疗方法是外科切开引流和去除坏死组织。如果牙齿可以恢复原状，可以行开髓治疗；如果不能恢复原状或已脱离牙槽，则需将其拔除。抗生素治疗对于阻止蜂窝织炎的蔓延和预防血行扩散有所帮助，但不能替代立即排脓。

青霉素是口腔及面部感染时应选择的抗生素，给予青霉素 V 钾 250~500mg，每天四次，对于大多数较轻的炎症都有效。更严重的感染，如路德维希咽峡炎，则需每天静脉给予青霉素 G 1 200 万单位。大多数口腔细菌对青霉素敏感，但一些拟杆菌除外。对于此类病例或青霉素过敏的患者，给予二代或三代头孢菌素是有效的，当然应密切注意可能出现的交叉过敏反应。对于有大量厌氧菌感染的青霉素过敏患者或青霉素、头孢菌素治疗无效的患者，使用克林霉素是有效的，同时应该密切监测可能出现的副作用。红霉素是一种可供选择的替代药物，因为其对大多数口腔细菌敏感，但是红霉素对于厌氧/微需氧链球菌、梭形杆菌和厌氧革兰阴性球菌敏感度不高。由于红霉素具有刺激作用，长期静脉给药会出现不良反应。

牙周组织疾病

牙周组织疾病表现出连续性的病理学变化。早期牙周组织疾病表现为牙龈的炎症，即牙龈炎。牙龈炎是牙菌斑、牙石等致病因素所导致的炎症反应。炎症继续发展，牙槽骨最终被吸收，发生牙周炎。由于牙龈纤维插入到牙骨质，牙槽骨冠部和底部结合上皮之间的生理间隙仍然存在。由于牙槽骨缺失，牙龈向牙根处下陷，称为牙龈吸收，同时伴有牙周袋的形成。这些病变反复进行，进一步加剧牙周炎，由于支持组织的损伤最终导致牙齿松动、缺失。

牙周组织疾病有时也可引起头颈部间隙感染。由牙周和牙髓损伤导致的根尖周脓肿和由龋病单独导致的根尖周脓肿，两者结局是一样的。

牙龈炎和牙周炎的患者很少会来急诊室，除非他们在刷牙时发现流血或发现某颗牙齿松动，偶尔也会有牙敏感的病人。建议这些患者在家做好护理并尽快去牙科治疗。

大多数情况下，由于食物或脓液进入牙周袋引起牙周脓肿或牙龈水肿，从而引发患者牙痛。在牙科诊室，通常使用刮治术建立引流来治疗牙周脓肿，而在急诊室，治疗措施包括在最具有波动感的位置作小口径切开引流，生理盐水清洗并局部使用抗生素。对于8岁以上的患者，使用四环素比较好，因为四环素可以广泛覆盖牙龈袋内革兰阴性菌和厌氧菌。患者应在专业牙科医生或牙周病学专家处作进一步治疗。

急性坏死性溃疡性龈炎

牙龈炎是由刺激物如牙菌斑引起的牙龈炎症反应，而不是细菌引起的。与之相反，急性坏死性溃疡性龈炎（acute necrotizing ulcerative gingivitis，ANUG）是由细菌引起的牙周组织损伤。ANUG 通常伴有发热、不适、局部淋巴结肿大等全身表现[1,3,4]，主要表现为牙间乳头的水肿，伴有疼痛。牙间乳头顶端变钝，有溃疡形成，表面有灰褐色假膜覆盖，揭去后易出血。牙龈的任何部位都可发生损伤，最常见的是前切牙和后磨牙区域。患者常以疼痛、金属样异味和口臭为主诉就诊（彩图 68-7）。

ANUG 发生时，牙龈沟内梭形杆菌和螺旋体大量繁殖，电镜下可观察到梭形杆菌主要侵及浅表层，螺旋体则侵及深层。其他坏死性溃疡性口腔疾病，如奋森咽峡炎（ANUG 蔓延至喉咽和扁桃体）、坏疽性溃疡性口炎（ANUG 穿过腐蚀的牙齿蔓延至唇、颊黏膜）和一些肺脓肿，也是由梭形杆菌和螺旋体引起的[17]。

ANUG 是由牙龈沟内正常菌群的过度生长导致的，因此免疫因素也是致病因素之一。ANUG 与机体免疫力低下、疲劳、局部创伤、应激反应及吸烟等有关。ANUG 又被称为"战壕嘴"，因为它通常发生于生活在拥挤狭窄地方且处于高强度压力下的人群，如一战时的战壕、军营和大学生宿舍等[17]。除了这些地方以外，没有证据表明 ANUG 具有传染性。

ANUG 的治疗包括温生理盐水清洗；使用全身性镇痛药，改善口腔卫生；使用全身性抗生素，如青霉素、红霉素、四环素等。局部麻醉药，如利多卡因，可能有缓解的作用。用 3% 双氧水清洗，并给予抗生素，在 24 小时内可取得明显效果。虽然患者感觉好转，仍应建议其去专业牙科医生或牙周病学专家处随访（这个应该记录在病历上）。软组织和牙槽骨的损伤会导致牙周组织疾病进一步发展，为保持牙周组织健康，矫正手术是有必要的。

口腔疼痛

虽然龋病是导致口腔疼痛的最常见的原因，下面所列出的疾病也会造成口腔或面部疼痛。

根管疼痛 牙髓或根管治疗包括开放髓腔，彻底清理髓腔内牙髓病变组织，有效冲洗和消毒根管，封闭髓腔防止唾液和污染物进入。术后，在超出根尖的填充物或冲洗液产生的气体的刺激下，患者会感到剧痛。由于水肿，牙齿会轻微上抬，在咀嚼过程中，咬合面过早的接触可引发强烈疼痛。这些患者在服用全身性镇痛药或神经阻滞剂后，疼痛没有明显减轻，可能与强烈的压力感有关。治疗措施包括开放根管，以释放气体或溶液，调整咬合面，减少牙齿的接触，并与患者的牙科医生或牙髓病学专家联系[18]。

隐裂牙裂根综合征 有隐裂牙或牙根裂开的患者通常会出现牙痛，疼痛主要在咀嚼或被动闭口时发生。这些患者一般接受过广泛的牙齿修复、牙髓治疗或有上颚受伤史。在急诊室，通过病史和让患者咬木片的方法来诊断。在牙科诊室，则通过拆除填充物并检查空洞来明确诊断。治疗方法与龋病类似，包括使用全身性镇痛药和建议患者去当初给予治疗的牙科医生处找出病因[2]。

上颌窦炎 牙痛通常会波及到窦，同样，位于上颌牙根部附近的上颌窦的充血或炎症也会引起明显的牙痛。患者会感到搏动性疼痛，与温度变化无关，在平卧时加重。在检查时，没有明确的牙源性因素，在上颌窦或眶周可能会有压痛，会出现流涕。拍摄环口X线片可明确诊断。

非典型性牙痛

非典型性牙痛是指没有明显牙源性病因的牙痛，是一种慢性且自发的疼痛。患者曾接受过很多牙科治疗，但没有明显效果。叩诊可引发疼痛，对热敏感。

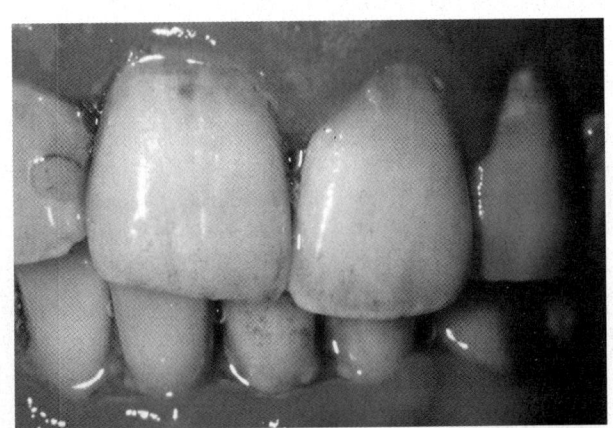

彩图 68-7 急性坏死性溃疡性龈炎累及下颌前牙。

如果可以排除神经源性阵痛，非典型性牙痛是可以处理的。与其他慢性疼痛综合征一样，用三环类抗抑郁药是有效的，应由可对患者进行长期随访的牙科医生或疼痛顾问进行治疗。

牙拔除术后疼痛

牙拔除术后疼痛十分常见，持续约24小时。全身性的镇痛药物可有效地控制疼痛。含有阿司匹林的制剂和非甾体类抗炎药是有效的镇痛剂，但是也有些人认为这些药物的使用会导致术后流血和渗出。

在牙拔除术后约3～4天，会出现急性牙槽骨炎、干槽症等更严重的疼痛。患者会有一段无痛期，接着出现剧痛并伴有恶臭。其病理生理学机制是牙槽骨的局部感染导致患处血凝块的过早丢失[19]。

干槽症的治疗措施包括神经阻滞麻醉，轻轻冲洗拔牙创口，填塞含有药用糊剂的碘仿纱条，或仅仅用丁香酚（丁香油）润湿。填充法可立即缓解疼痛。干槽症患者需每天更换填充物直至痊愈，大多数牙科医生同时会在口腔局部使用抗生素（如青霉素或红霉素）、镇痛药和非甾体类抗炎药直至痊愈。虽然这种疾病是由患处血凝块过早丢失引起的，但不会采取试图在患处形成新血凝块的办法，因为这样做有很高概率发生骨髓炎[19]。

神经源性阵痛

神经源性阵痛通常是由三叉神经痛引起的，主要通过病史来诊断。患者感觉到阵发性的剧烈的刀刺样疼痛，也可表现为电击样痛。疼痛在第五对脑神经支配的区域内发生。在检查时，通过叩击神经支配的面部区域（也称为触发区）可以引发疼痛[20]。

三叉神经痛的主要治疗药物是卡马西平，尽管一些病人感觉没有明显缓解。药物治疗无效的患者会十分痛苦，他们可以尝试神经外科手术治疗。如果在急诊室首诊治疗三叉神经痛，则需要密切的随访。服用卡马西平的患者需要调整剂量以达到最佳疗效，并且需要检测药物的毒性。在考虑该诊断时应注意排除其他的疾病，如多发性硬化、小脑脑桥角肿瘤、听神经瘤或鼻咽癌。患者须经过完善的牙科、耳鼻喉科、神经科的评估确定病因。

其他引起口面部阵发性疼痛的原因包括头痛（参见第16章）。血管性头痛如偏头痛和丛集性头痛会有面部疼痛并以此为主要表现。风湿性疾病，如巨细胞性动脉炎和风湿性肌痛（老人），也会出现面部疼痛。下颌钝痛并不总是牙源性的，心肌缺血也可能导致下颌痛。

颞下颌筋膜疼痛功能紊乱综合征

颞下颌关节是一种双向关节，经常运动。它对于本体感受性刺激十分敏感，对很轻的不适都会有反应。颞下颌综合征是由解剖学障碍（图68-1）和牙合紊乱所导致的，外伤、紧咬牙、夜磨牙等可加剧损伤。患者感到颞下颌关节区域疼痛，经常是单向的，呈钝痛，在一天内逐渐加重，严重时会导致牙关紧闭并可触及咬肌和翼内肌痉挛[20-23]。

颞下颌关节X片对诊断没有帮助。治疗措施包括热敷，每天6次，每次15分钟，软食，服用镇痛药（如非甾体类抗炎药等），服用肌松剂（如地西泮等）。患者须到专业颞下颌关节疾病专家，如牙周病学专家或牙周修复医师处就诊。这一阶段的治疗包括物理疗法，使用矫正器使得肌群休息并矫正咬合面[24]。虽然某些解剖学异常需要手术来矫正，但多数口腔颌面外科医生认为外科手术仅适用于少数难治性病例[22]。

冠周炎

成人第三磨牙（如智齿）萌出的过程中引发疼痛十分普遍。食物残渣和菌斑的阻塞，第三磨牙萌出不全或损伤均可导致牙龈炎症和肿胀，这种情况称为冠周炎，由于相对的第三磨牙咬合时碰到柔软牙龈组织以及下颌骨开放时对磨牙后组织的牵拉，可引发剧烈疼痛。在治疗上，可局部使用温生理盐水冲洗，也可选择使用双氧水。如果病情严重并伴有高热，需要给予抗生素治疗。如果出现波动性脓肿，则需要切开引流，由于可能碰到颈内动脉，操作时注意不要引发后续感染，在切开组织时不要过深。彻底的治疗措施是拔除对侧第三磨牙以缓解疼痛，待炎症痊愈后拔除患处第三磨牙[1]。这些病人应在口腔颌面外科医生处就诊。

系统性疾病在口腔的表现

虽然许多系统性疾病在口腔的表现是非特异性的，但是仍有一些疾病在口腔有着特殊的临床表现。在某些情况下，口腔症状有助于鉴别诊断。在一些疾病的发展过程中，口腔情况参与其病理生理学变化[25]。

糖尿病 糖尿病的口腔表征主要是牙周病，糖尿病患者更容易得牙周炎。急性牙龈脓肿和牙龈组织增生与糖尿病关系密切[25]。

与糖尿病其他的全身性临床表现类似，对糖尿病的控制程度影响牙周组织的健康。未经控制的糖尿病会引发严重的牙周疾病，对糖尿病的控制可降低牙周病的严重程度，尽管如此，仍然会导致一些不可逆的损伤，如骨缺失。

虽然糖尿病患者牙周疾病的严重程度与局部因素有关，比如牙菌斑、牙石，同时也有证据表明血管、多形核白细胞、单核细胞、口腔内微生物群落、机体的免疫功能以及基因多样性的改变等因素也参与其中。视网膜发生变化的糖尿病患者多数也有牙周疾病。

保持牙周组织的健康对于糖尿病患者来说是很重要的。就像糖尿病的控制程度会影响牙周组织一样，牙周组织疾病也会影响对糖尿病的控制。虚弱的糖尿病患者或经常发生酮症酸中毒的患者甚至连牙周脓肿都无法控制。对于牙周疾病恶化的年轻患者，特别是没有局部致病因素的，应要注意排除糖尿病的诊断。对于成年人，如果健康的牙周组织突然出现疾病，也应考虑类似诊断。同时也应该排除HIV感染。

胶原血管性疾病 在胶原血管性疾病中，系统性红斑狼疮是最常见的具有口腔表现的疾病。患者通常表现为大的口腔溃疡缺损，边缘坏死。这些缺损通常为继发感染并伴有疼痛（图68-8）。

系统性硬化症通常有比较明显的面部特征。在牙X线片上可看到牙周膜增厚，牙龈组织活检可在镜下看到特征性的改变。在硬腭，通常可见到比较罕见的实体物，如中线致死性肉芽肿或Wegener肉芽肿，伴有大的口腔溃疡缺损[25]。

肉芽肿性病 肉芽肿性病的口腔表现如今已很少见，但是有时仍可见。结核病可加重舌及扁桃体区域的损伤，这种损伤通常会与梅毒性溃疡或放线菌感染混淆。更常见的是良性化脓性肉芽肿，是血管结缔组织对刺激的增生反应。这种肉芽肿可无蒂，也可有蒂，呈瘤状结构，在口腔内通常起源于牙龈组织。在孕妇更为多见，因此也被称为"怀孕性肿瘤"。这种肿瘤通常在分娩后2~3个月消退，未消退者可行手术切除。

血液系统疾病

在急性白血病，尤其是急性粒细胞性白血病时，牙龈组织可被大量的白细胞浸润。牙龈组织充血、水肿，可能会覆盖于牙齿上。牙龈组织免疫力降低，可使得细菌侵入，导致脓毒症。慢性白血病没有特殊的牙龈损伤表现，白血病的缓解与牙龈的健康有关。除脓毒症外，牙龈出血是一种严重的并发症。在患有牙周疾病时，牙龈并发症会更加严重，在缓解期，必须要保持牙周组织的健康。急性出血时可用纱布按压，并使用止血剂，如外用凝血酶、吸收性明胶粉剂和再生氧化纤维素等[1]。

血小板减少性紫癜通常有口腔表现。其特征是创伤后牙龈自发性出血。处理方法与急性白血病类似。在治疗过程中会出现不严重的持续渗出。

药物引起的牙龈增生

约40%患者出现不同程度的牙龈增生与长期服用苯妥英有关。年轻患者比老年人更易受累。牙龈增生的程度与药物剂量无关，从牙间乳头较小增生到牙龈较大范围的增生，覆盖牙冠，还可能使牙齿松动。增生组织容易受到感染。局部刺激因素可加剧增生[26-29]。治疗措施包括祛除局部刺激因素并手术切除增生组织。如果继续服用药物，尽管保持口腔卫生，增生仍会复发，但其程度会减轻。

阿弗他口炎

患者会因为口腔黏膜小溃疡经常复发前来就诊。这种溃疡直径约为2~3mm，中央呈白色。缺损处触痛，很少感染。多发性溃疡可合并形成大的缺损，约1/3的人群会出现这种状况，其发生与应激、营养状态、口腔外伤及激素水平有关。这种溃疡是自限性的，通常给予对症治疗（双氧水冲洗；口腔表面处理，如使用苯佐卡因和软化剂；苯海拉明与白陶土和果胶制剂或抗酸剂按50:50的比例混合的制剂；类固醇软膏，如康宁乐软膏或硫糖铝），同时给予抗生素防止继发感染。一种局部使用的硫酸酚类处方药，Debacterol，可用于治疗溃疡，并可加速溃疡面愈合。其他类似于阿弗他溃疡的是手足口病时出现在软腭的溃疡或疱疹口炎时出现在牙龈和舌的溃疡[30,31]。

创伤性口腔急诊

牙折

在坠落和外力击打时，前牙很容易受到损伤。对

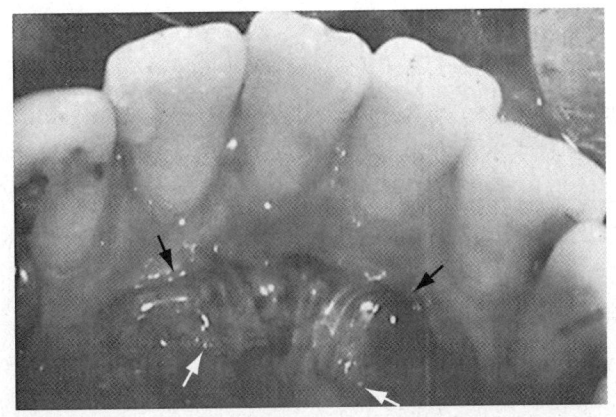

图68-8 继发于系统性红斑狼疮的口腔底部损伤（箭头处）。

下颌骨直接的强力撞击，使得下颌牙尖对上颌牙的中央窝形成楔形损伤，造成前磨牙和磨牙折断。许多儿童都有前覆牙合，这部分牙更易受损。牙齿的钝伤可导致其神经血管损伤，牙内出血，根折或冠折，牙松动或牙齿从牙槽内脱出。钝伤或牙齿再植的远期后遗症是牙根被吸收[1,32,33]。

前牙折断的处理取决于折断的类型，还与牙髓和患者的年龄有关。Ellis分类系统通常用来描述前牙的折断，但是，目前普遍采用的方法是从解剖学的角度来描述[34]。釉质折断，釉质与牙本质折断，釉质、牙本质折断并暴露牙髓分别对应于传统的Ellis分类Ⅰ、Ⅱ、Ⅲ级（图68-9）。

最简单且常见的牙折是仅有釉质折断，创面呈白色。这种损伤通常较轻，除非牙齿的尖锐部分导致软组织损伤，此时需用金刚砂板将齿尖磨平。患者或父母通常会关注外表的缺陷，应告知他们可以用釉质黏合塑料材料使牙齿恢复到其自然位置。这种处理是必需的，但并不需要紧急处理。

牙本质折断时，创面呈乳白色。无论是在正常情况还是受到损伤时，牙髓总是持续不断的形成牙本质。相对而言，小儿的牙髓比较大，成人则正好相反。由于牙本质是一种微管结构，细菌可以由此侵入髓腔，因此，对于儿童和青少年来说，当牙本质折断并暴露于口腔后，由于只有很少的牙本质对牙髓起到保护作用，后果是很严重的。

对于年轻患者，治疗牙本质折断的方法是立即用氢氧化钙糊剂置于暴露的牙本质上，覆盖一层干箔，更多时使用釉质黏合塑料，并包扎。尽早处理可以防止污染物进入牙髓，并有利于后期根管治疗。应尽快通知小儿或成人牙科医师。由于暴露的牙本质过度敏感，所以患者应尽量避免温度的变化。在成人，与牙髓组织相比，牙本质足够厚，并不需要牙科医生的紧急处理，可将患牙包扎，在牙科医生工作日就诊。

牙齿折断导致牙髓暴露时，由于髓腔可被迅速污染，所以是前牙折断最严重的类型。应仔细区分牙本质暴露和牙髓暴露。当用纱布擦净牙齿，发现呈粉红色或有血滴下时，提示牙髓暴露。在神经暴露时会产生剧烈疼痛；另一方面，当外伤撞击时，也可离断牙根尖的神经血管供应，消除大部分对疼痛的敏感性。这种损伤通常伴有严重的牙折，涉及整个牙冠和牙根[35]。

牙髓暴露是牙科需紧急处理的情况。发生于乳牙时，对于暴露的牙髓，可使用牙髓离断术，将牙髓从髓腔内移除，用甲醛煤酚使剩下的组织干化，覆盖一层氢氧化钙，再置入牙齿。在大多数病例，如果只有少许感染，乳牙会持续存在至其自然脱落。在成人，仅做牙髓离断术是不够的，需将牙冠和牙根内的牙髓全部移除。虽然对于儿童而言，牙髓暴露的紧急处理更加紧迫，但是如果只有少许感染，成人的并发症更少，成功率更高。当遇到由于牙折导致牙髓暴露的病例时，应尽快通知牙科医生、小儿牙科医生或牙髓病学专家，或告知患者第二天复诊。如果一时无法找到牙科医生，可将一团湿棉球置于暴露的牙髓上，并覆盖一层干箔或用根管封闭剂暂时封闭。虽然有些人主张使用拔髓针来移除暴露的牙髓组织，但是并不推荐使用这种器械，因为即使是熟练的牙科学专家，使用时也容易造成损伤[35]。对于有剧痛的病例，使用牙神经阻滞剂可能会有所帮助。

牙不全脱位和撕脱牙

由于外力导致牙齿松动称为不全脱位，可与牙折有关，也可与之无关。可用两块压舌板轻轻叩击患牙，任何可活动的迹象即提示牙齿有不全脱位。在牙龈沟周围可见一圈血迹。若牙齿仅轻微松动，患者可服用软食；若牙齿松动明显，则需在10～14天内尽快固定。由牙科医师用Erich弓形杆、结扎金属丝、釉质黏合塑料等器械或联合物理疗法固定牙齿，这些技术须由口腔颌面外科医师、牙科医师或小儿牙科医师尽量在短期内操作[35]。

作为一种暂时措施，可指导患者轻咬一片纱布，

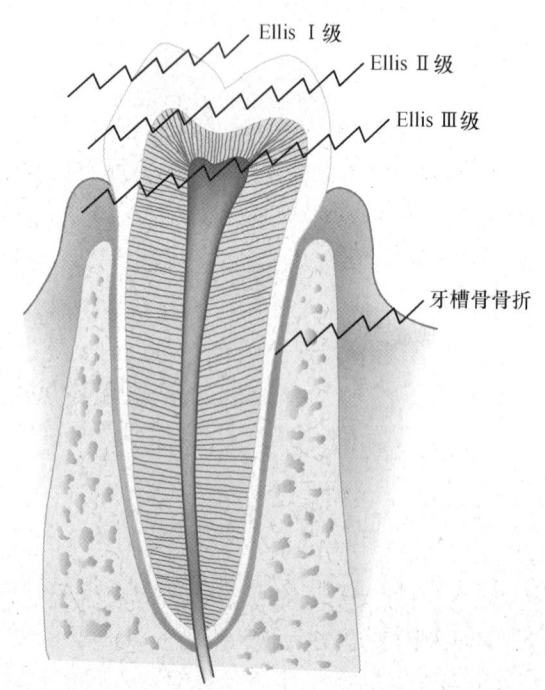

图68-9 前牙牙折的Ellis分类。（Redrawn from Tintinalli JE, et al: Emergency Medicine: A Comprehensive Study Guide, 4th ed. New York, McGraw-Hill, 1996.）

或用牙周填充物固定牙齿 24~48 小时[36]。将等量树脂和催化剂混合在一起，糊在患牙及其两侧相邻的 2~3 颗牙的前方及后方，使之固定成型。当混合物变硬时，要求患者闭口（图 68-10）。建议患者避免饮用热液体以免软化固定物，流质饮食或软食，尽快去牙科医生处就诊。

撕脱牙是指牙齿完全从牙槽窝内撕脱，属于牙科急诊。如果未见到牙齿，则应考虑到误吸或陷入软组织的可能性[37]。复位撕脱牙的方法取决于患者的年龄和牙齿从口腔撕脱的时间长短[38]。6 个月至 6 岁的小儿的乳牙撕脱不需要复位。再植乳牙会发生骨牙粘连或者与牙槽骨相融合，因此，尽管牙面复合体会向下前方生长，再植术是不需要的。同时，对恒牙的萌出也会造成一定的干扰。此类病例也会影响外表美观，患儿应去小儿牙科医生处考虑使用空间保持器或器械矫正。

恒牙的撕脱需要立即处理。当牙齿从牙槽窝内撕脱时，会出现牙周膜纤维撕裂，残片附着于牙根的牙骨质和牙槽窝内牙槽骨上。理想情况下，撕脱牙的最适环境是其牙槽窝内。据了解，自 20 世纪 60 年代中期以来，牙齿若可在撕脱后 30 分钟内回到牙槽窝内，即可成功再植[37,39,40]，每延迟 1 分钟，再植成功率就会下降 1%。然而，立即行再植术有一定的难度。在发病现场的人（父母，老师，教练员，急救医生）不熟悉牙齿再植；牙齿可能会被弄脏，或者患者不配合；有时，需优先处理其他威胁生命的损伤，不可能立即实施牙再植术。由于这些原因，需要寻找理想的储存液来运送和保存撕脱牙。

最坏的情况是在干燥的环境下运送牙齿。将其保存在净水中也不是很好[41]。虽然唾液是一种合适的储存剂，牛奶由于具有渗透性和适宜 Ca^{2+}、Mg^{2+} 浓度，更加适合[42]。最适合运送和保存的储存液是

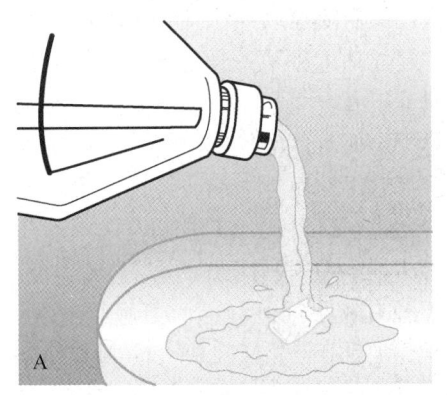
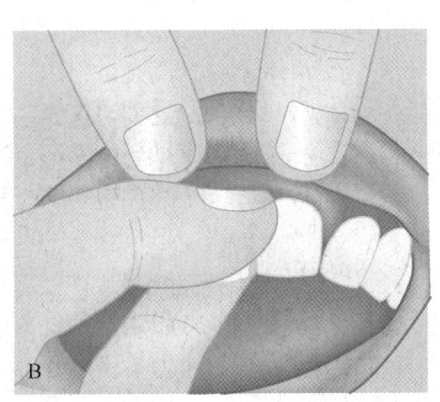
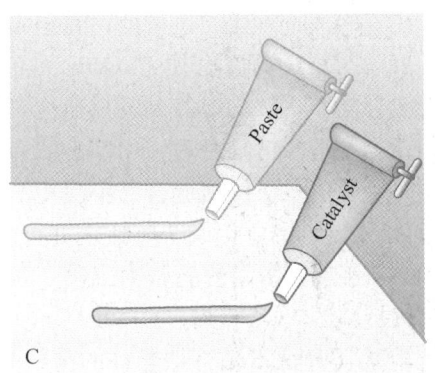
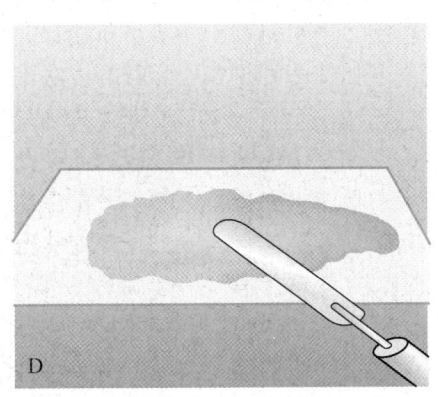

图 68-10 撕脱牙的再植与固定。A，冲洗牙齿；B，将牙放回牙槽窝；C 和 D，混合牙周填充物；E，准备好夹板；F，填充物糊在再植牙及其两侧相邻的两颗牙上固定成型。

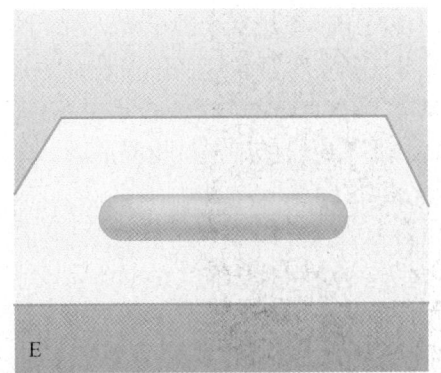
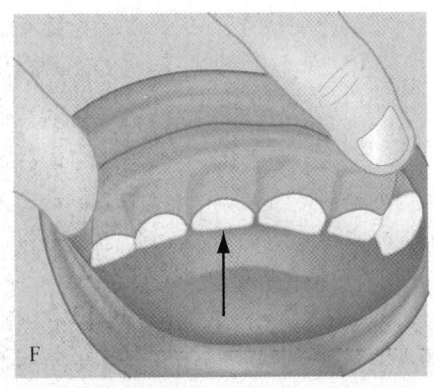

Hank's 液，一种 pH 呈中性的细胞培养液[43]。这种溶液作为"Save-a-Tooth"系统产品（3M）已经上市。Hank's 液可保持细胞活性达 12～24 小时，或可更长[44]。如果牙齿撕脱超过 30 分钟或者已经干燥，可将其放入 Hank's 液，有助于牙周膜细胞的再生[45,46]。在使用"Save-a-Tooth"系统时，将牙齿置入篮中，盖上盖保存，使用时，移去盖，将篮从溶液中提出，翻转篮筐，将牙齿倒于填补垫上。

当接到有关撕脱牙的求助时，首先应确定是否是恒牙。如果是，应指导求助者用生理盐水或水冲洗牙齿，并迅速将其放回牙槽窝；如果由于技术或情感因素不能完成，则应指导患者将牙齿放在他或她的舌下或颊囊内，这样可浸润在唾液中；如果患者年幼，牙齿可放置在父母口中；如果父母不可接受或担心发生误吸或吞下牙齿，牙齿可放在一杯牛奶中；如果没有牛奶，可以使用生理盐水[46]。理想状态下，牙齿在运送时应置于 Hank's 液中。

当患者到达急诊室时，应尽早行牙齿再植。如果一时无法做到，牙齿应保存在 Hank's 液中或"Save-a-Tooth"系统中（特别是当牙齿撕脱超过 30 分钟或需优先处理其他威胁生命的损伤时）。如果没有 Hank's 液，可用生理盐水冲洗牙齿，必要时可抽吸牙槽窝，立即植入牙齿。需进行局部麻醉。有可能的话，牙齿应仅在牙冠部分操作，这样不会对残存的牙周膜纤维造成损伤。对牙齿的固定须立即进行，否则牙齿会剥脱。固定的方法与固定松动明显的不全脱位牙相同（见图 68-10）。检查对破伤风免疫的状况，患者应按照非破伤风创伤的标准程序治疗（如免疫已达 10 年以上者需加强免疫）。患者应开始使用青霉素 V 或红霉素[1,47]。

患者流质饮食数天，接下来软食 1 周。对牙齿的固定维持大约 2 周，逐渐开始恢复牙齿的功能，以预防骨牙粘连。撕脱超过 30 分钟的牙齿常常需要进行牙髓治疗[38]。当有许多牙发生撕脱时，会考虑牙齿的解剖学方位，更多时会考虑使用哪个牙槽窝，尽管如此，仍然应该将每颗牙齿放置于其最适合的牙槽窝内，以保持其良好的生理环境。牙科医生可在最终固定前做任何必需的调整。

牙槽骨骨折

牙折和牙不全脱位或撕脱牙可能与牙槽骨骨折有关。牙槽骨骨折临床上表现为骨片的暴露或可通过 X 线片诊断。在大面积面部创伤时，除非有很大的误吸危险，应小心保存尽可能多的牙槽骨。牙槽骨的大量缺失可导致后期很难用假体修复面部畸形[42]。

牙槽骨骨折可用弓形杆固定。牙槽骨折痊愈需固定 6 周；如果同时伴有牙不全脱位或撕脱牙，应保持固定，不考虑可能发生的骨牙粘连。牙槽骨的缺失最终会导致患者面部畸形。永久性的骨牙粘连在一段时间内可保持功能，虽然对于口腔颌面外科医生而言，它很难去除，但是它的重建比支撑牙槽骨容易得多。各种牙科材料，包括局部麻醉用品和"Save-a-Tooth"系统，在一种被称为"The Dental Box"（Dental Box Co.®，Pittsburgh，Penn）的商业包装中都可很方便地组合。

软组织损伤

牙槽创伤时通常会同时发生唇、口内黏膜和舌等软组织损伤。创口处应检查是否有残片和牙齿碎片。与外科创口一样，行清创术和创口冲洗。由于必须要对软组织进行处理，应在完成牙折的初步处理或固定牙齿的必须步骤后，最后闭合软组织损伤。如果首先闭合软组织，在后续处理过程中，会导致已小心缝好地创口撕脱，必须重新缝合[48]。

张开的口腔内撕裂伤可逐渐形成溃疡，继发感染并伴有疼痛。由于咀嚼时的反复损伤，纤维性愈合会形成难看的瘢痕。黏膜创口使用 4-0 可吸收或黑丝缝线缝合；牙龈和舌的撕裂伤可用 4-0 黑丝缝线缝合，因为这种材料对接触有较小的刺激性。可吸收缝线，如含铬的 4-0 缝线，最适用于儿童。较大的舌撕裂伤应做好评估，否则在愈合过程中会形成一条裂缝，需要重新缝合。可采用直接局部麻醉，也可使用舌阻滞麻醉的方法来实施麻醉。小的撕裂伤（<1cm）无需处理，特别是在儿童。对于皮肤和口腔黏膜贯通性撕裂伤的处理尚存争议。在适当的准备后，用前法闭合黏膜；皮下组织用可吸收的皮下缝线缝合，解除皮肤张力；皮肤用人造不可吸收的 6-0 或 7-0 缝线缝合，在 3～4 天内拆线，这取决于伤口的肌张力强度。口腔内丝线约在 7 天内拆除[48]。

预防性使用抗生素（青霉素是可供选择的药物）对贯通性撕裂伤和其他口腔内创伤有益[47]。建议患者保持口腔卫生，每天用生理盐水漱口 6 次，在皮肤已缝合的创口处涂抹三重抗生素软膏，仔细观察防止感染。这些患者须在 48～72 小时内检查是否感染。术后正常的软组织肿胀不应与感染伤口相混淆。

颞下颌关节脱位

下颌骨髁突在创伤时会发生脱位，但是更为普遍的是发生于下颌骨过度开放时，如打呵欠或大笑以后。

颞下颌关节脱位常发生于髁突沿着关节结节向前方移动并固定在其前上方的时候，此时，咬肌、翼内肌和颞肌痉挛，试图使下颌骨闭合，导致牙关紧闭，髁突无法返回颞窝。下颌脱位时，患者会感到疼痛和恐惧。关节窝与关节结节之间解剖结构失调、关节囊与颞下颌关节韧带较弱或者韧带撕裂的患者容易出现下颌脱位。药物引起的张力异常反应也可导致下颌脱位。有过一次下颌脱位的患者容易再次发生脱位。如果发生单侧脱位，其颚部会偏向对侧。更普遍的是发生双侧脱位。在发生创伤性脱位时，应拍摄下颌环口X线片或颞下颌关节X线片，以排除骨折的可能性[1,42,47,49]。

复位脱位下颌骨时，由于要克服咬肌的收缩力有些费劲，但是其方法比较简单。和其他脱位一样，患者需要镇痛、镇静。急诊医师可面朝患者，也可从患者背后用双手握住下颌骨，拇指放置于口腔内下颌骨隆起处，磨牙之后，其余手指环绕颚部。患者最好取坐位，头紧靠一坚固平面，这样向前或向后的压力不会使整个头部活动。有些医师习惯于将拇指置于牙齿的咬合面上，此时，应在拇指缠上纱布，这是因为在复位成功后，巨大的张力导致咬肌收缩，这样做可以保护拇指。将下颌骨下压，使髁突从关节结节的前方被固定处游离，向后下方推下颌骨，使之回到颞窝（图68-11）。建议患者避免下颌骨过度开放，如大笑或打呵欠，软食一周，热敷颞下颌关节区域。非甾体类抗炎药和肌松剂可能有所帮助。习惯性脱位的患者开始时可使用巴尔通绷带（Barton绷带）（缠绕头顶部和下颌骨的弹性绷带）固定。颌间固定必须使用金属丝和弹性带。效果不明显或反复复发的患者应行髁突手术治疗[1]。

出血

口腔内出血是牙刮除术、牙周手术和牙拔除术常见的并发症。术后局部按压很容易控制出血。然而，在这之后，患者可能会因为出现持续性出血或复发性出血而来急诊室就诊。需要采集近期牙科手术史、抗血小板药物如阿司匹林的用药史、凝血性疾病史或自发性出血史。没有任何触发因素的自发性牙龈出血需

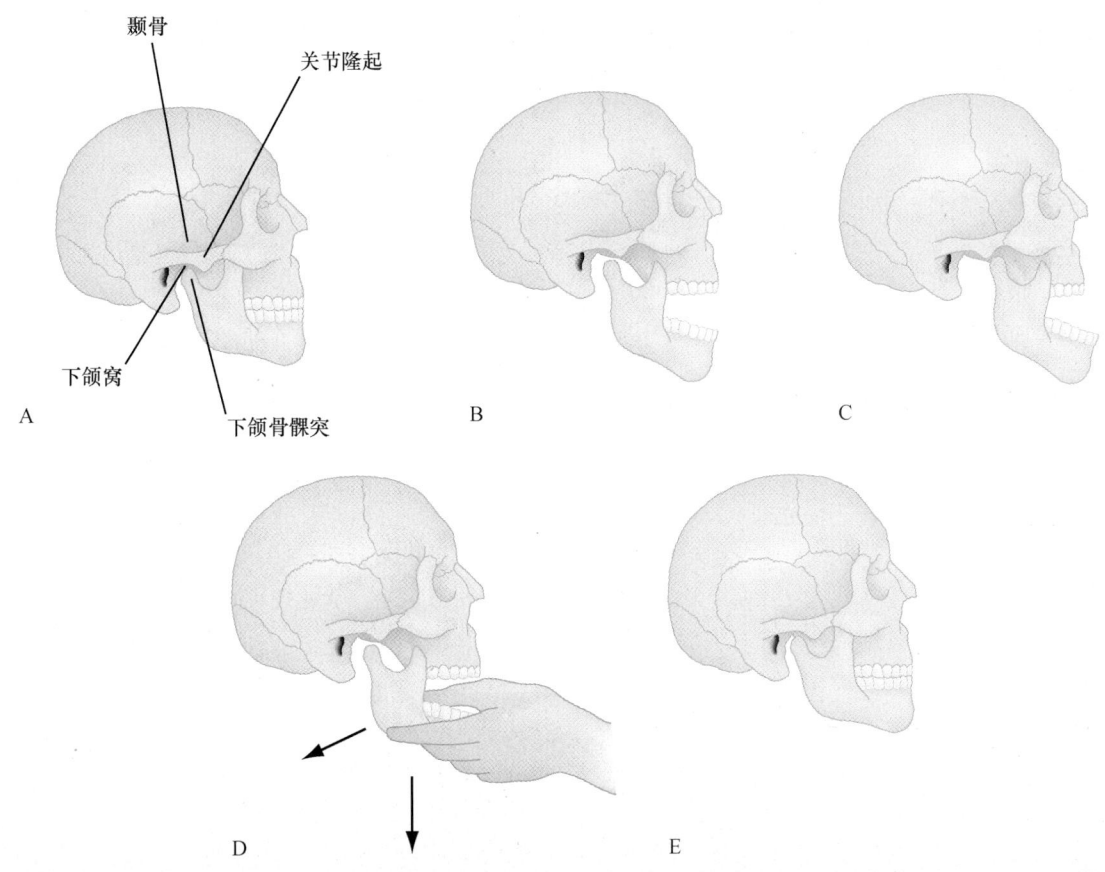

图68-11 颞下颌关节脱位复位术 图示颞下颌关节正常和脱位的位置。**A**，闭合位置，下颌骨髁突位于关节结节后的下颌窝内；**B**，最大的开放位置，下颌骨髁突位于关节结节稍后下方；**C**，脱位位置，下颌骨髁突向前上方移动，位于关节结节之上，发生肌肉痉挛；**D**，复位时，双手拇指位于口腔内下颌磨牙侧面，在下颌磨牙隆起邻近下颚角处向下后方施压；**E**，当下颌髁突到达关节结节下方后，肌肉收缩使得下颚回到正常关闭位置。（Redrawn from Rose LF, Hendler BH, Amsterdam JT: Temporomandibular disorders and odontic infections. Consultant 22：125，1982.）

进行凝血功能和全血计数和分类的检查。导致自发性牙龈出血的疾病已在系统性疾病在口腔的表现部分有所讨论。如果最近接受过牙周手术或牙拔除术，则需进行凝血因子置换和给予氨基己酸以治疗由于凝血因子缺乏导致的凝血功能障碍。

牙拔除术后出血是口腔内出血的最常见的原因。吸烟史、过度吐痰或使用吸管都是有用的信息，因为这些行为都可都导致口腔内形成负压，使得牙槽窝的凝血块脱落。过多的凝血块应从口腔内去除，要求患者咬纱布20分钟；如果未止血，可使用含1∶100 000肾上腺素的2%利多卡因浸润患处，组织颜色会变苍白，再次纱布按压20分钟；如果仍继续出血，患处可用吸收性明胶海绵或再生氧化纤维素填充，用4-0丝线缝合，再次用纱布按压。按压无效提示需检查凝血功能。同时拔除多颗牙齿但没有进行适当的骨重塑和软组织闭合的患者需要行外科修正术以达到止血的目的[1]。

对于牙周手术后出血的患者，局部措施和持续纱布按压一般是有效的。对于深刮术后出血过多的患者，可用注射含肾上腺素的局部麻醉剂或放置牙周填充物的方法止血。近期接受过涉及牙龈翻瓣的牙周手术的患者，可能已将牙周填充物取出，这些填充物有利于组织排列整齐和伤口愈合，如果有可能，应联系牙周病学专家，尽快将填充物重新置入以确保愈合。

重要概念

- 最常见的非创伤性口腔急诊是由龋病、牙周脓肿和牙源性感染蔓延引起的疼痛。
- 口腔炎症时，最应该重视的是任何形式的气道受累。
- 牙折的不同处理方式取决于所涉及的结构——釉质、牙本质或牙髓暴露。
- 撕脱牙必须立即再植，最好保存于Hank's液中。
- 软组织损伤，如舌撕裂伤，当同时发生牙齿受损时，应在固定牙齿后再处理。

本章参考文献请参见 http://pumpress.bjmu.edu.cn/eduservice/3419.html

第 69 章 眼科学

Rahul Sharma and Douglas D.Brunette

潘昊 译　杨光田 校

概述

背景与流行病学

约 2% 患者因为眼病前来急诊室就诊,包括原发性眼科疾病、感染性疾病和创伤。在美国,职业性损伤中约 3.5% 是眼部损伤,每天约有 2 000 名美国工人发生眼外伤[1]。大多数眼科疾病的治疗不需要眼科会诊,只有少数需要眼科医生立即介入治疗[2]。有些特殊疾病如视网膜中央动脉阻塞和腐蚀剂灼伤需紧急治疗,甚至治疗应与病情的评估同时进行。其他的许多眼科疾病,急诊医师可根据病史和体格检查,评估病情后再做治疗。

图 69-1 和彩图 69-2 所示为正常眼部解剖结构和眼底正常表现。

眼外伤

概述

需对眼外伤患者眶周和眼眶结构做系统的检查。许多眼周围结构也常常会出现损伤。眼穿通伤和钝伤可能会伤及一些眼内结构。

非穿通性外伤

眼眶和眼睑

临床表现和治疗

挫伤　眼眶及眶周组织的钝挫伤可引起淤血、水肿,通常外观表现明显。应考虑到与之相关的严重损伤。颅底骨折时可出现双侧眼眶淤血(熊猫眼);患者可能会出现眼球下损伤,由于水肿无法进行全面的检查。急诊医师应试图看到并检查所有眼睑下结构,了解准确的视力情况。这些检查应在患者到达急诊室后,水肿加重前尽快进行,在眼睑严重水肿的情况下做检查是很困难的。Desmarres 眼睑牵开器可帮助避

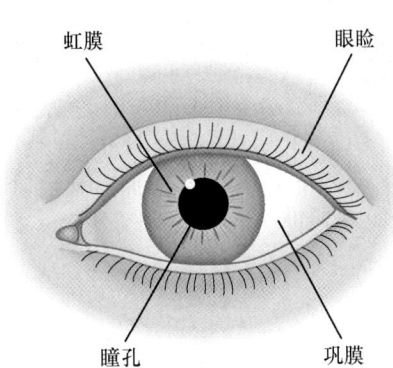

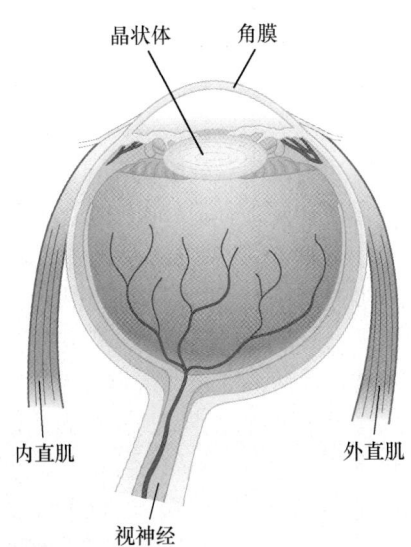

图 69-1　正常眼解剖。

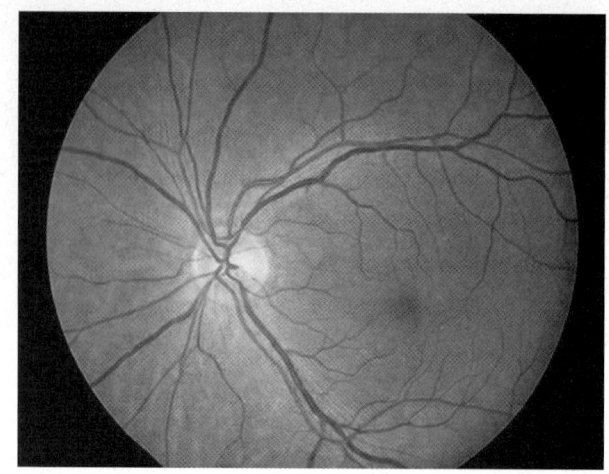

彩图 69-2 正常眼底。（Image courtesy of www.tedmontgomery.com）

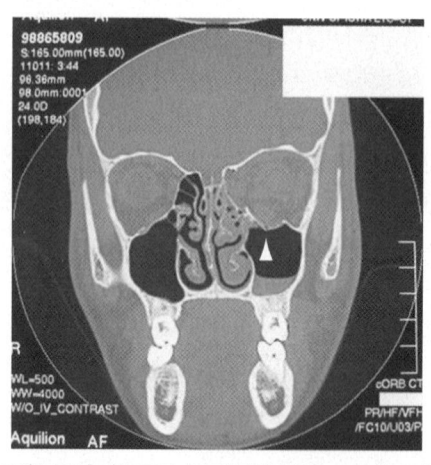

图 69-3 面部 CT 扫描显示左下眶骨骨折，合并上颌窦出血。(Image courtesy of http://webeye.ophth.uiowa.edu/eyeforum/Images/floorfx_08232004.jpg)

免眼球受压。

眼睑及其周围区域分离性软组织损伤可对症治疗。在急诊室就开始抬高头部和间歇冷敷，持续 48 小时，可以减轻水肿和疼痛，完全消退需要 2～3 周。告知患者一旦出现水肿或疼痛加剧、视力减退、复视、明显的闪光感或漂浮物应立即复诊。

眶壁骨折 当钝伤导致眶内压急剧升高时，骨质较薄的眶壁通常会发生骨折。由于眼眶底部是全身最薄弱的地方，此时会导致眼眶软组织脱出进入上颌窦[3]。眼外肌中的下直肌、下斜肌，眼眶脂肪和结缔组织的内陷会引起眼球内陷、上睑下垂、复视、同侧颊和上唇麻痹以及向上注视受限。可触及皮下眼眶气肿。10%～25% 发生眶底骨折的患者会出现眼球损伤[4]。拍摄 X 线片可有所帮助但并不完善，最好应行眼眶轴面和冠面的 CT 检查（图 69-3）。X 线片的作用有限，对软组织结构和广泛的骨性畸形显像灵敏度较低[5]。在 X 线平片上，泪滴征、从眼眶到上颌窦广泛肿胀、上颌窦的气-液平面都是眶底损伤的间接征象。如果骨折导致鼻窦感染，治疗措施包括使用鼻减充血剂，口服广谱抗生素，并冰敷眼眶，持续 48 小时。一些眼科医生使用激素减轻水肿。一般不做外科修补，除非患者持续复视或需要整形，水肿在 7～10 天内消退，等水肿消退后再进行手术[6,7]。患者应在 1～2 周内复诊。

眼眶内侧壁骨折，可通过筛骨的筛骨眶板进入筛窦。临床表现为眼眶气肿和鼻出血，由于内直肌受到损伤可出现复视[3]。发生眼眶气肿时要寻找与之相关的损伤[8]。少数情况下，眼眶气肿会压迫视神经，导致急性视力损害[9,10]。大多数情况下，眼眶气肿是一种良性反应，可自然消退，不需要预防性使用抗生素，除非骨折导致鼻窦感染[8]。眶底和眶内侧壁骨折的患者应避免擤鼻子和做 Valsalva 动作，防止气肿扩散。

眼眶边缘骨折也很常见，通常是外力直接作用的结果。

球后出血 当钝伤伤及眼眶血管时，眼球周围潜在间隙内可能会出现眼眶出血。明显的出血可导致眶内压急剧增高，传递到眼球和视神经，使得视网膜中央动脉阻塞。临床表现为眼球突出，眼球转动受限，视力损害和眼压增高。行眼眶 CT 扫描可以发现血肿。

当球后血肿影响到视网膜循环时，应咨询眼科医生及时进行减压。降低眼压的方法包括使用碳酸酐酶抑制剂，局部使用 β-受体阻滞剂和静脉注射甘露醇。在彻底降压前可在急诊室行外眦切开术以暂时缓解高眼压[3]。

角膜和结膜

临床特征和治疗

化学性烧伤 眼部暴露于化学品属眼科急诊情况。当暴露于强碱性化学品，如泥浆、化学清洁剂、工业溶剂、石灰及水泥混凝土等时，在脱离碱剂环境以前，碱剂可渗透并溶解组织，引起液化性坏死；酸性物质引起组织凝固性坏死，凝固的组织蛋白可限制损伤向深层发展，因此其破坏性较碱性烧伤小。

一旦发生应立即用大量清水冲洗。在将患者转运至医院之前，应至少冲洗 30 分钟。用棉签彻底清除眼穹窿部的异物。

到达医院后，应继续冲洗。冲洗设备，如 Morgan® Lens (Mortan Inc., Missoula, Mont)，可用于对患眼的持续冲洗。冲洗时可能需要局部麻醉和翻转眼睑。冲洗直到泪膜的 pH 值达到中性为止，pH 值检测方法是将硝秦纸浸入结膜下穹。如果冲洗后 pH 值仍为碱性，应继续冲洗。在冲洗停止后，应每隔 10

分钟检测一次 pH 值是否中性。冲洗后的治疗包括使用睫状肌麻痹剂（避免使用去氧肾上腺素），局部使用抗生素，降眼压以及止痛。

所有明显的化学品暴露患者都应请眼科会诊。确定物质种类及其 pH 值是很重要的。pH 值小于 12 的碱性物质和 pH 值大于 2 的酸性物质不会造成明显损伤，但是浓度较高时和长时间的接触仍然会造成损伤[11,12]。

通过角膜混浊和巩膜变白的程度来确定其严重性（彩图 69-4）[13]。远期并发症包括角膜穿透、角膜瘢痕和角膜新生血管形成，睑球粘连，青光眼，白内障以及视网膜损伤。

各种刺激，溶剂，洗涤剂和胶水 眼部暴露于未知物质时，应像酸性或碱性物质那样处理，立即冲洗。洗涤剂只会对结膜产生刺激。大多数刺激物质会腐蚀角膜上皮，导致前房感染。在大量冲洗之后，这些损伤应作为角膜擦伤来处理。

眼部暴露于烟雾是很普遍的，眼内异物来源于燃料。眼部暴露于个人防护设备中的混合物时，应当采用与其他化学性损伤相同的方法处理。

眼部暴露于超级胶水（氰基丙烯酸酯黏合剂）同样很常见。胶水迅速硬化，密闭眼睑。伸入眼内的睫毛和超级胶水可导致角膜损伤[14]。轻轻牵拉眼睑，分开沾上胶水的睫毛，可打开眼睑。如果眼睑闭合时处于正常解剖学位置，通过轻轻的牵拉无法打开，可暂不处理，等待数天，依靠生理作用溶解胶水[15]；如果眼睑反转并且密闭，则需手术治疗。应避免使用其他物质溶解胶水。暴露于超级胶水时，应请眼科医生会诊。

热灼伤 由于反射性眨眼和 Bell 现象，热灼伤影响眼睑多于眼球。眼睑表面灼伤可用大量清水冲洗，并局部使用抗生素眼膏。二度和三度眼睑灼伤需要眼科医生会诊。角膜接触到热液体和香烟灰烬时，会导致浅表角膜上皮损伤，可作为角膜擦伤来处理。熔化的金属和其他热的物质可导致眼球穿通伤。

放射性烧伤（紫外线角膜炎） 来源于太阳灯、日光棚、高原环境、雪或水面的反光或焊工电弧的紫外线可造成角膜上皮直接损伤。在受到辐射 6～10 小时后，患者会逐渐出现异物感、流泪、剧烈疼痛、畏光和眼睑痉挛[16]。可行局部麻醉以便于检查。检查可发现视力下降，结膜充血和弥散性点状角膜缺损，由于下眼睑的保护，角膜下缘的损伤常呈不连续状。治疗措施包括使用短效睫状肌麻痹剂和局部使用广谱抗生素眼膏，尽管没有足够证据证明后者有效。通常需要口服止痛剂。患者不需要预先使用局部麻醉剂，因为频繁使用会减缓愈合速度并导致角膜溃疡形成[17]。应告知患者紫外线辐射的不良反应，并使用防护设备[18]。如果患者的症状在 24 小时之内没有缓解，应在眼科或急诊科复诊。

机械性角膜擦伤 患者以异物感、疼痛、畏光和视力下降为主诉前来就诊。使用局部麻醉剂可缓解疼痛，疼痛缓解的程度可用于鉴别导致急性眼痛的其他原因引起的角膜损伤[19]。检查可发现结膜充血，如果损伤较大或处于视轴上会出现视力下降，裂隙灯检查可见上皮损伤（彩图 69-5）。裂隙灯检查发现眼前房房水渗漏提示角膜穿孔（Seidel's 试验）。必须与睑结膜异物相鉴别。治疗措施包括使用睫状肌麻痹剂和局部抗生素。最近研究显示使用非甾体类抗炎药可减轻角膜擦伤患者的疼痛[20]。使用角膜接触镜的患者应局部使用可覆盖假单胞菌的抗生素。避免使用眼罩，尤其是当损伤累及基质或使用角膜接触镜者。研

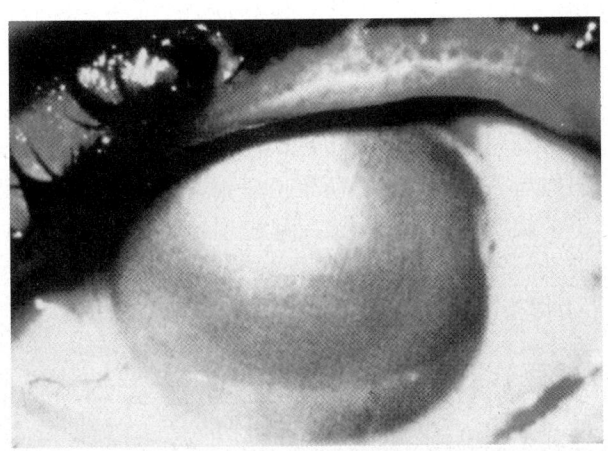

彩图 69-4 严重碱灼伤。图示巩膜变白和角膜混浊。

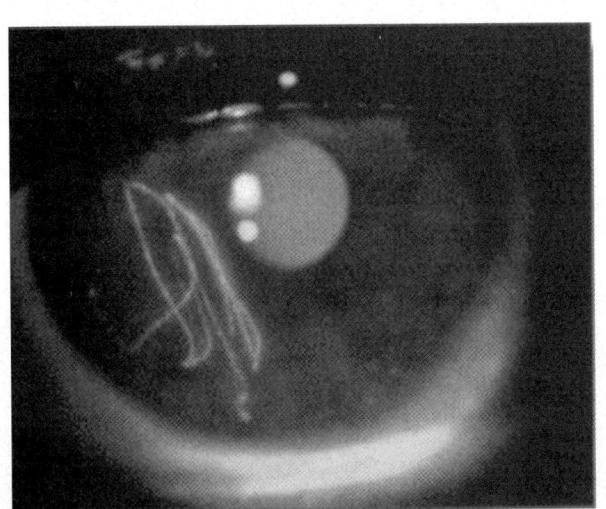

彩图 69-5 裂隙灯下角膜擦伤表现。（Image courtesy of http://www.perret-optic.ch/optometrie/symptomes_ diagnostiques/symptomes/opto_ symfor_ gb. htm）

究显示眼罩对小的、没有出现并发症的角膜擦伤的愈合没有明显作用[21,22]。角膜擦伤的患者不应继续佩戴角膜接触镜，需口服止痛剂。目前尚没有从单纯角膜擦伤发展成有破伤风临床表现的病例报道[23]，由于缺乏证据，单纯角膜擦伤患者不需要破伤风免疫。但是，在出现有破伤风倾向的损伤时，如角膜穿通伤或损伤处有污物和有机物质，应注射破伤风疫苗。患者不需要预先使用局部麻醉剂，因为可能导致角膜溃疡和细菌感染。如果患者的症状在24小时之内没有缓解，应在眼科或急诊科复诊。

角膜异物 角膜异物患者表现为疼痛、异物感、结膜充血、流泪和眼睑痉挛。使用局部麻醉剂有助于检查，使用裂隙灯检查可明确诊断（彩图69-6）。局部麻醉成功后，应首先尝试使用消毒过的生理盐水移去异物；如果失败，应在裂隙灯下，用眼铲或套在1～3ml注射器上的25号针移去异物。患者必须完全合作，在裂隙灯下，头保持不动。也可用短的塑料20号探针套在注射器上代替。在裂隙灯下，异物有时可被冲洗出角膜。

铁质异物可留下残余的铁锈环（彩图69-7）。移去铁锈环需在24小时后，在眼科或急诊科复诊时进行，这是因为受累角膜可逐渐软化，铁锈环向角膜表面移出，使得移除操作更容易。

如果异物累及大面积视轴，异物嵌入到角膜内，有发生角膜穿透的危险或有许多异物时，应请眼科医生会诊。

移除异物的治疗措施与角膜擦伤类似，如果患者需要移除铁锈环或症状在24小时之内没有缓解，应在眼科或急诊科复诊。

当遇到由于使用高速钻头、锯、磨、锤而出现眼内异物的患者时，急诊医生应警惕是否合并有穿通

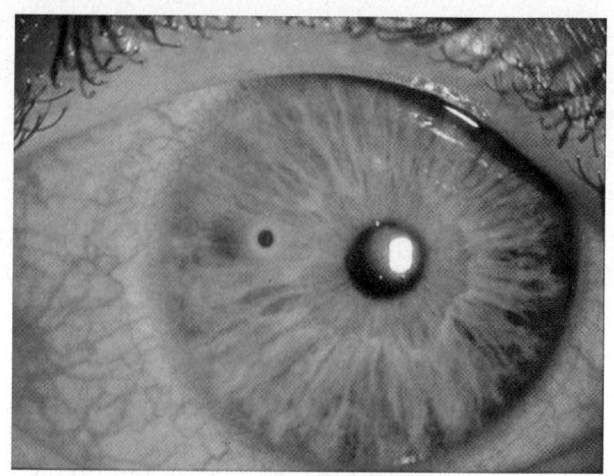

彩图69-7　移除含铁异物后，裂隙灯下所见角膜铁锈环。（Image courtesy of www.tedmontgomery.com）

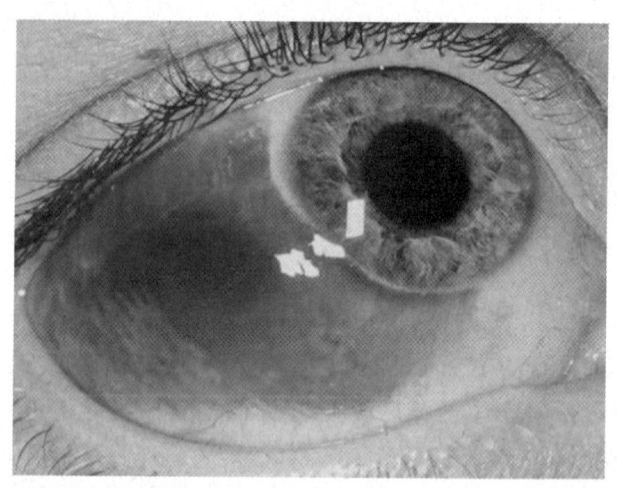

彩图69-8　结膜下出血。（Image courtesy of www.tedmontgomery.com）

伤，可使用CT明确眼内异物诊断。

结膜异物 结膜异物可在局部麻醉后，用棉签或眼科镊移除。局部使用去氧肾上腺素可减少结膜出血。

结膜下出血 由于外伤、Valsalva动作或无明显诱因，时常可出现结膜下小血管破裂。患者通常以出血为主诉，若出现疼痛，视力下降或畏光则提示严重的病理情况。结膜下出血呈片状，鲜红色，仅限于球结膜，与角膜缘之间的边界清楚（彩图69-8）。结膜下出血应与球结膜水肿所致出血相鉴别，后者提示更严重的眼球疾病。双侧或反复出现结膜下出血应进行血液系统相关检查。治疗措施为局部按压24小时，2～3周可消退。

前房和虹膜

临床特征和治疗

外伤性前房积血　虹膜或睫状体血管破裂导致前

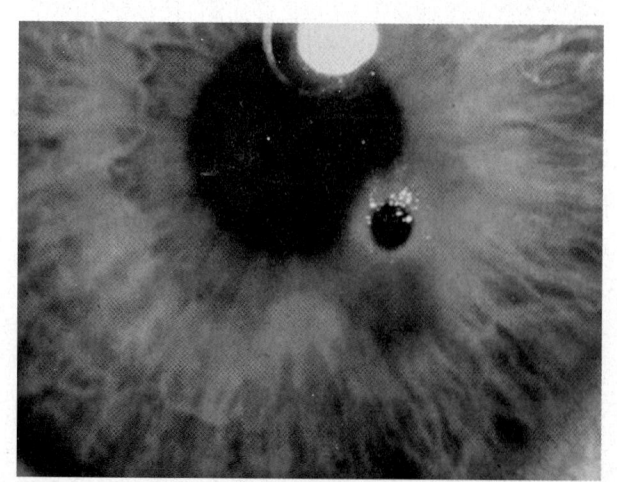

彩图69-6　裂隙灯下见角膜异物。（Image courtesy of www.tedmontgomery.com）

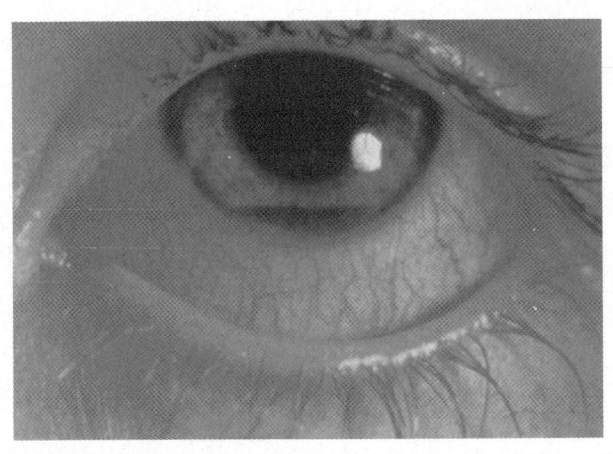

彩图 69-9　前房下方少量出血。（Image courtesy of www.tedmontgomery.com）

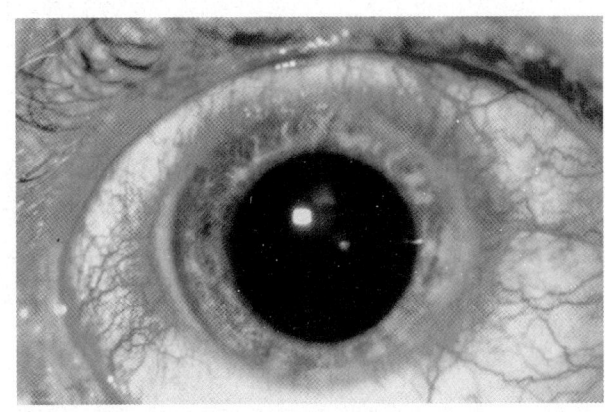

彩图 69-10　睫状充血。图示结膜边缘充血最明显。

房积血，使得前房透明的房水中混有血液。如果患者取坐位，血液通常分层，在房水中形成新月形。少量的前房积血只可在裂隙灯下看到，而出现大量的前房积血时，血液可发生凝结。患者感觉眼痛、畏光和视力减退。急诊医生可在裂隙灯下或直接看到出血（彩图69-9）。不会出现传入性瞳孔障碍［或称为马库斯-冈恩瞳孔（Marcus-Gunn pupil）］。当光线照射患眼时，本应缩小的瞳孔却出现扩大的现象称为传入性瞳孔障碍，同时患者会出现眼压增高。

前房积血的治疗必须因人而异。轻度的前房积血患者可在门诊治疗，其余患者均需住院治疗。一般治疗包括抬高床30°~45°，卧床休息，并限制眼球转动，如阅读[13]。患眼应用眼罩保护。患者可适当使用镇痛药，但应避免使用阿司匹林和血小板抑制剂[24]。谨慎使用止吐药和镇静剂。由于出血，可引起房水阻塞，导致眼内压增高。如果患者没有镰状细胞病，可局部使用β-受体阻滞剂，必要时也可局部加用α-受体阻滞剂或碳酸酐酶阻滞剂，也可口服乙酰唑胺或静脉注射甘露醇。

根据患者的临床症状，可使用缩瞳剂、散瞳剂、睫状肌麻痹剂、激素和抗纤溶蛋白溶解药如氨基己酸，最好请眼科医生开处方[13,25-27]。药物治疗控制高眼压无效，大片血凝块无法消散和角膜出血是外科手术干预的适应证[26]。有一些在大片血凝块无法消散时使用前房溶栓剂的病例报道[24]。

前房积血最主要的并发症是再出血，一般出现在2~5天后，此时血凝块收缩、变松[28]。再出血常发生于视力为20/200，初始前房积血覆盖眼前房1/3以上区域，损伤后药物治疗延误1天以上和开始时就出现眼压增高的患者[29]。其他并发症包括角膜持续出血，急性或慢性青光眼和虹膜前/后粘连。

血红蛋白病（如镰状细胞病、地中海贫血等）患者出现前房积血并发症的风险较高。在眼前房，镰状红细胞处于相对酸性和缺氧的环境[30]，导致前房水流出减少，眼压迅速增高。镰状细胞病患者发生前房出血并出现眼压增高时，应局部使用β-受体阻滞剂。对于青光眼的治疗应咨询眼科医生，有需要时，可口服醋甲唑胺而不是乙酰唑胺。

创伤性虹膜睫状体炎　眼球钝伤可挫伤并感染虹膜和睫状体，引起睫状肌痉挛。患者表现为畏光和眼深部疼痛。检查可发现角膜缘周结膜充血（睫状充血），前房细胞（白细胞或红细胞），前房闪辉（蛋白质）和瞳孔轻度扩张（彩图69-10）。白细胞和蛋白质的出现是炎症所引起的。当光线直射患眼时，可出现直接畏光，光线直射正常眼时，出现间接畏光。

治疗措施包括使用长效睫状肌麻痹剂，如5%氢溴酸后马托品，麻痹虹膜和睫状体，每天4次，持续7~10天[31]。如果5~7天后症状没有改善，可使用1%醋酸泼尼松龙帮助减轻炎症，但是角膜上皮损伤的患者应避免使用。1周内可消退。

创伤性瞳孔扩大和缩小　钝伤可导致瞳孔扩大或缩小，持续数天。出现明显头部损伤和意识状态改变时，在确定瞳孔扩大是由局部挫伤引起之前必须要排除脑神经麻痹。

瞳孔括约肌发生小的辐射状撕裂时可出现瞳孔永久性扩大，此时瞳孔边缘不规则，呈圆齿状。不需急诊处理。

虹膜根部断离　创伤性虹膜根部断离是虹膜根部从睫状体断裂，形成"第二瞳孔"，通常由前房积血引起。如果没有出现前房积血，不需急诊处理。大的撕裂伤可导致单眼复视，需要手术治疗。当出现前房积血或视力下降时需立即请眼科医生会诊。

前房角后退　睫状体钝伤可导致虹膜和周围组织后移，前房加深，前房角扩大和小梁网损伤。严重时可引起急性青光眼。

巩膜和晶状体损伤

临床特征和治疗

白内障 晶状体发生钝伤或穿通伤时，相对脱水的间质吸收水分，肿胀，变混浊。房水从瞳孔内流出受阻，形成青光眼，需要紧急手术治疗。损伤不是很严重时，在数周至数月后可形成白内障。

晶状体半脱位和全脱位 钝伤引起晶状体悬韧带完全断裂，导致晶状体向前或向后脱位；悬韧带不完全断裂导致晶状体半脱位。患有马方综合征、同型胱氨酸尿症、三期梅毒等的患者，即使微小创伤也会导致晶状体全脱位。半脱位时，患者出现单眼复视或视物歪斜；全脱位时，则出现明显的视物模糊。检查显示视力下降。扩瞳后可见半脱位晶状体的边缘。虹膜震颤是指在眼球快速运动后，虹膜出现震颤或闪烁，是晶状体全脱位的表现。根据全脱位晶状体的位置和眼部损伤的不同程度，可暂时观察，也可手术摘除。需立即请眼科医生会诊。

巩膜（眼球）破裂 钝伤使得眼内压突然增高，导致巩膜破裂。破裂常发生于巩膜与眼内肌连接处或巩膜边缘，是巩膜最薄弱的地方[32]。当看见眼内容物时，可明确诊断巩膜破裂；然而，隐蔽的眼球破裂很难诊断。患者感觉眼痛，视力下降。检查可发现巩膜破裂处球结膜水肿或严重的结膜下出血。当破裂发生于边缘时，可见瞳孔呈不规则形（泪滴状），也可看到葡萄膜从巩膜破裂处膨出，褪色呈黑褐色（彩图69-11）。虽然眼压降低是破裂的较好的指征，但是在不确定是否有眼球破裂时，不应使用眼压测量计。应避免所有增高眼压的操作。CT、超声检查、间接检眼镜都可用来诊断隐蔽性眼球破裂，但应请眼科医生来操作。

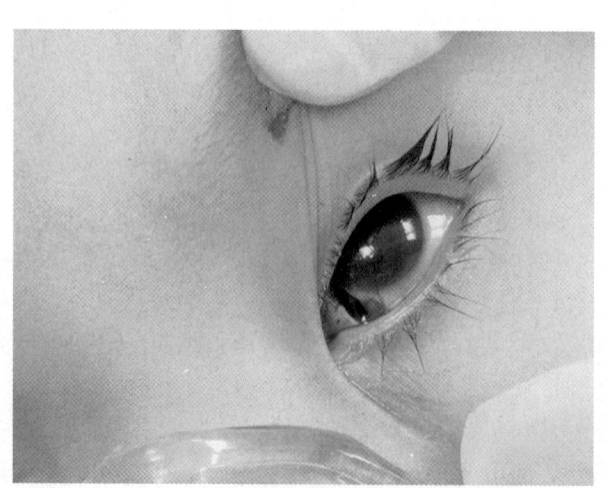

彩图69-11 巩膜撕裂合并眼球穿通伤。注意检查者的手指不要使眼压升高。

对于诊断明确的眼球破裂，在急诊室的治疗包括避免进一步的检查或操作，并放置金属眼罩以防止眼球受到任何意外压力。患者应禁食，在需要时可注射破伤风疫苗。如果患者出现恶心可使用止吐药。静脉注射广谱抗生素[33]。

理论上，在出现眼球穿通伤时，应禁止使用琥珀酰胆碱，因为会导致眼内压增高，眼内容物膨出，但是，搜索文献并没有类似病例报道。有一份研究报道，对100例眼穿通伤患者使用去极化剂预处理后，使用琥珀酰胆碱，没有发生不良反应[34]。眼球穿通伤患者，有需要时应实行呼吸道管理，使用琥珀酰胆碱迅速插管时，最好使用诱导剂。使用琥珀酰胆碱前，预先使用去极化神经肌肉阻断剂（如0.01mg/kg维库溴铵或泮库溴铵），但没有证据显示可以改善预后。

所有疑似或明确诊断眼球破裂患者均需请眼科医生会诊。

后段损伤

临床表现和治疗

玻璃体积血 视网膜和葡萄膜及其相关血管损伤时，血液可流入玻璃体。患者感觉视力下降，眼前出现飘浮物。飘浮物为黑点状或丝状，在视野内随眼球转动而运动，方向相同，是由积血所造成的。用直接检眼镜可看到视网膜红反射减少，无法看清基底部。由钝伤导致的玻璃体积血，可使用眼部B超来寻找视网膜损伤部位，并决定是否需要手术治疗[35]。

玻璃体积血的治疗包括抬高床头，避免使用血小板抑制剂和Valsalva动作。玻璃体积血合并有视网膜脱离时，需行玻璃体切除术。出现急性创伤性玻璃体积血时应请眼科医生会诊。

视网膜损伤 视网膜损伤时，视网膜可发生出血、撕裂、脱落或震荡。

出血可发生于视网膜前（透明膜下），视网膜浅层或深层（视网膜下）间隙。视网膜前出血呈舟状，浅层出血呈火焰状，深层出血呈环状、紫红色。

钝伤导致视网膜撕裂和脱落比较常见，表现为眼前出现飘浮物（出血），闪光（视网膜神经元的刺激），视野狭窄或视力下降。视网膜撕裂和脱落不会引起疼痛。检查可发现视网膜隆起，呈蓝灰色（彩图69-12）。很多撕裂伤发生于外周，用直接检眼镜看不到。直到影响到黄斑时，视力才会下降。如果通过病史判断存在视网膜撕裂，应使用间接检眼镜检查。

所有疑似或明确诊断视网膜脱落患者均需请眼科医生会诊。治疗措施包括光凝和手术修补，预后取决于黄斑的情况。

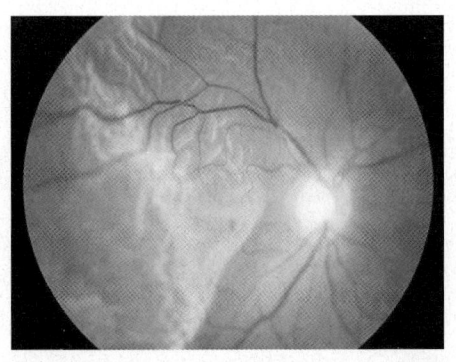

彩图 69-12 视网膜脱落。图示视网膜大部分向前隆起。(Image courtesy of www.tedmontgomery.com)

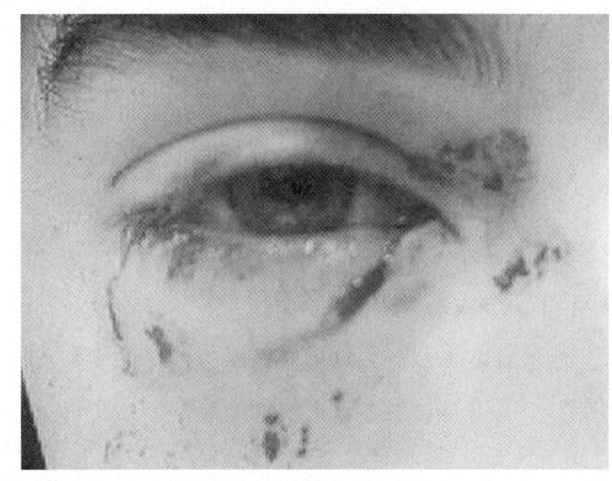

彩图 69-13 内眦附近的面部撕裂伤。(Image courtesy of http://www.mdchoice.com/photo/img/img0212.jpg)

眼部创伤后可出现视网膜震荡。患者可出现视力下降或无明显症状，检查显示受累区域混浊、变白，无需特殊治疗，几周内可消退。必须做连续的随访确保视网膜没有出现撕裂或脱落。

视神经损伤 眼眶内容物的强烈钝伤可撕扯、离断、压迫或挫伤视神经。骨折可延伸至眶内导致视神经损伤。患者表现为视野狭窄或视力下降。检查显示出现传入性瞳孔障碍，视野狭窄，视力下降或全盲。视盘开始时正常，随病情发展，颜色逐渐变苍白[3]。眼眶 CT 可帮助确定损伤部位和程度。创伤性视神经损伤的治疗尚存争议，大剂量甲泼尼龙和外科减压术的运用取得了不同程度的成功[3]。当视神经出现水肿或出血，或视力明显下降时，可使用大剂量激素。由于眼眶骨折导致视力下降时，应考虑外科减压术。

穿通性创伤

眼睑撕裂伤

临床特征和治疗 任何累及眼睑的撕裂伤都应迅速检查是否有眼球穿通伤，如果有应彻底检查寻找异物。避免使用软眼垫，防止眼内压增高。

急诊医师可处理简单的眼睑水平或斜撕裂伤，使用 6-0 或 7-0 尼龙缝线作间断缝合关闭创口，3～5 天后拆线。

一些眼睑撕裂伤有很高的可能性出现外表或功能性的并发症，需由眼科医生或熟练的外科医生处理。以下所列出的眼睑撕裂伤属于复杂眼睑撕裂伤范畴，需要立即治疗。

1. 撕裂伤累及眼睑边缘。
2. 撕裂伤累及眼睑小管系统，此时应怀疑撕裂伤是否累及下眼睑内侧区域（彩图 69-13）。
3. 撕裂伤累及提肌或眦部肌腱。
4. 撕裂伤穿过眶隔，眼眶脂肪从撕裂伤中隔突入创口。由于眼睑没有皮下脂肪，眼睑撕裂伤处出现脂肪可明确诊断。这些创口有很高概率合并眼球穿通伤和眼内异物。
5. 撕裂伤合并组织脱落。

结膜撕裂伤

临床特征和治疗 球结膜撕裂伤常合并有眼内异物或巩膜穿通伤。裂隙灯检查可区分是表浅还是深层撕裂伤。小的、表浅撕裂伤不需要缝合，很快可以愈合，建议局部预防性使用眼用抗生素；大的、深层撕裂伤（>1cm）需要眼科医生手术修复。

角膜和巩膜撕裂伤

临床特征和治疗

角膜撕裂伤 角膜穿孔（角膜全层撕裂伤）的体征表现为前房深度变浅，虹膜从角膜撕裂处脱出导致"泪滴状"瞳孔，前房出血（彩图 69-14）。小的角膜撕裂很难诊断。如果房水从角膜创口漏出，裂隙灯检查时可见"溪流征"（Seidel's 实验）[36]。角膜全层撕裂的处理方法与创伤性眼球破裂相同。

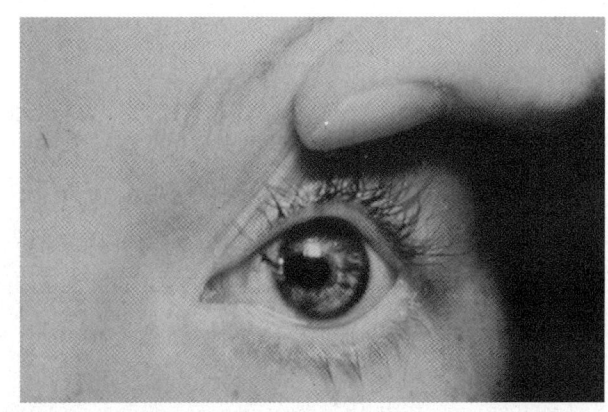

彩图 69-14 泪滴形瞳孔提示角膜撕裂伤时发生前房穿孔。

表浅的角膜部分撕裂伤且没有开放性伤口时，可通过睫状肌麻痹剂、局部抗生素和眼罩按压来治疗。需要缝合的角膜部分撕裂伤应在手术室内进行。

巩膜撕裂伤 巩膜穿通性撕裂伤有着与眼球钝性破裂类似的体征和症状。没有明显的体征时，可能无法发现眼球穿通伤。

眶内和眼内异物

临床特征和治疗 任何眼内和眶内穿通伤都有颅内损伤的可能性。

任何穿孔性损伤都可合并眶内和眼内异物，诊断困难。最初对眼的检查可能无任何异常。任何与机械性打磨、磨砂、钻孔和锻打相关的穿通伤，都应怀疑是否有隐蔽性异物。眼眶平面 X 片，眼眶 CT 扫描，MRI 扫描和超声检查都可有所帮助。虽然在个别医疗单位，需按照程序依次检查，才能作出诊断，但是眼眶 CT 扫描是最有帮助的诊断方法。当怀疑有铁质异物时，不应做 MRI 扫描。

眼内异物的治疗应由眼科医生根据临床表现进行。急性眼内异物的患者应该住院治疗，禁食，使用保护性的眼罩并预防性使用抗生素。总体而言，急性眼内异物应通过手术移除[32]。塑料、玻璃和很多金属相对惰性，比起长期存在，强行移除它们可能会造成更大的损伤；移除有机异物更为重要因为它们更容易引发感染。铁质物质对眼组织的氧化作用是铁质眼内异物的晚期并发症，可导致视力损害。患者可能会出现铜屑沉积症，是含铜物质引起的无菌性炎症反应，需要移除异物。

眼部创伤的并发症

临床表现和治疗

创伤后角膜溃疡 角膜上皮的任何缺损都可被细菌或真菌感染，所形成的溃疡由混浊的白色或灰色角膜所包绕（彩图 69-15），前房可出现反应性无菌性前房脓肿（脓或脓性液体）。需请眼科医生紧急会诊。患者应住院治疗，治疗措施包括睫状肌麻痹剂，局部使用抗生素。其并发症是角膜穿孔。

眼内炎 眼内炎是指眼深部结构的炎症，即前房、后房、玻璃体房。患者表现为疼痛和视力损害，检查显示视力下降，球结膜水肿，结膜下充血，受感染的房变混浊或不透明（彩图 69-16）。眼内炎是眼球钝性破裂、眼穿通性损伤、异物和眼科手术的并发症。迅速诊断并及早眼内和全身使用抗生素对于成功治疗创伤后眼内炎是很重要的[37]。常见的病原菌包括葡萄球菌、链球菌和芽孢杆菌[38]。局部、玻璃体内、全身都要使用抗生素。

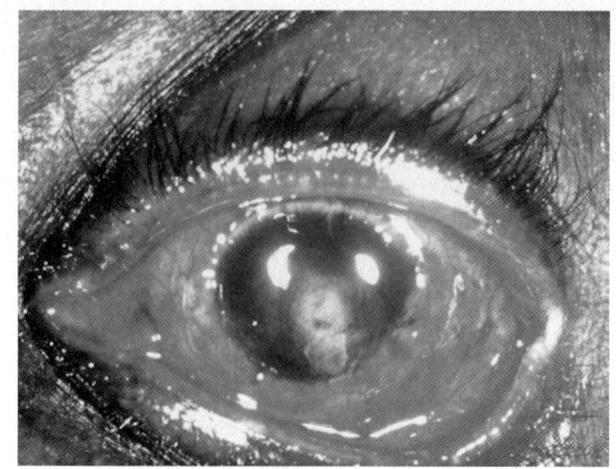

彩图 69-15　位于中央的角膜溃疡。（Image courtesy of www.tedmontgomery.com）

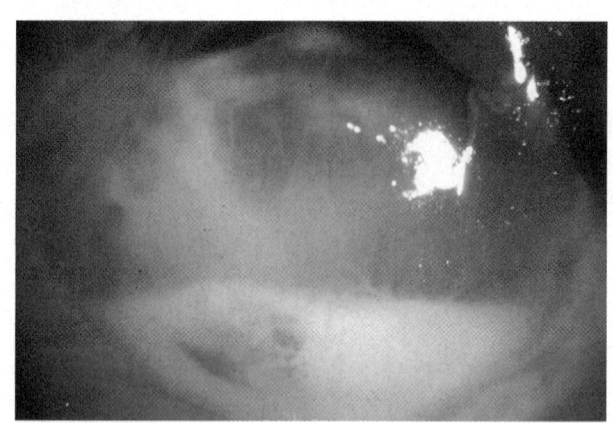

彩图 69-16　眼球破裂导致眼内炎。

交感性眼炎 是在患眼损伤后数周到数月，未受伤的眼所发生的炎症。它可能是患眼受损时，眼色素层暴露所引起的自身免疫反应。患者表现为疼痛、畏光、视力下降。治疗药物主要是激素和其他免疫抑制剂[38]。摘除受损的盲眼可减轻症状，甚至在交感性眼炎病情已经进展之后也有效。

结膜疾病

临床特征和治疗

结膜炎

结膜炎是由病毒、细菌、机械性损伤、过敏物质和毒性物质引起的球结膜和睑结膜的炎症反应。当累及到角膜时，称为角膜结膜炎。大量病毒和细菌病原体引起急性结膜炎。结膜炎时，可分离出腺病毒、柯萨奇病毒和肠病毒。常见的细菌包括肺炎链球菌、流感嗜血菌、葡萄球菌、黏膜炎莫拉菌和淋病奈瑟菌，较少见的菌种是克雷伯菌和假单胞菌。

急性细菌性结膜炎 患者表现为眼红、异物感、眼睑水肿、出现分泌物、晨起时出现眼结痂，没有明显的畏光和视力损害。

急性细菌性结膜炎的治疗方法主要是热敷和局部使用眼用抗生素。对于没有出现并发症的急性细菌性结膜炎，开始时局部使用甲氧苄啶和多黏菌素是不错的选择[39]。其他常用药物包括磺胺醋酰钠、环丙沙星、氧氟沙星、加替沙星和红霉素。由于新霉素滴眼剂有较高的概率发生过敏反应，应避免使用[39]。眼膏有润滑的效果，可与眼表面较长时间接触，而滴眼剂对视力没有干扰。应持续用药7天。避免使用皮质激素和眼罩。

当症状严重或前期治疗没有明显效果时，应做培养[39]。急性细菌性结膜炎的并发症包括角膜溃疡形成、角膜炎和角膜穿孔。出现并发症的患者应立即去眼科医生处就诊。

由淋病奈瑟菌引起的急性细菌性结膜炎并不常见，但是由于其严重的并发症，显得十分重要。一般通过与患有尿道炎或盆腔炎的患者直接接触而感染。症状和体征显著加重，出现大量的脓性分泌物。尽管培养更加敏感，但革兰染色就可明确诊断。

与其他原因导致的细菌性结膜炎比，淋病奈瑟菌感染需要加强治疗。入院后，静脉注射抗生素，生理盐水冲洗，对于中度和重度感染以及累及角膜的患者应局部使用眼用抗生素。轻症患者可在门诊治疗，肌注单次剂量为1g的头孢曲松，局部使用红霉素眼膏，并用生理盐水冲洗结膜[39]。一部分患者可合并沙眼衣原体感染，应口服多西环素、四环素或红霉素（20mg/kg）或单次剂量为1g的阿奇霉素[39]。

病毒性结膜炎 病毒感染是结膜炎最常见的病因。许多类型的病毒都可导致结膜感染，然而，腺病毒是最常见的。病毒性结膜炎患眼更红，眼痒，眼涩，出现透明的水样分泌物（可逐渐变为脓性物质），耳前淋巴结肿大，并且比细菌性结膜炎持续时间长（彩图69-17），通常伴有其他病毒感染的症状（如发热、肌痛、全身不适）。患者开始时感到患眼发涩，几天后波及另一只眼。

病毒性结膜炎出现后的10~12天内，具有较强的接触传染性，应做好预防措施，如经常洗手。治疗措施主要是使用人工泪液和冷敷。如果眼痒剧烈，可联合使用血管收缩剂和抗组胺剂。有时很难鉴别病毒性和细菌性结膜炎，急诊医生可通过病史和体检来确定诊断方向。不是所有红眼病患者都需要使用抗生素，急诊医生可根据临床表现判断是否需使用抗生素。由于病毒性结膜炎是一种自限性疾病，大多数患者只需要使用人工泪液、冷敷和减充血剂对症支持治疗。

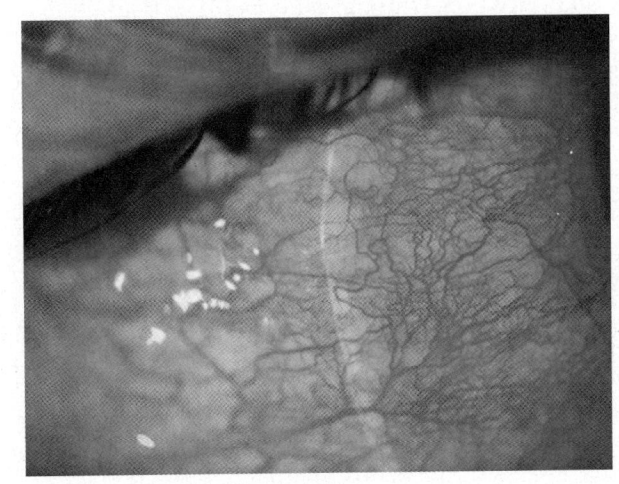

彩图69-17 病毒性结膜炎导致结膜充血。（Image courtesy of www.tedmontgomery.com）

新生儿眼炎 新生儿出现结膜炎称为新生儿眼炎，有许多病因。革兰染色判断是否细菌感染并在前两周内做培养。在分娩时，淋病奈瑟菌和沙眼衣原体均可从母体传染至新生儿[39]。

淋病奈瑟菌感染可在出生后2~4天出现临床症状，应仔细寻找患儿全身淋球菌感染的证据。患儿应收入院，做血和脑脊液的检查。对于未发生全身性感染的患儿，肌注头孢曲松，单次剂量为125mg，局部使用多黏霉素B软膏，可用生理盐水清洗[39]。这些患儿同时应做眼衣原体感染的治疗。需要密切随访。

衣原体感染的患儿会在出生后5~13天出现临床症状。可局部使用红霉素软膏并口服红霉素[40]，治疗持续14天。

分娩后立即给予抗生素软膏，可在出生后1~2天内出现化学性结膜炎，但是如果患儿有明显症状，起病时间不符合或病史和体格检查不典型时，不应下此诊断。在这些病例中，应考虑细菌感染。

对于染色或培养没有结果和病原体不明的患儿，局部使用红霉素软膏和口服红霉素是有用的。

混合性结膜炎 过敏性结膜炎很常见。过敏物质包括药物、化妆品和环境因素。过敏性结膜炎患者多感觉双眼痒。治疗措施包括使用人工泪液，冷敷，局部使用眼减充血剂和非甾体类药物，局部联合使用血管收缩剂和抗组胺药。其他类型的结膜炎包括眼用药物（氨基糖苷类、抗病毒制剂和防腐剂）导致的中毒性结膜炎，传染性软疣和慢性结膜炎。

角膜疾病

鉴别诊断

临床表现和治疗

翼状胬肉和睑裂斑 翼状胬肉是呈翼状的结膜纤维血管组织侵入角膜所形成的。翼状胬肉与长时间暴露于紫外线辐射有关,特别是在亚热带和热带气候环境。患者常感觉眼痒,当病变明显累及角膜时可出现视力下降。睑裂斑呈白色或黄色,是结膜表面微隆起的组织,与角膜相邻但不覆盖角膜。睑裂斑也与紫外线暴露或干燥有关,患者可无明显症状或表现为眼痒和眼红。翼状胬肉和睑裂斑的治疗包括减少阳光、风沙的刺激,使用人工泪液,已感染的睑裂斑可局部使用短效非甾体类药物。不需要找眼科医生急会诊,某些患者需要手术治疗。

浅层点状角膜炎 浅层点状角膜炎包含有多个浅表点状角膜上皮缺损。患者表现为疼痛、畏光、眼红和异物感。浅层点状角膜炎是非特异性的,在许多情况下都可发生。最常见的情况是紫外线灼伤(电焊或太阳灯)、结膜炎、眼用药物中毒(新霉素、庆大霉素和含有防腐剂的药物,如人工泪液)、角膜接触镜相关疾病、干眼症、暴露性角膜病变、睑缘炎、轻度化学性损伤和微小创伤。一般是针对病因治疗。非角膜接触镜相关浅层点状角膜炎的治疗措施包括使用不含防腐剂的人工泪液,局部使用抗生素,如甲氧苄啶-多黏霉素滴剂和使用睫状肌麻痹剂;角膜接触镜相关浅层点状角膜炎患者应停止佩戴角膜接触镜,白天使用氟喹诺酮或妥布霉素滴剂,夜晚使用眼膏。患者应在第二天在眼科医生处复诊。

角膜溃疡和浸润感染 角膜浸润是局限性灰白色混合灶,没有上皮缺损。角膜溃疡是在角膜浸润的基础上发生的角膜上皮全层缺损。患者表现为疼痛,眼红,畏光和视力下降。最常见的致病物质是细菌,但真菌和单纯疱疹病毒感染也有可能。患者应立即在眼科医生处就诊,治疗前先做培养。

单纯疱疹病毒感染 单纯疱疹病毒感染既可是原发的也可是复发的。症状主要表现为异物感,流泪,畏光,出现透明分泌物和视力下降。检查显示眼红,眼睑或结膜上可发现典型的疱疹小囊泡,也可没有。累及角膜时,可在裂隙灯下检查,表现为浅层点状角膜炎、溃疡或典型的树枝样缺损(彩图69-18)。治疗措施主要是局部使用抗病毒药物,如1%曲氟尿

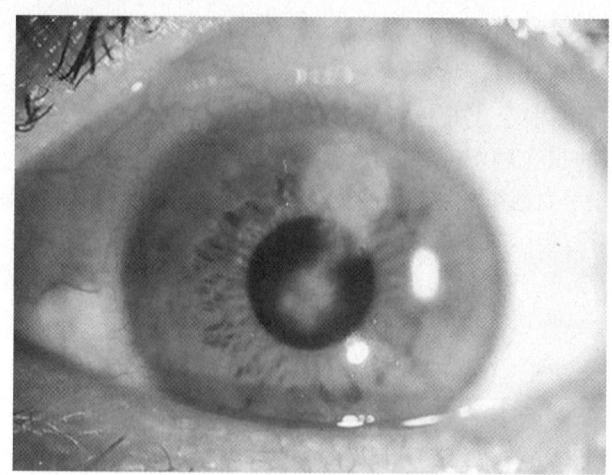

彩图 69-18 单纯疱疹性角膜炎。图示典型的角膜树枝样缺损。(Image courtesy of www.tedmontgomery.com)

苷,每2小时一次,持续14~21天[41]。局部可预防性使用抗生素和睫状肌麻痹剂。角膜上皮疾病禁止局部使用激素,但其对间质疾病是有效的[41]。建议请眼科医生急会诊。

带状疱疹病毒感染 病毒感染三叉神经眼支可导致带状疱疹性角膜结膜炎。前额和上眼睑可出现皮疹,伴有明显疼痛。累及三叉神经鼻睫支时,鼻尖可出现带状疱疹(Hutchinson征),有76%的概率累及到眼;而当没有累及鼻睫支时,只有34%的概率累及到眼[42]。带状疱疹患者中,约有20%出现眼部带状疱疹,需要眼科医生急会诊[43]。治疗比较复杂,取决于病变类型、位置和程度。可使用抗病毒药(阿昔洛韦,伐昔洛韦或泛昔洛韦),局部使用激素和抗生素[44,45]。在皮疹出现的前72小时内,早期使用抗病毒药物,可减轻疼痛和减少眼部并发症[46]。一些患者可能需要静脉注射抗病毒药物,可在门诊治疗,但需要密切随访。最近的一份研究报道,由于伐昔洛韦可渗透入玻璃体,其口服效果与静脉注射阿昔洛韦相当[47]。

角膜接触镜并发症 使用角膜接触镜最常见的并发症包括机械性损伤如擦伤,角膜新生血管,感染所致角膜溃疡,溶液中的防腐剂引起的毒性反应或过敏反应等。假单胞菌是角膜接触镜相关感染中最常见的病原体[18]。如果怀疑感染或擦伤,每天局部使用氟喹诺酮6~8次;如果没有明显症状或体征提示角膜感染,患者不应继续佩戴角膜接触镜,并在眼科医生处就诊。一旦出现或疑似角膜感染,需立即请眼科医生会诊。

眼睑和眼部软组织疾病

鉴别诊断

临床特征和治疗

睑腺炎和睑板腺囊肿 睑腺炎和睑板腺囊肿是眼睑局部结节状炎症反应。睑腺炎，也称为麦粒肿，是Zeis腺或毛囊的急性炎症反应，最常见的致病菌是葡萄球菌感染。其特征是睑板腺阻塞，导致眼睑内表面水肿，而眼睑边缘正常[18]。症状和体征为疼痛，水肿和眼红（彩图69-19）。可发生自发性破裂，热敷可使之消退，每次15分钟，每天6次。可局部使用抗生素（红霉素），但没有证据表明有效。对于保守治疗无效的睑板腺囊肿可行切开排脓。

泪囊炎 泪囊炎是鼻泪管阻塞所引起的泪囊急性炎症反应。最常见的致病菌是金黄色葡萄球菌。症状和体征包括疼痛、压痛、水肿以及泪囊周围出现红斑（彩图69-20），按压泪囊可挤出脓性物质。治疗措施包括局部使用和口服抗葡萄球菌抗生素、热敷。热敷时轻轻按摩泪囊区域有助于脓性物质消退和缓解症状。有全身表现的患者应住院治疗。

睑缘炎 患者表现为睑缘充血变红，出现浓稠分泌物。患者有烧灼感、眼痒、流泪、异物感、晨起可见眼睑结痂。治疗包括用涂有弱硼酸的棉签或软布清洁睑缘，每天两次，热敷和使用人工泪液。严重的睑缘炎也可在晚上使用抗生素眼膏。

眶隔前蜂窝织炎 患者表现为眼睑红斑，眼睑皮温升高，压痛和水肿，有时还可出现低热。眶隔前蜂窝织炎在幼儿常见，鼻窦炎是最常见的原因[49]。也

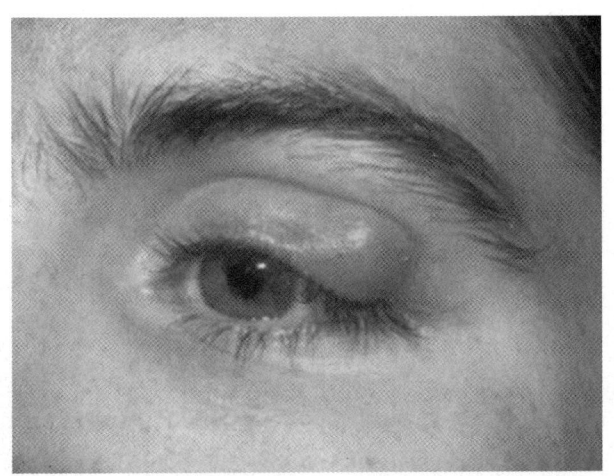

彩图69-19 上眼睑睑板腺囊肿。（Image courtesy of www.tedmontgomery.com）

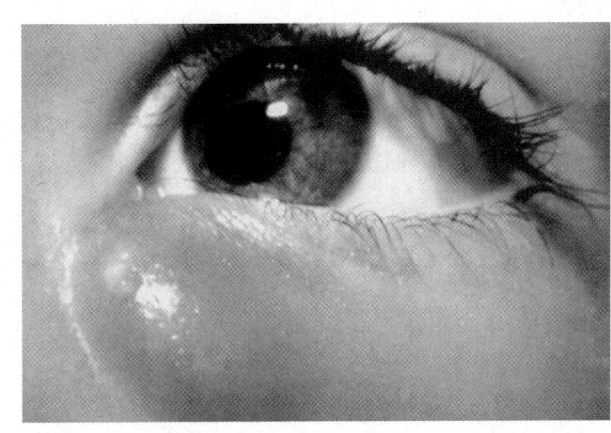

彩图69-20 泪囊炎。

可发生于皮肤微小创伤之后，如昆虫叮咬或小脓包疮蔓延[50]。应重视没有明显表现的眶（眶膈后）蜂窝织炎（如眼球突出，眼球转动受限，眼球转动痛和毒性反应），如果有这些出现，应怀疑是否有眶蜂窝织炎或脓肿，患者需行进一步检查（脑和眼眶CT扫描），并住院治疗。如果没有发现或未治疗，眶蜂窝织炎可引起脑脊髓炎和海绵窦血栓形成[18]。眶隔前蜂窝织炎表现为连续的病理过程，应根据患者的毒性程度制订治疗方案。轻者可在门诊口服抗生素治疗，中到重度患者和幼儿需住院治疗，静脉注射抗生素。所选择的抗生素应覆盖链球菌和葡萄球菌这两种最常见的病原体[51]。门诊的成人患者可口服阿莫西林/克拉维酸500mg，每天3次，持续10~14天，住院的成人患者可静脉注射二代或三代头孢，如头孢呋辛或头孢曲松；门诊的患儿可按照40mg/kg剂量口服阿莫西林/克拉维酸，分为3次服用，持续10~14天，住院的患儿可静脉注射二代或三代头孢菌素。由于社区获得性耐甲氧西林金黄色葡萄球菌的致病概率升高，也可考虑经验性使用万古霉素或克林霉素。如果患者入院后48~72小时内在静脉注射抗生素后病情好转，可让其在门诊口服抗生素治疗并注意密切随诊。

青光眼

临床特征和治疗

房水是由睫状体产生的。除了对眼部结构起支撑作用外，房水还可向没有血管的晶状体和角膜运送氧气和营养物质，并运走其代谢产物。房水通过瞳孔，从后房进入前房，再进入前房角（由虹膜根部和周边角膜连接所形成）的小梁网，小梁网是单向结构，房水经过小梁网的渗透进入Schemm管，汇入巩膜外静脉。

眼压是由房水产生和流出的速率所决定的。正常眼压位于10～20mmHg[52]。

青光眼是由眼压增高引起的视神经病变，可造成不可修复的视神经损伤。最简单的分类是将青光眼分为原发性或继发性和开角型或闭角型。继发性青光眼可与另一只眼有关，也可与眼病无关，而原发性青光眼不是如此。当前房角变窄阻碍房水流出时可导致闭角型青光眼，而发生开角型青光眼时，前房角正常。

患者对眼压的敏感性不同，即使眼压很低，一些患者也可表现出明显的视神经损伤（低眼压性青光眼），而另一些患者在高眼压时也没有明显的视神经损伤（高眼压病）[53]。

原发性开角型青光眼

在美国，原发性开角型青光眼是青光眼最常见的类型，是致盲的主要原因。房水流出通过小梁网时阻力增大。原发性开放型青光眼起病隐匿，进展缓慢，呈慢性、双向性而且无疼痛。在出现症状时，病情已进展。开始时，周边视野丧失，后可发展至中间部。主要体征表现为视杯和视盘之比超过0.6[54]，其他表现包括视杯颜色苍白，呈垂直卵圆形，加深，伴有鼻部血管移位。

三种可供选择的治疗方法是药物治疗，氩激光小梁成形术和谨慎的滤过性手术。开始时可局部使用一种或多种药物，可使用β-受体阻滞剂，选择性α$_2$-受体激动剂，碳酸酐酶抑制剂，前列腺素衍生物，缩瞳剂和肾上腺能受体激动剂。

局部使用的药物可被吸收，可能会造成明显的全身不良反应[55]。局部使用β-受体阻滞剂可出现哮喘，心脏传导阻滞，充血性心力衰竭，低血糖和抑郁症；肾上腺能受体激动剂可造成高血压和心律失常；碳酸酐酶抑制剂可导致肾结石和低钾血症。药物的交叉使用可引起并发症，比如，患者局部使用眼用乙酰胆碱酯酶抑制剂后，使用琥珀酰胆碱时，可出现长时间的呼吸暂停[56]。

继发性开角型青光眼

晶状体病变、炎症、表皮脱落、色素沉积、激素、创伤、房角后退和眼部肿瘤等多种因素都可导致继发性开角型青光眼。

直接针对病因治疗，余治疗与原发性开角型青光眼的治疗方法相同。

原发性闭角型青光眼

原发性闭角型青光眼常发生于先天性前房小而浅的患者。这种解剖学上的变异使得虹膜几乎与晶状体相接触，导致房水从后房进入前房的阻力增大，称为瞳孔闭锁[57]。

原发性闭角型青光眼可由瞳孔散大诱发，暗室、情绪失常、使用各种抗胆碱药物和肾上腺能受体激动剂是常见的诱发因素。瞳孔散大可加重瞳孔闭锁的程度，导致房水聚集在后房。虹膜向前膨出，虹膜与角膜之间的角度减小，阻塞小梁网，房水流出减少，造成眼内压急剧升高[58]。

急性闭角型青光眼的其他发病机制较少见，此时瞳孔未闭锁，而是由虹膜平坦或高褶所引起，形成狭窄的房角隐窝。瞳孔散大导致虹膜折叠，向房角集聚，从而阻碍房水流入小梁网。

患者常突然起病，表现为剧烈眼痛，视力模糊，头痛，恶心，呕吐，有时会发生腹痛，可看到光晕。体征表现为结膜充血，角膜混浊，呈云雾状，位于中央的瞳孔散大，呆滞或固定（彩图69-21）。视力明显减退，眼内压明显升高。

应迅速开始治疗。如果视力明显减退（手动或更差），应联合用药，局部使用所有青光眼药物，静脉注射渗透剂和乙酰唑胺[44]。眼内压低于50mmHg而没有明显视力改变时，不需静脉注射药物[44]。局部使用0.5%噻吗洛尔可在30～60分钟内降低眼压；局部使用缩瞳剂1%～2%毛果芸香碱，每次一滴，每15分钟两次，在正常眼也应预防性的滴入；局部使用α$_2$受体激动剂（1%安普乐定）1次和激素（1%醋酸泼尼松龙，每15分钟4次）[44]。严重时，可静脉注射碳酸酐酶抑制剂乙酰唑胺250～500mg和甘露醇1～2g/kg，滴注时间超过45分钟[60]。有需要时也可给予镇静药和止吐药。请眼科医生急会诊。

原发性闭角型青光眼进一步需要手术治疗。

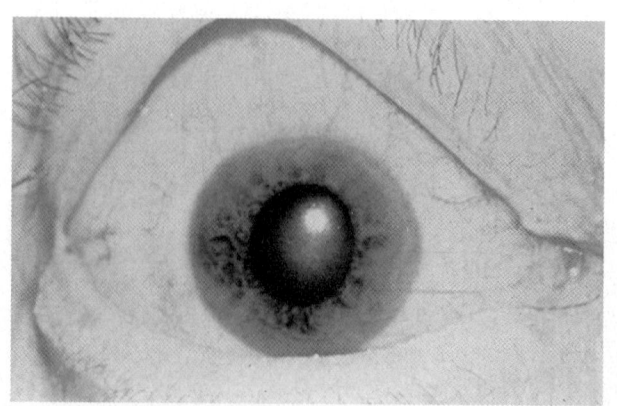

彩图69-21　急性闭角型青光眼。图示角膜混浊，瞳孔位于中央，呆滞。

继发性闭角型青光眼

瞳孔闭锁可由晶状体肿胀或脱位或虹膜后粘连（虹膜与晶状体粘连）发展而来。不伴有瞳孔闭锁的继发性闭角型青光眼，可由眼内肿瘤，视网膜中央静脉闭塞或眼科手术后引起。直接针对病因治疗。

急性视力损害

鉴别诊断

急性视力损害，通常只发生于一只眼，短则几秒，长则一至两天内出现。视力一般下降到 20/200 或更差。需立即对患者病情进行评估，以决定是否可以治疗。与创伤无关的急性视力损害的鉴别诊断包括血管阻塞，视网膜脱离，玻璃体积血，黄斑疾病，眼神经疾病和癔症。大多数患者需要眼科或神经科医生会诊。

在没有经历急性病程，也没有眼科疾病时，患者也可出现急性视力损害。比如，继发于视神经损伤的视野狭窄患者，当其发现视野变窄时，可出现急性视力损害。偏盲的患者，即使其双眼均受累，视力也往往是正常的。患者出现视力损害的详细病史和所经历的时间是很重要的。

临床特征和治疗

视网膜中央动脉阻塞

视网膜中央动脉阻塞所致急性视力损害的特点是无痛。眼动脉是颈内动脉的第一颅内分支，视网膜动脉是眼动脉的第一眼内分支。视网膜中央动脉阻塞引起视网膜缺血，通常发生于 50～70 岁的患者，约 45% 有颈内动脉疾病[61]。危险因素包括高血压、心脏病、糖尿病、胶原血管疾病、脉管炎、心瓣膜异常和镰形细胞病。眼压增高的患者同样有危险，如急性青光眼、球后出血和内分泌性突眼。患者在几秒内就可进展为严重的视力损害。检查可发现视力明显减退合并有传递性瞳孔反应缺陷。用眼底镜检查时，可见视网膜水肿，呈灰白色，中心凹形成樱桃红斑（彩图 69-22）。

应立即开始治疗，迅速移去血栓，扩张血管以恢复血流，降低眼压以增加渗透压。在急诊室时就立即开始按摩眼球，用手指在闭合的眼睑上施压，按压 10～15 秒后突然放开[62]。二氧化碳分压（P_{CO_2}）增高可使视网膜动脉舒张，血流增加，可通过每小时在纸袋内重复呼吸 10 分钟的方法或吸入含 95% 氧气和

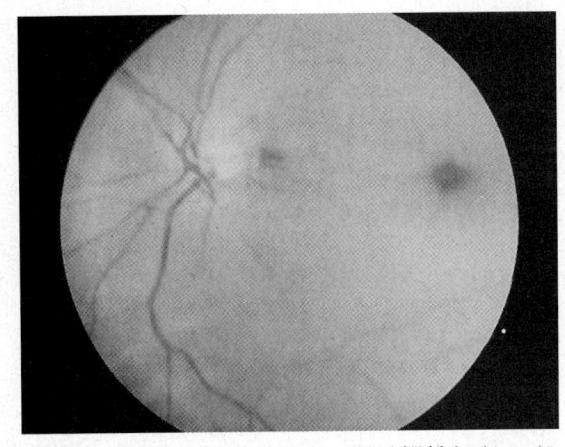

彩图 69-22　视网膜中央动脉阻塞。图示樱桃红斑。（Image courtesy of www.tedmontgomery.com）

5% 二氧化碳混合气体的方法来增加 P_{CO_2}。局部使用 0.5% 噻吗洛尔降低眼压；静脉注射或口服 500mg 乙酰唑胺，在降低眼压的同时还可增加血流[63]。请眼科医生急会诊行前房穿刺术，可迅速降低眼压。然而，有一篇报道称接受前房穿刺和吸入混合气体的患者没有明显治疗效果[64]。正在研究是否可以使用溶栓剂，目前没有使用指南[62]。最近的研究显示，给 12 名视网膜动脉或眼动脉阻塞的患者静脉注射组织血浆活化剂，其中 10 名患者视力得到明显改善。然而，所有患者都出现了视野缺损的后遗症[65]。由于视网膜中央动脉阻塞是由血栓引起，需对用药做全面评估。

视网膜中央静脉阻塞

表现为无痛性的视力损害，视网膜中央静脉阻塞可引起水肿、出血和血管渗漏。其临床表现取决于静脉阻塞的程度。视力损害可很轻，也可严重到只看到手动。视网膜中央静脉阻塞有两种类型，缺血型和非缺血型。非缺血型可有轻度眼底改变，没有传入性瞳孔障碍。这些患者视力损害程度较轻，2/3 的患者视力可达到 20/40 或更好，不需要治疗[66]。缺血型视网膜中央静脉阻塞患者视力明显减退，通常合并有传入性瞳孔障碍。临床表现可不同，但典型表现包括静脉扩张、迂曲，视网膜内出血和视盘水肿。出血可覆盖整个基底部，呈现"血腥"场面（彩图 69-23）。视网膜分支静脉阻塞发生于动静脉分叉处的远端，出血位于阻塞的远端。视网膜中央静脉阻塞的鉴别诊断包括高血压、糖尿病、高黏滞综合征和视盘水肿。这些疾病都累及双眼，而视网膜中央静脉阻塞一般发生于单眼。新生血管性青光眼是缺血型视网膜中央静脉阻塞最主要的并发症。治疗方法比较复杂，包括降低眼压，局部使用激素，睫状体冷凝和光凝[66,67]。基

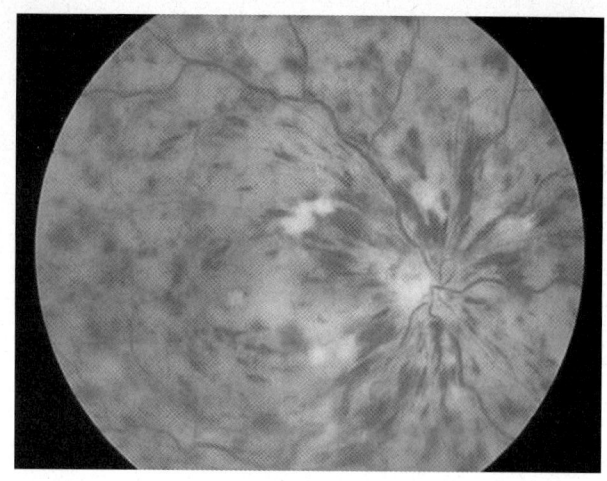

彩图69-23 视网膜中央静脉阻塞。图示"血腥"表现。(Image courtesy of www.tedmontgomery.com)

础疾病也需治疗。预后取决于阻塞和发生并发症的程度。

视网膜碎裂和脱离

视网膜由两层组成，即内侧的视网膜感觉层和外侧的视网膜色素上皮层，两层之间可被积聚的液体所分离。

视网膜碎裂是指视网膜撕裂，有可能会引起视网膜脱离。有三种机制可导致视网膜脱离：孔源性、渗出性和牵拉性。视网膜感觉层的撕裂或裂孔形成可引起孔源性视网膜脱离，致使来自于玻璃体腔的液体渗入并分离视网膜。孔源性视网膜脱离是最常见的视网膜脱离类型，常发生于45岁以上的患者，男性多于女性，多与近视有关[68]。创伤可撕裂视网膜或使视网膜与其前方的锯齿缘脱离，引起孔源性视网膜脱离。创伤性视网膜脱离可在任何年龄发生，高度近视患者的危险性更高。

当液体或血液从血管渗入视网膜时可引起渗出性视网膜脱离，其致病因素包括高血压、妊娠毒血症、视网膜中央静脉阻塞、肾小球肾炎、视盘水肿、脉管炎以及脉络膜瘤。

牵拉玻璃体内所形成的纤维带可引起牵拉性视网膜脱离。这些纤维带来自于组织的炎性渗出或玻璃体积血中的血液。

视网膜脱离典型的症状是牵拉视网膜引起的闪光感，玻璃体积血或色素沉着引起的眼前漂浮物和视力损害。视力损害通常表现为视野呈云雾状、混浊。患者无疼痛，视力可轻微改变或明显下降。视野狭窄与视网膜脱离的部位有关，如果脱离范围较大，可发生传入性瞳孔障碍。用检眼镜可看到脱离时，脱离处的视网膜处于焦点之外；当视网膜脱离范围较大且有大量液体积聚时，可看到明显的大疱和视网膜折叠（见彩图69-12）。不能用直接眼底镜来排除视网膜脱离。用间接检眼镜可看到视网膜前面更多的部分。此外，急诊超声检查也有助于诊断视网膜脱离[69]。

急性孔源性和牵拉性视网膜脱离可影响到中央凹，需要立即手术修补[44]。急性视网膜碎裂应在24小时内修补，所有其他的急性孔源性和牵拉性视网膜脱离可在几天内修补[44]。渗出性视网膜脱离主要是针对病因治疗或使用激光光凝术。任何怀疑视网膜碎裂或脱离的患者均需立即请眼科医生会诊。

玻璃体后脱离

玻璃体后脱离经常发生于60岁以上患者。随着年龄的增长，玻璃体凝胶逐渐脱离视网膜，引起类似于视网膜碎裂、玻璃体积血和视网膜脱离的症状。玻璃体后脱离没有特异性的治疗方法，除非合并有视网膜碎裂、玻璃体积血和视网膜脱离[44]。新发玻璃体后脱离的患者应去眼科医生处就诊以排除这些需手术修补的并发症。

玻璃体积血

玻璃体积血是血液进入视网膜前间隙或玻璃体腔所引起的，最常见的原因是糖尿病视网膜病变和视网膜撕裂，其他原因包括与分支静脉阻塞相关的新生血管形成、镰形细胞病、视网膜脱离、玻璃体后脱离、创伤、老年性黄斑变性、视网膜动脉微动脉瘤和眼部肿瘤。开始时表现为视野内有漂浮物或蛛丝样物质，在几小时内即可进展为无痛性的视力损害。用直接检眼镜检查时，在较轻的病例可看到呈红色云雾状，在严重病例可看到黑色反射，无法看到基底部。玻璃体积血自身并不会引起传入性瞳孔障碍，如果出现，则提示发生视网膜脱离。积血甚至可分布于整个玻璃体或病灶。视网膜前大量的积血可形成白色物质，有时会被误诊为肿瘤、渗出或炎症。一般治疗包括抬高床头、卧床休息、避免使用抗凝药物，彻底治疗还是需要针对病因治疗。血管源性视网膜病变可使用激光光凝术或冷冻疗法，视网膜撕裂和脱离需手术修复。如果出血原因未知，应立即手术寻找可能发生的缺损。可用超声来帮助判断是否发生视网膜脱离并寻找原因[70]。某些患者需行玻璃体切除术。

黄斑疾病

很多疾病可引起黄斑出现急性病变，导致急性视力损害。急诊医生的职责是鉴别黄斑病变并将患者送至眼科医生处就诊。黄斑功能障碍的诊断要点包括中央视野损害而周围视野保留，中央视野视物歪斜和视网膜解剖学改变。

创伤、放射线辐射、炎症、血管疾病、毒性物质或遗传性疾病可导致黄斑变性，有时，也可自发产生。

最常见的形式是年龄相关性黄斑变性，常发生于65岁以后[71]，在美国是常见的致盲原因。患者缓慢或快速出现视力损害，眼底镜检查可看到玻璃膜疣。玻璃膜疣是小的、边界清楚的黄白色物质，一些年龄相关性黄斑变性患者的玻璃膜疣可发展为位于视网膜下的呈淡灰绿色的脉络膜新生血管膜。如果不治疗，可引起出血、渗出、瘢痕形成或渗出性视网膜脱离。如果新生血管膜大量出血，会导致严重的中央视力损害，可突破视网膜进入玻璃体，导致周围视力损害。应尽快实施激光光凝术以治疗脉络膜新生血管膜形成。

视网膜的炎症，尤其是炎症蔓延至黄斑时也可引起视力损害。导致黄斑病变的病原体包括细菌、病毒和原虫。症状和体征根据疾病过程和严重程度的不同而不同。渗出性病变的炎性产物可充满玻璃体，形成云雾状外观。眼内炎症通常伴有剧痛，眼红和眼周水肿。如果摘除视网膜和脉络膜，缺损呈白色。任何怀疑是炎性黄斑病变的患者都应请眼科医生急会诊，并指导整个治疗过程。

视神经源性视力损害

不能用体格检查所发现的明显异常解释的视力损害称为视神经源性视力损害。按照伴有或不伴有视力减退，此类患者可分为两类。在视力正常的患者，进行仔细的视野诱导测试是很重要的。

视神经源性视力损害可按解剖学进一步分为视交叉前，视交叉和视交叉后三类。

视交叉前视力损害 视交叉前病变患者患眼出现视力减退或视野缺损。视交叉前疾病可为单侧也可为双侧。单侧病变患者做强闪光测试时，可显示患眼出现传入性瞳孔障碍。在这些患者中，传入障碍的程度决定病变后果。视野测试显示视野缺陷并不沿垂直子午线分布，通常位于视野中央。视交叉前视力损害的致病原因包括视神经炎，缺血性视神经炎，压迫性视神经炎以及中毒性和代谢性视神经炎。

视神经炎 视神经炎是由视神经局灶性脱髓鞘作用引起的急性单眼视力损害，发病年龄介于15～45岁。症状主要表现为在数小时或数天内逐渐进展的视力损害和眼球转动痛。视力变化可从微小改变到无光感。常可出现传入性瞳孔障碍，直接检眼镜下可看到正常或肿胀的视盘[72]。视神经炎的一般病程是在1周内视力达到最差，在随后的几周内缓慢恢复。约30%急性视神经炎患者在5年内可进展为多发性硬化[73]。在对急性视神经炎患者的最初研究中，以3天为一疗程静脉注射甲泼尼龙，可在2年内减慢多发性硬化发生的速率[74]。然而，对这组患者做5年的随访后发现，在病情进展为多发性硬化时，治疗组没有显著差异[73]。视神经炎时，口服激素是有争议的。视神经炎研究小组的研究显示，口服泼尼松的患者有很高几率出现视神经炎复发[73,74]。然而，一项针对急性视神经炎患者口服高剂量甲泼尼龙的随机对照研究显示，可在1～3周内改善视神经炎并恢复正常，但是对8周或以后的频繁发作没有疗效[75]。远期视力与只做观察时没有差异。

缺血性视神经病变 缺血性视神经病变是视神经病变中最常见的类型，是导致中年人视力损害的最常见原因之一。缺血性视神经病变可以是巨细胞动脉炎引起，也可是自发产生的。颞动脉炎（巨细胞动脉炎）的特征是体重减轻，全身不适，颚痛，头痛，头皮压痛，风湿性多肌痛，低热和严重的无痛性视力损害。在50岁以下的人群罕见，但是每10年发病率就会上升。大部分患者可突发严重的双眼视力损害[76]。偶尔，可在一过性黑矇后出现视野缺损。在发生视野缺损的患者中，单眼发生的占46%，两眼相继发生的占37%，双眼同时发生的占17%[77]，大部分可发生传入性瞳孔障碍、视野缺损，且缺损的视野沿水平子午线分布。视盘苍白、水肿。血沉（ESR）增快时有助于诊断，但是也有患者的血沉正常[78]。正常血沉的上限：男性为年龄/2，女性为（年龄+10）/2[44]。可通过颞动脉活检来明确诊断，尽管在疾病的早期，活检结果是正常的。当出现典型症状或体征，尤其是视力损害出现时，应开始治疗颞动脉炎。标准治疗是使用糖皮质激素，一旦怀疑此诊断就应立即开始治疗，不需要等待活检结果。活检应在诊断后的一周内进行。与静脉注射高剂量甲泼尼龙的患者相比，口服泼尼松的患者视觉改善的可能性较小，且很可能会累及另一只眼[77]。视力损害患者在静脉注射甲泼尼龙后有34%的概率可以改善症状[77]。

非动脉炎性缺血性视神经病变 非动脉炎性缺血性视神经病变比颞动脉炎更加普遍。患者缺乏颞动脉炎的典型症状，血沉正常。大多数患者都有全身性血管疾病、糖尿病或高血压，且他们更加年轻。患者可出现无痛性视力损害，传入性瞳孔障碍，视盘水肿和视野缺损，且缺损的视野沿水平子午线分布。视力损害程度比颞动脉炎轻，1/3的患者可以得到改善。可使用激素，但疗效并不明确。如果无法确定患者是颞动脉炎还是自发性缺血性视神经病变，在颞动脉活检结果出来之前应开始使用激素。

压迫性视神经病变 压迫性视神经病变在任何年龄都可发生，可由肿瘤、动脉瘤、蝶窦炎、黏液囊肿、钝性外伤或甲状腺疾病引起。虽然被定义为视交叉前疾病，压迫也可发生于其后，影响视交叉。压迫性视神经病变患者发生的视力损害持续进展超过7天，需进行神经影像学检查并迅速开始药物和手术治疗。视神经炎与压迫性视神经病变很难鉴别，但是压迫可累及其他脑神经。如果症状和体征与视神经炎或缺血性视神经病变不符，除非证明是其他疾病，否则可能存在压迫性损害。

中毒性和代谢性视神经病变 有大量的中毒性和代谢性视神经病变存在。常见的中毒原因包括巴比妥酸盐、氯霉素、依米丁、乙胺丁醇、乙二醇、异烟肼、重金属和甲醇等。代谢性视神经病变的病因包括硫胺素缺乏和恶性贫血。病变常累及双眼，对称，缓慢进展，视力损害严重，视野检测显示中心视野缺损。在治疗上，主要是针对病因治疗。

视交叉视力损害 视交叉疾病是导致视神经源性视力损害的第二类病因，通常是由垂体瘤、颅咽管瘤或脑膜瘤压迫视交叉所引起的。视力损害逐渐发生且缓慢进展。虽然一般的视野测试可以判断病情的严重程度，但是通常使用对诊视野测试来做出诊断。典型的缺损是双颞侧偏盲，然而肿瘤常不对称地压迫视交叉和视神经，引起中央和颞侧视野同时缺损。当视神经源性视力损害引起视野缺损沿垂直子午线分布时，缺损在眼球之外，位于视交叉或视交叉后。

视交叉后视力损害 视交叉后疾病是导致视神经源性视力损害的第三类病因。最常见的原因是梗死、肿瘤、动静脉畸形和偏头痛。患者感觉很难完成某项任务，如阅读。从视交叉后视束到枕叶皮质都可发生缺损。典型的视野缺损是同侧偏盲。患者通常有局灶性神经损伤，需要神经科会诊。皮质盲是视神经源性视力损害的一种特殊类型，通常是由双侧枕叶血管梗死引起。皮质盲常易与功能性盲相混淆，因为这两类患者的眼底镜检查和瞳孔反射都正常。Anton's 综合征患者的特征为双眼盲，瞳孔反射正常，双侧枕叶受损。有趣的是，患者否认眼盲。这种否认眼盲的行为可能被错误地认为是功能性盲的证据。

功能性视力损害 功能性视力损害患者有两种类型：癔病转换反应和诈病。癔病转换反应患者表现为无意的、想象性的视力损害。患者情感贫乏，期待处于急性视力损害的环境之下。患者可能出现完全不受情绪影响的急性视力损害。诈病则正好相反，患者明知没有出现视力损害，仍然有意假装视力损害以获利，这些患者通常异乎寻常的关注视力损害。

对于怀疑是功能性视力损害的患者的检查应同其他疾病的眼科检查相同，应重视可能出现的视神经源性缺损。正常的瞳孔反射，无传入性瞳孔障碍以及正常的眼底镜下表现，都可能是功能性视力损害。更多的检查可以确定视力损害是器质性的还是功能性的。假装视力损害的患者一般不愿意使用食指，常凌乱的签名，而真正的眼盲患者签名没有任何困难。一项有效的测试是将一面大镜子直接置于患者的面前，要求患者直视前方，然后缓慢来回倾斜镜子。当镜子改变位置时，大多数患者会跟随镜中反射的眼睛移动而移动，证明是假装视力损害。另外一项经常用到的测试是视动性眼球震颤鼓。将鼓在患者睁开的眼睛前转动，如果患者视力正常，眼睛会自动的随着鼓转动[79]。一些复杂病例需要更高级的测试，功能性视力损害的彻底治疗应由急诊医生，眼科医生和心理医生共同完成[18]。如果不能明确诊断假装的视力损害，应请会诊排除视神经源性视力损害。

瞳孔不等大

临床特征

头部创伤或意识丧失的患者出现瞳孔不等，可能是由眼压增高引起，需要立即评估病情和治疗。如果患者清醒，反应可，没有创伤史，出现不知原因的瞳孔不等大，可暂不紧急治疗。首先确定异常的瞳孔，如果瞳孔对光刺激的反应弱，可能是异常瞳孔；在暗处瞳孔不等加剧，则较小的是异常瞳孔，反之，在光刺激下瞳孔不等加剧，较大的是异常瞳孔；如果患者传入视觉系统正常却出现瞳孔不等，可能是虹膜括约肌损伤，可用裂隙灯诊断；如果两瞳孔对光反应良好且在裂隙灯下未发现虹膜异常，接下来应检查在光刺激下或暗处瞳孔不等是否加剧。Adie's 强直性瞳孔，药物源性阻滞和第三神经麻痹相关性瞳孔不等在光刺激下加重，而生理性瞳孔不等和 Horner's 综合征相关性瞳孔不等在暗处加重[44]。在亮处和暗室比较瞳孔的大小是衡量光线对瞳孔不等的影响的最简单的方法。

Adie's 强直性瞳孔

Adie's 强直性瞳孔患者近视力模糊，而远视力正常。Adie's 综合征常见于年轻女性，70%时间都可出现，伴有对称性深反射减弱。检查显示近距离测试瞳孔收缩反应缓慢，看远处时，瞳孔再扩大缓慢。裂隙灯下可见虹膜呈扇形麻痹。由于患侧瞳孔对胆碱能药物的超敏反应，当给予低浓度胆碱能药物（0.1%毛果芸香碱）时，与正常瞳孔相比，患侧瞳孔可强烈收缩，此时可明确诊断。这些患者可作为非紧急病例在眼科医生处接受胆碱能药物治疗。

药源性瞳孔散大

药源性瞳孔扩大是由于有意或无意局部使用拟交感神经药物和副交感神经阻滞剂引起的。去氧肾上腺素和可卡因是两种常见的拟交感神经药物，通常用作鼻支气管插管前的诱导药，使用大意可导致瞳孔不等大。副交感神经阻滞剂，如阿托品和东莨菪碱，也可引起瞳孔不等大。用于预防晕动病的东莨菪碱贴片经皮吸收后也可引起瞳孔不等大。在特殊情况下可使用1%毛果芸香碱帮助鉴别第三神经麻痹和药源性瞳孔散大。给予1%毛果芸香碱后，散大的瞳孔很快缩小，证明是继发于第三神经麻痹，而抗胆碱能药物导致的瞳孔散大没有反应。

第三脑神经麻痹

瞳孔不等大的患者在光刺激下加重，如果没有Adie's强直性瞳孔或药源性的证据，应考虑是否有第三神经麻痹。大多数都有第三神经麻痹的其他体征，包括上睑下垂和眼外肌功能障碍。患者可出现复视，患眼转动受限，上睑下垂和眼外肌功能障碍，伴或不伴有瞳孔散大。任何新出现第三神经损伤的患者，瞳孔受累时均应入院治疗，排除动脉瘤。

Horner's 综合征

Horner's 综合征是指由交感神经支配中断引起的上睑下垂，瞳孔缩小和面部无汗等症状。散大滞后是Horner's 瞳孔的典型特征，瞳孔需15秒以上才可完全散大。尽管瞳孔不等的程度比在亮处明显，其在暗处3～5秒时比暗处15秒时更严重。局部使用10%眼用可卡因有助于诊断。在使用可卡因后，Horner's 瞳孔的散大反应比正常时要慢。中枢神经系统卒中和肿瘤、肺癌、甲状腺瘤、Pancoast's 肿瘤、头痛综合征、颈动脉剥离、带状疱疹、中耳炎以及分娩时臂神经丛创伤都可导致Horner's 综合征。在可卡因测试后24小时，给予1%羟苯丙胺可确定交感神经阻断的程度和所需会诊医生的专业类型。一般而言，新出现Horner's 综合征的患者需要立刻请相关专业医生会诊确定病因，并全程参与治疗。

生理性瞳孔不等大

20%的人群可出现瞳孔不等，相差超过0.4mm[80]。这种瞳孔不等可是短暂的，也可长期存在，可替代瞳孔。虽然这种瞳孔不等可在暗处加重，但是没有Horner's 综合征瞳孔散大滞后的现象，没有相关的临床表现，如视力损害、复视，不需要进一步治疗。

视盘异常

临床特征和鉴别诊断

视盘异常最重要的原因是视乳头水肿。视乳头水肿是由眼压增高造成的视盘改变。蛛网膜下腔与视神经鞘相连续，脑脊液压力的升高可传递至视神经，引起视神经乳头水肿。致病因素包括颅内肿瘤、脑部假瘤、创伤所致颅内血肿、蛛网膜下腔出血、脑脓肿、脑炎或脑膜炎。视盘水肿时，边缘模糊、充血，生理凹消失（彩图69-24），自发性静脉搏动消失。水肿过程中，视盘边缘出现火焰状出血和黄色渗出物。患者可感觉明显头痛或无任何症状，只有视盘长时间水肿时才会影响视力。常可见短暂的视力模糊，生理性盲点扩大和鼻下方视野缺失。视乳头水肿常发生于双眼，可无任何症状。新近出现视乳头水肿的患者应立即进行神经系统影像学检查。

很多情况都可出现类似视乳头水肿的症状，包括视网膜中央静脉阻塞，视盘炎，高血压性视网膜病变，缺血性视神经病变，视盘血管炎和糖尿病视盘炎合并视网膜病变。

眼球震颤

临床特征和鉴别诊断

临床上典型的眼球震颤是指眼球在偏离中线30°

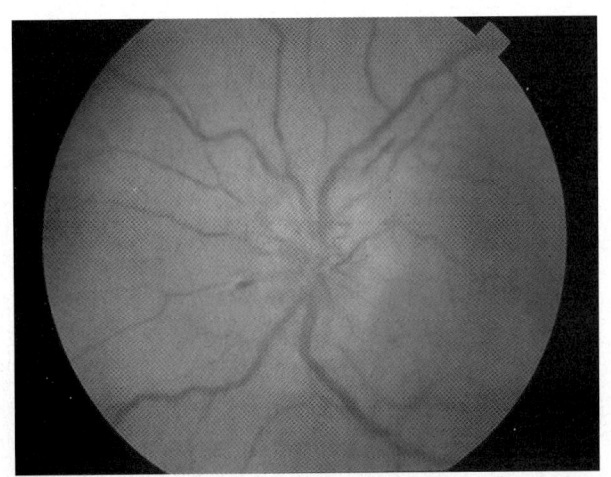

彩图 69-24　视乳头水肿。图示视盘边缘模糊。（Image courtesy of www.tedmontgomery.com）

的范围内发生振动。摆动型眼球震颤双向振动速率相同；反射性眼球震颤双向振动有快慢之分，慢相是病理性的，但通常以快相的方向表示眼球震颤的方向。眼球震颤也可分为单眼性或双眼性，共轭性（两眼运动方向相同）或非共轭性（两眼运动方向相反）和原眼位或眼位。重要的问题包括出现耳鸣、恶心、呕吐、振动幻觉和眩晕。

先天性眼球震颤可在出生时或围生期时发现，通常表现为水平的、共轭、双眼性、对称的摆动型眼球震颤。向侧面凝视时，眼球震颤可变为反射性，无论向上或向下凝视，一直保持水平。先天性眼球震颤在双眼集聚时减轻，固定时加重，蒙上一只眼时更加明显，在睡觉时可消失。这些患者没有振动幻觉，也没有其他神经系统症状。大多数患者预先都知道他们患有眼球震颤，可直接诊断。

有很多导致后天获得性眼球震颤的原因。导致眼球震颤的疾病一般包括接触毒性物质，视网膜冲动异常，迷路或前庭神经核疾病，脑干疾病或小脑控制眼球姿势障碍。应进行毒性物质和药物的筛查，使用CT或MRI扫描进行神经系统影像学检查。

眼球运动异常

临床特征和鉴别诊断

有些时候，眼球运动时，患者会出现复视或更糟糕的情况。了解眼外肌的解剖结构是有帮助的（图69-25）。首先确定复视是单眼还是双眼。覆盖任意一只眼时，双眼复视会消失；单眼复视比较少，常见于屈光不正，晶状体脱位，虹膜根部断裂或诈病。

双眼视觉失调所致复视有许多原因。局部机械性损伤如血肿，眶底骨折或脓肿以及Ⅲ、Ⅳ或Ⅵ脑神经麻痹均可引起眼球运动障碍；甲状腺疾病、进行性眼外肌麻痹、眼外肌纤维化综合征、多发性硬化和重症肌无力都可导致新发获得性眼球运动障碍。

最常见的原因是脑神经麻痹。脑干疾病患者可有其他脑神经受累，出现不同程度的意识障碍和感觉运动缺失。第三对脑神经分离性损伤可引起麻痹，患者出现上睑下垂，无法向内或向上转动眼球，瞳孔散大。第三对脑神经麻痹的原因很多，需立即进行神经系统和影像学检查。

第四对脑神经分离性麻痹常容易被忽视。患者出现复视，尤其是向下或向麻痹的对侧注视时会加重。这些患者的典型表现是头偏向对侧肩部以代偿眼球垂直性外旋，无法向下注视。大多数第四对脑神经分离性麻痹是由创伤和血管疾病引起，同时，血管瘤、颅内肿瘤和重症肌无力也可引起。

第六对脑神经麻痹是最常报道的眼运动性麻痹。第六对脑神经麻痹患者会出现内斜视，在向外侧注视时加重，常将头偏向麻痹侧。许多疾病可导致第六对脑神经麻痹。Wernicke-Korsakoff综合征，动脉瘤，血管疾病（糖尿病，高血压，动脉粥样硬化），创伤，新生物，多发性硬化，脑膜炎，甲状腺性眼病和颅内压增高都可导致功能障碍。应进行详细的神经系统和影像学检查。

治疗

眼科药物

概述

大部分眼科药物都是滴剂，可直接作用于眼前段，减少不必要的全身性不良反应。滴眼剂还具有吸收快，作用快，对视力影响小的特点。

然而，眼内只能保留少量药物，由于泪液的不断更新，残留药物很快被清除。

为改善药液的吸收，在两次滴药之间应相隔10分钟，避免第二滴将第一滴冲出。患者可用手指按压眼部内眦，防止药液从鼻泪管流出；滴药后闭眼数分钟可暂停泪液的泵出。眼膏可增加药物与眼前段的接触时间。眼膏会使视力模糊，但可对创伤后的眼部可起到润滑的作用，对角膜伤口愈合没有干扰。

药物分类

眼科药物可分为许多种类，包括麻醉类药物、抗生素、抗病毒药物、糖皮质激素以及其他。急诊医师

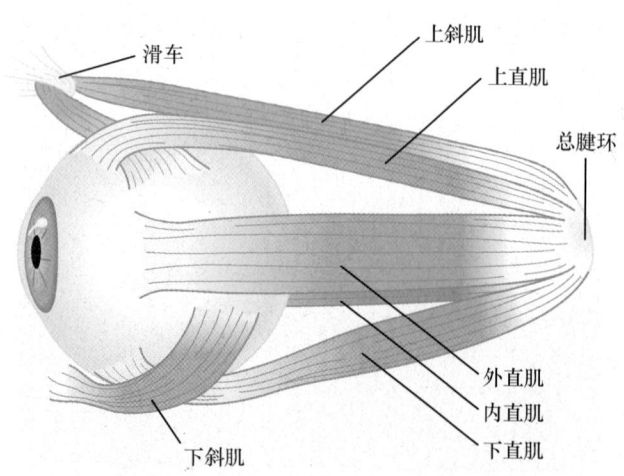

图69-25 眼外肌。（Image courtesy of www.tedmontgomery.com）

应当熟悉常用药物,并熟知每类药物的适应证。

局部麻醉剂阻滞感觉神经纤维的神经传递。局部使用麻醉剂有助于眼科操作,包括直接检眼镜检查、移除异物、冲洗、测量眼压和移除角膜接触镜。局部麻醉剂可影响角膜愈合,不规范用局部麻醉剂可导致严重的角膜病变。局部麻醉滴剂不能作为止痛药让患者自行使用。

抗生素和抗病毒药物是经常使用的药物。应根据培养结果、革兰染色结果选择抗生素,一般在眼科医生会诊之后才可使用抗病毒药物。

在许多眼科疾病,眼科医生可使用糖皮质激素,但是急诊医生应限制使用。糖皮质激素可加重单纯疱疹病毒感染,在诊断不确切时不应使用。创伤后虹膜睫状体炎是少数几种急诊医生可考虑局部使用激素的疾病之一,但是仍应由眼科医生做密切的随访。

睫状肌麻痹剂阻断毒蕈碱受体,使睫状肌麻痹,常导致瞳孔散大。睫状肌麻痹剂可用于疼痛和继发于睫状肌痉挛(由角膜擦伤、眼外伤和虹膜睫状体炎引起)的畏光[9]。散瞳药可扩大瞳孔,但不是所有的散瞳药都是睫状肌麻痹剂。散瞳药禁用于青光眼病史患者、眼内压增高患者、前房变浅患者、怀疑眼球破裂的患者或装有人工晶状体的患者。阿托品可持续较长的时间(1~2周),只能由眼科医生使用。减充血剂和抗过敏剂也通常用于减轻眼部过敏症状。

大量的药物可用来治疗青光眼。重要的是要知道这些药物可被吸收并可引起全身反应。如局部使用β-受体阻滞剂可引起心动过缓或加重支气管痉挛。

非甾体类抗炎药可减轻许多眼病时的炎症反应并有利于角膜擦伤的痊愈。

人工泪液可减轻眼干的症状并可保护 Bell's 麻痹或无意识患者的角膜。

重要概念

- **眶底骨折**:只有当患者出现持续复视或需要整形时才进行外科手术修补,一般等水肿在 7~10 天内消退后进行。影像学检查可使用 CT 扫描。
- **球后血肿**:当球后血肿影响到视网膜循环时,应立即对增高的眼压进行治疗,包括碳酸酐酶抑制剂,局部使用β-受体阻滞剂和静脉注射甘露醇。在彻底降压前可在急诊室行外眦切开术以暂时缓解高眼压。
- **角膜擦伤**:研究显示眼罩对小的、没有出现并发症的角膜擦伤的愈合没有明显作用。
- **眼球破裂**:治疗包括避免进一步的检查或操作,并放置金属眼罩以防止眼球受到任何意外压力。如果患者出现恶心可使用止吐药。静脉注射广谱抗生素。
- **视网膜脱离**:视网膜撕裂和脱落不会引起疼痛。检查可发现视网膜隆起,呈蓝灰色,很多撕裂发生于外周,用直接检眼镜看不到。直到影响到黄斑时,视力才会下降。如果通过病史判断存在视网膜撕裂,应使用间接检眼镜检查。
- **细菌性结膜炎**:对于没有出现并发症的急性细菌性结膜炎,由于新霉素滴眼剂有较高的概率发生过敏反应,应避免使用,同时也应避免使用皮质激素和眼罩。
- **青光眼**:原发性闭角型青光眼患者常突然发病,表现为眼剧烈疼痛,视力模糊,头痛,恶心,呕吐,有时会发生。体征包括结膜充血,角膜混浊,呈云雾状,位于中央的瞳孔散大,呆滞或固定。眼内压明显升高。
- **局部麻醉**:眼科疾病所致疼痛时,不应长期使用,避免形成角膜溃疡。

本章参考文献请参见 http://pumpress.bjmu.edu.cn/eduservice/3419.html

第70章 耳鼻喉科学

James A. Pfaff and Gregory P. Moore

刘蓓蓓 潘昊 译　杨光田 校

中耳炎

概述

背景

在美国，中耳炎（OM）是15岁以下儿童最常见的疾病[1]。在2002年，全美有1670万人因为中耳炎就诊，其中约265万人在急诊科就诊，这使得中耳炎成为急诊室排名第六的常见出院诊断[2]。超过80%儿童在一生中会有至少一次急性中耳炎发作史，高达40%的儿童会在3岁前至少发作三次[3]。经济上的花费是巨大的。据估计，每年有50亿美元用于急性中耳炎的评估、治疗和研究其对社会经济学的影响[4]。在美国，中耳炎是门诊最频繁使用抗生素的疾病，处方数量从1980年的120万张增加到1992年的2360万张。

流行病学

男性、有托儿所经历、父母吸烟、使用橡皮奶头、有中耳疾病家族史都被视为是中耳炎的危险因素[5,6]。有解剖畸形，如腭裂和唐氏综合征的儿童，可能由于咽鼓管异常，因此有更高的中耳炎发病率。一些免疫功能不全的患者，包括HIV患者，可出现中耳炎反复发作，常是其潜在疾病的首发症状。中耳炎和上呼吸道感染主要在冬季发病。母乳喂养可降低发病率[7]。

定义

广义上，中耳炎的定义为内耳的炎症反应，呈连续的病理过程。急性中耳炎有急性感染的症状和体征，伴有明显渗出，也称为急性化脓性中耳炎；渗出性中耳炎有渗出，但是没有急性感染的症状或体征，也被称为浆液性、黏液性、非化脓性或者分泌性中耳炎。渗出性中耳炎进一步可以分为急性（<3周），亚急性（3周到3个月），慢性（>3个月）。慢性中耳炎，或称为慢性化脓性中耳炎，是指鼓膜发生慢性穿孔的病程；复发性中耳炎的定义为中耳炎在6个月内发作3次或3次以上或者一年内发作4次。

发病机制

病理生理学

咽鼓管功能紊乱是急性中耳炎发病机制的核心理论。咽鼓管位于中耳腔和鼻咽部之间，使中耳通气以维持压力平衡，有利于中耳分泌物向鼻咽部引流。在儿童，咽鼓管长约18mm，几乎处于水平位。在成人，咽鼓管变宽，长度加倍，倾斜，质地变硬（这或许可以解释成人急性中耳炎发病率低的原因）。咽鼓管平时是闭合的，在打哈欠，咀嚼和吞咽时开放。

咽鼓管可以发生机械性或功能性阻塞，使得中耳通气减少。机械性阻塞包括上呼吸道感染、腺样体肥大和先天性腭裂[8]。由于幼儿咽鼓管内侧起支撑作用的纤维软骨比年长的儿童或成人少，咽鼓管持续闭合所致功能性阻塞主要发生在幼儿[8]。据推测，这种功能性障碍可导致中耳腔内负压，使得混有反流的鼻咽部分泌物和细菌的液体流出。

病因

在儿童所感染的细菌中，最常见的是肺炎链球菌、流感嗜血杆菌（主要是无法分类的）、卡他莫拉菌、化脓性链球菌和金黄色葡萄球菌，而革兰阴性菌感染较少见[9]。成人感染与此类似。渗出性中耳炎中，流感嗜血杆菌感染占很大比例，更多的是无菌性渗出物[10]。在患有中耳炎的儿童，其中耳积液中可检出病毒，身体其他部位病毒检出率为5%~16%[11-13]。反转录聚合酶链式反应技术的出现改进了对病毒的鉴定方法，可能会发现更多的病毒。一些学者认为在大多数病例中，病毒感染是导致炎症的原因，没有必要使用抗生素。呼吸道合胞病毒是最常见的病毒，但在患儿中耳积液中也发现了副流感病毒、流感病毒、肠病毒、鼻病毒和腺病毒[10,11]。这些病毒可通过加重中耳炎症，降低中性粒细胞的功能，减少抗生素的渗透使得治疗效果不佳[14]。

在幼儿，革兰阴性菌和金黄色葡萄球菌是常见的致病菌。尽管这些细菌在插管患者或者新生儿重症监护室内患者常见，但是健康新生儿比健康的稍长儿童更易被这些细菌感染[15]。大疱性鼓膜炎表现为鼓膜上出现大疱，在2岁以下的中耳炎患儿中出现比例高达5%[16]。虽然之前认为大疱性鼓膜炎是由肺炎支原体引起的，但是中耳积液的培养结果通常是引起急性中耳炎的常见病原体，而肺炎支原体并不常见[16,17]。

超过70%的化脓性结膜炎患儿合并有中耳炎，这种现象称为中耳炎-结膜炎综合征[18]，主要由流感嗜血杆菌引起[19]。其他少见的可引起急性中耳炎的病原体包括结核分枝杆菌（主要见于儿童）和沙眼衣原体（常见于6月龄以内的肺炎患儿）[20]。

肺炎球菌疫苗在减少幼儿侵袭性疾病和降低中耳炎发病率上有显著的效果[21]。据估计，肺炎球菌疫苗的使用可减少100万中耳炎患儿，也可减少50万接受鼓膜切开置管术的患儿[22]。在最近接受过治疗的患者，肺炎球菌疫苗可导致中耳炎渗出物中革兰阴性菌和产β-内酰胺酶的微生物增加[23-25]。

高达5%~10%的患儿在1岁以内有中耳炎发作4次或以上的危险，这些儿童通常是中耳炎易感人群。他们可能有轻微的免疫异常[26]或者比普通人群更易受病毒和细菌感染[27]。

临床特征

中耳炎会表现出多种症状，例如咳嗽、食欲不佳、腹泻、呕吐、发热和拉耳朵，所有这些都是非特异性的。稍大的儿童能描述疼痛，但是耳痛并不是普遍存在。在中耳炎，疼痛的出现常早于耳漏，而在渗出性中耳炎，疼痛与耳漏同时发生。儿童常常合并上呼吸道感染。可出现发热，但是在大样本的研究中，发热时体温高于38.3℃的只占26%，达40℃以上的只有4%[28]。一些学者修改了定义，认为不管症状如何只要耳镜检查发现急性炎症就是中耳炎；如果用这个定义衡量，有1/3的病例发病时并不伴有急性症状[29]。

应检查耳廓和外耳道是否有红斑、分泌物或者压痛。如果外耳道被耳耵聍堵塞，可以在直视下，用耳刮匙清理外耳道；如果不能清理干净，用3%过氧化氢或者乳化滴液轻轻的冲洗，可以清洗干净外耳道。

鼓膜可凸出（如在急性中耳炎），直立，或者后缩（如在慢性渗出性中耳炎）[30]，颜色可是红色、粉色、黄色或者是正常的珍珠灰色或者透明的。出现红斑并不能表明有感染，因为哭叫或者发热时都会引起充血；然而鼓膜明显发红（定义为出血性，深红色或者浅红色）提示有急性中耳炎[30]。

可见的解剖学标志包括松弛部、锤骨柄和鼓膜凸下面的光锥[30]。鼓膜出现气-液平面，鼓膜后面出现气泡，或者鼓膜完全呈乳白色，这些都表明中耳有渗出。缺乏流动性是中耳渗出液最敏感的指标之一。事实上，鼓气试验时发现有液体流动应高度怀疑急性渗出性中耳炎的诊断。鼓膜浑浊、凸出、固定不动提示急性中耳炎[30]。在渗出性中耳炎，鼓膜常呈收缩状，易见锤骨柄。出现明显渗液时，所有这些标志可能会不明显。通过与另一只耳的对比检查，可能会有助于确认可疑的感染。

在新生儿，最初几周内，鼓膜增厚和不透明是正常的，而且鼓膜呈高度倾斜位。行鼓膜切开置管术后，没有发生感染时，鼓膜可出现活动性降低，解剖学标志改变，变得不透明。如果通气管开放，出现红斑和分泌物表明有感染；如果通气管闭合，鼓膜出现红斑、凸出和固定表明有急性中耳炎。

并发症

在使用抗生素之前，急性中耳炎并发症的发病率是20%，相对常见的是乳突炎和耳源性脑膜炎[31]。并发症发生于颞骨内或颅内，成人和儿童均可发生。一般认为，任何中耳炎并发症都是通过以下三种机制之一形成：①通过骨直接蔓延，骨髓炎或者胆脂瘤时，这种蔓延会减少；②通过血栓性静脉炎逆行蔓延；③沿既有通道蔓延，比如通过圆窗或卵圆窗或者先天畸形造成的裂隙[32]。抗生素的应用已经使所有并发症发病率降低到1%以下[33]。

颞骨内并发症

听力障碍是中耳炎最常见的并发症。几乎所有中耳炎患儿都有暂时性的传导性听觉丧失；感音神经性耳聋比较少见，多是由炎症通过卵圆窗蔓延所致。这种感音神经的缺失可造成中耳炎，同时出现语言或者认知功能发育减退或迟缓。

鼓膜穿孔最常发生于松弛部，通常可以自行愈合。鼓膜穿孔可能会持续较长时间，造成慢性穿孔或者慢性中耳炎或者两者兼有[20]。慢性中耳炎是指中耳腔炎症持续6周或者6周以上并伴有鼓膜穿孔处的渗出[34]。慢性中耳炎可以自发，也可出现在鼓膜切开置管术后。其致病原因有很多，最常见致病菌有假单胞菌、金黄色葡萄球菌、革兰阴性菌和厌氧菌。在幼儿，多出现急性中耳炎及其并发症，而在较大的儿童和成人，多出现慢性中耳炎及其并发症[35]。局部应用抗生素治疗有效[36]。全身性治疗应该用于出现并发症或者有侵袭性感染或者有全身性疾病体征的病人[34]。胆脂瘤由中耳鳞状上皮所产生的角质蛋白堆积而成，可能会造成中耳腔内骨质破坏，在分泌性中耳炎中很常见。分泌性中耳炎时，鼓膜后缩比较常见，出现胆脂瘤时，可能需要更改治疗方案。

当炎症蔓延至耳蜗和前庭器官时，会发生迷路炎，通常通过圆窗或卵圆窗蔓延。当细菌从中耳侵入内耳迷路时，可出现浆液性迷路炎，出现感觉神经-传导性听力丧失和前庭症状。细菌通过圆窗或圆窗环状韧带入侵后，脓液直接进入迷路，形成化脓性迷路炎。通常开始时就突然出现听力丧失和前庭症状，并且比浆液性迷路炎更严重[32]。

面神经穿过中耳走行。众所周知，面瘫是中耳炎的并发症。面瘫的确切机理还不清楚，可能与感染，周围骨炎，面神经肿胀，面神经在细菌毒素作用下脱髓鞘，或者面神经缺血有关[37]。中耳炎的渗出液可引起感染性湿疹样皮炎，伴有穿孔或者通过鼓膜切开置管感染外耳道。治疗时使用滴耳混悬剂（而不是溶液）。尽管这些制剂应该谨慎使用，但是它们的副作用还是很小的[38]。

颅内并发症

脑膜炎是急性中耳炎最常见的颅内并发症，是细菌血源性播散和直接侵袭引起的。脑脓肿最常见的病因是慢性中耳炎，是中耳炎颅内第二大常见并发症[39]。脑脓肿通常是由继发于血栓性静脉炎的血源性播散引起的，也可以由侵蚀引起[35]。致病菌包括变形杆菌、假单胞菌、金黄色葡萄球菌、肺炎链球菌和厌氧菌[40,41]。症状包括头痛、发热、呕吐和意识状态的改变。

硬膜外脓肿可能是由于硬脑膜周围的骨被胆脂瘤破坏、感染或者两者共同作用所导致的。硬膜下积液是感染或者静脉的血栓性静脉炎引起的大量液体在硬脑膜和蛛网膜之间聚积。局部耳源性脑炎是中耳炎、硬膜外脓肿，或者硬膜静脉窦的血栓性静脉炎的并发症在脑内所形成的水肿或者炎性区域。

乳突炎症蔓延至窦壁，引起血管外膜感染，炎性物质穿过静脉壁，导致外侧静脉窦血栓形成，出现栓塞。最典型的表现是出现像"尖桩栅栏"一样的发热高峰，寒战，耳痛，头痛，乳突和颈部压痛。

抗生素是中耳炎所有并发症的治疗首选。鼓膜切开后可进行，也可不进行置管，可得到中耳分泌物并进行培养[42]。当存在颞骨内并发症伴有脓肿形成或者颅内并发症，或者是由慢性中耳炎或者胆脂瘤引起的急性并发症时都需要手术治疗[42,43]。

诊断策略

使用气动耳镜来检查鼓膜的稳定性是作出诊断的重要依据（见之前的讨论）。鼓膜穿刺术是抽出中耳渗液以检测致病微生物的方法，在急诊科很少使用。其适应证包括重度急性中耳炎或者出现中毒症状的患者，治疗效果不佳的患者，4周龄以内的患儿，免疫缺陷患者，接受抗生素治疗的患者或者有脓性并发症的患者。

鉴别诊断

中耳炎通常不引起明显高热；对于发热、呈现急性病容的婴儿，医师应检查其他导致发热的原因。如果一个儿童或成人以耳痛为主诉，其他需考虑的可能原因有渗出性中耳炎，创伤，异物和中耳炎的并发症，如乳突炎。耳痛也可能是由牙齿，鼻窦，咽喉或者颞下颌关节疾病引起的牵涉痛。

治疗

尽管食品和药物管理局批准的治疗中耳炎的抗生素有16种以上，但是对主要致病菌有效的很少[4]。对细菌耐药性增加和抗生素处方的花费增加的担忧使医学界和公众把注意力集中在谨慎使用抗生素上[44]。基于这种或其他原因，美国儿科学会、美国家庭医师协会、医疗质量研究机构和南部加利福尼亚州循证医学中心联合制定了急性中耳炎的诊断和治疗指南，为临床医师提供用于临床决策的框架。这些指南特别适用于2个月到12岁之间没有其他疾病的儿童，这些儿童没有其他会改变急性中耳炎自然发病过程的基础疾病（表70-1）[4]。做出急性中耳炎的诊断需要以下三点：①急性发病史；②中耳渗出液的体征（包括鼓膜的稳定性）；③中耳炎症的症状或体征（见表70-1）。

由于80%的急性中耳炎可以自行缓解[45]，所以主张观察而不使用抗生素[46]。几个欧洲国家已经应

| 表 70-1 | 临床治疗指南：急性中耳炎的诊断与治疗 |

1. 临床医师要诊断急性中耳炎必须证实有急性发病史和中耳渗出液的体征（鼓膜的鼓胀，鼓膜失去流动性，鼓膜后面出现气液平面，耳漏）还有中耳感染的症状或体征（鼓膜的明显的红斑或者明显的耳痛）。
2. 急性中耳炎的治疗应该包括疼痛的评估。如果有疼痛，推荐临床医师治疗以减轻疼痛。
3A. 对于不复杂的急性中耳炎儿童只观察不应用抗生素是一项可选治疗，是依据患儿的诊断确实性、年龄、疾病严重程度和随访的可确保性。
3B. 如果决定用抗生素治疗，对于大部分儿童应该用阿莫西林治疗。阿莫西林的用量应该是 80~90mg/(kg·d)。
4. 如果病人在 48~72 小时内对初始治疗没有反应，临床医师应该对病人进行重新评估来确诊急性中耳炎并排除疾病的其他原因。如果病人确诊为急性中耳炎并且初始治疗为观察，临床医师应该开始抗生素治疗。如果病人初始治疗是应用抗生素治疗，此时应更换抗生素。
5. 临床医师应该通过减少危险因素来预防急性中耳炎的发生。

年龄	诊断明确	诊断不明确
小于 6 个月	抗生素治疗	抗生素治疗
6 个月~2 岁	抗生素治疗	抗生素治疗 如果不严重做观察
大于 2 岁	抗生素治疗	如果严重做观察；如果不严重观察

备注：不严重疾病是指轻微耳痛和发热不超过 39℃，严重疾病是指重度耳痛或者发热超过 39℃。明确诊断满足以下三点：①急性起病；②中耳渗出物的体征；③中耳炎症的症状和体征。

From American Academy of Pediatrics Subcommittee on Management of Acute Otitis Media: Diagnosis and management of acute otitis media. Pediatrics 113: 1451, 2004.

用这种"观察等待" 48 小时的方法数年，从而降低了细菌的耐药性[47]。这种方法虽然有争议，但是已经得到大多数患者和医生的认可[47,48]。这种方法已成功应用于急诊科[49]，但是还没有成为一个规范的做法[50]。

治疗的决策基于患者的年龄和诊断的准确性[44]。指南推荐一种年龄分层的方法，这种方法将年龄、诊断的准确性和疾病的严重程度结合在一起。观察两岁以上患儿是首选方法，除非该患儿有严重的耳痛或者体温高于 39℃（表 70-2）。6 个月到 2 岁的患儿，推荐根据诊断的准确性和疾病的严重性制定治疗方案，如果诊断不明确，推荐观察。对于 6 个月以内的患儿，指南推荐基于疾病的严重程度，监护人的可靠性和密切随访的能力进行观察治疗。如果担心密切随访的能力或患儿在 48 小时内病情没有改善，可以给予父母一个处方——这就是所谓的安全网[51]。

有证据表明对有严重症状的 2 岁以内的患儿立即使用抗生素可以加速缓解症状而且可以降低治疗的失败率或者疾病的复发率[52,53]。必须权衡出现并发症的潜在危险和应用抗生素的副作用之间的关系。副作用包括过敏反应，胃肠道不适，细菌的耐药性增加和菌群失调[54]。

阿莫西林的价格、有效性、安全性和味道使它成为不错的一线用药，一天两次，用量为 80~90mg/(kg·d)。更高的浓度对易感者或者肺炎链球菌耐药株的中间体有效。对青霉素过敏的患者，指南将其区分为两类，一类是 I 型过敏型（荨麻疹或者过敏反应）和非 I 型过敏型，但是二代和三代头孢几乎没有交叉反应[55]。如果治疗失败，患者应该在 3 天内重新评估病情。治疗失败的定义是临床症状和体征无明显改善，如耳痛、发热和鼓膜发红、凸出或者耳漏。治疗应该包括一些有效抵抗产 β-内酰胺酶的流感嗜血杆菌和卡他莫拉菌等微生物的药物。推荐药物包括阿莫西林克拉维酸盐 [应用阿莫西林成分的剂量是 80~90mg/(kg·d)]，口服头孢呋辛酯和肌肉注射头孢曲松。尽管头孢曲松与 β-内酰胺类药物在有呕吐史、低耐受性和无法随访的病人[56]效果类似，但是以 3 天为一疗程使用头孢曲松可改善治疗效果[57]。如果在头 28 天内疗效不佳，推荐应用以 3 天为一疗程的抗生素。

已经使用过几个月抗生素的病人应该给予大剂量阿莫西林、阿莫西林克拉维酸盐或者头孢呋辛作为初始治疗。头孢地尼由于其更好的口感，而且同样可以提高耐受性使得它比头孢呋辛更为首选[4]。治疗 3 天失败的患者应给予肌注头孢曲松或克林霉素，而且强烈推荐行鼓膜穿刺放液术。克林霉素仅用于治疗肺炎链球菌感染，因为它对流感嗜血杆菌和卡他莫拉菌无效[4,9]。治疗 1 个月内失败的应给予大剂量的阿莫西林克拉维酸盐，头孢呋辛酯或者肌注头孢曲松[57]。

甲氧氨苄嘧啶-磺胺甲基异唑和大环内酯类药物习惯上被用作二线药物，但耐药性是逐渐增加的——甲氧氨苄嘧啶-磺胺甲基异唑为 40%，而大环内酯类药物为 30%[4]。而且这些药物和 β-内酰胺类药物之间有潜在的交叉耐药性，导致完成一疗程阿莫西林治疗后的儿童进一步治疗失败[57,58]。氟喹诺酮类治疗可能有效，但是还没被认可应用于儿童[57]。

对抗生素的反应只是影响临床预后的许多因素之一。其他的因素还包括内皮缩血管肽的功能损害，非细菌性病原微生物的共同感染和宿主的免疫反应[58,59]。局部用药和对抗生素的敏感性可能也会对治疗方法的选择造成影响。其他治疗有效的抗生素包

表 70-2　中耳炎的治疗指南

体温小于39℃或者有严重耳痛或者两者都有	对开始使用抗生素治疗的病人的诊断		开始观察治疗后48～72小时确定临床治疗失败		开始初始以抗生素治疗48～72小时后确定临床治疗失败	
	推荐	对青霉素过敏的可选	推荐	对青霉素过敏的可选	推荐	对青霉素过敏的可选
否	阿莫西林[80～90mg/(kg·d)]	非Ⅰ类：头孢地尼 头孢呋辛 头孢泊肟 Ⅰ类*：阿奇霉素 克拉霉素 头孢曲松—1天或者3天	阿莫西林[80～90mg/(kg·d)]	非Ⅰ类：头孢地尼 头孢呋辛 头孢泊肟 Ⅰ类*：阿奇霉素 克拉霉素 头孢曲松—1天或者3天	阿莫西林-克拉维酸[阿莫西林90mg/(kg·d)克拉维酸6.4mg/(kg·d)]	非Ⅰ类：头孢呋辛—3天 Ⅰ类*：克林霉素
是	阿莫西林克拉维酸盐[90mg/(kg·d)]的阿莫西林和6.4mg/(kg·d)的克拉维酸盐		阿莫西林克拉维酸盐[90mg/(kg·d)]的阿莫西林和6.4mg/(kg·d)的克拉维酸		头孢呋辛—3天	鼓膜穿刺术—克林霉素

Ⅰ类*—荨麻疹或者过敏反应。

From American Academy of Pediatrics Subcommittee on Management of Acute Otitis Media: Diagnosis and management of acute otitis media. Pediatrics 113: 1451, 2004.

括红霉素-磺胺异噁唑、阿奇霉素、克拉霉素、头孢氨苄、头孢克洛、头孢丙烯、氯碳头孢、头孢地尼、头孢克肟、头孢泊肟和头孢布烯。这些药物不包括在美国国家疾病与预防控制中心制定的指南中，因为没有足够的数据证实它们的有效性。

以往的治疗通常以10天为一疗程。许多研究将传统的治疗疗程与更短的疗程相比较，结果表明更短的疗程更适用于不出现并发症的急性中耳炎[60-62]。出现鼓膜穿孔的患者和有很大概率出现治疗失败的患者或者慢性中耳炎或复发性中耳炎的患者可能更适合长疗程的治疗[58]。短疗程治疗也不适合2岁以内的患儿[60-62]。成人急性中耳炎的抗生素治疗与较大的儿童相同。急性中耳炎急性发作时，应用抗组胺药或者缓解充血药物、激素或者鼓膜切开置管术是没有指征的。

急性中耳炎可以引起顽固性疼痛，应该适当处理。对于鼓膜完整的患者，使用对乙酰氨基酚、布洛芬、安替比林和局麻药有所帮助。复发性急性中耳炎主要在冬季出现，通常伴有上呼吸道感染。易感人群包括2岁以内的儿童，托儿所的儿童和美国当地儿童[60]。这些儿童预防性的使用阿莫西林（20mg/kg）是有效的[63]。

应用抗生素治疗10天后，50%的儿童会出现分泌性中耳炎，但是90%都会在3个月内消退[64]。然而有30%～40%的儿童会出现复发性分泌性中耳炎，且其中5%～10%会持续1年以上[65]。对分泌性中耳炎的治疗尚存有争议，但是分泌性中耳炎会影响听力，并出现语言功能发育障碍。分泌性中耳炎是无症状的，渗出物可无菌，也可含有病原体。尽管一些学者推荐在细菌耐药性增加时，只做观察，但是卫生保健政策部门制定的临床指南推荐对于急性或者亚急性分泌性中耳炎病人应观察或者应用抗生素治疗[1,60]。对于急性或者亚急性分泌性中耳炎患者，应用抗组胺药，缓解充血药物，激素或者外科手术是无效的[65]。鼓膜切开术和鼓膜切开置管对那些药物治疗无效，患有分泌性中耳炎4～6个月的和大于20分贝听力丧失的患儿可能会有效[1]。对于较大的儿童，扁桃体切除无效而腺样体切除有效。鼓膜切开置管也已经应用于对预防性抗生素治疗无效，有急性中耳炎并发症和咽鼓管机能障碍并发症的复发性急性中耳炎，这些并发症包括伴有听力丧失的鼓膜后缩，听小骨骨质破坏或者收缩袋的形成[64]。

处置

通常对儿童进行10～14天的随访。对于2岁以上，症状已经消失并且没有复发危险因素的儿童不需要随访[66]。2个月以内的中耳炎患儿应该取血、脑脊液和尿进行培养来评估[8]。有并发症的儿童需要耳鼻喉科会诊。有持续性分泌性中耳炎的成人需要耳鼻喉科会诊来排除鼻咽癌。

外耳炎

疾病原理

外耳炎是外耳道的炎症。终生发病率是10%，这可以解释在美国1年有750万耳鼻喉处方[67]。外耳道被覆鳞状上皮细胞和产生保护性脂质层的耵聍腺[68]。这种保护性的脂质层会在高湿度、高温、皮肤软化（长期暴露于潮湿环境）和局部创伤（例如棉签或者助听器的使用）的作用下断裂，导致细菌侵入。外耳炎是细菌引起的疾病，最常见的致病菌有铜绿假单胞菌、金黄色葡萄球菌和其他革兰阴性菌，常出现多种微生物混合感染[69]。外耳炎在夏天或者热带气候最常见，因此也被称为游泳耳病或者热带耳病。

临床特征

根据临床表现做出诊断。外耳道起初可能会瘙痒，出现红斑，肿胀加剧。症状包括耳痛，耳胀，还有可能出现听力丧失和下颌疼痛。体格检查可发现外耳道红斑或水肿，牵拉耳廓或者耳屏时出现不适感。可能同时出现淋巴结炎，鼓膜红斑，或者局部蜂窝组织炎。该病进一步发展可表现为瘙痒、湿疹和上皮脱落的慢性炎症，由细菌、真菌或者皮肤用药引起。在儿童通常继发于慢性中耳炎。

鉴别诊断

外耳炎与中耳炎很难鉴别，尤其是在儿童。鼓膜红斑在两种疾病都有，水肿可以用来排除诊断。分泌物可能来自外耳或者穿孔的鼓膜，在可疑病例应谨慎治疗两种疾病。

耳真菌或霉菌感染可作为原发或继发感染，占外耳炎病例的10%[70]。瘙痒是突出症状，通常伴有轻微疼痛或者耳漏。曲霉菌病是大多数病例的致病原因。耳真菌病常见于热带气候人群，糖尿病人群，免疫缺陷患者和免疫抑制剂治疗的患者。治疗包括净化，酸化和使用抗真菌的滴耳剂，例如硫柳汞或者龙胆紫。特效抗真菌药如克霉唑或伊曲康唑也有效[70]。

疖病是外耳道软骨部小的、红斑、界限清楚的感染，通常是由金黄色葡萄球菌引起的[32]。疖病没有排液，治疗包括切开引流和口服抗金黄色葡萄球菌抗生素。耳廓和外耳道的蜂窝组织炎可能引起红斑，硬结和其他全身症状。治疗用抗生素直接作用于致病微生物。

耳部带状疱疹也称为拉姆齐亨特综合征，是影响耳廓的病毒性疾病的表现，会影响到多对脑神经，可引起面瘫。首先引起伴有红斑，肿胀的疼痛，大约3~7天以后形成水疱[34]。这些患者需要耳鼻喉科会诊。治疗包括止痛，热敷和使用阿昔洛韦。

治疗

尽管新霉素成分可出现超敏反应，但是由新霉素、多黏菌素B和氢化可的松组成的复方抗菌药（例如氢化可的松的滴耳混悬剂）的治疗是有效的（一天4次）。新的氟喹诺酮类药物反应小，毒性低，一天两次[70,71]。应用甾类化合物滴剂可以减少外耳道肉芽组织的形成[67]。治疗上可用轻柔的抽吸和冲洗来清洗外耳道，这取决于堵塞的分泌物的量。清洗液包括自来水、无菌盐水、2%醋酸和布罗夫溶液。在严重的感染，棉花条、纱布或者压缩氧化纤维素可以促进药物的分布。棉布条用抗生素滴剂湿润后放入外耳道10~12mm，留置2~3天。滴入药液后让患者平卧5分钟，可不必填塞。没有证据表明仅全身应用抗生素或者联合局部应用抗生素比仅局部应用抗生素有更好的治疗效果[72,73]，但是有糖尿病或者艾滋病的免疫缺陷的病人或者皮肤和耳廓周围感染的患者需全身用药[70]。外耳炎可引起剧痛，症状严重的需要用鸦片止痛。加或不加安替比林的苯佐卡因表面麻醉可以用来缓解疼痛，但是苯佐卡因可能引起接触性皮炎，加重疾病[67]。

坏死性（恶性）外耳炎

由于其高死亡率，坏死性外耳炎以前被称为恶性外耳炎，是外耳炎的一种极具侵袭性的类型。易感人群包括糖尿病老年患者、艾滋病病人，罕见于免疫缺陷患儿。假单胞菌是主要的致病菌，但是也与金黄色葡萄球菌、表皮链球菌、奇异变形杆菌、克雷伯杆菌、曲霉菌和沙门菌感染有关[74]。感染始于外耳道，蔓延至耳廓周围组织和外耳道软骨的骨连接，然后沿着外耳道底部的裂缝（被称为圣托里尼裂缝）蔓延到邻近的组织[75]。它可以蔓延到颅底的颞骨部，引起颅底骨髓炎，这是另一个描述恶性外耳炎的术语。面神经是第一个受累的脑神经，但是也可影响其他神经。发病机制不明确，可能与血管功能障碍和免疫功能紊乱有关[76]。

病人可能会表现出局部用药无效的持续性耳漏、耳痛、头痛、耳廓周围疼痛和肿胀。应该认识到长期外耳炎的患者是很危险的。本病的临床所见特征为在外耳道底部骨软骨连接处可见肉芽组织。最常涉及第Ⅶ脑神经（即面神经），当累及到茎乳孔时可表现为面瘫。进一步发展可以累及舌与喉、迷走神经、脊柱附属组织、舌下神经、三叉神经和展神经[77,78]。脑神经的受累并不影响死亡率[79]。其他的并发症还包括脑膜炎、脑脓肿和乙状窦血栓形成。

坏死性外耳炎没有单一的诊断标准。诊断是根据一系列临床的，实验室的和影像学的检查结果做出的[77]。骨扫描（^{99m}锝）的灵敏度高，但是外耳炎的患者结果通常呈阳性。镓扫描特异性更好，但是CT（计算机体层成像）和MRI（磁共振成像）对于检测疾病的颞下部蔓延，骨侵蚀和脓肿的形成更有效[75-80]。Ciprofloxin的高生物利用度和能渗透到骨的特性，使它称为坏死性外耳炎的理想治疗药物，除了顽固性病例外不需要住院治疗[77]。治疗需要6~8周。虽然过去外科手术治疗广泛应用，但是现在仅用于确诊病例或者肉芽组织的清除[81]。高压氧可以用作有明显颅底或颅内病变，复发病例和抗生素治疗后继发感染的辅助治疗[81,82]。

乳突炎

虽然乳突炎容易复发，但是自从抗生素出现后，急性和慢性乳突炎的发病率已经明显降低[83,84]。虽然它仍然主要与中耳炎有关，但是很多患者并没有出现中耳炎[85,86]。乳突炎也被认为是白血病，单核细胞增多症，颞骨肉瘤和川崎病的并发症[59]。

病理生理学

由于在急性中耳炎发作的时候，乳突气房常常有炎症，急性乳突炎即是中耳炎症的自然蔓延。乳突窦入口是位于中耳和乳突气房之间的狭窄的连接。如果此连接发生堵塞，可形成一个密闭的空间，从而存在脓肿形成和骨质破坏的潜在可能。感染可以由乳突气房经静脉通路播散，导致鼓膜炎症。可以进展引起乳突骨小梁和气房联合的破坏，导致急性乳突骨炎或者并发乳突炎。所产生的脓液可以通过以下多种途径蔓延：①通过乳突窦入口自然消退；②流向乳突侧壁，引起骨膜下脓肿；③向前形成耳下脓肿或者向颈部胸锁乳突肌后面形成脓肿（常被称为颞骨骨膜下脓肿）；④中间流向岩石状的颞骨气房引起罕见的颞骨岩部炎；⑤向后流向枕骨，引起颅顶的骨髓炎或者类鼠属脓肿[59,85,86]。

慢性乳突炎通常是慢性中耳炎的并发症。可能从中耳到乳突气房都有肉芽组织广泛侵入，也可表现为呈实质性的、潜在的、隐蔽性乳突炎。乳突炎一般无痛，有轻微症状和体征，很少或不伴有发热，有耳痛的病史。鼓膜可以是完整的或者出现穿孔。出现无明显来源的颅内并发症时要高度怀疑本病[87]。高危人群包括新生儿和免疫缺陷的病人（近期做过化疗或者使用过甾类化合物或者糖尿病患者或者老年患者）。

病因学

肺炎链球菌是乳突炎最常见的致病微生物，但是其他的微生物感染不一定引起急性耳炎[85]。培养时，常可发现需氧菌和厌氧菌混合感染。常见需氧菌包括A组链球菌、金黄色葡萄球菌和表皮葡萄球菌。慢性乳突炎通常也是混合感染，以铜绿假单胞菌为主。

诊断要点

急性乳突炎的临床症状包括发热、头痛和红斑。疼痛是普遍存在的[85]。体格检查可发现耳廓后或者耳上压痛，水肿出现较晚。鼓膜与急性中耳炎时的表现类似（红斑、凸出、流动性降低），但是有10%的病例可能是正常的[85]。如果急性中耳炎的症状持续超过2周就应该高度怀疑此病[87,88]。慢性乳突炎的症状包括鼓膜穿孔处持续耳漏、发红、水肿和耳后高敏感性[89]。

辅助检查

CT扫描可以识别骨侵蚀，而MRI更有助于识别可能出现颅内并发症的病例。

治疗

抗生素治疗是首选，大多数病例都不需要手术切开引流[84,90,91]。如果有适应证，外科手术可以选择鼓膜切开术和鼓膜切开置管术（用于引流和鉴别致病微生物），疾病恶化时，可行乳突切开引流术。

突发性耳聋

听力丧失有多种病因（框70-1）[92-94]。突发性感觉神经性耳聋属于耳科的急诊情况[92]。定义为在3天内检查发现超过至少3次自发的30分贝的听力丧

框 70-1	突发听力丧失的原因

感染性
流行性腮腺炎
麻疹
流感
单纯疱疹
带状疱疹
巨细胞病毒
单核细胞增多症
梅毒

血管性
巨球蛋白血症
镰刀形红细胞病
贝格尔病
白血病
红细胞增多症
脂肪栓子
高凝状态

代谢性
糖尿病
妊娠
高脂蛋白血症

传导性
耵聍
异物
中耳炎
外耳炎
气压伤
创伤

药物性
氨基糖苷类（庆大霉素，新霉素，万古霉素，卡那霉素，链霉素）
髓袢利尿剂（呋塞米，依他尼酸）
抗肿瘤药
水杨酸盐类

肿瘤
听神经瘤

Data from references 92-94.

失[95]。总的发病率在 5/100 000 到 20/100 000[96]。严重性者可出现交流困难甚至完全的听力丧失。

外伤或者血管并发症可导致突然起病，缓慢性听力丧失提示肿瘤形成[93]。外伤史、药物治疗史、疾病史、发病时的活动状态和单耳或者双耳受累都有助于诊断。出现耳鸣、眩晕、脑神经异常、脑干或小脑功能失调的神经症状，也有助于诊断。传导性耳聋，比如耳硬化病的患者，在嘈杂的环境中听力稍好[93]。

体格检查应该包括外耳道和鼓膜完整性的全面检查。韦伯实验和林纳试验有助于鉴别传导性耳聋和感觉神经性耳聋。广泛的神经学检查包括脑神经和小脑试验，后者可以定位脑干的受累情况。CT 可以提示外伤或者肿瘤，应该依据病史和体格检查进行神经学和化学的筛查[94]。口服激素是最普通的治疗，尽管其疗效尚存争议[95]。其他治疗包括鼓室内应用激素、高压氧、抗病毒治疗、血管活性药和血液稀释药、右旋糖酐和镁，所有这些药物应联合治疗[95,97-100]。

鼻出血

概述

流行病学

鼻出血是耳鼻喉科的常见疾病，每年有 15/10 000 的人需要内科治疗，有 1.6/10 000 的人需要住院治疗[101]。多数发生于 10 岁以内的儿童，随着年龄增长发病率降低。一些研究发现其发病在 25 岁以下人群和 50 岁以上人群中呈双峰分布[102]。男性发病多于女性。鼻出血在较冷的季节和北方气候更常见，这是因为此时湿度降低，鼻黏膜比较干燥。鼻出血对患者来说是可怕的，但是很少危及生命。熟练掌握其生理学和治疗，可以迅速有效地处理这种疾病。

鼻前部出血占所有鼻出血的 90%，通常累及鼻中隔前下方的克氏静脉丛[3]。鼻出血是单向的，在前部填塞可以止血。鼻后部出血占 10%，通常由蝶腭动脉后支引起[103]，前面放置填塞物不能止血。鼻后部出血在儿童很少见[103]。

疾病原理

解剖学

三条动脉相互吻合为鼻区供血。蝶腭动脉为鼻甲，侧鼻道和前后鼻中隔内侧供血，来源于颈内动脉眼支的前后筛骨动脉为上鼻黏膜内侧和外侧供血，面动脉的上唇支为前鼻中隔黏膜和前侧黏膜供血（图 70-1）。

病因

鼻出血有很多病因，但是最常见的是上呼吸道感染合并鼻黏膜充血，血管扩张和外伤，也可是意外伤或是医源性的（比如挖鼻）（框 70-2）。

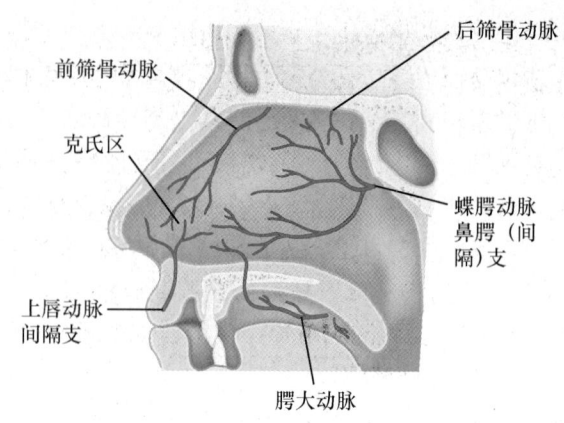

图70-1 鼻中隔的动脉供血。

框70-2	鼻出血的病因

局部
鼻或者面部的外伤
上呼吸道感染
挖鼻
变态反应
家里湿度低
鼻息肉
鼻异物
环境中刺激物
鼻咽部的毛霉菌病
外伤性颈内动脉瘤
新生儿衣原体鼻炎
手术后病人

特发性
习惯性鼻出血
家族性鼻出血

全身性
鼻血管的动脉粥样硬化
高血压（有争论的）
抗凝治疗
妊娠
气压突然改变
遗传性出血性毛细血管扩张症（郎-奥-韦三氏病）
血质不调（比如血友病，白血病，淋巴瘤，真红细胞增多症，贫血，特发性血小板减少性紫癜，粒细胞增多症，遗传性血小板异常，获得性血小板异常［比如阿司匹林］）
肝病
颈内动脉瘤破裂
糖尿病
酒精中毒
维生素K缺乏病
叶酸缺乏病
慢性间质性肾炎
化疗
输血反应
偏头痛
药物诱发的血小板减少症

From Wurman LH, et al: The management of epistaxis. Am J Otolaryngology 13: 193, 1992.

诊断方法

应首先对患者进行血流动力学评估，有需要时，依据框70-2列出的可能原因进行复苏和实验室检查[103]。鼻出血病人通常很焦虑、紧张，可引起血压升高，经过治疗可以恢复。虽然高血压可以加重出血，但是高血压不会引起鼻出血[103]。苯二氮䓬类或麻醉剂镇静治疗可能对这些患者有所帮助。

治疗成功的关键是鉴别鼻出血的部位，是鼻前部还是鼻后部。如果是活动性鼻出血，患者可通过鼻通气清除血凝块，然后通过按压鼻软骨部来压迫双侧鼻中隔10～15分钟。也可指导患者用这一简单的手法在下次出现鼻出血时自行止血。完善检查很重要。病人的鼻底部必须保持水平位。如果患者头部倾斜，只能直视到鼻孔的上部和前部。鼻镜应该上下方向的打开而不是在左右打开。在这个时间内，用于照明、抽吸、显影和治疗的物品应该准备好。没有确诊和治疗就出院的患者常常会复发。鼻前部有血凝块和阻塞的时候，如果血流向后方，会表现为鼻后部出血。持续出血的患者应该用浸有可卡因、利多卡因-肾上腺素或者去氧肾上腺素（新辛内弗林）的纱布来促进血管收缩和麻醉。

治疗

鼻前部出血

确定是鼻前部出血后，医师有几种治疗方法可供选择。用化学方法在出血部位涂硝酸银烧灼出血区，但是对活动性出血不能直接起效。涂上4～5秒后产生硝酸凝固组织。凝固作用不能持续超过15秒以防损伤鼻中隔[103]。应该自周围向中心，自上向下烧灼出血区来避开血液，因为血液会使烧灼不起作用。不建议鼻中隔两侧涂硝酸银，因为这会使鼻中隔丧失血供，而且理论上可以导致坏死。存在凝血性疾病时不能用烧灼术[103]。

另一种治疗方法是局部用药，比如吸收性明胶海绵（Gelfoam）和吸收性编结织物（Surgitel，消毒的氧化纤维素制品），轻微包扎。如果持续出血，可以在前面塞鼻塞或者气囊，必要的时候可以用一个正规的鼻前塞。有时候放置了鼻塞仍不能止血，可以在邻近第一个塞子处放置第二个塞子。鼻塞可通过三种机制起作用：直接加压作用，鼻黏膜受异物刺激减轻出血和周围凝血块形成进一步加压。近期一项对 42 名患者的研究发现膨胀海绵（Merocel Sponge）与快鼻（Rapid Rhino）相比，在有效性和不适感方面没有差别，但是在使用后者插入和移除的时候，患者有更大的不适感[104]。鼻前塞放置后应该保留大约 48 小时。鼻前塞引起的不适感可能需要应用镇静剂或者阿片样镇痛药物。当病人有明显的鼻中隔偏曲的时候需要双侧堵塞来达到足够的压力。

习惯上对病人应用抗生素来预防由堵塞引起的鼻窦炎。虽然没有证据，但是是有效的。有报道称，在放置鼻塞的病人中，金黄色葡萄球菌可引起中毒性休克[105]。病人应学会适当的鼻加压技术，在塞子移除后用抗生素软膏保持鼻黏膜湿润。应建议病人避免闭口打喷嚏，挖鼻，咳嗽，擤鼻子和服用阿司匹林药物。

鼻后部出血

鼻后部出血是指已适当放置前鼻塞后，鼻后部所出现的出血，因此需要放置鼻后塞，可以是商品化的可以买到的设备或者基本的双腔气囊导管。一个标准的双腔气囊导管应该插到鼻咽部，部分通气膨胀后向前牵拉，产生向后的压力。可以在气囊中注入少量液体，但是操作时应该注意避免压迫性坏死。推荐使用纯水而不用盐水，因为盐水会结晶，导致气囊放气时出现问题[106]。导管前端应填塞并缠绕凡士林纱布。商品化的可以买到的气囊，比如 Nasostat 和 Epistat，比鼻后塞更舒适。塞子要保留 2～5 天，既可以减少再次出血，也可以避免因长时间放置造成组织坏死[107]。抗生素比如头孢氨苄和阿莫西林克拉维酸盐是常规用药。如果这些方法不能很好地止血，则需要耳鼻喉科会诊。最终治疗可能需要颌内动脉结扎或者明胶海绵栓塞或者鼻后部内窥镜电烧灼。

放置鼻后塞的病人应该住院而且需要镇静和辅助吸氧。放置鼻后塞后，可能是继发于鼻肺反射，氧分压（PO_2）会降低 10mmHg，二氧化碳分压（PCO_2）会升高 10mmHg。也有报道放置鼻后塞后，会出现心律失常、心动过缓、心肌梗死、脑卒中和误吸[108]。

鼻出血的新药物

以下三种药物近来已经应用。迄今为止，还没有大量研究检验它们的有效性。

快速凝固止血剂（Quikclot）是一种按分子大小过滤的分子筛。当快速凝固止血剂接触伤口内或者伤口周围的血液时，能快速吸收血液中较小的水分子。较大的血小板和凝血因子以高度浓缩的形式留在伤口中，大大加快了血液凝固的速度。同时，颗粒提供了关键的化学表面，加快了血液凝固过程。这种药柜台有售而且目前常用于警察、消防人员、运动员和军队。虽然没有做临床试验，但是有病例报告。已经成功应用于一位鼻咽部活检后无法止血的 60 岁老人[109]。本药的放热反应所释放的热量可能会造成不适感。

重组的活化的 VII a 因子已经用于治疗严重的、不能控制的、致命性的出血。近来已经被应用于两例有致命性鼻出血的巨大血小板综合征的病人，而且它可能会对不能控制的鼻出血有效[110]。

Floseal 止血药是人凝血酶（来自混合血浆）、氯化钙和明胶基质的混合物，混合后放置在出血部位。厂家声称不论是渗出性出血还是搏动性出血，都能在 2 分钟内止血。必须是活动性出血本药才有效。注射到血管中或者用于开放性的撕裂伤都是禁忌。用药后容量会增加大约 20%，多余的液体与所产生的凝块不一样，要轻轻的冲洗掉。用药前需要将药品混合然后在两个相连的注射器之间来回抽吸 20 次。至少 30 秒之后才可以用，混合后 2 小时内有效[111]。

涎石病

唾液腺结石的发病率是 1%[112]。最常见于 30～50 岁的人群。虽然唾液腺结石在儿童不常见，但是新近一项对 210 名结石患者的研究发现，约 14% 发生于 18 岁以下儿童。儿童的结石更常见于腺导管远端，而且体积更小。最常受累的是下颌下腺（上颌下腺），约占 80%～95%[112]。舌下腺占 6%，腮腺占 2%。

当病灶周围发生钙化时会产生结石。患者会感觉腺体疼痛、肿胀。鉴别诊断包括感染，炎症，肉芽肿和肿瘤形成。最常见的病毒感染是流行性腮腺炎病毒。葡萄球菌属、草绿色链球菌、肺炎链球菌和流感嗜血杆菌在细菌感染中常见。结石可以通过触诊和按摩腺导管产生的脓性分泌物确诊。尽管 CT 可以提供结石更精确的大小和在腺导管中的位置，但是超声检查已经迅速成为最具有诊断价值的检查，因为它没有放射性而且还可以提示结石外的其他诊断[114]。

治疗包括使用抗生素（覆盖对青霉素酶耐药的微生物）、湿热敷、按摩、催涎剂（辛辣的硬糖来促进腺体分泌）和涎石切除术，必要的时候可使用探针或内镜[115]。碎石术也常应用，对腮腺结石的效果比对下颌下腺的好。近期一项对 323 名下颌下腺结石病人和 132 名腮腺结石的病人的研究发现碎石术成功率是 39.4%，笼状体取石成功率是 74.7%，尝试口腔手术取石的患者成功率是 95.8%[116]。取石方法的选择取决于结石的大小和位置。对于顽固性病例，需要切除整个腺体，但是这会导致腺体慢性功能减退和病态。应该对在急诊科没有取石的患者 24 小时内随访，对在急诊科成功取石的患者 4~5 天内随访。

颈部包块

概述

颈部包块在临床上比较常见，通常是炎症引起的，但是也有可能是头部和颈部恶性肿瘤。头和颈部的肿瘤不属于本章内容，在此不做过多的讨论，只做基本讲解。儿童和年轻人更可能患有良性疾病，比如炎症或者发育异常，包括甲状舌部或者鳃裂的囊肿。成人颈部包块更可能是肿瘤。一般来说，成人 80% 非甲状腺颈部包块为肿瘤，其中 80% 是恶性的[117]；在儿童，80% 以上的颈部包块是良性的，这被称为 80 法则。患者易患耳鼻喉恶性肿瘤的危险因素包括饮酒，吸烟，病毒感染如疱疹病毒，日光照射，遗传，饮食，接触粉尘和吸入暴露[118]。

疾病原理

对腮腺、下颌下腺、甲状软骨和甲状腺的定位有助于避免对颈部肿块诊断的混淆。而且，知道淋巴结的位置有助于鉴别淋巴结和其他类型的肿块（图 70-2）。

临床特征

重要的相关症状包括吞咽困难，吞咽痛，耳痛，喘鸣，言语障碍和癔球症。吞咽困难是指吞咽时有困难，可能由机械阻塞或者神经功能障碍引起的。吞咽痛是指吞咽时的疼痛，可能由许多实质性物质，比如扁桃体炎或者咽部肿瘤引起。耳痛是耳部疼痛感，可能由喉、咽和第Ⅴ、第Ⅸ、第Ⅹ对脑神经引起。牵涉性耳痛在成人被认为是恶性的表现，在没有其他诊断时应该怀疑肿瘤[119]。老年人单侧渗出性中耳炎没有其他诊断时应考虑鼻咽癌。喘鸣，尤其是吸气性喘鸣是上呼吸道阻塞的特征性表现。喘鸣可以发生在喉及

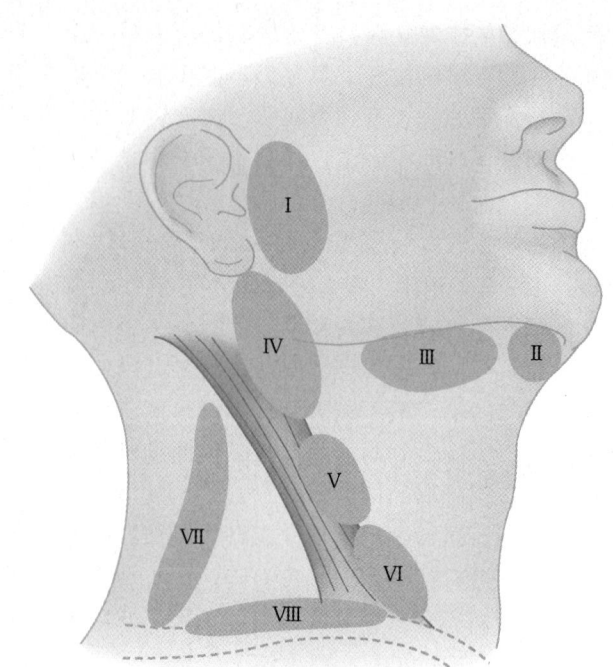

图 70-2　头颈部主要淋巴结群：Ⅰ，腮腺淋巴结；Ⅱ，颏下淋巴结；Ⅲ，下颌下淋巴结；Ⅳ，颈内淋巴结（锁骨上淋巴结）；Ⅴ，颈间淋巴结；Ⅵ，颈下淋巴结；Ⅶ，脊柱附件淋巴结；Ⅷ，锁骨下淋巴结。Ⅵ组和Ⅶ组淋巴结通常称为"斜角肌淋巴结"。（Redrawn and modified from Moloy PJ: How to (and how not to) manage the patient with lump in the neck. In American Academy of Otolaryngology-Head and Neck Surgery Foundation: Common Problems of the Head and Neck Region. Philadelphia, WB Saunders, 1995, p 134.）

以上部位，当成年人同时出现颈部包块时，其为肿瘤的可能性大大增加。言语障碍，尤其是囫囵性言语，表明口咽部有占位性病变，最典型的例子是扁桃体周围脓肿。癔球症是感觉喉部有肿块。几乎每个人时不时都会出现癔球症，位于咽部，通常是功能性障碍[119]。最后一个症状声音嘶哑，是最常见的主诉，有多种病因，可以是病毒性咽炎引起的，也可以是喉癌引起的。与眩晕类似，声音嘶哑也有多种描述，包括气息声、消声、嘶哑、沙沙声或者反常的声音低沉[120]。声音嘶哑持续两周以上需要检查。

体格检查

通过对头和颈部的检查可以鉴别包块、缺损、黏膜溃疡形成或者黏膜变色以及脑神经异常。要触诊包块本身的位置，大小和硬度正常。淋巴结小于 1~1.5cm，因此任何淋巴结超过 1.5cm 都认为是异常的[121]。淋巴结也是可活动性的、柔软的、有肉感的。活动性降低和硬化提示有恶性肿瘤[121]。

框 70-3	颈部包块的鉴别诊断

炎性

淋巴腺炎
    细菌性的（链球菌，葡萄球菌）
    病毒性的（艾滋病病毒，EB 病毒，单纯疱疹病毒）
    真菌性的（球孢子菌病）
    寄生性的（弓形虫病）
猫抓病
土拉菌病
局部皮肤感染
腺涎病（腮腺和颌下腺）
细胞内禽分枝杆菌
结核分枝杆菌

先天/发育性

臂裂囊肿
甲状腺舌管囊肿
皮样囊肿
水囊瘤
斜颈
胸腺包块
畸胎瘤
舌下囊肿
淋巴管瘤
喉囊肿

肿瘤

良性的
    间质瘤（脂肪瘤，纤维瘤，神经肿瘤）
    唾液腺瘤
    血管畸形（血管瘤，动静脉畸形，淋巴管瘤，动脉瘤）

恶性的
    原发肿瘤
    肉瘤
    唾液腺瘤
    甲状腺或者甲状旁腺肿瘤
    淋巴瘤

转移的
    来自头颈部原发肿瘤
    来自锁骨下原发肿瘤（比如肺癌或者食管癌）

AVM，动静脉畸形；EBV，E-B 病毒；HIV，艾滋病病毒；HSV，单纯疱疹病毒。

Data from references 121-123.

本章参考文献请参见 http://pumpress.bjmu.edu.cn/eduservice/3419.html

诊断方法

对病史和体格检查的结果应该有特定的诊断。声音嘶哑超过 2 周的需要检查，通常用纤维镜检查。血清学和皮肤试验在某些病例可能有效，但是最好咨询专家的意见后再做。胸部平片可以鉴别肺癌的转移。超声、CT、MRI 和针吸活组织检查可以帮助诊断，但是在急诊科不常用。

鉴别诊断

框 70-3 列出了颈部肿块常见的可能的鉴别诊断[121-123]。

治疗和处理

在儿童，肿块多是炎性的，因此，对患者使用抗生素，并进行 2 周的随访是合理的。如果是成人，若考虑为炎症也可以用类似的方法治疗[122]。如果肿块在 2 周内没有消退，肿块增大，位置固定，颈部淋巴结表面粗糙或者腮腺或者甲状腺肿块明显，通常需要耳鼻喉科会诊[123]。

重要概念

- 大部分急性中耳炎的病例可以自行消退。2 岁以上的患儿可以在观察 3 天后，再决定是否需要应用抗生素。有适应证时，阿莫西林是首选，使用剂量为 80～90mg/(kg·d)。
- 免疫缺陷患者出现持续性的外耳炎，应该考虑为坏死性外耳炎。
- 使用后鼻塞的鼻出血病人应住院治疗，常预先给予抗生素治疗。
- 所有对抗生素治疗无反应或者持续超过 2 周以上或者声音嘶哑持续超过 2 周以上的颈部包块都需要耳鼻喉科会诊。

第二篇 呼吸系统

第71章 哮喘

Richard M. Nowak and Glenn F. Tokarski

孙宁 译　刘志 校

概述

哮喘（asthma）一词源于希腊语"ασνμα"，意思为喘息，最初被用作"呼吸困难"的同义词。1698年弗洛耶（Floyer）发表"哮喘论文"，他试图将哮喘从其他肺部疾病中明确分离出来。在他的哮喘定义中，突出了气道高反应性、支气管痉挛和可逆性气道阻塞的概念，但未能涵盖本病的其他许多方面。

国家心肺和血液研究所（The National Heart, Lung, and Blood Institute）将我们目前对哮喘的理解，概括为"一种由多种细胞和细胞成分参与的气道慢性炎症性疾病……这种炎症可引起反复发作性的喘息、气急、胸闷或咳嗽等症状……这种发作通常出现广泛的，但不同程度的气流受阻，常可自行缓解或经治疗缓解。炎症也可增强各种刺激所致的支气管高反应性。不可逆性……对某些病人是不完全的。"[1]因此，哮喘是一种慢性炎症性疾病，炎症反应可产生气道功能与结构的改变，控制症状最终取决于这种炎症反应的改善。慢性呼吸道炎症反应所发生的不可逆性气道重塑可能会影响急诊科（emergency department，ED）对哮喘的治疗。

流行病学

据报告，1980—1999年美国终生哮喘（lifetime asthma）（曾被医生诊断为哮喘的患者）患者约为2670万[2]，2001年为3130万[3]，2005年为3260万[4]（图71-1），2006年为3410万[5]。2006年哮喘的患病率（定义为已经被诊断为哮喘和目前患有哮喘的个人）为2250万（1570万成年人和680万儿童），和哮喘发作率（即在过去一年里至少有一次哮喘发作的人数）为1240万，占目前哮喘患者的54%[5]。波多黎各人哮喘的患病率高于非西班牙裔白人125%，高于非西班牙裔黑人80%。女性的患病率高于男性40%（这种模式在儿童中恰恰相反）。

2004年美国急诊就医患者中哮喘人数超过180万[4]（图71-2），2005年的人数相近[6]。非洲裔美国人到急诊科的就医率比白人高350%。有超过75.4万名儿童到急诊就医，而其中以0～4岁儿童为主。在2005年有488 594名哮喘住院患者[5]。其中0～17岁的儿童哮喘患者占40%。非洲裔美国人的哮喘住院率比白人高240%，并且女性比男性高35%。自1991年以来15岁以下儿童住院率一直是最高的。从20世纪80年代末到2000年早期[7]，年龄超过45岁的住院人数在逐渐下降。从2003年到2005年，哮喘的住院患者的出院率下降了16.2%[5]。

2007年美国政府财政负担中哮喘花费的总额估计为197亿美元[5]，占直接成本（包括患者在住院期间和门急诊的花费和医生的费用）的大约75%。处方药品花费62亿美元，是最高单项直接费用。不到20%的哮喘患者却花费了直接费用的80%[8]。哮喘的间接费用反映在下降的生产力上。2006年，估计成年人因哮喘而损失1010万个工作日，儿童因哮喘缺课1280万天[5]。目前哮喘属于导致活动受限的前10位因素。

20世纪80年代美国，因哮喘死亡的人数不断上升，其中以5～34岁年龄范围内的死亡人数尤为突出。20世纪90年代中期这种趋势逐渐放缓，一直持续到新世纪。2004年美国哮喘死亡率是世界上最低的国家之一，仅次于荷兰、芬兰和西班牙。美国2003年有4055名哮喘患者死亡，2004年下降到3816名[4,5]。自1999年以来哮喘的死亡人数下降了18%。尽管有这些积极的迹象，但是女性哮喘的死亡

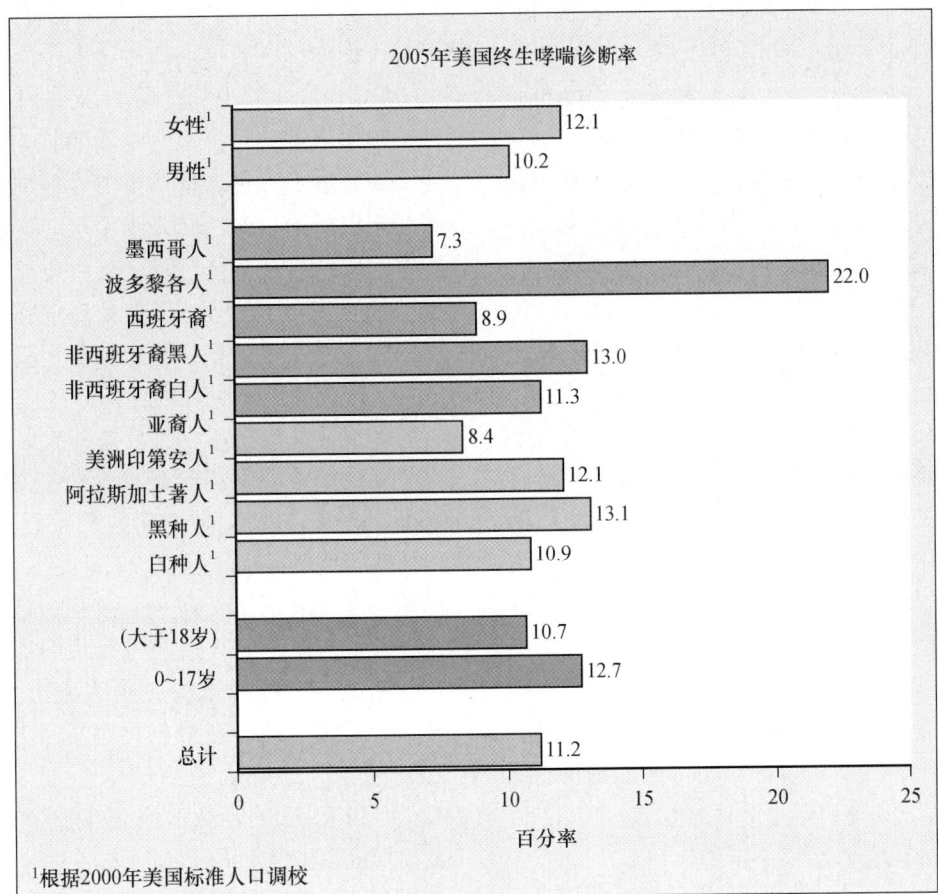

图 71-1 2005 年美国终生哮喘诊断率。(From Figure 3 in National Center for Health Statistics: Asthma Prevalence, Health Care Use and Mortality: United States, 2003-2005. http://www.cdc.gov.nchs/products/pubs/pubd/hestats/ashtma03-05/fi g3.png.)

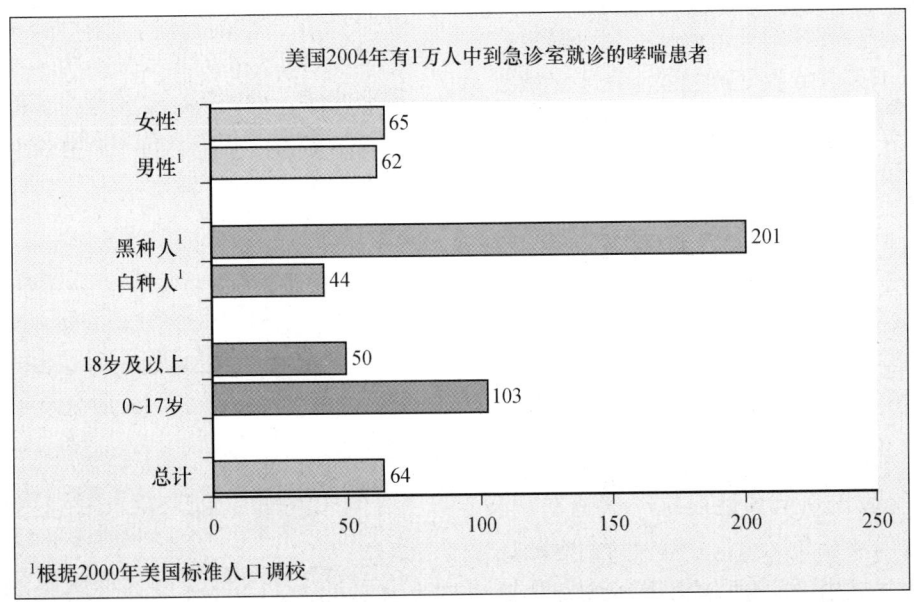

图 71-2 美国 2004 年每 1 万人中到急诊室就诊的哮喘患者。(From Figure 5 in National Center for Health Statistics: Asthma Prevalence, Health Care Use and Mortality: United States, 2003-2005. http://www.cdc.gov.nchs/products/pubs/pubd/hestats/ashtma03-05/asthma03-05/fi g5.png.)

率仍比男性高出40%，并且黑种人比白种人高出3倍[5]。新西兰、澳大利亚、英国和加拿大在20世纪80年代，哮喘的患病率[9]、住院率和死亡率的都进一步增加，90年代这种趋势逐渐被逆转。发达国家存在较高的哮喘发生率，这表明城市化导致了哮喘患病率的增加。有意思的是，从哮喘低流行区转移到高流行区的移民，其哮喘患病率也会增加，这表明环境因素发挥了作用。美国（纽约、洛杉矶和芝加哥）城市贫民地区哮喘的死亡率较高，这表明贫穷和缺乏医疗护理也可能是哮喘并发症的主要因素。

影响哮喘发病率和死亡率的因素包括由于病人和医生对急性发作判断不恰当导致治疗不充分、过度使用处方药物或非处方药物、延误药物治疗的时机、医师在治疗时没有认识到严重的或有生命危险的哮喘发作、没有在急性发作中尽早应用糖皮质激素治疗。社会经济因素和环境的影响以及过度依赖急救机构治疗哮喘都是促进因素。倡导对医生和病人进行关于哮喘的病理生理、监测和治疗这三方面教育［例如国家哮喘教育和预防计划（National Asthma Education and Prevention Program，NAEPP），全球哮喘防治倡议］，可能对控制哮喘的死亡率起到一定的作用。

疾病原理

病理生理学

哮喘可以发生各种各样的气道改变，但是呼吸道炎症是其最终共同通路并导致气流受限。由于过敏或非过敏性刺激发生支气管收缩。过敏原引起的支气管收缩是通过炎症细胞产生的介质和代谢产物的释放，但是非过敏性机制也会引发呼吸道炎症，如运动、阿司匹林诱导和与月经有关的哮喘。与健康人相比，哮喘患者表现出与支气管收缩刺激（例如，乙酰甲胆碱）相对应的支气管高反应性（高应答性）。这种气道的高反应性是哮喘的特点，与疾病严重程度和需要的治疗相关。水肿、炎症、黏液产生和气道平滑肌肥厚导致支气管收缩和高反应性以及进一步的气道阻塞和气流受限[10]。气道长期结构性变化（气道重塑）可能导致气道阻力增加及高反应，并降低对治疗的反应。这些特性的相互作用决定哮喘的临床表现与严重程度，并显著影响对治疗的反应。

最初从死亡哮喘患者的尸体解剖结果得出的证据表明，炎症是哮喘生理学的组成部分。呼吸道呈现中性粒细胞、嗜酸性粒细胞和肥大细胞的浸润以及亚基底膜增厚、上皮细胞完整性的损失、杯状细胞增生和黏液阻塞[11]。后来在患者生前的支气管活检结果中发现，即使轻微程度的哮喘也在中心和周边气道表现出炎症改变，并且与疾病的严重程度相关[12-14]。支气管肺泡灌洗液和肺部分泌物的研究证实呼吸道固有的和新生的炎症细胞都产生炎症和细胞趋化因子。某些细胞因子通过激活转录因子启动炎症反应，该因子能够编码诱导永久炎症反应蛋白质的基因。细胞因子也诱导一些分子的表达，使炎症细胞黏附到肺血管内皮细胞，并允许这些细胞通过血管壁迁移进入黏膜固有层、上皮细胞和呼吸道内腔[11]。其他因素参与到对局部炎症反应的启动、传播和放大过程中。

流行病学和临床观察显示免疫球蛋白E（immunoglobulin E，IgE）与哮喘的严重程度相关，与诱发和维持呼吸道对过敏原反应相关[15,16]。当吸入过敏原时，如环境抗原（花粉、皮屑、螨类）、职业抗原和病毒，与位于呼吸道的树突状细胞作用后触发IgE的合成[17,18]。呼吸道树突状细胞产生抗原刺激并转移到局部淋巴结，在淋巴结里抗原递呈到T和B淋巴细胞[19]。细胞因子白细胞介素4（interleukin-4，IL-4）和IL-13对活化B淋巴细胞进行诱导分化，合成和释放反应的抗原刺激（图71-3）IgE。循环血液中的IgE在结合前短暂存在，之后与呼吸道肥大细胞和外周血嗜碱性粒细胞、淋巴细胞、嗜酸性粒细胞和巨噬细胞的表面受体相结合，进一步激活与膜结合后IgE抗原并相互作用，然后从这些细胞中释放其形成的介质。

肥大细胞存在于呼吸道的黏膜和黏膜下层中。肥大细胞上抗原和结合的IgE之间交叉联系诱导释放所产生的介质，如组胺，并诱导产生前列腺素（prostaglandins，PGs）和白三烯（leukotrienes，LTs）。肥大

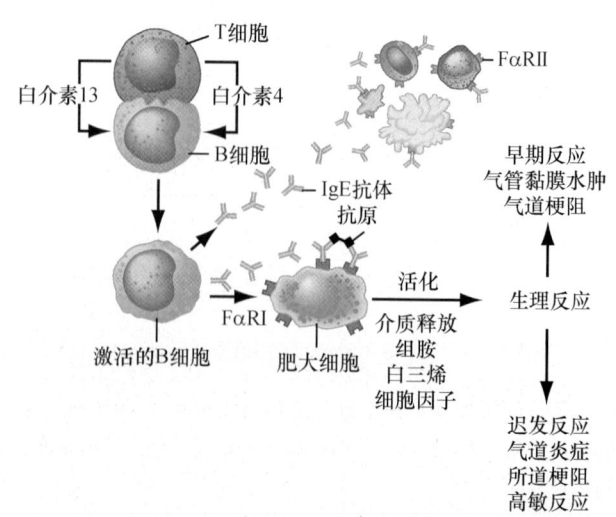

图71-3 哮喘中参与到免疫球蛋白E（IgE）和炎症反应的细胞之间的关系。

细胞上交叉反应中抗原诱导的 IgE 也刺激合成和释放其他细胞因子。这些因子诱导进一步分化和炎症细胞的增殖，具有趋化性，并增加炎症细胞对肺血管内皮细胞的黏附作用[20]。因此，肥大细胞可能会导致急性和慢性呼吸道炎症反应。

肥大细胞颗粒释放组胺使支气管平滑肌收缩，引起呼吸道水肿，导致气喘和气流受阻。这种反应通常在一个小时内发生，被称为早期哮喘反应。类似的临床症状出现在 4~6 小时后，是肥大细胞和其他固有和新发的炎性细胞生成和释放细胞因子的结果。气流阻塞和支气管痉挛可能会持续一段时间，两者并称为迟发哮喘反应。

嗜酸性粒细胞是哮喘的主要效应细胞，并且其存在的意义是证实这种疾病的过敏本质[21]。在呼吸道中发现嗜酸性粒细胞数量增加大多数是哮喘，但也不绝对。含有颗粒嗜酸性粒细胞释放炎症介质，包括主要碱性蛋白、阳离子蛋白和 LTs。主要碱性蛋白引起气道平滑肌收缩和呼吸道上皮脱落。这种效应暴露神经末梢，提供炎症细胞和介质进入到黏膜下层的通道，并使上皮细胞无法对炎症过程进行调节。嗜酸性粒细胞阳离子蛋白增加气道黏液的产生，并可能导致肥大细胞释放组胺。由嗜酸性粒细胞产生的 LTs 是强有力的支气管收缩因素，甚至比乙酰甲胆碱的效力更强[22]。LTs 也能促进稠厚黏液的分泌，导致呼吸道堵塞，增强气道血管通透性，导致呼吸道水肿。嗜酸性粒细胞产生的 ILs 和粒细胞-巨噬细胞集落刺激因子 （granulocyte-macrophage colony stimulating factor, GM-CSF）刺激肺脏的嗜酸性粒细胞进行增殖，并提高血管内皮细胞的黏附性，这使炎症过程被局部放大。嗜酸性粒细胞产生的血小板活化因子、超氧化物和自由基也可以引起支气管痉挛，以及破坏支气管组织[23]。虽然嗜酸性粒细胞似乎在气道的变态反应和炎症过程中起到关键性作用，但是嗜酸性粒细胞在哮喘中的核心作用受到抗 IL-5 治疗研究的挑战。通过抗 IL-5 治疗可大大减少痰液和嗜酸粒细胞，但是对于控制哮喘没有影响[24]。

从其他呼吸道炎症细胞释放的介质和细胞因子继发触发刺激因素，也使支气管平滑肌痉挛、水肿和产生黏液。广泛激活以肺和气管支气管树作为靶器官[17]的免疫系统，同时在免疫细胞间存在广泛的联系。持续合成和释放细胞因子（如 IL-1 到 IL-18，GM-CSF）、前列腺素和 LTs（图 71-4）导致呼吸道炎症[11]的增殖和强化，并且破坏呼吸道的上皮界限。持续和自我强化的炎症反应的最终结果是气道平滑肌受到刺激并产生结构改变，表现为气喘和气流受阻。

气道上皮细胞参与到哮喘的生理过程。炎症细

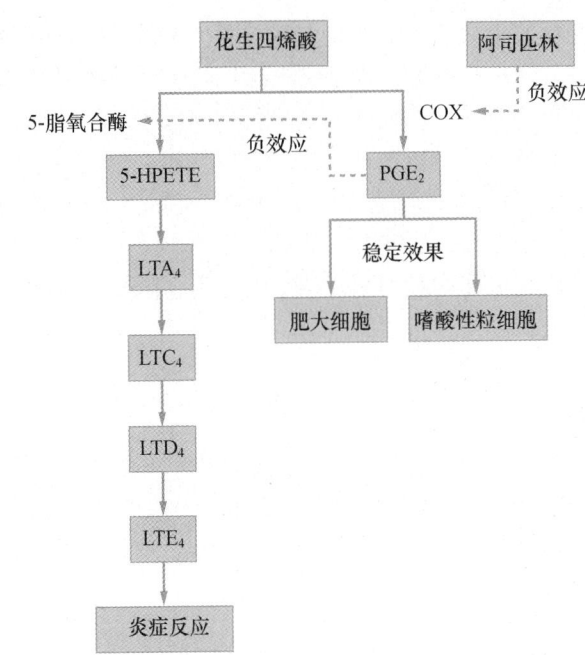

图 71-4　阿司匹林相关呼吸道疾病的发病机制。抑制 COX（cyclooxygenase，环氧合酶）减少 PGE_2（prostaglandin E_2，前列腺素 E_2）的产生。PGE_2 有抑制白三烯（LT）分泌的作用。5-HPETE，5-过氧化氢甘碳四烯酸。

胞、介质和呼吸道病毒可以刺激呼吸道上皮细胞产生炎症介质，或直接破坏上皮细胞本身的屏障。异常的修复过程可能会进一步加重气道的阻塞。一氧化氮（nitric oxide，NO）是由呼吸道上皮细胞产生的。它是一种强效的血管扩张剂，可能反映出在哮喘中存在炎症。测量呼出一氧化氮浓度（fractional exhaled nitric oxide，FENO）可能用来监测对哮喘治疗的反应[25]。气道平滑肌细胞可能在气道炎症反应时通过制造前炎症介质，产生增殖、收缩和肥大反应，参与到气道的功能障碍和阻塞中[1]。

气道重塑可能是由反复和慢性气道炎症反应的存在而产生的，是慢性哮喘的特征。它包括呼吸道壁的肥厚、上皮下纤维变性、黏液腺组织变性、呼吸道平滑肌细胞增加、肌纤维母细胞增生和上皮细胞肥大[26]。通过阻止炎症细胞和蛋白质经由破坏的上皮细胞进入到气道黏膜下层，可以预防基底膜的增厚；同时，这一过程可能因减少小气道的弹性而不能达到预期的效果。气道重塑可以解释由于年龄的增加，而使有长期哮喘病史的患者出现对治疗的抵抗和肺功能的下降[27,28]。最后，如果哮喘处理不当，慢性炎症诱导产生气道重塑，可能发展成慢性不可逆转性气流受限以及缩短预期寿命[29]。

由于针对不同阶段的治疗方法不同，早期哮喘和迟发哮喘的免疫和炎症反应具有至关重要的临床意义。肥大细胞稳定剂（如 $β_2$-受体激动剂）在早期的

哮喘反应中更有效，但是在哮喘急性发作的后期却较少使用。抗炎治疗（如激素，LT 阻断剂）在迟发哮喘中更为有效。干扰或抑制活化细胞因子、抑制慢性炎症和调节气道重塑是治疗的潜在目标。假设由于不同类型哮喘（如严重哮喘）可能产生特殊类型的细胞因子释放和气道重塑，要求使用特殊的治疗措施，这种措施可能在温和型哮喘中没有用，因此哮喘类型的识别将越来越重要。

复杂情况

100 多年前，阿司匹林相关呼吸系统疾病（aspirin-exacerbated respiratory disease，AERD）首次被描述。1922 年，阿司匹林过敏、哮喘和鼻息肉这三联征被描述，1968 年其概念被推广流行。哮喘患者中 AERD 患病率成人为 21%，儿童 5%[30]，女性频发。非甾体类抗炎药（nonsteroidal anti-inflammatory drugs，NSAIDs）也诱发 AERD。AERD 是一种常见的威胁生命的严重哮喘，一项调查研究显示 25% 需要机械通气的哮喘患者为 AERD[31]。

临床上，大多数 AERD 患者往往在经历过一次病毒性呼吸道疾病后的第三个十年时，发展成相关的症状。历时数月，慢性鼻充血、流涕、鼻息肉和嗅觉丧失随后发展慢性全鼻窦炎。接下来的结果是支气管哮喘和阿司匹林敏感（乙酰水杨酸，acetylsalicylic acid，ASA）。服用阿司匹林或非甾体类药物后，3 小时内发生急性哮喘症状，通常伴有大量流涕、结膜充血、眼周水肿和偶尔的头颈部泛红。确诊是项严峻的挑战。在大多数患者中，30~150mg ASA（平均 60mg）可诱发呼吸系统反应[32]。

AERD 的病理过程详见图 71-4。ASA 抑制环氧合酶（cyclooxygenase，COX）[33]，已确定了其中的两种异构体。COX-1 产生的 PGs 参与维持肾脏生理功能、胃黏膜的完整性和止血，以及具有抗炎作用。COX-2 在正常生理情况下不表达，但只在炎症反应的刺激下产生 PGs。AERD 的发生是由于 ASA 抑制了 COX 使 PGE_2 表达降低的结果。最终的结果是由肥大细胞和嗜酸性粒细胞释放炎症介质，增加 LT 生成；其中一些物质是强效的支气管收缩剂。大多数 AERD 患者经抗 LT 治疗后好转。这些药物阻止 LTs 的合成（如齐留通）或者阻断特定的 LT 受体（如扎鲁司特，孟鲁司特）。当必须使用阿司匹林时（例如，心血管疾病），可通过缓慢增加阿司匹林的口服剂量来脱敏。

COX-2 抑制剂的优势是抑制炎症的同时没有肾、胃肠道或血液系统的副作用。使用 COX-2 抑制剂后没有 AERD 的报告。这些药物为 AERD 患者提供了一种替代炎症治疗的安全方法[34]。

从第一届奥运会时起，人们已经认识了运动诱发哮喘（exercise-induced asthma，EIA）。它在普通人群中的发生率为 5%~20%，冬季和夏季在耐力运动员的精英中其发生率为 30%~70%，而在持续哮喘的患者中高达 90%[35]。EIA 具有高度的特异性，高达 40% 过敏性鼻炎患者有 EIA[36]。尽管 EIA 被认为是哮喘的特定临床表现，但是大多数哮喘患者在经过适当的运动锻炼后出现临床症状，EIA 可能是慢性呼吸道炎症的另一种表现形式。临床上，通常是 3 至 8 分钟的运动后出现 EIA。通常 8 到 15 分钟运动后临床症状达到高峰，之后自发缓和；在 60 分钟内恢复。

EIA 的病因尚不清楚。"渗透"的假说认为，呼吸道遇冷后导致黏膜干燥，表面渗透压增加，导致肥大细胞脱颗粒和炎性介质的释放。"热"假说认为，气道运动锻炼后变冷，随后快速复温会导致气道血管充血和通透性增加，最终导致气道水肿和阻塞。另一项特殊运动锻炼的因素是自主违反长期高强度的体能训练。运动员的副交感神经被激活，也可以增加支气管肌肉紧张性，增加 EIA 风险[35]。

通过热身可以预防 EIA，吸入短效 β_2-受体激动剂可以治疗 EIA。提前使用色甘酸钠和 LT 拮抗剂也很有效。在运动过程中通过鼻子呼吸可以给干燥的空气加温和加湿。长效 β_2-受体激动剂通常是有效的，但是如果经常应用这些药物可能很快出现耐受并丧失疗效[37]。

在哮喘治疗的指南中，高达 40% 的妇女存在月经相关哮喘，但尚未受到重视。青春期后女性比男性的患病比例显著增加，在围月经期哮喘的治疗是增加的。据报道，在围月经期呼吸道峰流速下降为 35%~80%。假设雌激素和孕激素的波动是致病因素[38]。雌二醇抑制嗜酸性粒细胞脱颗粒和阻断 LT 活化——在黄体期雌激素减退，可能增强这些反应。在动物实验中，雌激素减退下调 β-受体和增加胆碱能刺激，引起的支气管收缩。孕酮也可能有支气管扩张作用和抗炎活性，而在月经前黄体期时孕激素水平迅速下降可能会导致支气管痉挛。对于围月经期哮喘有益的治疗药物包括 LT 拮抗剂、长效 β-受体激动剂、雌激素、孕激素和促性腺激素释放激素类似物[39]。

心理因素可能诱发支气管痉挛。恐慌症和广泛性焦虑症在哮喘患者中比在一般人群中更常见。哮喘和抑郁症之间的关联突出表现在儿童。支气管痉挛的机制与心理因素有关，可能因为自主神经系统激活或过度换气。气道的顺应性可能会受到心理因素的不利影响。作为治疗哮喘的方法取得的疗效并不一致[40]；催眠可能有效[41]。在一次哮喘发作的诱导或持续过程中心理因素的实际作用是未知的，但是可能会因人而异和因时而异。

遗传学和哮喘

哮喘可能不是单一的疾病，而是一种包括各种表型的综合征。临床医生很早就认识到各种哮喘的表型（如环境、职业、严重哮喘），研究人员怀疑不同的病理生理机制可能导致这种疾病的不同表现形式。由于没有生物标志物来识别各种哮喘的表现形式，目前的分类包括根据临床特征（如年龄、发病、治疗性）、触发因素（例如，环境/职业过敏原、阿司匹林诱导、运动诱导）和炎症特点（如嗜酸性粒细胞、中性粒细胞）[42]。了解不同表型可能具有不同的生物学变化作为基础，可能提高我们对于这一人群的认识和治疗。在不同表型间可能会出现重叠，但希望通过识别各种哮喘表型可以加强生物标志物的开发、提高遗传评价并针对不同的群体进行重点治疗。

病理学

通过对支气管肺泡灌洗液和痰液分析评估轻度至中度哮喘患者的气道分泌物，提示肥大细胞、嗜酸性粒细胞、淋巴细胞和呼吸道上皮细胞数量是增加的。它们的存在支持气道慢性炎症的概念。支气管活检结果可能正常，或仅显示在每次发作之间存在轻度病理变化，或仅呈现出慢性炎症改变。在显微镜下，支气管和细支气管中嗜酸性粒细胞等炎症细胞浸润至黏膜下层，同时伴随着黏液堆积、杯状细胞数量增加以及黏液腺增生。气道上皮细胞可能被损坏或剥蚀。应用免疫组织化学方法，可以看到柱状细胞的紧密连接遭到破坏[43]，使过敏原和感染原渗透到黏膜下层，从而促进毒性、免疫和炎症反应。鳞状上皮细胞化生、胶原蛋白和纤维连接蛋白沉积导致的基底膜增厚和平滑肌的增厚[44]，证实了气道重塑。中性粒细胞在一些哮喘患者的气道中是主要的细胞类型[45]。而非中性粒细胞的哮喘代表了另一不同的哮喘表型，它可能与较差的激素治疗反应有关[46]。

与轻、中度哮喘患者相反，在急性重症哮喘患者气道的炎症细胞中，中性粒细胞数比嗜酸性粒细胞数多，并且使中性粒细胞活化[47]的 IL-8 的水平增加。已经确认在重症哮喘患者的支气管活检中未发现炎症的证据，这意味着可能存在一种病理机制，能够解释对传统哮喘治疗措施存在抵抗的现象[48]。

哮喘持续状态患者的验尸结果发现，过度膨胀的肺部在胸膜腔开放时可能无法正常塌陷。病理检查发现管腔内由炎症细胞、脱落上皮细胞和黏液共同组成。同时观察到，气道基底膜明显增厚、黏膜下炎性细胞增多、结缔组织沉积增加、黏液腺增生以及气道平滑肌肥大。哮喘患者中 15 至 20% 存在支气管扩张症。曾有报道，经历突发致死性哮喘患者的气道管腔中几乎没有黏液，这组人群的终末期可能以支气管收缩为主，而没有严重的管腔阻塞；然而，支气管收缩与黏液阻塞在突发致死性哮喘中的作用意义尚不明确[49,50]。

临床表现

哮喘的诊断和治疗的国家和国际标准

在工业化世界，为应对日益增加的哮喘患病率、发病率和死亡率，许多国家制定并发布了指南来提高检测和治疗的水平。其中包括美国国家哮喘教育和预防计划（国家健康机构）专家小组的报告 3（Expert Panel Report 3，EPR-3），致力于哮喘急性加重期的治疗[1,51]。EPR-3 对急诊内科医生的临床实践工作进行了进一步的总结和简化[52]，但尚未如 EPR-2 一样得到专家们的独立审评[53]。根据科学证据的力度将 EPR-3 的建议分为 A、B、C、D 四级。这些国家哮喘指南规定提供了一套共同的治疗意见[54]。美国心脏协会指导了关于几乎致命的哮喘的治疗管理，填补了 EPR-3 关于最严重的急性哮喘治疗的空白[55]。

症状

大多数急性哮喘患者有一组症状，包括咳嗽、呼吸困难和喘息。咳嗽往往开始于发作早期，可能是咳嗽变异性哮喘和老年患者的唯一表现。其可能与液痰的产生有关，是刺激上皮细胞下迷走神经的结果。患者的病情经常在夜间加重，据报告大多数患者每周至少一次咳嗽或喘息发作。夜间死亡率比一般人群高。

由于气道阻力增加、流速降低和支气管反应性增高是哮喘的病因，目前夜间到急诊就医的哮喘患者的疾病严重程度与其他哮喘患者类似。高达 40% 哮喘女性患者在月经前症状加重，其中以经前 2~3 天的情况最为严重，并且与其他更严重的疾病有关[56]。在排卵前和围月经期时，患者到急诊就医的情况增加。

气道狭窄水平相同时，哮喘患者感知呼吸困难的情况存在个体差异。关于症状与气道狭窄的相关性较差这一问题，慢性患者和急诊就医的患者通过肺功能的测定显示出不同的结果。呼吸困难感觉迟钝（"穷人知觉"）的患者会更多地到急诊就医和住院，以及发生几乎致命的和致命的哮喘发作[57]。

喘息的发生反映空气流动的速度和湍流，其强度与支气管半径大小有关。严重呼吸道阻塞时，由于空气流动速度不足以产生声音，喘息减弱或消失。

许多哮喘患者合并胃食管反流症状，通过迷走神经介导途径或微小误吸可能导致气道狭窄。质子泵抑制剂治疗减少哮喘患者的这些症状。大约80%的哮喘患者有过敏性鼻炎的症状。5%～15%哮喘患者有常年性鼻炎，控制鼻窦发炎和可以改善哮喘。超重（BMI等于25 kg/m²）的哮喘患者有较高的住院率和发生并发症的风险，可能继发于呼吸困难感知异常或对于哮喘控制药物的反应[58,59]。

最后，由于哮喘能够发生在各个年龄段，包括90多岁的老人，喘息和呼吸困难可能被患者和医生误认为心力衰竭、支气管炎、慢性阻塞性肺疾病（COPD）、职业性肺疾病或缺少锻炼。

病史

慢性哮喘患者在超过至少6小时（通常为几天）内逐渐恶化，这样的病例超过80%。这种类型以女性为主，通过上呼吸道感染引发，由于存在气道炎症反应导致治疗反应较慢。20%的哮喘在6小时内迅速恶化为哮喘急性发作。这种类型以男性为主，通过呼吸道过敏原、锻炼和心理压力引发，由于支气管痉挛的原因导致的严重呼吸道阻塞，使其对于治疗的反应更快[60]。

决定哮喘死亡的危险因素是非常重要的，列在框71-1 中[1,61,62]。城市地区，海洛因和可卡因的滥用通常需要急诊气管插管[63]。

关于当前发作的简要病史应包括发病和可能的诱发因素，尤其是与之前相比症状的严重程度和其他合并症（特别是那些可能在应用激素后会恶化的疾病，如糖尿病、消化性溃疡、高血压和精神病）。此外，应该注意目前所用哮喘药物包括最近使用的时间和剂量等所有信息，以及任何潜在可能加重哮喘的药物，如阿司匹林或NSAIDs、β-受体阻滞剂（包括用于青光眼的外用制剂）和血管紧张素转换酶抑制剂。

体格检查

急性哮喘患者通常是：轻度哮喘患者能说话成句，中度哮喘患者能说词组，而严重哮喘患者只能说单字。虽然精神或意识的改变提示严重哮喘，但是激动和不安并不能表明缺氧和高碳酸血症。端坐患者有严重的呼吸道阻塞；罕见发绀，因为呼吸性碱中毒导致血氧解离曲线左移。因费力呼吸可以观察到出汗，

框71-1 哮喘导致死亡的危险因素

哮喘的病史
既往严重发作（因哮喘于ICU住院并行气管插管）
过去的一年里因哮喘住院两次或两次以上
过去一年里因哮喘到急诊科就诊三次或三次以上
过去一个月里因哮喘住院或到急诊科就诊
每月使用含β₂-受体激动剂的MDI > 2
长期使用全身糖皮质激素，最近停用
很难感知哮喘发作或急性加重症状

社会情况
较低的社会经济状况或是城市居民
严重的精神心理疾病
使用违禁药品，特别是可卡因和海洛因

合并症
心血管疾病
其他慢性肺病
慢性精神病

MDI，计量吸入器。

但如果患者大汗淋漓且伴随着激动水平降低与护理人员互动减少，可能将要到终末期。

呼吸急促伴有心动过速（心率大于120次/分）提示阻塞严重，但低心率不意味着没有严重的哮喘。呼吸频率与肺功能相关性很差，并且只有当呼吸次数大于40次/分时提示阻塞严重[64]。

奇脉或深吸气时收缩压下降大于10mmHg通常意味着严重的疾病，但没有它并不能排除，并且在对患者进行全身评价时很少应用。预约床边肺功能是常见的有效的方法，这种检验方法更准确、更可靠。当奇脉存在时，气流通过较大气道时的微小改善可能会使它消失[64]。同样，有辅助呼吸肌（胸锁乳突肌和斜角肌肌肉）的使用预后不良。

喘息并不能表明哮喘的存在、严重程度或持续时间。它与功能紊乱的程度相关性很差，并可能在疾病最严重时不存在。体检可以帮助确定并发症，如肺炎、气胸或纵隔气肿，纵隔气肿可能出现不典型的皮下气肿或类似于上呼吸道阻塞的症状。

诊断方法

肺功能检查

由于气流阻塞的严重程度不能准确地从症状和体检中单独评估[65]，医生往往低估了急性哮喘的气道阻塞的程度，特别是在疾病初期。因此，常规的

PFTs 检查应该是急诊室评估和监测的一部分。可使用一秒钟用力呼气量（the forced expiratory volume in 1 second from maximal inspiration，FEV_1 的）或最大呼气流速（peak expiratory flow rate，PEFR）（L/s），这应该在开始时使肺完全膨胀并至少持续 10ms。这两种测量需要病人尽最大努力进行配合，并与努力程度是相关的。只要有可能，最好连续记录三个值。任何不能执行肺功能检查的病人应被视为有严重的呼吸道阻塞。

在急诊室应用一次性使用的便携式峰流量器对大多数哮喘进行评估，因为 PEFR 是比较容易测定的。受到不同设备之间统一性的限制，应该使用单一设备进行测量，然后再重新测量，以评估单个病人，并且不应交叉使用不同的设备[66]。最后，虽然大致相同，但是在评估急性呼吸道阻塞时不应该对 FEV_1 和 PEFR 进行交叉测量，并不是在所有的指南都这样建议[67]。

虽然可以使用绝对 PFT[68]，然而预测的（% 预测）百分比值更为可取，因为其考虑了个体的年龄（现在可到 85 岁）、性别和高度等因素。理想情况是，病人最好努力的百分比能够个体化评估与治疗。

动脉血气分析

急性哮喘发作时，应用脉搏血氧仪可以看出，在氧气供应充足的情况下氧饱和度的变化平衡发生在 3～4 分钟内。随着哮喘初始发作，刺激性过度通气导致动脉血二氧化碳压力（$PaCO_2$）轻度下降。由于气道阻塞的增加，$PaCO_2$ 恢复正常（预测 PFT 为 15%～25%），之后 $PaCO_2$ 增加（预测 PFT 小于 15%）合并恶化的低氧血症。因为无论是治疗前还是治疗后的动脉血气分析（arterial blood gases，ABGs）都与 PFTs 相关并能预测临床结果。血气分析测定在急性哮喘发作时的临床意义不大，除非不能使用脉搏血氧仪可靠地获得氧饱和度。通过测定 ABG 不能确定是否需要气管插管。

如果使用血气分析采样，应只限于部分预测 PFTs 低于 30% 的病患，他们的病程复杂并且无法有效得到二氧化碳图形。有时，尽管使用支气管扩张剂治疗后 PFTs 得到改善，部分患者有一个短暂的动脉血氧分压 PaO_2 下降的过程，这是继发于肺血管扩张和通气灌注严重失衡导致的[69]。通气的评估可能会被简化，因为通过二氧化碳图测定潮气末二氧化碳分压（PCO_2）和通过血气分析获得的 $PaCO_2$ 之间有高度的一致性[70]。

其他血液检测

急性哮喘发作的患者常出现白细胞增多，但它在判断发热或咳脓痰患者是否合并急性肺部感染上并没有决定意义。值得注意的是，类固醇及肾上腺素治疗 1～2 小时后刺激中性粒细胞增殖，长期使用类固醇治疗的患者白细胞计数可能正常或明显地升高。

血清电解质起初变化不明显，除非患者正在使用类固醇或利尿剂，或因有心血管疾病正合并使用 $β_2$-受体激动剂的积极治疗方案。沙丁胺醇频繁应用可以引起短暂性低血钾、低血镁及低血磷，但这在临床上意义不大。少数接受长期茶碱治疗的患者应监测其血清浓度，如果认为有必要可用来评估可能出现的毒性并适当调整剂量。

合并心血管系统疾病的老年哮喘患者临床表现为喘息，测量 B 型脑钠肽（B-type natriuretic Peptide，BNP）的水平以确定是否存在无法识别的充血性心力衰竭。

放射线检查

胸部 X 线在大多数急性哮喘发作中没有任何临床价值，它的使用应限于当考虑存在复杂心肺功能的情况时，如肺炎、气胸、纵隔气肿或充血性心力衰竭。此外，最佳治疗方案反应差的哮喘患者需要住院治疗，很可能其放射学影像有明确的、具有临床意义的肺部合并症（15% 的情况下）[71]。

心电图和心脏监测

心电图（electrocardiogram，ECG）不是常规检查项目，除非患者年龄大于 40 岁同时有单独的主诉（例如胸痛），应做心电图检查；或有重要的心血管疾病病史患者，他们的哮喘发作可能是因为生理压力造成的。在严重哮喘患者，心电图可呈现与气流相关的可逆性的右心室肥厚。老年患者，尤其是合并严重心脏病，可能需要持续心脏监护来检测心律失常。所有严重低氧血症的患者，可能需要气管插管的，应该连续进行心脏监测。

未来监测策略

支气管炎的无创性监测可帮助急诊科急性哮喘的评估。这可能包括生物标志物的测定，如血液中的细胞因子、尿液中 LTE_4 测定和呼出的戊烷、过氧化氢、一氧化氮、一氧化碳的浓度监测。这些测量中，呼出的一氧化氮在慢性哮喘的治疗中最有价值[72]，但是在评价急性哮喘发作的严重程度方面没有意义[73]。

表 71-1　哮喘评价中的客观指标

指标	严重哮喘（$FEV_1 < 1.0L$）
脉搏（次/分）	≥120，但严重哮喘时脉搏可能变慢
呼吸频率（次/分）	≥40，大部分 >20，不易识别
奇脉（mmHg）	≥10，但是 50% 的严重哮喘没有奇脉
脉搏≥120，呼吸频率≥20，奇脉≥10	如果三项都异常，90% 为严重哮喘，但是只有 40% 的 $FEV_1 < 1.0L$
辅助呼吸肌的使用	如果存在，可能提示严重哮喘；如果不存在，50% 的病例可能同样地为严重哮喘
ABG 血气分析（mmHg）	$PaO_2 \leq 60$ 或 $PaCO_2 \geq 42$ 提示严重哮喘；除非知道 PEFR 或 FEV_1 否则很难解释其他数值
肺功能研究	PEF 和 FEV_1 直接测量气道的阻塞程度；在评价严重程度和知道治疗方面非常有用

ABG，动脉血气分析；FEV_1，1 秒钟用力呼气容量；$PaCO_2$，动脉血二氧化碳分压；PEER，呼气峰流速。

评价总结

气流阻塞的严重程度不能通过病人的症状、查体和实验室检查来准确判断。气流阻塞（FEV_1 或 PEFR）的一系列测量是评估疾病的关键组成部分，同时也是反映治疗效果的重要检查。常用的测量变量和严重哮喘患者之间更详细的分析（$FEV_1 < 1L$）见表 71-1。

鉴别诊断

见框 71-2。

急性发作期的治疗

家庭和第一反应策略

应当教育患者自己监测症状、体征和PEFR，以识别早期恶化，并向患者提供一份如果在病情加重时如何处理的行动指南。早期治疗可以预防进展成为严重发作。家庭治疗包括增加 $β_2$-受体激动剂的吸入，尽早应用全身皮质类固醇激素（不是简单的常规吸入量的 2 倍），特别是指导患者知道应该在什

框 71-2　哮喘的鉴别诊断

心脏疾病
心脏瓣膜病
充血性心力衰竭

COPD 急性加重
肺部感染
肺炎
过敏性支气管曲霉菌病
Löffler's 综合征
慢性嗜酸性肺炎

上气道梗阻
喉头水肿
喉部赘生物或肿瘤
异物
声带功能异常

气管内疾病
新生物或肿瘤
异物
支气管狭窄

肺栓塞

类癌

变态过敏反应

其他疾病
胃食管反流疾病（GERD）
非心源性肺水肿
阿狄森病（Addison's disease）
侵入性蠕虫感染

么时候和怎样寻求急诊服务[1]。理想的情况下，急诊医生应该在转入院过程中提供沙丁胺醇吸入疗法。可以授权急诊医护人员使用患者自己的吸入器[74,75]。

急诊科急性哮喘的管理

急诊的目标是安全地扭转急性气流阻塞，并使得这种逆转速度是直接有效的[76]。有效地支气管扩张可使住院需求下降并减少花费[77]。如表 71-2 所述，通过 PFTs 衡量发作的严重程度决定了治疗的进展。

氧气疗法

所有患者应接受吸氧来维持动脉氧饱和度高于 90%（怀孕妇女或合并心脏病的患者应高于 95%），而不是使用预先确定的浓度或流速。在急性期，一系列的血氧饱和度监测是必不可少的。吸入的空气氧气

表 71-2　急诊室初始严重程度的评估和治疗

	轻中度	重度
FEV_1 或 PEFR（% 预测值/个人最佳值）	≥40%	不能测量或 <40%
氧疗	维持 SaO_2 ≥90%	维持 SaO_2 ≥90%
沙丁胺醇溶液的雾化治疗		
左旋沙丁胺醇（适量）	1.25mg, q20min, 每日 3 次	1.25mg, q20min, 每日 3 次 如果病情严重时，可在 1 小时侯继续使用
消旋沙丁胺醇	2.5mg, q20min, 每日 3 次	5.0mg, q20min, 每日 3 次 如果病情严重时，可在 1 小时侯继续使用
有 VHC 的沙丁胺醇的 MDI		
左旋沙丁胺醇（45μg/喷）（乐观的）	6~12 喷, q20min, 每日 3 次 WS	相同剂量的 3 倍（如果可以）WS
消旋沙丁胺醇（90μg/喷）	6~12 喷, q20min, 每日 3 次 WS	相同剂量的 3 倍（如果可以）WS
异丙托溴铵治疗		
溶液雾化治疗	如果反应有效（严重时剂量一样）	0.5mg, q20min, 3 倍（可以混合沙丁胺醇溶液）
带有 VHC 的 MDI（18μg/喷）	如果反应有效（严重时剂量一样）	8 喷 q20min×3 倍
全身糖皮质激素		
口服（首选）	40~80mg/d, 泼尼松/泼尼松龙如果对沙丁胺醇没有迅速起效	40~80mg/d, 泼尼松/泼尼松龙
静脉（不能口服或不能吸收）	40~80mg/d, 甲泼尼松	40~80mg/d, 甲泼尼松
静脉硫酸镁	不建议	2~3 g 在 20min 内（或者最大速度1g/min）如果 FEV_1 ≤25% 预测值

FEV_1，1 秒钟用力呼气容量；MDI，计量吸入器；PEER，呼气峰流速；SaO_2，动脉血氧饱和度；VHC，带瓣控制器；WS，监督指导下。

混和物的加湿过程不是必须的，研究表明应重新评价气道水化的作用[78]。

肾上腺素能药物

使用仍存在争议　流行病学研究表明因哮喘导致的死亡和濒死以及使用吸入 $β_2$-受体激动剂之间存在关联，每月使用超过一罐会增加这方面的风险，每额外使用一罐风险则增加一倍[79]。但这并不意味着因果关系，有可能是疾病恶化的标志，特别是未能充分抗炎治疗时。指南建议长期吸入 $β_2$-受体激动剂却限制了其在日常生活中的急救应用[1]。

沙丁胺醇其中的一种形式是 R 和 S 异构体等量消旋混合物。动物和人类研究的数据表明，S 异构体没有扩张支气管的功能，并有促进炎症、气道痉挛和诱导支气管高反应性。这可能解释了常规或过量使用这种药物导致发病率和死亡率增加的不良反应[80]。

一些有关 β-肾上腺素受体基因多态性的调查显示吸入沙丁胺醇的不同反应，解释了当患者接受急救治疗时所表现出的不同反应[81]。

短效吸入 $β_2$-受体激动剂的选择和给药方案　消旋沙丁胺醇一直是作为主要的 $β_2$-受体激动剂，在急诊科使用了 30 多年。相比以前，现在有更多的 $β_2$ 选择性、更长效和更少副作用的药物，诸如间羟异丙肾上腺素（metaproterenol）或乙基异丙肾上腺素（isoetharine）。

左旋沙丁胺醇是消旋沙丁胺醇的 R 异构体，是目前可买到其喷雾剂型，可预防和治疗支气管痉挛（单位剂量的 0.31mg，0.63mg，或 1.25mg）。在慢性哮喘，左旋沙丁胺醇比标准剂量的消旋沙丁胺醇治疗效果更好，进一步说明了 $β_2$-受体激动剂的 S 异构体存在潜在不利影响[82]。一项急性疾病的临床研究表明，每 mg 左旋沙丁胺醇比相似剂量的、混有 S 异构体的 R-沙丁胺醇能更有效地扩张支气管[83-85]。这加强了 S 异构体存在负面影响的概念，而不具有中性作用。

使用左旋沙丁胺醇和消旋沙丁胺醇的数量和频率取决于发病的严重程度和对治疗的反应，如表 71-2 和表 71-3 所示。严重气道梗阻的患者初步治疗反应差，应该接受更高剂量的治疗计划并有可能持

表 71-3　初始治疗 1 小时后的反应

	中度发作	严重发作
FEV_1 或 PEFR（% 预测值）	40%～69%	<40%
氧疗	不需要	维持 $SaO_2 \geq 90\%$
沙丁胺醇治疗		
左旋沙丁胺醇（最佳）	再评价，所需剂量小于消旋剂量	再评价，所需剂量小于消旋剂量
消旋沙丁胺醇	Q1～3h，再次给药 <4h	Q1h 或继续
异丙托溴铵治疗	不需要	Q1h 或继续
糖皮质激素	每 6～8 小时一次	每 6～8 小时一次

FEV_1，1 秒钟用力呼气容量；PEFR，呼气峰流速；SaO_2，动脉血氧饱和度。

续给药[86]。当患者稳定时，但仍需要非重症监护室（intensive care unit，ICU）住院治疗时，左旋沙丁胺醇雾化吸入的剂量可能会以每 8 小时给药 1.25mg，相对于消旋沙丁胺醇则为每 4～6 小时为 2.5mg[87]。

雾化器与计量吸入器和带瓣控制器　计量吸入器（metered-dose inhaler，MDI）和带瓣控制器，被经常和频繁使用（表 71-2），与雾化疗法相比提供了类似的支气管扩张作用和副反应，甚至在严重的哮喘患者中[88]。这种疗法需要更多的监督，因为有些病人不会使用吸入器，它需要在吸入前恰当地开启罐体，缓慢呼吸，保持 5 秒钟的气息。这也许可以解释为什么在急诊科很少使用的吸入罐[89,90]。通过套管或面罩进行的湿化雾化方法不需要患者的配合和协调，花费也低[91]。

静脉使用肾上腺素能激动剂　除了美国之外的大多数国际哮喘准则，推荐对严重急性哮喘静脉注射（Ⅳ）β-受体激动剂。静脉使用沙丁胺醇（还没在美国上市）给药的负荷剂量为 2～5 分钟内 4μg/kg，之后以 0.1～0.2μg/(kg·min) 的速度输注，但这需要严密的心肺功能监测[92]。

一些综述结论显示，缺乏支持在急诊科重度急性哮喘患者身上使用静脉 β-受体激动剂的证据，因为仅能保证当它作为吸入制剂时的潜在风险，这是不可行的[1,92]。大于 40 岁的老年患者或怀疑患有心血管疾病的患者应慎用肾上腺素，因为它可能引起心肌缺血。肾上腺素静脉注射的有效剂量（平均值 1.5μg/min，范围 0.5～13.3μg/min）与主要（3.6%）不良事件和中度或轻微不良事件有关[93]。

皮下注射肾上腺素　皮下注射肾上腺素剂不比气体吸入有效。它们可能会被考虑在不能充分吸入沙丁胺醇或严重支气管痉挛的患者中使用。

肾上腺素在将近 100 年里一直是主流药物，它同时具有 α 和 β 受体作用，能导致心动过速、高血压、心律失常以及血管收缩等不良反应，尤其是在有心脏病的老年哮喘患者中。鉴于其有导致不良反应的潜在可能性，可以皮下给药（1:1 000 溶液 0.2～0.5ml，必要时每 20～30 分钟给药一次，最多 3 次）。

特布他林是一种长效的具有支气管扩张作用的 $β_2$-受体激动剂，在急性哮喘的治疗中等效于肾上腺素。它可引起骨骼肌震颤和心动过速。每次皮下注射剂量为 0.25mg，每隔 20 分钟一次，最多 3 次。

长效 $β_2$-受体激动剂和急性疾病　沙美特罗是一种长效（12 小时）$β_2$-受体激动剂，当常规足量的控制药物（如吸入类固醇）不能有效控制症状时，它可作为一种有效的控制白天和夜间症状的药物来使用。它的起效时间为 20 分钟，不能用于急性发作的治疗。经常使用这种药物但是没有同时使用吸入类固醇，会导致死亡率增加，在其包装上有一个黑色框用来警示。对短效 β-受体激动剂的争议已延伸到长效类 β-受体激动剂上。

消旋福莫特罗（formoterol）干粉和溶液以及单异构体阿福特罗（arformoterol）是其他长效 $β_2$-受体激动剂，可以在发病的几分钟内（类似沙丁胺醇）起效并在 2 小时内达到最大的效果。这些药物可能作为延续时间（12 小时）长的急性抢救药物，并且具有类似的安全措施[94,95]。接受慢性长效 β-受体激动剂治疗的患者在急性发病时可按其他哮喘患者一样处理。

糖皮质激素

糖皮质激素用于治疗哮喘大约已有 50 年，其疗效受到普遍认同。主要作用途径是抑制呼吸道炎症细胞聚集以及抑制促炎症介质和细胞因子的释放。糖皮质激素可激活细胞质糖皮质激素受体来直接或间接调节新的蛋白质合成的特定基因的转录。

尽管糖皮质激素的使用历史悠久，基础急救理论仍不确定，包括达到迅速缓解所需种类和数量、药物起效时间、给药途径、剂量相关反应的存在，并确定哪些患者对这一治疗有效[96]。

急诊科全身应用糖皮质激素　对所有中、重度患者或起始应用 β-受体激动剂治疗效果不明显的患者，都应该给予激素治疗。此外，应该考虑在以下患者中早期全身应用糖皮质激素，如口服或吸入糖皮质激素、最近发作后有复发或有长期的症状的患者。在急性哮喘中类固醇的起效时间在几小时内（而不是几分钟），峰值在超过 24 小时后。使用全身性糖皮质激素可有效缓解气流阻塞，降低了复发率，可减少因严重发作而入院的概率，但对轻中度哮喘没意义。在那些初期应用吸入沙丁胺醇但疗效差的患者中全身应用糖皮质激素可在 2 小时内改善 PEFR[97]。

许多研究清楚地表明，急性哮喘发作时急诊治疗中糖皮质激素的口服和静脉使用疗效一样。口服给药的初始剂量通常是泼尼松 60mg。如果静脉应用甲泼尼松龙，剂量为每天 40～80mg，每天一到两次，直到病人可换到口服治疗，或 PEFR 达到预测的 70% 或个人最好水平。

口服泼尼松或氢化泼尼松的长期给药方案为，成人每天 40～80mg，一般为单剂量。没有研究表明，静脉使用糖皮质激素优于口服。首选口服糖皮质激素治疗，除非患重病无法吞咽、呕吐或被认为存在胃肠道吸收和通过障碍。

短期（几小时或几天）使用糖皮质激素的副作用包括可逆性高血糖（在糖尿病患者尤为严重）、低钾血症、水钠储留造成的体重增加、情绪改变（包括罕见的精神病）、高血压、消化道溃疡、股骨无菌坏死和罕见的过敏反应。

急诊科使用吸入糖皮质激素　使用吸入糖皮质激素（inhaled corticosteroids，ICS），单独或合并全身使用，治疗急性气喘存在减少全身副作用的潜在好处，直接气道用药，能更有效减少气道反应和水肿。ICS 治疗的患者都不太可能需要接受全身糖皮质激素治疗，使用它们不增加咳嗽或支气管痉挛[98,99]。这些药物治疗的患者由于其局部效果而产生早期改善（小于 3 小时）的结果。必要时可给予 ICS 较高的剂量并维持几小时以上，以达到效果[100]。但是，需要确定最佳制剂、给药途径和给药方案，以及这些药物是否可以代替全身糖皮质激素的应用。

糖皮质激素和出院病人　在急诊室接受全身糖皮质激素治疗的出院患者在门诊应该继续口服药物以控制疾病，防止复发。在患者来门诊就诊随访的过程中，应该确定是否需要任何额外的激素治疗。可以接受的方案每天总剂量（或等量）40～60mg 的泼尼松，总疗程为 5～10 天。为防止哮喘反弹剂量应逐渐减少，不必过分关注肾上腺抑制问题[101]，除非患者已接受全身性糖皮质激素治疗或病程迁延（超过 2 周）。另一种方法，如果依从性较差，在急诊出院前就给予同样有效的单剂量醋酸泼尼松（40mg）或甲泼尼龙（160mg）[102,103]。

急诊室里哮喘急性发作的患者可能没有使用足够控制其症状的慢性药物或过度使用 β₂ 受体激动剂[1]。如果患者没有服用口服激素或 ICS，在急诊出院的哮喘患者常规药物的基础上加用吸入高剂量布地奈德（400μg，每天两次）可以在之后 3 周内改善症状，减少复发 50%[104]。应该给那些没有使用 ICS 的慢性持续性哮喘患者开出可使用 1～2 个月处方。建议方案为在日常的糖皮质激素的基础上加用每天两次布地奈德干粉吸入器（dry powder inhaler，DPI）1 200μg、9-去氟肤轻松（flunisolide）MDI 2 000μg、氟替卡松（fluticasone）DPI 500μg、莫米松（mometasone）DPI 400μg 或氟羟泼尼松龙（triamcinolone）MDI 1 500μg。已经服用 ICS 治疗的患者应该继续下去。使用 MDI 的患者应该使用一个隔离设备，并提醒他们吸入激素后漱口，以减少他们的声音嘶哑和口腔食管产生念珠菌的副作用。

糖皮质激素抵抗性哮喘　慢性哮喘被认为是一种糖皮质激素敏感的疾病。一小部分哮喘患者对于高剂量的口服或吸入激素没反应，导致其治疗复杂化。这种激素耐药机制可能与糖皮质激素受体在数量或结合特性上的异常有关。这些患者通常接受以下替代疗法，如环孢素、甲氨蝶呤、醋竹桃霉素（抗生素类药物）、羟氯喹、硫唑嘌呤、金、第四免疫球蛋白或（如果是重度过敏性哮喘）抗 IgE 重组人单克隆抗体（omalizumab）。

抗胆碱药物

植物曼陀罗和颠茄含有的阿托品在几世纪前就被印度人用于哮喘的治疗。在 19 世纪的英国，吸食曼陀罗叶烟很常见，上世纪中叶 Salter 关于哮喘的论文中就将曼陀罗看作治疗哮喘真正有效的补救措施之一。含阿托品的香烟或烟叶在 20 世纪时使用。

可吸入的抗胆碱药物包括硫酸阿托品、硝酸甲基阿托品、格隆溴铵和异丙托溴铵。它们都是支气管扩张剂，有减少平滑肌肌细胞收缩和副交感神经系统分泌的后果，可阻止支气管收缩和逆转急性气道梗阻。因为使用阿托品有副作用以及对甘罗溴铵的研究不充分，讨论仅限于异丙托溴铵（爱全乐）。它是阿托品的第四代衍生物，肺部黏膜表面的吸收较差，导致其副作用减少。

吸入性异丙托溴铵的最大疗效在 30～120 分钟，效果持续长达 6 小时。与 β₂-受体激动剂相比，其支气管扩张效力低，起效速度慢；因此，它不应该被单独用于急性哮喘患者。实验综述评估这种药物在与 β₂-受体激动剂联合治疗急性哮喘中的作用发现，异丙托溴铵可适度改善 PFTs 并减少住院次数[105,106]。在更为严重的患者中这种效果更高[107]。抗胆碱治疗在患者之间的差异性很大，这意味着胆碱能机制在急性发作时的作用千姿百态、变幻莫测。

治疗意见（见表71-2）为异丙托溴铵（0.5mg）与前三种沙丁胺醇一起治疗严重急性哮喘（小于40%预计值）。等效MDI剂量是间隔20分钟共三次每次大约8喷（18μg/喷）。数据表明，左旋沙丁胺醇雾化治疗的患者可能几乎不需要使用异丙托溴铵。异丙托可以给予无论是急性还是出院的任何患者，由于过去的使用导致症状得到改善。有证据表明，异丙托溴铵可能对于40岁以上的患者更有效，可用于逆转继发于β-受体阻断剂所致的支气管痉挛，有助于那些心理因素导致疾病的患者。

硫酸镁

在体外试验中，镁可以舒张支气管平滑肌和扩张哮喘的气道。直接作用于支气管平滑肌的舒张作用机制包括阻断钙离子通道、抑制胆碱能神经肌肉传导、稳定肥大细胞和T淋巴细胞和刺激一氧化氮和前列环素。急性哮喘细胞内镁含量降低[108]，其水平与慢性疾病发的气道反应性相关。

有证据表明，严重发作时静脉注射镁的治疗可能避免气管插管的需要。临床试验和荟萃分析表明，镁在严重哮喘发作时的辅助意义（FEV_1小于25%预计值），改善气流受阻，降低住院可能[109-111]。其最佳剂量和输液速度尚不清楚，但对于严重的难治性哮喘，同时持续使用吸入治疗时，合理的治疗方案为静脉注射2～3g硫酸镁的时间应超过20分钟，最大速度不超过1g/min。

注射镁治疗的副作用少见，可能与剂量相关，包括发热、面色潮红、出汗、恶心、呕吐、肌肉无力和深腱反射丧失、低血压和呼吸抑制。急性哮喘时吸入镁也可能作为等效的吸入性支气管扩张剂来改善PFT反应[112,113]，甚至可以单独使用[114]。有关所需的剂量、用药方式金额镁离子的雾化时间都有待研究。

甲基黄嘌呤

自然界中含有甲基黄嘌呤的咖啡因和可可碱（咖啡、茶、可可），已在哮喘患者的治疗中使用了数百年。茶碱是甲基黄嘌呤用于口服治疗哮喘的主要制剂；氨茶碱（茶碱重量的80%）用于静脉注射。茶碱的支气管扩张作用机制尚不清楚，目前的治疗方法主要利用其非特异性兴奋刺激COPD（增加通气驱动）的特性，而不是支气管扩张作用。茶碱还有增强利尿、心输出量、黏液纤毛清除、通气驱动和膈肌收缩的作用，同时抑制炎症介质的释放和减少微血管的通透性。多项慢性哮喘的研究表明它具有额外的潜在的抗炎和免疫调节作用[115]，或许可以解释在使用了ICS治疗的夜间哮喘[116]和中度哮喘患者中茶碱的

有效性。小部分的门诊哮喘患者可能受益于慢性茶碱的给药方案[117,118]。茶碱的治疗窗较窄。明显的副作用可影响心血管系统、消化道系统、中枢神经系统和代谢系统。

我们需要认识到，在急诊室或住院部中急性哮喘的甲基黄嘌呤治疗中不建议使用NAEPP EPR-3，因为它们缺乏明显的疗效而且副作用会增加[1]。

白三烯调节剂

半胱氨酰白三烯的（LTC_4，LTD_4和LTE_4）作为强效的炎症介质在哮喘发病机制中发挥重要作用。扎鲁司特（20mg，一天两次）和孟鲁司特（10mg，每日）是速效、安全控制哮喘的内服药物，是强效、高选择性的1型半胱氨酰LT受体拮抗剂。

一般来说哮喘患者LT水平升高，而在急性发作时尿液中的水平可以显著增高。在急性哮喘标准治疗的基础上额外注射7mg或14mg的孟鲁司特（未在美国上市），比安慰剂组增加了15%非$β_2$介导的FEV_1，并且没有副作用[119]。在急诊室治疗急性哮喘时口服扎鲁司特（20mg或160mg），作为辅助治疗，可改善PFTS和呼吸困难等症状，但没有减少住院次数[120]。这些相对安全的急性非β-介导的支气管扩张药物可能会在治疗急性发作时起到重要作用。

其他或未来治疗

在没有脱水或低血容量迹象的患者中，没有证据表明有力的液体疗法能有帮助清除气道分泌物。黏液溶解可能会加重咳嗽或气流阻塞，以及胸部物理治疗没有意义。在急性发病时镇静剂禁忌使用，因为它们有呼吸抑制作用。

细菌、衣原体、支原体呼吸道感染经常导致急性哮喘发作。一般应该在有发热、脓痰、肺炎或细菌性鼻窦炎的证据时，才可决定给予抗生素治疗。

未来的哮喘治疗可能包括第二代抗组胺药，即使早期的化合物被认为不利于疾病的治疗[121]。神经激肽拮抗剂、吸入性髓袢利尿剂（在急性发作时使用呋塞米）和利多卡因可以抑制神经源性炎症反应，并且肝素可能有抑制肥大细胞产生的作用。灌注BNP可引起显著地支气管扩张作用[122]。最后，特殊的细胞因子拮抗剂、激动剂具有抑制T细胞的功能，可选择性诱导对一氧化氮合成酶产生抑制作用，并且基因导向治疗可能成为重要的新疗法。

妊娠和急性哮喘

没有受到控制的哮喘产妇和胎儿的风险很高，急性发作时应最大限度地治疗以防止产妇和胎儿缺氧为

主要目标。虽然患有哮喘的产妇与新生儿哮喘和出生缺陷没有关系，但报告了许多妊娠并发症（如高血压疾病、产前出血、低出生体重、剖宫产的需要）[123]。患有哮喘的非洲裔美国妇女更可能由于在怀孕期间哮喘发作，需要到急诊就诊、住院治疗或应用糖皮质激素治疗[124]。怀孕的哮喘妇女在急诊室接受糖皮质激素治疗比非妊娠妇女少，导致出院后2周内随访期间病情持续恶化[125]。吸入性β-受体激动剂和糖皮质激素应在怀孕期间继续应用。尽管在怀孕期间使用全身糖皮质激素治疗可能存在矛盾，因为其具有潜在导致肥胖的风险，但是仍建议在急性重症的未被控制的哮喘患者中使用[126]。可考虑使用连续胎儿电子监测技术。哺乳期哮喘治疗的建议与怀孕期间相同。

严重、濒死、致命性哮喘

美国胸科学会为严重顽固性哮喘制定了统一的定义[127,128]——对常规疗法无反应（图71-5）。在所有哮喘患者中，表现出这些被称为重症哮喘的症状的只有大约10%，但却耗费了哮喘相关性健康服务投入的30%，并且在这类疾病中有着最高的发病率和死亡率。为了确认重症哮喘的定义，必须除外那些类似哮喘的疾病，见证因素应该被鉴定出来并且得到治疗，患者必须对治疗有足够的顺应性。尽管这些条件可能无法在因哮喘接受急诊室治疗的患者身上都得到印证，但对于重症哮喘的敏锐洞察力将影响对这一重要亚群的紧急救治。

主要标准
- 持续或高频（超过半年）使用吸入激素治疗
- 高剂量应用静脉激素治疗

次要标准
- 日常治疗基础上应用额外的控制药物（如长效β受体激动剂、茶碱或白三烯受体拮抗剂）
- 每天或几乎每天都需使用短效β受体激动剂缓解哮喘症状
- 持续气道梗阻（预期$FEV_1 < 80\%$，日呼气峰流速变异$>20\%$）
- 每年发生一次或多次紧急救治
- 每年发生三次或三次以上口服激素冲击
- 吸入或静脉激素剂量减少$\leq 25\%$则发生病情快速恶化
- 曾发生近乎致死的哮喘事件

图71-5 美国胸科学会定义严重/顽固性哮喘（要求满足一个或两个主要标准和两个次要标准，并排除其他情况，加重因素已经被处理，患者具有顺应性）。

重症哮喘的细胞学特征包括对大剂量糖皮质激素无反应的持续嗜酸粒细胞性炎症，同时还存在末梢气道的中性粒细胞性炎症。后者在轻症哮喘中不存在，但是在其他炎症情况中存在（如类风湿性关节炎、强直性脊柱炎、克罗恩病），气道组织破坏较严重，进行性上皮细胞损伤和修复使气道得到重塑，但结构改变很大[127,129]。

肿瘤坏死因子α（TNF-α）是一种由肥大细胞产生的炎性细胞因子，在重症哮喘患者的支气管肺泡灌洗液中浓度很高。用TNF-α拮抗剂依那西普进行治疗能减少外周血单核细胞对膜结合性TNF-α的表达，改善气道高反应性，提高FEV_1和哮喘相关生活质量，这可能是这一亚群哮喘患者未来的治疗目标[130,131]。

重症哮喘的临床特征（与轻度和中度哮喘相比）包括：遗传性过敏症（患病率较低），对阿司匹林敏感，鼻窦炎（发生率较高），以及使用经鼻吸入的糖皮质激素（提示上下呼吸道都受累）。症状恶化也与月经有关[132]。重症哮喘区别于轻症哮喘的其他临床正被鉴定，以便对这些数量虽少但非常重要的哮喘患者进行集中治疗[133]。

哮喘持续状态是指在30~60分钟内对强力治疗无反应的严重支气管痉挛。濒死性哮喘被定义为存在呼吸暂停或者呼吸衰竭（$PaCO_2$大于50mmHg）的哮喘[134]。

目前认识到存在两种类型的濒死性哮喘。慢性起病、急性发作型濒死性哮喘的典型表现是哮喘症状在数天内逐渐加重，通常与难以控制的慢性哮喘相叠加。急性起病、急性发作型濒死性哮喘的特征性表现是症状在3小时或更短的时间内发作并迅速进展到威胁生命的程度。在临床上，后者的高碳酸血症要重于前者。有趣的是，后者的高碳酸血症对治疗的反应性要比前者更好，而且这些患者机械通气的持续时间也较短。目前认为慢性起病急性发作的死亡在很多病例中是可以避免的，因为症状的逐渐进展允许患者在死亡之前寻求医疗评估。

哮喘的死亡危险因素已经得到识别（表71-2）。其他与濒死性哮喘和致命性哮喘相关的危险因素包括皮质醇用量减少[135]，过去12个月中曾因哮喘住院治疗，社会经济状况低下（暴露于过敏原的概率增加，很少使用健康服务），环境暴露（空气污染、吸烟），心理社会和情绪问题。濒死性哮喘发作的患者也倾向于在急诊室接受哮喘危象治疗。因致命性哮喘而死亡的患者大都是非裔美国人，住在市中心平民区，年龄在15~34岁。大多数死亡发生在夜间，院外或者来医院的路上，并且在症状发作的24小时之内。

危重哮喘患者的临床路径

危重哮喘患者表现为烦躁不安（低氧血症），呈直立体位，并且似乎处于严重的呼吸窘迫状态。呼吸急促、出汗、辅助呼吸肌参与呼吸运动，这些都是很明显的。语言呈单个词汇或短促发音。喘鸣音的出现提示严重的呼气障碍和最小的残气运动。呼气峰值测试对于这些患者来说难以进行，但一旦进行，则会提示严重的呼气障碍。意识状态改变和呼吸过慢提示高碳酸血症和即将出现的呼吸暂停。

没有能够坚定濒死性哮喘患者的实验室指标。在危重患者中，乳酸水平升高反映组织缺氧和无氧代谢，乳酸水平的持续升高通常提示预后不良。在危重哮喘患者中，升高的乳酸水平不能预测呼吸衰竭，而且血中乳酸盐水平也不能提供更多的信息。

无创策略 治疗必须迅速开始（表71-2）。为了终止发作，应该大剂量频繁或持续吸入 $β_2$ 受体激动剂和抗胆碱能药物。如果需要肠外肾上腺素疗法，更倾向于使用特布他林，因为它具有 $β_2$ 受体选择性。静脉注射硫酸镁或者 $β_2$ 受体激动剂（如果可用）可能有效。应该早期口服泼尼松 60mg，或者静脉注射甲泼尼龙 125mg。是否使用氦氧混合供气系统目前仍存在争议。氦是一种惰性气体，密度是氮的 1/8。当 60%～80% 的氦与 20%～40% 的氧混合后，得到的气体混合物密度是空气的 1/3。氦氧混合气可以减少气流通过气道遇到非层流时的抵抗，降低呼吸肌做功，并能提高二氧化碳的弥散，改善肺泡通气[136]。尽管氦氧混合气没有本质上的治疗效果，但它能长时间减少呼吸做功量，通过承载支气管扩张剂和抗炎药物来避免插管，达到治疗目的。研究表明利用氦氧混合气来承载吸入性 β 受体激动剂，对于儿童及成人患者来说都是有益的[137,138]。无数据表明氦氧混合气能减少患者对气管插管和入院治疗的需要，或者减少住院时间和降低死亡率[139-141]。氦氧混合气通过非再吸入式面罩给药，并且在经选择的机械通气患者中可以作为一项辅助治疗策略。密切监测血氧饱和度和持续二氧化碳侦测图是非常必要的。使用氦氧混合气的适应证包括严重气流阻塞（PEFR 小于 30% 预测值，症状发作时间小于 24 小时），曾经进行过气管插管并有不稳定哮喘病史，以及不能进行有效的机械通气[136]。临床症状改善后氦氧混合气则不再持续使用。

无创正压通气对于那些经过慎重选择的患者来说是有益处的。持续气道正压可以通过增加肺功能残气量，提高肺顺应性和在吸气时提供所需额外压力来改善氧合，减少呼吸肌疲劳。双向气道正压（biphasic positive airway pressure, BiPAP）提供了持续气道正压，但为吸气相提供的压力高于呼气相。BiPAP 对于处于哮喘持续状态的儿童来说有很好的耐受性，且可以降低对插管和机械通气的需要[142]。尽管文献并没有得出最后结论，但 BiPAP 还可以减少处于哮喘持续状态的成人对插管和入住 ICU 的需要[143-146]。

BiPAP 不是气管内插管和机械通气的代替疗法。患者使用 BiPAP 的适应证包括清醒的意识状态和气道反射的完整性。操作者应该熟悉 BiPAP 在其他临床状况中（例如 COPD, CHF）的使用，并且必须密切监测意识状态和生命体征。在设置该项治疗后要频繁监测动脉血气以对无反应患者进行识别。如果发现持续性呼吸窘迫，临床或实验室指标恶化，应立即进行气管内插管。

氯胺酮是一种静脉注射用分离性麻醉剂，同时也有比较强的支气管扩张效果。一些病理报道和小样本研究表明治疗急性哮喘时使用该药可以获益，但还没有相关的随机试验。不良反应包括使气道分泌物增加和停药反应。目前，不推荐在无气管插管的急性哮喘患者的治疗中使用氯胺酮。

插管和呼吸机策略 在所有哮喘发作中，有 2% 的患者需要气管内插管，有 10%～30% 需要入住 ICU 治疗[147-149]。除了呼吸暂停和昏迷，对于哮喘患者来说没有插管的绝对适应证，但插管应该在患者处于衰竭中，但还没有出现严重酸中毒或者低氧血症之前进行。如果出现衰竭、低氧血症、精神状态受抑制，则强烈需要进行紧急插管。

首选利用诱导剂和肌松剂进经行口腔快速序贯插管（详见第 1 章）。在进行快速序贯插管的哮喘患者中，氯胺酮（1～2mg/kg）是首选药物。琥珀酰胆碱（1.5mg/kg）或者竞争性神经肌接头阻断剂，如罗库溴铵（1mg/kg）可以用于插管时的麻醉。在使用琥珀酰胆碱和氯胺酮的 3 分钟前给予利多卡因（1.5mg/kg）进行预处理，可以减轻探查上呼吸道和气管内插管造成的气道痉挛加剧。插管后，可以额外给予小剂量胺碘酮间断快速推注，剂量为 0.5～1.0mg/kg，苯二氮䓬类镇静药可以使患者保持镇静，并且预防氯胺酮的停药反应。另外一个选择是异丙酚（1.5～2mg/kg），可以使患者迅速进入深度镇静并且也有支气管扩张效应。应用异丙酚或同等药物（如长效苯二氮䓬类镇静药）持续深度镇静通常可以避免使用肌松剂。插管后，不释放组胺的阿片类药物，如芬太尼可以用来改善患者机械通气时的舒适性。

必须制定一个能够使最高气道压力、气压伤和全身低血压达到最小化并且提供充足氧合和通气的机械通气策略。允许性高碳酸血症（也称为控制性通气不足）技术比较常见（详见第 2 章）。氧合通过使用高吸入氧浓度来维持，高碳酸血症和呼吸性酸中毒（pH值通过使用碳酸氢钠维持在7.15~7.2）是允许的。气道压通过使用低潮气量（6~8ml/kg）维持在较低水平，由此避免了内源性呼气末正压的过度增加、通气叠加以及气压伤。低通气频率（小于10次/分）和高吸气流速率延长了呼气的时间。同时建议使用辅助疗法（管路内吸入$β_2$受体激动剂和抗胆碱能药物，静脉注射糖皮质激素，静脉注射氯胺酮，允许的话还可以考虑应用镁）来降低气道压力，减少气道阻塞。

应该持续使用二氧化碳图。中等水平的高碳酸血症是允许的，并且几乎无有害作用。高水平CO_2对脑血管有扩张效应。脑血流量在二氧化碳分压为120mmHg时达到最高水平，能使颅内压升高。尽管在高碳酸血症的安全水平究竟是多少方面目前并没有一致意见，但是建议不要让二氧化碳分压超过100mmHg[148]。高碳酸血症会降低心脏收缩力，造成心血管系统衰竭，因此允许性高碳酸血症应该在通过静脉补充大量液体使血管充盈的前提下实施。

神经肌接头阻断剂曾经广泛用于机械通气的哮喘患者，但现在只在那些使用足量镇痛剂仍无法使患者足够放松来适应有效机械通气的案例中应用（详见第1章）。长期使用竞争性神经肌接头阻断剂造成的肌病发生在大约30%使用该药物的哮喘患者身上。插管和机械通气在濒死的哮喘发作中可以抢救生命。尽管机械通气的危害（院内感染，气压伤）可能发生，但对危重的哮喘患者进行机械通气治疗能使死亡率降低甚至为零，同时几乎没有并发症。大部分需要进行机械通气的哮喘患者都恢复得很快，入住ICU时间也很短。

进行机械通气的哮喘患者可能发生的并发症包括低血压和气压伤。低血压大多继发于胸内压增高导致的静脉回流减少和心输出量降低。如果临床症状突然恶化，或者低血压的发生伴随着呼吸机吸气峰压显著升高和血氧饱和度下降，应该考虑是否出现了气胸。

顽固性重症哮喘患者的治疗　如果经过集中治疗，并且已经进行气管插管的重症哮喘患者仍然有持续的气道高压，顽固的低氧血症和持续的支气管痉挛，应该考虑在手术室进行全身麻醉。异氟烷是一种支气管扩张剂，与氟烷相比导致心律失常和低血压的概率都很低[150]。

如果患者无法呼气，可以使用外部侧胸壁加压进行辅助。胸壁加压的方法是：在吸气末立即挤压两侧低位胸壁。如果加压过早（例如在吸气过程中）可能增加气道压力而导致气压伤。对于儿童来说，这项技术能够降低气道峰压和二氧化碳分压，并提高pH值[151]。

未被意识到的气压伤可能导致心肺功能停止。经验性留置双侧胸腔引流管可以在无法解释的心脏骤停发生时进行，尤其是在吸气峰压突然显著升高的情况下。在心肺功能停止时静脉注射肾上腺素是合理的，因为它既能激活心脏又能扩张支气管[152]。异丙肾上腺素，是纯粹的β受体激动剂，能够提高心率，扩张支气管，但会降低冠状动脉灌注压。心肺分流术和体外肺辅助术也可以用于治疗濒死性哮喘。

转归

预防复发

从急诊室出院的哮喘患者，3日后复发率为11%，8周后复发率为45%。在一个多中心研究中，急诊出院后2周内复发率是17%。对于那些一年之内曾多次因哮喘就诊于急诊室的患者、接受更多门诊治疗的患者以及来急诊室就诊之前症状持续时间较长的患者来说，复发的风险有所增加[153]。其他研究发现了类似的"失控指数"用来预测复发，但还包括那种医院治疗哮喘发作后没有明显PET改善的患者[154]。

入院患者与留观治疗患者

对于那些没有威胁生命发作、怀孕或者哮喘并发症、需要进一步治疗的患者，可以在临床观察室（clinical decision unit，CDU）治疗12小时，他们的8周后结局与那些在医院病房中接受治疗的患者是相同的，但能大大节省花费[155]。预测患者能否从临床观察室出院，可以用急诊PEFR对第三次使用$β_2$受体激动剂治疗的反应来评估（PEFR>40%预测值的患者通常能够从临床决策单元成功出院）[153]。最后，与常规住院治疗相比，患者更倾向于在临床决策单元中治疗急性发作[156]。

表71-4总结了哮喘患者的处理指南，这些指南基于他们对于急诊室治疗的反应。

离开急诊室后的计划

重症哮喘发作不会在急诊室治疗期间停止，大气道炎症和周围气道阻塞可能需要数小时或者数天才能解除。在这段时间内，患者可能需要继续进行$β_2$受体激动剂急救治疗，这对于证明他们正确使用吸入器

表 71-4 急诊科出院策略的制定

	反应良好	反应一般	反应较差
FEV_1 或 PEFR（% 预测值/个人最佳值）	≥70%	≥40% 但 <69%	<40%
离开急诊后的地点			
家庭	是	个人意愿	否,继续治疗
临床观察室	否	是,如果有 CDU	是,如果有空床并合适
住院部	否	是,如果没有 CDU	是,如果合适并有空床
重症监护室	否	否	是,如果合并低氧血症或呼吸衰竭

CDU,临床留观室；FEV_1,1 秒钟用力呼气容量；PEFR,呼气峰流速。

框 71-3 如何使用计量吸入器 MDI

1. 打开 MDI 的盖帽
2. 调节 MDI,手握罐体并保持直立
3. 摇晃罐体
4. 把滤嘴轻轻放入牙齿之间（或者放在张开的嘴的前方 3～4cm）
5. 用力呼气（到功能残气量）
6. 开启吸入器,开始缓慢呼吸,吸气 5～6 秒（就好像啜饮热汤时的感觉）
7. 维持呼吸至少 10 秒以上
8. 再次使用前,休息 1 分钟

来说十分重要。如果患者在使用灌装吸入激活剂方面有困难,可以建议其使用呼吸激活吸入器或者隔离装置,也可以讨论一下是否需要使用家庭雾化器。使用便携式预装入多剂量干粉吸入器的患者必须要能通过喷嘴迅速有力的吸入相当于肺总容量的吸入剂。

在急诊室接受系统皮质醇治疗的患者必须连续口服 5～10 天。急诊室的哮喘患者更可能患有中度到重度疾病,没有接受控制治疗,并且更加年轻、贫穷,受教育程度较低。他们治疗哮喘的技能更少,且更有可能失去上学或者工作的机会。如果患者没有接收控制治疗,并且哮喘持续发作,那么应该吸入中等剂量的皮质醇或者皮质醇与长效 β 受体激动剂的混合制剂（如沙美特罗,羟基丙酸氟替卡松）。另一个不太可取的选择是建议使用白三烯调节剂（如扎鲁司特 20mg,每日二次或者孟鲁司特 10mg,每日一次）来减少复发,改善对哮喘的控制。

应该鼓励患者与他们的医师或者呼吸专科护士保持联系[157],就诊后 3～5 天对哮喘相关问题进行咨询,1～4 周内预约一次医疗随访。在随访中可以决定控制用药方案是否需要调整。干预措施包括免费药物治疗,发放赠券,委派援助,这些能大幅度提高出院哮喘患者获得基本医疗随访的机会。但这些辅助措施可能不会影响长期结果[158]。由于基本医疗医师的随访不能保证完成 ICS 的处方规定,急诊医师必须对慢性哮喘的处理进行评估[159]。

可以为哮喘患者提供关于出院后治疗的书面教育,如果情况没有改善应该进行治疗方案调整,还可以为日常监测提供峰流速计,尤其是那些在感知气流阻塞方面有困难或者哮喘症状加重的患者。最后,吸烟在来急诊就诊的哮喘患者中惊人的普遍（达 1/3）,吸烟的哮喘患者呼吸系统的症状更多,肺功能更低下,在胸部 CT 上能看到更多的肺实质异常改变[160]。

重要概念

- IgE 介导的免疫反应、气道炎症、气道重塑的概念会影响我们对哮喘的理解以及当前和今后治疗的目标。
- 吸入和全身使用糖皮质激素都在控制气道炎症反应中有效,而且在哮喘急性发作的治疗中起到重要作用。
- 沙丁胺醇单异构体（左旋沙丁胺醇）,改良异构体技术的结果,是一种优于传统的外消旋形式的急性哮喘支气管扩张剂。
- 严重和难治性哮喘发作需要快速鉴定。必须积极治疗,可能采用在轻中度病情中不曾使用的策略。
- 急性哮喘在急诊室的治疗扩展成为（超过 24 小时）越来越多非重症哮喘患者的临床治疗决策的单元。
- 急性哮喘患者出院后的治疗策略转为对慢性哮喘的治疗,以防止复发,这需要医生熟悉 ICS 和 LT 调节剂等控制药物的应用。

本章参考文献请参见 http://pumpress.bjmu.edu.cn/eduservice/3419.html

第72章 慢性阻塞性肺疾病

Stuart P. Swadron and Diku P. Mandavia

裴培 译 刘志 校

概述

慢性阻塞性肺疾病（chronic obstructive pulmonary disease，COPD）是导致人类死亡的最常见病因之一[1-3]。流行病学调查显示COPD发生率很高，但却始终没有引起人们足够的重视，该疾病给人类造成的负担正在逐渐加重。在美国，尽管男性COPD患者的病死率正逐步下降，而女性患者的病死率却在不断上升。预计到2030年，COPD将会成为伤残调整生命年（disability-adjusted life years，DALYs）减少的第七位原因[2]。COPD患者的经济负担十分沉重，每年都有数以亿计的支出投入到COPD患者的治疗以及产能消耗中[4]。这些支出主要与患者住院期间病情的急性加重相关[5]。尽管COPD影响力巨大，但在疾病基础治疗研究以及临床医师对它的关注度上都远不如其他疾病。不过这种趋势已经开始扭转[6]。科学医疗团队对于COPD持续加重的特性以及现有治疗手段的局限性十分沮丧[7]，而像由美国国立心、肺、血液研究所和世界卫生组织联合赞助的慢性阻塞性肺疾病全球倡议（Global Initiative for Chronic Obstructive Lung Disease，GOLD）这种大型多国协作则旨在帮助广大医务工作者重新树立应对COPD的信心。

COPD的定义并不十分确切，人们对其内在机制和病原学的研究也在不断变化进步。GOLD协作者将COPD定义为"一种可防可治的疾病，以肺内气流受限不完全可逆为特点，它的某些显著的肺外效应可能加重个别患者的疾病严重程度。"同时"气流受限通常呈进行性发展，并与肺部对香烟烟雾等有害气体或有害颗粒的异常炎症反应有关。"[7]这个定义反映了新数据对疾病系统性特性的强调，同时人们对新的疾病预防和治疗策略持谨慎而乐观的态度。定义并没有提及慢性支气管炎和肺气肿，传统上这两种疾病是包含在COPD的定义中的。我们将慢性支气管炎定义为临床出现有连续两年以上，每年持续三个月以上的咳嗽、咳痰等症状，同时不伴有气流受限的疾病。而肺气肿则是一种病理的描述，特指肺泡的破坏，却不适用于临床诊断。与许多早期COPD定义不同，GOLD协作者们在定义中特别去除了哮喘这种气流受限可逆性疾病[7]。可逆的气流受限能否作为COPD疾病本身一部分，以及患者是否共存哮喘，对于那些不断尽力去识别和逆转气流受限的急诊医师来说意义甚微。

多达50%的COPD急性加重患者并没有向医生报告。另外，并不是所有向医生报告的急性加重患者都需要住院治疗[8]。尽管如此，在1998年，将近2%的美国住院患者直接的原因为COPD，另有7%的住院患者以COPD为促成因素。年龄超过60岁的患者中，因COPD住院的比例接近20%[9]。潜在疾病进展的严重性以及病情急性加重的发生率令人担忧。此外，在部分患者中，急性发作的不完全恢复可能反映了病理生理的急性加重引起了疾病无情的恶化[10]。

疾病原理

病理生理

在过去20年中，人们发现哮喘主要的病理生理学原理是慢性气道炎症，这使得它的治疗方法发生了重要改变，尤其是糖皮质激素广泛应用于中、重度哮喘患者的治疗中。气道炎症也被认为是COPD的重要病理生理改变，但是这种炎症过程与哮喘截然不同。COPD患者支气管冲洗液主要由中性粒细胞、$CD8^+$淋巴细胞和巨噬细胞构成，而哮喘患者支气管冲洗液则主要由嗜酸性粒细胞构成[11]。导致COPD的炎症介质也不同于哮喘,许多介质诸如肿瘤坏死因子、白三烯 B4(leukotriene B4,LTB4)以及白介素-8(interleukin-8,IL-8)都与肺组织的破坏相关[12]。相对于哮喘,COPD 的这种不同的炎症反应本性可能解释了目前 COPD 抗炎治疗效果不佳的现象。

从病理角度来讲,COPD 患者病变贯穿全肺。大多数患者至少具有两个关键病理改变:慢性阻塞性支气管炎和肺气肿。从主气管到周边细支气管都在进行性的发生破坏和狭窄,这些都是气道炎症反应的证据。数量和体积都在不断增加的黏液分泌杯状细胞导致了黏液栓的形成并进一步引起了气道阻塞。内皮细胞修复黏液纤毛以促进清除细菌和黏液的能力也遭到破坏。随着时间的推移,肺实质渐渐坏死,常形成小叶中央型肺气肿。即以肺泡腔扩大、肺弹性减退以及小气道关闭为特点,肺组织只能依赖周围结缔组织放射性支持来保持呼气时气道的通畅。

气道阻塞和肺血管床的闭塞导致了气体交换障碍。因此,患者动脉血气(arterial blood gases,ABGs)表现为低氧血症合并高碳酸血症。随着肺血管床总体数量不断减少,慢性低氧血症诱发血管壁不断增厚。上述因素加速肺动脉高压的形成,发生红细胞增多,进而产生右心衰竭(即肺心病)[6,12,23]。

COPD 的病理生理学改变反映了蛋白酶和抗蛋白酶之间发生明显失衡,这会使得肺结缔组织发生破坏。我们知道,α_1-抗胰蛋白酶能抑制中性粒细胞的弹性蛋白酶,在一小部分先天缺乏 α_1-抗胰蛋白酶的 COPD 患者中,由于缺乏这种酶导致发生严重的全肺泡型肺气肿[14]。然而对于大多数患者来说,这种特殊的遗传因素并没有完全阐述清楚 COPD 的病因[15,16]。氧化应激是 COPD 病理生理学改变的另一个重要方面,所谓氧化应激就是破坏了强氧化剂和抗氧化剂的平衡导致的潜在危害。吸食香烟时会产生外在氧化剂,而内在氧化剂可在炎症反应的产物中找到。氧化剂会直接破坏肺实质,氧化应激则能间接加重炎症反应并加强蛋白酶的活性[17]。

吸烟是 COPD 进展的重要危险因素,它在多个方面影响 COPD 的炎症反应,并负性影响蛋白酶和抗蛋白酶的平衡以及氧化酶和抗氧化酶的平衡[12,17,18]。尽管戒烟会减慢疾病的进展速度,但却不能终止气道内的慢性炎症过程,这表明其发病机制的独立性与吸烟有关[12]。另外,尽管大多数 COPD 患者都有吸烟史,但只有很少一部分烟民进展为气道受限。这就意味着环境因素和遗传因素也是两个重要的影响因素[19]。其他影响因素包括烹饪时严重暴露于空气和粉尘污染中,尤其多见于发展中国家[20-22]。长期被动吸烟也是发病因素之一,但城市空气污染所起到的作用却没有得到肯定[23]。尽管早期儿童小气道感染与后期 COPD 的进展有关,但因果关系仍没确定[24-27]。

在个体患者中,根据潜在的病理紊乱平衡,COPD 的生理代偿反应各异。少数患者通过增加通气驱动来维持正常的氧分压(pressure of oxygen,PO_2),预防发绀。急促呼吸会使二氧化碳分压(pressure of carbon dioxide,PCO_2)轻度下降。在这类血气相对正常的患者,肺动脉高压和肺心病直到疾病终末期才会发生。

尽管目前确切发病机制不清,但 COPD 的病理过程已经延伸到心肺系统之外。在疾病的终末期,患者体重降低、肌肉萎缩、代谢紊乱以及精神抑郁常常与循环往复的炎症介质、氧化应激以及蛋白酶和抗蛋白酶的失衡相关。这些特点在某种程度上决定了 COPD 对机体的影响,这些影响包括肺内合并症甚至是肺外的并发症。急诊科处理 COPD 患者手段众多,包括选择合理药物、程序化镇静、快速气管插管以及恰当处置患者肺外并发症。

疾病严重度分级

疾病大多数分级根据定量测定气流受限来决定,例如测定第一秒用力呼气容积(the forced expiratory volume in 1 second,FEV_1)和 FEV_1 与用力肺活量的比率($FEV_1/FVC\%$)。任何可逆的气流受限经支气管扩张剂治疗处理,然后测定相关指数即改善率。GOLD 协作者将疾病分为四期,轻度(1 级)患者肺功能检查异常而症状不明显,而极重度(4 级)患者 FEV_1 小于 30% 预计值(表72-1)。频繁的急性加重常见于 FEV_1 低于 50% 预计值时(3 级和 4 级)[7,30]。

急性加重期

和哮喘的急性加重不同,COPD 急性加重不一定同时出现峰流速以及 FEV_1 测定值的下降。和 COPD 的定义一样,急性加重期的定义也不确切而且依赖于临床客观指标。GOLD 协作者将其定义为"疾病自然过程中的发生事件,它的特点是患者呼吸困难、咳嗽或咳痰较平时加重,急性发作。即使规范药物治疗的潜在 COPD 患者也可能发生急性加重。"

急性加重常发生于冬季,这更加凸显了病毒对发病所起到的重要作用。和哮喘一样,病毒感染是 COPD 急性加重的常见诱因。常见病毒为鼻病毒、呼吸道合胞病毒(respiratory syncytial virus,RSV)、冠状病毒和流感病毒[31-33]。由病毒诱发的急性加重期时间更长且病情更重[33-34]。

表 72-1　COPD 严重程度的 GOLD 分级

分级	分级标准
Ⅰ级：轻度	$FEV_1/FVC < 70\%$
	$FEV_1 \geq 80\%$ 预计值
	有或无慢性咳嗽、咳痰症状
Ⅱ级：中度	$FEV_1/FVC < 70\%$
	$50\% \leq FEV_1 < 80\%$ 预计值
	常伴有活动或/和急性加重时气促
Ⅲ级：重度	$FEV_1/FVC < 70\%$
	$30\% \leq FEV_1 < 50\%$
	频繁的加重导致症状增多，生命质量逐渐恶化
Ⅳ级：极重度	$FEV_1/FVC < 70\%$
	$FEV_1 < 30\%$ 预计值或 $FEV_1 < 50\%$ 预计值伴慢性呼吸衰竭（$PaO_2 < 60mmHg \pm PaO_2 > 50mmHg$）
	伴或不伴右心衰竭临床体征

COPD，慢性阻塞性肺疾病；FEV_1，一秒用力呼气容积；FVC，用力肺活量；$PaCO_2$，动脉二氧化碳分压；PaO_2，动脉氧分压；SOB，气促。

Adapted from Rabe K, Hurd S, Anzueto A, et al: Global strategy for the diagnosis, management, and prevention of chronic obstructive pulmonary disease: GOLD executive summary. Am J Respir Crit Care Med 176: 532, 2007.

关于细菌在 COPD 急性加重中的作用一直争论不休，因为我们并没有得到细菌致病的直接证据。近一半急性加重患者的典型呼吸道病原学培养都是阴性的，如流感嗜血杆菌、肺炎链球菌、卡他莫拉菌以及铜绿假单胞菌。另外，在疾病慢性期和稳定期时这些病原体可以在患者支气管中找到，这表明细菌对慢性 COPD 的发病机制所起到的作用强于急性期[35-38]。尽管分子分类表明常见病原体的新血清型最近定植与急性加重相关，但并不是因果关系[35,38,39]。然而急性加重时细菌特殊免疫反应实验证据表明细菌还是起到一定作用的[40,41]。

环境因素如空气污染与 COPD 急性加重也相关。这种关系的间接证据主要来源于空气污染加重时的急性加重患者的住院率[42]。总之，近 1/3 COPD 急性加重患者没有找到确切病因[43]。

另外对于 COPD 急性加重患者可能合并更加严重的并发症如肺炎、充血性心力衰竭（congestive heart failure，CHF）、气胸、肺栓塞（pulmonary embolism，PE）、肺不张、胸腔积液或呼吸节律障碍。所有这些并发症与 COPD 相关且可能与急性加重期并存。

临床特征

症状和自然史

COPD 患者有一个很长的发病前过程，即在缺乏早期症状时我们能测定出气体流动指数不断下降。在日常活动中就能发生间断咳嗽或活动后气短。此外，患者可能常年无症状，但体力活动和他们肺功能储备成比例的受限。许多年之后，患者每日咳痰频繁发生，长期呼吸困难，气流受限循环症状加剧。COPD 临床进展缓慢而隐匿，气流在频繁发生的急性加重中降低。最终患者日常活动甚至休息的时候也感到气短。严重的肌肉萎缩和体重下降以及肺心病和慢性通气障碍的出现是疾病终末期主要特点。图 72-1 描述的就是 COPD 的进展过程。

体格检查

过去 COPD 患者被分为两种体型，一种是"紫肿型"（慢性阻塞性支气管炎），另一种是"红喘型"（肺气肿）。这种分型已经过时了，COPD 患者表现与这种分型并不相符。尽管如此，这些典型的描述确实强调了 COPD 重要的临床特点，我们也能遇到这样的 COPD 患者，并且对于治疗也有一定意义。大多数患者在患有慢性阻塞性支气管炎的同时合并肺气肿，并

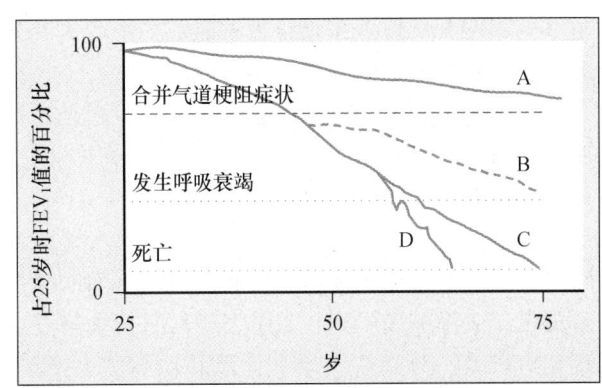

图 72-1　COPD 病程进程。通过测定不同年龄不同人群的 FEV_1 值所占其 25 岁时 FEV_1 值的百分比显示 COPD 的自然史。正常不吸烟人群（曲线 A）FEV_1 值虽然随着年龄的增长下降明显，但他们并没有伴随气道梗阻的症状。戒烟的 COPD 患者（曲线 B）FEV_1 值同样下降明显，并与不吸烟人群曲线几乎平行。COPD 患者（曲线 C）FEV_1 值大幅度下降，并会最终合并气道梗阻症状甚至死亡。某些 COPD 患者（曲线 D）肺功能会突然发生恶性衰竭。（From Heffner JE: Chronic obstructive pulmonary disease on an exponential curve of progress. Respir Care 47: 586, 2002.）

且以一种混合症状表现。精确认定哪个过程是主导并不重要，更重要的是评估患者病情，并针对每个个体的临床表现制定出特定的治疗方案。特别是我们应该确定慢性低氧血症和家庭氧疗依赖的程度，并确认肺心病的存在和发生并发症如缺血性心脏病的证据。

以支气管炎为主导的患者主要表现为慢性呼吸衰竭和肺心病。很少发生氧饥饿和精神焦虑、红细胞增多以及低氧血症造成患者血容量增多且发绀的表现。支气管炎患者咳嗽十分严重，当咳嗽剧烈时会伴有咳痰。如果发生急性呼吸衰竭，患者的神志会变得恍惚。我们通常将此形容为"嗜睡"，扑翼样震颤也是可能发生的。慢性通气衰竭和肺心病的患者外周水肿十分突出，并会发生慢性颈静脉怒张。如果患者肺气肿相对较少，那么他们的胸廓前后径是正常的，而且膈肌也不会异常的下降。散在干湿啰音尤其在双肺后外基底部，表明支气管肺分泌物增多十分严重。这些患者常伴有 CO_2 潴留，需要密切监测吸入氧浓度，因为他们依赖低氧浓度以驱动通气。

对于以肺气肿为主导的患者，常常有消瘦、焦虑，并伴有呼吸困难和气促，使用辅助呼吸肌呼吸。这类患者常使用缩唇呼吸即自身呼吸末正压的方式来增加气道内压力，为丧失外部支持的支气管壁提供内部支持。他们常常采取坐位，身体慢慢前倾。由于患者整个肺过度膨胀，膈肌位置较低且相对固定，造成胸廓前后径不断增加。叩诊提示过清音，听诊则呼吸音较弱，在呼气末可听到微弱的干啰音。尽管存在由于扩大破坏的肺实质造成的氧缺乏，但患者仍能够保持足够的氧饱和度以及接近正常的血气水平。这类患者心脏偏小且心功能低下，血压偏低。

对于怀疑存在 COPD 的患者进行心脏检查是十分重要的，尤其在诊断肺心病和联合左心衰竭时。剑突下或胸骨后搏动提示慢性右心室肥大（right ventricular hypertrophy, RVH）；第四心音出现提示左室顺应性减小；第三心音出现提示左心衰；全收缩期吹风样杂音提示三尖瓣关闭不全，是继发于右室扩大后三尖瓣环相对扩大；第二心音增强提示肺动脉压力增高。慢性内脏淤血可导致肝大，肝颈静脉反流，有时会突出表现为肝功异常。

诊断方法

脉搏血氧检测仪，动脉血气分析和二氧化碳浓度波形监测仪

脉搏血氧检测仪是评估和监测每个 COPD 急性加重患者的重要手段。与之前数值相比，无论在危重状态还是在基础状态，都有助于急性加重期时获得测量值。脉搏血氧较基础值的改变或相应的急诊救治改善通常比绝对水平更重要。

COPD 的严重度分级与动脉血气的变化相关。在早期阶段，COPD 患者通气血流比例失调产生轻微的血氧下降（80~100mmHg）。当血氧小于 60mmHg 时会刺激呼吸中枢，产生过度通气（$PCO_2 < 35$mmHg），这会导致急性呼吸性碱中毒。随着肺功能逐渐紊乱，过度通气的效应将减小，由此效应产生的 CO_2 比因增加通气量产生的 CO_2 要多。最终肺泡过度通气减少了气体交换，导致 CO_2 潴留，发生急性呼吸性酸中毒。由于肾脏对碳酸氢盐的代偿作用，血 pH 值正常。在疾病的这个阶段，急性通气障碍不断加剧，PCO_2 不断上升，pH 值不断下降，血中碳酸氢盐不断提高。

曾经作为急诊评估 COPD 患者重要项目的动脉血气指标，现在对于 COPD 的评估价值有限。预期住院的危重急性加重患者可以考虑直接测量动脉血气。当治疗对呼吸衰竭（定义为 $PaO_2 < 40$mmHg，$PaCO_2 > 60$mmHg，且 pH < 7.25）无效时可以考虑将患者收入重症监护室，但临床评估要比血气值更重要[7]。当不能获得患者基础血气水平时，动脉血气分析的作用更加有限，病情评估应基于目前患者酸中毒的程度，这更能代表急性 CO_2 潴留的程度。动脉血气分析不应该被应用于决定患者是否需要气管插管或无创通气（noninvasive ventilatory support, NIVS）。这些决定更应在患者整体状态、疲劳进展情况、合并的疾病以及对治疗的反应的指导下进行。有些患者即使血气值很差，但他并不需要气管插管和无创通气；而那些血气值轻微改变的患者可能需要紧急的气道干预。因此，动脉血气分析不该常规应用于急诊救治中，而应该在特殊环境下，如不规则或明显靠不住的脉搏血氧时进行。

二氧化碳浓度波形监测仪可以持续定量测定呼出 CO_2 的浓度。它已经作为一个潜在的诊断和检测手段应用于急性呼吸窘迫的患者身上。显示的波形可能有助于临床医生将 COPD 急性加重与其他急性呼吸困难疾病如充血性心力衰竭相鉴别。气道梗阻患者波形平台阶段出现典型的陡峭，与梗阻的程度成正比。遗憾的是，从检测仪获得的 COPD 患者 PCO_2 值与动脉 PCO_2 测定值关联不大，尤其在危重疾病时。尽管如此，二氧化碳浓度波形监测仪显示的指标和趋势有助于指导 COPD 的治疗[45]。

胸部 X 线检查

对于 COPD 患者，胸部 X 线检查十分重要，是确定是否存在临床重症的紧急有效的治疗手段，尤其是对气胸或肺实质化的处理（肺不张继发于黏液堵塞、肺炎或肿瘤栓塞）。另外，胸部 X 线可显示慢性病变的范围，决定疾病的严重度，以及多种病理过程的相对程度。通过胸片我们可以看到高度膨胀的肺野，不断减少的血管影，以及很小的心影，或者正常的肺野伴有增加的血管影和增大的心脏[44]。肺心病患者的侧位胸片会提示由于不断增大的右心室造成胸骨后空隙不断减小。

肺大疱也可以存在，类似气胸。另外，胸片还能表现重要的并发症如充血性心力衰竭、胸腔积液和肿瘤。尽管仍受挑战，但常规胸部 X 线检查对于 COPD 急性加重患者还是十分恰当的[45-47]。

用力呼气容积和呼气峰流速

肺功能检查（pulmonary function tests, PFTs）对于诊断哮喘更有效，结果显示气流受限明显可逆。另外，由于急性呼吸窘迫患者常不能配合，使得检查结果很不可靠。因此，肺功能检查对于 COPD 急性加重患者的诊断作用有限。

痰菌检测

在支气管炎急性加重期，痰液较黏且常为脓性，革兰染色和痰培养对 COPD 急性加重诊断价值有限。

心电图和心脏监护仪

心电图的典型表现为肺性 P 波（P 波尖而高耸，以 Ⅱ、Ⅲ 和 aVF 导联表现最为突出），低 QRS 电压，顺钟向转位，R 波递增不良。这些表现尽管与 COPD 相关，但既不敏感也不特异。右心室肥大（RVH）的心电图（electrocardiogram, ECG）表明肺心病已存在。这些发现易受到其他因素的干扰，而且缺乏右心室肥大的诊断依据并不意味着可以除外肺心病[49]。

对于伴随胸痛的危重患者，持续心电监护是很有帮助的，至少在初期有助于评估患者的病情和治疗效果。心电监护能够检测出 COPD 加重患者的心律失常，及时调整治疗计划。COPD 患者最常见的心律失常是房性快速心律失常，如房颤和多源性房性心动过速。尽管治疗房颤可能需要控制心室率或转律，但治疗 COPD 急性加重本身就能解决患者多源性房性心动过速的问题[50]。

血液检查

常规的血液检查对于 COPD 和急性加重患者的治疗意义不大。全血细胞计数可以发现红细胞增多症并伴有慢性乏氧。白细胞（white blood cell, WBC）计数升高并不特异，不该把它作为患者存在联合感染的依据；而白细胞正常也不能作为患者未感染的证据。COPD 患者白细胞的升高常与急性呼吸困难状态下高肾上腺素分泌相关。如果患者平时就应用茶碱，当他们呼吸困难加剧时，给予治疗水平就相当于患者增加额外的药量，茶碱的毒性将会显现。患者可能发生茶碱中毒反应，甚至在正常的给药浓度下也会发生，因为茶碱的安全范围很窄[51]。

B 型钠尿肽（B-type natriuretic peptide, BNP）的测定是鉴别急性充血性心力衰竭和其他急性呼吸困难疾病的有效工具，主要包括 COPD 和哮喘。BNP 是由心肌细胞合成的具有生物学活性的天然激素，主要在心室表达，调节心脏收缩和舒张功能。它在神经激素反应中起到重要作用，通过促进尿钠排泄、利尿、舒张血管和抑制肾素血管紧张素系统减轻心脏负荷，改善充血性心力衰竭。对于急性和慢性充血性心力衰竭都是敏感标志物，与评估患者心功能级别和疾病诊断十分相关[52,53]。快速床旁全血和血浆检测均能测定出 BNP。通过测定 BNP 是否低于 100pg/ml，判断能否除外充血性心力衰竭。BNP 测定比传统临床评估能更加准确判定患者呼吸困难的原因，尤其在排除充血性心力衰竭时。当截断值下降，这项化验对于检测充血性心力衰竭更敏感，但以牺牲整体精确度为代价[54]。此外，BNP 的应用在那些看上去很有帮助的患者身上很有争论，比如那些临床评估模棱两可的患者[55]。因此，BNP 测定有助于揭示患者存在充血性心力衰竭，但在急性 COPD 加重的处理上，它的作用还应描述得更全面（参照鉴别诊断）。

鉴别诊断

患者出现剧烈呼吸困难时需要鉴别诊断的疾病很多。最常被误认为 COPD 的疾病是心源性肺水肿，其也是以呼吸困难和喘息为特点（"心源性哮喘"）。其他心源性危重症包括心肌缺血和心包积液。危重肺部疾病包括气胸、肺栓塞、肺炎、哮喘、急性呼吸窘迫综合征、支气管扩张、肺间质纤维化、胸腔积液和结核。另外，代谢性酸中毒和休克可能也表现为呼吸困难和通气功能障碍。

在大多数情况下，依据临床证据就可以鉴别COPD急性加重与急性心力衰竭。然而，相当一部分急诊急性呼吸困难患者既往并没有心力衰竭病史，最后仍被诊断为急性心力衰竭。相关研究不建议我们通过附加的BNP检测去判断患者是否存在充血性心力衰竭[56]。尽管这会使大量患者及时接受抗心力衰竭治疗，但由于BNP检测结果的特异性十分有限，相当数量的患者会被误认为患有充血性心力衰竭。

相反，由于低水平BNP（<100pg/ml）具有很高的阴性预测性，急剧呼吸困难患者如果他的BNP值很低，尽管临床症状疑似充血性心力衰竭，但仍应被认为患有COPD[57]。

因为BNP能够提高右心室收缩力，升高的BNP可能导致临床医生倾向急性左心衰的诊断，而忽视了肺心病和肺栓塞的诊断。对于COPD患者，这两种危重症都应该被考虑到[52]。另外，急性心力衰竭和COPD常常是共同存在的，重度BNP升高并不能除外肺疾病的诊断和治疗[58]。因此，尽管BNP测量值可能有助于评估急性呼吸困难患者病情，但不能作为唯一依据。

COPD患者常常合并气胸，当患者呼吸状态很差时，必须准确及时做出这个诊断，特别当呼吸困难急剧加重时。对于老年COPD患者，胸痛时时发生。轻度气胸通过体格检查很难除外，在患者吸气相时胸片也很难觉察到，尤其是患者合并肺大疱肺气肿时。床旁超声对于急诊诊断气胸十分有用，尤其是对重大创伤患者。然而COPD的存在会导致错误的阳性结果，在这种情况下，超声的价值也很有限[59]。最后，当肺平片和超声均无法确定诊断气胸时，肺CT就显得十分必要了。

COPD患者常常取端坐位，因此提高了静脉血栓性疾病发生的危险[60]。合并肺心病的患者由于血液黏度不断增加、外周静脉压力持续升高和体循环淤血，他们患静脉血栓性疾病的风险更大。当COPD急性加重患者呼吸困难进行性加重时，应当考虑到肺栓塞（PE）的可能，尤其对那些突然发生且没有别的明显原因时[61]。不幸的是，由于临床症状相似，将COPD与PE进行鉴别是相当困难的。对于COPD急性加重的住院患者，采取必要的措施预防静脉血栓性疾病发生是十分重要的。

对于高危患者，敏感性很高的D-二聚体检测[酶联免疫吸附剂测定（ELISA）或全血凝集试验]有助于排除静脉血栓性疾病[62]。通过使用任何一个验证性评分系统，我们可以评估验前概率。如果患者D-二聚体升高且肺栓塞验前概率很高，肺动脉CTA就应该进行了[63]。这需要有多层螺旋CT的能力和间接CT血管造影来评估下肢深静脉血栓或下肢二维超声结果[64-68]。对于PE的详细介绍我们将在本书第86章中探讨。

痰液栓塞所致肺不张也是十分致命的，和气胸及PE相似，它也会突然发生。在胸片上我们可以看到线性水平条纹或小高密度影；通常这是正常的。低氧反应性气道患者对支气管舒张剂长期反应迟钝应该考虑到可能存在PE或肺不张。如果能除外PE，这类患者常常需要气管插管和有创介入治疗肺疾病。

肺炎也是十分常见的，许多COPD患者因此死亡。它的临床表现要比经典青年人大叶肺炎表现轻微。非特异症状相比咳嗽发热要更常见，如不适、乏力、疲倦及厌食。白细胞增多可存在也可能不存在，并且由于它的特异性很低，即使存在也不能表示就发生感染。炎症浸润也不一定就能发现，需要和之前的胸片相对比[69]。

COPD患者外伤时很容易发生肋骨骨折，但对于接受糖皮质激素治疗的患者，剧烈的咳嗽就能发生肋骨骨折。当我们发现肋骨骨折时，就必须考虑到患者可能存在继发肺挫裂伤和气胸。肋间神经阻滞会减轻患者不适，恢复患者基础肺功能。

电解质紊乱，如低钾血症、低镁血症、低钙血症或低磷酸盐血症会损伤肌肉的收缩力。

还应考虑其他可治的慢性非阻塞性肺疾病，如支气管扩张常因剧烈咳痰而被忽视。它可能与COPD急性加重相伴随。尽管它的特点是气道扩张并非气道狭窄，但是伴随的大量分泌物也会导致气道阻塞。对于患者存在炎症浸润我们应该考虑到活动性结核的发生（不仅在肺尖），这是一种慢性消耗疾病，常常发生在HIV患者和无家可归的人身上。结节病表现为慢性咳嗽并伴随全身症状，常常导致干咳，胸片上我们可以在双肺底发现病灶。

最后，对于COPD急性失代偿还有许多医源性原因。许多因素如β受体阻断剂和胆碱能药可能直接或间接导致气道痉挛。第二类潜在有害药物是镇静剂。切记不要打乱患者因忧虑而产生的低氧驱动，因为慢性呼吸衰竭患者对于镇静剂的呼吸抑制效应异常敏感，甚至很小的剂量就会导致严重的通气不足。

框72-1总结了COPD患者急性失代偿原因。

治疗

防止COPD进展及降低死亡率的唯一途径就是让患者戒烟，并对危重患者实施慢性氧疗[70-72]。另外对于门诊患者注射流感和肺炎疫苗也是另一重要途

| 框 72-1 | COPD 患者急性失代偿原因 |

I. 急性加重
  A. 感染
    1. 病毒
      鼻病毒，呼吸道合胞病毒，冠状病毒，流感病毒
    2. 细菌
      流感嗜血杆菌、肺炎链球菌、卡他莫拉菌以及铜绿假单胞菌
    3. 非典型致病菌
      肺炎支原体，军团菌
  B. 空气污染
    1. NO_2
    2. 臭氧
    3. 悬浮颗粒

II. 其他危重事件
  1. 气胸
  2. 肺栓塞
  3. 肺不张
  4. 充血性心力衰竭
  5. 肺炎
  6. 肺挤压（如肥胖，腹水，胃胀气，胸腔积液）
  7. 外伤（肋骨骨折，肺挫伤）
  8. 神经肌肉及代谢紊乱
  9. 治疗不相关的慢性肺疾病（支气管扩张，结核，结节病）
  10. 拒绝规定治疗方案
  11. 医源性
    a. 治疗不充分
    b. 治疗不恰当（滥用药物）

径。框 72-2 为我们提供了急诊评估和处理 COPD 加重患者病情的综述。

机械通气和氧疗

所有 COPD 患者发生呼吸窘迫时需要持续的心电监护和脉搏血氧监测。当患者处于呼吸衰竭终末时，会表现为发绀、言语费劲、嗜睡，并常常发生焦虑、气促，无效呼吸增加。这类患者需要立即气管内插管和机械通气。既然这类患者已经耗竭所有呼吸储备，我们就应该采取快速有序的技术手段旨在让患者快速麻醉并失去意识。为了更好的诱导和麻醉，将血流动力学稳定的镇静催眠药如依托咪酯和快速麻醉剂联合应用是十分恰当的。

起始呼吸机设置应包括呼吸模式为辅助控制通气，吸入氧浓度（FIO_2）为 100%，潮气量为 6~8ml/kg，呼吸频率在 8~10 次/分，吸气流速在 80~100L/min[73]。应用镇静镇痛药有助于机械通气。神经肌肉阻滞剂并不作为常规需求药物，如无必要应尽量避免（参见第一章）。增加的气体潴留和生理性肺泡内压升高会诱发内源性呼气末正压（intrinsic positive endexpiratory pressure，iPEEP），从而导致气压伤。另外，升高的胸内压会降低心脏充盈和输出；因此，气道峰压和系统血压都需要认真监测。如果不能获得持续的二氧化碳描记图，每隔 15~20 分钟测量一次动脉血气，以确保通气恰当有效。在某些情况下，放置动脉导管有助于监测血压和血气变化。气管插管后，高碳酸血症对于这类患者的通气治疗是十分必要的，pH 和 Pco_2 在数小时之后才能趋于正常。如果潮气量和频率设置过低将导致高碳酸血症和呼吸性酸中毒，但这种方式有助于预防联合气压伤，这种情况在这类患者治疗时十分常见[74]。此外，我们要尽量避免呼吸性碱中毒的发生，尤其是对于先前存在慢性代谢性碱中毒的患者。碱中毒会诱发癫痫发作并导致呼吸不节律，尤其是合并低钾血症的患者[75]。

对于许多呼吸衰竭患者，无创通气支持（NIVS）是一个公认的可替代有创通气的治疗措施（参见第二章）。NIVS 能有效避免气管插管，提高 pH 值，降低 Pco_2 以及缓解患者治疗起初 4 小时的呼吸困难，并可降低死亡率[76,77]。患者是否选择 NIVS 对临床医

框 72-2	COPD 加重期治疗指南		
危及生命	中/重度	轻度
心肺复苏 ABC	氧疗维持血氧接近 90%	氧疗维持血氧接近 90%
球囊通气/预先给氧	雾化吸入 β-受体激动剂/抗胆碱药	粉剂定量雾化吸入 β-受体激动剂/抗胆碱药
气管插管 ± 快速有序技术	如加重则无创通气	口服或静注糖皮质激素
β-受体激动剂/抗胆碱药	静注糖皮质激素	口服抗生素
静注糖皮质激素	静注抗生素	
静注抗生素		

考虑到诱发恶化因素并及时提供本文介绍的特殊治疗方法十分关键。

表72-2　NIVS 的适应证和禁忌证	
适应证（存在一条或多条）	禁忌证（存在任何一条）
中重度呼吸困难使用辅助肌呼吸或反常腹式呼吸运动	呼吸暂停
呼吸频率 >25 次/分	心血管功能不稳定
中重度酸中毒（pH < 7.35）	患者不配合（情绪躁动或嗜睡）
合并高碳酸血症（$PaCO_2$ > 45mmHg）	高风险意愿
	近期面部及胃食管手术
	颜面部外伤，鼻咽异常
	不耐受面罩

NIVS，无创通气支持；$PaCO_2$，动脉二氧化碳分压。

Adapted from Rabe K, Hurd S, Anzueto A, et al: Global strategy for the diagnosis, management, and prevention of chronic obstructive pulmonary disease: GOLD executive summary. Am J Respir Crit Care Med 176: 532, 2007; and Soto F, Varkey B: Evidence-based approach to acute exacerbations of COPD. Curr Opin Pulm Med 9: 117, 2003.

表72-3　机械通气适应证
呼吸暂停
尽管治疗最大化，意识水平仍糟糕
心血管功能不稳定（休克，心力衰竭）*
NIPPV 失败，或 NIVS 不适用（表72-2）
重度呼吸困难使用辅助肌呼吸或反常腹式呼吸运动*
重度呼吸急促*
危及生命的低氧血症
重度酸中毒和高碳酸血症*
存在并发症（代谢异常，脓毒症，肺炎，肺栓塞，气压伤，大量胸腔积液）*

NIPPV，经鼻间断正压通气。

* 上述参数标准并不严密，临床决断还需结合个体化信息。

Adapted from Rabe K, Hurd S, Anzueto A, et al: Global strategy for the diagnosis, management, and prevention of chronic obstructive pulmonary disease: GOLD executive summary. Am J Respir Crit Care Med 176: 532, 2007.

生来讲是一项挑战。对于中重度呼吸衰竭合并 PCO_2 升高但没有明显低氧血症的患者，可能从中受益[78]。对于血流动力学不稳定或者不可避免发生呼吸骤停的患者，NIVS 不能代替有创通气。即使这样对于中重度加重患者，是否应用 NIVS 仍然是不确定的。尽管 Cochrane 系统评价强调早期无创通气支持治疗有助于预防需要插管的重度酸中毒继续进展，但对轻度加重患者常规使用 NIVS 证据仍不充分[77,79]。表72-2 描述的是 NIVS 的适应证和禁忌证。

NIVS 可通过鼻或面罩提供。呼吸机模式包括持续气道正压（continuous positive airway pressure, CPAP）和双向气道正压（biphasic positive airway pressure, BiPAP）[80]。COPD 和呼吸窘迫患者拥有明显的内源性 PEEP（iPEEP），它会增加呼吸功[81]。NIVS 的两种模式都有助于抵消内源性 PEEP 从而减少呼吸功。鼻导管 CPAP 是一项十分简单的技术，需要 5~10cmH_2O 压力。当使用 BiPAP 通气时，气道呼气正压常设置为 2.5~5cm 水柱，而吸气压在 7.5~15cm 水柱范围区间。

如果患者呼吸困难相对减轻而且呼吸欲望强烈，这种情况下可暂时不考虑气管插管，但我们必须严密监测患者病情以防加重。当患者呼吸频率加快、嗜睡不醒、乏力、言语障碍、反常腹式呼吸运动以及氧饱和度进行性下降时，我们就应该采取有创通气治疗。

决定患者是否进行气管插管的最重要因素是患者的临床状态而非动脉血气测量结果。如果患者临床状态稳定，即使他的 PCO_2 明显升高，也可能不需气管插管。同样，改善的血气值也不能表明临床症状缓解。疲劳和呼吸衰竭会导致临时的病情变化。表72-3 描述的是气管插管的适应证。其中有些标准客观解释并强调了气道管理对临床决定的关键作用。

临床医生对 COPD 患者使用氧疗仍有一定顾虑，因为担心解除呼吸的低氧驱动而诱发呼吸暂停[83,84]。尽管争论主要围绕 COPD 加重患者恰当使用氧气上，但相对于通气不足，我们更要衡量低氧血症的危险。在任何时候我们都不能因为担心减少患者低氧通气驱动，让他们处于持续严重低氧血症状态，这会提高心肌和组织缺血的风险，加剧代谢性酸中毒和肌肉疲劳。尽管使用了氧疗，但最后常常需要气管插管。尽管氧疗会升高 PCO_2，但分钟通气量改变很小[85,86]。因此，我们推荐低流量吸氧以维持血氧饱和度接近 90%，同时避免不必要的高吸入氧浓度。这时文丘里面罩就比鼻导管吸氧显得更可靠。部分纠正乏氧的轻度呼吸酸中毒患者会持续拥有高的呼吸驱动[87]。对于呼吸缓慢且极易发生呼吸暂停的患者氧疗很关键。

如果患者呼吸代偿能力很好，那么低氧血症会通过过度通气避免。给予这类患者 1~2L/min 低流量鼻导管吸氧会缓解患者呼吸困难。患者通常停止过度通气，降低呼吸功和氧消耗。因此这种干预十分有益，尤其对于多种综合征患者，如合并心肌缺血和脓毒症。

药物治疗概述

支气管舒张药

尽管支气管痉挛并非急性 COPD 加重的主要诱发

事件，但β受体激动剂和抗胆碱能药仍被认作是一线用药。制剂的选择依赖于这两类药物的相对副作用[8,89,90]。

尽管我们有很多治疗方案，但β受体激动剂中我们常选择吸入性沙丁胺醇，它是一种短效的选择性β_2受体激动剂。一次沙丁胺醇的雾化剂量为2.5～5.0mg（0.5%溶解液中含0.5～1.0ml）。让患者耐受快速持续雾化吸入两到三种β受体激动剂并不是很难。但如果患者发生心动过速或室性异搏的副作用明显，那么必须采取滴定测量的方法并慎重使用。

抗胆碱能药能阻断毒蕈碱受体，防止平滑肌收缩，减少黏膜下腺分泌物的释放。对于COPD患者，雾化吸入抗胆碱药和吸入β_2受体激动剂同样有效，对于急性加重患者，可单独使用，也可与β_2受体激动剂作为一线用药联合应用[91-93]。尽管同时应用两种药物的效力仍受争议，但对于就诊急诊的中重度加重期患者，为了达到可能产生的药物协同作用，这些药物联合应用还是有必要的[7,8,46]。抗胆碱能药可经雾化吸入或粉剂定量雾化器吸入（metered dose inhaler，MDI），对于气管插管患者同样有效。异丙托溴铵，作为一种季铵化合物，在COPD治疗中广泛应用。它的全身效应罕见，具有强大的支气管舒张特性。也可以以雾化吸入的形式使用。一次雾化剂量为0.5mg，之后每隔半小时以总剂量的1/3重复，随后可以每隔4小时一次常规剂量。

长效支气管舒张剂如沙美特罗（β_2受体激动剂）和噻托溴铵（抗胆碱能药）可以使用到慢性COPD稳定期患者身上[7]。尽管这些制剂可以减少COPD加重的频率，但对于急诊处理急性加重患者病情效果有限。

轻中度COPD患者可以自身通过吸入装置定量吸入支气管舒张剂，可以达到和雾化吸入同样的治疗效果[94-96]。研究表明对于急性住院患者，定量吸入无论在治疗效果还是在花费上都要比雾化吸入要好[97]。这种治疗方式对于稳定的可合作的急诊患者是可以考虑的。气管插管患者可通过呼吸机雾化方式接受支气管舒张剂治疗。

以氨茶碱为代表的甲基黄嘌呤类药物曾在COPD加重期的治疗中占据主导。它们不能改变预后，尤其当与β_2受体激动剂及抗胆碱能药联合应用时。现有证据不支持COPD加重期患者应用甲基黄嘌呤类药物。我们建议将甲基黄嘌呤类药物作为其他治疗方式失败时的二线治疗药物，尽管理论上氨茶碱的毒性可能比他们的治疗作用要大，但我们暂且不考虑他们的毒性[98]。长期接受甲基黄嘌呤类药物治疗的COPD患者在病情急性加重时，急诊医师同样不能给予他们额外的治疗剂量。如果可以有效地刺激患者通气，医生可以采取持续口服药物的治疗方式。

糖皮质激素

类固醇的抗炎作用为COPD急性加重患者使用糖皮质激素提供了强大的理论基础。尽管类固醇的应用可能改变当前急诊流程，但临床证据表明它能降低急性加重患者的复发率，阻止呼吸困难进展[99,100]。对于需要入院治疗的严重加重期患者，在治疗早期就静脉给予甲泼尼龙（125mg）或者口服泼尼松（60mg）。对于出院患者，口服泼尼松（每天40mg）是恰当的。我们强调使用可接受范围的最低剂量来减小激素的副作用，如高血糖、肌肉萎缩和免疫抑制[7]。可吸入类固醇类制剂的全身吸收和潜在的副作用明显变少。尽管有一些证据支持它们在急性加重患者身上所起到的作用，但这仍需进一步去印证[101,102]。

抗生素

与肺功能正常患者发生急性支气管炎相比，抗生素起到的作用很小，一部分COPD急性加重期患者可能会从抗炎治疗中得到益处[103,104]。GOLD协作者建议我们对浓痰较多，或呼吸困难加剧且痰量增加的患者，或任何需要有创或无创通气的患者使用抗生素（详见后面有关肺炎的讨论）。此外，一些患者可能存在肺炎临床症状和缺乏影像学改变，也可以给予他们抗生素治疗。既然抗生素普遍良性并有潜在益处，它们应该被考虑应用于急诊患者身上。

大多数随机对照试验表明抗生素治疗的益处要先于普遍耐药性出现。这类研究中常使用阿莫西林、四环素和磺胺类药物作为研究对象。尽管医生会开具抗菌谱很广的抗生素，如氟喹诺酮、三代头孢，但这些新制剂的治疗作用仍然是间接的[45]。GOLD协作者建议我们使用能反映出本地抗菌谱的抗生素，如对肺炎链球菌、流感嗜血杆菌和卡他莫拉菌敏感的药物[7]。阿奇霉素以每天一次连用五天的方法使用效果更好。由于较高的耐药率，不建议单独使用阿莫西林[105]。

对于COPD患者肺炎的门诊治疗，较先进的大环内酯类药物如阿奇霉素或克拉霉素可应用于最近未接受抗生素治疗的患者身上。对于近期接受抗生素治疗的患者，可以使用喹诺酮如左氧氟沙星、加替沙星或莫西沙星，也可使用加内酰胺酶的头孢菌素并联用大环内酯类抗生素。口服药物治疗至少持续10天，如果存在支原体或衣原体感染治疗将持续更长时间（2周）。对于COPD住院患者治疗没有区别。更多有关肺炎的讨论详见第74章。

其他治疗制剂

祛痰药和痰液清除策略

COPD 的典型临床表现是咳嗽、咳痰。但祛痰药物治疗临床客观证据有限，故并不被推荐[8,45,46]。雾化吸入生理盐水、口服祛痰剂以及胸部理疗均被认为鲜有益处[46,106]。

呼吸兴奋剂

很多呼吸兴奋剂被投入到 COPD 患者治疗的研究中，包括阿片受体拮抗剂、乙酰唑胺、多沙普仑和阿米三嗪[107,108]。它们中多沙普仑和阿米三嗪相对更有效。尽管患者使用多沙普仑治疗 1 小时后血气会轻微改善，但疗效不如其他技术如 NIVS[109,110]。阿米三嗪在对慢性治疗能起到一定作用，但对急性呼吸衰竭的治疗作用有限[111]。因此，呼吸兴奋剂并不推荐作为常规制剂应用于急诊救治。

氦氧混合气

吸入氦氧混合气凭借其低氧浓度的特性可降低呼吸功，改善患者通气。然而吸入这种混合气对于机械通气或非机械通气的 COPD 患者而言临床疗效一般[112]。

安置

COPD 患者入院标准是患者病情明显恶化，主要决定因素包括是否存在合并症、因病情加重导致门诊治疗失败以及急诊治疗时患者病情改善不明显。表 72-4 中表述的是 GOLD 协作者对于患者入院的指导。如果决定让患者出院，我们应该关注他们注射疫苗的状态、吸入器使用是否恰当、评估门诊治疗效果、推荐好的治疗方法以及最重要的是让患者戒烟[7,113]。

表 72-4　COPD 患者入院标准

病情明显恶化
急诊治疗时患者病情改善不明显
存在合并症（如肺炎，心力衰竭等）
较平时恶化的乏氧状态和高碳酸血症
家中无法处理或家中治疗措施缺乏时

Adapted from Rabe K, Hurd S, Anzueto A, et al: Global strategy for the diagnosis, management, and prevention of chronic obstructive pulmonary disease: GOLD executive summary. Am J Respir Crit Care Med 176: 532, 2007.

重要概念

- 当右室收缩时 BNP 水平会升高。临床医师可能错误地将升高的原因归咎于左心衰竭而忽视了肺心病和肺栓塞。
- β受体激动剂、抗胆碱药以及糖皮质激素是急性 COPD 加重的主要治疗药物。
- 无创通气支持（NIVS）对于伴有呼吸衰竭的 COPD 患者是一项重要的治疗手段。和传统机械通气相比具有明显的治疗优势，当患者存在明显呼吸困难、酸中毒、高碳酸血症以及呼吸频率加快时应该被考虑。
- 急性并发症如肺炎、气胸和肺栓塞，是常见的诱发因素，因此病情急性加重时应当考虑到。

本章参考文献请参见 http://pumpress.bjmu.edu.cn/eduservice/3419.html

第73章 上呼吸道感染

Frantz R.Melio

李晨 译　柴艳芬 校

咽炎（扁桃体咽炎）

概述和疾病原理

扁桃体咽炎［tonsillopharyngitis，归类于咽炎（pharyngitis）］是一种口咽区的炎性综合征。主要经呼吸道分泌物传播，也可经食物和污染物传播。大多数咽炎患者病情较轻且为自限性，但咽部水肿时可严重威胁呼吸道通畅，不能摄入充分液体，导致脱水。

病因

大多数咽炎患者由病毒引起。儿童咽炎常见致病菌是A组β-溶血性链球菌（GABHS），其发病率高达30%[1,2]。成人急性咽炎患者常见病原菌是β-溶血性链球菌、肺炎支原体和肺炎衣原体[1-6]。咽炎也可由性传播疾病病菌引起。白喉（diphtheria）是严重咽炎的潜在病因。

培养证实，慢性或复发性咽炎常为需氧菌和厌氧菌混合感染。分离常见的需氧菌包括链球菌属、金黄色葡萄球菌、流感嗜血杆菌和卡他莫拉菌（布兰汉球菌属）；常见的厌氧菌包括拟杆菌属、厌氧革兰阳性球菌和梭状杆菌属。慢性咽炎致病菌常产生β-内酰胺酶。EB病毒（EBV）和放线菌也与慢性或复发性咽炎有关。细菌性咽炎罕见病原体包括弗朗西斯菌、鼠疫菌和小肠结肠炎耶尔森菌[1-3]。

临床特征

咽炎常见症状为咽痛，吞咽时加重，并可向双耳放射。常见体征为发热、咽红、咽部或扁桃体渗出物和扁桃体肿大（彩图73-1）。感染多局限于淋巴组织，并使扁桃体出现化脓和水肿，常伴颈部淋巴结肿痛。咽鼓管阻塞可致继发性中耳炎。临床上难以鉴别病原微生物[1-5]。

病毒性咽炎常伴咳嗽、流涕、肌肉酸痛、头痛、口腔炎、结膜炎、皮疹和吞咽疼痛、低热和咽部分泌物，多无颈部淋巴结肿大[1,2]。50%感冒患者有轻度咽部红肿、声音嘶哑。麻疹病毒、巨细胞病毒（CMV）、风疹病毒和人类免疫缺陷病毒（HIV）引起的全身性病毒感染最初可表现为轻度咽炎[1-3]。在临床上，HIV和CMV性咽炎与传染性单核细胞增多症（infectious mononucleosis）不易鉴别[1,2]。

流行性感冒（influenza occurs）又称流感，具有传染性，常伴有高热、肌肉酸痛和头痛。50%~80%流感患者咽部不适，罕见咽部分泌物及颈部淋巴结肿大。腺病毒感染与链球菌咽炎类似，可致严重渗出性咽炎及颈部淋巴结炎。30%~50%腺病毒咽炎患者通常伴单侧滤泡性结膜炎[1]。柯萨奇病毒感染是手足口病（hand-foot-and-mouth disease）和疱疹性咽峡炎

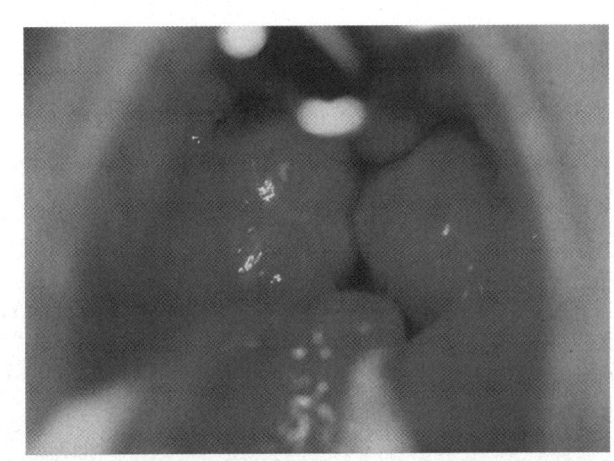

彩图73-1　双侧扁桃体咽炎。

（herpangina）常见病因[1,2]。

EBV 引起的传染性单核细胞增多症的年轻患者常出现咽炎[1-3]。潜伏期为 4~7 周，表现发热、扁桃体渗出或（干酪样或乳白色）膜形成，90%~100% 患者颈部及全身淋巴结肿大，50% 患者脾大，并出现上腭瘀斑，10%~15% 患者肝大，罕见眶周水肿和皮疹。近 90% 传染性单核细胞增多症患者应用氨苄西林或阿莫西林出现的弥散性斑疹可误诊为过敏反应[1,2]。

在 HIV 感染早期（数天~数周）患者可出现急性反转录病毒综合征（acute retroviral syndrome），表现为发热、咽痛、全身无痛性淋巴结肿大、弥漫性斑丘疹、关节痛、皮肤黏膜溃疡及腹泻（常见）。50%~70% 患者为非渗出性咽炎，可出现口腔溃疡和鹅口疮。急性 HIV 感染与传染性单核细胞增多症鉴别在于前者发病更急，无扁桃体肿大或渗出，皮疹多见，并出现口腔溃疡[1]。

单纯疱疹也可致咽炎，青年人多见。疱疹性咽炎（herpes pharyngitis）特征性出现红斑上痛性囊泡。咽、唇、舌、牙龈和颊黏膜可出现溃疡。发病 1~2 周后常见咽部红斑及渗出、发热和淋巴结肿大。免疫力低下患者可出现面积较大的痛性溃疡。疱疹性咽炎可为原发感染或复发，也可伴多重细菌感染[1,2]。

GABHS 咽炎是 5~15 岁儿童的主要疾病，多发生在温带地区的冬季和早春[1,2]。不足 15% 咽炎患者年龄在 15 岁以上，3 岁以下患儿更为罕见。如有流行，其发病率可成倍增加[1,2]。GABHS 咽炎表现为突发咽痛、体温在 38.3℃（101℉）以上、扁桃体红斑和渗出、上腭和悬雍垂瘀点、悬雍垂水肿和红斑及颈前淋巴结肿大伴触痛，特别是儿童还可出现头痛、恶心、呕吐和腹痛，罕有咳嗽、流涕、鼻炎或其他病毒感染症状。猩红热表现为 GABHS 咽炎合并细砂纸样红斑疹伴脱屑。然而，上述证据难以确诊或排除链球菌性咽炎。如果近期有与 GABHS 咽炎易感人群或确诊患者接触史，更易被感染[1-5]。非 A 组 β-溶血性链球菌引起的咽炎与 GABHS 不易鉴别[1]。

白喉所致咽炎具有潜在致命性，由于广泛进行预防接种免疫，现已罕见。据美国血清学调查，大部分成年和青少年对白喉毒素缺乏免疫力[1]。2~4 天潜伏期后，患者出现全身乏力、咽痛、发热和吞咽困难。病程早期可发现咽部水肿和灰白色孤立渗出点，后者在病程后期可融合成伪膜。这种灰绿色伪膜通常边界清晰，覆着于鼻孔、扁桃体、软腭、咽部黏膜，偶可覆着于悬雍垂。该伪膜可延伸到喉部、气管、支气管树，导致声音嘶哑、咳嗽、喘息和呼吸道阻塞。此种咽炎可出现触痛性和间断疼痛性颈部淋巴结肿大。咽喉部炎症严重和水肿时可出现发声困难和特征性"牡牛颈"。白喉棒状杆菌某些菌株可产生全身性毒素，导致心肌炎、多发性神经炎（首先损伤自主神经，随后累及周围神经）、血管塌陷、多发性局灶性器官坏死，甚至死亡。传染源是无症状白喉棒状杆菌携带者[1,2]。棒状杆菌是接触未加工牛奶而传播的动物源性病原菌，其所致溃疡与白喉棒状杆菌所致溃疡不易区分。

溶血隐秘杆菌（曾称溶血棒状杆菌）所致咽炎常发生在 10~30 岁人群，与链球菌咽炎类似。大多数患者伴皮疹，可为猩红热样、荨麻疹样或多形性红斑样（皮肤表现有时是唯一症状）。患者表现为轻、中度咽痛，无中毒症状，不伴发热。溶血隐秘杆菌与白喉棒状杆菌相似，可致膜性咽炎，也可伴慢性扁桃体炎[1-3]。

厌氧菌咽炎（anaerobic pharyngitis）又称樊尚（Vincent）咽峡炎，以表面溃疡和坏死伴伪膜形成为特点，表现为口气恶臭、吞咽疼痛、颌下淋巴结肿大和炎性渗出，典型患者口腔卫生状况差[3]。

淋球菌性咽炎（gonococcal pharyngitis）是一种性传播疾病，可独立存在而非并发于生殖器感染。口交者，特别是男性同性恋者为高危人群。有报道，发病率高达 15%。其严重程度不一，常引起渗出性或非渗出性咽炎。此种咽炎在感染潜伏期无明显临床症状，可表现为无症状携带者、慢性咽炎和复发性咽炎。淋球菌性咽炎是淋球菌血症的重要病因[1-3]。梅毒性咽炎（syphilitic pharyngitis）出现在初期或晚期（三期）梅毒，伴无痛性黏膜损害。沙眼衣原体咽炎（chlamydia trachomatis pharyngitis）是一种性传播疾病，与淋球菌感染类似，也通过口腔-生殖器性交传播。对生殖器感染治疗的同时须进行泌尿生殖系统分泌物培养。患者通常无症状或症状轻微[1,2]。

结核性咽炎（tuberculous pharyngitis）通常发生在疾病进展期。临床表现有声音嘶哑、吞咽困难伴咽部溃疡。念珠菌咽炎（candidal pharyngitis）通常发生在免疫力低下的成人。患者表现为吞咽困难、吞咽疼痛及附着白色斑块伴局灶出血点。

肺炎支原体咽炎（mycoplasma pneumoniae pharyngitis）通常症状轻微。支原体感染具有流行性和群发性。成人咽炎约 10% 为支原体感染所致，常表现为咽及扁桃体渗出、颈部淋巴结肿大和声音嘶哑，也可出现下呼吸道感染[1-3]。

肺炎衣原体咽炎（chlamydia pneumoniae pharyngitis）与肺炎支原体咽炎相似，也具流行性和群发性。严重咽炎伴喉炎多见于肺炎衣原体感染，可出现颈深淋巴结明显肿痛、鼻窦炎和下呼吸道感染。衣原体咽炎特点是复发性和迁延性[2,3]。

诊断方法

传染性单核细胞增多症患者早期血清学检测多为阴性，可达10%。EBV衣壳抗原的抗体免疫球蛋白M（IgM）检出率可达100%。3~6周内产生EBV核心抗体，最初的阴性结果转阳有临床意义。75%患者外周血涂片可见异型单核细胞，在病程的2~3周达高峰期[1,2]。疱疹咽炎应用培养、病灶刮片细胞病理学检查和血清学检测诊断。针对HIV酶联免疫吸附试验在前3~4周可出现假阴性，在此期间，可用血浆RNA定量检测诊断[1]。

GABHS感染诊断对预防风湿热等并发症十分重要，即使有经验的医生也很难诊断链球菌咽炎[1-5]。现有一些根据临床表现的评分系统[2-5]，但测定急性期和恢复期抗链球菌溶血素O滴度是确定急性GABHS感染的唯一有效方法，这一方法在急诊科并不实用。简易咽部分泌物培养对检出咽部化脓性链球菌敏感性达90%~95%。采集标本和培养技术及近期使用抗生素均可影响咽部分泌物培养的准确性[1,3-5]。

链球菌抗原检测是GABHS的快速诊断方法。据报道，链球菌快速检测（rapid streptococcal tests，RSTs）特异性为70%~100%（多数>95%），敏感性达31%~100%（多数达60%~95%）。在临床患者中，其敏感性和特异性均低于对照试验[1]。细菌培养或RSTs（+）患者可能只是携带者，其传染性低，并发症少，无需治疗。对无GABHS相关临床表现的患者进行RSTs检查可能增加假阳性率。RSTs（+）可证明咽部化脓性链球菌存在。相反，咽炎菌落计数低者常出现RSTs（-）（这些患者仍有患风湿热等并发症的危险）。建议儿童RSTs（-）者需经细菌培养证实[1,3-5]。

对于成人GABHS诊断和治疗尚有争议，主要集中在两组专家建议上[3-5]。目前一致认为，在咽炎治疗中抗生素应用过度。临床标准与RSTs结合应用提高RSTs准确性。如果成人RSTs（-），无需细菌培养证实（因为GABHS感染发病率很低，并发症概率更低），且对于临床GABHS感染的低危者不应进行检测和抗生素治疗。两组专家一致认为，Centor标准是GABHS咽炎确诊的临床标准（框73-1）[3-5]。

美国传染病学会认为，临床症状和体征需结合咽部细菌培养或RSTs（+）以明确GABHS咽炎诊断。学会强调，临床标准仅可排除不需检查的患者，但缺乏细菌学证据不足以诊断GABHS咽炎[1]。

框73-1	A组β-溶血性链球菌咽炎CENTOR标准
CENTOR标准	
扁桃体分泌物	
颈前淋巴结肿大伴触痛或淋巴结炎	
无咳嗽	
发热史	

框73-2	A组β-溶血性链球菌咽炎检测和治疗的CENTOR标准评分
Centor评分	检测/治疗
0~1	无
2~3	根据RST结果治疗
4	不需检测即可治疗

尽管存在争议，作者建议，符合0~1项Centor标准的患者无需检测或治疗；对符合4项标准的患者可在未检测时开始治疗；符合2~3项标准的患者要进行RSTs，并对阳性者进行治疗（框73-2）[4,5]。

上述建议仅适用于免疫功能正常患者不伴潜在合并症或风湿热病史；并不适用于暴发型GABHS感染或风湿热，风湿热流行率高于全美水平时也不适用。重点要考虑当地流行病学，存在GABHS感染或并发症时，要修订治疗方法[3-5]。非A组链球菌咽炎与A组链球菌咽炎同样可引起化脓性并发症，其他一些病原体所致咽炎可引起严重并发症，以上均应予以治疗[1,2,4]。确诊白喉需应用特殊培养基进行细菌培养，并进行免疫检测（聚合酶链式反应），还需进行毒力试验[1,2]。对A组溶血性链球菌咽炎诊断应考虑是否伴多形性红斑等皮疹。对樊尚咽峡炎诊断要根据临床表现和革兰染色。可疑淋球菌感染患者，样品培养应使用Thayer-Martin琼脂。诊断结核性咽炎采用抗酸染色法。诊断梅毒性咽炎采用暗视野显微镜法、直接免疫荧光法和血清学检测。诊断念珠菌咽炎采用标记过酵母的氢氧化钾或Sabouraud's琼脂进行咽拭子检查[2]。诊断支原体咽炎采用血清学或微生物培养，可对支原体进行快速抗原检测。诊断衣原体咽炎采用血清学检测、微生物培养或抗原检测。通过对慢性咽炎患者研究发现，病原体通常隐藏在扁桃体陷窝内，表面分泌物培养不易发现。

鉴别诊断

成人咽炎的鉴别诊断包括深部组织间隙感染、肿瘤、异物、天疱疮、Stevens-Johnson综合征、药物反应、过敏反应、悬雍垂炎、血管神经性水肿、化学和热烧伤、食管炎、胃食管反流病、环杓关节炎、甲状腺炎和会厌炎[5]。

处理

治疗咽炎采用表面麻醉剂含漱或含服对症治疗，并给予对乙酰氨基酚或布洛芬。大量饮水和盐水漱口也有帮助。大多数咽炎病例具有自限性，且病情较轻[1,3-5]。

传染性单核细胞增多症采用支持疗法（见第128章）。患者6~8周内应避免剧烈运动，以减小脾破裂的风险。扁桃体肥大影响气道通畅、严重血小板减少或溶血性贫血时应用糖皮质激素[1,2]。阿昔洛韦、万乃洛韦或泛昔洛韦适用于免疫力低下伴疱疹性咽炎患者，可能有助于治疗急性疱疹性咽炎[1,5]。抗反转录病毒药物适用于急性HIV感染[1]。

目前研究多集中在GABHS咽炎治疗方面，对非链球菌咽炎合理治疗可避免发生严重并发症。由于临床判断不充分，快速诊断性检查准确性差，且只限于GABHS，对非链球菌咽炎治疗往往是经验性。成人咽炎经验性选择抗生素治疗尚未明确。尚未确定抗生素在治疗非复杂性成人非GABHS咽炎时疗效。抗生素能适当缩短疾病病程，但也可增加复发率和细菌耐药性、降低免疫反应，并与患者抗生素相关性咽炎发作有关[1,3-6]。

儿童和青少年GABHS咽炎必须给予充分治疗（9天）以防止风湿热。风湿热发病率与GABHS感染相似，应用抗生素后发病率明显降低。轻症GABHS咽炎可发展为风湿热。流行病学提示风湿热发病率上升至3%，0.3%GABHS咽炎病例因并发风湿热而使诊断困难。更危险的是，小范围内风湿热爆发较前增加[3-5]。由致肾炎菌株细菌引起的链球菌感染后肾小球肾炎发病率及病程不受抗生素治疗影响[1,3-5]。抗生素治疗对消除GABHS及其他并发症疗效好。未经治疗的GABHS咽炎是一种自限性疾病，持续3~4天。13%链球菌性咽炎病例早期应用抗生素治疗可控制早期症状，并能使病程缩短约1天。抗生素治疗减少疾病传播，患者接受抗生素治疗24小时后不再具有传染性[1,3-6]。

成人GABHS咽炎抗生素疗法：单次肌肉注射苄星青霉素120万U；或口服青霉素V500mg，每日2次，疗程10天。用药次数减少可降低风湿热预防效果[1,3-5]。肌肉注射青霉素较口服青霉素有效并能确保用药，但过敏反应较严重，普鲁卡因可致过敏，其治疗费用更加昂贵。青霉素治疗失败者通常为不合作、再感染或存在产β-内酰胺酶物质。对青霉素过敏者推荐使用红霉素治疗，每日总剂量1g，分2次、3次或4次给予，疗程10天，每日服药次数不影响预防风湿热效果[1,3-5]。对青霉素过敏患者还可使用头孢菌素类或克林霉素。儿童咽炎采用每日1次阿莫西林治疗有效[1,7]。口服头孢菌素可能较青霉素更有效地根除GABHS咽炎，一些学者建议将其作为一线药物[7]。上述替代疗法应在患者使用青霉素无效或不耐受青霉素或红霉素时应用[1,3,6,7]。

患者治疗数周后再次出现症状，可能为未规律服药或发生新感染（有时来自无症状密切接触者），对其评价和处理与首发感染相同，可肌肉注射青霉素。再次复发时需要广泛评估，行咽部细菌培养，对密切接触者针对GABHS感染进行评估和治疗[3]。

成功治疗白喉可缩短病程。临床表现高度可疑白喉时，可能出现无先兆性气道突然阻塞，须立即开始治疗。应根据白喉临床指南立即给予抗毒素（马血清制剂）治疗。抗毒素剂量取决于感染部位及症状持续时间。抗生素治疗不能解除全身毒性作用，但有利于消灭白喉杆菌感染并预防传播。应严格隔离确诊病例，以防传染。应用青霉素G治疗5天，序贯青霉素VK 5天或红霉素（500mg，每日4次）10天。部分患者红霉素疗程需要增加10天以控制持续性感染。利福平用于耐红霉素白喉治疗，600mg/d，疗程10天，可消除白喉杆菌带菌状态）。恢复期和未接种疫苗的密切接触者应使用白喉类毒素[1,2,8]。

溶血隐秘杆菌多对青霉素耐药，应选用红霉素治疗，250mg，口服，每日4次，疗程10天[1,2]。治疗樊尚咽峡炎使用青霉素或克林霉素及含漱过氧化氢溶液[8]。淋球菌咽炎较生殖器感染更难根治，其治疗与淋球菌性尿道炎相似，头孢曲松（125mg，肌肉注射）或单次口服环丙沙星（500mg）、氧氟沙星（400mg）或加替沙星（400mg）。建议同时治疗衣原体感染（阿奇霉素1g，单次口服），或多西环素100mg，口服，每日2次，疗程7天[2,8]。结核性咽炎是传染性疾病，应隔离患者，予联合药物治疗。治疗原发性梅毒性咽炎应用苄星青霉素（长效）240万U，或四环素或多西环素替代治疗，疗程14天。治疗念珠菌咽炎应静脉应用氟康唑或伊曲康唑；替代疗法包括制霉菌素（静脉制剂或片剂）或口服克霉唑14天。治疗HIV咽炎应用酮康唑或克霉唑、氟康唑慢性抑制治疗[8]。

治疗肺炎支原体咽炎应用红霉素、四环素或多西环素7~14天[2,8]。治疗衣原体咽炎应用多西环素、甲氧苄啶-磺胺甲基异噁唑或大环内酯类抗生素。肺炎衣原体咽炎疗程7~10天，以防治疗失败和复发。

对于沙眼衣原体咽炎可能需要延长治疗时间或重复应用抗生素[2,8]。

抗生素治疗复发性或慢性扁桃体炎应具备抗β-内酰胺酶活性、抗需氧菌和厌氧菌特性。口服头孢菌素、复方阿莫西林-克拉维酸，或联合应用青霉素与利福平或甲硝唑、克林霉素[2]。

成人急性咽炎口服抗生素同时应用糖皮质激素治疗能显著缩短症状持续时间，较大程度缓解疼痛，且不增加并发症。已证实口服泼尼松（40～60mg/d，使用1～5天）和肌肉注射地塞米松（单次10mg）等效[9,10]。

转归

大部分咽炎患者病情较轻，也可发生危及生命并发症。现有报道，患者可出现扁桃体肿大致气道狭窄、感染局部和远处扩散、颈深部脓肿、坏死性筋膜炎、睡眠呼吸暂停、菌血症、脓毒症，甚至死亡[1,3]。

传染性单核细胞增多症可致肝功能异常、脾损伤、神经功能失调、肺炎、心包炎及血液系统异常（包括血小板减少和溶血性贫血）[1,2]。GABHS咽炎并发症包括化脓性和非化脓性。化脓性并发症包括扁桃体周脓肿、深部组织间隙脓肿、化脓性颈淋巴结炎、中耳炎、鼻窦炎、乳突炎、菌血症、脓毒症、骨髓炎、脓胸、脑膜炎和软组织感染。非化脓性并发症包括猩红热、风湿热、链球菌感染后肾小球肾炎、非风湿性心包心肌炎、结节性红斑和链球菌中毒性休克综合征。除风湿热外，GABHS咽炎其他并发症发生率和严重程度趋于增加。即使经过治疗，链球菌感染患者慢性带菌状态仍可存在，并可持续数月。这些患者无临床症状，不易患风湿热，传染性不强。非A组链球菌咽炎出现与A组感染相同化脓性并发症时，病情更复杂。C组和G组咽炎与猩红热、急性肾炎相关，而不是风湿热[1-3,5]。

舌扁桃体炎

舌扁桃体炎（lingual tonsillitis）是一种咽炎引起的罕见疾病，主要发生在腭扁桃体切除患者。舌扁桃体由无包膜淋巴组织组成，其大小、位置高度可变，大多数位于腭扁桃体下极下方、舌根沟前方，左右对称。此淋巴组织可在青春期、反复感染和扁桃体切除术后增大[11]。舌扁桃体炎患者表现为咽喉痛，在舌运动（包括舌体凹陷）和发声时加重。患者可有典型"热土豆"音（"hot potato" voice）（进食非常热食物时发出低沉声音）和咽喉肿胀症状。可出现吞

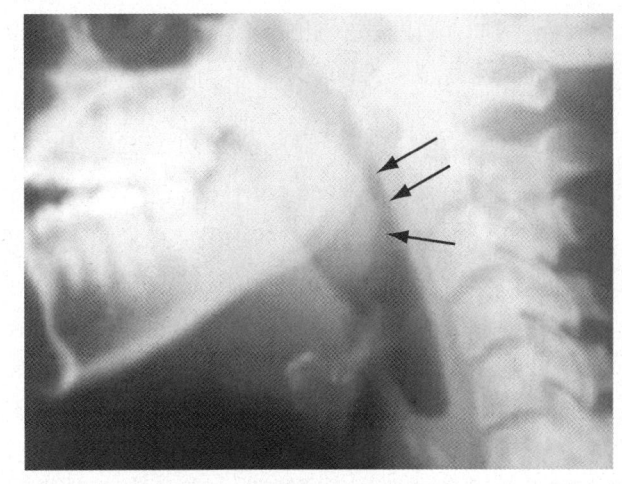

图73-2 舌扁桃体炎。注意会厌谷（箭头）前表面舌扁桃体"扇形"外观及正常会厌和杓会厌皱襞。

咽困难、发热、呼吸窘迫和喘鸣。慢性或复发性舌扁桃体炎也可致慢性咳嗽或睡眠呼吸暂停。体检咽部正常伴轻度充血。直接或间接喉镜检查可见舌扁桃体水肿并覆有化脓性渗出物。侧位颈部软组织摄片可协助诊断。这些摄片显示正常会厌和杓会厌皱襞及增大的舌扁桃体造成的会厌谷前扇形外观（图73-2）[11]。

处理包括维持气道通畅、应用抗生素和支持治疗。急性舌扁桃体炎罕能危及生命。气道管理包括吸入温暖湿润氧气、水合及应用糖皮质激素。雾化吸入肾上腺素能减轻急性呼吸窘迫和喘鸣。选择抗生素与治疗咽炎相似[11]。

喉炎

喉炎（laryngitis）表现为声音嘶哑和失声，通常是病毒引起的上呼吸道感染，细菌（包括链球菌和白喉）所致病例多达10%。其他病因包括结核、梅毒、麻风病、放线菌和真菌感染。以上患者应进行评估除外会厌炎。非感染性病因包括肿瘤、腐蚀性或热损伤、创伤和食管反流性疾病[12,13]。若无细菌感染证据，不应行抗生素治疗[14]。糖皮质激素治疗可加速缓解症状[15]。

成人会厌炎

概述

成人会厌炎（adult epiglottitis）可致急性无先兆气道阻塞。在使用流感嗜血杆菌疫苗之前，会厌炎主要是儿科疾病。虽然小儿会厌炎发病率减少，成人会

厌炎有所增加。目前还不能确定这一现象是疾病确诊率增加还是流行范围扩大[1,4,16,17]。

疾病原理

成人会厌炎是声门上组织的局限性蜂窝织炎，包括舌基底部、会厌谷、杓状会厌皱襞、杓状软组织、舌扁桃体以及会厌，炎症未累及声门下组织。有些成人会厌炎严重累及声门上组织而会厌正常。声门上炎（supraglottitis）一词更能准确描述这一疾病过程。成人会厌炎累及会厌易形成会厌脓肿[16,17]。

成人会厌炎常见致病菌是已分离出的 B 型流感嗜血杆菌，但只能从少数患者中分离出。流感嗜血杆菌感染多呈侵袭性病程。多数病例无论血培养还是声门上分泌物培养均不能取得致病菌，说明呼吸道病毒可能是重要致病原。从会厌脓肿分离出的主要致病菌是链球菌和葡萄球菌属。热损伤也可致成人会厌炎[1,16,17]。

临床特征

成人会厌炎发病无年龄或季节差异。男性和吸烟者易感。典型成人会厌炎前驱症状与轻度上呼吸道感染相似。前驱症状多持续 1~2 天，也可长至 7 天或短至数小时。急性起病及存在合并症（特别是糖尿病）患者更可能需要气道干预[1,16,17]。

患者典型症状为吞咽困难、吞咽疼痛和咽喉痛。咽痛可十分剧烈，往往与临床体征不符。常出现发声困难和声音低沉，少见声音嘶哑。50% 患者无发热或只在病程后期出现。若心动过速与发热程度不符，预示疾病严重。触诊颈前部舌骨处及移动喉时出现疼痛是会厌炎可靠证据。成人会厌炎可出现耳痛。

会厌炎可合并悬雍垂炎、咽炎、扁桃体炎、Ludwig 咽峡炎、扁桃体脓肿和腮腺炎，因此咽部检查发现上述病变时不能排除会厌炎。发生急性呼吸道完全阻塞时可能才出现典型症状，因此应关注早期征兆（如流涎和构音障碍）。患者出现"嗅"姿势即有可能出现急性呼吸道阻塞危险。不应使患者平卧，并应迅速做好应急准备，保持气道通畅（见第 1 章）[1,16,17]。

诊断方法

成人重症会厌炎较易识别，而大部分轻症病例在早期易发生误诊。多达 1/3 成人会厌炎患者在入院 48 小时后才得以确诊[4]。

无呼吸窘迫的成人患者应行纤维或硬质喉镜

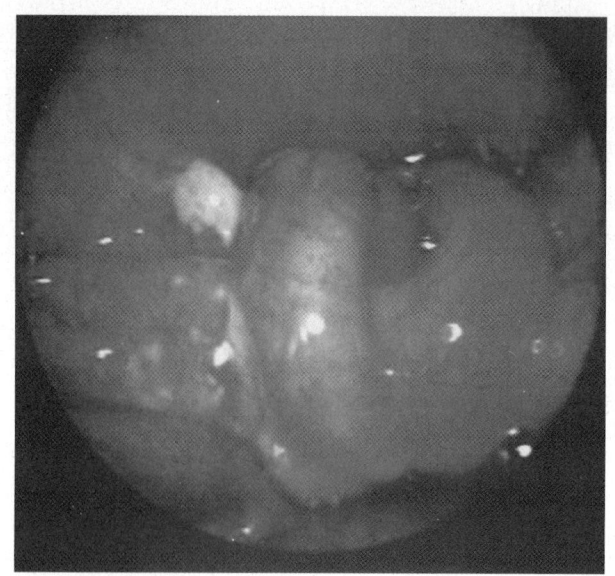

彩图 73-3　会厌炎。

（直接或间接）检查，但应随时做好进行面罩气囊通气、气管插管或环甲膜切开术准备。在有炎症的气道内进行仪器操作时可能会出现喉痉挛或气道完全阻塞。首选软式纤维喉镜检查用于确定是否需要紧急气道处理，而且对上呼吸道创伤小。喉镜检查可见会厌和周围组织结构肿胀（彩图 73-3）。会厌可为苍白、水肿或"樱桃红"色。对于出现呼吸窘迫、流涎、失音或喘鸣患者禁用间接喉镜，而直接喉镜仅用于"两步法"环甲膜切开术[1,17]。

颈部侧位软组织 X 光片与直接喉镜相比敏感性高达 90%，然而软组织 X 线片正常不排除轻度或中度成人会厌炎。如果成人 X 光片不能区分会厌炎或正常软组织时尽早进行喉镜检查。X 光片可见会厌谷闭塞、杓状软骨和构状会厌襞肿胀、椎前咽后软组织水肿和舌咽及口咽"膨胀"。会厌水肿表现为体积增大和拇指状改变（图 73-4）。会厌宽度大于 8mm 或杓会厌皱襞宽度大于 7mm 可诊断会厌炎。

鉴别诊断

成人会厌炎常误诊为链球菌咽炎。还应与单核细胞增多症、深部间隙脓肿、舌扁桃体炎、白喉、百日咳和伪膜性喉炎鉴别。非感染性因素包括血管性水肿、过敏反应、异物误吸、喉痉挛、肿瘤、毒物吸入或误吸及喉外伤。

处理

大多数成人会厌炎不需气管内插管，但可发生无先兆性急性气道阻塞，因此对所有会厌炎患者应仔细

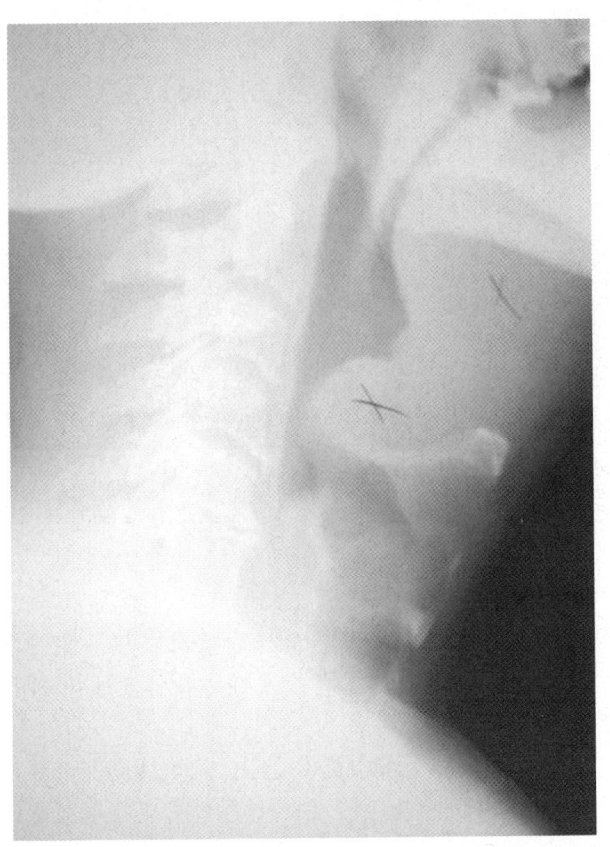

图 73-4 会厌炎 X 线片。

护理。气管内插管应直视下进行。患者清醒状态下首选纤维插管，清醒患者直接喉镜下经口气管内插管同样安全有效[1,17]。经鼻盲视气管内插管可致气道阻塞，禁用于会厌炎。

应用抗生素治疗流感嗜血杆菌和其他可能致病菌。经培养和药敏确定一线用药为头孢噻肟和头孢曲松。其他抗生素包括氨苄西林舒巴坦和甲氧苄氨嘧啶-磺胺甲基异噁唑[1,8,9]。糖皮质激素和消旋肾上腺素作用未予肯定。

转归

病情稳定者，特别是发病 24 小时以上、无呼吸窘迫、能咳出分泌物患者，可转入急诊观察病房或高级住院病房（中级或重症监护治疗病房）进行观察，无需气管内插管。这些患者喉镜下会厌轻度肿胀，无流涎、喘鸣或呼吸困难。免疫力低下或糖尿病患者病情多迅速恶化，此高危患者出现会厌脓肿，经 X 线片或喉镜检查可见会厌明显肿大[1,16,17]。

会厌外感染多见于儿童。会厌炎可合并脑膜炎、咽后脓肿、气胸、脓胸、肺炎、脓毒症、急性呼吸窘迫综合征、坏死性筋膜炎、纵隔腔炎和肺水肿。

面下部和颈深部间隙感染

头颈深部间隙感染（deep space infections of the head and neck）患者（图 73-5）可迅速出现代偿失调。由于口腔卫生改善和应用抗生素，深部间隙感染发病率和并发症明显下降[18]。

下颌下间隙包括舌下间隙和上颌下间隙两个间隙。Ludwig 咽峡炎累及下颌下间隙[19]。颈部存在五个与临床相关相互交通的潜在间隙：扁桃体周间隙、咽旁间隙、咽后间隙、"危险"间隙和椎前间隙。咽旁间隙包含颈动脉、颈静脉、颈交感神经链和第Ⅸ到Ⅻ脑神经。咽后间隙位于中线（咽旁间隙内侧），从颅底延伸到上纵隔（约在 T_2 水平）。咽后脓肿往往发生在中线旁部位。咽后间隙后方是"危险"间隙，从颅底延伸至隔膜。椎前间隙从颅底延伸至尾骨。"危险"间隙脓肿和椎前脓肿位于中线。发生在咽后间隙、"危险"间隙和椎前间隙的感染易进入纵隔[18,20]。

深部间隙感染主要病理变化是局部蜂窝组织炎。筋膜局限感染形成脓肿，常见口腔源性需氧厌氧混合细菌感染。分离出的常见致病菌是链球菌、葡萄球菌和杆菌。2/3 病例可分离出产 β-内酰胺酶病原体。其他病原体包括流感嗜血杆菌、铜绿假单胞菌、克雷伯菌属和白色念珠菌[18,19,21]。

计算机断层扫描（CT）和磁共振成像（MRI）有助于鉴别蜂窝组织炎和脓肿形成，并指导治疗。大剂量抗生素治疗蜂窝组织炎疗效好。小脓肿给予静脉大剂量抗生素或穿刺抽脓治疗。较大脓肿通常需手术

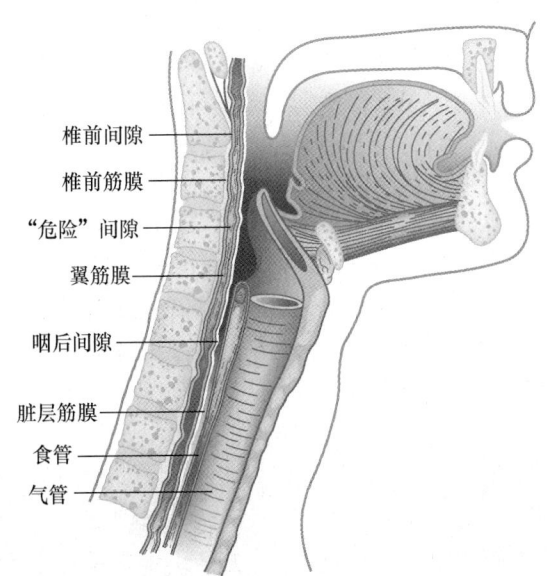

图 73-5 颈部侧面观显示了椎前筋膜、"危险"间隙、咽后间隙及下颌间隙关系。

切开引流。除单纯性扁桃体周脓肿外，深部间隙脓肿患者通常需住院治疗，使用静脉抗生素，并与耳鼻喉科医师商议手术事宜[22]。

从解剖学观点考虑，筋膜面和间隙几乎无抗感染能力，感染扩散迅速，迅速发生威胁生命并发症。

气道畸形和牙关紧闭可使插管复杂化。如不应用"两步法"环甲膜穿刺术，通常禁用神经肌肉阻断药（干扰气管内插管和气囊面罩通气），可应用催醒技术。光纤介导插管效果好[18,19,23]。经鼻盲视气管内插管可导致脓肿破裂和进一步危害，故为禁忌[19,23]。首选环甲膜穿刺术畅通气道，部分 Ludwig 咽峡炎患者因气道畸形需行气管切开术。

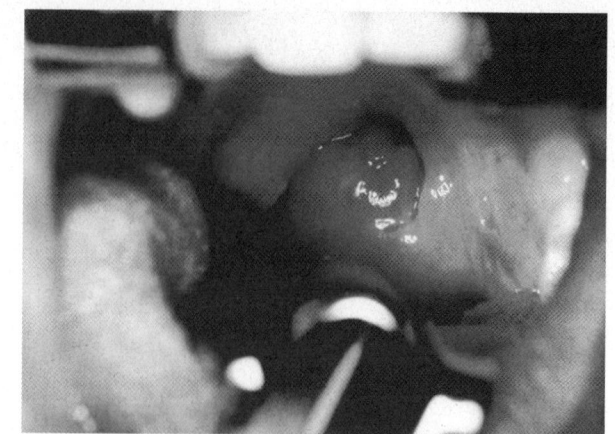

图 73-6　扁桃体周围脓肿伴悬雍垂向右侧偏斜。

扁桃体周围炎（扁桃体周蜂窝组织炎及扁桃体周脓肿）

概述

扁桃体周蜂窝组织炎（peritonsillar cellulitis）及脓肿应视为扁桃体周围炎（peritonsillitis）的序贯病症。扁桃体周脓肿（peritonsillar abscess），也称为扁桃腺炎（quinsy），是成人最常见的头颈深部感染。

疾病原理

扁桃体周围炎由急性扁桃体炎引起。Weber 腺或扁桃体隐窝感染侵入扁桃体周围组织致蜂窝组织炎或脓肿形成。纤维筋膜分隔扁桃体周间隙并使感染向前、向上扩散[1,18]。

易感因素有牙科感染、慢性扁桃体炎、传染性单核细胞增多症、吸烟、慢性淋巴细胞白血病和扁桃体结石。扁桃体周脓肿多发于接受扁桃体全切患者，无年龄差异。扁桃体周围炎复发率高达 50%，扁桃体周脓肿复发率约 10%。40 岁以下者及慢性扁桃体炎病史者复发率最高。

大部分扁桃体周脓肿由多种微生物感染引起。经病原体分离发现，抗生素治疗的扁桃体周脓肿患者少数为需氧菌感染，多数为产 β-内酰胺酶病原体感染[1,18]。

临床特征

扁桃体脓肿形成后 2～5 天常出现局部和全身症状。局部临床表现吞咽疼痛、吞咽困难、流涎、牙关紧闭和牵涉性耳痛。患者可出现声音低沉、"热土豆"音和呼出气有臭味。全身症状有发热、全身乏力和脱水。患者既往多有复发性扁桃体炎（多种抗生素治疗史）。

牙关紧闭时咽部检查常受限。扁桃体周围炎体检可见口腔黏膜炎性红肿、扁桃体脓性分泌物覆盖腺体及颈部淋巴结肿痛。扁桃体周蜂窝组织炎与扁桃体周脓肿临床表现相似。扁桃体周脓肿表现为流涎、牙关紧闭和吞咽困难，双侧累及常是扁桃体周蜂窝组织炎特点。扁桃体周围脓肿的典型特征是将感染的扁桃体向下内侧移位（有时累及软腭），并使悬雍垂偏向对侧（图 73-6）。通常是单侧脓肿，并局限于扁桃体上极。双侧扁桃体脓肿偶有发生[1,18]。

诊断方法

抽出脓液可确诊扁桃体周脓肿。由于 20% 扁桃体周围脓肿患者伴单核细胞增多症，故应进行单核细胞增多症实验室检查。

X 线片检查对于无合并症患者诊断价值不大。增强 CT 和超声检查（包括口内和经皮）用于鉴别扁桃体周围蜂窝组织炎与脓肿，特别是当患者无法配合穿刺抽脓检查时。上述方法也有助于诊断后下位脓肿，引导穿刺抽脓[18,22,24]。

鉴别诊断

扁桃体周围炎鉴别诊断包括肥厚性扁桃体炎、传染性单核细胞增多症、结核性肉芽肿、白喉、其他颈深部间隙感染、颈淋巴结炎、先天性或外伤性颈内动脉瘤、异物和肿瘤。

处理

扁桃体周脓肿导致呼吸道完全或不全阻塞应行紧急穿刺抽脓。单独应用抗生素可治疗扁桃体周蜂窝组织炎。治疗方案包括大剂量青霉素联合甲硝唑、头孢西丁、氨苄西林舒巴坦和克林霉素，还可选用碳青霉烯类、大剂量青霉素联合利福平、替卡西林-克拉维酸或哌拉西林他唑巴坦[1,8,18]。产β-内酰胺酶细菌及抗生素不易渗透入脓肿，均限制抗生素效力。应用糖皮质激素有效[25]。

脓肿引流疗效佳。急诊医师和耳鼻喉科医师进行针刺抽脓既能诊断又可治疗（穿刺假阴性率约占10%，10%需重复穿刺）。针刺抽脓可立即缓解症状，且成本低、痛苦少，较切开引流容易进行[1,18,24,25]。患者牙关紧闭时，经口内超声引导下针吸活检是有效辅助方法[24,25]。小儿或不合作患者需要立即全麻下行扁桃体切除术。

转归

存在潜在疾病、脱水、毒性症状、不能经口进食、剧烈疼痛或其他严重并发症的患者应入院治疗。扁桃体周围炎最危险的急性并发症是咽部上呼吸道阻塞。其他并发症包括脓毒症、脓肿破裂和吸入性肺炎、脓胸及肺脓肿形成。感染可序贯累及咽旁和咽后间隙。Ludwig 咽峡炎、纵隔受累（包括纵隔炎、肺炎、脓胸和心包炎）、心肌炎、侵及颈动脉、颈静脉血栓性静脉炎、脓毒性栓塞、脓肿形成、Lemierre 综合征（咽峡炎后败血症）及颈胸部坏死性筋膜炎可使扁桃体周围炎复杂化。扁桃体周围炎颅内扩散可致脑膜炎、海绵窦血栓形成和脑脓肿[18]。

LUDWIG 咽峡炎

概述和病因

Ludwig 咽峡炎（Ludwig's angina）是一种潜在暴发性疾病过程，可在数小时内导致患者死亡[19,21,26]。该病始于下颌下间隙，是口腔底部和颈部结缔组织的进展性蜂窝组织炎。口腔疾病是 Ludwig 咽峡炎最常见原因。大多数患者有下颌磨牙感染或近期拔牙史[19,21,26]。牙槽脓肿易突破下颌舌骨嵴下方相对较薄的下颌骨而感染下颌下间隙。Ludwig 咽峡炎其他病因包括下颌骨骨折、口腔底部异物或撕裂伤、舌穿孔、外伤性气管内插管及支气管镜、口腔恶性肿瘤继发感染、骨髓炎、中耳炎、下颌下涎腺炎、扁桃体周脓肿、疖、感染性甲状腺舌管囊肿及脓毒症[19,21]。

临床特征

舌下间隙和颌下间隙感染致水肿和软组织移位导致气道阻塞。Ludwig 咽峡炎患者最常见临床表现为吞咽困难、吞咽疼痛、颈部肿胀和颈部疼痛。其他症状和体征包括发声困难、"热土豆"音、构音困难、流涎、舌肿胀、口底疼痛、颈部运动受限及咽喉痛。应询问患者近期拔牙史和口腔疾病史。近期拔牙患者若有口臭、拔牙时感觉气体释放、快速发展的捻发音及单侧咽炎，则符合 Ludwig 咽峡炎诊断[19,21,26]。

Ludwig 咽峡炎体检常见双侧下颌下腺肿胀或舌体突出，还可见口底增高、舌向后移位及口底硬如"木"，可合并舌骨上方颈部张力性肿胀和硬结，貌似"牡牛颈"。颈部压痛明显和皮下气肿。通常出现牙关紧闭和发热，一般无明显波动感或颈部淋巴结肿大。累及牙齿时出现叩击痛[19,21,26]。

诊断方法

通过临床检查做出诊断。颈部软组织 X 线片可显示受累部位肿胀和气道狭窄，见气体聚集可确诊。CT 和 MRI 有助于 Ludwig 咽峡炎及其并发症诊断。超声检查有利于诊断 Ludwig 咽峡炎脓肿和水肿[19,21,26]。

鉴别诊断

鉴别诊断包括颈深淋巴结化脓、扁桃体周围和其他颈深部间隙脓肿、腮腺和下颌下腺脓肿、口腔癌、血管性水肿、下颌下血肿以及喉白喉。

处理

Ludwig 咽峡炎患者最常见死因是突发窒息[21]。喘鸣、呼吸急促和困难、无法咳痰和烦躁都是即将出现呼吸道梗阻迹象。气道管理首选表面麻醉镇静下光纤引导经口或经鼻气管内插管。患者出现上呼吸道畸形、牙关紧闭、混合分泌物、舌后坠、无法将舌移入下颌下间隙和即将发生喉痉挛时，气管内插管十分困难[21]。环甲膜切开术较困难，切开筋膜组织增加感染扩散至纵隔危险，但是光纤引导下插管未成功时应选择筋膜组织切开[23]。

急诊抗生素疗法与治疗扁桃体周脓肿相似[8,18,21,26]。

糖皮质激素治疗 Ludwig 咽峡炎作用尚不清楚。除拔牙患者外，药物疗效不佳及出现捻发音和积脓者均需手术治疗[19,21,26]。

转归

早期积极抗生素治疗和充分呼吸道保护使 Ludwig 咽峡炎病死率降至 10% 以下。感染易累及其他颈深部间隙，累及胸腔产生脓胸、纵隔炎、纵隔脓肿和心包炎。误吸可致肺炎和肺脓肿形成。其他并发症包括颈内静脉血栓形成、颈动脉感染和侵蚀、菌血症和脓毒症、气腹、膈下脓肿、颈胸部坏死性筋膜炎和自发性气胸[19,21,26]。

咽后脓肿

概述和病因

咽后肿胀表现为咽后间隙、"危险"间隙或椎前间隙扩张。这些间隙感染统称为咽后脓肿（retropharyngeal abscesses）。

咽后脓肿原是儿科疾病，约 96% 发生于 6 岁以下儿童。目前成人发病率逐渐增加。4 岁以下儿童出现咽后淋巴结显著肿大提示感染，致咽后蜂窝组织炎和脓肿形成。加强对儿童咽炎抗生素治疗可降低咽后脓肿发病率。4~6 岁后咽后淋巴结萎缩，因此成人咽后脓肿发病率和病理生理机制与儿童不同[18,22,27]。

成人蜂窝组织炎多发生在咽后区[22]。一旦咽后间隙受累，感染可迅速扩散并形成脓肿。咽后脓肿病因包括鼻咽炎、中耳炎、腮腺炎、扁桃体炎、扁桃体周脓肿、牙齿感染和手术操作、上呼吸道器械检查、内窥镜、侧咽间隙感染和 Ludwig 咽峡炎。其他原因包括钝器伤和穿透伤（通常为异物，鱼骨常见）、咽下腐蚀性物质、椎骨骨折及远处感染血行播散[18,27]。椎体骨髓炎和关节盘炎可致椎前间隙感染。"危险"间隙感染是由咽后或椎前间隙感染扩散而致。潜在全身性功能紊乱者（如糖尿病和免疫系统抑制）易患咽后感染[18,27]。

咽后脓肿常为多种需氧菌和厌氧菌混合感染，其中产 β-内酰胺酶病原菌占 2/3。在美国，咽后脓肿很少由结核菌引起。葡萄球菌属是目前化脓性脊椎骨髓炎致咽后脓肿形成的最常见病原菌。播散性球孢子菌病也可致咽后脓肿[18,22,27,28]。

临床特征

典型表现为咽喉痛、吞咽困难、吞咽疼痛、流涎、声音低沉、颈部僵硬、颈部疼痛和发热。通常出现发声困难，声似鸭叫（quack，cri du canard）。患者觉咽喉部团块感。咽后脓肿患者极其痛苦，喜将颈部后仰并维持仰卧位姿势，避免肿大后咽部压迫上呼吸道。强迫患者坐位会加重呼吸困难[18,26]。

体检可见颈部淋巴结肿大触痛、颈部肌肉触痛、颈部肿胀、斜颈伴高热，可出现牙关紧闭，难以暴露咽部。咽后蜂窝组织炎表现为咽后壁弥漫性水肿和红斑[18,26]。一旦脓肿累及咽后间隙，咽部可触及单侧肿块。脓肿在椎前间隙或"危险"间隙时可触及位于中线的肿块。波动性肿块易破裂，不宜用力触诊。转头时，喉和气管常出现疼痛（气管"摆动"征）。吞咽时可出现颈后部或肩部疼痛。冷脓肿（结核引起）特点为隐匿起病、病程缓慢、全身症状重而发热轻。症状与查体不相符时应作进一步评估[28]。

诊断方法

临床表现和侧位颈椎 X 线片、CT 和 MRI（图 73-7）是诊断依据。$C_1 \sim C_4$ 前部软组织应小于其后椎体直径 40%，软组织厚度增加提示感染或脓肿。吸气相侧位颈部摄片常见咽后软组织增厚伴喉部和食

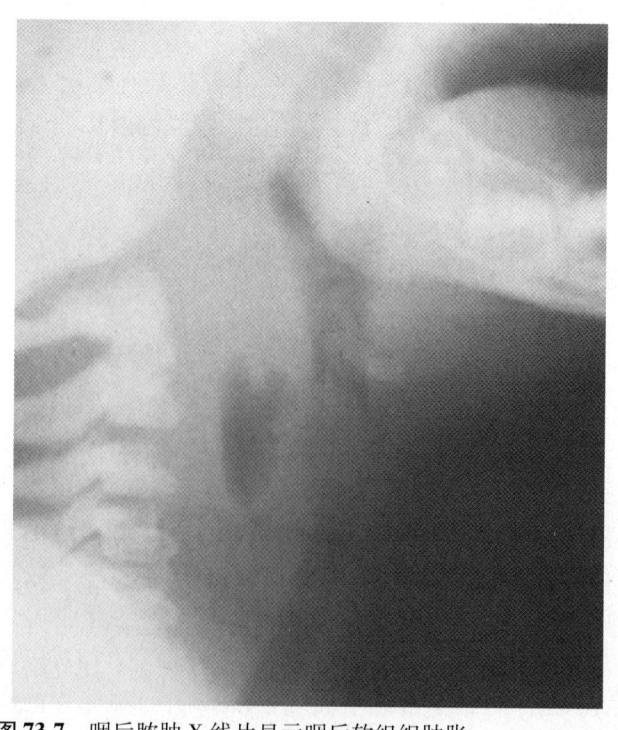

图 73-7 咽后脓肿 X 线片显示咽后软组织肿胀。

管向前移位[20]。蜂窝组织炎软组织肿胀较弥散，而脓肿腔形成后则较局限。成人和儿童侧位颈部摄片咽后间隙（测量从第2椎体前下方到咽后壁）大于7mm，或气管后间隙（测量从第6椎体前下方到咽后壁）儿童大于14mm、成人大于22mm，以上均提示感染或脓肿。在颈部完全延展深吸气时摄取颈侧位校准片。其他影像学表现包括颈椎后凸、脓肿腔气液平、异物和椎体破坏。

X线片不能确诊咽后脓肿时，应行CT或MRI检查。这些检查不仅诊断与鉴别蜂窝组织炎和脓肿，也有助于判断病程和并发症（图73-8）[20,22,28]。超声检查有助于鉴别咽后蜂窝组织炎和咽后脓肿。

鉴别诊断

鉴别诊断包括咽后肿瘤、异物、炎症、血肿、动脉瘤、出血、淋巴结肿大和水肿。其他鉴别诊断包括颈长肌肌腱炎和咽后甲状腺组织[20]。

处理

咽后蜂窝组织炎最佳治疗为静脉大剂量抗生素。治疗方案与治疗扁桃体周脓肿相同。还应考虑到结核和真菌感染。通常，咽后蜂窝组织炎无须手术治疗[8,18,22,26,28]。

通常，咽后脓肿应用抗生素和手术切开引流。单独应用抗生素或结合穿刺抽脓可有效治疗部分病例。冷脓肿应经口引流，切开排脓仅适用于急性呼吸窘迫患者[22,26,28]。

合并骨髓炎或寰枢椎分离引起颈椎破坏时，应固定患者颈部。这些患者需神经外科或矫形外科评估，可能需要内或外部固定。

转归

咽部组织向前移位可阻塞气道。肺部并发症包括脓肿破裂伴吸入性或继发性肺炎、脓胸和窒息。感染沿组织筋膜扩散而进入其他深部间隙可致纵隔炎和纵隔脓肿形成、心包炎、胸膜炎和脓胸。此外，脓肿可扩散至颈后部和腋窝。咽后脓肿扩散到咽侧间隙可出现血管并发症。非创伤性寰枢椎分离是由于脓肿损坏第1颈椎横韧带时，可出现神经症状，X线片、CT或MRI显示上牙齿空隙增大，还可出现急性横贯性脊髓炎和硬膜外脓肿，出现四肢瘫痪。其他并发症包括颈内动脉假性动脉瘤、食管和耳道糜烂、颈部坏死性筋膜炎、急性呼吸窘迫综合征、脓毒症，甚至死亡[18,28]。

咽旁脓肿

概述

咽旁间隙以茎突为界分为两部分，也称咽侧间隙或咽上颌间隙。前部包含结缔组织、肌肉和淋巴结，后部为颈动脉鞘（包含颈动脉、颈内静脉、迷走神经、脑神经Ⅸ到Ⅻ和颈交感神经链）[18]。

病因

咽旁脓肿（parapharyngeal abscesses）常为混合细菌感染。咽旁间隙脓肿最常见病因是牙源性和咽扁桃体感染。咽旁间隙感染（parapharyngeal space infections）也可由其他颈深部间隙感染扩散而致。其他病因包括腮腺炎、鼻窦炎、颈部肿瘤感染扩散、鳃裂囊肿感染、局部化脓性淋巴结炎、经下颌神经阻滞或麻醉行扁桃体切除术时医源性感染、鼻腔插管、拔牙、慢性中耳炎伴胆脂瘤和乳突炎[18]。

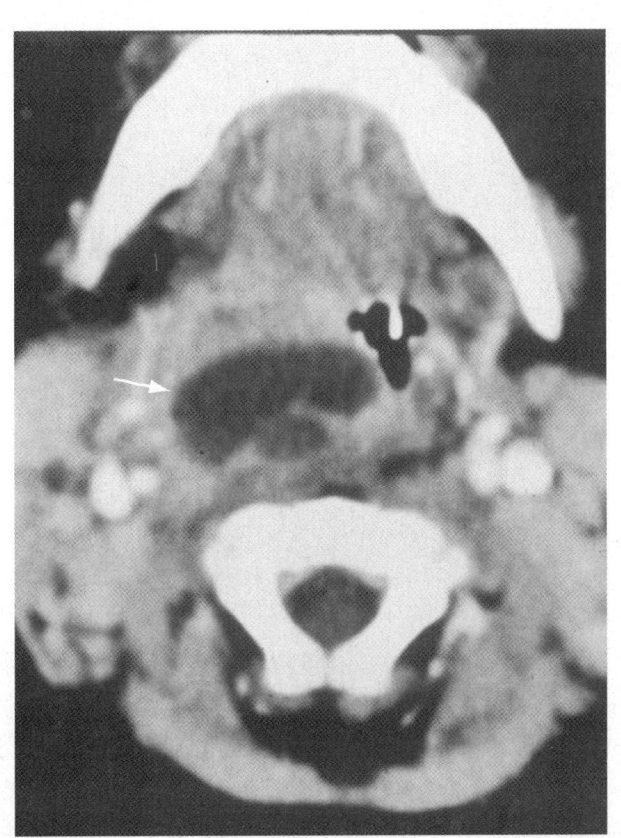

图73-8　计算机断层扫描显示右侧咽后脓肿（箭头）。

临床特征

典型症状是颈部疼痛和肿胀,多数患者存在吞咽痛,部分患者有咽喉痛病史。胸锁乳突肌激惹伴斜颈罕见[18]。

体检常可见咽旁间隙前部扁桃体向中线移位,咽壁后外侧膨胀。还可见发热、牙关紧闭(咀嚼肌收缩)、水肿、下颌角肿胀。前部咽旁脓肿患者表现下颌角持续发红、触痛、非波动性肿胀[18]。

累及咽后间隙时临床表现相似。但牙关紧闭几乎只出现在前部咽旁间隙受累时,可伴扁桃体向后移位和咽后肿胀[18]。

诊断和鉴别诊断

咽旁脓肿诊断根据严重咽喉痛伴特征性检查结果。血培养常为阴性,血栓性颈静脉炎合并咽旁间隙感染时例外。超声、CT和MRI对于诊断咽旁脓肿及其并发症优于侧位X线片。血管造影术、多普勒血流测定及磁共振血管造影术也有助于血管并发症评估[18,22,29]。

鉴别诊断包括颈深部其他间隙感染、肿瘤和淋巴结转移、甲状腺炎、鳃裂囊肿和颈动脉瘤。

处理

治疗包括应用静脉大剂量抗生素和耳鼻喉科脓肿腔手术引流。抗生素治疗方案与扁桃体周脓肿切开术相同。部分咽旁间隙感染患者可于急诊开始单用静脉抗生素治疗[8,18,22,29,30]。据统计,应用静脉大剂量抗生素联合穿刺抽脓术可有效治疗咽旁脓肿[22,29]。

转归

咽旁脓肿并发症包括气道阻塞及脓肿破裂继发吸入性肺炎和脓胸。感染可扩散到周围间隙,并可进入纵隔和心包,致纵隔炎、纵隔脓肿、心包炎、心肌脓肿和脓胸。其他并发症包括下颌骨骨髓炎、颈胸部坏死性筋膜炎、腮腺脓肿、海绵窦血栓形成和脑膜炎[18]。

咽后旁间隙感染极其危险,可影响颈交感神经链、颈动脉或颈内静脉,出现同侧霍纳综合征(Horner's syndrome)和脑神经Ⅸ~Ⅻ受损。侵蚀颈动脉可致出血和动脉瘤形成,常见口、鼻和耳出血。发生耳出血时预后不良。应密切注意与咽旁或颈深部其他间隙感染相关的任何出血情况。咽旁脓肿已愈但出现扁桃体周持续肿胀或单侧触痛搏动性波动肿块提示动脉瘤形成。若将颈动脉瘤误认为咽旁脓肿而行抽吸术或切开术,可引起致命性并发症[18]。

累及颈内静脉可致脓毒性血栓形成和Lemierre综合征(Lemierre's syndrome)[1,31]。Lemierre综合征又称为咽峡炎后败血症(postanginal septicemia),多见于青壮年,需与右心内膜炎或吸入性肺炎鉴别。病程初期表现为咽炎,后期发展为严重脓毒症(severe sepsis)。颈静脉脓毒性血栓性静脉炎由咽部感染扩散至咽旁间隙所致,常表现为不适、发热。转移性感染主要累及肺,表现为双肺结节性浸润、胸腔积液和气胸,可发展为脓毒性关节炎、骨髓炎、软组织蜂窝组织炎和脓肿、脑膜炎及水疱脓疱样皮疹。常出现白细胞增多、胆红素升高和肝功能损害,伴或不伴肝肿大和黄疸。也可出现蛋白尿、血尿、血清肌酐和血尿素氮升高,可出现急性呼吸窘迫综合征、一过性凝血功能紊乱和低血压,很少发展为脓毒性休克(septic shock)。该脓毒性血栓多由梭状杆菌属(主要为坏死梭形杆菌)引起,静脉注射吸毒成瘾者多由金黄色葡萄球菌引起。治疗方法包括静脉抗生素和脓肿切开引流。脓毒症未控制或反复脓毒性肺栓塞致呼吸衰竭时,需行颈内静脉结扎切除术。抗凝治疗价值未明[1,31]。

鼻鼻窦炎

概述和病因

据估计,0.5%~2%病毒性上呼吸道感染并发鼻鼻窦炎(rhinosinusitis)。由于鼻窦炎(sinusitis)通常累及鼻腔,故称鼻鼻窦炎。这些术语在本章节可相互替换[32,33]。

鼻旁窦(额窦、上颌窦、筛窦和蝶窦)的命名源于其相关面骨。气腔形成可累及其他骨骼,而症状由主窦向外波及。上颌窦、前筛窦和额窦由位于中下鼻甲间的中鼻导管引流,这个区域称窦口鼻道复合体,是鼻窦疾病的核心。后筛窦引流至上鼻道,蝶窦引流至上鼻甲上方[32,33]。

健康鼻窦依靠开放孔道与游离空气进行交换引流黏液。健康鼻窦内是无菌的,无黏液滞留。病毒性上呼吸道感染和过敏性鼻炎引起鼻窦开口阻塞是鼻窦炎的常见病因。鼻窦炎另一重要病因是纤毛异常或黏液引流不畅。纤毛功能障碍可为暂时性(如上呼吸道感染)或永久性(如纤毛结构异常相关综合征)。感染使黏液黏度增加，从而进一步阻碍引流。咳嗽和擤鼻时细菌进入鼻窦。这些情况易发生炎症和细菌过度生长。鼻窦炎其他诱因包括免疫功能减弱状态、鼻中隔偏曲和其他结构异常、鼻息肉、鼻肿瘤、外伤和骨折、药物性鼻炎、鼻黏膜接触毒物后继发性鼻炎、气压伤、异物、鼻部可卡因滥用和器械操作（包括鼻胃管和鼻支气管插管）[32,33]。

鼻窦炎分为急性病毒性、急性细菌性、慢性和复发性急性发作。约90%感冒患者为急性病毒感染。急性病毒性鼻窦炎可促进急性细菌变异。肺炎链球菌、未分型的流感嗜血杆菌和卡他莫拉菌是急性细菌和急性复发性鼻窦炎主要病原体。合并HIV感染和囊性纤维化的鼻窦炎多是铜绿假单胞菌感染。慢性鼻窦炎（chronic sinusitis, CS）多由厌氧菌、链球菌属和金黄色葡萄球菌引起。真菌（包括根霉菌属、曲霉菌属、念珠菌、组织胞浆菌、芽生菌、球孢子菌属和隐球菌属等）也可引起CS，主要发生在免疫功能低下患者。须鉴别感染和过敏性鼻窦炎。过敏性鼻窦炎特点为打喷嚏、眼睛痒、过敏原暴露史和既往发作史[32-35]。

临床特征

额窦炎表现为局限于前额和眼眶的严重头痛。蝶窦炎所致头痛定位模糊，最痛点不固定。上颌窦炎表现为颧骨上方、犬齿、前磨牙或眶周疼痛。筛窦炎表现为眼内眦痛、眼眶痛或颞部头痛[32,33]。

急性鼻窦炎（acute rhinosinusitis）主要表现为脓性黏液鼻涕、鼻塞或充血、面部疼痛、头胀或压迫感，持续时间在4周内。其他症状和体征包括后流涕（可致咳嗽）、受累鼻窦压迫感、身体不适、嗅觉减退、嗅觉丧失、发热、上颌骨牙痛、耳胀或压迫感。典型急性鼻窦炎可于7~10天后自愈。发病3~5天内很难区分急性病毒性和细菌性鼻窦炎。细菌源性鼻窦炎患者10天内症状逐渐恶化，10天后症状持续或加重，即最初症状已改善者又出现恶化性鼻窦充血和不适。细菌性鼻窦炎可出现更严重的症状和鼻窦外感染表现[32,33]。

慢性鼻窦炎起病缓慢，持续时间长（超过12周），易复发。症状非特异性，与急性鼻窦炎大致相同。慢性鼻窦炎还可表现为慢性咳嗽、口臭、喉炎、支气管炎和恶化型哮喘。复发性急性鼻窦炎（recurrent acute sinusitis）表现为4次及以上急性细菌感染发作，且每年发生，发作间期无相应症状和体征。复发性急性疾病临床表现和治疗与急性细菌性鼻窦炎相同[32,33]。

侵袭性真菌性鼻窦炎（invasive fungal sinusitis）又称毛霉菌病（mucormycosis），是一种侵袭性机会致病性鼻脑感染（rhinocerebral infection），主要感染免疫功能减弱的宿主。毛霉菌病（根曲霉属）常表现为发热、局部鼻痛和鼻溢液混浊。检查可见受累鼻甲组织呈灰色、质脆、无感觉、无出血，毛霉菌侵入血管壁可致梗死。进展期，受累组织出现坏死和黑变，感染可扩散至鼻窦外[34,35]。

诊断方法

最佳诊断方法是局部应用血管收缩药后检查，常见黏膜红斑和水肿。鼻窦开口不完全阻塞时，鼻道可见脓性分泌物。急性鼻窦炎患者鼻腔和鼻咽培养结果不同于鼻窦吸脓和鼻窦造口术标本培养，不能鉴别急性病毒性或细菌性感染。慢性鼻窦炎、复发性急性鼻窦炎和真菌性鼻窦炎需行培养和活检[32,33]。影像学检查应限于慢性鼻窦炎或复发性急性鼻窦炎及可疑病例、不典型病例或并发症诊断。选择轴面和冠状面CT显像模式，可见气液平、鼻窦混浊、窦壁位移和黏膜增厚（图73-9）。CT敏感，但不特异。约40%无症状患者可见鼻窦黏膜增厚。半数季节性过敏性鼻窦炎患者也可出现CT异常表现。静脉增强CT或MRI有助于诊断鼻窦炎并发症（中枢神经系统、眼窝或其他鼻窦外感染）和鉴别诊断。X线片对鼻窦炎诊断作用有限，阳性发现与CT相似。鼻窦内窥镜也作为诊断方法[32,33]。

鉴别诊断

鼻炎不同于鼻窦炎，表现为治疗后鼻塞加重、鼻腔分泌物清晰、无痛。鼻炎不会阻塞鼻窦开口，患者无面部疼痛。鼻窦炎还需与恶性肿瘤、紧张性头痛、血管性头痛、异物、牙科疾病、脑脓肿、硬脑膜外脓

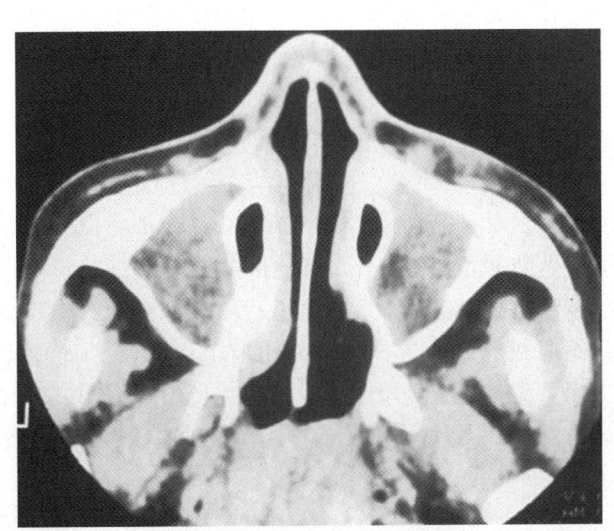

图73-9　计算机断层扫描显示双侧上颌窦混浊。

肿、脑膜炎和硬脑膜下积脓相鉴别。

处理

鼻窦炎对症治疗主要包括镇痛药、退热药和鼻黏膜血管收缩药。病毒性和细菌性鼻窦炎大多为自限性，抗生素治疗作用有限[32,33,36]。大多数患者不需应用抗生素。抗生素应用适应证：发病7天后症状和体征无改善者；经充分全身性治疗后恶化者；症状严重者，包括发热及化脓性分泌物；细菌性鼻窦炎者（不管症状持续时间长短）[32,33,36]。严重感染或伴并发症的高危患者应使用抗生素治疗。选择抗生素需针对产β-内酰胺酶和多重耐药肺炎球菌。阿莫西林是一线用药，疗程7～10天，产β-内酰胺酶细菌可使其疗效降低、治疗失败[8,32,33]。在家中护理儿童的患者，应使用大剂量阿莫西林。青霉素过敏者选用甲氧苄氨嘧啶-磺胺甲基异噁唑或大环内酯类抗生素。甲氧苄氨嘧啶-磺胺甲基异噁唑或阿奇霉素和鼻黏膜血管收缩药疗程3天，效果与标准抗生素治疗10天相同[32,33]。经7天疗程后症状不缓解或在过去4～6周使用过抗生素，则需换用广谱抗生素并重新评估患者明确有无急性细菌性鼻窦炎。抗生素选择包括10～14天疗程单用大剂量阿莫西林-克拉维酸、头孢呋辛酯、其他二代或三代头孢菌素、克林霉素或联合使用环丙沙星、复方新诺明、阿奇霉素、克拉霉素或一种呼吸氟喹诺酮类（左氧氟沙星、莫西沙星、吉米沙星）。甲硝唑可与任何处方抗生素合用，以增加抗厌氧菌活性。对于慢性鼻窦炎患者，选用抗生素应有效对抗厌氧菌和产β-内酰胺酶细菌。治疗威胁生命并发症时需会诊和大剂量静脉抗生素，包括头孢呋辛、头孢曲松或氨苄西林舒巴坦[8,32,33,36]。抗真菌药有益于慢性鼻窦炎治疗[34,35]。

鼻黏膜血管收缩药能减少组织水肿、促进黏液引流、保持鼻窦开口通畅。血管收缩药可局部和全身应用，两种剂型都应与抗生素联合使用[32,37]。局部制剂缓解症状效果强于全身用药。局部制剂包括0.5%盐酸去氧肾上腺素和0.05%盐酸羟甲唑啉。局部制剂只需使用3～5天。长期使用可造成反跳性血管舒张和鼻塞，称药物性鼻炎（rhinitis medicamentosa）。口服肾上腺素能激动药（如苯丙醇胺或伪麻黄碱）可减少鼻部血流和充血。患者服用三环抗抑郁药、单胺氧化酶抑制剂或非选择性β-肾上腺素能阻滞药时应慎重[32,33]。抗组胺药可阻碍鼻窦引流，用以治疗过敏性鼻窦炎。二代H$_1$-受体拮抗药副作用少，作为首选。慢性和过敏性鼻窦炎可局部应用糖皮质激素。全身性糖皮质激素用来治疗伴鼻息肉过敏性或慢性鼻窦炎[32,34,38]。

盐水冲洗鼻腔可辅助治疗急性细菌性、复发性急性和慢性鼻窦炎，有效预防鼻窦炎。高渗盐水制剂具有良好抗炎特性，较生理盐水有效[32,33]。

并发症

大多数单纯急性细菌性鼻窦炎患者可在门诊治疗的基础上予以全身性血管收缩药、局部血管收缩药和口服抗生素。抗生素治疗失败提示患者鼻窦炎已发展至慢性阶段，需请耳鼻喉科会诊。慢性鼻窦炎治疗需要长期（3～6周）抗生素治疗。

伴气液平的额窦炎和蝶窦炎患者需住院治疗。既往体健、家庭支持良好的非中毒性患者可门诊治疗，如果出现任何并发症的症状或体征应立即返院，包括严重头痛、神经系统或视力改变。出现毒性改变、免疫力低下或来自低收入家庭的患者需入院并使用静脉抗生素。

鼻窦炎与支气管炎和哮喘发病率增加有关。鼻窦感染过程可扩散至眼眶或中枢神经系统，可呈暴发性。鼻窦炎可扩散并累及面部和眼眶骨骼及软组织，表现面部和眼眶周围蜂窝组织炎、眶周脓肿、视神经炎、失明和眼眶脓肿。伴眼眶并发症患者可出现眼眶明显肿胀、眼球突出、眼球运动减少和视力下降。鼻窦炎也可引起颅内并发症，包括脑膜炎、海绵窦血栓形成、硬膜外或硬膜下积脓和脑脓肿。颅内受累可致头痛、神志障碍或局部神经缺损，进展迅速。急性暴发性真菌性鼻窦炎需静脉抗真菌药物治疗和侵入性手术治疗[32,33,35]。毛霉菌病并发症与诊断治疗延误直接相关。这种机会致病真菌感染可迅速发展并累及中枢神经系统，具有高发病率和病死率。

重要概念

- 严重咽喉痛而口咽检查无明显发现者，应考虑严重软组织感染，如会厌炎、咽后脓肿或扁桃体周脓肿。
- 深部间隙蜂窝组织炎与深部间隙脓肿难以鉴别，可能需要CT或MRI检查后进行穿刺。
- 使上呼吸道感染患者保持舒适体位。
- 后咽旁脓肿可累及颈交感神经链、颈动脉或颈内静脉。
- 将颈动脉瘤误诊为咽旁脓肿，并行抽吸和切开是致命的。
- 咽炎继发于严重脓毒症、右心内膜炎或吸入性肺炎时，应考虑颈内静脉脓毒性血栓形成。

本章参考文献请参见 http://pumpress.bjmu.edu.cn/eduservice/3419.html

第74章 肺炎

Gregory J. Moran and David A. Talan

刘沛 译　柴艳芬 校

概述

在美国，肺炎是第七位死亡原因，并且是感染性疾病的首要死因[1]。美国每年社区获得性肺炎（community-acquired pneumonia，CAP）患者为200万～400万，约50万患者需住院治疗。大多数CAP患者门诊治疗即可，病死率较低（<1%），需住院治疗的患者病死率高（约15%），老年患者和免疫抑制患者病死率较高。由于肺炎病原菌谱变化较大、耐药性变化、新抗生素出现及对费用-效益和门诊患者管理的重视，目前肺炎的治疗仍具有挑战性。

CAP流行病学正在发生变化。随着65岁以上老年人比例增加，肺炎发病率也正在增加。由于恶性肿瘤、器官移植和自身免疫性疾病而接受免疫抑制剂治疗的患者增多，导致机会性致病菌肺炎发病率增加。获得性免疫缺陷综合征（acquired immunodeficiency syndrome，AIDS）患者对肺炎链球菌、结核分枝杆菌、卡氏肺孢子虫（原称卡氏肺囊虫）易感。肺炎链球菌及其他病原体的耐药性十分常见。此外，目前存在的危险情况是由于生物恐怖和新病原体导致的呼吸道感染可在全球迅速传播。

在急诊科（emergency department，ED），肺炎病原学诊断十分困难。甚至有些住院肺炎患者完善检查后仍不能明确病原学诊断。一旦肺炎诊断明确，急诊科医生就应首先针对可能感染的病原菌进行经验性抗生素治疗、提供理想呼吸支持、评估病情严重程度及决定是否需住院治疗。

疾病原理

呼吸道有潜在病原体，肺是有抗感染能力的器官。肺泡内表面积约140m^2，每天通过呼吸道的气体约10 000L，每立方米大气约含成百上千个微生物。许多呼吸道潜在病原体寄居在口咽和上呼吸道。尽管咳嗽和喉反射可以阻止大多数颗粒物质进入下呼吸道，但正常睡眠时可经常误吸口咽内容物。除此之外，健康的肺是无菌的。

临床上，肺炎发生需具备宿主防御力降低和存在致病力强大或数量极多的病原体。在病原体与宿主的相互作用中，病原微生物战胜宿主防御力并且大量增殖时，即可导致炎症、免疫应答反应及临床肺炎。如果宿主防御力差，很微弱的病原-宿主反应就可以导致肺炎。

口腔内容物含大量微生物。每毫升唾液约含有10^8个细菌，以厌氧菌为主。拟杆菌属和梭状杆菌属是最常见的厌氧菌。链球菌属是最常见的需氧菌，同时也可发现葡萄球菌、嗜血杆菌、卡他莫拉菌及奈瑟菌。口腔菌群失调可导致致病菌繁殖。全身性疾病可以改变口腔上皮细胞对口腔菌群的抑制作用，导致需氧的革兰阴性杆菌定植增多。抗生素治疗也会对口腔正常菌群产生不良影响。

许多情况可降低宿主防御反应。如中毒、休克、痫性发作和麻醉引起的意识水平改变可降低气道反射的防御作用，导致口咽内容物误吸至下呼吸道。上呼吸道旁路措施（如气管内插管、鼻饲插管及呼吸治疗设备）可诱发感染。吸烟能破坏黏液纤毛机能及巨噬细胞活力，呼吸道病毒感染可以破坏呼吸道上皮，使之易发生细菌感染。已证实，流感或其他呼吸道病毒感染后细菌性肺炎的发病率增加。老年人肺炎发病率高，与纤毛清除力、肺组织弹性回缩力及细胞体液免疫力下降有关。人免疫缺陷病毒（HIV）感染破坏体液及细胞免疫。

感染性微生物到达肺泡并增殖，引发一系列的宿主免疫反应，最终发生肺炎。感染的病原菌作为抗原被宿主识别，产生细胞因子如白细胞介素-1（IL-1）、白细胞介素-8（IL-8）及肿瘤坏死因子（TNF）引起间接炎症反应。血浆液体渗出到肺组织，为细菌调理素、补体激活、凝集反应和中和反应提供 IgM 和 IgG，动员肺组织中性粒细胞吞噬致病菌。细胞免疫在对抗病毒及细胞内病原菌（分枝杆菌及军团菌）的反应中具有重要作用。由于液体及中性粒细胞进入肺泡对抗感染，患者出现具有临床和影像学特征表现的肺炎。

病原学

鉴别肺炎病原学较诊断肺炎更具有挑战性。在急诊科明确肺炎的主要致病菌十分困难。根据临床特征选择经验性抗生素治疗必须能够覆盖最可能的致病菌。

肺炎病原学不易明确是因为急诊科不能提供先进微生物学和血清学试验。有 1/3～1/2 的 CAP 患者经过详细检查也不能明确病原学。1/4 住院治疗的 CAP 患者感染肺炎链球菌和流感嗜血杆菌。非典型病原体军团菌、支原体和衣原体也很常见[2]。常规病毒检测发现，大约 18% 患者是病毒感染，流感和副流感病毒最常见[3]。在需收住重症监护治疗病房（intensive care unit，ICU）治疗的成人肺炎患者中肺炎链球菌感染最多见，在死亡病例中也很多。在成人重症 CAP 中较常见军团菌、金黄色葡萄球菌和需氧革兰阴性杆菌感染[4]。门诊治疗的轻症肺炎患者中非典型病原菌（如支原体和病毒感染）比例相对较高[5]。同时，在需住院治疗的病例中非典型病原菌尤其是军团菌感染也会发生。有报道肺炎支原体和肺炎链球菌复合感染者。

肺炎链球菌是革兰阳性球菌，是成人 CAP 常见病原菌，见于 40% 健康成年人的鼻咽部，该病原菌可致健康人患肺炎，有糖尿病、心血管疾病、酒精中毒、镰状细胞贫血、脾切除、恶性肿瘤及免疫抑制疾病患者感染的危险性更大。23 价肺炎球菌荚膜多糖肺炎疫苗可以降低重症肺炎感染，推荐上述患者及 65 岁以上高危人群接种该疫苗[6]。许多急诊科患者都未接种肺炎疫苗，接种疫苗是有效合理的方法[7]。7 价肺炎疫苗可有效地减少感染肺炎球菌疾病和新生儿及幼儿肺炎[8]。

流感嗜血杆菌作为一种多型革兰阴性杆菌，是成人 CAP 第二位常见病原体。该病原菌感染最常见于成人慢性阻塞性肺疾病（chronic obstructive pulmonary disease，COPD）、酒精中毒、营养不良、恶性肿瘤及糖尿病患者。

CAP 少见金黄色葡萄球菌感染，社区获得耐甲氧西林菌株（community-associated strains of methicillin-resistant S. aureus，CA-MRSA）可使既往健康成人和儿童患重症肺炎。这通常与流感有关[9]。葡萄球菌肺炎常引起肺组织坏死、空洞和肺脓肿。静脉注射毒品患者可发生金黄色葡萄球菌血行播散至两肺，形成许多小渗出或脓肿（如三尖瓣心内膜炎可形成感染性肺栓子）。其他化脓性细菌病原体包括卡他莫拉菌（一种革兰阴性双球菌）与 COPD 患者下呼吸道感染有关。

革兰阴性杆菌肺炎克雷白菌很少引起正常宿主发病，CAP 患者感染比例很小，它可使酒精中毒、糖尿病及其他慢性病患者发生重症肺炎，该病原菌常在医院获得感染，故其易发生耐药。

既往健康 40 岁以下 CAP 人群常见致病菌是肺炎支原体。CAP 另一个重要病原体是肺炎衣原体，它是细胞内寄生菌，在人群中通过呼吸道分泌物和气雾剂传播。血清流行病学研究发现，每个人都曾经感染过肺炎衣原体，而且易发生再感染。在老年 CAP 患者中肺炎衣原体较常见。该病原体诊断困难，估计感染者至少占 8%。

自 1976 年费城爆发的会议相关肺炎以来，目前发现至少 30 种已命名的军团菌，人类致病菌至少有 19 种。军团菌是细胞内寄生菌，在水环境中生存，人与人之间不传染。它的爆发与空调冷却塔和类似水源相关，该种微生物也存在自来水中，却不能作为 CAP 的病原学诊断。军团菌流行范围很广。

厌氧菌下呼吸道感染多是由于误吸含有大量细菌的口咽内容物引起，此种感染特点细菌种类多，包括消化链球菌、拟杆菌、梭状杆菌和普雷沃菌属。普雷沃菌多呈亚急性和慢性感染，在临床上很难与其他病原体区分。厌氧菌感染临床特征包括误吸的危险因素（如中枢神经系统抑制或吞咽功能障碍）、严重牙周病、恶臭痰、肺脓肿或脓胸。

病毒性肺炎在新生儿和幼儿常见，成人患者也很多见。呼吸道合胞病毒和副流感病毒感染在新生儿和幼儿肺炎中最常见，秋冬季易发。成人流感病毒性肺炎最常见。冬季流感爆发多为流感病毒 A 型，美国每年约 40 000 人死于该病，其中 90% 以上是 65 岁及以上人群[10]。变性肺病毒属于副黏病毒属，是儿童及成人病毒性肺炎重要病因[11]。巨细胞病毒（cytomegalovirus，CMV）可导致免疫抑制患者（如移植受者）发生肺炎。水痘带状疱疹病毒导致成人肺炎更常见且严重，易感因素包括吸烟和妊娠。东南亚发现的严重急性呼吸综合征（SARS）由冠状病毒引起。

老年人 SARS 患者病死率高为 10%～15%。

霉菌感染是由于荚膜组织胞浆菌、皮炎芽生菌、粗球孢子菌。在美国，上述微生物广泛存在土壤中。荚膜组织胞浆菌分布在密西西比和俄亥俄河谷区域，粗球孢子菌分布在西南区域，皮炎芽生菌分布在荚膜组织胞浆菌区以外的区域。这些感染常发生在与土壤接触工作的相关人群，如建筑业和驾驶清淤车。急、慢性肺炎临床表现不同，可见无症状肉芽肿和肺门淋巴结肿大。

卡氏肺孢子虫肺炎（pneumocystis pneumonia, PCP）主要发生在免疫力低下的 AIDS 和肿瘤患者。卡氏肺孢子虫归类于原虫，生化证据显示更类似于真菌。PCP 是 HIV 感染及 AIDS 常见表现。主诉有肺部症状患者，应询问 HIV 感染的危险因素，寻找 HIV 相关免疫抑制的临床表现，如体重下降、淋巴结病及鹅口疮。典型 PCP 表现为亚急性症状，包括乏力、劳力性呼吸困难、干咳、胸膜炎性胸痛和发热。

结核分枝杆菌生长缓慢，可通过咳嗽和喷嚏的带菌飞沫在人群中传播。结核分枝杆菌在巨噬细胞内生存，类似于细胞内寄生菌，可在体内休眠数年。约 5% 活动性结核（tuberculosis, TB）患者在感染后两年内进展而成，5% 病例会复燃。复燃多发生在细胞免疫受损患者，如糖尿病、肾衰竭、免疫抑制治疗、营养不良和 AIDS 患者。全世界约有 1/3 人口感染结核分枝杆菌。每年新增约 800 万活动性结核患者，约 300 万患者死亡。在美国，约 1 000 万～1 500 万人（占总人口的 3%～5%）感染结核。东南亚移民和 AIDS 患者中多重耐药结核分枝杆菌数量增多。

肺炎罕见原因

在美国许多地区流行汉坦病毒，可以导致呼吸窘迫和休克综合征。由于吸入被啮齿类尿液和粪便污染的气溶胶发生感染。健康成人典型前驱症状为发热、肌痛、乏力，数日后出现呼吸窘迫。迅速发生低氧血症，一般需要机械通气。实验室特有发现包括血小板减少、血液浓缩和非典型淋巴细胞的白细胞增多。胸片可见双肺间质渗出，下肺野更明显。支持性治疗包括体外膜氧合。抗病毒治疗效果尚不明确。

世界许多地方流行鼠疫耶尔森杆菌引起鼠疫，包括美国西南部。它是用来进行生物恐怖活动的疾病[12]，可发生于已感染的啮齿类和肉食动物咬伤后。血型播散引起的肺炎传染性强，病死率高。

许多动物源性微生物可以导致肺炎。由佛朗西斯菌（Francisella rensis）引起的土拉菌病通过接触感染哺乳动物（尤其是兔）体液或节肢动物咬伤传染。疾病起始于皮肤溃疡和邻近淋巴结肿痛。许多患者仅有伤寒样表现，如发热、乏力和体重下降。肺炎表现为干咳和胸片上不规则渗出。鹦鹉热可以通过鹦鹉衣原体从鸟类传染给人类。该病起病迅速，畏寒、高热、肌痛和干咳，最常表现剧烈头痛伴脾大。Q 热由立克次体伯内特考克斯体（Coxiella burnetii）所致。接触牛、羊或临产动物（包括猫）的职业人群易发，约有 75% 病例出现剧烈头痛，病死率低。其他动物源性肺部感染包括与马接触导致的红球菌（Rhodococcus equi）感染和与病狗接触导致博德特菌（Bordetella bronchiseptica）感染支气管炎（"犬窝咳"）。

临床特征

急诊科评估重点根据流行病学及临床特征确定肺炎诊断，然后影响住院和抗生素使用决策。主要病史包括症状特征、肺炎获得环境、地理、与动物接触情况及宿主因素，上述情况决定感染类型和预后。

通常肺炎表现咳嗽、排脓痰、气促和发热。在儿童和成人可通过基本病史和查体初步排除诊断，疑似病例可通过胸片确诊。如果无异常体征和胸部听诊结果，实际上患肺炎的可能性很小。没有一个特殊临床表现可以确定或排除肺炎诊断。年老体弱肺炎患者主诉常为非特异性，无典型症状。老年人肺炎临床表现为突发精神混乱和基本功能衰退。老年患者常因脓毒症表现出原有疾病，而缺乏肺炎症状。较少见表现是下叶肺炎患者出现腹部和背部疼痛。新生儿和幼儿不能提供确切病史时，诊断更困难。新生儿肺炎可表现发热、易激惹、气促、心动过速、肋骨凹陷、鼻翼扇动和呼噜声，很少或无咳嗽。

肺炎根据临床类型分为典型和非典型肺炎。典型肺炎是化脓菌所致，如肺炎链球菌、流感嗜血杆菌；非典型肺炎是由支原体、肺炎衣原体等微生物引起。这种分类是人为的，尚不能单纯依靠临床表现区分两类肺炎。某些临床特征常可以提示非典型病原菌感染。与化脓菌感染相比，非典型肺炎临床特征起病缓慢、有病毒感染的前驱症状、干咳、低热、不伴寒战、不伴胸膜炎或肺实变、白细胞减少和胸片上边界不清的渗出[2]。除微生物和血清学检查结果外，尚不能确定肺炎病原学，但临床特征仅可提供病原学参考。

肺炎链球菌肺炎典型表现突发寒战、发热、咳嗽、咳铁锈色痰及胸膜炎性胸痛。大多数患者表现不典型。通常先有上呼吸道感染病史，后出现肺炎表现，老年人及原有肺病患者更易感染。有脾切除、镰刀细胞贫血、AIDS、多发性骨髓瘤、丙种球蛋白缺乏症病史患者肺炎链球菌感染发病率增加，病死率亦增加。肺外并发症（如脑膜炎、心内膜炎或关节炎）较少见。流感嗜血杆菌引起原有慢性肺疾病患者的肺炎典型表现为咳嗽逐渐加重、痰量增多，菌血症少见。肺炎克雷伯菌可以致老年人及虚弱患者发生重症肺炎，该菌感染可引起坏死及出血，常出现"葡萄干果冻样"痰，易形成脓肿、脓胸、菌血症，病死率高。

非典型肺炎是由肺炎支原体、肺炎衣原体、病毒、军团菌或立克次体［如贝氏柯克斯（C. burnetii）］引起。支原体感染常始发头痛、全身乏力、发热类流感样症状。通常咳嗽为干咳，有时咳出清亮或脓性痰，年轻患者常出现皮肤损害，包括斑丘疹、水泡、荨麻疹及多形性红斑样皮疹。虽然可表现典型大疱性鼓膜炎，但非支原体感染特异性表现，目前仅见于少数病例。通常查体可见咽红肿、颈部淋巴结肿大、散布湿性啰音及干鸣音。罕见肺外表现包括心包炎、肾炎、无菌性脑膜炎及吉兰-巴雷综合征。通常患者不出现中毒样表现，可门诊治疗。黏液性脓痰常提示化脓菌肺炎或支气管炎，也可见于病毒或支原体肺炎。成人病毒性肺炎常先有上呼吸道感染症状，如过敏性鼻炎、咽喉痛及干咳，胸膜炎性胸痛较细菌性肺炎少见。

大部分青壮年支原体肺炎较轻，呈自限性的亚急性上呼吸道疾病。该微生物与支气管炎、哮喘、鼻窦炎、咽炎、动脉硬化有关。中老年人肺炎X线进展通常比较明显。普遍认为，非典型性肺炎常见于年轻人。

军团菌感染表现轻度自限性非典型性肺炎。老年患者、吸烟者、慢性疾病或免疫抑制患者更容易发展为急性严重全身性军团菌病。有突出胃肠道症状，如腹泻和腹部绞痛。

年龄、基础疾病、主诉和肺炎获得途径都可提供病原学线索。健康人出现CAP很可能继发病毒、支原体或肺炎链球菌感染。金黄色葡萄球菌（含CA-MRSA）能引起严重的与流感相关肺炎。需住院治疗的肺炎病原菌与CAP不同，为肠杆菌、铜绿假单胞菌或金黄色葡萄球菌。集体居住（如宿舍或军营）的健康人患肺炎很可能是支原体或病毒感染。

原有肺部疾病特别是COPD患者是易发生肺炎的重要群体。这些患者下呼吸道常有肺炎链球菌、流感嗜血杆菌或卡他莫拉菌等微生物定植。囊性纤维化者容易患铜绿假单胞菌或金黄色葡萄球菌肺炎。以上两类患者黏膜纤毛清除功能缺陷，使他们易反复发生肺炎。

血液肿瘤或恶性肿瘤患者接受化疗或移植术后免疫抑制，肺部容易发生多种病原菌感染。除常见病原菌外，尚可由其他病毒（如CMV、水痘或单纯疱疹病毒）引起肺炎，更可能由需氧革兰阴性杆菌、真菌如假丝酵母菌、H荚膜菌或卡氏肺孢子虫感染导致肺炎。

在疗养院或其他相关保健机构住院的患者耐药菌感染危险性更高，如铜绿假单胞菌、肺炎克雷伯菌（包括产超广谱β-内酰胺酶的菌株）、不动杆菌属及MRSA医院相关菌株。多重耐药菌其他易感风险因素包括：①在急诊科病房住院治疗2天或以上的90天内的感染；②血液透析中心患者；③静脉抗生素治疗、化疗或30天内创伤感染治疗。来自养老院或康复机构肺炎患者出现上述相关情况之一，可确认为健康护理相关肺炎（health care-associated pneumonia, HCAP）。HCAP与耐药菌（如假单胞菌或MRSA）感染高度相关，病死率高于CAP[14]。

诊断方法

许多上呼吸道感染或支气管炎患者不一定需要进行胸部X线检查，很难说进行一系列相关检查能比有临床经验的内科医生判断还准确。所有咳嗽患者常规胸部X线检查不必要，对于发热、心动过速、氧饱和度下降或肺部查体异常等表现者可行胸部X线检查。

在疑似肺炎患者中，上述临床表现较医生判断更好预测胸部X线片渗出[15]。有严重基础疾病、脓毒症或休克及住院患者应行胸部X线检查。胸部电脑断层扫描（computed tomography, CT）检查肺实变较X线片更敏感，对CT阳性、平片阴性肺炎患者自然病程并不清楚[16]。对于门诊治疗既往健康的年轻肺炎患者，如无免疫功能低下或其他特殊疾病时可以暂缓胸部X线检查。对初步治疗疗效差的患者应行胸部X线检查。对于慢性支气管炎或COPD恶化患者常规胸部X线检查时肺炎检出率低，有感染或充血性心力衰竭其他体征的患者也会受到影响。对发烧的婴幼儿研究显示，在无下呼吸道感染的其他症状或体征（如听诊异常或呼吸频率增快）情况下常规胸部X线检查时，肺炎检出率也低。

虽然胸部X线检查结果无法完全确定病原体，但某些放射学表现可以提示特殊病原体。化脓性细菌肺炎患者胸部X线片通常显示段或亚段浸润及含气支气管征（图74-1）。细菌性肺炎患者常出现大叶实变，多为肺炎球菌或肺炎克雷伯菌感染。肺炎克雷伯菌肺炎胸部X线片常出现类似大叶性肺炎致密浸润影，并有明显的叶间裂。这一表现是非特异性的，通常仅为轻微支气管肺炎。感染在肺内沿小叶气孔传

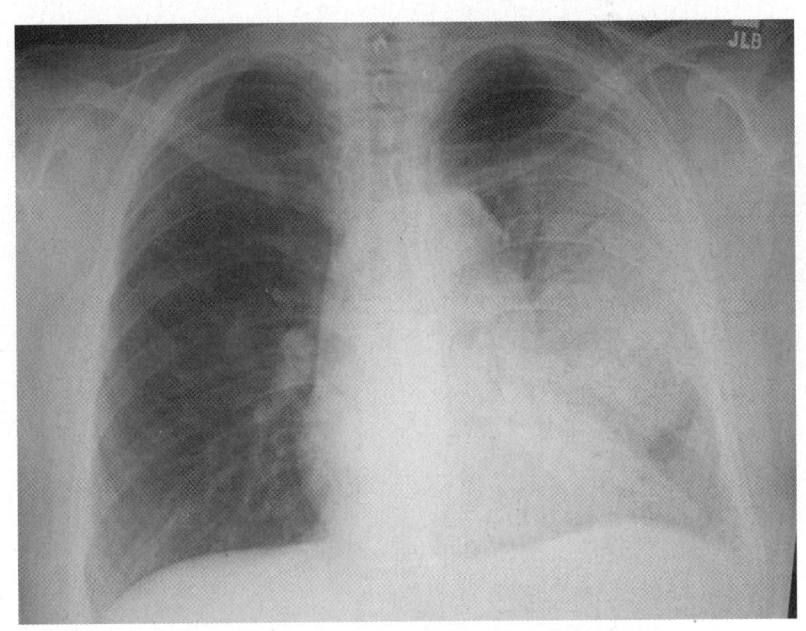

图 74-1　正位胸片示左上叶肺炎。很多病原菌可造成该表现,最常见的是肺炎球菌、流感嗜血杆菌、革兰阴性菌、肺炎支原体、衣原体和军团菌。

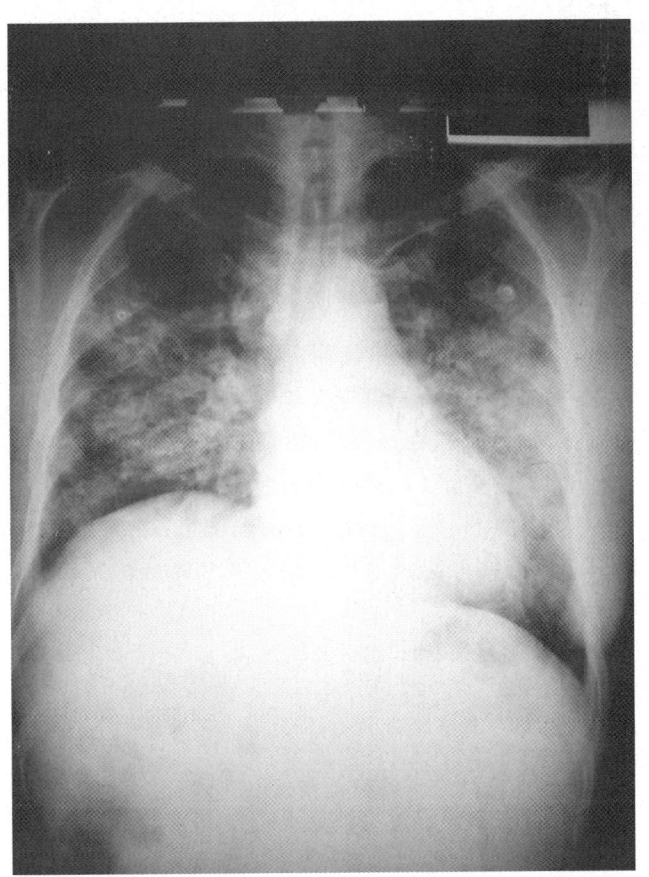

图 74-2　正位胸片示斑片状间质浸润。病原菌多为病毒或支原体,许多细菌也会有相似表现。

播,出现 X 线片上斑片状渗出。细菌、衣原体、支原体、军团菌、病毒、真菌感染均为此表现。

胸部 X 线片间质性病变通常是由支原体、病毒或卡氏肺孢子虫引起(图 74-2)。微小结节播散致两肺呈典型粟粒样肉芽肿肺炎提示结核或真菌感染。渗出部位也可提供病因学线索。吸入性肺炎常出现在肺下叶,最常见于下叶上部或上叶后段。血行播散性肺炎(如金黄色葡萄球菌)应注意肺外野。肺尖浸润提示结核。

胸部 X 线片特征性浸润表现可能会提示具体病原学。肺门或纵隔淋巴结浸润提示结核或真菌性疾病,或可能存在肿瘤相关性肺炎。厌氧菌、需氧革兰阴性杆菌、金黄色葡萄球菌感染最易出现空洞(图 74-3),空洞也可以是真菌性疾病、结核或非感染性疾病(如恶性肿瘤、肺血管病)。肺囊肿或自发气胸见于 PCP 的 AIDS 患者。许多病原体(包括多种化脓性细菌、衣原体、军团菌和结核)可出现胸腔积液。厌氧菌感染引起的积液极易发展为脓胸。床旁超声检查可诊断胸腔积液,并能指导穿刺。

放射学检查结果只能提示非特异性感染病因。支原体肺炎 X 线片可以表现为浓密渗出影,而肺炎球菌肺炎可以表现为弥散性间质浸润,免疫功能低下患者特别容易出现非典型 X 线片表现。临床表现明显提示肺炎患者,胸部 X 线片可无异常,因为肺部渗出可在发病后 24~48 小时出现。临床诊断肺炎患者,即使胸部 X 线检查阴性也不应中断抗生素合理治疗。水合状态会影响肺炎 X 线片表现是有争议的。理论上讲,严重脱水由于血容量和血管静水压降低渗出反应可能减少,尚未被实验证实[18,19]。

实验室检查对明确肺炎病原学诊断也非特异。虽然白细胞(white blood cell,WBC)计数大于 15 000/mm³ 化脓性细菌感染概率大于病毒或非典型病原体感染,但这一发现预测值取决于疾病发展阶段及不同病因的患病率,以此决定个体治疗并不够敏感和特异。白细胞检查结果可能对以下情况有所帮助,如粒细胞减少症提示免疫抑制,淋巴细胞减少可提示 AIDS 免疫抑

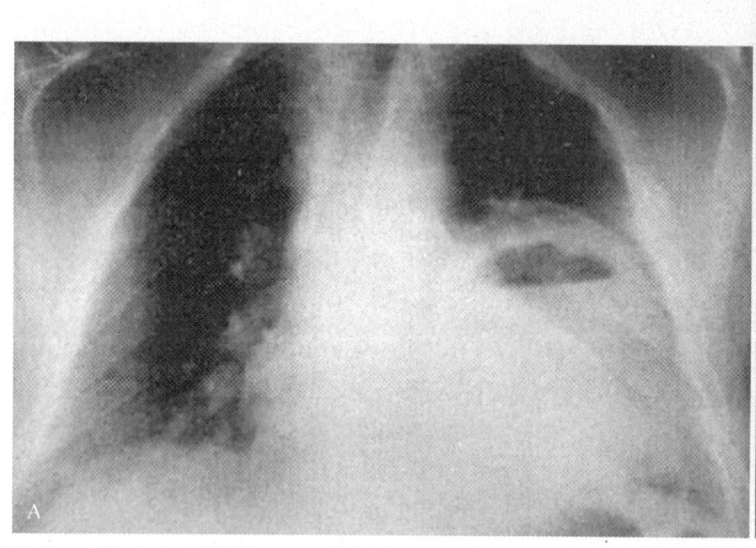
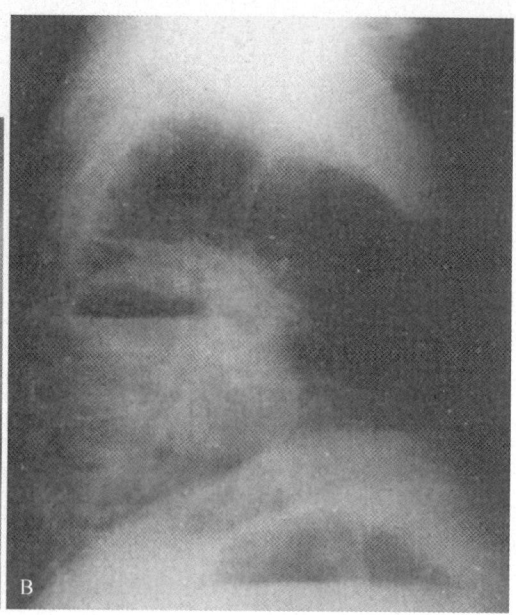

图 74-3　正位（A）和侧位（B）胸部 X 线片显示左下叶脓肿含气液平面。

制。基础代谢板（basic metabolic panels）可帮助识别脓毒症伴肾、肝功能障碍及代谢性酸中毒患者。这些发现能预测疾病的复杂过程和影响有关疾病处理、抗生素及剂量选择决策。

脉搏血氧仪对肺炎患者呼吸功能临床评估是重要的，但对于氧合功能评估不准确[20]。脉搏血氧仪监测可用于任何可疑肺炎患者。

痰革兰染色结果很少改变治疗或预后。即使痰标本符合常用评价标准（<5 个鳞状上皮细胞/高倍视野，且>25 个白细胞/高倍视野），革兰染色与痰培养比较对肺炎球菌鉴定相关性较差。甚至痰革兰染色不太可能显示革兰阴性菌（如流感嗜血杆菌），不应该以此来排除革兰阴性病原菌感染。如果无痰分析结果而依据临床资料选择经验性抗生素治疗，通常临床上有效。美国传染病学会（IDSA）和美国胸科学会（ATS）的 CAP 治疗指南限制对严重疾病或罕见病原体感染危险因素患者进行痰革兰染色和培养[1]。

非免疫低下成人肺炎患者常规血培养检查没有意义，非污染菌血症很少见，该结果不能改变治疗[21,22]。随访假阳性血培养结果花费昂贵，而且消耗人力。如初步报告为革兰阳性球菌可能导致不必要地使用抗生素（如万古霉素或利奈唑胺）。血培养应该用于免疫功能低下患者、严重脓毒症或休克及血管内感染（endovascular infection）高危因素患者（如人工心脏瓣膜、静脉注射毒品或空洞浸润）[1]。应在抗生素使用前抽取血培养标本，但也不能因此而延迟使用抗生素。

立位正侧位胸片显示胸腔积液大于 5cm 的患者，应行诊断性胸腔穿刺[1]。穿刺液应化验细胞数、分类、pH 值（pH 值<7.2 提示需要胸腔内置管）、革兰染色和培养。大多数患者住院后进行胸腔穿刺是安全的。然而有明显呼吸窘迫或有胸腔高张力及纵隔移位患者需要紧急胸腔穿刺诊断和治疗。

血清学检测可以提供多种病原菌诊断，包括肺炎衣原体、军团菌和真菌。血清学检测确定肺炎病原学有回顾性价值，通常需要比较急性期及恢复期血清抗体滴度，在急诊科很少使用。一些机构通过对肺炎链球菌和军团菌感染患者尿抗原检测用于急诊科评估。目前尚不清楚阳性结果是否应及时改变经验性治疗[1]。现有病毒（包括呼吸道合胞病毒和流感病毒）抗原快速诊断检测，这些检测对住院患者感染控制决策有益，它们可提供流感治疗方案和家庭预防措施。将来，聚合酶链式反应快速检测可为急诊科医师提供确定肺炎特异性病原学的可靠方法。

HIV 感染肺炎

如果 HIV 感染患者肺部不适，我们需要考虑其肺部是否为机会性致病菌感染。尽管我们使用高效抗反转录病毒疗法（highly active antiretroviral therapy，HAART）可以降低 HIV 患者机会性感染发生概率，但有些感染患者如没进行规律治疗还会经常到急诊科就医。如果患者有感染 HIV 的高危因素而血清学情况尚不清楚，那就要按 AIDS 患者处理，并且积极寻找已侵袭的机会性致病菌。

AIDS 患者最容易发生的机会性感染是呼吸道感染。除感染卡氏肺孢子虫，有许多证据显示也可由结核分枝杆菌和普通细菌（如肺炎链球菌和流感嗜血杆菌）引起。对于 HIV 患者，患肺炎球菌肺炎的概率比普通人高出 7～10 倍，患流感嗜血杆菌肺炎概率比普通人高 100 倍。其他病原菌引起的肺炎也会发生在 HIV 感染患者身上，如鸟复合分枝杆菌、CMV、需氧革兰阴性菌、新型隐球菌和马红球菌。

尽管有的患者已知道感染 HIV 或患 AIDS，但他们并不关注自己 HIV 状况，许多人不愿意透露自己携带 HIV。在诊断 PCP 时重要的是判定患者存在患病风险。如果能够证实患者感染了 HIV 病毒，就确定存在免疫抑制。如近期辅助性 T 淋巴细胞计数小于 $200/mm^3$，就可以认为感染机会性肺炎可能性很大。HIV 患者通常知道该指标计数情况，或者通过外周淋巴细胞总数小于 $1 000/mm^3$ 来推断。对于不知道自己 HIV 感染情况的患者，如有体重减轻、黏膜白斑病和口腔念珠菌病感染表现，均非常支持存在免疫抑制。

PCP 患者典型表现为以干咳为首发症状的亚急性起病，继而发热、气短、弥漫性肺泡渗出和低氧血症，10%～20% 的 PCP 患者缺乏上述症状。PCP 患者常有一些亚急性表现，如干咳、劳力性呼吸困难、体重下降、气促和心动过速。

PCP 患者典型 X 线片表现是始于肺门周围对称性肺间质浸润。同时 PCP 的 X 线片表现多种多样，从大致正常到实变，可能会出现肺叶渗出、胸腔积液、肺门淋巴结肿大、结节和肺部空洞。还可以见到低氧血症、低碳酸血症及肺泡-动脉血氧分压差增加。患有 PCP 肺炎的 AIDS 患者血清乳酸脱氢酶水平明显高于非 PCP 肺炎 AIDS 患者。有证据表明，轻微运动缺氧对于表现微妙的患者有益。PCP 定性需要对痰进行诱导、染色，对于有些患者需要有创性检查，如支气管镜检查获得支气管肺泡灌洗液或活检。通常，疑似 PCP 患者需要住院进行针对 PCP 治疗。

有肺部渗出的 AIDS 患者鉴别较困难（图 74-4）。引起 AIDS 患者肺炎的最常见细菌也常是免疫力正常人群 CAP 的致病菌，但胸部 X 线影像表现不典型。有肺结核的 AIDS 患者很难通过临床表现与有肺部感染的 AIDS 患者鉴别。有呼吸道症状 HIV 感染者均应考虑到结核，同时进行呼吸道隔离。AIDS 患者也有感染其他分支菌属危险，如鸟复合分枝杆菌。痰中查见抗酸杆菌时应经验性抗鸟结核杆菌治疗，直到确定分枝杆菌种类时为止。AIDS 患者感染新型隐球菌或与地域相关真菌的概率也在增加。AIDS 患者肺部渗出可能存在 Kaposi 肉瘤。

鉴别诊断

鉴别上呼吸道感染与下呼吸道感染困难。胸片可以帮助鉴别上呼吸道感染、支气管炎和肺炎。对于咳嗽、咳痰患者如无提示肺炎或其他临床诊断因素（如中毒表现、高龄、基础病和异常胸部查体）时没必要都检查胸片。

许多非感染性病因也会导致肺炎，包括暴露矿物性粉尘（如矽肺）、化学烟雾（如氯或氨）、有毒药物［如博莱霉素（bleomycin）］、辐射、热损伤或氧中毒。免疫性疾病（如结节病、Goodpasture 综合征、胶原血管病）或环境因素超敏反应（如农民肺病）也可导致肺炎。肿瘤与肺炎胸片表现易混淆，最初表现都可能为阻塞性感染或淋巴结周围浸润，肺部恶性肿瘤淋巴管播散很像间质性肺炎。

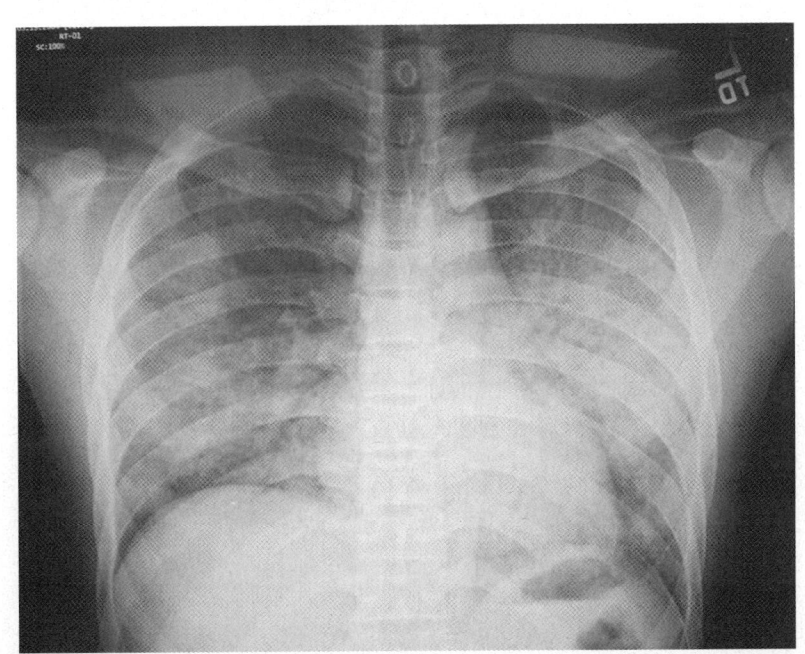

图 74-4　HIV 感染者正位 X 线片可见空洞中有肺泡渗出液。肺孢子虫病是常见病因，也要考虑到结核菌和其他细菌。

误吸

重要的是要鉴别急性误吸胃内容物或液体与误吸后并发的细菌性肺炎。误吸到肺的液体阻断肺泡表面活性物质作用，引起炎症反应，这些会导致缺氧和呼吸衰竭。酸性胃内容物误吸造成肺损伤常很严重，多见于中毒、麻痹或神经疾病患者，首先出现咳嗽和气短，随后数小时出现呼吸衰竭。酸性液体急性误吸进入肺部可能导致发热、白细胞增多、浓痰、胸部X线片肺泡浸润与细菌性肺炎相似。尽管这些患者随后会发生细菌性肺炎，但是对预防应用抗生素尚有争议。有些学者认为，预防应用抗生素无益，且会选择性产生耐药菌[24]。如果患者有细菌性肺炎症状，如发热、误吸后36小时肺渗出进展或病情不明原因恶化，就需要使用抗生素。急性误吸应用静脉糖皮质激素无效。

治疗

如是传染病尽早隔离[25]。患者有结核接触史、存在提示症状（如持续咳嗽、体重减轻、盗汗和咯血）或属于感染结核高危险组（如无家可归者、静脉吸毒者、酗酒、HIV感染风险及高风险地区移民），在评估前应戴口罩进行呼吸道隔离及胸部X线检查[26]。常需治疗结核患者的急诊科，应制定患者分检预案，在其他患者、访客或工作人员进行不必要的接触前应迅速识别这类患者[27]。

急诊科抗生素管理主要针对将要住院治疗患者。及时抗生素管理与住院肺炎患者预后有关[28]，即使有混杂因素限制这些研究结论。对于未确诊的肺炎患者草率治疗会导致抗生素使用不当。虽然医疗保险和医疗补助服务中心已经把抗生素使用时间作为质量管理措施，IDSA/ATS制定的肺炎管理指南不赞成指定抗生素使用的具体截止时间。根据临床表现、实验室检查、影像学检查和流行病学资料判断选用可能覆盖病原菌的抗生素。然而，选择治疗方案尽可能避免出现药物毒性、耐药病原菌和成本过高。

耐药肺炎链球菌（drug-resistant S. pneumoniae, DRSP）增多。在美国大多数地区，15%～20%门诊患者肺炎球菌痰标本中出现高度耐青霉素的耐药菌株。DRSP耐青霉素，通常也对其他β-内酰胺类、大环内酯类、四环素类及磺胺甲基异噁唑（trimethoprim-sulfamethoxazole，TMP-SMX）耐药。可应用许多广谱或呼吸喹诺酮类药物，如左氧氟沙星、莫西沙星和吉米沙星。由于喹诺酮类药物口服生物利用度较高，口服治疗的血清和组织血药浓度水平基本上相当于静脉治疗[29]。这些药物对DRSP和其他典型或非典型肺炎病原体治疗有效。然而目前尚不清楚的是，在体外实验耐药却与实际临床应用结果相反。尽管有实验报道，肺炎链球菌对大部分头孢菌素类和大环内酯类耐药，但在血清和组织中达到足够的血药浓度水平仍可以有效地治疗该菌所致呼吸道感染。

CA-MRSA已迅速成为社区获得性皮肤软组织感染分离出的最常见病原体。目前认为其可以导致常见于儿童或健康青年人流感后严重、快速进展性肺炎[9]。在体外实验中具有抗CA-MRSA的抗生素包括万古霉素、TMP-SMX、达托霉素（daptomycin）、替吉环素（tigecycline）、利奈唑胺（linezolid）、头孢洛林（ceftaroline）和头孢托罗（ceftobipirole）。虽然万古霉素最常用于治疗MRSA感染，目前人们关心的是由于最低抑菌浓度的提高可能会失去万古霉素[30]。达托霉素能被肺泡表面活性物质灭活，不能用于经验性治疗。对于重症肺炎合并脓毒症，尤其是合并流感、接触过MRSA感染或有坏死性肺炎影像学证据患者，经验性治疗时必须覆盖MRSA。

治疗成人CAP的门诊合理药包括大环内酯类、强力霉素及增强抗肺炎链球菌活性的喹诺酮类药物（表74-1）[1]。对于并发症危险低的患者可用大环内酯类或强力霉素，并门诊随访。对于近期使用过抗生素或有慢性心、肺、肝或肾疾病患者，感染DRSP的危险性高，应考虑使用呼吸喹诺酮类。

对于在过去几个月使用过氟喹诺酮类药物患者适合联合应用大环内酯类和β-内酰胺类［如大剂量阿莫西林（1g，tid）；阿莫西林-克拉维酸（2g，bid，PO）或头孢泊肟（cefpodoxime）］。除用于氟喹诺酮类药物的管理，上述建议也适用于学龄儿童和青少年常见支原体感染。

对于病情严重需住院和静脉注射抗生素患者应选择一种β-内酰胺制剂（如头孢曲松、头孢噻肟、氨苄西林舒巴坦或厄他培南）加大环内酯类（如静脉注射或口服阿奇霉素）联合或单用广谱氟喹诺酮类。与单用三代头孢菌素治疗相比，上述治疗方案可降低老年CAP住院患者病死率。这些治疗针对常见细菌（如肺炎链球菌、卡他莫拉菌、流感嗜血杆菌）和非典型病原体（如支原体、衣原体或军团菌）。另一选择是静脉注射阿奇霉素，此种药物并不能达到较高血药浓度，并缺乏对抗许多需氧革兰阴性杆菌及DRSP活性。单用阿奇霉素仅可用于轻症且不太可能有菌血症的患者。怀疑存在厌氧菌（如误吸）感染时应加用克林霉素或甲硝唑，或应用具有抗厌氧菌活性药物（如厄他培南、氨苄西林舒巴坦或哌拉西林三唑巴

表 74-1 较大儿童及成人 CAP 的门诊治疗

临床情况	抗生素治疗方案*	备注
既往健康近3个月未用抗生素者	多西环素，100mg，口服，bid	青少年/青年人首选，支原体感染可能性最大，有抗肺炎链球菌活性
	阿奇霉素	治疗常见典型细菌和非典型病原体。多种给药方案：第1天500 mg，继之每天250mg，连用4天；500 mg/d，共3天；2g，PO，停药后维持药效。可用克拉霉素代替
有基础病或近3个月使用抗生素	左氧氟沙星 750mg，口服，共5天	可用莫西沙星或吉米沙星代替
		可以抗常见的典型和非典型病原体；抗DRSP。最近使用过β-内酰胺类和大环内酯类仍可用
	头孢泊肟 200mg，口服 bid + 阿奇霉素 500mg，口服 qd	最近使用氟喹诺酮类药者可用头孢地尼、头孢丙烯或阿莫西林/克拉维酸代替头孢泊肟。抗DRSP

DRSP，耐药肺炎链球菌。
* 肝肾功能正常的70公斤成人剂量。

表 74-2 较大儿童及成人 CAP：住院治疗

临床情况	抗生素治疗方案*	备注
社区获得，非免疫低下	头孢曲松 1g q24h + 阿奇霉素 500mg q24h IV 或 PO	可用头孢噻肟、氨苄西林舒巴坦或厄他培南代替头孢曲松
	呼吸喹酮类（左氧氟沙星 750mg IV q24h 或莫西沙星 400mg IV q24h）	治疗大多数常见的细菌和非典型病原体，抗DRSP
重症肺炎（ICU）	头孢曲松 1g IV q24h + 左氧氟沙星 750mg IV q24h + 万古霉素 1g IV q12h	可用头孢噻肟、头孢吡肟、厄他培南或β-内酰胺/β-内酰胺酶抑制剂代替头孢曲松。可用莫西沙星代替左氧氟沙星。可用利奈唑胺代替万古霉素
HCAP 或粒细胞减少的重症肺炎（假单胞菌易感）	头孢吡肟 2g IV q12h + 环丙沙星 500mg IV q12h + 万古霉素 1g IV q12h	可用抗假单胞菌的β-内酰胺类（如哌拉西林三唑巴坦、亚胺培南或美罗培南代替头孢吡肟）。可用氨基糖苷类 + 大环内酯类代替环丙沙星
可疑 PCP	TMP-SMX 240/1200mg IV q6h	病情严重或确诊PCP加用头孢曲松。对磺胺过敏的替代药物为喷他脒 + 三代头孢菌素、克林霉素 + 伯氨喹或阿托伐醌 + 头孢曲松

DRSP：耐药肺炎球菌；ICU：重症监护治疗病房；PCP：卡氏肺孢子虫肺炎。
* 肝肾功能正常的70公斤成人剂量。

坦）。莫西沙星等一些喹诺酮类也有抗厌氧菌活性（表74-2）。

严重脓毒症或脓毒性休克患者需要积极液体复苏，早期应用血管活性药、输血和正性肌力药[31]。重症和免疫缺陷患者易感染肺炎链球菌、需氧革兰阴性杆菌或金黄色葡萄球菌（包括MRSA），某些地区感染军团菌可能更大。住进ICU的肺炎患者更需要针对抗DRSP治疗。重症肺炎球菌肺炎联合用药较单用氟喹诺酮类效果更好[32]。三代头孢菌素或β-内酰胺/β-内酰胺酶抑制剂可与氟喹诺酮类药物联合。如存在脓毒性休克可考虑加用氨基糖苷类。

最近住过医院伴有白细胞减少或原有支气管扩张症患者感染铜绿假单胞菌危险高。经验性治疗应包括两种药，并覆盖包括铜绿假单胞菌在内的革兰阴性菌。经验性治疗方案包括头孢吡肟、亚胺培南、美罗培南或哌拉西林三唑巴坦加环丙沙星（大剂量）或加氨基糖苷类和大环内酯类。对于致命肺炎的高危人群，感染MRSA危险高，及最近用过氟喹诺酮类药患者可存在耐氟喹诺酮肺炎链球菌可应用万古霉素或利奈唑胺。该方案还能覆盖非典型病原体和革兰阴性杆菌。

由于 HCAP 病死率高且易感染少见病原体，适合应用更广谱抗生素经验性治疗。通常联合应用的抗生素中至少有一种药对可能致病菌有效。适当联合包括抗假单胞菌 β-内酰胺类青霉素如哌拉西林三唑巴坦、头孢吡肟、亚胺培南或美罗培南，并选择氨基糖苷类/氟喹诺酮类和万古霉素/利奈唑胺之一抗 MRSA[33]。

对于 AIDS 患者，治疗卡氏肺孢子虫和肺炎链球菌都很重要。应用 TMP-SMX（TMP 20mg/kg，SMX 100mg/kg）治疗，每日 4 次，疗程 21 天[34]。对于大多数成年患者，一个疗程需每 6 小时给药 3 安瓿（每安瓿含 80mg TMP 和 400mg SMX）为宜。磺胺过敏患者给予喷他脒（pentamidine）4mg/kg，给药时间大于 1 小时。喷他脒急性毒性可出现低血压和低血糖。由于喷他脒对肺炎链球菌或其他细菌无活性，故在初始经验性治疗时需加用头孢菌素或其他抗生素。可选的其他药包括克林霉素（每 8 小时静脉注射 900mg）、伯氨喹（primaquine）每日口服 15mg、阿托伐醌（atovaquone）、三甲曲沙（trimetrexate）或 TMP 加氨苯砜（dapsone）。类固醇（泼尼松 40mg，每日两次口服）除降低病死率，还可减少部分动脉血氧分压（PaO_2）低于 70mmHg 或肺泡-动脉氧分压差大于 35mmHg 的患者临床恶化。支原体、军团菌和衣原体是 AIDS 患者重症肺炎少见致病菌，经验性治疗不建议常规使用红霉素或多西环素。

急诊科许多病情允许的患者可以在门诊治疗，这些患者也可以收住院。开始可静脉应用长效抗生素（如头孢曲松）治疗，并进行长时间观察（12～24 小时），同时应用支持治疗，如水合、退热剂和支气管扩张剂，在出院前改为口服药治疗。有些患者在 24 小时后返回急诊科，接受第 2 次静脉注射或口服抗生素。另一种选择是应用广谱氟喹诺酮类药物（口服或注射），有利于对抗非典型病原体和 DRSP。

目前尚无实验证实肺炎治疗的疗程问题。肺炎门诊治疗通常为 10～14 天。阿奇霉素或左氧氟沙星（750mg）疗程为 5 天。

流感抗原检测或培养阳性患者应用抗病毒治疗有益。流感在社区流行时，根据临床表现经验性应用抗病毒治疗是合理的，早期开始抗病毒治疗可降低病死率[35]。由于神经氨酸酶抑制剂对 A 型和 B 型流感有效，且许多流行病毒株对老药具有抗药性，建议应用神经氨酸酶抑制剂（如奥司他韦）替代金刚烷胺和金刚乙胺[36]。由于担心诱发支气管痉挛不推荐气道高反应性疾病患者使用扎那米韦（zanamavir）吸入剂。

处理

医生治疗肺炎的决策差异很大。常见倾向是高估病情的严重程度，导致低死亡风险或低严重并发症风险的患者住院治疗。决定肺炎患者入院治疗并不一定意味需要长期住院。可以在急诊科观察 12～24 小时或允许中度风险患者早日出院。肺炎患者住院治疗花费是门诊治疗的 15～20 倍，而且对于大多数患者家庭环境更舒适。

对于判断是否需要住院尚无明确指南，但有一评分系统可以提供帮助。常用评分系统是基于肺炎患者治疗结果研究小组的研究，通过前瞻性观察免疫功能正常成年人 CAP 预测病死率[37]。此模型（肺炎病情严重度评分，PSI）提出两步法评估病情风险。建议门诊治疗的最低风险等级患者包括年龄小于 50 岁；无明显基础病（肿瘤、充血性心力衰竭、脑血管疾病、肾脏疾病、肝脏疾病或 HIV）；没有以下阳性体格检查表现：精神状态改变、脉搏≥125 次/分、呼吸频率≥30 次/分、收缩压<90mmHg 及体温<35℃ 或>40℃。不符合最低风险等级的患者再通过基于年龄、基础疾病、体格检查和实验室检查异常评分系统进一步分类（表 74-3）。

91 分及以上患者建议住院，71～90 分患者可以考虑短期住院或留观。虽然这一评估方法对门诊治疗管理有益，但也有一些不足：比较麻烦、不能模拟预测突发威胁生命事件、未考虑到动态监测、还有许多重要例外情况（如严格按照这一规定，低风险严重缺氧患者就可以出院）。因此临床判断应取代墨守这个评分系统。研究显示，医生经过培训并应用该评分系统可使整体住院率明显降低、节约成本、生活质量评分与医生常规管理近似[38]。附加出院标准包括经过数小时观察，症状改善且生命体征平稳、可以口服药物、脉搏血氧大于 90%、有家庭力量支持并能继续随访。

CURB-65 法是与上述评分系统相类似且更简单的方法[39]。该方法只使用五个简单标准规定较低风险患者的不良事件，包括意识不清、尿毒症（BUN > 20 mg/dl）、呼吸>30 次/分、收缩压<90mmHg 或舒张压≤60mmHg 及年龄≥65 岁。同时具备的危险因素越多，30 天病死率越大：0 个危险因素病死率 0.7%，2 个危险因素病死率 9.2%，5 个危险因素病死率 57%。0～1 个危险因素患者可以门诊治疗，2 个危险因素应住院，3 个危险因素或以上应收住 ICU。

表 74-3　肺炎病死率预测评分系统

患者特点	分值
人口因素	
年龄	
男性	年龄数
女性	年龄数 – 10
居住在护理院	10
基础疾病	
肿瘤	30
肝脏疾病	20
充血性心力衰竭	10
脑血管疾病	10
肾脏疾病	10
体格检查表现	
精神状态改变	20
呼吸 > 30 次/分	20
收缩压 ≤ 90mmHg	20
温度 < 35℃ 或 > 40℃	15
脉搏 ≥ 125 次/分	10
实验室或影像学表现	
动脉血 pH < 7.35	30
BUN > 30mg/dl	20
钠 < 130mEq/L	20
血糖 > 250mg/dl	10
血细胞比容 < 30%	10
PaO_2 < 60mmHg	10
胸腔积液	10

Adapted from Mandell LA, et al: Update of practice guidelines for the management of community-acquired pneumonia in immunocompetent adults. Clin Infect Dis 37: 1405, 2003.

尚无有关住院决策的随机对比临床试验直接比较 PSI 法和 CURB-65 法的利弊。比较同一人群 CAP 患者评分，通过 PSI 法评估低风险组患者比例略高，病死率也低[40]。

需指出，患 PCP 的 HIV 感染患者有可能发展为重症疾病并需进行门诊密切随访。AIDS 患者存活率降低相关因素包括，先前感染过 PCP、贫血、低氧血症或基础疾病[41]。无上述预后不良因素的患者可以从 ED 离院，最好 2～3 天门诊密切随访。由于 TMP-SMX 潜在毒性，不建议感染可能性低、一般情况良好患者经验性应用该药治疗。推荐应用大环内酯类经验性治疗 PCP 风险低的支气管炎或轻症 CAP 患者（如近期 CD4 细胞计数 > 350/mm³）。任何在门诊口服抗生素治疗恶化患者，应立即住院进行全面仔细评估。有些医师一开始就给 PCP 风险高的患者口服 TMP-SMX 或其他药物，临床指标恢复良好，但这仅限于可以密切随访的患者。

气管内插管或需用血管活性药患者应收住 ICU。识别最初无需上述干预但处于高危状态和需要监护而不够收住 ICU 的患者是困难的。应用 PSI 法（Ⅴ 类）和 CURB-65 法提出客观标准尚不能前瞻性判定是否需要收住 ICU[42]。通过对 CAP 患者回顾性系列研究得出的类似标准并不比医生当时决策更好[43]。IDSA/ATS 制定的指南包括重症 CAP 标准（表 74-4），这些都未得到验证[1]。对于病情有可能急剧恶化的患者需收住院。同样还有从其他专科转入 ICU 的患者。

大多数 CAP 患者不需要呼吸道隔离，能给其他患者带来传染威胁的患者（如流感、水痘、TB 或鼠疫）应隔离。在 SARS 或禽流感流行地区旅行的人有发热和呼吸道症状也应隔离。中性粒细胞减少患者通常应保护性隔离。应隔离肺炎感染 HIV 的患者，通过痰涂片查抗酸杆菌评估是否患 TB，这也适用于其

表 74-4　重症 CAP 标准

次要标准*
呼吸频率 ≥ 30 次/分†
PaO_2/FiO_2 ≤ 250†
多个肺叶浸润
意识/定向障碍
尿毒症（BUN ≥ 20mg/dl）
白细胞减少症‡（WBC 计数 < 4 000/mm³）
血小板减少（PLT 计数 < 100 000/mm³）
低体温（中心温度 < 36℃）
低血压，需要积极液体复苏
主要标准
有创机械通气
脓毒性休克需要血管活性剂

BUN，血尿素氮；PaO_2/FiO_2，动脉氧分压/吸入氧浓度。

* 其他参考标准包括低血糖（非糖尿病患者）、急性酒精中毒/酒精戒断、低钠血症、不明原因代谢性酸中毒或乳酸升高、肝硬化及脾切除等。
† 呼吸频率 > 30 次/分或氧合指数 < 250 可以应用无创通气。
‡ 仅因感染造成的。

Adapted from Mandell LA, Wunderink RG, Anzueto A, et al: Infectious Diseases Society of America/American Thoracic Society consensus guidelines on the management of community-acquired pneumonia in adults. Clin Infect Dis 44: S27, 2007.

框 74-1	ARDS 相关因素

脓毒症
休克
吸入有毒气体或烟雾
误吸
    胃内容物
    近乎淹溺
    烃类/多种溶剂
肺炎
药物反应
    水杨酸类
    阿片类
    三环抗抑郁药
    环孢素
    胺碘酮
    抗肿瘤化疗药物（如博莱霉素）
    氢氯噻嗪
创伤
烧伤
输血反应
放射性损伤
胰腺炎
血栓栓塞
脂肪栓塞
空气栓塞
羊水栓塞
子痫
神经源性（如蛛网膜下腔出血、颅脑外伤）
弥散性血管内凝血
高海拔曝露
氧中毒
体外循环

他有患 TB 危险因素的患者。AIDS 患者不能通过胸部 X 线片排除 TB，因其常不具有典型 TB 表现。对于其他患 TB 高风险患者也应隔离，如市区无家可归者和静脉注射毒品者。

急性呼吸窘迫综合征

急性呼吸窘迫综合征（ARDS）是一种非心源性肺水肿，是肺对各种损伤的一种非特异性反应。ARDS 是 $PaO_2/FiO_2 \leq 200$ 并具有一个或一个以上危险因素并需机械通气治疗的呼吸衰竭。ARDS 患者胸片新近出现双侧弥散性片状或均一浸润影，无心力衰竭、体液过多或慢性肺部疾病（肺动脉楔压 $\leq 18mmHg$）临床证据[44]。

由于肺泡毛细血管受损、通透性增加、血浆液体和蛋白渗出及氧交换障碍引起呼吸衰竭。直接肺损伤（如误吸液体或吸入毒素）可造成 ARDS，也有因多系统创伤，脓毒症或许多药物相关循环炎症介质引起（框 74-1）。ARDS 发生有许多调节机制参与，包括中性粒细胞释放蛋白酶和氧自由基、白细胞介素及其他细胞因子、肿瘤坏死因子及补体。该综合征最常见于住院的重症患者。

ARDS 主要是支持治疗。需要应用高吸气压和呼气末正压保持氧合，因此很难避免气压伤。气道峰压应保持在不超过 $35cmH_2O$。通过小潮气量和允许高碳酸血症可改善预后[45]。其他有益通气技术包括延长吸气时间的反比通气和高频振荡通气[46]。维持器官灌注液体平衡，避免增加肺毛细血管压力。俯卧位可以改善肺通气灌注，但对氧合作用改善是不确定的。吸入一氧化氮、N-乙酰半胱氨酸、前列腺素 E_1、酮康唑和非类固醇抗炎药物治疗效果不确定[47]。早期 ARDS 应用糖皮质激素不降低病死率，但有可能在以后的肺纤维化阶段受益。虽然 ARDS 病死率高，但大多数存活者能够恢复正常或接近正常的肺功能。预防 ARDS 发生的措施是研究重点，并可用于 ED 高危患者。正在研究的药物包括吸入肺泡表面活性物质、自由基清除剂、前列腺素抑制剂和减缓白细胞介素及其他炎症介质作用的药物。

重要概念

- 肺炎患者应在急诊科进行经验性抗生素治疗。经验性治疗应覆盖最有可能的病原体，包括肺炎链球菌、流感嗜血杆菌、肺炎支原体及肺炎衣原体。
- 对所有疑似肺炎患者应考虑存在 HIV 或其他免疫抑制情况。
- 怀疑 TB、SARS 或流感等传染病的患者应尽早隔离。
- 肺炎患者处理要基于患者医疗条件、病情严重性、恶化可能性、家庭护理及门诊随访可行性。
- 支原体肺炎可以表现为浓集的渗出，肺炎球菌肺炎可以表现为弥散性间质浸润。

本章参考文献请参见 http://pumpress.bjmu.edu.cn/eduservice/3419.html

第75章　胸膜疾病

Joshua M.Kosowsky

袁志明 译　寿松涛 校

胸膜疾病是 ED 常见病。从无症状性胸腔积液到张力性气胸，临床表现轻重不一。本章讲述两种最常见的非创伤性胸膜疾病：自发性气胸和渗出性胸膜炎。创伤相关性胸腔疾病见第 42 章，胸膜炎性胸痛患者的处理见第 17 章。

自发性气胸

概述

正常情况下，脏层胸膜和壁层胸膜紧密相邻，仅有潜在腔隙。气胸指空气进入胸膜腔。自发性气胸是指在无任何外部诱因情况下发生的气胸，既无创伤也无医源性因素。原发性自发性气胸发生于临床上无明显肺部疾病者。继发性自发性气胸发生于有肺部基础疾病者。

原发性自发性气胸的发病率男性约每年 15/100 000，女性约为每年 5/100 000。原发性自发性气胸通常发生于身材较高的健康年轻男性。原发性自发性气胸的病因包括吸烟和周围大气压力的改变。家族性发病情况提示一些原发性自发性气胸有遗传倾向。二尖瓣脱垂和马方综合征与临床上无明显肺部疾病者发生的自发性气胸有关。

约 1/3 自发性气胸发生在有肺部基础疾病者（框 75-1）。继发性自发性气胸的发病率男性比女性高 3 倍。继发性自发性气胸最常见的病因是慢性阻塞性肺疾病（COPD），约占 70%。严重 COPD 患者（如第 1 秒用力呼气量（FEV_1）<1L）发病风险最高。住院的肺气肿患者自发性气胸发病率是 0.8%，哮喘患者是 0.3%。

约 2% 获得性免疫缺陷综合征患者发生自发性气胸，主要发生于耶氏肺囊虫（以前称为卡氏肺囊虫）

框 75-1	继发性自发性气胸的病因

气道疾病
　　慢性阻塞性肺疾病
　　哮喘
　　囊性纤维化

感染
　　坏死性细菌性肺炎/肺脓肿
　　耶氏肺囊虫肺炎
　　肺结核

间质性肺病
　　结节病
　　特发性肺纤维化
　　淋巴管肌瘤病
　　结节性硬化病
　　肺尘埃沉着病

肿瘤
　　原发性肺癌
　　肺/胸膜转移癌

其他
　　结缔组织病
　　肺梗死
　　子宫内膜异位症/月经性气胸

肺炎患者中[1]。耶氏肺囊虫肺炎患者常发生双侧气胸，且肺复张迟缓，易复发。这些患者病死率高[2]。

恶性肿瘤是继发性自发性气胸另一常见病因。恶性肿瘤患者出现自发性气胸提示有肺转移。在发展中国家，肺结核和肺脓肿是继发性自发性气胸的主要病因。

月经期气胸罕见，典型者反复发生自发性气胸，常发生于月经来潮 72 小时内[3]。虽然被称为胸子宫内膜异位综合征，并且常对抑制排卵的药物治疗有效，但月经性气胸的确切病因尚不明确。

儿童自发性气胸少见。儿童原发性自发性气胸的诊断、影像、治疗和外科处理原则与成人相似[4]。

病理生理学

正常情况下，胸腔内为负压（低于大气压），吸气时压力为 -10～-12mmHg，呼气时约为 -4mmHg。支气管和肺泡内的压力在吸气时为负压（-1～-3mmHg），在呼气时为正压（+1～+3mmHg）。肺泡壁和脏层胸膜形成一个屏障，把胸膜腔和肺泡腔隔开，维持压力梯度。如果此屏障被破坏，则空气进入胸腔，直至二者压力平衡或裂孔封闭。

一侧胸腔内负压消失导致同侧肺萎陷。大量气胸导致限制性通气障碍，肺活量、功能残气量和肺总量减少。血液流经无通气的肺组织导致血液分流，虽然随着时间的推移，萎陷的肺组织通过血管收缩代偿可减轻此影响，但仍可引起急性低氧血症。

发生张力性气胸时，肺泡胸膜裂孔呈单向活瓣作用。吸气时，空气进入胸膜腔，呼气时，空气滞留于胸膜腔内（图75-1）。滞留的空气在胸膜腔内积聚，使胸膜腔内正压逐渐升高，压缩对侧肺组织，引起窒息并加重缺氧。胸膜腔内压力超过15～20mmHg时，静脉回心血量减少。病情进一步发展，可出现心血管性虚脱和死亡。

当通常位于肺尖的胸膜下肺大疱（或小气疱）破裂至胸膜腔时，引起肺泡胸膜屏障破坏，发生原发性自发性气胸。几乎所有手术治疗的原发性自发性气胸患者都有胸膜下肺大疱，90%的病例经胸部计算机断层扫描（CT）确定有肺大疱[5]。发生肺大疱的病因可能与肺内弹性纤维退化以及蛋白酶-抗蛋白酶和氧化-抗氧化系统失衡有关[6]。

对于继发性自发性气胸，肺部基础疾病削弱了肺泡胸膜屏障。在耶氏肺囊虫肺炎患者中，反复发生炎症的细胞毒作用导致肺大疱和肺囊性变。COPD患者长期吸烟可致易于破裂的薄壁肺大疱形成。其他因素，包括支气管痉挛和咳嗽引起的支气管内压和肺泡内压增加，也发挥了作用。

临床特征

通常，原发性自发性气胸于患者休息时突然发病。最常见症状是患侧胸痛和呼吸困难。最初典型者呈"胸膜炎性疼痛（常为锐痛，深吸气时加重），随后变为持续性钝痛。虽然患者常感气短，但在无原发肺部疾病或张力性气胸时极度呼吸困难不常见。少数患者有咳嗽。患者偶尔可无症状或仅有非特异性主诉。患者可能发病后数日才就诊，很多患者延误了1周或更久。在不治疗的情况下，虽然气胸仍然存在，但症状通常能在24～72小时内自行缓解。

体征与症状轻重相关。轻度窦性心动过速是最常见的体征。严重气胸时，呼吸音减弱或消失，叩诊呈过清音。其他典型体征包括：患侧胸廓隆起，呼吸动度减弱，语音震颤消失，肝或脾下移。部分或全部缺少这些体征并不能排除气胸，当怀疑气胸时，一定要检查X线胸片。

发生张力性气胸时，可出现窒息，心排血量下降。常见心动过速（常＞120次/分）和缺氧。晚期出现低血压，预示病情恶化。常有颈静脉怒张，但可能难以被发现。气管向对侧移位是经典描述，但并不常见，如果有，通常只发生在气胸终末前期即刻。不应认为无气管移位就不存在张力性气胸。

严重基础肺病患者的气胸表现不同。由于肺储备功能差，即使发生轻度气胸，患者也可能出现呼吸困难，症状常不能自行缓解。当原发肺部疾病同时出现胸廓过度膨胀和呼吸音减弱时为临床诊断带来困难。因此，若COPD患者出现呼吸困难加重，应考虑气胸的可能。

虽然病史和查体可以提示气胸，但诊断气胸通常靠X线胸片检查。典型的X线表现为与胸壁平行的细脏层胸膜线，被无肺纹理的透光带分开。可利用透光带的平均宽度准确估算气胸量（图75-2），但通常将气胸分为小量、中等量、大量和完全性气胸更简单合理。估算的气胸量和患者的临床状况可用于指导治疗。

张力性气胸是一种临床诊断，不应为获得X线确诊而延误治疗。当临床上诊断张力性气胸有困难时，应做胸部X线检查。典型X线表现为患侧肺完全萎陷，胸腔明显膨隆，纵隔移向健侧（图75-3）。

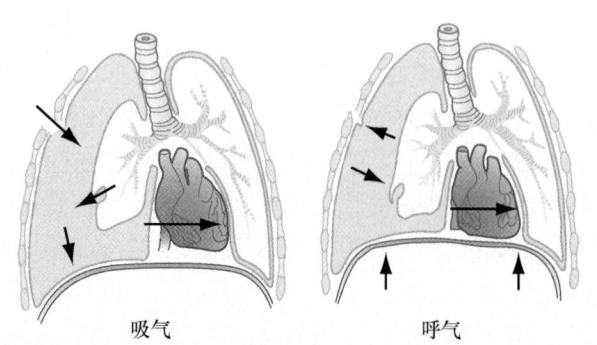

图75-1 张力性气胸致右肺完全萎陷，纵隔左移。呼气时气体进入胸膜腔，吸气时不能排出。

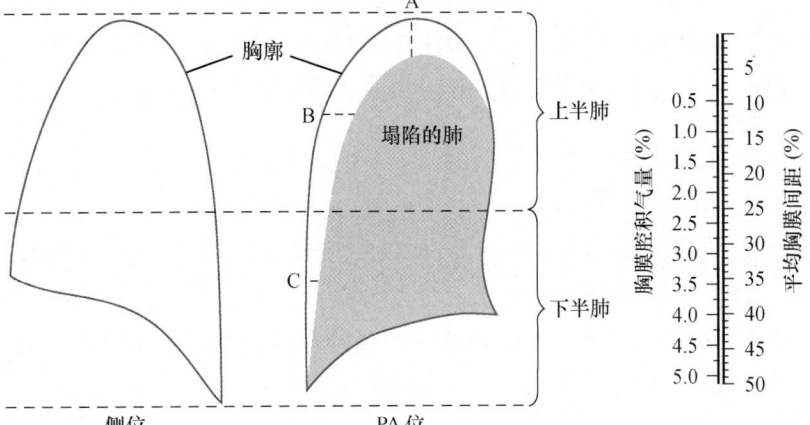

图 75-2　计算气胸量。计算平均胸膜间距，预测气胸量。PA，后前位。

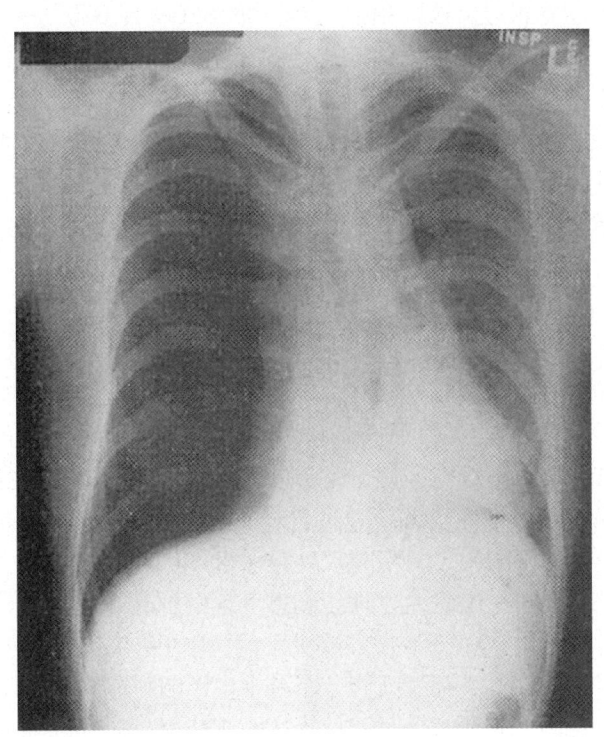

图 75-3　张力性气胸的 X 线检查可见纵隔移向左侧。

然而，在有肺部基础疾病的患者中，因胸膜粘连和肺缺乏弹性，可能会掩盖存在明显正压的气胸。

当怀疑气胸而标准 X 线胸片观察不到时，可做呼气 X 线胸片检查。理论上，呼气时肺和胸腔容量减少，气胸量相对增多。虽然偶尔有助于鉴别肺尖部小量气胸，但常规检查呼气 X 线胸片并不能提高诊断率[7]。对危重患者只能做仰卧位 X 线胸片检查，发现"深沟槽"（即深外侧肋膈角）可提示本侧有气胸（图 75-3）。

阅读有肺基础疾病患者的 X 线胸片时应特别注意。COPD 患者肺纹理相对较少，发现气胸更加困难。同时，巨型肺大疱 X 线表现与气胸类似。气胸和巨型肺大疱的鉴别点是前者往往平行于胸壁，而后者往往更凹陷。当诊断不清时，CT 检查可予以鉴别[8]。

虽然 CT 检查被认为是诊断气胸的金标准，但它要求患者能够平稳转运。床旁超声也是一种快速准确的辅助诊断方法[9,10]。评估气胸时，从前上胸壁锁骨中线处开始，向下侧腋前线进行。一旦确定了胸膜线，发现肺随呼吸移动可排除该扫描区域有气胸。气胸的鉴别诊断包括许多可引起胸痛和呼吸困难的疾病。其中最重要的是肺栓塞，它可出现相似的单侧胸膜炎性胸痛。多数基于胸膜的疾病（肺炎、栓塞、肿瘤）有特征性 X 线表现。极少情况下，气胸可类似于急性心肌梗死，出现急性损伤的心电图改变[11]。

自发性纵隔气肿是一种与气胸密切相关的临床疾病，出现皮下气肿和 X 线胸片发现纵隔内气体可以确诊。与自发性气胸不同，自发性纵隔气肿通常发生在用力时，特别是用力做 Valsalva 动作后。多数自发性纵隔气肿患者无已知的肺部基础疾病，呈良性过程。继发性纵隔气肿的病因（如 Boerhaave 综合征）更严重，治疗要针对基础疾病。

自发性血气胸是一种少见但很严重的疾病，常在肺萎陷伴有胸膜顶端粘连处血管破裂时发生。临床表现与自发性气胸相似，但可出现失血性休克的症状和体征。治疗需采用粗管闭式引流管排空胸膜腔，使肺复张，并填塞止血。

X 线胸片是一项简易实用、可靠性高的气胸诊断检查。X 线胸片未见气胸时，应立即考虑其他诊断。

治疗

无论是在现场或 ED，如果临床提示张力性气胸，不应因等待进一步心血管检查或 X 线胸片确诊而延迟治疗。一旦提示有张力性气胸，应立即行胸腔减压。根据可用设备和治疗者专业技术采用插入穿刺导管或闭式引流进行胸腔减压。当穿刺针或导管进入胸膜腔后，发现正压引起的气体溢出即可确诊。穿刺针减压只是临时措施，最终治疗需闭式引流。对于肥胖患者，一般穿刺针和导管可能长度不够，不能到达胸腔，需用长针。

自发性气胸的治疗目的有两个：①排出胸腔内气体；②防止复发。防止复发不是 ED 的治疗目标，但可能会影响最初治疗方案。气胸的治疗方法有单纯观察、穿刺抽气、可视胸腔镜手术和开胸手术。治疗应个体化，根据气胸量大小、症状轻重、肺基础疾病、有无并发症、既往气胸病史、患者依从性、气体漏出程度和持续情况以及能否随诊监测选择治疗方案。

年轻体健的患者发生小量原发性自发性气胸（单侧肺压缩＜20%）时，可只予观察。自体重吸收速度为每天1%～2%，吸入100%氧可使重吸收速度增加4倍[12]。通过降低肺泡氮分压，补充氧气增加了气体通过胸膜肺泡屏障的弥散速度。对非侵入治疗的小量气胸患者的处理意见不一致。多数医生要求患者留院观察至少6小时，一般在急诊观察室观察。出院前复查X线胸片观察气胸量无增加。出院患者应能够迅速得到急救医疗服务，并追踪评估24小时。气胸完全吸收前避免航空旅行和潜水。依从性差的患者不能采用此种方法。

较大量的原发性自发性气胸（单侧肺压缩≥20%），宜采用导管穿刺抽气。如果抽气后6小时X线胸片显示气胸未复发，可拔出导管，让患者出院，出院后的处理与仅予观察的患者相同。

虽然对于初发的原发性自发性气胸无公认的最佳治疗方案，但资料显示抽气和胸导管引流同样有效[13]。单纯抽气的优点包括并发症少，创伤小，费用低，报道的成功率为45%～71%[14-18]。患者超过50岁或抽气量超过2.5L，提示有持续漏气，此方法不易成功。如果抽气不能使肺完全复张，可将导管连接到水封装置或Heimlich单向活瓣，处理同细孔径胸腔引流导管。

大多数继发性自发性气胸的治疗需要闭式引流，因为创伤小的方法（观察或单纯抽气）成功率低[18]。患者有呼吸窘迫、张力性气胸或可能需要机械通气时同样应采用闭式引流，使肺最终能复张。如果有胸腔积液（血或胸水），也需闭式引流。对于无并发症的原发性自发性气胸患者，闭式引流既可作为一线治疗，也可在创伤小的方法（观察或单纯抽气）治疗失败后采用。

对于大多数原发性自发性气胸患者，由于漏气量小，放置细孔径导管（7～14F）一般就足够[19,20]。细孔径导管容易插入，患者耐受性好，拔除后瘢痕小。细孔径导管并发症包括打结、错位、不慎脱出、被血块或胸腔积液堵塞以及大量持续漏气。对于继发性自发性气胸患者，建议选用标准孔径闭式引流导管（20～28F）。当有胸腔积液或可能需要机械通气时，应选用较粗孔径导管（≥28F）。

插入导管后，将其连接到水封装置，放于合适位置，直至肺完全复张和无气体溢出。也可使用Heimlich活瓣代替水封装置，它含有一个被透明塑料遮盖的单向摆动活瓣，不影响患者移动。使用Heimlich活瓣的特异性并发症包括意外断开和被液体堵塞。

标准闭式引流术后建议不常规抽吸，因为它既不能增加肺复张速度，也不能改善患者预后[21]。当使用水封装置或Heimlich活瓣引流24～48小时后肺仍不能复张时，可采用抽气（压力为20cmH$_2$O）。

虽然有报道采用细孔径引流管和Heimlich活瓣的自发性气胸患者可在门诊治疗，但大多数采用胸腔引流管治疗的患者需要住院[22]治疗。放置胸腔引流管的常见并发症包括位置错误、胸腔感染和延长疼痛时间。快速大量排气后，复张性肺水肿和复张性低血压少见[23,24]。

预后

大多数自发性气胸闭式引流后7天内即可恢复正常。漏气持续时间超过2天的患者自行恢复的可能性很小。如果漏气持续时间超过4～7天，可认为闭式引流治疗失败，一般建议外科手术。

对于继发性自发性气胸患者，由于漏气量较大较持久，闭式引流治疗失败更常见。COPD患者由于肺组织的慢性炎症和血管分布减少，影响肺泡胸膜屏障愈合。气胸复发明显降低治疗的成功率，初发气胸治疗成功率为91%，第一次复发为52%，第二次复发为15%[25]。

自发性气胸常复发。原发性自发性气胸复发率约1/3，研究报道为16%～50%[26]。年龄越小，体重/身高比越低及吸烟史都与复发率增高有关。继发性自发性气胸的复发率略高（39%～47%）[6]。

对于有严重肺基础疾病的患者，复发可能危及生命，应将预防复发作为继发性自发性气胸初始治疗方案的一部分。相反，原发性自发性气胸患者通常在第二次发生同侧气胸后才考虑采用预防措施。对于计划继续运动的患者（如飞行或潜水），也应采取预防措施，气胸复发时这些运动能增加严重并发症的风险。原发性自发性气胸患者可通过CT检查肺气肿的变化，预测复发的可能性，并指导治疗决策[27]。

有多种手术和非手术方法可预防复发。一种策略是促使胸膜壁层和脏层粘连，消除胸膜腔。通过机械磨损胸膜或注入硬化剂实现胸膜固定术。另一种策略是切除肺尖部大疱或导致复发风险的其他部位损伤。通常联合使用两种策略。也可采用微创方法，如可视胸腔镜手术，切除肺大疱和完成胸膜固定术[28]。广泛肺大疱患者需要开胸手术，扩大病灶视野。成功率为86%～100%，总体良好。

胸膜炎和胸腔积液

概述

正常情况下，脏层和壁层胸膜之间有一薄层液体。胸腔积液指胸腔出现异常大量液体。胸腔积液很常见[29]。在西方国家，胸腔积液最常见的病因是充血性心力衰竭，其次是恶性肿瘤、细菌性肺炎和肺栓塞[29]。在其他国家，胸腔积液的主要病因是结核。胸腔积液其他常见病因包括肺实质或胸膜病毒感染、尿毒症、黏液性水肿、肝硬化、肾病综合征、卵巢过度刺激综合征、胶原血管疾病（如系统性红斑狼疮、类风湿关节炎）和腹内感染疾病（如急性胰腺炎、膈下脓肿和腹水）。食管穿孔是胸腔积液的一种少见病因。

胸膜炎是胸膜炎症的一个非特异性术语。发生胸膜炎时可有或无明显胸腔积液。从自限性病毒综合征到更严重的急性疾病，如肺炎和肺栓塞，再到慢性疾病，如系统性红斑狼疮和其他结缔组织病，胸膜炎是许多疾病发病过程中一种常见的临床表现。

细菌性肺炎、支气管扩张和肺脓肿时发生的胸腔积液称为类肺炎性胸腔积液。复杂性类肺炎性胸腔积液是指需闭式引流治疗的类肺炎性胸腔积液。脓胸（或胸腔积脓）要求胸腔积液革兰染色时发现细菌。

胸腔内局限性积液不能自由流动时称为包裹性积液。脏层和壁层胸膜之间有粘连时可出现包裹性积液。血胸和乳糜胸（胸导管破裂所致）是胸腔积液的特殊情况，需单独处理。

病理生理

胸腔内液体由壁层胸膜表面体循环的毛细血管产生，脏层胸膜表面肺毛细血管吸收。淋巴管在清除胸腔内液体方面也发挥了重要作用。液体穿过胸膜表面的运动遵从Starling定律。正常情况下，胸腔内液体的流动方向主要由体循环和肺循环的静水压力差决定（图75-4）。胸腔内液体存在于流入流出量相等的动态平衡中，24小时透过胸膜腔的液体量约1L。正常情况下，胸膜腔内的液体量很少（0.1～0.2ml/kg），临床或X线胸片检测不到。当胸腔内液体流入量超过流出量时，即发生胸腔积液。许多疾病可导致胸腔积液。根据其成分胸腔积液常被分为两种：漏出液和渗出液（框75-2）。

漏出液实质上是超滤出的血浆，含有非常少量的蛋白质。当胸膜微血管内静水压增高或胶体渗透压下降时产生漏出液。引起静水压增高的主要原因是充血性心力衰竭，约占漏出液病因的90%。肝硬化和肾病综合征时，因人血白蛋白明显减少，静水压增高常伴血浆胶体渗透压下降。重度营养不良患者因严重低蛋白血症也可出现漏出液。

渗出液含有较大量蛋白质，反映了胸膜自身异常。渗出液是由胸膜通透性增加或淋巴引流障碍所致。任何肺或胸膜的炎症均可产生渗出液。临床上虽然无明显积液表现，但仍可出现胸膜炎症状。渗出液最常见的是类肺炎性胸腔积液，相邻肺部感染引发胸膜强烈炎症反应，破坏正常细胞膜的渗透性。恶性胸腔积液是第二种最常见的渗出液，常反映了胸膜通透

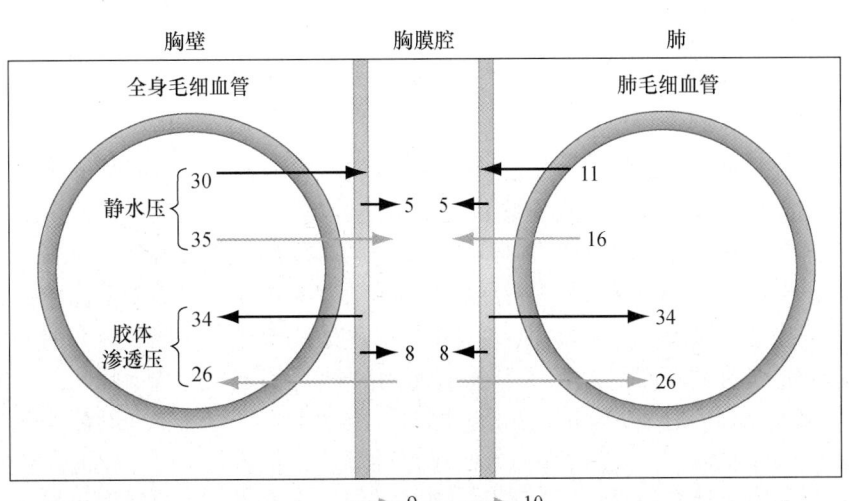

图75-4 影响胸膜腔内液体生成和吸收的压力图解。（Modified from Fraser RG, et al: Diagnosis of Diseases of the Chest, 3rd ed. Philadelphia, WB Saunders, 1988.）

框 75-2　胸腔积液的病因

漏出液
　　充血性心力衰竭
　　伴有腹水的肝硬化
　　肾病综合征
　　低蛋白血症
　　黏液性水肿
　　腹膜透析
　　肾小球肾炎
　　上腔静脉阻塞
　　肺栓塞

渗出液
　　感染
　　　　细菌性肺炎
　　　　支气管扩张
　　　　肺脓肿
　　　　结核
　　　　病毒感染
　　肿瘤
　　　　原发性肺癌
　　　　间皮瘤
　　　　肺/胸膜转移癌
　　　　淋巴瘤
　　结缔组织病
　　　　风湿性关节炎
　　　　系统性红斑狼疮
　　腹部/胃肠疾病
　　　　胰腺炎
　　　　膈下脓肿
　　　　食管破裂
　　　　腹部手术
　　其他
　　　　肺梗死
　　　　尿毒症
　　　　药物反应
　　　　产后
　　　　乳糜胸

性改变和淋巴引流障碍。腹腔炎症也可产生渗出液，如胰腺炎或膈下脓肿，可能是膈本身通透性的改变。渗出液可被重吸收或机化成纤维组织，导致胸膜粘连。

有些胸腔积液既可表现为漏出液也可表现为渗出液，或兼有二者的特点。发生肺栓塞时，胸腔积液的病因常是多方面的，反映了肺血管压力增加（漏出过程）、胸膜缺血和损伤（渗出过程）。

大量积液（>1.5～2L）常见于恶性肿瘤，但也可见于充血性心力衰竭、肝硬化和其他情况。大量积液可能限制呼吸运动，压迫肺，导致肺内分流。极少数情况下，可发生张力性胸腔积液，导致纵隔移位和循环衰竭。

临床特征

胸腔积液最常见的症状是由原发疾病引起的而非积液本身。小量胸腔积液可以完全无症状。局部疼痛或累及肩痛可能是新发胸腔积液的先兆。病毒性胸膜炎和肺梗死常有胸膜炎性胸痛。当胸腔积液量达500ml时，由于影响肺功能，可能出现劳力性或静息性呼吸困难。

病史常有助于诊断胸腔积液或胸膜炎。充血性心力衰竭、肝疾病、尿毒症或恶性肿瘤病史可指导评估病情。病毒性胸膜炎性疼痛常出现在典型病毒感染前驱症状后数天，这些前驱症状包括低热、咽喉痛和其他上呼吸道症状或全身症状。无前驱症状时，必须寻找引起胸膜炎的其他病因，如肺栓塞。

体征取决于积液量，但常被原发疾病主导或掩盖。胸腔积液的典型体征包括呼吸音减弱，叩诊浊音，触觉语颤减弱，偶有局限性胸膜摩擦音。简单的听、叩诊技术（即叩诊胸部时用听诊器听浊音）对胸腔积液的物理诊断可能更敏感和特异。由于肺不张，在积液的上缘常常听到羊鸣音和增强的呼吸音。发生胸膜炎时，可能会听到胸膜摩擦音。大量积液时，可出现纵隔移位的体征。

胸部X线检查可确认临床怀疑的胸腔积液或偶尔无意中发现的胸腔积液。胸腔积液X线胸片的典型表现为立位X线胸片出现肋膈角变钝。积液量至少250～500ml时，正位片（前后位或后前位）才可能显现。更小量的积液可能会在侧位片的后肋膈沟处显现。大量积液时，偏侧膈模糊不清，可看到一个上面凹陷的半月影，因为胸腔积液趋向于周边而比中央高。胸腔积液可向上蔓延至主要的叶间裂，表现为下2/3肺野出现均匀密度影。大量胸腔积液时，半侧胸部可全部不透光。

在平卧位患者中，胸腔积液因重力作用主要横向分布在后背部，仰卧位X线胸片可能不能清晰识别。如果积液量足够大，可以看到单侧胸弥漫性模糊不清或部分不透光。仰卧位X线胸片还可能看到肺尖部被覆盖，横膈消失，小的叶间裂增宽。胸腔积液的X线影像有时不易辨别。肺底积液（液体积聚在肺底和横膈间）时较难诊断，常与膈肌升高相似。肺底积液的征象包括膈顶向外侧胸壁移位，积液在左侧时，胃泡和含气肺的间距增加。叶间积液可呈梭形，与肿物相似（图75-5）。这种"液性假瘤"在充血性

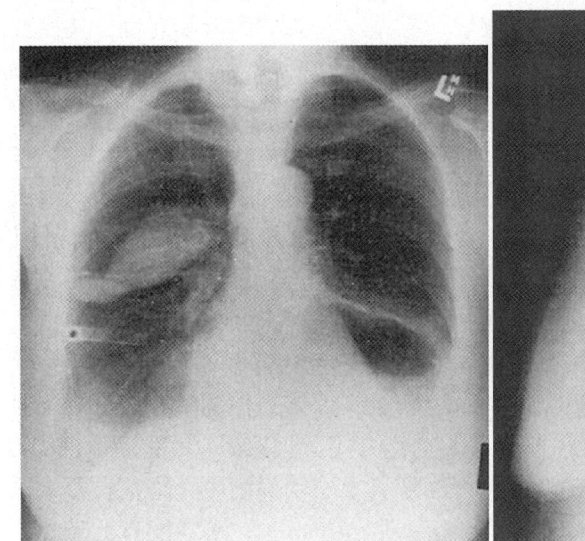

图75-5 胸腔叶间裂积液X线胸片。

心力衰竭患者中常见。

其他影像技术，如超声和CT检查，可能有助于积液定位和显示基础肺病的特征[30]。超声可用于引导胸腔穿刺，特别是小量积液或包裹性积液时，减少并发症发生的危险[31]。胸腔积液时，超声检查可看到横膈上低回声液体，失去通常的镜像伪影。胸腔积液小于500ml时，床边X线检查可能不能发现[32]。

在胸腔积液的病因中，肺栓塞最常被忽略，任何病因不明的胸腔积液均应想到肺栓塞的可能[33]。肺栓塞导致血性胸腔积液占血胸比例小于1/3，但呼吸困难通常与积液量不成比例。

对于无法解释的胸腔积液，要做进一步检查。除非需要排除会立刻危及生命的情况，如脓胸或血胸，评估胸腔积液可推迟到住院或门诊。分析胸腔积液的主要目的是区分漏出液和渗出性。出现漏出液提示存在某些潜在疾病（例如，充血性心力衰竭、肾病综合征），而出现渗出液则需做更广泛的检查。虽然有许多其他方法，但是被广泛接受的区分漏出液和渗出液的方法仍然是Light标准（框75-3）[34]。

出现渗出液时，可通过对胸水进行其他检查进一步进行分类。胸水pH值小于7.3可见于类肺炎性胸腔积液、恶性肿瘤、类风湿性积液、结核和全身性酸中毒。pH值小于7.0强烈提示脓胸（或食管破裂）。pH值小于7.0和葡萄糖低于50mg/dl是闭式引流的指征[35]。

正常胸水中白细胞数少于1 000/mm³，渗出液中白细胞数可超过10 000/mm³。虽然绝对细胞计数的诊断价值不大，但胸水中中性粒细胞为主提示为急性过程，如肺炎、肺栓塞或急性结核性胸膜炎。单核细胞或淋巴细胞为主提示为慢性过程，如恶性肿瘤或结核。未明确诊断的渗出性胸腔积液患者应做胸水革兰染色和细菌（需氧菌和厌氧菌）、分枝杆菌及真菌培养。

没有穿刺损伤时，血性胸水提示创伤、肿瘤或肺梗死[35]。如果胸水中红细胞比容超过外周血的50%，则定义为血胸。非创伤性血胸少见，但肿瘤或血管（如主动脉瘤）自发破裂可出现血胸。

如果考虑为恶性胸腔积液，应做细胞学检查。与普遍看法不同，诊断恶性胸腔积液的敏感性并不取决于胸腔穿刺（胸穿）时抽取的胸水量[36]。40%~87%恶性胸腔积液患者可通过细胞学分析诊断为癌症[35]。

治疗

大量胸腔积液患者，紧急胸腔穿刺治疗可维持呼吸或循环状态稳定。出现脓胸时，需插入胸导管彻底引流胸腔，避免形成包裹分隔。如果积液已经被分隔，胸外科医生、呼吸科医生或介入放射科医生可将链激酶或尿激酶注入胸腔，以消除粘连，使液体引流通畅。血胸时需闭式引流排空胸腔，以计算出血量，并使两层胸膜相贴以压塞止血。如果出血量超过200ml/h，应考虑开胸手术。

大多数其他情况下，在ED选择胸腔穿刺治疗应

框75-3	鉴别漏出液和渗出液的light标准

具备下列一项或以上的胸腔积液为渗出液
1. 胸水/血清蛋白比值>0.5
2. 胸水/血清乳酸脱氢酶（LDH）比值>0.6
3. 胸水LDH水平>2/3×血清LDH正常水平上限

From Light RW, et al: Pleural effusions: The diagnostic separation of transudates and exudates. Ann Intern Med 77: 507, 1972.

个体化。例如，对于已知的复发性恶性胸腔积液患者，可考虑胸腔穿刺治疗，症状缓解后出院。

胸膜炎患者有大量炎性因子，治疗时应进行止痛。非甾体抗炎药物治疗胸痛比较有效[37]。阿片类药物镇痛安全有效，但在衰弱患者或严重肺病患者中应慎用，因为它可抑制呼吸。

胸腔穿刺的相对禁忌证包括凝血和其他出血性疾病。凝血酶原时间延长而无活动性出血时，胸腔穿刺是安全的[38]。胸膜粘连和有脓胸病史也是胸腔穿刺的相对禁忌证，因为盲目进针有导致气胸的危险。

胸腔穿刺后应做 X 线胸片检查，以除外医源性气胸。胸穿的其他并发症包括血胸、肺破裂伤、导管尖端折断和感染。因通气血流比例失衡常出现短暂缺氧，除非一次大量引流（>1 500ml），否则单侧复张性肺水肿少见。大量抽液也可发生低血压，特别是低血容量的患者。

预后

有些胸腔积液临床意义不大。例如，腹部手术后和产后常出现小量胸腔积液，几天内可自行吸收。病毒性胸膜炎并发的胸腔积液通常是自限性的，无需特殊治疗。

充血性心力衰竭患者的胸腔积液用利尿剂治疗一般效果较好。如果积极利尿治疗几天后积液仍持续存在，应考虑诊断性胸腔穿刺。

恶性胸腔积液是晚期癌症患者发病的重要原因。出现恶性胸腔积液提示肿瘤扩散，多数恶性肿瘤导致胸腔积液时已无法治愈，主要包括肺癌、乳腺癌和淋巴瘤。胸穿治疗可以在短期内减轻呼吸困难，但恶性胸腔积液易复发，速度快。治疗策略包括化学或机械性胸膜固定术，以消除胸膜腔，或放置胸膜腹膜分流装置持续引流。控制胸腔积液可以改善这些患者的生活质量[39]。

类肺炎性胸腔积液明显增加了肺炎的发病率和病死率[40]。因此，社区获得性肺炎患者出现类肺炎性胸腔积液时可能需要住院治疗[41]。5%～10%类肺炎性胸腔积液患者可并发脓胸，但大多数患者对静脉抗生素和胸腔引流治疗效果较好。早期外科引流治疗可缩短住院时间，可能比保守治疗的成本效益比大[42]。即使做了大量检查，仍有近 20% 胸腔积液患者不能明确病因。这些患者大部分胸腔积液可能与病毒感染有关，多数能自行吸收，无后遗症。

本章参考文献请参见 http://pumpress.bjmu.edu.cn/eduservice/3419.html

重要概念

- 年轻、体健、轻度（含气量<20%）原发性自发性气胸患者，仅予100%氧气吸入观察；有症状的重度气胸患者，静脉导管抽气常能缓解症状。
- 大多数继发性自发性气胸患者，应考虑采用闭式引流，因为微创方法成功率较低。
- 不再推荐常规应用闭式引流后抽吸，因其不会加速肺复张。
- 在西方国家，胸腔积液最常见的原因是充血性心力衰竭，其次是恶性肿瘤和细菌性肺炎。但是，对于原因不明的胸腔积液患者应考虑肺栓塞的可能。
- 治疗性胸腔穿刺适用于减轻急性呼吸或心血管症状。
- 在 ED，诊断性胸膜腔穿刺最明确的指征是迅速诊断致命性情况，如中毒患者发生脓胸或食管破裂。大多数其他情况下，为鉴别胸腔积液是漏出液还是渗出液可延迟进行诊断性胸腔穿刺。

第三篇　心脏系统

第76章　急性冠脉综合征

William J.Brady, Richard A.Harrigan, Theodore C.Chan

柴艳芬　焦丽娜　译　寿松涛　校

概述

急性冠脉综合征（ACS）是由急性心肌缺血引起的一组临床综合征，包括不稳定型心绞痛（UA）、非ST段抬高型心肌梗死（NSTEMI）和ST段抬高型心肌梗死（STEMI）。在许多发达国家中，尽管ACS诊断和处理已取得重大进展，ACS尤其是急性心肌梗死（AMI）仍是首要死亡原因。

历史

20世纪中期，ACS的监护治疗方法有了明显进展。体外除颤器、心脏起搏器及新药物等方面的进展为致命性心律失常提供了有效的治疗途径。1959年，Sones开始开展选择性动脉血管造影，使冠状动脉疾病（CAD）的治疗发生了革命性的变化。1960年，Kouwenhoven开创了心肺复苏（CPR）的新时代。

上述进展使我们认识到，ACS患者从出现症状到开始治疗这段时间至关重要。1960年，Day组建了一个心脏骤停小组，并在两年后建立了第一个冠心病监护治疗病房（CCU），使AMI病死率降低了50%。20世纪80年代，DeWood等在AMI患者病程早期施行冠状动脉造影，确定与心肌梗死相关的动脉血管闭塞。Rentrop对AMI患者进行冠状动脉内注射链激酶的早期经验开启了溶栓时代，现在称为溶栓治疗。

自从认识到缺血性心脏病所致猝死主要发生在院外后，ACS患者院前急救获得了很大进展。1969年，贝尔法斯特Pantridge心脏移动监护治疗病房首先开展院前心脏急救。1970年，Nagel等报道院前遥测对心律失常或心源性猝死患者高级心脏生命支持的益处。20世纪80年代，便携式12导联心电图（ECG）被引入急救医疗系统（EMS）。

虽然ECG是ACS的主要诊断方法，但在诊断不明时，其他诊断方法如超声心动图、负荷试验、核素显像和计算机体层摄影（CT）也越来越发挥重要作用。

20世纪80年代，随着溶栓和导管介入治疗技术的开展，STEMI患者的治疗发生了突破性的变化。目前仍在继续研究STEMI患者抗血小板、抗血栓和溶栓药物的联合治疗。应用新的支架设备和血小板膜糖蛋白受体抑制剂可提高介入治疗成功率。目前的工作重点是建立区域性心脏中心，提高小型医院的介入治疗技术，并开展STEMI系统性治疗。

流行病学

缺血性心脏病和CAD仍然是许多发达国家成年人的主要死亡原因。在美国，每年有近100万人死于缺血性心脏病，其中约160 000人在65岁或以下。女性占心血管疾病死亡人数一半以上，CAD仍然是55～60岁女性发病和死亡的主要原因。心脏疾病患者生活方式及行为习惯的改变，使得心血管疾病的发病率持续增加[1]。

过去四十年间，美国CAD病死率（经年龄校正后）明显降低[2,3]。很大程度上，CAD病死率降低伴随AMI病死率下降。因为AMI发病率降低25%，其病死率也急剧下降。除药物治疗进展外，减少吸烟，控制血脂、血压和血糖无疑也对CAD病死率的降低发挥重要作用。

2005年，美国因胸痛或相关症状就诊于ED的患者有580万，占同年ED患者总数的5%[4]。2004年，ED有410万患者被初步诊断为心血管疾病，有150万以上患者以ACS为第一或第二诊断住院[4-7]。另外，约2%的ACS患者于ED好转出院。在美国，约 900 000 人患 AMI，其中 20% 患者在到达医院前死亡，30% 患者发病 30 天内死亡[8,9]。CAD 患者大多死于院外，通常与症状出现后 2 小时内发生 ACS 相关心律失常有关。许多非致命性 AMI 患者因心功能障碍、心绞痛症状和生活质量下降而影响其生活。每年用于 ACS 患者的医疗花费为 1 000～1 200 亿美元[10]。

ACS 疾病谱

ACS 疾病谱包括无症状性 CAD、稳定型心绞痛、UA、AMI 和心脏猝死。

稳定型心绞痛

稳定型心绞痛是由心肌缺血引起的短暂性胸部不适。通常，这种不适可预测并重复出现，随着时间推移可频繁发作。身体或心理应激（劳累、情绪激动、贫血、心律失常或环境暴露）可诱发心绞痛，休息或含服硝酸甘油（NTG）后可在预测的固定时间内自行缓解。

加拿大心血管学会（CCS）关于心绞痛的分级如下：Ⅰ级，一般体力活动不引起心绞痛；Ⅱ级，日常体力活动轻度受限，行走、上楼或情绪激动可引发心绞痛；Ⅲ级，日常体力活动明显受限，平地步行一条街或两条街或爬一层楼梯即可引发心绞痛；Ⅳ级，不能从事任何体力活动，休息时也可出现心绞痛。

不稳定型心绞痛

广义上讲，UA 是指轻微活动或静息时发作的心绞痛，初发心绞痛或此前稳定型心绞痛恶化，表现为发作频率增加、持续时间延长、药效减低或轻微体力劳动和压力应激即可引发心绞痛。静息型心绞痛是指休息时发生、持续 20 分钟以上、发病一周内的心绞痛。初发型心绞痛是指近 2 月内出现的心绞痛，严重程度至少为 CCS Ⅱ 级。进展型心绞痛是指心绞痛较以前发作频繁、持续时间延长或两个月内 CCS 分级至少增加 1 级、程度至少为Ⅲ级。停止活动后心绞痛症状仍持续超过 20 分钟以上，与静息型心绞痛类似，提示 UA 的可能。

UA 不同于稳定型心绞痛，又称为梗死前心绞痛、恶化型心绞痛、中间型冠脉综合征和梗死前综合征。UA 被视为 AMI 先兆，应尽可能积极治疗。ED 心绞痛患者在进行全面临床评估除外其他诊断前应被视为 UA 患者。

UA 也可从病理生理学角度定义，其病理变化为冠状动脉内斑块破裂伴血栓形成和血管痉挛。ECG 可出现特征性异常，包括 T 波和 ST 段改变。

变异型心绞痛或称 Prinzmetal 心绞痛是由休息时冠状动脉轻度病变处血管痉挛引起的，活动或含服 NTG 后可缓解。临床上，ECG 出现 ST 段抬高者有时不易与 AMI 鉴别。

急性心肌梗死

AMI 是指心肌细胞死亡和心肌坏死。欧洲心脏病学会（ESC）和美国心脏病学会（ACC）联合制定的临床标准以心肌坏死证据定义 AMI，现已取代 40 年来世界卫生组织（WHO）对 AMI 的定义。急性、进展或近期 MI 被定义为心脏生化标记物和血清肌钙蛋白具有典型动态变化伴相应临床症状、ECG 改变或冠状动脉介入检查结果异常[11]。实际上定义[11]包括以下几方面，符合下述标准之一即可诊断为急性、进展或近期 MI。

1. 心肌坏死标记物，如血肌钙蛋白或肌酸激酶同工酶具有典型动态改变，并至少伴有下列表现之一：
   a. 缺血症状；
   b. ECG 病理 Q 波加深；
   c. ECG 变化提示缺血（T 波改变或 ST 段抬高或压低）；
   d. 冠状动脉造影发现狭窄。
2. 病理检查发现 AMI。

符合下述标准之一[11]即可诊断 MI：

1. 多次 ECG 检查出现新发病理 Q 波。患者可能回忆起或忘记以前的症状。血清心肌坏死标记物可能已经恢复正常，这取决于 MI 发生时间的长短。
2. 病理检查发现新发或陈旧 MI。

根据 ECG 表现可将 AMI 进一步分为 STEMI 和 NSTEMI。以往描述的透壁和非透壁性 AMI，Q 波和无 Q 波 AMI 不能充分说明冠状动脉事件及其相关病理生理学机制、ECG 表现和预后。鉴别 AMI 患者是 STEMI 还是 NSTEMI 对如何处理、是否介入治疗、结局及预后有重要意义。事实上，ACC／美国心脏病协会（AHA）已为 UA/NSTEMI 和 STEMI 患者分别制订出临床治疗指南[6,7,12]。

病理生理

ACS 的病理生理学基础是冠状动脉灌注不足，不能满足心肌耗氧而引起心肌缺血。心肌耗氧量取决于心率、后负荷、心肌收缩力和室壁张力。冠状动脉最常见的灌注不足的原因是冠状动脉粥样硬化所致血管狭窄。如果冠脉血管狭窄在95%以下，即使冠状动脉血流减少，通常静息状态时也不会引起缺血症状。血管狭窄达60%时，运动和心肌耗氧增加时会发生心肌缺血[13]。

CAD的特征性改变为冠状动脉粥样硬化性斑块所致管腔壁增厚、狭窄和阻塞。通常，动脉粥样硬化为弥漫性和多发性，单个斑块的成分差异很大。通常情况下纤维斑块稳定，当运动和心肌耗氧量增加时，冠状动脉狭窄处血流量减少引发心绞痛。由动脉腔纤维层分离出的富含脂质的斑块易碎且不稳定。这些斑块易破裂，引发级联炎症反应、血栓形成和血小板聚集，从而引起急性冠状动脉管腔阻塞和心肌坏死[14]。

血栓形成是ACS（包括UA、NSTEMI和STEMI）常见因素。上述所有病变均始于冠状动脉血管内皮损伤和动脉粥样硬化斑块破裂，从而导致血小板活化和血栓形成。血小板在冠状动脉斑块破裂及ACS血栓形成过程发挥重要作用。富含血小板的血栓较富含纤维蛋白和红细胞的血栓更能抵抗纤维蛋白溶解作用，由此形成的血栓可堵塞血管腔，引起心肌缺血、缺氧和酸中毒，最终发生MI。冠状动脉血管闭塞的后果取决于血栓进展程度、原有斑块特点、血管阻塞程度及有效侧支循环的情况。

急性严重冠状动脉血管狭窄时可发生UA。然而，仅20%病例出现完全闭塞。上述病例中，侧支循环广泛建立可防止冠状动脉血流完全中止，从而避免MI发生[13,15]。发生AMI时，富含纤维蛋白的血栓持久稳定，使病变血管供血的心肌组织发生坏死。血管造影显示，原有冠状动脉狭窄常不足50%，提示MI最重要的因素是斑块破裂、血小板活化和血栓形成，而非原有冠状动脉血管的狭窄程度。

ACS另一个重要病理生理变化是血管痉挛。冠状动脉完全闭塞后，局部释放介质和血管活性物质诱发血管痉挛，进一步减少冠状动脉的血流。冠状动脉闭塞数分钟后，中枢和交感神经系统兴奋性增强，导致冠状动脉血管过度收缩和痉挛。内源性激素（如肾上腺素和5-羟色胺）兴奋交感神经，促进血小板聚集和中性粒细胞介导的血管收缩反应。约10%无明确CAD史的MI患者是由冠状动脉痉挛继而血栓形成引起的。该机制更常见于UA和其他不引起MI的冠脉综合征患者。

冠状动脉病变处血管斑块阻塞释放炎性因子、血栓及其他碎片栓塞远端血管时，心肌细胞进一步被损伤。即使近端初始阻塞的血管再通后，此种栓塞仍可引起微血管阻塞，导致远端心肌组织低灌注和缺血。特别是当钙、氧自由基和细胞成分进入缺血心肌组织时，可引起不可逆性心肌损伤，导致缺血心肌再灌注损伤，加重心功能障碍（心肌顿抑）或引起再灌注心律失常。中性粒细胞可引起再灌注损伤，阻塞毛细血管腔，使血流量减少，加速炎症反应，产生趋化剂、蛋白水解酶和活性氧分子。

临床特征

院前评估

院前持续性心绞痛的合理用药包括舌下含服NTG、口服（最好嚼服）阿司匹林（ASA）及静脉注射硫酸吗啡。院前药物干预治疗可简写为"MONA"：吗啡、吸氧、NTG和ASA。胸痛的诊断特异性差，且辅助检查方法有限，此时很难诊断ACS[16]。院前12导联ECG检查平均耗时仅3分钟，且对非创伤性胸痛患者具有较高的特异度（99%）和敏感度（93%）。ECG的以上优点有利于STEMI早期识别和再灌注治疗[7,17]。部分适合院前溶栓治疗的患者，如院外停留时间较长（超过90~120分钟），需院前行12导联ECG检查。

急诊评估

病史

应询问胸部不适发作的特征、部位、有无放射痛、持续时间、原先表现及加重或缓解因素。了解伴随症状，特别是心、肺、胃肠道和神经系统症状。获取先前的心脏检查结果。

通常，应注意病史中CAD的危险因素，包括男性、年龄、吸烟、高血压、糖尿病、高脂血症、家族史、人工绝经或早期绝经及滥用可卡因。122 000余例CAD患者中约80%至少具有以下四个常见危险因素（糖尿病、吸烟、高血压和高脂血症）中的一个[18]。心脏病危险因素对于ED诊断ACS的影响不大，40岁以上患者如具有以下五个危险因素（糖尿病、吸烟、高血压、高脂血症和家族史）中的四个，ACS发病率是无上述危险因素患者的22倍[19]。然而，Bayesian分析指出危险因素是一种群体现象，不会增加或减少个体患者患某种疾病的可能性。因此，在ED诊断急性心肌缺血时，患者存在一个或多个危险因素远不如病史、ST段和T波改变或异常心脏标记物重要[20]。

风险评估方法（如 PURSUIT、GRACE 风险模型，TIMI 风险评分）可用于评估 NSTEMI 和 STEMI 患者心肌缺血和死亡的风险。这有助于患者的风险分级及决定对患者的处理（床旁遥测监护或收住 ICU）。TIMI 危险评分依据病史、心脏标记物和 ECG 划分为七个变量，每个变量计 1 分，累计其变量的数量和，评分范围为 0～7 分。（见 www.timi.org）[6]。

CAD 还有一些非典型危险因素，如抗磷脂综合征、类风湿关节炎，特别是 SLE[21]。在 Framingham 人群中，35～44 岁 SLE 女性 CAD 的发病率超过同年龄组非 SLE 女性 50 倍以上[22]。

典型病史

心绞痛原意是指"紧缩"，而非疼痛。典型心绞痛不一定总表现为疼痛，也可表现为不适感（压榨感、压迫感、紧缩感、胀满感、沉重感或烧灼感）。典型部位在胸骨后或心前区，可放射至颈部、下颌、肩或手臂。如果不适感延伸至手臂，通常多累及尺侧。心绞痛典型症状是左胸部不适并向左侧放射，但也可能向两侧放射或仅向右侧放射。ACS 胸痛向右臂、右肩或双臂、双肩放射多于向左臂或左肩的放射，阳性似然比全部超过 2。此外，心绞痛典型特征还包括劳累、饱餐、应激或寒冷时症状加重，休息后减轻。但休息时疼痛发作绝不能排除心绞痛。典型心绞痛持续时间从 2～5 分钟至 20 分钟，持续数秒或持续数小时甚至 24 小时者罕见（表 76-1）。

心绞痛或其他类型 ACS 特有症状还包括呼吸困难、恶心、呕吐、出汗、虚弱、头晕、过度疲劳或焦虑（表 76-2）。在已知缺血性 CAD 的情况下，上述症状单独或同时出现称为心绞痛等同症状。认识到冠状动脉缺血发生可能伴随心绞痛等同症状，而非典型症状，是理解 ACS 非典型表现的关键。主诉"胀气"、"消化不良"或"烧心"，而既往无胃食管反流疾病史或腹部触诊不使疼痛加重者，应高度怀疑 ACS。同样，如果患者既往有胃食管反流疾病，但烧心与以往不同时也应高度怀疑 ACS。

无典型病史

ACS 患者常缺乏典型（胸骨后压榨性疼痛或压迫感）症状，可能是疼痛特征（如疼痛性质、部位、持续时间、加重或缓解因素）不典型或出现心绞痛等同症状（呼吸困难、恶心、呕吐、出汗、消化不良或晕厥）。最终确诊为 AMI 或 UA 的患者可呈胸膜炎、体位或压迫性胸痛[24]。有些患者将疼痛描述为烧灼样、消化不良、锐痛或刺痛（表 76-2）[25]。

对 435 000 例确诊 AMI 患者进行大规模研究显示，1/3 患者无胸痛表现[26]。诸多研究指出，无典型表现的 ACS 危险因素有糖尿病、高龄、女性、非白种人、痴呆、既往无 MI 史或高胆固醇血症史、无冠心病家族史及充血性心力衰竭（CHF）史或卒中史[26-31]。AMI 或 UA 患者非典型症状包括呼吸困难、恶心、出汗、晕厥或上肢、上腹部、肩或颈部疼痛。

在老龄 ACS 患者中，随年龄增加，非典型症状出现频率增加。85 岁以下 AMI 患者大多有胸痛症状，尽管也伴有明显呼吸困难、卒中、乏力和精神状态改变，而 85 岁以上患者非典型症状较胸痛更常见。60%～70% 患者出现心绞痛等同症状，特别是呼吸困难[28-30]。老年人更易同时发生 ACS。存在其他急性疾病（如创伤、感染）的老年患者，应注意可能同时合并 ACS[32]。

糖尿病患者发生 ACS 的危险性高，具有非典型表现（如呼吸困难、恶心、呕吐、精神错乱或疲劳）的概率也高。糖尿病患者 AMI 漏诊率为 40%，而非糖尿病患者 AMI 漏诊率为 25%。糖尿病患者生前诊断 MI 不伴心肌瘢痕者为非糖尿病患者的 3 倍[33]。

与年龄和糖尿病史相同，性别也是无胸痛 MI 患者的重要危险因素[31]。一些研究发现，近 60% 女性 MI 患者表现为胸部不适及呼吸困难、消化不良、恶心、虚弱、异常疲劳、出冷汗、睡眠障碍、焦虑或头晕[34,35]。

非白种人群和少数民族 ACS 患者可出现非典型症状[26]。令人信服的资料显示，治疗方式多样性与急性 CAD 患者种族分布相关[36]。非典型 ACS 是否与种群分布相关尚不清楚。尽管胸痛的一些特征有助于 ACS 的诊断，但不能仅根据病史即做出 ACS 的诊断[23]。

体格检查

重点检查心、肺、腹部和神经系统，寻找 ACS 和引起胸痛及心绞痛等同症状的其他疾病患者有无严

表 76-1　典型心绞痛胸部不适的临床特点

特点	心绞痛可能性较大	心绞痛可能性较小
疼痛性质	钝痛，压迫	尖锐，刺痛
持续时间	2～5 分钟，通常 <15～20 分钟	数秒钟或数小时
起病	逐渐起病	迅速起病
部位	胸骨后	侧胸壁，后背
重现性	活动后	随吸气发生
伴随症状	有	无
胸壁触诊	无疼痛	疼痛，能准确描述疼痛

Modified from Zink BJ: Angina and unstable angina. In Gibler WB, Aufderheide TP (eds): Emergency Cardiac Care. St. Louis, Mosby, 1994.

表76-2　AMI 典型和非典型症状

症状	BAYER 等*†	TINKER#	URETSKY 等§	PATHY‖
典型				
胸痛	515	51	75	75
非典型				
呼吸困难	118	19	14	77
晕厥	72	4	1	27
精神错乱	46	1		51
卒中	32	6		26
疲劳	36	2	4	10
恶心、呕吐	28		1	10
猝死	31			31
眩晕	18	3		22
出汗	18			2
动脉栓塞	3			19
心悸	4			14
肾衰竭				11
肺栓塞				8
烦躁				4
腹痛			5	
上肢疼痛			1	
咳嗽			1	
无痛				
无症状				
总计	777*	87¶	102**	387¶

Modified from Scott PA, Gibler WB, Dronen SC: Acute myocardial infarction presenting as flank pain and tenderness: Report of a case. Am J Emerg Med 9: 547, 1991.

* 患者能提供多个症状，因此总数超过777。

† Bayer AJ, et al: Changing presentation of myocardial infarction with increasing age. J Am Geriatr Soc 34: 263, 1986.

Tinker GM: Clinical presentation of myocardial infarction in the eldery. Age Ageing 10: 237～240, 1981.

§ Uretsky BF, Farquhar DS, Berezin AF, et al: Symptomatic myocardial infarction without chest pain: Prevalance and clinical coures. Am J Cardiol 40: 498～503, 1977.

‖ Pathy MS: Clinical presentation of myocardial infarction in the elderly. Br Heart J 29: 190～198, 1967.

¶ 按主要症状将患者分类，伴胸部或上腹部不适者被归为典型组。

** 同¶，除上腹部不适者均被归为非典型组。

表76-3　引起胸痛的主要疾病

AMI	UA
稳定型心绞痛	变异型心绞痛
心包炎	心脏或肺挫伤
肺炎	肺栓塞
气胸	肺动脉高压
胸膜炎	主动脉夹层
Boerhaave 综合征	胃食管反流
消化性溃疡	胃炎或食管炎
食管痉挛	Mallory-Weiss 综合征
胆囊炎或胆绞痛	胰腺炎
带状疱疹	肌肉骨骼痛

重疾病体征（表76-3）。精神状态改变、出汗和CHF体征均提示ACS患者预后不良。以前的研究显示，未受过培训的医生识别胸壁压痛或"可重现"的胸壁压痛患者，最终诊断AMI者多达15%，但以上数据值得高度怀疑。ACS患者真正再现胸壁压痛（即患者能准确描述出检查者触诊产生的疼痛与自身症状疼痛一致）的实际发生率可能微乎其微。有人认为，胸膜炎、体位或触诊（3P）性胸痛ACS危险性低（但并非无风险）[23]。

非典型ACS患者的预后

毫无疑问，非典型ACS患者容易被延误诊断，预后不良[37]。据NRMI-2报道，无胸痛的MI患者院内死亡风险明显增加（达23%，MI伴胸痛者为9%），更易发生卒中、低血压或心力衰竭，需进行干预治疗。以上可反映出本组患者年龄较大且合并症较多[26]。具有非典型症状的患者接受治疗晚，且很少接受阿司匹林、β受体阻滞剂、肝素、溶栓和紧急再灌注治疗[26]。65岁以下NSTEMI患者住院期间病死率为1%，而85岁以上患者住院期间死亡风险升高至10%[32]。

急性冠脉综合征漏诊

在ED，约2%～4%的AMI患者出院时被漏诊[38]。急诊医生医疗事故索赔最高平均支付与此类患者被漏诊有关。症状不典型是ACS误诊的重要原因。从ED出院被漏诊的ACS患者多为年轻人，尤其是女性和非白种人，其症状不典型，又缺乏急性缺血的ECG表现[38-40]。所有心肌缺血的患者中，55岁以下女性出院时漏诊风险最高。ECG结果显示，53%漏诊的AMI患者和62%漏诊的UA患者ECG正常或无诊断意义。调查显示，11%的MI患者就诊时急诊医生未能发现ECG显示的ST段抬高1～2mm。所有急性心肌缺血患者调整危险因素后死亡率为非住院患者的1.9倍[38]。ACS误诊致医疗纠纷索赔因素包括医生经验少、询问病史不详细、未及时收住院和ECG误诊。

急性心肌梗死早期并发症

缓慢性心律失常和房室（AV）传导阻滞 见于25%～30% AMI患者，其中最常见的是窦性心动过缓[41-43]。下壁AMI后最初数小时出现的缓慢性心律失常对阿托品反应较好，24小时后出现的传导异常对阿托品反应较差[44]。前壁AMI伴AV传导阻滞患者的治疗效果不佳，预后差。

快速性心律失常 在AMI患者中很常见，可能起源于心房（如窦性心动过速和心房颤动）或心室（如室性心动过速和心室颤动）。并非所有心律失常都需要治疗，如AMI合并CHF患者出现的代偿性窦性心动过速。据估计，约4%～5% AMI患者发生原发性心室颤动（VF），且60%发生在最初4个小时内，80%发生在12小时内。

心源性休克 充分恢复前负荷无效引起心排血量减少、低血压及终器官低灌注。高危人群包括大面积MI、既往MI、射血分数减低（<35%）、高龄和糖尿病患者。诊断心源性休克前首先应除外以下疾病所致的休克，如脓毒症、过敏反应、肾上腺危象和血容量减少或失血。此外，尚应除外与心源性休克相似的疾病，如主动脉夹层、肺栓塞、心脏压塞和AMI合并室壁破裂。辅助诊断措施有床旁超声心动图及有创血流动力学监测，后者能检测出低血压、低心排血量、充盈压增高及外周血管阻力增加。治疗措施包括血管加压药、正性肌力药、主动脉内球囊反搏和早期血管重建。溶栓治疗并不降低心源性休克的病死率。

左室游离壁破裂 发生MI后，左室游离壁破裂不常见。约1/3透壁性MI患者最初24小时内可发生左室游离壁破裂，其余在3～5天后发生。临床上AMI患者游离壁破裂可发生猝死、无脉电活动或心率急剧下降。亚急性表现有焦虑、胸部不适和反复呕吐。ECG或超声心动图出现心包积液提示急性或近期MI。游离壁破裂几乎致命。迅速诊断、即刻手术治疗也罕能存活。心包腔穿刺可作为暂时缓解症状的治疗措施。

也可发生室间隔破裂，其表现与心源性休克和心室游离壁破裂相似。查体发现的诊断线索是于胸骨左下缘闻及新出现的刺耳的响亮全收缩期杂音。彩色多普勒超声心动图可明确诊断。病情急剧恶化并出现新的刺耳收缩期杂音时，应迅速行心脏手术，修复缺损的室间隔或断裂的二尖瓣乳头肌。内科治疗（包括血管加压药、正性肌力药及主动脉内球囊反搏）是瓣膜修复或置换前的重要措施。

心包炎 AMI相关性心包炎可在早期或后期发生。前者称MI性心包炎，后者被称为MI后综合征或Dressler综合征。MI性心包炎与透壁性损害有关，主要波及邻近MI区的心内膜部分。提示MI的ST段改变常掩盖MI后心包炎ST段的变化特征。如果出现MI性心包炎ST段改变，理论上病变范围很局限。MI性心包炎是MI后一周新发胸痛的常见原因。这种胸痛特点为胸膜性，仰卧位加重。MI性心包炎常见并发症为栓塞。此种患者室壁瘤发生率较高。

Dressler综合征 与MI性心包炎不同，它与透壁性损伤无关，相对少见，为MI晚期并发症，于MI后一周至数月内发生。临床表现为发热、不适、胸痛，有时可听到心包摩擦音。实验室检查（红细胞沉降率增快、白细胞计数升高）特异度较低。ECG可出现心包炎样ST段及T波改变，上述改变可被MI近期ECG的演变掩盖。PR间期缩短可作为Dressler综合征的诊断线索，也可出现明显心包积液或胸腔积液（浆液性或血性）。超声心动图可诊断心包积液及心脏压塞。Dressler综合征是一种免疫反应，可应用非甾体类消炎药治疗。

卒中 AMI患者常并发（缺血或栓塞性）卒中。其主要发病机制是射血分数下降、心房颤动导致左室附壁及左心耳血栓脱落、颈动脉疾病伴高凝状态。MI患者卒中发病率（MI后28天从0.9%逐渐降至

0.1%）高于对照组（0.014%）[45]。

出血性卒中 需特别关注溶栓患者。各种溶栓药所致出血性卒中的概率不足1%，老年患者出血性卒中的风险高。与溶栓治疗相比，经皮冠状动脉介入治疗（PCI）明显降低卒中的整体风险。对NRMI-2数据库只适合溶栓治疗的患者分析发现，24 000余例患者应用阿替普酶，4 000余例患者接受直接血管成形术，两组患者卒中发病率具有统计学差异（溶栓组为1.6%，血管成形组为0.7%），两组患者出血性卒中发病率也具有统计学差异（溶栓组为1.0%，血管成形组为0.1%）[46]。

高血糖 发生AMI时出现的高血糖可以是一种并发症，也可以是一种合并症。近半数STEMI患者出现高血糖，其中仅1/5～1/4患者被确诊为糖尿病。AMI患者入院时血糖升高对病死率是独立的负面影响因素。住院后翌日空腹血糖是预测病死率的一个很好的参数，但住院时血糖>200mg/dl对于糖尿病和非糖尿病AMI患者，其病死率相似。非糖尿病AMI患者血糖每升高18mg/dl，其病死率增加4%。高血糖可导致对细胞不利的复杂生化环境，包括对冠状动脉血流和微血管灌注产生的负面影响，同时也对血小板功能、纤溶、凝血有不利影响。静脉注射胰岛素使血糖降至正常范围与改善STEMI及ICU患者的预后有关。ACC/AHA指南指出，严格控制STEMI患者发病时和发病后的血糖可减少急性期和1年病死率[47]。

诊断方法

心电图

ECG能对ACS患者的疾病演变及疗效进行评估。通过分析ECG，可获得STEMI、心肌缺血、心律失常和非心脏原因（如肺栓塞、心包炎）的可能证据。

ACS患者ECG呈动态变化，可有T波、ST段、QRS波甚至PR间期的形态学改变（如心房梗死或MI性心包炎出现ST段压低），也可发生各种心律失常。值得注意的是，ACS（包括AMI）患者ECG也可正常或呈非特异性改变。在诊断ACS方面，ECG有以下局限性：冠状动脉解剖的个体差异、原有CAD（如陈旧MI、侧支循环和冠状动脉旁路手术）及无法很好地反映后壁、侧壁和左心室心尖部[44]。因此，对一份ECG必须进行综合评估。ECG诊断AMI的敏感度和特异度并非100%，它只能反映AMI某个时间段的心电变化。因此，对于尚无症状的心绞痛患者，不应过度相信正常或非特异性异常的ECG表现。AMI早期通过ECG不能被诊断，住院期间可能发展为AMI的患者，常无不适或仅有轻微不适，通常也无心肌缺血史。因此，不能仅凭ECG表现来排除胸痛患者AMI的可能性。尽管ECG对AMI诊断阴性预测值很高，但不是100%，有时甚至在胸部症状出现12小时后ECG仍表现阴性。患者陈述的病史及医生对病史的解读才是最重要的诊断依据。

ACS患者心电图的异常表现

AMI最早期ECG表现为超急性期T波，以维持其向量，然而，冠脉血流中断数分钟内即变为高尖T波。通常，T波基底增宽，且两肢轻度不对称。典型AMI，其ECG超急性期T波进展，出现ST段抬高。早期ECG检查可能错过超急性期。ECG高尖T波鉴别诊断包括心肌缺血超急性期、高钾血症、良性早期复极（BER）、左室肥厚（LVH）、左束支传导阻滞（LBBB）和心包炎（图76-1）。

ST段抬高 随着AMI进展，ST段抬高更明显。从QRS波后J点到T波顶点ST段抬高形态各异：通常ST段向上倾斜部分变化为ST段抬高（由平到凸或圆顶形）；ST段也可表现水平或斜形抬高；有时AMI患者ST段呈凹形或勺形改变[49]。此种形态可演变成弓背向上抬高或在梗死期间保持不变。如果所有导联ST段呈凹形抬高，则为AMI非典型表现，更常见于其他ST段抬高综合征（表76-4和图76-2[50,51]）。

以mm测量ST段抬高的高度。ECG上的一个小方格相当于1mm。有些医师主张以PR段为基线，但通常以TP段为基线，多选用ECG上基线清楚、恒定的导联测量。

生理性和病理性ST段抬高均较常见（表76-4）。大多数（实际上90%以上）正常ECG，特别是男性

表76-4	ECGST段抬高的鉴别诊断
AMI	**急性心包炎**
LVH	左室室壁瘤
心室率异常	BER
正常变异	低体温出现Osborn波
低钾血症	Brugada综合征
肺栓塞	急性脑出血
Prinzmetal心绞痛	电复律后

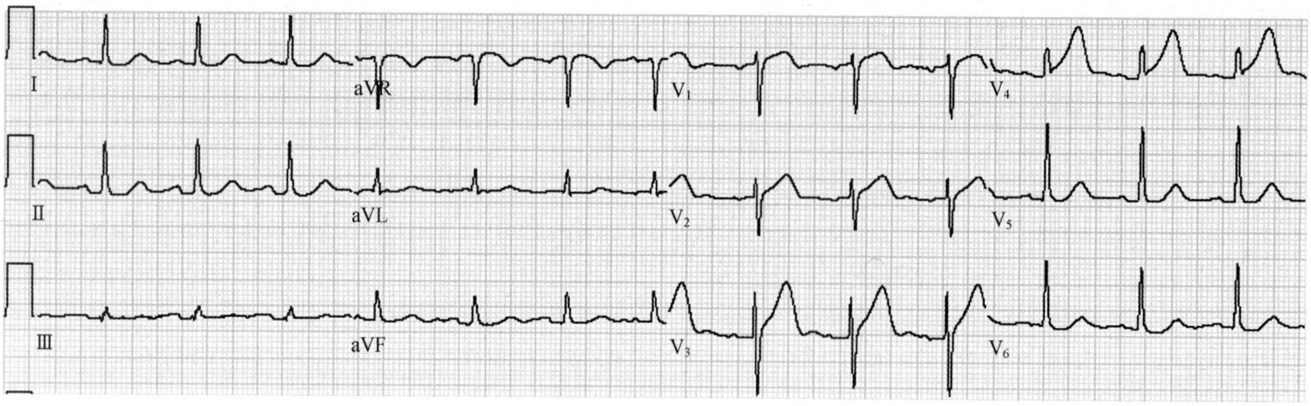

图 76-1　AMI 超急性期 T 波。**A**，胸痛伴出汗患者 V_3、V_4 导联 T 波高宽，此为 STEMI 早期出现的超急性期 T 波。V_3、V_4 导联 ST 段刚开始抬高，V_1、V_2 导联 ST 段可疑抬高。**B**，约 30 分钟后，同一患者 $V_1 \sim V_4$ 导联 ST 段明显抬高。

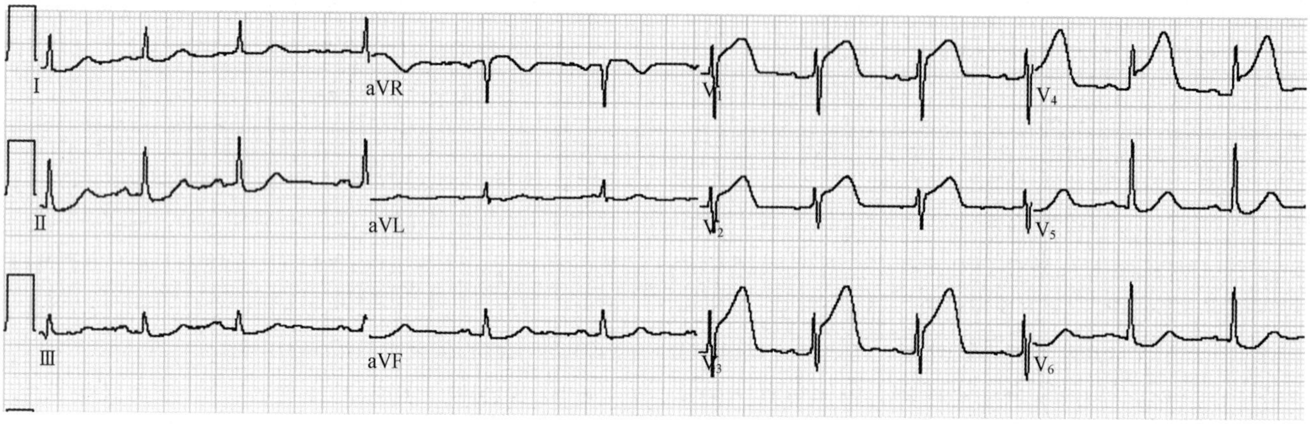

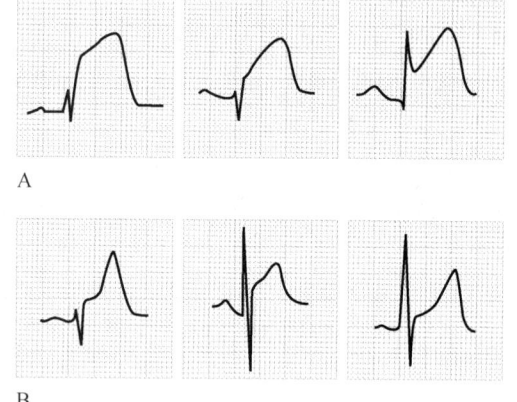

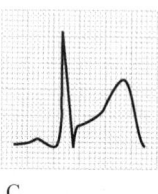

图 76-2　AMI、BER 和急性心包炎 ST-T 形态学分析。分析 ST-T 形态学（从 J 点开始到 T 波顶点）有助于鉴别 ST 段抬高（STE）的原因，并可识别 AMI 患者。**A**，AMI 患者，ST 段上斜部分起始段可以平坦（水平或倾斜），也可凸出。这种形态学只能作为参考，并非绝对可靠；**B**，非 AMI 引起的 STE，可以看到 ST-T 中间凹陷（左边是 BER，中间是心包炎，右边是 BER）；**C**，AMI 引起的 STE 波形也可出现中间凹陷。

ECG，可有不同程度的 ST 段抬高，此种 ST 段抬高常见于胸部导联，通常男性升高 ≥ 1mm，女性升高 ≤ 1mm。ST 段抬高呈凹陷性，且抬高越明显，相应导联 S 波越深。此种表现较常见，与其说是正常变异不如说是正常表现[51-54]。正常生理性 ST 段抬高不同于 AMI 的病理性 ST 段抬高，后者 ST 段抬高呈动态变化。ACS 时，随着时间推移，连续记录 ECG 可见 ST 段偏移有不同程度的变化。

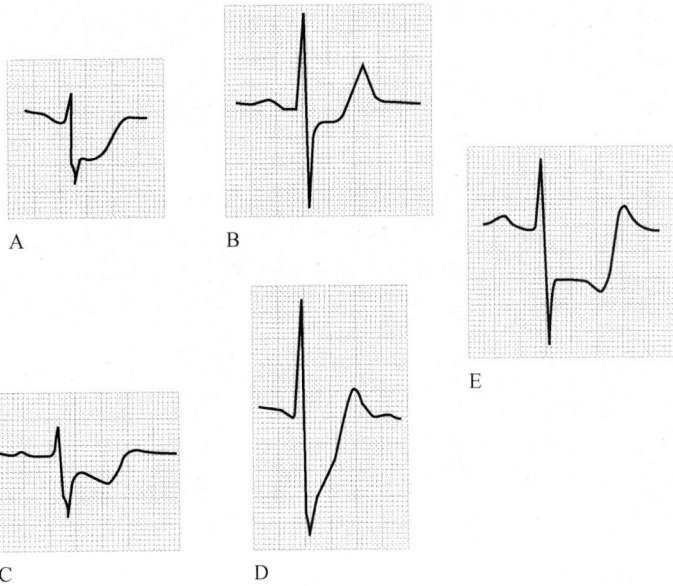

图76-3 ACS时ST段压低（STD）。**A**，水平形STD不稳定型心绞痛（USAP）；**B**，水平形STD（NSTEMI）；**C**，下斜形STD（USAP）；**D**，上斜形STD（USAP）；**E**，前壁AMI患者Ⅲ导联水平形STD，即对应导联STD，也称对应导联ST段改变。STE：ST段抬高。

ST段压低（STD） 通常认为，ST段压低代表心内膜下或非梗死性心肌缺血。此外，ACS出现ST段压低见于：①NSTEMI；②STEMI的ST段抬高前；③右胸导联能反映后壁MI时ST段抬高的"镜影"（如后壁MI时V_1~V_3导联ST段压低）；④STEMI对应导联ST段压低。心脏相关导联出现ST段压低时，其对应导联同时出现ST段抬高。ST段抬高的下壁MI较前壁MI更易出现对应导联ST段压低。下壁MI时，aVL导联ST段压低最明显，在额状面以这些导联为正极时，aVL与Ⅲ导联相差150°。前壁STEMI对应下壁导联（Ⅱ、Ⅲ或aVF）至少有一个导联ST段压低。后壁MI时，V_1~V_3导联ST段压低实际上是后壁V_8、V_9导联ST段抬高的对应性改变。STEMI时，对应导联ST段改变可提高ECG诊断AMI的特异度和阳性预测值[52,53]。

通常，缺血性ST段压低呈水平或下斜形，ST段呈上斜形压低时很少与缺血有关。心内膜下缺血时，前壁和下壁导联ST段普遍压低。ST段压低鉴别诊断包括心肌缺血或MI、心室肥大的复极异常（"劳损"型）、束支传导阻滞、心室起搏节律、地高辛作用、高钾血症、低钾血症、PE、颅内出血、心肌炎、心率相关性ST段压低、心脏复律后快速心律失常和气胸（图76-3）。

T波倒置 可提示心肌缺血，特异度极差。通常，左侧Ⅰ、Ⅱ导联及V_3~V_6导联T波直立，右侧aVR导联T波倒置。Ⅲ、aVL、aVF导联T波方向具有可变性。通常，V_1导联T波倒置，偶尔V_2导联T波倒置。ACS典型T波倒置是窄而对称，ST段起始部为等电位，可能轻度弓形向上或凹陷，也可能出现相关ST段压低。鉴于ECG正常变异较多，与最近采集的ECG比较，最易观察到T波倒置（图76-4）。

Wellens综合征时可见缺血性T波倒置，其典型表现为前壁近心尖区导联深而对称的T波倒置或T波双向改变。T波双向提示缺血性心脏病。其他ECG

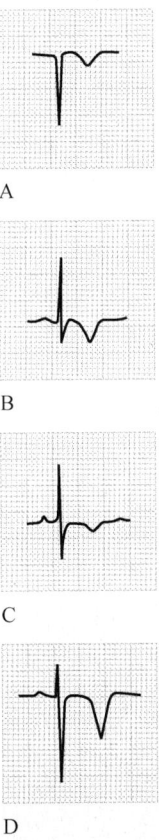

图76-4 ACS患者T波倒置。**A**和**B**，ACS患者T波倒置；**C**，NSTEMI患者T波倒置；**D**，左前降支近端狭窄，Wellens综合征患者T波倒置较深。STE：ST段抬高。

表现有 ST 段等电位或轻度升高（<1mm），心前区导联无 Q 波。上述 ECG 表现可见于心绞痛或无痛状态时，伴或不伴有心肌酶升高，多提示左前降支病变。

T 波倒置被看做是 ACS 前兆，但也可能为 MI 后的演变。MI 时，如病变血管无再灌注，ST 段恢复到基线时，T 波可出现倒置，但不是特别深。心肌再灌注时，ST 段抬高继而出现 T 波倒置，T 波呈双向或倒置较深，与 Wellens 综合征 T 波改变类似[55,56]。

临床医生须将 T 波假性正常作为 ACS 一种可能的 ECG 表现。出现急性胸痛或心绞痛等同症状时，ECG 上出现貌似正常的 T 波代替症状前的"正常"倒置 T 波时称为 T 波假性正常。此种 T 波外观貌似正常，出现时也可提示 ACS。

T 波倒置原因有 ACS、心室肥大、束支传导阻滞、心室起搏节律、心肌炎、心包炎、PE、气胸、Wolff-Parkinson-White 综合征、脑血管意外、低钾血症、胃肠功能紊乱、过度通气、持续幼稚型 T 波或正常变异。

Q 波　通常代表不可逆性心肌坏死，但很少是 AMI 的单独表现。病理性 Q 波可在 MI 后一小时内出现，常见于 MI 后 8~12 小时。因此，ST 段抬高伴 Q 波不妨碍进行紧急再灌注治疗。MI 后，持续存在的 Q 波可作为既往 MI 的 ECG 标志。在某些情况下，无论梗死区血管是否再通，Q 波可随时间推移而消失。

急性心肌梗死解剖定位

根据 ECG 形态变化判断 AMI 的病变部位（表 76-5）。

前壁 MI 主要看胸前 V_1~V_4 导联（图 76-5）。

表 76-5　AMI 的 ST 段改变区域

区域	导联	ST 段
前壁 MI	V_1~V_4	抬高
侧壁 MI	Ⅰ、aVL、V_5 和 V_6	抬高
下壁 MI	Ⅱ、Ⅲ 和 aVF	抬高
右室壁 MI	V_{4R}	抬高
后壁 MI	V_8 和 V_9	抬高
	V_1~V_3	压低

Modified from Aufderheide TP, Brady WJ: Electrocardiography in the patient with myocardial ischemia or infarction. In Gibler WB, Aufderheide TP (eds): Emergency Cardiac Care. St. Louis, Mosby, 1994.

V_1~V_2 导联改变反映间壁 MI。如病理改变超过 V_1~V_4 导联，还包括 V_5、V_6、Ⅰ 和 aVL 导联时，提示 MI 扩展到侧壁（即前外侧 MI）。前壁 STEMI 时，对应的 Ⅲ 和 aVF 导联出现 ST 段压低。左前降支司前壁供血。左前降支第一对角支闭塞出现 Ⅰ、aVL 导联 ST 段抬高。左前降支对角支闭塞出现与左前降支闭塞类似的 ECG 表现（V_2、V_3 导联 ST 段抬高，V_1 和/或 V_4 导联也可能出现 ST 段抬高，同时伴 Ⅱ、Ⅲ 和/或 aVF 导联 ST 段压低），但幅度较小[57]。

侧壁 MI　常合并前壁 MI（前侧壁）、下壁 MI（下侧壁）或下壁 MI 向后扩展（下后侧壁）。实际上，由于心脏侧壁由左前降支、右冠状动脉和左冠状动脉回旋支供血，且可变异，因此，侧壁 MI 表现为部分或全部侧壁导联（Ⅰ、aVL、V_5 和 V_6）变化。高侧壁 MI 限于 Ⅰ、aVL 改变（图 76-6），提示左冠状动脉回旋支闭塞。这些导联 ST 段抬高可伴对应的 Ⅲ、aVF 和 V_1 导联 ST 段压低。根据心脏磁共振成像区域定位，Ⅰ、aVL（而非 V_6）导联出现新 Q 波提示"前间壁 MI"，而非以前所指的"高侧

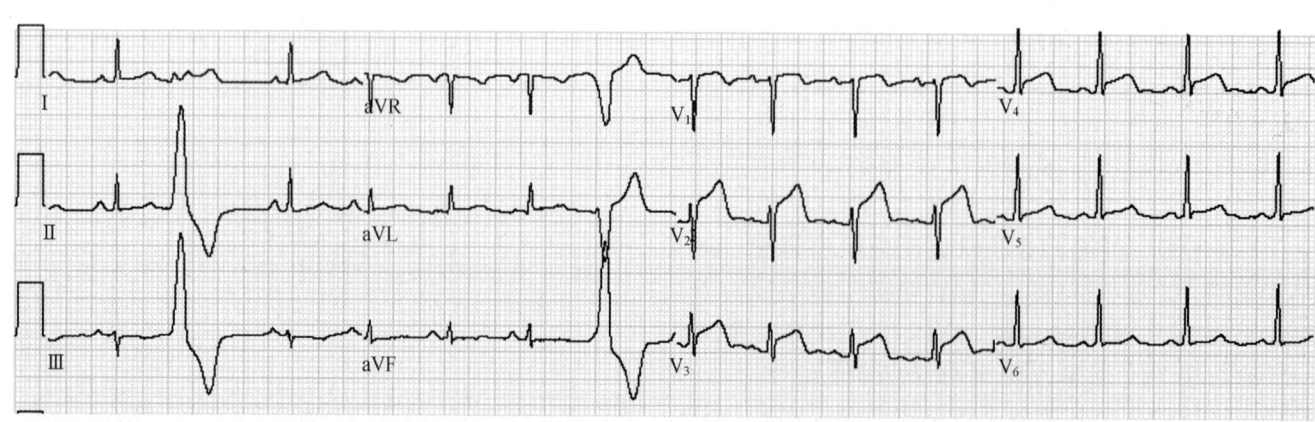

图 76-5　前壁 AMI。V_1~V_4 导联 ST 段呈明显斜直形抬高。紧急心脏导管检查发现左前降支狭窄 90%，置入冠状动脉支架后患者无任何不适，AMI 血清标记物升高。

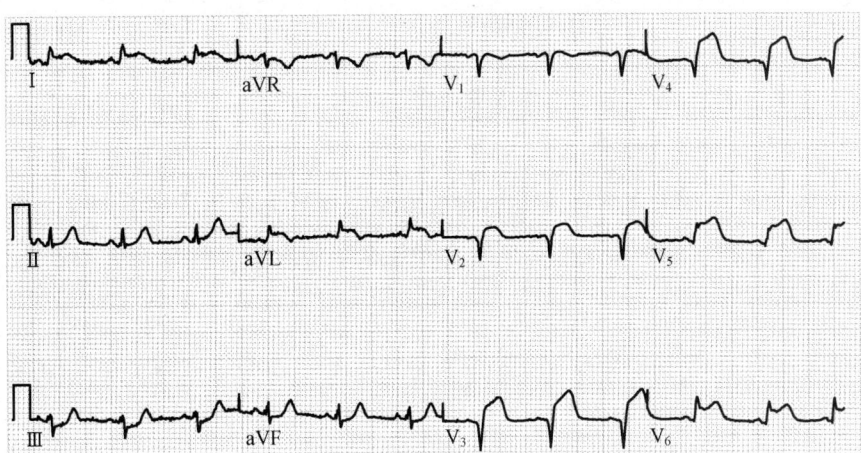

图 76-6 前侧壁 AMI。Ⅰ、aVL、V_5 和 V_6 导联 ST 段抬高。紧急 PCI 显示左前降支近端血栓病变。

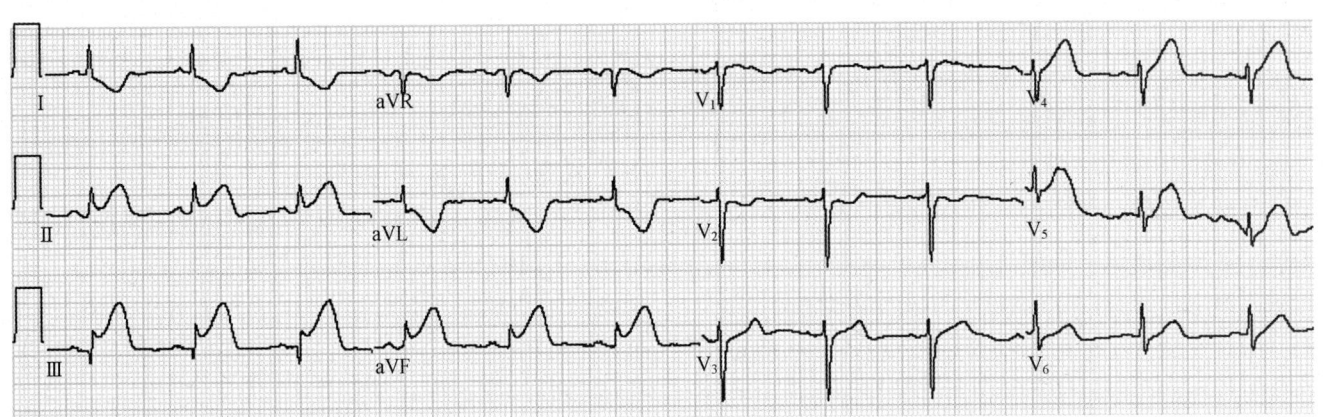

图 76-7 下壁 AMI 伴对应导联改变。下壁导联可见 ST 段明显抬高（Ⅱ、Ⅲ和 aVF）。典型对应导联 Ⅰ 和 aVL 导联 ST 段压低。

壁 MI"[6]。

下壁 MI 表现为肢体导联 Ⅱ、Ⅲ 和 aVF 形态学改变。心脏下壁和房室结约 90% 由右冠状动脉供血（右侧优势）；其他 10% 由左冠状动脉回旋支供血（左侧优势）。如果两个或两个以上相邻下壁导联（Ⅱ、Ⅲ 和 aVF）受累，提示下壁 STEMI，对应导联 ST 段压低常见于 Ⅰ 和/或 aVL 导联（图 76-7），或胸前导联（V_1 较 V_2 和 V_3 少见）。$V_1 \sim V_3$ 导联出现 ST 段压低可能为下壁 MI 对应导联改变、下壁 MI 向后扩展或同时存在前壁缺血。下壁导联 Ⅲ 导联 ST 段抬高超过 Ⅱ 导联，伴 aVL 和/或 Ⅰ ST 段压低，对于判断右冠状动脉闭塞敏感度为 90%，特异度为 71%[44]。下壁 STEMI（Ⅲ 导联 ST 段抬高程度大于 Ⅱ 导联）出现 V_1 导联 ST 段抬高提示伴右室 MI。下壁 STEMI 同时存在对应导联改变与梗死面积大及病死率升高有关。左冠状动脉回旋支闭塞时，12 导联 ECG 改变不明显。如果显示下壁导联 ST 段抬高，Ⅲ 导联 ST 段抬高不如 Ⅱ 导联明显，aVL 导联 ST 段为等电位线或抬高[44]。

后壁 MI 单纯后壁 MI 占全部 AMI 的 15%~20%，通常与下壁或下侧壁 MI 同时发生。AMI 患者约 4% 为单纯后壁 MI（仅表现为 $V_7 \sim V_9$ 导联 ST 段抬高）[6]，可能为右冠状动脉后降支或左冠状动脉回旋支病变。12 导联 ECG 无直接置于心脏后壁的电极，因此必须通过与后壁对应的右胸前导联（$V_1 \sim V_3$）ST 段改变推断急性后壁 STEMI。急性后壁 STEMI 的 ECG 表现：①水平形 ST 段压低；②T 波高而直立；③R 波高而宽；④R/S 幅度 > 1（图 76-8）。出现水平形 ST 段压低伴直立 T 波可提高 12 导联 ECG 诊断后壁 MI 的准确性。右胸前导联高 R 波实际上是后壁 Q 波的镜影，它在后壁 MI 时可能延迟出现。使用附加导联（后壁导联 V_8、V_9）可提高诊断急性后壁 MI 的敏感度。下壁 MI 患者出现 $V_1 \sim V_3$ 导联 ST 段压低或后壁 V_8、V_9 导联 ST 段抬高时，通常较单独下壁 MI 患者梗死面积大，射血分数更低，心血管疾病发病率和病死率更高[46]。心脏磁共振成像显示，V_1、V_2 导联出现的高 R 波"后壁"MI 实际上是左室侧壁 MI[6]。目前一致提议，将后壁 MI 重新定义为下基底部 MI。

右室 MI 右室 MI 很少单独发生，通常合并下壁或下后壁 MI，约 1/3 下壁 MI 伴右室 MI。有时，前壁 MI 累及部分（但 <1/2）右室。右冠状动脉主

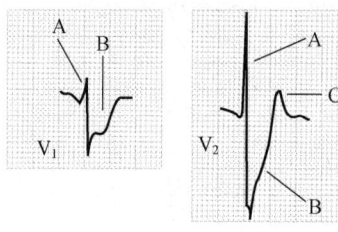

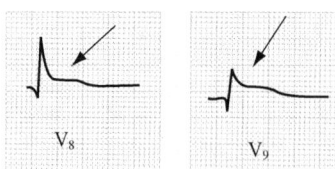

图76-8 单纯后壁AMI（PMI），累及右胸前导联和后壁导联。右胸前V₁、V₂导联为PMI特征性改变：R波明显（**A**）、STD（**B**）和直立T波（**C**）。同一患者后壁V₈、V₉导联出现STE（箭头所示），确诊为单纯PMI。STD：ST段压低；STE：ST段抬高。

要供应右室壁血流，任何重要冠状动脉闭塞都有可能导致右室MI。右室MI的临床特征包括颈静脉压力升高，合并下壁MI时出现低血压。这些体征同样也提示心脏压塞。有时，硝酸酯导致的低血压也需与右室MI和心脏压塞鉴别。对于上述二者的初始治疗都包括给予容量负荷及避免使用血管扩张药和其他降压药。

下壁MI（Ⅱ、Ⅲ和aVF导联ST段抬高，而非所有胸前导联ST段抬高）时，V₁导联ST段抬高提示右室MI，因为V₁导联是最靠近右侧的胸前导联。右室MI时V₂导联有时也出现ST段抬高。右室MI合并下壁AMI时，Ⅲ导联ST段抬高程度通常大于Ⅱ导联[59]。理论上是因为（额状面上）Ⅲ导联正向矢量较Ⅱ导联更靠向右侧。ECG"右侧"胸前导联是诊断右室MI的最好方法，作为左胸前导联镜影的右胸前导联出现V₃ᵣ～V₆ᵣ导联ST段抬高，其中V₄ᵣ导联ST段抬高最敏感。右室MI时，右胸前导联ECG改变可能不明显，因为右室壁较薄导致QRS缩小（图76-9）。下壁MI合并右室MI患者梗死面积较大，院内并发症多，病死率高[60]。

具有ACS症状的患者出现aVR导联ST段抬高应立即考虑左冠状动脉主干闭塞。荟萃数据显示，aVR导联ST段抬高（＞0.5mV）诊断左主干病变的敏感度约为78%，特异度约为83%。aVR导联ST段抬高可见于多支血管病变、急性左前降支近端闭塞，或左旋支或右冠状动脉闭塞（较少见）[61]。如果aVR和V₁导联均出现ST段抬高，且前者抬高更加明显，则提示左冠状动脉病变；若后者抬高明显，则提示左前降支病变[62]。

ST段抬高的鉴别诊断

出现类似ACS表现时，在无其他证据前，ECG出现ST段抬高不一定都是急性心肌缺血。其他一些情况下，尤其是LBBB和LVH患者也可出现类似MI的ST段抬高（表76-4）[54]。应注意：ST段抬高并非是全身性溶栓治疗的指征[63]。

良性早期复极（BER） 是一种正常的ECG变异，并不能提示或排除CAD。BER电生理特征包括：①ST段抬高；②ST段起始点凹形抬高；③J点处QRS波终末部（即QRS波群与ST段交界处）切迹；④出现对称且高大的T波；⑤广泛性ST段抬高；⑥短期内电生理相对稳定，这些变化会随年龄增长而消退。J点升高多小于3.5mm，并且胸导联ST段凹形抬高常小于2mm（有的病例升高5mm），在肢体导联上小于0.5mm。BER时V₂～V₅导联ST段抬高幅度最大。肢体导联上出现孤立BER十分罕见，应立即

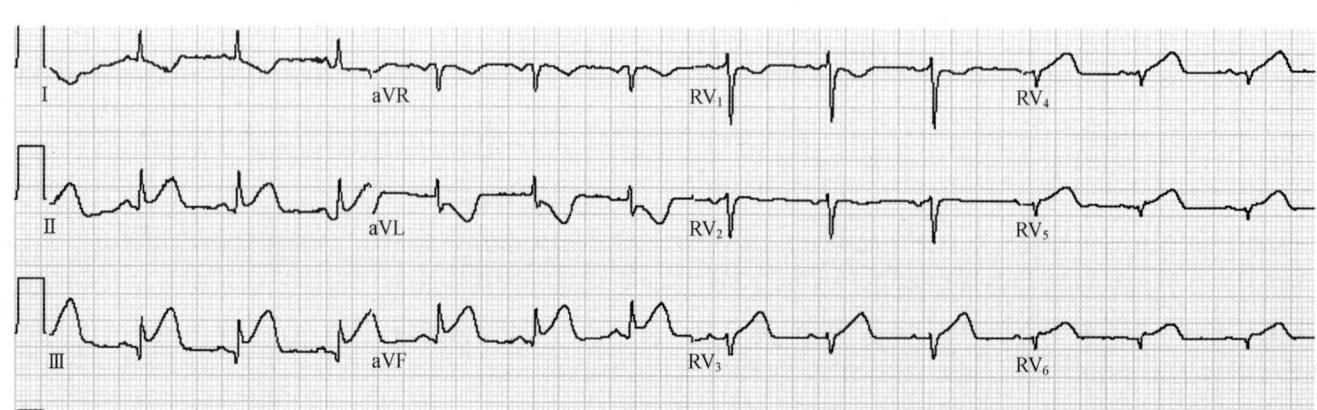

图76-9 右室MI时右胸前导联（RV₁～RV₆）变化。与图76-7为同一患者。下壁MI的ST段仍抬高，对应Ⅰ和aVL导联ST段压低。因电压相对较低推断胸前导联为右侧胸导联。RV₃～RV₆导联ST段抬高提示右室MI。

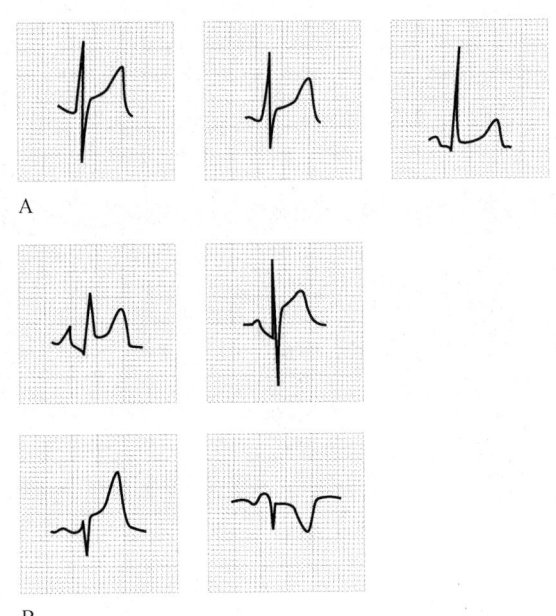

图 76-10 非梗死性 ST 段抬高。**A**，BER 弓背向下的 ST 段抬高（STE）；**B**，急性心包炎弓背向下的 STE 和 PR 段压低（上两图）；凹陷 STE 不伴有 PR 段异常（左下图）；对应的 aVR 导联 STD 和 PR 段抬高（右下图）。

考虑 AMI（图 76-10A 和图 76-11）。有报道称，60 岁以下特发性 VF 复苏后的白种人患者中，31% 下侧壁导联有早期复极变化。相比较而言，无晕厥或心脏疾病的对照组患者中仅 5% 有复极变化。某些 BER 患者可能发生严重恶性心律失常，但许多 BER 患者一生都不出现恶性心律失常[64]。

心包炎 急性期表现为广泛性 ST 段抬高。ST 段为弓背向下形，起始段呈上斜形，其抬高常常不超过 5mm。偶尔，ST 段起始段为斜平的曲线，但若出现弓背向上或呈拱状改变则提示 AMI。通常，除 aVR 导联 ST 段压低外，其他导联均表现为 ST 段抬高，V_1 导联可变。局灶性心包炎时，受累区域导联表现更突出。PR 段压低作为诊断心包炎的 ECG 指标，其敏感度差，特异度高，典型变化常见于下壁导联和 V_6 导联，对应导联 aVR 导联可见 PR 段抬高（图 76-12，图 76-10B）。

左室室壁瘤（LVA） 局部病变区心室壁向外膨出，心脏收缩时呈矛盾运动，ECG 具有特征性改变，与 AMI 很难鉴别。相当一部分患者同时存在 AMI 和 LVA，LVA 的 ECG 表现更倾向于局部而非广泛性[65]。从解剖学角度来讲，LVA 最常发生于前壁，$V_1 \sim V_6$ 导联和 I，aVL 导联改变最常见。ST 段抬高有各种形态（凸出或凹陷），可出现 Q 波（图 76-13）。计算 T 波/QRS 幅度比有助于鉴别前壁 MI 和 LVA。如在任一导联上 T 波/QRS 幅度 > 0.36，提示 AMI；如所有导联 T 波/QRS 幅度 < 0.36，则提示可能为室壁瘤[66]。

LBBB 其 ECG 表现易与 ACS 的 ECG 表现混淆，可降低 ECG 诊断 ACS 的能力。具有相应临床表现的患者出现新发或可能新发的 LBBB 强烈提示 ACS。然而，既往 LBBB 的 ECG 表现与 ACS 有许多相似之处，表现为右胸前导联 ST 段抬高及高大、拱形、直立 T 波，类似于前壁 AMI。这些导联中 LBBB 的 QS 波形类似于 MI 时的 Q 波。ST 段压低和 T 波倒置见于 LBBB 时的

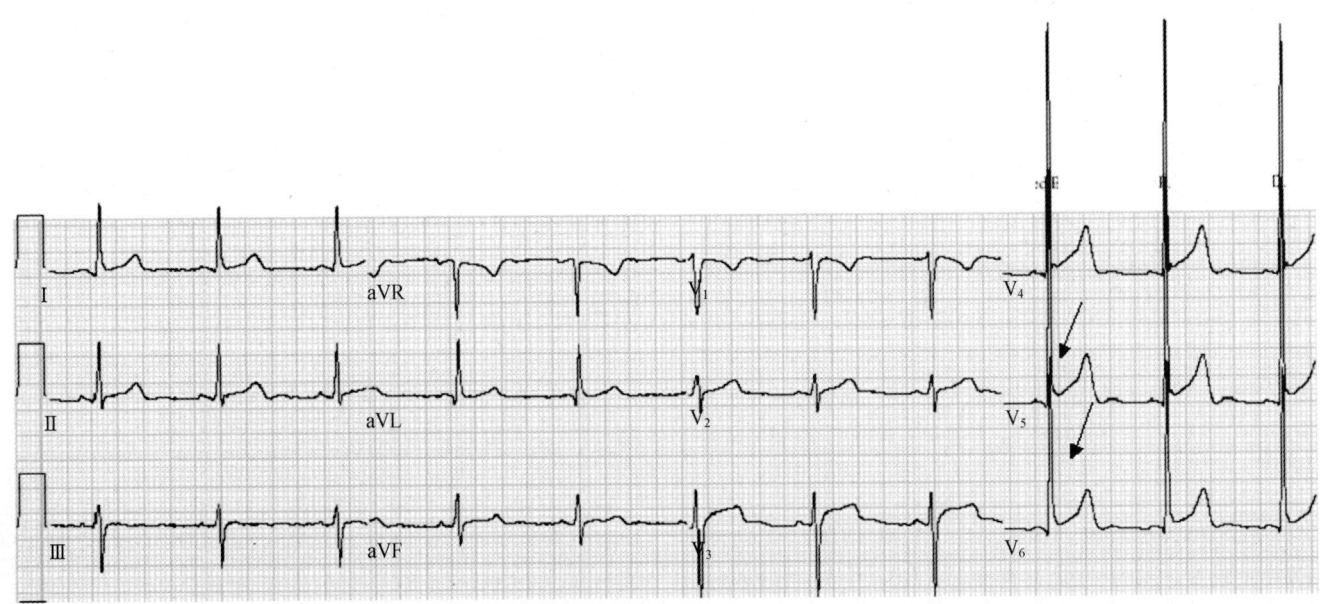

图 76-11 良性早期复极。注意弓背向下的 ST 段抬高，以 $V_4 \sim V_6$ 导联最明显。同一导联 T 波相对较大。V_4 和 V_5 导联 J 点出现微小切迹。患者既往 ECG 无此变化。

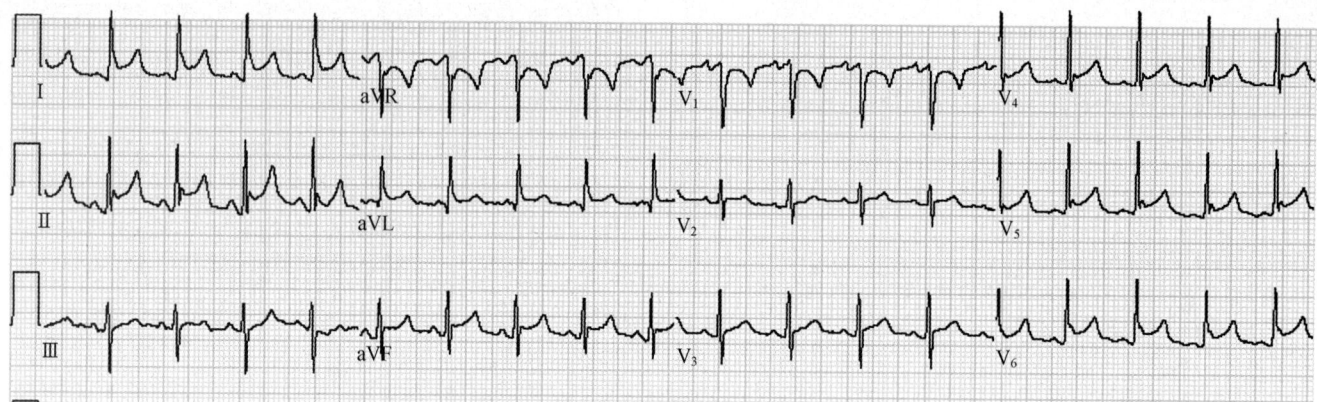

图 76-12 心包炎。该 ECG 显示心包炎几个典型特征：(1) 窦性心动过速；(2) 广泛 ST 段弓背向下抬高；(3) PR 段压低，Ⅱ 导联最明显；(4) aVR 导联 PR 段抬高。

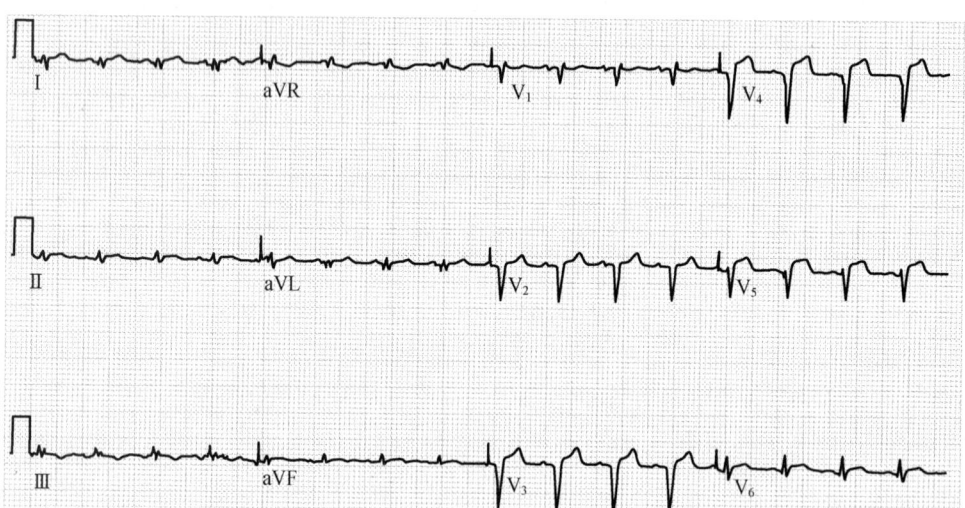

图 76-13 左室室壁瘤。前壁 LVA 患者 12 导联 ECG 典型表现。$V_2 \sim V_5$ 导联有明显的 Q 波，而对侧导联缺乏相应改变。（Modified from Aufderheide TP, Brady WJ: Electrocardiography in the patient with myocardial ischemia or infarction. In Gibler WB, Aufderheide TP [eds]: Emergency Cardiac Care. St. Louis, Mosby, 1994, pp 169~216.）

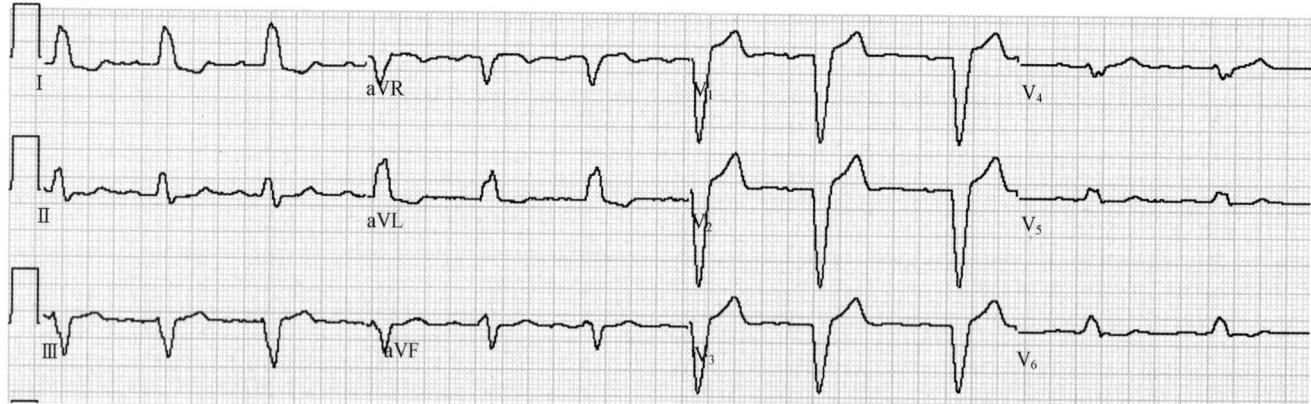

图 76-14 LBBB。LBBB 典型表现：(1) QRS 波≥0.12 秒；(2) V_6 导联 Q 波消失；(3) V_5、V_6、Ⅰ 和 aVL 导联出现宽大单向 R 波；(4) $V_1 \sim V_3$（类似 AMI）、Ⅰ 和 aVL 导联 ST 段和 T 波变化不一致。一度 AVB 也很明显。

某些或全部侧壁导联（V_5、V_6、Ⅰ 和 aVL），上述类似缺血改变也见于 ACS。然而，LBBB 上述表现仅表示此"规则不能普遍应用"。上述导联中，ST 段和 T 波方向与 QRS 主波方向不一致或相反。LBBB 是具有 CAD 危险因素患者的常见 ECG 表现，所以必须对 LBBB 图形（图 76-14）与 AMI 合并 LBBB 时 ST 段的表现进行区别。

Sgarbossa[67] 通过 GUSTO-I 研究数据库获得了伴 LBBB 的人群数和 AMI 酶学证据。预测 LBBB 患者 MI 的三个独立 ECG 指标为：①ST 段抬高至少 1mm，与

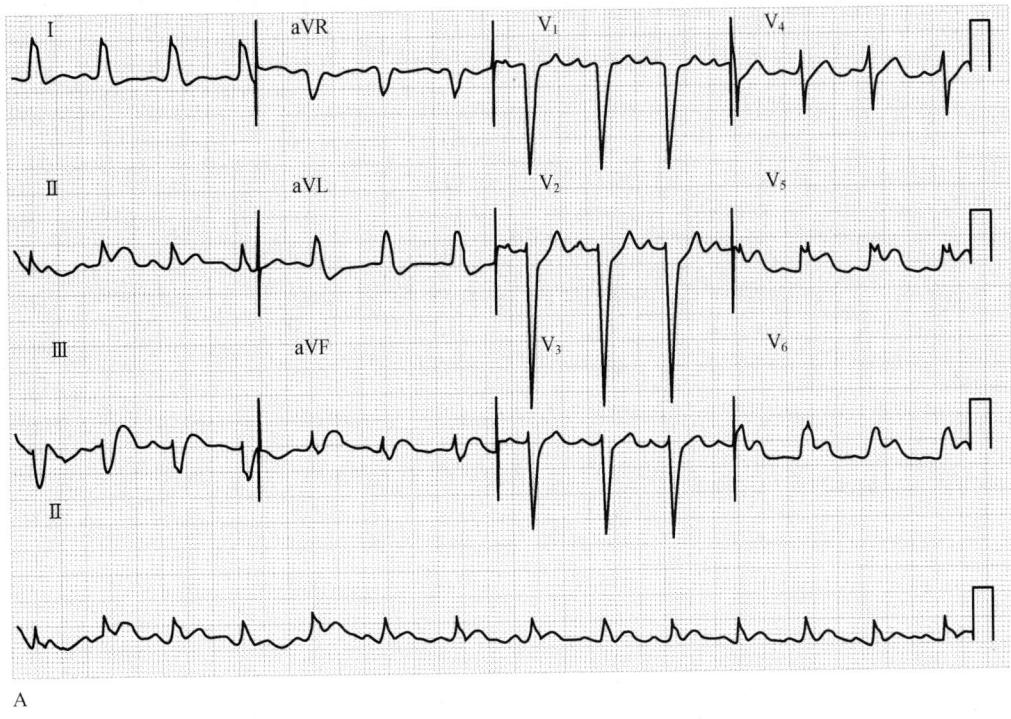

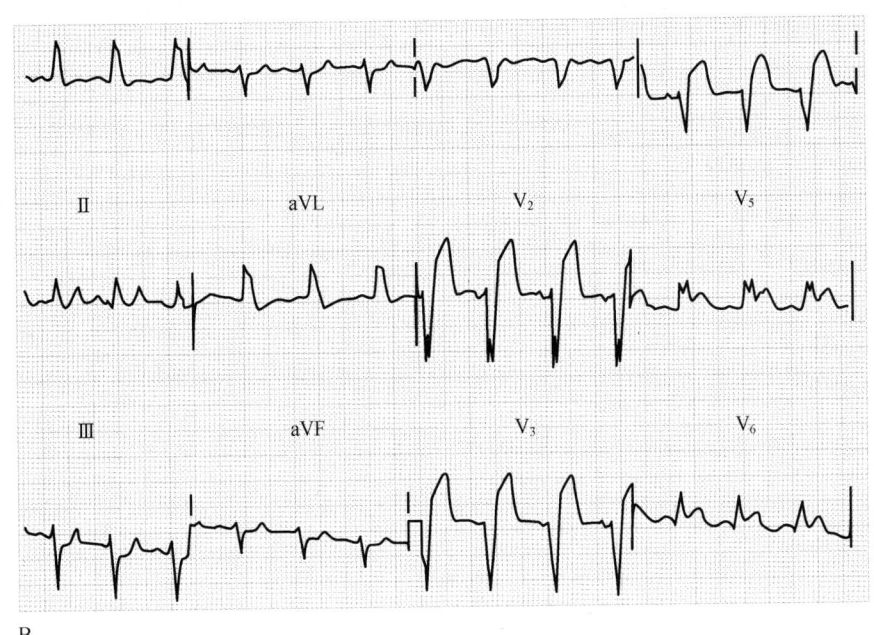

图 76-15 AMI 合并 LBBB。**A**，根据 Sgarbossa 标准[67]，存在明显 AMI 证据。Ⅱ、V_5 和 V_6 导联 ST 段一致性抬高超过 1mm；同时 V_2 导联 ST 段压低；**B**，再次依据 Sgarbossa 标准，该 ECG 提示可能 LBBB 合并 AMI。V_5 和 V_6 导联 ST 段一致性抬高超过 1mm，另外，V_2 和 V_3 导联 ST 段不一致的抬高超过 5mm。

QRS 主波方向一致；②V_1、V_2 或 V_3 导联 ST 段压低至少 1mm；③ST 段抬高至少 5mm，与 QRS 主波方向不一致。上述表现分别占 5 分、3 分和 2 分。为了诊断准确，获得 90% 特异度至少需要 3 分。因此，若 ECG 仅表现为与 QRS 波不一致的 ST 段抬高 5mm 或更多，而没有其他两个表现，还需要作进一步检查才能诊断 AMI（图 76-15）[67]。但随后的文献对 Sgarbossa 标准褒贬不一[67]。最终，对 LBBB 患者可能存在 MI 的评估标准仍无定论。当 ECG 表现与 Sgarbossa 标准不完全相符时，除病史和体格检查外，应主要参考辅助检查（如连续 ECG 监测、与之前 ECG 作比较、超声心动图及血清心脏标记物测定）[67]。新发 LBBB 合并有 AMI 的临床表现仍然是溶栓或 PCI 的治疗指征。

心室起搏节律（VPR） 酷似 AMI，并可掩盖 AMI 的表现。VPR 起源于右室心尖，QRS 波宽大，呈假 LBBB 型。合并 LBBB 时，VPR 右胸前导联典型表现为 QRS 主波向下，伴有 ST 段抬高和高大或呈拱

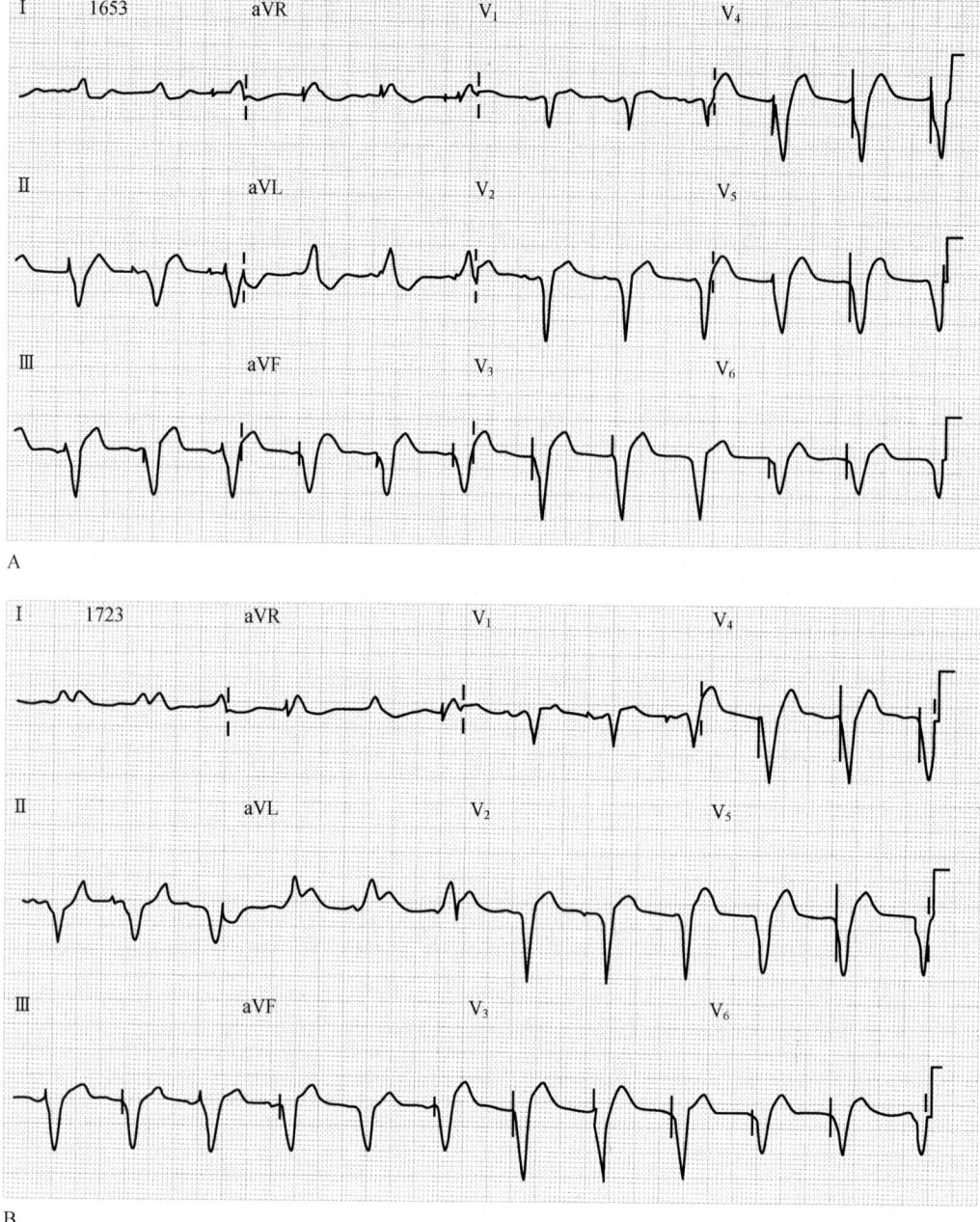

图 76-16 连续右室起搏节律合并 AMI；VPR。**A**，起搏心律患者 ST-T 改变。**B**，A 图患者连续 ECG 监测显示 AMI 演变，包括 I 和 aVL 导联 ST 段抬高，该变化与侧壁 AMI 一致。

形的 T 波，其与 QRS 主波方向不一致。与 LBBB 不同的是，由于 VPR 起源于右室心尖，通常 V_5 和 V_6 导联 QRS 主波向下（其向左偏下，源于起搏导线的冲动向上）。此外，QRS 波前即刻出现的垂直起搏信号可作为 VPR 的线索，尽管这些信号在 12 导联 ECG 上有时很难发现。

这种情况下指导临床医师解读 12 导联 ECG 的资料非常有限。与 LBBB 类似，VPR 波形在评价胸痛患者是否为 ACS 时存在较大变数。Sgarbossa 等进一步制订了合并 VPR 的 AMI 诊断标准[69]（类似于 LBBB[67]）。该结论同样从 GUSTO-I 数据库中获得，但患者例数较少。其标准与 LBBB 标准基本相同：①ST 段抬高至少 5mm，与 QRS 波方向相反；②ST 段抬高至少 1mm，与 QRS 波方向一致；③V_1、V_2 或 V_3 导联 ST 段压低至少 1mm（图 76-16）[67]。

左室肥厚（LVH） ECG 表现酷似 ACS，有时可掩盖后者。其 ECG 表现为电轴左偏，右胸前导联宽大的 rS 或 QS 波，此种变化很少累及 V_1 和 V_2 导联。LVH 与 AMI 改变类似，ECG 也出现 ST 段抬高和高大拱形 T 波。LVH 时 ECG 抬高的 ST 段起始部位弓背向下，而 AMI 抬高的 ST 段起始处常常（但不总是）呈斜直或上凸形。LVH 时，左胸前导联（有时伴有 I 和 AVL 导联）可出现异常复极（或损伤型图形），表现为 ST 段压低和不对称倒置 T 波。当右

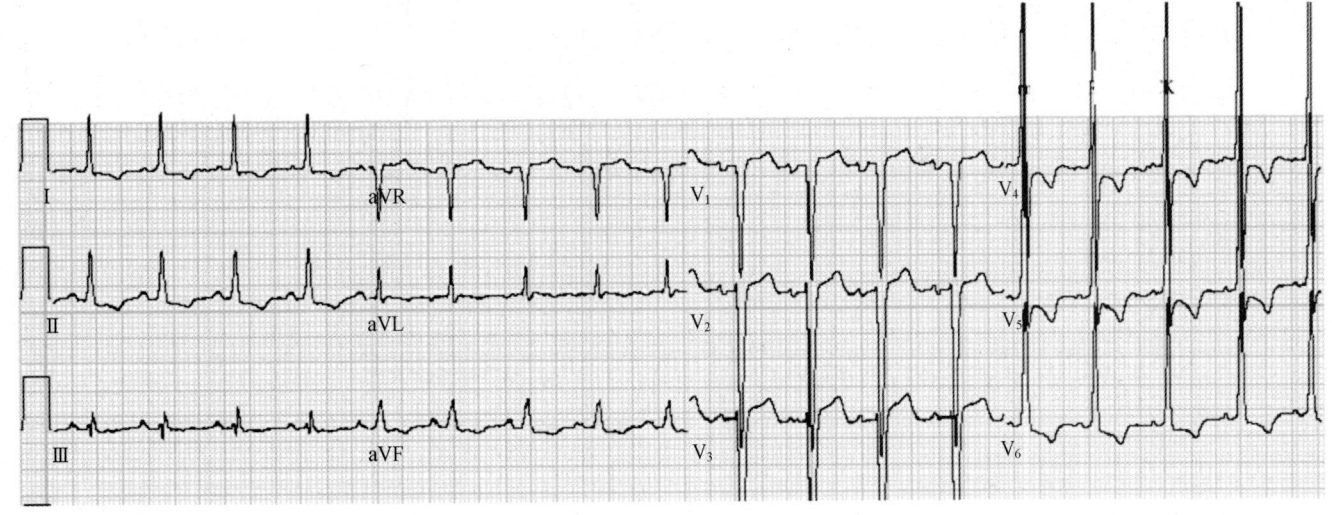

图 76-17 LVH 的异常复极。典型的异常复极表现为左胸前导联高大 R 波后出现 ST 段压低以及不对称的倒置 T 波。右胸前导联（V_1 和 V_2）为 $V_3 \sim V_6$ 的镜像改变，ST 段轻度抬高（起始部弓背向下），T 波高大而不对称（图 76-20B　LVH 和异常复极患者的 AMI 演变）。

胸前导联 ST 段抬高和高 T 波源于 LVH 而非 AMI 时，左胸前导联损伤型变化是安全的，因为他们互为镜像关系。LVH 的 ECG 变化不会随时间改变（图 76-17）。

Takotsubo 心肌病

Takotsubo 心肌病通常称为心尖球囊样综合征或"伤心"综合征，表现为 ST 段抬高（或深的 T 波倒置）而无 CAD 证据。心肌缺血时血清标记物可以阳性，也可以出现血流动力学改变。主要见于绝经后妇女，其特点是由强烈精神应激诱发。通过心室造影或超声心动图可以显示左心室尖部的球囊样改变。该综合征预后良好，通常在一个月甚至更短时间内室壁运动恢复正常[6,69]。

非 ST 段抬高型急性心肌梗死

这个名称取代了"非 Q 波 MI"，以往也称为"心内膜下 MI"。正确描述"非 Q 波 MI"这一术语比较困难，因为随时间进展，Q 波可能消失，且"明显"Q 波标准也不同。此外，ECG 有可能记录不到短暂性 ST 段抬高。尽管如此，具有 MI 相关临床表现，但未描记出相应导联 ST 段升高时，检测血清标记物对诊断 MI 是有用的。

从病理生理学角度看，病变动脉可能没有发生完全闭塞，或梗死区域可能通过侧支循环建立或治疗干预而得到部分改善。NSTEMI 的 ECG 表现为 ST 段压低和深大且对称的 T 波倒置。然而，无 ST 段抬高，不一定意味着预后好。研究表明，MI 注册数据库（NRMI）2，3，4 中超过 250 000 例早期 ECG 表现为 ST 段压低的 AMI 患者，其住院病死率为 15.8%，与 STEMI 或 LBBB 患者病死率相近（15.5%）[70]。12 导联 ECG 上显示 ST 段压低可提示真正的后壁 MI。急性后壁 MI（下基底部）12 导联 ECG 无 ST 段抬高时为紧急溶栓或 PCI 指征。

附加导联心电图诊断 ACS

通过评估 12 导联 ECG 中不易显示电变化的心脏区域附加导联 ECG 可提高 AMI 诊断的敏感度。最常见附加导联为后壁（$V_8 \sim V_9$ 导联）和右室（RV_4）导联，从而构成 15 导联 ECG（图 76-18）。后壁导联 V_8 和 V_9 位于左侧肩胛骨下和左侧脊柱旁，与 V_4 和 V_6 导联位于同一水平。后壁导联形态改变有时细小而难以察觉，主要由这些电极与心脏后壁的距离增大所致（图 76-19）。

应用右胸前导联 $V_{1R} \sim V_{6R}$（也称 $RV_1 \sim RV_6$）使右室 ECG 成像得到改进。这些导联以镜像方式置于右侧心前区。在右胸前导联中，V_{4R} 对于诊断右室 MI 具有高度敏感性。也是 15 导联描记时选择的导联。从形态上看，右侧胸前导联的变化不是很明显，因为右室壁相对较薄。

对胸痛 ACS 患者进行评估，应用 15 导联 ECG 可提高诊断准确性，但不影响 AMI 诊断率、再灌注治疗、处理及预后[71]。判定 ED 患者是否需要入住 CCU（如高危患者），15 导联 ECG 可使 ACS 诊断敏感度提高 12%[72]。使用附加导联 ECG 指征包括：①$V_1 \sim V_3$ 导联 ST 段改变（压低或抬高），无论是单一导联或一个以上导联；②下壁导联（Ⅱ、Ⅲ 和 aVF）和/或侧壁肢体导联（Ⅰ 和 aVL）

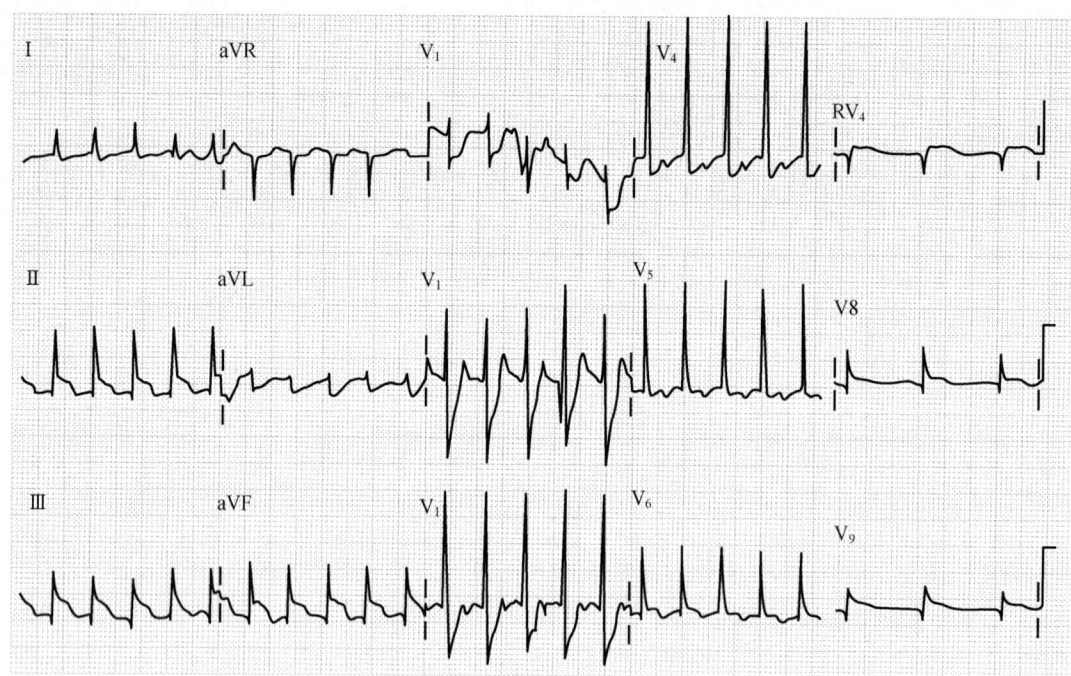

图 76-18 下壁、侧壁、后壁和右室 AMI 的 15 导联 ECG。标准 12 导联 ECG 下壁和侧壁导联典型 STE 及右胸前导联 STD 合并显著 R 波。后壁 AMI 表现为右胸前导联 STD 合并显著 R 波和后壁 V_8 和 V_9 导联 STE。需注意，后壁 AMI 时 STE 的程度明显低于下壁导联，因为心外膜后壁距离体表导联较远。右室 MI 可通过 RV_4 导联进行简单判断，其 STE 幅度较小。

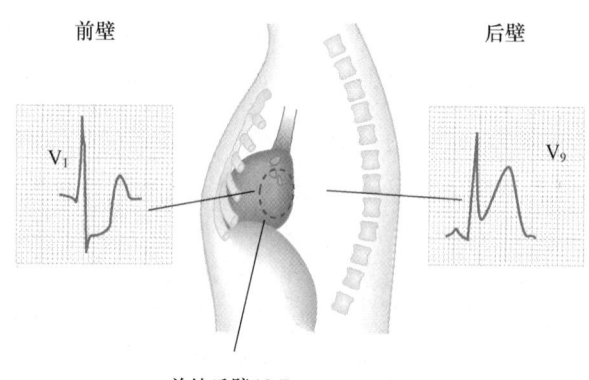

图 76-19 后壁 AMI 时胸部示意图（前壁和后壁）。标准 ECG 胸前（前壁）导联从胸部前方影射左心室后壁。后壁 AMI 时 ECG 表现常与 AMI 的典型表现相反。该示意图中，V_1 导联 STD 伴有直立 T 波和突出的 R 波。后壁 V_9 导联表现为 STE，与 AMI 一致。

存在可疑 ST 段抬高；③所有下壁 STEMI；④ACS 时发生低血压。

连续 ECG 和 ST 段趋势监测可克服 12 导联 ECG 局限性。ECG 监测对于复发或持续胸痛患者，特别是对早期 ECG 无诊断意义或出现类似 ST 段改变（如 BER 时潜在 ST 段抬高）者显示出了诊断优势。ED 胸痛患者监测 ST 段趋势（第一个小时至少每 20 秒测量一次）和自动连续 ECG 监测（至少每 20 分钟一次）能明显提高初始 ECG 正常的 AMI 患者（16%）及 ACS 诊断的敏感度和特异度（图 76-20）[73]。超过 600 例早期 ECG 无诊断意义但症状符合 ACS 患者，在 CCU 连续 12 小时进行 12 导联 ECG 监测，发现只有血清学标记物增高并出现 ST 段改变（指 ST 段较基线抬高或压低超过 1mm 并至少持续 1 分钟）可预示心源性猝死或 MI[74]。

QT 离散度测量有助于进行危险分层、治疗评估及药物治疗监测。QT 离散度为 12 导联 ECG 中最长 QT 间期与最短 QT 间期之差。缺血心肌复极时间延长，QT 间期测量从心室去极化到除极的时间。QT 间期测量的差异性增加致使 QT 离散度增大，反映可能存在局部缺血。ACS 或 AMI 患者 QT 离散度值与非 ACS 或 AMI 患者不同。

体表标测图增加了辅助诊断决策的 ECG 资料。然而连续 ECG 监测和 ST 段趋势监测增加了 12 导联 ECG 收集数据的时间周期，体表标测图增加了获取数据的电极，从而增加了心脏评估的优势。不同设备采用 40~120 个导联不等。80 电极设备采用背心式设计，自动粘贴片，其中包括 64 个胸前电极和 16 个背面电极。计算机同时记录所有电极数据，包括 ST 段的抬高和压低，并将这些数据转换成颜色编码。红色代表 ST 段抬高，蓝色代表 ST 段压低，绿色代表正常，疾病程度也可用颜色深浅表示[75-77]。体表标测图增加了 MI 诊断的敏感度，特别是对 12 导联 ECG 不易显示电变化的部位（如左室后壁、侧壁及右室）及可能合并 LBBB 患者[75-77]。

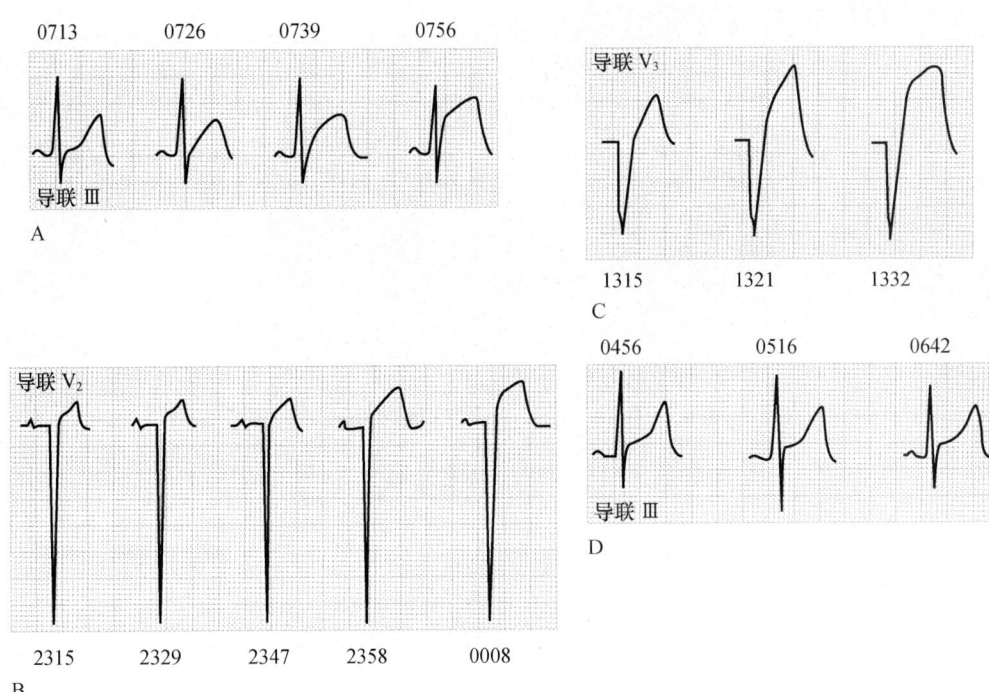

图76-20 连续ECG记录。**A**，胸痛患者早期Ⅲ导联ECG正常后演变为STEAMI。**B**，LVH患者典型V_2导联演变，患者胸痛时连续观察心电图波形显示了STEAMI的演变。**C**，LBBB合并AMI患者的典型V_3导联演变。**D**，胸痛患者非MI性STE的典型Ⅲ导联演变，注意，随着时间的变化，BER患者ST段抬高的程度及形态无变化。

ECG诊断ACS的局限性

单次ECG诊断AMI的敏感度约为60%，特异度约为90%。连续ECG监测可提高持续性或复发性疼痛的诊断率[78]。约1/2 ED患者早期ECG无诊断意义而最终被诊断为AMI。此外，不能因ECG无诊断意义或正常而除外AMI，约20%最终被诊断为AMI患者，其发病早期ECG无诊断意义。从发病开始记录ECG，随时间推移，ECG排除AMI的诊断能力不会显著增加[48]。因此，即使是症状开始后记录的ECG正常或无诊断意义，也不能准确排除ACS。对患者进行ACS评估时，只有通过连续ECG监测，并结合血清心脏标记物测定才能除外AMI。即使排除了AMI，也可能是无急性心肌坏死的UA。

胸部影像学

胸部影像学可提供相关治疗信息（例如纵隔增宽时用溶栓药、肺充血时立即应用静脉β受体阻滞剂）。AMI患者X线胸片提示CHF时，其危险性增加，经积极治疗可缓解。

约1/3 AMI患者有肺充血影像学表现。根据Killip分级，进展至CHF的AMI患者病死率增加。心脏大小可提示CHF综合征。并发肺水肿且心脏大小正常的AMI患者既往通常无CHF。事实上，AMI是正常大小心脏患者发生肺水肿的最常见原因。心脏增大的AMI患者，不论是否合并肺水肿，通常已存在CHF、前壁梗死或多支病变史（图76-21）。

血清标记物

生化标记物对ACS诊断、危险分级及指导治疗有重要意义。心肌特异标记物，尤其是血清肌钙蛋白升高可提示心肌细胞不可逆损伤。基于此，欧洲心脏病学会和ACC定义了AMI生化标记物的诊断标准[11]。过去，因为没有逆转和预防心肌坏死进展的特异性治疗，根据心肌酶升高超过48～72h才能诊断AMI。而溶栓治疗及紧急介入治疗的发展，对AMI患者的早期识别带来了更大的挑战。

对ECG表现无诊断意义的患者，心肌坏死的早期血清标记物升高可初步诊断NSTEMI，但需注意单次血清标记物不高的情况。这种单次检查用于决定患者能否出院或有无冠状动脉疾病极不敏感。病史仍然是对可能ACS患者进行诊断评估的最重要依据。动态监测可明显提高这些检测的敏感度（表76-6和图76-22）[79]。

肌钙蛋白

心肌肌钙蛋白与肌酸激酶同工酶（CK-MB）相

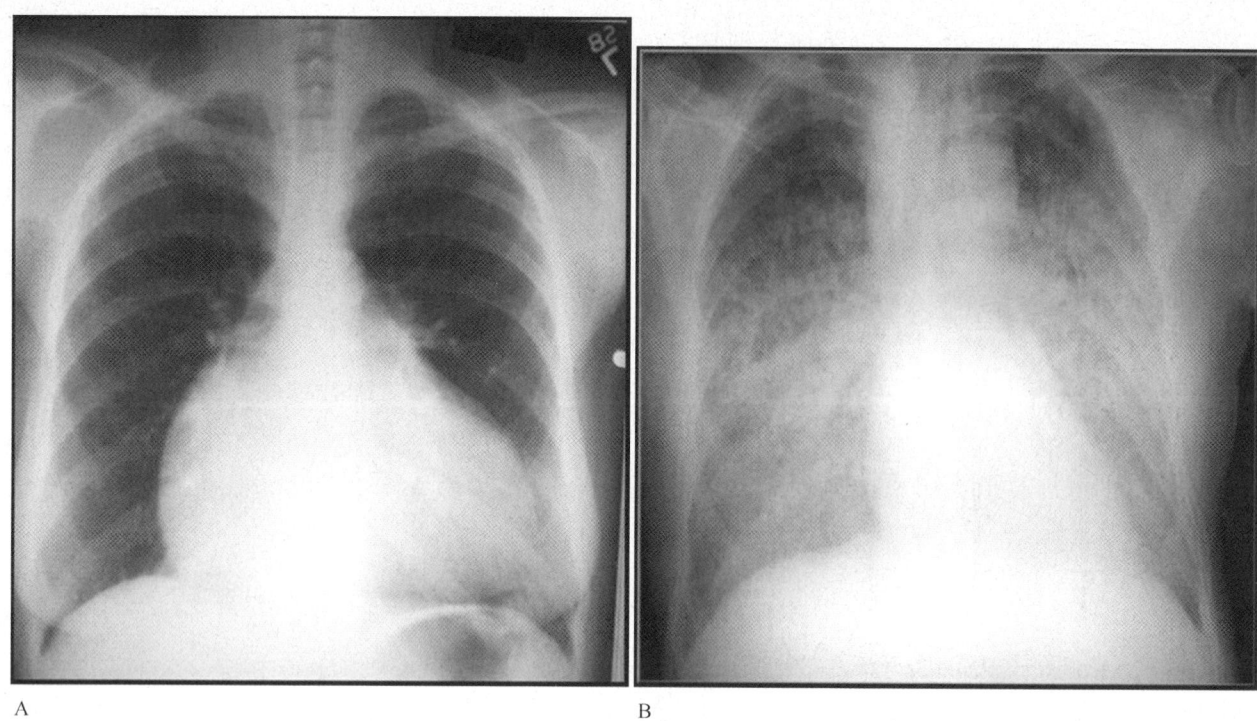

图 76-21 ACS 患者的胸部 X 线片。**A**，心脏增大；**B**，心脏大小正常伴肺水肿。

表 76-6 关于急诊 ACS 患者诊断技术的研究总结

技术	病种	数量	人群种类*	流行性%	敏感度,†% (95% CI)	特异度,†% (95% CI)
肌酸激酶（单次测定）	AMI	12（3 195）	Ⅰ/Ⅱ/Ⅲ/Ⅳ	7～41	37（31～44）	87（80～91）
肌酸激酶（动态测定）	AMI	2（786）	Ⅰ	26～43	69～99	68～84
CK-MB（表达）	ACS	1（1 042）	Ⅲ	20	23	96
	AMI	19（6 425）	Ⅰ/Ⅱ/Ⅲ/Ⅳ	6～42	42（36～48）	97（95～98）
CK-MB（动态）	ACS	1（1 042）	Ⅲ	20	31	95
	AMI	14（11 625）	Ⅰ/Ⅱ/Ⅲ/Ⅳ	1～43	79（71～86）	96（95～97）
肌红蛋白（表达）	AMI	18（4 172）	Ⅰ/Ⅱ/Ⅳ	6～62	49（43～55）	91（87～94）
肌红蛋白（动态）	AMI	10（1 277）	Ⅰ/Ⅱ/Ⅳ	11～41	89（80～94）	87（80～92）
肌钙蛋白 I（表达）	AMI	4（1 149）	Ⅱ/Ⅲ/Ⅳ	6～39	39（10～78）	93（88～97）
肌钙蛋白 I（动态）	AMI	2（1 393）	Ⅲ/Ⅳ	6～9	90～100	83～96
肌钙蛋白 T（表达）	AMI	6（1 348）	Ⅱ/Ⅲ/Ⅳ	6～78	39（26～53）	93（90～96）
肌钙蛋白 T（动态）	AMI	3（904）	Ⅰ/Ⅲ/Ⅳ	5～78	93（85～97）	85（76～91）
CK-MB + 肌红蛋白（表达）	AMI	3（2 283）	Ⅱ/Ⅳ	9～28	83（51～96）	82（68～90）
CK-MB + 肌红蛋白（动态）	AMI	2（291）	Ⅳ	11～20	100	75～91
运动负荷 ECG	ACS	2（312）	Ⅲ	6～10	70～100	82～93
静息超声心动图	ACS	2（228）	Ⅲ	3～30	70（43～88）	87（72～94）
	AMI	3（397）	Ⅰ/Ⅲ	3～30	93（81～91）	66（43～83）
负荷超声心动图	AMI	1（139）	Ⅲ	4	90	89
MIBI（静息）	ACS	3（702）	Ⅲ	9～17	81（74～87）	73（56～85）
	AMI	3（702）		2～12	92（78～98）	67（52～79）

Results from Pope JH, Selker HP: Diagnosis of acute cardiac ischemia. Emerg Med Clin North Am 21：27, 2003. ACS：急性冠脉综合征；AMI：急性心肌梗死；CI：置信区间；CK-MB：肌酸激酶同工酶；ECG：心电图。* 数据来自随机对照试验及荟萃分析。† 数据为单点研究或已报道数值范围，未经荟萃分析。

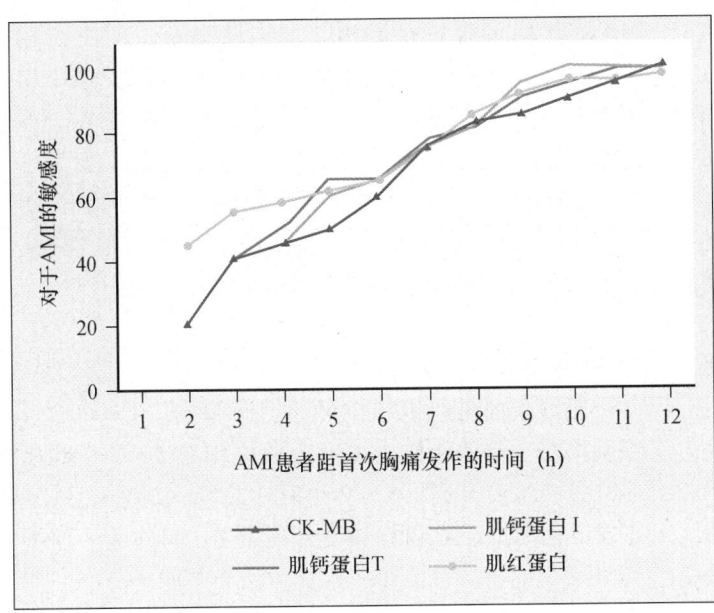

图76-22 血清标记物与AMI患者胸痛发作时间的关系。数据来自医学文献。AMI：急性心肌梗死；CK-MB：肌酸激酶同工酶。

比，敏感度和特异度更高，因而成为反映心肌细胞损伤最好的标记物。两种心肌特异性蛋白：肌钙蛋白 I（TnI）和肌钙蛋白 T（TnT）比 CK-MB 提前释放入血。心肌肌钙蛋白与其他肌肉组织肌钙蛋白来源不同，具有高度心肌特异性。其单克隆抗体与骨骼肌肌钙蛋白的交叉反应极低。TnI 和 TnT 对诊断和预后的价值相近，在心肌缺血、MI 及 ACS 中的血清动力学及升降速率相似。

肌钙蛋白释放的生物动力学与其在细胞内的分布有关。通常，细胞液中存在少量游离肌钙蛋白，而绝大部分肌钙蛋白缠绕在肌纤维内。心肌细胞损伤后，血清肌钙蛋白升高分为两个阶段，早期为胞浆内游离蛋白释放，继而急性肌纤维破坏导致血清肌钙蛋白缓慢持久释放。心肌细胞收缩蛋白缓慢破坏，肌钙蛋白持续释放 5～7 天。血清肌钙蛋白浓度开始升高时间与 CK-MB 基本相同，均在症状出现后 3 小时左右，肌钙蛋白可持续升高 7 天甚至更长。

动态监测心肌肌钙蛋白浓度对早期发现心肌损伤的敏感度高，血肌钙蛋白阳性提示危险显著增加，而连续阴性则提示危险较低[80]。有报道称，单次血肌钙蛋白测定对排除 AMI 意义有限，且不能用于诊断无梗死的 UA。这是因为 UA 时并无心肌损伤，且血肌钙蛋白升高延迟（如某些 AMI 患者症状出现 10 小时后才可监测到）[79]。对心肌肌钙蛋白的动态监测，特别于症状出现后监测 6 小时可显著提高 AMI 诊断的敏感度，其变化趋势亦可提示事件的紧急程度。症状出现 3～4 小时，TnT 敏感度可达 50%；症状出现 6 小时，其阳性率可达 75%；而症状出现 12 小时，其阳性率可达 100%。单次血肌钙蛋白检测对于发作数天的不典型胸痛、似或不似 ACS 的患者有一定评估作用。对于乏力、神志混乱或精神改变等 AMI 非特异性表现的老年患者也有一定诊断价值。

由于健康人血清中无肌钙蛋白，血清中肌钙蛋白升高超过健康人群第 99 百分位数可视为血肌钙蛋白浓度异常升高。不同实验室测定的血肌钙蛋白异常低限（特别是 TnI）各不相同。因此，医生必须了解本机构实验室所采用测定法的敏感度和局限性及临床诊断的界值浓度[6]。

多项研究显示，血肌钙蛋白即使低水平升高，也与临床预后不良相关[81,82]。某些研究中，多达 33% 诊断为 UA 的患者 CK-MB 浓度正常，而肌钙蛋白浓度却升高，表明肌钙蛋白诊断心肌细胞损伤的敏感度高[83]。事实上，CK-MB 正常而肌钙蛋白升高的患者发生心脏事件和死亡风险与按传统 WHO 标准诊断为 AMI 的患者相似，因此根据生化标记物，应对 AMI 重新定义。MI 溶栓治疗 ⅢB 研究数据显示，肌钙蛋白浓度升高与心脏事件及死亡风险几乎呈线性关系，即使是 ECG 无诊断意义且 CK-MB 水平正常的患者[83,84]。一项纳入超过 7 000 例 NSTEMI 患者的回顾性研究显示，肌钙蛋白浓度可用于鉴别低死亡风险患者[85]。血肌钙蛋白浓度轻度升高可作为 UA 梗死前特征性的客观指标，且与短期内 MI 风险增加相关。AMI 时血肌钙蛋白浓度明显升高，提示 ACS 向 "典型的" AMI 方向发展[86]。

血肌钙蛋白测定亦可用于指导 ACS 治疗。TACTICS-TIMI 研究数据表明，血肌钙蛋白升高的患者早期（48 小时内）行介入治疗，短期及 6 个月内心肌缺血和 MI 再发率及病死率明显改善。这些研究尚包括无紧急再灌注介入治疗 ECG 指征的患者[70]。肌钙蛋白升高的患者应用糖蛋白 Ⅱb/Ⅲa 抑制剂（GPI）

能预防 ACS 早期并发症，可能与肌钙蛋白敏感度增高，发现了以前未诊断或治疗的 ACS 高危人群有关。重要的是，通过血肌钙蛋白浓度升高能鉴别哪些 UA 或 NSTEMI 患者能从早期介入性治疗（包括冠状动脉造影和血管再通成形术）中获益最大[81,87]。

血肌钙蛋白升高还可见于与 ACS 及 AMI 无关的各种心脏或非心脏疾病。除 ACS 外，血肌钙蛋白水平升高的心脏疾病还包括：心肌炎、心包炎、CHF、LVH 及非穿透性心脏创伤。当有资料支持血肌钙蛋白源于非梗死性心肌损伤时，其浓度升高可为假性升高。此外，肌钙蛋白浓度升高可提示非 ACS 心脏病患者的预后[88,89]。

血肌钙蛋白浓度升高也见于非心脏疾病包括：肺栓塞（PE）、脓毒症和肾功能不全。次大面积和大面积 PE 患者，血肌钙蛋白浓度升高可由右心功能障碍和心肌细胞损伤所致，是预后不良的指标[88,89]。有报道称，脓毒症患者和多器官衰竭患者同样也可出现血肌钙蛋白浓度升高[90-92]。

血肌钙蛋白浓度升高常见于无症状终末期肾病患者，可能与此类患者心脏疾病发生率高有关，并非都是肾清除率降低所致，可存在亚临床心肌损伤的证据[92,93]。与 TnI 相比，血 TnT 异构体升高的程度与肾衰竭程度有关，特别是血液透析患者。肾衰竭患者血肌钙蛋白浓度升高使死亡风险及重大心血管疾病发生率增加，但血肌钙蛋白浓度升高不应归因于慢性肾衰竭，除非原记录证实患者的基础血肌钙蛋白浓度即高于正常基线水平[93]。

肌酸磷酸激酶

肌酸磷酸激酶（CK）不仅大量存在于心肌组织，还存在于骨骼肌、脑、肾、肺和胃肠道。心肌细胞可能是迄今为止 CK-MB 最丰富的来源，因此血清中出现 CK-MB 高度提示 MI[94]。CK-MB 是替代肌钙蛋白最好的心肌标记物[95]。发生 AMI 时，CK-MB 释放入血，3 个小时后即可在血清中检测到。CK-MB 特征性峰值出现在心肌损伤后 20～24 小时，2～3 天恢复正常。CK-MB 浓度升高可提示患者预后不良，但与 MI 面积相关性差。然而，骨骼肌也含有少量的 CK-MB，特别是骨盆肌肉组织。CK-MB 浓度异常升高也可能见于创伤、肌肉营养不良、肌炎、横纹肌溶解及剧烈运动后。

单次 CK-MB 浓度测定对于诊断 AMI 的敏感度取决于胸痛发作经历的时间。发病后 3 小时内诊断意义差，敏感度只有 25%～50%。3 小时后测定 CK-MB 浓度诊断 AMI 的敏感度可增至 40%～100%，特别是症状发生后 12～16 小时[79]。通过单次 CK-MB 浓度测定难以排除 ACS。连续测定，即使在相对较短的时间内（12 小时），特别是与动态 ECG 相结合并反复评估患者时，其敏感度会明显提高。不仅需要测定出 CK-MB 浓度升高，而且升高至少为总 CK 值的 5%，才能提高诊断实用性。非冠状动脉疾病如心包炎、心肌炎、骨骼肌疾病、横纹肌溶解、创伤及运动时可能出现 CK-MB 假阳性升高。

肌红蛋白

肌红蛋白是肌组织中的小分子蛋白（17 000D），细胞损伤后迅速释放入血。心肌损伤后 1～2 小时血肌红蛋白浓度升高，5～7 小时达高峰，24 小时恢复正常。由于血肌红蛋白浓度升高迅速，可作为心肌损伤早期标记物。目前免疫检测方法尚不能区分心肌肌红蛋白与骨骼肌肌红蛋白。任何累及骨骼肌的情况都可引起血肌红蛋白浓度升高，如创伤、运动和全身性疾病。另外，血肌红蛋白浓度升高也见于肾衰竭患者，因为此时血肌红蛋白清除率降低。

血肌红蛋白对早期 AMI 诊断的敏感度（21%～100%）不同[79]。MI 发生后 2～4 小时连续测定血肌红蛋白浓度能明显提高诊断能力。早期测定后 1～2 小时再次检测，如果血肌红蛋白浓度成倍升高更能提高 AMI 诊断的敏感度，但是特异度差[79]。血肌红蛋白与心肌其他标记物相比，对 AMI 具有极好的阴性预测力及早期升高的动力学特征。有证据显示，发病后 2 小时血肌红蛋白浓度正常可完全排除 AMI，但不能排除 ACS，肌红蛋白的应用优势已明显降低[79]。

其他心脏标记物

血肌钙蛋白、CK 及肌红蛋白都可用于检测心肌坏死。目前正在研究新的心脏标记物检测方法，以期提高敏感度、风险测定能力和提示预后的能力。心脏型脂肪酸结合蛋白就是这样一种新型心脏特异性心肌坏死标记物。可用于检测 ACS 的其他可能标记物包括能在 MI 前发现缺血、斑块不稳定或炎症反应的标记物。

心肌细胞发生不可逆性坏死前，血液生化变化可引起心肌缺血发作。缺血修饰白蛋白即心脏白蛋白可能是有价值的 ACS 生物标记物，可检测早期心肌缺血而非晚期心肌细胞坏死，且其血浓度升高早于血肌红蛋白。其他可能的缺血标记物尚有非结合游离脂肪酸和全血胆碱浓度。检测血流动力学状态的标记物（包括利钠肽）亦可用于 ACS[96]。这些标记物，如 B 型利钠肽（BNP）和 NT-proBNP 由心肌细胞释放，它们是心室腔压力增高的指标。BNP 是 CHF 常用标记物，相对于标准心脏标记物来说，BNP 是一种有价值的辅助指标，既能很好的预测反复 ACS 事件和心脏相关性死亡，也能很好预测 AMI 患者 CHF 加重[97,98]。此外，利钠肽能极好地预测 UA、NSTEMI 及 STEMI 患者短期和长期病死率[97,98]。

基于 ACS 的病理生理学特征，炎症和斑块不稳定性的各种生化指标在评估心脏事件的风险方面均具有一定价值。其中主要的炎症指标是 C 反应蛋白（CPR）和高敏 CRP（hsCRP），对于健康人群的心脏事件具有长期预后价值，对于 ACS 患者结合其他标记物具有短期预后价值。其他炎症指标包括 IL-6 和 TNF-α。易损的冠状动脉斑块破裂、血浆髓过氧化物酶水平增加、大量白细胞酶生成，可预测近期发生不良心脏事件的风险，即使是心脏肌钙蛋白阴性和无心肌坏死证据者[99]。

联合标记物策略

利用 AMI 和 ACS 的多个标记物检测可增加诊断、危险分层及预后的准确性[100]。CK-MB 结合肌红蛋白测定对 AMI 诊断的敏感度为 62%～100%，特异度为 72%～89%。（连续监测这些标记物能明显改善这种联合标记方法[79]）。McCord 报道了利用早期但非心脏特异的标记物肌红蛋白和特异度较高的预后指标 TnI 进行联合标记物监测的策略。在 ED 对 817 例患者评估 ACS 时，症状出现 90 分钟内应用联合标记方法诊断 AMI 的敏感度为 96.9%，特异度为 99.6%[101]。同样，对 1 285 例 ACS 患者行三联标记物（CK-MB、TnI 和肌红蛋白）快速检测发现，AMI 敏感度达 100%，特异度 100%。大样本早期无典型 ECG 表现的 ED 胸痛患者中，2 小时 CK-MB 结合 2 小时肌钙蛋白 T 诊断 AMI 的敏感度为 93%，特异度为 94%。其他联合标记物策略包括传统的心肌坏死标记物（肌钙蛋白）联合炎症指标（CRP）和血流动力学指标（BNP）测定。然而很多联合标记物策略特异度较低。最终，多标记物检查结果需较晚出现且更明确的心脏标记物证实[6]。如联合标记物策略不能提供比单个生物标记物更实际的益处，则不推荐使用。

超声心动图

二维超声心动图可探测 ACS 所致节段性室壁运动障碍。心肌收缩功能障碍程度从运动减低到无收缩。舒张期受损心肌松弛引起心室扩张性下降。AMI 后，由于心肌坏死导致心肌张力减低，收缩期可观察到室壁矛盾运动和射血分数减低。

尤其是对于 ECG 无典型改变、无已知 CAD 患者，节段性室壁收缩异常是急性心肌缺血或梗死较精确的指标，其预测准确度可达 50%[6]。如无既往超声心动图做比较，通常无法判断室壁运动异常发生的时间。

高达 98% 怀疑 MI 的患者如无室壁节段性运动异常（出现正常室壁运动或弥漫性室壁运动异常）都有很高的阴性预测价值[6]。此外，节段性室壁运动异常不仅见于急性心肌梗死区，亦可见于严重缺血区。静息超声心动图可评估心脏整体和局部功能，预测 ACS 患者的并发症和病死率。来自 ACC/AHA 特别小组的数据显示，相对于广泛室壁运动障碍的患者来说，轻度、局限性室壁运动障碍者发生 ACS 并发症的风险低[6]。此外，超声心动图还有助于鉴别临床表现与 ACS 相似的其他疾病，如瓣膜性心脏病、主动脉夹层、心包炎、二尖瓣脱垂及肺栓塞等。超声心动图也是评价 AMI 并发症的重要手段，如急性二尖瓣反流、心包积液、室间隔或游离壁破裂及心内血栓形成等。

技术性原因限制了超声心动图在 ED 的应用，包括设备的质量和床旁操作者的技术水平。心肌损伤 >20% 时，超声心动图才可发现节段性室壁运动异常[11]。此外，二维超声心动图不能分辨心肌缺血、AMI、陈旧性 MI 和非透壁性 MI 可能发生的室壁运动异常，因此进一步限制了二维超声心动图的应用。

负荷超声心动图与静息超声心动图相反，可以检测 CAD，评估 AMI 后早期心功能。通过标准化运动或肾上腺素能激动药如多巴酚丁胺增加心脏负荷，对心功能进行分级。此外，扩血管药如双嘧达莫、腺苷可诱导异构心肌灌注，并显示易感人群功能性心肌缺血。对于女性 CAD 患者，负荷超声心动图优于传统踏板试验。多巴酚丁胺负荷超声心动图可对 AMI 后最初数天内心肌的存活性和心室功能进行分级评估。临床研究表明，对于 ECG 无诊断意义、标记物阴性、静息超声心动图阴性的患者经胸痛或 ED 观察室观察一段时间，至少进行两次标记物及 ECG 评估后，可行急诊药物负荷超声心动图检查，作为一种激发试验[104,105]。

心肌声学造影（MCE）使用微泡超声造影剂，通过超声心动图评估微血管灌注及局部功能。因此可准确地对 ECG 无诊断意义的急诊胸痛患者进行危险分层，甚至在获取血清标记物结果之前[106]。其他研究发现，ECG 无诊断意义，血清标记物阴性的胸痛患者 MCE 正常时心脏不良事件发生率较低[107]。与静息或负荷超声心动图一样，MCE 在 ED 的临床应用价值仍不明确。

心肌显像

放射性核素显像，如单光子发射计算机体层显像（SPECT），可进行实时心肌灌注和功能评估。锝-99 示踪剂在缺血心肌中吸收缓慢。这一特性使其能够立即注射及成像，通过示踪剂分布形式的不同检测缺血性心脏病的类型，并在随后扫描中，显示关于 ACS 亚型更精确的数据。初步研究显示，SPECT 正常患者，ACS 可能性极低。早期示踪剂分布异常（如吸收减少）的患者可能为某种类型的缺血性心脏病。随后显像有两种表现：正常再分布（正常吸收）或吸收继续减少。前者提示冠状动脉缺血发作，而后者提示陈旧或新发 MI。心肌显像对 CAD 有较高的敏感度和特异度，对心脏事件有较好的阳性预测值及阴性预测值[108,109]。

即刻心肌显像有助于检测选定的非典型胸痛，ECG 无诊断意义及低、中度 AMI 风险患者发生 ACS 和心脏事件的风险。多项研究显示，核素扫描阳性发现者心脏事件发病率、发生 AMI 及需行血管成形术的比例相对较高。核素扫描异常者发生心脏事件的概率是扫描正常者的 10 倍。对核素扫描正常者随访 30 天，其心脏事件发病率低于 1%[110]。心肌显像能减少非 ACS 的 ED 胸痛患者的住院人数，但不减少 ACS 患者的住院人数。

患者到达 ED 后罕能立即行心肌显像检查，因为通常不能立即获取放射性同位素，管理人员也不能立即到达及医生的经验各异。ED 灌注成像为静态研究，而不是运动或药物诱导的负荷激发灌注成像研究。

计算机体层摄影

计算机体层摄影是一种评估 ACS 的无创检查方法。约 20 年前，电子束 CT（EBCT）被引进用于冠状动脉钙化的显影，并作为动脉粥样硬化性心脏病和 ACS 的风险标志[112]。钙化积分系统可用于评估心血管疾病的风险，但 EBCT 评估急性胸痛患者的研究较少[113]。少数关于电子束 CT 检查的研究证明对并发的心脏事件有较好的敏感度和极好的阴性预测值，但其设计存在局限性[114,115]。

成像技术的进步包括多层螺旋计算机体层摄影（MDCT）（包括 16-、64-和 256 排螺旋 CT 扫描）及心电门控 MDCT。这使得无创性 ACS 的心血管成像发生了变革。这些增强功能以最少的运动伪影及准确的分辨率对跳动的心脏进行冠状动脉血管成像。图像重建和重建软件的改进，不仅可以直接显示冠状动脉或 CT 血管造影（CTA），还可提供灌注、室壁运动及左室射血分数等数据。

在 ED，MDCT 主要有两种用途：通过 MDCT 进行冠状动脉 CTA 及更全面的胸痛三联排除方案[116,117]。MDCT 无创冠状动脉造影优于标准的有创性冠状动脉造影[116,117]。心脏 CT 可检测冠状动脉钙化、非钙化斑块及狭窄，可预测动脉粥样硬化和 ACS 危险性[112]。然而对于既往有冠心病史、广泛冠状动脉钙化或已行介入治疗存在冠状动脉支架伪影的患者，CTA 作用不大[117]。

胸痛三联排除或整体性评估方案是指通过 CT 评估三种致命性胸痛（包括肺栓塞、主动脉夹层及 ACS）的原因。扫描原则为通过大视野和造影剂的使用能够同时显示冠状动脉 CTA 和肺动脉栓塞/主动脉剥离。为获得足够的增强对比度，图像质量和肺血管、冠状动脉及主动脉良好的显示，需要使用高分辨率、快速 MDCT（64 排以上）。

有关急性胸痛患者心脏 CT 检查方面的文献较少。对 ED 69 例 ECG 无诊断意义的胸痛患者与确诊的 CAD 患者进行比较研究发现，心电门控 16 排 MDCT 阴性预测值为 96%。3 例胸痛患者经 CT 诊断为其他原因，包括肺炎和肺栓塞等[118]。针对 92 例低风险 ACS 的 ED 患者的研究报告指出，64 排 MDCT 冠状动脉造影敏感度为 86%，特异度为 92%，可与运动负荷核素成像相媲美[119]。另一份报告显示，103 例因 ACS 入院的患者，ECG 无诊断意义，心肌标记物阴性，行 64 排 MDCT，其 CTA 阴性预测值为 100%[120]。

ED 冠状动脉 CT 临床适应证和 MDCT 胸痛三联排除法整体性评估程序需要深入研究。其不足之处包括：高端 MDCT 技术普及率低；MDCT 使用率增加后对经济和工作流程的影响尚不可知；缺乏对冠脉 CTA 或急性胸痛 MDCT 胸痛三联排除法整体性评估的应用指南；辐射危险。

分级运动试验

ED 患者可行运动负荷试验。动态检测标记物阴性，并在 ED 进行 9 小时心电监护的 1000 余例低风险胸痛患者（CAD 发病率为 5%）行运动负荷试验，诊断 ACS 或 30 天内发生心脏事件的阴性预测值为 98.7%[121]。根据 ED 的"排除 MI"简明方案继而进行指令性应激试验，对于诊断有症状的低、中度风险 CAD 患者是一种有效方法。

ACC/AHA运动负荷试验指南指出，患者至少在8～12小时内无缺血或心力衰竭情况下方可进行运动负荷试验[123]。然而，未行AMI排除检查即刻行应激试验对于可能为心源性胸痛但ACS可能性不大的患者是安全、经济的检查。为确定ED即时负荷试验的安全性和价值，对1000例低风险患者进行即时负荷试验，未出现不良反应[124]。所有患者从ED出院回家，其中640例（64%）运动试验结果阴性。诊断CAD或30天发生心脏事件的比例分别为负荷试验阳性组29%、未诊断组13%、负荷试验阴性组0.3%。30天后随访888例患者（89%），三组患者中未发现死亡病例。

大多数医院ED不进行分级运动试验。进行分级运动试验的患者病死率极低（1:2500），绝对禁忌证有近期（2天内）AMI、UA高危者、心律失常伴症状或血流动力学改变、症状性重度主动脉瓣狭窄、无法控制症状的心力衰竭、急性PE或梗死、急性心肌炎或心包炎和急性主动脉夹层[123]。

验前概率高的CAD患者应激试验假阴性率较高，而验前概率低的患者应激试验假阳性率较高。药物、电解质异常、LVH或人为因素所致ECG异常者分级运动试验的特异度降低。分级运动试验假阳性可见于主动脉瓣狭窄或关闭不全、肥厚型心肌病、高血压、动静脉瘘、贫血、血红蛋白病、低心排血量状态、COPD、洋地黄中毒、LVH、过度通气、二尖瓣脱垂及束支传导阻滞患者。女性患者分级运动试验假阳性率增高，降低了该试验在女性患者中的应用价值。

急诊胸痛中心

在美国，30%ED拥有这种为低风险人群服务的特殊部门。胸痛中心（CPC）的目标是为胸痛或可能ACS患者提供综合性处理，包括快速分类、早期鉴别诊断、治疗ACS高危者以及对低危者进行危险分层。在CPC，指南和关键性流程是最基本的。CPC需专门配置人员、资源和空间，但其可以是急诊观察室的一部分或在ED内部或周边。

CPC可将可能ACS患者直接迅速送入高级治疗区，并在10分钟内获得ECG和临床检查结果。而后迅速判断是否需要立即再灌注治疗（STEMI患者）或需要进一步处理（UA患者）。这一目标可以与中低危ACS患者有效的ED评估相结合。CPC最大的医疗效益是早期识别AMI和UA患者，最显著的经济效益是可减少不适当的住院。

美国心肺血液研究所（NHLBI）的美国心脏病发作警报协作委员会（NHAAP）要求临床医生对具有明确症状和体征的AMI患者，在到达ED30分钟内开始治疗。NHAAP建议：①ED应有专门的区域对疑有心肌缺血患者进行评估和监测，包括初步诊断和治疗措施的规程；②再灌注治疗纳入及排除标准的长期方案包括对于所选择的患者经治医生有权选择溶栓治疗或导管检查；③明确划分再灌注治疗团队所有成员的责任；④对于不适合溶栓治疗的NSTEMI患者的治疗及可能的转运政策和程序。

这些建议特别强调的优势目标是使具有典型ST段抬高的AMI患者"进门至用药"时间为30分钟（或更短），或"进门至导管室（可实施经皮手术）"的时间为90分钟（或更短）。例如，CPC可以指派护理人员对胸痛患者的12导联ECG、生命体征、心脏检测进行快速评估，并将ECG直接提供给临床医师以决定行导管治疗或溶栓治疗。

CPC还可作为观察和评估胸痛患者及低至中危ACS患者的临床部门，监测ECG变化、ST段趋势、连续12导联ECG及血清标记物的变化。现在许多CPC采用更先进的ACS评估手段，包括负荷试验、超声心动图或心肌显像[122]。CPC可极大地节约成本，其正规费用和实际费用为常规住院费用的20%～50%。

CHEER研究调查员在一项前瞻性、随机试验中对CPC和传统住院在排除MI方面进行了比较[126]。调查时间超过16个月，依据基础病史、检查及ECG表现将中危胸痛的ACS患者随机分配至CPC组或住院组。CPC组患者进行至少6小时连续血清标记物和ECG检查。若检查结果阴性，且无并发症，患者将进一步行运动负荷试验、核素压力测试或负荷超声心动图检查。若检查结果阳性，收入院；若结果阴性，则院外随访72小时排除心脏病。CPC组中，从ED出院后所有心脏事件均发生于负荷试验阳性患者，而负荷试验阴性患者无心脏事件发生。其住院率减少45.8%。

对于中低危患者，快速胸痛诊断程序较为可行且安全有效[121]。一项9小时综合诊断评估（心脏急诊室程序）研究中，对可能为ACS的1010名患者进行以下连续测试：就诊时、3小时、6小时和9小时CK-MB值，持续12导联ECG及ST段变化趋势，9小时评估后行二维超声心动图检查和分级运动试验。

约80%胸痛患者经ED安全评估，最终出院回家。成功的CPC流程是通过连续动态监测和即刻诱发负荷试验快速排除ACS，所需资源非常重要。尽管研究表明CPC减少了住院人数，但却增加了因胸痛而就诊于ED的人数，医生可能会对可离院的患者过度使用CPC快速诊断途径[127]。其他需要考虑的问题是心脏病专家的支持及初级保健医生的作用。

ACS 治疗

ACS 病理生理学特征包括①斑块破坏、管腔不规则及剪切损伤致内皮损伤；②血小板聚集；③血栓形成造成管腔部分或全部闭塞；④冠状动脉痉挛；⑤氧自由基、钙离子及中性粒细胞所致再灌注损伤。非梗死性 ACS 患者，血栓可迅速发生自发性纤溶以减少缺血损伤，而持续的血栓闭塞最终造成 MI。

治疗时间与预后的关系

再灌注疗效与缺血时间长短成函数关系。20 世纪 70 年代末，缺血细胞死亡波前现象假设冠状动脉闭塞后心肌细胞坏死过程是从心内膜下到心外膜（图 76-23）。

通过溶栓或早期血管成形术进行紧急血运重建治疗的关键是尽早再灌注挽救心肌。症状出现后 1 小时

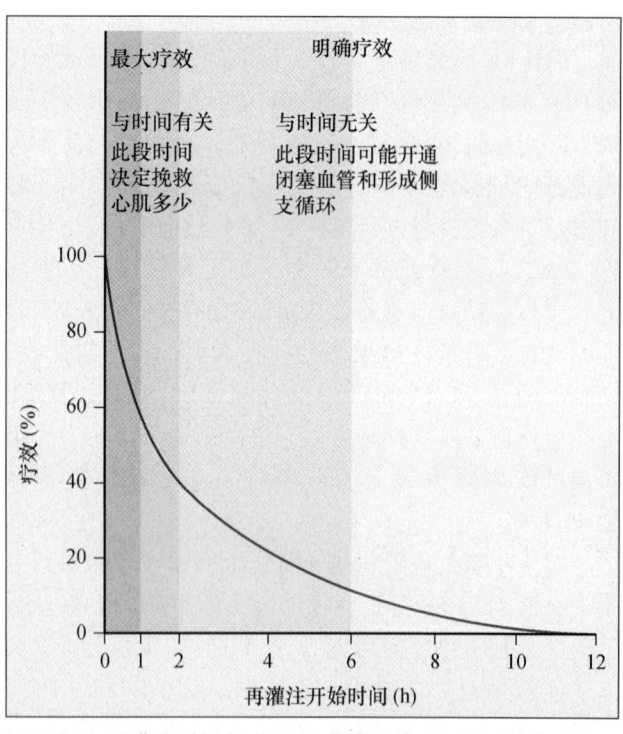

图 76-23 再灌注时间与 STEMI 疗效的关系。该图结合人体和动物实验数据，显示冠状动脉从闭塞到再灌注的时间间隔长短决定预期疗效。（Modified from Tiefenbrunn AJ, Sobel BE: Timing of coronary recanalization. Paradigms, paradoxes, and pertinence. Circulation 85: 2311, 1992; Reproduced from U. S. Department of Health and Human Services, Public Health Service, National Institutes of Health, National Heart, Lung, and Blood Institute [NIH Publication No. 93~3278], September 1993, p. 8.）

内进行治疗可有效挽救心肌。AMI 发病后 2~12 小时治疗可适度（然而是明显的）获益。开放闭塞动脉可减少不良心室重构及室壁瘤发生、增加心肌供血并改善电生理稳定性。GUSTO 辅助血管造影研究中，左室功能储备、24 小时及 30 天病死率与 90 分钟内行血管造影再通有关[128]。AMI 患者在最初 1~2 个小时行溶栓治疗的效果明显优于延迟治疗者。MITI 试验中，70 分钟内接受治疗的患者病死率为 1.3%，而其后接受治疗的患者病死率为 8.7%[129]。

从出现症状到医院内开始溶栓治疗之间常发生严重延误。1991 年，NHLBI 发起 NHAAP 以促进 AMI 被快速识别和治疗。NHAAP 将导致 AMI 患者治疗延误的时间分为三个阶段：患者-旁观者、入院前和院内。患者-旁观者因素包括阻止通过急诊医疗服务系统（EMS）进行立即医疗救护的因素。延误时间范围为 2~6.5 小时。事实上，26%~44% AMI 患者在寻求医疗救护前已延误 4 小时以上。在所有评估患者延误的研究中，AMI 患者平均到达医院时间远长于具有决定意义的最初 1 小时，延误期间有半数患者死亡。

院前延误因素发生在从患者决定就医到患者到达 ED 期间。通常，患者不与他们的初级保健医生直接联系，于是常能明显延迟决定性治疗。只有半数疑似 AMI 患者呼叫 EMS。而更多患者则自行或等待 EMS 以外的工作人员带他们去医院。入院前的其他问题包括美国 EMS 在效率及能力上存在较大差异。

进一步延误发生在患者到达医院至开始急性血管再通治疗期间。总的来说，到开始溶栓治疗的平均时间为 45~90 分钟。GUSTO 试验证实从到达医院到溶栓治疗为 70 分钟[128]。AHA 建议所有 AMI 患者在到达医院 30 分钟内接受溶栓治疗。理想情况下，AMI 患者应在到达医院 90 分钟内行直接 PCI 术[7]。

在医院进行再灌注治疗（溶栓药或 PCI）的 STEMI 患者，通过确定过程时间点的一系列步骤观察病情变化（图 76-24）。各个时间段内均可发生事件阻碍及时治疗。4D 的提出可减少延误时间，并适用于 ED 各时间点：door（发生事件之前到达 ED）、data（获得 ECG）、decision（明确 AMI 诊断并决定治疗）及 drug（给予溶栓剂或对适合行 PCI 者的病变部位行血管成形术）。

院前救护员可提前告知 ED 将有可疑 AMI 患者到来。12 导联 ECG 有助于诊断并缩短再灌注时间。导诊护士应迅速评估自行来院就诊可能为 ACS 的患者。为识别和快速治疗患者，建立医院基础规程和系统反应计划可节约大量时间而用于治疗。对无并发症患者行溶栓治疗时，急诊医师应启动医院再灌注治疗系统。应具备溶栓治疗纳入和排除标准。ED 应储备溶

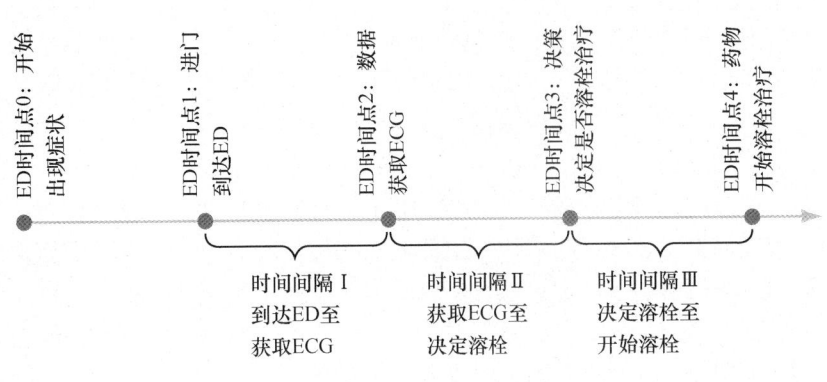

图76-24 AMI患者ED诊断治疗4D步骤。显示EDAMI患者从出现症状到治疗的各时间点和时间间隔。ECG：心电图。(From U. S. Department of Health and Human Services, Public Health Service, National Institutes of Health, National Heart, Lung, and Blood Institute [NIH Publication No. 93～3278], September 1993, p. 10.)

栓剂并可随时使用。在给药之前未与家庭医生、内科医生或心脏科医生交流协商可导致不必要的延误。对于复杂情况，在给予治疗前应进行医疗协商讨论。当溶栓治疗为唯一再灌注方法时，急诊医师有权决定是否给药。既可行溶栓也可行PCI进行再灌注治疗时，应尽快与心脏科医生商议治疗方案。

如医院可提供PCI，许多医院启动"STEMI警报"应对STE的MI患者。类似于"创伤警报"，可立即动员心脏科医生及导管室工作人员。急诊内科医师启动导管室对STEMI的诊断率高及（如类似STEMI疾病）误诊率低，可明显缩短介入治疗时间。院内转运行PCI治疗的AMI患者，有溶栓指征时，90分钟内不能完成PCI（如病变部位置入导管）者，应行溶栓治疗。

药物治疗

硝酸甘油

硝酸盐可降低心肌前负荷，轻度降低后负荷。通过增加静脉血容量，从而降低前负荷和心肌需氧量。冠状动脉直接舒张可增加缺血心肌的侧支血流量。AMI患者静脉应用硝酸甘油（NTG）治疗的大多数研究来自溶栓前阶段。多个小规模实验荟萃分析表明静脉应用NTG能使病死率降低35%[130]。

可疑ACS且收缩压高于90mmHg的患者应舌下含服NTG片（0.4mg或400μg）。如果舌下含服三片NTG症状仍没有完全缓解，考虑静脉应用NTG。伴有心动过缓、低血压、急性下壁MI和右室MI的患者，应用NTG会突然降低前负荷导致显著的低血压。静脉应用NTG缓解疼痛症状的初始速度为10μg/min。临床医生应定期调整输注速度，使血压正常患者平均动脉压下降10%，高血压患者平均动脉压下降20%～30%。舌下含服加快速注射疗法：静脉注射NTG 400μg后持续静脉输注，并加用舌下含服能迅速增加NTG的血清浓度。NTG输注速度达到200μg/min时可发挥最大效应，有些患者可能需要更快的输注速度。

吗啡

吗啡是一种强效阿片类麻醉药物，具有较弱的交感神经阻滞、全身组胺释放和缓解焦虑作用。如可疑ACS患者对NTG治疗无反应或尽管给予最强抗缺血治疗症状仍反复发作，可适当给予硫酸吗啡。缓解疼痛和焦虑可减少心肌耗氧量及心肌做功。可产生血管舒张作用降低前负荷。静脉注射硫酸吗啡标准剂量为2～5mg，必要时每5～30分钟重复给药。硫酸吗啡除过敏反应外，静脉快速注射可出现严重低血压。

ACS患者应慎用吗啡。有综述指出对于可疑ACS的胸痛患者应用吗啡可增加校正的死亡风险。所有应用吗啡的患者较应用NTG的患者死亡风险增加。但仅凭一项研究并不能改变医疗标准，这一点必须加以注意[131]。

β受体阻滞剂

过去认为，β受体阻滞剂可减缓儿茶酚胺引起的心动过速（包括VF）、增强收缩力及增加心肌需氧量。β受体阻滞剂能有效降低AMI患者的病死率。β受体阻滞剂治疗UA的研究较少，但荟萃分析显示，其能使UA发生AMI的风险降低13%。

以前未将β受体阻滞剂作为辅助疗法，仅单用于AMI治疗。目前，AMI治疗策略还包括高效再灌注结合强效抗凝及抗血小板治疗。

两项大型研究提出，应重新对静脉应用β受体阻滞剂进行评估。GUSTO-1试验研究是继早期静脉注射阿替洛尔后给予STEMI患者纤维蛋白溶解剂。该研究与早期口服β受体阻滞剂相比，早期静脉注射β受体阻滞剂后死亡、心力衰竭、休克、复发性缺血和使用起搏器的发生率增加。尽管已排除有明显禁忌证的患者，包括原有低血压、心动过缓或心力衰竭[132]。COMMIT试验对约46 000例可疑STEMI患者进行评估，早期静脉注射β受体阻滞剂后口服β受阻滞剂与安慰剂组比较，两组病死率无统计学差异。接受β受体阻滞剂组再发MI（2.0%与2.5%）和VF（2.5%与3.0%）的发生率轻度下降，但心源性休克发生率却增加（5.0%与3.9%）。这种情况常见于老年、收缩压<120mmHg、心率>110bpm或轻度急性心力衰竭患者。同样，应用β受体阻滞剂能使心力衰竭、持续低血压及心动过缓发生率增加，这些不良反应需要处理[133]。

早期静脉注射β受体阻滞剂并无明显益处，事实上心血管不良反应增加。无禁忌证的ACS患者第一天可口服β受体阻滞剂。然而，在ED使用β受体阻滞剂进行经验治疗应予重新考虑，该药可用于心率、血压明显升高或两者同时明显升高的患者。

血管紧张素转换酶抑制剂

血管紧张素转换酶抑制剂（ACEI）对CHF患者有用。ACEI也可降低AMI后发病率和死亡率。特别地，应用ACEI的患者心血管病病死率降低，CHF发生率显著减低，极少有AMI复发。当ACEI与其他药物如阿司匹林及溶栓药合用时上述效益增加。ACEI减低AMI复发的作用机制尚不明确，可能与降低冠状动脉内的剪切力、减少斑块破裂或神经体液影响有关。

卡托普利、依那普利、赖诺普利和雷米普利均可使用。应逐渐增加滴速达到最大有效剂量，避免发生低血压。目前尚无ED用药指征，但可在发病最初24小时内使用。对于无症状的左室功能障碍患者，治疗需维持至少2~4个月。有症状的CHF患者，应长期坚持应用ACEI。ACEI禁忌证包括低血压、容量不足及边缘性灌注。使用ACEI时应密切监测肾功能。血管紧张素受体阻滞剂也可抑制肾素-血管紧张素系统，因此无论有无心力衰竭的MI患者都可选用此药。

钙通道阻滞剂

与β受体阻滞剂相同，钙通道阻滞剂的主要作用是缓解症状。但可能伴有显著扩血管作用，导致低血压，并加重冠状动脉缺血。与β受体阻滞剂类似，钙通道阻滞剂具有强大的负性肌力作用。钙通道阻滞剂的明显不良反应为AV结阻滞，在使用β受体阻滞剂或缺血引起的传导障碍患者中应用时可加重病情。通常，不推荐ACS患者应用钙通道阻滞剂，如室上性心律失常患者不能耐受β受体阻滞剂时，可应用钙通道阻滞剂控制心率。

抗血小板治疗

无AMI的ACS患者，积极抗血小板治疗可显著减少向急性梗死进展的可能。抗血小板治疗药，特别是阿司匹林，适应于ED大部分ACS患者，抗血小板治疗能使AMI患者病死率从50%降至25%。

阿司匹林

应用典型抗血小板药物（阿司匹林）是经济有效的治疗。它使血小板环氧化酶发生不可逆乙酰化，从而抑制血小板（8~10天）的功能。此外，阿司匹林能抑制前列环素和血栓素A_2的生成，间接抗血栓形成。阿司匹林还有很重要的非血小板效应，它可以使血管内皮的环氧合酶失活从而减少抗凝集性的前列环素生成。

ISIS-2试验以有力证据显示，在没有溶栓治疗的情况下，阿司匹林可单独降低AMI患者的病死率（总体下降23%），与溶栓治疗具有协同作用（病死率降低42%）[135]。非肠溶性阿司匹林常用剂量为325mg，嚼服或吞咽。在ED，强烈推荐对可疑ACS患者（无论是AMI还是UA）均立即使用阿司匹林。阿司匹林适用于除严重过敏、出血或其他情况如可能存在主动脉夹层之外的所有患者。

糖蛋白Ⅱb/Ⅲa受体阻滞剂

GPI是另一种强有力抗血小板药，目前有三种：阿昔单抗、依替巴肽和替罗非班。然而在临床上GPI仅用于部分ACS患者，即PCI术后患者。因此，急诊内科医师应用GPI首要指征是拟行冠脉介入术。理想的给药地点为ED、导管室或CCU。初步研究显示，与导管室给药相比，ED早期给药可改善患者预后[136,137]。

无数试验已经证明，行PCI术的患者无论是否置入冠脉支架，应用这些药物可发生出血并发症，但可有效降低病死率、血管再通的需要及复发性缺血的发生[138-141]。关于ACS患者应用GPI的荟萃分析显示，行PCI术患者可从GPI药物治疗中明显获益[142]。没有行血管成形术而用该药治疗的ACS患者，无论是直接预后指标还是再灌注成功继发指标，均不能从GPI药物治疗中获益，反而增加出血并发症[142,143]。未行PCI的ACS患者应用GPI类药物均无明显疗效[144]。IMPACT-AMI调查报告[145]显示，接受溶栓治疗的AMI患者给予不同剂量的依替巴肽（即非机械性再灌注方法），其病死率、MI复发率及需要进行血管成形术的比例均相似，但在90分钟时血流量增加至TIMI 3级。此外，应用血肌钙蛋白作为评估梗死面积的指标，研究结果显示依替巴肽对非ST段抬高的ACS患者无效[146]。

经有创治疗的患者接受GPI治疗仍可改善预

后[147,148]。在一项大型系列研究中，所治疗的全部STEMI危险组中接受GPI类药物治疗者住院病死率较低（3% vs 6.2%）[147]。随后对接受PCI支架治疗的患者进行分析，结果显示治疗组病死率降低（10.9% vs 14.3%），再梗死率降低（2.3% vs 5.5%）。治疗组的复合终点（死亡和再梗死）发生较少，相对危险度下降37%。一项研究对象相似的大型荟萃分析显示两组患者严重出血的发生率无统计学差异[148]。

最近一直探讨GPI的给药时间和地点问题，初期研究显示ED早期治疗预后更好[149,150]。这些研究样本量相当小，因此不能用于指导治疗策略，但是这些结果仍提示早期治疗疗效"更好"，且不增加不良反应。

GPⅡb/Ⅲa受体阻滞剂在接受紧急机械性血运重建的ACS患者中疗效较好。在其他ACS患者中，如药物治疗结合溶栓剂或转运的患者中则没有确切的积极作用。因此，ACC/AHA提出ACS患者应用GPI的指南：

1. 选择侵入性治疗的患者，应在开始PCI之前加用除阿司匹林之外的抗血小板治疗，氯吡格雷或GPI（阿昔单抗），注意只有在预期冠脉造影不会出现明显延迟及很可能进行PCI的情况下才能应用。如预期侵入性治疗患者行PCI会出现明显延迟时，则首选GPI为依替巴肽或替罗非班（Ⅰ类）。
2. 选择早期侵入性治疗的患者，在抗凝和口服抗血小板药物治疗基础上加用依替巴肽或替罗非班更合理（ⅡB类）。然而，对于没有行PCI（早期侵入性治疗）计划的患者不应使用GPI（阿昔单抗）（Ⅲ类）。
3. 选择早期侵入性治疗及在接受氯吡格雷、阿司匹林和抗凝治疗期间出现缺血复发、急性心力衰竭或恶性心律失常的患者，在诊断性血管造影术前应加用GPI（依替巴肽或替罗非班）（Ⅰ类）[6]。

噻吩吡啶类抗血小板药物

噻吩吡啶、噻氯匹定和氯吡格雷是比阿司匹林更有效的血小板抑制剂。噻吩吡啶类药物通过抑制GPⅡb/Ⅲa受体转换成高亲和力的配体结合状态，不可逆地抑制整个血小板寿命期间血小板聚集。噻氯匹定具有非线性动力学，重复给药，在8～11天后达最大效应。氯吡格雷为噻氯匹定的类似物，优点为起效迅速，并可静脉注射。

氯吡格雷由于起效快，使用安全，是应用该类药物的首选。应用噻氯匹定有中性粒细胞减少及粒细胞缺乏的危险，而氯吡格雷则没有。此外，噻氯匹定抑制血小板作用起效慢。给予氯吡格雷（75mg/d）治疗，3～5天后达抑制血小板的最大效应，给予更大剂量（300～600mg/d）时抑制血小板作用可提早出现。实际上，较高的氯吡格雷"负荷量"在早期即可产生效益。例如，STEMI患者行PCI治疗前给予氯吡格雷负荷量（300mg），至少6小时后即能产生明确的疗效。很多研究报道更高剂量（如600mg）的氯吡格雷在更早时间（3～4小时）即表现出症状改善的趋势。

从急诊医学的角度来看，在ED，对阿司匹林过敏的ACS高危人群最适合应用氯吡格雷（ACC/AHAⅠ类建议）[6]，高危表现的特征为临床客观指标异常，包括血清标记物和/或12导联ECG明显异常。其他适应证讨论如下。

需要牢记的是选择的最终治疗策略（如药物治疗或侵入性治疗）及选择侵入性治疗时行血管造影的时间。药物治疗（即非侵入性）或延迟行侵入性冠状动脉造影的ACS患者适合应用氯吡格雷[151-154]。选择侵入性治疗的患者应用氯吡格雷时首先要考虑服药与介入治疗的时间间隔问题，早期行血管造影（6小时以内）的患者应用氯吡格雷效果不佳，而延迟导管介入治疗很可能获得较好的疗效。

在UA或NSTEMI患者中，UA患者应用非侵入性治疗时使用氯吡格雷可产生确切的临床疗效，但同时也增加了严重出血的发生率[151]。如前所述，选择侵入性治疗的患者在术前较短时间内接受氯吡格雷治疗不能从该治疗中获益。NSTEMI患者应用氯吡格雷后给予初始保守治疗能改善预后[153]。值得注意的是，这些患者中的大部分会在入院24小时内进行PCI。然而，这种"延迟"性PCI可通过在治疗早期给予氯吡格雷而获益。

药物（如溶栓剂）治疗的STEMI患者应用氯吡格雷同样会获益。氯吡格雷联合溶栓治疗后给予延迟心脏导管介入治疗，一般至少在AMI后2天进行（远远超过6小时时间窗），可减少病死率、ACS复发率及紧急冠状动脉血运重建可能。同时并不明显增加出血率[154]。相反，如STEMI患者在行PCI术前不足6小时给予氯吡格雷，在任何临床情况下都不会获益。

ACS（UA、NSTEMI和STEMI）患者在到达ED后（即应用氯吡格雷后不到6小时）迅速行PCI不会从早期治疗中获益。因此，ACS患者行紧急PCI与氯吡格雷明显的临床优势无关。氯吡格雷对于在ED行紧急或急症PCI的ACS患者无明显帮助。

重点考虑可能行紧急冠状动脉搭桥术（CABG）的患者。较高危ACS患者更可能从氯吡格雷治疗中获益，但该患者可能更需要紧急CABG。然而，急诊科医师很难准确鉴别 ACS 患者是否需要紧急 CABG。CRUSADE 登记的 60 000 患者中，有 14% 行 CABG，这一外科介入比例是合理的[155]。然而，大多数医院报道的冠状动脉手术率仅为 2%~5%。Mehta 及其同事关于 ED ACS 患者的综述中未能说明单个或综合临床特征可准确鉴别患者不需要 CABG[156]。一项关于 CURE 数据库的分析表明 CABG 患者围术期出血发生率较高，而手术亚组中氯吡格雷组与安慰剂组预后无统计学差异[153]。随着心外科医生氯吡格雷应用经验的增多，有可能像近几年应用 ASA 和肝素那样没有顾虑。

ACC/AHA 提议（Ⅰ类建议）氯吡格雷应在 CABG 前停用至少 5 天。如果 CABG 在停用氯吡格雷 5 天内进行，则患者术中和术后出血的发生率、对输血的需求、再次手术止血的需求及术后病死率增加。该建议表明不需行 CABG 的患者早期应接受氯吡格雷治疗[6]。美国急诊内科医师学会临床决策学院认为目前尚无足够证据提出有关 ACS 患者应用氯吡格雷的确切地点或时机的建议。急诊内科医师无法准确分辨需要紧急 CABG 患者，因此有必要发展多学科协同治疗方法，包括 ED、心脏科和心血管外科。

抗凝药物

与抗血小板治疗一样，ACS 患者积极抗凝治疗可明显减少急性进展、复发或大面积梗死及死亡。抗凝药物包括普通肝素（UFH）、低分子（已分馏）肝素（LMWH）和直接凝血酶抑制剂（水蛭素和比伐卢定）。抗凝治疗适用于反复胸痛、AMI（STEMI 和 NSTEMI）、血清标记物阳性和 ECG 动态变化的 ACS 患者。

肝素

肝素并不是单一结构，而是由不同长度和成分（未分馏的）黏多糖链组成的家族，具有显著的抗凝血作用。使用标准剂量时，普通肝素与抗凝血酶Ⅲ结合形成复合物，能灭活Ⅱ因子（凝血酶）并活化Ⅹ因子，从而阻止纤维蛋白原转化为纤维蛋白，防止血栓形成。肝素本身没有抗凝作用。肝素对凝血酶的间接作用是抑制血栓形成，然而，肝素对与血栓结合的凝血酶无作用。UFH 也可通过抗凝血酶及与血小板的相互作用协同灭活Ⅺa 和Ⅸa 因子。

UFH 与阿司匹林合用具有明显的协同效应，可预防 ACS 患者死亡、AMI 和难治性心绞痛发作，特别是 AMI 和程度较轻的高危 UA 患者。具有以下特点的 ACS 患者应尽早使用 UFH：复发或持续性胸痛、AMI、血清标记物阳性及 ECG 动态变化。TIMI14 试验行 PCI 接受 80U/kg 快速注射继而输注 18U/kg 肝素的患者，较接受低剂量快速注射及输注速度慢的患者出血和病死率高。因此，应根据体重调整剂量，推荐起始剂量为 60U/kg（最大剂量 4 000U），起始速度为 12U/(kg·h)。APTT 应调整至对照值的 1.5~2.5 倍。

LMWH 约占肝素分子量的 1/3，且大小不等。LMWH 抑制凝血系统的机制类似于 UFH。约 1/3 肝素分子同时与抗凝血酶Ⅲ和凝血酶结合，其余分子只结合Ⅹa 因子。LMWH 的不同功效归因于抗Ⅹa 因子和抗Ⅱa 因子的比例不同。高比例制剂明显优于标准肝素。依诺肝素中可利用的 LMWH 比例最高。LMWH 的设计是基于这样的假设，即抑制凝血反应的早期阶段比随后阶段的抑制作用更强。这与凝血级联反应的内部放大过程有关，也就是说，单独 Xa 因子可以导致多种凝血酶分子的生成。

LMWH 与 UFH 相比，其可能的优势包括：给药方便、生物利用度高、患者依从性好、血清半衰期长使给药方案更加可控、出血不良事件的发生率低。但相对成本较高。

同时应用阿司匹林、β-受体阻滞剂和 LMWH（达肝素）一周能明显降低非致命性 AMI 或死亡的发生率，40~150 天治疗效果稍减弱，而少量出血事件发生率却增加[158]。关于 LMWH 与 UFH 疗效的研究结果并非一致，有些研究显示 LMWH 疗效较好，其他研究未发现此结论[159,160]。总之，对没有立即行 PCI（例如，超过 24 小时）而选择保守治疗的高危 NSTE-ACS 患者，LMWH 依诺肝素的疗效在一定程度上优于 UFH[161]。相反，24 小时内积极进行 PCI 治疗的患者，使用依诺肝素则不会获益，反而增加严重出血的发生率[162]。

依诺肝素给药方式为皮下注射、一天两次，剂量为 1mg/kg。如果患者伴有肾功能不全，估计肾小球滤过率低于 30mL/min 时，剂量应减至 1mg/kg，一天一次给药。尚无数据显示伴有肾功能不全的 ACS 患者应用依诺肝素的安全性，此时选用 UFH 可能更合适。

肝素治疗的禁忌证包括过敏、进行性活动性出血和出血倾向者。此外，ACS 患者在积极治疗阶段更换肝素治疗（UFH 更换为 LMWH，反之亦然）可增加出血的发生率。

绝大多数 AMI 患者需要肝素治疗，无论是 LMWH 还是 UFH。非 AMI 的 ACS 患者应用肝素治疗的情况完全不同，因为 UA 是一种异质性疾病。例如，有典型新发心绞痛描述且病情稳定的患者，无异常感觉，血清标记物阴性，ECG 无异常仍可正确诊断为心绞痛[163]。与此相反，进行性疼痛的患者（无论间歇性或持续性）伴有 ECG 动态改变明确提示为活动的不稳定心脏事件。相对于前者，后者为高危患者，更能从肝素治疗中获益。然而肝素治疗，也是导致住院患者出血发病率和病死率增加的重要因素。平均每90例患者中有1例发生严重出血，34例患者中有1例出现肝素诱导的血小板减少。LMWH与UFH对ACS患者的功效类似，在降低血小板减少风险的同时不增加出血危险。

其他抗凝药物（水蛭素、比伐卢定和戊糖）

直接凝血酶抑制剂水蛭素和比伐卢定（既往亦称为水蛭肽）是强效抗凝剂，与肝素相比具有显著的理论优势。水蛭素为水蛭唾液腺产生的多肽，但也可重组合成。它与凝血酶具有直接的高亲和力，可灭活已结合纤维蛋白的凝血酶，功效强于普通肝素。水蛭素活化不需要内源性辅助因子，如抗凝血酶Ⅲ。此外，与肝素不同，水蛭素能抑制凝血酶诱导的血小板聚集。水蛭素与其他抗凝药物相比，对ACS患者无明显优势，却可能增加出血发生率。因此，其对ACS患者的应用价值不大。

比伐卢定是具有双重功效的20-氨基酸肽类，根据水蛭素的结构设计制成。其特性与水蛭素相似，也可与凝血酶的催化部位发生互相作用。然而，与肝素相比，比伐卢定能更有效地减少ACS患者死亡或再梗死，特别是进行早期PCI的患者[164]。

比伐卢定与肝素相比，1个月内缺血和严重出血的发生率相似。行冠脉造影或PCI前合用比伐卢定和氯吡格雷，与肝素合用GPI的效果相当。单独应用比伐卢定时，疗效不及肝素和GPI合用[165]。与肝素相比，比伐卢定可作为ACS患者抗凝药物的替代药，对于ACS患者，其使用为Ⅰ类建议[6]。

戊糖是结构与肝素类似的合成寡糖。它是第一个被广泛应用的选择性Xa因子抑制剂。与其他ACS抗凝药物相同，戊糖的使用为ACC/AHA Ⅰ类建议[6]。随着对减少ACS治疗所致出血并发症的重视，戊糖表现出的疗效与LMWH相似，但出血并发症较LMWH少。伴随的病死率降低可由出血并发症的减少来解释，其中包括选择行PCI的患者、肾衰竭患者和接受其他抗凝药物（包括UFH）的患者[166,167]。因此，无论是进行有创性还是无创性治疗，戊糖对于ACS患者来说均为有效的抗凝药物。同时也是肾功能不全或有出血风险患者的理想药物。剂量为2.5mg，皮下注射，每日一次，适用于所有患者。

OASIS试验中，戊糖与依诺肝素相似，可短期降低缺血事件的发生率，同时戊糖也可显著减少严重出血的发生率并改善远期预后[167]。OASIS-6研究者回顾了戊糖在5436例应用溶栓药STEMI患者中的使用情况。戊糖可使出血、主要研究预后（死亡或MI）及个体在30天内出现这些终点事件的发生率明显减少[167]。

再灌注治疗

对梗死相关的冠状动脉进行溶栓或PCI重建灌注治疗可提高挽救缺血心肌的概率。特定临床条件下，用药物或器械的方法进行再灌注均有效。GUSTO研究者在血管造影研究中已证实了早期冠状动脉开放的重要性。与没有恢复正常冠脉血流的患者相比，90分钟内开放血管预示着存活率提高，并能更好地保存左室功能[128]。

溶栓治疗可以明确提高STEMI患者的存活率，在ACC/AHA指南中仍然作为Ⅰ类建议[6]。溶栓已经被广泛应用，可改善冠脉血流、缩小MI面积并提高AMI患者的存活率，但并不适用于所有AMI患者。具有溶栓绝对禁忌证和某些相对禁忌证的患者、心源性休克及UA患者均不适合溶栓治疗。由于溶栓治疗的暂时受限及其他限制，快速PCI常常成为STEMI患者的治疗选择。为达最大获益，在患者早期到达医院后应尽早实施PCI。在其他情况下，延迟PCI效果不及早期溶栓。

溶栓治疗

溶栓药物选择

三个大型试验对组织型纤溶酶原激活药（t-PA）和链激酶进行了比较。GISSI-2[168]试验和与其密切相关的国际研究[169]对使用t-PA（100mg输注超过3小时）与链激酶联用或不联用肝素进行了比较。GISSI-2研究是第一个直接比较AMI患者应用t-PA和链激酶后病死率的大规模试验，结果发现两组病死率无差别。在国际研究中链激酶组卒中率较t-PA组高（1.3% vs 1%），但两组出血性脑血管病的发生率相近。ISIS-3试验[170]在约40 000例患者中比较了t-PA、链激酶和茴酰化纤溶酶原链激酶激活剂复合物的应用，也得出相似的结果。与目前的研究截然相反，该实验入选标准为起病24小时后且ECG没有诊断性改变的患者。所有患者接受阿司匹林辅助治疗，约半数患者给予延迟的、未监测的皮下肝素治疗。结果发现35天病死率和颅内出血发生率无统计学差异。ISIS-3的研究[170]结果因使用延迟的、未监测的皮下肝素而受到争议，特别是目前的研究已证实早期应用静脉治疗剂量的肝素可改善梗死动脉的开放度。

GUSTO-I试验结果对目前的临床溶栓治疗影响很大[128]。GUSTO-I试验是为了证实一个假说：早期持续开放AMI患者梗死的血管会提高生存率[128]。41 000

余例患者被随机给予四种不同的溶栓策略：快速给予 t-PA（不少于 90 分钟）+静脉肝素、联合链激酶+减量的 t-PA+静脉肝素及两个对照组（链激酶+皮下肝素和链激酶+静脉肝素）。不同于以往的试验，给予积极的 90 分钟负荷量输注 t-PA（即快速 t-PA）。除了 30 天病死率这一主要观察终点，GUSTO-I 研究者也在冠脉造影亚组中观察了冠脉开放和血流正常化的程度。该试验部分研究了早期冠脉开放和预后的关系。结果显示，快速 t-PA+静脉肝素与链激酶+不同用药途径的肝素或 t-PA+链激酶+静脉肝素相比，30 天病死率降低 15%。快速 t-PA+静脉肝素治疗在各亚组（包括老龄患者、不同部位 AMI 及不同发病时间组）的疗效几乎一致。随访一年后，病死率差异仍有统计学意义。

血管造影亚组证实 TIMI 血流与预后具有明显相关性。90 分钟内出现强的正向血流通过的患者（如 TIMI3 级血流）与很少或无血流通过的患者相比，病死率显著降低。其机制为快速 t-PA 早期、完全开放梗死血管，且早期 t-PA 开放血管的优势会在起病 180 分钟后消失。与预期相同，在此大型试验中，与链激酶相比，用快速 t-PA 治疗的高危患者获益更多。快速 t-PA 治疗患者出血性卒中风险高于链激酶治疗组，但结合终点病死率和卒中致残率考虑，仍是快速 t-PA 治疗占优势。

另一个重要的溶栓治疗文献是 GUSTO-Ⅲ研究[171]。该研究比较了快速 t-PA 治疗和 r-PA 治疗。r-PA 是 t-PA 的突变体，可一次给予固定双倍快速注射剂量，无需根据体重调整，使用简便。在此试验中，r-PA 与快速 t-PA 治疗相当，两种药物全部统计结果几乎相同。起病超过 4 个小时就诊的患者例外，但这些患者占许多医疗机构就诊患者的大多数。在这些患者中 t-PA 疗效优于 r-PA，因为前者溶栓能力更强[171]。

ASSENT-2 试验研究替奈普酶（TNK）的应用。TNK 是野生型 t-PA 的另一个突变体。TNK 有以下可能的优势：①半衰期长，可一次推注；②纤维蛋白特异度为 t-PA 的 14 倍，更超过 r-PA；③抗 PAI-1 的能力为 t-PA 的 80 倍。ASSENT-2 试验[172]随机选择了近 17 000 例 AMI 患者，应用单剂量的 TNK 治疗（30～50mg，根据体重调整剂量）和 t-PA 治疗（总量 100mg）。研究者发现，AMI 病死率或脑出血发生率无差异。然而，亚组分析发现，起病 4 小时以上应用 TNK 治疗的患者 30 天病死率降低，有统计学意义。TNK 组较少出现严重脑出血。以上结果提示 TNK 疗效与 t-PA 相当或稍好，特别是在较晚就诊的患者中。考虑到不良反应，TNK 比快速 t-PA 治疗更安全。另外，TNK 是单次注射，所以在入院前和 ED 使用都非常方便。

溶栓药物治疗指征

12 导联心电图 结合病史和查体，12 导联 ECG 是决定溶栓的关键条件。ECG 有两个基本条件：①2 个或以上解剖部位相邻的肢体导联 ST 段抬高≥1mm，伴有 2 个或以上相邻胸导联 ST 段抬高≥2mm；②新出现或推测新出现的 LBBB。没有证据表明无适当 ST 段抬高或新出现 LBBB 的缺血性胸痛患者能从溶栓治疗中获益[7]。

AMI 合并 LBBB 患者预后差，需迅速再灌注治疗。AMI 时新出现的 LBBB 提示左前降支近端闭塞，使相当一部分左室心肌存在缺血的风险。遗憾的是，出现 LBBB 的患者与 ECG 显示 STEMI 的患者相比，基本上很少接受溶栓治疗。

前壁、下壁或侧壁 AMI 患者可从溶栓治疗中获益。未经溶栓治疗的下壁梗死患者预后相对较好，但需要更大样本去探究其生存获益是否有统计学意义。ISIS-2 试验[173]显示，下壁 AMI 患者溶栓治疗病死率下降有统计学意义。附加导联 ECG 显示下壁合并右室 AMI 的患者很可能获益，因为此时心肌坏死的面积较大。后壁导联诊断的急性单纯后壁梗死，是溶栓治疗的另一个 ECG 指征。尽管在大型溶栓治疗试验中未被证实，但单纯后壁 AMI 患者可能需考虑再灌注治疗。

12 导联 ECG 仅表现 ST 段压低的患者不应常规接受溶栓治疗，因其可增加病死率。TIMI-3 试验[174]显示，仅有 ST 段压低的患者接受溶栓治疗与接受安慰剂治疗的病死率有统计学差异（前者为 7.4%，后者为 4.9%）。FTT 试验分析也支持这些结论，结果显示 ST 段压低患者接受溶栓治疗的病死率为 15.2%，而对照组为 13.8%[175]。

患者年龄 既往试验未提供支持禁止溶栓或根据患者年龄选用一种更具体药物的证据。事实上，FTT 协作组[175]认为："单独年龄因素显然不能再作为溶栓治疗的禁忌证"，75 岁以上患者确实较年轻患者出血性卒中发病率高。

症状发生的时间 通常认为，STEMI 溶栓时间窗为 12 小时。最初 6 小时内治疗的 AMI 患者预后最好。较晚（AMI 发生 6～12 小时）治疗也可获益，但获益程度较小。LATE 试验比较溶栓和安慰剂治疗发现，发病 6～12 小时用 t-PA、肝素和阿司匹林治疗的患者 35 天病死率下降 26%[176]，症状出现 12～24 小时治疗者，病死率无明显下降。

上述研究证实，适合溶栓治疗的 STEMI 患者发病 12 小时内溶栓有效，12 小时以上 STEMI 患者不应进行溶栓治疗。唯一例外的是，出现症状后 12～24

小时患者不能清楚表达胸痛性质,因此强调正确采集病史的重要性。

严重高血压 慢性高血压病患者如发病时血压在可控制范围内或通过标准治疗降至理想水平时,发生缺血性胸痛可行溶栓治疗。入院时血压也是评估颅内出血风险的重要指标。FTT 荟萃分析[175]显示,入院时收缩压 > 150mmHg 时颅内出血风险增加,收缩压 > 175mmHg 时颅内出血的风险更明显。尽管 STEMI 合并高血压的患者溶栓 0～1 天内颅内出血病死率增高,但 FTT 荟萃分析指出从长期总体获益看,收缩压 > 150mmHg 的患者每 1 000 人中有 15 人存活,收缩压 > 175mmHg 的患者每 1 000 人中有 11 人存活[175]。FTT 荟萃分析提示,收缩压明显增高的患者具有可接受的风险效益比,通常认为血压持续 > 200/120mmHg 是溶栓的绝对禁忌证。

低血压患者溶栓治疗的益处尚不明确。GISS-1 和 GISS-2 试验表明,Killip Ⅲ级或Ⅳ级患者溶栓治疗后病死率无明显减少[168]。上述发现提示,心源性休克患者可接受直接血管成形术,而非溶栓治疗。然而 FTT 荟萃分析不支持这一假设[175]。该分析中,初始收缩压 < 100mmHg 而没有接受溶栓治疗的患者死亡风险很高(35.1%),而接受溶栓治疗的患者可有最大的绝对获益(1 000 人中 60 人存活)[175]。基于这方面证据,FTT 协作组建议低血压、心力衰竭,甚至休克不应作为溶栓治疗的禁忌证[175]。这些数据支持立即行诊断性血管造影和进一步介入治疗。

视网膜病 糖尿病活动性出血性视网膜病是溶栓治疗重要的相对禁忌证,因为眼内出血有可能造成永久性失明。然而没有任何理由阻止单纯视网膜病变的糖尿病患者使用溶栓药物。糖尿病患者 AMI 病死率几乎是非糖尿病 AMI 患者的两倍。

心肺复苏术 CPR 不是溶栓治疗的禁忌证,除非 CPR 时间超过 10 分钟或手动按压造成了明显的广泛胸部外伤。尽管 AMI 患者出现心脏骤停后接受 ED 溶栓治疗的住院病死率较高,但出血并发症的发生率却没有变化。住院后,存活的患者也未出现血胸和心脏压塞。即使 CPR 超过 10 分钟其并发症发生率也不会增加[177]。

既往卒中或短暂性脑缺血发作 既往卒中或短暂性脑缺血发作史是溶栓治疗后出血性卒中的主要危险因素。既往缺血性卒中史是溶栓治疗较强的相对禁忌证,而既往出血性卒中则是绝对禁忌证。

既往 AMI 或冠状动脉旁路移植术史 既往有 MI 史的 AMI 患者不能排除溶栓治疗。如果不进行溶栓,新发梗死部位的心肌功能会进一步丧失。GISSI-1 试验显示有既往 MI 史的患者溶栓治疗没有明显的效果,但 ISIS-2 试验显示,其相对病死率降低 26%[173]。FTT 荟萃分析进一步表明既往有 MI 的患者复发 AMI 时接受溶栓治疗的病死率为 12.5%,而对照组病死率为 14.1%[175]。

研究曾报道了既往 CABG 的 AMI 患者溶栓治疗获得成功。旁路移植血管完全性血栓闭塞约占 AMI 病例的 75%,而非自身血管闭塞。由于移植区血栓多且缺乏血流,传统溶栓治疗可能不能充分恢复血流。这些患者应考虑行直接血管成形术或溶栓治疗联合补救血管成形术治疗。

近期手术或创伤 近期手术或创伤是溶栓治疗的相对禁忌证。"近期"这个词在溶栓试验中的定义是多变的。在 GISSI-1 试验[178]中,排除了过去 10 天内接受手术或创伤的患者。ASSET 研究中,排除了过去 6 周内接受手术或有创伤的患者[179]。其他溶栓治疗试验没有定义"近期手术或创伤"。AMI 患者 10 天内接受过手术或有重大创伤应考虑替代治疗。

月经期 由于天然雌激素具有部分心肌保护功能,基本上无绝经前妇女行溶栓治疗的病例。妇科医师指出,接受溶栓治疗后发生的任何程度的阴道出血,均可通过阴道填塞控制,因此认为是可压迫部位的出血。

禁忌证

绝对和相对禁忌证见框 76-1

框 76-1　AMI 溶栓治疗的绝对和相对禁忌证

最近(10 天内)的大手术(冠脉旁路移植术、剖宫产、器官活检及难以压迫血管的近期穿刺)

脑血管病

近期胃肠道或泌尿生殖道出血(10 天内)

近期创伤(10 天内)

高血压:收缩压 ≥180mmHg 或舒张压 ≥110mmHg

左心血栓形成的风险高(例如二尖瓣狭窄伴房颤)

急性心包炎

亚急性细菌性心内膜炎

止血缺陷,包括继发于严重肝肾疾病

严重肝功能障碍

糖尿病视网膜出血或眼内其他部位出血

脓毒性血栓性静脉炎或严重感染部位 AV 导管闭塞

高龄(>75 岁)

近期口服抗凝剂(如华法林)

出血构成严重危害的任何情况或因位置原因难以处理的情况

AV:房室;BP:血压。

Modified from Physicians' Desk Reference, 50th ed. Montvale, NJ, Medical Economics, 1996.

经皮冠状动脉介入治疗

溶栓具有广泛的可行性，并已证实可增加冠脉血流量、限制 MI 面积及提高 AMI 患者存活率，但仍有许多 AMI 患者不适合行溶栓治疗。具有溶栓治疗绝对禁忌证、一定的相对禁忌证、心源性休克和 UA 的患者不适合接受溶栓治疗。这些患者需进行再灌注治疗，但溶栓治疗受限，许多医生提倡应用 PCI。PCI 与溶栓治疗相比具有很多理论优势，包括符合条件的患者数量多、颅内出血风险低、早期再通率明显增加、尽早明确冠脉病变情况以便手术治疗及允许患者尽早安全出院的危险分层。PCI 的可能缺点包括操作者需有专业知识和技术及许多导管实验室管理问题，如局部和区域可用度及治疗耗费时间。

不同规模的实验研究将直接 PCI 和溶栓治疗进行比较。早期试验介入治疗的完成先于目前广泛应用的 GPI 冠脉支架。PCI 在恢复梗死相关动脉血流畅通中发挥明确且持续的作用，但由于个别试验样本量少，难以评估病死率差异。PAMI 试验[180]将 395 例患者随机分配至 PCI 组或接受 t-PA 治疗组。与标准剂量 t-PA 治疗组相比，PCI 组非致死性梗死或死亡的发生减少，颅内出血率较低，而两组患者左室功能类似。荷兰试验结果显示直接血管成形术与链激酶治疗相比，相关梗死动脉的再通率较高，残余狭窄程度较轻，左室功能恢复较好，心肌缺血或梗死的复发率降低[181]。

GUSTO Ⅱb 的一个附属研究[182]将 1 138 例 AMI 患者随机分配至 PCI 或 t-PA 组。该研究的复合终点包括死亡、非致命性再梗死和非致命性卒中致残，均发生于 AMI 后 30 天内。83% 行 PCI 治疗患者到达 ED 后 1.9 小时进行血管成形术，从胸痛发作开始到治疗约 3.8 小时。接受溶栓治疗的患者中 98% 在到达医院 1.2 小时接受 t-PA 治疗。30 天内 PCI 组（9.6%）出现复合终点的发生率明显低于 t-PA 组（13.7%）。单独比较 30 天内复合终点中各个组成部分，两组患者死亡、MI 和卒中的发生率均无统计学差异。一项对 10 个大型研究进行的荟萃分析[183]，对 2 600 余病例分别行溶栓治疗和直接 PCI 治疗组进行了比较，结果显示 PCI 组 30 天内的死亡和卒中率明显减低。

DANAMI-2 研究了 PCI 策略[184]。研究者将 AMI 患者随机分配至 PCI 或阿替普酶（t-PA）治疗组。将患者送至无侵入性治疗手段（共 24 家）或具有行血管成形术能力的医院（共 5 家）。由治疗医生决定使用支架或 GPI。无侵入性治疗的医院中需行血管成形术的患者转运至能行 PCI 医院的时间是 3 小时。两组之间 30 天内复合终点（死亡、再发 MI 及致残性卒中）的发生率具有统计学差异（PCI 组 8.5%，溶栓组 14.2%）。96% 患者在 2 小时内转运进行 PCI。这些附加研究支持 DANAMI-2 的研究结果[180-183]。

CADILLAC 研究将 STEMI 患者的两种紧急再灌注治疗方法（血管成形术和冠脉支架 PCI）进行了比较，两组中部分患者加用了阿昔单抗。6 个月内 20% 经血管成形术治疗的患者发生主要终点事件（死亡、再发 MI、卒中和紧急血运重建），PCI 术后应用阿昔单抗组病死率为 17%，支架术后组为 12%，支架术后应用阿昔单抗组为 10%[185]。

然而 PCI 远期效果尚不明确。GUSTO Ⅱb[182]研究显示 PCI 术后 6 个月内总体病死率无明显改善。大部分有关比较 AMI 患者急性再灌注治疗文献中未包括行 PCI 时使用冠脉支架的情况。

药物洗脱支架（DES）使接受 PCI 治疗的 STEMI 患者的远期预后问题复杂化。发生急性血栓形成事件（如 STEMI）时，早期有关应用金属裸支架（BMS）的研究，提高了人们对支架血栓形成所致梗死和再发 AMI 的关注。有关综述比较了 STEMI 患者应用 BMS 和 DES 进行 PCI 冠脉内支架治疗的冠脉造影及临床预后参数。86% DES 组患者 12 个月内无心脏事件发生，明显高于 BMS 组（74%）。此外，DES 组靶血管无失败率（即受累血管支架正常工作）明显高于 BMS 组。然而，两组患者死亡、MI 和支架血栓形成的发生率无统计学差异。另外，DES 有较高的支架错位率，尽管这一偶然事件发生率较低[186]。

一项针对七个随机试验进行的荟萃分析比较了 2 357 例 AMI 患者的 DES 和 BMS 效果。结果显示在不改变病死率和 MI 发生率的情况下 DES 显著降低了 1 年后血管重建的需求，DES 组血栓形成风险无增加[187]。另一研究观察了患者进行冠脉支架治疗的后续阶段。选择应用 PCI 支架术的患者，观察期延长至 2 年。研究人员发现，DES 组目标血管很少需要再次重建，但两组 AMI 发病率和病死率相似[188]。

因此，PCI 支架术似乎要优于标准血管成形术。DES 没有明显预后优势，与血管成形术具有相似的 MI 和病死率，但介入治疗后若干年再次血管重建的发生率低。

补救性 PCI

以往，补救性 PCI 一直用于相关梗死动脉溶栓失败的患者[189]。这些患者病重，预后差。有些医院常规在溶栓治疗后进行导管介入检查确定再通是否成功，如可能则行血管成形术。其他医院只在患者溶栓后出现临床证据表明相关梗死动脉再通失败（如持续胸痛或持续 ST 段抬高）后才进行导管介入[190-193]。

MERLIN 试验比较了 STEMI 患者溶栓治疗失败后行补救性 PCI 的预后。补救性 PCI 与一月内存活率改善无相关性，反而增加卒中和输液发生率。对 1 年存活率和 3 年存活率均无改善[190-192]。一项荟萃分析显示 STEMI 患者经溶栓治疗无法达到满意再通的情况下，补救性 PCI 与降低病死率无相关性。而心力衰竭和复发性心梗的发病率降低。反复溶栓与改善病死率或再发梗死无明显相关性[193]。尽管对溶栓失败患者进行补救性 PCI 仍存在争议，但临床证据倾向于补救性 PCI 而不支持反复溶栓。

易化 PCI

易化 PCI 是指溶栓和紧急 PCI 联合治疗。这一概念最初旨在对紧急转运行 PCI 的 STEMI 患者给予最大程度的治疗，患者在转运前先进行溶栓治疗，在到达可行 PCI 治疗机构前优化治疗。与进行溶栓或标准 PCI 治疗相比，进行易化 PCI 治疗患者的预后无明显优势。ASSENT-4 PCI 研究者对行易化 PCI 治疗的 STEMI 患者给予替奈普酶。替奈普酶组 90 天内的主要终点发生率（死亡、急性心力衰竭或休克）较高，同时，卒中、缺血性心脏并发症和再次血管成形术的发生率增加[194]。一项包括 17 个试验的大型荟萃分析对进行易化 PCI 和标准 PCI 的 STEMI 患者进行了比较。与标准 PCI 组相比，易化 PCI 组预后更差。易化 PCI 组非致死性复发心梗、需紧急血管成形术、大出血及卒中的发生率较高[195]，疗效远不及标准 PCI 组。

再灌注治疗的选择

STEMI 患者再灌注治疗的主要选择包括溶栓和 PCI。目前有许多建议、声明、指南及协议。无论选择何种再灌注策略"……系统目标是从首次医疗接触到治疗时间在 90 分钟内"[7]。ED 和其他相关科室医生应考虑以下建议，以决定最适合 STEMI 患者的再灌注治疗方案。纤维蛋白特异性溶栓药是梗死早期（<3 小时）且无禁忌证时的首选治疗，无条件行 PCI（非侵入性治疗中心）或延迟行 PCI 时（转运或其他后勤问题）可首选溶栓治疗。溶栓治疗的系统目标是患者就诊 30 分钟内给药[7]。

STEMI 患者首次到达医院后，如能在 90 分钟内到达导管室于罪犯血管邻近处放置导管者首选 PCI[7]。PCI 也适用于高危 STEMI 患者、"就诊较晚者"（STEMI 症状出现超过 3 小时）及有溶栓禁忌证患者。STEMI 诊断不明时，最适当的诊断治疗手段是进行 PCI。

如 STEMI 患者治疗无延迟，PCI 对预后的改善优于溶栓治疗。但必须在到达首诊医院 ED 90 分钟内进行 PCI 治疗[7]。正如 DANAMI-2 研究[184]所述，发病 3 小时内到达首诊医院开始治疗，PCI 治疗仍优于溶栓治疗。许多医院由于没有较短时间内进行 PCI 的能力，而将溶栓治疗作为首选。因此，从 STEMI 出现症状到接受治疗的时间对降低发病率和病死率至关重要[7]。

如果预计需要延长时间调动工作人员行 PCI 或患者转运延迟，经治医师须考虑溶栓治疗。ED 医师必须事先与具备侵入性治疗能力机构的心血管医生达成协议，这样给予溶栓治疗后才不延误 PCI 的进行。对于 AMI 拟行 PCI 的患者，达成临床共识，给予溶栓药后即可进行[196]。

一项关于 STEMI 患者"PCI 与溶栓"的分析提出疑问：对于适合溶栓治疗的患者，为行 PCI 医师需等待多久？这里需要考虑到治疗时间这一重要问题及其他因素（如患者年龄、梗死时间及梗死部位）以选择手术时机。PCI 最长等待时间（球囊扩张的实际时间）应为患者进行有创性治疗已失去生存获益的时间点，此时患者应该接受溶栓治疗[197]。

对全国 STEMI 登记档案中的 192 509 例患者进行复杂分析[197]得出，等待 PCI 的可接受时间范围大致为 40~180 分钟。例如，年龄相对转小的患者，发生前壁 STEMI，起病 2 小时，需在 40 分钟内在导管室对病变进行导管介入治疗或接受溶栓治疗。相反，年龄较大的患者，发生下壁或侧壁 STEMI，起病超过 2 小时，可在 PCI 失去生存获益前等待 179 分钟（近 3 个小时）。对患者进行病变部位导管介入治疗的"最大允许"时间如下：

- 症状出现 2 小时以内——94 分钟
- 症状出现 2 小时以上——190 分钟
- 年龄 <65 岁——71 分钟
- 年龄 >65 岁——155 分钟
- 前壁 STEMI——115 分钟
- 非前壁 STEMI——112 分钟

进一步结合典型 STEMI 常见的临床变量分析

- 发病 2 小时以内就诊
  - 前壁 STEMI，年龄 <65 岁——40 分钟
  - 前壁 STEMI，年龄 >65 岁——107 分钟
  - 非前壁 STEMI，年龄 <65 岁——58 分钟
  - 非前壁 STEMI，年龄 >65 岁——168 分钟

- 发病2小时以上就诊
  - 前壁STEMI，年龄<65岁——43分钟
  - 前壁STEMI，年龄>65岁——148分钟
  - 非前壁STEMI，年龄<65岁——103分钟
  - 非前壁STEMI，年龄>65岁——179分钟

症状持续时间、患者年龄及MI部位对再灌注治疗决策有重要意义。不能迅速到达PCI治疗单位的患者应考虑溶栓治疗。该分析结果不代表治疗方式选择的标准[197]。

GRACE数据库中一个子集显示延迟再灌注治疗不是没有负面影响。研究人员调查了接受再灌注治疗的STEMI患者延迟治疗的后果。这项研究涉及14个国家，106家医院的3959例患者在胸痛发作6小时内接受PCI（55%）或溶栓治疗（45%）。两种策略的延迟再灌注治疗均与病死率增加相关，且接受溶栓治疗的患者表现更明显[198]。

各部门人员的努力合作可明显缩短STEMI患者从进门到治疗的时间。"STEMI警报"系统类似于"创伤警报"系统，可调动医院基础资源，优化AMI患者管理方法。无论在ED或院外，收集数据激活该系统，有可能提供快速的时间敏感性治疗。实际上，急诊医师动员导管实验室可提高STEMI患者的正确诊断率，同时明显缩短介入治疗时间，降低误诊率（如假性STEMI患者）[199-201]。ACC/AHA认识到，为达到再灌注治疗目标时间尚有很多困难[7]。

心源性休克再灌注治疗

AMI患者心源性休克发病率为10%，病死率高达80%，应引起特别关注。这些患者溶栓治疗效果不佳，并能显著减低冠脉灌注压。发生心源性休克时，栓塞的血栓不接触溶栓药导致药物治疗失败。大型溶栓（如GISSI-1[179]和ISIS-2）试验[174]中，AMI患者出现心源性休克时溶栓治疗效果差。相反，一些小型试验对行直接PCI的600例以上患者研究的荟萃分析表明，与安慰剂组及历史对照组相比，直接PCI组病死率较低（45%）[202]。SHOCK试验[203]比较了AMI合并心源性休克患者的预后。患者被随机分配至紧急血运重建组（PCI或紧急CABG）或早期药物治疗（包括溶栓治疗）稳定组。30天总病死率在血运重建与药物治疗组无明显差异。血运重建组6个月病死率较药物治疗组低。两组患者30天内总病死率无统计学差异。血运重建组6个月病死率低于药物治疗组。研究结论指出，AMI伴心源性休克患者进行急诊血运重建不能明显降低30天内总病死率，6个月后却能得到明显的生存效益。因此，导管设施不到位并符合溶栓指征的患者应行溶栓治疗，并考虑紧急转运

至能进行介入治疗的机构[203]。

STEMI患者心脏骤停复苏

STEMI患者心脏骤停复苏后处理包括严格控制血压、血糖及低温治疗。需要考虑STEMI的特殊问题不仅包括再灌注治疗的类型，而且还需考虑该疗法的范围和时机。有人对186例STEMI心脏骤停复苏成功后患者立即行PCI研究发现，几乎90%患者PCI成功，冠脉灌注完全恢复。有趣的是，54%存活6个月以上患者中大部分神经功能良好[204]。另有人对135例STEMI心脏骤停复苏成功患者的研究发现，进行PCI时神志清醒患者中，96%恢复冠脉灌注，并且全部存活伴神经功能正常。昏迷组患者预后较差，约50%存活者神经功能预后较好[205]。

另一项研究比较了STEMI心脏骤停复苏后存活者再灌注治疗策略，无论应用何种再灌注治疗方法，约65%患者存活6个月，其中53%患者神经功能较好。CRP 10分钟以上的患者，接受与未接受溶栓治疗的患者不良反应（如明显出血）发生率相似[206]。

对于STEMI患者心脏骤停复苏后，低温治疗联合PCI可明显改善存活率并恢复神经功能。40例接受低温及PCI治疗的患者，存活率明显提高[207]。这些回顾性病例研究提示，对STEMI患者心脏骤停复苏成功后积极再灌注（溶栓或PCI）治疗有助于提高存活率。

ACS患者转运

将ACS患者转运至具有PCI能力医院的指征：快速PCI（到达首诊医院90分钟内行PCI）；持续血流动力学不稳定或室性心律失常；MI或再灌注后出现心肌缺血；有溶栓禁忌证，行PCI或CABG可能有效者。

有溶栓指征的STEMI患者无需紧急转运至能进行PCI的医院，如果预测PCI会延迟进行，即应开始溶栓治疗[185]。ACC/AHA提出，预计患者在首次就诊时从"急诊室至血管开通时间"<90分钟，无PCI能力的医院可选择立即转运患者行直接PCI治疗[7]。如果预计PCI将延迟且患者又符合溶栓标准，溶栓治疗应在转至接收医院前或途中进行。

许多医疗机构无能力进行PCI。因此，急诊医生的决定不仅涉及相对简单的"溶栓或PCI"问题，还要考虑是否需要将患者紧急转运至专科PCI医院。无介入能力的普通社区医院对STEMI患者无论行急诊溶栓与否，为进行直接血管成形术均需转到专科

PTCA 医院。PRAGUE 研究者经过多年随访研究发现，就诊于无介入治疗能力医院的 STEMI 患者行 PCI 优于溶栓和转运。接受溶栓治疗的患者 5 年后复合终点（各种原因死亡、再发 MI、卒中和/或血管重建术）累积发生率为 53%，而 PCI 治疗组为 40%。研究结论指出，转运行相关侵入性治疗早期获益可持续 5 年以上，在很大程度上早期获益是因就诊 30 天内上述事件发生率低[208]。

STEMI 患者长距离转运同样会影响再灌注治疗决策。对就诊于 Illinois 中部乡村医院患者的研究显示，急诊医师启动的标准治疗程序包括快速转运行 PCI。PCI 出现意外延迟或急诊医师认为必须溶栓时才决定行溶栓治疗。这项研究发现，从首诊医院到开始转运平均时间为 46 分钟。引起 PCI 延迟的主要原因是运输车辆问题。转运到达相关医院至导管置入时间分别为 29 分钟和 35 分钟。总之，从首诊医院至导管置入时间为 117 分钟，未发生与转运相关的并发症。60% STEMI 患者 120 分钟内在乡村医院系统接受再灌注治疗[209]。对距 PCI 中心 210 公里内的 30 家有医疗关系的乡村医院的延迟转运进行研究发现，两年半以上连续观察 1 345 例 STEMI 患者，其中 1 048 例从无 PCI 能力的乡村医院转至 PCI 中心[210]。研究表明，在可接受 PCI 治疗的时间内，乡村医院 STEMI 患者能迅速转运至 PCI 中心行 PCI 治疗。

可能有效的治疗药物

胸痛稳定的 ECG 正常或轻微异常患者和血清标记物阴性患者，初始最佳治疗为舌下含服 NTG 或加用阿司匹林。持续稳定的症状缓解患者可能不需要进一步 ED 药物治疗。在 ED，对于持续或复发性胸痛患者可注射吗啡。持续性胸痛最终可能需要静脉应用 NTG 并加用 UFH 或 LMWH 及其他抗血小板药物（氯吡格雷或 GPI）。大多数"稳定的"UA 患者（即新发或发作类型改变但目前无症状、血清标记物阴性和 ECG 正常）无需积极予以肝素或其他抗血小板药物治疗。

ACS 患者伴有 ECG 异常，特别是 ST 段抬高或 T 波异常或血清标记物升高时需要多种治疗，包括 ASA、肝素和其他抗血小板药物。可口服或经静脉应用 NTG。通常，复发性心绞痛患者亦可从上述治疗中获益，此时也可应用肝素治疗。

NSTEMI 患者应使用阿司匹林、NTG、肝素和硫酸吗啡治疗。根据医院协议及 ACS 类型，氯吡格雷可用于 ED 或 CCU。STEMI 患者的治疗包括上述药物及紧急再灌注（溶栓和 PCI，极少数患者行 CABG）治疗。准备行 PCI 的患者，无论在 ED 或导管室都应接受 GPI 治疗，应根据当地规定进行。

重要概念

- 临床上心绞痛等同症状涉及范围较广，不是 ACS 的特征性表现，常混淆诊断，需结合非典型病史（如年龄、糖尿病、种族、性别）进行诊断。
- 12 导联 ECG 诊断 ACS 的局限性：ACS 早期 ECG 无诊断意义；ECG 不能动态监测 ACS 症状变化；心肌解剖上的"盲点"；ACS 患者有时可出现与心肌缺血无关的 ECG（如 LBBB）。
- 心肌缺血和 MI 心肌标记物对 ACS 的诊断、危险分层及治疗具有重要作用。如有指征，连续监测心肌标记物能明显提高诊断的敏感度。
- ACS 功能检测方法包括分级运动试验、超声心动图、心肌显像和冠脉 CT。对于低、中度可疑 CAD 且能活动的患者，可进行分级运动试验加或不加核显像检查。药物负荷心肌显像适用于虚弱或老年（不能活动）患者。药物负荷超声心动图适用于 45 岁以上女性伴糖尿病患者及其他器质性心脏病患者（瓣膜功能不全和低心排血量状态）。冠脉 CT 是一项新的检查方法，最适用于较年轻患者，目前资料尚少，不能正确指导其应用，不建议广泛进行。
- 评估 ACS 的其他无创影像技术有冠脉 CTA 和 MDCT 胸痛三联检查，但对 ED 患者的价值尚不清楚。

本章参考文献请参见 http://pumpress.bjmu.edu.cn/eduservice/3419.html

第77章 心律失常

Donald M.Yealy and Theodore R.Delbridge

宋青 钱远宇 译 宋青 钱远宇 校

心律失常是指心脏节律发生的任何异常。在本章中，我们将回顾除心搏骤停和继发于中毒综合征以外的所有心律失常，概述有关正常和异常的心脏冲动形成及传导的生理学，讨论包括病史、体格检查和体表心电图（ECG）在内的诊断工具。最后，我们还将讨论各种心律失常在院前或急诊科（ED）的治疗方案。

心肌细胞电生理学

心脏传导和收缩组织中单个细胞的功能取决于完整的静息膜电位。Na^+、K^+和Ca^{2+}离子流形成膜电位，并导致心脏电活动的传导和心肌收缩。膜电位是细胞膜两侧Na^+和K^+浓度存在差异的结果。正常静息非起搏细胞中的膜电位约为90mV，细胞内为相对净负电荷（图77-1）。这种电位梯度的存在，主要是由于钠钾泵的作用与K^+流出细胞形成的自然浓度梯度。此外还存在Na^+-Ca^{2+}交换，可调节细胞内的Ca^{2+}浓度，但Na^+-Ca^{2+}交换对心肌纤维收缩的作用大于对传导的作用。

三磷腺苷（ATP）以Mg^{2+}为辅因子，加速Na^+运送到细胞外液（图77-1）。此过程形成了一个渗透压梯度，可在不消耗能量的情况下进行Na^+-Ca^{2+}交换。缺血、电解质异常、代谢紊乱或药物可使细胞内外的离子浓度发生改变，从而改变膜电位，破坏正常冲动的产生、传导和心肌纤维收缩。

90mV的静息膜电位是由K^+顺浓度梯度向细胞外液外流而产生并保持的（图77-1）。细胞膜对钾离子的通透性比对钠离子大，导致细胞内的正电荷大量丢失。K^+浓度梯度出现异常（如细胞外为高钾血症）时，可干扰正常冲动的形成和传导。

在正常的非起搏细胞中，使用电刺激可使膜电位的负值变小，称为除极化。当膜电位达到-70mV时，特异性的Na^+通道开放，使正电荷迅速内流进入细胞。这种"快"通道被激活可进一步降低膜电位，在-30～-40mV时，另一种允许Ca^{2+}内流的"慢"通道被激活，使膜电位进一步降低。当通道关闭时，钠钾泵及K^+浓度梯度再次发挥作用，静息电位得以恢复，称为复极。这个完整的过程可通过一个细胞微电极进行追踪，称为动作电位（图77-2）。

使用微电极可鉴别细胞能量变化的分期。4期为膜电位舒张期，正常细胞膜的静息电位为-90mV。非起搏细胞在受到电刺激之前一直保持此电位。当一个刺激到达时，会导致细胞膜快速除极化（0期）。1期是一个短期的膜复极过程，是由快Na^+通道关闭和细胞内的K^+短暂外流造成的。2期是动作电位的平台期，该期慢Ca^{2+}通道仍保持开放，使离子的内流和外流接近平衡。在该期，随着细胞外和细胞内（肌浆网内）储存的Ca^{2+}被动员，胞浆中的Ca^{2+}浓度开始增加。细胞内Ca^{2+}浓度增加有利于电机械耦联和心肌纤维收缩。3期为细胞膜的快速复极期，慢通道关闭，K^+顺浓度梯度外流。由ATP驱动的钠钾泵进行Na^+-K^+交换，直至恢复到4期的静息电位。

在非起搏细胞中，当膜电位大于-60mV时（最初在0期出现，一直持续到3期），不论刺激的强度有多大，再次给予电刺激不可能触发另一次除极化，该期被称为有效不应期（图77-3）。在膜电位为-60～-70mV时，一个强大的刺激有可能触发一次可传播的反应，当然这种反应是不正常的，此期被称为相对不应期（图77-3）。在膜电位为-70mV或更低时，如果给予适当的刺激，就可以使所有的快通道立即被激活。

起搏细胞在两个方面与非起搏细胞明显不同：它们静息膜电位的负值较小，可通过4期的缓慢Na^+内流自动除极化（图77-2）。起搏细胞通常存在于窦房结（SA）和房室结（AV）中，房室瓣的心房面和希

图77-1 通过心肌细胞膜的各种离子流。钠-钾泵使每2个钾离子交换3个钠离子，净产生1个10mV的负离子流。钾离子沿浓度梯度外流（黑箭头所示）产生另外的80mV电流。钠-钙交流对增加静息电位影响小。ATPase，三磷酸腺苷酶。(From Marriott HJL, Conover MB: Advanced Concepts in Arrhythmias, 2nd ed. St. Louis, Mosby, 1989.)

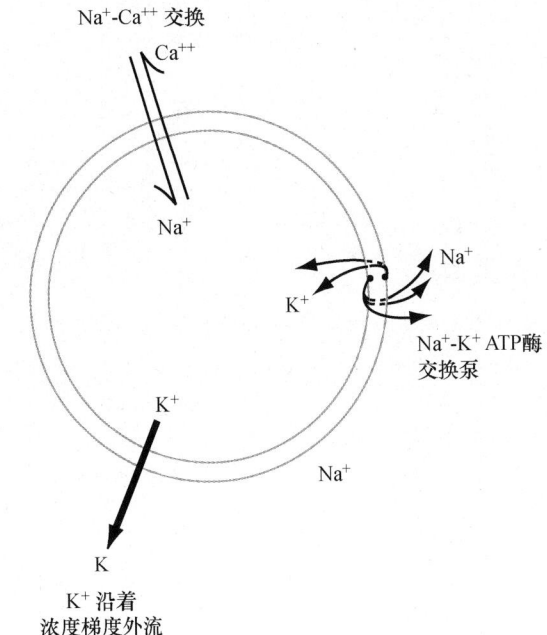

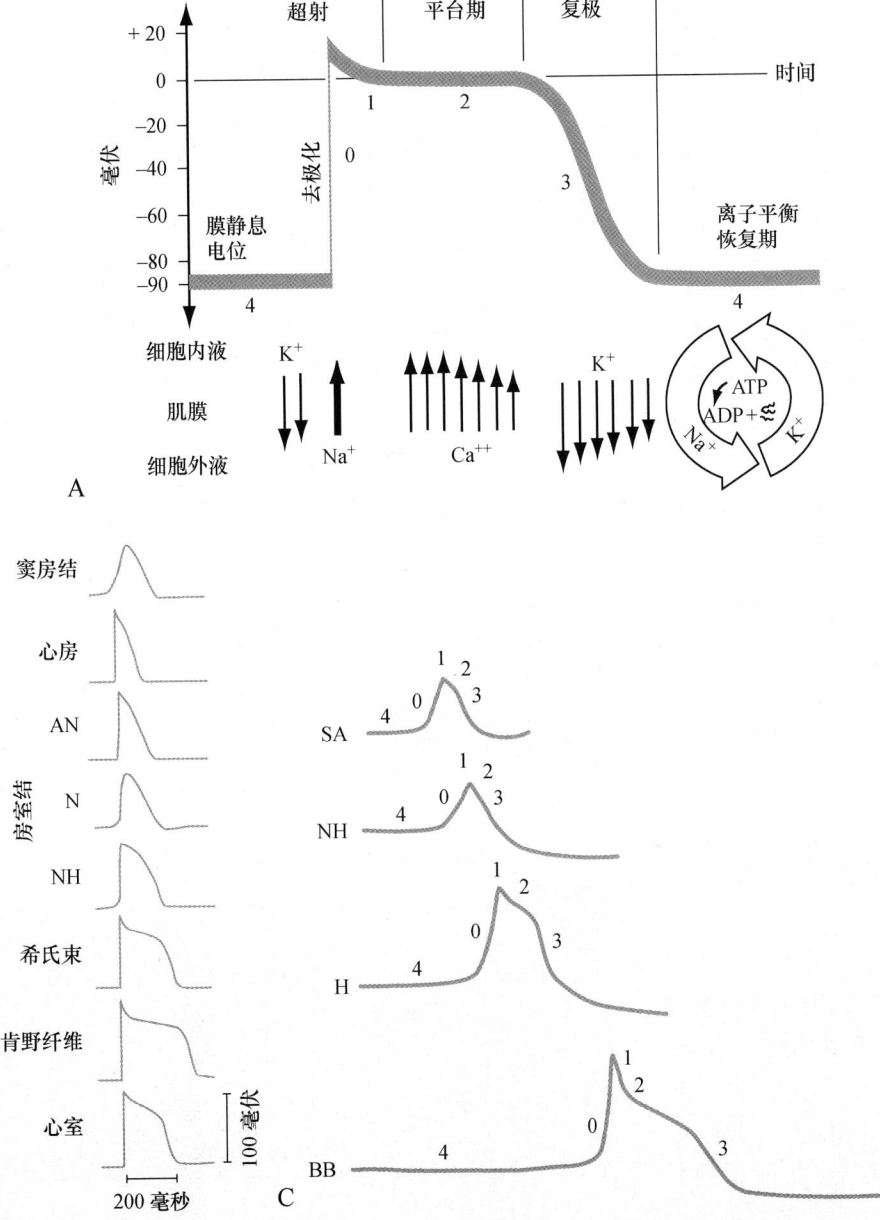

图77-2 A，单个心肌细胞动作电位及其相对应的离子流。B，不同心肌组织的动作电位。C，各种起搏细胞的动作电位。图示动作电位4相随着距离变远而变平坦。AN，房室结；AV，房-室；BB，束支；H，希氏束；NH，结-希；SA，窦-房。(A和B, from Calcium in Cardiac Metabolism. Whippany, NJ, Knoll Pharmaceutical Co., 1980; C, from Conover M: Understanding Electrocardiography, 5th ed. St. Louis, Mosby, 1988.)

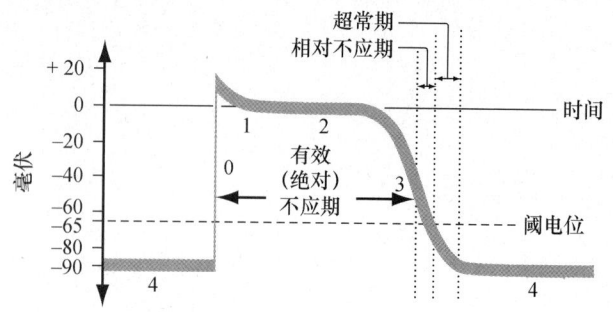

图 77-3 动作电位中不同不应期。(From Calcium in Cardiac Metabolism. Whippany, NJ, Knoll Pharmaceutical Co., 1980.)

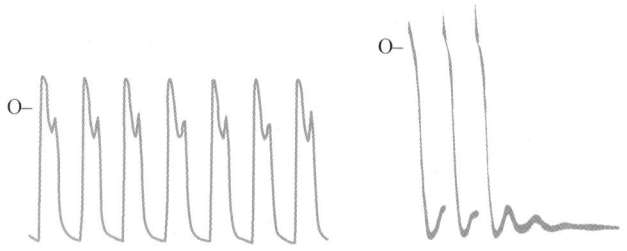

图 77-4 早期后除极（左）和晚期后除极（右）的对比。(From Marriott HJL, Conover MB: Advanced Concepts in Arrhythmias, 2nd ed. St. Louis, Mosby, 1989.)

氏束-浦肯野纤维系统内也可见到。在病理条件下，尤其是在缺血时，非起搏细胞的静息电位可能发生改变，并发生自动除极化。

后除极化是达到静息电位后发生的膜电位波动。这些波动可能触发另一次除极化（图77-4）。后除极可发生于完全静息电位之前（早期后除极）或之后（延迟后除极）。心肌缺血、泵衰竭、儿茶酚胺过多或电解质紊乱（尤其是 K^+、Mg^{2+} 和 Ca^{2+}）时可出现延迟后除极，并在心率较快时增强。早期后除极与高静息膜电位相关，且更可能在心率较慢时发生。

解剖与传导

窦房结位于右心房和上腔静脉的交界处，在55%的患者中由右冠状动脉（RCA）供血，在45%的患者中由冠状动脉左回旋支（LCA）供血。正常的窦房结比其他心脏起搏点产生自动除极的频率快，所以在功能上为主导起搏点。当窦房结受损或其他起搏点以更快的频率产生冲动时，就产生了非窦性心律。窦房结通常由少量的副交感神经支配，使大多数成年人的静息心率保持在60~90次/分。副交感神经张力消失的患者（心脏移植后或使用了某些药物），静息心率可能略高。低温和相关的迷走神经刺激增加可减慢窦房结形成冲动的频率，而高温和相关的交感神经刺激增加可提高窦房结形成冲动的频率。其他起搏点可能同样受温度和自主神经张力的影响。

图 77-5 显示的是正常体表心电图（ECG）与电生理变化的关系。窦房结内产生的冲动（在体表ECG上观察不到）通过心房组织传导到房室结。心房除极波表现为体表ECG上的P波。房室结在90%的患者中是由RCA的一个分支供血（称为右冠优势型），在剩下的10%患者中是由LCA供血（左冠优势型）。房室结内冲动的传导比传导系统的其他部位都慢（表77-1），因为它依赖于慢通道离子内流使细

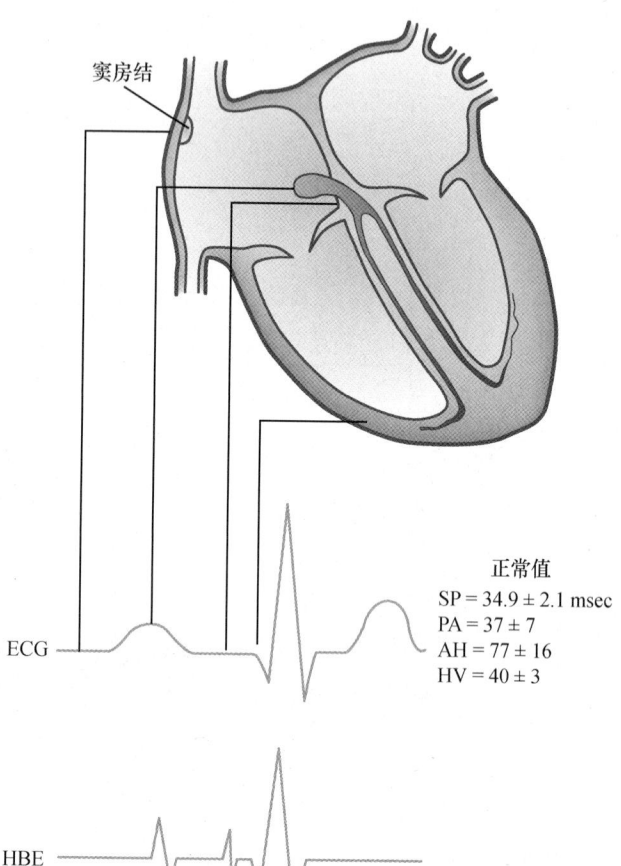

图 77-5 心脏电活动与体表心电图和希氏束电位的相关性。AH，房室结传导时间；HV，希氏束-浦肯野纤维传导；PA，房内传导时间；SA，窦-房；SP，窦-房传导时间。(From Marriott HJL, Conover MB: Advanced Concepts in Arrhythmias, 2nd ed. St. Louis, Mosby, 1989.)

表 77-1	不同心肌组织的传导速度
组织	速度（米/秒）
心房	1 000
房室结	200
希氏束-浦肯野系统	4 000
心室	400

胞膜除极。这种延迟减慢了心室率，可使心房完全排空，使心室舒张期容积更大，从而增加了每搏输出量。

房室结内有两条功能截然不同的通道，分别称为α通道和β通道。α通道的传导相对缓慢，不应期较短；β通道的传导速度较快，不应期较长。这两条通道对折返性心动过速的产生有重要意义。PR间期（正常为0.10～0.20秒）表示一个窦性冲动传导通过心房和房室结所需的时间。源于低位心房组织、房室交界处或其他结下组织的冲动都会使PR间期缩短，同时冲动还可通过旁路传导至心室。PR间期延长通常是房室结或结上传导系统发生病变的结果。

冲动传入房室结后，通过希氏束下传至3个主要的束支。希氏束是房室结最远端的部分，由RCA和冠状动脉的左前降支（LAD）供血。希氏束区域前端的束支形成右束支（RBB）、左前分支（LASB）和左后分支（LPIB），这3个分支连接心室肌。在分为3个分支之前，希氏束纤维呈树枝样分布。因此，ECG上特定束支的波形为特定束支受损的结果。RBB和LASB由LAD动脉供血，LPIB可由RCA或LCA供血。这些血管闭塞可引起多种传导异常。通常，RCA闭塞可导致房室结阻滞，而LAD动脉闭塞通常会导致房室结下（束支）阻滞。

每个冲动下传至3个主要的束支后，又传导至浦肯野纤维。这些浦肯野纤维将冲动快速、有序地传播至心室的心肌组织中，使心室协调性收缩和射血。ECG上QRS波群的正常时限≤0.09秒，代表心室除极，T波反映复极。QT间期代表心室除极和复极的总时间。QT间期的正常持续时间必须根据年龄、性别和心率进行校正，但通常短于RR间期（体表ECG上两个相邻R波间的距离）的一半。

传导系统完成复极所需的时间与前一个心动周期的长度呈函数关系。心动周期较短，表示前一个R-R间期的时间较短（即心率加快），导致复极时间缩短。相反，心动周期较长（心率减慢）与复极时间较长相关。如果基础窦性心律缓慢，在两次窦性冲动之间有一个异位的心房冲动到达，则该异位冲动可能形成异常传导（如果束支处于相对不应期），或被阻滞（如果束支处于完全不应期）。前一周期被称为设定周期（R-R间期），因为它决定了结下传导组织的不应期时间。

阿什曼现象是指一个长R-R间期后，房性期前收缩异常传导至心室后呈现异常宽大的QRS波形，可发生在任何不规则的房性心律失常中。典型的阿什曼现象常见于心房颤动，长短周期序列在心房颤动中很常见。在正常人中，RBB是结下系统最后完成复极的部分。因此，阿什曼现象中异常传导的冲动通常在ECG上表现为右束支传导阻滞（RBBB）。

通常情况下，冲动优先通过房室结传导至结下传导系统。某些患者存在连接心房、结下传导系统和心室心肌细胞的病理性旁路。这些旁路没有房室结那种正常的传导延迟，当其取代正常的传导系统时，可能导致心室率增快，随后心输出量减少。预激是指心室肌早期除极，这时冲动经旁路而不是正常的传导系统传导。

在窦房结正常活动消失的情况下，房室结可充当次要起搏点，房室结内冲动形成的固有频率为45～60次/分。希氏束内的结下起搏点、浦肯野系统和束支形成冲动的固有频率通常为30～45次/分。由于潜在的基础病理过程不同，这些起搏点的起搏心率可能不同。此外，由于缺血或药物作用的原因，心房和心室内原本无起搏功能的心肌细胞也可能成为起搏细胞。

心律失常形成的机制

心律失常形成的三个常见原因均为电生理原因：自律性改变、折返和触发机制。病史和心电图有助于区分这些机制。

自律性改变包括非起搏细胞在4期发生自发性除极（自律性异常）或正常情况下进行4期除极的细胞除极时间延长（自律性增强）（图77-6）。在缺血、电解质紊乱和药物治疗的情况下，这两种类型的自律性改变均可发生。

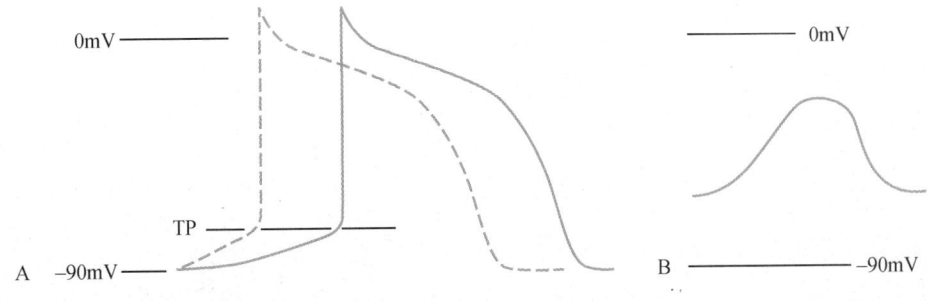

图77-6 A，正常自律性增强（虚线）。TP，阈电位。B，自律性异常。(From Marriott HJL, Conover MB: Advanced Concepts in Arrhythmias, 2nd ed. St. Louis, Mosby, 1989.)

自律性改变引起的心律失常通常需要一个"热身"期。临床上，患者可能会自述心悸逐渐增加，而不是突然发病。在发生这些症状的同时，ECG 上可出现类似的异常冲动逐步增加。这些心律失常也会逐渐趋于终止。心肌梗死后的前 24 个小时内发生室性心动过速往往是自律性异常的结果。

当儿茶酚胺过度刺激窦房结以外的起搏源，使其成为主导起搏点时，会发生自律性增强。自律性增强最典型的心律失常是心肌梗死后的心室自主心律，其次还有洋地黄中毒导致的房性或交界性心动过速。在这种情况下，洋地黄通过干扰窦房结的冲动传导，并增加其他心肌细胞的 4 期除极化，从而导致这种心律失常的发生。

折返机制是窄 QRS 波（QRS 持续时间＜0.10 秒）心动过速性心律失常的一种常见原因，50%～80% 的这种心律失常是由折返引起的。折返性心律失常是传导异常而非冲动形成异常的结果，后者为自律性改变的心律失常（图 77-7）。折返的发生必须存在 3 个条件：必须有两条通路（或回路），它们必须有不同的反应性，一条通路传导比另一条慢。

在折返性心律失常中，到达回路的冲动正好遇到两条通路中的一条处于不应期，该冲动则沿着未处于不应期的通路下传至远端组织。然后，如果恰好此时最初处于不应期的通路恢复了传导能力，则冲动可以进入该通路的远端，并逆行传导。两条通路的反应性不同使得一条分支形成功能性单向阻滞，当冲动随第二条通路传回（逆行传导）时，随后它可能重新进入第一条通路。每个循环均可重复，形成自我维持或"回路运动"的心动过速。这些循环可以是有序的，也可以是混乱的（即纤颤），当回路较大时被称为微折返。在交界区折返性心动过速中，房室结中的 α 径路通常充当顺行支，而 β 径路充当逆行支，但有 10% 的病例情况正相反。

折返机制是大多数最普通的窄 QRS 心动过速、某些房性和室性二联律/三联律，以及许多室性心动过速的发病机制。临床上，这些心律失常的发生和终止都很突然，没有热身期。可通过减慢或加快一支路径上的传导来改变所涉及回路的不应期进行治疗。

触发性心律失常是后除极化的结果，高度依赖心率进行传播。延迟的后除极触发的心律失常与细胞内的 Ca^{2+} 超载相关，可在心肌梗死再灌注和洋地黄中毒时发生。异位房性和交界性节律往往是这种机制的结果，同时会伴发某些室性心动过速和二联律。这些心律失常在心率较快时易发作，在使用减慢心率的药物或干扰钙离子进入细胞时被抑制。

与此相反，由早期后除极化触发的心律失常在心率减慢时加重。与此机制相关的典型心律失常，是一种特殊形式的获得性多形性室性心动过速，称为尖端扭转型室速。通过超速起搏或药物（尤其是 β-肾上腺素能激动剂）增加心率可终止早期后除极触发的心律失常。

抗心律失常药物的分类

根据其对动作电位和心肌组织中冲动传导的作用，将用于治疗心律失常的药物主要分为四大类（框 77-1）。

Ⅰ类药物可进一步被细分为 3 子类（A～C）。许多药物有多种作用，一般都根据这些药物的主要作用对它们进行分组。其他不属于该类的药物，将单独进行讨论。

Ⅰ类药物主要作用于快 Na^+ 通道，可减慢传导，恢复细胞膜稳态。其子类是根据其对动作电位持续时间和传导的特殊作用进行分类的。ⅠA 类药物可中度减慢除极化，延长复极和动作电位的持续时间，并减慢传导。ⅠB 类药物可轻微减慢除极化和传导，缩短复极和动作电位的持续时间。ⅠC 类药物可显著减慢除极化和传导，延长复极和动作电位的持续时间。

Ⅱ类药物是 β-肾上腺素能受体阻滞剂，这些药物可降低窦房结的起搏频率，减缓房室结的传导。β-受体阻滞剂还可延长动作电位，抑制缺血心肌组织中的传导，但正常的希氏束-浦肯野系统不受影响。

Ⅲ类药物可延长动作电位和不应期的持续时间，因此在临床上有抗心脏纤颤的作用。

Ⅳ类药物为慢 Ca^{2+} 通道拮抗剂，可作用于房室结抑制前向传导，还能抑制其他钙依赖性心律失常。包括硫酸镁、洋地黄和腺苷在内的其他药物在用于心律失常的紧急治疗时也很重要。

尽管所有的Ⅰ～Ⅳ类药物均可用作抗心律失常药，但它们也有"致心律失常"作用。即药物治疗加

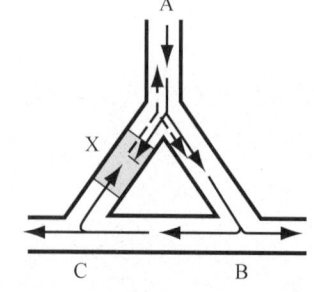

图 77-7 兴奋折返机制。

| 框 77-1 | 抗心律失常药物分类 |

I类
钠离子（快）通道阻滞剂。减慢除极速度并对复极有多种效应。"膜稳定"药物有很强的抗异位心律作用

IA类
中度降低除极和传导速度。延长复极和动作电位的持续时间
奎尼丁
普鲁卡因胺
丙吡胺

IB类
轻度减慢除极和传导速度。缩短复极和动作电作的持续时间
利多卡因
苯妥英钠
妥卡因
美西律
莫雷西嗪*
阿普林定

IC类
显著降低除极和传导速度。延长复极和动作电位的持续时间
氟卡尼
恩卡尼
劳卡尼
普罗帕酮*
维那卡兰（心房特异性/研究中）

II类
β-肾上腺素能阻滞剂
普萘洛尔
艾司洛尔
醋丁洛尔
络多洛尔
美托洛尔
阿替洛尔

III类
抗纤颤类药物。延长动作电位时限和复极期限
溴苄铵（历史性意义）
胺碘酮
多非利特
伊布利特[†]
索他洛尔[†]
决奈达隆
阿齐利特

IV类药
钙离子（慢）通道阻滞剂
维拉帕米
地尔硫䓬
其他类型
洋地黄类
硫酸镁
腺苷

[†] 同时具有 II 类药物的作用。
* 同时具有 I A 类药物的作用。

重或诱发心律失常[1,2]。致心律失常作用最多见于患有器质性心脏病，同时接受新的或高剂量药物治疗的病人。I 类和 III 类药物的致心律失常作用（包括室性心动过速）的发生率高达 15%。一般情况下，I B 类药物致心律失常作用最少（发生率<2%），而 I C 类药物最容易发生（发生率为 5%～15%）。一种正在研究中的 I C 类药（维那卡兰），具有心房特异性活性，在治疗房性心律失常和限制致室性心律失常作用方面具有潜在的优势[3]。对于 II 类和 IV 类药物，致心律失常作用是其电生理作用的扩展导致，可表现为心动过缓和房室结阻滞时间增加。

I A 类药物

所有的 I A 类药物均可通过心房、房室结和希氏束-浦肯野系统直接减慢传导，并减少旁路传导。I A 类药物还有抗胆碱能和负性肌力作用，丙吡胺对心肌收缩的作用最显著，而普鲁卡因胺对心肌收缩的影响最小。普鲁卡因胺和奎尼丁均可阻滞外周血管上的 α-肾上腺素能受体，从而具有舒张外周血管的作用，这可能造成给药后发生低血压。丙吡胺具有收缩血管的作用，结合其显著的负性肌力作用，限制了它在急性心律失常治疗中的应用。

每种 I A 类药物均有很高的口服生物利用度。这在急诊治疗某些症状轻微的心律失常时可能会很有用。所有的 I A 类药物，特别是奎尼丁和普鲁卡因胺，均可延长心室的复极化和 QT 间期。这些变化导致在使用这些药物治疗时，某些患者容易发生获得性多形性室性心动过速的风险。此类药物总的致心律失常作用的发生率约为 5%。

普鲁卡因胺

在急诊治疗室性和室上性心律失常时，普鲁卡因胺是最常用的 I A 类药物[4,5]。建议以 20～30mg/min 的速度静脉注射普鲁卡因胺，直至心律失常终止、低血压发生（定义为平均血压下降 ≥ 治疗前的 15%，

或收缩压低于 90mmHg），QRS 波群增宽（大于治疗前宽度的 50%）或给予的总剂量达到 18～20mg/kg（存在充血性心力衰竭时为 12mg/kg）。为方便起见，有些医师开始时常规给予 1g 的负荷剂量，但这种给药方法可能会降低该药治疗的成功率。

由于普鲁卡因胺具有抗胆碱能作用，故静脉注射普鲁卡因胺治疗室上性心律失常时，可能会使心率短暂加快。普鲁卡因胺对房室结传导和除极化的直接影响可减慢心率，并被迫因心动过缓而终止其使用。如果治疗成功，则静脉内维持治疗的剂量是 1～4mg/min，但对老年、充血性心力衰竭和肾衰竭的患者治疗成功率较低。

口服治疗时，开始时的剂量可为每天 2g，分次给予（取决于剂型），并逐渐增加至有效的血清普鲁卡因胺和 N-乙酰卡尼（一种活性代谢产物）水平。除有致心律失常作用以外，其他并发症包括心脏传导阻滞、立位晕厥、肝功能异常和狼疮样自身免疫综合征等。停药时，所有的副作用均可改善。

奎尼丁和丙吡胺

目前临床中很少使用奎尼丁和丙吡胺，但这两种药物可用于控制急性心律失常，且更适合长期口服治疗。奎尼丁口服吸收良好，主要通过肝代谢消除（50%～80%），少量通过肾排泄。成人最初每日口服的剂量为 150～300mg/6h，达到治疗作用的血清浓度为 3～8μg/ml。口服奎尼丁还可用于心房颤动的药物转律，但需要较长时间（2～6 小时）的观察（框 77-1）。在 Brugada 综合征中，奎尼丁可用于预防室性心律失常的发生。以短效制剂滴定成功后，最好使用缓释制剂。

静脉注射丙吡胺在美国尚未获准使用。口服剂量在胃肠道的吸收良好（80%～95%），该药可通过肝代谢（50%）和肾排泄清除。治疗开始时的剂量为 400～800mg/d，分 4 次服用，长期使用时的治疗血清浓度为 2～4μg/ml。15%～20% 使用丙吡胺治疗的患者会新发充血性心力衰竭，或原有充血性心力衰竭的临床症状加重，这限制了其长期使用。

ⅠB 类药物

ⅠB 类药物是Ⅰ类药物中减慢传导及除极化作用最小的药物，它们可缩短复极和动作电位的持续时间，而不是像ⅠA 类和ⅠC 类药物那样延长复极和动作电位的持续时间。这些药物对旁路传导的影响不大。最常使用的两种ⅠB 类药物是苯妥英和利多卡因。

利多卡因

利多卡因可被胃肠道迅速吸收，但通过脏首过代谢后大部分是无活性的，这限制了其的口服应用。利多卡因能抑制自律性增强导致的心律失常，且对自主节律异常几乎没有影响。当用于治疗室性心律失常时，利多卡因可成功终止 60%～90% 的室性心律失常，这取决于不同的心律失常和所使用的剂量[6]。利多卡因还可抑制窦房结和房室结的传导，并减慢心室率，通常是在存在心肌缺血的情况下。尽管利多卡因的风险小，易于使用，也很有效，但这些药理学特性有可能不成比例地限制其在临床中的广泛应用。在心房颤动或扑动中，利多卡因可短暂地增加传导和心率。另外，治疗剂量时它通常对自主神经及血管张力、心肌收缩力和体表心电图没有影响。

苯妥英

苯妥英主要用于治疗全身性癫痫发作，但在心律失常的急诊治疗中也有一定的作用。苯妥英有 70%～90% 与蛋白质结合，并主要通过肝代谢消除，只有 5% 由肾排泄。在长期的门诊使用中，因其代谢减慢，每日使用的剂量通常需减少。许多药物可通过与蛋白结合和影响其代谢来增加或降低苯妥英的水平。

静脉注射苯妥英的速度不应大于 50mg/min（心力衰竭的患者为 25mg/min）。治疗剂量的苯妥英除可轻度缩短 PR 和 QT 间期外，对心电图几乎没有影响[7]。如果心律失常得到控制，发生低血压或传导延迟，或给予的总剂量达到 18mg/kg，则应停止静脉注射。虽然预防癫痫发作的血清苯妥英水平为 10～20μg/ml，但低于此数值的血清水平可能足以控制心律。在心律管理方面，苯妥英仅在合并发生癫痫发作和室性心律失常的情况下对治疗有益。

其他ⅠB 类药物

美西律和妥卡尼不在急诊科使用，也罕有其他用途。若静脉注射利多卡因能够产生正面的影响，则预示着使用这两种药物中的任何一种都能成功地控制心律。它们的副作用与利多卡因类似，但头晕和感觉异常的发生率略高。盐酸莫雷西嗪是一种吩噻嗪类衍生物，其活性与ⅠA、ⅠB 和ⅠC 类药物相同。莫雷西嗪在室性心律失常的初步管理中没有作用。

ⅠC 类药物

ⅠC 类药物可显著减慢除极化和传导，还有强效抗心律失常作用[1,2]。此类药物致心律失常作用的真正发生率尚不清楚，因为这些药物主要用于治疗常规疗法难治的患者，期待产生好的疗效。但是有高达15%的用ⅠC类药物治疗的患者出现新发室性心律失常，或原有的室性心律失常加重，有5%的患者发生多形性或持续单一形室性心动过速。当用高剂量的ⅠC类药物治疗射血分数下降的患者时，致心律失常作用（特别是多形性室性心动过速）的发生率会更高。长期使用这些药物时，甚至轻度症状的心律失常患者，其心脏相关事件（包括心律失常和休克）总的发病率与死亡率也相对较高[8]。

ⅠC类药物在美国仅被批准口服应用，其在心律失常的初步管理中作用有限。在欧洲，这些药物用于心律失常的急诊静脉注射治疗。每种药物均可增加ECG上的PR间期、QRS波群时间和QT间期，但这并不能可靠地预测多形性室性心动过速的发生风险。

氟卡尼

氟卡尼除具有与所有ⅠC类药物相同的电生理作用以外，还可增加大多数旁路的不应期。它有轻度的负性肌力作用，有4%的患者使用氟卡尼后心力衰竭的发生率增加。氟卡尼在胃肠道的吸收良好，30%在尿中以原形排出，70%由肝代谢消除。虽然存在可变性，但其血清半衰期平均为14小时。

氟卡尼对室性心律失常的控制率为60%～90%，对室上性心律失常的控制率为40%～100%。副作用的发生率可高达40%，但通常比较轻微，且随剂量减少时下降。这些副作用包括视觉障碍、头晕、感觉异常、头痛和恶心。除了前述的有引发心力衰竭的风险以外，心室率增加的发生率为10%，低血压的发生率也为10%。口服氟卡尼治疗时需要在ECG上监测QRS波群时间和QT间期延长。门诊患者单剂量口服氟卡尼可以终止心房颤动。

恩卡尼

恩卡尼的电生理作用与氟卡尼相似，其优势在于负性肌力作用较小。恩卡尼在胃肠道的吸收良好，经过肝代谢形成两种活性代谢物。所有活性代谢物的血清半衰期为3～12小时。治疗通常从75mg/d，分3次服用的剂量开始，根据患者的反应和副作用，每3～5天增加一次剂量，每日最大剂量为300mg。静脉应用恩卡尼尚未得到批准。恩卡尼的副作用和治疗的成功率与氟卡尼相似。

普罗帕酮

该药的性质与ⅠA类和ⅠC类药物相同，对钠离子通道的作用介于ⅠA类和ⅠC类药物之间。它还具有一些β-肾上腺素能受体和钙通道阻滞特性。普罗帕酮不能静脉内使用，但可口服治疗心房颤动和室性心律失常。普罗帕酮转复心房颤动和扑动并维持窦性心律的有效率为40%～70%[9]。与其他ⅠC类药物相比，治疗剂量普罗帕酮的致心律失常作用的发生率较低。其副作用通常有ECG上可见的传导紊乱、头晕、味觉障碍或视力模糊等。

维那卡兰

此种正在研究中的ⅠC类药物对心房有特殊的作用，在剂量为2～3mg/kg时，转复新发的非瓣膜性房颤的成功率为50%～60%[3,10]。维那卡兰对靶心律的作用有望与ⅠC类药物相似，但致室性心律失常的作用较小。

Ⅱ类药物

在一般情况下，与治疗室性心律失常相比，Ⅱ类药物（β-受体阻滞剂）最适合于控制心室应答率，阻断室上性心律失常中的折返回路。在发生急性心肌梗死时，限制室性心律失常和再梗死的发生，是β-受体阻滞剂（特别是美托洛尔）的重要指征。

所有的β-受体阻滞剂均对$β_1$和$β_2$受体有作用（表77-2），但程度不同。对$β_1$受体的作用主要作用于心脏。通过作用于$β_1$受体，所有的Ⅱ类药物均可不同程度地减慢窦房结冲动的形成，抑制心肌收缩力。$β_1$的选择性作用还表现为治疗剂量的$β_1$受体阻滞剂可降低支气管痉挛的发生率。通常Ⅱ类药物对ECG的影响是减慢心率和延长PR间期，但对QRS波群时间和QT间期没有影响。

β-受体阻滞剂的相对禁忌证包括哮喘或慢性阻塞性肺疾病，晚期充血性心力衰竭和晚期妊娠。β-受体

表77-2 心脏及呼吸系统的β-肾上腺素能受体及其对药物的反应

受体	受体的位置	兴奋/刺激反应	抑制/拮抗反应
$β_1$受体	心脏	心率增加和异位心律	心率减慢或异位心律
		收缩力增加	收缩力减弱
$β_2$受体	气道（平滑肌）	张力降低（气管舒张）	张力增加（气管收缩）
	末梢血管	张力降低（血管舒张）	张力降低（血管收缩）

阻滞剂不应用于心动过缓或一度以上心脏传导阻滞的患者。虽然在长期口服治疗的过程中常常与其他药物联合应用，但在近期静脉应用了钙通道阻滞剂（Ⅳ类）之后再静脉注射 β-受体阻滞剂必须十分谨慎，因为这会增加血流动力学副作用的发生风险。β-受体阻滞剂的短期副作用包括支气管痉挛、心力衰竭、过度心动过缓、低血压和抽搐（尤其是雷诺综合征）。

普萘洛尔

普萘洛尔是非选择性 β-受体阻滞剂，在胃肠道的吸收良好。口服后，它通过肝首过代谢明显，故口服通常需要一个比常规剂量高的剂量。普萘洛尔的血清半衰期为 3～6 小时，需要每天 4 次给药。治疗期间通常要监测心律和副作用，而不是血清水平。短效制剂开始时的口服剂量为 80mg/d，分次服用。与静脉注射普萘洛尔治疗急性心律失常相比，口服普萘洛尔更适合维持治疗。

普萘洛尔终止折返性室上性心动过速（SVTs）的有效率为 30%～80%，具体取决于旁路，尤其是节律是否是儿茶酚胺诱导的。由于其作用时间相对较长，故通常不用于急诊治疗。当用于其他心律失常时，与其他Ⅰ类药物相比，其成功率较低，且副作用增加。

艾司洛尔

在急诊治疗室上性心动过速时，艾司洛尔是一种有吸引力的 β-受体阻滞剂。它是选择性 β$_1$-受体阻滞剂，起效迅速，疗效持续 5～10 分钟。它被血浆胆碱酯酶代谢，半衰期短（9.5 分钟），临床疗效时间短。静脉推注 500μg/kg 的艾司洛尔后，再以 50μg/(kg·min) 的剂量维持输液。停止输液后，艾司洛尔的疗效和毒性作用迅速消退。如果经过首剂推注和输液维持后心律失常仍然存在，则应再次给予负荷剂量且输注速率应以 50μg/(kg·min) 的幅度增加。通常艾司洛尔输注速率为 200μg/(kg·min) 或以下是有效的，最大输注速率建议为 300μg/(kg·min)。

美托洛尔

美托洛尔有口服和静脉注射两种制剂。虽然其用于早期心律失常治疗在美国未获批准，但美托洛尔（每 10～15 分钟静脉注射 5～10mg，滴定至起效）却可减缓心房和窦房结的快节律，因此也常用于这些情况。

纳多洛尔和醋丁洛尔

纳多洛尔和醋丁洛尔用于口服治疗心律失常，但未被批准用于静脉注射使用。除醋丁洛尔具有内在拟交感活性，可降低支气管痉挛的发生风险以外，此两种药物的有效性和副作用与普萘洛尔和美托洛尔相似。

Ⅲ类药物

此类药物被称为抗纤颤类，用于治疗心房和心室颤动。所有的Ⅲ类药物均可延长不应期和动作电位的时程，但对 QT 间期的作用不同[11]。一般情况下是用Ⅲ类药物代替Ⅰ类药物治疗许多室性和房性心律失常。

溴苄铵

溴苄铵以前是最常用的Ⅲ类药物。由于其对血流动力学的影响较大，以及更新的Ⅲ类药物的出现，目前在美国已不再使用。

胺碘酮（Amiodarone）

胺碘酮被批准用于治疗室性[12,13]和室上性心律失常[14]，包括心房颤动或扑动及旁路综合征。除具有所有Ⅲ类药物的功能以外，胺碘酮还可延长动作电位的时程和不应期，减慢起搏细胞的自律性和房室结中的传导。它还可非竞争性地阻滞肾上腺素能受体，造成平滑肌松弛。当静脉内给药时，胺碘酮可造成血压轻度下降，心率轻度减慢和心肌收缩性轻度减低。静脉注射的推荐剂量为 10～15 分钟内 3～5mg/kg。

口服后，胺碘酮的吸收缓慢且不稳定，在不同的人中差异很大。长期口服应用时的血清半衰期约为 50 天，单剂量静脉注射后的血清半衰期约为 25 小时。由于药代动力学独特，口服给药方案的差异也很大，开始时为 600～1 000mg/d，连续 7 天，然后改用 400～800mg/d 的维持剂量。胺碘酮的短期副作用主要为低血压、心动过缓和心力衰竭（框77-2）。

长期使用胺碘酮时，致心律失常作用的发生率为 1%～3%，往往没有 QT 间期延长。尖端扭转型室速罕有发生（长期使用时，发生率＜1%；短期使用时，发生率更低）。长期使用胺碘酮时会发生严重的副作用（包括显著的心外问题），迫使许多患者停止治疗。胺碘酮还可导致许多药物的血清浓度增高，尤其是地高辛和华法林。当与钙通道拮抗剂或 β-肾上腺素能受体阻滞剂联合应用时，可增加心动过缓和低血压的发生风险。长期使用胺碘酮还可造成肺纤维化，后者可增加呼吸困难的发生风险。此外，胺碘酮有可

| 框 77-2 | 胺碘酮的副作用 |

急性副作用
　低血压
　心率减慢
　心肌收缩力下降

长期副作用
　常见副作用
　　角膜色素沉积
　　光过敏
　　胃肠道不耐受性
　少见副反应
　　甲状腺功能亢进症
　　心力衰竭
　　肺毒性/纤维化
　　甲状腺功能减退症
　　心动过缓
　　致心律失常作用

药物相互作用
　增加血药水平
　　奎尼丁
　　苯妥英
　　普鲁卡因胺
　　华法林
　　地高辛
　　氟卡尼

能使服用辛伐他汀（一种常用的降胆固醇剂）的患者发生横纹肌溶解症。

伊布利特

该药在美国仅被批准静脉使用。当给以 0.015～0.02mg/kg 的剂量时，有 50%～65% 的患者可从心房颤动或扑动转为窦性心律，通常在 20 分钟内转复成功[15]。当长期应用胺碘酮时，QT 间期延长和致心律失常作用（特别是尖端扭转型室速）更常见（短期应用时同样罕见），其他的副作用较少发生。在急诊科进行药物转律心房颤动和扑动时，该药可替代静脉注射普鲁卡因胺，它更易于使用，虽然成本较高，但有良好的安全性。

索他洛尔和其他药物

索他洛尔（混合性Ⅲ类-肾上腺素能受体阻滞剂）在急诊科中的作用有限，与其致心律失常作用（特别是多形性室性心动过速）发生率高于其他的Ⅲ类药物有关。静脉注射索他洛尔可转复心房颤动，但较其他方案优势有限。多非利特、决奈达隆和阿齐利特都是正在研究中的Ⅲ类药物，具有其他特性，但在临床上还不能取代Ⅰ类或Ⅲ类药物。

Ⅳ类药物

Ⅳ类药物可阻滞心肌和血管平滑肌细胞中的慢钙通道。该类药物可在心肌和外周血管水平发挥作用，但不同药物对这两个部位的作用有不同的特异性。维拉帕米和地尔硫草对心肌细胞的钙离子内流、传导和收缩作用最强。维拉帕米对外周血管张力的作用最小，而地尔硫卓的作用介于维拉帕米和硝苯地平之间。维拉帕米和地尔硫草对房性和房室结性心动过速均有作用。由于副作用相对多于地尔硫草，维拉帕米经常被遗忘或避免使用，而在临床中这两种药物的疗效均很好。目前地尔硫草是临床更为常用的Ⅳ类药物。

维拉帕米和地尔硫草对旁路的作用微小，但由于患者固有的传导系统可能参与这种综合征，故仅当冲动可通过房室结前向传导（如窄 QRS 波群）时，才应使用这两种药物。此两种药物对房室结内传导（主要在心房-希氏束水平）的减慢作用大于对窦房结内传导的作用。这些作用可被阿托品部分逆转。静脉注射两药中的任何一种，除心率减慢和 PR 间期延长以外，ECG 通常不发生变化。二度或三度房室传导阻滞的患者不应静脉使用Ⅳ类药物，一度房室传导阻滞的患者应在密切监测下使用此类药物。

氯化钙［500～1 000mg（5～10ml 的 10% 溶液）］可以逆转或预防维拉帕米诱导的低血压[16,17]。钙盐可减弱维拉帕米的外周血管扩张作用，而不改变其变时（抗心律失常）作用。对于边缘性低血压患者，在施以维拉帕米之前先给予 500mg 的氯化钙是一种治疗方法。如果给予钙盐和静脉输液后，维拉帕米引起的低血压仍然存在，则可直接使用血管加压药。除可引起房室传导阻滞、低血压和充血性心力衰竭以外，维拉帕米还可导致其他副作用，包括恶心、呕吐、便秘、头晕、神经过敏和瘙痒。

地尔硫草

口服制剂可迅速吸收，但有显著的首过效应。静脉注射地尔硫草（以 0.25mg/kg 的剂量注射 2 分钟，之后如首剂不成功，则 15 分钟后以 0.35mg/kg 的剂量注射）可控制 90% 的心房颤动和心房扑动患者的心室率，且低血压的发生率极低[18]。如果静脉推注治疗成功，则连续输注（初始速度 5～15mg/h）或口服用药（初始剂量 60～90mg）可维持疗效。

维拉帕米

对于心动过速，维拉帕米终止或控制心室率的成功率为 80%~90%[19,20]。

以 0.1mg/kg 的剂量静脉注射维拉帕米 1~2 分钟，对于一般健康的成年人，这相当于 5~10mg 的剂量。对于老年患者或已经存在边缘性低血压（收缩压为 90~110mmHg）的患者来说，应采用较小的剂量（0.05mg/kg 或增加 2.5mg）。根据患者的反应，应每 10 分钟重复给药一次（相同或更大的剂量，如果除心动过速外心血管病情稳定的年轻患者没有反应，则可给予高达初始剂量两倍的剂量）。延长给药间隔，特别是当超过 30 分钟时，因为药物再分布的原因，可能会干扰治疗心律失常的成功率。

维拉帕米可从胃肠道迅速吸收，但要经过较强的肝首过代谢。该药 90% 与蛋白质结合，主要通过肾排泄消除。口服后，疗效持续时间为 4~6 小时，完全消除的半衰期为 3~12 小时。为预防心律失常复发，建议每日以 120~720mg 的短效制剂，分 4 次服用，维持治疗。维拉帕米目前有长效制剂可用，但尚未批准用于治疗心律失常。

其他药物

洋地黄

地高辛是急诊科主要用于治疗心律失常的洋地黄类药物。除有正性肌力作用以外，洋地黄化合物对心肌细胞还有多种作用（表 77-3）。这些电生理作用既有兴奋性的，也有抑制性的。洋地黄的兴奋作用可增加自律性并触发异位冲动，尤其是达到中毒剂量时。治疗剂量的洋地黄还可抑制房室结内的传导并延长不应期。虽然其治疗作用主要是抑制作用的结果，但中毒性心律失常可能是这两种机制或其中一种导致的。

洋地黄可抑制与细胞膜结合的三磷腺苷酶，减少 Na^+ 主动转运出细胞和 K^+ 主动转运入细胞。除可增加细胞内的 Na^+ 浓度，降低细胞内的 K^+ 浓度以外，间接干扰钙泵可导致细胞内的 Ca^{2+} 浓度轻度增加，这是洋地黄的正性肌力作用造成的。通常剂量的洋地黄可减慢心率，轻度缩短 QT 间期。此外，采用地高辛还可导致特征性的 ST 段压低和缩短，以及 T 波倒置。

对于窄 QRS 波群心动过速，包括心房颤动、心房扑动和阵发性室上性心动过速（PSVT），洋地黄可控制心室率。由于其起效缓慢和治疗窗窄，洋地黄不是急诊治疗的一线药物。地高辛是一种补充用药，可用于门诊患者室上性心动过速的管理，尤其是存在心力衰竭时。

紧急情况下，成人首次静脉注射地高辛的剂量一

表 77-3　洋地黄对心肌组织的作用

组织特性	治疗作用	毒性作用	间接效应*
窦房结自律性	0	D	D
心房传导	0	I	D
心房不应性	I（轻微）	I	D
房室结不应性和传导	I（轻微）	I	I
蒲肯野纤维			
自律性和传导	I（轻微）	I	0
不应性	I（轻微）	D	I
传导性	0	I	I
不应性	I（轻微）	D	0

D 降低；I 增加；0，最小效应。*对自律性的间接作用（迷走神经和交感神经）。

般为 0.5mg，其临床疗效可在 30 分钟内出现，但最大疗效直至 1.5~2 小时才会发生。为优化疗效，可能需要每 4~6 小时重复静脉注射 0.25mg，总剂量为 1.5mg。此高限是依据个体差异制订的，有些患者可能需要更高的剂量才能控制心率，但副作用的发生风险也会增加。

地高辛有 50%~75% 以原形从尿液中排出，25% 与蛋白结合，且分布容积较大。血清半衰期为 24~48 小时，故可采用每日或隔日维持治疗方案。地高辛的副作用在框 77-3 中列出，当发生低钾血症、高钙血症、低镁血症、儿茶酚胺增多和严重的酸碱平衡紊乱时，副作用增强。同时使用奎尼丁可通过干扰肾和肾外的排泄而增加地高辛的血清浓度。

目前对地高辛存在两种误解。它经常被用于治疗心房颤动，因为人们认为，与使用其他心率控制剂相比，地高辛更有可能将心房颤动转复为窦性心律，这是一种错误的观念[21]。而且，在没有心室功能不全的情况下，β-肾上腺素能受体和钙通道阻滞剂的耐受性通常优于地高辛[22]。另一个问题是地高辛治疗期间复律的安全性和可能发生的室性心律失常。如果没有发生中毒的临床或实验室证据，则用于心房颤动或扑动的心脏复律是安全的，与未接受地高辛的患者相比，几乎不会增加室性心律失常的发生风险[23]。

镁

作为一种抗心律失常药物，镁的使用已超过了 50 年，它可控制许多窄 QRS 波群心动过速，包括心房颤动、多发性房性心动过速和折返性 SVT。镁（缓慢静脉推注 2~4g）还能终止室性心动过速，包括地高辛诱导的室速和多形性室性心动过速（尤其是尖

| 框 77-3 | 洋地黄的副作用 |

常见副作用
  消化道不适（恶心、呕吐、腹痛、腹泻、厌食）
  疲惫
  嗜睡
  红绿视
  头痛
  抑郁症
  情感淡漠

少见副作用
  精神异常
  心脏症状
  心脏传导阻滞
  增加异位心律
  传导阻滞合并异位心律（多源性房性心动过速伴传导阻滞，或完全性传导阻滞伴加速性节性心律）
  室性心动过速

端扭转型室速）[24]。除对后一种心律失常首选使用以外，镁一般用作二线或三线药物。

腺苷

腺苷是一种自然产生的嘌呤核苷，用于静脉注射治疗窄QRS波群心动过速[25,26]。它可减慢房室传导（为浓度依赖性），还可减慢折返回路顺行和逆行路径中的传导。腺苷可缩短动作电位的持续时间，但对心室收缩无影响，尽管它可导致心房收缩力下降。极低剂量的腺苷可选择性地扩张冠状动脉。当剂量增加至可产生最大的抗心律失常作用时，周围血管也发生扩张。

静脉注射后，腺苷的起效时间为5～20秒，作用的持续时间为30～40秒。它主要通过内皮细胞和血细胞中的脱氨基作用被消除，血清半衰期为10秒。除可降低心率和增加房室传导阻滞以外，腺苷对ECG几乎没有影响。除在儿茶酚胺诱导的室性心律失常等极少数情况下以外，腺苷对结下传导几乎没有影响。这一事实，结合临床资料，促使有些人利用腺苷来诊断宽QRS波群心动过速[27,28]。对于大多数室性心动过速患者，腺苷由于其本身的药理学行为，对心律和血压均无影响，虽然少数患者的心律失常得到缓解，但极少数患者的心律失常会完全消除[29,30]。

对于体重≥50kg的成年人，建议腺苷的初始剂量为6mg，通过一条大的外周静脉快速推注，患者会出现面部潮红。如果在1～2分钟内没有反应，应将剂量增加一倍（12mg），重复推注。如果第三次推注12mg后仍无疗效，应重新评估心律并改用另一种药

物。儿童患者的初始剂量为0.05mg/kg，可以类似的时间间隔将剂量翻倍，直至总剂量达到0.25mg/kg[26]。

副作用在临床疗效产生的同时发生，多达三分之一的患者可发生副反应，但通常症状较轻。这些副作用包括面部潮红、呼吸困难、胸闷、恶心、头痛、头晕、短暂的心动过缓或心脏传导阻滞，以及低血压（罕见，源于其血管扩张性）。所有的症状不经处理即可迅速消除，虽然很多患者在短时间内会有强烈的不适感。使用腺苷后，其他心律失常很少出现，包括心房颤动和室性心动过速。氨茶碱和其他甲基黄嘌呤、咖啡因及可可碱均可拮抗腺苷的作用，双嘧达莫可增强其疗效。洋地黄、钙通道阻滞剂和苯二氮卓类药物均可增加腺苷的活性。

在对窄QRS波群心动过速患者的比较研究中，腺苷的反应率与维拉帕米及地尔硫卓的反应率相当（总反应率为85%～90%，首剂的反应率为60%），几乎没有严重的副作用。由于其作用时间短，许多患者的心动过速会复发（～25%）。因为是短效药物，腺苷不能用于治疗心房颤动或扑动，以及非折返性心律失常。当最初ECG上的心律失常不易鉴别时，使用腺苷有助于明确诊断。同样，使用腺苷不应该取代仔细寻找心律失常的心室来源或罕见但可能致命的心房颤动与旁路的组合。在这些情况下，使用主要抑制房室结的任何药物（包括腺苷，但由于其作用时间短，极少使用）都会导致血流动力学突然恶化[29,31]。最后，腺苷治疗经常失败，多与错误使用有关，尤其是应用于未被识别的心房颤动或室性心动过速。

心律失常的识别与管理方法

心律失常是根据其电生理起源、ECG表现和基础心室率来进行分类的。尽管存在重叠，但以下分类是有效的：

- 心动过缓、窦性和房性心律、窦房和房室传导阻滞；
- 期前收缩和并行收缩；
- 窄QRS波群（QRS<0.12秒）心动过速；
- 预激和旁路综合征；
- 宽QRS波群（QRS≥0.12秒）心动过速。

心律失常的治疗根据临床的稳定性（表现为一种连续性）分为两大类：即稳定性和不稳定性。不稳定性心律失常的患者可出现终末器官低灌注。急诊科不稳定性心律失常的症状和体征包括：

- 低血压；
- 提示心肌缺血的胸痛；

- 呼吸困难或肺水肿；
- 神志改变（从兴奋到昏迷）。

后三项更有特异性，因为绝对血压值可能差异很大。例如，一例血压为 110/60mmHg，有严重胸痛和宽 QRS 波群心动过速（心室率为 180 次/分）的慢性高血压患者比有类似心律失常，血压为 88/50mmHg，但无其他症状的年轻女性"更不稳定"。心律不稳定的患者应在有针对性的评估之后，迅速进行药物治疗或电疗，而心律稳定的患者可先进行更彻底地评估，在鉴别出确切的病因之后再进行治疗。一般来说，除窦性心动过速以外，不稳定的快速心律失常需要镇静和心脏复律，尤其是当存在一种以上不稳定的症状或体征时。不稳定的缓慢心律失常需要临时起搏，尽管准备起搏时可以使用阿托品。

心律失常稳定患者的初步评估

对于稳定性心律失常的患者，处理方法是收集有关基础心律的主观和客观数据。下列步骤是处理的关键：

- 直接询问病史；
- 体格检查；
- 12 导联 ECG 和心电记录；
- 诊断性和治疗性干预。

当对一例稳定性心律失常的患者进行治疗时，常同时采取上述步骤（例如，在最初的体格检查中询问病史，结合某些体检技术进行 ECG 监测）。在心律失常明确或有可能不稳定时，重要的是获取和解读 ECG，同时准备起搏（心率慢）或复律（心率快）。

对于稳定性心律失常的患者，应争取阐明任何症状的性质，包括症状出现的时间和发展速度（逐渐或突然）。具体询问每例患者既往或最近心悸、头晕、胸口疼痛、呼吸困难或晕厥的发生情况很有价值。了解既往心律失常、缺血性或器质性心脏病，以及目前所用药物的情况将有助于更好地评估基础心律。例如，一例采用普萘洛尔治疗"心悸"的 22 岁男性患者因突然发生的心动过速（QRS 波群时间为 0.12 秒，心率为 200 次/分）而寻求治疗，他更有可能发生的是折返性 SVT 伴差异传导，而不是室性心动过速。相反，一例既往有心肌梗死病史并每日服用胺碘酮的 55 岁男性患者表现为心悸、胸痛和类似的宽 QRS 波群心动过速时，他更有可能发生的是室性心动过速。有时，家族史很有帮助。当耳聋合并阵发性心悸、晕厥和猝死家族史时，强烈提示特殊形式的尖端扭转型室速。家庭成员中有早期心源性猝死的情况也要高度怀疑 Brugada 综合征的可能。

体格检查时，必须寻找终末器官灌注不足的证据或引发心律失常的线索。认知功能改变（从轻度兴奋到意识障碍）、出汗或暗色皮肤是灌注不足的表现。颈部出现大炮波和第一心音的强度或动脉脉搏发生变化提示房室分离，这是室性心律的特征。要在大多数急诊患者中检测出以上异常是一个挑战。仔细听诊心音可检测到心脏瓣膜疾病。某些临床中毒综合征，如有机磷中毒、服用抗胆碱能药和三环类抗抑郁药中毒，都有明显的体征。

最重要的心电图观察项目在框 77-4 中列出。使用单个导联即足以诊断心律失常，但使用多个导联时（尤其是 12 导联 ECG）诊断更加准确。有时，表面上是窄 QRS 波群的心律，从另外一个导联看会发现实际上是宽 QRS 波群的心律，或者房室分离的病人，最终发现是其心电纪录当时没有被抓到。使用除颤器和监控装置上的除颤电极短时间内有帮助，因为在适用范围内使用一个改良的胸导联将会优化 P 波和 QRS 波群的波形。最后，由于有关阵发性心律失常的最有用信息在心律失常发作和终止时出现，故应保存这些时候的波形记录。

要明确一种心律失常，可能需要长时间的心电记录（长达 1 分钟）。标准 ECG 监护应包含一些附属措施如增加走纸速度和使用食管导联。通常情况下使用 25mm/s 的走纸速度，当增加至 50～100mm/s 时，可更好地确定 P 波与 QRS 波群的关系（图 77-8）。食管导联也有助于更好地确定 P 波与 QRS 波群的关系，但在大多数情况下不轻易使用（图 77-9）。

框 77-4　心律失常的心电图基本分析

1. 心室率：快（100 次/分），慢（小于 60 次）或正常（60～100 次/分）。
2. 节律：正常节律，完全异常节律（无规律或无序的异常节律），正常节律伴偶发的不规则心律，或成组的异常搏动。推荐用长脚规和长导联来分析轻度节律异常。
3. QRS 波宽度：延长（0.12s），基本正常（0.09～0.12s）或正常。如果只有心电示波（例如院前心电无线电传输系统），通过心电图纸小格数目可以帮助准确确定 QRS 波的长度（每小格等于 0.04s）。
4. 是否有 P 波和 P 波与 QRS 波的关系：需要用双脚规来确定融合在 QRS 波或 T 波中的 P 波。
5. 节律改变：仔细检查以发现线索。
6. 若 P 波不明显，可借助多个导联尤其是胸导联或者食管导联来确定。
7. 与以前的心电图（若存在）进行对比常有助于判断。

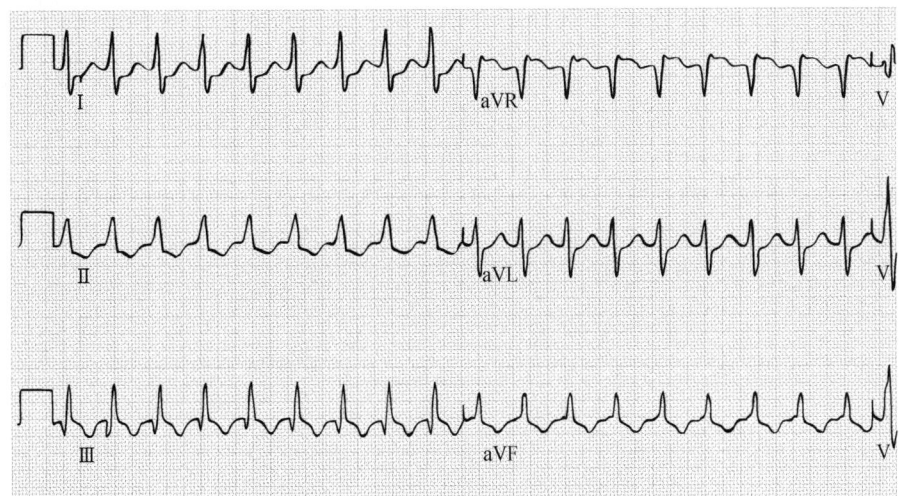

图 77-8 aVF 导联 P 波位于 QRS 波之前。

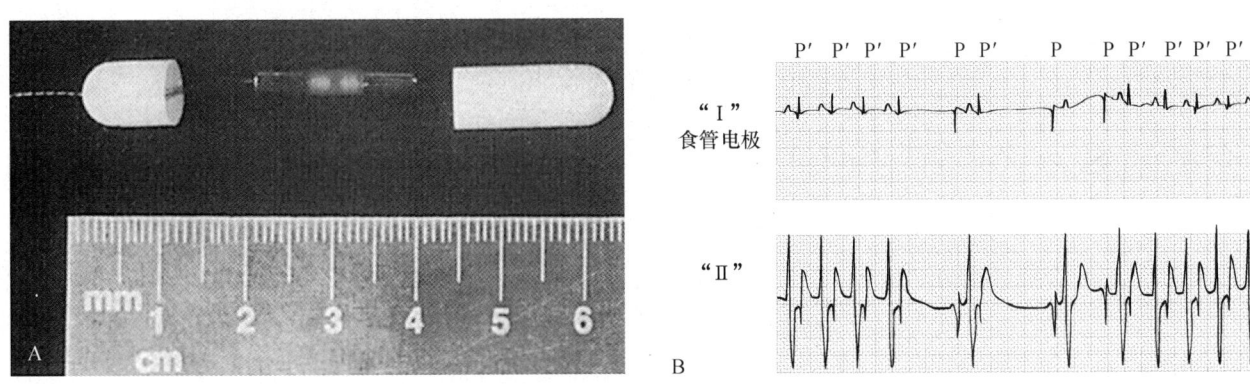

图 77-9 食管电极与体表心电图。**A**，一例典型的折返性心动过速食管电位图，可见逆行 P 波；**B**，在同步体表心电图 II 导联中，逆行 P 波无法检测。（From Hammill SC, Pritchett ELC: In Campbell R, Murray A [eds]: Dynamic Electrocardiography. Edinburgh, Churchill Livingstone, 1985.）

使用可改变自主神经张力的操作有助于揭示心律失常的原因并终止某些心律失常。颈动脉窦按摩和 Valsalva 动作可增加迷走神经（副交感神经）的张力。刺激迷走神经可短暂减慢房室传导，这可能有助于终止或揭示 ECG 上主要的节律紊乱[32]。使用冰袋或冷水浸头（注意避免误吸）和通过潜水反射，也具有类似的效果，尤其是儿童。最好避免对老年患者使用颈动脉窦按摩，因为有发生栓塞的风险。听诊颈部的杂音应在颈动脉窦按摩之前进行。不推荐进行眼/直肠按摩和抗休克裤（MAST）充气。

与药物治疗相比，任何操作单独或以不同的组合联合使用的疗效目前还不清楚。一般情况下，折返性心律失常会突然终止或继续存在但心率变化不大，而心房颤动和心动过速只会暂时变慢。刺激迷走神经通常不能终止室上性心律失常，但也极少使其加重。迷走神经刺激失败的原因可能是技术不佳，例如不应竖直进行颈部按摩，应对准颈动脉体，而不是颈动脉底部，或病人选择不当（那些对迷走神经刺激反应好的病人在来诊前经常这样做）。

假性心律失常

有时，ECG 上的伪迹会类似心律失常改变。肌肉收缩或运动（特别是寒战）、电极松动，以及其他电气设备和监控装置散发的外部信号均可产生这些伪迹，称为假性心律失常（图 77-10）。这些发现可能常被误认为是严重的室性心律失常，包括心室颤动等。假性心律失常说明应避免仅根据 ECG 而不结合临床检查就对患者进行治疗。

特殊的心律失常

心动过缓、窦房和房室传导阻滞

心动过缓（定义为心室率<60 次/分），在健康的受试者中可以是正常的，也可以是以下两组异常导致。一种是占主导地位的心脏起搏点（通常是窦房

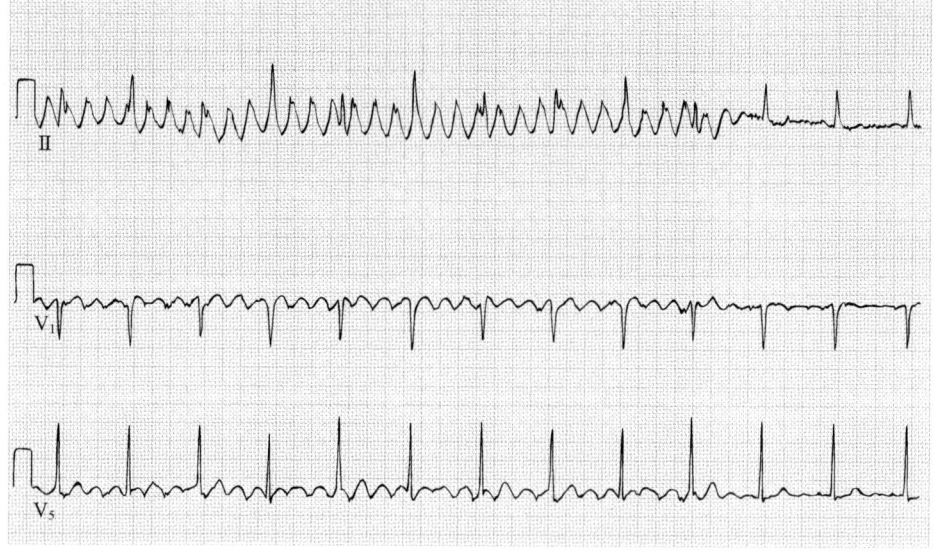

图 77-10 假性心律失常。本病例中心电图似有房扑波,但经查体和右侧心电图检查证实为人为干扰。

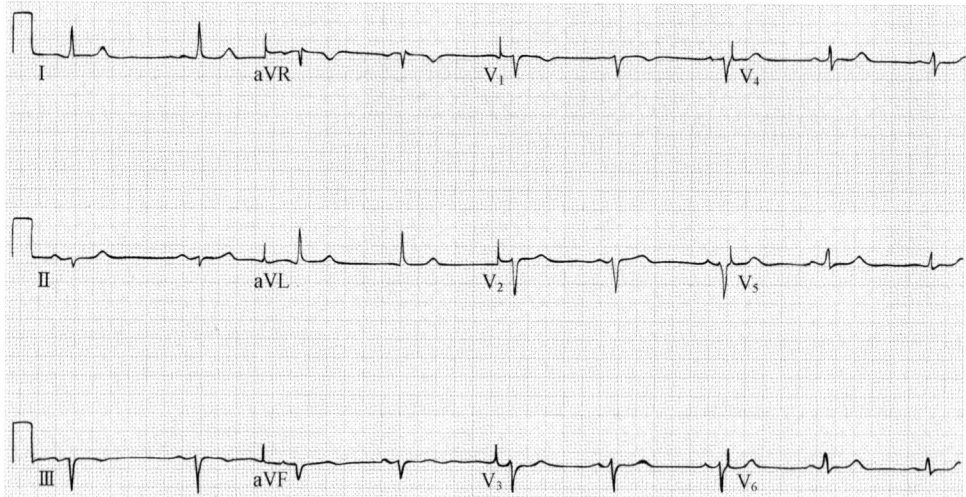

图 77-11 窦性心动过缓。

结)受到抑制可引起心动过缓。另一种是传导系统阻滞,正常的窦房结冲动不能完全传导至房室结和心室组织。在这两种情况下,一个次要起搏点可能承担主导作用,使得心室率为 30~60 次/分。窦房结和房室结阻滞期间由次要起搏点主导的心律被称为逸搏心律,因为它们从生理学上避免了无冲动产生(心搏停止)。

心动过缓的治疗要依据基础病因和症状来决定,如选择静脉注射阿托品(成人为 0.5~1mg)或临时起搏(经皮或经静脉)。心动过缓仅当心室率<50 次/分伴低灌注或进展为完全阻滞的风险很高时才需要急诊治疗。如果预计会发生完全阻滞,则应准备好经皮起搏器。无症状性心动过缓不需要治疗。

窦性心动过缓

ECG 上的窦性心动过缓表现为节律规则,心室率<60 次/分,P 波的形态和 PR 间期正常、一致(图 77-11)。这种情况可见于健康的成年人在睡眠期间和恐惧时。其他原因包括低温、副交感神经过度兴奋或交感神经刺激减少(通常是因为药物治疗,尤其是 β-肾上腺素能受体阻滞剂和钙通道阻滞剂),以及颈动脉窦过敏。而且,有时衣领过紧的男性也会发生心动过缓或晕厥。窦性心动过缓还可见于急性下壁心肌梗死的早期阶段,是由副交感神经刺激产生的。一般来说,窦性心动过缓是一种良性的心律失常,不需要特殊治疗,除非有体温过低或急性心肌缺血等基础疾病。

窦性和房性心律失常

窦性心律失常可见心率多在正常范围内波动,除了心室率波动外,其他心电图特征与窦性心动过缓相似(图 77-12)。房性心律失常的心电图特征与窦性心律失常相似,只是由心房来源(而不是窦房结)充当心脏起搏点,产生 P′波,该 P′波与窦性 P 波的结构一致,但形态有所不同。P′R 间期可能也与正常的窦性 PR 间期不同,据此可区分这两种心律。这两

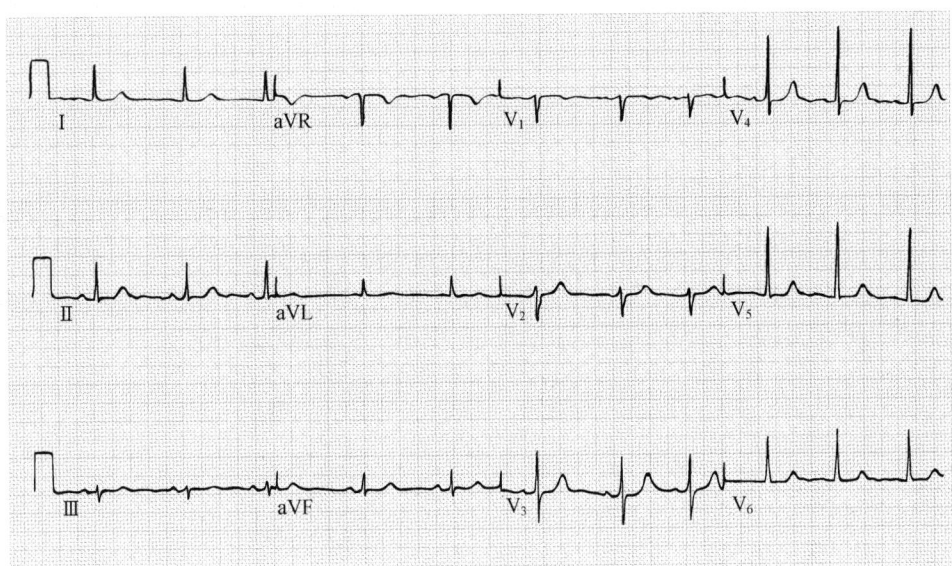

图77-12 窦性心律不齐（图示轻度节律不齐）。

种心律失常都可能是正常心律的变异，窦性心律失常往往源于呼吸变异。判断准确时，这两种心律失常均无临床意义，多不需要治疗。

窦房阻滞和逸搏心律

窦房阻滞的基本特点是没有心房除极化，ECG特征是没有P波。无心房除极化的原因有3个：(1)窦房结不能产生冲动；(2)窦房结不能传导出冲动；(3)冲动不能激动心房，可能是心房无力除极，或刺激强度不够。窦房阻滞的原因是缺血、高钾血症、迷走神经张力增加或药物治疗，包括β-受体阻滞剂、钙通道阻滞剂和洋地黄。

当ECG上正常的P-QRS-T序列偶尔有一个P波脱漏时，可诊断为窦房不完全阻滞。完全窦房阻滞（窦性停搏）的ECG上没有P波（图77-13）。通常情况下，完全窦房阻滞时会出现一个低位起搏点。如果这个起搏点在房室结内，则QRS波群较窄，并产生"交界性"逸搏心律，心率为45～60次/分。在希氏束-浦肯野系统内的起搏点通常会导致宽QRS波群的"心室自主"逸搏心律，心率为30～45次/分。

窦房阻滞要根据症状进行治疗，包括阿托品（洋地黄中毒时除外）和临时起搏。无灌注不足证据的患者应予以观察，不需治疗。应避免使用Ⅰ类抗心律失常药，因为它们可能消除维持生命的逸搏心律。

窦房结功能障碍（病窦综合征）

此综合征是指从窦性停搏和心动过缓到快-慢综合征的多种心律失常交织的病理状态。快-慢综合征代表房性心动过速突发，通常为心房颤动、窦性或房性心动过缓的周期改变。快-慢综合征通常发生在老年人中，但也与缺血、炎症性疾病、心肌病、结缔组织疾病和药物治疗（尤其是β-受体阻滞剂、钙通道阻滞剂、洋地黄和奎尼丁）相关。

当症状（如心悸或晕厥）与心动过缓或心动过速相关时，可以作出诊断，通常是通过动态心电图监测诊断。心电图表现有许多种，具体取决于表现出的心律。当同时存在灌注不足症状时，治疗包括心率刺激（用阿托品或心脏起搏器）和心率控制（用钙通道阻滞剂、β-受体阻滞剂或洋地黄）。尽管通常反应迟钝（即使用阿托品后，心率增至90次/分或稍低），两种治疗方式均应谨慎使用，因为可能会导致过度心动过缓或心动过速。及时识别该心律失常的类型和变化是急诊科管理的主要措施，但长期管理往往是使用一种抗心律失常药来抑制心动过速并植入按需型起搏器（提供对抗过度心动过缓的"低限"）。

房室传导阻滞

房室传导阻滞是冲动在心房、房室结或近端希氏束-浦肯野系统传导受损的结果。虽然使用希氏束描记技术的电生理学研究可精确定位传导障碍的区域，但体表心电图仍可提供定位信息并指导临床决策。根据心电图和临床特征，房室传导阻滞通常分为3个等级：一度和二度房室传导阻滞代表不完全性传导障碍，而三度房室传导阻滞表示房室传导完全中断。

一度房室传导阻滞

一度房室传导阻滞是心房冲动的传导时间延长，没有任何单个冲动丢失。可以发生在心房、房室结（最常见）或希氏束-浦肯野系统（最少见）。心电图上可见规则的窄QRS波群节律，轻度缓慢至正常的心室率和PR间期延长（>0.20秒）（图77-14）。一

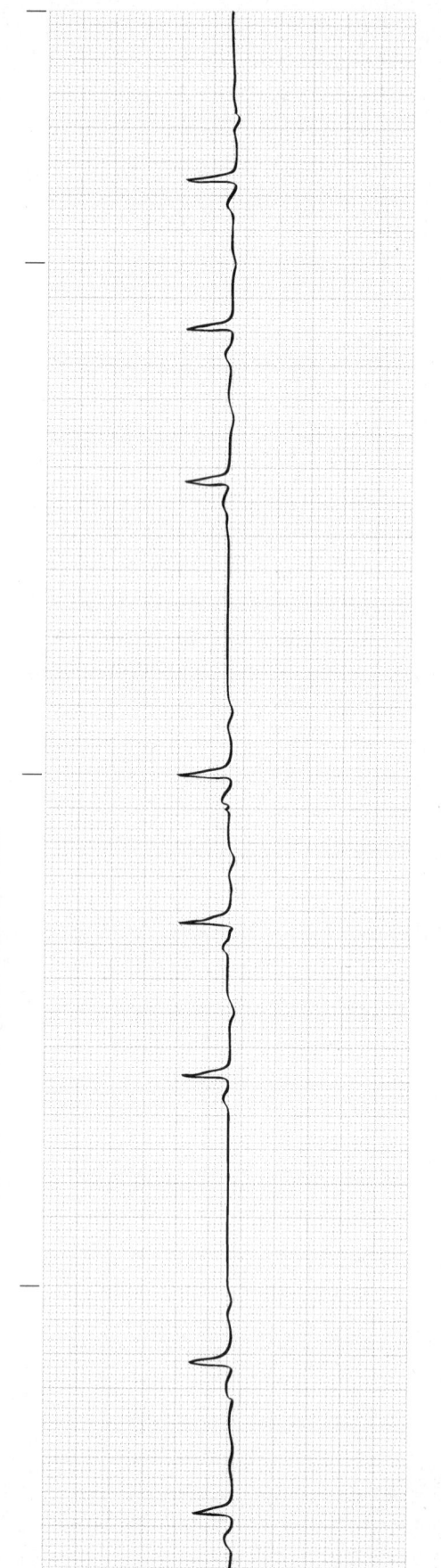

图 77-13 A，不完全性窦房传导阻滞。B，完全性窦房传导阻滞（窦性停止）并室性逸搏心律。

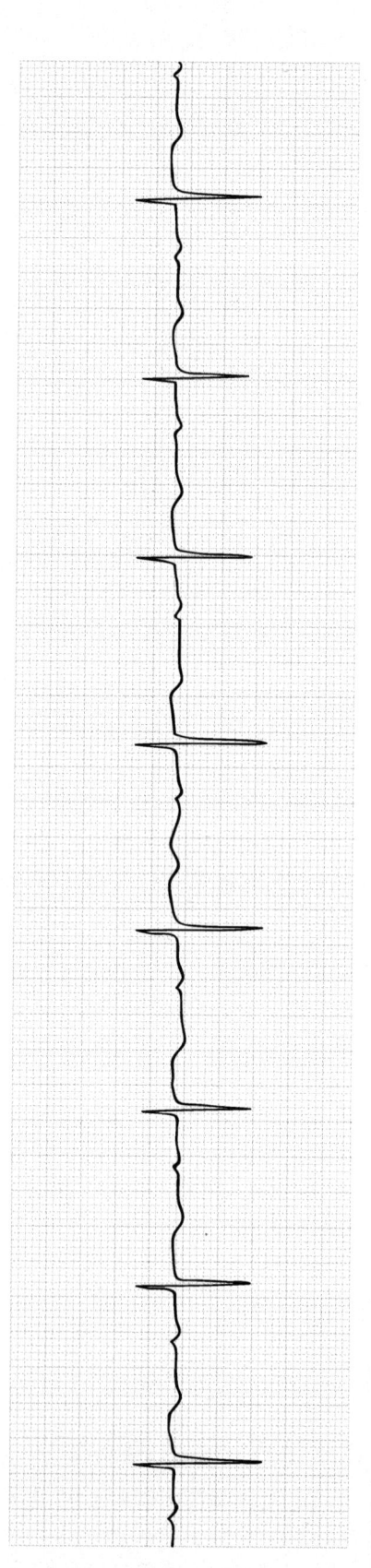

图 77-14 一度房-室传导阻滞。

表 77-4 二度房室传导阻滞的特性		
特征	Ⅰ型	Ⅱ型
临床特征	一般为急性	常表现为慢性
	下壁心梗常见	前间隔心梗常见
	风湿热常见	Lenègre 病常见
		Lev 病常见
	洋地黄或β受体阻滞剂常见	心肌病常见
解剖学特征	常为房室结阻滞	常为房室结下阻滞
电生理特征	相对不应期延长	相对不应期不延长
	传导减慢	传导正常或完全阻滞
心电图特征	RP/PR 交互性变化	PR 间期固定
	PR 间期延长	PR 间期通常正常
	QRS 间期正常	QRS 间期延长
对阿托品和运动的反应	改善	恶化
对颈动脉按摩的反应	恶化	改善*

AV，房室；ECG，心电图。* 指传导比例。

度房室传导阻滞往往是正常变异，无临床意义，在健康年轻成年人中的发生率为 1.6%。这种类型的房室传导阻滞不需要特殊的治疗，虽然此种情况下应谨慎地给予可抑制房室结的药物。

二度房室传导阻滞

二度房室传导阻滞是每个冲动均可传导（尽管速度缓慢）与无冲动传导之间的一个中间状态。在心电图上，这种类型的阻滞表现为一个或多个窦性冲动不能传至心室。所有类型的不完全性房室传导阻滞的传导比例被描述为 P 波数量与 QRS 波群数量的比值（如 3∶2，4∶3）。根据心电图表现和临床特点可将二度房室传导阻滞分为两种类型（表 77-4）。

二度Ⅰ型房室传导阻滞

二度Ⅰ型房室传导阻滞（也称为文氏型或 Mobitz Ⅰ型房室传导阻滞）与房室结内传导障碍相关。体表心电图上可见以下 3 个基本特征的窄 QRS 波群节律（图 77-15）：

- 成群出现（尤其是二联律或三联律，但偶尔为更大的群）；
- PR 间期逐渐延长，直至一次冲动不能传导（"漏搏"）；
- 最长周期（包括漏搏在内的）小于最短周期的两倍（通常是漏搏后的冲动）。

PR 间期逐渐延长使得连续出现的 P 波逐渐接近前面的 QRS 波群。这突显了Ⅰ型阻滞的另一种特征，即 RP/PR 间期的对应性。这意味着，由于前一个 R 波与下一个 P 波之间的时间间隔变得越来越短，故下一周期的 PR 间期变得越来越长，直至一次冲动脱漏。

二度Ⅰ型房室传导阻滞可发生于多种急慢性疾病（表 77-4），通常不需要治疗。在急性心肌梗死时，这种类型的房室传导阻滞与下壁心肌缺血相关，预后良好。无症状的二度Ⅰ型房室传导阻滞儿童患者，最终可能发生完全心脏传导阻滞，但因为次要起搏点的功能充分，故通常仍无症状。颈动脉窦按摩和迷走神经张力增加有可能加重Ⅰ型阻滞，而阿托品可以改善传导。

文氏现象发生于其他的传导障碍，包括窦房阻滞，产生成群的冲动。发现成群的冲动时，应想到这个问题，"存在文氏机制吗？"不是所有的成群冲动都是由这一现象引起的（框 77-5）。

二度Ⅱ型房室传导阻滞 二度Ⅱ型房室传导阻滞（或 Mobitz Ⅱ型阻滞），从来都不是正常变异，意味

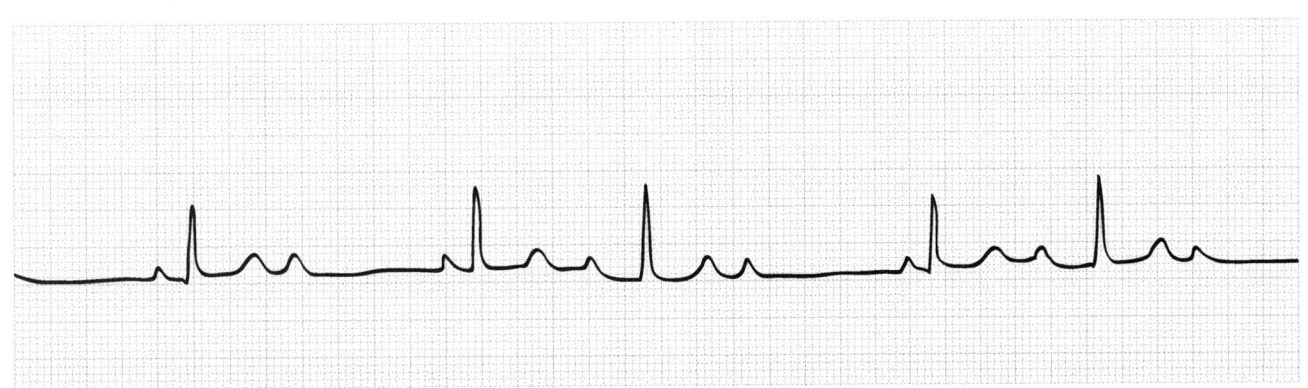

图 77-15 二度房-室传导阻滞，Ⅰ型（文氏阻滞）。第二和第三个心搏可见延长的 PR 间期，随后可见心房波消失。

框 77-5	成组搏动的原因分析

文氏机制（通常是房室结，但可发生在任何部位）
房性心动过速或房扑伴各种比例传导（如 2:1 伴随 3:2 或 4:1）
频发期前收缩（2 个或更多）
非传导性房性三联律
隐匿或插入性期前收缩

着阻滞部位在房室结水平以下的部位，通常是在希氏束-浦肯野系统发生传导阻滞。在心电图上，房性冲动发生间歇性传导，而 PR 间期无变化（图 77-16）。已传导冲动的 QRS 波群往往比较窄，但如果为房室结下传导障碍（如束支传导阻滞）或存在逸搏冲动，则可能产生宽 QRS 波群的冲动。二度Ⅱ型房室传导阻滞与多种急慢性疾病相关（表 77-4）。与二度Ⅰ型房室传导阻滞相比，Ⅱ型阻滞的预后较差。在急性心肌梗死中，Ⅱ型房室传导阻滞与前壁心肌缺血相关，并常常进展为完全性房室传导阻滞。下一级起搏点的功能较差可使这种阻滞变得更加复杂，要求随时准备进行临时起搏。

当传导比例为 2:1 时，在心电图上无法区分Ⅰ型和Ⅱ型房室传导阻滞，但对自主神经进行调节有助于区分。阿托品通常对希氏束-浦肯野系统没有作用，但会增加房性冲动的数量而不改善传导，反而恶化Ⅱ型房室传导阻滞（虽然临床症状加重不大可能）。颈动脉窦按摩通过减慢近端房室结内的传导，使低位的传导组织恢复功能，不应期缩短，可能会短暂改善Ⅱ型房室传导阻滞的传导比例。

Ⅱ型房室传导阻滞不是药物治疗的指征。在门诊，有症状的二度Ⅱ型房室传导阻滞应采用经皮起搏治疗。在急诊科，经皮或经静脉起搏都可以使用。所有患者均应立即寻求心脏科会诊，任何人都不应出院回家，除非是慢性疾病且没有新的症状。

三度（完全）房室传导阻滞

三度（或完全）房室传导阻滞的特点是所有的房性冲动均不能下传（图 77-17），出现完全性房室电分离。不是所有的房室分离均代表完全心脏传导阻滞，对于将要发生的完全心脏传导阻滞，基础的房性或交界性心律的频率必须足以克服房室结下任何次要起搏点的作用。例如，使心室率达到 80 次/分的加速性交界区心律（由于儿茶酚胺过多，导致自律性增强）可夺获窦房结，成为占主导地位的起搏点。在这种情况下，<80 次/分的基础窦性心律将表现为有规则的 P 波，但与心室除极化的源头——交界性心律无关。这种交界性心律为不完全性心脏传导阻滞，因为不存在基础的房室结传导病变。以类似的方式，完全性窦房传导阻滞加上交界性或室性逸搏心律可被误认为完全房室传导阻滞（图 77-13）。

在完全心脏传导阻滞期间，P 波和 QRS 波群均存在，但两者不相关，且频率不同。当心房率和逸搏心率相似时，存在等律性房室分离。这可能难以区分，除非检查长时间的心律记录和密切追踪 P 波和 QRS 波群。QRS 波群的持续时间取决于逸搏心律起搏点的部位。希氏束以上的起搏点产生狭窄的 QRS 波群，而希氏束处或以下部位的起搏点产生宽 QRS 波群的

莫氏二度Ⅱ型房室传导阻滞

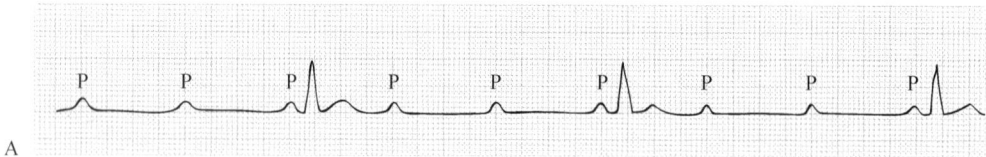

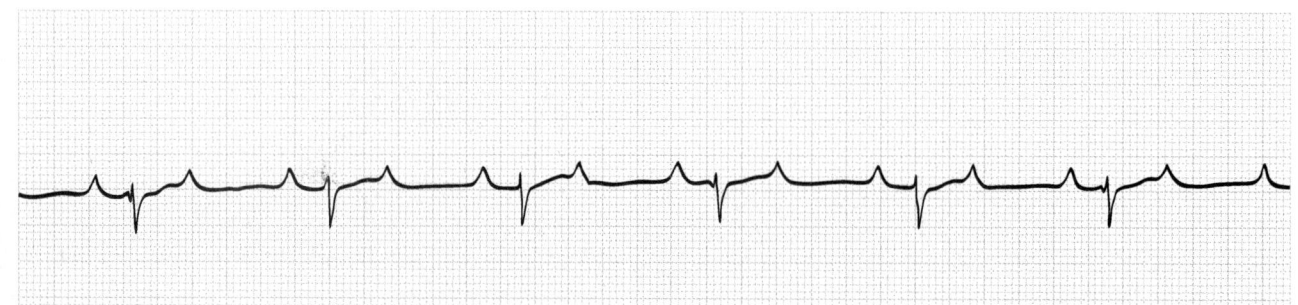

图 77-16 A，二度房室传导阻滞，Ⅱ型。本例为 3:1 下传。B，二度房室传导阻滞，为 2:1 下传。单纯从心电图上很难判断是Ⅰ型还是Ⅱ型阻滞（A, from Goldberger AL, Goldberger E: Clinical Electrocardiography, 2nd ed. St. Louis, Mosby, 1981.）

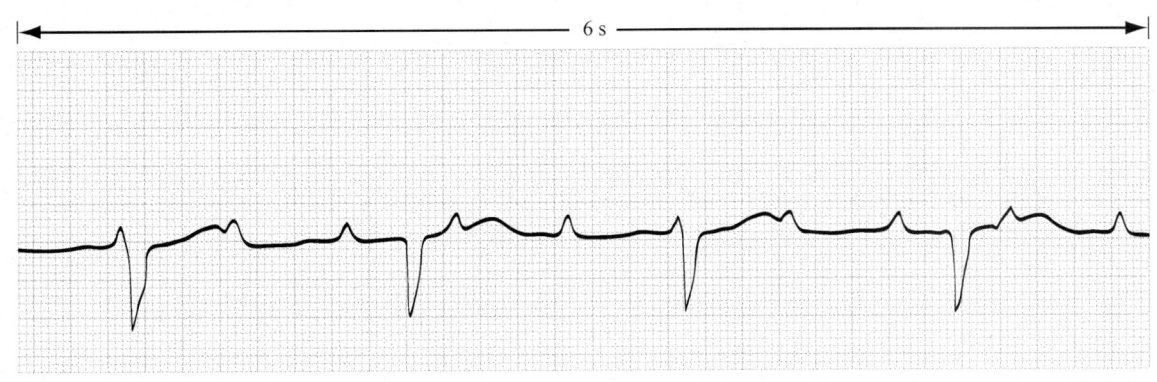

图 77-17 完全性（三度）房-室传导阻滞。图示尽管某些导联 P 波看似与 QRS 波很相关，但 P 波和 QRS 波无固定关系。

节律。窄 QRS 波群节律通常频率较快（45～60 次/分），对阿托品和异丙肾上腺素有反应；宽 QRS 波群的逸搏心律频率较慢（30～45 次/分），不受自主神经药物的影响。当快速 P 波或颤动波加上一个缓慢而规则的心室反应时，可表现为房性心动过速或伴三度心脏传导阻滞的房颤及逸搏心律。这种组合通常是洋地黄中毒的结果。

三度房室传导阻滞可以是先天性的，也可以是后天获得性的。一般来说，先天性三度房室传导阻滞与窄 QRS 波群逸搏心律相关，症状较少。次要起搏点的固定频率限制了增加心输出量的能力，造成不同程度的运动不耐受。获得性三度房室传导阻滞往往是心肌缺血、药物治疗或器质性心脏病（单独或联合）的结果。获得性三度房室传导阻滞在静息或稍用力时常常有宽 QRS 波群的逸搏心律和灌注不足的症状。

在医院外，三度房室传导阻滞患者的治疗取决于症状。有灌注不足临床证据的患者最好用经皮起搏治疗。而阿托品常在医院外使用，该药很少有帮助，但也很少造成伤害，通常只是单纯改变传导比例而不能改变逸搏心律。无症状的患者应迅速进行起搏并转送至医院。

在急诊科，如果有任何灌注不足，治疗应包括密切进行临床评估和起搏。如果诊断为获得性或症状性三度房室传导阻滞，患者应被收入一个适当的监护病房。通常有经静脉临时起搏的指征时应给予经静脉起搏，但如果经皮心脏起搏器作用良好，也可选择性使用。此外，应避免使用 I 型抗心律失常药，因为这些药物可以消除逸搏心律。

这种分类方案也有缺点。传导比例取决于心房率和存在的房室结病变。与 3:2 的传导比例相比，2:1 的传导比例并不意味着传导系统的疾病更重，不是所有的 2:1 传导都是病理性的。例如，300 次/分的房性冲动（常见于心房扑动）传至房室结时，通常仅有一半的冲动能够下传，使得心室率为 150 次/分。

这种传导比例并不代表显著的房室传导阻滞，因为房室结反应正常，能够防止过度的心室刺激。相反，P 波频率为 70 次/分的窦性心律配合相似的传导比例，使得心室率为 35 次/分，这种传导比例显然表示严重的房室传导阻滞。高等级二度阻滞最适用的解释是可阻止生理性心室应答率，而不仅仅是较高传导比例的传导障碍。

期前收缩和并行心律

期前收缩，定义为在基础的正常窦性心律之外发生的异位冲动。当密切监测时，大多数人均存在。某些特殊的期前收缩与症状相结合时，有助于识别预后较差的患者。并非所有的额外冲动都能转化为机械收缩。即使没有相关的收缩，未传导的冲动也能通过干扰传导，触发另一种不规则的节律。事实上，心电图上窦性停搏的最常见原因是未传导的房性期前收缩，它会重整窦房结。

大多数期前收缩的机制是自律性异常，虽然有些源于折返或触发的自律性。一般情况下，心动周期中异位冲动的发生早于正常的窦性冲动，称为期前收缩。按照惯例，收缩这个词适用于这些额外的冲动，尽管并不总会发生一次真正的机械收缩。这些异位冲动的来源可以是心房、房室结、希氏束-浦肯野系统或心室。当期前收缩在每个窦性搏动后出现时，可出现二联律，而当每两个窦性搏动后有 1 个期前收缩时，则会出现三联律（图 77-18）。这些期前收缩形式可发生于三个来源（心房、交界处或心室）中的任何一个，通常为良性节律。

期前收缩与其前面的 QRS 波群被称为偶联，偶联间期是指这两次搏动之间的时限。当某一给定心律中的偶联间期不变（或"固定"）时，认为期前收缩只有一个起搏点。虽然以前认为这纯粹是折返的结果，但固定偶联并不能可靠地定义异位冲动形成的机制。有三种基本的期前收缩，连同特殊形式的异常冲

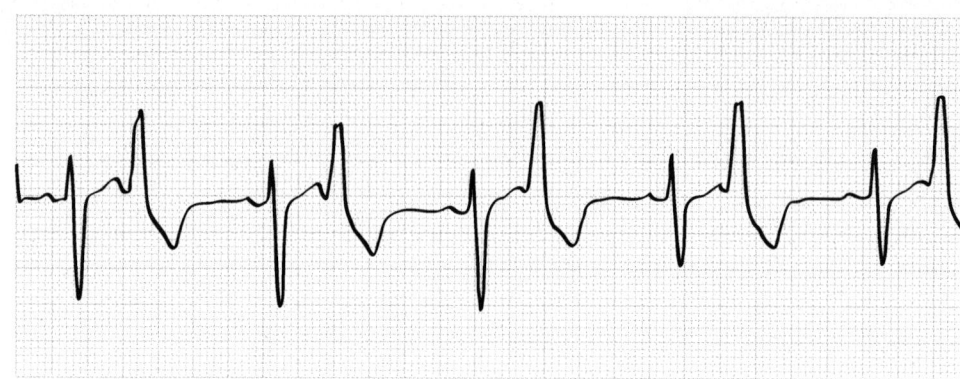

图 77-18 室性二联律。

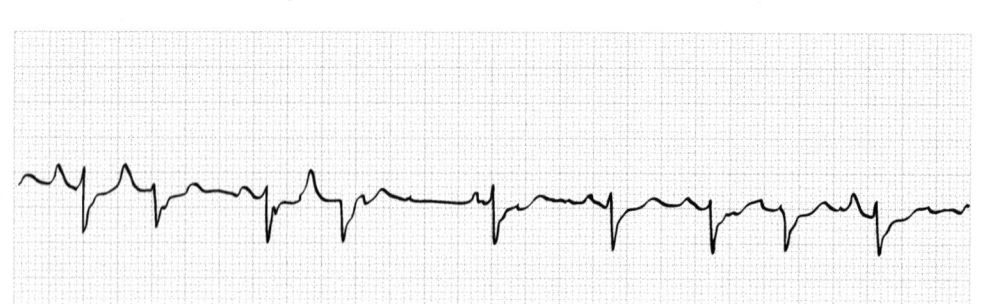

图 77-19 房性期前收缩。

动的产生和传播被称为并行收缩。

房性期前收缩

房性期前收缩（PACs）常包括心房颤动、心房扑动和SVT在内的许多心律失常的前驱事件。自律性异常和心房或房室结折返是PACs的最常见原因。PACs通过心电图诊断，在心动周期的早期可见一个异常的P′波（图77-19）。虽然增加走纸速度和使用食管导联会有助于诊断，但如果埋于前面的T波内，则难以看到P′波。倒置的P′波提示其房性来源在房室交界处附近，而接近正常的P′波意味着起搏点在窦房结附近。如果P′波、P′R间期和偶联间期不变，则可能只有一个起搏点。这3个指标有变化则意味着有多个起搏点。左心房或右心房均可以是PACs的来源。

大多数PACs可使窦房结除极化，这可重整原有的窦房结频率。在心电图上，已传导的PAC后的P-P间期等于PAC前面一个心动周期的P-P间期。由于这个窦性周期的调整，异位搏动周围的R-R间期少于原有R-R间期长度的两倍（图77-19）。被称为无代偿间歇，是PACs的标志。有时候，PACs不使窦房结除极化，有可能产生一个代偿性间歇。完全代偿性间歇更常见于室性期前收缩（PVCs）。表77-5列出了有助于区分PVCs和PACs的心电图特点。

如果传导至心室，一个PAC可产生一个早于预

表77-5	房性期前收缩伴差异性传导与室性期前收缩的区别
房性期前收缩	**室性期前收缩**
无代偿间期	完全性代偿间期（插入性除外）
QRS波前有提早出现的P波（与窦性P波不同，偶尔隐藏在T波中）	QRS波前无P波（激动逆传至心房，有时可在QRS波后产生一个倒置的P波）
通常表现为典型右束支传导阻滞QRS波形（尤其当长-短序出现时）	表现为左束支传导阻滞、右束支传导阻滞或双支传导阻滞
QRS电轴正常或接近正常	QRS电轴通常不稳定
QRS宽度很少大于0.14s	QRS宽度常常大于0.14s

期窦性QRS波群的QRS波群。PAC产生的QRS波群较窄，形态与窦性心律的QRS波群相同，除非发生差异性传导（图77-20）。如果PAC在心动周期早期到达，则有可能发生差异性传导，心电图上常可见右束支传导阻滞（RBBB）。由于束支的传导性取决于前一周期的长度，故一个长心动周期（前面有一个长R-R间期）后的PAC也可能是差异性传导的，因为束支需要更多的时间来除极化。在后一种情况下，可发生差异性传导，因为对于给定的周期长度，PAC的到达相对较早。这种"长/短"的差异性传导称为阿什曼现象，可发生于任何不规则的房性心律，包括PACs和心房颤动。

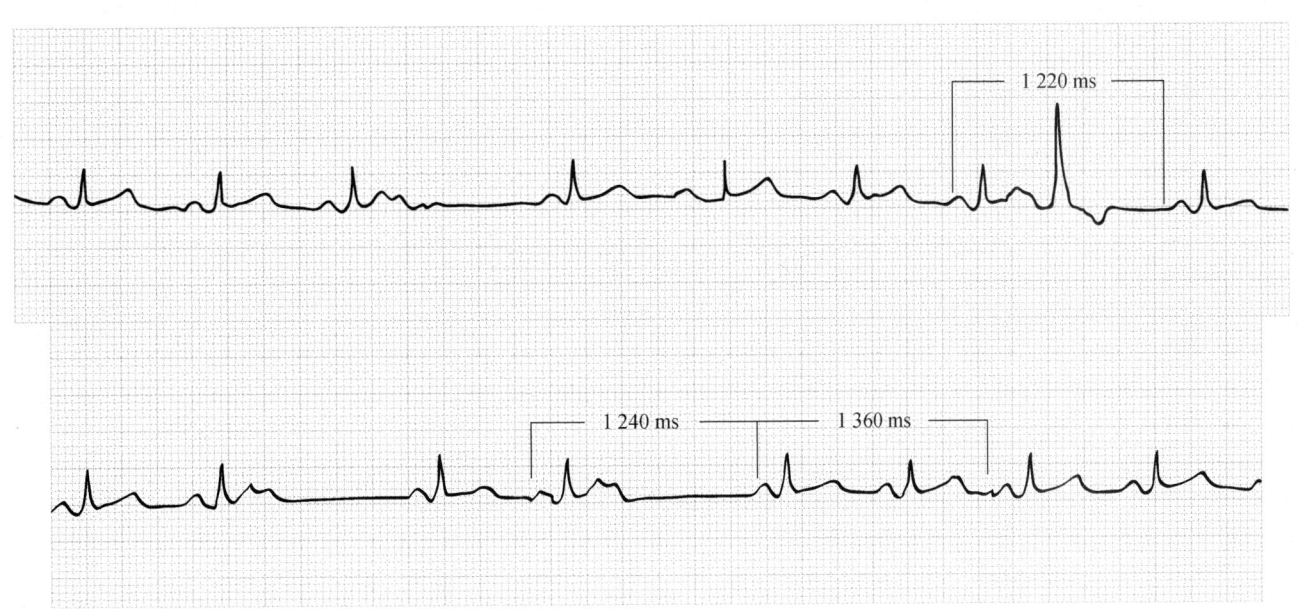

图 77-20 房性期前收缩（PACs），其后有不完全性代偿间期；上图可见一个异常传导的搏动。图示下传和未下传的房性期前收缩重设了窦房结的频率，未下传房性期前收缩产生一个间歇。

PAC 是心电图上窦性停搏的最常见原因。虽然 PAC 被传导时，这种类型停搏的来源比较明显，但未传导的 PACs 常是停搏的原因。在这种情况下，窦房结由 PAC 除极化，造成正常的心率中断和重整。如果同一个期前收缩冲动在不应期到达房室结或结下传导系统，则不可能发生心室除极。窦房结重整结合未传导的房性期前收缩可造成心电图上见到的停搏。PAC 常是停搏落于前一 T 波内，且在心电图上不可见。在极少数情况下，极晚的 PAC 可导致心房除极，使窦房结发放冲动。在这些情况下出现的 P′波为融合波群，有这两种冲动的性质。

PACs 的管理主要是识别，不需特殊治疗。应针对根本原因，如儿茶酚胺过多、低氧血症、心肌缺血、心力衰竭和酸碱或电解质紊乱等进行治疗。

交界区期前收缩

交界区期前收缩（PJCs）的原因是自律性改变或房室结微折返。在心电图上，来自逆传的心房除极化的 P′波埋于 QRS 波群内，而期前收缩表现为一个单独的额外 QRS 波群（来自结内一个高位的起搏点），可视为逆向传导至心房的结果。如可见，来自 PJCs 的 P′波通常是倒置的，因为除极波的方向与正常的窦性冲动相反，且难以与低位心房来源的 PACs 区分。如果有结内的高位起搏点参与，则 QRS 波群较窄，而宽 QRS 波群意味着起搏点在低位希氏束或结下传导异常（束支传导阻滞）。

完全性代偿间歇和差异性传导多发生于 PJCs 而不是 PACs。PJCs 的原因和治疗与 PACs 相同。

室性期前收缩

PVCs 可发生于多种病理性和非病理性状态。其主要意义与临床症状和发生更严重心律失常（如室性心动过速和心室颤动）的风险相关。心室复极期发生的期前收缩（R-on-T 现象）被认为有较高的诱发室性心动过速的风险，但这种作用的大小仍有争论。其他资料提示，在下次心房除极期间发生的 PVCs（R-on-P 现象）诱发严重室性心律失常的风险与 R-on-T 现象的 PVCs 相同或更高[33]。

PVCs 的发生有多种机制（框 77-6），包括折返、自律性异常和触发的后除极。心电图上典型的 PVCs 表现为与前面的 P 波无关的宽 QRS 波群期前收缩（>0.12 秒）（图 77-21）。在单导联心电图上，PVC 可表现为窄 QRS 波群。如果除极化波的移行直接与心电图的导联垂直，也可出现这种窄 QRS 波群，故需要检查多个导联，以准确识别 PVCs。虽然心电图上可能看到来自未传导的窦性冲动的 P 波，但这些 P 波不应与 PVCs 的 QRS 波群有一致的关系。极少数情况下，逆行传导的 PVCs 能在每个 QRS 波群后产生倒置的 P′波。PVCs 通常可造成完全性代偿间歇，使得 PVC 周围的 RR 间期等于原有 RR 间期长度的两倍（图 77-21）。极少数情况下，PVCs 时可见非代偿性或次代偿性停搏，这与逆行传导及窦房结除极化相关。间位性 PVCs 是另一种罕见的 PVCs，此时基础的窦性心律不受 PVC 的影响（图 77-22）。

QRS 波群的结构取决于冲动的来源。表现为左束支传导阻滞的 PVCs 是由右心室起源的除极化波造成的，反之亦然。多形性（或"多灶性"）PVCs 是指

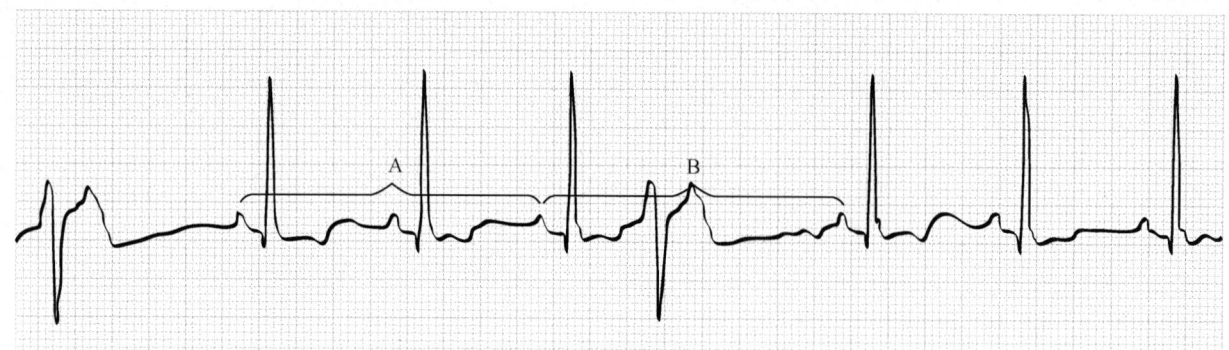

图 77-21 室性期前收缩，其后有完全性代偿间歇。图示在室性期前收缩的 T 波上可见融合的窦性 P 波，同时可见第 1 和第 4 个心搏的 T 波异常（T 波和 QRS 主波方向相反）。

框 77-6	室性期前收缩和室性心动过速的原因
急性或陈旧性心肌梗死/缺血	
低钾血症	
低氧血症	
缺血性心脏病	
瓣膜病	
儿茶酚胺过量*	
其他药物中毒（尤其是循环性抗抑郁药）	
特发性原因†	
洋地黄中毒	
低镁血症	
高碳酸血症	
Ⅰ类抗心律失常药	
乙醇	
心肌挫伤	
心肌病	
酸中毒	
碱中毒	
甲基黄嘌呤中毒	

* 因直接或间接药物引起的交感神经张力相对增加，或儿茶酚胺释放增加，或副交感神经张力减低。
† 孤立性室性期前收缩可发生在 50% 以上无心脏病或无明显心脏病的年轻人中，然而多形性和重复性室性期前收缩，以及室性心动过速很少见。

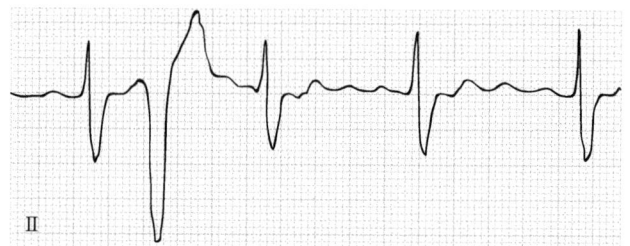

图 77-22 插入的室性早搏。

化异常的结果。原发性 T 波改变常包括同向偏转的 T 波成为主要的 QRS 波向量。

PVCs 的形态常根据 Lown 标准（表 77-6）来分类。一般来说，这些标准旨在区分良性 PVCs 和可能变为室性心动过速和心室颤动的 PVCs。心肌梗死后，Lown 3~5 类的 PVCs 诱发恶性室性心律失常和猝死的风险很高，其中 4 类的风险最高。在其他 PVCs 患者中使用这种分类系统并不能预测发病和死亡的风险。PVCs 也见于健康的年轻人，发生率通常随着年龄的增长而增加。

对 PVCs 的治疗要直接纠正病因，特别是当缺血、电解质紊乱或服用药物过量为病因时。通常情况下，除感到心悸外，PVCs 再没有其他症状。在没有缺血的情况下，无症状的 PVCs 本身很少需要进行抗心律失常治疗。虽然在急性心肌梗死时，使用利多卡因可以减轻或消除 PVCs，但建议仅在出现 Lown 3~5 类的 PVCs 或无密切监测和快速除颤能力时才使用利多卡因。即使存在心肌缺血，大多数医生也只需对持续存在的 PVCs 进行治疗。

院外治疗需要进行静脉内给药，这限制了除利多卡因以外的所有Ⅰ类药物的使用。即使是在医院外，PVCs 也很少是治疗的指征。在急诊室，对于少数适应证，可选用如胺碘酮和普鲁卡因胺之类的其他药物，尽管心肌缺血时极少发生心脏传导阻滞，但利多卡因仍可选用。对于某些病例，β-受体阻滞剂（如用于儿茶酚胺诱导的 PVCs 和心肌梗死后发生的 PVCs）

来自多个起源的室性期前收缩，表现为形态变化的 QRS 波群。当一个 PVCs 使心室除极的时间与心房波动下传时间吻合时，可见一个融合的 QRS 波群（图 77-23）。发现融合的 QRS 波群表明存在 PVCs。

PVCs 产生异常的复极是心室除极异常的直接结果。继发性 T 波异常指病理性除极化导致的复极变化，见于 PVCs 并发束支传导阻滞和左心室肥厚。这些继发性 T 波改变包括主要的 QRS 偏转扩大和反向偏转（图 77-21）。原发性 T 波异常指由基础心脏疾病（如缺血）引起的心室复极改变，它不只是除极

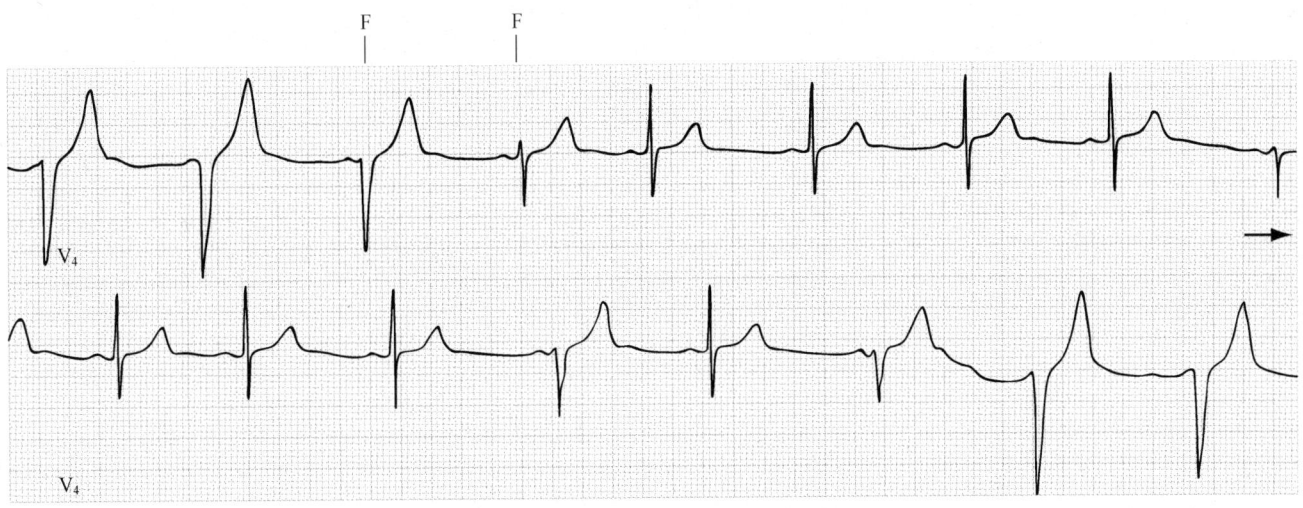

图 77-23 窦性心律伴阵发性加速性室性自主心律。图示两种图形融合的表现（F）。

表 77-6	室性期前收缩 Lown 分级法
分级	特征
0 级	无室性期前收缩
1 级	室性期前收缩 < 30 次/小时
2 级	室性期前收缩 ≥ 30 次/小时
3 级	多形性（或多灶性）
4A 级	成对出现
4B 级	连续 3 个或 3 个以上
5 级	R-on-T 现象

框 77-7	室性并行心律的心电图特征
保护性心脏起搏器放电率（尽管心电图上不能显示所有搏动）		
宽 QRS 波		
异位心律间期固定或为最短间期的多个倍数		
假如窦性冲动同时下传可见融合波（非诊断的必需条件）		
非固定的配对间期		

和钙通道阻滞剂（再灌注治疗后）可减慢 PVCs 的频率，降低心室颤动和室性心动过速的发生风险。硫酸镁（2~4g 静脉注射 10~20 分钟）也可减慢 PVCs 的频率，尤其是在急性心肌缺血时。

有症状的或频繁发作的 PVCs 患者，以及晕厥、晕厥前期、呼吸困难或胸痛的患者均应进行心电监测，可在初步诊断为框 77-6 中列出的病因后进行（如在其他方面无症状，可进行动态监测）。

并行心律

在没有器质性传导疾病的情况下，当两个单独的心脏起搏点竞争产生心室除极化时，会发生并行心律。器质性传导疾病可区分并行心律与高度不完全性或完全性房室传导阻滞。除窦房结以外，第二个起搏点常见来源是心室传导或收缩组织，虽然心房和交界区的起搏点也可导致并行心律。鉴别竞争性起搏点的要点是，其功能类似于人工的固定频率型起搏器，不论窦房结的活性如何，均可产生冲动。第二起搏点表现为传入阻滞，这可防止从除极化区域传入任何外部冲动并重整节律。

室性并行心律除表现为宽 QRS 期前收缩波群和固定频率外（框 77-7 和图 77-24），其心电图表现还有 5 个特征。并行心律的标志之一是异搏间期固定。在这方面，整个心律记录上的 R′R′间期都相同或都有一个共同点。这是受保护的并行收缩灶的一个直接结果。如果出自此收缩灶的所有冲动到达传导系统的非不应期，可观察到一个固定的异搏间期。如果传导组织处于不应期（通常来自最近的窦性冲动传导），则心电图上见不到心室除极，而受保护的并行收缩灶仍然以同样的频率发放冲动。如果来自并行收缩灶的下一个冲动到达非不应期的传导组织，则异搏间期等于基本周期长度的 2 倍。如果一个并行收缩冲动序列中的第 1 个和第 2 个没有下传，但第 3 个到达非不应期的组织，则异搏间期为基本周期长度的 3 倍。例如，当间期为 1 秒时，室性并行心律可能在多个这种间期中出现 R′R′间期（例如，在不同的时间可看到 1、2 或 3 秒的冲动）。

室性并行心律通常是自律性机制改变的结果，即使出现 R-on-T 现象，也不会像频发的 PVCs 那样引发严重的病变。在院外，室性并行心律可能难以与频发的 PVCs 相区别，因为它需要密切观察多个导联的长期心律记录。可见融合的 QRS 波群，但这不是诊断的要点。室性并行心律通常为良性的心律失常，治疗与非缺血相关的 PVCs 相似。

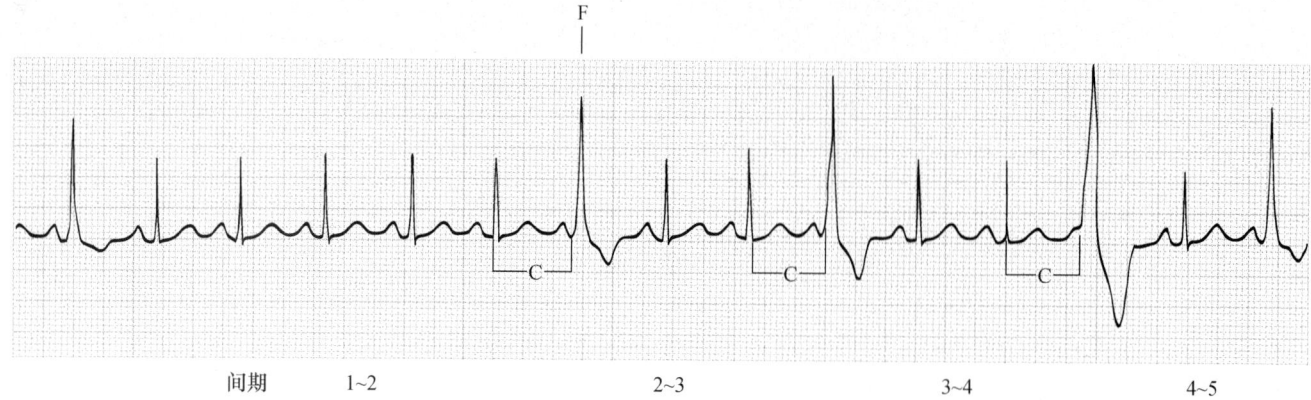

图 77-24　室性并行心律。可见融合波（F），并伴有偶联间期（C）的变化，且异位间期维持在正常标准（0.4 秒）。

房性和交界性并行心律罕见，且更难以诊断。当在整个基础窦性心律中可见 P′波或交界性冲动，且有固定的异搏间期时，它们可以被识别。在室性并行心律中，P′-P′间期或交界性 RR 间期应该与正常间期相同或为正常间期的倍数。房性和交界性并行心律通常是良性心律失常，不需要特殊的急诊治疗。

窄 QRS 波群心动过速

窄 QRS 波群心动过速是 QRS 波群持续时间 < 0.12 秒和心室率大于 100 次/分的心律。虽然实质上所有的窄 QRS 波群心动过速均起源于心室以上的起搏点（罕见的例外是在非常高的希氏束部位），但是室上性心动过速这一术语常用于表示除窦性心动过速、房性心动过速、心房颤动和心房扑动以外的快速心律失常。在心电图上难以看到心房除极化波，特别是当心室应答率超过 150 次/分时。使用多个体表导联、增加走纸速度、使用食管导联或刺激迷走神经均有助于识别心房除极化波和诊断心律失常的来源。此外，房性或交界性并行心律也可产生窄 QRS 波群心动过速，称为假性心动过速，因为两个收缩灶的心室率均不超过 100 次/分。

心电图上可有助于区分心动过速来源的特征是 P 波的位置和 QRS 波群的规律性。如果接近正常表现的心房除极波位于每个 QRS 波群之前且基础心律是规则的，则常表现为窦性心律、心房扑动或单个来源的房性心动过速。如果见到一个完全不规则的（或混乱的）QRS 波群，则可能为心房颤动、多源性房性心动过速或其他各种传导模式的房性心律（框 77-8）。在任何短时心电记录中，心房除极化波和不规则或规则波形的鉴别均可出现错误。

各种窄 QRS 波群心动过速的治疗基于特定的心律和症状。在一般情况下，Ⅱ类（β-肾上腺素能受体阻滞剂）和Ⅳ类药物（钙通道阻滞剂）用于减慢房

框 77-8	完全性异位（混合）心律的原因

房颤
多样性传导的房性心动过速或房扑
多源性房性心动过速
频发性期外收缩
游走性起搏（通常为房性）
并行收缩

室结传导。这些药物可终止某些心律失常，特别是房室结折返。腺苷可短暂减慢房室结传导，可帮助诊断或治疗某些心律。ⅠA 类和ⅠC 类药物可用于将其他窄 QRS 波群心动过速（如心房扑动和颤动）转复为窦性心律。

在确定了一次事件中的具体心律失常后，应该寻找心动过速的根本原因。血容量不足是窄 QRS 波群心动过速的常见原因，尤其是年轻人。发热、贫血、低氧血症或氧输送受损（包括血红蛋白异常）、交感神经活性相对过高、药物中毒、内分泌疾病（尤其是甲状腺疾病）、代谢紊乱、缺血、感染和炎症原因（包括心肌炎和心包炎）等其他原因也要考虑。

窦性心动过速

窦性心动过速的特点是窄 QRS 波群规则的心律，心室率 > 100 次/分。除 aVR 导联以外，其他所有导联的 P 波均为直立的，且波形均一致（图 77-25）。PR 和 PP 间期通常是固定不变的，但由于心率增加，PR 和 PP 间期均缩短。增加迷走神经或降低交感神经的张力能以梯度式连续方式降低冲动形成的频率和传导的速度。相反，儿茶酚胺增加或迷走神经刺激减少均可导致窦性心动过速。

功能上，窦性心动过速是对生理应激的反应，目的是增加心输出量。这种反应可以代偿血流灌注或氧输送的相对缺乏，如充血性心力衰竭、肺栓塞、血容

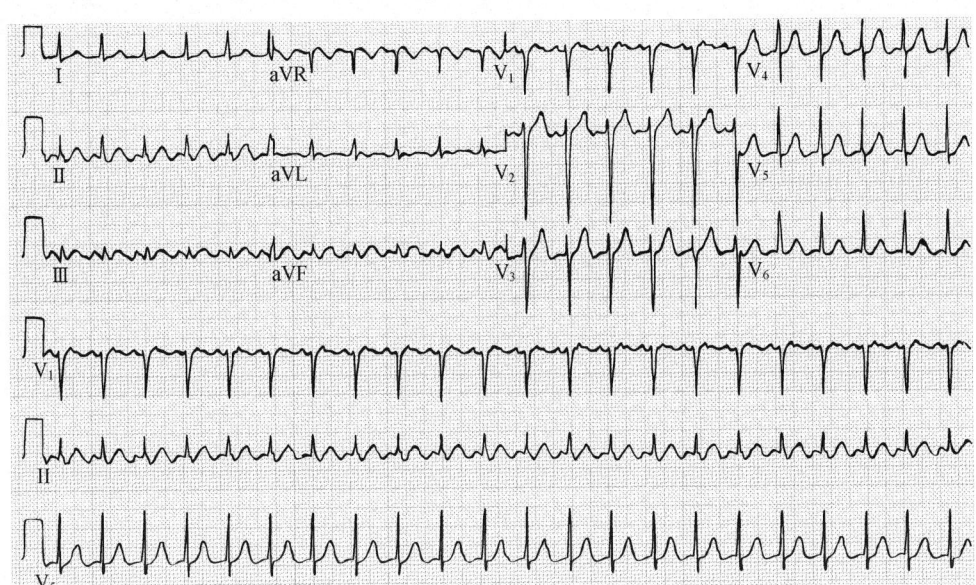

图 77-25 窦性心动过速。

量不足、贫血或败血症。当交感神经活性相对过强时，在非血流灌注不足状态下也能发生窦性心动过速。治疗方法基于认识和治疗其根本原因。虽然焦虑或疼痛可使患者发生窦性心动过速，但在仔细寻找上述心动过速的生理原因之后，这是一种排除性诊断。

窦性心动过速易被误认为由其他原因引起的常规窄 QRS 波群心动过速，特别是年轻患者，当然也可发生相反的情况（例如，心率为 150 次/分的常规心房扑动被误认为是窦性心动过速）。婴幼儿的心率可以轻松达到 170~225 次/分，并可发生由血容量不足引起的窦性心动过速。这可能被误认为是阵发性房性或交界性心动过速，如果给予心率控制药物，则可能造成灾难性的后果。由于房室结有制动性，成人的心率常不能超过 170 次/分。

窦性心动过速几乎不需行特殊的抗心律失常治疗。如果患者有症状或诱发心肌缺血的风险很高，则只有在治疗了所有可能的主要病因或排除了其他考虑之后才能使用 β-受体阻滞剂。

房性心动过速和多源性房性心动过速

房性心动过速是指源于房室结以上、窦房结以外某一起搏点的快速性心律失常。房性心动过速可逐步发生（提示为自律性异常的机制）或突然发生（提示为折返机制）。心电图上这种心律失常的标志是心室率大于 100 次/分的狭窄 QRS 波群心动过速，每个 QRS 波群前有一个形态异于窦性 P 波的 P′波（图 77-26）。如果 P′波是倒置的，则可能心房起源的部位较低。P′-R 间期可为正常或异常，且通常固定不变，除非有多个起搏来源。一般而言，传导比例为 1:1，但也可不同，特别是在心房率增加的时候。如果未对正常的窦性心律进行心电图描记，则不能区分单源性房性心动过速和窦性心动过速。

阵发性房性心动过速（PAT）是一种突然发作和突然终止的间歇性心律失常，常见于儿童和无伴发窦房结疾病的年轻人。PAT 通常在起源处折返，与非阵发性（持续性）房性心动过速（NPAT）相反，后者常自行发生。PAT 可由 PAC 诱发产生，极少数情况下由 PVCs 诱发产生，常常突发突止。PAT 和 NPAT 发生的其他原因包括电解质和酸碱平衡紊乱、药物中毒、发热和低氧血症。NPAT 伴变化的或完全性房室传导阻滞通常见于洋地黄中毒。

多源性房性心动过速（MAT）是房性心动过速的一种亚型，具有两个以上的冲动形成灶。在心电图上，至少有 3 种明显不同的 P 波，可见不同的 P′-R、R-R 和 P′-P′间期（图 77-27）。除了引起 PAT 的原因以外，MAT 还常与肺部疾病和低氧血症相关，可能是这些疾病直接引起的，也可能是使用 β-肾上腺素能受体激动剂或慢性甲基黄嘌呤治疗的结果。当通过治疗解决了低氧血症时，MAT 也常被消除。MAT 易与心房颤动相混淆，因为两者的波形均不规则，而 MAT 更少见。

纠正基础的主要节律紊乱可治疗 PAT、NPAT 和 MAT。如果患者有症状，但无病情不稳定的证据，或者如果担心其诱发心肌缺血，则在无低血压的情况下可开始采用 β-受体阻滞剂或钙通道阻滞剂治疗。镁（2~4g 静脉注射）是治疗 PAT 和 MAT 的二线药物。虽然腺苷可减慢心室率，有时可终止房性心动过速，但由于这种药物的治疗效果维持时间较短，故这些心律失常经常复发。如果怀疑为折返机制且药物治疗失败，则可使用经静脉心房超速起搏。

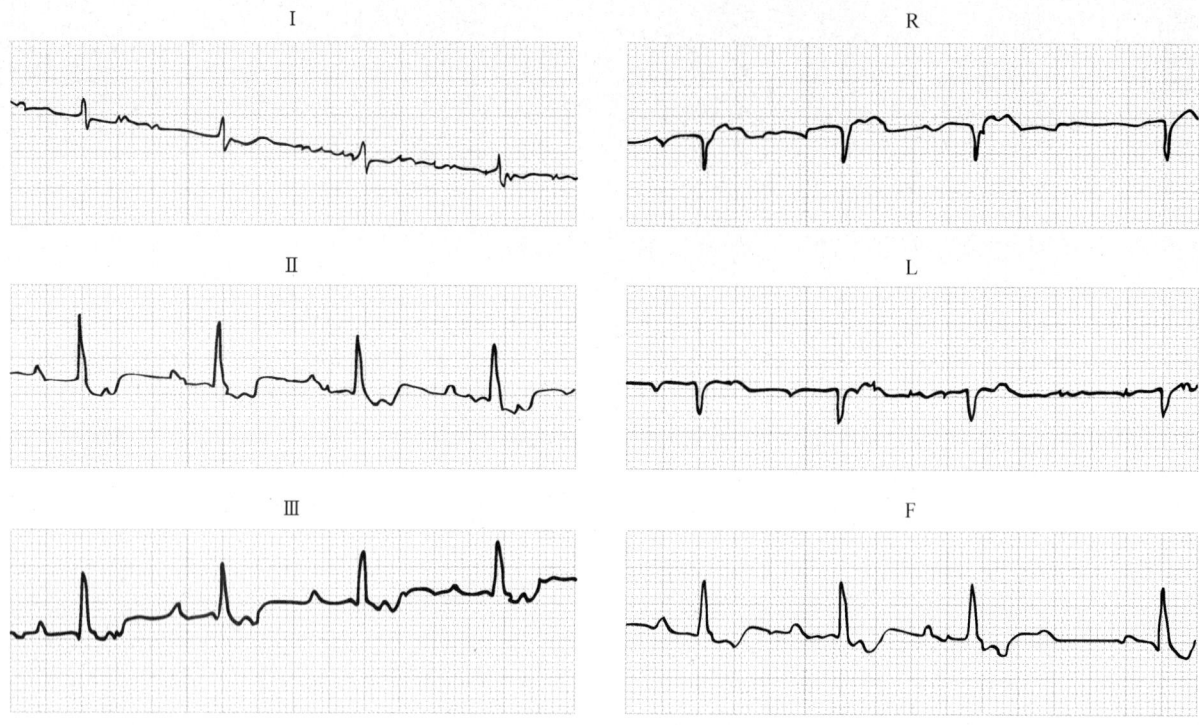

图77-26 洋地黄中毒病人出现房性心动过速（呈现2:1房室传导）。(From Marriott HJL, Conover MB: Advanced Concepts in Arrhythmias, 2nd ed. St. Louis, Mosby, 1989.)

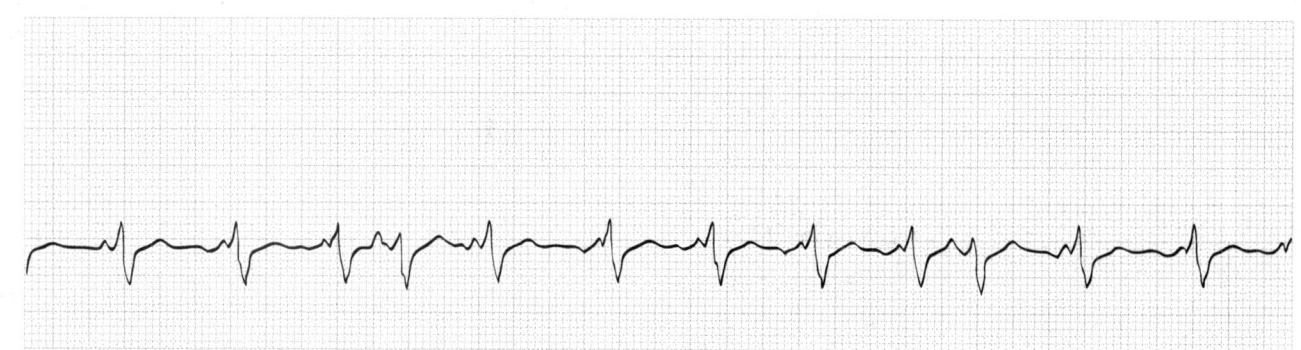

图77-27 多源性房性心动过速。图示尽管节律不规则，但至少可见3种形态不同的P波。

一般来说，PAT和MAT很少需要电疗。如果存在低血压或其他不稳定的表现，可在给予患者镇静治疗后，以50～100J的能量进行同步电复律。心脏复律对难治性MAT病例无效，因为如果不联合采取其他治疗，这种心律失常有可能复发。当PAT和MAT由洋地黄中毒引起时，应通过纠正低钾血症（如果存在）进行治疗，然后给予镁和洋地黄抗体片段。在这种情况下，如有可能，应避免进行紧急复律。

心房扑动

心房扑动被广为接受的特点是（图77-28）：

- 常规的心房除极化率为250～350次心房复合波/分——典型的心房率为300次/分，尽管并不普遍。
- 异常心房除极的独特心电图表现呈"锯齿"状，被称为扑动波，在Ⅱ、Ⅲ、aVF和$V_{1\sim 2}$导联上表现的最明显。
- 房室传导比例为2:1或4:1，但任何比例均可出现。2:1的传导比例和心房率300次/分造成了心房扑动的典型心电图表现（虽然不是唯一的）：窄QRS波群心动过速，通常心室率为150次/分。

大多数实验数据表明心房扑动的机制为折返，虽然有些患者可能会表现为自律性异常的机制。在急诊室，很容易将心房扑动误诊为窦性心动过速，特别是当扑动波像正常P波或心室率不典型时。

心房扑动常与器质性心脏病、心力衰竭、瓣膜功能不全（特别是二尖瓣）或甲状腺疾病相关。心房扑动的临床意义主要在于由心室应答率，包括心悸、晕厥、晕厥前期、低血压、胸痛和心力衰竭引起的症

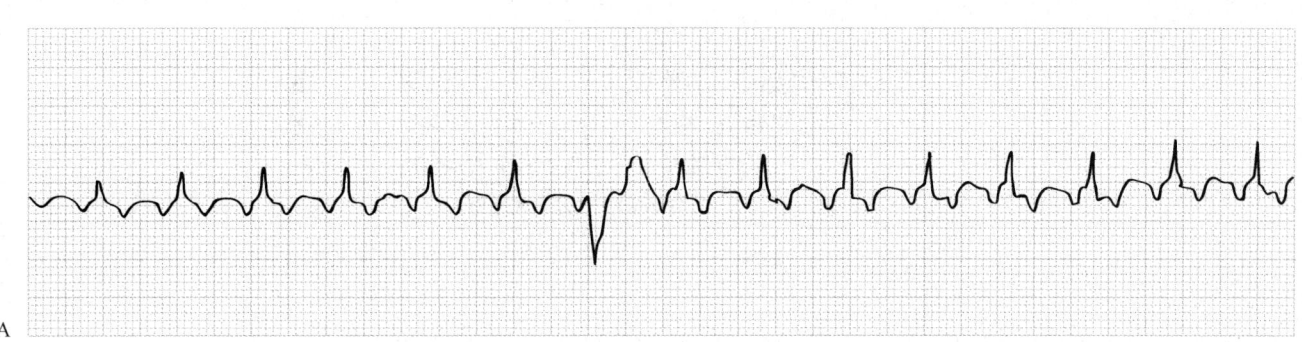

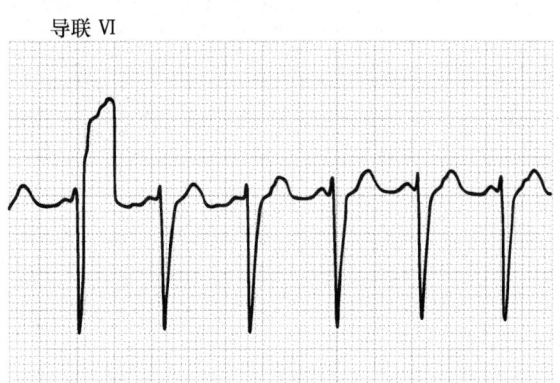
导联 V1

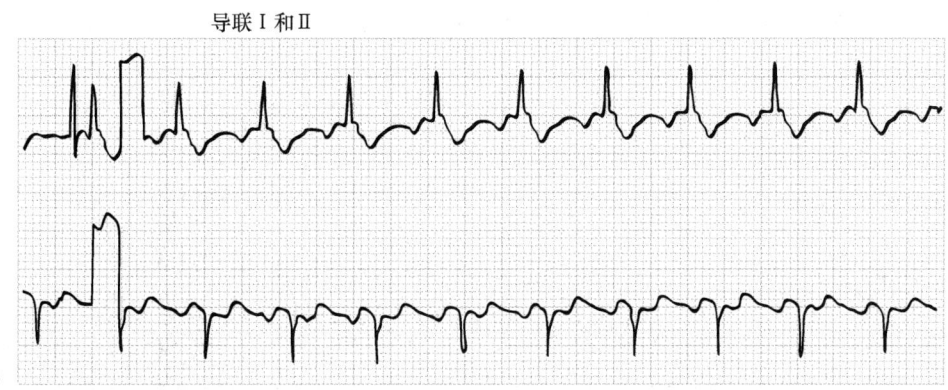
导联 I 和 II

图 77-28 **A**，心房扑动（房室传导 2:1）伴孤立的室性期前收缩。**B**，心房扑动（房室传导 2:1）。在 V_1 中 F 波不明显，但在其他导联尤其是 II 导联上可见到特征性 F 波。

状。如果伴有房室传导阻滞，特别是文氏机制，心房扑动可能有类似于房颤的不规则的心室率。极少数情况下，高度的房室传导阻滞可导致心房率很快，但在临床上却表现为心动过缓。

在稳定期患者中，心室应答率可通过静脉注射钙通道阻滞剂或 β-肾上腺素能受体阻滞剂控制。使用地尔硫卓往往也很有利，尽管在实践中，这些药物在无明显心力衰竭患者中的疗效和并发症的发生率几乎没有差异。洋地黄可用作二线药物或用于治疗轻度心动过速和原有充血性心力衰竭的患者。镁（2～4g 静脉注射）可作为控制心室率的一种辅助或三线治疗。腺苷的主要价值可能在于显露窄 QRS 波群心动过速中的扑动波，帮助正确地鉴别基本心律。因此，它的作用可能是诊断而不是治疗。

所有的房室结传导减慢剂，包括钙通道阻滞剂、β-肾上腺素能受体阻滞剂、腺苷和洋地黄，都应避免用于心房扑动和疑为旁路折返的患者，因为这些药物主要阻滞房室结传导，可增强旁路中的前向传导。快速的心室应答率（尤其是在成人中 > 200 次/分）是可能存在旁路的一个线索，因为正常的房室结组织很少允许心室应答率超过 150～165 次/分。在存在旁路和心房扑动或颤动的情况下，使用任何主要阻滞房室结的药物均可能使心室反应率增快并诱发心室颤动。

如果前述药物无效，使用 I A 类药物（特别是普鲁卡因胺）可转复心房扑动，并可在门诊中使用以预防心房扑动复发。III 类药物胺碘酮和伊布利特是备选的主要转复用药。最后，对于难治性心房扑动或不稳定的患者，镇静后进行同步电复律（开始时为 25～50J）可有效终止心房扑动。如电击治疗成功，但心房扑动复发，则应在重复电复律之前使用 I A 或 I C

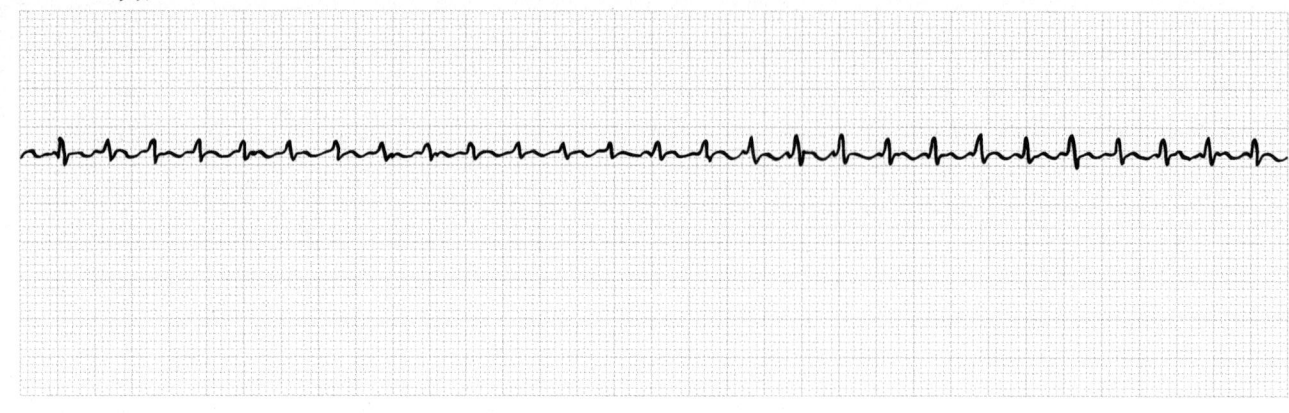

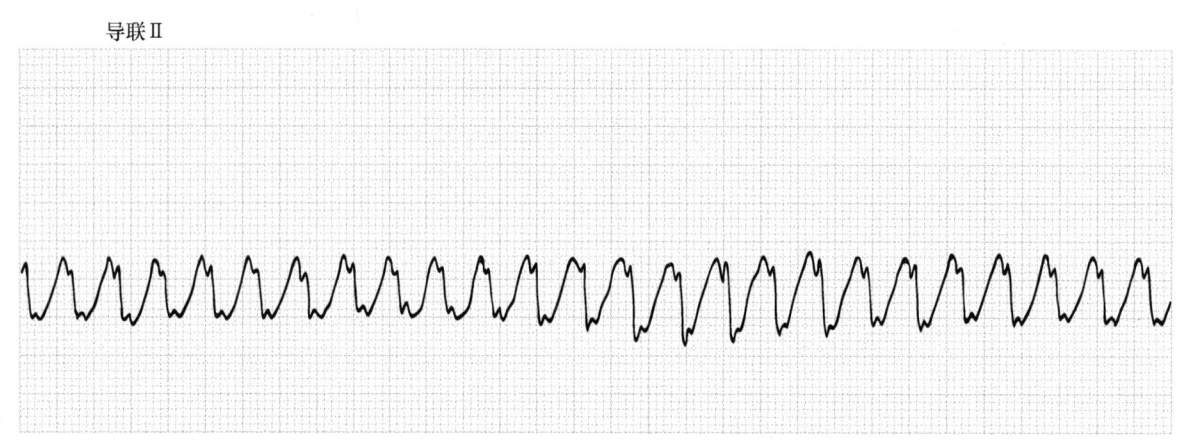

图 77-28（续） C，心房扑动（房室传导 1:1）少见且易被误认为室性心动过速（Ⅱ导联）。

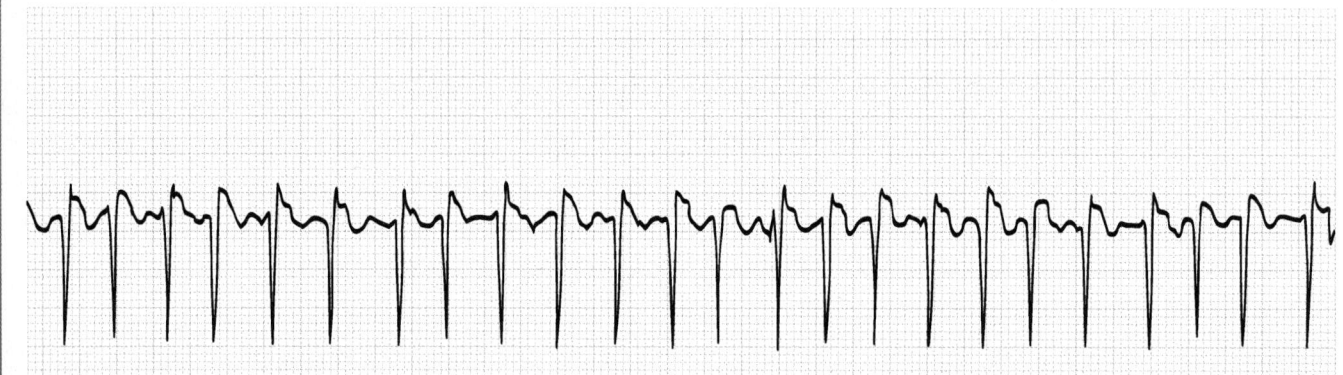

图 77-29 房颤伴快速心室应答率。

类药物帮助预防心房扑动再次发生。

心房颤动

心房颤动是心房组织混乱除极化的结果。这种混乱的电活动可使心房的收缩不协调和心室率加快（这两者均可限制心室的舒张期充盈和每搏输出量），导致心输出量减少。心房颤动可能是阵发性或慢性的，阵发性的可持续数分钟至数天。在心电图上，可看到颤动波，并伴有完全不规则的 QRS 波群，这是心房颤动的标志（图 77-29）。这些颤动波最多见于下壁导联或 V_1 导联，颤动的波幅可小可大。房颤是多种微折返回路的结果，每分钟可产生 300～600 次的心房冲动。

QRS 波群通常较窄，除非存在束支传导阻滞。阿什曼现象会导致单纯或复发的异常心室传导，通常为右束支阻滞型（图 77-30）。如果未能识别出长-短周期序列，则这些阿什曼搏动可被误认为 PVCs。心室应答率取决于传导路径和传导比例，正常房室结的最大应答率不超过 150～170 次/分。与心房扑动类似，在心室率 > 200 次/分的情况下，存在混乱的心律（不管 QRS 时限如何）强烈提示心房颤动伴旁路下

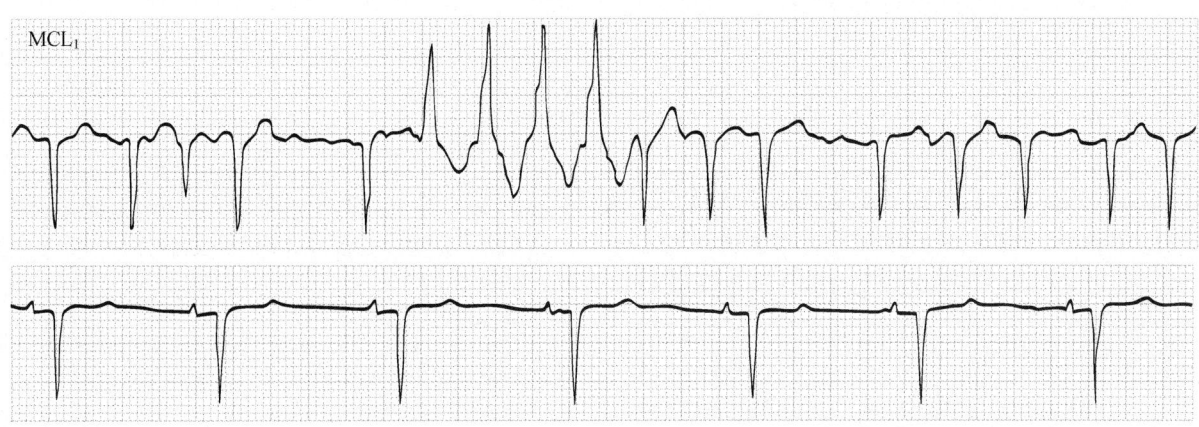

图 77-30 房颤伴典型的阿什曼现象。图示在出现异常传导之前的长-短周期序列。（From Marriott HJL, Conover MB: Advanced Concepts in Arrhythmias, 2nd ed. St. Louis, Mosby, 1989.）

框 77-9	心房颤动的病因

缺血性心脏病*
瓣膜病（尤其是二尖瓣）*
心包炎
甲状腺功能亢进症
病态窦房结综合征
心肌挫伤
急性乙醇中毒（假期心脏综合征）
特发性
高血压性心脏病*
心肌病*
心脏手术
儿茶酚胺过多
肺栓塞
充血性心力衰竭*†
预激（WPW）综合征‡

* 与左房体积增大相关。
† 也可能是房颤导致的一种后果。
‡ 尤其是心室率大于 200 次/分的患者。

传。这种心律可能恶化发展成心室颤动[34]，尤其是当心率≥250 次/分或给予房室结阻滞剂时。

心房颤动往往发生于其他方面均正常的心脏（孤立性心房颤动），但也与多种基础疾病相关（框 77-9）。新发房颤的一个病因是"假日心脏"综合征。可在酗酒后发生，产生心房颤动、心房扑动或房性心动过速。这些心律通常可在 24～48 小时后自行转复为窦性心律。

心房颤动也可能源于心房扑动的转变，不管病因如何。在这种情况下，一种称为心房颤动-扑动的中间阶段的疾病在心电图上表现出这两种心律的特点。它可以表现为伴有不规则的 QRS 波群及扑动波的细颤动波，以及规则的 QRS 波群伸长。老年患者在快速房颤之后发生窦性心动过缓提示存在上述心动过缓-心动过速综合征。最后，不规则的心房颤动波加上规则的窄或宽 QRS 波群可能代表心房颤动合并完全性心脏传导阻滞，以及加速性交界性或室性节律，此综合征强烈提示洋地黄中毒。

心房颤动的治疗基于与其他混乱心律（主要是 MAT 或其他具有不同传导的房性心律）相区别，以及任何根本原因和症状的识别。心室率≤100 次/分的无症状心房颤动不需要特殊的紧急治疗。病情不稳定的急性快速房颤患者应进行镇静和 50～100J 的同步心脏复律，在接受洋地黄治疗的患者中，电复律不会增加恶性室性心律失常的发生风险，除非临床或实验室有合并中毒的证据。

在急诊室，疗程的选择取决于上述原则加上心律失常的持续时间。慢性和阵发性房颤均与心房血栓形成及栓塞事件相关。慢性快速性房颤最好通过治疗任何触发因素（特别是容量不足、感染或失代偿性心力衰竭）和必要时进行心率控制来管理。随着房颤持续时间增加和有基础心脏瓣膜病或腔室的扩大，发生栓塞的风险增加。对于心房颤动复发的患者，延长门诊的随访时间以达到或维持窦性心律与控制心率相比，并不能产生明确的获益。

如有必要，新发心房颤动、持续时间超过 72 小时的患者应接受急诊心率控制。此组患者在通过任何方式进行复律之前，必须寻找心房血栓或进行经验性抗凝治疗。这通常发生在观察期或正式收入院时。房颤期间和复律后的数天内均可发生血栓和栓塞，后者与恢复窦性心律后的心肌顿抑有关。

在新发心房颤动≤72 小时且病情稳定的患者中，建议首先控制心室率[4,5,35]。在仔细评估对心功能的影响（寻找诸如心肌缺血、心力衰竭、晕厥或其他直接归因于心律失常的症状等证据）之后，可进行复律，常需与心脏病专家会诊。

静脉注射用钙通道阻滞剂（地尔硫卓或维拉帕米）或β-肾上腺素能受体阻滞剂是控制心房颤动患者心室率的一线药物。如心房扑动，临床实践中这些药物之间的相对有效性和并发症的发生率是相似的，没有明显的心力衰竭，滴定是最重要的指导原则。

β-肾上腺素能受体阻滞剂对继发于甲状腺功能亢进或儿茶酚胺过多的心房颤动特别有效。洋地黄是控制心室率的二线药物，因为它起效相对缓慢。钙通道阻滞剂和β-肾上腺素能受体阻滞剂、腺苷和洋地黄不适用于心房颤动合并旁路的患者，因有诱发心室颤动的风险。

对于降低心室应答率，静脉注射硫酸镁（2～4g，2分钟）是辅助性的或三线治疗药物。关于腺苷在心房扑动治疗中的应用，因其作用持续时间短，不适合用作初步治疗。对于门诊患者的心率控制，如患者无禁忌证，应首选钙离子通道和β-肾上腺素能阻滞剂而不是洋地黄。

此外，尽管属于直觉，认为将心房颤动转复为窦性心律似乎比单纯控制心室率并不能长期获益，尤其是对于老年患者。但对于首次发生心房颤动事件，且持续时间少于72小时的年轻患者，尝试进行药物复律可能是适当的。采用普鲁卡因胺、胺碘酮、氟卡尼、普罗帕酮或伊布利特进行心房颤动的药物复律效果最佳[4,5,15,36]。每种药物的转复率均为50%～70%，伊布利特转复的成功率可能更好。氟卡尼和普罗帕酮专用于无明显器质性心脏病、高血压、缺血或心力衰

竭的患者，换言之，这些药物的唯一适应证是心房颤动（"孤立的"心房颤动）。在所有的其他情况下，普鲁卡因胺、胺碘酮或伊布利特是一个恰当的选择。在使用ⅠA类药物之前，应先给予钙通道或β-肾上腺素能阻滞剂控制心室率，目标心室率为100～120次/分（框77-10）。这种方法可限制由ⅠA类药物导致的任何心室率增加。不管选择哪些常规和特殊的药物，药物复律都需要密切监测和观察。如果ⅠA类或Ⅲ类药物无效，不应改用另一类药物连续使用几个小时，以避免发生并发症。

ⅠC类药物（氟卡尼和普罗帕酮）在美国不能静脉使用（但在欧洲可以），因此其很少用于紧急治疗心房颤动。维纳卡兰是一种正在研究中的专用于心房的ⅠC类药物，有可能成为转复急性心房颤动的有效药物[3,10]，且影响传导方面的副作用较少。一项欧洲试验指出，以单剂量的"口袋药片"方法口服普罗帕酮或氟卡尼可成功地转复心房颤动[37]。用这种方法，对于以前有心房颤动发作的患者，在有症状和不规则心悸发生时服用一剂药物（上述两种药物中的一种）。这种策略可在几个小时之内将某些症状明显的患者转复为窦性心律，不必到急诊科就医或住院治疗。

如果前述措施未能转复有症状的房颤或患者的病情不稳定，则有进行电复律（50～100J）的指征[35]。尽管建议采用同步抗休克，但心律不规则时可能要求进行非同步抗休克。电击转复新发、稳定和非瓣膜性心房颤动的成功率为85%～90%。

心房颤动患者的入院标准包括在急诊室时病情不稳定、心肌缺血、心力衰竭加重或症状复发。通常情况下，所有新发房颤的患者均因"排除性"的原因，如心肌缺血和肺栓塞而收住院。这些诊断很少为隐匿性的，经过急诊室观察和密切随访，在没有急性冠状动脉缺血、新发瓣膜功能障碍、急性肺疾病（包括肺栓塞）或甲状腺疾病的情况下，选择性地让患者出院是可以接受的。虽然以前要求行电复律的患者入院治疗，但在没有观察到其他入院理由时有可能允许患者出院。

室上性（房室结）心动过速

这些心律失常通常是指阵发性室上性心动过速（PSVT或单纯SVT），但准确的术语为阵发性交界性心动过速（PJT）。为了更好地讨论，我们将使用更常用的术语——PSVT，其心电图特点是规律的窄QRS波群心动过速，其前没有心房除极波（图77-31）。

PSVTs可产生逆行性心房除极和P'波，但这些P'波通常埋在QRS波群内。P'波可能位于QRS波群的任何地方，形成正常或异常的波形。P'波的位置可用于

框77-10　心房颤动药物转复的方法

静推普鲁卡因胺，50mg/分，总量最高可达18～20mg/kg（充血性心力衰竭患者为12mg/kg）或直至转复或出现副作用

或

胺碘酮，3～5mg/kg，静脉推注，15～20分钟以上，

或

依布利特，0.015～0.02mg/kg，静脉推注，10～15分钟以上

或

口服心律平600mg（结构性或缺血性心脏病禁用）

或

口服氟卡尼300mg（结构性或缺血心脏病禁用）

如果需要：

在给予ⅠA类药物前（如果没有禁忌证）可用钙离子拮抗剂（维拉帕米，40～80mg口服或5～10mg静脉推注；或地尔硫卓60～120mg口服或15～25mg静脉推注）将心室应答率控制在120次/分以内，能够减慢这些药物迷走效应导致的心动过速。

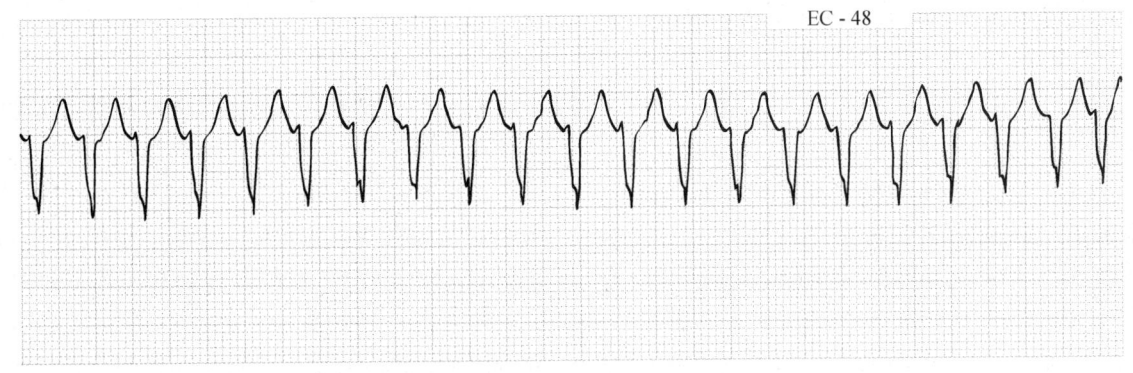

图 77-31 阵发性室上性心动过速。图示窄的规律的 QRS 波。

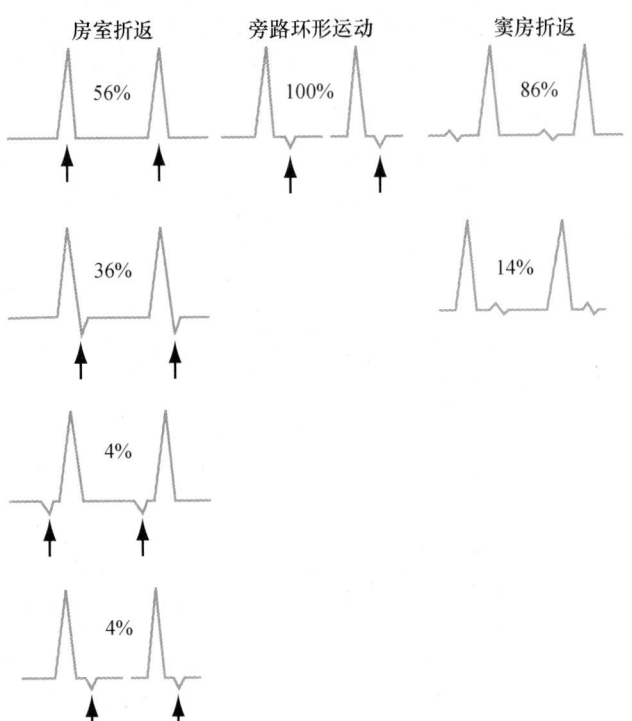

图 77-32 P 波在常见的窄而规则的心动过速中的位置。AV，房室，SA，窦房。(From Marriott HJL, Conover MB: Advanced Concepts in Arrhythmias, 2nd ed. St. Louis, Mosby, 1989.)

确定 PSVT 的电生理来源，也有助于与其他原因导致的规律的窄 QRS 波群心动过速相区别（图 77-32）。

在所有常规 PSVT 患者中，折返性 PSVT（也称为房室结折返）是最常见的类型。在 90% 的持续性 PSVT 患者中，房室结内的 α 径路用于前向传导，也经常造成 P′ 波埋在 QRS 波群之内（图 77-32）。临床上，患者可突然发生心室率为 120～200 次/分规律的心动过速。PJC 或 PAC 常可诱发 PSVT。增加迷走神经张力、药物治疗或自动复律可终止发作，终止也是突然性的。心率超过 225 次/分的 PSVT 罕见，提示为预激综合征。无论是否为 PSVT 或预激综合征，这些"常规"窄 QRS 波群心动过速（QRS 时限＜0.10 秒）均可以同样的方法治疗。如前所述，在婴幼儿中，窦性心动过速可能被误认为 SVT 或 PSVT。

非阵发性（或持续性）交界性心动过速（NPJT）通常是自律性机制的结果，其发作特点是逐渐发生和逐渐终止。NPJT 发作时心室率很少超过 130 次/分。与 PJT 相比，NPJT 多有基础心脏病、电解质不平衡或儿茶酚胺过多。

心率＜120 次/分的无症状交界性心动过速除了需纠正基础疾病以外，不需要特殊治疗。心率大于 120 次/分病情稳定的有症状患者初始时最常使用腺苷治疗。成人剂量为 6mg，然后是 12mg，如果不进行复律，后者可重复给药。用腺苷复律的成功率为 85%～90%。使用钙通道阻滞剂或 β-肾上腺素能受体阻滞剂可获得类似的结果。虽然使用腺苷的最初成功率与地尔硫卓或维拉帕米类似，但因为腺苷血清半衰期短（10 秒），其复发率可能较高。在医院外，钙通道阻滞剂和腺苷可安全、有效地治疗 PSVT。在未进行药物干预时，迷走神经操作，尤其是 Valsalva 动作或颈动脉窦按摩，可以有效地终止 PSVT，在某些情况下，可以指导患者在家里操作。

必须密切监测血压，以避免血压过低。对于严重低血压的 PSVT 患者，心脏电复律是一个较好的选择。ⅠA 类和ⅠC 类药物可用于防止 PSVT 复发，特别是对于不能忍受钙通道阻滞剂或 β-肾上腺素能受体阻滞剂的患者。以 50～100J 的能量进行电复律（同步电复律较理想）是病情不稳定的 PSVT 或 NPJT 患者的最佳治疗方法。

如果 PSVT 被终止，大多数患者可以出院。口服Ⅱ类或Ⅳ类药物是治疗频繁发作症状性 PSVT 的一种治疗选择，但需要医生及时观察并调整用药。有严重的基础疾病、复发或控制不佳的心律失常、有病情不稳定或心肌缺血证据的患者应住院治疗或在急诊室观察。有些需要心脏电复律的患者可能需要收住院，其他一些状况良好的患者即使复律容易成功，也无需复律，他们可在院外进行恰当的随访治疗。如果 PSVT 容易复发且伴随严重症状，可考虑进一步进行甲状腺检查、动态监测、电生理检查，必要时进行消融。

预激和旁路综合征

预激是指心室肌在冲动经房室结传导到达之前发生了除极化，这是因为除房室结以外，从心房到心室肌存在另一个径路，被称为旁路。这些术语是有意义的，但不能互换，因为不是所有的旁路都用于早期激活心室。Wolff-Parkinson-White（WPW）综合征是典型旁路综合征的一种病理情况。其临床特点是心室率为150～300次/分的阵发性心动过速，是正常房室结传导抑制缺失的直接结果。成年人心室率大于200次/分的任何心动过速都应怀疑是否为旁路综合征。

经典预激综合征的心动过速具有以下3个特点（图77-33）：

- 短 P-R 间期（<0.12秒）；
- 波群时间>0.10秒；
- QRS 波群前有一个急促的上升支，称为 delta 波。

短 PR 间期是房室结传导无延迟的结果，而 delta 波的发生是由于心室肌早期被激活。虽然预激综合征通常因为出现 delta 波而使 QRS 波群时间延长，但 QRS 波群时间通常因位置和旁路传导方向的不同而不同。旁路插入结下传导组织可产生接近正常的 QRS 波群，而插入非传导组织的旁路则产生波形异常的宽 QRS 波群。如果存在这种典型的三联律，则可见继发性的 T 波改变（偏转方向与主要的 QRS 向量相反）。

预激综合征心房和心室之间存在的多种连接可以构成旁路（图77-34），多达13%的患者有一条以上的异常房室径路。Kent 束是最常见的旁路。历史上，预激综合征被分为左侧（V_1 导联上的预激波和 QRS 波群主波向上，A 型）和右侧（V_1 导联上的预激波和 QRS 波群主波向下，B 型）路径，后者更易被手术切除。随着导管射频消融术的出现，这种分类显得意义不大。

旁路参与构成可产生或维持心动过速的折返回路。房室结往往构成这些回路中的一支。当 QRS 波群较窄且无 delta 波时，房室结用于前向传导至心室，旁路用于逆行传导，称为前向型心动过速。相反，如果 QRS 波群宽阔且存在 delta 波，则旁路用于前向传导支，房室结用于折返回路的逆行支，称为逆行性心动过速。大多数有症状的预激综合征患者为规则的前向型心动过速，使得这种综合征在急诊室难以被检测。相反，无症状的预激综合征通常是在心电图上发现 delta 波和逆行性预激综合征的宽 QRS 波群时才被发现。

在体表心电图上，预激综合征患者往往有一个或多个典型特征消失，特别是在评估时为窦性心律的情况下。预激综合征在人群中的发病率为0.1%～0.3%，男性的发病率往往是女性的两倍。根据此发病率，估计仅有25%～50%的预激综合征患者有症状。预激综合征与多种疾病相关，但高达70%的患者没有基础心脏病（框77-11）。没有基础心脏病，尤其是无症状性预激综合征的患者预后良好，发生猝死的风险极低。

有症状的预激综合征患者的心律通常为折返性心动过速（70%～80%），但有10%～30%的患者可发生房颤。进行急诊治疗取决于以下3点：

- 症状不稳定；
- QRS 时间改变或存在 delta 波；
- QRS 波群规则或不规则。

病情不稳定的患者，不论 QRS 波群时间或规则性如何，如果时间允许，都应在镇静的情况下以50～100J的能量（儿童为0.5～2J/kg）进行心脏复律（首选同步）。

规则的前向型（窄 QRS 波群）心动过速是预激综合征（常常不被识别为旁路综合征）最常见的表现，治疗方法与 PSVT 相同。如果刺激迷走神经无效，则可使用腺苷、钙通道阻滞剂、β-肾上腺素能受体阻滞剂和普鲁卡因胺等一线药物。对于所有病情稳定、QRS 波群时间延长的预激综合征患者，可首选普鲁卡因胺进行初始治疗，因为无论传导通路如何，它都有效且安全性良好。洋地黄、胺碘酮或ⅠC类药物均可用于治疗规则的前向型心动过速。心动过速被终止后，除腺苷外，其他所有此类药物均适用于门诊预防。利多卡因对前向型预激综合征相关性心动过速无任何疗效，镁对此综合征的疗效尚需充分研究。

有症状的逆行性（宽 QRS 波群）规则心动过速或任何不规则的心动过速（不论 QRS 波群时间如何）患者的预后更严重，因为发生心室颤动的风险较高，尤其是当 RR 间期<0.20秒时。在这些情况下，房室结阻滞剂（钙通道阻滞剂、β-肾上腺素能受体阻滞剂和地高辛）被禁忌使用。这些药物可能通过旁路中不受抑制的传导，使心室应答率加快，可导致心室颤动[34]。目前还不清楚使用腺苷（由于半衰期极短）时是否也存在同样的风险，而腺苷已被成功地用于宽 QRS 波群的规则心动过速患者（见宽 QRS 波群心动过速）。但当存在宽 QRS 波群的不规则心律时，腺苷

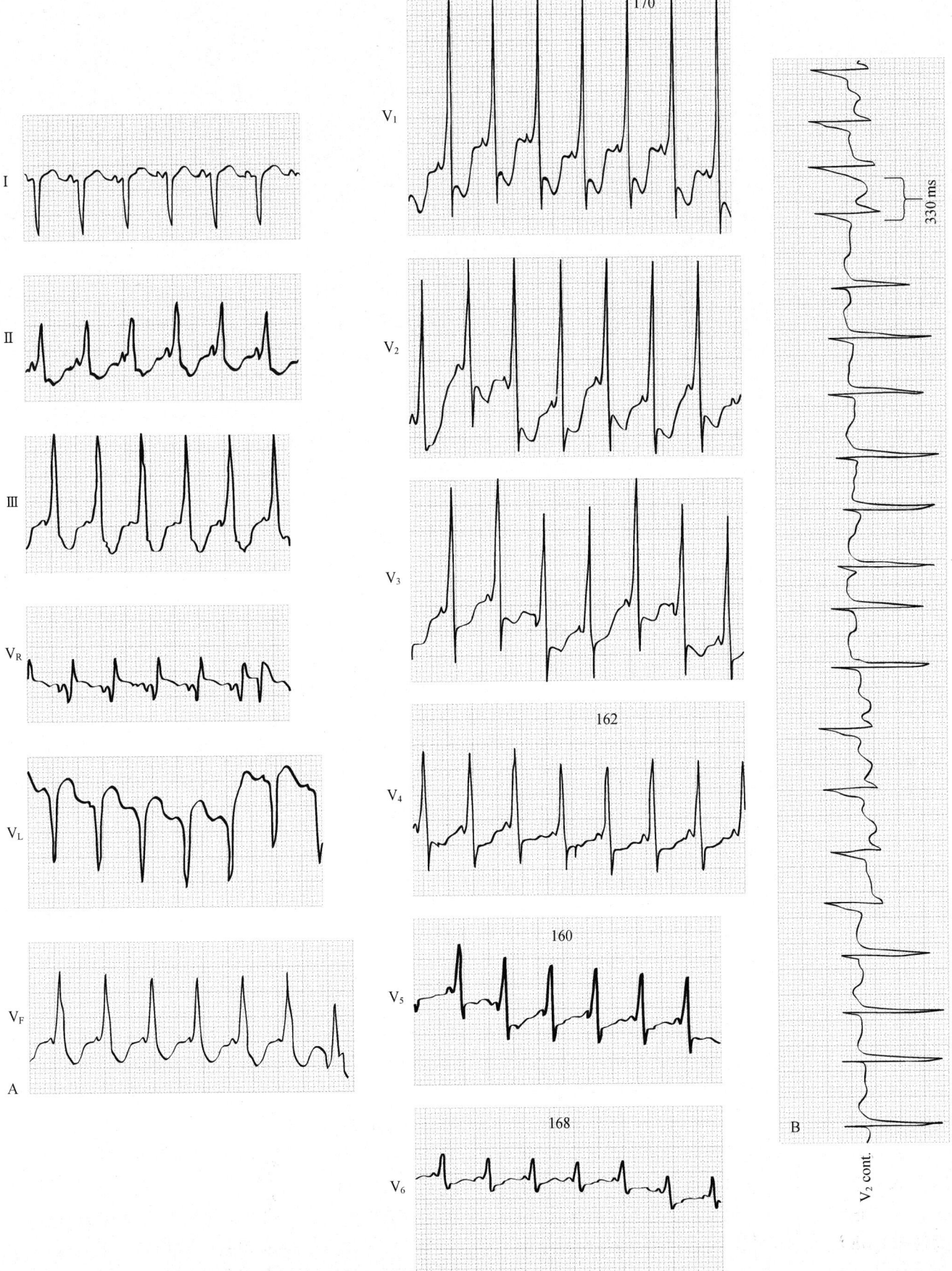

图 77-33 **A**，Wolff-Parkinson-White（WPW）综合征。**B**，WPW 综合征伴房颤。图示短不应期（330ms）。（**A**, from Watanabe Y, Dreifus LS: Cardiac Arrhythmias. New York, Grune & Stratton, 1977.）

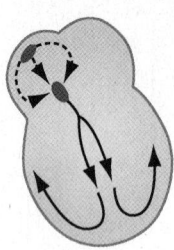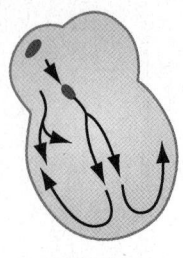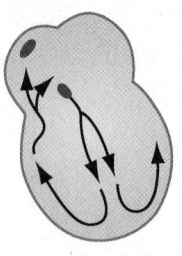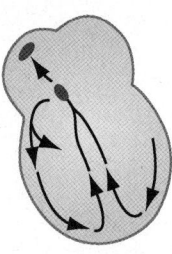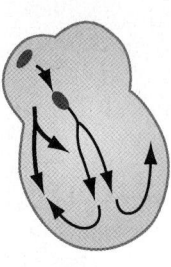

图 77-34 Wolff-Parkinson-White（WPW）综合征的旁路和伴随节律。AV，房-室。(From Watanabe Y, Dreifus LS: Cardiac Arrhythmias. New York, Grune & Stratton, 1977.)

正常房室传导　　WPW综合征（提前激动）　　WPW心动过速（常见类型）　　WPW心动过速（不常见类型）　　WPW合并心房扑动或颤动

框 77-11	WPW 综合征相关的疾病

特发性*
心肌病（尤其是肥厚性心肌病）
大血管转位
心内膜弹性纤维增生症
二尖瓣脱垂
三尖瓣闭锁
埃布斯坦病

*最常见的。

连同其他的房室结阻滞剂均应被禁忌使用。心率极快时，不规则的心律难以被检测，怀疑时应假定其存在。心室率≥250 次/分的宽 QRS 波群不规则性心动过速高度提示心房颤动和预激综合征。

对于所有的逆行性或不规则的预激相关性心动过速，也可选用普鲁卡因胺和胺碘酮。在心室率≥250 次/分、药物治疗无效、临床上病情不稳定或恶化时，电复律是最佳的治疗手段。对于逆行性或不规则的旁路综合征，利多卡因的作用有限。它通常对传导几乎没有影响，尽管个别报道称存在旁路时，传导可下降也可增强。基于这些原因，不推荐采用利多卡因治疗逆行性或不规则的旁路综合征。

在急诊室出现症状复发的患者，以及有基础合并疾病或症状（如胸部疼痛、充血性心力衰竭、电解质紊乱）的患者应收住院或送至观察室。没有前述特征、心动过速易被终止的患者可以出院，必要时可进行电生理检查，以描记旁路和潜在射频消融的位置。

Lown-Ganong-Levine（LGL）综合征是一种少见的旁路综合征，与阵发性心动过速、短 PR 间期和无 delta 波的正常 QRS 波群相关。患者通常有阵发性折返性窄 QRS 波群心动过速。治疗与预激综合征相似。

宽 QRS 波群心动过速

宽 QRS 波群心动过速是指心室率大于 100 次/分及 QRS 波群时间≥0.12 秒的心律失常。宽 QRS 波群心动过速可起源于心室（室性心动过速）或心室以上的起搏点（室上性心动过速，SVT）。如果存在传导异常，室上性的起搏点可产生宽 QRS 波群心动过速。当已经存在束支传导阻滞或继发的束支传导阻滞（通常与快速或不规则的心率和缺血相关），或当通过旁路进行传导时，室上性心律可见增宽的 QRS 波群。位于房室结水平以下的起搏点可导致室性心动过速。宽 QRS 波群心动过速的治疗首先要准确区分室性心动过速与 SVT 伴异常传导。

鉴别诊断宽 QRS 波群心动过速的方法基于对相关病史、体格检查和心电图表现等证据的系统评估。经典的 Wellens 标准[38]（表 77-7）使用多个不分顺序的临床数据点来帮助估计起搏点源于心室或室上性结构的可能性。作为改进，Brugada 和 Griffith 标准使用了 Wellens 方法中的心电图原则，这属于决策树方法（图 77-35）。该 Brugada 方法[39]使用 4 个步骤来鉴别室性心动过速，如不存在室性心动过速，则诊断为 SVT。Griffith 方法则相反，通过鉴别典型的束支阻滞的模式先确定 SVT，然后在其余的心动过速中通过寻找房室分离来确定室性心动过速。这两种方法在临床实践中效果相似[38~41]。

没有一项标准或系统能够绝对可靠地帮助区分室上性心动过速与室性心动过速。仔细收集数据通常对做出正确的诊断有帮助。经治医师开始时应假定任何新发的症状性宽 QRS 波群心动过速为室性心动过速，直至证明其并非如此（这往往可以通过病史、体格检查和心电图来证实）。

既往有心肌梗死病史的患者更可能发生室性心动过速而不是 SVT 伴差异传导。如果病史为心肌梗死后发生的心律失常，强烈提示室性心动过速的诊断。常支持与室性心动过速相关的其他特征有年龄≥50 岁、已知有缺血性或器质性心脏病、充血性心力衰竭、有早期或心脏猝死的家族史，以及既往有室性心律失常的病史。相反，年轻患者（年龄＜35 岁）和有 SVT 病史的患者更可能为室上性来源伴差异传导。

表 77-7　室性心动过速与室上性心动过速（SVT）伴室内差异性传导的鉴别

	室性心动过速	SVT 伴差异性传导
临床特征	年龄≥50 岁	年龄≤35 岁
	有心肌梗死、充血性心力衰竭、CABG、ASHD 等病史	无病史
	既往有室性心动过速病史	既往有室上速病史
体格检查	大炮 A 波	无
	动脉搏动变化	动脉搏动无变化
	第一心音变化	第一心音无变化
心电图	融合波	无
	房-室分离	QRS 波前有提前的 P 波
	QRS 波 >0.14s	QRS 波通常 <0.14s
	电轴明显左偏（≤30°）	电轴正常或接近正常
	对迷走神经刺激无反应	刺激迷走神经可减慢或中止心动过速
特异的 QRS 波型	V_1：R, qR, 或 RS	V_1：rSR
	V_6：S, rS, 或 qR	V_6：qRs
	与以往的室性心动过速图形相同*	与以往的 SVT 图形相同*
	与 QRS 波形阳性或阴性偏差一致†	

ASHD，动脉硬化性心脏病；CABG，冠状动脉旁路移植术；LAD，左侧冠脉前降支。

* 通过电生理或确切证据证实。

† 胸前导联 QRS 波形阳性或阴性主要偏差。

　　在体检过程中，可收集到有关宽 QRS 波群心动过速来源的线索。房室分离的证据（第一心音变化或每跳收缩压有变化或颈静脉出现大炮波）提示为心室来源。但没有这些结果并不意味着为室上性来源。颈动脉窦按摩和其他迷走神经刺激后，宽 QRS 波群心动过速减缓或终止提示为室上性来源。

　　鉴别诊断宽 QRS 波群心动过速时的一个常见错误是，认为血压和意识水平可用于区分室性心动过速与 SVT 伴异常传导。虽然室性心动过速常与心输出量减少、低血压和感觉中枢抑制相关，但绝对靠血压和意识水平来区分室性心动过速与 SVT 伴异常传导是不正确的。许多室性心动过速患者对心律失常有很高的耐受性。

　　关于宽 QRS 波群心动过速起源的心电图线索可精减为少数几条简单的规则（表 77-7 和图 77-35）。同样，房室分离的证据强烈提示宽 QRS 波群心动过速起源于心室。室性心动过速逆行传导到心房偶尔会在 QRS 波群后产生一个一致的 P′波，产生房室分离的表现（虽然 P 波应被视为异常）。另一个室性心动过速的可靠标志是融合波，在心房冲动到达房室结，同时结下传导系统发出室性冲动时，形成一个混合的 QRS 波群。这种混合的 QRS 融合波的持续时间和波形往往居于窄的房性冲动和宽的室性冲动之间。

　　胸前导联中（特别是 V_1 和 V_6 导联）QRS 波群的表现，也有助于确定宽 QRS 波群心动过速的来源（表 77-7）。QRS 波群时间大于 0.14 秒常与室性心动过速相关，尤其是当患者有心肌梗死既往史时。QRS 电轴怪异（表现为电轴极度左偏）也提示为室性心动过速。最后，以前的心电图描记可有帮助，QRS 波群的形态与以前心电图中的 QRS 波形态相同时，提示为同一个来源。如果宽 QRS 波群心动过速中的 QRS 形态与窦性心律伴束支传导阻滞中的一样，则宽 QRS 波群心动过速更可能为室上性心动过速伴差异性传导，而不是室性心动过速。该标志并非没有缺陷，QRS 波群形态或时间的微小变化可能难以分辨，但它却可能是区分室性心动过速与 SVT 伴异常传导的重要线索。

　　也可依据 Brugada 心电图标准[39,41] 从前面列出的条件中寻找 4 项室性心动过速的证据，只要发现一项即可作出诊断。对于心动过速，心律必须规则（混乱提示心房颤动伴传导改变）。按顺序排列的标准如下（图 77-35）：

1. 胸部导联没有任何 RS 复合波；
2. RS 持续时间（测量从 R 波起始处到 S 波最深

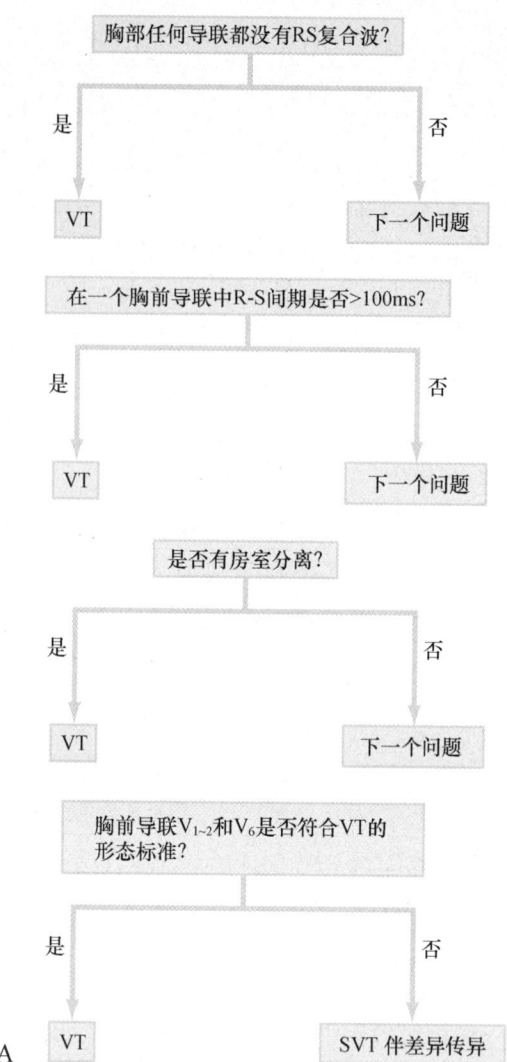

图77-35 A，Brugada 四步法，用于区分室性心动过速和宽 QRS 波形室上性心动过速。只有当以上四个问题均为否定时才可诊断为室上性心动过速伴室内差异性传导。只要一项为"是"则为室性心动过速。（From Brugada P, et al：A new approach to the differential diagnosis of a regular tachycardia with a wide QRS complex. Circulation 83：1649，1991.）。B，Griffith 法，通过 V_1 和 V_6 的典型表现可发现室内差异传导［右束支传导阻滞（RBBB）或左束支传导阻滞（LBBB）］随后检查是否有房室（AV）分离。如果无典型的左/右束支传导阻滞表现，且无房室分离，可诊断为室性心动过速。（Redrawn from Griffith MJ, et al：Ventricular tachycardia as default diagnosis in broad complex tachycardia. Lancet 343：386，1994.）

部）大于100ms；

3. 房室分离（通常存在但易被忽略，在下肢导联和 $V_{1\sim2}$ 上表现得最明显）；
4. 室性心动过速的具体形态学标准（图77-36）。

仅当上述标准都不存在时，才可诊断为室上性病因。尽管最初的研究者发现，上述标准检测室性心动过速的灵敏性（98.7%）和特异性（96.5%）良好，但在急诊室患者中进行的随访研究却并没有这样的准确度（敏感性为92%～94%）。医生经常无法接受这些结果[42]。在接受 I 类药物治疗的患者中，Brugada 标准不太可靠。

Griffith 标准[40,41]采用三步法来鉴别，首先通过 V_1 和 V_6 导联上典型的右束支传导阻滞或左束支传导阻滞（LBBB）的形态来识别 SVT，然后在其余的心

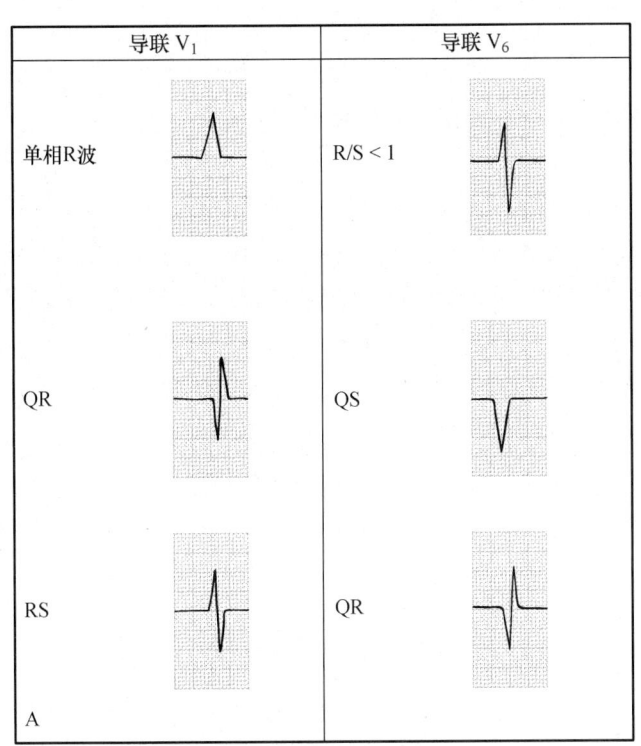
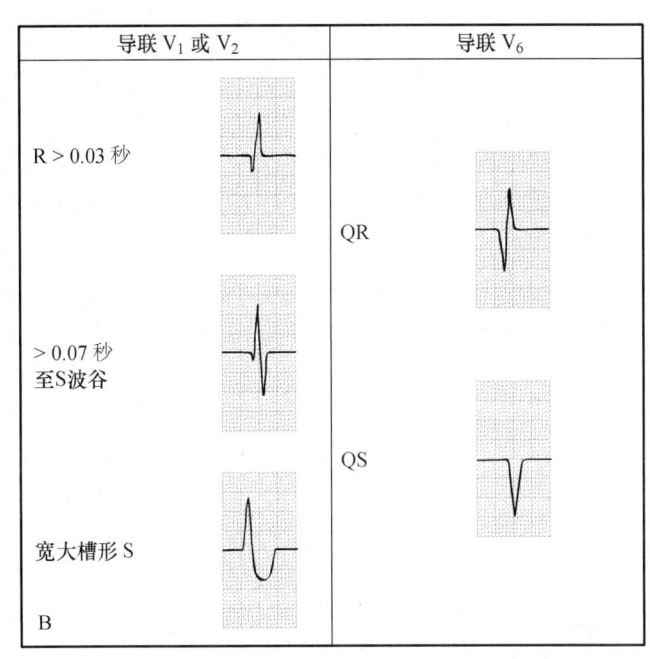

图 77-36 Brugada 法第四个标准形态。**A**，伴有右束支传导阻滞图形。**B**，伴有左束支传导阻滞图形。

律中寻找房室分离来鉴别室性心动过速（图 77-35）。与 Brugada 方法一样，实际使用此方法的敏感性为 92%，而且特异性可能更低。

QRS 波群的规则性有助于区分室性心动过速与 SVT 伴异常传导，还有助于指导治疗。大多数室性心动过速和 SVT 伴异常传导的发作是完全（或大部分）规则的，尽管也可看到一些不规则的情况。然而，在基础混乱心律（不规则不规则）上的宽 QRS 波群心动过速是心房颤动伴异常传导的有力证据。传导异常可能源于已经存在的束支传导阻滞、继发的束支传导阻滞（通常表现为右束支传导阻滞）或预激综合征。心房颤动伴预激综合征（无论是与宽 QRS 波群还是窄 QRS 波群相关）不应采用钙通道阻滞剂或地高辛治疗，因为有诱发心室颤动的风险。应使用电复律、普鲁卡因胺或胺碘酮治疗旁路综合征。

病情不稳定的宽 QRS 波群心动过速患者，应按存在室性心动过速治疗。无脉搏的宽 QRS 波群心动过速患者，应按前述无脉搏性室性心动过速和室颤讨论中列出的标准进行治疗。对于病情不稳定、可触及脉搏的宽 QRS 波群心动过速患者，建议以 50～100J 的能量进行复律（如果时间允许，在镇静后进行复律，首选双相放电，但不是强制性的）。如果最初的抗休克治疗不成功，应以 50～100J 的增幅增加能量（最大为 360J），反复电击复律。虽然首选双相的同步抗休克，但对室性心动过速进行不同步的单相抗休克治疗也是可以接受的。

如果患者为"临界性不稳定"（仅有一项非极端的症状或体征），或者如果患者病情稳定，但宽 QRS 波群心动过速的来源还不清楚，则治疗时应先假设存在室性心动过速。最好选用胺碘酮、利多卡因或普鲁卡因胺等药物[43]。建议将胺碘酮作为一线药物，但可能会产生低血压[44]。利多卡因的优点在于给药迅速，能终止大多数的室性心动过速。利多卡因不太可能对 SVT 伴异常传导有明显的疗效，但也不会造成伤害。对于来源不确定的宽 QRS 波群心动过速患者，普鲁卡因胺和胺碘酮都是首选的初始药物，因为此两种药物均可转复 SVT（包括与旁路相关的心律失常）和室性心动过速。如果药物治疗失败，电复律仍然是病情稳定患者的治疗选择。

由于室性心动过速通常对腺苷无反应（仅有 5%～10% 的室性心动过速病例使用该药可终止室速），且大多数 SVTs 被终止或暂时减缓，该药有助于鉴别诊断宽 QRS 波群心动过速。总体而言，这种方法相对比较安全，但有病例报告称，当存在宽 QRS 波群心动过速时，给予腺苷后有可能发生血流动力学障碍，这减弱了大家广泛使用该方法的热情[29]。

虽然钙通道阻滞剂对大多数形式的室性心动过速几乎没有直接作用，但许多此类患者使用这些药物后，由于血管扩张作用，立即发生心血管性虚脱。当证实宽 QRS 波群心动过速为室上性来源时，治疗原则与窄 QRS 波群心动过速相似。虽然诸如腺苷和钙通道阻滞剂之类的药物有时似乎适于辅助诊断心律失

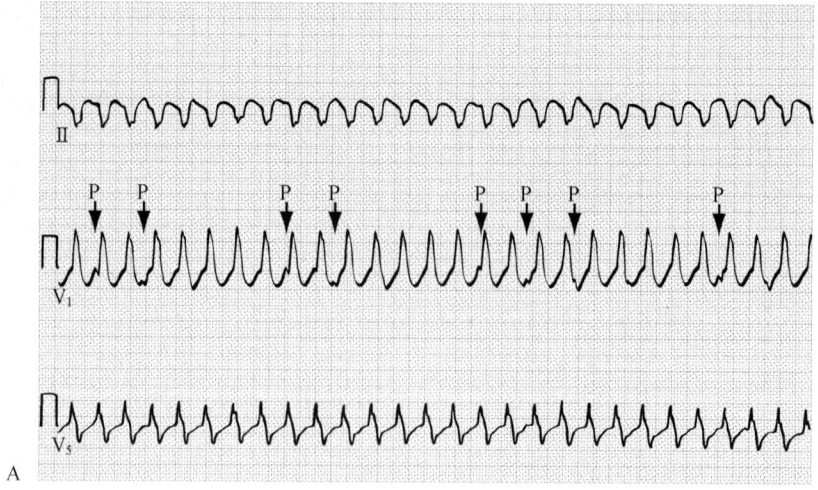

图 77-37 A 和 B 均为室性心动过速。图示房-室分离。C，间歇性非持续性室性心动过速。房-室分离明显。（Courtesy of Edward Curtis, MD.）

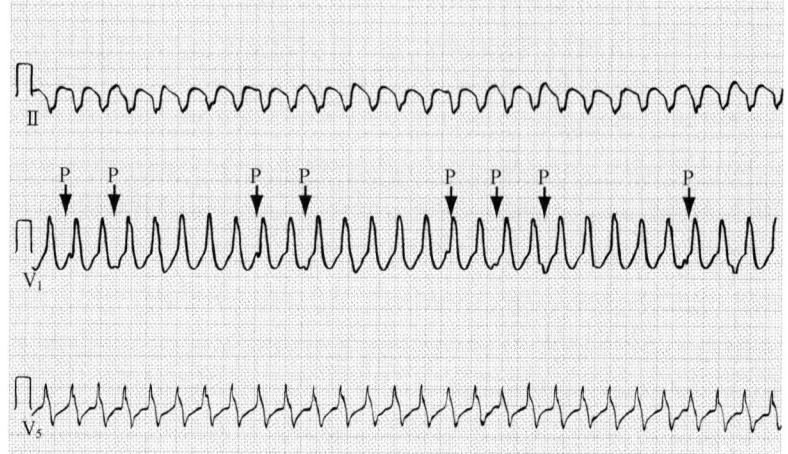

常，但最重要的是根据患者的临床表现和病史仔细评估心电图。

有脉搏的室性心动过速

室性心动过速（QRS 波群的频率≥100 次/分）起源于希氏束内或以下的部位。在心电图上，必须至少有 3 个连续的 QRS 波群才能诊断为室性心动过速。

非持续性室性心动过速是指可自行复律的短阵发作（≤30 秒），而持续性室性心动过速是指更长时间的发作。折返机制是室性心动过速最常见的原因，尽管也有自律性和触发机制。室性心动过速可由任何期前收缩诱发，PVCs 是最常见的兴奋性刺激。心室复极期间发生的（R-on-T 现象）期前收缩有诱发室性心动过速的风险，虽然这种风险的大小尚有争论。大多

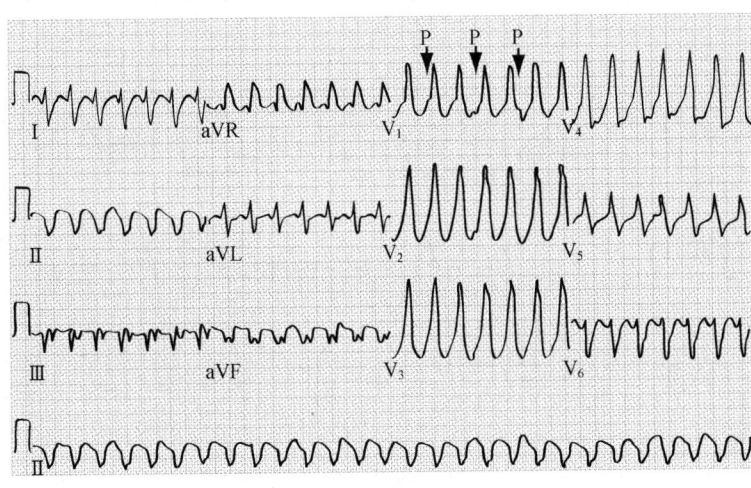

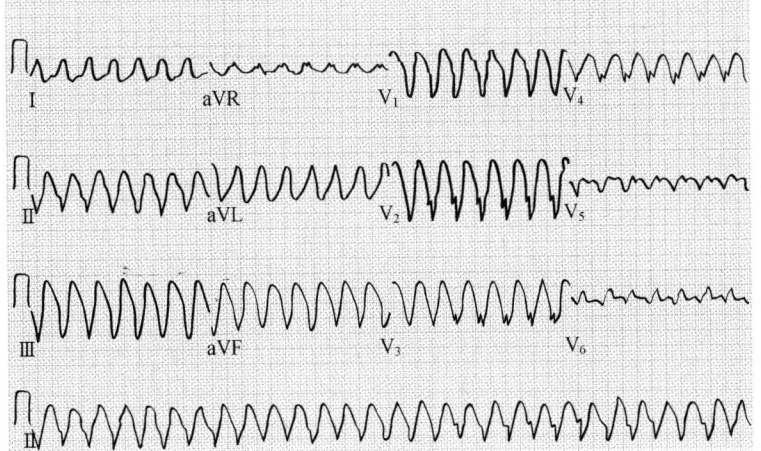

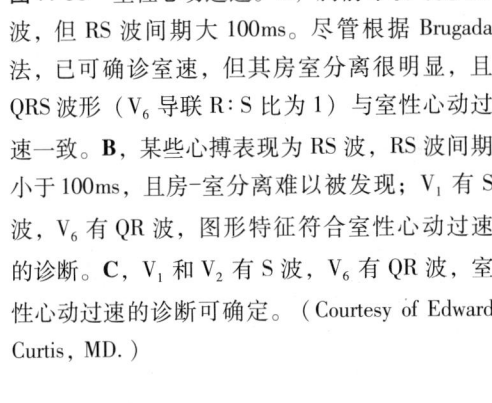

图77-38 室性心动过速。A，胸前导联可见 RS 波，但 RS 波间期大 100ms。尽管根据 Brugada 法，已可确诊室速，但其房室分离很明显，且 QRS 波形（V_6 导联 R∶S 比为 1）与室性心动过速一致。B，某些心搏表现为 RS 波，RS 波间期小于 100ms，且房-室分离难以被发现；V_1 有 S 波，V_6 有 QR 波，图形特征符合室性心动过速的诊断。C，V_1 和 V_2 有 S 波，V_6 有 QR 波，室性心动过速的诊断可确定。（Courtesy of Edward Curtis, MD.）

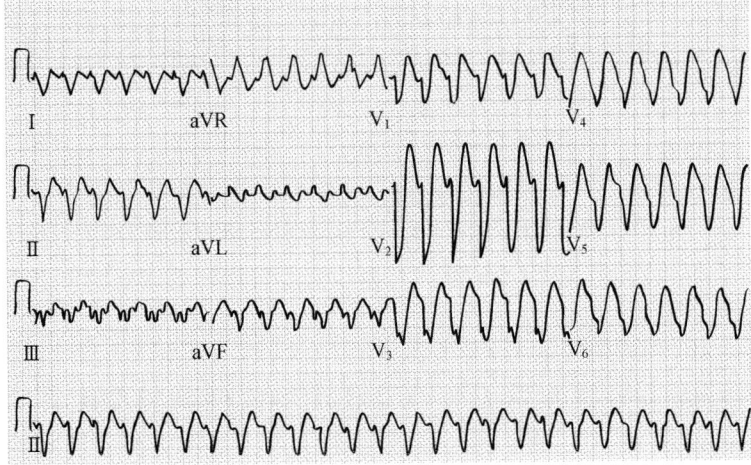

数室性心动过速患者都有基础心脏病或缺血。

某些种类的室性心动过速可根据心电图表现和病史确定。单形性室性心动过速可发生于存在或不存在缺血性心脏病的患者中，其形态学表现为 QRS 波群一致，通常节律规则，心室率为 150～200 次/分（图 77-37 和图 77-38）。可见不规则的心律和心率大于 200 次/分或少于 150 次/分。与慢性冠状动脉疾病相关的单形性室性心动过速是最常见的室性心动过速。

多形性室性心动过速表现为 QRS 波群的结构或持续时间发生变化，并与更严重的基础疾病相关（图 77-39 和图 77-40）。尖端扭转型室速是一种特殊形式的多形性室性心动过速。双向（或交替）室性心动过速最多见于洋地黄中毒，表现为 QRS 结构和电轴周期性变化的室性心动过速（图 77-39）。在所有形式的室性心动过速中，ST 段和 T 波的主要向量通常以相反的方向发自 QRS 波群的末端部分。这种

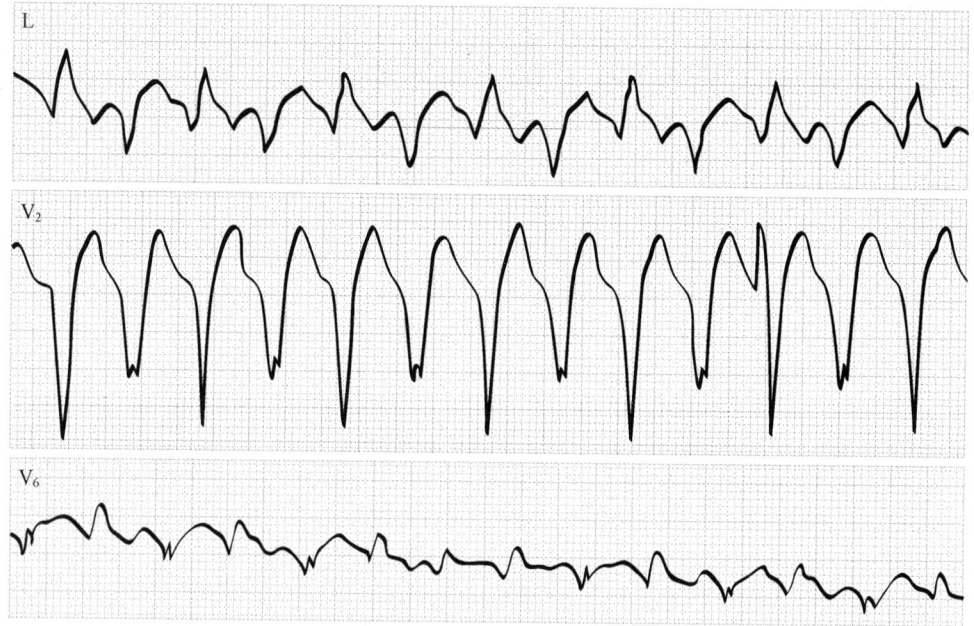

图 77-39 双向性室性心动过速，一例洋地黄中毒患者。(From Marriott HJL, Conover MB: Advanced Concepts in Arrhythmias, 2nd ed. St. Louis, Mosby, 1989.)

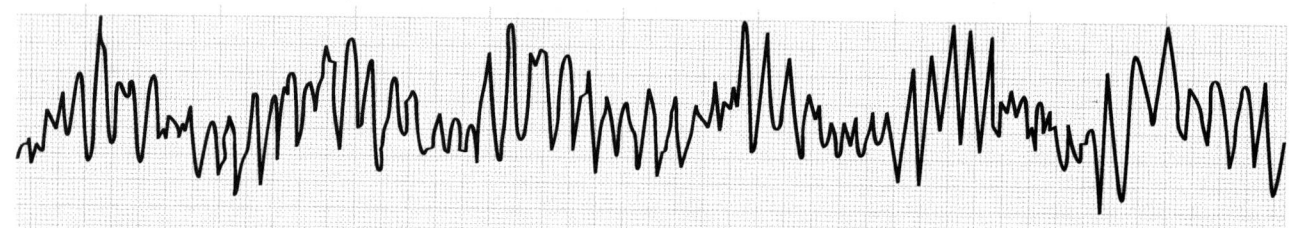

图 77-40 尖端扭转型室速，QRS 主波围绕基线上下盘旋的典型图形。

现象被称为二次复极异常。

稳定的单形性室性心动过速的治疗基于纠正所有基础疾病（尤其是电解质紊乱、低氧血症或高碳酸血症，以及心肌缺血）和通过药物终止心律失常。胺碘酮（3～5mg/kg，数分钟）或利多卡因（1.0～1.5mg/kg 静脉推注，最高剂量为 3mg/kg，然后静脉输注）为一线药物，可成功地终止 90% 的发作。普鲁卡因胺可作为二线药物。硫酸镁（2～4g 缓慢静脉推注）可扩大疗效或作为室性心动过速的三线治疗药物，尤其是在缺血的情况下。病情不稳定的患者或药物治疗疗效差的患者应以 50～100J 的能量进行心脏复律（同样首选双向同步复律，但单相也可以接受），必要时增大能量（双相至 200J，单相至 360J）[45]。

在少数仅由儿茶酚胺过多引起的室性心动过速病例中，可选用 β-肾上腺素能受体阻滞剂进行初始治疗，另外，这些药物最适用于预防。钙通道阻滞剂可预防再灌注性室性心动过速，但不适合用于治疗室性心动过速。

所有的症状性室性心动过速、新发室性心动过速或需要电复律治疗的室性心动过速患者都应收住院。少数符合出院条件的患者为症状无变化或无急性缺血证据的慢性室性心动过速患者。仅在与熟悉他们医疗状况并进行了密切门诊随访的心脏病专家磋商后，才能允许这些患者出院。

许多室性心动过速（室速）患者可选择植入式除颤器。室性心动过速患者的预后取决于症状和基础心脏病的情况。有器质性心脏病和晕厥史的患者预后较差。

多形性室性心动过速和尖端扭转型室速

多形性室性心动过速意味着有更严重的心脏疾病，治疗方法通常与单形性室性心动过速相同。需要识别一种特殊形式的多形性室性心动过速并给予特殊的治疗，即尖端扭转型室速，字面翻译为"尖端的扭转曲"，是一种阵发性的室性心动过速，符合以下临床标准（图 77-40）：

1. 心室率大于 200 次/分；
2. QRS 波形表现为围绕中轴上下波动，波群的极性似乎围绕基线不断转换；
3. 通常短阵发作，持续时间少于 90 秒，但也可看到持续发作。

尖端扭转型室速往往发生于窦性心律中存在 QT 间期延长的情况下，反映了心室复极异常。QT 间期持续时间的正常范围必须根据年龄、性别和心率进行校正。QT 间期≥500ms 表明发生扭转型室速的风险增加。QT 间期延长可为先天性或后天性的，后者更常见。女性发生 QT 间期延长和扭转型室速的风险更大。

发生获得性 QT 间期延长和扭转型室速的原因往往是多因素的，包括药物间的相互作用、心肌缺血和电解质紊乱（低钾血症和低镁血症）。使用新药或高浓度的药物（ⅠA、ⅠC 和Ⅲ类药物，加上许多抗生素、抗真菌药、止吐药、抗精神病药、抗癫痫药物，以及许多其他药物）、突然输液或根本就没有原因，均可触发 QT 间期延长或扭转型室速。延迟发作（治疗开始或改变后数月）往往是心室复极化，如电解质紊乱、清除有问题（如肾或肝功能衰竭），或加用了另一种可导致此综合征的药物。

大多数成人患者的扭转型室速是获得性和间歇依赖性的（框 77-12）。这些扭转型室速发作是由缓慢心率诱发的。稳定患者中间歇性扭转型室速的治疗要纠正任何潜在的代谢或电解质异常，增加心率以缩短心室复极。后者可通过超速起搏（外部或经静脉）或注射 β-肾上腺素能受体阻滞剂来进行，以使心室率达到 100~120 次/分。静脉注射硫酸镁也可有效地治疗阵发性扭转型室速。ⅠA 类和ⅠC 类药物属于禁忌，因为它们可通过进一步延长复极而加重心律失常。ⅠB 类药物（包括利多卡因和苯妥英）可缩短复极，但对这些病例，总的成功率很低。胺碘酮很少能诱发这种心律失常，可作为一种替代治疗。

病情不稳定或持续扭转型室速的患者，应像任何室性心动过速那样进行心脏电复律，同步电复律通常不采用。相反，先天性 QT 间期延长综合征相关的扭转型室速更罕见，通常在童年或成年早期出现。这种形式的室速可由儿茶酚胺过多（如运动或药物）诱发，称为心动过速依赖性。患者可表现为劳累后晕厥。同样，颈部手术和脑血管意外后的扭转型室速也可能是由儿茶酚胺过多诱发的。由儿茶酚胺诱导的所有形式的扭转型室速的治疗应基于减慢心率，通常采用 β-肾上腺素能受体阻滞剂。其他药物，如硫酸镁、钙通道阻滞剂、胺碘酮或苯妥英，也都有不同的疗效，均为二线治疗。

Brugada 综合征

这种综合征（与长 QT 综合征相似）能发生不可预知的室性心律失常和晕厥或心源性猝死，尤其是 50 岁以下的患者[46]。Brugada 综合征源于遗传性的钠离子通道疾病，尽管该综合征实质上在每个族群中都有报道，但最常见于男性和亚裔患者。这种传导性疾病并不伴有器质性心脏病。当儿童、青少年或年轻人表现为不明原因的晕厥或症状性心悸时，应考虑 Brugada 综合征的可能。在急诊室，Brugada 综合征可根据心电图 V_1~V_3 导联上特征性的"马鞍形"或弓形 ST 段抬高被诊断（图 77-41）。通常合并存在右束支传导阻滞，一度房室传导阻滞较少见。ST 段的表现可能是暂时性的和可变的，可随时间、药物或束缚而发生变化。

当提示或怀疑为 Brugada 综合征时，患者应被收入院进行电生理学检查和植入除颤器。药物治疗的研究甚少，只有奎尼丁可能有效。其他ⅠA、ⅠC 和Ⅲ类药物可有助于诊断此综合征，但并没有明显的治疗作用。

框 77-12　引起尖端扭转的长 QT 综合征的分类和原因

间歇依赖性（获得性）

药物诱发：ⅠA 和ⅠC 类抗心律失常药物；多种酚噻嗪类/苯丁酮类（代表药物分别为氟哌啶醇和氟哌利多）
抗抑郁药，抗生素类（尤其是大环内酯类），有机磷酸盐，抗组胺药，抗真菌药，抗癫痫药和止呕药；
电解质异常：低钾血症，低镁血症，低钙血症（少见）；
饮食相关性：饥饿，低蛋白血症；
严重心动过缓或房-室传导阻滞；
甲状腺功能减退症；
对比剂注射；
脑血管意外（尤其是脑实质病变）；
心肌缺血。

肾上腺素能依赖性（心动过速激发）

先天性疾病
　耶韦尔和朗格-尼尔森综合征（耳聋，常染色体隐性遗传）；
　罗马诺-沃德综合征（正常听力，常染色体显性遗传）；
　散发性（正常听力，无家族趋势）；
　二尖瓣脱垂。

获得性
　脑血管病（尤其是蛛网膜下腔出血）；
　主动性手术：颈淋巴结清扫术，颈动脉内膜切除术，迷走神经干切除术。

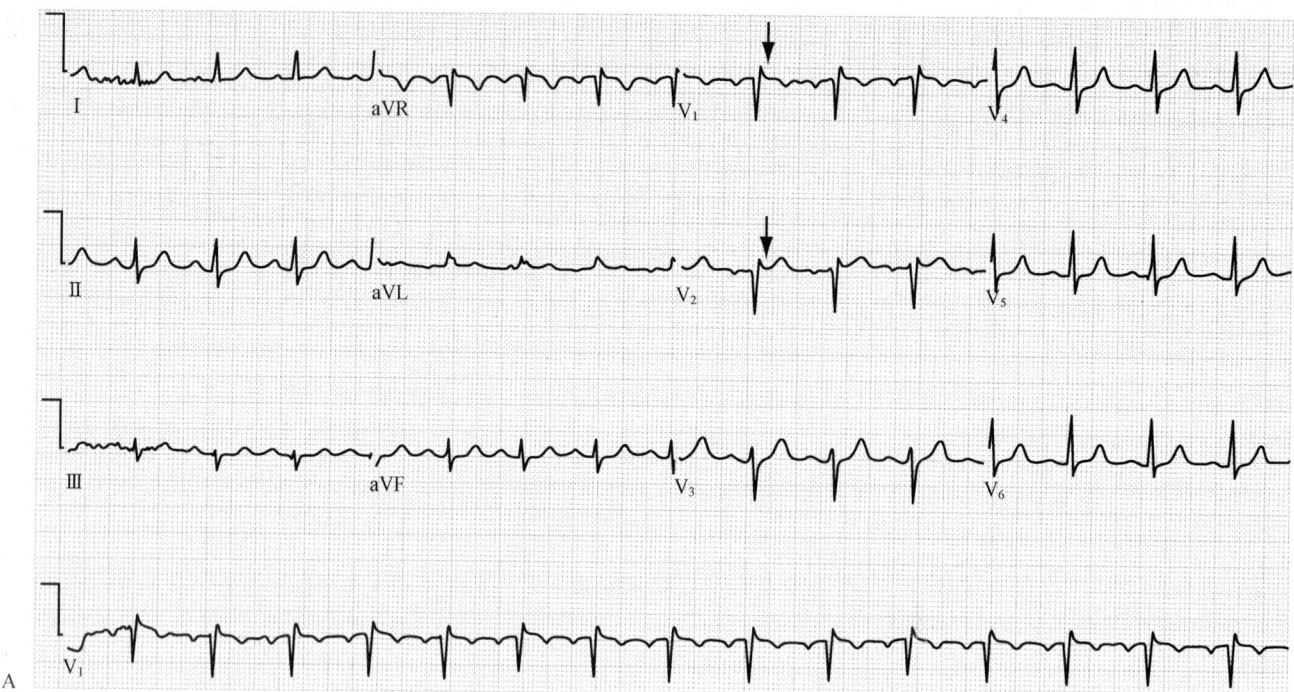

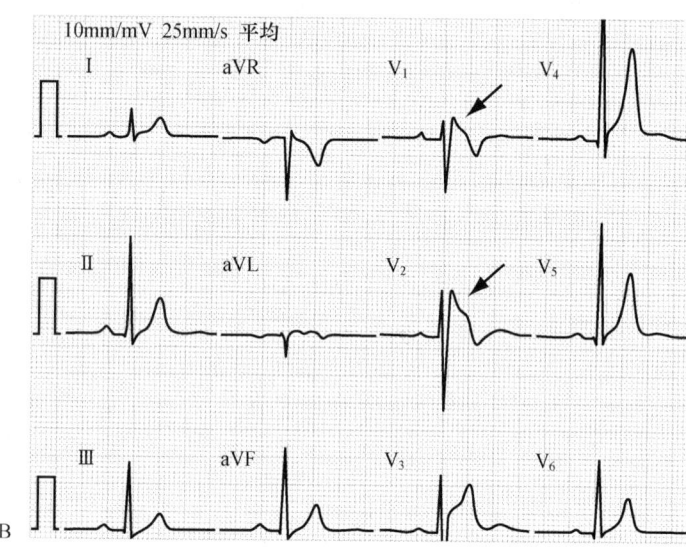

图 77-41 Brugada 综合征，V_1 和 V_2 导联 ST 段抬高。该 ST 段抬高呈弓背样（上图，**A**）或"马鞍样"（下图，**B**），但可能是暂时性的。

重要概念

- 不稳定的患者应在快速检查和心律分析后立即接受电治疗：如果心率慢则给予起搏；如果心率快则给予电复律。
- 所有新发的、有症状的宽 QRS 波心动过速均应被当成室性心动过速来对待，之后再依据临床表现、心电图特征和治疗效果进一步确认。
- 二度 II 型房室传导阻滞，或莫氏 II 型阻滞都不是正常变异，都是房室结以下的传导阻滞。如果发现 2:1 传导，需要与 I 型房室传导阻滞相鉴别。
- 任何情况下成人出现心室率超过 200 次/分，都要考虑房室旁路存在的可能性。
- 规律的窄 QRS 波心动过速是预激综合征的常见表现。
- 当房室结传导阻滞可能合并有预激综合征（如心室率超过 250 次/分，特别是呈不规则的宽 QRS 波时）或室性心动过速（如新发的宽复合波形心动过速，通常为规则的）时不建议进行治疗。当怀疑室性心动过速或房颤合并预激综合征时，可以谨慎地使用腺苷作为诊断的辅助方法。

本章参考文献请参见 http://pumpress.bjmu.edu.cn/eduservice/3419.html

第78章 心脏植入性装置

James T.Niemann and Benjamin Squire

张泓 李栎 译　张泓 校

背景

1952年，电脉冲心脏起搏器首次被应用于临床治疗缓慢性心律失常，随后，20世纪60年代早期，永久性经静脉心脏起搏器被引入临床实践[1]。1980年，心脏骤停幸存者体内植入了首批心内膜除颤心脏起搏器[2]。现今，经过几十年的发展和改进，治疗心律失常的植入性起搏器外形越来越精巧，功能越来越复杂。1991年，在美国估计有一百万患者植入永久性心脏起搏器，自1989年以来的调查数据显示，美国每年新增心脏起搏器植入者约425人/100万[3]。先天性和后天性心脏病包括心力衰竭的再同步治疗已成为永久性起搏器治疗的新适应证[4-6]。

众多大型临床试验比较了植入式心脏复律除颤器（ICDs）和抗心律失常药物预防室性心律失常致心源性猝死的效果，结果显示ICDs能明显提高患者的生存率[7,8]。这些研究推进了临床使用ICD植入装置，据估计每年美国有125 000人新植入ICD[9]。而这些装置的广泛使用也使得急诊内科医师频繁接诊与起搏器或ICD故障相关症状的患者。

永久性心脏起搏器和抗心律失常装置的适应证

美国心脏协会和心脏病学院（AHA/ACC）联合工作组制订了植入性装置使用指南并定期对其进行更新[10]。应用循证医学方法将推荐类别分为Ⅰ类、Ⅱ类、Ⅲ类。Ⅰ类推荐包括根据病情，一致认为应当植入起搏装置。Ⅱ类推荐包括根据病情，通常选择使用这些装置但对其必要性以及患者能否从中获益尚存分歧。Ⅲ类持保留意见，专家一致认为无需使用该装置。

使用起搏器治疗的患者，在选择起搏模式时还需考虑一些额外的因素，如全身健康状况、生活方式、患者的职业，但又不局限于这些因素。永久性心脏起搏器或ICD的Ⅰ类适应证分别见框78-1和框78-2。一般而言，心脏起搏治疗推荐用于有症状的心脏传导阻滞、窦性心动过缓、缓慢心室率的心房颤动患者，且未使用影响房室传导功能的药物。有争议的适应证还包括晕厥、心脏传导阻滞、某些传导疾病或心动过缓伴疲劳。只有当症状与异常心率之间有密切相关性时，安装心脏起搏装置才能改善患者症状。

起搏器命名法

字母代码法于1974年首先被确定为标准化的起搏器命名法[11]，并随着起搏技术的进步不断修订。表78-1对五位代码各自标准的缩写形式以及图形的含义进行了说明。最初的三个字母代码使用的频率最高。从这张表人们可清楚地了解任何起搏器起搏模式的特征。例如，一款VDD起搏器代表该起搏器仅起搏心室，感知心房和心室自身的除极化信号，在心室除极化时，受心房和心室信号的双重抑制释放刺激心室的脉冲，感知心房除极化的同时同步触发心室搏动。永久性心脏起搏器的常用代码和各型的适应证和优缺点见表78-2。已研究出可详细计算患者与起搏器匹配与否的方法。目前永久性心脏起搏器多是双腔、频率适应性的起搏装置[12]。

起搏器的构成

所有的起搏器都有三个基本组成部分：储存能源（电池）的脉冲发生器、电路和连接脉冲发生器与心

> **框 78-1　成人安装永久性起搏器 I 类适应证**
>
> 1. 三度以及进展性二度房室传导阻滞伴以下情形：
>   - 考虑由房室传导阻滞导致的症状性心动过缓（包括心力衰竭）或心室节律紊乱；
>   - 继发于抗心律失常药物或其他疾病的心动过缓；
>   - 记录到持续 3 秒以上的心脏停搏，或节律脱漏 ≤40 次/分，或清醒状态下脱漏心律低于房室结节律，窦性心律患者无症状；
>   - 清醒状态，患者有无症状性房颤，记录 ≥5 秒的长停博；
>   - 房室结导管消融后；
>   - 术后房室传导阻滞，预计无法解决；
>   - 神经肌肉病变合并房室传导阻滞（例如肌营养不良）。
> 2. 由二度房室传导阻滞导致的症状性心动过缓，无论阻滞部位位于何处。
> 3. 无症状性、持续性三度房室传导阻滞，清醒状态下心室率 >40 次/分，合并心脏或左室功能衰竭，或阻滞部位位于房室结以下。
> 4. 慢性心房或心室阻滞合并一过性三度房室传导阻滞或二度 II 型房室传导阻滞。
> 5. 运动状态下二度或三度房室传导阻滞，无心肌缺血。
>
> AV：房室。

几乎所有的植入性心脏起搏器都使用锂电池。使用锂电池的脉冲发生器根据各种起搏器的特点不同，如单腔或双腔、起搏阈值、频率适应性等，其寿命通常为 4~10 年甚至更长时间。与早期的锌-汞电池相比，锂-碘电池寿命相对较长，输出电压是渐降而非骤降，较少出现因脉冲发生器突然耗竭而导致起搏器功能障碍。

永久性心脏起搏器的心内膜电极经锁骨下或头静脉插入，置于右心室的心内膜下，如为双腔起搏器还需置于右心房心内膜下。在行心脏直视手术，如人工心脏瓣膜植入术或先天性心脏病缺损修补术时，会选择临时植入心外膜电极。与电池一样，起搏器电极也随着科技进步而不断得到改良[1]，包括用弹性好的可内膜的电极导线。

> **框 78-2　I 类植入式心脏转复除颤器治疗的适应证**
>
> 1. VF 或 VT 导致心搏骤停，非一过性或可逆性病因；
> 2. 自发性持续性 VT；
> 3. 临床相关的不明原因晕厥，电生理检查诱导持续性 VT 或 VF 发作，伴血流动力学显著改变，药物治疗无效，不能耐受，或不作为首选；
> 4. 冠心病合并非持续性 VT，既往心肌梗死病史，左心室功能障碍，电生理检查诱导 VF 或持续性 VT 发作，I 类抗心律失常药物不能控制。
>
> VF：心室颤动；VT：室性心动过速。

表 78-1　起搏器编码的五个字母

字母 1	字母 2	字母 3	字母 4	字母 5
心室起搏	心室感知	感知反应	可编程性	抗心动过速功能
A = 心房	A = 心房	T = 触发*	P = 简易	P = 起搏
V = 心室	V = 心室	I = 抑制	M = 多道程序	S = 电击
D = 双通道	D = 双通道	D = 双通道（A 和 V 抑制）	R = 频率适应性	D = 双通道（电击起搏）
O = 无	O = 无	O = 无	C = 交流	
			O = 无	

* 触发反应模式，当识别到内在除极化时起搏器放电。结果使起搏尖刺波出现在 QRS 波群中。由于该模式导致高能消耗及电池寿命缩短，起搏器故障导致感知反应出现错误，新型起搏器已不再使用该感知模式。

表 78-2　常见的永久起搏器

CODE	适应证	优点	缺点
VVI	间歇备份起搏；静止性患者	简易；价廉	固定频率；起搏器综合征
VVIR	房颤	频率反应	需要高级编程
DDD	完全性心脏传导阻滞	心房追踪恢复正常生理	无节律反应；需要两个电极和高级编程
DDDR	窦房结功能障碍；房室传导阻滞，具备频率适应功能以克服房室传导阻滞	通用起搏器；编程可提供所有选择	复杂，昂贵，编程，可随访评估

塑化材料包绕电极导线以减少导线断裂或破损（导致同步化或感知信号失败）或不完全断裂（导致同步化和感知信号的间断）。尽管已做出改良，但电路的问题依然存在，是导致起搏器功能障碍的主要原因[13]。心肌疾病和右心室扩大伴三尖瓣反流的患者通常选用螺旋头电极导线。

起搏器电极在构型上可分为双极导线和单极导线。双极心内膜导线电极由负极（远端）和正极（近端）构成，两电极在心内分开约1cm。单极导线电极负极与心内膜接触，正极即是脉冲发生器的金属外壳。两种导线电极各有优劣[12]。单极构型的起搏器由于易使肌电位增敏以及形成电磁干扰，故与ICD不相容，但直径较小不易受破损的影响。双极起搏器和ICD相容，但是导管直径大且易受破损的影响。然而过分敏感很少成为困扰人们的难题。电极的选择通常依赖术者个人的经验和偏好。

正常心脏起搏心电图

现代起搏器具有两种基本功能：发放电脉冲刺激心脏和感知心脏自身的电信号。更多的功能可获取并记录在起搏器代码系统中（表78-1，4、5列）。如果在起搏设定的间期内未能识别（感知）任何心腔自身的电信号，起搏器就会发送电脉冲至心房或心室。此间期通常在起搏器植入时即已设定，若有必要，可稍后使用起搏器制造商提供的程序和"监测"设备进行更改。如果起搏器识别或感知到自身心房除极化（P波）或心室除极化（QRS波群），则抑制或重新设置输出电脉冲以防止与心脏自主节律发生竞争。刺激强度和感知阈（自身检测到的电活动振幅）在植入时也已经被设定，但稍后可重新调整。

标准12导联心电图（ECG）记录的图形可验证起搏器的这两项基本功能。单腔VVI起搏器的正常心电图形最易辨识（图78-1）。超过起搏间期无自身心室电活动产生时，起搏器发放一次脉冲。双极起搏器波峰狭窄偏斜，通常波幅小于5mm，单极起搏器波峰波幅通常为20mm及以上。人工电刺激后立即出现宽QRS波群。右心室尖部去极化，电信号不沿正常传导通路下传。心电图上可见特征性的左束支传导阻滞图形。右束支传导异常提示电极移位。VVI起搏器同步化的QRS波群与自身心房去极化相互独立（房室分离）。

由于右心房和右心室自身感知信号和起搏电脉冲的相互干扰，双腔起搏器起搏波形的辨识更加复杂（图78-2）[14]。预先设定的起搏间期在起搏器植入后可依据患者的不同需要逐步进行更改。不同患者的起搏频率和间期时长各不相同。双腔起搏器主要适用于房室传导正常，不伴心房颤动的患者。如果自身心房除极化能传导至心室，窦房结发放电信号后，自身"P"波后常跟随正常的QRS波群。自身P波和QRS波群抑制心房和心室电路。如果同步心房搏动电脉冲通过房室结传导，未超过预设的房室延迟时间，P波后跟随一个正常的QRS波群。如果未能下传至心室（超过房室延迟时间），起搏器激动心室导致P波后跟随一个宽大的起搏QRS波群伴左束支传导阻滞图形。

排除干扰，正确解读心电图波形尤为重要，起搏P波有可能和自身P波混淆，当P波消失时有可能被诊断为故障（伪故障）。P波消失时可能被诊断为出现故障（伪故障）。另外，如果预先设定的起搏器工作频率与患者的自身心率接近，可能会出现起搏器起搏和自身搏动的融合波，表现为另一种常见的伪故障（图78-3）。

起搏器植入术相关并发症

感染

起搏器植入术是一项手术操作，与所有的手术一

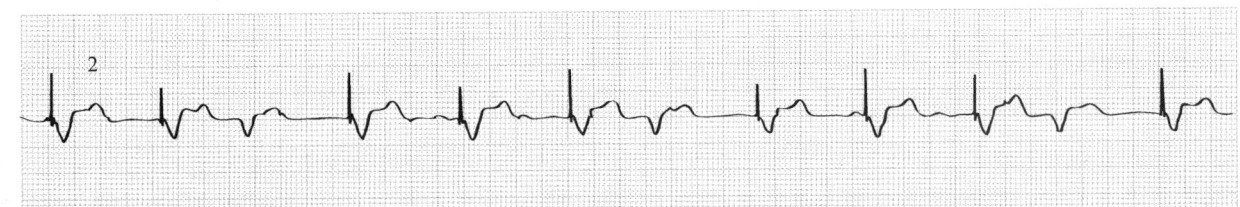

图78-1 正常VVI心脏起搏装置（心电图）。此为有症状的安全性房室传导阻滞患者植入VVI起搏装置后的心电图表现。起搏频率接近75次/分（由连续起搏尖刺波时间间隔判断）。每个起搏尖刺波后都跟随一个宽大的QRS波群。左边第三个QRS波群与其他QRS波群相比略微有些不同，这是一个被起搏装置感知到的由自身心内发放的QRS波群。只有达到设定频率，起搏装置才会发放电脉冲。自发QRS波群到下一个起搏QRS群之间的时间间隔，和两个连续起搏尖刺波之间的时间间隔大致相同。随后重复两次。

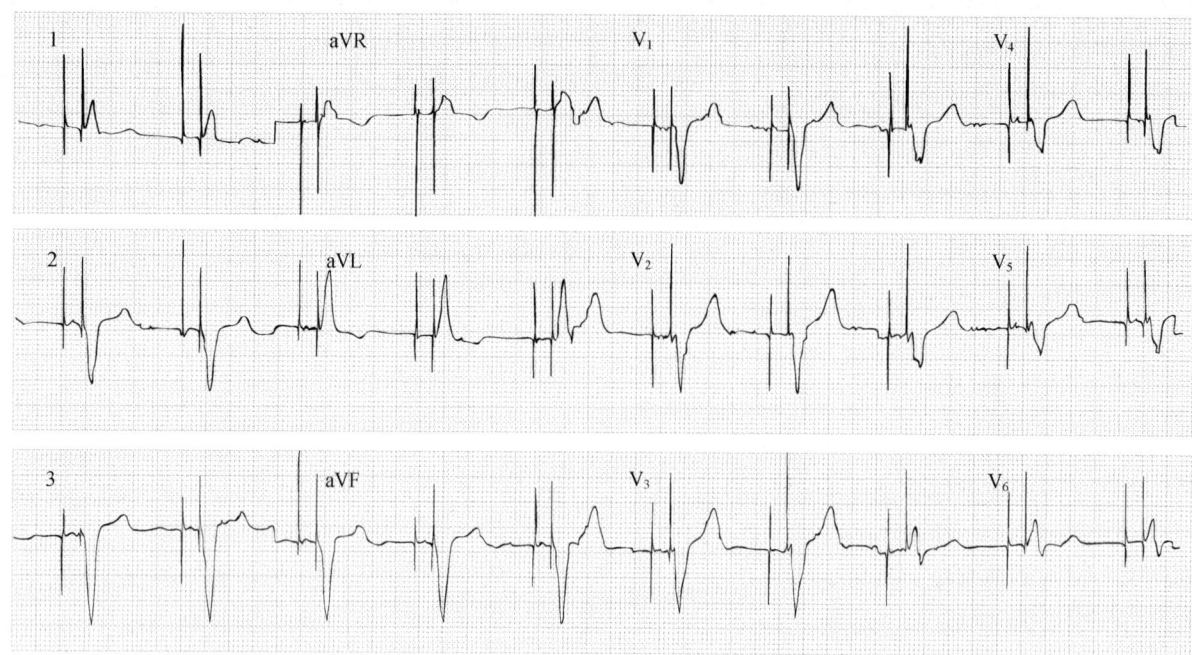

图 78-2 正常 DDD 起搏装置（12 导联心电图），每个 QRS 波群前可见两个起搏尖刺波。第一个尖刺波导致心房除极，第二个尖刺波产生宽 QRS 波群。所形成的 QRS 波形呈左束支传导阻滞图形，表明起搏位于右心室心尖部心内膜处。

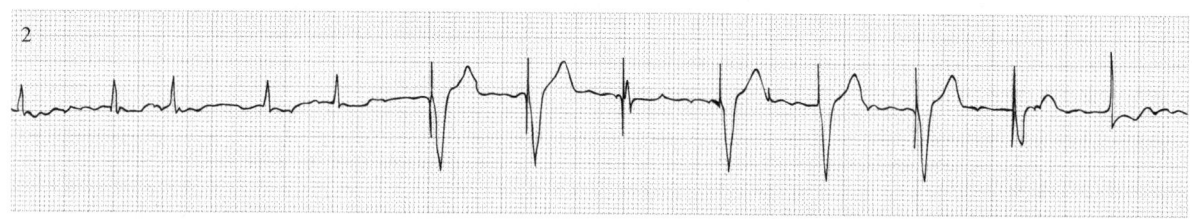

图 78-3 VVI 起搏装置融合节拍（伪故障）。心房颤动及间歇性完全性心脏传导阻滞患者植入 VVI 起搏装置。Ⅱ 导联最初 5 个 QRS 复合波群形态及节律正常，可能为房颤律。继之 2 个宽大的 QRS 复合波前可见起搏尖刺波，此为正常感知和起搏的心电图表现。第 8 个窄 QRS 复合波前有起搏尖刺波，起搏尖刺波以固定间隔间期出现，在这种情况下，起搏器发放电脉冲同时开始自发性心室除极。第 12 个 QRS 复合波以融合节拍序列出现。而在第 13 个 QRS 复合波群内可见起搏尖刺波，表明几乎在起搏器放电同时有室上性心律下传。表面上似乎为起搏器失感知，实际是起搏器功能正常并且与基础心脏节律竞争性下传的表现。

样，都有感染的风险，术后异物的留存更增加了这种风险。感染的发生率很低——由创口和皮下起搏器囊袋引起，感染率接近 2%，约 1% 的感染伴脓毒症和菌血症。由于异物的存留使感染的处理变得复杂，植入起搏器后，仅少数病例在暴发菌血症后单独采用抗生素即可控制病情。大多数病例都需要更换起搏器和导联系统[15,16]。

疼痛和起搏器置入位置的局部炎症是创口感染、蜂窝织炎、起搏器囊袋感染的第一征象。20%~25% 局部感染的患者血培养阳性。菌血症也可发生于无局灶感染的情况，并可出现典型的全身性炎症反应综合征或脓毒症的表现。起搏器囊袋区的血肿表现与创口或囊袋感染类似。起搏器囊袋细针穿刺必须在 X 线透视下进行，否则细针可能刺破脉冲发生器周围的绝缘层或囊袋中的起搏器电极。

当局部感染或怀疑有菌血症时，必须进行血培养并经静脉使用抗生素治疗。60%~70% 的病例血培养都能分离出金黄色葡萄球菌和表皮葡萄球菌。在进行细菌培养和药敏试验期间，经验性治疗的抗生素选择必须包括万古霉素。如果患者的血培养阳性，脉冲发生器和起搏器电极通常需要移出，实施临时经静脉起搏，经静脉抗生素治疗需要持续 4~6 周。之后再次植入永久性起搏器[17]。

血栓性静脉炎

永久性经静脉按需起搏器相关的静脉栓塞发病率为 30%~50%。约 1/3 的患者属于完全性静脉栓塞。常发生于腋静脉、锁骨下静脉和头臂静脉或上腔静脉（SVC）。插入电极导线的位置与发病率无关。通常还会有上臂静脉慢性血栓形成，但由于静脉侧支循环的建立常不引起明显临床症状。

由于广泛侧支循环的建立，仅 0.5%~3% 的患者产生临床症状，而这通常预示了急性血栓形成[18]。这些患者具有典型的水肿、疼痛、电极插入位置同侧手臂静脉怒张。尽管罕见，仍有报道由起搏器电极诱导的血栓栓塞引起的上腔静脉综合征。起搏器电极诱导的上腔静脉综合征，其症状和体征与恶性肿瘤伴上腔静脉综合征的患者相同。肺栓塞是否与起搏器治疗引起的血栓形成有关尚存在争议。

尽管症状提示可能有血栓形成，但急性栓塞的确诊需要反复行颈静脉系统超声检查、静脉造影检查或造影剂对比-增强的 CT 检查。这些具有典型症状的患者先经静脉注射肝素治疗，再用华法林长期维持治疗。早期溶栓（7～10 天内）治疗急性栓塞最有效。

"起搏器综合征"

起搏器植入后，患者可能出现新的主诉，通常包括晕厥或晕厥先兆、体位性眩晕、疲劳、运动不耐受、虚弱、嗜睡、胸闷或胸痛、咳嗽、颈部或腹部有异常搏动，右上象限疼痛和其他非特异性症状，或者原有症状加重，促使医生重新评估起搏器治疗效果。

这些症状统称为起搏器综合征[19]。此类症状产生的病因是心房和心室非同步化及房室传导的出现，通常在植入 VVI 起搏器时发生。植入 DDI 起搏器时也可能发生。植入 VVI 起搏器后，心室受电脉冲刺激除极化，导致心室收缩。如果窦房结功能正常，心房接受窦房结传导的电信号，当二尖瓣和三尖瓣关闭时，心房除极化后收缩。这种收缩的不同步导致颈静脉和肺静脉压力增高，可能引起充血性心力衰竭的症状。

心房扩大引起中枢神经系统介导的血管减压反射效应。B-型利钠肽水平升高和多尿可反映病情的严重程度。心房收缩力和舒张晚期心室充盈程度对维持充足的心输出量非常重要，如果不能维持一定的心输出量可能会引起低血压或体位性低血压。房室传导阻滞的患者植入 DDI 起搏器后，如果窦房结发放冲动的频率超过起搏器的设定频率，可能会引起起搏器综合征。

约 20% 的患者报告的症状提示在起搏器植入后会发生起搏器综合征。大多数症状较温和，患者可以耐受。这些患者中约 1/3 的症状较重。这时通常需要用双腔起搏器更换 VVI 起搏器或调低 VVI 的起搏率。若是植入 DDI 起搏器的患者发生起搏器综合征，则优化心房周期，采用心室起搏。相较于 VVI 起搏模式，患者更倾向于选择双腔起搏[20]。

若植入起搏器后不久患者出现与起搏器综合征相关的症状，当患者前来急诊科就诊时，如对起搏器及相关情况有疑问，仍然推荐咨询心脏病专家。植入的起搏器发生故障的患者，也会出现类似的症状，对于此类患者必须调整起搏器设定，置换脉冲发生器或起搏电极。

起搏器故障

起搏器故障涉及电路、脉冲发生器的电池、起搏器导线电极（移位或破裂最常见）异常或起搏电极和心肌之间的干扰（起搏或感知阈）。另外，环境因素如心外或体外电信号可对正常起搏器功能产生影响[21,22]。根据标准心电图的监测结果，可将起搏器故障大致分为三类：（1）失夺获（无起搏尖刺波或波峰后无心房心室波）；（2）感知功能障碍（过度感知或感知不良，导致波峰产生过早或即使超过设定的起搏间期也不产生波峰）；（3）起搏频率异常。植入起搏器后，因起搏器故障引起临床症状者不足 5%，而且很少立即危及生命。功能障碍多数是由感知异常引起，其次是失夺获。起搏器故障的主要表现和病因见框 78-3。

当急诊内科医师怀疑起搏器故障时，首先要了解起搏器的起搏模式（表 78-1），观察心电图时应了解此种类型起搏器正常的起搏心电图表现。幸运的是，在行起搏器植入术后，患者通常能提供来源于信息卡的重要识别信息。五位字母代码为急诊内科医师提供了最重要的信息。如果此信息无效，标准前后位和侧位 X 线胸片也能提供关键信息。右心室心尖部的单极起搏器通常为 VVI 型起搏器。此型起搏器发放一

框 78-3　心脏起搏器故障的原因

失夺获
- 发作起搏器电极导线破裂、脉冲发生器与导线断开
- 传出阻滞
- 电池耗竭

失感知
- 导线移位
- 导线与心内膜接触不良
- 低电压的心内 P 波和 QRS 复合波
- 导线断裂

感知过度
- 感知心外信号：肌电位
- 感知 T 波

起搏频率不恰当
- 电池损耗
- 心室传导的起搏器介导性心动过速
- 对房性心律失常的 1:1 响应

次电脉冲可能只能看见一个波峰，一次心室去极化（图78-1）。如果此时窦房结激动，起搏QRS波与自身感知波分离。如果在右心房和右心室发现分开的电极，通常为DDD或DVI模式的起搏器，可见起搏P波和QRS波群（每个QRS波群有两个波峰）（图78-4）。如果DDI或DVI起搏器无法辨认两个波峰也可能代表起搏器功能正常。

经常将磁体放置于脉冲发生器外表面用于检测起搏器的功能。磁体能使起搏器电路内簧片关闭，使起搏器转变为不同步或固定频率起搏模式，这样，起搏器不再受患者自身电活动抑制。这种方法最常用于患者自身心率超过起搏器设定的频率，起搏器功能受到抑制时。使用磁体后，即使患者自身仍有心搏，起搏器也能按设定的起搏频率工作。磁体可由任意厂家生产，但是任何一个心脏起搏器的磁体都要能引动任意装置内的簧片开关。

无夺获

无夺获的范围包括完全无起搏尖刺波和人工诱导的综合波后无起搏尖刺波（图78-5）。电池耗竭、起搏器电极导线破裂、脉冲发生器与导线断开均可导致完全没有起搏尖刺波。

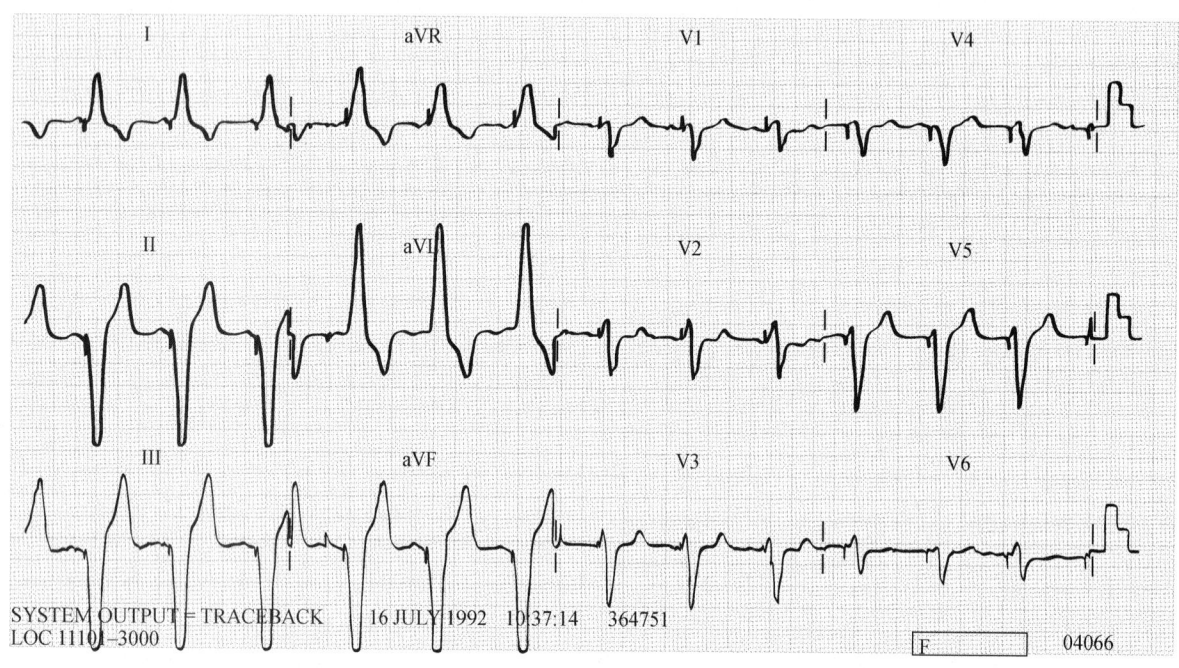

图78-4 正常DDD起搏装置（半标准12导联心电图）。Ⅰ、Ⅱ及Ⅲ导联继起搏尖刺波后出现3个规律的QRS波群。规律的QRS波群出现在自发性或内源性P波之后，表明起搏器感知到的房室传导延迟已超过起搏器编程的AV间隔。放大导联的第一个QRS波，于aVF导联观察最清楚，表现为规律的P波和QRS波群。虽然是双心室心脏起搏器，但并非每个QRS波群前均有两个起搏尖刺波，有时仅出现一个起搏尖刺波甚至无起搏尖刺波出现，此种现象不能视为起搏器功能障碍。同样，此ECG各导联中出现形态不同、放大的起搏尖刺波不代表起搏器功能障碍。当单一导联出现节律性的尖刺波时，提示该导联必是最易识别起搏尖刺波的导联。

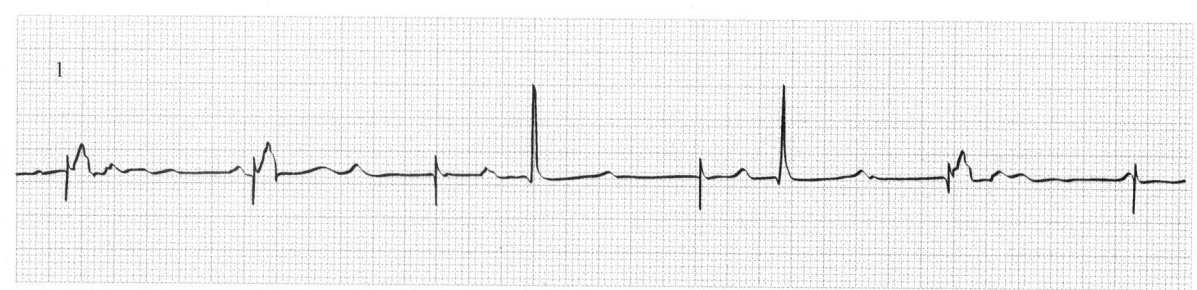

图78-5 失夺获与慢起搏节律相交替（Ⅰ导联）。Ⅰ导联节律性的尖刺波表明VVI起搏器交替性失夺获。第1和第2起搏尖刺波之后出现宽大的QRS波群，第3和第4起搏尖刺波之后则无QRS波群。起搏尖刺波节律约50次/分，而该起搏装置编程的节律设定在75次/分。这是一个典型的起搏器电池耗竭的"终末期"特征性心电图表现。

目前的碘-锂电池不会突然发生电力故障，完全耗竭前有长达几个月至一年的时间，这段时间内有典型的寿命终止表现。通常，电池开始衰竭的第一个标志就是预设的起搏率降低，这是一个渐进的过程，在患者定期接受随访时能够被检测出来。在电池使用寿命末期，电压输出降到一个临界值时，刺激强度降到要求阈值以下，可见失夺获或间歇性夺获失效。所以，很少紧急或突然更换电池。

完全或间断无夺获最常见于电极问题，通常可由电极脱位引起，最可能在植入起搏器后的头一个月内发生。X线胸片可证实起搏电极导管从右心室心尖移位。导管尖端常位于肺流出道，可间断与心内膜接触，导致间歇起搏和感知功能障碍。双腔起搏器的心房起搏电极通常会移位进入右心房，导致起搏电极与心房内膜的接触中断。

目前的电极导线多采用聚氨基甲酸酯涂层，很少发生破裂[1]。绝缘层的破坏造成漏电，导致失夺获。能检测到起搏阈值的改变。电极导线破裂预计多发生在脉冲发生器连接点或突然成角的应力点。电极与脉冲发生器接触不良的表现与导线破裂类似。电极导线完全或接近完全破裂时，后前位X线胸片偶尔能发现导管或其绝缘层的断裂。脉搏发生器关闭时，X线胸片也能检测到电极和脉冲发生器之间失去联系。

传出阻滞（有适宜刺激时起搏心腔除极失败）也能引起起搏失败。当预设起搏电刺激输出失败，以致发生夺获，脉冲发生器功能正常且导联系统完整时，需要考虑传出阻滞。传出阻滞主要是由于心内膜和起搏系统的接触发生变化。常见病因有：心内膜与电极接触区局部缺血或梗死；高钾血症；使用了Ⅲ类抗心律失常药物如胺碘酮，影响心室除极化。尽管也有报道其他药物能改变起搏器阈值，但是作用均较弱，临床价值不大[21]。在植入起搏器时，振幅和电输出持续时间决定了刺激强度，一般设定为略高于人工电流且能引起心脏除极化。

感知异常

功能上具备非竞争性模式的心脏起搏器应该可以感知自身心脏电活动。起搏器的模式决定其感知电活动的能力（表78-1）。植入起搏器时，心内心电图信号的强弱决定了感知参数，后期若有必要也可更改设定或进行一些调整。

感知不良

完全或间断无感知。可能由植入起搏器时更改参数引起。常发生于急性右心室梗死或多种心肌疾病伴渐进性纤维化者，导致心内电信号振幅减小。导管移位、破裂和心内膜接触不良都可引起感知不良。

感知不良在心电图上的典型表现为比预设较早出现的起搏尖刺波。是否出现在心脏不应期内决定了波峰后有无综合波（图78-6）。若电冲动落在心房和心室的不应期内，未能产生综合波，不能解释为起搏失败。

过度感知

某些罕见的情况下，心脏起搏器能检测到非心脏起源的电活动，可能是断断续续的、不规则搏动或表现为起搏器功能完全消失。使用单极导联起搏器通常过度感知胸肌肌电（图78-7）和体外电信号。心室

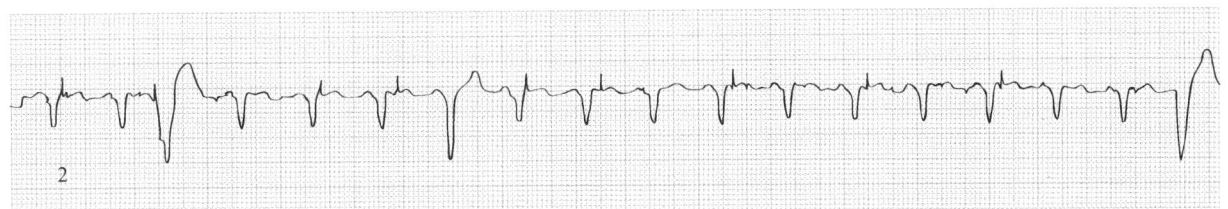

图78-6 无感知或低感知（Ⅱ导联）。记录中起搏尖刺波明显，由于处于先前自发QRS波群的心室不应期，故这些尖刺波后不产生QRS波群。第3个QRS波群是QRS融合波，表明起搏装置虽可以夺获，但对自发性节律感知低下。

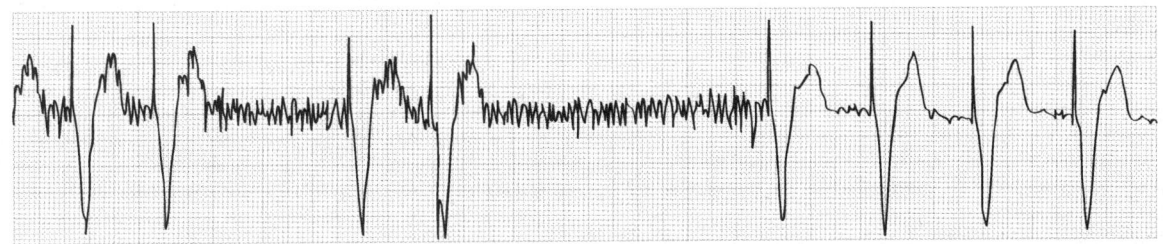

图78-7 过度感知（Ⅱ导联）。此为VVI单极导联起搏器过度感知胸大肌收缩引起的肌电位。肌电位导致尖刺波中出现起伏和不规则的基线。肌肉收缩终止后，恢复正常起搏（持续出现4个复合波）。

自身去极化后的 T 波是最常被过度感知的心脏电信号。造成心电干扰的一般医疗资源尚有：电烙术能短期抑制起搏器功能；磁共振成像能改变起搏电路，造成频率固定和非同步起搏。靠近微波炉造成的电磁干扰不会引起现代植入性起搏器的工作异常。使用数码手机也会引起电磁干扰[21,22]。这些设备都可能造成起搏器功能受抑制，心室示踪效果不佳或非同步起搏。当手机距离脉冲发生器小于 10cm 或用安置起搏器囊袋的同侧耳部接听手机，经常引起起搏器功能故障。

起搏频率不恰当

起搏频率低于预设频率是脉冲发生器锂-碘电池能量耗竭时的典型表现之一，但不会突然出现。起搏频率明显提高见于所谓的起搏器失控，现代起搏器多已经设定上限（多 < 140/min），极少见到这种情况。当发生室房传导并因此造成恶性心房除极时，心室受电信号刺激除极化，双腔起搏可能产生"永久性环形"心动过速[23]。这两种情况下，心室率都不会超过设定的上限。发生这种节律的患者通常主诉心悸或血流动力学代偿的一些症状。一旦监测到这种心律，通常使用磁体将起搏器改为竞争模式，固定起搏频率，终止快速性心律失常。

处理

历史

询问患者起搏器标识卡。卡上的信息能说明为何放置起搏器和选用何种起搏模式。

起搏器功能出现障碍的患者中，大多数人都有一些症状，提示需要起搏器治疗：晕厥、晕厥先兆、体位性眩晕、头晕、呼吸困难和心悸。

起搏器并发症和起搏器故障主要发生在起搏器植入后的最初几个星期或几个月内。创口愈合后，触诊脉冲发生器的位置不会引起疼痛。典型的创口感染或囊袋感染都伴有局部压痛。引起菌血症的第二个原因是起搏导管感染，感染之初往往仅有发热而无全身炎症反应综合征的表现。植入起搏器一侧手臂疼痛提示急性血栓形成。

继发于房室同步不良的起搏器综合征的患者常主诉一些非特异性症状，如易疲劳、全身虚弱、呼吸困难或颈部及腹部有异常震动感或"钝击"感等。也可能有晕厥或晕厥先兆，这些提示需要评估起搏器以确认是否存在故障。起搏器综合征应是排他性诊断。

体格检查

即使认为存在其他可能感染源，当起搏器植入患者有发热时也应首先怀疑起搏器感染。休息时患者心率小于 60 次/分或高于 100 次/分提示起搏器参数改变（电池耗竭或起搏器介入性心动过速）。以上任一情况都可能出现低血压。进行颈静脉搏动波的检查，出现颈静脉"a"波提示房室同步不良。充血性心力衰竭时肺部听诊可闻及双肺底啰音。

人工心脏起搏时，第一心音由于房室分离（VVI 模式）强度不等，当心室起搏时（右心室首先激动）第二心音可能分裂。如果起搏导管尖端刺破右心室壁能听见心包摩擦音。穿孔通常在起搏器植入时容易发生，并于当时得到确认。尽管起搏导管通过三尖瓣，除非存在心肌病，常见的如右心室扩张等，否则极少闻及三尖瓣反流。如果足部水肿是新症状或慢性水肿近期有所加重则有重要意义。

X 线胸片

除非有其他途径获取信息，应当拍摄 X 线胸片来确定起搏导管导管尖的位置和起搏电极的型号。心室起搏导管电极位于右心室流出道，心房导管尖位于上腔静脉或右心室都是异常的。X 线胸片可辨认脉冲发生器的位置。偶尔还能观察到起搏导管电极和脉冲发生器之间是断开的，其中部分病例是由病人自身对脉冲发生器的错误操作引起的（"起搏器旋弄"综合征）[24]。

12 导联心电图

所有患者均应行标准 12 导联心电图检查，并记录结果。双极起搏器发放的人工电刺激非常小，在某些导联难以识别（图 78-4）。观察心电图结果，分析是感知故障还是起搏故障，起搏频率低或异常快速心律，提示为起搏器介导性心动过速。

装有心脏起搏器患者的急诊科安置

基于现代起搏器的设计，加上频繁随访、反复评估患者的起搏器功能，由起搏器故障导致的、需要急诊科立即进行干预的危及生命的急症已经罕见了。多数情况下，起搏器故障都是细微的，如果不是技术熟练的专业人员用制造商专门的检测设备去检查难以发现问题。所有可疑的起搏器故障都应咨询心脏病专家。

高级生命支持干预

在推荐的电击能量（200J，300J，360J）范围内，植入除颤器的患者也能安全除颤[10]。如果胸骨电极放置在靠近胸骨的地方，则离脉冲发生器大于10cm。除颤电极可有选择的放于前后位。如果复苏成功，应由一位心脏病专家确认两者联合治疗后的起搏参数未发生改变，尽管不太可能发生，复苏后仍可拍X线胸片来确认胸外按压过程中起搏导管未发生移位。

除颤后可能不会立即恢复人工起搏状态（夺获），全心肌缺血和起搏阈值升高不是起搏器功能障碍的标志。如果起搏器不能得到调整，可能需要临时经皮起搏。由于有前后两个起搏电极，如果都置于远离脉冲发生器的地方，经皮起搏也很安全。不必要尝试临时经静脉起搏，这不太可能成功，尤其是在没有X线透视辅助的情况下。植入心脏起搏器后常常会有慢性静脉血栓形成，虽大多无症状，但可能会阻碍临时性导管插入颈静脉。经股静脉插入也很困难，因为永久性植入导管可能阻碍其进入右心室。盲目插入也需移除永久性植入导管。

植入式心脏复律除颤器

1980年，ICD首次在临床上使用。其治疗心室异常节律的技术不断得到改进，发展速度甚至超过了结构相对简单的标准心脏起搏器。与抗心律失常药物治疗相比，使用ICD对心室节律异常导致的心脏性猝死更有效，提高了患者的存活率。植入ICD的一般适应证列于框78-2。许多患者在植入ICD控制心室节律后仍需要药物治疗，通过减少ICD的放电频率，提高患者的耐受性和降低能量使用来延长ICD的使用寿命。

命名和构成

ICD大部分经皮植入，植入方式与植入起搏器相似。经静脉电极绝大部分取代了需行胸廓切开术植入的心外膜电极。少数情况下，如行冠状动脉旁路移植手术或少数患者用现在的经皮静脉电极除颤失败时，可放置心外膜除颤电极。

典型的现代ICD与标准永久性起搏器的组成类似——即电源、电路和导联系统。另外，标准ICD还有一个高压电容器和复杂的微处理器[25]。电源为锂电池，使用寿命为5~10年。其使用寿命很大程度上取决于放电频率。所有的ICDs都是心室起搏，可纠正缓慢性心律失常。

右室电极用于感知自身电信号和起搏，在心室电极和脉冲发生器之间可以发放电击。如果需要选用双腔起搏器，第二电极与右心房心内膜接触。目前双相波除颤是体内除颤的首选。不同制造商生产的除颤器，其放电波形和特点各不相同。低能量水平双相波除颤器效果优于早期的单向波除颤器，使用的电容器更小，体积缩小，并增加患者舒适程度。

植入ICD同时具有诊断和治疗功能。大多数情况下，心脏电复律和除颤阈值都在ICD植入时确定，调整电击能量到终止异常节律的最低能量水平之上，以终止室性心动过速或室颤。除颤最适宜的电击能量为少于设备最大输出能量的1/2（约300J）。室性心动过速可选用一次低能量电击或程序起搏阻断室性心动过速折返回路。程序起搏少有致心律失常作用且需要的能量更少，因此能延长电池寿命，在室性心动过速时，初次放电失败后，ICDs还可发放五次电击。

植入ICD的患者需定期由熟悉ICD程序的心脏病专家随访监测，由专家决定ICD激动的频率（程序性抗心动过速起搏器或电击）并确定设备的程序功能。大部分植入ICD的患者都有心脏病，冠状动脉粥样硬化性心脏病伴射血分数低下和充血性心力衰竭最常见。患者的药物治疗和代谢情况，如伴水、电解质紊乱时利尿剂的使用也可能影响ICD的功能。

植入ICD的并发症

植入ICD的并发症与植入永久性起搏器几乎相同，包括创口、装置皮下囊袋、电极导联装置的感染，电极插入处急性和慢性静脉血栓形成。处理这些并发症的方法也与永久性起搏器患者的处理相似。

故障

患者因ICD故障而出现为数不多的特殊症状时通常立即去急诊科就诊。与植入永久性起搏器患者不同的是，当植入ICD的患者ICD发生故障无法放电中止VT或VF时，患者有明显不适感。其中最常见的为频繁放电（即超过他们习惯的频率）[26]。放电频率增加也可能是正常的，如果患者频繁发作VT或VF，并不能说明ICD故障。患者发作增加可见于低钾血症、低镁血症、与冠状动脉疾病有关的心肌缺血（伴或不伴梗死）和某些允许使用的控制室性快速性

> **框 78-4　植入式心脏转复除颤器故障的原因**
>
> 增加或改变放电频率
> - 对 VF 或 VT 增加放电频率（考虑为缺血、电解质紊乱或药物反应）
> - 电极移位或破损
> - 频发非持续性 VT
> - 室上性心律失常的感知与放电
> - 对 T 波的过度感知
> - 感知非心源性信号
>
> 晕厥，晕厥先兆，眩晕
> - 放电强度低导致频发 VT（导线问题，改变除颤阈值）
> - 室上性心律失常影响血流动力学
> - 起搏失败的缓慢性心律失常（自发性或药物性）
>
> 心搏骤停
> - 起搏器故障，但可能由于程序的电击除颤参数设置不当未能终止室颤

VF：心室颤动；VT：室性心动过速。

心律失常药物的致心律失常作用。许多患者，特别是对此项新治疗技术陌生的患者，目前抱怨他们的 ICD 出现异常放电问题，但随后的起搏装置检测并未显示异常问题。

出现下列情况时，频繁放电说明 ICD 存在感知故障：（1）室上性快速性心律失常被误认为室性心动过速；（2）对非持续性 VT 发放电击；（3）ICD 检测到的心内膜 T 波被误判为 QRS 波群并视为患者存在心率增快。如果过度敏感，必要时可用磁体使 ICD 暂时失灵。植入 ICD 的患者若出现晕厥、晕厥先兆、眩晕或头晕可能提示 ICD 对持续性 VT 感知不良或放电能量较低无法中止异常节律。评估 ICD 故障的具体方法见图 78-8。

高级生命支持

ICD 无法预防所有高危患者发生猝死，并且植入 ICD 患者也可能出现心脏骤停（植入 ICD 的患者心脏骤停发生率约每年 2%）。心脏骤停不是 ICD 故障的必然征象。可发放适当重复电击但无疗效。此时 ICD 不能感知 VF 或 VF 发作前的室性异位搏动，应当按目前的相关推荐来抢救植入 ICD 的患者。VF 心脏骤停的患者可采用经胸单相或双相波电除颤。如果在右锁骨下区植入 ICD，胸骨部电极或电极板应当放置在胸骨旁距离皮下 ICD 囊袋约 10cm 处。如果在左锁骨下区植入 ICD，此位置远超过推荐的安全距离。如果行人工胸外按压时 ICD 发放电击，救援人员能感到微弱的电流，但尚未有报道这会对救援人员造成

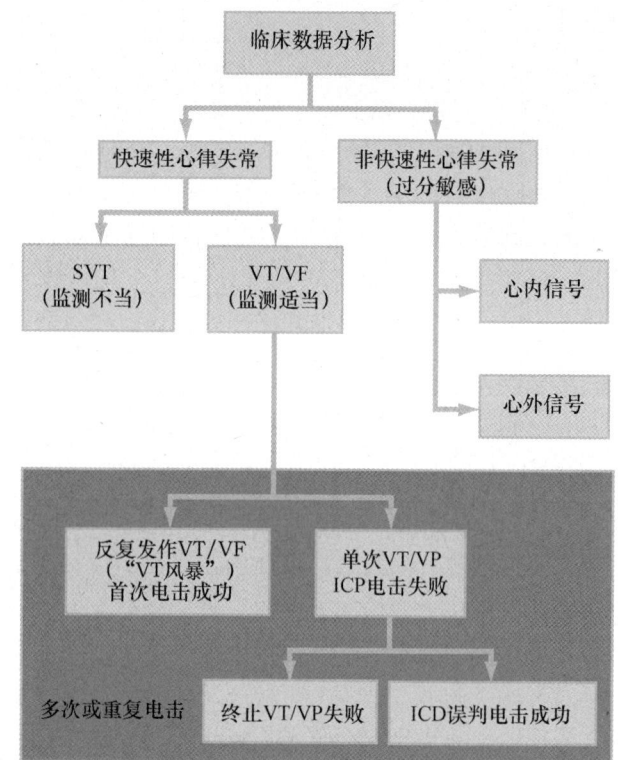

图 78-8　电击治疗流程图
图顶，单次或少量次数电击治疗流程图；图底，多次或重复电击治疗流程图。
ICD，埋藏式心脏复律除颤器；SVT，室上性心动过速；VT/VF，室性心动过速/心室颤动。（Redrawn from Swerdlow CD, Zhang J: Implantable cardioverter defibrillator shocks: A troubleshooting guide. Rev Cardiovasc Med 2: 61, 2001.）

伤害。抢救过程中磁体可使 ICD 失灵。心脏骤停导致心肌缺血，若 ICD 不能在心肺复苏早期发放电击，心肌缺血时间延长，心肌缺血后再灌注损伤，静脉注入肾上腺素都可能导致再次发生室性心律失常。如果 ICD 发生故障，可用药物控制（利多卡因和胺碘酮）复苏后的心律失常。尽管 I 类抗心律失常药可能提高 ICD 的除颤阈值，但由于临床多使用高能量电击除颤，药物对经胸电击除颤阈值的影响就可忽略不计了。

ICD 植入患者的急诊安置

仅根据患者暂时的症状难以分辨 ICD 是否存在故障，故必须由心脏病专家对 ICD 进行检测和评估，以指导下一步治疗。在对患者使用单次电击时，需要评估急性心肌缺血的情况，慢性充血性心力衰竭有无恶化，有无新发心力衰竭的症状和电解质紊乱。如临床症状无明显好转，患者随访时与心脏病专家商议后可考虑电击治疗。若需对患者使用多次电击除颤，急诊会诊的同时连接心电监护并动态连续观察。如果观察

到频发心室异位搏动，予静脉注射胺碘酮[26]。在心律失常发生前评估ICD功能。必要时重排程序。如果检测到电极异常需要重新植入，可将磁体放在植入ICD的上方抑制除颤器发放电击。只有当急诊内科医师确定ICD发放错误电击冲动，如室上性心动过速时才可以采用此方法。

双心室起搏

双心室起搏属于心脏再同步化治疗，是治疗左心衰竭和心室不同步的新疗法。适用于心力衰竭患者，经优化治疗后心功能NYHA分级仍为3级或4级，左心射血分数≤35%，窦性心律伴QRS间期≥120ms[27]。左束支传导阻滞引起左心室去极化的一系列改变，如室间隔收缩早于左心室游离壁，导致心脏无效泵血。左右心室同时起搏的"再同步化"双心室起搏，消除了左心室游离壁的延迟收缩，改善心脏收缩功能。

双心室起搏器同样具有传统心脏起搏器的固有缺陷和并发症。另外，双心室起搏器特有的并发症与左心室起搏电极放置时经过冠状窦有关。大型临床试验证实，这些特有的并发症中，冠状窦分离发生率为0.3%~4.0%，冠状静脉或冠状窦穿孔的发生率为0.8%~2.0%。由冠状静脉穿孔引起的心脏压塞不足1%。早期并发症中，大约10%的患者左心室电极移位，进而导致搏动脱漏。双腔起搏器故障的患者经常出现急性失代偿或慢性心力衰竭的表现。

左心室辅助装置

自20世纪60年代以来[28]，机械性心室辅助装置通常都被视作通向心脏移植的"桥梁"。这些植入性装置代替了或帮助左心室维持泵血功能，为模拟心脏的自然搏动，这些装置往往体型较大且结构复杂。这使得患者在心脏移植前需要住院治疗。新型装置如Jarvik 2000型或HeartMate Ⅱ型，能稳定心脏血流，且便于携带，采用更小巧的电池组作为电源。植入后的感染并发症更少见，术后死亡率低，1年以后患者逐渐恢复正常。死亡率最高峰出现在移植后最初30天以及住院期间。左心室辅助装置（Left ventricular assistance devices，LVADs）通常作为不耐受心脏移植患者的"终点"疗法[29]。

通常，植入LVAD的患者需被送至心脏移植中心加强护理。随着技术的发展，急诊医师对植入LVAD患者的救治无需依靠移植中心。由植入性装置引起的并发症如感染和血栓性卒中越来越常见。装置故障通常能导致严重的充血性心力衰竭，此类患者在等待转运期间如有必要可用多巴胺、多巴酚丁胺或联合应用几种药物控制充血性心力衰竭症状。植入LVAD的患者心脏骤停时应当给予高级生命支持。

重要概念

- 起搏器在植入后迅速出现功能障碍（6~8周内）通常由电极故障导致，如电极移位，或起搏器程序故障，如起搏频率对于患者的需求而言太慢。
- 起搏器功能障碍为数不多的表现形式：起搏失败，过度敏感，感知不良，不适当的起搏频率（过快或过慢）。
- 锂-碘电池起搏器，电池突然耗竭并非起搏器故障的常见原因。
- 起搏器植入患者出现不明原因发热时，应考虑起搏器电极导致感染和心内膜炎的可能。
- 鉴于起搏心室复合波以左束支传导阻滞形式出现，故起搏节律有可能干扰急性心肌梗死的心电图诊断。
- 磁体的应用不能关闭起搏器，它只是将抑制性或非竞争性起搏器转换为非抑制性起搏器，以固定频率的起搏与出现的基本起搏节律竞争。
- 对于植入起搏器或ICD的患者，如将除颤电极放置在距离这些装置皮下植入部位≥10cm处，除颤是安全的。也可选择胶粘式除颤电极实施前后位除颤，尚无报道ICD发放电击会对徒手胸外心脏按压救援人员造成伤害。

本章参考文献请参见http://pumpress.bjmu.edu.cn/eduservice/3419.html

第79章 心力衰竭

John F.O'Brien, Jay L.Falk

寿松涛 李士欣 译 崔书章 校

心力衰竭（heart failure，HF）是一种以运动耐量降低和慢性疲劳为特征的心脏无力状态，具有较高的发病率和死亡率。HF 的定义为心脏不能泵出足够血液，需提高心室充盈压来满足人体代谢需要的一种病理生理状态。衰竭心脏通过 Frank-starling 代偿机制增加前负荷以维持正常充盈压和每搏量，尽管射血分数减少，但也能维持系统灌注。相反，低充盈压伴低灌注是由于泵启动障碍，与心脏疾病不同。

心脏和多器官系统之间存在复杂的神经体液调节关系。由肾、自主神经系统、肾上腺、肺和血管内皮分泌的各种血管活性物质介导的反馈环很重要。上述任一环节出现功能障碍都会影响其他器官系统（图79-1）。心血管系统是一个保证器官持续理想灌注的动力系统。心脏或心血管系统任何组成部分功能障碍都可引起激素及其他代偿反应，有些代偿反应不能精确测定，最终可出现代偿失调。

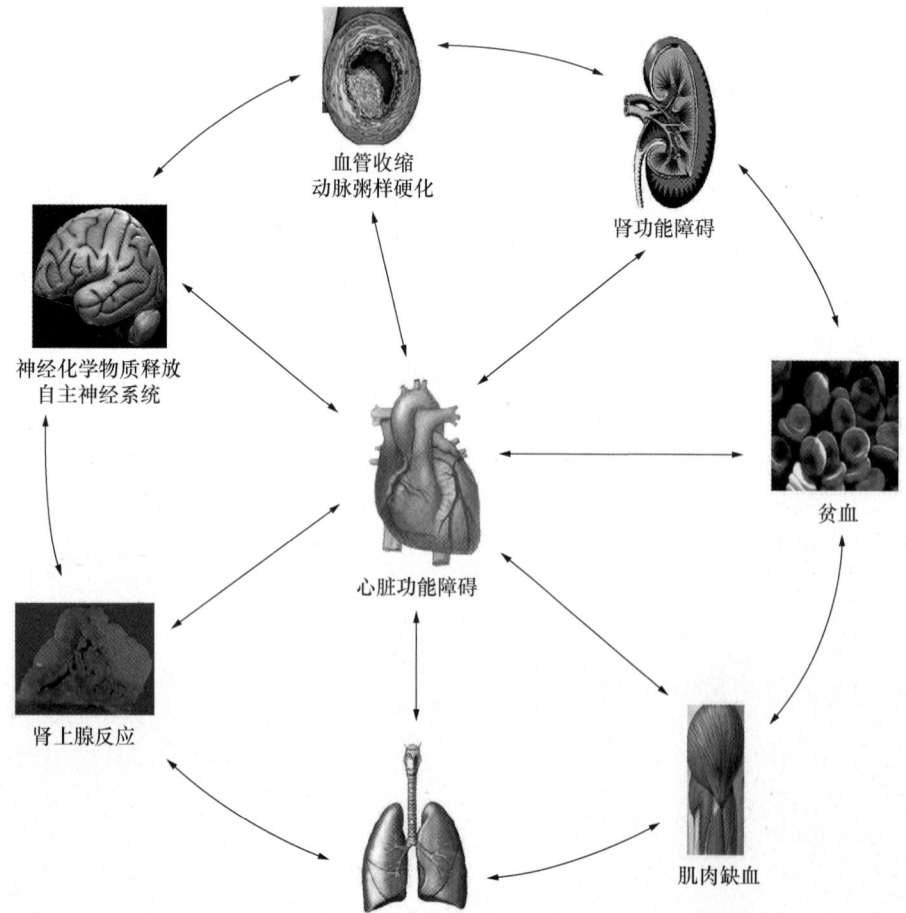

图79-1 HF 神经体液模型显示，体内许多器官系统存在复杂的相互依赖关系，其中任何一个器官系统功能障碍都会引起其他器官系统复杂代偿性改变，最终导致失代偿。通过药物和其他干预措施治疗器官系统功能障碍可纠正这种失代偿。

HF 是一种进行性疾病，症状和体征出现前已存在很长时间。HF 最初表现为肾素-血管紧张素-醛固酮系统、交感神经系统、利钠肽、内皮素、抗利尿激素或其他调节机制适应性神经体液激活。在慢性 HF 发病机制中，炎性介质对于外周血管损伤和心脏重塑很重要[1,2]。最初神经体液被激活以代偿循环系统功能障碍，这些机制最终使衰竭心脏的机械应力增加，造成心脏电活动和结构异常，进一步损害收缩和舒张功能，引起心肌纤维化和凋亡[3]。许多情况下，HF 可由肾、外周血管或呼吸系统疾病引起。心肌功能障碍程度取决于原发心肌病变的范围和其他器官的功能状态。通过深入了解上述神经体液的相互关系进一步改进对 HF 的处理，从血流动力学治疗模式转向神经体液治疗模式。

流行病学

HF 代表一种严重的心血管疾病，当今社会其发病率逐年增加，是造成人们生活质量下降和早亡的常见原因。美国有近 500 万人患有 HF，并以每年近乎 550 000 的速度增加[4-6]。65 岁以上老年人中每 1 000 人就有 10 名 HF 患者。失代偿性 HF 是该年龄组患者住院及出院 60 天内再次住院治疗的最常见原因[7,8]。HF 高发病率使得每年医疗费用达 200～500 亿美元。随着对 HF 药物治疗的改进，老年 HF 患者发病人数相应增加。

HF 患者出现症状后 5 年病死率为 50%[9]。1/3 严重 HF 患者确诊后一年死亡[10]。女性存活率高于男性[11-13]。约 50% 死亡患者死于进行性血流动力学恶化，其中近一半患者因恶性室性心律失常导致猝死[14]。虽然药物治疗未能明显减少心律失常引起的猝死，但可改善泵衰竭的预后。多种内科疗法包括 β 受体阻滞剂通过改善心脏功能状态和减慢泵功能障碍的发展速度降低病死率[8]。

HF 预后与以下因素有关，包括年龄、左室射血分数[15,16]、运动耐量、血浆去甲肾上腺素和脑钠肽（BNP）浓度、X 线胸片心胸比例[17]、心电图显示左心室肥厚[18]或心房颤动证据[19]、肾功能和有无室性心律失常。1/3～1/2 HF 患者有不同程度肾功能不全[20]，肾功能不全是 HF 患者病死率最主要的预测因素之一[21-24]。美国心脏协会（AHA）和美国心脏病学会（ACC）指南定义 HF 与心脏收缩功能障碍（左室射血分数<40%）有关。近半数老年 HF 患者有舒张功能障碍。心室舒张功能障碍（即舒张松弛衰竭）是一种病理状态，最终引起心室充盈压增高。

细胞机制

心脏是由大量横纹肌细胞（心肌细胞）形成的分支合胞体。每个心肌细胞包含一个中央核、线粒体、细胞内管状系统（肌浆网）和许多与心肌细胞长轴方向一致的交叉带状链（肌原纤维）。而肌原纤维含有多个亚单位（肌节）。肌节呈串联排列，构成心肌收缩的基本功能单位。肌节约占整个心肌细胞体积的 50%，由收缩蛋白-肌动蛋白、肌球蛋白、调节蛋白-肌钙蛋白及原肌球蛋白组成。这些蛋白质被心肌细胞膜-肌纤维膜和肌浆网内陷包绕。

肌节长度为 1.6～2.2μm，在某种程度上取决于肌肉收缩前的张力（前负荷）。在 Mg^{2+} 和三磷酸腺苷（ATP）存在的情况下，当细双螺旋肌动蛋白接触粗肌丝肌球蛋白时，引起肌肉收缩。这种相互作用及由此引起的心肌细胞收缩和舒张受控于细胞内 Ca^{2+} 水平。细胞内 Ca^{2+} 增加，并与收缩调节蛋白肌钙蛋白结合，引起原肌球蛋白构象改变，使肌动蛋白暴露于肌球蛋白。存在 ATP 时，肌动蛋白和肌球蛋白的联系迅速建立和破坏，使肌动蛋白沿着肌球蛋白丝滑动，此过程产生肌张力，引起肌细胞收缩。细胞内 Ca^{2+} 降低，肌钙蛋白-原肌球蛋白复合物恢复初始构型，肌球蛋白和肌动蛋白间的联系被破坏，肌节松弛。储存在细胞内的钙离子是心脏收缩的主要调节剂，其细胞内浓度由肌浆网调节。大多数正性肌力药物（包括洋地黄和儿茶酚胺）通过提高邻近肌原纤维的细胞内钙的利用度而发挥作用。

心脏指数由心肌收缩力、前负荷、后负荷和心率决定。静息状态下，正常参考值为 $(2.5～4.0)$ l/$(min·m^2)$。正常心脏收缩的合力是单个心肌细胞收缩力的总和。心肌细胞收缩力是收缩蛋白产生的动力（正性肌力状态或收缩力）和心肌开始收缩时肌节伸展的能力（前负荷）。肌节逐渐伸长至理想长度（2.2μm）时，才能使最大数量肌动蛋白—肌球蛋白肌丝相互作用增加心肌收缩力。根据 Frank-Starling 原理，在生理范围内，心室收缩力与心肌舒张末期长度有直接关系。收缩力受多种因素的影响。

多种生理学抑制因素（如缺氧、高碳酸血症、酸中毒和缺血）及药理学抑制剂（如多种抗心律失常药、钙通道阻断药、β 受体阻滞剂、巴比妥类和乙醇）都可降低心肌收缩力。治疗 HF 患者时首先要纠正生理性心肌抑制因素和停用某些负性肌力药物。正性肌力药（如儿茶酚胺或强心苷类）能够增强收缩力，改善急性或慢性 HF 患者的血流动力学。

前负荷使指心肌收缩之前肌原纤维伸长力量的总和。在一个完整的心室，前负荷使静脉回流到心脏导致组成心脏壁的肌原纤维伸长，心脏充盈同时导致压力增加，临床上可以测量任何一个心室的压力。利用容积性室壁伸展和心肌顺应性特征测量心室内压力。因此，室内压力仅是前负荷的间接反映。心肌缺血时很快出现心室顺应性改变，室壁肥厚时缓慢出现心室顺应性改变，这可改变心室内容积、压力与前负荷之间的相互关系（图79-2）。尽管有这些考虑，但通过肺动脉漂浮导管床旁测量肺动脉闭塞压（PAOP）能间接评估左室（LV）充盈压，在复杂的临床情况下评估左室前负荷偶尔是一种有用的临床工具。

心肌纤维充分舒张时的充盈压力是最适前负荷，此时心脏收缩产生的心搏量最大。患者最理想的PAOP因人而异，因为它受负荷条件和顺应性影响。例如，AMI患者易出现左室壁顺应性差。这些患者，最佳PAOP范围较高。不考虑心室的变力状态，最适前负荷能使心排血量（CO）最大（图79-3）。心室压力升高前，顺应性正常的心室能适应相应容量的增加。因此，如果用压力估计前负荷，同样的充盈压升高，正常心室心搏量明显增加（Starling曲线陡峭段）。PAOP显著高于正常水平（6~12mmHg）会增加肺水肿风险。低蛋白血症患者，由于胶体渗透压下降，即使在低充盈压状态下，也可发生肺水肿。

代表心肌细胞收缩时室壁张力的后负荷由总外周血管阻力和室腔大小决定。外周阻力受循环横断面积、血液黏度和其他因素的影响。小动脉是循环中最重要的阻力血管。流量与血管半径的四次方成正比（泊肃叶定律）。心室腔越大，室壁张力越高，收缩时心肌做功越多（拉普拉斯定律）。心室衰竭时，不能克服射血时的外周阻力增高（图79-4）。心脏后负

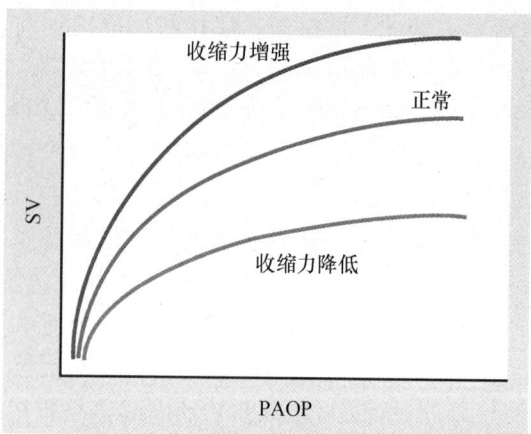

图79-3 无论心室收缩状态如何，前负荷（用PAOP表示）增加会引起每搏量增加。无论心脏处于何种收缩状态，达到理想的PAOP后，压力进一步增加即可增加肺水肿风险，此时SV增加不明显。

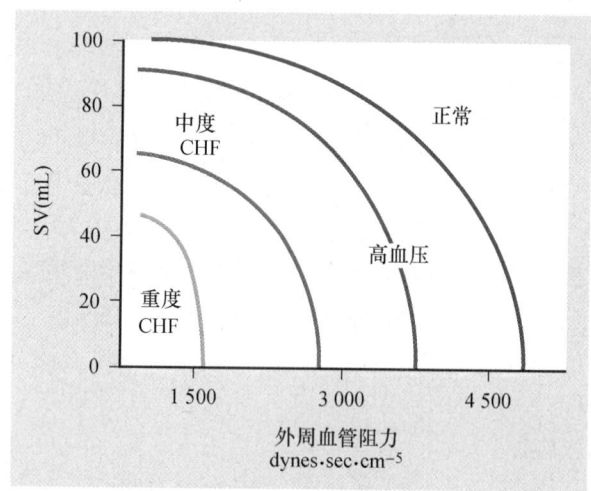

图79-4 正常情况下，外周血管阻力增高，心脏做功增加，即使外周阻力增高仍能维持心排血量（CO）。心力衰竭时对后负荷敏感性增加，外周阻力升高，每搏输出量降低。CHF：充血性心力衰竭。（Modified from Weil et al: In Braunwald E (ed): Heart Disease: A Textbook of Cardiovascular Medicine, 4th ed. Philadelphia, Saunders, 1992.）

荷不协调时，心室进一步扩张，即使心脏射血分数（前负荷储备）降低，也可通过增加舒张末容量来维持每搏量（SV）。因此，衰竭的心脏对后负荷极其敏感。

临床中，后负荷不利于心脏射血。血压（BP）由外周血管阻力和心流量决定（BP = SVR × CO）。91% HF由高血压引起[25]。HF患者和低CO患者主要通过内源性儿茶酚胺和肾素-血管紧张素-醛固酮系统调节外周血管收缩来维持血压。后负荷降低有利于压力功转变为血液流动功（图79-5）。血压降低时，只要维持前负荷，CO就能增加。流动功可适当降低氧需求，降低后负荷治疗可降低心脏氧需求。

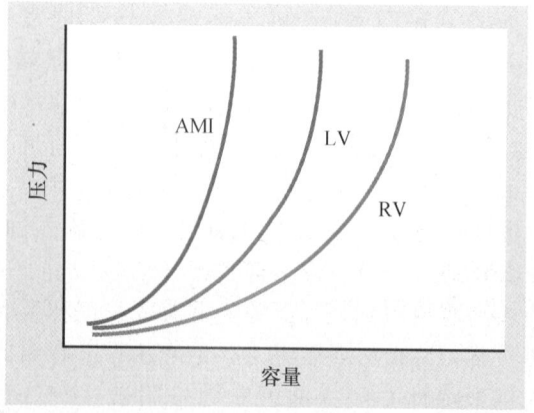

图79-2 心脏充盈体积和心脏顺应性决定心脏舒张末期压力。右室（RV）顺应性较心肌发达的左室（LV）好。缺血或急性心肌梗死（AMI）时，LV心肌顺应性降低。

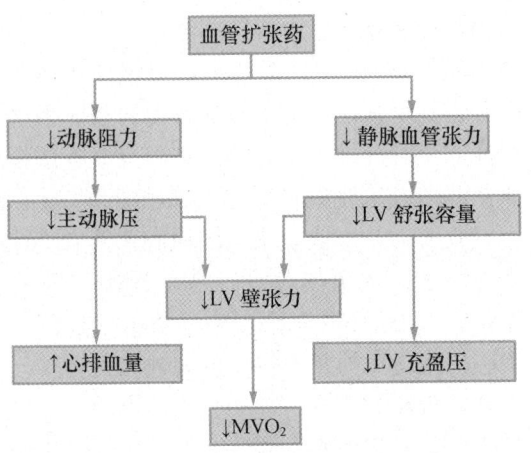

图79-5 小动脉扩张使外周动脉阻力降低，CO增加。静脉扩张，静脉回心血量减少，肺充血减轻。硝普钠和ACEI具有以上双重作用。心壁张力降低减少了心肌需氧量（MVO_2），减轻缺血。LV，左室。

最佳CO的主要决定因素是心率和心脏有规律收缩。成年人心率不超过150～160次/分时，CO随心率增快而增加。如果心率超过此范围时，由于心动过速时舒张期充盈时间缩短，CO降低。心肌灌注发生在心室舒张期，严重心动过速能减少心肌灌注。心房收缩"灌注"心室泵后心室收缩产生的SV最大。相应地，任何心脏内传导紊乱或心律失常均可以降低CO。心房灌注丧失（如房颤）导致CO明显减少，特别是僵硬的心室需要较高的充盈压才能达到理想的前负荷。

急性肺水肿病理生理

肺水肿临床分为心源性肺水肿和非心源性肺水肿。大多数肺水肿急症患者有急性心源性原因，这些变化主要是由肺毛细血管静水压升高引起。心源性肺水肿最常见于急性心肌缺血或梗死、心肌病、瓣膜性心脏病或急性高血压。相比较而言，非心源性肺水肿通常是肺毛细血管膜通透性改变所致。通透性改变由多种原因引起，包括全身性脓毒症或脓毒性休克、吸入性损伤、毒品和毒素、吸入综合征、脂肪栓塞综合征、神经源性原因和高原病。

心源性肺水肿主要发生机制为肺毛细血管流体静水压增加促使血浆蛋白通过肺毛细管膜进入肺间质。与所有类型肺充血一样，这会即刻增加流体流量，引起肺淋巴液引流增加。大量水肿液积聚在组织间隙，淋巴代偿机制丧失，最终导致肺水肿。

左室舒张末压增加导致PAOP上升的原因有很多，特别是心肌缺血。左室舒张末压增高不一定能反映血浆容量增加，通常情况下它能反映CHF患者的血浆容量。慢性HF患者，神经体液机制会使血浆量增加。通常，急性心源性肺水肿患者（如急性心肌缺血、梗死或后负荷突然增加）血浆量不增加，实际上反而减少。此时，心室储备量小会导致心室顺应性迅速降低（心脏舒张功能障碍），左室压升高，然而没有血容量改变（图79-2）。左室压升高引起肺毛细血管阻力增加产生肺水肿。多达1～2L的血浆迅速进入肺间质引起严重呼吸窘迫。

对急性心源性肺水肿患者的血浆容量研究显示，其血浆容量较对照组患者显著减少。随着治疗见效，肺间质液体被重吸收到血管，使血浆容量增加。患者初期血液浓缩（表现为血细胞比容和胶体渗透压升高）即可反映这些变化。

治疗急性肺水肿（APE）伴低血压患者时了解上述病理生理过程非常重要，因为这些患者尽管存在肺充血，但是他们的血浆容量减少（前负荷不足），为迅速恢复前负荷、CO、系统灌注和血压，需大量补液。因此对于低灌注的急性心源性肺水肿患者，初始最合理的复苏措施是输注适量生理盐水。

代偿机制

每搏量增加

前负荷增加时每搏量增加（Frank-Starling机制）。这一代偿机制在急性循环需求中可直接和有效地提高CO。然而这一机制作用有限，因为肌原纤维伸长使肌节长度超过2.2μm时即不会进一步伸长，实际上可降低每搏量。此机制使心肌耗氧增加，严重冠状动脉疾病患者可引起心功能障碍。

全身血管阻力增加

全身血管阻力增加能引起CO减少，并减少皮肤、骨骼肌和肾脏血供以维持脑及心脏的正常血流。后负荷增加同时明显增加心脏做功。

心肌肥厚

心泵衰竭时可出现原发性慢性代偿性心肌肥厚。因为心脏产生新的心肌细胞（增生）能力有限，代偿性心肌肥厚主要为心肌细胞中肌原纤维数量增加。新生肌原纤维重构是对心室容积增大（随时间推移导致心室扩张）的反应，而压力负荷增加时则引起心室腔壁增厚，新生肌原纤维并联排列导致心室壁增厚。除肌原纤维肥大外，线粒体体积变大，增大的肌原纤维体积则需要更多的 ATP。

最初，心肌肥厚能改善每个心肌细胞功能，但能量消耗也高。不幸的是，心肌细胞肥大的同时毛细血管数量不会显著增加。此外，心肌肥厚与肌球蛋白合成从 V_1 转变为 V_3 亚型有关，此时，心脏收缩速度较慢、达峰张力时间延长和舒张速率降低。随着持续性容量超负荷影响，肌原纤维体积增大程度超过线粒体，为其供血的毛细血管相对减少，导致心肌细胞进行性纤维变性死亡（凋亡），残存心肌细胞负荷增加。随着年龄增长，凋亡过程逐渐加重，可致肌细胞弥散性缺失、纤维化增加、剩余肌细胞反应性肥大。因此，如果心肌肥厚继续发展，最后会造成破坏，加速心肌细胞死亡，降低心脏泵血功能。

神经体液机制

左心室功能障碍激活神经体液机制，以维持血压和重要器官灌注。遗憾的是，这些神经机制也增加了衰竭心室的血流动力学负担和耗氧，对慢性心力衰竭患者不能达到预期效果。

肾神经体液反应

肾小球低灌注导致肾钠排出减少。肾小动脉和肾上腺素受体刺激球旁器分泌肾素。肾素促使肝产生的血管紧张素原转变成血管紧张素 I，血管紧张素 I 通过血管紧张素转换酶（ACE）的作用进一步转变为血管紧张素 II。血管紧张素 II 是一种较强的血管收缩剂，促进肾上腺皮质分泌醛固酮，醛固酮增加钠潴留和排钾。

肾主要通过舒血管激素的生成适应低灌注，如前列环素及前列腺素 PGI_2 和 PGE_2。阿司匹林和其他非甾体类抗炎药（NSAID）通过抑制环氧化酶干扰前列腺素合成。NSAID 能促发急性肾功能障碍并能引起钠水潴留，慢性 HF 患者应避免使用，但可应用具有抗血小板作用的阿司匹林。

中枢和自主神经系统神经体液反应

心脏和大血管含有感知灌注变化的感受器。肌肉代谢性受体也能对脑干血管运动神经元产生抑制和兴奋作用。

灌注减少时，垂体释放精氨酸加压素（抗利尿激素）。HF 患者抗利尿激素浓度升高增加容量超负荷，同时降低渗透压。这不利于血流动力学和心脏重塑，反而增强血管紧张素 II 和去甲肾上腺素的作用[26]。HF 时可应用加压素拮抗剂。

HF 患者交感神经兴奋，而副交感神经抑制。交感神经兴奋性增强引起肾上腺的肾上腺素、去甲肾上腺素和外周交感神经末梢分泌的去甲肾上腺素释放增加。血儿茶酚胺浓度升高刺激心脏和血管表面受体，增强心脏收缩力、增快心率和增加血管张力，结果使静脉张力增加，加重前负荷，易于维持每搏量（前负荷储备）。动脉平滑肌张力增强加重后负荷，不利于衰竭心室维持每搏量对抗血流的外周阻力。

降低后负荷能将压力功转化为动力功，增加心搏量（图79-5）。必须保持足够前负荷，才能获得最佳效果。实际上，儿茶酚胺能升高动脉压，增加 CO。长期这样，心肌组织表面儿茶酚胺受体数量减少和亲和力降低，对肾上腺素和去甲肾上腺素的反应性降低。血儿茶酚胺浓度增加不利于心肌灌注，引起进行性细胞凋亡和心肌纤维化。

心脏神经体液反应

牵张心室壁可刺激心脏分泌利钠肽，后者是维持容量和钠稳态的室壁结构相关肽。它们包括心房利钠肽、脑钠肽和 C 型利钠肽。左心室功能障碍患者三种利钠肽都升高。利钠肽能够促进水和钠的排泄，使周围血管扩张，并抑制肾素-血管紧张素-醛固酮系统。内皮细胞、血管平滑肌细胞、肾上皮细胞和心肌存在多种利钠肽受体。HF 患者利钠肽合成增加，其浓度显著升高。利钠肽对早期左心室功能障碍患者有重要代偿作用。随着 HF 进展，肾对利钠肽的反应减弱。

血管内皮神经体液反应

血管内皮局部调节血管紧张度。内皮素家族（含 ET-1、ET-2、ET-3 和 ET-4）由内皮细胞，平滑肌细胞及神经、肾、肺和炎症细胞产生。血流动力学改变、缺氧、儿茶酚胺、血管紧张素 II 和许多炎症因子能促使内皮素生成。ET-1 是最重要的内皮素，通过与血管平滑肌细胞上的 ET_A 和 ET_B 受体结合发挥它的重要血管作用，使血管收缩和细胞增殖。ET-1 刺激 ET_B 受体，增加前列环素和一氧化氮（NO）的释放引起血管扩张。HF 患者血浆 ET-1 浓度升高时会出现症状及血流动力学障碍，预后不良。急性和慢性 HF 患者应用混合性 ET_A/ET_B 受体拮抗剂（波生坦），改善全身灌注和肺血流动力学，选择性 ET_A 和混合性 ET_A/ET_B 受体拮抗剂可改善 HF 患者的血流动力学和症状。

NO 对稳定心功能起重要作用[28]。内皮 NO 合成减少或降解增加，对 HF 患者有害。NO 介导的内皮功能障碍表现为早期靶器官损伤，最终引起高血压心脏病和 HF[29]。几乎所有的心肌细胞都产生 NO。诱导型一氧化氮合酶（iNOS）是已知的三种 NOS 亚型之一，可产生过多的 NO，抑制 HF 患者的心肌细胞功能。

心肌病理生理

了解 HF 需要识别引起进行性心肌功能障碍的基础病理情况及对此种疾病过程的适应性反应。如果能正确识别急性心功能失代偿的促发原因，通常即能进行有效治疗，但治疗原发基础心脏病较困难。如能提供有效治疗，有急性促发因素的 HF 患者短期预后良好。原发疾病发展为失代偿状态时，预后不良。

心力衰竭的病因

引起 HF 的主要疾病有冠状动脉疾病、心肌病、心脏瓣膜病、心包疾病、外周血管疾病或肺部疾病。通常，在 HF 病程的早期确定病因较晚期容易。

冠状动脉疾病

在发达国家，冠状动脉粥样硬化性疾病仍是 HF 主要原因，多中心研究发现，HF 患者几乎 70% 的病因是冠状动脉粥样硬化性疾病[31]。急性冠状动脉血栓引起局灶性心肌坏死，导致心肌纤维化和瘢痕形成。此病理过程导致心肌节段性运动障碍，射血分数降低。大约 40% 左心室心肌出现急性梗死时，即可发生心源性休克。心脏收缩期梗死区心肌出现矛盾运动，发生室壁动脉瘤性扩张，射血分数不成比例地降低。未引起明显坏死的心肌缺血发作或梗死周围缺血区可致心脏收缩功能短暂性丧失。这种"心肌顿抑"可持续数天。由于治疗的改进，急性冠脉综合征的病死率和 HF 发生率呈下降趋势[32]。

慢性冠状动脉功能障碍导致广泛心肌纤维化称为缺血性心肌病。缺血性左室收缩功能障碍 HF 患者，对其缺血而非梗死的心肌组织进行血管成形术可提高生活质量。影响冠脉微循环的疾病（如血管闭塞性镰状细胞贫血和糖尿病）能引起相似的病理变化。大面积心肌梗死和进展性心脏疾病后可启动代偿机制，包括心室扩张、心肌肥大和渐进性纤维化，统称心室重塑。这些变化可能由室腔充盈压增高及神经体液因素引起。

心肌病和心肌炎

心肌病是一组主要影响心肌的病变（见第 80 章），不包括冠状动脉、瓣膜和心包疾病引起的心肌疾病。心肌病分为原发性和继发性心肌病，前者病因不明，后者继发于某些可识别的病因。临床上，心肌病患者通常分为三种类型：扩张型、肥厚型或限制型心肌病，每种类型的心肌病均可导致 HF。特殊的心肌病综合征和能引起 HF 的心肌炎一起在第 80 章讨论。

心脏瓣膜病

心脏瓣膜病是继缺血性心脏病和扩张型心肌病之后导致 HF 的第三大原因。急性瓣膜功能障碍可致突发性 HF，如继发于乳头肌断裂的急性二尖瓣反流。大多数急性瓣膜功能障碍常累及二尖瓣或主动脉瓣，通常会引起急性反流。瓣膜急性狭窄性病变主要见于人工瓣膜机械障碍。急性瓣膜关闭不全时典型杂音可能很难闻及甚至消失，因为病变瓣膜两侧压力早期趋于平衡。因此，患者可能因急性肺水肿而生命处于垂危状态。瓣膜病在第 81 章进行讨论。

二尖瓣关闭不全和主动脉瓣狭窄最常出现慢性 HF。全面了解瓣膜病理学知识对治疗急性 HF 有重要意义。例如，失代偿主动脉瓣狭窄患者通常不宜接受血管扩张药治疗，因不能增加通过梗阻处的血流。由于患者前负荷降低引起全身和冠状动脉灌注减少，可以出现低血压。另一方面，二尖瓣反流患者应用血管扩张药的最大益处是通过降低后负荷改善前向血流。

心包疾病

心包疾病也能严重影响心室功能，减少 CO 和增加心内压力，甚至发生急性心脏压塞。这将在第 80 章讨论。

肺疾病

慢性阻塞性肺疾病（COPD）患者中，20%～30% 患者有 HF，此时容易被漏诊[33]。肺功能障碍时血液氧合不理想，心肌氧供减少，同时需增加 CO 来灌注全身组织。组织缺氧时肺小动脉血管收缩，从而使肺血管床面积减少，肺动脉压升高。慢性肺动脉压升高导致右室肥大和扩张。失代偿时，患者发生右HF（肺心病），至少在休息时能够维持左室排血量。急性肺心病（如大肺动脉栓塞）可促发全身低血压和猝死，后者系因左室充盈功能降低所致。

临床上很难鉴别引起严重右 HF 的原发性肺疾病与继发于右心功能障碍的左 HF。这两种疾病均可出现哮鸣音或干啰音。由于二者都有肺间质变化，胸部 X 线片难以区分。过度吸气使横膈下降、心影拉长，掩盖了心脏肥大。慢性 HF 患者心脏扩大占据胸腔内空间，使肺活量减少[34]。血 BNP 浓度有助于鉴别肺部疾病和 HF（见第 72 章）[35]。

心力衰竭分类

HF 有多种分类方法，包括高排和低排性 HF、急性与慢性 HF、左与右 HF、收缩性与舒张性 HF 及前向与后向 HF。HF 早期，上述临床分类有助于确定病因和指导治疗。HF 晚期，即不易进行分类。

高排和低排性 HF

高排性 HF 为高动力性，表现为 CO 增加和动-静脉氧分压差降低（氧摄取率降低）。舒张期压力增高会导致肺充血和外周水肿。舒张功能障碍及循环系统负荷增加出现全身淤血表现。随着疾病进展，进而出现心肌收缩功能障碍，上述症状加重。此时，CO 正常或降低。最终，未治疗的患者出现典型 HF，不能与其他终末期心肌病相鉴别。

持久的高动力循环状态导致心肌损害。高动力循环状态有以下原因：前负荷增加（如肾性水钠潴留和使用盐皮质激素）、全身血管阻力降低（如动静脉瘘、妊娠、肝硬化、重度贫血、脚气病、甲状腺毒症、Paget 病和使用血管扩张药）、β 交感神经活性增加或持续心动过速。识别早期高动力循环状态可采取有效基础治疗方法，即可避免 HF 进展。

低排性 HF 临床上更常见，由多种病因引起，如缺血性心脏病、扩张型心肌病、心瓣膜病和慢性高血压，典型表现为低 CO（收缩功能障碍）、高充盈压（舒张功能障碍）及全身氧摄取率增加（动静脉氧分压差增加）。

急性和慢性心力衰竭

健康人发生急性 HF 的主要原因是大面积 MI 或急性心瓣膜功能障碍。慢性 HF 是一种心功能进行性恶化的疾病状态（如扩张性心肌病）。急性 HF 早期表现可能由收缩功能障碍和灌注不足引起，常伴 APE，是由心室急性缺血或梗死引起顺应性突然降低（舒张功能不全）所致。通常，慢性 HF 表现与体液潴留有关，由于代偿机制参与，至少在休息状态下组织灌注正常。

右心衰竭与左心衰竭

心脏四个腔室各自相互独立的概念是错误的。左右循环相互关联，左右心室 SV 必定相等。此外，左右心室之间共享一个室间隔，一个心腔功能紊乱立即会影响另一个心腔。例如，继发于急性呼吸衰竭的肺动脉高压引起的急性右 HF 使室间隔突向左室腔。这种所谓的室间隔偏移引起左室前负荷降低及容量依赖性 CO 减少。慢性左 HF 引起肺动脉高压最终导致右 HF。此外，心脏生化变化（如对儿茶酚胺的反应增强）能影响心脏各腔室。

然而，上面的术语对识别 HF 主要临床表现有益。衰竭心室后体液积聚可以解释 HF 的许多临床表现。例如，左 HF 引起肺充血主要表现为呼吸困难或端坐呼吸。右 HF 患者全身静脉淤血出现下肢水肿及肝大。

既往无临床表现的心脏病患者出现急性病理学情况时，临床上可区分左右 HF。急性前壁 MI 患者可出现 APE。通常，急性 HF 患者与慢性 HF 患者不同，因中心静脉压正常，无颈静脉怒张或下肢水肿。X 线胸片显示肺静脉充血及间质水肿征象，严重患者可突发肺水肿。此时，心脏尚无时间代偿性扩张，心影正常。

急性右心室梗死患者典型表现为颈静脉怒张和低血压，通常没有肺部啰音。室间隔向左心室腔膨出引起左室前负荷降低。低 CO 和低血压对补液敏感。颈静脉怒张是右心舒张功能不全的标志。不了解这一点，如果把颈静脉怒张简单理解为 HF 的一个体征，就可能错失积极补液治疗的机会。

前向性和后向性心力衰竭

前向性 HF 是指 CO 降低导致全身灌注不足。前向性 HF 症状包括乏力、疲劳、少尿和肾前性氮质血症，严重病例出现低血压和心源性休克。后向性 HF 症状与心室后压力增加有关。肺水肿、肝大和下肢水肿都是后向性 HF 的表现。

收缩和舒张功能障碍

收缩功能障碍是指心脏收缩功能损害。SV 减少，前向血流缓慢。MI 时心肌细胞破坏是典型的收缩功能障碍原因。45 岁或以上无症状性左心室收缩功能障碍患者较有症状的收缩性 HF 患者常见，发病率大约为 6%[36,37]。舒张功能障碍主要是心室舒张和充盈异常[38]。许多舒张功能障碍患者，收缩功能正常或超过正常。大多数收缩功能障碍患者也有一定程度的舒张功能障碍。

超声心动图与核素成像技术表明，40%~50% 有充血症状的患者射血分数正常而舒张功能不全[39,40]称为正常射血分数 HF[41]。舒张性 HF 的比例随着年龄增加而增加，小于 45 岁患者发病率为 46%，而 85 岁以上患者发病率为 59%[42]。在一项研究中，45 岁及以上患者无症状舒张功能障碍发生率为 26%，较无症状收缩功能障碍更常见。

肥厚型及限制型心肌病、主动脉瓣狭窄，特别是高血压的主要病理生理学表现是舒张功能障碍。舒张功能不全的发生主要有三种机制：心室舒张受损、室壁厚度增加和肌间质胶原蛋白沉积。心肌舒张功能障碍引起心室充盈压升高，继而出现肺充血症状。心肌舒张是一种主动耗能过程。心肌细胞舒张功能衰竭常继发于细胞内能量储存不足。生理性应激使心脏做功增加，促发心脏舒张功能异常。慢性肾疾病患者中，舒张性 HF 比收缩性 HF 病死率高[43]。此外，收缩不协调见于 1/3 舒张性 HF 患者，半数以上出现舒张不协调，具有治疗意义[44,45]。

关于 HF 的其他分类方法，大多数患者既有收缩期也有舒张期功能障碍。收缩和舒张功能障碍分类有助于选用特定治疗[46]。舒张功能障碍明显的患者其优势是心肌收缩功能正常。心脏顺应性降低使压力-容量曲线陡峭，因此，过度血管舒张药和利尿药治疗可轻度降低舒张期充盈量，但能明显降低心室充盈（图 79-3）。前负荷不足可降低心搏量。

疑似 HF 患者的临床评估

纽约心脏病协会（NYHA）分级系统是一种历史悠久的慢性 HF 患者分级方法（框 79-1）。患者在紧急情况下出现 HF 需要积极的评估、监控和处理。仔细考虑鉴别诊断时要以症状为基础。急性 HF 最常见的表现是肺水肿导致的急性呼吸窘迫。因此，急性 HF 的鉴别诊断包括 COPD 恶化或哮喘、肺栓塞、肺炎、过敏反应和其他原因引起的急性呼吸窘迫。以上疾病及脓毒症综合征、血容量不足、失血、心脏压塞和张力性气胸都可引起低灌注。

急性 HF 的病因

急性心脏失代偿的可能原因（框 79-2）。

框 79-1　慢性 HF 分级系统：纽约心脏协会功能分级

Ⅰ．日常活动无症状
Ⅱ．日常活动有症状
Ⅲ．轻微活动即出现症状
Ⅳ．休息时也会出现症状

框 79-2　急性 HF 常见诱因

- 系统性高血压
- 心肌梗死或缺血
- 心律失常
- 全身性感染
- 贫血
- 饮食、物理、环境、情绪过激
- 妊娠
- 甲状腺毒症或甲状腺功能减退症
- 急性心肌炎
- 急性瓣膜功能障碍
- 肺栓塞
- 药物并发症

系统性高血压

动脉血压突然急剧升高加重后负荷，迅速出现急性 HF。特别常见于突然停用降压药。恶性高血压、嗜铬细胞瘤和伴有交感神经兴奋性增高的其他状态都可能参与急性 HF 发病。可卡因和其他拟交感神经药物滥用可促发 HF。

心肌梗死和局部缺血

新发缺血性事件可能损害左心室收缩功能和降低顺应性导致 HF。在这种情况下特别是大面积心肌发生梗死时，可能很快发生肺水肿。受损的心脏，即使局部缺血也可能导致 HF。

心律失常

快速性心律失常和缓慢性心律失常都会严重影响 CO，特别是急性发病者。快速心律失常，心脏舒张充盈时间减少，CO 降低。与此同时，舒张期缩短减少冠状动脉灌注和心肌氧供，而心动过速增加心肌氧耗。这些因素可能促发缺血，进一步损害心脏收缩功能，加重 HF。

HF 患者心房颤动发病率从 NYHA 心功能分级 Ⅰ 级低于 10% 增加至 NYHA 心功能分级 Ⅳ 级约为 50%。

HF 时，神经体液、电生理学改变和机械因素能促发心房颤动，而心房颤动又可加重 HF。新发房颤或其他心律失常影响心房启动心室泵的协调作用，使前负荷明显降低，心脏病伴有心室顺应性降低时更为严重。严重缓慢性心律失常单纯通过减少心率降低 CO（CO = SV × HR）。

全身性感染

感染导致全身代谢需求增加。肺血管充血患者常发生肺部感染，可能会加重代谢应激、发热、心动过速和组织灌注增加基础上的缺氧。脓毒症综合征伴有的心肌抑制常呈可逆性，由多种细胞因子介导，包括 IL-1、IL-2、IL-6 及 TNF[48]。

贫血

慢性贫血时，通过增加 CO 维持组织氧供（等容稀释）。对于肾功能减退和增龄患者，贫血能使 HF 加重。HF 合并贫血时存活率降低[49-51]。随着疾病严重程度增加，左心室体积指数增加，住院率升高[52]。贫血 HF 患者，用促红细胞生成素和口服铁剂纠正贫血，改善左室收缩功能、左室重构，降低利钠肽浓度[53]。特别是伴有冠状动脉氧供减少时，急剧贫血能增加系统灌注需要，促发 HF 或使其恶化。

饮食、物理、环境和情绪激动

高钠饮食、血容量增加（如输血）、剧烈运动、高温及情绪不稳是促使心脏失代偿的重要因素。

妊娠

正常情况下，妊娠期 CO 明显增加，这会引起原有心脏瓣膜病或其他心脏病患者心功能失代偿。围产期心肌病可发生在妊娠晚期，更常见于产后早期，是扩张型心肌病的一种，50% 以上患者经药物治疗后左室功能恢复正常[54]。

甲状腺疾病

HF 可能是原有代偿性心脏病合并甲状腺功能亢进症患者的一种临床表现。甲状腺功能减退症也影响心肌泵血功能。甲状腺功能恢复正常通常可使异常心血管血流动力学逆转[55]。

急性心肌炎

多种感染和炎症疾病，包括病毒感染和急性风湿热，可快速损害心肌收缩力。

急性瓣膜功能障碍

几乎所有心脏瓣膜功能障碍引起的急性 HF 均继发于主动脉瓣或二尖瓣关闭不全。AMI 可引起二尖瓣乳头肌功能障碍或断裂，而急性细菌性心内膜炎或主动脉夹层常引起急性主动脉瓣关闭不全。有时，人工瓣膜可发生急性瓣膜狭窄，易发生急性心功能障碍。

肺栓塞

伴肺栓塞的急性肺动脉高压和缺氧可引起急性 HF。因此，对不明原因的 HF 和具有肺栓塞危险因素的患者应考虑肺栓塞的可能。

药物并发症

缺血性心脏病患者门诊常用 β 受体阻滞剂及钙通道阻滞剂治疗。这些药物具有负性肌力作用，大剂量时可致 HF 急性加重。许多目前应用的抗心律失常药物都有这一作用。糖皮质激素、NSAID 和血管扩张药等可致钠潴留，使血浆容量增加而促发 HF[56]。特别是 NSAID 通过抑制环氧化酶干扰前列腺素合成，损害 HF 患者的肾功能，同时还可干扰利尿药和 ACEI 的作用。高血压、HF 或心肌缺血患者急性 HF 失代偿最常见的药物原因是不遵嘱用药。了解具体用药史及是否遵嘱用药对寻找 HF 诱发因素很重要。

心力衰竭患者的评估

病史

应询问患者有无胸痛及其特征、心脏病史、心脏导管介入、手术和其他相关心脏病史。如果患者不能提供病史，应从患者家庭成员和既往病历中获取相关资料。仔细复习患者目前所用药物可能提示病情进展过程。对于病情不严重的患者可按惯例进行病史询问。

渐进性起病的 HF 患者劳力性呼吸困难是最早出现的症状。端坐呼吸是 HF 患者呼吸困难的一种类型。仰卧位时，静脉回心血量增加，促使舒张压增加。患者坐位时，大血管和静脉回流量减少，症状缓解。水肿液重吸收进入血循环使血浆容量增加促使肺充血引起阵发性夜间呼吸困难。卧位时，下肢静脉流体静压降低，站立时恢复。夜尿症具有相同的病理生理学机制。许多病史特征可提示 HF 诊断。预测 HF 主要根据既往史或阵发性夜间呼吸困难，无劳力性呼吸困难既往史，诊断 HF 可能性降低[57]。

体格检查

皮肤湿冷、血管收缩脉搏微弱、毛细血管再充盈延迟患者，尽管其血压因强烈血管收缩能维持在正常范围，但可能已有全身灌注不足。对于 CO 降低、外周阻力升高的患者应用无创法测量血压可能不准确，袖带测压亦不可靠（见第 3 章）[58]。准确的动脉内血压测量实际上能影响治疗药物的选择，如有可能，在应用正性肌力药或血管收缩药前应行有创血压测定。例如，袖带测压为 80mmHg 的患者可用儿茶酚胺类血管收缩药来维持冠状动脉灌注压，但是此类药物可加重后负荷和局部缺血。如果患者有创测定的平均动脉压为 80mmHg，谨慎静脉输注血管扩张药（如硝酸甘油）较为合理。顽固性低血压患者需要有创动脉血压监测。

急性心肌梗死引起的 APE 患者，通过查体寻找手术可治愈的病变，如急性二尖瓣反流或室间隔缺损。HF 肺充血患者可发生间质性和肺泡性肺水肿，使肺顺应性降低和功能残气量减少。肺水肿时常有湿啰音，反映肺泡内水量过多。支气管周围水肿可引起喘鸣，与支气管痉挛性疾病相似，易误导治疗。支气管扩张药治疗有效时不能排除 HF。出现第三心音时应高度怀疑 HF，无湿啰音则 HF 的可能性不大[57]。

HF 的诊断性检查

立位 X 线胸片是鉴别心源性肺水肿与其他原因引起的呼吸困难很有用的检查，但对于鉴别 COPD 患者有困难。心律失常的识别和处理与急性冠脉综合征一样重要。X 线胸片显示心影增大伴肺充血和 ECG 显示心房颤动、心室肥大，或患者提供既往心肌缺血或心肌梗死证据时，提高了 HF 诊断的可能性。X 线胸片无心脏扩大及心电图正常时，HF 诊断可能性则明显减小[57]。

ESCAPE 研究显示，症状严重的 HF 患者进行肺动脉导管检查时会出现可预见的有害影响，但并不影响总病死率或住院时间[59]。但对于某些复杂的心血管疾病仍需肺动脉导管检查。应用无创性阻抗心动描记法测定 HF 患者 CO 和其他血流动力学参数可能是一种有效但不成熟的检查技术，有可能替代肺动脉导管检查[60,61]。

超声心动图检查是评估 HF 的一项有用的诊断检查[62]，它能无创地测定左室功能和检查器质性心脏疾病[63]。多排 CT 冠脉造影可鉴别缺血性心肌病和其他心肌病，但很少用于检查急性 HF[64]。对于 HF 和严重冠脉疾病患者，放射性核素显像能有效测试心肌活性并预测冠脉血流重建疗效，但对急性 HF 的处理无价值[65]。

血清 BNP 浓度与 HF 严重程度相关，对预后有重要意义[66]。BNP 是心室心肌细胞伸张反应合成的一种神经激素，它以 BNP 原的形式释放，然后通过酶的作用裂解为末端 NH_2-BNP 原（NT-proBNP）和 BNP。检测血 NT-proBNP 和 BNP 有助于鉴别 HF[67]，并可改善 ED 呼吸困难患者的处理[68]。临床上快速检测全血 BNP 用于评估 HF。多个国家对"呼吸费力"患者进行了血 BNP 浓度测定研究，能预测性评估因急性呼吸困难到 ED 就诊患者是否存在 HF。血 BNP 浓度 >500pg/ml 时，HF 可能性大 [似然比（LR）= 8.1]；血 BNP 浓度为 100～500pg/ml 时不能确定 HF [(LR) = 1.8]；血 BNP 浓度低（<100pg/ml）表明 HF 可能性较小 [(LR) = 0.13][60,69]。血 BNP 浓度升高也可见于肺源性心脏病或肺栓塞所致右 HF 患者。终末期肾病患者血 BNP 浓度升高反映心室功能障碍[70]。

血 NT-proBNP 和血 BNP 浓度与心室功能、NYHA 分级和预后相关[71-73]。在有些临床情况下，上述筛查方法可取代超声心动图和/或有创监测[74-76]。血 BNP 测定也可以评估临床治疗效果。血 BNP 浓度对判断缺血性心脏病患者的预后有重要意义。大型临床试验结果证实 BNP 浓度相对于其他神经体液及临床标志物能更好地预测 HF 患者的预后[77]。临床医生对 HF 严重性的评估结果与血 BNP 浓度升高常无关系，然而，对 HF 患者 90 天预后的评估，血 BNP 浓度优于内科医生的判断。内科医生临床判断为 NYHA 分类Ⅲ级或Ⅳ级的慢性 HF 患者血 BNP 浓度不高时预后较好[79]。失代偿性 HF 患者出院前高 BNP 浓度能有力、独立预测患者死亡与再入院情况[80]。

病情稳定的 HF 患者血肌钙蛋白 T 浓度能判断预后。入院时血 BNP 和心脏肌钙蛋白 T 浓度能独立预测急性失代偿性 HF 患者住院病死率[82]。无明确缺血证据的 HF 患者，血 BNP、肌钙蛋白 T 和心肌细胞损伤的其他生化标志物浓度升高时预后不良[83]。

HF 的治疗

ED 的 HF 患者中 21% 为初诊，79% 曾因类似症状就诊[84]。对于 HF 患者应常规进行：(1) 识别 HF 的基础心脏病；(2) 识别 HF 的急性促发原因；(3) 控制急性充血状态。紧急治疗的目的是改善气体交换，保持充足的动脉血氧饱和度并减少左室舒张压而保证足够的心脏及全身灌注。肺部急性充血状态可通过以下方法控制：(1) 降低前后负荷减少心脏做功；(2) 控制过多水钠潴留；(3) 改善心脏收缩力。患者症状和体征多变，可从轻度劳力性呼吸困难到伴有低血压及呼吸衰竭的重度心源性休克。根据特殊表现采取合理治疗方案（表 79-1），大多数患者采取端坐位、高流量吸氧及给予硝酸酯类药物、吗啡、呋塞米减轻前负荷后，可迅速改善症状。

肺水肿可于数日甚至数周后发生，有些患者可在数分钟或数小时内迅速发生。急性、暴发性肺水肿经常被称作"瞬间肺水肿"，尽管这一名词的起源没有证据。AMI 时急性乳头肌断裂会导致突发性肺水肿，即使无急性解剖学异常也可发生。突发性肺水肿治疗原则与通常发生的肺水肿治疗原则相同，只是各种治

表 79-1　HF 治疗用药

药物	途径	作用机制	PAOP	CI	BP	HR	注释
吗啡	IV	交感神经阻滞	↓↓↓	—	↓	↓	主要用于 APE，COPD 禁用
利钠肽	IV	促钠排泄	↓↓	↑↑	—或↓	—	有效减少神经体液活化
硝酸甘油	舌下 经黏膜 经皮	直接松弛平滑肌	↓↓	—	—或↓	—	扩张静脉或减轻缺血
硝酸甘油	IV		↓↓↓	↑	↓	—	大剂量扩张静脉或血管，易快速耐受
呋塞米	口服 IV	袢利尿药或扩张静脉	↓↓	—	—或↓		注意电解质异常
ACEI	口服 IV	抑制 ACE	↓↓	↑↑	↓↓	—或↓	改善慢性 HF 预后，抗高血压
硝普钠	IV	直接松弛平滑肌	↓↓↓	↑↑	↓↓	—或↓	需要动脉内监测 硫氰酸盐和氰化物毒性
地高辛	口服 IV	增加 Ca²⁺ 作用	↓	↑	—	↓	用于慢性 HF 伴房颤
多巴酚丁胺	IV	激动 β 受体	↓↓	↑↑	—或↓	—或↑	最安全的儿茶酚胺类强心剂 可引起低血压
多巴胺	IV	激动 β 和 β-多巴胺受体	—	↑↑	↑↑	↑	作用随剂量而异
去甲肾上腺素	IV	激动 α 受体	↑	↑	↑↑↑	↑	最有效的血管升压药
肾上腺素	IV	激动 α 和 β 受体	—	↑↑	↑↑↑	↑↑↑	引起缺血的可能性较高
氨力农	IV	抑制磷酸二酯酶	↓↓	↑↑	↓	↓	非滴定的血管扩张性正性肌力药
β受体阻滞剂	口服 IV	β 受体阻滞作用	↑↑	↓↓	↓↓	↓↓	可用于改善舒张功能障碍

ACE，血管紧张素转化酶；APE，急性肺水肿；COPD，慢性阻塞性肺疾病；HF，心力衰竭；IV，静脉注射；—，无效；↑或↓，增加或减少相对比例为 1～4。

疗措施应更迅速进行。

急性心力衰竭

突发 HF 的常见诱因包括急性心肌缺血或 MI、不遵嘱用药或药物毒性、心律失常、饮食不当、急性缺氧、严重高血压、心脏瓣膜急性功能障碍和创伤或感染引起的高血流动力学状态。必须考虑 HF 患者医源性 HF 的可能，尤其是近期有静脉输液的患者。肾功能不全患者常因盐和液体摄入过多而出现肺水肿，此时可能需要迅速进行血液透析。ACS 患者住院时出现 HF 常与短期和长期死亡率及 MI 发生率增加有关[85-87]。

急性肺水肿

许多突发肺水肿患者伴血压升高及系统灌注正常，是因激活多种代偿机制。收缩压高于 160mmHg 时提示左室心肌储备功能良好。应迅速鉴别肺水肿伴血压升高及系统灌注正常者与肺水肿伴低灌注患者。高血压肺水肿患者较易处理，血管扩张药能明显减轻后负荷。

许多 APE 患者因交感神经兴奋而出大汗。APE 患者的典型体征包括弥漫性干、湿性啰音，在较多濒死患者中，因通气降低可不出现上述体征。近 50% 患者可出现颈静脉怒张，三分之一患者出现外周水肿。高达 25% 患者可出现第三心音奔马律，但常难以鉴别。70% 患者可出现心影增大。APE 患者中常见慢性 HF 的临床表现，大多数患者是因慢性原发心脏病 HF 的急性恶化[90]。既往健康的个体因急性心肌缺血出现肺水肿时可无颈静脉怒张、足部水肿和心脏肥大。因此，心源性肺水肿患者的 X 线胸片上心影可正常。此外，心脏大小正常也提示有心脏舒张功能障碍、COPD 或非心源性肺水肿可能。

严重肺水肿患者有低氧血症，有自主呼吸者需高流量面罩吸氧。急性 HF 患者可出现混合型酸碱平衡紊乱。大多数突发 APE 患者有乳酸酸中毒，许多患者因代谢性酸中毒、低氧血症和肺顺应性减低引起呼吸急促而出现呼吸性碱中毒。少数患者即使没有慢性肺病也可出现呼吸性酸中毒。肺水肿患者无效腔通气量与总通气量比值（VD/VT）显著升高，继而出现呼吸肌疲劳和严重低通气。APE 患者通气不足或严重缺氧时，需立即予面罩吸氧通气支持。对呼吸暂停、呼吸窘迫、躁动和低氧血症且高流量吸氧无效患者可行气管内插管。大多数有自主呼吸的患者对药物治疗反应好，大多数有自主呼吸的高碳酸血症患者也无需机械通气。

无创通气（NIV）治疗重症（非濒死）APE 患者可能有效。通过可调式面罩紧贴装置给予持续气道正压通气（CPAP）、双水平气道正压通气和 CPAP 加吸气压力支持（无创正压通气，NIPPV）可增加功能残气量，改善氧合，减少呼吸做功，通过增加胸膜腔内压降低左室前、后负荷（图 79-6）。上述技术较单纯氧供可迅速恢复生命体征和改善氧合作用。即使研究仅用 CPAP 时，需气管内插管的患者也较对照组少。加用 NIPPV 较单用 CPAP 能进一步减少呼吸功并迅速改善高碳酸血症。适当应用上述辅助通气技术联合药物治疗的效果更好。辅助通气治疗不会增加 APE 患者合并 MI 的危险。一个大规模的多中心试验表明，对于 APE 患者，无创通气较单纯氧供更易改善呼吸困难及相关代谢异常，但不能改善短期病死率[92]。

灌注正常的急性肺水肿

应减少前后负荷。过多降低前负荷可使 CO 突然减少造成低血压。这易发生在心脏顺应性差的患者中，如心脏舒张功能障碍、主动脉瓣狭窄或 AMI。液体输注可迅速恢复血压。通常，开始治疗药有硝酸盐、硫酸吗啡和利尿药。有关 ACEI 对 APE 的治疗作用仅有小型研究，所选患者治疗有效。

硝酸盐

硝酸盐激活鸟甘酸环化酶，使环磷酸鸟苷酸蓄积（cGMP）。cGMPs 通过肌浆网回收钙离子使血管平滑肌松弛。低剂量硝酸盐首先扩张静脉。可有效降低

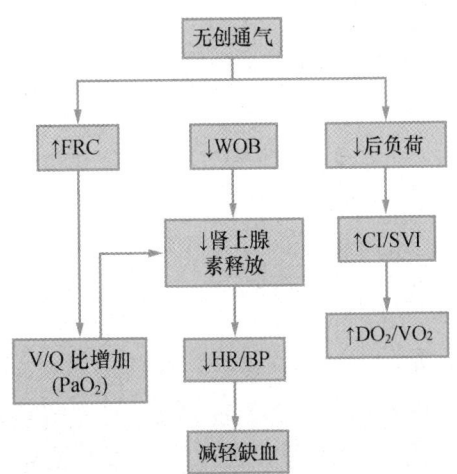

图 79-6　无创通气（NIV）技术可使塌陷肺泡复张并增加功能残气量（FRC），改善氧合和减少呼吸功（WOB），从而降低交感神经兴奋性、心率（HR）和血压（BP），缓解心肌缺血。NIV 可减轻后负荷，直接改善心脏指数（CI）及氧供（DO_2）和氧耗（VO_2）。PaO_2：动脉氧分压；SVI：每搏指数；V/Q：通气/血流比。

PAOP治疗APE。大剂量静脉应用硝酸甘油会扩张小动脉，降低血压和后负荷。心肌氧需降低而心肌泵血功能改善。硝酸甘油可能会直接扩张冠状动脉进一步减轻心肌缺血。数小时至几天长时间用硝酸盐治疗可因细胞内巯基减少而产生快速耐药。用最小有效剂量硝酸盐间歇治疗及偶尔连续治疗能减少耐药性。

最初发病时可静脉输注或滴定硝酸甘油，但舌下含服起效最快。明显的前负荷减少或迷走神经兴奋都可出现低血压。患者若近期服用西地那非或类似药物，应避免应用硝酸甘油，因其可产生难治性低血压。APE患者经常有大汗伴皮肤灌注不足。较早应用硝酸甘油药膏经皮吸收不稳定，可能吸收较慢，皮肤灌注改善后，可出现"不能解释"的低血压。最后，经皮硝酸甘油贴片在心脏除颤时有可能被点燃。上述因素使硝酸甘油经皮治疗APE患者的疗效减弱。

静脉硝酸甘油起效迅速，失效也快。起始静脉泵入剂量为 $10\sim 20\mu g/min$，药物剂量可每 $3\sim 5min$ 增加 $10\mu g$。$50\sim 80\mu g/min$ 可减轻心绞痛和降低前负荷。剂量为 $200\sim 300\mu g/min$ 时降压效果最大。即使严重失代偿性HF患者，应用大剂量硝酸甘油也有效[93]。

硫酸吗啡

阿片类镇痛药可通过阻滞交感神经并释放血管活性物质（组胺）引起外周血管舒张而减轻肺充血。最终减少中心静脉回流量，减轻前负荷，降低PAOP。此外，吗啡通过减少儿茶酚胺释放降低心率、血压、心脏收缩力和心肌氧耗。APE患者因缺氧出现烦躁不安，吗啡有利于缓解症状。吗啡用法为 $2\sim 5mg$ 重复静脉给予，有效为止。过度镇静引起通气不足，通常，一般刺激可恢复正常通气。APE时，轻度 CO_2 潴留不是应用吗啡的禁忌证，急性肺水肿可引起 CO_2 潴留，吗啡可改善APE。呼吸抑制患者在行气道支持之前不应该给予吗啡。

袢利尿药

袢利尿药抑制肾髓质的Henle环重吸收钠，显著增加肾对盐和水的排泄。该利尿药能降低血容量，减轻前负荷和肺充血。给APE患者静脉输注袢利尿药能迅速（$5\sim 10min$）发挥作用，其缓解症状作用较单纯利尿作用出现早。这些改善可能是由于利尿药诱发神经体液变化。呋塞米不仅是血管舒张药促进肾分泌 PGE_2 和利钠肽，也是血管收缩药，促进肾素释放。袢利尿药（呋塞米 $1mg/kg$ 或布美他尼 $1mg/kg$）可用于高血压性APE患者。在APE患者中，呋塞米半衰期是健康志愿者中的两倍，频繁应用应谨慎。

原无潜在慢性HF患者突发APE可能存在低血浆容量，此组患者无需应用利尿药。患者对袢利尿药效果差可能因为有严重肾灌注障碍。有创血流动力学监测或许在这些患者中是有益的。利尿疗法可引起重要阳离子 K^+ 和 Mg^{2+} 丢失，对于已接受慢性利尿药或其他药物治疗后这些离子已经减少的患者，这些离子缺乏更严重。大剂量利尿剂治疗APE会引起肾功能恶化及病死率增加[94,95]。

奈西立肽

奈西立肽（重组人脑钠肽）是一种平衡性血管扩张药，增加水钠排泄时不伴反射性心动过速，并可减少血醛固酮和内皮素浓度。血管扩张药治疗急性HF（VMAC）试验[96]证明，奈西立肽与静脉注射硝酸甘油治疗HF一样都能使症状改善，与硝酸甘油一样通过利尿（排钠、扩张血管作用）改善血流动力学[97]。然而，尚未证明，奈西立肽较硝酸甘油疗效好，同时两药联合应用也不增加疗效。鉴于以上因素及奈西立肽价格昂贵，仅应用于对其他血管扩张药无效的病例。对用于急性HF患者的奈西立肽进行的荟萃分析研究提示，药物相关性病死率可能增加[98-100]。

硝普钠

硝普钠是一种强效平滑肌松弛药，通过舒张血管减低前后负荷。接受此药治疗的患者需要连续监测动脉压避免突发低血压。硝普钠是治疗高血压危象伴肺水肿患者的重要药物，为避免该药引起严重低血压，应在护理人员监管下并同时进行动脉内血压监测下应用。

然而，硝酸甘油治疗急性心肌缺血或MI患者的疗效较好，可避免出现冠状动脉盗血综合征，即病变不严重的血管扩张盗窃病变严重的血管血流。应用硝普钠的患者易发生不可预料的低血压，硝酸甘油不易发生。肾衰竭患者大剂量输注硝普钠可发生硫氰酸盐中毒。氰化盐中毒患者存在个体遗传易感性，临床上根据出现烦躁和乳酸酸中毒来识别。

其他治疗方法

大多数APE伴全身灌注充足的患者对吸氧、吗啡、硝酸盐和利尿药反应迅速。一些新治疗方法（如内皮素受体拮抗剂[101,102]、血管加压素受体拮抗剂[103-105]、β-内啡肽[106]、腺苷拮抗剂[107,108]和其他药物）可能有治疗价值，其对急性 HF 患者的使用价值尚需进行研究。乌拉立肽是一种合成的肾利钠肽，可用于急性失代偿性 HF[109]。左西孟旦是钙离子增敏药，使 ATP 依赖性钾通道开放，改善急性 HF 者的血流动力学[110]。经皮冠状动脉介入（PCI）治疗心源性休克时，左西孟旦能改善心血管血流动力学，而非常规强心治疗[111]。TNF 拮抗剂试验表明其对 HF 无益[112]。目前，尚未证明以前治疗 APE 的方法（如四肢轮流结扎止血带、静脉放血和茶碱）有效。如果患者发生呼吸恶化，且对 NIV 无效，出现严重心律失常、CO 降低或进行性胸痛，应考虑行气管内插管。

急性肺水肿伴低血压患者的治疗

目前对急性心源性肺水肿及严重低血压的治疗尚有困难。冠心病患者的冠状动脉灌注取决于主动脉与左室舒张期的压力梯度。低血压伴左室充盈压升高可明显减少冠脉灌注，并因加重缺血而进一步损害心脏收缩功能。此时，须用血管加压药维持冠脉灌注压力。然而，使用血管加压药可以增加后负荷，减少 CO，增加心肌氧需求，加重缺血并促发心律失常。该症患者均有 CO 降低和外周血管收缩。在此情况下，无创监测动脉压通常是不可靠的[61]。袖带法测量的收缩压和有创测取的真正动脉内收缩压之间存在明显差别。对这些患者，应尽早实施有创动脉血压监测，从而能合理选用对心肌影响小的有效血管扩张药，同时避免使用可能有危险的血管加压药。

如果患者确实存在低血压，初始措施应是维持或恢复冠脉灌注压。此时，患者不是有心源性休克（肺水肿、低血压和外周灌注减少）就是有严重血容量缺乏。只有心肌丧失 40% 时才会发生真正的心源性休克。心源性休克患者心脏指数降低 [<2.2l/(min·m²)]，左室充盈压升高（PAOP>15mmHg）。低灌注和 APE 患者也会有血容量减少，心脏指数小于 2.2l/(min·m²) 和 PAOP 小于 15mmHg。这两种患者单行体格检查是不能鉴别的，因为二者都表现为全身低灌注和肺水肿体征。为正确评估这些患者的血流动力学状态，需置入肺动脉导管。

近 25% 急性心肌梗死和有系统低灌注临床证据的患者 PAOP 降低，表明血容量不足。仅用液体复苏治疗即可使半数患者恢复血流动力学稳定。出现 APE 的低血压患者应该在 5~10 分钟输注 250ml 生理盐水。如果呼吸状态无加重，可以重复应用。如果是低血容量导致低血压，上述治疗应能恢复血压和系统灌注而无需应用血管升压药。如果患者确定有心源性休克，应进一步治疗，包括使用正性肌力药和血管加压药治疗、主动脉内球囊反搏术、气管内插管机械通气。急性冠脉综合征时 APE 伴全身灌注不足可表现为缺血性心源性休克，应选择紧急冠状动脉血管重建术治疗[113]。

儿茶酚胺类正性肌力药

血容量充足仍出现真性低血压（心源性休克）患者，需选用去甲肾上腺素升压治疗。去甲肾上腺素可升高血压和冠脉灌注压（α血管收缩效应），其在正性肌力作用和至少整体提高心率及心肌收缩力方面轻度的 β 受体作用可能进一步增强心肌氧耗。心源性休克时，静脉去甲肾上腺素治疗能暂时维持冠脉灌注，以等待进一步治疗，如血管成形术、主动脉内球囊反搏术或心脏手术。

静脉正性肌力药与血管舒张药仅应用于左室充盈压较高的低 CO 低灌注患者[114]。多巴胺是一种天然产生的儿茶酚胺，是去甲肾上腺素前体。在外周血管它有剂量依赖效应，具有变时、变力作用。与以前观点不同，任何剂量的多巴胺对 HF 患者的肾脏灌流均没有影响[115,116]。

肾上腺素是一种强效 α 和 β 受体激动剂，能维持血压和增加 CO，并能对抗心脏手术患者体外循环后的心肌顿抑。多巴酚丁胺是一种合成的儿茶酚胺，主要是 $β_2$ 受体激动剂，也有一些 $β_1$ 和 α 受体激动作用。治疗剂量时它是正性肌力血管扩张药，对于边缘性低血压患者应谨慎使用，因它可使低血压进一步下降。异丙肾上腺素是一种强力 β 受体兴奋药，导致严重心动过速和血管扩张，这在 HF 时应用是危险的。

急性心肌梗死或缺血及严重左室功能障碍患者应用儿茶酚胺可能产生不良后果。血管重建更适用于心肌顿抑或心肌冬眠的再灌注治疗。

洋地黄

强心苷类可抑制心肌细胞膜上三磷酸腺苷依赖性 Na-K 泵，增加心肌细胞收缩蛋白利用细胞内钙，从而增加心肌收缩力。在急性心肌梗死伴肺充血时，洋地黄在改善血流动力学方面较多巴酚丁胺的效果差。对于急性 HF 患者，洋地黄几乎没有作用。洋地黄曾被用来控制心房扑动或心房颤动患者的心室率。然而，目前临床上对正常血压患者用地尔硫卓替代地高辛，起效快，使用安全[117]。

其他强心药

氨力农是Ⅲ型磷酸二酯酶抑制剂，使心肌和外周平滑肌环磷酸腺苷含量增加。美国食品与药品管理局仅批准氨力农和米力农静脉注射用于 HF 患者。这些静脉内血管扩张性正性肌力药能增加 CO、降低左心室压力，并无明显心率和血压变化。氨力农和多巴酚丁胺的正性肌力作用有协同作用，合用时可能较单用大剂量多巴酚丁胺更易耐受，代谢成本较低。然而，长期应用Ⅲ型磷酸二酯酶抑制剂可降低 NYHA 心功能分级为Ⅲ级和Ⅳ级 HF 患者的生存率[118]。这些药物有可能引起心律失常。准备行心脏移植术的患者可短期应用氨力农和米力农治疗。有创血流动力学监测患者使用时应谨慎。

无肺充血心力衰竭患者的治疗

偶尔，HF 可导致低灌注不伴明显肺充血。例如，充血性心肌病心功能障碍患者可因过度利尿或发生心律失常对泵功能有不利影响，但未发生肺水肿。尚需考虑到的其他疾病还有脓毒性休克和大面积肺栓塞。低血压在这种情况下可能不是病理性的，因为慢性自身适应性变化和药物治疗的患者对低血压有良好的耐受性。诊断严重低灌注的重要体征有皮肤湿冷、四肢发绀、精神状态改变、代谢性酸中毒和尿量减少。如果存在低灌注，应谨慎应用等张晶体液补充血容量。有创血流动力学监测可测量室腔内充盈压，有助于明确心血管病变。

急性右心室梗死患者常出现颈静脉怒张和灌注不足，但无肺充血表现。大约三分之一急性下壁梗死患者有明显右室受累，引起肺灌注不足和左室 CO 减少。这些患者通常有低血压症状，颈静脉怒张明显，但常无足部水肿。这些患者常有 V_1 导联 ST 段抬高或压低。右侧导联可为右室梗死诊断进一步提供证据。大量晶体液复苏后，需要给予正性肌力药去甲肾上腺素或多巴胺，以保证左心室足够的前负荷和恢复血压。

慢性心力衰竭的治疗

慢性 HF 患者常有复杂的多器官功能障碍和多种用药史。此时，临床医生应考虑到任何治疗措施对疾病的全部表现和代偿机制可能产生的影响。例如，慢性 HF 患者加用非甾体类抗炎药的医疗方案可能对肾血管功能产生不利影响，而体液潴留会急剧加重肺水肿[59]。慢性 HF 患者更常为逐渐出现症状，轻微活动后呼吸困难缓慢加重、进行性端坐呼吸、疲劳和其他症状。

美国 AHA 和 ACC 将慢性 HF 分为四级：高危患者、无症状左室功能障碍者、症状性 HF 者和顽固性 HF 者（表 79-2）。无症状 HF 患者数约为症状 HF 患者数的四倍[119]。超声心动图检查对筛查高危人群无症状左心室功能障碍是一种非常有用的方法[120]，估计其发病率为 3%～6%，至少与收缩期 HF 一样常见[36]。

HF 治疗的重要进展是达到短期功能改善及调节长期不适反应[121]。理想的是，为预防疾病进展，最好对高危患者开始治疗。冠状动脉粥样硬化性疾病、高血压、糖尿病、高脂血症、可卡因和乙醇滥用、吸烟和肥胖是 HF 的重要危险因素[122]。75% 患者 HF 前存在高血压，特别是黑人。大约三分之二的收缩性 HF 患者有明显的冠状动脉疾病。控制高血压可减少 HF 的发生风险[123]，同样也应控制动脉粥样硬化患者的血脂异常。糖尿病患者的心肌缺血和 HF 的风险超过正常人三倍[124]。高钠饮食可使心脏舒张功能受损[125]。适当改变生活方式（包括戒烟、减肥、限制水钠摄入及适度运动）可减少 HF 症状，延迟 HF 发展。过多脂肪累积于心肌内有直接心脏毒性，引起左室重构和扩张型心肌病[126]。大多数肥胖 HF 患者减重后，其许多临床表现消失，NYHA 心功能分级也趋于改善[127,128]。对于持续性房颤和轻中度慢性 HF 患者，控制心率不比控制节律的意义小[129]。

在美国，对 HF 护理质量问题有着明显不同的意见。HF 患者住院治疗期间，为之提供有效的治疗方法，使其尽早获益，包括减少病死率和再住院率。

左室重构过程由容量或压力负荷及心肌细胞减少（例如，心肌梗死）引起。HF 的治疗关键在于延缓心室重构过程。HF 时，心室重构与其他临床后果有关[133]，连续测定相关神经激素可作为反映心室重构的标记物[134]。使用多种降压药物治疗使左心室肥大恢复并降低心脏猝死率[135]。逆转心室重构是一个全新概念，不是简单的终止左室功能障碍的进展，而是部分逆转[136]。β 受体阻滞剂、ACEI、醛固酮拮抗剂和血管紧张素Ⅱ受体阻滞剂都能够抑制或逆转重构[137,138]。

慢性 HF 和无症状性左室功能障碍的主要治疗是血管扩张治疗，通过降低前后负荷改善心脏泵血功能。治疗慢性 HF 最重要的血管舒张药是 ACEI、血管紧张素Ⅱ受体阻滞剂和硝酸盐。通常，慢性 HF 患者病情加重原因不能迅速识别和纠正、缺血加重或新发心律失常使病情不稳定或可能出现临床恶化者需要注院治疗。

血管紧张素酶抑制剂（ACEI）

ACEI 对左心室功能障碍治疗最有效。ACEI 增加

表 79-2　对 NYHA 分级中 I 或 II 级并伴有 A、B、或 C 疾病的 HF 患者的处理建议

HF 等级	处理建议
A （有发展为 HF 的高危因素）	处理危险因素（如控制高血压、糖尿病、脂代谢紊乱、戒烟、戒酒和非法药物）
	动脉粥样硬化疾病、高血压、糖尿病或有其他危险因素患者使用 ACEI
	控制快速室上性心律失常患者的心室率
	治疗甲状腺疾病
	定期评估 HF 症状和体征
	推荐级别 A 级
B （无症状的左室功能障碍）	ACEI 用于有心肌梗死病史或无论有无心肌梗死而射血分数减少者
	β 受体阻滞药用于有心肌梗死病史或无论有无心肌梗死病史而射血分数减少者
	严重心脏瓣膜疾病伴血流动力学障碍的患者行瓣膜置换或修补术
	严重主动脉瓣反流者需长期应用血管扩张药
	推荐级别 A 和 B 级
C （有症状的左室功能障碍）	液体潴留患者应用利尿药
	如无禁忌证均可应用 ACEI
	如无禁忌证可应用洋地黄缓解症状
	停用加重患者病情的药物（如非甾体类抗炎药、大多数抗心律失常药或钙离子通道阻滞剂）
	螺内酯用于心功能 IV 级、肾功能及血钾浓度正常的患者
	锻炼
	应用洋地黄、利尿药或 β 受体阻滞药治疗的患者因咳嗽或血管性水肿而不能耐受 ACEI 时，可用血管紧张素 II 受体阻滞剂
	应用洋地黄、利尿药或 β 受体阻滞药治疗的患者因低血压或肾功能障碍而不能耐受 ACEI 时，可联合肼屈嗪-硝酸盐治疗
	ACEI 加用血管紧张素 II 受体阻断药
	ACEI、洋地黄、利尿药或 β 受体阻滞药单加用硝酸盐或同时联合肼屈嗪

ACE：血管紧张素转换酶；HF：心力衰竭。

所有分级中慢性 HF 患者的生存率，避免心肌梗死和无症状性左心室功能障碍 HF 进展[139-141]。ACEI 除通过抑制醛固酮分泌促进尿钠排泄外，还能抑制血管紧张素 II 生成，产生直接扩血管作用。ACEI 的其他效应包括抑制缓激肽降解和减少内皮依赖性血管收缩[142]。ACEI 是钠利尿血管扩张药，能减少利尿药用量并补充钾。不同于其他血管舒张药，不会诱发反射性心动过速。

ACEI 主要不良反应为低血压、肾功能恶化、慢性咳嗽和上呼吸道血管性水肿。ACEI 开始应用时最好用小剂量，注意可能出现低血压，同时减少利尿药和补钾量。然而，对于许多 HF 患者，常忽略 ACEI 的理想剂量，特别是老年患者[143,144]。对于慢性 HF 患者大剂量的阿司匹林（>325mg/d）可削弱 ACEI 的临床疗效[145]。

血管紧张素 II 受体阻滞剂

HF 患者不耐受 ACEI 类药物治疗时，应用血管紧张素 1（AT_1）受体阻滞剂（ARBs）有效[146]。ARB 无咳嗽和缓激肽蓄积的不良反应。两项研究比较了 ARB 与 ACEI 对症状性 HF 患者的疗效，未显示哪一类药物疗效较好[147,148]。理论上，AT_1 受体拮抗药可用于 ACEI 治疗的患者，因为 ACEI 不影响血管紧张素 II 产生途径，长期 ACEI 治疗能使 AT_1 受体上调。加用 ARB 与 ACEI 最大耐受剂量可改善慢性 HF 患者的血流动力学特征，并提高运动能力而减轻症状。一项综合了 17 项试验的荟萃分析比较了血管紧张素 II 受体阻滞剂与 ACEI 疗效显示，在降低 HF 患者病死率或住院率方面 ARB 并不优于 ACEI[149-151]。ARB 和 ACEI 联合应用在降低住院率方面显著优于单

独应用 ACEI，而病死率无差别。ARB 对 ACEI 不耐受患者最有效[152,153]。ARB 和 ACEI 均可逆转 HF 患者的心室重构[154]。

硝酸盐

硝酸盐治疗，直接舒张血管，提高慢性 HF 患者的运动耐受性。当与小动脉舒张药肼屈嗪联合使用时，可延长 HF 患者的生存期，但效果不如 ACEI。但 ACEI 对非裔美国人效果差。固定剂量的硝酸异山梨酯/肼屈嗪对慢性 HF 非洲裔美国人效果明显[155]，可降低 39% 的住院率和 43% 的病死率[156,157]，这一积极作用可持续很长时间[158,159]。硝酸盐治疗可改善使用 ACEI 治疗患者的血流动力学[160]。重要问题是硝酸盐治疗可快速产生耐药性，应间断用药。

钙离子通道阻滞剂

第一代钙离子通道阻滞剂（维拉帕米、地尔硫卓和硝苯地平）不能提高慢性 HF 患者的生存率，可导致临床症状恶化[161]。第二代二氢吡啶类（盐酸尼卡地平、氨氯地平）有中度负性肌力作用。氨氯地平可降低非缺血性心脏的致命性及非致命性事件，而在缺血性心脏病时无效[162]。尽管钙离子通道阻滞剂可用于不能耐受 β 受体阻滞剂、ACEI、ARB 及硝酸盐联合肼屈嗪治疗的患者，但尚无确切证据说明钙离子通道阻滞剂可用于治疗 HF[163]。钙离子通道阻滞剂可治疗高血压、心绞痛和心律失常，慢性 HF 患者用药时应谨慎[164]。

β 受体阻滞剂

虽然 β 受体阻滞剂有降低心肌收缩力的作用，但对慢性 HF 也有显著疗效。HF 患者交感神经系统长期处于兴奋状态，激活肾素-血管紧张素-醛固酮系统，使心肌 β 肾上腺素能受体下调，直接心肌毒性作用是由去甲肾上腺素水平升高所致。广泛荟萃分析显示，慢性 HF 时 β 受体阻滞药使射血分数增加 29%，病死率降低 30%，住院率降低 40%[165-167]。美国 AHA/ACC 指南建议有症状的慢性左室收缩功能障碍患者应常规应用 β 受体阻滞药[168]。

在急性 HF 时 β 受体阻滞药不应常规使用。对慢性 HF 合并高血压、心绞痛和严重心律失常患者应用 β 受体阻滞药治疗能获得较佳疗效。缓慢上调 β 受体阻滞药剂量易产生最大耐受性[169]。第三代 α 和 β 受体阻滞药卡维地洛具有抗氧化特性，对慢性 HF 可能有效[170-173]。一项大宗研究比较美托洛尔与卡维地洛治疗 HF 的效果显示，卡维地洛组 5 年病死率较低，为 1/15。

利尿药

慢性 HF 患者排泄钠和水的能力下降，钠超载时心脏和血流动力学异常[174]。低剂量利尿药是避免患者再次发生 HF 的有效治疗方法之一[175]。但袢利尿药仍有很多不良反应，包括血容量减少、电解质紊乱（低 K^+、Mg^{2+}、Na^+）、高尿酸血症和代谢性碱中毒。

对 HF 患者应用保钾利尿药可减少死亡风险。利尿治疗引起的低钾血症和低镁血症可导致心律失常。

血 Na^+ 可作为 HF 加重的住院患者是否因心血管原因住院天数增加及出院 60 天内病死率是否增加的独立预后因素[176-178]。尽管低钠血症患者临床和血流动力学改善与无低钠血症者相似，但持续低钠血症常是 HF 患者病死率、住院率和再入院率的独立危险因素[179]。

螺内酯和依普利酮可直接拮抗醛固酮。这两种药对已使用 ACEI、袢利尿药联合或不联合地高辛治疗的严重 HF（射血分数 <35%）患者，能改善左心室功能，明显降低病死率[180]。在随机螺内酯评价研究（RALES）中，应用合理药物治疗的患者，安慰剂组 2 年病死率为 46%，螺内酯组病死率为 35%[181]。螺内酯可逆转轻、中度慢性收缩期 HF 患者的心室重构[182]。标准治疗加用依普利酮治疗急性心肌梗死后患者能明显降低 HF 发病率和病死率[183-185]。存在严重肾功能障碍或补钾治疗的患者应用醛固酮拮抗药可引起严重高钾血症。

强心苷类

地高辛对慢性 HF 患者是有利的，可减轻症状，提高患者生活质量和运动耐受量[186]。地高辛降低慢性 HF 患者的住院率，与 ACEI 和利尿药合用可降低患者的病死率[187]。对已用 ACEI、利尿药和 β 受体阻滞药治疗的大多数有持续症状的收缩功能障碍 HF 患者，可用地高辛治疗。对于轻、中度舒张期 HF 患者，地高辛可能无益[188]。

慢性 HF 的其他治疗方法

磷酸二酯酶抑制剂

对于慢性严重 HF 患者还没有长期应用氨力农或米力农治疗的指征，这会增加患者的发病率和病死率[189,190]。此类药中的其他药疗效有限，并能增加病死率。通常用于勃起功能障碍的西地那非，具有磷酸二酯酶抑制作用，治疗 HF 患者是安全的[191]，尚有改善 CO 和运动能力的作用[192-194]。长期应用西地那非能改善慢性 HF 患者劳力性呼吸困难和氧利用率。

他汀类药物

他汀类药物改善血管内皮功能，有抗炎、抗氧化和免疫调节作用，对慢性 HF 患者有益[196-202]。AMI 后 96 小时内早期应用他汀类药物治疗可降低 HF 发生率[203]。阿托伐他汀治疗中度非缺血性 HF（NYHA 分级），能改善左室射血分数并降低血清多种炎症标志物水平[204,205]。辛伐他汀能使高危人群发生 HF 的风险降低 14%，同时也减少大血管事件的风险。他汀类药物可以降低严重 HF 患者的病死率[207,208]。

超滤和肾透析

利尿药治疗不佳时，超滤可降低容量负荷[209,210]。在失代偿性 HF 中，容量超负荷时，超滤比静脉注射利尿药效果好[211,212]。肾透析是终末期肾脏病合并 HF 患者的重要治疗方法。肾脏病患者的可能并发症需考虑到液体量超负荷、严重高钾血症、医源性高镁血症、尿毒症性心包积液和药物中毒（特别是洋地黄）。

贫血

对于慢性 HF 贫血患者的积极治疗是应用铁剂和间断注射促红细胞生成素以改善 NYHA 分级[56,213]、睡眠相关呼吸障碍[214]、心肾功能障碍，并且需要住院治疗[215]。

睡眠呼吸暂停综合征相关呼吸支持

慢性 HF 患者的阻塞性睡眠呼吸暂停较以往认识的更普遍，CPAP 治疗有效[216-218]，甚至可提高左室射血分数和离体心脏移植的存活率[219,220]。CPAP 应用于中枢性睡眠呼吸暂停和 HF 患者，可改善夜间氧合作用，提高射血分数，改善中枢性睡眠呼吸暂停，并提高运动耐力，但不能提高生存率[221]。

训练计划

适用于慢性 HF 患者的各种训练计划对心脏功能状态的恢复和提高生活质量有益，并能减少住院率[222-225]。

抑郁症

抑郁症在 HF 患者中很常见，对其治疗可改善心理方面的生活质量[226,227]，抗抑郁药可增加住院率和病死率[228]。

冠状动脉旁路移植术和血管成形术

对缺血性心肌病的血运重建尚未达成共识，但是统计数据显示，对 HF 患者行冠状动脉旁路移植术较经皮冠状动脉介入治疗有益[229]。另一项研究显示，冠状动脉旁路移植术对于心肌梗死后 3～28 天病情稳定的患者在预防 HF、死亡或再梗死方面无益[230]。

抗心律失常治疗

70%～95% 心肌病和 HF 患者频发室性早搏，40%～80% 可发展为非持续性室性心动过速[231]。这些增加了患者猝死的风险。一项大规模荟萃分析显示，胺碘酮治疗使总死亡率降低 15%，心律失常猝死率降低 29%[232]。对于慢性 HF 患者，胺碘酮可避免房颤发展，并使房颤转复为窦性心律[233,234]。胺碘酮同样可用于持续室性心律失常的紧急处理。但胺碘酮与其他抗心律失常药物有很大毒性，可致心律失常。一项对梗死后左室收缩功能障碍伴或不伴 HF 患者的研究发现，胺碘酮治疗与早期和晚期所有原因和心血管疾病的病死率增加有关[235]。

植入式心脏除颤和起搏器

对于慢性 HF 伴心律失常患者，植入式自动心脏复律-除颤器（ICD）者病死率低于应用抗心律失常药物治疗者[14,236]，但对非缺血扩张型心肌病伴无症状非持续室性心动过速患者则非如此。曾患心肌梗死且射血分数低于 35% 的患者，其非持续性室性心动过速和诱导的室性心动过速对普鲁卡因胺治疗无效时，植入 ICD 可使其 2 年猝死率减少 54%[237]。随访研究显示，既往心肌梗死和左心室射血分数低于 30% 的患者应用 ICD 时，所有原因引起的病死率降低 29%。这项研究的经济问题和临床影响需进一步证实[238]。

严重 HF 伴左心室流出道梗阻患者显著受益于房室顺序起搏[239-241]。右心室顶端起搏常用于慢性 HF，但会造成左心室收缩异常、肥大和心脏泵血功能降低[242]。左室或双室起搏可使左室生理性收缩，在研究中两者效果等同[243]。通过左室或双室起搏恢复心脏再同步治疗使收缩严重不协调的 HF 患者室间隔和左室游离壁运动协调。

应用三维超声心动图定位理想导联位置可使心脏再同步治疗效果最佳[244,245]。心脏再同步化治疗可改善 HF 症状和运动耐力，逆转慢性心脏扩张[246-254]。心脏再同步化治疗结合 ICD 可明显降低心源性猝死的风险[255-260]。采用心脏再同步化治疗可减少静息时二尖瓣反流[261]。为持续监测 HF 患者的血流动力学状态，有些监测仪可用于监测胸腔内阻抗[262,263]。对伴有慢性心房颤动的 HF 患者行房室结消融后进行心室起搏较药物治疗更有效[264]。

左室成形术、心室辅助设备和移植

1996 年，Batista 等报道一例部分左室成形术治疗慢性 HF 的探索性试验，震惊了医疗界[265]。简言之，此手术是用机械方法减少左室腔大小，根据拉普拉斯定律，通过减少左室做功使残余心肌更有效发挥作用。然而，左室成形术是虎头蛇尾，因其对 HF 无长期疗效，现已被遗弃。但在左心室扩张患者的冠状动脉旁路移植术中仍有价值[266,267]。

对于慢性 HF 患者不同试验阶段植入多个左室辅助装置作为心脏移植的过渡，也可作为长期内科治疗的外科手术替代方案[268-273]。一种创新的弹性心室抑制装置植入严重 HF 患者中具有明显功能和临床疗效[274]。心脏移植仍然是终末期 HF 最有效的治疗方法，1 年生存率为 84%，3 年生存率为 75%，10 年生存率接近 50%[275,276]。美国每年心脏移植人数为 2 500 例[277]。由于心脏供体有限，因此，对于终末期患者，弹性心室抑制装置植入技术备受青睐。细胞移植技术利用新生儿或胎儿心肌细胞甚至骨骼肌成肌细胞，用可行的技术来修复损伤的心肌[278]。大量证据表明，干细胞治疗可能为慢性 HF 患者带来希望[279-281]。对心肌梗死后瘢痕进行实验性骨骼成肌细胞移植可增加左心室射血分数，但增加心律失常的风险[282]。自体干细胞移植明显改善因缺血性心肌疾病行冠状动脉旁路移植术患者的心脏功能[283]。

概要

急诊 HF 患者的诊断和治疗仍是急诊医学面临的挑战。HF 长期药物治疗的进展包括常规使用 β 受体阻滞药、ACEI 和利尿药（包括螺内酯），有时也用地高辛和 ARB，可以持续改善症状，减少 5 年病死率。尽管有以上治疗方面的进展，但 HF 加重依然是导致急诊患者就诊和住院的最常见原因。由于治疗 HF 的药物品种和设备增多，使得急诊医生合理治疗 HF 更具挑战性。

突发性 APE 和心源性休克同样需要仔细考虑各种相关疾病的鉴别诊断。清楚了解病理生理和药理机制，可使急诊医生在面对接踵而至的不同患者时游刃有余。

重要概念

- APE 伴低灌注及全身低血压时可能有急性血容量减少，需要大量补液治疗。
- 血管扩张药不宜用于主动脉瓣狭窄失代偿 HF 患者，对二尖瓣关闭不全患者更有益。
- 急性右室梗死可出现颈静脉怒张，需要大量补液治疗。
- 急性心源性肺水肿患者 CO 降低和外周血管收缩。无创性动脉血压测量不可靠。
- 约 50% HF 患者为舒张功能不全。
- 积极去除 HF 危险因素，可预防 HF 进展。
- 神经体液机制最终使 HF 加重，即使是无症状心肌功能障碍患者，长期治疗以消除上述影响因素是很重要的。
- 迅速进行实验室 BNP 定量测定能指导急性 HF 治疗。

本章参考文献请参见 http://pumpress.bjmu.edu.cn/eduservice/3419.html

第80章 心包疾病和心肌疾病

Nicholas J.Jouriles

张泓 李栎 译 张泓 校

心包疾病（心包炎）

概述

公元前460年，希波克拉底首次描述了心包这个概念，即"包裹心脏和少量类似尿液的光滑囊膜"，其后关于心包功能和疾病的相关知识不断得到补充。Galen第一次描述了心包积液并完成了第一例心包切除术[1]。1728年，Lancisi在尸检时首次描述了缩窄性心包炎的表现。18世纪，Laennec曾说过"没有哪个疾病比（心包炎）的症状更多变，更难以诊断"[1]。19世纪30年代，Beck描述了心脏压塞的临床特征，称为Beck三联征（低血压、颈静脉扩张、心音遥远）[2]。尽管有许多诊断手段，但目前对心包疾病的诊断仍存在挑战。

病因

可引起急性心包炎的各种病因，包括伴或不伴心包积液的均列于框80-1。其中，大部分都可能进展为心脏压塞或缩窄性心包炎。

大部分心包炎是特发性的。甚至仅有不足20%的患者经过详尽的临床检查能确定病因，其余均被认为是特发性的。

流行病学

急性心包炎是由心包膜炎症引起的综合征。尽管确切的发病率不明，但尸检报告显示心包炎的发病率约为5%。急诊科心包炎发生率不明。

框80-1 心包炎的病因

感染
- 病毒
- 细菌
- 真菌
- 寄生虫
- 立克次体

损伤后
- 创伤
- 手术
- 心肌梗死
- 辐射

代谢性疾病
- 尿毒症
- 药物

全身性疾病
- 类风湿关节炎
- 系统性红斑狼疮
- 结节病
- 硬皮病
- 皮肌炎
- 淀粉样变性

肿瘤

主动脉夹层

疾病原理

心包解剖与生理学

正常心包膜包裹心脏和大血管根部。包括脏层、壁层心包膜和两者之间狭窄的潜在腔隙。脏层心包膜或心外膜附着于心肌，通过潜在腔隙与壁层心包膜分开。

每层膜厚度为1或2mm，由弹性纤维组成。心包壁层贴附胸骨移行，向下与横膈膜相连，后贴附脊柱，将心脏稳定在胸腔内。心包膜由胸廓内动脉供血，包膜上有膈神经分布[3]。

正常心包腔内积聚有15～35ml血浆超滤液。当心脏静脉阻塞或淋巴循环受阻时，心包内液体异常蓄积。心包膜具有以下几种功能：保持心脏位置，润滑心脏表面，防止感染扩散，防止心脏过度扩张，增进心房充盈，维持正常心腔压力-容积关系。心包膜先天性缺如（或外科切除）的患者鲜有临床问题。

病理生理

心包膜炎症具有特征性的心包膜中性粒细胞和淋巴细胞浸润。心包液中抗体增多。

特发性心包炎

临床特征

心包炎典型临床特征包括胸痛、心包摩擦音和心电图（ECG）异常。发热和肌痛史也很常见。心包炎性胸痛通常是一种锐痛，类似胸膜炎，随呼吸运动而变化。通常于坐位缓解，卧位、深吸气及吞咽时加重。少见类似心肌梗死（MI）性胸痛。心包炎疼痛通常位于胸骨后，放射至斜方肌，表现为单肩痛。疼痛还可位于横膈膜以上。

急性心包炎体格检查的标志性体征为心包摩擦音，由发炎或瘢痕性的脏层和壁层心包膜摩擦引起或由心包膜壁层与相邻的胸膜摩擦引起。前胸壁都可闻及，但以胸骨左缘下部听诊最清晰。使用听诊器，嘱患者取坐位，屏住呼吸，听诊效果更佳。摩擦音不连续、部位不固定的性质导致其在嘈杂的急诊室难以被闻及。

诊断

尚无诊断心包炎的单一检测方法。ECG是最可靠的诊断技术，随心包炎病变进程可发生动态变化，但难以达到的是实施ECG连续描记。发病早期指发病的第一个小时到第一天，可见弥漫性的I、II、III、aVL、aVF导联以及V_2、V_6导联ST段抬高，相反地，aVR、V_1导联ST段压低。大多数急性心包炎患者同时伴有PR段压低（图80-1）。中期ST和PR段正常，但T波低平。其后呈深大倒置两肢对称形T波。晚期除了T波可能持续倒置以外，ECG恢复正常[4]。

早期急性心包炎的ECG表现难以和急性心肌梗死、冠状动脉痉挛或良性早期复极综合征相鉴别。由于心包炎是溶栓治疗的禁忌证，溶栓可导致急性出血性心脏压塞，故鉴别急性心梗和急性心包炎十分重要。与急性心梗的ECG表现比较，急性心包炎第一阶段ST段抬高呈凹面向上而不是凸面向上，同时无T波倒置。其后也无典型心肌梗死的动态变化，无病理性Q波。

室性心律失常在心包疾病中极少见。心包炎患者如果伴室性心律失常可能伴发心肌炎、心脏病，或被误诊。

超声心动图有利于确诊渗出性心包炎，尽管心包渗出不明显时超声心动图的表现可正常，但超声心动图正常不能完全排除心包炎。另外，超声心动图还可用于诊断心脏压塞，心包厚度增加，心包肿瘤和囊肿，缩窄性心包炎和心包膜先天性缺如。

由于伴发心肌心包炎、心肌炎或心肌梗死，部分急性心包炎患者心脏标志物水平升高。血白细胞数和红细胞沉降率（ESR）可能升高，但反应较慢且无特异性。其他实验室检查针对非特异性心包炎。

治疗和处理原则

如果发现心包炎的特殊病因，可针对病因治疗[4]。否则，治疗急性心包炎为对症治疗。控制炎症可减轻疼痛，首选非甾体类消炎药（NSAID）。布洛芬用于消炎的推荐剂量（成人2 400mg/日）同时具有最好的镇痛副作用，其他NSAIDs同样有效。酮咯酸价格贵且消炎作用较弱，所以不推荐。患者常反映急诊科使用布洛芬止痛，缓解疼痛作用明显，甚至比消炎作用更加明显有效。如果所使用的NSAID一周后无效，可选用不同种类的NSAIDs。口服泼尼松可治疗慢性心包炎和急性心包炎不能耐受NSAIDs者。甲泼尼龙和秋水仙碱对复发性心包炎有效。

并发症

急性心包炎临床病程变化较大：60%患者1周内可完全康复，约80%的患者能在3周内完全康复，18%的患者心包炎复发，此时需用超声心动图排除渗出或肿瘤[5]。

尿毒症性心包炎

概述和病因

心包炎可继发于终末期肾病或与透析相关。接受

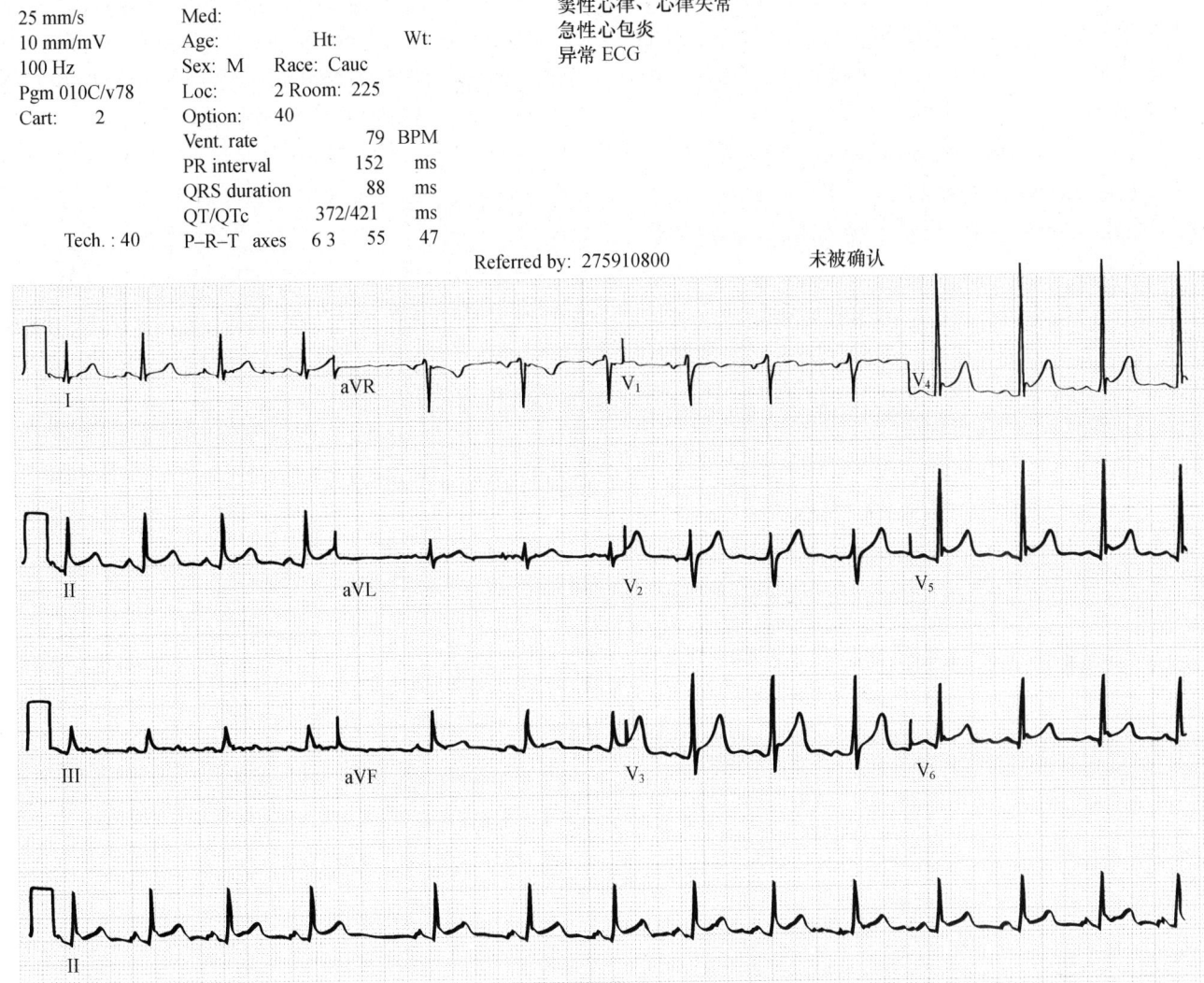

图 80-1 急性心包炎心电图表现。(Courtesy of the Ohio Chapter of the American Collage of Emergency Physicians.)

血液透析的患者较接受腹膜透析者更易发生心包炎。急性肾衰竭也常伴发心包炎，病因不明，可能与毒性代谢产物、尿毒症出血、感染或免疫机制有关。对慢性肾病伴心包炎的评估需要努力寻找感染证据。

临床特征和诊断

尿毒症性心包炎患者表现为胸痛，不明原因的发热，可闻及粗糙的心包摩擦音，并有明显液体渗出的表现。尿毒症性心包炎患者 ECG 通常正常，因为心外膜极少发生炎症[6]。透析患者 X 线胸片可见心脏增大不伴容量负荷过重或充血性心力衰竭（CHF）征象，提示有心包积液，超声心动图可提供确定性诊断。尿毒症性心包炎有纤维素性渗出和显著出血，可行诊断性心包穿刺排除感染。

治疗和处理原则

尿毒症性心包炎开始可采用密集的透析治疗。NSAIDs 无效。常用全身类固醇治疗，但观察疗效常需要 1～2 周。

并发症

尿毒症性心包渗出是引起心脏压塞的最常见原因之一，渗出可能是小腔性的，导管难以完全引流。术式的选择包括心包膜开窗术或心包切除术。

心肌梗死后心包炎

约 20% 的透壁心肌梗死患者在梗死发生后 2～4

天出现不同程度的胸痛。这可能提示有早期心肌梗死后心包炎。患者经常有低热和短暂心包摩擦音。大量心包渗出很罕见。早期心肌梗死后心包炎通常很短暂，阿司匹林治疗1～3天即可消失。

心包炎ECG的改变通常被急性心肌梗死的改变掩盖。早期心肌梗死后心包炎患者多有心脏节律异常和心力衰竭。急性心肌梗死伴心包炎预示心肌严重受损和预后不良。

Dressler[7]报道了10例心肌梗死后综合征，包括发热、胸膜炎、白细胞增多、心包摩擦音，X线胸片证实有新发心包膜或胸膜渗出，有别于人们所熟知的早期心肌梗死后心包炎，由于反复发生和摩擦音出现率很高，被Dressler描述为一种迟发的心肌梗死后并发症。迟发型心肌梗死后心包炎（Dressler综合征）的病因与免疫机制有关，也可见于肺栓塞和心包切开术后。应停止抗凝药的使用以减少出血风险，延迟的心肌梗死后心包炎可用NSAIDs或阿司匹林治疗，也可选择类固醇和秋水仙碱治疗。

创伤后心包炎

概述

心脏损伤后综合征的定义为心肌梗死、心脏手术或创伤后的心包炎，发病率范围为从心肌梗死后的5%到胸腔手术或创伤后的30%。20%的穿透性心脏损伤患者可发生心包炎，其中几乎没有患者发生心脏压塞。

疾病原理

心包膜钝性损伤，包括挫伤、撕裂伤、破裂，胸部严重钝性损伤患者的创伤性心包炎在手术中或尸检时能够被发现。

心脏贯通伤通常引起心包膜和心肌的撕裂伤，可继发心包炎和心包感染。感染、心脏压塞、心肌炎、炎症性心包炎都可能发生，但发生率尚不清楚。

心脏自身抗体在损伤后非常常见，甚至在没有心包炎的患者中也可能出现，提示免疫机制参与心脏损伤。创伤后可继发缩窄性心包炎，这可能是由于损伤后心包膜对血液重吸收能力减低，从而继发纤维化和瘢痕收缩。

临床特征

心脏损伤后综合征的症状和体征包括心包摩擦音、发热、胸痛。尽管诊断通常基于临床特征，但超声心动图检查有助于确诊。损伤至心包炎发生的间期为4～12天。住院治疗期间，化脓性心包炎被认为是创伤伴多器官衰竭患者发热的原因。

治疗和处理原则

大多数患者对阿司匹林和NSAIDs反应良好，必要时可加用类固醇，不会增加副作用。继发于钝性损伤的单纯心包炎通常容易消退。应观察患者直至排除其他威胁生命的疾病。

肿瘤性心包炎

概述

典型的恶性心包肿瘤患者到晚期才出现临床表现，所以诊断和治疗都较为复杂。恶性肿瘤累及心包膜可在3.4%的一般患者尸检和2%～31%的癌症患者尸检中发现。常见的恶性肿瘤包括肺癌（30%），乳腺癌（23%），白血病（9%），非霍奇金淋巴瘤（9%）和霍奇金病（8%）。原发于心包膜的恶性肿瘤极少见[8]。

疾病原理与病理生理

恶性肿瘤心脏受累情况由心脏淋巴管引流系统决定。小淋巴管淋巴液回流入分布于心肌膜和心外膜的血管丛，心外膜淋巴液回流入伴随冠状动脉到主动脉根部的大血管，最终排空于无名动脉和上腔静脉之间的纵隔内的心脏淋巴结。转移途径通常是从纵隔的淋巴结到大动脉根部相对狭窄处，此处易发生淋巴引流受阻。

恶性心包积液加速大多数患者的死亡。心脏压塞常见。尽管当心脏压塞进展时可能发生一些隐匿的疾病，但若压塞能及时得到治疗，患者以后的生活质量通常有所提高。

临床特征

心脏原发性肿瘤，如血管肉瘤和畸胎瘤，最初的症状可能与心包炎类似。典型病程包括急性心包炎的消退和再次复发。恶性心包疾病难以诊断，大多数患者都无症状或只有非特异性的症状如呼吸急促、咳嗽、心悸、定位不明确的胸痛、虚弱、眩晕、呃逆或疲劳。

诊断

恶性心包积液的诊断性检查包括超声心动图、计算机断层扫描（CT）或磁共振成像（MRI）。出现心包积液的患者，如果恶性肿瘤未确诊推荐行心包穿刺液细胞学检查。

治疗和处理原则

恶性心包积液患者通常需住院治疗，治疗措施包括心包穿刺术、局部注射硬化剂或化学药物治疗、全身性化学治疗、心脏放射治疗、心包开窗引流。根据不同的原发肿瘤和患者的预期生存期选择治疗方法。

恶性心包疾病患者的预后取决于癌症的类型和范围，所有此类患者均有症状或血流动力学受损，急诊科应予收住院治疗。

放射性心包炎

少于5%的患者因放射性治疗而引起。现代放射治疗技术引起心包炎的发病率有所下降。被照射的心包容积的比例和照射剂量有助于评估哪些患者可能产生心包炎。放射性心包炎最常见于霍奇金淋巴瘤或乳腺癌患者。心包积液和缩窄性心包炎都很常见。应考虑肿瘤复发的可能。

弥漫性结缔组织病性心包疾病

风湿性关节炎

确诊为风湿性关节炎的患者中约1/3在3年内出现心包炎。风湿性心包疾病无明显临床特征。偶有患者发生心包积液、缩窄性心包炎或心脏压塞。这些患者通常都有类风湿结节、血清类风湿因子水平升高和心脏瓣膜病。任何以右心充血性心力衰竭表现发病的RA患者都应怀疑心包炎的可能。ECG或X线胸片无明显提示心包炎的表现。心包渗液可含有类风湿因子或少量葡萄糖。有症状的患者用皮质类固醇激素治疗有效。

系统性红斑狼疮

超过50%系统性红斑狼疮（SLE）患者尸检时可发现心包炎。其心包渗液性状浓稠，富含纤维。心脏压塞或缩窄性心包炎均可发生。心包渗液中可查到红斑狼疮细胞。皮质类固醇激素治疗适用于伴心包炎的SLE患者。

其他结缔组织病

约33%干燥综合征患者有心包炎表现。巨细胞动脉炎引起的肉芽肿性心肌炎可能对甲泼松龙有反应。众多混合性结缔组织病患者中可见心脏异常，尤其是心包炎。其他可能引起心包炎的结缔组织病包括强直性脊柱炎、Reiter综合征、Behcet病、系统性硬化病和结节性多发性动脉炎。

混合感染性心包炎

心包炎的其他病因还包括引起地中海斑疹热的康氏立克次体（用多西环素治疗），肺炎支原体（用大环内酯类抗生素治疗），星状诺卡尔菌（行心包切除术并长期使用抗生素如磺胺异噁唑），沙眼衣原体，非洲淋巴细胞瘤病毒（EBV），巨细胞病毒（CMV）感染，嗜血菌属伴放线杆菌（用氯霉素治疗）和球孢子菌病（美国西南地区地方病）。病毒和细菌引起的心包炎可能共存如水痘-带状疱疹病毒和金黄色葡萄球菌的双重感染，水痘和细菌的混合感染在儿童中更常见。

心包积液

病因和临床特征

引起心包积液最常见的原因是病毒性或特发性心包炎、恶性肿瘤、尿毒症、创伤和放射治疗。药物反应和自身免疫疾病较少见。

心包积液通常无症状。已知合并相关疾病（如癌症或肾衰竭）的患者出现咳嗽、发热、胸痛或呼吸困难等症状提示可能有心包积液。

诊断

在X线胸片上心包积液可有心脏扩大表现，通常肺血管正常。至少200~250ml的心包积液量才可在X线胸片上观察到心脏扩大。

超声心动图是选择性诊断方法（彩图80-2），很容易区分心包液和心腔扩大，可提供室壁运动的相关信息。

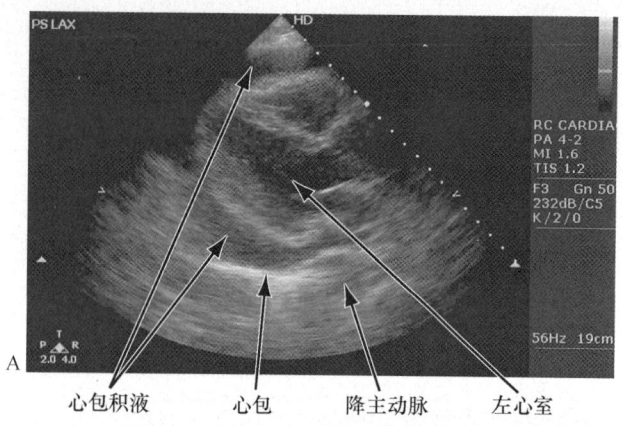

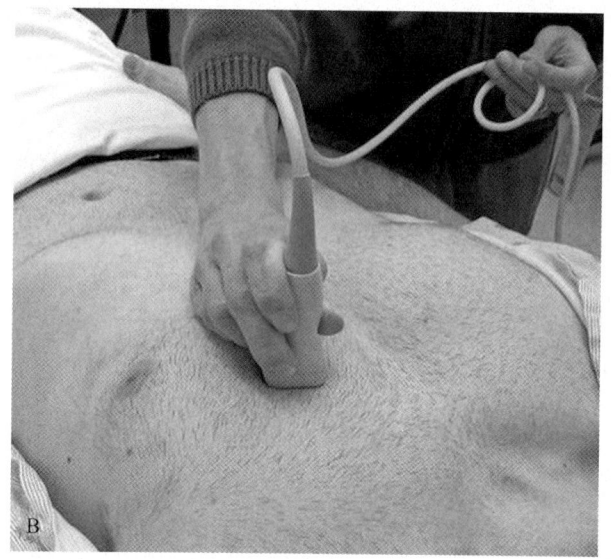

彩图80-2 A，床旁超声显示心包积液。成像的顶部是观察积液的最佳部位，此处优于左室部位。B，急诊科心包积液超声检查的正确操作技术。（Courtesy of Jessica Resnick, MD.）

心包积液　心包　降主动脉　左心室

如果超声心动图检查无法得出满意结果，CT检查对于诊断心包积液也有意义。MRI检查也可诊断。核素扫描可用于探测化脓性心包积液。

心包穿刺术既可用于诊断也可用于治疗。选择性诊断性心包穿刺术用于癌症患者（区分恶性积液和照射后积液）、对常规治疗无反应的患者或怀疑有细菌感染的患者。心包穿刺术常见并发症包括心脏节律异常、气胸、心肌穿孔、冠状动脉或胸廓内动脉破裂、肝破裂。超声心动图引导下心包穿刺术是常规选择。

应对心包液进行蛋白、葡萄糖、比重、细胞含量及分类分析，革兰染色和培养。其他检查根据临床特征进行选择，包括细胞学检查、抗酸染色、真菌涂片检查和结缔组织病筛查。

心包液的肉眼外观为病因提供了线索。血性渗出液大部分与肿瘤、结核、尿毒症、辐射和特发性心包炎有关。血液渗出明显者由钝性或穿透性创伤、心肌梗死后心肌破裂、主动脉夹层、凝血病和医源性心脏穿孔导致。化脓性心包液常见于肺炎、脓胸和脓毒症。

心脏压塞

病因和病理生理

约10%的癌症患者发生心脏压塞[9]。穿透性胸部创伤需考虑心脏压塞的可能。在尿毒症心包炎的患者中也很常见。

心包腔内容物挤压心肌造成心脏压塞。这种挤压通常由渗液引起，也可由气体、脓液、血液或混合物引起。

心脏压塞是连续生理性反射，反映液体的量、蓄积速率和心脏本身的状况。压塞的三个阶段包括液体充盈心包壁层的凹处，液体蓄积速度超过心包壁层的伸展速度，蓄积量超过自体增加血容量来支持右心室充盈压的上限。最终心包腔压力不断上升，引起心血管顺应性降低和心脏血流量减少，导致心输出量减少[9]。

心脏压塞最重要的形成因素是液体的蓄积速度。主要的病理生理作用是减少流入右心室的血液量最终导致心搏出量和心输出量减少。最初心脏可依靠减慢心率代偿以维持心输出量，直至病程晚期迅速失代偿。

症状和体征

心脏压塞通常无特异性症状。患者可主诉胸痛、咳嗽或呼吸困难。典型的心脏压塞三联征被称为Beck三联征，即低血压、颈静脉怒张和心音遥远[10]。如果心脏压塞进展很快这些症状可能不出现。

诊断

只有发现大量积液时（250ml）X线胸片才可显示心脏扩大。ECG典型表现为低电压或心电交替（图80-3），但后者少见。超声心动图检查发现积液和反常性心脏收缩时可确诊。心导管检查也有诊断意义，测试结果为左右心室压力相等。

治疗和处理原则

初始治疗包括通过静脉注射液体，增大右心室容积并升高充盈压来克服心包收缩阻力。可选择心包穿刺术进行治疗，引流出足够的液体量可稳定病情。如果压塞复发，可重复行心包穿刺术，或在心包腔留置引流管。最终必要时行心包切除术。心脏压塞死亡率很高，取决于基础疾病的严重性和疾病性质、初始时

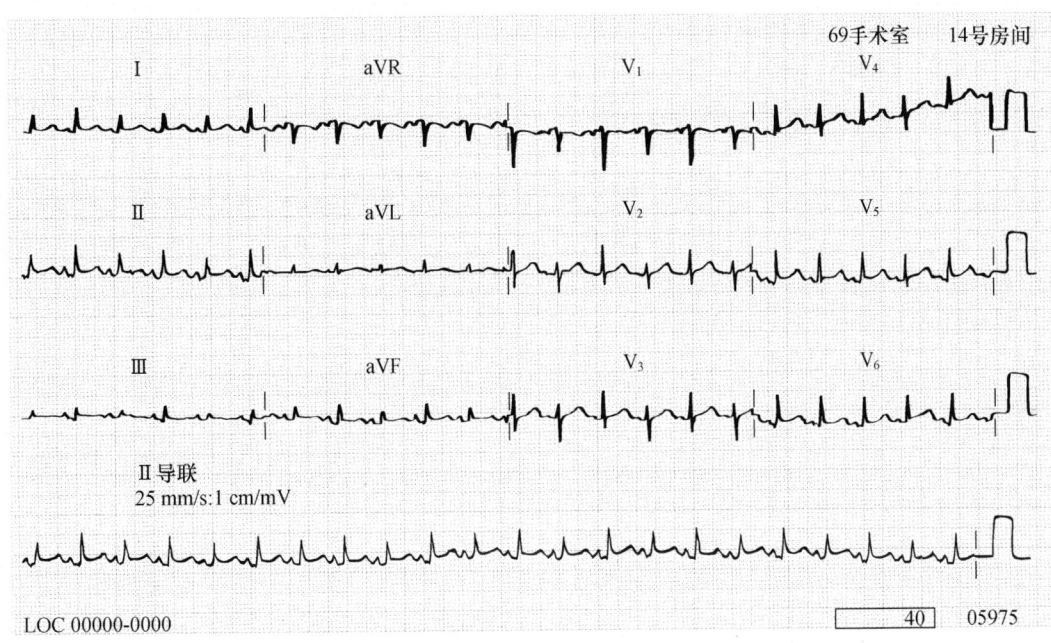

图 80-3 心电图显示电交替。

间过程、诊断和干预的速度。创伤性心脏压塞在第 42 章中讨论。

化脓性心包炎

流行病学和病因

化脓性心包炎可危及生命，在发生脓毒症的全身多系统疾病住院患者中常见。可在任何年龄段发生，可由任何一类感染源引起，其中细菌感染尤其是链球菌和葡萄球菌最常见。念珠菌感染性心包炎可见于以下三类患者：心脏手术后、免疫功能受损和伴严重消耗性疾病者。心包组织胞浆菌感染常发生在疫区，包括俄亥俄州和密西西比河流域。

疾病原理和病理生理

发生化脓性心包炎有以下几种机制：（1）邻近感染扩散，如肺炎和脓胸；（2）远处感染血源播散；（3）直接接种（创伤或操作）；（4）心内感染传播。最常见的是远处感染血源播散。

临床特征和诊断

化脓性心包炎常表现为持续 2～3 天的发热。常见表现包括心动过速、呼吸困难、肝大、中心静脉压升高、胸痛、心脏摩擦音和白细胞增多。最常见的是伴严重基础疾病的住院患者经治疗后有所好转但很快出现发热、呼吸困难和胸痛。

任何伴多系统疾病的发热病人若发现心包积液都应考虑此诊断的可能性。必要时行心包穿刺术进行诊断，取液体做微生物学检查并减轻心脏压塞。

治疗和处理原则

心包切除术是传统治疗方法。留置导管进行灌洗并注入抗生素和纤溶剂可能使患者免于手术。当需要静脉内注入抗生素或抗真菌药物时必须延长治疗时间。

单用抗生素治疗，化脓性心包炎患者总的生存率约为 30%，早期行外科引流则生存率可升至 50%。若初始合并症有脓毒症和心脏压塞，则化脓性心包炎的远期后遗症包括缩窄性心包炎。

结核性心包炎

肺结核患者估计 1% 或 2% 会发生结核性心包炎[11]。在非洲，这是引起心包炎的最常见原因。在结核病不是主要健康问题的国家中，结核性心包炎最常见于社会经济地位不高或免疫缺陷的患者。患者中仅有结核性心包炎的极少。结核性心包炎从气管支气管、纵隔、肺门淋巴结、胸骨或脊柱直接扩散到心包。

许多患者 X 线胸片显示扩大的心脏不伴肺部浸润。50% 患者可抽取心包液涂片或培养查抗酸杆菌（可能需要 4～6 周转为阳性）。明确诊断需要包括人免疫缺陷病毒（human immunodeficiency virus，HIV）的评估。

结核性心包炎的患者应住院并观察有无心脏压塞的证据。在住院时行药物三联治疗持续至少9个月。慢性心包积液的患者可从口服泼尼松治疗中获益。有心包肥厚、缩窄性心包炎或血流动力学改变证据时需要外科治疗。HIV阴性的患者死亡率约为15%，HIV阳性患者死亡率为20%~30%[11]。

其他原因引起的心包炎

类淀粉沉积能引起其他限制性心肌病（restrictive cardiomyopathy，RCM）或缩窄性心包炎。心包炎极少作为炎症性肠病的肠外并发症且与肠道病情进展无密切关系。

医源性心包炎可作为植入除颤器或永久性起搏器心房电极的并发症。经支气管针吸活检或内镜下静脉曲张硬化治疗可发生多重细菌感染性心包炎。还有少数心包炎由异物腐烂引起，如缝合针或牙签通过食道进入心包囊。

心包炎和获得性免疫缺陷综合征

AIDS患者可发生进行性多器官功能障碍。开始时心包炎表现无特异性，但之后可合并Kaposi肉瘤（Kaposi's sarcoma）、淋巴瘤或其他病原体感染。

不到1%的HIV患者发生急性心包炎，40%都有无症状的心包积液。33%的患者有中等量或大量心包积液。晚期HIV感染患者心包积液的发生更频繁。尽管病因不同，但AIDS相关心包炎和非AIDS患者的临床特征和诊断评估相同。

心包积气

概述和病因

心包积气和脓气性心包炎很少见。心包积气可能由导致心包和胸膜腔、支气管或上胃肠道之间瘘管形成的疾病（如消化性溃疡、食管癌或胃癌、食管憩室）引起。也可能由支气管癌或产气微生物感染引起，也可能为自发性。创伤、异物、食入腐蚀性物质或侵袭性操作（如食管镜检查、胸腔穿刺术和气管内插管术）可引起脓气性心包炎。

自发性心包积气可由哮喘、分娩、正压通气引起的气压伤、Valsalva操作导致，也可能在举重时发生。正压设备中吸入可卡因也能引起心包积气。

病理生理

心包积气最常见于持续增加的肺泡内压，大于大气压，导致肺泡破裂，空气进入肺门和纵隔，最终进入心包腔。

临床特征和诊断

心包腔液体和气体的量决定临床特征。随身体位置变化心音强度不等，若心音高亢可能伴振水音。Hamman征是指响亮的摩擦音合并心包积气或纵隔积气。左侧卧位最易听见，可诊断纵隔积气。需靠X线胸片、CT扫描或超声心动图确诊。张力性心包积气的临床特征类似于急性心脏压塞。

治疗和处理原则

非复杂性自发性心包积气且病情较为稳定的患者需继续观察病情。所有其他危及生命的损伤和并发症被排除后，无远期后遗症。张力性心包积气需急诊行心包穿刺治疗。

缩窄性心包炎

概述和病因

缩窄性心包炎可能在病毒性心包炎的晚期发生。在某些国家，结核也仍然是缩窄性心包炎的主要病因。由于慢性肾病患者的生存率不断上升，缩窄性心包炎的发病率也不断上升。其他可能病因包括放射损伤、创伤、化脓性心包炎、放射菌病和心包切除术后粘连。

疾病原理和病理生理

缩窄性心包炎通常由心包膜纤维素反应引起，具有特征性的心包增厚，体外心脏按压引起心室舒张期充盈减少。在一些晚期病例中，脏层和壁层心包可能发生粘连。心室舒张期充盈减少是关键性病理生理特征。

心包容积受限，心室快速充盈，在舒张期的前1/3时间完全充盈，左心室容积和压力不变。早期心室充盈有一段时间压力相对恒定或左心室舒张压力曲线呈平方根曲线提示缩窄性心包炎。

临床特征

事实上，缩窄性心包炎的症状和体征难以和充血性心力衰竭区分。呼吸困难、疲劳、体重增加是最常见的主诉。体格检查可见肝大、下肢凹陷性水肿和腹水。听诊可闻及特异性舒张早期心包叩击音和心包摩擦音。

诊断

有右心衰竭症状的患者应考虑缩窄性心包炎的可能。X线胸片的典型表现为心脏缩小但心房增大。CT或MRI检查发现心包膜钙化也有助于诊断。肝功能检查结果与肝被动充血相同。ECG检查可见QRS波低平，非特异性ST-T异常，心房节律障碍。

多普勒超声心动图能帮助区分缩窄性心包炎和RCM、心脏压塞[12]。心导管检查可测量右心室和左心室舒张末期压力，必要时行心内膜活检。

鉴别诊断和治疗

缩窄性心包炎常与充血性心力衰竭混淆。病毒或细菌感染性心包炎的病史、放射治疗、肺结核、胸部创伤或心脏外科手术可提示缩窄性心包炎。静脉压力升高但无心肌功能障碍史也需考虑该诊断的可能。右心室梗阻引起的血流动力学改变类似于心包缩窄，但是超声心动图可显示右心室功能和室壁运动异常。

事实上，RCM血流动力学改变与缩窄性心包炎一致：都有静脉压升高和心脏缩小征象。RCM患者超声心动图显示心肌浸润表现。手术治疗缩窄性心包炎可选择心包切除术。

心肌疾病（心肌炎）

概述

心肌炎这一概念最早由Sobernheim在1837年提出。1891年，Romberg报道了猩红热和斑疹伤寒相关性心肌炎。1899年，Fiedler描述了"特发性间质性心肌病"。1995年世界卫生组织（WHO）国际心脏病学会联盟在心肌疾病分类时，将心肌炎作为炎症性心肌病，纳入扩张型心肌病组（dilated cardiomyopathy，DCM）。

流行病学和病因

约10%的常规尸检可见不同程度的心肌炎，但是并无临床表现。总的发病率未知而且很可能诊断率偏低[13]。肠道病毒尤其是柯萨奇病毒B和腺病毒是主要的致病因子。柯萨奇病毒B多发于夏季，但并不是每年都会出现暴发流行。其他能引起心肌炎的病原体包括流感病毒A和B、链球菌、单核细胞增多症、衣原体、支原体、副流感病毒、腮腺炎病毒、巨细胞病毒、麻疹病毒、风疹病毒、狂犬病毒、淋巴细胞性脉络丛脑膜炎病毒、肝炎病毒A和B和水痘带状疱疹病毒。患者年龄和居住地不同病因变化很大。在心脏移植患者中，巨细胞病毒和弓形虫感染可能引起心肌炎。死于AIDS的患者，67%尸检可发现心肌炎。全球Chagas病是引起心肌炎的主要原因，尤其是在南非。心肌炎的死亡率自1990年至今一直没有变化，一年死亡率约20%，五年死亡率在50%左右[14]。

疾病原理和病理生理

心肌炎的发病机制：（1）病原体侵入心肌细胞复制并引起组织坏死，（2）细胞毒作用或病原体引起机体免疫反应导致组织破坏或（3）病原体引起的全身性外源性毒性作用或内源性化学反应。可分为三个阶段：急性期（感染早期）有细胞毒性作用和局灶性坏死；亚急性期，有体液因子如一氧化二氮合成酶、自然杀伤细胞和白介素-2介导的免疫损伤；慢性期，弥漫性心肌纤维化和心脏功能障碍可能导致DCM[13]。婴儿患者的病理改变更多与病毒的直接损伤有关，而成人更易发生免疫损伤。

腺病毒和肠道病毒在所有年龄组都是引起心肌炎的最主要病原体。单独柯萨奇-腺病毒受体显示这两种病毒，一个RNA病毒和一个DNA病毒如何侵入心脏的[15]。

发生心肌炎后心脏产生自身抗体。心肌炎和DCM患者产生高浓度的抗-α-肌球蛋白IgG抗体。因为心肌炎与DCM的病情进展有关，单独心肌炎后特发性DCM主要起源于抗原或分子模拟引起的自身免疫反应[16]。柯萨奇B病毒和β-肌球蛋白重链的氨基酸序列的相似度超过50%。免疫反应后期损伤较重（分子模拟）。

临床特征

Flulike报道，包括发热、疲劳、肌痛、呕吐、腹泻在内的一系列症状通常是心肌炎的首发症状和体征。可变性生命体征包括发热、心动过速、呼吸急促和不常见的低血压。心动过速与体温或毒性不成正比，不具备特异性。无感觉性或特殊的症状或体征。心脏检查通常不值得注意。当有胸痛、发生 CHF 或细小病毒（parvovirus）感染时，心脏损害更重，预后不良[17]。其他可能病因有脓毒症和 MI。

在儿童可见显著的临床特征如咕噜样呼吸（grunting respirations）和肋间凹陷。尽管大部分患者肺部听诊无异常，但是仍有 10%～15% 的患者有干啰音。可能有 RSV 感染，所以引起这些症状，可伴或不伴心肌炎。婴幼儿可有暴发性表现如发热、发绀、呼吸窘迫、心动过速、心力衰竭。当儿童有室性心律失常时，尽管非侵袭性检查心脏结构正常，但心内膜心肌活检可见心肌炎或 DCM。

诊断

普通心电图改变可见窦性心动过速和低电压。可能有 Q-T 间期延长，房室传导阻滞或急性 MI 的异常表现。

心肌肌钙蛋白常用于评估。白细胞和 ESR 无特异性改变。心肌炎的超声心动图图像也无特异性，包括左室射血分数减少、低动力状态和局部室壁运动异常。增强 MR 检查也可诊断。铟-111 抗肌球蛋白抗体能与损伤心肌细胞的肌球蛋白结合，是一种心肌坏死的无创性检查方法。核素扫描可见心肌因普遍坏死形成导致弥散性的对抗肌球蛋白抗体的摄取低下。急性 MI 典型表现为冠状动脉闭塞部位抗体的集中摄取[18]。

少于 40% 的患者急性期和恢复期病毒滴度呈阳性[15,19]。病毒滴度上升四倍或更高滴度的病毒特异性 IgM 有助于病因诊断。

心内膜心肌活检长期以来都是诊断的金标准，敏感性和特异性都很高（图 80-4）。只有 5%～30% 临床疑诊心肌炎的患者和半数 DCM 患者符合心肌炎的组织学诊断标准。分子探针，如聚合酶链反应常用来补充组织学诊断。另外，气管插管患者气管分泌物聚合酶链反应检查可提示与心内膜活检有关[20]。

鉴别诊断

心肌炎可被误认为急性心肌梗死，都有严重胸痛、ECG 改变、心肌坏死标志物水平升高和心力衰竭。心肌炎患者通常较年轻且冠状动脉疾病风险因素少，ECG 异常超过单个冠状动脉分布区域，或全心异常而不是节段性的。超声心动图可见室壁异常运动。心肌炎患者的胸痛为持续性，无远期缺血性 ECG 改变。

如果心肌炎和 MI 难以区分，急诊内科医师可行

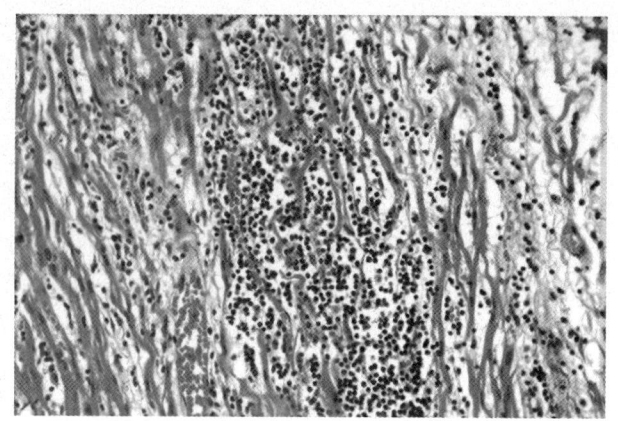

图 80-4　心肌活检显示心肌炎。注意淋巴细胞浸润表现。

心导管插入术。心肌炎患者冠状动脉造影通常正常，更进一步可采取心肌活检。

既往健康但有新发 CHF 或节律异常的患者需考虑心肌炎的可能。

治疗

根据患者的临床特征、分期和病情严重程度选择合适的支持疗法。包括限制异常节律和治疗 CHF，体外薄膜氧化、心室辅助装置（ventricular assist devices，VADs）和最终心脏移植。

每期的治疗都不同。早期抗病毒治疗，目的是阻止肠道病毒 RNA 的复制，常用普来可那立和利巴韦林。柯萨奇-腺病毒受体在感染中的活化是一个研究热点[14]。

经过多中心试验，未证实免疫抑制剂对亚急性心肌炎有效[14]。免疫抑制治疗可对患者进行治疗性鉴别。儿科可用高剂量 γ 球蛋白治疗。静脉注射高剂量免疫球蛋白有助于左心室功能的恢复，提高患者一年内的生存质量。

慢性期，患者以 CHF 症状为主，需行 CHF 标准药物治疗。对于一些患者，心脏功能恶化借助 VAD 的帮助可逆转。这些心脏辅助装置在移植后需长期使用，使用期甚至长达 70 天。在移植前需慎重考虑[21]。

处理原则

所有患者都应行心电监护，血流动力学不稳定的患者还需特别护理。暴发性心肌炎患者预后最好。心肌炎的并发症包括室性节律障碍、左心室动脉瘤和心力衰竭。

尽管做了最佳的治疗，但一年死亡率为 20%，五年死亡率为 50%。初发症状一年后的射血分数和

右心室功能可能预测生存率。远期预后难以估计。

因心肌炎心力衰竭而做心脏移植的患者一年生存率较因其他原因行心脏移植的患者低,且比其他接受者更易发生同种异体移植排斥。儿童总的五年生存率为70%[13]。

CHAGAS 病

在拉丁美洲的许多国家尤其是中部地区,Chagas病是引起心肌炎的主要原因。Chagas是由原生动物克鲁斯锥虫(Trypanosoma cruzi)引起并经虫媒传播[22]。

大约75%血清阳性的Chagas病患者无心脏症状。四分之一有类咽峡炎表现,胸痛、心脏节律障碍、栓塞、心力衰竭、传导异常、多病灶引起的心室过早收缩,心前区导联的ST段和T波异常。室性心动过速常见。2/3的患者有晕厥或近似晕厥发作[23]。

血清寄生虫检查可确诊。对ED患者伴发新的心脏症状和有拉丁美洲旅游史需考虑Chagas病的可能。

超过一半死于慢性Chagas病的患者尸检可发现特异的左心室心尖室壁瘤或瘢痕,是诊断该疾病的可靠证据[23]。超声心动图检查也有意义。感染期组织切片可见与寄生虫有关的扩大的组织损害。

Chagas病可用抗锥虫药苄硝唑和硝呋莫司治疗。胺碘酮对治疗室性心动过速有效。血管紧张素转化酶抑制剂对CHF有效。

旋毛虫病

旋毛虫病是由食入未煮熟的含旋毛虫包囊的肉类引起的寄生虫病。急性表现为发热、肌痛、肌肉压痛、颈强直和典型的眶周水肿。在美国历史上,猪肉是最常见的与旋毛虫有关的肉类,但旋毛虫已在猪肉市场上被消灭多年。在美国,尽管也有零星分散的病例报道在家中或食用进口肉类感染旋毛虫,但多是在野外游戏时食入如熊或美洲豹的肉而感染。幼虫会寄生于心脏,引起嗜酸性炎性反应和肌纤维坏死。

约20%的临床诊断病例在发病的第2~3周,当其他症状减轻时,出现心肌受累。心脏表现包括胸痛、呼吸困难、心脏扩大、节律障碍和CHF。ECG可见非特异性ST-T异常和传导阻滞,可为暂时性的,甚至不出现心脏症状。外周血嗜酸性粒细胞增多和ESR加快常见。

诊断通常需依靠血清学检查或任何有症状部位肌肉的活检。治疗包括皮质类固醇激素联合抗寄生虫药物治疗如噻苯达唑和阿苯达唑[24]。

白喉

美国白喉的发病率从1980年起,为每100 000人口中有0.001人发病,其中大多数白喉患者都是移民。高危人群包括免疫力低和接触耕作动物及未灭菌的乳制品的人群[25]。

白喉是由革兰染色阳性的白喉棒状杆菌的毒素引起。主要症状为鼻咽炎、心肌炎、多神经炎。10%~25%累及心肌,也是致死的主要原因。早期心脏征象为心动过速和心音弱,心肌坏死标志物升高。发病2周内P-R间期延长,ST-T异常。其他心电图异常表现有束支传导阻滞或完全传导阻滞,比周围循环衰竭出现早,提示预后较差。

特异性治疗包括大剂量青霉素和白喉抗毒素治疗。口服肉碱——帮助转运脂肪酸至线粒体,降低心力衰竭、严重传导阻滞的发病率和死亡率。

莱姆病

流行病学和临床特征

莱姆病是由伯氏疏螺旋体感染引起的,具体将在132章讨论。莱姆病相关的心脏炎症发生在游走性红斑出现后21天中。4%~10%的患者有心脏并发症,包括传导异常;束支传导阻滞;一、二、三度传导阻滞;心脏骤停;节律异常和左心室功能不全。

在蜱传疾病的疫区除外无法解释的心脏传导阻滞且无其他不适的患者后,需考虑莱姆病相关心脏病的可能,可行血清学检查查找螺旋体以确诊。银染色心肌活检也能帮助确诊。疑诊莱姆病时ECG可用来筛查。

阿托品或异丙肾上腺素可用于治疗一、二度传导阻滞或血流动力学稳定的III度传导阻滞。患者病情不稳定时可临时植入起搏器。抗微生物药物治疗,静脉注射青霉素或口服四环素有效,可逆转房室传导阻滞。在青少年患者中需用红霉素替代四环素。头孢曲松也有效。抗生素的作用是防止未知的莱姆病相关性心肌炎。

获得性免疫缺陷综合征相关性心肌病

流行病学

AIDS的心脏表现各不相同,可引起至少6% HIV患者死亡(HIV在130章讨论)。约20%成人AIDS

患者有左心室节律异常。约 46% 尸检可见心肌炎。大多数 AIDS 患者病情恶化时会累及心脏。

病因

HIV 相关心肌病的疾病原理很多。HIV 感染是否是心肌炎的直接病因尚存争议。巨细胞病毒感染是 AIDS 并发心肌炎的主要原因，还可伴弓形虫感染。AIDS 伴弓形虫感染的患者，28% 有心脏症状如心脏扩大、CHF、节律异常、心包炎、心脏压塞或胸痛。结核分枝杆菌、烟曲霉菌、柯萨奇病毒 B、隐球菌和组织胞浆菌心肌炎也可能发生。

HIV 的治疗也可诱发心脏毒性。结构上类似普鲁卡因胺的喷他脒能引起扭转性室性心动过速。齐多夫定和双脱氧肌苷能引起心脏功能障碍。

其他原因导致的心肌炎

嗜肺军团菌感染累及心脏不太常见，尽管心脏也可能是唯一受感染器官。临床症状类似于心包炎和心肌炎，包括心律异常和传导阻滞，使用红霉素治疗后可恢复正常心脏功能。

心脏弓形虫感染临床症状明显。骨髓移植和心脏移植患者常见。弓形虫心肌炎免疫功能不全的患者由于传导系统受损可能有束支传导阻滞、CHF 心包炎和心律失常。未经治疗的弓形虫心肌炎可能致命。

肺炎支原体心肌炎可由病原体直接侵入心肌、自身免疫异常或血管内凝血引起。粟粒性结核包括结核性心肌炎，能在心脏传导系统形成肉芽肿导致突发致死性心律失常。猝死可继发于肺炎支原体性心肌炎。另外，若是由外毒素介导的心肌炎还与志贺菌感染有关。

皮肌炎和多肌炎可累及心脏传导系统和心包。患者通常无明显症状，但可能发生心包炎、心肌炎和心律失常。

药物的心脏毒性

除心肌缺血外，可卡因有多种心脏毒性，包括致心肌炎和 DCM。可卡因滥用的患者尸检时常见心肌炎。可卡因药物毒性作用机制未知。大致有以下几种理论：（1）可卡因可直接影响淋巴细胞活性；（2）经静脉注入可卡因能使血液中自然杀伤细胞增多从而导致心脏毒性；（3）可卡因相关的嗜酸性细胞浸润提示有超敏反应；（4）儿茶酚胺诱导局灶性心肌炎。此外，可卡因对心肌有直接的负性肌力作用。

体内可卡因水平高的死者尸检可有心肌炎和心肌过度收缩。收缩带坏死的严重性与血或尿可卡因浓度有关。可卡因使用导致的儿茶酚胺过多是导致收缩带坏死的主要原因，而收缩带坏死是心室节律异常的解剖基础。

最后，急性和慢性心脏毒性也可继发于多柔比星的使用。急性心脏毒性的表现包括心律失常、心包炎、心肌炎和左心室功能不全。

川崎病

川崎病或皮肤黏膜淋巴结综合征病因不明，主要影响儿童。自限性脉管炎发作可影响众多组织器官。25% 的患者在症状出现数周后发生冠状动脉畸形。大多可逆但很多可导致动脉瘤或继发栓塞和心肌缺血。初始阶段可伴发心肌炎和心包炎。

心肌病和特异性心肌病

心肌病是一组与机械或电传导功能障碍有关的多群病，通常表现为异常的心室肥大或扩大，包括遗传性的（肥厚型心肌病、致心律失常性右心室心肌病、线粒体心肌病和离子通道病），混合性的（扩张型心肌病和限制型心肌病）和获得性的（炎症、压力应激或心尖球囊样综合征，围产期心肌病和心动过速心肌病）[26]。

多种病理过程都可能有早期肌细胞损伤。损伤后正常的病理生理路径或因子被激活，包括神经元介质、免疫因子和细胞因子。这些因子造成肌细胞功能障碍。最终导致心脏肥大或扩大。间质性纤维化导致心室充盈不佳，使心肌代谢需求增加[27,28]，导致肌钙蛋白复合物、细胞内钙离子浓度、肌原纤维功能失调[29]。这些最终导致心肌功能的改变，引起相应的临床症状[30]。可能引起心脏微循环改变，甚至导致患者死亡[31]。

通常将心肌病根据统一的遗传学、解剖学、病理生理标准分为几个亚型。

心肌蛋白基因结构异常导致心肌内分子改变，形成临床心肌病。从代偿期到失代偿期，对分子水平的改变，遗传型和表型的相互关系以及临床表现都尚不清楚。

扩张型心肌病

流行病学和病因

扩张型心肌病（DCM）是一系列无法确定原因

的，以心脏扩大和心力衰竭表现为主的疾病。DCM的发病率估计在每年每100 000人中有36例患者。真实的发病率可能更高，因为许多无症状的病例仍然未得到诊断。在美国DCM估计影响550万人和50万儿童，花费10亿美元治疗[32]。50%病因不明的可能继发于感染[33]。心肌炎是儿童DCM最常见的病因[32]。

DCM患者中男性多于女性，非洲裔美国人多于白人[27]，可发生于任何年龄段，中年人（40~65岁）最常见。危险因素包括滥用乙醇和烟草、妊娠、高血压、感染。DCM患者中约25%都有遗传因素[34]。

病理生理

DCM主要和次要病因包括细胞因子、巨噬细胞和自然杀伤细胞介导的心肌炎症；炎症细胞浸润，细胞因子释放引起的局部炎症；心肌直接抗原抗体反应；毒性物质包括乙醇，损害心肌的生化反应过程；心肌基质蛋白缺失或功能障碍[35]。心肌损害开启了恶性循环，不断有肥大心肌死亡加重了其余细胞的负担，这是一个信号，工作越多，细胞死亡越快[36]。

柯萨奇病毒-腺病毒受体的遗传基础与DCM的联系说明柯萨奇病毒疫苗和腺病毒疫苗能降低心肌炎和DCM的感染率[19]。

临床特征

DCM起病隐匿，在75%以呼吸困难（卧位或用力呼吸）为主要症状的成人患者中，左心衰竭为首发表现。饮食不规律和药物依从性差会加重心脏或肾损伤。CHF症状最常见于儿童患者。用力呼吸时胸痛是10%成人的首发症状，全身性栓塞或肺栓塞是4%患者的最初表现。右心衰竭常在晚期出现，提示预后不良。

诊断

ECG表现无特异性，R波进行性降低，心室内传导延迟，左束支传导阻滞。Holter监测可发现频发室性期前收缩和偶发室性心动过速，猝死少见。X线胸片示心脏扩大。

超声心动图可示左心室扩大，收缩功能减退，室壁运动异常。确诊DCM需发现异常心室收缩，射血分数少于45%。舒张末期和收缩容积增加，肺毛细血管楔压和中心静脉压增高。

必要时行心肌活检。组织学异常无特异性。新的免疫组化检查和分子生物学检查提高了诊断尤其是感染性诊断的效率。

治疗和处理原则

治疗包括支持性治疗，如充分休息，控制体重，戒烟，限制盐和乙醇的摄入，减少体力活动。可针对CHF治疗。

血管紧张素转化酶抑制剂可降低发病率和死亡率[36]。其他减少后负荷的药物，如硝酸异山梨酯可延迟患者发生心力衰竭的时间。螺内酯和血管紧张素受体阻滞剂可延长生存期[27]。植入式除颤器也可提高生存率[37]，短期抑制素治疗也会有所帮助[38]。抗心律失常药物并不总是有效。

几种β受体阻滞剂能减轻患者临床症状，改善左心室功能，延长患者生存期。另外，β受体阻滞剂改善心脏功能与编码α-和β-肌球蛋白重链以及肌浆网钙三磷酸腺苷的基因表达有关[39]。

预后

由于医学治疗通常失败，DCM是成人和儿童心脏移植的常见适应证。DCM一年死亡率为18%，五年死亡率为35%，十年死亡率为50%。DCM患者呈进展性改变，75%的患者在诊断后五年内死亡[27]。

儿童的临床病程变化较大，青少年生存期可较长。大多数在发病后2年内死亡。一些儿童会有延迟的、自发性和难以解释的好转。

肥厚型心肌病

概述

肥厚型心肌病（Hypertrophic cardiomyopathy，HCM）是一种伴有多种临床特征的复杂疾病。估计每500人中有1人患有HCM。各种族皆可发病，男女比例相等，可出现在任何年龄段[40]。

疾病原理

解剖

HCM涉及的心肌存在解剖水平、细胞水平和基因水平的异常。HCM心肌表现为左心室肥大，且无其他致心室肥大的原因。通常厚度不均匀且累及隔膜多于游离缘。肥大范围变化较大，可有明显临床特征。左心室和右心室的大小正常或缩小。心房扩大是另一个特征。

组织学检查可见部分心肌细胞增大，伴有分裂，具有特征性的轮生样改变[41]。肌节混乱是组织学标志。左心室发现异常纤维组织和类似 MI 愈合后的瘢痕。

病理生理

HCM 是常染色体显性遗传病，由编码肌节收缩蛋白的基因突变引起。由 10 个编码心脏肌节蛋白和超过 200 个不同的基因共同调控。半数突变涉及三种基因：编码 β-肌球蛋白重链（占心肌蛋白 30%）、心肌结合蛋白 C 和肌钙蛋白-T[40]的基因。

β-肌球蛋白重链是一种具有三磷酸腺苷水解酶活性的收缩蛋白。肌钙蛋白-T 占总肌纤维蛋白的 5%，与钙的管理有关。减少肌钙蛋白-T 以改变肌节。

研究 HCM 家族基因有助于确定特异的与心脏性猝死有关的基因。在 Arg403Gln 基因突变的家族中，患有 HCM 的家庭成员存活超过 45 岁的不到 50%。因为同一遗传型患者可有不同表型和临床病程，所以单用基因无法解释 HCM 的临床特征。这暗示了修饰基因和环境因素的重要性。

HCM 的肥大为心脏异常的代偿性反应。体内研究显示 β-肌球蛋白重链突变损伤心肌收缩功能。通常心肌对压力的反应为肥大、扩大或两者皆有。基因突变可导致突变蛋白损害细胞结构和功能，致肌节纤维化。这引起组织代偿性肥大即 HCM 的表现。

临床上 HCM 患者有不对称的左心室肥大。超声心动图或磁共振成像显示心室心肌肥大。少见流出道梗阻。流出道梗阻程度与疾病严重度相关，心室舒张期充盈受限。

临床特征

任何年龄都可发生 HCM。平均年龄为 30～40岁，约 2% 的诊断为 HCM 的儿童患者小于 5 岁。7% 小于 10 岁。在年轻运动员中，新闻报道 HCM 致猝死较多。大规模心电图对年轻运动员进行的筛查支持该报道，但无研究确定有效的应对策略。HCM 表现变化较大，可经筛查发现[41]。

在许多患者中，初发表现即为猝死，通常发生于用力呼吸后。90% 患者有呼吸短促，其他还有胸痛、晕厥、近似晕厥反应和心悸。

体格检查可见响亮的第四心音奔马律和粗糙的递增递减型收缩中期杂音，堵鼻鼓气法或站立/蹲坐可加强。位置的改变引起前后负荷改变从而强化杂音。其他还有动脉搏动分裂，第二心音反常分裂和极少见的二尖瓣撞击音。HCM 可见许多心律失常包括心房和心室期前收缩，多灶性心室异位和室性及室上性心动过速。在 ED 患者中，具有 HCM 家族史、典型杂音和心肺症状者（如胸痛、呼吸困难和心律失常）都需考虑 HCM 的可能。

诊断

疑诊 HCM 的患者需行 ECG、X 线胸片和超声心动图检查。约 90% 患者可见 ECG 异常，最常见左束支传导阻滞，ST 段改变，T 波倒置，左心房扩大，异常 Q 波和侧导联 R 波减小和消失。X 线胸片可正常或显示左心室或心房增大。

超声心动图是最重要的诊断手段，可见不对称的左心室肥大、左心室流出道变窄、左心室腔变小、间隔移动度减小。典型的动力学改变为间断左室流出道梗阻。多普勒超声帮助检查静息和激动时梗阻的变化。

当无超声心动图时，磁共振检查也可帮助诊断，主要评估心室收缩和舒张功能。电生理学检查可显示心律失常但不能预测猝死[42]。遗传筛查可帮助预测其他存在风险的家庭成员。

鉴别诊断

HCM 类似于其他疾病。存在间变的响亮心脏杂音的 HCM 患者，可能与心瓣膜病或室间隔缺损混淆。无心脏杂音时，症状可能提示二尖瓣脱垂、肺性高血压或冠状动脉疾病。心电图有改变但以前无 MI 者，提示 HCM。超声心动图有助于鉴别，但最终可能需要行心导管检查确诊。

治疗

β-受体阻滞剂是主要的治疗药物，可减少儿茶酚胺对流出道的作用。心舒张期延长，心室充盈增加，最终症状有所好转（主要是呼吸困难和胸痛），耐受性提高[43]。钙离子通道阻滞剂也可使用，维拉帕米可减少梗阻，降低收缩力，具负性肌力作用，可降低血压和氧耗以及心绞痛的发病率。当有传导阻滞时禁用维拉帕米。但当对 β 受体阻滞剂无反应时可酌情使用。另一个选择是丙吡胺（disopyramide）。

硝酸甘油是治疗 ED 胸痛患者的传统药物，但不适用于 HCM 所致胸痛，因为它可降低心室容积。胺碘酮可用于治疗 HCM 患者的室性心律失常，可控制室颤。猝死或有猝死风险的患者可使用植入式心脏复律除颤器[44]。HCM 患者不必预防性使用抗生素[45]。

外科治疗适用于心脏收缩期梯度大于 50mmHg、症状严重、生存质量差或对药物治疗无反应的患者。最常见的术式为室间隔切除术。双腔起搏可减低流出道梯度，缓解症状，但是不能改善预后。

安置

HCM 自然病程由于遗传学背景的不同可有所变化，年发病率约 1%。

以房颤为首发症状的 HCM 患者可突然发生血流动力学异常和严重的 CHF。此时使用心脏复律，应进行抗凝治疗防止血栓形成。

猝死的高危因素包括恶性遗传性无法解释的晕厥，一级亲属猝死，对运动的异常血流动力学反应，超过 30mm 的心室肥大[46]。

诊断为 HCM 后 ED 患者在心脏病专家评估前不宜紧张或进行体力活动。HCM 患者有心绞痛、晕厥、近似晕厥反应、心律失常和突发心肺改变情况的应住院治疗。

限制性心肌病

概述

RCM 的标志性改变为渐进的继发于心肌浸润的心室充盈受限。RCM 为最少见的心肌病，最常见的病因是淀粉样变性。其他病因还有结节病、血色沉着病、硬皮病、心脏肿瘤浸润、放射性心脏病、糖原贮积症、Fabry 病和 Gaucher 病。

全世界引起 RCM 最常见的原因是热带心内膜心肌纤维化，是印度、非洲和拉丁美洲的地方病。症状包括初发时类似病毒感染症状，如发热、全身乏力和严重的右心衰竭。

疾病原理

限制心室充盈导致心室容积减少，心室舒张末期压力增高，心输出量减少。收缩功能得以维持。总体上心房扩大，心室缩小。随疾病进展心室腔可能被纤维组织阻塞，形成瘢痕或血栓。

临床特征和诊断

可为舒张期功能减退表现，包括运动不耐受（因为心室充盈受限，心输出量无法提高），中央静脉压升高，外周水肿，肺水肿，听诊可闻及第三和第四心音奔马律。儿童表现为身高不增长。

与缩窄性心包炎鉴别时，RCM 需要 CT、MRI 或多普勒超声心动图检查。心包钙化更倾向于诊断缩窄性心包炎而不是 RCM。必要时行心肌活检。

治疗和处理原则

除血色沉着病外，大部分 RCM 的潜在病因都未明确[12]。针对症状使用血管扩张剂和利尿剂治疗。由于心房强力收缩的丧失，RCM 患者难以维持窦性心律，一些患者需行心脏移植。90% RCM 患者在确诊后 10 年内死亡。

围生期心肌病

概述

围生期心肌病（Peripartum cardiomyopathy，PPCM）并不常见。小于 1% 的与妊娠有关的心血管问题是 PPCM。PPCM 为妊娠晚期 3 个月或产后 5 个月内出现 DCM 伴有心力衰竭的症状和体征。

病因和流行病学

PPCM 的病因未知，可能包括心肌炎、宫缩抑制剂的过度使用、先兆子痫、自身免疫反应改变、硒或其他营养问题、遗传因素。在美国，发病率为每 3000 个活产婴儿出现 1 例 PPCM，其他国家更高。在年龄大于 29 岁的非洲裔美国人中更常见。

临床特征和诊断

PPCM 临床特征同 DCM。患者通常有 CHF 症状，但也会有胸痛、心悸或血栓形成。体格检查可见心动过速、呼吸急促、肺部啰音、心脏扩大和第三心音。

ECG 显示左室肥大或非特异性 ST-T 改变。超声心动图示所有四个心腔都扩大伴左心室收缩功能降低。

治疗和处理原则

PPCM 的治疗包括限制体育活动，使用 β 受体阻滞剂，使用硝酸盐类和利尿剂改善前负荷，增强心室收缩力，降低后负荷[48]。血管紧张素转化酶抑制剂因可致畸，在妊娠期应避免使用。肼屈嗪和拉贝洛尔是治疗 ED PPCM 患者的首选。

在美国 PPCM 的死亡率约 2%[47]。一半的幸存者心脏功能在最初的 6 个月完全或近完全康复。未完全康复的患者有持续恶化或永久性左心室功能不全。以后再次妊娠死亡率较高。在 ED，血流动力学不稳定或有心力衰竭表现的患者需维持一定的氧饱和度，并监测胎儿。

离子通道病

由于编码钠离子通道和钾离子通道细胞膜转运蛋白的基因发生突变，产生一些不常见的心脏节律异常，表现为长 QT 综合征、短 QT 综合征、Brugada 综合征和儿茶酚胺依赖性室性心动过速[40]。

特异性心肌病

淀粉样变性

淀粉样变性被分为两种类型：原发性淀粉样变性（心脏受累多见）和继发性于多发性骨髓瘤、RA、肺结核、淋巴瘤的淀粉样变性。在心脏淀粉样变性中，网状内皮细胞系统被激动，使无定形物堆积于心室、冠状动脉或瓣膜。淀粉样变性导致心脏重量增加，RCM 舒张期功能障碍。大部分患者可有 CHF，治疗针对 CHF 和心律失常，尽管抗心律失常治疗难度很大。预后差，伴发 CHF 者发病后一年内死亡[49]。

结节病

继发于系统性结节病的心脏肉芽肿发生率约 25%。间隔处的肉芽肿能引起严重的传导功能障碍，在乳头肌处的内芽肿能引起二尖瓣反流，位于心室壁的内芽肿能引起瘢痕样改变导致室壁反常运动。完全性心脏阻滞是最常见的传导阻滞。室性心律失常通常难以治疗。结节病心肌受累是应用全身性皮质类固醇治疗的指征。难治性心力衰竭或心律失常是心脏移植的指征。

结缔组织病和心肌疾病

与结缔组织病有关的心肌炎发生率比临床确诊率高。心脏异常可发生于 RA，青少年 RA，混合性结缔组织病和原发性 Sjögren 综合征患者。SLE 是最常继发心脏异常的结缔组织病。SLE 心脏受累包括心包炎、心内膜炎和心肌炎。

弥散性硬皮病的主要并发症为心肌受累，可产生类似硬皮病表现。硬皮病心脏受累的发病率难以估计。临床特征包括 CHF、心绞痛和心律失常。也可发生心包疾病，诊断虽然困难，但治疗方案较明确，可用硫唑嘌呤加类固醇治疗[50]。

猝死

死于心肌病的患者 25% 猝死时小于 21 岁。病因可为心肌炎、HCM、异常冠状动脉循环。此类心肌病患者的前驱症状，大于 20 岁的大多为胸痛（25%），小于 20 岁的为眩晕（16%）。以下是不同年龄患者猝死的病因：

- 年龄小于 20 岁——心肌炎 22%，HCM 22%。
- 年龄为 20～29 岁——心肌炎 22%，HCM 13%。
- 年龄为 30～39 岁——心肌炎 11%，HCM 2%。

在 30～39 岁猝死患者中，冠状动脉疾病为主要的心脏病因（58%）。HCM 是运动员猝死的常见死亡原因。已有研究发现，运动相关死亡原因中 HCM 和冠脉异常最常见。

重要概念

- 心包炎必须与急性心肌梗死相区分。心包炎是溶栓疗法的禁忌证，这是由于心包炎可有潜在出血或压塞。
- 出现颈静脉怒张、低血压和心音遥远时，必须考虑存在心包压塞的可能，超声心动图可以帮助诊断，并应尽快行心包穿刺治疗。
- 任何患者出现病毒感染的症状和心脏征象时应考虑心肌炎的可能。
- 缩窄性心包炎的症状和体征与 RCM 几乎无法区别。
- 初诊肥厚性心肌病的患者在完成心脏功能评估前应避免剧烈活动。HCM 的治疗主要是使用 β-受体阻滞剂，避免使用硝酸盐类。

本章参考文献请参见 http://pumpress.bjmu.edu.cn/eduservice/3419.html

第81章 感染性心内膜炎和心脏瓣膜病

Joshua M.Kosowsky

张泓 李栎 译 张泓 校

感染性心内膜炎

概述

过去将感染性心内膜炎（IE）分为急性、亚急性和慢性，但是在这个抗生素普遍应用的时代，这类分法并没有太大的意义。虽然 IE 仍主要由细菌感染引起，但事实上所有的病原微生物（包括病毒、真菌、立克次体）都能引起心内膜炎。心内膜炎的早期诊断和针对病原微生物的治疗是影响预后的关键。

疾病原理

在美国，IE 发病率的估计值差别很大，一方面是因为近年来诊断标准不断变化，另一方面，研究对象中的致病条件不同。例如，1988—1990 年，费城住院患者中 IE 的发病率，预计为 11.6/100 000 人年[1]。不同于费城，在明尼苏达州的奥姆斯特德县，1970—2000 年，患病率为 5～7/100 000 人年[2]。其他地区上报的估计值更低[3]。在老年人群中，心内膜炎的发病率日趋升高，超过 50% 的发病者年龄大于 60 岁。这是由于老年人多有退行性瓣膜病和植入人工瓣膜[4]。

大多数细菌性心内膜炎的患者伴有心脏瓣膜病。在老年患者中，主动脉瓣和二尖瓣的钙化或退行性变是最常见的易感因素。尽管近十年来风湿性心脏病并不常见，但仍然是不同国家和人群中很重要的 IE 易感因素。先天性心脏损害形成高压力梯度者，包括室间隔缺损、肺动脉瓣狭窄和法洛四联症，都有较高的患感染性心内膜炎的风险。若有感染性心内膜炎病史，早前心瓣膜愈合不良导致日后仍易复发。

静脉药瘾者 IE 的发病率估计在 150～200 每 100 000 人年[5]。尽管理论上可发生在任意瓣膜，但实际多发生于右心内膜。

人工瓣膜心内膜炎较为特别，很可能是瓣膜置换的并发症[6]。人工瓣膜心内膜炎的发病率每年为 0.5%～4%，可在术后早期或晚期出现，不同时期感染的病原微生物不同，流行病学情况也不同。

天然瓣膜心内膜炎的五年死亡率为 20%，而人工瓣膜心内膜炎的死亡率则高达 60%[7,8]。静脉药瘾者右心内膜炎死亡率约 10%[9]。

病理生理

心内膜炎的典型病理表现是疣状赘生物，细菌黏附于无菌性血栓上并迅速繁殖，促使赘生物增大。初始血栓由炎症、瓣膜变性或湍流损伤瓣膜诱生。静脉药瘾者经静脉注入的滑石粉等污染物能损伤原先正常的瓣膜，刺激细菌定植。理论上，细菌性心内膜炎有一个亚临床期，口腔手术或操作、膀胱镜检查、内镜检查都能刺激细菌定植，其他侵袭性操作也能导致一过性的菌血症，但更多时候院内获得性感染性心内膜炎细菌定植的原因是未知的。

许多微生物都能引起 IE，其中金黄色葡萄球菌和链球菌是主要致病微生物（表 81-1）。一项关于 IE 的大型研究，从 16 个国家 39 个医学中心收集的近 1 800 个临床病例，经过分析显示葡萄球菌感染占所有 IE 的 42%（包括静脉药瘾者心内膜炎），链球菌占 40%[10]。

人工瓣膜心内膜炎的病原微生物与手术时间有关：人工瓣膜置换术后最初两个月内葡萄球菌感染是迄今为止最常见的，随后微生物学情况可反映自体瓣

表 81-1 感染性心内膜炎的流行病学

病原微生物	%
金黄色葡萄球菌	32
草绿色链球菌	18
肠球菌	11
凝固酶阴性葡萄球菌	11
牛链球菌	7
其他链球菌	5
非-HACEK 革兰阴性菌	2
真菌	2
HACEK 菌	2
其他病原体	3
多菌种	1
培养阴性	8

HACEK 菌群：嗜血杆菌属（H）、放线菌属（A）、人心杆菌属（C）、啮蚀艾肯菌属（E）、金氏杆菌属（K）。

膜心内膜炎的情况[11]。

静脉药瘾者中，目前最常见的感染为金黄色葡萄球菌感染，尤其是右心内膜感染[12]。

HACEK 组（嗜泡沫嗜血杆菌、放线杆菌属伴放线杆菌、人心杆菌、啮蚀艾肯菌和金氏杆菌）都是难以分离培养的革兰阴性杆菌。难以培养的巴尔通体属另一组，见于免疫力低下的 IE 患者。

大多数真菌性心内膜炎由白假丝酵母菌和曲霉菌引起。常见于心室内静脉留置导管引起的心内膜炎、患者免疫力低下和静脉药瘾者心内膜炎。真菌感染形成的赘生物更大，可能引起栓塞，这些栓子的组织学检查结果可供诊断真菌性心内膜炎。

临床特征

IE 的临床特征多样，都是非特异性的。最常见的症状有间歇发热（85%）和全身乏力（80%）。其他症状（如虚弱、肌痛、背痛、呼吸困难、胸痛、咳嗽、头痛、厌食）变化很大，不具特异性。许多患者在早期菌血症期无心脏杂音，不能与急诊科接诊的众多病毒性感染导致发热的患者鉴别。初次评估患者时，需要仔细询问病史，留意与心脏有关的症状或菌血症的线索，如有无置于心内或血管内的导管或侵袭性操作。缺乏高风险因素者，当感染性症状持续时间不足以支持病毒血症（viremia）的诊断时，可疑诊 IE。典型的发热、贫血、心脏杂音表现很罕见。

几乎所有的 IE 患者在整个病程中某一时间段都有心脏杂音。但可能在检查时并没有。例如，少于 35% 的静脉药瘾者在伴发心内膜炎时可闻及心脏杂音[13]。这些患者中可能只有无法解释的发热，不足以支持存在心内膜炎。少部分患者可有脉管炎的表现，包括瘀点、瘀斑、甲下线状出血、Osler 结节、Janeway 损害。大约 30% 的患者有脾大。眼部检查包括结膜或视网膜充血，后者可为一个特异性的卵圆形出血斑，中心呈白色（Roth 斑）。

诊断

细菌性心内膜炎的实验室检查也无特异性。和其他感染情况类似，白细胞反应迟钝（确诊为 IE 的患者大约只有 50% 出现血白细胞计数增高）且无特异性。红细胞沉降率和 C 反应蛋白可升高，但无诊断特异性。大多数患者存在轻度贫血，由于有肾血管栓塞，高达 50% 的患者有镜下血尿。X 线胸片示心力衰竭征象，心肌脓肿形成时心电图（ECG）可见传导阻滞。

所有疑诊心内膜炎的患者都需从分开的三个部位静脉穿刺取血培养，第一次和最后一次取血至少间隔 1 小时。除非已用抗生素治疗，否则 90%～95% 的患者血培养结果阳性[14]。若患者出现脓毒症症状，血培养结果会出现得更快，便于早期经验性治疗。不需要在患者寒战或发热时取血培养，因为典型的 IE 有持续的菌血症。

轻到高度怀疑心内膜炎的患者都需要行超声心动图检查。尽管经胸超声（transthoracic echocardiography，TTE）可检出赘生物，但还有 20% 的患者因为肥胖、慢性阻塞性肺疾病和胸壁畸形而无法检查。TTE 的总敏感度只有 60%[15]。另一种食管超声（Transesophageal echocardiography，TEE）侵入更多，耗时更长，敏感性远高于 TTE[16]。无人工心脏瓣膜的 IE 患者 TEE 的阴性预测值接近 100%[17]。

由于诊断不足可能引起严重的后果甚至死亡，反之，诊断过度最多只是接受几周的抗菌治疗，所以 IE 诊断的确诊标准非常重要。Duke 标准使用的最为广泛，它将疑诊细菌性心内膜炎的患者分为三种：确诊、可疑和否定（框 81-1）[18]。Duke 标准的敏感性和特异性大约分别为 95% 和 99%[19-22]。

治疗

一旦根据临床特征、超声心动图或病原学检查诊断为 IE，都应进行抗微生物药物治疗。应根据经验，针对可能或确定感染的病原微生物选择合适的抗生

> **框 81-1　感染性心内膜炎 Duke 诊断标准（临床）**
>
> **确诊心内膜炎**
> 符合下列综合临床特征之一，可确诊心内膜炎：
> - 两条主要临床标准
> - 一条主要临床标准和三条次要临床标准
> - 五条次要临床标准
>
> **疑似心内膜炎**
> 符合下列综合临床特征之一，为疑似心内膜炎：
> - 一条主要临床标准和一～二条次要临床标准
> - 三条次要临床标准
>
> **排除心内膜炎**
> 符合下列任何标准，考虑排除心内膜炎：
> - 已做鉴别诊断
> - 抗感染治疗 4 天或不足 4 天临床特征消失
> - 未见可疑或确诊感染性心内膜炎的临床标准
>
> **主要标准**
> 至少两次血培养结果（典型病原微生物）阳性
> 超声心动图检查发现病变累及心内膜的证据，如：
> 　心内膜赘生物形成
> 　瓣周脓肿
> 　新近出现的人工心脏瓣膜局部断裂
> 　新近出现的瓣膜反流
>
> **次要标准**
> 易患因素：基础心脏病或静脉药物使用史
> 发热：体温≥38℃
> 血管征象：动脉栓塞，感染性肺梗死，真菌性动脉瘤，结膜出血或 Janeway 病变
> 免疫现象：Osler 小结，Roth 皮疹，以及类风湿因子
> 微生物学证据：一次血培养结果阳性（排除凝固酶阴性葡萄球菌或不能引起心内膜炎的微生物）
> 超声心动图发现：符合心内膜炎表现但未达到主要标准

> **框 81-2　初始经验性治疗细菌性心内膜炎**
>
> **天然瓣膜**
> 青霉素 G 500 万单位 Ⅳ q 4h + 萘夫西林 2g Ⅳ q 4h
> 或
> 万古霉素 15mg/kg Ⅳ q 12h
> 加
> 庆大霉素 1mg/kg Ⅳ q 8h
>
> **天然瓣膜（+使用注射药物）**
> 万古霉素 15mg/kg Ⅳ q 12h
>
> **人工瓣膜**
> 万古霉素 15mg/kg Ⅳ q 12h
> 加
> 庆大霉素 1mg/kg Ⅳ q 8h

素。疑诊 IE 患者经验性治疗的指南见框 81-2。

疑诊 IE 伴发热的患者需要明确诊断并开始经验性治疗。有一个例外，使用静脉注射液的短暂发热可能是由注射器污染引起的（棉花热）。

传染病专家或心脏病专家的会诊非常有意义，且早期如果观察到或预计出现机械性并发症需请心外科专家会诊（包括人工心脏瓣膜感染）。

经过合适的抗微生物药物治疗，大多数 IE 患者 1 周内能够退热。抗微生物治疗的时间应足够长以根除包括瓣膜赘生物在内的病原微生物。根据自身情况和赘生物种类，通常需要 6 周时间。过去，大多数住院 IE 患者能得到全程的抗微生物药物治疗。随着家庭健康护理的发展，允许部分特定的心内膜炎患者接受门诊治疗，要求患者血流动力学稳定，依从性好且能控制静脉注射治疗不超过一定限度。

预防

美国心脏协会更新了指南，只有对 IE 高风险人群才可采取预防感染性心内膜炎的措施，详见框 81-3[23]。事实上所有常规操作包括创口缝合、气管内插管术、深静脉穿刺置管、阴道分娩、留置气囊导尿管（没有感染的情况下）都不需要预防性应用抗生素。

风湿热

概述

从 1920 年到 1950 年，急性风湿热（acute rheumatic fever，ARF）是美国儿童和 40 岁以下成年人心脏病的主要原因。在 20 世纪 60 年代和 70 年代，由于链球菌感染广泛使用抗生素治疗，美国和其他发达国家急性风湿热的发病率随生活条件的提高逐渐降低，包括 A 组链球菌强毒株的传播也得到一定的控制。4～9 岁的儿童仍属于高危人群，急性风湿热的发生

> **框 81-3　细菌性心内膜炎的高风险因素**
>
> 人工心脏瓣膜
> 心内膜炎病史
> 未修复的发绀型先天性心脏疾病，包括姑息性分流和导管
> 　先天性心脏病修补术后前 6 个月
> 　先天性心脏病假体装置部位或邻近残余缺损修补术
> 移植心脏瓣膜病

率为 2～14 例每 100 000 人年[24]。然而，在许多发展中国家，急性风湿热依然是儿童死亡的主要原因。

疾病原理

ARF 是继发于链球菌性咽炎的非化脓性感染。尽管疾病原理不明，已知 ARF 能导致自身心肌组织、关节、皮肤、中枢神经系统对 A 组乙型溶血性链球菌产生特殊的抗原抗体反应。

临床特征

感染链球菌性咽炎后，在急性风湿热症状和体征出现前，存在 1～5 周的潜伏期（平均 18 天）。确诊 ARF 患者中有 1/3 不记得 1 个月前曾患过咽炎。整个急性感染期患者有发热症状，但通常不超过两周，且无特异性改变。除了发热，ARF 的表现还有关节炎、心脏炎症、舞蹈病、皮下结节和环形红斑。

游走性多发性关节炎是 ARF 最常见的表现。ARF 的早期即可发生关节炎，并常和链球菌抗体滴度正相关。典型的多发性关节炎多影响四肢大关节如膝、踝、腕、肘，且疼痛剧烈。关节液呈无菌炎性改变。

ARF 的心脏表现不明显，可有心包炎、心肌炎、心内膜炎的症状和体征。二尖瓣最易受累，引起二尖瓣反流伴高调收缩期杂音。经过数年的病情发展，心脏瓣膜的长期炎症导致瓣膜永久性畸形。初发时二尖瓣和主动脉瓣狭窄少见，其是风湿性心脏病的晚期表现。

舞蹈病（西德纳姆舞蹈病和风湿性舞蹈病）表现为任意随机的快速、无意义动作，通常发生在上肢和面部。可能与情感爆发有关。在 ARF 患者中舞蹈病较为少见，潜伏期长，易出现在其他症状发生之后。只有不到 10% 的患者会出现环形红斑和皮下结节，但一旦出现即提示风湿热。环形红斑常见于躯干部和四肢近端，类似于逐渐消失的烟圈，局部皮肤无瘙痒感和疼痛感。皮下结节大小不等，无触痛，多位于腕、肘、膝关节伸肌面，偶尔也可见于脊柱周围。

诊断

1994 年，Jones 制定了 ARF 诊断的主要标准和次要标准[25]，经过多次修订，Jones 标准仍然是 ARF 的诊断基础（框 81-4）[26]。ARF 的诊断需要在链球菌感染证据加上 Jones 标准中至少两个主要证据或一个主要证据加上两个次要证据。尽管 ARF 最早的咽部

框 81-4　诊断 ARF 的 Jones 标准（修订版）

主要表现
- 心肌炎
- 多发性关节炎
- 舞蹈病
- 边缘性红斑
- 皮下结节

次要表现
- 关节痛
- 发热
- 红细胞沉降率升高及 C-反应蛋白升高
- P-R 间期延长

预测链球菌感染的证据
- 咽拭子培养 A 组 β-溶血性链球菌阳性或快速链球菌抗原试验阳性
- 链球菌抗体滴度上升，通常为抗链球菌溶血素 O

症状经常被忽略，但感染后 4～6 周抗链球菌抗体滴度仍呈阳性可以说明有过链球菌感染。ARF 患者红细胞沉降率和 C 反应蛋白水平增高，P-R 间期延长。

治疗

不管病史有多长，所有 ARF 患者都应接受抗微生物药物治疗。口服青霉素（儿童每次 250mg，成人每次 500mg，每天服用 2～3 次，连续口服 10 天）或肌内注射（体重小于 25kg 的儿童，给予青霉素 60 万单位，成人 120 万单位一次注入）。

关节炎的治疗包括抗炎治疗，常用阿司匹林，直到症状消失、红细胞沉降率和 C 反应蛋白恢复正常。严重的心脏炎症通常选用皮质类固醇类激素治疗，但它们的疗效有时会发生冲突[27]。

ARF 患者应接受预防性抗生素治疗，防止风湿热复发。推荐由心脏损害的程度和症状来决定二级预防的持续时间[28]。

心脏瓣膜病

瓣膜解剖

心脏瓣膜的四分之三（三尖瓣、肺动脉瓣和主动脉瓣）都由三个瓣叶组成，而二尖瓣只有两个瓣叶。每个瓣叶都有两层心内膜，基底与心脏纤维骨架相连。瓣叶的游离缘通过腱索与心室突起的乳头肌相连。心室收缩的同时乳头肌牵拉瓣膜使之关闭或开放。

二尖瓣狭窄

二尖瓣狭窄最常见于风湿性心脏病，大部分患者都有二尖瓣狭窄的相关临床特征。典型瓣膜功能障碍引起的症状需经1～3年的潜伏期才能表现出来。许多患者对ARF病史并无记忆。其他如先天性二尖瓣狭窄和二尖瓣环钙化引起的二尖瓣狭窄较少见。

病理生理

正常二尖瓣口面积为4～6cm^2。当面积不足2cm^{2}就会出现狭窄的相应表现。阻碍血流从左心房流入左心室，左房压力增高以维持正常的心输出量，最终导致肺充血。随着病情进展，出现肺动脉压力增高、右心衰竭。

二尖瓣狭窄最常见的并发症是房颤，对频率失控耐受不良。二尖瓣狭窄的患者在某些情况下对心输出量要求增多且心室充盈减慢，如妊娠、贫血、感染、甲亢，会导致失代偿状态。

临床特征

二尖瓣狭窄的早期症状有运动耐力降低和劳力性呼吸困难。伴其他心脏疾病，如右心衰竭时可有端坐呼吸和外周水肿。分支静脉破裂导致咯血，压迫喉返神经导致声嘶都是典型表现，但是较少见。除外典型的心力衰竭表现，二尖瓣狭窄表现还包括第一心音亢进，舒张早期开瓣音伴心尖部低调的隆隆样舒张中晚期杂音。

胸部X线片是常规检查，若左心房扩大，后前位可见左心缘变直。普通心电图上除了可观察到房颤，还可见左房扩大及最终右心室肥大图形。超声心动图可用来确诊并评估疾病的严重程度。

治疗

二尖瓣狭窄患者的治疗包括利尿以减轻血管充血，房颤时抗凝治疗[29]。一旦出现症状，未接受任何干预措施的情况下平均存活期为7年。可选择的手术治疗有经皮球囊二尖瓣成形术、直视分离术、瓣膜置换术。急救中心救治二尖瓣狭窄患者有统一流程，并针对房颤、贫血、多尿进行干预。

二尖瓣反流

急性和慢性二尖瓣反流是两种不同的疾病。急性二尖瓣反流是急症，可能由自发性心脏破裂、腱索断裂和急性心肌缺血后乳头肌功能障碍（或在心肌梗死后2～7天破裂）或极少见的感染性心内膜炎或创伤导致的瓣叶穿孔引起。另一方面，慢性二尖瓣反流大多发生于扩张型心肌病（二尖瓣瓣环扩大）或风湿性心脏病患者中。常合并有二尖瓣狭窄，其他引起二尖瓣反流的原因还有二尖瓣脱垂和结缔组织病，如马方综合征、Ehlers-Danlos综合征。

病理生理

急性二尖瓣反流常与左心房顺应性低和左房压力增大导致急性肺充血相关。相反，慢性二尖瓣反流患者左房顺应性高且压力接近正常值伴输出量减少。慢性二尖瓣反流患者容量负荷过重时失代偿。

临床特征

急性二尖瓣反流的特征性表现为急性肺水肿。伴粗糙的收缩中期杂音向心底部而不是向腋下传导。患者之前无心力衰竭。心电图显示心肌缺血或梗死。

慢性二尖瓣反流的临床特征类似于慢性收缩性心力衰竭和失代偿的充血性心力衰竭。典型的心脏杂音为心尖部隆隆样杂音向腋窝传导。心电图显示左心房和左心室肥大。常合并房颤，X线胸片可见扩大的左心房。超声心动图示射血分数在基线水平或更低，大部分舒张期血液逆流。

治疗

当诊断为急性二尖瓣反流时，应急诊行超声心动图检查和心导管检查，评估反流水平是否达到手术指征。首先用硝酸酯类或利尿剂治疗肺水肿，稳定病情。低血压患者在手术前可临时行主动脉内球囊反搏术。

慢性二尖瓣反流的自然病史进展缓慢，经利尿剂及降低后负荷的药物治疗后，接近70%的患者其病程可长达15年。一旦射血分数降至60%则需在发生不可逆的左心室功能障碍前行瓣膜修补术或置换术[30]。

主动脉瓣狭窄

主动脉瓣狭窄最常见于老年患者，由冠状动脉疾病引起主动脉瓣变性钙化。也见于二叶主动脉瓣的年轻人。风湿性心脏病可同时有主动脉瓣和二尖瓣狭窄。

病理生理

正常主动脉瓣面积大于3cm^2，当瓣口面积小于50%时，则出现明显阻塞。临界主动脉瓣狭窄定义为瓣膜面积小于 0.8cm² 或跨膜压力梯度超过 50mmHg。左心室代偿性肥大以维持心输出量直至狭窄更严重。随着病情进展，左室功能障碍加重，左房扩大，心房颤动。严重的主动脉瓣狭窄导致心血管储备低下。心肌需氧量和耗氧量之间的平衡被打破（如缺血、快速房颤、脱水和急性失血）导致突发性呼吸困难。

临床特征

主动脉瓣狭窄的典型症状有：咽峡炎（压力负荷增高，心室肥厚以维持心排血量，减少冠状动脉灌注压而减少冠状动脉血流）、劳力性晕厥（固定的心输出量和晕厥反射）和充血性心力衰竭（心脏收缩和舒张功能障碍）。老年胸痛患者，尤其是前负荷过重的患者应考虑主动脉瓣狭窄的可能[31]。

主动脉瓣狭窄的患者可在心底闻及（胸骨右缘第二肋间隙）渐强转减弱的收缩期杂音，放射至颈动脉，与第四心音奔马律有关，第二心音较弱。重要的是，心脏杂音的波峰延迟和强度与疾病的严重程度相关。颈动脉搏动可能延迟（迟发的）、强度减弱（小的），心电图表现为左心室肥大。需行超声心动图评估狭窄的严重程度和左心室功能。

治疗

主动脉瓣狭窄的自然病史是一个缓慢渐进的过程，可多年无临床症状。一旦产生临床症状，患者的存活率显著降低，除非置换瓣膜，治疗起的作用极有限。在急救中心，主动脉瓣狭窄失代偿期的治疗主要包括控制性补液、输血、恢复窦性节律，尽量避免使用血管扩张剂、利尿剂、正性肌力药。若患者对治疗无反应则需等待瓣膜置换，可先在手术前行主动脉内球囊反搏术。

主动脉瓣关闭不全

无论是急性还是慢性主动脉瓣关闭不全，都可能由先天性二尖瓣疾病、风湿性心脏病或感染性心内膜炎引起。另外，主动脉根部畸形如扩张、动脉瘤或动脉夹层患者可同时患有多种结缔组织病，包括马方综合征。

病理生理

急性主动脉瓣关闭不全，左心室顺应性降低，左心室压力迅速增高，导致急性肺充血。左心室和主动脉的压差变小。慢性主动脉瓣关闭不全的患者尽管有显著反流，但左心室扩大保证心输出量正常或接近正常。这使得脉压增大，并出现相关症状。容量负荷过大表现为充血。

临床特征

急性主动脉瓣关闭不全可能表现为主动脉夹层、动脉瘤或严重呼吸窘迫甚至心源性休克。急性主动脉瓣关闭不全可无明显表现。脉压可能不增宽。短暂舒张期吹风样杂音不易闻及。即时超声心动图检查可以帮助诊断。

慢性主动脉瓣关闭不全的患者可逐渐出现脉压增宽的表现，如快速上升或下降的颈动脉搏动（水冲脉或 corrigan 搏动），自发性甲床毛细血管搏动（周围血管征）或股动脉收缩期和舒张期双重杂音（Duroziez 双重杂音）。胸骨左缘舒张期高调吹风样杂音是慢性主动脉瓣关闭不全的典型表现。可能闻及 Austin-Flint 杂音，和舒张期隆隆样杂音。

治疗

急性主动脉瓣关闭不全患者需立即置换瓣膜，行紧急手术。慎用血管扩张剂和利尿剂，禁用主动脉内球囊反搏术。不同于急性主动脉瓣关闭不全，慢性主动脉瓣关闭不全患者的治疗类似于其他失代偿性心力衰竭。在患者左心室收缩功能障碍前，应在直视下行瓣膜修补术或置换术[32]。

二尖瓣脱垂

二尖瓣脱垂（Mitral valve prolapse，MVP）定义为心脏收缩期水平投影可见二尖瓣一个或两个瓣叶异常移位。尽管一般情况良好，但二尖瓣脱垂常伴有其他严重的心脏问题如二尖瓣反流、心内膜炎或心律失常。根据超声心动图报告，真性二尖瓣脱垂的患病率在男女性中都不足 1%，而先前报道的结果都是女性多见，发病率约为 5%[33]。

病理生理

MVP 特征性改变为二尖瓣内增殖性黏液瘤致心脏收缩期的异常湍流，常伴其他结缔组织病，如马方综合征和 Ehlers-Danlos 综合征。尽管任何一个小叶都可能发生脱垂，但后叶脱垂更易伴有二尖瓣反流和其他心脏并发症[34]。

临床特征

MVP 常合并众多临床症状，包括胸痛、心悸、呼吸困难、轻度头痛和疲劳。一些相关临床研究如 Framingham 心脏研究建议对症治疗[35]。MVP 的典型听诊表现为二尖瓣区心脏收缩中期喀喇音和收缩中晚期心脏杂音。瓣叶脱垂时腱索突然断裂形成喀喇音。

诊断

典型的听诊表现提示 MVP，超声心动图可确诊。MVP 的症状通常无法说明二尖瓣脱垂和反流的程度。这些患者中部分同时伴有的自主神经功能紊乱可能引起一些非特异性症状。

治疗

普萘洛尔或选择性 β 受体阻滞剂能控制心悸、胸痛、焦虑等症状。改变生活方式如多锻炼，放松心情，戒酒、戒咖啡或其他兴奋剂都能对患者有所帮助。在初发期只需单纯放松心情。2007 年美国心脏协会心内膜炎诊疗指南不再推荐将二尖瓣脱垂作为预防性使用抗生素的适应证。

人工瓣膜并发症

人工瓣膜可分为以下两种，一种是完全选用人工合成材料，另一种是生物材料。后者包括完整的瓣膜移植物（猪或人的），与人造生物瓣膜一样选用牛心包膜。所有的人工瓣膜并发症都包括结构性并发症和全身性血栓形成、溶血和心内膜炎。人工瓣膜并发症由于症状和体征都不明显，容易造成诊断困难。并发症的发生率每年约3%[36]。

现代机械瓣的一级结构故障极少见，当发生故障时，表现为急性重度关闭不全伴休克，需即刻置换。相反，若是生物瓣膜，则结构故障不明显但相对常见。大约在10年内，20%～30%的生物瓣膜会发生结构故障，可选择置换。初始模拟自体天然瓣膜，表现为特有的隐匿性症状。

无论是生物瓣膜还是适当抗凝的机械瓣膜，人工瓣膜血栓发生率平均每年为2%左右。症状变化不定，多呈亚急性改变，可模拟充血性心力衰竭的表现。刚开始较易被忽略，未经治疗导致死亡的约占15%。体格检查时，瓣膜喀喇音减弱或消失，出现反流性杂音或有响亮的瓣膜狭窄引起的杂音。动态心电图可显示血栓或内部瓣叶运动异常。采用溶栓治疗或外科手术治疗[37]。

人工瓣膜继发全身血栓形成的发病率平均每年约为1%。和主动脉瓣人工瓣膜置换术后的患者相比，置换二尖瓣的患者继发全身血栓的风险增加一倍。生物瓣膜和抗凝后的机械瓣膜相比并无太大区别。机械性二尖瓣国际标准化比值（international normalized ratio）的预期目标为3.0～3.5，而生物瓣预期的国际标准化比值为2.5～3.0。大范围血栓事件（85%）包括中枢神经系统，一半患者会出现永久性损害。在此情况下，继续抗凝治疗可能造成出血，需仔细衡量出血和二次栓塞的风险。

人工瓣膜继发的溶血性贫血通常都不严重，症状也不明显，但其中15%的患者可能较为严重。常见的症状都较轻，如呼吸困难、疲劳、黄疸、尿色深。大部分患者铁剂治疗有效，也可能需要输血，如果人工瓣膜周围有泄漏或结构障碍，可能有必要行再次手术治疗。

人工瓣膜心内膜炎的发病率在置换后的最初几个月达到高峰，机械瓣膜或生物瓣膜无明显差异[11]。早期人工瓣膜心内膜炎（手术后60天内）可能是由围术期感染引起，发病率较高；晚期人工瓣膜心内膜炎常与一过性菌血症有关，病情较轻。同其他类型的心内膜炎一样，目前为止发热是最常见的症状，其他症状变化很大。超声心动图能发现赘生物但无法排除其他心内膜炎。在急诊，只能推测可能是人工瓣膜心内膜炎，进一步的确诊依赖血培养和活组织检查。所以，对于接受人工瓣膜置换术的住院患者，若出现发热，尤其是在手术后60天内，排除发热由心外原因引起后，应当考虑人工瓣膜心内膜炎的可能。

重要概念

- 许多 IE 患者在菌血症初期无心脏杂音且不易与病毒血症区分。
- 中度和高度怀疑心内膜炎的患者需做血培养、超声心动图检查，以便明确诊断，开始治疗。
- ED 预防 IE 的方法很少。
- 急性风湿热是链球菌感染性咽炎的一种迟发的非化脓性并发症，具有特征性的临床表现——关节炎、心肌炎、舞蹈病、皮下结节和边缘性红斑。
- 典型瓣膜狭窄患者（二尖瓣和主动脉瓣）可表现为一种慢性病，随房颤出现而加重。
- 主动脉狭窄患者应避免过度降低前负荷。
- 急性主动脉瓣关闭不全患者可缺乏典型临床表现。
- 人工瓣膜的并发症包括机械性故障、全身性血栓形成、溶血和心内膜炎。

本章参考文献请参见 http://pumpress.bjmu.edu.cn/eduservice/3419.html

第四篇 血管系统

第 82 章 高血压

Richard O. Gray

张云强 译 寿松涛 校

概述

20世纪大部分时间，人们认为血压（BP）升高与发病率和病死率有关，但不引起发病率和病死率增高。直到20世纪60年代有了大样本人群调查（如Framingham研究），内科医生才注意到高血压是卒中、心肌梗死（MI）、外周血管疾病、CHF和肾病的一个可控性危险因素。校正年龄因素后，高血压经内科治疗后卒中病死率降低50%，并可能降低冠状动脉疾病的病死率。作为公共卫生问题，高血压治疗方面尚有很多事情要做。虽然约75%慢性高血压患者知晓其所患疾病，但仅有1/4~1/2患者接受合理治疗。大多数随访资料表明，接受合理治疗的患者比例并无提高[1-3]。高血压病很普遍，但患者很少出现高血压意外。无急性终末器官损害时，在ED很少需紧急降压治疗。

在ED高血压常见，很多原因都可引起血压升高。患者可在药店测量血压，出现血压升高相关症状时于急诊就诊。焦虑和疼痛常导致血压短暂升高，评估患者有无急性终末器官缺血很重要。多数患者（甚至血压突然升高的慢性高血压患者）在ED短暂观察期间即使不接受任何干预措施，血压也可下降[4-6]。即使患者血压持续升高，如无终末器官损害证据，紧急治疗也几乎无益或不提倡。为长期控制血压，应对患者进行教育和合理指导。

发病机制

高血压定义和测量

高血压预防、评估和治疗联合委员会第七次报告中的高血压分级有明显变动。成人收缩压为持续<120mmHg且舒张压持续<80mmHg即为正常血压。如果收缩压为120~139mmHg或舒张压为80~89mmHg称为高血压前期，这类人群患高血压的风险是正常人群的两倍[2]。收缩压持续≥140mmHg和（或）舒张压≥90mmHg即为高血压。患者血压若不能控制在上述范围内，则远期发病率和病死率风险高[2,8]。50岁以下高血压患者最常表现为舒张压升高，是发生心血管疾病的主要危险因素。65岁以上高血压患者中2/3为收缩期高血压，发生心血管疾病的风险更高。单纯收缩期高血压是老年患者心血管疾病的显著危险因素，尤其在合并其他危险因素时。老年患者脉压（收缩压减去舒张压）升高同样是卒中和MI的重要危险因素[9-11]。

应采取正确的测量方法以获得准确的血压值。肢体粗大患者，标准尺寸袖带所获得的读数可能稍高，应用大袖带。快速放气时，惯性会使袖带内实际压力与压力表测得的压力存在差距。袖带放气时，听到第一次血管搏动音提示收缩压。目前对于确定舒张压有两种看法，大多数认为血管搏动音完全消失提示舒张压，但血管搏动音不能完全消失时搏动音明显减弱点也提示舒张压。

单独一次血压升高不代表患者患有高血压，尤其是儿童[12]。患者保持仰卧位至少10分钟后重复测量血压，而且应测量双臂血压。第二次读数也升高或接近高血压范围，考虑患者可能为高血压，建议应用动态血压测量装置重复测量血压。

病理生理

高血压不是单一疾病，是许多疾病发展的结果。原发性高血压是最常见的高血压类型。遗传、年龄、种族、肥胖和钠盐摄入过量可使血压升高[12]，但原发性高血压尚无特殊病因。对高血压前期已进行重点研究，后来发展为高血压的患者可以提供最终出现血压持续升高的生理学改变的线索。目前对于高血压的发病机制主要有两种学说：（1）高血压由动脉血管平滑肌收缩性改变引起；（2）动脉血管平滑肌改变是对正常自动调节机制原发性丧失引起慢性血压升高的反应。研究已注意到钙离子在血管平滑肌中所发挥的作用。血管张力取决于钙离子的跨膜补充，钙离子拮抗剂抑制所有血管平滑肌的收缩反应，包括外周阻力血管。

多数高血压患者外周动脉血管阻力升高，心排血量正常。大多数高血压前期患者也有上述发现，其中很多患者出现血容量降低，心率增快。这种心动过速可能不是交感神经兴奋性增加所致，而是由副交感神经兴奋性降低引起。自主调节机制减弱，此时应用药物阻断自主神经对血压的影响很小。

其他高血压患者具有极其不同的循环状态，表现心排血量增加及高动力循环状态。心排血量增加是由心率和每搏量增加所致，这可能由含有心脏 β 和 α-肾上腺素能交感神经成分大量增加引起。应用自主神经阻滞剂可使血压降至正常范围。

肾素、血管紧张素和醛固酮

肾素和血管紧张素引起原发性高血压的机制还不清楚。肾素是肾产生的一种酶，可使血浆球蛋白前体分离出血管紧张素 I [13]。血管紧张素 I 被肺中的酶转换成血管紧张素 II。血管紧张素 II 是一种强力血管收缩剂，能刺激肾上腺产生醛固酮。图 82-1 显示肾素-血管紧张素-醛固酮轴。根据肾素水平将高血压患者进行临床分类。以血浆肾素活性和 24 小时尿钠量绘制肾素-钠曲线，对区分不同的临床分类非常有用。

正常人群中，血管紧张素的作用取决于钠离子水平。血管紧张素转换酶抑制剂（angiotensin-converting enzyme inhibitor，ACEI）对血压及血钠正常个体的血压有一些抑制作用，对低钠个体降压作用明显。对高血压患者，ACEI 快速降压作用与血浆肾素活性密切相关。然而，长期应用 ACEI，其降压作用不再与治疗前血浆肾素活性相关[14]。在缺血性肾病中血浆肾素和血管紧张素水平升高引起血压升高。高血压进展期血管紧张素是维持血压进行性升高的主要原因。在高血压进展期，由于肾局部缺血导致小动脉坏死，肾素和血管紧张素水平升高。高血压合并糖尿病、左室功能降低或二者同时存在的患者首选 ACEI 或血管紧张素受体阻滞药。

高醛固酮血症在原发性高血压中的作用尚有争议[15,16]。8%～32% 高血压患者有原发性醛固酮增多

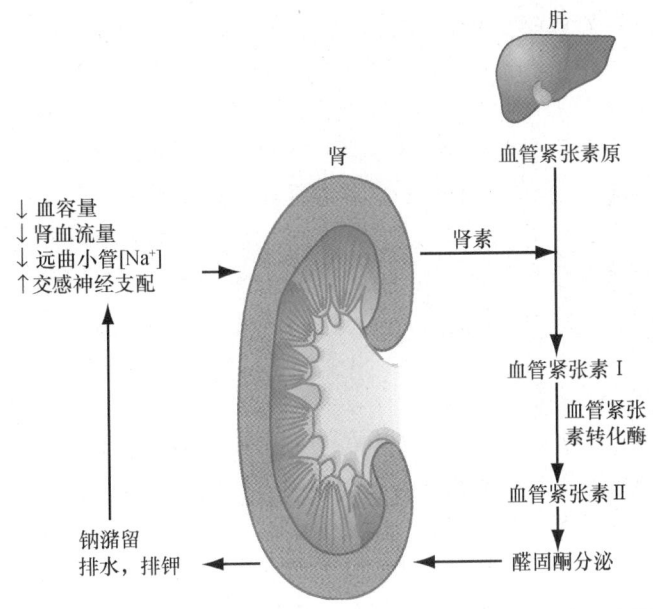

图 82-1 肾素-血管紧张素-醛固酮轴。实线代表兴奋，虚线表示负反馈机制。

症，这取决于筛选患者的人群。难治性高血压患者应筛查原发性醛固酮增多症[17]。高醛固酮血症常见于孤立的肾上腺醛固酮瘤、双侧肾上腺皮质多发微结节性增生、肉眼肾上腺增生、糖皮质激素可治的醛固酮增多症（一种遗传疾病）或肾上腺癌。高血压患者出现自发性低钾血症时提示原发性醛固酮增多症，但是低钾血症并非一直存在。儿茶酚胺水平也可异常。通常，原发性醛固酮增多症通过测定血浆醛固酮和血浆肾素浓度比及应用钠负荷试验不能抑制尿或血醛固酮浓度时确诊[18]。

肾病

原发性高血压最常见。早期识别继发性高血压很重要，因为明确诊断后有可能治愈或至少可进行病因治疗和较容易的治疗方案。肾病是继发性高血压最主要的原因。所有类型的肾病均与高血压相关。对于单侧肾病患者，切除受影响肾可治愈高血压，可以说明这种直接联系。一侧肾动脉狭窄与高血压关系明确。肾血管性高血压是由于狭窄的肾动脉血流降低，产生过量肾素，肾素水平升高导致血管紧张素途径激活引起高血压。如病变肾脏肾素水平升高超过正常肾脏肾素水平 50% 以上，有望通过手术治愈或部分治愈高血压。

另一种与动脉狭窄和高血压相关的血管病变是肾动脉纤维肌性发育不良[19,20]。该疾病多见于白人年轻女性，侧腹部常可听到杂音。不同亚型影响肾动脉不同部位，表现为进行性高血压。药物治疗和外科手术修复都不能治愈高血压，但可延缓疾病进展，帮助

保护肾脏有功能的部分。

原发性肾病可能产生高血压，但是确切机制尚不清楚。70%慢性肾盂肾炎患者存在高血压。肾局部缺血可能是产生高血压的原因。有些学者认为，肾局灶性微血管病变是原发性高血压最终的共同病变[17]。非特异性肾小球肾炎患者高血压可由小动脉病变在单个肾单位产生缺血所致。除分泌肾素的肾肿瘤外，与各种肾病有关的高血压机制尚不清楚。

动脉疾病

大动脉异常也可引起高血压，但不常见，主动脉缩窄是继发性高血压的重要原因，早期手术治疗可明显改善患者预后[21]。上肢高血压、背部闻及收缩期杂音和股动脉搏动延迟三联征提示主动脉缩窄。高血压是机械性梗阻和肾素-血管紧张素系统激活的共同作用所致[22]。主动脉缩窄早期诊断很重要，外科修复手术可降低和维持正常血压。肾动脉狭窄是成年人急进性严重高血压的重要原因，可考虑行肾动脉超声或血管造影检查。

随年龄增长，大动脉管壁弹性降低导致脉压增大和收缩期高血压。胶原沉积和平滑肌肥厚引起的动脉硬化在年龄相关的中心血管硬化中起重要作用。以前，收缩压升高不被重视，常不给予治疗。目前专家积极建议，单纯收缩期高血压与脑卒中、心脏病和肾衰竭风险增加有关，应予以治疗。动脉弹性降低与单纯收缩期高血压的关系尚未确定。随时间推移，年龄增长和高血压引起的内皮功能障碍在动脉弹性降低与单纯收缩期高血压方面起重要作用。降低中心血管弹性的其他原因包括高盐膳食、吸烟、高半胱胺酸水平和糖尿病。

糖皮质激素

糖皮质激素过多会引起高血压，最常见原因为医源性糖皮质激素治疗。垂体瘤产生过多促肾上腺皮质激素（ACTH）、非垂体瘤引起异位 ACTH 生成或肾上腺皮质瘤引起的内源性糖皮质激素过多罕见。这些患者可表现为糖皮质激素过多的症状和体征，包括向心性肥胖、皮肤紫纹、易擦伤、肌无力及伤口难愈合。肾上腺功能亢进的高血压常不严重，治疗原发病后可控制。

甲状腺和甲状旁腺疾病

甲状腺功能亢进症和甲状腺功能减退症都与血压升高有关。甲状腺危象患者通常有高血压和心动过速，β受体阻滞药是急性期的重要治疗药。甲状腺功能减退症患者常伴高血压和其他特征性表现。通常，治疗甲状腺功能减退症可缓解高血压状态。高血压伴高钙血症提示甲状旁腺功能亢进症，这是另一个继发性高血压的少见原因。

睡眠呼吸暂停综合征

阻塞型和中枢型睡眠呼吸暂停综合征都与高血压有关。呼吸暂停本身与血压明显升高有关。约50%睡眠呼吸暂停患者有日间高血压，但多伴其他高血压危险因素，如肥胖或乙醇摄入过多。研究表明，治疗夜间通气不足可改善日间血压[23,24]。

嗜铬细胞瘤

嗜铬细胞瘤所致高血压比例不足1%。90%以上早期诊断患者可治愈。嗜铬细胞瘤源于交感神经系统细胞，并可产生儿茶酚胺。最常见部位是肾上腺髓质。神经纤维瘤病（von Recklinghausen）患者发生嗜铬细胞瘤的概率增加。嗜铬细胞瘤、甲状腺髓样癌和甲状旁腺瘤组成多发性内分泌瘤（或腺瘤）三联征，即 2 型多发性内分泌瘤。

嗜铬细胞瘤典型特征是发作性高血压伴心悸、心动过速、倦怠、焦虑和出汗。许多患者血压持续升高，伴间断不定时发作严重高血压，其发作严重性、频率和持续时间明显不同。其发作可能与劳累、情绪应激、进食、体位，甚至排尿有关。高血压发作前先出现焦虑和非特异性腹痛，逐渐出现头痛、心悸及心绞痛。由于上述症状和特征，患者通常被诊断为过度换气综合征或焦虑而出院。血压明显升高并伴上述症状时明确提示嗜铬细胞瘤。患者应用β受体阻滞药治疗可出现血压升高。

如果尿儿茶酚胺、甲氧基肾上腺素和香草基苦杏仁酸水平升高 2 倍以上可确诊嗜铬细胞瘤[25]。α受体阻滞药可控制嗜铬细胞瘤患者的血压，β受体阻滞药控制心律失常。有效控制血压后，再切除肿瘤。

其他原因

进食含大量酪胺食物可引起暂时性高血压（框82-1）。酪胺能引起神经末梢去甲肾上腺素释放。通常此种反应短暂。单胺氧化酶能迅速破坏酪胺。应用单胺氧化酶抑制药（monoamine oxidase inhibitor, MAOI）治疗患者，酪胺不被破坏。较小量酪胺即可引起严重和持续性高血压。服用 MAOI 患者，许多治疗药（包括哌替啶、安非他明、麻黄碱、利血平、胍乙啶及三环类抗抑郁药）可诱发高血压危象。α受体阻滞药（如酚妥拉明）可控制高血压。

突然停用可乐定或β受体阻滞药可引起大量儿茶酚胺释放[26]。可乐定是中枢α-肾上腺素受体拮抗药。突然停用这种药物16~48小时后，可导致儿茶酚胺

| 框82-1 | 服用MAOI患者引起高血压危象的食物和药物 |

食物[*]
天然或过期奶酪
腌制青鱼
鸡肝
大量咖啡
巧克力
蚕豆
啤酒，葡萄酒
蜗牛
酵母
柑橘
奶油

药物
拟交感胺类药（如苯丙胺）
甲基多巴
多巴胺
色氨酸
利血平
胍乙啶
三环类抗抑郁药

[*]除蚕豆含多巴胺外，其他均含酪胺。

过量和严重高血压。突然停用可乐定出现许多症状与嗜铬细胞瘤症状相似，如焦虑、震颤、心悸和严重头痛。尿儿茶酚胺水平显著升高。治疗包括重新开始可乐定治疗或应用α受体阻滞药。可乐定的这些特性限制了它在依从性差的高血压患者中的应用。

乙醇中毒或乙醇戒断可诱发高血压。使用非甾体类抗炎药，包括选择性环氧化酶-2抑制药，可抑制利尿药和作用于肾素-血管紧张素系统药物的降压作用[27,28]。

ED 表现

在 ED，高血压可表现以下四种情况：
1. 高血压危象（hypertensive crisis）或高血压意外（hypertensive emergency）伴急性终末器官缺血；
2. 高血压急症（hypertensive urgency）是一个沿用术语，与血压升高的程度无关，也无特异性症状。简称为血压控制不良或未充分控制的高血压；
3. 轻微高血压不伴终末器官损害；
4. 与焦虑或主诉相关的短暂性高血压。

高血压意外的临床表现

只有少数高血压患者表现为真正的高血压意外，即血压明显升高，伴心血管系统、神经系统或肾脏急性功能障碍表现（框82-2）。高血压意外是真正的内科急症，应尽早在1小时内降低血压[2,29,30]。

过去，高血压意外范围包括存在任何与血压显著升高有关的急症状况。这些患者血压升高常是对急性情况的生理反应，积极降压治疗实际上可能增加发病率和病死率，特别是急性脑血管意外[31]。

高血压脑病

在正常血压范围内，血流通过脑阻力血管时，血管管径自动变化调整血流量。高血压脑病是一种罕见综合征，由突发、持续性血压升高，超过脑阻力血管自主调节能力所致。平均动脉压（mean arterial pressure，MAP）接近160mmHg时脑血流自主调节机制失控，引起血管痉挛、缺血、血管通透性增加、点状出血和脑水肿。应立即降低血压30%～40%，缓解血管痉挛。但须避免过度降低血压，以防加重脑缺血。健康人MAP超过约60mmHg时启动自主调节机制。然而，未控制的高血压患者，自主调节阈值升高，MAP明显升高时才会发生脑缺血。血压下降使MAP不低于100mmHg。

高血压脑病呈急性发作，可逆转。患者常表现严重头痛、呕吐、嗜睡和意识错乱，也可出现惊厥、失明、局部神经功能障碍或昏迷。视神经乳头出现水肿，伴明显高血压视网膜病变。鉴别诊断包括卒中、颅内出血（intracranial hemorrhage，ICH）、脑膜炎、脑肿瘤和代谢性昏迷。详细检查神经系统常可鉴别颅内肿瘤与高血压脑病，高血压脑病引起的局部体征常非源于同一神经解剖部位的病变表现，病理体征可见于身体病变对侧部位或多个部位。通常CT检查无异

| 框82-2 | 确定高血压危象的条件 |

急进性或恶性高血压
　高血压脑病
　微血管病性溶血性贫血
　急性肾衰竭
主动脉夹层
子痫/先兆子痫
严重高血压
　心肌缺血
　左心衰竭
　未控制的出血
　卒中或心肌梗死的全身再灌注治疗
　术后状态

常，脑电图仅表现为非特异性异常，脑脊液清亮，蛋白正常或升高，颅内压升高。

高血压脑病是真正的内科急症。未经处理的患者可进展为昏迷，继而在数小时内死亡。迅速控制性降压很重要，治疗 1 小时后应缓慢使 MAP 下降 25% 或使舒张压降至 100～110mmHg。在美国的标准治疗方案中，静脉应用硝普钠已经很长时间，拉贝洛尔现在也被广泛应用，其他药物例如非诺多巴、尼卡地平和依那普利也有效。氯维地平是一种新型超短效钙通道阻滞药，正在被研究用于治疗高血压意外[32]。口服或非静脉滴注药可能引起血压明显下降或不可逆性脑缺血。过去，特别是高血压合并心力衰竭时，硝苯地平广泛用于快速降压，然而，许多严重不良反应与未控制低血压和交感神经兴奋有关，目前已被很多人弃用[30,33]。

所有高血压脑病患者应住院治疗，建立有创动脉血压监测。

恶性高血压

恶性（急进型）高血压是严重高血压伴有急性进行性终末器官损害。该综合征可发生在高血压临床过程中任何阶段。通常舒张压≥130mmHg。此读数以下的高血压极少合并恶性高血压或高血压脑病，也有少数舒张压低至 110mmHg 者。大多数舒张压高于 130mmHg 患者也未发展成该综合征。1% 高血压人群可出现恶性高血压[30]。

迅速持续血压升高超过血压自动调节机制时引起细小动脉扩张，开始出现高血压病理变化。小动脉扩张，近端毛细血管床压力升高，液体漏出到组织中。小动脉可破裂，漏出血浆和血液，导致纤维蛋白沉积到管壁中。小动脉平滑肌肌原细胞坏死、血浆漏出和纤维蛋白在细小动脉管壁沉积共同作用引起纤维样坏死，导致终末器官损害。线状出血并与神经纤维分离，这些细小动脉改变在视网膜直接可见。小动脉壁破坏引起血管阻塞和下游缺血。在视网膜，产生由肿胀缺血的神经轴突组成的棉絮状斑点。这些缺血轴突聚集构成核样结构，命名为细胞样小体。位于深部视网膜的由脂质沉积构成的硬性渗出物也很常见。这些纤细的点状闪亮病变可与棉絮状斑点区分，后者更大，有模糊边缘和更弥漫的外观。

恶性高血压患者常主诉严重头痛、视物模糊、呼吸困难、胸痛或伴有尿毒症症状。如不治疗，可能导致急性肾衰竭、严重心脏失代偿、心肌梗死、高血压脑出血或高血压脑病。

恶性高血压诊断不应单纯基于血压读数，血压升高且必须有高血压所致急性终末器官损害证据。体格检查可发现左心室扩大和肺底啰音。显著视网膜病变常存在，包括线性出血和棉絮样斑片。血尿素氮和肌酐急性升高或血尿，提示肾脏受累。血涂片可见红细胞碎片和纤维蛋白降解产物增加，与微血管病性溶血性贫血临床涂片一致，此种情况少见。心电图常发现左心室肥厚和劳损。胸部 X 线片可能提示心影增大和 CHF 表现。

恶性高血压的治疗与高血压脑病类似，在最初数分钟至数小时，谨慎使 MAP 下降 25%，随后在 2～6 小时内达到目标血压 160/100mmHg，避免过度降压，引起脑、肾和冠状动脉缺血[2,29,30]。

所有恶性高血压患者应住院治疗，进行有创血压监测。常应用易控制剂量的药物（如拉贝洛尔、硝普钠或非诺多泮），避免发生低血压。

卒中综合征

高血压常伴卒中综合征[34]。多数患者血压升高是对卒中的生理学反应，而非直接原因。大约 85% 卒中是非出血性卒中。大多数栓塞或血栓性卒中未合并出血患者，不能维持血压大幅度升高。这些患者有轻到中度高血压，几乎对临床过程没有影响，且提示预后良好[35]。长期高血压患者，快速降低血压可进一步降低脑灌注，加重缺血。

除非卒中由主动脉夹层引起，否则不推荐降压治疗，因降压治疗可能有害。对于某些卒中后血压长期极端升高患者，建议谨慎进行降压治疗（如舒张压 >140mmHg 或 MAP>130mmHg），但数据并不支持该方案[36]。目前对急性卒中患者的最好建议是不使血压降低到能引起终末器官损害（如心肌缺血）的范围。慎重降低这些患者的血压，减轻其他终末器官损害，且不加重缺血性神经功能损害。应用溶栓治疗时，血压明显升高易增加继发 ICH 的风险，血压持续高于 185/110mmHg 的患者在血压未控制前不应接受溶栓治疗。

ICH 患者常有明显反应性血压升高。多数 ICH 患者高血压继发于颅内压升高和自主神经系统兴奋。此型高血压常迅速消失，对预后几乎没有影响。多数 ICH 患者病情恶化是由于出血范围扩大或颅内水肿。目前尚无支持应用药物降低 ICH 患者血压的资料[34]。ICH 后出现持续性高血压者功能预后不良。许多中心的传统习惯是对 ICH 后的高血压进行降压治疗。因脑灌注压依赖于全身血压，这种做法可能无益。尽管没有结论性证据表明 ICH 急性期降压治疗有益，适度降低血压（如使 MAP 降低 20%）与预后恶化是否有关还不清楚，应与血管神经外科医生讨论。

如果这些患者需要降低血压，可选择拉贝洛尔。拉贝洛尔和其他肾上腺素能阻滞药可使颅内损害患者中枢调节改变到低压力水平。这种改变保持脑血流在低压力状态。肾上腺素能受体阻滞药还可保持对二氧化碳分压（Pco_2）的反应[34]。尼卡地平也成功用于治疗急性ICH时的高血压[38]。ACEI也可改变自主调节系统，但在ICH或颅压升高患者中的作用尚缺乏充分研究。血管扩张药如硝普钠可增加颅内压，降低脑血管对Pco_2改变的反应，同时加重因降压导致的CPP下降。

肺水肿

大多数CHF患者外周血管阻力（PVR）不同程度升高，导致高血压，这是正常反应。此种情况下血压中度升高，不表现为内科急症。血压控制不良时，持续性高血压会引起进行性心肌肥厚，代偿性心肌肥厚不能克服增高的PVR时即发生左室衰竭和扩张。

大多数CHF伴PVR升高的患者，高血压是由肺水肿应激、血儿茶酚胺浓度升高致PVR增加所致。肺水肿标准治疗包括吗啡、硝酸盐、吸氧、ACEI和呋塞米，降低血浆儿茶酚胺水平和快速降压至正常水平。少数患者因突发严重高血压引起急性左心衰竭导致肺水肿。此时，必须降低血压逆转这一过程，常首选硝酸甘油。如硝酸甘油不能充分降低血压，可选硝普钠。硝普钠不引起钠潴留，可改善心脏功能特别是衰竭心脏的功能，剂量可控，清除迅速。ACEI也已成功用于急性肺水肿的辅助治疗[39,40]。治疗CHF时血压常明显下降，急性肺水肿治疗过程中低血压可引起卒中综合征[41]。

心肌缺血

高血压和心绞痛常同时发生。高血压伴心绞痛时，应立刻降低血压以防止心肌损害。大多选择硝酸甘油和静脉β受体阻滞药（如美托洛尔）。ACEI可用于辅助治疗，研究表明ACEI可降低心肌梗死患者的死亡率。由于支气管痉挛患者不能耐受β受体阻滞药，可使用钙通道阻滞药替代。硝普钠可引起心动过速，心肌缺血患者应谨慎应用。由于存在发生ICH的风险，静脉溶栓治疗时须有创血压监护[37]。

肾衰竭

慢性肾衰竭最重要的并发症是高血压[42,43]。高血压控制不良加速了心血管问题进展，这是透析和肾移植患者最常见的死因。高血压也可导致肾脏进一步损害。高血压可发生在慢性肾衰竭病程的任意时间段。超过80%肾衰竭进展期患者可发生高血压。肾小球疾病比肾小管间质疾病具有更高的高血压发生率。无高血压时，慢性肾衰竭恶化较慢。控制高血压可延迟慢性肾衰竭进展。继发于恶性高血压的肾衰竭患者，在高血压初始治疗阶段常表现为短暂肾功能恶化，血压控制后肾功能将会改善。

慢性肾衰竭引起高血压的主要原因不仅是继发于钠潴留的细胞外液体容量实际或相对增加，而且由于肾脏肾素-血管紧张素系统被激活。肾小球疾病较小管间质疾病潴钠作用更明显。利尿药改善液体平衡，ACEI、血管紧张素受体阻滞药（angiotensin receptor blockers，ARB）或钙通道阻滞药应作为肾衰竭患者高血压治疗的一线降压药物[44]。慢性肾衰竭患者在ED很常见。如果血压明显升高，应该告知主管医生，调整降压治疗方案。

严重血压升高可导致急性肾衰竭或慢性肾衰竭恶化，须立即降低血压。可选用非诺多巴，尽管Ⅳ型钙通道阻滞药尼卡地平和硝普钠也是合理选择[30]。

妊娠

高血压是妊娠最常见的并发症之一，占全部妊娠5%~10%（见第176章和第177章）。大多数高血压患者可能需降压药治疗，但都在住院后才应用。严重先兆子痫或子痫患者表现为高血压意外，无明显血压升高也可发生。孕妇舒张压急剧升高超过100mmHg是真正的高血压意外。妊娠高血压意外治疗应该包括降压，预防和控制惊厥，早期产科就诊。静脉注射肼屈嗪可引起心动过速和低血压，曾作为先兆子痫的治疗药物。由于不可预测的剂量-反应曲线，人们对该药已逐渐失去好感[30,45]。可替代降压药物有拉贝洛尔和尼卡地平。硝普钠能引起子宫内氰化物聚积，是相对禁忌。因为这一潜在并发症，硝普钠仅用于其他药物无效时。口服硝苯地平也可出现严重低血压[46]。先兆子痫和子痫是真正高血压意外，将在第176章讨论。

主动脉夹层

主动脉夹层与高血压病史有关（见第83章）。内科治疗包括降压，限制夹层范围进展。内科治疗目的是降低收缩压至100~120mmHg和降低心肌收缩力。经典治疗是给予β受体阻滞药如艾司洛尔控制反射性心动过速，血管扩张药（硝普钠、非诺多巴或尼卡地平）用于降血压。兼有 α/β 受体阻滞作用的药物拉贝洛尔得以广泛成功应用[29,30]。

高血压意外的处理

血管扩张药

非诺多巴

非诺多巴（fenoldopam 或 corlopam）是外周多巴胺-1 受体激动药，用于治疗高血压意外。全身和肾脏血管的多巴胺-1 受体位于突触后，并能调节全身、肾和肠系膜血管扩张和尿钠排泄。与硝普钠比较，非诺多巴治疗恶性高血压时能快速改善患者肾功能[47]。非诺多巴起效快，不能通过血脑屏障，半衰期为 9 分钟[48-50]。用药时可能出现反射性心动过速、脸红、头痛，但低血压发生比硝普钠少。

非诺多巴初始剂量是 0.1μg/(kg·min)，每 15 分钟增加 0.1μg/(kg·min)，直至达到预期效果。最大推荐剂量为 1.6μg/(kg·min)。非诺多巴是治疗高血压意外时较好的硝普钠替代物，无需避光，且无氰化物或硫氰酸盐毒性，较少发生低血压。该药已试验性用于治疗无有创血压监测的高血压患者[48]。

尼卡地平

尼卡地平是一种注射用二氢吡啶类钙通道阻滞药，常用于治疗术后高血压。与硝苯地平比较，尼卡地平可静脉给药，负性肌力作用较小，很少诱发心动过速。尼卡地平主要作用是扩张血管，但与其他钙通道阻滞药一样，治疗左心功能衰竭时须谨慎应用。尼卡地平起始静脉输注 5mg/h，每 15 分钟增加 1 次输注剂量，直至血压下降达到满意目标，最大剂量为 15mg/h。该药 5～15 分钟起效，作用持续 4～6 小时。与拉贝洛尔相似，从急性期到慢性期治疗可逐渐过渡到口服。

尼卡地平主要在肝代谢，肝硬化患者应慎用。尼卡地平降低肾功能不全患者的肾小球滤过率，与硝普钠作用相同。与其他血管扩张剂相似，头痛、脸红及心动过速是最常见的不良反应。尼卡地平用于孕妇、手术后和恶性高血压时较硝普钠的毒性反应少[2,30,51]。

硝普钠

硝普钠是一种强力血管扩张药，直接作用于阻力和容量血管平滑肌。硝普钠是治疗高血压意外的传统药（表 82-1）。起效速率快，作用时间短暂。硝普钠通常不使心绞痛恶化，但可发生冠状动脉盗血现象[30]。心脏反应取决于心肌功能状态。CHF 或临界心功能时，通过扩张静脉，降低心脏前负荷，可增加心排血量。因为硝普钠是中枢血管扩张药，可增加脑血流使颅内压增加。硝普钠代谢为硫氰酸盐，经肾脏缓慢排出。氰化物是一个中间代谢产物，其代谢要求正常的肝肾功能和足够的硫代硫酸盐生物利用度。肾衰竭或长期使用硝普钠时，硫氰酸盐浓度可能达到 10mg/dl 的毒性水平。临床表现为虚弱、缺氧、恶心、耳鸣、肌阵挛、定向障碍和精神异常。硝普钠延长应用可抑制碘运输而引起甲状腺功能减退和高铁血红蛋白血症。

硝普钠必须静脉应用。由于扩张容量血管，患者应取仰卧位预防体位性低血压。硝普钠半衰期短，停止输注后 1～10 分钟血压恢复至治疗前水平。血压下降与剂量相关。老年和同时应用其他降压药物治疗患者对硝普钠治疗作用更敏感。所有患者起始剂量均应是 0.25～1.0μg/(kg·min)。控制高血压，平均剂量要求是 3.0μg/(kg·min)。由于氰化物和硫氰酸盐蓄积，剂量很少需要超过 800μg/min 且不应长期应用。硝普钠治疗患者应收住 ICU，密切监测血压，建立有创动脉血压监测。硝普钠应稀释并通过注射泵给予。硝普钠在紫外线照射下不稳定，透明注射材料外应罩遮光袋。新配制硝普钠溶液使用不应超过 4 小时。

硝普钠对各种类型高血压均有效，尽管对某些患者效果并不满意。药物不良反应与血管过度舒张直接相关并导致低血压。密切监测血压和控制输注速度可避免药物不良反应。由于可导致严重组织坏死，须采取特别措施防止硝普钠外渗至血管外。因硫氰酸盐对胎儿甲状腺组织的潜在作用，氰化物对胎儿有毒性作用，可能引起胎儿高铁血红蛋白血症。妊娠期间应用

表 82-1 高血压意外的药物选择

急诊	药物选择	替代或次选药物
急进性高血压 高血压脑病	硝普钠、非诺多巴	拉贝洛尔、尼卡地平
ICH	拉贝洛尔	硝普钠、尼卡地平
急性肺水肿	硝酸甘油、硝普钠	非诺多巴、ACEI
心肌缺血	硝酸甘油、β受体阻滞药	硝普钠、拉贝洛尔
主动脉夹层	硝普钠 + β受体阻滞药	拉贝洛尔
肾上腺危象	酚妥拉明、硝普钠 + β受体阻滞药	拉贝洛尔
子痫和先兆子痫	拉贝洛尔	尼卡地平、肼屈嗪

硝普钠的安全性尚未得到证实，应避免应用。

硝酸甘油

硝酸甘油是血管扩张药物，主要作用于静脉系统，降低左室舒张末压。正常剂量硝酸甘油对动脉血管几乎没有作用。硝酸甘油通过降低心脏前负荷和降低心排血量来降低血压。这些作用对脑和肾血流灌注不足患者可能不利。硝酸甘油可以舌下含服或静脉应用。用于右心功能不全患者时应注意避免低血压，低血压可加重心肌缺血。

肼屈嗪

肼屈嗪是小动脉直接扩张药，曾广泛用于治疗妊娠高血压意外。最近研究表明，尼卡地平和拉贝洛尔是治疗妊娠高血压意外更好的药物。肼屈嗪不是高血压意外一线治疗药[52]。肼屈嗪常用起始剂量是 5mg IV，每 20 分钟重复给予 5~10mg，以保持舒张压低于 110mmHg。多数情况下，给药 5~15 分钟后血压逐步下降。但有时会出现血压急剧下降并持续达 12 小时[27]。肼屈嗪也可引起明显反射性心动过速，可诱发冠心病患者心绞痛发作。其他常见不良反应是脸红、恶心和头痛。长期应用能引起狼疮样综合征，停药后可缓解。

β 受体阻滞药

拉贝洛尔

拉贝洛尔是一种选择性 α_1 受体阻滞药和非选择性 β 受体阻滞药，其 α/β 受体阻滞作用比为 1:3~1:7。拉贝洛尔可以口服或静脉给药。该药通过阻断血管平滑肌 α_1 受体和心肌 β 受体达到降压作用。由于同时阻断 β 受体，通常不会发生血管扩张相关反射性心动过速。拉贝洛尔不会引起与其他 β 受体阻滞药类似的心排血量显著下降。虽然口服拉贝洛尔很少产生体位性低血压，但静脉应用可引起明显体位性低血压。静脉给药后，患者应保持仰卧位数小时。拉贝洛尔不影响脑血流和肾血流[34,53]。静脉应用拉贝洛尔，血压通常在 5~10 分钟内降低，30 分钟时达最大效应。

拉贝洛尔起始剂量是 20mg IV，注射时间不应低于 2 分钟。每 5 分钟监测血压 1 次，如果疗效不好，根据血压降低情况，每 10 分钟以 20mg、40mg 和 80mg 为递增拉贝洛尔用量，直至总量达到 300mg。更可取的方法是起始给予负荷量，然后以 1mg/min 或 2mg/min 静脉输注，逐渐增加剂量[54,55]。当以这种方式给药时，拉贝洛尔是一种安全的药物，不良反应最小。拉贝洛尔是一种 β 受体阻滞药，在 CHD、心脏传导阻滞和哮喘患者中禁忌使用，因为可导致反常高血压，拉贝洛尔也禁用于治疗嗜铬细胞瘤所致高血压。

拉贝洛尔不像硝普钠或非诺多巴需严密控制给药速度和迅速降压，因此应用拉贝洛尔时无需在 ICU。该药不会加重冠心病或引起无法控制的血压下降。

由静脉到口服应采取平稳过渡措施。静脉使用拉贝洛尔初步控制血压后，舒张压升高 10mmHg 时开始口服拉贝洛尔。无法进行连续血压监测时，拉贝洛尔较硝普钠好。对于主动脉夹层或心功能正常的心肌缺血患者，拉贝洛尔更好。

艾司洛尔

艾司洛尔是一个超短效、选择性 β_1 受体阻滞药，无内源性拟交感胺活性。对血压正常者几乎无作用。该药对控制血管扩张药物如硝普钠引起的反射性心动过速非常有用。艾司洛尔起始负荷量为 500μg/kg，不少于 1 分钟，继而以 50~100μg/(kg·min) 静脉输注。最大效应发生在给药 5 分钟后。如有必要，可再次给予 500μg/kg 注射，滴速递加 50μg/(kg·min)。这个循环每 5 分钟重复 1 次，直到心率达标或达到最大剂量 300μg/(kg·min)。因为艾司洛尔清除半衰期是 9 分钟，停止输注后 30 分钟内，所有药物作用消失。实际上 β 受体阻滞作用在 10~20 分钟内消失。禁忌证与拉贝洛尔相似，包括可卡因服用过量、嗜铬细胞瘤、CHF、心脏传导阻滞和气道反应性疾病。艾司洛尔渗入软组织中也可引起组织坏死，小静脉输注时可引起血栓性静脉炎。

α 受体阻滞药

酚妥拉明是 α 受体阻滞药，用于儿茶酚胺诱导的高血压危象（如嗜铬细胞瘤，MAOI 危象和可卡因服用过量）。尽管可以 5~10μg/(kg·min) 静脉输注，但常用给药方法是静脉快速注射 1~5mg[51,53]。该药起效迅速，作用可持续 15 分钟。可能发生反射性心动过速。血压控制后，可口服长效 α 受体阻滞药酚苄明。

依那普利拉和依那普利

依那普利拉是 ACEI 类药物依那普利的肠外活性代谢产物。该药在数量有限的高血压意外患者中进行了研究。依那普利拉很少发生低血压，容量不足患者应慎用。急性剂量为 0.625~5mg 快速注射给药，给药 15 分钟后出现最大效应，降压作用持续数小时，疗效不是剂量相关。研究表明，不同的用药剂量 MAP 平均下降 35%，疗效 60%[56]。除 80 岁以上和肾血管病患者外，该研究中未发现不良反应，但是显著的 MAP 下降会超过某些患者的血管自主调节能力。事实上，某些研究已经报道在心肌梗死后应用 ACEI 可能发生氮质血症[57]。

ACEI 类药物（例如依那普利拉）的不良反应包括特发性水肿、咳嗽和肾衰竭。双侧肾血管病患者应用 ACEI 类药物会发生肾衰竭。妊娠早期应用 ACEI 类药物对胎儿有毒性作用。

难治性高血压的临床表现和治疗

无进行性终末器官损害证据的高血压患者不必在 ED 紧急处理[2]。以前，根据随意定义血压升高和错误接受"高血压急症"这一术语，ED 医师对患者应用不合理的降压药治疗，而忽视高血压是一种慢性疾病，迅速降压可能产生不良反应，或忽视对需要长期控制的高血压患者要过渡到采用稳定、口服的门诊方案。此类患者快速降低血压在 ED 是不必要的，会增加不良反应的发生风险[7,58]。最好采用长程、动态治疗方案，由其首诊医生监测和调整治疗。

无症状或有非特异性症状的高血压患者必须全面采集病史和体格检查，特别注意心血管、眼底和神经系统检查结果。某些实验室检查结果可能有帮助，包括尿常规和电解质评估肾功能。没有肾脏病史的患者，尿常规正常则不必取血查肾功能[59]。胸痛或心功能不全患者应进行胸部 X 线片和心电图检查。最初评估未发现急性终末器官损害和心肌缺血表现者，建议 7 日内门诊随诊。遗憾的是，在大多数 ED，仅少数高血压患者接受终末器官缺血评估和转诊治疗[60-62]。

显然，有些患者有长期药物治疗指征。高血压确诊患者，根据动态血压记录决定药物治疗方案（表 82-2，表 82-3）。然而，这些建议尚有争议[2,63-65]。在 ED，如非患者已知有高血压（如既往诊断和治疗的高血压）和重新开始治疗或初级保健医师改动治疗方案，通常对初诊高血压患者不应启动治疗方案或对门诊高血压治疗方案进行大幅修改。大样本人群研究比较不同种类降压药物表明，在没有强烈的其他降压药物应用指征时噻嗪类利尿药如氢氯噻嗪 25～50mg/d，可作为一线选择药物[2,66-68]。这些药物便宜、易耐受和易携带。其他更昂贵药物在预防高血压心血管并发症方面没有表现出更好作用。

应根据情况决定是否加用或替代 β 受体阻滞药或钙通道阻断药[2,9,66-70]。常用 $β_1$ 受体阻滞药起始剂量包括阿替洛尔 25～50mg 或美托洛尔 50mg，1 次/天或 2 次/天。合并其他疾病患者，某些种类药物具有特别的益处。应根据合并症指导降压治疗，患者有左心功能不全和心肌梗死病史时，应选择 $β_1$ 受体阻滞药。证据表明短效二氢吡啶类钙通道阻断药可增加这些患者的死亡率，不应采用[71]。合并糖尿病患者，ACEI 或 ARBs，除控制血压外还可以保护肾功能。

表 82-2　动态血压治疗建议*

高血压分级	收缩压（mmHg）	舒张压（mmHg）	改善生活方式	初始药物治疗	
				无强烈指征	有强烈指征
正常	<120	<80	鼓励		
高血压前期	120～139	80～89	是	无降压药物使用指征	药物治疗强烈指征[†]
高血压 1 级	140～159	90～99	是	常用噻嗪类利尿药，也可考虑 ACEI、ARB、BB、CCB 或联用	药物治疗的强烈指征[†] 必要时应用其他降压药（利尿药、ACEI、ARB、BB 和 CCB）
高血压 2 级	≥160	≥100	是	常两种药联用[‡]（常用噻嗪类利尿药和 ACEI 或 ARB 或 BB 或 CCB）	

*根据高血压类型决定治疗。
[†] 慢性肾病或糖尿病患者高血压治疗目标是 <130/80mmHg。
[‡] 具有体位性低血压风险的患者开始联合治疗时应谨慎。

Modifred form the Seventh Report of the Joint National Committee on Prevention, Detection, and Treatment of High Blood Pressure. JNC7 complete report. Hypertension 42: 1206, 2003.

ACEI，血管紧张素转换酶抑制药；ARB，血管紧张素受体拮抗药；BB，β 受体阻滞药；CCB，钙通道阻滞药。

表 82-3　降压药物*

药物	商品名	常用剂量范围，每日总量（mg/d）及间隔时间	常见不良反应和评价
常用利尿药			
噻嗪类			短期可引起血胆固醇及血糖升高 血生化异常：血钾、钠和镁离子水平降低；尿酸和钙离子水平升高；罕见恶病质、光过敏、胰腺炎和低钠血症
氯噻嗪	diuril	125～500qd	
氯噻酮	Hygroton	12.5～50qd	
氢氯噻嗪	Hydrodiuril, Microzide, Esidrix	12.5～50qd	
泊利噻嗪	Renese	2～4qd	
吲达帕胺	Lozol	1.25～5qd	
美托拉宗	Mykrox, Zaroxolyn	0.5～1bid 或 tid, 2.5～5qd	
袢利尿药			
布美他尼	Bumex	0.5～4bid 或 tid	
呋塞米	Lasix	40～240bid 或 tid	
托拉塞米	Demadex	3～100qd 或 bid	
保钾利尿药			
盐酸阿米洛利	Midamor	5～10qd	可能发生高钾血症
氨苯蝶啶	Dyrenium	25～100qd	
醛固酮受体阻滞药			
螺内酯	Aldactone	25～100qd	
伊普利酮	Inspra	50～100qd 或 bid	
肾上腺素受体阻滞药			体位性低血压
中枢性α受体激动药			
利血平		0.05～0.25qd	抑郁、口干、心动过缓和停药后高血压
盐酸可乐定	Catapres, Catapres-TTS	0.2～1.2bid 或 tid 0.1～0.3 每周一次	
乙酸胍那苄	Wytensin	4～8bid	
盐酸胍法辛	Tenex	0.5～2qd	
甲基多巴	Aldomet	250～1 000bid	
α受体阻滞药			肝炎、狼疮样综合征、体位性低血压
甲磺酸多沙唑嗪	Cardura	1～16qd	
盐酸哌唑嗪	Minipress	2～20bid 或 tid	
盐酸特拉唑嗪	Hytrin	1～20qd	
β受体阻滞药			支气管痉挛、心动过缓、心力衰竭和掩盖胰岛素诱发的低血糖 轻度的：外周循环失调、失眠、乏力、运动耐力下降和高甘油三酯血症（不考虑内源性拟交感胺活性）

表 82-3　降压药物*（续）

药物	商品名	常用剂量范围，每日总量（mg/d）及间隔时间	常见不良反应和评价
醋丁洛尔[1,2]	Sectral	200~800qd	
阿替洛尔[1]	Tenormin	25~100qd 或 bid	
倍他洛尔[1]	Kerlone	5~20qd	
富马酸比索洛尔[1]	Zebeta	2.5~10qd	
酒石酸美托洛尔注射液[1]	Lopressor	50~300qd	
琥珀酸美托洛尔[1]	Toprol-XL	50~300bid	
纳多洛尔	Corgard	40~320qd	
奈必洛尔	Bystolic	5~20qd	
硫酸喷布洛尔[2]	Levatol	10~20qd	
吲哚洛尔[2]	Visken	10~60bid	
盐酸普萘洛尔	Inderal Inderal LA	40~480qd	
马来酸噻吗洛尔	Blocadren	20~60bid	
α受体与β受体双重阻滞药			体位性低血压和支气管痉挛
卡维地洛	Coreg	12.5~50bid	
盐酸拉贝洛尔	Normodyne，Trandate	200~1 200bid	
直接血管扩张药			头痛、液体潴留、心动过速、狼疮样综合征和多毛症
盐酸肼屈嗪	Apresoline	50~300bid	
米诺地尔	Loniten	5~100qd	
非二氢吡啶类钙通道阻断药			心脏传导异常，心肌收缩功能障碍和牙龈增生
盐酸地尔硫卓	Cardizem SR Cardizem CD Dilacor XR Tiazac	50~300bid 5~100qd	
盐酸维拉帕米	Isoptin SR Calan SR Verelan Covera HS	90~480bid 120~480qd	便秘
二氢吡啶类钙通道阻断药			脚部水肿、脸红、头痛和牙龈增生
苯磺酸氨氯地平	Norvasc	2.5~10qd	
非洛地平	Plendil	2.5~20qd	
伊拉地平	DynaCirc DynaCirc CR	5~20bid 5~20qd	
尼卡地平	Cardene SR	60~90bid	
硝苯地平	Procardia XL，Adalat CC	30~120qd	
尼索地平	Sular	20~60qd	

表82-3 降压药物*（续）

药物	商品名	常用剂量范围，每日总量（mg/d）及间隔时间	常见不良反应和评价
ACEI			常见：咳嗽 少见：血管性水肿、高钾血症、皮疹、味觉缺失和白细胞减少
盐酸贝那普利	Lotensin	5～40qd 或 bid	
卡托普利（G）	Ca poten	25～150 bid 或 tid	
马来酸依那普利	Vasotec	5～40qd 或 bid	
福辛普利钠	Monopril	10～40qd 或 bid	
赖诺普利	Prinivil，Zestril	5～40qd	
莫昔普利	Univasc	7.5～15qd 或 bid	
哌道普利	Aceon	4～8qd 或 bid	
盐酸喹那普利	Accupril	5～80qd 或 bid	
雷米普利	Altace	1.25～20qd 或 bid	
群多普利拉	Mavik	1～4qd	
ARB			血管性水肿（罕见）和高钾血症
坎地沙坦	Atacand	8～32qd	
依普罗沙坦	Tevetan	400～800qd 或 bid	
氯沙坦钾	Cozaar	25～100qd 或 bid	
缬沙坦	Diovan	80～320qd	
伊贝沙坦	Avapro	150～300qd	
奥美沙坦	Benicar	20～40qd	
替米沙坦	Micardis	20～80qd	
肾素抑制药			
阿利吉仑	Tekturna	150～300qd	少见血管性水肿，高钾血症（特别是与ACEI联用时），低血压，腹泻，皮疹和肾结石

* 表中所列是单一药物成分；复合制剂药物也有生产。

¹ β₁受体选择性。

² 内源性交感胺活性；选择性β₁受体阻滞药无血管扩张作用。

无论糖尿病还是左心衰竭患者，ACEI或ARBs是应选择的药物。单纯收缩压升高，单独应用利尿药治疗失败的老年患者，加用长效钙通道阻滞剂可能获益。尽管一个大型前瞻性研究比较噻嗪类利尿药氯噻酮与其他三种疗法显示，α受体阻滞药多沙唑嗪可增加CHF和卒中的发病率，但α受体阻滞药对前列腺疾病或血脂异常患者有益[72]。无论应用何种药，长期降压治疗至目标血压仍然是预防脑血管、心脏病和肾病的重要终点。

轻度或短暂性高血压

大多数ED高血压是一过性或轻度的。引起一过性高血压的最常见原因是疼痛和焦虑。这些患者不会发生终末器官缺血，主要治疗原发病。偶发高血压患者，应建议其首诊医生在几天至几周内重复测量患者血压。多数患者（即使是慢性高血压控制不良患者）观察期间可好转[4]。

重要概念

- 高血压是否伴有靶器官损害决定是否存在高血压意外和血压升高是否需要在 ED 治疗。
- 仔细评估持续和明显高血压（如舒张压 > 110mmHg 或收缩压 > 200mmHg）患者是否有急性终末器官缺血。
- 对大多数高血压意外患者的治疗目标是应用静脉降压药物谨慎降压。数分钟至数小时平均动脉压降低不应超过 20%～25%。通常舒张压不应降至低于 100～110mmHg，妊娠高血压、高血压意外患儿和主动脉夹层患者例外。
- 无急性终末器官缺血患者不应在 ED 接受降压治疗，推荐门诊随访。

本章参考文献请参见 http://pumpress.bjmu.edu.cn/eduservice/3419.html

第 83 章 主动脉夹层

Felix Ankel

张向阳 译 朱继红 校

前言

主动脉夹层是主动脉中层发生纵向撕裂，撕裂的两层之间充满血液。从 1819 年起就用"夹层主动脉瘤"描述这种疾病，当时 Laënnec 首先采用的是"*aneurysme dissequan*"这一名称。"主动脉夹层"更佳，因为受累的主动脉罕见主动脉瘤。DeBakey 于 1955 年采取的外科治疗原则，依然是目前主动脉夹层外科治疗的基础。于 20 世纪 60 年代首次被提出的内科治疗措施，可用于某些特定类型的主动脉夹层[1-4]。主动脉夹层患者住院治疗的死亡率为 27%[4]。

流行病学

主动脉夹层常见于男性，发病率随年龄增长而升高[4,5]。因为本病缺乏完整的统计资料，其发病率与流行病学资料很难统计。死亡率为每年 1～5/10 万人口。高血压是主动脉夹层最常见的危险因素，大部分患者都有高血压病史[4-6]。18% 的患者有心脏外科手术史[4]，14% 的患者有主动脉瓣二叶畸形，但这些疾病更容易导致主动脉近段发生夹层[6]。夹层发生部位很少有动脉粥样硬化。主动脉夹层患者可有阳性家族史[7]。

除非患有先天性心脏病，如 Ehlers-Danlos 综合征、Marfan 综合征、巨细胞动脉炎等，正常人群 40 岁以前很少发生主动脉夹层。44% 的马方综合征患者会发生主动脉夹层，而所有的主动脉夹层患者中，马方综合征患者占 5%[4,6,8]。马方综合征的女性患者在妊娠期间更危险[9]。若患者无结缔组织病史，主动脉根部直径小于 40mm，则妊娠并不是该病的独立危险因素[10,11]。急性主动脉夹层也见于服用兴奋剂[12,13]、用力[14]、创伤[15]时。也可发生于接受心脏外科手术的患者[4]或置入主动脉内球囊反搏泵时[16]。

减速伤所致的闭合伤常可引起创伤性主动脉破裂，与主动脉夹层完全不同（见第 42 章）。

疾病原理

解剖与生理

每次心脏收缩时，心脏的位置都在不断摆动，导致升主动脉和降主动脉不断屈曲。降主动脉屈曲部位在左锁骨下动脉远端，此处主动脉被系带固定，活动度变小。若平均心率为 70 次/分，则每年主动脉屈曲 3 700 万次，可出现重复机械应力。

主动脉壁分为 3 层，内膜（内层）、中膜（中层）和外膜（外层）。中层由弹性组织和平滑肌构成。血管中层出现退行性变，平滑肌细胞和弹性组织减少，伴有瘢痕形成、纤维化、透明样变，随后容易发生主动脉夹层。病理学研究表明，在疾病过程中既无囊性变，也无坏死，因此，不再使用"囊性中层坏死"这一术语[17]。

病理生理

既往认为，血管中层退行性变是主动脉夹层的特异性病变。现在认为，它也是正常老龄化的一部分，当然高血压可以加剧中层退行性变，主动脉夹层也伴有退行性变。"正常"的主动脉和发生夹层的主动脉之间的解剖学差异，是量变而不是质变[17]。

每一心动周期中，射入主动脉内的血液都会产生流体切应力。流体切应力不断重复作用，会削弱主动脉内膜，造成中层变性。流体切应力主要影响升主动脉。持久高血压可以增强流体切应力的作用，使中层退行性变加速。主动脉瓣二叶畸形可以干扰血流的层流状态，将血流导向主动脉壁，造成局部损伤。马方综合征和Ehlers-Danlos综合征中，主动脉壁中层已经薄弱，仍受到正常流体切应力的不断作用。

由于中层变性和主动脉的反复屈曲，流体切应力撕裂主动脉内膜，血液通过该裂口进入动脉中层。另一理论认为，流体切应力损伤了主动脉的滋养动脉，滋养动脉破裂造成中层出血[18]，这可以解释某些主动脉夹层患者并无内膜撕裂的现象。不管哪一种理论是正确的，至少在一定程度上，动脉中层穿透的深度、夹层的距离和方向取决于中层退行性变的程度。

一旦动脉中层出现夹层血肿，不论血肿顺向延展、逆向延展还是双向延展，都会形成"假腔"。假腔形成于血管壁中层的外1/2，并不断延展，直至破入主动脉"真腔"，形成少见的"疼痛自愈"现象；或者穿破外膜，破入心包腔或胸膜腔。因为包绕血肿的主动脉外侧壁较薄，故夹层血肿更容易向血管外侧破裂。导致主动脉夹层继续延展的最重要因素包括（1）血压升高的程度；（2）脉搏波的斜率（上行形心尖搏动图，dP/dt）。要控制血肿延展，必须控制这些血流动力学因素。

分类

解剖学分类对于主动脉夹层的诊断和治疗都很重要。Stanford分类法的基础是升主动脉是否受累，A型夹层累及升主动脉，B型夹层不累及升主动脉（图83-1）。累及升主动脉的夹层，比局限于远段主动脉的夹层更具有致命危险，需要采取不同的治疗措施。急性主动脉夹层国际登记研究（IRAD）中，A型主动脉夹层占62%，B型主动脉夹层占38%[2-4]。与近段主动脉夹层比较，远段主动脉夹层更容易发生于老年人、伴慢性肺疾病的重度吸烟者、全身动脉粥样硬化患者和高血压患者。

还有两种主动脉疾病与主动脉夹层密切相关：壁内出血[19,20]和穿透性主动脉溃疡。两组患者和主动脉夹层一样，都有类似的临床症状和处理指南。壁内出血是主动脉壁内局限性血肿，见于约10%的主动脉夹层患者[4]，一般认为是滋养动脉破裂所致。主动脉穿透性粥样硬化性溃疡发生于老年高血压患者，存在冠状动脉疾病的证据。CT检查可以发现局灶性溃疡而无夹层，最常见于远段降主动脉。穿透性溃疡逐渐进展，导致主动脉膨大为囊形或梭形动脉瘤。患者也可以同时患有壁内血肿和穿透性动脉粥样硬化性溃疡[21]。

2周以内的夹层为急性夹层，2周以上为慢性

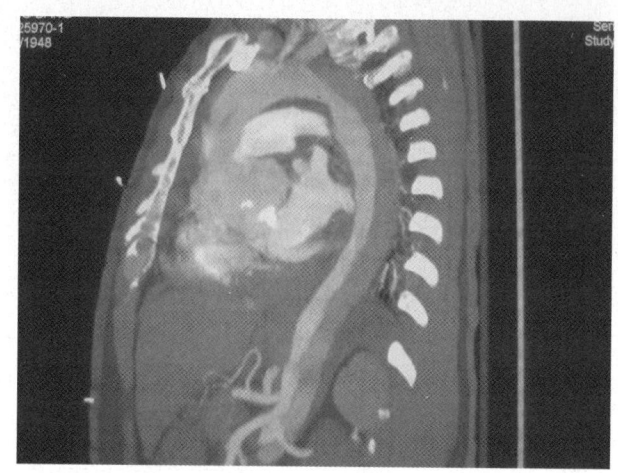

图83-1 CT血管重建：锁骨下动脉远端的主动脉夹层（Stanford B型或DeBakey Ⅲ型）。

夹层。

临床特征

病史

最常见的主诉是疼痛，见于90%以上的主动脉夹层患者[4,6,8]。大部分无痛性主动脉夹层是慢性的[6]。疼痛一般表现为极度痛苦，发作突然，起病时最严重，常见的典型描述是"剧痛"[4]而不是"撕裂痛"。

疼痛部位有助于确定夹层位置。前胸痛表明病变位于升主动脉；颈部和下颌疼痛，表明病变位于主动脉弓；肩胛间区疼痛表明病变位于胸部降主动脉；腰部或者腹部疼痛，表明病变累及膈以下的主动脉。疼痛移行的位置与夹层进展的位置一致，但仅见于17%的病例[4]。发生主动脉夹层时，常伴有内脏性疼痛症状，如出汗、恶心、呕吐、头晕和烦躁不安。

大约9%的患者在早期发生晕厥；在部分患者中，晕厥可能是唯一的临床表现[4,8]。大多数情况下，晕厥是主动脉夹层破入心包导致心包压塞的先兆，也可能是脑血管床短暂血流中断的结果。其他继发于主动脉夹层的晕厥，原因有低血容量、迷走神经张力过高、心脏传导系统异常。高达17%的患者可以出现神经系统症状，如局部肌无力或精神改变[4,6,8]。

体格检查

主动脉夹层的临床表现多种多样，取决于患者、夹层的位置和病变程度。患者一般都表现为烦躁、焦虑。大多数患者都有慢性高血压病史，发生主动脉夹层会因儿茶酚胺释放而加重高血压。若夹层累及肾动

脉，导致肾素释放，可能会出现严重的高血压，降压药物效果差。低血压，可能是夹层延展至心包导致心脏压塞，或者主动脉外膜破裂出血，导致低血容量。也可能出现"假性低血压"，上臂血压低或者测量不到血压，而中心动脉压正常或者偏高，其原因是撕裂内膜阻碍血液流入锁骨下动脉。

高达32%的患者会出现主动脉瓣反流，更常见于A型主动脉夹层[4,6]。主动脉瓣反流的杂音可以是音乐样或者弦样，强度有所变化，也可出现充血性心力衰竭。对于怀疑主动脉夹层的患者，应仔细体检，寻找提示心包内出血或者心脏压塞的证据，如颈静脉怒张、心音低钝、心动过速和低血压。

主动脉分支之一受累时，可以出现其供血区域的缺血症状。若出现脉搏短绌、双侧上肢血压不等，则有一定提示意义[4,6,8]，但其敏感性仅在30%左右[22]。该体征一般出现于上肢，是单侧或双侧锁骨下动脉血流受阻所致。单侧或双侧髂总动脉或股浅动脉血流受阻，也可以出现下肢脉搏短绌。动脉血流受阻可能有两个原因，一是漂浮的内膜覆盖于动脉分支的真腔开口处，二是夹层血肿压迫邻近的真腔。多次查体可能会发现短暂的脉搏短绌。

神经系统体征与血流受阻部位有关。卒中或昏迷更常见于近段主动脉夹层。卒中治疗使用的溶栓药物，对于主动脉夹层患者可能是致命的。远段主动脉夹层堵塞脊髓前动脉，一般会引起缺血性下肢麻痹或缺血性周围神经病[6]。

多至3%的患者，近段主动脉夹层可累及冠状动脉开口处，最常见于右冠状动脉，并导致心肌梗死，常累及下壁和后壁[4]。0.1%~0.2%的心肌梗死患者，因未能正确识别主动脉夹层而误用溶栓药物[23]。远段主动脉夹层向腹部膨出可引起肠系膜缺血、肾衰竭、股动脉脉搏短绌及下肢缺血[24]。

诊断方法

常规实验室检查对于诊断主动脉夹层意义不大。除非发生大出血，血红蛋白一般正常或者轻度降低。白细胞一般轻度升高。近来的研究比较关注急性主动脉夹层的生化诊断[25]。一些比较新的生化指标，如肌凝蛋白重链、D-二聚体[26]、可溶性弹性蛋白片段，对于主动脉夹层的诊断可能有所帮助，还需要前瞻性临床试验来评价其应用价值。既往使用主动脉造影作为诊断的金标准。随着经食管超声心动图（TEE）和CT的使用，常规主动脉造影就很少作为初始的诊断方法，也不再作为一种影像诊断方法使用[4]。

心电图

心电图在排除心肌梗死方面很有使用价值，15%的主动脉夹层患者心电图有缺血性异常[4,27]。近段主动脉夹层若累及右冠状动脉，可表现为下壁心肌梗死，其症状和体征（疼痛、出汗、低血压）很难与原发性急性心肌梗死相鉴别。26%的患者表现为左心室肥厚，是长期高血压的表现。其他心电图改变包括非特异性ST-T改变，陈旧性Q波心肌梗死。31%的患者未发现心电图异常（表83-1）[4]。

胸部X线检查

80%~90%的患者常规胸部X线检查异常，但没有特异性，也鲜有诊断意义[4,6,8,28]。大多数患者表现为纵隔增宽[4,6]，可发生于升主动脉、主动脉弓、胸部降主动脉，与慢性高血压相关的主动脉迂曲相鉴别也有难度。常规胸部X线检查不足以排除主动脉夹层。高达12%的患者，常规胸部X线检查结果正常（表83-1）[4,8]。

主动脉夹层的X线检查中，钙化征并不常见。一般情况下，X线检查可见到的主动脉内膜钙化，都是与主动脉外缘相衔接。发生主动脉夹层时，钙化斑与主动脉最外层分离，距离大于5mm。

其他有意义的X线征象有，主动脉影像有两种密度（提示真腔和假腔的存在），正常情况下平滑的

表83-1 IRAD的急性主动脉夹层临床表现[4]

	胸痛（%）	晕厥（%）	主动脉瓣反流杂音（%）	脉搏短绌（%）	正常CXR（%）	CXR纵隔增宽（%）	正常ECG（%）	缺血（%）	左心室肥厚（%）
所有（n=464）	73	9	32	15	12	62	31	15	26
A型（n=289）	79	13	44	19	11	63	31	17	25
B型（n=175）	63	4	12	9	16	56	32	13	32

IRAD：急性主动脉夹层国际登记研究；CXR，胸部X线片；ECG，心电图。

主动脉轮廓出现局限性膨出,降主动脉和升主动脉内径相差悬殊,主动脉球的管腔闭合,气管或食管因夹层而向右侧移位。若有既往 X 线检查图像进行比较,则诊断意义更大。

超声心动图

经胸超声心动图(TTE)对主动脉夹层不敏感,原因是不能探及主动脉弓和大部分降主动脉,且由于患者体型限制,不能保证图像质量。在准备进行更敏感的检查时,可以通过 TTE 提供一些有价值的诊断信息,如心包积液或主动脉瓣反流[29],也有助于判断主动脉夹层患者的低血压是否由心脏压塞导致。

经食管超声心动图(TEE)对诊断主动脉夹层高度敏感[30,31](表 83-2)。食管探头距主动脉更近,可以使用高频探头探及主动脉、心包积液、主动脉瓣反流[30]。可于床旁快速进行 TEE 检查,患者仅需镇静或轻度麻醉,不需要放射线或注射造影剂。以前,由于气管和左主支气管的遮挡,探及远端降主动脉和近段主动脉弓很困难,形成所谓的 TEE 盲点,但目前使用的双平面或多平面探头,已经解决了这个难题[30]。

TEE 诊断主动脉夹层的准确性,取决于操作者的经验。在很多医院,TEE 是主动脉夹层的主要诊断方法[4],也是针对不稳定患者的首选检查,既可以在急诊科抢救区域进行,也可以在术前与诱导麻醉同时进行。

CT 检查

CT 主动脉造影是诊断主动脉夹层的一种可靠方法(表 83-2),在大多数情况下可以作为首选[4]。支持主动脉夹层的表现有主动脉增宽,发现漂浮的内膜,同时清晰显现真腔和假腔(图 83-2)。动态扫描,可以在静脉推注造影剂后立即进行多平面快速扫描,通过检测真腔和假腔的不同充盈速率,提高 CT 诊断主动脉夹层的准确性(图 83-1)。使用螺旋 CT 进行动态扫描,可以改进诊断的敏感性和特异性[32]。可能在不久以后,64 排多探头螺旋 CT(MDCT)就会改变目前急诊科首先使用胸部 X 线平片的做法。MDCT 也能可靠地评估冠心病[33,34]、肺栓塞和主动脉夹层,达到"三重"目的[35,36]。

磁共振

对于诊断不明、病情平稳、可能为主动脉夹层的患者,磁共振(MRI)是一种很有吸引力的诊断措施,其敏感性和特异性都很好(表 83-2)[37]。MRI 可以显示撕裂的内膜、夹层的类型和程度、主动脉瓣关闭不全、真腔、假腔及主动脉分支不同的血液流速。MRI 检查无需造影剂,不存在电离辐射,属于无创性检查,在评价慢性主动脉夹层、术后随访、监测非手术患者动脉夹层的变化等方面特别有益。但其使用受到一定条件限制,病情不稳定的患者难以进行该项检查。

诊断方法的选择

通过基本病史和体格检查,可以提示主动脉夹层的诊断,但是仍需要影像学检查以确诊主动脉夹层。主动脉夹层发病后,每小时的死亡率为 1%,需要尽快进行诊断性检查[5]。经常需要多种方法来诊断主动脉夹层并评估相关并发症。

医院内,提供主动脉夹层诊疗服务的相关科室,应预先就该病拟定预案[38]。主动脉夹层预案应考虑到(1)院方的技术条件;(2)院内这些检查项目的敏感性和特异性;(3)诊断非夹层性胸痛的益处;

表 83-2	影像学检查对于诊断主动脉夹层的敏感性和特异性		
检查	TEE	螺旋 CT	MRI
敏感性(%)	98	100	98
特异性(%)	95	98	98

TEE:经食管超声;MRI:磁共振。
(From Shiga T, Wajima Z, Apfel CC, et al: Diagnostic accuracy of transesophageal echocardiography, helical computed tomography, and magnetic resonance imaging for suspected thoracic aortic dissection: Systematic review and meta-analysis. Arch Intern Med 166:1350–1356, 2006.)

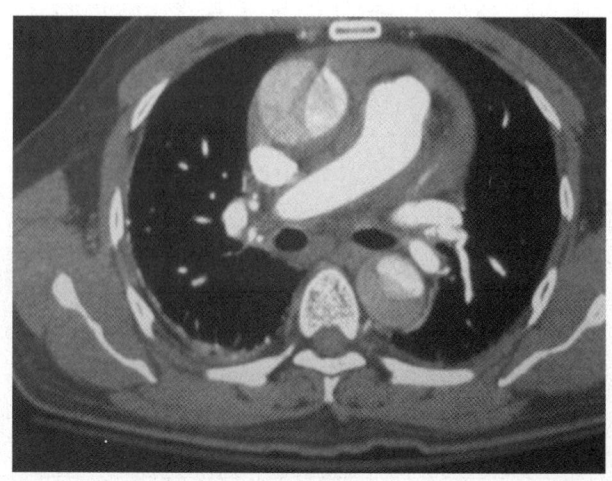

图 83-2 CT 图像,显示真腔和假腔。

(4) 进行每一检查的便捷性，特别是在非正常工作时间。部分检查（如 CT，MRI，血管造影）可能需要将危重患者转移至急诊室以外的地点进行。IRAD 中，开始时选择 CT 检查的占病例数的 61%，选择 TTE 或 TEE 的占 33%，选择血管造影的占 4%，选择 MRI 的占 2%[4]。IRAD 所登记的实际临床病例中，各种检查的诊断敏感性分别是 CT93%，TEE88%，主动脉造影 87%，MRI 100%，患者平均进行 1.85 次影像学检查[39]。最近的一项荟萃分析表明，TEE、螺旋 CT、MRI 检查，对于诊断或者排除主动脉夹层，价值相似[40]。

鉴别诊断

需要与主动脉夹层相鉴别的疾病很多。主动脉夹层的症状和体征变化很大，取决于主动脉及其分支的受累程度。最终确诊为主动脉夹层的患者，其就诊时的初步诊断常常是其他疾病，如心肌梗死、充血性心力衰竭、肺栓塞[6]。对于主动脉夹层，特别具有提示意义的临床综合征有：突然发作的胸痛，移行性疼痛，胸痛伴有神经系统症状或者晕厥，胸痛伴脉搏短绌[41]。

胸痛是主动脉夹层患者最常见的症状，但同时也是其他至少 3 种严重而常见疾病的最常见主诉：急性心肌梗死、肺栓塞、心包炎。心电图有助于排除心肌梗死，但在夹层逆行发展至冠状动脉口引起心肌梗死的情况下，二者可以并存。已经除外主动脉夹层的患者，CT 可以发现导致患者症状的其他疾病（如肺栓塞）。TEE 有助于识别非主动脉夹层病因，如心肌缺血。

若患者因为血供突然中断导致肢体疼痛或功能障碍而就诊，则还需与周围神经病变相鉴别。主动脉夹层累及颈动脉时，则其初始表现可能类似于原发性中枢神经系统病变，如卒中。在患者新诊断为心包积液、心脏压塞、主动脉瓣关闭不全时，都要考虑到主动脉夹层的可能。

治疗

急诊处理

主动脉夹层的早期治疗十分关键，在进行诊断性检查时就应该开始治疗。应使用适当剂量的鸦片类药物控制疼痛和降低交感神经张力[42]。主动脉夹层患者的血压一般升高。药物治疗有 2 个目的：（1）降低血压；（2）降低动脉脉搏波上升的速率（dP/dt）以减弱应切力[43]。建议将收缩压降低至 100～120mmHg，心率降至 60 次/分以下[44]。使用 β 受体阻滞剂是主动脉夹层治疗的里程碑。血管扩张剂如硝普钠或者非诺多泮，会反射性增加心率，增加 dP/dt，必须在应用血管扩张剂之前予以 β 受体阻滞剂，或者二者同时使用，以降低 dP/dt。

艾司洛尔是一种超短效的 β 受体阻滞剂，因而很容易调整剂量。艾司洛尔 5g 溶入 5% 葡萄糖 500ml，负荷量 500ug/kg 静脉推注，随后以 50～200ug/(kg·min) 维持。拉贝洛尔具有阻滞 α 受体和 β 受体的双重作用，可以单独用药。建议起始剂量 20mg 静脉推注，每 5～10 分钟重复一次，逐渐增加至 80mg 静脉推注，直至心率达标或者总剂量达到 300mg。维持剂量 1～2mg/min。患者血压正常后，仍需要坚持使用 β 受体阻滞剂，以降低 dP/dt。若患者有慢性阻塞性肺疾病病史或者有发生支气管痉挛风险，则使用选择性 β 受体阻滞剂如美托洛尔或阿替洛尔。

也可以使用硝普钠，同时联用 β 受体阻滞剂，维持收缩压在 100～120mmHg 或处于能够维持重要脏器灌注的最低水平。硝普钠 50mg 溶于 5% 葡萄糖 500ml，起始剂量 0.5～3ug/(kg·min)。

不推荐使用钙通道阻滞剂硝苯地平来治疗主动脉夹层。硝苯地平的肌力作用和变时作用轻微，可反射性刺激交感神经，增加对主动脉壁的切应力[43]。高血压胸痛患者和主动脉夹层诊断不明确的患者，开始时经常静脉使用硝酸甘油。硝酸甘油扩张动脉的作用、对主动脉夹层的治疗效果均不如硝普钠。与硝普钠一样，硝酸甘油的使用也必须联用 β 受体阻滞剂。与硝普钠相比，部分医生更倾向于选择非诺多泮，但在主动脉夹层患者中使用该药还缺乏研究。

由于主动脉破裂或者心脏压塞，患者也可能表现为低血压，应进行静脉液体复苏，若有存活机会，则立即进行手术。若有需要，应测量四肢的血压，以排除假性低血压（测量血压的肢体血流被撕裂的内膜堵塞，所测得的血压偏低）。若患者出现电机械分离或显著低血压，在等待手术期间可以进行心包穿刺引流。

外科手术

A 型主动脉夹层需要迅速手术治疗。如有可能，应切除内膜撕裂入口处的主动脉，在升主动脉植入人工血管，将血液引流至主动脉真腔。若存在主动脉瓣关闭不全，可以通过主动脉瓣再悬术或置换术进行校正。A 型主动脉夹层患者的住院死亡率，经外科手术治疗为 27%，内科保守治疗为 56%。

B型急性主动脉夹层的最佳治疗措施尚未完全确立[45]。一般来说，这些患者的手术风险更高。远段主动脉夹层若无并发症，习惯上采取控制血压的做法，其住院死亡率为10%[3]。手术治疗一般只针对下列患者：疼痛持续不缓解，高血压不能满意控制，动脉主干堵塞，明显的主动脉渗漏或破裂，局部动脉瘤形成。这些患者30天住院死亡率为32%。"死亡"三联征，即胸痛消失、低血压、分支血管受累是住院死亡的独立预测因子[3]。

介入治疗

一般来说，血管内介入治疗技术对于A型主动脉夹层不适用。在某些医学中心，有并发症的B型主动脉夹层，特别是肾脏缺血或肠系膜缺血的患者，介入性支架或开窗术，正在逐步取代外科手术[46,47]。应用介入治疗，住院死亡率为6.5%[3]。病情稳定的B型主动脉夹层，其介入治疗正在研究之中，治疗决策取决于经治医生[48]。

安置

慢性主动脉夹层患者已经度过了最危险阶段，除非有并发症等强手术指征，一般通过控制血压的方法进行治疗，并密切随访。所有存活的主动脉夹层患者，不论采取何种治疗措施，都需要进行长期精心治疗。随时间延长，可能发生的并发症主要有再次发生夹层、局部动脉瘤形成、进行性主动脉瓣关闭不全。

重要概念

- 主动脉夹层的危险因素有高龄，高血压，结缔组织病如马方综合征和Ehlers-Danlos综合征。
- 大多数主动脉夹层患者具有胸痛症状，常描述为突发、剧烈、移行性胸痛。胸痛伴有神经系统症状或晕厥，则主动脉夹层的可能性较大。
- 体格检查可能会发现脉搏短绌、主动脉瓣关闭不全和神经系统体征。
- 仅依靠病史、体格检查和胸部X线检查很难诊断主动脉夹层。CT和TEE是最常用的确诊性检查。
- A型主动脉夹层的治疗依赖于外科手术。B型主动脉夹层，若无并发症，一般采取内科治疗，通过β受体阻滞剂和硝普钠控制血压和dP/dt切应力。在伴有高血压的A型主动脉夹层患者术前，也使用这两种药物控制血压和脉搏。

本章参考文献请参见http://pumpress.bjmu.edu.cn/eduservice/3419.html

第84章 腹主动脉瘤

Howard A.Bessen

黄文凤 译　朱继红 校

前言

腹主动脉瘤（Abdominal Aortic Aneurysm，AAA）应与其他主动脉疾病鉴别。大部分 AAA 是真性动脉瘤。真性动脉瘤是由于血管壁薄弱引起主动脉局限性扩张，累及主动脉壁全层（内膜、中膜和外膜）（图84-1）。腹主动脉瘤不应与主动脉夹层混淆，后者有时被误称为"夹层动脉瘤"。主动脉夹层是由于血液进入主动脉中膜引起的主动脉壁撕裂（参见第83章）。真性动脉瘤和主动脉夹层是两种不同的疾病，临床表现、并发症、诊断和治疗方法各不相同。

假性动脉瘤是与动脉腔相通的搏动性血肿，被外膜或周围软组织包绕，但未被正常血管壁包绕。假性动脉瘤可起源于动脉壁缺陷或 AAA 修补术后吻合口渗漏。

主动脉瘤可发生于主动脉的任一节段，但大部分累及肾动脉以下的主动脉。肾动脉以下的主动脉直径在正常成人中约 2cm，直径≥3cm 即可定义为 AAA[1,2]。

流行病学

AAA 是一种老年性疾病，随着老年人口的增加，预计 AAA 的患病人数亦会增加。AAA 在 50 岁前罕见，50 岁后的人群中为 2%～5%[3,4]。诊断时患者平均年龄为 65～70 岁，男性较女性易患病。此类患者常有累及冠状动脉、颈动脉或周围血管的动脉粥样硬化闭塞性疾病，具有相对应的临床表现、并发症和治疗措施。

部分人群属 AAA 高危者（表 84-1）。5%～10% 的老年人经超声检查可发现 AAA，在冠心病或周围血管疾病患者中，其检出率可能更高。AAA 家族史是一个很强的高危因素，其直系亲属发生 AAA 的风险增加 10～20 倍。了解该组高风险人群，可加快 AAA 的诊断速度。

疾病原理

病理生理

传统上将 AAA 归因于动脉粥样硬化，但是其他因素也可促发其形成。大部分严重粥样硬化的患者发

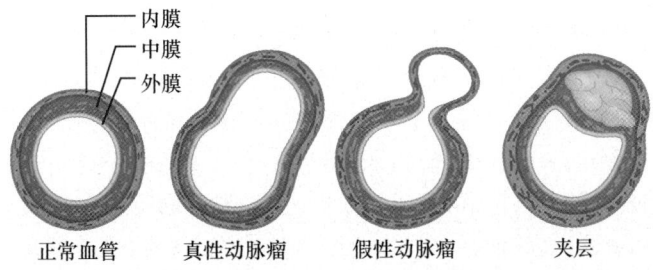

图 84-1　主动脉瘤类型。（Modifred from LeRoy LL, et al: Imaging of abdominal aortic aneurysms. AJR Am J Roentgenol 152:785, 1989.）

正常血管　真性动脉瘤　假性动脉瘤　夹层

内膜
中膜
外膜

表 84-1　腹主动脉瘤（AAA）在危险人群中的发病情况

人群	发生率（%）
≥50 岁的尸检者[5,6]	2～4
≥65 岁的男性[4,7]	5～10
冠心病[8] 和闭塞性周围血管病[9,10] 患者	10～15
AAA 患者的兄弟[11,12]	20～30

生的是血管闭塞性疾病而非动脉瘤。弹力蛋白和胶原蛋白是主动脉壁结构的主要成分，已经证实在AAA患者中，生化代谢异常会引起这两种蛋白缺乏[2,13]。动脉瘤的形成具有遗传倾向，但具体的遗传方式尚不明确。为了反映这一不确定病因，血管外科协会建议，将这种典型的退行性AAA定义为"非特异性"，而非"动脉粥样硬化性"。

有时AAA有明确的病因，如感染、创伤、结缔组织病和动脉炎。与非特异性退行性动脉瘤相比，这些病因罕见。

自然病史

AAA可进行性扩张，最终引起动脉瘤破裂和致命性出血。尽管可能出现其他潜在的并发症，但最常见、最重要的并发症是破裂。

动脉瘤破裂的最重要决定性因素是动脉瘤的大小[14-17]。随着动脉瘤直径的增加，破裂风险亦显著增加，大部分破裂的AAA直径超过5cm。动脉瘤直径小于4cm时破裂罕见[16]，但是并没有哪种大小的动脉瘤是绝对"安全的"[4-6]。任何大小的动脉瘤均可破裂，因出现紧急临床症状而于急诊就诊。

AAA破裂常出血至后腹膜内。在后腹膜内，血管破裂处的血凝块和周围组织压迫可暂时限制出血量。血管瘤破裂的患者，10%～30%破入腹腔，常迅速致命[18,19]。偶尔，可破裂出血至胃肠道或下腔静脉。

即使完整的AAA，也可引起并发症。AAA的血管壁常黏附有血凝块和动脉粥样硬化物质，可形成血栓并堵塞远端血管[20]。但主动脉血栓形成罕见。动脉瘤损害邻近结构也可出现并发症。

约5%的AAA患者，在动脉瘤壁和邻近的腹膜后组织有强烈的炎症和纤维化反应，引起主动脉周围纤维化，可包绕并阻塞邻近结构，如输尿管梗阻[21,22]。

对于AAA患者，应着重关注的是动脉瘤破裂的风险。只有及时修复才可阻断动脉瘤扩张破裂的自然病程。

临床特点

完整的动脉瘤

由于大部分AAA患者直至破裂才会出现症状，未发生破裂的患者，其症状的发生率不明。部分AAA患者可有症状，如腹痛、背痛或侧腹部疼痛，发现腹部肿块或腹部饱满，或者感觉到腹部搏动。也可因腹部搏动而发现动脉瘤[2,9,23]。未破裂的稳定动脉瘤引起的疼痛发生缓慢，位置不确定，钝痛，常为持续性，但也可表现为搏动性疼痛或绞痛。疼痛急性发作或疼痛剧烈，是主动脉即将破裂或者已经破裂的征兆[2]。

多数患者是在体格检查或因其他原因行放射学检查或动脉瘤超声筛查中时意外发现AAA的[2,23]，通常动脉瘤破裂时才出现症状。

体格检查最常见的体征是腹部搏动性膨胀性包块。腹主动脉在脐水平分叉，在这一水平或以上可触及AAA。若累及髂动脉，包块可延伸至脐水平以下。在中线右侧有时可触及AAA的右侧缘，而主动脉正常或者迂曲时常不能触及。大部分完整的AAA无触痛，若出现触痛提示动脉瘤扩张或者破裂[9]。

动脉瘤有症状时，通常较大并可触及。动脉瘤足够大时需行选择性修复，此时常可触及腹部包块[9,11,24]。然而，若AAA较小或者患者肥胖，则难以触及。已发表的研究表明，经超声测量大小为3.0～3.9cm的未破裂动脉瘤，通过腹部触诊可发现30%～60%；大小为4.0～4.9cm的动脉瘤，可触及50%～70%；5cm或以上的动脉瘤，可触及75%～85%[11,24]。这些研究针对的是既无症状也未破裂的较大动脉瘤，尤其是针对主动脉大小的测量。若腹部触诊深度不够、患者低血压或肌卫增强，则敏感性明显降低。腹部触诊不会引起动脉瘤破裂[11]。

若仅体格检查提示AAA，则主动脉一般仍处于正常大小的范围[11]。主动脉迂曲时，触诊可能感觉到主动脉扩大，尤其是偏瘦的患者可出现明显的主动脉搏动，易与动脉瘤混淆。主动脉搏动可传导至邻近的脏器或包块。若临床提示AAA，则需进一步检查。

5%～10%的AAA患者可闻及腹部血管杂音[9]。腹部杂音是非特异性的，也见于肾动脉、髂动脉或肠系膜动脉狭窄。若杂音持续且较响亮，则可能为动静脉瘘[25]。

AAA患者的肢体灌注良好，大部分患者股动脉搏动正常[9]。股动脉搏动减弱的原因，可能是髂-股动脉阻塞性疾病或动脉瘤破裂引起的低血压。

血栓栓塞并发症可自然发生，或在有创性血管内操作后、动脉粥样斑块破裂后发生。大的栓子可引起大动脉急性闭塞，如髂动脉、股动脉或腘动脉，导致下肢急性缺血性疼痛伴动脉搏动消失。动脉瘤本身亦可形成血栓，引起双下肢急性缺血，但比较罕见。

更常见的是胆固醇晶体或凝块组成的微血栓，阻塞细小的肢端血管，如趾动脉和皮肤的小动脉及毛细血管，表现为网状青斑，一个或多个足趾发凉、疼痛、发绀，但足部动脉搏动明显可及[20]，这些表现被称为蓝趾综合征，高度提示栓子来自近心端。若是 AAA 来源的栓子，动脉瘤常太小而难以触及，只有通过放射学检查才能发现[20]。

罕见的是 AAA 可压迫邻近结构，引起不典型症状[2]。长期存在的直径较大的动脉瘤，可侵蚀椎体引起严重的后背痛。位于肠系膜上动脉和 AAA 之间的十二指肠受压后，可引起十二指肠梗阻、呕吐和体重下降[26]。动脉瘤出现炎症反应时可累及输尿管引起梗阻，导致绞痛发作[21,22]。

破裂的动脉瘤

疼痛-低血压-包块三联征

AAA 破裂的典型三联征是疼痛、低血压和腹部搏动性包块[2]，但是很多患者仅有其中的一种或两种表现，偶尔无任何上述表现。

AAA 破裂常是首发临床表现。一些患者既往被诊断过 AAA，由于动脉瘤较小或手术风险太高，未行择期手术。若这些患者出现急性症状，则初步诊断应考虑到动脉瘤破裂的可能。

大部分 AAA 破裂的患者表现为腹痛、背痛或侧腹部疼痛，常急性起病，疼痛剧烈、持续，可放射至胸部、大腿、腹股沟区或阴囊。严重低血压引起患者的神志改变时，则难以获得疼痛病史。

动脉瘤破裂引起的疼痛，机制不明。疼痛可能由主动脉壁扩张或腹膜后感觉神经受到刺激引起。未破裂的动脉瘤急性扩张时，可出现类似的疼痛，仅从临床上不能与动脉瘤破裂鉴别[27,28]。AAA 患者出现急性疼痛时，应考虑到动脉瘤破裂或即将发生破裂的可能[2]。

AAA 破裂的患者，从出现症状到就诊的时间跨度很大。一些患者出现严重疼痛和低血压后立即就诊；另一些患者，起初破裂局限于腹膜后，失血量少，会延迟就诊时间达数天甚至数周之久[29]。症状持续时间较长，不能作为排除 AAA 破裂的依据。

AAA 破裂可伴发恶心和呕吐，突发出血可引起晕厥或近似晕厥发作[9,30]，之后通过血流动力学代偿机制，可使血压和脑灌注恢复正常。一过性的症状改善相当常见，但若不能及时诊断和治疗，随后血流动力学会发生恶化[30]。

破裂的 AAA 常较大，大部分患者有腹部搏动性包块[9,31]。与未破裂动脉瘤一样，若动脉瘤较小或患者肥胖，则触不到破裂的 AAA。若肌卫增强或肠梗阻引起明显肠管扩张，体格检查也难以有所发现。低血压时，主动脉搏动可不明显。

低血压是三联征中最少见的，仅见于 1/3～2/3 的患者，常是晚期表现[18,31]。早期失血量小，生命体征基本正常。这些患者的病情可突然加重并出现低血压。

偶尔，破裂出血至腹膜后，可被包裹达数周或数月[32]。患者在动脉瘤渗漏出血时出现腹痛或背痛，之后疼痛可减弱或完全缓解。一旦确诊，手术时可发现慢性破裂的证据（形成机化血肿）。这些患者可出现长期疼痛，也可逐渐进展，出现游离破口，任何时间均可继发大出血[32]。

主动脉肠瘘

AAA 可破裂入胃肠道形成主动脉肠瘘（Aortoenteric Fistula，AEF），或破裂至下腔静脉形成主动脉—腔静脉瘘。原发性 AEF，是未经手术治疗的 AAA 侵蚀至胃肠道形成的[33]，常位于十二指肠的第 3 或第 4 段。继发性 AEF，是既往手术部位和胃肠道之间形成的通道[34,35]，是 AAA 修复术的晚期并发症。既往行主动脉支架植入术的患者，出现严重消化道出血时，应首先考虑 AEF 的可能（见第 22 章）。

原发性 AEF 形成的早期，AAA 由外向内侵蚀邻近的肠壁，引起肠内容物渗漏，伴发局部感染，可形成脓肿。最终，主动脉壁破裂形成 AEF，引起胃肠道出血。

AEF 患者可表现为腹痛或背痛、发热或其他腹腔内感染征象、胃肠道出血。由于大部分肠瘘累及十二指肠，出血常表现为呕血或黑便。早期出血是由肠壁血管受累所致，出血量一般较小[35]。几天、1 周或更长时间后，动脉瘤破裂至肠腔，即引起大出血。

50 岁以上的难以解释的消化道出血患者，均应考虑到原发性 AEF 的可能。若通过病史、体格检查或任何其他方法已诊断为 AAA，则应按 AEF 处理，直至证实为其他病因引起的出血。

主动脉—静脉（主动脉-腔静脉）瘘

主动脉周围的炎症反应，引起主动脉与邻近的静脉发生粘连，对血管壁产生压力，在主动脉和静脉之间形成通路，即主动脉-静脉瘘（通常是主动脉—腔静脉瘘）。若血液同时外渗至腹膜后，则临床表现与 AAA 破裂相同，可出现低血容量性休克。更常见的是动脉瘤破裂至腔静脉，而无出血，临床则主要表现为动静脉瘘引起的症状和体征[25,36]。

与其他 AAA 患者一样，主动脉-静脉瘘也可出现腹痛或背痛。与腔静脉形成瘘的动脉瘤通常较大，

80%～90%可触及。出现主动脉-静脉瘘的患者，约75%的腹部可闻及连续性血管杂音，25%可触及腹部震颤[25]。

血液从动脉分流至静脉系统，引起静脉压升高，静脉血容量增大和回心血量增多，出现高输出量性充血性心力衰竭[25,36]，表现为呼吸困难、颈静脉怒张和肺水肿。静脉血容量增加和压力升高，可引起下肢水肿、发绀、下肢或腹壁的浅静脉扩张。

膀胱黏膜静脉扩张和破裂可引起肉眼或镜下血尿，同样的原因还可引起直肠出血。动脉血分流至静脉系统后，可引起下肢温度降低和脉搏减弱。

由于高输出量心力衰竭伴肾灌注减少以及肾静脉压增加，主动脉-静脉瘘患者常出现肾功能不全，还可伴发血尿。血尿可来源于肾或膀胱。AAA患者伴主动脉-腔静脉瘘形成时，血尿常见，但在其他AAA患者中不常见[25,37]。AAA患者出现血尿时，应行CT检查，最好同时行CT血管造影，以除外主动脉-静脉瘘形成。

诊断策略

腹部X线平片

腹部X线平片检查，与CT和超声相比，诊断AAA的敏感性低，因此不能除外AAA，大多数情况下也难以诊断其他疾病，故很少用于检查疑诊为AAA的患者。症状性动脉瘤，瘤径常较大且有钙化，在行X线平片检查寻找疼痛的其他病因（如肠梗阻或背痛）时，可提示AAA征象，最常见的有主动脉壁迂曲钙化（图84-2）或椎体旁软组织肿块。

在前后位和侧位X线平片上均可见AAA。多数病例中，在主动脉两个侧壁上（前后位）或前后壁（侧位）上存在明显钙化，借此可测量主动脉直径以诊断动脉瘤。由于动脉瘤的右侧缘在前后位像上可与脊柱重叠，因此最简单的是用腰椎侧位片来测量。若只有主动脉前壁钙化（侧位像），则从前壁钙化处到椎体前缘的距离与主动脉实际大小相关良好。

超声

大量研究结果表明，超声检测AAA的敏感性是100%（图84-3）[1]。超声测量主动脉直径极其准确，可重复性强。由于超声检查价格低廉，无需造影剂和放射线，是动脉瘤的非急诊诊断方法，还可用于随访观察。

在急诊评估AAA可能发生破裂的患者时，超声检查有显著优势[38]。超声检查在患者床旁即可迅速完成，无需将病情不稳定的患者转运至放射科。若腹部成像检测的主动脉直径大小正常，则可排除AAA。有时超声还可发现患者疼痛的其他病因，如急性胆囊炎。与其他诊断方法相比，超声对操作员的依赖性大，容易出现技术误差或图像阅读误差[39]。即使操作员已进行过专门的学习训练，但由于患者肥胖或肠内积气过多等原因，主动脉影像欠佳，也难以用于诊断。若不能立即行床旁超声检查，则需要等待放射科医生或技术人员到达。重要的是，尽管超声检查AAA非常敏感，但不能依靠超声来明确AAA是否破裂[29,40]。

AAA患者出现腹腔内或腹膜后游离血液时可诊断动脉瘤破裂[39]。然而，急诊超声检测血管腔外血液的敏感性很低[29,40]。超声检查的目的是明确或除

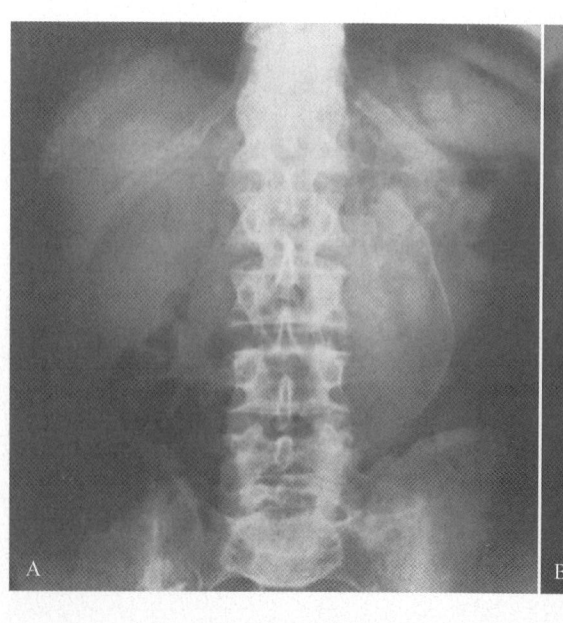
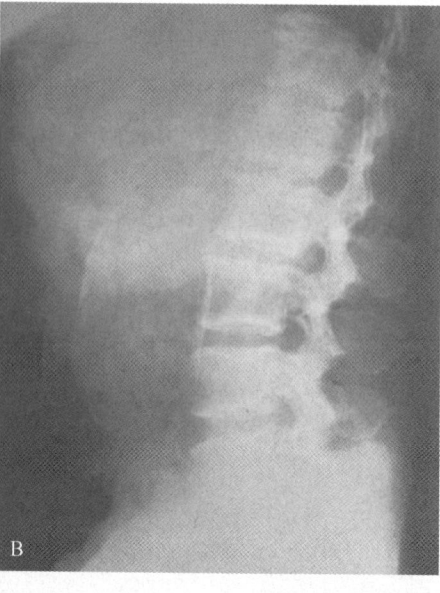

图84-2 腹主动脉瘤的前后位像（A）和侧位像（B），可见主动脉壁钙化。(From Juergens JL, et al: Peripheral Vascular Diseases, 5th ed. Philadelphia, WB Saunders, 1980; by permission of the Mayo Foundation.)

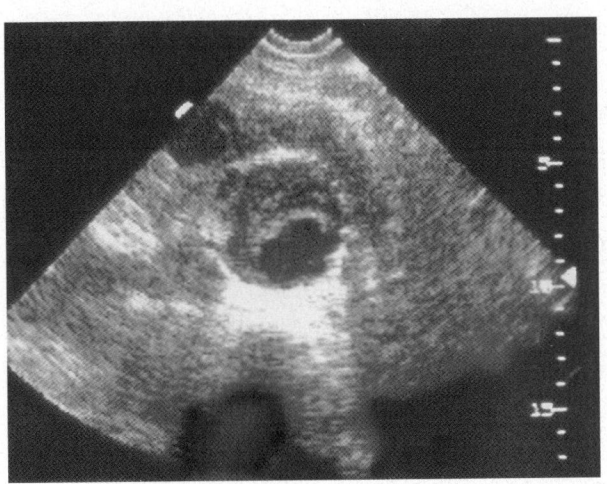

图 84-3 腹主动脉瘤的超声截面图，直径为 6cm，可见附壁血栓和偏心性管腔。（From Ma OJ, et al: Emergency Ultrasound, 2nd ed. New York, McGraw Hill, 2008, p160. James Mateer, MD.）

外 AAA，必须根据临床资料（或 CT 检查结果）来确定是否破裂。检查时使用造影剂可协助检测血液渗出[41]，但其临床作用尚需进一步研究。若患者病情不稳定，超声发现 AAA，应考虑到动脉瘤破裂的可能，需立即行外科手术修复动脉瘤。

CT 检查

腹部 CT 在诊断 AAA 时，其准确率与超声一样高达 100%，还可准确测量主动脉直径[42]。与超声相比，CT 受技术问题和阅片误差的影响较小，探测血管外血液更敏感[39,43]。CT 可提供动脉瘤的详细解剖资料，有助于制订治疗方案[44,45]。

择期检查时，通常需给予静脉造影剂，但是急诊情况下并非必须[42,43,46]。若低血压持续时间较长，应避免使用造影剂，以防加重肾脏损害。造影剂可使主动脉腔显影，有助于辨别血管腔与附壁血栓。有炎症反应的 AAA，其周围的软组织亦可得到增强，故 CT 还可显示主动脉周围的纤维组织[21]。鉴别动脉瘤时并非必需使用静脉造影剂，然而，若扫描时用造影剂，则可清晰显示急性出血[42,43,46]。

怀疑 AAA 破裂的患者，若 CT 扫描提示主动脉直径正常，则可除外 AAA。与超声相比，CT 可为腹膜后或腹腔内疾病提供更多的信息，可以诊断其他疾病，如输尿管结石、胰腺炎或憩室炎。然而，CT 检查耗时比超声长，且需要将患者运转至急诊科以外的地点进行检查，因此只有血流动力学稳定的患者才适合行 CT 检查。

在诊断动脉瘤破裂引起腹膜后出血方面，CT 比超声检查敏感。文献报道的敏感性为 77%~100%[47]，目前的扫描技术，敏感性可接近 100%。邻近动脉瘤的腹膜后液体可视为出血，常积聚在肾周间隙或沿着腰肌分布（图 84-4）。

尽管 CT 检测腹膜后出血的敏感性高，但仍有可能误诊。这种情况下，CT 扫描时可见动脉瘤而无出血证据，但是随后血流动力学发生恶化，手术时却发现动脉瘤破裂。其原因可能是出血在 CT 扫描时被漏诊，或 AAA 破裂发生于 CT 扫描结束后。尽管 CT 有时可显示动脉瘤即将破裂的征象[43,48]，但不能肯定 AAA 就是引起患者疼痛的病因，也不能肯定动脉瘤即将破裂[49]。只有 CT 扫描未见动脉瘤，或提示动脉瘤完整，或明确揭示导致患者症状的其他病因，才可考虑其他的诊断。

其他诊断方法

在急诊评估 AAA 可能发生破裂的患者时，常规血管造影没有意义。由于造影剂只在开放的管腔内显影，附壁血栓不显影，故血管造影常低估动脉瘤的大小，甚至完全漏诊[42]。此外，该检查耗时长，需到急诊科外的地点做检查。若需要动脉瘤解剖结构的详细信息或明确其与毗邻血管的关系，可行 CT 血管造影检查[23,43,50]。

磁共振成像和磁共振血管造影可选择性用于术前评估，而不用于主动脉可能发生破裂时的评估。这些检查耗时较长，且检查时不能使用生命体征监测仪[43]。

鉴别诊断

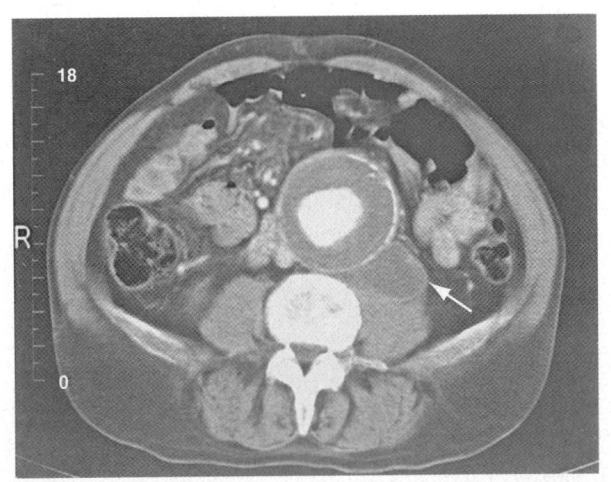

图 84-4 腹主动脉瘤破裂的 CT 扫描图像，可见主动脉壁钙化和腔内血栓。管腔经造影剂增强，但主动脉周围血肿（箭头所示）无增强。（Courtesy of Richard Rensio, MD.）

AAA 破裂可出现腹部、背部或侧腹部疼痛，伴或不伴低血压，常被误诊为具有相关症状的其他疾病（框 84-1）。背痛突然发作时，临床上常怀疑肾绞痛，易与 AAA 混淆[58]。若怀疑肾结石而行 CT 检查，则一定要评估腹主动脉。腹痛和腹部压痛可考虑的疾病有胰腺炎、肠缺血或其他腹腔内疾病。若患者被误诊为骨骼性或肌肉性背痛时，患者常从急诊离院，这样一来极其危险。

AAA 破裂常出现上腹部疼痛伴低血压，入院时可被诊断为急性心肌梗死。由于 AAA 患者常合并冠心病，破裂后出现低血容量，可减少冠状动脉灌注，引起胸痛或心电图出现心肌缺血改变。但这些特点均难以排除 AAA 破裂。

为避免漏诊，典型三联征中的任何一种出现于中老年患者中时，均应考虑到 AAA 破裂的可能。当诊断框 84-1 所列疾病时，尤其是诊断不明确或者是 AAA 高危患者时，亦应考虑该 AAA 破裂的可能。

治疗

动脉瘤破裂

AAA 破裂的患者只有经手术夹闭或经血管内技术处理后，才能稳定病情。已知主动脉破裂或怀疑破裂的患者，不管早期生命体征或血红蛋白水平如何，均不应认为是病情平稳。到达急诊后，尽早到手术室行外科手术治疗者，其存活率比手术治疗延迟者高很多[51]。

患者到达急诊室后，应建立较大的静脉输液通路，抽取血样交叉配血。由于 AAA 破裂的患者常需大量输血，因此，早期至少需要备血 6 个单位，并告知血库可能需要更多的血液用量[18]。立即通知手术室和麻醉科。进一步的处理措施，取决于患者当时的血流动力学状况和该病诊断的确定性。

已诊断 AAA 破裂或高度怀疑 AAA 破裂的患者，若血流动力学不稳定，应尽早送至手术室（本章中，手术室包括可用于进行动脉瘤血管内修复的场所）。尽量减少诊断性检查，通过临床表现和腹部查体常可做出诊断，床旁超声可快速明确或除外动脉瘤的存在。只有在可快速完成检查且不耽误患者治疗的情况下，才进行 CT 检查。耗时的检查可能延迟实施最佳治疗措施，增加出血和死亡风险。对于低血压患者，即使没有明确的影像学检查，只要临床高度怀疑该病，也必须送至手术室。即使其中部分患者没有动脉瘤破裂，但是通常存在其他急腹症，也需行开腹手术[2]。

急诊科医生应避免在急诊室试图进行充分复苏和使生命体征正常化，以免延误时间。低血压患者应送至手术室，在手术室夹闭或使用球囊堵塞主动脉，才能达到止血的目的。一旦明确诊断或高度怀疑该诊断，则应立即转运患者。在急诊科尝试稳定患者病情，常徒劳无功，浪费宝贵的时间。

液体复苏

对于术前液体复苏应达到何种程度，有不同意见。术前低血压是 AAA 破裂最强的死亡预测因子[18,19,53]。然而，在夹闭主动脉前纠正低血压，并不能改善死亡率，甚至有害。

AAA 破裂时，低血压可减慢出血，允许局部形成血凝块而填塞破裂口，但对此一直有争议。在闭塞主动脉之前，提升血容量和血压可使血凝块脱落，进一步引起出血[54]。大量晶体液可稀释凝血因子而引起出血。对于创伤患者，若出血未得到控制，有关液体复苏的观点与此类似。

从另一角度来看，若低血压患者送至手术室后才给予液体复苏，也有不良影响。AAA 破裂的患者常可度过手术期，但多在术后早期死于长时间低血压导致的并发症，如心肌梗死、呼吸衰竭和肾衰竭。这些患者年龄常较大且合并有其他疾病，因此对低血容量和低血压的耐受较差。

对于 AAA 破裂的低血压患者，至今尚无专门的前瞻性研究来比较不同术前液体复苏方案的利弊。最佳的复苏策略亦不明确。对于这些患者，应优先考虑的是将患者转运至手术室接受最佳治疗来控制主动脉出血。在院外和急诊科无条件行手术治疗时，应给予晶体液或血液制品来提升血压，将血压水平升至维持足够的脑和心肌灌注即可，目标是预防不可逆的靶器官损伤。维持重要脏器的灌注，不同患者所需的血压不同，因此不应主观地指定目标血压，但合理的目标

框 84-1　腹主动脉瘤破裂的常见误诊

肾绞痛
"急腹症"
　胰腺炎
　肠缺血
　憩室炎
　胆囊炎
　阑尾炎
　内脏穿孔
　肠梗阻
肌肉骨骼疾病引起的背痛
急性心肌梗死

值是收缩压在 80~100mmHg。

血管内修复

以前，绝大部分 AAA 破裂的患者只能经开腹手术修复。目前也可行血管内破裂动脉修复术，也适用于病情不稳定的患者[50,55,56]。若有必要，快速经股动脉入路在动脉瘤近端放置主动脉闭塞球囊，可使患者病情稳定。然而，从解剖学角度看，并非所有动脉瘤破裂的主动脉都适合进行血管内修复[50,55]。选择何种修复方法由外科医生来确定。制订 AAA 破裂的处置计划时，应建立一套方案，给急诊工作人员提供建议，遇到这类患者时，应调动哪些部门和完成哪些诊断性检查[50,56]。

明确诊断

对于急性腹痛或背痛的患者，若无低血压，则容许有更多的时间来明确是否存在 AAA。若通过腹部查体或床旁超声检查可确诊 AAA，临床一旦诊断为动脉瘤破裂，就应立即转至手术室进行手术。延迟手术后，患者的血流动力学有突发恶化的危险。若患者血流动力学稳定，床旁检查也不能明确是否存在 AAA，或考虑行血管内修复术，则应行腹部 CT 检查来明确或除外动脉瘤的诊断、明确主动脉的解剖结构、评价患者是否适合进行血管内修复术。CT 检查过程中应密切监测，患者血流动力学一旦恶化，则立即送至手术室。

CTS 检查还能识别与动脉瘤破裂相关的腹膜后出血，明确是否需急诊手术。外科医生希望能够确诊动脉瘤破裂，以避免给动脉瘤完整的患者行急诊手术。急诊手术时，常不能获得详细的解剖资料，不能进行完善的术前准备，无法评估和优化心肺功能和肾功能，亦无条件行有创血流动力学监测。因此，若症状性动脉瘤行急诊手术时发现动脉瘤完整，与择期手术患者相比，死亡率显著升高，分别为 20%~25% 和 5%[9,27,28,57]。

一旦诊断为 AAA，应谨慎决定是否行 CT 检查来鉴别动脉瘤是否破裂，急请外科专家会诊。若 CT 提示 AAA 完整未破裂，则应延迟手术，在监护条件下密切监测破裂征象，寻找导致患者临床表现（比如低血压、晕厥）的其他病因。

由于疼痛或长期高血压，入院时患者血压可能升高。与主动脉夹层不同，没有证据表明降低血压对 AAA 破裂者有益，这些患者本身有发生严重低血压的风险。

手术和死亡率

对于 OAAA 破裂的患者，应给予手术治疗，否则有致命风险。因此，一旦做出诊断，基本上对所有的患者均应尝试修复手术[18]。但是还应尽力识别那些存活可能性很小的患者，对于院外或急诊心脏骤停的患者不建议手术治疗。但在急诊，尚无任何因素（包括心脏骤停）可绝对地预示致命性后果[5,18,19]。因此，除非患者因其他基础疾病而预期寿命很短，或患者的生活质量很差不宜行修复术，其他患者均有手术指征。

AAA 破裂患者的手术死亡率约 50%，在过去的 60 年中无任何改善[58-60]。低血压是预后不良的最重要预测因子[18,19,53]。

手术死亡率显著低估了 AAA 破裂的致死风险。AAA 破裂的患者可死于家中，或到医院就诊但死于手术前。包括未到手术室即死亡的患者，AAA 破裂的总体死亡率为 80%~90%[61,62]。

完整的无症状动脉瘤

在急诊，偶尔有患者被诊断为这种腹主动脉瘤。是否行修复术取决于无症状动脉瘤的破裂概率、患者的预期寿命和因其他原因死亡的可能性及手术风险。手术风险主要取决于患者年龄和其他合并症。破裂的风险在很大程度上和动脉瘤的大小有关。

最近的 2 个临床试验中，动脉瘤小于 5.5cm 的患者被随机分成 2 组，早期手术组和超声或 CT 密切随访组，只有当患者出现动脉瘤快速扩张或直径达到 5.5cm 时再进行手术[63-65]。研究显示，2 组患者的生存率相当。因此，目前小动脉瘤的择期修复手术比例减少，大量患者可能因 AAA 并发症而就诊于急诊科。需要注意的是，"观察等待"只适合无症状动脉瘤，当出现症状时，一定要警惕 AAA 破裂的可能。

传统修复术

传统修复术是一种开腹手术，纵向打开动脉瘤，从里面进行修复（图 84-5）。将人工血管插入动脉瘤，然后与上下端的正常血管进行吻合。如有可能，在肾脏以下的腹主动脉和远端腹主动脉之间嵌入直的移植物。如果涉及主动脉瘤分叉，或髂总动脉瘤或存在闭塞性疾病，就需要一个带分叉的移植物，远端与髂动脉或股动脉吻合。这样移植物就可封闭动脉瘤血管壁，以协助动脉瘤与邻近结构分离。

血管内修复术

现在对许多 AAA 患者使用血管内修复术[23,44,45,66]。经皮或经腹股沟切口，先将支架移植物（内附有导丝支撑的移植物）送入股动脉，在 X 线透视指导下，跨越动脉瘤放置（图 84-6A）。然后在对侧髂动脉放

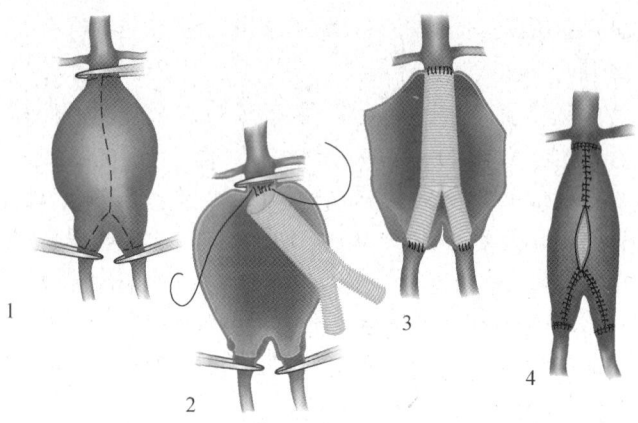

图84-5 腹主动脉瘤修复术的操作步骤。（1，切口位置；2，近端接口吻合；3，吻合完成；4，关闭移植物周围的血管）（From Kent KC, et al: Surgical principles for operative treatment of aortic aneurysms. In Lindsay J Jr [ed]: Diseases of the Aorta. Philadelphia, Lea & Febiger, 1994, p 287.）

置分支，形成分叉移植物（图84-6B）。一旦到位，即扩张移植物，使之紧密贴附于主动脉管壁，再通过挂钩或卡子固定。在早期血管内修复术中使用的直（管状）移植物，由于其故障率高，现已很少使用。

血管内手术避免了开腹术相关的并发症，可对一些难以耐受传统手术的高危患者的AAA进行修复。尽管尚未证实这种手术后长期存活的优势，但围术期死亡率比开腹术低[66-68]。

解剖上，并非所有的动脉瘤均适合血管内修复。决定是否行血管内修复术，需要详尽的术前影像学资料和手术计划[44,45]。直到最近，这项技术才被应用于破裂动脉瘤[50,55,56]。此外，血管内动脉瘤修复术具有特定的并发症，包括动脉瘤破裂[23,45]。

存活率

择期AAA修复术的死亡率约5%[57,68]，而破裂动脉瘤的手术死亡率约50%，两者形成鲜明对比。手术后存活的患者预后好，其长期存活率接近普通人群。动脉瘤修复术后，长期存活率主要受限于相关的心脏疾病。

修复术的晚期并发症

修复术后，从数周至数年，任何时候均有可能发生移植物感染、AEF形成和吻合口动脉瘤（假性动脉瘤）形成[34,69]。这些并发症常同时发生，临床表现互相重叠，诊断方法也类似。血管内动脉瘤修复术还有几个特殊并发症，其中最重要的是内漏。

移植物感染

移植物感染可由手术时移植物污染、邻近感染扩散或血源性播散所致。感染可破坏自体主动脉和移植物之间的吻合口，导致血液渗漏和假性动脉瘤形成。感染可局限于移植物的一部分，最常见的是主动脉-股动脉移植物的腹股沟位置，也可能累及整个移植物[70]。

主动脉-股动脉移植物的远端肢体感染，临床表现明显，出现感染的局部征象或可触及的假性动脉瘤。腹腔内移植物的感染常较隐蔽，表现为低热和腹部隐痛或背痛[70]。吻合口渗漏可表现为腹部压痛或可触及的包块。存在移植物感染的可能时，应行CT检查进一步评估[43]。尽管CT检查有时是阴性结果，但是移植物附近有液体或气体积聚是感染的证据[43]。

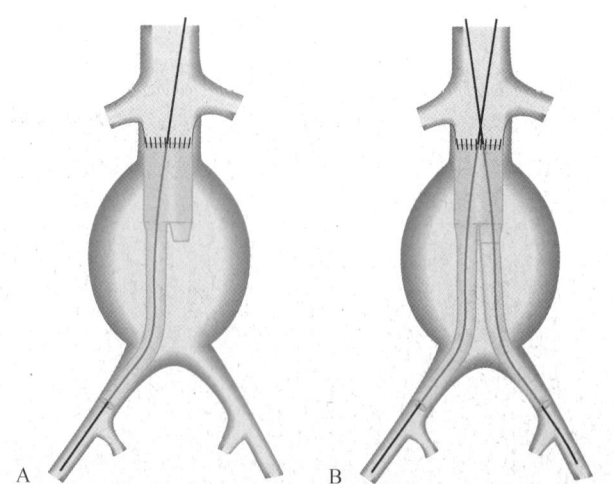

图84-6 腹主动脉瘤的血管内修复术。**A**，带有髂动脉分支的主动脉部分。**B**，再置入对侧的髂动脉分支。（From Blum U, et al: Endoluminal stent-grafts for infrarenal abdominal aortic aneurysm. N Engl J Med 336：13, 1997. Copyright © 1997, Massachusetts Medical Society. All rights reserved.）

主动脉肠瘘

移植物感染可引起继发性主动脉肠瘘（Aortoenteric Fistula, AEF）形成。继发性AEF比原发性AEF更常见，可发生于AAA修复术后多年或因外周血管疾病行主动脉-髂动脉或主动脉-股动脉旁路术后。继发性AEF常形成于主动脉吻合口近端和十二指肠远端之间。但可见于胃肠道的任何部位，引起上消化道或下消化道出血[34,35]。

继发性AEF的临床表现，可与仅有移植物感染的临床表现相同，出现发热和其他感染的征象。然而，AEF更常见的表现是胃肠道出血[34,35]，可呈急性或慢性病程，出血量不定。

虽然大部分患者最终诊断被为其他引起胃肠道出血的疾病，但有腹主动脉手术史的患者，若出现消化道出血，必须考虑到 AEF 的可能。诊断方法取决于患者的血流动流学稳定性。

若有 AEF 可能的患者因大出血而生命体征不稳定，行诊断检查不仅耗时长而且危险，有必要急诊行剖腹术来控制出血并诊断或除外 AEF 的存在。

有时推荐上消化道内镜作为早期的诊断性检查。在内镜直视下有时可见瘘管通至十二指肠远端。然而，不能依靠内镜来识别 AEF，内镜的主要价值是明确其他诊断。若内镜下活动性出血点清晰可见，则不诊断为 AEF，也就避免了急诊手术。

腹部 CT 扫描也被用于评估疑诊 AEF 患者[34,43]。尽管瘘管可能不显像，但是继发性 AEF 患者几乎总是并发移植物感染，CT 检查可显示相关的感染。从放射学上难以鉴别 AEF 和单独的腹腔内移植物感染，但由于这两者均需要手术治疗，因此两者的鉴别并非十分重要。

假性动脉瘤（吻合口动脉瘤）

假性动脉瘤可形成于吻合口渗漏处[71]，可能与移植物感染或 AEF 形成有关，但更常见的是自身血管退行性改变所致。吻合口动脉瘤可表现为疼痛，腹部或腹股沟区搏动性包块，还可引起肢体血栓，动脉瘤破裂后的大出血可危及生命。怀疑假性动脉瘤时，可通过血管造影、CT 或超声检查来评估[71]。

血管内动脉瘤修复术的并发症

这些并发症中最严重的是内漏，即血液从移植物腔内向外渗漏至动脉瘤囊腔内，可引起动脉瘤扩张。内漏可由移植物近端或远端与主动脉壁分离、分支血管如腰动脉内的血液向后流至动脉瘤囊腔内引起，或通过移植物之间或移植物结构本身形成渗漏（彩图 84-7）[23,45]。重要的是血液持续渗漏至动脉瘤囊腔

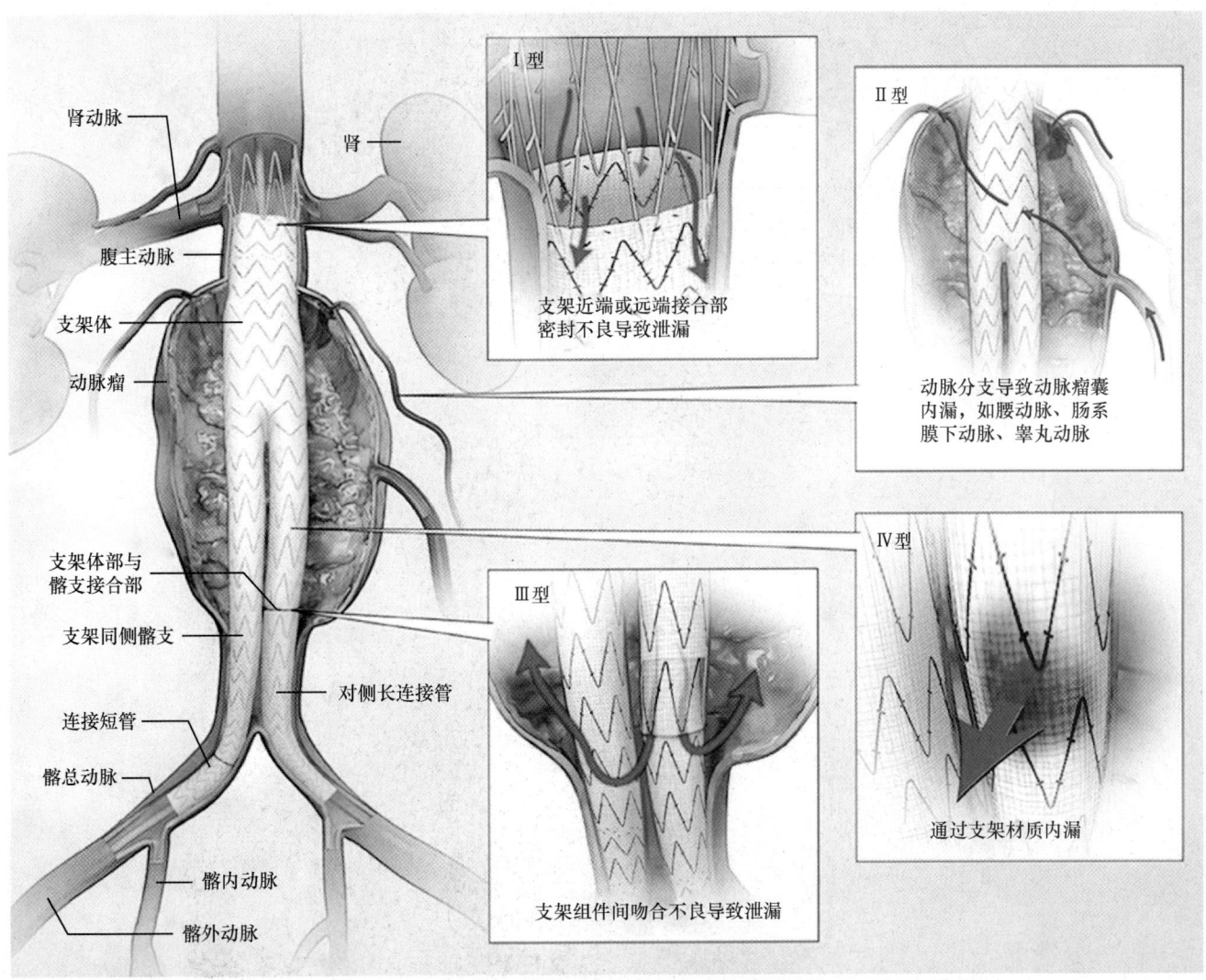

彩图 84-7 内漏的类型和原因。N Engl J Med 358：494，2008. （Copyright © 2008, Massachusetts Medical Society. All rights reserved.）

内，可能会引起动脉瘤破裂[44,45,72]。

手术后不久或术后很长时间均可发生内漏。据报道高达20%的血管内动脉瘤修复的患者可出现内漏[73]，期待通过改善植入物和植入技术来降低这一比例。由于内漏多可自行停止，因此应观察数个月后，再决定是否行内漏修复术。

患者还可出现其他的并发症，如移植物迁移，狭窄或血栓形成，移植物结构破损。这些常可致内漏和动脉瘤破裂。

CT检查常用于观察血管内修复术的可能并发症，需要制订一个具体的影像学检查方案[43]。应与放射科或血管外科医生共同探讨。

血管内动脉瘤修复术后可能发生很多并发症，需终生随访。患者因可能由植入物障碍引起的任何症状就诊时，应急请手术医生会诊。

安置

有急性症状的AAA患者需收入院，紧急行修复术。对于意外发现的无症状动脉瘤患者，建议择期手术。若患者急诊主诉症状与动脉瘤无关，则建议门诊随访。离院时，应告知患者，若出现腹部、背部或侧腹部疼痛应立即就诊。

AAA修复术后的患者出现不明原因的发热、腹痛或胃肠道出血提示移植物相关性并发症，需入院进一步评估。

重要概念

- 50岁以上的患者若出现腹痛或背痛，均应考虑到AAA破裂的可能。AAA破裂的三联征包块疼痛、低血压和搏动性包块，常不同时出现。
- AAA患者出现急性症状时，则破裂即将发生或已经发生。
- AAA破裂患者可表现为血流动力学稳定，但可随时突然恶化。
- AAA破裂的患者应被迅速转运至手术室，只进行必要的诊断性检查。
- 急诊科复苏的目标不应是血压正常化，收缩压在80～100mmHg即足以维持心、脑的灌注。
- 血管内修复术后的AAA患者仍有动脉瘤破裂的风险。

本章参考文献请参见http://pumpress.bjmu.edu.cn/eduservice/3419.html

第85章 周围血管疾病

Tom P.Aufderheide

于建波 王煜冉 张向阳 译 朱继红 校

概述

有关周围血管疾病治疗的历史可追溯至18世纪晚期。1785年，Hunter结扎腘动脉瘤近端时，发现瘤体内完整的血栓形成[1]。1877年，Eck首次报道了门静脉和下腔静脉之间成功的吻合术。1963年，Fogarty球囊导管引导下的外科取栓术得到广泛应用。最近，随着无创血流动力学检查、影像技术、介入装置和长期留置导管的广泛应用，对这一疾病的诊断和治疗提出了新的挑战。

根据动脉管径大小和组织学特点，将动脉分成3类：（1）大动脉或弹力动脉，包括主动脉及其近端分支和大的动脉分支（包括无名动脉、锁骨下动脉、颈总动脉和肺动脉）；（2）中动脉或肌性动脉，位于弹力动脉的远端，包括股总动脉、腋动脉和颈动脉；（3）走行于组织和器官内的小动脉（动脉管径通常<2mm）。本章主要讨论中动脉和小动脉病变。

疾病原理

动脉解剖

所有的动脉均具有3层结构：内膜、中层和外膜。随着外周动脉管径逐渐变细，3层结构之间的界限也越来越不明显，至微动脉水平，彼此之间已经不能相互区分（毛细血管前动脉含有少许平滑肌）。

血管内膜的内层由内皮细胞及环绕的内皮下结缔组织构成，内膜的外层由一层被称为内弹性膜的纵向弹力纤维包绕。完整的单层血管内皮是唯一抗血栓层，位于血液和促血栓形成的内皮下组织之间。内皮的完整性是维持整个血管壁结构和功能完整的基本需求，内皮损伤会导致管腔内血栓形成和引发动脉粥样硬化。

动脉中层主要由环形或螺旋形平滑肌呈同心圆排列而构成。中层的外界以一层边界清楚的外弹性膜为标志。中膜弹性层维持中动脉的弹性。随着年龄增加，弹力纤维逐渐变性，由纤维组织代替。血管弹性丧失而被拉伸和拉长，进行性扭曲形成动脉瘤。血管平滑肌细胞在动脉粥样硬化的血管壁脂质沉积过程中可能起很重要的作用，也参与血管收缩和扩张的过程。

外膜是一层界限不清的结缔组织，其中有很多神经纤维和细小、壁薄的滋养血管散在分布。中动脉包含的神经纤维多于大动脉，也反映它在血流自主调节方面的重要作用。

外周动脉血流系统可被认为是一个易发生多种病理变化的单独终末器官。本章叙述8个基本的病理生理过程，包括：①动脉粥样硬化；②动脉瘤；③栓塞；④血栓形成；⑤炎症；⑥创伤；⑦血管痉挛；⑧动静脉血管瘘。大多数外周血管疾病主要由2个病理过程（动脉粥样硬化和血栓形成）引起。

病理生理

动脉粥样硬化

动脉粥样硬化是发生于大、中肌性动脉的疾病。基本病变［粥样斑块（atheroma）或纤维脂肪斑块］是源自血管内膜隆起的局灶斑块，包括脂质核心（主要是胆固醇，常混有蛋白质和胆固醇酯），外面覆盖纤维帽。随着斑块大小和数量增多，进行性向管腔和邻近的中层侵蚀。动脉粥样硬化有2个主要结果：动脉血流受损和受累动脉的管壁减弱。

动脉粥样硬化斑块的分布相对恒定。腹主动脉比胸主动脉更易发生动脉粥样硬化病，主动脉病变在大动脉分支的开口处更为常见和更明显。其他容易受累的血管包括髂动脉、股动脉、腘动脉、胸主动脉降支、冠状动脉、颈内动脉和 Willis 动脉环，上肢血管受累较少。

随着粥样硬化斑块进展，斑块会逐渐钙化、变硬，血管变脆。管腔表面的溃疡、粥样硬化斑块破裂导致残片脱落进入血流，引起粥样硬化栓塞（胆固醇栓塞）。斑块裂隙或溃疡性病变会导致原位血栓形成，引起急性腔内闭塞。

斑块内出血可能会使管腔进一步狭窄，虽然粥样硬化主要影响血管内膜，但在严重病例中，血管壁中层受压萎缩而弹性丧失，到一定程度时形成动脉瘤。

动脉瘤

真性动脉瘤是血管壁局限性的异常扩张。假性血管瘤是指血管壁的破裂或穿孔，外渗的血液被组织包绕，最终形成一个与血管相通的纤维囊性结构。

真性动脉瘤的形成有两方面的因素：血管壁和机械性因素[2]。动脉瘤形成的主要原因是血管壁完整性出现缺陷或减弱。唯一发生于正常动脉节段的动脉瘤是狭窄（如缩窄）后动脉瘤。血流通过狭窄段时加速，穿过狭窄段后流速减慢，侧壁受到急流冲击，致使动脉壁侧压力增加。根据 Laplace 定律：空腔脏器管壁的张力（血管侧压力）与半径成正比（即张力＝压力×半径），瘤样扩张加速，瘤体横径增加，破裂的风险也增加。

血管瘤的最常见病因是动脉中层变薄和被破坏后引起的严重粥样硬化。在动脉瘤中，斑块溃疡覆盖附壁血栓的情况也很常见，附壁血栓脱落移行至远端血管而发生栓塞。在血栓性物质完全充满瘤体时，就发生动脉闭塞。

动脉瘤引起临床症状的机制包括（1）斑块破裂出血，（2）累及邻近器官，（3）血管直接受压或附壁血栓形成引起闭塞，（4）附壁血栓引起栓塞，以及（5）触及搏动性团块。

动脉栓塞

血凝块或其他异物，由其发生部位的近端随血流向远端移行时就形成栓子。大多数栓塞为血栓形成所致（血栓栓塞），其他少见的来源包括动脉粥样硬化斑块脱落、瘤体脱落及异物等。除非特殊说明，本章所指的栓塞都是血栓栓塞。

血栓栓塞

大多数栓子（85%）源自心脏。左室心肌梗死后继发血栓形成，占动脉栓子来源的 60%～70%，仅有 5%～10% 的动脉栓子源自二尖瓣狭窄和风湿性心脏病[3]。房颤患者的心脏内容易形成血栓，在外周血管栓塞事件中，60%～75% 患者都有房颤，而且通常无二尖瓣狭窄[4]。

急性动脉栓塞常常会引起远端组织梗死，临床表现主要取决于是否存在侧支循环，但也与血管大小、阻塞程度有关。慢性动脉粥样硬化患者的侧支循环发育良好，而无侧支循环的正常动脉突然闭塞时，可能会引起严重缺血。急性动脉阻塞后，栓子可向近端或远端发展，脱落的碎片会栓塞远端血管，或通过局部炎症反应引起相关的静脉血栓形成。

由于血管管径在分叉处突然变化，大多数血栓栓塞都发生于动脉分叉处。股总动脉分叉处为最容易发生栓塞的部位，占所有栓塞病例的 35%～50%。股动脉和腘动脉的管径小，受累频率为管径粗的主动脉和髂动脉的 2 倍，反映大多数栓子均较小。

动脉缺血引起的细胞死亡会导致动脉闭塞远端肢体的钾、乳酸和肌红蛋白浓度升高。血流再通后，这些物质被突然释放入血，引起致命性高钾血症、代谢性酸中毒和肌红蛋白尿。栓塞血管再通后，近 1/3 死亡病例为肌性肾病代谢综合征所致[5]。

动脉粥样硬化性栓塞

动脉粥样硬化性栓塞是指由胆固醇、钙质和血小板组成的栓子，从近端的粥样硬化斑块脱落，阻塞远端动脉。在中枢神经系统，粥样硬化栓子可能会引起短暂性脑缺血发作和卒中（脑血管意外）。在外周血管系统，动脉栓塞会出现特征性的疼痛、肢体发凉、足趾发绀或蓝趾综合征（图 85-2）[6]。

动脉栓子来源于近端动脉病变时，通常为粥样硬化斑块或血管瘤。对称性的远端肢体受累通常提示栓子来源于主动脉，而单侧动脉栓塞通常源自主动脉分支以下。远端病变常见于股-腘动脉（60%）和主-髂动脉（40%），微栓子栓塞很少源自主动脉病变（如主动脉瘤和聚四氟乙烯人造血管移植物等）。

一些动脉也可能发生原位动脉栓塞，如指动脉，其直径为 100～200um。单一的动脉栓塞很少会导致组织缺失，但动脉栓塞容易多发。如果不能及时识别，反复栓塞可能导致侧支循环丧失、症状进行性加重和广泛的组织梗死。

细菌性心内膜炎引起的感染性栓子可能会导致细菌性梗死而形成脓肿。其他罕见的情况包括心脏或非心脏的肿瘤或异物进入动脉血流而发生栓塞，原发或转移性肺部肿瘤、恶性黑色素瘤等瘤栓，以及子弹栓子都有报道。在发绀型先天性心脏病患者中（如卵圆孔未闭），静脉栓子可能会直接进入动脉循环（"矛盾"栓子）。尽管这些情况很少见，但在同时出现动脉和静脉栓塞的患者中，应该考虑到这种可能性，尤其是动脉栓子来源不明时。

动脉血栓形成

血栓形成，是指在血流未中断的动脉系统中发生原位血凝块。原位血栓形成有2个主要因素：内皮损伤和血流状态的改变。动脉粥样斑块为原位血栓形成提供了条件。其他少见的原因包括急性血管炎和创伤，正常动脉很少会形成血栓[7]。

外周动脉的栓子通常为闭塞性，在较大的血管中常限于一侧管壁，通常稳定地附着于受损的动脉壁，很少发生栓塞。栓子可能会向近端或远端延伸而加重缺血。

炎症

药物、辐射、机械损伤或细菌入侵都会引起动脉炎症。大多数动脉炎为非感染性系统性坏死性血管炎（见116章）。大多数感染性血管炎通常由动脉壁的直接损伤所致。脓毒症、静脉吸毒或感染性心内膜炎为最常见的原因。某些真菌感染，尤其是曲霉菌和毛霉菌，常常伴有血管炎和血栓形成。

损伤

不同类型的血管损伤所致的病理过程，其特点也不相同[8]。部分动脉撕裂伤，会因为动脉伤口导致血管回缩和闭合机制丧失，出现持续性出血。因此可能会导致血肿扩大，引起进行性变形、疼痛和压迫神经。动脉横断时，由于横断末端的动脉痉挛和临时血栓形成，通常仅有中度或不严重的出血。横断血管可能会因为血管痉挛后松弛、血栓溶解或动脉压力导致血栓移位而发生晚期出血。钝性损伤可能会引起部分或完全性内膜断裂。损伤内膜远端夹层会引起进行性阻塞和血栓形成。损伤后数小时或数天，可能不会发生完全闭塞。在没有动脉破裂或内膜损伤时，损伤部位邻近的血管痉挛会自动缓解。

血管痉挛

血管痉挛性疾病（雷诺病、雷诺综合征、网状青斑、肢端发绀症、红斑性肢痛）为末端小血管异常舒缩所致。这些疾病的确切原因不清，但被认为与外周小血管的自主神经支配有关。血管痉挛性疾病的特点是缺血症状和组织缺失，而血管壁无器质性改变。与此相反，手指溃疡和坏疽通常有远端肢体动脉的固定性闭塞。

动静脉瘘

动静脉瘘是由于先天性缺陷、动脉瘤体破入邻近静脉、穿刺伤以及肿瘤和感染引起炎症性坏死，导致动脉与静脉之间形成异常交通。动静脉瘘可发生在身体的任何部位，瘘管近端的动脉扩张、扭曲和血管瘤形成，瘘管的静脉侧也呈类似改变。瘘管静脉侧的近端和远端，因对血流动力学的反应而出现内膜增生和纤维化，弹力层变薄，引起血管扩张、扭曲和血管瘤形成。持续的慢性静脉高压可能引起表面皮肤的炎症和溃疡。动静脉瘘开口的大小也会随着时间推移而增加。

大约60%的动静脉瘘伴有假性血管瘤形成，假性血管瘤的形成可以是瘘的一部分或动脉或静脉扩张的结果[9]。

动静脉瘘时，由于动脉血流转流入静脉系统而使心输出量增加、脉压增宽或高输出量性心力衰竭。

临床表现

病史

周围血管疾病的临床表现为疼痛、组织缺失（溃疡或坏疽）或感觉和外观的改变（水肿、变色和皮肤改变）。外周动脉疾病的主要原因是动脉粥样硬化，能够提示粥样硬化的疾病包括心脏病、心肌梗死、心律失常（包括房颤）、卒中、短暂性脑缺血发作和肾病。使动脉粥样硬化发病可能性增加的因素包括吸烟、糖尿病、高胆固醇血症和高血压。静脉吸毒者也会引起动脉损伤。男性主-髂动脉阻塞可能会引起性功能障碍（Leriche综合征）。

与动脉粥样硬化无关的危险因素包括既往外伤或手术史，重大疾病史，静脉炎或肺栓塞，自身免疫性疾病或关节炎，以及既往凝血功能异常。

急性动脉闭塞

急性动脉闭塞通常表现为"5P"，包括疼痛、皮肤苍白、无脉、感觉异常和麻痹（Pain, Pallor, Pulselessness, Paresthesias, Paralysis）。不管是血栓栓塞还是血栓形成，出现感觉异常和麻痹都提示需要急诊外科干预以解除肢体缺血。在缺血不威胁肢体存活时，需要准确鉴别动脉缺血是由动脉栓塞还是原位血栓形成所致，以确定治疗措施。动脉栓塞最好行Fogarty导管取栓术。原位血栓形成时，若缺血不威胁肢体存活，则外科手术常可加重病情，如果可能，初始最佳处置为非手术治疗（图85-1）。急性动脉栓塞的患者常无明显的外周动脉粥样硬化表现、也未能很好建立侧支循环。正因如此，急性动脉栓塞通常表现为威胁肢体存活的缺血。病人通常描述为腿部被"撞"了一下，并有严重疼痛，疼痛发作时通常病人不得不坐下或躺在地上。

原位血栓形成常发生于长期站立、有重度外周血管粥样硬化和良好侧支循环的患者。正因如此，原位血栓形成常不威胁肢体存活，原位血栓形成的患者中跛行很常见，很少会出现动脉栓塞。

慢性动脉闭塞

慢性动脉功能不全的疼痛具有2个特点：间歇性跛行和静息缺血痛。动脉闭塞的水平和部位与间歇性跛行密切相关。小腿跛行与股动脉和腘动脉病变有关。患者主诉痉挛性疼痛，相同活动程度即可诱发，休息后完全缓解（通常为1～5分钟）。主-髂动脉闭塞性疾病所致的间歇性跛行表现为臀部和髋部疼痛，也会出现小腿疼痛，且小腿疼痛一般重于臀部和大腿疼痛，常主诉疼痛、不适和乏力。一些患者可能否认疼痛，仅主诉运动时大腿和髋部"费力"。重症主-髂动脉闭塞性疾病甚至会引起双侧间歇性疼痛，男性患者几乎全部伴有性功能障碍（Leriche综合征）。即便没有性功能障碍，有双侧髋部和大腿疼痛的男性患者，也应考虑主-髂动脉闭塞性疾病的可能。

慢性动脉闭塞可能进展为静息痛。静息痛常从足部开始，典型的受累范围从足部远端到跖骨，患者夜间可被疼醒。缺血性疼痛是一种严重的不缓解性疼痛，进行性加重且止痛药不能缓解。病人睡觉时常将下肢悬在床边或睡在椅子上，以增加远端肢体的灌流压，站立时患者的疼痛可迅速缓解。

查体

外周血管系统的全面评估包括同时触诊双侧脉搏（肱动脉、桡动脉、股动脉、胫后动脉和足背动脉），按0～4+评分。颈动脉触诊时要轻柔，要分别触诊，同时记录评分。

大约10%的患者有一侧足背动脉不能触及[10]。下肢应检查慢性和晚期缺血体征，慢性动脉功能不全的常见体征包括：肌肉营养不良，尤其是下肢、足背和足趾背段毛发脱落和稀疏，由于慢性增生而使趾甲增厚。随着缺血进展，皮肤、皮下组织和肌肉的营养不良导致皮肤变薄、鳞状化生和骨化。

对任何疑有缺血的区域行指压试验出现蜡黄时都提示缺血，松开后恢复至正常颜色的时间延长（与未受累侧肢体比较）提示灌流减少。

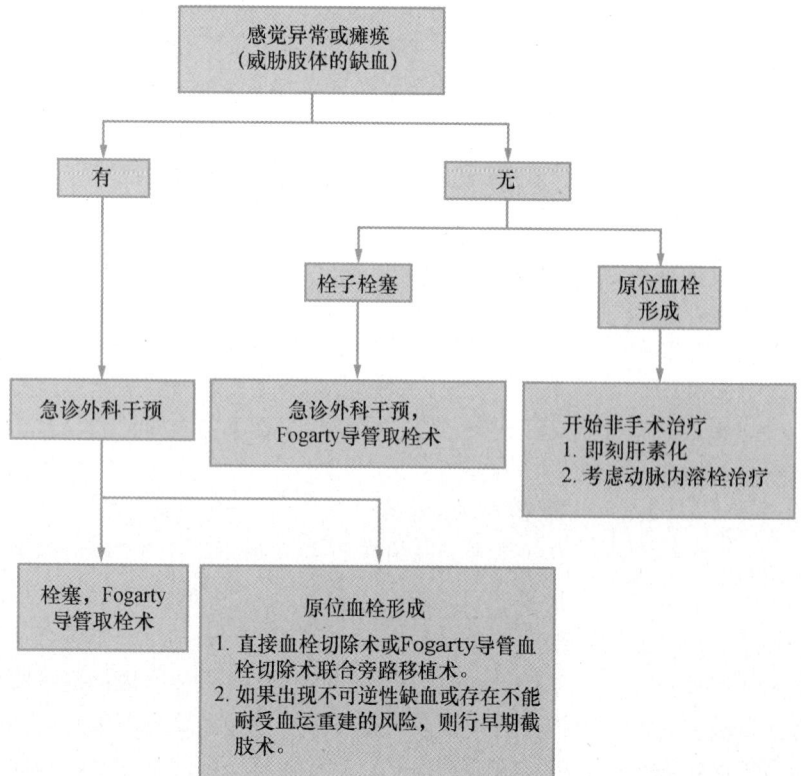

图85-1 急性动脉闭塞的临床表现和处理。

Buerger 征提示严重晚期缺血。患者平躺时，抬高下肢使其高于右房水平（估计）12 英寸（1 英寸 = 2.54 厘米），观察足部皮肤颜色的变化。如果颜色无变化，将足部背屈 5~6 次，可以诱发一些隐性缺血的颜色改变。患者坐位时，让下肢垂挂在平车边沿上，记录颜色恢复正常的时间。颜色恢复正常的时间应在 10 秒之内，静脉充盈时间应在 15 秒之内。如果静脉扩张时间超过 20 秒，提示存在晚期缺血。

在动脉血流严重受限和慢性周围血管床扩张时，下肢抬高时足背会变成石灰白，1 分钟后会出现保护性充血。毛细血管相关的局部苍白或发绀，常为缺血性坏疽或溃疡的先兆。

急诊患者，若脉搏检查有疑问或脉搏触及不到，都应行多普勒超声检查。多普勒超声检查比外周触诊脉搏更敏感。通过测量足踝水平的收缩压并与肱动脉的收缩压比较，可估计下肢的血流。测量踝部血压时，患者平卧，将袖带置于足踝近端，充气使血压超过肱动脉血压水平，然后缓慢放气即可测出血压数值。将多普勒探头置于足背上方或胫后动脉也可以准确测量踝部血压。正常血压为肱动脉血压的 90% 以上，70%~90% 为轻度动脉关闭不全，50%~70% 为中度关闭不全，而重度关闭不全时小于 50%。

Allen 试验对检测腕部远端桡动脉和尺动脉的通畅程度非常有用。患者反复握拳并松开几次后再次紧握拳头，尽可能地排出血流，然后检查者压迫患者桡动脉和尺动脉，患者手掌放开时可见颜色苍白。检查者先松开桡动脉（尺动脉受压），如果桡动脉通畅，手掌会快速变为粉红；如果桡动脉闭塞，手掌仍为苍白。采用同样的方法也可以检查尺动脉的通畅性，并与对侧肢体进行比较。

动脉栓塞

对于急性动脉栓塞的患者，可以通过体格检查来鉴别动脉栓塞和原位血栓形成。脉搏突然消失为动脉栓塞的标志，若既往肢体脉搏情况不详或因动脉粥样硬化而导致异常，则很难识别这一征象。在发生栓塞的部位，由于新鲜血栓可传导搏动，也可触及脉搏。总的来说，动脉栓塞患者查体可发现近端血管和对侧肢体脉搏正常，其他提示的慢性周围动脉疾病的体征少见。偶尔通过触压痛可以发现栓塞部位。

如果怀疑动脉栓塞，查体时应尽量寻找栓子的来源。最常见的部位是左心室附壁血栓，主要源于既往心肌梗死和二尖瓣病变形成的左房栓子，合并房颤很常见。

栓塞所致的闭塞，肢体远端初期呈石灰白，由于小静脉和毛细血管下层缺少灌流，缺血和非缺血组织的界限很清晰。随着时间推移会出现发绀，提示进行性缺血而致血氧饱和度降低。出现感觉异常和麻痹表明缺血威胁到肢体生存。对轻触的敏感性是检测组织存活的最佳方法。完全麻痹时需要即刻行外科手术，麻痹提示不可逆性严重骨骼肌和神经缺血。肌肉挛缩如硬木头样，提示不可逆性缺血。

动脉血栓形成

对于原位动脉血栓形成的患者，查体常可以发现动脉粥样硬化闭塞的证据，近端肢体脉搏消失或缺如。通常很难找到栓子来源，如二尖瓣病变或房颤。同时由于存在侧支循环，这类患者肢体缺血的边界也不清楚（表 85-1）。

这类患者可能存在颈部、肾脏和股动脉杂音或腹主动脉瘤。如果怀疑上肢血管闭塞，则需要检查锁骨上窝有无震颤和杂音，以评价锁骨下动脉的功能。

眼底镜检查可以直接看到视网膜小动脉，以发现动脉粥样硬化和高血压的证据，可能也会发现 Hollenhorst 斑块（视网膜小动脉的粥样硬化性栓子，内含胆固醇结晶），感染性心内膜炎患者可发现 Roth 斑（视盘附近圆形或卵圆形斑）。

栓塞可能会引起各种终末器官损害：脑栓塞引起偏瘫，肾栓塞引起胁肋部疼痛和血尿，脾梗死会导致左上腹疼痛，以及肺栓塞引起咯血和胸膜痛，右心内膜炎所引起的菌栓可能会与肺炎混淆。

炎症

血管炎症性疾病主要表现为皮肤受累，典型的皮损表现为可触及的紫癜，其他的皮肤血管炎症表现包括斑疹、丘疹、水疱、大疱、皮下结节、溃疡和反复

表 85-1　栓塞和血栓形成的鉴别

临床表现	栓塞	血栓形成
可识别的栓子来源	一般有，特别是房颤	不常见
跛行病史	少见	常见
血管堵塞性疾病的临床表现	少；近端和对侧肢体脉搏正常	常存在；近端和对侧肢体脉搏减弱或消失
缺血的界限	清晰	模糊
动脉造影	轻度动脉粥样硬化；突然截断，侧支循环少	弥漫性动脉粥样硬化，逐渐变细，不规则截断；侧支发育良好

From Brewster DC, Chin AK, Fogarty TJ: Vascular Surgery. Philadelphia, WB Saunders, 1990.

发生的慢性荨麻疹。皮损可能会有发痒甚至疼痛，有烧灼感或刺感。皮损常见于下垂部位，如非卧床患者的下肢或卧床患者的骶尾区。皮损常伴有水肿，反复发生的慢性皮损常伴有色素沉着。

血管痉挛

血管痉挛病变的缺血区与非缺血区之间界限清晰。雷诺病的特征是间断发作的3相皮肤颜色改变：苍白、发绀和充血[11]。最重要的是苍白，手指呈石灰白。发作持续15～60分钟后，手指变暖并恢复正常的颜色和感觉。掌指关节以上很少发生颜色改变，姆指也很少受累。

其他两种血管疾病也具有特征性的改变。网状青斑的特点是皮肤持续性存在发绀样斑点，呈典型的渔网样外观，可累及躯干和肢体的所有部位。肢端发绀症是最少见的血管痉挛性疾病，其特点是手指、手、足趾和足部持续无痛性弥漫性发绀。发绀通常在遇冷和低温环境中加重。受累的部位几乎总是发凉，大量出汗，脉搏正常。

动静脉瘘

动静脉畸形和动静脉瘘尽管少见，但在发现血管杂音或血管瘤时一定要进行鉴别。真性血管瘤和动脉狭窄常伴有收缩期杂音。假性血管瘤通常有响亮的收缩期杂音，有时会有单独的微弱的舒张期杂音。动静脉瘘有恒定的收缩期和舒张期（往返性）杂音，在病变上方最响，常可触及震颤，与血液透析患者动静脉瘘的杂音极其相似。除了先天异常，动静脉瘘发生之前常有手术或外伤史。瘘管表面的皮肤温暖，但远端的皮温常降低。瘘管外周的静脉常扩张和迂曲。较大的长期动静脉瘘会增加心输出量或使脉压增宽。心动过速的患者中，瘘管的动脉突然闭塞或瘘管闭塞时，心率可能会突然下降（Branham征）。

诊断策略

对于大多数患者，通过仔细的询问病史和体格检查，结合一些床旁检查就可以准确诊断周围血管闭塞性疾病。

无创检查

红细胞相对于探头移动时，其反射的声波频率会发生改变，即频移。多普勒超声通过测量频移来检查血液流速。多普勒信号产生正常的三相波，进行性动脉狭窄将三相波转变为双相波，直至转变为单相波。这种多普勒超声波形分析能够检测到明显的动脉闭塞性疾病，但对病变的定位不准确。

声阻抗不同的组织所反射的声波不同，通过超声检测，可发现病变结构的解剖细节。在检测和评价腹主动脉，髂动脉，股动脉和腘动脉的动脉粥样斑块、附壁血栓以及动脉瘤的大小等方面，非常有价值。B型超声无创、无痛，比其他影像学检查经济，应用普遍。床旁超声检查可以快速识别一些威胁生命的情况，减少其他延期或有创诊断操作的次数[12]。B型超声影像可作为初始评估外周动脉血管瘤体和测量其大小的一种选择。

超声双重扫描，联合使用B型超声影像、先进的在线计算机系统以对准确取样的多普勒波形进行分析，可以同时获取血管结构的影像和管腔内血液流速特征。双重扫描为无创性，可以准确诊断外周血管、脑血管和静脉的病变。

彩色血流显像与双重扫描结合成为彩色多普勒、多普勒血管造影或血管动态造影。通过多普勒检测到波形信号，将相对探头的不同血流方向以不同的颜色标记，形成彩色的血流影像。蓝色代表远离探头的血流而红色代表朝向探头的血流。彩色多普勒可以准确检测到动脉粥样硬化斑块和狭窄，以及狭窄和斑块对血流的影响和静脉血栓形成，同时该检查为无创性，在大多数情况下成为首选的检查方法。

血管造影

血管造影可以确诊外周动脉的解剖异常，但不能确定这些组织的生理情况。造影检查时要权衡手术的获益、与造影剂和导管相关的并发症风险。造影剂对血管内皮具有直接毒性作用；可引起肾衰竭，尤其是在糖尿病患者中；可能会引起外周血管扩张和低血压；神经系统病患者可能会出现抽搐和卒中；严重的过敏反应或变态反应。导管相关的并发症包括栓塞、导管断裂及血管破损，这些并发症的发生率平均为0.5%，可能随操作者的技能和病变的部位而不同。血管造影的总体死亡率为0.03%[13]。以下3种情况需要行急诊血管造影：（1）急性动脉栓塞或血栓形成，临床不能确诊时；（2）考虑行急诊血管旁路移植术时；（3）急诊外科修复术之前了解血管病变的特点。血管造影的决策应由血管外科医生决定。

CT和MRI检查

螺旋CT血管造影也称为CT血管造影，是评价腹主动脉最有价值的方法[14]。在外周动脉系统，CT

造影主要用于评估动脉粥样硬化、感染、假性血管瘤及脑循环。MRI 也可以行血管造影（磁共振血管造影），对脑血管病的显像非常有价值（见第 99 章），并扩展应用至对外周血管疾病的评估，可以准确观察血管横截面、冠状面和矢状面解剖。在出现明显的结构变化之前，MRI 可以检测到组织松弛变量的改变，是唯一的可以鉴别血液、血栓、脂肪和纤维化的检查。

治疗选择

急性动脉闭塞的治疗取决于缺血的原因和程度。缺血威胁到患者肢体存活，若为栓塞导致，应该急诊行 Forgarty 导管取栓术；若为原位血栓形成导致，应直接行 Forgarty 取栓术或联合血管旁路移植术。由于血栓容易复发，单独取栓术很容易失败。存在血管病变而不能行血管旁路移植术者、有不可逆性缺血病变者或者是病情太重而不能耐受血运重建者，需要早期截肢。

对未威胁到肢体存活的栓塞患者，治疗仍旧是 Forgarty 导管取栓术；对未威胁肢体存活的原位血栓形成者，最好行非手术治疗和立即全身肝素化治疗，如有可能则进行动脉内溶栓治疗（图 85-1）。

无症状粥样硬化外周血管瘤的择期外科修复术，通常在瘤体切除后行端端吻合或移植物置入术。感染性真性和假性外周血管瘤需要切除瘤体，清除感染组织，结扎远端和近端未感染的组织。可以通过未感染组织行自体静脉移植，但移植物修复术可能会带来移植物感染的风险。非感染性血管瘤的外科治疗与外周动脉粥样硬化瘤相同。

对于胸廓出口综合征患者，若存在颈肋、累及动脉或明显的神经系统症状，则需要外科减压，手术时需要切除异常纤维肌性束和第 1 肋。锁骨下动脉瘤和锁骨下-腋动脉瘤可以采用手术切除加端端吻合、移植物重建或外科修复治疗。远端栓塞性闭塞可行 Forgarty 导管取栓术。对于腋静脉和锁骨下静脉血栓形成患者，最好行外科手术取栓或静脉溶栓。仅有臂丛受累、症状轻微的患者，应保守治疗并密切随访。

外周动静脉瘘管的治疗需要断开瘘管，通过端端吻合和移植物置入恢复动脉和静脉的连续性。如果因病变位置而不能手术，经皮使用液体组织胶（丁氰酯）栓塞常可获得成功的治疗。

无创治疗

急性肝素抗凝

对于急性动脉栓塞、急性动脉血栓形成和锁骨下静脉血栓形成患者，一个重要的急诊治疗就是静脉给予肝素。肝素应该立刻应用，经验性治疗方案是静脉输注 [80IU/kg 静脉推注，随后以 18IU/(kg·h) 的速度维持]。肝素可快速降低凝血酶原生成和纤维蛋白形成，限制血栓进一步发展，避免肢体缺血加重和组织坏死。肝素的相对禁忌证包括近期神经外科手术史（尤其是 2 周之内）、外科大手术后 48 小时内、分娩后 24 小时内、既往出血性素质、血小板减少性紫癜、潜在的出血性病变和活动性出血。

溶栓治疗

小剂量动脉内溶栓治疗在急性动脉闭塞中的应用越来越多。血栓溶解需要 6～72 小时，因此威胁肢体生存的缺血并不适合溶栓治疗。急性动脉栓塞的患者很少能够耐受数小时的溶栓治疗而不出现组织和肢体坏死。溶栓治疗一般适用于原位血栓形成和未威胁肢体生存的缺血。

动脉内使用溶栓药物溶解终末端小血管内的血栓，降低血流阻力，保持动脉更长时间的开放。溶栓常会发现既有的严重血管狭窄，如果不及时治疗，会引起另一次血栓形成。成功溶栓之后，大多数患者需要行二次血管旁路移植术或经皮腔内成形术。链激酶、尿激酶和组织纤溶酶原激活物均已经被成功地用于溶栓。与直接血栓内注射溶栓药物相比，静脉使用溶栓药物的效果差。超过 30 天的血凝块机化更明显，溶栓的成功率也会减低。

有创治疗

Fogarty 导管取栓术

Fogarty 导管最常用于髂动脉、股动脉和腘动脉取栓治疗，常只需局部麻醉[15]。主动脉鞍状栓子可通过双侧股动脉切开和顺序 Forgarty 导管取栓术移除。

对于新发原位血栓形成，常可以成功地通过 Fogarty 导管取栓。时间较长的栓子与血管壁黏附紧密，需要外科手术切开取栓。由于静脉系统存在静脉瓣，Fogarty 导管不适合静脉内取栓。

经皮血管腔内成形术

成功的血管成形术和维持长期畅通，取决于血管动脉粥样硬化的病变部位和程度。近端大动脉（如髂动脉和股-腘动脉）初始治疗效果和长期预后都很好。与血管弥散性病变或多节段病变相比，孤立狭窄性病变（<5cm）的长期通畅率更好。肾动脉、髂动

脉、股浅动脉的孤立性狭窄可采用球囊扩张成形术。

对于远端血管，血管腔内支架成形术的价值还有待明确，包括肱动脉和胫动脉，但对于弥漫性病变或不适合外科手术的高危患者，其价值还有待明确[16]。

血运重建的器材包括经皮粥样硬化切除导管、经皮毛细血管镜、热尖激光、准分子激光、高速旋磨导线和钻头。

血管旁路移植术

在急诊，可以发现很多血管旁路移植术相关性并发症。对小动脉来说，自体静脉移植（通常选用大隐静脉）可维持长期良好的血管通畅率。静脉对动脉血压的反应是内膜增生和中层纤维化，也可能会发展为粥样硬化，导致移植物狭窄和血栓形成，缝线处也可能形成假性血管瘤。

不能使用小静脉移植物的中动脉和大动脉，则可广泛使用人工合成的聚四氟乙烯移植物。与静脉移植物相比，人工血管移植物的血栓形成发生率很高。管腔内形成的血栓固定不牢时，可能会发生远端血管栓塞。人造血管移植物不能被有机组织充分覆盖时，可能会侵蚀邻近的组织和空腔脏器。一旦人工合成的血管移植物发生感染，则是一种灾难性并发症，需要全部取出。

人工血管移植物可用于治疗动脉闭塞、重建动脉分叉或替代切除的病变血管。人工血管和静脉移植物2个常见的并发症是血栓形成和动脉缝线处形成假性血管瘤。旁路移植术是动脉粥样硬化闭塞性疾病最常使用的姑息性对症治疗方法。对局部单侧狭窄患者（长度小于3～5cm）应用经皮血管腔内成形术，无论是否应用支架，都可达到同样的成功率[17]。

对于股浅动脉或腘动脉病变引起的腓肠肌间歇性疼痛患者，戒烟、保持适当的运动可以避免疾病快速进展。对于病情进展的患者，如发现明显的静息痛或组织缺失则需要行外科血运重建治疗。

交感神经切除术

腰交感神经切除术不再用于治疗动脉闭塞导致的缺血。交感神经切除术对于交感神经性雷诺现象患者而言，获益不明，但对于Buerger病患者，仍旧是一种辅助治疗浅表性溃疡和缓解静息痛的方法[18]。

高压氧治疗

不多的客观证据表明，高压氧治疗可以改变慢性闭塞性血管疾病的长期病程，可能是因其可加速新生血管形成。高压氧治疗对治疗慢性糖尿病患者的缺血性溃疡、挽救移植的缺血皮肤和皮瓣效果更好[19]。应由患者的私人医生或血管外科医生决定是否使用高压氧舱治疗，而不应由急诊医生决定。

外周血管病各论

慢性动脉闭塞性疾病

动脉硬化闭塞症

动脉硬化闭塞症（动脉粥样硬化闭塞病、慢性闭塞性动脉病和闭塞性动脉硬化）是一种外周动脉硬化性疾病。动脉硬化闭塞症最常影响腹主动脉下段、髂动脉和下肢动脉，而很少累及上肢动脉。

95%的慢性闭塞性动脉疾病为动脉硬化闭塞症，在50岁以上的人群中最常见，但有19%的患者发病年龄为30～49岁。男性比女性更容易发病（为5:1～10:1）。大约1/3的动脉硬化闭塞症患者并存冠心病，糖尿病的发生率也高达20%～30%[20]。

与其他动脉粥样硬化性疾病一样，动脉硬化闭塞症的危险因素包括吸烟、高脂血症和高血压。在动脉硬化闭塞症的患者中，首次受检时70%～90%的患者有吸烟史，75%有高脂血症，30%有高血压病史[20]。

临床特征和鉴别诊断

根据病史即可排除栓塞、血栓形成和损伤导致的急性动脉闭塞。源自近端粥样硬化斑块溃疡或血管瘤的粥样硬化栓塞，可引起趾、足和腿部的小的散发性缺血病变，可能发生蓝趾综合征（彩图85-2）。蓝趾综合征患者存在外周脉搏。运动诱发间歇性跛行，可以鉴别常发生于老年患者的夜间静息性肌肉痉挛。主-髂动脉闭塞性疾病要与髋部骨关节炎鉴别，后者疼痛每天都会变化，休息不能完全缓解，相同的运动量不能稳定地诱发。马尾受压综合征所致的假性间歇性疼痛是因关节强直、椎间盘病变或脊髓肿瘤所致的椎管狭窄。症状类似于间歇性跛行，但与真正的间歇性跛行相比，其与运动的关系不密切。

需要仔细检查引起下肢静脉溃疡的原因。大约5%的下肢溃疡患者的病因为动脉功能不全[21]。这些溃疡通常位于足部以远，一般位于足趾末端、甲床周围或足趾之间，主要为足趾摩擦所致。少见部位包括跖骨头、足跟和踝部。动脉功能不全所致的溃疡为疼痛性，但当肢体在某一体位时可得到改善。常伴有慢性动脉功能不全的证据（足背无毛发生长、皮肤萎

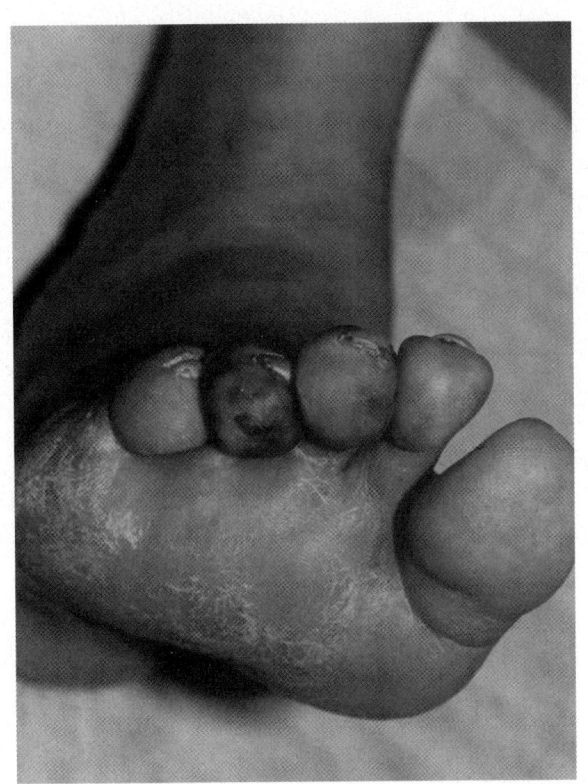

彩图85-2 动脉粥样硬化栓塞（蓝趾综合征）的临床特征。(Courtesy of Gary R. Seabrook, MD.)

缩、无脉搏和指甲变形）。溃疡开始时很小，浅而干燥。基底部发灰、发黄或黑色，很少或没有坏疽。溃疡的边界清晰、无痛，提示无细胞增殖或上皮化。

约90%的下肢溃疡为慢性静脉功能不全所致[21]，一般发生于踝部的近端，尤其是靠近踝部正中。静脉淤滞性溃疡仅有中度疼痛，抬高肢体后可得到改善。长期慢性静脉功能不全的证据包括水肿、浅静脉突出和淤滞性皮炎。溃疡为中等大小，伴基底部渗出和广泛的肉芽组织形成。快速形成的溃疡更提示静脉功能不全。

其他下肢溃疡，大多数是糖尿病神经病变所致，伴或不伴动脉功能不全[21]。好发于反复受伤的部位，包括足趾、足跟和足底，特别是跖骨头。典型的神经营养性溃疡为无痛性。病人可能会合并外周动脉功能不全，溃疡深而且向内穿透，常因为感染或慢性骨髓炎而有脓液渗出。神经营养不良性溃疡周围常包绕一圈较厚的增生组织。

高血压性溃疡很少见，反映了长期难以控制的高血压。典型的溃疡位于踝部外侧，开始时有疼痛，梗死区域的皮肤呈红紫色，演变为血性疱疹，然后破溃形成浅表溃疡，可达5～10cm大小。缺血性溃疡边界清晰、肉芽组织少，渗出也很少。但疼痛在所有的下肢溃疡中是最重的。

足踝上、下出现的多发性缺血性溃疡提示血管炎或粥样硬化栓塞。在少见部位发生的边缘规整的溃疡可以是人为因素所致或皮下注射违禁药物所致。恶性溃疡的特点是边缘厚而隆起，中央部凹陷伴肉芽组织增生。

处理

处理的第一步，是确定导致患者出现症状的是否仅仅是单纯动脉硬化闭塞症，而无其他共存的血栓栓塞性疾病。根据患者的症状将治疗分成2组：功能性缺血和威胁肢体存活的缺血。应该与血管外科医生一起来决定患者的初始评估和治疗。

对威胁肢体存活的缺血应行急诊外科手术治疗。先行血管造影确定病变部位，以准备行急诊血管旁路移植术[22]。对于功能性缺血的患者，应安排到门诊进行无创血管检查或选择性有创血管造影以确定治疗选择，如血管旁路移植术。缺血性溃疡或皮损应行急诊培养，怀疑感染时，应全身使用抗生素，其抗菌谱应覆盖皮肤致病微生物。由湿到干的换药程序可以清除溃疡内的纤维素、组织碎片和感染。应行影像学检查以排除骨髓炎。静息缺血性疼痛的患者，即使无外科手术指征也需要住院。卧床休息、温暖的环境、保持患肢垂位常常可以缓解疼痛。

Buerger病（血栓闭塞性脉管炎）

1908年，Buerger首先描述了血栓闭塞性脉管炎。这是一种特发性炎性闭塞性疾病，主要累及手和足的中小动脉[23]。最近几年报道的女性患者有所增加，但患者通常为20～40岁男性，既往有吸烟史。各种族都可罹患本病，但在中东和远东更多见。美国的发病率为20/10万[24]。Buerger病的确切病理机制尚不明确，但所有患者均为吸烟者。

血栓闭塞性脉管炎的特征是上下肢小动脉的节段性急性和慢性炎症。初始动脉炎症进展会影响邻近的静脉和神经，常常会引起相关静脉炎症，并逐渐影响这些结构的包膜。临床表现为疼痛、触痛、发红或沿周围动脉走行区域分布的黑色结节、脉搏减弱或消失（移行性静脉炎）。

临床特征

Buerger病的临床诊断标准包括：（1）吸烟史，（2）50岁之前发病，（3）腘动脉以下的动脉闭塞，（4）上肢动脉累及或移行性动脉炎，和（5）除吸烟外，无其他动脉粥样硬化的危险因素。Buerger病的特征症状是足或足背的间歇性跛行，其原因是腘动脉以下的动脉闭塞。受累肢体明显发红也具有特征性，尤其是活动时。股动脉和腘动脉搏动正常，但不能触及足部动脉搏动。手部受累时常常为双侧对称性，引起手部间歇性疼痛和指尖溃疡。该病早期可出现移行性静脉炎。近50%的患者受凉时可出现雷诺现象中的3相颜色变化。上肢发病时，指动脉比桡动脉和尺动脉更容易受累[24]。

诊断策略

根据临床诊断标准，很容易在急诊科诊断Buerger病。实验室无创血管检查可以确诊并评估受累程度。尽管很少需要行血管造影，但造影确实可以发现多发性节段性闭塞病变。

鉴别诊断

50岁以上发生外周血管缺血性表现的患者，所患疾病最可能的是闭塞性动脉硬化症。对于年轻女性患者，还应该和硬皮病或系统性红斑狼疮等自身免疫性疾病相鉴别[24]。

处理

在已知的Buerger病的治疗方法中，唯一有效的是彻底戒烟。如果患者不能完全戒烟，经过一段时间的缓解期后，动脉功能不全的症状又会加重。彻底戒烟的患者会有一个较好的预后。尽管如此，许多Buerger病患者，即使有严重的静息痛、组织缺失甚至截肢，但还继续吸烟。

对于无组织缺失的早期症状性患者，只需进行教育和血管外科随访。根据患者症状的严重程度和是否有组织丧失的风险，血管外科采取不同的措施。难治性疼痛可采取硬膜外麻醉。动脉内或静脉给予前列腺素E_1和阿司匹林、肝素等抗血栓药物也可获得成功[24]。大血管闭塞的患者可以从动脉重建中获益。对于有皮肤溃疡和静息痛的晚期患者，交感神经切除术可能有效[18]。由于Buerger病预后好，强化的保守治疗措施一般都有很好的效果，可以避免截肢。

急性动脉闭塞性疾病

房颤栓塞

尽管心房来源的栓子的诊断和治疗都取得了很大的进展，但还是具有很高的死亡率和致残率。近50%的急性动脉闭塞是由动脉栓塞导致，其发生率似乎也在增加。其他50%急性动脉闭塞由原位血栓形成引起[3]。

鉴别诊断

疼痛性股青肿（疼痛性股蓝肿，Phlegmasia cerulea dolens）是一种股髂深静脉的大面积血栓形成。初始症状表现为急性水肿和腿部疼痛。随着水肿的进展，可能会出现继发性动脉功能不全，出现苍白（Phlegmasia cerulea albens，蓝肿性苍白，又称疼痛性股白肿）。急性栓塞时常常不会出现腿部肿胀，特别是疼痛发作时不会发生。此外，急性栓塞苍白的边界清楚（股白肿）；疼痛性股青肿患者的腿部外观呈发绀样（股青肿）。

累及上肢和下肢动脉的主动脉夹层，可能类似于急性栓塞。病史中，进行性疼痛、主动脉功能不全和多部位受累提示夹层。急性神经系统综合征（如横贯性脊髓炎、脊髓蛛网膜出血和椎间盘破裂）可能会突然发生单侧或双侧肢体乏力或感觉缺失，酷似急性主动脉骑跨性闭塞。

长期动脉粥样硬化的患者，在心输出量下降时可能会出现肢体温度下降和发绀，如血容量不足、心输出量减少、脱水、心肌梗死和肺栓塞等。

处理

急性动脉栓塞为外科急症，挽救肢体的可能性在4~6小时后减低。一旦临床诊断，应该立即静脉使用足量的肝素以限制血栓进展。病史和查体明确提示急性动脉栓塞时，应该立即进行Fogarty导管取栓术，而不必先行造影检查。对于这些患者，术前超声和血管造影的诊断意义很小，并且会因检查而延长肢体缺血时间。

如果不能鉴别急性栓塞和原位血栓形成，治疗前需要行诊断性血管造影。一般急性栓塞患者的动脉粥样硬化表现较少，发生于动脉分叉处，分界清晰，闭塞远端无血流。原位血栓形成时，血管造影提示弥漫性动脉粥样硬化，闭塞不发生于动脉分叉处，受损边界不规则，侧支循环充分。栓塞的栓子易停留在分叉处，而动脉血栓形成则否（表85-1）。

急性栓塞患者的动脉内溶栓治疗尚在研究之中。对于大多数威胁肢体存活的患者，需要考虑立即进行溶栓治疗。对于尚未威胁肢体存活的患者，溶栓的风险包括血栓部分溶解而发生远端栓塞或血栓形成处远端反复发生新的栓塞[25]。

动脉粥样硬化栓塞（蓝趾综合征）

蓝趾综合征是指粥样硬化斑块或血管瘤脱落的胆固醇、钙质、聚集的血小板和近端的出血碎片，随血流运行至远端血管形成微栓塞。中枢神经系统的粥样硬化栓塞会引起短暂性脑缺血发作和卒中。在外周血管系统，粥样硬化栓塞会引起肢体特征性改变，如足趾发凉、疼痛和发绀，但可触及远端脉搏（图85-2）。

临床特征

动脉粥样硬化栓塞的典型表现是突发的很小范围的足部疼痛（伴发绀和触痛），典型部位为足趾。即使双侧受累，其分布也不对称[26]。可触及胫后和足背动脉脉搏，查体时应直接检查血栓的近端来源，如主动脉或髂动脉、股动脉或腘动脉的粥样硬化血管瘤。

鉴别诊断

许多疾病的临床表现都与蓝趾综合征相似，手足无痛性发绀、对称性分布，常出现于手、鼻尖和口唇，应考虑心输出量减低引起的外周灌注不良。典型的血管炎可触及紫癜样皮肤损害，常伴有一些全身症状，如低热、肌痛和体重减轻。既往冻伤可能导致肢体对寒冷敏感。糖尿病患者的足损伤也很容易鉴别。

处理

治疗主要是找到并解除近端粥样硬化栓塞，血管造影是确定栓子来源的最准确的诊断方法。如果栓子源自主动脉瘤并适合外科手术，则需要外科修复。髂动脉和股动脉的狭窄可以直接行内膜剥脱术、血管移植或血管成形术[16]。使用阿司匹林、双嘧达莫、华法林或类固醇药物，效果差异很大。

动脉血栓形成

近50%的急性动脉闭塞为原位血栓形成所致[3]。几乎所有的急性动脉血栓形成都继发于动脉粥样硬化，但也有少数继发于血管炎和损伤。威胁肢体存活的缺血，急诊血管造影可用于评估血管旁路移植术的可行性。未危及肢体存活的缺血，急性栓塞和血栓形成的鉴别困难，可能需要血管造影（表85-1）。

处理

患者在急诊科应行全身肝素化治疗，严重威胁肢体存活的缺血患者需要行急诊血管旁路移植术或行Fogarty导管取栓术。单纯血栓切除术常常会失败，导致再次血栓形成。粥样硬化不能通过血管旁路修复的患者、病情严重而不能耐受血运重建治疗的患者、发生不可逆缺血的患者，需要截肢。对于未威胁肢体存活的缺血患者，最好使用肝素和动脉内给予小剂量溶栓药物治疗。

外周动脉瘤

真性动脉瘤是指局部血管壁的全层膨出，通常是由血管壁变薄和血流动力学作用共同形成的。动脉瘤体扩大的速度，通常取决于导致血管损伤的病因。动脉粥样硬化通常需要数年才逐渐发展成动脉瘤，血管创伤或感染通常可以在数天、数周或数月内形成动脉瘤。中心动脉瘤（如腹主动脉、髂动脉和内脏动脉）的主要风险是瘤体破裂（见84章）。外周动脉瘤极少发生破裂，但经常合并血栓或栓塞等并发症，对远端组织造成损害[27]。

动脉瘤的成因取决于解剖部位。下肢动脉瘤最常起源于动脉粥样硬化，上肢动脉动脉瘤常常由创伤导致。内脏动脉瘤常常是由血流动力学原因、动脉粥样硬化或感染性病因所致。

下肢动脉

股动脉瘤、腘动脉瘤几乎总是发生于重度动脉粥样硬化的老年人中。25%的患者会发生远端粥样硬化栓塞或者血栓栓塞，另外15%的患者因原位血栓栓塞而导致血管完全闭塞[27]。

腘动脉瘤是最常见的周围动脉瘤，大约60%的患者发生于双侧下肢[27]。而双侧腘动脉瘤的患者中，近80%合并腹主动脉瘤。大部分患者有跛行、血栓栓塞事件、动脉粥样硬化栓塞事件或坏疽。动脉瘤扩张压迫静脉，可导致深静脉血栓形成。

股动脉瘤的发生率仅次于腘动脉瘤，临床表现与腘动脉瘤相似。股动脉瘤扩张压迫股神经，导致大腿前部疼痛或无力。

腘动脉瘤和股动脉瘤都可以触及搏动性包块而被诊断。X线平片可发现单侧或双侧钙化的动脉瘤。超声和CT检查具有诊断价值。动脉造影可以确诊，并明确远端动脉受累程度。对于诊断为下肢动脉瘤的患者，应注意检查其他部位有无动脉瘤。

无症状患者可以择期行外科手术切除动脉瘤，然后施行端端吻合。一般在行血管旁路移植术的同时，修复合并的腹主动脉瘤或者对侧肢体动脉瘤。对于可发生血栓栓塞事件的高危患者，首先要进行Fogarty导管取栓术[27]。

上肢动脉

上肢动脉瘤少见。动脉粥样硬化一般不累及上肢，创伤是最常见的病因。

近段锁骨下动脉瘤的病因有胸廓出口梗阻、创伤或动脉粥样硬化（少见）。动脉粥样硬化引起锁骨下动脉瘤时表明病情严重，其中30%～50%的患者合并主动脉-髂动脉瘤或外周动脉瘤[28]。患者的症状与动脉瘤的解剖位置有关。动脉瘤扩张时，患者可有胸部、颈部或肩部疼痛。动脉瘤压迫右侧喉返神经，可引起声音改变，动脉瘤压迫气管可引起喘鸣或其他呼吸系统主诉。X线胸片可发现上纵隔包块影，与肿瘤不易区分。

部分患者有完整的颈肋，与第1肋形成关节，锁骨下动脉因而受压，出现狭窄后扩张，累及近端锁骨下动脉和远端腋动脉。该综合征更常见于女性，优势侧的上肢明显。颈肋的发生率仅为0.6%[29]。

腋动脉瘤最常见的病因是长时间不正确使用拐杖造成血管钝性损伤。肱骨骨折和肩关节前脱位较少见[28]。

锁骨下动脉瘤、锁骨下-腋动脉瘤和腋动脉瘤的并发症相同，如血栓栓塞和肢体缺血，臂丛受压导致神经肌肉和感觉障碍，脊椎动脉和右侧颈动脉发生逆行性栓塞导致中枢神经系统缺血。常见体征有收缩期杂音伴震颤。

关于诊断方法，应行动脉造影进行确诊并对远端血管的受累状况做出评估。外科治疗包括动脉瘤切除、血管移植和重建动脉连续性。

尺动脉瘤综合征（小鱼际震荡综合征）与职业性创伤有关，如手掌根部不断震荡敲击、推动、扭转物体[30]。患者职业常常是机修工、木工、机械工。

钩状骨的钩端下、小鱼际隆突部位的腕管是一个骨性管道，尺动脉与之结合紧密。该部位的长期重复性损伤可以导致动脉瘤形成[30]。动脉瘤体内可有附壁血栓，导致掌弓浅动脉或指动脉反复栓塞。症状有感觉异常、疼痛、皮温低、发绀，大部分发生于小指和无名指，部分患者会累及中指和示指。拇指接受桡动脉的血液供应，不受累及。优势手的小鱼际侧，如发现搏动性或者非搏动性包块、触痛，则很容易做出诊断。Allen试验可以发现尺动脉闭塞。远端血管造影也具有诊断意义。近端血管造影可以排除源于锁骨下动脉或腋动脉的血栓。治疗需要外科手术切除动脉瘤，并重建尺动脉的连续性。术前进行辅助性溶栓治疗有一定帮助[30]。

内脏动脉瘤

脾动脉瘤

在内脏动脉瘤中，脾动脉瘤占60%。动脉瘤中，只有脾动脉瘤更常见于女性，男女比例1：4[31]。脾动脉瘤的成因与下列因素有关：体循环动脉纤维发育不良、门静脉高压、妊娠期间脾内动静脉分流增加。

大部分脾动脉瘤没有症状。有症状的患者可表现为左上腹或上腹部不适，偶有放射痛，可放射至左肩或者左肩胛下区域。大部分脾动脉瘤的直径小于2cm，因而不能触及搏动性包块。偶尔可闻及收缩期杂音。

只有2%脾动脉瘤发生破裂，危及生命[31]。95%以上的脾动脉瘤破裂发生于年轻孕妇，容易被误诊为宫外孕或者胎盘早剥。

脾动脉瘤常常是无意中被发现的，在腹部X线平片上表现为左上腹部的印戒状钙化征。应用超声、CT和MRI可鉴别是否为左上腹部的囊性病变[31]。常需要血管造影来证实。症状性脾动脉瘤需要立即手术治疗，尤其是孕妇或者育龄期女性。若在孕期发生脾动脉瘤破裂，则孕妇的死亡率约70%。对于无症状患者，也可以经导管进行栓塞治疗[32]。

肝动脉瘤

肝动脉瘤占内脏动脉瘤的20%，病因有动脉粥样硬化、感染（常为静脉吸毒的并发症）、严重的腹部外伤、结节性多动脉炎。患者年龄一般在60岁以上，男女性别比例2：1。

大部分肝动脉瘤没有症状。未破裂动脉瘤的症状一般与胆囊炎的症状相似：乏力，持续性右上腹痛或上腹痛并向背部放射。较大的动脉瘤会导致较严重的上腹部不适，有类似胰腺炎的表现。肝动脉瘤可破入胆总管、腹腔或者邻近的空腔脏器。肝动脉瘤破裂患者的死亡率为35%。

查体时，一般不会发现腹部杂音或触及搏动性包块。腹部X线平片可以发现动脉瘤钙化，动脉造影诊断动脉瘤比较可靠。腹部超声和CT检查可以发现无症状性肝动脉瘤[32]。

动脉瘤破裂的死亡率较高，需要积极治疗。部分患者可以手术治疗。对于外科手术风险高的患者，可经动脉导管行堵塞术[33]。

肠系膜上动脉瘤

内脏动脉瘤中，肠系膜上动脉瘤的发病率占第3位，其中近60%是感染性动脉瘤，源于左心细菌性心内膜炎的非溶血性链球菌感染。动脉粥样硬化和创伤所致肠系膜上动脉瘤少见。患者一般不足50岁，无性别差异。

患者一般有间歇性上腹部疼痛，表现为腹部绞痛。50%的患者在查体时可发现搏动性包块。患者也可能有某些细菌性心内膜炎的表现。腹部X线平片检查可发现钙化的动脉瘤。需要血管造影来确诊。

对肠系膜上动脉瘤的处理，要注意寻找任何感染性疾病等基础病。外科治疗有一定难度，也受到下列因素的影响：患者的一般状况、动脉瘤的形状（梭形或囊型）、术中肠功能的评估。

感染性动脉瘤

菌性动脉瘤

在医学文献中，"真菌性动脉瘤"（mycotic aneurysm）一词会引起困惑，并未发现其与真菌性疾病直接相关的证据。菌性动脉瘤（mycotic 原意为真菌性）曾用于描述任何原因导致的感染性动脉瘤，但应该仅用于细菌性心内膜炎所致的感染性动脉瘤，就像 Osler 在 1885 年最初描述的那样[34,35]。

感染性心内膜炎的菌栓，可通过下列任意一种方式定植：血源性细菌播散，可以发生于非动脉瘤部位，该部位的血管壁已经因原有的动脉粥样硬化而受损；菌栓也可以嵌顿于大血管的滋养动脉，导致血管壁缺血和感染。在较小的血管中，菌栓可嵌顿于血管分叉处、动静脉瘘、动脉狭窄部位。菌性动脉瘤最常见于主动脉、肠系膜上动脉、颅内动脉和股动脉。

菌性动脉瘤的病原体反映了感染性心内膜炎的细菌学特点。最常见的病原体为草绿色链球菌，在静脉滥用药物者中，最常见的病原体为金黄色葡萄球菌。患者年龄一般为 30～50 岁，据报道死亡率为 25%（表 85-2）[34,35]。

动脉粥样硬化性动脉瘤

目前，感染性动脉瘤的最常见原因是脓毒症并发细菌血行播散至发生动脉粥样硬化的动脉，如沙门菌、葡萄球菌、大肠埃希菌。大血管，特别是主动脉是最常见的感染部位。患者一般在 50 岁以上，有明显的动脉粥样硬化。常常在确诊之前就发生穿孔，死亡率为 75%[35]。

既有动脉瘤

据估计，既往有动脉瘤的患者，感染发生率为 3%～4%。动脉瘤破裂的患者中，细菌培养阳性率高于择期手术的无症状动脉瘤患者。革兰阳性病原体，特别是葡萄球菌，为主要致病菌（60%）。动脉瘤破裂患者的死亡率极高（90%）[34,35]。

创伤后假性动脉瘤

创伤后感染性假性动脉瘤的病因，包括有创血流动力学监测、血管造影、静脉用药。股动脉最常受到累及，因为常在腹股沟区域进行注射和穿刺。30%～70% 的病例可分离出金黄色葡萄球菌。由于其部位属于外周区域，也容易早期识别，死亡率低（5%）[36]。

感染性动脉瘤的临床表现受解剖部位和基础病理生理过程的影响。感染性腹动脉瘤常被误诊。通常起病隐匿，可有几个月的低热。常见的症状有发热（75%）、背痛和腹痛（33%）、搏动性动脉瘤（53%）。接近外周的动脉瘤，特别是股动脉感染性假性动脉瘤，特征性表现有腹股沟区的触痛性包

表 85-2 感染性动脉瘤的临床特征

	菌性动脉瘤	动脉粥样硬化性动脉的感染	既有动脉瘤感染	创伤后感染性假性动脉瘤
病因	心内膜炎	菌血症	菌血症	药物滥用 创伤
年龄（岁）	30～50	>50	>50	<30
发生率	少见	非常常见	不常见	很常见
定位	主动脉	动脉粥样硬化	肾下动脉	股动脉
	内脏动脉	主动脉-髂动脉	主动脉	颈动脉
	颅内动脉	内膜缺损		
	外周动脉			
细菌学	草绿色链球菌	沙门菌	葡萄球菌	金黄色葡萄球菌
	金黄色葡萄球菌	其他	其他	多种微生物
死亡率	25%	75%	90%	5%

From Wilson SE, Van Wagenen P, Passaro E Jr: Arterial infection. Curr Probl Surg 15: 1, 1978.

块，部分患者可有脓毒症或出血表现[37]。几乎所有患者都可以通过触诊发现包块。尽管真菌感染少见，但对于长期服用免疫抑制剂的患者、近期患播散性真菌病的患者、糖尿病患者，需要考虑真菌感染的可能[37,38]。

若患者既往患有动脉瘤，血培养阳性，则需要按照感染性动脉瘤进行处理，直至排除该诊断。患者常存在持续性菌血症，大约70%的患者细菌血培养阳性。因此，细菌培养阴性并不能排除该诊断。对于疑诊为感染性动脉瘤的患者，应进行血管造影检查[38]。同位素铟111标记的白细胞，可用于诊断或排除感染性动脉瘤[39]。

治疗需要抗生素治疗联合外科手术修补。抗生素治疗一般持续6～8周，也有一些医生认为，应在外科修补术后终生治疗[40]。最重要的干预措施是及时修补[34,35]。若不进行外科手术，最终会发生动脉瘤破裂出血[35]。

创伤性动脉瘤

创伤性动脉瘤是指动脉壁破裂后形成的假性动脉瘤，在血管外周形成血肿。慢性创伤性动脉瘤中，动静脉瘘可有可无。假性动脉瘤的表述，"pseudoaneurysm"与"false aneurysm"同义。

常见的临床表现为肢体动脉的走行区域附近的搏动性包块，且在1个月前有外伤史[41]。扩张的动脉瘤可以压迫周围神经造成神经病变。远端肢体的血液供应一般良好，很少发生血栓栓塞。可闻及较强的收缩期杂音，也可能会伴有弱的舒张期杂音，与收缩期杂音不连续。

可以通过很多方法来确诊，如常规血管造影、数字减影动脉造影、CT检查。只要手术可能减小并发症风险，如动脉瘤破裂、血栓形成和动脉瘤持续扩张引起的神经功能障碍，就应行手术治疗。

血管痉挛性疾病

血管痉挛性疾病的特征是远端小动脉的血管运动反应异常。外周循环的血流受到局部机制、自主神经机制和体液机制的调控[11]。对于血管痉挛反应过度的原因目前尚不清楚。

雷诺病是最常见的血管痉挛性疾病，女性的发病率是男性的5倍以上。按照雷诺病的定义，患者没有基础病因的证据。95%的病例可通过下列标准获得诊断：（1）寒冷或情绪激动可诱发；（2）症状发作累及双侧；（3）不发生坏疽，或者轻微坏疽（仅局限于皮肤）；（4）没有引起继发性雷诺现象的疾病；（5）症状至少已经持续2年[42]。

典型的雷诺病发作具有3个时相：苍白期，发绀期，充血期。其机制，开始是掌动脉和指动脉（可能也有小动脉参与）完全闭塞，导致毛细血管灌流完全终止。动脉痉挛稍有缓解时，少量血流重新进入扩张的毛细血管床，氧合血红蛋白迅速解离，出现发绀。动脉痉挛通常会自动缓解，血液灌流恢复至基础水平，但是反应性动脉充血会使肢端变红。寒冷和情绪激动会加重发作。雷诺病通常预后良好，血管壁没有组织学改变。对于雷诺病，只需要安慰患者，消除其恐惧心理，进行教育和持续初级医疗随访即可。

雷诺现象是具有基础疾病的雷诺病。结缔组织病包括硬皮病、类风湿关节炎和系统性红斑狼疮等，都与雷诺现象高度相关。治疗应着重于寻找基础疾病，尽量减少组织损伤和缺损[42]。

良性网状青斑是由皮肤小动脉痉挛所致，可以累及四肢的所有部分，甚至躯干。最常见于暴露在较凉环境中的皮肤。病变部位的血管没有组织学改变，病变部位覆盖保温或者环境温暖后，症状很快就会缓解。其他引起雷诺现象的情况，也可能会导致继发性网状青斑，也会有其他周围血管病变的临床表现[42]。

肢端发绀在常见的血管痉挛性疾病中最少见，其特征是持续无痛性对称性发绀，常见于指和手，双足受累不常见。该良性疾病无血管异常，也无基础疾病，不会发生疼痛、皮肤营养性改变和溃疡。常发生于女性，寒冷环境下加重，温暖环境中缓解。根据患者双侧持续性的临床表现、病变局限于手部和足部、动脉搏动正常可以做出诊断。受累肢体几乎总是温度偏低，且常过度出汗。除了安慰患者，避免紧张和御寒外，通常无需治疗[42]。

原发性红斑性肢痛症是一种少见的综合征，阵发性血管扩张伴烧灼性疼痛，皮温升高，双足红斑，较少累及手部。但继发性红斑性肢痛症一般有基础疾病，最常见于系统性红斑狼疮、骨髓增生异常综合征、高血压、静脉功能不全和糖尿病。红斑性肢痛症常见于儿童，且儿童患者一般没有基础疾病。并非寒冷诱发症状发作，一般在较为舒适的温度下发作。与患者的核心温度比较，受累手指皮温较高。患者可能常年维持轻度症状，也有可能致残，但不会发生组织缺损和营养性皮肤改变。休息、抬高患肢、降温压迫或浸入冰水的方法可以短暂缓解症状，但对于红斑性肢痛症多发性疼痛，尤其是白天发作者，上述方法并不一直有效[42]。

胸廓出口综合征

胸廓出口综合征是胸腔顶端出口处的臂丛神经、锁骨下动脉、锁骨下静脉受压引起的综合征。既往按照病因被分为前斜角肌综合征、肋骨锁骨综合征、过度外展综合征、颈肋综合征和第一胸肋综合征。目前，根据主要症状，将其简单地分为3种类型：神经型、静脉型、动脉型。

臂丛神经受压引起胸廓出口综合征的神经型，约占所有病例的95%[43,44]。在20～50岁时出现症状，男女比例1∶3。锁骨下静脉受压或血栓形成引起静脉型，占4%，最常见于20～35岁的男性。动脉型少见，约占1%，但在3种类型中病情最严重，患者无性别差异，高发于2个年龄段，即年轻患者（颈肋压迫）和50岁以上患者（动脉受压导致的局部粥样硬化，病变压迫动脉）。图85-3表明了解剖学异常和神经血管受压之间的关系。

疾病原理

Roos[45]描述了胸廓出口综合征的4个基本概念：（1）胸廓出口综合征患者具有某种解剖学异常，在某种条件下出现症状；（2）臂丛受压或者激惹，约占所有患者的95%，很少是由于锁骨下动脉受压所致；（3）对于胸廓出口综合征患者，基于锁骨下动脉受压的床旁检查，则敏感度较差且不可靠；（4）对于病情严重的患者，必须外科手术治疗。

锁骨下动脉跨过第一肋，走行于前斜角肌和中斜角肌之间，在锁骨下向腋窝走行，而臂丛位于其侧后部。有4种解剖学异常与胸廓出口综合征相关。

颈肋综合征由一种不常见的解剖异常导致（在所有的胸部X线检查中占0.5%～0.7%），70%的患者双侧受累[43,44]，男女比例1∶2。大多数颈肋是不完整的，连接于第一肋骨的斜角肌结节的纤维束。斜角肌裂孔由前斜角肌构成前缘，中斜角肌构成后缘，第一肋构成下缘，该处为压迫部位。

前斜角肌综合征的病因是神经血管束通过斜角肌间三角时，因为其中插入不同程度的前斜角肌纤维束而受压。部分患者的锁骨下动脉从前斜角肌间通过。

肋骨锁骨综合征在肩部向后向下运动时出现。病因有锁骨下肌肥厚、第一肋异常和既往锁骨骨折。

过度外展综合征发生于上臂处于过度外展位，神经血管束受到压迫时。受压部位是第一肋前的锁骨后

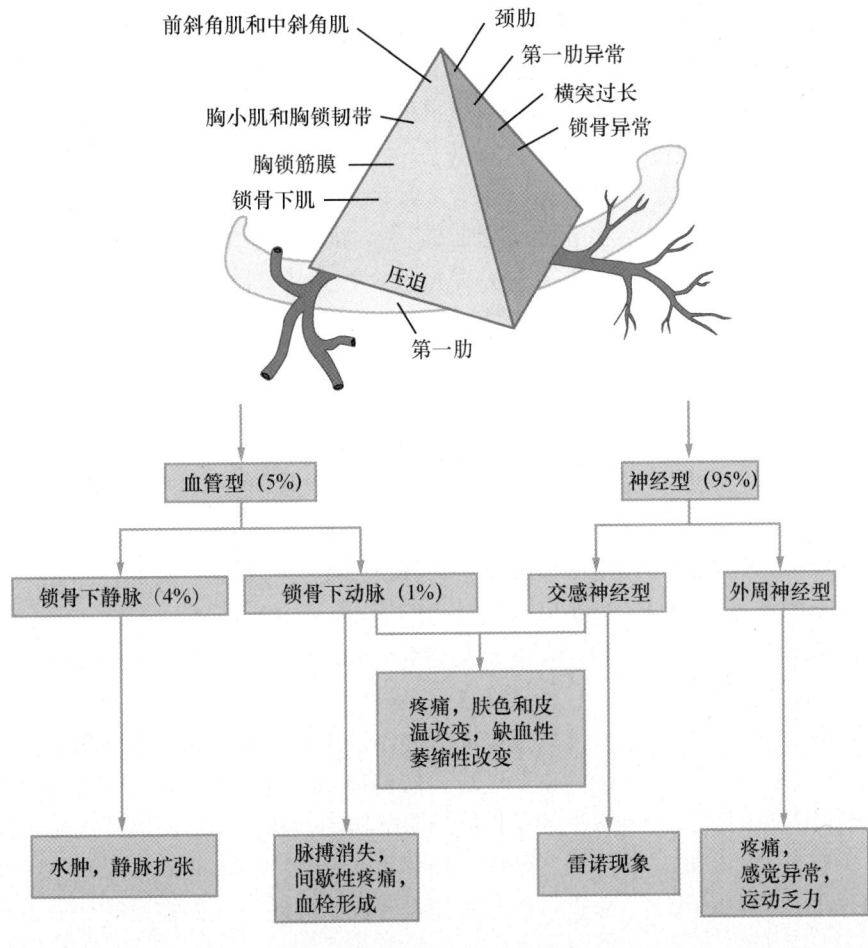

图85-3 胸廓出口部位肌肉、韧带、骨之间的关系，可能会压迫神经血管结构。（From Urschel HC Jr: Management of thoracic outlet syndrome. N Engl J Med 286: 1140, 1972.）

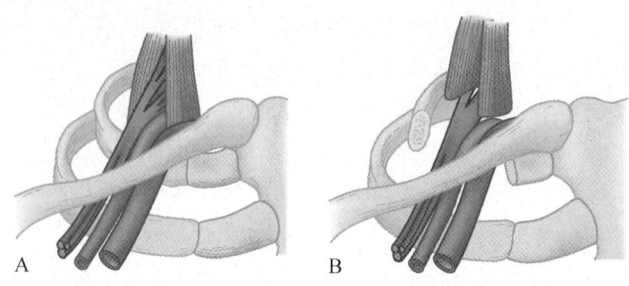

图 85-4 胸廓出口综合征。A，肋锁间隙的胸廓出口压迫；B，胸廓出口减压，通过离断肋骨肋软骨关节切除第一肋。(From Etheredge S, et al: Thoracic outlet syndrome. Am J Surg 138：175，1979.)

间隙，或者是在神经血管束通过胸小肌下方的部位。

胸廓出口综合征的神经型和静脉型可以有任何形式的解剖学异常。动脉型中，骨性异常是最常见的病因，如颈肋、第一胸肋或锁骨异常（图85-4A）。

临床特征

臂丛受压或者激惹最常累及其低位的 2 个神经根，C8 和 T1，在尺神经的分布区域出现疼痛和麻痹。第 2 个常见的解剖形式是臂丛的上 3 个神经根，C5～C7，在颈部、耳、上胸部、上背部、臂外侧桡神经的分布区域出现症状。静脉受压最终会进展至内膜损伤和锁骨下静脉血栓形成，受累肢体静脉充血和肿胀。持久的锁骨下动脉受压，最终会导致狭窄后动脉瘤形成，出现相应的症状和后遗症。

体格检查

Adson 手法、胸骨锁骨手法或过度外展手法作为诊断方法都不可靠[43,45]。筛查胸廓出口综合征的最可靠方法是抬臂牵拉试验（elevated arm stress test, EAST）[45]。患者坐位，上臂外展90°，肘部屈曲90°，将肩关节稍向后搬动，嘱患者缓慢而稳定地握拳和放松，持续 3 分钟，记录出现的任何不适症状。该过程中，无胸廓出口综合征的患者仅有轻度乏力。在胸廓出口综合征的患者中，患肢较早出现沉重感和乏力，逐渐出现手部麻木，在上臂和肩顶部出现进行性疼痛。在 3 分钟内，患者一般将手放下置于股部，以缓解难以忍受的进行性加重的不适感。腕管综合征的患者可出现手指感觉迟钝，但不会出现肩部和上臂疼痛。颈椎间盘综合征的患者可以出现颈肩部疼痛，但不会有上臂和手部的症状。

EAST 检查可以评估 3 种类型的胸廓出口综合征：神经型、静脉型、动脉型。在 EAST 检查中，可以触诊患者桡动脉脉搏。EAST 检查阳性，且可触及桡动脉搏动，强烈提示症状源于臂丛受累。

需要注意手部的皮肤颜色、温度、湿度和肌肉萎缩情况。需要检测双侧肱三头肌的肌力（C7 支配）、前臂骨间肌（C8、T1 支配）的肌力，嘱患者在对抗阻力的情况下展开手指。桡神经支配肌肉的肌力检查，嘱患者对抗阻力进行拇指过度外伸和腕关节背屈。正中神经支配鱼际肌，肌力检查嘱患者外展拇指，指向天花板。Tinel 征（手指顶端电击样感觉）是正中神经在腕管受压的指征，通过叩击手腕掌侧诱发。在锁骨上窝用拇指轻压臂丛，几秒钟后可产生胸廓出口综合征的症状。应检查颈椎和上肢的神经反射。

双侧上肢血压不等是动脉受累的可靠指征。受累一侧肢体血压偏低。多普勒血管超声检查可以对比双侧的尺动脉、桡动脉和肱动脉。听诊双侧锁骨上窝，以发现锁骨下动脉杂音。

辅助检查

每一位患者，只要具有骨性异常（第一肋、颈肋、锁骨畸形）、创伤、关节炎、脊柱侧凸、Pancoast 肿瘤或其他肺部疾病，都应进行颈椎斜位和胸部 X 线检查。神经学检查，如肌电图、神经传导时间、体感诱发电位一般都不可靠，不会提供胸廓出口综合征的客观证据[45]。若怀疑患者有颈椎间盘疾病或者脊髓病变，还需要行颈髓造影、CT 或 MRI 检查。

下列情况下，建议进行动脉造影：（1）EAST 检查发现桡动脉闭塞；（2）患侧上肢血压较无症状侧低 20mmHg 以上；（3）可能存在锁骨下动脉狭窄和动脉瘤（锁骨上窝杂音或异常搏动）；（4）上肢外周血管栓塞的证据[43]。静脉造影的指征有间歇性或持久性手、上臂水肿，外周单侧发绀，或者臂部、肩部、胸部静脉显露明显[46]。

鉴别诊断

胸廓出口综合征的鉴别诊断包括颈椎间盘突出，颈脊柱炎，脊髓肿瘤，肘部尺神经受压，腕管综合征，肩部整形手术并发症（扭转，肩袖综合征，肌腱炎），创伤，体位性麻痹，心绞痛，多种神经病变如多发性硬化性神经病变、慢性乙醇中毒性神经病变、糖尿病性神经病变。

颈部椎间盘突出表现为严重而持续性疼痛，其放射的皮肤区域界限清晰（一般 C4-5 或 C5-6），受累水平的颈椎有局限性压痛。腕管综合征的特点是夜间疼痛和麻痹，查体发现相关的 Tinel 征。臂丛激惹和压迫可能与其他血管性肌病混淆，如雷诺病、血管痉挛性疾病、血管炎或动脉缺血[43]。单侧症状可能是胸廓出口综合征，双侧症状可能是躯体性疾病。胸廓出口综合征导致的锁骨下静脉或腋静脉血栓形成，需要与其他良性疾病或恶性疾病（如Pancoast肿瘤）引起的血栓性静脉炎或纵隔静脉阻塞相鉴别。

治疗

治疗措施取决于疾病是否累及神经、动脉和静脉。若仅有臂丛受累，症状体征轻微，通过理疗、肩带锻炼等保守治疗即可。神经症状或体征明显者通过外科手术治疗，如疼痛难以忍受、手臂功能和肌力进行性丧失。外科治疗可以切除第一肋、异常的肌肉或组织，可长期缓解症状，致残率低（图85-4B）[43]。

胸廓出口综合征的患者一旦出现动脉并发症（血栓形成、血栓栓塞、急性缺血），需要即刻进行肝素化治疗，行血管造影检查。有指征可经Fogarty导管行取栓术，紧急或者急诊外科探查。腋静脉和锁骨下静脉血栓形成需要即刻肝素化治疗、静脉造影，通过外科手术取栓或者溶栓治疗[47]。

处理

通过仔细的病史和体格检查，结合床旁检查，可确诊90%以上的胸廓出口综合征[45]。根据患者情况，请神经科、整形外科和血管外科会诊。

外周动静脉瘘

获得性外周动静脉瘘最常见于外伤（枪伤、刀伤、手术），还有其他病因如恶性疾病、感染、动脉瘤等。患者一般在外科手术或者穿通伤后几个月就诊。

鉴别诊断

确诊动静脉瘘，通常仅需要临床检查。特征性体征是持续性收缩期和舒张期杂音（往返性杂音），并可触及震颤。60%的动静脉瘘合并假性动脉瘤。外周静脉疾病的患者也有相似的皮肤表现（静脉曲张，色素沉着），但没有血管杂音。细菌性心内膜炎患者可并发较大的血管瘘。

处理

若外科手术延迟，获得性外周动静脉瘘一般会逐渐增大，出现血管扩张、外周组织缺血、心输出量增加[48]。若为外科手术难以到达的血管瘘，则可通过导管使用可分离球囊和液态丙烯酸组织胶（如异丁酸-2-氰基丙烯酸盐黏合剂）进行栓塞[49]。

药物滥用导致的血管疾病

疾病原理

自20世纪80年代后期，通过血管滥用药物导致的血管并发症，其严重性和发生率显著增加[50]。静脉注射或者动脉注射会导致急性动脉缺血、感染性假性动脉瘤、淋巴管堵塞或直接神经损伤。

急性动脉缺血源于药物的直接作用，或药物注射导致内源性儿茶酚胺释放。内皮损伤可导致血小板聚集和血栓形成。结晶体沉积、滑石粉、异物栓子都可以导致动脉闭塞。坏死性动脉炎可以导致组织缺血，在静脉滥用甲基苯丙胺（冰毒）的患者中发生率高。

感染性假性动脉瘤与动静脉瘘相关，是药物或针头受到皮肤微生物污染后，造成了动脉穿通伤。静脉药物滥用导致的最常见血管损伤就是这种血管瘘。血管结构的继发感染可以被周围软组织感染掩盖（蜂窝织炎，脓肿）。感染性动脉瘤的部位可能远离注射部位。

静脉药物滥用者可以发生单侧手部水肿或"手肿胀综合征"，是由浅静脉的逐渐闭塞和慢性淋巴管闭塞导致。静脉药物滥用还可导致邻近神经的直接损伤、多发性神经炎和缺血性神经炎。合并的感染有蜂窝织炎、脓毒血症、细菌性心内膜炎[50]。

临床特征

患者可能会隐瞒静脉滥用药物史，但可发现注射穿刺点等客观证据。动脉内注射引起的远端组织缺血，最常见于上肢，出现于肱动脉和桡动脉注射后。特征性的表现是患者注射时出现严重的烧灼痛[51]。患者上肢出现痛性水肿，伴斑片状蓝紫色斑点。一般仍存在远端动脉搏动，但受累肢体皮温下降。因为患者在疾病早期就寻求医疗帮助，可发现沿肱动脉和桡动脉走行的注射点。该综合征可伴有坏疽、坏疽前改变或神经肌肉缺损。

感染性假性动脉瘤患者可在注射几天或几周后出现痛性肿块，伴注射部位出血或红肿。肿块通常具有搏动性，50%可闻及血管杂音[50]。在静脉用药者中，需要与皮肤脓肿、蜂窝织炎相鉴别。感染性假性动脉瘤最常见于下肢（80%）。所有的患者都应仔细检查以排除脓毒症、转移性感染或细菌性心内膜炎。仔细检查外周血管和脉搏并详细记录。受累肢体 X 线检查可以发现皮下针头或异物。对于假性动脉瘤或者远端肢体缺血，可通过血管造影确诊。超声检查难以鉴别动脉瘤、脓肿、蜂窝织炎。

治疗

对于动脉内注射造成的急性缺血，一般采取保守治疗。动脉内使用扩张剂、肝素、低分子右旋糖酐、溶栓药物、镇痛剂、抗生素，保温以扩张血管、抬高患肢促进静脉回流，理疗等措施都不会明显改变预后和截肢比例。外科治疗仅限于延期进行截肢术，目的是保存更多的组织。最常见的结果是不经外科干预而症状逐渐缓解。

感染性假性动脉瘤需要外科手术切除，清除感染组织，结扎近端和远端未发生感染的动脉。经过未发生感染组织平面的自身静脉旁路需要较大范围的外科手术[52]。轻度感染建议静脉输注萘夫西林，较明显的感染使用萘夫西林加 2 代/3 代头孢类抗生素，对于菌血症或明显脓毒症患者，使用万古霉素、2 代/3 代头孢类抗生素、氨基糖苷类抗生素[50]。药物滥用导致的血管损伤感染，致病菌中耐甲氧西林的金黄色葡萄球菌和革兰阴性杆菌的比例有所上升，对此，建议使用万古霉素。

长期留置中心静脉导管的相关问题

Hickman-Broviac 导管

Hickman-Broviac 双腔导管的应用很普遍，通过小的 Broviac 导管静脉用药，通过大的 Hickman 导管作为备用静脉通路或采集血样（图 85-5 和图 85-7B）。导管一般留置于头静脉、锁骨下静脉、颈内静脉或者颈外静脉，导管远端置于右心房上方[53]。其近端穿过皮下置于前下胸部，通过涤纶袖囊固定于皮下。Hickman-Broviac 导管由多聚硅胶制成，很少产生血栓，柔软，极易弯曲。由于材料柔软，需要轻柔操作。通过导丝疏通堵塞的导管，也有可能穿透导管。经导管加压推注液体也可能造成导管破裂或者导管栓塞。因此，冲洗时仅能使用 5ml 以下的注射器。

常规护理和应用

常用 Broviac 导管静脉输注肠外营养或脂肪乳。不同的输液用药之间应使用 6ml 生理盐水冲洗，以防止不同溶液之间因配伍问题而产生沉淀和导管堵塞。Hickman 导管在留取血样后，应用 6ml 肝素盐水冲洗，以防止管腔内形成血凝块。若导管需要夹闭，应先使用带状物缠绕导管后再使用钳夹。钳夹表面应该光滑，钳齿可能会切断或者刮伤导管。

导管常规护理和覆盖物的更换频率取决于经治医

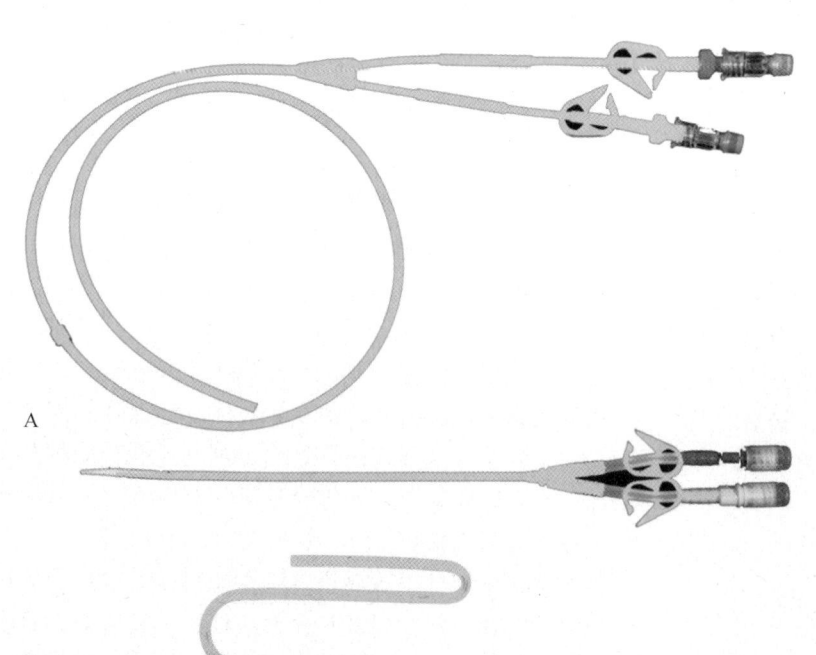

图 85-5　导管　A，双腔 Hickman-Broviac 导管；B，Quinton-Mahurkar 导管。

生[53,54]。大部分患者在导管的常规维护方面会变得很有经验，提供的信息可靠。在导管相关操作中，保持绝对无菌十分必要。

导管阻塞

双腔导管的每一个管腔，都可以发生完全或者部分闭塞。完全闭塞的原因，按发生频率降序排列有：（1）管腔血凝块；（2）管腔沉积物；（3）机械性堵塞。若导管可以按照正常速度输液，但回抽困难，其原因按照降序排列有：（1）导管紧贴血管壁；（2）导管顶端形成纤维蛋白鞘；（3）球瓣或附壁血栓；（4）中心静脉血栓形成。若出现间歇性完全堵塞和回抽困难，则存在一种机械性堵塞，称为夹闭综合征，管腔受到锁骨和第一肋的机械压迫而受累。管腔血凝块、堵塞性纤维蛋白鞘、球瓣或者附壁血栓通常对导管内使用低剂量尿激酶反应良好；中心静脉血栓形成、管腔内沉淀物、机械性堵塞时，上述方法无效（框85-1）。

管腔内沉淀物的最常见原因，是在使用全胃肠外营养后，使用肝素盐水而不是使用生理盐水冲管。肝素与全胃肠外营养配伍会发生沉淀。管腔内产生血凝块的原因，一般是在抽血后没有使用肝素盐水冲管。

若导管持续堵塞，则需要行胸部X线检查，以确定导管的位置和完整性。导管顶端应位于右心房上方[53]。右心房壁很薄，长期置管可以导致穿孔或右心房血栓。有时需要与原来的X线胸片进行比较，以确保没有发生移动和移位。管腔回抽困难，但导管位置正常，也没有锁骨下静脉血栓形成的临床证据，则很可能是导管紧贴血管壁。改变患者体位、举臂过头和Valsalva动作可能会缓解回抽困难。若仍无效，则导管内使用低剂量尿激酶可部分有效（框85-1）。

框85-1	长期留置导管堵塞的鉴别诊断

完全堵塞
导管腔内血凝块*
导管腔内沉积物
机械性堵塞

抽血时堵塞
导管紧贴血管壁
纤维蛋白鞘*
球瓣/附壁血栓*
锁骨下静脉血栓形成

间断性完全堵塞和抽血时堵塞
夹闭综合征

*一般对导管内使用低剂量尿激酶反应良好。

导管内注射尿激酶5 000U，并保留30分钟。若无效，可重复一次[55]。在患者存在溶栓药物禁忌证的情况下，在堵塞的导管内低剂量使用尿激酶，耐受性良好[55,56]。

在夹闭综合征患者中，在静脉用药和回抽液体时，导管会间断性闭塞，一般发生于留置导管3周后。胸部X线检查可发现导管在通过锁骨和第一肋之间时管腔狭窄。必须拔除导管，以免留置导管发生破裂和栓塞[57]。

锁骨下静脉血栓形成时，受累肢体并不都出现侧支循环充盈和肿胀，因此，对于去除血凝块措施无效的患者，都应考虑该诊断的可能。对于锁骨下静脉血栓形成，可以拔除导管后给予全身肝素化治疗。或者保留导管，使用高剂量的溶栓药物[58,59]。机械性堵塞少见，需要外科干预置换导管。由于手术方法有所不同，对于中心静脉导管堵塞的患者，建议早期会诊（图85-6）。

导管撕裂

若导管的体外部分撕裂或者断裂，应在撕裂处的近胸壁侧，经带状物缠绕后夹闭。只要撕裂处距离胸壁4cm以上，就可以修补。夹闭后，作为临时性措施，下一步就是向导管内插入14号的2英寸静脉导管鞘，移除导丝，用胶带密封，肝素冲管。在有修补套装的情况下，导管可以修补后使用[60]。

导管相关的感染

导管相关的感染可以分为局灶性感染和全身感染。局灶性感染主要累及穿刺部位的皮肤和皮下组织，出现红肿，触压痛，临床或者实验室检查没有脓毒症的证据。局灶感染主要由皮肤微生物引起，特别是凝固酶阴性的葡萄球菌感染[54]。研究表明，局灶性感染一般不需要拔出导管，仅通过抗生素治疗就可以缓解[61]。

Hickman-Broviac导管的全身性感染，可能难以定位感染来源，特别是免疫抑制的患者。留置中心静脉导管的患者，其全身感染的最常见感染来源，按降序排列有：尿道、肛门直肠区域、上呼吸道、导管[54]。最常见的引起导管感染的病原体有凝固酶阴性的葡萄球菌、金黄色葡萄球菌和白色念珠菌。而免疫抑制的患者，若出现Hickman-Broviac感染，大部分脓毒症的病原体为革兰阴性菌，而非革兰阳性菌。因此，初始经验治疗应覆盖葡萄球菌，并兼顾常见的革兰阴性菌。一个很好的经验性方案是头孢唑林（1g）和庆大霉素（1mg/kg IV）。可能存在静脉通路感染的患者，应取血2次进行血培养。通过导管和外

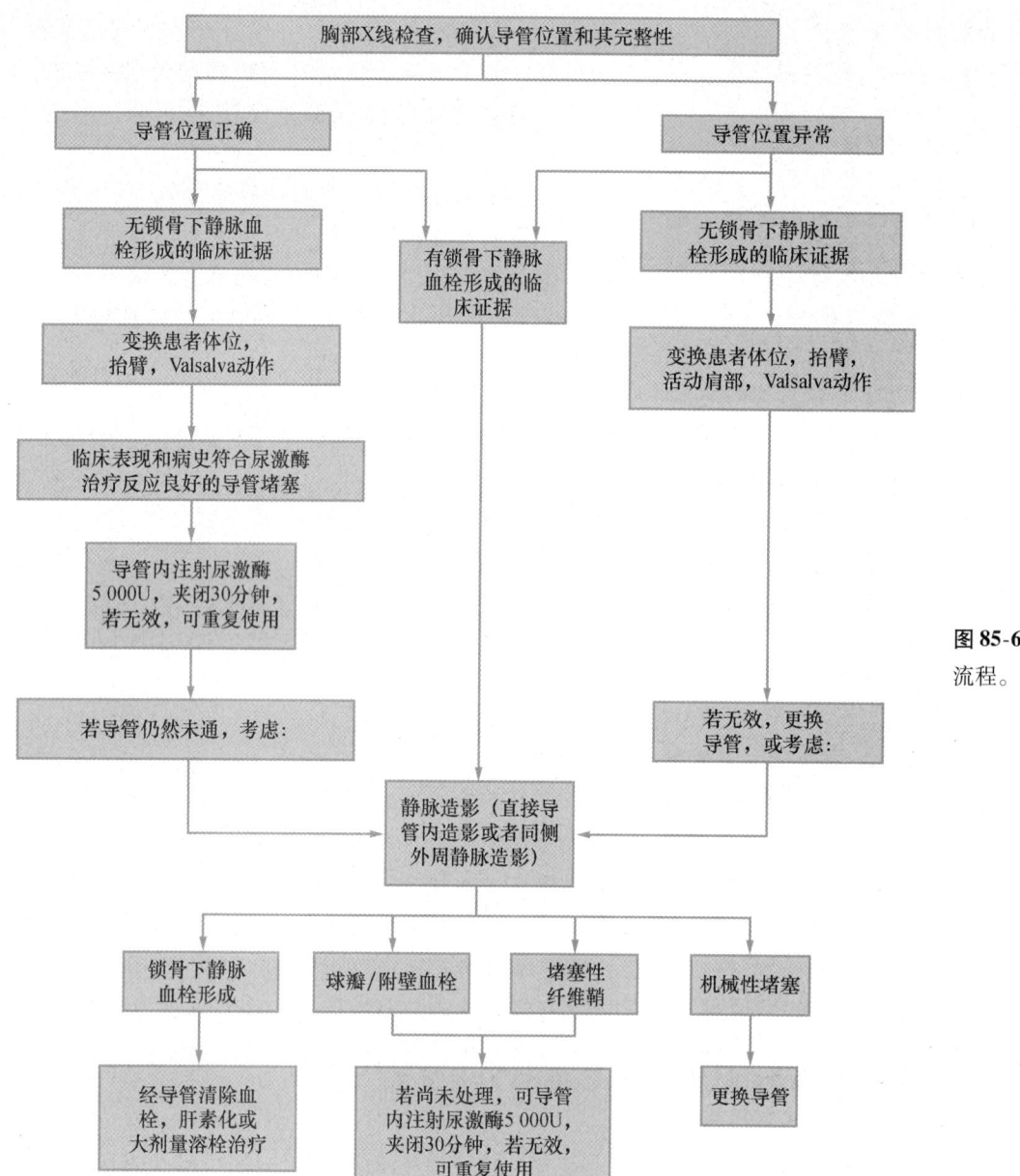

图 85-6 留置导管堵塞的处理流程。

周静脉同时抽取血样，比较二者的培养结果，有助于判断感染是否来源于导管。尚未扩散至血管壁的感染（导管周围感染），无需拔除导管就可治愈。下列患者必须拔出导管：经过治疗而血培养持续阳性，念珠菌属引起的血管通路感染[61]。

导管相关性脓毒性中心静脉血栓形成可以进展至通过血管壁，或者围绕血管壁形成血管周围感染或脓肿。该并发症少见，但后果极为严重，与病情的严重性相关，据报道死亡率高达 83%。由于缺乏特异性临床表现，其最明显的特征就是，在拔除导管后，仍然存在持续的菌血症。经静脉造影或者 CT 检查可以确诊[62]。比较恰当的初始治疗包括拔除导管，静脉使用抗生素，抗凝。经过适当的抗生素治疗和抗凝治疗无效时，则有指征进行外科取栓治疗或者脓肿引流。溶栓药物已经用于导管相关性脓毒性中心静脉血栓形成的辅助治疗，但其风险效益比尚不明确[63]。需要拔除导管的患者，导管表面微生物的定量培养与该微生物的阳性血培养结果密切相关。该方法需要将导管在培养基上滚动。在判断导管是否是感染来源时，导管顶端肉汤培养并不可靠[64]。

Groshong 导管

Groshong 导管是一种单腔薄壁的硅胶管，供长期静脉套管使用。其置入、设计、维护均与 Hickman-Broviac 导管不同。其外径内径比值小，可以通过小的引导鞘管置入较小的静脉。其置入无需 X 线透视引导，在局麻下，使用 Seldinger 技术和剥离式导管引导鞘即可。经锁骨下静脉、颈内静脉或颈外静脉放置导管后，通过不锈钢隧道设备建立皮下隧道，导管

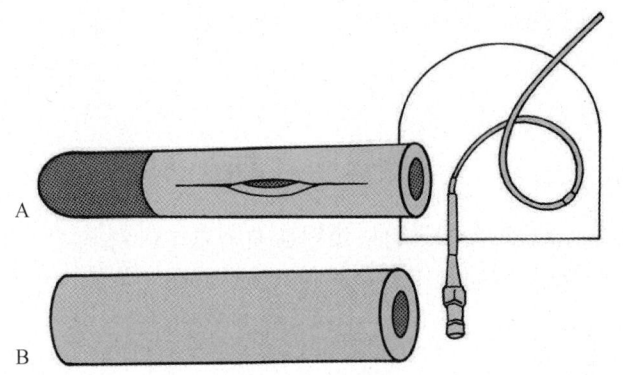

图 85-7　A，Groshong 导管，远端闭合，有声带状瓣膜。B，Hickman 导管，远端开放。(From Delmore JE, et al: Experience with Groshong long-term central venous catheter. Gynecol Oncol 34: 216, 1989.)

从中穿过。通过涤纶袖套固定于皮下组织，以避免导管移位和逆行性感染[65]。

Groshong 导管一端闭合，另一端由声带状整合瓣构成（图 85-7A）。血管端的这种压力敏感双向瓣最大程度地减少了导管中血液回流的可能，无需肝素盐水冲管和夹闭，允许在轻度负压下抽取血液样本。每周 1 次 5ml 生理盐水冲管就可以保持导管通畅。输血后或者管腔内见到血液，则需要 20ml 生理盐水冲管。输注静脉营养后，需要 30ml 生理盐水冲管。

Groshong 导管可以床旁放置，血液回流最小，无需肝素冲管，更换输液帽和连接输液管时无需夹闭。但是，管腔沉积物或血栓导致的完全堵塞的发生率未见减少[66]。Groshong 导管与 Hickman-Broviac 导管有相同的并发症。

血液透析血管通路

Quinton-Mahurkar 导管

最常选用 Quinton-Mahurkar 导管作为血液透析的即时或者短期静脉通路。其优点是可以床旁放置，功能有效期可达 18 个月[67]。该导管为单一柔软的聚氨酯导管，具有 2 个相互隔离的 D 形通路，分别连接于 Y 形件的两个头端接口，分别用不同颜色帽标记（图 85-5B）。为防止端口帽脱落，Y 形件的每一支均设有一个小夹子。通过 Seldinger 技术放置 Quinton-Mahurkar 导管，最常置于锁骨下静脉，也可置于股静脉。

中心静脉导管血液透析的死亡率发生率低 [(0～1.25)/1000 次插管]，但并发症发生率高，据报道总的发生率近 30%[68]。最常见的并发症是导管相关性感染和血栓形成。

也可通过 Quinton-Mahurkar 导管采集血液样本。采血后，应用 10ml 以上的生理盐水冲管，然后用含有肝素 5 000U 的生理盐水 1ml 封管，防止管腔内形成血凝块。导管也可用于静脉输液。导管的其他使用和护理，见前述的有关长期留置中心静脉导管部分。

Cimino-Brescia 血管瘘和人工血管桥瘘

长期血液透析最常选用皮下 Cimino-Brescia 血管瘘，通过桡动脉和头臂静脉间的侧侧吻合或头侧吻合制备。瘘的静脉侧在较高的血液流量和血压作用下，经 3～5 周，发生动脉化。该瘘耐受性良好，感染发生率低，在所有的血管通路方法中功效期最长，12 个月后通畅率 90%，4 年后逐渐降低至 75%。

另一个造瘘方法是动静脉桥瘘。通过人工血管桥接浅动脉（一般是桡动脉或肱动脉）与大的肘前静脉。其材料一般是膨体聚四氟乙烯。动静脉桥接也可以在下肢建立，通过股浅动脉、股动脉和隐静脉。下肢动静脉桥血流量较高，发生血栓形成机会少，但由于接近细菌较多的会阴区，发生感染的机会较高。

血栓形成

皮下动静脉瘘或者人工血管的最常见并发症就是血栓形成。避免在血管瘘一侧上肢缠绕绷带、止血带、血压袖带，以免限制静脉回流而发生血栓形成，这一点很重要。不应使用止血带。另一侧上臂或瘘本身可用于取血或者作为血管通路（不使用止血带）。正常血管瘘的血流量，可以通过临床触及震颤或者闻及杂音来证实。血管搏动明显而没有相应的震颤时说明静脉回流障碍或早期瘘内血栓形成。动静脉瘘血栓形成后，需要暂时性的血管通路，一般是在发生血栓形成的旁路近端建造新的血管瘘。

抽血

理想状况下，应重新进行静脉穿刺抽取血液样本，而不使用 Cimino-Brescia 瘘。若其他部位的血管不可用，则使用动静脉瘘也是合理地选择。除熟练的穿刺技术外，需要用消毒剂如聚维酮碘进行皮肤消毒，佩戴无菌手套，使用无菌纱布，以保证绝对无菌。禁止使用也无需使用止血带。应在成熟动静脉瘘的静脉侧穿刺。抽血后，轻压 5 分钟，不要压闭血管腔。然后观察几分钟确保穿刺部位不再出血。人工动静脉桥瘘也可用于抽血，在其表浅壁小心穿刺，其他技术没有差异。

临床上难以鉴别 Cimino-Brescia 瘘和人工动静脉桥瘘。人工动静脉桥瘘的人造血管部分连接动静脉形成 H 状，在皮下隧道走行一段距离，从皮肤表面看，类似于单条大血管。人工血管也可以有震颤，但是轻触时，没有 Cimino-Brescia 瘘的血管搏动。若询问患者，大部分患者了解自己的血管瘘。

外周静脉输液通路最好在其他部位。若其他部位不可用，且患者需要及时的静脉通路，可以使用这两种瘘，参照上述静脉穿刺的指导意见。密切注意无菌技术、操作者技术、避免使用止血带，可以提供及时的静脉穿刺和静脉输液治疗，同时避免了发生感染和血栓形成的风险。若有其他静脉通路可用，则不再使用血管瘘。

感染

动静脉瘘或者人工血管发生感染，可能具有致命危险，表现为脓毒症和局部炎症。一旦怀疑瘘发生感染，则需要血培养，并静脉使用抗生素，覆盖皮肤上的革兰阴性致病菌。仅通过静脉使用抗生素不能根治人工血管感染，需要去除人工血管。长期透析患者的第 2 位死因，就是感染。

盗血现象

通过掌动脉弓发生尺动脉盗血的现象，有时见于造瘘远端存在动脉粥样硬化的患者中，特别是糖尿病患者。在动静脉分流量增加期间（血液透析或者活动量增加时），出现指端缺血的症状。出现盗血现象时，一般需要结扎动静脉瘘，在对侧肢体重建血管瘘。

静脉压升高

在建立血管瘘的前几周，可能会出现急性静脉压升高，属于外科急症。静脉压早期升高会产生明显的肢体肿胀和严重的静脉淤滞疾病。可见特征性的皮肤色素沉着，水肿，偶尔会有静脉溃疡。患者静脉压升高时需要住院，紧急结扎瘘远端静脉，防止血管破裂出血。

出血

患者也会因透析后瘘出血而到急诊科就诊。一般经过较长时间轻压患处即可，注意勿压闭管腔。

重要概念

- 急性动脉闭塞是一种会危及受累肢体的急症，需要早期肝素化治疗，并经 Fogarty 导管取栓。临床诊断基于 5P 症状（可能有所变化）：疼痛、苍白、无脉、感觉异常、麻痹（即 Pain、Pallor、Pulselessness、Paresthesias、Paralysis）。不需要行确诊试验，以免加重肢体缺血症状。
- 动脉粥样硬化栓塞（蓝趾综合征）是足趾的低温性痛性发绀，可触及远端血管搏动。需要寻找其近端病灶，最常见于主动脉、髂动脉、股动脉、腘动脉的动脉粥样硬化性动脉瘤。
- 腘动脉瘤，60% 的患者发生于双侧，常与腹主动脉瘤并存。
- 典型的雷诺发作有 3 个时相，手指的苍白期、发绀期和充血期。雷诺病没有基础疾病，属于良性经过。雷诺现象具有基础疾病，一般是结缔组织病。
- 检测胸廓出口综合征唯一可靠的临床试验是抬臂牵拉试验（EAST）。
- 长期留置中心静脉导管的患者发生全身感染的最常见部位是尿道、肛门直肠区域、上呼吸道和导管。导管部位的局灶性皮肤感染，若无全身感染的症状和体征，一般对抗生素治疗反应良好，无需拔除导管。
- 建立动静脉瘘后的前几周可能会发生急性静脉压升高。患者需要住院结扎静脉，以免发生血管破裂出血。

本章参考文献请参见 http://pumpress.bjmu.edu.cn/eduservice/3419.html

第86章 肺栓塞和深静脉血栓形成

Jeffrey A. Kline 和 *Michael Runyon*

柴艳芬 夏晓东 译 崔书章 校

概述

本章从急诊内科医师角度概述静脉血栓栓塞症（venous thromboembolism，VTE）的诊断和治疗，包括深静脉血栓形成（deep vein thrombosis，DVT）和肺栓塞（pulmonary embolism，PE），并为ED评估和治疗VTE提供一些帮助。

血栓形成病理生理

了解血栓形成病理生理学有助于及时诊断和治疗VTE。VTE是栓子形成和溶解失衡的最终产物。血栓栓子主要结构是纤维蛋白，VTE主要原因是纤维蛋白沉积过多。血管损伤及炎症使纤维蛋白原转变为纤维蛋白。血管损伤暴露组织因子，促进纤维蛋白形成；炎症促使纤维蛋白原合成，使纤维蛋白沉积。促进纤维蛋白形成的因素有系统性炎症（包括几乎所有的获得性高凝状态，如抗磷脂抗体综合征）、遗传性易栓症和恶性肿瘤疾病，上述因素可增加纤维蛋白形成或减少纤维蛋白降解。特别是大静脉血流缓慢易致纤维蛋白沉积。19世纪，病理学家Rudolf Virchow发现，静脉损伤、血流缓慢和高凝状态三要素是鉴别纤维蛋白过度沉积超过纤维蛋白去除高危患者的主要因素[1]。大多数关于VTE的临床规则是通过上述三要素来判断患者有无VTE。尽管Virchow三要素简洁明了，但从诊断学角度讲，并未包括VTE形成的重要因素，如年龄或生理作用。

流行病学研究充分显示，增龄与血栓形成相关[2]。增龄会导致静脉瓣关闭不全，损伤静脉回流，使血流淤积。增龄也会增加获得性高凝状态的可能性，如恶性肿瘤。老年患者静脉内皮炎性损伤蓄积效应更多，更易暴露于手术这一独立危险因素，且预先可能存在脱水，促使血栓沉积。老年患者心肺疾病较多，因此老年PE患者预后较年轻患者差。

深静脉血栓形成

DVT代表一个疾病谱，其表现从仅有轻微症状的单一小腿静脉血栓到有截肢风险的髂股静脉阻塞。ED患者DVT实际发病率仍不明确，每年约有600 000例患者因DVT住院。

解剖

下肢静脉分为深、浅静脉系统。浅静脉系统主要包括大隐静脉、小隐静脉及穿静脉。深静脉系统包括胫前静脉、胫后静脉和腓静脉，统称小腿深静脉。小腿深静脉在膝盖处汇合形成腘静脉，腘静脉上行，至内收肌管处成为股静脉。股静脉也被称为股浅静脉，在解读影像学报告时此命名法可能引起误解，股浅静脉血栓实际上属于DVT，应给予DVT相应治疗。股静脉与股深静脉汇合成股总静脉，并在腹股沟韧带处延伸为髂外静脉。腘静脉以上血栓为近端DVT，而单一小腿深静脉血栓为远端DVT。

临床表现

DVT最初症状轻微，仅有小腿轻微痉挛性胀痛感，而无显性水肿，临床上与其他疾病鉴别困难（框86-1）。DVT早期治疗最有效，可最大限度降低VTE相关并发症发病率和死亡率。DVT临床表现各不相同，包括单侧肢体肿胀、水肿、红斑及受累肢体皮温升高，深静脉分布区压痛，浅表侧支静脉怒张，静脉呈条索状。传统 Homan 征（直腿被动足背屈时，小腿及膝盖后方疼痛）对诊断 DVT 的敏感性和特异性均不高，在现代医学中意义不大。

诊断

诊断策略最初步骤是估测 DVT 验前概率（pretest probility，PTP）。此估测可由有经验的临床医师或运用一个临床判定工具来完成［如 Wells 及其同事发明并验证的 DVT 验前概率临床模型（表 86-1）］，决定哪些患者 DVT 风险低[3,4]。

实验室评估

D-二聚体是交联纤维蛋白酶解产生的一种蛋白质，血浆 D-二聚体浓度升高提示过去的 72 小时内体内某处可能存在血栓形成。任何导致纤维蛋白沉积的原因都可使血浆 D-二聚体浓度升高，包括恶性肿瘤、妊娠、高龄、长期卧床、近期手术、感染、炎症、新近导管留置、卒中及心肌梗死。血浆 D-二聚体浓度和栓子大小相关，血栓形成后，浓度逐渐下降，故该检查对小血栓及陈旧血栓敏感性较差。血浆 D-二聚体测定对评价疑似 DVT 患者有帮助，但血浆 D-二聚体不同检查方法对诊断准确性影响很大。

血浆 D-二聚体蛋白可通过多种方法测定。所有商业测定方法均基于抗体捕获原理。截至 2008 年 7 月，FDA 已经批准 43 种血浆 D-二聚体测定方法，这些方法使用的捕获抗体和测定方法各不相同。血浆 D-二聚体检测包括定量或定性测定（包括半定量）。两种最常用的定量测定方法是酶联免疫吸附法（enzyme-linked immunosorbent assay，ELISA）和免疫比浊法（immunoturbidimetric）。捕获抗体特性及测定标准不同，测得的血浆 D-二聚体正常上限值也不同。很

框 86-1　DVT 鉴别诊断

肌肉劳损/血肿
腘窝囊肿（Baker 囊肿）
淋巴水肿
蜂窝织炎
血管炎
骨折
血栓性浅静脉炎
慢性静脉功能不全
近端静脉压迫（如肿瘤、妊娠子宫）
CHF（水肿常为双侧）
低蛋白血症（水肿常为双侧）

表 86-1　估 DVT 验前概率临床模型

临床特征	评分*
进展期肿瘤（前 6 个月内接受过治疗或近期接受过姑息治疗）	1
瘫痪、轻瘫或近期下肢石膏固定	1
近期卧床 ≥3 天或 12 周内在全麻或局麻下接受过大手术	1
沿深静脉走行有局部压痛	1
下肢肿胀	1
肿胀小腿直径超过无症状侧至少 3cm（在胫骨粗隆下 10cm 处测量）	1
患侧腿凹陷性水肿	1
浅静脉侧支（无曲张）	1
既往 DVT 史	1
可替代 DVT 的其他诊断	-2

Adapted from Wells PS, Anderson D, Bormanis J: Value of assessment of pretest probability of deep-vein thrombosis in clinical management. Lancet 350：1795，1997.

* 评分 <2 时，DVT 可能性小。

多方法以浓度小于 500ng/ml 为阴性结果，此阈值对有症状近端 DVT 诊断的敏感性为 88%～97%，对小腿 DVT 或无症状近端 DVT 诊断的敏感性为 83%～94%。ELASA 或免疫比浊法定量测定血浆 D-二聚体结果为阴性可排除低危或中危患者 DVT 的诊断，且无需进一步评估。定性血浆 D-二聚体测定包括使用一次性试剂盒进行全血测定（与家庭妊娠试验相似），以及使用检验卡片进行半定量乳胶固定测定（卡片上有数个凹槽盛放不同稀释倍数的血浆）。定性测定血浆 D-二聚体对有症状近端 DVT 诊断的敏感性为 78%～93%。因此，定性测定血浆 D-二聚体结果阴性仅用于排除内科医师认为近端 DVT 临床可能性较低者[5]。

影像学评估

静脉造影曾是评估 DVT 的金标准，现大都被联合应用血浆 D-二聚体测定和静脉血管超声检查所取代。根据患者临床表现常可区分急、慢性血栓，虽然静脉造影在此方面具有优势，但很少出于此目的进行该项检查。

在大多数医疗中心，静脉二维超声检查是 DVT 的诊断方法，对近端 DVT 诊断的敏感性和特异性约 95%。通常，需有资质的超声人员负责检查，并由经认证的放射科医生或同样资质的专家解读[6]。单次静

脉二维超声检查结果阴性时，低危患者可除外 DVT 诊断，高危患者应进一步检查。患者具有中度及以上 PTP，超声检查及血浆 D-二聚体定量结果均阴性可除外 DVT 诊断，血浆 D-二聚体升高（或未查）而超声检查结果阴性时，可在第 2～7 天重复行超声检查，阴性可除外 DVT。对疑有 DVT 患者经超声检查有阳性发现时，即可诊断。超声不能很好地显示骨盆静脉和腔静脉，然而，可以鉴别实性或囊性病变，如破裂的 Baker 囊。

近来有关诊断下肢 DVT 的荟萃分析发现，急诊医师超声检查（emergency physician-performed ultrasound，EPPU）和放射科医师超声检查比较，总体敏感性为 95%［95% 置信区间（CI）为 87%～99%］，特异性为 96%（95% CI 为 87%～99%）[7]。尽管上述结果令人满意，但涉及培训和经验问题使人们对上述结果的普遍性产生质疑。一项对 56 位 ED 医师行 EPPU 的前瞻性随访研究显示，尽管操作者诊断准确率较高（至少完成 3 次 EPPU），其诊断敏感性为 70%（95% CI 为 50%～86%），特异性为 89%（95% CI 为 83%～94%），见彩图 86-1[8]。

间接计算机断层静脉成像（computed tomography venography，CTV）并非诊断 DVT 的主要成像模式，但对可疑 PE 病例进行评估时应结合胸部 CT 肺动脉造影检查（CT pulmonary angiography，CTPA）。CTV 利用静脉注射造影剂在静脉回流期显像骨盆及下肢静脉。CTPA 结合 CTV 可提高 VTE 诊断的敏感性，约 2% 行 CTPA 未发现 PE 的患者同时行 CTPA 及 CTV 可发现 DVT，然而，这种联合检查使患者盆腔及下肢均暴露于射线[9,10]。目前，放射科医生对 CTPA 检查的认识较 CTV 成熟[11]。CTV 的临床实用性尚存争议。

磁共振显像（magnetic resonance imaging，MRI）可对超声不能检查的骨盆脉管系统和腔静脉进行评估。MRI 无电离辐射，是可疑 VTE 妊娠患者的理想检查方式。MRI 费用昂贵，利用率低，临床应用受限。

阻抗体积描记术和应变容积描记术通过测定肢体静脉流出过程中下肢的物理特征（电阻或围长）以诊断近端 DVT。该检查结果敏感性高度依赖于检查技术，不予推荐。

治疗

一旦 DVT 诊断确立，除非存在禁忌证，应立即开始抗凝治疗。肾功能正常患者选用普通肝素［快速静脉注射 80U/kg，继以 18U/(kg·h) 输注］或低分子肝素（依诺肝素，1mg/kg，每 12 小时皮下注射）。对无抗凝禁忌者，两种肝素疗效相当且同样安全。继而需过渡为华法林口服至少 3 个月。在 ED 或急诊观察室已开始使用依诺肝素者无需住院，患者（经适当指导后）可在家中自我给药或由家访护士进行家庭治疗。准备住院患者，推荐在 ED 开始首剂华法林治疗以缩短总住院时间。DVT 经抗凝治疗后，鼓励患者活动；持续制动患肢会促使 DVT 延展，增加栓塞风险，最终使患者易患静脉炎后综合征，因此，卧床休息以减少血栓移位并预防肺栓塞的发生是不合理的[12]。对不能行抗凝治疗或虽予抗凝治疗仍反复发生 VTE 患者应考虑行腔静脉阻断术。

血栓性浅静脉炎

虽然血栓性浅静脉炎发展为血栓栓塞疾病并不常见，但仍有大量临床证实为血栓性浅静脉炎患者同时存在 DVT。大隐静脉内血栓延展至膝以上者有经隐静脉-股静脉交汇处发展为 DVT 的可能，尽管尚

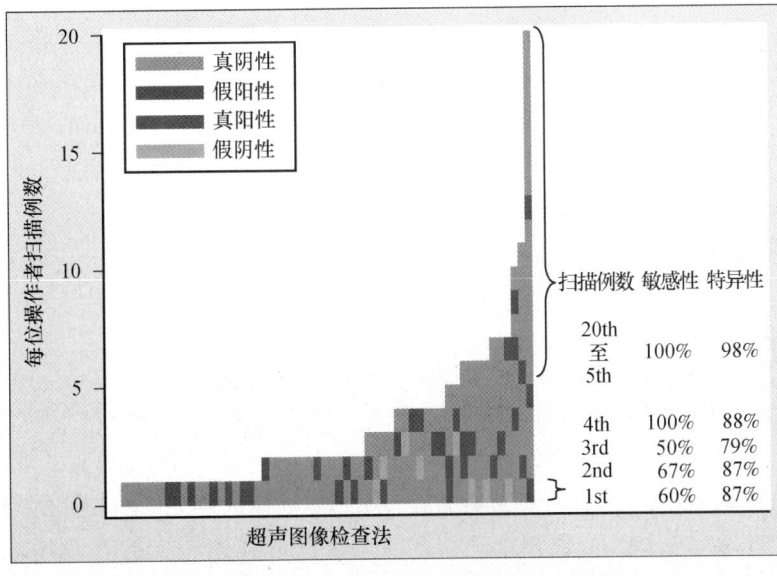

彩图 86-1 显示 EPPU 学习的必要性。本图显示诊断 DVT 准确性研究中，由住院医师和主治医师完成的每次 EPPU 诊断结果。每格代表一名选定患者（Y 轴）和医师（X 轴），每格使用彩色编码表示 EPPU 诊断结果。按每位医师检查患者数量，小格从左向右按由少到多顺序排列。格子按时间顺序垂直堆起。例如：最右侧医师共诊断 20 例患者，第一例为假阳性，第四例为真阳性，最后七例为真阴性。此图说明临床医生至少检查三例患者后，诊断敏感性可升至 100%。

无资料确定抗凝治疗的利弊，但仍应考虑予以抗凝治疗。排除 DVT 后，应对血栓性浅静脉炎患者予以非甾体类消炎药、热疗和梯度弹力袜（在踝关节上产生 30~40mmHg 压力）对症治疗。增加活动或休息时将肢体抬高到心脏水平以上可减少静脉血流淤滞。血栓性浅静脉炎并非常规抗凝适应证，除非患者存在极高的血栓延展风险（如肢体外部固定装置、近端留置导管）或有高风险易栓症（如功能性肾上腺瘤、纯合型 V 因子 Leiden 基因变异）。

孤立性小腿或隐静脉血栓形成

隐静脉、胫静脉或腓静脉血栓的最佳治疗策略仍有争议[13]。以往认为，小腿孤立性血栓引起栓塞的风险较小，无需抗凝治疗。随后的纵向研究发现，约 25% 小腿孤立性血栓向近端延展，促使许多学者推荐按 DVT 治疗方案予以抗凝治疗[14]。另有学者提出，对其他方面健康的、能行走的小腿孤立性血栓患者，且无其他抗凝指征时，合理的选择性治疗是阿司匹林（阿司匹林肠溶片 325mg/d）抗血小板治疗，并在第 2~7 天连续行超声检查，评估血栓延展情况。

疼痛性蓝肿（疼痛蓝色腿）

髂股大血管闭塞导致整条腿肿胀伴广泛血管淤血和静脉缺血，出现肢体疼痛和青紫。可伴动脉痉挛，导致股白肿（疼痛性白腿或乳白腿），酷似急性动脉闭塞。疼痛性蓝肿患者可能需行紧急血栓切除术，应迅速联系血管外科医师会诊。难以及时会诊时，如无禁忌，早期溶栓治疗是抢救患肢的补救措施。溶栓方案之一为经留置于血栓远端的外周 IV 导管输注阿替普酶（1mg/min 至总剂量为 50mg）。

上肢静脉血栓形成

随着留置静脉导管和心脏电子装置导线的增多，上肢 DVT 已很常见。上肢 DVT 可致 PE，所有肘以上 DVT 患者均需接受治疗[15-17]。近来，腋静脉血栓已成为研究热点。上肢 DVT 有如下特点：①约半数上肢 DVT 与留置导管相关。②如导管起生命支持作用，DVT 患者并非必须移除静脉导管。但无禁忌证，患者需接受抗凝治疗。静脉导管移除后的抗凝持续时间仍存争议，但大多数已发布的指南推荐至少 3 个月。③腋静脉 DVT 与股静脉 DVT 患者 PE 发病率相当，但很多专家认为由上肢 DVT 所致 PE 的严重性相对较轻。④孤立性上肢 DVT，特别是腋—锁骨下静脉血栓形成，可见于青年、有活力的、其他方面健康的患者。尽管有时可能存在 DVT 危险因素（如高凝状态或恶性肿瘤），但大多数此类患者并无明显危险因素。目前最主流的理论为此类患者存在胸廓入口解剖异常，进而直接或间接压迫上肢静脉系统，最终导致血栓形成。目前尚不明确，重复剧烈活动（此情况曾被称为"劳力性 DVT"）能否通过运动前臂或增厚的辅助肌肉加重血管狭窄引起 DVT，或是否单纯用力即会使上肢另一部位隐匿性 DVT 出现症状。许多从事有上肢参与剧烈活动或运动的患者，首次出现的 DVT 症状几乎都发生于剧烈活动的手和手臂。通常，手臂剧烈活动时可加重患肢疼痛、搏动感、远端肿胀或手臂沉重感。经临床评估、血浆 D-二聚体测定和二维超声检查综合判断作出诊断。考虑行外科血栓切除术或导管溶栓前应行静脉造影检查。CT 和 MRI 检查价值有限。治疗措施为抗凝、辅以导管定向纤维蛋白溶解或栓子切除术。联系血管外科医师会诊。即使静脉再通并长期抗凝治疗（同下肢 DVT），很多患者 5 年后仍会存在症状，有些将加重，最终导致永久性功能障碍。

并发症

DVT 最可怕的并发症是致命性 PE，DVT 可损伤静脉瓣，导致静脉机能不全。静脉机能不全依次表现为从无痛性静脉曲张到严重静脉炎后综合征的一个疾病谱，可导致持续疼痛及水肿、静脉曲张、皮肤改变和难愈性溃疡。

肺栓塞

PE 是由数小时、数天或数周前形成的深静脉内血栓移位，随静脉系统流动，穿过右心室，嵌顿于肺血管系统所致。在栓子移动过程中和阻塞肺血管系统后，栓塞可出现很多种不同症状的组合和生理学异常。这使得 PE 诊断困难。因没有辨识误诊病例的可靠方法，急诊科 PE 的准确病例量无人可知。假设 ED 人群 PE 风险在住院患者（PE 风险高）和门诊患者（PE 风险低）之间，则每 500~1 000ED 患者中有 1 人患有 PE[18]。即使已经迅速诊断和治疗，但仍有约 10% 急诊 PE 患者于 30 天内死亡。

肺血管闭塞病理生理

正常情况下肺血管树流体阻力很低，无心肺疾病（如 CHF、COPD、肺结节病、肺纤维化、硬皮病及原发性肺动脉高压）的年轻人即使肺血流量减少 30% 也能耐受，无明显症状或体征。肺梗死例外。尽管单个肺动脉段血流仅占肺循环总量的 1/16，但嵌顿于肺动脉段的栓子，足以将血流阻断致肺梗死。患者可感到局部、尖锐、胸膜性疼痛，并表现为呼吸受限。几天后，梗死区域在X线胸片上表现为实变，并有胸腔积液渗出，表现为强烈炎症反应过程[21]。此过程确切的生理机制尚不清楚，可能部分源于趋化因子生成或继发于由正常氧状态下缺血所致过度炎症反应[22]。非梗死PE所致胸痛程度变化多样且性质模糊。约30% PE确诊患者不伴胸痛。

经详细且有条理的询问病史，可发现约90%无梗死性PE患者存在呼吸困难。呼吸困难可持续存在且难以忍受，也可因劳力时肺血管阻力增加而间断感到呼吸困难。静息状态下呼吸困难可为肺内血流分布不均的临床表现，即通气-灌注失衡。因肺泡无效腔（有通气而无血流灌注的肺泡）增加，PE患者每次呼吸均存在无效通气。嵌顿栓子使血流再分布至通气-灌注比低的区域，导致过多血液流过肺脏却未被充分氧合。这种静脉混合血可能是导致PE患者低氧血症和肺泡–动脉氧差（A-a氧梯度）增加的主要原因。约15% PE患者A-a氧梯度正常（正常值为年龄/4+4），而大多数最终被证实无PE的疑似病例可有A-a梯度异常增高[23]。在一项有348例PE患者入组的多中心研究中，呼吸空气情况下，37例（10.6%）PE患者在到达ED时，脉搏血氧饱和度为100%。尽管单凭血氧饱和度诊断PE存在缺陷，但出现无法用其他已知疾病解释的低氧血症（呼吸空气时，脉搏血氧饱和度<95%）时，PE可能性相应增加。相反，不能将血氧饱和度正常作为不进一步行PE检查的唯一依据，需综合考虑其他多种临床特征（框86-2）[25,26]。此外，低氧血症严重程度是已确诊PE患者预后的一个强有力的独立预测因子[19]。

PE可产生多种血流动力学效应。在ED，约半数PE患者心率高于100次/分[26-28]。PE导致心动过速的原因可能为左室充盈不足，其病理生理改变与失血性休克相似（见第4章）。PE阻塞超过50%血管床时，常可导致右室压力急剧上升。与左室不同，右室对急剧升高的后负荷无弹性反应，迅速出现扩张，其超声心动图早期表现为低动力状态。约40%病例，右室损伤持续至少6个月。血压降低是PE预后不良的血流动力学指标，发生率仅为10%，此类患者死亡风险较血压正常患者高四倍[20]。最危急情况为PE堵塞整个肺血管树（彩图86-2）或急性肺动脉主干闭塞。无脉电活动（Pulseless electrical activity, PEA）为梗阻性PE最常见的心电图（ECG）表现[29,30]。即使PE所致心搏骤停被及时发现并予以全力抢救，其复苏成功率仍极低。

临床表现

表86-2列出了ED患者发生PE的高危因素。与评估急性胸痛患者心脏病危险因素相似，对有PE症状和体征的急诊患者来说，流行病学研究中增加PE概率的危险因素并不总是有助于诊断。例如，从流行病学角度看，与不吸烟人群相比，吸烟患者形成静脉血栓风险确实较高，而在ED，吸烟史似乎并不能使特定患者PE的发病风险增加，并高于其他临床表现相同的非吸烟患者。吸烟者可能只是更易患有与PE临床表现相似的其他肺部疾病。

50% PE患者无明显VTE危险因素。因此，有人推断这些"特发性"PE可能与血栓形成相关基因变异增加有关，这些基因变异可经实验室测定。然而，一项针对49例特发性PE病例的对照研究显示：特发性PE患者与对照组患者相比，血栓形成倾向遗传变异因子V Leiden G1691A或凝血酶原G20210A出现频率无差异[51]。

实际上，任何ED患者叙述的虚弱、气短、头晕

框86-2	PE排除标准（PERC原则）

经治医师初步评估PE验前概率较低，加上：

年龄<50岁

脉搏<100次/分

血氧饱和度>94%

无咯血

无单侧下肢水肿

近期无大手术或外伤

无PE或DVT既往史

无激素使用史

PE：肺栓塞。

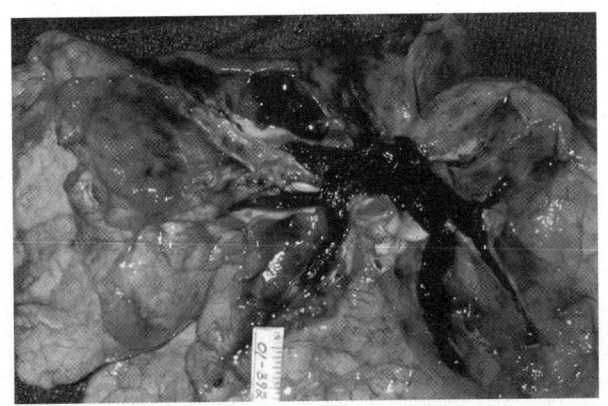

彩图86-2 尸检发现大块肺栓塞。此男性患者死于大块血栓阻塞远端肺动脉分支，血流几乎完全中断，导致心搏骤停。患者生前2周出现不典型呼吸道症状，曾被诊断为支气管炎。

表 86-2　PE 常见危险因素及生理表现

危险因素	机制	在 ED 患者中，与 PE 的关联强度
遗传性血栓形成倾向	高凝	+ +
结缔组织疾病	炎症	尚不清楚
获得性血栓形成倾向	高凝	尚不清楚
肿瘤（各种类型和分期）	高凝	+
肢体或全身制动	血液淤积	+ +
PE 或 DVT 既往史	多因素参与	+
4 周内需住院治疗的创伤	炎症，静脉损伤及血流淤积	+ + +
4 周内需全身麻醉的手术	炎症，静脉损伤及血流淤积	+ + + +
吸烟	炎症	极弱
雌激素	高凝	+ +
妊娠/产后	高凝	极弱
症状		
胸痛	缺血，肌肉劳损	极弱
呼吸困难	V/Q 失常	+
咯血	梗死	+ + +
晕厥	血管阻塞	极弱
体征		
脉搏 >100 次/分	心脏负荷，压力感受器	+ + +
脉搏氧饱和度 <95%	V/Q 失常	+ + +
单侧上肢或下肢水肿	静脉堵塞	+ + + +

DVT：深静脉血栓形成；PE：肺栓塞；V/Q：通气/灌注比。

或晕厥、疼痛、肢体不适和非特异性不适或机能衰退均可为 PE 的表现。患者因症状加重而就诊前可能已出现气短等 PE 常见症状 2～3 天。患者胸痛描述常较模糊。小部分患者存在局部胸膜性疼痛，且多分布于侧胸壁，许多患者表述的呼吸相关性胸痛并不特异。PE 患者很少出现单纯胸骨后疼痛，此症状常提示心源性或其他原因。如症状突然发生提示病因为 PE。许多医生通过反向思维，如果症状不是突然出现，从某种角度来讲 PE 可能性不大，无需进一步检查。因仅有不到半数门诊 PE 患者会将呼吸困难或胸痛感受描述为"突发性"，所以上述做法并不正确。对 PE 猝死患者进行家庭回访并查阅其病历记录，重建其生前情况，发现绝大多数患者在猝死前数周即出现症状，且 40% 患者已寻求诊治[30]。

PE 伴肺梗死时可出现与大叶性肺炎相似的表现，包括局部胸痛、发热及听诊发现单肺啰音。体温高于 103°F（1°F = 32 + 1.8 × ℃）则提示感染而非梗死。同一天内出现胸痛和咯血（鲜红色）可为肺梗死的特异性线索，而大叶性肺炎则表现为咳嗽数天后出现铁锈色痰。

体格检查可为诊断 PE 提供特异信息，包括单侧下肢水肿等是提示 DVT 存在的体征。双肺听诊呼吸音清的严重呼吸困难患者出现颈静脉怒张时，提示存在单纯右心衰竭。干鸣音提示支气管痉挛，较少见于 PE 患者，诊断 PE 可能性小（但不能排除诊断）。虽然在肺梗死区常闻及固定湿啰音，但双肺湿啰音多提示左室衰竭。经验丰富的医生可闻及肺动脉 S_2 亢进或右室 S_3。

诊断

X 线胸片很少提供特异性信息，但可用于与其他疾病（如肺炎、CHF 或气胸）鉴别。胸部 X 线片示单侧基底段肺不张时，提示 PE 可能[32]。如症状持续超过三天，肺梗死可表现为尖端指向肺门、以胸膜为基底的楔形影，出现"Hampton 驼峰"征。单侧肺血量不足（Westermark 征）是罕见的大块 PE X 线表现。

同样，12 导联 ECG 可为鉴别诊断（如心包炎或心肌缺血）提供更多信息。PE 的 ECG 改变由急性或亚急性肺动脉高压所致。最常见的肺动脉高压 ECG 改变有心动过速、前壁导联（$V_1 \sim V_4$）对称性 T 波倒置、McGinn-White $S_1Q_3T_3$ 波形及不完全或完全性右束支传导阻滞（图 86-3）[33]。

在完成病史采集和体格检查（有或无 ECG 及 X 线胸片结果）后，因存在其他疾病无法解释的 PE 相关症状或体征，ED 医师常须评估有无 PE。症状包括呼吸困难、不典型胸痛、晕厥或痫性发作；体征包括呼吸窘迫、意识状态改变、心动过速、呼吸急促或低氧血症。在 ED，无法用其他疾病解释的症状和体征与 Virchow 提出的三要素对诊断 PE 同等重要。50% PE 确诊患者并无明确的典型血栓形成的危险因素，PE 诊断过程较复杂，主要依据患者特殊表现，而非有无危险因素。

部分病例通过床旁病史采集及体格检查即可排除 PE。多中心研究显示在城市 ED 中，约 1%~2% 患者为 PE[34]。每年，超过 1600 万 ED 患者以胸痛及呼吸困难就诊。尽管漏诊很多 PE 患者，但为诊断 PE 而进行过度检查无益。过度检查的弊端有电离辐射，CTPA-CTV 静脉注射造影剂及不必要的抗凝治疗。合理使用血浆 D-二聚体检查可降低非高危患者对影像学检查的需求。

单次 CTPA 检查产生较大辐射剂量，可能增加癌症患病的终身危险，对青年女性的影响尤其明显[35]。此外，至少有 1/3 行 CTPA 检查的患者在五年内接受第二次 CTPA 检查[36]。CTPA 检查所需注射静脉造影剂可引起过敏反应和造影剂肾病，经异位导管注射大剂量造影剂可导致局部组织损伤。CTPA 后造影剂肾病发病率为 4%~12%[37]。

此外，非离子型造影剂可通过胎盘，胎儿暴露于造影剂的长期效应尚不明确。因此，须用一种可重复性较高的合理策略来指导决策及诊断。该策略应以评估 PTP 为基础。可采用模糊法（即临床医生最佳估测），或精确法（即使用评分系统或流算法对概率进行分级）[38]。

将 PTP 与所谓 PE 检查阈值进行比较以决定是否行 PE 检查[39]。检查阈值的意义为超过阈值时应行某种检查，低于阈值时可不行该检查。PE 对应检查阈值约为 2%[24]。对 PTP 小于 2% 者进一步检查的危害大于益处，PTP 大于 2% 者则相反。

问题是如何准确判定 PTP。一种为模糊法，医生根据临床经验来大体判断患者 PE 可能性是否小于 2%。此方法允许存在人为误差，但同时也受限于 ED 条件（如 ED 比较忙乱时，医生很少考虑可能性较小的诊断）、医生状态（如疲乏、烦躁及对患者主观感觉）及诊断性检查可行性（如白天和夜间，工作日与休息日）。此外，不同医师评估结果也可不同，并非全部医师均认为临床表现为咳嗽和胸膜性胸痛、X 线胸片检查正常且无其他危险因素的 19 岁患者发生 PE 的可能性小于 2%。

决策规则有助于解决上述问题，其结构严谨且更易理解。已证实一些规则可对疑似 PE 患者进行有效危险分层。然而，自发回忆困难以及临床医生格式塔

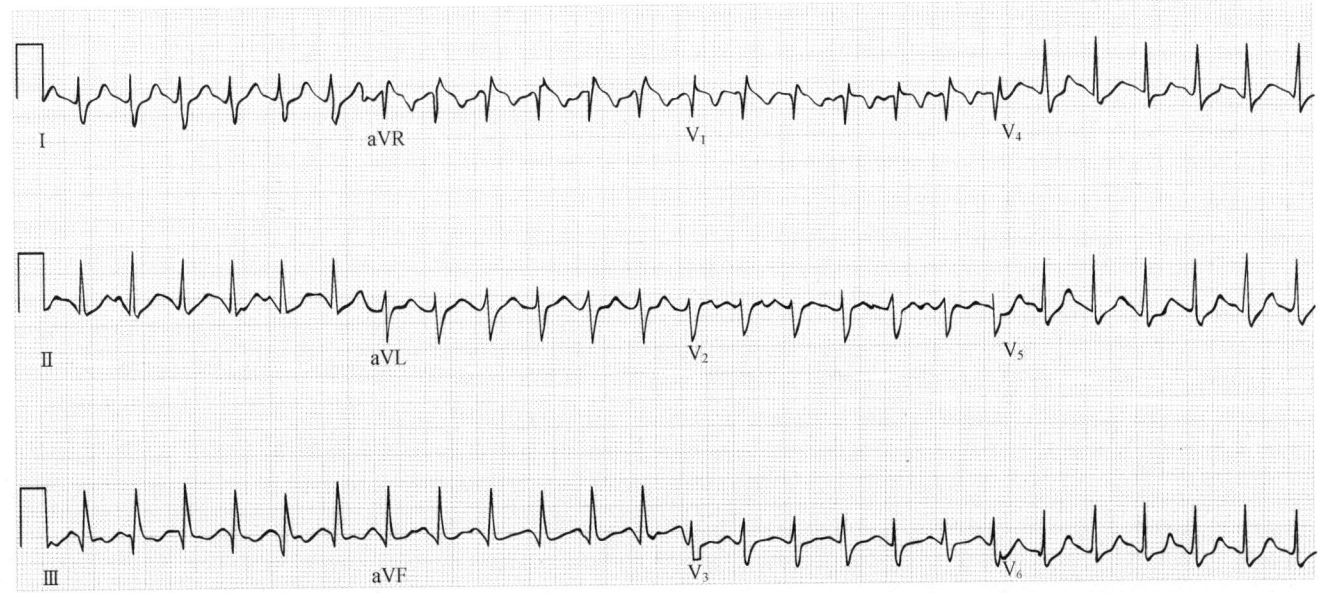

图 86-3 18 岁女性晕厥患者首次心电图描记，该患者曾口服避孕药。符合诊断 PE 的心电图表现，包括心动过速、$S_1Q_3T_3$ 图形以及不完全右束支传导阻滞。CTA 证实为双肺广泛 PE，超声心动图提示严重右室功能不全。

推理限制了这些规则在临床实践中的应用[40]。幸运的是,临床推理可与两个已经被验证的决策规则相媲美。一个单中心对 2603 例 ED 患者的研究表明,临床医生直观估测 PTP 与利用 Wells 评分及 Charlotte 规则的结果相同。上述发现与医生训练水平无关,通过对 154 例亚组患者进行评估,研究者意见一致[41]。

尽管格式塔推理和临床决策规则可对进一步检查步骤(如血浆 D-二聚体检查 VS 肺血管造影)进行分层,但对于辨认 PTP 低于 2% 检查阈的"极低风险"人群不具有可重复性。在一个效度研究中,Wells 评分小于 2 的患者有 1.3% 的可能性患 PE[42],除此之外无研究得出类似结果。为了辨认极低风险人群,PE 排除诊断标准(或 PERC 规则)已经在美国和新西兰 13 家医院的 8138 例患者中得到验证,运用此标准在床旁不进行任何检查就可安全排除 PE(框 86-2)[23,24]。

当临床显示 PE 可能性较低,且满足 PERC 规则中任意一个要素时,即可从 PTP 小于 2% 人群中辨别出极低风险人群。在大规模系列验证研究中,此规则在床旁排除了 20% 疑似 PE 患者,假阴性概率为 1%(95% CI 为 0.6%~1.6%)。此研究支持这种兼具合理性和可重复性的方法,避免部分具有症状和体征疑似 PE 低危患者进行不必要的检查。除非有强有力临床证据支持肺栓塞,否则虽有危险因素却无 PE 症状或体征(如无胸痛、无气短、无活动时呼吸困难,生命体征正常以及无新近晕厥)的患者则无需针对 PE 行进一步检查。

如有其他疾病可以解释患者的主诉和表现(如哮喘可致支气管痉挛,可通过呼气峰流速下降,或者听诊时发现哮鸣音及呼气相延长来证实),则 PE 可能性较低,且不具有 PE 高危性。已有很多研究证实,如可用其他确诊疾病解释患者的主诉和表现,则同时发生 PE 的可能性降低。

患者人群变异与临床检查的实用性差别较大,无法使用单一规则来评估 PE。这里提到的流算法以如下目标为基础:①尽可能识别出 ED 更多的 PE 患者;②避免误诊及给予非 PE 患者抗凝药;③合理有效使用现有资源(图 86-4)。

对低危及中危人群来说,临床高度怀疑 PE(如直觉估计或量化评分提示 PTP > 40%)时,筛选策略作用不大,如血浆 D-二聚体检查。因为血浆 D-二聚体半衰期小于 8 小时,如患者症状持续超过 3 天,血浆 D-二聚体敏感性将降低。血浆 D-二聚体假阴性结果也可见于使用华法林治疗的患者及肺梗死患者。

血浆 D-二聚体不同测定方法可影响结果的敏感

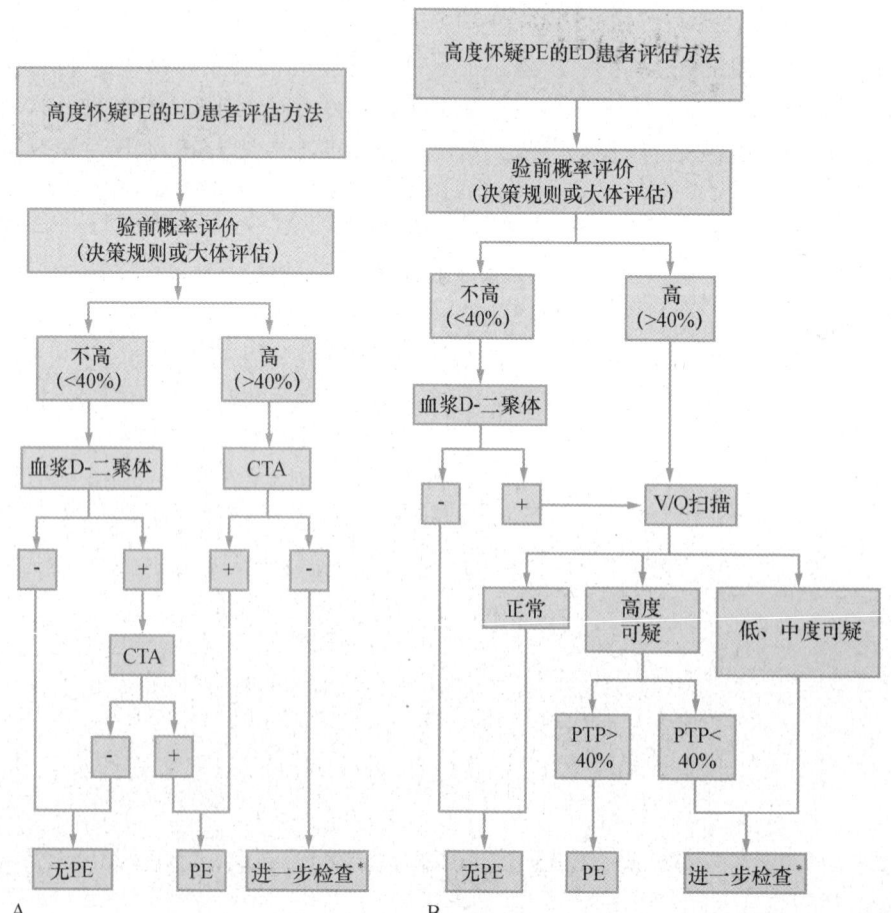

图 86-4 在 ED 评估 PE 所使用的方法。这些方法包括 PTP,ELISA 或免疫比浊法测定血浆 D-二聚体及肺血管造影(CTA)。A,使用增强 CTA 法。血浆 D-二聚体结果阴性是指通过 ELISA 或免疫比浊法测定浓度小于 500FEU(ng)/ml。B,通气-灌注(V/Q)扫描。*需住院。其他检查:选择 1:行 V/Q 扫描或 CT 中的任一项检查;选择 2:行下肢静脉超声检查,如初次超声结果为阴性,在一周内重复下肢静脉超声检查;选择 3:行肺血管造影术。

性。如全血凝集试验（SimpliRED）、免疫过滤分析（IL test，Simplify）和乳胶结合试验等定性试验敏感性为80%～95%，特异性为57%～74%。ED不采用这些方法诊断或除外PE[44-46]。荟萃分析显示，定量试验，无论是ELISA或免疫比浊法都采用500FEU/ml作为临界值（FEU是纤维蛋白原的当量单位，医院实验室通常采用500ng/ml或0.50ug/ml），其敏感性较高（约94%），特异性约55%[47,48]。尽管较高的血浆D-二聚体浓度（如＞2 500ng/ml）更支持PE诊断，但无血浆D-二聚体浓度截断点可确诊肺栓塞。

安全排除PE诊断的验后概率应等于1%，相当于通气灌注扫描正常或CTPA结果阴性[38]。同时满足PTP评估小于40%，定量检测血浆D-二聚体浓度小于500ng/ml这两个条件可除外PE。当PTP较高，或者血浆D-二聚体结果为阳性，则建议使用CTPA或较少应用的V/Q扫描。尽管CTPA并不完美，但优于V/Q扫描，常用来确诊或除外PE。

前瞻性肺栓塞诊断研究（PIOPED）显示了PE诊断金标准肺血管造影术与V/Q扫描的准确度和精确度比较情况（表86-3）[49]。此多中心研究显示V/Q扫描高度可疑，可诊断PE，V/Q扫描正常（如无灌注缺损）可除外PE诊断。中度可疑或不确定扫描需要加做肺血管造影或CTPA。PTP较低患者，低度可疑扫描也需加做其他检查，如CTPA或下肢静脉多普勒超声。如首次多普勒超声为阴性，则至少2～7天重复超声检查。如患者X线胸片显示气胸，则V/Q扫描特异性下降，CTPA诊断利用度相对提高。

绝大多数医疗中心使用CTPA作为评估PE的主要手段[50]。PIOPED Ⅱ通过前瞻性、多中心研究，纳入824例患者，使用四排多探头CT研究CTPA对诊断PE的特征[51]。773例（94%）患者应用CTPA得到合理解释，敏感性83%（95% CI为76%～92%），特异性96%（95% CI为93%～97%）。在737（89%）例CTV影像中，诊断了14例（2%）DVT，从而使VTE总敏感性升至90%（95% CI为84%～93%），同样的，特异性升至95%（95% CI为92%～96%）。

临床高度怀疑而CTPA并未诊断出PE时，通常需要查看CTPA图像质量，图像质量会影响放射科医生诊断PE。决定CTPA质量的最重要影响因素是肺血管强化是否良好。心功能不全可影响血管强化时间，使用快速注射定时软件（bolus-timing software）可消除此影响，绝大多数现代CT设备均已安装此软件。肥胖可影响图像质量，需根据患者条件设置扫描参数［如毫安秒（mAs），最大千伏电压（kVp）］。运动伪差可严重影响图像质量，而严重肺疾病如4期结节病或大块肿瘤均可使血管影像失真，出现假阳性表现[52]。判读的准确性与技术水平有关，包括阅片者专业水平、使用图像编档和通信系统（picture-archiving and communication system，PACS）观察影像、CT扫描探头数量及X-线扫描薄厚程度。但是目前还无法将这些参数计入验后概率，只能认为扫描图像质量好可以增加放射科医生解读可信度。所有研究都显示，CTPA图像质量很差时，CTPA结果与临床实际情况并不一致，也不能确诊或除外PE，需进一步检查。

对于亚段肺栓子，CTPA无论发现与否都有重要意义，因为放射科医生认为"CTPA不能除外亚段肺栓子"。最近，使用探头增多的CT获取更薄的扫描图像，能识别更多亚段充盈缺损，但不存在确定证据指导这些情况。两位放射科医生独立阅读同一个CT-PA，他们很少会形成有无单独亚段栓子的一致结论[53,54]。肺血管造影对诊断有无亚段肺栓子也无一致性[55]。我们认为，如患者无DVT证据，无心肺功能受累体征，无血栓持续存在的风险（如恶性肿瘤），是否存在单独亚段栓塞并无意义，而且无论是否存在单独亚段肺栓塞，抗凝治疗弊大于利。如患者

表86-3 V/Q扫描结果及PTP评估PE的发病率

扫描结果	临床医生估测PE验前概率			
	80%～100%	20%～79%	0%～19%	总计
高度可疑	28/29（96%）	70/80（88%）	5/9（56%）	103/118（87%）
中度可疑	27/41（66%）	66/236（28%）	11/68（16%）	104/345（30%）
低度可疑	6/15（40%）	30/191（16%）	4/90（4%）	40/296（14%）
近似正常/正常	0/5（0%）	4/62（6%）	1/61（2%）	5/128（4%）
总计	61/90（68%）	170/569（30%）	21/228（9%）	252/887（28%）

Adapted from the PIOPED Investigators: Value of the ventilation/perfusion scan in acute pulmonary embolism. JAMA 263: 2753, 1990.
PE：肺栓塞；V/Q：通气/灌注比。

CTPA 结果为阴性，但存在不能用其他原因解释的肺动脉高压体征或低氧血症，或存在已知血栓形成倾向，需进一步检查。如 CTPA 结果为阴性，需和放射科医生商议并制订进一步个体化检查方案。一般认为，如果在行 CTPA 时未行静脉检查，则需行双下肢二维超声检查。如超声结果显示 DVT 存在，则证明 PE 存在。但阴性超声结果并不能除外诊断，则需在第 2~7 天重复超声检查。

在 ED，CTPA 有其他用途。首先，无需再使用造影剂，扫描双腿数秒钟后可得到 CTV 图像，可评估有无 DVT[10]。在行 CT 检查时是否常规行 CTV 检查仍有争议。其次，行 CTPA 也可诊断其他能解释患者症状的疾病（框 86-3）。肺炎是 ED 患者最常见的替代诊断疾病[56]。10% 在 ED 进行 PE 评估的患者，单独 CT 检查可提供以下信息：（1）未发现 PE；（2）发现其他疾病，加上其他证据可降低 PE 可能性，无需进一步检查；（3）帮助制订已发现疾病的治疗方案。

处理

抗凝治疗

如 V/Q 扫描结果提示 PE 高度可疑，CTPA 有阳性发现，或者超声发现 DVT 且患者有提示 PE 的症状或体征，则需抗凝治疗。使用普通肝素[80U/kg 快速静脉注射，后续以 18U/（kg·h）静脉滴注]，低分子肝素（如伊诺肝素每 12 小时 1mg/kg 皮下或静脉注射），或 Xa 因子抑制剂，磺达肝素（5~10mg，依体重而定）是目前大多数 PE 患者的标准治疗方案。现在尚无证据表明何种肝素效果更佳。两种肝素在无抗凝禁忌证情况下均安全有效。肝素的优点包括降低新栓子形成概率（新栓子与现有栓子相比可呈指数增长），可降低华法林治疗时介导循环 C 蛋白活性相对下降引起的短暂高凝状态。肝素也具有抗炎功能，可预防 PE 相关性肺血管炎的发生。与 DVT 类似，在 ED 给予首剂华法林可缩短抗凝治疗时间。

框 86-3	CT 检查发现非 PE 疾病的诊断概率
肺炎（6%）*	
未预料的心包积液（1%）	
肿瘤性占位病变（1%）	
主动脉夹层（0.5%）	
气胸（0.5%）	

*全部 1025 例患者怀疑肺栓塞而行 CT 检查，发现其他诊断的百分比。

得到影像学结果之前即可予肝素治疗。权衡抗凝治疗的利弊，如 PE 的 PTP 大于 30% 且无明显抗凝治疗禁忌证，经验性抗凝治疗利大于弊。而等待影像学结果会延迟初次肝素治疗时间达 24 小时以上[57]。

确诊 PE 且同时合并如新近脑出血或大面积脑梗死等抗凝禁忌证时，需联系会诊紧急放置下腔静脉滤器。如不能在 12 小时内放置下腔静脉滤器，可行头部 CT 基线扫描检查，然后以 18U/（kg·h）静脉输注普通肝素（不行快速注射），然后转入 ICU 严密监测神经科体征及部分凝血酶原时间。应用普通肝素是因为普通肝素比低分子肝素更易被中和（停止滴注肝素，静脉注射鱼精蛋白 1mg/kg 进行中和）。一项针对 4 例患者的小样本研究表明，如患者有抗凝治疗绝对禁忌证，吸入 NO 对严重 PE 可能有帮助，但此治疗并未得到设计严谨的研究验证[58]。

绝大多数患者在使用肝素抗凝后第二天自觉症状缓解，超过一半患者几乎完全康复至 PE 前健康状态。在 ED 时血流动力学尚稳定的 PE 患者住院死亡率约 10%。另有 10%~20% 患者存在持续呼吸困难及活动耐力下降而使其生活质量永久性降低。收缩压降低（<90mmHg）是严重 PE 的高特异性、中等敏感性指标。特别是持续低血压时 PE 病死率明显增加[20]。如不存在低血压，床旁参数可帮助预测预后。心率持续增快，收缩压持续降低，脉搏血氧仪读数在 95% 以下提示严重 PE[19]。原有 CHF 或 COPD 的患者能加重 PE 病情。实验研究证实，血清肌钙蛋白升高，脑钠肽水平升高或脑钠肽前体浓度升高患者预后较差[59-64]。超声心动图显示右室低动力或扩张时，PE 患者死亡可能性增加。表 86-4 总结了这些因子预测住院患者死亡、休克或呼吸衰竭等预后的准确性。结合患者血流动力学状态、合并症和预后因素，可决定哪些患者需收入 ICU，哪些患者收入普通病房。

溶栓治疗

对 PE 患者行溶栓治疗尚存在争议。使用阿替普酶溶栓患者与单独使用抗凝治疗患者相比，症状缓解更快[65]，右室功能恢复更快[66]。但阿替普酶可增加出血风险。抗凝基础上使用溶栓治疗，究竟可挽救多少患者，多少患者的症状可得到改善，多少患者由于溶栓而出现致命性出血事件尚不清楚[67]。总而言之，获益-风险分析显示溶栓治疗可以使濒临死亡、心源性休克或第一周内进展为呼吸衰竭的 PE 患者获得最大益处。如出现低血压，且收缩压 <90mmHg 持续 15 分钟以上，则定义为大面积 PE（massive PE）。既往有高血压病史患者的阈值则是收缩压 <100mmHg 或收缩压较基础血压下降 60mmHg 以上。如不存在禁忌

表 86-4　PE 短期并发症预测因子

预测因子	标准	敏感性（%）*	特异性（%）
肌钙蛋白 I	>0.4ng/ml 或 T>0.04ng/ml	60	85
脉搏氧饱和度	呼吸空气时<95%	90	64
脑利钠肽	>90pg/ml	85	75
超声心动图	RV 扩张或低动力	86	39

RV：右心室。

* 可用是否需要升压药治疗、插管和住院时病死率预测心源性休克的敏感性及特异性。

症，溶栓治疗对大面积 PE 患者有益。对于仅根据床旁信息临床怀疑 PE 合并严重休克患者（如无肺血管造影情况下予经验性溶栓治疗），是否或何时给予静脉溶栓治疗尚存在争议。推荐应用经验性溶栓治疗时应至少符合以下条件：（1）临床医生判断 PE 可能性超过 50%；（2）患者血流动力学不稳定，无法离开 ED；（3）床旁超声证实右室扩张，低动力状态。次大面积 PE 患者［包括中～重度呼吸窘迫和低氧血症（氧饱和度小于 95%）及超声证实右室功能不全］可从溶栓中获益。如不能立刻行超声心动图检查，肌钙蛋白或脑钠肽浓度>90pg/ml 等右室功能替代检查可能有帮助（表 86-4）[68]。

考虑患者需要溶栓时，需认真筛查有无禁忌证，并告之患者溶栓出血的危险明显超过单纯抗凝治疗出血的危险。溶栓和抗凝治疗可并发症状性颅内出血，约 2% 溶栓患者有此并发症，尽管发生率不高，但也较单用肝素抗凝患者 1%～1.5% 的发生率明显增高。如果可能的话，且患者病情稳定，溶栓前需请心脏科医生或心脏外科医生会诊。表 86-5 列出了食品药品管理局（The Food and Drug Administration，FDA）批准的溶栓方案。

替奈普酶是具有多种药理性质的重组纤溶酶原激活酶，这些药理特性支持其可用于急性溶栓治疗，但作为 PE 溶栓药使用未被 FDA 批准。与阿替普酶不同，替奈普酶半衰期更长，对纤溶酶原激活剂抑制药具有拮抗作用，而且对纤维蛋白特异性较高，可更少地降解纤维蛋白原，从而减少凝血障碍[69]。

表 86-5　经 FDA 批准用于 PE 的紧急溶栓治疗方法

链激酶	静脉滴注 100 万单位超过 24 小时
尿激酶	快速静脉注射 100 万单位，然后以 30 万单位/小时静脉滴注 24 小时
阿替普酶	快速静脉注射 15mg，然后 2 小时内滴注 85mg。在静脉滴注时不使用肝素

梗阻性 PE 的临床过程常难以预料。许多大面积 PE 患者在 ED 病情稳定。一些患者到达 ED 时虽然"看上去不错"，但由于右室功能下降，病情可能在数小时内恶化。约 3% PE 患者在 ED 时并无低血压，但在 24 小时内却出现心搏骤停而死亡[19]。由于位于主肺动脉内的大血栓可很快阻塞右室流出道，使右室输出量减少（图 86-5），患者可在数分钟内出现低血压。患者病情突然恶化的其他机制包括新栓子脱落、释放引起肺血管痉挛的介质、突发缓慢性心律失常、心搏骤停及呼吸衰竭。心肺失代偿表现为呼吸困难和低氧血症加重、休克指数升高（心率和收缩压分离）、动脉收缩压<90mmHg、晕厥或出现痫性发作等急诊偶发事件。如出现心动过速，心电图出现 QRS 波由窄变宽，呈不完全性右束支传导阻滞，再演变为完全性右束支传导阻滞则提示预后不佳（图 86-6）。这也是致命性肺动脉高压及心搏骤停的证据[33]。

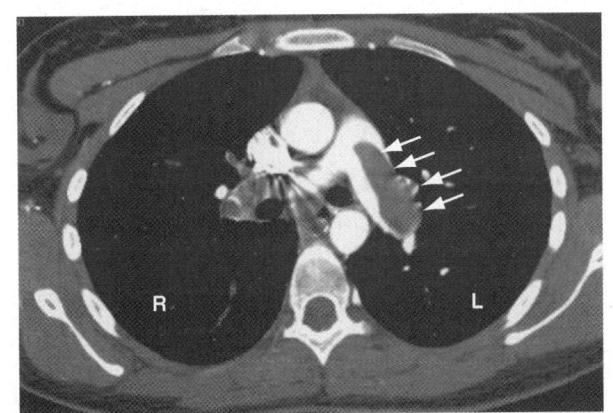

图 86-5　胸部强化 CT 显示大面积肺栓塞，此 CT 扫描层面在左右肺动脉分叉处。左主肺动脉可见大面积充盈缺损（箭头）。此为一例最近开始口服避孕药的年轻女性患者，因呼吸困难一周，工作中突发晕厥于 ED 就诊。此患者有发绀，低氧血症，平卧时血流动力学变差而在坐起时血压正常。给予抗凝治疗，紧急行外科栓子切除术，该患者预后极佳。聚合酶链反应（polymerase chain reaction，PCR）发现等位基因 DNA 上均有 V 因子 Leiden 突变。

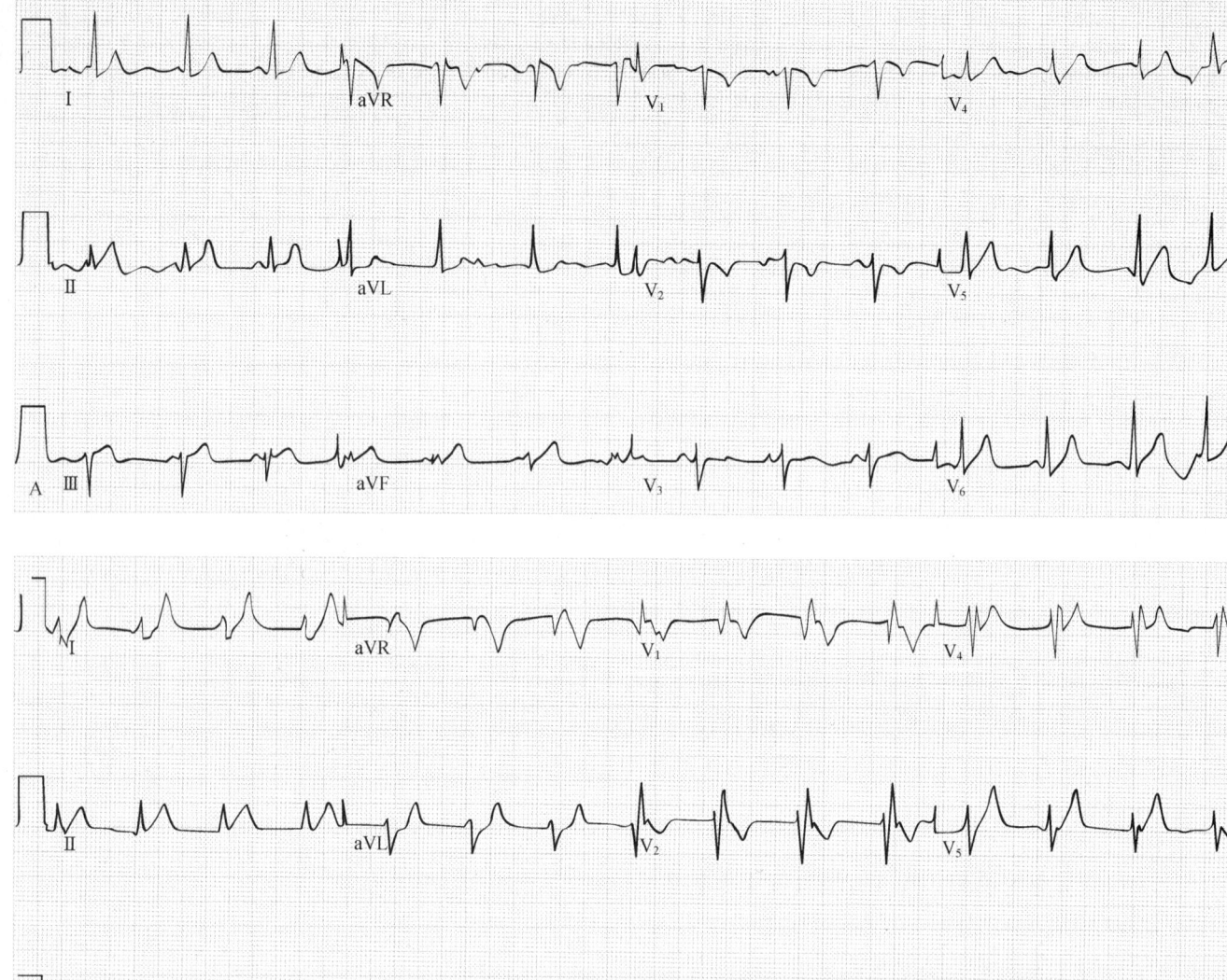

图 86-6 显示双侧大面积 PE 患者间隔 2 分钟描记的两份心电图：(A) QRS 波较窄；(B) 右束支传导阻滞。获取第二份心电图后，患者出现循环衰竭，积极努力复苏无效。

临床出现呼吸衰竭需立即行气管插管时，可采用标准快速序列插管（RSI）技术，在应用神经肌肉阻滞（NMBA）时若能用氯胺酮或依托咪酯诱导麻醉更好。尽量避免使用或减少其他诱导麻醉药的使用剂量，因其可降低心功能或降低前负荷，导致严重低血压。发生严重呼吸衰竭或心搏骤停时，溶栓治疗具有强适应证。患者右心内已知有漂浮血栓或存在严重难治性低血压，手术是挽救患者生命的最佳方法。手术取栓需体外循环及经验丰富的外科医生。手术治疗也是有溶栓禁忌症的严重 PE 患者的最佳选择。体外循环也需强化肝素抗凝，术中无法监测患者的精神状态，这对有高度颅内出血倾向的患者是最危险的。导管取栓也可挽救生命，但需要给患者穿上防护服再进入导管室治疗。

PE 可导致心搏骤停。院外心搏骤停常突然出现。大多数致命性 PE 患者最初可有明显呼吸窘迫、晕厥、痫样发作或在心搏骤停前出现与收缩压降低相关的心动过速。与单纯心源性心搏骤停患者相比，PE 患者心搏骤停发生率高，特别是第一目击者常观察到患者心脏停搏的最初心律为 PEA（心率＞20 次/分伴无脉）。PEA 机制可能为单纯右室流出道梗阻合并右室收缩功能受损。PE 患者行超声检查捕获的 PEA 表现为心脏收缩功能减弱。PE 引起心搏骤停的第二常见心律失常为心脏停搏，或每分钟低于 20 次的濒死型逸搏节律。缓慢-停搏型心搏骤停机制是室间隔张力导致房室结或结下传导束缺血或类似缺血作用。

已有研究发现，无论最初节律如何，无脉 PE 患者死亡率超过 70%。大量病例报道显示，对因 PE 发生心搏骤停患者进行快速静脉注射溶栓药物治疗可获得显著疗效,应在心脏停搏发生之前使用。溶栓治疗并不妨碍外科手术。已接受溶栓治疗的患者可行胸骨或胸廓切开取栓术而无致命性出血,最终得以存活。由心脏外科医生最终决定是否行取栓手术。

框86-4　ED有关PE诊断和治疗的常见问题

1. **在夜间无法行影像学检查时,先予患者肝素治疗是否合理?** 无禁忌证时可予肝素治疗。很多较小的医院常规采用此方法,使用单次依诺肝素。

2. **如正在接受治疗的PE患者由于胸痛重返ED,该如何处理?** 如患者INR值在治疗范围内(1.5~2.5)且只有症状(如胸痛、呼吸困难),无晕厥,生命体征相对稳定,ECG无肺动脉高压表现(特别是无$S_1Q_3T_3$图形及V_1~V_4导联无T波倒置),可能不需影像学检查。需考虑其他原因所致胸痛(特别是ACS)。患者由于胸痛返回ED,如缺乏明确诊断,给予抗炎药物对症治疗是安全和合理的。在休息状态下持续性呼吸困难更应注意因继发作用(包括支气管痉挛或严重肺血管增殖伴肺动脉高压)引起的未缓解或复发性肺血栓。重复肺血管造影可以发现未解决的或新的栓子。经胸超声心动图更重要,可发现持续右室功能不全及肺动脉高压。影像学有充盈缺损及有症状的肺动脉高压患者可能逐渐发展为慢性血栓栓塞性肺动脉高压。为减少此类事件,如患者因持续存在静息呼吸困难而返回ED,且影像学上有未解决的充盈缺损及肺动脉高压,需住院或行肺血管取栓术。

3. **如何使用非电离辐射手段诊断妊娠合并肺栓塞?** 临床难题实际上是孕妇患PE风险增加,但血浆D-二聚体诊断价值低,无PE时血浆D-二聚体亦可升高[70,71]。PE是孕妇非创伤性死亡的主要原因,临床医生需采用一个更灵活的方法对所有伴呼吸困难的孕妇"除外PE"。肺V/Q扫描对孕妇安全,对胎儿几乎没有风险。胸部CT检查约有250mrad辐射量,而妇产科专家认为5rad辐射量对胎儿可能有致畸作用。母亲腹部可以屏蔽,但胎儿仍能获得250mrad中的小部分辐射量。越来越多的数据表明,即便更小剂量辐射量也可损伤胎儿大脑,导致以后轻度认知障碍,CT检查对孕妇长期后果还不清楚。对孕妇行血浆D-二聚体检查除外PE似乎很合理,如低PTP患者血浆D-二聚体结果为阴性,则可除外PE诊断。孕妇处于高凝状态,循环中血浆D-二聚体浓度升高。怀孕过程中,血浆D-二聚体浓度升高和怀孕时间呈线性相关,约75%进行PE评估的孕妇血浆D-二聚体浓度高于正常上限值(500ng/ml)[72]。应用下肢血管超声检查除外DVT诊断,可将PE可能性降低一半。V/Q扫描如正常可除外PE。V/Q扫描结果为高度可疑时可诊断PE,应开始使用肝素(肝素不能透过胎盘屏障)。V/Q扫描结果既非正常,也非高度可疑时,则需行进一步影像学检查(可行下肢二维超声多普勒检查)

4. **如患者过度肥胖,不能行CT检查或V/Q扫描,该怎么办?** CT扫描仪都有最大体重限制。患者体重超过这一限制或没有更大承重量的CT扫描仪时,推荐行下肢血管二维超声检查除外DVT。尽管这不是肥胖患者的最佳选择,血管超声偶尔也可对DVT有阳性发现,从而诊断PE。另一选择方案是如血浆D-二聚体高于1 000ng/ml,且患者PTP为中~高危,可经验性使用抗凝治疗。抗凝剂量不统一,大多数专家推荐皮下注射依诺肝素,根据实际体重调整剂量(1mg/kg),最大可用至200u/kg

CT:计算机体层摄影;ECG:心电图;ED:急诊科;PE:肺栓塞;V/Q:通气灌注比。

重要概念

- DVT常表现为上肢或下肢非特异性痉挛样感觉,而无明显水肿。
- 即使无PE突发症状,也不能排除该诊断。
- ELISA或免疫比浊法测得血浆D-二聚体浓度<500ng/ml可除外非高危患者PE或DVT。
- 患者PTP<2%时,无需进一步检查以评估PE。
- PE患者脉搏血氧饱和度<95%时,预后不良。

本章参考文献请参见 http://pumpress.bjmu.edu.cn/eduservice/3419.html

# 第五篇　胃肠道系统

第 87 章　食管、胃及十二指肠

Mark J. Lowell

胡北　译　曾红科　校

食管梗阻

概述

误吞异物或食管被食物团块嵌顿堵塞（嵌塞）经常发生，多数可自行通过，只有10%～20%的患者需要非手术介入处理，不足1%的患者需要外科手术取除。误吞异物或嵌塞极少引起死亡。多数异物误吞见于6个月～6岁的儿童，而且硬币为最常见的误吞异物。在成人，异物误吞多见于囚犯、酗酒者、精神病及心理创伤患者，而且通常有多次误吞病史。大多数成人食管嵌塞由食物引起，特别是肉类及骨头。食管原有异常者更易发生异物嵌塞，佩戴义齿患者由于口腔感觉受损此类风险亦增高。

疾病原理

成人食管的长度为25～30cm，起始于下咽部，在环状软骨平面位于喉后面，呈一狭缝。此狭缝头端两侧为盲袋状的梨状隐窝，异物经常停留此处。食管是可扩张的，成人可以毫无困难地吞食大小为20mm的物体。食管全程具有四个生理性狭窄，相对容易出现异物嵌塞，包括环咽肌即食管上括约肌水平，主动脉弓和左主支气管跨越食管处，穿膈食管裂孔处的食管下括约肌水平（lower esophageal sphincter，LES）。大多数异物嵌塞见于食管中、下1/3段，而体积较大的异物引起的食管近端嵌塞可以堵塞气管，压迫气道，表现为窒息、喘鸣或咳嗽。

食管包含两层肌肉，即内环肌和外纵肌，肌肉的静息张力使食管内膜折叠，可有效排空食管腔，而弹性纤维可以使食管腔扩张，允许食物通过。食管的上1/3，包括环咽肌，含有横纹肌，负责吞咽动作的随意启动；食管中1/3部分兼有骨骼肌和平滑肌；而食管远端只含有平滑肌。

尽管食管起始处固定，但其穿过纵隔时可活动，因此增大的左心房或左心室、甲状腺肿、纵隔肿瘤可导致其移位，食管移位可导致其形状改变，从而阻止食物团块或异物通过。

临床特征

食管梗阻的患者通常表现为吞咽困难、吞咽痛或胸痛。梗阻可为部分或完全性。完全梗阻时不能吞咽，通常流涎，并剧烈干呕以吐出引起梗阻的食物团块。患者可主诉从颈部至胸骨下以及胃周区的疼痛，尽管患者感觉到的梗阻平面与实际梗阻平面并无关系。应询问患者梗阻后是否出现尖锐声响，是否出现食管穿孔或腹膜炎的体征。

食管近端梗阻可能表现如心血管意外猝死，当食物嵌塞于食管上段或咽部时，引起气道阻塞，通常为进食未经咀嚼的大块肉时，患者出现突然发绀和摔倒。类似地，当大块食物未经充分咀嚼而吞咽后，可引起食管远端梗阻，出现所谓"牛排屋综合征"的表现。食管梗阻随着食物团块的自然排空，可以是暂时性的。通常为患者吞食大块牛肉后，极短时间出现极度不适，不能再吞咽任何食物，饮酒或牙缺失为诱因。尽管正常食管也可出现梗阻，但食管梗阻患者约90%都存在食管癌、消化性狭窄或舍茨基环（Schatzki ring，食管下部蹼）等异常。舍茨基环为胃食管连接处的纤维膜状结构，存在于15%的人群中。

除解剖狭窄处容易出现梗阻外，其他病理原因也可导致食管狭窄，引起梗阻症状。腔内狭窄因素包括癌肿和食管蹼，食管蹼为一层薄的横跨食管腔生长的黏膜结构，由黏膜和黏膜下层构成，食管蹼可独立存在，但多见于Plummer-Vinson综合征，主要表现为前壁黏膜隔，吞咽困难，缺铁性贫血，唇干裂，匙状指甲，舌炎以及口腔、咽和食管上段薄而脆的黏膜白斑。Plummer-Vinson综合征多见于30～50岁的女性，患者多表现有吞咽困难，最初为间断性，进食固体食物时加重，如果未经治疗，疾病进展，吞咽困难可进展为持续性。

食管外部压迫可见于多种情况，在颈部，甲状腺肿或甲状腺癌引起的甲状腺增大可以引起吞咽困难，吞咽困难也可见于咽食管或Zenker憩室，为环咽肌失迟缓导致腔内压力升高引起的进行性咽黏膜膨出性憩室。临床表现为吞咽时有声响（饮水时颈部出现气过水声）、吞咽困难、呼吸时有腐败恶臭气味、在颈部可触及可压缩的包块。患者平卧位时，憩室内容物排空反流可引起喉气管的误吸。

在儿童和成人中，先天性主动脉弓异常可以引起吞咽困难，在儿童中，呼吸系统症状常见并通常为主要症状；在成人中，右锁骨下动脉异常是血管异常引起吞咽困难最常见的原因，通常直至40岁才出现症状，成人最常见的症状为运动时呼吸困难和吞咽困难。主动脉弓及其他大血管的动脉瘤也可压迫食管引起吞咽困难。支气管癌可通过直接侵犯食管或通过淋巴结转移压迫食管引起吞咽困难。

诊断

当怀疑咽喉部异物嵌塞时，应行颈部X线平片检查，胸部和腹部X线平片检查也可提供必要的信息。通常硬币很容易被发现，圆盘电池在X线检查时呈特有的"双密度"征象，小的骨头以及透光的物体偶尔也可见，如伴有穿孔，组织内可出现气体。X线检查未发现异物并不能排除异物嵌塞的诊断，通常需要继续行气钡双重对比检查。计算机断层扫描（CT）可成功确诊异物嵌塞，特别是鸡骨和鱼骨，比X线平片检查或钡剂造影检查敏感[1,2]，也可显像一些无机物（如积木玩具）[3]，另外，CT还可观察穿孔周围组织的变化。

有报道，便携式金属探测器可用于对发生于儿童中的金属异物进行定位，也可探查到射线可透的金属异物如铝制的易拉罐拉环，存在的缺点为不能精确定位或显像异物[4]。

若条件允许，可行内镜检查，协助食管异物的诊断和治疗。如无条件行内镜检查，需行放射线对比检查确诊，但对比剂造影检查除了有引起患者误吸的危险，造影剂残留还影响内镜的检查。因此，如果怀疑食管异物，进行任何检查前最好先咨询内镜医师的意见。如果考虑食管有穿孔，应该首先考虑使用水溶性的造影剂泛影葡胺，因为钡剂会诱发组织内炎症反应，但需要小心的是，泛影葡胺如果误吸会引起吸入性肺炎。如果临床上考虑穿孔，泛影葡胺显像失败，可考虑使用钡剂重新行造影检查。钡剂会影响随后的内镜检查，所以造影剂应使用最少量的稀释后的钡剂。确认梗阻部位一般不选用食管吞钡棉絮检查，因为该检查相当于在食管内又添加了异物，而且需要取除。X线平片及食管造影检查的假阴性率低于1%，假阳性率低于20%[5]。对于误吞尖锐异物的患者，考虑到并发症的危险，应及时评估，包括内镜检查。

鉴别诊断

食管异物应与气道内异物相鉴别，在婴幼儿，鉴别诊断较困难。X线检查时，食管异物呈冠状位，前后位X线平片检查可清楚显示。气管内异物通常呈矢状位。

食管梗阻患者可表现为胸骨后疼痛，症状类似于急性心肌缺血，出现吞咽痛表明存在黏膜损伤。

治疗

由有经验的内镜医师行纤维内镜检查，取除食管内异物，安全有效，并发症发生率低于8%[6]。回顾性研究证实，探条扩张在部分患者中可安全成功取除食管内的硬币[7]。

食管上段异物

口咽部异物可在直视下用弯血管钳取除。食管上段光滑的异物通常可用Foley导管取除，为此需要操作者技术熟练、患者配合以及荧光镜的引导。患者通常取俯卧位，将导管插入食管内，并通过异物嵌顿处远端，然后向气囊充气，回拉导管，将异物随同导管一起带出。关于此技术的安全性存有争议，因为异物并未得到直接控制[8-10]。取除过程中，为预防异物进入气道，可预防性行气管插管。如上述方法取除食管异物失败，需要请更有经验的上级内镜专家会诊。

食管下段异物

食管下段梗阻通常是由嵌顿的食物团块引起，在急诊科可有效治疗。接近50%的患者，通过静脉注射1mg胰高血糖素（最大剂量2mg），松弛食管平滑肌，可以使食物团顺利通过狭窄处。因为胰高血糖素只作用于平滑肌，因此仅仅对食管下段的异物梗阻有效。胰高血糖素的副作用包括恶心、呕吐、头晕、面部潮红。对于有尖锐头端、有损伤性的异物，或者胰岛素瘤、嗜铬细胞瘤或 Zollinger-Ellison 综合征的患者，禁用胰高血糖素[11]。

发泡剂可以有效促进梗阻食物团块的通过，机制尚不清楚，可能与液体发泡释放二氧化碳分裂嵌塞的食物团块并扩张远端食管有关。60%～80% 的患者口服碳酸盐饮料后（包括软饮料），梗阻的食物团块可成功通过[12,13]。联合应用胰高血糖素与发泡剂，65%～75% 的患者可以迅速缓解症状[14,15]。如出现完全梗阻或梗阻持续超过 24 小时，应避免使用发泡剂，因为梗阻时间过长易引起远端食管缺血，再使用发泡剂有可能会导致食管穿孔。对于食物团块梗阻，不建议使用柔软剂（木瓜蛋白酶）来软化食物团块，尽管完整无损的黏膜不受蛋白酶的作用，但受损的黏膜暴露于蛋白水解酶，黏膜炎症会越来越严重，最终蛋白水解酶会消化食管，引起食管穿孔。

对于头端尖锐的食管远端异物，如果患者禁忌使用以上方法或以上方法治疗无效，应行内镜检查。对于有症状的患者，行 CT 或造影检查仅仅确认有无梗阻究竟有多大益处尚不清楚。

患者极度痛苦或误吞碱性纽扣状电池的儿童，应立即行内镜检查，这类电池除了含有锌、锂、汞等金属外，尚含有浓缩的氢氧化钠或氢氧化钾，一旦泄露，具有全身毒性，而且电池越大，异物嵌塞和泄露的危险愈大。误吞的电池一旦通过食管进入胃腔，应行放射线检查，确保异物通过。

食管近端的异物如尖锐物、圆盘电池、硬币，嵌塞可引起分泌障碍，需急诊介入处理。关于食物团块引起轻～中度食管梗阻症状的患者是否需要立即行内镜检查尚无定论。对于此类患者，有学者认为如果患者分泌功能不受影响，不必急诊处理，多数食物团块可自行通过；也有人认为软化的食物团块在内镜下取除较困难，而且容易引起并发症。异物停留食管内超过 24 小时，出现并发症的风险相应增加，包括穿孔、主动脉肠瘘、气管食管瘘及脓肿，这些并发症有可能在误吞异物多年后才发生，因此，多数专家建议所有食管梗阻的患者，应内镜随访，排除潜在的病理情况。

胃

一些进入胃腔的异物也需要内镜取除，长度超过 5cm、直径大于 2.5cm 的物件（牙刷和勺子）很少能通过胃，所有尖锐及有尖头的异物如牙签、鱼骨，在进入胃腔前应取除，否则，有 15%～35% 的患者会出现肠穿孔。进入胃腔的体积较小的异物，可观察粪便，必要时可行 X 线检查以确认其是否排出体外。胃腔内停留超过 3～4 周或小肠内停留超过 1 周的异物，应手术取除[16]。

食管穿孔

概述

食管穿孔可危及生命，必须早期诊治以降低并发症及死亡率。食管穿孔最早由 Boerhaave 于 18 世纪早期首次报道，主要因强烈呕吐，也可因 Valsalva 式动作导致，如分娩、咳嗽或提举重物。随着近 20 年来内镜的广泛使用，内镜操作损伤已成为食管穿孔最常见的病因。自发性穿孔仅占少数。因留置鼻空肠管和气管插管所致的穿孔亦有报道，包括使用气管食管联合导管[17,18]。食管穿孔其他病因包括异物和腐蚀性物质的摄入，严重食管炎，肿瘤，钝伤或穿透伤等直接损伤。

疾病原理

超过 90% 的自发性食管破裂发生在食管远端。与之相反，颈部或胸部钝挫伤所造成的食管破裂常发生于食管的上中三分之一。医源性食管损伤多发生于咽食管交界处，因该处壁薄且并无浆膜层加固，但该处进镜困难，因此常需用力进镜而超过环咽肌的耐受上限。另一个易造成医源性损伤的部位是胃食管交界处，该处食管向左前方进入腹腔，内镜可能穿破食管前壁，多见于食管狭窄或贲门失弛缓症行扩张治疗时。其他医源性食管穿孔的高危因素包括颈椎前骨赘、Zenker 憩室、食管狭窄和恶性肿瘤。

食管穿孔是大多数内镜操作的常见并发症，如食管超声心动图、硬化治疗或留置 Sengstaken-Blakemore 管。一旦出现食管穿孔，唾液和胃内容物可进入纵隔。因食管壁薄，感染及炎症反应迅速向周围组织及器官扩散。随着呼吸时胸腔内压力的变化，污染组织随之进入纵隔。如纵隔内有胃的消化酶和其他异物，可诱发强烈的炎症反应刺激大量液体渗出，压迫引起邻近结构移位。

临床特征

食管穿孔的临床特征不一，与病因、病变部位、大小、污染程度和损伤部位有关[19]。患者的症状和体征可能不典型且无特异性。食管上段穿孔的患者常伴颈部或胸部疼痛、吞咽困难、呼吸窘迫和发热，亦可造成吞咽疼痛、恶心、呕吐、声音嘶哑或失声。

食管下段穿孔的患者常伴腹痛、气胸、液气胸和纵隔积气。疼痛可放射至背部、胸部左侧、左肩或双肩[20]。多数患者有纵隔气肿或颈部气肿，可通过触诊或听诊闻及"嘎吱嘎吱"的声音（Hamman征）。腹部查体常出现胃周或全腹广泛压痛，伴反跳痛及腹肌紧张。严重纵隔炎患者可出现暴发性休克。

如患者出现疼痛、发热、呼吸困难或食管检查后出现捻发音，应首先排除食管穿孔，直至确诊其他疾病。医源性食管穿孔的症状可能不会即时出现，直至术后几小时才出现。

诊断

影像学检查有助于食管穿孔的确诊。胸部和上腹部X线检查是首选，如怀疑食管上段穿孔尚可考虑行颈部软组织X线检查。影像学检查可检测出90%的食管穿孔患者，异常的征象包括：皮下气肿、纵隔气肿、纵隔增宽、胸腔积液或肺部浸润[21]。食管穿孔的数小时内影像学检查可能并无异常征象。

怀疑食管穿孔的患者应行双重造影检查。争论的焦点是造影剂的选择。硫酸钡对于食管小穿孔有优势，然而其可能诱发组织炎症反应。因此有专家建议使用水溶性造影剂（如泛影葡胺），缺点是水溶性造影剂密度低，有可能造成漏诊。此外，造影剂的误吸可能引起肺炎。比较谨慎的做法是对于无误吸风险的患者首先使用水溶性造影剂，如临床提示食管穿孔但水溶性造影剂未能发现，建议采用钡剂复查。

如临床怀疑食管穿孔但双重造影不支持，可考虑行胸部CT检查，也适用于未能完成食管X线检查的患者。如出现纵隔气体或造影剂外漏至食管外，出现食管旁积液或积脓可确诊食管穿孔。然而上述表现亦可见于穿孔痊愈后。CT检查也可检测邻近部位，排除其他病因。内镜检查有助于诊断，特别是对于创伤患者，然而食管小穿孔不易甚至难以被发现。尽管食管穿孔后白细胞可显著上升，但实验室检查对疾病的诊断意义不大。

鉴别诊断

食管穿孔或破裂患者误诊率超过50%，鉴别诊断包括引起胸部和腹部疼痛的多个病因，如肺栓塞、急性心肌梗死、主动脉夹层、溃疡穿孔、气胸、肺脓肿、心包炎或胰腺炎。食管穿孔必须及早确诊，因并发症及死亡率随着误诊时间的延长而增加。

治疗

下述食管穿孔的患者需尽早治疗：出现Boerhaave征、生命体征不稳定、纵隔或胸膜被污染、腹腔穿孔或伴气胸[22]。治疗方案包括早期静脉使用广谱抗生素；抗感染治疗可联合第二代头孢菌素和氨基糖苷类抗生素；禁食；留置鼻胃管以抑制口腔和胃液分泌。可考虑早期手术治疗。

越来越多的资料显示，低危的医源性食管穿孔患者可保守治疗并密切观察。低危患者包括临床情况稳定、症状和发热不严重、无休克的临床表现、穿孔时间较长但无明显症状。这些患者需留置鼻胃管，使用广谱抗生素和肠外营养。这些患者保守治疗期间需严密观察和评估。虽然尚未被广泛接受，但越来越多的资料肯定了内镜下修复在有适应证患者中的作用。

食管炎

概述

食管炎是指食管的炎症，最常见的病因是胃食管反流病（GERD）。其他病因包括感染性食管炎、药物性食管炎和腐蚀性液体、放射或硬化治疗对食管的损伤。此外，嗜酸细胞食管炎是一个新的疾病概念，近年来确诊率越来越高。

病理生理

感染性食管炎

感染性食管炎在免疫功能正常的人群中罕见。若在健康人群中发生，通常存在潜在的食管异常或局部免疫缺陷，如局部使用吸入性类固醇激素。医源性的处理，如使用免疫抑制剂、强效的化疗药物和广谱抗生素，是感染性食管炎发生发展的高危因素。尽管抗病毒治疗药物的疗效不断提高，但人类免疫缺陷病毒（HIV）的广泛传播使得食管感染的发生率明显增加。此外，医源性免疫抑制剂或削弱健康人体免疫系统的疾病也易导致食管感染的发生，如糖尿病、酗酒、潜在的恶性肿瘤、使用糖皮质激素和高龄。上述情况可诱使食管黏膜屏障发生变化，导致食管感染的易感性增加。食管最常见的病原菌是念珠菌（主要是白色念珠菌）。

随着在免疫功能低下的患者中经验性抗真菌预防治疗越来越普遍，病毒性食管炎也越来越常见。单纯疱疹病毒1、巨细胞病毒和人乳头状瘤病毒是最常见的病毒病原体。细菌、分枝杆菌、真菌和寄生虫引起（如克氏锥虫、隐孢子虫和肺囊虫）的感染性食管炎并不常见，常通过培养或活检而确诊。

药物性食管炎

在美国，药物性食管炎的发生率大约为每年10 000人[24]。但大多数患者未被确诊而未能上报，因此实际的发生率并不清楚。药物性食管炎可能与药丸或胶囊未能通过食管进入胃而长时间与食管黏膜接触有关。当药物暴露于食管内与食管接触时，可引起食管炎症和损伤。药物性食管炎在各年龄层均有文献报道。高危因素包括高龄、食管动力下降和外源性压迫。大药丸因外覆凝胶而更易在食管内残留。药丸可卡在食管内，尤其见于服药时不饮水或仰卧位服药，于食管的自然狭窄处多见，但食管中每个部位均可发生。缓释制剂的药物破坏力更强。损伤小至局部炎症，大至frank溃疡、出血，最终形成狭窄。常见的致病药物包括抗生素（特别是四环素类）、抗病毒药物、阿司匹林和其他非甾体类消炎药（NSAIDs）、氯化钾、奎尼丁、硫酸亚铁、阿普洛尔、阿仑膦酸钠和帕米膦酸。

嗜酸细胞食管炎

嗜酸细胞食管炎于1978年被首次报道，定义为食管黏膜或深层组织内存在嗜酸性粒细胞。疾病最初被认为是儿童疾病，但近年来成年人的发生率越来越高。症状与GERD相似，但其胃灼热感及吞咽困难对于标准的GERD治疗方法无效。嗜酸细胞食管炎目前病因未明，但已知与过敏体质相关，特别是在青年人群中。

腐蚀性食管炎

食管腐蚀性损伤最常见于儿童，亦见于企图自杀的成年人。强酸性或强碱性物质是主要病因。食管的损伤程度取决于腐蚀性物质的浓度、摄入量以及与组织接触的时间。强酸可引起凝固性坏死，继而焦痂形成以限制损伤的扩散。碱性物质相反，可引起液化性坏死，并持续性地造成损伤，直至碱性物质或其活性分解产物不再接触组织。

恶性肿瘤放射治疗亦可引起食管炎，程度与接收的辐射总量相关，引起黏膜炎症及脆性增加。硬化治疗中所使用的硬化剂亦可引起食管炎。

临床特征

不管哪种病因引起的食管炎，最常见的症状是吞咽困难或吞咽疼痛。胸痛也很常见，有的食管渗血范围局限，有的甚至引起大出血。食管溃疡和穿孔可导致纵隔炎。

感染性食管炎

感染性食管炎最常见的症状是严重的吞咽疼痛，以致患者拒绝进食或饮水，可能存在吞咽困难，不论是固体还是液体。常伴随胸痛，以突发、持续和抑酸治疗无效为特征。胃灼热感（烧灼感，以剑突下为起始部位，向颈部放射）和恶心也较常见。一些免疫力低的患者可有发热或出血，但并无吞咽困难或吞咽疼痛等表现。

药物性食管炎

药物性食管炎的患者常伴吞咽疼痛。时间大多数患者既往并无食管病史，症状以突发疼痛、吞咽后疼痛加剧为特点，偶伴吞咽困难。有些患者以"感觉药物在食管内被卡住"为主述，但因服药时间已过数小时而不易获得服药病史。不典型的症状包括烧灼样疼痛，不易与GERD鉴别。

嗜酸细胞食管炎

嗜酸细胞食管炎的患者常伴吞咽困难、食物嵌塞或烧灼感。偶伴食管功能失调。诊断依靠胃镜病理活检。

腐蚀性和放射性食管炎

食管腐蚀伤患者常出现口、胸部或胃周区疼痛，伴吞咽困难和呕吐，有的会流涎。可能同时伴气道损伤，与气道的直接损伤或水肿有关。随着病情进展，可能会出现穿孔，食管狭窄是最常见的远期并发症。放射性食管炎多伴吞咽疼痛和吞咽困难，并最终发展为食管狭窄。

诊断策略

对于药物性食管炎和感染性食管炎，胃镜是最佳的诊断方法。对于感染性食管炎，胃镜下可清楚显示感染病灶的特征性表现，如念珠菌的白斑或疱疹病毒的小囊泡，并可以通过刷检或活检确诊。影像学检查并无特征性的表现，因此意义不大。临床工作中需注意对药物性食管炎的诊断。而其他引起食管炎的病因通常临床症状非常明显。

鉴别诊断

引起食管疼痛的原因还包括胃食管反流、食管动力障碍、异物和穿孔。胸痛也是原因之一，因此必须警惕急性冠脉综合征的可能。食管疼痛较易定位，并与吞咽相关。

治疗

感染性食管炎

对于感染性食管炎，治疗应针对致病的病原微生物。免疫功能正常或轻度下降的念珠菌性食管炎患者，可口服克霉唑（口服，10毫克/次，一天5次，疗程1周）或制霉菌素（口服，100～300万单位/次，1天4～5次，疗程2周）。一些新型的抗真菌药，如氟康唑（200毫克/天，口服，疗程3～4周）、酮康唑（300～400毫克/天，口服，疗程3～4周）或伊曲康唑（100～200毫克/天，口服，疗程3～4周）适用于一些感染较重或免疫功能低下的患者，或病程不长，感染程度不重的患者。

单纯疱疹性食管炎的初步治疗方案包括抗病毒药物，如阿昔洛韦[口服，400毫克/次，一天5次，疗程7～14天或静脉注射，5～10毫克/（千克·次），每次间隔8小时，疗程7～14天]、泛昔洛韦（口服，500毫克/次，一天3次，疗程7～14天）或伐昔洛韦（口服，500毫克/次，一天2次，疗程7～14天）。如巨细胞病毒性食管炎初步治疗可以采用更昔洛韦[静脉注射，5毫克/（千克·次），每次间隔12小时，疗程2～3周]或膦甲酸钠[静脉注射，60毫克/（千克·次），每次间隔8小时或90毫克/（千克·次），每次间隔12小时，疗程为2～3周][26]。

如病原菌未明或患者的全身状况不佳，则需入院治疗。患者从急诊科出院后应在相关科室（如胃肠专科及感染科）进行规律随访。除病因治疗外，尚需联用抑酸药、局部麻醉药或硫糖铝对症治疗以减轻症状。

药物性食管炎

如患者疑诊为药物性食管炎，必须行胃镜检查，并了解有无其他引起食管炎的病因。尽管直观上抑酸药可阻止受损黏膜的进一步糜烂，但目前并无药物性食管炎的治疗方案。药物性食管炎的患者症状缓解所需时间可长达6周。

药物性食管炎的最佳治疗措施是预防疾病的发生。应嘱咐患者服药时应同时服用最少4盎司（1英制液体盎司=28.41毫升）的液体。患者服用药物时应直立，并保持数分钟。如实际情况允许，存在潜在食管病变或长期卧床的病人应避免服药。

嗜酸细胞性食管炎

嗜酸细胞性食管炎多见于抗反流治疗失败后或存在食物嵌塞的患者。因此，经治医生需警惕食物嵌塞的可能，适当的抑酸治疗，并将患者转至胃肠专科进一步诊治。目前虽然该病最佳的治疗方案尚未达成共识，但已有报道称局部使用皮质类固醇（如吞服）疗效显著。

腐蚀性和放射性食管炎

食管腐蚀性损伤的处理包括评估和处理可能存在的气道损伤，继而评估食管损伤的范围。尽管有些学者主张用水或牛奶等温和的稀释性液体减轻化学性损伤的程度，但不少学者持反对意见，认为该方法可诱发呕吐，使食管再次受腐蚀性伤害。一般情况下，患者在评估的过程中最好避免经口进食。同时，也不建议胃灌洗或用活性炭治疗。有症状的患者应密切心电监护，继而行胃镜评估并处理如穿孔等相关并发症。无症状的患者如确定仅意外服用小剂量低浓度的酸性或碱性腐蚀性液体，观察一段时间后可出院，并定期门诊复诊。放射性食管炎的疗效已被肯定。因放射性食管炎而不能进食的患者需补液支持治疗。

胃食管反流病

概述

大多数人每日数次发生胃内容物反流至食管而没有症状，这是一种正常的生理现象。如果反流产生症状或导致上消化道或呼吸道的组织病理学改变，即成为胃食管反流病。在美国，7%的人每天都发生反流引起的烧灼感，14%的人每周都发生上述症状，40%的人每月都发生上述症状。

疾病原理

尽管胃贲门及食管左壁的解剖结构阻止了胃内容物反流至食管，但胃食管反流的最主要障碍是食管下括约肌（LES）。食管下括约肌出现缺陷，导致胃内容物反流入食管，被认为是胃食管反流的主要病理机制[27]。反流发生时，重力、蠕动、吞咽唾液及食管腺体分泌等因素可将反流胃内容物送回胃内。黏膜也会发生改变使反流物对食管的损伤最小化。

胃食管反流病的其他发病机制包括食管动力异常、胃内压增加（如肥胖、妊娠）、胃酸分泌过多、胃出口梗阻以及导致胃排空延迟的因素（如胃轻瘫、神经肌肉疾病)。食管裂孔疝(部分胃经膈肌食管裂隙脱出)曾被认为是胃食管反流病,它通过干扰 LES 的功能,也可能是促使 GERD 发病的一个因素。然而,食管裂孔疝被认为在持续性 GERD 中发挥更大的作用,已经发现在约 90% 的此类患者中有严重的 GERD 及其并发症[28,29]。

临床特征

症状

GERD 的最常见表现是反流性食管炎,后者的主要症状是烧灼感,始发于剑突下,可放射至颈部。反流也可能会导致胸部中央出现沉闷不适,局部压迫感,或严重压榨样疼痛。这种类型的疼痛被认为是由酸诱导性食管痉挛导致的。病人可表现为舒适,或可能出现相关的症状如出汗,面色苍白,恶心,呕吐,导致临床疑诊缺血性心脏综合征。详细的病史采集可帮助鉴别心脏性或反流性胸痛,尽管在急诊有时无法鉴别。

GERD 的其他症状包括反酸(酸性或苦味物质在口腔或咽部的自发表现)和多涎(一个迷走神经介导的多涎反应,可能会在 1 分钟内产生高达 10 毫升的唾液)。也可表现为吞咽困难和吞咽疼痛,可能与更严重的并发症有关。合并出血、体重减轻或合并贫血者应进行检查。

任何可降低 LES 压力、减少食管蠕动或延长胃排空的情况或物质容易使患者出现反流(框 87-1)。使食管低于胃的体位或腹内压增加往往促使反流发生。弯腰、屈膝、身体前倾、Valsalva 动作或仰卧位都是促发因素。

GERD 还具有食管外的临床表现。反流引起的哮喘可能是由胃内容物误吸入肺或一个从肠道到肺的迷走神经反射弧被激活所导致。虽然哮喘和 GERD 已被证实在许多患者中共存,但很难鉴别胃食管反流为引起哮喘的原因,没有诊断性试验以确定哪些患者有 GERD 相关性哮喘[30-32]。慢性迁延性咳嗽(无哮鸣音)也可归咎于反流[33]。

如果反流物到达近端食管,可能会导致耳鼻喉科相关的表现,甚至可以没有食管症状。反复接触反流物可导致喉或气管狭窄,据推测,长时间插管患者声门下狭窄可能是由 GERD 所致[34]。GERD 也可能会导致声音嘶哑,发音困难,咳嗽,球状感觉,重复清嗓,并经常出现喉痛或喉炎[35]。反流物进入口咽部,可能会导致牙龈炎、口臭或牙齿的问题,如酸暴露侵蚀牙齿舌侧。反流也可导致耳痛和呃逆[36]。

框 87-1	胃食管反流相关的药物和条件

下食管括约肌压力降低
抗胆碱药物
苯二氮卓类
咖啡因
钙通道阻滞剂
巧克力
雌激素
乙醇
脂肪食物
尼古丁
硝酸盐
薄荷
妊娠
孕酮

食管动力下降
贲门失弛缓症
糖尿病
硬皮病

胃排空时间增加
抗胆碱药物
糖尿病胃轻瘫
胃出口梗阻

并发症

重复暴露于酸性物质可导致食管黏膜发生变化。不断的反流可能会导致正常的复层鳞状上皮细胞层变薄。随着食管炎的发展,黏膜和黏膜下层发生炎症反应,伴随中性粒细胞浸润。炎症反应是由食管黏膜受到反流物如胃酸、胃蛋白酶和胆汁酸的化学刺激引起的。酸性和碱性反流物产生相同的病理改变。持续暴露可能导致内镜下出现明显的变化如侵蚀、溃烂和瘢痕,最终可导致狭窄形成。GERD 最严重的病理后果是正常的复层鳞状上皮被化生的柱状上皮替代,称为巴雷特化生。组织学上,它的特点是覆有绒毛的杯状细胞结构。巴雷特化生和食管腺癌有很强的相关性。

诊断

胃食管反流病是一种常见问题,若其他更严重的病因已被排除,在急诊很少需要额外的诊断试验。对于吞咽困难、吞咽疼痛或出血的患者,应作进一步检查。

鉴别诊断

作为成人胸痛的一个可能原因，急性缺血性心脏综合征应该被考虑到。食管性或心脏性胸痛均可能存在放射痛。反流所致放射痛可放射到颈部、下颌、肩部、背部、手臂和腹部。背部放射痛更常归因于食管。一只手臂或颈部或下颚放射痛对食管疼痛和缺血性心脏痛的鉴别没有帮助。反流所致腹部放射痛的发生率约为缺血性心脏病所致腹部放射痛的三倍。两个手臂的放射痛在反流病中很少见，然而在缺血性心脏病患者中，约有四分之一的患者可能会出现此症状。运动后出现疼痛，休息后缓解，在反流以及缺血性心脏病患者中均可能会发生。与情绪相关的疾病常发生于反流，尽管它也可以发生于冠状动脉疾病[37]。餐后发生反流是另一个重要特征。餐后饱胀感通常发生在反流病患者中，并有助于与冠状动脉疾病鉴别。

反流所致胸痛可通过抗酸剂缓解，是病史中的一个关键点；然而，不应以此作为否定心脏性病因的证据。缓解往往是短暂的，疼痛可能会在很短的时间内再次出现。食管疼痛可能由吞咽引发。胃食管反流患者的体格检查通常对诊断不是很有帮助。因此，病史是迄今为止最有价值的诊断依据。保持对缺血性心脏病多样化表现的敏锐意识很重要，同时，不能仅基于病史就把胸痛的原因完全归咎于食管性疾病。其他胃肠道疾病，如胃炎，食管炎，消化性溃疡，胆道疾病等，应进行鉴别。

治疗

早期治疗 GERD 的指南建议将改变生活方式单独作为一个初步处理，但是，如果没有同时进行医学处理，这种方法被证明没有治疗价值[38,39]。这些建议被认为可减少反流发作的次数，有利于反流物的清除。劝告病人应避免以下几点：睡眠期间完全平卧位；休息前进食；穿紧身服装；饭后剧烈锻炼身体；使用抗胆碱药物；进食刺激性食物；使用减少 LES 张力的物质，如香烟和乙醇。直接刺激食管的物质，如咖啡，柑橘类水果和番茄类产品也应避免[40]。肥胖患者减重可能出现症状缓解。避免脂肪含量高的食物，少量多餐也可能有助于缓解症状。最近的一项回顾分析表明，减重和床的高度是仅有的有证据支持的建议[41]。

GERD 的药物治疗包括中和胃酸，减少产酸，使用作用于 LES 或影响蠕动及保护黏膜的药物。GERD 最有效的治疗是减少产酸。大多数患者首先自行服用抗酸剂或 H_2 受体阻滞剂及质子原抑制剂，可以有效缓解症状。最近的研究表明，PPI 比 H_2 受体阻滞剂消除症状和愈合黏膜损害的效果更好[42]。但是，H_2 受体阻滞剂通常在轻~中度 GERD 患者中有效。这些药物不阻止反流，而是减少反流物的损害作用[43]。H_2 受体阻滞剂和 PPI 的选择列在表 87-1 和表 87-2 中。所有这些药物现在通常被视为安全和有效的。

促动力剂通过增加 LES 压力治疗 GERD。他们也可能被用于症状提示存在复合动力干扰的患者中（如反流、呛咳、腹胀）。除了改善胃、小肠和大肠的推进活动，食管蠕动和 LES 张力的增加可通过清除反流物而有效地治疗反流[44]。西沙必利（Propulsid）曾被用于此目的，但因为心脏方面的副作用被制造商撤出市场。甲氧氯普胺和多巴胺拮抗剂可用于这些患者，但其疗效尚未被最终证实，它具有明显的副作用，其中有些是不可逆转的（例如，迟发性运动障碍）[45]。巴氯芬曾被用于选定的病人，并取得了一些成功[46]。此类治疗药物最好由消化科医师选择。

表 87-1　组胺受体阻滞剂汇总

	胃食管反流病	消化性溃疡*
西咪替丁	800mg bid 或 400mg qid	800mg qhs 或 400mg bid
法莫替丁	20 或 40mg bid	40mg qhs 或 20mg bid
尼扎替丁	150mg bid	300mg qhs 或 150mg bid
雷尼替丁	150mg bid	300mg qhs 或 150mg bid

GERD，胃食管反流病；PUD，消化性溃疡。

* PUD 的维持剂量是睡前剂量的一半。

表 87-2　质子泵抑制剂汇总*

	胃食管反流病	消化性溃疡或非甾体消炎药诱发性溃疡†
埃索美拉唑	20mg qd 或 40mg qd	40mg PO qd
兰索拉唑	30mg qd 或 30 bid	30mg PO qd
奥美拉唑	20mg qd 或 20 bid	20mg PO qd
泮托拉唑	40mg qd 或 40 bid	40mg PO qd
雷贝拉唑	20mg qd 或 20 bid	20mg PO qd

Adapted from Wolfe MM, Sachs G: Acid suppression: Optimizing therapy for gastroduodenal ulcer healing, gastroesophageal reflux disease, and stress-related erosive syndrome. Gastroenterology 118：S9, 2000.

* 所有药物应早餐前给予，第二剂（必要时）应晚餐前给予。

† 十二指肠溃疡患者应治疗 4 周，胃溃疡患者应治疗 8 周。

另一个可能对难治性症状性食管反流的病例有益的药物是硫糖铝，其是氢氧化铝和蔗糖的复合盐。它可能是有优势的，因其也吸收和灭活胆汁盐[47]。但是，这种使用指证未被食品和药物管理局（FDA）批准。

虽然急诊医师可以启动抗反流治疗，临床拟诊反流的患者应转介到消化科医师，以明确诊断，并提供后续治疗。进一步的诊断评估包括食管pH监测，上消化道造影，食管测压，食管镜检查可能是必要的，尤其是对所有前述措施无反应的病人。药物治疗无反应的患者可能需抗反流手术治疗。针对食管下括约肌的内镜治疗方法，如内镜缝合[48]、聚合物注射[49]和射频治疗[50]，目前正在研究中。

胃炎

概述

严格地说，胃炎是一种病理诊断，表示胃黏膜的炎症。因此，只有通过胃镜和活检才能对胃炎作出诊断。然而，通常的做法是，临床医师使用胃炎这个术语来解释消化不良症状。肠胃病专家经常使用该术语代指内镜下发现的易碎、水肿黏膜，进一步混淆了此概念。然而，如果没有伴随炎症，这种情况更恰当地称谓应该是胃病而不是胃炎[51]。就如何最好地区分胃炎或胃病的概念存在争议。本节认为胃炎和胃病为同一个概念，因为在急诊其区别不大。不管原因如何，高达50%的50岁左右的人存在胃炎或胃病的内镜证据。

疾病原理

胃炎的最常见原因是幽门螺杆菌感染。虽然大多数患者在初次接触时无症状，但幽门螺杆菌急性感染可引起严重的胃炎和上消化道症状。化脓性胃炎（又称急性蜂窝组织炎性胃炎）可能由胃壁的细菌感染导致，通常是革兰阳性球菌或革兰阴性杆菌感染。患者通常存在一个潜在的黏膜异常，如癌症，溃疡，或之前存在胃炎等。胃炎较少见的感染原因，包括结核分枝杆菌，病毒，寄生虫和真菌生物。

暴露于药物也可以导致胃炎。阿司匹林或其他非甾体类消炎药是最常见的致病药物。炎症的发生与局部和系统性的前列腺素抑制有关，可能是胃溃疡形成的前兆。其他可能引起胃炎的药物包括钾制剂和铁补充剂。胃炎可由短期和长期暴露于乙醇导致，虽然有些作者认为，长期影响更可能是由幽门螺旋杆菌所致，而不是乙醇本身。

腐蚀剂在胃内可诱发胃炎。体内物质如胆汁或摄取的物质，如酸，碱，腐蚀剂等可诱发炎症反应和后续性胃炎。

任何导致血容量不足或低血压的情况均可导致胃炎，可能最终导致溃疡形成。这可能是重症监护病房的病人发生胃炎及上消化道出血的一个主要致病因素。胃炎的其他原因包括辐射，自身免疫反应，克罗恩病及结节病。这些疾病只有通过活检才能确诊。

临床特征

胃炎没有特异性的症状。急性胃炎可引起腹痛，恶心，呕吐，但大部分患者无症状，除非发生溃疡或其他并发症。很显然，仅在临床特征的基础上诊断胃炎或胃病是不可能的。然而，一个好的临床病史，如近期非甾体类消炎药的使用，或乙醇摄入并存在上述症状支持胃炎的临床诊断。

幽门螺杆菌的急性感染可能会导致上腹疼痛、恶心和呕吐。全身性症状如发热比较少见。症状可能会持续数天到数周。如果感染得不到治疗，可能会导致慢性胃炎。蜂窝织炎性胃炎患者通常会出现中毒症状。黏膜血流量下降所致胃炎患者，除了其潜在疾病的症状外，可能会出现腹痛及上消化道出血。胃炎的并发症包括穿孔和胃出口阻塞。

诊断

由于胃炎的推定性诊断是经验性的，特定的诊断实验是没有必要的。如临床指征需排除其他可能的诊断或评估胃炎的并发症，如出血、梗阻或穿孔，应进行辅助检查。

鉴别诊断

在做出胃炎的诊断之前，引起恶心、呕吐及上腹部疼痛的其他疾病，如胰腺炎、胆道疾病和小肠梗阻，必须被排除在外。也应考虑急性冠脉综合征的可能，特别是在高龄患者中。

处理

处理推定性胃炎应治疗可能的根本原因。抑酸可改善服用非甾体类消炎药患者消化不良的症状。症状持续的病人，应交由肠胃病专家行进一步的诊断评估。

消化性溃疡病

概述

胃和十二指肠溃疡通常合称为消化性溃疡病（PUD），因为两者在发病机制和治疗方面相似。每年约 400 万美国人受到 PUD 的影响[52]。保健系统每年的费用估计为 150 亿美元以上[53]。PUD 现在被认为有两个主要原因：感染幽门螺杆菌和使用 NSAID。大约 1% 的 PUD 是由胃泌素分泌瘤（Zollinger-Ellison 综合征）所致的循环胃泌素水平升高引起。这些患者胃壁细胞群增加，胃酸分泌过多，导致溃疡形成。少数病人的溃疡没有可识别的原因。

疾病原理

从组织学角度讲，胃是由不同类型的分泌功能不同的细胞组成的。黏液细胞分泌酸性黏液，壁细胞分泌盐酸和内因子，主细胞分泌胃蛋白酶原，肠嗜铬样细胞释放的物质，如组胺和胃泌素。超过 10 亿个胃壁细胞分泌胃酸，在胃腔能产生一个超过一百万比一的氢离子浓度梯度。

存在许多机制可保护胃黏膜免受盐酸、蛋白水解酶、胆汁和其他有害物质的消化作用。通常情况下，胃黏膜屏障可防止胃腔内氢离子逆向扩散，钠离子被禁止在相反的方向移动。这种离子的不渗透性可保护胃黏膜，使其免于在恶劣的环境中受到损害。因任何原因（框 87-2）使胃黏膜屏障受到损害，使氢离子和消化酶与胃黏膜接触可导致炎症、出血和潜在的溃疡。

幽门螺杆菌的鉴定已被证明是一个具有里程碑意义的发现，改变了我们对 PUD 的理解。幽门螺杆菌是一个螺旋形、有鞭毛的革兰阴性杆旋菌，其自然栖息地在人类胃上皮细胞和上覆黏液之间。幽门螺杆菌感染是发生消化性溃疡的主要危险因素。据估计，70%～80% 的十二指肠溃疡和 60%～70% 的胃溃疡患者患者存在幽门螺杆菌感染。幽门螺杆菌在社会经济地位低的群体中更普遍，并可能是通过粪-口途径传播的，虽然也有人提出口-口和医源性传播。据估计，30%～40% 的美国人存在幽门螺杆菌感染。它在所有年龄组中均有发现，尽管它被认为是在儿童时期获得的感染。它的存在被认为可导致黏膜炎症，扰乱正常的防御机制，导致溃疡的同时，它也增加了胃癌及淋巴瘤（较少）的风险。并非所有感染幽门螺杆菌的人都发生消化性溃疡，环境和宿主因素（如饮食）发挥什么样的作用尚不清楚。现在人们相信，几乎所有与非甾体类消炎药不相关的溃疡都是由幽门螺旋杆菌感染所致。根除幽门螺旋杆菌可使溃疡更快愈合，防止复发，减少溃疡并发症的发生率。最有效的诊断和最佳的处理方法，包括最有效的抗生素治疗方案，仍然被肯定。目前可用的测试包括尿素呼气试验，尿素抽血化验，抗体检测，粪便抗原检测及直接胃镜下黏膜活检。然而，这些对于急诊患者都不具实际使用意义。

第二个最常见的消化性溃疡形成的原因是非甾体类消炎药的使用。非甾体类消炎药对胃黏膜有直接和间接的影响。非甾体类消炎药是在胃腔的酸性环境以非离子化形式存在的弱酸性物质。这使其可自由扩散到黏膜细胞，并发生电离。由于离子化的形式不能穿过细胞膜，非甾体消炎药在细胞内变成了"离子捕获"形式。非甾体消炎药细胞内浓度增加可损害细胞，最有可能是通过氧化磷酸化解偶联引起的。由于使用在胃内不吸收的肠溶性非甾体类消炎药不减少溃疡的发病率，考虑必定存在第二个系统性的损伤机制。据认为，非甾体类消炎药抑制环氧合酶，减少了具有胃保护作用的前列腺素水平。此外，非甾体类消炎药的抗血小板聚集效应可能会增加非甾体类消炎药所致溃疡引起的出血量。非甾体类消炎药的致溃疡潜力不同，依托度酸、萘丁美酮和双水杨酯有较低的胃肠道毒性风险。COX-2 的特异性抑制剂（塞来昔布，罗非昔布和伐地昔布）最初被认为比传统的非甾体消炎药有更好的胃肠道安全性。然而，进一步的研究驳斥了这样的观念，并指出此类药物心血管副作用的风险增加。最终，罗非昔布（万络）和伐地考昔（Bextra）从市场上被撤回。塞来昔布（西乐葆）在美国仍可用于治疗关节炎及家族性息肉病，但有一个黑色的方块警告：胃肠道副作用的发病率升高，并增加心血管疾病的风险。某些患者存在 NSAID 引起胃肠道毒性的高风险。包括有溃疡或出血的病史、年龄

框 87-2 破坏胃黏膜屏障的物质和条件

- 胆汁
- 吸烟
- 乙醇
- 糖皮质激素
- 幽门螺杆菌
- 非甾体消炎药
- 胰腺分泌物
- 惊吓
- 应激

超过60岁的患者、接受高剂量的非甾体类消炎药和目前使用糖皮质激素或抗凝剂者[54]。这些病人应考虑应用PPI或米索前列醇预防溃疡。存在致溃疡可能的其他药物包括5-氟尿嘧啶、霉酚酸酯和双磷酸盐。

消化性溃疡也发生在婴儿和儿童中。婴儿消化性溃疡通常表现为拒食，呕吐，或发育缓慢，但呕血也可能是首发表现。幼儿和学龄前儿童可有腹痛或呕吐和出血。这个年龄组80%的溃疡为应激性溃疡。大龄儿童和青少年通常有初期PUD，与成人有类似的表现。

临床特征

症状

尽管1%~2%的溃疡患者无症状，但消化性溃疡最常见的症状是腹痛。溃疡性疼痛被经典地描述为灼热、咬噬或"饥饿"感的非放射性上腹疼痛。然而，患者还可能描述为腹部的其他部位疼痛，胸部或背部疼痛，疼痛也可能较模糊或为痉挛性。通常发生在饭后2~5小时或晚间。午夜至凌晨3点之间病人被疼痛唤醒是溃疡病的经典指标，因为大多数人的胃酸产量最高点约在凌晨2点。溃疡性疼痛通常不发生于早晨醒来后，因为此时胃酸产出最低。肠绞痛很少是胃或十二指肠起源的。界限明确的发作期和缓解期通常发生于十二指肠球部溃疡，并有助于诊断。持续时间恒定，几周到几个月的疼痛一般不是溃疡病引起的。进食后疼痛缓解是胃或十二指肠球部溃疡的另一个特点。十二指肠球部溃疡的疼痛通常餐前加重，疼痛-进食-缓解，是典型的十二指肠溃疡表现。

虽然一些溃疡患者可能会呕吐，上腹疼痛伴呕吐的患者应考虑其他可能的诊断，如胃扭转，胃出口阻塞，小肠梗阻，胰腺炎或胆道疾病等。应用抗酸剂后腹痛缓解是病史的一个重要方面。抑酸药通常能缓解消化性溃疡和胃炎所致疼痛。90%的消化性溃疡患者都可用抑酸药缓解疼痛，75%的胃炎可缓解。十二指肠溃疡患者通常在服用抑酸剂后5分钟内疼痛缓解。

消化性溃疡患者的体格检查通常很少有阳性发现。可能有轻度上腹压痛。阳性粪便隐血检查可能是出血性溃疡的证据，但还必须考虑其他原因导致的隐匿性出血。

并发症

消化性溃疡最严重的并发症包括出血，穿孔，内瘘和胃出口梗阻。出血是最常见的并发症，15%的患者可发生出血。溃疡累及动脉可能导致危及生命的出血。老年患者面临更大的风险。约7%的患者出现穿孔，发生于溃疡蚀穿胃壁，出现漏气和胃内容物进入腹膜腔时。内瘘在病理学上与穿孔相似，但溃疡穿透到另一个器官，如肝（通常是从胃溃疡）或胰腺（通常是从十二指肠球部溃疡）而不是进入腹膜腔时例外。2%的溃疡病患者发生胃出口梗阻，为胃十二指肠交界处附近水肿和瘢痕形成所致。症状可能表现为胃食管反流，早饱，体重减轻，腹痛和呕吐。

疼痛的模式可能有助于一些消化性溃疡并发症的诊断。十二指肠溃疡穿孔的疼痛通常是先发生于上腹部，但在很短的时间内扩散至全腹。50%的患者存在呕吐，通常会出现腹膜刺激征。气腹通常会发生十二指肠球部溃疡穿孔，膈下气体积聚可能引起肩部牵涉痛。可能涉及一侧或两侧肩，取决于游离气体的位置。

存在溃疡样的腹痛病史，如腹痛放射至背部，提示十二指肠溃疡穿孔。疼痛通常被描述为稳定的，在下胸椎和上腰椎水平可感知。抑酸药和食物往往不能缓解疼痛，成为难治性疼痛。此外，疼痛可能会放射至胸部，右上腹部，约20%的病人放射至左上腹。疼痛突然发作，特别是如果与进食无关，表明可能是溃疡穿孔或胃扭转。

诊断

消化性溃疡的初步诊断通常是临床诊断。为明确诊断首选胃镜检查。辅助检查有利于评估消化性溃疡患者可能出现的并发症，也可能提供另一种疾病的间接证据。如血常规可发现贫血，肝酶水平有助于诊断胆道或肝脏疾病，电解质检查亦有帮助，应行淀粉酶及脂肪酶检查以排除胰腺炎，并可间接提示后壁溃疡穿孔。

如果疑有梗阻，穿孔，穿透或考虑肺病应行腹部和胸部X线平片检查，然而，X线平片阴性不一定能排除这些诊断。任何病人若疑有心脏病因的疼痛应行心电图检查。任何育龄妇女应进行妊娠试验。

如前所述，还有几种方法可用于诊断幽门螺杆菌感染，但其在急诊室没有实际应用价值。

鉴别诊断

50%有消化不良症状的患者没有可识别的原因。这些患者被列为非溃疡性消化不良（NUD）。NUD的诊断标准是慢性反复发作的上腹部疼痛或不适，至少1个月，超过25%的时间出现症状，且没有器质性病变的证据[55]。

NUD 可能由内镜下不可见的胃溃疡导致。NUD 可能的原因包括胃炎相关性胃酸分泌过多、幽门螺杆菌感染、胆汁反流或病毒感染，虽然这些病因应经内镜或病理证实。糖类消化不良或吸收不良可能会出现 NUD，如乳糖酶缺乏症患者或摄入大量不可吸收糖，如山梨醇，甘露醇，果糖患者。肠道寄生虫如肠贾第虫或粪类圆线虫等可能导致 NUD，也可导致慢性胰腺炎。NUD 也可由胃动力障碍引起，已在 25%～60% 的 NUD 患者中有所报道。胆道异常，如 Oddi 括约肌静息压增加或胆囊括约肌松弛不全可能导致胆管扩张和疼痛[56]。

许多其他疾病可以产生类似溃疡痛的上腹疼痛。胃炎和消化性溃疡可能很难区分。胃炎的不适常常是轻度至中度的，被描述为发热、烧灼样疼痛或腹胀。尤其是烧灼样疼痛，在胃炎患者中更常见，发生率是消化性溃疡的两倍。食管疾病如胃食管反流、食管炎或食管痉挛可以出现腹部症状。还应考虑肠系膜缺血（"腹部心绞痛"）的可能，尤其是老年和潜在的血管疾病或心房颤动患者。还应考虑的鉴别诊断包括主动脉夹层，其他腹腔内病变如胆道和胰腺疾病及非典型的急性心脏综合征或其他胸腔病变。最后，腹部疼痛可能是精神病患者躯体形式障碍的症状。此类病人内脏痛感知异常，胃或小肠扩张时痛觉增加。

治疗

疑诊消化性溃疡的初步治疗包括改变生活方式（戒烟、戒酒和停用阿司匹林）。虽然开始清淡饮食与少食多餐经常被建议，但没有研究证明其有效性，唯一的饮食建议是应避免食用可加重症状的食物。由于消化性溃疡是幽门螺旋菌感染或使用 NSAID 的结果，初始治疗应针对推定性病因。NSAID 相关性溃疡，应首先停药并开始 PPI 治疗。

如果拟诊 PUD 患者未使用非甾体类消炎药，目前推荐治疗幽门螺杆菌感染。应由消化科医师来决定是否给未确诊溃疡的消化不良患者治疗幽门螺旋菌。抗酸剂治疗可能开始使用 PPI 或 H_2 受体阻滞剂。非内镜检测幽门螺杆菌包括抗体检测，尿素呼气试验和粪便抗原检测等，然而，其在评价急诊患者中的作用尚未确定。

联合抗生素及抑酸剂治疗幽门螺杆菌感染的方案如框 87-3 所示。市售（美国）的组合产品也可能是规范的，可协助提高依从性（PrevPac，其中包含兰索拉唑，阿莫西林和克拉霉素；Helidac，其中包含水杨酸铋，甲硝唑，四环素）。大多数消化科医师建议抗生素治疗后继续抑酸剂治疗。

框 87-3　幽门螺杆菌的治疗方案

三联疗法（10～14 天治疗方案）
克拉霉素 500mg bid
加
阿莫西林 1g bid
或
甲硝唑 500mg bid（青霉素过敏）
加
一种质子泵抑制剂

四联疗法（10～14 天治疗方案）
水杨酸铋（Pepto-Bismol）525mg PO qid
加
甲硝唑 250mg PO qid
加
四环素 500mg PO qid
加
一种质子泵抑制剂或雷尼替丁 150mg PO bid

PPI, proton pump inhibitor, 质子泵抑制剂。
From Chey WD and Wong BCI, American College of Gastroenterology Guideline for Management of *Helicobacter pylori* Infection, Am J Gastroenterol 102：1808，2007.

NSAID 治疗的同时给予 H_2 受体阻滞剂没有被证明可以防止溃疡形成，PPI 已被证明有益，应在有胃十二指肠溃疡且必须继续使用非甾体消炎药的患者中使用[57]。

胃扭转

概述

胃扭转是一种罕见的导致剧烈腹痛的病因，胃沿其本身旋转超过 180 度后发生，创造一个闭环梗阻。文献中已报道有 400 例，然而其真正的发病率是未知的，因为某些类型的肠扭转是间歇性的，自发缓解。最常发生于 40～50 岁的人群，通常与食管旁疝相关。大约有 20% 发生在小于 1 岁的婴儿中，是由先天性膈肌缺陷导致的[58]。如果不及早发现和纠正急性扭转，它可能会导致胃缺血、穿孔和死亡。急性胃扭转的死亡率是 15%～20%。

疾病原理

胃只有两点是固定的：食管胃交界处及幽门。其余的部位是相对松弛和可移动的，并可以占据腹腔内的各个位置。当一个人仰卧时，胃完全在脐以上，但在直立位时低于脐。无论它的位置如何，胃保持其常见的形态，因为韧带附着于周围脏器。最常见（或膈下）的扭转发生于韧带过于宽松或先天异常，胃能够沿其本身扭曲。约三分之一都属于这一类型。

第二种（或膈肌上）胃扭转发生于膈肌缺陷如食管裂孔疝、膈肌升高、胃溃疡或胃癌、膈肌麻痹、胃受到其他器官的外在压迫或腹腔粘连[59]。这些因素和韧带松弛结合，使扭转更容易发生。

胃扭转可在其旋转轴的基础上进行分类。最常见的形式是器官轴扭转，它发生在胃沿其长轴扭转。较少见的是胃沿短轴从小弯到大弯对折，是一个系膜轴型扭转。约三分之一胃扭转属于这种类型。

临床特征

症状

胃扭转的临床特征因临床类型而不同。第一类肠扭转可能出现突然发作的剧烈腹痛。上腹部可能会表现出明显的膨胀。第二类胃扭转的患者可能会表现为胸部的主要症状，疼痛放射至背部和肩，伴呼吸困难。腹部检查可能无明显异常。通常出现持久和严重的呕吐。严重的上腹疼痛，腹胀，呕吐，伴鼻胃管无法通过（Borchardt's triad）时应该考虑胃扭转的可能。

如果旋转是最低程度的且没有血管损伤，胃扭转可能是慢性的。症状通常包括轻度间歇性上腹痛。早饱、呼吸困难、腹胀、嗳气和上腹部饱胀也可能存在。慢性肠扭转进展为急性肠扭转的概率未知。

并发症

如果未及时诊断，扭转可导致胃缺血和坏死。未经处理者，可能会导致休克和死亡。幸运的是，胃梗死的频率较低（报道的器官轴型胃扭转发生率为5%~28%），因为胃的血液供应丰富。其他并发症包括溃疡、穿孔、出血、胰腺坏死和大网膜撕脱。

诊断

通常腹部X线平片可在腹部或胸部发现一个大的充气肠袢，行钡餐检查可确诊。肠扭转没有特异性的实验室检查，尽管淀粉酶和碱性磷酸酶升高曾被报道过。

鉴别诊断

胃扭转的鉴别诊断包括任何可能会出现突然上腹疼痛及呕吐的疾病。消化性溃疡穿孔、胃出口梗阻、胆道疾病及急性胰腺炎等，应予以考虑。肠扭转的症状可能提示急性心脏综合征。

治疗

急性胃扭转的治疗目标是复位。因为有缺血性的并发症，延迟诊断导致死亡率增加。紧急情况下，应尝试插入鼻胃管，有时可还原胃扭转。没有胃梗死迹象的患者可进行内镜尝试还原，虽然它的作用是有点争议的。还原之后，通过手术修复任何诱发缺陷的原因以防止复发。

吞咽困难

概述

吞咽活动必须得到精确控制，以确保食物成功地从口通过食管转移进入胃，包括口咽肌，食管上括约肌（UES），食管主体和食管下括约肌（LES）。上述肌肉中的任何一个功能障碍均可导致吞咽困难。

疾病原理

正常的生理机制

吞咽是一种复杂的现象，同时需要有意识和无意识的骨骼肌肉活动。吞咽活动由延髓吞咽中枢协调控制。感觉传入涉及颅神经的三叉神经，舌咽神经，迷走神经和脊髓副神经；传出运动通过三叉神经，面神经，舌咽神经，迷走神经和舌下颌神经。吞咽活动同时和序贯地在三个食管区域开始。一个迅速的咽肌收缩使食物团通过松弛的食管上括约肌进入食管，一个运动的环状收缩在食管上段开始，传向远端，使其从横纹肌过渡到平滑肌，最终通过松弛的食管下括约肌。蠕动波的调节有三个机制，确保从食管上段的横纹肌到食管中间和下段的平滑肌平稳过渡，协调UES及LES的活动。这些机制包括连续的迷走神经冲动传入脑干，对局部刺激反应的内神经机制，以及通过肌细胞本身的收缩刺激传递[60]。

生理上，吞咽可分为口腔、咽和食管等时相。经口阶段通过咀嚼和润滑进行食物团准备。然后通过舌连续地前后收缩推动食物团到达咽部。在吞咽的咽部阶段，从食物团被传递到咽后开始。咽肌自发收缩提高软腭，封闭鼻咽腔。舌向上运动至上腭封闭口咽。喉及舌骨升高封锁呼吸道。环咽肌或UES松弛，食物团被咽部发起的顺序蠕动波推入食管。在食管阶段，食物团被连续蠕动波推入胃。蠕动可由吞咽、肠管扩张、pH 值或黏膜渗透压环境的变化启动。下括约肌正常维持的张力程度足以防止胃内容物反流。食物团到达下括约肌时，括约肌松弛，有利于食物团通过，然后恢复其静息压。

病理生理

上消化道组成部分之间的相互作用紊乱导致运动障碍。食管运动障碍现在才开始被人理解。原发性食管运动障碍主要包括贲门失弛缓症、弥漫性食管痉挛高收缩性食管（"胡桃钳食管"）和非特异性运动障碍。其中，明确界定的只有两个，即贲门失弛缓症和弥漫性食管痉挛。其他概念是否是真正的疾病状态存在争议，因为症状并不总是与测压异常相关，纠正异常并不总是引起症状改善。运动障碍可能是其他食管异常如胃食管反流病或食管憩室的主要原因。

临床表现

在任何年龄段出现吞咽困难都是异常的，需要评估。吞咽困难应分为两种类型：口咽吞咽困难（又称传递性吞咽困难），与咽部或食管上段疾病相关；食管吞咽困难，是由食管体部或食管下端括约肌疾病所致。虽然吞咽困难有很多原因，但大多数患者可通过详细的病史询问明确诊断（框 87-4）。应该确定食物团在何处嵌顿，吞咽困难的持续时间，症状是间歇性还是持续性；固体，液体或两者均涉及；是否与疼痛相关；患者是否有既往胃食管病史（例如，食管反流）；是否有任何神经系统疾病的家族史。

检查应包括头部和颈部的全面评估和详细的神经系统检查。病人吞咽时应注意观察，难以启动吞咽，

框 87-4　吞咽困难的病因

神经肌肉性	代谢性肌病（如甲亢）
血管性	肌营养不良症
脑血管意外	帕金森病
免疫性	**梗阻性**
皮肌炎	主动脉瘤
多发性硬化症	食管运动功能障碍（例如，贲门失弛缓症，弥漫性食管痉挛，LES 高压，胡桃钳食管）
重症肌无力	食管环
多发性肌炎	食管狭窄
硬皮病	食管网
传染性	食管炎
肉毒杆菌中毒	异物
白喉	增生性颈椎骨刺
脊髓灰质炎	炎症性病变
狂犬病	左心房扩大
西登哈姆氏舞蹈病	纵隔肿块
破伤风	肿瘤
代谢性	甲状腺肿大
铅中毒	血管异常（如，扩大的主动脉，锁骨下动脉异常）
镁缺乏	咽下部憩室
其他	**其他**
阿尔茨海默病	酗酒
肌萎缩性脊髓侧索硬化症	唾液产生减少（干燥综合征，辐射后）
脑肿瘤	糖尿病
抑郁症	功能性
糖尿病性神经病	胃食管反流病
家族性自主神经异常	术后

LES, lower esophageal sphincter, 食管下括约肌。

误导反流或误吸，和病人吞咽时不寻常的姿态，应该予以注意。许多神经肌肉疾病患者依靠重力吞咽，让病人在俯卧位吞咽可能有助于诊断。

口咽吞咽困难

口咽原因引起的吞咽困难抑制吞咽启动。患者抱怨吞咽时"食物卡住"，描述自己的症状时往往指向颈部，可伴有咳嗽、呛咳或流涎。约80%口咽吞咽困难由神经肌肉疾病导致，剩余的原因大多是局部结构病变。大多数神经肌肉造成的吞咽困难导致食物团误咽，黏着，常需要反复吞咽。患者可能会流涎，并转动头部和颈部向一侧，以方便吞咽。液体，尤其是极端温度的，通常会比固体更易导致吞咽困难，且症状常是间歇性的。进展性不间断的吞咽困难，通常不会是口咽部的神经肌肉疾病造成的。脑血管意外是神经肌肉吞咽困难的最常见原因，特别是那些涉及椎基底动脉系统和后下小脑动脉，存在一定程度的构音障碍的疾病。在这种情况下，吞咽困难的机制是咽肌无力，环咽肌不能放松。舌无力可能会发生，导致食物团传送困难无或颊肌肉无力，可能会产生流涎和吞咽启动困难。

第二个最常见的神经肌肉吞咽困难的原因是多发性肌炎或皮肌炎。这些疾病的特征是横纹肌炎症和退行性改变，可以由上腭、咽、食管上段无力导致吞咽困难，约25%的这些疾病患者在治疗时可见吞咽困难[61]。

口咽引起吞咽困难的病因，特别值得一提的是重症肌无力。三分之二重症肌无力患者可有吞咽困难，有时是主要症状。吞咽困难变得逐步恶化伴有反复吞咽尝试，依酚氯铵可使其暂时可逆。

吞咽的咽部阶段异常可能会导致食物团方向错误、疼痛、黏着或多次吞咽动作。舌无力可能会导致口腔反流。由于阻塞或肌无力无法密封鼻咽部，可引起鼻腔反流。肌无力致喉部无效提升或喉固定，可导致喉气管误吸。迟发的误吸可能会伴发于咽无力和食物蓄积在梨状隐窝或憩室。咽肌无力收缩往往和环咽肌放松不良混合存在。环咽肌不松弛伴或不伴咽无力，导致食物团的误咽，或必须反复尝试吞咽。舌或口咽部的炎症病变可导致吞咽痛，甚至因为疼痛完全无法吞咽。

食管吞咽困难

上段食管病变所致的吞咽困难，通常在开始吞咽后2~4秒被感知。吞咽困难时，病人定位于胸骨下或胸骨后区可能在解剖学上是准确的，但定位于颈部可能涉及食管的任何部位。

机械病变或运动功能紊乱可引起食管吞咽困难。机械病变，包括狭窄、网状、环状、肿瘤、食管炎或手术后的改变。外在的病变如骨赘、纵隔肿块或主动脉瘤所致的压力，也可引起吞咽困难。

食管吞咽困难的患者无易于识别的原因时可能有运动障碍。运动障碍包括贲门失弛缓症、弥漫性食管痉挛、胡桃钳食管和LES高压。失弛缓症是一种原因不明的LES静息压明显增加的疾病，食管体蠕动消失。虽然它可以发生于任何年龄，大多数患者是20~40岁。吞咽困难是最常见的症状，通常不知不觉地开始，固体和液体引起吞咽困难的发生率相等。患者可能主诉增加食管压力的动作（双臂高举于头上，腰背挺直站立）可帮助食物通过。食管痉挛所致的吞咽痛可能在贲门失弛缓症早期也可以看到。快速进食或在压力期间，症状往往加重。病人也可能主诉胸痛症状。括约肌以上扩张时，食管滞留未消化的食物，病人可能会意识到气过水声。餐后、改变位置或剧烈运动后可出现未消化的食物反流（提示为饮食失调症的可能）。反流的食物通常没有酸味，虽然细菌污染可能导致未消化食物发酵。可能发生喉气管误吸，尤其是在夜间，并可能导致夜间咳嗽。体格检查通常是无明显发现，除了体重减轻。X线片上狭窄的胃食管交界处近端可见食管扩张，有一个鸟嘴样外观。

食管内在运动障碍的第二种类型是弥漫性食管痉挛。压力监测发现，长时间食管强烈收缩的同时穿插正常的蠕动波。如果吞钡是在痉挛中进行，可能被注意到"螺丝锥"或食管卷曲等结果。弥漫性痉挛，可能由吞咽极热或极冷的液体促发。症状包括胸痛、吞咽困难或两者兼有。

"胡桃钳"食管一词是用来描述长时间、高强度的蠕动波。许多专家认为，这代表了弥漫性食管痉挛的变异。非特异性运动障碍包括食管重复收缩，非传输性食管收缩或低幅度的食管收缩[62]。

诊断

由于吞咽困难的原因很多，仔细询问病史和查体是必不可少的。口咽吞咽困难的患者应行实验室检查和中枢神经系统影像学检查。也可行鼻咽镜检查以排除明显的结构性异常。如果这些无诊断结果，患者可能需行一个吞咽试验（食管视频录像）。怀疑癌、放射性或腐蚀性伤害或失弛缓症的食管吞咽困难患者应进行吞钡检查。如果疑诊运动障碍，吞咽试验可能是有益的，但可能无法检测到间歇性功能障碍。在这种情况下，可能需要转介到消化科行测压检查。这时，可以进行更多的刺激性试验。

鉴别诊断

下段食管吞咽困难的鉴别诊断包括急性冠脉综合征。胸骨后疼痛是80%～90%食管运动功能障碍患者的主要症状。胸痛可类似于心绞痛，被描述为破碎或挤压感，辐射的模式与心源性胸痛类似。硝酸甘油可缓解痉挛性疼痛，进一步混淆了诊断。

表明胸痛为食管性病因的症状是持续疼痛和非劳力性疼痛，睡眠中断，与进食相关，抑酸药可缓解，以及其他食管疾病的症状如烧灼感、吞咽困难或反流等的存在。由于存在很多重叠症状，急诊医师把胸痛归咎于食管前必须排除心脏疾病。

治疗

吞咽困难的适当处理是建立在确定或可能的病因基础上的。没有易于识别的原因时，大多数患者可以作为门诊病人评估，然而，谨慎的做法是把误吸风险高的患者收住院。对于疑诊食管运动障碍患者，应转介给消化科医师，因为通常诊断需要测压。失弛缓症是唯一的可通过合理检查支持特定治疗的动力障碍。药物治疗的目标是减少LES的张力。硝酸盐和钙通道阻滞剂的应用已取得了一些成功，但是，反流症状可能加重[63]。其他取得一定效果的疗法包括注射肉毒素、气囊扩张和外科干预。

食管运动功能障碍的药物治疗是相当有限的，临床效果通常也是最小的。抗胆碱药物，如莨菪碱硫酸盐（Levsin）或双环维林（Bentyl）已经被使用，因为它们可减少食管蠕动的幅度和LES压力。这些药物也可能加重反流症状，因为它们会导致胃排空延迟和减少食管蠕动。

钙通道阻滞剂降低LES压力和食管收缩的幅度。硝苯地平已被成功地运用[64]。地尔硫卓治疗胡桃钳食管已被证明是有效的[65]。维拉帕米静脉注射可降低健康志愿者LES压力，但口服剂型无效[66,67]。精神药物如阿普唑仑和曲唑酮已经用于治疗某些食管运动功能障碍患者。虽然没有研究表明具体有益的测压效果，据认为治疗潜在的功能紊乱如惊恐发作或抑郁症等之后可能出现症状改善[68]。

治疗上消化道疾病的药物

抑酸药

大多数患者因上消化道不适就诊时，大部分已经尝试过某种形式的抗酸治疗，因为这些药物是非处方药制剂，很容易获得。抑酸药可使消化性溃疡患者的疼痛缓解。低中和能力剂量（30mEq）可促进溃疡愈合。抑酸药也可结合胆汁酸或抑制胃蛋白酶。

抑酸剂的选择应个体化。含镁的抑酸剂可在多达25%的患者中产生腹泻。含镁的抑酸药也可导致血清中镁的含量增加，并应避免或慎用于肾功能受损的患者。含铝的抗酸剂可能导致便秘，长时间使用可能会导致磷酸盐耗竭。含钙的抑酸剂被作为中和酸及补钙的药物销售，尤其是绝经后妇女。含钙的抑酸药传统上被认为会导致反弹，反而增加胃泌素的分泌和产酸，也可导致便秘，过量吸收可导致高钙血症、碱中毒和肾功能不全（乳碱综合征）。

抑酸药也可降低华法林、地高辛、某些抗惊厥药和一些抗生素的吸收。治疗消化性溃疡的抑酸药的推荐剂量为400毫摩尔/天，分4次以上服用，通常饭后1～3h和睡前服用。抑酸药是可用于治疗消化性溃疡的最便宜的药物，但副作用和服药时间不方便限制了其使用。

组胺受体阻滞剂

组胺是胃酸分泌的主要刺激因素。它结合位于壁细胞基底部的2型组胺受体（H_2）刺激释放盐酸。H_2受体阻滞剂抑制胃酸产生的能力的发现是抗溃疡治疗的一个重大进展，因为在没有酸的情况下不会发生溃疡。这些药物对胃壁细胞H_2受体来说是高度选择性的组胺竞争抑制剂，可降低胃液的量及其氢离子浓度。所有目前可用的H_2受体阻滞剂的剂量在口服后吸收迅速，1～2小时达到高峰水平。所有药物有2～3小时的半衰期，因此效果持续约6个小时。大多数药物可非处方获得较低剂量的剂型。H_2受体阻滞剂可用于治疗十二指肠溃疡，并在较小程度上对胃溃疡有效，虽然不如PPI有效，但它们被广泛用于治疗消化不良的症状，并对偶发的胃灼热患者效果良好。所有的H_2受体阻滞剂主要是通过肝和肾代谢，除了尼扎替丁，它几乎完全通过肾代谢。所有这些药物在肾衰竭患者中应减量。

H_2受体阻滞剂是安全的，一般耐受性良好。副作用是罕见的，包括影响中枢神经系统，如嗜睡，头晕和意识模糊。可能会有肝酶水平的短暂升高。有些患者可能会出现心脏传导异常，因心脏存在H_2受体。西咪替丁已被证明可导致男性乳房发育。各药的配方总结在表87-1中。

质子泵抑制剂

H^+-K^+ ATP酶（质子泵）位于壁细胞顶端，负责胃酸中的氢离子生成。PPIs是最有效的胃酸分泌抑制剂。它们不可逆地与受激的质子泵结合，以阻止氢离子的分泌。虽然它们对胃液总量没有影响，但产酸降低可高达95%。基础和刺激性的胃酸分泌均减少。抑酸效果持续长达72小时。PPI应该在每日的第一餐前服用，因禁食状态后质子泵的数量最大。胃壁细胞可因刺激不断启动更多的质子泵而产生更多的酸，因此，多次应用PPI是必要的，以实现最大的抗酸作用。根据需要使用这些药物不会提供预期的良好的临床反应。H_2受体阻滞剂更适合这个目的[69]。

PPI经肝代谢，肝功能衰竭患者的剂量应调整。副作用通常是最小的。虽然有关于长期酸抑制导致高胃泌素血症和胃酸过少的安全性质疑，奥美拉唑的15年应用经验并未发现任何有临床意义的不良后果[70]。在Z-E综合征患者中使用PPI可能需要更大的剂量。各药的配方总结在表87-2中。兰索拉唑、泮托拉唑和埃索美拉唑有静脉剂型。

前列腺素

前列腺素通过抑制胃酸分泌和降低组胺刺激性的环磷酸腺苷生成量来发挥胃黏膜保护作用。抑制胃酸分泌，增加黏液和碳酸氢盐的分泌，刺激胃黏膜血流量已经全部被证实[71]。米索前列醇（Cytotec）是前列腺素E_1的类似物，与内源性前列腺素相比，持续时间较长，效力更大，仅用于高危患者中防止非甾体类消炎药引起的胃溃疡。剂量为200微克/次，每日四次，与食物同服。如有痉挛性腹痛和腹泻，可能需要使用稍小的有效剂量，100微克/次，每日四次[72]。米索前列醇是一种堕胎药，因此禁忌用于任何生育年龄的没有避孕的女性病人。

其他药物

硫糖铝（Carafate）结合于上皮细胞，尤其是溃疡表面，提供一个保护层，抑制了进一步的酸破坏。其作用机制尚未完全了解，尽管它已被证明可增强上皮生长，抑制胃酸分泌，抑制幽门螺旋杆菌的生长。常用剂量为1克/次，每日四次，饭前30~60分钟服用。

铋化合物如水杨酸铋（Pepto Bismol）可降低胃蛋白酶活性，增加黏液分泌，并在溃疡的周围形成保护层防止酸性物质进一步破坏。它们还增加前列腺素的合成，阻碍氢离子通过黏膜屏障扩散。铋也可能通过其对幽门螺旋杆菌的杀菌作用帮助溃疡愈合。铋化合物未被批准用于治疗消化性溃疡。

重要概念

- 胰高血糖素和泡腾剂结合使用，可在高达75%的患者中使急性下段食管梗阻迅速缓解。疑诊食管或胃穿孔患者行造影检查时，首先应用水溶性制剂，如泛影葡胺。
- 食管穿孔的非手术治疗在选择性低风险患者中的作用越来越大。
- GERD的治疗包括改变生活方式与抑酸剂治疗，通常是PPI。
- 消化性溃疡的病因主要是使用NSAID或感染幽门螺旋杆菌。
- 质子泵抑制剂是抑制胃酸分泌的最有效手段。

本章参考文献请参见 http://pumpress.bjmu.edu.cn/eduservice/3419.html

第88章 肝脏和胆道疾病

David A. Guss and Leslie C. Oyama

陈胜龙 译 曾红科 校

肝脏疾病

概述

肝是人体最大的器官之一,具有众多重要的功能。成人肝脏的平均重量是1500g。肝通过门静脉和肝动脉约接受静息心排血量的30%。

肝脏受各种疾病影响。由于肝脏具有各种合成和代谢功能,所以肝脏自身的疾病可表现出各种各样的临床症状和体征。在普通人群中,急性和慢性肝病很常见,也是患者到急诊科就诊的常见原因。

肝炎

概述

肝炎是肝脏炎症的总称,常见于病毒感染,也可继发于细菌、真菌及寄生虫感染,也可为毒物损伤、药物副作用或自身免疫系统紊乱所致。在各种肝脏疾病中,肝炎是急诊科医师接诊时最常见的类型。

病毒性肝炎

尽管很多病毒均可导致不同程度的肝脏炎症,但最重要并最可能导致严重临床症状的病毒性肝炎包括甲型(经感染性传播)、乙型(经血清传播)、丙型(经输血传播)和丁型肝炎病毒。作为传染性单核细胞增多症致病因素的EB病毒,虽然是肝炎致病的常见原因,但更多见的是肝脏以外的临床表现。

流行病学

甲型肝炎人群发病率从1997年的11.7/100 000不断下降至2005年的1.5/100 000[1,2]。历史上美国西部各州甲型肝炎(甲肝)的发病率较高,因此于1999年对这些地区的儿童进行常规免疫接种。儿童甲肝感染率的较快下降,从而使成人的感染率相对升高[3]。1990—2005年,乙型肝炎(乙肝)的报道例数已经下降了80%,而下降幅度最大的人群同样是小于15岁的儿童[3]。然而,同期新增的丙型肝炎(丙肝)患者较前下降约80%[2]。甲肝和乙肝的感染率降低主要得益于广泛和有效的疫苗接种[4,5]。自20世纪80年代末,血液制品筛查的改善使急性丙肝的发病率显著降低。大多数病例为成人患者,静脉用药是最主要的危险因素。

甲肝的致病因子甲型肝炎病毒(HAV),是一种肠病毒的微小RNA病毒。可直接或接触受污染的水或食物通过粪口途径传播。理论上也可经血源性传播,但是可能性甚微。HAV可零星发病,但也可暴发流行。HAV感染在全世界各地区均可发生,某些地区有既往感染的血清学证据在成人中可达100%。在美国,城市居民的近一半成人中HAV抗体呈阳性反应[5]。血清阳性反应的高发生率与相对小数量的发病报道提示很多病例可能是无症状的。隐匿的病例似乎更多见于儿童,可能70%的病例无症状[5]。甲肝的发病率与种族有关。在美国,自从在特定的流行地区进行儿童常规疫苗接种后,不同地理位置和种族的发病率有显著的改善。至2005年,疫苗接种已覆盖了所有50个州的儿童[6]。儿童发病率的降低已经改变了先前所报道的致病危险因素,成人发病率增加,特别是男性同性恋者、非法静脉用药者和非注射性药物使用者。年龄大于15岁人群的最常见致病危险因素是旅游[36]。

甲肝典型的潜伏期是 30 天，一般为 15～45 天。病毒血症的持续时间相对较短，但这是在症状出现前的最突出表现。病毒随粪便排出和感染力最强的时间为疾病症状出现前，随着黄疸的出现而逐渐减弱（图 88-1）。HAV 与慢性病毒携带者无关。

乙型肝炎病毒（HBV）包含于一种直径为 42 纳米的丹氏颗粒中。病毒包膜内包含病毒 DNA、DNA 聚合酶、乙肝病毒表面抗原（HBsAg）以及乙型肝炎病毒核心抗原（HBcAg）。乙型肝炎 e 抗原（HBeAg）可在被感染患者的血清中检测到，被认为是 HBcAg 的降解产物[7]。与 HAV 的单一抗原变异不同，HBV 表面抗原目前认为有多种基因型。HBV 主要通过肠道外的接触传播，也可因亲密接触传播。感染率最高的人群为非法静脉用药者和男同性恋者。之前，经输血传播是感染 HBV 的常见原因，但随着现代血库筛查技术的进步，这种传播方式目前已逐渐消失。

HBsAg 可在人体多种分泌液中被检测到，包括唾液、精液、粪便、眼泪、尿液和阴道分泌物。尽管 HBsAg 阳性并不等同于具有传染性，但是 HBV DNA 可在这些液体中被检测出，表明这些体液具有传染性。乙肝自暴露到临床疾病出现的典型时间间隔是 60～90 天，但是，提示被感染的血清标志物一般在 1～3 周出现[8]（图 88-2）。大约 10% 和 95% 免疫系统未成熟的新生儿转为无症状的慢性 HBsAg 病毒携带者[9,10]。职业接触血液的医护工作者其 HBsAg 的患病率为 1%～2%，有 15～30% 医护工作者有既往感染的血清学证据[11]。据报道，急诊科医师的血清反应阳性率为 12% 和 15%[12]。转为慢性 HBV 感染患者的可能性与感染发生时的年龄相反。HBsAg 阳性的母亲传播至她们的新生儿从而导致婴儿成为 HBV 慢性携带者的发生率达 90%，而只有 6%～10% 急性感染的成人转为慢性携带者[10,13]。有 3%～5% 的乙肝患者进展至慢性肝炎。

既往所提及的非 A、非 B 型肝炎至少由两种不同的 RNA 病毒所致，即丙型乙肝病毒和戊型乙肝病毒。丙型肝炎（丙肝）是一种与输血相关的病毒性肝炎，在美国发病率较高。戊型肝炎（戊）肝经粪口途径传播，好发于亚洲、非洲和俄罗斯。既往每输一单位血，发生肝炎的风险大约为 0.45%。对献血者进行筛查检测代用标记（转氨酶）和丙肝抗体已经使这种感染风险降低至小于百万分之一每输血单位[14]。据估计，目前输血致传播丙肝的风险为 1/103 000[14,15]。尽管丙肝最常见于血液传播，但是只有 10% 的丙肝患者有接受输血或血液制品史。医护工作者中有 4%～8% 的病例与职业暴露有关，而 23%～42% 病例与静脉用药有关[16]。在 HIV 感染患者中，合并丙肝的发生率是 15%～30%。这些患者中，50%～90% 通过静脉注射药物（IVDU）获得 HIV[17]。HIV 合并感染 HCV 的患者可促使 HIV 和 HCV 的疾病进程迅速发展[18]。然而，有 40%～57% 的丙肝患者无明显感染源。丙肝的潜伏期为 30～90 天，平均为 50 天。而戊肝的潜伏期为 15～60 天。大约 90% 的 HCV 感染者转为慢性肝炎。长期随访研究提示发展至临床症状的肝病只占这些被输血感染者的 10%～20%，而且在大约距输血 20 年后出现[19]。在美国，据估计大约有 2.7 百万人为 HCV 慢性感染者[20,21]。

丁型肝炎病毒（HDV）于 1977 年在一例慢性 HBV 感染患者的肝脏标本中被发现[22]。它是一种可检测出的 RNA 病毒，因需要乙肝病毒的包膜保护，所以只能存在于可产生 HBsAg 的乙肝患者中。在美国，HDV 抗体在 4%～30% 慢性 HBV 感染者中出现[23,24]。作为慢性 HBV 感染相关的结果，HDV 感染

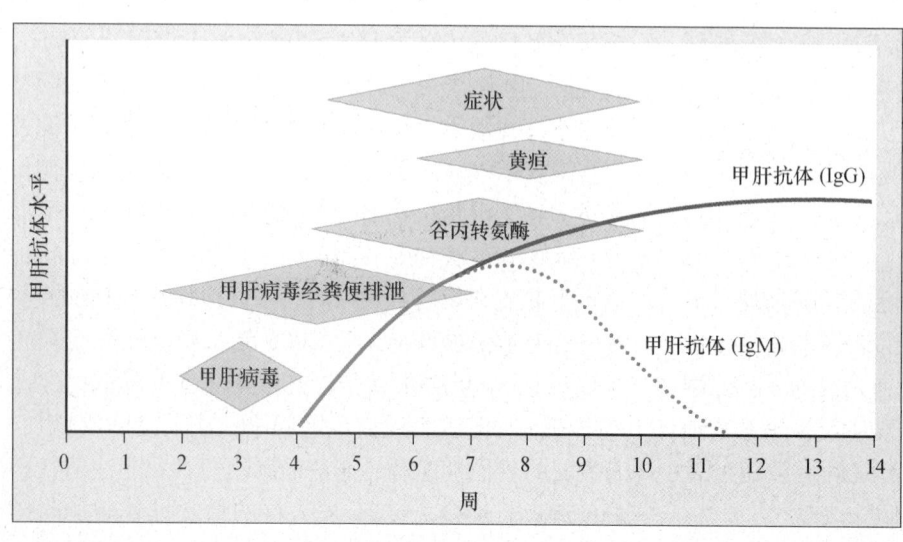

图 88-1 急性甲肝病毒感染。IgG：免疫球蛋白 G；IgM：免疫球蛋白 M。

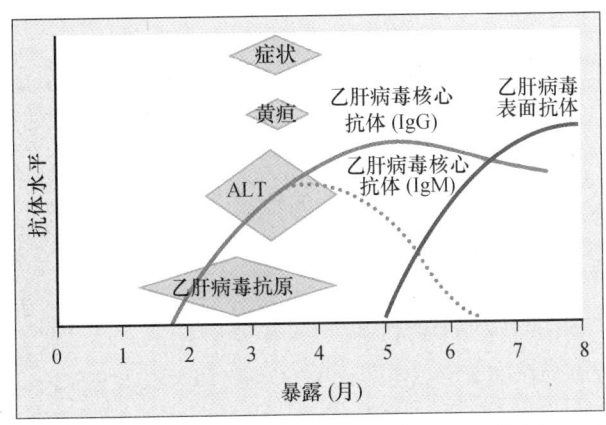

图 88-2 急性乙肝病毒感染。Ab,抗体;Ag,抗原;ALT,丙氨酸氨基转移酶;IgG,免疫球蛋白 G;IgM,免疫球蛋白 M。

者中很可能有很大一部分病例被误诊为急性或复发的活动性乙型肝炎。与乙肝的传播途径类似,HDV 感染者主要为非法静脉用药者、男性同性恋者和血友病患者。HDV 感染可伴随 HBV 发生(同时感染),也可继发或早于 HBV 感染(二次感染)发生,因为 HDV 在缺少 HBV 的环境下不能进行病毒自我复制[10]。在同时感染的病例中,疾病病程由 HBV 决定,但 HDV 似乎增加疾病暴发的风险[25]。在二次感染的病例中,临床表现可先后出现急性自限性疾病和急性重型肝炎或慢性感染。

庚型肝炎病毒(HGV)也被称为 C 型庚型乙肝病毒,最近被证实是与肝炎相关的一种病毒。属于黄病毒科的 RNA 病毒。HGB 似乎通过输血、肠外血液或血液制品暴露以及可能在亲密的性接触时感染。这种病毒已在急性和慢性肝炎患者中被证实。然而,目前逐渐认为其是一个"无辜的受害者",因机体临床发病是由同时感染的其他肝炎病毒所致[26,27]。

疾病原理

病毒性肝炎的病理生理机制目前未完全阐明。在最常见的各种肝炎中,肝脏损伤似乎与机体对感染的免疫反应有关,而不是病毒本身的细胞病理学因素。但 HDV 则不同,可能直接通过细胞毒性作用损害肝细胞。

临床特征

病毒性肝炎的临床表现各异。相当一部分甚至大部分患者都无临床症状。症状多样化和无黄疸的病例可导致误诊。最常见的症状和体征是自觉不适、发热、食欲缺乏、恶心、呕吐、腹部不适和腹泻。促使患者就诊的首要典型症状是黄疸。少数乙肝患者以关节痛、关节炎和皮肤炎为前兆。特征性的关节病变为多关节受累,其中手部和腕部小关节受累最常见。关节液检测通常为非炎症性改变,但穿刺液的细胞计数可达 90 000/mm³。特征性皮炎是荨麻疹,但也可是瘀点、丘疹或瘀斑。

急性重型肝炎以急性起病和数天内急剧进展至肝衰竭和脑病为特征。多见于 HBV 和 HDV,也可见于所有的病毒性肝炎[28]。急性重型肝炎总体发病率为 1%~2%。急性重型肝炎的特点是神志改变和自发性黏膜出血。

查体发现包括体温升高、巩膜或皮肤黄染以及腹部压痛。如已出现显著呕吐,此时常可出现心动过缓和体位性低血压。也可出现表面光滑、质地均匀和触痛的肝大,有时尽管肝大不明显,患者也常有肝区扣痛。巩膜黄染一般先于皮肤黄染出现,特别是皮肤色素较深的种族。巩膜颜色浑浊一般出现于非洲籍患者中,这一现象可能掩盖黄疸的体征。确定黄疸这一体征的另一选择就是检查舌下或指甲下黏膜。一般来说,当血清胆红素达 2.5mg/ml 时才出现巩膜黄染。蜘蛛痣和脾大多见于肝硬化,但也可为急性期患者的临床特征。灰色或陶土色粪便则不常见。

诊断策略

实验室检查是诊断肝炎和明确病因的重要方法。最有价值的检查是肝脏转氨酶和胆红素测定。典型的改变是血清谷草转氨酶和谷丙转氨酶较正常值升高 10~100 倍,且谷丙转氨酶升高的幅度较谷草转氨酶更高。胆红素一般中度升高,为 5~10mg/dl,但偶也可显著升高至 15~25mg/dl。肝炎临床症状出现后,高胆红素血症可持续数天至一周或更多,直接胆红素和间接胆红素的升高幅度相当。碱性磷酸酶和乳酸脱氢酶常可升高,但很少超过正常值的 2~3 倍。凝血酶原时间(PT)或国际标准化比值(INR)是评估肝脏合成功能障碍的有用指标。PT 或 INR 升高可作为预测并发症是否出现的首要线索。因为该病特点是以淋巴细胞为主的低总细胞数和显著的中性粒细胞增多,所以白细胞计数一般对诊断无太大帮助。

虽然在急诊室通常难以明确肝炎的病因,但仍应积极尽快确定病因。因为确定病原体是影响疾病预后和公共卫生事件的重要因素。因此,正确解读各种血清学检测结果尤为重要(表 88-1)。

HAV 血清 IgM 抗体可诊断急性甲肝,而血清 IgG 抗体则提示既往感染。HBsAg 和 HBcAg 的 IgM 抗体提示急性乙肝,但因血清 HBsAg 在急性感染期可为阴性而且在疾病的慢性期可持续存在,所以单独血清 HBsAg 阳性不能作为确诊急性乙肝的依据。抗 HBcAg 抗体阳性常常是提示 HBV 既往感染的最优指

表88-1　肝炎血清学标志物

血清学标志物	缩写	意义
HAV 抗体	抗-HAV	IgG 和 IgM 复合抗体提示急性或既往 HAV 感染
HAV IgM 抗体	抗-HAV IgM	HAV IgM 抗体提示急性感染
乙肝表面抗原	HBsAg	提示 HBV 急性或慢性感染
乙肝 e 抗原	HBeAg	提示急性或慢性感染,有高度感染风险
乙肝表面抗体	HBsAb	提示急性或既往感染或具有免疫力
乙肝核心抗原	HBcAb	IgG 和 IgM 复合抗体提示急性或既往 HBV 感染
乙肝核心抗原 IgM 抗体	HBcAb-IgM	提示 HBV 急性感染
乙肝 e 抗原抗体	HBeAb	提示 HBV 感染好转或恢复期
HDV 抗体	抗-HDV	提示 HDV 感染,但应同时存在 HBV 感染
HCV 抗体	抗-HCV	提示 HCV 急性或既往感染

HAV,甲肝病毒；HBV,乙肝病毒；HCV,丙肝病毒；HDV,丁肝病毒；IgG,免疫球蛋白 G；IgM,免疫球蛋白 M。

标,而抗 HBsAg 抗体阳性则是提示对 HBV 产生免疫力的最好标志物。

目前,丙肝的诊断是基于是否有危险因素暴露史而进行排他性诊断。血清病毒抗体检测有助于明确诊断,但滞后于临床症状和抗体的出现[29]。而 HCV 检测不能鉴别急性和慢性感染。

丁肝很容易被误诊为急性或慢性 HBV 感染,因此诊断必须更加小心谨慎。血清抗 HDV 抗体检测有助于诊断。如发现 HDV 抗体的 IgM 抗体结合在 HBcAg 上则表明 HDV 和 HBV 同时感染。抗 HDV 的 IgG 抗体与 HBcAg 结合则提示二次感染。

两种最常见的病毒性肝炎,HBV 和 HDV 病毒感染两者在感染、临床症状和血清阳性反应之间的时序关系列于图 88-1 和图 88-2 中。

鉴别诊断

病毒性肝炎千变万化的临床症状和体征使鉴别诊断相当困难。各种非病毒性肝炎如感染、化学因素、免疫以及胆道疾病等导致的肝脏疾病均应予以鉴别。危险因素暴露史和服药史是重要的鉴别依据,但仍需血清学检测以确诊。乙醇性肝病常有长期大量饮酒史,特点是肝脏转氨酶轻度升高,且 AST 升高较 ALT 明显。肝外梗阻、胆囊炎、胆石症可根据转氨酶无明显变化而排除,但有时需借助腹部超声鉴别。

处理

病毒性肝炎的处理主要为对症治疗。应纠正因食欲缺乏、严重腹泻和呕吐导致的水、电解质紊乱。止吐药有助于改善食欲以减少住院。应鼓励厌食和恶心患者进食并在食欲恢复前避免进食固态食物。除非肝功能显著下降,改善肝脏代谢的药物应持续应用而无须调整剂量,避免应用有潜在肝毒性的药物。此外,在肝功能完全恢复之前必须戒酒。尽管有多种干预措施如糖皮质激素等的应用,但目前无可靠的证据表明此类治疗有益,甚至可能有害。

急性肝炎的最常见并发症是因进食不足和顽固呕吐导致的水电解质紊乱。剧烈呕吐可使食管撕裂导致上消化道出血。最严重的并发症是肝衰竭,其前驱症状是肝性脑病。大多数病毒性肝炎呈自限性,症状和组织溶解可持续 2~4 周。大约 10% 急性乙肝和 50% 急性丙肝患者可演变为慢性肝炎[19]。感染 20 年后,只有 10%~20% 的慢性感染患者出现肝损害。该类患者多数最后死于继发性肝硬化[19]。

处理

病毒性肝炎一般不需住院治疗,但如出现显著的水电解质紊乱和顽固性呕吐则可考虑住院治疗。病情不严重的患者也可住院治疗以处理药物相关的各种不良事件。神志改变、PT 延长 5s 以上或 INR 增加至 1.5 倍以上者,应警惕急性重型肝炎和出现其他并发症的可能,此时应收入院观察。出现暴发性肝衰竭时应考虑转送至有肝移植条件的医疗单位进行治疗。

有临床症状的 2 期乙肝肝炎者,如存在活动性免疫反应,予 α-2b 干扰素治疗 4 个月后,35%~45% 患者的病情可得到缓解[10,30,31]。丙肝予以干扰素和利巴韦林治疗的持续时间应根据 HCV 基因型和预处理的病毒载量而定。将聚乙烯乙二醇加入 α 干扰素中(即聚乙烯乙二醇化干扰素 α-2a)可延长干扰素的半

表 88-2　暴露前的肝炎预防

甲肝

暴露方式	推荐处理方式
亲密接触	ISG 0.02ml/kg IM
日间护理	
员工	ISG 0.02ml/kg IM
集会	ISG 0.02ml/kg IM
学校接触	无
医院接触	无
工作场所接触	无
食物传播	
暴露两周内	ISG 0.02ml/kg IM
暴露两周后	无
暴发流行	无

乙肝

暴露方式	来源	暴露人员 未接受疫苗接种	暴露人员 已行疫苗接种
经皮/黏膜	HBsAG+	1. HBIG* 2. HB 疫苗†	1. 检查 HBsAb；阴性时，可予： 　a. HBIG 　b. HB 疫苗
	已知来源 HbsAg 高风险	1. HB 疫苗 2. 检测来源，如果阳性，应予 HBIG	1. 检查 HBsAb；如来源于 HBsAg，阳性者，应予： 　a. HBIG 　b. HB 疫苗
	HBsAg+低风险	1. HB 疫苗	1. 无
	来源不明	1. HB 疫苗	1. 无
直接性接触	HBsAg+	1. HBIG	1. 无
家庭/工作场所	HBsAg+	1. 无	1. 无
围产期	HBsAg+	1. HBIG§ 2. HB 疫苗	NA

丙肝

疫苗预防效果不确定；对有胃肠外暴露的证据且血清学检查结果阴性者，可予 ISG 0.06ml/kg IM

丁肝

与乙肝相似

HB，乙肝；HBIG，乙肝免疫球蛋白；HBsAg，乙肝表面抗原；ISG，血清丙种球蛋白。

* HBIG 剂量：0.06ml/kg IM。

† HB 疫苗剂量：10～20μg 经三角肌注射，根据不同疫苗而定（足量疫苗需三次接种，因此所有患者应随访）。

‡ 反频繁多次性交且传染源是慢性携带者时，则需予疫苗预防。

§ HBIG 剂量：0.5ml。

Modified from Protection against viral hepatitis. Recommendations of the Immunization Practices Advisory Committee (ACIP). MMWR Recomm Rep 39 (RR-2): 1, 1990.

衰期和治疗活性的持续时间。这种措施与每日干扰素单一疗法相比,不但可明显增加病毒对治疗的反应,而且可实现每周给药一次[22]。此法已得到肝病专家的推荐。

对疾病传染性的担忧可影响疾病的治疗。HAV的可能感染者应充分注意个人卫生,避免共同使用卫生用品,确保餐具厨具清洁。对可疑HBV和HDV患者,一些相对低危传染因素如亲密接触或肠外暴露应予注意。

病毒性肝炎是一种必须上报且需要由当地卫生部门通报的疾病。患者家属和与其亲密接触的人员应当接受免疫预防。尽管针对不同病毒有不同的预防方法,立即对患有病毒性肝炎患者的家属进行丙种免疫球蛋白治疗是明智的,除非他们在抗体形成的时间窗前已获得了明确的免疫力。从事食品相关职业的HAV感染患者因存在潜在的传染性,应暂停上班,尽管在黄疸出现时甲肝的传染力已显著下降,最好还是待黄疸完全消退后才上班。

特殊见解

超过20年的长期观察证实,对HBV进行暴露前和暴露后预防是可行、有效的。以往的观察认为,医疗工作者HBV感染的血清阳性反应率较普通人群明显增加。因频繁接触血液制品和高危患者,急诊科医疗工作者被感染的风险增加。研究表明,急诊科护士和急诊科医师的HBV感染率分别为12%和15%[33,34]。无HBV病毒免疫力的急诊科医师其一年感染率为0.25%,而30年的感染风险约达7.5%。据估计,从事该职业的人群死于乙肝的风险达1/540[35]。在城区内急诊科的患者其丙肝的标志物检出率为18%,但这种潜在的高风险原因不明。

所有急诊科的医疗工作者或相关人员在入职前应尽快接受有效的HBV疫苗免疫预防,这种措施可最大限度地减少HBV急性和迟发性中毒的风险。接受三次连续疫苗接种,机体产生保护性抗体的概率为95%[36]。最佳的疫苗接种部位是肱三角肌注射[37]。暴露于潜在感染物质而既往无保护性抗体的人群,建议立即接受人HBV免疫球蛋白(HBIG)注射进行被动免疫。HBIG可使HBV的感染率降低75%[13]。无免疫保护且暴露的患者应在接受0.06ml/Kg IM HBIG的基础上使用HBV疫苗。因接受丙种球蛋白治疗而担忧发生感染HIV是没有根据的。图88-3为针对医疗工作者暴露于被感染的血液和潜在的感染分泌物后的处理流程。

尽管针对HAV的疫苗接种是安全有效的,但目前医疗工作者并不是常规接种的推荐对象。

因接触HCV反应阳性的物品而经皮传染的风险约为1.8%[17]。虽然理论上医护工作者的血源性HCV暴露风险升高,但其HCV感染率与普通人群接近,感染率为1%~2%[17]。尽管有证据表明干扰素对急性丙肝有效,但目前仍无有效的HCV疫苗,因此也缺乏针对HCV暴露前后的预防方法。

综合预防——对接触潜在感染体液的人员来说,使用手套、面罩、保护性眼罩和隔离衣是最好的预防方法。

> **重要概念**
> - 病毒性肝炎是一种可由数种病原体导致的常见疾病。
> - 临床表现多种多样,多数病例,特别是儿童,可无症状。
> - 在急诊科就应开始确定病原体,因为它影响预后和公共健康干预两方面问题。
> - 因大多数病毒性肝炎病原体对医护人员具有潜在的威胁,接触可能感染的体液时必须谨慎,同时在接触前后应进行预防。

乙醇性肝病

概述

据估计,在美国有1 500~2 000万人有长期酗酒史[39]。乙醇及其代谢产物可对机体大多数器官产生毒性而且是导致多种疾病和死亡的原因。肝脏是长期饮酒损害最常见的器官。乙醇性肝病是导致25~64岁城市人群死亡的第四大因素。肝硬化最多见于长期饮酒患者,是死亡和年劳动力丧失的主要原因[40]。

疾病原理

乙醇主要通过肝代谢,2%~15%乙醇原形经肾或呼吸道排泄[41]。乙醇性肝病是多因子参与的结果,但其确切发病机制未明,营养不良、毒性代谢产物积蓄(如乙醛)、二磷酸吡啶核苷酸(NADH)过度生成、乙醇代谢诱导的微粒体酶类以及免疫功能改变等均可能发挥重要作用[41]。

尽管存在确切的肝脏损伤机制,但也可能存在遗传异质性的易感性。与白种男性相比,美国本土的女性其乙醇诱导肝损害似乎更多见[42,43]。一项研究提示,葡萄牙籍成人某种特定的组织相容性抗原可使乙醇性肝损害风险升高[44]。尽管人群中对乙醇的敏感性不同,已证实每天乙醇摄入量与乙醇性肝病的发

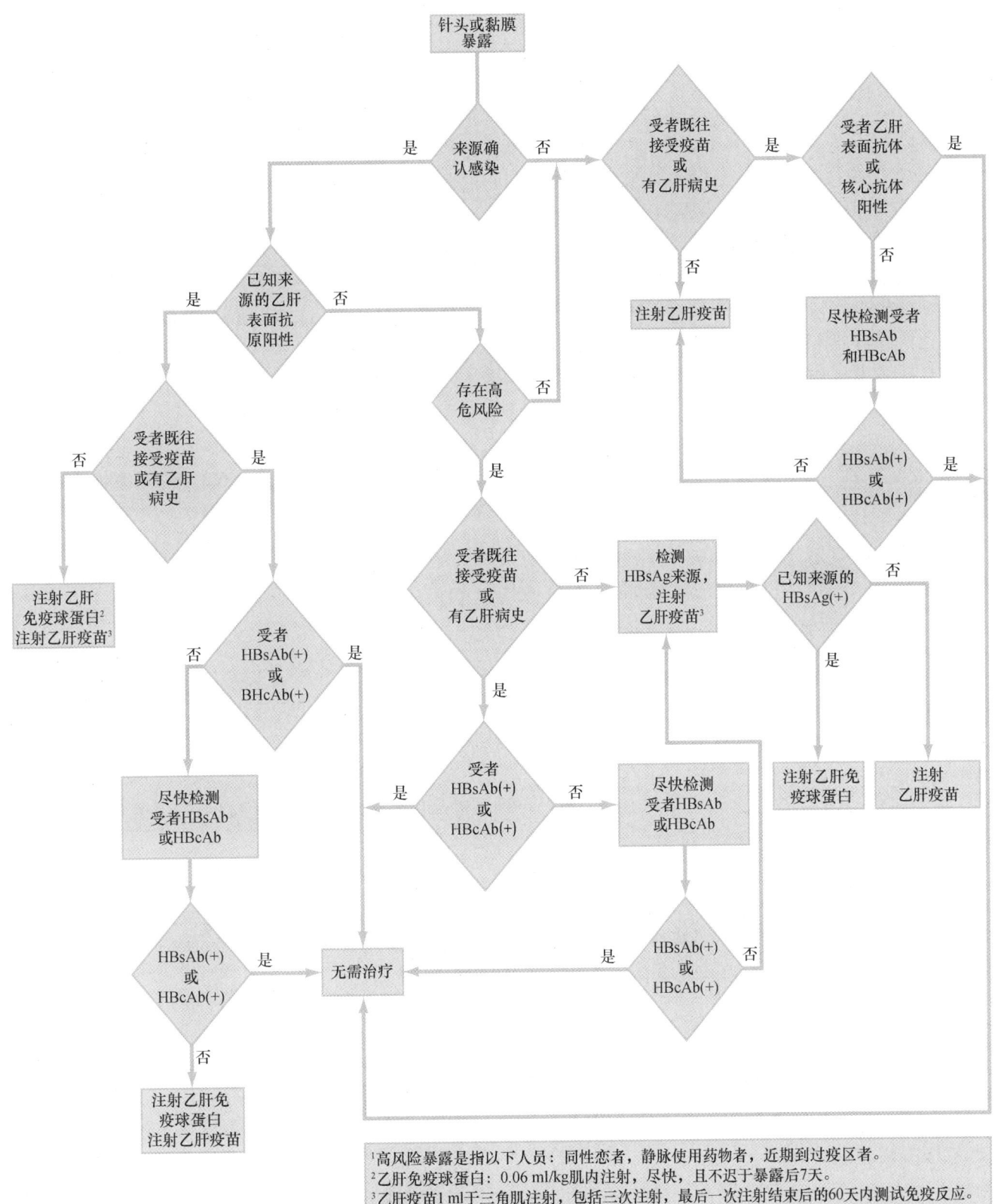

图88-3 医护工作者暴露于血液和其他感染分泌物的处理。Ab，抗体；Ag，抗原；HB，乙型肝炎；HBc，乙肝病毒核心；HBIG，HB免疫球蛋白；HBs，乙肝病毒表面。

生存在大概的量化关系，男性每日乙醇摄入量超过80mg，而女性为超过20mg，其肝损害的风险增加。对于男性，其等效的转换关系为，每日6瓶啤酒，或4~6杯红酒，或3~4杯混合型酒[39]。

导致乙醇性肝病的最常见病理变化是脂肪变性。机体内促进甘油三酯生成的NAD+/NADH比例降低从而改变脂肪酸代谢，很可能是导致肝脏脂肪浸润的主要原因。脂肪浸润似乎依赖于乙醇摄入的量和持续时间，然而一旦戒酒这种改变是可逆的。除肝脏增大之外，常常出现肝区疼痛，但这可能是一种良性改变。

临床特征

乙醇性肝炎是乙醇性肝病的潜在严重表现。大多数临床症状不明显，但可依次出现恶心、呕吐和腹痛直至急性肝衰竭。

查体发现包括心动过速、发热、体位性低血压等，一般均出现右上腹部压痛。存在脂肪浸润时可触及肝大，而慢性病程出现肝硬化时可使肝脏缩小。肝硬化的特征性体征为男性乳房发育、蜘蛛痣、肌肉萎缩、腹水以及肝掌。当血清胆红素大于2.5mg/dl时可出现黄疸。

诊断策略

实验室检查提示AST和ALT中度升高。即使是严重的终末期肝衰竭，转氨酶也很少升高至正常值的10倍以上。AST/ALT＞2：1是与病毒性肝炎鉴别的依据之一。血清胆红素通常升高。白细胞计数主要以中性粒细胞升高为主，可达10 000～20 000/mm^3。PT和INR可粗略评估肝功能的损害程度。排除有慢性肝硬化疾病的患者，其PT和INR如急剧延长提示很可能出现并发症。剧烈呕吐和乙醇性酮症酸中毒可导致酸碱、电解质平衡紊乱。

鉴别诊断

需与乙醇性肝炎进行鉴别诊断的疾病繁多，包括各种乙醇相关的消化道疾病（如胃炎、胰腺炎）。患者常常同时存在严重的乙醇相关性疾病。然而，尽管最初鉴别诊断时应考虑所有的病因，但应重视病史和转氨酶的变化以明确诊断。转氨酶中度升高和出现显著的黄疸时应考虑乙醇性肝炎。超声检查有助于与常见的胆总管梗阻疾病鉴别。应行HAV IgM抗体和HBcAb IgM抗体的血清学检测，但因效率低下导致此病常常不能在急诊科明确诊断。

处理

乙醇性肝病的处理主要是对症支持治疗。应及时纠正水电解质紊乱，常常需要行肠外液体替代治疗，而止吐药可减少静脉用药的次数。乙醇可抑制糖异生导致低血糖，因此应监测血糖和按需及时补充。大多数酗酒者存在营养不良，如怀疑硫胺素缺乏，在补充葡萄糖之前应予50～100mg硫胺素IM或IV以免出现Werike脑病。乙醇导致的镁缺乏不能经血清检测明确，除非有禁忌证如肾衰竭或明确的高镁血症，应予经验性补充硫酸镁1g IV或IM，或口服其他形式的镁200～1 000mg，如氧化镁、盐酸盐镁、氨基酸螯合剂等。

应注意提供高能量、维生素丰富的食物以保证患者有较好的营养状态。如有肝硬化和早期肝性脑病的证据应限制蛋白的摄入。合并胃炎时应予H$_2$受体拮抗剂、质子泵抑制剂或抑酸剂。应评估患者是否存在消化道出血并予恰当的处理。对于病情严重患者，糖皮质激素、丙硫氧嘧啶和胰岛素-高血糖素被证实有广阔的前景，但这些药物均不是常规治疗时的选择[39,45-47]。

处理

乙醇性肝病根据疾病的临床状态应予不同的处理：水电解质紊乱、经口摄入的能力、其他合并症和并发症以及患者的社会经济因素。一般不需住院治疗。所有的患者应戒酒和接受解毒或针对乙醇依赖的治疗。

重要概念

- 肝脏是乙醇毒性的最主要靶器官。
- 乙醇性肝病，尽管通常是一种只有较少临床症状、病情较轻的疾病，但也可导致急性重型肝炎。
- 乙醇性肝病患者的处理应包括针对乙醇依赖的治疗。

肝硬化

疾病原理

肝硬化是慢性肝脏疾病终末期的总称，特征性变化是肝细胞破坏并由纤维组织和再生结节替代正常的肝组织。门脉性肝硬化是累及全部肝小叶的一种弥漫性改变，多数与长期乙醇摄入有关，有10%～20%长期酗酒者最终发展为这种肝硬化。乙醇摄入的量和持续时间、遗传和营养不良等因素均是导致这一疾病的重要原因。坏死后肝硬化是以肝纤维化、肝细胞减少和正常肝组织交错存在为特征的一种肝脏非均匀性病变。通常是各种慢性肝炎发展的结果，包括感染性（病毒、细菌和真菌）、药源性或代谢性。胆汁性肝硬化较少见，是由慢性肝外胆管阻塞或原发性自身免疫紊乱介导的肝内胆管炎症和瘢痕形成所致。由非乙醇性脂肪肝导致的隐源性肝硬化正逐渐被认识，此病原因未明，但病理特征与门脉性肝硬化类似，常见于肥胖者和2型糖尿病患者[48]。

临床特征

肝硬化的临床表现与正常肝细胞减少导致的代谢和合成功能障碍相关，或由纤维化和肝组织结构改变导致的门脉血流障碍和门脉高压所致。典型表现为慢性疲劳和食欲下降。除胆汁性肝硬化以外，大多数肝硬化患者可无明显临床症状直至出现某些急性并发症，如消化道出血或肝性脑病。胆汁性肝硬化患者在终末期或出现并发症前即可出现明显的皮肤瘙痒和黄疸。原发性胆汁性肝硬化可能与免疫介导的功能紊乱有关，这些患者的特征性体征和症状为硬皮病或CREST综合征（皮肤钙质沉着症、雷诺现象、食管活动功能障碍、指端硬化和毛细血管扩张）[49]。

查体可发现肌肉萎缩、皮肤瘀点和瘀斑、蜘蛛痣、肝掌、掌腱膜挛缩及男性乳房增生。轻度和早期患者常无黄疸。如有广泛的瘢痕形成，肝脏可缩小而不能触及，但如出现大量再生结节、肿瘤或脂肪浸润等则可导致肝大。特别是进展期患者，常可出现腹水或腹壁静脉曲张，即"水母征"。

诊断策略

肝硬化的实验室检查无特异性。转氨酶很少升高，而只有当疾病进展到严重程度时胆红素才开始升高。当碱性磷酸酶升高的比例明显高于其他肝酶时则提示胆汁性肝硬化。凝血功能大多异常，因肝脏合成功能受损，血清白蛋白水平降低。门脉性肝硬化者常出现轻到中度贫血和血小板减少。血BUN或肌酐升高提示机体脱水或肝肾综合征。

在急诊室里常缺乏足够的辅助检查。超声检查对腹水有很高的敏感性，但仔细的查体常常可获得同样的结果。如出现腹水、发热或腹痛应行腹穿以排除自发性细菌性腹膜炎。核素扫描或CT检查可显示肝和脾的肝硬化特征性表现，但一般情况下，这些检查的选择应有所侧重。

处理

在急诊科，对肝硬化的处理有限，可纠正水电解质紊乱，补充维生素和营养。经过内科医师的进一步处理和治疗，大多数患者可出院。大量腹水如影响呼吸或明显不适，应行腹穿引流2L或更多的腹水。过量放腹水可导致机体水、电解质平衡紊乱和血流动力学不稳定。如收缩压允许，应行诊断性腹穿。

低盐饮食和醛固酮受体拮抗剂是腹水治疗的长期维持方案。但同时存在外周性水肿且肾功能正常时，予低剂量的噻嗪类或袢利尿剂加快腹水吸收是安全的。有凝血障碍者，如需行有创检查或合并有活动性出血，应输注新鲜血浆改善凝血功能。不伴并发症的PT或INR延长时可予维生素K治疗，但常常效果不佳。消化道出血应及时积极处理，尽早请消化科专科医师行内镜检查以明确出血部位和早期行内镜下辅助止血。血肌酐水平升高提示出现肝肾综合征，此时应住院治疗以更好地纠正水电解质平衡紊乱。

肝硬化的并发症包括消化道出血、伴或不伴有感染的腹水、肝性脑病、肝肾综合征。尽管消化道出血一般与食管或胃底静脉曲张有关，但超过一半的病例由其他原因导致（如胃炎或十二指肠溃疡）。腹水与门静脉高压、肝淋巴回流障碍、低蛋白血症或肾性水钠潴留有关。除腹胀和腹部不适外，腹水很少产生其他明显的症状和体征。但是，大量腹水可导致呼吸困难。收缩压减低是重要且常见的并发症。肝性脑病由肝代谢功能损伤和门脉高压所致。肝肾综合征是指肾衰竭发生于肝硬化期但肾脏无明显病理改变。虽然这一严重并发症几乎可以发生于所有的肝硬化患者中，但具体机制不清楚。另外，原因不明的血肌酐或BUN升高提示急性肝肾综合征。

> **重要概念**
>
> - 肝硬化是各种原因所致肝脏疾病的一个进展期。
> - 大多数肝硬化患者以腹水、静脉曲张破裂出血、肝性脑病等并发症为首发表现到急诊就诊。
> - 因肝硬化患者的合成和代谢功能障碍，所以在行有创检查前应纠正凝血功能异常和调整药物剂量。

肝性脑病

疾病原理

肝性脑病是因急性或慢性肝病的发展而出现脑功能障碍的一种临床状态。肝性脑病的病理生理机制复杂，与肝病本身导致肝脏代谢功能低下有关。血氨是肝性脑病这一病理过程的主要物质，最初由细菌在消化道分解蛋白质而产生。正常情况下，氨经消化道吸收入血后经肝转化为尿素而解毒。严重肝病时，血氨在体内蓄积，通过血脑屏障后不断与α-酮戊二酸和谷氨酸结合产生谷氨酰胺。研究证实，血氨水平尽管与脑病的严重程度不一致，但与脑脊液中谷氨酰胺水平密切相关[50]。谷氨酰胺本身是否具有中枢神经毒性或只是提示中枢神经（CNS）功能障碍的一种标志物，目前不清楚。其他参与肝性脑病病理过程的因子包括硫醇、羟苯乙醇胺、γ-氨基丁酸以及芳香族氨基酸，特别是色氨酸。

临床特征

肝性脑病的临床表现取决于疾病的严重程度，可表现为轻度认知障碍、易激惹、意识错乱甚至深度昏迷。表88-3概述了肝性脑病四个时期的临床特征。扑翼性震颤是一种在手腕交替屈伸时发生，且在背伸时增强的低振幅运动，是轻到中度肝性脑病的特征。在足部和头颈部也可发现类似的现象。肝病性口臭，即呼出含有硫醇的呈霉臭味的气体，可见于严重病例。

查体一般可发现肝硬化的体征，包括蜘蛛痣、睾丸萎缩、肌肉萎缩、浅表皮肤出现淤血和瘀斑、男性乳房发育和腹水。

诊断策略

实验室检查结果可正常，也可提示暴发性肝衰竭或慢性肝硬化。血清转氨酶常常升高，但与脑病的严重程度不一致。血清白蛋白和PT等反映肝合成功能的指标大多异常。大多数病例出现异常脑电图表现，但以三相波或delta波高压放电弥漫减慢为特征的表现并不是该病的特异性表现[50]。

鉴别诊断

所有其他原因导致的神志改变均应与肝性脑病鉴别。如患者有既往肝性脑病病史和严重基础肝病且有明确的相关体征，则鉴别诊断范围明显缩小。而电解质、血糖、毒理学检测以及条件许可时行头颅CT和脑脊液检查可排除潜在威胁生命的疾病。

处理

积极的处理可逆转肝性脑病患者的疾病进程。对于昏迷患者，必须首先评估气道情况，不但要决定是否行辅助通气支持，更要积极预防误吸。这些患者一般均存在血流动力学障碍且消化道出血的发生率增加。低钾血症、碱中毒和消化道出血可增加血氨的生成和吸收，因此，如出现以上异常表现应积极寻找原因。相对轻度的低钠血症、低血糖、氮质血症或脱水均可对脑功能产生不同程度的影响，因此应及时纠正。应停用所有中枢抑制药，即使是作用强度很小的镇静剂。

乳果糖和新霉素是肝性脑病的主要治疗药物。乳果糖是一种渗透性通便药，很少在消化道被吸收，在结肠由细菌分解为乳酸，因此可使粪便酸化，从而使粪便中的氨转化为氨酸盐。一般情况下，乳果糖的剂量是每天30～60mg或者是足以使粪便松软的剂量[51]。其最主要的副作用是腹泻，从而导致水电解质平衡紊乱。新霉素是很少被肠道吸收的氨基糖苷类抗生素，可减少结肠中产生氨的细菌。每4～6小时口服0.5g。肾功能不全患者可导致耳毒性和肾损害。对于虚弱无法进食的患者，乳果糖和新霉素可经鼻胃管给药或予灌肠治疗。该病应予长期低蛋白饮食治疗。

其他的治疗方法目前仍在临床评估阶段，包括予以抗生素如甲硝唑或利福平（主要目的是抑制产尿素酶的细菌），给予乳酸杆菌（增加非产尿素酶的细菌），根除幽门螺旋杆菌（产尿素酶细菌），锌替代治疗（因氨代谢依赖锌，而肝病患者体内锌通常缺乏），使用鸟氨酸天冬氨酸盐（可使氨转化）、苯甲酸酯（使甘氨酸代谢）以及苯二氮卓类药物拮抗剂等[51-56]。利用分子吸附循环系统（MARS），在透析液中使用蛋白结合和清除循环毒物，是一种安全有效的治疗肝衰竭和肝性脑病的新型方法[57-59]。

处理

尽管大多数肝性脑病患者均须住院治疗，但没有合并症以及有家庭支持条件的Ⅰ期和Ⅱ期肝性脑病患者，可不住院治疗。除乳果糖外，限制蛋白摄入量是长期治疗的关键。

重要概念

- 肝性脑病应与所有其他导致神志改变的原因鉴别。正确的诊断取决于临床判断，但鉴别诊断的范围广，使化学检测、脑脊液检测、毒理学检测和头颅CT检查成为必要。
- 肝性脑病的处理包括纠正电解质紊乱，严格的蛋白摄入，给予乳果糖和新霉素等治疗。

表88-3　肝性脑病分级

分级	临床表现
Ⅰ	睡眠紊乱，易激，抑郁以及轻度认知障碍
Ⅱ	嗜睡，定向力障碍，思维混乱，人格改变及扑翼样震颤
Ⅲ	昏睡，显著定向力障碍，言语混乱，不能遵行指令动作，扑翼样震颤
Ⅳ	昏迷

自发性细菌性腹膜炎

概述

自发性细菌性腹膜炎（SBP）是肝病患者腹水液

的一种急性细菌感染，没有明显的外源性和腹内感染灶。尽管这一综合征在很早以前已经被发现，但直到20世纪60年代末70年代初才较全面认识该病的危害性。该病多发生于乙醇性肝硬化患者中，但也可见于其他所有肝硬化腹水患者中[60,61]。回顾性研究提示肝硬化腹水住院患者SBP的发生率为5%~27%[62]。

疾病原理

SBP的病理生理机制仍未阐明，但目前大多数研究认为与肝细胞中巨噬细胞功能障碍和门脉高压有关。门脉高压可导致肠道黏膜水肿和肠道菌群移位。另外，也可与腹水中调理素和补体活性障碍有关。肠道中的革兰阴性杆菌，主要是大肠埃希菌，是SBP最常见的致病菌[60,62]。肝硬化的新型侵入性治疗手段，包括曲张静脉套扎、经颈肝内门体分流术以及长期抗生素预防等，改变了肝硬化急性细菌感染的类型和病原体[63]。偶可发生多重细菌和厌氧菌感染。

临床特征

SBP的临床表现各异，可有突发剧烈腹痛、发热、寒战和血流动力学不稳定等急性表现，也可出现腹部不适、低热或肝性脑病等隐匿性症状。根据定义，SBP的发生必须存在腹水，但临床上部分SBP患者并不存在腹水。20%~50%SBP患者体温正常[64]。

触诊查体时可发现轻度触痛、腹肌僵直或反跳痛。一项研究提示3.5%的无症状腹水患者，其腹水液培养呈阳性。这项研究特别强调SBP变化不一的临床表现，重视该病细微的查体发现，以及对于所有出现腹痛或出现不能解释的临床症状恶化的腹水患者均应考虑是否存在SBP。

诊断策略

SBP可依据腹水培养明确诊断，但在获得培养结果之前应该对患者进行治疗。90%的病例中，腹水粒细胞数超过$500/mm^3$时与腹水培养阳性的结果具有相关性。但在急诊室，SBP患者腹水中如果中性粒细胞数超过$250/mm^3$即应开始治疗[3,61,62,66,67]。白细胞酯酶的尿试纸检测阳性与中性粒细胞计数的临床意义具有高度的相关性[68]。如腹水的PH值小于7.34或动脉血PH值与腹水PH值的梯度大于0.10时，是早期诊断SBP的可靠证据[66-69]。其他的实验室检测（如转氨酶、胆红素、末梢血细胞计数）大多异常，但这些结果均不具特异性，更可能是肝病本身导致的结果而不是感染。在行腹穿前，应检查PT和INR，如存在显著凝血功能障碍则应输注新鲜冰冻血浆予以纠正。

鉴别诊断

SBP应与所有导致腹膜炎和腹痛的原因相鉴别，无论是否存在肝脏疾病。

处理

SBP应根据细菌学证据行静脉抗生素治疗。三代头孢如头孢噻肟的有效率可达90%[70]。也可选择氨苄西林舒巴坦。氨苄西林联合氨基糖苷类抗生素也有效，但有增加肾毒性的风险。

处理

所有腹水患者均有发生SBP的风险，特别是腹水蛋白低于1g/l的患者[62,64,71]。其他高危因素包括血清胆红素大于3.2mg/dl、血小板计数小于$98/mm^3$以及既往有SBP史[72]。对高危患者行抗生素预防治疗可使SBP发生率减少60%~80%并具有良好的效价比[62,64,71,73]。首选诺氟沙星400mg每天口服[62,64,72]。喹诺酮耐药问题的出现促发另一个研究提示，甲氧苄啶-磺胺甲恶唑也可用于预防SBP[74,75]。伴有腹水的SBP高危患者，如无禁忌证，在急诊室即应予预防性治疗。并请初级护理师或消化科医师会诊。SBP确诊患者应住院治疗。

重要概念

- 任何出现腹痛、发热或不能解释的临床症状恶化患者均应考虑是否存在SBP。
- SBP的诊断依赖于腹水细胞学计数和培养结果。腹水粒细胞计数超过$250/mm^3$则有使用抗生素的指征。白细胞酯酶尿试纸检测可提供床旁简便的SBP筛查。
- SBP高危腹水患者具有使用口服喹诺酮类抗生素的指征。

药物性肝病

概述

除乙醇外，很多其他的化学物质均可导致肝损害，常见于各种处方或非处方药物。尽管药物导致的各种副作用中肝损害只占一小部分，但这类患者仍占黄疸住院人数的5%[76]。药物性肝损害是美国FDA勒令药物退市的主要原因。而且在美国，药物性肝损害约占暴发性肝衰竭的50%[77]。药物性肝损害的病因尚未完全明确，但其发生率似乎与患者的年龄相关。较明确的可导致肝损害的药物包括丙戊酸和阿司匹林，多见于儿童。

疾病原理

药物暴露导致肝损害的疾病原理各异。可与药物本身的直接细胞毒性有关，但更多见的是药物的代谢产物所致。一般情况下，细胞毒性与超敏或过敏反应有关。已证实抗代谢药物（如硫唑嘌呤、聚合草茶）可通过静脉闭塞性疾病导致肝损害。口服避孕药可导致肝静脉血栓[78,79]。抗反转录病毒药物（ARVT）是导致肝细胞损害的常见原因，表现为 ALT 升高幅度高于 AST 升高的幅度。ALT 或 AST 升高 3.5 倍为中度肝损害，升高 5 倍则为重度肝损害[80]。ARVT 导致肝损害的机制包括代谢性宿主介导因素、超敏反应、线粒体毒性和免疫重建[80]。

并非所有具有肝细胞毒性的药物均可导致肝损害。这种不均一性可能与药物的代谢途径差异有关，也可能与同时摄入的其他物质产生协同效应相关，如增加药物毒性、药物累积、药物暴露的半衰期以及患者的特异性体质。如异烟肼可产生不同的细胞毒性，取决于患者和产生毒性代谢产物乙酰烟肼的速度。对乙酰氨基酚常规剂量服用则相对无毒性，但超剂量服用时可致严重中毒和死亡（见第 146 章）。

一般情况下，药物性肝损害可导致肝细胞坏死和胆汁淤积。尽管不同的药物导致肝损害可具不同特征，但常常可相互重叠。肝细胞坏死主要与麻醉药物有关（如氟烷、两性霉素、酮康唑或抗心律失常药胺碘酮）。胆汁淤积性肝损害常见于氯丙嗪、氟哌啶醇、口服避孕药或依托红霉素等。

临床特征

大多数药物性肝病患者无临床症状，或仅有轻度转氨酶升高。部分患者表现为无痛性黄疸，可由致胆汁淤积的药物引起，也可由无法与病毒性肝炎鉴别的急性肝炎所致。

查体发现各异，取决于肝脏病理学表现。可出现肝大、触痛，皮疹常见于氟烷导致的肝炎，与过敏反应有关。胆汁淤积患者的转氨酶一般只轻度升高，但胆红素常常显著升高。嗜酸粒细胞增多常见于氯丙嗪或氟烷导致的肝损害。

药物性肝损害很难与感染性或肝外胆管阻塞引起的肝损害鉴别。详细的病史和充足的药物信息常有助于诊断（表 88-4）。对于有胆汁淤积表现的患者，有时需行腹部超声和肝活检明确诊断。

处理

与急性肝炎的处理类似，应停用导致肝损害的药

表 88-4	导致肝损害的常见药物
药物	损伤机制
对乙酰氨基酚	细胞毒性
胺碘酮	细胞毒性
两性霉素	细胞毒性
合成类固醇类	胆汁淤积、静脉闭塞
硫唑嘌呤	细胞毒性、胆汁淤积、静脉闭塞
卡马西平	细胞毒性、胆汁淤积
氯丙嗪	胆汁淤积
顺铂	细胞毒性
避孕药	胆汁淤积、肝静脉血栓
环磷酰胺	细胞毒性
依托红霉素	胆汁淤积
氯金化钠	细胞毒性、胆汁淤积
氟哌啶醇	胆汁淤积
异烟肼	细胞毒性
酮康唑	细胞毒性
洛伐他汀	细胞毒性
甲氨蝶呤	细胞毒性
甲氧氟烷	细胞毒性
甲基多巴	细胞毒性
苯巴比妥	细胞毒性
苯妥英钠	细胞毒性
奎尼丁	细胞毒性
水杨酸盐	细胞毒性
四环素	细胞毒性，脂肪浸润
丙戊酸	细胞毒性
维拉帕米	细胞毒性

物，并予以支持治疗。对于胆汁淤积和明显瘙痒患者，可予以胆汁酸螯合剂如考来烯胺治疗。如怀疑过敏，可予糖皮质激素治疗。尽管药物性肝病为良性疾病，但可导致暴发性肝衰竭或进展为肝硬化。

安置

病情轻者可门诊积极治疗。电话咨询消化科专科医师以获得确诊和可靠的随访。重症患者应住院治疗，如出现急性重型肝炎的征象，应转送至有肝移植条件的中心治疗。

肝脓肿

肝脓肿可分为两大类，化脓性肝脓肿和阿米巴肝脓肿。尽管两者临床表现类似，但其病理生理学和治疗措施截然不同。

化脓性肝脓肿

疾病原理

化脓性肝脓肿并不常见，据报道，住院患者发病率为8～16/100 000例，随年龄增长而增加，男女比例相当[81]。肝脓肿常见于胆道梗阻或胆管炎疾病，也可见于憩室炎、胰腺脓肿、脐炎、阑尾炎、炎性肠病或各种原因导致的菌血症[82,83]。而相当一部分肝脓肿患者无明显病因[84]。

孤立性和多发性肝脓肿发病率相当，多见于肝右叶。多发性肝脓肿患者病情往往更严重，预后相对差。致病菌包括厌氧菌和需氧菌，常见有克雷白杆菌、假单胞菌、肠球菌、厌氧链球菌以及不同的类杆菌属等。

临床特征

临床表现主要包括高热、寒战、右侧肝部疼痛、恶心、呕吐等。患者病情急重，特别是存在胆管炎患者。部分呈慢性、无症状的病例也有报道。查体可发现体温升高、肝右上象限触痛、肝大，偶可发现肝区叩诊浊音和右下肺呼吸音减弱。也可出现黄疸，特别是存在胆道梗阻者。

诊断策略

实验室检查中70%～80%患者白细胞升高，中性粒细胞百分比可达90%。50%患者胆红素超过2mg/dl。血清转氨酶常升高至正常值的2～4倍[81]。X线胸片可发现右侧胸腔积液、右肺基底部肺不张或右膈肌抬高[86]。

大多数影像学检查有助于肝脓肿的诊断，包括超声、CT扫描（图88-4和图88-5），以及磁共振成像。在急诊室，超声和CT具有高效和敏感性。

鉴别诊断

化脓性肝脓肿的鉴别包括阿米巴肝脓肿、肝炎、胆管炎以及胰和膈下脓肿。尽管临床评价常不能明确诊断，适当的影像检查一般可确诊。

处理

化脓性肝脓肿的初始治疗包括稳定血流动力学、

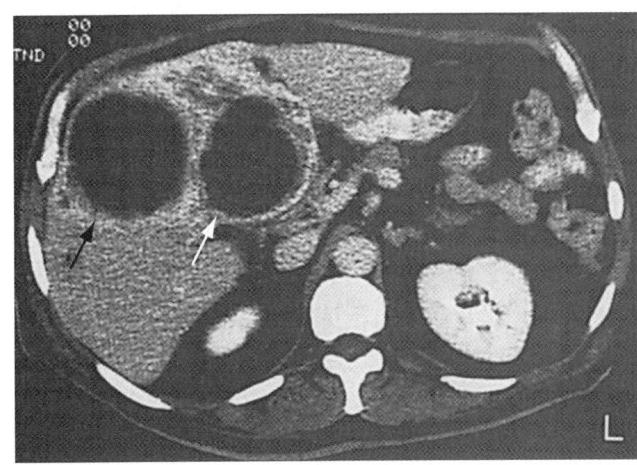

图88-4 增强CT扫描提示胆囊中大块不规则肿物，可见链球菌感染导致的化脓性肝脓肿边缘强化。

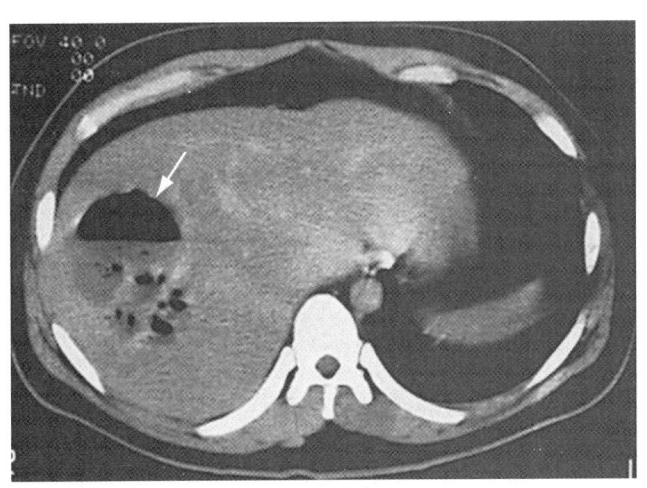

图88-5 增强CT扫描提示肝脓肿。可见由产气肺炎克雷白杆菌导致的胆囊气液平面。

静脉应用抗生素和镇痛。在病原体未明确之前，应予广谱抗生素治疗。三联抗生素治疗是合理的，应包括氨基糖苷类或三代头孢类抗生素以覆盖革兰阴性菌，甲硝唑或克林霉素覆盖厌氧菌及氨苄西林以覆盖链球菌属。

确定性治疗需予脓肿引流。一般经皮引流即可，但当存在腹膜内污染、肠穿孔或胆道梗阻等复杂情况时可行外科开放手术引流[37-39]。并发症包括脓肿破裂至腹腔或邻近结构粘连（如胸腔、肺、心包等）。

化脓性肝脓肿均需住院治疗。请外科医师、消化科医师或介入放射科医师会诊是有必要的。

阿米巴脓肿

疾病原理

阿米巴病是全世界最常见的原虫感染。高达

10%的全球人口和约1%～2%美国人可发病。一般经粪口途径传播，常因摄入受污染的水或食物而致病。该病多见于男同性恋者，特别是口交者。在中西部曾有一次局限但致命的肠道疾病暴发，已证实与污染的结肠灌洗器械有关[90]。尽管肠道疾病是目前该病感染的最常见表现，但肠外表现并不罕见，其中以肝脏感染最多见。溶组织内阿米巴是唯一与侵入性疾病相关的变形虫，而且已证实只有某些种类的溶组织阿米巴具有致病性[89,91]。致病性阿米巴侵入肠黏膜并经门静脉运输到达肝脏。与化脓性肝脓肿一样，该病好发于肝右叶。

临床特征

该病病情一般较急，临床表现主要包括高热、寒战、腹痛、恶心、呕吐等。腹泻多见于儿童，成人患者出现腹泻者不足三分之一。仔细询问患者，如无腹泻则可排除近几周有肠道感染史。多数患者主诉咳嗽，可导致医师忽略肝脏疾病。

尽管较急性病程少见，但持续数月的慢性病程者也有报道[92]。查体可发现体温升高、肝右上象限触痛、肝大，偶可发现肝区叩诊浊音和右下肺呼吸音减弱。

诊断策略

实验室检查均无特异性。中性粒细胞增多常见。75%患者的碱性磷酸酶和50%患者的转氨酶可升高。高胆红素血症并不常见，如出现则提示胆道梗阻。X线胸片可发现右侧胸腔积液、右肺基底部肺不张或右膈肌抬高。肝脏超声具有诊断价值，可见边界清楚的肿块和异源性低回声区。如超声不能确诊，可行锝核素扫描、CT、MRI等检查。

粪便发现致病微生物有助于诊断。但是，即使对侵入性肠道疾病行粪便找原虫检查，其阳性率也很低。酶联免疫分析（ELISA）和对流免疫电泳也可优先选择。因间接凝血试验在疾病延展期仍可阳性，因此对确定急性感染无帮助。

鉴别诊断

回顾分析过去5年的75例阿米巴肝脓肿患者，在急诊室的诊断正确率只有31.5%[93]。根据发病率的排序，需与阿米巴肝脓肿鉴别的疾病包括：化脓性脓肿、胆道疾病、肝炎、肺炎、阑尾炎和胰腺炎。呼吸症状和X线胸片异常可与肺部疾病混淆。肝脏影像学检查有助于确诊，但是，与化脓性疾病鉴别仍较困难。

处理

该病的治疗包括支持治疗和抗阿米巴治疗。可予甲硝唑750mg口服或静脉应用3次/天，持续7天。大多数患者有效。经皮导管引流只针对药物治疗无效或复杂病情者。

阿米巴肝脓肿最严重的并发症是脓肿破裂入邻近组织。20%～35%患者的肝外表现在肺部，可有大量胸腔积液或实变性肺炎等相关的症状和体征。如破裂至支气管，患者可出现咳鱼鳞样物质、坏死碎屑或咯血等表现。脓肿破裂入腹腔可导致腹膜炎而出现腹痛。肝左叶病灶偶可破裂入心包导致急性心脏压塞或慢性缩窄性心包炎。

安置

部分患者如临床症状不明显、生活环境安定、有足够的药物治疗以及有良好的随访跟踪，则可门诊治疗。如病情较重、出现并发症、生活环境不安定则应住院治疗。

其他相关肝病

慢性肝炎

慢性肝炎是指持续至少6个月以上的肝脏慢性炎症。慢性迁延性肝炎（CPH）以无明显临床症状、轻度持续性不适或间隙性中度肝炎为特征。尽管转氨酶持续升高，但CPH极少进展为肝衰竭或肝硬化。相反，慢性活动性肝炎（CAH）常可进展为肝硬化。肝活检，即使是疾病早期也可提示肝脏弥漫性炎症、桥接坏死、瘢痕形成以及大块型肝硬化，但早期CAH常不易与CPH鉴别[94]。

慢性肝炎的原因包括目前已知可导致急性肝炎的所有病因，但HAV除外。5%～10% HBV患者和50%～60% HCV患者可导致慢性肝炎，而HDV者则更易进展为慢性肝炎[24,95-97]。其他病因包括可逆性代谢性疾病、免疫性疾病以及持续的毒性物质暴露。

在进展至肝硬化之前，很少有患者因出现慢性肝炎临床症状而到急诊室就诊。但因转氨酶升高而就诊者并不罕见。详细询问病史和各种肝炎病毒（如HBsAg，HBeAg以及HCV抗体分析）筛查常可作为诊断线索。积极的CAH治疗应包括内科或消化科专科等急诊科以外的医师提供的治疗建议。

妊娠期肝病

与妊娠期相关的两种主要急性肝病包括良性胆汁淤积症和急性脂肪肝。胆汁淤积症较常见，且具有家族聚集性。胆红素一般轻度升高,因此黄疸不明显。实验室检查可有碱性磷酸酶、5'-核苷酸酶以及胆红素升高。尽管孕妇因瘙痒不适而受到主要关注,但该病可增加胎儿早熟、死胎或胎儿宫内窘迫的发生率[98]。维生素K吸收障碍可导致严重的胎儿凝血功能紊乱,容易出现自发性颅内出血[99]。治疗上,应对分娩前母体和分娩后婴儿行皮下补充维生素K治疗。胆汁淤积症可在分娩后自行缓解。

妊娠期急性脂肪肝是一种恶性疾病,如未及时发现,可迅速进展导致孕妇和胎儿死亡。该病出现在妊娠晚期,发生率约为1/7 000[100],多见于初产妇和双胎妊娠[99]。早期临床表现包括乏力、食欲缺乏、恶心、呕吐等,也可有腹痛,常见于中上腹和右上腹。查体可发现轻度黄疸,腹部压痛。肝脏因子宫增大而不能触及。

实验室检查异常发现包括转氨酶中度升高(5~10倍正常值)、高胆红素血症、低血糖症和DIC表现(PT延长、APTT延长、纤维蛋白降解产物升高和血小板减少)。治疗包括积极纠正水电解质平衡紊乱、低血糖,以及立即终止妊娠。该病可随分娩而痊愈,且不留后遗症[100]。

布-加综合征

布-加综合征是因肝小静脉以上任何水平的肝静脉流出道梗阻而导致的一种肝病。该病发生率为1/10 000,女性多见。该病与机体高凝状态有关,如V因子、蛋白S/C缺乏,血栓形成倾向,抗凝血酶Ⅲ缺乏,骨髓增生性疾病,白塞病,夜间阵发性血红蛋白尿,以及口服避孕药等[101,102]。在亚洲,据报道该病也可由下腔静脉膜性梗阻所致[102]。

该病临床表现多样,可因急性高位梗阻致暴发性肝衰竭,也可有黄疸和腹水等亚急性期的隐匿表现,以后者居多。暴发性肝病临床上常难以和继发于病毒性肝炎导致的急性肝细胞坏死鉴别。但因两者处理措施截然不同,所以早期鉴别极为重要。及时行介入治疗常常可迅速缓解病情,改善预后。

多普勒超声检查对诊断布-加综合征的敏感率为85%~95%,可作为急诊科的重要诊断手段[101,103,104]。

布-加综合征的处理取决于疾病的严重程度。既往已明确诊断且伴腹水加重者,可咨询随访医师或消化科专家的意见以调整利尿剂和予治疗性腹穿术。急性失代偿期的新发病例,应即刻考虑行经颈静脉肝内门体分流术、经皮血管成形术或溶栓治疗。对药物治疗无效或其他侵入性经皮介入治疗无效者,可行门腔静脉分流术和肝移植[101,105,106]。

肝癌

肝细胞癌是原发性肝恶性肿瘤中最常见的类型。在世界上欠发达的地区多见,特别是慢性乙型肝炎流行的地区。朝鲜和蒙古部分地区,其发病率为48~98每100 000人,而在美国则低于10/100 000[107]。据估计,75%~80%的原发性肝细胞癌与HBV(50%~55%)或HCV(25%~30%)病毒慢性持续感染有关[107]。除此之外,还与支睾吸虫、血吸虫、慢性乙醇性肝病、原发性胆汁性肝硬化、血色病和其他化学物质(如雌激素、雄激素、造影剂、氯乙烯、黄曲霉素以及烟草等)有关[108]。在美国,消化道、肺、乳腺等其他器官的肝内转移癌较原发性肝癌更常见。

肝细胞癌或转移癌的临床表现均无特异性。其症状和体征可包括恶心、呕吐、黄疸及右上腹痛。查体可发现近期体重下降或恶病质。肝细胞癌与肝硬化有关,大多数患者均经过肝硬化这一过程。发现肝大,特别是有肝硬化史者,应高度怀疑恶变。尽管实验室检查如血常规、转氨酶以及胆红素等大多异常,但这些结果均无特异性且对肝癌的诊断无意义。肝癌患者的甲胎蛋白一般升高,但特异性不高。肝脏超声、CT扫描以及MRI是诊断肝脏肿瘤的有效方法。肝组织活检有确诊价值,对诊断肝内转移癌更有意义。

肝癌在急诊科的处理措施有限,多限于支持性治疗,如止痛、营养支持等。肝癌患者应行HBV和HCV病毒血清学检查以明确肿瘤发生是否与慢性乙肝病毒感染有关,目的在于评估患者家属病毒感染的风险。

肝移植

自1960年首例原位肝移植至今,美国每年大约有5000例肝移植患者。据报道,其5年生存率达80%左右,但并发症较常见[109,110]。早期并发症包括出血、急性感染、急性排斥反应、血管和胆道功能障碍以及感染。晚期并发症包括恶变、潜在疾病复发、感染、慢性排异反应、药物毒性以及肾衰竭。大多数早期并发症出现在术后或出院后不久。晚期并发症可发生在肝移植后一年或以上。

促使肝移植患者到急诊科就诊的临床症状与潜在疾病本身有关。肿瘤恶变或潜在疾病复发提示这些患者已不能再行移植治疗了。感染性并发症常与化脓性致病菌有关。因接受免疫治疗,肝移植受者常可出现机会感染。部分症状和体征有时不易发现。慢性排斥反应常表现为低热、疲倦和黄疸。异常的实验室检查包括胆红素和转氨酶升高，PT 或 INR 延长以及血清白蛋白降低。肾衰竭一般在肾小球滤过率显著降低时出现。常规血肌酐检测是早期识别该病的重要措施。

肝移植后常用的免疫抑制药物包括激素、环孢素A、他克莫司、西罗莫司、麦考酚酯和硫唑嘌呤等。皮质醇类药可导致糖耐量异常、骨质疏松、胃溃疡和肌肉萎缩。环孢素 A 和他克莫司可导致肾损害，这也是限制该类药物足量使用的常见原因。硫唑嘌呤具有肝毒性但更多见于骨髓抑制，从而增加感染和出血等并发症。

肝移植患者并发症的处理取决于疾病本身。可根据流行病学结果进行抗感染治疗，要指出的是，这些患者因应用了免疫抑制剂，应寻找特殊致病原。因此，应检测血常规、血糖、血尿素氮、血肌酐、电解质、转氨酶、胆红素、白蛋白以及凝血功能以全面评估患者的情况。如怀疑肿瘤、血管性疾病或胆道梗阻等可行肝胆管成像检查。在急诊科，多普勒超声检查更合适。发现与器官移植相关的疾病或涉及免疫抑制剂使用等问题可向移植科专家咨询。

胆道疾病

概述

胆道系统由肝小胆管、肝内胆管、肝外胆管、胆总管和胆囊组成。胆汁由肝小胆管产生，主要作用是消化脂肪和脂溶性营养物质。在整个进食过程中，大约 50% 的胆汁直接流入十二指肠中，其余的则贮存在胆囊中。胆囊具有酸化和浓缩胆汁的作用，可贮存 50ml 胆汁，当进食时即可动员利用。胃贮存的食物，特别是脂肪类物质，可引起迷走神经兴奋并分泌缩胆囊素从而使胆囊收缩。胆囊切除一般不影响小肠的脂肪吸收或引起明显的临床症状[111]。

胆道疾病是促使患者到急诊科就诊的常见原因。胆道梗阻可引起典型的临床症状和体征。其临床表现多种多样，腹痛、恶心、呕吐和黄疸常见。

特异性疾病

胆石症

胆石症是胆道中最常见的疾病。男女性患病率分别为 8% 和 20%，每年约有 500 000 例患者需要接受手术治疗[112]。

疾病原理

胆石症有两种类型。其中胆固醇结石最常见，主要成分为浓缩的胆固醇，此外还有胆汁酸和磷酸盐。胆汁磷酸盐包括胆汁酸和卵磷脂，主要作用是溶解胆固醇。当胆固醇水平升高或胆汁酸和卵磷脂水平减低时，胆固醇将变成结晶形式。特别是在不能完全排空的胆囊里，这些结晶则慢慢形成结石。与胆固醇结石形成相关的因素包括年龄增长、女性、肥胖、迅速减肥、囊性纤维病、经产妇、药源性（如氯贝丁酯、口服避孕药）以及家族遗传史。该病显著高发于单卵双胞胎和 Pima 的印度人中，提示胆固醇结石具有遗传特性[113]。

目前已证实两种色素性结石：黑色和褐色。黑色结石只发生在胆囊中并含有高浓度的胆红素钙。多见于老年及血管内溶血的患者中（如镰状细胞性贫血、遗传性球形红细胞增多症）。褐色结石可见于胆囊和肝内外胆管系统，多与细菌感染有关，但也可由原虫感染导致，如蛔虫、华支睾吸虫等[114]。因这两种结石均含有胆红素钙，所以可在腹部 X 线片中观察到。一般来说，含钙量为 4% 以上的结石即可在 X 线检查中看到。

临床特征

胆石症最常见的临床症状是胆绞痛。其疾病原理尚未完全阐明，可能与结石从胆囊通过胆囊管进入胆总管有关。这种绞痛常表现为持续性痛而不是阵发性痛或痉挛性痛，可导致误诊。疼痛一般出现在右上象限腹部，但常局限于上腹部较广泛的区域。如有放射痛，多向肩胛骨底部或肩部放射。伴随症状和体征有恶心、呕吐，重者可导致水电解质平衡紊乱。胆绞痛患者常诉有既往类似自限性发作史，并与进食有关。胆结石患者症状出现常与进食油腻食物相关。查体可于右上腹发现触痛或扣痛，但无反跳痛。

诊断策略

本病无特异性的实验室检查，很多针对胆道系统的特异性检查均可正常。ALT 和 AST 是评估有无肝炎的较为重要的指标，胆红素和碱性磷酸酶有助于明确有无胆总管梗阻，而脂肪酶可评估有无并发胰腺炎。

胆绞痛的诊断是基于有胆囊结石基础上的临床诊断。X 线平片对诊断胆石症的帮助有限，因约 10% 的结石钙含量过低[115]。超声是一种迅速、敏感度高并可评估周围组织情况的诊断方法（图 88-6）。超声也可急诊科使用，可减少患者检查的往返时间[116]。超声检查阴性的胆绞痛患者可行口服碘番酸胆囊造

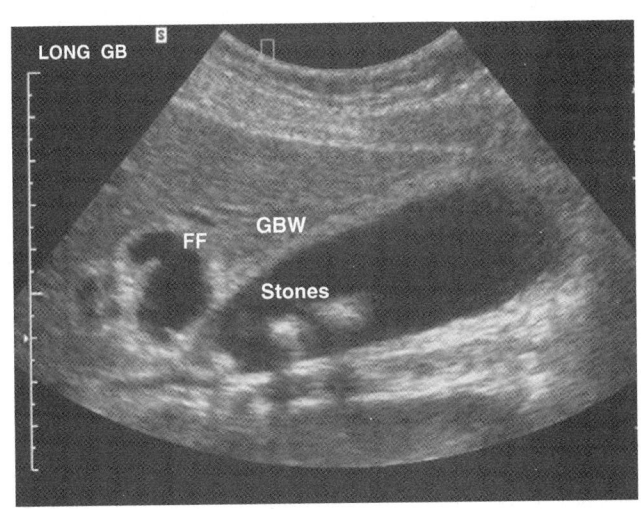

图 88-6 胆囊结石、胆囊壁增厚（GBW）及胆囊周围积液（FF）。此为胆囊炎的超声下表现。

影，其胆石症的阳性率可达 95%。

鉴别诊断

胆绞痛的鉴别诊断包括胆囊炎、胃十二指肠酸性相关疾病、胰腺炎及肝炎等。胆石症有时可表现为胸痛，因此心肺疾病也应考虑。有既往发作史，结合实验室检查（如 ALT、AST、脂肪酶和碱性磷酸酶）、胆囊超声以及右上腹触痛有助于胆石症的诊断。如果以上指标均正常，X 线胸片和心电图有助于心肺疾病和胆道疾病的鉴别诊断。

处理

胆石症的急诊处理主要是纠正水电解质紊乱和缓解症状。针对剧烈呕吐可予止吐药，必要时可经鼻胃管吸出。腹痛可予格隆溴铵解痉，予非甾体类抗炎药及阿片类制剂止痛等。如有血容量不足，可行积极的经静脉液体复苏。

胆石症的最终处理常需要行外科手术切除胆囊。口服胆汁酸类药物如鹅去氧胆酸盐和乌索脱氧胆酸盐数月到数年可使中小结石溶解。研究证实，予甲基三丁基乙醚灌洗胆囊数小时或数天也可溶解结石[117,118]。体外冲击波碎石适用于胆囊功能良好且结石较小的患者[119]。

胆绞痛最常见的并发症是继发于剧烈呕吐的水、电解质平衡紊乱。其他不良结果包括马洛里-魏斯二氏撕裂综合征，可表现为不受抑制的呕吐、胆囊炎或原因不明和持续的胆总管梗阻。

特殊见解

胆绞痛是儿童患者的常见病，与其潜在的溶血性疾病相关（如镰状细胞性贫血和遗传性球形红细胞贫血）。儿童胆石症的急诊处理与成人相似。

胆石症也可见于孕妇，但诊断较困难。特别是频发恶心、呕吐的孕期前三个月，以及腹部解剖结构显著变化且妨碍常规腹部查体的妊娠末期。超声检查可供选择。其急诊处理与未孕患者类似，但最终根治则应推迟到分娩后进行。

胆囊炎

概述

急性胆囊炎是指胆囊急性炎症。5%～19% 因胆道疾病而接受外科手术的患者可罹患此病。发生胆囊炎的危险因素与胆石症类似，如女性、年龄较大者、经产妇以及肥胖患者[120]。尽管胆石症是引起胆囊炎的重要原因，但有 2%～16% 病例为无胆石性胆囊炎[121]。

疾病原理

胆道梗阻是引起胆囊炎症的重要因素。95% 胆囊炎患者可有胆道结石。其中无胆石性胆囊炎者也可于胆总管中发现胆石。非结石相关性胆道梗阻的原因包括肿瘤、淋巴结病、纤维化、原虫、胆道扭转等。各种原因导致的胆道梗阻均可导致胆囊充盈和膨胀。流体静水压增加或胆汁代谢产物（如溶血磷脂胆碱）的细胞毒性作用导致黏膜缺血是引起胆囊炎症反应的原因[122]。尽管细菌感染是导致胆囊炎的主要因素，但胆囊炎的发病机制仍未完全清楚。最常见的致病菌为大肠埃希菌，而高达 40% 病例可有厌氧菌感染。

临床特征

胆囊炎最常见的临床症状是右上腹痛，常表现为阵痛，但所有患者均可进展为持续性痛。有自限性的既往发作史和胆道结石的证据是重要的诊断线索。疼痛通常向右侧肩胛骨放射。典型表现有恶心、呕吐，部分患者可有发热。

查体可发现右上腹或上腹部触痛，常有肌紧张和反跳痛。Murphy 征可阳性，但并非胆囊炎的特异性表现。该病一般无发热和心动过速，因此发现右上腹触痛或扣痛时，即使无发热和心动过速也应考虑本病的可能[123]。

诊断策略

胆囊炎患者白细胞核左移较常见，但也有 27%～40% 患者白细胞计数正常[123,124]。血清转氨酶、胆红素、碱性磷酸酶可轻度升高，但多数病例在正常范围内。腹平片可提示结石、胆囊积气或右上腹积气。以上这些表现并不常见且无特异性，但在确定诊断之前，行腹平片检查还是有必要的。

超声检查是急诊室诊断胆囊炎的最有用的检查手段。如胆囊中未发现结石，则诊断胆囊炎的阴性预测值非常高；如发现有结石、胆囊壁增厚以及胆囊周围水肿等，其阳性预测值则超过90%[125]（图88-7）。

锝99m标记的亚氨二醋酸核素闪烁显像（IDA）是诊断胆囊炎敏感性和特异性最高的检查方法。静脉注射IDA经肝细胞吸收并分泌至胆小管。静脉注射IDA 1小时后如胆囊不完全显影示胆管梗阻，结合临床表现，可诊断为胆囊炎。相反，胆囊和胆总管充分显影时，其阴性预测值达98%[126]。但血清胆红素升高达5~8mg时，其敏感性显著降低；而予二异丙基亚氨二醋酸闪烁成像时，即使血清胆红素为20~30mg也可以清楚显示胆道树结构[127]。据报道，CT诊断胆囊炎的敏感性为92%，特异性为99%。这对气肿性和出血性胆囊炎有重要诊断意义[128]。

鉴别诊断

需与胆囊炎鉴别诊断的疾病包括肝炎、肝脓肿、肾盂肾炎、右下叶肺炎或胸膜炎、胰腺炎、十二指肠溃疡穿孔以及阑尾炎。如只根据临床表现，急性胆囊炎的误诊率达20%[129]。确诊常需借助超声、核素闪烁成像或CT。

处理

支持治疗是急性胆囊炎的基础治疗。可予晶体液改善有效血容量，予止吐药或插鼻胃管减轻呕吐。鼻胃管插管可减轻胆汁分泌时的刺激以缓解疼痛，镇静止痛药可有效止痛。尽管病原菌在胆囊炎中的作用尚具争议，但一般情况下推荐抗生素治疗。若无明显败血症的临床证据，予单一的广谱抗生素治疗即足够，如二代或三代头孢类抗生素。

胆囊炎最严重的并发症是胆囊坏疽。局部穿孔可导致胆囊周围脓肿或瘘管形成，后者可导致胆石性梗阻。合并有糖尿病的患者，细菌穿透胆囊壁的风险增加并可形成气肿性胆囊炎。

安置

使用抗生素和止痛治疗的患者应收入院。对于胆囊炎患者，推荐手术治疗，但是，具体手术时机未定，一般待症状消失且尚在医院时。合并有胆囊坏疽和胆囊穿孔者可行胆囊切除术。

特殊见解

胆囊炎儿童患者少见，但其处理措施与成人相同。孕妇合并胆囊炎在诊断和治疗上均较为棘手。一般治疗同非孕患者。但手术治疗时则应咨询外科医师和产科医师后行个体化治疗。

无结石胆囊炎的发生率为7%~9%[130]。多见于老年患者及非胆道手术患者的恢复期。过去20年中，无结石胆囊炎随AIDS的增加而增加，仅次于巨细胞病毒或隐孢子虫感染。与结石性胆囊炎相比，无结石性胆囊炎的病情更加急骤和严重，死亡率可达41%[130]。其诊断方法与结石性胆囊炎类似，但敏感性和特异性均降低。超声表现包括胆囊壁增厚、胆囊周围水肿以及对缩胆囊素的反应减弱。核素闪烁检查的表现与结石性胆囊炎相似。

气肿性胆囊炎少见，发生率约为1%。特征性表现为胆囊积气，推测可能为产气性微生物侵入胆囊黏膜所致，如大肠埃希菌、克雷白杆菌、产气荚膜梭状

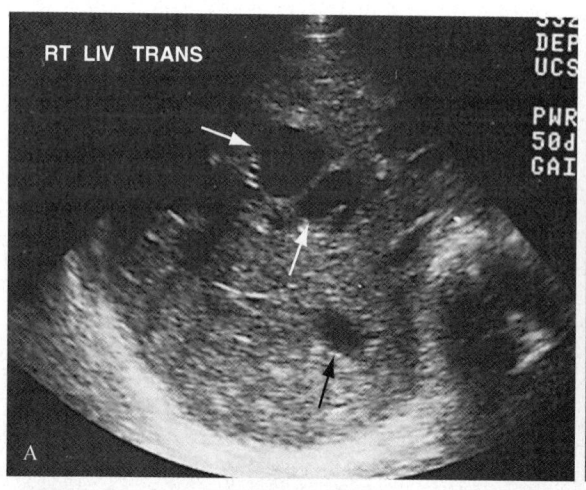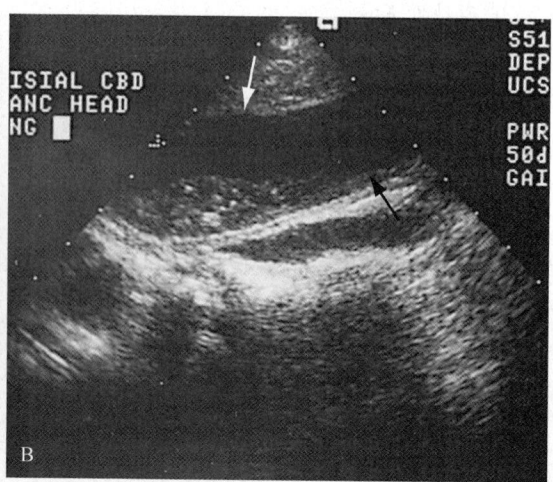

图88-7 一例胆总管梗阻患者的腹部超声检查。**A**，肝内胆管弥漫性扩张（箭头所示）。**B**，胆总管显著扩张，直径达2cm（箭头所示）。

芽孢杆菌等。最常见于糖尿病患者，男性多见，其中约50%为无结石性胆囊炎[131,132]。其临床表现和体征与胆囊炎类似。腹平片或CT扫描可提示胆囊壁积气。因该型胆囊炎发生胆囊坏疽和穿孔的风险较高，建议行急诊胆囊切除术[123]。抗生素包括青霉素、氨基糖苷类、克林霉素、氨苄西林-舒巴坦等。气肿性胆囊炎患者的死亡率约为15%[132]。

重要概念

- 大多数胆囊炎为结石性胆囊炎，但有7%~9%患者无胆道结石。后者似乎病情更严重且出现并发症的风险增加。
- 尽管细菌感染和胆囊炎之间的关系不明确，但仍建议使用抗生素。
- 无胆石性胆囊炎和气肿性胆囊炎发生胆囊坏疽和胆囊穿孔的风险较高，建议行急诊胆囊切除术。

胆管炎

概述

Charcot于1887年最早描述急性梗阻性胆管炎。大样本调查显示，因胆道疾病入院的患者中，约8%为急性梗阻性胆管炎[133]。胆管炎多因胆石阻塞胆总管所致，但也可与恶性肿瘤或良性狭窄有关。

疾病原理

胆管炎的最主要疾病原理是胆管梗阻、胆管压力升高以及细菌感染。而不完全性梗阻较完全性梗阻更多见[133]。细菌可从十二指肠经淋巴管或从门脉系统逆行进入梗阻的胆总管。胆管炎感染的常见病原体与其他各种胆道疾病的病原体类似，如大肠埃希菌、克雷白杆菌以及类杆菌。

临床特征

胆管炎的常见临床症状包括发热、寒战、恶心、呕吐及腹痛。典型的"Charcot三联征"包括右上腹痛、发热和黄疸，但这些表现也可见于胆囊炎和肝炎患者。败血症是该病的常见并发症。心动过速、气促和显著低血压是出现败血症的前驱症状。如"Charcot三联征"合并低血压和神志改变等败血症的症状和体征，则为"Reynold五联征"。

诊断策略

常见的实验室检查异常表现包括中性粒细胞升高、高胆红素血症、碱性磷酸酶升高以及转氨酶中度升高。动脉血气分析（ABG）可明确是否存在碱不足，有助于早期提示败血症。超声检查如发现胆总管和肝内胆管扩张有助于诊断。如发现胆囊或胆总管有结石则可提示梗阻的潜在病因（图88-7）。核素扫描尽管不能确定病因，但可早期明确是否存在梗阻。研究表明，对于超声检查阴性者，胆管闪烁照相术对胆总管梗阻有较高的检出率，表现为胆管树不显影[123,135]。

其他影像学检查包括CT扫描、经皮肝穿刺胆管造影术（THC）以及内镜下逆行胆管胰造影术（ERCP）。尽管这些技术更昂贵和费时，但后两者同时为治疗手段。胆管内镜检查可行胆汁培养、直接取出梗阻结石、切开括约肌行胆道减压或予胆道支架成形术[136]。

鉴别诊断

尽管胆管炎发热及病程严重程度较胆囊炎更严重，但也应注意鉴别。其中最具鉴别诊断价值的是黄疸。血胆红素升高是胆管炎的特征性表现，但在胆囊炎中罕见。应行超声检查明确是否存在胆总管和肝内胆管扩张以鉴别胆囊炎和胆管炎。

处理

胆管炎的处理包括予晶体液、血管活性药等措施以稳定血流动力学。一旦收集血培养标本后即应予广谱抗生素治疗。抗生素的选择可依据地区流行病学而定，且必须覆盖肠道病原体。单药治疗包括哌拉西林他唑巴坦、亚胺培南、美罗培南、替卡西林克拉维酸、氨苄西林舒巴坦（可与甲硝唑联合应用）[137]。联合治疗包括在饮食治疗的基础上予头孢菌素类、甲硝唑和氨苄西林抗感染治疗等。急性梗阻性胆管炎的治疗关键在于早期解除胆管减压，如THC、ERCP或外科手术。

安置

胆管炎患者应住院治疗，最好收入监护病房。及时请相关科室会诊行胆道减压（如手术室、介入放射科、消化科等）。

重要概念

- 胆管炎是由肝外胆管梗阻和细菌感染导致的一种急症。
- 有效的处理措施包括及时的广谱抗生素治疗和早期胆道减压。
- 胆道减压可通过外科手术或ERCP进行。

硬化性胆管炎

硬化性胆管炎是一种累及胆道系统的原发性炎症疾病。以肝内外胆管硬化和狭窄为特征。常与炎性肠病并存，特别是溃疡性结肠炎，但约有25%为孤立性发病。

该病的临床表现主要为体重下降、黄疸、皮肤瘙痒，发展为感染性罕见。因超声检查胆管硬化征象不明显以及无胆道扩张的表现，该病常难以迅速诊断。确诊常需外科手术探查或ERCP。通常只处理有症状者。胆汁酸螯合剂（考来烯胺）可减少皮肤瘙痒。

AIDS相关性胆管病变

进展期AIDS患者的$CD4^+$细胞计数通常少于$200/mm^3$，可表现为任何一组胆道疾病，统称为AIDS相关性胆管病变。该病包括胆道狭窄、乳头狭窄、硬化性胆管炎[138]。其确切病因未明，但研究提示与CMV、隐孢子虫、鸟型分枝杆菌感染有关。临床表现与其他胆管炎类似，可有发热和右上腹痛。实验室检查可见碱性磷酸酶升高即转氨酶轻度升高，胆红素升高的发生率较其他原因胆管炎患者中的发生率少。超声检查有助于明确胆道狭窄、增厚或扩张。IDA扫描对诊断该病与其他原因导致的胆管炎一样，均具有一定的价值。处理主要包括内镜下行括约肌切开术和治疗潜在的感染。

瓷样胆囊

瓷样胆囊是指影像学检查提示胆囊壁呈直线或点状钙化。多见于妇女，平均发病年龄为50岁。患者常有胆囊结石。胆囊可于右上腹被触及但一般无明显触痛。此病发展为恶性的风险高，因此诊断明确后应行胆囊切除术。

恶性肿瘤

胆道恶性肿瘤较少见。胆囊癌是胆道系统最常见的恶性肿瘤，在所有癌症患者尸检中的发现率约为5%。胆囊癌多见于胆石症患者，特别是症状明显或结石较大者。其他因素包括女性、肥胖、高碳酸摄入及所有与胆石病相关的因素[139]。因该病起病隐匿，诊断明确时多数患者已有肝和淋巴转移。临床症状包括慢性右上腹痛和黄疸，查体可触及右上腹包块，肿瘤偶可见穿孔而形成胆囊周围脓肿。非侵入性成像技术有助于诊断。超声检查较CT扫描更敏感，但即使先后予以上述两种检查方法仍有约49%患者被漏诊[140]。

肝外胆管恶性肿瘤较胆囊癌少见，多见于男性。黄疸最常见。1/3患者于查体时可触及胆囊（Courvoisier征）。超声检查发现肝内外胆管扩张提示该病的可能。THC和ERCP可明确肿瘤部位和组织侵犯范围。腺癌的影像学检查征象与硬化性胆管炎类似，外科病理活检是鉴别两者的唯一有效方法。胆囊癌和胆管癌预后均较差，5年生存率为5%～10%[139,141]。法特壶腹癌多见于老年男性患者，因壶腹部的解剖部位特殊，于病变早期即可表现出明显的临床症状，因此可获得较迅速的诊断。超声检查最有效，但常需借助消化道内镜和ERCP才能确诊。该病早期发现是关键[142]。

本章参考文献请参见 http://pumpress.bjmu.edu.cn/eduservice/3419.html

第 89 章　胰腺疾病

Robin R. Hemphill and Sally A. Santen

陈淼 译　曾红科 校

背景

胰腺是横跨于上腹部后壁的腹膜外器官（彩图89-1）。胰头居于十二指肠第一部分弯内，胰尾毗邻脾门，主胰管从胰尾起始，贯穿整个胰腺至胰头，通过胆总管经十二指肠乳头开口于十二指肠第二部分，副胰管和异常也并不罕见。胰腺前方从右到左是横结肠、网膜囊、胃。后方为胆管、门静脉、脾静脉、主动脉、腔静脉、肠系膜上动脉。左侧分别是腰大肌、肾、肾上腺。因为这些器官与胰腺相邻，胰腺的炎症不仅可以伤害这些器官还可以导致各种疾病的产生。

胰腺分为外分泌腺和内分泌腺两部分。外分泌腺分泌淀粉酶、脂肪酶、胰岛素、糜蛋白酶、弹性蛋白酶、羧肽酶、磷脂酶和其他酶类。此外，碳酸氢钠也从这个器官大量分泌，它通过中和胃酸和其他酶来降解蛋白质、糖类、脂肪。胆囊收缩素、促胰酶素、胰泌素及其他因子控制这些酶的分泌。胰腺内分泌功能通过胰岛素、胰高血糖素、胰多肽、生长抑素调控。

在普通人群中，糖尿病是最常见的胰腺疾病，往往伴随胰腺炎的产生。急性胰腺炎是胰腺的一种炎症过程，常伴有腹痛、淀粉酶升高、并导致其他区域组织及远处器官系统损害。也可以发生局部及全身性并发症。反复的胰腺炎可以发展为慢性胰腺炎而导致永久性功能损害和形态异常。慢性胰腺炎是胰腺的慢性持续性炎症，并可能导致急性胰腺炎发作。

胰腺肿瘤的产生可以分为内分泌或非内分泌因素。这些肿瘤可能会导致急性胰腺炎，但通常表现为

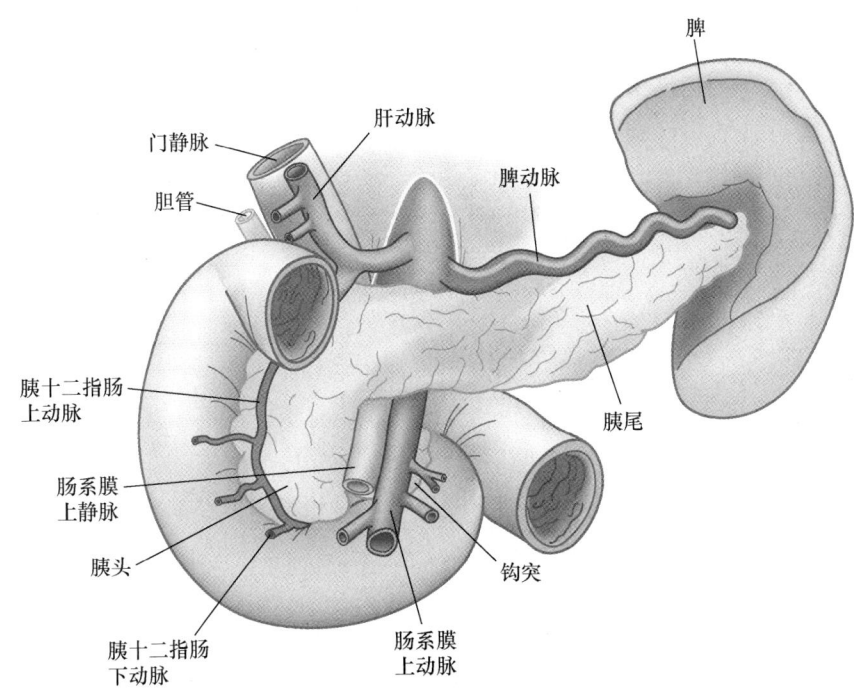

彩图 89-1　胰腺的图解，前位观。（Redrawn from Feldman M, Friedman LS, Sleisenger MH [eds]: Sleisenger & Fordtran's Gastrointestinal and Liver Disease: Pathophysiology, Diagnosis, Management, 7th ed. Philadelphia, Saunders, 2002.）

没有疼痛。最常见的是起源于胰管的腺癌。

急性胰腺炎

概述

1700 年有了第一份关于胰腺炎的报道，但直到 1889 年 Fitz 才第一次对胰腺炎进行了精确研究和描述[1]。他注意到这个疾病的早期阶段进行手术是极其危险的，自那时起，对胰腺炎才有了初步的认识。然而，治疗基本上以支持治疗为主，治愈率较低。更加积极的治疗方法已经使患者医院死亡率从 20 年前报道的 10%～15% 降低至最近的 4%～7%[2]，大多数胰腺炎患者病程较温和，然而有 10%～15% 的患者可以发展成重症胰腺炎，死亡率可达 20%～50%[2,3]，儿童危险性更高，死亡率高达 10%[4]。重症胰腺炎在肥胖患者容易发生[5,6]。

胰腺炎被分为轻型和重型两个类型，后者主要通过存在器官衰竭和局部并发症鉴别，如坏死、假性囊肿、脓肿[7]。疾病的严重程度在早期往往不能明确，而且在所有的患者中病情的进展和预后在发病初期是很难预测的，第一周导致死亡的原因往往是呼吸衰竭、多器官功能衰竭、心力衰竭[8]。后期的死亡原因多为感染引起[9]。大约 40% 的死亡病例在尸体解剖时被发现存在致命性胰腺炎的漏诊。因此，对于出现多器官功能衰竭的病危患者，要考虑到患有胰腺炎的可能，尤其是老年患者。

在美国每 10 万人就有 4.8～40 人出现急性胰腺炎，并与年龄、性别和人群社会属性有关[9-11]。胰腺炎发生率呈现逐渐增加的趋势，也有利于提高对这个疾病的诊断和危险因素趋势的认识。50～60 岁人群中存在胆结石者容易引起胆道梗阻，一些胆管解剖异常也增加梗阻的风险[12]，胆结石可以是无症状的，然而在这一部分人群中，每年 1 000 人中可有 8～20 人患胰腺炎[11]，相对于女性，乙醇性胰腺炎在男性中更为普遍，在多数人群中，梗阻是导致胰腺炎的第二大原因，而在儿童，创伤是导致胰腺炎最普遍的因素[4,13]。

疾病原理

病理生理

急性胰腺炎的许多病理反应很容易形成概念化，例如水肿、炎症、实质细胞死亡，然而，对胰腺细胞内出现偏差的精确的分子机制和引起一系列事件的周围血管系统的认识也在不断发展，目前研究热点主要集中在胰腺细胞内消化酶的活化、胰腺的炎症反应和细胞死亡应答 3 方面，例如对细胞坏死和凋亡的研究，以便找出针对胰腺炎的新的治疗方法[14]。

急性胰腺炎的持续病理变化分为三个阶段，第一个阶段为胰腺的局部炎症，主要由胰腺梗阻，胰胆管造影术，直接损伤胰腺细胞的毒物、毒素、感染、创伤及自身因素导致。在第一阶段，胰管和腺泡细胞中的胰酶过早被激活，如胰蛋白酶原和酶原[5,12,15]，并导致消化食物中蛋白和脂肪的酶类被激活，使胰腺细胞崩解和胰腺组织自身溶解。全身性炎症反应主要集中在这一阶段，造成局部胰腺损伤和水肿。随着严重程度的增加，炎症可以导致胰腺、周围脂肪及组织坏死，并使胰管和周围结构坏死，从而导致出血[16-17]。胰腺坏死超过 30% 可以明显增加并发症发生率和死亡率[18]。

酶类激活、炎症和坏死导致一系列的局部并发症，如在 30%～50% 胰腺炎患者中出现囊肿[19]，随着时间推移，纤维素和肉芽组织包绕在囊肿周围，形成假性囊肿。然而假性囊肿并不出现在最初阶段，而是 4～6 周后才产生。在几周以后 1% 患者中常常伴随有囊肿、坏死区域、假性囊肿的产生[19]。另外，对周围肠腔的刺激造成肠壁水肿、肠梗阻、第三间隙液体形成。腹水和肠壁水肿使血管内液丢失导致低血压。

最后一个阶段即第三阶段可以发展成多器官功能衰竭，因为炎性介质的释放，最初的局部炎症反应可以引起全身炎症反应综合征（SIRS），导致多器官功能衰竭。与脓毒血症反应一样，可以导致任何一个器官损害。如心力衰竭，急性呼吸窘迫综合征，DIC，肾衰竭[20]。

病因学

胰腺炎的病因甚多，主要有胆结石和乙醇。而胆结石是最主要的原因，（两者发病率约 45% 和 35%）[5,21]（框 89-1）。胆源性胰腺炎的具体机制目前仍不明确。有可能是因为胆管结石通过跨壁压压迫胰管，也有可能是位于胰管的共同通路或胆总管中的结石阻塞胰管，胰管的压迫或阻塞导致胆汁反流或胰腺分泌的压力升高，这两种情况都可导致胰酶活化进而引起胰腺炎一系列级联反应的产生。许多推测为先天性致病因素的病例往往是小结石、泥沙、结晶所引起的疾病。这些不能被超声检测到的小结石、泥沙和结晶可通过内镜逆行胰胆管造影术检测到[22]。没有找到这个病因会增加疾病复发率。

| 框 89-1 | 胰腺炎的病因 |

中毒
　　乙醇，甲醇
　　药物
　　蝎子咬伤
代谢
　　高钙血症（通常为甲状旁腺功能亢进）
　　高脂血症和高甘油三酯血症（甘油三酯>1 000mg/dl）
梗阻
　　胆道疾病
　　壶腹肿瘤
　　伴副胰管阻塞的胰腺破裂
　　壶腹周围的十二指肠憩室
　　ERCP和既往胰腺造影术
　　胰腺神经分泌性肿瘤
　　胰腺癌
　　胆道口括约肌纤维化、狭窄、肿瘤、压力过高
感染
病毒
　　腺病毒
　　柯萨奇病毒
　　巨细胞病毒
　　EB病毒
　　埃可病毒
　　甲型、乙型、丙型肝炎病毒
　　艾滋病
　　水痘
　　风疹
其他感染
　　曲霉菌
　　弯曲杆菌属
　　华支睾吸虫病
　　隐球菌

　　隐孢子虫
　　痢疾
　　鸟胞内分枝杆菌
　　流行性腮腺炎
　　结核分枝杆菌
　　支原体感染
　　军团菌感染
　　钩端螺旋体病
　　鼠伤寒沙门菌
　　猩红热
　　链球菌所致食物中毒
　　弓体虫感染
　　结核病
　　蛔虫病
其他疾病
　　糖尿病，糖尿病性酮症酸中毒
　　克罗恩病
　　囊性纤维病
　　栓子（动脉粥样硬化）
　　血色素沉着病
　　遗传性胰腺炎
　　低体温
　　血管炎
　　狼疮
　　结节性多动脉炎，急进性高血压
　　血流灌注不足导致局部缺血
　　溃疡穿孔
　　术后
　　妊娠
　　Reye综合征
　　创伤
　　尿毒症
　　特发性

CMV，巨细胞病毒；DKA，糖尿病酮症酸中毒；EBV，EB病毒；ERCP，内镜逆行胰胆管造影术；HIV，人类免疫缺陷病毒；MAI，鸟胞内分枝杆菌；TB，肺结核。

乙醇因素在胰腺炎的发病因素中占35%，与其他病因相比，乙醇毒性导致胰腺炎的机制仍不明确。可能的机制包括乙醇的代谢产物和乙醇有关的脂类代谢产物的毒性作用，奥狄（氏）括约肌痉挛等。乙醇性胰腺炎患者在发病前往往有5~10年的饮酒史[5,23]。

除了乙醇以外，许多其他药物和毒物都可以导致胰腺炎，包括双脱氧腺苷、喷他脒、口服避孕药、选择性蝎毒，明确及潜在的可以导致胰腺炎的药物很广泛（框89-2）。引起胰腺炎的另一个原因是高甘油三酯血症，常指甘油三酯浓度超过500mg/dl，尽管其浓度经常高于1 000mg/dl。在妊娠期间，胆石症、高甘油三酯血症都可以导致胰腺炎[5]，造成母体和胎儿的死亡率升高（20%）[5]。

所有的钝器和锐器导致的创伤都可以使胰管系统和胰腺破裂，释放酶级联反应从而导致急性胰腺炎。1%~10%的ERCP操作导致的医源性胰管损伤也是原因之一[24]，同样，手术后胰腺炎相对其他原因引起的胰腺炎有更高的死亡率已经被公认。

尽管病毒和细菌感染都可以导致胰腺炎，但是造成胰腺炎的两个最常见的病毒分别是腮腺炎和柯萨奇病毒B感染，相对于普通人，HIV感染的患者容易患

框 89-2	诱发胰腺炎的药物
明确	**可能**
对乙酰氨基酚	布美他尼
硫唑嘌呤	卡马西平
西咪替丁	氯噻酮
顺铂	可乐定
皮质类固醇	秋水仙碱
双脱氧腺苷	环孢素A
红霉素	阿糖胞苷
雌激素	二氮嗪
乙醇	依那普利
呋塞米	麦角胺
L-门冬酰胺酶	依他尼酸
巯嘌呤	吲哚美辛
甲硝唑	异烟肼
甲基多巴	维A酸
呋喃妥因	甲芬那酸
奥曲肽	阿片制剂
有机磷酸盐	苯乙双胍
喷他脒	吡罗昔康
雷尼替丁	普鲁卡因胺
四环素	利福平
水杨酸类	噻嗪类利尿药
磺胺类药，磺胺甲基异噁唑，柳氮磺吡啶	
舒林酸	
丙戊酸	

胰腺炎[24]，除病原性感染外，这部分胰腺炎患者另外的危险因素主要是机会性感染、抗HIV药物的毒性及AIDS相关的肿瘤[25,26]。约10%病例为特发性胰腺炎[16]。可疑的并有争议的原因包括导致奥狄括约肌功能失调和胰腺破裂的原因，后者源于背侧和腹侧胰管未能成功融合，通过这个胰管，胰液可以流入副胰管和乳头[21]。

胰腺炎的病因在成人和儿童中相似，但是特定疾病导致的胰腺炎发病率不同，创伤（包括虐待儿童）、感染、自发性因素在儿童中占70%，[3]常染色体显性遗传性胰腺炎在儿童期往往被注意到，其他的原因包括感染和先天性畸形[27]。在老年人群中，胆石症是导致胰腺炎最主要的原因，约占55%[28]。

临床特征

对所有上腹痛患者均应该怀疑是否患有胰腺炎，无论年龄大小。一旦胰腺炎诊断成立，就应积极查找基础病和并发症。

在临床上几乎所有的胰腺炎患者都有腹痛症状，而且通常在中上腹部，然而，疼痛的部位可以表现在左或右上象限。如果炎症显著存在，腹痛可以表现为弥散性，患者会感觉腹部极度不适。典型的起始症状发展较快，经过几个小时症状可以逐渐加重。腹痛往往表现为持续的剧烈疼痛，也可以伴随中背部的放射痛，疼痛与疾病的严重程度无关，尽管胆石症是胰腺炎的主要原因，但疼痛往往与进食无直接的关系。恶心和呕吐也经常伴随着疼痛，尽管不适感可以通过侧卧位或坐位减轻，更加典型的症状可以伴随体位改变、移动、进食、呕吐和肠道蠕动而轻度缓解。绞痛或者疼痛部位固定和减弱需要考虑其他疾病的可能。大约50%的患者有相似的腹痛史，这可能是胆绞痛或轻度胰腺炎的早期阶段[29]。

查体时，患者的生命体征可以是稳定的也可表现为异常。低血压、心动过速、休克提示病情严重，可能有并发症和其他疾病。生命体征也可以受疼痛（心动过速、呼吸急促、高血压）和戒酒（心动过速、高血压、发热）影响。大约一半的胰腺炎患者可以表现为低热，发病最初几天无明显感染[16,18]，高热在急性期较少见，因为通常感染在晚期才发生。持续的监测包括血氧饱和度，必须执行，因为急性低氧血症可以预测全身性的并发症和严重疾病。

胰腺炎患者通常会出现烦躁和中度疼痛，所以他们会通过改变体位来减轻不适感，如果有胆管梗阻可能出现黄疸，如果出现胸腔积液和疼痛导致患者通气不足可以在心肺检查时发现啰音和呼吸音减弱（以左侧胸部为主）。在查体中，腹部可以正常也可以出现显著膨隆，出血性胰腺炎很少在腹腔和腹膜后腔出现出血的表现，在这些区域典型的出血主要表现为Cullen（脐周围瘀斑）征和Grey Turner（胁腹部瘀斑）征。腹部听诊可以正常或肠鸣音减弱、消失，可以判断患者是否有肠梗阻。因为胰腺是腹膜外器官，所以触诊可以表现为腹部紧张，反跳痛也是一个不常见的表现。胰腺炎可以出现Murphy征阳性，如果胰腺继发于胆道疾病。很少有医生发现皮下脂肪坏死，即发现在骨端的红小瘤。其他查体发现如乙醇中毒的红斑和高脂血症的黄瘤，有利于了解胰腺炎的病因。

并发症

急性胰腺炎患者通常有发热、心动过速、白细胞升高，这些表现是全身炎症反应综合征的四个诊断标准中的三个。这样的患者可能会遭受并发症如爆发性脓毒血症和严重的局部炎症导致的其他问题。

休克可能由多种形式的容量减少引起,胰腺、肠壁和肠腔会发生体液聚积,血液可以进入坏死的胰腺组织,另外,也可出现血管扩张物质和心力衰竭物质的释放。

大约18%~30%的患者会出现肺部并发症,包括表面活性物质被胰腺磷脂酶降解,胸膜积液(左侧胸膜常见并且常伴有淀粉酶升高),肺不张、肺通气不足及肺内分流不足引起的缺氧,急性呼吸窘迫综合征。急性呼吸窘迫综合征是由于表面活性物质丢失以及炎症介质引起的毛细血管渗漏导致的一种综合征,虽然罕见,但是死亡率却高达60%[6]。

胰腺炎的代谢并发症包括高血糖和低血钙,高血糖是由胰岛素释放减少和胰高血糖素释放增加所致,低血钙的机制是(1)脂肪坏死区域钙离子隔离或皂化;(2)低蛋白血症,低镁血症,高血糖素血症;(3)甲状旁腺激素失活。

凝血功能异常是循环中可以影响凝血级联反应的蛋白酶引起的,循环中炎性介质或低血压、灌注不足可以引起急性肾小管坏死造成肾衰竭。最终,如果致炎细胞因子产生较多抑制了抗炎反应,抗炎反应主要是抑制致炎细胞因子进入循环中,可导致多器官功能衰竭[30]。

晚期并发症通常在两周之后出现,包括胰腺结构的破坏、脓肿(1%~4%)、胃和十二指肠应激性溃疡、脾静脉血栓形成、胰腺假性动脉瘤破裂、瘘管形成、脾破裂、静脉血栓形成、肾积水[5]。4~6周后1%~8%的乙醇性胰腺炎患者可出现胰腺假囊肿[31](图89-2),长期并发症还包括胰腺炎复发和慢性胰腺炎、糖尿病、消化功能不良。

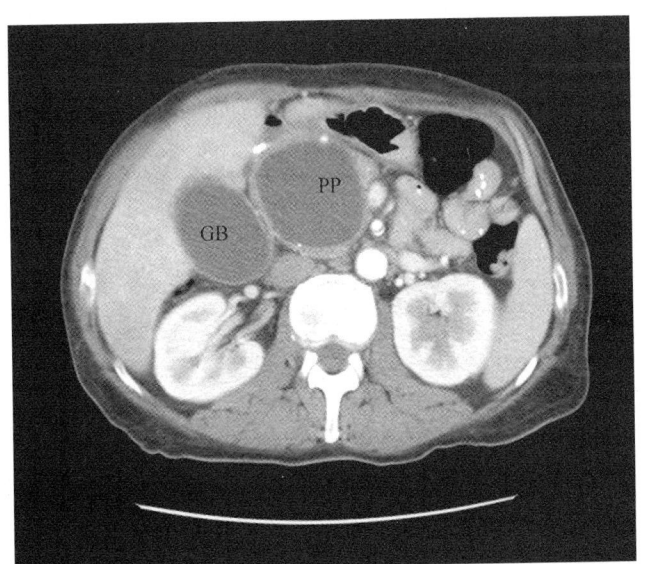

图89-2 CT扫描可以显示胰腺假性囊肿(PP)。在患者中,假性囊肿巨大压迫胆总管导致阻塞性黄疸。GB,胆囊。

诊断

实验室检查

无论是急性胰腺炎的诊断,还是急性胰腺炎与其他腹部疾病的鉴别诊断,均依赖阳性的实验室检查结果和支持性的影像学检查结果,从而做出严谨的临床判断。淀粉酶、脂肪酶、胰蛋白酶原都来源于胰腺腺泡细胞,都是用来作为诊断胰腺炎的生物标志物,淀粉酶的升高仍然是诊断胰腺炎的特异性指标,尽管这个指标仍不完善。

淀粉酶测定 淀粉酶是一种使糖类断裂的酶,主要由唾液腺和胰腺分泌,尽管它也少量存在于输卵管、卵巢、睾丸、肌肉、肠和其他器官中。血淀粉酶升高也可见于正常人、异位妊娠、高淀粉酶血症(淀粉酶与免疫球蛋白和多糖形成大分子复合物)、腮腺炎、肾衰竭、肠系膜缺血、肠梗阻和肠梗死、十二指肠溃疡穿孔、其他原因导致的急性腹膜炎及其他疾病患者[32]。淀粉酶可以通过电泳来区别其来源,但是这个检测较难操作。由于淀粉酶缺乏特异的来源,所以淀粉酶对胰腺炎的诊断缺乏特异性[29,33]。在急性胰腺炎患者中,通常淀粉酶在6~24小时升高,48小时达到高峰,3~7天恢复正常。因此,在首个24~48小时后淀粉酶的敏感性会随之下降[34]。

除淀粉酶缺乏明确的来源之外,通过测定淀粉酶诊断急性胰腺炎的方法还有一些局限性。测定方法的不同以及缺乏一个国际化标准导致各机构的诊断标准不同,通用标准的缺乏使胰腺炎的诊断较为复杂。淀粉酶的测定、尸检、CT检查、腹腔镜检查已经被运用于临床。然而,淀粉酶检测仍是临床主要方法,因为它价格低廉而且诊断快速有效。然而,对一个临床医生来说,依赖淀粉酶对胰腺炎做出最初诊断仍是较为困难的,特别是缺乏明显临床特征的病例,根据一份报道,淀粉酶对胰腺炎的诊断敏感性为79%~95%,这取决于检测方法的不同[32],众所周知,对胰腺炎的诊断会因为淀粉酶标准值的不同而造成特异性和敏感性有差异。如果淀粉酶总量处于正常值的上限,则敏感性为91%~100%,而特异性为71%~98%;如果淀粉酶的临界值提升至正常值的三倍,则特异性将达到100%,而敏感性下降为61%[35]。提高淀粉酶的临界值造成敏感性下降,对于急性胰腺炎这种严重的疾病来讲,这种检测是不合格的,在25%的胰腺炎患者中,特别是酗酒者、高甘油三酯血症患者和慢性胰腺炎患者中,淀粉酶可以处于正常水平[32]。所以在急腹症患者中,特别是老年患者中通常只有淀粉酶轻度升高，当表现为强烈的病因不明的腹痛时应该加以注意，如果只有淀粉酶水平的变化（正常、轻度升高或者重度升高）不能诊断为胰腺炎，除非有明确的影像学诊断。

脂肪酶测定 脂肪酶是一种可以水解甘油三酯的胰酶，已经在临床上作为胰腺炎诊断的辅助检测和替换检测。遗憾的是，脂肪酶测定也跟淀粉酶一样存在许多缺陷。在胰腺炎患者中，通常脂肪酶在 4~8 小时升高，24 小时达到高峰，而且升高的时间较淀粉酶长，8~14 天才下降[32]，具有较高的敏感性。脂肪酶与淀粉酶一样也存在于其他组织中，在相似的临床疾病中脂肪酶也可以升高。改良后的脂肪酶测定比淀粉酶更具有特异性，但是仍然有其他疾病如十二指肠溃疡、肠梗阻等会导致脂肪酶升高，另外，先天性脂肪酶升高也是存在的[32,36]。胰腺炎的诊断缺乏金标准，脂肪酶和淀粉酶的临界值尚未确定，所以通过脂肪酶和淀粉酶的对比进行诊断是有局限性的，尽管脂肪酶有其局限性，但脂肪酶相对淀粉酶来说具有相同的敏感性和更高的特异性（特异性为 80%~90%）。脂肪酶浓度为正常值上限的五倍时，其敏感性为 60%，而特异性达到 100%，如果脂肪酶为正常值上限的两倍，可以大大减少对胰腺炎诊断的误诊率[32]。用淀粉酶或脂肪酶升高作为疾病的诊断依据可以提高诊断敏感性，但诊断特异性会下降。有几个学者推荐在胰腺炎的诊断中运用脂肪酶测定，在英国，最近已经有指南明确推荐脂肪酶测定，认为比淀粉酶更有优势[6,16,32,37-38]。

脂肪酶和淀粉酶升高的水平不是衡量疾病严重程度的指标[12,36]，在一份关于胰腺炎的研究报告中，淀粉酶升高未超过正常值的三倍与淀粉酶水平更高患者的疾病严重程度相当。事实上，与非乙醇性胰腺炎患者相比，很多乙醇性胰腺炎的患者通常淀粉酶处于较低水平，然而病情却较为严重[39]。有持续腹痛或胰腺炎病史的患者如果淀粉酶升高超过一周提示可能出现假性囊肿和胰腺脓肿。检测淀粉酶和脂肪酶的比值对于判断胰腺炎的病因无明显意义[33]。

其他方法 几种新的检测方法仍然在发展中，以求提高胰腺炎的诊断率。胰蛋白酶原以两种形态存在，胰蛋白酶原-2 在急性胰腺炎患者的血清中会升高，在最近的研究报道中，尿胰蛋白酶原-2 试纸检查法的敏感性和特异性分别达到 92% 和 93%，然而现在这种方法和其他任何检测方法都没有被证实在临床标准操作中足够有用[16,35,40]。

其他实验室评估

评估患者的腹痛、淀粉酶检测指标、脂肪酶检测指标和其他血液指标对于疾病的鉴别诊断、并发症和疾病预后的判断是必需的。Ranson 提出了主要实验室参数的两步法则，可以作为判断院内胰腺炎患者在 48 小时后死亡风险的指标[41,42]（框 89-3）。其他检测包括全血细胞计数、乳酸脱氢酶（LDH）测定、广泛的代谢指标（包括肝酶、血钙、肾功能和血糖的测定）。在肝病患者中，凝血情况测定应该用于评估肝功能障碍的程度，动脉血气分析需要在酸中毒和低氧患者中应用。以上这些指标都是基于 Ranson 标准，可以用于拟定临床治疗方案和判断疾病预后。乙醇性胰腺炎患者和电解质紊乱的患者需要检测血镁。在胰腺炎患者中，通常会出现低血钙和高血糖，高血糖是由于胰高血糖素和胰岛素分泌紊乱造成的。钙的水平是利用离子钙水平作为判断标准，胰腺炎患者可以出现低蛋白血症伴低血钙。血肌酐和尿素氮的升高可以提示血容量减少和/或肾功能受损。

胆源性胰腺炎和源自肝或胆管的其他疾病可以导致肝酶升高。另外，周围型胰腺炎引起胆总管压力升高也可以导致肝酶升高。各种类型的胰腺炎及很多肝病都会出现胆红素轻度升高，根据 Ranson 准则，天冬氨酸转氨酶（AST）和 LDH 升高代表疾病病情加重。

当肝酶升高时，升高的形式可以帮助了解胰腺炎

框 89-3	胰腺炎相关死亡率的 Ranson 标准
入院时	**入院 48 小时内**
年龄 >55 岁	红细胞比容 >10%
白细胞 >16 000/mm³	BUN 升高 >5mg/dl
血糖 >200mg/dl	血钙 <8mg/dl
LDH >350IU/L	PO$_2$ <60mmHg
AST >250SF U	碱缺失 >4mEq/L
	容量丢失 >6L
入院为结石因素导致	**入院 48 小时内**
年龄 >70 岁	红细胞比容 >10%
白细胞 >18 000/mm³	BUN 升高 >2mg/dl
血糖 >220mg/dl	血钙 <8mg/dl
LDH >400IU/L	碱缺失 >5mEq/L
AST >250SF U	容量丢失 >4L
在 48 小时增加的总的级别指数	
级别	相关死亡率
0~3	1%
3~4	15%
5~6	40%
>7	100%

AST, 谷草转氨酶；BUN, 血尿素氮；LDH, 乳酸脱氢酶；WBC, 白细胞。

表 89-1　胰腺炎病因学中肝酶的敏感性和特异性

肝酶/水平	敏感性(%)	特异性(%)	PPV(%)
ALT > 150mmol/l	48	96	95
AST > 150mmol/l	44	95	87
碱性磷酸酶 > 300U/l	24	95	87
胆红素 2.8mg/dl	38	93	89

ALT，丙氨酸转氨酶；AST，天冬氨酸转氨酶；PPV，阳性预测值。
Data from Yadav D, Agarwal N, Pitchumoni CS: A critical evaluation of laboratory tests in acute pancreatitis. Am J Gastroenterol 97: 1309, 2002.

的潜在原因（表89-1）。ALT是判断胆源性胰腺炎的最好指标，升高超过标准值的三倍可以作为胆源性胰腺炎的诊断标准[5,6,43]。ALT值越高对诊断胆结石的特异性越高、预见性越高。如果ALT超过150IU/L，诊断胆石性胰腺炎的特异性可达到96%，阳性率为95%，敏感性为48%。AST、碱性磷酸酶、胆红素显著升高也可以提示胆源性胰腺炎，但是这些指标没有ALT敏感[43]。

血常规如果出现白细胞升高应该引起注意，红细胞比容可以升高或降低。在早期阶段，如果出现液体丢失，红细胞比容会升高。红细胞比容下降提示预后不良，有可能发生腹内出血和严重胰腺炎。而且出现腹痛的患者需尽早行心电图检查判断是否是心脏因素引起的。

预后

当前，各种各样的标志物被用来检测重症胰腺炎，包括可以衡量全身炎症反应的具体实验值、评估炎症程度或器官衰竭的评分系统以及影像学检查。最常用的评分系统是Ranson标准（框89-3）。在这个系统里，衡量入院治疗的五大标准可以提示局部炎症的程度，在48小时内评估的六个标准则反映全身并发症的发展。Ranson认为，该模式不适合胆结石胰腺炎病人，所以，他修改标准，以新版标准反应矫正后的死亡率。虽然Ranson标准有89%的阴性预测值，使用该系统的明显缺陷是诊断后48小时才能完成评分[6,44]。而且，由于HIV引发的实验指标的变化，例如血清钙和LDH，Ranson标准对于AIDS病人来说并不准确[25-26]。

虽然Ranson标准构成一个简单而众所周知的评分系统，但是仅仅依赖这些标准可能会导致对病情严重性的延迟判断[23]，因此，急性生理及慢性健康评估Ⅱ系统（APACHE Ⅱ）也可以用来评估疾病严重性[44-46]。这套系统使用12项生理参数、年龄、慢性健康状态形成一套总评分。入院时和住院期间都可以进行评分。APACHE Ⅱ评分达到8分或以上，则表明病情严重[37,47]。13分以上则很有可能死亡[5]。A-PACHE Ⅱ评分系统已被发展，包括额外的生理参数，但是，这项评分系统尚未证明能够更好地判断急性胰腺炎病人的预后[48]。

现已证明，如果患者在48小时的C反应蛋白水平超过150mg/l，则发病48小时后预后较差[21,47]。为了统计能提示急性胰腺炎病人病情严重性的各种因素，亚特兰大标准已经被广泛接受[49]（框89-4）。最后，利用血尿素氮（BUN）、年龄、LDH以及白介素-6这四个预测变量模式已经被提出，最初的评分像其他评分模式一样具有准确性[50]，但是还需长期的验证。

影像学检查

在胰腺炎方面，腹部X线片可以显示伴有空肠袢的肠梗阻或横结肠痉挛和升结肠膨胀，慢性胰腺炎的胰腺钙化或胆结石可能比较少见。胸部X线片显示左侧或双侧胸腔积液、肺萎陷或全身炎症反应综合征（ARDS）。胰腺炎病人80%以上的X线片会显示某些异常[23]。不幸的是，由于X线片的非特异性，其在很大程度上被更先进的影像技术取代。

CT检查和超声成像在评估胰腺炎方面起辅助性的作用。磁共振（MRI）提供的成像功能类似于CT，

框89-4　重症急性胰腺炎的Atlanta标准

重症急性胰腺炎的标准——如下一条或者多条
1. 入院时达到Ranson标准3分或以上（或者在最初48小时内）
2. 在整个病程中急性生理和慢性健康评分达到8分或以上
3. 存在器官衰竭
   - 休克（收缩压小于90mmHg）
   - 肺动脉瓣关闭不全（室内条件下PaO$_2$≤60mmHg）
   - 肾衰竭（液体复苏后血肌酐 > 2mg/dl）
4. 全身并发症
   - DIC（血小板减少和低纤维蛋白原血症和纤维蛋白裂解产物）
   - 代谢合并症（血清钙≤7.5mg/dl）
5. 存在一个或多个局部并发症（胰腺坏死，胰腺脓肿，假性囊肿）

DIC，弥散性血管内凝血。
From Bradley EL Ⅲ: A clinically based classification system for acute pancreatitis. Summary of the International Symposium on Acute Pancreatitis, Atlanta, GA. Sept 11-13, 1992. Arch Surg 128: 586, 1993.

没有明显的优势。超声检查胆道影像的准确性高于CT检查，但是，胰腺和局部并发症的影像效果较差。建议超声检查在入院24小时内进行，尤其是疑似胆源性因素时，判断是否为胆总管结石或胆总管扩张[7,38]。在一项比较胰腺炎病人CT和超声影像结果的研究中发现，CT检查无明显变化的患者接受超声检查时55%的患者可见异常改变。CT检查对胆源性疾病的敏感性为39%，而超声为83%[51]。在另一项研究中，超声检查对胆结石的敏感度为94%，但对胆总管结石的敏感性仅有19%和对胆总管扩张的敏感性为38%[52]。由于存在这些局限性，当高度怀疑胆石性胰腺炎时，进行内镜超声检查可能更准确，且能够帮助引导ERCP的紧急使用[47,53]。胰胆管造影术是无创性检查方法，可显示胰腺影像，并有助于诊断急性胰腺炎的病因[54]。

虽然超声影像在诊断胆源性胰腺炎的病因方面更加敏感，但是有以下几项原因时推荐诊断胰腺炎时运用CT检查。第一，排除其他原因引起的腹部疼痛；第二，评估可能出现的胰腺周围并发症，如大量出血、假性囊肿、脓肿、胰管异常；第三，帮助确定胰腺坏死范围[33,55]。亚特兰大国际专题讨论会建议对出现以下症状的病人进行CT检查：1）不确定的诊断；2）严重的临床胰腺炎、腹部膨胀、压痛、102°F高热、白细胞增多；3）Ranson评分3分以上或APACHE评分8分以上；4）72小时内无好转；5）病情急剧恶化[49]。如果诊断明确，缺乏梗阻依据，则可以在病人入院时后进行CT或超声检查。在急腹症中CT检查的适应证是需要排除其他诊断，然而，如果病人病情严重，且可以忍受检查过程，则需早期行CT检查以帮助确定是否已经出现并发症。

如果医院有CT扫描仪，建议同时进行口服和静脉注射对比剂的动态螺旋增强CT检查。进行该项检查，有助于区分清晰的肠道、胰腺脓肿或假性囊肿。最近的研究表明，CT造影剂不会导致人体胰腺炎恶化，但是，如果病人无法耐受增强CT检查，进行非对比检查将会有所帮助[33,56]。CT检查也可以用于对急性胰腺炎的严重程度和预后分级[5]。A级（无异常）和B级（局灶和弥漫的胰腺肿胀）表明轻度炎症。C级表明胰周轻度炎症，并伴有出现并发症的高风险。D级（在肾旁前方有胰腺水肿和渗出）和E级（肿胀的胰腺有两个或者更多的液体包裹）具有严重的感染风险，死亡率高达15%。CT严重指数是附加的评级系统，用CT去评估胰腺的外观以及胰腺周围的液体包裹和胰腺周边的气体积聚[57]。

鉴别诊断

胰腺炎必须与引起其他腹部疼痛的疾病、心肺疾病和全身性疾病相鉴别（框89-5）。重要的是，许多急性外科疾病的表现可能类似胰腺炎，也可能引起淀粉酶增加，如肠穿孔、腹膜炎、缺血性肠病、轻度或重度肠梗死、异位妊娠破裂。

治疗

胰腺炎的治疗主要是支持治疗。补液、止痛、止吐、营养支持及防治并发症是治疗的关键。对急性胰腺炎患者的支持疗法具有多种目的。首先，因为大多数胰腺炎患者呕吐和液体渗出造成脱水，所以第一步是补充血容量。可以用生理盐水补充血容量，可能需要几升。根据尿量和生命体征适当补充，同时也必须监测并补充电解质。

第二项治疗目标是控制疼痛。胰腺炎的腹部疼痛非常剧烈，通常情况下都要求麻醉药止痛。哌替啶曾用于胰腺炎和胆源性疾病。虽然吗啡可能增加奥狄（氏）括约肌痉挛，但目前并无吗啡促使胰腺炎恶化的相关证据[58]。由患者控制的止痛方式可能是最有

框89-5　胰腺炎的鉴别诊断

腹部疾病
　内脏穿孔
　消化性溃疡病
　胆囊炎
　胆管炎
　胃肠炎
　肾石病或肾盂肾炎
　肠梗阻
　肠系膜缺血
　腹主动脉瘤
　异位妊娠

心肺疾病
　心肌梗死
　心包炎
　肺炎
　急性呼吸窘迫综合征（ARDS）
　胸膜积液

全身性疾病
　镰状细胞危象

ARDS，急性呼吸窘迫综合征。

效的控制疼痛的方式[38]。止吐剂也用于控制恶心和呕吐。

第三项治疗目标是保证足够的营养。过去，由于担心口服会刺激胰腺酶类释放，不允许患者经口进食并对患者行胃肠减压术。然而，临床随机试验发现，患轻度到中度胰腺炎的病人禁食或通过胃肠减压并没有任何获益[59,60]。这个时候，只是在难治性的呕吐或肠梗死患者中才有指征用胃肠减压，肠道进食则应该在条件允许下尽快进行。有证据表明即使是重症胰腺炎患者，早期肠内营养也可以改善预后[61]，但是，如果无法经口进食或进食量少，则必须胃肠外给养[3]。

第四项治疗目标是重新评估胰腺炎的并发症。必须用大量生理盐水（大约6L）纠正低血压。必须进行血流动力学监测。对呼吸衰竭或持续性休克的患者进行气道管理。当胰腺炎好转时，高血糖在胰腺炎病情好转后可能会自我纠正，所以必须谨慎处理。白蛋白降低或血镁过低可能导致低钙血症，所以，在开始替代治疗前，必须检测血钙和血镁的水平。如果出现低钙血症，且患者出现不适症状，则应当进行治疗。如果必须补充钙，则应当使用葡萄糖酸钙。但是，由于钙会引起血管内钾丢失，在补充钙之前，应当保证血钾正常。

对于胆石性胰腺炎患者，应由消化科医师会诊讨论是否使用ERCP。事实证明，早期手术摘除胆结石和胆囊会导致死亡率上升[62]，然而，早期通过ERCP摘除胆总管结石可以降低死亡率。目前，对于治疗胆石性胰腺炎，何时为进行ERCP检查的最佳时机仍然无统一共识[63]。对于胆管炎、脓毒症、严重的阻塞性胰腺炎，建议进行早期内镜括约肌切开术（24～48小时）并切除结石[5,52,64]。对于轻度胰腺炎患者，早期ERCP并不能降低并发症发病率。另外，大约5%进行ERCP和括约肌切开术治疗后的胰腺炎患者会出现其他的并发症，如出血和穿孔。目前有争议的观点认为，早期进行专家会诊是有必要的，以便制订出更好的治疗方案。

从理论上讲，在整个胰腺炎的病程中需要恰当的药物治疗，组胺H_2受体拮抗剂可以通过抑制胃酸来降低促胰液素的释放，胰高血糖素可直接抑制胰腺外分泌，奥曲肽可以抑制胰液分泌。然而，这些治疗药物经临床证实无效[5,6]，其他方法如抑制炎性介质也在临床上运用失败[5,6,20]，对于重症胰腺炎患者，虽然H_2受体拮抗剂对疾病本身无效，但是可以减少应激性溃疡的发生。

对于伴或不伴胰腺组织坏死的重症胰腺炎患者，是否使用抗生素治疗是有争议的，已经有相关报道指出预防性用药可以减少继发性感染[5,8,65]。这些积极的影响在所有的研究中仍未见到。然而有些证据表明，对急性胰腺炎患者预防性抗感染治疗可以增加真菌感染的风险[66]。最近有个研究报道，使用环丙沙星联合甲硝唑治疗胰腺炎患者，并与安慰剂组进行对照，结果发现两组没有差异[67]。目前，关于是否早期使用抗生素尚无定论，除非有明确的感染相关证据，大多数研究仍倾向于不使用抗生素[3,16,37,47,61,68]，基于这种现实，早期与会诊医生探讨是否使用抗生素是必要的。但是在缺乏专家意见的情况下，在急性重型胰腺炎患者中使用广谱抗生素是合理的。

有感染性胰腺坏死、感染性假性囊肿、难治性假性囊肿的患者可以行经皮穿刺引流术和外科手术，对于不能行经皮穿刺引流术的患者（广泛胰腺坏死和临床状况恶化），可以优先考虑外科手术[18,39]。

安置

急性胰腺炎的过程是无法预测的，而且并发症可能发生在起病后几小时或几天内。因此，几乎所有的急性胰腺炎患者都应住院治疗。有严重胰腺炎的患者应该入住重症监护室，特别是出现烦躁、意识模糊、血细胞比容升高、肺功能不全或心血管问题，如低血压、进行性的心动过速或尿量减少时。特别是病人Ranson评分大于2分，或其他证据表明患者出现器官功能衰竭、局部并发症或严重并发症时，都要入住重症监护室治疗[5]。

如果医院没有合适的重症监护设备，重症胰腺炎患者应该被转移到一个合适的治疗中心。如胰腺炎的病因怀疑或证实为胆囊结石，与相关专家（消化科或外科医生）对疾病进行探讨是必要的。儿科胰腺炎患者的发病率和死亡率有所升高，故应该早期考虑转移到儿科专门机构进行治疗。

慢性胰腺炎

疾病原理

慢性胰腺炎是一个不断发展的炎症过程，最终导致不可逆的结构损伤和胰腺内外分泌功能损伤。正常胰腺结构被纤维组织代替，导致胰腺导管某些部位狭窄的同时其他部位扩张。发病率大约是十万分之四[69]。70%～80%的病例是由长期饮酒引起的。风险随饮酒时间和饮酒量的增加而升高。饮酒史平均5～15年，每天饮酒超过150克与慢性胰腺炎的病情进展有必然联系。这种疾病影响了3%～15%的长期酗酒者[69-71]。对少量乙醇敏感的人也可以发展为慢性胰腺炎。三个关于乙醇导致慢性胰腺炎的理论机制已经提出：（1）直接细胞毒性；（2）乙醇诱导蛋白质在胰导管内沉淀，导致阻塞和钙化；（3）由急性胰腺炎引起的不可逆性损伤和慢性炎症[69,71,72]。即使停止饮酒，慢性胰腺炎病情也会继续进展，若再次饮酒则会加快病情进展。

其他引起慢性胰腺炎的不常见原因包括导管阻塞、自身免疫性胰腺炎、遗传性胰腺炎、囊性纤维症、外伤、自身免疫力、甲状旁腺机能亢进、a1-抗胰蛋白酶不足、高脂血症和热带胰腺炎（木薯与发病有关）[69]。先天性慢性胰腺炎患者发生率大约为10%。25%的病例病因不明，过量饮酒可能是罪魁祸首。在儿童中最常见的病因是囊性纤维化症和遗传性胰腺炎[69,71]。

慢性胰腺炎的病理生理机制包括慢性钙化性胰腺炎（常见于酗酒者和片状纤维化患者）、导管损伤、管内蛋白质栓塞、结石和广泛纤维化伴有炎性改变的慢性胰腺炎。和急性胰腺炎一样，慢性炎症可以引起局部损伤，从而引起继发性病变，如假性动脉瘤、脾静脉血栓形成、胰腺腹水或胰腺瘘管。超过25%的慢性胰腺炎患者可形成胰腺假性囊肿。很少有假性囊肿可以浸润血管结构或演变为感染。外在压力引起胆管变窄可能导致肝酶升高和黄疸。在大约5%的病人中，十二指肠梗阻引发的炎症发展为胰腺头部的炎症。因此，对于急性疾病患者，慢性胰腺炎可能是一种主要疾病的表现，也可能是一种并发症。

大多数慢性胰腺炎患者中最常见的内分泌并发症是糖耐量异常。多年后，胰岛素依赖型糖尿病患者将占50%～75%[69,72]。慢性胰腺炎患者和遗传性胰腺炎患者发展为胰腺癌的风险增加4%。

慢性胰腺炎出现疼痛和并发症的发生率很高。此外，慢性胰腺炎患者有大约20%的超高死亡率，然而，死亡原因很可能与乙醇中毒的关系更密切。

临床特征

慢性胰腺炎患者可出现持续不断的难治性的慢性疼痛，或出现与慢性胰腺炎相关的并发症，也可能经历一种慢性潜在疾病的急性发作。突然发病可能很严重。如果病人在间歇期病情很平稳，就很难将这一段突发病程和急性胰腺炎周期性发作相鉴别[71]。当出现上腹疼痛时，通常放射至后背并伴有恶心和呕吐。通常，这种疼痛与急性胰腺炎引起的腹痛和慢性胰腺炎急性发作时的腹痛是相同的。饮酒或进食加剧疼痛。没有证据表明残留的胰腺功能与疼痛程度具有相关性，但有一些研究已经显示，数年后疼痛可能减轻。由于吸收不良、恶心和呕吐引起摄食减少或意识到进食可能促发痛苦而减少进食，患者可能出现体重下降。

大约有15%的慢性胰腺炎患者胰腺外分泌功能不足的临床症状和体征（包括吸收不良、腹泻、脂肪泻和体重下降）可以随时间而发展。吸收不良发生于胰腺丧失大约90%的功能之后。大约1/3～2/3慢性胰腺炎患者将出现内分泌功能不足。症状主要表现为高血糖，然而，发展为糖尿病酮症酸中毒的患者十分罕见。低血糖是多因素造成的，原因包括胰高血糖素的分泌不足、肝内葡萄糖储存减少、营养不良和药物性低血糖。

在体格检查中，病人可能出现明显不适。患者经常出现由酗酒、营养不良、吸收不良引起的慢性病。在腹部检查中，触诊经常发现腹部是柔软的，没有腹膜刺激征。为了发现假性囊肿或肿瘤团块，医生必须仔细进行腹部触诊。慢性乙醇中毒导致明显的皮肤红斑，然而，黄疸可能源于胆总管受压或乙醇相关性肝损伤。

诊断策略

慢性胰腺炎的诊断是根据临床表现而不是实验室检查。最初，慢性胰腺炎血清淀粉酶和脂肪酶水平轻微升高，但随着慢性胰腺炎病程进展，血清淀粉酶和脂肪酶水平恢复正常。与急性胰腺炎一样，淀粉酶和脂肪酶的升高程度不能预测疾病轻重。当患者有相应的临床表现时，正常的淀粉酶和脂肪酶水平符合慢性胰腺炎的诊断。

血液检查包括血常规和完整的代谢情况。白细胞计数通常是正常的。肝酶（碱性磷酸酶、胆红素或转氨酶）可能会升高，可能源于乙醇性肝炎，也可能源于胰腺炎或胰头肿块造成的胆管受压。血清葡萄糖升高也可能出现，低血糖不常见。白蛋白和血钙下降常见，因为其是慢性胰腺炎的本质表现。如果诊断不明确，可以检测粪便排泄物中的脂肪和胰酶比，如弹性蛋白酶、糜蛋白酶原、胰蛋白酶原[71]。

尽管腹部X线平片不是必要的，但是它可以确诊胰腺钙化的存在。30%～50%的慢性胰腺炎患者腹部X线片上可以看到钙化，通常与慢性乙醇诱导型胰腺炎相关（图89-3）。胰腺炎患者伴有钙化的病程为数年。因此，应该对这些病人的并发症进行长期评估，如糖尿病、吸收不良。

慢性胰腺炎的临床表现，包括疼痛、吸收不良和糖尿病，诊断依靠CT扫描、内镜逆行胰胆管造影术

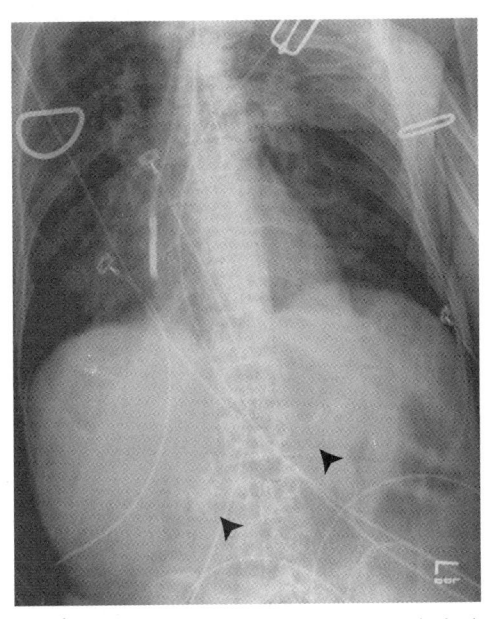

图 89-3　在慢性胰腺炎患者中可见胰腺钙化（偶尔在主支气管上可以发现）。（Image courtesy of Ronald Arildsen.）

（ERCP）或超声内镜[71]。在急诊科，已知是慢性胰腺炎的患者不需要进行成像检查，除非疼痛原因不明或者疼痛持续时间很长、明显增加或经治疗无效。CT 检查可以显现胰内管道扩大、微小钙化、假性囊肿和其他并发症。CT 检查诊断慢性胰腺炎的敏感性为 90%，是影像学检查的首选方式。虽然超声影像对诊断急性胰腺炎的病因很有帮助，但对慢性胰腺炎的诊断作用较小，敏感性为 75%，特异性为 80%～90%。主要的超声表现是胰腺钙化和导管畸形。

虽然内镜逆行胰管造影（ERP）不是急诊科的常规检查，但它可以帮助诊断胰腺导管异常和测定胰腺功能。一些消化科专家认为 ERP 和内镜超声检查发现胰腺管道异常可以确诊慢性胰腺炎。将来，MRCP 可能在评估慢性胰腺炎中扮演更重要的角色[72]。

鉴别诊断

慢性胰腺炎的诊断在以下患者中通常是明确的：嗜酒病人中查出高胰淀粉酶血症、长期腹部疼痛的患者和先前有过突发性胰腺炎病史的患者。当淀粉酶和脂肪酶水平正常时，诊断可能更困难。然而，临床医生不应该过分自信，而忽略了与胰腺或胰腺炎并发症不相关的其他腹部疾病，这些疾病对于鉴别诊断是非常必要的（框 89-5）。此外，其他腹部慢性疾病如消化性溃疡、肠易激、胆囊结石、子宫内膜异位症可以表现为周期性腹痛。最后，麻醉药依赖患者撤药时可以表现为呕吐、腹痛，可能很难与慢性胰腺炎鉴别。

治疗

慢性胰腺炎最初的治疗方案是支持治疗。取决于病人的临床状态和电解质，补充液体和电解质可能是必要的。因为患者经常出现营养不良，一种"乙醇性鸡尾酒"疗法包括硫胺素、多种维生素和叶酸常被使用。止吐药用于治疗周期性呕吐。

疼痛的处理是其中一个最重要也是最困难的。尽管患者出现剧痛，但是实验检查数据可能是正常的。当基础疾病急性加重时，有慢性疼痛综合征的患者症状不会出现自发加重。疼痛程度和病情严重度的相关性的缺乏会引发一个问题，即只要是为了缓解患者疼痛，就使用止痛药。内科医生对大多数患者都存在过度使用止痛药的行为，除了那些确实需要大剂量止痛药的患者。非甾体类止痛药和对乙酰氨基酚是控制疼痛的首选药物，但常常是不够的。也可以使用吗啡或哌替啶，而且静脉滴注才会有效。曲马多也已被有效地应用[73]。必要时，麻醉药品可以长期应用。非麻醉性疼痛调节药，如选择性 5 羟色胺再摄取抑制剂或加巴喷丁，可能对缓解慢性疼痛有帮助。在理想的医疗系统中，需要由主治医师或疼痛治疗专科医生监管麻醉处方药，因为患者对麻醉药物的依赖可能成为一个社会问题。

除去诱发因素，尤其是乙醇，是很重要的。吸烟在慢性胰腺炎发展中也扮演了重要的角色，它是独立于乙醇因素的另一个诱因[71]。剧痛患者应该禁止经口进食，尽管对于急性胰腺炎患者来讲，插鼻胃管不是必须的。口服胰替代酶可以增加胰蛋白酶在十二指肠内的总量，而且可降低对胰腺的刺激，最终减轻疼痛。研究胰酶替代疗法治疗疼痛的有效性已经产生了矛盾的结果[71]。这些酶应该被用于吸收不良或脂肪泻的患者中。理论上，质子泵抑制剂或 H_2 受体阻滞剂也可以降低对胰腺的刺激，然而，这些药物没有显示可以减轻疼痛或加速康复。奥曲肽降低缩胆囊素水平和抑制胰腺分泌[71]。

超越急诊治疗，有帮助的辅助检查包括内镜下扩张、导管取石、体外冲击波碎石术和胰管支架。胆总管支架也是必要的，因为 5%～10% 的患者会发生梗阻[71]。当保守治疗失败时，手术如切除胰腺头部、胰管空肠侧吻合术或者 Whipple 胰腺十二指肠切除术有时是一种可选方案。最近的一项研究表明，在减轻痛苦和身体健康总分两个方面，接受手术治疗的患者效果优于接受内镜治疗的患者[74]。慢性胰腺炎并发假性囊肿时自愈可能较小，应该在超声引导下使用内镜或者进行开放手术引流。腹腔神经丛麻醉也已经在减缓疼痛方面获得了最小的成功。

安置

一般情况下,当慢性胰腺炎患者出现急性发作或出现并发症时,都是在门诊或急诊处理的。因为急性胰腺炎可能在慢性胰腺炎的基础上出现,应该重视评估急性胰腺炎的检测指标。严重疾病的患者应该被准许入住重症监护病房。脱水、对药物治疗无效的腹痛或诊断不明确的患者应该住院进行病情评估和治疗。经过急诊仔细的评估后,如果没有出现脱水、生命体征不稳定或不能控制的疼痛,病人可以在门诊接受治疗,但需密切随访。出院后,改变生活方式是非常重要的,如戒烟,戒酒以及少量、多次低脂肪膳食。

胰腺癌

概述

胰腺癌是一种极其致命的癌症,即使患者接受了手术治疗和化疗,其 5 年生存率也仅为 4%。在美国,它是第四大常见的肿瘤致死性原因。每年约有 11/10 万人被诊断为胰腺癌。在过去的 40 年内,胰腺癌的发病率增加了 3 倍。由于早期症状不明显,因此只有少数人(小于 20%)能够在早期被发现[28,75,76]。

疾病原理

对于胰腺癌的病因知之甚少。最常见的危险因素是吸烟、老龄和肿瘤家族史。慢性乙醇中毒、慢性胰腺炎和糖尿病在一些研究中被证实为危险因素[76-78]。

导管腺癌占恶性胰腺癌的 95%,起源于胰头部位的占 70%,肿瘤可以从局部扩展到邻近组织,并且可以通过血液和淋巴转移到肝、腹膜、肺、骨骼和大脑。其余的病例为神经内分泌肿瘤,如胃泌素瘤、血管活性肠肽(VIP)系统肿瘤和胰高血糖素瘤[79]。这些类型的肿瘤预后较好。

临床特征

胰腺癌的表现是多变的,因为疾病的进展是隐匿的。在胰腺癌被确诊之前,通常已经发病几个月了。患者可以表现为持续的疼痛或其中一个并发症[80]。一个最常见的表现是体重下降,通常是由于厌食而不是吸收不良引起的。患者可能主诉上腹部出现持续钝痛,疼痛可以放射到背部。另外,由于胆总管梗阻,患者可以出现无痛性黄疸,近 75% 的患者可以发展为进行性黄疸。梗阻性黄疸伴有胆囊肿大而无压痛,这与胰腺癌关系最密切(称为 Courvoisier 征)。也可产生糖耐量下降。随着肿瘤增大,患者可能出现肠梗阻的表现。胰腺癌(以及其他癌症)可使患者血液呈高凝状态,从而形成血栓。门脉系统受压可能引起静脉曲张和胃肠道出血。

胰腺的神经内分泌肿瘤罕见,但其症状可以反映自身所产生的激素的水平。例如,胰岛素瘤,可能表现为低血糖。胃泌素瘤与佐林格-埃利森综合征和反复的消化性溃疡有关。VIPomas(也称为弗纳-莫里森综合征)表现为严重的水样腹泻、低血钾及胃酸缺乏。胰高血糖素瘤表现为糖耐量下降和坏死松解性游走性红斑。某些肿瘤产生多种激素[79],另外,无功能肿瘤也可能在 CT 扫描中无意间被发现,从而错被当成小的胰腺肿物。诊断是根据异常的激素水平及患者的临床表现做出的。50% 的胰腺神经内分泌肿瘤是恶性的[81]。

诊断

胰腺癌的诊断可通过超声检查,虽然 CT 检查提供了更好的癌症成像。MRI 也可以提供信息。经皮超声引导下活检、超声内镜检查和活检以及 CT 引导下穿刺活检可用于获取组织进行诊断[77]。组织的样本可以用于区分导管腺癌和胰岛细胞瘤、其他转移性癌、淋巴瘤。血清学标志物已经不能满足诊断或后续评价使用,虽然有几个致癌基因和肿瘤标志物正在研究中(CA 19-9 和癌胚抗原)。

治疗

完整切除肿瘤是唯一有效的治疗方法。不幸的是,只有少数肿瘤(小于 20%)是在可以进行手术根治的阶段被确诊的[77]。在晚期肿瘤患者中,生存期的中位数约 6 个月。姑息性手术可用于减轻梗阻。经皮胆道引流术或 ERCP 支架也可能有助于减轻黄疸。化疗和放射治疗可以使肿瘤体积减小,以减轻疼痛和延长生存期[77,82]。神经内分泌肿瘤的治疗目标是通过切除肿瘤和抑制肿瘤激素过度分泌来限制肿瘤生长[82]。

患者因为癌症并发症来急诊科就医,如肠梗阻、黄疸或疼痛等问题时,鉴于本病不良的预后和明显的疼痛,可以给患者应用麻醉药品,患者临终治疗方案应该由肿瘤专家制订。

重要概念

- 大多数急性胰腺炎病例是由胆结石（45%）和乙醇（35%）导致的，其他因素包括药物、中毒和创伤。
- 急性胰腺炎患者疾病严重程度可从轻度（伴有呕吐和上腹部不适）到威胁生命（存在剧烈的急性腹部疼痛和全身并发症导致血流动力学不稳定）。重症胰腺炎患者的死亡率接近30%。
- 还没有一个完美的实验室检查专门用来诊断胰腺炎，最有用的检查包括血清淀粉酶和脂肪酶测定。不幸的是，有25%的病例以上两项指标并无异常，轻度升高对诊断胰腺炎无特异性，在很多的急性外科手术疾病所引起的腹痛患者中也会升高。在浓度升高大于正常值的五倍以上时诊断胰腺炎有特异性。
- 如果患者出现急性疾病高度怀疑胰腺炎或者未明确诊断时（排除有无胰腺周围并发症如出血、假性囊肿、脓肿）需做紧急的腹部CT检查。
- 由于胰腺炎的病程较难预测，所以患者需要被送往医院进行止痛、补液、观察及处理并发症。重症胰腺炎患者（达到Ranson标准2分以上、APACHE评分7分以上或者有全身并发症）需要送ICU治疗。

本章参考文献请参见 http://pumpress.bjmu.edu.cn/eduservice/3419.html

第 90 章 小肠疾病

Susan P.Torrey, Philip L.Henneman

陈森 陈胜龙 译 曾红科 校

小肠梗阻

概述

人们对肠梗阻的认识已经有几个世纪了。针对这一临床疾病历史上曾出现过多种治疗手段，包括灌肠、服用金属汞、放血疗法及经皮肠道穿刺法。19世纪末期，经口胃肠减压术开始成为暂时缓解肠梗阻症状的可靠方法。20 世纪以来，医学在抗生素研发、外科技术改进等方面的进步，显著改善了小肠梗阻（SBO）患者的预后。

小肠梗阻患者人数占因急腹症入院患者总人数的 15%[1]。美国每年约有 30 万台肠梗阻手术。1900年，小肠梗阻患者的死亡率超过 60%，但通过积极的治疗，当前小肠梗阻的死亡率低于 5%，然而，合并绞窄性肠梗阻时，该病的死亡率则上升至 30%。其中因小肠梗阻而死亡的患者多为老年人或合并有基础疾病者。

机械性肠梗阻指物理屏障阻碍了肠内容物的流动。单纯性肠梗阻是指一处或多处肠管部分或完全梗阻，从而引起近端肠道扩张，但无肠壁的血供障碍。闭袢性肠梗阻是指肠段两端出现了梗阻，常见于压迫粘连处肠管扭转或肠管外疝形成。这类梗阻的机制与小肠缺血高度相关。小肠缺血属于绞窄性肠梗阻。但不是所有的闭袢型肠梗阻都与小肠缺血有关，其他类型的肠梗阻也可能最终导致血供障碍。

与机械性肠梗阻相比，神经源性或功能性梗阻是指小肠内容物因肠道运动功能失调不能顺利通过肠管，而无肠管阻塞，通常称为麻痹性肠梗阻。当肠道蠕动障碍时，相关的肠管往往会出现扩张，而这种麻痹性肠梗阻最常见于腹部手术后，也可由其他疾病导致（框90-1）。小肠蠕动可因局部炎症病变如胰腺炎、胆囊炎、阑尾炎等而减弱，导致肠内气体、液体在小肠局部节段积聚，这些肠段被称为岗哨肠袢。

假性梗阻是一类机制不清的小肠运动障碍性疾病，它与淀粉样变性，血管胶原病，糖尿病，甲状腺功能减退及多种代谢性疾病如低钾血症、低钙血症、尿毒症有关。这种类型肠梗阻的症状、体征明显，但难以明确病因。任何一种潜在疾病的矫正及对症支持治疗都是必需的，但治疗效果往往令人失望。

疾病原理

小肠梗阻的病理生理改变与临床表现之间的联系已被相关文献报道得很充分。机械性肠梗阻的患者起初由于正常胃肠道分泌物及所吞咽的空气堆积，导致梗阻部位以上的肠腔轻度扩张。扩张的肠道刺激梗阻部位上下肠段产生频繁而又松弛的蠕动，在疾病早期，患者就可表现为部分甚至是完全性小肠梗阻[1]。早期肠道扩张能刺激肠上皮细胞分泌，产生更多的肠液，而扩张的小肠不能正常吸收水、电解质，又可加重小肠扩张，从而形成恶性循环。进一步增加的肠内压导致毛细血管、淋巴管闭塞，从而导致肠壁水肿。

框 90-1	无力性肠梗阻的病因

腹部外伤
感染（腹膜后、盆腔、胸廓）
剖腹手术
药物（如麻醉药）
代谢性疾病（如低血钾）
肾绞痛
骨骼损伤（如肋骨骨折、椎骨骨折）

如果这一病理过程持续进展且未能有效阻断，可引起肠穿孔。另外，呕吐液及腹腔渗出液进一步加重体液丢失，使细胞外液、血容量减少，甚至发生休克。

由于肠内容物不能逆行，肠内压可因闭合袢梗阻而突然升高。封闭环路梗阻发生后，引起静脉充血、小血管破裂、肠壁内及肠系膜出血、动脉缺血。扩张的肠管自身发生扭转的情况并不少见，可引起大动脉闭塞。随着病情进展肠道缺血可迅速发展为肠梗死。

小肠坏死及污染性内容物渗漏可引起细菌性腹膜炎及脓毒症。正常情况下，近端小肠含有少量细菌，当肠道停止蠕动时，这种情况很快就会发生显著变化。单纯性肠梗阻的发生与细菌移位至肠系膜淋巴结有关。在一组病例研究中，因单纯性肠梗阻接受手术治疗的患者中，有59%的病人其肠系膜淋巴结细菌培养阳性（大肠埃希菌最常见），因其他病因而接受手术的患者中只有4%的肠系膜淋巴结细菌培养阳性[1,2]。

肠梗阻最常见的原因见框90-2。在发达国家，腹部术后肠粘连发生率达50%，多达15%的患者由此发生肠梗阻。在妇科手术和肠道手术后，肠梗阻发生率特别高。有腹膜炎病史及因严重腹部创伤而接受手术治疗的患者也如此[3]。引起肠梗阻的其他病因包括疝、肿瘤，发病率各为15%[3,4]。因腹部疝而行择期手术者，与疝相关的肠梗阻发生率在发达国家中稳步下降[5]。虽然疝是肠梗阻相对少见的病因，但与绞窄性肠梗阻的发生关系密切，由疝导致的绞窄性肠梗阻的发生率为28%，而粘连性肠梗阻则为8%。从解剖学角度看，疝形成的肠梗阻多为闭袢型。

引起肠梗阻的肿瘤中最常见的是结肠癌，其次是胰腺癌、胃癌、妇科恶性肿瘤等。此外，在急诊科还可能遇到一些少见的病因。胆石性肠梗阻少见，但在65岁以上的老年患者中，其占非绞窄性肠梗阻的25%[6,7]，胆结石穿透发生炎症的胆囊壁并破入毗邻的肠壁而进入肠腔，最终滞留于肠道的狭窄处，如回肠末端，从而引起机械性肠梗阻。这种情况绝大多数发生于老年患者中，死亡率可高达15%~18%。

另一个少见病因是闭孔疝。这常发生于伴有严重疾病的年老体弱但没有腹部手术史的女性中。当出现消瘦合并腹部脂肪减少以及相关疾病引起腹腔内压升高时，有着更宽大及更倾斜骨盆的女性则更容易发生闭孔疝。闭孔疝不易被发现，往往是发展到小肠梗阻时才被发现。

以上两种少见病因所致的小肠梗阻多见于老年患者，而老年患者在急诊病人中所占比例越来越高。其他不常见但值得注意的病因是小肠扭转[8]。这主要是因为肠段围绕肠系膜根部出现反常扭转。乙状结肠、盲肠的扭转常见，但小肠扭转很少见。原发性小肠扭转多见于非洲、中东、印度次大陆的成年患者，在欧洲及北美少见。小肠梗阻的其他因素还包括畸形、旋转不良及术后粘连端牵拉肠管。由于闭袢型肠梗阻有着更高的绞窄性肠梗阻发生率，所以早期外科干预显得尤为重要。

肠套叠可发生于各年龄组，但主要见于婴幼儿，是婴幼儿小肠梗阻的主要病因。仅有5%肠套叠发生于成人，而且肠套叠占成人小肠梗阻病例的5%[9,10]。当一段肠管套入邻近肠管内时，可发生肠套叠，可引起病变部位梗阻及缺血性损伤。大多数儿童的肠套叠为特发性，相比较而言，机械性因素占成人肠套叠病因的90%以上。良性或恶性肿瘤在超过65%的成年患者中起主要作用。有报道描述了肠套叠与艾滋病的关系，在这种情况下肠套叠常常发生在回肠部位，此外，肠套叠还与淋巴瘤及一些不常见的感染相关，如不典型分枝杆菌感染。

成人肠套叠临床表现无特异性，有些病例甚至是慢性的或复发性的。腹痛是突出的症状，常有肠梗阻相关的症状、体征（恶心、呕吐、腹胀等）。其影像学表现也无特异性，腹部X线平片可提供部分或完全性肠梗阻的证据。推荐使用超声检查，因为它对成人及儿童的诊断是有益的。虽然仍然存在争议，但该病诊断的主要手段是通过口服造影剂行腹部增强CT扫描。而且在检查过程中，肠套叠很可能会消失，但由于肠套叠存在器质性疾病的可能性大，所以推荐发

框90-2　小肠梗阻的原因

内部因素
　先天性（闭锁、狭窄）
　炎症性（克罗恩病、放射性肠炎）
　新生物（转移性或原发性）
　套叠
　外伤性（血肿）

外部因素
　疝（内外疝）
　粘连
　肠扭转
　肿块压迫（肿瘤、脓肿、血肿）

腔内因素
　异物
　胆石症
　胃肠结石
　硫酸钡
　蛔虫感染

生肠套叠的成人患者进行外科治疗[10]。

最后，其他一些少见但种类繁多的小肠梗阻的病因，包括药物结石、蛔虫感染、子宫内膜异位症等，在所有病例中所占比例小于6%[11]。

临床特征

病史

小肠梗阻（小肠梗阻）的典型症状为反复发作的定位不清的腹部疼痛，持续数秒到数分钟。近端小肠梗阻较远端梗阻的痉挛性疼痛更频繁，约每隔数分钟出现，疼痛的性质常被描述为痉挛样痛，并且每次发作具有逐渐加重到逐渐缓解的特点。从阵发性痛或绞痛发展至持续性或剧烈疼痛提示出现并发症，如肠缺血或穿孔。

一般来说，近端梗阻越严重的患者，疼痛不适更明显，发病时间更早。近端梗阻患者的典型症状是持续数小时的绞痛合并呕吐胆汁和轻度腹胀。而远端梗阻则表现为持续一到两天的进行性疼痛加重及更加明显的腹胀。当远端肠梗阻患者出现呕吐时，呕吐物常因细菌繁殖而呈恶臭味。完全性肠梗阻最终可导致便秘，而早期或不完全性肠梗阻则仍然可排便或排气。

查体

初始的体格检查应该扼要而详尽，从而充分评估患者不适的程度、生命体征和一般状况。这些重要发现将决定是否行急诊处理。

腹部检查包括观察腹胀情况及仔细查找是否存在手术瘢痕和腹外疝。在肠梗阻晚期，肠鸣音可减弱或消失。远端梗阻患者腹部叩诊可呈鼓音。触诊可发现腹部疼痛性包块，特别是当梗阻形成闭合袢时。直肠检查了解直肠穿窿情况并排除出血。一项针对腹痛的前瞻性研究提示，有6种腹痛的临床参数对诊断肠梗阻有高度的敏感性和阳性预测值[12]：外科手术史、便秘史、年龄大于50岁、呕吐、腹胀和肠鸣音亢进。

出现腹膜刺激征常提示肠梗阻已经出现了并发症，包括绞窄性肠梗阻。需要注意的是，冲击性腹部触诊可导致误诊为腹膜炎，因为扩张的肠道被快速地压缩-反弹可导致明显的疼痛反应。咳嗽或轻微摇晃患者骨盆时出现腹痛，再结合腹部叩痛感有助于鉴别扩张肠袢快速减压导致腹膜炎而引起的疼痛。提示出现严重并发症的线索还包括心动过速、低血压，以及提示早期败血症的发热。但是，大量研究提示，即使是经验丰富的医师也不能只依据查体鉴别绞窄性肠梗阻和单纯性肠梗阻[1,3]。

并发症

小肠梗阻的并发症包括低血容量、小肠缺血和坏死、腹膜炎和败血症及因膈肌抬高或胃肠内容物误吸导致的呼吸困难。并发症的发生一定程度上与肠道膨胀的程度相关，而膨胀程度又直接影响着绝大多数病例出现临床症状的时间、诊断以及开展有效治疗。该病早期诊断和处理可防止或最大限度地减少术前死亡率。

小肠梗阻外科手术治疗的并发症包括再发梗阻、出血、伤口感染、脓肿形成、败血症及短肠综合征[13-15]。术后的并发症发病率及死亡率绝大部分取决于患者的基础健康状况。粘连性肠梗阻患者外科治疗与保守治疗远期复发率是有差异的，非手术治疗复发率为40%，手术治疗则为27%[16]。

诊断策略

常规实验室检查无特异性改变。单纯性肠梗阻和绞窄性肠梗阻患者的白细胞均可升高。肠麻痹和缺血的血清标志物包括磷酸激酶、淀粉酶、乳酸盐，但均在肠梗阻晚期出现升高。如液体丢失明显时则应行电解质和肾功能检查。

常规和腹部放射线检查对于疑诊的小肠梗阻患者有重要价值，通过这些方法可确诊或排除小肠梗阻，并可评估梗阻部位、严重程度、梗阻原因，并有助于鉴别单纯性肠梗阻和绞窄性肠梗阻[17-20]。梗阻的特点也有助于治疗方案的制订，包括急诊外科手术干预或保守治疗。

详尽的腹部X线平片检查至少应该包括卧位片和立位片，或者俯卧位片。加做右胸部X线片可排除是否存在膈下游离气体，而这是肠梗阻少见的表现。腹部X线平片对小肠梗阻的确诊率为50%～60%，而对另外的20%～30%病例能提供存在梗阻的有用信息[17]。而腹部X线平片对梗阻病因的诊断帮助不大。肠梗阻在腹部X线平片上的诊断依赖于局限的气液平面或小肠位置异常。尽管存在局限性，但腹部X线平片仍然是疑似小肠梗阻患者的首选检查方法。

小肠梗阻腹部X线平片的典型表现是梗阻的近端肠管膨胀而远端肠管正常或塌陷。仰卧位X线平片提示锐利成角或呈阶梯平行状的肠扩张。直立或卧位X线平片可提示多个肠腔内气液平面（图90-1A和B）。一般来说，扩张的肠道越多，梗阻的部位越远。结肠气体常可消失，除非在梗阻早期或不完全性小肠梗阻时行腹部X线平片检查。

间是变化不定的（有争议的一点是，一些专家认为，除非有器官坏死或坏死倾向存在，很多情况下会自发地修复），但穿孔通常在24～36小时出现。老年患者可能会更容易而且更早发生穿孔，因为阑尾解剖改变与老龄化相关，如阑尾管腔狭窄，黏膜变薄，淋巴组织减少以及动脉粥样硬化等[9]。

大约三分之一的病例没有找到梗阻的直接原因。在这些病例中，推测炎症是由病毒、细菌、寄生虫、黏膜溃疡或继发感染引起的淋巴组织增生导致的[2]。

临床特征

既往史

阑尾炎的经典描述为不明原因的脐周钝痛，并伴有厌食、恶心、呕吐，然后疼痛转移到右下腹，并可能伴有低热。在多数情况下，病人先前并没有经历过与此病发作类似的疼痛。不幸的是，这些表现并不是固定不变的[2]。如果阑尾位于盲肠后或髂动脉后，疼痛可能会变钝而不明显。如果阑尾较长，疼痛可能被转移到胁腹部、骨盆或右上腹。其他较不典型的阑尾炎症状可能有持续排尿感和便意增加[2]。

体格检查

查体最常见的体征是局限性腹部压痛，一般在右下腹。麦氏点处压痛最明显。但是，阑尾炎腹痛也可出现在腹部的其他区域[10]。

其他的体格检查包括腹壁肌卫反应和腹肌紧张度触诊。腹壁肌卫反应通常受患者自己支配，检查前往往告知病人放松。而腹壁板状腹是非自主的，并且提示重要的病理改变信息[2]。这两项检查都反映腹壁肌肉的紧张度，其作用是保护下方的肠管。

Rovsing征即结肠充气试验，指病人仰卧位，当触诊并挤压左下腹时右下腹也出现疼痛的现象。Psoas征即腰大肌试验，指病人被要求做大腿后伸动作时，因腰肌被拉伸而致疼痛增加的现象。Obturator征即闭孔内肌试验，是指髋部屈曲和外旋时引起右下腹疼痛的现象。

反跳痛是阑尾炎出现的最晚的体征，通常只有当阑尾炎症加重或穿孔时才出现。反跳痛是指在腹肌紧张的区域逐步加压5～10秒，然后迅速撤回手并高于皮肤的水平，阳性体征是当手撤回时患者感觉按压处疼痛突然增加。反跳痛让患者感觉不适，因此没必要重复试验。反跳痛对诊断急性阑尾炎的敏感度和特异度范围分别为63%～82%，69%～90%[2,11]。腹膜刺激征也可通过造成腹膜脏层和壁层相互摩擦的其他方法来发现，例如让病人咳嗽而观测到其急性不适。咳嗽征阳性对于诊断急性腹膜炎的敏感度为80%～95%[12,13]。

孤立的直肠压痛几乎不可能是低位性阑尾炎或盲肠后阑尾炎的唯一局限性疼痛。但一般来说，直肠处压痛的诊断价值非常有限，只有当右下腹疼痛和压痛都存在时才有意义[14,15]。虽然单个直肠检查可以提供其他重要的信息，如直肠肿块或发现隐血，但直肠的各项检查对阑尾炎的诊断意义不大。

虽然上述症状都可能是急性阑尾炎患者的表现，但有些体征对阑尾炎的诊断有较高的阳性似然比。这些体征包括右下腹疼痛，僵硬和起始为脐周游走性疼痛最后转移到右下腹[2]。相反，疼痛超过48小时，以往有类似的疼痛发作，缺乏转移性疼痛和右下腹疼痛，缺乏移动或咳嗽时引起疼痛加重，则很可能不是阑尾炎[2,14]。针对阑尾炎儿童的相关研究数据得出的结论是发热和反跳痛是最常见的相关体征[16]。

患者生命体征往往正常，尤其在发病早期。低热大约可见于15%的患者，如果发生穿孔，这种概率将增加到40%[17]。

特别注意

儿童

对患儿急性阑尾炎的诊断往往在阑尾穿孔后。许多常见的儿童疾病都伴有恶心、厌食、呕吐，而且患儿对他们的不适症状很难表达清楚[18]。从解剖学角度来讲，由于儿童阑尾壁较薄，网膜也欠发达，这些情况可能会使得他们容易发生穿孔和弥漫性腹膜炎。

妇女

对育龄妇女来说，诊断急性阑尾炎可能特别具有挑战性。在影像学出现以前，多达45%的有阑尾炎症状的妇女手术时往往阑尾是正常的，并且多达三分之一确实患有阑尾炎的妇女在初步诊断时被误诊。妇科疾病很容易出现阑尾炎症状的表现，因为阑尾靠近右侧卵巢、右侧输卵管和子宫[19,20]。表91-1中列出的体征提示的腹痛更可能是妇科疾病。值得注意的是，虽然宫颈运动触痛在盆腔炎患者中非常常见，但是多达四分之一的阑尾炎患者也可有此表现。由于对妇女确诊阑尾炎比较困难，所以应充分考虑辅助影像学在此领域中的应用。

孕妇

对孕妇来说，患阑尾炎的风险和一般人群相似。

第91章 急性阑尾炎

Jeannette M. Wolfe and Philip L. Henneman

欧阳军 译 武礼琴 郑勇 校

前言

阑尾炎是一种需要紧急手术的常见病，约7%的人在其一生中会经历急性阑尾炎。大多数发生在青少年和年轻人中，男性比女性发病率略高[1,2]。

历史上，阑尾炎的最早证据是发现拜占庭时代的埃及木乃伊中存在右下腹粘连。1492年，达·芬奇画的结肠和阑尾的照片中，后者结构像一个耳朵，字面意思是"耳朵"。1735年克劳迪斯阿米安（Claudius Amyand）在给一个11岁的男孩做阴囊疝修补术期间第一次顺便切除了阑尾。该患者阑尾已经穿孔，并且已形成粪瘘[3]。手术在无麻醉的情况下进行了半小时后，孩子完全康复。19世纪初期，在鲁易斯（Lewis）和克拉克（Charles）探险期间在旅途中唯一的死者是查尔斯-弗洛伊德（Charles-Floyd），被认为死于阑尾炎穿孔[4]。

在1880年，欧洲劳森泰特（Lawson Tait）在一位坏疽性阑尾的17岁女孩身上成功完成了第一例择期阑尾切除术。6年后，病理学家雷金纳德菲兹（Reginald Fitz），在美国医师协会第一次会议上发表他的经典论文，提出阑尾炎（appendicitis）这一名称。菲兹正确地描述了许多与阑尾炎相关的病理生理改变，并提倡早期手术。3年后，查尔斯麦克伯尼（Charles McBurney）描述了一个"由一个手指压迫所决定"的点，"髂前上棘内1.5和2英寸之间"，当触及时急性阑尾炎患者会有最明显的压痛（麦氏点）。数十年后，阑尾炎是外科疾病的观点才被普遍接受。大约20世纪初英国国王爱德华七世在加冕前几天被发现有阑尾穿孔并做了手术，那时阑尾的早期手术治疗已开始流行[5]。

疾病原理：病理生理

阑尾为一个中空、肌肉发达、且一端封闭的管状结构，它起始于回盲后内侧壁的表面，大约位于回盲瓣下方3cm处。其平均长度约为10cm，一般容量为0.1～0.3ml。虽然阑尾对人体的生理作用尚不清楚，但最近一些关于生物膜的研究表明，阑尾可能作为大肠共生菌的储存场所，并帮助共生菌抵抗病原微生物的入侵[6]。阑尾的神经分布起源于肠系膜上神经丛的交感神经和迷走神经。传导内脏痛觉的传入纤维与交感神经伴行，并进入第十胸段脊髓水平，因而阑尾炎有时可致脐区疼痛。

在大多数患者中，阑尾炎是由阑尾腔的急性梗阻造成的。梗阻往往是阑尾的炎性病变导致的，也可能是结石、肿瘤、寄生虫或肿大淋巴结引起的。历史上记载，在19世纪初，异物引起的急性阑尾炎常见的原因之一就是误食嵌在鹌鹑肉中的铅壳[7]。据报道，最近一例患者因食入图钉引起阑尾腔阻塞从而导致阑尾炎的发生[8]。

急性梗阻导致阑尾腔内压力上升及黏膜分泌物不能排出。由此产生的肠扩张刺激内脏传入神经通路，产生轻度局部钝性疼痛。腹部绞痛可能由于蠕动过强所致。其次，当溃疡和缺血发展到腔内压力超过静脉压并且中性粒细胞和细菌侵入阑尾壁时亦可引起绞痛。此时阑尾的病理学检查可能很正常，病理改变可能仅由显微镜检查才能发现。但随着时间的推移，阑尾发生水肿，病理过程中的各种炎性因子开始刺激周围结构，包括腹膜壁。此时，腹痛多表现为固定的右下腹痛。如果肿胀没有消除，缺氧导致坏疽（坏死的一种表现），并最终穿透阑尾浆膜层导致穿孔，造成腹腔脓肿形成或弥漫性腹膜炎。阑尾穿孔所需的时

处理

改善急性肠系膜缺血预后的关键是积极通过有创性血管造影检查早期明确诊断。一旦诊断明确则应立即开始治疗，从而最大程度挽救存活的肠道组织并将死亡率降至最低。早期复苏应该包括纠正低血容量、低血压和伴随的代谢异常。对于存在肠系膜缺血风险的患者，成功的复苏包括有创性血流动力学监测，特别要控制心律失常，纠正充血性心力衰竭，以及治疗其他可导致肠道血流灌注不足的病因。应立即停用具有血管收缩效应的药物，用于维持血压的血管升压类药物则应使用最低有效量，此外，可选择正性肌力药物而尽量避免使用受体拮抗剂。可放置鼻胃管以达到胃肠减压的目的。尽早使用覆盖肠道菌群的广谱抗生素，特别是需要手术的患者。

当患者病情稳定后，常规的实验室检查和影像学检查可以用来排除其他更多引起腹部疼痛的疾病，如果快速评估不能做出明确诊断，则应该进行血管造影检查。即使临床资料显示已经达到手术指征，开展包括血管造影术在内的术前影像学检查依然有助于患者的手术治疗。此外，对确诊为急性肠系膜动脉缺血的患者，经动脉造影导管直接将罂粟碱注入肠系膜上动脉可减轻或消除血管收缩[43]。罂粟碱是磷酸二酯酶有效抑制剂，而该酶是降解环磷酸腺苷的必需酶，提高环磷酸腺苷则可以使血管平滑肌松弛而减轻血管收缩。因为90%的罂粟碱经肝进行首关效应，所以使用期间很少产生全身反应。首次可以60mg剂量静脉快速注射，然后以1mg/ml浓度30～60mg/h速度连续输注。罂粟碱能提高包括非闭塞性和闭塞性肠系膜缺血患者的生存率。

外科手术治疗肠系膜缺血充满挑战和争议，肠系膜缺血的治疗包括药物治疗、血运重建术及肠道切除。潜在的肠道灌注不足的原因通常不是外科手术的指征。当存在肠系膜静脉闭塞和不完全闭塞疾病时，外科介入治疗只限于切除已经梗死的肠段。

可以直接对闭塞的动脉行血管成形术，而不需要对肠管的活性进行评估，因为看似不可逆的肠管损伤经治疗后常可恢复血供，从而获得康复。对明显坏死的肠管应进行切除，但如果存在广泛的缺血损伤，则需要保留可能尚存活性的肠段并在下一次手术时进行二次评估。第二次手术通常在首次术后的12～24小时进行，这样手术切除的肠段会更加明确而有限。

运用经皮腔内血管成形术治疗肠系膜上动脉血栓形成导致的急慢性肠系膜缺血均有报道。在急性病例中，经皮血管成形术具有高复发率及可引起广泛肠壁坏死，对于慢性肠系膜缺血患者，则是一种很好的选择，特别是对于不适宜手术的老年患者，对大量病例的随访发现术后症状可明显改善并保持长期缓解。

经肠系膜上动脉注入溶栓剂已被成功用于急性栓塞所致的肠系膜缺血[45]。但研究证据有限，这些研究纳入的是经动脉造影证实存在栓子，没有腹膜刺激征，影像学检查正常的患者，无肠梗阻征象。经溶栓治疗后需要对患者进行密切的监测并反复进行临床评估，必要时还要进行血管造影摄片。经动脉溶栓的主要缺点包括难以确定肠道活性以及治疗的时间延迟，因为从给药到凝块溶解可能需要12～18小时，而且栓子碎片可能会造成远端分支血管栓塞，这种情况下血管重建术也无能为力。

急性肠系膜缺血初次发作后幸存的患者还会面临再发的可能，因此需要长期接受抗凝治疗。华法林可用于肠系膜动脉栓塞和肠系膜静脉血栓形成患者，而抗血小板治疗则用于肠系膜动脉血栓形成和非闭塞性肠系膜缺血患者。肠系膜缺血患者的2年死亡率高达70%。但这种高死亡率主要归咎于心血管并发症，而不是肠系膜缺血再发。

重要概念

- 急性肠系膜缺血综合征包括四种，其中绝大多数病例是由于肠系膜上动脉出现栓塞，其他则包括肠系膜上动脉血栓形成、静脉血栓形成以及非闭塞性动脉缺血。每种综合征均有其各自的危险因素或相关疾病状况，可用于鉴别诊断。
- 当患者出现腹痛症状与体征不符时，粪便潜血阳性、血清乳酸盐升高以及腹部X线平片或CT检查出现典型表现等时应考虑急性肠系膜缺血诊断的可能。但在出现肠坏死前，以上表现均不具特异性。
- 尽管急性肠系膜缺血的死亡率超过50%，但包括早期血管造影等的积极诊断和处理措施能在一定程度上改善患者的预后。

本章参考文献请参见 http://pumpress.bjmu.edu.cn/eduservice/3419.html

广泛应用于临床前，应该开展更进一步的评估。

对于怀疑为肠系膜缺血的患者应首选腹部X线平片检查，从而排除肠梗阻或膈下游离气体。急性肠系膜供血障碍患者的腹部X线平片常表现正常。当腹部X线平片出现急性肠缺血的特异性改变时，肠道往往已出现透壁性损伤。急性肠系膜缺血患者腹部X线平片的细微改变包括出现无力性肠梗阻、扩张充气的肠段、黏膜下水肿或出血所致的肠壁增厚[39]（图90-2）。缺血晚期由于肠腔内的气体进入黏膜下层，可出现肠壁囊样积气症[40]。在肠道坏死晚期，门静脉系统内可出现气体，而这也意味着患者预后不良。其他影像学检查应该选择性开展，因为残留的对比剂会影响肠系膜血管造影时的视野，所以肠道钡餐检查不推荐采用。超声多普勒检查因为能观察肠系膜上动脉及腹腔血流情况，所以对诊断有一定好处。但由于疑诊为肠系膜缺血的患者常有肠管扩张及充气，因此阻碍了超声检查的开展。

随着CT检查的普及以及该检查的高品质、瞬时性，CT检查被用于未确诊的高危患者。CT扫描能够发现肠壁和肠系膜水肿、肠壁积气、腹水，甚至可以直接看到肠系膜静脉血栓。急性肠系膜缺血的诊断往往依赖CT检查，这也说明了CT检查已被广泛应用于腹痛的评估。最后，与普通影像学检查一样，CT检查结果正常并不能排除肠系膜缺血的诊断。

血管造影仍然是诊断肠系膜缺血的"金标准"，这一独特的影像技术对疾病的诊断及治疗均有帮助。而开展术前血管造影有助于肠系膜动脉栓子和血栓的诊断。可以确定阻塞的部位和类型以及评价内脏循环情况，从而有利于早期血管再通策略的制订。肠系膜上动脉血栓的典型表现是器官血管远端闭塞。此外，血管造影可明确诊断非闭塞性肠系膜缺血。非闭塞性疾病血管造影可表现为肠系膜动脉分支呈弥漫性或局灶性变细，节段性狭窄或扩张呈"腊肠征"，肠壁血管充盈缺损，肠系膜血管弓形痉挛。只有使用宽松的纳入标准才能使早期诊断及有效治疗成为可能。因此，大量的"阴性"血管造影应该是可以接受的。

近年来螺旋CT扫描和CT血管造影已经有明显进步，逐步取代了经导管血管造影术。螺旋CT血管造影是高度怀疑肠系膜缺血患者的首选检查方法[41,42]。而传统的经导管血管造影术仅用于无创性影像方法无法确诊的疑难病例或导管治疗。

鉴别诊断

肠系膜缺血多见于50岁以上的老年人，但如果出现突发急性腹痛，不管年龄如何都需要考虑该病的可能。急性腹部绞痛还可见于胆囊炎、消化性溃疡病、肠穿孔、肾结石、憩室炎、肠梗阻。剧烈疼痛与腹部体征不符者还需要考虑胰腺炎和腹主动脉瘤的可能。为了更有效地诊断急性肠系膜缺血，需要将其作为一种常见病来对待，特别是有基础疾病或长期服药容易导致血管收缩的患者。

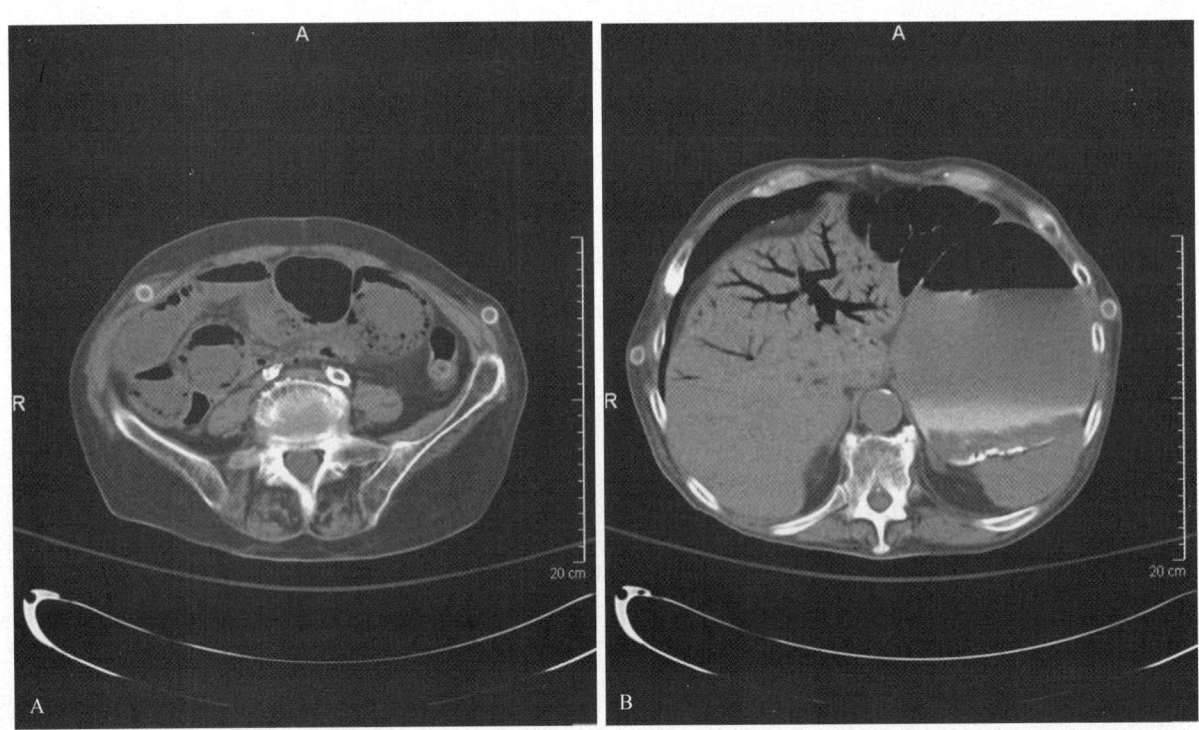

图90-2 A，腹部CT提示肠壁囊样积气症（小肠壁内可见孤立气体）。B，腹部CT示门静脉系统内气体。

框90-4　非闭塞性肠系膜缺血的病因

心血管疾病导致的低排血量状态
　充血性心力衰竭
　心律失常
　心源性休克
　心肺分流术后
原有低血压疾病
　感染性休克
药物导致的内脏血管收缩
　地高辛
　血管加压素
　麦角生物碱中毒
　可卡因滥用

框90-5　肠系膜静脉血栓形成的相关因素

高凝状态
　真性红细胞增多症
　镰状细胞贫血
　抗凝血酶Ⅲ缺乏
　蛋白因子C/S缺乏
　恶性肿瘤
　骨髓增生性疾病
　雌激素、避孕药
　妊娠
炎症
　胰腺炎
　憩室炎
　阑尾炎
　胆管炎
外伤
　手术静脉损伤
　脾切除后
　腹部挫伤
其他方面
　充血性心力衰竭
　肾衰竭
　减压病
　门脉高压

临床特征

病史

各种原因导致的急性肠系膜缺血，其临床检查均无特异性。尽管如此，在高危人群中当出现相关临床症状时则高度提示急性肠系膜缺血：年龄大于50岁及存在肠系膜缺血危险因素的患者，突发性严重腹痛持续两个小时以上高度提示急性肠系膜缺血[30]。

急性肠系膜缺血的患者典型表现为定位不清、严重的腹部绞痛。相关症状与体征包括恶心、呕吐及肠蠕动增强。但疼痛与病情严重程度不成正比。因最初仅有内脏缺血，并未累及壁腹膜。肠系膜缺血也可以亚急性、隐匿性发病，表现为轻度腹痛、腹胀、隐蔽性胃肠道出血。

查体

在肠系膜缺血早期，仅仅依靠体格检查进行诊断很困难。随着病情的发展，会出现腹胀加重和弥漫性腹痛而不伴腹肌紧张。透壁的肠道损伤可导致腹膜刺激征，如不自主的腹肌紧张、反跳痛。到了缺血晚期，患者出现显著的腹部膨胀，伴有肠鸣音消失和腹部剧烈触痛。25%的患者粪便潜血试验阳性，而且常出现在病情晚期[29]。详细的病史和体检有助于发现急性肠系膜缺血的病因。

并发症

延误疾病诊断将导致疾病恶化和透壁性肠缺血的发展，并与该病的高并发症发病率和死亡率相关。即使早期明确诊断并进行积极治疗，也可能出现复杂的病理过程。肠道再灌注损伤很常见，最初在手术中确定存活的肠道，在术后可出现缺血和梗死。其他术后并发症包括术后腹腔内脓肿、伤口感染、败血症和肺炎。由于同时伴有其他疾病，患者还可能出现危及生命的并发症，包括心肌梗死、肺栓塞和肾衰竭。

诊断策略

常规实验室检查和标准的影像学检查对肠系膜缺血的诊断帮助不大。外周血白细胞升高常见但属于非特异性改变，尽管白细胞正常时诊断为急性肠缺血的概率减少，但并不能排除该诊断。血液浓缩、代谢性酸中毒、高淀粉酶可以发生于一半的急性肠系膜缺血患者中，但同样无特异性，由于对缺血有提示作用，所以血清乳酸水平受到了人们的关注，但对其检测的价值仍无定论。当发生肠梗死时，敏感性可接近100%，但特异性不高。对肠系膜缺血的术前评估作回顾性研究提示，血清乳酸水平升高可以预测死亡率，对于原因不明的酸中毒患者，应积极寻找肠系膜缺血的证据。血管阻塞后3～4小时可出现肌酸激酶（CK）升高，但特异性和敏感性较低。其他浆膜肌膜酶（乳酸脱氢酶，天冬氨酸转氨酶）和黏膜酶（碱性磷酸酶）较肌酸激酶更不敏感和特异。D-二聚体检测结果阴性有助于排除肠系膜动脉栓塞[38]。但在该筛查手段

关[29]。肠道损伤可表现为可逆性黏膜功能损伤，透壁性肠梗死以及血供障碍相关的部分或全部肠段坏死。腹部器官的血液供应来自腹腔动脉主干、肠系膜上动脉（SMA）和肠系膜下动脉（IMA）三个主要血管。从胚胎发育开始腹腔器官就由这些动脉提供血液。腹腔干供应食管下段、胃、十二指肠近端、肝、胆囊、胰腺和脾。肠系膜上动脉供应远端十二指肠、空肠、回肠和结肠脾曲。肠系膜下动脉供应降结肠、乙状结肠和直肠。这些血管之间有丰富的侧支血管，部分血管供应有重叠，这具有重要临床意义。

约25%的心输出量供应小肠和大肠，且2/3的血流通过肠系膜上动脉分布，余下1/3则通过肠系膜下动脉供应[29]。这些血流中的80%供应肠黏膜，这与肠黏膜的高代谢有关。因此，肠壁黏膜对灌注减少非常敏感。当出现血流灌注不足时，肠壁内的血流出现再分配以保证黏膜表层的血液供应。当血流量低于临界水平时，此时肠绒毛处于缺血状态，黏膜功能则发生显著改变。

小肠绒毛的逆流交换机制启动并加重缺血性组织的损伤。上皮细胞坏死后释放的内皮因子能诱导并激活中性粒细胞及巨噬细胞进入坏死组织。这些细胞释放蛋白酶、组织坏死因子、血小板活化因子、花生四烯酸的副产品和有毒的氧自由基，造成内皮进一步损伤，使血管通透性增加、血管收缩、出现炎症，并进一步发生坏死。血流灌注恢复可使起初的缺血病变更复杂，因为血流的恢复将吸引更多的炎症细胞来到病变部位。因缺血损伤肠黏膜正常屏障，细菌、毒素和血管活性介质则进入体循环。患者甚至在肠缺血形成前就出现心脏抑制、多系统器官功能衰竭、感染性休克和死亡。肠坏死可在发病后10～12小时出现，也可能出现得很晚。

肠系膜动脉栓塞

肠系膜动脉栓塞患者的平均年龄为70岁，其中女性大约占2/3。导致急性肠系膜缺血的动脉栓塞主要发生于肠系膜上动脉。肠系膜上动脉的栓子来源于心脏，主要病因包括心律失常和瓣膜病变导致的左心房或心室血栓形成。肿瘤栓子和胆固醇栓子也有报道。栓子通常滞留于血管初始端后4～7厘米的解剖狭窄处，如大动脉干的分支。超过50%的肠系膜上动脉栓子发生在中结肠动脉远端。肠系膜动脉栓塞的危险因素包括冠状动脉疾病、心脏瓣膜病及心律失常，尤其是房颤。最近一项针对肠系膜上动脉血栓性闭塞的尸检结果发现，肠系膜上动脉血栓与急性心肌梗死、心脏血栓、合并多器官血栓相关[31]。框90-3列出了该病的危险因素，这对提高对本病的早期诊断有重要意义。

框90-3	肠系膜动脉栓塞的病因

冠心病
    心肌梗死后附壁血栓
    充血性心力衰竭
瓣膜性心脏病
    风湿性心脏病
    非细菌性心内膜炎
心律失常
    慢性心房颤动
主动脉瘤或夹层
冠状动脉造影

肠系膜动脉血栓形成

肠系膜上动脉起源于腹主动脉腹侧，并与之形成45°夹角，动脉粥样硬化是肠系膜上动脉狭窄的常见病因。这是肠系膜血管中出现血栓的最常见部位。与动脉栓塞相比，血栓形成越靠近近心段，内脏损伤越严重，预后越差。肠系膜上动脉血栓通常发生在慢性或严重的内脏动脉粥样硬化患者中。在这些患者中，多达50%患者餐后曾出现过"腹部绞痛"或腹痛[32]。肠系膜动脉血栓形成相关的危险因素包括高龄、弥漫性动脉粥样硬化（冠心病、脑血管或周围血管病变）和高血压。

非闭塞性肠系膜动脉缺血

非闭塞性肠系膜动脉缺血的概念是在近50年才被提出的。因为在术中及尸检的缺血肠管中未发现明显的血管受累[29,33]。非闭塞性肠系膜动脉缺血的发病机制是多因素的，但肠系膜血管出现收缩是共同的发病机制。通常为心输出量下降或血管活性药物的应用导致肠道低流量状态所致。与肠系膜动脉缺血相关的因素包括由多种全身性疾病以及各种内脏血管活性药物应用所致的低血压（框90-4）。非闭塞性肠系膜动脉缺血可见于所有年龄段病人，并可发生于因其他疾病或手术问题而住院的患者。

肠系膜静脉血栓形成

肠系膜静脉血栓形成是急性肠系膜缺血的少见病因，年龄较轻患者多见，死亡率为20%～50%，低于其他病因所致的缺血[34,35]。肠系膜静脉血栓形成很少作为原发诊断，而往往继发于其他健康疾病，包括高凝状态、腹部炎症、局部创伤以及可导致静脉淤血的因素，包括口服避孕药和炎性肠病[36,37]（框90-5）。既往报道提示，高达60%的肠系膜静脉血栓形成患者有外周深静脉血栓形成的病史。

（如 Cantor，Miller-Abbott）[1,16]。置入鼻导管是一种有创操作，而在鼻咽和后咽局部应用表面麻醉剂则有助于提高操作的耐受性。

对于保守治疗的患者，无明确的证据推荐常规应用抗生素。但是，肠蠕动停滞和梗阻可使细菌繁殖，提示在准备实施外科治疗和血供障碍或穿孔患者中应用广谱抗生素治疗是合适的[1]。抗生素的选择应覆盖革兰阴性和厌氧菌（如二代头孢菌素）。

"不要让肠梗阻经历日出或日落"是外科处理肠梗阻的格言，因术前鉴别单纯性肠梗阻和绞窄性肠梗阻相当困难。鉴于两者的临床表现和 X 线检查有类似之处，支持尽早手术干预者认为任何延误外科手术治疗时机的情况均可增加死亡率。目前对于腹膜刺激征或发热患者接受手术治疗已无任何异议，大多数外科医师提倡在无明显绞窄性肠梗阻征象时可行保守治疗。高达 75% 不完全性小肠梗阻和 35%～50% 完全性小肠梗阻患者经积极静脉输液和肠道减压后症状缓解[16,23]。术后肠梗阻、粘连性肠梗阻和克罗恩病导致的肠梗阻患者接受非手术治疗可获得较好效果。对经过短时间肠道减压或予保守治疗后症状仍持续 48 小时以上者，应考虑手术治疗。而无腹部手术史的患者发生粘连性肠梗阻的可能性不大。这些患者如不行外科手术治疗常不能缓解病情。

高龄和腹部恶性肿瘤并不是手术治疗的禁忌证。腹部恶性肿瘤但无广泛腹内转移患者的治疗措施与其他小肠梗阻患者相似。如行肠道减压病情无好转则应行手术治疗。约 20%～40% 有腹部新生物的小肠梗阻患者，其梗阻的病因为良性病变[1]。此外，相对于恶性肿瘤来说，绞窄性肠梗阻的发生率较低。所以肠道减压是安全的，且常常疗效显著。

腹腔镜检查是小肠梗阻的另一种有前景的治疗方法[25-28]。因为潜在的肠扩张和损伤的风险，既往肠梗阻是腹腔镜检查的相对禁忌证。但是，随着外科手术经验的增加，手术医师开始认识到这是一种诊断和治疗急性肠梗阻的安全、有效的措施，特别是因粘连引起的肠梗阻。

重要概念

- 超过 50% 小肠梗阻患者由术后粘连所致。其他两种主要原因包括疝（15%）和肿瘤（15%）。
- 小肠梗阻的诊断通常根据腹部 X 线平片的表现，大多数患者在立位 X 线片上出现气液平面及肠段扩张。
- 小肠梗阻的初始处理包括容量评估和液体复苏、腹部 X 线平片检查、肠道减压和外科会诊。相当一部分粘连性小肠梗阻患者可以通过非手术治疗。

急性肠系膜缺血

概述

急性肠系膜缺血好发于年龄超过 50 岁的人群，尤其是伴有严重心血管疾病或全身性疾病者。急性肠系膜缺血较慢性肠系膜缺血更常见，而且可迅速导致肠道损伤。慢性肠系膜缺血是指内脏血流量不能满足肠道功能的需要，但往往不会影响到肠管的活力。急性肠系膜缺血的发病率不明，相关报道其入院发病率为 0.1%，但随着人口老龄化进展，其发病率不断升高，已经有数个研究证实了这一点[29]。急性肠道血管损害是急诊室急性腹痛患者的重要病因，并可危及患者生命。

自 18 世纪和 19 世纪初就有急性肠系膜缺血的零星报道，而急性肠系膜缺血的病理生理学机制由 Litten 在 1875 年的一项经典实验中发现，他首次描述了在动物中结扎肠系膜血管的结果。1895 年，Elliot 首次报道了通过切除梗死段的小肠成功治疗一例可能是肠系膜静脉血栓形成的病人。Elliot 对小肠先造两个吻合口，2 周后重新吻合肠段。100 年前人们就知道剖腹以明确肠坏疽的诊断，然后手术切除坏死肠段并进行吻合治疗，一直到今天这种治疗方法依然常见。

20 世纪 50 年代，提出了采用肠系膜血管重建术治疗急性肠系膜缺血的理念。然而即使采用这一新方法，急性肠系膜缺血的发病率和死亡率仍居高不下。自 20 世纪 70 年代至今，大多数医生对疑似急性肠系膜缺血患者采取积极干预策略，但其中最重要的一点是早期诊断。

急性肠系膜缺血病因包括四种，都具有各自相关的危险因素、体征和症状，不同原因的病人其临床评估和处理也有差别。急性肠系膜缺血的最常见原因是动脉栓塞，占总病例的 40%～50%。急性动脉血栓形成占急性患者的 25%，非闭塞性肠系膜缺血占 20%，肠系膜静脉血栓形成占 5%～10%[29]。怀疑急性肠系膜缺血时，如果没有早期诊断和采取积极的干预措施，其死亡率可达 70%。过去几十年来，急性肠系膜缺血的死亡率变化不大，除非未来人们能有一种可靠的筛查方法，否则死亡率不会出现明显降低[30]。

发病机制

肠道损伤的严重程度与肠系膜血流量成反比，它反映了全身血液循环的功能，也与受累血管的数量和口径、缺血区域的侧支循环状态、缺血的持续时间相

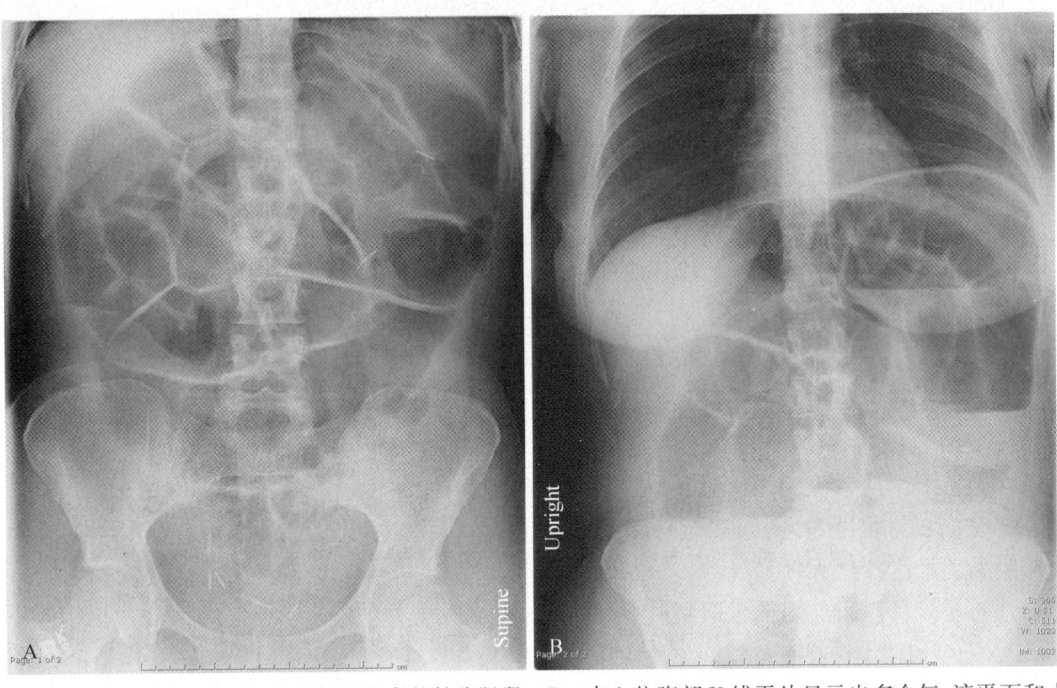

图 90-1 A,仰卧位腹部 X 线平片显示小肠梗阻患者的扩张肠段。B,直立位腹部 X 线平片显示出多个气-液平面和小肠扩张,与小肠梗阻诊断一致。

当梗阻的肠道包含液体多于气体时,腹部 X 线平片的表现可不典型。此时,少量的气体可积聚在小肠的环状壁以致在 X 线上表现为斜圆形——即所谓的串珠状,这种表现高度提示小肠梗阻。

在无力性肠梗阻患者中,腹部 X 线平片的表现可类似于肠梗阻患者。但是,前者的 X 线表现可见包括结肠在内的完整胃肠道,而气液平面则不像机械性肠梗阻明显。此外,在胃肠炎或其他病因所致的无力性肠梗阻患者中,充满气体的肠道也不会出现扩张。

自从 20 世纪 90 年代初首次报道 CT 检查在肠梗阻中的意义后,这种检查手段随后被广泛应用。CT 检查已经成为肠梗阻患者腹部 X 线检查以外的有效手段。CT 检查已被证明是诊断肠套叠、肠扭转和肠外病灶如脓肿和肿瘤的重要方法[19]。在发现腹部恶性肿瘤、炎性肠病或体检时发现腹部肿块时,CT 检查应为首选检查方法。CT 检查在诊断小肠梗阻方面具有高度的敏感性、特异性和准确率[17,18]。对明显肠梗阻患者的诊断率可超过 90%。CT 检查可提示闭袢性肠梗阻和绞窄性肠梗阻。对于大多数病例,并不需要借助 CT 检查以确诊小肠梗阻。它的重要用途是更好地确定梗阻部位和寻找可能的原因[17-20]。

建议早期行腹部 CT 检查从而早期诊断完全性肠梗阻和缺血性肠梗阻,因这两者均需要尽早进行外科手术治疗[21,22]。最近的研究表明,CT 检查对诊断缺血性肠梗阻有高度的敏感性,而且有超过 90% 的不完全性肠梗阻患者通过分析 CT 表现即可决定非手术的治疗方式[22]。

此外,予水溶性对比剂行 X 线检查可影响小肠梗阻的临床预后。数个研究表明水溶性对比剂 X 线检查可成功预测非手术治疗粘连性小肠梗阻患者[23,24]。尽管一些研究提示水溶性对比剂有助于梗阻的解除,但最近的一项荟萃分析并不支持这项检查方法的额外治疗益处[24]。

鉴别诊断

对有腹痛和呕吐,特别是有腹部手术史的患者应考虑肠梗阻的可能。但仅仅依靠临床检查难以鉴别机械性肠梗阻、无力性肠梗阻和假性梗阻。

其他鉴别诊断应包括从良性到威胁生命的一系列疾病,包括妊娠、胃肠炎、胆石症和胆囊炎、胰腺炎、消化性溃疡、阑尾炎、缺血性肠道综合征和心肌梗死。以上每一种疾病均有可与小肠梗阻鉴别诊断的典型症状、体征和临床线索。但在某种疾病的早期,鉴别诊断则相当困难。

处理

数十年来,小肠梗阻的初始治疗无明显变化,包括液体复苏、肠道减压和及时外科会诊。

所有小肠梗阻患者都应入院治疗。并通过大管径的输液器输注等渗晶体液进行水化治疗。尽早给予鼻胃管行胃肠内减压,从而排出堆积在梗阻近端的气体及液体。无足够的证据证明小肠导管比鼻胃管更有益

表91-1	女性腹痛
可能病因	临床特征
提示阑尾炎	右下腹转移性疼痛和固定压痛
	厌食
	盆腔检查正常或轻度异常（如，孤立的右侧附件压痛）
提示盆腔感染性疾病	症状持续数天
	既往有盆腔炎病史
	身体消瘦
	弥漫性腹痛
	双侧附件压痛
	宫颈压痛
	阴道分泌物异常

阑尾炎的发生似乎略多发生于孕中期，但原因尚不明了。阑尾炎的诊断在怀孕期间可能特别困难。正常的怀孕期间有恶心和频繁呕吐发生，查体的准确性可能会受到影响，因为子宫增大可能改变阑尾的位置。然而，一项针对孕妇阑尾炎患者的研究发现，即使阑尾炎发生在怀孕后期，大部分妇女仍然有右下腹疼痛[23]。检验报告值意义不大，因为在妊娠期间血白细胞增高是正常的。

虽然孕妇因阑尾炎导致死亡是极为罕见的，但是5%～15%的单纯性阑尾炎孕妇患者可致自然流产，而有并发症时其致流产率可高达37%[24]。因此，对有腹痛的孕妇患者检查时应格外谨慎。

老年患者

老年患者发生阑尾穿孔的概率是普通人群的三倍以上。人们已经认识到很多因素与之有关，其中包括与年龄有关的阑尾解剖的改变，就诊时间延迟，阑尾炎症状表现不典型，实验室检查值改变不明显[9]。

并发症

普通或单纯急性阑尾炎术后并发症发生率约为3%，但如果阑尾穿孔其并发症发生率将增加三～四倍。最常见的并发症是感染。单纯阑尾炎术后局部感染发生率为2%～7%，腹腔深部脓肿发生率为0.8%～2%，若阑尾炎合并穿孔其发生感染的比例将会更高[25]。

其他的并发症包括远期肠梗阻，小肠梗阻，肺炎，尿潴留及尿路感染。在年轻女性中，穿孔可能会导致输卵管阻塞而继发生育问题[26,27]，尽管最近的研究表明，这一后遗症并不像我们曾经认为的那么普遍。妊娠期阑尾炎有早产（15%～45%）和胎儿死亡的高风险。

单纯阑尾炎患者的死亡率不到0.1%，但伴有穿孔的高龄患者或有基础疾病的阑尾炎患者其致死率可高达3%～4%。虽然关于穿孔率报道的差异很大，但整体平均为20%～30%。穿孔率的增加主要集中在年龄的两端。老年患者阑尾炎穿孔率高达60%，年龄小于3岁的儿童其阑尾炎穿孔率可高达80%～90%[9,28]。

对阑尾炎致穿孔的危险因素的认识正在发生变化。传统观点认为，阑尾炎的自然进程是炎症，如果不及时手术，最终可能导致坏死和穿孔。目前许多专家认为，在大多数患者中，阑尾炎如果没有发生穿孔，其自然过程则是自行消退[28]。这种观点得到术前时代的尸检报告的支持，即多达三分之一的病例以前虽然没有诊断为阑尾炎，但阑尾周围出现的瘢痕表明其生前患有阑尾炎。对早期阑尾炎患者行保守治疗并治愈的研究证据亦支持这一观点[29]。例如，一部分人群有穿孔遗传倾向，其特点是早期过于强烈的炎症反应[30]。该倾向的证据是即使目前有先进的影像技术可以早期做出诊断，但这些人群却具有相对一致的阑尾穿孔率。在大多数阑尾炎患者中，在阑尾炎发生穿孔之前的医疗评估和治疗的延迟，很少导致穿孔率增加[31]。

诊断策略

实验室检查

白细胞计数

大约80%～90%的急性阑尾炎患者的白细胞（WBC）计数超过$10\,000/mm^3$。不幸的是，白细胞增高不具有特异性，其他原因的腹痛往往也会导致白细胞升高。

C反应蛋白

据数据分析表明，C反应蛋白的总体敏感度约为62%，特异度为66%。因此，其作为一项阑尾炎的诊断指标，作用是有限的[32]。

尿液检查

尿检对鉴别急性阑尾炎和泌尿系疾病很有帮助，并建议在所有患者中推行这种检查。如果阑尾炎刺激输尿管，尿检可以检测到轻度无菌脓尿。重度脓尿（即每高倍镜下发现超过20个白细胞）高度提示尿路病变。

妊娠试验

妊娠试验应在所有育龄妇女患者中推行，因为该试验结果扩大了对右下腹疼痛的鉴别诊断范围。

诊断评分

一些回顾性研究表明，使用评分系统对诊断阑尾炎是有帮助的，其是将不同的数值分配到患者的病史和体格检查的各个方面。需要注意的是，当用评分系统对患者进行前瞻性评估时往往与回顾性分析结果不一致，尤其是对女性患者[2,33]。

影像学检查

X线平片

X线平片在诊断阑尾炎时作用不大，这是因为其对阑尾炎的敏感性和特异性非常低。除非怀疑有肠梗阻、腹腔游离气体或肺炎[34]。

钡灌肠

钡灌肠诊断阑尾炎的敏感度大约为80%～90%，该检查在排除阑尾炎是否穿孔时很有价值[35]。不幸的是，正常的阑尾管腔往往不能使用这种可视化技术。钡灌肠在阑尾炎与其他结肠病变相鉴别时最具应用价值。

核医学扫描

白细胞标记法与核成像作为一种急性阑尾炎的诊断工具已取得较好的研究成果[36,37]。核扫描敏感度取决于所使用的放射性标记物，据报道，其敏感度范围为88%～98%。这些扫描的整体效用是有限的，因为特异性较差，任何下腹部炎性改变都可能产生假阳性结果。

超声检查

分级压缩超声成像技术显著提高了临床诊断急性阑尾炎的准确性[38]。据报道，超声显像诊断急性阑尾炎的敏感度和特异度分别为75%～90%和85%～95%[39]，最近，一些研究对超声波技术进展方面进行了综述。据一个研究小组报道，通过增加对简单结构重新定位的策略，超声诊断急性阑尾炎的准确度达到了98%——这一惊人的可视化程度（相比常常被引用的2%～45%[40]）。同样，其他小型研究采用对比增强多普勒或谐波（这样就可以有更好的分辨率）对诊断阑尾炎具有较高的敏感性，有着良好的发展前景，同时避免患者接受放射线照射[41-43]。

超声检查时，若发现直径大于6～7毫米且不可压缩的阑尾可诊断为阑尾炎。超声检查价格较低，无需病人暴露于辐射或造影中，不增加额外的时间作对比，并在诊断女性盆腔病变上取得了长期的成功。它还能可视化判断病人的疼痛与潜在的腹部内容的相关性。超声检查的主要缺点是判断阑尾正常或异常取决于操作者，如果病人肥胖，已经在该部位做过手术且引起狭窄，或者阑尾位于盲肠后，则寻找阑尾可能会特别困难。尤其对于阑尾穿孔后有显著右下腹疼痛的患者，可能因无法忍受逐级压迫的痛苦而使超声诊断更加困难。

阑尾炎超声结果有很高的阳性预测值（大约90%）。然而，超声结果阴性对临床排除阑尾炎的诊断没有帮助，除非阑尾可清晰显示或经病理学认定。因此，如果病人的症状并没有减轻，超声结果又显示阴性，应住院观察或行CT断层扫描。

CT检查

腹部盆腔CT扫描已做的前瞻性研究显示，CT检查可提高阑尾炎诊断的准确度[44,45]。提示阑尾炎诊断的CT表现包括肿大的阑尾（直径大于6毫米），盲肠周围炎，阑尾周围蜂窝织炎或脓肿（图91-2）。CT扫描的敏感度（87%～100%）和特异度（89%～98%）的不同，取决于技师和技术水平以及操作者所采用的扫描分层的差异。

在不同的CT技术中，螺旋CT薄层扫描结合直肠对比的敏感度应该是目前最好的，高达98%[46]。采用直肠对比有许多优点：具有恶心症状的患者对其

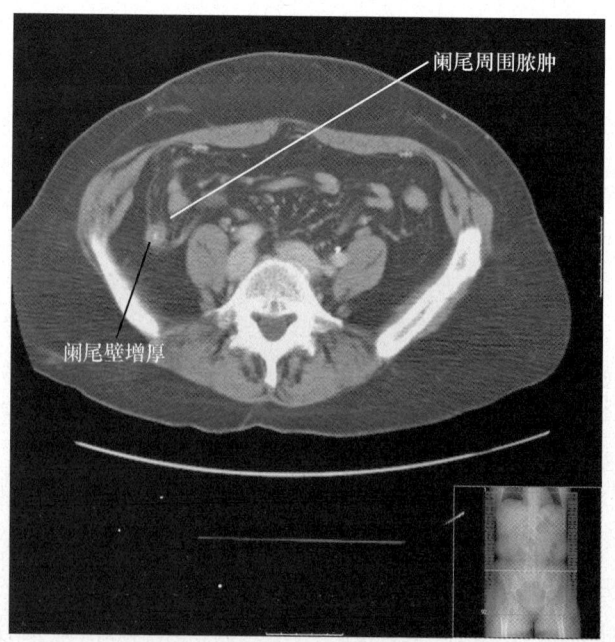

图91-1 口服造影剂CT扫描显示急性阑尾炎及阑尾周围脂肪影（Courtesy of Jefferson Radiology.）。

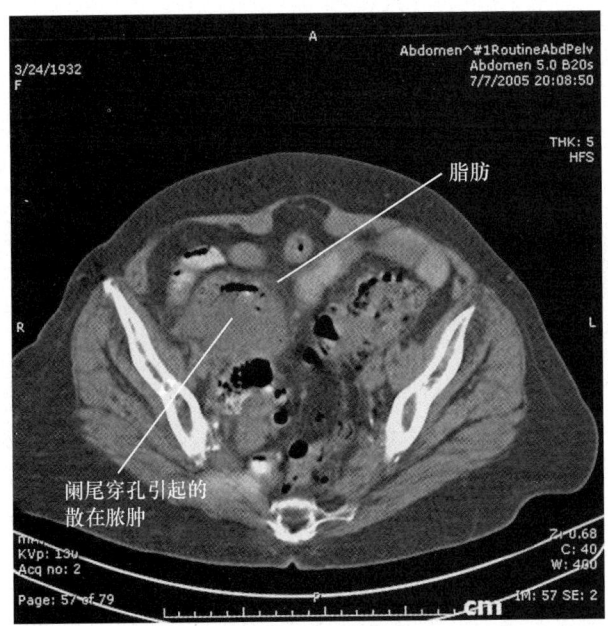

图 91-2 口服造影剂 CT 扫描显示阑尾穿孔，周围散在脓肿及阑尾周围脂肪影。（Courtesy of Jefferson Radiology.）

有更好的耐受性；没有因对比剂通过时间而延迟扫描；并获得更连续的盲肠显影，提高了对扫描影像的诊断[46-48]。虽然直肠对比在概念上或实际中很难被某些病人接受，但是，至少在一项研究中表明，无论采取何种对比方式，患者的不适度和满意率都很相似，没有统计学差异[47]。

口服对比剂的腹部盆腔 CT 是一种替代选择，但在给予对比剂后要达到小肠显影需要 60～90 分钟，病人可能因恶心或肠梗阻而难以耐受。在一项研究中，采用一种新颖的方式即在口服对比剂中添加聚乙二醇以减少造影剂到达时间，这样在服用造影剂 1 小时后盲肠就能较好的显影[49]。

虽然有些机构已经公布了 CT 平扫的敏感度和特异度较高，但这些研究结果并没有在其他情况下被复制[50,51]。最近的两项研究发现，CT 平扫诊断阑尾炎的漏诊率为 20%～25%[52,53]。对于比较瘦的或儿童阑尾炎患者，其阑尾周围脂肪影在 CT 平扫时很容易被忽略。

静脉注射对比剂后可以较好地显示阑尾壁的炎症，对早期阑尾炎诊断有帮助，但大多数情况下，其额外补充的信息有限，同时增加了产生不良反应的风险。

CT 扫描比超声诊断阑尾炎有一定的优势。随着肠道增强 CT 的进展，阑尾通常可以可视化，该技术是标准化的，往往可代替病理活检。另外一个好处就是，阑尾炎的 CT 征象相对简单，可以很容易学会，还有一个重要的考虑因素，因为 CT 报告通常决定了病人的治疗方式，在学术教学中心，影像科初学者在几小时后即可读到此影像片[54]。

CT 的最大缺点是辐射和费用。一个完整的腹部常规和盆腔 CT 扫描约需 10 单位的辐射，在理论上可致癌。对第二次世界大战的原子弹爆炸幸存者的数据分析发现，腹部 CT 平扫在儿童中的辐射致癌率约为 1/500[55]。为降低对辐射的暴露，可以通过将对盲肠和盆腔扫描限定在 15 厘米焦距以内，也可以按大小调整扫描范围。

最后，CT 并不是 100% 准确。总体而言，约 5%～10% 的 CT 扫描对阑尾炎患者的诊断是不确定的，例如，阑尾直径可能扩张了，但管壁没有增厚，或虽然周围脂肪影是显而易见的，但却看不到阑尾。注意不要将这些结果视为"否定的"，因为有大约 30% 的阑尾炎病人存在模棱两可的影像表现，这需要病理学来证实[56]。

一般来说，如果患者病情加重或在以后的 24～36 小时内仍没有好转，则即使 CT 扫描为阴性结果，也应告知患者并重新扫描评估。这种后续评估对前几个小时内有症状的患者特别重要，因为早期阑尾炎可能会在最初的 CT 扫描中无法发现[57]。

磁共振影像

MRI 是诊断阑尾炎的一种新兴有用工具，据报道其敏感度与 CT 扫描相似。目前 MRI 对阑尾炎病人的应用是有限的，它的使用往往局限于超声不确定而可替代 CT 检查的妊娠患者[58-61]。

腹腔镜检查

腹腔镜可进行诊断或彻底治疗。从历史上看，它最大的优势是鉴别年轻女性患者的阑尾炎症和妇科疾病。对比增强 CT 可以使阑尾可视化，从而降低了因使用腹腔镜诊断而存在的麻醉风险。

院内留观

尽管目前对右下腹疼痛病人的诊断越来越依赖影像诊断，最近的研究表明，多数情况下阑尾炎仍可通过体格检查而被准确诊断[62,63]。一项针对住院留观阑尾炎疑似病例的回顾性研究显示，约 6% 阑尾炎患者保守治疗成功，而且没有增加穿孔的风险[62]。

鉴别诊断

阑尾炎的鉴别诊断基本上包括任何可引起腹痛的病理过程。较常见的与阑尾炎表现类似的疾病列于表 91-2。需要注意的是，对诊断为肠胃炎的患者尤其是仅出现呕吐和腹泻的患者应特别谨慎。

表91-2　阑尾炎的鉴别诊断

所有病人	妇女	儿童
非特异性腹痛	卵巢囊肿	过敏性紫癜
胃肠炎	卵巢扭转	睾丸扭转
憩室炎	盆腔炎症	网膜附件炎
胆囊疾病	性病	肠系膜淋巴结炎/回
炎性肠病	宫外孕	肠结肠炎
肾绞痛		麦克尔憩室

治疗

一项针对阑尾炎的治疗策略如图91-3所示。患者应持续禁食，并进行完整的体格检查，包括直肠和盆腔检查。对于脱水的病人应静脉输入晶体液，对于伴有恶心、呕吐的患者，应给予肠外止吐药，对于疼痛明显的患者，应给予止痛药。多项研究表明，阿片类止痛药对于有阑尾炎体征的成人或儿童并不掩盖重要的查体结果或影响手术决策[64,65]。此外，最近的一项数据分析显示，由药品应用引起的查体的任何变化，对急性腹痛病人治疗决策的影响并不大[66]。更多地取决于当地的外科优势或制度政策，最好能在用止痛药之前进行外科会诊，如果能及时完成。

人们对何时及怎样才能更好地应用先进的影像技术帮助诊断阑尾炎存在争议。有些专家指出，CT平扫大大降低了剖腹探查率，甚至排除了临床上高度怀疑阑尾炎的患者[67-69]。另外一些专家认为，目前影像诊断已被过度使用且没有改善患者的治疗[70,71]。然而无论哪种情况，如果对病人进行选择性分层后，影像学检查将会非常有帮助。经过初步查体和实验室检查，将患者按照阑尾炎风险分层。对患阑尾炎风险较低的患者，过多地运用影像学检查将导致假阳性结果增加。如果患者体检发现患阑尾炎的可能性很小和存在患其他疾病的有力证据，或他们多次出现类似的疼痛发作，可归入阑尾炎低风险组。另一组病人是没做过影像诊断，而在几个小时中出现阑尾炎症状的人群。这类患者的影像检查更可能产生假阴性结果，而"阴性"扫描结果可能导致漏诊。在这两个亚群中，最好的措施就是对阑尾炎迹象加重的病人立即重新评估，如果他们在12~24小时内症状仍没有改善则应该复查。理论上，这次复查结果应该被记录在病历中。

对不能确诊的患者应考虑其他诊断性检查或积极的留院观察。不能确诊的病人多数是妇女（特别是

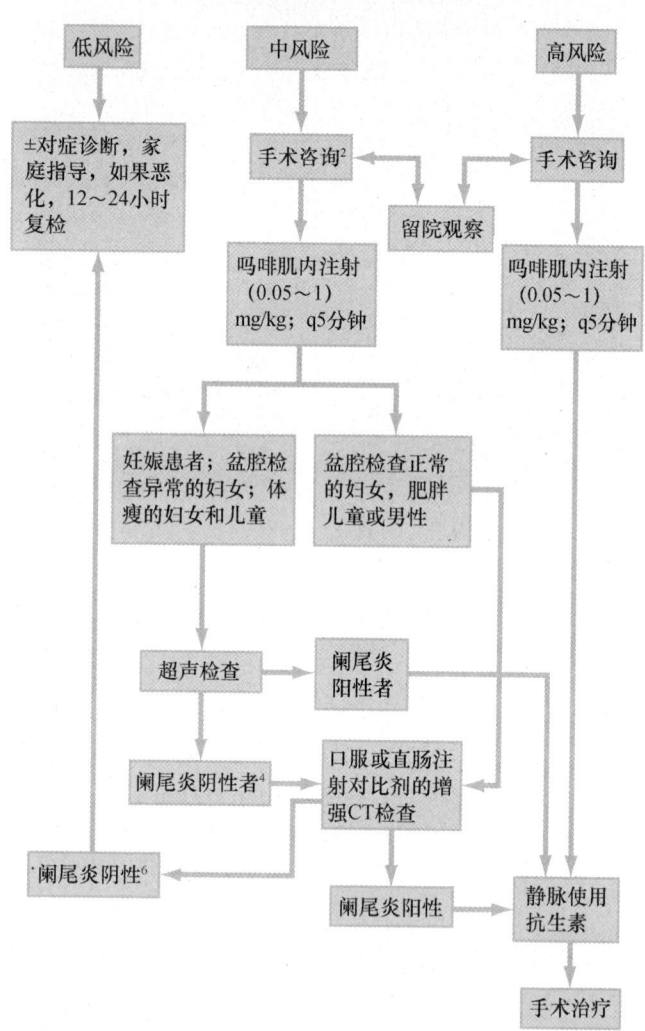

1，对于不稳定的妊娠患者，应立即请妇产科会诊。2，手术的类型及时机将取决于当地的条件。3，对于急性腹痛患者，止痛药物是安全且人性化的，应尽快给予不适的患者；对于未处理的患者，应尽快进行体格检查。4，超声未显示肿大阑尾不排除阑尾炎。除非发现其他令人信服的病理学改变或病人的症状改善，应当考虑行腹部CT检查或住院留观。5，首选直肠对比增强腹部盆腔CT检查。6，腹痛剧烈或应用大量吗啡止痛的患者应考虑住院治疗。

图91-3　急诊科阑尾炎疑似患者的诊疗

育龄妇女）。从历史上看，单纯从临床症状上对妇女确诊阑尾炎是非常困难的。其剖腹探查阴性率普遍为40%~45%。幸运的是，影像检查可以大幅降低剖腹探查率，因此对女性患者应充分考虑影像学检查。如果患者病史强烈提示妇科疾病或盆腔检查发现异常，腹部超声检查可能是最佳选择。超声检查也适用于没有腹部盆腔手术的体瘦患者，否则，建议做肠道CT造影。

如果是妊娠患者，首选超声检查以排除其他产科疾病。如果超声结果不理想，应考虑做MRI检查。虽然CT由于其巨大的辐射量而不太理想，但经过外

科和产科评估后，当这一缺点与潜在麻醉和手术带来的风险相平衡时，它的使用仍是合理的。

其他类型的病人更难确诊，因为各个研究的纳入标准不同。男性和儿童可能会有提示阑尾炎的临床表现，但他们至少缺少阑尾炎的一个经典特征（如突发性腹痛，且从脐周转移到右下腹，并伴有厌食和压痛），没有明确的替代诊断被认为是"模棱两可的"。

不能确诊阑尾炎的患儿首选超声检查，因为它不含放射线。这点很重要，因为儿童特别容易受辐射伤害。局限于肠道的对比增强螺旋CT（口服造影剂或肠道给予造影剂）是超重儿童的另一选择。如果选择超声检查，即使其影像结果显示阴性，除非患者的临床状况有所改善，否则还要进行CT扫描或住院观察[72]。

对于阑尾炎不能确诊的男性患者应考虑行肠道造影CT检查。然而，有典型阑尾炎体征的男性90%以上都患有该病[73,74]，影像学检查对他们的病情检查意义不大。虽然目前的做法已经有变化，使得CT检查几乎成为手术前必做的项目，但是最近一项比较完善的研究表明情况恰恰相反：65%的男性患者没有做CT检查就进行手术，阑尾炎手术探查为阴性的占4%[75]。急诊科医师应该遵守体制政策，对有典型阑尾炎表现的患者和儿童要避免不必要的放射性检查，在这些人群中，阑尾炎是临床诊断。

一旦决定手术治疗，应给予预防性抗生素治疗革兰阴性菌和厌氧菌。这一措施已被证实能降低表面和深部的术后切口感染。静脉注射第二代头孢类抗生素，如头孢替坦或头孢西丁有较好的效果。在穿孔风险较高的情况下，传统的治疗一直采用广谱抗生素的三联疗法，但是，最近的研究表明，单用第二代头孢菌素，或联合用药如哌拉西林和他唑巴坦可取得类似的效果，且更易实施[76]。

最近，手术干预的时机受到了挑战，一些研究表明，如果手术延迟12小时，阑尾炎并发症发生率基本上不受影响[77]。这种做法一旦被采用，必须考虑包括每个病人病情特征及对打乱手术室的手术安排和增加住院时间的平衡。

阑尾手术切除可采用传统的开放式手术或腹腔镜技术。循证医学中45个随机回顾性研究更倾向于采用腹腔镜手术[78]。其结论为，腹腔镜下切除阑尾患者的切口感染较开放式手术少，术后第1天疼痛较轻，住院时间较短，恢复快，总体成本较低。腹腔镜可能对女性患者最为适用，它可以对误诊为急性阑尾炎的患者进行盆腔病理学检查。

一些机构已经开始制订广泛的阑尾炎手术和术后指导方针[79,80]。这些方针的应用使得术后并发症和成本大为降低，对可能发生阑尾穿孔的患者最有用。

对于有明显穿孔和脓肿形成证据的患者，许多医生更愿意通过非手术消除脓肿和静脉注射抗生素治疗，6周后择期手术[81]。最近有人提出阑尾脓肿成功被消除后可能没有必要再行手术治疗[82]。

安置

如果临床怀疑患阑尾炎的可能性很小，在向患者提供广泛的关于该疾病的信息和做好后续护理安排后，患者可回家观察。应鼓励出院病人进食流质饮食，如果他们的症状减轻，可渐渐过渡到非流质饮食。

腹痛原因不明且需要阿片类药物镇痛的患者应入院观察[83]。另外，如果后续检查不能完成，或者对病人或家属提供的病史的准确性有质疑，或者存在显著的语言或交通障碍，上述患者均应考虑住院留观。

重要概念

- 典型阑尾炎是一种临床诊断。
- 患阑尾炎可能性小的患者可以被送回家，密切随访并告知该病的症状进程。
- 可疑患者应接受先进的影像学检查或医学相关检查。
- 有典型阑尾炎症状和体征的男性和儿童应及时进行手术，因为影像检查可能是不必要的。
- 超声检查适用于孕妇、临床表现提示盆腔病变的女性和体型较瘦的儿童及女性患者的初检。
- 肠道螺旋增强CT是不能确诊阑尾炎的所有男性患者和无妇科疾病体征的女性患者的首选影像学检查。
- 止痛药应给予所有疑似阑尾炎患者。
- 术前应给予抗生素。

本章参考文献请参见 http://pumpress.bjmu.edu.cn/eduservice/3419.html

第92章 胃肠炎

Sandy A. Craig and David K. Zich

欧阳军 译　武礼琴 郑勇 校

前言

胃肠炎（gastroenteritis）指胃或肠道炎症，可伴有恶心、呕吐和腹泻等症状。尽管大多数患者被证实其症状是由感染性因素引起的，但临床医生必须考虑引起呕吐和腹泻的非感染性病因，可详见第20章及23章。

数十种病原体可引起感染性胃肠炎。这些微生物中的大多数引起自限性疾病，但在少数情况下可引起较高的死亡率，需要迅速诊断和治疗。诊断检查主要针对临床表现严重患者或疑似患者。在急诊科确定病原体既不可行也无必要。相反，临床医生应根据容易获得的临床信息将胃肠炎分为急性或慢性胃肠炎，侵袭性或非侵袭性胃肠炎。这种分类极大地缩小了鉴别诊断的范围，并能指导进一步的检查。

急性胃肠炎持续时间一般不超过2周。对于绝大多数在急诊科就诊的急性胃肠炎患者，主要需要鉴别病原体是病毒还是细菌。慢性胃肠炎持续时间超过2周。对于慢性患者的鉴别诊断还需考虑寄生虫感染的可能。

侵袭性胃肠炎是根据肠黏膜受损的症状和体征所做的临床诊断，如发热、便血或粪便潜血、里急后重、腹部疼痛等。当怀疑是侵袭性胃肠炎时，需要做进一步诊断性检查。非侵袭性胃肠炎患者一般无发热、便血和明显的腹痛。非侵袭性胃肠炎常提示病毒性病原体或产毒素性细菌感染。此类疾病一般病程短且呈自限性，诊断性检查可能无益。

急性侵袭性细菌性肠炎

急性侵袭性细菌性肠炎的潜在病原体总结在表92-1中。

弯曲菌肠炎

流行病学

在发达国家，弯曲菌是细菌性肠炎最常见的病因。在加拿大，这是需要报告的疾病，2004年弯曲菌病的发病率是30.2人/10万人，相比较而言，沙门菌病是16人/10万人[1]。好发于小于5岁的儿童和20～29岁的男性，但各年龄段均可受累。本病常见于夏季。机会性弯曲菌感染常见于同性恋男性或获得性免疫缺陷综合征（acquired immunodeficiency syndrome，AIDS）患者，甚至缺乏腹泻或直肠炎症状。弯曲菌是"旅行者腹泻"最常见的病因，通常伴有贾第虫感染。这两者通常是由于饮用荒野生水而感染。

病理生理

弯曲菌是小的螺旋形革兰阴性细菌。最常见的分离菌株是空肠弯曲菌（94%）、结肠弯曲菌（1%）和胎儿弯曲菌[1]。淫乱弯曲菌和芬纳尔弯曲菌几乎均是从男性同性恋者分离出的。弯曲菌主要直接侵犯结肠上皮细胞，并引起内镜下可见的肠道炎症改变，难以与炎性肠病鉴别。

大多数感染是由于接触生家禽或食用生的或未煮熟的家禽肉类。弯曲菌主要贮存在鸡中，美国家禽群一半以上存在潜在感染，美国超市的鸡肉一半以上被污染[2]。其他感染途径还有食用变质的牛肉、猪肉、生奶或未经处理的水或接触感染的宠物和农场动物。

临床表现

弯曲菌肠炎的潜伏期一般为2～5天。起病急，通常伴有发热、腹部绞痛和腹泻等症状和体征。常见厌食、乏力、肌痛、头痛等全身症状，有些患者还会

表 92-1　急性侵袭性细菌性肠炎的流行病学特点

病原体	来源/危险因素/群组	潜伏期（I）；病程（D）	未治疗的特点
弯曲菌	被污染的食物/水，荒野生水（旅行者腹泻），鸡肉，动物	I：2～5 天 D：5～14 天	可引起血性腹泻 可类似于急性阑尾炎或感染性腹腔疾病；易复发
沙门菌属	未去壳的 A 级鸡蛋，家禽，未经高温消毒的牛奶，驯养的宠物	I：8～24h D：2～5 天	易暴发家庭和食堂食物中毒 在肿瘤患者和免疫缺陷患者中发病率增高
志贺菌属	人-人，特定人群，卫生保健差，水传播	I：24～48h D：4～7 天	产毒素水样腹泻，伴随扩散；可引起严重痢疾
耶尔森菌属	食物/水/牛奶，人-人，狗，猫，猪	I：12～48h D：5～14 天	阑尾炎/回肠末端炎性症状；传染病后的多发性关节炎；机体长时间持续性粪便排泄
副溶血性弧菌	未加工或未充分烹饪的水产品，特别是虾	I：8～24h D：1～2 天	发病率高，夏季；自限
大肠埃希菌O157：H7	未加工的水牛肉，未加工的牛奶，肉，人-人，水传播，旅游	I：3～8 天 D：5～10 天	血样腹泻/出血性结肠炎；溶血性尿毒症综合征或血栓性血小板减少性紫癜
邻单胞菌属	未烹饪的贝类，旅行者	I：1～2 天 D：5～20 天	严重的腹部绞痛和呕吐，伴脱水
炭疽杆菌	被感染的食草动物，未煮熟的肉类，生物恐怖活动	I：1～6 天 D：周	口腔溃疡，颈部水肿，淋巴结病变、发热、消化道出血、可能存在腹水

有背痛、关节痛、呕吐等。临床表现酷似急性阑尾炎。腹泻常在发热、腹痛后 24～48 小时发生。通常，粪便不成形，呈胆汁色，然后可变为水样、肉眼血性，约 40% 的粪便为黑便。60%～90% 弯曲菌肠炎患者的粪便为肉眼血便或潜血阳性。在疾病高峰期，患者每天常排便 8～10 次或以上[3]。

大多数患者在 1 周或不到 1 周好转，但腹泻可以持续数周。复发常见，但比首次发作时轻。罕见死亡，美国疾病控制和预防中心（CDC）统计，美国每年有 124 例患者死亡[3]。

诊断策略

由于其临床表现与其他侵袭性细菌性病原体类似，不能仅根据临床表现作出弯曲菌病的诊断。确诊病原体需要粪便培养，标本应在病人有发热、腹痛、粪便隐血、便血等急性肠炎表现时留取。在非典型患者中，粪便亚甲蓝染色查看粪便白细胞简单易行，有助于确定病人可能潜伏的侵袭性病原体。据一项针对门诊急性腹泻病人的研究发现，粪便存在白细胞（大于 5 个白细胞/高倍镜视野）与侵袭性病原体感染的相关似然比为 5.0（95% 可信区间，2.9～8.6）[4]，血培养阳性率甚低，因此不作常规检查。乙状结肠镜检查可见非特异性炎症性结肠炎，在炎性肠病诊断之前，必须排除弯曲菌感染。

鉴别诊断

可疑弯曲菌病需要与所有可导致腹泻或粪便带白细胞的侵袭性病原微生物感染相鉴别，尤其是沙门菌感染、志贺菌感染、耶尔森菌病和 O157：H7 大肠埃希菌感染。

治疗

对于罹患急性侵袭性腹泻的健康患者，不推荐给予经验性抗生素治疗（旅行者腹泻除外，稍后讨论）。急性侵袭性腹泻患者的初始治疗应着重于补液，在得到粪便培养结果之前不行抗生素治疗。在得到粪便培养结果时，临床表现已经改善者，则不需要抗生素治疗。对于临床表现无改善的病人，抗生素治疗可缩短弯曲菌病的病程约 1.3 天[5]。一线治疗方案推荐红霉素 500 毫克，1 日 2 次，连续 5 天。阿奇霉素 500 毫克，每日 1 次，连续 3 天，亦是可以接受的。可用环丙沙星 500 毫克，1 日 2 次，这是既往首选治疗的药物，由于养鸡业中使用此类抗生素，喹诺酮类药物已出现惊人的耐药性。在美国，大约 10%

弯曲菌菌株现已耐药；在泰国，据报道耐药率在80%以上。同样，弯曲菌微生物普遍对甲氧苄啶-磺胺甲基异噁唑（TMP-SMX）耐药。治疗腹泻的抗生素推荐方案列于表92-2中[3]。可能复发，但经适当抗生素治疗后，复发可能性减少。由于弯曲菌感染是一种侵袭性肠炎，不推荐使用抑制胃肠蠕动的药物，除非已给予抗生素治疗[2]。

弯曲菌感染的并发症罕见。胆囊炎、胰腺炎和胃肠道大出血均有报道，脑膜炎、心内膜炎和骨髓炎亦有报道。此外，吉兰-巴雷综合征和弯曲菌感染有明确的相关性。弯曲菌感染所致的吉兰-巴雷综合征比其他触发因素所致的吉兰-巴雷综合征更严重，即使发生无症状的感染。所幸，据统计这种情况的发生率小于1/1 000例。

沙门菌病

流行病学

沙门菌是美国细菌性肠炎的第二位常见病原体，2005年报道36 184感染病例（12.2/10万人）。估计实际例数每年为140万例以上。美国监测系统发现2005年沙门菌感染比1995年减少12%。该病原体可感染各年龄组，特别是儿童，5岁以下儿童占20%[6]。

几乎所有的沙门菌感染患者均因摄入被污染的食物或水而引起。可有人与人的直接传播，但大多数人类感染与贮存于低级动物中的大量沙门菌有关。家禽产品和牛肉是沙门菌最常见的传染源。其他传染源包括未经巴氏消毒的牛奶、鸡蛋、鱼和家养宠物。食用水果、蔬菜、烘焙食品、蛇肉，以及药物制剂可引发暴发性流行[7]。大约10%的狗和猫排泄沙门菌，爬行宠物如龟、蛇和鬣蜥等曾引起沙门菌暴发流行[8]。

烹饪污染食品能减少感染的可能性，但不能完全消灭。温度未达到杀菌程度时，沙门菌可存活于烹饪食品的深部。曾发现沙门菌的极大暴发与污染的、未破的A级鸡蛋相关[8]。虽然该病原体可存在于未开裂的鸡蛋内，但通过彻底烹饪可使菌落被根除或减少到不致病水平。

食用生鸡蛋是感染沙门菌的常见原因，包括自制荷兰汁、蛋奶酒、凯撒色拉酱、冰淇淋、蛋黄酱、提拉米苏、曲奇面团（经常未经烤制食用）、霜状白糖和法国吐司[8]。沙门菌亚种"肠炎沙门菌"是与鸡蛋相关的常见菌株。沙门菌相关性肠炎的恢复期患者和无症状带菌者可持续排泄沙门菌，长达数周或数月之久，这也是持续的传染源[7]。

病理生理

已知约2 000种沙门菌血清型可引起人类疾病。2005年美国监测数据显示，最常见的菌株是鼠伤寒沙门菌（19%）、肠炎沙门菌（18%）、纽波特沙门菌（9%）和海德堡沙门菌（5%）[6]。不同血清型沙门菌侵袭力明显不同，并与特定的临床表现有关：斑疹伤寒沙门菌引起伤寒，猪霍乱沙门菌引起败血症，鼠伤寒沙门菌引起急性胃肠炎，肠炎沙门菌感染来源于A级鸡蛋的外壳[8]。

必须摄入大量的沙门菌才可致病。但是，带菌者的细菌摄入量是引起其致病的细菌量的1/100~1/10。某些有基础疾病的婴儿和成人摄入小量菌株即可致病。胃酸下降或服用抗生素所致的肠道菌群改变，可明显减少所需要菌株的数量。

在婴儿、老人、血红蛋白病（如镰状细胞性贫血）患者、恶性肿瘤或AIDS患者中侵袭性感染的发病率和疾病的严重程度均增加[7]，据CDC统计，每年有500多例患者死亡[6]。

临床表现

家庭发病病例和散发病例比大流行更常见。摄入的沙门菌可穿透肠黏膜上皮细胞，定植于黏膜固有层。经过8~48小时的潜伏期后，典型的沙门菌胃肠炎病人表现为发热、腹部绞痛、稀便或水样便，偶含黏液和血迹。常见恶心和呕吐，但罕见严重病例或迁延不愈。大多数患者有轻度至中度弥漫性腹部压痛，偶尔可出现严重压痛及反跳痛。症状通常在2~5天内缓解，以后逐渐恢复。可有持续或间歇性菌血症，尤其是镰状细胞性贫血、恶性肿瘤或艾滋病患者。已证实10%沙门菌菌血症有局灶性感染[7]。

诊断策略

不能单凭临床表现做出沙门菌病的诊断，需要经粪便培养证实。粪便白细胞亚甲蓝染色有助于确定感染侵袭性病原体的病人。血培养结果偶有阳性，同时标本应取自严重患者或免疫功能缺陷患者。对每一例严重沙门菌感染病人都应考虑其存在基础疾病或免疫缺陷的可能。

鉴别诊断

家庭或社区暴发性感染多为葡萄球菌相关的食物中毒，但葡萄球菌肠炎潜伏期较短，不伴发热，产生典型的毒素性非侵袭性腹泻。呕吐较沙门菌感染多见。对沙门菌病的鉴别诊断包括所有可产生侵袭性腹泻或粪便白细胞的病原体，尤其是弯曲菌病、细菌性

表 92-2	免疫功能正常成人腹泻的抗生素治疗	
病原体	抗生素*†	剂量
弯曲菌	1. 红霉素	500mg PO bid×5 天
	2. 阿奇霉素	500mg PO qd×3 天
沙门菌	1. 环丙沙星	500mg PO bid×7 天
	2. 阿奇霉素	1g PO×1 次，然后 500mg qd×6 天
志贺菌	1. 环丙沙星	500mg PO bid×3 天
	2. TMP-SMX	160mg/800mg PO bid×3 天
耶尔森菌	1. TMP-SMX	160mg/800mg PO bid×3 天
	2. 环丙沙星	500mg PO bid×3 天
副溶血弧菌	不推荐	
霍乱弧菌	1. 环丙沙星	1g PO×1 + 静脉输液（IV）
	2. 多西环素	300mg PO×1 + IV
	3. TMP-SMX	160mg/800mg PO bid×3 天 + IV
大肠埃希菌 O157：H7	不推荐	
肠毒素性大肠埃希菌	轻度症状：环丙沙星	750mg PO×1 剂
	1. 环丙沙星	500mg PO bid×3 天
	2. TMP-SMX	160mg/80mg PO bid×3 天
邻单胞菌属	1. TMP-SMX	160mg/80mg PO bid×3 天
	2. 环丙沙星	500mg PO bid×3 天
难辨梭状芽孢杆菌		
痢疾杆菌	1. 甲硝唑	250mg PO qid×10～14 天
	2. 万古霉素	125mg PO qid×10～14 天
结肠炎	1. 甲硝唑或万古霉素	500mg PO qid×10～14 天
	2. 甲硝唑	500mg IV qid×10～14 天
气单胞菌属	1. TMP-SMX	160mg/800mg PO bid×3 天
	2. 环丙沙星	500mg PO qid×3 天
炭疽杆菌	1. 环丙沙星	400mg IV q12h
	2. 多西环素	100mg IV q12h
贾地鞭毛虫	1. 甲硝唑	250mg PO tid×5 天
	2. 呋喃唑酮	100mg PO qid×7～10 天
阿米巴原虫	1. 巴龙霉素	500mg PO tid×7 天
	2. 双碘喹啉	650mg PO tid×20 天
	3. 呋喃二氯尼特	500mg PO tid×10 天
	症状严重：开始用甲硝唑治疗	750mg PO tid×10 天
		同上
隐孢子虫	1. 巴龙霉素	500～750mg PO qid×14～21 天
	2. 吲哚美辛	500mg PO tid
等孢子球虫	1. TMP-SMX	160mg/800mg PO qid×10 天，然后 bid×3 周
环孢子虫	1. TMP-SMX	160mg/800mg PO bid×7 天
粪类圆线虫	1. 伊维菌素	200μg/kg/PO day×1～2 天
	2. 噻苯达唑	50mg/(kg·d) 2 剂 2 天（最多 3g/day）
蛲虫	1. 甲苯达唑	100mg PO×1 剂，2 周后重复
	噻吩嘧啶	1.1mg/kg PO×1 剂（最多 1g），2 周后重复
	2. 阿苯达唑	400mg PO×1 剂，2 周后重复

* 另一个喹诺酮类药物——诺氟沙星，可替代环丙沙星治疗腹泻。等效剂量为 400 毫克，1 日 2 次。

† 上市药物的优先顺序编号：1 表示首选药物，2 和 3 为替代药物。

PCR，聚合酶链反应；TMP-SMX，甲基磺胺异噁唑

痢疾、耶尔森菌病和 O157：H7 大肠埃希菌感染。

治疗

对怀疑有沙门菌肠炎的健康病人不推荐经验性抗生素治疗。抗生素治疗不会缩短病程，反而延长带菌状态的持续时间。虽然未经实验证实，但对于严重结肠炎患者和小于 3 个月的婴儿、大于 50 岁的成年人、有严重症高风险的其他人群，推荐给予抗生素治疗。对可能影响公众健康的人应给予抗生素治疗，以消除带菌状态，防止病原体传播[3,7]。应根据分离菌株的敏感性选择抗生素。以下抗生素可用于沙门菌胃肠炎的门诊治疗：环丙沙星，500 毫克，1 日 2 次，5～7 天；诺氟沙星，400 毫克，1 天 2 次，连用 5～7 天；阿奇霉素，首次 1g 口服，以后 6 天每天口服 500 毫克[3]。可疑病原体感染时，可用 TMP-SMX。环丙沙星对慢性伤寒沙门菌带菌者有效。然而，氟喹诺酮类药物治疗实际上可延长非伤寒微生物的排出时间。住院病人在获得细菌敏感性报告之前，最好使用静脉头孢曲松治疗[3]。

应安排病人的初级保健医师随访。食品加工者和医务人员，在未根治带菌状态前，不允许参加工作。需要反复行粪便细菌培养，以决定下一步的工作或返校学习。应该加强个人卫生，因为未经治疗的病人可继续从粪便排出感染性致病菌，为期数周甚至数月。与其他侵袭性致病菌一样，禁止单独使用抗运动性能的药物。对于沙门菌肠炎病人，此类药物可使发热、腹泻时间延长，增加菌血症发生率，还可促使患者过渡为带菌者。然而，在使用适当抗生素的同时，给予洛哌丁胺是安全的。

沙门菌病的预防取决于有效的烹饪和减少食物在室温下的储存，以减少细菌的感染机会。注意个人卫生也很重要，包括洗手。沙门菌感染是全国法定报告疾病之一（框 92-1）。

尽管大多数患者可以完全恢复，无远期后遗症，但高达 30% 患者（主要是成年人）可出现短暂的反应性关节炎。赖特（Reiter）综合征是其典型的并发症，其表现为反应性关节炎、结膜炎、尿道炎，发生于约 2% 的病人中[7]。

志贺菌病

流行病学

志贺菌病或称细菌性痢疾，呈世界性分布，尤其在卫生设施缺乏的国家更为常见。2005 年美国报告志贺菌病 10 484 例（3.5 例/10 万人），CDC 统计实际上每年有大约 448 000 例患者[10]，宋内志贺菌占 75%，其余病例中福氏志贺菌占大多数，鲍氏志贺菌和痢疾志贺菌不到 2%[9]。

志贺菌感染常见于密闭人群，如精神或惩教机构、护理院或日托中心，或美国土著印第安人保留区。小于 5 岁的儿童占 30% 的病例。据报道，男性同性恋和艾滋病病人群的发病率增加[11]。通过粪-口途径传播，人类是其唯一的自然宿主。感染者使用的马桶周围存在大量志贺菌，致病菌很容易通过卫生纸传播到手。污染后 3 小时采集的标本可培养出志贺菌。在过去的几年里，许多大型暴发均来自娱乐水域，如游泳池、水上乐园、喷泉、热水浴缸、温泉等[10]。

病理生理

与沙门菌需要大量定植方可致病不同，仅需 50～100 个志贺菌即可引起感染。无其他肠道致病菌在产生人类感染性疾病方面如此高效。通常，损伤很表浅，局限于结肠黏膜的上皮层，因此，肠穿孔或入侵血液极为罕见。但是，在浅表黏膜溃疡处可有出血。

在志贺菌株中，临床表现不一。宋内志贺菌一般表现为大量水样腹泻，全身症状相对较少。福氏志贺

框 92-1　值得注意的食源性疾病与其相关情况*

细菌
　肉毒中毒
　布氏杆菌病
　霍乱
　大肠埃希菌 O157：H7—现在列入"产志贺毒素大肠埃希菌（STEC）"
　溶血性尿毒症综合征，腹泻后
　沙门菌病
　志贺菌病
　伤寒
　弧菌病（因非霍乱弧菌所致）

病毒
　甲型肝炎

寄生虫
　隐孢子虫病
　环孢子虫病
　旋毛虫病

* 在美国，根据州与地方法律和法规应附加报告。有关各州报告要求细则，见州与地方流行病学专家委员会（http：//www.cdc.gov）。
From Centers for Disease Control and Prevention: Nationally Notifiable Infectious Diseases-United States, 2007, revised. Available at: http://www.cdc.gov/epo/dphsi/phs/infdis2007r.htm (accessed 2007 November 8).

血性腹泻可伴有严重的腹部痉挛、疼痛，常有呕吐。不到 1/3 的病人可有发热，但一般是低热，这有助于 STEC 和其他侵袭性病原微生物相鉴别。大约 50% 病例的粪便中有白细胞，但数量不多，这和志贺菌感染引起的粪便白细胞数恰恰相反。内镜、组织学和影像学显示一些非特异性炎症改变，符合炎症性出血性结肠炎，不能准确地区别是 STEC 感染，还是其他原因致结肠炎[20]。

无合并征的感染，7～10 天可自行缓解。带菌状态可再持续 1～2 周，但也可自行缓解。慢性腹泻少有报道[21]。

并发症

大肠埃希菌 O157：H7 出血性结肠炎有两个严重的并发症：溶血尿毒症综合征和血栓性血小板减少性紫癜。在临床上，它们是类似疾病，具有下列特点：微血管病性溶血性贫血、血小板减少、发热、神经功能缺损和肾功能不全。对血栓性血小板减少性紫癜来说，神经系统症状占主导地位，肾功能不全少见。与此相反，溶血性尿毒症综合征多见于儿童，尤其是小于 4 岁的儿童，约占病例的 8%[7,18,19]，其中 3%～5% 致命[18]。大约 22%～40% 的护理院老人暴发获得性溶血性尿毒症综合征，其中 50%～80% 患者死亡。2%～3% 病例可出现血栓性血小板减少性紫癜，最常见于使用免疫抑制剂的患者。溶血性尿毒症综合征和血栓性血小板减少性紫癜通常出现于感染发病后 5～20 天，在明确诊断时，腹泻可完全治愈。死于大肠埃希菌 O157：H7 出血性结肠炎者或死于其并发症者，主要是老年人[15]。

诊断策略

CDC 推荐对所有血性腹泻的患者都应考虑 STEC 感染的可能，大肠埃希菌 O157：H7 细菌培养均应纳入所有临床实验室的常规粪便培养中。诊断需要特殊的粪便培养技术。除常规培养基套件外，应把标本种植在山梨醇-麦康凯（sorbitol-MacConkey，SMAC）培养基上。大肠埃希菌 O157：H7 在这个培养基中生长 18～24 小时后，可以使用各种血清学试验快速鉴别，如乳胶凝集或荧光抗体测试。1995 年，推出了商业志贺毒素酶免疫测定（EIA），以协助临床实验室鉴定非 O157 产志贺毒素的大肠埃希菌菌株。现在 CDC 推荐，所有进行粪便培养的标本应运用酶联免疫分析法（EIA）检测 STEC 相关的志贺毒素，亦推荐把非 O157 的 STEC 送到 CDC 进行分型。但截至 2007 年，也只有 9% 的美国临床实验室运用 EIA 法检测 STEC[19]。

鉴别诊断

出血性大肠埃希菌感染可能被误诊为缺血性结肠炎、炎性肠病、肠套叠或其他感染性结肠炎。医生在考虑上述诊断时应该检测 STEC。

治疗

抗生素治疗不缩短病程或清除病原体。另外，对这种耐药的病原体用抗生素治疗，消除了竞争性肠道菌群，增加了发生溶血性尿毒症综合征的风险。然而，抗生素治疗增加溶血性尿毒症综合征风险的程度有多大目前仍有争议[3,7,18]。成人回顾性研究显示，使用抗生素和溶血性尿毒症综合征相关，但此项研究可能存在偏倚，因对更严重病例偏向使用抗生素。由于抗生素治疗无临床效益，还增加发生溶血性尿毒症综合征的风险，故对已知大肠埃希菌 O157：H7 感染者不建议使用抗生素。

对血性腹泻者使用经验性抗生素治疗应当慎重。对儿童不推荐给予经验性抗生素治疗，因为可使溶血综合征的发生率升高。在成人中，仅对体温超过 38.5℃ 以上的患者推荐使用经验性抗生素治疗，因为高热可能提示大肠埃希菌 O157：H7 以外其他病原体的感染。

气单胞菌胃肠炎

流行病学

气单胞菌是革兰阴性菌，兼性厌氧，弧菌科的杆状细菌。气单胞菌分布在世界范围内的淡水和咸水中，也存在于污染的食物和饮用水中[15,22]。气单胞菌生物的温度适应范围较大，但是在夏季增加分离概率。在美国，气单胞菌胃肠炎发病率无具体的数据。气单胞菌与人类肠炎的相关性难以确定，因为无与气单胞菌株相关的重大暴发流行，该病原体常存在于无症状者的粪便中。不过，曾有几项在旅游者中小型暴发的报道，并通过病例-对照研究表明，某些血清型可导致人类胃肠炎[23,24]。大多数气单胞菌引起的腹泻是由于饮用生水，常来自私人水井或泉水[22]。气单胞菌感染与食用贝类无关。嗜水气单胞菌可致伤口感染，败血症多见于老年人或有基础肠道疾病者，如结肠癌、肝硬化、肝胆疾病、炎性肠病、有近期住院或使用抗生素的患者。据几篇病例报道，儿童腹泻患者的 2%～10% 是由气单胞菌感染引起的[22,23]。

病理生理

气单胞菌引起腹泻的确切机制尚不清楚。可产

肉菌数量小于200CFU时仍然可以引起细菌传播[17]。

虽然肠炎是最常见的临床表现，约占60%~80%，肠炎弧菌感染也可表现为伤口感染（34%）和败血症（5%）。严重的伤口感染和败血症主要发生在有肝病、酗酒或糖尿病病人中[15]。

临床表现

症状和体征一般出现在摄入受污染的食物后8~12小时，但其潜伏期为4~48小时。主要表现是急性腹泻，但一般液体丢失量并不大。88%患者有中度腹痛，52%的患者有恶心，39%的患者有呕吐，33%的患者有发热。呕吐一般不明显。本病几乎均为自限性的，持续时间很少超过24~48小时[17]。

当共同食用海鲜或冷冻海鲜的人群出现群体暴发性急性腹泻时，应考虑到副溶血性弧菌感染的可能。当急性腹泻与食物中毒相关，检查粪便时，粪便中见到白细胞亦应考虑到副溶血性弧菌感染的可能。

诊断策略

与其他急性侵袭性肠炎一样，仅靠临床表现不能做出肠炎弧菌感染的诊断。诊断需依靠粪便细菌培养。虽然血琼脂和其他非选择性培养基支持此类弧菌生长，但从粪便中分离弧菌通常需要使用含有硫代硫酸钠、柠檬酸、胆盐、蔗糖（TCBS琼脂）的选择性培养基。这种选择性的细菌培养在美国的大多数医院不是常规，但可以通过特别申请获得，尤其是在食用生的或未煮熟贝类的情况下出现暴发性病例，特别是在美国沿海地区[16]。

治疗

由于该病具有自限性，多数患者无需治疗即可自愈。虽然缺乏抗生素治疗疗效的资料，但当细菌培养呈阳性结果时，依照药物敏感试验结果，选择使用四环素或喹诺酮类药物或其他抗生素治疗对仍有腹泻的病人仍然有益[15]。偶有病人可能需要补液。无使用抗蠕动药物的指征。

由于副溶血性弧菌广泛存在于沿海水域，唯一有效的预防措施是充分烹调，冷藏，并制订供人食用海产品的卫生守则。

肠出血性（产志贺毒素）大肠埃希菌胃肠炎

流行病学

肠出血性大肠埃希菌于1982年首次被确定为人类病原体，经过两次出血性结肠炎的暴发后，追踪其来源是被大肠埃希菌O157：H7污染的未煮熟的牛肉，且分布在快餐连锁店中。现在已认识到，大肠埃希菌O157：H7是已知产志贺样毒素的30多个大肠埃希菌血清型中的一个类型，这些"产志贺样毒素的大肠埃希菌"（shiga toxin-producing E. coli，STEC）是构成人类患出血性结肠炎、溶血性尿毒症综合征、血栓性血小板紫癜的一组主要致病菌[15]。据CDC统计，在美国每年有110 000例，其中2 100例住院，同时报告发病率从1996年到2004年已经下降42%，这可能是由于完善了食品安全法[18]，STEC感染在全球6大洲30多个国家均有报道。

未充分煮熟的汉堡已导致多次出血性肠炎的大暴发，STEC存在于健康牛的肠道中[15]，在屠宰时污染肉，然后在切割（挤压）时病原体从肉的表面进入到肉的内部。美国农业部食品安全法规部门现在要求汉堡要彻底煮熟，直至牛肉汁不再呈粉红色为止，以有效地杀灭大肠埃希菌。暴发亦可发生于食用鹿肉、香肠、辣香肠、奶酪豆腐、苹果汁、原料奶、水果和蔬菜等人群；亦可发生于饮用被污染的城市供水人群；可发生于在宠物动物园接触动物的人群；以及发生于日托中心的人群中。罹患STEC相关性腹泻的食品加工者，曾污染肉食，并构成暴发性流行。肠出血性大肠埃希菌肠炎多见于夏季。

病理生理

大肠埃希菌O157：H7是30多种已知产志贺样毒素（称为vero细胞毒素）的大肠埃希菌血清型中的一个类型，此毒素是肠道血管内皮细胞的细胞毒素，引起出血性结肠炎。STEC不引起侵袭性感染，但临床表现类似于侵袭性细菌感染。细菌附着于盲肠和结肠上皮细胞表面，并释放vero细胞毒素。临床症状和体征与结肠存在的游离vero细胞毒素有关。组织学变化包括表面上皮细胞凋亡，黏蛋白耗竭，以及黏膜固有层和上皮细胞的中性粒细胞浸润。vero细胞毒素引起腹痛和（常）血性腹泻综合征，酷似其他侵袭性病原体引起的综合征。

STEC的血清型似乎有两种不同类型的志贺型毒素。溶血性尿毒症综合征主要与产志贺毒素2型血清STEC有关。据CDC估计，超过90%溶血尿毒症综合征与大肠埃希菌O157：H7有关[19]。

临床表现

潜伏期一般3~4天，患者最初表现为水样腹泻，几小时到几天后呈血性。大约80%~90%的患者有血性粪便，粪便中的血量多少不一，但可出现全血便，感染性血便可酷似非感染性胃肠道出血。典型的

可能发生，但传播能力似乎很低。

临床表现

耶尔森菌肠炎的临床表现常酷似其他侵袭性肠道病原菌感染：发热（68%）、腹痛（65%）、绿色水样便、有时呈血性（26%）腹泻、厌食、呕吐（39%）以及全身乏力的全身症状[3]。然而，肠炎耶尔森菌胃肠炎的腹痛和腹泻常持续10~14天或更长。

相当数量的耶尔森菌肠炎患者，尤其是青少年和年轻人，可发生回盲肠炎。在这些病例中，主要症状表现为下腹痛伴少量或无腹泻，临床表现完全酷似急性阑尾炎。大暴发曾追溯到被污染的牛奶，主要是因为在相关事件中，医生注意到阴性阑尾切除（经阑尾切除术证实）的数量惊人的增加[15]。

感染后临床表现，如结节性红斑或持续多关节炎，见于2%~5%的病人，主要是成人。其他临床表现还包括骶髂关节炎、强直性脊柱炎、赖特综合征、渗出性咽喉炎、肺炎、脓胸、肺脓肿。肠炎耶尔森菌败血症非常罕见，但曾有发生，多见于糖尿病、严重贫血、血色病、肝硬化和恶性肿瘤病人[15]。

诊断策略

大约70%肠炎耶尔森菌感染的患者会出现侵袭性肠炎的症状。仅根据临床表现不能作出耶尔森菌病的诊断，需要阳性的粪便培养结果。约48%的病例经粪便亚甲基蓝染色发现白细胞[3]。大多数实验室的常规粪便培养中不包括耶尔森菌培养，如果有临床指征（例如，耶尔森菌接触史，迁延的侵袭性结肠炎但常规粪便培养阴性，或右下腹疼痛而阑尾影像学检查结果正常），可以特别要求做耶尔森菌培养。

粪便培养需要特殊技术和较长的生长期。即使在腹泻停止很久以后，肠炎耶尔森菌感染的患者进入恢复期仍从粪便排泄致病菌。平均带菌粪便排泄期约为6周。

鉴别诊断

在表现为常见的自限性胃肠炎症状后，出现长期腹痛和腹泻的病人，或症状类似阑尾炎或肠系膜淋巴结炎的病人，均应考虑到本病的可能。肠炎耶尔森菌感染的鉴别诊断还应该考虑局限性肠炎，它们有相似的临床表现。

治疗

通常，肠炎耶尔森菌感染在腹泻阶段具有自限性，未经治疗可自行缓解。与其他病原体侵入胃肠道一样，不推荐使用抗蠕动药物，除非患者同时服用抗生素。

在无并发症的耶尔森菌肠炎或假阑尾炎综合征患者中，抗生素治疗未证实有效。然而，由于耶尔森菌培养需要的时间较长，在大多数研究中，抗生素往往在疾病持续1~2周后已开始使用。耶尔森菌通常对TMP-SMX敏感，在有抗生素使用指征时，首选该药[3]。药物治疗确实可以缩短病原微生物的排泄时间。多西环素联合氨基糖苷类药物，可为单剂喹诺酮类药物的备用方案。对于免疫功能正常的成年人，抗生素治疗3天足够，如果病人免疫功能低下，疗程可延长至7~10天。在细菌培养结果回报之前，如果患者仍有明显的症状，应考虑给予抗生素治疗，特别是免疫功能低下的病人或有严重基础内科疾病的病人，或持续粪便排菌可能危害公众健康的患者。对于那些可能接触易感者的病人，应采取适当措施防止他们传播感染。

副溶血性弧菌胃肠炎

流行病学

副溶血性弧菌是一种嗜盐性革兰阴性杆菌，在温暖的海洋环境中自然存在，如在日本、美国和其他温带国家的沿海海域。在日本，副溶血性弧菌是细菌性肠炎最常见的原因，约占70%，主要是因为食用生鱼片。在美国，副溶血性弧菌肠炎很少见，每年报道的约有190例，或0.25人/10万人。据CDC统计，每年大约3000例，40例住院，7例死亡。在美国，患者主要是食用生的或未煮熟的贝类，特别是牡蛎（49%），然而，食用生的或未熟的蛤（38%）、虾、龙虾、贻贝、蛤、蟹、扇贝也可引起副溶血性弧菌肠炎。许多暴发性病例发生在同一轮船上或在同一餐馆就餐或海鲜市场的人群中。70%的弧菌肠炎发生在5~10月，温暖的海水有利于微生物的繁殖[16]。此时，当地100%牡蛎被证实有病原微生物寄生。接触共同传染源后发病率相当高，但在感染病人的家庭成员中，尚无证据可证实人与人之间传播[17]。

病理生理

副溶血性弧菌引起肠炎的机制尚不清楚，但似乎与产生耐热性直接溶血素（thermostable direct hemolysin，TDH）肠毒素有关。产生TDH的副溶血性弧菌血清型黏附在结肠上皮细胞，诱导分泌性腹泻和局限性溶血。肠炎弧菌的感染剂量被认为是10万菌落单位（CFU）以上，在美国，允许销售每克牡蛎含副溶血性弧菌数落数小于10 000CFU的产品。不过，每克牡蛎

菌、痢疾志贺菌和鲍氏志贺菌一般表现为少量血样便，伴有更严重的全身症状[7]。

临床表现

潜伏期通常为24～48小时，临床表现差异很大，常表现为两个极端类型。在感染者中相当大的比例为轻型，表现为水样泻，无全身症状或表现为无症状的感染。据估计，58%～100%患者有发热，75%～100%的患者有腹痛，55%～96%的患者有里急后重，46%～73%的患者有血便，63%～100%的患者有恶心或呕吐[10]。

在痢疾的进程中，一般先为水样便期，持续数小时至数天。痢疾患者具有肉眼血便、里急后重，伴随严重的全身症状与体征，如发热、恶心、呕吐、头痛、肌痛。如果症状足够严重，可致严重脱水，甚至循环衰竭。2岁以下儿童可有神经系统表现，最常见的是抽搐，不过少数患者可表现为嗜睡或明显昏迷。在发达国家中，与溶血性尿毒症综合征相关的1型痢疾志贺菌感染发病率很低。

通常，志贺菌病是自限性疾病。患者在3～4天内可退热，1周内腹部绞痛和腹泻可缓解。大多数未经治疗的患者可持续排便2周或以上，除非使用抗生素治愈，否则大约10%的患者会复发。

诊断策略

与其他侵袭性细菌一样，大多数志贺菌病人未能确诊。有轻度水样泻的和少数无全身症状的病人可回家保守治疗，不做检查性操作。然而，对每位急性发热伴有腹泻的病人，应考虑志贺菌病的可能，尤其那些全身症状重的和排痢疾样粪便的病人。

85%～95%的病人粪便中可见白细胞，常是大量的，不管粪便肉眼观察如何[3]。因此，在水样便中发现白细胞有助于志贺菌病的诊断，即使缺乏典型的痢疾样粪便。在感染患者的粪便中，常有潜血。常见外周血白细胞增多和白细胞分类核左移。志贺菌病的血培养结果罕见阳性。乙状结肠镜检查可发现黏膜弥漫性炎症，常伴有多发性溃疡。

志贺菌病可通过粪便培养确诊。如果标本在发病前3天内采集，则粪便培养的阳性率为90%以上；然而，如果标本在腹泻发病1周后采集，则其阳性率仅约75%[12]。

鉴别诊断

鉴别诊断包括沙门菌病、弯曲菌肠炎、耶尔森菌肠炎、大肠埃希菌O157：H7感染、阿米巴性痢疾和溃疡性结肠炎。

治疗

治疗主要包括补充液体和纠正电解质紊乱。如果在粪便培养中发现福氏或宋氏志贺菌，抗生素的选用取决于病人的临床症状和卫生监督的可行性。无症状或处于康复期的病人不需要抗生素治疗，除非抗生素治疗成为必要的公共卫生举措。病情无改善和有免疫缺陷的病人应给予抗生素治疗。通常是在48小时内给予抗生素治疗，其可缩短病程和根除粪便中的病原体[12]。分离出痢疾志贺菌时，病人均应治疗，以防止痢疾暴发，即使得到实验室培养结果时病人无症状。

在美国，80%以上的志贺菌耐氨苄西林，47%对TMP-SMX耐药[7]。对环丙沙星、诺氟沙星等喹诺酮类药物未见明显耐药，除非药物敏感试验证实病原体对氨苄西林或TMP～SMX敏感，否则应考虑选择喹诺酮类药物。对免疫功能正常的病人只需治疗3天，但对有免疫缺陷的病人应延长到7～10天[3]。

抗蠕动制剂可使发热、腹泻和粪便带菌的时间延长，对于侵袭性志贺菌病是禁忌，但如果同时使用抗生素，则应用它们是安全的。对所治疗的痢疾志贺菌感染的病人，应随访粪便培养，以根除致病菌。然而，对于宋内志贺菌或福氏志贺菌感染，治疗后，只要病人的临床症状得到改善，可以不复查粪便细菌培养。志贺菌病是全国法定报告的传染病。

肠炎耶尔森菌胃肠炎

流行病学

肠炎耶尔森菌，为革兰阴性兼性厌氧菌，属肠杆菌科。在美国，肠炎耶尔森菌是一种少见的肠炎病原菌。根据食品网络监控记录，经培养证实的耶尔森菌病为1人/10万人[13]。肠炎耶尔森菌感染在斯堪的纳维亚和欧洲更为常见。2004年，人耶尔森菌病发病率在芬兰是13.1人/10万人，在德国是7.5人/10万人[14]，耶尔森菌病在儿童中比较普遍，冬季更常见。

病理生理

细菌经口摄入后，侵入肠道上皮细胞，定位于肠道黏膜淋巴样组织，特别是派尔淋巴结（Peyer's patches）。然后，它侵入区域肠系膜淋巴结。约2/3患者有侵袭性肠炎的临床表现。其余患者则表现为肠系膜淋巴结炎和假性阑尾炎。传染源为污染的食物或饮料。散发病例和几次大暴发流行是由于食用受污染的牛奶或生猪肉。多种动物（尤其是狗、猫、猪）可经粪-口途径传染给人类，人与人之间直接传播也

生肠毒素和细胞毒素，同时该致病菌具有某些侵袭性特征。

临床表现

一般症状和体征，包括水样腹泻、腹痛（50%）、呕吐（25%），大约半数病人有发热[24]。儿童症状比一般成人的更急、更重。未治疗的病人，腹泻持续2~10周，成人病程比儿童病程更长。一般来说，粪便中无白细胞和隐血。然而，患者可能会发生严重结肠炎，出现发热、粪便白细胞和血性腹泻，酷似克罗恩病或溃疡性结肠炎。在诊断感染性肠病时应检测粪便中是否存在气单胞菌。

诊断策略

根据粪便细菌培养做出诊断，但气单胞菌培养不是标准粪便细菌培养的项目，临床医师必须要求实验室为该病原菌作特殊培养。儿童或免疫功能低下的病人在饮用未经处理的水后出现腹泻应考虑气单胞菌感染的可能。

治疗

未经对照组临床试验证实抗生素治疗有效。在大多数患者中，气单胞菌胃肠炎症状较轻，且具有自限性，抗生素治疗可能不必要。对于病情严重的患者、长期腹泻或免疫功能低下患者，TMP-SMX 为其首选药物，喹诺酮类也有效[3]。推荐3天的疗程。

类志贺邻单胞菌胃肠炎

流行病学

志贺邻单胞菌属是革兰阴性、弧菌科兼性厌氧菌。该病原微生物存在于多种场合中，包括动物，土壤，淡水域和包括墨西哥湾的稀释性咸水域。人类感染通常是摄入被污染的水或食物，或接触感染的动物而致病的。在世界范围内，非洲、亚洲和澳洲的热带和亚热带地区，类志贺邻单胞菌肠炎均有报道。在美国和欧洲，大多数病例是到热带地区旅行或食用生贝类食物后发病，特别是牡蛎[18]。散发腹泻疾病见于免疫功能正常及低下的人群。曾发生大规模暴发流行，常因食用牡蛎所致[18]。

病理生理

有证据表明，类志贺邻单胞菌肠炎与进食被细菌污染的贝类食物有关，包括报道的暴发流行、极低的无症状携带率和抗生素治疗使腹泻恢复。但对于其发病机制仍然知之甚少，但可能涉及肠黏膜的损伤和细胞毒素的合成。

临床表现

潜伏期仅1~2天。患者可表现为明显腹痛（72%）、水样泻（73%）和血便（24%）、大便潜血（44%）、呕吐（38%）、发热（51%）[25]。大多数病人1~3天后症状缓解，但偶尔持续长达8周。通常，儿童病程较短。

对于具有典型侵袭性样腹泻的病人应考虑类志贺邻单胞菌肠炎的可能，特别是排血性粪便或在食用生贝类后不久出现腹泻，或有旅游史，尤其是到墨西哥旅游后出现的腹泻患者。愈加认为类志贺邻单胞菌为免疫缺陷者的致病菌。

诊断策略

确诊需要粪便培养。怀疑该病原微生物感染时必须通知实验室进行细菌培养。除非进行氧化酶测试，否则在非选择性培养基上很难区分邻单胞菌与肠杆菌。对邻单胞菌感染的患者应作免疫缺陷方面的评估。

治疗

因类志贺邻单胞菌肠炎病程短暂，一般不需要使用抗生素治疗。对于免疫功能低下和症状严重或迁延时间较长的患者，抗生素治疗有效。类志贺邻单胞菌通常对氨苄西林耐药但对 TMP-SMX、喹诺酮类、头孢霉素、庆大霉素和氯霉素敏感。目前推荐的治疗方案是 TMP-SMX, 160mg/800mg, 1天2次, 3天；环丙沙星500mg, 1天2次, 或诺氟沙星400mg, 1天2次, 3天[3]。没必要进行随访评估，除非病人具有免疫缺陷或临床治疗效果不佳。

炭疽杆菌胃肠炎

流行病学

虽然在发达国家中炭疽杆菌性胃肠炎罕见，但在全世界农业区仍有大规模暴发流行。在对本病不敏感的地区，恐怖分子也可能把炭疽杆菌作为生物武器使用。早在20世纪30年代，试验小组用炭疽侵渗的巧克力作为武器对付敌人[26]。对胃肠道炭疽病的临床表现保持清醒的认识是很重要的，不仅对患者有益，而且可以帮助识别可能的恐怖活动。

历史上，曾统计，在人类全部炭疽病例中，胃肠道感染不到1%。已知累及皮肤的病例占95%，局限于呼吸道的病例占5%。然而，因为胃肠道炭疽病可能症状轻微，且呈自限性，多数胃肠道型病人未寻找治疗。据乌干达和泰国的几次炭疽病大规模暴发流行的报告，提示所观察到的胃肠道型中，74%～92%患者是因食用被炭疽杆菌污染的草食动物肉而发病的[26]。

地方性炭疽病存在于各大洲，包含热带和亚热带地区。如泰国、印度、伊朗、冈比亚和乌干达均曾报道胃肠道炭疽病的死亡病例[26]。在美国范围内，自然发生的炭疽病在几个地区被报道[26]，虽然尚未报道胃肠道炭疽病的发病具有季节性，但往往在经历一段时间的干旱后随着亚热带雨季的来临，动物炭疽病更为常见。这种天气被称为"炭疽气象"[27]。

在美国，虽然每年有1～2次皮肤炭疽病的报道，但未见胃肠道炭疽病的报道[28]。自然发生炭疽病的高危人群是居住在农村、农业区的人群，因为他们食用被炭疽孢子污染的、未煮熟的肉。与其他致病微生物一样，儿童患者多数病情严重或危及生命。

病理生理

炭疽杆菌是一种不运动、棒状的革兰阳性厌氧菌，其中心可产生椭圆形孢子。它被食草动物如牛摄食后，进入最常见的食物链。动物常感染致病，宰杀后的肉表现异常，可辨别，因此要防止人类接触。即消费者买到被炭疽杆菌污染的肉，只要烹饪足够也可将接种物的致病力降到最低水平。然而，如果肉未煮熟，则有很高的传染率。理论上，如将炭疽孢子放进食物和水里，则可以导致胃肠道炭疽病的暴发。不过尚无这方面的报道。

摄入的炭疽孢子定居在胃肠道上皮细胞上，迅速增殖并引发多发性浅表溃疡。从口腔到盲肠均可见到病变[26]。有时芽孢可能进入血流，并在那里迅速扩增，引起败血症。炭疽杆菌通过形成抗吞噬包膜和产生两个外毒素（致死因子和水肿因子）来保护自己[28]。

临床表现

少数患者可无症状，在流行区，成年人因既往接触过炭疽杆菌从而获得自然免疫力。这些病人临床表现差异很大，从轻度水样泻到暴发性上、下胃肠道出血，败血症甚至死亡。感染至出现胃肠道症状的潜伏期为1～6天，接种量愈大，病情愈重，发病愈早。当疾病局限于口咽部时，患者常表现为咽喉痛、发热、吞咽困难、声音嘶哑、颈部肿胀。后者因淋巴结明显肿大和组织水肿，严重时可影响呼吸[26]。

关于肠炭疽病的信息多来自乌干达和泰国这二次大暴发。大多数患者表现为孤立性腹泻[26]。少数患者表现为恶心、呕吐、严重的腹痛、腹胀。大多数病人都伴有发热，而且温度超过39℃，在呕吐物和腹泻粪便中常含有血液。

在胃肠道炭疽病中，整个胃肠道显著水肿，并可能导致肠梗阻、坏死和穿孔。同时可有腹腔内淋巴结肿大和脾大。淋巴组织常有出血，并形成腹水，腹水量大时可以引起休克甚至死亡。

在原发性胃肠道炭疽病患者中，病变常累及浅表黏膜，内镜检查可见溃疡。这些表现不同于肺炭疽病所致的弥漫性感染，后者病变始于黏膜下层，并播散到血流。这些病变可使胃肠道上皮细胞表面形成二次溃疡。如果不治疗，胃肠道炭疽菌可能持续数周，甚至致命，但不常见。

诊断策略

对于口咽炭疽病例，炭疽病的诊断最好通过取口腔病变标本作细菌培养。对于所有疑似炭疽病例，均推荐做血培养，但在孤立性口咽受累的病人中，培养结果多为阴性。病变处革兰染色涂片将证明有革兰阳性杆菌和大量多形核白细胞。血清抗体检测到炭疽抗原可明确诊断，但血清学试验未广泛推广。

胃肠道炭疽病的诊断更依赖于使用PCR（聚合酶链反应）试验检测炭疽菌DNA和血液培养。如果有可能，可作腹水检验。少数腹泻严重的患者粪便检查可呈阳性。血清抗体检验炭疽病毒抗原很有用。

鉴别诊断

虽然口咽部炭疽病常有严重颈部肿胀，但有时难以与扁桃体周脓肿鉴别。口腔病变处明显肿胀常继发于水肿，切开引流时引不出脓液。胃肠道炭疽病可引起上消化道大出血，难与静脉曲张破裂出血鉴别。

病情严重的患者可表现为显著腹水和腹痛，其临床表现与伴有腹膜炎的终末期肝病患者类似。

治疗

传统上，用青霉素治疗炭疽杆菌性胃肠炎。然而，已报道有耐青霉素的菌株，同时，合理的假设是制作生物武器时可能首选耐药菌株。因此，当前美国CDC推荐，治疗消化道炭疽病的方案与肺炭疽病相同，即环丙沙星，400毫克，静脉注射，每12小时1次，或多西环素，100毫克，静脉注射，每12小时1次。不应用头孢菌素。即使积极用抗生素治疗，该病的死亡率仍为25%～60%，主要取决于宿主因素和细菌接种量的多少[28]。

毒素性细菌性肠炎

与毒素性细菌性肠炎相关的细菌列于表92-3中。通常，因产毒素的细菌与病毒所致的胃肠炎表现为急性非侵袭性肠炎,表现为水样腹泻、低热、较少或几乎无腹部绞痛,粪便检查无白细胞和红细胞。对平素健康的病人,主要是支持治疗,一般无行诊断性测试的指征。在大规模暴发性流行期间,特异性诊断有助于确定常见传染源。

葡萄球菌食物中毒

流行病学

葡萄球菌产肠毒素菌株,在摄入前存在于食物中,经扩增后引起葡萄球菌相关的食物中毒。食物被葡萄球菌污染非常普遍,因为该微生物无处不在。在一般人群中大约50%可分离出葡萄球菌。很多高蛋白食物有利于葡萄球菌的生长,尤其是火腿、鸡蛋(甚至熟鸡蛋)、蛋奶类糕点、蛋黄酱和土豆沙拉等[29]。温度为45℉~140℉($1℉=1℃×1.8+32$)时,仅数小时即可使葡萄球菌在污染的食物中大量增殖,并产生足量的肠毒素而致病。含有足量的、能产生极强致病力肠毒素的食物,其外形、气味和味道均可正常。大规模暴发性流行遍及全世界,尤其好发于学校或医院的自助餐厅、军事基地、航空公司和餐馆等机构[30]。

发病机制

虽然细菌本身在温度超过140℉时即被杀死,但葡萄球菌肠毒素具有热稳定性。因此,一旦它存在于食物中,加热甚至沸腾也不能阻止其致病。毒素对消化道无局部作用。它是宿主体内T淋巴细胞很强的刺激因子,刺激他们增殖,并释放各种细胞因子。胃肠道症状被认为是以从肥大细胞释放的白三烯和组织胺为介导[30]。

临床表现

本病是摄入污染食物后,1~6小时突然发病。

表92-3 毒素性细菌性肠炎的流行病学研究

病原体/疾病	危险因素	潜伏期(I);持续时间(D)	评论/未经治疗的特点
预先存在毒素			
金黄色葡萄球菌	食物相关的处理程序,土豆沙拉,蛋黄酱,糖果	I:1~6小时 D:6~10小时	发病率非常高,常致大规模暴发
蜡样芽孢杆菌			
催吐毒素	炒饭	I:2~4小时 D:10小时	发病迅速,常在餐后发作
腹泻毒素	蔬菜,肉类,尤其是肉汁	I:6~14小时 D:24~36小时	食物重新加热或长时间在外面放置
鲭鱼中毒	鲯鳅鱼,金枪鱼,青鱼	I:5~60分钟 D:6小时	辛辣或苦味,组胺中毒,高发病率
神经毒鱼中毒:雪卡霉素	捕食珊瑚鱼	I:2~6小时 D:7~14天	高发病率,胃肠道和神经系统症状伴皮肤冷触觉异常,饮酒后更差
定植后产生毒素			
产气荚膜梭菌	肉类,家禽,肉汁,"蒸汽表"肉类	I:6~24小时 D:24小时	食物重新加热或长时间在外面放置
弧菌	海鲜,特别是生的贝壳类	I:24~48小时 D:6~8天	夏季多发,常伴脱水
大肠埃希菌	不卫生的饮用水	I:24~72小时 D:1~7天	多发于旅行者,儿童患者多伴脱水
难辨梭状芽孢杆菌	水未经处理	I:5~14天 D:可变的	抗生素相关性结肠炎,毒素引起细胞变性
气单胞菌	饮用水的正常菌群过度生长	I:1~5天 D:2~10周	儿童重型和一般型多见,成人多见慢性腹泻,偶尔和感染性肠道疾病相似

主要表现为剧烈腹部痉挛，腹痛和反复干呕、呕吐。腹泻的表现差别很大，腹泻常很轻，偶尔根本无腹泻，大量腹泻少见。偶见发热。葡萄球菌食物中毒病程极短，常经6～8小时缓解，超过24小时者罕见。患者常在寻求就医时就已缓解。发病率很高，高危人群常超过75%[31]。潜伏期短，若同餐者中多人发病，则高度提示本病。粪便检查无助于诊断，亦无实验室检查可用于确诊本病。然而，在大流行时，常可提供足够的证据提示该病。

治疗

迅速、无合并症、自然恢复是该病的规律。肠外抗蠕动药有助于控制呕吐。对严重脱水、持续呕吐者，特别是幼儿、老人和体弱的患者应给予静脉补液。抗生素治疗无效，因为葡萄球菌食物中毒是由肠毒素而不是活的微生物所致。养成良好的个人卫生习惯防止食物中毒，直接制冷的食物不应立即食用是最重要的预防措施。普通冰箱的温度可以防止葡萄球菌产生肠毒素。食物在食用前不应该在室温下搁置太长时间。

产气荚膜梭菌食物中毒

流行病学

据报道，产气荚膜梭菌食物中毒是美国最常见的食源性疾病，据报道，每年至少有10～20起暴发事件。大多数事件发病人数较多，数十至数百人。该病是由于摄取被产生A型耐热芽孢的产气荚膜梭菌污染的肉类或家禽而发病[32]。该病原体在环境中普遍存在，包括人类和动物粪便。通常，因摄入烹饪后超过24小时的食物，并经室温下慢慢冷却，然后凉吃或加热后再吃，在此期间，烹饪中幸存的孢子开始孵化，同时梭状芽胞杆菌增殖，并达到足以构成感染的数量。

病理生理

致病需要摄入活的病原微生物，但本病不是由细菌感染引起的，更准确的说法是，它是由消化道微生物芽胞所产生的肠毒素引起的。肠毒素引起产气荚膜梭菌食物中毒的症状。

临床表现

症状一般在摄入污染的食物6～12小时后出现，但也可长达24小时。其主要症状是频繁的水样泻和中度腹部绞痛。罕见发热、恶心、呕吐。该病具有自限性，超过24小时者罕见。

进食可疑肉类或家禽后不久，出现水样腹泻和腹部绞痛的患者，并有同食者出现同样的症状时，应考虑产气荚膜梭菌食物中毒的可能。粪便检查一般白细胞和红细胞阴性。

并发症

一种罕见类型的梭菌食物中毒，称为坏死性肠炎（也称为"猪-贝尔"）与摄入被产气荚膜梭菌C型菌株严重污染的食物有关。本病特点是急性发病，严重腹痛、呕吐、腹泻、虚脱和休克，可迅速致命。尸检显示弥漫性出血性坏死性肠炎，累及空肠、回肠及结肠[33]。

治疗

偶尔，患者需要静脉补充液体。抗生素治疗无效，引起该病的是肠毒素而非细菌，且病程很短。对已经煮熟的食物避免长时间加热或冷却，可预防产气荚膜梭菌食物中毒。

蜡样芽胞杆菌食物中毒

流行病学

蜡样芽胞杆菌是一种需氧、有芽胞的革兰阳性杆菌，是食源性疾病的常见病菌。该菌是最常从土壤中分离出来的细菌之一。由于其分布广泛且芽胞硬度很大，蜡样芽胞杆菌几乎可污染所有的农产品，并在食品变质方面起主要作用，包括巴氏消毒的牛奶及奶制品。它经常从生面团、大米、牛奶场、奶粉制品、香料、干货、肉类、鸡肉、蔬菜、海鲜、水果和谷物中被分离出来。因为它是无处不在的，并且耐高温，要在食物加工环境控制该菌是非常困难的[34]。据估计，在美国，蜡样芽胞杆菌每年引起27 000例以上的食物中毒。

蜡样芽胞杆菌导致两种截然不同的临床综合征：一个为催吐型，由热稳定性葡萄球菌样肠毒素（又称为cereulide）引起，另一个为腹泻型，由不耐热肠毒素（称为HBL）引起，其与大肠埃希菌相似。催吐型综合征患者通常是由于摄入被污染的炒饭后致病，不过亦涉及牛肉、家禽、香草酱，经过巴氏消毒的鲜奶油、牛奶布丁、意大利利和婴儿配方等。腹泻型综合征患者通常仅因摄入肉类或蔬菜中的HBL致病，但也有与鱼、汤、酱料、乳制品相关的大流行报告[34]。

病理生理

耐热的蜡样芽胞杆菌芽胞可在煮沸的食物中生

存，然后在烹饪过的食物中发芽，如炒饭未予冷藏。而后，生长型的细菌增殖并产生毒素。食用前把食物快炒或简单加热常不足以破坏预先存在的热稳定性催吐毒素。烹饪食物时未正确把握温度是蜡样芽胞杆菌食源性疾病最常见的特点。

临床表现

催吐型综合征临床上难以与葡萄球菌肠毒素引起的食物中毒鉴别。经过 1～5 小时的潜伏期后，所有患者表现为剧烈呕吐与腹部绞痛。大约 25%～30% 的患者可有腹泻。病程短，一般不超过 10 小时，病人恢复情况良好。

腹泻型综合征，经 6～14 小时潜伏期后发病，所有患者均有腹泻，大约 75% 患者伴有腹部绞痛，只有 20% 患者呕吐。病程范围为 12～36 小时。实际上，症状和产气荚膜梭菌食物中毒的症状类似，不过，产气荚膜梭菌感染后呕吐不常见[34]。

进食后不到 6 小时出现以上胃肠道症状为突出表现时，或食用可疑膳食如肉类或蔬菜 6～24 小时后，出现以下胃肠道症状为突出表现时，应怀疑蜡样芽胞杆菌食物中毒。

诊断策略

由于本病短暂、非侵袭性，通常不做诊断性测试。为做大规模暴发的流行病学调查，公共卫生部门可有选择的检测常用食品。每克可疑食品检测到 10^5 形成集落单位时即可确诊。最近，研制成一种 PCR 实时检测技术，可检测 2 小时内存在的蜡样芽胞杆菌。但此项技术至今未形成商业化[35]。

治疗

通常，此两型综合征是轻度自限性疾病。由于症状是由肠毒素介导的，故无使用抗生素的指征。对于有严重呕吐的患者，给予肠外抗蠕动药物是有效的。只要煮熟的米饭和烹饪过的食物及时食用或冷藏，不要放在室温中，蜡样芽胞杆菌食物中毒是可预防的。

由非霍乱弧菌引起的霍乱和胃肠炎

流行病学

除副溶血性弧菌外，其他嗜盐弧菌菌株已经越来越多地被证实是与摄食海鲜相关的急性胃肠炎的病因。它们的流行病学与副溶血性弧菌相同，普遍存在于沿海海域，其暴发流行与食用生的或烹饪不当的贝类相关，其发病率明显限于一年中的炎热月份[15]。真正的霍乱是在美国墨西哥湾沿岸持续性散发，因食用烹饪不当的蟹或牡蛎所致。其他相关食物包括进口海产品，煮熟的米饭，冷冻或新鲜的椰子奶，市售哈密瓜块。由于南美和印度发生霍乱流行导致输入美国的霍乱病例数增加。疾病控制和预防中心报道每年 0～5 例[36]。

发病机制

这些细菌和副溶血性弧菌之间的差异在于发病机制不同。副溶血性弧菌是通过侵袭性肠道感染直接致病，而这些菌株在体内产生与腹泻相关的肠毒素。因此，这些症状就像其他形式的毒素性胃肠炎，而非侵袭性病原菌所致。在抗原性方面，非霍乱肠毒素与霍乱弧菌肠毒素相似，产生类似霍乱的腹泻，但远没有霍乱严重。

临床表现

典型的流行性霍乱患者，是在食用海产品的 24～48 小时内出现大量米泔水样腹泻、腹部绞痛，常有恶心、呕吐，可有低热。在这些严重病例（重症霍乱）中，每小时腹泻量可达 1 升。近半数患者因失液量大，需要住院，若不及时治疗，其死亡率可高达 25%～50%。平均病程约为 7 天，这不同于副溶血性弧菌肠炎的 1～2 天的病程[15]。

尽管典型的霍乱是众所周知的，据 CDC 估计，重症霍乱仅占 1/20。在受累患者中大多数表现为轻度腹泻，可能未被记录。在美国，霍乱非常罕见，甚至包括回程的旅行者，记录的发病率为每年 1 人/100 万人[36]。

另一种弧菌菌株——创伤性弧菌，也是进食生海鲜所致，尤其是生牡蛎。健康人大约在摄入污染海鲜 16 小时后，创伤性弧菌引起自限性胃肠炎。有基础疾病者，开放性伤口与海水接触后，该微生物可引起严重伤口感染，或原发性败血症性综合征，其特点为皮肤出现出血性大疱，迅速进展为脓毒症休克。在美国，创伤性弧菌感染导致死亡的主要原因与食用海鲜相关。败血症可使有基础病患者的死亡率达 50%，特别是慢性肝病患者[15]。因此，建议所有慢性肝病患者，酗酒患者，艾滋病患者，其他免疫功能低下和患任何严重慢性病的患者避免生食贝类[37]。

诊断策略

与副溶血性弧菌不同，由于它们属非侵袭性弧菌，粪便染色涂片无白细胞或红细胞。如覆盖适当的 TCBS 培养基，粪便培养可迅速确认微生物[15]。

治疗

经典霍乱患者经常丢失大量液体，需要水化疗法。世界卫生组织已制订口服补液公式，并在全球范围内成功地应用于霍乱的治疗[7]。根据临床表现选用口服或静脉补液。抗生素治疗非霍乱弧菌所致的肠道感染的作用尚不清楚。然而，适当的抗生素治疗可减少疾病的严重度和缩短病程，对海洋弧菌引起的腹泻有同样作用[15]。可选择环丙沙星1克或多西环素300毫克，1次口服；两倍浓度的TMP-SMX，1日2次，3日[3]。对于副溶血弧菌感染的预防，取决于正确的操作和避免不适当的烹饪海鲜。霍乱是国家法定报告传染病。

最近研制的口服霍乱疫苗已被批准，在其他国家可以得到。口服疫苗引起的副作用似乎比静脉注射疫苗少，CDC未把此疫苗推荐给旅游者，这种疫苗在美国还没有授权上市[36]。

鲭鱼中毒

流行病学

在美国，鲭鱼中毒是一个日益严重的问题。本病得名于鲭亚目鱼种（如箭鱼、金枪鱼、鲐鱼、鲣鱼等相关鱼种），是由摄入多种暗色鱼肉所致，包括非鲭鱼类，如鲱鱼、竹荚鱼、沙丁鱼、琥珀鱼、黑色的马林鱼、鳅鳅鱼等。最常累及的鱼种是鳅鳅鱼、金枪鱼、竹荚鱼。餐厅对这些鱼冠以各式各样的名称如青花鱼、剑鱼、鲣鱼、海豚或琥珀鱼，或者他们烹饪的鱼看起来和"鲔鱼沙拉三明治"一样。

在美国，大多数鲭鱼中毒出现在夏威夷和佛罗里达州，依发生频率随后是加利福尼亚、纽约、华盛顿和康涅狄格州。然而，鲭鱼中毒可发生在任何定期供应"鲜鱼"的地方。

发病机制

鲭鱼体内含有较高水平的组氨酸，鲭鱼中毒是因摄入了细菌产生的热稳定的毒素所致，该毒素是细菌作用于暗色鱼肉中的组氨酸产生的。该细菌正常存在于海洋生物表面，而不是污染物。这些微生物体内含有高活性的组氨酸脱羧酶，能使组氨酸产生组胺和组胺样物质，从而引起鲭鱼中毒的症状。鱼内高水平的组胺与该病的发生直接相关。鲭鱼毒素的形成与从捕捞到烹饪这段时间的保存和冷藏不当直接相关。通常，问题在于供应商冷藏不当，而不是餐厅烹饪鱼有过失。

临床表现

鲭鱼中毒类似于组胺中毒。尽管多数有毒的鱼无异臭或异味，但进食鱼时，病人可注意到金属味、苦味或胡椒味。症状通常在摄入鲭鱼20～30分钟后出现，主要包括颜面潮红、腹泻、搏动性头痛和心悸、腹部绞痛等。其他症状有头晕、口干、恶心、呕吐、荨麻疹等。颜面潮红酷似晒伤，可蔓延到全身皮肤表面。结膜常见充血。主要症状一般不到6小时即消失，但虚弱和乏力可持续更长时间，临床表现一般呈良性。发病率非常高，大多数同食者均可发病。

治疗

肠外抗组胺治疗，例如苯海拉明50毫克IM或IV，或西咪替丁300毫克IM或IV通常可迅速缓解症状。需要静脉输液者罕见。如果正确处理鱼，特别是及早正确冷藏，本病是可以预防的。本病不是过敏反应，所以不应该告诉患者其对这些鱼过敏，也不应该禁止他们今后再吃这种鱼。

雪卡鱼类中毒

流行病学

雪卡鱼中毒是一种常见的公共健康问题，并有相当可观的经济意义。这是热带地区的地方性流行病，但可存在于全世界范围内。据CDC估计，在美国，每年有50 000～100 000例患者发生雪卡鱼中毒[38]。中毒事件多发生于夏威夷和佛罗里达州地区，但由于现在相关海洋鱼常销往内陆，实际上鱼肉中毒可见于全国任何地方[38]。

发病机制

雪卡毒素是由海洋腰鞭毛虫毒素产生的，这类生物毒素附着于海藻上，并传递给食物链。脂溶性毒素可在较大的捕食珊瑚礁的鱼组织内大量累积，其中在肝、肠道、头部、卵内浓度最高。它不影响鱼的任何方面。只有当人类摄入毒素时才致病。

超过400种涉及珊瑚礁的鱼种为雪卡毒素的载体，但有重要商业价值的不到50种。涉及雪卡鱼中毒的鱼类包括湖泊鱼、梭鱼、石斑鱼、鲭鱼王、鹦嘴鱼、海鲈鱼、笛鲷、鲟鱼、刺尾鱼和羽鳃鲹等[38]。

病理生理

雪卡鱼中毒是由摄取含雪卡神经性毒素的鱼类而致病的。雪卡毒素耐热、耐酸、无嗅、无味。在烹饪或冷冻时不失活，也不能通过干燥环境、盐碱、烟熏、腌泡或浸酸消灭。很难预测食用的鱼里面是否含有足量的可致病毒素[39]。雪卡毒素既有抗胆碱酯酶和胆碱能特性，也有以作用于钠离子通道为介导的神经毒作用。雪卡毒素引起依赖通道激活的电压超极化移位，使钠离子通道在静息膜电位开放。随着对豚毒素敏感的钠离子通道被激活，神经元自发性发射冲动，进而引起典型的神经系统的症状和体征[39]。

临床特点

雪卡鱼中毒最常见于春季和夏季。潜伏期约为2~6小时，延长至12~24小时者不常见。发病率非常高，80%~90%的暴露人群可致病。症状与摄入毒素的数量相关，在严重程度方面悬殊很大。如果患者还未能从第一次中毒中完全恢复，则第2次摄入后症状更为严重[39]。

典型患者表现为胃肠道及神经系统两方面症状。首先出现胃肠道症状，如恶心、呕吐、大量水样泻、痉挛性腹痛和大汗淋漓等，第一个24小时内缓解。神经系统症状包括咽部及口周感觉减退和感觉异常，"足部发热"，类似于乙醇性周围神经病，"牙齿松动与疼痛"；有时可有中枢神经系统变化，如共济失调、肌无力、头晕、幻视，甚至意识模糊和昏迷[39]。

雪卡鱼中毒的患者表现为明显的温度感知异常。即冷异常性疼痛，定义是接触冷水和冷物时感觉减退，几乎是雪卡鱼中毒的特征，并常不正确的被称为"冷热温度倒错"。另一个典型特征是摄入乙醇后复发或者所有症状恶化[39]。

雪卡鱼中毒平均病程为1~2周，但是，至少半数患者症状持续8周。其神经系统症状，特别是感觉异常和感觉迟钝症状持续时间常超过胃肠道症状，曾有持续数年的报道。

诊断与鉴别诊断

患者同时有消化道和神经系统症状，特别是感觉迟钝时，应强烈考虑雪卡鱼中毒的可能。冷异常性疼痛和饮酒后症状明显恶化，高度提示雪卡鱼中毒。

有时，本病可被误诊为急性胃肠炎伴"过度通气综合征"，因为有胃肠道症状和感觉异常（特别是发生于口周和肢端部位）同时发生。同样，有时雪卡中毒患者的表现有时被认为是装病，因为感觉异常常是短暂的、含糊的、缺乏传统皮节分布。

鉴别诊断时应考虑其他疾病，如瘫痪，神经毒素性贝类中毒，嗜酸性脑膜炎，肉毒中毒，有机磷杀虫剂中毒，河豚毒素中毒[39]。

治疗

治疗以支持治疗为主。给予静脉输液补充呕吐和腹泻所丢失的液体，必要时给予镇痛剂。在严重病例中，因毒素具有不同程度的抗胆碱酯酶活性，表现为心动过缓和低血压，可用阿托品和多巴胺治疗。必须告知患者，在症状未完全消除前，禁止饮酒。

瘙痒可用组胺 H_1 受体拮抗剂如西替利嗪（仙特明）治疗，10毫克，每天1次。使用阿米替林，25毫克，每日2次，可使瘙痒和感觉异常这两个最烦扰和最顽固的症状戏剧性地减轻。

过去，静脉注射甘露醇对雪卡鱼中毒是一项可接受的治疗。使用的理由基于一项针对24例患者的非对照、非随机、非双盲研究。最近，一项针对50例患者的对照、随机双盲研究，发现接受生理盐水组患者和接受甘露醇组患者症状的改善未见明显差异。此外，雪卡鱼毒素中毒的动物研究表明，甘露醇未能逆转雪卡鱼毒素的作用。根据这些信息，表明甘露醇对雪卡鱼毒素中毒无治疗作用[39]。

肠毒素性大肠埃希菌

流行病学

产肠毒素性大肠埃希菌或肠毒素性大肠埃希菌（enterotoxigenic *E. coli*，ETEC）是全世界大多数地区引起急性腹泻的主要原因。它也是不发达地区旅行者腹泻的主要原因。针对本病在北美到拉丁美洲的游客中进行了非常深入的研究，在所研究的游客中有17%~70%发病，使患者感觉乏力，迫使他们改变出行计划[40]。愈来愈认识到 ETEC 是发达国家食源性疾病的病因，包括美国[41]。

食入被污染的食物或饮水可造成感染。最常见的传染源是未去皮的水果、叶用蔬菜、不卫生的饮用水和用不纯水制成的冰。大部分游客对他们的食物和饮水均十分小心，但个人饮食习惯和旅行者腹泻的发生率似乎无相关性。

发病机制

大肠埃希菌导致腹泻必须具备两个条件：一是小肠允许定植（尽管是非侵袭性的）的表面因素；二是定植细菌分泌肠毒素的能力，这种肠毒素可使水和电解质被注入小肠腔内。在肠上皮细胞或毛细血管内皮细胞无任何组织学损害的情况下，可发生肠毒素诱导的分泌。

大肠埃希菌可产生不耐热和耐热两种类型肠毒素。前者和霍乱毒素类似，它与肠道上皮细胞特定的表面受体结合，允许A亚基移位到细胞内。A亚基变异宿主信号导致钠和氯分泌失调、离子输送紊乱、肠道失水。耐热型肠毒素通过刺激黏膜细胞上的鸟苷酸环化酶发挥其作用，往往表现得更迅速。任何一种产肠毒素的大肠埃希菌菌株可产生某种或两种肠毒素。

肠液丢失在数量上类似于霍乱或其他毒素性腹泻[42]。

临床特点

通常是经历 24～72 小时的潜伏期后，突发水样腹泻。严重程度不一，范围可以从暴发型、霍乱样疾病至很常见的旅行者轻症腹泻，水样腹泻、腹部绞痛比致命性的症状更麻烦，发热不常见。不到半数受累成年人可伴有呕吐，很少有严重液体丢失。即使在严重的病例中，腹泻时间也很少超过 48～72 小时，对口服或静脉输液反应均较好。轻症患者症状通常逐渐消退，偶可持续一周或更长。实际上所有患者均能完全康复，不留远期后遗症。

如儿童与成人表现为频繁水样泻，而无其他症状时，应怀疑肠毒素性大肠埃希菌病。它常表现为"轻型、非特异性胃肠炎"，可自发缓解。在访问发展中国家期间，获得毒素性腹泻的任何人，均可能是本病。至今，ETEC 是旅游者腹泻最常见的病因。

诊断策略

尚无诊断 ETEC 感染的快速实验室方法。依靠识别各种大肠埃希菌血清型的方法并不可靠，因为大肠埃希菌是正常结肠菌群的一部分，产生肠毒素的能力不局限于某种类型。已经研制出利用实时 PCR 试验检测耐热和不耐热肠毒素的方法，但尚未应用于临床。粪便标本显示无白细胞和红细胞。

治疗

因为 ETEC 感染几乎是一种自限性疾病，除输液外不需要其他治疗。但是，如果病原菌已被识别而症状仍较明显，或者病人曾到流行区旅游，则可给予抗生素缓解临床症状。症状轻者，可口服单次盐酸环丙沙星，750 毫克。此外，洛哌丁胺亦应有效。对症状严重者，给予 TMP-SMX 160 毫克/800 毫克或标准剂量的氟喹诺酮连用 3 天[3]，应该能消除病原菌。

难辨梭状芽胞杆菌抗生素相关性肠炎

流行病学

难辨梭状芽孢杆菌是一种厌氧、产孢子的革兰阳性杆菌，1978 年首次提出本菌与肠炎相关。本菌可致轻重不等的疾病表现，可有无症状的定植到严重腹泻、伪膜性结肠炎、中毒性巨结肠、肠穿孔甚至死亡[43]。50% 以上的健康婴儿和 3% 的健康成人的粪便可培养出难辨梭状芽孢杆菌[7]。本病独特之处是，在给予抗生素治疗期间或以后，正常存在于结肠的微生物致病。结肠炎多是由口服或静脉注射抗菌药物所致，包括喹诺酮类、克林霉素、林可霉素、氨苄西林、头孢菌素、四环素、青霉素、氯霉素、磺胺类、红霉素等。除最近应用抗生素外，其他危险因素包括年龄 >65 岁、有严重基础疾病、插入鼻胃管、使用抗溃疡药物和长期住院[43]。此类微生物感染主要见于成人。多数难辨梭状芽孢杆菌结肠炎病例发生在住院病人或长期住在护理院的人群中。由于通过医院人员的手或病人-病人之间病原体的传播，住院患者粪便带菌率可达 16%～35%[44]。偶尔，未经抗生素治疗的患者亦可发生院内感染[7]。

在过去的几年里，已注意到难辨梭状芽孢杆菌相关结肠炎的发生率及其严重程度正在增加，并认识到一个新的菌株，命名为 NAP1/027（毒素型Ⅲ，北美脉冲场凝胶电泳性 1，PCR 核糖型 027）。本菌株已经在加拿大、欧洲和美国暴发流行。CDC 数据显示，难辨梭菌性结肠炎的出院诊断在增加，从 1997 年的 31 人/10 万人到 2003 年的 61 人/10 万人[43]。

病理生理

在抗生素治疗导致正常肠道菌群明显减少时，难辨梭状芽孢杆菌开始繁殖。随后，本菌必须产生足以致病的毒素量。难辨梭状芽孢杆菌的主要致病因素是毒素 A 和毒素 B。毒素 A 吸引中性粒细胞和单核细胞，毒素 B 主要破坏结肠上皮细胞，两者均导致水样泻、结肠炎、伪膜的形成。有难辨梭状芽孢杆菌定植而无结肠炎且已证实有大量毒素 A 抗体的病人，则不可能发生临床疾病。那些发生结肠炎的患者，若有大量的毒素 A 抗体，则可缩短病程和降低复发率[44]。潜伏期尚未能确定[43]。

病理组织学检查可见黏膜充血、水肿。在斑块区可见隆起的淡黄色白斑，疏松附着在黏膜上，主要在直肠乙状结肠段，但亦可见于结肠的任何部位。由于本病有这些伪膜样斑块，故过去被称为"伪膜性肠炎"。

临床表现

症状可见于使用抗生素期间或停用抗生素 3～4 周后。有趣的是，曾有报道称，完全停用抗生素治疗 6 个月后，难辨梭菌可致病。其临床表现极不相同，多数情况下，患者一般表现为轻度至中度非血性腹泻，下腹部绞痛，不伴有全身症状。如因毒素使肠黏膜受损，其临床表现更像侵袭性腹泻而不是毒素性腹泻，表现为发热、恶心、脱水、严重痉挛性腹痛、腹胀和大量水样便。尽管血便少见，但粪便潜血阳性是其特点。粪便中常有白细胞。儿童感染比成人更严重。当出现伪膜性结肠炎时，难辨梭状芽孢杆菌性结肠炎患者的死亡率为 6%～30%[44]。

诊断策略

有多种诊断试验可用于检测难辨梭状芽孢杆菌。历史上的"金标准"方法是细胞毒试验，本试验用适当的培养基作粪便培养，并观察毒素 B 的细胞毒作用。其敏感性为 94%～100%，但是需要 48～72 小时才能完成。现在粪便毒素试验是用于诊断难辨梭状芽孢杆菌感染的主要方法[7,43,44]。用于检测毒素 A 和 B 的酶联免疫吸附测定法（ELISA）在初期其敏感性较低，但经过充分改进后，目前大多数医院使用 ELLSA 试验只需要 2 小时即可出报告，已成为首选方法。粪便培养可以确定抗生素相关肠炎（antibiotic-associated enterocilitis，AAC）病人的粪便中是否存在难辨梭状芽孢杆菌，然而，细菌培养阳性结果无诊断意义，因为在正常人（特别是婴儿）或接受抗生素治疗而无结肠炎者的粪便中可存在难辨梭状芽孢杆菌。临床上很少使用粪便培养，但常为流行病学调查的项目之一[7,43,44]。根据患者典型的病史及体格检查，通过乙状结肠镜或结肠镜检查，可做出初步诊断。

鉴别诊断

重要的是，难辨梭状芽孢杆菌性结肠炎应与单纯抗生素相关性腹泻相鉴别。3%～10% 使用抗生素的患者，特别是儿童，可发生与难辨梭状芽孢杆菌毒素无关的腹泻。此类患者症状较轻，水样腹泻，无全身症状或无细胞变性毒素诱导的结肠炎证据。

治疗

早期研究发现，15%～23% 患难辨梭状芽孢杆菌性结肠炎的病人在停用抗生素 48～72 小时内可自行消除[44]。如果停用抗生素后不使腹泻不能缓解，或腹泻加重，应立即开始抗生素治疗，可口服甲硝唑或口服万古霉素。甲硝唑剂量是 250 毫克口服，每天 4 次，连用 10～14 天。甲硝唑静脉途径给药亦有效。万古霉素的剂量为 125～500 毫克口服，每日 4 次，同样有效[44]。静脉滴注万古霉素一般无效，因为它不能达到有效的肠腔内浓度。

比较甲硝唑与万古霉素的初期试验表明，有 90% 相似的有效率。最近研究显示，大约 78% 甲硝唑治疗的患者有初始治疗效果，其中大约 1/3 患者复发，总体有效率约为 50%。由于万古霉素比甲硝唑治疗更昂贵，并担心万古霉素耐药，对轻型病人首选口服甲硝唑，口服万古霉素仍将保留给甲硝唑治疗无效的患者或发病时中度至极重度患者[43]。

患者一般不发热，36～72 小时内临床表现可改善，即使毒素检测和粪便细菌培养结果阳性可持续数周，但腹泻可在 5～7 天内停止。不管抗生素的选用、用量或疗程如何，8%～50%（平均 25%）的患者可复发。复发的危险因素包括新使用抗生素、年龄 > 65 岁、基础疾病的严重性、低血清白蛋白、需要入住 ICU、住院天数为 16～30 天。几乎所有此类患者对另一个疗程的抗生素有效[44]。

对有既往发作史的病人，口服含布拉尔酵母菌的酵母 500 毫克，每天 2 次，连用 4 周，并联用抗生素治疗，已证明可大幅度降低难辨梭状芽孢杆菌相关疾病的复发[44]。但是，如把布拉尔酵母菌给初发病人则无效。使用布拉尔酵母菌无严重不良反应[44]。

虽然肠外万古霉素常有毒性作用，在治疗难辨梭状芽胞杆菌性结肠炎时，口服本药未见不良作用的报道。对此类病人禁用抗蠕动或有便秘作用的药物，因为存在发生中毒性巨结肠的风险[44]，以及可能提高结肠中细胞变性毒素的水平。

急性病毒性胃肠炎

流行病学

病毒性胃肠炎是美国的第二大疾病。尽管涉及几种病毒属，包括杯状病毒、冠状病毒、细小病毒属，在过去的 10 年内，有两种病毒是主要的。诺罗病毒包括诺沃克病毒，主要引起成人和年龄较大的儿童致病，然而，人呼吸道肠道病毒样病原体，也称为轮状病毒，常导致婴幼儿腹泻。全世界范围内，轮状病毒感染每年可致 600 000～875 000 人死亡，占 5 岁以下儿童死亡病例的 6%。在美国，轮状病毒感染是胃肠炎患者住院的主要原因，促使 600 000 次就诊，50 000 人住院，每年约 20 人死亡。轮状病毒亦可在成人中流行，尤其那些接触过患儿的家长[7]。

这些病毒感染剂量很低，致病率高达 50%。潜伏期短，常见爆炸式暴发流行。诺罗病毒有几种传播途径，在环境中相当稳定，使得这种感染特别容易播散。据统计，在工业化国家里，诺罗病毒性胃肠炎占总暴发性胃肠炎的 68%～80%[7]。两种病毒均以粪-口途径在人与人之间传播，但是水源性或食源性暴发亦很常见。大样本报告的诺罗病毒感染来源包括市政或半公共供应水、用于休闲游泳的水、游船上的贮存水、自助餐厅三明治、食品加工者和贝类[7,45]。摄食生牡蛎可导致大规模暴发流行。据 CDC 统计，50% 的食源性胃肠炎的暴发是由诺罗病毒引起的。常见院内感染传播。在 HIV 感染病人中，星状病毒和小核糖核酸病毒是腹泻的常见病因。

病理生理

病毒扰乱小肠微绒毛吸收细胞,降低其吸收表面和通过降低液体和电解质的吸收而致腹泻。病毒非结构蛋白亦具有肠毒素作用,促进氯被主动分泌到肠腔内。病毒性胃肠炎病人的组织学图像类似热带口炎性腹泻或短暂的脂肪和碳水化合物吸收不良,这种情况可在感染后持续 1 周或更久[45]。

病毒性疾病的腹泻粪便比正常粪便含有更多的钠、氯和碳酸氢根离子,但这些异常几乎无法与细菌毒素诱导的腹泻相比,后者几乎均为等渗体液丢失。钾离子丢失不明显,除非症状持续时间很长。

临床特点

在流行病学方面,病毒性胃肠炎主要有两种不同的临床类型。婴儿与 6~24 个月幼儿的轮状病毒暴发,常为散发性的,偶有流行性的,一般发生于冬季。潜伏期为 24~72 小时,然后突发呕吐、水样泻和低热,但几乎无腹痛。轮状病毒性肠炎早期突出临床表现是呕吐,并呈持续性,但持续时间罕见超过 36 小时。腹泻常持续 4~7 天,约 20%~40% 患者紧接着出现脂肪泻。许多患儿表现为严重脱水,需要住院和静脉补液,但在发达国家里罕见致命。

接触患儿的家属和成人可发生有明显临床表现的疾病,但很少见。大多数轮状病毒感染的成人是无症状的。如发生症状,常是很轻微的,或许由于这些发病是再次感染,60%~90% 大龄儿童和成人有轮状病毒抗体[45]。

第二种临床类型的特点是流行性的,主要是学龄儿童、家庭成员和成年人,呈现家庭和社区范围内的胃肠炎暴发。本型通常是由诺沃克病毒引起的。经过 20~36 小时的潜伏期,出现腹泻、恶心、轻度腹痛等症状,呕吐不突出。一般无发热。可表现为厌食、头痛、乏力、肌肉疼痛等全身症状。该病是自限性的,通常持续 24~48 小时。多数受累成年人的症状很轻,不需治疗[7,45]。

诊断策略

对严重呕吐、腹泻、低热、中度脱水和白细胞计数正常的患儿,应考虑轮状病毒性胃肠炎的诊断,尤其是 6~24 个月的幼儿,在冬季出现症状时。常见尿素氮水平升高和代偿性代谢性酸中毒。血清电解质检查通常提示等渗性脱水。

成年人病毒性胃肠炎的诊断通常是排除诊断。病毒性肠炎的可能诊断依据是,病人有轻度肠道症状,但无病容,进一步询问病史及体格检查无证据怀疑细菌性病原体、感染性疾病或其他任何原因。除体格检查外,不需要作其他检查。其中某些病人可能确实是轻型细菌感染,但它们亦是自限性的,治疗与病毒性疾病无差异。

实验室的诊断检查有,利用电子显微镜证实粪便中的病毒,或利用检测病毒抗原的各种方法,如乳胶凝集试验、ELISA 法或反转录酶-PCR 技术。轮状病毒疾病患者的粪便中存在大量病毒,这些抗原检测方法具有很高的敏感性和特异性。只有腹泻十分严重的病人才有指征做作轮状病毒检测。病毒性胃肠炎患者的粪便检查无白细胞和红细胞[7]。

治疗

治疗急性病毒性胃肠炎最重要的是液体替代疗法。许多儿童需要住院治疗,静脉补液和电解质。无指征作特异性抗病毒治疗。对儿童不推荐抗腹泻治疗。对于成年人,他们通常不需要补液,但可采取措施减轻症状。因为病毒传播主要是粪-口途径,勤洗手和保持其他卫生习惯是最好的预防措施。

1998 年,用于婴儿抗轮状病毒的四价活疫苗已获批准。但在 1999 年,因其可致肠套叠而被撤出市场。2006 年在美国,乐幼康(Rotateq)作为一种较新的五价活疫苗口服液已被批准,现在用于 2、4、6 个月婴儿的每年推荐免疫计划项目。

胃肠道寄生虫感染

引起常见原虫性肠炎的微生物总结于表 92-4 中。作为一个组群,寄生虫所致疾病病程比细菌、病毒性疾病病程要长,临床医生对于腹泻时间超过两周,尤其是免疫功能低下的人群、旅行者和发展中国家的居民,应该考虑寄生虫感染的可能。

球虫感染

隐孢子虫和贝氏等孢子虫感染

流行病学

隐孢子虫属和等孢子虫属是在多种动物幼小群种中引起腹泻的常见肠道原生寄生虫。对人类而言,隐孢子虫属是全球性的问题,多见于处理动物的人群、日托所的儿童、健康同性恋男性和免疫缺陷者[7,46]。尽管美国艾滋病患者在接受高效抗转录病毒的治疗后发病率有所下降,但隐孢子菌属仍是艾滋病患者中发生慢性腹泻的最常见原因[47]。先天性免疫缺陷和肿瘤化疗或其他抑制免疫药物是另一种促发因素。此类

表 92-4　原虫性胃肠炎的流行病学研究

病原体	来源/危险因素或群体	潜伏期（I）	特征
阿米巴	排泄物污染的食物和水源	3 周到 4 个月	感染可能是共生的或呈间歇性症状，或产生严重的痢疾
贾地鞭毛虫	水溶性的有机体，粪-口接触，护理中心，旅行者，艾滋病患者，同性恋男性	1～3 周	发生于美国人口的 5%～10%，吸收不良综合征或共生现象
孢子虫			
隐孢子和等孢子虫属	水溶性的有机体，粪-口接触，护理中心，动物，艾滋病患者	5～10 天	大量水样泻，免疫功能正常时具有自限性，免疫功能低下者表现为持久性腹泻
圆孢子虫	新鲜的水果，浆果，生菜和饮水	1 周	爆炸性，长期性，水样腹泻，乏力，消瘦
粪类圆线虫	职业接触土壤，或前往流行地区，在美国（肯塔基州，田纳西州，西弗吉尼亚州）或海外	数周～数月	嗜酸性粒细胞增多，败血症，在艾滋病患者中表现为重复感染综合征

注：艾滋病，即获得性免疫缺陷综合征。

微生物具有很高的传染性，很容易在医院、家庭、日间住院医疗或所有个人卫生很差的场所传播[47]。除动物间及人与人之间传播外，这可通过接触被粪便污染的环境表面、玩具、食物、娱乐用水间接引发传播[47]。隐孢子虫卵对氯和常用消毒水均有较强的抵抗力。疾病大规模暴发常起源于社区泳池[46]。

卵囊很小（直径 2～6 微米），通过用于处理公共水供应的标准过滤系统，并不能从污染水中被清除。健康人摄入 10～20 个卵囊即可发病。据最近的报道，成千上万人因为饮用被污染的过滤系统处理后的饮用水后罹患隐孢子虫病，这种饮用水是符合联邦与州饮用水标准的[46]。据报道，许多州有被隐孢子虫污染的河流与小溪[47]。对于儿童，隐孢子虫病好发于晚夏和早秋，常伴随肠道其他微生物感染，特别是肠贾第虫属。

等孢子虫病一般是机会性感染。它主要发生于艾滋病患者中，特别是海地的艾滋病病人和同性恋男性。对于同性恋群体，等孢子虫病是性传播疾病，类似于贾第鞭毛虫病和阿米巴虫病[48]。

病理生理

隐孢子虫和等孢子球虫，这两种病的病理生理相似，都是摄入卵囊引起的。脱囊后，孢子体黏附于回肠末端和近侧结肠的肠上皮细胞表面，并不侵入组织。大量液体丢失是由于氯主动分泌和吸收障碍所致。尽管发现许多促炎症细胞因子、趋化因子和神经肽上调，但未证实特异性肠毒素。对于隐孢子虫病，胆道存储可能是慢性感染与无力根除此微生物的原因[46]。

临床特点

隐孢子虫病与等孢子虫病的临床表现难以区分，但又有明显差异。在大约 1 周的潜伏期之后，症状可以隐匿或突然发生。感染的特征是由轻度至大量水样泻、痉挛性腹痛、厌食、恶心、乏力、体重减轻和胃肠胀气。腹泻和腹痛常于进食后加重。免疫功能缺陷患者（特别是 CD4+ 计数低于 200/mm³ 的 HIV 感染病人）可有大量的液体丢失：常见（3～4）L/d，丢失可达到（10～20）L/d。体检仅发现脱水征象。触诊可有轻度弥漫性腹部压痛，发热和白细胞增多不常见。嗜酸性粒细胞不是其特征。成人粪便血液和白细胞检查结果均阴性，儿童患者偶有阳性发现[46,47]。

患者的免疫状态是决定感染为自限性还是持续性的最主要因素。免疫功能正常者的腹泻常在 1～3 周康复，但也能持续更长时间或变为慢性。免疫功能缺陷病人特别是艾滋病患者，除非感染治疗有效，否则常呈慢性持续性腹泻，可引起明显不适和呈病态状[7,46,47]。

隐孢子虫与等孢子虫均可引起隐性感染。据报道，有隐孢子虫病的携带状态[47]。美国的一项研究表明，因各种原因对免疫状态正常者做上消化道内镜检查，在 13% 的患者十二指肠降部发现隐藏的隐孢子虫。然而，这些患者中无 1 例有腹泻。

诊断策略

球虫感染可能是隐性孢子虫或等孢子虫引起的，可通过在粪便中找到卵囊来确诊。酵母在形态、大小方面与球虫相似，但不是抗酸性的。在抗原检测应用以前，抗酸染色技术是首选诊断方法。此方法对隐性孢子虫病的诊断不敏感并且需要较高的卵囊浓度和有经验的检验员。免疫荧光试验是利用隐性孢子虫囊单克隆抗体的一项检查方法，已得到广泛应用，其敏感性是抗酸染色的 10 多倍。ELISA 检测盒也已经商业化，敏感性高，操作简单。据几项报告，可以达到 94%～100% 的敏感性和特异性。已研制出隐性孢子虫的 PCR 试验，但至今未应用于临床实验室[7,46]。

治疗

在免疫功能正常的人群中，隐孢子虫病一般是自限性的。对症治疗和液体替代疗法已经足够。初期治疗主要是补充液体和电解质，如有可能，可用口服途径。对轻至中度病人，抗蠕动药物如洛哌丁胺或复方地芬诺酯（止泻宁）/阿托品可减少粪便排出量。经美国食品与药品管理局（Food and Drug Administration, FDA）批准，对于免疫功能正常患者，若其病情迁延不愈，可给硝噻醋柳胺 100～500mg，每 12 小时 1 次，并被证实对成人和 >1 岁的儿童有效。免疫功能正常的患者，在疾病消除后，可从粪便排出卵囊，其症状与持续排出可长达 6 周，这给公众健康带来了风险。这种情况用硝唑尼特治疗可加速卵囊排出期[46]。

对免疫缺陷患者的隐孢子虫病治疗更具有挑战性。如免疫缺陷状态能被逆转，则大多数干预可望成功。对应用免疫抑制剂的病人，如果停用药物，免疫功能一般可恢复。艾滋病及其 CD4＋计数低于 200/ul 的患者，如经过高效抗反转录病毒治疗后免疫功能恢复，此类患者有时对治疗有戏剧性效果[46]。严重感染隐孢子虫病的患者常有粪便失禁，粪便中存在大量的感染性虫卵，因此，必须采取严格的肠道防御措施，以预防院内传播。如果提高免疫能力的方法失败并且症状持续加重，即使对艾滋病病人缺乏硝噻醋柳胺疗效的证据，也可使用硝噻醋柳胺 0.5～1g，1 天 2 次，联合止泻药物。有时亦可用巴龙霉素（500～750mg，每日 3～4 次），以改善隐孢子虫病，特别是联合应用阿奇霉素，但无明确证据证明这些药物是肯定有效的[46]。

与隐孢子虫病不同，等孢子虫对抗生素治疗迅速有效。对于免疫功能正常的成人，等孢子虫病首选治疗方案是 TMP-SMX，160mg/800mg，1 日 2 次，治疗 10 天。对于免疫功能缺陷的成年人，剂量增加到 1 日 4 次，治疗 10 天，然后改为 1 日 2 次维持治疗 3 周。对磺胺药物过敏者，使用乙胺嘧啶 50～75mg 亦可有效[3]。慢性抑制治疗需要应用 TMP-SMX 方案，每日 3 次或乙胺嘧啶方案，每日 1 次，因为等孢子虫的复发率在 50% 以上[3]。

来急诊科就诊的病人，在他们的粪便中检出寄生虫，最终证实是隐孢子虫或等孢子虫时，应与他们联系，并给予适当治疗。恢复期病人仅需要对诊断及其他问题进行解释。未恢复的病人和那些已知或考虑有免疫抑制状态的患者应接受适当治疗，并安排随访。隐孢子虫病是国家法定报告的传染病。

环孢子虫感染

流行病学

环孢子虫是一种球虫纲寄生虫，其分布于全球热带和亚热带地区，引起类似于隐孢子虫和等孢子虫所致的疾病。在尼泊尔，在多达 11% 的腹泻患者中发现环孢子虫感染[49]。在北美的暴发流行可以追溯到被污染的食品，主要包括新鲜的水果，如生长在危地马拉的红莓，来自危地马拉含有雪豌豆的色拉，新鲜罗勒制品和莴苣等；出国旅游；以及污染水源[50]。环孢子虫可感染各类脊椎动物、爬行动物和啮齿动物，绝大多数病例发生于春季和夏季，常呈大规模暴发流行。

发病机制

环孢子虫的传播方式和致病机制尚不完全清楚。此类生物体以卵囊形式通过人类胃肠道，为形成感染，必须生成孢子。在人类宿主外，孢子生长繁殖需要数天至数周。因此，本病不是人-人传播，亦不可能通过食品加工者感染传播。最近在尼泊尔的研究表明，家庭宠物和农场动物可以作为中间宿主[51]。空肠穿刺活检组织学检查显示，小肠绒毛变扁和十二指肠基底膜增厚伴随细胞内寄生虫，但不清楚的是其症状是毒素所致还是继发于小肠内直接感染[50]。与其他寄生虫病一样，免疫功能缺陷病人比免疫正常宿主更易受累[51]。

临床特点

平均潜伏期为 1 周。通常，患者表现为急性暴发性水样泻和腹部绞痛。30% 患者最初可有发热。严重的腹泻 1～3 天内消除，然后是一段时间的间歇性轻度腹泻，并可有厌食和疲劳等症状，这是区别于其他寄生虫疾病的特点。体重下降几乎均存在，因 D-木糖吸收不良。全身症状相对较轻，发热少见。粪便检查无白细胞。在免疫功能正常的人群中本病通常是自限性的，但可持续 2～6 周，腹泻复发很常见。持续疲劳和体重下降是环孢子虫感染的特点。约 90% 的患者有这些表现，对于在暴发流行区的患者和有国外旅游史的患者应迅速考虑到本病的可能性[51]。

诊断策略

临床表现可提示诊断，但是需要在粪便中找到卵囊以确定诊断。如无特殊需要，送粪便标本做虫卵和寄生虫试验不是环孢子虫的常规检查。卵囊直径约为8~10μm，是隐孢子虫囊的两倍。卵囊可被改良抗酸染色确认，但缺乏经验的显微镜技术员可能忽略或者找到的环孢子很难和隐孢子相鉴别。在显微镜检查中常见假阴性和假阳性结果。粪便浓缩技术使显微镜检查变得更容易[50]。用PCR技术可检测环孢子虫，不过此项技术未在美国医院广泛使用。

鉴别诊断

容易混淆的主要微生物是隐孢子虫，因为这两种病原体感染的症状很难鉴别。隐孢子虫感染者常有动物接触史，可在日托中心及免疫低下人群中致病。鉴别诊断时应考虑嗜水气单胞菌感染。

治疗

该病在免疫功能正常的患者中具有自限性，但磺胺类药物治疗环孢子感染很有效，不同于隐孢子虫病。首选药物是双倍浓度TMP-SMX方案，对免疫功能正常者是每次1片，每日2次，连服7天，而对艾滋病患者是每次1片，每日4次，连服10天，接着每次1片，每周3次。儿童剂量是TMP 5mg/kg加SMX 25mg/kg，每日2次，连用7天。在食用新鲜农产品之前要彻底清洗，可减少但不能消除感染的风险。用辐射灭菌可能是未来一个解决方案[3,50,51]。环孢子虫感染是国家法定上报传染病。

贾第鞭毛虫

流行病学

贾第鞭毛虫是美国寄生虫感染性腹泻暴发流行的最常见病因之一[7,36]。大规模暴发流行的传播方式是人和动物含虫囊粪便污染市政供水所致，特别是海狸或麝鼠，也可能是狗、浣熊和其他的动物。露营者和背包驴友常感染贾第鞭毛虫，称为"背包驴友腹泻"，因饮用被粪便污染的"原始"山间溪水所致[46]。只有少数感染是通过污染的食物传播。

贾第鞭毛虫可以通过性行为或其他人-人密切接触传播，可能发生粪便污染，特别是同性恋男性、日托中心和精神病院人员。美国总人群发生率为4%~7%，同性恋男性为5%~20%，日托中心看护的儿童为25%~50%[46]。

在美国，许多急性贾第虫感染病例见于自旅行地回家的人士。曾到任何发展中国家旅行的人均可能感染贾第虫病，尤其是前苏联共和国、加勒比海地区和拉丁美洲国家，那里的供应水被贾第鞭毛虫卵严重污染[52]。一个曾到前苏联旅游的小组，特别到过彼得格勒城的游客，发病率接近60%，在病人中本病被称为"托洛茨基"。最近，瑞士一项关于旅行回归者贾第虫感染的研究发现，从印度次大陆、东非和西非回来的游客，发病率最高[53]。

任何原因引起的胃酸分泌过少者更容易感染贾第鞭毛虫。贾第鞭毛虫病常见于各种免疫功能缺陷者，可能是由于肠道免疫球蛋白A相对缺乏的原因。

病理生理

贾第虫滋养体感染十二指肠、空肠、回肠上部。其在肠腔内形成包囊，包囊通过粪便排出体外，仍可存活很长时间。包囊被另一个宿主摄入后，在小肠近端脱囊而成为活滋养体，完成寄生虫的生命周期。滋养体迅速繁殖。一次腹泻粪便中可能包含数十亿个寄生虫或上百万个包囊。滋养体具有侵入黏膜表面的能力，影响其吸收功能并导致临床症状出现。

临床特点

许多隐藏贾第虫的患者是无症状的。最常见的急性感染症状是腹胀（69%），腹部绞痛（70%），胃胀（74%），腹泻和频繁发作的暴发性腹泻（89%），粪便为苍白、稀便，有恶臭味。闻及肠鸣音是其典型特征。外周血白细胞计数一般正常，未见嗜酸性粒细胞增高。通常，经1~3周潜伏期后，突然发病。症状一般在7~10天内消失或间断性存在，产生吸收不良样表现，特别是在免疫球蛋白缺乏的患者中。85%的病人在感染后六周内症状可自行缓解或消失。

诊断策略

常规检验（例如，血细胞计数、电解质和影像学检查）一般无助于诊断。无嗜酸性粒细胞增多。粪便检查是主要诊断手段。在急性感染期，肠道快速蠕动可使滋养体和寄生虫更硬的包囊从粪便中被排出。技术熟练的检验员使用标准粪便检查技术，如果检测3~4份粪便标本，则95%以上急性病例可检测到贾第鞭毛虫。但是，检测亚急性、慢性或无症状病例的贾第鞭毛虫则很困难，因为滋养体仅间歇性排出，且数量很少。利用浓缩法可提高粪便中包囊的检出率。诊断需要小肠活体标本，如通过内镜抽取十二指肠-空肠组织或十二指肠-空肠活组织检查。利用免疫荧光 ELISA 法、非酶学免疫试验或直接荧光抗体技术检测贾第鞭毛虫抗原已经逐渐代替显微镜检查。每份标本费用类似于显微镜检查，灵敏度为 85%～98%，特异度为 90%～100%[46]。

鉴别诊断

人肠滴虫属，与贾第虫一样，是一种有鞭毛的寄生虫。可产生酷似贾第鞭毛虫的肠道感染。肠滴虫感染常见于儿童和同性恋男性。即使当所有技术都不能确诊而临床上怀疑贾第虫病病例时，可通过适当抗生素成功的试验治疗支持经验性诊断。

治疗

首选治疗方案历来是甲硝唑，5-硝基咪唑类药物，成人剂量为 250 毫克，每日 3 次，服用 7 天；儿童患者为 5mg/kg，每天 3 次（最高 250mg 每日），口服 7 天[3,46]。甲硝唑治疗有效率可达 80%～95%。磺甲硝咪唑是另一个 5-硝基咪唑类药物，是食品及药物管理局（FDA）批准的贾第虫病的治疗药物。一些专家认为磺甲硝咪唑应当作为一线用药，因为它可以单剂量治疗。当给予 2g 的治疗剂量（50mg/kg）时，其治愈率可达 90%。呋喃唑酮是唯一可作为疑似病例的备用药，治疗儿童患者有效，但其治愈率平均仅 80%。推荐的成人剂量是 100 毫克，每天 4 次或儿童剂量为 1.5mg/kg，每天 4 次，最高可用成人剂量，连用 7～10 天。恶心、呕吐是常见的副作用，在 6-磷酸葡萄糖脱氢酶缺乏的患者罕见溶血性贫血[46]。

对无症状的感染患者的治疗存在争议，最好试行个性化治疗。对无症状的排包囊者，尤其是儿童或食品加工者，对他人构成威胁并存在形成慢性间隙性症状的风险时，需要治疗。对无症状携带者进行治疗，理论上能减少传染的风险。在严重地方性流行人群中，3 个月后再感染十分普遍，因此治疗是无用的，或无费用-效率比的优势。

贾第虫病必须考虑家庭传染的可能。严格坚持洗手这一习惯是很重要的，特别是在使用厕所、玩宠物、换尿布后。为了防止复发，其他的家庭成员和配偶应接受检查，如果发现感染贾第虫，应适当治疗[46]。

急性肠道阿米巴病

流行病学

溶组织内阿米巴（Entamoba histolytica）是一种普遍存在的病原体。至少造成 10% 的世界人口感染。以前认为只有 10% 携带者引起临床疾病。但是，此数可能是一个被低估的数字，因为，最近的研究证实，在形态学上很难区分阿米巴，dispar 内阿米巴（E. dispar）作为一个独立物种，也可于人类肠道内定居，是绝大多数无症状感染的病源，过去称为溶组织内阿米巴。可以采用 ELISA 或 PCR 技术鉴别这两种微生物，PCR 稍较可靠[55]。在全世界范围内，每年大约 5 000 万出现症状的病例，造成 100 000 人死亡。在美国，高危人群包括旅行者、同性恋男性、艾滋病患者、被收容者。大多数在美国感染的病例无症状，急性阿米巴痢疾罕见，而且多见于从流行本病的发展中国家归来的旅游者[56,57]。

溶组织内阿米巴有滋养体和包囊两种存在形式。滋养体可感染结肠，产生有症状的疾病。传染性包囊从粪便被排出体外，对环境有很高抵抗力。通过粪便中的包囊污染食物和水而传播。同性恋男性多是通过肛-口性行为摄入包囊而感染阿米巴。当这些病人出现腹泻时，在症状像阿米巴感染之前，应积极寻找其他微生物。同性恋男性中经常发生与其他肠道病原体共感染[56,57]。

病理生理

溶组织阿米巴感染与否取决于是肠内共生菌还是侵袭菌，这点较难理解，各种菌株的毒力和机体易感性是决定因素，在幼儿、孕妇、营养不良或有基础疾病者或长期服用糖皮质激素人群中，阿米巴更易暴发[57]。

侵袭型阿米巴的特点是产生结肠溃疡，组织学检查可见圆形或凿除状边缘，被高级滋养体所致的黏膜下层炎症反应抬起。溃疡基底部覆盖白色或淡黄色渗出物。通常，溃疡之间的黏膜无弥漫性炎症。然而，如果有弥漫炎症，则这种表现难以与特发性溃疡性结肠炎或克罗恩病鉴别。不到 1% 的感染会向肠外扩散。胃肠道并发症包括严重出血、中毒性巨结肠、肠套叠、狭窄、阻塞、穿孔。肠外并发症包括肝及脑组织感染，以及胸膜或心包积液[55,57]。

临床表现

在许多患者中，溶组织内阿米巴以共生菌生活，而不产生症状。急性阿米巴痢疾的潜伏期短至 1 周或长至 1 年。发病突然，有发热、严重腹部绞痛、大量血性腹泻和里急后重。慢性阿米巴性结肠炎是常见的症状形式，渐进性发病。常有间歇性腹泻，每天排 2～4 次恶臭味粪便、常有带血丝的黏液。可有不明显的腹部绞痛、腹胀、体重减轻和低热。症状期与无症状期交替，可持续数月至数年。唯一的体征是右下腹轻压痛，偶有肝大及触痛。诊断较困难，因为囊包或滋养体很难被发现，常被误诊为炎性肠病，类固醇治疗可使症状恶化[57]。

有症状患者的粪便可含有黏液和白细胞，但不是大量的。除非出现罕见的阿米巴病例，一般无嗜酸性粒细胞增多。肝功能检查一般正常，除非并发肝脓肿，这是最常见、最严重的阿米巴结肠炎并发症[56]。

诊断策略

过去，肠道阿米巴病的确诊依赖于显微镜下检查粪便时发现病原体。限于1次粪便标本的显微镜检查可能漏诊一半的病例，至少要提供3个新鲜标本。检查必须在给予抗生素、止泻剂、解酸剂或灌肠以前进行，或在做钡灌肠放射科检查以前进行。这些药物可破坏滋养体或包囊，从而干扰阿米巴的恢复。直肠活检标本或乙状结肠镜所取的黏膜渗出物中可发现阿米巴，即使多个先前的检查结果为阴性。为获得黏膜渗出物，必须使用玻璃或金属吸管，因为阿米巴黏附于棉拭子上。结肠镜不能鉴别是溶组织内阿米巴还是不致病的dispar内阿米巴。无症状的患者在粪便镜检中发现阿米巴提示为非致病的dispar内阿米巴时，无治疗指征[55]。

利用粪便抗原试验，使阿米巴病的诊断有了很大改善。单克隆抗体酶学免疫试验检测溶组织内阿米巴抗原，其灵敏度和特异度约为95%，并可区分溶组织内阿米巴和dispar阿米巴。PCR技术也已研制成功，但未用于临床[55,57]。

血清试验对检测活动性阿米巴感染的敏感性和特异性均很高。由于对阿米巴性结肠炎患者给予类固醇可能致命，且识别粪便中的寄生虫非常困难，故对所有新诊断的炎性肠病在用类固醇治疗之前，均应做阿米巴病的血清学检查[57]。

鉴别诊断

在对急性痢疾样结肠炎病例以及所有慢性腹泻患者的鉴别诊断中，尤其是粪便含有少量血丝的黏液时，均应考虑阿米巴病的可能。对于患慢性或急性结肠炎的同性恋男性，也应怀疑阿米巴病。然而在艾滋病患者中，阿米巴痢疾罕见[58]。非腹泻型阿米巴病患者往往被误诊为肠易激综合征、憩室炎或局限性肠炎。

治疗

对无症状的包囊传递者是否应该接受治疗，过去是有争论的。然而，现在由于检验技术的进展，允许鉴别非致病性dispar内阿米巴和溶组织内阿米巴，所以现在可以做出准确的诊断。因此，它似乎可以更灵敏地区分肠内感染的所有病原体，甚至无症状的携带者。如果只识别出dispar内阿米巴，则不需治疗。当无法进行鉴别诊断，病人也无症状时，不推荐治疗，除非临床表现提示溶组织内阿米巴感染的可能性增加。这种情况是有高浓度特异性抗体的、与侵袭性阿米巴病人有密切接触史的病人，或在阿米巴病暴发期间出现症状的病人。被诊断为溶组织内阿米巴或dispar内阿米巴的有症状患者，在诊断阿米巴之前，必须排除其他病原体[55]。

治疗良性包囊携带者时，用巴龙霉素（氨基杀菌素）500毫克口服，1日3次，连用7天应该有效。其他疗法包括双碘喹啉650毫克口服，1日3次，连用20天；二氯尼特糠酸酯500毫克口服，1日3次，连用10天。对于轻中度肠道感染，联合使用甲硝唑（表92-2）[57]。甲硝唑治疗应在巴龙霉素之前应用。因为巴龙霉素有腹泻的副作用，如果两个药物同时使用，就会很难正确评估甲硝唑的疗效。严重感染及有全身性表现的患者（如脱水或低血压）需要住院治疗。治疗通常有效，但可能复发。最好的防御措施是防止粪-口传播。

蛲虫病

流行病学

蠕形住肠线虫（Enterobus vermicularis），又称为蛲虫或寸白虫，或许是美国最常见的寄生虫。据估计，20%～30%的儿童感染蛲虫，世界范围内，每年有2亿人感染蛲虫，美国仅4 000万例。成年蛲虫虫体较小，呈梭形，白色到淡黄色线状。寄居于盲肠及邻近的大小肠。雌性蛲虫平均长约10毫米，雄性蛲虫长约3毫米。在夜间，妊娠雌虫总是移至肛门附近产卵（50 000）。排出的卵4～6小时后形成感染性幼虫。一旦虫卵被摄入体内，这些卵就会在十二指肠处孵化成为幼虫，在往盲肠迁徙的过程中，幼虫逐渐发育成熟。从摄取、孵化、发育到成熟排卵，大约需1个月时间[57]。

人体是蛲虫的唯一自然宿主，最常见的感染方法是通过污染的手指直接将虫卵从肛门送到嘴里，尤其是在儿童中。逆行感染主要见于成人，有时发生。这种情况下，虫卵在会阴部位孵化出幼虫再次进入肛门，迁移到盲肠。蛲虫感染容易在家庭和孩子之间传播，可以通过直接接触传播或空气传播。蛲虫卵相对耐干燥，常污染睡衣和床单，存活且具有感染性可长达2～3周。

发病机制

蛲虫不穿透肠黏膜，因此在早期无具体解剖病变可见。运动的蠕虫或在会阴部积累的虫卵通常导致局部刺痛或瘙痒，搔抓破溃后可引起皮肤发炎，从而导致蜕皮、湿疹性皮炎、二次细菌感染等。在妇女中，雌性成虫迁徙到阴道和子宫输卵管等处排卵，可引起阴道炎、子宫内膜炎、输卵管炎等。感染蛲虫的年轻女孩发生泌尿道感染的概率比未感染者高[60]。

临床表现

最常见的症状是会阴区瘙痒。通常发生在晚上，与雌虫夜行迁徙和产卵有关。搔抓可能导致皮肤继发性改变和细菌感染。烦躁、失眠、遗尿症等变化可能与瘙痒有关。其他症状可包括腹痛、直肠出血、腹泻和体重减轻。若无患者自身感染，症状通常持续4～6周。

诊断策略

成年蛲虫可出现于会阴区，对于疑似患者，可在夜间用手电筒检查该区可确定感染。有时可在粪便表面发现蛲虫。确定感染最可靠的方法是在会阴区寻找虫卵。透明胶法测试简单、可靠。将胶带反折，黏的一面对着会阴部，用压舌板按下，使之紧贴于会阴部，然后取下胶带并放在玻片上，用甲苯处理后置于低倍镜下观察。蛲虫卵很典型，容易识别。

一次透明胶检查虫卵的检出率大约是50%，如果连续三天，检出率可达90%，连续5天，检出率高达99%。粪便标本中找卵少有帮助，只有5%的病人粪便中带有虫卵。从指甲上削刮的碎片中也可发现虫卵。嗜酸性粒细胞一般不高，因为蠕虫无组织损伤期。

治疗

所有患者包括其家庭和一起工作的成员应同时接受治疗。根据经验，这是可接受的治疗，其他同事应同时治疗，即使他们未被感染。药物选择阿苯达唑，400毫克，1次口服。甲苯达唑，100毫克1次咀嚼后服下，和噻吩嘧啶，11mg/kg（最大剂量，1g）1次口服。所有的这些措施，第二个剂量应该在2周以后再次给予。重复剂量是必要的，因为成熟的蠕虫可能比较年轻，虽然这一成熟过程需要1～2个月，第2个剂量可有效根除90%～95%在生命周期各个阶段的蛲虫感染。

空气传播的虫卵抗干燥性很强，所有卫生条件差的儿童增加再感染的机会。由于虫卵对熏蒸剂和消毒剂有抗药性，控制学校、机构和家庭的传播是极其困难的。

艾滋病患者腹泻

流行病学

腹泻是艾滋病患者发生胃肠道疾病最常见的表现，可能是临床症状或某种疾病的致命性并发症。在发展中国家中，该病发生率在90%以上，美国在过去为50%～60%。在美国和其他发达国家，由于高效抗反转录酶病毒治疗的广泛应用，使得感染性腹泻的发生率大幅度下降，甚至在 CD4[+] 计数低于 200/mm[3] 的 HIV 患者中。可相信，大多数发达国家艾滋病患者的腹泻在本质上是无传染性的，大多数是与使用蛋白酶抑制剂有关。因此，临床医生除考虑病因外，还应该询问最近的高效抗反转录病毒的治疗方案是否发生改变[46,55]。

在世界范围内，HIV 呈阳性和处于活动期的艾滋病患者更容易感染，包括肠道内的微生物和机会致病的微生物。艾滋病患者的腹泻问题更大，因为他们免疫功能下降和基础营养状况差。与正常人相比，艾滋病患者体内病原体无限增殖可能是导致腹泻的原因。同时，该疾病所带来的继发问题更为严重，故需要积极的诊断评估和强有力的治疗方案。

病理生理

HIV 早期黏膜传播的观点认为是通过黏膜损伤引起的，就是在生殖器或直肠黏膜上皮细胞的物理屏障遭到破坏，允许病毒颗粒直接侵入血液。现在认为，感染亦可发生于黏膜非创伤性接种。随着胃肠道的暴露，HIV 病毒株绑定于胃肠道黏膜颗粒 M 细胞（膜上皮细胞）上，同时经历受体为介导的传递，从肠腔传递到黏膜固有层，随后，位于胃肠道黏膜的 CD4[+] 淋巴细胞被感染。高达 40% 艾滋病患者黏膜活检标本中证实有病毒微粒的存在，并且在 HIV 感染和非 HIV 感染组中都有黏膜固有层 CD4 + 淋巴细胞消耗和细胞凋亡。目前研究还发现，大量发生腹泻的 HIV 感染者中找不到肠道病原体。同时发现病原体阴性的 HIV 相关腹泻随高效抗反转录病毒的治疗而缓解。这些结果提示，HIV 本身可诱发原发性肠道病变，虽然具体机制尚有待阐明。

同性恋男性、无保护措施的肛交者、有多个性伴侣者可能获得不同谱的肠道病原体。滥用静脉注射药物的同性恋人群，感染主要通过水和食物传播。艾滋病患者因为 T 淋巴细胞功能不全和 HIV 本身包含的潜在肠道病变，不能对抗病原体，而导致腹泻发生。

病原学

在曾患腹泻的艾滋病患者中，大约85%可确定一种病原体。20%～25%的患者可由多种病原体感染。感染艾滋病的同性恋男性患者腹泻发生率比其他艾滋病患者多，未经高效抗反转录酶治疗的患者与感染耐药菌株 HIV 病毒的患者比其他艾滋病患者发生腹泻的可能性大[62]。

隐孢子虫和巨细胞病毒感染是引起艾滋病患者腹泻的两个最常见原因[62,63]。每个病原体的发生率大约都是20%。慢性大量水样腹泻最常见于球虫属隐孢子虫和等孢子虫属感染。虽然在免疫功能正常患者中的孢子虫感染具有自限性，但在CD4$^+$计数低于200/mm^{3}的患者中常呈持续性腹泻。对于CD4$^+$计数低于100/mm^{3}的患者，巨细胞病毒和分枝杆菌可致慢性疾病。发热、体重减轻和腹部疼痛突出，腹泻可为轻度～中度。许多病人从起病之日起6个月内死亡。在CD4$^+$数目少于100/mm^{3}的艾滋病患者中，微孢子虫感染是腹泻的常见原因。在世界范围内，10%～20%经历腹泻的艾滋病患者已明确病原体。美国一项前瞻性研究表明，在做腹泻评估时，接受小肠活检的艾滋病患者中，39%的患者证实为微孢子虫感染[63]。

沙门菌感染，尤其是鼠伤寒，常见于免疫功能缺陷患者[63]。感染沙门菌肠炎的艾滋病患者发生菌血症及转移灶的风险比正常人显著增加。难辨梭状芽孢杆菌性肠炎更常见于艾滋病患者，由于经常使用预防性抗生素和经常住院。这是艾滋病人群最常见的细菌性肠炎。临床表现、反应率、复发率与免疫功能正常的患者无显著性差别[63]。贾第鞭毛虫的发生率和严重程度与免疫缺陷的程度无相关性。

在艾滋病患者中，溶组织内阿米巴感染既不普遍，也不严重。当阿米巴感染存在时，它很少引起艾滋病患者发生侵袭性疾病。原因不明时，耶氏菌、副溶血弧菌、病毒（非巨细胞）、淋球菌、沙眼衣原体感染是艾滋病患者罕见的腹泻原因。志贺杆菌和弯曲菌感染在HIV阳性的同性恋男性患者中比HIV阴性的同性恋男性患者更为常见。

临床特点

艾滋病患者腹泻有三种表现形式。第一种，在HIV血清型转化期间。病人通常伴随急性传染性单核细胞增多症样综合征，表现为腹泻、恶心、食欲减退、精神不振。第二种，腹泻可能是艾滋病发展阶段的表现，伴随发热、不适、厌食、明显体重减轻。然而，最常见的表现是在艾滋病出现症状不久以及CD4$^+$计数低于300/mm^{3}时开始出现腹泻。在这种情况下，患者通常有一个慢性退行性感染过程，罕见自发性缓解，除非高效抗反转录病毒的治疗使CD4$^+$计数正常。腹泻常伴随体重减轻、营养失调和健康幸福感降低。许多病例对抗生素治疗抵抗并持续到最后，甚至是导致死亡的直接原因[55,63]。

艾滋病患者所表现的症状与体征不符合免疫功能正常病人的腹泻分类。部分原因是因为有些艾滋病患者是多重肠道病原微生物的感染。然而，某些临床表现是典型的。暴发型临床表现患者常有弥漫性感染，如鸟复合型分枝杆菌和巨细胞病毒感染。伴有腹泻的明显体重下降常与上述两种感染和球虫目隐孢子虫及等包子虫感染有关。大量的水样便腹泻常由某种球虫属病原体所致。直肠结肠炎样临床表现通常与单纯疱疹病毒或巨细胞病毒感染有关。任何有免疫功能缺陷的病人病情突然恶化时，表现为嗜酸粒细胞增多、多病原体败血症、脑膜炎或极度衰竭，应该考虑类圆线虫病的可能。

并发症

最常见的并发症是脱水、电解质异常和营养不良，由体液丢失和吸收不良所致。巨细胞病毒感染可致胃肠道出血、穿孔或中毒性巨结肠。鸟复合型分枝杆菌感染常见严重贫血、体重减轻，同时病情快速进展（持续无力、乏力及吸收障碍）。过去，多达40%～45%艾滋病患者存在菌血症，同时腹泻常由鸟复合型分枝杆菌或沙门杆菌感染造成。此发生率在过去十年里明显下降，这是由于高效抗反转录病毒的治疗增加所致[63]。

诊断策略

艾滋病人腹泻的诊断和免疫功能正常患者腹泻的诊断是完全不同的。在这种情况下，在80%～90%患者中可发现一个或多个肠道病原体。所确定的病原体中，绝大多对适当的抗生素敏感[55,62]。CD4$^+$计数低于300/mm^{3}的艾滋病腹泻患者通常不会自愈，需要治疗才能缓解。因此，对每一个病人都应诊断评价（框92-2）。接受高效抗反转录病毒治疗的患者，感染病因的检出率明显降低[62]。

腹泻的艾滋病患者，粪便细菌培养至少要三个粪便标本。因为粪便排出细菌是间歇性的。如有条件，利用抗原检测方法做粪便寄生虫检查，或用多标本在显微镜下检查虫卵、寄生虫及分枝杆菌。常见肠道细菌病原体容易被检出，但用显微镜做原虫检查比较困难。

隐孢子虫所致的严重腹泻患者，第一份粪便检查即可阳性。对于腹泻不严重的病例，要明确诊断，必须检查数份粪便标本。若要检查大多数病毒病因，必须有专门的技术。

血培养是一个有价值的辅助检查。在43%的患者中可发现菌血症，当粪便培养和检查未发现病原体时，血培养结果可能会呈阳性[64]。最常见的通过血培养可发现的病原体包括鸟复合型分枝杆菌、巨细胞

> **框 92-2　艾滋病患者腹泻的诊断评估**
>
> **初次评估**
>
> 指征：所有病人
>
> 1. 粪便肠道细菌培养——沙门菌、志贺菌、弯曲杆菌、耶尔森菌、STEC；
> 2. 粪便检查寻找贾第虫、隐孢子虫、等孢子虫、环孢子虫、变形虫、分枝杆菌；难辨梭状芽孢杆菌毒素试验；
> 3. 血培养；
> 4. 对临床症状严重的结肠炎或有直肠结肠炎临床表现的病人，尤其是同性恋男性，做直肠乙状结肠镜检查。
>
> **进一步评估**
>
> 指征：初步检查结果阴性；在对确定病原体治疗无效的患者中寻找复合病原体。
>
> 1. 重复粪便细菌培养和粪便检查，可能增加病毒培养；
> 2. 做食管胃十二指肠镜检查或结肠镜检查，取十二指肠液和小肠及结肠标本做下列检查：
>   a. 在十二指肠液中检查寻找虫卵和寄生虫；
>   b. 用十二指肠和结肠活检标本做分枝杆菌、巨细胞病毒、单纯疱疹病毒培养；对结肠活检组织进行肠道细菌培养（对急性直肠炎患者加做淋病与衣原体感染试验）；
>   c. 用活检标本做多种染色检查（例如，苏木精-伊红、抗酸、Giemsa、银、定期酸-席夫碱），查找原虫、分枝杆菌及含病毒包涵体细胞。
>
> STEC：产志贺毒素的大肠埃希菌。

病毒、沙门菌，偶尔可发现单纯疱疹病毒。大多数鸟复合型分枝杆菌菌血症病例发生于滥用静脉药物的同性恋患者中。常规全血细胞计数中的嗜酸性粒细胞增高提示粪类圆虫寄生或等孢子虫感染[65]。

如果上述诊断试验结果均为阴性，应该从直肠与结肠受累区用内镜取黏膜标本。对于诊断巨细胞病毒感染，直肠穿刺活检是不可缺少的工具，这是容易操作的方法，即使在病情严重的病人中亦可施行。证实巨细胞病毒感染的方法就是查找有明显晕圈征的病毒包涵体，或者利用 PCR 技术检测巨细胞病毒的 DNA。特殊染色检查，DNA 检测技术或活体组织培养可用于诊断粪便检查遗漏的鸟复合型分枝杆菌、隐孢子虫或贾第虫感染。单纯疱疹病毒感染可以通过识别镜下多核巨细胞或通过内镜活检标本培养识别。

当粪便检查、培养和乙状结肠镜检查无法明确诊断时，有做小肠活检或十二指肠抽吸的指征。小肠活检对检测隐孢子虫感染、巨细胞病毒感染、鸟复合型分枝杆菌感染、贾第虫或 I. belli 等感染最有价值[63]。

鉴别诊断

卡波西肉瘤，即使它累及肠道也罕见引起腹泻。症状性口腔和食管念珠菌病是艾滋病患者常见的并发症，但是从未见假丝酵母引起腹泻的报道。腹泻可能是艾滋病患者应用高效抗反转录病毒药物治疗的副作用，尤其是蛋白酶抑制剂奈芬纳韦和联合制剂洛匹那韦加 rotinavir 等[55]。

经抗菌治疗或住院治疗后出现的腹泻，应该考虑难辨梭状芽胞杆菌感染所致抗生素相关性结肠炎的可能。溃疡性结肠炎和巨细胞病毒肠炎的临床表现相似[63]。当细菌培养和内镜活检标本未能找到常见的感染性病原体、单纯疱疹病毒或巨细胞病毒时应考虑口疮性溃疡（Aphthous ulceration）的可能，尤其是结肠。已证实，对此类病人，经验性糖皮质激素治疗可使腹泻症状明显改善[63]。急性直肠炎应与急性腹泻或急性结肠炎鉴别，因为两者的检查评价和治疗方法明显不同。

治疗

对艾滋病患者急性和慢性感染性腹泻最好的治疗和预防措施是通过高效抗反转录酶治疗，维持 $CD4^+$ 计数。艾滋病患者的腹泻治疗亦包括饮食、抗蠕动剂和抗生素治疗。无乳糖和低脂肪饮食可以减轻消化不良引起的腹泻。患者应该避免食用肠道兴奋剂如咖啡因、生的或未煮熟的海鲜、蛇肉和饮用生水等。用标准的抗蠕动剂如地芬诺酯或洛哌丁胺，已有各种成功的报道。在隐孢子虫病感染患者中，这些药物能使痉挛性腹痛明显增加，长效硫酸吗啡衍生物可有效缓解症状[46]。

对已确定病原体的患者，使用相应抗生素治疗，55%～75% 的患者症状会显著改善（表 92-6）。许多患者在治疗后症状有明显改善，即使病原体仍未消除或腹泻仍持续。应根据诊断评估的结果指导抗生素治疗。不推荐经验性抗菌治疗，因为没有一种抗生素可以覆盖此类病人的多种病原体。当病人对某种确定病原体有效的抗生素无反应时，必须考虑多重感染的可能。

更昔洛韦，是一种核苷类似物，类似于阿昔洛韦，可使 90% 的胃肠道巨细胞病毒感染者得到临床缓解[66]。膦甲酸治疗也有效，通常用于对更昔洛韦耐药的患者。对于肌酐清除率降低的患者，这两种药物的剂量要减量。对于艾滋病患者，其他常见病因（隐孢子虫病）引起的腹泻在使用硝噻醋柳胺时可明显改善：在一项对 HIV 阳性、$CD4^+$ 计数超过 $50/mm^3$ 患者的研究中，给予 2g/d 组，90% 有效；安慰剂组，20% 有效。孢子虫或 I. belli 感染时，可用 TMP-SMX 治愈[3]。鸟复合型分枝杆菌感染对治疗反应很差，一般在确诊后 6～8 个月内死亡。列于表 92-5 的其他所有病原体对常用的治疗药物有效，不过常需要大剂量和长疗程。腹泻的复发常由机会致病菌或常见肠道微生物所致。为防止复发或再感染，可使用长期抑制性抗生素[3]。

旅行者腹泻

流行病学

据说，"旅游开阔身心和放松肠道"。腹泻是迄今为止每年从发达国家到发展中国家旅游的1 200万人中最常见的健康问题。把旅行称为高风险领域，是由于其伴有30%~50%的腹泻发生率。然而，到工业化国家旅游的游客很少发生腹泻。去美国的游客，腹泻率低于4%[55]。

旅行者腹泻在青壮年中比老年人常见。炎性肠病、糖尿病或免疫缺陷患者和服用抗酸剂的旅行者，其腹泻的风险亦增加[67]。

病理生理

该综合征是因摄入受粪便污染的食物或水所致。高风险的项目包括生叶蔬菜、生的或未煮熟肉类或海鲜、未削皮的水果、未经高温消毒的奶制品、自来水和冰。一旦摄入微生物，旅行者的肠道菌群即发生迅速的戏剧性的变化。当摄入的微生物超过宿主的防御机制时，就可出现腹泻。大多数情况下，在病理机制中涉及引起分泌性腹泻的肠毒素的详细机制。如是微生物侵入，而不是毒素，则产生典型的感染性肠炎。

病因学

引起旅行者腹泻的常见病原体见表92-7。细菌性肠道病原体约占旅行者腹泻的80%。以产肠毒素的大肠埃希菌最常见，可在世界各地获得，不过感染的发生率在拉丁美洲比在非洲、亚洲、中东地区高。副溶血弧菌是一种越来越常见的病原体，由消费者进食生的或未彻底煮熟的海鲜而感染。在前往日本或亚洲的旅行者或游轮上度假者中常发生微生物导致的腹泻[15,55,68]。

类志贺邻单胞菌

通常是与进食未煮熟的海鲜有关，特别是牡蛎。到墨西哥旅游易感染本菌。邻单胞菌引起典型的侵袭性肠炎[15]。大肠埃希菌O157：H7和肠道侵袭性大肠埃希菌各占旅行者腹泻病例的5%。另一种类型的大肠埃希菌——肠吸附性大肠埃希菌，可能是过去大多数被漏诊旅行者的腹泻病因。病毒感染引起的腹泻病例占旅行者腹泻病例的10%。贾第虫是旅行者感染的最常见寄生虫，旅行者到前苏联，特别是彼得格勒和莫斯科时，具有很高的感染贾第虫病的风险。阿米巴、孢子虫引起的腹泻病例各占总体旅行者腹泻病例的比例不到2%[68,69]。

临床表现

旅行者的腹泻通常突然发病，每天4~5次稀便或水样便，持续1~3日。大约有1/3的患者需要暂时卧床，大约10%的患者症状会持续一周[68]。发病通常是在旅行的前3~4天，但也可发生在任何时间，包括病人回家后。患者可能想不到腹泻与最近旅游相关，因为存在感染的潜伏期，尤其是寄生虫感染，可能回家后才出现症状。

伴随症状包括腹部绞痛、恶心、腹胀、尿急、偶尔呕吐、发热、畏寒、头痛、全身乏力、里急后重、便血。症状和体征取决于病原体是侵袭性的还是非侵袭性的。旅行者腹泻可能耽误一次行程，但很少致命。

预防

饮食 传统上，为防止旅行者腹泻，有关食品和饮料安全的公告已经获得广泛宣传。然而，大部分旅

表92-5	AIDS患者腹泻的病因
频率	病原体
最常见	隐孢子虫
	巨细胞病毒
常见	阿米巴（可能是共生性，而不是致病性）
	蓝氏贾第鞭毛虫
	结核分枝杆菌
	沙门菌，特别是沙门菌亚种鼠伤寒沙门菌
	嗜水气单胞菌
	微孢子虫
	星状病毒或小核糖核酸病毒
	难辨梭状芽孢杆菌
	空肠弯曲菌
少见	病毒——疱疹病毒、轮状病毒、腺病毒、诺沃克病毒
	圆孢子虫
	等孢子球虫
	人型肠滴虫
	粪类圆线虫
	人芽囊孢虫
	志贺菌属
	肠炎耶尔森菌

AIDS，获得性免疫缺陷综合征。

表92-6 针对引起艾滋病患者腹泻的病原体的治疗

微生物/治疗方案	评价
巨细胞病毒	
膦甲酸钠 90mg/kg IV q12h×14～21 天（稀释于5%葡萄糖溶液100ml，至少1小时滴入）3～6周	有效，但75%的患者在第8～9周复发，可能有必要维持治疗
更昔洛韦 5mg/kg q12h IV 14天（稀释于5%葡萄糖溶液100ml，至少1小时滴入）至少21天	
隐孢子虫属	
巴龙霉素 25～35mg/(kg·d) PO 2～4剂×4周	虽经治疗，但易转为慢性
阿奇霉素 600mg PO qd×4周联合巴龙霉素	
硝唑尼特 1g PO bid×4周	
圆孢子虫	
增效磺胺甲基异噁唑 160mg/800mg qid PO×10天，然后1片 PO×3周	
阿米巴	
双碘喹啉 650mg PO tid×20天	应与其他类似的疾病相鉴别，治疗用于确诊为阿米巴，或出现严重症状的患者
二氯尼特 500mg PO tid×10天，症状严重者加用甲硝唑 750mg PO tid×10天	
巴龙霉素 25～35mg/kg 分成 tid×7天	
贾第鞭毛虫	
甲硝唑 250～750mg PO tid×5～10天	患者的症状可能会缓解，但贾第虫可能依然存在
替硝唑 2g PO 作为1次剂量	
呋喃唑酮 100mg PO qid 7～10天	
鸟型结核分枝杆菌复合体	
克拉霉素 500mg PO bid	多种抗结核药物混合治疗致使多耐药结核分枝杆菌株产生，很少有证据表明此治疗能延长生命
阿奇霉素 500mg PO qd 加乙胺丁醇 15mg/(kg·d) 加或不加利福布汀 300mg PO qd 直至患者有反应	
左氧氟沙星 500mg PO qd	
沙门菌	
环丙沙星 500～750mg PO bid×10～14天	菌血症常见，往往需要维持治疗
阿奇霉素 1g 第1天，然后 500mg×10天	
头孢曲松钠 1～2g IV q12h×7～10天	
单纯疱疹病毒	
阿昔洛韦 5mg/kg PO 或 IV tid×7～10天	直肠炎的表现，特别是在同性恋男性中
泛西洛维 250mg PO tid×7～10天	
伐昔洛韦 1gm PO bid×7～10天	
弯曲菌	
红霉素 500mg bid×7～10天	40%的复发率，氟喹诺酮耐药率较高
阿奇霉素 500mg qd×5～7天	
等孢子菌属	
增效磺胺甲基异噁唑 160mg/800mg PO qid×10天，然后 bid×3周	50%的复发率，通常建议慢性抑制疗法
乙胺嘧啶 50～75mg qd×10天	
嗜水气单胞菌	
环丙沙星 500mg PO bid×3天	与饮用未处理的水有关
增效磺胺甲基异噁唑 160mg/800mg PO bid×3天	
人肠滴虫	
甲硝唑 250～750mg PO tid×10天	越来越多的同性恋男性患者，可能是与之共生，治疗适用于在没有发现其他病原体时

表 92-6	针对引起艾滋病患者腹泻的病原体的治疗（续）
微生物/治疗方案	评价
人芽囊原虫	
甲硝唑 750mg PO tid×10 天	儿童患者更常见
呋喃唑酮 100mg PO qid×7～10 天	
志贺菌属	
环丙沙星 500mg PO bid×7 天	大部分品种耐氨苄西林，发现对增效磺胺甲基异噁唑也越来越耐药
耶尔森菌属	
环丙沙星 500mg PO bid×7 天	呈阑尾炎的表现，可致菌血症
粪类圆线虫	
伊维菌素 200g/(kg·d)×1～2 天	在艾滋病患者中，幼虫通过肠壁的迁移可能伴有革兰阴性菌菌血症和多重感染综合征；传播线虫，治疗应至少持续5天
噻苯达唑 25mg/kg PO bid×2 天	

PO，口服。

表 92-7	旅行者腹泻的病因
病因	估计发病率（%）*
细菌（80%～85%的患者）	
产肠毒素大肠埃希菌	45～50
志贺菌	8～12
弯曲菌属	7～9
大肠埃希菌（O157：H7型出血株）	5～6
沙门菌	3～5
其他，如弧菌、气单胞菌、邻单胞菌、耶尔森菌、其他类型的大肠埃希菌等	1～5
病毒（5%～10%的患者）	
轮状病毒	5～10
诺沃克病毒和其他	0～5
寄生虫（5%～6%的患者）	
贾第虫	4～5
隐孢子虫	3～4
阿米巴	0～1
粪类圆线虫	0～1
未知	5～10

*粗略估计，取决于当地的调查情况。

行者不遵守这些嘱咐。理想情况下，旅行者应多进食新鲜配制的食品。应严格避免食用高风险食品，旅行者应遵循以下格言，"煮沸、煮熟、削皮、扔掉"。应劝告口渴的旅行者避免饮用冰水，而应饮用开水制成的饮料，如茶饮料和咖啡，罐装或瓶装的碳酸饮料，酒[67,68]。把水煮开是至今为止最可靠的方法，用它作为饮料和漱口是安全的。应劝告旅行者和户外活动爱好者自带煮沸的水，并让它自行变凉，不要加入冰块。沸点几乎破坏所有的细菌、病毒和寄生虫包囊。每夸脱（1 夸脱=0.95 升）水可放一点盐，以改善口味。当无条件煮沸时，可用化学消毒，用2%碘酊数滴或四环素片，在药房和体育用品商店均可买到高碘甘氨酸和净水片。

非抗菌药 在预防旅游者腹泻时，研究最多的非抗微生物药物是次水杨酸铋，口服，每次两片，每天4次，可使旅行者腹泻的发病率减少65%。但是，这个剂量，日常相当于8个5粒阿司匹林药片。次水杨酸铋不应用于对水杨酸过敏的患者及服用大剂量水杨酸盐治疗关节炎或服用口服抗凝剂的、排尿酸药物或甲氨蝶呤的患者。水杨酸具有抗血小板作用，抑制排尿酸药物的活性，并通过减少肾脏清除率增加甲氨蝶呤的毒性。次水杨酸铋也可致舌苔和粪便呈黑色，可致轻度耳鸣，并干扰多西环素的生物利用度。

研究表明抗蠕动药物芬诺酯和洛哌丁胺不是有效的预防性药物。经对照研究表明，预防性使用地芬诺酯实际上使旅行者腹泻发生率增加：显示允许微生物在肠道有更长的时间增殖，产生毒素或引发感染[68]。

抗菌药 抗生素预防性治疗的风险包括过敏反

应、皮疹、光敏反应、严重的血液学反应、史蒂文斯-约翰逊综合征（Stevens-Johnson syndrome）和抗生素引起的感染，如抗生素相关性结肠炎或念珠菌性阴道炎等。然而，反对广泛预防性使用抗生素的理由是因为有抗药性的风险。目前，耐多西环素见于世界许多地方。耐甲氧苄啶-磺胺甲基异噁唑常见于热带地区。喹诺酮类药物是最有效的药物，但在东南亚某些地区抗药性高达80%以上[68,69]。

此外，如果给旅行者选用一种合适的抗生素处方药，应根据地区的耐药类型，服用一次剂量，同时联合使用洛哌丁胺，腹泻发生后即刻使用，常可数小时内停止腹泻。由于上述理由，除非有严重合并症或免疫功能缺陷，不再推荐在出现症状前预防性使用抗生素[68,69]。

如果有预防用药的指征，可用每日1次预防性抗生素，如环丙沙星（500毫克），诺氟沙星（400毫克）或利福昔明（200毫克），联合使用次水杨酸铋，每次2片（262毫克/片），每天4次，可以有效地预防90%旅行者的腹泻。该方案是在出行前一天开始，持续至回家后2天。甲氧苄啶-磺胺甲基异噁唑也可以使用，但不推荐为一线用药，因其有耐药性。

治疗

饮食 对于大多数患者，可以通过饮用果汁、瓶装饮料或不含咖啡因的软饮料保持水和电解质平衡。

非抗菌药 吸附剂如白陶土和果胶等对旅行者的腹泻治疗无效。这些药物可能会使排便转归，但未显示可减轻腹部绞痛、减少粪便次数或缩短感染性腹泻的病程。非抗菌药物剂，如次水杨酸铋、鸦片樟脑酊、可待因、芬诺酯或洛哌丁胺可促使症状缓解，但是暂时性的。

洛哌丁胺比次水杨酸铋缓解症状更明显。洛哌丁胺初始剂量为4毫克，以后每次排不成形便后就服用2毫克，持续2天，总剂量不超过8个2毫克胶囊/日；次水杨酸铋30毫升口服，每30分钟1次，持续服用3~5小时，每2天1回，总剂量为240毫升/天[68]。但是，当怀疑侵袭性细菌感染时，绝不应单独使用抗蠕动药，如果症状持续时间48小时以上，应该停药。

抗菌药 抗生素治疗可以立即缓解症状，减少粪便次数，缩短病程，一般可将1~3天的病程缩短到数小时[67-69]。对轻度毒素性、非痢疾性旅游者腹泻，可用单剂量环丙沙星750毫克口服，与洛哌丁胺合用，常可在1小时内使症状缓解。病程长达3天的患者，反应率高达98%。患者出现高热、便血或典型的细菌或侵袭性症状时，治疗首选诺氟沙星400毫克，每日2次，或环丙沙星500毫克，每日2次，加用洛哌丁胺。疗程一般3天，双倍剂量可能是必要的[68]。

痢疾患者对某种抗生素未见效时，应及时更换另一种抗生素。氟喹诺酮类药物不能使用或无效时，阿奇霉素可能有效。不推荐给儿童和孕妇使用喹诺酮类。

2004年FDA批准抗生素利福霉素用于成人和>12岁儿童的旅游者腹泻。它是一个不被肠道吸收的抗生素，具有抑制RNA合成的作用，细菌对本药的耐药可能性很小。几项研究表明，利福昔明200毫克口服，每日3次，连用3天，治疗旅行者腹泻有效[68]。

目前关于预防和治疗旅行者者腹泻的推荐意见总结于框92-3中。对旅游者腹泻更详细的信息和旅游者其他医疗问题可参见CDC网站预防服务中心。http://wwwn.cdc.gov/travel/default.aspx. The CDC's "Yellow Book," Health Information for International Travel, can be downloaded for free at http://wwwn.cdc.gov/travel/contentYellowBook.aspx, and the CDC provides up-to-the-minute travel information through its traveler's hotline telephone number, 877-FYI-TRIP.

框92-3 目前关于旅行者腹泻预防和治疗的推荐意见

1. 提供关于合理的饮食习惯、饮用水管理的指令。
2. 对某些有特殊情况的患者应给予预防，包括严重合并症或免疫功能抑制患者。这项建议的基础是三个方面：第一，可能有阿司匹林相关的并发症；第二，从药物不良反应或出现耐药菌株的角度出发，以及广泛使用预防性抗生素的后续问题；第三，获得高效成功治疗的可能性。
3. 应引导其他需要预防的患者应用次水杨酸铋，而不是应用抗生素。
4. 对于需要预防的患者，推荐使用一种喹诺酮类药物—诺氟沙星、环丙沙星或利福昔明。
5. 对所有需要预防的患者。一旦发生旅行者者腹泻，迅速给予抗菌治疗，这是合理的。
   a. 产毒素/非痢疾：洛哌丁胺联合环丙沙星750毫克口服一剂。
   b. 传染病/痢疾：诺氟沙星，环丙沙星或利福昔明，单独或与洛哌丁胺合用，每天两次，连用3天。
   c. 罕见的症状持续旅行者，特别是发热，畏寒，排血性或黏液便患者，经24~48小时抗菌药物治疗无效者，应立即去医院就医。

重要概念

- 所有在急诊科留观的严重腹泻病人必须遵守接触者隔离的防护措施。
- 对于大多数以腹泻来诊的健康患者,不需要做实验室检查或用抗生素治疗。
- 对有发热等全身性症状的病人、有明显合并症、有便血或最近应用抗生素的患者、高度怀疑接触可治的或法定报告的病原体者,应做粪便检查。
- 一般不推荐用氟喹诺酮或 TMP-SMX 作为成人腹泻的经验性治疗,但可用于旅行者腹泻,或低风险的大肠埃希菌 O157:H7 型为病因的严重感染性腹泻。其指征包括体温超过 38.5℃,病人有血性腹泻。粪便中"假阳性"血液来自痔疮加重或继发于大量粪便对肛周的刺激。粪便白细胞或乳铁蛋白检测可能有助于区分感染性腹泻和其他原因引起的腹泻,但特异性很低。在使用经验性治疗前应作粪便检查。
- 应避免食用牛奶和其他含乳糖的食物,因为胃肠炎可导致暂时性乳糖不耐症。咖啡因等产品也可使腹泻恶化。然而,肠道休息无必要,亦是不利的,在患病期间,应鼓励患者食用可口的食物或饮料。
- 经验性抗生素治疗的风险包括不良反应与过敏反应,感染大肠埃希菌 O157:H7 的病例可能增加患溶血性尿毒症综合征的风险,延长非斑疹伤寒血清型沙门菌感染的排出,增加微生物的耐药性。
- 如下患者应考虑治疗:培养阳性的、始终呈现病态状的病人,尤其是免疫功能缺陷者或有显著基础疾病者,或粪便排泄危害公众健康者。

- 镰状细胞贫血患者、其他溶血性贫血、艾滋病患者易患沙门菌菌血症。
- 尽管对抗蠕动药物的相关风险过分夸大,但此类药物仍不推荐用于侵袭性肠炎的治疗,除非同时并用抗生素。
- 肠炎耶尔森菌胃肠炎患者,腹痛和腹泻常持续 10~14 天或更长时间。患耶尔森菌病的大量病人,特别是青少年和年轻成年人,可发生回盲肠炎。此类病例以腹痛为主,很少或无腹泻,可能完全酷似急性阑尾炎的疼痛。
- 鲭鱼中毒的症状,类似于组胺中毒的患者,常在进食鱼类后 20~30 分钟内突然发病,表现为面部潮红、腹泻、严重搏动性头痛、心悸、腹部绞痛,一般持续不到 6 小时。主要治疗是给予抗组胺药物。
- 许多难辨梭状芽孢杆菌抗生素相关性肠炎,如停用相关抗生素,则可自愈。当停用抗生素后腹泻未能缓解,或腹泻更为严重,则应该迅速开始经验性抗生素治疗。为根治难辨梭状芽孢杆菌性结肠炎,可口服甲硝唑或万古霉素。
- 在美国,贾第鞭毛虫是造成水源性腹泻暴发最常见的原因。大多数患者感染贾第虫是无症状的。急性感染的最常见症状是腹胀,可闻及肠鸣音的绞痛,胃肠胀气。所有贾第虫感染者均应接受治疗,即使他们无症状。
- 腹泻是艾滋病患者发生胃肠道疾病最常见的表现,腹泻可能是临床症状或者是疾病致命性并发症。腹泻的艾滋病人 $CD4^+$ 计数小于 $300/mm^3$ 时一般不能自愈,需要医疗干预。
- 40%~50% 旅行者腹泻是肠毒素性大肠埃希菌所致,这些微生物可在世界各地获得。对健康患者不再推荐预防性应用抗生素,但立即给予治疗可使腹泻迅速缓解。

本章参考文献请参见 http://pumpress.bjmu.edu.cn/eduservice/3419.html

第93章 结肠疾病

Michael A. Peterson

欧阳军 译　武礼琴　郑勇　校

肠易激综合征

前言

肠易激综合征（Irritable bowel syndrome，IBS）是一种慢性非致命性疾病，以腹痛、排便习惯改变为特征。IBS是一种很常见的疾病，在北美人口中的患病率估计为10%～15%，女性是男性的两倍[1]。尽管只有1/3有临床症状的患者曾经就医，其中就医总数的10%以上的患者就诊于初级保健医师，25%以上的患者就诊于消化科医生[2]。据报道，IBS比糖尿病或肾衰竭更影响生活质量。

尚无特异性体征与实验室检查来确定IBS的诊断。IBS是功能异常综合征，通常在排除其他严重疾病后，再根据诊断标准确诊的。在急诊科做出首次IBS的诊断是很困难的，因为在急诊科不具备许多排除其他疾病的检查。最初，病人常以"原因不明腹痛"或类似诊断而出院。此类病人或即使已知IBS以急性症状就诊的病人，亦具有挑战性。IBS的症状与其他疾病的症状，包括某些致命性疾病，是有重叠的，出院前应排除此类疾病。

疾病原理

尽管IBS的病因还不清楚，几项病理生理研究结果显示，它是肠蠕动、肠道感觉和肠活动知觉紊乱的一种疾病。由于IBS无明显的解剖异常，应激是一种促发因素，故最初被认为是一种原发性精神疾病。生理测试显示，IBS患者有肠道以及肠道对刺激如何反应方面的电活动节律紊乱。研究发现，IBS病人腹腔内似乎活动更协调，与非IBS人群相比，检测到IBS病人肠道运动和肠内容物推进的不同感知周期。

精神症状常与IBS共存，其范围从一般性焦虑到抑郁。与既往性虐待病史的关系也有报道[2]。在女性中，症状通常与月经周期有关，提示激素的影响。据报道，肠易激综合征具有家族倾向性，提示存在遗传因素。

临床表现

对一位其症状无法用器质性病变解释的病人，根据临床标准确定IBS的诊断。已出版几套临床诊断标准，其中一套是罗马Ⅱ标准（框93-1）。IBS患者的症状具有间歇性，一般患者平均每3天就有1天出现症状。症状包括腹痛、腹胀、便秘或腹泻。排便后腹痛可缓解，如腹痛持续提示另一种诊断。腹泻时常从直肠排出黏液状物。可出现恶心和消化不良等上胃肠道症状。病人到急诊科就诊可能是以前的症状加重或出现新的腹部症状，并常自诉遭受一段时间的应激。体格检查可发现轻微的腹部压痛，可能是局限的，常部位不定，或呈弥漫性分布。IBS可分为两类：便秘型和腹泻型。

框93-1　罗马Ⅱ 肠易激综合征的诊断标准

在过去的一年内，腹痛或腹部不适持续12周或更长，符合以下两项：
1. 排便后不适减轻；
2. 伴随粪便次数改变的不适；
3. 伴随粪便性状改变的不适。

From Brandt LJ, et al: Systematic review on the management of irritable bowel syndrome in North America. Am J Gastroenterol 97: S7, 2002.

进行性腹痛、可使病人夜间痛醒、腹痛伴随食欲减退或明显的腹部压痛则提示另一诊断。非典型IBS可表现为发热、腹部肿块、直肠出血等症状。在缺乏提示其他疾病的症状时，临床诊断标准的特异性为87%～100%，但敏感性可能仅60%[2]。通过正确应用临床诊断标准确诊的IBS病人，经随访多年罕见诊断发生改变[2]。

诊断策略

IBS的最终诊断通常是在基层医疗中心做出的，而不是在急诊科。对IBS的一般基层诊断检查可包括全血细胞计数、甲状腺、粪便寄生虫和虫卵、乳糖不耐受症，如有可能，可做下消化道内镜检查，但对临床表现十分明确的IBS病例，现代临床路径试图限制上述检查[3]。急诊科评估旨在排除与其症状相关的其他更危急的疾病。在这种情况下，根据患者主诉类型的提示，应做胰腺炎、肝炎、胆绞痛或泌尿系统疾病包括泌尿系结石方面的检查。

鉴别诊断

症状性IBS的鉴别诊断取决于突出表现的症状，并包括许多疾病（框93-2）。患者可有疼痛、便秘、或腹泻或三者的任意组合。

治疗

并非所有的IBS患者均需要治疗。推荐意见是，只有当症状影响患者生活质量时才给予治疗[1]，由于缺乏根治性治疗，治疗的目的主要是缓解症状。对IBS患者进行饮食、行为及药物治疗。具体治疗方案将视IBS的类型而定：便秘型、腹泻型或便秘腹泻型。饮食疗法，包括低脂肪饮食，少食不易消化的糖和避免食用产气食物，尽管上述治疗尚无明确的证据表明对患者有益，但纤维补充剂有助于缓解便秘型IBS的症状。

解痉药物与受体阻滞剂，如抗胆碱能药物和钙离子通道阻滞剂，可用于腹部绞痛患者，同时使用外周用的麻醉剂如洛派丁胺等，以减轻腹泻。渗透性泻药如乳果糖可用于便秘患者。三环抑郁药对于某些类型的IBS病人有效。5-羟色胺受体拮抗剂，如阿洛司琼，和促动力剂也被使用（框93-3）。非甾体抗炎药（NSAIDs）可能会加重病情[3]。

行为疗法对对药物治疗无效的患者有益，但其有效性缺乏高质量证据证实。非传统疗法，如葛粉、菊

框93-2	肠易激综合征的鉴别诊断

便秘型
　肠梗阻
　癌症
　成人发病的先天性巨结肠症
　直肠前突
　排便期间肛门矛盾性收缩

腹泻型
　细菌性/寄生虫性肠道感染
　炎性肠病
　乳糖不耐受症
　吸收不良
　放射性直肠结肠炎

腹部疼痛为主型
　炎性肠病
　输尿管绞痛
　肠梗阻
　憩室病
　胃食管反流/溃疡
　肝或胰腺疾病
　铅毒性
　卟啉症

框93-3	用于治疗肠易激综合征的药物

渗透性泻药
止泻药
解痉药（抗胆碱药和钙通道阻滞剂）
三环类抗抑郁药
5-羟色胺受体拮抗剂（例如，阿洛司琼）
促动力剂
雌激素调节剂
镇静剂

芋叶和一些中国传统草药，仅仅得到有限的科学证据支持[2]。

安置

IBS不是一种致命性疾病，只要排除其他疾病，可在门诊进行处理。在找到正确的疗法前，只有通过经验性治疗寻找最佳疗法。这个过程最好通过良好的基层医患关系来完成。这种疾病是慢性的，但经过适当治疗，许多患者的生活质量会有显著改善。

憩室病

概述

憩室病（Diverticular disease）是中年人的苦恼，这似乎是现代西方文明的饮食习惯所导致的直接后果。20 世纪以前，憩室病在西方鲜为人知，在其他地区也很罕见。1925 年，只有 9% 的 50 岁以上的美国人患有憩室病。到 1968 年，这一比例上升到 30%[4]。今天，据统计 5%～10% 年龄 45 岁以上和 80% 年龄 85 岁以上的人患有憩室病[5]。憩室病在 <40 岁的年轻人中少见，大约只占所有患者的 2%～5%。本病的倍增是与发明和广泛使用面粉轧机有关，它除去小麦籽粒含纤维的外层。这种一致性提示把憩室病为一种"现代缺乏病"，通过把食物纤维加回到饮食中具有预防憩室病发生的事实支持上述说法[4]。在非洲和亚洲的农村，那里是高纤维饮食，憩室病几乎无人知晓[5]。

憩室病是指结肠内出现憩室。大多数患者无症状。憩室病意味着憩室组织炎症，常有疼痛。有并发症的憩室炎，其定义是存在更广泛的疾病，包括脓肿形成、腹膜炎、肠梗阻或瘘管形成。

疾病原理

结肠壁每隔一段均有血管透过，统称为直小血管，它为肠壁内层供血。血管穿透部位是结肠壁最薄弱的部位，而这也是憩室形成的部位。虽然确切的发病机制尚不清楚，目前，憩室的形成与结肠内压力增加有关，这种压力是在结肠处理小量、不含纤维的粪便时产生的。结肠形成小的突起。高压导致直小血管处的肠壁形成结肠黏膜疝，生成小的、囊样附属物。这些附属物（憩室）通常为 5～10 毫米直径，但在少数情况下可以长成直径为几厘米的巨大囊样附属物（巨结肠憩室）。大多数憩室患者无症状，但憩室形成梗阻时可出现症状，推断与堆积的粪便有关。当发生阻塞时，开始发生炎症，疝囊出现微小穿孔，导致结肠周围炎症和腹痛。

在西方国家中，85% 的憩室发生在左半结肠，通常见于乙状结肠[5]。而在日本以右侧憩室病多见。日本籍夏威夷患者食用低纤维的西方饮食，憩室病的发病率显著增加，但它仍见于右半结肠[4]。这一发现表明，饮食在憩室形成中扮演重要角色，但憩室的位置却是由基因决定的。

一系列疾病被发现与憩室炎症有关。无合并症的憩室炎（单纯性憩室炎），仅指结肠周围脂肪炎症。随着时间的推移，可发生蜂窝织炎、脓肿或穿孔。任何疾病扩张超出结肠周围脂肪，被认为是有合并症的憩室炎（复杂性憩室炎）。累及的结肠段可与任何邻近器官形成瘘管，最常见的是膀胱瘘（占全部瘘管的 65%）[6]。相邻的肠管可因脓肿占位形成梗阻，产生炎症性肠梗阻。憩室炎反复发作导致结肠狭窄，以及随后的结肠梗阻。

憩室亦可引起出血，推断是由于积聚在憩室囊内的干结粪便侵蚀黏膜壁所致。发生严重出血的患者占全部憩室患者的 3%～5%，占全部下消化道出血的 40%[4]。值得注意的是，出血可在无炎症的情况下发生，通常是无痛性的。已知使用 NSAID 药物可伴随此并发症。

临床表现

憩室病

憩室病通常无症状，偶有非特异性腹部症状包括腹胀、绞痛、排气过多或排便习惯的改变[7]。大约 10%～30% 憩室病患者发生憩室炎，约 75% 的憩室病患者终生无症状[4,2]。

憩室炎

由于大多数西方人的憩室发生在左半结肠，憩室炎的典型表现是持续性左下腹痛和压痛。疼痛首先在下腹部，然后再局限于左下腹。疼痛可放射到阴茎、阴囊或耻骨上区域。右侧憩室炎可表现为右下腹痛，在临床上难以与阑尾炎鉴别。附加的表现提示各种并发症：弥漫性压痛提示穿孔或脓肿破裂；排尿困难提示结肠膀胱瘘；肿物提示脓肿；呕吐或腹胀提示肠梗阻；从阴道排出粪便样物质或气体提示结肠子宫瘘。几乎所有邻近器官均可以参与炎症过程。最近在门诊诊断的憩室炎并接受口服抗生素的患者，以持续的或加重的症状来急诊科就诊时，应该考虑脓肿形成的可能。

对老人或免疫功能低下的患者必须特别注意，因为即使病情十分严重，而临床症状和体征也可相当轻微。此类病人穿孔十分常见，而其临床表现可不明显，但死亡率很高[5]。

诊断策略

单纯性憩室炎

做出单纯性憩室炎（uncomlicated diverticulitis,

亦可译为"无合并症憩室炎")临床诊断的依据是，在发病年龄，有局限性左下腹痛和压痛，无提示另一诊断的症状与体征。体检未见肿块或腹膜刺激征，病人一般情况良好。如果病人符合上述临床表现，可开始经验性治疗，无需做实验室或诊断性影像学检查。做辅助检查主要是为排除其他诊断或存在有合并症的憩室炎。如诊断不清，根据患者的临床表现和痛苦程度，做排除妇科、肾、肝、胆、胰疾病的检查是有指征的。对老年人和免疫功能低下患者应考虑行腹部CT检查，以排除有轻度合并症的憩室炎。

复杂性憩室炎

腹部CT检查

腹部CT检查是诊断复杂性憩室炎（comlicated diverticulitis，亦可译为"有合并症憩室炎"）的首选方法。CT评估结肠及其周围结构具有优势，所以它能作出憩室炎的诊断，同时可评估疾病的范围。亦可采用CT引导下行憩室脓肿的经皮穿刺引流。符合憩室炎的CT检查结果是，存在憩室，有结肠周围脂肪炎症，肠壁增厚＞4毫米，无腹部游离气体和脓肿[5,8,9]。如无憩室炎，CT检查亦有助于其他诊断。CT检查是相对无创性的，患者耐受性良好。对憩室炎的敏感性为69%～95%，特异性为75%～100%[6]。CT扫描阴性结果不能绝对排除憩室炎。结肠或结肠系膜内小脓肿，像憩室本身那样，可能被遗漏。CT扫描也可能难以鉴别憩室癌与憩室炎。肠壁明显增厚的憩室炎看起来很像癌症。鉴别这两种疾病，需要做造影剂灌肠或内镜检查。

钡灌肠

尽管双重造影剂钡灌肠检查是诊断无症状憩室的标准方法，但如存在憩室炎则应避免使用。对于可能存在隐匿性穿孔，且随后可发生钡剂腹膜炎的风险时，则应限制它的应用。钡灌肠可用于急性发作后排除癌症的诊断。

水溶性造影剂灌肠

如果在急性期需要作造影剂灌肠检查，水溶性造影剂灌肠是最佳的影像学检查方法。水溶性钡造影剂不如钡造影剂详尽，但这种方式仍然是可用的。符合憩室炎的结果是，存在憩室，同时造影剂外渗入脓腔或腹膜。此项检查亦能显示瘘管或肠外肿物致结肠受压的证据。由于造影剂只集中于肠腔内，有关结肠外疾病范围，造影剂灌肠比CT所提供的结肠外病变范围的信息要少一些。

超声检查

超声检查可以发现憩室炎的各种病理特征，包括结肠周围积液、增厚的低回声肠壁或提示结肠周围炎症的高回声结肠邻近组织。在异常结肠上触及压痛提示结肠是引起病人疼痛的原因。偶尔，超声检查可发现憩室。像普通病例一样，超声影像对这些结果的敏感性与操作者经验有关。因为腹部气体干扰超声波成像，肠道足够的可视化是一个尚待解决的问题。目前，超声检查对憩室炎诊断的作用尚无明确定论。

内镜检查

内镜检查在紧急情况下是受限制的，其原因是，它更具有侵入性、有穿孔的风险、紧急安排此项操作的后勤工作难以做到[10]。虽然内镜检查可提供憩室的视野与结肠腔内其他病理学操作，但它不能评估结肠外疾病的严重程度。

X线平片

腹部X线平片无助于憩室炎的诊断，除非怀疑有肠梗阻或穿孔。

鉴别诊断

对疾病较严重的患者，作出正确诊断通常不是很困难，因为可做许多实验室和诊断性影像学检查。对于病情较轻的患者，憩室炎初步诊断可能仅根据临床表现作出，对鉴别诊断具有更大的挑战。一项重要的考虑就是病人是否有结肠癌。然而，等到急性发作缓解后再做有关检查通常是最安全的。其他要考虑的诊断包括结肠炎（炎症或缺血）、输尿管结石、腹股沟疝以及盆腔病变，包括异位妊娠或盆腔炎症性疾病和卵巢病变及有（或无）卵巢扭转。如症状以右侧为主，应怀疑阑尾炎。弥漫性腹痛应及时鉴别致命性问题，包括动脉瘤、腹膜炎、异位妊娠导致的腹腔积血和肠梗阻。

处理

憩室病

所有确诊憩室病的患者均应高纤维饮食，这已被证实可减轻腹部症状和憩室炎的发作次数[6]。通常认为某些食物如坚果、玉米、种子类食物可阻塞憩室，故嘱咐患者避免食用，这种说法是否真有价值，尚不清楚。

单纯性憩室炎

免疫功能正常、非老年人的单纯性憩室炎，可在门诊口服抗生素[11]（框93-4），需要覆盖革兰阴性需氧菌和厌氧菌。患者应进流质饮食，不过这不是强制性的。NSAIDs类药物或麻醉剂可适用于止痛，但许多专家推荐避免使用硫酸吗啡，因为它增加肠内压力，理论上可引发穿孔[5]。70%患者进食高纤维饮食可以防止5年内憩室炎复发。

对合并严重疾病的患者或有其他问题包括不耐受口服液体、缺乏社会支持、在合理的时间框架（2~3天）内无法依从随访的患者，应考虑住院治疗。对于住院病人，一般给予静脉注射抗生素治疗（框93-5）和肠道休息，但因心理原因住院的病人亦可用口服药物治疗。

复杂性憩室炎

复杂性憩室炎患者应住院治疗，给予静脉注射抗生素。急诊手术治疗的指征为所有穿孔或有腹膜炎的患者。对某些病人可使用腹腔镜灌洗和生物胶的新技术取代开放性手术技术[12]。临床状态持续下降，耐药性败血症，或高度怀疑癌时需要请外科急会诊[8]。对于小脓肿（直径＜5cm），仅用抗生素静脉注射治疗（框93-5），而较大的脓肿应在影像学引导下经皮穿刺引流或手术治疗[13]。憩室炎发作期间的肠梗阻通常是自限性的，可用保守治疗缓解。慢性复发性憩室炎可导致肠腔狭窄，需要手术干预。瘘管通常需要外科手术修补。明显扩张的盲肠（直径大于10cm）或肠壁积气，有肠坏死和濒临穿孔的可能性，应及早请外科会诊[5]。

治疗指南

目前药物或饮食治疗对憩室炎是否有效，尚不清楚。根除憩室唯一被证实有效的方法是手术切除病变结肠段。大多数患者从他们的憩室炎首次发作起保持多年无症状。随着疾病的发作，复发的可能性就会增加。选择性憩室切除一般保留给憩室炎发作一次以上的患者。根据某些专家的意见，年轻患者（即年龄小于40岁以下）应在第一次憩室炎发作后行择期手术，因为第二次憩室炎发作的风险很高，但这种意见尚有争议，最近的证据表明非手术治疗效果良好[8,14]。大部分切除可用腹腔镜单级操作（无结肠造口术）。据统计，切除后憩室病的复发率不等，为3%~27%[5-7,14]。

安置

单纯性憩室炎

年轻患者和免疫功能正常的患者可回家口服抗生素治疗，随访2~3天，以确定治疗是否成功。应提醒患者，如果病情恶化，要及时回急诊科复诊。在随访中病情无明显改善的患者，应行诊断性影像学检查，以寻找脓肿，并住院给予静脉抗生素治疗。第一次憩室炎发作经药物治疗后，95%的患者在未来2年内可无症状，80%~90%可永久无症状[5,14]。应把反复发作性憩室炎患者转到外科门诊会诊，以决定择期切除。所有患者应在急性发作后进行结肠癌的评估，据报道，合并癌症的发病率高达9%。

复杂性憩室炎

所有患者均需要住院、静脉注射抗生素治疗和肠道休息。大多数患者（65%~85%）单用药物治疗可恢复，其余的需要手术干预。结果一般均良好，患者的总死亡率为1%~6%，需要手术治疗的患者死亡率为12%~18%[4]。

框93-4　治疗单纯性憩室炎的口服抗生素

1. 甲氧苄啶-磺胺甲基异噁唑，双倍浓度片1日2次，和甲硝唑500mg q6h 或
2. 环丙沙星，750mg，1日2次，与甲硝唑500mg，q6h 或
3. 阿莫西林-克拉维酸缓释片，1 000/62.5mg 2片，1日2次

所有口服疗法均为7~10天。

From Gilbert DN, Moellering RC Jr, Eliopoulos GM, Sande MA (eds): The Sanford Guide to Antimicrobial Therapy, 37th ed. Sperryville, Va, Antimicrobial Therapy, Inc, 2007.

框93-5　静脉注射抗生素治疗肠道菌群的应用范围

轻度至中度感染
1. 替卡西林-克拉维酸，3.1g IV q6h 或
2. 阿莫西林-舒巴坦，3g IV q6h 或
3. 环丙沙星，400mg IV q12h，和甲硝唑，1g IV q12h

严重感染
1. 阿莫西林，2g IV q6h，和甲硝唑，500mg IV q6h，和（庆大霉素7mg/kg q24h，或环丙沙星400mg IV q12h）或
2. 亚胺培南，500mg IV q6h

From Gilbert DN, Moellering RC Jr, Eliopoulos GM, Sande MA (eds): The Sanford Guide to Antimicrobial Therapy, 37th ed. Sperryville, Va, Antimicrobial Therapy, Inc, 2007.

大肠梗阻

概述

大肠梗阻（Large bowel obstruction，LBO）远不如小肠梗阻常见，但却是一个更恶性的疾病，因为它常伴有恶性疾病。在美国，半数 LBO 手术病例是结肠直肠癌。粘连是小肠梗阻的常见病因，而粘连仅占 LBO 的 1%～8%[15]。大肠梗阻的其他病因包括扭转、憩室病、粪便嵌塞、狭窄（常与炎性肠病或慢性结肠局部缺血有关）、粘连、疝和假性肠梗阻。大多数病因使用外科手术解决，但假性梗阻单用药物治疗，效果良好。

疾病原理

若机械性阻塞继发于梗阻性病变，肠内（癌症）原因或肠外（憩室脓肿，肠扭转）原因，随着气体与液体不能通向远端，肠管愈来愈扩张。随着肠管膨胀增大，肠腔内压力增加。当腔内压力接近收缩压时，使通往肠壁的血流受阻，形成水肿，随后液体渗出进入肠腔。渗出伴肠腔内吸收减少导致脱水。最终，随着流向肠壁的动脉血流受阻，发生缺血和坏疽。细菌从受损肠道移位，导致脓毒症。如果此过程不中断，随后可发生肠壁穿孔[15]。

假性肠梗阻（Pseudo-obstruction）也被称为奥格尔维综合征（Ogilvie syndrome），是通过一种完全不同的机制造成的。假性肠梗阻是指找不到任何梗阻病变的大肠梗阻。本病常见于有严重急性合并症的患者[16]。患者通常有明显的脊柱或腹膜后创伤、严重电解质紊乱或麻醉剂暴露史。虽然该病确切机制不明，但已证实与控制肠道的自主神经功能不全有关。副交感神经和交感神经之间的正常平衡被打乱，造成蠕动性能变化，导致梗阻。从假性梗阻所观察到的病理生理变化与机械性梗阻所描述的相同。

临床表现

大肠梗阻的典型表现为腹痛、腹胀、顽固性便秘和呕吐。发生这些症状的时间不一，取决于梗阻发生的速度。肠扭转造成的大肠梗阻发生迅速，而癌性梗阻常逐渐发生。后者在梗阻的病程中可有严重脱水。明显发热或心动过速促使行关于坏疽和穿孔方面的检查。触及腹部肿块可能是肿瘤、脓肿或只是膨胀的肠管。直肠检查有助于寻找梗阻性直肠肿块或在直肠穹窿中引起嵌塞的大量硬质粪便。

诊断策略

电解质测定有助于指导输液和补充电解质。白细胞显著升高时应怀疑肠坏疽，而贫血则提示结肠直肠癌的可能。

X 线平片

扩张的结肠是大肠梗阻的标志（图 93-1），不过如果回盲瓣功能障碍，小肠也可扩张。在某些病例中，充气的小肠可能会掩盖结肠视野，导致被误诊为小肠梗阻。阻塞的结肠段远端的突然截断表明可能是假性梗阻。盲肠直径超过 12 厘米时要引起关注，因为它的穿孔率很高。在 X 线平片上不能显示大肠梗阻的实际部位和病因。

CT 检查

CT 检查是确定阻塞病因有价值的工具，特别是憩室脓肿或肠套叠造成的梗阻。一般来说，CT 检查无助于假性梗阻的诊断，要诊断假性梗阻需要使用结肠镜检查或水溶性造影剂灌肠检查。

结肠镜检查和水溶性造影剂灌肠

对原因不明的阻塞和非紧急手术治疗的患者，应进行水溶性造影剂灌肠检查或结肠镜检查，以确定梗阻的病因。上述诊断策略在排除假性梗阻方面比影像学检查更准确。

鉴别诊断

大肠梗阻最常见的原因是结肠直肠癌（53%）、肠扭转（17%）、憩室炎（12%）以及转移癌压迫（6%）。其他不常见的原因是狭窄、嵌顿疝、粪便嵌塞、粘连、假性肠梗阻。

处理

急诊科的治疗是直接缓解症状。首先考虑补液、纠正电解质和缓解腹痛。对呕吐突出的或在小肠有明显液体或气体积聚的患者，经鼻胃管做胃肠减压是有帮助的。无需经口给予额外的液体或固体食物。如果怀疑坏疽或穿孔（框 93-5），则需要使用抗生素。特殊治疗取决于梗阻的病因，梗阻病因在急诊科可能确

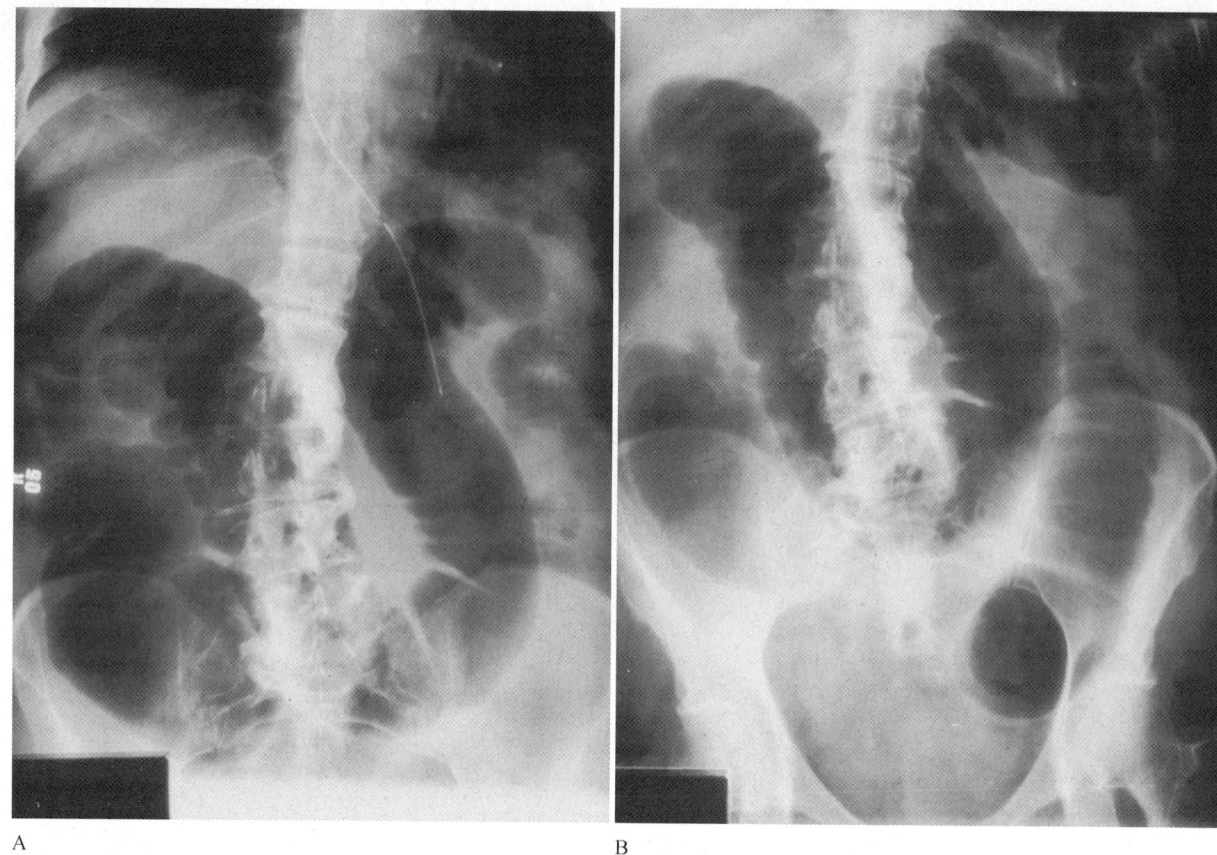

图93-1 X线平片显示由癌症引起的乙状结肠处大肠梗阻。**A**，直立位片，**B**，仰卧位片。

定，也可能不能确定。憩室脓肿可选择经皮引流，而结肠扭转或假性梗阻可以通过内镜减压。大肠憩室症和结肠扭转最终必须手术，以防止复发，不过这常被延误。癌症、盲肠扭转、狭窄、肠套叠、粘连和疝首选手术处理。

只要穿孔的可能性不是太大，假性肠梗阻的前24小时治疗是给予肠道休息、补液以及处理任何急性合并症。如果结肠不能减压，可尝试结肠镜检查或药物干预（新斯的明）[16]，对于难治的病例则考虑手术治疗。

通常，粪便嵌塞在急诊科特定的处理是用手指解除嵌塞或灌肠。特别有帮助的是保留灌肠，为此，病人需在直肠中保持直肠灌肠液15分钟或更长时间。偶尔，对于解除嵌塞较困难的患者可行全身麻醉。

安置

大多数大肠梗阻病例需要操作干预（手术、内镜或经皮脓肿引流）以达缓解。所有患者需要住院治疗和请具有相应操作能力的专家会诊。对有肠坏疽或肠穿孔证据的患者应当紧急请外科会诊。

肠扭转

前言

结肠扭转发生于肠袢扭曲并阻塞肠腔时，如果扭转足以严重，则可涉及并影响到结肠袢的血供。结肠扭转的发病率每年约为2.65例/10万，占所有LBOs的1%～7%[17]。肠扭转可发生于所有年龄段，但老年人最常见，平均年龄为60～70岁。在发达国家，约1/3病例涉及住在医疗机构的病人[17]。虽然肠扭转可发生在结肠的其他任何部位，但大多数情况下平均分布在乙状结肠和盲肠之间。乙状结肠扭转一般是老年人疾病。在肠坏疽病人中，乙状结肠扭转的死亡率超过50%。在无肠坏疽的病人中，死亡的风险大约是10%。

疾病原理

乙状结肠扭转

乙状结肠扭转的解剖基础是过长、过多的乙状结肠段，且以狭窄的肠系膜附着于腹壁。狭窄的附着允许肠系膜本身扭曲,因此阻塞肠腔。这是一种先天性疾病,还是老化过程的一部分,目前尚不清楚。结肠本身扭曲后,近端结肠继续迫使气体和液体进入阻塞的肠段,有时造成远端结肠巨大扩张。可发生继发于第三间隙的严重电解质紊乱,偶尔,由于巨大腹部膨胀引起呼吸困难。如果结肠扭转不予治疗,则影响血供,导致坏疽和穿孔。

急性肠扭转的正确诱因尚不清楚。可能与高纤维饮食有关,因为在转变为高纤维饮食人群中该疾病的发病率显著增加。慢性便秘与肠扭转相关,但尚不清楚这两种疾病的相关性。长期住院患者、罹患神经或精神疾病患者亦易患乙状结肠扭转,可能是由于结肠动力改变所致。据观察,与前次手术无关。妇女怀孕期间具有盲肠扭转的高风险,推断是因为增大的子宫使腹腔拥挤。然而,该病十分罕见,发生率为1/100万妊娠妇女[18]。

盲肠扭转

像乙状结肠扭转一样,盲肠段的可移动性是该病形成的先决条件。这种移动性似乎是由盲肠肠系膜对后腹壁先天性附着不完全所致。尸检研究显示,10%的成人盲肠的移动度足以引起扭转[17]。10%的病例中,盲肠扭转是一种被称为"盲肠塔吊(cecal bascule)"的变异,这种情况下,盲肠不扭曲,只是自身的折叠。症状与处理同前[15]。盲肠扭转可能与结肠在腹腔内的"回旋余地"有关。通常,腹腔内无结肠活动空间的病人似乎更易发生盲肠扭转。20%盲肠扭转患者发生肠坏疽[19]。

临床表现

乙状结肠扭转

乙状结肠扭转的标志是腹痛、腹胀、便秘三联征。乙状结肠扭转的程度存在差异,所以乙状结肠扭转的表现不一,自隐痛至剧烈腹痛不等。临床表现可从持续数天的轻度腹部不适,至急性严重腹痛伴随肉眼可见腹部膨隆与生命体征不稳定。有时,在病人已经住院一段时间后,才能确定乙状结肠扭转的诊断。在许多情况下,病史可能提示既往自行缓解的肠扭转发作史。

体检可发现腹部膨隆,叩诊鼓音,常位于上腹部,但主要在一侧。根据所见到的膨胀程度,病人外貌相当良好。严重腹痛、发热、肠鸣音消失、腹膜炎或血压不稳定,则提示肠坏疽,应及早请外科会诊。

但是,无上述表现时不能排除坏疽,单凭症状持续时间不能预测肠坏疽。

盲肠扭转

见于乙状结肠扭转的腹痛、腹胀、便秘的临床三联征,同样也可见于盲肠肠扭转,但许多盲肠扭转患者缺乏上述1个或1个以上的表现,大约50%患者仅有呕吐。

诊断策略

乙状结肠扭转

大多数病例可根据X线平片检查作出乙状结肠扭转的诊断。结肠袢显著膨胀且缺乏结肠袋纹理是典型的表现,左侧的表现与右侧腹部的表现一样(图93-2)。肠道可有"弯曲内胎"貌。在穿孔的患者中,直立X线胸片或侧卧位X线片上可见游离气体。在X线平片上,气体滞留在其他结肠可能掩盖典型的乙状结肠扭转,导致许多检查都无法诊断。盲肠扭转和其他原因引起的肠梗阻,可能有类似的X线表现。当诊断有疑问时,行造影剂灌肠有助于诊断。造影剂充盈到扭曲顶端时,使造影剂柱呈"鸟嘴"貌(图93-3)或为锥形狭窄即可明确诊断。许多病例行乙状结肠镜可作诊断性检查,在结肠黏膜上可见螺旋括约肌样扭曲[20]。CT扫描亦有很高的准确性,但大多数不依靠CT检查[20]。

盲肠扭转

X线平片常有助于盲肠扭转的诊断,但50%病例不能明确诊断。盲肠可明显扩张,并可含有气-液平面。小肠常亦同样扩张。与乙状结肠扭转不同,远端结肠应有少量气体(图93-4)。在中腹部可见经典的"咖啡豆"征,巨大的椭圆形气体阴影,在其中部有一条向下的直线,代表肠管本身弯曲的边缘。游离气体提示穿孔,需要紧急手术。一个常见的错误是曲解X线平片所显示的图像,误诊为乙状结肠扭转。如果诊断不清,造影剂灌肠有助于诊断扭转的部位。超声检查一般作用不大[18]。CT检查可观察到结肠系膜"漩涡征",这是肠系膜扭曲的部分[21]。许多情况下,盲肠扭转最后是在手术中被确诊的[19]。

鉴别诊断

所有引起肠梗阻的疾病均酷似肠扭转。

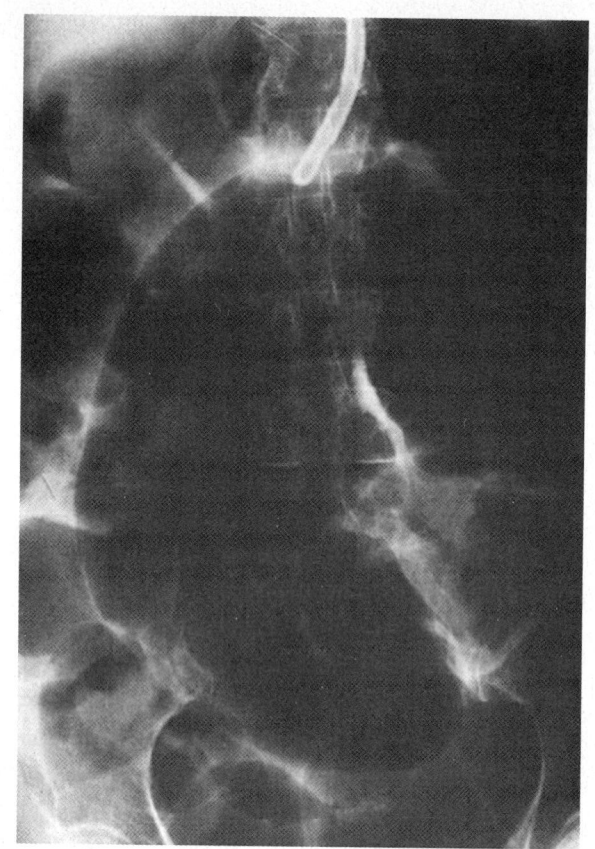

图 93-2　X 线平片显示乙状结肠扭转的大肠袢扩张特点。

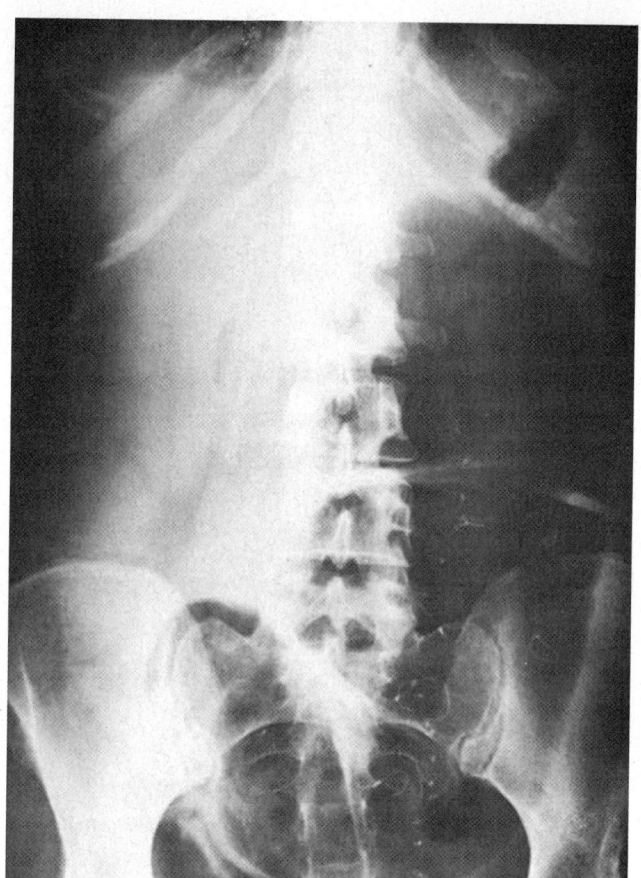

图 93-4　X 线平片显示盲肠扭转时结肠膨胀的特点。值得注意的是左下腹有气体影，而右侧腹无气体影。

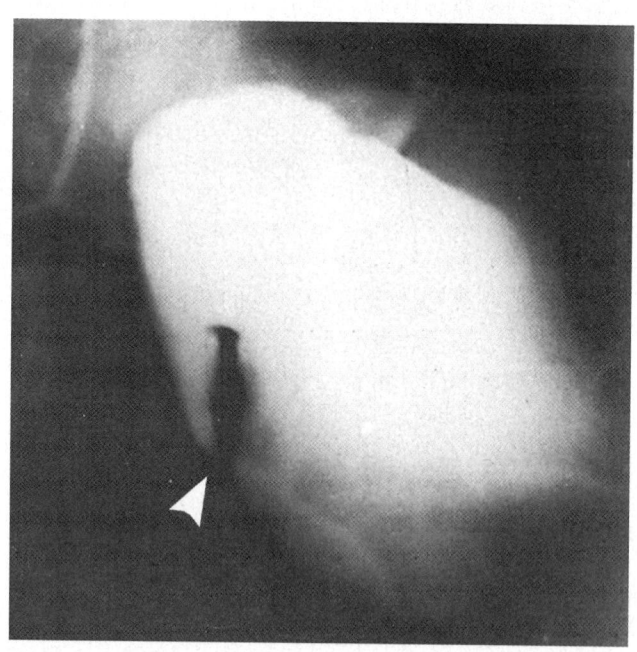

图 93-3　由钡灌肠检查显示的肠扭转特征性"鸟嘴"征。

该由有经验的专家尝试内镜肠扭转矫正法。利用内镜，首先观察有无肠坏死的迹象。如果确认肠梗阻近段的肠管是正常的、扭曲的，可通过在梗阻部位插入一个润滑的橡胶管，排出气体和液体粪便，肠道扭转可自行矫正。内镜减压法的成功率是 50%～90%[15,20]。如果内镜减压下发现有肠坏死或内镜减压法无效，必须行手术治疗。复发率估计为 60%，急性发作缓解后的患者，建议做择期手术，切除多余乙状结肠。乙状结肠扭转患者的总死亡率在 20% 以上，肠坏死患者的总死亡率为 50% 以上。

盲肠扭转

盲肠近端的性质使得它无法使用内镜操作，所以要通过手术方法做扭转矫正。经过扭转矫正术后，一般把盲肠固定于腹壁上，或切除多余的部分[21]。很少复发。

处置

乙状结肠扭转

尽管乙状结肠扭转可自行复位，但概率极小，需要采用主动方法治疗。如果无肠坏死的临床证据，应

安置

所有肠扭转患者均需要住院，实施扭转矫正术，同时外科干预，可防止复发。

肠套叠

概述

成人肠套叠很罕见，仅占成人肠梗阻的 1%～5%。大多数成人肠套叠（80%）发生于小肠。虽然只有 10% 儿童肠套叠有病理性病变的原因，但 90% 成年人有病理性病变方面的原因。在结肠，这些病变有 50%～80% 是恶性的，与之相反的，在小肠，这些病变有 1/3 是恶性的[22]。在成人，CT 扫描或剖腹探查之前，往往无肠套叠的相关发现。肠套叠可发生于任何年龄段，但平均年龄为 65 岁[23]。

疾病原理

肠套叠的确切机制尚不清楚，但认为，某个病变（"启动点"）改变了肠道的蠕动特性，允许近段肠管套入远段肠管内，随着肠蠕动把套入肠管连同其系膜和肠系膜血管一起推进远端肠腔内，肠段血液供应障碍，发生缺血。肠套叠引起水肿可导致肠道机械性梗阻。

临床表现

成人肠套叠表现有两种类型，最常见的一种是急性不全性肠梗阻，只有不到 20% 肠套叠是完全性肠梗阻[24]。此类肠梗阻患者，通常就诊的主诉是腹痛。可有呕吐、出血和便秘，但较少见。腹部可膨胀，肠鸣音常减弱。肿物常不能触及，儿童有典型的腹痛、肿块和血便三联征，在成人中罕见。第二类临床表现极为轻微，间歇性腹痛，持续数月或数年。其诊断通常依靠腹痛再次发作或周期性腹痛发作后行影像学检查确定的。

诊断策略

X 线平片

对疑有肠梗阻的病人，X 线平片是合理的筛选检查，但 X 线通常只显示非特异性的大肠扩张。

CT 扫描

一般用于腹痛和肠梗阻的评估，怀疑肠套叠时，CT 扫描常是最有用的检查，但在半数病例中不能检测到实际肠套叠的程度[22,23]。

超声检查

超声也有助于发现肠套叠，但并不能像 CT 那样可排除其他诊断。肠套叠横断面有环状线圈或靶形和多个同心圆环。肠套叠段纵断面有一个类似肾脏（"假肾型征"）的超声图像，有一个中心亮区，被暗淡外层包绕。

钡灌肠

尽管钡灌肠检查可以证实肠套叠，甚至可做复位治疗，但作为初步诊断，与 CT 或超声检查相比，它是不太理想的检查方法。与儿童不同，成人在手术前做肠套叠复位是不理想的，因为可造成恶性细胞从潜在的恶性病变点蔓延。对怀疑肠穿孔的患者不应该进行钡灌肠检查。

结肠镜检查

结肠镜检查有助于确定引起肠套叠的病因，但常不能发现肠套叠本身。

鉴别诊断

鉴别诊断包括引起肠梗阻的其他原因。

处置

大多数病例需要手术治疗。急诊科处理是支持治疗，目的是优化体液状况，识别坏死和穿孔，如果怀疑肠道受损应给予抗生素治疗，并在适当时机请外科会诊。由于恶性肿瘤的发病率很高，对于成人，在手术探查前常不主张复位[23]。偶尔，肠套叠可能自发复位，但仍必须进行评估，以排除导致病理性病变的原因。

安置

由于这是外科性质的疾病，所有患者均需住院治疗。手术死亡率很低[22]。

炎性肠病

概述

炎性肠病（Inflammatory bowel disease，IBD）包括两个临床上类似的、但明显不同的疾病：克罗恩病

（Crohn's disease，CD）和溃疡性结肠炎（ulcerative colitis，UC）。这两种疾病属于原因不明的、慢性、反复发作的和不可预测的胃肠道炎症。因急性恶化而有很高的致残率。据估计，100 万以上的美国人患有 IBD[25]。CD 与 UC 的发病率大致相同，据统计每年共同发病率约为 10 例/10 万人[26]。对 IBD 的长期处理是一项复杂的、阶梯式过程，涉及多种药物和手术。急诊科评估的目标是：（1）识别可能是新的 IBD 病例；（2）评估与排除 IBD 患者的严重并发症；（3）确定需要住院治疗的 IBD 病人。请具有长期处理 IBD 经验的医师会诊后，制订最佳的治疗计划。虽然 CD 患者的预期寿命略低，但 UC 患者的预期寿命是正常的[27]。

疾病原理

溃疡性结肠炎

UC 可导致整个结肠和直肠的炎症及溃疡，但小肠除外。UC 的炎症比 CD 表浅。通常，炎症是由直肠的连续性病变并以不同的距离延伸至结肠所致，不过，最近报道，许多 UD 类似于 CD 那样为非连续性疾病（"跳跃式病变"）的病例[28]。同卵双胞胎之间的一致率很低（6%～14%），表明遗传因素以外的其他因素影响 UC 的发展[29]。应激可促发病情恶化，吸烟有保护效应，提示工作环境因素在起作用。早年阑尾切除有保护作用，提示免疫系统起一定作用。在 IBD 的动物模型中，本病不会发生于缺乏正常肠道菌群的动物中，提示肠道菌群是本病必需的因素。目前比较一致的理论是，UC 是具有遗传倾向的一种炎症反应，发病的本质是肠道正常菌群失调，对这些细菌失去了正常的耐受力。

克罗恩病

CD 的病因不明，但遗传、环境、免疫和感染过程均为可能的病因或诱因。同卵双胞胎之间的一致率为 45%～50%，表明该病有很强的遗传倾向但也受其他因素影响而改变。非洲人的 CD 发病率较低，但非裔美国人有类似于美国白人的发病率[26]。第一个与 CD 相关的基因突变发现于 2001 年，10%～20% 的 CD 与之有关。已猜测分枝杆菌和 CD 有关，确切的证据足以促使英国立法从食物链中清除这一潜在的病原体，但在最近的一项对高度怀疑各种病因的 CD 病人中做抗结核药物随机对照试验，未能成功[31,32]。虽然本病可见于任何年龄段，但 CD 主要影响年轻患者，通常在 10～20 岁人中发病。CD 炎症较深，累及整个结肠壁。本病不像 UC 那样仅局限于结肠和直肠，可影响到胃肠道的任何部分。CD 最常累及远端小肠和结肠，罕见于食管、十二指肠或胃[33]。由于炎症的透壁特性，可能发生肠道狭窄或与邻近器官形成瘘管。

临床表现

IBD 病人的典型症状包括腹痛，常为绞痛，里急后重，稀便或腹泻。粪便中可见血液。CD 患者可有夜间腹泻史，此病史有助于从肠易激综合征中分辨出 CD。常见体重减轻。查体时可以发现明显腹部压痛或提示脓肿的腹部包块。CD 患者可有肛裂、溃烂性痔疮、狭窄或肛周皮下脓肿。肠以外的表现有皮肤、眼睛和关节部位的炎症性改变。可影响儿童的生长和性发育。症状常发生在 30 岁以前[25]，不过早期很难诊断。

患者来急诊科就诊的原因是已知 IBD 诊断而腹部症状加重。常见复发的理由是中断维持疾病缓解的药物。许多患者在静止期对病情感到十分满意时停服此类药物。IBD 需要持续性终生维持治疗。有证据表明坚持治疗可减少急性发作和发生癌症的风险。IBD 常见并发症包括瘘管、狭窄及脓肿的形成，少见但是致命性并发症包括暴发性结肠炎、中毒性巨结肠及肠穿孔。

中毒性巨结肠

中毒性巨结肠是一种由肠道的平滑肌层炎症导致结肠病理性扩张的疾病。如果不及时治疗，肌肉炎症可导致肌肉麻痹、扩张，并最终穿孔。中毒性巨结肠的标志是在已知结肠炎症病变的病人中出现全身中毒症状。表现为炎症和毒性并存，应与引起结肠扩张的其他疾病鉴别，包括机械性梗阻、假性肠梗阻、先天性或后天性巨结肠。

中毒性巨结肠通常是与 IBD 或感染性肠炎有关。触发事件可能是近期摄入抗胆碱能药物、抗蠕动药、麻醉剂、抗抑郁药等。患者在中毒性巨结肠发病数天前常有结肠炎症状，常是严重的。表现为腹痛、发热、心动过速和腹胀。X 线平片检查可发现直径大于 6 厘米的结肠，不过早期可不存在。治疗包括积极补液，静脉注射糖皮质激素，覆盖肠道菌群的抗生素（框 93-5），并评估潜在的肠道感染，特别是对于免疫功能低下的患者。在近 40 年内，死亡率降到 < 2%，这是早期识别和积极治疗的结果。

诊断策略

对于诊断 IBD，无特异性实验室检查，尽管最近的测试中针对酿酒酵母菌或抗中性粒细胞的抗体有助于 CD 和 UC 的鉴别[27]。实验室检查结果异常可由多种原因所致。如继发于严重腹泻的电解质异常，或继发于便血可引起贫血。红细胞沉降率可升高，并可用于疾病严重程度的分类。粪便含有白细胞，但粪便培养正常，未见虫卵和寄生虫。

X线平片对复杂疾病的诊断没有意义，但可显示肠梗阻、中毒性巨结肠及穿孔所致的游离气体（图93-5）。对于怀疑有上述合并症的病人，X线平片的作用是有限的。造影剂检查可以显示提示IBD的病变，包括黏膜表面溃疡、瘘管、狭窄。在欧洲，超声技术人员在这方面有相当丰富的经验，利用超声检查可确定活动性病变并寻找并发症[28]。在美国，很少应用超声影像技术。磁共振成像可以定位受累肠段和确定瘘管、狭窄和脓肿。CT检查是评估肠腔外并发症的最佳常规检查。CT结肠成像（"虚拟结肠镜检查"）虽然确定结肠癌症病变的效果很好，但不能显示IBD的典型病变[28]。为确定诊断，常需要作内镜活检[27]。

鉴别诊断

症状和体征是千变万化的，并与许多常见的腹部疾病类似，如阑尾炎、感染性结肠炎、缺血性结肠炎、放射性结肠炎、憩室病、癌症和肠梗阻。

治疗

药物治疗是大多数IBD患者的主要治疗方法。一般情况下，病人在无症状时应用5-氨基水杨酸（5-ASA）制剂维持，一旦症状复发即加用类固醇药物。一旦获得缓解，则停用类固醇，病人再次应用5-ASA制剂维持。如果使用类固醇未获缓解，可用其他抗代谢药物和免疫抑制剂等药物（框93-6）。药物选择取决于病情属于轻度、中度还是重度（框93-7）。手术适用于病情严重的病人，如药物治疗无效，或有梗阻或瘘管形成的病人。

5-ASA制剂是非重症患者的一线治疗药物。此类药物可口服，如果病变在直肠或接近直肠部位，可以直肠给药。柳氮磺胺吡啶是本类早期药物之一，因大剂量磺胺的毒性限制它的应用。其严重的副作用包括骨髓抑制。一个新型的5-ASA衍生物——美沙拉嗪，毒性小，可大剂量服用。当IBD急性发作缓解后，患者可继续服用5-ASA衍生物作维持治疗。

同样可用抗生素作为IBD的初步治疗，但他们用于IBD治疗尚有争议。抗生素治疗CD的效果比UC

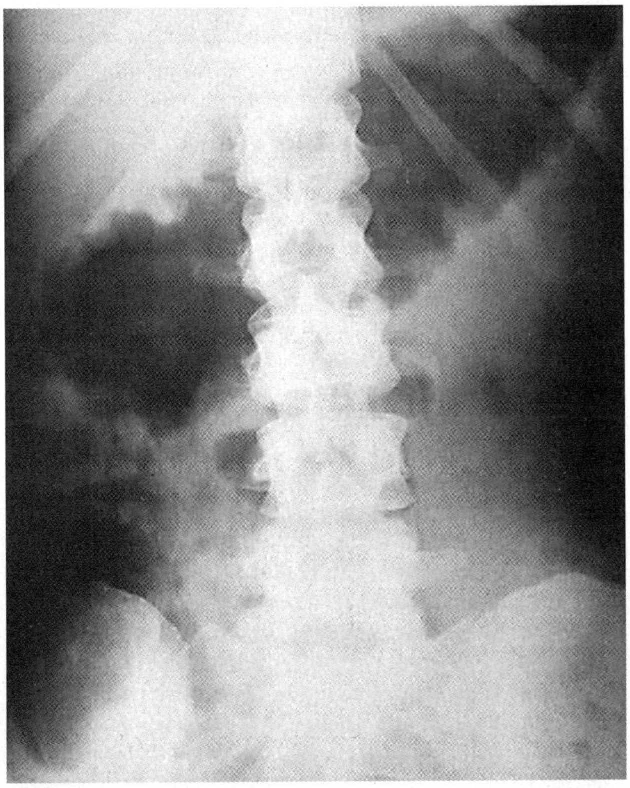

图93-5 继发于溃疡性结肠炎的巨结肠。沿结肠边缘可见光滑的压迹，代表假性息肉。

框93-6	用于治疗炎性肠病的药物

5-氨基水杨酸制剂
　柳氮磺胺吡啶
　美沙拉嗪

抗生素
　甲硝唑
　环丙沙星
　利福昔明
　妥布霉素

皮质类固醇激素
　泼尼松
　氢化可的松
　甲泼尼龙
　布地奈德

抗代谢药物
　硫唑嘌呤
　6-巯基嘌呤
　甲氨蝶呤

免疫抑制剂
　环孢素
　抗肿瘤坏死因子抗体
　英夫利昔单抗

> **框 93-7　炎性肠病的严重程度分类标准**
>
> **溃疡性结肠炎**
> 轻度
> 1. 粪便次数每天 >4 次
> 2. 粪便可能包含一些血液
> 3. 无全身毒性症状（发热、心动过速、贫血、红细胞沉降率加快）
>
> 中度
> 1. 粪便次数每天 >4 次
> 2. 轻度的毒性症状
>
> 重度
> 1. 便血，每天 >6 次
> 2. 有全身毒性症状
>
> **克罗恩病**
> 轻度
> 1. 患者可以走动，可以进食
> 2. 无中毒症状
> 3. 无显著腹痛或肿块
>
> 中度
> 1. 轻度疾病治疗无效果者
> 2. 患者可有一些全身中毒症状
>
> 重度
> 1. 糖皮质激素治疗期间症状持续存在者
> 2. 高热，持续性呕吐
> 3. 肠梗阻
> 4. 反跳痛
> 5. 恶病质
> 6. 脓肿
>
> Adapted from Hanauer SB, Present DH: The state of the art in the management of inflammatory bowel disease. Rev Gastroenterol Disord 3: 81, 2003.

强。甲硝唑和环丙沙星是最常用的抗生素，某些证据提示，妥布霉素或利福昔明同样有效[34]。

对中-重度病人或口服 5-ASA 制剂无效的 IBD 患者，可使用类固醇。当症状缓解时，类固醇应逐渐减量，以避免类固醇的一般副作用。静脉注射皮质类固醇用于治疗重症住院患者。布地奈德是一种新型口服糖皮质激素，首先通过血液分解，全身副作用较少。

免疫调节药物硫唑嘌呤和 6-巯基嘌呤用于对其他治疗药物耐药的患者或对激素依赖的患者。应评估这些药物对患者的骨髓抑制和胰腺炎[35]。

免疫抑制剂环孢素适用于病情严重、不宜手术的患者。虽然大多数患者耐受性较好，但还是要注意环孢素所具有的显著潜在毒性，包括骨髓抑制、电解质紊乱和肝肾毒性[25]。已知可发生的机会感染包括肺囊虫肺炎[29]。

英夫利昔单抗是人肿瘤坏死因子-α 抗体，用于治疗晚期 IBD 病例。通常，它的副作用较少，但机会感染增加，包括肺结核和真菌感染。手术用于治疗病情严重、药物治疗无效、有严重合并症的病人，如肠梗阻、大出血、脓肿或瘘管形成。结肠切除术可治愈 UC，改善生活质量，但 CD 无治愈性手术。通常，针对肠道疾病的治疗对肠外表现亦有效[27,36]。

安置

在安置病人前，先请消化科医生会诊。大多数无合并症的轻-中度 IBD 患者出现病情恶化时，如果是停药引起的，只需要重新恢复维持治疗，或在他们的治疗方案中增加口服糖皮质激素。病情严重的患者或口服糖皮质激素无效的患者均需要住院治疗，并给予静脉糖皮质激素治疗[27]。除非进行术前准备，否则肠道减压效果不大[37]。对致命性大出血、穿孔或中毒性巨结肠，应请外科急会诊。如有肠道梗阻需紧急手术。脓肿可在影像学引导下经皮引流或手术[33]。慢性瘘管最初用药物治疗[35]。出院后，监管病人的医师应严密随访，确保病人达到适当长度的缓解期，确保病人在出现急性发作时能依从治疗。对症状缓解的患者，需要连续用内镜检查监测癌变的可能，不过最佳的检查间期尚未确定[35]。据统计，CD 患者癌变的发生率约 2%，UC 患者发生结肠直肠癌的风险比一般人群高 15 倍[29]。

结肠缺血

概述

结肠缺血是最常见的缺血性肠道疾病。据估计，结肠缺血的发生率为 1/2 000 例住院病人。其临床表现与其他许多重要的腹部疾病重叠，如无可视性内镜检查，很难确诊。虽然结肠缺血最常见于老年人，90% 患者在 60 岁以上发病，但该病可发生在任何年龄段[38]。男女性发病率无差异。在一项研究中显示，超过 50% 以结肠缺血住院的病人最初被诊断为炎性肠病。因为无特异性治疗，且通常预后良好，所以诊断的困难不增加死亡率。

发病机制

结肠缺血的确切病因尚不清楚。没有小肠受累的缺血是由非闭塞性结肠微血管病变，而不是大血管（肠系膜动脉）闭塞引起的。主要损伤与多种因素所致的低血流状态有关，包括充血性心力衰竭，血管活性药物，动脉粥样硬化，肾衰竭，最近接受心脏或血管手术[38-40]。年轻人患结肠缺血可见于胶原血管疾病、血液病、长跑或可卡因滥用者。结肠血管系统通常有明显的侧支循环，但在某些患者中，这种具有保护机制的血管十分纤细，易受低流量缺血的影响[38]。此外，结肠动脉似乎对血管收缩特别敏感，迅速生长的肠道黏膜特别容易受到血流中断的影响。通常发生在结肠的肠腔内高压亦可明显影响肠道灌注。结肠缺血可发生于结肠的任何部位，包括直肠，但最常发生于左侧结肠段，原因不明。

结肠缺血代表一系列轻重不一的疾病，其表现视缺血性损伤的程度而定。在大多数情况下，缺血性发作具有自限性，通过保守治疗，本病可自行缓解，但1/3的患者，因缺血时间过长或损伤过重引起结肠瘢痕形成，导致结肠狭窄或出现慢性症状[35]。如果缺血是透壁性的，可能发生肠坏疽或穿孔。长期轻微的炎症可出现类似于 IBD 的间断性症状。

临床表现

结肠缺血的临床表现轻重不一，但通常表现为左下腹轻度绞痛的急性发作，伴有腹胀，亦可表现为几乎为血液的粪便[41]。病人通常有近期手术或重病史。有些病人可无疼痛。如继发于狭窄或肠梗阻，可有恶心和呕吐。受累结肠可有压痛，但常不显著。若出现腹膜刺激征、发热、白细胞计数显著升高则提示肠坏死和穿孔。中毒性巨结肠是一种可识别的并发症。

诊断策略

对结肠缺血的诊断，无敏感的、特异性的生化标志物可供选择，不过可有生化检查异常，如血清乳酸、磷酸盐和碱性磷酸盐水平升高。在病情较轻时，可无上述异常，出现更严重的疾病时亦见不到上述异常，除非出现不可逆性损害。应做全血细胞检查，以排除贫血，白细胞增多常提示穿孔。如果有严重的和持续性腹泻或呕吐，应检查血清电解质。在几种类似于结肠缺血表现的疾病中，如 IBD 和感染性结肠炎，粪便中常见血液和白细胞。粪便潜血愈创木脂试验阳性结果可确定病人结肠癌的最终评估。但在急诊科罕见能做出结肠缺血的明确诊断[41]。

X 线平片

X 线平片常只显示非特异性肠道扩张，只有20% 的患者有特异性结肠缺血的结果。特异性结果是腔内突起，称为拇纹征，表现为黏膜下出血和肿胀。偶尔，拇纹征见于其他疾病，包括 IBD、结肠感染、继发于抗凝剂的出血。符合结肠缺血的其他征象包括肠壁增厚和 ahaustral 段。在门静脉系统或肠壁出现气体提示濒临肠梗死。

钡灌肠

钡灌肠比 X 线平片更易发现拇纹征，但此项检查在很大程度上已被结肠镜检查所取代。

结肠镜检查

结肠镜检查同时做结肠活检是诊断结肠缺血的首选方法，因为它比钡灌肠能更好地观察到结肠黏膜异常，并提供取活检的机会，以便鉴别癌症和其他非缺血性结肠炎的病因。结肠镜通过发现清晰的发绀型或黑色外观，可识别坏死的肠管。如果延迟结肠镜检查，符合结肠缺血的病理改变常可改善或消失。结肠镜检查的误诊率高达 1/3[39]。

CT 扫描

虽然 CT 不能明确结肠缺血的诊断，但它可以排除其他疾病。结肠缺血的 CT 征象，包括拇纹征、肠壁增厚、管腔变窄和内壁灌注不足（"双晕征"）[38]。

血管造影

血管造影常无助于诊断和治疗。大多数病例，血流缺陷位于微血管水平，在对病人进行评估时已经消失[42]。唯一有价值的是如仅升结肠受累，则提示肠系膜上动脉血栓形成。

鉴别诊断

结肠缺血的症状无特异性，并与许多其他疾病的症状相重叠，如炎性肠病，放射性直肠结肠炎，感染性结肠炎，以及其他病因所导致的少量下消化道出血等。如果存在狭窄，应考虑憩室炎或结肠癌的可能。

治疗

在无外科并发症时，结肠缺血主要是支持治疗，包括住院，以便肠道休息、补液和止痛，某些专家建议使用抗生素[38]。最好避免使用非甾体类消炎药（NSAIDs），亦应避免口服泻剂或做肠道准备，因为可导致穿孔。对病情更严重的患者，可使用广谱抗生素（框93-5）。如果结肠缺血是由低血压所致，必须寻找低血压的基础病因，并积极治疗，使心排血量达到最大化[43]。应避免使用升压药以防止结肠缺血加重，同样应避免使用甾体类药物，它可诱发肠穿孔。如果存在结肠扩张，可立即通过直肠管减压，对此类病例，推荐请外科会诊。结肠减压可降低透壁压力，改善结肠灌注。脓毒症、腹膜刺激征、腹内游离气体、明显发热、大出血、血白细胞显著增高提示肠坏死或穿孔，应请外科急会诊[38,40]。

安置

对于症状较轻、腹部无明显压痛或出血的病人，可在门诊处理，并安排做结肠镜检查。如果诊断不确定，作粪便检查包括细菌培养，显微镜下寻找虫卵和寄生虫，以及难辨梭状芽孢杆菌滴度检查有助于诊断。对症状严重患者，特别是不能排除肠坏死时，需要住院治疗。接受急诊手术的患者预期死亡率很高（60%），不过50岁以下的患者罕见死亡[40]。大多数非手术患者可得到改善，结肠缺血的复发率为5%，结肠切除术常可治愈。

放射性直肠结肠炎

概述

放射性直肠结肠炎是放射治疗常见的副作用，发生于50%~75%接受骨盆放射线治疗的患者中。本病有两种明显不同的类型：急性和慢性。急性放射性直肠结肠炎发生于放射治疗过程中或之后不久，是自限性疾病，通常很容易诊断。慢性放射性直肠结肠炎发生于5%~10%接受盆腔放射治疗的患者中，通常发生在放射治疗结束后2年内，不过亦可在2年后发生。某些病例甚至可发生在几十年后。严重的急性放射性直肠结肠炎患者有转变为慢性放射性直肠结肠炎的倾向[44]。由于其非特异性表现和延迟出现，对慢性放射性直肠结肠炎的诊断具有挑战性。慢性放射性直肠结肠炎的高危患者似乎是合并严重的急性疾病的患者。

发病机制

辐射通过产生氧自由基导致组织损伤，损害细胞DNA。生长速度愈快的细胞，这种DNA损伤影响其功能愈严重。因此，辐射可有效地治疗新生物疾病，但它亦损伤迅速增长的正常组织，如肠上皮细胞。辐射损伤可对肛门括约肌功能产生不良影响，导致排便失禁。

急性放射性直肠结肠炎

正常情况下，肠上皮细胞脱落后，以极快的速度修复。放射治疗开始后，上皮细胞的修复生长缓慢，但仍以放射前的速度继续脱离。这种不匹配导致上皮细胞出现更换间隙，随着时间的推移融合成溃疡。此外，黏膜下水肿和炎症改变引起黏液分泌过多和出血。在放射治疗结束时，损坏的周期停止，在未来数周内愈合。

慢性放射性直肠结肠炎

慢性放射性直肠结肠炎的发病机制与急性放射性直肠结肠炎完全不同。慢性放射性直肠结肠炎是胶原组织异常沉积引起渐进性动脉内膜炎的结果。受累的肠道微血管密度下降，随后血液灌注下降[45]。随着时间的推移，受累肠道逐渐变得更加缺血，导致溃烂，瘢痕形成，肠道管腔变窄。明显坏死、穿孔虽然少见，但也可发生。慢性放射性直肠结肠炎的远期结局未曾被很好的研究，但患者最差的预后是瘘管形成和持久性出血并发展成肠道管腔变窄[44]。

临床表现

急性放射性直肠结肠炎临床表现有腹痛、出血、里急后重。在放射治疗过程中，通常在几次治疗后发病，从而提示诊断。排便紧迫和失禁可破坏患者基本的生活质量[45]。

慢性放射性直肠结肠炎具有隐匿性发病的特点，有各种表现，包括溃疡性疾病、狭窄伴有（或不伴有）梗阻、瘘管、肠穿孔。可类似于急性疾病的症状，里急后重、腹泻和排便紧迫。可有出血，但通常无明显血流动力学变化。粪便直径缩小伴有排便费力或便秘，提示肠腔狭窄。瘘可在受累肠道和任何邻近器官之间形成，但最常见的瘘是直肠阴道瘘。有些病人可出现控制排便的肛门括约肌功能障碍和丧失。其症状常对生活质量有显著的负面影响[44]。

诊断策略

急性放射性直肠结肠炎的诊断是根据在放射治疗中出现典型的临床症状而做出的。常不需要做进一步评估。

慢性放射性直肠结肠炎的诊断通常是排除诊断。

内镜检查可帮助诊断，表现为黏膜苍白、增厚、易碎伴有明显毛细血管扩张。活检标本通常可显示非特异性慢性炎症。在某些情况下，由于瘢痕形成和小肠的移动性减小，内镜检查存在技术上的困难。只要排除肠穿孔，内镜检查存在质疑时，钡灌肠是可以接受的另一种选择。

鉴别诊断

慢性放射性直肠结肠炎，其症状必须考虑最初的恶性肿瘤复发或辐射诱发新的恶性肿瘤的可能。通常，慢性放射性直肠结肠炎的临床症状难以与其他肠道炎症引起的临床症状鉴别，包括炎性肠病、感染性结肠炎、缺血性结肠炎[46]。

治疗

急性放射性直肠结肠炎主要是对症治疗，应与病人的放疗医生一起制订治疗计划。用类固醇灌肠有助于减轻炎症，吸水性粪便软化剂有助于减少黏液性腹泻。减少每日辐射剂量也可明显减轻症状。

慢性放射性直肠结肠炎的治疗同样是对症治疗为主。如直肠症状十分明显，则可用粪便软化剂、止痛药、消炎药（如柳氮磺胺吡啶，巴柳氮），和硫糖铝灌肠。如要同时行抗感染治疗，则加入甲硝唑是有效的。对于轻微的症状性狭窄，最初可用粪便软化剂治疗，必要时灌肠。某些狭窄是可逆性水肿造成的，故治疗后狭窄程度可以减轻。瘘和严重狭窄一般需要手术修复。大约有20%的慢性辐射性肠道损伤病人需要某种类型的手术干预。应获取与慢性损伤相关的溃疡活检标本以排除恶性肿瘤。

安置

怀疑穿孔及有肠梗阻征象时，应请外科急会诊。除非症状严重，急性或慢性放射性直肠结肠炎患者通常可以在门诊由他们的放疗医生或消化科医生诊治。急性疾病的症状通常在放射治疗完成后的几周内缓解。对于轻度的慢性疾病，通常用药物治疗可以缓解，但更严重的症状通常需要积极干预。

重要概念

- 当肠易激综合征患者出现新的或非典型症状时，应及时评估其他腹部疾病。
- 肠易激综合征的最初诊断应该在社区医疗中心进行，急诊科评估的目的是排除其他腹部疾病。
- 粪便潜血试验阳性绝不能假定为憩室所致，做排除恶性肿瘤的相关检查十分重要。
- 许多患者无需做影像学检查，亦可诊断和治疗单纯性憩室炎。
- 出现大肠梗阻应迅速做关于恶性肿瘤的评估。
- 肠道疾病伴随不明原因的持续性心动过速、发热或明显的腹部压痛时，应高度怀疑肠坏疽或肠穿孔。
- X线平片上，肠扭转常表现为非特异性大肠梗阻。
- 肠扭转可以发生于任何年龄段，虽然它是老年人易患的一种典型疾病。
- 最常见的成人肠套叠是有严重病因的肠套叠，常见于恶性肿瘤。
- 成人肠套叠常表现为不全性小肠梗阻，很少像儿童那样有腹痛、肿块和血便典型三联征的表现。
- 炎性肠病是一种终身性、易复发的疾病，有多种治疗方法。最好向专业的内科医师咨询其治疗方案，并由他们为患者提供进一步的治疗。
- 单纯性炎性肠病的治疗取决于临床疾病严重程度的分类（框93-7）。
- 老年患者只有在排除结肠缺血后，才能做出新的炎性肠病的诊断。
- 出现任何粪便带血的证据时，均应对结肠癌的可能性进行评估。
- 对于所有有骨盆或腹部放射治疗史的患者，表现出胃肠道炎症的症状时，必须考虑慢性放射性直肠结肠炎的可能。既使是很久以前接受过放射治疗也应考虑此诊断的可能。

本章参考文献请参见 http://pumpress.bjmu.edu.cn/eduservice/3419.html

第 94 章　肛门和直肠疾病

Wendy C.Coates

欧阳军　译　　武礼琴　郑勇　校

前言

目前，患者以各种肛门直肠疾病为主诉到急诊科就诊，这些问题可能是自限性的，但亦可能提示某种潜在的内科疾病。在与此类患者的交流中，我们应当保持高度敏感性和专业性的态度，因为他们可能很难公开地叙述病史的细则，很难表述与该部位及其功能相关的躯体主诉。

发病机制

直肠肛门是消化道的末端，它是从第三骶椎与乙状结肠连接处开始，直肠沿着骶曲移行 12～15 厘米，然后迅速转向后下方至耻骨直肠肌（图 94-1）。此处有 4 厘米长的肛管到达肛门的外缘，即肛门口，在此把粪便排出体外。肛门得到三个肌肉群的支持，即肛提肌和内、外肛门括约肌。肛门瓣位于肛门外缘近端 2 厘米的齿状线处。肛门瓣上方是肛门隐窝，含有黏液腺，为排便提供润滑作用。如果发生闭塞，这些结构容易形成脓肿和瘘管。隐窝的近端是莫尔加尼柱（直肠柱），该处粉红色柱状（如直肠）的肛管上皮细胞移行为鳞状细胞[1-3]。

上、中、下直肠动脉为肛门直肠供血。它们分别来自肠系膜下动脉、髂内动脉和阴部内动脉。直肠上静脉回流到门静脉系统，直肠下静脉回流到腔静脉系统。所有直肠肛门区的淋巴回流到位于齿状线以上的肠系膜下淋巴结和腹股沟淋巴结[2]。

需排便前，交感神经和副交感神经系统共同作用以保留直肠内的内容物。对内容物的控制力来自从 L1 至 L3（上直肠）及骶前神经（下直肠）发出的交感神经纤维抑制直肠平滑肌纤维的收缩和 L5 支配的

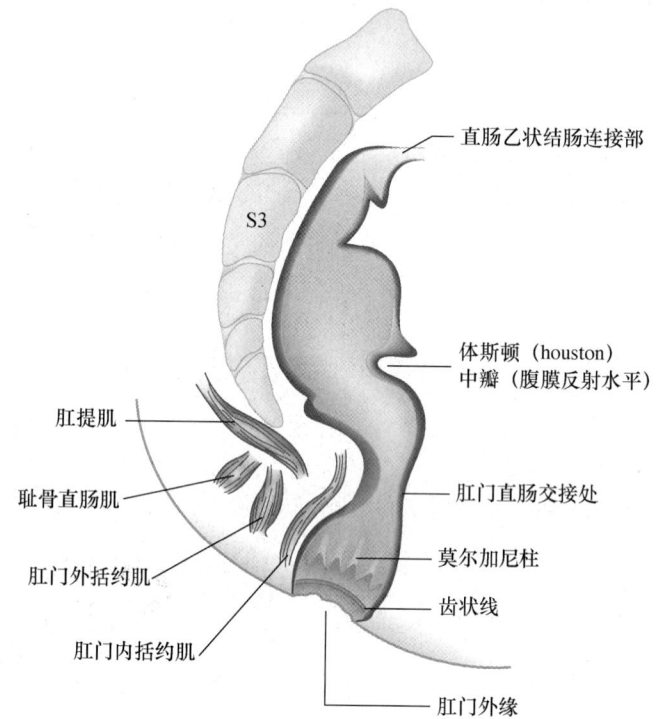

图 94-1　直肠肛门解剖。

内括约肌收缩。从 S2～S4 前根发出的副交感神经纤维使直肠前壁收缩和内括约肌放松导致控制力消除。自主外括约肌是由阴部神经（S2 和 S3）运动支和 S4 的会阴支共同支配的。肛提肌是由阴部神经和 S2～S4 纤维的骨盆支支配的。直肠扩张的感官知觉涉及从壁外受体到 S2～S4 发出的副交感神经纤维的信号途径。远端肛门上皮细胞上大量的感觉神经末梢感知由阴部神经传导的感觉[2]。

当直肠膨胀、内括约肌松弛、粪便进入肛管后，开始排便。在适当的时间和地点，肛门外括约肌松弛，完成排便过程。有时需要自主用力以协助排便。在做 Valsalva 动作时，腹肌收缩，直肠角伸直，并且

盆底下降。为推迟排便,外括约肌自主收缩。这种收缩使直肠壁放松,并消除急迫性排便,除非括约肌存在潜在的功能障碍或有极大量的粪便[4]。

临床表现

既往史

有助于诊断肛门直肠疾病的症状和相关系统性疾病的完整病史见框 94-1 和图 94-2。常见主诉包括出血、肿胀、疼痛、瘙痒和分泌物排出。标准的回顾性问题包括发病时间和情况、持续时间、性质及放射线接触史等。应注意排便习惯的改变,这包括粪便颜色、次数或软硬度的改变,以及有无排便费力、排气及固体或液体性排便失禁。有基础胃肠疾病(如克罗恩病,癌症,息肉)的患者常倾向于不典型的肛门直肠疾病。同样,有全身性基础肌病的人群,如艾滋病、癌症、糖尿病、凝血功能障碍者,在肛门指肠疾病的基础上,更易发生更严重的并发症。最后,应当坦率询问患者有无涉及肛门的性行为[5]。

框 94-1	诊断肛门直肠疾病的病史

肛门直肠病史
　疼痛
　出血
　肿胀
　瘙痒
　排气
　里急后重

消化道病史
　排便习惯的改变(包括里急后重、排气、颜色、一致性、频率)
　恶心或呕吐
　大便失禁
　消化道潜在的疾病(克罗恩病,肿瘤,息肉)

全身性疾病史
　糖尿病
　凝血异常
　癌症
　HIV 感染

肛门性交史
　性交
　已知的性传播疾病
　性侵犯

HIV = 人类免疫缺陷病毒。

直肠出血

粪便颜色、量和排便的关系是确定直肠出血病因的重要因素。10%~20% 的人有直肠出血的经历[6]。疼痛和鲜血提示肛裂或痔疮。肛裂的疼痛是锐痛,突然发病,不伴肿胀,而脱垂或血栓痔时疼痛是痛苦的、持续的和渐进性的。无痛性直肠出血见于内痔、癌症或癌前病变。

出血与排便的关系十分重要。卫生纸上带血常由外痔或肛裂所致,而微量出血可因任何情况刺激引起。滴入马桶里的鲜血或粪便带血是内痔所致。粪便与血液混合是接近直肠的出血,而黑便提示胃肠道上段出血。血性黏液便提示癌症、炎性肠病和直肠炎[1,6]。

肿胀与肿物

患者常以肛周肿胀或直肠胀感作为痔疮的主诉。有出血的疼痛性肿胀常是血栓性痔疮,但必须考虑其他疼痛性病变如脓肿、藏毛病和化脓性汗腺炎等。无痛性瘙痒、肿胀可能是尖锐湿疣或二期梅毒所致。包块突出于肛门口外可能提示直肠脱垂[1]。老年人和有长期肛门直肠主诉者应考虑肛周与直肠癌的可能[5]。

疼痛和瘙痒

严重的、发作性肛门直肠痛,不伴有出血或肿胀可能为痉挛性直肠肛门痛或肛提肌综合征。肛周瘙痒(肛门瘙痒)可由任何病变引起,这些病变使得肛周很难保持卫生,或这些病变可能由某些食物或药物引起。

体格检查

体格检查应在保护、尊重患者隐私的条件下进行。让病人松弛外括约肌,以利于完成检查。患者呈左侧卧位并覆盖被单。为检查疾病的皮肤表现,应观察臀部皮肤,然后轻轻地分开臀部,暴露肛门口。除检查解剖损毁如肛裂、皮肤赘生物、缺损、突出的痔疮或脓肿外,还应注意个人卫生。要求病人用力,以便评估盆底的完整性,注意有无痔疮或直肠黏膜脱垂。下一步,戴好手套,涂上润滑剂,将手指平放在肛门口,轻轻施压,使外括约肌松弛后,将手指插入肛门。通过要求病人针对检查者手指紧缩肛门肌肉来评估肛门肌肉的张力。以环绕的方式滑动手指,检查肛门直肠可触及范围的包块和触痛区域。通过直肠壁可触及子宫颈或前列腺。双合诊检查可发现在肛管和会阴远端的包块和压痛点。退出过程中,可评估指套上有无鲜血、潜血、黏液或脓液[1]。

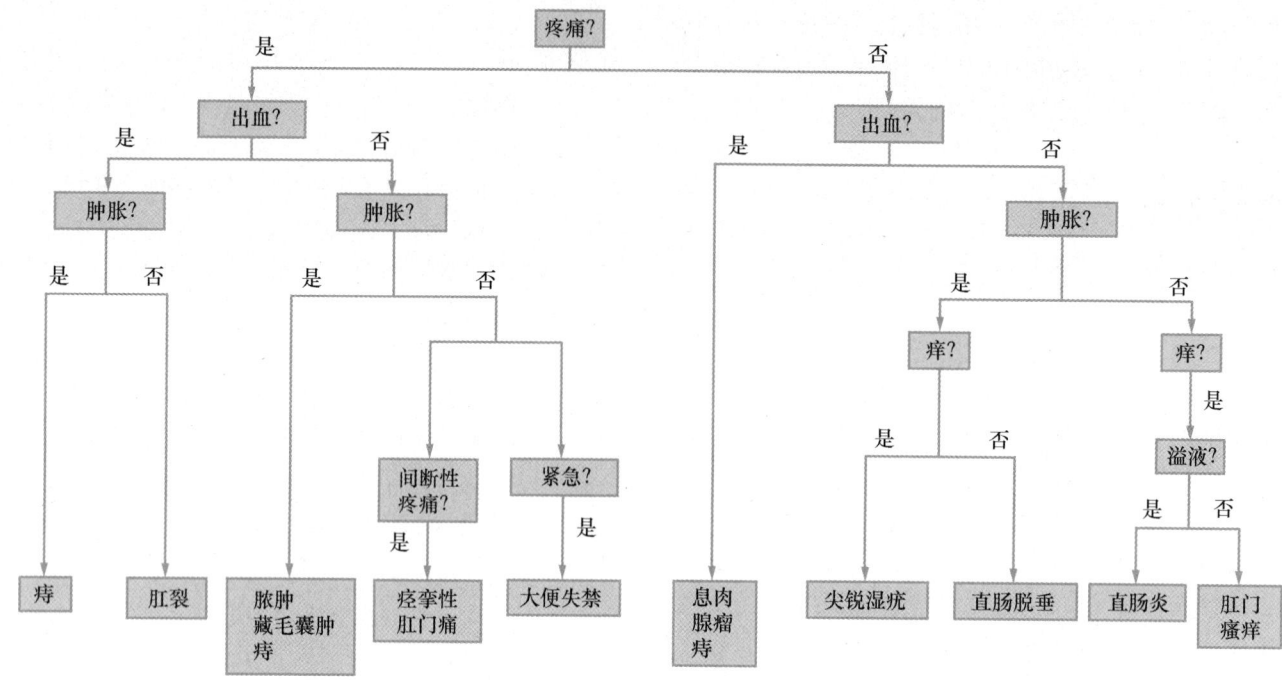

图 94-2　肛门直肠主诉问诊流程图。

可用肛门镜作直视检查。待检查的病人定位后，把涂过润滑剂的肛门镜插入肛门，使内芯插到适当的位置。拔出内芯，可观察周围直肠黏膜。观察出血部位、痔疮、肿块或异常组织，最后观察齿状线和肛管上皮细胞。

肛门具体疾病

痔疮

概述

当非利士人击败以色列人的时候，撒母尔记记录了复仇者的命运："一个致命的恐慌笼罩了整个城市，因为上帝之手变得非常沉重。这些幸存者都患有痔疮，哗然声从城市上升到天堂"[7]。1815 年的滑铁卢战役标志着拿破仑军队的失败。猜测声称，伟大的领袖拿破仑在他失败时正遭受痔疮的折磨[8]。然而，痔疮疾病继续折磨着现代人，据调查，美国人口 4.4% 都患有该病。无论是男女还是黑人白人，农民和有社会经济地位的人患痔疮的概率都在增加[9-11]。

发病机制

痔疮的病因尚有争议，但肛管血管垫的理论目前被大多数人所认可。黏膜下层组织是形成三个富含小血管和肌肉纤维的血管垫而不是形成围绕肛管的连续环。这些血管垫的血供主要来自直肠上动脉，有些来自直肠中动脉或下动脉，这就解释了为什么痔疮出血是鲜红色的。肌层黏膜下层垫是在肛门排便时防止损伤和大便失禁的[12]。

人类常在生命的 30 多岁时，肛周支持组织开始退化，使得静脉扩张、脱垂、出血、血栓形成成为可能。关于用力和便秘时所产生的腹内压力增加是否可导致静脉回流尚存在争议[12,13]。在孕妇中，对直肠静脉直接压迫可出现痔疮的症状。在妊娠的后三个月或产后期约 1/3 的孕妇患有痔疮疾病。血栓痔的发病率增加与创伤性分娩有关[14,15]。已认识到，痔疮有某些家族倾向性，但究竟是由遗传因素还是后天因素如饮食导致的，其结论仍未知。

痔疮不是静脉曲张，它们是正常的结构，当肌层和黏膜下层退化以及肛垫向远端移位时出现症状。增加括约肌张力的疾病与痔疮高发病率有关[10,13]。而门脉高压症不会引起痔疮。在有（或无）门脉高压的患者中，症状性痔疮发病率相似。门静脉高压症患者直肠出血的原因可能是直肠静脉曲张，即直肠上静脉和中静脉之间有交通支[10,11]。在儿童人群里观察到明显的例外，那就是门静脉高压症的儿童患者易患痔疮疾病或使原有的痔疮病情加重[16,17]。

临床表现

确诊痔疮需要详细的病史，因为许多病人用痔疮一词来称谓肛周的所有疾病。粪便带血是最常见的主诉，除非痔疮有血栓形成，它通常是无痛性的。患者主诉在卫生纸上或马桶里有不同数量的鲜血。很多人主诉肿胀、瘙痒、黏液分泌物或仅仅是肛周潮湿。进一步的病史重点是最近粪便的性状，如腹泻或便秘，慢性疾病如门静脉高压症或出血性疾病，以及饮食和家族史。

频繁排便、长时间静坐、提重物、排便时用力均可使痔疮症状加重。虽然用力可作为导致痔疮发生的原因，但亦可以是痔疮的结果，因为害怕疼痛而延迟排便，病人产生便秘，使排便时需用力。体格检查应确定痔疮的类型和程度，这可以通过静息或用力期间的视诊确定。非脱垂性痔疮可在肛门镜中看见出血灶，或在退出肛门镜过程中要求病人用力时可见膨胀。肛门镜检查可致疼痛，不能用于脱垂性或血栓性痔疮的检查。

痔疮是根据位置和严重程度进行分类的（表94-1）。外痔起源于齿状线以下，接受下直肠静脉丛的血液供应。它们都覆盖变异的鳞状上皮（肛膜）且和周围皮肤相似，常见两个症状。首先，痔疮的皮下静脉扩张，其周围皮下组织充血，排便后肿胀或压力增加，呈无痛性鲜红色出血。其次，因静脉内的血凝块形成血栓（彩图94-3A），这将产生急性疼痛和触痛，可见到淡蓝色的变化。

内痔起源于齿状线以上，由上直肠静脉丛动脉供血（彩图94-3B）。其表面覆盖一层由移行或柱状上皮构成的黏膜，与周围的肛膜不同。内痔是按严重程度进行分类的（表94-2）。症状和体征的范围从轻微的排便时无痛性出血，到不可复位的脱垂并伴有不可缓解的疼痛。一度内痔突出于肛管内，可有丰满感。因为黏膜壁缺乏感觉神经末梢，这些病变不引起疼痛。二度内痔，排便时可见脱垂，便后可自行回到原来的位置。二者都应接受药物治疗。三度，自发或排便时脱垂，不能自行还纳，需要手动还纳。搏动性压迫样疼痛常伴随痔疮出血，痔疮复位后症状可缓解。四度，不能还纳并形成永久性的真性脱垂。持续脱垂导致血栓形成并可能进展为坏疽。对有剧烈疼痛和血栓形成的内痔，其特定治疗方式是手术[1,13]。

治疗

无血栓性外痔和无脱垂的内痔患者，其症状可用标准疗法得到改善，即温水（warm water），镇痛药（analgesics），多库酯钠胶囊（stool sofyeners），高纤维饮食（hight fiber diet）（合称WASH）——旨在对抗痔疮形成的原因（框94-2）。在温水（40℃）时可降低肛管压力，患者可以直接淋浴这个部位几分钟或采取坐浴。口服弱止痛剂。有几个非处方制剂可用于治疗痔疮的症状，然而，它们仅是改善卫生和暂时缓解症状，而不是治愈[18]。使用局部麻醉、糖皮质激素、无乙醇化妆水（例如，金缕梅等）、矿物油、可

表94-1　痔疮的分类

类型	起源	上皮组织
外痔	下直肠静脉丛，齿状线近段	变异鳞状上皮（肛膜）
内痔	上直肠静脉丛，齿状线远段	移行或柱状上皮（黏膜）
混合痔	上下直肠静脉丛	移行、柱状或复层鳞状上皮（黏膜和肛膜）

表94-2　内痔按严重程度分类

级别	脱垂	缓解方式	治疗
一度	无	不用	药物治疗
二度	排便时	自行缓解	药物治疗
三度	可自发或排便时	用手还纳	药物治疗或手术修复
四度	持续性脱垂	不能还纳	手术修复

N/A，不适用。

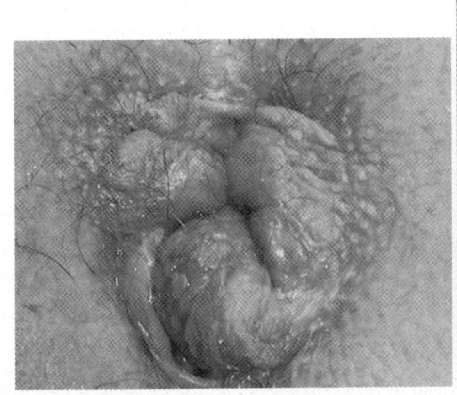
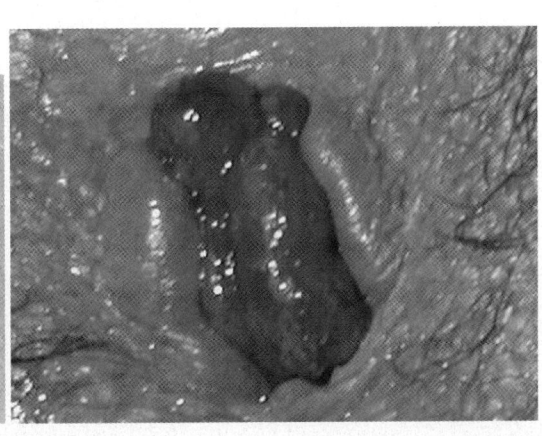

彩图94-3　血栓性痔疮。**A**，外痔。**B**，内痔。注意血栓性外痔包绕着血栓性内痔。(**A**, Courtesy of Michelle Lin, MD, Harbor-UCLA Medical Center; **B**, Courtesy of Gershon Effron, MD, Sinai Hospital of Baltimore. From Seidel HM, et al: Mosby's Guide to Physical Examination, 4th ed. St. Louis Mosby, 1999.)

可脂是有争议的。不提倡长期使用局部糖皮质激素，因为可致皮肤萎缩[12]。为了防止脱垂，使用多库酯钠可使排便更容易，以避免用力。高纤维膳食（20～30克的膳食纤维/天）可使排便更容易[19]。

这种方案也适合二度和三度内痔患者，然而，要永久性地解决他们的症状可能需要手术治疗（表94-3）。这些患者可以从急诊科出院，使用WASH方案治疗，或转至外科，进行环匝、硬化剂治疗或者选择性痔切除术。急性、坏疽性、血栓性四度内痔患者应转诊，行急诊痔切除术。

急性血栓性外痔可在急诊科切除（不是切开或引流），可在症状出现后48小时内迅速缓解症状（图94-4）。如果切开可致血块残留，随后可再出血、肿胀。手术切除可使症状长期缓解和防止后续皮赘形成[13,20]。如果不切除，几天后血栓性外痔可自发性溶解，并形成溃疡和渗漏暗红色积血，使症状缓解，可残留永久性皮赘。在急诊科，对小儿、孕妇及免疫力低下患者，不常做此类手术。

已显示，非手术疗法，局部使用由硝苯地平（0.3%）与利多卡因（1.5%）组成的凝胶可缓解症状，使用方法是每天2次，连用2周。据称，这一治疗方案对血栓痔有效，主要是因为硝苯地平能够松弛静息括约肌张力，从而减轻疼痛和炎症[21]。

肛裂

发病机制

肛裂最常引起突发性伴有剧痛的直肠出血。当坚

框94-2	处理痔疮的WASH方案
温水	
止痛剂	
多库酯钠	
高纤维饮食	

表94-3	痔疮的外科治疗
类型	治疗方式
血栓性外痔	急诊科切除
二度和三度内痔	选择性手术修复
	环扎
	硬化剂治疗
	痔切除术
四度内痔（无血栓）	择期痔切除术
四度血栓或坏疽性内痔	急诊痔切除术

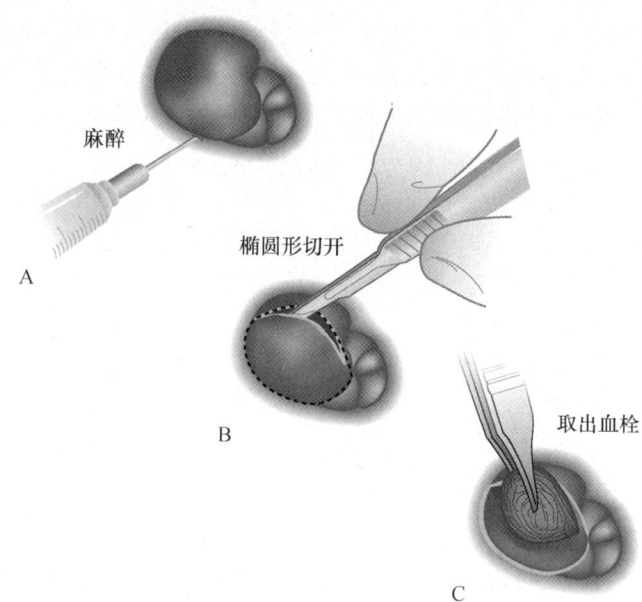

图94-4 血栓性外痔切除术。**A**，用局部麻醉作区域阻滞。**B**，围绕痔疮作椭圆形切口。**C**，取出血栓性痔疮。（From Larson S, et al [eds]: Atlas of Emergency Procedures. St. Louis, Mosby, 2001.）

硬的粪便通过肛裂时，引起无角质层表面的撕裂，常见于便秘病人。虽然任何年龄的人群均可患肛裂，但最常见于30～50岁[22]。它也是小儿患者最常见的疾病，尤其是婴儿[22,23]。男性和女性同样受累。大部分肛裂发生于后正中线，因为那里包绕肛门的骨骼肌纤维是最薄弱的。前正中线肛裂在女性中多见[1,22]。其他部位肛裂更可能发生于全身性疾病如白血病、克罗恩病、人类免疫缺陷病毒（HIV）感染、结核病或梅毒等患者中[25]。

肛裂如不及时治疗可能转为慢性，形成典型的"肛裂三联征"即深溃疡、前哨痔、肛门乳头肥大（彩图94-5）。肛裂基底部皮肤变得水肿和肥厚时，形成前哨痔。前哨痔消退后，可形成永久性的皮肤赘生物或者瘘管。

临床表现

病人常主诉在排便时突然出现灼热样疼痛，发现马桶里或卫生纸上有少量鲜红色血迹。接着出现持续的烧灼感，持续数小时之久，此为内括约肌痉挛的结果。随后出现肠绞痛，外括约肌反射性痉挛。体格检查必须小心操作，以避免引起进一步痉挛和疼痛。注意肛裂的深度，与中线的方向，有无并存前哨痔肥大或水肿。由于疼痛和括约肌痉挛，在急性发作期一般禁止做直肠指诊[22]。

治疗

肛裂治疗的具体措施，总结于框94-3中。使用

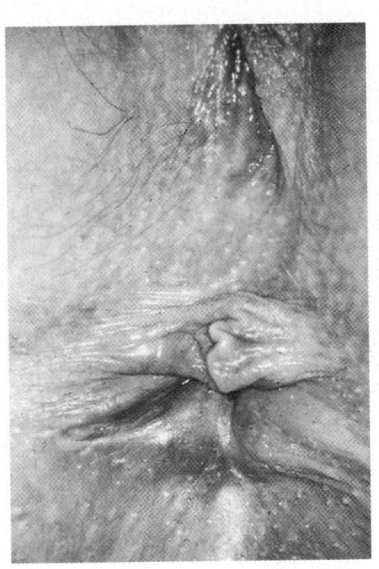

彩图 94-5　侧位肛裂。(Courtesy of Gershon Effron, MD, Sinai Hospital of Baltimore. From Seidel HM, et al: Mosby's Guide to Physical Examination, 4th ed. St. Louis, Mosby, 1999.)

| 框 94-3 | 肛裂的治疗 |

- WASH 方案*
- 硝酸甘油软膏 (0.4%) 2～3 次/天
- 硝苯地平 (0.2%) 和利多卡因凝胶 (1.5%)　2 次/天
- 肉毒杆菌制剂 0.1～0.2 毫升肌内注射
- 在全麻下监测病人肛门扩张的情况
- 外科手术切除

*见框 94-2。

WASH 方案治疗（框 94-2），其重点是应用膨化剂、多库酯钠胶囊和高纤维饮食以消除便秘。热水坐浴和限制性使用局部麻醉剂可能有所帮助。家长鼓励患儿消除对排便疼痛的恐惧，有助于防止大便失禁。大多数急性无合并症的肛裂可在 2～4 周内治愈。但对于成人慢性肛裂患者，应用各种降低括约肌压力的局部药物是有效的[26,27]。应用高压氧作为辅助治疗已取得成功[28]。

应用利多卡因软膏治疗慢性肛裂是有效的。此外，硝酸甘油软膏每天 2～3 次局部涂抹于肛膜可缓解肛裂疼痛。虽然它无更迅速促进愈合的功效，但接受此疗法的患者在愈合过程中有较好的舒适感。某些病人可有一般性副作用，即血管扩张性头痛[29,30]。

在肛门区联合应用 0.2% 的硝苯地平和 1.5% 的利多卡因凝胶，每日 2 次，可促进愈合，减少处理肛裂时的不适。有人认为治愈机制是通过局部钙通道阻滞减轻肛管的压力[31,32]。如把钙通道阻滞剂直接与局部应用硝酸盐比较，愈合速度与复发率相似，不过，在 1 项研究中显示，前者的副作用发生率较低[34]。

由结肠直肠外科医生注射肉毒毒素（2.5～5.0 单位，0.1～0.2 毫升的肉毒杆菌制剂）对松弛括约肌张力是有效的，这是通过抑制乙酰胆碱酯酶释放实现的，但可造成短暂的可逆性大便失禁[32,35,39]。注射到肛门外括约肌上（而不是内括约肌）可减少这种副作用的发生。此法作为急诊科或基层医生的主要治疗方法，至今未有报道。与局部治疗相比，在远期愈合率方面，肉毒毒素占优势[40]。然而，由于局部治疗的低成本，操作方便，副作用小，使得局部治疗仍为一线治疗方案[39]。复发性肛裂的长期治疗重点是降低静息时肛门压力，有时可能还需要在肛门扩张的情况下或麻醉下行手术矫正，以减轻肛门内括约肌的张力[29,35]。

脓肿和肛瘘

发病机制

肛门直肠脓肿和肛瘘最常见于 30～50 岁的成人，男性比女性更易患此病[1,41]据报道，婴儿发病率上升（85% 为男性婴儿）与先天性畸形有关[42-44]。

引起肛门直肠脓肿的一个可能原因是肛门陷窝底部产黏液的肛门腺体导管闭塞（隐蔽腺体理论）。脓肿亦可因炎性肠病、创伤、肿瘤放射损伤和感染（结核，性病性淋巴肉芽肿，放线菌病）引起[1,41,43]。常见的致病细菌为金黄色葡萄球菌、大肠埃希菌、链球菌、变形杆菌和类杆菌等。

治疗

一般方法　各种类型的脓肿是急性肛门直肠连续感染的表现，而肛瘘是慢性感染的后遗症。症状的差异取决于感染部位的不同，但切开与引流是所有情况的根治性治疗方法（表 94-4）。延误治疗可能导致感染扩散，最后损伤括约肌功能[45]。对免疫力低下者、糖尿病或心脏瓣膜病患者，有辅助性使用抗生素的指征。应验证破伤风预防接种的情况。肛门直肠周围脓肿形成的部位如图 94-6 所示。诊断困难之处在于，疼痛往往出现在体检发现肿块和波动之前。大约 34% 的艾滋病患者会有肛门直肠脓肿和瘘管形成。除常见细菌外，许多是机会感染。HIV 感染者似乎比非感染者更容易形成不完全性瘘管。这种情况阻止了自发性引流，突显了治疗此类患者的迫切性。在可能的情况下，小切口是理想的，因为伤口的愈合一般会受到影响。

各种脓肿的治疗

直肠周围及肛周脓肿　直肠周围及肛周脓肿是最

表94-4 肛门直肠脓肿的类型					
特征	肛门周围脓肿	坐骨直肠窝脓肿	括约肌间隙脓肿	肛提肌上脓肿	肛门后脓肿
发生率	40%~45%	20%~25%	20%~25%	<5%	5%~10%
部位	外部和边缘	臀部	直肠下端	肛提肌以上	外括约肌深部
症状	疼痛性肛周肿块	臀部疼痛	直肠饱满	肛周和臀部疼痛	直肠胀满 近尾骨处疼痛
发热,白细胞↑	−	±	±	+	+
瘘管形成	++	++	+++	+++	−
急诊科切开引流	+	±	−	−	−

ED,急诊科;WBCs,白细胞;−,不发生;±,有时发生;++,时常发生;+++,经常发生。

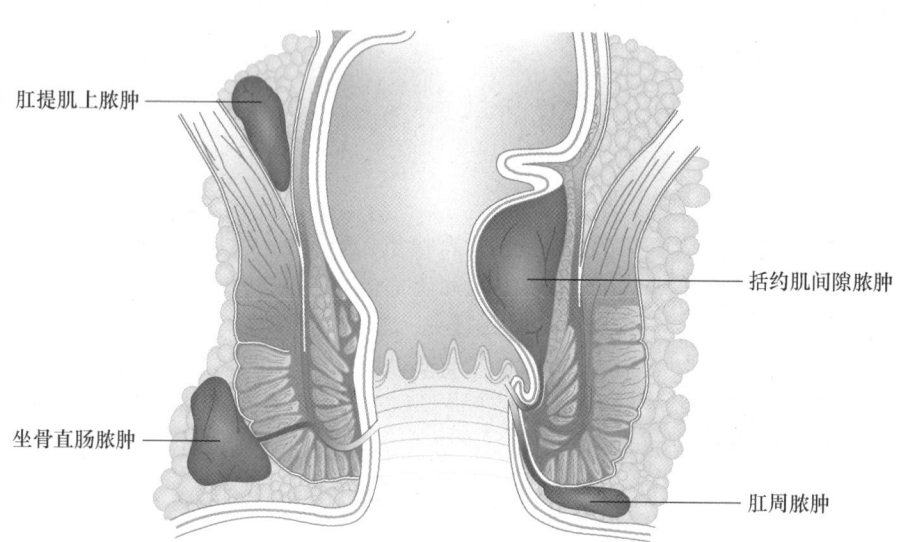

图94-6 肛门直肠脓肿的常见部位。(Modified from Gordon PH, Nivatvonghs S: Principles and Practice of Surgery for the Colon, Rectum, and Anus. St. Louis, Quality Medical Publishing, 1992.)

常见的类型(40%~45%),在肛门边缘出现疼痛性肿胀,排便或坐立时肿痛加重。大多数患者体温正常。体检发现局部压痛、红斑、肿胀和波动感。如果患者能够耐受,肛门镜检查可发现在肛门隐窝处有脓肿。无基础疾病(如糖尿病,年龄极老或极小,免疫功能低下)的病人可在急诊科做切开引流,并当天出院。某些病人如不作全身或局部麻醉可能无法耐受。切开引流不应该在无菌手术区进行。WASH方案(框94-2)可以减轻术后患者的不适。除非伴有蜂窝织炎,否则健康的成年患者一般不用抗生素[46]。

坐骨直肠窝脓肿 大约20%~25%的脓肿发生于臀部括约肌之外,患者常主诉疼痛剧烈。如果在臀部观察到硬结肿块,则诊断明确,但如是深部脓肿,则诊断比较困难。患者常有发热和白细胞增多。如果无硬结,用针吸能确认脓液的存在。尽管本症多数患者需要在全身麻醉下进行切开排脓,但浅表脓肿可像肛周脓肿那样,在急诊科治疗。如果病人伴有发热,可选用短疗程的抗生素治疗如头孢氨苄,引流前给予肠外剂量,随后口服3~7天[47]。

括约肌间隙脓肿 1/4的脓肿形成是从深部空隙到外括约肌,再到肛提肌下方。可表现为直肠肿块,并与血栓性内痔混淆。患者主诉持续性直肠压迫样疼痛和搏动性疼痛,坐位或排便时加重。可有发热,白细胞计数升高。炎症可能缺乏体表证据,但直肠指诊可发现红斑、硬结,有时有排泄物。常伴有肛瘘和腹股沟淋巴结肿大。切开引流必须在手术室进行,以便对整个脓肿和瘘管网络进行评估和治疗[41]。

盆腔直肠脓肿 约占脓肿的5%以下,本病可引起肛周和臀部疼痛,伴有发热和白细胞计数升高。常无体表证据,故易延误诊断。大约23%的患者有肥胖或有糖尿病及其他合并症如克罗恩病、盆腔炎或憩室炎等[1]。在直肠或盆腔检查可触及软肿块。需行急诊手术治疗[41]。

肛后脓肿 肛后脓肿罕见,常发生在直肠后壁,外括约肌深部,肛提肌下方。患者常主诉严重直肠不适和尾骨疼痛。常伴有发热和持续性疼痛,不随体位改变。直肠指诊有疼痛,但肛门流脓罕见。此类脓肿的最初表现常被忽视,患者可能被误诊为腰骶部劳损、痉挛性肛部疼痛、坐骨神经痛或尾骨痛。患者通常于几天后返回医院并伴有皮肤流脓。需行手术治疗[1]。

马蹄型肛周脓肿 有时，在坐骨直肠窝，括约肌间或肛提肌之上的空隙形成一个大的、贯通的马蹄形脓肿。需行手术治疗。

感染性坏死 肛门直肠周围脓肿的延误治疗可能导致组织破坏，尤其是糖尿病或免疫功能低下的患者。广泛蜂窝织炎、坏死组织、X线可见气体征，提示坏死性筋膜炎，富尼耶坏疽或破伤风的可能。扩大清创手术，同时应用治疗厌氧菌的广谱抗生素，并注射破伤风疫苗预防破伤风[1]。

瘘的治疗

瘘（拉丁语简称为"管"）是两层上皮细胞表面之间相通。50%～67%坐骨直肠脓肿患者有肛门直肠瘘[45]。其他原因还包括克罗恩病、创伤、异物反应、结核病和癌症。应寻求支持这一诊断的证据，因为肛门直肠疾病可表现出瘘的症状。患者注意到当其中的一个开口闭塞时就会出现反复的或持续性疼痛。双指直肠检查可发现会阴或肛门瘘管。不提倡探测瘘管的通道，因为创建一个新的通道的风险超过了鉴定现有瘘的通道的价值。诊断评估可包括术中直肠内超声检查、不透X线染料的瘘管造影或放射性标记的白细胞示踪[41,43,48]。肛门瘘罕有自愈。通常应用抗生素（如环丙沙星，甲硝唑）时症状消失，但如果治疗中断，症状又会复发。对于某些患者，特别是克罗恩病患者，其他非手术治疗方法是有效的。方法有使用英夫利昔单抗（一种单克隆抗体），或环孢素和高压氧治疗[45]。如果不予治疗，由于大多数瘘管可产生反复性脓肿，可能导致括约肌功能障碍，此类患者应手术治疗。可做急诊或择期瘘管切开术，瘘管切除术加纤维蛋白胶修复术[41,48,49]。

藏毛病

发病机制

1847年安德森首次描述了存在于骶尾区的毛发小巢，起初他认为病灶是淋巴结结核（pilus，拉丁语是"头发"的意思；nidus，"巢"）[50]。150多年后，医生仍未认识该疾病的病因和最好的治疗方法。藏毛脓肿和随后的窦道累及年轻成人，男女比例为4:1，更常见于肥胖、多毛患者。本病在40岁后罕见，即使有，其中许多人也是在年轻时患过此病。病变发生于臀沟骶尾区中线，不应与肛瘘、直肠周围脓肿、化脓性汗腺炎或肉芽肿病（梅毒、结核）混淆[1]。目前对藏毛病的了解大部分来自第二次世界大战中的经验，那时此病在吉普车司机中肆虐，因此被称为"吉普车司机病"[4,51,52]。

对于该病是先天性疾病还是后天性疾病之间的争论，似乎更倾向于后者[51,53,54]。本理论认为，细菌进入平常无菌的毛囊并产生炎症和水肿，从而使皮肤表面的开口闭合。内容物扩张直至毛囊破裂，使内容物进入皮下脂肪组织，引起的异物反应导致脓肿形成。随后，化脓性物质寻找破溃口，通过侧位另一个上皮化窦道引流出皮肤。通过确定骶前皮肤有疼痛的搏动区即可确诊。在慢性或复发性患者中，若能见到或触及长为2～5厘米的窦道并在肛门上方有约5厘米处的开口可确诊。这些窦道内通常含有毛发和细胞碎片[51,52]。

治疗

治疗方案各不相同，选择范围可从保守治疗至广泛的手术治疗[51,55,56]。在伴有蜂窝织炎的病例中，抗生素可以配合手术引流，但抗生素作为主要治疗方式是无效的[1]。急诊科对藏毛病的治疗是急诊脓肿切开引流，以缓解症状。为防止细胞碎片重新堆积和使中线炎症最小化，应在骶中线侧方做一个纵形切口。病人在急性炎症消退后（一般为1周）可摘除滤泡和行窦道去顶术，以降低复发率（通常40%）。据报道，一种间隔的非侵入性治疗此病的方法是在臀沟处每三周剃一次毛。对于顽固性患者可以使用去顶术加造瘘术或广泛切除术[56]。

化脓性汗腺炎

肛周化脓性汗腺炎是大汗腺腺体感染，最常见于青壮年，且与皮肤卫生差、多汗、肥胖、痤疮、糖尿病和吸烟有关。这种状况通常被误诊为藏毛病或瘘。鉴别诊断包括皮脂腺囊肿、瘘、肉芽肿（结核或梅毒）和克罗恩病。闭塞的大汗腺导管被葡萄球菌、链球菌、大肠埃希菌或变形杆菌感染。通过真皮层把感染扩散到邻近的管道，同时形成窦道网络。这种循环式的病变可形成广泛的瘢痕[54,57]。

患者主诉肛周区脓疱，可伴有发热，白细胞计数升高，全身乏力等症状。一个或多个软化的脓疱可流出脓液，周围被蜂窝织炎包绕。常见局部淋巴结肿大。治疗开始时要注意肛周卫生，轻柔包扎，以及应用广谱抗生素。最近，英利昔单抗被认为有效，可使临床表现迅速改善[58]。单独病灶引流可使症状缓解，但复发率接近40%。对于晚期慢性病患者，需要做广泛组织切除术[59-61]。

肛门直肠疼痛

概述

肛门直肠疼痛，早先所描述的其不是由器质性疾病引起的，是一种严重且难以治疗的疾病[62]。两种最常见的病因是肛提肌综合征和痉挛性肛部痛。此类疾病可以根据他们的痛苦类型鉴别。必须考虑其他引起盆腔疼痛的病因，如肿瘤，马尾综合征和子宫内膜异位症[63,64]。

肛提肌综合征

排便或长时间静坐诱发骶尾部持续的钝性压迫，提示肛提肌综合征。病人通常有肛提肌压痛，体检时可发现该处肌肉收缩。男女性均可发病。尚无标准的治疗方案，但个案报道表明，坐浴、肛提肌按摩和肌肉松弛剂可以缓解症状[58,62,63]。

痉挛性肛部痛

痉挛性肛部痛是在直肠区域突发的、剧烈的、痉挛性疼痛，持续数分钟。这是由肛提肌或乙状结肠突然痉挛所致。频繁上厕所者为高危人群，而女性比男性更易罹患。Pilling 和他的同事描述了心理方面的诱因，专业人士、管理者和完美主义者更可能罹患此病[65]。

痉挛性肛部痛可在睡眠、排便、排尿或性交时突然发作。痛苦的性质已被比喻为"查理马"。它持续不到30分钟，可放射至尾骨或会阴部。对受累者来说，反复发作的症状是一致的，每个病人都有自己独特的症状群。治疗效果往往不理想，但推荐意见包括清肠疗法，肛提肌按摩，使用地西泮，外敷硝酸盐等[63]。

大便失禁

概述

大便失禁很令人尴尬，多见于经产妇、老年人、有神经系统疾病或外伤的病人。病理机制是盆底肌肉、括约肌和肛门直肠感觉之间的精细平衡被破坏。完全失禁是不能控制固体粪便的排出。部分失禁是不能控制气体或液体粪便的排出[66]。

发病机制

多种大便失禁的病因见框94-4[4,62,64]。意外创伤或对肛门直肠疾病的手术治疗可能导致肌肉和神经损

框 94-4　大便失禁的病因

创伤
　医源性（手术）神经损伤
　脊髓损伤
　产科损伤
　括约肌损伤
神经系统
　脊髓病变
　痴呆
　自主神经病变（如糖尿病）
　产科：手术期间因牵拉损伤会阴神经，Hirschsprung 病
占位效应
　肛管癌症
　直肠癌症
　异物
　粪便嵌塞
　痔疮
内科疾病
　子宫脱垂
　炎性肠病
　腹泻
　滥用泻药
儿科
　先天性
　　脑膜膨出
　　脊髓脊膜膨出
　　脊柱裂
　肛门闭锁矫正手术后
　性侵犯
　神经性大便失禁

伤。同样，在分娩过程中损伤或牵张可出现急性或迟发性的问题。脊髓和马尾神经病变和糖尿病自主神经病变可导致渐进性失禁。液体粪便可渗入肿瘤或直肠或肛管异物周围。常见的异物是大量嵌塞的粪便，在老年患者或有潜在的巨结肠症患者中常见。滥用泻药、炎症、感染所致的爆发性腹泻可以使正常括约肌的收缩机制受到抑制。手术纠正肛门闭锁后，常见大便部分失禁[68]。大便失禁是先天性神经系统疾病如脊膜膨出，脊髓脊膜膨出，脊柱裂的共同临床表现。大便失禁还可能发生于幼儿（4～7岁）遇到情绪应激时[22,69]。在其他健康儿童中也必须考虑累及肛门的性虐待的可能[70]。

临床表现

体格检查应针对前面所述的局部及全身因素进行。评估患者肛门直肠有无肿块或痔疮，有无既往手

术史，以及神经肌肉功能情况。用一根小针触划肛门周围皮肤同时观察肌肉收缩，可引出肛门皮肤反射，或"提肛反射"[4]。通过要求病人挤压检查者手指检测其"紧缩力"，可评估括约肌功能。

治疗

对大便失禁的治疗主要取决于病因。结构异常和炎症性疾病可通过肛门镜诊断。腹泻引起的短暂性大便失禁病例，已显示给予高纤维饮食并服用阿片类药物与洛哌丁胺，可使粪便成形，并提高直肠顺应性[67]。

大便失禁的神经肌肉病因，可通过肛门直肠生理测试诊断。除所描述的针对短暂性失禁保守治疗外，还需要给予凯格尔练习、生物反馈训练或手术修复[67,71]。

肛门瘙痒

发病机制

肛门瘙痒症患者主诉多是难以控制的肛区瘙痒。有1%~5%的人以此就诊。其他人依靠自我治疗缓解症状。发病高峰期是50~60岁，男性高于女性[72]。夏季常见，夜间尤为明显。有丰富神经支配的肛周皮肤受到刺激时，就会出现瘙痒。患者用力挠抓，努力减轻瘙痒，形成恶性循环，结果导致更大的刺激和表皮脱落。肛门瘙痒的病因归纳在框94-5中。

最常见的原因是肛周皮肤存积粪便。从不良的个人卫生习惯到肛门直肠解剖异常等原因，使得粪便容易在此处堆积。排便后患者对该区未作彻底清洁。肛门直肠解剖异常可能导致肛周皮肤无法控制的粪便堆积。肥胖、深肛周裂、大量毛发、痔疮、外痔的皮赘、直肠黏膜脱垂、肛裂、瘘管等使得肛门区难以有效地清洁。穿紧身的或不透气的合成面料的裤子可能使空气不流通而使上述症状加重。

食品（如咖啡因，辛辣食物或柑橘，茶叶，啤酒）和药品（如奎尼丁，秋水仙素，四环素，静脉注射氢化可的松）通过改变粪便pH值增加它的刺激性。香皂和药品，特别是局部麻醉霜和药膏，可产生接触性皮炎。长期使用含局部麻醉剂和外用皮质类固醇激素的痔疮药物可使症状加重。其他皮肤病包括银屑病、脂溢性皮炎、单纯性苔藓和硬化性苔藓。

全身性疾病和局部感染也可产生肛周瘙痒。慢性肾衰竭、糖尿病、甲状腺功能亢进症（甲亢）、黏液性水肿、真性红细胞增多症、铁或维生素A或D缺乏症，以及某些癌症（Bowen病，Paget病，霍奇金病）等是全身性因素。局部感染包括蛲虫（蛲虫感染）、疥疮（疥螨感染）、细菌或真菌感染，性传播疾病的皮肤表现

框94-5　肛门瘙痒的病因

皮炎
局部刺激
　卫生差
　肛门直肠疾病：肛裂、肛瘘、痔疮、皮赘、肛周裂纹
　全身性因素：咖啡、茶、啤酒、辛辣食物，柑橘、奎尼丁、静脉用糖皮质激素、秋水仙碱、四环素

接触性皮炎
　麻醉剂、外用糖皮质激素、香皂

全身性疾病
皮肤病
　银屑病、脂溢性皮炎
　单纯性苔藓或硬化性苔藓

非皮肤病
　慢性肾衰竭、黏液性水肿、糖尿病、甲状腺功能亢进症、真性红细胞增多症
　维生素A或D缺乏、缺铁
　癌症：Bowen病、Paget病、霍奇金病

感染
性传播疾病
　梅毒
　单纯疱疹病毒感染
　人类乳头状瘤病毒感染

其他感染
　疥疮
　蛲虫
　细菌感染
　真菌感染

（如梅毒或单纯疱疹病毒、巨细胞病毒或人类乳头状瘤病毒感染）等。

治疗

仔细询问病史和体格检查可以确定肛门瘙痒的病因。重点考虑肛门卫生保健、合并的肛门直肠或全身性疾病以及饮食和性行为[72]。

蛲虫可通过将透明胶带粘贴在肛周区后放在显微镜下检查识别。在低倍显微镜下发现虫卵即可确诊。治疗的一线药物是甲苯达唑（Vermox），100毫克，口服。另一种为噻嘧啶（Antiminth）1克口服（11mg/kg，儿童患者每天最大剂量是1克）。每种药物均需要连用2周。疥疮和虱病应用1%丙种六六六洗剂或5%氯菊酯霜治疗。由真菌感染引起的皮炎，其特点是边界清楚，可以用制霉菌素或克霉唑霜治疗。同时彻底治疗肛门直肠合并症（如裂隙、瘘、痔疮、直肠脱垂等）可以防止肛门瘙痒复发。

应治疗以肛周为表现的潜在的全身性疾病。个人卫生教育非常重要。应指导患者每次排便后用温水彻底清洁肛周，用无化学刺激性的纸巾或干毛巾轻拍（而不是擦）。穿宽松的内裤和接触新鲜空气可能有助于缓解症状。急性皮炎的治疗包括短疗程的外用糖皮质激素[73]、炉甘石洗剂及全身抗组胺药物[72]。据报道有局部应用辣椒素霜成功治疗的案例[71,74]。预防肛门瘙痒复发要求严格的肛门卫生和尽量减少诱发因素。

性传播疾病和直肠炎

概述

在过去数十年内，性传播疾病（sexually transmitted diseases，STD）的发病率有所增加，特别是由肛肠传播导致艾滋病毒感染的病人。对于性生活活跃的患者，询问病史时，应该确定是否有肛交行为，是否使用安全套。对人们进行疾病和病人安全的公共卫生预防措施的教育，提高人们对STD传播方式及有效阻断传播途径的方法的认识非常重要[75]。精液里含有大量病毒，通过破溃的受损上皮侵入是病毒传播的一个通道[76]。通过肛门、直肠和结肠传播的传染病，过去被称为"同性恋易激综合征"，不过，亦见于热衷于肛交的妇女。在过去十年中，已报道，梅毒、淋病、衣原体感染在同性恋男性中再次传播。因此，对这些人群需要更频繁的做STD筛查[75]。常见感染和治疗指南的概要见表94-5。

HIV阳性患者，在病程早期，即潜在的伤口愈合和病人的整体健康状况最佳时，应实施良性肛门直肠疾病的修复术。对最近进行肛交并有直肠排泄物的患者，有指征给予经验性治疗。推荐的方案是头孢曲松钠125毫克，肌内注射一次，加用多西环素100毫克口服，1日2次，连续7天[75,77]。所有肛门直肠感染的患者均应做HIV检测。应考虑到性侵犯的可能，并妥善处理[75,78,79]。医务人员应当按照州和当地卫生部门的规定报告STD和HIV感染的新发病例[75]。

各种性传播疾病的治疗

淋病

淋病（gonorrhea）是由革兰阴性双球菌淋病奈瑟球菌（Neisseria gonorrhoeae）感染所致，在年轻成年人中十分普遍。在对同性恋男性的常规筛查中，显示感染率为55%，但并不是所有人均有临床症状[76]。据推测，淋病是传播HIV的辅助因素[80]。直肠炎（直肠的炎症）是因肛交或因阴道分泌物自身接种所致，经过5～7天的潜伏期后才出现临床症状。有症状的病人常主诉肛门瘙痒，里急后重，流血性、黏稠的黄色脓性分泌物。肛门镜检查发现直肠炎和肛门隐窝黏液。直接从隐窝取得的微生物，经革兰染色，可证实感染的病原体。只能用水作肛门镜的润滑剂，因为许多润滑剂含有抗菌药物。全身性淋球菌感染的症状与体征包括关节炎、皮肤损害、肝周炎、心内膜炎和脑膜炎[81]。

衣原体感染和性病淋巴肉芽肿

沙眼衣原体（Chlamydia trachomatis）是胞内生物体，沙眼衣原体感染属热带地区的地方性流行病，是美国最常见的性传播疾病[75,82]。在有肛交或口-肛性行为的人群中引发直肠炎。常见的症状和体征包括排出黏液性或血性直肠分泌物，里急后重，烧灼感。有些是无症状的病原体携带者。性病淋巴肉芽肿是由特殊沙眼衣原体菌株引起的更严重的表现，以疼痛性肛门和肛周溃疡起病。以单侧淋巴结融合成腹股沟淋巴结炎为突出表现，它必须与二期梅毒肉芽肿鉴别。患者常有发热和全身不适等主诉。肛门镜检查可见红斑、黏膜易碎。直肠培养一般不可行，因为病原体在细胞内。应用免疫荧光抗体试验可明确诊断。在晚期，可形成直肠狭窄和直肠阴道瘘[66]。

单纯疱疹病毒（HSV）感染

疱疹性直肠炎是由HSV-1和HSV-2引起的，但约90%与HSV-2有关[81,83]。在HIV阳性人群中，HSV-2血清阳性率是95%[76]。疱疹性生殖器感染发生于有口-肛交或肛交等性行为的人群中。症状常出现于接触后1～3周内。直肠炎患者常主诉严重的直肠疼痛、血性黏液分泌物、里急后重、便秘，有时有骶部感觉异常和排尿困难。全身症状可包括发热、全身乏力和肌肉酸痛。如不行麻醉，无法进行体格检查和肛门镜检查。在肛周区和直肠，有单个或融合性疱疹与溃疡，肛门镜检查可显示红斑、易碎的直肠黏膜溃疡。慢性皮肤黏膜单纯疱疹病毒感染应考虑艾滋病的可能。病毒性或免疫荧光染色可明确诊断，但效果取决于从水疱底部正确收集的液体和削刮的碎屑[1,81]。

梅毒

梅毒的报告病例数不断增加。75%以上的男性同性恋者感染苍白密螺旋体（Treponema pallidum），运动型螺旋体与本病有关[81]。在肛交过程中，螺旋体进入直肠黏膜或肛膜，2～6周内可形成溃疡（硬性

表 94-5 直肠肛门的性传播疾病

疾病/条件（已知的特定病原体）	症状和体征	治疗
溃疡性		
淋巴肉芽肿	单侧腹股沟淋巴结肿大 发热，全身乏力 黏液或血性分泌物	多西环素 100mg PO bid×21 天 妊娠或过敏者： 红霉素 500mg PO qid×21 天
单纯疱疹病毒感染	直肠疼痛，里急后重，便秘 排血性黏液便，水疱和溃疡，发热，全身乏力，肌痛，感觉异常	初发： 肛周：阿昔洛韦 400mg PO tid 或 泛昔洛韦 250mg PO bid×7～10 天或 伐昔洛韦 1g PO 1 天 1 次 7～10 天 直肠炎：阿昔洛韦 800mg PO tid×7～10 天 再发：阿昔洛韦 400mg PO tid 5 天或 阿昔洛韦 200mg PO 每日 5 次×5 天或 阿昔洛韦 800mg PO bid×5 天或 泛昔洛韦 125mg PO bid×5 天或 伐昔洛韦 500mg PO bid×3～5 天或 伐昔洛韦 1g PO 1 天 1 次×5 天
早期（初期），梅毒（梅毒螺旋体）	硬下疳 里急后重、疼痛，黏液便 腹股沟淋巴结肿大	青霉素 G 240 万单位 一次肌内注射或 多西环素、红霉素任选一种
软下疳（杜克雷嗜血杆菌）	炎性病变发展到溃疡 腹股沟淋巴结炎	阿奇霉素 1g 一次口服或 环丙沙星 250mg 一次肌内注射或 环丙沙星 500mg PO bid×3 天或 左氧氟沙星 500mg PO 7 天或 红霉素 500mg PO tid×7 天
巨细胞病毒感染	里急后重，腹泻，体重减轻	更昔洛韦并适当放置
特发性（通常是艾滋病病毒）	偏心，深大的溃疡，愈合不良，复合病变	缓解症状或转至外科
非溃疡性		
尖锐湿疣	肛门或皮肤角质化赘生物生长 无症状，或瘙痒，或出血	鬼臼树脂剂，局部治疗，或冷冻疗法 可考虑用普达非洛 0.5% 溶液或凝胶的家庭疗法
淋病（淋球菌）	瘙痒 里急后重 流脓性黄色液体	头孢曲松 400mg 一次口服或 头孢曲松 125mg 一次肌内注射或 氧氟沙星 400mg 一次口服或 环丙沙星 500mg 一次口服或 左氧氟沙星 250mg 一次口服 孕妇： 大观霉素 2g 一次肌内注射加 红霉素 500mg PO qid×7 天
沙眼（沙眼衣原体）	排黏液或血样便 里急后重	阿奇霉素 1g 一次口服 或 多西环素 100mg PO 每日 2 次×7 天或 氧氟沙星 300mg PO bid×7 天 孕妇： 红霉素 500mg PO qid×7 天
梅毒（二期）	斑丘疹 扁平湿疣	青霉素 G 240 万单位 一次肌内注射或 多西环素、红霉素任选一种

下疳）。而梅毒下疳提示是早期阶段，可能类似于肛裂，但不发生于肛周皮肤中线处[84]。大多数患者有排便不适、里急后重、黏液便的经历，还可伴腹股沟淋巴结肿大。梅毒易与淋巴瘤混淆，从溃疡基底部刮出的碎屑，在显微镜的暗视野下见到螺旋体，据此可以鉴别[83]。在下疳出现数周后，可用血清学检测。

密螺旋体试验如荧光密螺旋体抗体试验产生的阳性结果，早于性病研究实验室（Venereal Disease Research Laboratory，VDRL）所做的检查或快速血浆反应素（nontreponemal）试验。HIV 感染患者可能在较长时间内存在阳性结果，某些病例尽管被感染，但检验结果仍为阴性[81]。艾滋病患者伴有很高的神经性梅毒的发病率，不管他们是在梅毒的哪个阶段就诊[85]。

在某些患者中，下疳易被忽视，当发现时已出现二期梅毒的皮疹，其表现为累及手掌和足底的斑丘疹或扁平湿疣。随后，肛周出现疣状病灶并有难闻的恶臭[81]。它很容易与尖锐湿疣区分，尖锐湿疣较干燥，更易出现角化。血清学检测结果通常是阳性的。三期梅毒罕见，但可能表现为更为严重的肛周疼痛和括约肌麻痹，起初可能被误诊为癌症[81]。

软下疳

软下疳是由革兰阴性杆菌杜克雷嗜血杆菌（Haemophilus ducreyi）感染所致，最初表现为炎症性脓疱或斑疹，破裂后形成不规则的溃疡。在几天内可进展为腹股沟腺炎，并伴有剧痛。软下疳常是排除性诊断。所有抗菌治疗方案，尤其是单剂量头孢曲松，对 HIV 阳性患者均无效。

尖锐湿疣

尖锐湿疣，是最常见的肛门直肠 STD，是由人类乳头状瘤病毒感染所致。这些病变，又称为生殖器疣，最常见于同性恋男性，但亦见于异性恋男性、妇女和儿童。主要通过性交传播，但亦可通过个人密切接触传播，如经常发生在儿童病例中的情况，一位感染者给儿童换尿布时，把病毒传递给婴儿，因为洗手不科学。对此类病例，医师应考虑性虐待的可能[24]，这是义不容辞的责任。由于半数 HIV 阳性患者有肛门疣，在给尖锐湿疣患者诊治时，应建议患者做艾滋病毒检测[76,86]。

粉红色至灰色疣是上皮增生的结果，表现为滋养型乳头状生长（图94-7）。它们可能融合形成一个巨大的斑块，覆盖肛门边缘[39]。许多患者无症状或主诉肛门瘙痒、"痔疮"或出血。评价应包括肛门镜检查，因为疣常生长在肛管内。如果不治疗，内在病变可导致复发[1,39,70]。鉴别诊断包括二期梅毒扁平湿疣，但其外观更湿润。如果病变是个硬结，则应考虑鳞状细胞癌的可能。据报道，进展到上皮内瘤可能与免疫抑制有关。

用0.5%鬼臼毒素溶液或凝胶的门诊治疗仅限于涉及外表病变的轻症患者。用鬼臼毒素，每日2次，连续3天，然后停药4天。如此重复4次为一个疗

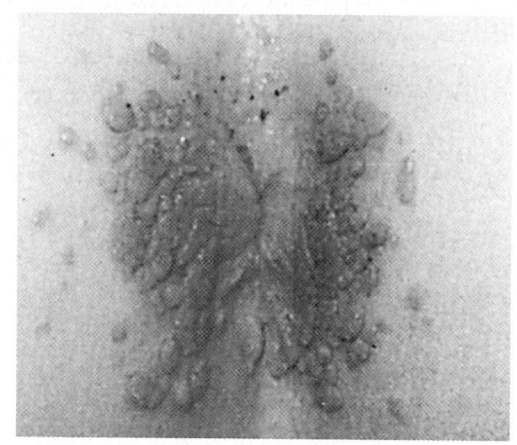

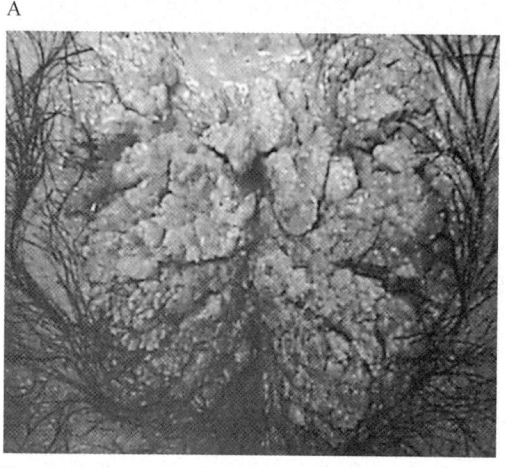

图94-7 尖锐湿疣，儿童（A）；成人（B）。

程。另一种方案是将 5% 咪喹莫特乳膏于睡前涂抹患处，每周三次，用药 16 周[71,75]。根据医生需要，可用鬼臼树脂擦剂，冷冻治疗，病灶内注射干扰素或激光手术等多种方法。

HIV 感染患者的溃疡性病变

肛交已经导致肛门直肠 STD 倍增。大多数 HIV 血清阳性患者，现在或过去感染过 STD，这可能是就诊的最初原因。在此类人群中，1/3 肛门直肠主诉可分为三类：（1）见于一般人群中的常规直肠疾病，（2）STD，（3）机会性感染（框94-6）。除 HIV 感染者伤口愈合延缓者外，常规疾病和一般 STD 的治疗与其他病人是相似的。

免疫功能低下的患者，溃疡性肛门直肠病变的鉴别诊断应包括机会性感染、淋巴瘤、卡波西肉瘤。约10%的艾滋病患者有巨细胞病毒性直肠炎伴有里急后重、腹泻、体重减轻。如存在肛门溃疡可能难以与肛裂鉴别。必需行进一步的诊断试验和治疗。艾滋病患者往往表现为特发性肛门溃疡，伴有疼痛和出血。在做出诊断之前，也必须考虑到其他病变的可能（框94-6）。使用 WASH 方案治疗可使症状缓解（框94-2），

但是顽固的病变可能需要手术治疗[78,87,88]。

放射性直肠炎

因治疗妇科、泌尿科和胃肠道恶性肿瘤所致的放射性损伤最常见于直肠。由于可对骨盆器官进行局部放射治疗，治疗盆腔恶性肿瘤的放疗剂量往往高于对其他癌症的治疗[89,90]。急性放射性直肠炎通常是自限性的，并对全身性治疗有反应。迟发型放射性直肠炎是在接受放射治疗2年后才发病，同时由于损伤DNA，易使患者随后罹患直肠恶性肿瘤[90]。

放射性直肠炎的症状和体征包括出血（其严重程度自滴血至大出血）、里急后重、腹泻、疼痛、瘘管、直肠狭窄[91]。直肠黏膜活检可确诊，活检最好在口服镇静剂后或在麻醉状态下进行。

治疗方案包括使用抗炎药物、注射肉毒杆菌毒素、用短链脂肪酸灌肠、口腔蔗糖酶疗法、高压氧治疗和硬化治疗[92-94]。依据每个病人的症状给予支持治疗。

脱垂

直肠下垂或脱垂，是一种老年性疾病。如果肠道各层全部脱出则是完全脱垂，如果仅仅是肠黏膜层脱出是部分脱垂。在成年人中，完全脱垂最常见于有排便过度用力史的老年妇女。由于附着结构松弛，因此直肠脱垂常伴有子宫脱垂或膀胱膨出。病人主诉在咳嗽或者打喷嚏时肛门有肿物突出。有时可见大便失禁、血性分泌物或黏液或闻及恶臭。某些患者能用手法复位。而其他患者可出现组织水肿，表现为红色、溃烂性肿物从肛门突出（彩图94-8）。对于外括约肌功能减弱者，应尝试复位，若成功，病人可带缓解便秘的药物出院。一般需要手术修复[95,96]。

4岁以下的儿童，直肠脱垂常伴随慢性便秘或腹泻性疾病。然而，它常提示存在营养不良、寄生虫感染或囊性纤维化[97]。儿童常有黏膜脱垂。家长叙述患儿排便时脱垂伴有少量黏液或血液。这需与青少年息肉脱垂和肠套叠相鉴别。可尝试轻轻复位[1]。针对脱垂病因的保守治疗可获成功，儿童的脱垂疾病是自限性的。增加纤维膳食和多摄入液体作为脱垂的一线治疗，常常有效[96,97]。

肛门直肠异物

肛门直肠异物的发生率伴随肛交性行为的日益普及而上升。直肠异物亦可见于儿童、精神病人、性侵犯者或由医源性损伤引起。大多数物体被直接放入肛门，但是也有一些情况是经口摄食后食物嵌顿在肛门处。及时鉴别和清除肛门异物非常重要，以防止黏膜损伤、肠梗阻、脓毒症和腹膜炎的发生[98]。多数情况下，在急诊科可安全取出异物。

临床表现

物体被插入肛门 少数情况下，异物是被医源性插入的。本类最常见的两种异物是灌肠器接头和破碎的直肠温度计[99]。然而，在大多数情况下，异物是由病人或伙伴作为药用或性目的故意放入的。常见异物

框94-6　艾滋病患者的溃疡性病变

一般疾病
　肛瘘
　脓肿与肛瘘
　出血
　肛门瘙痒
　藏毛病

常见性传播疾病
　淋病
　衣原体感染
　疱疹
　软下疳
　梅毒
　尖锐湿疣

不典型疾病
　感染：结核病，巨细胞病毒感染，放线菌病，隐球菌病
　新生物：淋巴瘤，卡波西肉瘤、鳞状上皮细胞癌
　其他：特发性肛门溃疡

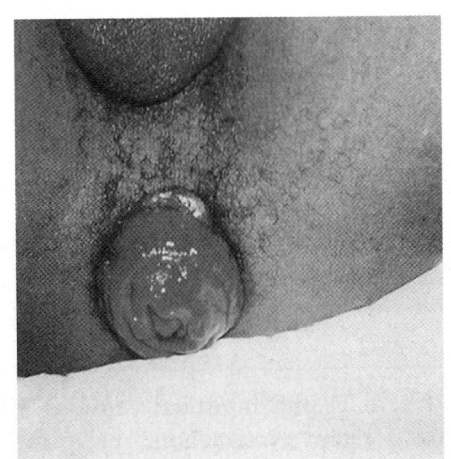

彩图94-8　直肠脱垂。（Courtesy of Gershon Effron, MD, Sinai Hospital of Baltimore. From Seidel HM, et al: Mosby's Guide to Physical Examination, 4th ed. St. Louis, Mosby, 1999.）

包括水果和蔬菜；家居用品，特别是那些尺寸像阴茎的用品；和那些特别为肛门色情目的所设计的商品[100-102]。在病人去急诊科就诊时，有时肛门异物已被放入肛门数天，他们极可能试图在家里取出。病人常不愿提供病史或者提供的病史模糊不清或互相矛盾。急诊问诊时，应当保持客观的态度，确定异物的类型，存留时间，在家里尝试移除的措施，是否有发热、腹痛或直肠出血。并且应该考虑到被袭击的可能性[102]。

肛门体检首先查看外部创伤的情况，然后是直肠指检及肛门镜检查，可显示异物、括约肌松弛或黏膜损伤情况。腹部检查可以发现提示穿孔或梗阻的体征。腹部 X 线片可见异物，或可通过非特异性气体类型、游离气体、肠梗阻的征象推测可能存在异物。如果怀疑穿孔，可以应用水溶性造影剂来显示透 X 线的异物轮廓[99]。

口服异物 某些经口异物，尤其是牙签和鱼、鸡骨头，通过胃肠道，停留在肛门直肠隐窝处[102]。高危人群包括儿童，尤其是两岁以下的儿童；精神病人；摄入含有药物的避孕套的偷渡者。

治疗

最佳治疗方式取决于异物的位置和类型。通常，质软、低位（距肛门边缘小于 10 厘米）异物可以在急诊科被安全取出。而大的、硬的、易碎的和移行到高位的异物，在无肛门扩张器和探测器的情况下很难通过骶曲线和括约肌取出。手术最好在全身麻醉下进行[103]。然而，按照一般规则，病人应该保持清醒，在适当时候，做 Valsalva 动作，协助排出异物，术前应用苯二氮䓬类药物有助于松弛括约肌和病人放松[102]。病人取截石位，压迫耻骨上方可协助取出异物（图94-9）。对于特殊异物，其他体位可能更适合。

有几种方法可有效地取出异物。最容易的方法是用钳子抓住异物边缘并在病人用力时向外牵引。大多数直肠异物无抓握部位，需要用其他方法取出。可把导尿管放在异物远端，在异物近端把气囊充气（图94-10）。这可消除直肠黏膜的黏附力，并提供引导异物从直肠穹隆被移出的途径。对于中空的异物，可往管内填充石膏，再用带有插头的充气气囊导尿管处理。

在急诊科，其他取出异物的创新性方法已取得成功，对每个患者采取个性化措施很重要。在异物被取出后，所有患者均应接受乙状结肠镜检查，查看有无黏膜撕裂和穿孔。肛门引流物可以提示病人可能发生穿孔、腹膜炎和脓毒症的症状和体征。

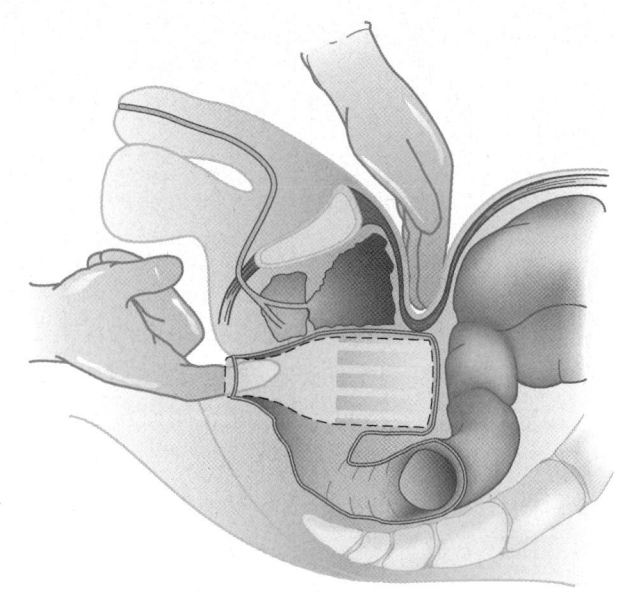

图 94-9 从直肠取出直肠异物。

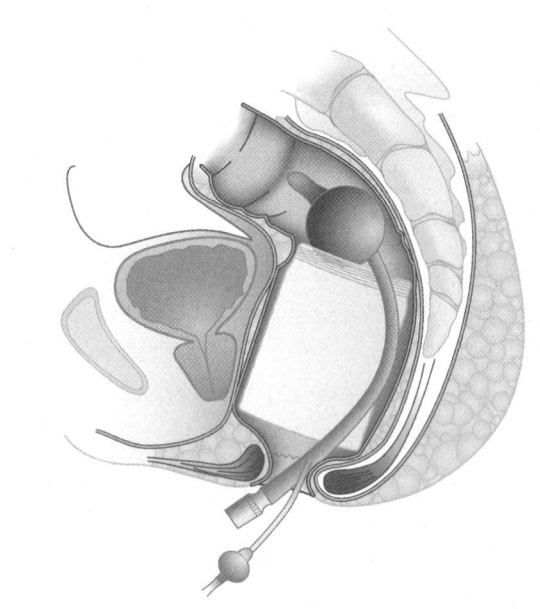

图 94-10 导尿管协助取出直肠异物。

重要概念

- 对以非特异性肛门主诉就诊的患者，应评估潜在的全身性疾病（如癌症、糖尿病、免疫缺陷）的可能，因为肛门疾病可能预示一些相关疾病。
- 对已有性传播疾病的患者，应检测是否有 HIV 感染，并应询问其是否有肛交性行为。
- 根据流程图（图 94-2）作肛门直肠疾病的鉴别诊断，强调有无疼痛、出血、肿胀和瘙痒，同时评估病人的全身健康状况。
- 大多数肛门直肠疾病患者通过坚持 WASH 治疗（温水，止痛剂，多库酯钠胶囊，高纤维饮食）可改善症状。

本章参考文献请参见 http://pumpress.bjmu.edu.cn/eduservice/3419.html

第六篇 生殖泌尿与妇科系统

第 95 章 肾衰竭

Allan B. Wolfson

葛乐 王力军 译 寿松涛 校

肾功能评价

在急诊科（ED）评价肾脏疾病时，需首先进行尿液分析、血清和尿液生化及肾影像学检查，以评估肾功能障碍程度，这是明确肾衰竭病因的第一步。

诊断依据

尿量

通常，肾小球滤过率（GFR）急剧下降前尿量不会减少，因此，尿量不是肾功能障碍的敏感指标。事实上，随着肾功能障碍进展，浓缩功能丧失，尿量常会增加，典型肾衰竭患者尿液与血清等渗。少尿是指 24 小时尿量为 100～400ml，可见于肾前性（血流量依赖性）、肾性（肾内性）或肾后性（梗阻性）因素引起的急性肾衰竭（acute renal failure，ARF）。

间歇梗阻性 ARF 典型表现为少尿和无尿交替出现，但不常见。通常，结石或肿瘤压迫梗阻常引起无尿，梗阻物移位后出现尿液。

尿液分析

标准尿液分析包括对新鲜尿液进行血红蛋白、蛋白质、葡萄糖、酮体、pH 值、白细胞酯酶、亚硝酸盐和显微镜检查。

血红素

试纸检测能够发现游离血红蛋白（或肌红蛋白）和红细胞（RBCs）中的血红蛋白，但对检测前者更为敏感。尽管纤维素试纸能检测到每高倍镜视野下只有 3 个红细胞时，但 10%～15% 显微镜血尿（每高倍视野 >5 个红细胞）患者可能会漏诊。试纸检测阳性样本，应迅速进行显微镜检查（镜检）。如果镜下发现红细胞，就能确诊为血尿。如果尿试纸呈阳性而镜下未发现红细胞，应高度怀疑游离血红蛋白（或肌红蛋白）尿。

蛋白质

通过试纸的溴酚与蛋白质结合发生颜色变蓝反应，检测到的尿液中蛋白质浓度为 10～15mg/dl。尿液中蛋白质浓度超过 30mg/dl 时，检测结果更可靠。试纸颜色变化程度与尿液中蛋白质含量大约呈正相关。试纸检测的局限性较大，尿液中白蛋白检测的敏感性是球蛋白和轻链免疫球蛋白（如本周蛋白）的 3～5 倍[1]。尿液检测可因碱性尿、血尿及试纸在尿液中浸泡时间较长出现假阳性结果，尿液稀释易引起假阴性结果。

显微镜检查

试纸尿液检测完成后，取 10 毫升尿液放置在一个锥形试管内，以每分钟 2 000 转速度（转速过快可能破坏管型）离心 5 分钟。弃去上清液，取一滴沉淀物放在载玻片上，并用盖玻片覆盖。观察并记录每高倍镜视野下细胞的数量。成年男性尿液每高倍镜视野中 2～3 个红细胞和成年女性尿液每高倍镜视野中 2～4 个红细胞都属于正常范围。许多研究以每高倍镜视野中 5 个红细胞为异常临界值[2,3]。

管型由尿液 Tamm-Horsfall 蛋白（肾小管上皮细胞产物在尿液 pH 降低和其浓度升高状态下凝聚而成）与白蛋白混合形成，或由红细胞、管型细胞或尿液细胞碎片形成。管型成分能反映肾小管病变状态。根据管型外观和成分不同分类，如透明、红细胞、白细胞、颗粒或脂肪管型（图 95-1）。透明管型成分少，见于脱水、运动后或肾小球蛋白尿时。红细胞管型提示肾小球性血尿，见于肾小球肾炎，即使存

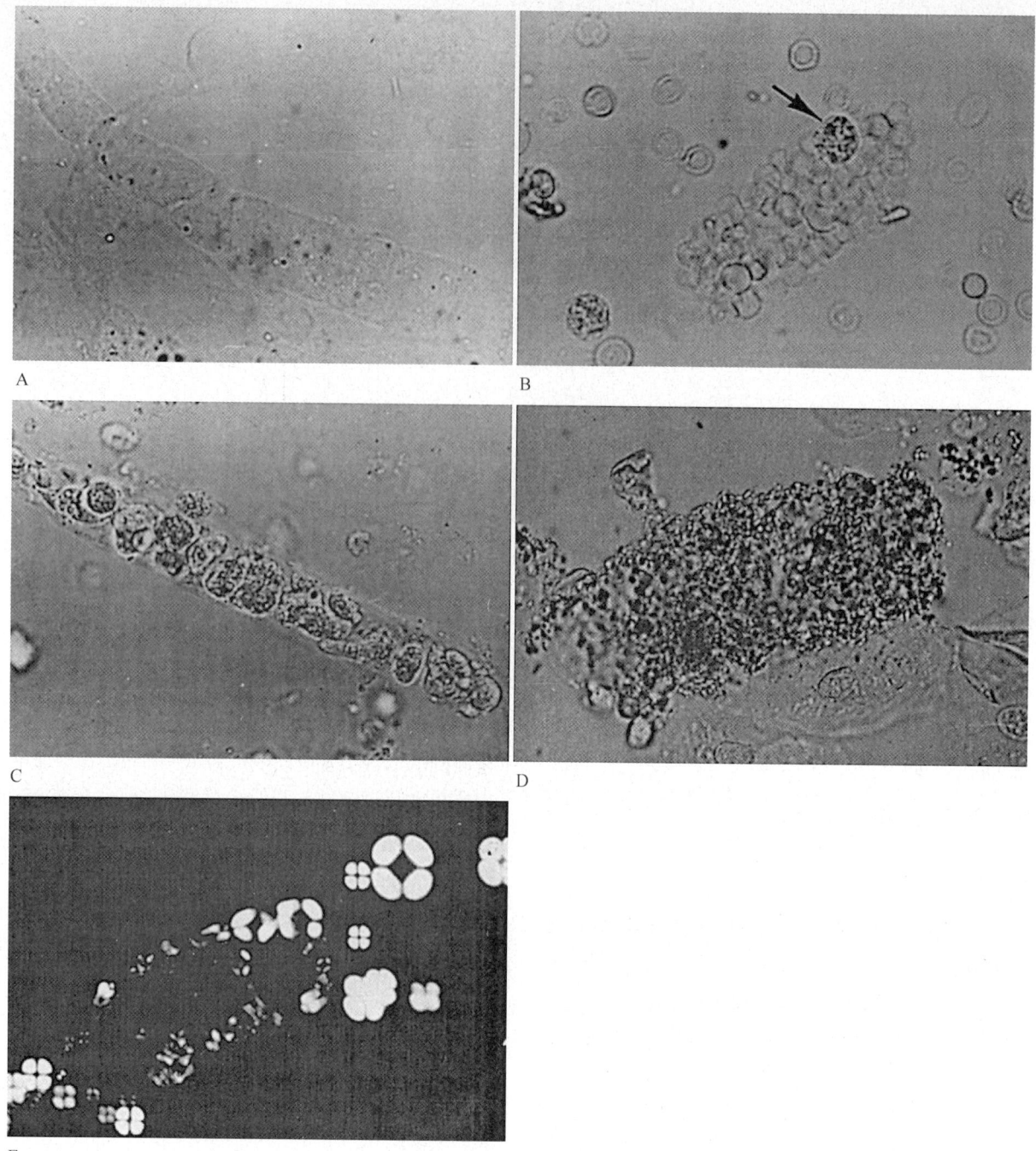

图95-1 显微镜下尿沉渣管型外观。**A**，透明管型。明视野显微镜（Brightfield microscopy）（250×）。**B**，红细胞管型与基质中多形核白细胞（箭头）。明视野显微镜（250×）。**C**，白细胞管型。明视野显微镜（250×）。**D**，颗粒管型。只见细胞残迹，细胞边界不清晰。颗粒管型由变性细胞粗颗粒充填。明视野显微镜（250×）。**E**，脂肪管型。脂肪通过两次折光而出现偏振光形成"马耳他十字"外观。偏光显微镜（250×）。

（A～E，Courtesy of the American Society of Clinical Pathologists.）

在很少的红细胞管型也有临床意义。白细胞管型提示肾实质性炎症。颗粒管型由细胞残渣和碎片组成。脂肪管型形似椭圆形脂肪，常见于肾病综合征和严重蛋白尿患者。

显微镜下检查尿沉渣对发现 ARF 病因有很大帮助。透明管型或无形态沉淀物多是肾前性氮质血症或阻塞的表现。红细胞管型提示肾小球肾炎或血管炎。脂肪管型也是肾小球疾病的表现。急性肾小管坏死（ATN）时，尿沉渣通常表现为颗粒管型和肾小管上皮细胞。间质肾炎、乳头坏死、肾盂肾炎患者尿液中可见大量中性粒细胞。嗜酸性粒细胞管型（染色后可见沉积物）是过敏性间质性肾炎典型表现。尿酸结晶提示尿酸性肾病，无特异性。草酸或马尿酸结晶见于摄入乙二醇后。

血清和尿化学分析

肌酐及血尿素氮

根据人的胖瘦不同，血清肌酐正常值介于（0.5~1.5）mg/dl。血肌酐浓度可出现伪值，是由乙酰乙酸（在普通检测中可与肌酐产生交叉反应）和一些能产生交叉反应或可逆性抑制肾小管分泌肌酐的药物引起的。血清肌酐浓度表示肌生肌酐入血量、分布容积及其排泄率的功能。前两个值常是恒定的，所以血清肌酐浓度变化通常反映GFR变化。在稳定状态下，如果GFR减半，血清肌酐浓度增加一倍。如果肾小球滤过功能突然丧失，血清肌酐会以每天1~2mg/dl的速率上升。因此，如果血清肌酐浓度上升速率低于1mg/dl，表明肾脏尚存部分功能。横纹肌溶解释放到血浆的肌酸也可导致血清肌酐浓度以每日超过2mg/dl的速率增加。

肾功能障碍时血清尿素氮（BUN）浓度升高，BUN升高同时受许多肾外因素影响。蛋白摄入增加、消化道出血、发热、创伤、感染和药物（如四环素、皮质类固醇）都能引起蛋白质转换增加，使肝脏尿素合成增加，BUN升高。相反，肝衰竭和营养不良患者血清尿素氮浓度降低。

尿素廓清率与GFR正相关。因此，肾灌注不足和肾前性梗阻患者，尽管尚有肾功能，尿素廓清率仍下降。在这种情况下，尿素氮/肌酐 > 10:1。单纯ARF患者此比例不会明显增加。

尿钠和钠排泄分数

测量尿钠浓度为评价肾小管重吸收功能提供了重要信息。通常，尿钠浓度与钠摄入量呈正相关。因此，低尿钠浓度不仅显示肾小管重吸收功能良好，也说明肾脏保钠机制正常。钠排泄分数（Fractional Excretion of Sodium, FENa）为肾小管钠处理能力的另一个指标，能够帮助鉴别ARF两个最常见的原因，肾前性氮质血症和ATN（表95-1）。

少尿患者尿液检查参数对诊断帮助较大[4]。通常，少尿患者尿钠浓度 < 20mEq/l 和 FENa < 1% 应考虑肾前性氮质血症，尿钠浓度 > 40mEq/l 和 FENa > 1% 提示ATN。肾前性氮质血症患者与非少尿性ATN患者尿液检测数值有部分重叠，特别是轻微肾损伤和尚有保钠能力时。因此，尿钠浓度及FENa中间值对于鉴别上述两种情况无太大意义。尿液收集前数小时使用甘露醇和袢利尿剂会引起尿钠升高和尿浓缩能力降低，使肾前性氮质血症与肾实质性肾衰竭患者的尿液检查值相似，无法进行鉴别（框95-1）。

肾小球肾炎患者，尿液指标能反映肾小管钠处理能力，尿镜检结果能帮助正确诊断。尿路梗阻时，尿液检测数值取决于梗阻时间，不能根据尿液检测数值判断有无梗阻。

肾影像学检查

注意事项

肾影像学检查是诊断肾功能障碍最有价值的检查，特别是对于怀疑尿路梗阻的患者。强化CT能够提供尿路解剖图像，但不能评价肾功能。梗阻病变典型影像为肾脏大小正常或增大，显影密度增高，集合系统扩张，显影延迟。然而，强化CT所用造影剂有可能损伤氮质血症患者的肾（图95-2）。虽然新型等渗非离子造影剂肾毒性较小，但超声和CT成像技术不用造影剂，对肾功能障碍患者更好。

表95-1　肾前性氮质血症和ATN尿液检测结果不同

实验室检查	肾前性氮质血症	ATN
尿液分析	正常或透明管型	棕色颗粒管型或细胞碎片
尿钠浓度（mEq/L）	<20	>40
FENa（%）	<1	>1
尿/血浆肌酐比	>40	<20

框95-1　ARF患者尿钠和FENa升高或降低原因

UNa < 20mEq/L, FENa < 1%
肾前性氮质血症
急性肾小球肾炎
急性尿路梗阻
造影剂所致ATN（某些患者）
横纹肌溶解症所致ATN（某些患者）
脓毒症早期
非少尿型ATN（10%患者）

UNa > 40mEq/L, FENa > 1%
ATN（90%患者）
慢性尿路梗阻
使用利尿药
渗透性利尿
慢性肾衰竭

ATN：急性肾小管坏死；FENa：钠排泄分数；UNa：尿钠浓度。
From Kelley WN (ed): Internal Medicine, 2nd ed. Philadelphia, JB Lippincott, 1992.

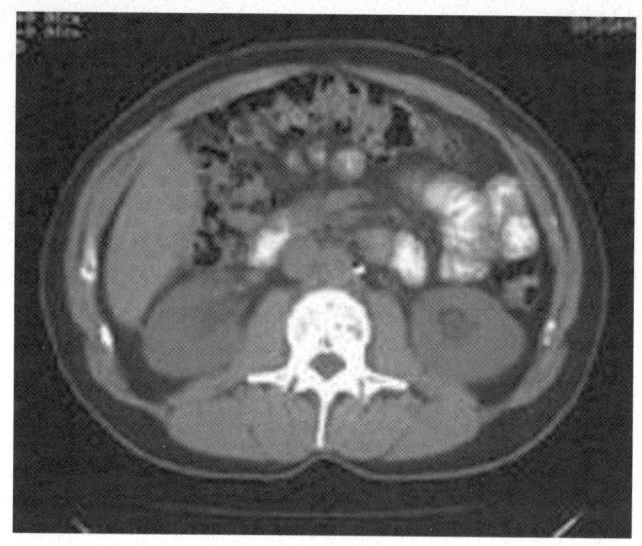

图 95-2 双肾积水 CT 显像，未用静脉造影剂。

CT 检查

某些氮质血症患者应用无造影剂 CT 扫描对于评估有价值。即使不用造影剂，也能发现肾积水。通常不用造影剂增强也能发现输尿管梗阻，并能确定梗阻程度和部位。此外，也能很好显示梗阻病因（如淋巴瘤、腹膜后出血、转移性肿瘤、腹膜后纤维化）。有时严重梗阻已引起肾衰竭，却未发现近端尿路扩张。恶性肿瘤或腹膜后纤维化引起双侧输尿管梗阻是这种非扩张性尿路疾病的重要原因。非侵入性检查出现阴性结果时，必须通过经皮肾造口、逆行或顺行肾盂造影进行诊断。

超声检查

超声可精确测量肾脏大小，是检查梗阻性 ARF 安全、可靠的方法。肾脏正常超声显像为肾实质无回声，中央可见尿路、肾盂和肾盏回声。梗阻性肾病超声表现为中央回声区扩大及正常回声密度增强。肾囊肿也可有相同回声，但并无相关输尿管扩张。通常梗阻发生 24~36 小时内出现肾集合系统扩张，因此早期评估梗阻性 ARF 患者时可能忽视梗阻性原因。

血尿和蛋白尿

血尿

发病机制

尿常规检查偶尔能发现镜下血尿，而每升尿液中含血量超过 1ml 能引起明显的肉眼血尿。镜下血尿不一定表示疾病存在，但应尽量检查出能治愈的疾病。肉眼和镜下血尿病因基本相同，尿液中血量多少并不与疾病严重程度正相关[2,3]。

血尿的病因可分为血液性、肾性和肾后性。肾性可进一步划分为肾小球和非肾小球性[3]（框 95-2）。非创伤性血尿原因常见，按发生频率依次为肾结石、肾或膀胱癌、尿道炎、尿路感染（urinary tract infection，UTI）、良性前列腺增生和肾小球肾炎。根据患者年龄、性别及来源于上尿路或下尿路的血尿，可缩小鉴别诊断范围（表 95-2）。肉眼血尿时，膀胱镜检查可确定血尿来自单侧、双侧输尿管或上尿路。如果同时出现红细胞管型和蛋白尿（24 小时尿蛋白 > 500mg）表明肾源性疾病。区分尿蛋白是来自肾实质还是尿液混有血液的有用法则是，1ml 全血约含有 50 亿个红细胞和 50mg 白蛋白。

在 ED，对肉眼或镜下血尿患者需详细询问相关病史，如血尿性质和形式。如果排尿开始时出现血

框 95-2	血尿原因

血液性
凝血功能障碍
镰状血红蛋白病

肾性
肾小球性
原发性肾小球疾病
多系统疾病（如 SLE、过敏性紫癜、溶血性尿毒症综合征、结节性多动脉炎、韦格纳肉芽肿、Goodpasture 综合征）

非肾小球性
肾梗死
结核
肾盂肾炎
多囊肾病
髓质海绵肾
急性间质性肾炎
肿瘤
血管畸形
创伤
肾乳头坏死

肾后性
结石
输尿管、膀胱、尿道肿瘤
膀胱炎
结核
前列腺炎、尿道炎
置入 Foley 导管
运动
良性前列腺增生症

表95-2 按年龄和性别鉴别血尿常见病因

<20岁	20~40岁	40~60岁（♂）	40~60岁（♀）
肾小球肾炎	UTI	癌（膀胱）	肾小球肾炎
UTI	结石	结石	UTI、结石
	创伤	肾小球肾炎	癌（膀胱、肾）
	癌（膀胱、肾）	UTI	
		癌（肾）	
		BPH >60岁	

(Adapted from Restropo NC, Carey PO: Evaluating hematuria in adults. Am Fam Physician 40: 149, 1989.)

BPH，良性前列腺增生症；UTI，尿道感染。

尿，提示血尿源于尿道。如果排尿终末出现血尿，提示血尿源于前列腺或膀胱颈。如果全程血尿，提示血尿可能源于膀胱、输尿管或肾。棕色或烟色尿，提示血尿源于肾脏。尿中出现血凝块提示血尿源于非肾小球肾脏或者下尿路。如果血尿与月经周期有关，提示输尿管或膀胱子宫内膜异位症。血尿伴腹痛，提示可能为结石、肿瘤、肾梗死、梗阻或感染。血尿伴有尿频、排尿困难和耻骨弓上疼痛症状，提示膀胱炎或尿道炎。成年男性出现会阴部疼痛、排尿困难和终末血尿提示前列腺炎。

尚需仔细询问其他病因。肾小球肾炎或间质性肾炎可能由细菌、病毒和寄生虫感染引起。要重视近期感染史。也应寻找提示多系统疾病（如SLE）的症状，如询问有无HIV感染[5]。药物会引起急性间质性肾炎（AIN）[6]、肾乳头坏死或出血性膀胱炎，应注意询问患者用药史。70%患者因严重原发疾病应用抗凝药后可出现血尿[7]。注意询问家族史以发现多囊性或其他家族性肾病、镰状细胞病或肾结石。询问近期有无剧烈运动史，15%~20%健康人剧烈运动后也可出现血尿，发病机制尚不清楚，血尿会在数天内消失。

临床表现

查体发现关节炎、皮肤病变、高血压或水肿提示原发性肾小球肾炎。外阴检查注意是否有尿道损伤性血尿。成年女性还应注意检查盆腔，排除阴道出血。心内膜炎或心房颤动可引起肾动脉栓塞，应检查患者是否有新出现的心脏杂音或心律失常。肋脊角压痛提示肾盂肾炎或肾结石，触诊肾脏增大提示多囊肾或肾脏恶性肿瘤。前列腺检查判断是否存在前列腺炎、良性前列腺增生症或前列腺癌。

化验结果

在ED，血尿患者的检查包括测血压、检测血素氮和肌酐浓度，了解患者肾脏功能，进一步尿检可提供更具体的信息。尿液呈红色，而试纸和镜下检测呈阴性，可能是大量摄入甜菜、红色浆果、食用色素所致，或尿酸盐结晶，或非那吡啶及利福平所致。如在血尿中发现红细胞、各种管型、大量尿蛋白提示肾实质病变，此时应合理转诊。镜下血尿通过试纸检测蛋白不一定呈阳性，而肉眼血尿试纸检测蛋白一般均为阳性。因此，一旦发现蛋白尿，在确认尿液中存在蛋白的同时，应测量24小时尿蛋白。血尿伴脓尿或菌尿提示UTI，应治疗感染。治疗后，再评价血尿。出现下尿路症状时，即使尿液分析未发现白细胞和微生物，也应进行尿培养以除外出血性膀胱炎。

为判断肾功能和证实临床表现提示的病因，可行血液检查。在ED，不应为查找血尿病因而进行全部常规和生化检查。在无提示性病史或其他相关临床线索时，血小板计数和凝血功能检查对诊断毫无意义。

X线和超声检查

尿路影像学检查对即刻评价血尿作用有限。通常，尿路成像只有在出现肾绞痛或其他上尿路不适（例如多囊肾病、肿瘤或梗阻）时才有诊断价值。目前常选择不用造影剂的CT成像方式[8]。超声检查可用于确定肾脏大小和形状，有无肿块或阻塞。如需行进一步影像检查，应在泌尿外科会诊后进行。

初步影像学检查不能确定上尿路病变时，应进行对膀胱和男性尿道最有效的膀胱镜直视检查。实际上，泌尿科专家认为应对急性活动性出血的肉眼血尿患者迅速行内镜检查，此时检出出血部位概率最大。对于尿检仅发现血尿的老年患者，病史及体检无阳性发现时，也可进行尿细胞学检查。

血尿患者无其他症状，尿液分析无其他异常发现，无氮质血症，无高血压、严重贫血及肾实质疾病证据时，除已知有出血性疾病患者外，可合理安排门诊随诊。40岁以下非持续性血尿的门诊患者，无需全面检查。40岁以上患者，即使偶发血尿也应全面评估。

经过泌尿系统检查和初步治疗，70%~80%血尿可查出病因。其他如小结石、隐匿性膀胱肿瘤、动静脉畸形或早期肾小球肾炎患者，只有通过反复检查或病情进一步发展才能找到病因，5%~10%患者不能确定病因。

蛋白尿

发病机制

异常蛋白尿是指成年人24小时尿蛋白（白蛋

白）超过150mg，儿童24小时超过140mg/m²。轻度至中度蛋白尿常在常规尿检中偶然被发现，重度蛋白尿患者常因水肿或低蛋白血症及其他表现就诊。

正常状态下，白蛋白和球蛋白离子因电荷性质及体积大小不能从肾小球滤出，肾小球毛细血管通透性增加（如肾病综合征和许多原发及继发性肾小球肾炎）时白蛋白和球蛋白可随尿液排出，即使不出现氮质血症或管型尿，持续性蛋白尿也是肾脏疾病的标志。

24小时尿蛋白量超过2g很可能是肾小球疾病。肾病综合征患者蛋白丢失超过肝合成能力时会出现低蛋白血症。低蛋白血症时血浆胶体渗透压降低，血管外间隙出现水肿，醛固酮分泌增加，盐和水潴留。因此，水肿是肾病综合征的临床表现，也是重度蛋白尿患者的主诉。水肿可从轻度眼眶水肿到全身水肿伴胸、腹腔积液。肾病综合征患者24小时尿蛋白常超过3.5g。

肾病综合征患者血栓栓塞风险增加，包括下肢深静脉血栓形成、肾静脉血栓形成和肺栓塞。上述事件的原因可能与尿量丢失及血浆抗凝血酶Ⅲ、蛋白及纤溶因子水平降低引起的高凝状态有关[1]。高脂血症是肾病综合征另一典型表现，其机制与低蛋白血症、血浆渗透压和血黏度降低间接相关。肾病综合征的重要意义在于，提示肾小球病变或全身疾病影响到肾小球功能（框95-3）。

临床特征

评估蛋白尿患者不仅包括蛋白尿严重程度和可能并发症，也要注意到基础肾病或全身疾病的相关表现。问诊应尽量全面，包括近期感染史、用药史、毒品接触史、既往蛋白尿、高血压、水肿或肾病史。年轻女性患者应注意有无妊娠，妊娠会加重隐匿性肾病。妊娠后期出现蛋白尿可能是先兆子痫的首发表现。同时也应想到全身性疾病（如糖尿病、胶原血管疾病）肾脏表现的可能。体格检查包括测量血压、判断有无水肿及肾功能不全或全身性疾病的体征。

实验室检查

蛋白尿患者实验室检查包括尿液分析和血清尿素氮、肌酐浓度测定。与单纯蛋白尿相比，蛋白尿与血尿同时存在更具有临床意义。红细胞和红细胞管型提示肾小球肾炎，蛋白尿合并脓尿见于AIN。同时出现蛋白尿和尿糖提示糖尿病肾病。应收集24小时尿测量肾小球滤过率和尿蛋白。

通过病史、查体或实验室检查发现异常可增加严重肾脏疾病诊断的可能性，应尽早将患者转往内科或肾病科。缺乏水肿、氮质血症、高血压、尿沉渣阳性或全身性疾病的肾性蛋白尿患者，需要行进一步检查。即使暂时性、微量蛋白尿，在健康人群中也罕见。因此，一旦试纸检测发现蛋白尿（特别是浓缩

框95-3　肾病综合征的病因

原发性肾病
多系统疾病
　糖尿病
　胶原血管病
　系统性红斑狼疮
　类风湿关节炎
　过敏性紫癜
　结节性多动脉炎
　韦格纳肉芽肿
　淀粉样变性
　冷球蛋白血症
药物和毒物
　海洛因
　卡托普利
　重金属
　非甾体抗炎药
　青霉胺
　其他
过敏原
感染
　细菌
　　感染性心内膜炎
　　链球菌感染后
　　梅毒
　病毒
　　乙型肝炎
　　艾滋病
　　巨细胞病毒感染
　原虫
　　疟疾
　　弓形虫病
恶性肿瘤
　实体肿瘤
　多发性骨髓瘤
　淋巴瘤
　白血病
其他
　遗传性肾炎
　先兆子痫
　恶性高血压
　反流性肾病
　移植排斥

尿）就应及时随访和复查。持续性蛋白尿患者需要肾病专家会诊，有些患者需行肾活检明确诊断和指导治疗。

急性肾衰竭

ARF 特点是渐进性氮质血症，并对机体产生广泛影响，其影响程度主要取决于肾功能障碍的严重程度和持续时间。这些影响包括代谢失衡（如代谢性酸中毒和高钾血症）、体液平衡紊乱（尤其是容量负荷过度）和对几乎所有器官系统的影响（框95-4）。

ARF 患者的病因可分为肾灌注减少（肾前性），肾实质损害（肾性）或排尿受阻（梗阻性或肾后性）。识别出 ARF 是肾前性或肾后性可以进行针对性治疗。如除外这两类 ARF，应为肾性。ARF 的肾性病因可以细化为肾小球性、肾血管性或肾间质性[4]。ATN 指除肾小球性、肾血管性或肾间质性外的另一大类肾衰竭[4]（图95-3）。

发病机制

肾前性氮质血症

肾血流灌注减少，导致肾小球滤过率降低而引起肾前性氮质血症，可能是因血容量降低、血流再分配因素或心排血量降低所致（框95-5）。原有肾脏疾病患者对肾灌注减少特别敏感。

肾前性氮质血症特点是尿比重升高，尿素氮/肌酐 >10:1，尿钠浓度 <20mmol/dl，FENa <1%。上述情况可通过增加细胞外液量、增加心排血量、停止使用扩血管降压药而纠正。然而，严重持续性肾前性氮质血症会进展为 ATN。

CHF 和肝硬化患者常存在肾前性氮质血症。这些患者常有水钠潴留，但有效血容量却不足。利尿剂可能进一步减少血容量、降低 GFR，导致肾前性氮质血症。对于某些严重 CHF 或肝疾病患者，稳定的慢性肾前性氮质血症可能是症状性容量超负荷与肾脏严重低灌注之间的一种最佳代偿[9]状态。

血容量和肾血流量正常患者，应用血管紧张素转换酶（ACE）抑制剂和前列腺素抑制剂时可使肾小球灌注下降。包括阿司匹林在内的所有非甾体抗炎药（NSAID）都能抑制前列腺素合成。对于 CHF、慢性肾功能不全和肝硬化患者，血浆肾素和血管紧张素 II 浓度升高使肾血流量和 GFR 下降，前列腺素作为血管扩张剂主要保证肾小球灌注。此时血管扩张剂前列腺素生成减少可引起急性肾血流动力学改变和肾功能

| 框95-4 | ARF 临床表现 |

心血管
肺水肿
心律失常
高血压
心包炎
心包积液
心肌梗死
肺栓塞

代谢
低钠血症
高钾血症
酸中毒
低钙血症
高磷血症
高镁血症
高尿酸血症

神经系统
扑翼样震颤
神经肌肉兴奋
精神状态改变
嗜睡
昏迷
癫性发作

胃肠道
恶心
呕吐
胃炎
胃十二指肠溃疡
消化道出血
胰腺炎
营养不良

血液
贫血
出血体质

感染
肺炎
败血症
UTI
伤口感染

From Brady HR, Brenner BM, Clarkson MR, Lieberthal W: Acute renal failure. In Brenner BM: The Kidney, 6th ed. Philadelphia, Saunders, 2000, pp 1201-1246.

可逆性减退[10]。这种现象也见于使用 NSAID 新型选择性环氧化酶-2 抑制剂时[11,12]。其他危险因素包括高龄、使用利尿剂、肾血管疾病和糖尿病。这与应用

ARF。无论 ARF 患者是肾前性还是肾血管性，最常见的血栓形成原因可能是创伤，也可见于血管造影后或继发于主动脉或肾动脉夹层。人们推测，血管造影后肾脏常发生显微镜下动脉粥样硬化栓塞，但不是 ARF 常见病因。慢性房颤或感染性心内膜炎患者可发生肾血管栓塞，很少引起 ARF。肾动脉栓塞引起急性肾梗死，多表现为突发肋部、背部、胸部或上腹部疼痛。尿检如血尿，结果多变。肾动脉栓塞患者常表现发热、恶心、呕吐。有些患者出现其他血管栓塞证据时，也是诊断肾栓塞的线索。肾动脉栓塞通过肾血流扫描或肾动脉造影诊断。据报道，栓塞后数小时行手术取栓，栓塞血管完全恢复功能也需 6 周以上。在已有部分栓塞的血管处，由于侧支循环建立，有可能出现血管再通。

ACEI 类药物用于双侧肾动脉狭窄（或孤立肾的动脉狭窄）患者时，可出现一种有趣但相对少见的 ARF 类型。血管紧张素合成受抑制，不能维持入球小动脉张力，致使 GFR 下降。上述情况是可逆的，停药后可恢复。

一些影响肾小血管的疾病可引起 ARF（框95-7）。患者疾病严重到足以引起 ARF 时，高血压、微血管病性溶血性贫血和其他系统及器官的特异症状才被发现。大肠埃希菌 O157：H7 型感染是引起溶血性尿毒症综合征的主要病因，也是儿童 ARF 的重要原因[14]。

随着高血压疗效越来越好，恶性高血压已少见，但时有发生。硬皮病患者（系统性硬化症）可能出现"硬皮病肾危象"，以恶性高血压和急进性肾衰竭为主要特征[15]。与肾小球毛细血管炎症有关的血管炎通常会引起肉眼或镜下血尿及红细胞管型。累及中型血管（如硬皮病），通常不累及肾小球前血管，不会导致尿中沉淀物阳性。肾外表现（皮疹、发热、关节炎、肺部症状）通常显而易见。

恶性高血压无论单独存在或作为硬皮病肾危象的一个表现，适当治疗都可使 ARF 有效缓解。据报道，恶性高血压患者通过积极降压治疗，肾功能可恢复。可根据需要进行临时透析[16]。多数硬皮病肾危象患者使用 ACEI 类药物可改善肾功能[17]。

急性肾小管坏死

各种肾损伤致 ATN 是可逆性肾功能恶化，少尿不是其特征性表现。需除外肾前或肾后性 ARF，并除外肾小球、肾间质及肾血管病变后才能诊断。少数患者以上病变可并存。例如多发性骨髓瘤或乙二醇中毒相关性 ARF 与肾内梗阻和肾间质病变有关，也可直接对肾小管产生毒性。

脓毒症、手术期间或创伤后发生肾缺血是 ATN 常见原因。其他常见原因包括应用氨基糖苷类抗生素、造影剂及横纹肌溶解症。有些患者可以找到病因，有些则无法确定病因。

肾灌注减少能引起肾功能持续障碍，从暂时性肾前性氮质血症发展到 ATN。肾缺血早期，通过恢复肾血流能使肾功能完全恢复，有时持续血流灌注不足会导致肾功能不全，对容量灌注无反应，随之发生 ATN。无低血压时也可发生 ATN，对于易感者，甚至轻度肾缺血都可导致 ATN。ATN 易感性可能与前列腺素介导的肾血管收缩和舒张平衡有关。

经（上下）胃肠道、皮肤、肾脏或严重失血或大面积烧伤引起容量丢失后可发生缺血后 ATN。血容量减少、高热和横纹肌溶解症共同引起中暑后 ATN。高血糖高渗性非酮症昏迷常引起 25% 以上的体液丢失，是 ATN 的另一原因。ATN 也见于心源性休克、脓毒症、胰腺炎和腹膜炎出现第三间隙积液患者。

ATN 常见于术后患者，并非都因术中低血压或出血所致。伴有脓毒症、高龄、肾脏疾病史和其他合并症者预后不佳[18,19]。

肾毒素是 ATN 的重要病因，其中，内源性色素类肌红蛋白和血红蛋白是最重要的肾毒素。通过对二战期间伦敦轰炸后幸存者进行研究，挤压伤所致横纹肌溶解症和 ARF 首次受到广泛关注。也有其他因素致色素性肾病的报道（框 95-8）。酸中毒时，液体丢失进入损伤的肌肉引起的低血压加重肌球蛋白尿对肾小管的损害。溶血（血红蛋白进入血液循环引起血红蛋白尿）患者，如同时存在脱水、酸中毒或其他引起肾低灌注病因时，可导致 ATN。100ml 血液发生溶血，即可导致 ATN。

横纹肌溶解症引起 ATN 常出现少尿，血清肌酐、钾、磷和尿酸浓度迅速升高[20,21]。肌酸代谢产生肌酐可使血肌酐浓度每天升高超过 2mg/dl。与之相反，其他原因引起的 ARF，血肌酐水平每天上升 0.5～1.0mg/dl。通常，血尿素氮/肌酐 < 10：1。受损肌细胞释放钾可使血 K^+ 数小时内上升 1～2mmol/L。同样，肌肉内磷释放可致血磷酸盐浓度显著提高。肌肉损伤释放嘌呤，代谢产生尿酸堆积足以引起急性尿酸性肾病。

血肌红蛋白被迅速清除，仅有 50% 横纹肌溶解症患者尿试纸检测血红素阳性。因此，尿检阴性并不能排除该诊断。血肌酸激酶清除较慢，检测血肌酸激酶水平更敏感。

目前尚无生化指标能预测横纹肌溶解症患者将发生 ARF。研究显示，横纹肌溶解症最常见原因是乙醇中毒、肌肉挤压和痫性发作，仅 1/3 患者发生 ARF。

框 95-8	色素相关性 ARF

横纹肌溶解症和肌红蛋白尿
剧烈运动
动脉栓塞
癫痫持续状态
哮喘持续状态
昏迷和挤压引起肌肉坏死
热应激
糖尿病酮症酸中毒
肌病
酒精中毒
低钾血症
低磷血症
血红蛋白尿
输血反应
蛇咬伤
疟疾
人工瓣膜机械性破坏红细胞
G6PD 缺乏症

G6PD：葡萄糖-6 磷酸脱氢酶。

血肌酸激酶浓度、是否存在肌红蛋白尿或高钾血症程度与 ARF 的发生无明显相关性[20]。

抗生素和造影剂致肾毒性与 ATN 关系密切。氨基糖苷类抗生素是最常见的肾毒性抗生素，大剂量、长疗程用药引起血药浓度升高，肾实质药物蓄积，增加肾毒性。高龄、肾功能受损、脱水及其他肾毒素暴露加重氨基糖苷类抗生素肾毒性[22,23]。氨基糖苷类抗生素每日 1 次，较大剂量给药，肾毒性较小，但疗效相同[22,23]。通常，氨基糖苷类抗生素导致的 ATN 起病缓慢。肾功能不全常发生于治疗数天后，多在一周后发生。停药 10 天后，肾衰竭仍可进展，可能与药物半衰期长有关。平均需 6 周肾功能才恢复正常，少数患者发展为永久肾损伤。

造影剂是医院获得性肾功能不全常见原因。其定义为排除其他损害肾功能的原因，应用造影剂后患者血肌酐水平较基础水平上升 25%。造影剂所致 ATN 从无症状非少尿型肾功能不全到严重需透析的肾衰竭均有可能。但大多数患者病情较轻。静脉给药，使用造影剂后任何时间均可发生 ARF。通常 3 天内血肌酐水平开始升高，10~14 天恢复正常。

造影剂相关 ATN 最重要的危险因素是已存在肾功能不全、糖尿病、多发性骨髓瘤、年龄 60 岁以上、血容量不足及大剂量使用造影剂。其中，已存在肾功能不全是最重要的因素[24]。糖尿病患者血肌酐低于 1.5mg/dl 时应用造影剂所致 ATN 风险较小，高于 1.5mg/dl 风险较大[25]。多发性骨髓瘤患者，特别是脱水者也是高危因素。高龄也是 ATN 易发因素，可能与肾实质减少、皮质血流量下降相关。容量不足也是独立危险因素，在使用造影剂前积极扩张血容量，对肾脏有保护作用[26,27]。最后，大剂量和重复（尤其是两次间隔不足 72 小时）使用造影剂增加 ATN 风险。低渗透性造影剂的肾毒性似乎较标准高渗透性造影剂低[28-30]。

冠脉造影前两天，预防性口服 N-乙酰半胱氨酸有一定的肾保护作用[32]，有学者认为，在冠脉造影前用药亦有效。另有学者质疑 ED 使用 N-乙酰半胱氨酸的可行性和有效性[33,34]。小剂量静脉使用碳酸氢钠 [使用造影剂后开始给药 3ml/kg，1 小时后 1ml/(kg·h) 持续 6 小时] 可有效降低肾毒性，适合 ED 使用[35,36]。

临床表现

对于 ED 氮质血症或肾衰竭患者，首先应评价是否有致命性并发症（如高钾血症、肺水肿），其次确定患者临床表现是 ARF 还是原有肾脏疾病急性加重。通常不易鉴别 ARF 和慢性肾衰竭，既往病历记录和实验室检查结果对鉴别诊断有重要价值。腹部放射检查发现肾缩小或者继发于甲状旁腺功能亢进的骨质变化是慢性肾衰竭表现。另外，不应将贫血、低钙血症、高磷血症作为确定慢性肾衰竭的依据，上述表现也可见于 ARF 患者。

评价氮质血症患者时，通过病史、查体和实验室检查寻找病因，辨别肾衰竭患者尿毒症、容量负荷过重和其他并发症的体征和症状。在寻找氮质血症病因时，首先排除肾前性和肾后性因素，然后再考虑肾性因素。采集病史时应注意有无引起体液丢失和心排血量减少因素，可询问患者是否存在轻度头痛、出血、胃肠液丢失、尿量异常增多或 CHF 症状。男性如有夜尿增多、尿频、排尿延迟或尿流变细症状，提示前列腺梗阻。无论男性还是女性氮质血症患者，都有可能询问出下尿路梗阻症状或腹部、盆腔肿瘤病史，也可能有肾结石或慢性 UTI 病史。急性无尿（尿量 < 100ml/d）最常见病因是高位尿路梗阻，可伴有血容量严重不足、重症急性肾小球肾炎、肾皮质坏死或双侧肾血管闭塞。另外，间歇性无尿是尿路梗阻的疾病特点。

应注意询问患者用药史、造影剂及其他毒物接触史。有高血压、尿色深、皮疹、发热或关节炎病史，提示肾实质疾病或多系统疾病。有症状的老年患者，应注意多发性骨髓瘤。

体格检查应注意血容量不足征象，如直立性低血压、心动过速和皮肤弹性降低。慢性病患者，短期体重变化对评估血容量状态有价值。此外，特别要注意排除活动性出血。伴有颈静脉怒张、肺部啰音、S_3 奔马律或水肿时应考虑容量负荷过多。

进行膀胱叩诊。膀胱内有 150ml 尿时即可触诊到膀胱，500ml 尿时经腹部可触及膨隆的膀胱。超声可用来检测尿潴留或排尿后残余尿量[37]。

不应忽视成年男性前列腺检查和成年女性盆腔检查。应注意皮疹、紫癜、皮肤苍白或瘀斑、关节炎、肌肉骨骼压痛、感染或恶性肿瘤征象。

诊断策略

化验结果

首先进行尿液分析和尿量测量。通过检查血尿素氮、肌酐水平、尿钠及 FENa 评估肾功能，并寻找 ARF 病因。行全血细胞计数、血清电解质（包括钙、磷、镁）、心电图（ECG）、X 线胸片检查，评估患者基本情况及是否存在并发症。在 ED，当病史或体征有助于即刻诊断或处理时，还应做其他相关检查。

血容量丢失、重分布及有效肾灌注减少时，应注意有无肾前性氮质血症。通常，肾前性氮质血症患者表现为尿液分析正常、BUN/Cr 比值及尿渗透压增高、尿钠浓度 <20mEq/L 和 FENa <1%。经补液后疗效显著也是肾前性氮质血症的特征。

尿道或膀胱颈梗阻患者排尿后，导尿或超声检查仍可发现大量残余尿。重要的是，即使能排尿也不能排除梗阻。尿路梗阻时，每天尿量也可从零升到数升不等。腹痛不是梗阻特异症状。尿液指标和血尿素氮/肌酐对诊断意义不大，梗阻时后者数值增加。肾实质疾病可通过尿显微镜检查和相关肾外表现（如合并多系统疾病）或临床情况（如新近使用药物）进行诊断。排除肾前性和肾后性病因后，ARF 很可能是肾实质疾病引起。在肾实质疾病中，需警惕急性或进行性血管病变的可能，及时干预对保存肾功能非常重要。

造影和超声检查

超声检查很容易确定严重肾积水，有可能提示上尿路或下尿路梗阻。可疑或临床发现高度怀疑双侧输尿管梗阻时，应由泌尿科医生行逆行肾盂造影检查[38]。此时 CT 成像作用较小，且使用造影剂有可能加重肾损伤。

处理

ED 医师治疗 ARF 主要是增加肾小球滤过率和恢复尿量（如果可能），同时减少血流动力学与肾毒素的损伤作用，维持正常体液和电解质平衡，处理 ARF 并发症。肾衰竭能改变许多药物的代谢和作用，用通常的方法无法预测，处方用药必须慎重。如 Brier 和 Aronoff 编写的《肾衰竭患者用药指南》对用药很有帮助[39]。

在确保患者生命体征稳定，不存在代谢紊乱后，进一步纠正已知的肾后性或肾前性因素。低血容量患者应补足血容量，并通过监测出入量维持正常血容量。心排血量降低时，应尽可能增加。梗阻性 ARF 的治疗是使患者恢复正常排尿。置入 Foley 导尿管可缓解膀胱出口梗阻，上尿路梗阻需行经皮肾造口术。

排除肾前和肾后性因素后，急诊医师要牢记已确定的众多可能导致肾性肾衰竭的病因（框 95-7）。临床症状、查体和实验室检查可明显缩小鉴别范围。临床表现往往与 ATN 大体分类一致。

少尿性 ARF 患者较非少尿型 ARF 患者病死率和并发症风险明显增高，预后差异反映少尿型患者肾损伤更严重，目前尚不清楚增加尿量这类干预手段对肾功能和病死率是否有影响[40]。尽管如此，非少尿型患者易于治疗，应尽可能保证该类患者的尿量。

纠正血容量不足后，利尿剂或甘露醇是增加尿量的有效手段。虽然呋塞米可有效降低透析概率和因容量超负荷引起的并发症，但已证明其未能缩短病程，降低病死率[41-43]。肾损伤时或损伤后不久，静脉滴注甘露醇 12.5～25g 有效。若尿量并未增加，进一步增加剂量可能导致患者血容量超负荷和高渗状态[44]。

不论是否联用呋塞米，多巴胺也可增加患者尿量，但疗效尚未被证实[45-47]。

应特别注意毒素引起的 ATN。避免溶血和肌肉损伤并纠正促使色素尿患者发生肾衰竭的因素（如脱水、酸中毒）有可能预防色素性 ATN。发生溶血或横纹肌溶解症时，应消除病因，防止肾衰竭进展。

在实验模型中，已证实甘露醇能够通过提高肾小管内渗透压和降低肾小管内毒素沉积来预防肌红蛋白性 ARF，但呋塞米却无此功能。其他研究表明，肌红蛋白在酸性，而非碱性尿中析出，建议增加挤压伤患者血容量、碱化尿液和使用甘露醇以减少 ARF 发生率或降低其严重程度[48,49]，同时有助于降低高钾血症。但是，单纯积极行容量复苏可能同样有效[50]。发生 ARF 时，需要早期透析来控制迅速进展的高钾血症、高磷血症和高尿酸血症。

应用能引起 ATN 造影剂的患者仅需支持治疗，但最好住院，并请肾科医师给予处理。急诊治疗的关键是预防造影剂引起的 ATN，尤其是患者需通过造影检查进行诊断时。对于拟行造影检查的患者，需要在检查之前行测血尿素氮和肌酐水平。此外，在行造影检查前，应有必须检查的理由，且无其他检查可替代。检查前对患者进行扩容治疗，造影剂使用量应降到最低，且应避免多次反复检查，尽量避免同时使用其他肾毒性药物。造影检查前后静脉滴注生理盐水可能有一定保护作用[26,27]。

容量和代谢并发症

除了尽量保证肾小球滤过率，增加尿量，预防和治疗全身并发症是 ARF 治疗的另一个重要方面。代谢紊乱（如高钾血症、低钙血症、高磷血症和代谢性酸中毒）和容量负荷过重（如高血压、充血性心力衰竭）是最严重的并发症。

ARF 患者由于无法排泄内、外源性钾，出现高钾血症，是最常见的代谢性死因。通常，少尿患者血钾水平每天增加 0.3～0.5mmol/L，但感染、创伤、酸中毒或从饮食及药物中摄入钾无法排泄时，血钾水平会更高。严重高钾血症导致心脏电生理失常，最终可导致心脏骤停。虽然有些高钾血症患者表现出肌无力症状，但更多患者在心脏毒性表现出来之前，并无任何症状。因此，首先应考虑对这些患者进行血钾水平监测。心电图改变程度与血钾升高水平轻度相关。轻度高钾血症（血清钾低于 6.0mmol/L），可严密观察，暂不需要特殊治疗，但必须停止钾摄入。如血清钾含量高于 6.5mmol/L 且存在心电图变化，必须进行紧急干预和治疗。治疗高血钾性心脏病（当有血流动力学改变时），首选治疗是静脉注射钙剂（10% 葡萄糖酸钙或氯化钙 10ml，静脉注入 2 分钟以上）。静脉注射胰岛素（给予葡萄糖，以防止低血糖）和静脉注射碳酸氢钠能够暂时使钾转移到细胞内。对肾衰竭患者在使用碳酸氢盐时应注意，该治疗有可能导致容量负荷过重和引起低血钙痉挛或痫性发作。吸入沙丁胺醇治疗高血钾患者的安全性和有效性都得到了认可。与胰岛素及碳酸氢盐作用相同，沙丁胺醇能够使钾暂时进入细胞内，从而控制高钾血症 2 小时以上[51,52]。而将钾真正的从体内排出则需要使用钾螯合离子交换树脂［聚磺苯乙烯（Kayexalate）］、加强尿钾排泄或透析。

低钙血症是 ARF 常见并发症，进展迅速。ARF 时低钙血症是因肾合成的 1，25-二羟 D_3 减少，维生素 D 依赖性肠道钙吸收减少所致。促使低钙血症的另一因素是钙与潴留磷酸盐结合。横纹肌溶解症相关的 ARF 中低钙血症较为常见，常与肌肉和其他组织中容易形成络合钙有关。无症状低钙血症不需立即治疗，当出现细小或明显痉挛时给予 10% 葡萄糖酸钙 10～20ml，3 分钟静脉注入治疗。

高磷血症是各型 ARF 患者另一共同并发症。正常血磷水平为 6～8mg/dl，横纹肌溶解症患者其血磷水平明显升高。当钙磷乘积大于 70 时，可能造成转移性软组织钙化。高磷酸盐血症常可通过口服含钙抗酸剂治疗，后者在肠道可与摄入的磷酸盐相结合降低血磷水平。

ARF 患者体内蓄积正常代谢产生的酸，部分需血碳酸氢盐缓冲，使其水平降低，出现高阴离子间隙型代谢性酸中毒。代偿性通气过度可能被误认为原发性心力衰竭或容量负荷过重。ARF 相关的代谢性酸中毒通常较轻，如血 HCO_3^- 水平高于 10mmol/l，一般不需治疗。酸中毒过度校正可能导致低血钾、低血钙或容量超负荷。

ARF 患者应用泻药或者含镁抑酸药时可能发生高镁血症。应避免在 ARF 患者中使用这些药物以及镁制剂（如治疗心律失常或哮喘）。

大多数 ARF 患者可发生体液代谢异常。有些非少尿患者，水钠排泄过多，如果补充不及时，会造成血容量降低，延长 ARF 患者病程。更多 ARF 患者则因水钠排泄减少，不能与（即使较少的）摄入量相匹配，易并发水钠潴留。ARF 患者容量负荷过重，造成高血压，导致充血性心力衰竭和肺水肿。医源性容量负荷过重特别普遍，可以通过精确计算液体出入量来避免。在准备透析阶段，可通过利尿剂和硝酸甘油初步治疗容量负荷过重。

器官影响

临床医师应高度警惕，许多重要系统和器官受肾功能影响。这里只提及一些主要系统和器官。

尿毒症患者抵抗力降低，特别是白细胞功能降低。30%～70% 的 ARF 患者可发生感染，是影响健康的重要原因。因此，患者一旦出现发热，需立即检查并积极治疗。

需透析终末期肾病（ESRD）患者，心包炎发病率为 12%～20%。ARF 患者也可出现心包炎。最常见的症状是平卧时胸痛，大多数患者出现发热，可闻及心包摩擦音，心电图显示 ST-T 段抬高、低电压、电交替或心房颤动。超声检查发现心包积液，部分患者出现明显心脏压塞体征。与慢性肾衰竭、心包炎和单纯心包积液相比，ARF 患者心包炎可能需要急诊透析治疗。心包积液引起填塞时需手术引流，有些需要紧急心包穿刺治疗。

ARF 患者神经系统异常可能与电解质异常、药物及尿毒症相关。常见症状和体征包括嗜睡、意识混乱、情绪激动、扑翼样震颤、肌阵挛及抽搐。

厌食、恶心和呕吐、胃炎和胰腺炎都与 ARF 有关。10%～30% ARF 患者死于消化道出血。

红细胞生成障碍及寿命缩短、溶血、血液稀释及消化道出血，均可使 ARF 患者出现正细胞正色素性贫血。ARF 患者血小板数目可出现轻度降低，血小板功能缺陷，有出血倾向。对于活动性出血和需手术者，应使用药物恢复凝血时间。在出血 1～2 小时内静脉注射 10U 冷沉淀（cryoprecipitate），24 小时内凝血时间可恢复正常。静脉应用 1-脱氨基-8-D-精氨酸加压素（DDAVP）能在 30 分钟内缩短出血时间。

处置

新发 ARF 患者应住院治疗。如无肾科住院或透析治疗条件，纠正容量不足、控制代谢异常及血流动力学稳定后，建议转诊至其他医疗机构。

通常，透析是经过肾科医师会诊后决定，并需考虑实验室检查结果异常、有无尿毒症症状（如恶心、呕吐及精神状态变化）等许多因素。许多肾科医生选择患者血尿素氮水平超过 100mg/dl 或肌酐水平超过 10mg/dl 时开始透析。难治性容量负荷过重和致命性高钾血症是急诊透析的两个常见指征。

慢性肾病

与典型 ARF 患者相比，慢性肾功能减退是一个渐进性过程，常为数月或数年，或进行性出现症状，或因伴随性疾病、创伤或其他生理性应激引起急性加重。最常见的需要紧急干预的问题是严重高钾血症和症状性容量负荷过重。

除非肾移植，慢性肾病是一种不可逆转的肾功能严重减退。首先要保护 ARF 患者肾功能。通常，慢性肾病处理无需努力逆转可能的病程，也无需努力诊断致病原因。有时，肾病也有可逆转的成分。对有些患者，可阻断或治疗影响肾的基本病理过程，更为常见的是可识别能纠正的肾外因素（如容量减少或尿路梗阻）。

慢性肾病患者伴急性并发症时，重点鉴别和治疗失代偿性并发症，使患者长期处于稳定平衡状态。

发病机制

慢性肾衰竭的标准术语发生了变化[53]。慢性肾病是指肾脏损伤或肾功能减退持续 3 个月或以上，其特征为不可逆性肾单位丧失和肾硬化。慢性肾功能不全原指不能引起明显临床症状的中度降低的 GFR，现已用不同程度的 GFR 降低替代。终末期肾病（ESRD）现称被为肾衰竭，是指肾功能降低到很低水平，如不进行透析或肾移植将会出现严重的、危及生命的临床表现。在此阶段，肾通常表现为萎缩和弥漫性瘢痕形成，即使病理学检查也无法做出病因学诊断。

慢性肾病原因很多，其病因主要取决于研究的患病人群。与 ARF 分类相似，通常也分为（框 95-9）肾前（血管）性、肾（肾小球和肾小管间质）性和肾后（阻塞）性。1/3～1/2 的 ESRD 由肾小球疾病引起。在美国，ESRD 主要原因是糖尿病肾病。高血压肾血管硬化是另一重要病因，特别是黑人，占 ESRD 的 25% 以上。在儿童和青少年中，反流性肾病是 ESRD 最常见原因。有些 ESRD 与 AIDS 或静脉注射毒品有关。通过病史、查体、实验室和影像学检查，寻找其他导致 ESRD 的特殊原因。虽然有些慢性肾疾病患者确定病因后进行治疗有可能改善部分肾功能，但这仅是个别现象而非普遍现象。

尿毒症

肾功能逐渐丧失，最终导致尿毒症。早期一般无临床表现，直到肾小球滤过率降低到正常的 15%～20% 才出现临床表现。

患者无法及时排泄摄入的盐或水，影响细胞外钠水平衡，造成容量负荷过重、高钠血症或低钠血症。尿浓缩能力下降，可能是肾功能降低的早期表现，表现为夜尿增多。钾平衡同样被破坏，可导致危险的高钾血症。肾排泄铵和磷酸盐能力降低，造成肾不能清除每日酸性代谢产物，引起酸碱平衡紊乱。在慢性肾病的早期阶段造成非阴离子间隙性酸中毒，肾小球滤过率下降并伴有阴离子间隙性酸中毒。钙，磷代谢受到影响，磷酸盐的排泄减少，肾逐渐丧失了合成 1,25 羟基维生素 D 的能力，导致低钙血症，继发性甲状旁腺功能亢进症，并最终发展为肾性骨病。

血蛋白质分解代谢的含氮产物可能是肾衰竭时多个器官功能异常的原因。大多数 ESRD 患者表现出糖耐量下降，虽然很少严重到需要治疗的程度，但糖尿病患者需要监护与治疗。在这种情况下，应该继续胰岛素或其他低血糖疗法，因肾具有降解胰岛素作用，故与肾衰竭前相比，应降低胰岛素剂量。由于脂代谢异常，许多 ESRD 患者都有低密度脂蛋白减低和高甘油三酯血症。

临床特征

尿毒症对许多器官能够产生明确的影响。许多症状可以通过透析缓解，其他则不能缓解。一些症状归

框 95-9　慢性肾病的主要原因

血管性
肾动脉疾病
高血压肾动脉硬化

肾小球
原发性肾小球疾病
局灶性硬化性肾小球肾炎（肾炎）
膜增生性肾炎
膜性肾病
新月体肾炎
IgA 肾病

继发性肾小球疾病
糖尿病肾病
胶原血管疾病
淀粉样变性
感染
HIV 肾病

肾间质
肾毒素
止痛药致肾病变
高钙血症/肾钙化
多发性骨髓瘤
反流性肾病
Sickle 肾病
慢性肾盂肾炎
结核

梗阻性
肾结石
输尿管结核
腹膜后纤维化
腹膜后肿瘤
前列腺梗阻
先天性畸形

遗传疾病
多囊肾病
Alport 综合征
髓质囊肿病

因于含氮废物的残留、维生素 D 减少及甲状旁腺激素代谢紊乱等。

心血管系统

心血管系统是受 ESRD 影响最显著的器官[54-56]。许多表现可以归因于慢性容量超负荷，贫血，高血脂，钙、磷代谢异常和容量-激素介导的高血压[56-60]。心包炎，伴或不伴有心包积液，也是 ESRD 患者特别是未进行透析患者的常见表现。

肺

尿毒症可引起胸膜炎，伴或者不伴胸腔积液。所谓的尿毒症肺，影像学检查表现为肺部"蝙蝠翼"浸润，代表肺水肿，而且都是由容量负荷或心肌功能障碍引起的。非炎症性胸腔积液也普遍存在。在 ED 的检查和诊断特别重要，出现肺水肿时，有时 X 线胸片可能误诊为感染性肺浸润，甚至在某些情况下会误诊为肿瘤[61]。

神经系统

晚期尿毒症患者常出现神经功能障碍，通常表现为昏睡、嗜睡、注意力不集中或明显精神状态改变。也可发生癫痫，但需排除尿毒症以外的原因。尿毒症脑病普遍表现为呃逆、扑翼样震颤或肌阵挛，不应与未治疗的 ESRD 患者低钙血症性搐搦相混淆。尿毒症可引起外周神经痉挛和远端感觉运动神经病变。令人烦恼和特征性的主诉为"不宁腿综合征"，表现为小腿持续性不适，仅能通过运动缓解。

胃肠道

厌食、恶心、呕吐是尿毒症患者几乎都会出现的症状。胃肠道表现可能是含氮废物蓄积所致，其严重程度大致与血 BUN 浓度有关，即使未行透析患者给予低蛋白饮食也能缓解症状。

皮肤

慢性肾疾病患者的皮肤特点是呈黄色。"尿毒症霜"是皮肤出汗时尿素沉积的结果，是典型特征，与"尿毒症恶臭气体"一样，由于透析的广泛使用，已经很少出现这些症状（彩图 95-4）。弥漫性皮肤瘙痒往往是 ESRD 患者的主要不适症状，可能是由继发性钙代谢紊乱，钙在皮肤内沉积造成的。

慢性肾疾病患者行 MRI 检查时应用含钆造影剂可发生肾源性系统性纤维化（一种病因未明的潜在性致命病变）[62]。

肌肉骨骼

许多患者，特别是慢性肾疾病患者，病变好发于骨骼和关节部位。ESRD 患者同时有钙、磷代谢紊乱时能引起肾性骨病，这是一种包括多种骨病相互重叠的临床疾病，表现为骨痛或明显骨折[63]。为预防慢性肾病患者发生继发性甲状旁腺功能亢进症和尿毒症性骨病，应长期口服钙和维生素 D。疗效不佳者，需行甲状旁腺切除术。

羟基磷灰石钙或草酸钙结晶在关节沉积可引起特

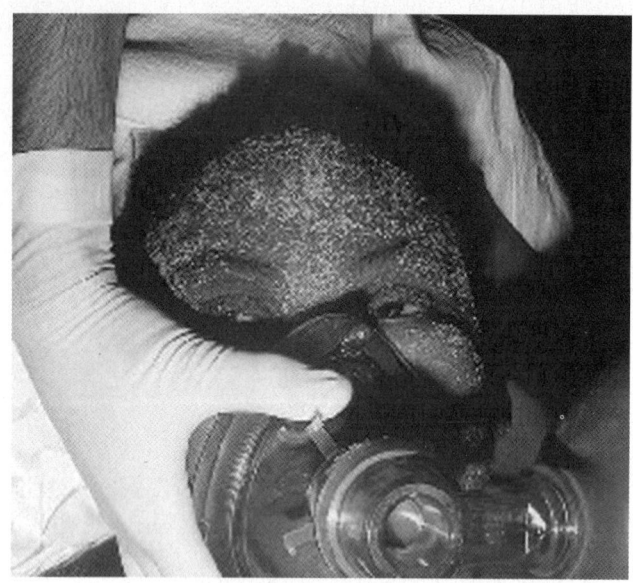

彩图 95-4　尿毒症霜。注意肾衰竭患者皮肤的细白粉末。

定类型关节炎，部分患者表现为钙沉积的关节周围出现自发性肌腱断裂和腕管综合征[64]。

免疫系统

感染仍是肾衰竭患者的主要死亡原因[65]。尿毒症患者易感染，即使不存在透析等介入或创伤性治疗。已证实肾病可影响体液免疫和细胞免疫。肾衰竭与感染的相关性的重要机制尚未明确，但在临床上细胞免疫缺陷有重要意义。虽认为肾衰竭患者免疫功能低下，但 ESRD 患者一般是普通病原体而不是机会性致病菌造成的感染。

血液

除多囊肾患者外，终末期肾病患者常有严重贫血，通常血细胞比容为 18%～25%，主要原因是肾促红细胞生成素生成障碍。其他如红细胞溶血、营养不足、血小板功能障碍性继发出血。

尿毒症患者中血小板数量一般是正常的，但因血小板有黏附和激活缺陷，故出血时间仍延长。瘀斑常见于许多慢性肾病患者。

诊断策略

患有慢性肾病尤其是尚未接受透析治疗的患者，就诊于 ED 时具有先前描述的临床表现。在尚未明确肾衰竭时，患者初诊时的症状往往具有非特异性，起病隐匿，如全身乏力，食欲缺乏或精神异常。实验室检查中严重贫血可能是第一个诊断线索，随后可以发现较高的血肌酐和尿素氮水平。这时必须谨慎进行下一步检查，以排除可能存在的危及生命的情况，如心电图检查是否存在高钾血症等。

在 ED，一旦确定患者不会即刻发生生命危险，此种肾衰竭常为慢性，而非急性。从既往医疗记录中或从患者、家属中获取的明确病史可提供慢性肾衰竭的直接可靠证据，正如医生查体发现患者有血液透析时的动静脉瘘装置一样能证明存在慢性肾衰竭。如果这些病史不可用，肾体积减小（容易在腹部平片或超声检查中发现）也是很好的诊断依据。然而，正常的或者增大的肾脏也不能排除肾病存在的可能（框 95-10）。在这种情况下，需要行进一步检查。一些长期症状可有助于诊断，如夜尿症状，可能为家族性肾病如多囊肾病或 Alport 综合征病史。ARF 患者在发病 10 天后可出现如贫血、酸中毒、高尿酸血症、低血钙、高血磷和实验室检查结果异常。虽然尿检结果在区分急慢性肾病方面作用不大，但镜下管型是慢性肾病患者的证据。

通常，慢性肾衰竭是不可逆的，并且缓慢进展。作为 ED 的重要诊治部分，应找出可逆的因素，（实际上，排除"慢性中的急性"肾衰竭），并通过尝试治疗慢性肾病的病因挽救部分肾功能。这些潜在的可逆因素和可治疗的慢性肾病的病因很重要，需要时刻保持警惕，因为这可能扭转患者肾功能，而不仅仅是简单的治疗（框 95-11）。

那些重叠的可逆性因素中的主要因素都会引起肾灌注减少。其中，最常见的是血容量降低。无论肾灌注减少原因如何，病变肾保钠和尿浓缩能力受损都会使肾灌注减少。任何原因引起的心功能不全是肾灌注减少常见的可逆因素。硬皮病肾危象是肾功能恶化罕见但重要的可逆原因，表现为急进型高血压和严重血管收缩，诊断为硬皮病的患者可通过及时应用 ACEI 类药物进行治疗[17]。感染、外伤、手术、皮质类固醇或消化道出血引起代谢增加也是可逆因素，往往造成氮质血症和尿毒症恶化。

药物和毒素也是重要的可逆因素。这些药物不仅会加剧血容量下降（利尿剂）、肾灌注减少（降压药）或增加代谢（四环素），也可引起急性肾小管坏死（X

框 95-10	肾脏体积增大或正常的慢性肾病病因
多囊肾病	
淀粉样变性	
糖尿病肾病	
恶性高血压	
多发性骨髓瘤	
肾小球肾炎（有些患者）	
梗阻性尿路病变（有些患者）	

| 框 95-11 | 慢性肾病的可逆性和可治性病因 |

可逆因素
低血容量
CHF
心脏压塞
严重高血压
分解代谢状态/蛋白质负荷
肾毒性药物
梗阻性疾病
胃食管反流病

可治性原因
肾动脉狭窄
恶性高血压
AIN
高血钙肾病
多发性骨髓瘤
血管炎（如 SLE、韦格纳肉芽肿、结节性多动脉炎）
梗阻性肾病
反流性肾病

线造影剂），或抑制肾前列腺素合成（NSAIDs）。尤其是双侧肾动脉狭窄（或肾动脉狭窄的孤立肾）引起的肾功能不全患者，在使用 ACEI 类药物治疗时会出现肾功能急剧下降[66]。

肾后性的可逆因素也很重要，尤其是在老年男性患者中应注意梗阻的可能，儿童患者应注意反流性肾病的可能。对糖尿病、镰状细胞贫血疾病及长期使用镇痛药的患者应注意乳头坏死的可能。也应注意罕见病因如结石疾病、腹膜后纤维化和输尿管结核等。

最后，治疗慢性肾病的可能病因，尤其是多发性骨髓瘤肾病、一些继发性肾小球肾炎和严重高血压，可能挽救部分肾功能。上述情况必须给予长期护理和随访，应在 ED 解决上述问题确保合理评估并正确分诊。

处理

慢性肾病患者是急诊需要特别关注的人群。这些患者易患感染、出血和其他与肾衰竭相关的并发症。此外，这些患者更容易受到其他并发疾病或外伤的影响。通过慢性血液透析或腹膜透析维持治疗的患者，同时也遭受透析治疗本身所带来的可能的并发症。

慢性肾病患者也易受医源性疾病的影响。与正常人相比，肾衰竭患者机体处理体液代谢的能力差。肾衰竭时，许多药物代谢和功能发生明显改变，且难以预测[67]（框 95-12）。因此，即使是在使用泻药、止吐药或维生素等无毒性药物时，也需特别注意用药剂量和频率。因此了解用药纲要，如布赖尔和阿罗诺夫编写的用药手册[39]，或经常与临床药剂师商讨患者用药方案非常有用。通常肾脏科医师建议在 ED 完成对肾病患者的初步评估，而进一步则需要到专科治疗。

在美国，慢性肾病患者最终需要透析治疗，但也有部分 ESRD 患者需要紧急透析治疗。这些患者不论进行透析与否，都需要特定的诊断及治疗。

高钾血症

在 ED，高血钾是慢性肾病最严重的并发症。原则上讲，在未表现出威胁生命的症状之前，临床医师可以密切观察而不进行治疗。应找出每一个存在高血钾可能的慢性肾病患者。这些患者即使是少量的外源性和内源性钾负荷就可引起严重高血钾。此外，某些药物，如 β-受体阻滞剂和 ACEI，对正常人血清钾影响很小，但对肾衰竭患者来说，即使很小剂量也可引起高钾血症。对 ESRD 患者误用琥珀胆碱能迅速导致危及生命的高血钾。

如果出现高血钾征象，必须行心电图检查或者检测，无论是否有实验室证据证明高钾血症的存在，均需要进行治疗。但是即使最严重的高钾血症，心电图也可能没有变化[68]。因此，即使心电图正常也需进行血钾水平检测。血清钾为 6mmol/L 时应考虑可能存在危险，许多 ESRD 患者超过此阈值，心电图仍没有变化。如果一个慢性肾病患者出现心搏骤停，应该被假定为高钾血症，并进行相应处理，同时进行一般复苏措施。

静脉钙剂能迅速有效治疗高钾血症，并能暂时逆转高钾血症心脏表现，而不降低血钾浓度或总体钾含量（表 95-3）。尽快静脉给钙，此时特效措施也可发挥疗效。无高钾血症 ECG 表现时，给钙对高钾血症

| 框 95-12 | 药物中毒引起肾衰竭的机制 |

过度用药
肾脏药物排泄功能受损
肾脏代谢产物排泄功能受损
肝脏代谢受损
药物敏感性增加
结合蛋白功能变化
容积分布变化
靶器官的敏感性变化
静脉药物增加代谢负荷
误读测定的血清药物浓度（即在治疗范围内变化）

From Wolfson AB, Singer I: Hemodialysis – related emergencies: Part I. J Emerg Med 5: 533, 1987.

表 95-3　高钾血症的治疗

药品/途径	剂量/方案	给药时间/间隔时间	作用机制	注意事项
葡萄糖酸钙（10%）或氯化钙（10%）	10ml，IV（可重复×2prn）每5~10分钟	1~5分钟/~1小时	拮抗 K^+	心电监护；避免使用 HCO_3^-；注意高钙血症。
碳酸氢钠	50mg，IV（可重复×1prn）	10~15分钟/1~2小时	使 K^+ 转入细胞内	注意：容量超负荷；高渗；碱中毒（痫性发作）。
沙丁胺醇	10~20mg（雾化）吸入	30分钟/2+小时	使 K^+ 转入细胞内	无明显副作用；心动过速。
葡萄糖/胰岛素	每100克葡萄糖给10~20U 胰岛素	30分钟/输液同时	使 K^+ 转入细胞内	注意：高血糖；低血糖；给予 $D_{10}W$、$D_{20}W$ 或 $D_{50}W$ 时可减少输液量。
聚磺苯乙烯（降钾树脂）	25g加入70%山梨醇25ml，口服，q6h 或 ±50g加入70%山梨醇50ml，灌肠，q6h	数小时/可继续给药	K^+、Na^+ 交换	注意：Na^+ 超载；保留灌肠30~45分钟。
透析	HD PD	数分钟/可继续给药	清除血液中的 K^+	HD 可清除 50mEq/h（注意：K^+ 反弹）；PD 可清除 15mEq/h
静脉注射利尿剂（低血容量患者需补液）		数分钟/继续使用（根据肾功能）	通过尿排除 K^+	患者必须有残余肾功能

D：葡萄糖；ECG：心电图；HD：血液透析；PD：腹膜透析。

浓度无效。

治疗高钾血症时，需考虑 ESRD 患者肾对体液容量和电解质的耐受能力。需注意反复应用碳酸氢盐治疗时可造成容量负荷及沉积作用致肺水肿的风险。静脉应用葡萄糖和胰岛素起效慢，也可造成容量负荷过重。如果患者条件允许，优先选择葡萄糖和胰岛素治疗，这样既可避免电解质过载，也能实现只要持续输液就能降低血钾。雾化吸入沙丁胺醇是一项有效治疗措施，使钾向细胞内转移。

为清除多余钾，可应用口服或灌肠聚磺苯乙烯钾交换树脂（降钾树脂）治疗。此药尽管增加机体钠负荷，但可控制血钾水平长达数小时，直到开始透析治疗（有必要）。如果患者残存肾功能，最有效治疗方法是应用利尿剂（低血容量患者除外），必要时进行扩容。为了达到良好排钾效果，可能需要较大剂量利尿剂。鉴于大剂量利尿剂可能具有耳毒性，应通过静脉缓慢给药而不是经口顿服。如果患者正在应用其他耳毒性药物，就应尽量避免应用利尿剂治疗。治疗过程中随时监测血清钾水平和心电图变化。

肺水肿

慢性肾病患者最常见的 ED 问题是容量负荷过度所致肺水肿。但其诊断往往不明确。病史可能提示劳力性呼吸困难加重或夜间阵发性呼吸困难，但是查体未能发现 CHF 体征，X 线胸片检查也可能造成误诊（图 95-5）。近期体重增加或体重超过"干重"（通常超过5磅）（1磅=0.45千克）是比较可靠的线索。无其他明确引起呼吸困难的原因时，应考虑容量负荷过重，随后给予相应治疗。

治疗慢性肾病患者的肺水肿与治疗其他的肺水肿是不同的[69,70]（框95-13）。尽快进行透析治疗是减少肾功能丧失患者对血容量的最有效手段。也可立即实施其他治疗手段，虽然这些措施可能使残余肾功能患者暂时避免透析，但这些药物治疗作用短暂，最终还需透析治疗。

患者取坐位，面罩给予高流量吸氧。使用面罩持

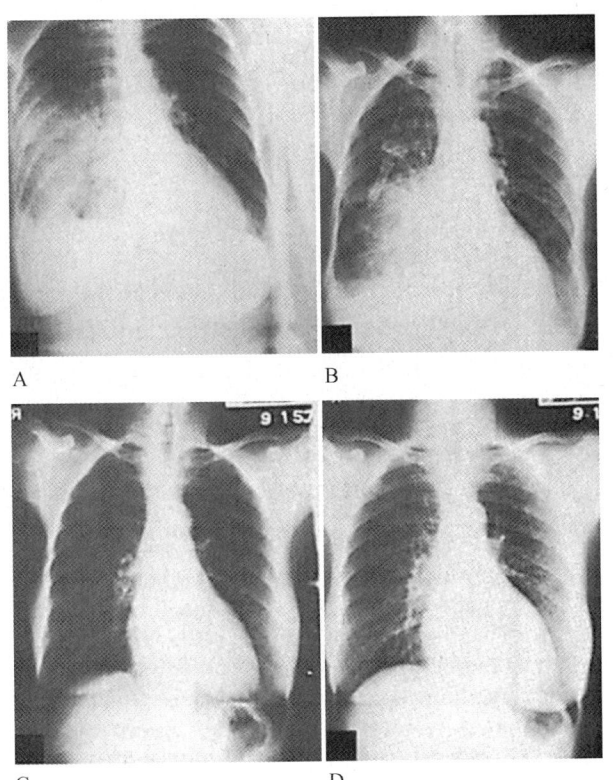

图95-5 透析依赖患者右下叶肺炎肺水肿图像。通过透析和超滤后肺水肿明显改善，心脏大小也恢复正常。**A**，胸部X线片显示透析之前心肌肥厚和右下肺叶浸润。**B**，透析后5小时，患者体重下降2kg，此时的X线胸片显示损伤程度较前明显降低。**C** 和 **D**，肺和心脏已恢复到正常大小。（From Kjellstrand C, et al: In Drukker W, Parson FM, Maher JF [eds]: Replacement of Renal Function by Dialysis. Boston, Martinus Nijhoff, 1983, pp 536-568.）

表 95-13	肾衰竭伴肺水肿的治疗
• 透析	
• 血液透析	
• 血液滤过	
• 腹膜透析	
• 吸氧	
• 硝酸甘油	
• 吗啡	
• 利尿剂	
• 硝普钠	

续或双水平正压吸氧是终末肾病患者有效的辅助治疗[71,72]。即刻给予硝酸甘油舌下含服或局部应用，或两者兼用能迅速降低心脏前、后负荷。开始静脉输注，能迅速达到预期效果。静脉滴注硝普钠能扩张小动脉，对高血压患者有益。静脉吗啡可增加血管床容量，即使对于非肾衰竭肺水肿患者，其作为一线治疗药物应用地越来越普遍。肾功能障碍患者应用利尿剂不会产生预期效果。

感染

感染是 ESRD 患者死亡率增加的主要因素[63,64]，典型感染体征尚未完全出现时，医生也应考虑到其可能性[63,65,67,73]。例如，菌血症可能只表现为发热，与其他仅具有免疫功能低下的患者一样。肺炎患者因容量负荷过重或尿毒症，可能只出现呼吸困难或者全身乏力。因此，医生应当寻找所有可能诊断，在感染完全排除之前实施经验性广谱抗生素治疗是明智的。由血管通路感染引起的菌血症常见于接受血液透析的患者，如腹膜炎在接受腹膜透析的患者中常见。UTI 甚至会发生在少尿患者或者长期肾衰竭患者中。无尿是诱发因素。伴有肾盂肾炎或肾绞痛典型临床表现的上 UTI 更常见于多囊性肾病患者，需要胃肠外治疗。ED 可作出临床诊断，但有必要进一步检查以明确感染和指导治疗。脂溶性抗生素（如克林霉素，复方新诺明）对囊肿感染治疗效果最佳。然而，对于难治性感染有时手术治疗很有必要。

透析

患者失去正常肾功能时，透析可使体液平衡恢复正常并纠正电解质失常和其他溶质异常，清除尿毒症患者体内毒素或药物。在较小程度上，透析也可以扭转一些尿毒症症状，并能更好的长期控制高血压、贫血及肾性骨病。

透析主要的方式是血液透析和腹膜透析。其技术原理是溶质从半透膜的一侧透过膜至另一侧。透析液是生理溶液。水和溶质依据浓度和渗透压梯度在血液和透析液之间自由弥散，将血液成分正常化。

血液透析需要特殊通路进入患者循环系统，通常借助手术方式建立动静脉瘘或植入人工血管，或通过手术放置导管。必须小心处理血管通路，这对血液透析至关重要。不小心处理或穿刺可导致出血、感染或血栓形成，从而导致治疗失败。有血管通路的手臂不应用于血压测定，且不宜应用止血带。

通常需在其他血管采集血标本，建立静脉通路。特殊情况下如果其他部位血管不能使用，造瘘血管也可使用，但应注意止血带不能在造瘘血管处使用。操作时应注意防止穿透造瘘血管。穿刺后应按压至少10分钟。操作前后若出现寒战，应做记录。造瘘血管作为静脉输液通路时也应特别注意。可使用输液泵控制输液速度，将液体输入到压力高的造瘘血管内。

在腹膜透析过程中，患者的腹膜功能相当于透析膜。透析液注入是通过外科手术植入的硅胶导管（Tenckhoff 导管）渗透到腹壁中去。与血液透析相比，腹膜透析能使患者在较大范围内单独获得理论上的益处，避免应用抗凝药，使容量负荷及高血压符合生理性的调节，而无血液透析的间歇快速溶质转移。如胰岛素和抗生素药物可以腹腔注射，使其吸收更顺畅，得到更加稳定的血药浓度。腹膜透析的主要缺点是可能发生细菌性腹膜炎，但是，这种腹膜炎通常容易治疗。

透析指征

GFR 逐渐降低和肾衰竭症状是决定 ESRD 患者透析的主要指征。开始长期透析时，血尿素氮或血清肌酐绝对值一般只作为粗略参数。通常在预期透析的数周或数月前开始行血管或腹膜造瘘，使瘘成熟，尽量减少机械性并发症。

ARF 患者于 ED 就诊时，与慢性肾衰竭患者急性加重一样，急诊医师必须作出决定，安排患者进行紧急透析（框 95-14）。紧急透析不仅取决于患者目前病情的严重性和急迫性，而且也取决于技术设备和透析人员可用性及利用权宜之计处理问题的效率。

紧急透析最常见的指征是继发于容量超负荷的肺水肿，尤其是 ESRD 患者。机体摄入了过量液体和盐，超过了肾排泄能力是诱发肺水肿的原因。这些患者大多需要紧急透析——急诊血液透析，或对维持腹膜透析患者加强平时的透析治疗。

恶性高血压，尤其是出现高血压脑病或心血管失代偿时，可能需要紧急或急诊透析。大多数肾衰竭患者高血压与容量相关，治疗的核心是纠正即使临床症状不明显的容量超负荷。如硝普钠或硝酸甘油静脉注射可临时控制高血压，延迟数小时透析，但对肾衰竭患者，延长硝普钠使用可增加硫氰酸盐中毒风险。很多患者在没有通过透析减轻容量负荷之前，高血压及其相关症状很难纠正。推荐在血液透析减轻容量负荷之前，暂时不用长效降压药物。

严重高血钾是另一种常见的突发或紧急透析指征，尤其是高分解性的急性肾衰竭患者和慢性肾病患者。高钾血症通常是由摄入过多钾引发，但也必须注意溶血或横纹肌溶解所致高钾血症。多种临时措施可

框 95-14	急诊透析指征

肺水肿
无法控制的严重高血压
高钾血症
其他严重电解质或酸碱平衡失常
过量用药
心包炎（可能）

不同程度的控制血钾水平，透析是清除体内钾最有效的手段。血液透析清除效率高，在控制血钾水平方面优于腹膜透析。

其他严重电解质及酸碱平衡紊乱，包括糖尿病酮症酸中毒[76]，有时需紧急透析。肾衰竭及其他原因导致难以控制的高钙血症患者（如多发性骨髓瘤患者引起肾衰竭和高钙血症）偶尔需透析治疗。一些不适当治疗或镁摄入致严重高镁血症的肾衰竭患者可能需要立即透析来纠正危及生命的心律失常或心脏停搏。严重代谢性酸中毒，特别是容量超负荷不能应用治疗剂量的碳酸氢盐时，是紧急血液透析指征。值得注意的是，低钙血症患者静脉注射碳酸氢盐（如治疗酸中毒或高钾血症）也可引起痉挛和抽搐。

另一些少见情况有，肾衰竭患者过量服用或服用在血中持续时间长、可威胁患者生命、能被肾脏清除、也可透析的药物时（如透析患者服用甲醇或乙二醇），立即透析可挽救患者生命。同样，ESRD 患者不适当的使用含镁泻药或磷酸盐，可导致危险的高镁血症和高磷酸盐血症，可行紧急透析治疗。

仅血清肌酐和尿素氮水平升高不可作为透析指征。慢性进展性肾衰竭患者血肌酐为 10mg/dl 或尿素氮 100mg/dl 可作为开始血液透析的指征。血肌酐反映全身的肌肉质量，而非透析指标，透析患者血肌酐往往高于 10mg/dl。血尿素氮是反映透析效果的较好参数，充分透析患者其水平在 50~80mg/dl，而非充分透析患者其水平多高于 100mg/dl。然而，即使是未透析患者血尿素氮水平与尿毒症症状无关，与何时进行急诊透析也无直接关系。

尿毒症患者出现恶心、呕吐、嗜睡或抽搐时应考虑透析治疗，但并不需立即开始透析治疗，除非症状严重。即使没有心脏压塞时，心包炎往往也需紧急透析[77]。充分透析的 ESRD 患者很少出现心包炎[78,79]。患者肾功能不全加重如出现心包炎，提示需透析治疗，但不需紧急透析。

透析治疗并发症

ED 要理想处理患者在透析室、家庭或透析期间出现的急性问题，需要了解或熟悉与 ESRD 和透析相关的特殊问题[63,65,67,73]。咨询肾病专家或者实施透析的护士对有紧急状况的透析患者制订统一的护理方案和确保进一步急症护理或后续监测都非常重要。

血液透析并发症

可靠的血管通路决定血液透析性能，常需在 ED 评估血管通路并发症。这些问题必须得到及时诊治，尽量减少患者透析"生命线"的风险。

无论是自发还是无意轻微外伤所造成透析穿刺部位出血均可能在血液透析治疗时发生。这种出血可通过压迫血管通路来止血，但应注意不要闭塞血管，预防血栓形成。对 ESRD 患者，需压迫一段时间，以确保不再发生出血。如经常出血或出现假性动脉瘤，应由血管外科医生进行诊疗。

如患者血管通路已经消失，血管外科医生应立即参与治疗。虽然有时溶栓药物可改善病情，仍需手术彻底治疗[61,63]。因可能造成静脉栓塞或破裂，血管通路不应强行再灌注。

血管通路感染较常见，可能导致持续性或复发性菌血症及通路不畅。感染通常由非无菌操作进行穿刺所致，大多数感染是由典型皮肤葡萄球菌所致。相对于移植，瘘管更容易出现感染[64,65]。血管通路感染的症状多表现为红肿，发热，穿刺部位疼痛，但很多患者局部表现不明显，只有发热或反复发热及菌血症史[63]。因此，对可疑感染但无明显感染部位并出现发热的血液透析患者需行血培养。应仔细寻找感染源，隐性感染也应充分重视。感染，如牙周脓肿，下肢蜂窝织炎（特别是糖尿病患者）及直肠周围脓肿都不可轻视。

有些肾内科医师建议透析患者出现发热时应住院治疗，如无特殊不适可门诊治疗，一旦出现病情恶化，应即刻住院。根据血培养及药敏试验结果给予静脉抗生素治疗。血管通路感染菌多为金黄色葡萄球菌，常选择静脉万古霉素 1~1.5g，因血液透析对该药影响最小，慢性透析患者使用 5~7 天。如果出现革兰阴性菌感染，三代头孢菌素或氨基糖苷类治疗效果较好。如患者血培养阳性，下次透析前，需行上述药物治疗。

非血管通路相关并发症

血液透析过程本身需要建立血管通路、抗凝，并且常常需要置换血液中的大量液体和溶质，易出现如低血压、呼吸急促、胸部疼痛和神经系统异常等急性并发症。

低血压　透析后发生低血压的最常见原因是急性循环血容量减少和患者自我平衡机制代偿失败。患者已蓄积自上次透析（一般 2~3 天）后的液体，在开始透析前容量都超载，每次血液透析必须清除多余液体。随着细胞外液迅速被清除，细胞内液没有足够时间流向细胞外，以取代血管内容量，造成低血压。患者处于容量超载时可应用降高血压药物，尤其是 β 受体阻滞剂，若患者容量正常时应用会出现低血压。

大多数患者因血容量减少造成透析后低血压，仅输注生理盐水（提升容量）或高渗液体，提高晶体渗透压可升高血压。经过上述治疗后，血压不能显著提高的患者需急诊留观行进一步检查。应注意透析患者出现急性心肌梗死、急性心律失常及脓毒症的风险。这些是急诊患者低血压的常见原因，应首先考虑是否存在上述因素[67]（框 95-15）。

透析患者常发生急性出血。为预防严重贫血，目前几乎所有透析患者常规用促红细胞生成素治疗[80,81]。通常，未治疗患者常有贫血，急性失血后可出现症状性心绞痛或心力衰竭。ESRD 患者凝血因子水平正常，透析应用抗凝药致凝血功能异常。透析过程中可出现暂时性血小板数量减少，但血小板质量缺陷才是肾衰竭出血的重要原因[82]。这种异常可通过应用去氨加压素（DDAVP）部分逆转。去氨加压素用于慢性肾病出血患者的术前准备。同时，冷沉淀和雌激素也都有类似效果[82]。胃肠道出血、血管畸形出血、溃疡出血是较常见的出血。隐匿性出血诊断有一定困难，如自发性腹腔或胸腔出血常出现腰部或胸部疼痛、呼吸急促。

有时急性低血压可能与对透析仪或透析液的某些成分过敏有关。如既往有过敏史，应考虑上述可能。急性肺栓塞和空气栓塞罕见。透析患者偶尔可发生急性肺栓塞，但不常见。空气栓塞既往曾有报道，但经采用先进透析监控设备和安全机制后已基本消除。

急性严重心脏压塞和高钾血症是 ESRD 低血压致命性病因。急性心脏压塞可能是突发心包出血或迅速

框 95-15　透析患者低血压的鉴别诊断

低血容量
清除液体过多
出血
脓毒症
心源性休克
心律失常
心脏压塞
MI
心肌或心脏瓣膜功能不全
高钾血症或低钾血症
高钙血症或低钙血症
高镁血症
血管相关
药物相关
透析相关
神经病变
动静脉血流通路过多
空气栓塞
过敏反应

From Wolfson AB, Singer I: Hemodialysis-related emergencies: Part I. J Emerg Med 5: 533, 1987.

纠正加重的前负荷后使原已代偿的心包积液突然恶化的结果。透析患者心脏压塞临床特征与普通心脏压塞相似，X线胸片的诊断作用不大，如果出现典型"烧瓶"形状和心影明显增大时有诊断价值。

中心静脉压升高对鉴别心脏压塞与右心衰竭意义不大。即使是床旁超声显示心包积液，也不足以证明存在心脏压塞，因为许多长期透析患者都有心包积液[78,79]。超声显示右心室舒张功能障碍对心脏压塞诊断较敏感，明确心脏压塞的诊断主要依靠心脏导管直接测出的左右心房压力相等来证明。

为缓解心脏压塞，在ED偶尔需进行紧急心包腔穿刺。然而，在ED条件不允许的情况下，常有足够时间将心脏压塞患者转运到导管室或手术室，以便安全治疗。对ESRD患者来说，尽管在ED进行心包腔穿刺有许多并发症和增加出血的风险，如认为有必要，急诊医师应果断进行此种救命性操作。同样，透析患者出现心搏骤停复苏无效时，也可尝试心包腔穿刺。

尽管在透析患者中致命性高血钾罕见，但也可出现在原有分解代谢异常或长期低血压或低血流患者中。高钾血症患者心率下降，特别是应用β受体阻滞剂或钙通道阻滞剂时。如果透析患者出现可能的高钾血症症状，应当怀疑有高钾血症，应立即静脉注射钙剂治疗。

气短 透析患者常因容量负荷过多出现气短。透析患者出现气短时，还须寻找其他原因，如急性心力衰竭、心脏压塞、胸腔积液或出血。空气栓塞和过敏性反应较少见。通常，肺炎或反应性气道疾病也可能引起气短。

胸痛 心血管疾病是ESRD患者死亡的主要原因，必须高度重视透析期间的胸痛。心肌缺血是胸痛的最常见原因[83,84]。多数透析患者存在冠状动脉疾病危险因素，此与ESRD导致肾衰竭有关[54]。通常，ESRD可表现为高血压、高脂血症，糖耐量异常及钙、磷代谢异常。此外，透析患者多有贫血。多数患者存在慢性容量负荷过重，血液透析时可引起机体应激反应，如一过性低血压、低氧血症常与透析有关，从而增加心肌氧耗，减少氧供。

评价ESRD患者缺血性胸痛时，重要的是注意可逆性潜在因素。心绞痛患者稳定后再次出现频繁严重发作，应确定是否有贫血加重、血压控制不良或容量负荷增加。透析患者反复胸痛时，应进行冠脉检查以确定病变程度，制订治疗计划。通常，肾衰竭伴有电解质及酸碱平衡紊乱不影响心绞痛或急性MI心电图改变。ESRD患者血心肌酶变化与心肌梗死患者相同，只是血基础酶水平可能较普通人群高。肌钙蛋白可用来作为终末期患者缺血梗死性胸痛的标志物[85-87]。最佳治疗与心脏病患者相同。

充分透析患者的非缺血性胸痛原因应考虑心包炎，其表现与非肾衰竭患者心包炎表现相同，如发热、摩擦音或房性心律失常，应注意心包积液或早期心脏压塞体征。通常，吲哚美辛能有效缓解疼痛。有些患者最终需要进一步治疗，如心包腔穿刺及腔内注射糖皮质激素或行心包剥离。肾衰竭心包炎患者常是透析不充分指征，此种患者常需频繁或强化透析[77]。

神经功能障碍 血液透析或透析后常出现神经功能障碍，通常由体液成分和渗透压急剧变化所致的失衡综合征引起。多见于血BUN水平升高的初始血液透析患者，不见于腹膜透析患者。通常，患者有头痛、乏力、恶心、呕吐或肌肉痉挛，严重者出现精神状态改变、痫性发作或昏迷，在未除外可能的病因（框95-16）情况下，误认为失衡综合征引起精神状态改变是危险的，特别是在适当的观察期症状持续不缓解、病情波动或恶化时[73]。同样，透析时出现痫性发作即认为是失衡综合征所致，甚至对既往有痫性发作史者也不考虑其他可能的严重原因是不明智的。尤其是发现新发局部神经体征时，至少进行紧急头部CT检查，以确定有无颅内出血。如果出现发热或其他感染证据时要怀疑脑膜炎的可能。尚应除外高血糖及低血糖（尤其是糖尿病患者）、电解质紊乱、缺氧状态、各种原因所致低血压及其他中毒或代谢性疾病。治疗ESRD患者痫性发作与其他患者相同。

框95-16	透析患者精神状态改变的鉴别诊断

结构
脑血管意外（特别是出血）
硬膜下血肿
脑脓肿
脑肿瘤

代谢
失衡综合征
尿毒症
药物作用
脑膜炎
高血压脑病
低血压
痫性发作后状态
高钠血症或低钠血症
高钙血症
高镁血症
低血糖
严重高血糖
低氧血症
透析性痴呆

重要概念

急性肾衰竭
- ARF 原因分类为肾前性、肾后性和肾性。
- 处理 ARF 时,首先针对致命性并发症,如高钾血症、容量超负荷,然后纠正肾功能障碍的基本原因。重要的是要避免引起肾脏进一步损害的血流动力学紊乱或毒物。
- 进行液体和药物治疗时,必须考虑到患者肾功能状态。

慢性肾病
- 慢性肾病时,机体处理液体和溶质负荷的能力减退,许多药物代谢发生改变。应仔细检查 ARF 患者液体治疗方案和药物剂量。
- 慢性肾病时的致命性并发症为高钾血症,应经常考虑到这种可能性。有指征时,应进行合理诊断和治疗干预。
- 肾衰竭患者常有不同程度容量负荷过多。肾衰竭患者出现呼吸困难时,通常要考虑到容量负荷过多的可能。

本章参考文献请参见 http://pumpress.bjmu.edu.cn/eduservice/3419.html

第 96 章 性传播疾病

Diane M. Birnbaumer and Christine Anderegg

李佳励 夏义琴 龙虹宇 译   倪芬 曹钰 校

概述

全球每年新增超过 3 亿例可治愈的性传播疾病，急诊科常可见到。其中美国每年新增 1 900 万例[1]，为患病率最高的发达国家之一。

急诊科作为基础卫生保健单位，筛查和治疗性传播疾病的地位受到争议。主要问题是因为很多检查无法在急诊科完成，治疗也就缺乏根据，进而出现治疗不够或治疗过度。虽然已证明对淋病和衣原体检测阴性的女性患者的治疗力度明显过大[2]，但是急诊科对 1/3 新发现的性传播疾病检测呈阳性者并未给予治疗，多数未经治疗的患者亦无法复诊而接受治疗[2-4]。因此，医生需权衡过度治疗与不治疗之间的利弊。性传播疾病可导致严重的公共健康危害，建议急诊科在不能确保能够对性传播疾病患者进行良好的随访检查时，需对其进行经验性治疗。为限制病情散播，很多州推行性伴侣治疗，即允许医师不仅可为患者治疗，亦可为其性伴侣治疗。推行性伴侣治疗的相关信息及提供此治疗的州名可在疾病预防与控制中心（CDC）网站查询（www.cdc.gov）。

性传播疾病患者可表现为各种症状和体征。最常见的为生殖器病变，亦可为腹痛、皮肤和全身病变。正确及时的诊疗对预防并发症及遏止疾病传播至关重要。

和其他疾病相同，病史和查体可为性传播疾病的诊断提供许多信息。应询问病人现在和以前的症状和病程、性传播疾病病史、近日性接触情况、避孕用品的使用（特别是屏障措施如避孕套）及性交方式，女性另需询问月经史。查体应关注有症状的区域，生殖器部位常见。注意皮损的表现、类型、有无分泌物。皮肤和淋巴结是检查的重点，尤其对于梅毒、淋病患者。化脓性关节炎提示有可能存在淋病性关节炎和播散性淋球菌感染。

性传播疾病分为两类：一类表现为伴或不伴淋巴结肿大的生殖器溃疡；一类为非溃疡性性传播疾病，多表现为生殖道分泌物（表 96-1）。

伴或不伴有淋巴结肿大的生殖器病变

性传播疾病是生殖器损害常见和公认的原因。临床上可将生殖器及附近出现的"溃疡"作为生殖器疣、疥疮、癌前病变等的重要临床表现。由性传播疾病所致溃疡患者的确切病史和查体对缩小特异性感染

表 96-1	性传播疾病的鉴别诊断
溃疡性	**非溃疡性**
生殖器疱疹	淋病
梅毒（初期）	衣原体感染
软下疳	非淋病性尿道炎
性传播疾病淋巴肉芽肿	二期/三期梅毒
腹股沟肉芽肿（杜诺凡病）	念珠菌阴道炎
传染性软疣	阴道滴虫病
尖锐湿疣（生殖器疣）	细菌性阴道炎
虱病	子宫内膜异位症
疥疮	
脓皮病	
创伤	
皮肤擦伤	
白塞病	
固定型药疹	
酵母菌感染	

的诊断范围至关重要（表96-2）。查体时应关注皮损特征、淋巴结肿大和全身症状的出现和消退情况。明确皮损单发或多发，有无疼痛、质地、边界是否规则及其发病情况（如呈水疱还是丘疹）十分重要。若合并有淋巴结病变，应注意其是单侧还是双侧，所在区域是否有波动感及疼痛。

诊断生殖器溃疡病变时，应行单纯疱疹病毒（HSV）检测和梅毒血清学检测。尽可能对皮损处的病变组织行暗视野镜下检查。同时，因生殖器溃疡可增加感染人类免疫缺陷病毒（HIV）的风险，故应对患者行HIV检测。

在急诊科通常不能进行全面检查，因此治疗常根据病史和查体而做出的诊断。美国最常见的生殖器溃疡是疱疹和梅毒，且疱疹较梅毒常见[5]。少数情况下软下疳也可形成溃疡[5]。

疱疹

在美国，生殖器疱疹是引起溃疡性性传播疾病最常见的原因。每年有5 000万人感染疱疹病毒，有症状者为20～30万[5]。1/5有性生活史的成人感染过此病毒。最常见的致病病毒是2型单纯疱疹病毒（HSV-2），其次是1型单纯疱疹病毒（HSV-1）[6]。妊娠患者可将疾病传染给胎儿，从而引起先天性性传播疾病。虽然此类感染的发病率已经下降，但后果严重。生殖器疱疹也增加了感染和传播HIV的风险，其在HIV的感染中起重要作用。

生殖器疱疹表现为初发或复发的疱疹感染。初次感染者的病情严重程度取决于之前患者体内是否存在针对HSV-1或HSV-2的抗体。有抗体者初次感染时症状较轻[7]，无抗体者在感染2～7天后出现症状。初始时生殖器皮损表现为疼痛、表浅、多样和成群（彩图96-1）。女性患者的皮损可在会阴部融合成巨大溃疡（彩图96-2）。全身症状包括低热、肌肉酸痛、头痛和乏力。典型者在患病第2周或第3周时出现双侧、触痛、无波动感的肿大淋巴结。典型的局部症状大约出现在病程的第8～10天。2～4周后皮损完全愈合，病毒消除需3周。一些病人会出现伴有尿潴留、便秘及会阴区感觉改变的骶神经节病变，无菌性脑膜炎和横贯性脊髓炎较少见。体内有抗体者的生殖器皮损常仅表现为初次感染的症状。

初次感染好转后，残留的病毒潜伏于脊髓神经节并伴随患者终生。复发可见于60%～90%患者。

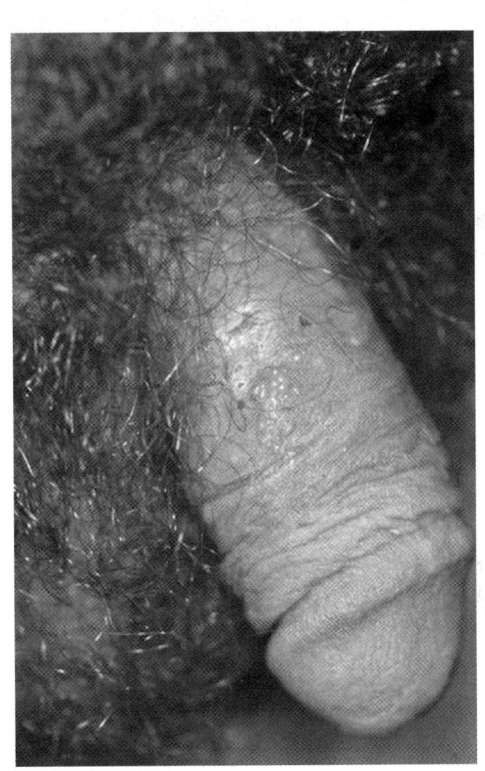

彩图96-1 阴茎上的生殖器疱疹病变。

表96-2 溃疡性性传播疾病的特征

疾病	生殖器溃疡性质	潜伏期	疼痛	腹股沟淋巴结肿大	诊断试验
梅毒	硬结，分界明显，红色，基底光滑，自然痊愈	9～90天；平均2～3周	否	固定、橡胶样结节，无触痛	暗视野检查，血清学
单纯疱疹	红色基底上多簇小水疱形成浅表溃疡，可融合，自然消退，但复发常见	2～7天	是	双侧，固定，触痛	血清学，培养
软下疳	不规则，分界明显，边缘见破坏，浅表，常多发	3～6天	是	单侧常见；覆有红斑，固定，伴触痛，可化脓	培养
性传播疾病淋巴肉芽肿	通常为单一损害，丘疹或溃疡，短暂，易被忽视	5～21天	否	单侧常见；固定，触痛，暗淡；可化脓或形成瘘管	性传播疾病淋巴肉芽肿补体结合试验（血清学）

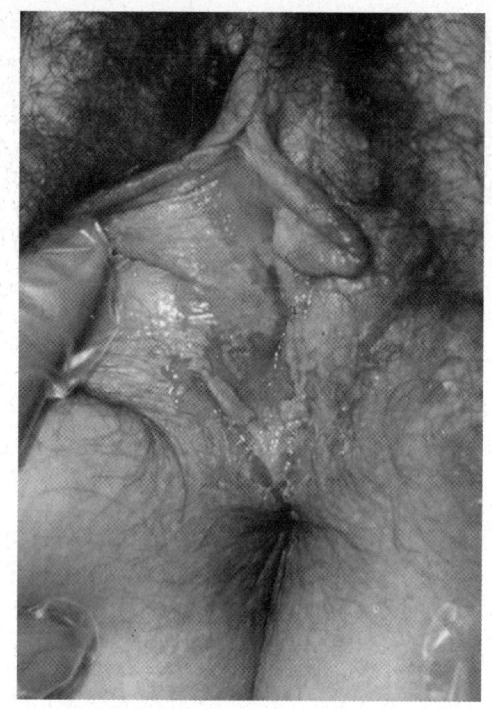

彩图 96-2 外阴的混合疱疹损害。

与初次感染时症状的迁延性及全身性不同，复发时病程大大缩短，且仅有轻微的局部症状。皮损部位感觉异常、烧灼感、瘙痒感等是前驱症状，提示疾病复发。虽然病毒的释放一般在复发时，但是也有资料表明感染了 HSV-2 的患者在无症状期也会释放病毒。

对人群进行 HSV-2 血清学筛查表明，部分感染者并无临床症状或不知道自己已经受到感染。血清学阳性者可成为病毒的潜在传染源。

诊断

生殖器疱疹常根据临床表现诊断，但敏感性及特异性都不高。确诊检查很有必要，特别是对于育龄期妇女。检查方法包括病毒培养和皮损抗原检测法和一些新型特异性血清学试验。任何一种检测结果呈阳性即可确诊。过去所使用的赞克实验（Tzanck test），因其敏感度低，已不再推荐使用。

皮损病毒培养是诊断的"金标准"。但需要3～10天的培养时间，且由标本采集、储存、运送等可出现差错，其假阴性率为 5%～20%。抗原检测敏感性低于培养法，且一些检测不能区分 HSV-1 和 HSV-2，也不适合应用。虽然目前有很多血清学试验可以进行分型，但是初次感染者的血清抗体呈阳性是在感染后 6 周[8,9]，故最适用于存在疱疹感染症状，但培养法和抗原检测都为阴性的患者[5]。建议对新近有症状者行病毒分离培养以明确诊断。

治疗

虽然生殖器疱疹治疗难度大且可自愈，但治疗可以缩短病程，减少或中止复发，减少病毒释放的数量和时间，进而减弱其潜在的传染性。对于经常复发者（一年不少于 6 次），抑制疗法可以减少 80% 以上的发作次数[10,11]。治疗主要是使用抗病毒药物：阿昔洛韦、伐昔洛韦、泛昔洛韦（表 96-3）。虽不能根除病毒，但可以控制症状，至少在使用阶段可以[5]。阿昔洛韦作为抑制剂，已证明可安全使用 6 年。其他抗病毒药物可安全使用 1 年[5]。

对生殖器疱疹患者进行宣教非常重要。要强调对性伴侣或配偶检查的重要性。告知患者即使在无症状期，也有将病毒传染给性伴侣并使其患病的可能。若患者是育龄期女性，需告知在妊娠时须将其生殖器疱疹病史告诉她的主治医师。

新生儿疱疹最常见于母婴传播，无论妊娠时有无症状，疾病都会对新生儿造成致死性的威胁。若患者分娩时疾病处于活跃期，分娩方式首选剖宫产术。孕妇使用抗病毒药物的安全性尚不明确，因此是否进行药物治疗需患者和医师商定。

前庭大腺囊肿及脓肿

巴氏腺是位于阴道口两侧黏膜深部的腺体，其分泌物经前庭两侧的开口流出。仅在腺管阻塞、感染、炎症时方可扪及腺体，腺体阻塞后形成无痛性囊肿。患者常诉患侧外阴可触及肿物。检查可在阴道口后方扪及覆盖于阴唇系带上的卵圆形肿块。治疗方法是局麻后行囊肿切开引流，辅以坐浴、安置 Word 导管。囊肿需反复填塞直至伤口痊愈。

囊肿感染后则形成脓肿。前庭大腺脓肿的病原体多为阴道内的厌氧菌和需氧菌，也可见性交叉感染致病菌，包括淋病奈瑟菌和沙眼衣原体，其他常见感染菌有变形杆菌、大肠埃希菌和其他革兰阴性菌。症状表现为阴道开口下外侧肿胀、疼痛，受累的阴唇可扪及肿块。局部查体时患者感阴唇肿胀疼痛，可在阴道前庭后侧缘触及柔软、有波动感的肿块，肿块周围可见红肿的蜂窝织炎。

治疗方法是切开前庭黏膜表面并引流，引流可用碘仿纱布，但 Word 导管持续引流的效果更佳。将 Word 导管经切口插入脓腔后，向导管球囊内注入 2～4ml 水或生理盐水。导管留置 6～8 周直至完成上皮覆盖。Word 导管术适用于多数患者，但对反复感染者需行造口术，建立持续性瘘管以防止脓肿复

表 96-3　性传播疾病治疗指南

疾病	推荐治疗方案	其他方案
衣原体感染	阿奇霉素 1 克口服×1 天或 多西环素 100mg 口服 2 次/日×7 天	红霉素 500mg 口服 4 次/日×7 天或 氧氟沙星 300mg 口服 2 次/日×7 天或 左氧氟沙星 500mg 口服 1 次/日×7 天或 琥乙红霉素 800mg 口服 4 次/日×7 天
淋病*，单纯尿道、宫颈或直肠感染	头孢曲松钠 125mg 肌内注射×1 天	大观霉素 2 克肌内注射×1 天 头孢克肟 400mg 经口顿服
淋病*，咽部	头孢曲松钠 125mg 肌内注射×1 天	
淋病*，成人结膜炎	头孢曲松钠 1 克肌内注射×1 天 生理盐水灌洗　考虑入院	
淋病*，播散性感染	头孢曲松钠 1 克肌内注射 或静脉注射 1 次/日，须入院	头孢曲松钠 1g/8h 静脉注射或 头孢唑肟 1g/8h 静脉注射或 大观霉素 2g/12h 肌内注射
梅毒，一期或二期	苄星青霉素 G　2.4 百万单位肌肉注射×1 天	
梅毒，晚期	苄星青霉素 G 2.4 百万单位肌肉注射 1 次/周×3 周	
单纯疱疹，原发型	阿昔洛韦 400mg 口服 3 次/日×7～10 天或 阿昔洛韦 200mg 口服 5 次/日×7～10 天或 泛昔洛韦 250mg 口服 3 次/日×7～10 天或 伐昔洛韦 1 克口服 2 次/日×7～10 天	
单纯疱疹，复发型	阿昔洛韦 400mg 口服 3 次/日×5 天或 阿昔洛韦 800mg 口服 2 次/日×5 天或 阿昔洛韦 800mg 口服 3 次/日×2 天或 泛昔洛韦 125 克口服 2 次/日×5 天或 泛昔洛韦 1000mg 口服 2 次/日×1 天或 伐昔洛韦 1 克口服 1 次/日×5 天 伐昔洛韦 500mg 口服 2 次/日×5 天	
单纯疱疹，抑制型	阿昔洛韦 400mg 口服 2 次/日或 泛昔洛韦 250mg 口服 2 次/日或 伐昔洛韦 500mg 口服 1 次/日或 伐昔洛韦 1 克口服 1 次/日	
软性下疳	阿奇霉素 1 克口服×1 天或 头孢曲松钠 250mg 肌内注射×1 天或 环丙沙星 500mg 口服 2 次/日×3 天或 红霉素 500mg 口服 3 次/日×7 天	
性病淋巴肉芽肿	多西环素 100mg 口服 2 次/日×21 天	红霉素 500mg 口服 4 次/日 21 天

* 因细菌耐药，喹诺酮已不再被推荐用于治疗淋病。

发。若局部无明显炎症，无需使用抗生素。急诊处理后 24 小时内坐浴以加速引流，48 小时内复查伤口。前庭大腺脓肿可由性传播疾病致病菌引起，因此需对引流的脓液进行培养及行性传播疾病检查。应用相应抗生素杀灭衣原体和淋球菌。

梅毒

梅毒，又名"高卢病"（Great Imitator），由梅毒螺旋体感染引起。因其可侵犯全身各组织器官引起多种临床症状而得名。

梅毒螺旋体存活力低，不耐干燥。湿润表皮暴露于感染区后即可被感染。感染部位常见于生殖器。但也可定植于身体任何部位。2000年，梅毒的发病率最低。此后其发病率呈持续稳步增长。据报道现在美国每年新增约1万例一期和二期梅毒患者[5,12]。

梅毒的自然病程分为以下几个阶段：

1. 一期梅毒　原发病灶，亦称为硬下疳，出现在感染后9～90天，平均为2～4周之后。感染部位先形成丘疹，继而发展为溃疡。典型的硬下疳为单个无痛性溃疡，境界清楚，周边略隆起，基底部光洁（彩图96-3）；有时，患者的病变多于1处（彩图96-4）未经治疗的硬下疳在2～6周后自行消退，后进展到疾病的第二阶段。淋巴结病变不是一期梅毒的主要特征。若硬下疳位于生殖器双侧、无痛、无波动感，则数天后可见轻度增大的腹股沟淋巴结。

2. 二期梅毒　一期梅毒症状消退5～8周后即出现二期梅毒症状，全身红疹最常见（彩图96-5），最初局限在躯干部，后向外周扩散至手臂和大腿，甚至手掌和足底（彩图96-6）。随病情发展逐渐出现丘疹鳞屑性皮疹，可为类似玫瑰糠疹的小环形皮疹。舌部可见黏膜斑，是口腔皮损的表现。也可见到位于会阴部的表面湿润的扁平湿疣（彩图96-7），好发于会阴、肛周、腹股沟、阴唇。此期全身症状常见，包括劳累、低热、全身不适、头痛、关节痛和广泛的淋巴结肿大。肿大的淋巴结分散、质硬、有弹性，可出现在身体任

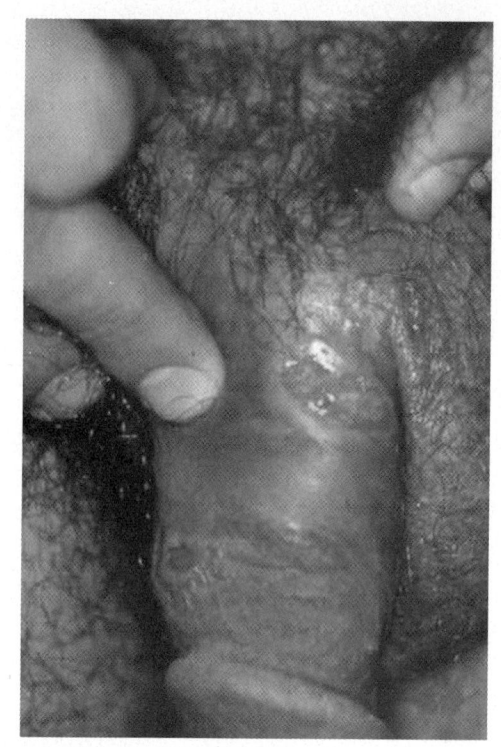

彩图96-4　阴茎体一期梅毒的两处损害。

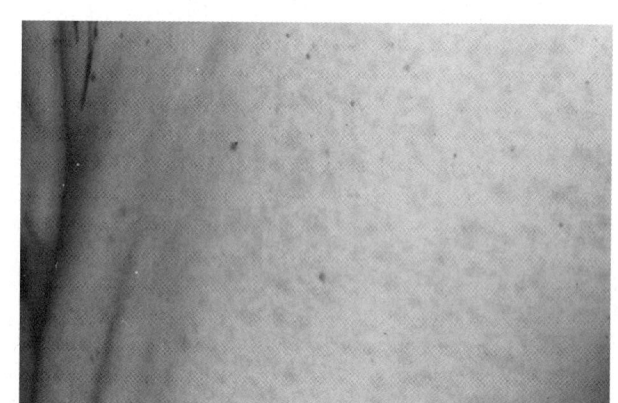

彩图96-5　二期梅毒皮疹。

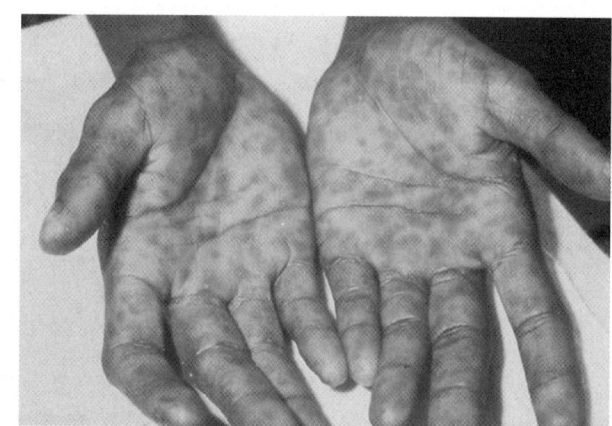

彩图96-6　二期梅毒的手掌皮疹。

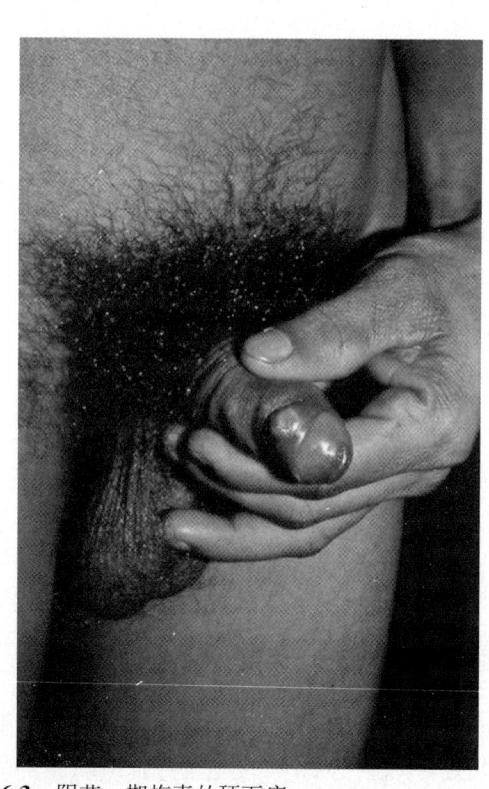

彩图96-3　阴茎一期梅毒的硬下疳。

何部位，包括肱骨内上髁。和一期梅毒一样，二期梅毒不治疗亦可自行缓解，随后进入潜伏期或三期梅毒。

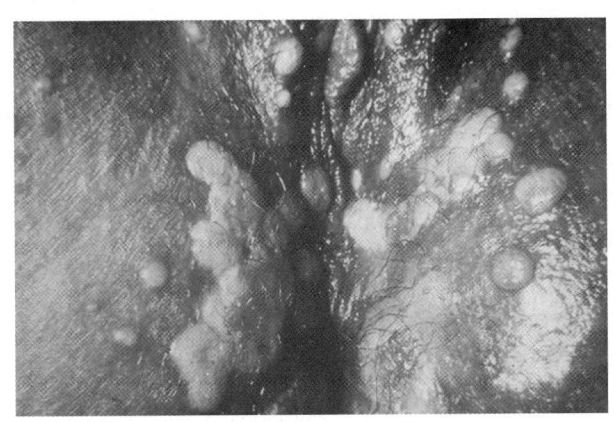

彩图 96-7　二期梅毒的扁平湿疣。

3. 潜伏梅毒　二期梅毒缓解后即进入潜伏期。此阶段没有任何临床症状和体征，实验室检查是唯一可以鉴别感染人群的方法。潜伏梅毒可以分为两类：早期潜伏梅毒，即感染后病程在 1 年内的潜伏梅毒；晚期潜伏梅毒，即 1 年以上的潜伏梅毒或感染时间不明确的潜伏梅毒。

4. 三期梅毒　经过 3～4 年的潜伏期后，进入三期梅毒阶段。此期主要累及心血管系统和神经系统。患者可表现为胸主动脉瘤、脑膜炎、周围神经病变（脊髓痨）或黏膜的梅毒性树胶肿。应用抗生素之前，美国的三期梅毒常见，现已少见[5,13]。

诊断

显微镜下暗视野检查是唯一快速诊断梅毒的方法。方法是在显微镜暗视野下查找一期和二期梅毒的碎屑或渗出物中的梅毒螺旋体。但该检查的敏感度只有 80% 左右，且很多医院和诊所未将其作为常规检测技术[14]。

血清学检测是目前诊断二期、潜伏期、三期梅毒的标准方法。一期梅毒的单次检测结果不可靠，常需再次检测。检测法有两种：非螺旋体试验［性传播疾病研究实验室试验（VDRL）及快速血浆反应素环状卡片试验（RPR）］；螺旋体试验［微量白细胞凝集检测梅毒螺旋体抗体试验（MHA-TP）及荧光螺旋体抗体吸收试验（FTA-ABS）］。非螺旋体试验用于筛查，螺旋体试验用于确诊，两者对最后的确诊都是必需的。非螺旋体试验检测的是患者血清内的非特异性抗体，其滴度依疾病阶段和活跃度不同而变化，用于检验患者对治疗的反应情况。在患者出现硬下疳后的 2 周左右，其定性和定量检测呈阳性反应。因血清学检测对梅毒螺旋体无特异性且会出现假阳性，所以出现阳性结果时需行进一步的螺旋体特异检测加以确认。螺旋体抗体检测对苍白螺旋体有特异性，但较非特异性检测昂贵且难度大，又因其滴度对治疗无前瞻性的指导意义，因此主要用于验证非螺旋体试验的阳性结果[14]。

治疗

一期和二期梅毒的推荐治疗方案是：长效青霉素（苄星青霉素 G）240 万单位，肌内注射[5]（潜伏梅毒、三期梅毒的治疗见表 96-3）。长效青霉素的使用十分重要。由苄星青霉素和普鲁卡因青霉素组成的另一种剂型（即苄星青霉素 C-R）的半衰期短，疗效差[15]。性伴侣也需检查，凡与患者在其发病前 90 天内有性接触者、与患者被确诊后的 90 天以前有性接触且出现症状时均应进行诊疗。患者需在治疗后的第 6、第 12 个月分别进行临床和血清学复查，以明确疗效。非螺旋体试验阴性或血清滴度在 6 个月后下降 400% 以上视为治疗有效。梅毒属需上报传染病，需将阳性患者上报公共卫生中心局。梅毒增加了感染艾滋病的风险，因此患者需进行 HIV 测试。

妊娠梅毒患者会通过母婴传播使新生儿罹患先天性梅毒，后果严重，不容轻视。静脉运用青霉素 G 被记录为经证明可用于先天性梅毒的唯一有效药物。处于梅毒任何阶段的妊娠妇女都应使用青霉素，青霉素过敏者可脱敏后使用[5]。

性病淋巴肉芽肿

性病淋巴肉芽肿是由一种特殊血清分型的沙眼衣原体引起的慢性性传播疾病，常见于一些热带国家。在美国可见于至病区旅行者，或男同性恋等人群中的集中流行。潜伏期为 3 天～3 周。早期表现为生殖器出现微小无痛的皮损，易被忽视。皮损持续 7～30 天后进入第二阶段，以累及生殖器、骨盆、直肠的淋巴为特点，患者常在此阶段前来就诊。腹股沟淋巴结肿大多为单侧，沿普帕尔韧带（Poupart's ligament）上下分布的肿大的淋巴结形成该病特有的"沟槽征"。肿大的淋巴结疼痛，表面覆有红斑，但一般无波动感。淋巴结团块最终破溃形成多处瘘管，或形成非脓性质硬的肿块，晚期可因淋巴管阻塞引起远端淋巴水肿。

诊断

本病主要根据临床表现及流行病学史进行诊断，需排除其他疾病引起的腹股沟淋巴结肿大和生殖器溃疡。

治疗

治疗可改善症状，阻止组织进一步被破坏。首选方案是多西环素 100mg 口服, 2 次/日, 连用 21 天; 红霉素 500mg 口服, 4 次/日, 连用 21 天[5]。性伴侣需进行诊治, 且所有患者均需检测 HIV。

软下疳

软下疳是由杜克雷嗜血杆菌（Hemophilus ducreyi, 一种小型的革兰阴性杆菌）引起的性传播疾病。多见于发展中国家[13], 美国罕见, 每年 CDC 报道的病例数常少于 100 例[5]。虽发病相对较少, 但也有在美国暴发的报道。医师应该了解这种疾病的特征, 以便在疾病偶然出现时可以识别。

本病表现为出现多个痛性生殖器溃疡和腹股沟淋巴结炎（彩图 96-8）。经过不到 1 周的潜伏期后, 微生物感染部位出现红色质软的炎性小丘疹, 短期后迅速破溃形成多个表浅、疼痛的溃疡, 溃疡境界清楚, 基底部有脓性分泌物附着, 部分可相互融合, 溃疡持续 1～2 周。50% 的患者会出现单侧、疼痛、有波动感的腹股沟淋巴结炎, 其表皮菲薄发红, 常有渗出, 可自发破溃。

软下疳和生殖器疱疹在临床表现上很难区分。当出现较大的、有波动感的腹股沟淋巴结肿大时强烈提示软下疳的可能。但如果仅出现溃疡, 则难以诊断。因为在美国, 生殖器疱疹的发病率较软下疳高数个数量级, 故应首先考虑疱疹的可能。

诊断

杜克雷嗜血杆菌培养困难, 诊断主要依据临床表现, 且是在检查后排除了生殖器疱疹和梅毒等其他疾病后所下的排除性诊断。确诊依靠特殊培养基培养以鉴定杜克雷嗜血杆菌, 但此培养基较难获得。因软下疳难以确诊, 如果达到以下所有标准, 则可做出初步诊断：①患者有一个或多个疼痛性溃疡；②溃疡分泌物镜检或梅毒血清学检查未见苍白螺旋体感染；③生殖器溃疡外观和区域性淋巴结肿大呈典型软下疳表现；④溃疡分泌物 HSV 试验阴性[5]。当疾病出现区域暴发流行时, 微生物实验室应为确诊提供专门的培养方法, 同时随访感染的控制情况。

有四种治疗方案供选择: 阿奇霉素 1 克/次, 口服; 头孢曲松 250 毫克/次, 肌内注射; 环丙沙星 500mg 口服, 2 次/日, 连用 3 天; 红霉素 500mg, 口服 3 次/日, 连用 7 天。(其余治疗方案见表 96-3)[5]。初次治疗后 3～7 天进行复查, 以明确疗效。在美国, 10% 的软下疳患者合并有梅毒或生殖器疱疹感染。软下疳会使艾滋病感染风险增加, 故需对软下疳患者行 HIV 和其他性传播疾病检测。凡与患者在发病前 10 日内有性接触者均应接受诊疗。

适当的抗生素治疗即可取得较好效果, 因此, 不推荐对肿大淋巴结行切开引流。如确有必要, 应从波动处表层进针抽取脓液。淋巴结炎对抗生素反应迅速, 因此无需反复穿刺。

腹股沟肉芽肿

腹股沟肉芽肿由细胞内 G-杆菌类的克雷白杆菌肉芽肿（以前称为肉芽肿荚膜杆菌）引起。主要流行于印度、巴布亚新几内亚、澳大利亚中部、非洲南部等热带和亚热带国家, 发达国家罕见。本病可能是通过性交传染, 潜伏期为 8～80 天。

皮损最初表现为慢性、无痛、逐渐扩大的溃疡, 溃疡形状不规则, 质硬, 基底部是血管丰富（"牛肉样"外观）、触之易出血的肉芽肿, 无区域性淋巴结肿大。溃疡可逐渐扩展至外阴部, 经数月至数年可致尿道狭窄。若治疗不当, 可因淋巴管堵塞发生外生殖器水肿, 最终引起下肢象皮肿。男性好发于包皮、冠状沟和阴茎系带。女性好发于阴唇, 也可见于阴道和宫颈。

本病诊断困难, 需寻找病原菌。病菌在双极染色下为短小多形性的杆状物。取活组织行镜检可见含有杜氏体的组织细胞。因菌体培养困难, 因此染色法查见病原体即有诊断价值。

治疗可阻止病情进展, 但病情可在显著好转后 6～18 个月复发。CDC 推荐的治疗方案为: 多西环素 100mg 口服, 2 次/日; 其余方案包括: 阿奇霉素 1g 口服, 1 次/周; 环丙沙星 500mg 口服, 2 次/日; 红霉素 500mg 口服, 4 次/日; 磺胺甲基异噁唑（复方新诺明）1 片口服, 2 次/日。上述所有方案至少连用 3 周或直至皮损痊愈。

患者需筛查其他性传播疾病, 建议临床随访至症

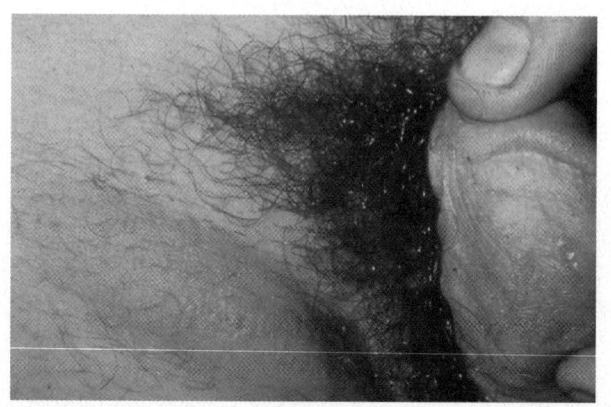

彩图 96-8　由软下疳产生的阴茎皮肤溃疡, 伴波动、触痛的淋巴结炎性红斑（腹股沟淋巴结炎）。

状和体征消失。凡与患者发病前60天内有性接触者均需诊治。

尖锐湿疣

尖锐湿疣是由人类乳头瘤病毒（HPV）所致，常发生在肛门及外生殖器等部位，主要通过性行为传播。超过30种亚型的HPV可造成生殖道感染。皮损最常见于性交后的最大创面。多数HPV患者无或只有轻微的临床症状，大概只有1%的患者会出现临床上明显的疣样表现。多数可见的生殖器疣是由HPV-6和HPV-11引起的良性病变。其他亚型的HPV病毒与阴道鳞状上皮瘤样病变相关，也可致阴道、直肠、宫颈上皮发育不良和鳞癌。

疣体可单发或多发（彩图96-9）。生长在温暖、湿润、无毛发皮肤上的疣较柔软和无角质；生长在干燥、多毛发皮肤上的疣较坚硬和多角质。疣体因大小和位置的不同可表现为广基、有柄、色素沉着，或伴疼痛、质脆、瘙痒。当疣体逐渐变硬、固定、溃烂和色素加深时，需行活检排除癌变。

本病诊断主要依靠临床表现。女性患者需通过内镜检查阴道内和宫颈病变。有时本病需与梅毒及扁平湿疣相鉴别。如果诊断困难或疣属高危类型，需行活检和暗视野镜检，同时做梅毒血清学检测。

治疗目的是消除症状性疣，包括解除对尿道口和直肠的阻塞症状。疣体可以去除，但不能阻止疾病的病程和降低传染力。不予治疗，疣体可能自行消退、不变或增加。

多种治疗方法可供选择，但疗效无明显差异，均有很高的失败率和复发率。为病人选择的方案，应能诊断此类病人，并能使用相关手段治疗尖锐湿疣。患者应到医院进行以周为单位的持续治疗。最好由初级护理医师监测患者对治疗的反应。总体上，潮湿皮肤表面的疣的局部治疗效果比干燥表面的角质化疣好。告知患者关注复发情况，特别是治疗后前3个月内。治疗分为病人自治疗法和医院治疗，具体选择取决于患者的偏好、医疗资源、医师经验等。治疗大多由初级护理医师完成，而不是急诊科。

病人自治疗法包括：

- 0.5%的普达非洛溶液或凝胶，2次/日连用3天，然后休息4天，此为一个疗程。视情况可重复治疗4个疗程。
- 5%的咪喹莫特乳膏，3次/周，睡前外用。6~10小时后用肥皂水洗净，连用16周。

医院治疗包括：

- 冰冻疗法，应用液氮或冰冻探针，1次/1~2周。
- 10%~25%鬼臼树脂安息香混合酊剂。
- 80%~90%三氯醋酸（TCA）或双氯酸（BCA）。
- 手术切除。

鬼臼树脂有致畸胎作用，孕妇禁用。咪喹莫特孕妇慎用。免疫力低下者疗效差，复发率高，需要严密随访。所有患者均需筛查性传播疾病。性伴侣无需治疗[5]。

2006年，美国食品与药物管理局（FDA）许可在9~26岁的女性中使用人乳头瘤病毒疫苗。疫苗涵盖了4种亚型的HPV病毒，对70%的宫颈癌和90%的肛门生殖器疣有效，实际治疗效果达100%。完整的接种注射是3次，疗程大于6周。

以生殖器分泌物为特征的疾病

以生殖器分泌物为特征的疾病往往有尿道或宫颈分泌物而无溃疡或显著的淋巴结肿大。包括衣原体感染，淋病，非淋菌性尿道炎，阴道毛滴虫病，细菌性阴道炎，念珠菌病和盆腔炎（PID）。细菌性阴道炎和念珠菌病为非性传播疾病，但常发生于性传播疾病患者中。沙眼衣原体感染和淋病作为最常见的非溃疡性性传播疾病，可引起阴道和男性尿道分泌物，特别

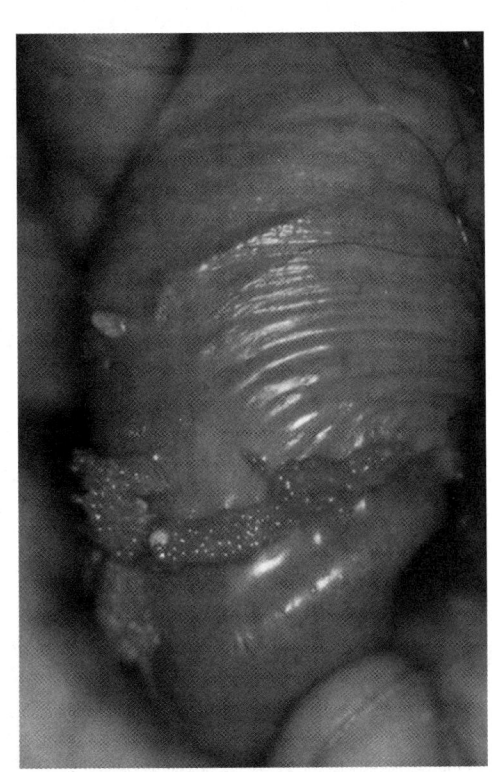

彩图96-9 人类乳头瘤病毒感染所致的生殖器疣

是黏液脓性宫颈炎。两种感染通常合并存在，临床表现类似，难以区别，因此常两病同治（表96-1）。

衣原体感染

据估计美国每年确诊的沙眼衣原体感染者超过100万，实际感染者近300万，是最常见的性传播疾病[5]。其病原体是沙眼衣原体，寄生于细胞内，感染柱状和假复层柱状上皮细胞表面[14]。沙眼衣原体感染可引起多种症状，包括尿道炎、宫颈炎、附睾炎、直肠炎、前列腺炎、盆腔炎（PID）和肝周炎（也称为菲-休-柯三氏综合征 Fitz-Hugh - Curtis syndrome）。

经1～3周的潜伏期后开始出现症状。男性感染者最常表现为尿道炎，也可为附睾炎或两者合并发生。女性患者可表现为尿痛，甚至可表现为由腹膜炎引起的全身疾病，但多数表现并不典型：阴道分泌物、阴道出血、腹痛、骨盆疼痛，或几种症状同时出现。约75%的女性和50%的男性感染后并无症状[16,17]。感染率最高的是性生活活跃的青春期女性，高达10%[16,17]。值得注意的是，盆腔炎患者并发异位妊娠和不孕的概率增加，未治疗者可高达40%[16,17]。由于无症状感染率高，盆腔炎及后遗症的发生率都很高，只要能保证适当的随访，可在急诊科对高危患者（有多个性伴侣者）进行筛选。CDC建议所有年龄为25岁左右且存在患病危险因素的妇女（更换过性伴侣或有多个性伴侣者），以及妊娠患者都应行衣原体检查[5]。

目前诊断衣原体感染的"金标准"仍是细胞培养。但此检查费时费力，难度也较大。虽然其他非培养技术（DNA探针和乳胶凝集试验）自20世纪90年代就已用于衣原体感染的诊断，但最近推出的以核酸扩增技术为基础的检查方法较培养法的敏感性和特异性更高，正迅速成为新的可供选择的诊断方法。这些核酸扩增试验（NAATs）包括连接酶链反应，聚合酶链反应（PCR），链置换扩增和转录介导扩增技术。这些试验对被检生物体具有特异性，且对生物体活性无要求。NAATs的敏感性和特异性都大于99%，均优于培养法，培养法敏感性仅为60%～80%。较其他非培养法（DNA探针和乳胶凝集试验）的敏感性高17%～35%[18,19]。NAATs可对拭子（宫颈或尿道）和尿液进行检查。尿道拭子检查的敏感性较宫颈内拭子低[18]，因此宫颈内拭子成为女性检查的首选方法。有症状的男性患者只行尿液筛检即可，无需行尿道拭子检查。强奸案中除了NAATs，培养法也应运用，以提供法医学证据[5]。

治疗包括阿奇霉素1克，顿服；多西环素100mg口服，2次/日，连服7天；其他治疗方案见表96-3[5]。衣原体感染普遍合并淋病感染，因此应两病同治，除非淋病感染已明确排除。治疗结束后7天内禁止性交（无论是顿服疗法还是多西环素7天疗法）。性伴侣需要诊疗，源头病人禁止性交直到所有性伴侣痊愈。治疗后无需复查，除非症状持续存在或可疑再感染。

非淋菌性尿道炎

非淋菌性尿道炎以尿道分泌物、尿痛或尿道瘙痒为特点，男性常见，但女性患者也可有上述表现。沙眼衣原体是主要致病菌，但其他生物如支原体属和解脲支原体也可成为病原体[20-22]。所有具有可疑症状的患者均应接受淋病和衣原体感染检查。诊断依靠革兰染色法（每高倍镜视野超过5个白细胞且无革兰阴性双球菌），尿白细胞酯酶试验阳性或尿液每高倍镜视野超过10个白细胞即有诊断意义[5]。

治疗方法有：阿奇霉素1克，顿服；多西环素100mg口服，2次/日，连服7天[5]。女性患者必须排除引起阴道分泌物的其他原因，包括衣原体感染，滴虫病和念珠菌病。症状持续的患者即使进行了适当的初始治疗（适当疗法及完整疗程），仍应重新评估诊断的准确性，确诊后予甲硝唑2g或替硝唑2g，顿服，如果初治时未用阿奇霉素，可加用阿奇霉素1克，顿服。

淋病

淋病是仅次于衣原体感染的第二大常见性传播疾病，估计美国每年有60万新发病例[5]。由于淋球菌可侵及柱状上皮和移行上皮，故症状涉及尿道、直肠、子宫颈管、咽、女性上生殖道和结膜囊。

经1～14天的潜伏期后，男性多出现急性尿道炎，以尿痛和阴茎分泌物（彩图96-10）为特点，检查可发现尿道口红肿和尿道脓性分泌物，极少数患者可出现附睾炎。

女性首次感染后通常无症状或只有阴道分泌物、阴道异常出血、腹部或盆腔内疼痛、性交痛、尿痛、尿频等非特异性症状。高达20%的未经治疗的女性患者直到出现盆腔炎等并发症时才被发现。和衣原体感染一样，无论有无症状，淋病感染均可导致盆腔炎和继发的输卵管狭窄，进而可导致不孕或宫外孕。

淋病也可波及口咽和肛肠部。咽部感染往往无症状，但也可出现咽痛和化脓性扁桃体炎，多数呈自限性。有肛肠症状者多有肛交史，但也见于由宫颈阴道

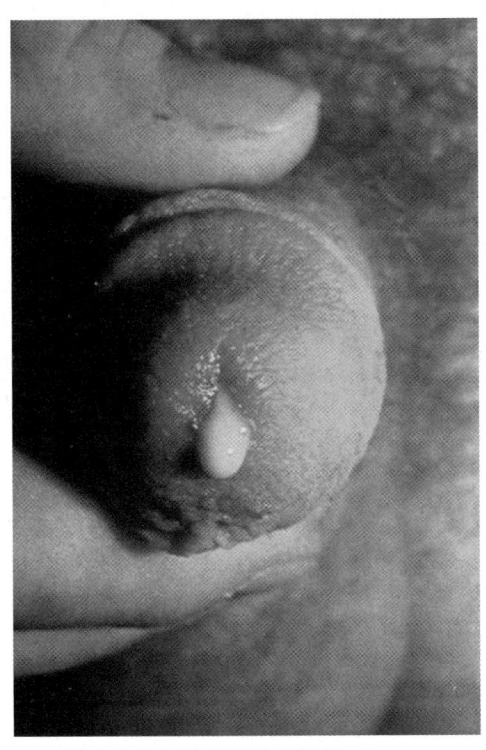

彩图96-10 淋病患者的尿道脓性分泌物。

分泌物污染所致的女性患者。肛肠感染者通常也无症状，或诉直肠不适或疼痛、里急后重、便秘、性交痛、肛门瘙痒、肛门脓性黏液分泌物或出血。肛门镜检查可见质脆的直肠黏膜及脓性黏液。

淋菌性结膜炎可严重影响视力，因此，对此型感染的识别非常重要。此病可见于新生儿，因经过被感染的产道而被感染，成人常因用接触病原体的手擦眼而被感染。症状性结膜炎以伨红色结膜、球结膜水肿和眼内大量脓性分泌物为表现。不治疗可进展为角膜溃疡甚至淋球菌性眼内炎和眼球穿孔。

播散性淋球菌感染由淋球菌菌血症引起，女性多见。典型表现为关节炎-皮炎综合征，症状可为发热、畏寒、单关节炎、少关节炎、关节痛、皮疹和腱鞘炎的任意组合。皮疹表现为覆有脓疱的红斑，触诊柔软，常分布于四肢末端。此病变是菌血症脓毒性栓子栓塞小血管的结果。关节受累是播散性淋球菌感染的第二常见症状，表现为急性单关节炎或脓毒性关节炎，膝关节最常受累，其后是肘、踝、腕关节，手和脚的小关节。受累关节红肿，皮温增高，常有积液，运动测试出现痛感。其他少见表现包括肝炎、心肌炎、心内膜炎和脑膜炎。

播散性淋菌感染的确诊依靠在血液、关节液或感染的皮肤中分离出淋球菌，但分离敏感性相对较低。确定诊断是根据相应的临床表现和自病损处分离出淋球菌。

诊断

淋病的诊断试验包括革兰染色法、培养法和NAATs。革兰染色法对症状性尿道炎的男性患者和淋菌性结膜炎患者的敏感性和特异性都接近100%[23,24]，且可迅速获得结果，故最为适用。而对于无症状的男性患者和所有女性患者，敏感性低，作用不大。

培养法是公认的诊断"金标准"[23]。因其可分离病原体进行抗菌试验和抗生素敏感试验而被用于解决快速耐药的问题。但此检查的实用性却可能因不当的标本采集和处理而受限。标本采集后立即接种到培养基，可使病原体的繁殖力达到最佳，进而可最大程度提高淋球菌培养的阳性率。如果标本来源于脑脊液或关节液等无菌部位，最好用非选择性的巧克力琼脂培养基。来源于宫颈、尿道、直肠或口咽等有正常菌群存在的有菌部位的标本，则应接种到选择性培养基，如马丁刘易斯琼脂培养基（Martin-Lewis agar）。未能立即送检的标本应在采集后置于35℃～36.5℃温度的高二氧化碳环境中，直至被送往含高二氧化碳的检验室[23,24]。

NAATs对宫颈、尿道和尿液的淋球菌检验具有高度的敏感性和极好的特异性，已获美国FDA批准，用于检测女性宫颈拭子、男性尿道拭子、男性和女性尿液中的沙眼衣原体及淋球菌[23]。尽管NAATs的敏感性和培养法（95%～99%）相当，但其对尿液标本的敏感性较对宫颈或男性尿道拭子标本的敏感性低。因此对有症状者，宫颈拭子或男性尿道拭子检查首选NAATs，尤其是需提高病原体的繁殖力且无法行病原菌培养时[23,24]。

NAATs对诊断宫颈和尿道淋病有作用，但对口咽、关节液、肛肠区和脑脊液病原体的检测仍需培养法。此外，当为法律调查提供证据或需确定特定抗生素的敏感性时，也要选择培养法。

治疗

目前，CDC推荐用于治疗宫颈和尿道淋病的药物只有两种头孢菌素（表96-3）：头孢曲松125mg，肌内注射；头孢克肟400mg 口服[5]。以前头孢克肟属限量供应，但自2008年4月起产量增加，供应也增多。在美国，喹诺酮类因其不断增加的耐药率，已不再作为治疗淋病的推荐用药[25]。淋病常与衣原体感染合并存在，因此在明确排除衣原体感染之前，应两病同治。患者需行HIV检测。性伴侣也需要诊治，

滴虫病

滴虫病由阴道毛滴虫（一种有鞭毛的原生动物）感染引起，是世界上最常见的非病毒性性传播疾病。与其他阴道感染一样，多达50%的受感染妇女无症状。最常见的表现有尿痛、外阴不适或瘙痒、稀薄恶臭的黄绿色阴道分泌物（表96-4），也可有下腹部不适和性交痛。男性往往无症状，去医院也只是陪受感染的伴侣就诊。男性非淋菌性尿道炎中20%与毛滴虫感染有关[26]，极少数男性存在与前列腺炎或附睾炎合并出现的尿道脓性分泌物。

查体可发现高达70%的患者有稀薄或脓性、泡沫状、黄色的阴道分泌物。阴道pH值>4.5，2%～10%的患者宫颈可见出血点（"草莓样宫颈"）。仅凭病史与体格检查不能做出滴虫病诊断，须借助检查。

诊断通常是将分泌物做成湿涂片进行镜检，但此法敏感性只有60%～70%。容易受到检验者的技术和专业程度的影响，标本采集后立即涂片送检可提高敏感度。培养法较分泌物湿涂片法更敏感，但较少应用，且其不能为急诊科的诊疗及时提供结果。男性患者的尿沉渣可用于检测毛滴虫及培养。PCR试验是另一种诊断法。数个PCR引物已被证实其敏感性高于分泌物湿涂片法和培养法[27,28]，特异性也超过95%。此外，PCR检测是从阴道末端采集标本，也决定了其敏感性和特异性比通过内窥器采集标本的分泌物湿涂片法和培养法更高。故建议微创采样，例如阴道口拭子进行诊断[27,29]。PCR检查可用于毛滴虫的联合床旁快速检测与阴道加德纳菌和白色念珠菌复合感染的检测[28]。

治疗方案推荐以下两种顿服疗法：甲硝唑2g口服或替硝唑2g口服。选择性治疗方案是甲硝唑500mg，2次/天，连服7天（表96-4）。由于硝基咪唑类药物可使经常饮酒者出现双硫仑样反应，所以应避免在末次服用甲硝唑24小时内、替硝唑72小时内饮酒。甲硝唑局部外用的疗效弱于口服，不做推荐。

甲硝唑无致畸胎作用[30,31]，但滴虫病不治疗会导致胎膜早破、早产、出生低体重儿、子宫切除术后感染，故有症状的孕妇应口服甲硝唑500mg，2次/天，连服7天。硝唑类对无症状感染孕妇的疗效尚不明确，故不推荐对此类人群行常规筛查和治疗[32]。

性伴侣同样应接受治疗，双方痊愈后才可恢复性生活。

念珠菌病

外阴阴道念珠菌病最常见于白色念珠菌感染，也可由其他念珠菌属和酵母菌感染引起。据估计约75%妇女一生中至少患过一次酵母菌外阴阴道炎，40%～45%妇女患过一次以上。

常见症状有外阴瘙痒或疼痛、阴道分泌物、性交痛和尿痛。典型者见外阴红斑、水肿或抓痕，阴道壁可见隆起的白斑和卫星病灶。阴道PH值正常（<4.5）（表96-4）。由于症状或体征都无特异性，病史和体检也不完全可靠[33]，所以需行诊断性检查。

代表性的诊断方法是取分泌物利用氢氧化钾（KOH）制剂制成湿涂片行显微镜检查或进行革兰染色查找酵母或假菌丝，敏感性是40%～70%。培养是诊断"金标准"，但少用，而且10%～20%的无症状女性的阴道中也存在念珠菌病原体和其他酵母菌。乳胶凝集试验也可用于床旁快速检查，且效果比显微镜检更好。

多种短程局部疗法可供选择，治愈率达80%～95%，且很多是非处方药。只有患者曾经患过外阴阴道念珠菌病，症状复发时才建议使用非处方药。处

表96-4 不同病因致外阴阴道炎的特征

病原学	pH	排泄物外观	涂片	治疗
细菌性阴道炎	>4.5	灰色，白色，乳白色或乳脂色；有胺臭味	查见线索细胞	甲硝唑500mg 口服 2次/日×7天或 2%克林霉素霜阴道内用，睡前×7天或 0.75%甲硝唑凝胶阴道内用，2次/日×5天
滴虫感染	>4.5	灰色、黄色、绿色、或白色；时有泡沫；均匀	查见毛滴虫	甲硝唑2克口服×1天或 替硝唑2克口服×1天或 甲硝唑500mg 口服 2次/日×7天
念珠菌感染	<4.5	白色，常呈凝乳状	查见菌丝体	氟康唑150mg 口服×1天或阴道内给药

方药的不恰当使用和过度使用很常见，可导致外阴接触性或刺激性皮炎，进而延误其他原因所致的外阴阴道炎的治疗。此外，需告知患者油性的阴道制剂会减弱乳胶避孕套和子宫帽的作用。氟康唑是美国FDA批准用于治疗念珠菌的唯一口服药物，150mg，顿服。

念珠菌感染可分为单纯性和复杂性两种。单纯性阴道炎见于90%的患者，因宿主免疫力正常，故只表现为无规律或偶尔出现的轻中度症状，短程疗法效果稳定。症状严重或反复发作（一年发作4次或以上）的复杂性感染者因常存在易感因素（如使用免疫抑制剂，糖尿病控制不佳），需要较长疗程（如7~14天的局部治疗或分别在第1、4、7天口服氟康唑150毫克/次）[25,34]。HIV阳性患者的阴道念珠菌病应被视为单纯型予以治疗。

妊娠期外阴阴道念珠菌病常见且更难治愈。推荐用药只有氮唑类，外用，连续7天，禁用氟康唑。

尚无支持对无症状的性伴侣进行治疗的证据。另外，尚未发现酵母菌感染和其他性传播疾病之间存在直接关系，有性传播疾病者与没有性传播疾病者的酵母菌检出率相当。

细菌性阴道炎

细菌性阴道炎是因阴道菌群移位，产生H_2O_2的正常乳杆菌被另一种高浓度的混合菌群取代而产生，包括厌氧菌（普雷沃菌，活动弯曲杆菌，拟杆菌属类）、阴道毛滴虫和人型支原体，使阴道pH值自4.5增至7.0。细菌性阴道炎是阴道分泌物和分泌物恶臭（表96-4）最常见的原因。但高达50%的细菌性阴道炎患者并无症状。

最常见的表现是有常伴异味的阴道分泌物，异味于性交后（碱性精液引起的鱼腥臭味，即生理性的"胺臭味试验"）加剧，阴道瘙痒不适较少见。检查可见稀薄、白色、匀质的阴道分泌物。

诊断采用阿姆泽尔标准（Amsel criteria）[35]（表96-4）。满足以下4项中3项以上即可诊断：

1. 稀薄，白色，匀质的分泌物。
2. 显微镜检查找到线索细胞。线索细胞是因贴附有大量细菌而致使其边缘显示不清的一类上皮细胞，少菌的上皮细胞不是线索细胞。
3. 阴道PH值>4.5。
4. 阴道分泌物有鱼腥臭味或加入10% KOH后发出鱼腥臭味（"胺臭味试验"）。

也可以通过革兰染色法测定标本的相对细菌浓度（纽金特标准）进行诊断。致病菌可存在于50%以上的健康妇女的阴道中，故菌体分离培养不具特异性，无实用价值。其他的诊断方法包括DNA探针测试（VPⅢ微生物确认试验）和可检测到pH值及胺浓度的升高（FemExam测试）或脯氨酸氨基肽酶（PIP活性测验）存在的卡片测试。卡片测试阳性只表明患者存在CDC提出的四个诊断标准中的两个，所以不能单独用于诊断，需与镜检结果或其他检查相结合。

有症状者均需治疗。类似病原体也会引起急性上生殖道感染，所以细菌性阴道炎患者罹患急性上生殖道感染的风险增加。针对性治疗是否能减少上行感染的风险尚不清楚，因此，无症状者无需行该病的筛查和治疗。细菌性阴道炎也和子宫内膜活检，子宫切除术和放置宫内节育器等侵入性操作后继发的子宫内膜炎、盆腔炎和阴道口化脓性炎症相关[36]，提示在对某些病人实施操作前可采取一些预防措施。推荐治疗方案包括甲硝唑500mg口服，2次/天，连服7天；0.75%甲硝唑凝胶5g，每日阴道涂抹，连用5天；2%克林霉素霜5g，睡前阴道涂抹，连用7日。阴道霜的疗效可能弱于口服甲硝唑。其他方案包括克林霉素300mg，口服，2次/天，连用7天；克林霉素栓100mg，每日睡前阴道局部给药，连用3天。但克林霉素制剂效果较差，患者在接受甲硝唑治疗后应禁酒数天。临床观察表明性伴侣治疗与否不会影响患者疗效和复发可能性，因此性伴侣无需治疗[37]。

妊娠期的细菌性阴道炎常导致胎膜早破、早产和产后子宫内膜炎。无研究表明对无症状感染孕妇进行治疗有价值。但对有早产史或存在早产风险的孕妇使用甲硝唑可降低自发早产的风险[38,39]。针对孕妇推荐的治疗方案为甲硝唑500mg口服，2次/天，连服7天或250mg口服，3次/天，连服7天；克林霉素300mg，口服，2次/天，连服7天。不推荐局部用药[5]。

引起生殖器不适的其他疾病

其他很多疾病也表现为外阴瘙痒不适或有分泌物。前面提到的对性传播疾病、阴道感染、过敏或化学性阴道炎、萎缩性阴道炎、疥疮、阴虱和阴道异物的鉴别诊断非常重要。

化学性阴道炎最常见于阴道灌洗后、使用香皂或女性保健品后。另外，一些有乳胶过敏症的妇女过性生活时因接触了乳胶避孕套而出现外阴瘙痒不适。通过病史确立诊断后，告诫其停用此类物品，症状即可缓解。

萎缩性阴道炎发生于绝经后，因雌激素减少所致。患者可述逐渐加重的阴道瘙痒、外阴不适及性交痛。雌激素分泌不足可增加阴道及外阴感染机会，所以必须排除念珠菌感染等其他疾病。治疗一般是局部使用雌激素膏。

疥螨感染可引起身体任何部位的疥疮，传播途径是皮肤接触。主要表现为疥螨排泄物所致的瘙痒，属过敏反应。诊断依靠在皮肤表面发现特征性的疥螨掘行留下的银线。可见丘疹和小结节，尤其是在生殖器部位。光镜下在被刮下的皮屑中查见疥螨即可确诊。CDC 推荐的治疗方法是 5% 的扑灭司林膏涂于全身，8~14 小时后洗净；伊维霉素，200g/kg，口服，二周后重复治疗，也可一周后重复。其他疗法是将 1 盎司（1 盎司 = 28.3 克）的 1% 六氯化苯洗液或 30 克六氯化苯膏（此法禁用于婴儿及孕妇）涂于全身，8 小时后洗净。抗组胺药和外用膏药可缓解症状。污染的衣物及寝具应高温烫洗或放置 72 小时（疥螨在离开宿主 72 小时后死亡）。性伴侣及家人应同治。

阴虱由密切的身体接触引起。成年虱寄生于阴毛或其他体毛，偶尔寄生于眉毛和睫毛。幼虱依附于头发上。主要表现为瘙痒，为虱摄食引起的超敏反应所致。诊断依靠发现成年虱或幼虱。治疗方法有多种，药物乳液效果远优于洗剂，使用时需涂布全身。CDC 推荐的首选方法是用 1% 的扑灭司林乳液局部外敷，10 分钟后洗净。其他疗法是用 0.5% 马拉硫磷洗剂外敷，8~12 小时后清净，同时口服伊维霉素，200g/kg，连用 2 周。患者应进行其他性传播疾病的筛查。性伴侣需同治。污染衣物及寝具应高温烫洗。

盆腔炎性疾病

概述

盆腔炎性疾病指女性上生殖道及其周围组织的炎症，包括子宫内膜炎、输卵管炎、盆腔腹膜炎和输卵管卵巢脓肿。美国每年有接近 75 万新确诊病例[40]。盆腔炎性疾病严重的并发症（不孕、宫外孕及慢性盆腔疼痛）在美国的非 HIV 性传播疾病中占有相当大的比例，其中 25% 患者的生活质量受到影响[40]。据报道盆腔炎性疾病是育龄期女性最常见的重症感染，不孕症和宫外孕的发生率分别约为 30% 和 50%。很多患者表现为慢性盆腔痛[41]。

疾病原理

盆腔炎性疾病是致病微生物自宫颈和外阴向女性生殖道内部蔓延引起的上行感染，最常见的致病菌为沙眼衣原体和淋球菌，但多数是混合感染。已在该病患者体内发现多种微生物，包括生殖道衣原体、厌氧菌及来自内生殖道的需氧菌（如普氏菌，金黄色葡萄球菌，阴道毛滴虫，大肠埃希菌，流感嗜血杆菌，链球菌）。虽然盆腔炎症感染与性传播疾病的致病菌基本相同，但此病也可由非性传播疾病致病菌引起。需告知患者此病可不通过性接触获得，并不能说明其性伴侣有除患者以外的其他性伙伴。

危险因素包括年轻、多个性伴侣、吸烟和月经期。宫内避孕器是盆腔炎性疾病最主要的危险因素，但其危险性只限于置入的第一个月内。近半数患者并无危险因素存在，缺乏危险因素也并不能排除感染的可能。

临床表现

由于体征和症状的多样性，急性盆腔炎性疾病的诊断较困难。最常见为下腹痛。其他常见症状包括性交痛、阴道异常流血、宫颈和阴道异常分泌物。双手触诊法可发现下腹压痛、宫颈举痛或附件压痛（单侧或双侧），体温超过 38℃[5]。

实际上许多患者因症状轻微从而被排除了该病的诊断。未被识别的盆腔炎性疾病患者数量不会低于有典型症状者，此群体估计占患者总数的三分之二。无症状或非典型的盆腔炎性疾病指患者既往盆腔内有过慢性感染，但未被诊断为盆腔炎性疾病，却继发了输卵管性不孕症。此类疾病表现为腹痛、子宫异常流血及宫颈内脓性黏液性分泌物，可无发热。

患者也可有右上腹疼痛及压痛，早于或伴随盆腔炎性疾病的症状同时出现。此综合征即是所谓的肝周炎或 Fitz-Hugh-Curtis 综合征，发病与淋球菌和衣原体输卵管炎有关。转氨酶和胆囊超声表现可为阴性。10% 的盆腔炎性疾病患者将进展为 Fitz-Hugh-Curtis 综合征，进展与否取决于致病微生物种类[42]。

临床检查对盆腔炎性疾病诊断的敏感性较低。一项对临床诊断和腹腔镜检查结果的对比研究表明，临床诊断的准确性不可能高于活检确诊检查[43,44]。临床检查的敏感性只有 50%~75%[41,44]，腹腔镜检查的研究也支持这些发现。病史、体格检查、实验室检查的敏感性及特异性都不足以单独确立诊断。因此病诊断困难和可产生严重的长期后遗症，建议给予此病更多关注，并给予疑诊患者合适的治疗。

CDC建议有性生活史的年轻女性若出现盆腔痛或下腹痛并满足以下最低标准中的任一条，并除外其他可能的原因后，可行诊断性治疗：

- 宫颈举痛或
- 附件压痛或
- 子宫压痛

争议仍旧围绕宫颈举痛的标准。尽管剧痛导致的传统的"吊灯现象"（难以忍受的疼痛使患者不停向上终止了吊灯的摆动）被视为诊断标准，但医生需了解患者感知的疼痛程度，若程度重于行盆腔检查的不适感时，即可认为是宫颈举痛。

盆腔炎性疾病的其他诊断标准有：

- 口腔温度高于101华氏度（38.3℃）。
- 宫颈或阴道异常脓性分泌物。
- 阴道分泌物湿涂片发现白细胞。
- 红细胞沉降率加快。
- C反应蛋白水平升高。
- 实验室检查发现宫颈感染淋球菌或衣原体。

多种诊断方法会提高诊断特异性，但同时会降低敏感度。阴道分泌物涂片未发现白细胞时，基本可排除盆腔炎性疾病，需寻找其他引起腹痛的原因。超声检查有诊断价值，特别是在鉴别输卵管卵巢囊肿和输卵管积脓时。当难以确诊，特别是合并发热和腹膜炎体征时，需要进一步检查。此时CT检查可以帮助排除腹膜炎的其他原因，比如阑尾炎或憩室炎，腹腔镜也可能为明确疾病所必需的检查。

鉴别诊断

年轻妇女中下腹疼痛的鉴别诊断范围广泛。其他常见诊断包括宫外孕、急性阑尾炎、子宫内膜异位症、卵巢囊肿以及功能性腹痛。

处理

盆腔炎性疾病的治疗目的是预防炎症的慢性后遗症。治疗应该覆盖所有可能的病原菌，包括淋球菌、衣原体、厌氧菌、革兰阴性菌以及链球菌。尽管推荐使用子宫颈内检查，但阴性结果并不能排除上行系统感染的可能。延误治疗可增加长期后遗症的发病风险。

尚无报道明确显示静脉用药与口服用药、住院治疗与门诊治疗的疗效有无不同。住院的指征是具有临床表现、有其他合并症或有使疾病恶化的因素。CDC建议具备以下任一条即可收治入院：

- 阑尾炎等外科急症不能排除者。
- 孕妇。
- 口服抗菌药无效者。
- 口服依从性差或不能耐受口服药者。
- 患有严重疾病、恶心和呕吐或高热者。
- 输卵管卵巢脓肿患者。

因放置宫内避孕器的患者有罹患附件炎性包块的风险，也应住院治疗。

静脉用药及口服用药见表96-5。必须对院外治疗患者在接受治疗24~48小时内评估口服治疗的反应。如果治疗无效，需住院输液治疗，并验证之前的诊断。

开始治疗3天内应有显著的症状改善，例如体温下降，腹部压痛减轻，子宫、附件及宫颈举痛减轻。性伴侣应行检查并接受淋病和衣原体感染的经验性治疗。双方完全治愈后方可恢复性生活。一些学者建议淋病和衣原体感染患者在完成治疗4~6周后应复查，但此做法尚未普及。

表96-5　盆腔炎性疾病的治疗

疗程A	疗程B
住院病人	
头孢西丁2g/6h静脉注射或头孢替坦2g/12h静脉注射加多西环素100mg/12h口服或静脉注射	克林霉素900mg/8h，静脉注射加庆大霉素2mg/kg静脉注射或肌内注射，然后1.5mg/（kg·8h）静脉注射或肌内注射
连续治疗直到症状改善48小时后	连续治疗到症状改善48小时后
继续多西环素100mg口服，2次/日，共10~14天	连续多西环素100mg口服，2次/日，共10~14天
	连续克林霉素450mg/6h，口服或换为多西环素
门诊病人	
头孢曲松钠250mg肌内注射 单次剂量加	头孢西丁2克，肌内注射 加丙磺舒1克 口服一次
多西环素100mg口服2次/日 14天	加多西环素100mg口服，2次/日
加或不加	加或不加
甲硝唑500mg口服，2次/日，14天	甲硝唑500mg，口服，2次/日，14天

重要概念

- 有溃疡性外阴病变者应被视为性传播疾病患者，需接受相应检查及治疗。
- 疑似淋病感染者同时也需接受衣原体感染治疗。
- 有性生活史的妇女出现附件或宫颈举痛时要按照盆腔炎性疾病治疗。
- 单剂量阿奇霉素不足以治疗盆腔炎性疾病，疗程需要2周。
- 无症状者的阴道分泌物涂片发现线索细胞时，无需作为细菌性阴道炎进行治疗。
- 患有细菌性阴道炎的孕妇若无症状，无需治疗。除非有未足月产或早产的风险（既往有早产、流产或胎膜早破史）。
- 性传播疾病患者易感染人类免疫缺陷病毒，应在急诊科接受检查或行人类免疫缺陷病毒检查。

本章参考文献请参见 http://pumpress.bjmu.edu.cn/eduservice/3419.html

第97章 急诊相关的泌尿系问题

Kevin M.Ban and Joshua S.Easter

李晓辉 何亚荣 译 曹钰 校

尿路感染

概述

背景

尿路感染（Urinary tract infection，UTI）是指尿路上皮对泌尿道微生物的炎症反应，并引起一系列临床症状如尿痛、尿频、尿急、血尿和患者自诉的或在体检后发现的耻骨上不适或肋脊角不适（suprapubic or costovertebral angle discomfort，CVA discomfort）。此术语没有区分上、下尿路感染。而传统概念强调把下尿路感染从上尿路感染中区分出来。虽然这一区分从解剖学角度来看好像很合理，但是它通常不能为治疗和处理措施提供更多的信息。菌尿提示尿中有细菌，但是如无临床表现，菌尿并不能诊断为泌尿道感染。而有症状的菌尿患者需要治疗，因此没有症状的菌尿患者只有部分患者需要治疗（如孕妇）。

区分是复杂性尿路感染还是非复杂性尿路感染，比区分上、下尿路感染更有用。非复杂性尿路感染是指尿路系统的结构和功能都正常。致病病原体通常能被一组短疗程的标准抗生素根除[1]。这种感染类型通常发生于非妊娠者、有性生活史、没有梗阻性因素的年轻女性。复杂性尿路感染是指尿路系统有潜在的神经性、结构性或医学问题，以及有任何降低标准抗生素疗效的情况。这些感染类型需要长疗程的抗生素治疗和进一步的检查和解剖结构评估。

尿道炎是指尿道继发于感染或外伤引起的炎症。尿道炎可能是性传播疾病（sexually transmitted disease，STD）的临床表现，如淋病奈瑟球菌淋菌性尿道炎，但是也可见于其他的临床情况。膀胱炎通常是指膀胱的炎症并引起尿频、尿急、尿痛和耻骨上疼痛。膀胱炎按病因分类可分为细菌性和非细菌性（如放射性、外伤性）。急性肾盂肾炎是肾实质和集合系统的一种尿路感染，其表现为发热、寒战、腰部疼痛的临床综合征。对急性肾盂肾炎患者的治疗和处理取决于其是简单性还是复杂性感染。

流行病学

尿路感染是影响所有年龄组人群的问题[2-5]。通常认为最经常发生的是细菌感染，导致每年700万到800万的门诊就诊人数，每年100万的急诊就诊人数，每年10万住院人数，占所有医院获得性感染的三分之一以上[1,6,7]。尽管有这些数据，但是要获得这种疾病的实际严重情况也是很困难的，因为在美国，它不是常规上报疾病而且尿路感染的定义也不是很明确。

女性在一生中存在20%患尿路感染的机率。尿路感染的发生率是：在年轻、有性交史的女性中为2%~4%，此后逐渐增加，到70岁时，增加到5%~10%，到80岁时接近20%。

尿路感染患者占美国儿科急诊就医的5%~14%[3]。尿路感染在新生儿期更常见于男孩，但在婴儿期及以后更常见于女孩[9,10]。当尿路感染见于一个学龄前男孩时，它几乎都合并有尿道先天性畸形。

尿路感染很少在成年男性中发生，除非是膀胱镜、导尿术后。从童年到中年，男性尿路感染的发病率小于1%，但到65岁就增加到1%~3%，到80岁时达到10%。在收容机构的男性和女性中，菌尿和尿路感染发病率分别增加到约25%和40%。与留置导尿管相关的尿路感染是美国最常见的院内感染，每年超过100万病例[11]。

疾病原理

生理

从肾小球到男性尿道外括约肌或到女性膀胱颈的整个尿道的尿液都是无菌的。尿路通过各种防御机制保持其无菌[6]。其中一个主要的机制就是完全排空。尿液在肾内通畅自由的流动，以及向下通过输尿管，伴随膀胱的完全性排空是必不可少的。解剖结构或生理异常或者有异物存在时，可能破坏宿主的防御机制从而导致病人易感染。

男性的尿道末端易被葡萄球菌、链球菌和白喉菌定居。然而，如果没有潜在的尿流阻塞，男性通常不易感染。

女性的尿道短且开口靠近阴道和肛周。引起女性尿路感染的微生物通常来自粪便，最初定居于阴道和尿道周围。这些因素构成了女性易患尿路感染的部分原因。

病理生理

细菌进入尿道最常见的途径就是通过尿路向上逆行进入集合系统。偶尔，尿路的细菌感染也来自血液或淋巴。这通常是免疫抑制状态的虚弱患者和长期患慢性病患者的疾病原理。来源于远端感染灶（如心内膜或软组织）的微生物可通过血液或淋巴管引起尿路感染。对于这些患者，判断和治疗原发感染灶是非常重要的。

很多尿道先天畸形影响其抗感染能力。任何原因引起的梗阻和由此造成的尿潴留都是主要的致病因素。任何引起梗阻或者影响尿流通畅或膀胱完全排空的因素都可增加感染的概率。尿路结石可能引起梗阻并增加尿路感染发生的可能性。尽早诊断导致感染的梗阻因素并迅速去除是至关重要的。

膀胱输尿管反流在儿童尿路感染的疾病原理中有重要作用，尤其是在上尿路感染中。由先天畸形或膀胱过度膨胀（如在晚期前列腺增生中可见）引起的反流也易导致易感人群感染。

尿路感染的易感人群包括糖尿病患者、妊娠妇女、老年人、脊柱损伤的患者和留置导尿管的患者、多发性硬化症患者、获得性免疫缺陷综合征（AIDS）患者或人类免疫缺陷病毒（HIV）感染者[6]。

年轻男性的无症状菌尿很罕见，但它可能意味着有尿道疾病。男性尿路感染一般于50岁发病（伴有前列腺增生）并且感染机会慢慢增加[12]。任何年龄的男性尿路感染患者都应转诊到泌尿科进行进一步的评估。

细菌学

引起尿路感染的细菌一般是来源于肠道的菌群定植于患者的会阴部及尿道。大肠埃希菌是超过80%的女性、男性、儿童首次感染，50%院内尿路感染的主要病原菌。凝固酶阴性革兰阳性的腐生葡萄球菌是尿路感染的第二常见病原菌，其感染病例约为11%[6,13]。该细菌是皮肤（包括会阴部）的正常菌群，但是其数量比较少，而且不是粪便来源。偶尔，它被误认为是白色葡萄球菌或表皮葡萄球菌。其他引起感染的不常见的微生物包括变形杆菌、克雷白杆菌和肠杆菌。罕见微生物可能在规范化管理或患复杂尿路感染的住院病人身上发现。这些环境和情况易促使患者的正常胃肠道菌群改变，从而导致复杂性尿路感染。这些患者的病原体包括更多的大肠埃希菌、克雷白杆菌、变形杆菌、肠杆菌的耐药菌株，以及假单胞菌、肠球菌、金黄色葡萄球菌、普罗维登斯菌、沙雷菌、摩根菌、枸橼酸杆菌、沙门菌、痢疾杆菌、流感嗜血杆菌、结核杆菌和真菌。虽然不需要给非复杂性尿路感染的患者做尿培养及药敏试验，但推荐对所有复杂性尿路感染患者做上述检查。抗生素治疗应针对最可能的病原菌尽早开始。

肾盂肾炎病原体可通过改善包括产气菌素（aerobactin）、溶血素和菌毛的各方面，来增加其毒力。菌毛也称为粘连蛋白，是可以连接到宿主细胞受体结合点的蛋白质结构。细菌附着于阴道和尿路上皮细胞最终导致尿路感染的高发生率[14]。

临床特征

症状和体征

怀疑青少年和成年人尿路感染的临床症状包括尿痛、尿频、尿急和血尿，合并耻骨上不适或肋脊角不适（costovertebral angle，CVA discomfort）。症状和体征会随着年龄的不同而不同。婴儿的首发症状可能有易激惹、发热、呕吐、腹泻和生长迟缓。学龄前儿童的尿路感染症状有呕吐、腹泻、全腹痛和高热惊厥。单纯的发热史并不是反映儿童感染严重程度的适当指标，因为回顾后期发现有明显肾瘢痕的患儿前期并没有发热史[15]。

一般来说，下尿路感染的临床症状和体征表现在泌尿生殖系统，包括尿急、尿痛、尿频和耻骨上疼痛。除了这些问题，上尿路感染的患者可能还会有腰腹部疼痛和全身症状和体征如发热、恶心、呕吐、乏力。

临床表现并不能确切区分上下尿路感染。Stamm

和其同事报道，30%～50%有下尿路感染相关症状和体征的女性存在肾的隐性感染[16]。

如前所述，更重要的是判断感染是复杂性的还是非复杂性的。简而言之，无并发症的感染不需要做尿培养并且可以在门诊治疗，且甚至若仅是单纯的膀胱炎，都不一定做尿液分析[17]。有并发症的感染需要做尿培养和药敏试验，并且可能需要住院治疗或做进一步诊断评估或者两者都需要[18]。上下尿路感染的区分对于理解病理上和抗生素药代动力学的差异是重要的。膀胱感染通常只累及表面黏膜并且通过短疗程抗生素治疗很容易达到抗生素在尿液中的高浓度。而相反，肾易感染髓质，抗菌药物要达到治疗浓度很困难。因此，静脉给药和长疗程的抗生素治疗是必要的。

有尿痛的男性在做尿液分析之前必须对尿道分泌物进行评估。在这些患者中，很少诊断尿路感染，其最可能的病因是性传播疾病（STD）如淋菌性或非淋菌性尿道炎。如果患者有脓性尿道分泌物，则应该接受沙眼衣原体、淋球菌和梅毒的检测，以及性传播疾病的经验性治疗。如果患者没有尿道分泌物，且其主要的症状包括尿痛、尿频、尿急或耻骨上不适或肋脊角不适，那么应该做尿液分析与尿培养。男性菌尿患者如无尿道炎或前列腺炎的临床症状，应该考虑有复杂性尿路感染，并接受抗生素治疗和泌尿系统的进一步评估。

诊 断

实验室检查

尿液收集方法 显微镜检查的诊断价值取决于所获得的标本质量。采用耻骨上穿刺获得新生儿的尿液标本虽然安全但属侵入性操作。对新生儿和6个月以下的婴儿，使用导尿比耻骨上穿刺更易获取标本，且并发症的发生率很低。在对幼龄患者插管前，需用超声或膀胱扫描仪确定膀胱中尿液的存在。会阴袋收集尿液是一种侵入性小，但是污染可能性高的方法，仅用于培养结果是阴性时才有意义。

在年龄较大的儿童中，可获得男孩的清洁中段尿。如果废弃的女孩标本中没有细胞成分（上皮细胞），则此标本可用来分析。导尿对患儿通常是一种创伤性经历，并且侵犯他们的隐私。对于一个有典型尿路感染临床症状，尿液中有上皮细胞提示污染的年轻女孩，另一种替代导尿的方法是：评估尿液中是否有提示感染的其他迹象。如果尿液中有细菌、红细胞、白细胞，同时亚硝酸盐或白细胞酯酶阳性，那么最可能导致这些症状的病因就是非复杂性尿路感染，具有抗菌治疗和随访的指征。如果临床情况不清楚，却又必须做出明确诊断，那么应该在用急诊超声对患儿行膀胱检查证实有尿液之后再做直接导尿。

关于女性尿液收集方法的建议种类很多。大部分成年女性会阴区自行清洗的不彻底，中段尿液很难避免被会阴污染。研究表明，高达50%的膀胱尿无菌的女性，清洁中段尿标本可培养出每毫升1 000～100 000个菌落。这一发现为在急诊的评估提供了重要意义，在急诊，诊断尿路感染时具有准确、第一手有力的证据是非常重要的。

无菌导尿是从成年女性获得尿标本的最快捷最可靠的方法，如果患者处于经期，这也许是为进行可靠的尿液分析的最好方法。它安全、相对无创并且感染率非常低。这种风险在孕妇、老年人、体弱者中会增加。如果临床医师不用导尿，那么应该取清洁中段尿标本。如果以上皮细胞为主则说明标本被污染。白细胞与阴道上皮细胞的比例越低，说明白细胞是阴道污染物的可能性越大。

清洁不彻底和标本收集时间对男性标本的影响不明显。因此，不应该单纯为了收集尿标本而对青少年或男性进行导尿。

尿液分析 尿培养占微生物实验室培养项目中的大部分，为了减轻这种负担和相关花费，各种筛查性检测应运而生。尿液筛查实验的目的是选出培养结果可能是阴性的尿标本。这使得实验室可以更多地将重点放在高检出率的研究上。

最常用的筛查实验是检测白细胞酯酶和亚硝酸盐。白细胞酯酶是在中性粒细胞中发现的一种酶，亚硝酸盐是尿中硝酸盐经存在于革兰阴性菌中的硝酸盐还原酶还原而来的。两者都可以通过试纸测试的颜色变化来检测。这两项测试通常结合起来使用以提高整体准确性。间接尿试纸测试脓尿或菌尿的价格低廉、操作简便并且有助于确立尿路感染的诊断。然而它们应该谨慎使用，因为它们不如尿液镜检敏感。尿试纸检测白细胞酯酶发现尿路感染相关性脓尿的敏感性为75%～96%。相比之下，儿童尿路感染筛查测试的荟萃分析表明，白细胞酯酶和亚硝酸盐的试纸测试可相当于针对尿路感染的显微镜检测[19]。

对具有与健康人一样的防御能力、白细胞酯酶测试阳性的有症状患者（没有其他尿培养的指标），在没有进行尿培养的情况下可以进行经验性治疗。对于有症状的白细胞酯酶测试和亚硝酸盐测试都阴性的患者，应该进行尿液镜检。对于成人，只有镜检分析也是阴性，或者患者存在菌血症的风险时，应该进行尿培养。

尿液显微镜检查 尿液镜检是另一种提供快速结果的常用方法，从而减少了尿培养的数量。当使用血细胞计数器计数时，高达96%的感染尿标本中每立方毫米有10个或更多的白细胞。各种计数方法检测脓尿的精确度接近血细胞计数器。不幸的是，这些检测不能被广泛应用，所以才使直接镜检被普遍使用。

由于缺乏技术标准，直接镜检的精确性受到影响。使结果存在多变性的常见环节包括：标本采集与运送、离心速度和持续时间、倾注和再悬浮技术、染色、白细胞数和细菌菌落数临界值的选取等。一种方法——切片离心试验，可避免许多引起差异的环节，并被报道具有高敏感性和高特异性。

尽管没有共同接受的脓尿水平作为诊断尿路感染的标准，但使用血细胞计数器仔细定量检测可以发现，几乎所有由大肠埃希菌引起的尿路感染都有脓尿。在感染少量大肠埃希菌的患者中，尿中白细胞少于$8/mm^3$的患者没有明显的感染。在尿中白细胞超过$8/mm^3$的患者中，85%有感染（存在大肠菌群、金黄色葡萄球菌或衣原体）。尽管存在这些争议和局限，但是用尿液镜检查细菌的方法作为对大多数人群尿路感染的初步诊断仍然是最常用、最可靠的检查方法。尿标本的任何检测分析都应在尿液收集后立刻进行。久置的尿标本变成碱性，随后其中的细胞成分和细菌繁殖体都逐步分解，从而给临床医师提供不可靠的结果。

尿培养 确诊尿路感染的根据是对尿培养的大量细菌进行分离。一直以来，以增长$10^5 CFUs/ml$作为证明存在尿路感染的有统计学意义的标准。但应值得注意的是，使用绝对数有很大的局限性。尿培养中细菌达到$10^5 CFUs/ml$提示95%有感染的可能性，然而$10^4 CFUs/ml$提示50%有感染的可能性[20]。把这些结果和提示有尿路感染症状的临床表现结合起来有最佳的临床意义。尿痛、尿频、尿急和耻骨上疼痛等多症状组合，可能是由数量远远低于传统的$10^5 CFUs/ml$的多种感染微生物引起。此外，这些相同症状可能预示上尿路感染或者由尿道炎引起。

尿培养有细菌但缺乏临床表现时不一定提示有感染。女性的会阴区常有大量致病菌，未受割礼的男性可能在包皮内隐藏有大量肾盂肾炎致病菌。在收集尿液过程中这些区域的细菌可能会污染膀胱无菌尿。

应根据对患者治疗的相关评估决定是否进行尿培养。只有认为感染是单纯感染时，才对有尿频、尿痛、尿急和耻骨上疼痛的患者进行对症治疗。对于有患者因素（例如，结构异常）或合并症（例如，免疫功能受损、妊娠）的女性，需要尿培养明确病原菌，尿液分析和尿培养都要做。总体来说，尿培养的适应证（框97-1）界定了高风险人群。体外药敏试验对非复杂尿路感染患者的治疗决定影响不大。治疗反应和体外药敏结果之间的关系常常很差。对于大多数门诊病人来说，尿培养也意味着额外的花费，并对治疗方案作用很小。

影像学

大部分膀胱炎或肾盂肾炎患者不需要行紧急尿路影像学检查。然而，在某些临床案例中，紧急影像学检查是需要的。有异常严重临床症状和体征或者非典型临床表现的患者可以选择泌尿生殖系统影像学检查。例如，有典型肾盂肾炎的临床症状和体征，但尿检无特殊发现的患者，可能有梗阻性因素使白细胞和细菌无法到达膀胱。另一个例子是有尿路感染史的患者，最近接受了抗生素治疗但仍有持续发热、寒战和一般中毒症状。可能是复杂性尿路感染（如，脓肿）的最敏感指标之一是抗生素治疗后持续发热超过72小时。有任何梗阻性因素的肾盂肾炎很快就可以导致脓肿形成并最终导致肾功能恶化和脓毒血症。紧急影像学检查就是用以排除这种情况或者为证实作为感染灶的可疑肾结石的存在。

特殊患者（如小于4岁的男孩和女孩）初次发生尿路感染时，需要在确诊尿路感染后评估全身情况。这些患者比一般儿童更有可能存在结构异常，并且如果不治疗，会增加尿路感染复发或出现如肾积水、肾瘢痕和肾衰竭等并发症的风险。多次发作的复合感染的女性患者，肾功能降低的患者，有肾绞痛和可疑梗阻结石的患者都可能进展为脓毒血症，都需要影像学检查。

框97-1　需做尿培养的病人

- 儿童
- 成年男性
- 免疫受抑制的病人
- 治疗无效的病人（药物治疗一个疗程后仍持续有尿道症状）
- 症状持续4~6天以上的病人
- 可能有细菌感染的老年病人
- 有肾盂肾炎或细菌感染症状的病人
- 孕妇
- 慢性肾炎或肾炎经常复发的病人
- 尿路畸形的病人
- 怀疑尿路阻塞的病人（如结石、前列腺肥大）
- 患严重疾病的病人如糖尿病、镰状红细胞贫血、肿瘤及其他消耗性疾病
- 乙醇或药物依赖的病人
- 近期住院的病人
- 服用抗生素的病人
- 近期尿道接受过侵入性检查或治疗的患者

在这些患者中，几种成像方法可能都非常有用。历史上的静脉或排泄性尿路造影和经典的静脉肾盂造影（intravenous pyelography，IVP），由于能提供有关上尿路的结构和功能两方面的信息而被使用。最近的研究集中在通过更安全、创伤更小和价格更低廉的方法获取这些信息[21]。与静脉肾盂造影相媲美的超声检查略逊于计算机断层扫描（CT）[22]。放射性核素膀胱扫描与排泄性膀胱尿道造影同样可判断是否存在膀胱输尿管反流，且前者对性腺的放射性损伤较后者减少了50～100个系数。排泄性膀胱尿道造影是初步评估泌尿生殖道的传统方法。CT扫描不用于诊断上尿路并发症如不同程度的肾盂肾炎、肾脓肿、肾积脓、肉芽肿性感染、感染性囊肿。与静脉肾盂造影相比，CT的缺点包括价格高、有辐射暴露，以及潜在的造影剂相关反应。

超声检查 超声检查对有隐匿尿路梗阻患者的评估很有用。它对检查肾内及肾周脓肿和输尿管积水非常敏感。但检测是否存在部分梗阻的输尿管结石的精确性稍差。超声检查也可以检测出肾盂肾炎和先天性畸形[23]。不管病人年龄大小，此方法相对便宜且可以避免造影剂和放射线的危害。

静脉肾盂造影 静脉肾盂造影（Intravenous Pyelography，IVP）曾经是泌尿生殖道评估的主要方法之一，现几乎被高分辨率CT和超声检查所取代。静脉肾盂造影在确定是否存在梗阻因素方面比超声检查的敏感性和特异性都高，但不如CT，且它对检测肾盂肾炎及肾脓肿的敏感性不高[24]。

放射性核素扫描 放射性核素扫描也正广泛用于尿路感染的早期评估。巯基丁二酸扫描是诊断肾盂肾炎最敏感的方法并且是对有尿路感染和发热女婴的可选影像学检查。

腹部CT 腹部增强CT可能是评估肾、输尿管和膀胱的最好方法，它是检查脓肿、梗阻和急性炎症最敏感的方法[22]。它的缺点包括成本高、有辐射暴露、潜在的对比剂相关性反应及放射对比剂所致的急性肾损伤。普通CT可用于肾功能不全患者，它是尿路结石患者的优选检查方法。

复杂性尿路感染的高危人群

妊娠妇女

孕期尿路感染是一种特殊情况。孕期尿路感染的发病率为2%～7%[25]。尿路感染产妇并发症包括急性肾盂肾炎、产后慢性肾盂肾炎发生率增加、早产和新生儿低体重。孕妇泌尿道出现的生理变化包括输尿管和肾盂扩张和整个集合系统蠕动减少。在妊娠期的最后三个月，许多患者有输尿管小收缩。

与非妊娠妇女的菌尿不同，孕妇的菌尿即使没有症状也必须治疗。孕妇因没有治疗菌尿而产生的并发症包括早产、围产儿死亡、产妇贫血和产妇肾盂肾炎。

选择合理的抗生素包括阿莫西林、头孢氨苄和呋喃妥因。复方新诺明（Trimethoprim-sulfamethoxazole，TMP-SMX）可用于妊娠晚期。由于非单纯感染，不推荐使用单剂量治疗。可建议以下患者住院，包括妊娠最后三个月患者、已发病患者、有肾盂肾炎证据并会从注射抗生素和静脉补液中获益的患者。尽管有尿路感染的孕妇比过去更多的接受门诊治疗，但保守治疗和密切随访是必需的。

糖尿病和镰状细胞贫血患者

有糖尿病的菌尿患者发展为肾盂肾炎的风险增加，但是并没有证据证实治疗无症状菌尿有意义，而且在这个时期也不应进行标准化治疗[26]。肾乳头坏死、肾周及肾脓肿形成，以及气肿性膀胱炎是这类患者的严重并发症。这些并发症的表现包括生命体征的改变，全身症状和体征，如恶心、呕吐和脱水等，还有反映菌血症和败血症的中毒症状。这些患者应该进行积极地体液复苏、静脉抗生素治疗和进一步包括CT扫描的诊断性检查。

镰状细胞贫血患者易发展为肾乳头坏死和广泛肾微血管损害。在这些患者中，肾功能损害是继发于红细胞慢性镰状损害的微血管损伤。尿路感染带来的肾损害可加重慢性肾功能不全，并使其病情迅速恶化。这些患者和所有有潜在肾损伤的患者都应该接受保守治疗，有必要住院静脉给予抗生素和液体治疗。

留置导尿管患者

对留置导尿管患者的无症状菌尿的治疗没有明确建议。抗生素治疗可以导致耐药菌株的出现，而许多患者拔除导尿管后细菌自发消除。不能拔除导尿管的尿路感染患者的治疗包括：尿培养和药敏试验、抗生素治疗、更换导尿管，对于生命体征有改变、有全身症状或中毒症状的患者，强烈建议其住院治疗。对于感染非常规病原体和菌血症的高风险患者，应进行尿培养和药敏试验。试验将有助于指导抗生素用药。

鉴别诊断

细菌性尿路感染是尿痛最常见的原因，且为低数量感染。然而，对于这些患者，考虑急性尿道炎、急性阴道炎以及机械性损伤或炎症的可能性也是很重要的（表97-1～表97-3，图97-1）。衣原体引起的尿道炎可导致患者急性尿痛。事实上，在有尿痛的女性中沙眼衣原体感染率高达20%。一般来说，如果既往有多个性伴侣、最近性伴侣发生变化，或性伴侣有尿痛或不适，那么应该着重考虑沙眼衣原体感染。应该进行盆腔检查和标本培养检测沙眼衣原体和淋球菌。急性尿痛的其他原因有阴道毛滴虫感染和单纯疱疹病毒感染。

阴道炎引起的尿痛通常被形容为"外在的"，是一种由尿液流经炎性阴道口组织引起的感觉。老年女性尿痛的第二大病因是萎缩性阴道炎。在这两种情况下，应该做盆腔检查。如果曾经有阴道原因引起的尿痛，则尿频、尿急是非常罕见的。

女性患者膀胱的细菌性感染是尿痛的最常见原因，大多数尿培养阳性，细菌增殖超过 10^5 CFUs/ml，这个数字并不是绝对的，因为有30%～50%的患者可以是引起症状的低菌量感染。通常认为低数量细菌是尿路感染的早期阶段。

治疗

单纯性尿路感染

治疗非复杂性下尿路感染的方法有单剂量疗法、

表97-1 引起尿痛的各种疾病的实验室检查对比

疾病种类	镜下血尿或脓尿	尿液涂片查细菌	尿液培养	体液或宫颈刮片阳性	生殖器损伤或宫颈黏液或尿液培养阳性*
疾病或异常	镜下血尿或脓尿	尿液涂片	尿培养（菌落数>10^2）	体液或宫颈刮片涂阳	外阴损伤、宫颈刮片培养、尿液培养阳性
急性肾盂肾炎	+	+	+	−	−
急性膀胱炎	+	±	+	−	−
性传播病原体引起的尿道炎					
单纯疱疹病毒感染	+	−	−	±	+
淋病奈瑟球菌感染	+	−	−	+	+
沙眼衣原体感染	+	−	−	+	+
外阴阴道炎（细菌性阴道炎、阴道滴虫、酵母菌、生殖器单纯疱疹）	−	−	−	+	±
非炎症性的排尿困难（创伤、应激、过敏）	−	−	−	−	−

*单纯疱疹病毒、淋病奈瑟球菌、沙眼衣原体阳性。

From Stamm WE: Protocol for diagnosis of urinary tract: Reconsidering the criterion for significant bacteriuria. Urology 32 (2 Suppl): 6, 1988.

表97-2 引起尿痛的各种疾病的体格检查对比

疾病或异常	阴道或宫颈分泌物增多、会阴损伤	耻骨上区域压痛	侧腹部压痛、发热
急性肾盂肾炎	−	+	−
急性膀胱炎	−	+	−
性传播疾病病原体引起的尿道炎			
单纯疱疹病毒感染	+	−	−
淋病奈瑟菌感染	+	−	−
沙眼衣原体感染	+	−	−
外阴阴道炎（细菌性阴道炎、阴道滴虫、酵母菌、单纯生殖器疱疹）	+	−	−
非炎症性排尿困难（创伤、应激、过敏）	−	−	−

From Stamm W: Protocol for diagnosis of urinary tract: Reconsidering the criterion for significant bacteriuria. Urology 32 (2 Suppl): 6, 1988.

表 97-3	引起尿痛的疾病的临床表现
疾病	临床表现
尿路感染	下腹部疼痛
	尿频、尿急、尿线变细
	锐痛
	耻骨弓上压痛
	膈肌辅助做功增加，排尿费力
	脓尿
	50%患者有血尿
性传播疾病	下腹部疼痛
	偶尔尿频、尿急、尿线变细
	渐进性疼痛
	近期有新的或多个性伴侣
	阴道分泌物增多
阴道炎	外阴触痛
	渐进性疼痛
	阴道分泌物增多
	阴道臭味
	外阴瘙痒

From Stamm W：Protocol for diagnosis of urinary tract：Reconsidering the criterion for significant bacteriuria. Urology 32（2 Suppl）：6, 1988.

短程疗法（3～5 天）和非常传统的 7～10 天疗法（表 97-4）。大肠埃希菌（E. coli）仍是最常见的泌尿道致病菌，并对许多抗生素治疗敏感。有 15%～32% 的微生物对复方新诺明（TMP-SMX）耐药[27]。在欧洲一些地区，耐复方新诺明的菌株已达 50%[28]。尿路感染耐复方新诺明大肠埃希菌的危险因素包括最近使用过抗生素（尤其是复方新诺明）、最近到过耐药微生物高发病率的地区、有日间护理的小于 3 岁的婴儿[29]。

三日疗法比单剂量疗法更有效。较长持续时间方案有疗效高、价格低和副作用少的优点。最近被推荐为治疗非复杂性下尿路感染的方案。尽管出现抗药性，但因为价格低廉、疗效好，与其他常规使用的抗生素相比，复方新诺明仍然是三日疗法最好的一线药物[28,30]。短程 3 天疗法对孕妇的无症状菌尿也有效。因为不清楚这种方案能否用于治疗孕妇有症状的下尿路感染，所以对此类患者推荐使用长程疗法。对于非复杂性尿路感染患者，7～10 天疗法并不比短程疗法更有效。然而，它仍然是复杂性尿路感染的标准治疗方案（如妊娠患者、糖尿病患者、镰状细胞性贫血患者），因为此类患者使用短程疗法的治愈率低。

在复方新诺明耐药率达到 10%～20% 的地区，氟喹诺酮类药物成为一线药物[27]。环丙沙星是最常

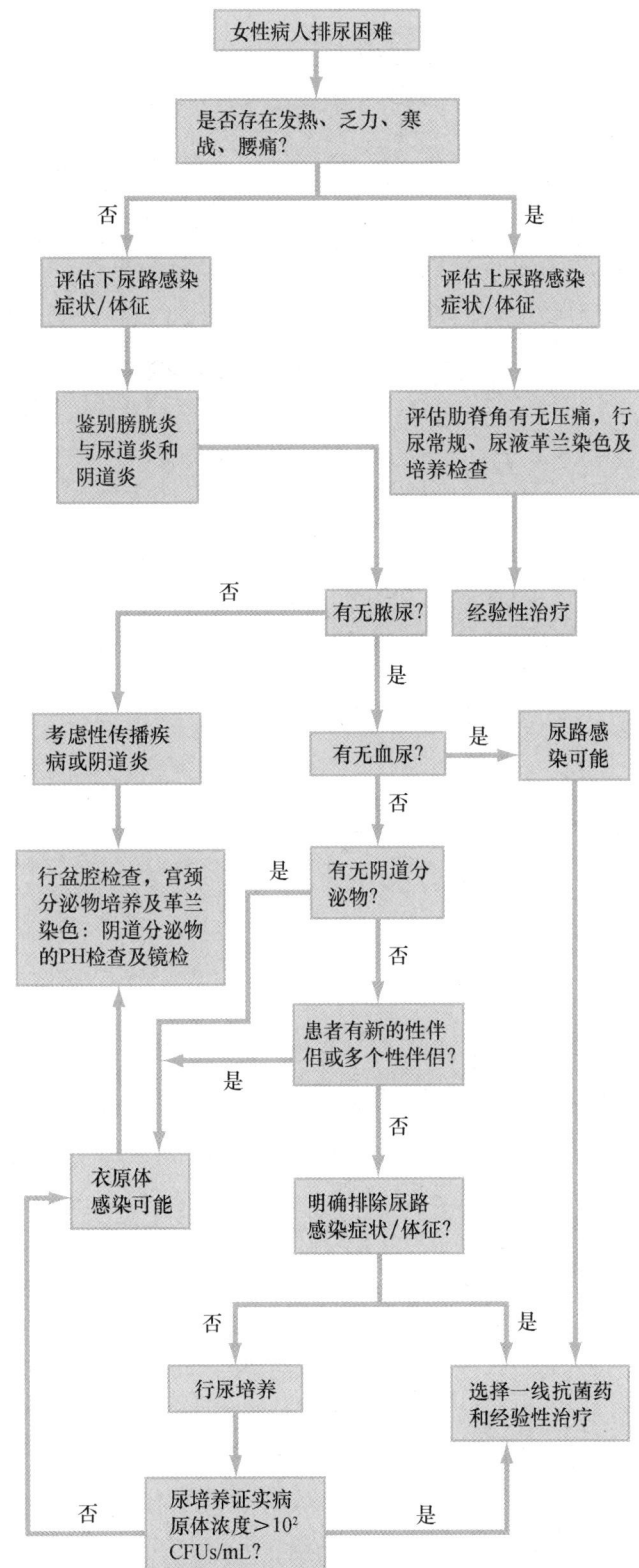

图 97-1 女性病人排尿困难的诊断流程。CFU，菌落形成单位；STD，性传播疾病；UTI，尿路感染。（From Stamm WE：Protocol for diagnosis of urinary tract：Reconsidering the criterion for significant bacteriuria. Urology 32［2 Suppl］：6, 1988.）

用的药物且需要一日两次给予。虽然加替沙星和左氧氟沙星比环丙沙星贵，但是他们剂量为一日一次、有最广泛的抗菌谱，并且口服和静脉给药具有相同效

表 97-4　细菌性尿路感染的治疗

疾病	病原体	病史	经验性选用抗生素*
女性单纯急性膀胱炎	大肠埃希菌、腐生葡萄球菌、变形杆菌、肺炎克雷白杆菌	无糖尿病，症状>7天，近期尿路感染，排尿费力，年龄>65岁，孕妇	3天方案：口服TMP-SMX，甲氧苄啶，诺氟沙星、环丙沙星、氧氟沙星、洛美沙星、依诺沙星 7天治疗方案：口服TMP-SMX，甲氧苄啶，诺氟沙星、环丙沙星、氧氟沙星、洛美沙星、依诺沙星† 7天治疗方案：阿莫西林，呋喃妥因，头孢泊肟酯或TMP-SMX†
女性单纯急性肾盂肾炎	大肠埃希菌、变形杆菌、肺炎克雷白杆菌、腐生葡萄球菌	轻到中度，无恶心、呕吐，门诊治疗；非常严重或尿脓毒症，住院治疗；孕妇，住院治疗。	口服：TMP-SMX，环丙沙星，氧氟沙星，洛美沙星，依诺沙星10～14天 静脉注射TMP-SMX§，头孢曲松钠，环丙沙星，氧氟沙星，庆大霉素（可合用氨苄西林）直到体温恢复正常；继续口服TMP-SMX，诺氟沙星，环丙沙星，氧氟沙星，洛美沙星或依诺沙星14天 静脉输注头孢曲松钠，庆大霉素（可合用氨苄西林），氨曲南，TMP-SMX直到体温恢复正常；再口服阿莫西林‡，头孢菌素，TMP-SMX 14天
复杂的尿路感染	大肠埃希菌，变形杆菌，肺炎克雷白杆菌，沙雷菌，肠球菌，葡萄球菌	轻到中度患者，无恶心、呕吐时可门诊治疗	口服：诺氟沙星，环丙沙星，氧氟沙星，洛美沙星，依诺沙星10～14天

* 上述治疗方案为经验性用药，一旦有明确的病原学证据，即依据病原学调整治疗方案。这些方案中的用药仅限于已获美国食品与卫生管理局批准的药品，不一定适合所有病人。氟喹诺酮类和复方新诺明都不能用于孕妇，但后者在其他病人中应用甚广。庆大霉素可影响胎儿的第八对神经的发育，慎用于孕妇。

† 多日口服用量及用法如下：TMP-SMX，160～800mg，bid；甲氧苄啶，100mg，bid；诺氟沙星，400mg，bid；环丙沙星250mg，bid；氧氟沙星，200mg，bid；洛美沙星，400mg，qd；依诺沙星，400mg，bid；呋喃妥因100mg，qid；阿莫西林，250mg，tid；头孢泊肟酯100mg，bid。

‡ 肾盂肾炎和复杂的尿路感染口服用药方案：TMP-SMX 160～800mg bid；诺氟沙星400mg，bid；环丙沙星500mg bid；氧氟沙星200～300mg bid；洛美沙星400mg qd；依诺沙星400mg bid；阿莫西林500mg tid；头孢泊肟酯200mg bid。

§ 静脉用药方案：TMP-SMX 160～800mg bid；环丙沙星200～400mg bid；氧氟沙星200～400mg bid；庆大霉素，1mg/kg tid；头孢曲松钠1～2g/d；氨苄西林1g qid；西司他丁250～500mg tid/qid；替卡西林-克拉维3.2 g tid；氨曲南1g tid/bid。

TMP-SMX，甲氧苄啶-磺胺甲基异噁唑。

Modified from Stamm W, Hooton TM: Management of urinary tract infections in adults. N Engl J Med 329：1328，1993.

果。氟喹诺酮类药物在动物研究中发现，其可损坏生长中的软骨，应避免给儿童使用[31]。

呋喃妥因和甲氧氨苄嘧啶是治疗急性膀胱炎的优选药物。呋喃妥因价格低廉、可保持血清低浓度和尿中高浓度，即使是在有耐药细菌的患者体内也是一样。主要的不良反应是可能继发胃肠道不适，但这也许可以通过服用粗结晶形式（呋喃妥因巨晶体片）而缓和。叶酸拮抗剂如甲氧苄啶抗菌谱比呋喃妥因的抗菌谱广。加用磺胺甲基异噁唑，可使抗菌谱覆盖变形杆菌和克雷白杆菌。叶酸拮抗剂比呋喃妥因的不良反应发生率高，主要是胃肠道不适、真菌性阴道炎、皮疹等。加用磺胺类成分更增加不良反应的发生率。

除了应用于妊娠患者，氨苄西林和阿莫西林不应作为经验型治疗非复杂性尿路感染的一线药物使用。

因此种药物治疗抗氨苄西林菌株感染的复发率很高，而且不能有效根除阴道存留的致病菌。

治疗尿路感染非常有效的一种辅助治疗是非那吡啶。它在泌尿道产生局部止痛物质有利于缓解尿痛。应告知这些患者身体分泌物和排泄物会变橙色（例如眼泪、尿液）。应提醒不知情的患者，这一副作用会使隐形眼镜染色。

复杂性尿路感染

只要患者饮食尚可、疼痛已控制，并能在家中得到适当的心理支持，轻至中度肾盂肾炎患者使用门诊氟喹诺酮治疗10～14天（一线用药）或TMP-SMX治疗（二线用药）都是安全的。在许多临床中心，观察单位已开始为不适合门诊治疗后立即离开的中度肾盂肾炎患者提供（少于24小时）短期观察方案。

严重的上尿路感染早期应住院静脉给予抗生素，并在退热 24~48 小时之后过渡到口服给药。口服给药应持续 2 周。由于培养的细菌有 20% 耐氨苄西林、头孢和磺胺类药物，抗生素治疗应从氟喹诺酮类开始。

出现以下情况时应考虑住院治疗：有临床中毒症状（发热、心动过速、低血压、呕吐），不能口服给药，免疫功能低下，妊娠晚期，处于不健全社会环境，门诊口服治疗失败，有泌尿系异常，有严重合并症如心力衰竭、肾功能不全和免疫功能受损。

部分上尿路感染患者虽然不需立即住院治疗，但应静脉补液、控制疼痛和退热及静脉滴注首剂药量氟喹诺酮类。如果这些患者没有如前所述的禁忌证，并且临床症状改善、能够进食进液，那么他们就可以回家，在医师的密切随访下，完成 10~14 天口服氟喹诺酮类治疗。没必要对这类患者进行尿培养加敏感性测试和进一步的诊断评估。

儿童尿路感染

概述

尿路感染是儿童期主要的一类细菌性疾病；据估计 0.8%~1.5% 的儿童有菌尿。在 11 岁以下的儿童中，女孩患尿路感染的概率为 3%，男孩为 1%[9]。虽然新生儿期男孩的尿路感染率高，但在婴儿期及以后，女孩更易感染。1~3 个月婴儿的尿路感染有 30% 的高风险发展为败血症[10]。三个月后，婴儿尿路感染合并败血症的概率下降到 5%[10]。膀胱输尿管反流是儿童尿路感染和肾瘢痕的常见危险因素[19]。数据显示，急性肾盂肾炎后瘢痕形成的发生率高达 37%。

疾病原理

大肠埃希菌是成人尿路感染的主要致病菌。年龄相关的差异已经被证实：在较大的男孩中，变形杆菌是独立的尿路感染致病菌；而在新生儿中，克雷白杆菌是主要病原体。感染途径与年龄有关。新生儿期，通常认为细菌是通过血液途径播散的（且常常合并有广义的败血症）。在较大年龄组，如成人，上行性感染是产生尿路感染的主要途径。

临床表现

由于过分强调典型症状和体征而很少考虑年龄差异，儿童尿路感染经常被忽视。应考虑非特异性表现是临床表现，而不应该把他们排除在外（表 97-5）。肾盂肾炎可能没有明显的症状。伴发热的尿路感染患者通常提示肾盂肾炎。大于 2 个月的婴儿出现尿素氮升高或高血压，强烈提示有双侧肾积水或肾实质性疾病晚期。

新生儿

1 个月到 3 岁的婴儿

这个年龄段尿路感染的临床表现最不典型。主要为非特异性表现：发热、烦躁不安、腹痛、呕吐、生长停滞。偶尔会出现肉眼血尿。

3 岁到 11 岁

女孩如出现腹痛、新发生的遗尿和尿道刺激症状提示尿路感染的存在。男孩的尿路感染 50% 以上合并发热，并有不同程度的血尿和尿道刺激症状（尿频，尿痛）。变形杆菌是这类人群感染的主要病原体。大多数病例是对常用抗菌药物反应敏感的单纯感

表 97-5　不同年龄患者尿路感染的症状

新生儿	婴儿	学龄前儿童	儿童
喂养困难	喂养困难	腹痛	发热
呕吐	呕吐	呕吐	遗尿
黄疸	腹泻	尿臭	尿频
低体温	发热	发热	尿痛
发热	尿臭	遗尿	尿急
生长停滞		尿频	肋脊角压痛
脓毒血症		尿痛	（侧腹痛）
		尿急	

染。但如存在某些症状和体征提示可能存在严重潜在的泌尿道疾病。最重要的因素包括：高位膀胱或可触及膀胱、高血压、电解质紊乱、酸中毒、尿素氮升高、尿线变细、少尿和排尿无力。如果这些因素中的任何一个被发现，那么需要及时转诊或咨询泌尿科。如果临床特征提示有泌尿道梗阻，则需要行紧急影像学检查。

诊断

如前所述的能辅助诊断尿路感染的实验室检查也同样适用于儿童。然而，经验性治疗高风险人群是基于如图 97-2 所示的临床指标和筛查试验。其他进一步的检查包括肾功能检查、全血细胞计数、血电解质检查、CT 检查、排泄性尿路造影和超声。肾皮质显像已被证明是检查肾盂肾炎最敏感的方法。

采集怀疑尿路感染儿童的尿液是一个挑战。下面是可供选择的采集尿液的方法：

- 导尿适合所有的婴儿。无菌术确保了导尿时引入细菌的低风险。这是尿液采集的首选方法。
- 如果尿液能被提取，耻骨上穿刺是一种极好且可靠的方法，但是现在很少应用。对于 12 个月及更小的婴儿，这是一种有效的方法但却有发生类似导尿引起的不良反应的可能性。
- 塑料袋收集是一个相当可靠的方法，但是在放置塑料袋之前应该清洗女孩会阴或男孩阴茎头。这是一种相对不可靠的收集方法并且皮肤污染的发生率高。
- 在可能合作且有自制力的男性患者中取清洁中段尿标本是首选。

处理与安置

就像成人一样，儿童尿路感染也有很多治疗方法可供选择。磺胺类药物、呋喃妥因、TMP-SMX、头孢类和阿莫西林都是有效的[32]药物。住院的新生儿和婴幼儿应使用氨苄西林和庆大霉素，不应使用磺胺类药物。传统上，住院肠外抗生素治疗是疑似肾盂肾炎儿童的标准治疗。文献表明，口服给药可治疗儿童非复杂性感染[33]。这些患者应该保守处理，脱水、

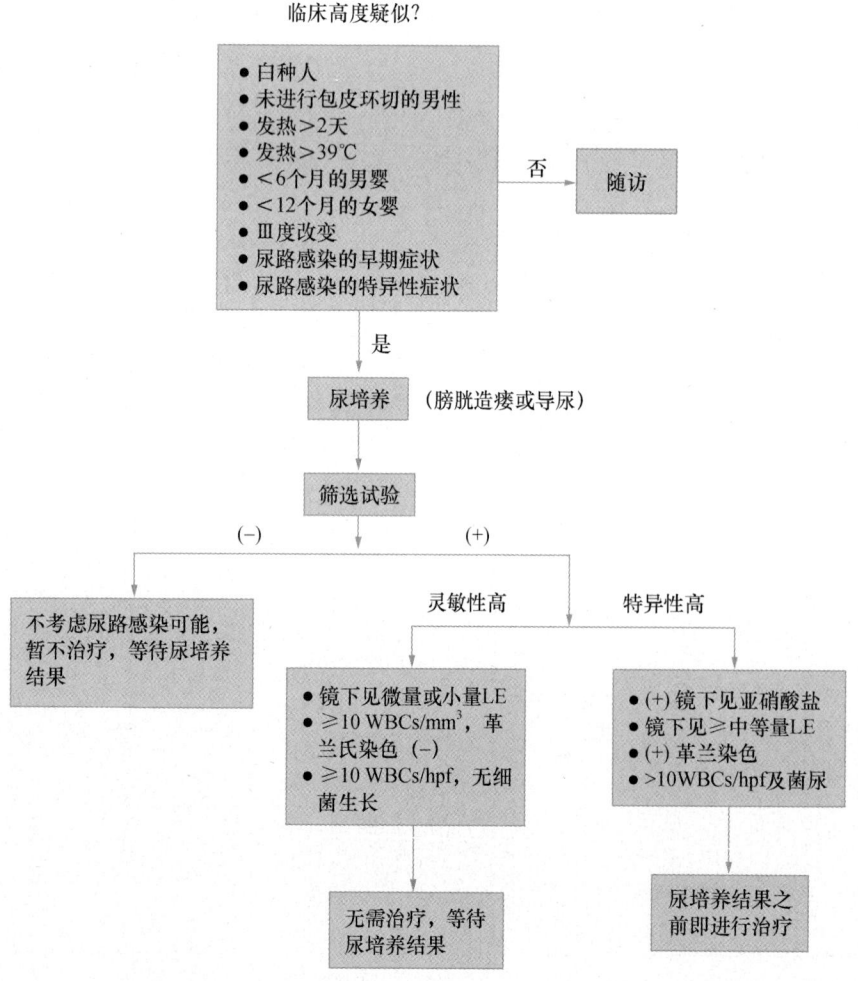

图 97-2 急诊筛查 2～23 月龄的发热婴幼儿排除尿路感染的流程图：hpf，高倍视野；LE，白细胞酯酶同工酶；WBCs，白细胞。
(From Shaw KN, Gorelick MH: UTI in the pediatric patient. Pediatr Clin North Am 46：1111，1999.)

病情严重或不能口服液体或有潜在泌尿生殖系统结构异常的儿童应该建议其住院治疗。此外，在对有关尿路感染儿童做处理决定时，应该考虑影响其服药依从性的家庭动力因素。

合适的治疗时期目前仍有争议。许多专家认为治疗患非复杂性下尿路感染的儿童，可用短程疗法代替传统的10天疗法。短程疗法（3天）在青少年少女中被广泛采用。一旦决定孩子出院，应该告知家长药物中毒症状和服药依从性的重要性。如果中毒症状继续发展，家长应带孩子去急诊，即使中毒症状改善也应有儿科医师的定时随访。急诊治疗后，应随访2～3天，然后2～3周后再次随访（或抗生素治疗完成后的7～10天）。

男性尿路感染

概述

男性尿路感染的发生率明显低于女性。男性感染途径一般是从尿道逆行到前列腺、膀胱和肾的上行性感染。尽管泌尿生殖道感染的位置不同，但是男性尿路感染的病原微生物类型相似。80%的男性尿路感染由大肠埃希菌引起。男性尿路感染应始终考虑为复杂性感染并应做更深入的评估和更长疗程的抗生素治疗。

特定疾病

膀胱炎

男性膀胱炎很少在没有损伤、前列腺病变和器械损伤的情况下发生。慢性前列腺炎、合并梗阻的前列腺增生和既往器械损伤史是最常见的诱发因素。未行包皮环切和同性恋是其他公认的危险因素。通常，男性膀胱炎的症状有尿急、尿频、尿痛、夜尿、耻骨上疼痛、经常性侧腹痛。偶尔有肉眼血尿，但很少发生发热、寒战和腰痛。体检触诊时，可发现耻骨上压痛。可能出现气尿，这提示产气细菌感染。这也可能提示存在由憩室炎引起的膀胱肠瘘，尽管乙状结肠癌和局限性肠炎也可能引起膀胱肠瘘。如果刺激症状和尿痛合并寒战、发热，应该高度怀疑急性细菌性前列腺炎。最常见的男性膀胱炎的病原体为大肠埃希菌、变形杆菌和普罗威登斯菌。

尿标本可发现脓尿、菌尿和不同程度的血尿。尿培养是必要的。如果没有中毒症状，患者一般应接受某种泌尿系抗菌药物的门诊治疗（如 TMP-SMX、硝基呋喃类或氟喹诺酮类）。

应该考虑三大影响男性尿路感染疗效的因素：

1. **梗阻** 首先要排除作为发病机制之一的尿路梗阻。感染合并梗阻可引起病情恶化，并导致败血症。应该考虑此因素常见的老年男性前列腺梗阻。导尿或床旁超声检查以排除尿潴留。在没有行静脉造影和超声检查的情况下，上尿路梗阻的诊断是基于既往腹部 CT 检查征象。

2. **泌尿生殖道畸形** 男性尿路感染通常是继发于潜在的严重的泌尿生殖道疾病。因此，所有这些患者都应该转诊到泌尿科。

3. **导尿** 除非男性患者有尿潴留，否则男性不用导尿采集尿液。有感染症状而不能产生尿标本是提示感染的一个重要线索。如果怀疑尿潴留，则应该导尿收集残留尿。大多数这类病人必须转诊到泌尿科，但住院治疗应该谨慎。

肾盂肾炎

男性急性肾盂肾炎临床表现有腰痛和肋脊角痛、寒战和发热、尿频、尿急、尿痛。全身乏力、恶心、呕吐是全身中毒的早期表现，提示革兰阴性菌败血症。这些患者需要住院静脉补液、使用抗生素以及镇痛和退热治疗。

尿标本检查通常可发现白细胞、偶尔有白细胞管型、不同数量的红细胞和细菌。在这类患者中尿培养是必要的。如果临床表现提示有脓毒血症，应做血培养。推荐做全血细胞计数、肾功能和电解质检查。单纯肾盂肾炎不需要检查尿素氮水平的变化。因为病因通常包括继发于结石的梗阻、前列腺病变、狭窄或肿瘤，所以男性患者需要做超声检查或腹部 CT 平扫，如果怀疑有尿潴留应导尿收集残余尿。

前列腺炎

细菌性前列腺炎以革兰阴性菌感染为主。超过80%的病例由大肠埃希菌感染引起，其余的由克雷白杆菌、肠杆菌、变形杆菌及假单胞菌引起。前列腺炎患者可能有尿痛、会阴部及侧腹部疼痛合并发热、寒战和全身乏力。对所有叙述可能有膀胱炎症状的患者都应进行直肠检查，细菌性前列腺炎不是一个症状轻微的疾病，患者前列腺会有剧烈的触痛并且湿软。

急性细菌性前列腺炎是一种急性发热性疾病，其症状有寒战、侧腹痛和会阴部疼痛。存在排尿刺激症状（包括尿频、尿急、尿痛）和不同程度的膀胱出口梗阻和尿潴留。患者通常有持续关节痛、肌肉痛和全身不适的症状。前列腺检查可有触痛，腺体肿胀、质硬、温热。严禁对有急性炎症的前列腺进行触诊，以免诱发菌血症或败血症。膀胱炎通常伴随急性细菌性前列腺炎。因此，膀胱尿培养一般能揭示可能的病原体。

抗菌治疗证明有效且推荐使用[34]。对没有全身中毒症状的患者，需要延长的4～6周的抗生素治疗。如果只取得部分疗效，可能需要重复治疗。以下是治疗无中毒症状前列腺炎的合适药物选择：

1. 环丙沙星，口服500mg，一天两次；诺氟沙星，口服400mg，一天两次；或者氧氟沙星，口服400mg，一天两次，共30天。

2. TMP-SMX，一次口服一片双效片剂，一天两次，共30天。

如果患者出现发热、寒战或尿潴留等中毒症状，应该住院静脉给予抗生素治疗[35]。以下是抗生素治疗有中毒症状前列腺炎患者的合适选择：

1. 环丙沙星，400mg静脉滴注，每12小时一次，或左氧氟沙星，500mg静脉滴注，每24小时一次。

2. 头孢曲松（Ceftriaxone），2g静脉滴注，每24小时一次，每天加用或不加用庆大霉素3～5mg/kg。

如果患者尿潴留伴疼痛，应该避免导尿。对于初次处理的患者，耻骨上穿刺或插管比导尿更安全更舒适。所有需要耻骨上置管的患者都需咨询泌尿科医师关于其处理的问题。

门诊病人的一般支持治疗包括卧床休息、补液、给予止痛药、退热药和粪便软化剂。

慢性前列腺炎

慢性前列腺炎急性发作时应立即急诊就诊。其临床表现差异很大，但大部分患者有不同程度的排尿刺激征（尿频、尿急、尿痛）、侧腹部和会阴部疼痛、偶尔有肌肉痛[34]。很少有发热和寒战，除非是慢性感染急性发作。

急性前列腺炎可能无既往发作史，包括前列腺检查的体格检查常常亦无明显异常。慢性细菌性前列腺炎是男性反复发生尿路感染的主要原因，其主要特征是反复发生同一病原体引起的尿路感染。

尽管大多数抗生素从血浆进入前列腺的蓄积量很少，但仍推荐使用抗生素控制慢性前列腺炎[36]。氟喹诺酮类药物，因其在前列腺的蓄积浓度最高，作为控制感染的药物治疗有效率达64%。推荐剂量和疗程如下：环丙沙星，500mg，一天两次，共30天；诺氟沙星，400mg，一天两次，共30天；依诺沙星，400mg，一天两次，共30天；氧氟沙星，300mg，一天两次，共6周。TMP-SMX控制感染的有效率为44%～50%，常规两倍口服剂量，一天两次，但因其治疗周期不确定，可为4～16周。

肾结石

概述

背景

肾结石是急诊常见病种之一，1994—2000年，尿路结石患者增加了将近一倍，而且，所有的数据都显示肾结石的发病率明显增加[37]。肾结石常见于年轻成人和中年男性，约70%肾结石患者的年龄为20～50岁。大部分尿路结石都是在肾脏形成，然后进入集合系统。

流行病学

各种临床综合征都与代谢改变有关，从而增加了结石形成的可能（框97-2）[38]。高危因素有：年龄、男性、家族史。美国男性肾结石的发病率为7%，女性为3%。

疾病原理

概述

多种致病因素相互作用导致肾结石形成。肾结石

框97-2	患尿路结石的危险因素
代谢性疾病或代谢紊乱	
克罗恩病	
高钙血症	
甲亢	
高亚硝酸盐尿	
高尿酸尿症	
结节病	
复发性尿路感染	
Ⅰ型肾小管酸中毒	
痛风	
滥用泻药	
有尿路结石家族史	
气候炎热干燥	
男性（白种人较黑种人发病率高）	
既往有肾结石病史	
脱水	
尿路感染	

UTI，尿路感染。

可分为以下几种类型：钙结石、磷酸铵镁结石、尿酸结石和胱氨酸结石。

草酸钙结石或草酸钙和磷酸钙混合性结石占肾结石的75%。各种临床情况都可以产生钙盐分泌过多，这是导致结石形成的主要因素。膳食中的钙主要来源于牛奶和奶酪，当成人每天摄入牛奶大于1夸脱（1夸脱=1.136升）时，就会出现高钙血症。其他很多促进高钙血症的因素也增加结石形成的风险，最常见的因素是甲状旁腺功能亢进症，67%的此类患者形成结石。消化道溃疡也可能是一个诱发因素。因为这类患者摄入碱性食物（碳酸氢钠）和抑酸剂的同时，也常常摄取了食物中大量的钙。含钙结石的其他主要成分如草酸盐，也与饮食有关。高草酸盐尿可发生在小肠疾病中——克罗恩病，溃疡性结肠炎，放射性肠炎。磷酸铵镁结石（又称鸟粪石）占肾结石的15%，因几乎都是在尿路感染患者中被检出，因此常被称为"感染性结石"。其结石成分主要来源于如变形杆菌、普罗威登斯菌、克雷白杆菌、绿脓杆菌和金黄色葡萄球菌等微生物的尿素分解物，这些结石特异性的特征包括常见的鹿角形结石、"棺材盖"样结晶，通常存在于碱性尿液中。

尿酸结石在美国占所有尿路结石的10%，主要致病原因是尿中尿酸分泌过多。约25%有症状的痛风患者都合并有尿酸结石，并随促排尿酸药物的使用而增加尿酸结石的发生率。尿酸结石特异性的特征是射线可透性，鹿角形少见。

胱氨酸结石少见，只占所有尿路结石的1%，主要是因先天性代谢疾病而导致胱氨酸分泌增加，常呈鹿角形。

病理生理学

阻塞泌尿生殖道是肾结石的一个严重并发症，并可引起一些生理性改变。一旦发生阻塞，肾脏血流立即重新分布并导致肾小球滤过率下降。当患侧肾小球和肾小管功能受损时，健侧肾脏排泄功能代偿，梗阻还可致输尿管蠕动迅速减慢。感染性结石可同时损伤肾脏和输尿管的功能。随着梗阻持续1~2周后，包括肾盏破裂等不可逆性损伤的发病率增高，完全性输尿管梗阻可导致肾脏功能丧失，部分梗阻损伤肾脏的概率较小，但仍可引起不可逆性损害。

尽管梗阻部位、结石大小是决定损伤严重程度的重要因素，但合并感染是肾脏发生进行性损害的主要原因。作为异物的结石可导致尿路淤滞和阻塞，降低机体抵抗力，增加患者感染发生率。常见并发的感染包括肾盂肾炎、肾周脓肿、G⁻菌感染的脓毒血症。

三种不需要手术介入但可用以预测结石能否排出的基本因素是：结石大小、结石位置和患者离院时的疼痛程度[39]。其中最重要的判断结石能否通过泌尿生殖道排出的因素是结石的大小，大约90%小于5mm的结石4周内可自行排出。而5~8mm的结石只有15%可自行排出，大于8mm的结石95%将阻塞泌尿生殖道，需碎石术或手术取石。除非结石合并感染或肾脏损伤相当严重，才会考虑门诊手术治疗，而此操作的前提还是患者能耐受口服给药且镇痛效果良好。位于中段输尿管以下的结石自行排石的概率远高于位于中段输尿管以上的结石。相对于未充分镇痛的离院患者，镇痛充分患者很少需要外科手术治疗。

肾结石很少引起完全性梗阻。如图97-3所示，尿路中有5个地方常易发生梗阻。首先，结石可能嵌于肾盏出口或输尿管肾盂连接处。相对较大的肾盂（直径1cm）的远端部分突然缩小，达到其直径与其相连的输尿管（直径为2~3毫米）一致。第3个部位是靠近骨盆边缘，输尿管跨过髂血管向后进入真性骨盆处。而整个输尿管最狭窄、最容易发生梗阻的地方是输尿管和膀胱的结合处，即输尿管膀胱壁段（壁间输尿管段），在诊断时，75%以上的尿路结石发生于输尿管远端三分之一处。最后，梗阻可发生于膀胱尿道出口。

临床表现

症状和体征

疼痛通常突然发生，进行性加剧，始于侧腹部，向两侧延伸并放射至腹股沟，还可累及男性的睾丸或女性的阴唇。在两次绞痛发作之间，同侧腹部持续钝痛。引起侧腹部剧烈绞痛的原因是肾盏、肾盂及输尿管的平滑肌蠕动亢进，而钝痛的原因则是急性梗阻和肾囊张力增高的缘故。

支配肾、睾丸和卵巢内的自主神经纤维参与了肾结石疼痛刺激的传递。通过疼痛性质可提示结石大致的位置。上段输尿管结石所致疼痛可放射至睾丸或卵巢；当结石到达膀胱时，疼痛可放射至阴囊或外阴；伴随尿频、尿急等症状时，结石可能靠近膀胱。

除肾绞痛外，还常伴有消化道症状如恶心、呕吐等，三分之一患者有肉眼血尿，尿中有或无血凝块。如伴有发热、寒战，提示可能合并感染，这些病例应被视为真正的尿路急症。

体格检查

肾绞痛患者常常疼痛剧烈难忍，在担架上辗转不安，无法找到一个合适的体位。皮肤苍白湿冷，通常无发热，如有，强烈提示感染。腹部查体可能发现提

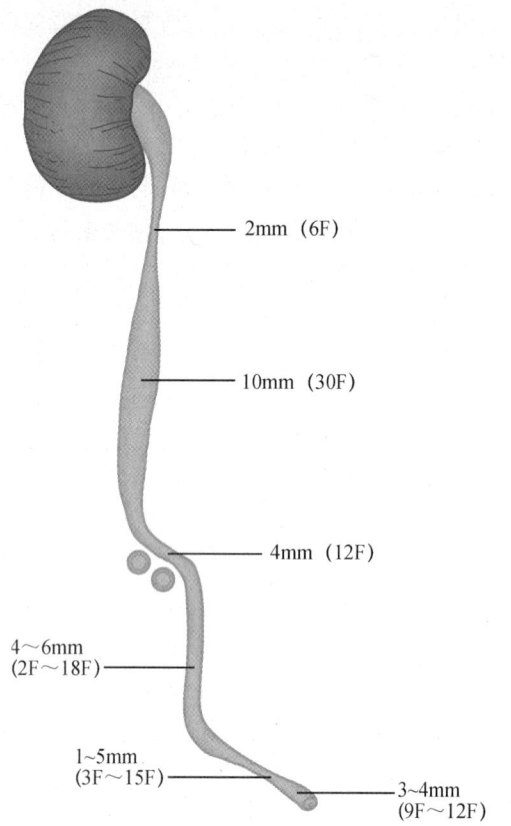

图97-3 各种型号的导尿管，用F（法制单位）衡量导尿管直径。(After Eisendrath, Rolnick. From Lich R Jr, et al: Childhood disorders and diseases. In Harrison JH, et al [eds]: Campbell's Urology, vol 1, 4th ed. Philadelphia, WB Saunders, 1978.)

示早期肠梗阻的肠鸣音减弱征象，因为肾绞痛常常伴随肠蠕动减弱但肾绞痛通常会有侧腹压痛，而全腹无压痛。因为腹主动脉瘤的临床表现和肾绞痛的类似，因此，腹部听诊和触诊是非常重要的，借此寻找有无腹主动脉和髂动脉的血管杂音及震颤音，以排除腹主动脉瘤。由于通常剧烈疼痛间歇性发作，且在两次发作间期疼痛基本完全缓解。所以当出现真正的需要药物干预的病理状态时，由于患者反复寻找镇痛药，其行为可能被误解为觅药行为，而使患者的临床表现被误读。

诊断

实验室检查

尿液分析 尿液分析是处理疑似肾绞痛患者的最初诊断方法，其简单、无创，且能为各种临床表现的患者提供有用的信息。通常先行尿试纸检查，以明确是否有血尿和感染，如果结果全阴性，则继续做尿镜检。

尿沉渣 尿路结石患者的尿液中通常可以检测到红细胞（RBCs），但尿液中未查见血红细胞亦不能排除尿路结石的可能，10%~20%确诊的尿路结石患者无镜下血尿[40]。且尿路梗阻程度与有无血尿无关。尽管尿道发生非感染性炎症时可查见无菌性脓尿，但只要有其他感染症状出现，如发热、寒战等，需做检查以明确是否存在尿路感染。怀疑尿路感染时，行尿液分析和培养可查脓尿、细菌种类、亚硝酸盐和白细胞酯酶。

尿pH 正常人的尿液pH不超过7.5，因此，尿液pH大于7.5时，应怀疑有尿素分解生物存在的可能，如变形杆菌。肾结核及肾吸收碱过多也可增加尿PH值，应注意鉴别。当尿pH小于5时，常有尿酸结石形成。

结晶尿 以前通过镜检结晶尿可为辨别结石种类提供一定依据，由于在许多医院尿液检查已并入医院中心实验室检查，因此在许多急诊科，已不常规进行该项检查。

其他实验室检查 在所有的尿酸结石患者中，有50%患者的血清尿酸水平升高，但在急诊评估患者病情过程中不常规检查该项目。虽然不常规查血清BUN和肌酐水平，但对于孤立肾肾结石、肾移植术后和肾功能不全的患者，必须检查。肾结石患者的全血细胞计数可发现白细胞轻微升高，这可能与白细胞从边缘池再入血有关，但该检查敏感性不高，且只有考虑感染时才行该项检查。如白细胞高于15 000/mm³且明显核左移时，表明正处于感染活跃期。检查血清钙和磷水平可判断是否有甲状旁腺功能亢进、结节病及其他与钙代谢障碍有关的疾病，但此相关检查不是急诊评估肾结石病情的必须检查。

影像学检查

不是所有的肾绞痛都需要影像学检查。只要具备以下表现中的任何一种都需要行影像学检查：症状体征不典型，诊断不明确，患者有中毒表现，怀疑高位阻塞，首次出现侧腹部疼痛。

计算机断层扫描 非增强螺旋CT扫描是美国的标准影像学检查模式，它检测输尿管结石和梗阻的敏感性及特异性分别为97%和96%[41,42]。并且能发现直径小至1mm的结石，而且能提供并发症的直接可视化征象，如输尿管积水、肾盂积水（图97-4）和输尿管水肿等[43]。CT比其他影像检查在发现一些病理改变（如肿瘤、肾脓肿、腹主动脉瘤等）方面更有优势。除此之外，它还有不需要对比剂、检查时间短、结果容易分析等优点。

CT检查的禁忌证很少，有的肥胖病人因腹围或体重超过CT扫描仪的负荷而无法行CT检查。因为

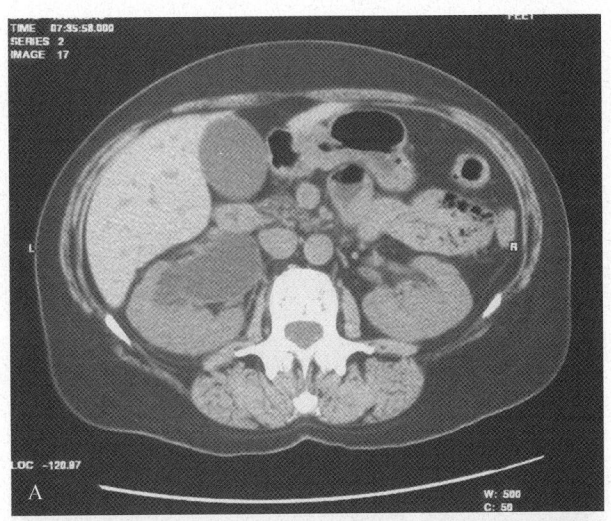

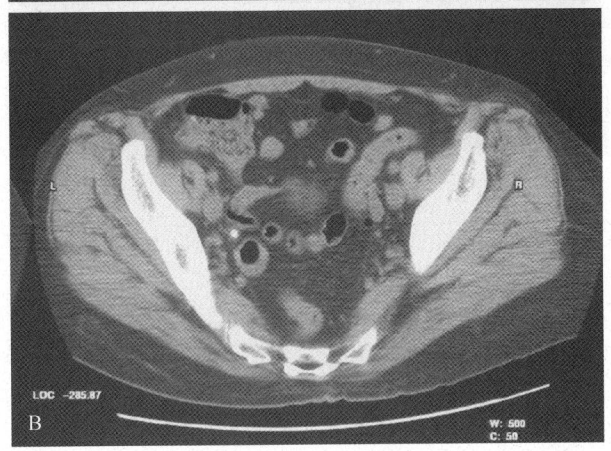

图 97-4　一名肾绞痛患者的 CT 扫描图像。**A**，右侧肾盂积水；**B**，右输尿管结石。

辐射可能会影响胎儿生长发育，因此孕妇不宜行该项检查。近来有报道称，CT 扫描估测的结石直径要比其他腹部影像学像检查如静脉肾盂造影或泌尿系平片（KUB）中测得的直径小 12%，这个局限性可能对结石直径为 5mm 的患者的治疗产生很大负面影响。例如鉴于 CT 的检查结果，我们选择保守治疗方案，而事实上，特殊的干预措施更合适[44]。

静脉肾盂造影　静脉肾盂造影可精确发现肾结石，但自从有了 CT 扫描和超声检查作为首选检查后，静脉肾盂造影已很少再被选用。它非常敏感，在诊断结石疾病方面的灵敏度高达 96%，且能对阻塞的出现和程度进行定量化检测。肾功能不全、既往对放射性对比剂过敏者禁止使用尿道造影剂。尽管严重的对比剂过敏反应的发生率很低，据估计是 0.9/100 000 人，但由于其操作过程复杂且费时（可达 2 小时），使其价值大大受限。

超声检查　超声检查安全、易于操作，但对检查直径小于 5mm 的输尿管和输尿管中段结石的可信度不如 CT 扫描[45]。尽管检测结石的敏感性只有 37%~64%，但超声检测肾盂积水的敏感性为 85%~94%，特异性为 100%（图 97-5）。如果考虑是阻塞性尿路结石，或是肥胖患者无法进行 CT 扫描，超声是帮助排除肾盂肾炎及明确孕妇患者有无肾盂积水的有效方法[46]。

泌尿系平片　泌尿系平片检查通常在静脉肾盂造影注入造影剂之前进行，是标准的早期泌尿系统影像学检查。它的应用很有限，仅在 CT 确定有不透光的结石后，为进一步确诊才进行该项检查。因为它只提供有关结石的推测证据（特异性 <70%），不能依靠 KUB 平片来确诊尿路结石。在 KUB 平片上最常见的放射高密度影是盆腔静脉中中空透亮的球形静脉石。而尿路结石往往是不规则形状的实体。尽管与静脉石不同，但肠系膜淋巴结钙化也会干扰诊断，这些高密度影在后面的平片中可能出现位置改变。

大多数结石（90%）是不透 X 线的，包括草酸钙，胱氨酸，磷酸钙，或磷酸镁胺（图 97-6 和图 97-7）组成的结石。尿酸结石，血块和肾乳头坏死，被视为"阴性"的 X 线片的阴影。最常被忽略的结石是在骶骨上区域的结石，小结石往往被此骨的密度影遮蔽。

鉴别诊断

如框 97-3 所示，许多重大疾病也可出现侧腹部疼痛，有此症状的疾病包括腹主动脉瘤、肾盂肾炎、肾癌、肾结核、肾乳头坏死及肾血管损害，其疼痛都可被认为是肾绞痛。

急性肾盂肾炎可引起肾区剧烈疼痛，尿液分析中有脓尿和菌尿时，可帮助鉴别诊断，但是，需注意感染亦可继发于结石阻塞尿路之后。当结石合并感染时称为泌尿系急症，需行相关影像学检查（肾脏 CT、超声、IVP）以排除肾盂积水等需立即进行泌尿专科治疗（放置输尿管支架）的疾病。

肾癌也可使侧腹部疼痛，尤其当肿瘤内出血时。肾肿瘤的腹部平片中常能发现钙化灶覆于肾脏区域，二者多见于肾肿瘤。IVP 可提示诊断，但 CT 扫描仍是首选检查。

肾乳头坏死时由于大量坏死组织突然排入输尿管，引起肾绞痛。常见于糖尿病和既往有急性或慢性尿路感染的患者。肾脏影像学检查中发现坏死的肾乳头，可将其误认为阻塞的结石。

急性肾血管损害可引起肾绞痛和非绞窄性疼痛。肾梗死引起的绞痛剧烈难忍，偶尔有镜下或肉眼血尿。急性肾脏血管损伤常继发于肾动脉栓塞、肾静脉血栓、肾动脉断裂、肾动脉瘤破裂、主动脉断裂、腹主动脉瘤等。一旦怀疑有血管损害，需立即行增强 CT 扫描或血管造影以明确诊断。在上述相对较少见

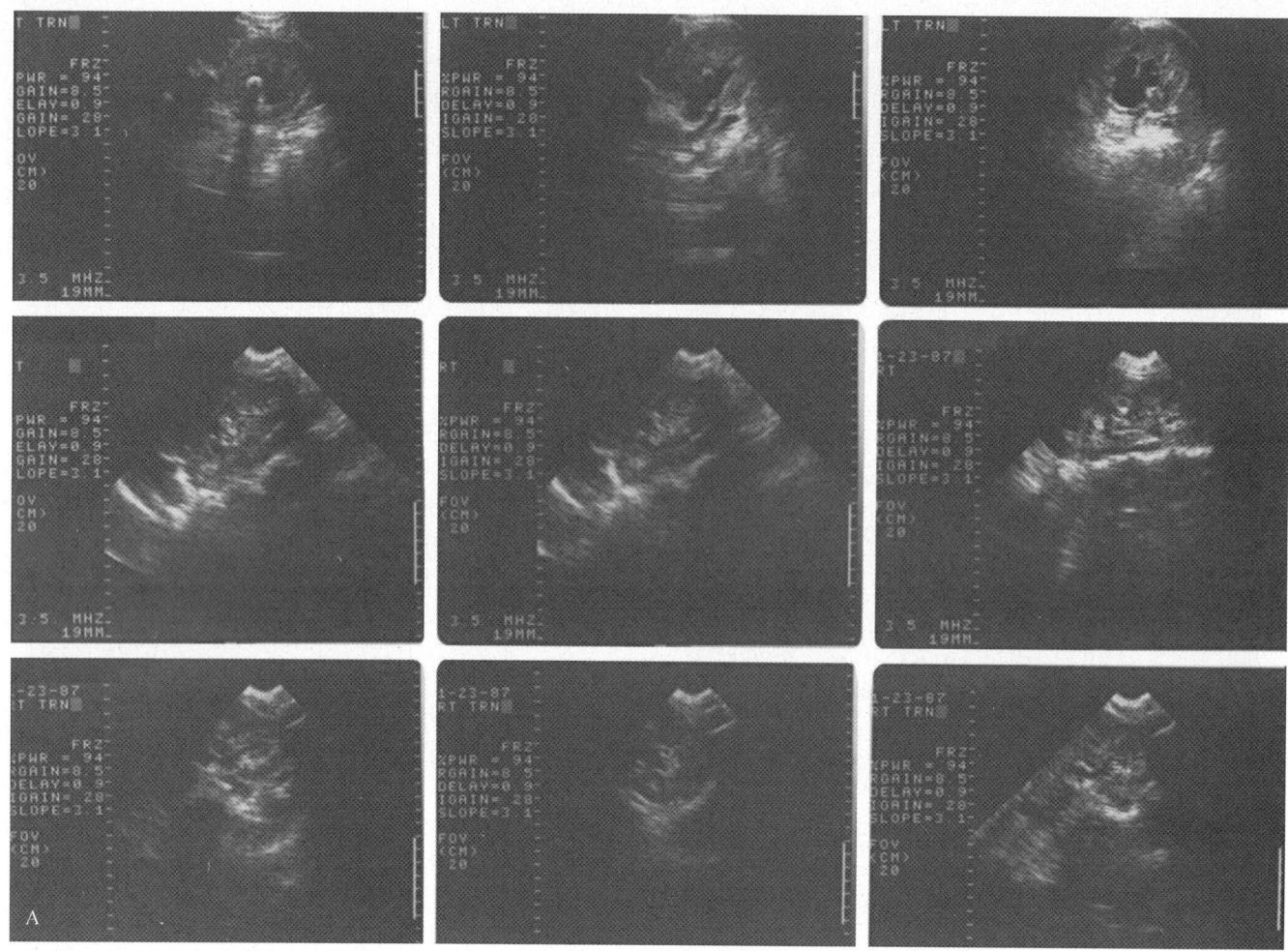

图 97-5 一名肾结石患者的肾脏彩超图像。A，垂直面成像，提示肾盂积水。

的病因中，相对常见的是心源性的肾动脉栓塞（合并房颤、亚急性细菌性心内膜炎或附壁血栓），需及时行动脉造影，因为早期诊断可能挽救缺血的肾脏。大部分肾动脉瘤都很小，且极少引起临床症状。

肾动脉瘤破裂或断裂很罕见，但可引起侧腹部疼痛和休克。肾静脉血栓常表现为镜下血尿和蛋白尿，泌尿系平片示肾区阴影增大。早期，增强检查可见受影响的肾功能降低。导致肾静脉血栓形成的病因有肾病综合征、恶性肿瘤和妊娠。

肾区或肾周脓肿亦可引起侧腹部痛、发热、可触及肿块等。常规应行超声检查和 CT 检查。通过胸部 X 线检查可辨别胸腔积液或膈肌抬高。无论肾区脓肿还是肾周脓肿都需住院治疗，引流脓液，静脉补液，明确潜在病因等。

处理

一般处理：肾结石患者经常疼痛难忍，很难找到合适的体位。通过询问病史、体格检查及血尿，可临床诊断为肾结石，并立即给予治疗。首先是充分镇痛，非甾体抗炎药（NSAIDs）为首选一线药物。由于呕吐常需静脉给药。静脉用酮咯酸（痛力克）可快速有效地减轻疼痛且副反应少。除了镇痛作用外，NSAIDs 还可缓解输尿管痉挛导致的肾绞痛。同时还可通过减少梗阻侧肾脏肾小球滤过率而降低肾囊内压力。因此，对有潜在肾功能不全或消化道溃疡的患者应慎用这些药物。当患者有恶心等不适时，给予一些止吐剂止吐可能有效，当患者不能忍受口服该类药物或者即将行成像检查时，可改为静脉用药。

麻醉药如硫酸吗啡、哌替啶、氢吗啡酮快速镇痛效果较 NSAIDs 快。但它们较 NSAIDs 的副反应多。因此 NSAIDs 和阿片类药物合用可能缩短急诊停留时间[47]。至今还无证据支持抗胆碱能药物和类固醇可缓解急性肾绞痛。

门诊病人处理：大部分肾结石病人可直接从急诊科出院回家，嘱其饮中量液体，按需镇痛，尽量多活动等。目前的指南建议：倘若症状持续时间超过 2 个月以上，则需泌尿专科随诊[48]。

药物排石疗法是输尿管结石治疗的一个重要组成部分。因为输尿管平滑肌的收缩受细胞内钙水平和自

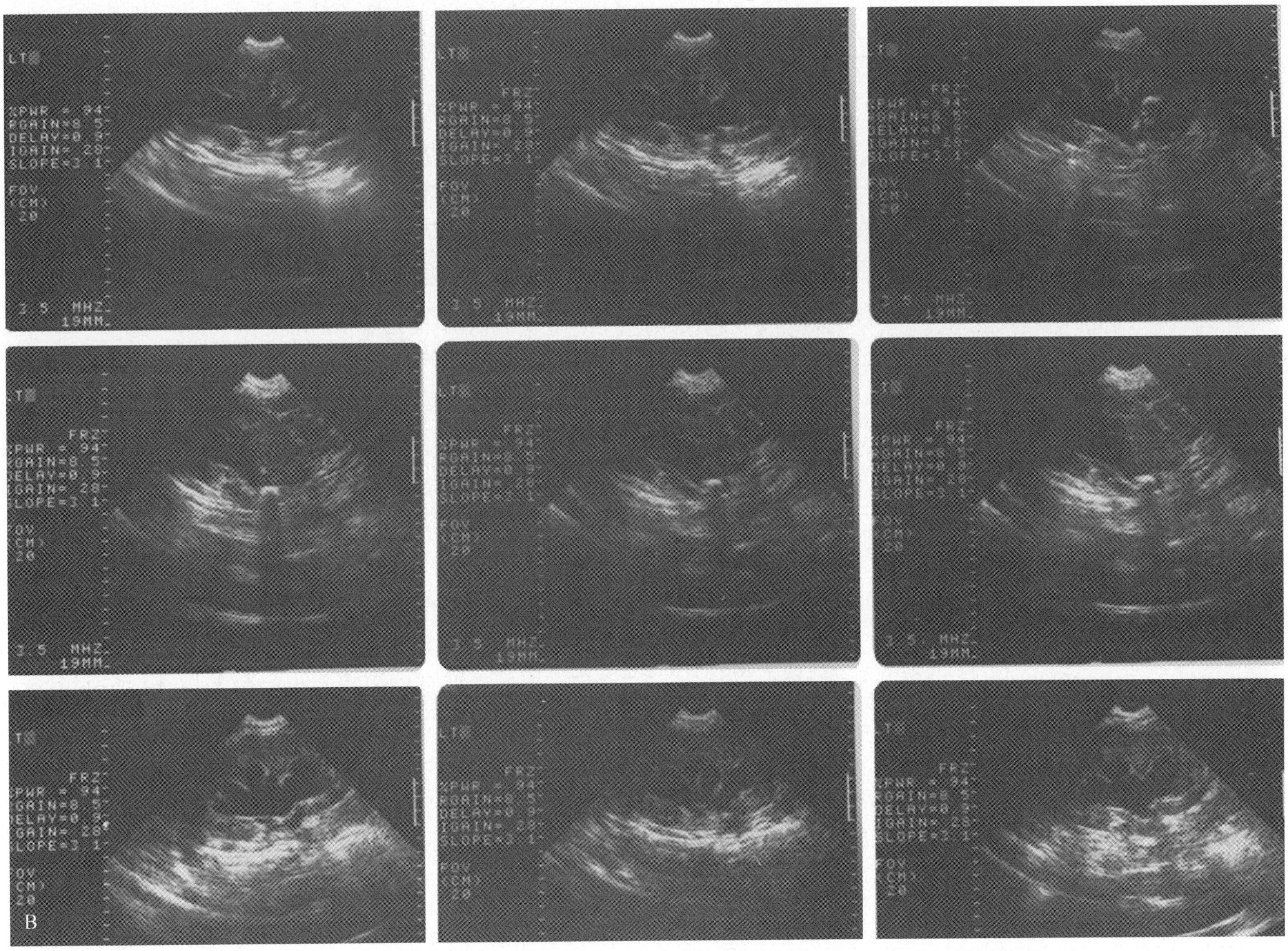

图 97-5（续） 一名肾结石患者的肾脏彩超图像 B，横切面（冠状面）见肾盏处低回声区，提示钙化。

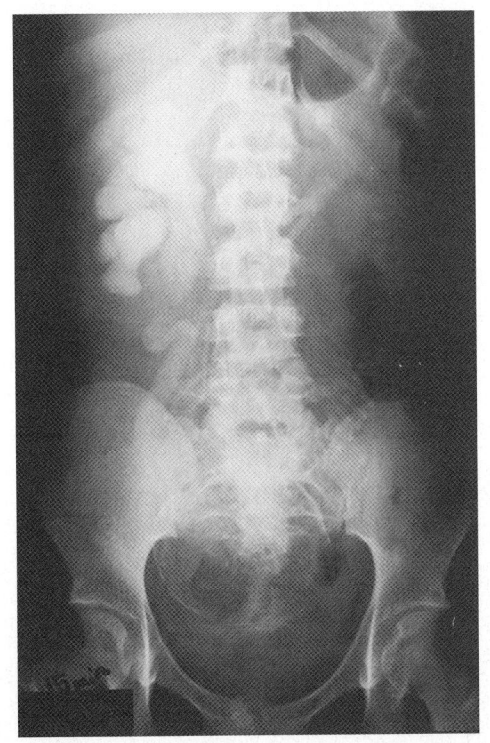

图 97-6 孕晚期妇女左肾梗阻，静脉肾盂造影提示延迟肾图。右肾因胎儿头部压迫出现生理性积水。

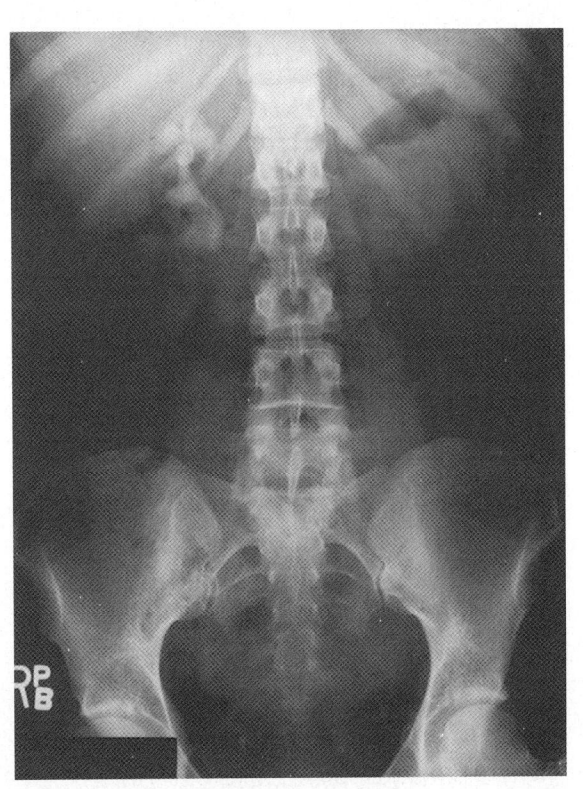

图 97-7 孕晚期妇女左肾梗阻，静脉肾盂造影提示延迟肾图。右肾因胎儿头部压迫出现生理性积水。

框 97-3	引起尿路结石痛的各类疾病

泌尿系疾病
  上尿路病变
    肾梗死
    肾实质肿瘤
    尿路上皮肿瘤
    肾乳头坏死
    肾盂肾炎
    出血
  输尿管疾病
    泌尿系肿瘤
    出血
    手术史（如狭窄）
    转移性肿瘤
  下尿路疾病
    泌尿系肿瘤
    尿潴留

神经源性疾病
  腹腔内疾病
    腹膜炎（尤其阑尾炎）
    胆绞痛
    肠梗阻
  血管性疾病
    腹主动脉瘤
    肠系膜上动脉栓塞
  腹膜后病变
    腹膜后淋巴结病
    腹膜后纤维化
    肿瘤
  妇科疾病
    宫颈癌
    子宫内膜异位症
    卵巢静脉综合征
  肌肉骨骼系统疾病
    肌肉拉伤和骨损伤

From Lingeman J: Calculous disease of the kidney and bladder. In Harwood-Nuss A (ed): The Clinical Practice of Emergency Medicine, 2nd ed. Philadelphia, JB Lippincott, 1996.

主神经系统共同调控，α_1 受体拮抗剂和钙通道阻滞剂可促进远端结石排出和减少自主排石的时间[49,50]。这些药物通过抑制输尿管平滑肌收缩和促进结石沿尿路顺行排出，都有促进排石的作用。这些治疗都对直径小于 5mm 的远端尿路结石更有效，但目前还没有研究证实药物排石在没有冲击波碎石的情况下，对直径大于 6mm 以上的结石可以有效排石，而且也没有将 α_1- 受体拮抗剂和钙通道阻滞剂排石效果进行对比的研究[51]。最常用的排石药物仍是坦洛辛和硝苯地平，尽管其他同类药物似乎有同样的效果[52]。适宜的出院指导应包括：服用镇痛药物患者禁忌工作和驾驶。指导患者使用专门用来过滤的滤器过滤所有尿。如果没有这种滤器，患者可直接将尿排入一个透明的玻璃容器中。结石可在容器底部发现。结石应集中收集，复诊时交给泌尿科医生分析。应提醒患者：一旦出现顽固或剧烈的疼痛，持续性恶心和呕吐，发热或寒战，或尿痛应立即返回急诊就诊。最后应安排在门诊泌尿外科进行评估。

住院治疗的适应证

病人出现严重脱水，持续无法缓解的疼痛，或者有潜在尿路感染时需住院治疗，如框 97-4 所示。尿路发生梗阻或感染的危险因素是肾损害和脓毒血症。这些患者应立即请泌尿科医生对患者病情进行专科评估以决定是否需引流和解除尿路梗阻（放置输尿管支架）。如已有脓毒血症表现（心动过速、发热、低血压、休克），在等待泌尿专科医师评估病情的同时，应立即使用抗生素抗感染和进行液体复苏。为引流和减轻梗阻，须立即开展手术干预。

如果之前已有影像学检查明确为肾结石者，出院后因再次出现持续性的肾绞痛而再次到急诊科就诊时，只需行泌尿系平片检查即可确定结石部位。若结石没有沿泌尿生殖道方向前进，需请泌尿科医生会诊给予治疗建议。对于无法自行排出的结石，泌尿科医生可根据结石的大小、位置及结石的成分从几种干预策略中选择适合患者的治疗方案。体外冲击波碎石（Extracorporeal shock wave lithotripsy，ECSWL）对治

框 97-4	泌尿系疾病患者住院治疗的适应证

绝对适应证
  尿路结石伴有尿路感染症状
  难治性恶心/呕吐
  需静脉用药镇痛的剧烈疼痛
  尿外渗
  高钙危象

相对适应证
  门诊病人伴随其他严重疾病
  严重尿路阻塞
  白细胞增多症
  结石
  孤立肾/先天性肾病
  社会心理因素

疗肾结石效果佳，清除率大于85%。在使用输尿管镜将上段输尿管结石送至更接近近端的位置后，再行体外冲击波碎石，清除上段输尿管结石的成功率高。经皮肾镜取石术是从皮肤到集合通道建立一条通路，用于直接从肾盂取出那些太大，或ECSWL无法直接从肾盂中取出的结石。对于其他技术无效或疗效差的结石，可通过手术取出。

膀胱结石

尽管尿路结石通常都是在肾内形成的，但也有一部分在膀胱内形成。膀胱结石的成分不同于肾结石。在美国，膀胱结石基本上都是在老年男性中检出，常是其他尿路疾病的并发症。最常见的原因是尿素分解细菌感染膀胱内残留的尿液，另一个常见的原因是留置导尿管。还有导致膀胱结石形成的异常因素有：膀胱颈阻塞（仅次于前列腺增生），神经源性膀胱功能障碍，膀胱憩室，放射性损伤和血吸虫病等。

临床表现主要有排尿疼痛和血尿。患者可能主诉尿线突然中断，这强烈提示膀胱结石间歇性阻塞膀胱排尿。50%以上的患者有尿频、尿急、尿痛等症状，尿路感染很常见。因为体征很少，体格检查辅助诊断的意义不大，直肠检查可提示前列腺增大或前列腺恶性肿瘤。膀胱括约肌肌张力下降可提示神经源性膀胱功能障碍。尿液分析可发现脓尿、菌尿和血尿。盆腔平片可显示50%病例的膀胱结石。增强扫描可提示上尿路阻塞性改变或膀胱憩室。超声检查诊断膀胱结石也很有用。

急性阴囊痛

概述

到急诊就诊的许多单独的疾病都可引起阴囊痛，而睾丸扭转这种引起阴囊痛的常见病，必须立即识别、治疗和急诊手术治疗，所以，对这些病例，急诊必须明确引起阴囊痛的病因。其他引起阴囊痛的疾病如附睾炎、良性肿瘤或者睾丸附件扭转等需侵入性治疗及时间依赖性治疗较少，一般予抗生素治疗或实时监测即可。

疾病原理

解剖结构

了解睾丸的标志对明确急性阴囊肿块的特点是非常重要的。图97-8显示阴囊和睾丸的正常解剖结构。正常阴囊一般较对称，两侧睾丸体积和大小相似。通常左侧睾丸高于右侧，因为左侧睾丸血液回流入管腔较大、压力较低的腔静脉，而右侧睾丸血液回流入管腔相对较小、压力相对较大的肾静脉。正常睾丸在垂直面上稍向前倾，附睾位于睾丸外侧上极的上方。

体格检查

检查睾丸时需记录睾丸触诊时任何的压痛，大小

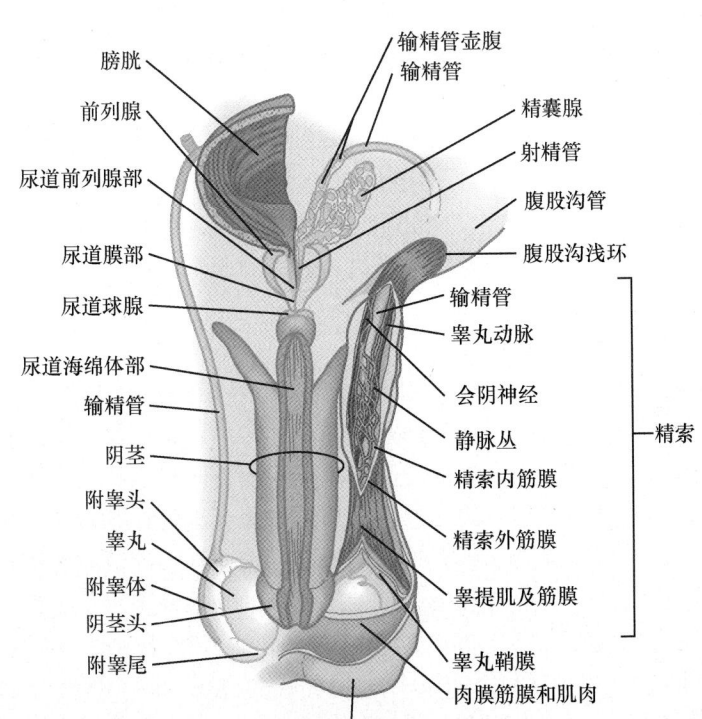

图97-8 男性生殖系统（睾丸、附睾、输精管以及生殖腺等）。(From Seeley RR, et al [eds]: Anatomy and Physiology, 1st ed. New York, McGraw-Hill, 1989.)

的差异，睾丸标志的缺失或变色。附睾位于睾丸的后外侧，触诊质地柔软、无压痛。提睾反射是指通过抚摸或捏大腿的内侧，使同侧睾丸抬高超过 0.5 厘米的一个正常生理反射的证据。50% 小于 30 个月的男性婴儿中这种反射通常是缺失的[53]。

鉴别诊断

睾丸扭转、附睾炎、睾丸附件扭转、睾丸肿瘤和疝气都可引起急性阴囊痛。睾丸扭转是最重要的须尽快识别的病因，因为任何延迟治疗都可能增加睾丸坏死和不育的风险。

特定病种

睾丸扭转

概述

因阴囊痛到急诊就诊的患者中，约 16%～42% 是睾丸扭转[54-56]。它是青春期前男孩急性阴囊痛的最常见原因，其发病高峰期是出生至一周岁内。其第二个发病高峰是青春期，因为此期的睾丸体积迅速增加，易致睾丸扭转。睾丸扭转也可发生在成年期，一项回顾性的研究显示，在 44 例睾丸扭转患者中，其中 17 人年龄大于 21 岁[58]。易患因素有：既往有睾丸横位，阴囊内精索过长，隐睾史[59]。

疾病原理

睾丸在鞘膜内或外的病变可导致精索扭曲和睾丸血供减少。提睾肌围绕着精索，正常情况下，提睾肌收缩时不会使睾丸发生旋转。

但相对于睾丸扭转的病人，解剖缺陷使鞘膜突入睾丸以上部位，包绕附睾和远端精索，当提睾肌在这个异常的阴囊内收缩时，睾丸在阴囊内活动空间增大，睾丸围绕精索发生扭转。睾丸的运动如同钟摆中的摆锤，因此称此现象为"睾丸钟摆畸形"。与此相反，鞘膜外解剖变异几乎只发生于新生儿，因为睾丸位于鞘膜外而易发生扭转。新生儿的睾丸扭转往往是先天性的，而且即使在出生时发现也无法救治[60]。

睾丸创伤也可引起睾丸扭转，有文献报道称车祸伤、骑跨伤、运动损伤等可并发睾丸扭转。在这些情况下，睾丸扭转的症状往往被错误地归结于外伤，因而延误诊断，从而导致只有 40% 因腹股沟损伤出现睾丸扭转的病人得到了挽救睾丸的治疗[61]。为避免切除睾丸，对于任何创伤引起的、持续时间超过 1 小时的阴囊痛，需高度怀疑合并有睾丸扭转的可能。

因为睾丸围绕精索扭曲，最初使静脉回流受阻，持续扭转使动脉血供阻塞，最终导致睾丸缺血坏死。随着精索扭转的程度增加，缺血程度加重，睾丸加速梗死。不幸的是，目前仍无任何方法可评估睾丸扭转的程度和发生迅速缺血坏死的可能性。循环阻塞时间也影响挽救睾丸的能力。在睾丸扭转 6h 内识别并治疗，约 80%～100% 可保住睾丸，然而如症状持续时间≥24h，基本上将切除睾丸[62]。

临床特征

患者常见主诉为突发性阴囊痛，可在睡眠时因疼痛而惊醒，或运动几小时后发生疼痛。疼痛出现在阴囊、下腹部或腹股沟区。通常病人于症状出现后大约 9.5 小时就诊，早于其他原因引起的急性阴囊痛[63]。29% 以上患者既往有类似的睾丸间歇性扭转引起的阴囊痛[64]。患者常伴随恶心、呕吐等症状。尽管既往没有睾丸扭转病史，可通过恶心、呕吐、发热、排尿症状、外伤史等鉴别睾丸扭转和其他引起阴囊痛的疾病，如表 97-6 所示。

体格检查比病史更有助于确定睾丸扭转。最常见的发现是：几乎 100% 的年龄为 30 个月以上的睾丸扭转患者的提睾反射消失[57]。一项回顾性研究 245 例阴囊肿胀患者的资料表明，没有一例提睾反射正常的患者出现睾丸扭转[65]。该体征也有相对的特异性，因为大部分其他原因引起阴囊痛的患者有完整的提睾反射。此外，由于精索扭转的同时，长度也缩短了，睾丸扭转患者经常有一个触痛、固定、高于健侧的睾丸。扭转亦可使睾丸转为横位，附睾不再位于阴囊的后方。

通常，由于患者的阴囊肿胀、触痛，完成全套的阴囊体格检查是不可能的，而在 24h 后，因为许多上述症状和体征消失，体格检查对疾病诊断意义不大[66]。尽管体格检查存在局限性，任何病人只要出现突发性的阴囊痛及任何上述体检发现，首先应考虑患者可能有睾丸扭转，直至最终证实为其他疾病。

诊断

病史和体征强烈提示睾丸扭转者需立即手术治疗。如果诊断是模棱两可的，可以进行辅助检查以确定疼痛的原因。虽然附睾炎与提示感染的尿液分析结果一致，这些结果也可能会出现在扭转和继发尿路感染的患者中。同样的，全血细胞计数亦无法鉴别睾丸扭转和引起急性阴囊痛的其他病因。

超声检查是一项很好的检查，其敏感性为 88%～100%，特异性达 90%[67]。嘱患者仰卧，首先用 7～10mHz 的高频探头检查无症状侧的睾丸，然

表 97-6　引起急性阴囊痛疾病的临床表现

表现	睾丸扭转	附睾附属物扭转	附睾炎
年龄	<1岁，青春期	7～14岁	成人
持续时间	数小时	1～2天	数天至数周
疼痛部位	整个睾丸	睾丸上部	附睾
全身症状	呕吐	无	发热
提睾反射	无	正常	正常
脓尿	无	无	有
超声检查	广范围低回声 睾丸不对称 血流减少	局部低回声区 睾丸对称 血流正常	附睾区低回声 睾丸对称 血流增加
治疗	手术	对症支持	抗生素

注意：急性阴囊病患者的任何单一的表现都不能作为鉴别睾丸扭转和其他疾病的决定性支持点，一旦诊断睾丸扭转，必须立即进行泌尿外科会诊。

后确定视图和测量血液流动的最佳设置。与健侧相比，典型的扭转睾丸增大且有低回声区，如图97-9示。早期由于仍有血供，且扭转间歇性发作，超声检查可能为假阴性。此时检查精索是否扭曲，而不是检查睾丸，可降低假阴性率[68]。彩色多普勒技术可通过显示受损睾丸内血液量的减低，使超声检查的特异性达100%。但由于青春期前男性睾丸内生理血流量低，多普勒很难判断年轻儿童的情况。然而，正常睾丸在没有扭转时仍应是对称的。

彩色多普勒超声检查是一种便宜、快速的适宜急诊配备的检查[69,70]。它有助于帮助在病史和体格检查模棱两可的病例中发现睾丸扭转，但它没有足够的敏感性来排除睾丸扭转，泌尿科医生必须评估任何病史和体格检查疑似睾丸扭转但超声检查阴性的患者。而且，超声检查不会延误泌尿科医生对任何可能有睾丸扭转患者的病情评估。

同位素扫描较超声检查的敏感性更高，但更费时，因此不适用于急诊科。

处理

高度怀疑睾丸扭转时，第一步要处理的是立即请泌尿科医生会诊。精索扭曲的时间越长，保住睾丸的可能性越小。在症状开始发生的6h以内，90%扭转的睾丸可保住，但超过24h者100%保不住[62]。会诊后，应建立静脉通道，全身镇痛或支配精索的局部神经阻滞。接着可使用下面方法进行手法复位：嘱患者仰卧，术者站于患者足侧，旋转患侧睾丸使其偏离中线，就像翻书一样。一旦复位成功，症状立即减轻。大多数研究显示：手法复位可使约26%扭转睾丸解旋，也有研究称成功率可高达80%[71]。对于高度怀疑睾丸扭转的患者，因为部分患者的扭转角度可达720°，所以，如最初手法解旋操作无法缓解症状时，需进行再次360°的手法解旋。不论手法复位解旋的效果如何，患者都需外科医生对其病情进行评估。此外，不管是做哪种检查或手法复位，决不能延误泌尿外科医师对患者的评估。

安置

快速诊断睾丸扭转是基本功，必要时，应行紧急手术探查阴囊和双侧睾丸。虽然因为患者就诊时间延误而被切除睾丸是非常常见的。但是，临床上仍有几乎30%的没能保住睾丸的病例是由于误诊，13%的患者在恰当的诊断明确后治疗仍被延误[64,72]。

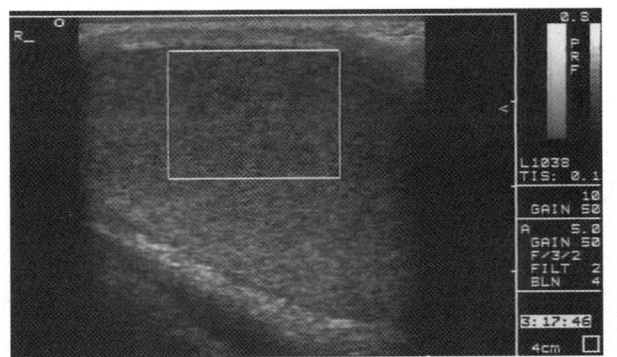

图97-9　睾丸扭转患者的彩色多普勒超声检查示睾丸中无血流通过。（From Blaivas M, Brannam L: Testicular ultrasound. In Rosen C, Wolfe R [eds]: Ultrasound in Emergency Medicine. Emerg Med Clin North Am 22：730, 2004 [Figure 7]．）

睾丸附件扭转

概述

在一个正常的阴囊中也有一些残留附件可发生扭转后缺血，表现为阴囊痛。此病程好发于7~14岁男性，平均年龄为10岁。在回顾性研究中发现，睾丸附件扭转可和睾丸扭转一样，是引起急性阴囊痛急症的最常见疾病，仅次于睾丸扭转。睾丸附件扭转后缺血亦可表现为阴囊痛，但此时睾丸不受影响[73]。

疾病原理

92%男性有睾丸附件，由副中肾管旁发育而来，位于睾丸上方，在睾丸和附睾之间。23%男性有附睾附件，由中肾管发育而来，典型者位于附睾头部，也是睾丸附件的第二个最常见的组成部分，如图97-10示。因这些附件均有蒂，使其容易发生扭转。附件在发生因扭转导致的缺血数天后，开始出现坏死，最终被吸收。但附件的缺失对生育和周围组织结构无任何影响。

临床特征

和睾丸扭转的患者一样，睾丸附件扭转的患者也出现阴囊痛，但症状较轻，且呈渐进性，患者一般于症状出现48h以后才至急诊就诊[63]。不同于睾丸扭转的患者，其痛点经常可以局限于睾丸上的一点，这些患者很少出现恶心、呕吐、排尿异常等症状或既往有类似疼痛史。

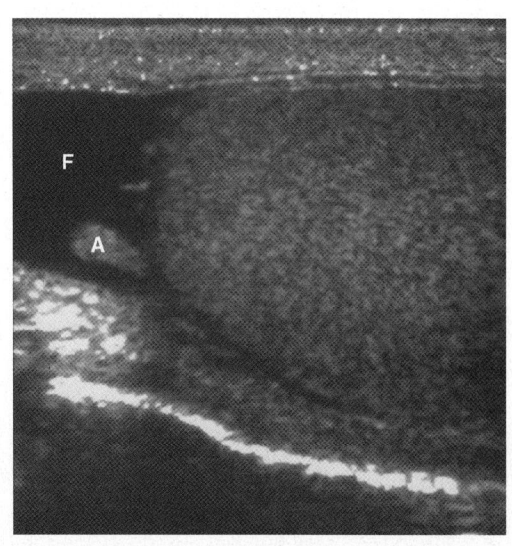

图97-10　超声检查见睾丸附件被积水包围在阴囊中。(From Blaivas M, Brannam L: Testicular ultrasound. In Rosen C, Wolfe R [eds]: Ultrasound in Emergency Medicine. Emerg Med Clin North Am 22: 729, 2004 [Figure 6].)

体格检查时，睾丸附件扭转者可在睾丸顶端触及一坚硬、触痛、2~3mm的结节。与睾丸扭转不同，整个睾丸无触痛。睾丸大小无变化，附睾仍位于后方。典型的提睾反射不受影响。在透视检查中，缺血的附件部位表现为一个蓝点，尽管这对睾丸附件扭转的特异性很高，但该征象只在10%的病人中发现[73]。当病程中形成一种反应性鞘膜积液时，可掩盖睾丸附件扭转的体检结果。

诊断

尿液分析不能提示感染证据，超声检查可见睾丸附件有低回声区。当附件肿大时，可于横轴位查见由肿大的附件、附睾、睾丸组成的"米老鼠"征。多普勒彩超和核闪烁扫描是有效的检查方法，能显示正常血流到增强血流以及累及的附件和对称的睾丸。

鉴别诊断

在确诊睾丸附件扭转之前，需认真考虑并排除睾丸扭转、附睾炎、睾丸肿瘤等疾病。

处理与安置

排除睾丸扭转后，通常无需手术切除睾丸附件，对症支持治疗即可，其中包括阴囊支持固定，冰敷，使用非甾体类抗炎药，7~10天症状缓解。外科切除用于不能控制的疼痛。

附睾炎

概述

附睾炎是阴囊内感染的最常见疾病，可见于4个月到76岁的男性，但近一半以上病例为20~29岁的年轻男性[74]。如不治疗，可并发睾丸炎和睾丸脓肿，极少数可致脓毒血症。

疾病原理

附睾是一个紧贴睾丸后缘、紧密盘绕的管状区，成熟的精子进入输精管之前暂时储存于附睾内。当病原体沿着输精管逆行向上时，可致附睾感染。累及睾丸时，由于睾丸充血和炎症反应，可致睾丸水肿。附睾炎治愈后一般无后遗症，但若其周围的睾丸输出小管发生纤维化可引起附睾管堵塞，导致不育风险增加。

病理生理

特殊微生物的感染源于患者的性活动。尽管文献报道35岁以下的男性较易感染沙眼衣原体和淋病奈瑟球菌，但所有有性生活的男性，无论年龄大小，都有可能患这些微生物感染的附睾炎。只是沙眼衣原体感染更常见，占35岁以下男性感染的47%，而淋病奈瑟球菌检出率只有20%[75]。附睾炎患者体内可发现解脲支原体，尽管还不清楚此微生物是否是致病菌[76]。其他如二期梅毒患者可扩散至附睾引起附睾炎，同性恋患者肛交时大肠埃希菌可引起性交传播的附睾炎[75]。

大于35岁的患者中，各种尿道定植菌是引起附睾炎的主要病原体，其中又以大肠埃希菌为主，约占32%～55%[74,77]。绿脓杆菌和变形杆菌也可感染附睾引起附睾炎，此外，尽管很少，在工业国家，还是有结核分枝杆菌致附睾炎。真菌及其他机会致病菌亦可引起一些免疫抑制患者出现附睾炎。

与年轻人不同，老年男性附睾炎的主要原因是尿路疾病引起附睾感染。曾有报道指出，56%大于60岁的老年附睾炎患者患有下尿道阻塞[78]。近期泌尿生殖系侵入性治疗也是另一个老年人易患附睾炎的原因，这包括可能引起医源性精索和附睾感染的疝气修复术。急性或慢性前列腺炎亦可增加附睾炎易患性。最后，还有一些专家认为导尿管的留置与附睾炎可能相关[76]。总之，上述因素促使老年患者在没有性生活后易患附睾炎。

附睾炎还可见于儿童，尽管在这个年龄段，由附睾炎引起的阴囊疼痛远远低于睾丸扭转引起的阴囊痛。附睾炎患儿常合并先天性泌尿生殖系统异常，从而导致他们反复发生感染[79]。

胺碘酮也可引起附睾炎，已有约20篇个案报道。有项研究提出，胺碘酮引起的附睾炎可能很普遍，3%～11%接受胺碘酮治疗的患者并发附睾炎[80]。其作用呈剂量依赖性，当患者以每天400mg/d或更大剂量持续服用时间≥4个月时，即可并发附睾炎[81]。胺碘酮在睾丸蓄积浓缩后，引起淋巴细胞浸润和附睾纤维化等炎性改变[82]，因与感染导致的附睾炎的机制不同，故无发热、脓尿、白细胞增多等表现[83]。

临床特征

附睾炎患者主要表现为渐进性的阴囊痛，因此他们的急诊就诊常在临床病程的后期，有别于睾丸扭转的突发剧痛。由于输精管的炎症，早期疼痛只在下腹部或侧腹部。在疾病的早期。合并性传播疾病（STD）的患者，有泌尿系统症状和尿道分泌物的为10%～30%，75%的患者有发热症状[84]。在病程的早期，触痛仅局限在附睾，但很快扩散到邻近的睾丸处，随着疾病进展，阴囊也开始出现水肿、红斑及明显的触痛。尽管Prehn征（抬高睾丸时，疼痛减轻）一直作为睾丸炎的标志体征，但其灵敏度及特异性都很低。同样，只有10%的性传播性病原菌感染的附睾炎在检查中可发现泌尿道分泌物[76]。因此，仅据上述症状及体征很难区分睾丸扭转和附睾炎。

诊断

50%～93%附睾炎患者的尿液分析可发现感染的证据，如脓细胞（每高倍镜下可见≥4个白细胞）[85]。当患者存在感染性传播疾病的风险时，需采集患者的尿道拭纸、尿标本，检查是否感染沙眼衣原体、淋病奈瑟球菌，必要时可使用具有极高敏感性的PCR或其他核酸扩增试验检测病原菌。文献报道中描述，睾丸活检亦可明确病因但不适用于急诊科。患者可出现白细胞升高，但特异性差，不能鉴别诊断附睾炎和睾丸扭转。

对诊断附睾炎和睾丸扭转模棱两可时，应在急诊实施睾丸超声检查。感染附睾增大伴低回声（图97-11），彩色多普勒超声发现受损睾丸血流增强。这些发现对诊断附睾炎的敏感性为70%，特异性为88%，能帮助我们鉴别诊断附睾炎和睾丸扭转[86]。

鉴别诊断

通常有三种阴囊内病变需与附睾炎鉴别：睾丸扭转、睾丸附件扭转、睾丸肿瘤。人们常易将睾丸扭转误诊为附睾炎而治疗不当，最终导致睾丸被切除。

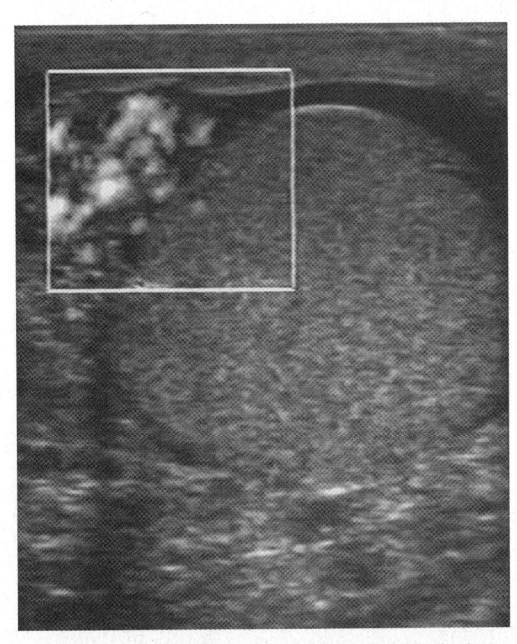

图97-11 超声检查示附睾增大，彩色多普勒超声检查示附睾内血流量增加，图像呈白色盒状。(From Blaivas M, Brannam L: Testicular ultrasound. In Rosen C and Wolfe R [eds]: Ultrasound in Emergency Medicine. Emerg Med Clin North Am 22: 741, 23, 2004 [Figure 23].)

治疗

经验性的抗生素治疗需根据患者的年龄、性生活史及任何既往泌尿生殖系侵入性治疗史选择用药（表97-7）。怀疑患者有性传播病原体相关感染时，可给予单次头孢曲松钠 250mg 肌内注射，考虑可能为淋病奈瑟球菌感染时，则可给予单次环丙沙星 400mg 口服。考虑为沙眼衣原体感染时可加用多西环素 100mg，口服，每天两次，疗程共 14 天。尽管尚未有研究证实该方案治疗衣原体感染引起的附睾炎有效，但普遍认为复合抗生素较单用阿奇霉素治疗单纯尿路感染效果更好[76]，因有一项研究发现，80% 附睾炎患者的性伴侣都有沙眼衣原体隐性感染，其中包括尿培养阴性者，因此尽管附睾炎患者的尿培养没有细菌再生长，其性伴侣也需选用合适的抗生素进行预防。[87]

针对致病菌为尿道定植菌群的患者，选用环丙沙星 500mg，一天两次，口服，常常疗效显著，80% 患者经过 14 天的正规治疗后症状得到改善[77]。而使用氧氟沙星 200mg，一天两次，口服，14 天疗程，不仅可以覆盖尿道定植菌群还可以覆盖性传播病原体，因此，当我们无法确定致病菌是尿道定植菌还是性传播病原体时可选用氧氟沙星。之后再根据尿培养结果调整治疗方案。除了选用合适的抗生素外，还需保证一般治疗和护理：卧床休息，阴囊护理，止痛，药物坐浴，局部冷敷。泌尿专科医师还可用丁哌卡因堵塞输精管以减轻疼痛。此方法也可以通过增加麻醉后输精管的血供来促进康复。患者出院后应于1周内到泌尿科随访治疗效果。

通常情况下，性传播病原体感染引起的附睾炎在治疗 2 周后，尿道正常菌感染引起的附睾炎在治疗 4 周后症状基本消失。老年患者较易发生并发症，发生率约 39%，主要为睾丸和阴囊脓肿，睾丸梗死及后期睾丸萎缩。虽然感染经常导致年轻患者的精子数目减少，但对远期生育能力的影响尚不清楚[76]。

安置

当患者出现全身中毒反应（如发热、寒战、恶心、呕吐等）和附睾炎急性并发症时，须立即住院静脉输注抗生素治疗。急诊出院的患者需 1 周内复诊以确保其症状消失。若感染范围扩大，阴囊持续水肿，睾丸持续疼痛，阴囊壁固定，提示门诊治疗失败，需住院治疗和泌尿科医师对患者病情进行详细评估以排除睾丸扭转或者阴囊脓肿。

睾丸肿瘤

概述

虽然睾丸肿瘤是年轻男性最常见的肿瘤，但仅占所有男性恶性肿瘤的 1%，好发于白种人，不育者。在下降或非下降隐睾症患者中的发病率也会增高。许多简单的分类方法可对睾丸肿瘤进行分类，通常 95% 的肿瘤为生殖细胞肿瘤，其中精原细胞肿瘤与非精原细胞肿瘤又各占 50%，包括：畸胎瘤、绒毛膜上皮细胞瘤、卵黄囊肿瘤。而其他的 5% 睾丸肿瘤为性索间质肿瘤，疾病的进展及预后受肿瘤类型和患者年龄的共同影响。

临床特征

与附睾炎和睾丸扭转不同，睾丸肿瘤患者的典型症状为无痛性睾丸肿块，当出现疼痛时，常常是由于肿瘤长大后推压不易弯曲的白膜引起急性出血，疼痛的出现常与睾丸肿瘤的常规症状不相符。因此，在这些病例中，在诊断睾丸恶性肿瘤前，需排除附睾炎和睾丸扭转的可能。肿瘤患者可能只表现出既往没有诊断出的睾丸肿瘤转移部位相关的症状，15% 患者在确诊时肿瘤已经有周围淋巴结的转移，5% 患者肿瘤已有腹腔或盆腔转移。

诊断

所有有阴囊包块的患者都应行阴囊超声检查。此检查可探查到并行的鞘膜积液或均一的低回声病变区。尽管对分期有帮助，但只有当患者有胸部和腹部症状时，才行急诊 CT 检查。尿液检查通常正常。

治疗

疑诊为睾丸肿瘤时需立即进行泌尿科专科治疗，

表 97-7　附睾炎的治疗

可选药物	剂量用法	备选方案
性传播病原体所致附睾炎	头孢曲松 250mg IM	环丙沙星，500mg 口服
	多西环素 500mg qid 10 天	
	四环素 500mg qid 10 天	
非性传播病原体所致附睾炎*	TMP-SMX 2 倍口服剂量（320~1600mg），bid 14 天	环丙沙星，500mg 口服，bid，14 天 氧氟沙星，400mg 口服，bid，14 天

* 根据尿培养结果调整用药。

可能需要睾丸全切除术结合精索高位结扎术，因为精原细胞瘤对放射治疗敏感，睾丸全切除术联合放射治疗对疾病早期疗效很好。有任何全身症状的患者都需接受住院治疗。

睾丸炎

概述

睾丸炎是一种罕见的急性睾丸感染，好发于青春期前的男孩，多为病毒感染，如腮腺炎是引起睾丸炎的主要原因。20%青春期前期腮腺炎患者合并睾丸炎，但几乎所有的青春期后期腮腺炎患者很少出现睾丸炎。睾丸炎似乎出现在腮腺炎发病后的数天。由于睾丸有相对较高的抗细菌感染能力，因此细菌性睾丸炎多由附睾局部的细菌扩散所引起，最常见的病原菌是：淋病奈瑟菌、沙眼衣原体、大肠埃希菌、克雷白杆菌、铜绿假单胞菌等。这些病原菌能引起成年男性以及超过50岁的合并前列腺肥大的老年男性出现睾丸感染。

临床特征

细菌性睾丸炎患者通常有发热和阴囊疼痛，其他常见的全身症状和体征，包括恶心、呕吐、肌肉疼痛和全身乏力。大约70%的细菌性睾丸炎患者为单侧，受感染的一侧睾丸和阴囊有肿胀、触痛、红斑。病毒性睾丸炎患者症状往往于腮腺炎发病4~6天后出现，主要为睾丸肿胀、疼痛。尽管整个病程可无腮腺炎发病，疾病进程及表现各异，但基本上发病4~5天就能确诊。超过50%合并腮腺炎的睾丸炎患者可能有睾丸萎缩，但很少影响生育能力。

诊断

对所有阴囊痛的患者，首先需排除是否存在睾丸扭转。若患者之前有明确的基于临床表现和疾病病程演变确诊的腮腺炎性睾丸炎，无需再行其他检查。而其他病人，则需进行尿液分析及尿培养。对于不能明确诊断的患者还需行彩色多普勒超声检查以鉴别是否为睾丸扭转或继发的附睾炎。

处理

有性生活史的患者，应使用可覆盖感染淋病奈瑟菌和沙眼衣原体所致附睾炎的头孢曲松和多西环素。氟喹诺酮类药物能很好地覆盖革兰阴性菌，适用于老年患者。而病毒性睾丸炎仅需要支持治疗。所有睾丸炎患者都应做好阴囊局部护理（如附睾炎中所述）。患者出现持续性剧烈疼痛、高热或全身症状时需住院治疗和肠道外使用抗生素。

腹股沟疝和急性鞘膜积液

腹股沟疝和急性鞘膜积液都可引起阴囊肿块，需要进行鉴别诊断，经过仔细的体格检查，这些疾病的临床特征易被识别。

急性尿潴留

概述

急性尿潴留（Acute urinary retention，AUR）是指尿液突然无法自主排出，与无尿的区别在于后者是肾无法产生尿液，而前者是肾功能正常而无法将尿液排出，通常有膀胱功能异常。随着年龄的增长，患急性尿潴留的概率增加：70~80岁男性患病率为10%，而80~90岁男性患病率达33%。尿潴留最常见的原因是阻塞，但也有框97-5所示的另一些病理改变可引起尿潴留，如女性经常憋尿导致膀胱无张力。年轻急性尿潴留患者可能合并基础的神经系统病变。

急诊尿潴留最常见的原因是尿道近膀胱起始段梗阻，前列腺肥大（BPH）是男性尿潴留常见原因，占总数的53%[89]。肥大的前列腺和α-肾上腺素能受体张力增加所致的前尿路受压，都将使尿液排出受阻[90]。前列腺肿瘤与BPH有类似机制，也可阻断尿道，70%此类患者有急性尿潴留。25%急诊就诊的尿潴留患者患前列腺癌，且常常此肿瘤既往未被诊断[91]。创伤后使用Foley尿管导尿、膀胱镜检查、既往感染史或放射治疗等均可引起尿道狭窄，导致尿液排出障碍。另有一些不常见的因素，如包茎（无法上翻包皮露出阴茎头）和嵌顿（上翻包皮不能复位，引起阴茎头水肿）亦可引起急性尿潴留。

导致女性急性梗阻性尿潴留的最常见原因是盆腔肿瘤和盆腔脏器脱垂，如膀胱、直肠、子宫等。这些组织压迫尿道，导致急性尿潴留。不论是男性还是女性，膀胱肿瘤、粪块嵌塞、消化道肿瘤、异物、结石等都可导致尿流梗阻。最后，先天性后尿道瓣膜病是儿童最常见的急性尿潴留原因。

感染也可以导致急性尿潴留，而且必须注意鉴别诊断，因为留置导尿管可缓解尿潴留但不会改善基础感染的情况，常见感染疾病是急性前列腺炎，最常见的引起前列腺炎的病原菌为大肠埃希菌和铜绿假单胞菌，前列腺肥大或其他前列腺疾病可引起前列腺水肿导致急性尿潴留。同样，性传播病原体感染或尿路感染引起的尿道炎也可引起尿道阻塞。女性的阴道炎也可引起尿道水肿，导致急性尿潴留。Elsberg综合征

框 97-5	急性尿潴留的原因

阴茎疾病
　　包茎
　　嵌顿
　　尿道口狭窄
　　异物压迫

尿道疾病
　　肿瘤
　　异物
　　结石
　　重症尿道炎
　　尿道缩窄
　　女性尿道口狭窄
　　血肿

前列腺疾病
　　前列腺肥大
　　前列腺癌
　　重症前列腺炎
　　膀胱颈痉挛
　　前列腺梗死

神经源性疾病
运动性麻痹
　　脊髓休克
　　脊髓综合征

感觉性麻痹
　　运动共济失调
　　糖尿病
　　多发性硬化
　　脊髓空洞综合征
　　脊髓综合征
　　带状疱疹

药物
　　抗组胺药
　　抗胆碱能药
　　解痉剂
　　三环类抗抑郁药
　　α-肾上腺素受体激动剂
　　　治疗感冒药
　　　麻黄碱衍生药物
　　　苯丙胺

心理因素
　　因有压力不愿排尿，如懒惰膀胱综合征

From Sacknoff EJ, Dretler SP: Urologic emergencies. In Wilkins E (ed): MCH Textbook of Emergency Medicine. Baltimore, Williams & Wilkins, 1978.

的患者因为生殖器疱疹累及骶神经导致急性尿潴留[92]。最后，小儿的尿路感染可导致小儿因尿痛而不愿意排尿，最终出现尿潴留。

药物也可引起急性尿潴留，如抗胆碱能药物直接抑制逼尿肌收缩，拟交感神经药物使前列腺内的α-肾上腺素能神经张力增高，同样，非甾体类抗炎药通过抑制前列腺素对逼尿肌的兴奋作用，引起排尿困难导致尿潴留[93]。

尽管在老年急性尿潴留患者中并不常见，但神经病变也是重要病因之一。多发性硬化、外伤、帕金森病、肿瘤、脑卒中等可导致脊髓和脊髓灰质受损，从而使骶神经丛的排尿中枢功能缺失，上运动神经元病变，导致膀胱痉挛。下运动神经元功能缺失可出现脊神经S1以下的病变所致的膀胱弛缓，此病变通常伴发于脊髓肿瘤、硬膜外脓肿、脊髓创伤、吉兰-巴雷综合征、脊髓侧索硬化、多发性硬化周围神经病变也可导致尿潴留。糖尿病周围神经病变是最常见的周围神经损伤，而且45%的糖尿病患者都有[94]此病变。

如框97-5所示，已认识到还有许多其他因素也可引起急性尿潴留。其中包括：椎间盘突出、近期手术、心理性因素。但因上述疾病于急诊就诊者很少，心理性尿潴留也很少，需在泌尿科医生完成相关检查评估膀胱功能后，作为一种排除性诊断考虑。

临床表现

如表97-8所示，引起急性尿潴留的潜在原因很多，但通过询问病史及体格检查可缩小鉴别诊断范围。尿潴留患者可表现为由于膀胱扩张导致的侧腹部疼痛，膀胱区压痛如框97-6中所示。如病变靠近膀胱，患者的疼痛常在侧腹部，而病变离膀胱较远，则疼痛可放射至阴囊或阴唇。与此相反，缓慢进展或慢性阻塞的患者通常年龄较大，伴多种合并症，表现为几乎没有疼痛的溢出性尿失禁。

一旦尿路梗阻是急性尿潴留的原因，病人经常有多次尿潴留的既往史，除了这个病史，前列腺增生症的患者可有尿频、尿急、排尿延迟、夜尿、尿线变细、排尿无力和排尿不尽、尿末滴沥的感觉等。前列腺增大，坚硬，无结节。触诊前列腺正常并不能排除前列腺增生。前列腺癌患者亦可有上述表现，但常伴随有体重减轻、骨痛及其他持续性症状与体征，此类患者的前列腺增大，呈结节状。男性检查阴茎很重要，因为包茎和嵌顿包茎可提示包皮未回缩的阴茎水肿。女性尿道梗阻时，主要表现为与尿潴留相关的盆腔疼痛和膀胱张力增加。盆腔检查可识别膀胱脱垂、直肠脱垂或子宫脱垂和卵巢或子宫增大。

合并尿路感染患者的症状有尿痛、尿频、尿急、

表97-8 急性尿潴留的临床表现及诊断

病因	病史	体格检查	诊断依据*
前列腺肥大	尿频、尿急、排尿困难	前列腺增大、固着	尿沉渣
前列腺癌	尿频、尿急、排尿困难、全身症状	前列腺增大、固着，前列腺小结节	尿沉渣
包茎/包皮过长	阴茎痛	嵌顿包茎，阴茎水肿	临床表现
前列腺炎	尿痛、尿急、尿频、发热、寒战	局部温度升高、触痛、前列腺饱满或有波动感、阴茎分泌物增多	尿沉渣、尿培养
尿道炎/外阴阴道炎	尿痛、尿频、尿急、瘙痒	分泌物增多	尿沉渣、尿培养、尿道分泌物和宫颈刮片培养
盆腔肿瘤	盆腔痛	直肠、膀胱、子宫脱垂	尿沉渣、超声、CT
神经源性膀胱功能障碍	其他神经源性不适	神经调控缺陷	尿沉渣

*在急诊科，通过询问病史及查体，可初步判断出引起尿潴留的原因，再对应上表做相关检查以确诊。

框97-6 尿潴留症状

阻塞症状
排尿延迟
排尿费力
尿线无力、细小
尿线中断
排尿不尽
尿潴留前期症状

刺激症状
尿频
尿急
尿痛
夜尿或尿失禁

Modified from Lapides J: Fundamentals of Urology. Philadelphia, WB Saunders, 1976.

血尿、发热、寒战、侧腹痛。急性前列腺炎患者还伴有阴茎分泌物增多、前列腺触痛、湿热。尽管阻塞，患者仍可排出少量尿液。外阴阴道炎和尿道炎的患者还有阴道排泄物增多和瘙痒。

神经源性急性尿潴留患者一般都有神经疾病病史，需全面的神经系统检查，评估与膀胱是同一神经支配的双下肢肌力、感觉和神经反射。还需评估球状海绵体肌反射、肛门反射、括约肌肌张力、会阴敏感度的功能。

诊断

对于急性尿潴留患者，急诊必须做的检查只有放置尿管和尿液分析检查，尿液分析可提示感染与否。

血尿可能与感染、肿瘤、结石等相关，血尿患者需随访，因为出血可能仅仅只是单纯的前列腺梗阻，但也可能是严重的情况，如前列腺肿瘤，只有当怀疑肾器质性损害或肾积水时需行基础血生化检查以评估肾功能。

当有证据提示患者可能伴发感染或神经功能缺失时，需行影像学检查。肾和膀胱超声检查可发现任何阻塞、肾盂积水及其他上尿道疾病，盆腔超声检查和CT扫描可明确有无包块或恶性肿瘤导致梗阻，脊柱MRI可判断有无椎间盘突出、脊髓束受压、马尾神经受损综合征。膀胱镜检查和逆行性膀胱尿道造影可描述下尿道情况，常用于门诊病人。

文献中还报道了许多其他的检查方法，但对急诊处理急性尿潴留患者的诊治帮助不大。前列腺抗原（Prostate-specific antigen，PSA）水平在尿潴留时可升高，因此，PSA对鉴别肿瘤和其他原因引起的尿潴留的意义不大。同样，静脉肾盂造影在急诊科的使用意义也不大。

处理

应立即插入14～18F的尿管减轻膀胱压力，若无法插入，则应尝试改用弯头导尿管，以弯曲前端更容易地通过梗阻部位。如果上述方法都不成功，除非急诊科医护人员能很好地使用尿道线性探条，跟随器和尿道金属探条，否则需立即请泌尿专科医生会诊，因为这些设备没有专门的技术培训可能在操作时引起严重的组织损伤。

当需要立即行膀胱减压而泌尿专科医生无法立即到达或者已经出现了尿道损伤时，应立即行耻骨弓上膀胱穿刺造瘘。在超声定位和无菌操作的前提下，于耻骨联合中线上 2 指宽的距离用 22 号脊髓穿刺针指向肛门进针，直到尿液流出时停止进针。若回抽针筒为空气，提示针头进入肠腔内，缓慢退针头，将针头稍向上倾斜。一旦确认针已进入膀胱，于穿刺处皮肤作一个 1cm 长的切口，将耻骨弓上穿刺套管针插入膀胱，然后将导尿管通过套管针插入膀胱后，退出套管。若没有以上穿刺造瘘器械，可用中心静脉穿刺用具代替，选 12～18 英寸（1 英寸 = 25.4 厘米）的套管沿穿刺针插入膀胱，再退出穿刺针（图 97-12）。

并发症

导尿术后可并发尿道炎、膀胱炎、前列腺炎、菌血症、脓毒血症等，常见于留置导尿管患者和体弱的老年女性[91]。有报道称尿管留置可致梗阻去除后利尿和血尿。这些问题可能与膀胱减压过快有关，因此过去推荐逐渐减压以预防血尿、低血压或去除梗阻后利尿等并发症的发生。尽管膀胱排空过快可引起 2%～16% 的患者出现血尿，但没有报道发现此类出血引起严重不良后果[95]。同样，梗阻解除后多尿可引起一过性低血压，但对液体治疗有反应。膀胱去压过快的副反应很少，因此，所有的急性尿潴留患者都应立即进行快速、完全的膀胱减压。

慢性阻塞导致需积极治疗的失盐性肾病较罕见。留置导尿管后连续观察 4 小时尿量，若尿量大于 200ml/h 则患者需住院治疗，监测血压和血钠水平。

安置

在膀胱引流后，健康配合患者在安排泌尿科医生随访后，可带留置尿管离开急诊科，当并发感染，出现严重的并发症、肾功能损害、神经功能缺失或者有留置导尿管并发症时，应立即请泌尿科医生会诊并可能入院观察。

在离院期间，患者可能保留尿管，因而需作好对患者的有关导尿管护理的宣教工作。不预防性使用抗生素，因为虽然留置尿管患者经常出现菌尿，但常常是无临床症状的，且抗生素的使用可能仅仅只是促发细菌耐药性的产生。尽管留置导尿管不方便，且长期留置容易引起尿路感染、尿道损伤、结石形成、尿道狭窄等，但过早拔除则增加急性尿潴留复发的风险[96]。疑似前列腺增生的患者，如果尿液引流后未留置尿管，急性尿潴留复发率高达 70%[97]。导尿管留置 3 天者，复发率为 49%，导尿管留置 7 天者，复发率为 38%[98]。因此导尿管需留至门诊泌尿科医生复诊后再决定何时拔除。

有研究称，在插入导尿管后给予一定剂量的 α-肾上腺素受体阻断剂，如坦洛新，可提高拔除导尿管后的自主排尿能力[99]。但此类药物可能引起直立性低血压，尤其是老年患者，因此，必须在泌尿科医生或初级护理医师的指导下才能使用[91]。

血尿

概述

尽管血尿在急诊科常见，其特殊的基础疾病通常被发现。许多急诊就诊病例是无症状性的镜下血尿，常在常规体检的尿镜检或尿试纸中偶然被发现。血尿通常是一过性，且不是严重基础疾病的信号。经过常规的处理后，患者经常转为门诊评估，但即使通过实验室和影像检查评估，仍有 61% 的病人无法明确其血尿的原因[100]，少部分急诊病人主诉肉眼血尿。肉

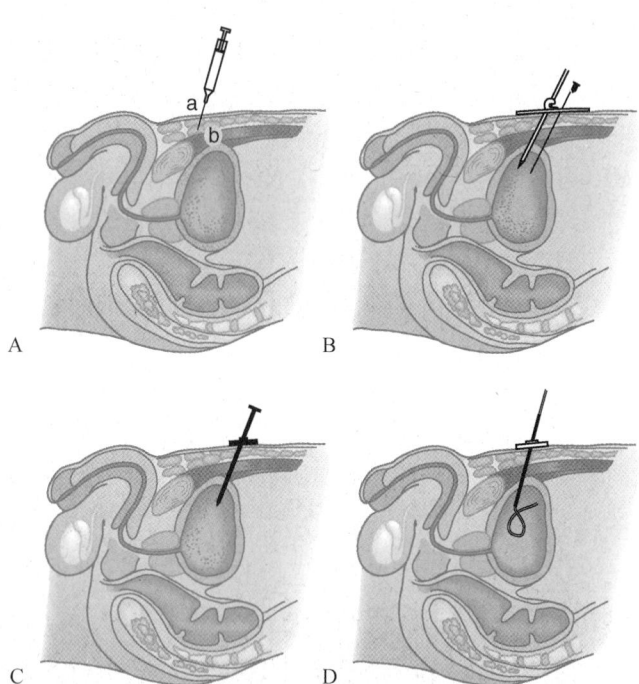

图 97-12 膀胱造瘘术置管 **A**，经套管针进行麻醉，形成皮丘（a）后，麻醉耻骨弓上神经束，包括腹直肌筋膜（b）。套管穿入过程中，边进针边推麻醉药，直至进入膀胱，以最大程度保证病人的舒适度。**B**，穿刺针穿刺入膀胱。在套管针进行膀胱定位的过程中，可能用到脊髓穿刺针。**C**，当套管针尖进入膀胱腔时，停止进针。**D**，引流管定位。当引流管到达膀胱腔时，再插入适当距离，以免膀胱充盈时引流管脱出。（From Robert JR, Hedges JR: Clinical Procedures in Emergency Medicine. Philadelphia, WB Saunders, 1985.）

眼血尿不同于镜下血尿，前者常为潜在恶性肿瘤的症状，尤其是老年患者患恶性肿瘤的风险更大。在年龄大于 60 岁的老年患者中，肉眼血尿提示男性患恶性肿瘤的阳性预测值为 22.1%，女性为 8.3%[101]。只要发现急诊病人有血尿，不论年龄大小、是否是肉眼血尿，都应仔细评估病情，排除威胁生命的疾病如恶性肿瘤和腹主动脉瘤的可能。

疾病原理

血尿可分两种：即镜下血尿和肉眼血尿。只要每升尿液中含血量超过 1ml，即可出现红色，称肉眼血尿。许多物质和反应可以使尿色变红，尿离心沉淀和镜检可区分真性和假阳性血尿。离心沉淀后，真性血尿的红色仅存在于尿沉渣中。相反，大多良性疾病尿液离心后，上清液呈红色，但镜检无红细胞，如框 97-7 所示。而红色上清液也可由一些病理改变，如肌红蛋白尿和血红蛋白尿引起，此上清液中含有亚铁红素和一种红色物质。

镜下血尿 是指镜检清亮尿液时，每高倍镜视野红细胞 >3～4 个。此高倍镜视野红细胞数量的标准是主观的，降低每高倍镜下红细胞数可降低特异性，但增加敏感性，因为混合疾病的高倍镜下红细胞数仅为 1 个。尿试纸可检测出每高倍镜下 1～2 个红细胞的血尿，其敏感性高达 91%～100%，但当精液混入尿液中或尿液呈碱性或浓缩时，可出现假阳性，其特异性降低[102,103]。此时尿试纸的阳性结果需结合尿液镜检结果确定。

泌尿生殖道的任何部位出血都可表现为血尿。上尿路或下尿路的感染、创伤、肾结石是引起血尿的最常见病因。许多严重的疾病如恶性肿瘤和血管病变（如腹主动脉瘤）也可引起血尿，注意鉴别排除。年龄大于 40 岁、吸烟、职业暴露（苯胺染料、联苯胺）、滥用镇痛药都增加发生恶性肿瘤的风险。当急诊发现尿路感染、结石等是引起血尿的原因后，还需嘱患者密切随访，因为合并这些高危因素的疾病常合并潜在的恶性肿瘤[104]。由肾小球肾炎和 IgA 肾病或肾炎引起的肾小球病变是上尿路出血引起血尿的常见原因。引起血尿的常见原因可按年龄和性别进一步分类（框 97-8）。

偶尔，使用华法林、前列腺增生症（BPH）、运动也可引起血尿。过度使用抗凝药可导致尿中带血，但治疗性抗凝不会产生血尿。一项针对 243 例接受华法林治疗患者的前瞻性研究提示，治疗组和对照组的血尿发生率无明显差异[105]。同样的，前列腺增生症可导致前列腺的血管增加，但并不增加血尿发生的风

框 97-7	引起红色尿液（非血尿）的原因
非那吡啶	
呋喃妥因	
利福平	
氯奎宁	
羟氯喹	
碘	
溴化物	
食物色素	
甜菜根	
浆果类	
大黄	

框 97-8	不同年龄和性别患者出现血尿的常见病因

0～20 岁
急性肾小球肾炎
急性 UTI
先天性尿路堵塞

20～40 岁
急性 UTI
膀胱癌
尿结石

40～60 岁
女性
急性 UTI
膀胱癌
尿结石

男性
急性 UTI
膀胱癌
尿结石

60 岁以上
女性
急性 UTI
膀胱癌

男性
急性 UTI
前列腺肥大
膀胱癌

UTI，泌尿系感染。
From Restrepo NC, Carey PO: Evaluating hematuria in adults. Am Fam Physician 40: 149, 1989.
Modified from Gillenwater JY (ed): Adult and Pediatric Urology. St. Louis, Mosby, 1987.

险。高强度的运动可导致一过性的临床上无不良后果的血尿。但也可能是高强度运动引起的泌尿生殖道损伤,尤其是运动后血尿持续72小时以上者[106]。因为使用华法林、前列腺增生、高强度运动都不会直接引起持续性的血尿,所以对存在上述诱因的患者需要进一步评估病情以和其他患者区别。

临床特征

根据血尿持续时间和性状可缩小鉴别诊断的范围,如表97-9所示。女性月经期间和月经期后周期性的血尿提示可能尿道内有异位的子宫内膜,肉眼血尿提示下尿道可能存在损伤,尿中有长血凝块,提示可能为肾后性尿道损伤,最后,尿中大量血凝块提示可能为肾恶性肿瘤。

还有一些病史信息也与血尿的特殊病因相关,如框97-9所示。通过详细询问病史可发现一些引起血尿的良性病因,如血尿与月经的关系、近期剧烈运动或性交及使用一些可使尿液变红色而无血液的物质(框97-7)。感染患者可主诉尿频、尿急、尿痛;尿结石和肾盂肾炎患者可有侧腹痛;IgA 肾病常继发于病毒性呼吸道感染后数天;而且,儿童链球菌感染后肾小球肾炎常于咽喉部或皮肤感染1~2周后出现。

体格检查可为疾病诊断提供重要依据。合并肾小球硬化时可能发生高血压;周围组织水肿提示有肾病综合征;房颤增加肾栓塞和肾梗死的可能性;腹部血管杂音可能与动静脉瘘有关;触诊腹部有肿块提示可能存在腹主动脉瘤;侧腹部痛和触痛可能与肾盂肾炎或肾结石相关;检查外生殖器可提供损伤和肿瘤的证据。

诊断

框97-9 血尿患者病史采集重点

- 排除假性血尿——药物、植物染料、色素
- 人为因素——孟乔森综合征、觅麻醉药物行为
- 出血素质者
- 血凝块——非肾性出血者;膀胱内大血块;上尿路细长的血块
- 肉眼血尿——运动、感染
- 肉眼血尿出现于排尿过程什么阶段——初始血尿(尿道起始段至尿生殖膈出血),全程血尿(膀胱或其以上尿路出血),终末血尿(膀胱颈或尿道前列腺部)
- 血尿伴疼痛——尿路感染或结石,肾乳头坏死,长血凝块,尿路阻塞,血尿-腰痛综合征,肾小球肾炎
- 泌尿生殖系统病史——侧腹部创伤或频繁疼痛;夜尿症;尿痛;既往有尿路结石病史;尿路感染或肾小管渗透性增加;阴道或阴茎排泄物增多;导尿管;性交
- 与月经周期有关——子宫内膜异位症
- 镰状细胞贫血
- 药物
- 全身症状——发热、皮疹、关节痛、体重减轻
- 感染病因——夜间盗汗,咽痛,脓疱病,近期拔牙或其他侵入性操作史,腹泻,地方性疾病如埃及血吸虫病
- 尿道癌的危险因素——年龄大于40岁,吸烟,滥用镇痛药物,盆腔放疗史,使用环磷酰胺,埃及血吸虫症,职业暴露于燃料和橡胶
- 家族史——血尿,肾病,镰状细胞贫血,耳聋,出血素质者
- 近期检测——测血压,尿液分析,血生化,静脉肾盂造影
- 孕妇——蛋白尿,妊娠性高血压

需收集所有血尿患者的清洁取样或导尿管的尿液标本,导尿操作本身可引起15%患者出现血尿,但出血量是微乎其微的。镜检每高倍镜下血红细胞数很少超过3个[107],但都要做尿镜检和尿试纸检查。感染引起的血尿,镜检时还可查见白细胞;肾小管病变尿中可查见蛋白和红细胞管型。有上述异常的患者,除了尿液分析,不需要再在急诊行进一步检查,应立即转到肾脏科。

相反,如框97-10所示,对任何肉眼血尿或患其他严重疾病高风险的急诊病人,在病人离开急诊科前需彻底评估,需评估其肾功能以排除肾功能不全进展期。尽管没有相关影像研究的明确共识,也需要给患者完成相关影像学检查。如果检查结果无法明确血尿的病因,应行腹部增强CT扫描或者肾脏超声检查。如考虑有单纯性结石的可能,应进行腹部CT平扫。CT扫描对结石、肿瘤和其他上尿路病变的敏感性高,但孕妇、肾功能不全及造影剂过敏者应禁止行该项检

表97-9 血尿出现的排尿时期决定病变部位

血尿出现的时间	病变部位
排尿初期	尿道
排尿中期	尿道口
	远端尿道
排尿期末	膀胱
	尿道前列腺部
全程排尿期	膀胱
	输尿管
	肾

查。有上述禁忌证者，可选择超声检查，尽管它对结石和小的肿瘤分辨率比 CT 低，也不能像静脉肾盂造影那样可识别膀胱和尿道损伤，但它也可以提供足够的肾图信息。当急诊超声检查或 CT 扫描结果无异常时，可让病人行静脉肾盂造影、膀胱镜检、血管造影等检查。

安置

40 岁以下，未合并其他严重疾病，且经过急诊科各项检查后无法找出镜下血尿原因的病人可出院继续治疗，但需门诊随访以明确血尿原因并治疗。另一方面，存在高危因素或者肉眼血尿患者需急诊行影像学检查，若进一步的检查结果是阴性，紧急门诊评估非常重要，因为1%老年患者早期初步评估阴性，但3~4年后发展为泌尿生殖道恶性肿瘤[108]。

框 97-10	血尿患者除尿液分析外需进一步检查的适应证
40 岁以上	
吸烟	
职业暴露	
滥用镇痛药物	
持续血尿	
腹痛	

本章参考文献请参见 http://pumpress.bjmu.edu.cn/eduservice/3419.html

第98章 急诊相关的妇科疾病

Carrie D. Tibbles

张硕 译 曹钰 校

概述

许多妇女是因盆腔疼痛或阴道流血于急诊就诊。排除妊娠的可能后，急诊评估的早期目标是识别非妊娠期妇女的几种常见急症，如需紧急处理的附件扭转、需门诊后续治疗的绝经后子宫出血等。多数病人的不适症状可缓解并得到心理支持。

本章重点介绍附件扭转、卵巢囊肿、异常子宫出血和提供紧急避孕。妊娠期妇女的阴道流血及盆腔疼痛、妇科感染将在其他章节讨论。

附件扭转

疾病原理

妇科急症中，附件扭转约占3%[1]。附件扭转可见于年轻女性[2]，越来越多地认识到附件扭转是绝经后妇女盆腔疼痛的病因之一，但最多见于生育期，因为在月经周期生理性黄体囊肿规律性长大[5]。典型的附件扭转是由于卵巢、输卵管连同血管蒂一起发生扭转[4]。多数患者（50%～80%）常合并卵巢肿瘤，尤其是良性肿瘤或伴有大而重的囊肿，常见于体外受精后出现卵巢过度刺激征及多囊卵巢的患者[1]。附件扭转也可能是妊娠的并发症[5,6]。正常的卵巢很少发生扭转[7]。右侧卵巢扭转稍多于左侧，原因尚不清楚，可能与乙状结肠在左侧有稳固作用有关[4]。发生附件扭转时，首先发生静脉及淋巴阻塞，随即出现卵巢充血水肿，进一步发展为局部缺血坏死，最终发生卵巢梗死[1]（彩图98-1）。同样也可能发生卵巢动静脉血栓形成[4]。如果在血栓形成前明确诊断，卵巢常常可保留，因为卵巢是子宫动脉及卵巢动脉双重血供，所以完全的动脉阻塞非常罕见[7]（彩图98-2）。

临床特征

确诊附件扭转常具有挑战性，因为患者常没有典型症状，即严重的急性一侧尖锐腹痛和恶心[5,6,8]。附件扭转的已知高危因素如卵巢包块或不孕症治疗史可以协助诊断[1]。但因临床表现多变且不明显，所以诊断很困难。在87个手术确诊的案例中，首诊漏诊案例接近一半。患者自诉持续性疼痛从数小时到数周不等，且几乎所有的患者都有腹部触痛及恶心。其他病例报告的结果也类似[2-4,6,8]。

诊断

实验室检查

对怀疑附件扭转的患者，除了妊娠实验排除异位妊娠外，没有特异的实验室检查对评估病人有帮助。

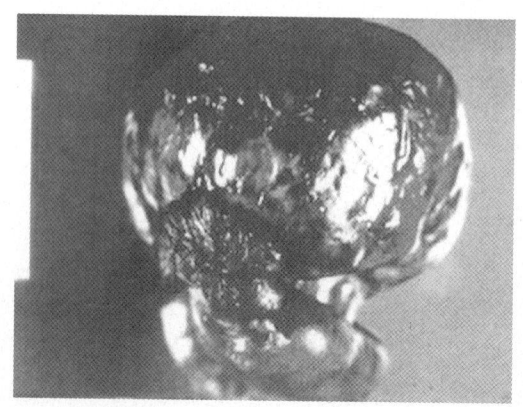

彩图98-1 卵巢扭转的病理标本（From Andreotti RF, Shadinger L, Fleischer A: The sonographic diagnosis of ovarian torsion: Pearls and pitfalls. Ultrasound Clin 2: 155, 2007.）

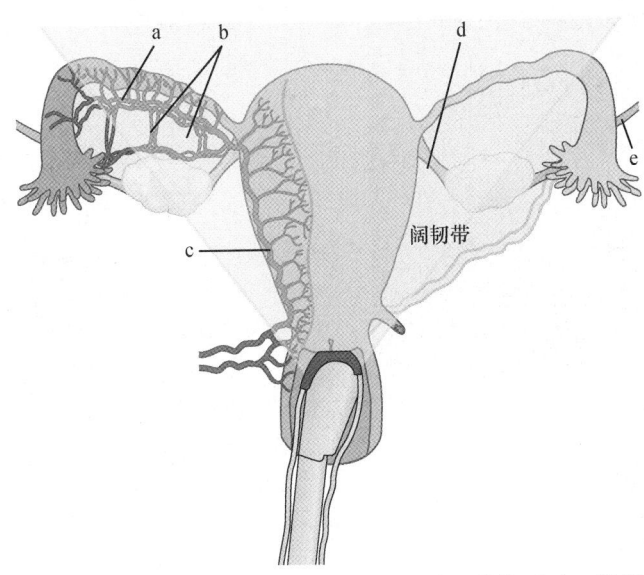

彩图 98-2　卵巢的血液供应图：卵巢动脉和静脉（a），卵巢分支动脉（b），子宫卵巢韧带（c），子宫卵巢韧带（d），骨盆漏斗韧带（e）。(Andreotti RF, Shadinger L, Fleischer A: The sonographic diagnosis of ovarian torsion: Pearls and pitfalls. Ultrasound Clin 2：155，2007.)

少数病例可能有白细胞计数升高，大于 15 000/L[5]，但不是诊断附件扭转的可靠指标[5,8]。

影像学检查

超声检查　有盆腔疼痛且怀疑附件扭转的患者常首先行超声检查[7]。超声表现以卵巢增大最常见[4]。也可有卵巢相对子宫移位的表现。卵巢扭转典型的超声表现是异质性增大的卵巢和卵巢周围被小卵泡取代，但并不常见[4]（图 98-3）。超声检查可发现卵巢包块或卵巢出血[9]（图 98-4），以及游离盆腔积液[7]。卵巢出血性囊肿或非恶性卵巢肿物与卵巢扭转相关。它们可内含碎片及分隔的混合性的充满液体的囊性包块，也可为实性包块[9]。如果卵巢被包块遮挡，则较难辨认扭转的典型表现[7]。

多普勒超声检查　附件扭转的多普勒超声表现常与其实际情况不一致[7,10,11]。许多手术确诊的卵巢扭转患者的多普勒检查显示卵巢有血流信号，这是因为卵巢有子宫动脉及卵巢动脉双重供血。同样，扭转可能是暂时的，所以多普勒超声表现也因检查时段的不同而各异[7]。如果卵巢包块太大，多普勒超声检查显示也很困难[9]。除了这些限制，多普勒超声检查对诊断卵巢扭转仍有帮助。尤其在扭转早期，它可以显示异常静脉血流[10]（彩图 98-5）。也可能发现蒂扭转，主要表现为血管盘绕即"漩涡征"[12]。Lee 等人报道多普勒超声发现蒂扭转或漩涡征时，其诊断卵巢扭转的准确率为 88%[13]。

计算机断层扫描（CT）　当急性盆腔疼痛的鉴别诊断高度怀疑是肾绞痛和阑尾炎时，盆腹部 CT 可能是首选检查，尤其适用于症状不典型的附件扭转患者。卵巢扭转的 CT 表现包括输卵管增粗，相关的附

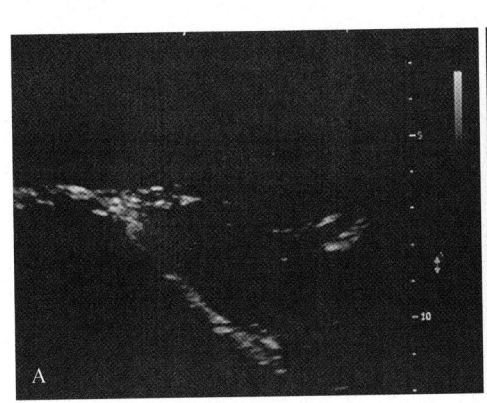 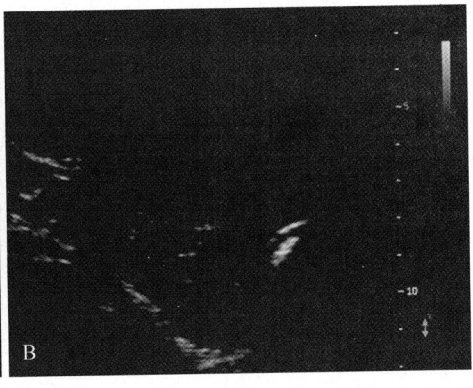

图 98-3　A 和 B，青春期少女卵巢扭转的超声表现。(From Andreotti RF, Shadinger L, Fleischer A: The sonographic diagnosis of ovarian torsion: Pearls and pitfalls. Ultrasound Clin 2：155，2007.)

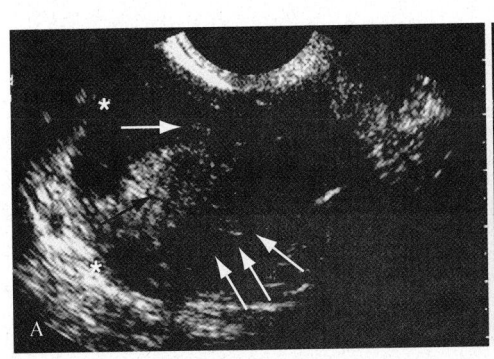 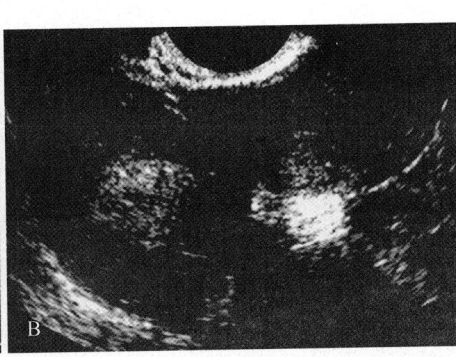

图 98-4　A 和 B，卵巢扭转患者卵巢内出血（A 中的箭头所示）。(From Andreotti RF, Shadinger L, Fleischer A: The sonographic diagnosis of ovarian torsion: Pearls and pitfalls. Ultrasound Clin 2：155，2007.)

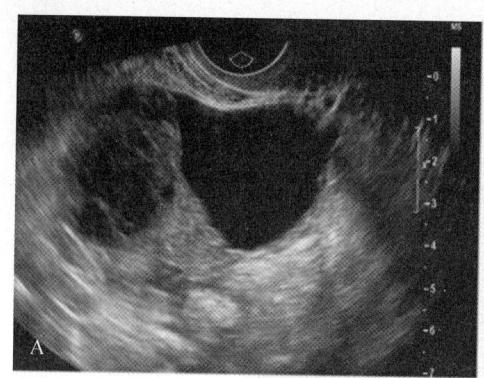
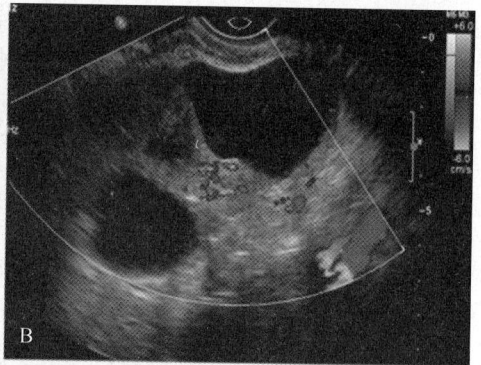
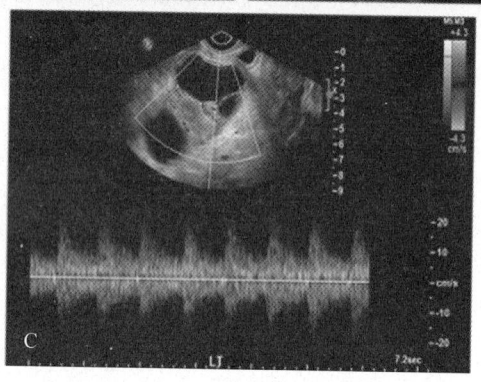

彩图 98-5 外科手术证实附件扭转患者，有动脉多普勒信号但无静脉信号，超声检查也证实为一个出血性囊肿。(From Andreotti RF, Shadinger L, Fleischer A: The sonographic diagnosis of ovarian torsion: Pearls and pitfalls. Ultrasound Clin 2: 155, 2007.)

件包块平滑，囊壁增厚，有腹水，子宫偏向扭转面[14]（图98-6）。合并出血时可出现卵巢充血性梗死。一项研究显示，手术确诊卵巢扭转的患者中，CT 检查确诊 13 例中的 5 例（38%），超声检查确诊 21 例中的 15 例（71%）[5]。与此报道结果类似的其他报道也发现：当临床高度怀疑附件扭转时，若影像表现为阴性，一定要谨慎解读。

磁共振成像（MRI） MRI 在急诊科不常规使用，但对诊断附件扭转仍有帮助。MRI 尤其适用于诊断不明确的病例，如数天间歇性腹痛的患者[15]。附件扭转的 MRI 表现与 CT 类似[14]。表 98-1 列出了附件扭转的常见表现。

腹腔镜 对于影像学检查阴性，但临床上高度怀疑的患者，诊断性腹腔镜检查是金标准。对 100 例有急性腹痛的非妊娠妇女行腹腔镜检查，其中 66 例确诊为卵巢扭转，而在这 66 例患者中仅有 29 例在术前确诊。腹腔镜也可确诊其他疾病，如卵巢囊肿、阑尾炎及盆腔炎性疾病[16]。

鉴别诊断

应考虑其他可引起急性下腹痛的疾病，如阑尾炎、卵巢囊肿、尿路感染、肾结石、盆腔炎性疾病、憩室炎和异位妊娠。妊娠测试、盆腔平片及超声或 CT 检查可以协助鉴别诊断。

处理

一旦诊断为附件扭转，应尽快手术治疗。与 8 小时内手术可获得保留卵巢最佳机会的儿科患者相比，24 小时内未手术患儿的卵巢保留率为零[17]。即使术中发现卵巢已缺血变黑，由于卵巢是双重血供，术后卵巢功能也常可恢复，因此，即使诊断延误了手术时间，也应尽量保留卵巢[18]。尤其是青少年患者。术

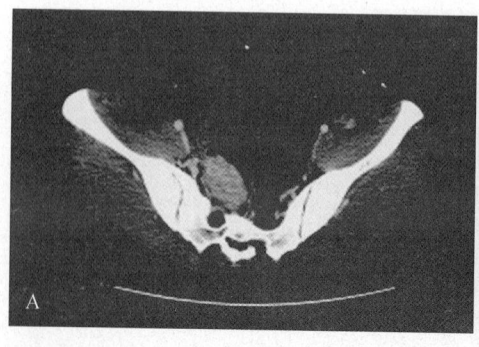
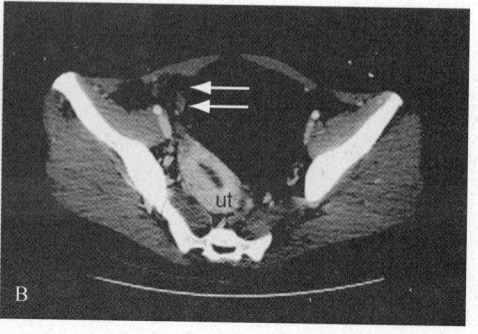

图 98-6 A 和 B 计算机断层扫描卵巢扭转患者的骨盆，发现一侧输卵管增厚，同侧附件包块（B 中的箭头所示）和偏向扭转附件侧的子宫。(From Andreotti RF, Shadinger L, Fleischer A: The sonographic diagnosis of ovarian torsion: Pearls and pitfalls. Ultrasound Clin 2: 155, 2007.)

表 98-1	卵巢扭转的影像学特征
超声检查	
卵巢增大	
卵巢包块	
强化缺失	
水肿	
游离盆腔积液	
静脉波形消失	
动脉波形消失	
CT/MRI	
卵巢增大	
卵巢包块	
输卵管增粗	
游离盆腔积液	
卵巢水肿	
子宫偏向扭转侧	
合并出血	

中保留卵巢的大多数患者的卵巢功能都可以恢复[17]。如果诊断不明确,也可考虑其他影像学方法,如 MRI 以助明确诊断。因为正常卵巢发生扭转很罕见,当 CT 或超声检查显示正常时,患者即可离开急诊科。

卵巢囊肿和卵巢疾病

疾病原理

卵巢囊肿是最常见的妇科包块。卵巢囊肿可见于各年龄段女性,但最常见于育龄期妇女,因为随月经周期变化,卵巢也发生周期性变化(图 98-7)。多数卵巢囊肿为良性,且是自限性的。仅少数情况可能为恶性或合并出血或扭转。

最常见的囊肿是单纯卵泡囊肿。卵泡囊肿是月经周期前半段出现的正常生理现象,但如果其直径大于 2.5cm 时即考虑为病理性。此类囊肿薄壁,内常含清亮液体。当生理性黄体直径大于 3cm 时考虑为生理性黄体囊肿。卵巢的其他类型囊性包块包括其他类型的囊肿、非恶性病变如良性畸胎瘤,以及各型卵巢恶性肿瘤。

临床特征

卵巢囊肿最常见的表现为盆腔疼痛。卵泡破裂可能引起暂时性盆腔疼痛或性交痛,也可能无症状。由于卵泡囊肿壁薄、质脆,所以性交或盆腔检查时都有可能导致其破裂。

卵泡囊肿极少合并出血。生理性黄体囊肿的临床表现可能多样,从无明显症状,到钝性、慢性盆腔痛,到因破裂所致剧烈疼痛。生理性黄体囊肿破裂常合并明显出血。卵泡囊肿破裂常继发于盆腔检查、性交、运动或创伤后。体积较大或混合型囊肿破裂时,可能引起明显疼痛和腹膜刺激征,尤其是合并出血时。偶尔,也可在常规盆腔检查时发现无症状的大卵巢囊肿,但这类情况较少见。

诊断策略

实验室检查

查找盆腔疼痛或盆腔肿块病因的第一步是:首先要通过尿或血液检测 βhCG 来排除异位妊娠。血细胞

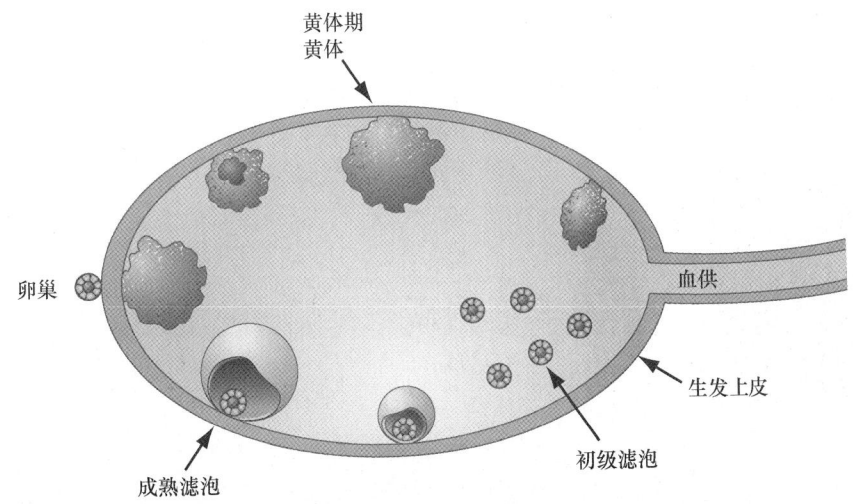

图 98-7 在正常月经周期的卵巢功能。(From Lambert MJ, Villa M: Gynecologic ultrasound in emergency medicine. Emerg Med Clin North Am 22: 683, 2004.)

比容作为监测失血的指标用于监测病情不稳定的患者。

影像学检查

超声检查 超声是诊断各类卵巢病理性进程和囊肿及包块等病变的标准影像学检查方法。经腹或经阴道超声均可提供有用的信息。经腹超声可以检查整个盆腔,而且可以显示大的包块和盆腔游离积液。经阴道超声显示卵巢的更多细节[9]。彩图98-8和图98-9显示经阴道超声检查的正常卵巢,图98-10显示单纯卵巢囊肿。卵巢囊肿是卵巢内正常的生理性结构,但如果其直径大于2.5cm则可能为病理性情况。依检查时间不同和卵巢内血凝块形成及消失的程度,出血也可被检测。超声检查发现以下表现则提示有恶性病变的可能:内部分隔、实性、内部回声、附属囊肿、厚壁以及大量腹水或游离积液[9]。

计算机断层扫描 如考虑一侧盆腔疼痛的鉴别诊断包括肾绞痛、阑尾炎或其他肠道疾病时,CT应该是首选辅助检查方法。CT检查同样可以显示卵巢囊肿及其合并症。对已经经CT检查筛选出来的患者,再行超声检查来明确诊断可能是有效的,尤其适用于CT提示为非单纯性囊肿的患者。

鉴别诊断

附件扭转的鉴别诊断主要是找出其他引起盆腔疼痛的原因,如异位妊娠、盆腔炎性疾病、尿路感染、肾绞痛、阑尾炎和憩室炎。仔细辨认囊肿的特异表现来判断其良恶性是非常重要的。大囊肿和包块可能是发生附件扭转的高危因素。

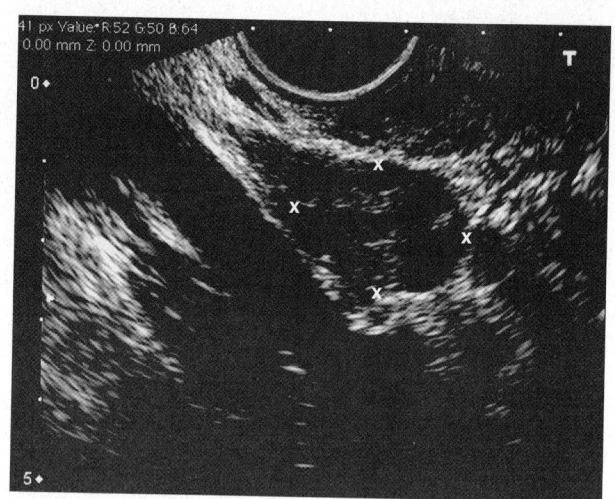

图98-9 正常卵巢的阴道内超声图像("X"标注处)。(Courtesy of Robert Reardon, MD, Hennepin County Medical Center, Minneapolis, Minn; used with permission.)

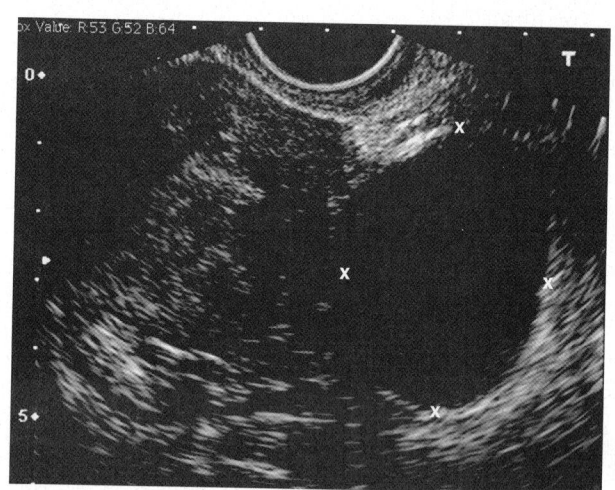

图98-10 单纯卵巢囊肿("X"标注处)。(Courtesy of Robert Reardon, MD, Hennepin County Medical Center, Minneapolis, Minn; used with permission.)

治疗

对单纯囊肿和症状缓解的病人采取离开急诊科到妇科门诊随诊的方式来评估和治疗是安全的。多数无合并症的单纯囊肿可在1个月内解决问题。急诊科请妇科会诊诊治非单纯性卵巢囊肿是有益处的,特别是随诊困难的病人或有特征性症状的病人。

非妊娠期妇女异常子宫出血

疾病原理

了解正常的月经周期有助于判断引起异常子宫出血的潜在病因(彩图98-11)。经期第一天即是一次

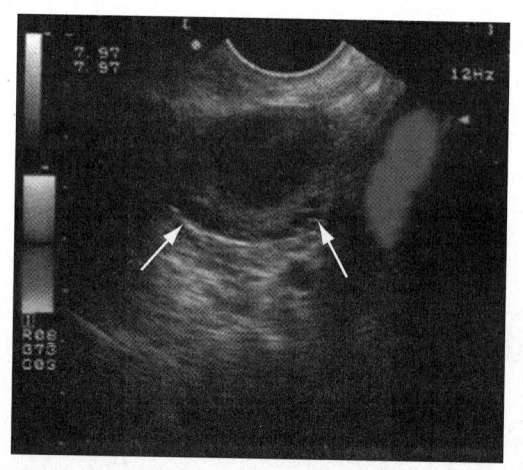

彩图98-8 正常卵巢含一个优势卵泡(箭头)的阴道内超声图像(From Lambert MJ, Villa M: Gynecologic ultrasound in emergency medicine. Emerg Med Clin North Am 22:683, 2004.)

月经周期的开始。在月经周期的第一阶段，雌激素促使子宫内膜增厚，卵巢内优势卵泡发育，在月经周期的中间段排卵。排卵后便进入黄体期，此期的特点是黄体开始分泌孕激素。孕激素使子宫内膜成熟，如果此时无受精卵着床，黄体便开始萎缩，同时出现孕激素和雌激素水平的显著下降。这些改变通常导致月经。典型的经期出血是可以预测的、周期性的，通常是在排卵后的14天，由于激素浓度急剧下降引起子宫内膜发生撤退性出血。

由各种原因引起的下丘脑-垂体-卵巢轴功能紊乱均可引起异常子宫出血。多数患者可以通过口服避孕药来模拟正常雌孕激素的平衡以建立人工周期，从而减少或终止异常子宫出血[19-21]。

表98-2	异常子宫出血
术语	出血类型
月经过多	周期正常，但经量增多（≥80ml）或经期延长（≥7天）
月经间期出血	月经周期内不规则出血
闭经	非绝经期妇女至少6个月无月经
排卵期点滴出血	排卵前会出现点滴状出血，常由雌激素水平下降引起
绝经后出血	绝经至少1年的妇女再次发生出血
急性紧急子宫异常出血	大量出血导致显著的血液丢失，进而引起低血容量性休克
功能失调性子宫出血	排卵性或无排卵性子宫出血，必须排除妊娠、药物影响、医源性因素、生殖道病变及全身性疾病后才可诊断

临床特征

病史

异常子宫出血在急诊科很常见。任何一个可能的原因都可以引起异常子宫出血，系统地了解病史及体格检查有助于缩小诊断范围。表98-2列出部分经常用于描述异常子宫出血的术语。

月经初潮前阴道流血是异常情况，常由外伤引起，如性虐待或生理结构损伤[22]。育龄期妇女的异常子宫出血包括经期持续时间改变、周期改变、经量改变或月经间期出血。绝经后妇女停经12个月以上发生出血或激素治疗期间出现意外出血均考虑为异常子宫出血。应该询问患者的经量和经期症状以及与月经周期的关系[23]。

月经周期少于21天或大于35天，经期少于2天或大于7天都属异常。应该询问患者是否妊娠。月经周期内出现不规则流血或经期与之前的出血情况相比，突然出现改变都应该诊断为异常[24]。全身性疾病如肝病、糖尿病或甲状腺疾病可与异常子宫出血相关[25]。子宫内膜癌与糖尿病、无排卵周期、肥胖、未产妇和年龄大于35岁有关[21]。宫颈不典型增生或其他生殖道病理改变均可能引起性交后出血或异常出血[21]。下丘脑-垂体-卵巢轴功能紊乱常常是引起异常子宫出血的原因。过度运动、压力和减肥可以导致下丘脑抑制[27]。多囊卵巢综合征（PCOS）可导致雌激素升高。

Dilley等人研究显示，10.7%经量多的患者有潜在的凝血功能障碍，最常见的是血管性血友病[28]。多数异常子宫出血的患者不需要评估凝血功能障碍情况，可由出血性疾病的家族史、经量增多病史、手术或牙科手术大量出血史或易淤伤来协助诊断。表98-3列出的病史有助于发现引起出血的潜在原因[21]。功能失调性子宫出血的诊断须是排除了妊娠、恶性肿瘤和全身性疾病的育龄期妇女才可诊断[21]。功能失调性子宫出血分为无排卵性或排卵性两类。无排卵性出血更常见，是由下丘脑-垂体-卵巢轴的功能紊乱引起的，尤其多见于育龄期末期[20]。

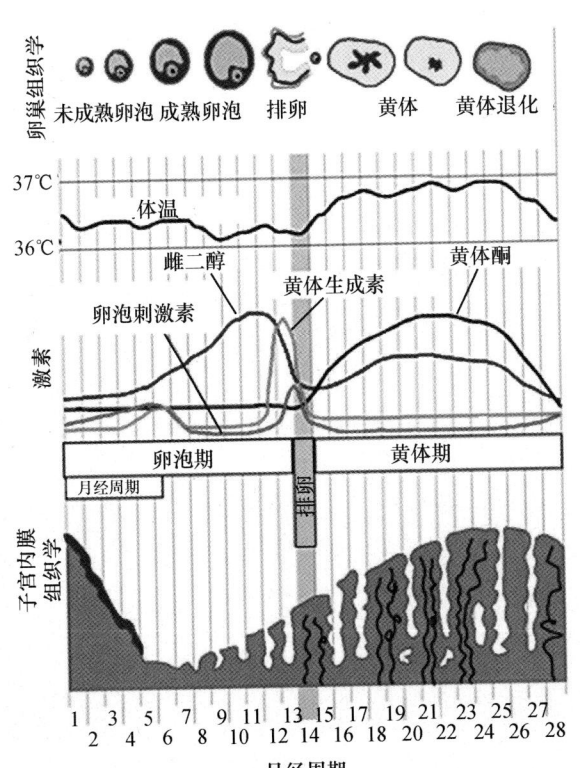

彩图98-11 正常的月经周期。
（平均天数，周期和天数可因人或不同周期而异）

表 98-3　异常子宫出血的鉴别诊断

妊娠及妊娠相关疾病
　流产
　异位妊娠
　前置胎盘
　胎盘早剥
滋养细胞疾病
药物/医源性因素
　抗凝剂
　口服避孕药
　类固醇类药物
　抗精神病药
　宫内节育器
　甲状腺激素替代药
全身性疾病
　库欣综合征
　凝血因子缺乏症
　肝病或肾病
　下丘脑抑制（过多运动、减肥）
　多囊卵巢综合征（PCOS）
　甲状腺疾病
生殖系统疾病
　宫颈炎
　子宫内膜炎
　纤维瘤（子宫平滑肌瘤）
　子宫内膜异位症
　恶性肿瘤
　外伤
　异物
功能失调性子宫出血

诊断策略

实验室检查

评估育龄期妇女的阴道出血，尿妊娠检查是最常用的基本实验室检查。若患者未妊娠，再依据病史及体格检查的结果来选择实验室检查项目。若患者出血过多，出现任何血流动力学异常或贫血的临床征象时（如极度疲倦、结膜苍白），血红蛋白和血细胞比容的检查可能提供有用的信息。若患者有潜在的肝病或其他凝血功能障碍须检查凝血功能[29]。

影像学检查

超声检查　经阴道超声可发现子宫肌瘤、子宫内膜增厚或肿块。子宫内膜厚度小于4mm可发生在卵泡早期或更年期雌激素较低时。子宫内膜增厚可能提示存在潜在病变或雌激素过多[35]（图98-12）。大多数异常子宫出血的非妊娠妇女的这些超声表现不会立即影响急诊医生的决策。已进行详细妇科检查患者的影像学检查可延迟到妇科专家进一步随访评估后进行。在急诊科是否行超声检查取决于确定出血来源的紧急性和门诊患者随诊的可行性。

对急诊科非妊娠妇女行盆腔超声检查，可确诊约60%患者的出血原因。最常见病因是子宫平滑肌瘤（图98-13），但有一项报道显示，有9.6%的患者提示子宫内膜恶变[34]。这些报道说明对任何新出现的异常子宫出血患者安排随诊的必要性，尤其是有子宫内膜癌危险因素的患者。

体格检查

由于经期延长、经量增多，查体可发现慢性贫血的表现。PCOS是引起异常子宫出血的常见原因。PCOS患者的体格检查可发现肥胖、痤疮、多毛症及黑棘皮症，典型的黑棘皮症可见颈部、腹股沟或腋窝的皮肤褶皱部位处有色素沉着[30]。其他引起出血的病因包括阴道或宫颈病变，通常在行内镜检查时可发现[31]。双合诊触诊检查时可能发现子宫肌瘤。此外，子宫内膜癌患者子宫常增大。

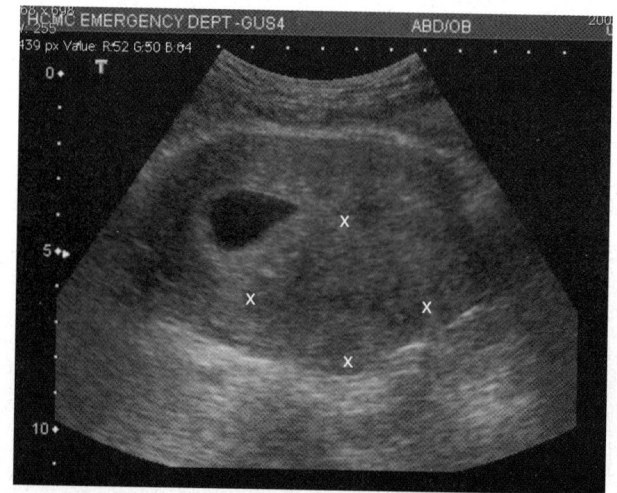

图 98-12　子宫内膜增厚的子宫纵向视图。（Courtesy of Robert Reardon, MD, Hennepin County Medical Center; used with permission.）

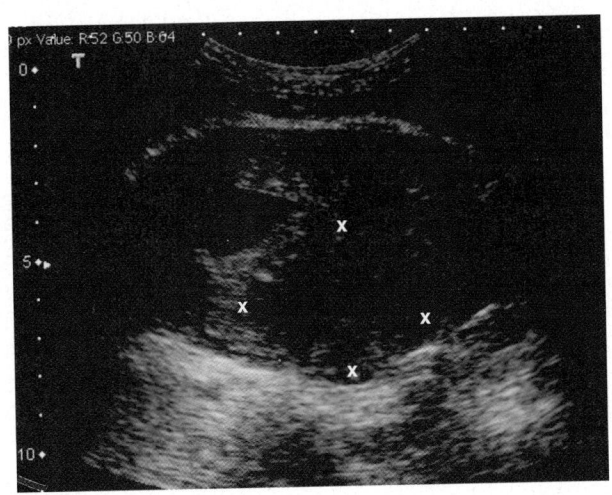

图98-13 子宫肌瘤的超声图像（"X"标注处）。（Courtesy of Robert Reardon, MD, Hennepin County Medical Center; used with permission.）

鉴别诊断

异常子宫出血的病因很多，包括全身性疾病，结构性病变如子宫肌瘤、激素分泌异常，以及医源性因素如药物副作用等。仔细进行体格检查可以排除阴道或直肠出血。

处理

引起出血的可能病因和出血量可指导急诊治疗。非类固醇类抗炎药常可缓解与之相关的牵扯样盆腔疼痛[21]。治疗无排卵性出血可使用复方口服避孕药，既可调节月经周期，也可对抗雌激素对子宫内膜的长期无拮抗作用。对在急诊出血量不大并要求避孕的患者，可给予含 20～35μg 炔雌醇的复方口服避孕药[20]。治疗出血量多的患者，可给予含 35μg 雌激素的口服避孕药，一天两次，持续 5～7 天直到出血停止，然后减量到一天一次直到完成一个疗程[21]。很少有患者表现为无法控制的大出血并有明显失血征象。治疗这类患者应与治疗其他失血性休克患者一样，积极给予生理盐水及血液等液体复苏。在这种患者中，如果存在手术可去除的病因应尽快手术或立即行紧急扩张和刮宫术（D&C）。此外，可静脉用共轭雌激素（倍美力），每 4～6 小时静脉注射 25mg 直到出血停止[35]。

紧急避孕

紧急避孕药，即事后避孕药，它用于防止未避孕时性交后妊娠。据估计，一百多万次的意外妊娠可因服用紧急避孕药而避免[36]。最常使用紧急避孕药的原因包括未避孕和避孕措施失败，如避孕套破损或漏服口服避孕药。尽管文献支持紧急避孕药的有效性及安全性，但最近一项调查显示，在 800 位育龄期妇女中，仅 6% 曾服用过紧急避孕药[37]。许多患者并没有意识到这种方法的有效性，也不了解其安全性、使用方法或通过何种途径取得药物[37,38]。

早在 20 世纪 60 年代即有报道使用高剂量雌激素的紧急避孕药，并在 1974 年 Yuzpe 证实含低剂量雌激素和孕激素的避孕药有避免妊娠的作用后，开始广泛应用[36,39,40]。直到现在，Yuzpe 方案（200μg 雌二醇配伍 1mg 左炔诺孕酮或 2mg 炔诺孕酮，分两次，间隔 12 小时服用）仍是性交后避孕的标准方案，但最近，在美国，仅单独服用左炔诺孕酮的 B 方案显示更有效，并已大规模取代了 Yuzpe 方案[41]。采用 B 方案发生恶心的患者有 18%，而采用 Yuzpe 方案发生恶心的患者有 43%[42]。如在服用复方制剂 1 小时前服用止吐药，可缓解副作用，可考虑与这些药物合用。虽然 B 方案发生恶心的概率低，但也可以服用止吐药。推荐的 B 方案服用方法为性交后尽快服用 0.75mg，然后 12 小时后重复一次。然而，一次服用两次的剂量同样有效。最好在性交后 24 小时内服用紧急避孕药，但可延长至 120 小时。性交后 72 小时内采用 Yuzpe 方案的成功率为 87%～90%；在 72～120 小时内服用成功率降为 72%～87%[36]。

紧急避孕药应提供给任何在无避孕措施性交后想避孕的女性。因其疗程短，口服避孕药的典型禁忌证并不适用于紧急避孕药[43]。紧急避孕药对发育中的胎儿及妊娠期妇女均无影响。大多数非妊娠妇女会在预计时间的一周内来月经，但可能出现不规则流血[37]。也有在服用紧急避孕药的同一月经周期内仍妊娠的患者，因此对此患者可选择其他避孕方法，并在月经来潮延迟大于 3 周时，做妊娠试验。提前服用紧急避孕药不能增加无避孕措施的性交次数[44-47]。

2007 年，经食品及药物管理局（FDA）认证，B 方案药物成为可以在全国药店买到的非处方药。尽管紧急避孕药的使用频率增加，但妊娠率和性传播疾病发生率以及性行为次数保持不变，对其他结果的影响是可以忽略不计的[48]。

安置

大多数因卵巢囊肿致盆腔疼痛或无血流动力学障碍的异常子宫出血的患者可以通过特殊治疗方法来减轻症状，并应转到妇科，给予明确的处理。对于已确诊或怀疑附件扭转的患者、严重的急性异常子宫出血的患者和血流动力学不稳定的患者须请妇科急会诊并入院治疗。给予紧急避孕药的患者要告知其避孕常识，若下一月经周期未来，须做妊娠测试。

> **重要概念**
>
> - 附件扭转早期易被漏诊。即使症状不明显或不典型，对任何存在危险因素的患者都应考虑此诊断的可能。
> - 异常子宫出血有各种各样结构性或激素异常的原因。仔细询问病史、体格检查及选择性使用影像学检查有助于明确可能的病因。
> - 超声检查可用来分辨各种类型卵巢囊肿和判断相关并发症，如扭转或出血。
> - 紧急避孕药是避免意外妊娠安全、有效的方法。B 方案的左炔诺孕酮（孕激素）与传统的 Yuzpe 方案相比更有效且副作用较小。

本章参考文献请参见 http://pumpress.bjmu.edu.cn/eduservice/3419.html

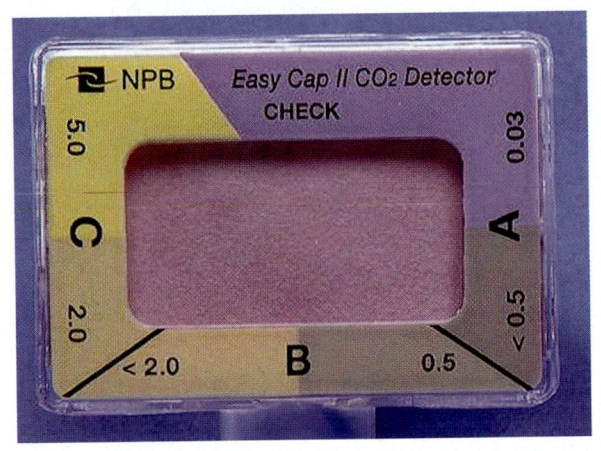

彩图1-3 ETCO₂检测装置使用前。当未检测到ETCO₂时指示剂为紫色。食管内插管时为此种表现。

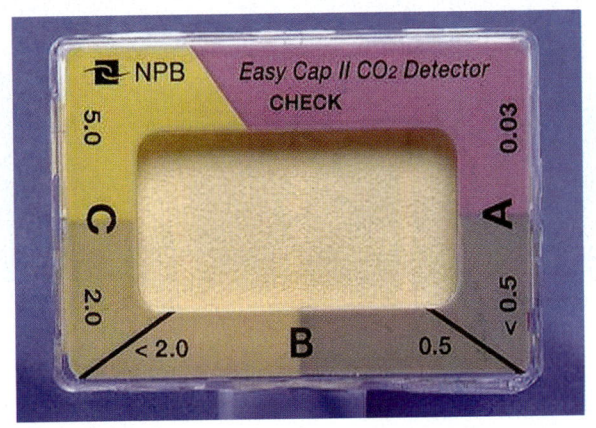

彩图1-4 检测到ETCO₂阳性时指示剂变成黄色，提示插管置于气管内。

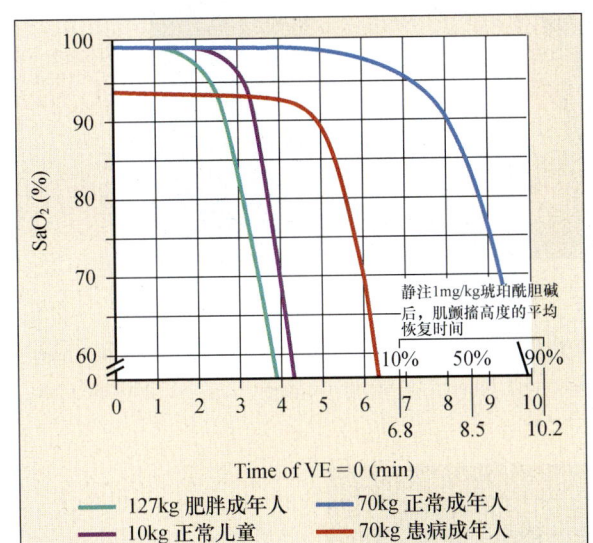

彩图1-9 充足预先氧合患者窒息的血氧饱和度下降时间。儿童、同患多病及肥胖患者比健康患者血氧下降更快。右下方图显示琥珀酰胆碱后肌颤搐恢复时间，在所有病例中都超过安全窒息时间。各组显示血氧饱和度从90%～0的下降曲线都很陡。（Modified from Benumof J, et al: Critical hemoglobin desaturation will occur before return to unparalyzed state following 1mg/kg intravenous succinylcholine. Anesthesiology 87: 979, 1997.）

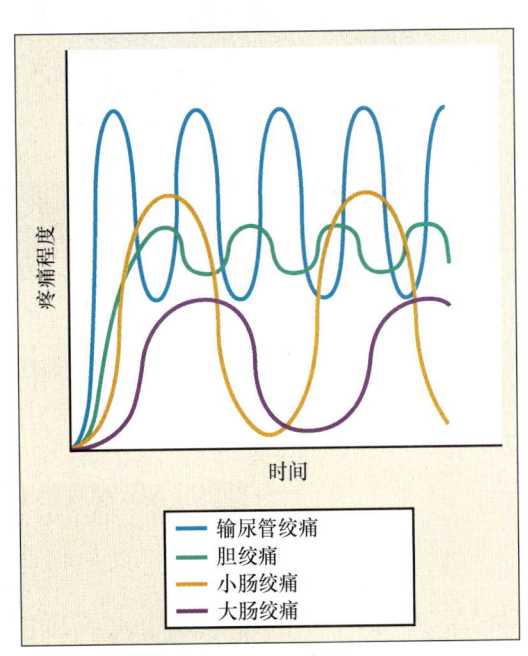

彩图21-3 腹部绞痛特点。

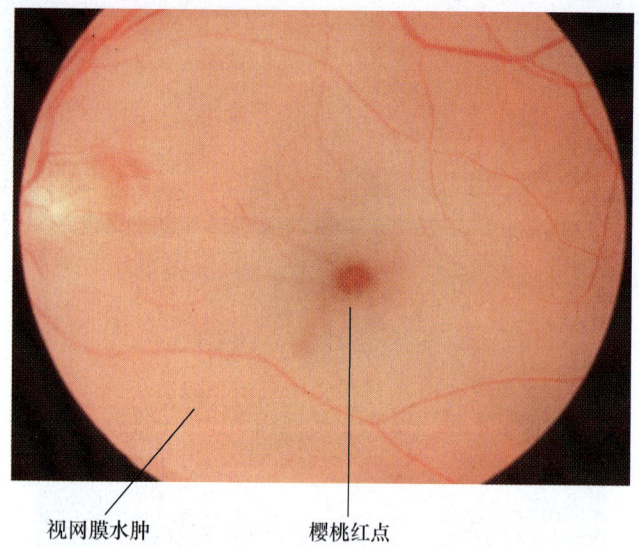

视网膜水肿　　　　樱桃红点

彩图 32-2　急性视网膜中央动脉闭塞的重要眼底镜检查结果，包括视网膜广泛苍白（除视网膜中央凹处有特征性的樱桃红点外）及视网膜动脉稀疏（图像上可能有视网膜静脉）。(From Kaiser PK, Friedman NJ, Pineda R，Ⅱ：The Massachusetts Eye and Ear Infirmary Illustrated Manual of Ophthalmology, 2nd ed. Philadelphia, WB Saunders, 2004, p 297.)

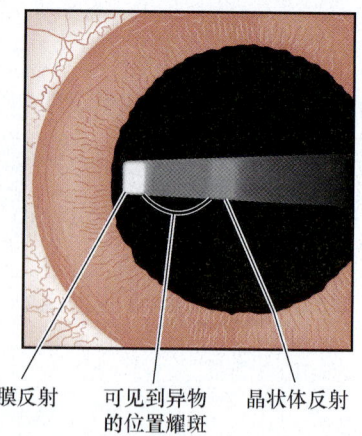

角膜反射　　可见到异物　　晶状体反射
　　　　　　的位置耀斑

彩图 32-3　裂隙灯通过短窄的光束进行检查，光束由外眦发出并穿过瞳孔，这样可以更好地诊断前葡萄膜炎。(From Ragge NK, Easty DL: Immediate Eye Care. St. Louis, Mosby-Year Book, 1990.)

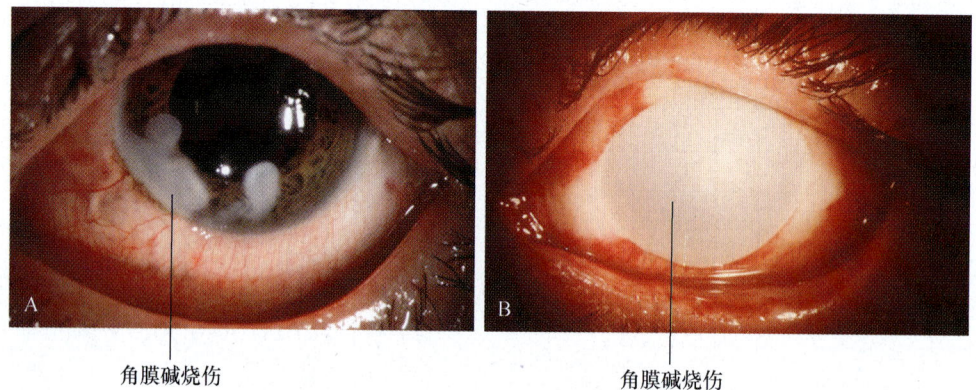

角膜碱烧伤　　　　　　　　　角膜碱烧伤

彩图 32-4　A，碱烧伤的事发当天表现为角膜灼伤及结膜充血。B，碱烧伤 7 天后出现角膜组织的完全破坏。(From Kaiser PK, Friedman NJ, Pineda R，Ⅱ：The Massachusetts Eye and Ear Infirmary Illustrated Manual of Ophthalmology, 2nd ed. Philadelphia, WB Saunders, 2004.)

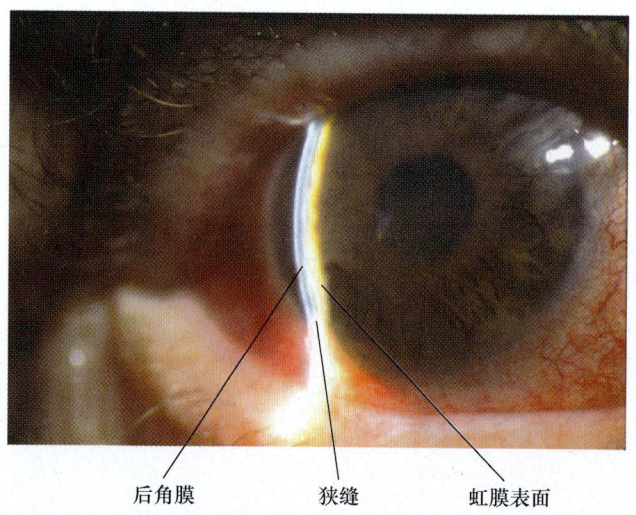

后角膜　　狭缝　　虹膜表面

彩图 32-5　原发性闭角性青光眼前房变浅，虹膜角膜间的缝隙变小（裂隙灯检查时角膜与虹膜之间没有间隙）。(From Kaiser PK, Friedman NJ, Pineda R，Ⅱ：The Massachusetts Eye and Ear Infirmary Illustrated Manual of Ophthalmology, 2nd ed. Philadelphia, WB Saunders, 2004.)

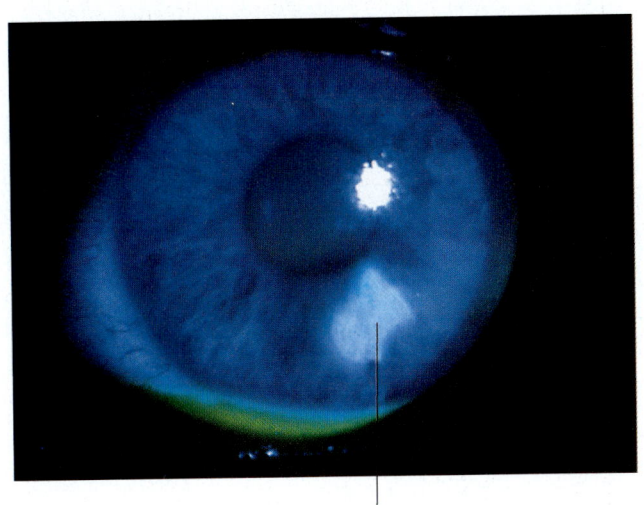

角膜擦伤

彩图 32-6 角膜擦伤表现为上皮下小的损伤处荧光素聚集。(From Kaiser PK, Friedman NJ, Pineda R, Ⅱ: The Massachusetts Eye and Ear Infirmary Illustrated Manual of Ophthalmology, 2nd ed. Philadelphia, WB Saunders, 2004.)

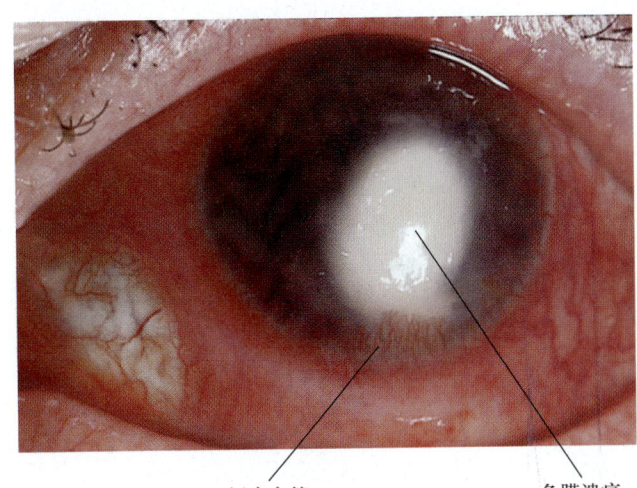

新生血管　　角膜溃疡

彩图 32-7 细菌性角膜炎表现为大的中心型肺炎链球菌角膜溃疡。注意高密度的白色角膜浸润,边缘角膜充血。(From Kaiser PK, Friedman NJ, Pineda R, Ⅱ: The Massachusetts Eye and Ear Infirmary Illustrated Manual of Ophthalmology, 2nd ed. Philadelphia, WB Saunders, 2004.)

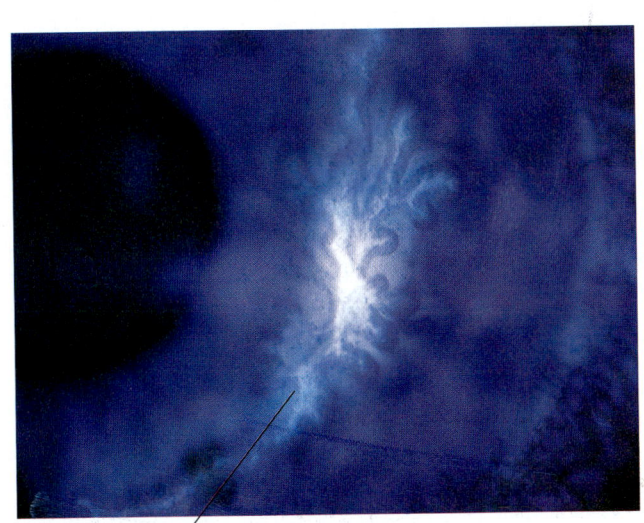

单纯疱疹病毒所致的树突状荧光素聚集

彩图 32-8 病人表现为单纯疱疹病毒所致的树突状荧光素聚集。(From Kaiser PK, Friedman NJ, Pineda R, Ⅱ: The Massachusetts Eye and Ear Infirmary Illustrated Manual of Ophthalmology, 2nd ed. Philadelphia, WB Saunders, 2004.)

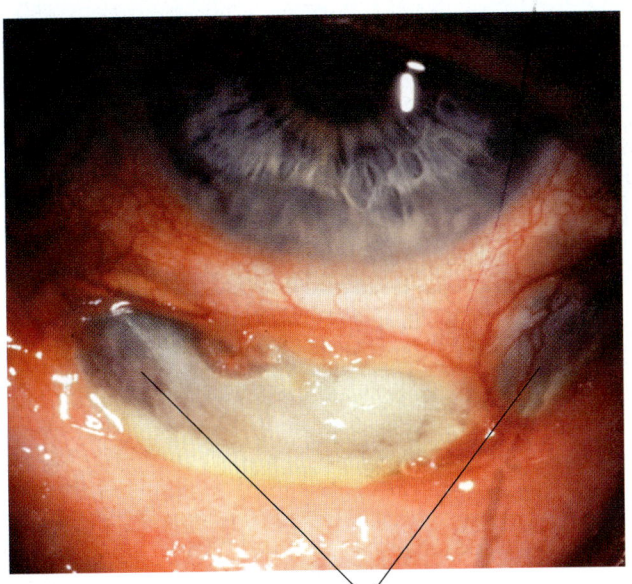

坏死性巩膜炎

彩图 32-9 伴有局部呈浅蓝色的弥漫性巩膜炎,仅有巩膜血管、巩膜上血管及结膜血管充血。(From Kaiser PK, Friedman NJ, Pineda R, Ⅱ: The Massachusetts Eye and Ear Infirmary Illustrated Manual of Ophthalmology, 2nd ed. Philadelphia, WB Saunders, 2004.)

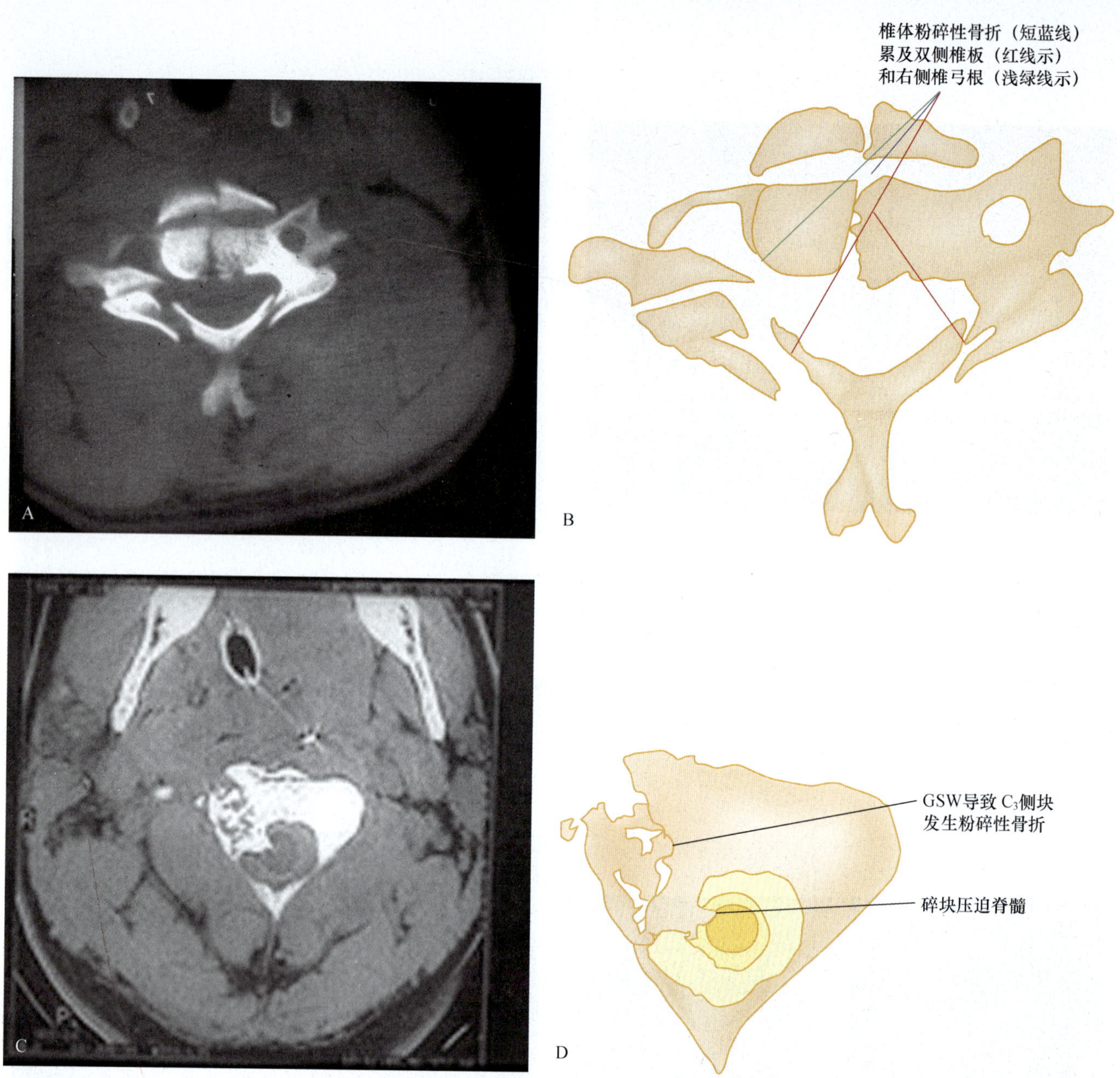

彩图 40-33 　A 和 B，C_5 轴向计算机断层显示椎体粉碎性骨折及双侧椎管骨折伴椎管狭窄。C 和 D，提示两侧组织及碎骨对脊髓造成损伤。

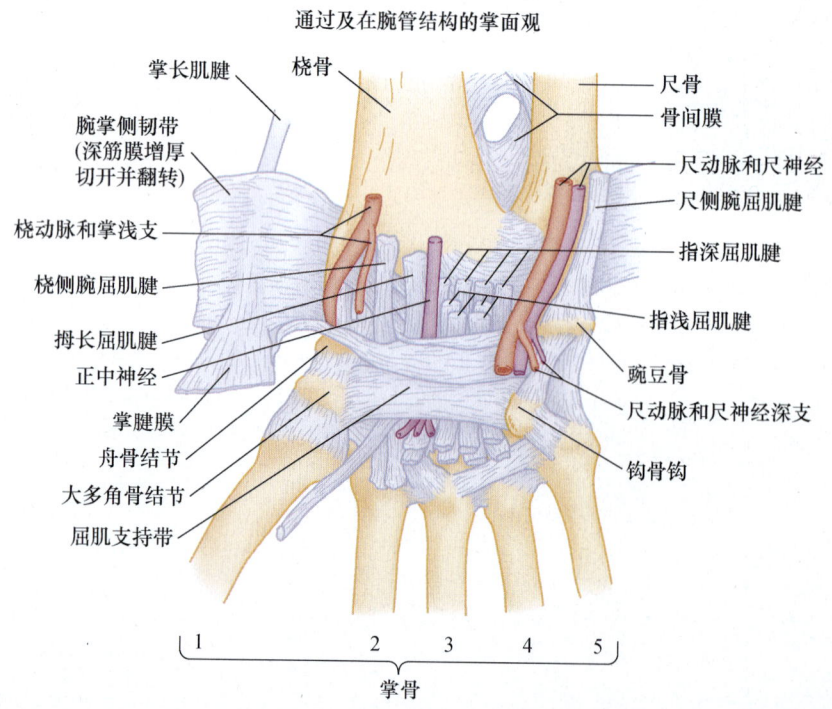

彩图 48-3 　手腕的血供。注意手腕部韧带与手腕部神经血管供应的关系。（Redrawn from Netter FH: Atlas of Human Anatomy, 3rd ed. Teterboro, NJ, Icon, 2003.）

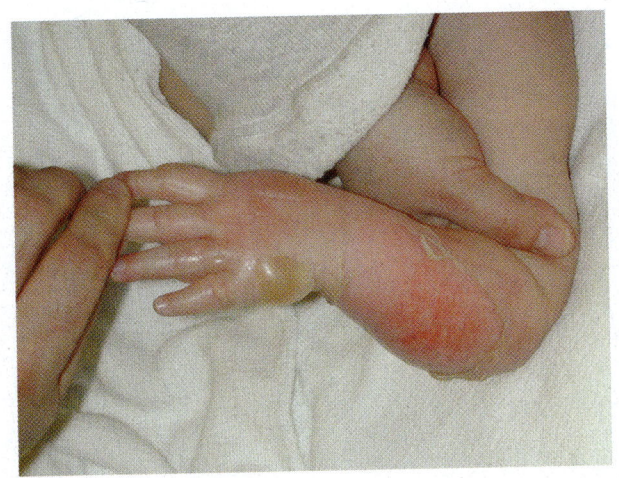

彩图 60-1 浅Ⅱ度灼伤。

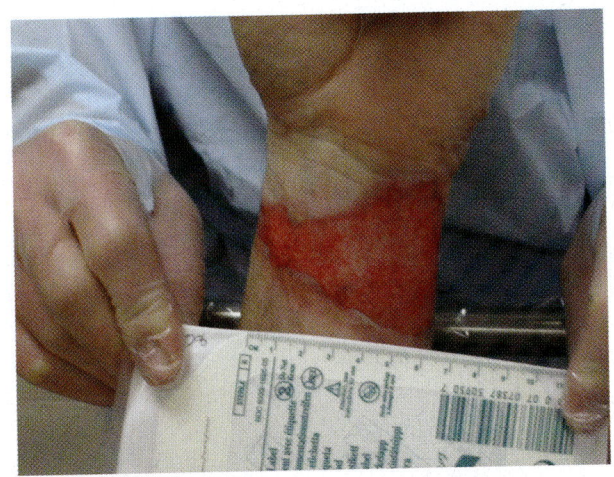

彩图 60-2 深Ⅱ度灼伤。

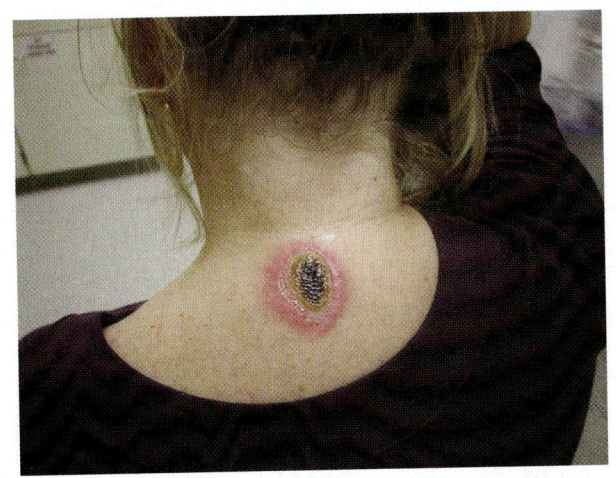

彩图 60-3 Ⅲ度灼伤。

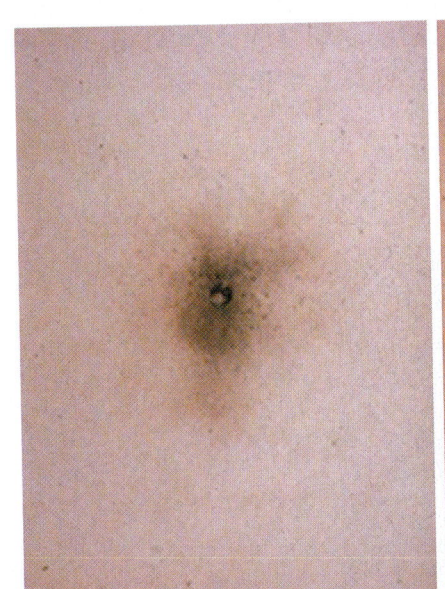

检验衣物

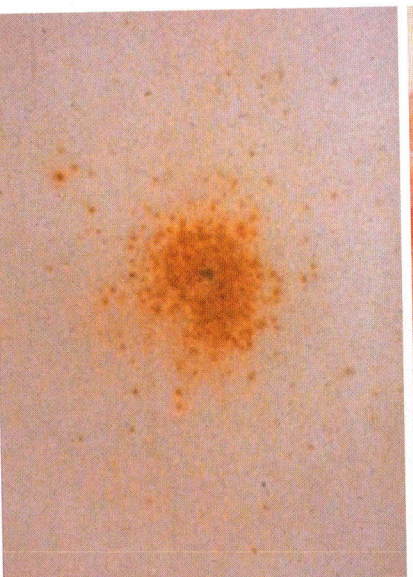

火药残渣
（硝酸盐类）

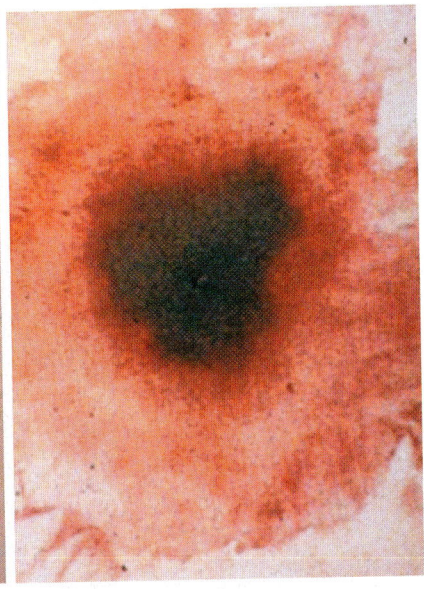

铅残渣

彩图 62-5 6英尺处0.32口径的左轮手枪的射击残渣检查。实验中寻找是否有煤烟（火药燃烧）、硝酸盐类（未燃烧的火药）和汽化的铅残渣。实验可以确定从枪体到衣物的距离。

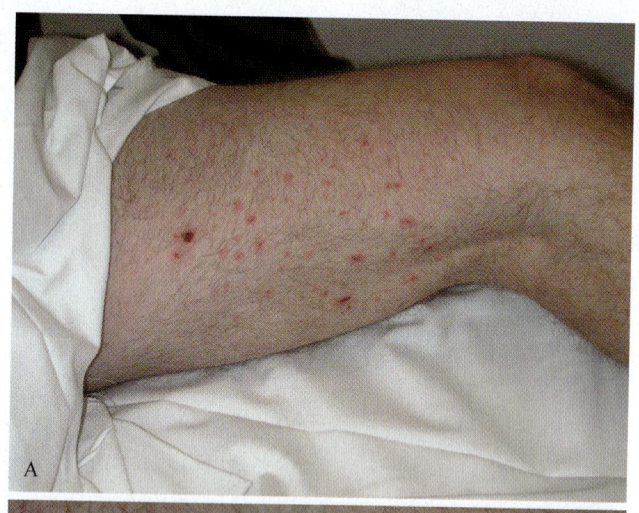

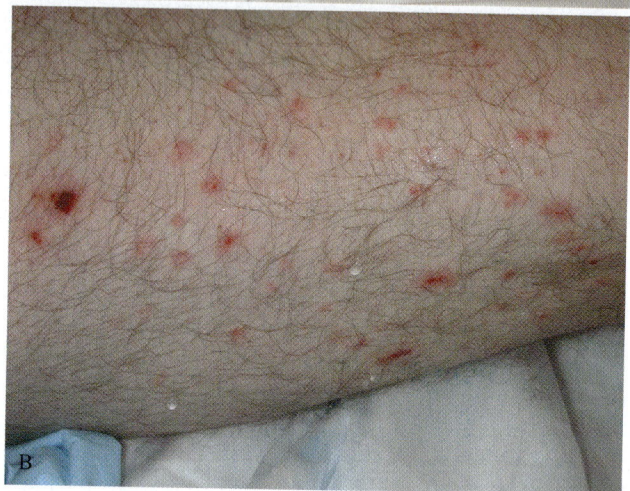

彩图 62-8 A 和 B，大腿中段与枪击有关的伤口，玻璃碎片引起的"假纹身征"或者细孔样磨损，无未燃烧的火药，子弹穿过窗玻璃时大腿暴露于玻璃碎片中所致。

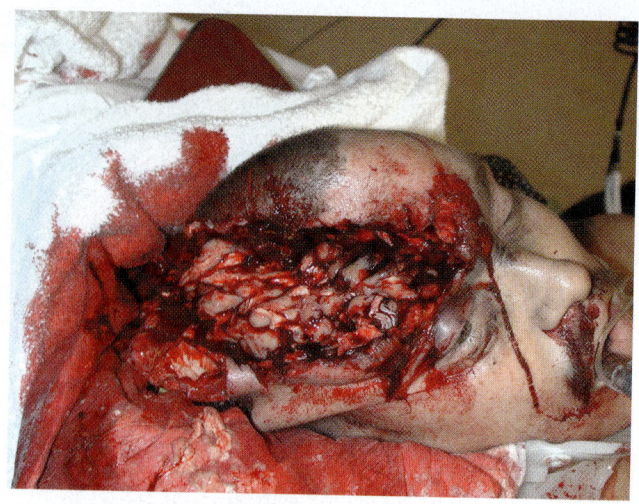

彩图 62-11 前额高速枪击伤的病人。高速来福枪由于其强大的动能，当能量转移到下面组织的时候会产生巨大的伤害。

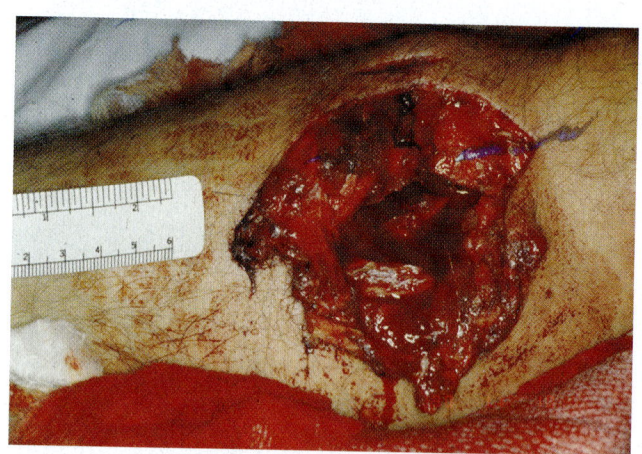

彩图 62-12 高速来福枪形成的伤口出口。高速度损伤的出口往往比其相应的入口大得多。面积大是因为能量经枪弹转移到下面组织，通常是骨骼时所产生的强烈冲击。

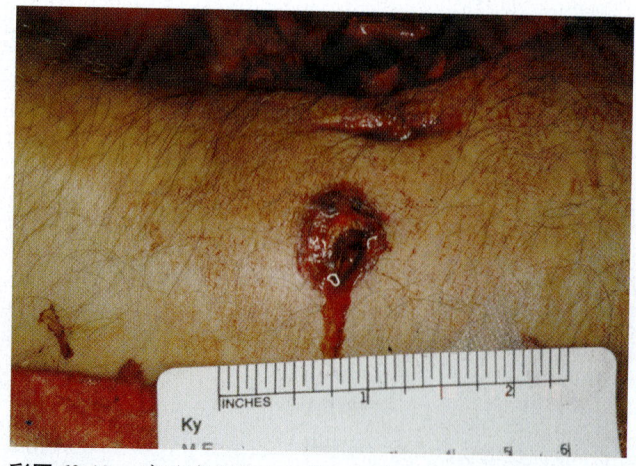

彩图 62-13 高速来福枪入口伤。高速入口也会有磨损环。

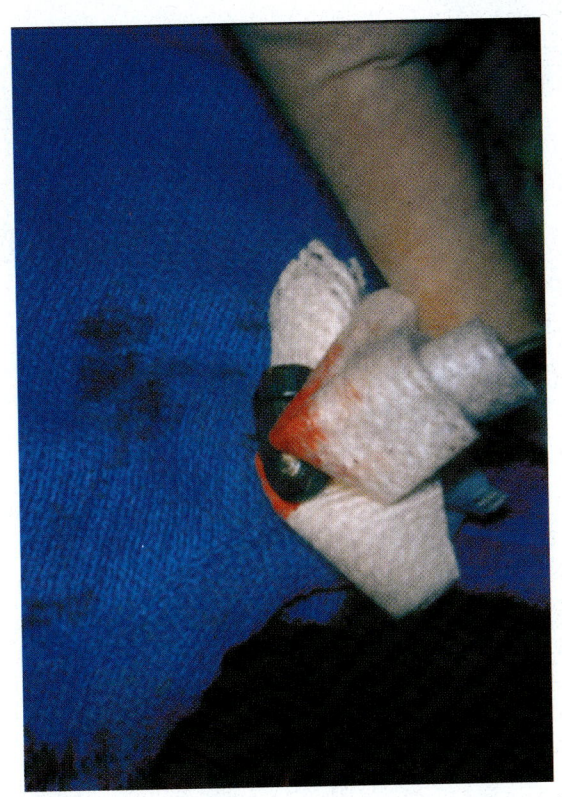

彩图 62-15 用止血钳清除子弹时要覆以纱布，因为止血钳直接接触子弹会破坏有助于明确子弹发射方向的微小痕迹。

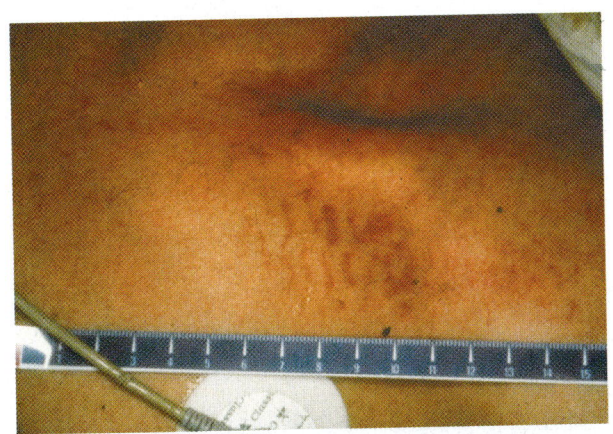

彩图 62-19 网球鞋踢中病人的上胸部引致的典型挫伤。挫伤的形状有助于确定疑犯，并且为受害者和袭击者提供身体接触的证据。

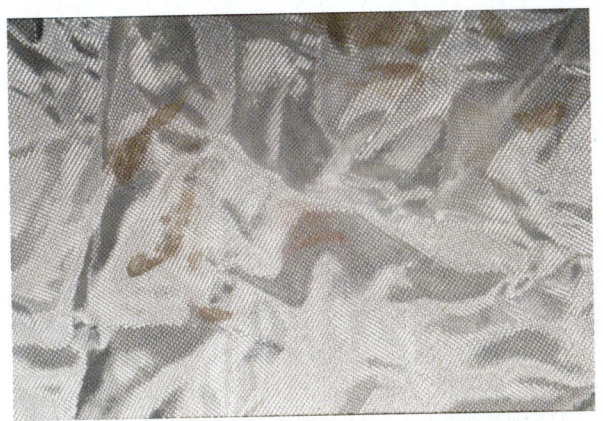

彩图 62-26 乘客接触到安全气囊会留下痕迹证据。气囊上面的血迹、组织、头发和化妆品有助于协助确定特定乘客的位置。

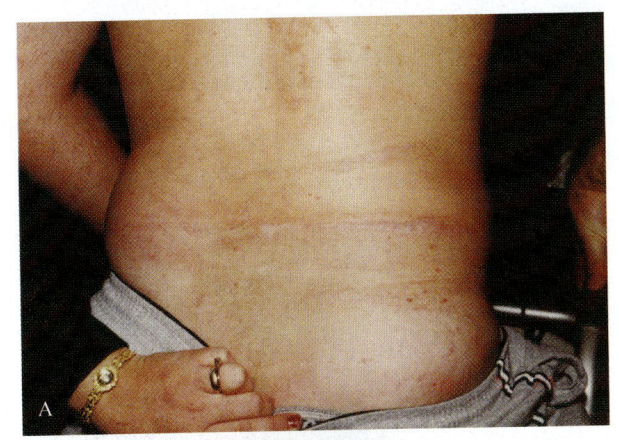

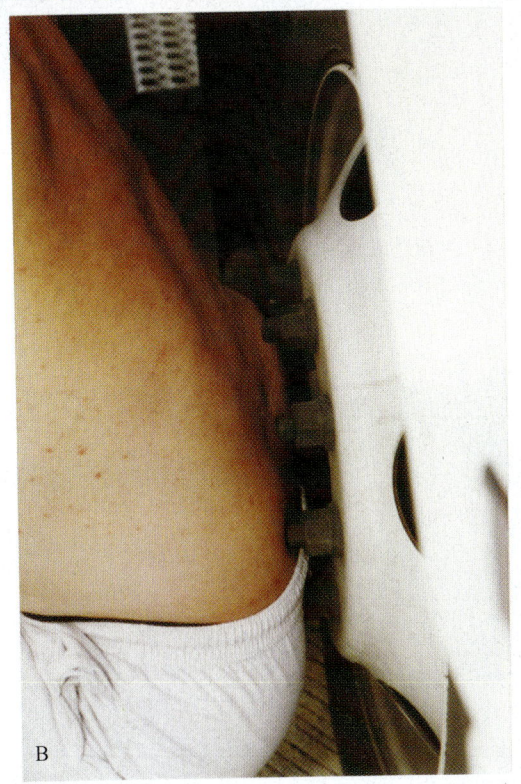

彩图 62-28 A，手扶拖拉机在公路上瘪胎从后面撞到行人后造成的三个水平方向的伤口。B，特征性损伤与右前轮把手形状相当。

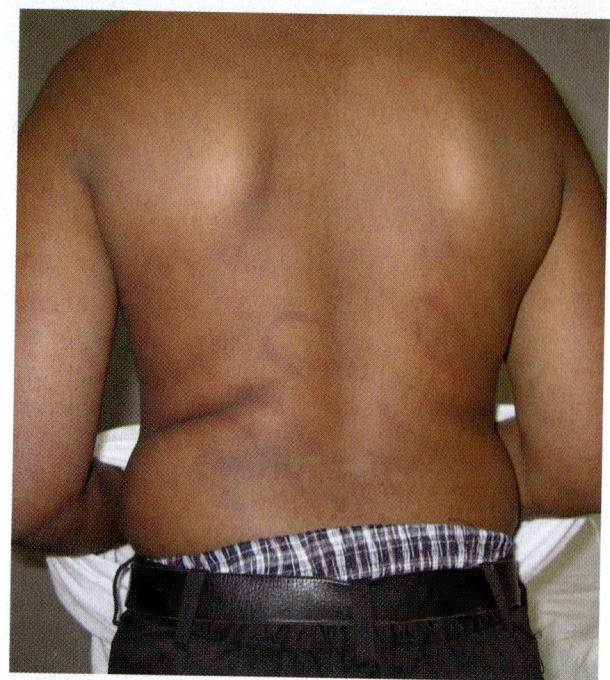

彩图 63-1 孩子背部的电线状淤痕。(Courtesy of Dr. Marianne Gausche-Hill.)

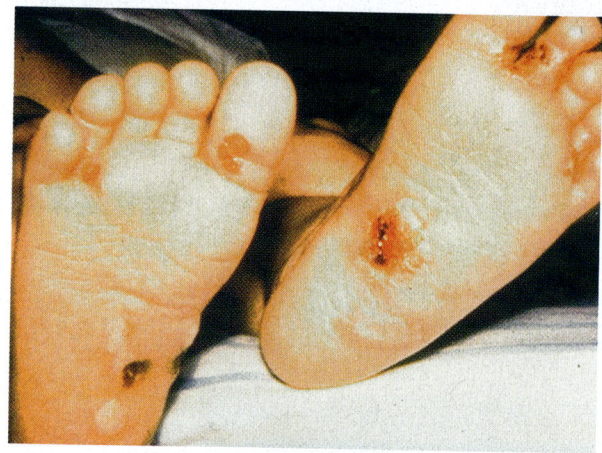

彩图 63-2 香烟造成的足底烫伤。(Courtesy of the EMSC Slide Set, National EMSC Resource Alliance.)

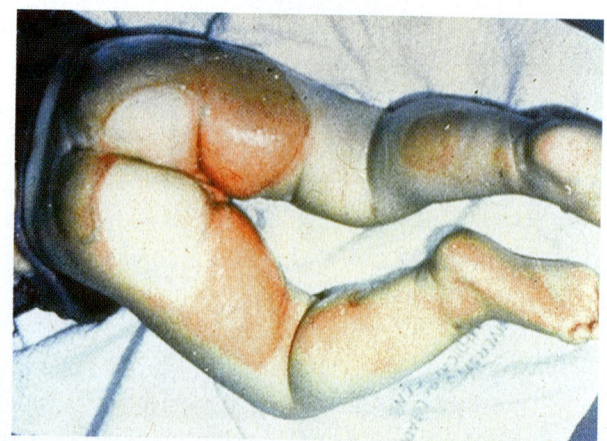

彩图 63-3 浸入伤。(Courtesy of the EMSC Slide Set, National EMSC Resource Alliance.)

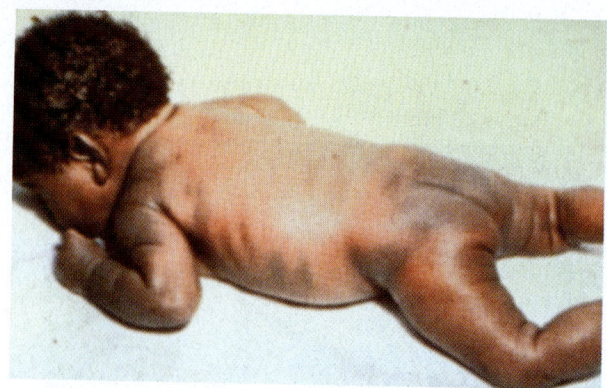

彩图 63-7 婴儿的胎斑。(Courtesy of the EMSC Slide Set, National EMSC Resource Alliance.)

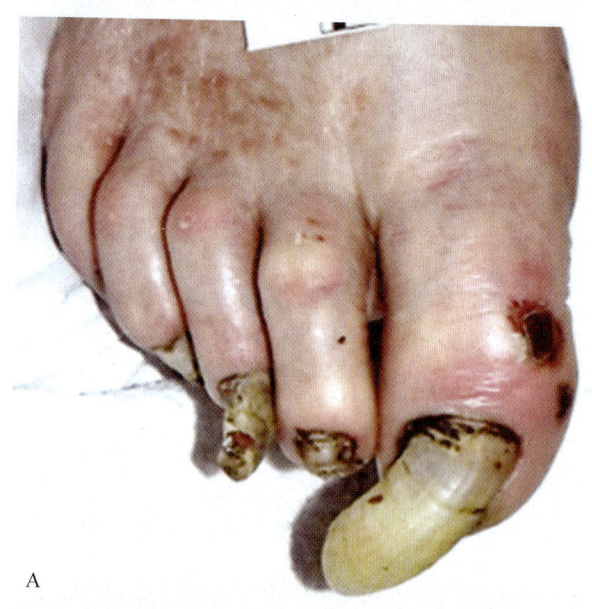

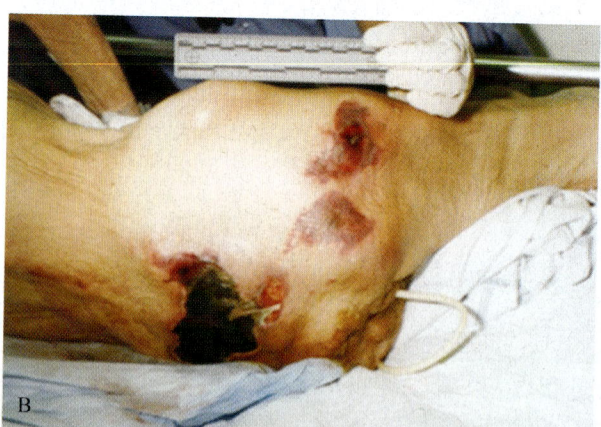

彩图 66-1 病例 1：一位 70 岁的女性由于在家中"5 天未进食"被医疗辅助人员带到急诊科，医疗辅助人员发现她皮包骨头。以下征象提示此老人的情况是由忽视所致：（A）褥疮；（B）卫生状况糟糕，贻误就医。(Courtesy of Dr. D. C. Schneider.)

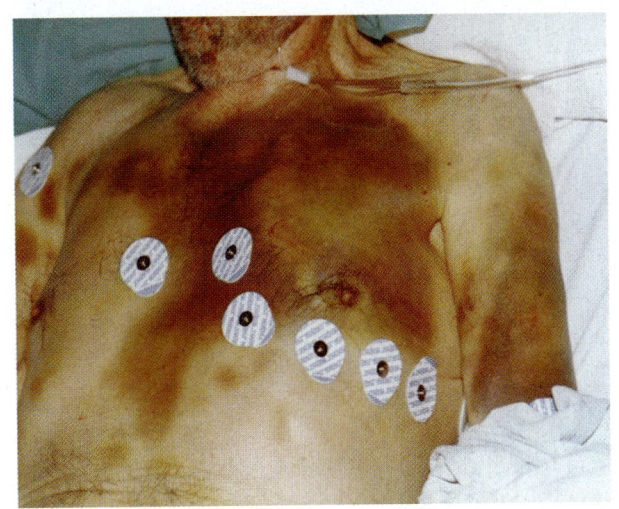

彩图66-2 病例2：一位70岁的男子在其女儿发现他严重受伤后被警方从护理员的家中带到急诊室。在他的胸部和手臂有多处不同愈合阶段的伤口，在他的左前胸贯穿着长线型伤口。中心和两边不同位置的瘀伤、不同的愈合阶段，以及左胸部线型伤口高度暗示患者遭受了身体虐待。（Courtesy of Dr. D. C. Schneider.）

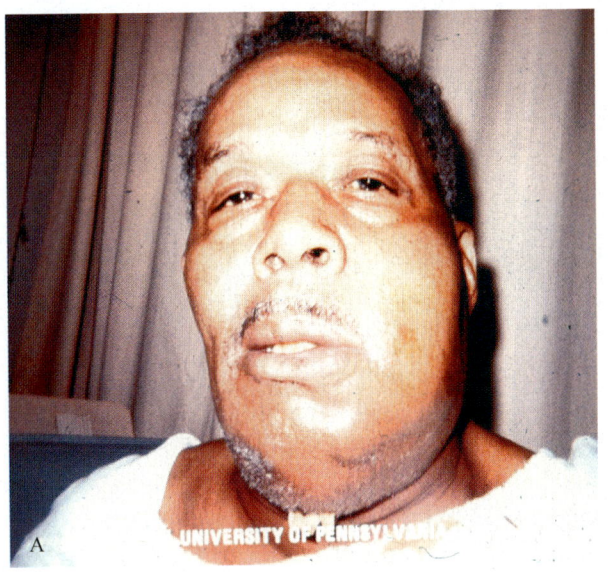

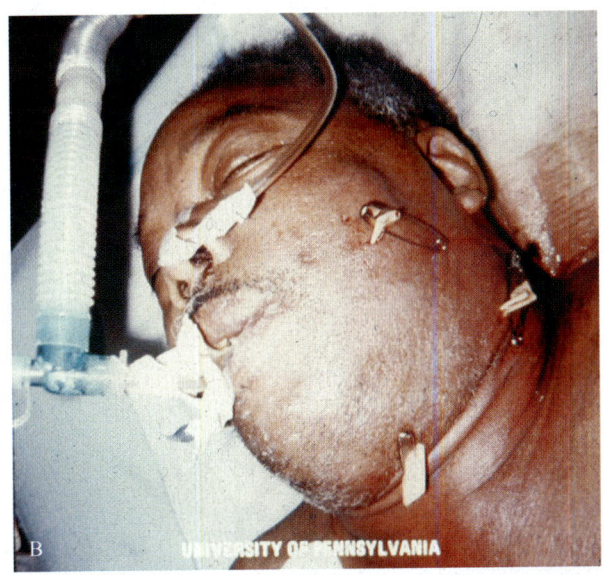

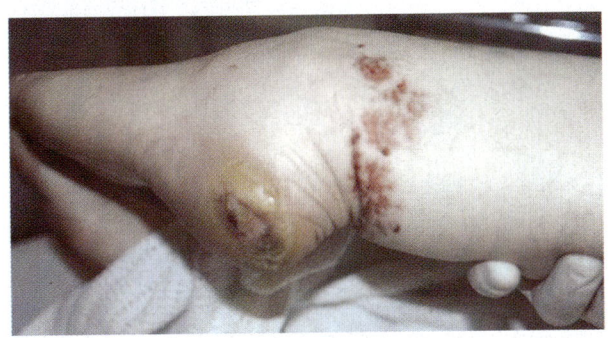

彩图66-3 病例3：一个发育迟缓但尚能行走的65岁妇女被家人以"不守秩序"的名义带到急诊科，医生体检的时候在她的左脚后跟发现压疮和她的左脚踝发现在圆周形红斑皮疹。这表明可能是由于限制活动造成的压疮。（Courtesy of Dr. D. C. Schneider.）

彩图68-6 牙源性感染广泛蔓延至咬肌、舌下、颏下、下颌下间隙，扩展至纵隔。A，术前；B，术后。纵隔引流。（From Guernsey LH: Practical problem solving in oral surgery. In Cohen DW [ed]: Continuing Dental Education, vol 2, suppl 10. Philadelphia, University of Pennsylvania School of Dental Medicine, 1979.）

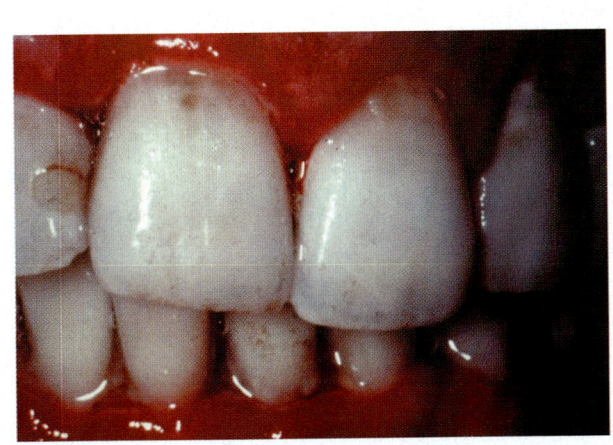

彩图68-7 急性坏死性溃疡性龈炎累及下颌前牙。

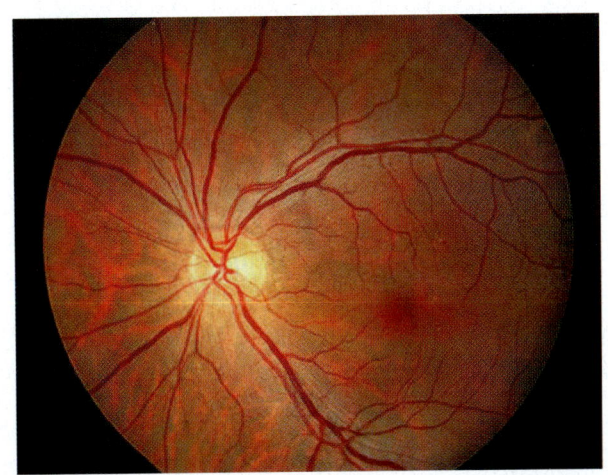

彩图69-2 正常眼底。（Image courtesy of www.tedmontgomery.com）

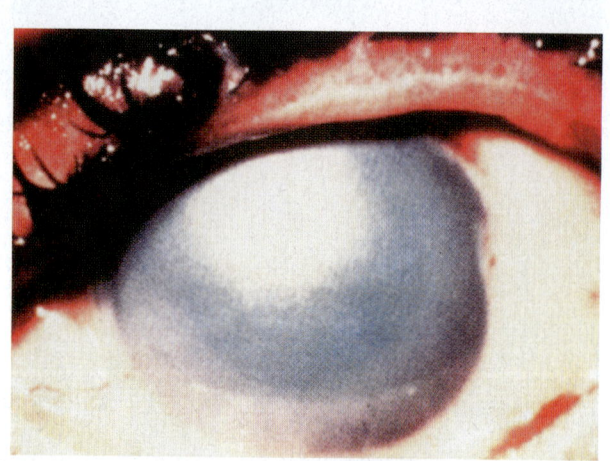

彩图 69-4 严重碱灼伤。图示巩膜变白和角膜混浊。

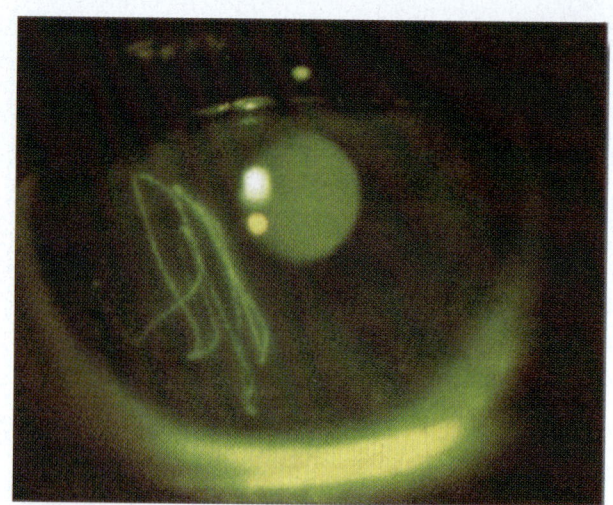

彩图 69-5 裂隙灯下角膜擦伤表现。（Image courtesy of http://www.perret-optic.ch/optometrie/symptomes_diagnostiques/symptomes/opto_symfor_gb.htm）

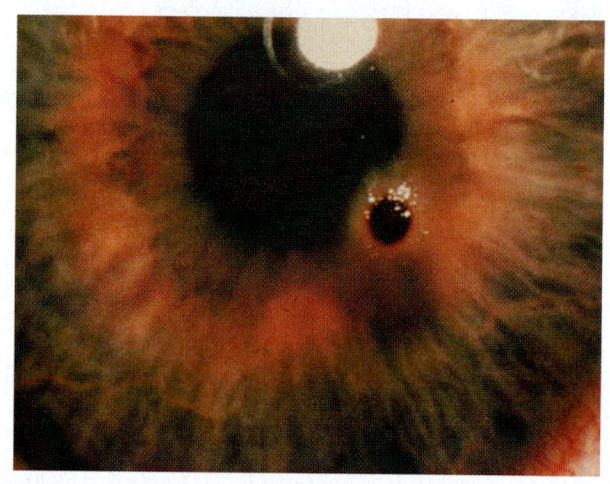

彩图 69-6 裂隙灯下见角膜异物。（Image courtesy of www.tedmontgomery.com）

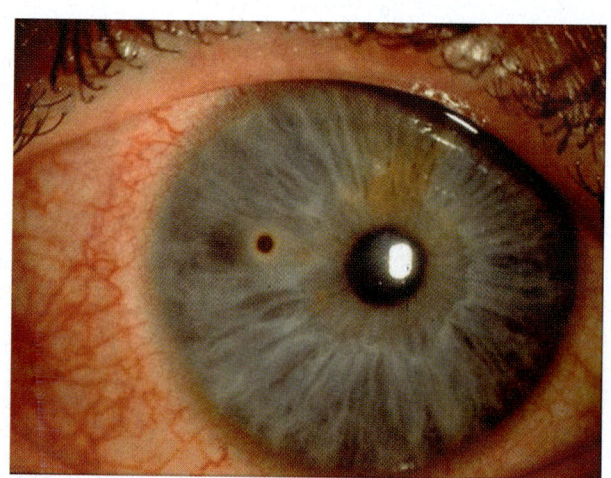

彩图 69-7 移除含铁异物后，裂隙灯下所见角膜铁锈环。（Image courtesy of www.tedmontgomery.com）

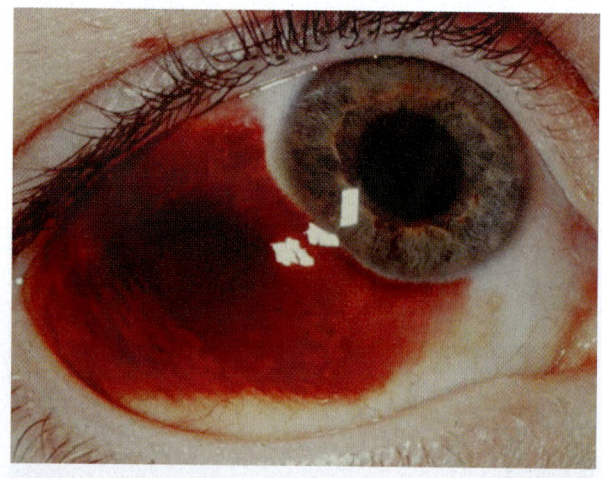

彩图 69-8 结膜下出血。（Image courtesy of www.tedmontgomery.com）

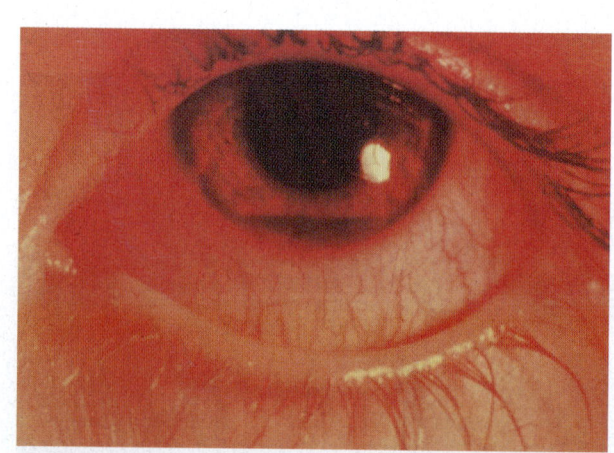

彩图 69-9 前房下方少量出血。（Image courtesy of www.tedmontgomery.com）

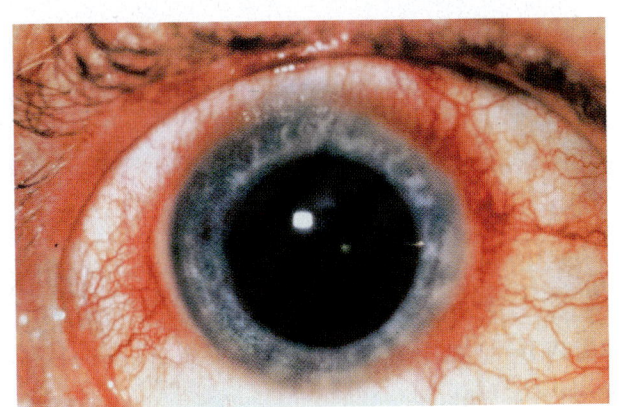

彩图 69-10　睫状充血。图示结膜边缘充血最明显。

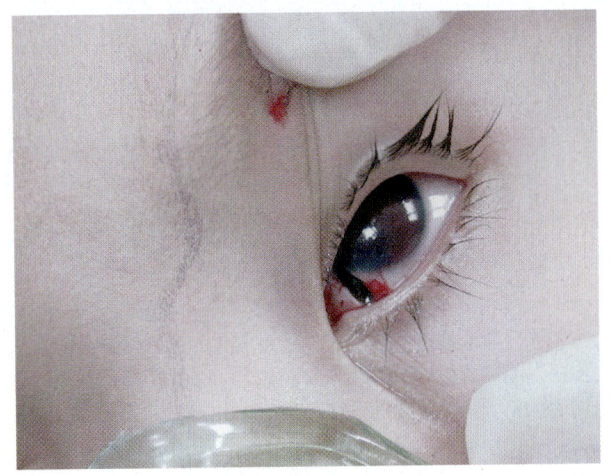

彩图 69-11　巩膜撕裂合并眼球穿通伤。注意检查者的手指不要使眼压升高。

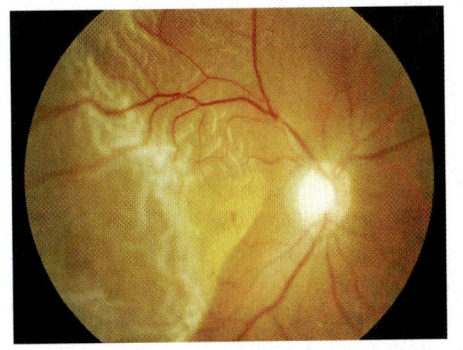

彩图 69-12　视网膜脱落。图示视网膜大部分向前隆起。（Image courtesy of www.tedmontgomery.com）

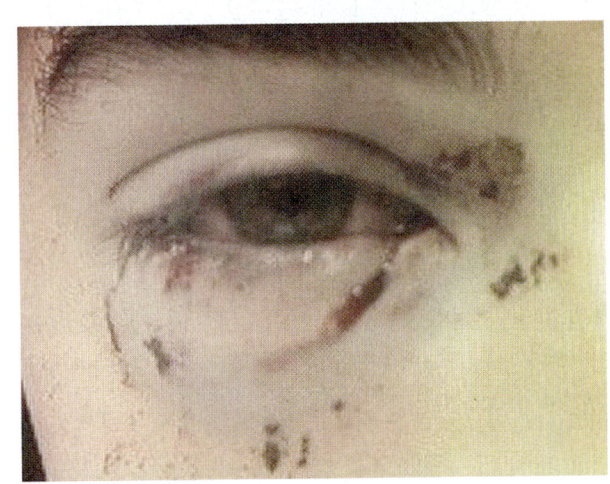

彩图 69-13　内眦附近的面部撕裂伤。（Image courtesy of http://www.mdchoice.com/photo/img/img0212.jpg）

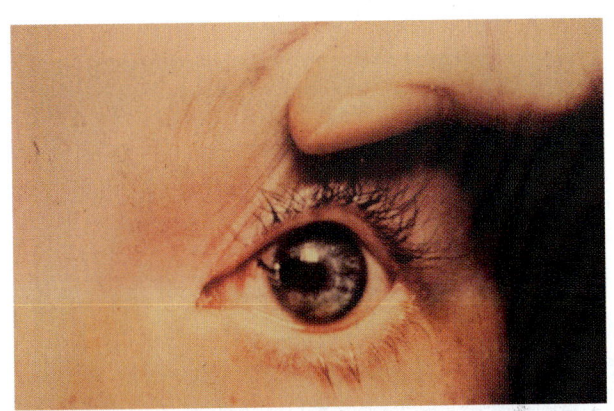

彩图 69-14　泪滴形瞳孔提示角膜撕裂伤时发生前房穿孔。

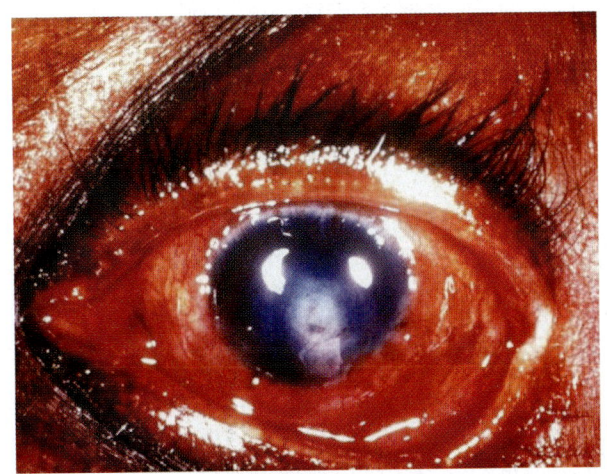

彩图 69-15　位于中央的角膜溃疡。（Image courtesy of www.tedmontgomery.com）

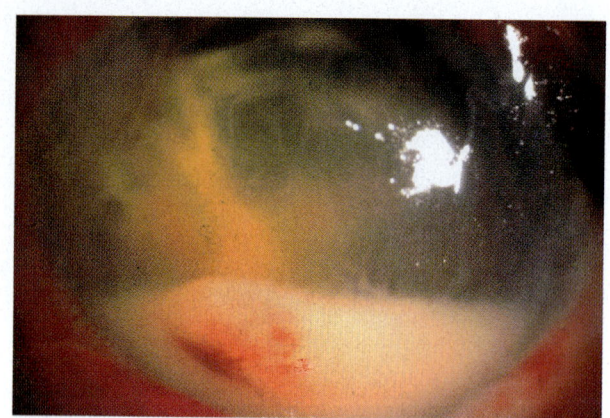

彩图 69-16　眼球破裂导致眼内炎。

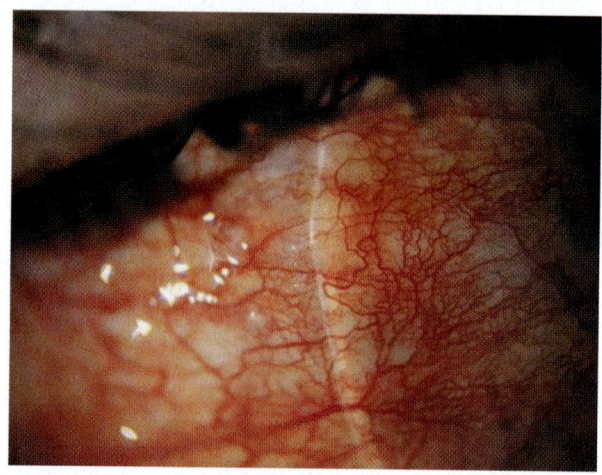

彩图 69-17　病毒性结膜炎导致结膜充血。（Image courtesy of www.tedmontgomery.com）

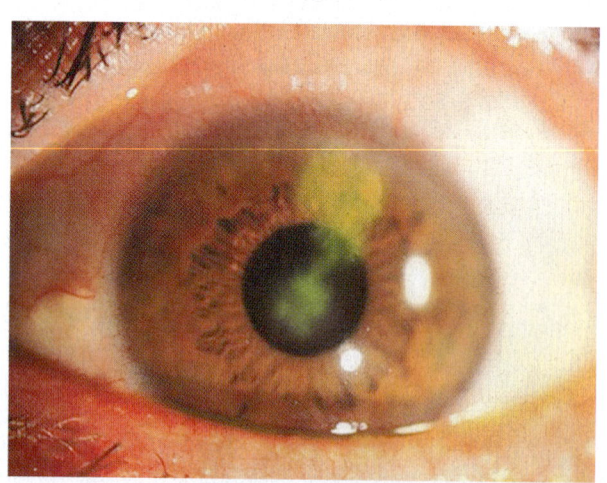

彩图 69-18　单纯疱疹性角膜炎。图示典型的角膜树枝样缺损。（Image courtesy of www.tedmontgomery.com）

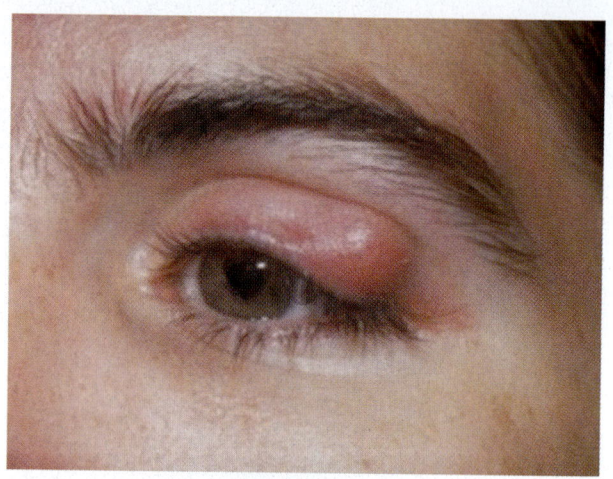

彩图 69-19　上眼睑睑板腺囊肿。（Image courtesy of www.tedmontgomery.com）

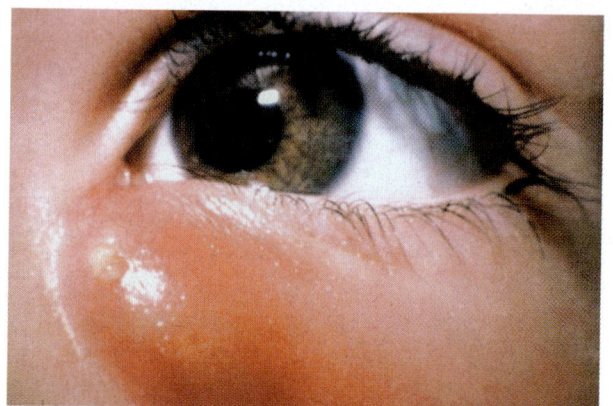

彩图 69-20　泪囊炎。

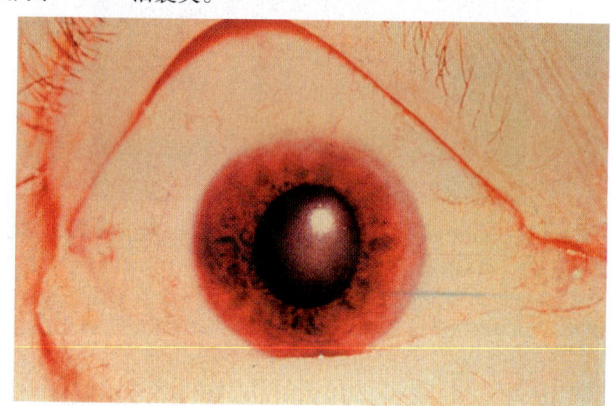

彩图 69-21　急性闭角型青光眼。图示角膜混浊，瞳孔位于中央，呆滞。

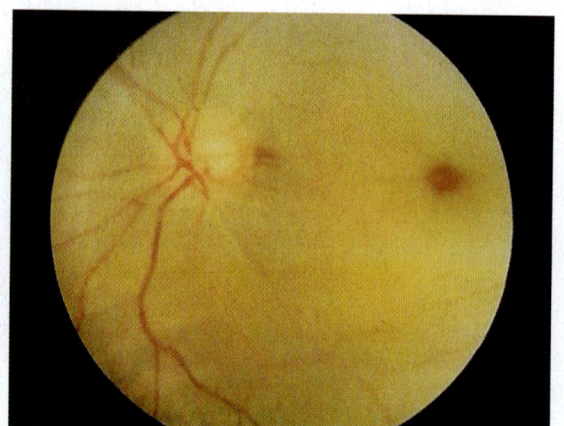

彩图 69-22　视网膜中央动脉阻塞。图示樱桃红斑。（Image courtesy of www.tedmontgomery.com）

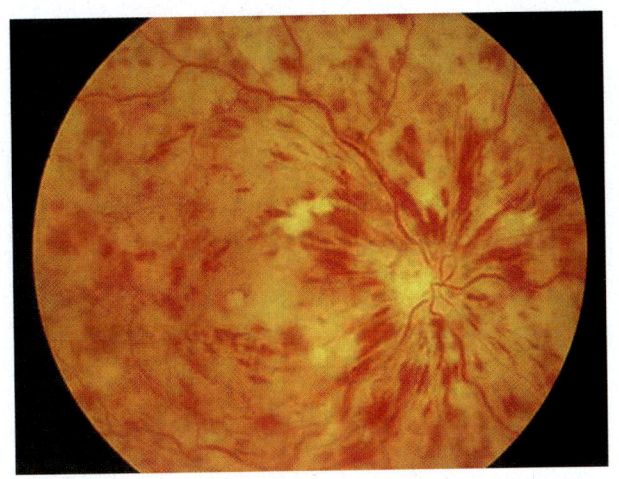

彩图 69-23 视网膜中央静脉阻塞。图示"血腥"表现。(Image courtesy of www.tedmontgomery.com)

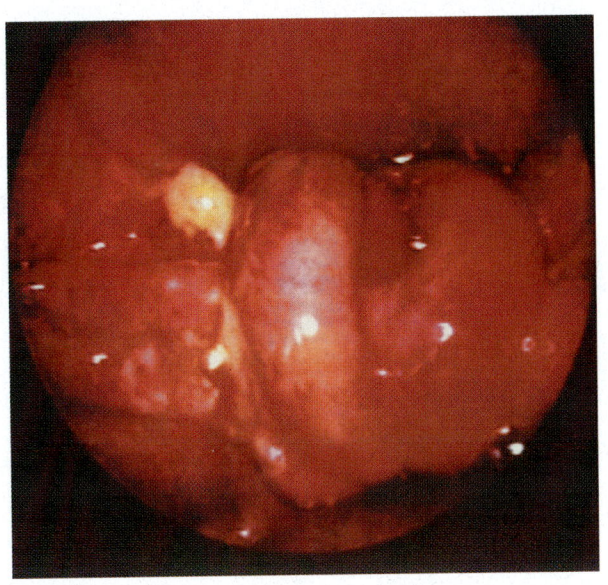

彩图 73-3 会厌炎。

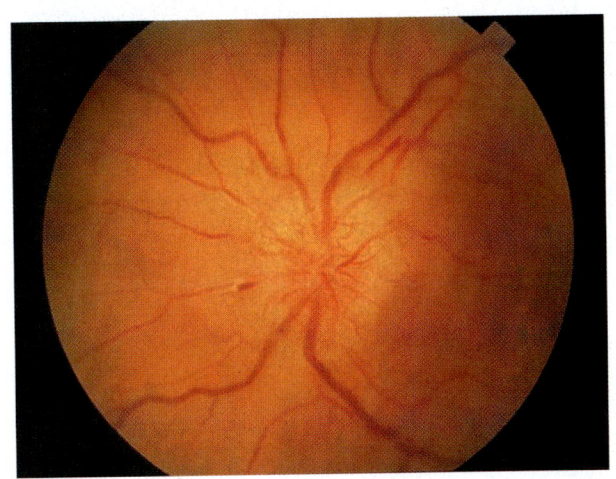

彩图 69-24 视乳头水肿。图示视盘边缘模糊。(Image courtesy of www.tedmontgomery.com)

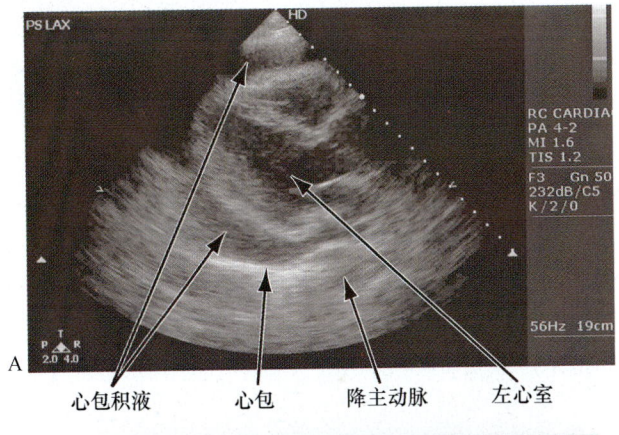

心包积液　心包　降主动脉　左心室

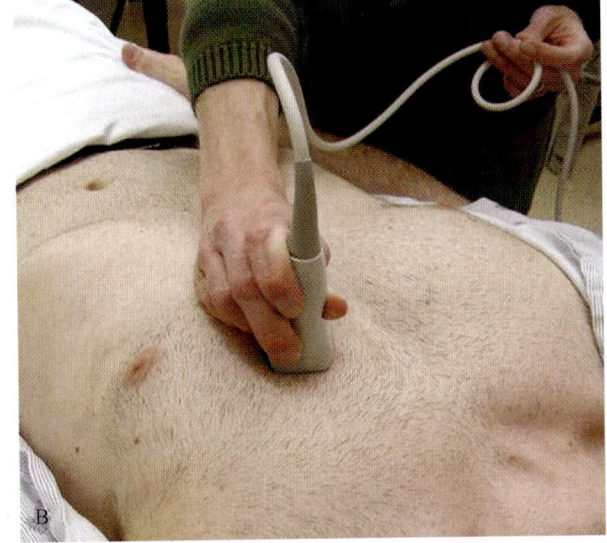

彩图 80-2　A，床旁超声显示心包积液。成像的顶部是观察积液的最佳部位，此处优于左室部位。B，急诊科心包积液超声检查的正确操作技术。(Courtesy of Jessica Resnick, MD.)

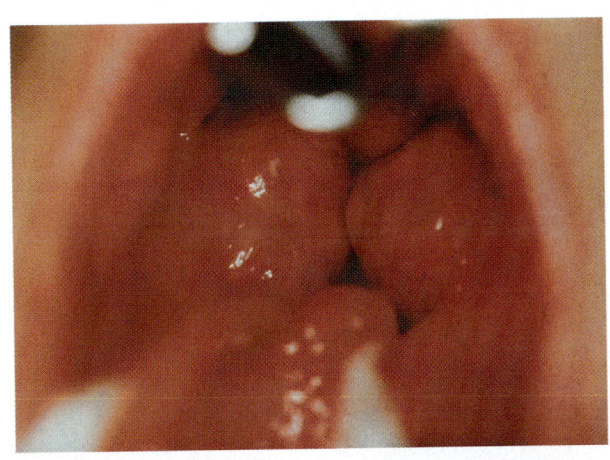

彩图 73-1　双侧扁桃体咽炎。

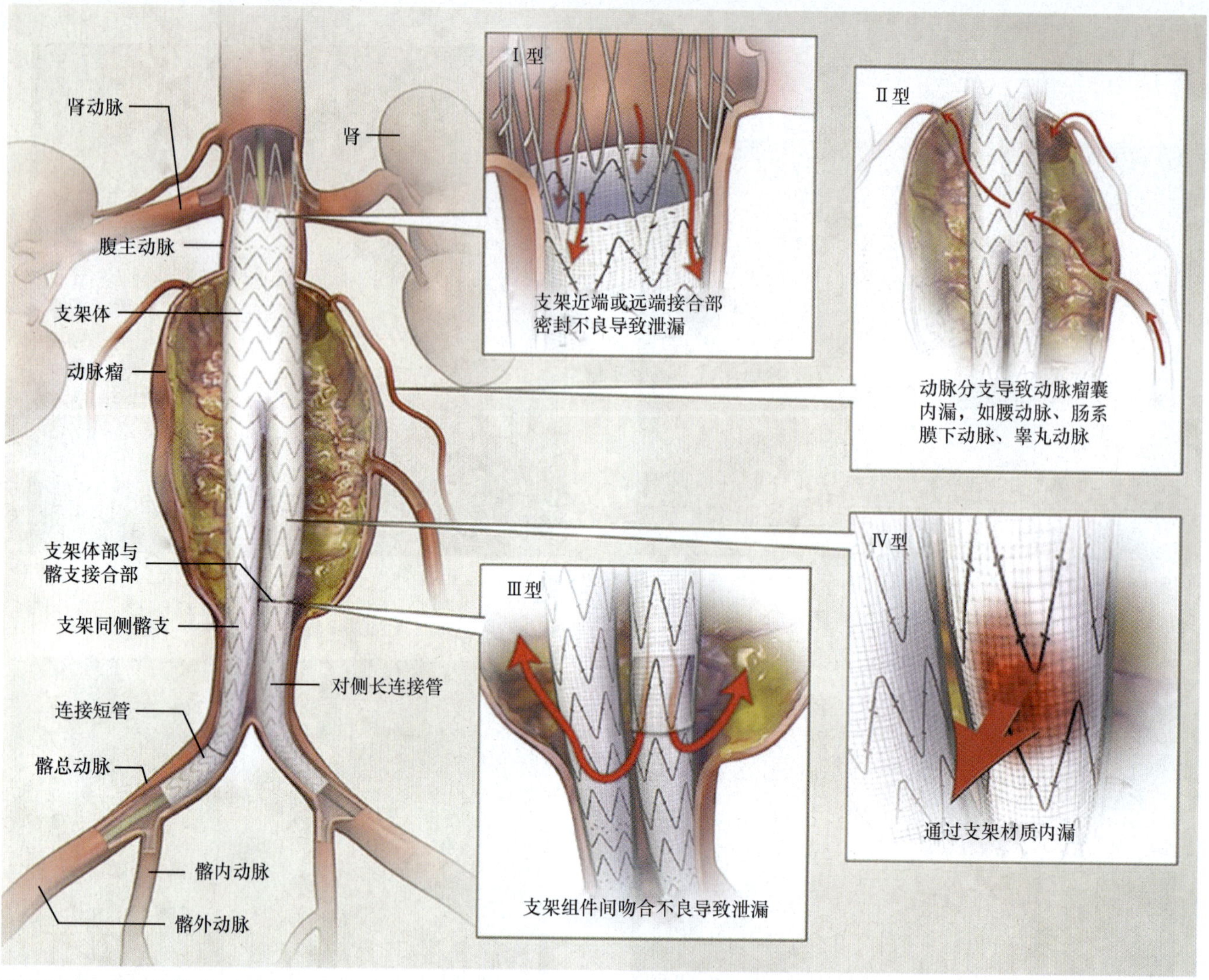

彩图 84-7 内漏的类型和原因。N Engl J Med 358：494，2008.（Copyright © 2008, Massachusetts Medical Society. All rights reserved.）

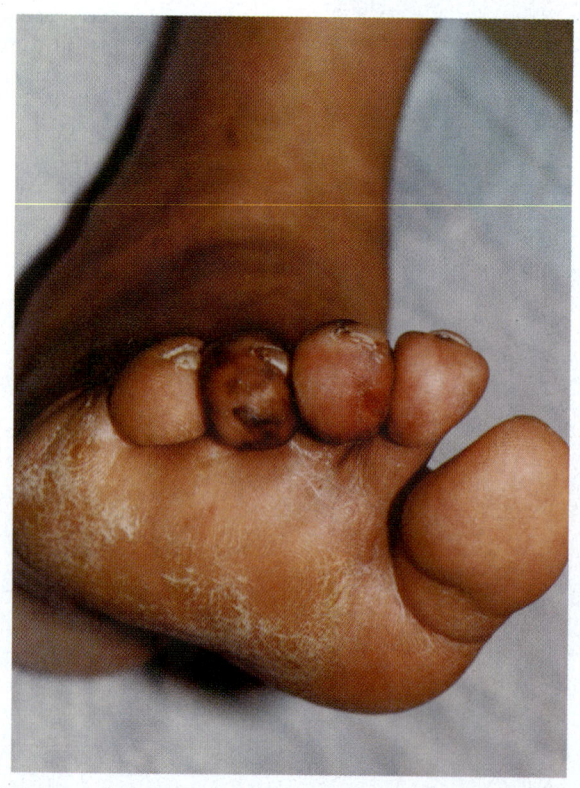

彩图 85-2 动脉粥样硬化栓塞（蓝趾综合征）的临床特征。
(Courtesy of Gary R. Seabrook, MD.)

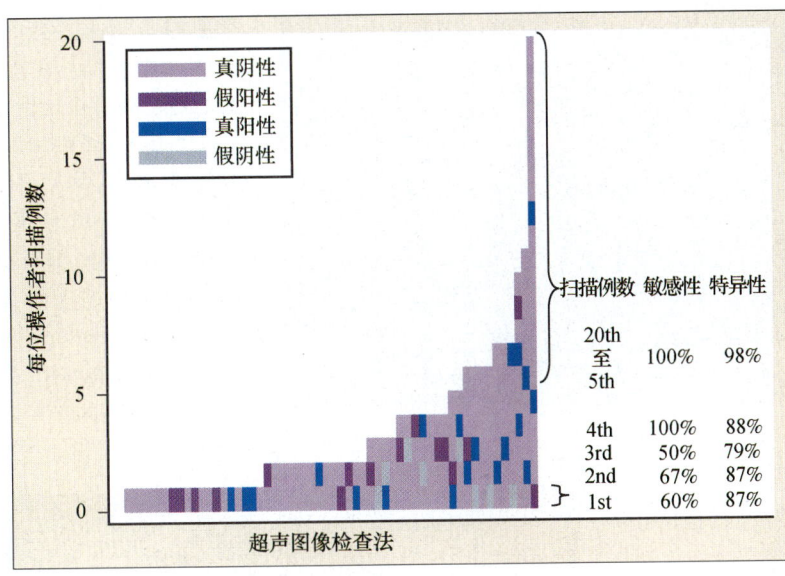

彩图 86-1　显示 EPPU 学习的必要性。本图显示诊断 DVT 准确性研究中,由住院医师和主治医师完成的每次 EPPU 诊断结果。每格代表一名选定患者（Y 轴）和医师（X 轴）,每格使用彩色编码表示 EPPU 诊断结果。按每位医师检查患者数量,小格从左向右按由少到多顺序排列。格子按时间顺序垂直堆起。例如:最右侧医师共诊断 20 例患者,第一例为假阳性,第四例为真阳性,最后七例为真阴性。此图说明临床医生至少检查三例患者后,诊断敏感性可升至 100%。

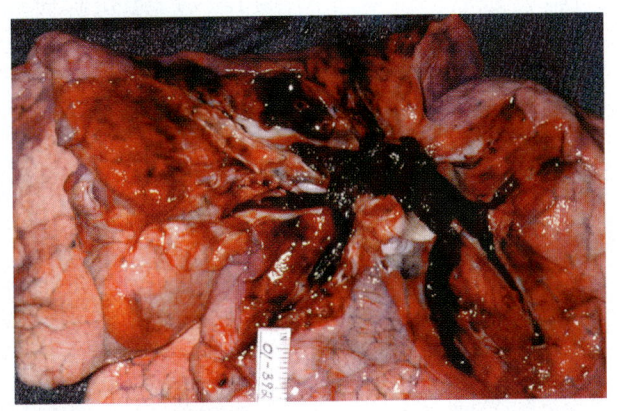

彩图 86-2　尸检发现大块肺栓塞。此男性患者死于大块血栓阻塞远端肺动脉分支,血流几乎完全中断,导致心搏骤停。患者生前 2 周出现不典型呼吸道症状,曾被诊断为支气管炎。

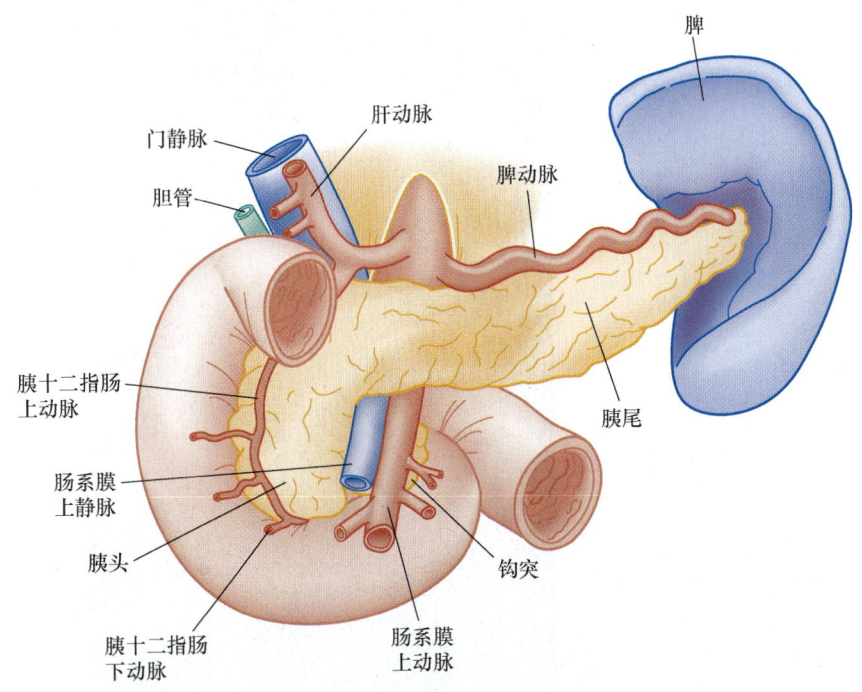

彩图 89-1　胰腺的图解,前位观。(Redrawn from Feldman M, Friedman LS, Sleisenger MH [eds]: Sleisenger & Fordtran's Gastrointestinal and Liver Disease: Pathophysiology, Diagnosis, Management, 7th ed. Philadelphia, Saunders, 2002.)

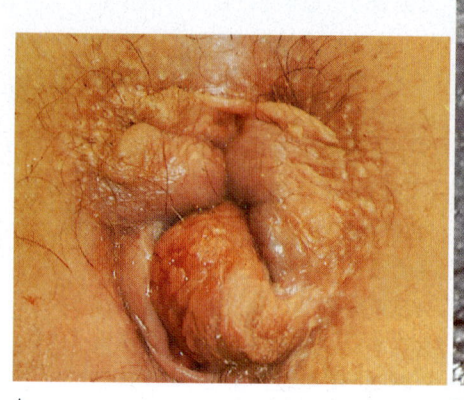 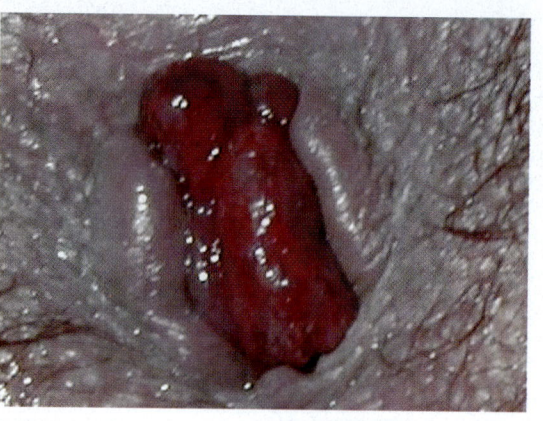

A B

彩图 94-3 血栓性痔疮。**A**，外痔。**B**，内痔。注意血栓性外痔包绕着血栓性内痔。（**A**，Courtesy of Michelle Lin, MD, Harbor-UCLA Medical Center; **B**, Courtesy of Gershon Effron, MD, Sinai Hospital of Baltimore. From Seidel HM, et al: Mosby's Guide to Physical Examination, 4th ed. St. Louis Mosby, 1999.）

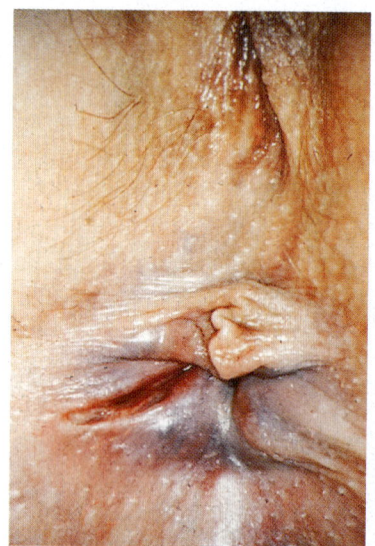 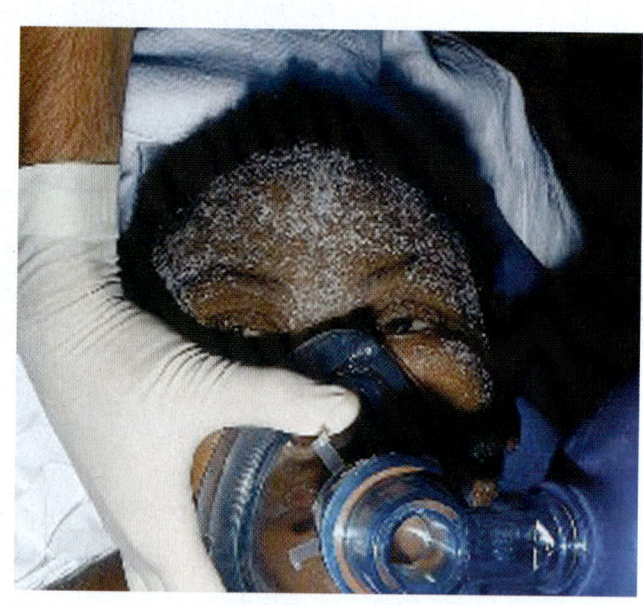

彩图 94-5 侧位肛裂。（Courtesy of Gershon Effron, MD, Sinai Hospital of Baltimore. From Seidel HM, et al: Mosby's Guide to Physical Examination, 4th ed. St. Louis, Mosby, 1999.）

彩图 95-4 尿毒症霜。注意肾衰竭患者皮肤的细白粉末。

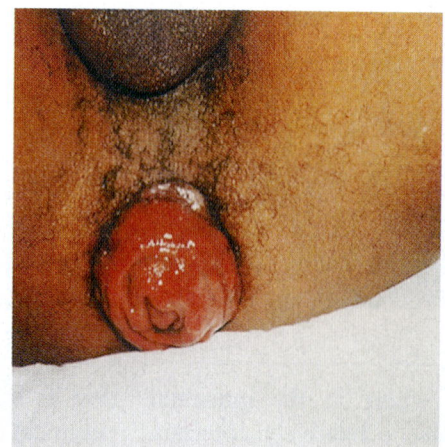 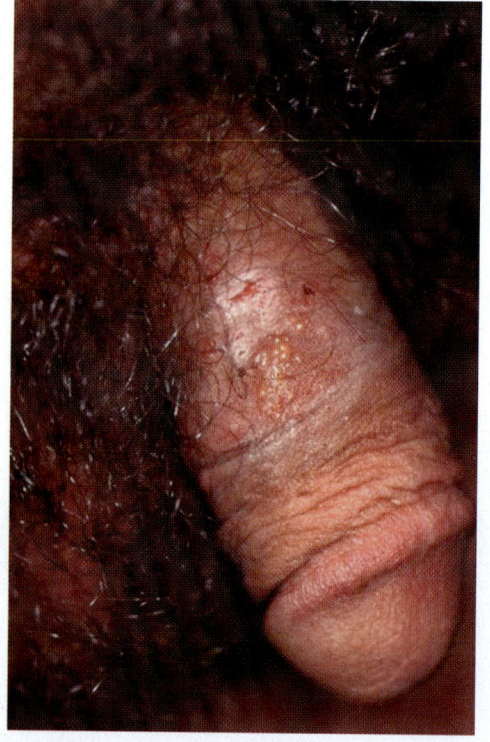

彩图 94-8 直肠脱垂。（Courtesy of Gershon Effron, MD, Sinai Hospital of Baltimore. From Seidel HM, et al: Mosby's Guide to Physical Examination, 4th ed. St. Louis, Mosby, 1999.）

彩图 96-1 阴茎上的生殖器疱疹病变。

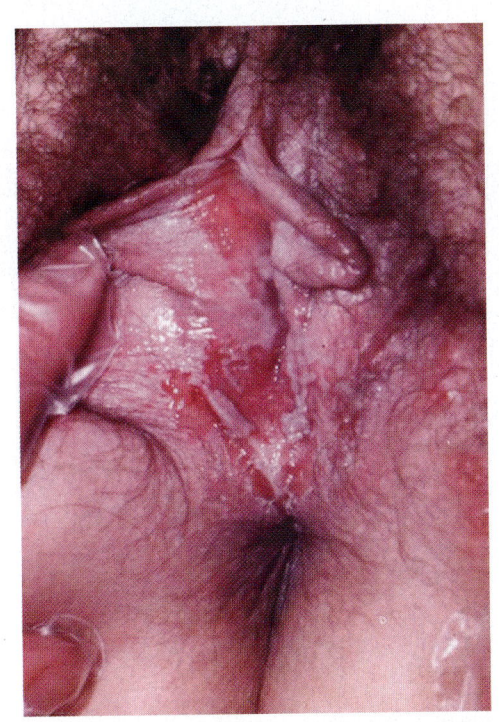

彩图 96-2　外阴的混合疱疹损害。

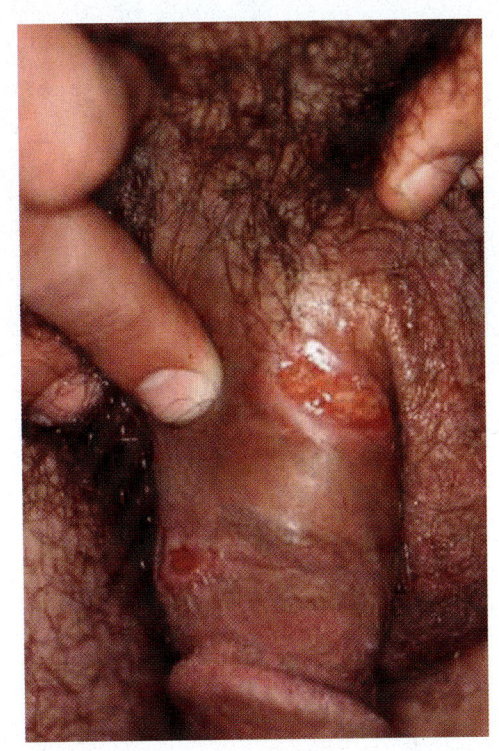

彩图 96-4　阴茎体一期梅毒的两处损害。

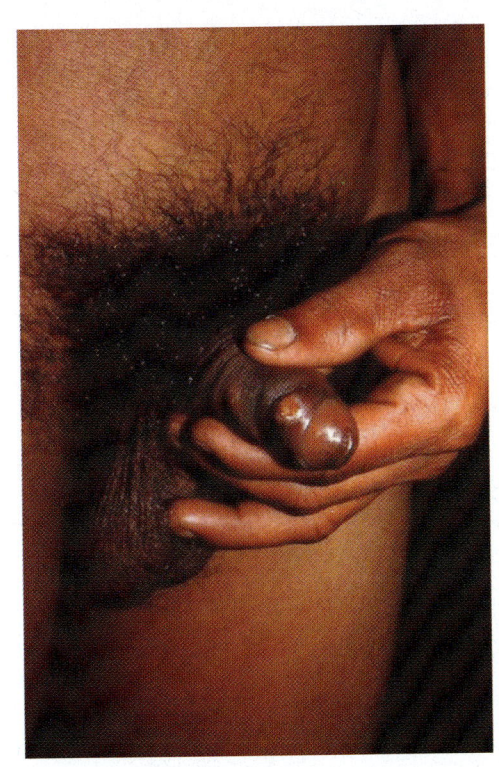

彩图 96-3　阴茎一期梅毒的硬下疳。

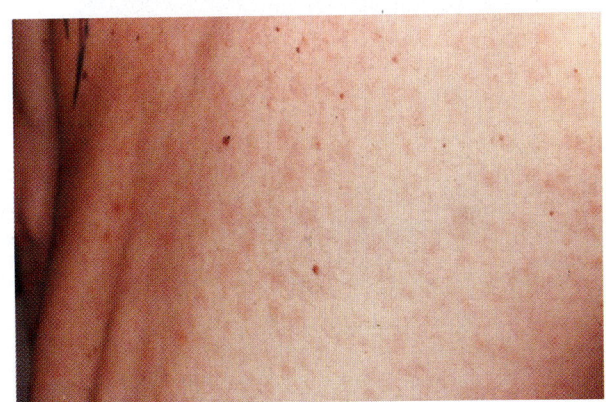

彩图 96-5　二期梅毒皮疹。

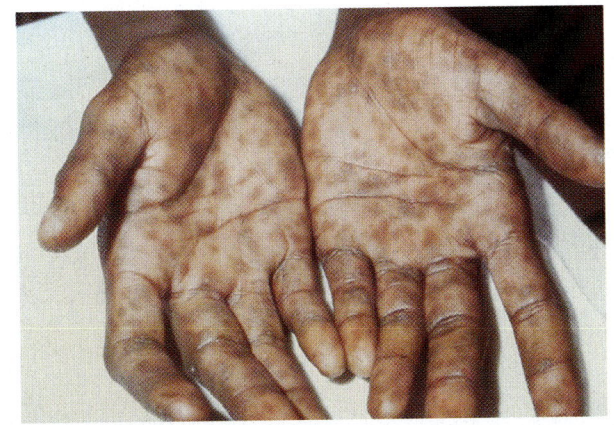

彩图 96-6　二期梅毒的手掌皮疹。

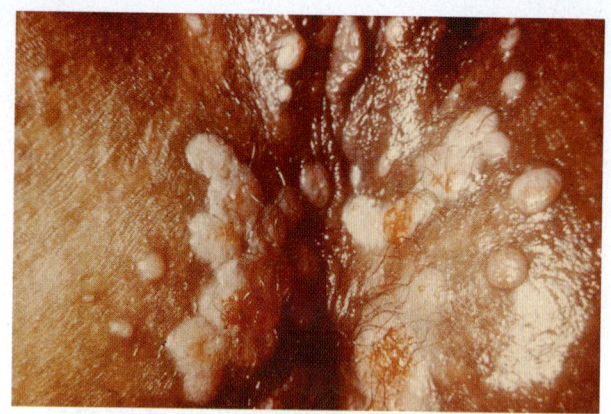
彩图 96-7 二期梅毒的扁平湿疣。

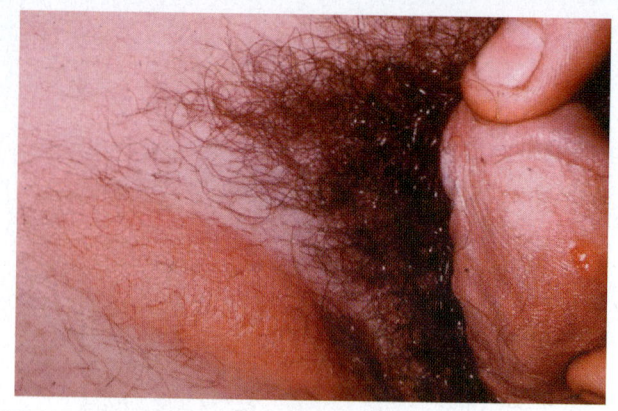
彩图 96-8 由软下疳产生的阴茎皮肤溃疡，伴波动、触痛的淋巴结炎性红斑（腹股沟淋巴结炎）。

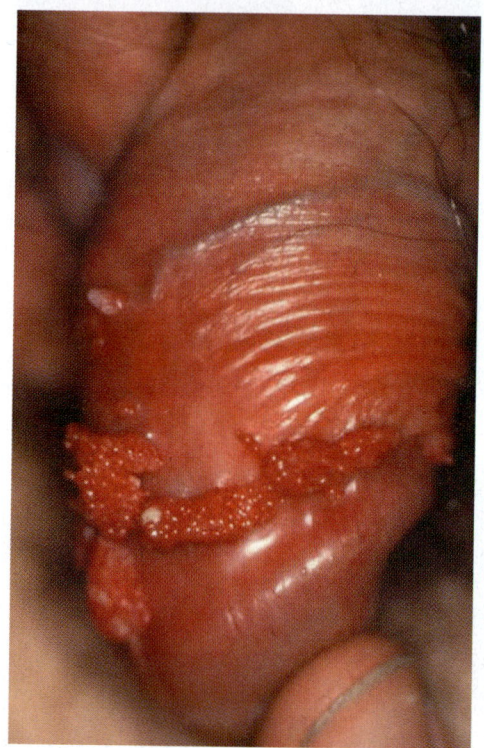
彩图 96-9 人类乳头瘤病毒感染所致的生殖器疣

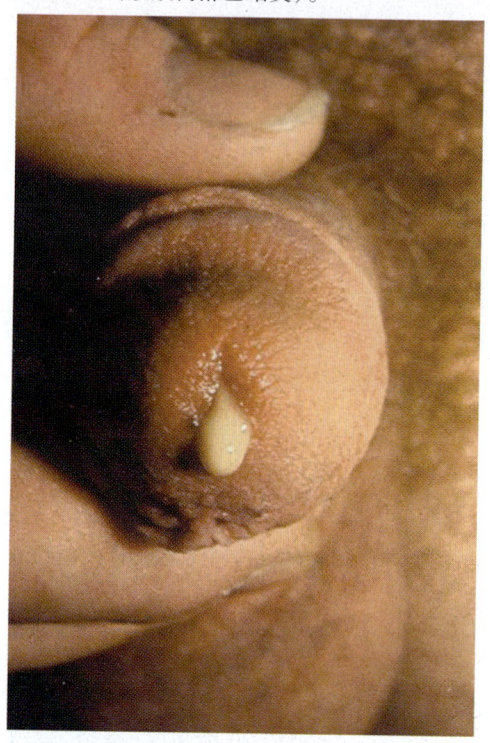
彩图 96-10 淋病患者的尿道脓性分泌物

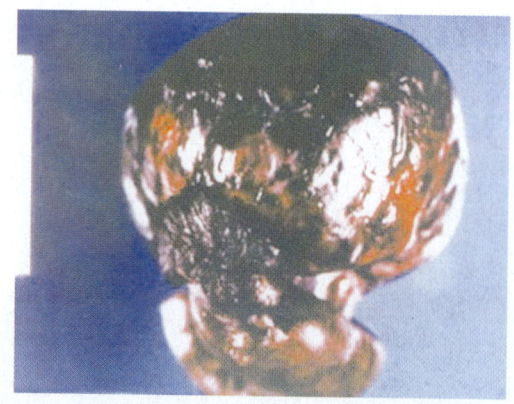
彩图 98-1 卵巢扭转的病理标本（From Andreotti RF, Shadinger L, Fleischer A：The sonographic diagnosis of ovarian torsion：Pearls and pitfalls. Ultrasound Clin 2：155，2007.）

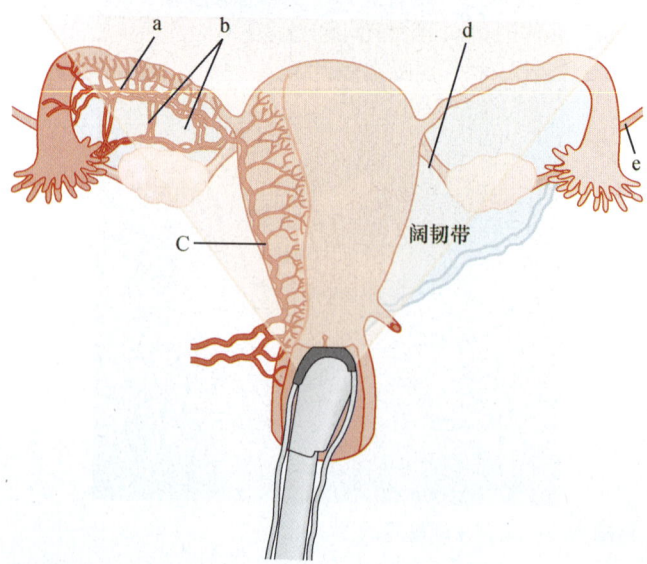
彩图 98-2 卵巢的血液供应图：卵巢动脉和静脉（a），卵巢分支动脉（b），子宫卵巢韧带（c），子宫卵巢韧带（d），骨盆漏斗韧带（e）。（Andreotti RF, Shadinger L, Fleischer A：The sonographic diagnosis of ovarian torsion：Pearls and pitfalls. Ultrasound Clin 2：155，2007.）

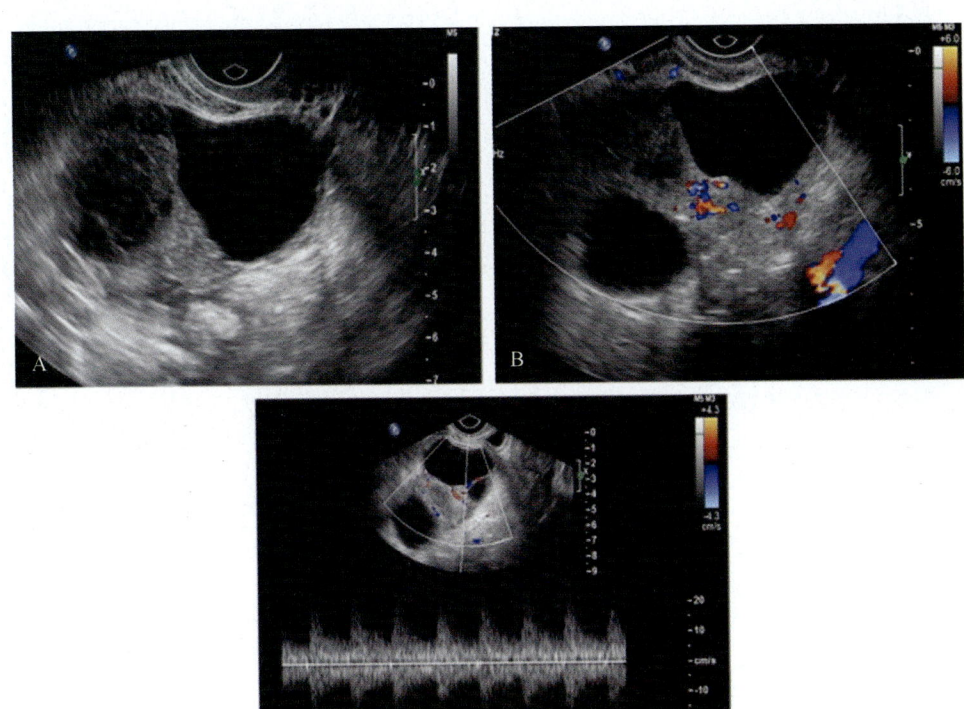

彩图 98-5 外科手术证实附件扭转患者，有动脉多普勒信号但无静脉信号，超声检查也证实为一个出血性囊肿。(From Andreotti RF, Shadinger L, Fleischer A: The sonographic diagnosis of ovarian torsion: Pearls and pitfalls. Ultrasound Clin 2: 155, 2007.)

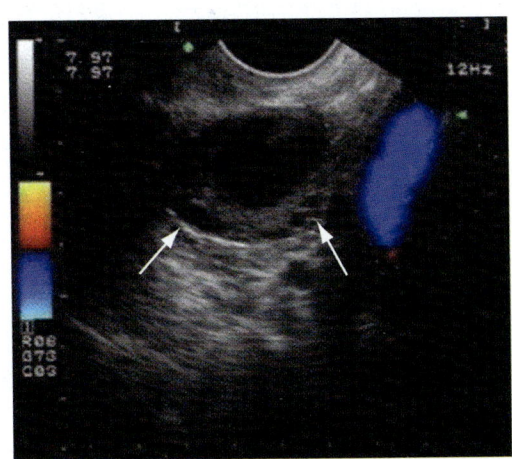

彩图 98-8 正常卵巢含一个优势卵泡（箭头）的阴道内超声图像（From Lambert MJ, Villa M: Gynecologic ultrasound in emergency medicine. Emerg Med Clin North Am 22: 683, 2004.）

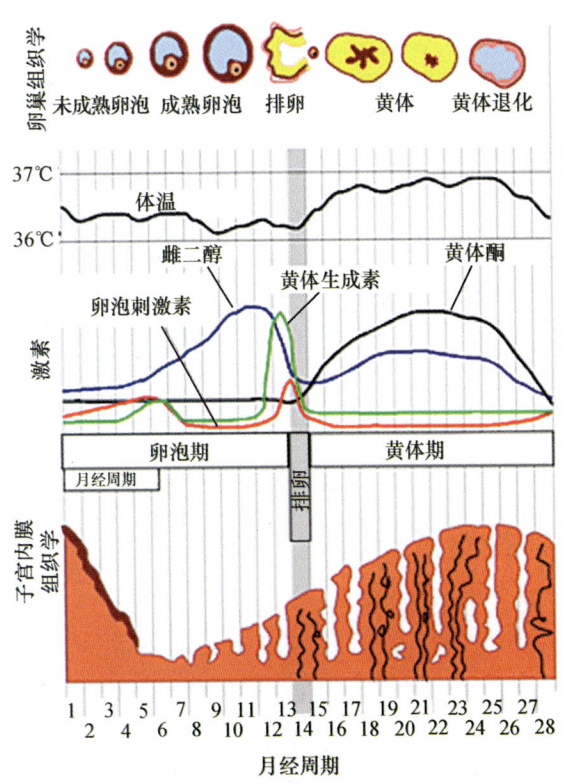

彩图 98-11 正常的月经周期。

19

Rosen's Emergency Medicine

罗森急诊医学

(第7版)

注　意

医学在不断进步。虽然标准安全措施必须遵守，但是由于新的研究和临床实践在不断拓展我们的知识，在治疗和用药方面做出某种改变也许是必需或适宜的。建议读者核对本书所提供的每种药品的生产厂商的最新产品信息，确认推荐剂量、服用方法与时间及相关的禁忌证。确定诊断、决定患者的最佳服药剂量和最佳治疗方式以及采取适当的安全预防措施是经治医师的责任，这有赖于他（她）们的个人经验和对每一位患者的了解。在法律允许的范围内，出版商和编著者对于因本书所包含的资料而引起的任何人身损害或财产损失，均不承担任何责任。

出版者

Rosen's Emergency Medicine

罗森急诊医学

（第7版）

下卷

原 著
Marx，Hockberger，Walls

主 译
李春盛

主 审
楼滨城

副主译
刘 志　杨光田
钱素云　柴艳芬
寿松涛

北京大学医学出版社

图书在版编目（CIP）数据

罗森急诊医学（第7版）/（美）马克思，（美）霍克伯格，（美）瓦尔斯原著；李春盛等译. —北京：北京大学医学出版社，2012.9

书名原文：Rosen's Emergency Medicine

ISBN 978-7-5659-0429-5

Ⅰ. ①罗… Ⅱ. ①马… ②霍… ③瓦… ④李… Ⅲ. ①急诊—临床医学 Ⅳ. ①R459.7

中国版本图书馆CIP数据核字（2012）第169340号

北京市版权局著作权合同登记号：图字：01-2012-6726

Rosen's Emergency Medicine, 7th edition
Marx, Hockberger, Walls, Adams, Barsan, Biros, Danzl, Gausche-Hill, Ling, Newton
ISBN-13：978-0-323-05472-0
ISBN-10：0-323-05472-2
Copyright © 2010 by Saunders, an imprint of Elsevier Inc.
All rights reserved.
Authorized Simplified Chinese translation from English language edition published by the Proprietor.

Copyright © 2012 by Elsevier (Singapore) Pte Ltd. All rights reserved.

Elsevier (Singapore) Pte Ltd.
3 Killiney Road，#08-01 Winsland House I, Singapore 239519
Tel：(65) 6349-0200，Fax：(65) 6733-1817
First Published 2012
2012年初版

Printed in China by Peking University Medical Press under special arrangement with Elsevier (Singapore) Pte Ltd. This edition is authorized for sale in China only, excluding Hong Kong SAR and Taiwan. Unauthorized export of this edition is a violation of the Copyright Act. Violation of this Law is subject to Civil and Criminal Penalties.

本书简体中文版由北京大学医学出版社与Elsevier (Singapore) Pte Ltd. 在中国大陆境内合作出版。本版仅限在中国境内（不包括香港特别行政区及台湾）出版及标价销售。未经许可之出口，是为违反著作权法，将受法律之制裁。

罗森急诊医学（第7版）

主　　译：李春盛
出版发行：北京大学医学出版社（电话：010-82802230）
地　　址：(100191) 北京市海淀区学院路38号　北京大学医学部院内
网　　址：http://www.pumpress.com.cn
E - mail：booksale@bjmu.edu.cn
印　　刷：北京佳信达欣艺术印刷有限公司
经　　销：新华书店
责任编辑：曹　霞　宋建君　王智敏　赵　爽　　责任校对：金彤文　　责任印制：苗　旺
开　　本：889mm×1194mm　1/16　　印张：92.25　　字数：3176千字
版　　次：2013年1月第1版　2013年1月第1次印刷
书　　号：ISBN 978-7-5659-0429-5
定　　价：998.00元（全套定价）

版权所有，违者必究

（凡属质量问题请与本社发行部联系退换）

主译简介

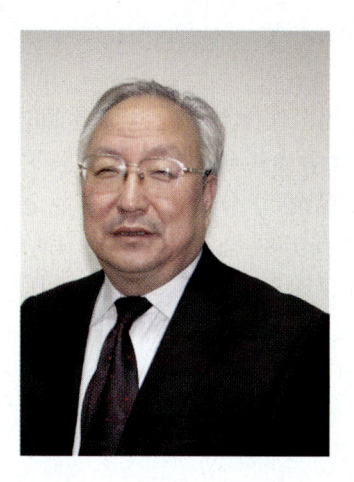

主译 李春盛教授，首都医科大学急诊医学系主任、附属北京朝阳医院急诊科科主任、教授、博士研究生导师；承担包括国家自然基金项目和首发基金重大项目"心肺复苏基础和临床研究"在内的各项科研课题6项；以第一作者和通讯作者共发表科研论文三百余篇，其中核心期刊二百六十余篇，SCI 25篇；在报刊发表科普文章八十余篇；主编专著11部，副主编专著3部，参编专著15部，主编科普读物4部，主译6部；共获科技进步奖10项，其中二等奖2项。

1997年获国务院政府特殊津贴；2004年获北京市"十百千人才工程""十"层面奖励；2006年获第三届中国医师奖；2008年获首都五一劳动奖章。中华医学会急诊医学分会主任委员；中国医师协会急诊医学分会副会长、北京医学会急诊医学专业委员会主任委员；北京医师协会急诊医学专业委员会主任委员；美国急诊医学会会员，中国中西医结合学会急诊医学专业委员会常委；全国复苏组组长；中国毒理学会中毒救治专业委员会副主任委员；卫生部继续医学教育委员会学科组急诊组组长；在《中华急诊医学》杂志、《中国危重病急救医学》杂志等十余家杂志任副主编、常务编委及编委。

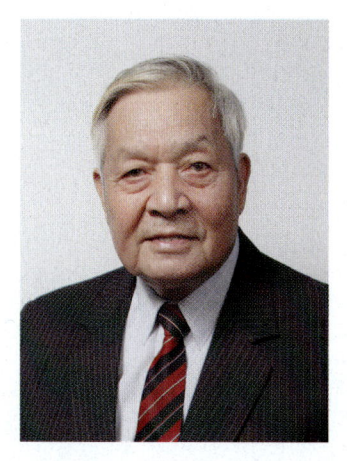

主审 楼滨城教授，1936年出生，1962年毕业于北京医学院（今北京大学医学部）。主任医师，曾任北京大学人民医院副院长，北京大学人民医院急诊科主任。《危重急症的诊断与治疗》丛书副主编、《急诊医学》（本科教材）主审、《急诊科临床禁忌手册》主编、《急诊医学》（大专教材）主编。享受国务院特殊津贴，为我国老一代急诊医学专家，有丰富的疑难病与危重病诊治经验，为我国急诊医学培养了大批的人才。

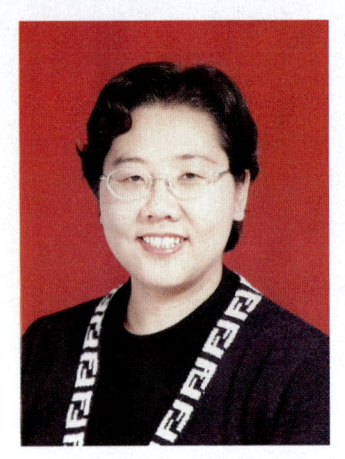

柴艳芬教授，天津医科大学总医院急诊科主任，教授，主任医师，硕士研究生导师。1988年毕业于天津医学院（现天津医科大学）医学系。长期从事急诊医学的临床医疗、教学、科研和管理工作。中华医学会急诊医学分会委员，中华医学会灾难医学分会委员，中国中西医结合学会重症专业委员会副主任委员，中国医师协会急诊医师分会委员，天津市急诊质控中心副主任。《中华急诊医学杂志》、《中华危重病医学杂志》、《中华临床医师杂志》电子版、《临床急诊杂志》编委。主编《实用危重病医学》、主译《急诊医学》；参编《急诊医学》、《急救护理学》、《内科学》等全国高等医药院校教材5部；参编《内科基本功》、《临床麻醉学》、《急诊医学高级教程》、《临床诊疗指南-急诊医学分册》等临床参考书十余部。发表论文数十篇。

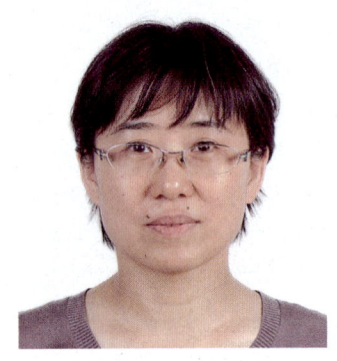

寿松涛教授，天津医科大学总医院急诊科副主任，医学博士，主任医师，硕士研究生导师。长期从事急诊医学的临床医疗、教学和科研工作。中华医学会急诊医学分会第一届全国青年委员，中华医学会急诊医学分会危重病专业全国委员，中国医药信息学会心脏监护学术委员会全国青年委员；《中华急诊医学杂志》通讯编委。主编《实用危重病医学》、主译《急诊医学》。参编《急诊医学》、《急救护理学》、《内科学》等全国高等医药院校统编教材和《内科基本功》、《急诊医学高级教程》等临床参考书。发表论文数十篇。

副主译简介

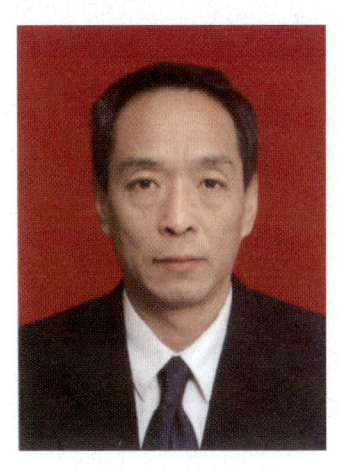

刘志教授，中国医科大学附属第一医院急诊科主任，主任医师，博士研究生导师。中华医学会急诊医学分会常务委员兼急诊与危重病质量管理学组组长，中国医师协会急诊医师分会常务委员，中国毒理学会中毒与救治专业委员会副主任委员，中国红十字会救护工作指导委员会委员，辽宁省医学会急诊医学分会主任委员，辽宁省急诊医疗质量控制中心主任委员，辽宁省"百千万人才工程"百人层次人才，沈阳市医学会急诊医学分会主任委员，美国胸科医师学会资深会员（FCCP）。作为第一负责人承担国家自然科学基金及省部级科研课题十余项，作为第一负责人获省部级科技奖4项，以第一作者或通讯作者在核心期刊杂志上发表论著文章九十余篇。

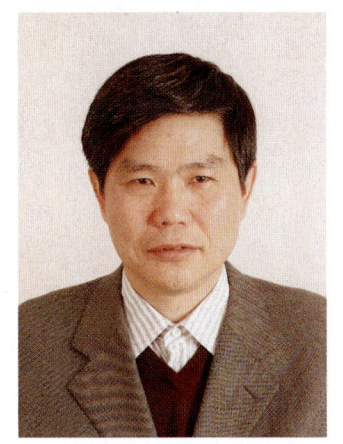

杨光田教授，华中科技大学同济医学院附属同济医院急诊及重症医学科教授，博士生研究生导师，主任医师。中国医学救援协会理事，中华医学会急诊医学分会委员，中国医师协会重症医学医师分会委员，湖北省医学会急诊医学分会主任委员，《内科急危重症杂志》副主编，《中华急诊医学杂志》编委，《中国急救复苏与灾害医学杂志》编委，《临床急诊杂志》编委。主持研究国家自然科学基金资助课题2项和省级课题3项。主编专著2部，参编专著5部。在国内外核心期刊上发表论文一百三十余篇；SCI收录论文9篇。

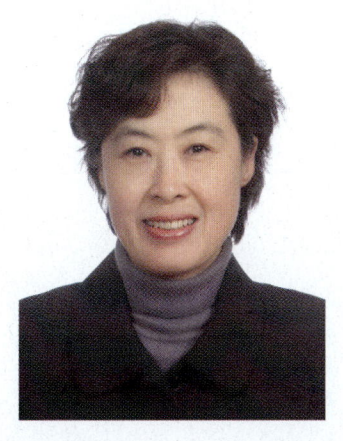

钱素云教授，北京儿童医院急救中心主任，医学博士，主任医师，硕士研究生导师。先后在美国BUFFALO儿童医院、美国纽约MONTEFIORE儿童医院和意大利罗马BAMBINO GESU儿童医院进修学习。主要从事小儿危重病的临床和基础研究。现任中华医学会急诊分会委员/儿科学组组长，中华医学会儿科分会急救学组副组长，中国医师协会危重病学会儿科专业委员会副主任委员，北京医学会急诊分会副主任委员，北京危重病学会常委/儿科组副组长等。中华医学会肠外内营养学会委员，北京医学会肠外内营养学会常委等。并兼任《中华急诊医学杂志》、《中华儿科杂志》等编委。

译者名单

主　译
　　李春盛　　首都医科大学附属北京朝阳医院

副主译
　　刘　志　　中国医科大学附属第一医院　　　　柴艳芬　　天津医科大学总医院
　　杨光田　　华中科技大学附属同济医院　　　　寿松涛　　天津医科大学总医院
　　钱素云　　首都医科大学附属北京儿童医院

主　审
　　楼滨城　　北京大学人民医院

主译助理
　　邵　菲　　首都医科大学附属北京朝阳医院

翻译委员会委员（按姓氏拼音排序）

曹　钰	四川大学华西医院	陆一鸣	上海交通大学医学院瑞金医院
柴艳芬	天津医科大学总医院	吕传柱	海南医学院
陈寿权	温州医学院附属第二医院	欧阳军	新疆石河子大学医学院第一附属医院
楚英杰	河南省人民医院	彭　鹏	新疆医科大学第一附属医院
方邦江	上海中医药大学附属龙华医院	钱素云	首都医科大学附属北京儿童医院
公保才旦	青海省急救中心	史若飞	重庆市急救医疗中心
韩希望	陕西省人民医院	寿松涛	天津医科大学总医院
胡卫建	四川省人民医院	宋　青	解放军总医院
黄子通	中山大学孙逸仙纪念医院	童朝阳	复旦大学附属中山医院
李超乾	广西医科大学第一附属医院	王世文	甘肃省第二人民医院
李春盛	首都医科大学附属北京朝阳医院	王秀杰	哈尔滨医科大学第一临床医学院
李丽君	西安交通大学医学院第二附属医院	王勇强	天津第一中心医院急救医学研究所
梁显泉	贵阳医学院附属医院	谢苗荣	首都医科大学附属北京友谊医院
廖晓星	中山大学附属第一医院	徐　杰	天津泰达医院
刘　志	中国医科大学附属第一医院	杨光田	华中科技大学附属同济医院
刘中民	上海市东方医院	杨立山	宁夏医学院附属医院
楼滨城	北京大学人民医院	曾红科	广东省人民医院

张长乐	安徽医科大学第一附属医院	张 茂	浙江大学医学院附属第二医院
张国强	卫生部中日友好医院	朱继红	北京大学人民医院
张 泓	安徽医科大学第一附属医院	祝益民	湖南省儿童医院
张劲松	江苏省人民医院		

译校者名单（按姓氏拼音排序）

曹 钰	四川大学华西医院	胡 伟	陕西省人民医院
曹书华	天津第一中心医院急救医学研究所	胡 北	广东省人民医院
柴艳芬	天津医科大学总医院	胡卫建	四川省人民医院
陈 兵	天津医科大学总医院	花 嵘	首都医科大学附属北京朝阳医院
陈国庭	上海市东方医院	华罗刚	天津医科大学总医院
陈帼玲	复旦大学附属中山医院	黄君龄	复旦大学附属中山医院
陈 晖	首都医科大学附属北京儿童医院	黄文风	北京大学人民医院
陈 俊	天津医科大学总医院	黄 兴	天津医科大学总医院
陈 淼	上海中医药大学附属龙华医院	黄子通	中山大学孙逸仙纪念医院
陈 森	广东省人民医院	季宪飞	首都医科大学附属北京朝阳医院
陈胜龙	广东省人民医院	蒋 婕	上海交通大学医学院瑞金医院
陈寿权	温州医学院附属第二医院	蒋迎佳	首都医科大学附属北京儿童医院
陈友岱	四川省人民医院	焦丽娜	天津医科大学总医院
陈云霞	首都医科大学附属北京朝阳医院	金 良	天津医科大学总医院
楚英杰	河南省人民医院	靳 衡	天津医科大学总医院
崔书章	天津医科大学总医院	冷巧云	温州医学院附属第一医院
戴 维	陕西省人民医院	李 海	天津医科大学总医院
戴 瑄	中山大学附属第一医院	李 军	陕西省人民医院
党晓燕	西安交通大学医学院第二附属医院	李保顺	天津医科大学总医院
丁 武	浙江大学医学院附属第二医院	李超乾	广西医大学第一附属医院
方邦江	上海中医药大学附属龙华医院	李 晨	天津医科大学总医院
符 岳	中山大学孙逸仙纪念医院	李春盛	首都医科大学附属北京朝阳医院
干建新	浙江大学医学院附属第二医院	李 贺	安徽医科大学第二附属医院
高恒淼	首都医科大学附属北京儿童医院	李 恒	中山大学孙逸仙纪念医院
高红梅	天津第一中心医院急救医学研究所	李 慧	中山大学附属第一医院
高劲谋	重庆市急救医疗中心	李佳励	四川大学华西医院
高玉芝	温州医学院附属第一医院	李 健	天津第一中心医院急救医学研究所
葛 乐	天津医科大学总医院	李 菁	天津医科大学总医院
公保才旦	青海省急救中心	李静超	河南省人民医院
龚 平	首都医科大学附属北京朝阳医院	李丽君	西安交通大学医学院第二附属医院
归咏刚	天津医科大学总医院	李 栎	安徽医科大学第一附属医院
郭明明	中山大学附属第一医院	李 琳	天津泰达医院
郭 欣	天津泰达医院	李 强	浙江大学医学院附属第二医院
郭志军	首都医科大学附属北京朝阳医院	李士欣	天津医科大学总医院
韩希望	陕西省人民医院	李晓辉	四川大学华西医院
韩 奕	复旦大学附属中山医院	李振华	首都医科大学附属北京友谊医院
何 平	重庆市急救医疗中心	李 峥	首都医科大学附属北京儿童医院
何亚荣	四川大学华西医院	练 睿	卫生部中日友好医院
贺黉裕	复旦大学附属中山医院	梁显凯	哈尔滨医科大学第一临床医学院

梁显泉	贵阳医学院附属医院	宋　斌	陕西省人民医院
廖晓星	中山大学附属第一医院	宋　青	解放军总医院
刘蓓蓓	华中科技大学附属同济医院	孙贵新	上海市东方医院
刘　波	首都医科大学附属北京朝阳医院	孙　昊	江苏省人民医院
刘广辉	内蒙古医科大学第二附属医院	孙　宁	中国医科大学附属第一医院
刘建敏	陕西省人民医院	唐　娟	海南医学院
刘　沛	天津医科大学总医院	陶永康	卫生部中日友好医院
刘小禾	天津医科大学总医院	同永刚	陕西省人民医院
刘笑雷	卫生部中日友好医院	童朝阳	复旦大学附属中山医院
刘艳存	天津医科大学总医院	万　林	西安交通大学医学院第二附属医院
刘　志	中国医科大学附属第一医院	王淦楠	江苏省人民医院
刘中民	上海市东方医院	王力军	天津医科大学总医院
龙虹宇	四川大学华西医院	王丽琨	贵阳医学院附属医院
楼滨城	北京大学人民医院	王　曼	哈尔滨医科大学第一临床医学院
卢　斌	天津医科大学总医院	王　荃	首都医科大学附属北京儿童医院
卢　骁	浙江大学医学院附属第二医院	王世文	甘肃省第二人民医院
陆一鸣	上海交通大学医学院瑞金医院	王小闯	西安交通大学医学院第二附属医院
吕传柱	海南医学院	王　鑫	天津医科大学总医院
罗汝斌	浙江大学医学院附属第二医院	王　鑫	河南省人民医院
罗文才	哈尔滨医科大学第一临床医学院	王秀杰	哈尔滨医科大学第一临床医学院
罗兴梅	贵阳医学院附属医院	王燕慧	甘肃省第二人民医院
马杰飞	复旦大学附属中山医院	王　瑶	江苏省人民医院
马　元	江苏省人民医院	王映珍	甘肃省第二人民医院
孟　婧	复旦大学附属中山医院	王永翔	甘肃省第二人民医院
倪　芬	四川大学华西医院	王勇强	天津第一中心医院急救医学研究所
倪　虹	天津医科大学总医院	王煜冉	北京大学人民医院
聂鹏飞	海南医学院	王真奎	哈尔滨医科大学第一临床医学院
欧阳军	新疆石河子大学医学院第一附属医院	魏红艳	中山大学附属第一医院
潘　昊	华中科技大学附属同济医院	吴彩军	首都医科大学附属北京朝阳医院
裴　培	中国医科大学附属第一医院	吴红波	浙江大学医学院附属第二医院
彭　鹏	新疆医科大学第一附属医院	伍国锋	贵阳医学院附属医院
彭　雯	广西医大学第一附属医院	武军元	首都医科大学附属北京朝阳医院
彭　卓	西安交通大学医学院第二附属医院	武礼琴	新疆石河子大学医学院第一附属医院
钱安瑜	浙江大学医学院附属第二医院	夏晓东	天津医科大学总医院
钱素云	首都医科大学附属北京儿童医院	夏义琴	四川大学华西医院
钱远宇	解放军总医院	项和平	安徽医科大学第二附属医院
乔　莉	江苏省人民医院	谢苗荣	首都医科大学附属北京友谊医院
乔　卫	天津医科大学总医院	辛绍斌	天津医科大学总医院
任恩峰	首都医科大学附属北京友谊医院	邢迎红	天津第一中心医院急救医学研究所
任海涛	四川大学华西医院	徐　杰	天津泰达医院
任思颖	贵阳医学院附属医院	许丽君	河南省人民医院
邵　婧	首都医科大学附属北京友谊医院	闫圣涛	卫生部中日友好医院
施东伟	复旦大学附属中山医院	严乐涛	广西医大学第一附属医院
史若飞	重庆市急救医疗中心	杨光田	华中科技大学附属同济医院
寿松涛	天津医科大学总医院	杨建中	新疆医科大学第一附属医院

杨立山	宁夏医学院附属医院	张劲松	江苏省人民医院
杨梅雨	湖南省儿童医院	张克刚	天津医科大学总医院
杨明飞	青海省急救中心	张 茂	浙江大学医学院附属第二医院
杨伟强	复旦大学附属中山医院	张 硕	四川大学华西妇女儿童医院
姚晨玲	复旦大学附属中山医院	张天鹏	首都医科大学附属北京友谊医院
叶立刚	浙江大学医学院附属第二医院	张向群	天津医科大学总医院
殷 勤	首都医科大学附属北京朝阳医院	张向阳	北京大学人民医院
于建波	北京大学人民医院	张云强	天津医科大学总医院
余慕明	天津医科大学总医院	章晓红	四川省人民医院
余子明	海南医学院	赵 娟	天津医科大学总医院
袁志明	天津医科大学总医院	赵 澎	天津医科大学总医院
曾红科	广东省人民医院	赵晓静	西安交通大学医学院第二附属医院
曾建生	首都医科大学附属北京儿童医院	赵振群	内蒙古医科大学第二附属医院
翟建华	天津医科大学总医院	郑 勇	新疆石河子大学医学院第一附属医院
张 斌	首都医科大学附属北京友谊医院	周光居	浙江大学医学院附属第二医院
张长乐	安徽医科大学第一附属医院	朱继红	北京大学人民医院
张国强	卫生部中日友好医院	朱新业	西安交通大学医学院第二附属医院
张 晗	天津医科大学总医院	朱 瑛	复旦大学附属中山医院
张 泓	安徽医科大学第一附属医院	祝益民	湖南省儿童医院
张 健	首都医科大学附属北京朝阳医院	邹德志	中山大学附属第一医院

著者名单

Cynthia K. Aaron, MD
Professor, Emergency Medicine and Pediatrics, Wayne State University School of Medicine; Program Director, Medical Toxicology; Education Director, Regional Poison Center; Associate Medical Director, Regional Poison Center, Chil-dren's Hospital of Michigan, Part of the Detroit Medical Center, Detroit, Michigan

Jean T. Abbott, MD, MH
Professor Emeritus, Emergency Medicine; Faculty, Center for Bioethics and Humanities, University of Colorado School of Medicine; Attending Physician, Anschutz Medical Center, Aurora, Colorado

Riyad B. Abu-Laban, MD, MHSc, FRCPC
Associate Professor and Co-Research Director, Department of Emergency Medicine, University of British Columbia; Attending Physician, Department of Emergency Medicine, Vancouver General Hospital, Vancouver, British Columbia, Canada

Bruce D. Adams, MD, FACEP, Colonel, Medical Corps, U. S. Army
Clinical Professor of Emergency Medicine, Medical College of Georgia, Augusta, Georgia; Chief, Department of Clinical Investigations and Chief, Department of Emergency Medicine, William Beaumont Army Medical Center, El Paso, Texas

James G. Adams, MD
Professor and Chair, Department of Emergency Medicine, Feinberg School of Medicine, Northwestern University; Chair, Department of Emergency Medicine, Northwestern Memorial Hospital, Chicago, Illinois

Stephen L. Adams, MD
Professor and Chief, Division of Sports Medicine, Department of Medicine, Northwestern University, Feinberg School of Medicine; Medical Director, Emergency Preparedness/ Disaster Services, Northwestern Memorial Hospital; Team Physician, Chicago Cubs National League Baseball Club, Chicago, Illinois

Terry A. Adirim, MD, MPH
Associate Chief Medical Officer, Office of Health Affairs, U. S. Department of Homeland Security, Washington, DC; Attend-ing Physician, Pediatric Emergency Department, Shady Grove Adventist Hospital, Rockville, Maryland

Kumar Alagappan, MD
Associate Professor, Albert Einstein College of Medicine, Bronx, New York; Associate Chairman, Emergency Medicine, Long Island Jewish Medical Center, New Hyde Park, New York

James T. Amsterdam, DMD, MD, MMM
Adjunct Professor of Emergency Medicine, Drexel University College of Medicine, Philadelphia, Pennsylvania; Professor of Clinical Emergency Medicine, Pennsylvania State University College of Medicine, Hershey, Pennsylvania; Chair and Service Line Director, Department of Emergency Medicine, York Hospital/WellSpan Health, York, Pennsylvania

Christine Anderegg, MD
Attending Physician, Department of Emergency Medicine, Davis Hospital and Medical Center, Layton, Utah

Megan L. Anderson, MD
Department of Emergency Medicine, University of Michigan, Ann Arbor, Michigan

Deirdre Anglin, MD
Professor of Emergency Medicine, Keck School of Medicine, University of Southern California; Attending Physician, Los Angeles County and University of Southern California Medical Center, Los Angeles, California

Felix Ankel, MD
Associate Professor of Emergency Medicine, University of Minnesota, Minneapolis, Minnesota; Residency Director and Assistant Department Head, Emergency Medicine, Regions Hospital, St. Paul, Minnesota

Sanjay Arora, MD
Associate Professor of Clinical Emergency Medicine, University of Southern California, Keck School of Medicine, Los Angeles County Hospital, Los Angeles, California

Tom P. Aufderheide, MD, FACEP, FAHA
Professor of Emergency Medicine and Associate Chair of Research Affairs, Department of Emergency Medicine, Medical College of Wisconsin, Milwaukee, Wisconsin

Kevin M. Ban, MD
Assistant Clinical Professor, Harvard Medical School; Attending Physician, Beth Israel Deaconess Medical Center, Boston, Massachusetts

Emily Baran, MD
Assistant Professor, Department of Emergency Medicine, Feinberg School of Medicine, Northwestern University; Attending Physician, Northwestern Memorial Hospital, Chicago, Illinois

Christina E. Hantsch Bardsley, MD, FACEP, FACMT
Associate Professor, Department of Surgery, Division of Emergency Medicine, Stritch School of Medicine, Loyola University Chicago, Chicago, Illinois; Attending Physician, Emergency Medicine and Medical Toxicology, Loyola University Medical Center, Maywood, Illinois

Adam Z. Barkin, MD, MPH
Clinical Instructor, Department of Surgery; Clinical Instructor, Department of Pediatrics, University of Colorado School of Medicine; Attending Physician, Rose Medical Center, Denver, Colorado

Andrew R. Barnosky, DO, MPH
Associate Professor, Emergency Medicine, University of Michigan Medical School; Associate Professor and Attending Physician, University of Michigan Health System, Department of Emergency Medicine, Ann Arbor, Michigan

William G. Barsan, MD
Professor and Chair, Department of Emergency Medicine, University of Michigan, Ann Arbor, Michigan

Bruce M. Becker, MD, MPH
Professor, Emergency Medicine and Community Health, Warren Alpert School of Medicine, Brown University; Attend-ing Physician, Department of Emergency Medicine, Rhode Island Hospital and Hasbro Children's Hospital, Providence, Rhode Island

Rimon N. Bengiamin, MD
Clinical Instructor, University of California San Francisco — Fresno, Fresno, California

Marc D. Berg, MD
Associate Professor of Clinical Pediatrics, University of Arizona, College of Medicine, Tucson, Arizona

Robert A. Berg, MD
Professor of Anesthesiology and Critical Care, University of Pennsylvania School of Medicine; Division Chief, Critical Care Medicine, Children's Hospital of Philadelphia, Philadelphia, Pennsylvania

Carol D. Berkowitz, MD
Professor of Clinical Pediatrics, David Geffen School of Medicine at the University of California at Los Angeles, Los Angeles, California; Executive Vice-Chair, Department of Pediatrics, Harbor-University of California at Los Angeles Medical Center, Torrance, California

Edward Bernstein, MD
Professor and Vice-Chair for Academic Affairs, Department of Emergency Medicine, Boston University School of Medicine, Boston, Massachusetts

Judith Bernstein, PhD, RNC
Associate Professor, Department of Emergency Medicine, Boston University School of Medicine; Associate Professor, Department of Maternal and Child Health, Boston University School of Public Health, Boston, Massachusetts

Howard A. Bessen, MD
Professor of Medicine, David Geffen School of Medicine at University of California at Los Angeles; Senior Faculty Member, Department of Emergency Medicine, Harbor-University of California at Los Angeles Medical Center, Torrance, California

Kriti Bhatia, MD
Clinical Instructor, Harvard Medical School; Attending Physician, Department of Emergency Medicine, Brigham and Women's Hospital; Associate Residency Director, Harvard Affiliated Emergency Medicine Residency, Brigham and Women's Hospital, Boston, Massachusetts

Elisabeth F. Bilden, MD
Associate Medical Director, Hennepin County Medical Center, Minneapolis, Minnesota; Attending Physician, St. Mary's Duluth Clinic, Duluth, Minnesota

Diane M. Birnbaumer, MD
Professor of Clinical Medicine, David Geffen School of Medicine at University of California at Los Angeles, Los Angeles, California; Associate Residency Program Director, Department of Emergency Medicine, Harbor-University of California at Los Angeles Medical Center, Torrance, California

Michelle H. Biros, MD, MS
Professor, Emergency Medicine, University of Minnesota Medical School and Hennepin County Medical Center; Vice Chair of Research-Emergency Medicine, University of Minnesota Medical School; Associate Research Director, Hennepin County Medical Center, Minneapolis, Minnesota

Robert A. Bitterman, MD, JD
President, Bitterman Health Law Consulting Group, Inc., Harbor Springs, Michigan; President, Emergency Physicians Insurance Company (EPIC), Auburn, California

Thomas H. Blackwell, MD
Clinical Associate Professor, School of Medicine, University of North Carolina — Chapel Hill, Chapel Hill, North

Carolina; Medical Director, Center for Prehospital Medi-cine, Depart-ment of Emergency Medicine, Carolinas Medical Center, Charlotte, North Carolina

Frederick C. Blum, MD, FACEP, FAAP, FIFEM
Associate Professor of Emergency Medicine and Pediatrics, West Virginia University School of Medicine, Morgantown, West Virginia

Ira J. Blumen, MD
Professor, Section of Emergency Medicine, Department of Medicine, University of Chicago; Program/Medical Director, University of Chicago Aeromedical Network (UCAN), University of Chicago Medical Center, Chicago, Illinois

Jennifer M. Bocock, MD, FACEP
Attending Physician, Department of Emergency Medicine, Kettering Medical Center, Kettering, Ohio

Edward B. Bolgiano, MD, FACP, FACEP
Assistant Professor, Departments of Medicine and Surgery, University of Maryland School of Medicine; Chief, Depart-ment of Emergency Medicine, Bon Secours Hospital, Baltimore, Maryland

Laura J. Bontempo, MD
Assistant Professor and Residency Program Director, Section of Emergency Medicine, Department of Surgery, Yale University School of Medicine, New Haven, Connecticut

William J. Brady, MD
Professor of Emergency Medicine and Medicine, Vice-Chair, Department of Emergency Medicine, University of Virginia School of Medicine; Medical Director, Mondial Assistance USA and Canada, Charlottesville, Virginia

Sabina Braithwaite, MD
Associate Professor of Emergency Medicine, University of Virginia, Charlottesville, Virginia

Calvin A. Brown III, MD
Instructor in Medicine (Emergency Medicine), Harvard Medical School; Attending Physician, Brigham and Women's Hospital, Boston, Massachusetts

James E. Brown, MD
Program Director and Vice-Chair, Department of Emergency Medicine, Wright State University, Dayton, Ohio

Douglas D. Brunette, MD, MPH
Associate Professor, University of Minnesota Medical School, Department of Emergency Medicine; Assistant Chief, Hennepin County Medical Center, Department of Emergency Medicine, Minneapolis, Minnesota

Gavin R. Budhram, MD, RDMS
Assistant Professor of Emergency Medicine, Tufts University School of Medicine, Western Campus; Staff Physician, Direc-tor of Emergency Ultrasound, Baystate Medical Center, Springfield, Massachusetts

E. Bradshaw Bunney, MD
Associate Professor, Residency Director, University of Illinois at Chicago; Attending Physician, Department of Emergency Medicine, University of Illinois Hospital, Chicago, Illinois

David Burbulys, MD
Associate Professor of Clinical Medicine, David Geffen School of Medicine at University of California at Los Angeles; Director, Residency Program, Department of Emergency Medicine, Harbor-University of California at Los Angeles Medical Center, Torrance, California

Michael J. Burns, MD, FACEP, FACP
Clinical Professor, Departments of Emergency Medicine and Medicine, Division of Infectious Diseases, University of California, Irvine School of Medicine, Irvine, California; Attending Physician, Emergency Medicine and Infectious Diseases, University of California, Irvine Medical Center, Orange, California

Richard L. Byyny, MD, MSc
Assistant Professor, Division of Surgery, University of Colorado, School of Medicine, Aurora, Colorado; Associate Director of Research, Denver Health Medical Center Residency in Emergency Medicine, Denver Health Medical Center, Denver, Colorado

John D. Cahill, MD
Assistant Professor of Clinical Medicine, Columbia College of Physicians and Surgeons, New York, New York; Adjunct Assis-tant Professor of Emergency Medicine, Warren Alpert School of Medicine, Brown University, Providence, Rhode Island; Visiting Senior Lecturer in International Health and Tropical Medicine, The Royal College of Surgeons, Dublin, Ireland; Senior Attending Physician in Emergency Medicine and Infectious Diseases, Global Health Fellowship Director, St. Luke's Roosevelt Hospital Center, New York, New York

Kirsten K. Calder, MD, FACEP
Staff Physician, Department of Emergency Medicine, Los Alamitos Medical Center, Los Alamitos, California

Richard M. Cantor, MD, FAAP, FACEP
Associate Professor and Director, Pediatric Emergency Medi-cine, Department of Emergency Medicine; Medical Director, Central New York Regional Poison Control Center, State Uni-versity of New York, Upstate Medical University College of Medicine, Syracuse, New York

Stuart M. Caplen, MD
Lean Project Coordinator, Emergency Department, Montefiore North Division, Bronx, New York; Attending Physician, Emergency Department, Metropolitan Hospital Center, New York, New York

Andrea Carlson, MD
Attending Physician, Emergency Medicine, Director,

Medical Toxicology, Advocate Christ Hospital, Oak Lawn, Illinois

Theodore C. Chan, MD
Professor of Clinical Medicine, University of California at San Diego; Medical Director, Emergency Department, University of California, San Diego Medical Center, San Diego, California

Lei Chen, MD
Assistant Professor, Section of Pediatric Emergency Medicine, Department of Pediatrics, Yale University School of Medicine; Attending Physician, Yale-New Haven Children's Hospital, New Haven, Connecticut

Stephen B. Choi, MD, FRCPC
Associate Residency Director, Department of Emergency Medicine, University of Ottawa; Assistant Professor, University of Ottawa; Co-Editor-in Chief, Open Medicine, Ottawa, Ontario, Canada

Richard F. Clark, MD
Professor of Medicine, University of California at San Diego; Director, Division of Medical Toxicology, University of California at San Diego Medical Center, San Diego, California

Philip A. Clement, MD, FACEP
Clinical Assistant Professor, Department of Emergency Medicine, East Carolina University, Brody School of Medicine; Attending Physician, Pitt County Memorial Hospital, Greenville, North Carolina

Wendy C. Coates, MD
Professor of Medicine, Chair, Acute Care College, David Geffen School of Medicine, University of California at Los Angeles, Los Angeles, California; Director, Medical Educa-tion, Harbor-University of California at Los Angeles Medical Center, Department of Emergency Medicine, Huntington Beach, California

Robert E. Collier, MD
Assistant Professor of Emergency Medicine, University of Minnesota School of Medicine; Emergency Medicine Faculty, Hyperbaric Medicine Fellowship Director, Hennepin County Medical Center, Minneapolis, Minnesota

Jamie L. Collings, MD
Associate Professor, Department of Emergency Medicine, Northwestern University, Feinberg School of Medicine; Residency Director, Department of Emergency Medicine, Northwestern Memorial Hospital, Chicago, Illinois

Stephen A. Colucciello, MD, FACEP
Adjunct Professor of Emergency Medicine, University of North Carolina Medical School — Chapel Hill, Chapel Hill, North Carolina; Vice Chief Emergency Medicine, Depart-ment of Emergency Medicine, Carolinas Medical Center, Charlotte, North Carolina

Christopher B. Colwell, MD
Associate Professor, Department of Surgery, Division of Emergency Medicine, University of Colorado at Denver, School of Medicine; Associate Director, Department of Emer-gency Medicine, Denver Health Medical Center, Denver, Colorado

Edward E. Conway, Jr., MD, MS
Professor of Clinical Pediatrics, Albert Einstein College of Medicine, Bronx, New York; Chairman, Milton and Bernice Stern Department of Pediatrics, Chief of Pediatric Critical Care Medicine, Beth Israel Medical Center, New York, New York

Jeremy L. Cooke, MD
Assistant Professor, Department of Emergency Medicine, University of California at Davis; Assistant Professor of Emergency Medicine, University of California at Davis Medical Center, Sacramento, California

Mary Ann Cooper, MD
Professor (Retired), Departments of Bioengineering and Emergency Medicine, University of Illinois at Chicago, Chicago, Illinois

Randolph J. Cordle, MD
Adjunct Assistant Professor, University of North Carolina at Chapel Hill, Chapel Hill, North Carolina; Medical Director, Division of Pediatric Emergency Medicine; Program Director, Pediatric Emergency Medicine Fellowship, Levine Children's Hospital, Department of Emergency Medicine, Charlotte, North Carolina

Sandy A. Craig, MD
Adjunct Associate Professor, Department of Emergency Medicine, University of North Carolina School of Medicine, Chapel Hill, North Carolina; Faculty, Department of Emergency Medicine, Carolinas Medical Center, Charlotte, North Carolina

Hilarie Cranmer, MD, MPH
Assistant Professor, Harvard Medical School; Attending Emer-gency Medicine Director, Global Women's Health Fellow-ship, Education Director, Harvard Humanitarian Initiative, Brigham and Women's Hospital, Boston, Massachusetts

Todd J. Crocco, MD
Associate Professor and Chair, Department of Emergency Medicine, West Virginia University School of Medicine, Morgantown, West Virginia

Pat Croskerry, MD, PhD
Senior Research Scientist, Dalhousie University, Halifax, Nova Scotia, Canada; Attending Physician, Dartmouth General Hospital, Dartmouth, Nova Scotia, Canada

A. Adam Cwinn, MD, FRCPC
Professor, Department of Emergency Medicine, The University of Ottawa; Head, Department of Emergency Medicine and Medical Director of Critical Care and Emergency

Medicine, The Ottawa Hospital, Ottawa, Ontario, Canada

Rita K. Cydulka, MD, MS
Professor, Emergency Medicine, Case Western Reserve University School of Medicine, Cleveland, Ohio; Vice Chair, MetroHealth Medical Center, Shaker Heights, Ohio

Daniel F. Danzl, MD
Professor and Chair, Department of Emergency Medicine, University of Louisville School of Medicine, Louisville, Kentucky

Ana M. Davitt, MD
Attending Physician, Pennsylvania Hospital, University of Pennsylvania Health System, Philadelphia, Pennsylvania

Mohamud Daya, MD
Associate Professor, Department of Emergency Medicine, Oregon Health and Science University, Portland, Oregon

Kathleen A. Delaney, MD, MS
Professor, Division of Emergency Medicine, University of Texas, Southwestern Medical School; Vice Chair of Emergency Medicine, Parkland Memorial Hospital, Dallas, Texas

Theodore R. Delbridge, MD, MPH
Professor of Emergency Medicine, Brody School of Medicine at East Carolina University; Chief of Emergency Services, Department of Emergency Medicine, Pitt County Memorial Hospital, Greenville, North Carolina

Robert A. De Lorenzo, MD, MSM
Professor of Military and Emergency Medicine, Uniformed Services University of the Health Sciences, Bethesda, Mary-land; Colonel Medical Corps, U. S. Army, Brooke Army Medical Center, Fort Sam Houston, Houston, Texas

Robert W. Derlet, MD
Professor Emeritus, Department of Emergency Medicine, University of California Davis School of Medicine, Sacramento, California

Shoma Desai, MD, BA
Assistant Professor of Clinical Emergency Medicine, University of Southern California; Quality Assurance Director, Los Angeles County and University of Southern California Medical Center, Los Angeles, California

Bram A. Dolcourt, MD
Assistant Professor, Wayne State University School of Medicine; Medical Toxicologist, Children's Hospital of Michigan Regional Poison Control Center, Detroit, Michigan

Evelyn H. Duvivier, MD, MPH
Attending Physician, Pennsylvania Hospital, Philadelphia, Pennsylvania

Joshua S. Easter, MD
Clinical Fellow, Harvard Medical School; Clinical Pediatric Emergency Medicine Fellow, Department of Emergency Medicine, Children's Hospital of Boston, Boston, Massachusetts

Marc Eckstein, MD, MPH
Associate Professor of Emergency Medicine, Keck School of Medicine of the University of Southern California; Medical Director, Los Angeles Fire Department; Director of Prehospital Care-Los Angeles County/University of Southern California Medical Center, Los Angeles, California

Mary Eisenhauer, MD, FRCPC
Associate Professor of Medicine, Schulich School of Medicine and Dentistry, University of Western Ontario; Consultant, London Health Sciences Centre, London, Ontario, Canada

Matt Emery, MD, FACEP
Assistant Professor of Emergency Medicine, Michigan State University-CHM, East Lansing, Michigan; Educational Assistant, MSU-MERC Program in Emergency Medicine, Spectrum Health, Butterworth Campus, Grand Rapids, Michigan

Jay L. Falk, MD, FACEP, FCCM
Professor of Medicine and Emergency Medicine, University of Central Florida, College of Medicine; Clinical Professor, Clinical Sciences, Florida State University, College of Medi-cine; Academic Chairman, Department of Emergency Medi-cine, Orlando Regional Medical Center; Vice President of Medical Education, Orlando Health, Orlando, Florida

Sing-Yi Feng, MD
Assistant Professor, Department of Pediatrics, Division of Emergency Medicine, University of Texas Southwestern Medical Center at Dallas; Medical Toxicologist, North Texas Poison Center, Parkland Memorial Hospital, Dallas, Texas

Madonna Fern á ndez-Frackelton, MD
Associate Professor of Medicine, David Geffen School of Medicine at University of California at Los Angeles, Los Angeles, California; Associate Residency Director, Harbor-University of California at Los Angeles Medical Center, Torrance, California

James F. Fiechtl, MD
Assistant Professor, Department of Emergency Medicine, Vanderbilt University Medical Center, Nashville, Tennessee

John T. Finnell, II, MD, MSc
Associate Professor of Emergency Medicine, Indiana University; Research Scientist, Regenstrief Institute, Indianapolis, Indiana

Robert W. Fitch, MD
Assistant Professor, Department of Emergency Medicine; Assistant Professor, Department of Orthopedics and Rehabili-tation, Vanderbilt University Medical Center, Nashville, Tennessee

Mark Foran, MD
Clinical Fellow in Emergency Medicine, Harvard Medical School; Resident Physician, Harvard Affiliated Emergency Medicine Residency, Brigham and Women's Hospital, Massachusetts General Hospital, Boston, Massachusetts

E. John Gallagher, MD
Professor and University Chair, Department of Emergency Medicine, Albert Einstein College of Medicine of Yeshiva University; Chief of Service, Emergency Medicine, Monte-fiore Medical Center, Bronx, New York

Boris Garber, DO
Assistant Professor, Case Western Reserve University School of Medicine; Attending Physician, MetroHealth Medical Center, Cleveland, Ohio

Marianne Gausche-Hill, MD, FACEP, FAAP
Professor of Clinical Medicine, David Geffen School of Medi-cine at University of California at Los Angeles, Los Angeles, California; Director of EMS and Pediatric Emergency Fellow-ships, Department of Emergency Medicine, Harbor-University of California at Los Angeles Medical Center, Torrance, California

Mark E. Gebhart, MD, FAAEM
Assistant Professor of Emergency Medicine, Wright State University School of Medicine; Staff Physician, Emergency and Trauma Center, Good Samaritan Hospital, Dayton, Ohio

Joel M. Geiderman, MD, FACEP
Professor of Emergency Medicine, Cedars-Sinai Medical Center; Professor of Medicine, David Geffen School of Medi-cine at University of California at Los Angeles; Co-Chairman, Department of Emergency Medicine, Cedars-Sinai Medical Center, Los Angeles, California

Michael A. Gibbs, MD, FACEP
Professor of Emergency Medicine, Tufts University School of Medicine, Boston, Massachusetts; Chief, Department of Emergency Medicine, Maine Medical Center, Portland, Maine

Casey M. Glass, MD
Assistant Professor, Department of Emergency Medicine, Wake Forest University Health Sciences; Director of Com-munity Emergency Ultrasound Programs, Wake Forest Uni-versity Health Sciences Department of Emergency Medicine; Assistant Medical Director, Emergency Medicine, Wilkes Regional Medical Center, North Wilkesboro, North Carolina; North Carolinas Baptist Medical Center, Winston-Salem, North Carolina

Richard Goldberg, MD
Clinical Professor of Emergency Medicine, Department of Emergency Medicine, Los Angeles County and University of Southern California Medical Center, Los Angeles, California; Staff Physician, Providence Saint Joseph Medical Center, Burbank, California

John E. Gough, MD
Professor, Department of Emergency Medicine, East Carolina University, Brody School of Medicine; Attending Physician, Pitt County Memorial Hospital, Greenville, North Carolina

Louis Graff IV, MD, FACP, FACEP
Professor of Emergency Medicine, Professor of Clinical Medicine, University of Connecticut School of Medicine, Farmington, Connecticut; Medical Director of Quality, Associate Director of Emergency Medicine, Hospital of Central Connecticut, New Britain, Connecticut

Richard O. Gray, MD
Assistant Professor of Emergency Medicine, University of Minnesota Medical School; Department of Emergency Medicine, Hennepin County Medical Center, Minneapolis, Minnesota

Eric Gross, MD
Assistant Professor, Department of Emergency Medicine, University of Minnesota Medical School; Assistant Residency Director, Department of Emergency Medicine, Hennepin County Medical Center, Minneapolis, Minnesota

John A. Guisto, MD
Associate Professor, Department of Emergency Medicine, University of Arizona College of Medicine; Medical Director, Emergency Department, University Medical Center, Tucson, Arizona

David A. Guss, MD
Professor and Chair, University of California at San Diego, Department of Emergency Medicine, University of California San Diego School of Medicine, San Diego, California

Leon Gussow, MD
Lecturer, Department of Emergency Medicine, University of Illinois; Instructor, Department of Emergency Medicine, Rush Medical College; Attending Physician, John H. Stroger, Jr. Hospital of Cook County, Chicago, Illinois

Rania Habal, MD
Assistant Clinical Professor, Emergency Medicine, New York Medical College, Valhalla, New York; Attending Physician, Emergency Medicine, Metropolitan Hospital Center, New York, New York

Tenagne Haile-Mariam, MD
Assistant Professor, Department of Emergency Medicine, George Washington University Medical Center, Washington, DC

Glenn C. Hamilton, MD
Professor and Chair, Department of Emergency Medicine, Wright State University, Dayton, Ohio

Stephen W. Hargarten, MD, MPH
Professor, Department of Emergency Medicine, Medical College of Wisconsin; Director, Emergency Medicine,

Froedtert Hospital, Milwaukee, Wisconsin

Richard A. Harrigan, MD
Professor of Emergency Medicine, Temple University School of Medicine, Temple University, Philadelphia, Pennsylvania

William G. Heegaard, MD, MPH
Associate Professor, University of Minnesota Medical School, Department of Emergency Medicine; Assistant Chief, Hennepin County Medical Center, Department of Emergency Medicine, Minneapolis, Minnesota

Jag S. Heer, MD, FAAEM
Assistant Clinical Professor, David Geffen School of Medicine at University of California at Los Angeles, Los Angeles, California; Attending Faculty Department of Emergency Medicine, Kern Medical Center, Bakersfield, California

Katherine L. Heilpern, MD
Professor and Chair, Department of Emergency Medicine, Emory University School of Medicine, Atlanta, Georgia

Robin R. Hemphill, MD, MPH
Associate Professor, Department of Emergency Medicine, Emory University School of Medicine; Director of Patient Safety and Quality, Emory University Hospital, Atlanta, Georgia

Sean O. Henderson, MD
Associate Professor of Emergency and Preventive Medicine, Keck School of Medicine of the University of California; Vice Chair, Department of Emergency Medicine LAC and USC Medical Center, Los Angeles, California

Robert G. Hendrickson, MD
Associate Professor, Department of Emergency Medicine, Oregon Health and Science University; Associate Medical Director, Medical Toxicologist, Oregon Poison Center; Associ-ate Fellowship Director, Program in Medical Toxicology, Oregon Health and Science University, Portland, Oregon

Philip L. Henneman, MD
Professor of Emergency Medicine, Tufts University School of Medicine, Boston, Massachusetts; Attending Physician, Department of Emergency Medicine, Baystate Medical Center, Springfield, Massachusetts

H. Gene Hern, Jr., MD
Assistant Clinical Professor of Emergency Medicine, University of California at San Francisco, San Francisco, California; Residency Director, Alameda County Medical Center, Oakland, California

Kendall Ho, MD, FRCPC
Associate Professor, Department of Emergency Medicine, Faculty of Medicine, University of British Columbia; Attend-ing Staff, Department of Emergency Medicine, Vancouver General Hospital, Vancouver, British Columbia, Canada

Robert S. Hockberger, MD
Professor of Medicine, David Geffen School of Medicine at University of California at Los Angeles, Los Angeles, California; Chair, Department of Emergency Medicine, Harbor-University of California at Los Angeles Medical Center, Torrance, California

Robert S. Hoffman, MD
Associate Professor of Emergency Medicine and Medicine (Clinical Pharmacology), New York University School of Medicine; Attending Physician, Bellevue Hospital Center, New York, New York

Benjamin Honigman, MD
Professor of Surgery, University of Colorado Denver, School of Medicine; Head, Division of Emergency Medicine, Depart-ment of Emergency Medicine, University of Colorado Hospi-tal, Aurora, Colorado

Timothy Horeczko, MD
Clinical Instructor of Medicine, David Geffen School of Medicine at the University of California, Los Angeles, Los Angeles, California; Pediatric Emergency Medicine Fellow, Department of Emergency Medicine, Harbor-University of California at Los Angeles Medical Center, Los Angeles County Harbor-University of California at Los Angeles Medical Center, Torrance, California

Mark A. Hostetler, MD, MPH
Clinical Professor, Departments of Pediatrics and Emergency Medicine, The University of Arizona College of Medicine; Attending Physician, Phoenix Children's Hospital, Phoenix, Arizona

Debra E. Houry, MD, MPH
Assistant Professor, Department of Emergency Medicine, Emory School of Medicine; Assistant Professor, Department of Environmental and Occupational Health and Department of Behavioral Sciences and Health Education, Rollins School of Public Health; Director, Center for Injury Control, Emory University, Atlanta; Attending Emergency Physician, Emory University Hospital, Atlanta, Georgia

J. Stephen Huff, MD
Associate Professor of Emergency Medicine and Neurology, Department of Emergency Medicine, University of Virginia Health System, Charlottesville, Virginia

Oliver Hung, MD
Assistant Clinical Professor of Emergency Medicine, Mt. Sinai School of Medicine, New York, New York; Attending Physician, Department of Emergency Medicine, Morristown Memorial Hospital, Morristown, New Jersey

H. Range Hutson, MD
Assistant Professor, Department of Emergency Medicine, Massachusetts General Hospital, Harvard Medical School, Boston, Massachusetts

Alson S. Inaba, MD, FAAP
Associate Professor of Pediatrics, University of Hawaii, John A. Burns School of Medicine; Director and Attending Physician, Pediatric Emergency Medicine Center, Kapi'olani Medical Center for Women and Children, Honolulu, Hawaii

Jennifer L. Isenhour, MD
Adjunct Assistant Professor, Department of Emergency Medi-cine, University of North Carolina — Chapel Hill, Chapel Hill, North Carolina; Associate Program Director, Department of Emergency Medicine, Carolinas Medical Center, Charlotte, North Carolina

Kenneth V. Iserson, MD, MBA, FACEP
Professor Emeritus, Department of Emergency Medicine, University of Arizona College of Medicine, Tucson, Arizona

Kenneth Jackimczyk, MD, FACEP
Attending Physician, Maricopa Medical Center, Phoenix, Arizona

Andy Jagoda, MD, FACEP
Professor and Chair, Mt. Sinai School of Medicine; Medical Director, Mt. Sinai Medical Center, New York, New York

Thea L. James, MD
Assistant Professor of Emergency Medicine, Department of Emergency Medicine, Boston University School of Medicine, Boston Medical Center, Boston, Massachusetts

Timothy G. Janz, MD
Professor, Department of Emergency Medicine, Department of Internal Medicine, Boonshoft School of Medicine, Wright State University, Dayton, Ohio

Alan Jones, MD
Adjunct Assistant Professor of Emergency Medicine, University of North Carolina at Chapel Hill, Chapel Hill, North Carolina; Director, Emergency Medicine Critical Care Ser-vices; Assistant Director, Emergency Medicine Research, Department of Emergency Medicine, Carolinas Medical Center, Charlotte, North Carolina

James B. Jones, PharmD, MD
Staff Physician, Mercy Hospital, Scranton, Pennsylvania

Jonathan S. Jones, MD
Assistant Professor and Assistant Program Direcotr, De-part-ment of Emergency Medicine, University of Mississippi Medical Center, Jackson, Mississippi

Nicholas J. Jouriles, MD
Professor, Emergency Medicine, Northeastern Ohio Universi-ties College of Medicine and Pharmacy, Rootstown, Ohio; Emergency Medicine Resident Care Faculty, Akron General Medical Center, Akron, Ohio

Amy H. Kaji, MD, PhD
Assistant Clinical Professor of Emergency Medicine, David Geffen School of Medicine at University of California at Los Angeles, Los Angeles, California; Assistant Clinical Professor of Emergency Medicine, Medical Director, Disaster Resource Center, Harbor-University of California at Los Angeles Medical Center, Torrance, California

Norman Kalbfleisch, MD
Associate Professor, Oregon Health and Science University, Portland, Oregon

Louise Kao, MD
Director, Medical Toxicology Fellowship Program; Assistant Professor of Clinical Emergency Medicine, Indiana University School of Medicine; Methodist Hospital/Clarian Health Partners, Indianapolis, Indiana

Dan Katz, MD, DTMH
Assistant Clinical Professor of Medicine, David Geffen School of Medicine at University of California at Los Angeles; Medical Director of Academic Affairs, Department of Emer-gency Medicine, Cedars-Sinai Medical Center, Los Angeles, California

Matthew T. Keadey, MD, FACEP
Assistant Professor, Emory University School of Medi-cine; Chief of Service, Department of Emergency Medi-cine, Emory University Hospital, Atlanta, Georgia

Eugene E. Kercher, MD, FACEP, FAPA
Chief Medical Officer, Director of Graduate Medical Educa-tion, Kern Medical Center, Bakersfield, California; Associate Clinical Professor of Medicine, David Geffen School of Medicine at University of California at Los Angeles, Los Angeles, California

Kianusch Kiai, MD, MS
Clinical Associate Professor of Anesthesiology, Department of Anesthesiology, David Geffen School of Medicine at University of California at Los Angeles; Attending Physician, University of California at Los Angeles Ronald Reagan Medical Center, Los Angeles, California

Kelly E. King, MD
Medical Director, Casualty Care Research Center, Assistant Professor of Military and Emergency Medicine, Uniformed Services University of the Health Sciences, Bethesda, Maryland

Susan Kirelik, MD
Medical Director, Pediatric Emergency Services; Chair, Department of Pediatrics, Sky Ridge Medical Center, Lone Tree, Colorado

Eileen J. Klein, MD, MPH
Associate Professor, Pediatrics, University of Washington; Attending Physician, Seattle Children's Hospital, Seattle, Washington

Jeffrey A. Kline, MD
Adjunct Professor of Emergency Medicine, University of North Carolina at Chapel Hill, Charlotte, North Carolina;

Pro-fessor of Emergency Medicine, University of North Caro-lina — Chapel Hill; Director of Research, Department of Emergency Medicine, Carolinas Medical Center, Charlotte, North Carolina

Andrew L. Knaut, MD, PhD
Attending Physician, Emergency Physicians at Porter Hospi-tals, Denver, Colorado

Kristi L. Koenig, MD, FACEP
Professor of Emergency Medicine, Co-Director, EMS and Disaster Medical Sciences Fellowship, University of California at Irvine, School of Medicine; Director of Public Preparedness, University of California at Irvine, Orange, California

Amy V. Kontrick, MD
Assistant Professor of Emergency Medicine; Director, Under-graduate Medical Education, Northwestern University Feinberg School of Medicine, Chicago, Illinois

Dina Halpern Kornblau, MD, BA
Assistant Professor, Albert Einstein College of Medicine; Attending Physician and Director, Division of Pediatric Neurology, St. Barnabas Hospital, Bronx, New York

Joshua M. Kosowsky, MD
Assistant Professor, Harvard Medical School; Clinical Director, Department of Emergency Medicine, Brigham and Women's Hospital, Boston, Massachusetts

Rashmi U. Kothari, MD
Associate Professor, Michigan State University/Kalamazoo Center for Medical Studies (MSU/KCMS); Director of Emergency Medicine Research, Borgess Research Institute, Borgess Hospital, Kalamazoo, Michigan

Baruch Krauss, MD, EdM
Associate Professor of Pediatrics, Department of Pediatrics, Harvard Medical School; Senior Associate Physician in Medicine, Division of Emergency Medicine, Children's Hospital, Boston, Massachusetts

Ken Kulig, MD, FACMT, FAACT
Clinical Associate Professor, Emergency Medicine, University of Colorado; President Elect, Medical Staff, Porter Adventist Hospital, Denver, Colorado

Thomas Kwiatkowski, MD
Professor of Clinical Emergency Medicine, Albert Einstein College of Medicine, Bronx, New York; Medical Director, Patient Safety Institute; Faculty, Emergency Medicine, North Shore-Long Island Jewish Hospital Health System, Lake Success, New York

Frank W. Lavoie, MD
Vice President of Medical Affairs, Southern Maine Medical Center, Biddeford, Maine

Eric J. Lavonas, MD, FACEP, FACMT
Assistant Professor of Surgery (Emergency Medicine), Univer-sity of Colorado, Denver, School of Medicine, Aurora, Colorado; Emergency Physician, Denver Health Medical Center; Associate Director, Rocky Mountain Poison and Drug Center, Denver Health Medical Center, Denver, Colorado

Christopher C. Lee, MD
Assistant Professor and Director of International Emergency Medicine Center, Stony Brook University, Stony Brook, New York

David C. Lee, MD
Clinical Associate Professor, New York University School of Medicine, New York, New York; Director of Research, Depart-ment of Emergency Medicine, North Shore University Hos-pital, Manhasset, New York

Jill F. Lehrmann, MD, MPH
Assistant Professor, Northwestern University Feinberg School of Medicine; Attending Physician, Northwestern Memorial Hospital, Chicago, Illinois

E. Brooke Lerner, PhD
Associate Professor, Medical College of Wisconsin, Milwau-kee, Wisconsin

Michael D. Levine, MD
Department of Medical Toxicology, Banner Good Samaritan Hospital Medical Center, Phoenix, Arizona

Roger J. Lewis, MD, PhD
Professor, David Geffen School of Medicine at University of California at Los Angeles, Los Angeles, California; Vice Chair, Academic Affairs, Department of Emergency Medicine, Harbor-University of California at Los Angeles Medical Center, Torrance, California

Michelle Lin, MD
Associate Clinical Professor of Emergency Medicine, University of California at San Francisco; San Francisco General Hos-pital, Department of Emergency Medicine, San Francisco, California

Louis J. Ling, MD
Professor, Emergency Medicine and Pharmacy and Associate Dean for Graduate Medical Education, University of Minne-sota Medical School; Associate Medical Director for Educa-tion, Hennepin County Medical Center; Senior Associate Medical Director, Hennepin Regional Poison Center, Minne-apolis, Minnesota

Ari M. Lipsky, MD, MS
Assistant Professor, David Geffen School of Medicine at University of California at Los Angeles, Los Angeles, California; Attending Physician, Department of Emergency Medicine, Harbor-University of California at Los Angeles Medical Center, Torrance, California

Eve D. Losman, MD
Assistant Professor, Associate Program Director, Depart-

ment of Emergency Medicine, University of Michigan Medical School, University of Michigan Health System, Ann Arbor, Michigan

Mark J. Lowell, MD
Associate Professor of Emergency Medicine, University of Michigan Medical School; Medical Director, Survival Flight, University of Michigan Health System, Ann Arbor, Michigan

Douglas W. Lowery III, MD
Associate Professor of Emergency Medicine, Emory University School of Medicine; Vice Chair of Clinical Operations, Department of Emergency Medicine, Emory Healthcare, Atlanta, Georgia

Binh T. Ly, MD, FACEP, FACMT
Associate Professor, University of California, San Diego; Director, Emergency Medicine Residency; Director, Medical Toxicology Fellowship, Division of Medical Toxicology, University of California at San Diego Medical Center, San Diego, California

Everett T. Lyn, MD, MSc
Assistant Professor, Harvard Medical School, Boston, Massachusetts; Chairman, Department of Emergency Medicine, North Shore Medical Center, Salem, Massachusetts

Malcolm Mahadevan, MD, MBBS (Singapore), MRCP (UK), FRCSEd (A & E), FAMS
Senior Clinical Lecturer, Yong Loo Lin School of Medicine, National University of Singapore; Clinical Director and Senior Consultant, Emergency Department, National University Hospital, Singapore

Brian D. Mahoney, MD
Associate Professor, Department of Emergency Medicine, University of Minnesota; Medical Director, Emergency Medical Services, Hennepin County Medical Center, Minneapolis, Minnesota

Thomas Mailhot, MD
Assistant Professor of Clinical Emergency Medicine, University of Southern California, Keck School of Medicine; Assistant Residency Director, Residency in Emergency Medicine, Los Angeles County and University of Southern California Medical Center, Los Angeles, California

William K. Mallon, MD, FACEP
Associate Professor of Clinical Emergency Medicine, Keck School of Medicine at the University of Southern California; Director, Division of International Emergency Medicine, LAC and USC Medical Center, Los Angeles, California

Gerald E. Maloney, Jr., DO
Assistant Professor, Department of Emergency Medicine, Case Western Reserve University; Attending Director of Medical Toxicology, Department of Emergency Medicine, MetroHealth Medical Center, Cleveland, Ohio

Diku P. Mandavia, MD, FACEP, FRCPC
Clinical Associate Professor of Emergency Medicine, Keck School of Medicine, University of California at Los Angeles; Attending Staff Physician, Department of Emergency Medicine, Cedars-Sinai Medical Center, Los Angeles, California

Mariann Manno, MD
Associate Professor, Clinical Pediatric and Emergency Medicine, University of Massachusetts Medical School; Division Director, Pediatric Emergency Services; Director, Pediatric Emergency Department and PediPlace, Children's Medical Center, University of Massachusetts Memorial Hospital, Worcester, Massachusetts

Catherine A. Marco, MD, FACEP
Professor, Department of Emergency Medicine; Director of Medical Ethics Curriculum, University of Toledo College of Medicine, Toledo, Ohio

Vincent Markovchick, MD
Professor of Surgery, Division of Emergency Medicine, University of Colorado at Denver School of Medicine; Director, Department of Emergency Medicine, Denver Health Medical Center, Denver, Colorado

Marc L. Martel, MD
Associate Professor, University of Minnesota; Program Director, Emergency Medicine; Co-Program Director, Emergency Medicine/Internal Medicine, Department of Emergency Medicine, Hennepin County Medical Center, Minneapolis, Minnesota

John A. Marx, MD
Adjunct Professor of Emergency Medicine, University of North Carolina at Chapel Hill, Chapel Hill, North Carolina; Chair, Department of Emergency Medicine, Carolinas Medical Center, Charlotte, North Carolina

Ryanne J. Mayersak, MD, MS
Assistant Professor of Emergency Medicine, The George Washington University, Washington, DC

Suzan S. Mazor, MD
Assistant Professor, Pediatrics, University of Washington; Attending Physician, Seattle Children's Hospital, Seattle, Washington

Maureen McCollough, MD, FACEP, FAAEM
Associate Professor of Clinical Emergency Medicine and Pediatrics, Keck School of Medicine of USC; Medical Director, Emergency Department, Los Angeles County University of Southern California Medical Center, Los Angeles, California

Mary Pat McKay, MD, MPH
Associate Professor of Emergency Medicine and Public Health, The George Washington University; Director, Center for Injury Prevention and Control, The George Washington University, Washington, DC

L. Kendall McKenzie, MD
Assistant Professor of Emergency Medicine, The University of Mississippi School of Medicine, Jackson, Mississippi

Nathanael J. McKeown, DO
Assistant Professor, Oregon Health and Science University; Attending Physician, Portland Veteran Affairs Medical Center; Oregon Health and Science University, Portland, Oregon

John McManus, MD, MCR, FACEP, FAAEM
Director, Center for Pre-Deployment Medicine, U.S. Army Medical Department Center and School, Fort Sam Houston; EMS Fellowship Program Director, San Antonio Uniformed Services Health Education Consortium; Medical Director, Fort Sam Houston and Camp Bullis Fire Department; Clinical Associate Professor, Emergency Medicine, University of Texas Health Science Center, San Antonio, Texas

David B. McMicken, MD, FACEP
Regional Medical Director, TEAM Health, Southeast, Emer-gency Services, The Medical Center, Columbus, Georgia

Kemedy K. McQuillen, MD
Attending Physician, Central Maine Medical Center, Lewis-ton, Maine

Harvey W. Meislin, MD
Professor of Emergency Medicine, The University of Arizona College of Medicine; Department Head of Emergency Medi-cine, University Medical Center; Director, Arizona Emergency Medicine Research Center, Tucson, Arizona

Frantz R. Melio, MD, FACEP
Assistant Clinical Professor, Department of Emergency Medicine, University of New Mexico, Albuquerque, New Mexico; President, Physician Practices, CHRISTUS-St. Vincent Regional Medical Center, Santa Fe, New Mexico

William J. Meurer, MD
Clinical Lecturer, Departments of Emergency Medicine and Neurology, University of Michigan at Ann Arbor, Ann Arbor, Michigan

Nathan W. Mick, MD
Assistant Professor, University of Vermont College of Medi-cine, Burlington, Vermont; Director, Pediatric Emergency Medicine, Department of Emergency Medicine, Maine Medical Center, Portland, Maine

James R. Miner, MD
Associate Professor of Emergency Medicine, University of Minnesota Medical School; Research Director, Department of Emergency Medicine, Hennepin County Medical Center, Minneapolis, Minnesota

Connie Mitchell, MD, MPH
Assistant Clinical Professor, Department of Internal Medicine, School of Medicine, University of California at Davis, Davis, California; Policy Development, Maternal, Child, and Adolescent Health, California Department of Public Health, Sacramento, California

Gregory P. Moore, MD, JD
Attending Physician, Emergency Medicine Residency, Madigan Army Medical Center, Tacoma, Washington

Gregory J. Moran, MD, FACEP, FIDSA
Professor of Medicine, David Geffen School of Medicine at University of California at Los Angeles, Los Angeles, California; Department of Emergency Medicine and Division of Infectious Diseases, Olive View-University of California at Los Angeles Medical Center, Sylmar, California

Laurie J. Morrison, MD, MSc, FRCPC
Professor of Emergency Medicine, Department of Medicine, University of Toronto; Director, Clinician Scientist, Keenan Research Centre, Li Ka Shing Knowledge Institute, St. Michael's Hospital, Toronto, Ontario, Canada

Robert L. Muelleman, MD, FACEP
Chief of Emergency Medicine, University of Nebraska Medical Center, Omaha, Nebraska

Lindsay Murray, MD, MBBS, FACEM
Clinical Associate Professor, University of Western Australia, Perth, Western Australia; Consultant Emergency Physician and Clinical Toxicologist, Sir Charles Gairdner Hospital, Perth, Western Australia

Michael F. Murphy, MD, FRCPC
Professor and Chair, Department of Anesthesia; Professor of Emergency Medicine, Dalhousie University; Chief, Depart-ment of Anesthesia, Capital Health District Health Authority, Halifax, Nova Scotia, Canada

Vinay M. Nadkarni, MD, MS
Endowed Chair, Pediatric Critical Care Medicine, University of Pennsylvania School of Medicine; Associate Professor, Anesthesia, Critical Care and Pediatrics, University of Pennsylvania School of Medicine, Director, Center for Stimulation, Advanced Education and Innovation, Endowed Chair, Pediatric Critical Care Medicine, Department of Anes-thesia and Critical Care Medicine, The Children's Hospital of Philadelphia, Philadelphia, Pennsylvania

Yoko Nakamura, MD
Emergency Medicine Resident, Oregon Health and Science University, Portland, Oregon

Lewis S. Nelson, MD
Associate Professor of Emergency Medicine; Director, Fellow-ship in Medical Toxicology, New York University School of Medicine; Associate Director, New York City Poison Control Center, New York, New York

Robert W. Neumar, MD, PhD
Associate Professor of Emergency Medicine, University of Pennsylvania School of Medicine; Associate Director,

Center for Resuscitation Science, University of Pennsylvania School of Medicine, Department of Emergency Medicine, Hospital of the University of Pennsylvania, Philadelphia, Pennsylvania

Edward J. Newton, MD
Professor, Emergency Medicine; Chair, Department of Emer-gency Medicine, Keck School of Medicine, Los Angeles; Chair, Department of Emergency Medicine, LAC and USC Medical Center, Los Angeles, California

Kim Newton, MD, FACEP
Assistant Professor of Emergency Medicine, Department of Emergency Medicine, Keck School of Medicine, University of Southern California, Los Angeles, California

James T. Niemann, MD
Professor of Medicine, The David Geffen School of Medicine at University of California at Los Angeles, Los Angeles, California; Senior Physician Specialist, Medicine/Emergency Medicine, Department of Emergency Medicine, Harbor-University of California at Los Angeles Medical Center, Torrance, California

Richard M. Nowak, MD, MBA
Clinical Professor, Department of Emergency Medicine, Wayne State University School of Medicine, Detroit, Michigan; Clinical Associate Professor, Department of Emer-gency Medicine, University of Michigan School of Medicine, Ann Arbor, Michigan; Past Chair, Department of Emergency Medicine, Henry Ford Health System, Detroit, Michigan

John F. O'Brien, MD
Associate Professor of Emergency Medicine, University of Florida College of Medicine, Gainesville, Florida; Associate Professor of Emergency Medicine, University of South Florida College of Medicine, Tampa, Florida; Associate Residency Director, Department of Emergency Medicine, Orlando Regional Medical Center, Orlando, Florida

Jonathan S. Olshaker, MD
Professor and Chair, Department of Emergency Medicine, Boston University School of Medicine; Chief, Department of Emergency Medicine, Boston Medical Center, Boston, Massachusetts

Edward J. Otten, MD, FACMT, FAWM
Professor of Emergency Medicine and Pediatrics; Director, Division of Toxicology, University of Cincinnati College of Medicine, Cincinnati, Ohio

Leslie C. Oyama, MD
Assistant Clinical Professor, University of California at San Diego, Department of Emergency Medicine, University of California at San Diego School of Medicine, San Diego, California

Daniel J. Pallin, MD, MPH
Assistant Professor, Medicine (Emergency Medicine);
Assistant Professor of Pediatrics, Harvard Medical School; Research Director, Department of Emergency Medicine, Brigham and Women's Hospital; Attending Physician, Divi-sion of Emergency Medicine, Children's Hospital Boston, Boston, Massachusetts

Paul M. Paris, MD, FACEP, LLD (Hon)
Professor and Chair, Department of Emergency Medicine, University of Pittsburgh School of Medicine; Chief Medical Officer, Center for Emergency Medicine of Western Pennsyl-vania, Pittsburgh, Pennsylvania

Debra Perina, MD
Associate Professor, Emergency Medicine, University of Virginia; Director, Division of Prehospital Care, University of Virginia Medical Center, Charlottesville, Virginia

Andrew D. Perron, MD
Professor of Emergency Medicine, University of Vermont School of Medicine, Burlington, Vermont; Emergency Medi-cine Residency Program Director, Maine Medical Center, Portland, Maine

Shawna J. Perry, MD
Associate Professor, Associate Chair, Department of Emer-gency Medicine, Virginia Commonwealth University, School of Medicine; Director for Patient Safety Systems Engineering, Virginia Commonwealth University Health Systems, Richmond, Virginia

Michael A. Peterson, MD
Associate Professor of Medicine, David Geffen School of Medicine at University of California at Los Angeles, Los Angeles, California; Vice Chair, Clinical Affairs, Department of Emergency Medicine, Harbor-University of California at Los Angeles Medical Center, Torrance, California

James A. Pfaff, MD
Assistant Professor, Uniformed Services University of the Health Sciences, Bethesda, Maryland; Emergency Medicine Residency, Department of Emergency Medicine, San Antonio Uniformed Health Education (SAUSHEC), Brooke Army Medical Center, Fort Sam Houston, Houston, Texas

Sharon Pfeil, MD
Professor, Department of Emergency Medicine, The Ohio State University; Professor and Chair, Department of E-mer-gency Medicine, The Ohio State University, Columbus, Ohio

William James Phillips, MD
Associate Professor, Departments of Anesthesiology and Emergency Medicine, University of Mississippi Medical Center, Jackson, Mississippi

Melissa Platt, MD
Assistant Professor, University of Louisville, Louisville, Kentucky

Michael Alan Polis, MD, MPH
Clinical Professor, Emergency Medicine, George Washington University Medical School, Washington, DC; Attending Physician, Division of Intramural Research, Warren Grant Magnuson Clinical Center, Bethesda, Maryland

Charles V. Pollack, Jr., MD, MA, FACEP, FAAEM, FAHA
Professor of Emergency Medicine, University of Pennsylvania School of Medicine; Chairman, Department of Emergency Medicine, Pennsylvania Hospital, Philadelphia, Pennsylvania

Timothy G. Price, MD
Associate Professor, Department of Emergency Medicine, University of Louisville, Louisville, Kentucky

Thomas B. Purcell, MD
Adjunct Assistant Clinical Professor, David Geffen School of Medicine at University of California at Los Angeles, Los Angeles, California; Attending Faculty, Department of Emer-gency Medicine, Kern Medical Center, Bakersfield, California

Prasanthi Ramanujam, MD, MAS, MBBS
Assistant Professor, University of California at San Francisco; Attending Physician, Department of Emergency Medicine, University of California at San Francisco Medical Center, San Francisco, California

Rama B. Rao, MD
Assistant Professor, Emergency Medicine and Public Health, Weill Medical College at Cornell University; Faculty, Emer-gency Medicine, New York Presbyterian Hospital at the Weill-Cornell Medical Center, New York, New York

Neha P. Raukar, MD
Assistant Professor, Alpert Medical School of Brown Univer-sity; Emergency Medicine Attending Physician, Primary Care Sports Medicine (University Orthopedics), Rhode Island Hos-pital and The Miriam Hospital, Providence, Rhode Island

James W. Rhee, MD
Assistant Professor of Medicine and Pediatrics, The University of Chicago; Director, Medical Toxicology; Attending Physi-cian, Adult Emergency Department; Attending Physician, Pediatric Emergency Department, The University of Chicago Medical Center, Chicago, Illinois

David B. Richards, MD
Clinical Instructor, Department of Surgery, University of Colorado Denver, School of Medicine; Attending Physician, Denver Health Medical Center, Denver, Colorado

John R. Richards, MD
Professor, University of California, Davis Medical Center, Department of Emergency Medicine, Sacramento, California

David J. Roberts, MD
Adjunct Professor, University of Minnesota Medical School, Minneapolis, Minnesota; Consulting Toxicologist, Staff Emergency Physician, North Memorial Medical Center, Robbinsdale, Minnesota

Howard Rodenberg, MD, MPH
Director of the Division of Health and Environment and State Health Officer; Clinical Associate Professor, University of Kansas Medical School, Wichita, Kansas; Department of Health and Environment, Topeka, Kansas

Kevin G. Rodgers, MD
Clinical Professor of Emergency Medicine and Co-Program Director, Emergency Medicine Residency, Indiana University School of Medicine, Indianapolis, Indiana

Richard E. Rothman, MD, PhD, FACEP
Associate Professor, Department of Emergency Medicine, The Johns Hopkins University, The Johns Hopkins Hospital, Baltimore, Maryland

David H. Rubin, MD
Professor of Clinical Pediatrics, Albert Einstein College of Medicine; Chairman and Program Director, Department of Pediatrics, St. Barnabas Hospital, Bronx, New York

Douglas A. Rund, MD
Professor and Chair, Department of Emergency Medicine; Associate Dean, College of Medicine and Public Health, Ohio State University, Columbus, Ohio

Michael S. Runyon, MD
Adjunct Assistant Professor of Emergency Medicine, Univer-sity of North Carolina — Chapel Hill, Chapel Hill, North Carolina; Assistant Residency Director, Carolinas Medical Center, Charlotte, North Carolina

Christopher S. Russi, DO, FACEP
Assistant Professor of Emergency Medicine, Mayo Clinic College of Medicine; Associate Director for EMS Research, Mayo Clinical Medical Transport, Department of Emergency Medicine, Rochester, Minnesota

Bisan A. Salhi, MD
Professor, Department of Emergency Medicine, Emory School of Medicine; Attending Emergency Physician, Emory Univer-sity Hospital, Atlanta, Georgia

Sally A. Santen, MD
Associate Professor, Department of Emergency Medicine, Office of Medical Education and Student Affairs, Emory Uni-versity School of Medicine, Atlanta, Georgia

Radu V. Saveanu, MD
Chairman, Department of Psychiatry, Ohio State University; Executive Director, Ohio State University Harding Hospital, Columbus, Ohio

Richard J. Scarfone, MD
Associate Professor of Pediatrics, University of Pennsylva-

nia School of Medicine; Attending Physician, Emergency Medi-cine; Medical Director, Emergency Preparedness, The Chil-dren's Hospital of Philadelphia, Philadelphia, Pennsylvania

Michael J. Schmidt, MD
Assistant Professor, Northwestern University, Feinberg School of Medicine; Medical Director, Northwestern Memorial Hospital, Chicago, Illinois

Diana C. Schneider, MD
Assistant Professor of Family and Internal Medicine, Keck School of Medicine, University of California at Los Angeles; Medical Director, Adult Protection Team, Los Angeles County and University of Southern California Medical Center, Los Angeles, California

Carl H. Schultz, MD
Professor of Emergency Medicine, Co-Director, EMS and Disaster Medical Sciences Fellowship, Department of Emer-gency Medicine, University of California at Irvine, School of Medicine, Irvine, California; Director, Disaster Medical Services, University of California at Irvine Medical Center, Orange, California

Richard B. Schwartz, MD
Chairman and Professor, Medical College of Georgia, Depart-ment of Emergency Medicine, Augusta, Georgia

Susan M. Scott, MD
Associate Professor, Department of Pediatrics, University of Texas, Southwestern Medical Center; Pediatric Emergency Medicine Fellowship Director, Emergency Services, Chil-dren's Medical Center of Dallas, Dallas, Texas

Donna L. Seger, MD
Associate Professor of Medicine and Emergency Medicine, Department of Medicine; Medical Director, Tennessee Poison Center, Vanderbilt University Medical Center, Nashville, Tennessee

Jeffrey A. Seiden, MD
Assistant Professor of Clinical Pediatrics, University of Pennsylvania School of Medicine; Attending Physician, Emer-gency Medicine, The Children's Hospital of Philadelphia, Philadelphia, Pennsylvania

Jennifer Seirafi, MD
Assistant Voluntary Professor of Medicine, Miller School of Medicine, University of Miami; Emergency Care Center Attending Physician, Jackson Memorial Hospital, Miami, Florida

Clare T. Sercombe, MD
Staff Physician, Emergency Department, North Memorial Medical Center, Robbinsdale, Minnesota

Joseph D. Sexton, MD, FACEP, AA
Clinical Assistant Professor, Penn State University Medical School, Hershey, Pennsylvania; Attending Physician, Depart-ment of Emergency Medicine, Lehigh Valley Health Network, Allentown, Pennsylvania

Marc J. Shapiro, MD
Assistant Professor, Brown University; Attending Physician, Department of Emergency Medicine, Rhode Island Hospital, Providence, Rhode Island

Nathan I. Shapiro, MD, MPH
Assistant Professor, Harvard Medical School, Boston; Research Director, Beth Israel Deaconess Medical Center, Boston, Massachusetts

Ghazala Q. Sharieff, MD, FACEP, FAAEM, FAAP
Associate Clinical Professor and Division Director, Rady Chil-dren's Hospital Emergency Care Center; Director of Pediatric Emergency Medicine, Palomar-Pomerado Health System, San Diego, California

Rahul Sharma, MD, MBA, FACEP
Assistant Professor and Attending Physician, Co-Coordinator, Medical Student Sub-internship in Emergency Medicine, Weill-Cornell Medical College; Assistant Director, Emergency Department Operations, Department of Emergency Medi-cine, New York Presbyterian Weill-Cornell Medical Center, New York, New York

Peter Shearer, MD
Assistant Professor Emergency Medicine, Mount Sinai School of Medicine; Residency Program Director, Mount Sinai Medical Center, New York, New York

Richard D. Shih, MD
Associate Professor of Surgery, New Jersey Medical School, Newark, New Jersey; Emergency Medicine Residency Direc-tor, Morristown Memorial Hospital, Morristown, New Jersey

Jan M. Shoenberger, MD
Assistant Professor of Clinical Emergency Medicine, Keck School of Medicine of the University of Southern California; Associate Residency Director, Department of Emergency Medicine, Los Angeles County and University of Southern California Medical Center, Los Angeles, California

Lee W. Shockley, MD, FACEP, FAAEM
Professor of Surgery, Division of Emergency Medicine, Uni-versity of Colorado School of Medicine, Aurora, Colorado; Emergency Department Medical Director, Associate Resi-dency Program Director, The Denver Health Medical Center Residency in Emergency Medicine, The Denver Health Medical Center, Denver, Colorado

Robert Silbergleit, MD
Associate Professor, University of Michigan, Ann Arbor, Michigan

Barry C. Simon, MD
University of California at San Francisco, San Francisco, California; Chairman, Department of Emergency Medicine, Alameda County Medical Center, Oakland, California

Adam J. Singer, MD
Professor and Vice Chairman for Research, Stony Brook Uni-versity, Stony Brook, New York

Jonathan I. Singer, MD, FAAP, FACEP
Professor of Emergency Medicine and Pediatrics, Wright State University School of Medicine; Staff Physician, Children's Medical Center, Dayton, Ohio

Amardeep Singh, MD, RDMS
Assistant Professor of Emergency Medicine, Chicago Medical School, North Chicago, Illinois; Emergency Room Physician, QI Director for Emergency Department, Ultrasound Director for Emergency Department, Mount Sinai Hospital, Chicago, Illinois

Laura Slaughter, MD, FACP
Consultant, Violence Intervention Program, University of Southern California Medical Center, Los Angeles, California; San Luis Obispo County SART, San Luis Obispo, California

Jeffrey Paul Smith, MD, MPH
Associate Professor, Co-Director Ronald Reagan Institute of Emergency Medicine, George Washington University Medical Center; Director of Clinical Operations and Trauma Services, George Washington University Hospital, Washington, DC

William Spafford Smock, MD, MS
Professor, Division of Protective Medicine, Department of Emergency Medicine; Director, Clinical Forensic Medicine Program, Department of Emergency Medicine, University of Louisville School of Medicine, University of Louisville Hospital, Louisville, Kentucky

Peter E. Sokolove, MD
Professor, Vice Chair for Education, Program Director, Depart-ment of Emergency Medicine, University of California Davis Health System, Sacramento, California

Harry S. Soroff, MD
Professor Emeritus, Stony Brook University, Stony Brook, New York

Benjamin Squire, MD
Clinical Instructor of Medicine, David Geffen School of Medicine at University of California at Los Angeles, Los Angeles, California; EMS/Research Fellow, Harbor-University of California at Los Angeles Medical Center, Torrance, California

Brian A. Stettler, MD
Assistant Professor, Emergency Medicine, University of Cin-cinnati Medical Center, Cincinnati, Ohio

Sara T. Stewart, MD, MPH
Assistant Professor of Pediatrics, University of California at Los Angeles, Los Angeles, California; Medical Director, Child Crisis Center, Harbor-University of California at Los Angeles Medical Center, Torrance, California

David M. Stocker, MD
Chairman of Pediatrics and Medical Director, Pediatric Emer-gency Department, Swedish Medical Center, Englewood, Colorado; Pediatric Emergency Physician, Carepoint P. C., Denver, Colorado

Susan Stone, MD, MPH
Associate Professor of Emergency Medicine, University of Southern California at Los Angeles; Associate Professor of Clinical Emergency Medicine, Director of Palliative Care, University of Southern California, Los Angeles, California

Jared Strote, MD, MS
Assistant Professor, University of Washington Medical Center, Seattle, Washington

Stuart P. Swadron, MD, FACEP, FAAEM, FRCPC
Associate Professor of Clinical Emergency Medicine, Keck School of Medicine, University of Southern California; Vice-Chair of Education and Program Director, Department of Emergency Medicine, Los Angeles County/University of Southern California Medical Center, Los Angeles, California

Allison Tadros, MD
Assistant Professor, Health Science Center, West Virginia Uni-versity; Assistant Residency Director, Health Science Center, West Virginia State University, Morgantown, West Virginia

Breena R. Taira, MD
Research Fellow, Stony Brook University, Stony Brook, New York

David A. Talan, MD, FACEP, FAAEM
Professor of Medicine in Residence, The David Geffen School of Medicine at University of California at Los Angeles, Los Angeles, California; Chairman, Department of Emergency Medicine and Faculty, Division of Infectious Diseases, Olive View-University of California at Los Angeles Medical Center, Sylmar, California

Vivek S. Tayal, MD
Director, Division of Emergency Ultrasound, Department of Emergency Medicine, Carolinas Medical Center; Clinical Associate Professor of Emergency Medicine, University of North Carolina, Charlotte, North Carolina

Stephen H. Thomas, MD, MPH
Kaiser Foundation Professor and Chair, Department of Emergency Medicine, University of Oklahoma School of Community Medicine, Tulsa, Oklahoma

Carrie D. Tibbles, MD
Assistant Professor, Harvard Medical School; Associate Program Director, Beth Israel Deaconess Medical Center, Harvard Affiliated Emergency Medicine Residency, Boston, Massachusetts

Joshua J. Tobias, MD
Assistant Clinical Professor, Department of Medicine,

David Geffen School of Medicine at the University of California at Los Angeles, Los Angeles, California; Associate Program Director, Department of Emergency Medicine, Kern Medical Center, Bakersfield, California

Glenn F. Tokarski, MD
Senior Staff Physician, Emergency Medicine, Henry Ford Hospital, Henry Ford Healthcare System, Detroit, Michigan

Christian Tomaszewski, MD
Medical Director, HBO, Department of Emergency Medicine, Carolinas Medical Center, Charlotte, North Carolina; Adjunct Associate Professor of Emergency Medicine, University of North Carolina School of Medicine, Chapel Hill, North Carolina

Sam S. Torbati, MD, FAAEM
Assistant Clinical Professor of Medicine, University of California at Los Angeles Medical Center; Associate Medical Director and Attending Physician, Cedars-Sinai Medical Center, Los Angeles, California

Susan P. Torrey, MD, FACEP
Assistant Professor of Emergency Medicine, Tufts University School of Medicine, Boston, Massachusetts; Associate Residency Director, Department of Emergency Medicine, Baystate Medical Center, Springfield, Massachusetts

T. Paul Tran, MD, MS, FACEP
Associate Professor and Research Director, Department of Emergency Medicine, University of Nebraska Medical Center, Omaha, Nebraska

Sandra Ugras-Rey, DO
Core Faculty, Newark Beth Israel Medical Center; Associate Medical Director, Department of Emergency Medicine, Newark Beth Israel Medical Center, Newark, New Jersey

Monira Vakil, DO
Assistant Professor of Emergency Medicine, Department of Emergency Medicine, University of Mississippi Medical Center, Jackson, Mississippi

Marshall G. Vary, MD
Assistant Clinical Professor of Psychiatry, Department of Psychiatry, Ohio State University; Active Medical Staff Member, Department of Psychiatry, Riverside Methodist Hospital, Columbus, Ohio

Larissa I. Velez, MD, FACEP
Associate Professor, Division of Emergency Medicine; Associate Residency Director, Emergency Medicine, University of Texas Southwestern Medical Center; Staff Toxicologist, North Texas Poison Center, Dallas, Texas

Salvator Vicario, MD
Associate Professor of Emergency Medicine, Department of Emergency Medicine, University of Louis Hospital, University of Louisville School of Medicine, Louisville, Kentucky

Robert J. Vissers, MD, FRCPC
Adjunct Associate Professor, Department of Emergency Medicine, Oregon Health Sciences University; Chief, Emergency Medicine, Associate Chief Medical Officer, Legacy Emanuel Hospital, Portland, Oregon

Ron M. Walls, MD
Professor of Medicine (Emergency Medicine), Harvard Medical School; Chairman, Department of Emergency Medicine, Brigham and Women's Hospital, Boston, Massachusetts

Mark Watson, MD
Vice President of Clinical Effectiveness/Emergency Medicine; Attending Physician, Hospital Administration/Department of Emergency Medicine, Newark Beth Israel Medical Center, Newark, New Jersey

Paul M. Wax, MD
Clinical Professor of Surgery, Department of Emergency Medicine, University of Texas Southwestern Medical School, Dallas, Texas; Executive Director, American College of Medical Toxicology, Phoenix, Arizona

Robert L. Wears, MD, MS
Professor, Department of Emergency Medicine, University of Florida Health Science Center; Attending Physician, Shands Medical Center, Jacksonville, Florida; Visiting Professor, Clinical Safety Research Unit, Imperial College and St. Mary's Hospital, London, UK

Ellen J. Weber, MD
Professor of Clinical Emergency Medicine, University of California at San Francisco, San Francisco, California

Hugh H. West, MD
Assistant Professor, Department of Emergency Medicine, University of California San Francisco School of Medicine; Assistant Professor of Emergency Medicine, University of San Francisco School of Medicine, San Francisco, California

Matthew A. Wheatley, MD
Assistant Professor, Emory University; Attending Physician, Emory University Hospital, Atlanta, Grady Memorial Hospital, Atlanta, Georgia

Benjamin A. White, MD
Clinical Fellow in Medicine, Harvard Medical School, Boston, Massachusetts

Suzanne R. White, MD
Munuswamy Dayanandan Professor and Chair, Department of Emergency Medicine, Wayne State University School of Medicine; Emergency Physician-in-Chief, Detroit Medical Center; Medical Director, Children's Hospital of Michigan, Regional Poison Control Center, Detroit, Michigan

Robert A. Wiebe, MD, FAAP, FACEP
Professor, Division of Pediatric Emergency Medicine, University of Texas Southwestern Medical Center, Dallas, Texas

John M. Wightman, MD, MA
Professor and Education Director, Department of Emergency Medicine, Boonshoft School of Medicine, Wright State Uni-versity, Dayton, Ohio

Saralyn R. Williams, MD
Associate Professor of Clinical Medicine, Department of Medicine and Department of Emergency Medicine, Vanderbilt University, Nashville, Tennessee

Adria O. Winter, MD
Assistant Clinical Professor of Medicine, David Geffen School of Medicine at University of California at Los Angeles, Los Angeles, California; Attending Faculty Physician, Department of Emergency Medicine, Kern Medical Center, Bakersfield, California

Mary A. Wittler, MD
Assistant Professor of Emergency Medicine, Wake Forest University Baptist Medical Center, Winston-Salem, North Carolina

Jeannette M. Wolfe, MD, FACEP
Assistant Professor of Emergency Medicine, Tufts University School of Medicine, Baystate Campus, Springfield, Massachusetts

Allan B. Wolfson, MD
Professor of Emergency Medicine, University of Pittsburgh; Program Director, University of Pittsburgh Affiliated Resi-dency in Emergency Medicine, University of Pittsburgh Medical Center, Pittsburgh, Pennsylvania

Karen G. H. Woolfrey, MD, FRCPC, FACEP
Assistant Professor, Department of Medicine; Deputy Direc-tor, Division of Emergency Medicine, McMaster University; Research Coordinator and Director of Residency Clinical Teaching Unit, Emergency Department, St. Joseph's Health-care Hamilton, Hamilton, Ontario, Canada

Michael Woolfrey, MD, BSc., BMedSc., FRCS (C)
Assistant Clinical Professor, McMaster University, Hamilton, Ontario, Canada; Chief, Department of Orthopaedic Surgery, Brantford General Hospital, Brantford, Ontario, Canada

Joshua L. Wright, MD
Associate Professor, Residency Director (Military Component), Department of Emergency Medicine, Wright State University, Dayton, Ohio

Samuel Yang, MD
Assistant Professor, Johns Hopkins University, Baltimore, Maryland

Michael Yaron, MD
Professor of Surgery, University of Colorado Denver, School of Medicine; Emergency Medicine Attending Physician, University of Colorado Hospital, Aurora, Colorado

Donald M. Yealy, MD
Professor and Vice-Chair of Emergency Medicine, University of Pittsburgh; Vice-Chair, University of Pittsburgh Physicians, University of Pittsburgh Medical Center, Pittsburgh, Pennsylvania

Amy Young, MD
Clinical Assistant Professor, University of Texas Southwestern, Dallas; Emergency Medicine and Toxicology Faculty, Parkland Memorial Hospital and Children's Medical Center, University of Texas Southwestern, Dallas, Texas

Kelly D. Young, MD, MS
Associate Clinical Professor of Pediatrics, David Geffen School of Medicine at University of California at Los Angeles, Los Angeles, California; Director of Pediatric and Pain Manage-ment Education, Harbor-University of California at Los Angeles Medical Center, Torrance, California

John G. Younger, MD, MS
Associate Professor, Associate Chair for Research, Department of Emergency Medicine, University of Michigan, Ann Arbor, Michigan

Richard Zane, MD
Vice Chair, Department of Emergency Medicine, Brigham and Women's Hospital, Boston, Massachusetts

David K. Zich, MD
Assistant Professor, Department of Emergency and Internal Medicine, Northwestern University, Feinberg School of Medicine; Attending Physician, Northwestern Memorial Hospital, Chicago, Illinois

Gary D. Zimmer, MD, FAAEM
Assistant Professor, Department of Emergency Medicine, Johns Hopkins University School of Medicine; Director, Department of Emergency Medicine, Harbor Hospital; Assistant Medical Director for Baltimore Operations, Aeromedical Transport Services Corporation, Baltimore, Maryland

Brian J. Zink, MD
Professor and Chair, Department of Emergency Medicine, Alpert Medical School of Brown University; Physician-in-Chief, Emergency Medicine, Rhode Island Hospital, The Miriam Hospital, and Hasbro Children's Hospital, Providence, Rhode Island

David Zull, MD, FACEP, FACP
Associate Professor of Medicine and Emergency Medicine, Feinberg School of Medicine, Northwestern University; Direc-tor, Emergency Department Observation Unit, Northwestern Memorial Hospital, Chicago, Illinois

Leslie S. Zun, MD, MBA
Professor and Chairman, Department of Emergency Medicine, Rosalind Franklin University of Medicine and Science, The Chicago Medical School, North Chicago, Illinois; Chairman, Department of Emergency Medicine, Mount Sinai Hospital, Chicago, Illinois

译者前言

《罗森急诊医学》是美国急诊医学界最经典的专著，迄今为止已出7版，长盛不衰，一直被奉为急诊医学从业者必读的案头书。该书共7篇203章，全面涵盖了急诊医学的各个方面，内容丰富，文字简洁实用，无一般书籍冗长繁琐的理论阐述及机制说明；每一问题均开门见山、就事论事，很适合急诊医学从业者重实用及解决问题的专业特点，因而备受急诊界的推崇和喜爱。

我国急诊医学作为一个独立临床专科已有近二十年的历史，急诊科作为急诊医学的载体已在1、2、3级医院均设立。但在急诊医学教育及专科医师培训等方面与国外特别是欧美国家相比仍相对滞后，虽然近年相继出版了不少医学专著及教材，但由于诸如作者学术成就、教育程度及医学专业背景等多种原因，所著书籍均可见到原来专业背景的影子或痕迹：无论是专著或是其他参考书籍均完全遵循概述、病因、发病机制、临床表现、诊断、鉴别诊断等老一套陈旧的模式，而不是按照急诊医学规律对急诊患者先进行识别评估、动态观察、处理、再评估、确定诊断、专科介入等程序。基于此，由北京大学医学出版社引进此专著并邀请急诊医学分会组织全国知名的急诊医学专家对本专著进行翻译。本书历经一年半，几经反复斟酌审校、几易其稿，力争达到忠于原著翻译要求的"信、达、雅"。在本书近六百万字中均饱含了译者的辛勤劳动及汗水。特别值得称道的是我国急诊界的老前辈北大人民医院急诊科老主任楼滨城教授，年近八旬担任主审工作，对译稿句句斟酌，字字推敲，其严谨、认真、求实、一丝不苟的科学态度和对工作负责任精神不但使本书稿增辉，且其言传身教之举，为急诊医学界的后辈树立了榜样，为此我要致以深深的谢意。

同时也感谢我研究生邵菲大夫作为本书翻译的总协调人，与各个译者、出版社及审校者进行了大量繁琐的协调联络工作。参与本书工作的所有专家都是出于对工作的认真负责、对原著及中文读者负责的态度，经过辛勤的劳动才能使得这本巨著在中国面世，呈现在广大读者面前，并作为急诊医学的案头书，使急诊从业人员和其他临床专业人员在工作中可查可看，以指导我们的急诊临床工作。如果此书的面世能推动我国急诊医学发展，那么我们即使辛劳，但劳有所获也倍感欣慰。

毋庸置疑，如此一本巨著，又有二百余人参加了翻译，涉及的疾病几乎涵盖了临床医学的方方面面，还涉及中英文文字水平及表达。有基于此，本书肯定存在许多错误和不足，甚至谬误之处，恳请读者谅解并提出宝贵意见，以利再版此书时予以改正。

最后还要感谢北京大学医学出版社曹霞编辑，她不但将如此一本好书推荐介绍给我国急诊界，同时对此书倾注了大量心血。

2012年9月于首都医科大学
附属北京朝阳医院急诊科

原著前言（第7版）

我们很高兴在《罗森急诊医学》一书出版的第28年奉献出第7版，希望通过做出一些改变来增加它的内容，增强其可读性及扩大适用范围。这本书经修订后分为2卷，并减少了五百多页。本书是经过精心编辑完成的，其中大部分内容都来源于expertconsult.com网站所列出的全部参考书目，在网站上可以阅读全文、图片库、问题和解答以及更新的内容。虽然每个章节的注释数量有所扩展，但章节总数没有变化。更重要的是，我们努力使本书的内容尽可能地基于可信赖的、高质量的及最新的文献。我们仍将继续在网上更新。在那里，由高级编辑所选择的最新文章摘要将会插入本书网络电子版的相关区域。同时，我们很高兴能增加许多作者，他们都是各自领域的权威，合作编写了问题和解答概要。许多图片和版式经过了再加工，许多照片，包括放射线照片都进行了更新。

我们要感谢很多人。作者们花费了很多时间，利用他们的专业知识奠定了基础。编辑们为每个章节建立了模板，以保持一致性，并确保准确和清晰。我们感谢出版总监 Judy Fletcher，策划编辑 Stefanie Jewell-Thomas 和开发编辑 Dee Simpson，感谢他们充分的倾听、明智的建议以及所有幕后的工作。我们尤其要感谢行政助理们的鼎力支持，包括 Tricia Wyatt、Gail Franklin（JAM）、Maria Figueroa（RSH）、Diane Pugh 和 Janice Bingham（RMW）。我们能有充足的时间和精力来完成这本充满爱的著作离不开家人的支持和鼓励。最后，我们要感谢你，Peter，能使这一切成为可能都源于30年前你所追逐的梦。

John A. Marx
Robert S. Hockberger
Ron M. Walls

原著前言（第1版）

在许多具有远见的医师看来，当患者面临丧失肢体甚至生命受到威胁时，需要一些独特、规范并且有效的方法来识别和稳定他们的病情。急诊医学已迅速发展成为一个令人兴奋、学术界公认的医学专业。本书献给那些已经接受急诊医学所带来责任和挑战的人。

我们试图深入阐述临床实践的本质。有许多关于急诊的成就可写，但是我们认为这是第一次单独为在这个专业中具体工作的人所写，每一章都有与急诊医学临床实践相关的理论知识。

这本书内容都是基于已出版的文献，不包含轶事和偏见。对许多资料并不充分的实例，两方面都给予了临床实践的建议。这本书适用于所有对急诊医学有一定兴趣或需要了解急诊医学的人，包括那些并不是全职急诊医师的人，以及有贡献的专家。

本书主要分为两部分：创伤及非创伤。这是一种人为的分类，但是这与对患者进行评估后做出的第一个重要决策有关，因为创伤常影响人体的解剖结构，而非创伤往往对各系统造成影响。

尽管是人为的分类，但在内容和风格上，我们仍然与作者们有着长时间且详细的讨论，并进行指导。我们认识到，尽管不能挖掘出所有有用之人为本书作出贡献，但是我们将尽最大努力在书中呈现出全国不同地区、不同学校的思想。

书中有一些审慎的省略，如我们选择不包含任何操作程序。我们没有足够的空间面面俱到，但是我们希望所选择的专题尽可能的详细。书中并未涉及紧急医药用品的管理、分发，灾难计划的设计及技术要求等。院前治疗也只是在个别专题涉及，并不能作为一些培训项目的建议程序。

在这么大的一本书中不出现争议是不可能的。实际上，我们自己也无法完全接受其中的一些内容，但是在与众多作者合作的过程中，我们应保持诚实，不能将我们的想法强加于他们。然而，我们达到了深入展现急诊医学的目的。我们希望，你们在读这本书时，可以感受到和我们创作时所感受到的一样的刺激和乐趣。

Peter Rosen
Frank J. Baker II
G. Richard Braen
Robert H. Dailey
Richard C. Levy

目 录

上卷

第一部分 基础临床概念

第一篇 危重症处理原则　3

第 1 章
气道　3

第 2 章
机械通气和无创通气支持　24

第 3 章
急诊患者监测　31

第 4 章
休克　37

第 5 章
血液和血液成分　45

第 6 章
脑复苏　51

第 7 章
成人复苏　57

第 8 章
儿童心肺复苏　68

第 9 章
新生儿复苏　83

第二篇 症状学　90

第 10 章
成人发热　90

第 11 章
无力　94

第 12 章
头晕和眩晕　100

第 13 章
意识模糊　108

第 14 章
意识降低和昏迷　113

第 15 章
痫性发作　120

第 16 章
头痛　126

| 第 17 章 |
| 呼吸困难 133 |

| 第 18 章 |
| 胸痛 141 |

| 第 19 章 |
| 晕厥 151 |

| 第 20 章 |
| 恶心和呕吐 159 |

| 第 21 章 |
| 腹痛 169 |

| 第 22 章 |
| 消化道出血 179 |

| 第 23 章 |
| 腹泻 186 |

| 第 24 章 |
| 便秘 193 |

| 第 25 章 |
| 黄疸 198 |

| 第 26 章 |
| 女性急性盆腔痛 204 |

| 第 27 章 |
| 阴道出血 210 |

| 第 28 章 |
| 背痛 215 |

| 第 29 章 |
| 发绀 222 |

| 第 30 章 |
| 咽喉痛 228 |

| 第 31 章 |
| 咯血 234 |

| 第 32 章 |
| 眼红和眼痛 238 |

第二部分
创 伤

第一篇 基本概念 255

| 第 33 章 |
| 多发伤 255 |

| 第 34 章 |
| 妊娠创伤 264 |

| 第 35 章 |
| 儿童创伤 274 |

| 第 36 章 |
| 老年创伤 293 |

| 第 37 章 |
| 伤害的预防和控制 299 |

第二篇 各系统创伤 309

| 第 38 章 |
| 头部创伤 309 |

| 第 39 章 |
| 面部创伤 338 |

| 第 40 章 |
| 脊髓损伤 351 |

| 第 41 章 |
| 颈部创伤 390 |

第 42 章
胸部创伤　402

第 43 章
腹部创伤　431

第 44 章
泌尿生殖系统　453

第 45 章
外周血管损伤　475

第三篇　骨科病变　485

第 46 章
骨科损伤的一般治疗原则　485

第 47 章
手损伤　510

第 48 章
手腕和前臂　546

第 49 章
肱骨和肘部　565

第 50 章
肩　588

第 51 章
肌肉骨骼性腰背痛　611

第 52 章
骨盆创伤　624

第 53 章
股骨与髋关节创伤　639

第 54 章
膝关节和小腿　664

第 55 章
踝关节和足　689

第四篇　软组织损伤　717

第 56 章
创伤处理原则　717

第 57 章
异物　735

第 58 章
哺乳动物咬伤　754

第 59 章
毒性动物损伤　764

第 60 章
热灼伤　779

第 61 章
化学损伤　789

第五篇　暴力与虐待　800

第 62 章
法医急救医学　800

第 63 章
儿童虐待　815

第 64 章
性暴行　823

第 65 章
亲密关系暴力　840

第 66 章
对老年人的忽视及虐待　857

第67章
青年、街头帮派和暴力 　865

第三部分
内科与外科

第一篇　头部与颈部疾患　873

第68章
口腔医学　873

第69章
眼科学　887

第70章
耳鼻喉科学　906

第二篇　呼吸系统　918

第71章
哮喘　918

第72章
慢性阻塞性肺疾病　935

第73章
上呼吸道感染　945

第74章
肺炎　959

第75章
胸膜疾病　971

第三篇　心脏系统　979

第76章
急性冠脉综合征　979

第77章
心律失常　1016

第78章
心脏植入性装置　1059

第79章
心力衰竭　1070

第80章
心包疾病和心肌疾病　1089

第81章
感染性心内膜炎和心脏瓣膜病　1105

第四篇　血管系统　1112

第82章
高血压　1112

第83章
主动脉夹层　1125

第84章
腹主动脉瘤　1131

第85章
周围血管疾病　1141

第86章
肺栓塞和深静脉血栓形成　1163

第五篇　胃肠道系统　1176

第87章
食管、胃及十二指肠　1176

第88章
肝脏和胆道疾病　1193

第 89 章
胰腺疾病 1213

第 90 章
小肠疾病 1226

第 91 章
急性阑尾炎 1235

第 92 章
胃肠炎 1242

第 93 章
结肠疾病 1274

第 94 章
肛门和直肠疾病 1290

第六篇 生殖泌尿与妇科系统 1305

第 95 章
肾衰竭 1305

第 96 章
性传播疾病 1328

第 97 章
急诊相关的泌尿系问题 1343

第 98 章
急诊相关的妇科疾病 1374

下卷

第七篇 神经系统 1383

第 99 章
脑卒中 1383

第 100 章
癫痫发作 1397

第 101 章
头痛 1409

第 102 章
谵妄和痴呆 1422

第 103 章
脑及脑神经疾患 1436

第 104 章
脊髓疾病 1447

第 105 章
周围神经疾病 1457

第 106 章
神经肌肉疾病 1471

第 107 章
中枢神经系统感染 1478

第八篇 精神与行为疾患 1492

第 108 章
思维障碍 1492

第 109 章
心境障碍 1500

第 110 章
焦虑症 1509

第 111 章
躯体形式障碍 1517

第 112 章
做作性障碍和诈病 1524

第 113 章
自杀 1529

第九篇　免疫学与炎症　1538

第 114 章
关节炎　1538

第 115 章
肌腱病变和滑囊炎　1557

第 116 章
系统性红斑狼疮和血管炎　1565

第 117 章
过敏反应　1580

第 118 章
皮肤表现　1598

第十篇　血液学与肿瘤学　1628

第 119 章
贫血、红细胞增多症和白细胞疾患　1628

第 120 章
出血性疾患　1650

第 121 章
肿瘤相关急症　1663

第十一篇　代谢与内分泌系统　1677

第 122 章
酸碱平衡失常　1677

第 123 章
电解质平衡失常　1688

第 124 章
糖尿病和糖代谢紊乱　1707

第 125 章
横纹肌溶解症　1725

第 126 章
甲状腺和肾上腺疾病　1734

第 127 章
细菌　1754

第 128 章
病毒疾病　1780

第 129 章
狂犬病　1805

第 130 章
艾滋病与人类免疫缺陷病毒感染　1814

第 131 章
寄生虫感染　1835

第 132 章
蜱传播性疾病　1857

第 133 章
结核病　1884

第 134 章
骨与关节感染　1908

第 135 章
软组织感染　1928

第 136 章
脓毒综合征　1940

第四部分　环境与中毒学

第一篇　环境　1953

第 137 章
冻伤　1953

第 138 章
冻僵   1960

第 139 章
中暑   1974

第 140 章
电击和雷击   1985

第 141 章
呼吸器潜水与气压病   1995

第 142 章
高原医学   2010

第 143 章
淹溺   2023

第 144 章
放射损伤   2027

第 145 章
中毒患者的基本处理原则   2036

第 146 章
对乙酰氨基酚   2044

第 147 章
阿司匹林和非甾体类药中毒   2051

第 148 章
抗胆碱能类药中毒   2056

第 149 章
抗抑郁药   2061

第 150 章
心血管药物中毒   2077

第 151 章
腐蚀性药物中毒   2090

第 152 章
可卡因和其他拟交感神经药物中毒   2095

第 153 章
醇类中毒   2103

第 154 章
致幻剂   2112

第 155 章
重金属   2122

第 156 章
烃中毒   2130

第 157 章
吸入性中毒   2134

第 158 章
锂   2143

第 159 章
抗精神病药物   2146

第 160 章
阿片类物质中毒   2152

第 161 章
农药   2158

第 162 章
植物、蘑菇和草药   2168

第 163 章
镇静催眠药   2179

第五部分 特殊人群

第一篇　儿科病人　2191

第 164 章　对儿科病人的一般策略　2191

第 165 章　儿童发热　2202

第 166 章　儿童呼吸系统急症：上气道梗阻　2213

第 167 章　儿童呼吸系统急症：下气道梗阻　2224

第 168 章　儿童呼吸系统急症：肺部疾病　2236

第 169 章　心脏疾患　2247

第 170 章　胃肠道疾患　2278

第 171 章　感染性腹泻病和脱水　2300

第 172 章　肾与生殖泌尿道疾患　2313

第 173 章　神经系统疾病　2330

第 174 章　肌肉与骨骼疾病　2358

第二篇　妊娠病人　2382

第 175 章　对妊娠病人的一般策略　2382

第 176 章　妊娠急性并发症　2393

第 177 章　妊娠期慢性内科疾病　2413

第 178 章　妊娠期药物治疗　2429

第 179 章　临产和分娩及其并发症　2447

第三篇　老年病人　2469

第 180 章　老年病人　2469

第四篇　免疫功能缺陷病人　2475

第 181 章　免疫缺陷病人　2475

第五篇　器官移植病人　2488

第 182 章　实体器官移植　2488

第六篇　酒精与物质滥用　2499

第 183 章　酒精相关疾病　2499

第 184 章　物质滥用　2519

第七篇　发育与生理残疾病人　2524

第 185 章
特殊健康护理需求儿童的评价与管理　2524

第八篇　疼痛病人　2537

第 186 章
疼痛管理　2537

第 187 章
程序性镇静与镇痛　2560

第九篇　问题病人　2573

第 188 章
暴力倾向病人　2573

第 189 章
难以相处病人　2583

第六部分　急救医疗服务

第 190 章
急救医疗服务：概述与地面交通运输　2595

第 191 章
航空医疗运输　2605

第 192 章
战术紧急医疗救援和城市搜救　2614

第 193 章
灾难防备　2623

第 194 章
大规模杀伤性武器　2636

第七部分　急诊医学临床实践

第一篇　临床实践与管理　2651

第 195 章
医学文献与循证医学　2651

第 196 章
留观医学及临床决策病区　2666

第 197 章
急诊超声　2677

第 198 章
多元文化与医疗实施　2686

第 199 章
急诊过程改进及病人安全　2693

第二篇　临床医学哲理　2700

第 200 章
生物伦理学　2700

第 201 章
生命的终末期　2717

第 202 章
医学法律问题与风险处理　2731

第 203 章
身心健康、应激及病态医师　2751

索引　2756

第七篇 神经系统

第 99 章 脑卒中

Todd J.Crocco, Allison Tadros, and Rashmi U.Kothari

任思颖 译　伍国锋 梁显泉 校

概述

背 景

在美国，脑卒中是导致死亡的第三大原因，并且是导致长期残疾的首要原因[1]。每年有 700 000 多人受累，住院期间缺血性脑卒中的死亡率是 5%～10%[2-3]，脑出血的死亡率为 46%[4]，尽管有 50%～70% 的幸存者能重新获得独立生活能力，但 15%～30% 的患者永久残疾，且 20% 的患者将会依赖于医疗机构 3 个月的康复治疗。据估计，在 2007 年脑卒中治疗费用达到了 627 亿美元。根据急救中心的调查，911 呼叫中有 2% 的患者有卒中的可能，而从急诊科入院的患者中这种可能达到 4%[5-6]。

卒中可定义为脑血管的损伤减少了特定大脑区域的局部脑血流量（CBF）从而产生神经功能的损害。症状起始可能是突发的，也可能是逐渐发生的，并且常伴随短暂性或永久性的神经功能缺失。在所有的卒中患者中，大约 80% 的患者是由于脑血管闭塞所致的缺血性卒中[3-4]，其余为血管破裂血液进入到脑实质或蛛网膜下腔所致的出血性卒中。本章主要讨论缺血性卒中和脑出血。

过去，卒中的治疗包括稳定病情、观察和康复治疗。近年来，人们更好地理解了神经元损伤的病理生理变化过程并介绍了新的治疗方法，从而使得人们对卒中的治疗观念转变为早期评估和治疗。目前的治疗方案包括血压管理、抗凝治疗、溶栓治疗、导管介入治疗以及手术治疗。治疗成功的关键是在神经元发生不可逆损害之前对卒中患者进行早期识别和处理。

流行病学

缺血性卒中

据估计，美国每年有 430 000 人首次发生缺血性卒中，其中 10%～15% 的患者为短暂性脑缺血发作（TIAs）。缺血性脑卒中因病灶部位血栓形成所致或源于病灶近侧端的栓子阻塞血管，栓子通常来源于心脏。首次卒中发作的患者中，1/3 以上没有发现明确的病因[7-8]（表 99-1）。

约 1/3 的缺血性卒中在本质上是血栓形成，阻塞了大血管或小血管。在美国，男性大血管阻塞的发生率高于女性，白种人高于黑种人。大血管阻塞的常见区域是脑血管的分支处，特别是在颈内动脉的分布区。血栓形成常因溃疡性动脉粥样硬化斑块区域形成血凝块（动脉粥样硬化斑块形成于血液湍流处如血

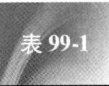

表 99-1　在美国，首发卒中或者短暂性脑缺血发作的估算数目

卒中类型	估计数目
大血管	69 000（16%）
小血管/腔隙性梗死	76 000（17.5%）
心源性的	113 000（26%）
不明机制的卒中	15 000（3.5%）
不明病因的梗死	157 000（36.5%）
卒中/短暂性脑缺血发作的总数	430 000（100%）

Data from Woo D, et al: Incidence rates of first-ever ischemic stroke subtypes among blacks: A population-based study. Stroke 30: 2517, 1999; 和 Petty GW, et al: Ischemic stroke subtypes: A population-based study of incidence and risk factors. Stroke 30: 2513, 1999.

管分叉的地方）。当血管狭窄超过管腔直径的90%时脑血流便明显减少。随着溃疡和血栓的形成，血小板黏附于病变区域。形成的血凝块既可栓塞血管也可使动脉血管闭塞。

腔隙性梗死（简称"腔梗"），或称小血管卒中，波及脑血管系统的终末血管，常发生于美国黑人和糖尿病及高血压患者[7]。80%~90%的腔梗患者都有高血压病史。腔梗常累及大脑皮层下结构和脑干。梗死的范围为几毫米至2cm，最常见于基底节、丘脑、脑桥和内囊。腔梗常发生于高血压性脑血管病变的患者，可能是脑血管中微栓子形成或脑血管玻璃样变所致。虽然人们描述了近二十种腔梗综合征，但最常见的是纯运动性卒中、纯感觉性卒中，或共济失调性轻偏瘫。因为腔梗位于皮层下并且病灶比较局限，因此不会导致认知功能障碍、失语或同时发生感觉运动障碍。

缺血性卒中患者中1/4是由于心源性栓塞所致[7-8]。心房颤动（简称"房颤"）患者附壁血栓形成是脑栓塞最常见的病理生理学机制，房颤患者发生卒中的风险可增加4~5倍[9]。约20%的卒中患者入院时的心电图都有房颤的表现[10]，房颤导致的脑卒中更容易累及大血管，病情更严重，死亡率更高[9-10]。非心源性栓子可能来自于颅外动脉的病变部位，导致血管源性脑栓塞（动脉到动脉的栓塞）。常见的例子是短暂性黑朦，其发生是源于颈动脉近端的斑块脱落栓塞眼动脉，从而产生短暂性的单眼黑朦。

在非致死性心肌梗死发生后的1月内，每1000人中约有12.2人次发生缺血性卒中。此外，住院期间发生非致死性心肌梗死的患者，每1000人中约有11.1人次发生缺血性卒中[11]。急性心肌梗死后发生脑卒中的独立预测因素包括高龄、糖尿病、高血压、脑卒中史、前壁心肌梗死、心肌梗死病史、房颤、心力衰竭和非白色人种。已经证实，使用阿司匹林可使心肌梗死后脑卒中的发生率降低46%[12]。

约3%~4%的卒中发生于15~45岁的患者。虽然动脉粥样硬化是老年患者最常见的病因，但在年轻患者中导致卒中的疾病原因和条件并不常见而且是可逆的。妊娠、口服避孕药物、抗磷脂抗体（如狼疮抗凝剂和抗心磷脂抗体）、S蛋白和C蛋白缺乏和红细胞增多症都使得患者容易发生血液淤积或血栓形成，从而增加卒中发生的风险。脑血管肌纤维发育不良也能导致卒中的发生，偏头痛综合征导致的长时间的血管收缩也引起卒中，但较罕见。兴奋性药物如可卡因、苯丙醇胺及苯丙胺类都是强效的血管收缩剂，与缺血性脑卒中和出血性脑卒中的发生都有关系。

颈动脉和椎动脉夹层常与损伤有关，但也可能在突然转头之后发生。颈动脉和椎动脉夹层也常见于血管壁有潜在病理改变的人群，如血管壁肌纤维发育不良和结缔组织病。血管内膜的改变会导致管腔狭窄、闭塞或栓塞。患者可能会描述一些发病前的微小事件，如脊柱推拿、练瑜伽、高空作业、咳嗽或呕吐。动脉夹层主要表现包括头痛、面部疼痛、视力改变、脑神经麻痹、受累血管区的疼痛、霍纳综合征、黑朦、蛛网膜下腔出血或缺血性脑卒中。头痛常为单侧并且在疼痛后的数天才出现其他神经症状[13]。尽管血管造影已经成为诊断该病的金指标，但越来越多的微创方法如超声、MRI和CTA正用于该病的诊断[14]。若不怀疑蛛网膜下腔出血（SAH）则可进行早期抗凝治疗。如果抗凝治疗后症状复发，患者就适合进行血管内介入治疗。在合适的患者中[15]颈动脉或椎动脉夹层都不是使用组织型纤溶酶原激活物（t-PA）的禁忌证。实际上认为这是年轻患者发生脑卒中的主要病因[13,16-17]。

TIA过去定义为神经功能的缺失在24小时内完全恢复。Albers[18]提出的TIA较新的定义为"局灶性脑缺血或视网膜缺血所致神经功能障碍的短暂发作，临床症状持续时间通常不到1小时，并且没有脑梗死的证据"。TIA的定义是随着新的影像技术的发展而进化的，这些新技术表明，神经症状持续24小时内的患者中81%存在脑梗死[19-20]。TIA是以后发展为脑梗死的重要预警信号。约10%的TIA患者在3个月内将会发生脑卒中，其中半数患者在TIA后2天内发生脑卒中[21]。多数患者TIA持续时间在5分钟内，但TIA的时程可以各不相同[22]。在72小时内发作3次或更多次的TIA被称为是进展性TIA。65岁或以上年龄首次发生TIA的患者中，约半数患者都有MRI证据表明曾经患过无症状性脑梗死[20]。这些病灶通常位置较深，直径小于1cm并且常累及非优势的右侧半球。

出血性卒中

自发性脑出血（ICH）占所有急性卒中的8%~11%，并且发病率是SAH的两倍。30天内的死亡率高达50%，半数患者死于发病后2天内。所有的幸存者中，仅有1/5的患者在6个月内能独立生活[23]。男性ICH的发生率高于女性，亚洲人高于白种人，中青年美国黑人的发病率与同年龄段的白种人相似[24]。

ICH的发生与长期高血压（高血压性脑出血）、中老年人群的淀粉样脑血管病或动静脉畸形（AVM）

框 99-1	高血压性脑出血的常见部位
影响区域	发生率
壳核	44%
丘脑	13%
小脑	9%
脑桥	9%
其他皮质区	25%

有关。高血压性脑出血常因小穿通动脉的退行性变化及形成微小动脉瘤的小动脉所致，且最常发生于大脑中动脉的穿通支。2/3 的脑出血发生在基底节区。高血压性脑出血的最常见部位见框 99-1。血肿的体积通常扩大，导致局部脑组织损伤和继发性颅内压（ICP）增高。

由脑淀粉样血管病导致的 ICH 常发生在脑叶并且常见于老年人，在美国白人的发病率明显高于黑人。使用苯丙醇胺和可卡因这类药物会引起血压的突然升高而导致 ICH。其他病因包括使用抗凝剂、肿瘤及 AVM（特别是年轻患者）。

AVM 所致的出血可以是蛛网膜下腔出血、脑实质出血或两者兼而有之。对于血管畸形，进入蛛网膜下腔的血液通常局限于动静脉畸形处，主要的临床表现因脑实质受累所致，伴随有局灶性神经功能缺失。AVM 比高血压性 ICH 更容易破入脑室和蛛网膜下腔，通常对大脑功能破坏较小。相对高血压性脑出血而言，AVM 导致的出血更常见于年轻人，这些患者没有高血压病史。

疾病原理

病理生理学

脑血管供应大脑丰富的血流，脑血流内富含维持正常脑功能所必需的氧气和葡萄糖。当卒中发生时，立即会引起脑血流量的变化，同时脑细胞稳态也发生广泛改变。CBF 完全中断后，约 10 秒内便可导致意识障碍，数分钟内即可引起易损的海马锥体细胞死亡。卒中发生时，侧支循环有助于维持缺血区域部分血流量。正常的脑血流量是每分钟 40～60ml/100g，当 CBF 下降至每分钟 15～18ml/100g 时，大脑会发生某些病理生理变化。这时，虽然神经细胞膜及神经细胞功能仍然保持完整，但脑细胞电活动消失成为"电静息"状态。临床上，尽管出现电静息状态的大脑区域脑细胞是存活的，但该区域却表现出神经功能缺失的症状体征。当大脑 CBF 下降至每分钟 10ml/100g 时，细胞膜功能衰竭，随之出现细胞外钾离子和细胞内钙离子浓度增加最终导致细胞死亡，缺血半暗带位于主要病变区域的脑组织，通过侧支循环可以保留较少的血液供应。无论在缺血性还是出血性脑卒中的缺血边缘带，都是研究人员寻找治疗方案最感兴趣的领域。根据 CBF 进行定义，缺血半暗带脑组织血流量在 10～18ml/(100g·min)，脑细胞处于电静息状态，但还没有发生不可逆的脑损伤。对于缺血性脑卒中，血管闭塞的持续时间对神经元的存活起到关键的作用[25]。血管闭塞时间延长将会加重不可逆神经功能缺失和增加梗死容积。在动物模型实验中，脑血管闭塞时间超过 6 小时将会导致不可逆的神经功能缺失。因此，应用纤溶药物或抗血小板制剂进行的缺血性卒中临床试验试图在 2～6 小时的治疗时间窗内开通闭塞的血管并使缺血区域的脑组织重获血流灌注[26-30]。在 ICH 患者中，会发生一系列复杂的改变，包括红细胞溶解和血-脑屏障通透性增加从而导致脑水肿形成及继发性脑损伤[31-32]。应用与缺血性脑卒中相似的研究序列，研究人员已经开始探讨超早期清除颅内血肿的可能性[33-36]。

解剖及生理学

大脑血液供应来自于前循环和后循环。前循环来自于颈动脉系统，供应大脑 80% 的区域，包括视神经、视网膜、额顶叶和前颞叶。颈内动脉发出的第一分支是眼动脉，它供应视神经和视网膜。因此，突发的无痛性单眼盲（黑矇）提示来自前循环（特别是在同侧颈动脉）卒中，病变累及眼动脉或其以下的血管。颈内动脉在 Willis 环发出大脑前和大脑中动脉分支而终止。

大脑前动脉供应基底节、大脑半球内侧面及顶叶的前 2/3（图 99-1）。大脑中动脉发出豆纹动脉分支供应壳核、内囊前肢、豆状核和外囊。大脑中动脉主要的皮层支供应从额叶前部至枕叶后外侧的大脑皮质外侧面。

虽然后循环血流量比较小，仅供应大脑的 20%，但后循环供应脑干（是维持正常意识、运动、感觉的关键）、小脑、丘脑、耳听觉和前庭中枢、颞叶内侧面和枕叶视皮层。后循环来自于经过颈椎横突孔上升的双侧椎动脉，椎动脉通过枕骨大孔进入颅内并发出小脑后下动脉支配小脑，双侧椎动脉合成基底动脉，后者发出分支组成大脑后动脉。

前循环或后循环卒中时脑损伤的程度均取决于受累血管及血管闭塞部位远端侧支循环是否存在。如果

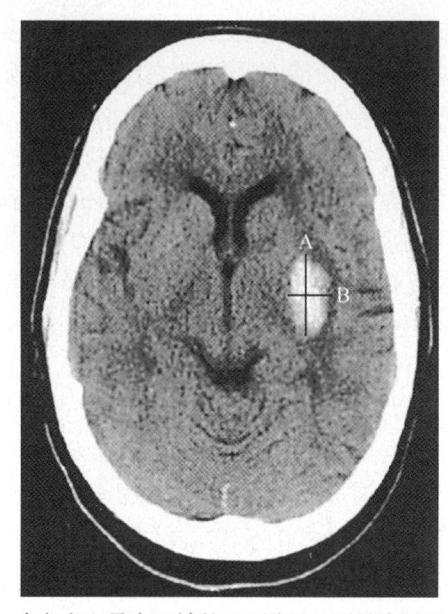

图 99-1 确定出血最大区域的 CT 层面。测量该层面中血肿的最大直径，以 cm 为单位（A）。测量垂直于 A 的血肿最大直径（B）。C 表示颅内血肿 CT 扫描层面之间的厚度近似值 10mm。血肿的体积等于 A 乘以 B 乘以 C 再除以 2，即 ABC/2。

源于大脑半球对侧的侧支循环良好，那么尽管患者发生单侧颈动脉完全闭塞，也可能只有轻微的神经功能缺失。反之，如果患者的侧支循环差，则相同病灶可以产生严重偏瘫。

临床表现

缺血性卒中

缺血性卒中的症状和体征可能会突然出现而没有任何先兆，也可间断性或隐匿性发病。大脑循环任何主要分支的血流中断均可导致该血管供应的解剖区域生理功能遭到破坏。根据受累的血管不同，缺血性脑卒中可分为前循环卒中和后循环卒中。是否出现神经功能缺失取决于侧支循环的血流量。除受累血管外，缺血性卒中也可用暂时性的神经功能缺失来进行描述。"进展性卒中"是指局灶性神经功能缺失在数分钟到数小时内逐渐恶化。大约 20% 的前循环卒中和 40% 的后循环卒中会有进行性加重的迹象。前循环卒中可能在发病内 24 小时内进行性发展，而后循环卒中则可在 3 天内逐渐加重。血栓扩展可能是卒中进展的机制。对于前循环脑卒中（受累血管不同，主要累及颈动脉、大脑前动脉和大脑中动脉），临床表现很少会出现完全性意识丧失，除非患者曾经患过脑卒中累及一侧半球，而此次发生卒中病灶累及以前非受累的半球。大脑前动脉闭塞主要影响额叶功能，患者会出现精神异常包括判断力、理解力下降，而且在体格检查时会发现出现患者原始的强握反射和吸吮反射。大小便失禁具有特征性。病灶对侧下肢偏瘫和感觉减退是大脑前动脉闭塞的特征。大脑前动脉供血区卒中时下肢无力明显重于上肢，且可能有额叶性共济失调或手足拙笨等表现。

运动和感觉障碍是大脑中动脉闭塞的典型特征，运动和感觉障碍出现于大脑病灶的对侧躯体，面部和上肢症状通常重于下肢，也可能只累及肢体或面部的一部分，但出现运动障碍的区域几乎总是伴随麻木感。偏盲常发生在病灶同侧，失认（不能认识以前熟悉的物体）比较常见，如果优势半球受累则可能会出现失语。由于病灶破坏了皮层的侧视中枢，患者会向病灶侧凝视。临床俗语叫做患者注视破坏性病灶（卒中）而目光远离刺激性病灶（癫痫灶）。

失语是一种语言障碍，患者理解清楚但用词不当，或患者对语言理解障碍，常见于优势半球脑卒中的患者。失语可以是表达障碍、理解障碍或两者兼而有之。Wernicke 失语是指不能感知语言信息而导致理解障碍和交流困难（感觉性失语）。Broca 失语是指不能用有效的方式进行语言交流而理解可能是完全正常的（表达性失语）。失语应与构音障碍相鉴别，构音障碍是由于口腔和言语肌的运动障碍所致，构音障碍患者言语不清但能理解词语和选择词汇。判断失语很重要，因为失语提示病灶位于优势半球（常为左侧）大脑中动脉分布区的皮层。失语和构音障碍常会相互混淆，但必须与构音障碍进行区别，构音障碍时常伴有吞咽困难。

椎基底动脉系统的病理（如后循环卒中）变化能引起各种不同的症状从而是最难以诊断的。临床症状反映出脑神经功能缺失、小脑和感觉神经传导束受累。脑干内有网状激活系统及呕吐中枢，网状激活系统调节大脑意识状态。后循环卒中可表现为意识丧失和频繁恶心和呕吐，这与前循环卒中不同。大脑后动脉供应枕叶及部分顶叶，所以会有视觉和思维能力损害。视觉性失认症（不能识别所见的物体）具有特征性。也可以出现失读症，即不能理书面文字。可发生第Ⅲ对脑神经麻痹，患者可能出现同向偏盲。后循环缺血综合征比较奇特的症状是患者意识不到视觉疾患的存在（视觉忽视）。眩晕、复视、视野缺损、无力、瘫痪、构音障碍、吞咽困难、晕厥、肌肉强直、共济失调或眼球震颤都与椎基底动脉供血不足有关。后循环卒中也可出现交叉性神经功能缺失，即运动障碍在身体一侧而感觉障碍在另一侧。而前循环卒中的神经功能异常总是局限在身体的同一侧。

神经系统检查应主要集中对意识水平、言语功能、脑神经功能、运动和感觉功能和小脑功能进行评估。意识水平和言语流畅性在医患对话中便可快速进行评估从而判断患者是否存在失语或构音障碍。应该检查头部有无脑外伤的体征。瞳孔大小、对光反应以及眼外肌运动可以提供反映脑干功能的重要信息,特别要重点检查第Ⅲ至Ⅵ对脑神经,第Ⅲ对脑神经功能障碍可能是天幕疝的早期体征。偏侧凝视提示脑干和皮层受累。脑卒中后中枢性面神经瘫痪应与外周病变所致的面神经瘫痪进行鉴别。外周性病变所致面神经麻痹患者表现为前额部不能形成皱纹。进行面部感觉、扬眉动作和侧视运动、微笑时面部对称性、粗略的听觉检查、咽反射、耸肩、胸锁乳突肌力量、伸舌动作检查后便完成对脑神经功能的评估。

接下来进行运动和感觉的检查。在四肢放松的情况下通过活动肢体进行肌肉张力的测定。通过施加阻力检查近端和远端肌肌群的肌力。手臂旋前伸直时出现晃动是运动无力的敏感指标,检查方法是要求被测者闭目端坐,双臂前伸,手掌朝上,时间至少10秒钟。轻微的痛觉和触觉不对称可能很难被发现。视觉忽视的双侧同步检测可以测试感觉忽视,通过同时对双侧肢体进行触觉刺激很容易实施此项检查。患者能感知对左右肢体分别进行的触觉刺激,但同时触摸左右侧肢体时患者不能区别刺激源于左侧还是右侧。与此相似的是,患者能辨认在前臂上轻轻写出的数字,即皮肤书写觉,是另一种容易测试的顶叶皮层功能。这些检查方法有助于区别腔隙性卒中的纯运动性神经功能缺失与大脑中动脉供血区域的感觉运动性神经功能障碍。

完整的神经系统体格检查还包括小脑功能试验、反射及步态检查。指鼻试验和跟膝胫试验都是反映小脑功能的重要检查。肌腱反射不对称或出现单侧的Babinski征可能是皮质脊髓束受损的早期表现。步态检查常被省略,然而这是神经系统检查中最能提供重要信息的检查方法之一。观察患者常规行走及足跟-足趾行走评估轻微共济失调、无力或是小脑局灶性病变。

美国国立卫生研究院卒中量表(NIHSS)是一项实用且能快速评价卒中患者神经功能缺失的工具,常用来决定卒中患者的治疗方案[37](框99-2)。NIHSS评分结果不但有效而且重复性好,而且与CT显示的脑梗死容积有较好的相关性[38-39]。NIHSS基线值能鉴别出哪些患者适合进行溶栓治疗以及哪些患者可增加出血的风险。此外,NIHSS常被用来判断患者的预

框 99-2	美国国立卫生研究院脑卒中评分量表	
检查项目	评分标准	得分
1a. 意识水平	0 清醒,反应敏锐 1 嗜睡,较小刺激能唤醒 2 嗜睡,疼痛刺激能唤醒 3 仅有反射活动或自发反应,或完全没反应	
1b. 意识水平相关问题提问 询问患者月份和年龄	0 两项均正确 1 一项正确 2 两项均不正确	
1c. 意识水平指令 睁闭眼,非瘫痪侧握拳和松开(其他单项命令或模仿也可以接受)	0 两项均正确 1 一项正确 2 两项均不正确	
2. 凝视 只测试眼球水平运动	0 正常 1 部分凝视麻痹;单眼或双眼凝视异常 2 强迫凝视或完全凝视麻痹,不能被头眼动作克服	
3. 视野 若能看见侧面的手指,记录正常。如果单眼盲或眼球摘除,检查另一只眼	0 无视野缺失 1 部分偏盲、象限盲 2 完全偏盲 3 双侧偏盲或失明	
4. 面瘫 如果患者昏迷,检查面部对疼痛刺激的对称性反应	0 正常 1 轻微瘫痪(微笑时鼻唇沟变浅、不对称) 2 部分瘫痪(上运动神经元损害导致下面部瘫痪) 3 完全瘫痪(上下面部均瘫痪)	

框 99-2　美国国立卫生研究院脑卒中评分量表

检查项目	评分标准		得分
5. 上肢运动 坐位时上肢平举90°，仰卧时上抬45°，坚持10秒，鼓励患者尽最大努力，在10秒内下落，记1~4分	0 1 2 3 4 X	上肢无下落，置肢体于90°（或45°）坚持10秒 能抬起但不能坚持10秒，下落时不撞击床或其他支持物 试图抵抗重力，但不能维持坐位90°或卧位45° 不能抵抗重力，肢体快速下落 无运动 由于截肢、关节融合或骨折等不能评价	左或右
6. 下肢运动 下肢卧位抬高30°，在5秒内下落，记1~4分	0 1 2 3 4 X	下肢无下落，坚持5秒 能抬起但不能坚持5秒，下落时不撞击床或其他支持物 试图抵抗重力，但不能维持 不能抵抗重力，肢体快速下落 无运动 由于截肢、关节融合或骨折等不能评价	左或右
7. 肢体共济失调 检查双侧指鼻试验、跟膝胫试验；共济失调与瘫痪明显不呈比例时记分	0 1 2 X	无共济失调 一侧上肢或下肢共济失调 双侧上肢或下肢共济失调 截肢、关节融合或骨折等不能评价	左或右
8. 感觉 如果患者是昏迷的，用安全别针检查患者对针刺的回避和表情。只对与脑卒中有关的感觉缺失评分	0 1 2	正常，没有感觉缺失 轻至中度一侧肢体感觉缺失，但患者有触觉（或失语，感觉迟钝） 重度至完全感觉缺失，患者无触觉；昏迷，双侧感觉缺失	
9. 语言 描述图片，命名物体，阅读句子。可重复，书写，实体辨别	0 1 2 3	正常 轻至中度失语（流利程度和理解能力部分下降，但表达无明显受限） 严重失语（交流困难） 不能说话，完全失语，昏迷	
10. 构音障碍 读单词列表	0 1 2 X	正常 轻至中度构音障碍，发音不清，但能理解 重度构音障碍；不能被理解或失音 气管插管或其他物理障碍不能评分	
11. 忽视 若患者严重视觉缺失影响双侧视觉的同时检查，皮肤刺激正常，记为正常。若失语，但确实表现对侧的注意，记分正常。视空间忽视或疾病失认也可认为是异常的证据	0 1 2	正常 对任何形式的加倍的同时性刺激的忽视（视、触、听、空间觉或身体部分的忽视） 严重的偏侧忽视或一种以上的偏侧忽视	

后，并且目前正被某些卒中中心用来筛选患者进行分类入组临床治疗试验[37-40]。

出血性卒中

ICH 的典型表现是突发头痛、呕吐、血压急剧升高以及局灶性神经功能缺失，且在数分钟内病情迅速进展。与缺血性脑卒中相似，ICH 常导致大脑病灶对侧的运动和感觉障碍。患者可表现为烦躁不安和昏睡，但症状可迅速恶化发展到人事不知或昏迷。约40%的患者在发病后数小时内血肿量增加[41]。尽管出血性卒中患者头痛、呕吐和昏迷较常见，但很多患者没有这些表现，而临床表现与缺血性卒中相似（表99-2）。

对 ICH 患者进行气道评估和精神状态的观察非常重要，因为脑出血患者存在病情发生迅速恶化的可能性。脑出血患者的呼吸模式也可能受影响，陈-施呼吸（呼吸深度逐渐增加然后逐渐减弱继而出现呼吸暂停）可能发生在大量脑出血的患者。壳核出血可能导致深大而不规则的呼吸，而小脑出血的患者则可有正常的呼吸模式。

瞳孔的检查非常有助于确定病灶的位置和病损的范围。脑桥出血常表现为针尖样瞳孔，因为破坏了下行的交感神经纤维束从而不能对抗副交感神经的兴奋。瞳孔散大可能是由于壳核出血所致，而丘脑出血可能会出现瞳孔大小不等、瞳孔缩小或瞳孔光反应迟

表 99-2 缺血性卒中、脑出血和蛛网膜下腔出血的相关临床发现

临床发现	缺血性卒中	脑出血	蛛网膜下腔出血
头痛	11%～17%	33%～41%	78%～87%
呕吐	8%～11%	29%～46%	45%～48%
意识水平降低	13%～15%	39%～57%	48%～68%
癫痫发作	0.3%～3%	6%～7%	7%

Data from Bogousslausky J, Van Melle G, Regli F: The Lausanne Stroke Registry: Analysis of 1000 consecutive patients with first stroke. Stroke 19: 1083, 1988; Foulkes MA, et al: The Stroke Data Bank: Design, methods, and baseline characteristics. Stroke 19: 547, 1988; and Mohr JP, et al: The Harvard Cooperative Stroke Registry: A prospective registry. Neurology 28: 754, 1978.

框 99-3 格拉斯哥昏迷量表

睁眼反应（E）	言语反应（V）	非偏瘫侧运动反应（M）
4 = 自己睁眼	5 = 正常	6 = 正常（执行指令）
3 = 语言刺激时睁眼	4 = 对话含糊	5 = 痛刺激时能拨开医生的手
2 = 疼痛刺激时睁眼	3 = 能理解，不连贯	4 = 痛刺激有逃避反应
1 = 任何刺激不睁眼	2 = 难以理解	3 = 痛刺激时有屈曲反应
	1 = 无语言	2 = 痛刺激时有伸展反应
		1 = 对任何疼痛刺激无运动反应

得分
总分 = E + V + M

钝。小脑出血会导致脑神经异常。副交感神经纤维行走于第Ⅲ对脑神经的表面，因此，若第Ⅲ对脑神经受压则在出现瞳孔大小不等之前将先出现瞳孔光反应消失。如前所述，体格检查难以区分缺血性卒中与脑出血，而必须通过放射检查来确诊。

和缺血性卒中一样，仔细的神经系统检查对于确定病变的位置及范围是很重要的。虽然格拉斯哥昏迷量表（GCS）评分用于随访神经功能恶化的情况更加可行，但 NIHSS 基数值和 GCS 评分可用于评估卒中患者的严重程度（框 99-3）。

ICH 患者预后不良的因素有入院时意识水平下降、脑室系统出血以及血肿量大于 40ml 的脑出血，所有这些因素均可在急诊科进行评估。ABC/2 计算公式是在床旁对脑出血体积进行快速、准确测量的实用方法[42]（见图 99-1）。

鉴别思路

缺血性卒中

继发于脑外伤后的轴周血液聚集临床表现酷似卒中，硬膜外或硬膜下血肿可导致精神状态的改变、出现局灶性定位体征，并可迅速发展至昏迷。最容易发生卒中的老年患者，常因反复跌倒而导致慢性硬膜下血肿。颈动脉夹层可发生在颈部外伤或突然颈部的过伸运动之后，并可出现局灶性神经功能缺失的症状和体征，同样的，主动脉夹层延伸至颈动脉也会产生类似症状。恰当的病史采集和增强血管造影或 MRA 的相关发现支持该病的诊断。

会导致神经局灶性体征的结构性损害包括脑肿瘤和脑脓肿。在有气压变化的情况下要高度怀疑空气栓塞，如配套水下呼吸器潜水、医疗操作行为或可导致空气进入血管的损伤。空气栓塞也可表现为癫痫发作、精神状态改变和局灶性神经体征。

代谢异常也可与卒中综合征症状相似。低血糖常会导致意识状态变化，并且可引起维持数天以上的局灶性神经症状。Wernicke 脑病导致眼肌麻痹、共济失调和神志模糊，常误认为是小脑梗死的特征。

偏头痛可表现为局灶性神经功能缺失，可伴或不伴头痛发生。痫性发作后的 Todd 麻痹也与卒中相似。Bell 麻痹、内耳炎、周围神经麻痹和脱髓鞘疾病都可类似于卒中的表现。梅尼埃病可能很难与后循环性卒中或 TIA 相鉴别。头晕眼花、眩晕、听力丧失和耳鸣在梅尼埃病中是很常见的。而视力下降、语言困难或其他局灶性症状则不常见。

与卒中一样，巨细胞动脉炎是发生于老年人的一种疾病，可导致剧烈头痛、视力障碍，却很少有失语和轻偏瘫。其他症状包括间断性发热、全身不适、下颌运动障碍、晨僵和肌肉疼痛。若患者红细胞沉降率（ESR）增快则应怀疑本病，但确诊需进行颞动脉活检。胶原性血管性疾病如结节性多动脉炎、狼疮和其他的血管炎性疾病都会产生卒中样综合征的表现。

静脉窦血栓形成是导致局灶性神经功能症状的另一原因，最常累及上矢状窦和横窦。大脑静脉窦收集来自皮层静脉和深静脉的血流。血栓形成或肿瘤、脓肿等压迫都可引起静脉窦的闭塞。如果侧支循环不良，脑脊液压力增高和静脉充血，则可导致血液淤积或出血性梗死。目前已认识到很多导致静脉窦血栓形成的危险因素，包括损伤、感染、高凝状态、血流缓慢、静脉窦受压、脱水、各种药物（如雄性激素、"迷幻药"和口服避孕药）以及妊娠和产褥期[43]。

很多患者没有发现危险因素，只有通过更进一步的检查才能完善诊断。

由于静脉窦血栓形成的症状没有特异性，发病时间各不相同（可以从数小时到数周），因此诊断很困难。患者可能会表现为全头痛、恶心、呕吐、瘫痪、视力障碍、意识水平降低、癫痫发作或精神症状（如抑郁）[43-44]。根据血栓的位置不同，体格检查时可能会发现视神经乳头水肿、眼球突出，或Ⅲ、Ⅳ和Ⅵ对脑神经麻痹以及其他局灶性神经症状和体征[44]。

有时通过头颅 CT 扫描来诊断脑静脉窦血栓形成。非增强的 CT 扫描可在上矢状窦区域见到三角形高密度影，即所谓的 delta 征。在增强 CT 扫描中，同一区域内由于血栓占据部分血管腔而使造影剂灌注不良（空 delta 征）。在很多医疗机构，MRI 和 MRV 是无创性诊断大脑静脉窦血栓形成的首选方法。这些诊断方法通过观察血管内血栓以及提供出血病灶或静脉侧支循环扩张的证据来诊断大脑静脉血栓形成[43-44]。

治疗静脉窦血栓形成的方法包括使用肝素，即使是伴有出血的患者也可使用。没有证据证明低分子肝素优于普通肝素。在某些病例，可以采用血管内介入方法在血栓部位灌注血栓溶解剂进行治疗。目前尚未证明神经外科治疗会有益处[43]。

静脉窦血栓形成的死亡率大约是 10%[45]。根据静脉窦血栓形成的症状缺乏特异性的特点，所以随时想到该病就很重要。对于怀孕或近期生产的妇女，若新出现神经系统功能紊乱则首先要考虑静脉窦血栓形成的可能。

脑出血

ICH 的鉴别诊断与缺血性卒中相似，需要考虑到偏头痛、癫痫发作、肿瘤、脓肿、高血压性脑病和外伤。高血压性脑病和偏头痛也会有明显的头痛、恶心和呕吐，尽管局灶性神经系统体征不常见，但可伴随上述症状出现。高血压性脑病患者常表现为明显的血压升高和靶器官损害的其他表现包括蛋白尿、心肌肥大、视乳头水肿和恶性高血压性视网膜病。患者的症状在血压得到有效治疗后将会明显好转。偏头痛发作常有先兆且患者有多次类似头痛的病史。老年患者中 ICH 与迷路炎的鉴别诊断很困难。突发眩晕、恶心、呕吐既可为周围性眩晕疾病（如内耳炎）的表现也可为中枢性疾病（如小脑及脑干梗死或出血）的表现。对于 40 岁以上既往有高血压病史或其他脑出血危险因素的患者，则同时小脑出血的可能性大为增加。此外，还必须寻找至关重要的脑干病变特征：呃逆、复视、面部麻木、吞咽困难和共济失调。眩晕患者渴望保持安静不动，双目紧闭，但这并不等同于不进行仔细的脑神经和小脑检查，包括步态的检查。小脑卒中会出现共济失调而内耳疾病则没有此症状。对于 40 岁以上的患者，应该进行头颅 CT 扫描以便鉴别迷路炎和小脑出血。

诊断方法

缺血性卒中

尽管临床资料能帮助确定卒中的诊断、病因及病变位置，但还需进行有关的确诊试验来最后肯定卒中病因或排除其他导致神经功能缺失的原因。即刻的急诊评估应该包括血糖测定、头颅影像检查（CT 或 MRI）和 ECG 检查。

紧急进行头颅 CT 平扫是在急诊科评估卒中患者首先选用的常规影像技术，能迅速鉴别缺血性卒中与 ICH 及其他占位性病变。CT 扫描提供的信息对于决定下步治疗方案至关重要。CT 扫描几乎能诊断直径在 1cm 以上的所有脑出血。近来研究发现 CT 对诊断 SAH 的敏感度达到 92%～98%，然而，近来少部分研究提示第五代 CT 扫描仪有更高的敏感度[46]。但迄今为止，由于探讨该问题的研究样本量较小，因此还需要更多的研究证实第五代 CT 扫描仪的灵敏度。对于大多数缺血性卒中，在发病后 6～12 小时行常规 CT 扫描可以没有脑梗死的征象，这主要取决于梗死范围的大小。然而，大脑中动脉闭塞的患者，60%～80% 在发病的最初 3 小时内进行 CT 非增强扫描可发现轻微的早期缺血性改变[47-49]。这些早期梗死改变包括动脉高密度影（血管内急性期血栓）、脑沟消失，岛带消失、灰-白质界限不清、占位效应和急性低密度影（图 99-2）。此外[4]，CTA 常被用来诊断血管内血栓形成、血管夹层或狭窄。对于怀疑有动脉夹层的病例，应该进行 MRA 或 CTA 检查。

缺血性卒中早期 CT 改变对于指导发病 3 小时内进行溶栓治疗的重要性并不可靠，因为经治医生对这些早期变化的认识能力有限，因此其临床意义尚存争议[50,51]。对只有急性低密度影和占位效应的患者进行溶栓治疗后，其 ICH 的风险明显高于没有上述表现的患者。然而，CT 上出现这些表现并排斥选择适合的患者进行溶栓治疗，因为溶栓治疗的患者在 3 个月时的神经功能预后明显优于安慰剂治疗，而且症状性脑出血的风险、严重的神经功能致残以及死亡率在两组之间并没有显著差异[50]。具有脑动脉高密度征象以及急性期低密度影占据大脑中动脉分布区三分之一的患者预后不良。然而，使用 t-PA 治疗的患者临

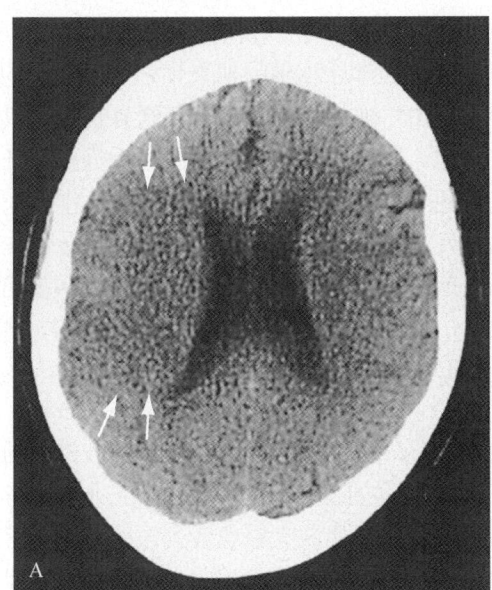
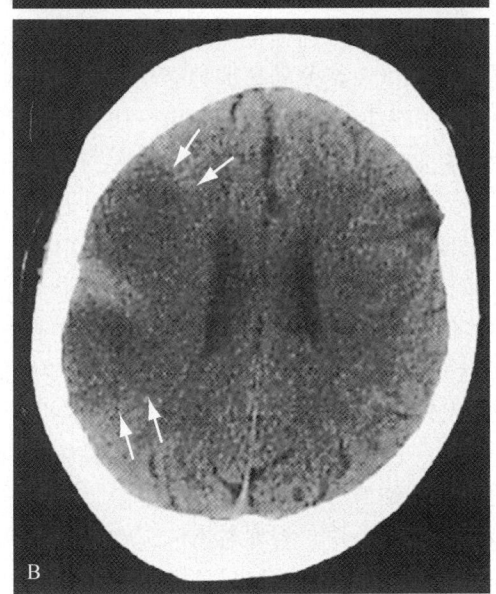

图 99-2 **A**，右侧大脑中动脉闭塞后 2 小时 50 分钟行头颅 CT 扫描，显示模糊的、超早期的缺血性改变，包括灰质和白质分界线的缺失（箭头处）和脑沟消失的隐约的迹象。**B**，同一患者大约在症状始发后 8 小时行头颅 CT 扫描，显示大面积低密度病灶（箭头处）及更加明显的脑沟消失。

床预后依然优于非 t-PA 治疗者。

MRI 在卒中急诊评估中的作用正在不断发展。MRI 能早期发现梗死灶，并且鉴别急性后循环性卒中比 CT 更准确。此外，近来的研究提示，MRI 对于诊断 ICH 的效果与 CT 相同[52-53]。然而，MRI 对于评估危重患者的利用度差、困难程度大以及扫描时间长限制了其普遍使用。MRA 技术的进步使得用无创方法来显示前循环和后循环大动脉闭塞成为可能，尽管颅内小血管闭塞不容易显影。随着 MRI 和 MRA 扫描速度和分辨率的不断改进，某些卒中中心在有限的"卒中治疗方案"中正在用 MRI 或 MRA 作为早期影像学检查方法来取代 CT 扫描。早期头颅影像检查方法的选择取决于该设备的扫描速度以及各个中心对扫描速度的解释。

弥散加权成像（DWI）和灌注成像（PWI）是能在数分钟内就可完成，并且能区分可逆性与不可逆性神经元损伤的 MRI 成像技术。在一项 DWI-PWI 非匹配的研究中，出现早期灌注的患者 30 天临床预后明显优于无灌注者（分别为 56% 和 19%）[54]。然而，重要的是出现早期灌注而没有 DWI-PWI 非匹配现象的患者临床预后较差。目前，临床工作者及研究人员正在进行研究以便确定在 DWI-PWI 上显示非匹配现象的患者中使用 t-PA 是否能增加再灌注率并限制 DWI 上的病灶扩大。

其他有潜力的影像检查方法包括 CTA 和灌注扫描。CTA 检查中，是在进行 CT 扫描时静脉注入造影剂以便更好地显示大脑血管系统的分布。通过这项技术可直观看到血管狭窄和闭塞的部位。CTA 提供的信息可为介入工作者决定病灶是否适合动脉内 t-PA 治疗或机械取栓治疗。灌注 CT 也要求静脉内注入造影剂来显示大脑不同区域的灌注缺失情况。此外，CTA 和灌注 CT 扫描能区分可逆性与不可逆性缺血性脑损伤。使用这些新的影像技术决定溶栓治疗的研究目前正在进行中。

由于房颤和急性心肌梗死与高达 60% 的心源性栓塞性卒中有关，因此应该进行 ECG 检查。对血液系统的评估应包括全血细胞计数以及血小板计数和凝血功能试验。如果病情允许的话还应该进行毒物筛查和心肌同工酶的检测。血液黏稠度增加，即使血细胞比容水平不升高，都能影响血流量和预后。血小板计数能鉴别血小板增多症与血小板减少症，它们分别能促进血栓的形成和出血的发生。凝血功能试验尤其有助于指导抗凝治疗所致出血性卒中的治疗。40 岁以下患者发生缺血性卒中或出血性卒中应该考虑服用可卡因或安非他明的可能。

其他可以考虑的辅助诊断方法包括超声心动图、颈动脉多普勒和血管照片。有些卒中中心正在把这些方法作为急诊观察项目的一部分进行研究。怀疑是心源性栓塞的卒中患者中，超声心动图检查能判断附壁血栓、肿瘤、卵圆孔未闭或心脏瓣膜赘生物。对于没有明显病因的患者也可考虑进行超声心动图检查。对于已知有或怀疑有颈动脉高度狭窄并且神经功能进行性恶化或 TIA 逐渐加重的患者，进行颈动脉多普勒扫描检查特别有帮助[58-59]。这些患者可以作为进行肝素化治疗或紧急颈动脉内膜切除术的候选对象。颈动脉多普勒检查能准确识别闭塞超过血管直径 60% 的颈动脉狭窄，但仍然需要进行血管照片来区别血管腔闭塞 95% 的动脉狭窄与血管完全闭塞。

血管造影是证实头颈部大小血管狭窄或闭塞的最终检查方法,能发现其他影像技术不能发现的微小异常如动脉夹层。

出血性卒中

对出血性卒中患者进行血液学评估的方法应与缺血性卒中患者一样。要特别注意发现凝血功能紊乱的存在。如果怀疑有药物滥用现象就要进行毒品筛查以便决定是否使用拟交感神经药物。脑出血后交感神经活性增加会增加心律失常的发生。心律失常也可能是血肿扩大导致急性脑干受压的信号。

正如对缺血性卒中一样,头颅CT扫描是评估ICH的诊断方法[23]。尽管非常微小的出血病灶可能看不到,但CT扫描对ICH诊断的可靠性高达95%。发生数天后的脑出血可表现为等密度区域。

卒中管理

缺血性卒中

近年来随着对急性脑卒中迅速识别、评估和处理的关注,急诊科医生已试图尽力简化流程以便使患者能在时间窗内得到治疗(表99-3)。这导致了卒中的各种治疗方案、关键路径的发展,以及患者到达急诊科前便调度紧急介入治疗团队等。

在院前处置方面,关键是对维持气道-呼吸-循环的保持,迅速识别卒中、早期通知住院和进行快速转运[60]。尽管缺血性脑卒中患者很少出现反应迟钝现象,但因言语困难而交流能力会发生改变。缺血性卒中之后,患者常能保持气道通畅,除非脑干受到影响或明显的脑水肿压迫到对侧半球。气道保护性反射完整的患者如果缺氧(氧饱和度低于95%)就要给予氧气治疗[61],而且要进行心电监护及建立静脉通道。

表99-3　美国国立神经疾病和卒中研究院推荐的潜在溶栓患者卒中评估目标

管理组成	目标时间框架
门诊就医时间	10min
CT完成时间	25min
CT阅片时间	45min
治疗时间	60min
神经病学专家查看时间*	15min
神经外科学专家查看时间*	2h

* 通过电话或亲自面诊。

应避免体内水分过多以防脑水肿的发生。相反,脱水可导致大脑灌注不足,如果怀疑有脱水时应输入生理盐水。由于血糖水平升高会使得缺血神经功能缺失症状恶化,因此对怀疑发生了脑卒中而血糖正常的患者应避免输入葡萄糖溶液[60]。院外工作人员应尽量快速确定患者的血糖水平。如果不能进行血糖测定,那只能对高度怀疑出现低血糖的糖尿病患者输注葡萄糖。由于缺血性卒中多为心脏原因所致,因此有必要进行心电监测[60]。

卒中发生的环境以及医疗合并症应该查明。最初接触患者的院外工作人员要详细记录别人最后看到患者神经功能正常的确切时间以及神经功能正常的程度;可逆性神经功能缺失在患者到医院时可能完全恢复。同时应注意到患者的意识水平、局灶性运动功能缺失、语言交流困难的程度、手足笨拙情况、双侧面部不对称情况以及其他局灶性神经功能缺失。院前卒中评分量表的进展有助于区分卒中与非卒中患者,并能鉴别可能进行溶栓治疗的候选对象[62-65]。急诊医疗服务体系及其他院外人员的早识别、早通知和早转运对于保证卒中的早期治疗非常有价值[60]。

在急诊科,应不断对患者的气道、呼吸及循环进行评估,因为患者的病情会迅速恶化,即使亚急性卒中患者也同样如此。患者可能在家里发生卒中后1~2天才被人发现,同时可能患有很多合并症如吸入性肺炎、脱水、低温、横纹肌溶解或心肌缺血。对发热患者要进行仔细检查以期能找出感染源,随之要到医疗机构进行恰当治疗。有强有力的证据支持,即使是轻微的体温升高也加重神经功能损害的程度[66]。

血压的管理

因为研究资料有限,对急性缺血性卒中和TIA患者的血压管理目前尚存争议。目前关于缺血性脑卒中血压管理的指南建议,只有打算对患者进行溶栓治疗或存在其他特别的医疗指征的情况下,对血压显著增高的患者才需要进行降压治疗,这些情况包括:①急性心肌梗死,②主动脉夹层,③明确的高血压脑病及④严重的左心衰竭。

只有患者的收缩期血压高于220mmHg或舒张期血压高于120mmHg或平均动脉压高于130mmHg的情况下才需要进行口服降压药或肠道外给药进行降压处理(表99-4)。如果进行肠道外给药,选用拉贝洛尔或依那普利较为有利,因为该药容易滴入并且对大脑血管的影响小。目前已不推荐舌下含服硝苯地平或硝酸甘油,因为两者均会导致血压的急剧下降。

如果计划溶栓治疗,严格控制血压可减少应用溶栓剂后出血的可能性[60,68](表99-4)。对于在进行治

表 99-4 对急性缺血性卒中患者的紧急抗高血压药物治疗

血压*	治疗
非溶栓剂的候选患者	
1. 舒张压 >140mmHg	硝普钠 [0.5μg/(kg·min)]。目标是使舒张压降低10%～20%
2. 收缩压 >220mmHg,舒张压 >120mmHg, 或者平均动脉压† >130mmHg	在1～2分钟内静脉推注10～20mg拉贝洛尔。每20分钟可重复或者给予2倍剂量的拉贝洛尔,最大量可以给到150mg
3. 收缩压 <220mmHg,舒张压 <120mmHg, 或者平均动脉压 <130mmHg	当出现主动脉夹层、急性心肌梗死、严重的充血性心力衰竭、高血压脑病的时候,紧急抗高血压治疗要延缓
溶栓候选患者	
预处理	
1. 收缩压 >185mmHg 或者舒张压 >110mmHg	给予10～20mg或2倍剂量的拉贝洛尔静脉推注。如果血压没有降低并保持在<185/110mmHg,病人不应该使用TPA治疗
治疗中和治疗后	
1. 监测血压	每15分钟监测一次血压,持续2个小时,接下来的6个小时里每半小时监测一次血压,再接下来的16个小时里每小时监测一次血压
2. 舒张压 >140mmHg	硝普钠 [0.5μg/(kg·min)]
3. 收缩压 >230mmHg 或者舒张压 121～140mmHg	第一步:1～2分钟内给予10mg的拉贝洛尔静脉注射。每10分钟可重复或者给予2倍剂量的拉贝洛尔,最大量可以给到150mg,或者首次给予大剂量,然后以2～8mg/min的速度滴注 第二步:如果拉贝洛尔没有控制住血压,考虑硝普钠
4. 收缩压 180～230 或者舒张压 105～120mmHg	10mg拉贝洛尔静滴‡。每10～20分钟可重复或者给予2倍剂量的拉贝洛尔,最大量可以给到150mg,或者首次给予大剂量,然后以2～8mg/min的速度滴注

TPA,组织型纤溶酶原激活因子。

* 5分钟内重复读数前所有初始血压都必须核对。
† 用收缩压与2倍的舒张压和的三分之一来估算。
‡ 避免对患有哮喘、心脏衰竭、严重的心脏传导异常的患者使用拉贝洛尔。对于难治性高血压,可以考虑采用硝普钠或者依那普利治疗。

疗时收缩压持续高于185mmHg或舒张压高于110mmHg的患者不推荐溶栓治疗。可采取简单措施来降低血压。推荐的方案包括用硝酸甘油膏剂或1～2剂的拉贝洛尔,静脉内给药10～20mg。如果需要采取强力措施才能使血压降到185/110mmHg以下,那就不推荐用t-PA。一旦开始溶栓治疗,就必须密切监测血压并积极处理高血压。

正如血压过高所带来的问题一样,低血压对缺血性卒中患者相当不利[69]。对于平时血压正常而卒中后出现低血压或平时患高血压而卒中后出现低血压或血压为正常低限的患者,应该进行补液治疗以期增加局部脑灌注量。这对于处于脱水状态的患者尤其重要。如果初期的输液治疗无效,则患者应接受升压药物治疗(特别是用多巴胺)逐渐增加平均动脉压并改善大脑灌注[67]。

急性期药物治疗

迄今为止,美国食品与药品管理局(FDA)只批准静脉内使用t-PA治疗急性缺血性脑卒中。这些治疗建议始于国立神经疾病和卒中研究院(NINDS)的临床试验结果[70-73],尽管随后的其他研究支持t-PA的应用。目前人们普遍担忧在社区医疗实践中应用t-PA的安全性[74],然而,社区非试验性使用t-PA($n=2639$)的临床荟萃分析(循证医学)证实其有效性和安全性与NINDS报道的试验结果相似。目前推荐静脉内使用重组型t-PA(rt-PA),剂量为0.9mg/kg,最大量为90mg(首剂给予总量的10%,剩余剂量在60分钟内持续静脉滴注)。满足严格的纳入标准及排除标准的患者必须在缺血症状出现后的3小时内开始t-PA溶栓治疗(框99-4)。当卒中发生的时间不能肯定时,不推荐静脉内用t-PA,包括意识清醒状态下诊断的卒中患者。此外,对于严重卒中患者(NIHSS评分在20或更高)或已出现CT早期改变的大面积梗死患者(如急性低密度或占位效应),治疗时要高度谨慎,因为此类患者症状性出血的风险增加[76]。早期研究已表明遵循NINDS试验的纳入-排除标准具有重要意义[74,77]。近来的研究提示,轻微的卒中患者或症状迅速缓解的患者静脉内使用t-PA也可获益[78]。超过3小时时间窗静脉内用t-PA未被证实临床有效[27-29,70],尽管循证医学认为在某些特殊的卒中亚型可能获益。

对于发病后3～6小时但有适应证的患者,可选择动脉内溶栓治疗[37,79-80]。Prolyse在急性脑血栓栓塞Ⅱ(PROACT Ⅱ)研究中,大脑中动脉性卒中患者在发病后6小时给予尿激酶原治疗,在90天时58%的患者只有轻微的或基本没有神经功能残疾,

框 99-4	急性缺血性卒中的纤溶治疗：纳入和排除标准

纳入标准
1. 年龄在 18 岁以上
2. 临床诊断缺血性卒中引起的重要的神经功能缺陷
3. 在首发症状后到开始治疗前 180 分钟内明确的诊断

排除标准
1. 头颅非增强 CT 有脑出血的证据
2. 轻微的或者可以迅速缓解的卒中症状
3. 尽管 CT 检查正常但是仍然高度怀疑蛛网膜下腔出血
4. 活动性内脏出血（如三周内有胃肠道或者尿道出血）
5. 已知出血倾向，包括但是不限制：
   - 血小板计数 $< 100\,000/\mu l$
   - 患者 48 小时内使用过肝素并且部分凝血活酶时间升高（大于实验室正常值的上限）
   - 近期使用过抗凝剂（如华法林等）并且凝血酶原时间 > 15 秒
6. 3 个月内有颅脑手术史、严重的脑外伤史或者卒中史
7. 2 周内大的外科手术史或者严重的外伤史
8. 近期在不可压缩位置的动脉穿刺
9. 1 周内腰椎穿刺史
10. 有脑出血史、动静脉畸形史、动脉瘤史
11. 首发卒中时癫痫发作
12. 近期的急性心肌梗死
13. 在治疗时的重复测量下，收缩压 > 185mmHg 或者舒张压 > 110mmHg，需要积极治疗降低血压

明显优于安慰剂治疗组[80]。此外，对大脑后循环动脉卒中进行动脉内溶栓以及对于最初静脉内用 t-PA 溶栓无效的患者予动脉内溶栓已显示有较好的预后[37,81-84]。

目前各种机械取栓方法正在研究之中，研究得最透彻的是脑缺血中机械栓子的取栓手段（Mechanical Embolus Removal in Cerebral Ischemia，MERCI）。有关研究已经证实，这种拔塞钻样的设备能使颈内动脉颅内段病灶处的血流再通，与动脉血流未能成功再通的患者相比，临床预后明显改善、存活率显著提高[85]。发病后 8 小时进行取栓治疗可成功使血管再通[86-87]。在 2004 年，FDA 证实了 MERCI 可作为急性缺血性卒中的治疗手段。

先前的研究重点是对急性缺血性卒中患者进行抗血小板治疗。源于纳入 40 000 人在内的两个大型临床试验的资料证实，对没有进行溶栓治疗的急性缺血性卒中患者早期应用阿司匹林，可降低卒中复发率及死亡率[88]。综合这些研究结果提示，为预防 1 个患者预后不良如死亡、出院时或病后 6 个月不能独立生活，需对 77 名患者每日进行阿司匹林治疗。在急诊科是否使用阿司匹林目前尚不清楚，因为入组患者都是在卒中发作后 48 小时才给予阿司匹林治疗。在溶栓治疗后的 24 小时内不能予阿司匹林治疗，因为这会增加发生 ICH 和死亡的风险[89]。

对急性缺血性卒中或 TIA 患者常用低分子或普通肝素治疗，但其治疗价值尚未得到证实。有些研究提示肝素可降低继发缺血性卒中的风险但增加出血性卒中的发生。至今没有研究能最终确定抗凝剂在急性缺血性卒中治疗中的有效性[90-92]。然而，对那些具有导致卒中进展高危因素的患者仍然需要考虑使用肝素，这些因素包括渐进性加重的 TIA 或心源性栓子所致的 TIA、重度颈动脉狭窄、后循环性 TIA 以及进展性卒中。在没有禁忌证（如动脉夹层向颅内扩展）的情况下可用肝素治疗颈动脉及椎动脉夹层。如动脉夹层的诊断成立但患者没有脑缺血症状，则可选择单纯的抗血小板治疗[13]。对疑有心内膜炎的患者不应予肝素进行治疗，对其他任何患者也只有在 CT 排除颅内出血后才能开始肝素治疗。由于缺乏有效的证据，在急诊处置中要谨慎，需要会同患者的神经科医生或住院医生联合决定是否实施肝素治疗。

治疗卒中的其他新方法，如亚低温治疗、早期开颅减压治疗，目前正在研究之中。

颅内出血的处理

有脑出血可能性的患者要进行快速评估并转移至能进行 CT 扫描及具备重症监护设施的诊疗中心进行处置。院外患者的处理与缺血性卒中相似，需要弄清发病的环境以及伴随疾病。应该详细记录最初的意识水平、GCS 评分、局灶性功能缺失、语言困难程度、手足笨拙情况、步态紊乱或面肌不对称的情况。

支持疗法首先要注意气道管理及脑灌注情况。出血性卒中患者常有意识水平的改变，并且可以迅速进展到对外界无任何反应的程度，需要紧急进行气管内插管，应迅速建立静脉通道并开始进行心电监护。对任何发生精神状态变化的患者都应该进行血糖检测，也应该考虑使用纳洛酮和输入适当的葡萄糖。

目前存在很多关于脑出血患者血压管理的争论。高血压可因增加 ICP 而使病情恶化，并有加重微小动脉出血的可能。反之，低血压则会减少 CBF，因此加重脑的损害。但总的来说，对 ICH 患者高血压的建议治疗方案要比缺血性卒中患者积极。目前关于 ICH 患者高血压治疗的一致意见是收缩压高于 160～180mmHg 或舒张压高于 105mmHg 者需静脉使用药物进行抗高血压治疗。但对降低血压的治疗仍有争议[23,60]。最常用的药物是硝普钠，因其能快速降低血压并维持血压在理想水平，且能快速调节用药剂量。硝普钠起效快，可静脉滴注，不影响精神状态。

硝普钠的不足之处在于需要进行血压监测（最好是留置动脉导管监测），并且在理论上由于硝普钠对脑血管扩张而存在加重脑出血的风险。拉贝洛尔是另一个可选择的药物。最近，已经提议在脑血管病急诊处理时把尼卡地平作为抗高血压治疗的首选药物，尼卡地平有良好的静脉滴入特性，减少其他辅助降压药物用量，且有利于改善大脑血流动力学[93]。

ICH患者并发进行性颅内压增高的体征、占位效应导致临床症状恶化或发生脑疝的紧急情况时需过度换气及使用利尿剂如甘露醇进行治疗[23]。但不必预防性使用这些干预手段。甘露醇可使颅内的水分移除从而减轻脑水肿。虽然这种作用暂时有助于颅内高压的紧急处理，但脑组织将会恢复平衡并且脑肿胀反弹从而加重患者的病情。甘露醇在脑出血治疗中的有效性尚有争议[94-96]。高渗盐作为治疗颅内压增高的另一种选择，目前正在研究中[97]。使用类固醇治疗脑出血显然是有害的，不推荐使用。其他实验方法还包括巴比妥性昏迷和低温疗法。

癫痫发作会导致神经元损伤，加重ICH的病情，并且会使重症患者病情更加不稳定。此外，在神经监护病房内，非惊厥性癫痫发作占昏迷患者的10%[23]。对于ICH特别是脑叶出血的患者应该考虑进行预防癫痫发作的治疗（磷苯妥因18mg/kg）。

外科治疗对多数ICH患者没有益处。但选择具有脑叶巨大血肿和神经功能进行性恶化的患者进行血肿引流可以获益。外科治疗小脑出血比较有效。众所周知，小脑出血的临床病程是不可预测的。只有轻微神经功能异常的患者，在无任何征兆的情况下，病情都可能会突然恶化并迅速加重导致昏迷甚至死亡。由此，很多神经外科医师认为，小脑出血在发病后48小时内应行紧急手术治疗。在严重脑室出血或后颅窝出血的情况下，正常的脑脊液（CSF）循环被阻断，从而导致脑积水的发生，其特征是CSF容量异常增加，此时应由神经外科医师进行脑室内置管引流。

卒中的处置

缺血性卒中和短暂性脑缺血发作

目前已经提出"卒中中心"的定义，尽管还存在政策上的争议，但对初级卒中中心（primary stroke centers，PSCs）的认证过程正在进行中。广义地说，认证某医疗机构为卒中中心需要建立卒中的基础设施（如卒中团队、卒中单元、诊疗方案、支持体系包括CT扫描和实验室检测手段）以及有制度保障的行政支持和强力的领导[98]。此外，也推荐建立综合的卒中中心（comprehensive stroke centers，CSCs），并期望CSCs能对卒中患者及其他脑血管病患者提供全方位的医疗服务。更具体地说，CSCs应提供各种先进的影像学检查方法、能完成手术治疗和血管内介入治疗，并且保持卒中中心的核心结构如卒中单元和卒中登记[99]。建立初级卒中中心（PSCs）和综合卒中中心（CSCs）的目的是为卒中患者提供高度协调的医疗服务从而改善临床预后。

建议有卒中症状的患者要转移到能在入院后1小时内开始溶栓治疗的急诊医疗机构。至少要能进行急诊CT扫描、有制度保障的"急性卒中诊疗方案"以及精通溶栓治疗的临床医生。在开始用后2小时内应进行重症监护以及神经外科医师要能随时到达治疗现场，神经外科医师可以来自进行治疗的医院，也可是通过直升机或地面运输到达恰当的医疗卫生机构[100]。

在多数情况下，急性卒中或卒中综合征的诊断一旦确立而且病情稳定，就需要住院以便进行进一步评估和治疗，发病24小时后病情可能会恶化需要住院密切监护。很多患者通过普通医疗设施或遥测装置进行处理。大面积脑卒中（有脑疝形成有关的风险）或有显著后循环相关变化的患者以及进行溶栓治疗的患者应降压处理或在重症监护病房密切监护至少24小时。

某些医院建立了专业化的卒中单元，可为卒中住院患者提供有组织的多学科协作的诊疗服务。最近的一项循证医学评价总结了26项临床试验结果，对在专业化卒中单元或普通病房进行治疗的5 500名患者的预后进行比较分析。结果发现，在卒中中心治疗的患者死亡率比在普通病房治疗的患者降低14%，进行制度化护理的综合死亡率及致残率也与此类似。所有结果与年龄、性别或卒中严重程度无关，目前还缺乏因在卒中中心治疗而增加住院时间的证据[101]。

在选择的病例中，经过仔细评估，既往有多次卒中病史的患者，或新发生但病情较轻的卒中患者，或已发生完全性卒中数天到数周的患者，经过与其初级保健医生或神经科医生进行讨论后可在急诊科进行治疗及出院回家。对这些病例应密切随访。

新发生的TIA患者，由于存在在短期内发生卒中和其他有害事件的风险，因此应该住院进行评估和检查[21]。只有轻微的前循环障碍症状的患者可以例外，但应该进行广泛的急诊评估才是恰当的处理，这些评估包括CT扫描、颈动脉多普勒检查、前循环的MRA或CTA以及超声心动图检查（如果有指征）。应该寻找导致TIA发生而药物或手术可治疗的病因（如颈动脉重度狭窄、附壁血栓），需要住院治疗的情况为抗凝治疗、放置支架或颈动脉内膜切除术。如果患者的症状已经完全缓解，检查结果阴性，就可安排对神经功能进行随访，门诊治疗应该是恰当的，但应与神经科医师联合讨论后才对患者作出进行抗血小板治疗的决定。

患者年龄、血压、临床特征、TIA 症状持续时间（*age*, *b*lood pressure, *c*linical features, *d*uration of TIA symptoms, ABCD）评分是预测在急诊治疗的 TIA 患者将来发生卒中风险的良好指标。ABCD 评分范围从 0～6 分，评分越高，提示将来发生卒中的风险越高。该评分系统基于以下标准：年龄 60 岁或以上评 1 分，收缩压高于 140mmHg 和（或）舒张压高于 90mmHg 评 1 分，单侧肢体无力评 2 分，无面肌瘫痪的言语障碍评 1 分，症状持续 10～59 分钟评 1 分，症状持续 60 分钟或以上者为 2 分。在急诊 ABCD 评分为 5 或 6 分的患者 30 天内发生卒中的风险是评分 5 分以下患者的 8 倍（风险比率 8.01；95% 可信区间：3.21～19.98）[102]。

出血性卒中

所有要进行手术治疗的急性出血性卒中患者都应该进入有神经内科医生或神经外科医生的重症监护室，如果进行卒中评估的医疗机构不能提供这样的服务，则患者应转至合适的医疗机构。

致谢

非常感谢斯蒂芬硕士、戴维斯公共管理和社会工作硕士（西弗吉尼亚大学急诊医学部临床研究中心主任）在本章准备工作中给予的帮助。

重要概念

- 在发病 3 小时内表现有急性缺血性卒中症状和体征的患者应进行急诊评估，并在 NINDS 推荐的时间窗内进行溶栓治疗（见表 99-3）。
- TIA 患者要进行颈动脉多普勒、MRA 或 CTA 检查后才能离开急诊科。
- 对急性缺血性卒中患者应避免过度的血压管理。
- 对所有卒中患者应准确记录症状发生的时间。
- 对眩晕患者必须进行步态的检查以便排除后循环性卒中。
- 年轻患者出现头部和颈部疼痛应考虑有颈动脉或椎动脉夹层所致急性卒中的可能。

本章参考文献请参见 http://pumpress.bjmu.edu.cn/eduservice/3419.html

第 100 章 癫痫发作

Evelyn H.Duvivier and Charles V.Pollack, Jr.

任思颖 译　伍国锋 梁显泉 校

概述

癫痫发作是大脑皮层神经元异常过度兴奋所致的一组临床表现。其发作表现取决于相关的大脑皮层区域，而较少取决于潜在性的特异性脑组织异常。尽管癫痫这个术语包括许多不同的临床综合征，但反复出现癫痫发作而没有确切诱因的则为癫痫病。癫痫发作也可是某些中毒、病理生理改变或环境压力的预警反应，这些情况称为反应性或继发性癫痫发作，这类人群不能算作癫痫病患者。在美国，10%的人在他们的一生中至少经历一次癫痫发作，癫痫的累计发病率为3%[1]。

不论癫痫发作是正在发生的还是近期发生的，在急诊科（ED）对癫痫患者的发作进行评估可能比较复杂和困难。必须仔细询问病史以便明确是否存在癫痫病的发作性症状，询问是否接触可诱发癫痫的刺激物质（如酒精、可卡因等），是否有重要的潜在疾病（如脑膜炎、低氧血症、低血糖症、颅内肿瘤等）或是否有其他原因（如癫痫患者的睡眠剥夺）。体格检查应该侧重于识别局灶性神经系统异常、全身性疾病以及接触有毒物质的体征。如果患者癫痫持续发作，则必须提供气道保护和立即终止发作。在某些情况下，根据病史及体检结果来决定实验室和影像学检查可能没有必要或作用有限。最后，对到急诊科就诊的癫痫发作患者或最近有癫痫发作病史的患者，恰当的处理需要了解疾病的潜在因素、复发的可能性、药物治疗的适应证以及病情报告制度。

除了区别原发性癫痫发作和继发性（反应性）癫痫发作外，还需要了解许多其他发作性事件的分类[2-7]。根据临床表现，癫痫发作分为全身性和部分性癫痫发作。全身性癫痫发作起因于双侧大脑半球的同步异常放电同时伴有意识丧失；部分性癫痫发作，是指异常放电仅限于一侧大脑半球的某个部分。全身性癫痫发作常以肌肉的节律性、强直-阵挛性收缩或惊厥为特征，非惊厥性全身性癫痫发作也常发生。部分性癫痫发作进一步分为发作时认知功能存在的单纯部分性发作和发作时认知功能丧失的复杂部分性发作。认知功能的概念至少包括以下五项中的两项——知觉，注意力，情感，记忆，以及执行功能[8,9]——并以此替代了以前使用的术语"意识"，该术语既难以定义又难以描述。最后，部分性癫痫发作可演变为全身性癫痫发作（部分性伴发全身性）。

经验不足的目击者提供的病史不足以对癫痫发作类型进行准确的分类。然而，若能提供准确的病史，继发性（反应性）癫痫发作通常为全身性发作而非部分性发作。对发作类型进行最终区分还需要进行发作期间脑电图（EEG）的记录，有时候可以与同步视频记录相结合。

儿童癫痫发作的分类，也和成人一样，分为原发性（特发性）癫痫和继发性（症状性或反应性）癫痫发作。当认为癫痫发作是继发性的而没有查明原因时则使用术语"隐源性癫痫发作"。

在儿童癫痫的评估中病史是非常重要的一种诊断工具。实际的癫痫发作过程通常不能观察到，所以急诊医生需要通过详细和准确的病史来进行诊断。

其他重要的用于描述突发性事件的术语包括：癫痫持续状态，指发作呈持续性，发作间期未恢复到正常的神经功能状态；痉挛，是一种特异性的发作轻微的癫痫综合征，常发生于婴幼儿；肌阵挛，指的是节律性的电击样的肌肉收缩，也是一种特殊类型的癫痫综合征。发作后期，为发作后的间歇期，时间长短不等，以意识损害为特征，但有时也可出现自限性的局部瘫痪或神经源性肺水肿。

疾病原理

神经元水平癫痫发作的病理生理机制尚不完全清楚，对癫痫发作病理生理的认识大多数来源于动物实验研究，这些实验研究包括用电刺激或药物刺激直接作用于大脑皮层诱导癫痫发作。为了诱导全身性癫痫发作，必须同步刺激双侧大脑半球。一些研究提出了募集反应的概念，当开始激活的神经元逐渐增强的异常电活动激活了邻近的神经细胞并扩散至丘脑及其他皮质下结构，当这些结构均受波及时，募集反应就发生了。临床癫痫发作通常可以反映其原发病灶，但不是所有发作均可以体现这一特点[9-11]。

促发癫痫发作的机制还不是很清楚。目前提出癫痫发生机制包括：正常结构的破坏——无论是先天的，后天的或后天获得的（正如瘢痕组织一样）——以及局部代谢或生化功能的破坏。由于存在两种神经递质的作用——使皮质神经元兴奋的神经递质乙酰胆碱和使皮质神经元抑制的神经递质γ-氨基丁酸（GABA）——很有特征性，因此局部代谢或生化机能破坏机制比较容易阐明。在敏感的神经元中，例如在致痫区域，上述神经递质浓度轻微的变化就可以产生持续的细胞膜去极化，随之局部出现超级化和募集反应。募集反应可通过周围的路径或者沿着脑深部中线不同的环路进行扩散[9-11]。

当突发的放电沿着皮质下深部组织传递时，脑干的网状上行激活系统将受到影响，即产生了意识的改变。在全身性的癫痫发作中，病灶往往位于皮质下及中线部位，这就可解释迅速的意识丧失和双侧大脑半球受波及[9,12]。癫痫发作通常具有自限性。从某种意义上说，超极化逐渐减弱，癫痫病灶的放电就会随之终止。这个终止过程可能与反射性抑制、同步化效应消失、神经细胞能量耗竭或者是改变了乙酰胆碱和抑制性神经递质GABA之间局部的平衡有关[9,12]。

临床特征

成人原发性癫痫发作

成人原发性癫痫发作包括遗传性和特发性的癫痫发作。发作通常在儿童期及青春期即开始，偶尔也有成年期才发作的。由于成年人原发性癫痫发作很罕见，因此首次癫痫发作需要进行彻底的急诊评估。

成人的局灶性癫痫发作可分为简单部分性和复杂部分性发作。简单部分性癫痫发作局限于一侧大脑半球的放电部位，并且不引起认知功能丧失。尽管开始放电的神经元的特殊功能决定了癫痫发作的临床表现（如运动、躯体感觉、特殊感觉、自主性神经功能或精神异常），但若没有脑电图检查结果，则临床表现对于病灶的解剖定位没有足够的特异性。简单部分性发作的典型特征为：局灶阵挛发作，感觉异常，视觉、听觉、嗅觉、味觉异常，出汗和脸发红，言语障碍，似曾相识感，或莫名其妙的恐惧感[9,11]。在简单部分性发作中，根据定义，运动性症状保持在同侧，并可以逐渐发展的方式扩展（贾克森发作），这是由于神经元募集反应位于大脑运动皮层的缘故。简单部分性发作后一般没有发作后状态的表现。

复杂部分性癫痫发作是指涉及认知功能损害的发作性症状，认知功能损害或者在发作初期出现或从局部症状演变而来。记忆缺失是复杂部分性发作一致性的特征，尽管患者发作期间可能会保留一些对周围环境的反应。复杂部分性发作通常表现为自动症，但每个人的表现可以不同，如咂嘴、反复吞咽、自言自语或摸索衣裳。

复杂部分性发作通常存在预兆，例如特殊的气味、味道、幻觉及强烈的情绪变化。与全身性发作相比，这些患者可继续正在进行的动作，例如驾驶汽车、骑自行车或弹奏乐器（反应性自动症），他们会以似乎恰当的方式对周围环境作出反应[9]。部分性发作可很快进展为全身性的发作。复杂部分性发作后普遍存在发作后状态并可持续数小时[9,11]。

成人的全身性发作可能有惊厥也可能没有惊厥。按照定义，在全身性发作中患者意识丧失，并且无预兆。有些患者可能在发作前存在一些短暂的、模糊的前驱症状或处于焦躁不安的状态。全面性惊厥性发作的典型表现为强直阵挛发作，也称癫痫大发作，发作时患者意识丧失，全身肌肉张力增高而处于强直状态，继而出现多处肌群节律的强烈收缩，常波及双侧对称的肌群。肌肉收缩的力量很强足以导致肩关节后脱位及胸椎骨折；颌肌的阵挛收缩可导致口腔及舌的咬伤。家族性自主神经异常，包括短暂呼吸暂停，是全面性惊厥性发作的一种潜在表现；小便失禁较大便失禁更为常见。一次全面惊厥性发作通常持续1～2分钟，紧接着出现发作后状态，头痛、困倦等可持续数小时。在急诊这种表现必须与其他原因导致的意识改变进行鉴别。

非惊厥性全面性发作包括失神发作或小发作、肌阵挛发作、强直发作以及失张力发作。成人的失神发作可分为典型失神发作和非典型失神发作。典型的失神发作以正常的意识活动突然停止为特征，接着出现非惊厥性的意识与环境分离状态，持续数秒到数分钟发作突然终止。可以出现眼球运动、瞬目或自动症。典型的失神发作无预兆也无发作后状态。如果典型的失神发作发生于说话的中途，发作后患者可继续先前的说话甚至不知刚才发了病。典型的失神发作始发于儿童时期，偶发生于成人。非典型失神发作特点是具有更为复杂的运动表现，与其他类型的全面性发作共存，发作后的意识模糊状态因人而异，EEG异常无规律可循[9,11]。

失张力发作特点为局部肌张力减低（肢体或头部）或者全身性肌张力降低，难以维持姿势，往往是头部首先前倾然后身体跌倒于地（跌倒发作），通常为臀部首先着地（也可由于跌倒时身体的重力轴不同而先着地部位不同）。发作很快就会恢复，其间没有意识的丧失或只有短暂的意识丧失。在失张力性肌阵挛发作中，失张力发作之前可发生短暂的（少于100毫秒）四肢肌肉阵挛性抽搐[9]。由于这些发作往往没有发作后状态，失张力发作或者失张力性肌阵挛发作后如果意识水平改变而送入ED的患者，应立即进行评估是否有头部外伤、中毒或者存在代谢异常。

癫痫持续状态定义为发作间期的一系列癫痫活动或持久的、连续不断的癫痫发作活动。传统定义上，癫痫持续状态定义为发作时间持续30分钟以上，这是对评估神经元受损必要的时间[14,15]。然而，由于单纯的强直阵挛发作很少超过数分钟，因此提出了一个更为实用的癫痫持续状态的定义，即癫痫持续发作超过5分钟，或两次以上癫痫发作其发作间期意识状态无恢复[16]。虽然普遍认为癫痫持续状态的基本病因是决定患病率和死亡率的主要因素，但是持续发作可以引起神经元的损害，因此必须迅速采取治疗从而中断癫痫发作。此外，随着持续时间的延长，癫痫持续状态还会变得更加难以处理[14,17]。

癫痫持续状态最常见的原因是中断抗癫痫药物的使用。这种情况可能是由于苯巴比妥治疗时突然停药所致。某些患者首次原发性癫痫发作便可进入癫痫持续状态。导致癫痫持续状态的许多其他原因已有文献报道[9,15,18,19]（框100-1）。在长时间的癫痫持续状态或癫痫持续状态不彻底的治疗后，患者可以表现出非常细微的持续性癫痫发作活动，例如，可以导致四肢轻微的抽搐、眼肌痉挛，或可见的癫痫活动虽然停止但EEG仍可检测出癫痫性电活动[9,20-22]，需要丰富敏感的临床觉察能力才能识别这种称为非惊厥性癫痫持续状态的可能性，对癫痫持续状态必须及时治疗，否则将导致神经元损害。

各类型原发性癫痫可能复发，但其发作是散在的、随机的、或许可预测的。已有很多报道，由于觉

框100-1	癫痫持续状态的病因：常见的诱发原因

代谢紊乱
肝性脑病
低钙血症
低血糖症或高血糖症
低钠血症
尿毒症

感染性疾病
中枢神经系统脓肿
脑炎
脑膜炎

戒断症状
酒精
抗癫痫药
巴氯芬
巴比妥类药物
苯二氮䓬类

中枢神经系统损害
急性脑积水
缺氧或低氧性损伤
脑动静脉畸形
脑转移瘤
脑血管意外
慢性癫痫
颅脑损伤
脑出血
肿瘤
神经外科疾病
迟发性可逆性脑白质病
远隔病灶部位的损伤

中毒
安非他酮
樟脑
氯氮平
环孢霉素
氟马西尼
氟喹诺酮
亚胺培南
异烟肼
铅
利多卡因
锂
甲硝唑
二氧二甲基嘌呤
三环类抗抑郁药

醒、剥夺睡眠、情绪激动、身体应激、酗酒、经期以及其他因素可导致癫痫周期性复发。特殊的感觉刺激也可诱发癫痫，最常见的感觉刺激是闪光引起的视觉

刺激，例如闪光灯、电视以及电子游戏[9,23]。对易感患者，癫痫也可以由于听觉的、味觉的、触觉的以及惊恐的因素触发。原发性癫痫反复发作最常见的原因是药物治疗的依从性差[9,11]。

成人继发性癫痫

成人继发性或反应性癫痫发作不是因遗传性或特发性原因所致。导致成人继发性癫痫发作的原因可能是静态的（如瘢痕组织）、进行性的（如皮质变性疾病）或短暂的（如严重的电解质紊乱）。

代谢紊乱所致癫痫发作

低血糖是引起继发性癫痫发作的常见代谢性原因。当血糖水平低于45mg/dl时即可导致癫痫发作，部分患者血糖较高时也会出现神经功能紊乱[24]，快速的床旁血糖测定可作为急诊评估癫痫发作的重要部分。低血糖时可以出现惊厥性和非惊厥性癫痫发作，也可出现全身性和部分性癫痫发作[24]。高龄患者在急性病发病期特别对血糖应激反应尤其敏感。低血糖也可能是由于胰岛素反应、故意使用胰岛素、降糖药物过量、酒精中毒、营养不良以及败血症所致。低血糖性癫痫发作用葡萄糖治疗有效，不需要使用抗癫痫药物。

阳离子紊乱，尤其是高钠血症、低钠血症、低镁血症和低钙血症是导致癫痫发作的其他代谢性原因[25,26]。低渗和高渗状态均可导致癫痫发作。钠离子（细胞外液的主要阳离子，是血浆渗透压的决定因素）紊乱为最常见的原因。住院患者中低钠血症是最为常见的电解质紊乱，钠离子水平低于120mEq/L通常可以引起癫痫发作[27,28]。钠离子比率降低而非钠离子绝对值降低决定了出现神经系统临床表现的风险[27,29]。在急诊，为了避免渗透性的脱髓鞘病变，纠正低钠血症必须缓慢。如癫痫发作持续存在，表明需使用高渗盐水（3%）进行治疗[27]。在血清钠骤升至160mEq/L或过度的纠正亚急性低钠血症时所致高钠血症会导致脑水肿和癫痫发作[25,29]。

高钙血症降低神经元兴奋性，极少导致癫痫发作；然而低钙血症（7.5mEq/L）可以引起癫痫发作。甲状旁腺功能减退、肾衰竭或急性胰腺炎可导致低钙血症，通常合并低镁血症，这些因素亦可导致癫痫发作，尤其当血清钙低于10mEq/L时。营养不良，尤其是酗酒患者常导致低镁血症。患者有低镁血症或低钙血症时，应经验性纠正其紊乱[25,26]。

非酮症高渗性高血糖也与癫痫发作密切相关。以部分性癫痫发作为主，包括部分性发作持续状态。这类发作对抗癫痫药物不敏感；相反，更好的治疗方法为逐渐纠正液体缺乏及血糖过高[30-32]。

癫痫发作使肾衰竭的病程和治疗复杂化[33]，也使尿毒症脑病复杂化，这种情况更多见于血液透析期间体液和电解质的转换（透析平衡失调综合征），也见于肾移植术后免疫抑制治疗的并发症。

甲状腺激素降低癫痫发作的阈值，因此Graves病和甲状腺功能亢进可偶尔表现为癫痫发作，包括癫痫持续状态[9,34,35]。癫痫发作也可以由甲状旁腺功能减退所致的继发性低钙血症引起[36]。

感染性疾病所致癫痫发作

感染性疾病导致癫痫发作并不纯粹依靠发热机制来解释。癫痫发作常因原发于中枢神经系统（CNS）的感染所致，偶或由于败血症引起。导致发作最重要的感染性疾病包括脑膜炎、脑炎、脑脓肿、脑寄生虫病以及人类免疫缺陷病毒（HIV）性疾病和相关的机会性感染，癫痫发作的同时伴随各种中枢神经系统的临床表现。

癫痫发作常因急性炎症性反应所致，或是细菌性或病毒性脑膜炎的后遗症。这些疾病的急性病程中，40%的脑膜炎患者将至少有一次癫痫发作，并常见于儿童或老年人，但以后很少遗留癫痫发作[9,37,38]。相比之下，脑脓肿中50%以上患者可导致癫痫发作，幸存者中有40%的患者遗留癫痫发作[9,39]。在用苯二氮䓬类药物终止脑膜炎性癫痫发作后，随着要临时使用苯妥英钠[9]。

病毒性脑膜脑炎，最常见者为单纯疱疹病毒引起的脑膜脑炎，也与癫痫发作有关。这种发作可以是全身性也可以是部分性的，在疾病的急性期可反复发作，并可持续到疾病缓解后[9]。

中枢神经系统脑囊虫病在从拉丁美洲移民到美国的人群居住区相当常见。癫痫发作使得50%到90%的脑囊虫病患者病情更加复杂[40]。潜伏的梅毒也可能是成人癫痫发作的原因。原发性中枢神经系统HIV感染性疾病，及其随之发生的感染性占位性并发症，如弓形虫感染和淋巴瘤，以及感染性脱髓鞘性进行性多灶性白质脑病，是导致全身性和部分性癫痫发作的重要原因[41]。为HIV感染患者选择抗癫痫药物应该请感染病学和神经病学专家共同会诊，因为已经认识到抗癫痫药物和抗病毒药物共用可增加药物的不良反应。

药物和毒物所致癫痫发作

因为特异反应或药物过量导致癫痫发作的药物种类很多[18,42]。在急诊科识别导致癫痫发作的这种病因至关重要。癫痫发作被看做是中毒可怕的信号，预示着危及生命的病情不稳已经开始。

使用治疗剂量的抗菌药物、心血管药物、精神抑制药、拟交感神经药物后可导致癫痫发作[43]。也可因接触植物毒素、杀虫药、灭鼠剂、碳氢化合物而致癫痫发作。某些非处方药单独使用或与处方药共用产生有害的作用也可以导致癫痫发作[44,45]。然而最常见的与癫痫发作相关的药物及毒物往往是禁药，如可卡因、安非他明、苯环己哌啶等；抗胆碱能药物过量，如抗抑郁药及抗组胺药；戒酒及突然停用镇静催眠药物可以导致癫痫发作。癫痫发作还与使用中毒剂量的多种药物有关，这些药物包括阿司匹林、茶碱、哌替啶、异烟肼、锂盐、抗癫痫药苯妥英钠和卡马西平等[42,46]。合理的急诊治疗措施对中毒所致癫痫发作是有效的。在某些病例中，可以给予特异的解毒治疗，如碱化血循环中过量的抗抑郁药物和水杨酸，维生素 B_6 治疗异烟肼过量，水杨酸和锂盐中毒可予透析治疗。

由于可卡因中毒在城市急诊就诊患者中比较普遍，因此特别提及可卡因中毒导致的癫痫发作[47]。娱乐性使用或长期滥用可卡因、过量使用以及"用身体装运毒品"、"把毒品塞入身体各孔穴的毒品走私"，均可导致癫痫发作[48]。可卡因所致的癫痫发作可能是中枢神经系统直接中毒的临床表现，也可为心脏中毒所致的低氧血症的间接结果[49]。可卡因中毒患者的癫痫发作必须作为所有中毒反应的一部分来进行处理，这些中毒反应包括高热、横纹肌溶解症以及心律失常。苯二氮䓬类药物是合适早期使用的治疗药物。

乙醇是引起中毒性癫痫发作的另一原因。急性癫痫发作可以发生于急性醉酒后，但更多地发生于戒酒期间[50]。戒酒所致癫痫发作通常是全身性的、反复发作性的，而且可能发生于戒酒或者减少饮酒后的 6 小时内。通过被称为"点燃"的现象，每次戒酒期间癫痫发作的危险性和严重性将随着增加。"点燃"意味着每次戒酒期间癫痫发作阈值降低。酗酒中毒患者所致的发作必须评估其他相关的、导致癫痫发作的伴随疾病（如低血糖症、电解质紊乱、头部创伤、同时摄入其他毒素、妊娠等）。治疗酒精所致癫痫发作首选苯二氮䓬类药物；这类药物可以取代中枢神经系统中 GABA 的酒精强化作用。

创伤所致癫痫发作

创伤后癫痫发作可以因头部钝性损伤、贯穿伤所致，也可以是头颅外伤后的后遗症。创伤后急性癫痫发作常发生于创伤后的 24 小时之内。硬膜外、硬膜下以及颅内血肿、外伤性蛛网膜下腔出血可导致急性癫痫发作，特别是颅内压升高的情况下更容易出现癫痫发作。然而，更多时候是创伤后数小时便出现癫痫发作。创伤后早期癫痫发作在伤后一周内出现，而晚期发作在伤后一周以后发生。与成人相比，儿童创伤后发作更倾向于即刻发作和早期发作，并且儿童的此类发作比成人更易发生癫痫持续状态[51,52]。在头部创伤后第一年，癫痫发生率较一般人群高 12 倍[53]。

头部外伤的严重程度与创伤后癫痫发作可能性密切相关。头颅创伤后伴有神经功能缺失而无硬脑膜受损患者的癫痫发生率为 7%～39%；如果硬脑膜破裂，则癫痫发生率可上升为 20%～57%[53]。头颅外伤后应行紧急的影像学检查，因为其对脑水肿、脑挫伤、血肿、骨折的鉴别具有重要意义[52,54]。在成人头部严重创伤后第一周推荐使用抗癫痫药物以预防创伤后癫痫发作；然而，对预防创伤后晚发性癫痫发作则是无效的[51,55,56]。

恶性肿瘤或血管炎相关的癫痫发作

癫痫发作是原发性或转移性中枢神经系统肿瘤的常见临床症状。由于手术后瘢痕或化疗后电解质紊乱、血液系统异常以及免疫抑制，癫痫发作可能使得癌症治疗复杂化。虽然中枢神经系统的肿瘤可能都是致痫性的，但低级别的、生长缓慢的原发性肿瘤（如分化良好的神经胶质瘤和少突神经胶质细胞瘤）更容易导致癫痫发作[57]。在这些病例中，癫痫发作最常为部分性发作继发全身性发作，可为中枢神经系统肿瘤最初的临床表现。非中枢神经系统恶性肿瘤患者（黑素瘤、肺癌、乳腺癌、结肠癌、生殖细胞癌以及肾癌等）新出现癫痫发作，要考虑到中枢神经系统转移性肿瘤，必须进行神经影像学检查。

癫痫发作也可是系统性红斑狼疮和结节性多动脉炎患者中枢神经系统血管炎的临床表现，这类癫痫发作通常为复杂部分性发作，并大致提示了急性炎症病灶的存在，但有时在复杂部分性发作之后可继发全身性癫痫发作[58]。

卒中、动静脉畸形及偏头痛所致癫痫发作

缺血性或出血性卒中是 40%～54% 的老年患者首发癫痫的主要原因[59]。卒中导致的癫痫发作总发病率占 4%～15%；一半以上发生于卒中后一周内。卒中后癫痫的发病率为 4%～9%[60,61]。卒中后所致急性癫痫发作，目前认为是由于中枢神经系统局部代谢变化引起，这种发作通常是短暂的，并且常常是局限性和自限性的。迟发型的癫痫发作更倾向于全身性发作。

癫痫发作也常见于未破裂的颅内动脉瘤和动静脉畸形[9]。需要进行动脉造影检查确定诊断；未破裂的动静脉畸形比微小的颅内动脉瘤更容易被增强 CT 扫

描所发现。癫痫发作也可与血管性头痛同时发生，偏头痛可以激活癫痫灶，或者血管性头痛后引起脑梗死，梗死灶成为致痫灶[62]。

中枢神经系统变性病所致癫痫发作

大约5%的多发性硬化患者在疾病的发展过程中可出现局限性或全身性癫痫发作，这类癫痫发作必须与多发性硬化所致的强直性痉挛进行鉴别。神经脱髓鞘病变的患者也应进行评估是否存在其他类型的继发性癫痫发作[9]。

与年龄有关的中枢神经系统变性疾病，包括痴呆和阿尔茨海默病，增加了继发性癫痫发作和癫痫病的风险[59,63]。老年患者很可能伴有其他致痫性脑部疾病（如卒中、颅内肿瘤、中毒和代谢紊乱、跌倒所致头部钝性外伤）。老年癫痫患者的维持治疗常常因为药物的相互作用而变得复杂化，甚至当患者依从性较好时也可能导致癫痫发作的快速进展。尽管60岁以后不明原因癫痫的发病率增高，但是对此类患者的急诊处理应彻底检查继发性癫痫发作的致病原因[59]。

妊娠期癫痫发作

妊娠期相关性癫痫发作可分为两种类型：一种是妊娠期癫痫，其发病是妊娠期激素和代谢变化使潜在的癫痫恶化，或对血清中抗癫痫药物的浓度产生不利影响；另一种是子痫或毒血症，即妊娠期的高血压脑病，表现为癫痫发作、高血压、昏迷、蛋白尿以及水肿。对妊娠期癫痫，抗癫痫药物治疗方案应该由神经病学专家和妇产科医师一起制订，从而达到最大程度的控制癫痫发作，尽可能减小致畸作用[64]。全身性惊厥性癫痫持续状态不仅危害孕妇而且危害胎儿。对其子痫发作的决定性治疗首选硫酸镁，同时使用肼屈嗪、拉贝洛尔或硝苯地平来降低血压[65]。

精神性非癫痫性发作

精神性发作或假性发作是功能性活动，发作过程会伴随意识改变、异常运动及行为，以及自主神经系统功能变化。假性发作不是由于异常的CNS电活动的结果。精神性发作可能主要是运动性发作或类似于惊厥性全身性癫痫发作，包括难治性癫痫持续状态，或者可能是非惊厥性的发作并类似于失神发作或复杂部分性发作。虽然某些惊厥性精神性发作的特征可以提示该病的诊断，但是没有100%的特异性的临床诊断标准，需用同步视频和脑电图记录的方式来证实诊断[9]。

由于癫痫发作和假性癫痫发作可共存，所以在急诊对这些患者进行评估比较困难。在进行神经系统检查评估期间，几乎所有的功能明显异常的患者都应该当作真正的癫痫发作来处理。许多假性癫痫发作的患者并不是有意误导进行检查的临床医师。对已经明确是假性癫痫发作患者进行长期治疗的方法包括直接面对面交流、加强心理治疗和使用安慰剂。

癫痫发作后状态

多数全身性癫痫发作后都会出现癫痫发作后状态，特征为觉醒和应答水平的降低、定向障碍、遗忘和头痛。这些症状会持续数分钟或数小时，而且每次发作后的症状可不一样。在急诊处理癫痫发作后状态的患者时，最重要的是要监测和观察患者发作后意识状态的改变；另外，我们常常忽视危险而潜在的代谢紊乱或中毒等异常情况。至少，应该摆正气管位置、脉搏血氧监测、快速血糖检测以及心电监护等。

在急诊中，有两种罕见的癫痫发作后临床表现可能会导致惊恐：癫痫发作后瘫痪和神经源性肺水肿。癫痫发作后瘫痪或Todd麻痹常见于全身性癫痫发作或复杂部分性癫痫发作后，是一种局灶性运动障碍，一般持续24小时。Todd麻痹可以表现为单个肢体无力或完全性偏瘫。在后一种情况下，必须安全地限制患者以防由于发作后状态引起的肢体无力和反应性减弱而跌倒。Todd麻痹很可能与引起癫痫发作的潜在的结构性原因有关。

神经源性肺水肿，虽然临床症状常不明显，是中枢神经系统结构性损害的常见并发症，这些损害包括癫痫发作、创伤和出血[66]。神经源性肺水肿可能是由于中枢神经介导的交感神经兴奋性增加、全身血管收缩加上肺毛细血管膜通透性增加引起的。癫痫发作后，神经源性肺水肿在临床影像学上容易与吸入性肺炎的表现相混淆。对神经源性肺水肿的处理要进行呼吸支持，包括呼气末正压以及采取其他积极的措施来降低颅内压。癫痫发作后出现组织缺氧或其他肺淤血的临床表现，应迅速考虑到神经源性肺水肿的可能[67]。

诊断方法

首次发作

在急诊，癫痫发作诊断的主要部分已在第16章讨论过。必须采集到急性发作患者准确和完整的病史、获得任何已知的或潜在的促发因素或接触到的有关物质，以及患者的既往的有关医疗问题。彻底的体格检查，包括完整的神经系统检查都是很有必要的。对任何局灶性神经功能缺损都要进行监测以便了解是在进行性发展还是在缓解。要对患者进行综合的辅助检查，但是如果促发因素（例如低血糖症、中毒等）已经比较明确，则这些辅助检查的作用就相当有限。虽然美国神经病学学会推荐，对于出现明显的诱因不明的首次癫痫发作的成人患者[68]，都要进行神经影像检查（CT或MRI），但是急诊影像检查方法取决于患者当时的临床表现。

当临床怀疑有严重结构性病变，包括新出现的局灶性神经功能缺失、持续的意识状态的改变、发热、近期发生的创伤、持续头痛、癌症病史、抗凝药物的使用、可疑或已知的艾滋病病史、年龄超过40岁以及复杂部分性癫痫发作，这些情况需要行紧急头颅CT扫描[69]。采用适当的方法对那些癫痫发作后完全恢复正常以及没有明确病因的患者进行随访，可以获得门诊患者的详细调查资料；如果不能进行可靠的随访或甚至随访结果有疑问，那么在急诊应该获得CT扫描以确保其资料的完整性。对于已知的癫痫患者或反复发作的患者，要采用相同的处理办法。此外，对于发作方式有改变的癫痫患者、持续的癫痫发作后状态或持续的精神异常状态，这样一类患者在急诊要进行仔细的检查。

单次癫痫发作后是否决定进行抗癫痫药物治疗取决于癫痫发作的病因。由结构性损伤引起的癫痫发作，如脑卒中、肿瘤或头部外伤，癫痫发作很可能反复，可以进行抗癫痫药物治疗。然而，如果病灶是新发现的，这些患者就可能要入院治疗。对于不明原因的癫痫发作患者，大多数专家不同意使用抗癫痫药物治疗，而应该进行神经科会诊后出院观察[9,70]。该处理方法的理论基础有三点：首先，癫痫发作的诊断可能不正确，特别是如果急诊医生没有看到患者发作的情况下更是如此，估计有20%～25%的诊断为癫痫发作的患者都是误诊，最多见的情况把心血管疾病和精神性疾病误诊为癫痫发作[71-74]；第二，一般患者不会再次发作。据估计，在一次不明原因的癫痫发作之后，2年内出现再次发作的患者不足50%[9,70,75,76]。此外，此时治疗虽然减少了再发的风险，但并不会影响癫痫长期的预后[70,77,78]，也不会影响患者的生活质量[79]，不过驾驶限制可以除外，癫痫发作反复者要延长其驾驶限制期；第三，抗癫痫药物都有副作用，副作用可能会超过其治疗获得的益处，尤其是对生育年龄的妇女，抗癫痫药物有致畸的风险，对患有肝、肾疾病以及已经接受多种药物治疗的患者有害无益。

反复性癫痫发作

对于一个已诊断为癫痫发作的患者，稳定病情的方法不同于首次发作的患者，首次发作的患者需要进行快速血糖测定。对于已明确的癫痫患者，导致癫痫发作最常见的原因是药物治疗的依从性不好[9]，然而，某些抗癫痫药物过量或中毒，如卡马西平、苯妥英钠和拉莫三嗪，无论是慢性蓄积还是急性中毒，往往都会引起癫痫发作[80-83]。因此，在对患者进行负荷剂量长期治疗前，如有条件应检测药物的血药浓度。同时，完整的病史和体格检查应关注于伴发疾病或创伤、药物或酒精的使用、抗癫痫药物之间的潜在不良作用、抗癫痫药物给药方案的改变以及发作类型或特征的改变。临床上应该有选择其他实验室或影像学检查的适应证。

鉴别思路

即使在急诊科亲眼目睹癫痫发作，其他异常运动和意识状态都会与癫痫发作活动混淆。最容易误诊的是心血管疾病（晕厥）和精神性疾病，还有其他的鉴别诊断包括换气过度和憋气，中毒和代谢疾病，短暂性脑缺血发作，发作性睡病和一些运动障碍性疾病[9,11,72,73,84]。

晕厥——无论是血管抑制性（如"迷走神经性晕厥"或"排尿性晕厥"）晕厥、直立性晕厥还是心律失常性晕厥（如阵发性室性心动过速、心室纤维性颤动或长Q-T间期综合征），都可能与癫痫发作相混淆；当发作反复发生时，"发作与晕厥"的区分就特别困难。一般地，与晕厥相关的"抽搐"相比，强直阵挛性发作的动作更加猛烈且持续时间更长。除此之外，大多数癫痫发作都以癫痫发作后状态为重要特征，但失张力性跌倒发作例外。发作后状态不是晕厥的特征。当发作过程未被目睹、不明原因的意识丧失致跌倒的患者就诊于急诊科，其发病原因就很难进行归类。逆行性遗忘症提示癫痫发作的诊断。换气过度综合征可能与情绪障碍、感觉异常以及四肢末端的姿势运动有关。中毒和代谢性疾病的临床表现与癫痫发作相似的情况包括：震颤性谵妄，酒精性短时意识丧失，低血糖和急性间歇性卟啉病引起的意识改变，苯环己哌啶中毒引起的颊舌痉挛发作，破伤风、士的宁和樟脑引起的强直性痉挛。非发作性的中枢神经系统疾病，如短暂性脑缺血发作、发作性全面遗忘症和非典型偏头痛，这些疾病发作表现类似于失神发作和发作后状态如Todd麻痹。颈动脉窦过敏，甚至由过紧的领带引起，可能会引起跌倒发作。发作性睡病（反复发作的不可抵抗的日间睡眠发作），尤其是发生昏倒的时候（突然倒下），可能与幻觉和异常运动有关，通过病史和对刺激的反应能够与癫痫发作区别开来。运动障碍性疾病，例如偏侧投掷症和面肌痉挛，常常与神经系统的其他疾病有关。最后，分离状态例如神游症和惊恐发作常与癫痫发作相混淆。在不确定的情况下，脑电图检查是恰当的选择。

处理

即刻处理

癫痫发作患者的急诊处理首先要进行积极的预见性的气道管理。在全身性发作中，咽反射受到抑制，呕吐常伴随胃内容物的误吸。患者应左侧卧位，去除假牙。放置牙垫以防舌咬伤并利于吸痰。

如果患者有持续的呼吸暂停或气道受阻，应立即进行气管插管。应该使用苯二氮䓬类药物以期可以终止癫痫发作或避免气管插管。牙关紧闭的患者可以使用短效的神经肌肉阻滞剂，以帮助插管。

一般而言，对任何发作频繁的患者首选药物是注射用的苯二氮䓬类。因为它可以直接增强GABA介导的神经元的抑制，可以影响癫痫发作的临床表现和放电活动。对大多数患者来说，苯二氮䓬类可以有效地使频繁发作终止[86,87]，并且在控制癫痫持续状态方面比苯妥英钠更有效。虽然苯巴比妥在终止癫痫持续状态方面同苯二氮䓬类药物劳拉西泮一样有效，但它会引起呼吸抑制和低血压，因此限制了它作为一线药物的使用[87]。

在急诊中使用的苯二氮䓬类包括地西泮、劳拉西泮和咪达唑仑（表100-1）。任何年龄的患者都可以使用这三种药物，它们具有如下特征：起效快（几秒到几分钟），抗惊厥作用时间相对较短，镇静作用，有潜在的降低血压和呼吸抑制作用。劳拉西泮已成为治疗急性癫痫发作的首选药物，可以使癫痫发作迅速停止（在2分钟内），平且作用时间长（4~6小时，地西泮20分钟），这样就可以避免重复使用[88-91]。为此，它也作为酒精戒断性发作的首选药物[92,93]。劳拉西泮可供肌注和舌下含服来控制院外儿童的发作[9]。地西泮的优点是在室温下保持液态，可以同一些复苏的药物混合使用，它可以通过静脉注射、气管内或骨内通道快速实施而不需稀释。它也可以使用直肠凝胶配方。静脉内注射的起效时间为10~20秒，但已经注意到如果单独使用地西泮，有50%的癫痫发作可能在2小时内再发[87]。咪达唑仑在1分钟内起效，可使用鼻内喷雾和舌下含服的剂型[94]，在苯二氮䓬类中它引起的心血管反应最小[91]。

第二线抗惊厥药物为苯妥英钠和苯巴比妥。苯妥英钠通过阻滞钠通道从而减少动作电位的反复放电，因此可以稳定神经细胞膜[9]。它既不能使患者镇静，也不会引起呼吸抑制，但经丙二醇稀释后快速静脉注射，可引起低血压和心律失常，也会造成局部血管损伤，包括

表 100-1	急诊中断癫痫持续状态的治疗用药		
通用名称	商品名称	成人剂量	注释
地西泮	安定	5~10mg IV，时间10分钟，8小时内可增加至30mg	小儿可能需要直肠给药（0.3~0.5mg/kg）
劳拉西泮	阿蒂凡	0.1mg/kg IV（成人一般为4mg）；10分钟后重复；然后按每小时0.01~0.1mg/kg 静滴	由于其维持时间较长，因此首选地西泮
咪达唑仑	弗塞得	0.2mg/kg IV，然后按0.05~0.6mg/（kg·h）静滴	可予鼻腔内给药（0.2mg/kg）
苯妥英钠	大仑丁	20mg/kg IV 以＜50mg/min 给药	注射时监测心脏和血压的变化，可静脉置管
磷苯妥英	磷苯妥英	20mgPE/kg IV 以＜150mgPE/min 给药	心脏监护，降低输液反应的风险，可予肌注
苯巴比妥	鲁米那	20mg/kg IV，然后5~10mg/kg/20min，最大量2g	可给予负荷剂量肌注
丙戊酸钠	德巴金	20~40mg/kg 以≤6mg/（kg·min）静滴	未标记使用
丙泊酚	得普利麻	1~2mg/kg IV，然后以5~10mg/（kg·h）静滴	需要气管插管；监测血流动力学
戊巴比妥钠	耐波他	10~20mg/kg IV，1~2小时内滴完，然后0.5~1mg/（kg·h）静滴	需要置管；监测血流动力学
异氟醚	氟林，泰瑞	经普通气管内麻醉给药	EEG 监测

EEG，脑电图；PE，苯妥英钠等效量。

静脉血栓形成，局部组织坏死（紫套综合征）[95-97]。因此，苯妥英钠的使用应该通过 20cc 规格的注射器或前臂近端较大的静脉通道，滴速小于 50mg/min，并对患者进行心电监护。苯妥英钠的起效时间为 10～30 分钟，静脉注射时间通常至少需要 20 分钟[98]，作用持续时间大概在 24 小时。在苯妥英钠达到脑内合适浓度前，继续用苯二氮䓬类药是比较适宜的。

磷苯妥英是一种可溶于水的苯妥英钠的前体药物，其 pH 值接近于生理的 pH 值。它的主要优点在于静脉输液时不容易沉淀，而且它还可以肌内注射，但是通过肌内注射的剂量需要在 20ml 或者更多[99]。尽管磷苯妥英可以快速静脉给药，但药物达到治疗浓度所需时间与静脉内给予苯妥英钠的时间是一样的[100]。目前还未证明磷苯妥英在血流动力学方面比苯妥英钠有显著优势[101,102]。当不能通过静脉给药或者静脉很细时，磷苯妥英较为适用，它常用于儿童和老年人[88]。如果患者已经进行治疗但苯妥因钠或苯巴比妥未达到治疗剂量时，即可静脉内给予负荷剂量；或者使用调整后的口服给药剂量在 24～48 小时内增加血药浓度。口服负荷剂量的苯妥英钠比静脉给予苯妥英钠或磷苯妥英具有较少的不良反应[101]，但是需要紧急治疗时其用途就会受到限制。

苯巴比妥类似于苯二氮䓬类药物，可与抑制性神经递质 GABA 结合并增强其抑制作用，因此可作为中枢神经系统抑制剂来减少发作性及生理性皮层电活动。由于镇静、呼吸抑制以及血压必须预先考虑到[91]，因此优先考虑非镇静性的苯妥英钠。苯巴比妥的起效时间为 15～30 分钟，维持时间为 48 小时。

近来认为静脉给予丙戊酸钠是一种安全有效的抗癫痫治疗方法，尤其是对苯妥英钠过敏的患者、老年人以及服用苯妥英钠可以增加心肺功能不稳定风险的患者[103-105]。在耐苯二氮类药物的难治性癫痫患者中，静脉给予丙戊酸钠的作用效果和静脉给予苯妥英钠的效果一致，并且无明显的心肺副作用[106]。丙戊酸钠相关的高血氨脑病已有报道，因此癫痫发作停止后意识未恢复的患者应检测其血氨水平进行评估[19,107]。在急诊科，苯二氮䓬类药物、苯妥英钠、磷苯妥英、苯巴比妥以及丙戊酸钠的正确使用方案已列入表 100-1 中。

虽然这些药物用于控制癫痫发作，但癫痫发作的急诊处理应该包括寻找其潜在的可逆的病因。低血糖应迅速给予葡萄糖，异烟肼过量应立即给予维生素 B$_6$，低钠血症应马上给予钠盐，子痫应立即使用镁制剂。

在美国，1000 个孕妇中就有一个并发子痫[108]，并且可在分娩前（91% 的病例发生于怀孕后 28 周）、围生期或产后 4 周发生[109,110]。子痫发作后使用硫酸镁进行终止发作治疗，在降低孕妇死亡率和预防进一步的子痫发作中，效果明显优于地西泮和苯妥英钠[111,112]。硫酸镁的负荷剂量是 4～6g，然后以每小时 2g 的滴速持续 24 小时[65,111,113]。由于高镁血症可导致呼吸停止，所以必须对患者进行监测以便发现是否有反射减弱，因为呼吸抑制前先出现反射减弱。继发于硫酸镁所致呼吸抑制过度的神经肌肉阻滞现象较为罕见，给予 10% 的葡萄糖酸钙 1g 可以逆转呼吸抑制的症状[65]。同时推荐使用肼苯达嗪、拉贝洛尔、尼卡地平来降低子痫患者的血压[65]。

在急诊癫痫处理中，尽管使用了苯二氮䓬类药物、苯妥英钠或苯巴比妥，非怀孕患者癫痫发作仍然持续，则该患者可能符合难治性癫痫持续状态的临床标准。其他的治疗措施包括给予丙戊酸钠、咪达唑仑或丙泊酚静脉输入、巴比妥昏迷疗法以及普通的吸入麻醉。丙戊酸钠可以增加 GABA 的浓度，可予静脉给药治疗癫痫持续状态（见表 100-1）[22]。另一种选择是使用丙泊酚（非巴比妥类麻醉剂，具有催眠，抗惊厥的作用）。研究表明丙泊酚不仅作用于苯二氮䓬类药物的结合位点，而且通过与苯二氮䓬类及巴比妥类药物不同的机制来改变氯离子通道，并且可能与它们具有协同作用。丙泊酚通常通过静脉给药，其负荷剂量为 1～3mg/kg；随后给予 15mg/(kg·h) 静脉滴入[114]，持续 EEG 监测，确保暴发抑制现象持续存在[115]。

虽然巴比妥类药物也可以抑制脑干的所有功能，但可以通过促进 GABA 的作用来有效地终止癫痫发作。由于巴比妥类药物在降低颅内压和增加脑灌注的同时可能导致呼吸停止、心脏抑制以及低血压，因此使用此类药物前需要进行神经科会诊。首选的进行巴比妥类昏迷疗法的药物是戊巴比妥钠（见表 100-1）。患者需行气管插管和呼吸支持、持续心电监护以及有创性血流动力学的监测，可能需要缩血管药物（升压药）来支持血压[116]。

异氟烷麻醉可作为难治性癫痫发作的最后的选择。氟烷存在许多血流动力学和肝毒性的并发症。异氟烷可抑制癫痫放电病灶并较容易滴定。使用巴比妥类药物或吸入麻醉剂处理患者时都需要气管插管和机械通气。正在发作的患者进行气管插管最好使用苯二氮䓬类药物作为诱导剂，并用利多卡因（1mg/kg）作为预处理药物。利多卡因可反射性降低由于喉镜检查和气管插管引起的颅内压增高。

通过使用神经肌肉阻滞剂可以终止惊厥性癫痫发作的临床症状。当癫痫发作患者出现瘫痪并进行了气管插管，那么此时不能认为是使用药物治疗终止了癫痫发作，应继续给予抗癫痫药物，并进行 EEG 监测，如果没有 EEG 监测，在给予强镇静剂或患者出现瘫痪后就很难觉察到癫痫发作的存在。

长期治疗

在急诊识别出新发生的癫痫性疾病应根据以下三个方面来进行处理，即药理学方面、社会心理学方面以及法律方面。主要的难题在于患者第一次发作后是否需要抗癫痫药物预防性治疗。预防性治疗与否取决于：①确保癫痫发作的诊断是正确的；②确定癫痫再发作的可能性；③评估抗癫痫药物治疗的利与弊；④与患者交流抗癫痫药物预防性用药的风险性。即使在急诊亲眼目睹发作过程，也不一定是癫痫发作。依靠目击者的叙述而患者在急诊就诊时发作已经缓解，癫痫发作的诊断是很困难的。在被诊断为癫痫发作的患者中，20%～25%的患者之后被发现是误诊[72,74,117]。

在急诊科很难估计癫痫再发作的风险。在初次不明原因发作而未经治疗的患者中，两年内复发的风险一般认为低于50%[70,75,76]。EEG存在异常提示再发的风险较大，但是在急诊这一信息往往很难获得。增加再发风险的其他因素是部分性发作（相对于全身性发作）、癫痫持续状态、开颅手术史或外伤史以及存在持久的神经系统异常，例如Todd麻痹。

某些特殊潜在因素的存在可能会影响远期治疗的决定。例如，对HIV感染者在初次癫痫发作后开始使用抗癫痫药物治疗而没有考虑到此次发作可能由于一些可矫正的因素引起，如药物中毒或代谢紊乱所致[41,70]。众所周知，酒精相关性发作对抗癫痫药物极不敏感。外伤后一周预防创伤后的癫痫发作是没有必要的[118]。但是对早期创伤后发作至少应该进行短期治疗[119]。此外，如果一个没有接受抗癫痫药物治疗的患者在急诊出现第二次癫痫发作，那么就应该开始抗癫痫治疗，因为估计再发作风险可达到70%[120]。

抗癫痫药物的副作用可能是比较弱的（表100-2）。

表100-2 抗癫痫药物的主要副作用和药物间的相互作用

通用名称	商品名称	主要副作用	P-450肝酶代谢*
卡马西平	得理多	皮疹、白细胞减少、低钠血症、心律失常（老年人）、体重增加	诱导剂
氯硝西泮	克洛平	镇静、共济失调、过敏	无
乙琥胺	扎兰丁	镇静、共济失调、恶心、厌食	
非尔氨酯	非氨酯	罕见的致命的再生障碍性贫血、肝毒性、头痛、厌食、呕吐、失眠	诱导剂
磷苯妥英	磷苯妥英	眼球震颤、共济失调、镇静、头痛	诱导剂
加巴喷丁	镇顽癫	镇静、共济失调、震颤	无
拉莫三嗪	利必通	过敏性反应（有肾衰竭、肝衰竭、DIC的风险）、皮疹（SJS、TEN）、共济失调、头痛、恶心	诱导剂和抑制剂†
左乙拉西坦	开浦兰	情绪不稳定、镇静、头晕、感染（感冒）	无
奥卡西平	曲莱	低钠血症、皮疹、头晕、头痛、疲乏	诱导剂和抑制剂
苯巴比妥	鲁米那	镇静、抑郁、认知功能减退、性欲减退、骨质疏松	诱导剂
苯妥英钠	大仑丁	牙龈增生、多毛症、眼球震颤、共济失调、镇静、恶心、骨质疏松、白细胞减少、苯妥英钠过敏症候群‡	诱导剂
普瑞巴林	利痛抑	体重增加	无
扑米酮§	扑痫酮	镇静、抑郁、认知功能减退、性欲减退、首次剂量急性中毒	诱导剂
噻加宾	噻加宾	头晕、抑郁、震颤、注意力不集中	无
托吡酯	妥泰	认知功能减退、食欲减退、肾结石、感觉异常、代谢性酸中毒、罕见的青光眼	诱导剂
丙戊酸钠	德巴金	血小板减少、震颤、体重增加、秃顶、罕见肝毒性、骨质疏松症	无
唑尼沙胺	唑尼沙胺	镇静、认知功能减退、共济失调、食欲减退、皮疹	无

DIC，弥散性血管内凝血；SJS，史蒂文斯-约翰逊综合征；TEN，中毒性表皮坏死松解症。

* 所有肝酶诱导剂均可降低口服避孕药的功效。
† 口服避孕药可以降低拉莫三嗪的血药浓度。
‡ 苯妥英钠过敏症候群包括皮疹、发热、肝炎、淋巴增生和恶液质。静脉给予苯妥英钠的副作用包括：低血压、房室传导阻滞以及紫套综合征（水肿、疼痛、输液部位肢体远端变色）。
§ 扑米酮是苯巴比妥的同类物。

表 100-3　成人长期抗癫痫药物治疗

药物	适应证	维持剂量（mg/d）*	给药方式	有效血药浓度范围（μg/ml）	每日服药次数
卡马西平	部分性、全身性发作	800～1 600	PO	4～12	2～3
氯硝西泮	失神发作	1.5～8	PO	20～80	2～3
乙琥胺	失神发作	750～1 250	PO	40～100	2
非氨酯	仅用于难治性癫痫	2 400～3 600	PO	N/A	3～4
磷苯妥英	部分性、全身性发作	4～6PE/(kg·d)	IV, IM	10～20	
加巴喷丁	部分性发作	900～3 600	PO	N/A	3
拉莫三嗪	部分性、全身性、失神发作	100～500	PO	N/A	2
左乙拉西坦	部分性、全身性、失神发作	1 000～3 000	PO, IV	N/A	2
奥卡西平	部分性、全身性发作	1 200～2 400	PO	N/A	2
苯巴比妥	部分性、全身性发作	90～150	PO, IV	20～40	2～3
苯妥英钠	部分性、全身性发作	300～400	PO, IV, IM	10～20	1～3
普瑞巴林	部分性发作	150～600	PO	N/A	2～3
扑米酮‡	部分性、全身性发作	750～1 250	PO	5～12	3～4
噻加宾	部分性	32～56§	PO	N/A	2～4
托吡酯	部分性、全身性发作	200～400	PO	N/A	2
丙戊酸钠	部分性、全身性、失神发作	1 000～3 000	PO, IV	50～100	1～3
唑尼沙胺	部分性、全身性、失神发作	100～400	PO	20～30†	1～2

PE，苯妥英钠等效量。

* 肝病或肾病患者以及与其他药物联用时需调整剂量。

† 一些研究表明范围为 10～50mg/L。

§ 如果患者没有 AED 酶减少，则每日剂量应减半（16～28）。

当治疗开始时，就应该考虑到这些副作用，尤其是生育年龄的女性，因为一些抗癫痫药物可以致畸，而且有些可能导致口服避孕药物失效。

缺乏可能会增加再发作风险的特殊潜在因素情况下，很多专家不支持成人初次不明原因发作后在急诊使用抗癫痫药物治疗[11,78,79,121]。如果癫痫是被诱发的，那么治疗决定就应该基于这种诱发因素是否可以被纠正；如果不能纠正，那么抗癫痫药物的治疗就应该开始。癫痫患者的药物剂量只有在与其主管医生协商后才能作出调整（表 100-3）。

抗癫痫治疗中优先选用单药治疗。开始抗癫痫药物治疗，药物的选择是复杂的并取决于很多因素，包括癫痫发作的类型、合并症情况、患者现服用的其他药物以及怀孕的可能性，最好在与神经病学专家协商、进行 MRI 神经影像学检查及 EEG 监测之后再作决定[68]。然而，如果在急诊予抗癫痫药物治疗，那么在三种药物中进行选择，即：卡马西平，苯妥英钠，丙戊酸钠；有足够的证据表明这三种药物对强直阵挛性发作有效，无论是全身性发作还是部分性发作继发全身性发作[122]。有必要告知育龄期妇女，卡马西平及苯妥英钠可以减少口服避孕药的药物作用，所以在与神经科医生会诊之前要选择第二种避孕措施。丙戊酸钠虽然不改变口服避孕药的作用，但有致畸风险，因此它不能作为育龄妇女理想的一线药物[123,124]。

对新诊断的癫痫发作患者的心理支持及社会关心的作用不应该被低估。对癫痫的恐惧和偏见是很普遍的；患者的受聘就业能力和保险可受理性可能受到不利影响。虽然一般认为急诊医生不适宜安排咨询服务，但是推荐给当地的癫痫支持团体可能有帮助。

新发癫痫发作的诊断也同样是有法律含意的，每个国家都有相关的法律条例规定了癫痫患者的特权，并且有些国家要求医生申报。因此，急诊处理应保证遵守这样的条例，包括告知患者有关限制。也应该劝告患者避免危险的或单独的活动，直到有初级保健医生允许这样做。应该强调"医学警告"或其他医疗状况的手镯标识。

最后，应该告知患者及其家庭成员有关癫痫发作的急救知识和安全保护措施，例如，避免单独游泳或操作危险的机器，也要避免导致再发的诱发因素，如光刺激、睡眠剥夺以及饮酒。

重要概念

- 对因癫痫发作或最近有癫痫发作病史而到急诊就诊患者，包括既往有癫痫病史的患者，应考虑到继发性癫痫发作的可能性。继发性癫痫最常见的原因是低血糖症。原发性癫痫复发最常见的原因主要是药物的不依从性。
- 非惊厥性癫痫发作可能与包括精神疾病在内的非发作状态相混淆。反复的眼球运动、眨眼睛或自动症提示了非惊厥性癫痫发作的诊断。
- 怀疑癫痫发作患者有颅脑外伤、颅内压升高、颅内肿瘤、持续的精神行为异常、局灶性神经功能异常或艾滋病，建议行神经影像学检查。
- 在急诊，中断癫痫发作的主要治疗药物包括苯二氮䓬类；二线药物包括苯妥英钠和苯巴比妥。

本章参考文献请参见 http://pumpress.bjmu.edu.cn/eduservice/3419.html

第 101 章 头痛

Thomas Kwiatkowski and Kumar Alagappan

罗兴梅 译　伍国锋 梁显泉 校

头痛是比感冒还要常见的疾病，在美国，每年大概有 3 百万人因为头痛就诊于急诊科[1]。此外，有较多其他疾病的患者表现为头痛，使得头痛成为急诊科最常见的就诊症状之一[2]。

头痛通常分为原发性及继发性头痛，原发性头痛包括偏头痛、丛集性头痛及紧张性头痛，这在临床实践中有超过 90% 以上[3]。继发性头痛继发于很多器质性疾病，其中头痛是主要症状，也是典型的病理过程。为了促进头痛治疗的标准化管理，2004 年世界头痛协会公布了头痛的分类及诊断标准[4]，将其分为"头痛、脑神经痛、面部疼痛"等。这种全面的被广为接受的分类系统包括了 14 类头痛类型，并用特定的可操作的诊断标准来定义每一种头痛类型（框 101-1）。这种修正后的分类系统可以更好地区别原发性及继发性头痛，并为继发性头痛提供更好的诊断标准[5]。

绝大部分表现为头痛的患者所患的是仅需对症处理的良性原发性头痛。对于急诊科医生来说，最大的挑战是怎样把那小部分患严重疾病甚至是对生命有潜在威胁的疾病而以头痛为表现的患者鉴别出来。

原发性头痛

偏头痛

疾病原理

偏头痛是一种常见的慢性疾病，有时伴有神经血管功能紊乱，其特点是严重的头痛发作、自主神经功能紊乱，某些患者可以有包括神经症状的先兆[6]。偏头痛是一种有遗传基础的原发性头痛[7]。

每年约有 100 万偏头痛患者就诊于急诊科[8]。典型的偏头痛在 20 岁之前发病，青春期早中期达到高峰，女性发病率（17%）远高于男性（6%）[7,9,10]，然而在儿童期发病则没有性别差异[3]，初潮后约有 15% 的女性患者偏头痛与月经有关，这可能是因为雌激素和孕酮含量波动的关系，女性患者绝经后偏头痛的发生率明显降低。偏头痛的终生发病率至少为 18%，有 60% 的女性偏头痛患者述说头痛与月经有关[11]。

以往研究认为，偏头痛为血管源性因素导致，根据这个假设，最初的血管收缩阶段引起神经系统症状（偏头痛先兆），随后就出现了血管的舒张阶段，此时出现典型的搏动性偏头痛症状。脑血流的适度改变已被证实可导致偏头痛的发生，血管的收缩可以减轻头痛更进一步证实了这个假设[12]。然而，该机制并不能解释所有的偏头痛症状，而且目前不再认为偏头痛是由原发性血管事件所致[6]。现认为偏头痛发生的病理生理原因可能起始于脑干的上行性和下行性神经回路，包括起始于中脑脊束核的上升性痛觉调制投射系统[13]。有证据表明，5-羟色胺系统的功能紊乱是偏头痛发作的先兆[14]。5-羟色胺系统的功能紊乱可以使得颅脑循环发生改变，因此触发偏头痛的"血管相"。这种神经血管反应除了使颅内外血管收缩和舒张外，还可以激活疼痛感受性三叉神经血管系统[15,16]。在脑血管与三叉神经的结合处释放神经肽从而产生神经源性疼痛或无菌性炎症[17]。

5-羟色胺（5-HT）受体激动剂，如舒马曲坦、双氢麦角胺（DHE），能阻止炎症的发生过程。能有效预防偏头痛的药物是 5-羟色胺受体作用位点的阻断剂[18]。

偏头痛进一步可以分为两种类型，没有先兆的偏头痛，或称"普通型偏头痛"是临床最常见类型，约占所有偏头痛的 80%（框 101-2），"典型的偏头痛"或称有先兆的偏头痛，在实质性的头痛发作前有特定的可逆的神经系统的症状（框 101-3），此种类型比较少见。

> **框 101-1　国际头痛协会对头痛类型的分类**
>
> 1. 偏头痛
> 2. 紧张性头痛
> 3. 丛集性头痛及自发性三叉神经痛
> 4. 其他原发性头痛
> 5. 继发于头颈部损伤后的头痛
> 6. 非血管性颅内疾病所致的头痛
> 7. 与非血管性颅内疾病相关的头痛
> 8. 药物或药物戒断所致的头痛
> 9. 非颅内感染导致的头痛
> 10. 内环境紊乱所致的头痛
> 11. 与颅脑结构有关如头盖骨、颈部、眼睛、耳朵、鼻子、鼻窦、牙齿、口腔、其他面部结构或颅脑结构有关的头面痛
> 12. 精神疾病所致的头痛
> 13. 脑神经痛或中枢原因导致的面部疼痛
> 14. 其他头痛，脑神经痛，中枢性或原发性面部疼痛
>
> Available at http://ihs-classification.org/en/.

> **框 101-2　无先兆的偏头痛（普通型偏头痛）：国际头痛协会的标准**
>
> A. 满足标准 B、C、D 及 E，至少 5 次发作的头痛
> B. 发作持续 4～72 小时（未治疗或者未能有效治疗）
> C. 至少满足以下 2 条标准的头痛：
>   1. 单侧头痛
>   2. 搏动性头痛
>   3. 中重度头痛
>   4. 日常活动可能诱发或者加重的头痛（如行走或者爬楼梯）
> D. 头痛期间，至少有下列症状之一：
>   1. 恶心或呕吐（或两者均有）
>   2. 畏光或畏声
> E. 无其他功能障碍的因素
>
> Available at http://ihs-classification.org/en/.

> **框 101-3　有先兆的偏头痛（典型的偏头痛）：世界头痛协会标准**
>
> A. 满足标准 B 的至少两次头痛发作
> B. 在诊断典型偏头痛的 4 项特征中至少具备 3 项：
>   1. 提示大脑皮质或脑干功能障碍（或两者皆有）的一项或多项可逆的先兆症状
>   2. 至少一种先兆症状在 4 分钟内进行性加重，或随之发生两种或两种以上的症状
>   3. 无单一的先兆症状持续 60 分钟以上
>   4. 头痛在先兆发生期间或者之后发生，症状间隔时间不到 60 分钟（头痛也可能在先兆症状之前发生）
> C. 通过询问病史、体格检查、神经系统检查及合适的诊断试验排除其他器质性疾病导致的头痛
>
> Available at http://ihs-classification.org/en/.

典型偏头痛的先兆为局灶性神经症状，出现于偏头痛发作之前。根据定义，偏头痛先兆是完全可逆的，典型先兆持续 10～20 分钟，严重者可长达 1 小时。最常见的先兆症状是视觉性的，其特点包括闪烁盲点（在视力丧失的周围有一圈光环）、闪光暗点（睁闭眼状态均可感受到的视觉影像）、防御波谱（视野的漂浮）、闪光幻视（不成形的简单的闪光点）以及视物模糊。比较少见的先兆现象包括体感异常如针刺麻木感、运动障碍及认知功能或语言障碍[19]。

眼肌麻痹型偏头痛是一种比较少见的临床综合征，其发生与一对以上的眼球运动神经麻痹有关，最常见的受累神经为第 Ⅲ 对脑神经。典型的眼肌麻痹型偏头痛患者表现为单侧头痛伴同侧眼外肌麻痹，并偶尔会伴随瞳孔的变化。眼肌麻痹及瞳孔变化可以持续数天至数周，很少会永久存在[20]。由于存在神经系统的异常症状，因此应该排除由颅内动脉瘤或占位性病变所致的继发性头痛。

偏瘫型偏头痛的特点是偏头痛发作前出现短暂的先兆症状偏瘫或轻偏瘫。运动障碍进展缓慢而且大部分病例会伴有感觉障碍。神经系统的症状可以持续 30～60 分钟，随后出现严重的搏动性头痛。极少数情况下，患者运动障碍持续存在，此乃偏头痛性脑卒中发生所致。

基底动脉型偏头痛的先兆症状的发生与脑干功能密切相关，通常会有多种神经系统症状，包括视觉症状（常为全盲）、构音障碍、耳鸣、眩晕、双侧感觉异常、运动麻痹以及意识水平改变[21]。这些症状是立体的而且可以自行缓解。

持续偏头痛是指严重头痛持续 72 小时以上，患者会有全身虚弱，往往需要就医进行止痛及支持治疗。

多种因素均会诱发偏头痛倾向患者的头痛发作，

临床特征

偏头痛具有慢性、复发性的特点，头痛常位于单侧，呈搏动性疼痛，程度为中重度，常规活动可使头痛加重。头痛位于左侧还是右侧可因人而异，而且有 40% 的患者头痛可以是双侧的。头痛的发作往往是渐进的，典型的发作持续 4～72 小时，头痛的发作频率各不相同，某些患者每个月都要经历几次头痛发作。伴随症状有恶心、呕吐、畏光、嗅觉恐怖（厌恶气味）、视物模糊、头晕、鼻塞。某些患者可出现认知功能障碍，导致健忘、易怒、抑郁，而其他患者则会产生躁狂、易怒，但在急诊科内可以通过有效的药物进行控制。很多患者对声光过敏，喜欢待在阴凉、黑暗、安静的房屋里。

常见的促发因素包括失眠、压力、饥饿、月经期激素水平的改变，以及使用某些药物如口服避孕药及硝酸甘油[8]。此外，某些患者对特异性食物非常敏感，包括巧克力、咖啡，富含酪胺的食物，味精以及硝酸盐等[22,23]。酒精，尤其是白酒和红葡萄酒，都会引起偏头痛发作。另外，某些感觉刺激如强光、异味、强声或气候的变化等都可以诱发头痛的发作[24]。

鉴别诊断

由于偏头痛症状的复杂性，所以很难与其他疾病导致的继发性头痛相区别。这些疾病包括动脉瘤破裂、脑血管畸形、颅内占位性病变、巨细胞病毒性动脉炎及脑血管疾病。

诊断评估

典型的复发性的偏头痛不需要作常规神经影像检查。然而，对于新发的头痛、进行性加重的头痛、发作类型改变的头痛，或者头痛位置不变以及合并有神经系统症状或癫痫发作的患者需要进行神经影像学检查。此类患者极有可能存在产生继发性头痛的原因，如肿瘤、动静脉血管畸形或颅内结构性损害[25]。另外，患者表现为严重头痛或者出现"一生中最剧烈的头痛"时，如果 CT 检查是阴性，则需要作腰椎穿刺排除蛛网膜下腔出血。

治疗措施

偏头痛的药物治疗分为两类：中断头痛发作及预防头痛发生。前者治疗的目的主要是减轻头痛程度及缩短头痛时间，预防性治疗主要是降低头痛发作频率及减轻头痛发作的程度[26]。偏头痛急性发作期的药物治疗目标是迅速控制头痛，避免头痛复发，恢复患者的行动能力，尽量减少备用及急救药物的使用[24]。

在家里无法控制头痛的患者往往需要到急诊科进行更好方法的止痛或支持治疗。可以采取多种手段来处理急性偏头痛发作，这主要取决于头痛发作的严重程度（表 101-1）。另外，有偏头痛发作病史的患者

表 101-1 急性偏头痛的药物治疗选择

药物	剂量及给药途径	备注
轻到中度头痛		
对乙酰氨基酚	500～1 000mg PO	胃肠道不适
阿司匹林	650～1 000mg PO	胃肠道不适
布洛芬	600～800mg PO	胃肠道不适
甲氧奈丙酸钠	275～550mg PO	胃肠道不适
托芬那酸	200～600mg PO	胃肠道不适
中到重度头痛		
双氢麦角胺	1mg IV 或 IM；1 小时内可重复用药	胃肠道不适（可予止吐药预防）胸痛、喉部紧束感
曲坦类药物		
舒马曲坦	6mg SC；如患者反应不佳可 1 小时内重复用药一次	禁忌证包括高血压，冠心病，周围血管病及妊娠，24 小时内不能使用麦角类药物
舒马曲坦	25～100mg PO	
利扎曲坦	5～10mg PO	
佐米曲坦	2.5～5mg PO	
那拉曲坦	1～2.5mg PO	
丙氯拉嗪	10mg IV 或 IM；30～60 分钟可重复用药一次	嗜睡及肌张力障碍
甲氧氯普胺	10mg IV	肌张力障碍
酮咯酸	30mg IV 或 30～60mg IM	胃肠道不适，年老及肾功能不全的患者应避免使用
吗啡	2～4mg IM 或 IV	阿片类作用较其他类药物较小
难治性头痛，持续头痛		
双氢麦角胺	1mg IV q8h	与其他止吐药（如甲氧氯普胺或丙氯拉嗪）协同使用
激素	多种途径给药	消化道出血、感染、白内障、无菌性坏疽、记忆力障碍

可以参考以往有效的治疗方案。药物治疗的选择取决于多种因素，包括患者对药物治疗的反应性、合并症情况以及是否有恶心或呕吐反应，在急性偏头痛的发作过程中胃肠功能紊乱是常见的症状，且往往限制口服药物的疗效。

对于轻到中度的偏头痛发作，世界卫生组织推荐单纯的药物止痛治疗，如使用对乙酰氨基酚或非甾体类抗炎药物等。对于有恶心或呕吐反应的患者可以加用甲氧氯普胺等药物促进药物的吸收以及增加药物的疗效。恰当的药物剂量及药物可能的副作用见表101-1。

对于中到重度的偏头痛发作，有多种药物可供选择治疗头痛，并可同时治疗伴随的恶心、呕吐症状。治疗偏头痛的特异性药物包括DHE及曲坦类药物。DHE可予静脉注射，每次1.0mg，注射时间大于2分钟，如首次治疗效果不好可以1小时内重复用药一次。由于DHE可以引起恶心及呕吐，因此用药前应该使用止吐药如甲氧氯普胺10mg或丙氯拉嗪5mg静脉注射。重复应用DHE对难治性偏头痛或持续时间72小时以上的偏头痛持续状态非常有效。使用DHE禁忌证为怀孕、哺乳、控制不良的高血压、冠心病以及周围血管疾病。如果患者已经使用了曲坦类药物就不应该再使用DHE。

舒马曲坦，第一种批准使用的曲坦类药物，是5-HT受体激动剂。其他可用的曲坦类药物包括左咪曲坦、那拉曲坦以及利扎曲坦等，但只有舒马曲坦可以进行皮下注射，舒马曲坦也是急诊科最常备用的药物。首次剂量为6mg皮下注射，如果患者病情有缓解可以在一小时后再重复用药一次。常见的副作用包括麻木、脸红、发热以及胸闷等感觉。舒马曲坦的禁忌证与DHE类似，在24小时内如果已使用麦角胺或者DHE的患者是不能再使用该类药物的[27]。除了可以皮下注射外，舒马曲坦以及其他的曲坦类药物还可以口服用药以治疗偏头痛的发作。

神经安定剂对治疗偏头痛急性发作也有一定疗效，可用氯丙嗪10mg缓慢静脉内注射，30~60分钟可以重复用药一次[16,28]。肠道外用药的最常见副作用包括镇静、体位性低血压以及锥体外系反应包括急性肌张力障碍。

麻醉药物如吗啡应该用于对常规抗偏头痛药物治疗无效或有禁忌证的患者。尽管频繁使用麻醉药物的疗效不如其他药物，并有成瘾性的风险，但某些患者通过麻醉药物治疗后头痛得到了缓解。

类固醇药物治疗偏头痛目前还存在争议，有资料显示这类药物可能对发作时间长而标准治疗方案治疗困难的偏头痛以及迁延性偏头痛患者治疗有效[13,29]。

偶尔情况下，有些患者对在急诊科进行的初期药物治疗无反应，需要住院治疗进行持续镇痛及支持治疗。

预防性治疗

预防治疗一般用于治疗发作比较频繁（每月发作大于2~3次）或者发作时间超过48小时的患者，或者症状较重导致患者虚弱的情况下。值得注意的是，预防性药物治疗的总有效率很少超过55%~60%[30]。

有多种药物可以用于预防偏头痛，但是这些药物均有明显的副作用。尤其是育龄期的妇女，因此当头痛症状缓解后应尽可能快地减少药物的使用并停药。

β-肾上腺素能阻滞剂药物可以明显减少偏头痛发作的程度及频率，是预防偏头痛用得最广泛的药物[8]。普萘洛尔是研究得最广泛的药物，对普萘洛尔反应不佳的患者可以换用其他同类制剂，包括阿替洛尔、美托洛尔、噻吗洛尔、埃索洛尔等。使用β受体阻滞剂的禁忌证为妊娠、哮喘、心力衰竭、雷诺病以及糖尿病等[13]。

预防偏头痛发作的其他药物包括钙通道阻滞剂、三环类抗抑郁药物、抗惊厥药物如双丙戊酸钠、丙戊酸钠以及单胺氧化酶抑制剂[13,31]。

二甲麦角新碱，一种半合成的麦角制剂，也被广泛用于偏头痛的预防治疗。二甲麦角新碱是外周5-HT受体强效阻滞剂，作用机制类似其他麦角制剂，其使用禁忌证为冠心病及周围血管疾病。长期使用可能会引起腹膜后、肺部以及心内膜纤维化[32]。

丛集性头痛

概述

丛集性头痛是唯一的一种男性发病率高于女性的头痛综合征，好发于青壮年吸烟的男性，发病的高峰期为25~30岁[33]。此种类型的头痛在特定时间段内反复发生，因此被称为"丛集性头痛"。在一天内可以多次发作，典型的丛集性的头痛可以持续6~8周。有多种因素可以诱发丛集性头痛，其中最明显的就是饮酒。精神压力以及气候变化在易感人群的发病中也发挥重要作用。

临床特征

丛集性头痛突然发作，可以没有任何先兆，24小时内可以有多次的发作，每次发作可以持续数分钟到2小时不等，典型的症状是单侧急剧的，剧烈的眼部疼痛，甚至可以使患者在睡眠中惊醒。丛集性头痛基本都发生于三叉神经分布的范围内，与偏头痛患者不同，丛集性头痛患者的临床表现有较为特殊方式（如用手按住患侧的眼眶，摇晃抚摸头部，来回走动），头痛迅速缓解，常使患者筋疲力尽。

大约30%的患者会出现部分性霍纳综合征如眼睑下垂及瞳孔缩小等[35]，眼球经常针刺样或撕裂样疼痛，并伴有同侧的鼻塞症状[12]。

鉴别诊断

有许多头痛均与丛集性头痛类似，如偏头痛、三叉神经痛、慢性阵发性偏头痛（CPH）。偏头痛的临床表现、性别、年龄与丛集性头痛不同；而三叉神经痛的发作高峰仅数秒钟，持续数分钟，可由口腔黏膜或面部的"扳机点"诱发。CPH已证实为每日发作15次以上的单侧头痛，常由头部旋转或者晃动或者颈椎受压导致[36]。

治疗措施

由于丛集性头痛发病突然，因此治疗应快速起效。在头痛发作的早期皮下注射舒马曲坦是目前首选的治疗方案[37]，然而在患者到急诊科之前，头痛症状就已达到高峰，因此要尽早对症治疗控制头痛。每分钟7～10L的高流量给氧在数分钟内即可使头痛消失[35]。DHE 1mg静脉或肌内注射也显示有效，但其操作性差不如上氧气那样容易操作，且副作用更大。在临床上如果患者对上述治疗无效，有些医生提倡鼻内滴入可卡因[30]或者利多卡因以麻醉蝶鞍区域起到治疗作用，但是目前还没有被广泛接受[39]。

除了急性期治疗外，有几种药物对于丛集性头痛的预防治疗有效。短期口服泼尼松对部分丛集性头痛患者有效。推荐剂量为每日口服泼尼松60mg，连用10日，随后一周内逐渐减量，为了减轻减药后患者可能再次出现头痛发作，可以同时口服其他预防性药物（如维拉帕米、碳酸锂、二甲麦角新碱等）。

紧张性头痛

概述

紧张性头痛是最常见的复发性头痛综合征，受累人群超过78%[40,41]，女性发病率（80%）高于男性（66%），大部分患者都是中年人[7]，紧张性头痛通常不会导致明显的残疾，患者仍能进行日常的活动[42]。中等程度的头痛每月发作约6次左右，工作压力及睡眠不足常为触发因素[43,44]。头痛的持续时间常为4～13小时，最长为72小时[44]。

对于紧张性头痛的病理生理机制目前知之甚少[40]，没有证据显示发病与肌肉的活动增加有关。体格检查可以发现紧张性头痛与偏头痛在头皮和颈部范围的肌肉都是柔软的。有证据显示偏头痛和紧张性头痛可能有连续的类似的发病机制。

临床特征

紧张性头痛患者通常主诉为头部紧绷样的、束带状的不适感，头痛为非搏动性的钝痛，也会伴随颈部肌肉紧张感。由于紧张性头痛的程度较轻且持续时间较短，因此多数患者不会就医。偶尔，患者的不适感会逐渐加重，疼痛严重程度在几天内反复波动。紧张性头痛与偏头痛不同，一般不影响患者的体力，很少伴有恶心、呕吐、畏声、畏光等症状。慢性紧张性头痛的患者常伴有焦虑和抑郁，一般每月发作时间在15天以上，或者每天均有发作而不缓解[33]。

鉴别诊断

紧张性头痛是最难与其他原发性头痛的区别一种类型。由于其表现缺乏特点因此易将其误诊为其他类型的头痛。由于紧张性头痛缺乏特异性，因此在没有确切的依据排除器质性病变导致的头痛之前，临床医生在诊断此种基本属于良性的头痛时显得犹豫不决[45]。与紧张性头痛易混淆的疾病包括特发性颅内高压、下颌关节功能障碍、颈椎强直、鼻旁窦或眼部疾病以及颅内占位性病变。

治疗措施

对于多数紧张性头痛患者，单纯的镇痛药物如对乙酰氨基酚、非甾体类抗炎药可以缓解疼痛。由于紧张性头痛好发于伏案工作的人群，因此适当运动有助于缓解头痛[33]。慢性头痛的患者经常会表现出抑郁或者焦虑的症状，对于此类患者可采取药物或者非药物的治疗方法。非药物治疗方案包括静养、按摩及生物反馈技术。心理治疗可以作为长期的治疗手段，对于缓解患者的紧张情况有明显效果。

继发性头痛

蛛网膜下腔出血

疾病原理

蛛网膜下腔出血系指血液从脑血管内溢出进入蛛网膜下腔，由于血液刺激了脑膜的疼痛感受器，导致弥漫性后枕部疼痛并假性脑膜炎的体征。蛛网膜下腔出血占脑卒中10%，并且是脑卒中患者猝死的最常见的原因。

大约80%的非创伤性蛛网膜下腔出血的病因来自囊状动脉瘤的破裂[47],其他因素包括动静脉畸形、海绵状血管瘤、真菌性动脉瘤、肿瘤以及血液系统的恶性疾病。蛛网膜下腔出血也可继发于脑实质内出血破入到蛛网膜下腔所致。

动脉瘤性蛛网膜下腔出血的风险随年龄增大而不断增加,多数患者在40~60岁发病[48],儿童和青少年较罕见,一旦发生蛛网膜下腔出血则多继发于动静脉血管畸形破裂[49],据估计5%的普通人群患有浆果样动脉瘤,其破裂的风险随瘤体体积增大而增加。其他引起蛛网膜下腔出血的危险因素包括高血压、吸烟、过度饮酒及拟交感药物的应用[50,51]。持续的收缩压增高及长期高血压是导致致死性蛛网膜下腔出血的原因,并独立于动脉瘤的体积或年龄因素,患者的性别与死亡率无关[52]。导致家族性动脉瘤的相关疾病有多种,包括常染色体遗传的多囊肾、主动脉狭窄、马方综合征以及成骨不全综合征Ⅳ型等。

因头痛而就诊于急诊科的患者中约有1%~4%的患者为蛛网膜下腔出血所致,许多患者还没有到达医院就已死亡,入院前死亡率为3%~26%[47],由于蛛网膜下腔出血的致残率及死亡率高(据报道高达50%),并且在初期误诊的患者中很可能出现临床症状迅速恶化,因此在头痛急诊患者中应该首先考虑蛛网膜下腔出血,熟悉该病的临床特点极为重要[47]。

临床特征

多数蛛网膜下腔出血患者表现为突发的、急剧的"爆裂样"头痛,经常被描述为"一生中最剧烈的一次头痛"。头痛的发生常与剧烈活动有关,如运动、Valsalva操作法、性交等占20%以上[46]。有研究证实,在发病前2小时内中到重度的体力运动可使蛛网膜下腔出血的发病风险增加3倍[53]。伴随的症状包括恶心呕吐占75%,颈强直占25%,17%有癫痫样发作[48]。部分患者在发病前的6~8周内出现过头痛症状,这提示血液渗漏到蛛网膜下腔(预警性或先兆性出血)。体格检查的结果取决于蛛网膜下腔出血的范围。50%以上的患者表现为虚性脑膜炎的体征,20%的患者出现局灶性神经功能异常[50]。眼底镜检查可以发现视网膜或玻璃体下出血,患者也可出现第Ⅲ或第Ⅵ对脑神经的瘫痪。由于动脉瘤的扩大压迫第Ⅲ对脑神经从而导致瞳孔散大。大约50%动脉瘤破裂的患者出现烦躁不安或者意识水平的改变。虽然多数患者没有局灶性神经体征,但若出现局灶性神经体征则提示动脉瘤的位置[54]。

患者的预后与入院时的神经功能状况有关,

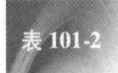

表 101-2	脑动脉瘤及蛛网膜下腔出血的 Hunt&Hess 临床分级评分
级别	病情
0	未破裂的动脉瘤
1	无临床症状或者轻微头痛及颈强直
2	中至重度的头痛,颈强直,除脑神经瘫痪外无其他神经功能缺损症状
3	昏睡,意识模糊,或者轻微的神经定位体征
4	昏迷,中至重度的偏瘫
5	深昏迷,去皮质状态,濒死状态

Hunt&Hess 评分表根据患者入院时的症状和体征对患者进行分级并可对患者的预后进行预测[46,55](表101-2),评分Ⅰ或Ⅱ级的患者预后较好,Ⅲ和Ⅳ级的预后较差。后者伴有意识状态的改变,从昏睡到深昏迷,并伴有神经系统局灶性症状及体征。评分3级的患者表现为嗜睡到意识模糊,并有临床症状急剧恶化的风险。

诊断研究

当考虑患者有蛛网膜下腔出血时应及时进行CT扫描,图101-1显示蛛网膜下腔出血的CT表现,发病24小时内头颅CT鉴别蛛网膜下腔出血的敏感性超过90%,但在发病接近一周时敏感度降至50%[47]。当CT扫描为阴性时需进行腰椎穿刺检查。考虑到经济成本关系,在体格检查完全正常的患者中仔细选择对象进行腰椎穿刺检查可能是安全有效的首选措施,但是还未在临床进行有效的研究[56]。为了区别穿刺损伤所致的出血与蛛网膜下腔出血,患者的脑脊液应离心沉淀,观察黄变现象。这些黄色的色素沉着继发于血红蛋白分解代谢为氧化血红蛋白和胆红素色素分子的过程,整个变化过程约12小时[57,58]。将脑脊液中第一管和最后一管的红细胞进行计数的方法是不可靠的[47],脑脊液黄变同时CT扫描阴性对蛛网膜下腔出血具有诊断价值。诊断明确后对适合进行外科治疗的患者应尽快行脑血管造影检查,以明确颅内血管的解剖情况并鉴别出血的来源部位。

许多权威人士认为用分光光度计判断黄变比肉眼观察要敏感,可以作为诊断蛛网膜下腔出血的首要标准。然而由于在首次出血后黄变需要12小时,因此如果患者出现持续性血性脑脊液而没有黄变现象,但临床上高度怀疑蛛网膜下腔出血时就需要进行血管成像检查[47]。

高达90%的蛛网膜下腔出血患者会出现心律失

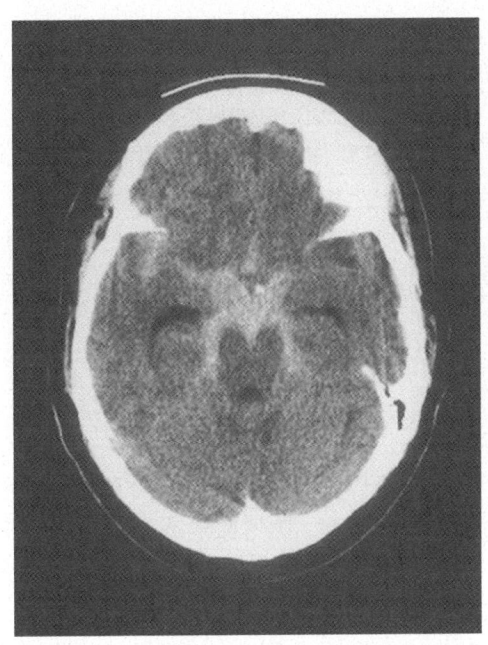

图 101-1 一名 55 岁女性颅内动脉瘤所致的蛛网膜下腔出血的 CT 扫描图片，来自于右颈内动脉与后交通动脉连接处的一个动脉瘤破裂，可以见到在脚间池、环池以及右外侧裂池的蛛网膜下腔出血。（From Soliman E, Kader A, Perez N: Cerebral aneurysm. Online article at eMedicine. com. Available at http://www.emedicine.com/med/topic3468.htm, picture 8.）

常及心电图异常，提示有急性心肌缺血，可能误诊为原发性心脏病[47]，典型的心电图表现为 ST-T 波异常，U 波出现及 QT 间期的延长[59]。

治疗措施

蛛网膜下腔出血的治疗比较复杂，包括早期复苏、稳定病情以及神经外科紧急会诊。治疗的目的是处理急性期的内科及神经科并发症，防止再出血以及预防血管痉挛导致的缺血性并发症[60]。由于意识水平的改变，蛛网膜下腔出血评分 3 级及以上的患者会有呼吸抑制及高碳酸血症的危险，会进一步使患者的颅内压升高，因此对该类患者应尽快行气管插管，由于患者有继续出血及再出血的可能性，因此应密切监测血压。一旦确诊为动脉瘤性蛛网膜下腔出血后就应该尽早使用钙通道阻滞剂尼莫地平，从而降低缺血性卒中的可能。由于尼莫地平在某些患者易引起短暂的低血压，因此在使用过程中应密切监测血流动力学的变化。推荐剂量为每 4 小时口服或鼻饲 60mg，钙通道阻滞剂能改善动脉瘤性蛛网膜下腔出血患者的预后并减少继发性脑缺血的风险[61]。循证医学认为抗纤维蛋白溶解药物（如氨基乙酸）并不能改善蛛网膜下腔出血患者的预后，因为其降低再出血发生率的益处被继发性脑缺血增加的不良预后所抵消[62]。

蛛网膜下腔出血的患者在进行神经外科治疗期间的血压管理应根据患者的临床情况决定，在不出现脑血管痉挛的情况下理想降压为收缩压要低于 160mmHg 或者平均动脉压要低于 130mmHg[63]。

止痛剂包括鸦片类药物应用于控制患者的持续性头痛，如患者出现恶心、呕吐情况可以使用止吐药物，情绪激动的患者应予镇静，所有患者均需绝对卧床休息，并置于安静而光线较暗的环境中。有临床癫痫发作的患者应使用抗惊厥的药物，但是是否预防性使用该类药物还有争议[59]。多数患者需要在重症监护室进行血流动力学以及颅内压的监护。外科治疗（夹闭动脉瘤）及血管内线圈栓塞治疗的作用目前还未完全确定[64]。

颅内肿瘤

疾病原理

头痛是脑肿瘤患者最常见的主诉，大约 50% 的脑瘤患者均述说有头痛症状[65]，绝大部分颅内肿瘤患者为老年人，由于脑转移瘤而导致头痛的发生[66]。最常见的转移瘤来源于肺及乳腺肿瘤，其次为恶性黑素瘤、肾癌以及胃肠道的肿瘤等[54]。原发性的颅内肿瘤很少见，主要发生于 50 岁以下的成年人。

头痛的发病机制有多种，包括直接波及或牵拉疼痛敏感组织如脑膜、大血管等所致，也有可能是颅内压增高所致。头痛的类型复杂多样，取决于病变的部位及受波及的组织结构[54]。头痛的部位往往但并不只局限于肿瘤侧。随着颅内压的增高，头痛的部位会随之改变，往往会伴随呕吐症状。颅内肿瘤会影响睡眠，患者往往会半夜惊醒。这种情况多是由于患者平卧及睡眠相关的二氧化碳潴留引起颅内压增高所致[9]，迅速增长的肿瘤更容易引起头痛[67]。

临床表现

典型的患者表现为逐渐加重的头痛，往往持续数周或数月，这种头痛症状在病初主要在清醒状态下发生，然后逐渐发展为持续性头痛。典型的脑肿瘤性头痛三联征为：睡眠障碍、剧烈头痛及恶心呕吐，但是仅见于三分之一的患者[68]。出现呕吐症状时多为突发喷射性呕吐，并非先有恶心症状。当颅内压增高时，头痛多位于双侧，并可因咳嗽、打喷嚏、弯腰、排便及性交而加重[69]。虽然患者没有述说神经系统的局部症状，但进行神经系统体格检查往往会有异常发现[70]。其他表现包括癫痫发作、人格改变、认知障碍等。

诊断评估

通过询问病史及神经系统体格检查便可以怀疑患者存在颅内肿瘤。神经影像检查（头颅 CT 或 MRI）是确诊颅内肿瘤的有效手段。头颅 CT 增强扫描常常可提高对潜在占位性病变的诊断水平，并有助于与脑脓肿、颅内血肿以及血管畸形鉴别[70]。

治疗措施

颅内肿瘤性头痛的治疗为紧急转诊到神经外科以及处理急性并发症，如颅内压增高及癫痫发作。对于出现颅内高压症状（如头痛、恶心、呕吐、意识模糊、无力）的患者，使用类固醇治疗有效。地塞米松是一种高效类固醇类药物，最常用于治疗颅内肿瘤导致的脑水肿。与其他糖皮质激素相比，地塞米松有多种优势，包括半衰期较长、减少盐皮质激素应用以及减少认知功能及行为障碍并发症的发生率[70]。对每个患者使用的类固醇类药物的确切剂量根据肿瘤的组织学、肿瘤的体积、病变部位以及脑水肿的程度而各不相同。总的来说，多数患者每日需用 8～16mg 的地塞米松。在急诊科内合适的初始有效剂量为 10mg 静脉注射，然后每 6 小时静脉应用 4mg。

出现癫痫发作的患者（全身性或者部分性发作）需要抗惊厥药物的治疗。合适的一线抗癫痫药物包括苯妥英钠、卡马西平和丙戊酸。经验性或预防性抗癫痫药物治疗并不能延缓或预防癫痫性活动的发生，且有可能导致不必要的并发症或毒性作用[70]。

巨细胞动脉炎

疾病原理

巨细胞动脉炎，或称颞部动脉炎，是波及中小动脉的全身的炎症反应过程。主动脉弓的颅外分支及眼动脉最易受累，但可波及全身任何动脉[71]。平均发病年龄在 71 岁，50 岁以前很少见，女性较男性更易受影响。

临床表现

头痛是巨细胞动脉炎最常见的首发症状，见于 70% 以上的患者[72]。疼痛往往持续 2～3 个月，可是持续性头痛也可是间断性头痛，并常在夜晚或者寒冷情况下加重。疼痛常被描述为剧烈的、搏动性的、让人心烦，疼痛常位于颞区也可能发生于头部的任何部位。神经系统体格检查可以发现在颞动脉的头皮分布区域有触痛，戴帽或头靠枕头休息可能使疼痛加重。患者可因咬肌及颞肌的血供不足而导致咀嚼困难。全身表现为发热、厌食及体重减轻等。大约 40% 的患者会主诉大关节近端疼痛，尤其是颈部、腰骶背部的疼痛。疼痛和颈强直在晨起的时候加重，随后会逐渐减轻[72]。这种表现称为风湿性多发性肌痛，无巨细胞动脉炎的情况下也可发生。

巨细胞动脉炎最严重的并发症就是永久的视力丧失，该症状见于 36% 未经治疗的病例[73]，在永久性视力障碍出现之前可出现黑矇。其他并发症包括周围神经病、短暂性脑缺血发作及脑卒中。

诊断评估

体格检查可以发现颞动脉异常，在耳屏前上方轻触诊便可诊察到触痛、脉搏减弱或缺失、颞动脉区域红斑、结节、肿胀等体征[74]。也可以进行视力、视野以及仔细的眼底镜检查。

虽然红细胞沉降率升高对该病的诊断不具有特异性，而且红细胞沉降率正常也不能排除颞动脉炎的诊断，但多数患者会有红细胞沉降率的增高，通常超过 50mm/h，而且经常在 100mm/h 以上。实验室其他异常检查结果包括轻到中度的贫血、C-反应蛋白增加及肝功能异常[54]。血小板计数增高（大于 400 000/L）可能是永久性视力损害的高危因素[75]。确诊该病需进行颞动脉活检。由于颞动脉炎是斑片状的病变，因此需进行多个部位多节段的颞动脉活检。

治疗措施

由于存在视力丧失的危险，因此巨细胞病毒性血管炎是一种医疗急诊，一旦怀疑该病就应立即开始治疗。类固醇类药物是首选治疗，推荐的甲泼尼龙的起始治疗剂量是 60～120mg/d。尽管类固醇治疗需持续数月，但症状常在数天内便可迅速好转，治疗期间要密切监测红细胞沉降率变化。

颈动脉或椎动脉剥离

疾病特点

颈动脉及椎动脉剥离较以往报道的常见，是 45 岁以下人群患脑卒中的最常见病因，占该人群发病的 20% 左右[76]。尽管动脉剥离多为自发性，但经过仔细的病史询问可以发现其发病与颈部突然运动或受伤有关[76,77]。有报道认为其发病机制包括转颈、脊柱推拿、咳嗽、跌倒或者车祸等。早期的症状和体征很轻微，常因缺乏神经系统异常体征而延误诊断。据报道，该病出现症状到确诊时间平均约 7 天[77]。

病理损害是动脉壁中层出血，血肿可以局限于局部或者沿血管长轴绕血管环状蔓延，结果导致血管部分或完全闭塞。血小板聚集及血栓形成也常发生，进一步损害血管的通畅性或会导病变部位远端栓塞。上述症状的发生时间各不相同，患者从发生动脉剥离到出现脑缺血症状可以经历数天到数年时间[78,79]。

临床表现

颈动脉及椎动脉剥离的典型临床表现为突发的颈部或面部疼痛。神经系统异常体征通常在发病后数小时内出现，但尸检研究表明症状发生后数月可发生脑卒中[76]。

颈动脉剥离

颈动脉剥离三联征包括单侧头痛、同侧霍纳综合征以及对侧大脑半球症状如失语、忽视、视觉障碍或偏瘫。颈动脉剥离所致头痛通常非常剧烈呈搏动性，但可以呈亚急性并与前述头痛类似。没有丛集性头痛病史的健康人出现急性严重的眶后疼痛提示颈动脉剥离的可能[12]。大部分患者最终会出现脑缺血的体征。预警症状包括短暂性脑缺血发作、一过性黑蒙、轻微头痛以及晕厥。颈动脉剥离预后良好，很少复发[79]。预后较差的因素包括老年、脑血管造影发现闭塞性病变，或以脑卒中为首发症状[80]。

椎动脉剥离

椎动脉剥离较颈动脉剥离少见，典型的临床表现为相当年轻的患者发生剧烈的单侧后头部疼痛，并有神经系统的阳性体征[81]。大多数患者出现迅速加重的神经功能缺失，伴随脑干及小脑缺血的症状。常见的体征包括眩晕、剧烈呕吐、共济失调、复视、轻偏瘫、单侧面瘫以及耳鸣等[82]。自发性的椎动脉剥离比较罕见。约10%的椎动脉剥离患者死于急性期的严重脑卒中。能够存活者预后通常较好[77]。

诊断以及治疗

动脉内膜剥离的诊断比较困难。首先应该进行CT检查，但对简单动脉剥离病例CT检查常为正常结果。进一步的影像学检查要进行头颅MRI、磁共振血管显影或脑血管造影来明确诊断[76]。图101-2示颈动脉剥离病例MRI表现。重复进行影像学检查价值有限[76]。治疗的目的是预防脑卒中的发生，具体包括抗凝治疗紧接着抗血小板治疗。

鉴别动脉内膜剥离患者是相当困难的。50%以上的患者在入院前都曾因以上症状就诊过。对所有年轻的头痛或者颈痛并伴有神经系统局灶性体征的患者，

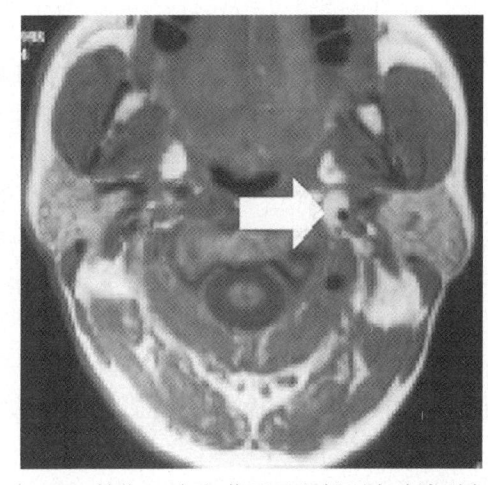

图101-2　MRI轴位T1加权像显示左侧颈内动脉剥离的新月牙形体征。(From Kidwell C: Dissection syndromes. Online article at eMedicine. com. Available at http://www.emedicine.com/neuro/topic99.htm, picture 2.)

急诊科医生应考虑动脉内膜剥离的诊断。

脑静脉窦血栓形成

疾病原理

相对于脑动脉因素而言，颅内静脉及静脉窦血栓形成是脑卒中较罕见的病因。然而，由于其死亡率较高，因此在相应症状和体征的头痛患者鉴别诊断中要重点考虑脑静脉窦血栓形成。

有很多因素与脑静脉窦血栓形成有关，包括遗传、高凝状态、妊娠期、产褥期、炎症以及全身疾病包括脉管炎、结缔组织病、头颅损伤、中枢神经系统炎症、药物（口服避孕药、激素）以及神经外科操作（如硬脑膜穿刺或颈静脉穿刺）。

临床表现

脑静脉窦血栓形成的临床表现具有多样性，这主要取决于血栓形成的部位。常见的症状为头痛、恶心、呕吐，癫痫发作，意识水平下降至昏迷，神经功能缺损等。慢性发展的病例会出现视乳头水肿，但急性发作者该类症状少见。海绵窦血栓形成的临床表现主要为眼部症状，包括眼部疼痛、眼球突出以及眼外肌麻痹。

诊断评估

约有90%的脑静脉窦血栓形成患者出现D-二聚体水平增高，加之相应的临床表现，便可决定进一步的诊断试验[83,84]。脑静脉窦血栓形成的诊断主要依据血栓形成部位的神经影像学检查。CT检查可以发

现非特异性的损害如脑梗死、脑出血或脑水肿。诊断的关键是对脑静脉系统进行影像学检查，最好同步进行 MRI 显示形成血栓的血管区域病变以及进行磁共振血管造影（MRV）以发现同一病变血管不显影。

治疗措施

脑静脉窦血栓形成的特异性治疗包括抗凝治疗预防血栓扩展及并发症形成（如肺栓塞）。进行了抗凝治疗而病情继续恶化的患者，需在介入中心进行溶栓、切除血栓等治疗。癫痫发作者需进行抗惊厥药物治疗。

脑静脉窦血栓形成的预后取决于潜在的病因及并发症的发展情况。在急性期，整体死亡率和致残率约为 15%。约三分之二的患者可以康复而不留任何后遗症，这种概率远远高于脑动脉卒中的患者。

特发性颅内压增高

疾病原理

原发性颅内压增高也称为"假性脑瘤"或"良性颅内压增高"。然而，人们喜欢沿用"特发性颅内压增高"这个术语，因为这种病并非总是良性的，而且受累者可以遗留明显的神经系统后遗症。

特发性颅内压增高是育龄期肥胖女性中相当常见的神经系统疾病。有多种因素容易诱发该病，包括口服避孕药、合成类固醇以及维生素 A[86,87]。

病理生理学及临床特点

关于该病的病理生理学机制仍有争议，脑含水量的增多及脑脊液流出减少是两个重要的发病因素[88]。最突出的症状是广泛性头痛，疼痛症状是逐渐发展的，可达中等程度的头痛。虽然某些患者的头痛可因眼球活动而加重，但据文献报道该病没有特异性的定位体征。患者可在睡眠中痛醒，并可因向前弯腰及 Valsalva 试验而加重，上述两种情况都会使脑静脉回流受阻。

视觉症状比较常见，患者可能会 1 天内数次发生继发于视觉通路缺血的短暂性视物模糊，随之出现长时间的视力丧失，其中 10% 以上的患者发生永久性的视力丧失[89]。患者也会出现恶心、呕吐及头晕。体格检查会发现视乳头水肿、视野缺损，包括早期的盲点扩大随后出现的外周的视力丧失。偶尔会有第Ⅵ对脑神经的瘫痪。

诊断措施

如果没有神经影像学检查及颅内压测定为依据，

框 101-4　ICHD-Ⅱ 原发性颅内高压的诊断标准

1. 患者的神经系统检查正常或发现以下异常：
   A. 视乳头水肿
   B. 盲点扩大
   C. 视野缺损（如不治疗会进行性加重）
2. 脑脊液压力增高（对于非肥胖患者 >200mmH$_2$O，对于肥胖患者 >250mmH$_2$O），通过腰椎穿刺或硬膜外或侧脑室穿刺所测得的压力
3. 脑脊液生化检查正常（或者蛋白轻度降低）及细胞学检查正常
4. 通过合适的方法排除颅内其他疾病（包括静脉窦血栓形成）
5. 非代谢性、中毒或激素导致的颅内压增高

ICHD-Ⅱ, International Classification of Headache Disorders, 2nd ed.
Available at http://ihs-classification.org/en/.

则不应该诊断为特发性颅内压增高，诊断标准见框 101-4。

治疗措施

易患因素（如中止相关药物的使用）应该进行纠正。对症治疗包括降低颅内压及处理头痛。乙酰唑胺（碳酸酐酶抑制剂）可以单独用于降低颅内压或合用袢利尿剂如呋塞米等。虽然类固醇激素的作用机制尚未明确，但也一直在使用。但长期使用激素仍然会出现问题，而且减药后易出现病情的反弹。反复腰椎穿刺也是可行的治疗方法，但是患者很难接受。当患者即将出现视力丧失或病情进行性加重，可以行侧脑室置管分流或颅骨开窗对视神经减压。

外伤后头痛

头痛是轻微脑损伤后的常见症状，常是脑外伤综合征症状群（包括头晕、疲劳、失眠、易怒、记忆力减退及注意力涣散）的一部分。脑外伤后头痛综合征的发病情况目前尚不清楚，因为多数患者不会因为这些症状而住院治疗。每年约有 200 万闭合性颅脑损伤患者，据估计约有 30%～50% 的患者会出现脑外伤后头痛[90]。急性外伤后头痛症状可在伤后数小时至数天内发生，在 3～6 个月内缓解。

轻微脑损伤后出现外伤后头痛的患者神经系统检查结果及神经影像检查结果正常。头痛的病理生理机制尚不清楚，可能涉及神经解剖及功能因素。多数患者更多关心头痛的原因而不是头痛本身[91]。

慢性的外伤后头痛可以持续数月至数年而表现类

似其他类型的头痛如紧张性头痛或偏头痛。这些头痛早期的症状如眩晕、恶心等都与慢性头痛的进展有关[92]。

治疗主要是对症处理，对急性外伤性头痛，使用对乙酰氨基酚或者非甾体类的止痛药可以很好地控制症状。对于慢性外伤后头痛，根据头痛的类型及患者出现的相关症状进行个体化治疗。对某些特定患者使用新的治疗方法包括抗抑郁药及β-受体阻滞剂可能有效。

急性青光眼

急性闭角型青光眼主要表现为突发的剧烈头痛，局限于患侧眼部并可放射到耳部、鼻窦、牙齿及前额部等[69]。眼部体征通常包括视物模糊、环状散光点、盲点，多数患者也可出现恶心及呕吐。青光眼的基本病理生理机制是先天性眼前房角狭窄，在某些情况下导致闭塞而产生眼内压力明显增高所致。患者进入光线阴暗的环境如电影院导致瞳孔的扩大，或者使用了扩瞳药物（如散瞳实验）、拟交感神经药物（如假麻黄碱）或使用具有抗胆碱能活性的药物（如止吐药、抗组胺药、抗精神病药物、抗抑郁药等）均可导致急性青光眼发作。

体格检查可以发现眼球充血固定、中度瞳孔散大、角膜浑浊以及前房变浅。根据眼内压明显增高达60～90mmHg（正常的眼压不超过21mmHg）可以确诊。

治疗包括局部应用缩瞳药、β-受体阻滞剂，口服碳氧化酶抑制剂（如乙酰唑胺，250mg每天四次），静脉使用渗透性利尿剂（如甘露醇）以及迅速转诊到眼科治疗。容易混淆的诊断包括急性青光眼、虹膜炎以及丛集性头痛，必须仔细鉴别。尽管丛集性头痛可有疼痛、恶心呕吐、眼睛红肿，但是没有视力损害，瞳孔通常较小并出现眼睑下垂（由于眼交感神经麻痹）[94]。急性虹膜炎也有眼痛及眼球充血，但是只有急性青光眼伴有明显的眼内压增高。

硬膜穿刺后头痛

疾病原理和病理生理学

硬膜穿刺后头痛是腰椎穿刺后的常见并发症，约40%的腰椎穿刺患者会发生头痛[95]。腰椎穿刺后头痛在18～30岁人群发生率最高，而在儿童及60岁以上的成年人群则少见。尽管头痛是腰椎穿刺后即刻发生的，但患者通常在几天内都不会述说症状，多数患者头痛持续时间不超过5天[95,96]。

导致硬脑膜穿刺后头痛的原因还不清楚，最可能的解释是持续的脑脊液渗漏超过脑脊液的生成从而引起脑脊液压力过低。如果大量脑脊液丢失，脑组织在人直立时会下移，导致痛觉感受纤维受牵拉而疼痛[97]。因此头痛的特征是与体位变化密切相关，常在直立位时头痛加重，而在平卧时减轻。进行腰椎穿刺后患者平卧时间与头痛是否发生并无直接关系[12]。

会导致硬膜穿刺后头痛的因素包括穿刺针的直径、穿刺的角度和斜度以及脑脊液的引流量。直径较小的穿刺针可以减少脑脊液的流失，可以推测穿刺针斜面向上（如患者侧卧时的穿刺针斜面向上）可减少对硬脑膜纤维的损害。使用无损伤穿刺针或铅笔尖样穿刺针（Whitaker[98]或Sprotte[99]）也能明显减少硬膜穿刺后的头痛[100,101]。

临床特征

硬膜穿刺后头痛通常是双侧性的、搏动性的头痛，可因直立体位而加重。相关的症状体征为颈强直、恶心、呕吐，听觉障碍包括耳鸣以及听力缺失（听觉迟钝）以及眼部症状包括视物模糊及复视[97]。

治疗措施

大多数硬脑膜穿刺后头痛可以通过平卧休息在数天内自发缓解，也可补充足够水分及使用温和的止痛剂进行处理。对持续性的头痛，甲基化黄嘌呤制剂有一定的疗效。口服咖啡因（每4～6小时300mg）、咖啡因苯甲酸钠或者茶碱类（每8小时300mg）可能有效[95]。对超过24小时的持续头痛，硬脑膜外血斑凝块堵塞（自体血凝块）可以减轻多数患者的头痛[101]。

颅内感染

头痛是颅内感染的常见症状，颅内感染包括脑膜炎、脑脓肿、脑炎以及获得性免疫缺陷综合征。头痛的类型及严重程度根据特异性感染的原因而各不相同。

急性细菌性脑膜炎的患者经常表现为剧烈的爆裂样的头痛，在短期内迅速加重[102]。这些患者有明显的脑膜炎症状，同时有凯尔尼格征及布鲁津斯基征。病毒性脑膜炎的患者也可表现为严重的头痛及颈强直，但是头痛症状较细菌性脑膜炎要轻而且持续时间比较短。

脑炎患者的头痛严重程度与病毒感染的病毒类型有关。如腮腺炎病毒感染引起的头痛通常轻微。然而，单纯病毒性脑炎患者的头痛为突发的剧烈疼痛，而且常伴随意识模糊、发热、意识水平改变、癫痫发作以及神经系统的局灶性体征。

脑脓肿患者常以头痛为主诉[103]。随着感染程度的加重，患者通常出现恶心、呕吐、神经系统局灶性体征及意识水平降低。

免疫缺陷病毒感染患者也常会出现头痛，很多情况均可引起头痛，包括无菌性脑膜炎、弓形虫脑病、隐球菌性脑膜炎、结核性脑膜炎及巨细胞病毒性脑膜炎。

对于大部分颅内感染，引起头痛的机制包括脑膜刺激症状及颅内压的增高。另外，头痛也可能是机体对发热或感染因子毒性物质的普遍反应[104]。

高血压性头痛

与一般常识不同，高血压不是引起头痛的重要原因，患者同时出现头痛与血压升高多为巧合[105]。轻至中度的高血压患者的头痛是否与血压增高有关目前尚未明确。血压增高的比例比血压增高的绝对值更容易引起头痛。舒张压低于130mmHg几乎不会引起头痛[72]。

虽然如此，仍有文献报道头痛与严重高血压之间存在密切关系。急性剧烈头痛常是高血压脑病最突出的症状，对数患者血压会达到250/150mmHg。其他导致头痛的情况包括继发于药物毒副作用的头痛（如药物性高血压）、嗜铬细胞瘤以及子痫。

严重高血压性头痛通常为弥漫性头痛，早晨醒来时头痛加重，起床后逐渐缓解[105]。治疗目标是降低血压，大部分患者头痛可在24小时内缓解。高血压性脑病患者头痛可持续数天直至脑水肿减轻。

颈源性头痛

颈源性头痛指颈部疾病所致的头痛。根据下列三组症状之一可诊断为颈源性头痛[106]：

1. 头部或颈部活动或者某种头位触发的头痛；
2. 压迫颈部诱发的单侧头痛；
3. 单侧头痛扩散到颈部或者同侧的肩部或手臂。

有许多报道认为，多数颈源性头痛发生于甩鞭伤（whiplash injury）之后。尽管如此，颈部结构在某些头痛的病理生理机制中起着重要作用，但是头-颈关系所致的临床头痛类型目前仍未确定。

医源性头痛

药物的使用、滥用及撤药均可引起头痛。术语"医源性头痛"常用于描述这种情况。医源性头痛没有诊断标准，通常治疗困难[107]。虽然对其发生机制不甚了解，但医源性头痛常发生于过量使用即刻止痛剂的原发性头痛（如偏头痛或紧张性头痛）患者治疗过程中[108]。与医源性头痛相关的药物包括非甾体抗炎药、阿司匹林或乙酰水杨酸、对乙酰氨基酚、有或没有可卡因的巴比妥咖啡因合剂、鸦片类、咖啡因以及麦角胺。药物滥用性头痛的关键因素是期望能止痛而使用药物而不是为发生头痛而用药[33]。女性医源性头痛较男性常见，好发年龄为30～40岁的女性[109]。头痛症状多变，易伴随虚弱、呕吐、焦虑、抑郁及注意力下降。通常情况下，头痛症状在清晨醒来时或重体力劳动后加重。

导致医源性头痛的止痛药物开始时可缓解疼痛，但是随着时间的推移便产生了药物耐受，往往需要更大剂量的止痛药来缓解症状。

为了达到远期治疗效果，通常需要停用正在使用的所有止痛药。此外，这类患者需要进行综合教育及进行药物、饮食及行为治疗的随访观察。

三叉神经痛

三叉神经痛是位于一侧面部的疼痛，特征是短暂的电击性疼痛，局限于三叉神经一个或多个分支的分布区域。疼痛可因轻微刺激而诱发（如洗澡、剃须、吸烟、谈话及刷牙等），但也可是自发性的[110]。三叉神经痛发作时间短暂，一般持续数秒钟，不超过2分钟，每个患者的发作形式比较刻板。三叉神经痛的这种闪电式的单侧剧烈疼痛称之为"痛性痉挛"[111]。根据临床标准比较容易诊断三叉神经痛。然而，由于这些症状也易发生在某些潜在的占位性病变，因此对于以前未确诊的以及有感觉或运动障碍的患者应该进行头颅CT及MRI的检测。

有多种药物对治疗三叉神经痛有效，包括卡马西平、苯妥英钠及巴氯芬；然而，大约30%的患者对药物治疗无效[111]。对于此类药物治疗无效的患者可考虑手术治疗，如用酒精或甘油进行痛点注射或进行微血管减压[110,112]。

咳嗽及劳累性头痛

对某些患者，腹内压迅速增高可诱发剧烈头痛，导致腹内压增高的因素有咳嗽、鼻塞、大笑，举重或重体力劳动以及Valsalva操作。疼痛可在腹内压增高后数秒钟发生，通常情况下咳嗽导致的头痛持续时间短暂，但若是劳力性因素导致的头痛则可持续24小时之久。头痛多为双侧搏动性疼痛，多数患者的头痛自行缓解而不留持续的神经系统症状（如颈强直或畏光）。在某些患者，头痛可为器质性损害的继发症状，尤其是后颅窝的病变[113]。因此，对所有以前未确诊的患者都需要进行头颅 CT 扫描最好作 MRI 检查，紧接着进行腰椎穿刺排除颅内疾病如蛛网膜下腔出血。对于复发性良性劳累性头痛患者，治疗上应该避免诱发疼痛的因素并在必要时应用止痛药物治疗。非甾体类抗炎药包括吲哚美辛对治疗劳累性头痛患者也有效[114]。

性交性头痛

性交性头痛是与性活动有关的良性复发性头痛，男性比女性多见。文献报道有多种头痛类型，如性高潮前、性高潮中或性高潮后即刻发生的头痛。性交性头痛通常位于后枕部，而且随着性兴奋的增加头痛程度也随之加重。持续时间从数分钟到数小时。偶尔，某些患者在性高潮的时候会突然出现爆裂样的头痛。对于此类患者，应该排除蛛网膜下腔出血[113-115]。

高原性头痛

头痛是急性高原反应后的主要症状之一，而且多发生于在海拔 5 000 米以上不适应高原气候变化的人群中。头痛呈搏动性，位于颞部或者枕部区域，可能因继发于脑水肿导致的轻度颅内压增高所致[116]。头痛在夜间或早晨较剧烈，而且可因 Valsalva 试验及向前弯曲而加重[117]。其他伴随的高原症状包括疲倦、恶心、呕吐、头晕、失眠以及意识水平的改变。严重患者可出现肺水肿及脑水肿。治疗措施包括吸氧及转移至低海拔的地区。

重要概念

- 头痛是患者就诊于急诊科的常见主诉，急诊评估的目标是鉴别良性原发性头痛与严重的继发于其他潜在疾病并威胁患者生命的头痛。
- 多数患者没有异常的神经系统体征，因此成功诊断头痛的关键在于彻底仔细全面的病史采集。
- 有下列头痛表现的患者存在严重潜在疾病的风险：突发爆裂样头痛，首次出现或者"最严重的头痛"；50 岁以上新发的头痛；头痛伴视乳头水肿、意识水平改变或局灶性神经症状；外伤后头痛；发作频率及程度不断增加的头痛；伴发热、癌症或者免疫抑制的头痛；重体力劳动、性活动或 Valsalva 试验所致的头痛[118]。
- 怀疑有头痛继发因素的患者需要进行诊断研究。

本章参考文献请参见 http://pumpress.bjmu.edu.cn/eduservice/3419.html

第102章 谵妄和痴呆

Jeffrey Smith and Jennifer Seirafi

王丽琨 译　伍国锋 梁显泉 校

概述

急诊科医师经常面对出现意识模糊状态症状和体征的患者。这种意识模糊状态可以是一种严重内科疾病的预兆，所以对出现意识模糊状态的患者必须迅速作出诊断的评估、治疗干预措施和处置方案的决定。在这个过程中首先是将谵妄从痴呆中区分出来。

在过去，诸如"意识改变"和"器质性脑综合征"已经用于描述许多异常的认知状态，其共同的特征是认知障碍。这些术语初步描述了大量的认知障碍，这种认知障碍继发于中枢神经系统疾病、全身疾病或药物相关性疾病。"器质性脑综合征"是一个相当模糊的术语，《精神疾病诊断和统计手册：DSM-IV-TR》刻意回避这种提法，是因为"器质性的内涵意义表明所谓的功能性的精神障碍是没有生物学基础的"[1]。一般而言，"急性器质性脑综合征"与谵妄的意义相同，"慢性器质性脑综合征"与痴呆的意义相同。在谵妄和痴呆这两种状态下的基本表现是意识模糊状态，这种意识模糊表现为大脑半球广泛性认知损害并波及高级皮层功能的各方面。

区分谵妄和痴呆的几项重要特征：疾病进展的时程，是否波及到自主神经系统，意识障碍的水平，是否存在潜在性疾病发展的过程。谵妄的特点在于意识水平的障碍，是由于广泛的大脑功能失调所致，发展过程为数小时到数天。谵妄的判断可能需要几周的时间。谵妄患者通常有一些自主神经功能的异常，比如发热、心动过速、高血压和发汗，震颤性谵妄的患者也常出现自主神经功能的异常。谵妄是急性全身性或中枢神经系统功能障碍和损伤的直接结果；而痴呆，是一个逐渐进展的过程，病程的发展需要数月到数年。虽然痴呆的患者表现出意识模糊，意识水平障碍，但这些都不是痴呆的特征，同时，患者表现出来的自主神经系统的症状很轻或者没有自主神经系统症状。

评估意识模糊的急诊患者最好依据下列指南进行：

1. 首要的一步是决定这种状态是谵妄还是痴呆，临床检查结果可能帮助不大，因此确立诊断很困难。除非患者本人、家庭成员和陪护能够提供充分的病史，否则早期的症状和体征可能难以认识或被遗漏。仔细的检查必须包括用精神状态筛查方法对认知功能进行评估。
2. 其次，必须提供支持性的护理，护理的内容范围包括积极的气道管理及心血管系统功能的支持，以及通过药物或机械方式把患者置于一个安定的环境中。
3. 当患者表现为谵妄状态的时候，必须开始进行仔细寻找病因，目的是检查患者是否有潜在的疾病。

在急诊评估的重要的组成部分就是区分患者是精神性疾病症状还是急性内科疾病。在繁忙的急诊科，医生不能只是根据患者以前的简单病史或者是原先的精神方面的疾病，过早地作出错误的判断。为了弄清楚是将患者送入精神科病房或者戒毒病房，必须进行仔细的病史询问和体格检查，以便排除表现为精神障碍的内科疾病。

另一方面，有的病人可能表面上存在精神疾病，但是简单的急诊科观察不能及时进行确诊，也不能排除一些合并症。因此，即便病人住院后，仍应继续进行医疗评估。

谵妄

定义和背景

谵妄可以定义为由于内科疾病所导致的一种急性或亚急性认知功能障碍状态，以下的这些术语可以和谵妄相交换，包括急性器质性脑综合征、急性精神错乱状态、可逆性大脑功能障碍、代谢性脑病、中毒性脑病、发热性谵妄。"谵妄"这个单词是来源于拉丁语"delirare"，它的字面意思是"离开犁沟"，其现代意义类似于"脱离正常轨道"，但其生动形象地表达了"疯狂"或"精神错乱"的意思。

有几项重要特征对于诊断谵妄是必要的（框102-1）。有谵妄的患者常有意识障碍、认知功能障碍和理解力障碍。这些障碍是在较短时间内发生发展的（通常是数小时到数天）。意识障碍最初的表现可能只是注意力不能集中，认知功能的缺陷可能表现为定向障碍和记忆力下降。感知能力的障碍包括幻觉和妄想。谵妄的患者可能表现为情感淡漠或易激动，其思维过程可能出现轻微障碍甚至严重的思维紊乱；临床表现可能是逐渐发展的，也可能是一下子爆发的，其发展过程是波动的，从几分钟到几个小时；患者的睡眠觉醒周期可能改变或者颠倒；情绪的激动通常在晚上表现出来。根据以往的观点，谵妄是一种高度活跃的状态，显著的特征是情绪激动和情绪不稳（例如：震颤性谵妄）。然而，重要的一点是谵妄的范围是广阔的，可以包括极度亢进的、抑郁的和混合的意识状态。

在所有急诊患者中谵妄状态的准确发生率无人知晓。然而，在急诊就诊的老年人中大约有10%的患者表现出谵妄状态[2]。老年患者发生谵妄的风险高；谵妄的发生率在老年妇女、中年妇女和孩子也是比较高的。目前谵妄发生的很多诱因已经明确：老年、痴呆和潜在性疾病与谵妄的发生有着密切关系。多种药物联合使用、麻醉剂和酒精的使用也与谵妄关系密切[3]。严重的心理压力和睡眠剥夺也会促使谵妄的发生。

病理生理学

在细胞水平，谵妄是大脑的代谢活动广泛损害的结果，同时伴有继发性神经递质的合成和代谢紊乱。大脑皮质和皮质下结构都受影响，导致觉醒程度、觉察力、注意力、信息处理过程以及正常的睡眠觉醒周期都发生改变。

虽然谵妄确切的病理生理学过程还不很清楚，但目前已经证实多种神经递质可导致谵妄的发生。在出现谵妄的老年患者中血清中抗胆碱能活动增加[4]。在肝性脑病、5-HT综合征、脓毒血症和致幻药物摄取的患者中发现5-HT明显增加[5]。谵妄状态出现的某些功能障碍是因为氧化代谢过程中缺乏作用底物所致（例如：葡萄糖和氧气）；此外还有兴奋性细胞膜的跨膜离子通道障碍、细胞活素类物质增加；正常的去甲肾上腺素能、5-HT能及胆碱能系统功能失平衡，以及在某些情况下假性神经递质的合成等[4]。药物和外毒素通过直接作用于中枢神经系统可以产生谵妄。虽然大脑边缘系统似乎对这些药物的作用特别敏感，但大脑半球和脑干同时也深受影响。

三环类抗抑郁药可以通过抑制胆碱能系统功能而产生谵妄；镇静催眠药抑制中枢神经系统的活力，特别是抑制边缘系统、丘脑和丘脑下部而导致谵妄。麻醉剂主要通过与中枢神经神经系统各种阿片受体位点作用来影响中枢神经系统的活性。依靠受体的类型不同，生理的反应可能是痛觉缺失、欣快感、睡眠状态、烦躁不安、妄想或者幻觉。致幻药物可能是作为5-HT受体激动剂而发挥作用。苯环利定抑制多巴胺、去甲肾上腺素、5-HT和γ-氨基丁酸的再摄取，同时也起到假神经递质的作用。

体温过高和体温过低可以导致谵妄，可能是大脑代谢率改变的结果。在低体温时，从35℃到25℃时，体温每降低1℃，大脑的新陈代谢减少6%～7%。在高热状态下，特别是体温超过42℃时，细胞损害开始出现并伴随氧化磷酸化过程的脱偶联。中暑

框 102-1　谵妄的诊断标准

四个主要特征：
- 意识混浊伴随着注意力集中、持续能力降低或注意力容易转移。
- 认知能力的改变（如：记忆缺失、失去定向力、语言障碍）或知觉障碍，而且无法用原有的、刚诊断的或者正在发展的痴呆作更好的解释。
- 临床症状在数小时到数天内发展，且在同一天内的病程变化倾向于起伏变动。
- 病史、体格检查或实验室检查发现的证据显示该症状是普通疾病状态、药物治疗或暴露于其他的物质毒物、药物戒断或是多病因造成的。

其他特征可能包括精神运动性的行为紊乱，如：运动减少，运动过多伴随交感神经活性增高，以及情绪不稳。

Modified from American Psychiatric Association: Diagnostic and Statistical Manual of Mental Disorders, 4th ed, text rev: DSM-IV-R. Washington, DC, American Psychiatric Association, 2000.

患者可能出现脑水肿、神经细胞变性（特别是可波及到小脑的浦肯野细胞）以及在第三或是第四脑室壁上有淤点。在40℃以下出现的谵妄是多种因素造成的，不仅仅只是由于体温过高所致。

由代谢异常如低钠血症、高钠血症、高渗状态、高碳酸血症和高血糖症导致的谵妄与神经元及神经胶质细胞水平的一系列代谢紊乱有关。这些代谢障碍可能包括损害能量的供给、静息膜电位、细胞形态学以及脑含水量的改变。

多数谵妄患者大脑代谢活动水平降低。大脑代谢活动降低可表现为脑电图上背景活动的频率的减少。但体温过高、停用镇静催眠药、震颤性谵妄和某些药物诱导的谵妄状态除外，此种状态下大脑的代谢活动正常或者增加。

病因学

谵妄的原因很多（表102-1）。在老年人口当中，药物是最常见的导致谵妄的原因，大概有22%~39%的病例为药物所致[4]。急性认知功能障碍可能继发于药物过量、戒断综合征以及药物不良反应或特殊反应。

能够导致谵妄的常用处方药物相当广泛，包括抗生素（抗真菌药、抗疟疾药、抗病毒药、很多抗细菌药物包括喹诺酮类和大环内酯类）、抗胆碱能药物（抗组胺药、解痉药、肌松剂、三环类抗抑郁药）、抗惊厥药物、抗炎药、各种各样的心血管药物（β-受体阻滞药、抗心律失常药、抗高血压药、强心苷类）、拟交感药（苯丙醇胺），镇静催眠药，麻醉剂[经皮给药的芬太尼（芬太尼透皮贴剂），硫酸吗啡（吗啡栓剂），盐酸氢吗啡酮（盐酸氢吗啡酮），盐酸氧可酮，盐酸羟考酮控释片，杂类药物（氨茶碱、西咪替丁、锂制剂、氯磺丙脲）]、具有抗胆碱能活性的非处方药以及含咖啡因的制剂[6]。

很多的常用的药物（街头毒品）有着明显的滥用可能性，比如迷幻剂、安非他明、苯环利定、可卡因和甲烯二氧甲苯丙胺（MDMA）（如：迷幻剂），可以导致谵妄，同时使用任何醇类物质也可以导致谵妄（比如，乙醇、甲醇、乙二醇），暴露于化工原料（比如二硫化碳、重金属、杀虫剂、氰化物、一氧化碳）可以导致一系列的症状包括谵妄。除此之外，摄入某些植物（比如肉豆蔻、毛地黄、曼陀罗以及含有裸头草碱的蘑菇）可以导致谵妄。

急性意识模糊状态可以是代谢或营养障碍的多种临床表现之一。能够导致急性器质性脑综合征的最常见的代谢性疾病是糖尿病。低血糖是糖尿病患者产生急性意识模糊状态的最常见而且是可逆的原因。糖尿病患者发生急性认知功能损害的其他原因是高血糖、高渗透压和酸碱异常。严重的代谢异常包括电解质紊乱、低氧血症、肝功能不全、肾功能不全和各种内分泌腺的功能障碍——甲状腺功能亢进、甲状腺功能减退、库欣综合征、甲状旁腺功能亢进和其他的功能紊乱——都可以导致谵妄。缺乏烟酸、维生素B_6、维生素B_{12}都可与急性意识模糊状态的发生有关。

谵妄可以是全身性感染的一个突出的特征，特别是在儿童、老年人和免疫系统功能缺陷的患者。感染和宿主因素共同决定认知功能的损害程度。颅外感染性疾病，包括脓毒血症（特别是革兰阴性杆菌导致的脓毒血症）、亚急性细菌性心内膜炎、军团菌感染导致的疾病、落基山斑疹热、疟疾、伤寒症、中毒休克综合征和其他病毒性感染包括流行性感冒。有中枢神经系统感染的患者，包括脑膜炎、脑炎、脑内脓肿，都可能导致急性的认知功能损害。

其他比较少见的导致谵妄的原因包括发生在非优势侧大脑中动脉和大脑后动脉的中枢神经系统梗死。胶原性血管疾病伴有血管炎症的患者，神经精神症

表 102-1　谵妄的原因

原因	类型
感染因素	脓毒症，脑炎，脑膜炎，梅毒，中枢神经系统脓肿
药物戒断	酒精，巴比妥类，镇静催眠药
急性代谢异常	酸中毒，电解质紊乱，肝肾衰竭，其他代谢障碍（血糖、镁、钙增高或降低）
创伤	头部创伤，烧伤
神经系统疾病	脑出血，卒中，血管炎，癫痫，肿瘤
缺氧	急性缺氧，慢性肺部疾病，血压过低
营养缺乏	维生素B_{12}，维生素缺乏症，烟酸，维生素B_1
环境因素	低温，高温，内分泌病：糖尿病，肾上腺疾病，甲状腺疾病
急性血管病	高血压急诊，蛛网膜下腔出血，矢状窦血栓形成
毒物/药物	药物，街头毒品，酒精，杀虫剂，工业毒药（如一氧化碳，氰化物，化学溶剂）
重金属	铅，汞

Modified from Wise MG: Delirium: Differential diagnosis for delirium: Critical items (I WATCH DEATH). In Yudofsky SC, Hales RE (eds): The American Psychiatric Press Textbook of Neuropsychiatry, 2nd ed. Washington, DC, American Psychiatric Publishing, 1992.

包括急性谵妄状态，可能很突出。副肿瘤综合征可能包括脑病，会伴随有神志恍惚、紧张和痴呆的症状。

免疫缺陷患者可能有多种以及罕见的导致急性谵妄的原因。由于恶性肿瘤、药物以及 HIV-1 感染导致免疫抑制的患者可能因为发生感染、药物并发症和潜在的疾病而发生急性脑功能障碍。

在老年人群中，急性意识模糊状态是比发热、疼痛、心动过速更常见的躯体疾病先兆[7,8]。导致老年人发生谵妄的因素包括年龄因素对大脑的影响、稳态调节能力降低、视觉和听觉的损害以及与年龄相关的药物代谢和药效学方面的改变。在老年人中谵妄的发生是多因素导致的。

临床特征

谵妄的临床表现随着病因的不同而有所变化。临床表现可能是微小的不容易被发现的，或者是戏剧性的给人留下深刻影响的以至于扰乱了整个急诊科的工作。患者谵妄的发展过程可能在几小时之内从淡漠到明显的躁动（框 102-1）。非特异性的前驱症状比如焦虑、心神不宁、失眠症可以在数小时到数天内出现。

在经过仔细的询问病史和体格检查以后，患者认知功能损害的主要方面应该是很明显的。注意力障碍对诊断谵妄很重要。发生谵妄的患者容易分心，很难把注意力集中在一个话题上，或者很难与人进行交流。定向力障碍通常伴随着注意力的缺失，但这也不是固定的特征。患者通常没有时间定向力，偶尔也缺乏地点定向能力；在某些严重病例中，也会出现人物定向障碍。然而，对人物、地点和时间定向完全正常的患者同样会出现谵妄。这些情况下，只包含评估患者定向力问题的精神状态检查不能发现谵妄。

有谵妄的患者总是有某种程度上的记忆力损害，特别是对短时记忆力的影响最大。思维过程及言语混乱不堪。睡眠觉醒周期的紊乱可能出现在谵妄发生过程的早期。知觉的障碍，包括对环境没有觉察力、产生妄想和幻觉在急性器质性脑综合征中普遍存在。急性功能性精神病患者只有听幻觉，相比之下，出现谵妄的患者可能会经历视、听、触、味、嗅幻觉。另外，谵妄的患者调节情绪的能力降低，可能表现为情绪的不稳。

认知功能损害的患者可能不能提供可靠的病史。有价值的信息通常来源于其家庭成员、朋友和院外人员。详细的询问病史应该包括患者目前的医学问题和既往病史包括糖尿病、高血压、肾病和肝病以及任何神经或精神疾病。判断患者是否有免疫抑制或者是否有免疫抑制的危险因素是很重要的。详细的用药史很重要，包括处方和非处方药物的使用、食品添加物、酒精和其他药物滥用。院外人员应该能提供某些关于家庭环境、患者自己的或在患者周围发现的药物瓶子以及创伤可能性的信息。

体格检查从仔细评估生命体征和通过脉搏血氧仪测定血红蛋白开始。谵妄的患者通常表现为以下指标的异常，包括脉搏增快或减慢、血压升高或降低、呼吸频率增快或减慢以及体温升高或降低。体格检查应该包括检查头部是否有创伤的体征，检查瞳孔是否对光反射对称；眼底镜的检查看患者是否有眼底出血和视神经乳头水肿。耳部检查看患者是否有鼓室积血；检查颈部看是否有颈部强直、颈部杂音和甲状腺的扩大；评估心肺功能；评估腹部是否有器官的肿大和腹水；检查肢体是否有发绀现象。应该仔细检查皮肤是否有皮疹、瘀点、出血斑、裂片性出血和注射痕迹。神经系统的检查应该包括对脑神经、运动系统和感觉功能的评估，包括是否存在异常运动（震颤、扑翼样震颤、肌阵挛）。检查双侧肢体是否对称，而且要注意是否有反射亢进和反射的减弱。上述检查阳性发现是没有特异性的，不能够辨别出是代谢性疾病还是神经系统的器质性病变。扑翼样的震颤是代谢性脑病的特征，但也可见于局灶性的脑部损害。同样的，与中枢神经系统的器质性病变密切相关的局灶性体征也可见于各种代谢性疾病，例如：低血糖症、高血糖症、肝性脑病、尿毒症、高钙血症。

体格检查对于判断导致急性认知功能障碍的特异性药物或种类没有多少帮助。唯一的例外是中毒综合征，其临床表现具有某种药物中毒所致的特有症状或体征（见第 145 章）。

对怀疑有急性脑功能障碍的所有患者，都应该进行简易精神状态的检查。虽然这个概念是显而易见的，但在进行精神状态评估时很少有医生对患者进行人物、地点及时间定向力的检查。当患者出现轻微谵妄状态时医生不能进行诊断，这与遗漏精神状态检查直接相关[9,10]。

在急诊科已经成功运用了多种工具来对患者精神状态进行评估[9,11]。精神状态的评估包括评价患者的定向力、记忆力、注意力和思维的集中程度；综合应用很多测试工具来评估患者完成指令的能力、空间辨别力、计算能力及书写能力。在大约 5 分钟内可以对患者的认知功能作出迅速判断。记忆力的评估要求测试患者重复简短语言和数字的能力（即刻记忆力）、获取新信息的能力（短时记忆）以及回忆以前储存的信息的能力（长时记忆）。结构性的失用症通过检测患者对任务的执行情况进行判断，如让患者通过绘画把几何图形、钟面或图点连接起来。命名性失语（不能够正确的叫出物体的名字）和书写困难（书写的能力被损害）是谵妄最敏感的两个指标。几乎所有急性意识模糊的患者都会表现出书写障碍，包括空间结构紊乱、拼写错误和书写时手部震颤[12]。

目前还没有在床旁单独应用就能够迅速测试认知功能的理想工具。由 Folstein 及其同事共同编制的简易精神状态检查量表（MMSE）已经被证实比其他的量表有效，是目前使用频率最高的迅速检测患者认知功能的工具[9,13,14]。对住院患者来说，该方法对于检测是否有器质性脑综合征的敏感度为 87%、特异性为 82%。某些研究者报道，如果对该量表进行改良并将年龄作为一个变量增加到该测试当中进行分析，其结果将会更准确[15]。简易精神状态检查量表（MMSE）不能够检测患者是否有执行的功能，同时对判断患者是否有早期的轻度痴呆也是不敏感的[16]。

简易精神状态检查量表（MMSE）是由一系列简短的问题所组成的，包括测试地点定向、时间定向、注意力、计算力、记忆力、短时记忆、回忆能力和言语表达（图 102-1）。测试记忆力的部分包括即刻记忆和短时记忆；测试回忆的部分同时也评估短时记忆。在三种物体中至少能回忆出两种物体的名称，这对于排除器质性脑综合征有 81% 的敏感性和 74% 的特异性。要求患者去做减法："从 100 开始往后一直减 7"可评估患者的注意力、思维的集中程度和计算能力。这个测试是特异性的，但对没有器质性脑综合征的患者不敏感。没有谵妄及痴呆的人群中，40%～50% 的人不能够正确完成该测试的任务。简易精神状态检查量表（MMSE）总分 23 或者更低被认为是异常并提示器质性脑综合征。

快速意识模糊状态测试量表（Quick Confusion Scale，QCS）是另外一种检查患者精神状态时对注意力进行量化评分方法。QCS 与 MMSE 量表有着显著的相关性，能够迅速应用并判断出患者的精神状况，无需要求患者完成指令性任务[17]。还有一个有用的评估工具是意识模糊状态评估方法（Confusional Assessment Method，CAM），其敏感性为 93%～100%，特异性为 90%～95%。这个简单的量表用于筛查谵妄具有四个显著的特征：意识状态的改变发病急或反复波动的时程、注意力的缺损、思维紊乱和意识水平的改变。具备前两个特点和后两者之一就可以确诊为谵妄。由于容易实施以及结果可靠，该量表已被证明是一个有价值的筛查工具。另外，该量表比单一的临床表现更加敏感[17,19]。六分法是另一个简单的测试认知损害的量表，它在鉴别老年患者的认知障碍中的敏感性为 94%、特异性为 86%[11]。

最高分数	定向力
5	现在是（星期几）（几号）（几月）（什么季节）（哪一年）？
5	我们现在在哪里：（省市）（区或县）（街道或乡）（什么地方）（第几层楼）？

记忆力

3	现在我要说三样东西的名称，在我讲完之后，请您重复说一遍。 请您记住这三样东西，因为几分钟后要再问您的。 （请仔细说清楚，每一样东西一秒钟） "皮球""国旗""树木" 请您把这三样东西说一遍（以第一次答案计分）。

注意力和计算力

5	请您算一算 100 减去 7，然后从所得的数目再减去 7，如此一直计算下去，请您将每减一个 7 后的答案告诉我，直到我说"停"为止。 若错了，但下一个答案是对的，那么只记一次错误 93…，86…，79…，72…，65…，

回忆力

3	现在请您说出刚才我让您记住的那三样东西是什么？（"皮球"、"国旗"、"树木"）

语言能力

2	（出示手表）这个东西叫什么？　1 分 （出示铅笔）这个东西叫什么？　1 分
1	要求被测试者注意你说的话并重复一次，注意只允许重复一次。 这句话是"四十四只狮子"，只有正确、咬字清楚的才记 1 分。
1	我给您一张纸请您按我说的去做，现在开始："用右手拿起这张纸，用两只手将它对折起来，放在您的大腿上。"（不要重复说明，也不要示范）
1	请您念一念这句话，并且按上面的意思去做。 "闭上您的眼睛"
1	您给我写一个完整的句子。（句子必须有主语、动词、有意义，忽视语法和标点。）记下所叙述句子的全文。_____
1	这是一张图，请您在同一张纸上照样把它画下来。（对：两个五边形的图案，交叉处有个小四边形）

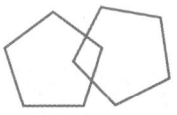

图 102-1 简易精神状态量表。（Redrawn from Folstein MF, Folstein SE, McHugh PR: "Mini-mental state": A practical method for grading the cognitive state of patients for the clinician. J Psychiatry Res 12：189，1975.）

所有床旁认知力的测试都有局限性，可能会错过轻度的认知损害。患者的教育水平和一般的智力状况可以相当大地影响检测的结果。此外，一个单一的床旁测试只是反映患者认知功能在某个时间点的变化。要作出谵妄（或痴呆）的诊断，基本标准是有证据表明患者认知功能从基础水平开始逐渐下降。

诊断性评估和辅助研究

某些可逆性谵妄的原因可以通过许多基本的、容易实施的测试方法来诊断。下列实验室检查方法有助于对谵妄患者进行评估：全部血细胞计数（血红蛋白、白细胞计数及分类、血小板计数和平均红细胞压积）、血清电解质、血糖、血钙和尿液分析。全血细胞计数可能提示少见的但是可能治愈的疾病，比如说血栓形成性血小板减少性紫癜、巨红细胞性贫血、髓细胞性白血病所致的高黏血症以及某些罕见的感染。对所有出现精神状态改变的患者都应该进行阴离子间隙检测。阴离子间隙（大于15毫当量/L）增大提示可能存在某些不能被测量的阴离子，如在肾衰竭的患者中有硫酸盐、在酒精性或糖尿病酮症酸中毒的患者中出现酮酸、癫痫发作后状态出现乳酸增加或与低血压以及外源性毒素（如乙二醇、甲醇或水杨酸盐）有关。所有患者都应该监测氧饱和度以判断是否有低氧血症。怀疑有隐匿性感染的患者要进行尿液分析和X线胸片检查。老年患者，应该进行心电图检查来排除是否有隐匿性的急性冠状动脉综合征。对肝硬化、腹水或扑翼样震颤的患者要进行血氨水平的测定。尽管进行了这些诊断评估，但仍然有16%的患者不能查到谵妄发生的原因[4]。

毒物学筛查作为一种诊断试验通常被过度使用，但其在评估大多数谵妄患者的病因时作用非常有限。当谵妄的原因没有弄清楚时，急诊评估范围以外的辅助实验室的研究可能比较合适，这些检查包括甲状腺功能的研究、维生素B_{12}和叶酸的检测、快速血浆反应素试验、血清抗核抗体测量、尿胆色素原以及重金属含量的检测。

患者有创伤史、神经外科手术史、免疫缺陷或者出现局灶性神经体征，都要求行头部CT检查以便判断患者是否有导致谵妄的颅内器质性病变。早期的梗死形成、微小的脑干病变、脑膜炎或者脑炎、闭合性脑损伤、矢状窦静脉血栓形成以及少量的亚急性硬膜下血肿等在头颅CT上可能被遗漏。另外，大约有2%～10%的蛛网膜下腔出血患者头颅CT也不能检测到，要求腰椎穿刺来确诊。核磁共振用来评价谵妄患者的作用目前还不清楚。核磁共振比头颅CT的优越性在于更容易检测到大脑和脑干的微小病变、轻微的脑挫裂伤、某些脑炎和白质异常（如：脑白质病）。核磁共振的灌注扫描对急性的脑血管病变更加敏感。

在筛查谵妄患者病因时，脑脊液分析是一个必不可少的评估部分。有发热和认知功能损害的患者，即使是没有脑膜刺激征，都应该进行腰椎穿刺来排除脑膜炎。这些检查对年轻的患者、老年人和免疫系统功能缺陷的患者是特别重要的，这些人很少会表现出经典的脑膜炎的症状和体征。当患者出现局灶性的神经功能缺失、免疫系统功能缺陷，或者有证据表明颅内压增高，这些患者都应该在腰椎穿刺前行头颅CT检查，同时在头颅CT扫描前，先进行抗生素的治疗。

虽然脑电图在急诊科脑电图很少用于临床实践，但在判断患者是否有谵妄时EEG是一个有价值的诊断工具。双侧对称的弥漫性脑电图异常是谵妄相对恒定的特征。在多数情况下，这种改变主要是基本脑电活动的慢化——这种变化在谵妄和痴呆患者中是一种没有特异性的表现。在轻度谵妄的患者中，脑电图缺乏敏感性。

鉴别诊断

谵妄的鉴别诊断包括功能性精神障碍和痴呆。忧郁、躁狂、妄想和精神分裂等症状都类似于谵妄。有几项临床特征有助于区分器质性和功能性精神障碍综合征（表102-2）。

痴呆和谵妄一样，其特征是全面性的认知功能损害。与谵妄不同之处在于痴呆趋向于是个隐匿的发展过程，该过程可以从数月到数年，几乎不会出现数小时到数天的波动。典型的特点是痴呆患者的生命体征是正常的，并且主要发生在老年人。值得强调的是痴呆患者发生谵妄的高风险较高。

谵妄的处理

谵妄是医疗的一种紧急情况。预后取决于谵妄发生的原因、患者总体的健康状况以及治疗是否及时。表现为亢奋或抑制的谵妄具有某些判断预后的价值。抑制型谵妄更加常见于老年患者中，其总体预后较差，也许是因为这种情况经常认识不到[4]。

急性谵妄的患者应该迅速检查是否有可逆性的因素，比如说低血糖症、低氧血症和镇静剂过量。对源于药物或化学试剂急性中毒的患者要及时高度关注，有关药物或化学试剂包括三环类抗抑郁药、乙二醇、

表 102-2　谵妄和急性精神病的比较

典型的特征	谵妄	急性精神病
发病情况	急性	急性
生命体征	典型的异常（发热，心动过速）	正常
既往精神病史	不常见	常见
病程	迅速，波动	稳定
神经运动的活动	多变	多变
不自主活动	可能的扑翼样震颤，震颤	缺失
认知功能		
定向力	常损害	偶尔损害
注意力	广泛受损	可能损害
集中力	广泛受损	受损
幻觉	视幻觉，视听幻觉	主要是听幻觉
妄想	短暂的，凌乱的	系统的
语言	感觉有压力的，缓慢的，可能不连贯	通常不连贯
过程	典型的逐渐进展的	对治疗有反应，常反复

胆碱酯酶抑制药、抗胆碱药、一氧化碳和氰化物。

其他要求立即给予医疗干预治疗的疾病还包括感染性疾病。出现急性脑膜炎或脓毒血症症状的患者在到达急诊科后 30 分钟内应该接受抗生素的治疗。表现为谵妄并需要紧急处理的情况还包括体温过低、体温过高和中枢神经系统急性脑血管疾病（包括高血压性脑病、急性硬膜外和硬膜下血肿、蛛网膜下腔出血和卒中）。韦尼克脑病患者要求立刻给予 100mg 维生素 B_1 进行干预性治疗，滴注的剂量不断增加，直到眼肌麻痹的症状有所缓解。低镁血症会导致维生素 B_1 的吸收障碍，因为镁是维生素 B_1 转醛醇酶的一个辅助因子。在严重的维生素 B_1 缺乏的患者中使用葡萄糖可能会导致韦尼克脑病。震颤性谵妄（和其他的酒精戒断综合征）的特殊疗法包括替代性地使用长效药物，这些药物是可替代酒精功能的。可选用地西泮进行镇静治疗。继发于脱水、低钠血症、高钠血症、高钙血症、肝和肾疾病的谵妄，经过恰当的治疗后可在大约需要数小时到数天的时间内能够逐步好转。

要给所有谵妄的患者支持性的保护措施，包括提供一个灯光合适并让患者减轻心理负担的环境，而且要将患者放在一个容易让医护人员观察病情的区域，同时要使用担架和床栏来保护患者，以免其跌倒。对谵妄的患者进行"专人看护"是必要的，因为患者必须进行持续的监护。保护患者不进行自我伤害和伤害其他的患者和医护人员是很重要的。在处理极度亢奋谵妄患者时，最开始需要对患者身体活动进行限制，直到控制病情的药物开始起作用。限制患者的活动只是一个临时的措施，因为这些措施可能导致患者的烦躁不安和增加患者受伤的可能性。对烦躁不安的患者进行身体制动会导致患者受伤，甚至于因窒息而死亡，所以不应该用身体的制动来取代药物的控制[20,21]。

用药物对谵妄的患者进行处理已成为对谵妄患者行为管理的基础。用来处理谵妄患者的药物种类包括抗精神病药和苯二氮䓬类药物。理想的镇静药物应该有以下的特性：毒性低和抗胆碱能作用轻微，使用方便，半衰期短，对心血管和呼吸系统的副作用最小，对癫痫发作阈值没有影响。用来治疗谵妄的抗精神病药物包括有苯丁酮类和新出现的非典型抗精神病药物[22-28]。虽然没有一种药物是理想的，但是通过大量的临床经验表明苯丁酮类，特别是氟哌啶醇（丁间醇醛），被认为是控制有躁动的急性谵妄患者的有效药物[22,23]。越来越多的证据表明，与氟哌啶醇相比，新的非典型的精神药（利培酮、奥氮平、齐拉西酮、阿立哌唑）在处理急性的躁动不安方面有和氟哌啶醇一样的，或者更好的效果，更少的副作用（特别是在静坐不能和肌张力失常方面）[24-28]。吩噻嗪和氟哌利多，在药理学方面和氟哌啶醇相似，可以导致直立性低血压，降低癫痫发作阈值以及具有抗胆碱能作用，使得它们不能用于治疗谵妄。自从美国食物与药品管理局提出警告后，使用氟哌利多来治疗躁动不安患者的情况已经明显的减少了，因为氟哌利多的使用可能会导致 QT 间期的延长和尖端扭转型室性心动过速[29,30]；然而，很多临床医生感到这个警告是不合理的。类阿片活性肽和哌替啶会诱导产生烦躁不安和可能加重呼吸抑制和肝性脑病，不应该用来对烦躁不安的谵妄患者的行为进行控制。应该避免使用地西泮来治疗大多数有躁动不安行为的谵妄的患者，因为其半衰期长，有呼吸抑制作用，并且重复使用后有导致药物蓄积的危险。所有的苯二氮䓬类药物可以使意识模糊状态变得恶化，使用该类药物（特别是在老年人中使用）是谵妄的独立危险因素[31]。然而，对于酒精戒断或镇静催眠药停用而导致的谵妄患者，苯二氮䓬类药物仍是治疗的选择，其作用持续时间长正好满足需要。劳拉西泮是作用时间较短的苯二氮䓬类药物，在体内与葡萄糖苷酸结合并在能够经肾快速清除，因此对于治疗戒断综合征是首选药物[32]。

氟哌啶醇是一种强力的多巴胺阻断药，没有抗胆碱能作用，其降血压作用轻微。该药物的主要作用是快速镇静，易于静脉滴注。静脉应用氟哌啶醇来治疗躁动不安的谵妄患者，锥体外系副作用的发生率是相当低的。关于氟哌啶醇急性处理谵妄患者的研究的报道，有8%～30%的患者发生锥体外系副作用，静坐不能是最常见的，急性肌张力障碍的发生率小于10%[33]。氟哌啶醇能够延长QT间期，但是这种效果在临床上很多患者中并不常见，所以在使用氟哌啶醇之前并不常规作心电图检查。在服用延长QT间期药物（Ⅰa和Ⅲ类的抗心律失常药物、某些抗生素、细胞色素P-450的抑制剂、急性冠状动脉缺血、尚未处理好的充血性心力衰竭）的患者中使用氟哌啶醇必须高度警惕[30]。氟哌啶醇的剂量应随谵妄患者躁动不安的程度、年龄、体重以及对药物反应程度而有所不同。对多数患者，静脉滴注或是肌注5～10mg是可以较好耐受的初始剂量，必要时可以对药物剂量进行调整。年轻患者可能药物用量较大。在ICU病房中使用氟哌啶醇治疗躁动的谵妄患者，每日剂量超过200mg并连续使用15天，已经证实是安全的[34]。但对老年人来说，推荐使用0.50～1.0mg的较低初始剂量[35]。

多项控制良好的相关研究表明：联合使用氟哌啶醇和劳拉西泮比单独使用氟哌啶醇更能有效地迅速控制躁动不安患者的行为，同时能减少锥体外系神经肌肉症状的发生率[36,37]。

非典型的抗精神病药可以用来紧急处理躁动不安的患者。此类药物有多重作用机制，包括拮抗β_2肾上腺素能、5-HT、毒蕈碱、多巴胺和组胺受体[38-40]。这些药物阻断了多巴胺和5-HT的再吸收，同时新的抗精神病药物有多巴胺激动剂的作用。与氟哌啶醇相比，这些非典型的抗精神药（齐哌西酮、利培酮、氯氮平和奥氮平）在控制躁动不安方面同样有效而镇静催眠作用较弱以及锥体外系副作用轻微[25-28,38-40]。由于对多巴胺的拮抗作用较弱，因此对震颤麻痹伴随躁动不安的谵妄患者，非典型抗精神病药物常是首选药物。因为研究有限（在急诊科还没有进行过随机对照研究），非典型抗精神病药用来治疗急性躁动不安患者还不能迅速用于临床实践，临床经验主要来自于使用氟哌啶醇和劳拉西泮。

要想从谵妄患者那里得到有关诊断和治疗干预的知情同意是不可能的。此种情况下，当面对一个真正需要急诊处理的谵妄患者或临床上高度怀疑时，默认同意是可以的，因为普通的法律都认为，即使在治疗时由于意识损害而不能给予知情同意权，正常人在紧急情况下也会想接受治疗。因此，在危及生命的紧急情况下对没有知情同意书的患者进行治疗是合适的[41]。

处理

假若谵妄过程经过短时间观察后可以迅速逆转并且药物没有延迟的毒性作用，那么由于急性药物中毒所导致谵妄患者应该离开急诊。大多数谵妄患者都是由于代谢性疾病、感染性疾病、中枢神经系统的病变所致，这些患者需要住院以便进一步的诊断评估和治疗。能够在急诊科完全处理好的可以发生谵妄并能迅速逆转的代谢性疾病只有低血糖症。

对大多数没有明显的潜在性内科疾病的谵妄患者，结果是可以完全康复的。在一段时间的急性谵妄以后，比较年轻的患者可能出现轻度的认知障碍，时间可以持续数周到数月[42]。另一方面，老年患者经常出现功能水平的持续下降，在急性谵妄以后，伴随着至少一种日常生活活动的能力丢失。没有痴呆基础的老年住院患者，发生谵妄后一年期死亡率比较高[43]。对老年人，特别是对那些有着基本认知功能损害的患者，发生一次谵妄后虽然给予了多学科的支持治疗，也可能会留下明显的长期后遗症[44]。

痴呆

定义和背景

痴呆是逐渐进展的认知功能的恶化。痴呆不是一个独立的疾病，而是指一个非常易变的临床综合征。正如谵妄有很多病因一样，痴呆也有很多各不相同的潜在的原因，患者的预后取决于潜在的病因。特定的痴呆可分为可能恢复的可逆性痴呆和不可逆性痴呆两大类。绝大多数痴呆患者病程都是不可逆；在过去的几年中，可逆性痴呆的发病率已经降到了15%以下，其中大多数患者是由于忧郁、脑积水、药瘾综合征、酒瘾综合征所导致的[45,46]。对怀疑痴呆的患者急诊评估的目标是：①识别出可逆性痴呆类型的症状和体征；②迅速鉴别出痴呆患者所患急性疾病的临床表现；③评估检查结果是否符合不可逆性痴呆的进程。

在1907年，阿尔茨海默描述了一个50岁进展性痴呆患者的临床病史和尸检的发现[47]。阿尔茨海默病是一种发生于比较年轻的患者不常见的痴呆，称之为"早老性"痴呆。老年人中更常见的痴呆是由于动脉粥样硬化所导致的血管性痴呆，即"老年性"痴呆。在过去几十年中，研究结果表明：神经病理学的改变在两种痴呆患者中是一致的。今天，这两种原发性退行性痴呆统称为阿尔茨海默病。阿尔茨海默病占所有痴呆类型的60%～80%，其余的痴呆患者50%以上都有明确病因。

在全球范围内，大约有24 300 000痴呆患者，并且每年有4 600 000例新诊断的痴呆病例[48]。该疾病的发病率在60岁人群中大概有1%，每5年其发病率就翻一倍，到85岁的时候，发病率达到30%和50%。据美国国立卫生研究院估计，到2030年将会有大约10 000 000人患阿尔茨海默病[49]。

美国精神病学会制定了诊断痴呆的必要标准（框102-2）。有几项临床特征值得强调：智力损害应该包括短时和长时记忆力障碍。认知功能损害通常包括抽象思维、判断力和其他高级皮质功能。认知障碍必须明显地影响了人际关系、工作，以及个人的社会活动受到影响。虽然，轻度的智力功能下降可能是正常老化所致，但全面的智力损害和意识模糊状态不应该认为是正常的老化过程。

可以根据认知损害的程度来对痴呆进行分类。轻度痴呆只是工作和社会活动受到某些损害，但独自处理个人卫生的能力和独自生活能力保持完整；中度痴呆患者，独立居住是有危险的，需要某种程度的监护；对于严重的痴呆患者，需要持续性的监督和专门的看护。

痴呆患者因为同一急性疾病住院的时间通常比那些没有痴呆的患者的住院时间要长。痴呆患者的平均寿命是6～8年，少于那些同年龄组的没有非痴呆患者[50,51]。

病因学

有五十多种疾病状态可以导致痴呆（框102-3）。可以粗略地把痴呆分为原发性退行性痴呆和继发性痴呆。后者包括了潜在性的可逆性痴呆。原发性退行性痴呆包括了阿尔茨海默病、路易体痴呆、波及基底节区和丘脑的皮质下痴呆（如进行性核上性麻痹、亨廷顿舞蹈症、帕金森病）和额叶痴呆（包括Pick病）。路易体痴呆临床表现为持续性的生动形象的视幻觉和突出的锥体外系的异常运动，已经被证明是第二种最常见的痴呆类型。血管性痴呆也是比较常见的，大约占所有痴呆患者的10%～20%。发生痴呆通常不止一个原因，特别是痴呆状态进行性发展时可能有多种病因协同作用。少部分痴呆患者的病因是缺血缺氧性脑病、肝豆状核变性、肿瘤、慢性病毒感染。

药物不良反应和代谢异常都可以导致急性谵妄状态或逐步进展的痴呆。药物诱导的痴呆主要发生于老年患者，各种精神药品、抗高血压药、抗惊厥药、抗胆碱能药以及其他杂类药物（如左旋多巴）都可以导致痴呆。痴呆也可能是重金属和其他外源性毒物

框102-3　痴呆的分类

主要的皮质性痴呆
阿尔茨海默病
额颞叶痴呆

主要的皮质下痴呆
亨廷顿舞蹈症
帕金森综合征
进行性核上性麻痹

继发性痴呆
脑血管性疾病（多发梗死性痴呆）
药物/毒素诱导的痴呆
代谢障碍或电解质紊乱
内分泌病
感染性（颅内的）慢性脑膜炎，脑炎，脓肿，HIV-1感染，慢病毒感染，神经梅毒
营养性的
脑内疾病
头部创伤
占位效应（肿瘤，血肿，脓肿）
脑积水
精神疾病（假性痴呆）
其他（胶原性血管疾病，副肿瘤综合征）

HIV-1，人类免疫缺陷病毒1型。

框102-2　痴呆的诊断标准

A．由下列各点证明的多种认知功能缺陷的发展：
　1．记忆力的损害（学习新知识的能力和对以前学过知识的回忆能力遭受损害）
　2．出现下列一个或更多的认知功能障碍
　　a．失语症（语言障碍）
　　b．失用症（执行运动的能力损害，尽管运动功能未受损伤）
　　c．失认症（不能认出和鉴别物体）
　　d．执行功能障碍（计划、组织、排序、分析）
B．认知功能缺陷导致显著的社交和工作能力的损害，并表现出以前的功能水平的显著下降
C．认知功能缺陷不是单独地出现在谵妄的发展过程中

Modified from American Psychiatric Association: Diagnostic and Statistical Manual of Mental Disorders, 4th ed, text rev: DSM-IV-R. Washington, DC, American Psychiatric Association, 2000.

所造成的，如一氧化碳、二硫化碳和三氯乙烯。

可以导致继发性痴呆的内分泌系统疾病包括甲状腺功能减退、甲状腺功能亢进、甲状旁腺疾病、艾迪生病、库欣综合征和垂体功能减退。营养缺乏也可以导致痴呆，包括维生素 B_1 的缺乏（韦尼可综合征）、烟酸的缺乏（烟酸缺乏症）、维生素 B_{12} 的缺乏和叶酸的缺乏。痴呆也可以由颅内占位性病变和脑积水所引起。反复的颅内损伤，即使颅内没有血肿和明显的颅内挫伤（拳击员痴呆）也可以导致慢性的器质性脑综合征[52]。导致慢性器质性脑综合征的颅内病变过程包括感染性疾病、慢病毒感染、HIV-1 感染、慢性脑膜炎（结核性的或者是真菌性的）、脑脓肿和神经梅毒。除了原发性中枢神经系统 HIV-1 感染外，弓形虫脑病、隐球菌性脑膜炎、恶性肿瘤、疱疹病毒感染、巨细胞病毒、水痘带状疱疹病毒以及乳头状瘤病毒感染（进行性多灶性白质脑病）均可以导致进展性认知功能的损害，这类人群应该给予排除[53]。

老年患者发生抑郁可能酷似痴呆。对于假性痴呆，或表现为痴呆的患者，要作出正确的诊断非常困难，需要进行治疗干预来证实抑郁的临床诊断。抑郁和痴呆容易发生混淆，某个患者可以抑郁和痴呆共存。一项研究表明 40% 的痴呆患者伴随有抑郁症[54]。

病理生理学

阿尔茨海默病是目前研究得最多的痴呆，包括解剖学、病理学和神经化学变化的几项重要特征。最显著的改变是大脑皮质的萎缩，特别是颞叶和海马区域萎缩得更加突出，这是由于进行性的大脑灰质神经元和突触缺失所致。大脑皮质萎缩通常伴随着白质纤维素的丢失（皮质下萎缩）。正常的老年化过程中也可出现神经元的缺失，但远不及痴呆患者神经元缺失程度。并非所有有痴呆患者都有明显的大脑萎缩。阿尔茨海默病也没有脑缺血的因素。

阿尔茨海默病组织学显著的特征包括细胞外 β 淀粉样蛋白沉积和细胞内的神经元纤维缠结，最终导致神经元的丢失。β 淀粉样蛋白发生异常的过程是阿尔茨海默病发病机制的重要组成部分。神经元纤维缠结是神经细胞内成对的螺旋状细丝样结构，由异常磷酸化的 tau 蛋白组成，这种结构性蛋白存在于再生的神经突内。在痴呆患者中，这种神经元缠结大量存在遍及整个大脑皮质，而在非痴呆老年患者（主要在海马区域）及其他疾病中其数量非常有限。新皮质神经元缠结的密度与痴呆的严重程度关系密切[55]。越来越多的证据表明 A-β 蛋白质的聚集激活了半胱氨酸门冬氨酰蛋白酶从而阻断了 tau 蛋白的代谢过程，导致了神经元纤维的缠结和细胞凋亡。老年斑是细胞外病变，是由退化的神经元和异常的 β 淀粉样蛋白组成。老年斑遍及整个大脑皮质但与痴呆的严重程度没有相关性[56]。神经组织病理学说的其他改变包括阿尔茨海默病的患者皮质小血管上有颗粒空泡样退化、Hirano 小体和 β 淀粉样沉积，同时在边缘系统区域有神经元的丢失。

阿尔茨海默病患者有很多生物化学的异常改变。特征性的改变是神经递质乙酰胆碱的减少。与正常同龄人比较，在脑内催化合成乙酰胆碱的胆碱乙酰转移酶含量降低到对照组的 20%。

目前公认的阿尔茨海默病的危险因素包括年龄增大、家族史、接受的教育水平低、高胆固醇血症以及头部外伤史。基因谱分析表明，第 19 号染色体上的载脂蛋白 E4 等位基因（ApoE）与起病较晚的家族性和散发性阿尔茨海默病有关。ApoE 的作用主要是负责转运胆固醇和磷脂，胆固醇和磷脂发挥修复树突和突触的作用[57]。虽然有多项基因序列的变异，但杂合子或纯合子的 E4 变异都增加了该病发生发展的危险。

额颞叶痴呆发病率比阿尔茨海默病低，特点是神经元死亡导致的是额叶和颞叶萎缩[58]。在额颞痴呆患者中，最常见的发现是明显的额、颞叶皮质区域的神经细胞丢失和神经胶质细胞增生，被称作缺乏独特组织学特征的痴呆[59]。

将近 10%～20% 的痴呆患者是由于中枢神经系统多发性血管性疾病所导致的：因此所发生的疾病被称为多发性梗死性痴呆（MID）。多发性梗死的典型部位主要是脑基底节区和大脑半球。多发性梗死性痴呆患者通常的发病年龄比阿尔茨海默病更早，通常更多地发生于成年男性，同时患者还有动脉粥样硬化的危险因素。大约 29% 的痴呆患者是混合性痴呆，其原因主要是缺血性脑血管病和阿尔茨海默病[60]。

由常规病毒感染引起的中枢神经系统炎症包括麻疹病毒感染所致的亚急性硬化性全脑炎、由 JC 病毒（乳头状瘤病毒）感染所引起的进行性多灶性白质性脑病以及进展性风疹脑炎，还有与 HIV 病（AIDS）相关的感染。非常规病毒感染包括 kuru 病（库鲁病）、克-雅病和变异型克-雅病（表现类似于牛的海绵状脑病，病理过程则是疯牛病），这些感染与中枢神经系统轻微的炎症性组织病理学改变关系密切。中枢神经系统非常规病毒感染导致神经组织中出现微小的空泡，因此，称为亚急性海绵状病毒性脑病。

中枢神经系统慢病毒感染可以导致不可逆的进展性痴呆。感染这些病毒后，患者在数月到数年内可以出现临床表现。中枢神经系统的慢病毒感染可以由常规病毒感染和非常规的病毒样感染致病因子（称之为朊蛋白）所致。朊蛋白是感染性蛋白颗粒，可以启动一系列的连锁反应从而使得正常的蛋白质分子形态异常，成为一种缓慢发生的破坏性蛋白结构。朊蛋白见于克-雅脑病和变异的克-雅脑病的患者中[61]。

HIV-1 感染是最常见的导致进行性痴呆的慢病毒感染之一。HIV 感染除了引起免疫缺陷综合征使得病毒容易复制并损害神经组织外，还可导致原发性神经精神障碍。

HIV 感染性痴呆或 AIDS 痴呆复合体发生在 AIDS 患者中大约有四分之一。目前认为是 HIV-1 病毒作用于小神经胶质细胞和巨噬细胞，从而产生细胞毒性物质如肿瘤坏死因子和白细胞介素，病理改变多位于海马和基底节区，包括有萎缩、脑室扩大，以及神经组织纤维化[62,63]。

可逆性痴呆的几项潜在原因也与神经病理学和神经生物化学异常有关。通常情况下，正常压力脑积水主要影响年轻患者；50% 的患者年龄小于 60 岁。多数情况下，导致脑积水的原因是蛛网膜颗粒吸收脑脊液功能异常，导致脑室系统逐渐扩张。

滥用乙醇可以引起一种以上的慢性脑器质性综合征。乙醇的神经毒性似乎与维生素 B_1 缺乏没有关系。长期大量饮酒可以导致大脑皮质的萎缩，但是目前还没有单一的酒精相关性痴呆综合征。据估计大概有 20% 的痴呆患者有酗酒史。

临床特征

慢性认知功能损害的症状、体征和逐渐进展的过程很少能如诊断痴呆那样鉴别出痴呆发生的原因。老年性痴呆隐匿起病，在确定痴呆诊断前数月到数年内可能已经有认知功能损害的症状和体征存在。阿尔茨海默病最早的症状和体征通常是不具体的和没有特异性的，患者表现为焦虑、抑郁、失眠、沮丧和躯体化障碍，这些症状通常比记忆力的丧失表现得更明显。患者通常否认存在任何认知功能的缺陷，并经常改变谈话主题而不承认自己越来越严重的健忘。在疾病的早期，临床医师经常忽视痴呆的这些细微的体征[64]。

抑郁通常是阿尔茨海默病最初的表现，有 40% 的病例表现出抑郁。在疾病早期，近记忆力受到影响，表现为对最近发生事情的健忘，如忘记约会时间以及叫不出新认识的熟人名字，通常重复询问问题。这种记忆力损害可能导致他们社交能力的减退和更愿意去休闲和娱乐，尝试去完成复杂的任务可能会导致焦虑与困惑，在处理人际关系时常有困难，感情脆弱异变，较小的事件可能引发适当的大笑或流泪。患者对早期认知功能缺陷的补偿措施包括过分的整洁和尽量避免这种缺陷可能被发现的场合。在该期使用抗胆碱能活性很强的抗抑郁药物可能会加重患者的症状，使用镇静催眠药物也可能会加重认知功能的障碍。

随着痴呆的不断发展，认知功能的缺损越来越明显，使用一个精神状态量表可以很容易地检查出来。通过该方法也可能发现近远记忆力损害、语言缺陷和自发性语言困难。这些患者对物体的命名有困难（命名性失语）。有 50% 的患者有妄想，通常为右侧顶叶综合征的表现、局灶性的神经功能缺陷、锥体外系症状、步态异常和纯粹的语言能力丧失。在痴呆的最终阶段，患者表现为显著的认知功能损害、失用症和显著的个性改变。他们经常卧床不起，不能完成每天的日常活动。

因为 Pick 痴呆影响的是额叶和颞叶，患者通常有额叶的释放症状，包括明显的去抑制作用导致的明显的动作行为改变，并且与社交环境不相适宜。以痴呆为突出特征的基底节区退行性变性疾病是亨廷顿病、帕金森病和威尔逊病（肝豆状核变性）。将皮质痴呆从皮质下痴呆当中区分出来的重要特征之一是突出的运动障碍，包括姿态异常、共济失调、震颤和舞蹈症，这些病变易于出现在疾病的早期。这些痴呆的其他特点包括说话的缓慢、肌张力减退和构音障碍，最终发展到缄默不语[65]。

血管性痴呆的患者随着每一次脑血管疾病的发生，精神状态逐步恶化。其临床表现可能是下列两种情况之一。更为常见的是患者遭受很多次卒中打击，损害双侧半球大量的皮质和皮质下结构，此时患者表现为痴呆伴随着其他的神经功能缺损（局部瘫痪、反射亢进、伸足反应）；其余患者的临床表现轻微。这些患者的特点是高血压和波及到皮质多发性腔隙性梗死（空隙），对于这些患者，除了进展性痴呆伴随精神运动迟缓外可能不遗留神经功能缺失。

中枢神经系统慢病毒感染的临床表现是复杂多样的。亚急性硬化性全脑炎患者，隐匿的精神衰退症状发生后，与肌阵挛、动作不协调、共济失调相关联的症状便随之而来。在进行性多灶性白质脑病，神经系统的症状和体征反映出双侧大脑半球弥漫性不对称性损害。散发性克-雅脑病，其病因学目前不清楚，往往影响老年人，在 50~70 岁人群中其发病率为 1/1 000 000。克-雅脑病的临床特征是迅速进展的痴呆并伴随肌阵挛的发生，这种疾病的特点是在数月内出现精神状态衰退、多系统的神经体征、肌阵挛以及典型的脑电图改变。变异型克-雅脑病主要影响年轻的患者（平均年龄为 24 岁），重要特征包括早期的情感障碍症状逐渐进展为认知功能的损害和步态异常，最终出现进行性的神经功能恶化。该病潜伏期约为 10～15 年，大多数患者在临床症状发生后的 14 个月内死亡[61]。

最常见的可以治疗的痴呆是假性痴呆和抑郁。区别抑郁和痴呆比较困难，轻度痴呆患者中抑郁和痴呆通常共存。但有很多明显的特征可以提示患者是抑郁而不是痴呆：假性痴呆患者认知功能改变的发生时间通常是比较准确的，求医之前其临床症状持续的时间比较短。症状进展迅速，家庭成员通常能意识到患者神经功能障碍的严重性。假性痴呆患者常有精神疾病史，主诉常为认知功能障碍并强调他们的失败及无能。情感变化很普遍，患者几乎不作任何努力去执行简单的任务。社会能力的丧失通常发生在疾病的早期，患者在进行交流沟通时感到强烈的痛苦并无能力去完成任务。由于缺乏患者的配合或者神经心理测量结果相互矛盾，因此对假性痴呆患者的智力功能进行评估常有困难。患者注意力和思维集中能力通常是完整的，但是在测试定向力、注意力和记忆力的时候，患者通常给的答案就是"我不知道"。近事遗忘和远事遗忘通常同样严重。在履行相同难度的任务的时候表现出来的差异性可能比较突出。复杂的任务（测试分散注意力的延时记忆力）可能有助于鉴别抑郁患者[66]。

正常颅压脑积水患者临床典型的"三联征"是进展性痴呆、共济失调及小便失禁，受累人群比原发性退行性痴呆患者年轻。在报道的病例中半数以上患者年龄不到 60 岁。脑积水继发于先前的头部损伤或感染，继发性脑积水的预后比原发性脑积水要好。

大概有 20% 的可逆性痴呆病例继发于颅内占位性病变。患者可表现出局灶性或非局灶性的神经系统体征[67]。在可逆性痴呆中，大约有 10%～15% 的患者继发于药物和化学物质中毒，常合并大量酗酒的病史。由于年龄相关的代谢问题和药物后遗作用，老年患者对毒性物质的易感性增加。药物或毒物相关性痴呆的临床表现与原发性退行性痴呆难以区别。

家人或朋友可能会将患者带到急诊科，是因为患者精神状态突然恶化、日常活动发生改变（拒绝吃东西）或看护管理患者的难度增大。病因不同，疾病进展的阶段不同，则患者的临床表现也不同。很多老年痴呆患者在临床表现上叠加有谵妄的表现。

鉴别思路

亚急性或慢性认知功能下降可以继发于痴呆性疾病，或是衰老遗忘、谵妄和抑郁的表现。衰老遗忘是一个年龄老化过程中几乎不可避免的现实问题。短时和长时记忆力的轻度损害是常见的。不像痴呆，衰老遗忘导致的认知功能障碍不会影响工作和日常的社会活动。

在大多数病例中，谵妄和痴呆的临床表现明显不同。如前所述，症状的起病情况、症状体征的进展过程、理解障碍、评估生命体征时可能存在的异常以及意识水平的波动都是重要特征。

诊断方法

对可能有痴呆患者进行评估，其重点应该包括现病史、精神病史、用药史以及有关家庭成员和朋友提供的旁证。体格检查应该包括详细的神经系统检查和精神状态评估。患者处于机敏、愉悦状态以及配合检查时候，痴呆的诊断通常难以确认。对于早期判断尚保留有社交功能及日常活动能力的患者是否有痴呆，有效的认知功能评估起着关键作用。

阿尔茨海默病只是临床诊断；没有可靠的实验室测试方法可以确认该病的存在。详细的体格检查通常无助于检测痴呆是否可治，因为可逆性痴呆与不可逆性痴呆有很多重叠的临床表现。能够明确诊断痴呆是否存在的实验室检查是缺乏的。然而，可以推荐很多研究资料来排除可治疗的痴呆原因（框 102-4）。对于那些到达急诊科怀疑但又没有确诊为痴呆的患者，基本的实验室检测应该包括 CBC、综合的新陈代谢专门小组，以及尿液分析。如果临床上怀疑有神经梅毒，血清荧光密螺旋体抗体吸收测试和性病研究实验室有关检测都应该进行，因为三期梅毒患者的 VDRL 分析可能得出阴性结果。放射学检测应该包括普通头颅 CT 扫描，其基本用途是排除脑积水和占位性病变。

对特定患者，需要进行其他实验室检查来继续评估，包括测定血浆中维生素 B_{12} 和叶酸的含量、甲状腺功能研究、评估红细胞沉降率、荧光抗核抗体分析、测量尿中皮质醇的水平，以及检测尿中药物和重金属的含量。选择性的对某些患者进行腰穿脑脊液检查、MRI 及 PET 扫描、脑电图（在克-雅脑病，周期性漫波和三相波可能是特征的脑电图表现）检查、神经心理学测试、视觉诱发电位测试、脑干听觉诱发电位以及体感诱发电位检测。脑电图检查很少有助于

框102-4　痴呆的诊断和评估

病史（患者，家庭，朋友）
药物使用情况回顾
体格检查，包括神经系统检查
精神状态检查
实验室检查
　　全血细胞计数
　　电解质和血糖水平
　　肝、肾功能检查
　　尿液分析
　　甲状腺功能研究
　　性病研究实验室，荧光密螺旋体抗体检测
放射学检查
　　胸部X线光片
　　头颅CT扫描
其他评估
　　血液和尿液检查药物浓度、重金属
　　红细胞沉降率
　　HIV筛查
　　抗核抗体
　　氧饱和度、动脉血气
　　血清维生素B_{12}和叶酸水平
　　腰椎穿刺
　　头颅MRI
　　脑电图
　　神经心理学量表
　　诱发电位（视觉，脑干，听觉，体感）

确定老年性痴呆的诊断。MRI发现双侧海马萎缩提示为阿尔茨海默病，但MRI对于诊断该病既不特异也不敏感[68]。

治疗和处理

如果先前的认知功能有望恢复，那么可逆性痴呆及导致痴呆症状恶化的原因需要早期诊断并对潜在性疾病进行治疗。基于患者病史（包括用药史）、体格检查和头颅CT扫描，在急诊评估中有时可判断出可逆性痴呆的原因。大多数可治性痴呆继发于抑郁、正常颅压脑积水、颅内占位性病变以及药物治疗。这些情况在仔细的床旁检查或头颅CT扫描时可能显而易见。患者发生急性精神状态改变和相关急性症状时需要住院进行综合评估。患者出现近期认知功能的逐渐衰退而没有潜在急性疾病，则可在门诊评估的基础上进行进一步的检查。

经FDA认证用来治疗轻到中度阿尔茨海默病的药物有胆碱酯酶抑制剂（安理生）、利凡斯的明（艾斯能）和加兰它敏（氢溴酸加兰它敏）。使用这些药物可以导致周围神经副作用并使肝酶含量增高。在2003年FDA批准了美金刚治疗阿尔茨海默病。美金刚是一种通过拮抗NMDA受体来调节谷氨酸的兴奋性作用来治疗疾病的药物。目前尚不清楚是否这些药物改变了潜在性疾病的进程，但是短期的研究表明：轻中度和中重度的阿尔茨海默病患者的认知功能障碍有所改善[69,70]。许多研究证实：维生素E，一种抗氧化剂，可以延缓阿尔茨海默病的进展，所以目前推荐维生素E作为日常治疗方案的一部分[71]。最后，改变疾病过程的关键是终止神经元的丢失。对严重的阿尔茨海默病患者，治疗的目标主要是支持治疗及护理。

早期治疗阿尔茨海默病的很多方法目前尚在研究之中。这些治疗包括使用抗生素（直接对抗肺炎衣原体）、应用分泌调节药来减少血清β淀粉样蛋白含量、调节免疫以减少淀粉样斑块、使用螯合剂去促进β淀粉样蛋白的溶解、应用非甾体的抗炎药、补充ω-3脂肪酸和睾丸激素[57,72]。

越来越多的证据表明：某些非药物治疗措施，包括行为方法和避免环境促发因素，可以有效地减少痴呆患者的躁动不安和焦虑[73]。某些情况下，使用药物来治疗痴呆患者的行为症状是必要的。典型的痴呆患者不会因为使用抗焦虑药而病情有所缓解。使用典型或非典型抗精神病药来治疗阿尔茨海默病患者的精神病症状、攻击行为或躁动症状，副作用与其疗效优势相互抵消，因此要尽量避免使用这些药物。然而，躁动症状可以通过使用小剂量的苯丙甲酮氟哌啶醇（氟哌啶醇）来处理[76]。该药物的心血管毒性是极少的，老年患者很容易耐受。氯氮平在治疗阿尔海默病痴呆和帕金森病型痴呆有关的精神症状时也被证明是有效的。2005年4月，FDA发布了一个公共卫生咨询报告，认为使用非典型的抗精神病药物治疗老年的痴呆患者会增加死亡的风险。由于非典型的抗精神病药可以增加该类人群住院和死亡的风险[78,79]，因此是相对禁忌的。某些情况下，躁动不安可能是因为痴呆患者隐匿的抑郁所致，选择性5-HT再摄取抑制剂试验可以确定[80]。对于睡眠障碍，可以选用羟基安定（替马西泮）进行治疗。羟基安定在所有年龄患者中的半衰期是都是8～10小时，并且该药可以避开肝氧化酶系统从而不被分解。

偶尔情况下，阿尔茨海默病患者被送到急诊科是由于连续照顾产生的家庭压力导致患者症状处于危急状态。在疗养院或其他机构短暂住几天可以给家庭时间调动资源从而恢复家庭护理方案。社会工作者在努力使这些患者便于管理方面可以发挥重要作用。

重要概念

- 谵妄是一种紧急状态，其特征是意识水平改变、思维紊乱和注意力缺损。谵妄在短时间内发生，其症状倾向于在数小时到数天内波动。在急诊科应该进行谵妄可能原因的彻底检查。
- 痴呆是一种慢性疾病状态，它的特征是认知功能的损害（推理能力和广泛的记忆缺失），发病过程缓慢。该病有很多原因，某些原因通过治疗后是可逆的。重要的是不要把痴呆轻易归为治疗徒劳的疾病，而应该去寻找有无其他潜在疾病可能导致患者痴呆症状恶化。
- 痴呆和精神疾病患者均可能叠加有谵妄症状，通常使得识别这些异常行为的潜在原因更加困难。当诊断存在疑问时，应该明确排除可能导致谵妄的其他原因。
- 在患者出现生命体征异常或感觉异常时，临床医生应该提防把行为异常认为是精神疾病。

本章参考文献请参见 http://pumpress.bjmu.edu.cn/eduservice/3419.html

第103章 脑及脑神经疾患

Brian A. Stettler

胡炜 译　韩希望 校

本章讨论在急诊室难于诊断和治疗的神经系统疾患（表103-1）——脑神经问题、颅内静脉血栓以及多发性硬化症等疾病。

三叉神经痛

概述

三叉神经痛是在一个或几个三叉神经分布区域出现阵发性剧痛为特征的综合征。三叉神经痛相对少见，每年发病率为4~13/10万人[1-2]。女性多于男性，男女发病比例为1:1.7。一般于50到69岁后起发病，多见于面部右侧[3]。

病理生理

三叉神经痛是一种特发性疾病，不过许多病例显示在三叉神经根部有血管受压的证据。这种压迫常发生于后颅凹迂曲的动脉或静脉襻、动静脉畸形，或罕见的肿瘤。据两组外科手术病例报告，发现80%~90%病例有三叉神经根部血管受压[4,5]。然而，注意到所有三叉神经痛的患者未见结构性病变[6]。

临床特征

三叉神经痛一般表现为单侧的面部疼痛，典型特征是口唇、牙齿、牙龈或颊部阵发性刺痛。三叉神经痛通常由一些物理性动作触发，例如咀嚼、刷牙、剃须或触及面部敏感区域、吞咽动作或受累区接触冷或热的温度所致。疼痛经常累及到上颌骨和下颌骨的三叉神经分布区；偶尔单独累及眼分布区。患者常经历数秒至数分钟的群集性疼痛的病史。此类发作常见于白天或夜晚，罕见于睡眠中[6,7]。

诊断方法

应仔细询问病史和体格检查以排除其他的面部疼痛性疾病，包括牙源性的感染、鼻窦部疾病、中耳炎、急性青光眼、颞下颌关节疾病及带状疱疹。对无局灶病变的疼痛患者应该仔细做神经系统检查。如有神经缺失应立即怀疑器质性病变，如动脉瘤、肿瘤或者其他的颅内病变，如多发性硬化症（multiple sclerosis，MS）。值得注意的是，2%~4%的三叉神经痛患者同时有多发性硬化症[8]。头颈部检查正常、无神经系统缺陷的患者，此类患者出现发作性、单侧面部疼痛伴随无痛性触发因素，可能罹患三叉神经痛。

处理

自20世纪60年代以来，三叉神经痛的首选药物一直是抗惊厥药物卡马西平。然而，此药的所谓治疗效果是根据无对照组研究得出的，对三叉神经痛的抗惊厥治疗的作用机制仍不清楚。由于自发性缓解率很高，故药物治疗的真实效果很难评估。尽管如此，卡马西平对治疗三叉神经痛似乎是一种有效的、能良好耐受的药物。卡马西平的初始剂量是100mg，每日2次；1周后增加到每日三次。可每天增加100mg，最高至每天1200mg的最大剂量。对此类病人应定期做全血细胞计数和肝功能检查，以监测血液学与肝功能的副作用。治疗三叉神经痛的其他药物，如苯妥英钠、巴氯芬、丙戊酸钠、拉莫三嗪、加巴喷丁。但无任何一种药物比卡马西平更有效[7]。

表 103-1　脑神经：正常功能和病理因素

脑神经	与急诊医学相关的临床症状	病理学特征	损伤原因
第一对脑神经：嗅神经	嗅觉障碍	单侧嗅觉缺失	创伤：颅骨骨折或者锐器损伤导致穿过筛板的嗅神经断裂 肿瘤：额叶肿瘤压迫神经
第二对脑神经：视神经	视觉	单侧视野缺损	创伤：外伤性视神经病变 肿瘤：视神经管受压 炎症：视神经炎 缺血性病变：缺血性视神经病
第三对脑神经：动眼神经	动眼神经运动支通过神经纤维支配提上睑肌、上直肌、内直肌、下直肌、下斜肌的运动功能 瞳孔通过动眼神经支配瞳孔扩大肌及睫状肌副交感神经纤维支配睫状肌来控制瞳孔扩大及收缩	提上睑肌功能的丧失致上睑下垂 眼的横向偏离及向下偏视 复视 瞳孔对光及调节反射消失	创伤：颞叶通过天幕裂孔突出导致动眼神经受到压迫 缺血性疾病： 　特别是糖尿病患者 　微血管损伤导致神经损伤致眼肌麻痹，但通常是视乳头盘损伤 血管性病变：颅内动脉瘤可能压迫神经，导致功能障碍。重症肌无力可导致非创伤性眼肌麻痹
第四对脑神经：滑车神经	支配上斜肌的运动	不能使眼睛向下和横向移动 复视 患者会把头转向未受影响的眼球以矫正受影响的眼	创伤是最常见的神经功能障碍的原因
第五对脑神经：三叉神经	运动支支配咀嚼肌及鼓膜张力 感觉支支配脸、头皮、口腔（包括舌头和牙齿）的感觉	半侧面部麻木 一系列面部强烈抽痛与三叉神经支配区扳机点受刺激比如咀嚼、刷牙齿、轻触碰相关联	创伤： 面骨骨折可能导致神经损伤使支配面部区域的感觉麻木 三叉神经痛
第六对脑神经：展神经	支配一侧的眼外直肌运动	无法横向移动受影响的眼 向一侧注目时会复视	创伤：桥小脑角病变 任何海绵窦的损伤、血管受压都可能导致展神经损伤 颅内高压：因为展神经的位置及其走行的长度长，任何颅内高压都可能引起它的损伤
第七对脑神经：面神经	面神经运动支支配面部表情运动 副交感神经支配的泪、颌下和舌下腺的分泌 耳道和鼓膜的感觉	半侧麻痹： 　低位运动神经元受损，整个半侧面部麻痹 　高位运动神经元受损，半侧额部肌肉运动受损 味觉功能异常 耳周皮肤感觉缺失 对突发的高声噪音缺乏耐受	低位运动神经元： 感染（病毒）：面瘫的可能原因 莱姆病：双边脑神经瘫痪是在莱姆病流行的地区最常见的原因 中耳炎延伸的细菌感染 上位运动神经元：卒中、肿瘤
第八对脑神经：位听神经	听觉及平衡	单侧听力损失 耳鸣 眩晕，失稳	肿瘤：听神经瘤 Ménière 综合征 淋巴管瘘
第九对脑神经：舌咽神经	舌后三分之一的一般感觉 舌后三分之一的味觉 茎突咽肌的运动	与该神经单独相关的临床症状相当少见。偶尔会有疼痛开始在咽喉部并辐射耳朵下颌骨后面的颈部区域	脑干病变 舌咽神经痛

表 103-1　脑神经：正常功能和病理因素（续）

脑神经	与急诊医学相关的临床症状	病理学特征	损伤原因
第十对脑神经：迷走神经	横纹支支配咽喉部及腭帆弓的横纹肌运动及张力 内脏支支配咽、喉、胸部和腹部内脏平滑肌和腺体的运动 感觉支支配喉、气管、食管、胸部和腹部内脏感觉	单方面腭提高缺失：病人诉饮流食时会通过鼻腔反射流出 单侧声带麻痹：声音嘶哑	脑干病变 手术中喉返神经损伤
第十一对脑神经：副神经	支配胸锁乳突和斜方肌的运动	肩胛骨和肩向下和横向旋转	创伤导致神经损伤
第十二对脑神经：舌下神经	支配舌内外运动	舌偏离： 　上运动神经元病变导致伸舌时舌向另一侧的偏离 　低位运动神经元病变导致伸舌时同侧偏离，受影响的一侧出现舌萎缩	卒中或肿瘤可能会导致上运动神经元病变 肌萎缩侧索硬化（ALS）可以导致双侧下运动神经元病变与萎缩 转移性疾病到颅底可能伤及神经

自 20 世纪 50 年代以来，外科手术是可选择的治疗手段。外科手术包括周围性和中枢性两种方法。周围性手术包括药物注射和冷冻治疗技术，以暂时阻断或永久性切除三叉神经周围分支。尽管这些方法最初有效，但常见复发。因为有可能会造成永久性面部麻木，所以不推荐反复神经阻滞。

中枢性手术可分为经皮穿刺和开颅手术。经皮穿刺的方法可以通过射频消融、热消融、甘油注射，微球囊压迫来破坏三叉神经节。这些方法有可能造成角膜麻痹、动眼神经瘫痪，或者咀嚼功能下降[9]。

开颅手术治疗是很多治疗中心所选择的方法。开放性手术治疗包括微血管减压术同时伴有或不伴有部分神经切除术。尽管证明开颅微血管减压术非常有效，同时疼痛缓解率达到 80%～95%，但是手术伴随严重并发症的风险，包括听力丧失，面部麻木，脑脊液漏，脑干或小脑的损伤，头痛，脑膜炎甚至死亡[10,11]。伽马刀放射外科手术，是一种微创的、立体定向的放射手术，有良好的预后。这个高度专业化的技术需要极精密的立体射频设备，只有专业治疗中心才具备此类设备[12,13]。

安置

怀疑三叉神经痛的病人要做专业化的评估。那些有神经系统缺陷的人要紧急做影像学检查，通常做磁共振成像（MRI）检查，可以排除脑部占位性病变或血管畸形。

重要概念

- 患者有一侧、间断的、尖锐的面部疼痛，同时体格检查未见异常的很可能是三叉神经痛。
- 卡马西平是一线治疗药物。
- 对无法忍受的疼痛或者对药物治疗无效的患者可选择微血管减压术或者部分神经切除术。

面神经麻痹

概述

急性发作的面神经麻痹经常立即来急诊科就诊，此时早期诊断与治疗，可以提高面神经功能恢复的机会。面神经麻痹的发病率在 20～25 人/10 万人年，无地理、性别或种族差异[14,15]。

疾病原理

面神经支配面部表情肌肉、头皮和外耳肌肉，还有颊肌、颈阔肌、镫骨肌、茎突舌骨肌、二腹肌的后腹。其感觉神经感受舌前 2/3 的味觉，感受外耳道、软腭和近咽部的感觉。面神经的副交感神经部分还支配下颌下腺、舌下腺、泪腺、鼻部、腭腺的腺体分泌[16]。

面神经起自脑干的脑桥延脑交界处。该神经纤维和第八对脑神经一起进入内耳道。在颞骨内侧面神经有四个主要分支：大小颞骨岩部神经，支配镫骨肌的神经，和鼓索神经。面神经从颞骨的茎乳孔出颅。然后穿过腮腺，从那里分支到各表情肌[16,17]。

病理生理

尽管完全列举面神经麻痹的鉴别诊断项目是十分冗长的，但是有关急诊的病因可以分为三大类：感染性的、创伤性的、肿瘤性的。

感染

贝尔麻痹

贝尔（Bell）麻痹，一般亦称为特发性的面神经麻痹，一直被认为是病毒性病因。本病特征是下运动神经元的突然轻瘫，然后在1～7天进展为全瘫。60%病人有前驱期疾病。面瘫相关症状和体征，包括耳痛、受累面侧感觉敏感度改变、溢泪、急性的听觉异常（听觉过敏），味觉损伤（味觉障碍）[18]。

治疗可分为药物治疗和外科治疗。贝尔麻痹基本的药物治疗是用皮质类固醇类药物以减轻神经的炎性病变，同时治疗推断的病毒性病因。如果这些治疗失败，可考虑手术减压治疗。

用皮质类固醇药物治疗贝尔麻痹是有争议的。应用皮质类固醇类药物的理由是局限于面神经管内的神经水肿被认为是造成神经损伤的病因或促发因素。基于这种理论，目前多数专家推荐服用泼尼松1mg/（kg·d），7～10天，用或不用短期递减[14,17,19,20]。最权威的一项496人的随机双盲对照临床研究显示，3个月时面神经功能完全恢复率，安慰组为64%，泼尼松组为83%，服用泼尼松龙25mg，每日2次。此项治疗应尽早开始，最好在24小时内。但对出现症状1周内来诊者，如无禁忌证，亦推荐治疗[19]。

许多报道已提出贝尔麻痹是由带状疱疹病毒感染所致。一项研究证实在14名贝尔麻痹患者中有11人的神经内组织有单纯疱疹病毒1型DNA，而对照组患者无此类病毒[22]。在一项99例病人的泼尼松和阿昔洛韦临床试验，取得比单用泼尼松更好的恢复效果[23]。在一项296例患者的研究，分为阿昔洛韦组与安慰组，同时服用固定剂量的泼尼松，发现阿昔洛韦组效果明显。尤其是症状严重的和在出现症状24小时以内即开始治疗的患者，效果更好[24]。另一些研究取得相反的结果。尽管缺乏足够的证据，但是在治疗贝尔麻痹时，应考虑加用抗病毒药物，尤其是严重功能缺失者。大多数推荐抗病毒方案包括伐昔洛韦，1000mg，每日2次口服，连用10日。伐昔洛韦和泛昔洛韦口服吸收好，易耐受，服药次数少，导致更好的依从性。因此，他们推荐取代阿昔洛韦[17,19,20,22,25]。像糖皮质激素一样，尽管最好是尽早治疗，但对出现症状1周内患者也应考虑给予治疗。

Ramsay Hunt综合征

Ramsay Hunt综合征（耳带状疱疹）的特征是单侧面瘫、疱疹样小疱疹，前庭耳蜗功能障碍。小疱疹分布于耳廓、外听道、鼓膜、软腭、口腔、面部、颈部，甚至下至肩部。疼痛比贝尔麻痹更为严重，且常与体征不成比例。此外，预后比贝尔麻痹要差，面神经功能完全恢复率较低，同时还有听力丧失的可能性。治疗类同于贝尔麻痹，提倡用泼尼松与抗病毒治疗为7到10日[17,26,27]。

莱姆病

莱姆病（Lyme disease）是美国最常见的虫媒性感染。它由螺旋体属博氏疏螺旋体（Borrelia burgdorferi）引起，并通过蜱属种蜱虫叮咬传播。神经系统损伤表现可以出现在疾病的任何阶段，在神经系统受累的病人中面神经麻痹的发生率占35%～51%。在莱姆病流行的区域，它是儿童面瘫的主要原因，约占儿科面神经麻痹的一半[28,29]。

双侧面神经麻痹罕见，但可见于全身性感染时。同时发生双侧面神经麻痹的最常见两种疾病是莱姆病与传染性单核细胞增多症。在未排除莱姆病前，双侧面神经麻痹应看作本病的一种临床表现[20,28,30]。对于莱姆病的进一步评估和治疗将在第132章进行讨论。

细菌感染

面瘫可因急性中耳、乳突或外耳道的急性细菌性感染所致。在抗生素问世前时代，中耳炎导致的面瘫约占2%；而现在约占0.2%。治疗方案可以静脉注射抗生素和鼓膜切开减压。恶性外耳炎可导致面瘫。此类疾病常见于免疫缺陷者，因假单胞菌属（Pseudomonas）感染所致。治疗方案是长疗程静脉注射抗假单胞菌青霉素类抗生素，必要时需要外科清创手术治疗[20,31]。

创伤

在头外伤病人中，面神经是最常受损的脑神经。引起损伤的常见原因就是颞骨骨折造成的神经横断。如果有确凿的面神经被横断证据，则应当手术探查，具体证据是，突发性单侧面神经完全麻痹，电活动丧失，有面神经管移位性骨折。

肿瘤

无论是面神经本身的肿瘤或沿面神经通路任何部

位的肿瘤，侵袭或压迫面神经，均可导致面瘫。一般至少为3周的进展性病程。但是，突然发病的面瘫不能排除肿瘤，因为继发于肿瘤的面瘫大约有25%病例突然发病[32]。出现以下情况均应该怀疑有肿瘤的可能：单侧面神经反复出现麻痹，剧痛，症状持续加重，或者任何脑神经出现功能障碍。

临床特征和鉴别思路

询问病史集中于麻痹的发病情况，重点是发病时间和速度，并寻找伴随症状和体征。迅速发病的面瘫并伴有味觉障碍，听觉过敏，有病毒感染的前驱症状则提示贝尔麻痹。有反复发作的单侧面神经瘫痪病史或缓慢进展性神经损伤症状，是肿瘤的特点。伴有脑神经功能异常，亦提示肿瘤及缺血性疾病的可能性，不过亦偶见于贝尔麻痹。耳带状疱疹可引起剧烈疼痛和小疱疹，不过疱疹可在面瘫后数天出现。同侧耳朵作直视或耳镜检查时可发现明显解剖异常，如细菌中耳炎以及外耳炎。最后，当有全身性症状和双侧面瘫时，尤其在疾病流行区域内，应该高度怀疑莱姆病的可能性。

诊断方法

确定急性面神经瘫痪的诊断是根据临床表现是否提示贝尔麻痹以外的某种疾病的发病过程。如果临床病史是典型的贝尔麻痹，则不需要做影像学和实验室检查。值得注意是，任何可能的接触史均应做莱姆病的血清学检查。尽管门诊患者最后要做神经电生理图像，但这常不是初始检查项目。

体格检查发现中枢性第七对神经瘫痪（上面部不受累）应该立即行CT或者MRI检查。并且要高度怀疑急性卒中或者其他的半球病变。病史或体格检查提示肿瘤的可能性，需要做影像学检查以排除肿瘤。选择性检查取决于医疗机构和会诊医生的意见。

安置

大量第七对脑神经麻痹患者可做出贝尔麻痹的临床诊断，并可出院，转给门诊科室作短期随访。可能是半球病变如卒中及肿瘤的患者应该住院作进一步检查。怀疑莱姆病患者需要立即开始合适的抗生素治疗。

周围性面瘫患者，其同侧眼睛应作保护性处理，应考虑转到眼科随访，因为面瘫后眼睛不能正常眨眼或完全闭合，所以有很高的角膜擦伤及角膜干燥的发生率。

重要概念

- 最近文献的亮点是，如早期使用糖皮质激素治疗，对贝尔麻痹患者可能有极大益处。尽管加用抗病毒药物的附加益处是有争议的，但对神经功能严重丧失患者，此项治疗可能是应当的。
- 缓慢进展性面瘫提示肿瘤。反复发作的单侧面神经瘫痪可见于贝尔麻痹，但更常（30%）见于肿瘤患者。
- 同时双侧面神经瘫痪提示莱姆病，这种情况下必须作为可能的病因考虑，尤其在流行区。
- 有面肌瘫痪而额肌运动正常，在诊断性检查未能证实其他疾病前，应该考虑上运动神经元病变。

听神经瘤

概述

前庭神经鞘瘤（vestibular schwannoma）通常称为听神经瘤，很少见，但是引起听力丧失的主要原因。听神经瘤的发病率为1/10万人年，平均年龄为46～58岁[33]。男女发病比例为1:1.5。听神经瘤很少造成双侧听力障碍，本型仅占患者的5%，通常是Ⅱ型听神经瘤。尽管本病的组织学是良性的，但它可直接压迫第八对脑神经及小脑脑桥角的其他结构而造成神经损伤。

疾病原理

听神经瘤来源于覆盖于第八对颅神通过内耳道前庭支的神经膜细胞（Schwann cell）。肿瘤可压迫第八对脑神经的耳蜗（听觉）分支，而造成听力丧失、耳鸣及平衡失调。肿瘤持续生长可压迫小脑脑桥角的组织结构，压迫此处的面神经和三叉神经，且受到损害。较大的肿瘤可侵犯脑干，肿瘤进一步增大可压迫第四脑室，最终会导致颅内压（intracranial pressure, ICP）增高[35]。

临床特征

非对称性感音神经性听力丧失是听神经瘤的标志，但高达15%的患者听力图正常。此类患者通常有单侧耳鸣，平衡失调，头痛，耳部充胀感，耳痛，或面部神经无力等症状。因此，不对称症状病人应检查是否有听神经瘤，即使听力图正常的病人[36]。

前庭神经鞘瘤是生长非常缓慢的肿瘤，平均每年增长约1毫米，不过很多病人在连续检查中根本不生长[37]。因此，听神经瘤症状的出现是十分缓慢渐进的。一项126例报告，听神经瘤从发病到出现症状约需4年时间[38]。

诊断方法

当怀疑听神经瘤时，应进行听力图或增强钆MRI检查。这种成像技术极为敏感，可早期诊断，并能减小前庭神经鞘瘤发现时的平均尺寸。CT对后颅窝的脑神经敏感性较差，不能可靠地排除听神经瘤。诊断时肿瘤愈小，对治疗方案的选择机会更多，可能的预后更好[34]。

鉴别思路

听神经瘤需要与引起的对称感音神经性听力丧失的很多疾病进行鉴别诊断。除听神经瘤以外，非对称感音神经性听力丧失几乎无其他病因。Ménière病的鉴别比较困难，因为它也可引起非对称性听力损伤。然而，Ménière病与听神经瘤的鉴别依据是，Ménière病的耳鸣常是间断性的，而听神经瘤耳鸣是持续性的。此外，Ménière病患者通常以眩晕为主，而前庭神经鞘瘤患者常以平衡失调为主。

前庭神经鞘瘤占所有小脑脑桥角肿瘤的80%。在其他病变中，脑膜瘤是最常见的。脑膜瘤常有面瘫或三叉神经异常症状。然而，值得注意的是，脑膜瘤和小脑脑桥角前庭神经鞘瘤的临床表现极为相似[39]。

处理

前庭神经鞘瘤可用手术切除或立体定向放射消融。通常，大于3cm的肿瘤推荐做显微外科手术，因为对较大肿瘤放射治疗如用伽玛刀或直线加速器，对肿瘤的局部控制和终止生长无效。对较小肿瘤适合立体定向放射治疗，此法对面神经功能和听力的挽救率更高。立体定向放射治疗对终止局部生长常有良好的远期结果，挽救神经率约为90%或更高。上述两种操作可能的合并症是三叉神经、面神经、听神经及小脑损伤。在肿瘤很小、症状轻微的患者，定期进行MRI监测是一种可行的非手术的选择。所有患者均应由前庭神经鞘瘤诊治方面的专家进行评估，因为发现时肿瘤较小，其长期预后较好[33,37]。

安置

应把怀疑听神经瘤患者安排做听力图或MRI检查，并由耳鼻咽喉科或神经外科专家进行评估。

> **重要概念**
> - 在发生单侧听觉障碍症状时，特别是音感神经性听力丧失，需要进行评估，并转给耳鼻喉科专家。
> - 下脑神经功能障碍、共济失调或颅内压增高等神经系统症状，可能是小脑脑桥角良性肿瘤所致。
> - 诊断时肿瘤愈小，特殊治疗的长期预后愈好。

糖尿病性单脑神经病

概述

单脑神经病不常见，常为糖尿病的并发症，最常累及眼外肌。动眼神经最常受累，其次是滑车和展神经。据日本一项大样本病例报告，糖尿病脑神经麻痹的发生率是1.0%，而非糖尿病是0.1%[40,41]。然而，眼肌麻痹与糖尿病密切相关，但面神经麻痹与糖尿病相关性不大。

疾病原理

糖尿病性单脑神经病变的病理生理基础似乎是供养神经的神经内滋养动脉闭塞而造成脑神经缺血。闭塞最主要会导致神经中心部位的损害，因为核心纤维更依赖于滋养动脉供血。而外周纤维影响较小，因为它们有侧支血管供应。在动眼神经，位于外周的副交感神经纤维是完好的，这就可解释本综合征的瞳孔缩小。据2项研究报告，在糖尿病患者见到神经内滋养动脉闭塞性微循环改变，而非糖尿病患者缺如[42,43]。

临床特征

患者通常为急性发作的单侧的眼后和眼眶上疼痛、复视并眼睑下垂[41]。体检有第三对脑神经麻痹，包括眼球不能向上和向内活动，同时伴有眼睑下垂。而瞳孔对光反射常存在。尽管很少见，第四和第六对脑神经也可受累。伴有第四脑神经损伤的患者眼球不能向下侧方活动。第六对脑神经损伤的患者眼球不能向外侧移动。由于第六对脑神经在颅内走行距离很长，如果单独出现第六对脑神经损伤应该考虑颅内病变或颅内压升高[44]。

鉴别思路

评估脑神经功能障碍，需要一个完整的病史和体检和颅脑影像学检查，通常做MRI。糖尿病单神经病是排除性诊断,鉴别诊断应考虑创伤、肿瘤、椎基底动脉缺血、动脉瘤和脑干出血[45]。

处理

治疗方法包括用贴膏遮盖受累眼睛,应用止痛药和抗血小板治疗等。本症预后良好。如果神经病变开始-缓解超过3~6个月,或者如果超过1支以上神经损伤,应该进一步寻找其他病因。预期在第1年内可完全缓解。抗氧化制剂硫辛酸,已用于治疗且无有害作用,但此药至今未得到有说服力的临床效果[46]。

重要概念

- 糖尿病性神经病是排除诊断,因为无特定的确诊检查。
- 对急性眼肌麻痹的病人必须排除缺血性和出血性脑干病变。
- 眼外神经病常见于糖尿病患者,如此病变单独发生则可为既往未确诊糖尿病患者的诊断依据。

脑静脉血栓

概述

目前尚无准确的脑静脉血栓形成(cerebral venous thrombosis,CVT)流行病学研究报告。据病例报告,平均年龄37岁,男女比例为1:3[47]。

疾病原理

脑部血液回流入几个主要静脉后,再引流入硬脑膜静脉窦。主要硬脑膜窦有上矢状窦、下矢状窦、直窦、侧窦和乙状窦。患者症状与体征的多样化,是由血栓形成部位及形成速度的多样化而造成的。在硬脑膜窦血栓形成的患者最常见颅内压增高症状,而脑静脉血栓形成的那些患者被认为是更容易发生出血性梗死和局部神经功能缺失[48]。与其他部位的静脉血栓一样,多种导致CVT的病因及诱发因素目前已被认识。主要病因分为两类:感染性和非感染性。感染的原因包括局部感染,如鼻窦炎、中耳炎、面部蜂窝织炎及全身性感染。非感染性的原因包括直接损伤脑静脉系统,如外伤、手术、肿瘤、脱水或任何可致高凝状态的因素[49]。

临床特征

CVT的症状和体征是多种多样的。头痛的是CVT的主要症状,占患者74%~92%[49,50]。视乳头水肿可见于28%~45%的患者[47,50,51]。可有嗜睡,意识水平下降,或精神状态改变。在急性期35%~50%的患者可有抽搐[47,49,51]。患者的症状除静脉血栓形成的部位和速度因素外,还因静脉区域内形成侧支血管的范围而变化。早期静脉血栓形成可由良好的侧支静脉引流而得到代偿。只有当侧支静脉代偿不足时,才出现症状。患者之间侧支化的多样性导致症状的多样性与出现症状的时间不同。两项国家和国际性观察研究,显示从症状发生到确诊,其平均时间为7天,这也反映诊断这种罕见疾病的难度很大[47,51,52]。据报告,局灶性神经系统体征的发生率,包括抽搐,各组病例报告的临床检查结果是有差异的,其范围在25%~71%之间[49,50]。由于的临床表现谱很宽[49,50]。CVT的诊断可能很困难,但对任何不明原因的头痛病人应考虑本病,特别是伴随局灶性神经功能缺损、视乳头水肿或抽搐时。

诊断方法

诊断CVT的金标准方式,近年来已由脑血管造影转向磁共振静脉造影术(magnetic resonance venography,MRV)。CT扫描对可疑CVT患者的初步检查是有用的,但不增强CT扫描是既不敏感,亦不特异,不能可靠地确定或排除诊断。符合CVT的CT发现有血栓形成静脉窦的高密度影、脑水肿、继发于静脉淤血的出血。CT静脉造影术诊断CVT即更敏感、更特异。

类似于CT扫描,MRI可证实继发于静脉淤血的局部变化,如脑水肿或出血。此外,MRI能根据缺乏"流空效应(flow void)"显示CVT的可能性。根据常规MRI,流空效应表示在窦血流量的存在,而如果缺乏流空效应,则提示可能有血栓形成。然而,通过使用MRV可极大提高诊断的准确性。此项技术是利用先进的血流MRI信号特征,建立静脉结构图像。将这些影像学技术结合起来,可以进一步提高诊断的准确性。对某个硬脑膜窦影像,在常规MRI上存在静脉窦影像和MRV上的流空成像即可以诊断静脉窦血栓形成。这种结合的方法与常规血管造影诊断的敏感性相当[49,53]。

两项小样本研究显示,如用多排螺旋CT扫描,则MRV和CT静脉造影对CVT的诊断有类似的敏感性。这两项研究，共计 69 例，与 MRV 相比 CT 静脉造影对 CVT 的敏感性为 100%[54,55]。不用多排螺旋扫描仪所做的 CT 静脉造影的敏感性尚不清楚。

几项小样本研究，试图利用 D-二聚体测定作为排除 CVT 的过筛工具，尤其是无条件作 MRI 或 CT 静脉造影时。虽然报道的敏感率很好，83%～100%，但需要作更大样本的前瞻性研究，以进一步确定 D-二聚体在 CVT 评估中的作用，因为几组病例报道提出确诊的 CVT，其 D-二聚体水平正常[56-59]。通常，尽管正常的 D-二聚体水平不能排除 CVT 诊断，但是它似乎使此诊断的可能性甚小，特别是在病人症状持续时间少于 2 周时。

鉴别思路

CVT 的鉴别诊断包括引起患者新发生的神经功能缺失、意识障碍，或剧烈头痛的各种疾病。当具有上述症状的病人，其病因不明时，应考虑本病，特别有高凝状态者更为可能，同时，有轻微 CVT 征象者，其头部 CT 扫描正常，亦应考虑 CVT 的诊断。

处理

CVT 是一种比较少见的疾病，缺乏对照组研究评价本病的治疗手段。目前的治疗共识推荐使用低分子量或普通肝素全身抗凝，以防止进一步的凝块形成并促进血管再通，甚至最初影像学检查有颅内出血的患者[49,50,60,61]。在一项 20 例患者的随机安慰剂对照临床研究，显示肝素使部分凝血活酶时间（PTT）从 80s 延长至 100s，证明有效，甚至在抗凝前 CT 显示有颅内出血证据的患者[62]。在另一项 60 例患者的研究中，随机接受安慰剂或低分子量肝素治疗，其疗效无统计学差异[63]。两项大样本观察性研究，在抗凝组的随访时，修订 Rankin 计分有改善，不过是非随机试验[47,51]。尽管缺乏随机对照试验，对各组患者，专家的选择仍倾向于抗凝治疗，除非存在其他禁忌证[64]。

在多中心病例组，已开展导管溶栓治疗，使用尿激酶或组织型纤溶酶原激活剂。在小样本的病例组中，已显示溶栓相当安全和相当成功[61]。在一项 40 例非随机研究，20 例接受全身肝素，另 20 例进行导管注入尿激酶而后全身肝素治疗。尽管最初溶栓组神经功能恶化，但在出院时溶栓组神经功能较好，并有显著性差异[65]。虽然此疗法是有希望的，但只能在意识水平下降，颅内压升高，或神经检查迅速恶化的患者考虑进行该项治疗。

安置

所有怀疑 CVT 的患者应该住进能够提供有神经科会诊的高水平诊疗的病房。如无禁忌证，患者应进行抗凝治疗，如患者有意识水平抑制或有局灶性神经系统体征，则应考虑导管溶栓治疗。

重要概念

- CVT 是一种相当罕见的疾病，只有知晓和熟悉其临床表现，才能有正确的诊断。
- 发病可能是隐匿的，自发病至送到治疗场所之间有相当长的耽误。
- CVT 的鉴别诊断，应考虑引起病人新发神经缺陷、意识障碍或剧烈头痛的其他疾病。当有上述症状的病人，且病因不明，特别是疑有高凝状态者，同时对有轻微 CVT 迹象者，头部 CT 扫描正常，应考虑 CVT 的诊断。
- 非增强 CT 扫描不足以排除 CVT 的诊断。推荐行 MRV 和 MRI 检查，不过多排螺旋 CT 静脉造影是可以接受的第二选择。
- 大多数 CVT 患者的治疗应包括全身抗凝，即使在出血性脑梗死时，除非有其他禁忌证存在。

多发性硬化

概述

多发性硬化症（multipl sclerosis，MS）是一种炎症性疾病，影响中枢神经系统（CNS）。虽然确切的病因仍然不清楚，但这种炎症性疾病的病理表现是在中枢神经系统内散在区域（斑块）脱髓鞘病变，轴突相对完好。临床表现是高度多样性，但是典型的特点是发作性神经功能障碍，数天发作，数周缓解。

MS 在美国的总患病高达 0.1%。发病的高峰年龄是 25 岁至 30 岁，妇女发病年龄比男性更轻。男女发病比率为 1∶1.8。世界范围内的流行情况，以英国、斯堪的纳维亚半岛和北美最高。流行病学研究表明，遗传和环境因素与本病的发病率增加有关。MS 在单卵双胞胎之间的同病率为 30%，且 20% 的多发性硬化症患者至少有一名患病亲属。MS 更常见于温带气候。在 23 度南北纬度之间，本病罕见的，50 度南北纬度的上方或下方地区该病的发病率分别不断上升。虽然确切的环境因素尚未确定，但是如果一个人在 20 岁之前从高发病率地区移民到低流行区，其发病风险则可降低。在非洲人和亚洲人 MS 罕见，但非洲裔美国人比他们留在非洲的亲属的发病率高[66]。此外，疾病的集群或小范围群发的报告支持环境因素。因此，环境因素加遗传易感性似乎是一个可能的病因背景[67,68]。

疾病原理

MS 被认为是一种器官特异性自身免疫性疾病。其中一个理论认为，遗传因素与环境触发因素或感染互相作用，在中枢神经系统的建立病理性的自身反应性 T 细胞。经过一个漫长而多变的潜伏期（通常为 10 年至 20 年），通过全身性触发因子，如病毒感染或超抗原，激活这些 T 细胞。活化的 T 细胞，重新暴露于的自身抗原，则引发炎症反应。这就引发复杂的免疫级联反应，导致 MS 的脱髓鞘特征。这个脱髓鞘过程中释放的中枢神经系统抗原，被假定为启动进一步自身免疫反应的发作。MS 的自身免疫机制尚不清楚[69]。

临床特征

MS 的临床表现有显著的异质性。典型的临床综合征，包括反复发作的神经症状，数天内迅速发病与缓慢缓解。发病的年龄，中枢神经系统病变的位置，复发的频率和严重程度，疾病的进展程度和时间均有很大的差异性。

MS 临床特征可按中枢神经系统功能区域进行分类：认知，脑神经，运动通路，感觉通路，小脑通路，和肠、膀胱、性功能障碍[66]。

多发性硬化患者经常主诉记忆力差，注意力不集中和持续性的意志力下降。正规的神经心理学测试表明，认知障碍是很常见的，但经常漏报。具体来说，神经心理学测试表明，43%~65% 的多发性硬化症患者有一定程度的认知障碍[70,71]。值得注意的是，已经发现 MRI 总病变负荷与认知功能障碍之间存在的相关性[72]。

MS 患者常见脑神经功能障碍。最常见的相关脑神经异常是视神经炎，以眼睛疼痛和不同程度的中心视力丧失为特征的单侧综合征。视神经炎发作的 2 年内，发生 MS 的风险约为 20%，15 年内，其风险大约为 45%~80%[73-74]。通常，视神经炎是 MS 的首发症状[75-76]。

由于病变在前庭-眼连接处，动眼神经途径也可受累。其缺陷可能表现为复视或眼球震颤。如果眼震很严重，足以使病人诉述振动性幻视（视野中出现的主观性振荡的物体）。脑神经损害，还可能包括面部感觉减退，这是比较常见的症状。也可出现单侧面部麻痹。此外，年轻人发生三叉神经痛可能是 MS 的早期征兆。

运动神经通路亦经常受损。特别是常见皮质脊髓束功能障碍。轻瘫或截瘫极为常见，比上肢病变的发作频率更大，这是由于病变常发生于脊髓运动神经通路上。运动明显减弱的患者，尝试从坐姿站立时腿部和躯干可发生痉挛。查体时，此项功能障碍表现为腿部比手臂更明显的痉挛功能障碍。表现为深腱反射明显亢进，有持续性阵挛。虽然这些症状往往是双侧的，但它们一般是不对称的[66]。

感觉表现经常是 MS 的初始特征，将出现在几乎所有患者病程的某一时刻。感觉症状通常被描述为麻木，刺痛，"别针和针"的感觉异常，发凉，四肢或躯干肿胀样感觉[66]。

小脑通路损伤表现为步态显著不平衡，协调功能下降和构音障碍。体检发现小脑功能障碍的典型表现，包括辨距不良，轮替运动障碍（快速交替动作下降），执行复杂动作能力损坏，意向性震颤，四肢和头部躯干共济失调和构音障碍[66]。

常见肠、膀胱和性功能损害。括约肌和性功能障碍的程度，通常和下肢运动功能障碍平行。随着疾病的进展，尿频可进展为尿失禁。可发展为弛缓性膀胱，以简单的外溢来排空膀胱，常伴随膀胱胀满感损伤和伴随肛门和生殖器感觉减退。随着时间的推移，便秘成为常见的症状，几乎所有的截瘫患者都需要特殊的措施，来保持有效的排便习惯。性功能障碍，虽然经常被忽视，在 MS 是十分常见的。大约 50% 的患者可因本病成为完全性无能[66]。

诊断方法

对 MS 的诊断，虽然无实验室检查，但本病却有较为独特临床特征：Uhthoff 现象，即在 MS 发病前或发病时，会有短暂的体温恶性上升。因此，运动、洗热水澡、接触温暖环境或发烧，可引起 Uhthoff 的现象。这种现象反映在热接触或体温升高前的亚临床神经脱髓鞘或无临床症状的预先存在的神经损伤[66]。

临床诊断是根据至少有两次不同时间、不同神经系统的症状的临床发作。因此，MS 的病变特点是不同时间和不同空间的一种疾患。它也被描述为一种复发-缓解的疾患，整个病程中症状是波动的。

90% 患者的脑脊液（CSF）检查异常。50% 患者将有脑脊液细胞增多，每高倍视野的脑脊液淋巴细胞超过 5 个。大约 70% 患者有丙种球蛋白水平升高，同时免疫球蛋白 G（IgG 抗体）占脑脊液总蛋白的

10%～30%。85%～95%确诊的 MS 患者脑脊液电泳显示寡克隆区带；然而，寡克隆区带的 IgG 也可见于神经梅毒、真菌性脑膜炎以及其他中枢神经系统感染。所有怀疑 MS 患者，应考虑腰椎穿刺，但做腰穿前应排除占位病变和颅内压增高[77]。

有助于多发性硬化症诊断的初始影像学检查是 MRI。对检查 MS 病变，MRI 是一种敏感的检查方法，亦可用于评估疾病的严重程度[78]。MS 的病变通常在 T_2 加权像或在液体衰减反转恢复（fluid-attenuated inversion recovery，FLAIR）。MRI 检查时 MS 病变一般出现高信号或明亮的白色。病变常是多发的，常见于脑室周围的白质[79]。最初有神经系统事件的患者，如符合 CNS 脱髓鞘和颅磁共振成像研究显示多发性脑白质病变，则 5 年内发生 MS 的风险是 60%。而有类似的临床表现但 MRI 表现正常的患者 5 年期的风险不到 5%[80]。

鉴别思路

累及中枢神经系统白质的其他疾病，可能在临床表现和放射学检查方面类似于 MS。因此，在作出诊断前，必须认真仔细地鉴别诊断，以排除此类疾病。此类疾病包括中枢神经系统肿瘤（尤其是淋巴瘤和神经胶质瘤）、脊髓压迫症、血管炎、白塞病、神经类肉瘤病、感染后和接种后的脑脊髓炎、人类免疫缺陷病毒（HIV）性脑病、莱姆病、维生素 B_{12} 缺乏。

处理

多发性硬化症患者的治疗主要有三个方面：①针对阻止疾病进展的治疗，②急性发作的治疗，和③针对并发症的治疗。

针对制止疾病的进展的治疗是使用 β-干扰素或醋酸格拉默（glatiramer acetate）。干扰素是一组天然化合物，具有抗病毒和免疫调节的作用，通过重组制剂保持干扰素活性用于 MS 治疗，有干扰素 β-1a 和干扰素 β-1b。副作用包括流感样症状、抑郁、焦虑和意识模糊。在一项研究中，560 名 MS 患者被随机分配接受皮下注射干扰素 β-1a 或安慰剂（$n=187$）一周三次，为期 2 年。在治疗的 1 年与 2 年时，干扰素 β-1a 组比安慰剂组，复发率显著降低。与安慰剂组相比，治疗组第一次复发时间明显延长，MRI 上的脑部积累病变较低。研究人员得出结论，对复发型多发性硬化症，根据复发率，确定病残率，及所有 MRI 预后测定，皮下注射干扰素 β-1a 是容易耐受的、有效的治疗方法[81]。对于以首次脱髓鞘伴有 MRI 异常的初次就诊的病人，已经显示 β-干扰素可延缓 MS 的临床进展，可减少随后的 MRI 检查所见的大脑病变总数量[82-85]。这一发现突出早期评估和治疗的重要性。

醋酸格拉默也已成功用于治疗多发性硬化症。本剂是一种合成多肽的混合物，旨意模仿髓鞘碱性蛋白。醋酸格拉默发挥其效果的作用机制尚不清楚，但它被认为是改变了负责 MS 的发病机制的免疫过程。在一项研究中，251 例复发-缓解型多发性硬化症患者，随机接受每日皮下注射醋酸格拉默（以前称为共聚物 1）或安慰剂，为期 24 个月。接受醋酸格拉默治疗的患者可明显减少复发，更可能表现出神经系统的改善，而那些接受安慰剂的患者可能更为恶化。通常，此药的耐受性十分良好[86]。

对复发-缓解型多发性硬化症的治疗目前推荐是启动 β-干扰素或醋酸格拉默治疗。此疗法已被证实可减少 MRI 所见的斑块体积和复发率[69]。免疫抑制剂包括米托蒽醌和硫唑嘌呤，也已证明减缓疾病进展有效，但是，由于对副作用的担忧，一般作为二线药物使用[87-88]。

MS 急性发作也应为治疗的目标。虽然大多数发作不治疗也能缓解，以证实类固醇可以缩短急性发作的病程。超过 85% 复发-缓解型多发性硬化症用静脉注射甲泼尼龙可以改善。在对照临床试验中，与安慰剂组相比，已证明静脉注射类固醇可加速视神经炎视力丧失的恢复。此外，用大剂量静脉注射类固醇治疗急性视神经炎患者时，可以减少 MS 的 2 年期进展，不过这种作用在整个病程中逐渐下降[74,89]。值得重视的是，在视神经炎的临床试验中，口服泼尼松未发现有效，同时可能增加视神经炎发作的次数。

目前 MS 急性发作的标准治疗是静脉注射甲泼尼龙。一般剂量是静脉给 250～500mg，每 12 小时 1 次，3～7 天。是否随后用口服泼尼松逐渐减量仍存在争议。甲泼尼龙治疗的可能不良作用包括体液潴留、消化道出血、焦虑、精神症状、感染和骨质疏松症。

针对 MS 并发症的几种疗法可能有帮助。相关性痉挛一般是用巴氯芬治疗。本法对减少疼痛性屈肌和伸肌痉挛是非常有效的。主要的副作用是嗜睡，通常，随着持续使用可以减少。大剂量治疗可致意识模糊，特别是基础认知功能障碍的情况下。对于顽固性痉挛患者，可用巴氯芬鞘内注射或鞘内植入连续泵治疗。其他控制痉挛的药物，包括替扎尼定、地西泮、丹曲林。

治疗 MS 的偶尔震颤和共济失调，可用普萘洛尔、地西泮、氯硝西泮。然而，这些疗法的结果一般都不令人满意。MS常有疼痛，累及肩部、骨盆带和脸部。面部疼痛可能与三叉神经痛难以区别。治疗方法包括卡马西平、巴氯芬和三环类抗抑郁药。常见疲劳，可用金刚烷胺得以改善。本药可使少数患者部分缓解。在对照研究中，其效果是仅略优于安慰剂[69]。

安置

对有MS病史的MS且有明显的症状寻求治疗的患者必须先进行评估，以排除其他非MS相关的疾病。此外，存在的其他全身性疾病，尤其是感染，可以使多发性硬化症的症状恶化，应该排除。如果是MS的加重期，大多数患者需要入院给予静脉类固醇治疗。另一种代替住院的方法是可在急诊科开始静脉注射类固醇，如果门诊有条件给予静脉类固醇，则安排社区医生或神经科医生次日随访。

新发生的、症状提示MS的患者应收住院或转到神经科诊治，这取决于症状类型与严重程度。

重要概念

- 任何一位长期疾病患者，如MS，在推断是疾病加重期是病人所经历的所有问题的病因之前，必须进行评估，以排除不相关疾病的病理过程。
- 对多发性硬化症患者的治疗将需要与病人的初级保健医师或神经科医生协商，以提供一致的疾病治疗方案。
- 静脉甲泼尼龙能有效地促使复发早期缓解。
- 静脉甲泼尼龙已被证明能加速恢复视神经炎引起的视力减退。

本章参考文献请参见 http://pumpress.bjmu.edu.cn/eduservice/3419.html

第 104 章 脊髓疾病

Andrew D.Perron and J.Stephen Huff

李军 译　韩希望 校

概述

脊髓疾病涉及多种病理机制，可累及各个年龄段。有些脊髓疾患如果不能被早期发现，预后不良。此类疾病最终的结局往往依赖于在急诊科的迅速诊断，包括正确的早期检查、神经系统影像学检查，及请特殊治疗的会诊。诊断这类疾病可能并不容易，因为有些疾病可能与其他疾病的临床表现相似，直到临床晚期，当神经组织损伤明显时，才能鉴别清楚。多种疾病的进展都可能影响到神经系统，因此熟悉脊髓的解剖构成，掌握询问病史和神经学检查的技巧对于正确的诊断和处置非常重要。

本章主要讨论造成脊髓和脊髓血供损伤的病理过程，以及脊髓压迫的病理机制。脊柱创伤及脊柱结构不稳定的内容则在第 40 章讨论。

疾病原理

解剖学

成年人的脊髓长度约为 40cm，从枕骨大孔开始，在此与延髓相接，止于第一或第二腰椎。与大脑相似，脊髓也是由三层脑膜覆盖：由里到外依次是软脊膜、蛛网膜、硬脊膜。下端脊髓变细变成脊髓圆锥，在这个部位，好几个脊髓节段压缩在一个狭小的区域。腰骶神经根下行形成马尾，然后从各自相应的骶孔出椎管进入外周。

脊髓有两个对称的膨大，包含支配四肢的神经节。颈膨大（$C_5 \sim T_1$）发出臂丛神经丛，是支配上肢的外周神经。腰膨大（$L_2 \sim C_3$）发出腰骶丛支配下肢。在膨大的区域，脊髓的空隙变小，因此在这些部位，脊髓更容易因压迫而受伤。在每个节段，前神经根和后神经根沿着脊髓的前外侧和后外侧形成细细的纤维伸出。前神经根传递脊髓灰质运动神经元的传出信号，后神经根包含感觉传入神经纤维。

脊髓的血液供应有两个来源，两侧椎动脉发出一支脊前动脉，行走于前正中裂，提供脊髓血供的 2/3。脊髓后面 1/3 的血供来自双侧脊髓后动脉。脊前动脉和脊后动脉都在相应节段接受根动脉的血液供应。最大的根动脉是 Adamkiewicz，在 T_8 和 L_4 节段。静脉大多伴行于动脉。

脊髓内部的解剖结构包括位于中央的灰质和位于外周的白质。灰质包含神经元细胞胞体，白质包含神经纤维升支和降支。这些纤维形成不同的神经束。上行纤维束传递感觉信息，下行纤维束传递运动神经冲动及支配内脏。

出于临床的需要，脊髓的神经解剖被简化了，如图 104-1 所示。图的右侧主要显示上行通路，左侧主要显示运动通路。后束是传递本体感受和同侧振动觉的上行纤维；这些纤维在髓质交叉，最终到达对侧脑皮质区。白质的侧面是脊髓丘脑束，传递痛觉和温度感觉（通路的名称是按照他们的起止命名的，如脊髓丘脑束表示起于脊髓，止于丘脑）。这个束很薄，因而骶神经纤维位于最外侧。这个通路的神经纤维交叉大概在脊神经进入的水平，因此一侧脊髓丘脑束的损伤将导致损伤部位以下对侧躯体温度觉和痛觉减弱或消失。

主要的下行神经通路是皮质脊髓侧束。这个通路也同样是有序的，支配颈部的神经元位于中间，骶部神经元位于外边。这个通路的纤维交叉同样发生在髓质。低级运动神经元的胞体（即前角细胞）位于脊髓灰质的腹侧。

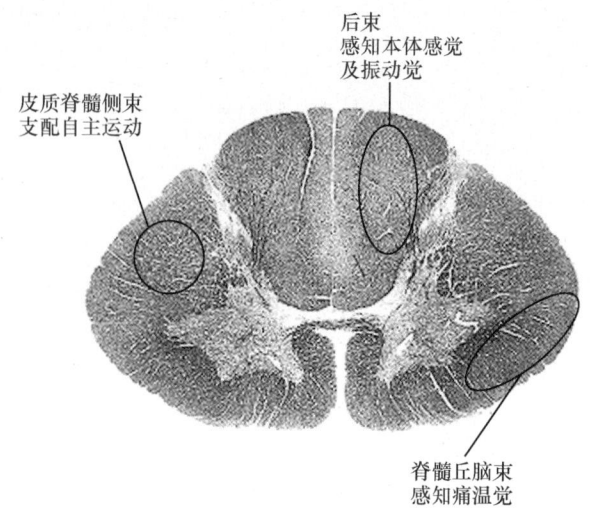

图 104-1 简化的脊髓解剖图：显示临床重要的感觉和运动通路。（显微照片来自华盛顿大学 John Sundsten 的解剖数字化项目。）

脊髓症候的分类

脊髓病可以按照解剖部位进行分类。无论先天还是后天的原因，每个解剖部位的损伤都会引起一组临床症状。

完全脊髓损伤（脊髓横断伤）

急性或亚急性损伤都可能引起完全脊髓损伤。完全脊髓损伤是指脊髓损伤部位远端神经支配区域感觉、自主运动、随意运动的完全丧失。脊髓水平的反射，如深反射，可能存在，但可能异常。自主功能异常，可能表现为低血压（神经源性休克）或阴茎勃起异常。许多原因可以引起完全脊髓损伤，最常见的是创伤[1-2]。其他可能造成急性脊髓完全损伤的原因还包括梗死、出血、外源性压迫等。发生脊髓横断伤达 24 小时的病人，99% 不会再有脊髓功能恢复的机会[3-4]。脊髓损伤平面以下躯体任何功能的存在都可以表明脊髓是部分损伤，而非完全。这些征象包括会阴感觉存在、直肠括约肌反射、自主的直肠括约肌收缩，甚至哪怕只有微弱的脚趾活动都提示部分脊髓损伤，其预后比完全的脊髓损伤好。

脊髓休克指在损伤的急性期，肌肉的舒缩功能丧失如同完全的脊髓损伤。脊髓休克的程度随着受损平面的升高而加重[5]。脊髓休克通常持续不超过 24 小时，但持续数天至数周的也偶有报道[5-6]。球海绵体肌反射消失是脊髓休克的标志。正常情况下，该反射是由脊髓介导的，但是在脊髓完全损伤时，也有可能保留。球海绵体肌指龟头受到挤压时或者牵拉输尿管时出现的肛门括约肌的非随意性收缩。球海绵体肌反射的恢复也是脊髓休克期结束的标志，随后会出现肌张力增高和反射亢进[1,5,6]。

不完全的脊髓损伤

不完全的脊髓损伤是指脊髓的部分功能保留。通常不完全脊髓损伤分为三类：脊髓中央损伤综合征，Brown-Séquard 综合征，脊髓前部损伤综合征（表 104-1）。

脊髓中央损伤综合征

中央损伤综合征，这个名词最早由 Schneider 和他的同事于 1954 年提出，是脊髓损伤综合征中最常见的一种[7-8]。中央损伤的特征是双侧运动瘫痪，上肢的程度比下肢严重，远端肌群比近端肌群严重。可有感觉损害或膀胱功能障碍。有时上肢的烧灼样感觉异常可能是主要的症状[9]。中央束损伤主要累及中央灰质和脊髓皮质的中央部分及脊髓丘脑束。主要由于受到过度性伸展，基本病理机制包括黄韧带膨出造成脊髓的挤压和扭曲。这类损伤最常见的原因是坠落，其次是车祸，造成脊髓挫伤，脊髓中央区最容易受累[7-8]。这种损伤也常常发生于患有颈部退行性关节炎伴椎管狭窄的老年人以及其他原因导致颈部椎管狭窄的病人（如软骨发育不全导致的先天颈椎狭窄及椎间盘突出或肿瘤导致的椎管狭窄）[10-11]。患者预后与年龄及损伤程度有关。年龄小于 50 岁的患者，80% 能够恢复膀胱功能，大约 90% 能够重新行走。年龄超过 50 岁的患者，只有 30% 能够恢复膀胱功能，约 50% 能够重新行走[11]。

Brown-Séquard 综合征

Brown-Séquard 综合征最早于 1846 年以一个内科医生的名字命名[12]。它是脊髓解剖和功能的一半丧失。常常发生于贯通伤[13]，也可见于压迫和先天损伤。肿瘤、硬脊膜外血肿、血管畸形、颈椎病、椎间盘退行性疾病、放射性损伤、脊柱器械应用的并发症等等都可出现这类综合征[13]。这类综合征的特点为同侧运动功能、本体感觉和震动觉丧失，伴有对侧损伤平面以下痛觉和温度觉丧失。由于脊髓丘脑侧束在交叉到对侧前先上升或下降一到两个脊髓节段，因此，同侧感觉麻痹（痛觉和温度觉）平面比损伤高一到两个节段[11,13,14]。大多数 Brown-Séquard 综合征患者只有部分的感觉或运动障碍，典型的症候群很难见到。Brown-Séquard 综合征是预后最好的不全脊髓损伤，80%~90% 的患者能够恢复直

表 104-1　脊髓综合征

综合征	感觉	运动	括约肌是否累及
中央损伤综合征	不定	上肢无力，远端>近端	不定
Brown-Séquard 综合征	同侧位置觉、振动觉消失 对侧痛觉、温度觉消失	与损伤同侧的运动能力减弱	不定
前束综合征	针刺觉和触觉丧失 振动觉、位置觉保留	损伤平面以下运动丧失或减弱	不定
横断伤	损伤平面以下感觉丧失	损伤平面以下随意运动丧失	对括约肌的控制丧失
圆锥综合征	可有鞍区感觉缺失，或感觉缺失范围从局限区域到整个横截面不等	上运动神经元型运动功能减弱	括约肌控制能力受损
马尾综合征	可有鞍区感觉缺失，或感觉缺失范围从局限区域到整个横截面不等	下运动神经元型运动功能减弱	括约肌控制能力受损

肠和膀胱功能，75%能够重新行走，70%能够达到日常生活自理[11]。

前束综合征

前束综合征表现为运动功能丧失，损伤平面以下的针刺感，轻触觉丧失，但后束功能保留，包括触觉、位置觉、震动觉。虽然大多数报告的前束损伤病理继发于大动脉手术，但实际上[15]，该病也可能继发于严重的低血压、感染、心肌梗死、药物反应导致的血管痉挛、血管造影等[16]。解剖学损害源于颈部过屈造成的脊髓挫伤，或者是因为骨成分或者颈部椎间盘突入椎管。偶尔也可由脊髓前动脉或其他主要滋养血管的栓塞和撕裂导致[11]。具有典型神经学症状的患者能被较早发现。功能恢复情况各异，大多数可以在第一个 24 小时后观察到改善，但是再长时间，改善就不明显了[4]。尽管缺血造成的脊髓损伤往往是不完全的，但是如果患者在 30 天时仍无运动功能，那么在 1 年内获得运动功能恢复的几无可能[15-17]。总体看来，只有 10%～20% 的患者能够有部分肌肉功能恢复，即便如此，病人也没有力气或协调能力[11]。

脊髓圆锥综合征及马尾综合征

在临床上,要确切区分脊髓圆锥和马尾损伤是很困难的,因为二者的很多症状是重叠的。而且,常常发生联合损伤,使得单纯的上运动神经元和下运动神经元损伤具有的典型症状体征被掩盖。圆锥是脊髓的末端,在成人大约位于L1水平。圆锥综合征包括排尿障碍(通常由于膀胱失去自主神经支配,出现溢流性尿失禁)、括约肌损伤、性功能障碍等。感觉方面主要影响骶尾节段,出现骶部感觉缺失。单纯的圆锥损伤非常罕见[18]。上神经元症状包括肌紧张增加、反射异常,但是没有这些症状,也不能排除圆锥损伤。椎间盘膨出、赘生物、创伤、血管功能不全等均可导致圆锥损伤综合征。由于圆锥结构很小,腰和骶节段的脊髓被压缩在一个狭小的区域,因此,圆锥损伤常常导致双侧出现症状,这一点有助于鉴别圆锥损伤和马尾损害,后者一般不会导致双侧损伤[18]。

马尾是硬脊膜囊内从圆锥延续下来的腰和骶神经根。马尾综合征并非真正的脊髓损伤,它是神经根的损伤,但是腰部的硬脊膜、神经根聚集在一起,使得多个神经损伤常常同时存在。造成马尾综合征的原因通常是椎间盘的破裂,最常见的是$L_{4\sim5}$水平。肿瘤和其他原因造成的压迫也可能导致本病发生。和脊髓圆锥综合征类似,患者也会出现进展性的大小便失禁,性功能障碍,远端肢体无力,鞍区感觉缺失。肌肉牵张反射减少。大多数患者会有尿潴留。还可能有下背部疼痛。

临床特征

病史

无力、感觉异常、自主功能异常是脊髓功能障碍最主要的症状。症状发展的速度和严重程度反映了疾病的进程。既往病史很重要,因为可能诱发既往凝血功能紊乱或者其他系统性疾病。肿瘤病史提示有肿瘤转移的可能。近期发生的创伤可能提示有椎骨骨折或椎间盘膨出。

体格检查

脊髓功能的体格检查包括:①运动功能,②感觉功能,③反射。

进行每一项检查时,脑子里都应清楚与该功能相对应的脊髓解剖,这样有助于判断脊髓损伤的程度。

运动功能

运动功能的检测应包括检测肌肉的体积、紧张度和力量。较大肌肉群的肌肉体积易于观察,如大腿和腓肠肌、肱二头肌、肱三头肌。检查手内肌肉对确定肌肉的体积也有帮助。手的某些区域的凹陷有时也很明显,是消耗的证据。肌肉体积减小、不均,或者震颤都不应忽略。进行肌紧张性测试时,反复被动屈曲患者的膝、肘、腕关节,由检测者感觉抵抗力的升高或降低。前臂的快速旋前-旋后是测试紧张度的另一个有效的方法。肌张力增高提示痉挛或上运动神经元损伤,而肌张力降低与下运动神经元损伤、运动终板或肌肉问题有关。最后,肌力分为上肢肌力和下肢肌力。肌力评级是一种比较直观的神经学检查方法。评分从0到5,按照以下标准打分:

0:肌肉完全没有力量
1:肌肉有力量但是不能移动
2:肌肉有力量能移动但是不能克服重力
3:肌肉有力量移动,能够部分克服重力
4:肌肉有力量但是力量不足
5:肌肉力量良好

直肠检查用来评估括约肌收缩、静息张力和球海绵体肌反射。

感觉功能

感觉测试需要患者和检查者的合作。脊髓相关量表对于临床感觉测试很有帮助,包括针刺、轻触觉(对侧丘脑脊髓侧束)及本体感受(同侧后束)。如果怀疑有神经损伤,测试患者四肢对针刺的反应、轻触觉和本体感觉是必要的。对有的病人还需要对骶区皮肤感觉进行测试。正如前面提到的,骶骨区感觉的保留提示脊髓损伤是不完全的。骶区感觉纤维位于升支纤维束的外侧,因此中央或部分脊髓的损伤可能使四肢感觉传导被切断而骶骨的感觉传入不受影响。

反射

肌肉伸展反射(深肌腱)可在床旁很快进行。反应强度分为0到4+级,2级代表正常。反射过强提示上运动神经元疾病(影响神经元或从脑到脊髓的传出神经纤维),例如持续阵挛和Babinski征阳性。如果这些体征不存在,也不能表明脊髓损伤不存在。实际上,有研究发现在送到急诊科的急性进行性脊髓压迫和脊髓损伤的患者中,伸肌平面反射发生率低,而且缺乏反射过强[20]。感觉缺失,发生脊髓休克或下运动神经元病变时，反射也常常减弱或消失。肌肉或神经-肌肉接头的病变也会使反射降低。在急性脊髓损伤时，在急性期，反射也会消失。球海绵体反射检查也是必要的。

诊断方法

除病史及体格检查外，还需要更深入的检查。要确定或者排除外源性的压迫损伤还是其他可治疗的原因。磁共振成像（MRI）改进了可疑脊髓损伤患者的诊断方法。平片和CT技术也可以发现一些骨组织和软组织的异常。对创伤和可能有骨肿瘤及退行性病变的患者，传统的X线和CT扫描是必要的，但是MRI也可以显示这些病变而且能够显示和这些病变相关的脊髓和软组织情况。脊髓组织损伤的方式，如出血或水肿，也可以通过MRI检测出来。如果患者体内有金属植入物而不能使用MRI的话，也可以用CT造影的方法来检测，但是显示的细节不如MRI清晰。影像学的方法排除了压迫或占位性改变后，炎症或脱髓鞘病变的可能性依然存在，可用腰椎穿刺的方法诊断。

鉴别思路

脊髓损伤处理的首要原则是考虑可处理的问题。临床评估脊髓损伤的方法仅限于检测力量、感觉、括约肌功能障碍及反射异常。是否有背部疼痛与疾病病理过程有关，但是通常对于鉴别诊断没有帮助。由于可能的功能丧失对生活质量的影响很大，因此，通过检查确定治疗手段是非常重要的。下脊髓梗死的诊断可能不需太多考虑，但是有的诊断就意味着要进行相应的处理，如硬膜外血肿引起的脊髓压迫，就需要特别的慎重[21]。这可能需要特别的会诊以及其他科室的配合，例如MRI。如果怀疑发生脊髓功能损伤，通常应该进行广泛的会诊。病史能提供相对特异的病因从而指导检查。要注意的是脊髓疾病可能与很多其他疾病有相似的症状，在典型的神经功能异常出现之前，无论病史还是体格检查可能都不能明确诊断。

截瘫、明确的感觉缺失平面、括约肌功能障碍是脊髓完全截断的症状，其他损伤一般不会出现这样的症状。不完全的脊髓截断损伤与其他疾病可能有相似的症状。因此要诊断损伤的解剖部位就要非常慎重（表104-2）。进展性的下肢肌力减弱、肌肉萎缩和感觉异常可能代表脊髓功能障碍，但也可能是颅顶占位引起的双侧皮层功能障碍。共济失调可能是小脑病变，但也有少量报道它是脊髓压迫的一个独立症状。另一个例子是瘫痪病人和无反射的病人进行性麻痹；上行性麻痹有时和急性脊髓损伤很相似。

通常与脊髓损伤有关的病理机制包括：影响脊髓和其血供，如脊髓脱髓鞘、感染、栓塞；脊髓压迫，常常来自硬膜外（框104-1）。脊髓炎是表示脊髓炎症和功能失调的综合名词，多种原因可导致。不同的疾病进展产生的症状不同。如慢性压迫时，可能有肌肉消耗及异常的反射，而在急性压迫时，这两个症状都不存在。背痛和神经功能异常强烈提示脊髓损伤，需要进一步检查找到病因。这些损伤的表现往往不规律，需要进行其他的检查。

处理

由于脊髓损伤的临床征象不具有病因特异性，对疾病的治疗也常常是非特异的。糖皮质激素是脊髓创伤的推荐治疗方法，尽管激素的应用已被质疑[22-24]。在很多非创伤原因导致的脊髓压迫病例中，激素也广

表104-2　神经肌肉疾病的临床特征

	病史	肌力	DTR	感觉	消耗
脊髓病	创伤，感染，肿瘤	正常或降低	增强	正常到降低	无
运动神经元病（ALS）	进行性的吞咽、说话、走路困难	降低	增强	正常	是
神经病变	近期感染 上行无力	正常或降低 远端>近端	降低	降低	是
神经-肌肉接头病	食物（罐装商品） 瞬间辐射暴露 易疲劳	正常到疲劳	正常	正常	无
肌病	甲状腺疾病 以前有类似的发作	降低 远端>近端	正常	正常	是

ALS，肌萎缩侧索硬化；DTR，深肌腱反射。

框104-1	脊髓功能退化的非创伤性病因

直接影响脊髓或其血供的疾病
多发性硬化
横断性脊髓炎
脊髓动静脉畸形/蛛网膜下腔出血
脊髓空洞症
HIV 脊髓病
其他脊髓病
脊髓梗死

影响脊髓的压缩性损伤
脊髓硬膜外脓肿
脊髓硬膜血肿
椎间盘炎症
肿瘤
转移瘤
CNS 的原发病

HIV，人类免疫缺陷病毒；CNS，中枢神经系统。

为应用，尽管没有严格的临床研究支持这种应用。对于肿瘤引起的脊髓压迫，推荐使用放疗。外科方法解压也可以考虑，但是手术指征和手术时间还存在争议。

明确的诊断对于指导治疗是必需的。因此，建议进行会诊，讨论恰当的治疗手段。

特异性疾病进程

正如前面提到的，脊髓损伤可分为脊髓固有损伤、血管导致的损伤及外源性压迫损伤。以下的讨论将遵循这样的结构（框104-1）。

脊髓固有损伤

多发性硬化

疾病原理

脱髓鞘是指以包绕中枢神经轴突的髓鞘部分或完全丢失为主要特征的疾病。多发性硬化（MS）是最常见的疾病。脊髓累及是临床最常见的特征。

临床特征

MS的主要特征是中枢神经系统散在的损伤。脱髓鞘的神经不能正常地传递冲动，随脱髓鞘的部位和程度不同，临床症状也有很大的变异。除了运动和感觉障碍外，患者的主诉还包括膀胱功能失常及其他类似于脊髓压迫产生的完全或不完全的横断损伤[25-26]。

还可能有视神经炎或短暂的血管问题的病史。MS的脊髓损伤主要累及皮质脊髓侧束、后束、脊髓丘脑侧束。运动功能障碍是MS患者脊髓损伤最常见的症状，通常是皮质脊髓侧束损伤的结果。

对MS患者的检查常常发现有轻度的瘫痪，肌张力增高，反射过强，阵挛，Babinski征阳性。脊髓受累时会出现自主神经功能异常。

诊断方法

脊髓MRI是首选的诊断显影方法，因为它能够排除脊髓压迫，显示MS的脊髓损伤[26-28]。颅脑MRI有助于显示其他中枢神经系统的损伤。脑脊液（CSF）检查髓鞘碱性蛋白和单克隆抗体也有助于诊断，但是MS并没有特异性的脑脊液异常[29-30]，CSF的单克隆抗体阳性有助于诊断，但是只有当它在血清中为阴性时，才具有意义[29]。

鉴别诊断

应注意与系统性红斑狼疮、莱姆病、神经梅毒、HIV感染的脊髓症状等鉴别。

处理

MS加重时可用大剂量的甲泼尼龙，逐渐减量，过渡到泼尼松。甾类激素对于缩短MS缓解的时间非常有用[26]。通常需要请神经科医师会诊。对于慢性进展的MS患者应用免疫抑制剂也被证明是有效的[25-26]。由于多种疾病都会有与MS类似的症状，因此MS的确诊一般在急诊科难以完成[31]。

横贯性脊髓炎

疾病原理

急性横贯性脊髓炎是指以截瘫、横断的感觉异常及括约肌障碍为特征的急性或亚急性脊髓功能异常。发病率低，有报道每年的发病率大约为1/1 300 000。症状与创伤、压迫性损伤、感染及恶性肿瘤浸润都相似。确切的病因仍不清楚，大约30%的患者在病毒感染后发病，也被称为"感染后脊髓炎"[32]。病因假说包括自身免疫及原发感染[33-34]。还有30%的患者找不到任何原因[32]。症状进展往往非常迅速，66%的病例在24小时内症状进展到最高峰。系统性症状可持续数天到数周。在这段时间里，胸段脊髓也逐渐受到侵袭；颈部脊髓极少累及[36]。

临床特征

除了运动、感觉、排泄障碍外，急性横贯性脊髓损伤患者的主诉还包括背痛、低烧、硬脊膜外脓肿。

与 MS 类似，体格检查会发现由无力进展到瘫痪，张力过强，反射亢进，阵挛，Babinski 征阳性。脊髓受损也会导致自主神经功能异常。

诊断方法

急性横贯性脊髓炎的诊断首先应急诊做 MRI 以排除压迫性损伤。40% 的患者 CSF 的检测结果是正常的，其余 60% 有轻度的蛋白水平升高或淋巴细胞增多[37]。这些手段可以排除脊髓脓肿、肿瘤、血肿等。

鉴别思路

横贯性脊髓炎应与 MS、脊髓外脓肿、肿瘤、血肿等鉴别。类固醇的治疗效果不明确。有报道应用类固醇激素后症状改善[35-38]，但也有报道应用类固醇后的作用不大[37]。应请神经科会诊并收住院进一步确诊。

急性横贯性脊髓炎的临床过程变异很大，轻者完全康复，重者可死于神经系统损害[34]。通常在 3～6 个月内获得最大程度的恢复[39-40]。一项五年的随访调查发现，30% 恢复很好，25% 恢复尚可，30% 预后较差，15% 死于疾病的并发症[40]。

脊髓蛛网膜下出血

疾病原理

椎管内出血的发病率很低，其解剖学位置与颅内出血是相同的：硬膜内、硬膜下、蛛网膜下、髓内出血等都是有可能的[5]。脊髓蛛网膜下腔出血通常是由于动静脉畸形导致的[41]。肿瘤、海绵状血管瘤及继发于抗凝治疗的自发出血也有报道[42-43]。

临床特征

患者突发背痛，疼痛难忍，疼痛往往在出血的水平。疼痛也可沿神经根分布并延伸至侧面。如果血流至颅内蛛网膜下腔，患者会有头痛及颈强直，与颅内蛛网膜下腔出血相似。出血发生的位置和程度不同，还会导致多种不同的神经功能缺陷[42-44]。项强直和脑膜刺激征也可能存在。

诊断方法

用 MRI 进行诊断。腰椎穿刺可以发现血性 CSF。

鉴别诊断

应与之鉴别的包括硬膜外脓肿、肿瘤、横贯性脊髓炎及因大动脉破裂或脊髓前动脉栓塞导致的缺血。

脊髓空洞症

疾病原理

脊髓空洞症是指在脊髓实质存在空腔性损害。瘘管的形成常常是一个慢性的进展过程。它在脊髓的位置决定了查体所发现的神经学特征。

临床特征

头和颈部疼痛是最常见的症状，随后会出现感觉障碍、步态障碍及下脑神经功能障碍[45]。典型的感觉障碍包括上肢疼痛和温度觉丧失；本体感觉和轻触觉尚存。由于感觉的矛盾现象，这种现象被称为"无关感觉缺失"，感觉的缺失常被描述为肩膀和胳膊像披了一件斗篷。神经学症状的解剖学基础是空洞常存在于脊髓中央管。这里它可能会压迫脊髓丘脑侧束的神经纤维交叉，这些神经纤维传导痛觉和温度觉。深触觉、位置觉、振动觉往往不受影响。来自下肢的感觉也不受影响。

脊髓空洞症的症状进展程度取决于空洞的位置及腔内的压力。体格检查最常见的特征是下肢的反射亢进，无力，手和胳膊的肌肉消瘦，无关感觉缺失及步态障碍。喷嚏、咳嗽及 Valsalva 动作会使症状加剧[46]。90% 这类患者有 Arnold-Chiari Ⅰ型畸形（小脑扁桃体和延髓疝入椎管）[47]。脊髓创伤（常在创伤后数月至数年）和肿瘤压迫也是常见的造成脊髓空洞的原因，脊髓空洞也是髓膜炎的后遗症[48]。

诊断方法

MRI 是最佳的诊断方法，目前世界范围内尚无其他的方法可与 MRI 媲美。

鉴别诊断

脊髓空洞症应与脊髓肿瘤和脊髓脱髓鞘症相鉴别。

治疗

如果考虑是脊髓空洞症的话，不需要在急诊科做急诊影像学检查，因为该病常常是一个长期慢性进展的疾病。对于已经做了 MRI 检查并诊断为脊髓空洞症的患者，应建议其去神经外科就诊，因为 2/3 的患者症状会进展[49]。

特发性强直性脊柱炎

特发性强直性脊柱炎以进展性肌力减退和下肢僵直为特征。这种病有时被称为原发性侧索硬化症，是脊髓侧柱的脱髓鞘病变。对年老的病人、家族具有遗传倾向者可以排除诊断，为特发性强直性脊柱炎[50-52]。

人类免疫缺陷病毒脊髓病

典型的 HIV 脊髓病见于进展期的 HIV 疾病。虚弱、步态障碍、括约肌功能障碍、感觉异常、强直是疾病进展期的主要特点。这也是一个排除诊断，因为弓形体病、淋巴瘤、水痘带状疱疹、巨细胞病毒感染等都可能在免疫低下的患者引起相似的症状。病理学检测可在脊髓发现髓鞘空泡。尚无有效的治疗方法，目前的治疗主要针对反转录病毒感染[53-54]。

脊髓梗死

脊髓梗死是另一个需排除的诊断。临床最常见的是脊髓前动脉综合征，主动脉壁夹层瘤破裂、手术、全心缺血也较常见，还有的是系统性红斑狼疮的并发症或没有明确的病因。虽然脊髓前动脉栓塞不像脑卒中那样完全，但也只有部分恢复的可能。临床功能障碍的部位可能与血管栓塞的部位距离很远[55]。

外部脊髓损伤

硬脊膜外血肿

疾病原理

硬脊膜外血肿相对少见，多种原因可导致。其发病率为 0.1/100 000[56-57]。病因包括创伤，如腰椎穿刺，硬膜外麻醉或与脊髓手术有关[1,5,58]。硬膜外血肿也可能出现在抗凝或血小板减少的患者，也可见于肝病和酒精中毒患者[59]。自发性出血非常少见，可由脊柱动静脉畸形或椎管血管瘤引起。大约 1/4 到 1/3 的临床病例与抗凝治疗有关，包括低分子量肝素[60-61]。

临床特征

患者常常有突发、严重、持续的背部疼痛。应注意它往往在用力后发作。棘突叩诊及其他增加椎管内压力的动作如咳嗽、打喷嚏、用力等都会使症状加重[62]。患者常因剧烈疼痛而求诊，此时神经系统症状多尚未出现，因而可能延误诊断[5]。神经系统障碍在几小时至几天内才出现[57]。这类患者可能接受抗凝治疗或有凝血机制的障碍。

患者因疼痛表情非常痛苦，运动和感觉功能的情况完全取决于血肿的水平及大小，病人可能会出现虚弱、瘫痪、直肠及膀胱功能障碍及各种感觉障碍。

诊断方法

和其他脊髓损伤一样，MRI 是首选的诊断方法[62]。

鉴别思路

应与之鉴别的疾病包括脓肿、硬膜外肿块、急性椎间盘突出、脊髓蛛网膜下出血。

处理

不经手术自行恢复的极其少见。应急诊行减压性椎板切除术。病死率较低（约为 8%）[57,62]。功能恢复的情况与症状持续的时间有关。症状持续达 72 小时者功能恢复少见[63]，但也有报道未手术而康复者[64]。

硬脊膜外脓肿

疾病原理

硬脊膜外脓肿是指发生在硬膜外腔背侧的脂肪组织的感染，该部位富含静脉丛。该病少见，发病率约为每 10 000 个入院病人 0.2～1.2 例[65,66]。主要危险因素包括糖尿病、静脉注射药物滥用、肾衰竭、酒精中毒、免疫抑制等[66,68]。虽然该病被认为是亚急性和慢性发病，但在急诊科遇到的主要是急性发病。主要是胸部和腰部感染，颈部硬膜外脓肿少见[69,70]。感染通常延续四到五个脊椎节段[71]。硬脑膜限制了硬膜外感染的扩展，因此硬膜下和椎管内的感染很少见。血源性播散是硬膜外感染最常见的感染源（26%～50% 的病例）[5,65,71]，感染可扩散至硬膜外或椎骨突入硬膜外腔的部分。在已确认的感染源中，皮肤和软组织感染是最常见的感染源（占 15%）[67,71]；金黄色葡萄球菌是最常见的病原微生物，在 50% 的病例中培养结果为阳性[65,72]。其他常见的病原微生物包括大肠杆菌和铜绿假单胞菌。10% 的病例中发现有多种病原体感染，40% 的病例中微生物不清楚[65,72]。

临床特征

脊髓硬膜外感染的症状起于背痛，疼痛逐渐局限至固定的位置，常伴有叩击痛。发热、出汗、僵直也是常见的症状，见于 30%～75% 的患者[65,72]。但是，典型的症状群包括背痛、发热、进展性神经功能异常只见于少数患者，因此延误诊断在临床很常见[65]。神经根症状在疾病开始时并不明显，随着疾病进展逐渐显现。

如果没有妥善治疗，会发展到脊髓病，最先表现为直肠和膀胱功能失调。接着，病人出现虚弱无力、截瘫或四肢瘫痪。大约 10% 的患者出现脑病[65-71]。

诊断方法

MRI 是首选。一旦怀疑有硬膜外脓肿，应立刻进行 MRI 检查。其他诊断方法对硬脑膜外脓肿都不特异。全血细胞计数可支持诊断，一般有白细胞增多，白细胞数目通常为 13 000～16 000/μl[71]。红细胞沉降率通常也会升高，但这并非该病的特异性表现。除非有临近脊椎骨的骨髓炎，一般平片影像是正常的[65,66,71]。如果已知有硬膜外脓肿，通常禁止腰椎穿刺，但为了检测脑脊膜炎可以例外。

鉴别思路

任何压迫性脊髓损伤，包括肿瘤和血肿，都与硬膜外脓肿具有相似的症状，应予以鉴别。

处理

必须立刻实施手术以减压。根据经验，选择针对常见细菌（尤其是 S. aureus）的抗生素。如静脉注射第三代头孢菌素和万古霉素，加口服利福平，这样的治疗方案覆盖了革兰阳性和革兰阴性细菌。

预后取决于是否能在脊髓病出现之前迅速诊断。病死率为 18%～23%，如果麻痹症状出现 12～36 小时仍未能进行手术治疗，神经系统功能将难以改善[65-71]。神经系统症状出现前及时手术的大多数预后良好[66-67]。

椎间盘炎

疾病原理

椎间盘炎是很少见的髓核的原发性感染，伴有软骨终板和椎体受累。它可自发或继发于手术后。小儿科患者自发更为常见[73,74]。越来越多的证据表明关节盘炎在免疫缺陷患者和系统感染患者中的发病率上升。急性和慢性发病均有，以急性过程常见[73]。

临床特征

患者有中等程度或严重的疼痛，位于受累部位，任何脊柱动作都会使症状加剧。50%～90% 的病例有神经根症状[73,74]。腰椎是疾病最常见的部位。90% 的患者体温升高[73]。患者活动时疼痛。关节盘炎没有神经症状。

诊断思路

普通平片对于早期诊断没帮助，但是如果有盘腔破坏则高度提示。在疾病 2～4 周后，X 线检测结果可变为阳性。除了盘腔变窄外，平片还能显示出椎体终板的不规则破坏。从出现背痛到物理检查发现其他临床征象或功能异常间往往有 2～8 周的潜伏期。MRI 是首选的影像学诊断方法，因为它不仅能够诊断椎间盘炎，而且能发现脊柱旁或硬膜外脓肿。实验室检查常常发现红细胞沉降率升高，但白细胞计数通常正常[73-74]。金黄色葡萄球菌是最常见的病原体，但革兰阴性菌、真菌及结核菌感染都会发生。

鉴别思路

鉴别诊断包括脊髓硬膜外脓肿、肿瘤、血肿。

处理

及时诊断和治疗，预后通常良好，静脉应用抗生素有效，手术非必须[73-74]。

肿瘤

疾病原理

脊髓肿瘤的分类是按照它们与硬膜和脊髓的关系划分的（硬膜外，硬膜内或髓外，硬膜内或髓内）。脊髓肿瘤通过压迫、浸润，或破坏髓鞘引起神经系统症状。神经症状的严重程度直接与肿瘤的生长速度和肿瘤位置有关。脊髓肿瘤占中枢神经系统肿瘤的 4%～10%，占全部肿瘤的 1%。原发性肿瘤的发生率为 1/1 000 000[75]，大多数脊髓的肿瘤为转移瘤。大约 10% 的癌症患者在病程的某些时候发生脊髓转移，5%～10% 的癌症患者因为先在脊髓发现转移瘤而被诊断[2]。肺癌、乳腺癌、淋巴瘤占脊髓转移瘤的 50% 以上，可通过血源性和直接浸润转移。大多数的转移瘤出现在胸段脊髓，20% 的脊髓转移瘤患者可累及多个脊髓水平[2,76,77]。

临床特征

在 95% 的脊髓肿瘤患者中，最初的主诉是疼痛，或者在背部肿瘤部位或是相应神经根分布的区域。疼痛的性质通常为钝痛，持续，躺下疼痛加剧（与椎间盘突出鉴别）[5]。严重的午夜痛是脊髓肿瘤的特点[78]。任何增加脊椎腔压力的动作（如 Valsalva 动作、喷嚏、咳嗽）都会加剧疼痛。神经系统异常表现不一，取决于损伤的部位。除了全面的神经系统检查外，应该积极寻找原发灶。

诊断方法

首先可采用平片检查，大约 70%～85% 的有脊柱损伤的患者在平片有异常表现[78]。有神经系统异常的患者及平片结果可疑的患者可作 CT 和 MRI 检查。对于有明确的肿瘤病史，新近出现背痛的患者，有学者认为应直接进行 MRI 检查，因为平片有时会误导或诊断不出来[79]。

鉴别诊断

鉴别诊断包括任何可导致压迫性损害的疾病（血、感染）。肿瘤还会导致和脊髓实质损伤相似的症状，如横贯性脊髓炎和脊髓梗死。

处理

肿瘤导致的急性脊髓压迫是肿瘤学的急症，必须立刻治疗以保存功能，降低恶化。一旦出现截瘫和失禁，则只有不到5%的患者能恢复行走[1,80]。在确诊的时候仍能够行走的患者，则60%能够重新行走[5]。高剂量激素、放疗、手术都是必要的干预方法，应与神经外科、神经内科、肿瘤科、放疗科广泛会诊。

重要概念

- 脊髓疾患缺乏特异性的临床征象。在没有神经系统异常的主诉和征象的情况下，正确的诊断非常困难。
- 在急诊科遇到脊髓症状出现和进展都很迅速的患者时，应该进行特异的影像学检查及会诊。
- MRI常常是诊断脊髓疾病必需的手段。
- 脊髓压迫性损伤的患者，其神经症状持续时间与最终的预后间具有直接的联系。因此应迅速诊断，并尽早开始相应治疗。

本章参考文献请参见 http://pumpress.bjmu.edu.cn/eduservice/3419.html

第 105 章 周围神经疾病

E.Bradshaw Bunney and E.John Gallagher

同永刚 戴维 译 韩希望 校

概述

背景

传统上，神经系统被分为中枢神经系统（central nervous system，CNS）和周围神经系统（peripheral nervous system，PNS）两部分。PNS 又被细分为 12 对脑神经和 31 对脊神经。脑神经疾病已在第 103 章讨论。由于神经肌肉接头疾病和肌病位于神经末梢，亦在第 104 章单独讨论。神经根病，是周围神经根疾患，相当常见，伴有肌肉骨骼性颈部与背部疼痛，此处仅简要说明，详见第 51 章。

对 PNS 疾病最简单的策略类似于 CNS 模式，区分为局灶性和非局灶性。在 PNS 中，第一大类是局灶性疾病组，它又可分为周围神经的单发和多发性病变，称为单神经病和多发性单神经病。第二大类是非局灶性周围神经疾病，包括多发性神经病。此类疾病倾向于产生双侧、对称性症状和体征，反映基础病变的广泛性质。

PNS 疾病的评价涉及定向目标病史和体格检查，针对性回答以下 3 个问题，每个问题均符合图 105-1 流程图中的某一层问题：

1. 感觉运动的症状体征是对称还是非对称的？
2. 感觉运动的症状体征是远端的还是既有近端的又有远端的？
3. 是单一的感觉或运动方面受累还是感觉运动方面同时受累？

通过对上述问题系统综合的分析，我们可以把周围神经疾病分为 7 大类。其中每一类疾病都包含一套可能的诊断标准。由于纯运动或纯感觉障碍往往见于非对称性的神经末梢病变，在图 105-1 中，非对称性的神经末梢病变又被细分为纯运动障碍和纯感觉障碍。

流行病学

虽然吉兰-巴雷综合征（Guillain-Barré syndrome，GBS）是发展中国家最常见的急性周围神经疾病，但它的年发生率仅有 1～2/10 万[1]。与低发生率的急性周围神经病、具有近期死亡率的几种周围神经病相比，见于急诊科的大量的周围神经病是亚急性与慢性的神经病，虽不伴随致命性，但有远期致残性。

据最新统计约 1.5% 的美国人患有周围神经疾病[2]。超过 7% 的人口患有糖尿病，60 岁以上人群糖尿病患病率达 20%，这些人群中大约 50% 有周围神经病[3]。

疾病原理

解剖

周围神经系统中脊神经已经在图 105-2 中系统介绍。每个脊髓节段发出前神经根和后神经根。在后根神经节远端会聚成混合性（运动与感觉）脊神经。31 对脊神经分为 5 部分：8 对颈神经，12 对胸神经，5 对腰神经，5 对骶神经，1 对尾神经。31 对脊神经再次分为前支（腹侧）和后支（背侧）。后支向后走行，而前支分布于躯干前外侧，同时分别通过臂丛和腰骶丛提供所有上肢与下肢的周围神经。在丛内纤维互相交织，形成丛内周围神经的感觉运动性混性神经分布。

除 PNS 的感觉及运动模态外，自主神经系统也是周围神经成分。从解剖及功能上可以把自主神经系统分为交感神经（胸腰神经支配）与副交感神经

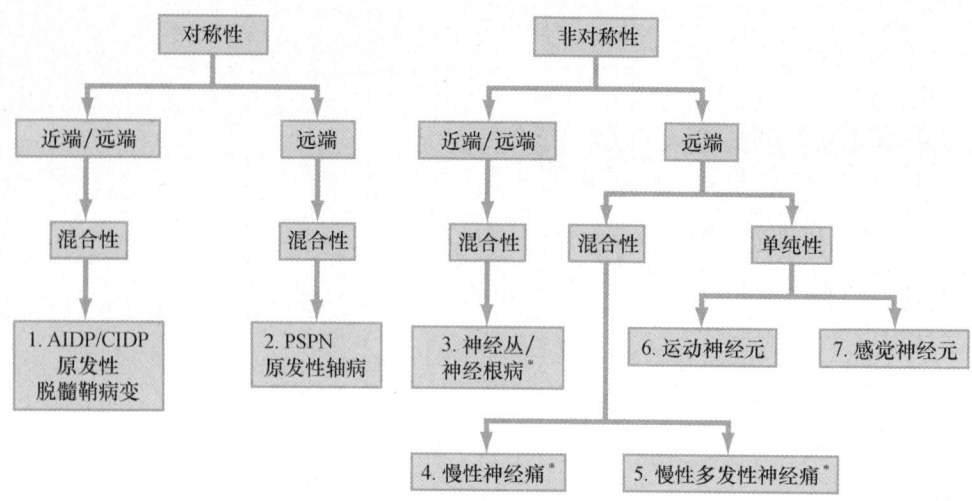

图105-1 急诊科判断周围神经病变的思路。AIDP,急性炎症性脱髓鞘性多发性神经病(Guillain-Barré);CIDP,慢性炎症性脱髓鞘性多发性神经病;DSPN,远端对称性多发性神经病。*根据病变位置的不同,临床上近端感觉分布不同,见图片模式的3、4和5。

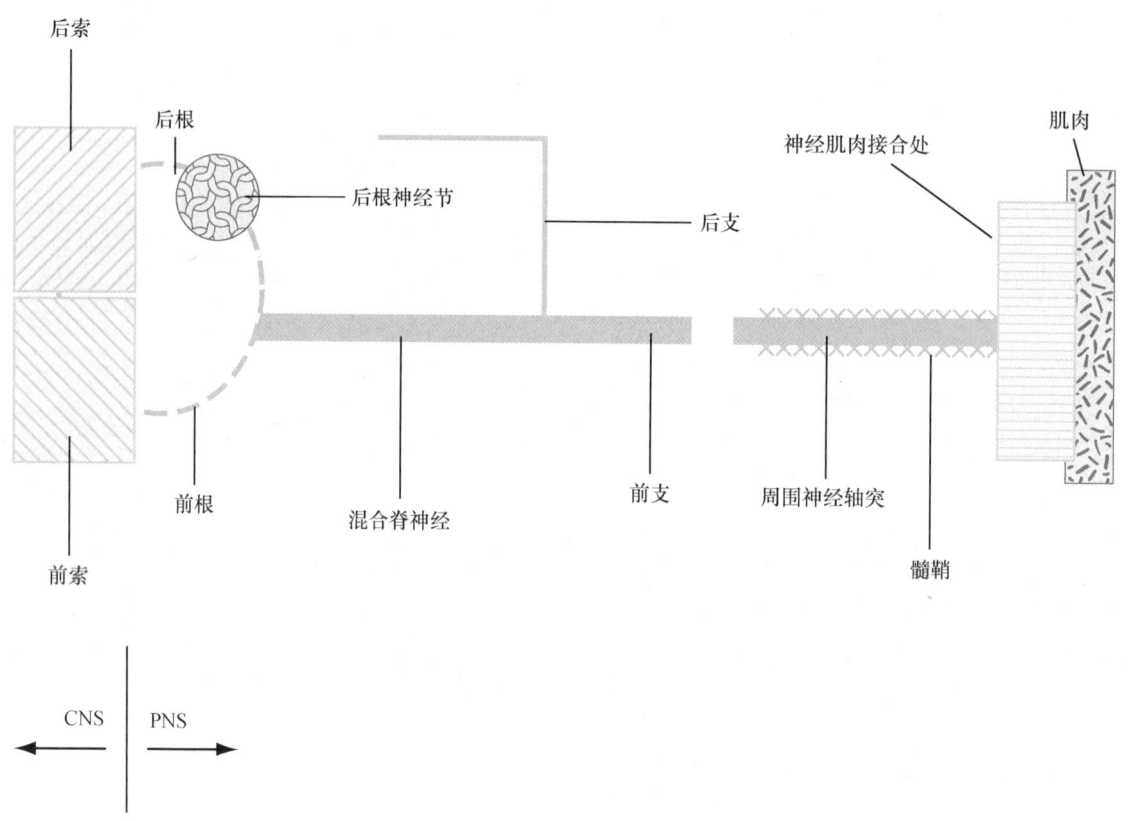

图105-2 周围神经系统(PNS)及其对应的中枢神经系统(CNS)肉眼及镜下解剖示意图。

(颅骶神经支配)。自主神经紊乱可引起全身异常,如直立性晕厥或局部不适,如皮肤萎缩或干燥。

病理生理

周围神经系统受损时,主要表现为三种病理形式(见图105-2):①脱髓鞘:受累部位仅局限在包裹在轴突外的髓鞘;②轴病:主要受累部位是轴突,伴有或不伴有继发性脱髓鞘;③神经元病:神经元细胞体本身是主要受累部位,最终累及全部周围神经。虽然三种类型可有重叠,但每种类型均有各自的临床表现、电生理特点及显微学改变。

电生理测试,就是神经传导检查(nerve conduction studies,NCSs)和肌电图(Electromyography,EMG),可以发现基础病理异常。但由于在急诊科不具备这两项检查条件,所以在此只是简述。用从NCSs和EMG收集的信息,可得到受累的解剖分布(对称 vs. 非对称,远端 vs. 近端与远端)和受累模态(感觉、运动或混合)的客观信息。NCSs与EMG可确定疾病受累的神经轴水平(神经根、神经丛、神经干);如果神经受累,电生理检查可以帮助确定病变是单神经病(由单独单神经病所致,或多发性单神经病所致）或多发性神经病。最后，EMG 与 NCSs 能区分轴突变性和脱髓鞘病变，进一步缩小鉴别诊断的范围。通过 PNS 病理受累的性质可确定预后。原发性脱髓鞘病变不累及轴突，其预后较好。轴病预后较差，因为重建神经功能取决于轴突再生的极缓慢过程。神经元病，它以神经细胞体原发性破坏起病，产生纯运动或纯感觉综合征。最终整个神经受累，导致预后最差。

临床特征

对以感觉、运动或感觉运动混合障碍为主诉而来诊的任何病人的鉴别诊断，特别是位于四肢，应当包括周围神经疾病。在本组病人中，对有局灶性无力的病人是最要重视的病人，因为他们是呼吸受损的最高危状态。框 105-1 列举可累及呼吸的急性肌无力病因。尽管所列举的几种疾患是肌病（见第 106 章）而不是周围神经病，把它们放在一起的原因，就是由于在评估过程中，尽早确认处于呼吸衰竭危险的病人是极重要的。

一旦排除无力的紧急病因——在绝大多数病人中，这是可能的——下一步评估局灶性无力的病人是排除 CNS 疾病（如脑卒中）（见第 99 章）。然后，我们可以通过图 105-1 所简述的对周围神经疾病系统的诊断方法继续进行。查看显示与图 105-1 流程图的另一种方法见表 105-1，根据疾病分布、模态及临床表现的描述，区别 7 大类周围神经病中的各种疾病。

第一类：脱髓鞘性多发性神经炎

急性 GBS 的特点是对称性肌无力，远端更甚，伴有多种感觉障碍。首先讨论本病，因为它是急诊科最常见的伴随呼吸衰竭的肌无力疾病。

框 105-1　引起急性突发性呼吸功能不全的原因

自身免疫性
　脱髓鞘
　　吉兰-巴雷综合征
　　慢性炎症性脱髓鞘性多发性神经病
　重症肌无力
中毒
　腊肠杆菌中毒
　鼠李
　海鲜
　　麻痹性贝类毒素
　　河豚毒素（河豚鱼，蝾螈）
　蜱瘫痪
　金属
　　砷
　　铊
代谢
　Dyskalemic 综合征
　　获得性（尤其合并高甲状腺素时）
　　家族性
　低磷血症
　高镁血症
　卟啉症
传染病
　小儿麻痹症
　白喉

表 105-1　周围神经病变的模式原型

类型	分布格局	疾病典型表现
1	近端、远端对称性感觉神经病	GBS
	近端、远端	对称性
	运动 > 感觉	
2	远端对称性感觉神经病	糖尿病 DSPN
	远端	对称性
	感觉 > 运动	
3	近端、远端不对称性感觉神经病	臂神经丛病变
	近端、远端	不对称性
	感觉和运动	
4	远端不对称性感觉神经病	CTS（正中神经）
	远端	不对称性
	感觉和运动	
5	远端不对称性多感觉障碍慢性神经痛	血管炎性慢性多发神经痛
	远端	不对称性
	感觉和运动	
6	远端不对称性纯运动神经元病	ALS
	远端	不对称性
	运动	
7	远端不对称性纯感觉神经元病	维生素 B_6 中毒
	远端	不对称性
	感觉	

ALS，肌萎缩性脊髓侧索硬化症；CTS，腕管综合征；DSPN，远端对称性多发性神经病；GBS，吉兰-巴雷综合征。

吉兰-巴雷综合征

GBS 是一种异质性、不可预测性疾病，前驱期感染与出现症状之间有明显不等的潜伏期。其临床症状、疾病进展节奏、呼吸系统损害程度、实验室检查、恢复期时间亦极不一致。在美国，最常见的 GBS 类型是急性炎性脱髓鞘性多发性神经炎（acute inflammatory demyelinating polyneuropathy, AIDP），约占所见病例的 90%[1]。少见的变异型包括急性运动轴索神经病（acute motor axonal neuropathy, AMAN）、急性运动感觉型轴索型神经病（acute motor and sensory axonal neuropathy, AMSAN）和 Miller Fisher 症候群。在美国 AMAN 是在剩余病例中最常见的一种。Miller Fisher 症候群是罕见的 GBS 类型，其特点为眼肌麻痹、共济失调和反射消失三联征（框 105-2）。

绝大多数病人均在上呼吸道或胃肠道疾病消退后数天或数周来诊，表现为进展性、对称性远端（以及常有轻度近端）无力。症状与体征常见下肢明显，可伴有深腱反射（deep tendon reflexes, DTRs）的减弱或消失，多种感觉障碍，肛门括约肌功能完好。高达 32% 的病人来诊时四肢受累，10% 病人由上肢开始无力[1]。然而，眼肌常完好。可有继发于自主神经功能受损的尿潴留，可致早期临床表现误认为脊髓病变或脊髓圆锥综合征。

常见的引起 GBS 的病原微生物是空肠弯曲菌（在有腹泻病史的病人）、巨细胞病毒、EB 病毒、肺炎支原体等。AIDP 的部分原因是由于巨噬细胞侵入髓鞘所致。认为巨噬细胞所发现的髓磷脂抗原，它与存在于某些感染微生物中的抗原几乎一样[1,5,6]。

实际上，对急性发病的、对称性无力、深腱反射减弱或消失、不同程度的感觉障碍的病人应当作 GBS 或其某种变型处理，把它们置于具有呼吸障碍的危险处境。相反，如果以感觉症状和体征为主的病人，发生呼吸窘迫的可能较小，且预后良好[7]。

半数有自主神经功能障碍的 GBS 病人，一周内达疾病高峰，有某些脑神经（常见Ⅶ）受损类型，有长期后遗症。1/3 病人需要呼吸支持。死亡率和再发率约为 3%。

除电生理检查外，3 项检查有助 GBS 诊断。可做脑脊液检查，显示本病特征改变，即蛋白明显升高，而脑脊液细胞数仅少许增多。在临床怀疑 GBS 的情况下，上述结果有很高的特异性。然而，在疾病早期，病人脑脊液值可正常。由于脑脊液检查的灵敏度较低。因此，不能用正常脑脊液排除 GBS，因为，本试验敏感性有限。MRI 上的脊神经前根选择性强化可提示 GBS，但不能诊断 GBS[9]。GBS 的功能残疾评分（与年龄、有无腹泻、发病 2 周时病人独立行走能力计分）可预测 6 月时的预后，特别与独立行走相关[10]。

处理

每个怀疑为 GBS 的病人必须检查呼吸功能。GBS 病人用力肺活量（forced vital capacity, FVC）降低表明需要插管。当病人 FVC 低于 20ml/kg 时濒临呼吸衰竭的危险，故需要气管插管。但当病人 FVC 高于 40ml/kg 不需要气管插管[11,12]。同样，负力吸气（negative inspiratory force, NIF）低于 30cm 水柱时更可能需要通气[12]。其他检查，如 1 秒用力呼气容积（forced expiratory volume in 1 second, FEV_1）和峰值流速（peak flow rate, PFR）也可用来评价呼吸功能。病人不能完成上述检查或检测值小于 100% 预测值，则需做血气分析。气道无安全保障的病人，如有肺泡通气不足（$PaCO_2$ 升高）的证据，则需重症监护，但是这在大多数急诊科是做不到的。因此，对肌无力、CO_2 潴留或有其他早期通气衰竭证据的病人考虑早期行预防性气管插管[13]。

在怀疑 GBS、而呼吸功能正常的病人中，通过监测颈部伸肌肌力，可预测濒临通气衰竭。疑似 GBS 的病人需要请神经科会诊和收住入院。可给予血浆置换和静脉输注免疫球蛋白（intravenous immunoglobulin, IVIG）。有可靠的证据证明，这两种治疗优于安慰剂，同时亦证明两种联合治疗或先后顺序治疗不优于各自单项治疗。血浆置换是比较复杂，许多医院无此设施。IVIG 更为方便，400mg/（kg·d），连续 5 天。每克免疫球蛋白要 50～80 美元[14]，所以说 IVIG 治疗比较昂贵。虽然 IVIG 尚未被美国食品药物管理局批准，但是得到某些国家指南支持[15]。不再推荐用皮质类固醇治疗 GBS 病人[16]。口服类固醇迟缓病

框 105-2　脱髓鞘性多发性神经病

吉兰-巴雷综合征
　　急性炎症性脱髓鞘性多发性神经病
　　急性运动性轴索神经病
　　急性运动感觉轴索型神经病
　　Miller Fisher 综合征
慢性脱髓鞘性神经病变
恶性肿瘤
艾滋病
乙型肝炎
鼠李
白喉

人恢复。单用静脉类固醇宣告无效，静脉类固醇与 IVIG 联合应用虽然可以加快恢复，但对远期预后无效[17-19]。某些 GBS 病人可有明显血压升高，但不应治疗，因为它一般是短暂的，并且可随后诱发或发生不可预测的低血压。

第二类：远端对称性多发性神经病

绝大多数多发性神经病的特征是远端对称性运动感觉症状，下肢重于上肢，感觉障碍呈手套-袜套样分布，由远端向近端逐渐减轻。运动症状和深腱反射消失多在感觉症状之后出现，并同样由远端向近端逐渐减轻。这种弥漫性、远端、对称性病变特点与中毒-代谢性疾病的过程是一致的，至今尚未证实，它引起长度依赖的轴病。远端对称性多发性神经病（Distal symmetric polyneuropathy, DSPN）是急诊科最常见的周围神经病类型。仅讨论 DSPN 最常见的病因，更详细病因见框 105-3。

糖尿病性 DSPN

糖尿病是 DSPN 的主要原因，又称糖尿病性多发性神经病。病初始于双足跖面的"阳性"感觉症状（感觉障碍如刺痛感、烧灼感）。在典型 DSPN 早期可稍有非对称性症状[20]。在这交界时机，尽管在这种部位，先验概率支持多发性神经病，但不可能鉴别是局灶性神经病变，如单发性神经病，还是或多发性神经病。随着病程进展，双足跖面出现感觉迟钝，随后各足背部受累。足拇趾背屈无力通常是首发的运动症状，随后出现足背屈无力、足下垂、踝反射减弱，随后出现"跨阈步态（steppage gait）"。

感觉丧失逐渐向近端进展，在膝关节受累之前通常出现手指尖受累。DTRs 像本体感觉一样逐渐消失。如果本体感觉损害加重，患者可出现感觉性共济失调。随着神经病变的进展，最后，感觉异常累及各种

框 105-3	远端感觉神经病
糖尿病	氨苯砜
酒精中毒	双硫仑
肿瘤或转移瘤	异烟肼
遗传性运动和感觉神经病（Charcot-Marie-Tooth）	甲硝唑
隐匿性感觉神经病（CSPN）	呋喃妥
艾滋病	泰素（紫杉醇）
毒素	苯妥英
有机或工业毒素	他汀类（HMG-CoA 还原酶抑制剂）
丙烯酰胺	沙利度胺
烯丙基氯	长春花生物碱（长春新碱，长春碱）
二硫化碳	营养因素
环氧乙烷	脚气（硫胺素和维生素 B_1）
六碳	糙皮病（烟酸，B 族维生素）
甲基溴	恶性贫血（维生素 B_{12}）
有机磷中毒迟发性神经病（OPIDP）	维生素缺乏（维生素 B_6）
多氯联苯（PCBs）	器官功能障碍
三氯乙烯	肢端肥大症
灭鼠优	慢性肺疾病
金属	甲状腺功能减退
砷	肾衰竭（尿毒症神经病变）
金	球蛋白因素
汞（无机）	淀粉样变性
铊	意义不明的单克隆球蛋白（MGUS）
治疗剂	多发性骨髓瘤
胺碘酮	Waldenström 巨球蛋白血症
抗反转录病毒药物	卟啉症

HMG-CoA，羟甲基辅酶 A。

模态，并扩展到菱形的脐周区。疾病晚期可累及头颅顶部和面部中线结构的感觉。随着肌无力恶化，可有肌萎缩和反射消失。严重损伤的患者不能行走或持物。这些症状严重影响患者的生活质量，不仅影响体能功能，亦影响情感、睡眠和社会功能。其中许多患者出现抑郁或焦虑症状[21]。多发性神经病的诊断较为困难，最好的方法是对症状和体征均提示特定神经病变的患者进行电生理学检查[22]。

处理

事实上，像所有周围神经病那样，为处理糖尿病性 DSPN，有指征转诊。如果症状严重，神经病的病因可能是糖尿病，或如果不能及时转诊，给患者对症治疗是必要的。由于神经病疼痛的传统治疗是针对病因的，而不是针对基础机制的。在美国和全世界，药物的选择是凭经验的，根据临床实践有所差异。在美国，首选药物常是非甾体类抗炎药物，该类药物有效的证据甚少，且肾损害的可能性很大[3]。根据安慰剂-对照的随机临床研究，三环类抗抑郁药和抗惊厥药物显示有最佳的 NNTs（使 1 名患者症状缓解 50% 需要治疗的患者人数），这两类药物的 NNT 为 3～5，在某些情况下，可信区间的上限为 10[24]。丙米嗪或阿米替林可从 25mg 开始，睡前服用（老年人可从 10mg 开始），缓慢增加剂量至 300mg。卡马西平，200～400mg，8 小时 1 次，或加巴喷丁，900～3 600mg 也是有效的治疗策略[25,26]。两项研究显示曲马朵的 NNT 小于 5[24]。尽管曲马朵是阿片类药物的混合制剂，但长期服用导致的依赖性似乎并不多。最近发布的指南，推荐以下药物控制神经病所致的疼痛：加巴喷丁、阿片类药物、曲马朵和三环类抗抑郁药[3]。目前应用的药物还有普瑞巴林，150～600mg/d，其机制与加巴喷丁类似；dulexetine，60mg/d 也有应用，该药为选择性 5-羟色胺和去甲肾上腺素再摄取抑制剂[3]。选择性 5-羟色胺再摄取抑制剂（selective serotonin reuptake inhibitors，SSRIs），如帕罗西汀和苯丙胺用于治疗神经病所致疼痛似乎也有效，但氟西汀无效[27]。SSRIs 的总 NNT 的可信区间上限为 50，从而提示在获得新的证据之前，这些药物应作为二线药物使用[24]。局部应用辣椒素也可使部分患者疼痛缓解，但由于局部烧灼感限制其应用。对于早期的糖尿病性 DSPN 患者，严格控制血糖也可预防、减轻或逆转早期糖尿病性 DSPN 患者的症状。为缓解糖尿病性 DSPN 患者的疼痛，平均每年费用为 1 000 美元[3]。

酒精性远端对称性多发性神经病

尽管几个世纪以来已经发现酒精与周围神经病相关，但酒精直接造成神经损害的机制目前仍不明确。大量的研究证据，包括对人群的观察性研究和动物模型的实验研究，都提示酒精与周围神经病的相关性可能是由于营养状况作为混杂因素导致的（即，营养物质缺乏可能是酒精性周围神经病的真正潜在原因）。

酒精性周围神经病的临床和病理表现与糖尿病性 DSPN 相似。然而，慢性酒精中毒时，严重肌病和小脑变性常使临床表现复杂化[28]。伴随感觉运动异常的自主神经性皮肤改变伴有皮肤萎缩和脱发。慢性酒精中毒的其他全身作用常相当严重，以致患者可能注意不到神经病症状。所有可疑酒精性 DSPN 的患者均应接受强化饮食治疗并转到门诊处理。

人类免疫缺陷病毒性神经病

随着广泛使用高活性、高效的抗反转录病毒治疗，周围神经病已经成为 HIV 感染患者最常见的神经并发症。HIV 性神经病一般是 DSPN，这似乎是由于双脱氧核苷治疗和 HIV 相关的免疫机制，两者联合诱发的[29,30]。这些患者需要转到专科治疗。除对 DSPN 的标准治疗外，拉莫三嗪已被证明对于治疗 HIV 相关的神经病疼痛有一定效果[31]。

中毒和代谢性神经病

许多毒物和代谢紊乱可导致典型的 DSPN，框 105-3 列举最常见的导致周围神经病的毒物和代谢因素。根据一项病例-对照研究的初步结果，他汀类药物也列入其中。

第三类：非对称性近端和远端周围神经病（神经根病和神经丛病）

神经根病已在第 103 章详细论述。神经丛病，本章简要论述，是不常见，且常由创伤所致（框 105-4）。通常，神经丛病，无论是臂丛还是腰骶丛，均以排除过程确诊的（即：感觉运动和反射异常既不符合神经根型分布，也不符合某一周围神经分布，则考虑神经丛病变）。尽管仅通过体格检查并不能排除多发性单神经病，但根据基础疾病，通过详细的病史可以确定患者更可能是单神经病还是神经丛病变。

绝大多数神经丛病是由钝性创伤导致的，且常见于机动车事故后的年轻男性。大多数患者由于恢复同时发生的其他损伤而在创伤后数月就诊。为得到自然恢复的最大可能性，常延迟治疗。有几种外科修复手术，包括神经再生或神经移植。

放射性（由光化学作用所致的）神经丛病可在放射治疗后的不同潜伏期后发生，潜伏期可延长至

框 105-4	近端、远端不对称性周围神经病变

臂丛神经病变
　开放性
　　直接神经损伤（刀或枪伤）
　　神经（神经缺血）
　　医源性（中央线插入）
　闭合性
　　牵引伤害
　　　"毒刺"
　　　牵引功能性麻痹
　　　部分或完整的神经根性撕脱伤
　　辐射
　　肿瘤
　　特发性臂丛神经炎
　　胸廓外伤
腰骶神经病变
　开放性
　闭合性
　　牵引伤害
　　　骨盆垂直双剪切断裂
　　　髋关节后脱位
　　　腹膜后出血
　　血管痉挛（深臀部注射）
　　肿瘤
　　辐射
　　特发性腰骶神经丛炎
　　传染病
　　　疱疹病毒（骶尾部）
　　　单纯疱疹Ⅱ
　　　带状疱疹
巨细胞病毒（巨细胞病毒）多发性神经病（人类免疫缺陷病毒）

20年或以上。几乎所有病例组报告均为乳腺癌接受放射治疗的女性。在肿瘤病因中，最常见的是肺部或乳腺肿瘤。对于可疑肿瘤导致的臂丛病的患者需要立即进行影像学检查，一旦确诊应立即进行放射治疗，在治疗过程中，疼痛的控制是治疗的重点。

胸廓出口综合征仍然是一个有争议的疾患。尽管过去的50年研究人员对于该综合征由血管源性或神经源性，这两个极端摇摆不定，事实上，目前支持臂丛受压作为该综合征主要病因的证据[35]比早年血管病因稍好一点[36]。然而，该综合征目前被认为很可能是由于颈肋或纤维条索压迫臂丛神经的中部或下部导致的[37]。该综合征的典型表现为缓慢进行性发展的尺神经和正中神经所支配的手部肌肉的无力和萎缩，伴有前臂和手尺侧的感觉障碍症状和体征。应把出现这些临床表现的患者转诊作 NCSs 和 EMG 检查，

据称可以确诊[37]。真正的神经源性的胸廓出口综合征的治疗需要通过手术切除压迫臂丛的颈肋或畸形纤维条索[38]。第85章将从另一角度对该综合征进行详细论述。

鉴于神经丛病的复杂性，没有理由希望急诊科医生能够或应当做得更多，只要确定可能是臂丛或腰骶神经病变即可。根据疾病的严重程度和可能的病因，急诊医师或把病人收住院或转给具有处理周围神经病经验的神经科医师。

第四类：孤立性单神经病

单神经病的特点是以不对称性、感觉运动性、常为远端的周围神经病。主要包括2种类型：孤立性和多发性。本段讨论孤立性单神经病变，多发性单神经病作为第五类周围神经病，将在下一段进行讨论。

孤立性单神经病通常是由创伤所致，或是钝伤或是穿通伤（框105-5）。如果为钝伤，则神经损伤可能继发于内或外源性的压迫。嵌压性神经病是一种压迫性神经病的亚型，发生于神经在穿过可能的缩窄间隙或管道的解剖部位[39]。孤立性单神经病可以是急性、间歇性、慢性或持续性的。原有的周围神经病可能是发生压迫性神经病的危险因素（所谓双重挤压综合征），尤其在糖尿病患者[40]。

桡神经病

桡神经起始于 C_5-T_1 神经根，从臂丛分出后，经过肱骨近端后侧的螺旋沟，沿上臂外侧下行（图105-3）。在到达肘窝水平附近分为骨间后神经（纯运动）及浅桡神经（纯感觉）。

桡神经支配的范围包括：手指、拇指、腕部及肘部（肱三头肌）。不同于正中神经及尺神经，桡神经仅支配手部的外部运动神经分布（它不发出神经纤维支配任何起于或附着于手部的肌肉）。更不同于正中神经及尺神经的是，它们提供手的大部分感觉，而桡神经仅接受第一骨间肌背侧皮肤的感觉，有时可部分延伸至拇指、示指及中指背侧区域。

桡单神经病罕见在腋窝水平受损。如果发生，则常伴随其他上肢单神经病或臂丛病。虽然不正确的使用拐杖可导致桡神经病，但它更常见于长时间意识障碍后，此期间手臂置于一个使腋窝长时间受到重压的位置。腋窝型桡神经病与更为常见的肱骨型桡神经病的区别，除典型的腕部及手指下垂外，就在于肱三头肌受累。肱三头肌受累是因为支配肱三头肌的神经分支在桡神经缠绕肱骨干的近端，这是最易受损的部位（见图105-3）。

框 105-5　孤立的单一神经病变

上肢
- 桡神经
  - 腋下
  - 肱骨
  - 肘（骨间后神经病变）
  - 手腕（皮肤浅表桡神经病变）
- 尺神经
  - 腋下
  - 肱骨
  - 肘关节
  - 髁突槽
  - 肘管
  - 手腕（Guyon 管）
  - 手掌
    - 尺神经浅终端
    - 尺神经深终端
      - 近端小鱼肌
      - 远端小鱼肌
- 正中神经
  - 腋下
  - 肱骨（肌皮神经）
  - 前臂
    - 前骨间
    - 旋前肌症候群（？）
  - 腕关节（腕管）
  - 手掌（经常运动处）
- 肩胛上神经
  - 腋神经

下肢
- 坐骨神经
- 股神经
  - 骨筋膜室（近端）
  - 隐神经（远端）
- 股外侧皮（痛）
- 腓总神经
  - 腓总神经（腓骨头、腘窝）
  - 腓深神经（前室）
- 胫神经
  - 腘窝（近端）
  - 跗骨管（远端）
- 腓肠神经
  - 腘窝，小腿（近端）
  - 第五跖骨基底（远端）
- 足底神经
  - 远端跗管
  - 趾间神经病变（Morton 神经）
- 闭孔神经

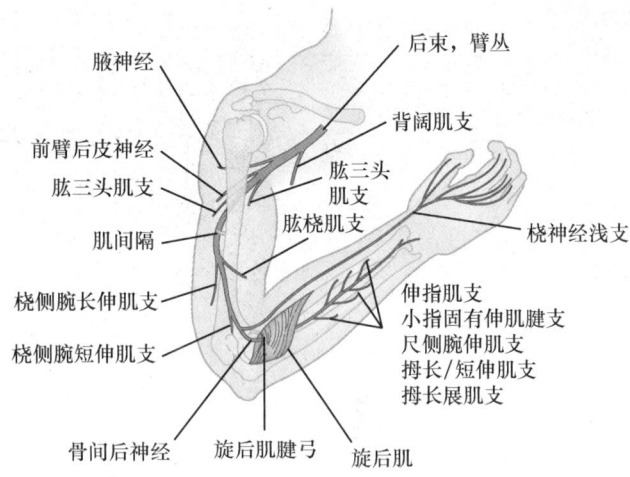

图 105-3　右手臂桡神经主要分支的侧视图。（From Stewart JD: Focal Peripheral Neuropathies, 3rd ed. Philadelphia, Lippincott Williams & Wilkins, 2000.）

大部分桡单神经病起因于所谓的"星期六晚上麻痹"。这种委婉说法来自桡单神经病与睡觉时手臂的不正确位置有关，常见于醉酒熟睡。随后发生的事情是，桡神经被长时间地卡压于肱骨干及某个坚实物体的表面，从而引起外在压迫性的神经损害。"新郎麻痹"是桡单神经病的另一名称，这样命名是因为睡觉时新娘的头依靠在新郎的臂部，压迫桡神经所致。

由于支配腕部及手指伸肌的支配神经在肱骨干远端，所以桡神经病特征是腕部、手指下垂及第一骨间肌背侧皮肤的轻度麻木。因压迫的部位、程度及持续时间的不同，一些神经束可能仍保留一定的功能，导致部分性桡神经病。例如，桡浅神经未受损伤，则感觉未丧失，或腕部及手指伸展功能不完全丧失。

桡单神经病所致的手指下垂把手置于机械缺陷的位置，所以通过检测骨间肌来检查尺侧功能可能导致肌无力的假阳性结果。为进行校准，检查者可嘱咐患者将手掌放在一个水平支持表面，例如在平车上。当手指伸展，掌指关节不再下垂时，骨间肌力量可被如实地检测。当人们试图去解释什么原因可致桡神经及部分尺神经受累时，不能正确地做此检查，则可把一个简单的桡神经病误诊为臂丛病。

大约90%的桡神经病发生在睡眠、昏迷、麻醉完全恢复者，通常持续6~8周。肌电图失神经支配的证据预示其恢复速度较慢。止血带损伤桡神经后，常常在2~4月内自行恢复。虽然几乎所有由止血带所致的桡神经病最终均可缓解，但如果电生理检查发现存在轴索变性，那么神经恢复的时间将很漫长。约75%与闭合性肱骨干骨折有关的桡神经损伤可自行缓解。相反，与复杂性骨折相关的神经嵌压，则需要外科干预。

在患者等待神经自行恢复的时候，需将手保持在背屈约60度的位置。虽然简单的背侧石膏或玻璃纤维夹板可以治疗垂腕症，但如果把固定于近腕部夹板上的橡皮圈系于每个手指，使其被动屈曲，则可减轻肌萎缩和痉挛，亦可改善手的功能。

尺神经病

尺神经起始于C_7-T_1神经根，穿过臂丛，沿中间下行至肘部的尺侧（内侧）髁沟，在臂部无分支。然后进入肘管，在肘管发出分支支配尺侧腕屈肌及第四、五手指深屈肌。

在腕部近端，有两条重要的感觉支由主干发出，接受手部部分皮肤的感觉（图105-4）。他们是掌侧及背侧皮支，两者均不穿过Guyon管，掌侧支接受来自小鱼际的感觉，背侧支分布于手背的尺侧，延伸至第五指尖及第四指的尺侧一半。

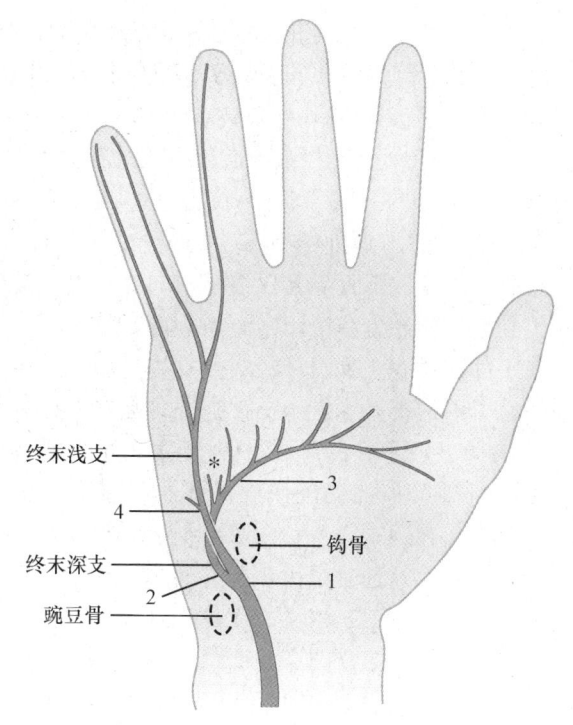

图105-5 远端尺神经及其分支的右手掌面图，数字显示了远端尺神经在手腕和手掌上的4个主要部位。*代表小指分支。（From Stewart JD: Focal Peripheral Neuropathies, 3rd ed. Philadelphia, Lippincott Williams & Wilkins, 2000.）

在腕部，尺神经从豌豆骨与钩状骨指之间穿过Guyon管，然后分为浅的终末感觉支及深的运动支。

浅感觉支分布于第五指及第四指尺侧一半掌面的皮肤（图105-5）。深运动支分布于小鱼际，然后交叉至手掌桡侧，支配尺侧固有肌（所有的骨间肌及第四、第五指的蚓状肌），终止于第一骨间背侧肌。骨间肌内收、外展手指均由尺神经支配。蚓状肌使掌指关节屈曲，并均匀分布于尺侧（第四、五）及中间（第二、三）手指。尺神经可被看做正中神经在手部的补充，因为它支配所有正中神经未分布的肌肉及掌侧感觉。

尺神经易在近肘部的两个部位受损：尺侧髁沟及肘管远端。由于髁沟很浅，尺神经在此处从表浅位置穿过时，易遭损伤，常因为外部压迫、骨折或脱臼而受损。尺神经在发生外伤创伤事件数年后，有发展成为"迟发性尺神经麻痹"的倾向。许多迟发的尺神经病通过电生理学检查被定位于肘部。

某些尺神经病变见于进入肘管的近端继发性受压或见于肘管本身嵌压。短暂性症状见于肘部长时间的屈曲或由反复的屈曲、伸展引起。

虽然区分髁部还是肘部尺神经病是很困难，但定位肘部或腕部的问题是可能的。除先验概率强烈支持肘部病变外，手与指尺神经分布区（包括小指及无名指的吃尺侧）感觉异常强烈支持肘部病变而不是

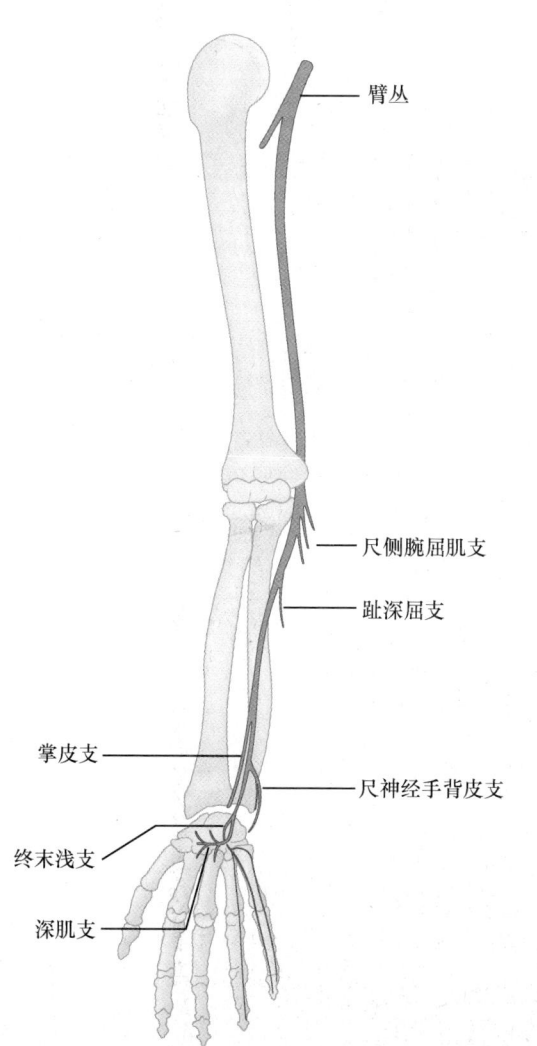

图105-4 右手臂尺神经主要分支的前视图。（From Stewart JD: Focal Peripheral Neuropathies, 3rd ed. Philadelphia, Lippincott Williams & Wilkins, 2000.）

腕部病变。尺神经的皮支在接近Guyon管入口处由主干发出，因此，腕部的损害不会引起感觉异常，而肘部损害可以导致感觉障碍。

尺神经在Guyon管内受压迫很少见，当发生时，将影响到尺侧骨内肌（第四、第五蚓状肌）及所有骨间肌。但是尺侧骨外肌（第四、第五指深屈肌）及腕屈肌不受累。感觉异常仅位于浅的终末感觉支分布区，其他尺神经分布区正常（图105-5）。

在手部，可有3种尺神经病变发生于Guyon管远端。最常见的两种是深终末支，在小鱼际支的近端及远端受累（见图105-5）。如果病变发生于近端，会出现手部所有尺神经支配肌肉的无力，但无感觉受损。如果发生在远端，小鱼际肌可免于受损，其他类似于近端损伤。这通常是由于挫裂伤或使用某些工具如手杖或拐杖手柄，造成手部反复受压而引起的。

浅的终末支（见图105-5）受累是由于其在Guyon管远端被直接压迫所致，表现为第五指及第四指尺侧半掌面皮肤单纯的感觉消失。除了末端指尖外，这两个手指背侧皮肤的感觉应该是正常。这种布局是由于背侧及掌侧皮支未穿过Guyon管而进入手部（图105-4）。

大多数尺神经病变可自行缓解，但是如果发现存在肌肉萎缩，尤其是小鱼际区，可考虑外科治疗[41,42]。

正中神经病变

正中神经始于C5-T1脊神经根，通过下躯干自臂丛神经发出（图105-6）。正中神经病常被诊断为腕管综合征（carpal tunnel syndrome，CTS），这是最常见的嵌压性神经病。腕管综合征在美国人群中的患病率为3%～6%[43]。虽然患者可能诉说两侧症状，但详细询问病史可发现，症状通常是一只手先于另一只。腕管综合征常见的表现是夜间醒来后手抖。多在活动后加重。虽然感觉异常常局限于手指，但疼痛可波及手臂或肩部的高度，原因不明。许多病人初期诉述说整个手受累，虽然通过仔细的感觉检查不支持上述叙述。患者经常有手笨拙与无力，尤其是举杯或打开有螺旋盖的容器时。正中神经分布的手指皮肤比尺神经分布的皮肤更为干燥和粗糙，这取决于嵌压的持续时间[44]。

腕管综合征的运动受累局限于正中神经本身，主要支配蚓状肌（lumbricals）（掌指关节的屈曲），帮助拇指对掌（opposition）、外展（abduction））及屈曲（flexion），称为LOAF肌肉。然而，腕管综合征的特点是感觉受累，而后发生运动异常。正中神经、尺神经及桡神经在手部的感觉神经分布模式具有显著的个体差异性。腕管综合征最有特征性的表现是从第

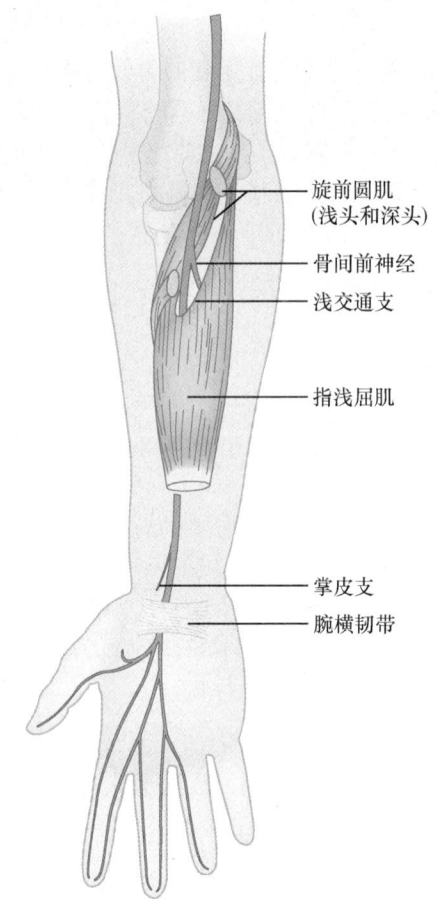

图105-6 右手臂正中神经的主要分支的前视图。（From Stewart JD: Focal Peripheral Neuropathies, 3rd ed. Philadelphia, Lippincott Williams & Wilkins, 2000.）

四指分开[即，掌尺侧环指感觉正常，而同指的掌内侧（桡侧）感觉异常]。最敏感的表现是示指掌侧远端感觉的异常。如果存在与正中神经分布一致的运动异常，但无感觉缺失，那么患者极不可能是腕管综合征，需要寻找其他的诊断。如果感觉或运动症状均不明显，则没有一种诱发性试验（最初报道能引起腕管综合征的感觉症状）——最常见的是Tinel征（在腕部叩击正中神经）及Phalen征（腕关节最大程度向掌侧屈曲）——对于确定哪些患者应该进行电生理学检查有足够的敏感性或特异性。如前所述，检查感觉障碍最好的方法是轻触掌侧指尖的末端，询问患者是否有"异常"感觉。

腕管综合征可能的相关疾病见框105-6。其中最常见的两种是糖尿病及妊娠。与全身性疾病相关的腕管综合征通常是双侧的。虽然妊娠所致的腕管综合征可能是自限性的，但在一组病例报告中，大约一半的妇女在一年时的随访观察中仍有症状[48]。所有怀疑为腕管综合征的患者都需行NCSs检查。由于在疾病早期，临床与电生理指标存在分离现象，所以对有腕管综合征可疑症状（有或无体征）的患者，电生理

框 105-6	腕管综合征的病因
肢端肥大症	
淀粉样变	
糖尿病	
甲状腺功能减退	
肥胖	
怀孕	
肾衰竭	
类风湿关节炎	

检查正常，应进行磁共振[49]或超声学检查[50]。目前磁共振检查的敏感性很高但特异性较差[51]。超声检查通过测量豌豆骨末端正中神经的横断面积，对有症状但神经传导检测为阴性的患者有诊断价值[52]。如果一位有症状患者，所有诊断性检查结果均为阴性，而仅磁共振检查结果为阳性，而症状在几个月内不缓解，则应该重复检查[44]。这项建议的理论依据是：随着时间的进展，腕管综合征将会出现阳性的客观指标，如NCSs。

在急诊科，不应该用类固醇作腕管注射，因为如不小心直接注入正中神经，则可能造成致残性的"正中神经手"。经作NCSs后，接受病人转诊的医生可以决定是进行夹板、注射治疗还是外科的腕横韧带切开术。内镜修复有望达到显著的疗效[53]。

坐骨神经病

坐骨神经由L_4-S_3脊神经根组成，穿过腰骶神经丛并分成两个终末支：腓总神经和胫神经。它从坐骨切迹出骨盆并穿过臀后部，直到腘窝近端的终末分叉处以前，始终位于股深部（图105-7）。

坐骨神经损伤发生于髋关节后脱位或任何形式的穿通伤或钝挫伤所致的臀部血肿。其他原因包括：深部臀肌注射、长时间的仰卧位于坚固的平面上。坐骨神经支配大腿后肌群且提供膝以下的所有感觉运动功能，所以，完全性的坐骨神经病变将是毁灭性的伤害。由于膝部不能屈曲及连枷足（踝关节既不能屈又不能伸展），患者行走极其困难。幸运的是，大多数的坐骨神经损害均为不完全性的，由于某些未知的原因，部分病变一般仅累及坐骨神经干，即将分出腓总神经的部位，这就使得有时候在临床上难于将两者区分。通过电生理检查，臀部肌群或胫神经支配的肌肉受累的证据很容易将部分性的坐骨神经病变和腓总神经损害区别开来。足下垂的治疗，在关节获得固定支撑前，需要用一个后部的夹板将踝关节保持在90度（见下文"腓总神经病"）。

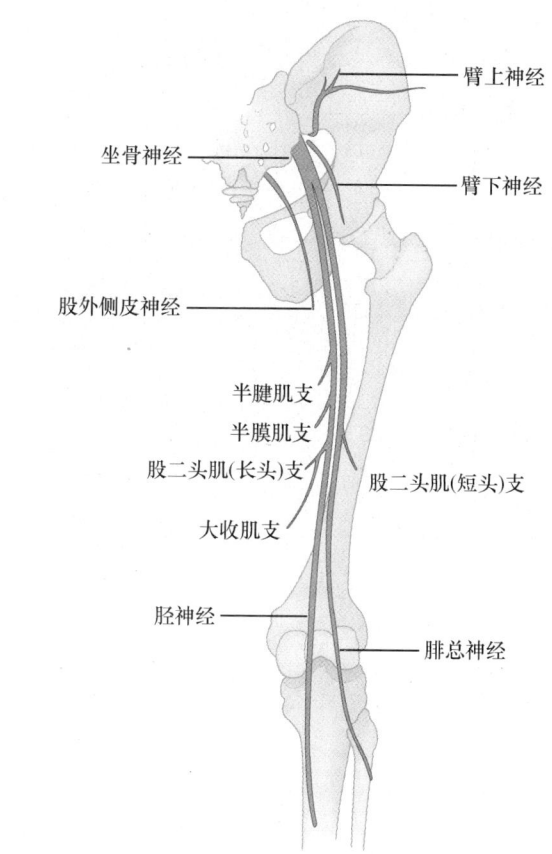

图105-7　右腿坐骨神经主要分支的后视图。（From Stewart JD: Focal Peripheral Neuropathies, 3rd ed. Philadelphia, Lippincott Williams & Wilkins, 2000.）

股外侧皮神经病

股外侧皮神经病（感觉异常性股痛）是由于股外侧皮神经在穿过或跨过腹股沟韧带时受到嵌压或扭结，损伤此纯感觉神经，所引起的一种常见的临床综合征。和面神经病变一样，感觉异常性股痛是最常被报道与HIV感染相关的单神经病之一。外部压力及肥胖症也是神经损害的原因，可引起大腿上外侧皮肤麻木或感觉迟钝。股外侧皮神经病多可自发缓解，但复发很普遍，可能需要行腹股沟韧带松解术。

腓总神经病

腓总神经是坐骨神经干的延续，其最易受损的部位在绕过腓骨颈处（图105-8）。它穿过腓骨沟，分为两个终末支：腓浅神经及腓深神经。腓浅神经支配腓侧肌群并接受来自小腿外侧、小腿远端及足背部的感觉。腓深神经穿过前骨间膜支配足及脚趾的背屈，以及第一、二脚趾间的皮肤感觉。

大多数腓总神经病是特发的，被认为与其在腓骨颈侧面的表浅位置处受压有关。由于该病变常在觉醒时被意识到，所以它可能继发于睡觉时的体位。腿交

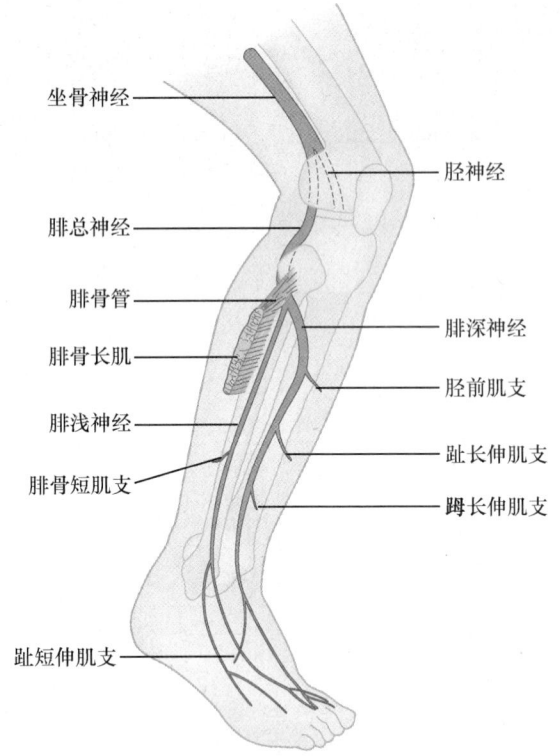

图 105-8 右腿腓总神经主要分支的前视图。(From Stewart JD: Focal Peripheral Neuropathies, 3rd ed. Philadelphia, Lippincott Williams & Wilkins, 2000.)

又可能也是这种神经病变发展的一个危险因素。腓总神经病最显著的特点是由于足部背屈无力所致的垂足。通过试验发现，足背肌也出现无力，但由胫神经支配的足底肌依然有力。这是一个最可靠的用来鉴别坐骨神经和腓总神经病变的临床特征。类似于上肢的桡神经病，腓神经病变的腿部及足部感觉异常是不一致的，且容易被忽视。大多数腓神经麻痹的患者可以恢复。那些未恢复的患者应该进行电生理检查以确保压迫的部位不在腓骨颈的近端（在腘窝处），如果肌电图显示损伤部位在腓骨颈区或远端，这些垂足不能恢复的患者应该考虑进行探查，以明确神经是否被压迫于腓骨管。

腓总神经麻痹的治疗需要一个后侧的夹板使踝部保持在90度的位置，直至神经再生。夹板固定可防止足部形成持久的马蹄足（跖屈），这样可使缩短踝间距离，可有效固定踝关节外的距骨。

孤立的单神经病的治疗取决于其病因、部位及自然恢复史。所有的穿透性神经损伤需要进行手术探查及修复。钝挫伤所造成的骨折、血肿及腔隙使神经被嵌压，从而间接导致单神经病，需要外科手术治疗。另外一种情况，如果神经在其浅表处损伤，无论是单次直接打击，还是持续性静态压迫（压迫性麻痹）。那么其中大多数均可随着时间的推移而自行缓解，当然，这种缓解取决于损伤的严重性及神经的长度。如果嵌压可通过影像学或电生理学检查得到证实，则需要行松解术。当临床与肌电图检查不一致时，为通过肉眼直视嵌压或牵拉的探查，对选择性病人作MRI是有帮助的[54]。据报道，几种单神经病具有特殊的超声学表现[55]。

那些不要求立即进行手术探查的单神经病，应该转诊作进一步检查，明确神经损伤的部位。

第五类：多发性单神经病

多发性单神经病的特征是：非对称性的、感觉运动的、通常为末梢型的周围神经病（框105-7）。与孤立性单神经病一样，感觉异常倾向于和伴随的运动症状位于相同的解剖区域。DTRs是否受累取决于受累神经。例如，如果病变累及股神经，则膝反射可能减弱或消失。

血管炎

多发性单神经病与血管炎密切相关，对大多数病例血管炎是最常用的腓肠肌活检的指征。但是，由于糖尿病远较血管炎普遍，在急诊科的患者中，多发性单神经病最常见的原因是糖尿病。

糖尿病

虽然缺血在糖尿病神经病变中的作用仍有争议，

框 105-7	多发性慢性神经痛

血管炎
 系统性血管炎
  结节性多动脉炎
  类风湿性关节炎
  系统性红斑狼疮
  干燥综合征（干燥性角结膜炎）
 非系统血管炎
糖尿病
肿瘤
 转移
 直接渗透
传染病
 莱姆病
 艾滋病
肉样瘤病
中毒引起
短暂（真性红细胞增多症）
冷球蛋白血症（丙肝）

但在糖尿病非对称性多发性神经病变中的血管性病因证据比常见的远端对称性多发性神经病更为强烈。

莱姆病

莱姆病周围神经病变的临床表现可分为早期和晚期。早期的周围神经症状常包括面神经受累（极少有其他脑神经的麻痹）及神经根神经炎。晚期的周围神经病表现为：远端对称性多发性神经病，多发性单神经病，神经根神经病。莱姆病最常见的神经病学的异常是单侧或双侧面神经麻痹，通常在疾病出现的1月内发生。患者可能诉说有头痛及全身症状。在莱姆病的早期，严重的神经炎性疼痛可以呈根性分布，常位于蜱蚤伤处及其周围的皮区。相关的感觉改变、肌无力及反射的减低与神经根受累的范围是一致的。慢性莱姆病患者存在感觉症状，特别是下肢远端的感觉异常。他们通常很少有与多发性单神经病或神经根病进展一致的表现。神经根病远不如莱姆病早期的神经根神经炎严重。

对于疑似为莱姆病的患者，最有用的诊断性试验是血清酶联免疫吸附试验、免疫印记及脑脊液检查。提示为莱姆病的脑脊液改变为：淋巴细胞增多、蛋白升高、糖正常。在神经根炎早期，脑脊液检查几乎均异常，有时候孤立性面神经麻痹也可出现脑脊液异常，慢性莱姆病的脑脊液检查一般正常。无脑脊液异常的面神经麻痹可口服多西环素100mg治疗，1天2次，共服用2周。对其他所有神经系统表现的莱姆病，可选用静脉头孢曲松。成人剂量是每天2克，小儿的剂量是75~100mg/（kg·d）。头孢曲松治疗需至少持续2周。

第六类：肌萎缩侧索硬化症

虽然肌萎缩侧索硬化症（amyotrophic lateral sclerosis，ALS）和运动神经元病（motor neuron disease，MND）常作为同义词使用，但后者包括从原发性脊髓侧索硬化（上运动神经元变性）到进行性肌肉萎缩（只有下运动神经元受累）的疾病谱。ALS需要同时具有上下运动神经元的表现，居于此疾病谱的中间，代表最常见的MND类型。ALS的发病率约为1.5~2.5/10万人口[56]。

在ALS中，周围神经病变最基本的病理学过程是脊髓前角细胞神经病。由于该结构位于运动和感觉纤维合并形成混合性脊神经根部位的近端，运动神经元病的症状和体征是纯运动性的（见图105-2）。在中枢神经系统，表现为皮质运动区Betz细胞的缺失合并继发的皮质脊髓束的变性。框105-8列举某些代

框 105-8　肌萎缩侧索硬化的临床表现

上运动神经元的表现
　亢进
　　阵挛持续，尤其是在脚踝
　　手指屈肌和下巴挺举
　痉挛，尤其是步态
　明显的 Babinski 征
下运动神经元的表现
　运动亢进现象
　　肌肉震颤
　　抽搐
　运动抑制表现
　　不对称远端肢体活动障碍
　　萎缩
上和下运动神经元的表现
　构音障碍
　吞咽困难
　呼吸系统损伤

表上、下、混合性运动体征。患者一般表现为非对称性的远端肌无力，但无感觉异常。在肌纤维束型的患者中，确诊时几乎所有患者均有阳性运动表现，但在初期主诉中罕见。尽管 ALS 有自主神经受累的电生理学证据，但一般这是亚临床。

大多数 ALS 具有非对称、远端、纯运动神经病，目前只有支持治疗。但是，几项初步的研究已证实，重组人胰岛素样生长因子1对这种致命的疾病有一定的价值。所有疑诊的患者均应转诊作电生理学检查，根据诊断标准确诊。确诊尤其重要，因为多灶性运动神经病（一种酷似 ALS 的少见的疾病）对环磷酰胺及免疫球蛋白治疗有显著的反应。

第七类：感觉性神经病（神经节病）

此类周围神经病的特点是以选择性或者主要累及背根神经节，表现为纯感觉症状，类似于肌萎缩侧索硬化症的纯运动症状。虽然所有的感觉形式均受到影响，但本体感觉的改变更为严重，可引起感觉性的共济失调及DTRs的消失，但无肌无力。其分布一般是非对称的、由远端开始，但取决于疾病进展的严重程度及范围，在功能方面可为对称性的。现在，感觉性神经节病可通过脊髓及周围区域磁共振检查确诊，表现为中枢感觉投射的变性，病变局限于背根神经节[59]。此类周围神经病的更常见病因列举于框105-9。

框 105-9　感觉神经元（神经节病）

疱疹
　　单纯疱疹病毒Ⅰ和Ⅱ
　　水痘带状疱疹（带状疱疹）
炎性感觉多神经节病（ISP）
副癌
原发性胆汁性肝硬化
干燥综合征（干燥性角结膜炎）
中毒
　　吡哆醇（维生素 B_6）过量
　　金属
　　　　白金（铂）
　　　　甲基汞
维生素 E 缺乏症

辅助检查

对诊断周围性神经病有价值的血液学检查相对较少，在急诊科，只有少数几种检查可以应用。脑脊液分析有助于吉兰-巴雷综合征及莱姆病的诊断。对患者进行评估所需的附加试验列举于框 105-10，还有一些其他方法可根据临床情况依次选择。用以检测各种周围神经病成分抗体为目的的成套昂贵试验已商业化，但未显示具有过筛试验的作用。

框 105-10　周围神经病变的辅助检查

大多数患者均有异常
　　全血细胞计数（CBC）
　　红细胞沉降率（ESR）
　　葡萄糖
　　肌酸激酶（CK）
　　肌酐
确诊主要依据
　　人绒毛膜促性腺激素（HCG）
　　镁
　　磷酸盐
　　维生素 B_{12}
　　糖化血红蛋白
　　血清蛋白电泳（SPEP）和免疫固体电泳（IFE）
　　性病研究实验室（VDRL）或者快速血浆反应素（RPR）
　　　　屏幕荧光梅毒螺旋体抗体吸收试验（FTA-ABS）有反应
　　甲状腺功能
　　艾滋病

莱姆病酶联免疫吸附试验（ELISA）和免疫印迹
类风湿因子和抗核抗体
怀疑慢性暴露者的血液、尿液、头发或金属
周围神经系统的组成部分的特定的血清抗体
脑脊液细胞，蛋白质，莱姆滴度
电学测试
　　神经传导的研究
　　肌电图
神经诊断成像
　　磁共振成像
　　计算机断层扫描
　　超声
定量感觉测试
神经活检
　　腓肠神经
　　表皮内神经纤维密度

重要概念

- 在急诊科，常不能确诊某种周围神经病，因为对确诊所需的辅助检查超出急诊医疗的范围。更重要的是，在排除其他非周围神经病的病因后，应重点识别如图 105-1 及表 105-1 所示的，这 7 类周围神经病中的哪一种类。
- 识别这 7 类周围神经病中的某一类型，通常需要结合下列三大临床特征，这可从目标病史采集及体格检查中获得：①左右是否对称；②位于近端还是远端；③受累的感觉运动模式。诊断方法摘录于图 105-1 的流程图中。
- 识别 7 大类周围神经病中之一决定于对辅助诊断试验、治疗干预、安置以及转诊时间的需求。
- 呼吸窘迫是某些周围神经病主要的致命事件。至今，GBS 是最常见可致呼吸停止的周围神经病。
- 任何患者出现对称性肌无力、近端与远端两种分布，DTRS 减弱或消失，各种感觉异常，均应按照 GBS 治疗。

本章参考文献请参见 http://pumpress.bjmu.edu.cn/eduservice/3419.html

第 106 章 神经肌肉疾病

Peter Shearer and Andy Jagoda

刘建敏 译　韩希望 校

概述

神经肌肉疾病可导致自轻微症状至急性呼吸衰竭范围内的临床症状。其发病率和死亡率常与维持气道完整性及驱动呼吸的肌无力相关。多数情况下，此类疾患的病理生理十分明确，可根据受累神经系统程度进行分类与阐述。这利于根据症状和体征形成诊断途径，并以此直接选择诊断检查与治疗。

涉及大脑或脑干病变通常可通过病史与体征与脊髓或周围神经系统病变鉴别。通常，脑干及其以上水平病变常导致单侧肢体无力；双侧肢体无力见于脊髓以上病变，且伴有意识障碍与脑神经受累。中枢神经系统损伤主要表现为上运动神经元体征，包括痉挛状态、反射亢进、伸跖反射。由此类推，当出现双侧上运动神经元征象合并正常意识状态，诊断试验包括神经影像学检查集中于查找脊髓病变。

疾病原理

神经肌肉单元由4个部分组成：脊髓前角细胞、周围神经、神经肌肉接头、受神经支配的肌肉。病变水平决定相关体征和症状（表106-1）。脊髓疾病（myelopathies）涉及脊髓；神经根病（radiculopathies）涉及从脊髓分出的神经根；神经病变累及周围神经；肌病（myopathies）涉及肌肉。用于鉴别这些疾病的体征见第11章。

神经病变累及轴突本身或神经髓鞘（或说是组成髓鞘的雪旺细胞），神经传导检查可以鉴别其受累部位。如轴突传导中断，随后的传导延迟，首先引起由长神经轴突支配区肌肉的症状，最终导致始于四肢远端肌无力的病史。如髓鞘破坏或轴突变性，患者通常会描述其症状进展缓慢。

运动神经支分为多个终端接近肌肉。神经肌肉接头由突触前膜、突触后膜和突触间隙组成。神经递质是乙酰胆碱（acetylcholine，ACh）。运动突触是烟碱受体，而毒蕈碱突触联系自主神经系统与中枢神经系统。突触后烟碱受体疾病产生无力。突触后乙酰胆碱受体以刺激数量相关的频率持续周转。传递疾患常导致乙酰胆碱受体的产量增加。重症肌无力（myasthenia gravis，MG）是神经肌肉接头疾病的表型。

临床特征

病史

在采集以无力为主诉患者病史时，主要注意发病的进展与急剧程度，是否累及气道。任何呼吸或吞咽困难的主诉均提示延髓受累，并关注致命性恶化。病史必须询问肌无力是肌肉无力还是非特异性全身疲劳。肌无力意味着不能发挥正常的肌力，而疲劳意味着反复用力时肌力减弱。当存在肌无力时，临床医师应确定它是局部的还是全身的、近端还是远端的。现病史必须包括症状持续时间，加剧和缓解因素以及伴随症状如发热、体重减轻及大小便的变化等。

追溯既往史可能解释现有的一些症状：既往的神经肌肉疾病可能导致恶化；既往类似发作史或家族史，提示周期性瘫痪；最近发生的呼吸或腹泻疾病提示感染后、自身免疫性疾患，如横贯性脊髓炎或吉兰-巴雷综合征；癌症病史提示转移瘤所致的脊髓压迫症；不洁食物史或旅游史提示肉毒中毒或蜱暴露。

表 106-1　神经肌肉疾病的临床特征

疾病	历史	强度	腱反射性	感觉	消瘦
脊髓病	创伤，感染，肿瘤	正常至减少	增强	正常至减少	无
运动神经元病（肌萎缩侧索硬化）	渐进的吞咽，言语，行走困难	减少	增强	正常	有
神经病	最近的感染	正常或减少	减少	减少	有
	增加的缺陷	末梢＞近端			
神经肌肉接头疾病	食物（罐头食品）	正常的疲劳	正常	正常	无
	蜱暴露				
	容易疲劳				
肌病	甲状腺病	减少	正常	正常	有
	以前相似发作，既往相似病史	近端＞末梢			

体格检查

体检应该首先评估患者的气道和通气情况，然后集中评估病变程度。存在吞咽功能和能强烈咳嗽表明患者有足够的保护和通气储备。在呼吸无力前，先有抬头离开床铺的肌肉无力，并应该评估。未插管患者但主诉有气短或呼吸困难，应频繁测定肺活量。正常情况下，肺活量范围是 60～70ml/kg。如果用力肺活量达到 15ml/kg，必须插管。如果无法测定肺活量，最大的负力吸气（negative inspiratory force，NIF）很容易确定。NIF 小于 15mmHg，表明需要气管插管。用下列通气状态作床旁评估，则看患者一口气能数的数目[1]。连续做这种测试，如病人不能数出高达之前数出的数字，则说明患者呼吸功能下降。动脉血气不一定有帮助，因为患者储备功能在高碳酸血症或缺氧的时候就明显下降。

评估生命体征是很重要的，因为有些肌无力可能会导致自主系统失调。系统的神经系统检查应评估病人的意识状态、脑神经、运动功能、感觉功能、深部肌腱反射和协调功能，包括小脑的功能。运动功能检查首先应确定肌无力是单侧或双侧以及所累及的是哪一组肌肉群。运动功能检查主要包括肌力、肌肉容积和是否存在肌束震颤。框 106-1 提供肌力评估中使用的分级系统。表 106-2 提供用来区分上运动神经元和下运动神经元损伤的临床表现。

鉴别思路

脊髓病

脊髓病患者临床表现为上运动神经元功能障碍。

框 106-1　肌力分级

5 级：正常肌力
4 级：能抵抗阻力但肌力较弱
3 级：能抵抗重力但不能抵抗阻力
2 级：能在水平面活动但不能抵抗重力
1 级：肌肉有收缩但不能活动
0 级：不能活动

上运动神经元损伤，出现肌无力同时伴有脊髓神经反射亢进，包括跖伸肌反射亢进（Babinski 征）。肌张力是从最初正常的肌张力慢慢增加，最终导致痉挛。同样的反射弧所累及的肌肉最终导致痉挛状态。肌无力的平面也是慢慢上升的，常累及膀胱及肠道的平滑肌。感觉障碍平面，通常可以反映脊髓受损平面。出现大小便功能障碍，或感觉减退，提示病变在脊髓。疼痛常意味着压迫性病变，如椎间盘突出、椎管内硬膜外血肿、脓肿或肿瘤等。无痛性急性脊髓病变包括横贯脊髓炎和脊髓梗死。

运动神经元病

肌萎缩性脊髓侧索硬化症，是由于运动神经元退化而无感觉受累的一种典型的疾病。这些病人主诉有构音障碍或吞咽困难，然而结合上、下运动神经元功能障碍可以有一些特殊的检查结果。因此，检查结果包括反射亢进、肌肉萎缩和肌束震颤。疼痛不是临床表现的内容。

脊髓灰质炎影响脊髓前角细胞，导致下运动神经元疾病，但无感觉异常。肌无力是对称的，但多数情况是不对称的。患者初始的临床表现酷似病毒性脑膜炎，有发热与颈强直。目前，大多数病例是免疫缺陷

表 106-2　运动神经元和下运动神经元损伤的临床表现的区别

运动神经元	深部腱反射	肌张力	肌萎缩	肌束震颤	Babinski 征
上运动神经元	亢进	增加	否*	否	阳性
下运动神经元	减弱	减弱	是	是	阴性

*不显著但可能发生。

宿主口服脊髓灰质炎疫苗后发病，应追问上述病史。脑脊液分析结果与病毒性脑膜炎类似。

神经病

神经病肌无力通常最先出现在末端肌肉，然后逐渐上升。握力下降或足下垂可能最先出现。肌张力变化的范围从轻微减弱至无力。由于脊髓传出的受累，深腱反射减弱或消失。患者表现出不同程度的感觉改变，肌肉萎缩程度和肌束震颤取决于症状的持续时间。需鉴别的疾病包括：吉兰-巴雷综合征、中毒性神经病、糖尿病神经病变、蜱性麻痹（这是由神经传导和神经肌肉接头功能抑制引起的）。

神经肌肉接点疾病

神经肌肉接点疾病引起渐进性运动神经元疲劳。肌肉最初去极化引起最大受体数量的兴奋、产生正常或接近正常强度的肌力。反复刺激导致运动强度减弱，其原因可能是阻断受体所致（如重症肌无力），或是释放的乙酰胆碱数量减少（如肉毒中毒）或通过与受体不可逆的结合致乙酰胆碱失活（如有机磷中毒）。乙酰胆碱释放减少可能产生的烟碱和毒蕈碱的两方面作用，导致抗胆碱能症状如视力下降、意识模糊、尿潴留、心动过速、低热、皮肤干燥、潮红。在伊顿-兰伯特（Lambert-Eaton）肌无力综合征时，其特点是当肌肉开始活动时无力更为明显，但反复的活动后肌无力症状改善，因为每次刺激后均可有更多的乙酰胆碱积聚在突触间隙。对有全身肌无力伴随急性脑神经缺失的病人，应当考虑神经肌肉接点疾病。肌张力普遍减弱，而感觉无异常。

肌病

肌病是全身对称性肌无力。这种疾病反射存在，但减弱；肌张力减弱，但感觉无异常。炎症性疾病（多发性肌炎，皮肌炎，风湿性多肌痛，病毒性肌炎）所致的肌病可有肌肉疼痛和压痛。代谢性疾患所累及的肌肉力量（如电解质和内分泌疾患）在本质上是无痛的。

诊断方法

实验室检查

急性肌无力的患者首先应评估患者血清钾、钙、磷。对怀疑肌病的病例，推荐行甲状腺功能检查。肌酸激酶（CK）水平可以用来评估肌肉炎症的程度；应作尿液分析以检查有无肌红蛋白尿，及可能的横纹肌溶解症。

特殊检查

对怀疑急性脊髓病病例首选磁共振成像（MRI）检查。在无条件做 MRI 检查时用脊髓 CT 作脊髓造影有助于鉴别压迫性（椎间盘突出症，脓肿，肿瘤）与非压迫性病因。如怀疑吉兰-巴雷综合征和横贯性脊髓炎时，有指征作脑脊液分析。

各类疾病

神经肌肉接点疾病

重症肌无力

概述

急诊科医生诊断新发生的重症肌无力（myasthenia gravis, MG）病例是罕见的；更常见的是，必须认识与阐明确诊病人疾病恶化的表现。此外，急诊医生必须知晓重症肌无力患者药物的互相作用。

疾病原理

重症肌无力是一种罕见的疾病，累及约 60 000 美国人[2]。有两个高发人群，20 到 40 岁之间女性和 50 至 70 岁的男性。

重症肌无力是自身抗体拮抗神经肌肉接点的烟碱样乙酰胆碱受体（acetylcholine receptor, AChR）所致。这样导致补体介导的 AChR 的破坏伴随有效受体总数的减少。为与剩余的受体结合，自身抗体与乙酰胆碱进一步竞争。因此，反复刺激同一块肌肉，有效位点越来越少以至于发生疲劳。

疲劳和肌肉无力是重症肌无力的标志。考虑到 MG 临床进展缓慢和短期内并发症可能性很低的因素，怀疑诊断的重要性就是有利于适时转诊作进一步检查。

临床特征

眼部症状往往是本病首发表现。典型的症状是眼睑下垂，复视或视力模糊。高达 40% 的患者，眼肌无力是首发体征，尽管 85% 的 MG 患者最终眼睛受累。当眼睛受累时，上睑下垂常是恶化的截止日期。呼吸衰竭是罕见的 MG 患者的首发症状。即便如此，高达 17% 的患者可能呼吸肌无力[3]。延髓肌无力可能受累，产生构音障碍或吞咽困难。

伊顿-兰伯特肌无力综合征是一种罕见的疾病，其中近 50% 的病例伴随小细胞肺癌。自身抗体引起神经末梢释放 ACh 不足，影响到烟碱和毒蕈碱受体。反复刺激，在突触间隙 ACh 量增加，导致强度增加，与重症肌无力所见的表现相反。典型综合征包括肌无力，用力后好转，尤其是臀部和肩膀近端肌肉；反射减弱及自主神经功能紊乱，最常见是口干[4]。尽管使用静脉免疫球蛋白已有报告，但治疗主要集中在原发肿瘤性疾病[5]。

诊断方法

新发生的重症肌无力 MG 的诊断是根据临床表现及血清学试验组合，肌电图检查，床旁依酚氯铵或冰袋试验。80%～90% MG 患者 AChR 抗体的血清学检测阳性，但无法应用于急诊科。

依酚氯铵试验和冰袋试验是类似的，其结果均根据对怀疑 MG 患者上睑下垂的作用。依酚氯铵产品已在 2008 年初停产，现有的库存用完后，它将不能再给提供。依酚氯铵是一种短效乙酰胆碱酯酶（AChE）的阻断剂，静脉给药后能使突触间隙乙酰胆碱增加，从而改善上睑下垂。冰袋试验，冷可以改善 MG 患者症状，热可加剧症状。这两项试验，在应用依酚氯铵或冰袋前后，测量睑下垂的数值变化。对大多数眼睑严重受累的患者，首先应测量上下眼睑的距离。如果做依酚氯铵试验，由于某些病人可有严重反应，首次剂量为 1～2mg，静脉注射。如果未发现不良反应，且患者在 30～90 秒内症状无明显改善，第二次剂量为 3mg。如果仍然无反应，最后给 5mg 剂量，但总的最大剂量不超过 10mg[6]。测试期间，阿托品应床旁备用。由于胆碱能药物可以使呼吸道分泌物增加，因此，对哮喘和慢性阻塞性肺疾病患者此测试应慎用。

冰袋试验，它对眼睑的影响大约持续 2 分钟，要再次测量上下眼睑间的距离。一项前瞻性冰袋试验表明，80% 重症肌无力患者结果为阳性（上下眼睑间距离改善至少 2mm），而在无重症肌无力患者结果均阴性[7]。

重症肌无力危象 重症肌无力危象的定义为呼吸衰竭导致机械通气。可见于 15%～20% 的 MG 患者[8]，且常在病程的最初两年内发生。虽然它具有致命性，随着愈来愈多的、愈来愈好的重症监护发展及使用血浆置换（PE）和/或使用大剂量静脉注射免疫球蛋白（IVIG）和皮质类固醇的免疫调节治疗，因此 MG 并发症的死亡率已显著下降。

潜在感染、误吸和药物改变（停用抗胆碱药物或服用新的药物）是肌无力的诱因，亦最常引发危象的因素，但高达 30% 病例无明显诱因[9]。其诱发因素包括外科手术及妊娠（框 106-2）。

危象病人的首要处理是维持气道通畅。对于少数严重的病例不一定需立即插管，但在重症监护室期间应监测最大肺活量或最大负力吸气量。在处理需要通气支持的患者，使用双相气道正压无创通气是有效的[10]。

对所有 MG 患者都应寻求重症肌无力危象的征象，即使他们无肌无力的主诉。许多常用药物可对 MG 患者产生不良作用（见框 106-2）。对一位稳定期的 MG 患者罹患急性内科或外科疾患时，均应做全面

框 106-2　加重重症肌无力的药品

心血管类
　β-受体阻滞剂
　钙通道阻滞剂
　奎尼丁
　利多卡因
抗生素
　氨基糖苷类
　四环素类
　克林霉素
　林可霉素
　多黏霉素 B
　多黏菌素 E
其他
　苯妥英
　神经肌肉的阻滞剂
　皮质激素
　甲状腺素片

的神经系统检查。在决定 MG 患者从急诊科住院还是回家时,应考虑神经功能恶化的可能。

处理

胆碱酯酶抑制剂 溴吡斯的明(60～120mg,每4～6 小时)和新斯的明(15～30mg,每 4～6 小时)延长突触间隙乙酰胆碱的贮存与活性。它们是长期门诊治疗的支柱,可改善症状。最常见的副作用是对胆碱能的过度刺激,如呼吸道分泌物增加和肠道蠕动增加。在极端情况下,可有心动过缓,甚至使肌无力恶化,酷似重症肌无力危象。这些药物通常用于辅助治疗,以控制症状,同时建立其他治疗,然后停用这些药物[11]。在急性发作期使用溴吡斯的明是有争议的,不推荐,而推荐使用 PE 或 IVIG。在急诊科治疗 MG 时,不推荐胆碱能药物。

免疫抑制药 免疫抑制药物通常用于慢性稳定期的 MG 控制。尽管此类药物在治疗急性肌无力危象无作用,但对从危象恢复的患者,拔管之前开始使用。Cochrane 数据库回顾了 2005 年和 2007 年发现支持使用糖皮质激素,但对环孢素、环磷酰胺和硫唑嘌呤改善 MG 的疗效仅为有限的证据[12,13]。值得注意的是,实际上,对中度至重度肌无力患者,糖皮质激素初始可使肌无力恶化,甚至发生肌无力危象。

胸腺切除术 虽然胸腺瘤与 MG 之间的关联是不确切的,但是众所周知,对于胸腺瘤患者行胸腺切除术后,导致 MG 明显缓解或所使用的其他药物减少。无胸腺瘤的 MG 患者行胸腺切除术有类似效果,对 <60 岁患者推荐做此手术,其缓解与症状改善率高达 50%,并得到美国神经病学学会编写的临床策略所支持[14]。胸腺切除术术后症状开始改善,并延续到 2 至 5 年。

免疫调制治疗 对 MG 恶化期患者或稳定期手术前患者可用 PE 与 IVIG。

PE 可以去除患者血液中的 AChR 抗体和其他免疫复合物。AChR 水平下降使 MG 患者症状改善。血浆置换术有两项较危险的并发症:低血压和抗凝作用。由于对安全的考虑,未对儿童作临床试验。虽然有无随机对照研究,但一项从多篇病例报告的综述结论,有短期效果,特别是重症肌无力危象的患者,所以美国神经学学会推荐使用[15]。

一篇 IVIG 试验的综述发现,一项 IVIG vs. 安慰剂的随机对照试验,证实从 IVIG 组中得益。其他试验未见 IVIG 与 PE 之间的差异[16]。采用何种治疗方案取决于神经内科专家的意见及所住院医院的资源条件。如果对重症肌无力危象患者无条件行血浆置换术,则开始 IVIG,剂量为 1g/kg。

肉毒中毒

疾病原理

肉毒中毒是一种毒素为介导的疾病,可引起急性肌无力和呼吸功能障碍。疾病控制和预防中心平均每年报告 145 例:15% 是食物中毒引起的,65% 是婴儿型肉毒中毒,20% 是创伤相关性[17]。肉毒梭状芽孢杆菌(Clostridium botulinum)是一种厌氧、产芽孢型杆菌。由肉毒梭状芽孢杆菌所产生的已知 8 种毒素中的 3 种(A、B 和 E 型)引起人类疾病。因外伤感染引起的肉毒中毒发病率增加。2003 年在华盛顿州 4 天的时间内,就有 4 个人从黑色海洛因而接触外伤型肉毒中毒[18]。肉毒中毒也被认为是一种生物恐怖的可能战剂。肉毒杆菌毒素能不可逆转地结合周围突触前膜和脑神经,抑制周围神经突触释放 ACh。随着新的受体产生,病人好转。

临床特征

该毒素能阻断随意运动和自主神经功能。由于本病发生在神经肌肉交接点,故无感觉缺失,也无疼痛感觉。在摄入腐烂食物 6～48 小时后出现症状。可能或不可能伴随肠胃炎症状与体征,如恶心、呕吐、腹部绞痛、腹泻或便秘。本病典型特征是下行性、对称性和弛缓性瘫痪。首先受累的肌肉常是脑神经和延髓肌肉,患者可出现复视、构音障碍和吞咽困难,随后是全身乏力。也可有视物模糊。由于毒素降低胆碱能的正常输出,出现抗胆碱迹象,产生便秘、尿潴留、皮肤和眼睛干燥、体温升高。瞳孔常扩大,对光反应消失。这些是与 MG 的不同点。深腱反射正常或减弱。

婴儿肉毒中毒是摄入肉毒梭状芽孢杆菌的芽孢所致,芽孢在婴儿高 pH 的肠胃道内发芽并产生毒素。相同的芽孢不能在成人肠道成活,因为成人的 pH 较低。据 CDC 报告,每年大约有 100 例[19]。该病多见于 1 周～11 个月之间的婴儿,并可导致婴儿猝死综合征。由于芽孢可在蜂蜜中存活,因此推荐给婴儿不要喂食蜂蜜。临床表现包括便秘、拒食、嗜睡、无力哭泣;因此,必须在肌张力低下婴儿的鉴别诊断中确诊。

诊断方法

诊断是从临床表现和排除其他疾病这两方面进行。该毒素可以通过血清和粪便鉴定,但是这些方法在大多数医院常不具备,而且需要较长的出报告时间。如果能提供被怀疑的食物,可从食物中检测毒素。

处理

最初治疗集中于稳定的气道和支持措施。有一种马抗毒素可以缩短病程，不过，抗毒素降低呼吸机依赖和过敏反应与血清病的危险性尚不清楚。尽管如此，马抗毒素应尽快给予。该毒素可以通过拨打CDC电话（404）329-2888得到。治疗婴儿肉毒中毒的静脉注射人肉毒杆菌免疫球蛋白已经研究成功[20]，并通过拨打（510）231-7600电话，呼叫加利福尼亚州卫生局婴儿肉毒中毒治疗和预防部门医生可以得到。

蜱性麻痹

疾病原理

蜱性麻痹（又称蜱毒素病）的发病机制尚不完全清楚。已知蜱在吸血时把物毒素注入体内。毒素减少神经肌肉接点ACh的释放，也减缓神经传导速度。它亦作用于自主神经节，导致瞳孔体征。据CDC资料，美国科罗拉多州每年平均1例，不过2006年1周内报告4例[21]。

临床特征

蜱性麻痹是一种急性、上行性、弛缓性运动瘫痪，易与吉兰-巴雷综合征、肉毒中毒和重症肌无力混淆。它一般以步态不稳发病，随后呈上行性、对称性、弛缓性麻痹。尽管症状常在被雌蜱叮咬1~2天后出现，但也有报告可延迟到6天后[22]。可伴有眼睛体征，如瞳孔固定与散大，这有助于与吉兰-巴雷综合征鉴别。

处理

治疗主要是支持治疗和清除蜱虫。可用镊子尽可能接近叮咬点移除蜱虫。操作要相当仔细以免把蜱嘴留在病人组织内。尽管在清除蜱虫后症状迅速缓解，但是在症状缓解前，支持治疗如气管插管不能撤除。

肌肉疾病

概述

来自肌肉水平的新的获得性无力可分为两种类型：炎性和毒素-代谢性疾病。炎症性疾病常有疼痛和压痛，而代谢性疾病缺如。

炎症性疾病

疾病原理

最常见的炎症性肌病是多发性肌炎（polymyositis，PM）和皮肌炎（dermatomyositis，DM）。PM本质上是特发性的，见于继发感染（病毒或细菌），或与其他疾病（如肉瘤样病、嗜酸性细胞增多症）并存。炎性肌病引起受累肌肉无力、疼痛和压痛。它们必须与发热痉挛引起的肌痛鉴别，这由肌强直（肌肉不能放松）以资鉴别。

临床特征

DM和PM可发生于任何年龄的成年人，尽管DM亦可累及儿童。女性发病率稍高。已经注意到，诊断DM或PM后，伴随恶性肿瘤危险性增高，特别是乳腺、卵巢、肺及胃肠道肿瘤，不过，所报告的恶性肿瘤发病率悬殊。近端肌无力为主，导致自坐位站起或爬楼梯困难，手臂无力举过头部。同样，近端肌肉有疼痛与压痛。随着无力肌肉不能收缩，有腱反射减弱。因此，腱反射减弱与肌力减弱呈正比。未见肌肉震颤，肌萎缩是极晚期的表现。

DM类似于PM，但DM亦有典型的皮肤表现。这个在儿童病人群体中更显著一些，但是在成人当中也有发现。患者上眼睑可出现特殊的淡紫色肿胀和红斑，称为向阳性皮疹，也可出现关节伸面及内踝等处红色或紫红色圆形、扁平隆起我们称其为丘疹。面部也通常会出现红色斑点，裸露的脖颈、前胸部部位也会出现同样的红斑和皮疹。

诊断方法

首先应排除电解质异常，并作血清肌酸激酶测定。如果可能，应把骨骼肌亚型（MM）与心肌亚型（MB）鉴别。必须根据全面临床表现解释肌酸激酶。肌酸激酶增高不能确定肌病无力的病因，因为某些神经病变也可使肌酸激酶增高。同样，肌酸激酶正常也不能排除肌病不是肌无力的病因。可用肌电图和肌肉活检确定诊断[23]。

处理

PM和DM的治疗通常是口服波尼松1~2mg/（kg·d）。如果类固醇无效或者处于急性病加重期，则加用细胞毒类药物，如硫唑嘌呤或甲氨蝶呤等药物。幸运的是，见于炎性肌病的横纹肌溶解症的程度不足以引起肾功能损害。

代谢性疾病

概述

急性、全身性肌肉无力可见于任何原因的严重电解质紊乱，如低钾血症、高钾血症、低钙血症、高钙血症、低镁血症和低磷血症。急性无痛性肌病也见于内分泌疾患，涉及甲状腺、甲状旁腺或肾上腺。

应特别注意的是，涉及统称为周期性瘫痪的几种疾患。本组疾病包括高钾血症和低钾血症型形式和甲状腺毒性周期性麻痹（thyrotoxic periodic paralysis，TPP）的家族性周期麻痹（familial periodic paralysis，FPP）。甲状腺毒性周期性麻痹，除甲状腺功能亢进外，类似于低钾血症性家族性周期麻痹。

周期性瘫痪

疾病原理 此类疾病是离子通道常染色体显性疾病，导致间歇发作的弛缓性四肢无力，或伴随高钾血症或伴随低钾血症，不过后者更常见。此类疾病常伴有遗传基因突变。病人常可诉述个人或家族有类似发作史[24]。

临床特征和诊断方法 患者可能有单次或者反复发作的弛缓性麻痹。尽管上、下肢均可受累，但下肢比上肢更容易累及。延髓、眼和呼吸肌常不受累。发病迅速，可见肌痛和肌肉痉挛的前驱期症状，但并不常见；意识和感觉功能一般完整，但文献已有感觉神经受累的报告[25]。男性比女性更易受累，此类疾病亚洲人发病率较高，尤其是日本人，不过亦见于其他人种。

注射胰岛素、肾上腺素或葡萄糖可诱导发作。症状常发生于摄入大量高碳水化合物后（伴随胰岛素上升）和休息一段时间后。典型的主诉是傍晚大餐后凌晨散步时注意到肌无力急性发作。对所有罹患急性麻痹病人应立即做心电图，以证实高钾血症或低钾血症的征象。必须嘱咐立即测定钾离子水平；在低钾血症型，急性发作期间钾离子浓度降到 <3.0mEq/L。

处理 许多病例仅用支持治疗则可自然缓解。主要处理是治疗基础电解质失衡。低钾血症状态，全身总钾并未耗竭，而是转移到细胞内。因此，在补钾时要小心谨慎，以防过度治疗。为此，使用静脉钾制剂时应该谨慎保守；每 1 小时给予静脉注射氯化钾的最大量 10～20mmol 剂量。同时可口服 40mmol 钾，并复查血清钾的水平。静脉注射有助于体内钾存储的再分布。

甲状腺毒性周期性麻痹

TPP 在临床表现上和 FPP 几乎一样，并且确实一小部分 FPP 病人有甲状腺功能亢进。在 TPP 时，甲状腺亢进相关症状常与肌无力同时存在。甲状腺功能亢进与低钾血症之间的关系，可能是钠-钾三磷酸苷酶的活性增高，这样迅速使钾从细胞外转移到细胞内。治疗甲状腺亢进症状，例如心动过速，同样可帮助瘫痪的治疗。有 TPP 的病例报告，在给普萘洛尔来治疗心动过速之前，患者的肌无力对补钾无效[26,27]。这种情况有可能是本病的遗传特征，因为伴有甲状腺功能亢进的日本和中国人中，反复发作的低钾性周期性麻痹的发病率较高。重要的是，所有病人在发作首次低钾性周期性麻痹后，应作甲状腺功能检查。

重要概念

- 评估急性神经肌肉无力患者的途径是先确定病变部位（脊髓，神经，神经肌肉接点或肌肉），然后再考虑受累区域最常见的疾患。
- 对双侧上运动神经元征兆和意识状态正常的病人，强烈考虑做脊髓神经影像学检查。
- 以急性神经肌肉无力来诊的、有呼吸困难或吞咽障碍主诉的病人，应高度怀疑延髓受累，可能伴随气道障碍。此类病人，用力肺活量 <15ml/kg 或者最大负力吸气 <15mmHg，可能有机械通气指征。
- 肉毒中毒常以下行性无痛性瘫痪发病，常首先累及脑神经和延髓肌肉，无感觉缺失或无意识障碍。治疗是气道处理和给予抗毒素。

本章参考文献请参见 http://pumpress.bjmu.edu.cn/eduservice/3419.html

第 107 章 中枢神经系统感染

William J.Meurer and Frank W.Lavoie

宋斌 译　韩希望 校

概述

背景

中枢神经系统（central nervous system，CNS）感染一直是最复杂、最具有毁坏性疾病。1805 年由 Viesseue 描述典型"流行性脑脊髓热"几乎普遍死亡[1]。1806 年美国记录第一例流行性脑膜炎[2]。从那时起，随着对疾病过程的了解及有效治疗策略的进展，流行病学发生变化。

由于抗生素的研发和应用，以及传染性免疫性疾病，如人类免疫缺陷病毒感染（human immunodeficiency virus，HIV）的出现，中枢神经系统感染的病原学谱发生明显的变化。对 CNS 感染的某些研究明显增加其复杂性，同时也提高对发病机制的理解，包括宿主机制（如细胞因子和其他免疫成分）的作用。从而在细胞和分子水平上增加对其病理生理改变的理解。

同样，已经研制的诊断方法，可精确识别病原体，最近使用的分子技术如对脑脊液（cerebrospinal fluid，CSF）中的病毒核酸进行聚合酶链反应（polymerase chain reaction，PCR）测试。1913 年由 Flexner 证实抗血清治疗的有效性及 1936 年由 Colebrook 和 Kenny 证实抗生素治疗的有效性，开始最初治疗的方法学[3,4]。20 世纪 40 年代由 Dowling 及其同事应用大剂量青霉素，使死亡率明显下降[5]。不幸的是，尽管具有历史性的进展，此类疾病的发生率和死亡率仍然很高，不过取得重大的进步[6]。使用 b 型流感嗜血杆菌（Haemophilus influenzae type b，Hib）疫苗、肺炎球菌疫苗和脑膜炎球菌疫苗，使这些病菌引起的脑膜炎发生率明显下降[7-14]。

定义

CNS 感染包含很广的疾病谱。脑膜炎（meningitis）定义为脑膜和脊髓膜的炎症，也被称作蛛网膜炎（arachnoiditis）或软脑膜炎（leptomeningitis）。脑炎（encephalomyelitis）表示大脑本身的炎症，而脊髓炎（myelitis）是指脊髓的炎症。脑膜脑炎（meningoencephalitis）和脑脊髓膜炎（encephalomyelitis）是更广泛炎症过程。感染性和化脓性物质聚集在中枢神经系统内形成脓肿。脑脓肿可发生于脑实质内、硬脑膜外或硬脑膜下组织，或在髓内或硬脊膜外。

本章主要讨论更常见的急性和亚急性 CNS 感染。不详细讨论如下病原体所致的 CNS 感染，如 HIV 或人类 T 淋巴细胞病毒，狂犬病病毒，脊髓灰质炎或肝炎病毒，包柔螺旋体（莱姆病），密螺旋体生物体（梅毒），寄生虫和立克次体，亦不详细讨论慢性或缓慢性中枢神经系统感染（亚急性硬化性全脑炎，进行性多灶性脑白质病和阮病毒介导的海绵状脑病，如库贾症、牛海绵状脑病和库鲁病）。值得注意的是，其中神经系统脑囊虫病在美国的发生率正逐步上升[15]。

流行病学

细菌性脑膜炎是全世界常见的疾病。脑膜炎球菌性脑膜炎在非洲部分地区地方性流行，流行常见于其他国家，包括美国。许多其他病原体亦是病因[16-20]。在美国细菌性脑膜炎总的发生率每年为 5～10 例/10 万人口。男性多于女性[21]。在美国，大约 80% 的病例由肺炎链球菌或脑膜炎奈瑟球菌引起[22]。这些地区疫苗接种普及，细菌性脑膜炎的流行病学已经发生重大变化[9-11,14,23]。该病可发生于一年任何时间，但好发于晚冬与早春季节。

因为大多数病例未报告，因此病毒性脑膜炎的实际发生率尚未清楚。据估计每100 000人中有11到27人发病[24]。夏季高发的病例，它同时并发有季节性优势的微小核糖核酸病毒的肠道病毒组。

与病毒性脑膜炎相关的同类微生物亦可致脑炎。然而，脑炎更不常见，脑膜炎和脑炎的比率根据各种病原体而不同。虫媒病毒感染由昆虫载体传播，不过仅少许比例被叮咬的病人发生临床疾病。1999年以前，在美国每年大约19 000例脑炎患者住院。此后，由于西尼罗病毒（West Nile Virus，WNV）的出现，脑炎患者迅速增加。2003年，仅因为WNV感染额外增加8 000例患者住院[25,26]。

在美国每年大约2 000例患者发生脑脓肿[27]。尽管CNS脓肿可以在每年任何时间、任何年龄段患者发生，一般男性多于女性[28,29]。CNS脓肿与相邻器官及远处全身感染、使用静脉注射药物、神经科手术和颅骨创伤相关。继发于中耳炎的脑脓肿经常发生于小儿和老年人。鼻窦炎所致的脑脓肿常发生在年青人群。愈来愈多的CNS脓肿见于免疫缺陷人群，特别是那些HIV感染者和进行骨髓和器官移植的受者。通过对免疫抑制病人的抗微生物预防和对中耳炎、鼻窦炎的积极治疗，中枢神经系统脓肿总发生率下降到每100 000人年的0.9[27]。

疾病原理

病因

脑膜炎

脑膜的炎症可以由许多疾病引起，但感染是其主要的病因。在细菌性病因学中，肺炎链球菌仍为成人的主要致病菌，脑膜炎奈瑟菌和李氏杆菌次之[30,31]。在45岁以下患者中脑膜炎奈瑟球菌是主要的致病菌[30,31]。五种主要血清型引起全球大多数脑膜炎球菌性疾病（A、B、C、Y和W-135）。在发展中国家血清型A占据大多数脑膜炎球菌性脑膜炎病例[32]。在美国侵袭性疾病的血清型分布发生明显的变化，现在以B、C、Y血清型最为常见[33-36]。在非创伤性脑膜炎中这些病原体占据大量病例，不过，实际上任何病原体均可遇到，特别是在老年、酗酒、免疫缺陷和癌症患者。值得注意的是，观察到脑膜炎奈瑟球菌暴发流行中的死亡病例多于散发病例，可能是由于暴发相关菌株的毒力更强[37]。无菌性脑膜简单的定义是脑脊液细菌培养阴性的所有病例，其病因详见框107-1[38]。

脑膜感染亦可见于硬脑膜漏，它是继发于神经外科和神经创伤。此类人群最常见肺炎链球菌、金黄色葡萄球菌、铜绿假单胞菌及大肠杆菌。

病毒性脑膜炎同样由多种病原体所致[39]。据统计，肠道病毒最为常见[40]。不幸的是，常不可能严谨地确定病原体。真菌和寄生虫性脑膜炎应倍加关注，特别是免疫缺陷的病人。

非感染性脑膜炎包括药源性脑膜炎、癌性脑膜炎、血清病CNS损伤、血管炎、系统性红斑狼疮、白塞病、结节病及其他疾病。非感染性与感染性病因的鉴别是常令人困惑的。

脑炎

虫媒病毒和单纯疱疹病毒（HSV），人疱疹病毒（HHV），分别是脑炎流行和散发病例最常见病因。儿童是此类病毒最易感人群，不过成人亦常受累。病毒性脑炎的流行归咎于许多种病毒病原体。2003年在纽约城，西尼罗病毒（WNV）、黄病毒属，首先感染人类，并迅速蔓延到47个州[19,41]。水痘病毒、带状疱疹、人疱疹病毒6和7、EB病毒作为有免疫力宿主的病因已有愈来愈多的报告[42,43]。在接种天花疫苗的人群中，已见到接种牛痘后脑炎[44]。许多病毒可以诱发感染后脑脊髓炎，最常见的是麻疹病毒[45]。然而，在发达国家，肺炎支原体和特发性病因已愈来愈常见。

中枢神经系统脓肿

CNS脓肿的病因是多种多样的，反映原发性感染的过程和人类宿主的免疫状态。各种混合性病原体可能与颅内脓肿有关。已证实链球菌，特别是米勒链球菌几乎占脑脓肿的50%[46]。如原发性感染病变是慢性中耳炎或肺部疾病时，常见厌氧菌，主要是拟杆菌属。常检测到金黄色葡萄球菌和痤疮丙酸杆菌（propionbacterium acnes），特别是手术或创伤穿透头颅后[47,48]。另一种常分离出来的菌株是肠杆菌。在免疫抑制状态常见机会性真菌和寄生虫病原体，包括诺卡尔菌属[46,49]。硬膜外和硬膜下脓肿的培养长产生单一的微生物，如伴有邻近扩散，常见链球菌，神经系统创伤后以金黄色葡萄球菌和革兰阴性杆菌最为常见[19]。脊柱脓肿的病原体同样是各色各样的。以金黄色葡萄球菌最为常见（图107-1）。

框 107-1　无菌性脑膜炎病因

Ⅰ. 感染因素
1. 病毒
   致小儿麻痹症的肠道病毒，柯萨奇病毒，ECHO 病毒
   疱疹病毒群
   单纯疱疹病毒类型 1 和 2
   水痘带状疱疹病毒
   巨细胞病毒
   EB 病毒
   人类疱疹病毒 6
   呼吸道病毒
   腺病毒
   犀牛病毒
   流感病毒甲型和乙型
   虫媒病毒
   腮腺炎病毒
   淋巴细胞致脑膜炎
   HIV
2. 细菌
   部分处理脑膜炎
   月经逆行性感染
   心内膜炎
   肺炎支原体
   结核分枝杆菌
   埃立克体病
   伯氏疏螺旋体
   梅毒
   布氏杆菌
   钩端螺旋体病
3. 真菌
   新型隐球菌
   组织胞浆菌
   粗球孢子菌
   皮炎芽生菌
   假丝酵母
4. 寄生虫
   弓形虫
   脑囊虫病
   旋毛虫病
   耐格里属
   哈曼属
   巴尔通体
5. 立克次体
   Rocky Mountain 斑疹热
   斑疹伤寒

Ⅱ. 非感染因素
1. 感染后/预防接种后
   风疹
   水痘
   天花
   狂犬病疫苗
   百日咳疫苗
   流感疫苗
   痘苗
   黄热病疫苗
2. 药物
   非甾体类抗炎药物
   甲氧苄啶，阿莫西林
   抗 CD3 抗体激活的杀伤细胞（OKT3）
   硫唑嘌呤
   静脉注射免疫球蛋白
   异烟肼
   鞘内注射甲氨蝶呤
   鞘内注射阿糖胞苷
   别嘌呤醇
   卡马西平
   柳氮磺胺吡啶
3. 全身性疾病
   胶原血管疾病
   系统性红斑狼疮
   Wegener 肉芽肿病
   中枢神经系统血管炎
   类风湿性关节炎
   川崎病
   结节病
   脑膜癌
   术后淋巴组织增生性疾病
   白塞病
   Vogt-Koyabagj 综合征
4. 肿瘤性疾病
   白血病
   癌性脑膜炎继发原发性或继发性脑肿瘤
5. 炎症相关
   脑脓肿
   硬膜外脓肿
6. 其他
   蛛网膜炎
   偏头痛
   尿路感染

Reproduced from Kumar R：Aseptic meningitis：Diagnosis and management. Ind J Pediatr 72：57，2005.

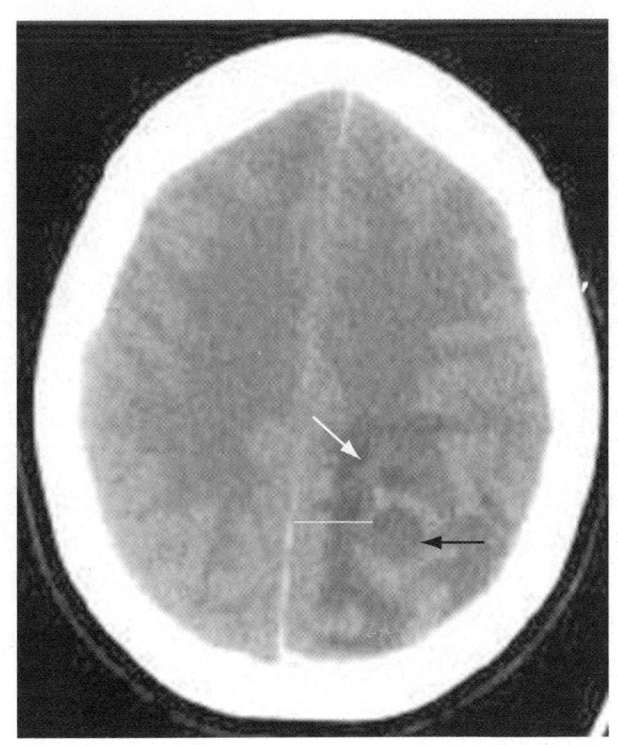

图 107-1 中枢系统脓肿：CT 提示颅内脓肿（箭头所指）。

病理生理

细菌性脑膜炎

细菌性脑膜炎的发病机制具有明确的特点[18,19,50,51]。第一步是在鼻咽黏膜定植和黏膜入侵。虽然定植率不同，致病微生物利用分泌免疫球蛋白 A 蛋白酶，诱导黏膜细胞纤毛停滞。通过多种机制发生穿透，由于摆脱补体途径，血管内细菌得以存活。每种微生物的各种荚膜保护细菌。第三步是细菌通过血脑屏障进入脑脊液。硬脑膜静脉窦、筛状板、脉络丛也可成为侵入部位。尽管入侵机制未完全清楚，脑脊液内的宿主防御机制往往是无效的；有低浓度的补体和免疫球蛋白水平以及调理素活性。然后，发生细菌增殖，刺激粒细胞向脑脊液聚集。

脑膜和蛛网膜下腔的炎症亦伴随细胞因子被释放到脑脊液，尤其是肿瘤坏死因子、白介素 1 及白介素 6[50,52]。这导致血脑屏障通透性增高、脑血管炎、水肿和颅内压（ICP）增高。随后脑血流减少导致脑缺氧。输入脑脊液的葡萄糖减少，同时大脑、细菌、白细胞对葡萄糖利用增加，这些因素使脑脊液血糖浓度下降。脑脊液渗透率增加导致脑脊液蛋白增加。

病毒性脑膜炎与脑炎

病毒通过皮肤（即昆虫媒介）、呼吸系统、胃肠道、生殖系统或者通过接受感染血液制品、供者器官等侵入人体。病毒随之在中枢神经系统外复制，大多数病毒常经过血液蔓延到 CNS。进入 CNS 的另一条途径包括沿着神经轴突的逆行传播和嗅觉器官黏膜下感染后细菌直接侵入蛛网膜下腔[55,56]。

幸运的是，大多数全身性病毒感染不会导致脑膜炎或脑炎。病毒感染的发生和其严重程度取决于各种病毒的毒力、病毒定植水平和人类宿主的免疫状态。病毒对各种 CNS 细胞的趋向性也影响疾病的病灶及其临床表现[55]。特定病毒可能首先攻击皮质、边缘或脊髓神经元、少突神经胶质、室管膜细胞。例如单纯疱疹病毒对于颞叶的趋向性，同时使受累患者发生颞叶癫痫及行为改变。

真菌性脑膜炎

真菌性脑膜炎可能像细菌性脑膜炎一样发病，不过其机制未作完全研究。在大多数情况下，主要的发病机制是首先入侵肺部，而后通过血液播散。免疫系统缺陷或者免疫抑制药物损伤宿主防御机制，随之发生 CNS 感染。

中枢神经系统脓肿

脑实质内脓肿、硬膜下积脓或颅内或脊髓硬膜外脓肿，是从邻近微生物到 CNS 定植形成的，邻近微生物来自鼻窦、中耳、牙齿感染，或者从远处转移播种，常来自肺部感染、心内膜炎或者骨髓炎[28,47]。75%～85% 病例可检出原发性感染。这些情况也可来自手术或颅脑穿透性创伤，特别是骨折碎片残留于脑组织中时。耳源性脓肿最常见于成人颞叶和儿童的小脑部位，而鼻窦炎性脑脓肿一般见于额叶[46]。多发性脑脓肿提示病原体通过血液的传播，不过血源性传播亦可是孤立性病变。呼吸系统是最常见血液传播源[19]。

临床特征

症状和体征

在获得性脑膜炎中涉及许多宿主因素（框 107-2）[57]。尽管仅单个因素或多个联合因素均增加脑膜炎的危险性，但本病可发生于无此类因素的患者。

许多脑膜炎病人以晚期疾病来诊；对这些病人强烈怀疑急性脑膜炎。急性 CNS 感染的典型症状群有：发热、头痛、畏光、颈强直、嗜睡、倦怠、意识改

框 107-2	宿主因素诱发脑膜炎

年龄 <5 岁
年龄 >60 岁
男性
社会经济地位低下者
人口密度高（例如，新兵）
脾切除术后
镰状细胞病
黑色人种
酗酒和肝硬化
糖尿病
免疫缺陷
近期移民
硬脑膜缺损（例如，外伤，手术，先天性）
持续感染（例如，鼻窦炎）
家庭与脑膜炎患者
地中海贫血
吸毒
细菌性心内膜炎
脑室腹腔分流术后
恶性肿瘤

变、抽搐、呕吐和畏寒[17,57]。

不幸的是，亦常见更轻微的临床表现。免疫抑制剂受者和老年病人呈现诊断的挑战，因为可无典型的脑膜炎症状与体征。尽管大多数患者均表现为不同程度的发热，头痛与颈强直亦是如此。对使用免疫抑制剂患者，伴随感染性疾病的症状与体征，必须仔细考虑脑膜炎。意识障碍经常是老年病人惟一的脑膜炎征象。然而，一项 meta 分析提示，对免疫功能个正常的成人若无发热、颈强直和意识障碍则可排除脑膜炎[36]。

真菌性脑膜炎的临床表现可以十分隐蔽，即使在健康的成年人。表现为头痛、低热、倦怠和体重下降，不过，常因如此轻的程度，以致早期不能正确诊断[17]。结核性脑膜炎亦是如此，病程迁延，临床表现含糊不清、非特异性，其表现有发热、体重减轻、盗汗、有（或无）脑膜炎头痛[16]。

脑膜炎的体征不一，取决于宿主、病原微生物和疾病的严重程度。常见颈强直或屈颈不适。50% 的成人患者存在 Kernig 和 Brudzinski 征[19]。1882 年由 Vladimir Kernig 描述，当患者仰卧位髋关节屈曲成直角时，由于抵抗力和腘绳肌腱疼痛，如检查者不能被动拉直患者的小腿到全膝关节伸展位置，则病人存在 Kernig 征。Jozef Brudzinski 最初描述五种体征，其中两种目前仍在使用[2]。如果试图被动屈曲一侧髋关节，伴有对侧髋关节类似屈曲，则存在对侧征。如试图被动屈曲颈部，伴有髋关节屈曲，则存在颈征。如无头痛摇晃加重，可用这种方法避免低度怀疑脑膜炎病人的腰椎穿刺[58]。可有深腱反射亢进，眼肌麻痹，特别是眼外直肌。

全身性体格检查可包括明确的感染灶，如中耳炎、鼻窦炎、肺炎、泌尿系感染。可存在各种心内膜炎表现。可见脑膜炎奈瑟球菌关节炎，偶见其他细菌[57]。据大量报道，除葡萄球菌性心内膜炎外，脑膜炎球菌血症可有瘀点与皮肤出血，但亦可见于流感嗜血杆菌、肺炎球菌生物体、单核细胞增多性利斯特菌和艾克病毒[57]。严重脑膜炎球菌病易发生血管虚脱的内毒素性休克，但是，任何类型的脑（脊）膜炎疾病的晚期均可出现休克。对于严重的全身系统感染的患者应考虑到全身各个系统存在感染的可能，尤其不应忽略中枢神经系统感染的可能性[8]。

脑炎患者也出现脑膜刺激症状。实际上所有的患者均出现意识障碍，常有发热、头痛和人格改变[56]。幻觉和行为异常可发生与运动、反射和其他的神经表现的数天前，偶尔促使精神疾患的初步诊断。脑炎患者较脑膜炎患者更易发生局灶性神经缺损和抽搐，与脑脓肿亦可能产生诊断混淆。临床上对脑炎进行病原学鉴别是很困难的，尽管单纯疱疹病毒脑炎、语言障碍和抽搐的发生率很高。西尼罗病毒感染易发生一种影响脊髓前角细胞的脊髓炎，表现为明显的弛缓性感觉麻痹，类似于小儿麻痹症和吉兰-巴雷综合征。

颅内脓肿患者难以与脑膜炎和脑炎鉴别。大多数脑实质内脓肿患者有一个亚急性发病过程，症状持续 2 周或以上。颈强直和发热仅出现在不到 50% 的患者。大多数患者存在局灶性神经功能缺失。许多患者有视神经乳头水肿，但罕见脑膜炎。可发生因颞叶沟回疝和破入脑室导致神经功能突然恶化。

硬膜下或硬膜外脓肿患者更常见头痛、发热和局灶性症状，尽管临床表现常很轻微。大多数伴有脊髓脓肿的患者一般有脊柱疼痛和其他脊髓压迫症状和体征，但不一定发热。

并发症

细菌性脑膜炎

即刻并发症包括昏迷（伴随保护气道反射丧失）、抽搐、脑水肿、血管运动虚脱、弥散性血管内凝血、呼吸停止、脱水、抗利尿激素分泌不当综合征、心包积液、死亡（框 107-3）[20]。各种迟发并发症包括各类型癫痫发作、局灶性麻痹、硬膜下积液、

框 107-3	细菌性脑膜炎的并发症

早期出现
  昏迷
  气道反应丧失
  发作
  脑水肿
  血管损害
  弥散性血管内凝血
  呼吸停止
  脱水
  心包积液
  死亡
  其他
延迟反应
  癫痫症
  局灶性麻痹
  硬膜下积液
  脑积水
  智力缺陷
  感音神经性听力损失
  共济失调
  失明
  双侧肾上腺出血
  死亡
  其他

脑积水、智力缺失、感觉神经性耳聋、共济失调、失明、双侧肾上腺出血（Waterhouse-Friderchsen 综合征）、周围性坏疽和死亡。

肺炎球菌脑膜炎平均死亡率 20%～25%，有严重基础疾病或并存疾病或高龄患者其死亡率更高[61,62]。预后与来诊时神经功能损伤程度相关。总的来说，20%～30% 的脑膜炎双球菌存活者可残留神经功能缺陷[57]。利斯特脑膜炎病死率高达 40%。

随着抗生素治疗的问世，脑膜炎双球菌性脑膜炎的死亡率显著下降，不到 20%，但在老年患者和脑膜炎双球菌血症患者的死亡率仍相当高[62]。尽管大多数合并症与后遗症比肺炎球菌性脑膜炎少见，但如存在脑膜炎双球菌血症，则 Waterhouse-Friderchsen 综合征发病率戏剧性的高发[57]。自应用第三代头孢霉素以来，社区获得性革兰阴性杆菌脑膜炎总体发生率不到 20%[18]。

病毒性脑膜炎

除了极少数特例外，病毒性脑膜炎完全恢复的总体预后是极好的。与特殊病毒全身性作用相关的各种并发症包括睾丸炎、腮腺炎、胰腺炎及各种皮肤病。通常，所有这些并发症可以消失，无后遗症。

病毒性脑炎

病毒性脑炎的结局取决于何种病毒的感染。日本脑炎病毒、东方马病毒和圣路易脑炎病毒所致的脑炎是严重的，死亡率很高，幸存者中实际上普遍有神经系统后遗症[63]。西尼罗病毒仅致 0.5% 感染者罹患脑炎，在 2003 年它导致全球 120 人死亡[26]。西方马病毒和加利福尼亚脑炎病毒引发轻度感染，且罕见死亡。其神经系统后遗症的发生率相差悬殊，似乎取决于宿主和病原体两个方面[63,64]。

单纯带状疱疹脑炎的死亡率在使用阿昔洛韦之前是 60%～70%。阿昔洛韦治疗使死亡率大约减少 30%[45]。在生存者中观察到常见后遗症包括癫痫疾患、运动障碍及意识改变。

结核性脑膜炎

成人组死于结核性脑膜炎的范围为 10%～50%，其死亡率与病人年龄及症状持续的时间呈直接比例。大脑血管炎可导致局灶性缺血性卒中。疾病晚期，高达 25% 的患者需要行某些神经外科手术，以解除梗阻（脑室腹腔分流手术或引流）[65]。大多数病人发展为神经功能缺失，但在存活者中严重、长期的后遗症并不常见[16,65]。

真菌性脑膜炎

真菌性脑膜炎常见的 CNS 并发症包括脓肿、视乳头水肿、神经功能缺失、抽搐、骨破坏及脑积水。直接侵犯视神经可致眼功能异常，40% 隐球菌脑膜炎患者对视神经直接侵蚀导致视力异常[17]。死亡率很高，但有差异，与诊断及时、基础疾病及治疗方案有关。

中枢神经系统脓肿

利用头颅 CT 扫描提供早期诊断；选择合适的抗微生物治疗；联合外科手术、引流与药物治疗的处理方法，脑脓肿死亡率从大约 50% 戏剧性下降到 20% 以下[28,66]。癫痫发作是最常见的颅内脓肿的后遗症，发生率为 80%[18]。颅内脓肿的其他常见的神经系统后遗症包括局灶性运动及感觉功能缺失、意识变化。脊柱脓肿的合并症主要引起脊髓压迫，包括麻痹，运动和感觉缺失，肠蠕动和膀胱功能障碍。亦可导致 CNS 感染的全身播散，甚至死亡[60]。

诊断方法

腰椎穿刺

总论

由于 CNS 感染未能及时诊断的后果是灾难性的，在排除诊断前，必须假定有 CNS 感染。有诊断脑膜炎的可能性就应当作腰椎穿刺，除非有操作的禁忌证，如穿刺部位皮肤或软组织有感染或可能导致脑疝[45]。坚持这一原则，以防止延误诊断，延误诊断明显增加疾病的病死率与死亡率。某些患者具有典型的细菌性脑膜炎的临床表现，脑脊液检查主要明确微生物，以便正确的治疗。然而，大多数患者存在更多的诊断问题，脑脊液的分析在阐明 CNS 感染的存在，是关键的一步。

颅内压增高

对大多数细菌性脑膜炎患者来说，即便事先未行神经影像学检查，腰椎穿刺也是安全的。由于在其他大脑病变，这并非如此，在许多情况下，在腰椎穿刺前行颅脑 CT 扫描是明智的[67,68]。上述情况，必须仔细权衡病人的病情、脑膜炎的可能性及 CT 或 MRI 扫描设备情况。

传统认为在颅内压增高时行腰椎穿刺对病人是有害的或致命的。尽管目前强调这种担心的资料有限，但存在局灶性神经系统征象，似乎腰椎穿刺的合并症戏剧性增加。此类患者可能在腰椎穿刺期间或术后可诱发恶化[69-72]。

知觉明显减退的患者，妨害神经系统仔细检查，或者那些有局灶性神经功能缺失、视神经乳头水肿、抽搐，或有头部外伤的患者，必须考虑有脑疝综合征的危险，可能腰椎穿刺后脑疝恶化。如果以急性、暴发性发热疾病来诊，并高度怀疑为细菌性脑膜炎，应当尽早开始抗微生物治疗，其预后与治疗的及时性相关[73]。因此，可供选择的诊疗流程是：①立即腰椎穿刺，并在得知结果前即给抗生素治疗；②先给抗生素治疗，随后行头颅 CT 扫描，再做腰椎穿刺。现在许多医疗机构常规凭经验选用抗生素，不过某些情况下，还可考虑第三种方案：先给抗生素，尽管 CT 扫描未能明确，亦不腰椎穿刺[72]。这反映当前除细菌学培养以外的识别病原微生物方法学的效率。关于尽管缺乏 CT 扫描的结果，不作腰椎穿刺的争论，是根据某些综述和病例报告而来的。这些文献提到，CT 扫描正常的病人，暴发性脑疝综合征与腰椎穿刺有关[70]。用 CT 检查颅内压增高并不可靠。已确认颅内压增高的临床体征、显著的意识改变、反复抽搐，是预示恶化的危险因素，即使 CT 扫描正常[72]。继续经验性抗生素治疗，无 CSF 分析的额外信息，其危险性亦是很低的，因为从血培养和其他诊断技术如 PCR 所得到的结果亦是相当高的。因此，在某些高危患者中，此类风险比腰椎穿刺的风险是要低的。

脑脊液分析

开放压

成人正常脑脊液压力变化是 50~200mmH$_2$O。此为患者侧卧位时的参考值，当患者坐位时该值将显著增加。细菌、结核、真菌性脑膜炎以及非感染性疾病时脑脊液压力往往升高。当病人紧张、肥胖，或有明显的肌肉收缩时压力也可假性升高。

脑脊液的收集

脑脊液应至少分装于 3 个无菌试管中，每个应至少装入 1~1.5ml 脑脊液，并按顺序编号。留第 4 管是明智的，可作后期检查，如病毒培养或梅毒检验实验室（Venereal Disease Research Laboratories，VDRL）作梅毒检查，这些已成为必要的项目。应把脑脊液送到实验室，立即作浊度、黄变、葡萄糖、蛋白质、细胞计数与分类、革兰染色、细菌培养和抗原检测（表107-1）。在某些情况下，应做印度墨汁染色，细菌学抗酸杆菌染色或 VDRL 试验。如只得到少量的脑脊液时，最重要的检查是细胞计数和分类、革兰染色和细菌培养。理想情况下，应分别对第 1 和第 3 或第 4 管进行细胞计数，有助于鉴别真正脑脊液细胞增多还是腰椎穿刺损伤污染标本。

混浊度

由腰椎穿刺术者立即评估脑脊液的混浊度或云雾状。由于正常脑脊液是清亮、无色的，与水无法鉴别，出现混浊便可是病理性的。白细胞增多是脑脊液混浊的最常见原因；细胞计数超过 200 个细胞/mm^3 常引起临床上可见的脑脊液透明度变化。

细胞计数与分类

正常成人脑脊液不超过 5 个白细胞/mm^3 及最多有 1 个多形核粒细胞。因此，脑脊液含 1 个以上多形核粒细胞或总细胞计数超过 5 个细胞/mm^3 提示 CNS 感染的证据。此外，脑脊液中存在任何嗜酸性粒细胞的即为异常，不过在无疾病状态偶尔可见嗜碱性粒细

表 107-1　脑脊液分析

检查	正常值	异常值意义
细胞计数	≤5WBC/mm³	白细胞升高：各类型脑脊膜炎及脑炎
	≤1PMN/mm³	中性粒细胞升高：提示细菌感染
	≤1 嗜酸性粒细胞/mm³	
革兰染色	无微生物体	80% 染色：脑脊膜炎；60% 染色：已治疗后患者
混浊度	清亮	浊度升高：白细胞升高、血液、高浓度微生物
黄变	无	大于 4 小时：偶尔外伤后（蛋白大于 150mg/dl）或高胡萝卜素血症
脑脊液与血清中葡萄糖比率	0.6∶1	下降：化脓性脑脊膜炎、高血糖症；葡萄糖静脉给药后
蛋白质	15～45mg/dl	升高：急性细菌感染、真菌性感染；脉管炎、梅毒、脑炎、新生物、脱髓鞘改变
印度墨汁染色	阴性	阳性：三分之一病例为隐球菌感染
隐球菌抗原	阴性	90% 概率提示隐球菌感染；
乳酸	35mg/dl	升高：细菌及结核性感染
细菌性抗原	阴性	95% 的特异性；50% 假阴性
抗酸染色	阴性	阳性：80% 的结核性脑膜炎

CSF，脑脊液；PMN，嗜中性多形核（白细胞）；RBC，红细胞；WBC，白细胞。

胞。脑膜炎时，数次抗生素的初步治疗，尽管可能减少革兰染色和培养的结果，但不应该影响脑脊液细胞计数[18,30,76,77]。

细菌性脑膜炎的脑脊液细胞计数常明显升高，有时超过 10 000 个细胞/mm³，并出现明显粒细胞移位。一般情况下，计数超过 500 个细胞/mm³，并以多形核粒细胞为主。然而，细菌性脑膜炎总例数的 6%～13%，发病初期，脑脊液分析显示淋巴细胞增多（淋巴细胞数 >50%）。如仅考虑少于 1 000 个细胞/mm³ 的细菌性脑膜炎患者，24%～32% 是以淋巴细胞为主[78,79]。此外，此类病人中脑脊液葡萄糖和蛋白质水平仅轻度异常。在已确诊的病毒性脑膜炎和脑炎患者中，细胞计数通常小于 500 个细胞/mm³，几乎 100% 为单核细胞[40]。早期（<48 小时）临床表现，可见多形核粒细胞明显增多，因此，与早期细菌性脑膜炎的临床表现无法区别。

同样，正常细胞计数与分类，虽然是可以放心的，但也不能绝对排除细菌性脑膜炎[75]。任何被认为符合脑膜炎临床综合征病人需要住院，并反复评估，复查腰椎穿刺，并给抗微生物治疗。某些具有脑膜炎症状或体征、初始脑脊液检查正常的病人，在 24 小时内可出现脑脊液细胞增多；并从原为"正常"的脑脊液中培养出致病微生物。

脑脓肿和脑膜周围感染，如硬膜下积脓和硬膜外脓肿，常显示类同于病毒性脑膜炎与脑炎的脑脊液细胞计数和分类，不过，脑脊液亦可正常。

提示腰椎穿刺损伤的证据是，在某个试管内有血凝块而脑脊液清亮，以及第 1 管至第 3 管红细胞计数依次减少。存在腰椎穿刺损伤时，我们可以利用所给的公式 107-1，估算脑脊液白细胞增多的真实程度：

真正脑脊液白细胞 = 测定脑脊液白细胞
[（脑脊液红细胞 × 血液白细胞）/ 血液红细胞]
（公式 107-1）

另一方法，如周围细胞计数正常，在腰椎穿刺损伤的脑脊液中，每 700 个红细胞应含有 1 个白细胞。

革兰染色

在细菌性脑膜炎病例中，用离心脑脊液标本，正规地作革兰染色，有大约 80% 机会可确认致病微生物。最常遇到微生物的革兰染色特点记述于表 107-2。若已用抗生素作初步治疗，本项检查结果降低 20%～30%。已知革兰阳性微生物可误认为革兰阴性，在用抗生素初步治疗的病人中更为常见，因为包膜损伤微生物的染色是不可预测的。

黄变

黄变（xanthochromia）指的是离心的脑脊液标本上清液黄染。黄变是异常的表现，因红细胞溶解，把

表107-2 所选的脑膜病原体的革兰染色

病原体	特征
葡萄球菌	革兰阳性球菌：单球，双球，四球，多球菌
肺炎链球菌	革兰阳性球菌：双球菌
其他球菌	革兰阳性球菌：双球菌和链球菌
李斯特菌属单核细胞	革兰阴性球菌：阴性双球菌；肾型咖啡豆型表现
奈瑟菌属脑膜炎	革兰阴性球菌：阴性双球菌；肾型咖啡豆型表现
流感嗜血杆菌	革兰阴性球杆菌：多形性杆菌
肠杆菌科（包括大肠杆菌）	革兰阴性杆菌
假单胞细菌属	革兰阴性杆菌

破坏的色素，如氧合血红蛋白、胆红素及高铁血红蛋白释放到脑脊液中。这个过程正常情况下2小时内开始，色素可持续存在长达30天；因此，对腰椎穿刺标本及早检查是很重要的。如果穿刺损伤可使引出足够血浆，使可脑脊液蛋白质水平上升到150mg/dl或以上，血液色素可引起黄变。然而，如果脑脊液蛋白水平不到150mg/dl，且无高胡萝卜血症，离心的脑脊液标本黄变提示蛛网膜下腔出血[74]。

血糖

如血糖正常，脑脊液糖浓度常在50～80mg/L之间。正常脑脊液糖：血糖为0.6:1，若患者为高血糖，则比例接近0.4:1。因此，如血糖正常人，其比例小于0.5或高血糖患者的比例小于0.3，均提示为异常，这说明葡萄糖转运机制障碍和化脓性脑膜炎对CNS葡萄糖利用增加[57,74]。脑脊液葡萄糖水平轻度下降可见于某些病毒感染与脑膜周围疾病。然而，若脑脊液葡萄糖显著降低则应当推断为细菌或真菌性脑膜炎，称为脑脊液糖分过少，直到排除它们为止[81]。如果血糖水平迅速上升，例如静脉注射50%葡萄糖水后，4个小时后才能达到脑脊液平衡，因此，解释脑脊液和血液葡萄糖比率是不可靠的。

蛋白质

成人正常脑脊液蛋白水平在15～45mg/dl之间。急性细菌性脑膜炎常见脑脊液蛋白升高，常超过150mg/dl[57]。腰椎穿刺损伤时，可以每1000个红细胞扣除1mg/dl，以纠正存在于脑脊液中的蛋白[74]。脑脊液蛋白浓度升高见于任何病因引起的脑膜炎，蛛网膜下腔出血，中枢神经系统血管炎，梅毒，病毒性脑炎，肿瘤和脱髓鞘综合征[74]。在相当良性的临床表现时，脑脊液蛋白水平显著升高（>1 000mg/dl），则应考虑真菌感染[17]。

印度墨汁染色

为进行隐球菌性脑膜炎的诊断，应做印度墨汁染色。证实有芽孢的微生物（图107-2）实际上是对隐球菌病的诊断，但仅有1/3病例可见到[17]。更特定的诊断试验是隐球菌抗原。

乳酸

虽然乳酸检测属非特异性检查，但脑脊液中的乳酸浓度升高（>35mg/dl）可以提示细菌性脑膜炎，一般乳酸升高比葡萄糖下降要早，但病毒性脑膜炎患者往往乳酸水平正常（<35mg/dl）。

抗原检测

对流免疫电泳（counterimmunoelectrophoresis, CIE）、乳胶凝集反应和协同凝集反应是检测特异性抗体的方法。由于这些检测方法仅依赖抗原的存在而不是活的病原体，它们特别适用于在脑脊液采样前接受抗生素治疗的患者。

对流免疫电泳被应用于检测最常见的细菌病原体，对细菌抗原有很高敏感性和特异性，尤其是同时做脑脊液、血液和尿液标本。然而，乳胶凝集反应是更快和更为敏感，许多机构里正代替对流免疫电泳。尽管报告结果不一，抗原试验的敏感性，对奈瑟菌属的敏感性在50%～90%，肺炎链球菌为50%～100%，对于流感嗜血杆菌约为80%。一种专门针对隐球菌抗原的凝集试验亦有很高的敏感性（90%）与特异性。因为阴性的抗原检测也不能排除某些细菌和真菌病原，病原学培养仍是经常的指征。

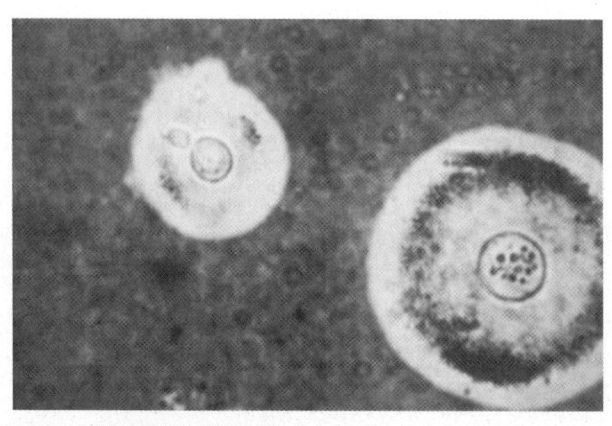

图107-2 脑脊液墨汁染色法。

抗原抗体检测也可以被应用于确定病毒性和非典型性病原体。特别可用于HSV脑炎。因为酶联免疫吸附试验可以检测到单纯疱疹病毒抗体产物[84]。可惜，由于抗体在脑脊液中出现的时间较晚而无助于治疗方法的选择。已证实在疾病早期利用PCR扩增和HSV DNA检测的敏感性为95%~100%，特异性为100%，同时极大地降低本病诊断性脑组织活检的需求[85-87]。PCR已提高结核性脑膜炎的诊断率，其敏感性为80%~85%、特异性为97%~100%，优于一般检测技术[88-90]。另外，在免疫缺陷与免疫功能正常的两类病人中，PCR在检测细菌、肠病毒和其他病毒病原方面都显示出极大优势[91,92]。据报道，利用PCR检测脑脊液，其对于脑膜炎奈瑟球菌、流感嗜血杆菌和肺炎链球菌的敏感性分别为88%、100%和92%，而特异性均为100%[93,94]。相比而言，细菌培养的敏感性很低，特别是对于脑膜炎奈瑟球菌为37%~55%、嗜血流感杆菌为50%。

除此以外，在确定病原体方面，PCR试验几乎为病毒培养结果的3倍。在肠病毒脑膜炎的研究中，PCR的敏感性和特异性分别为86%~100%和92%~100%[98]。在检测隐球菌脑膜炎方面，PCR至少有和培养技术相同的敏感性。在某些重病类型，定量PCR有助于监测治疗效果[42]。

然而，这些日益增长的分子技术并不意味着它们应当作为常规检测方法。大多数情况下，急性细菌性脑膜炎仅根据标准革兰染色和细菌培养容易作出诊断及治疗。PCR应当保留给临床表现不明显者，用抗生素作初步治疗者，怀疑结核、隐球菌和可治的病毒性CNS感染[99]。

细菌培养

尽管细菌学培养结果不能用于急诊处理，但仍应该做脑脊液细菌培养。经过抗生素初步治疗的患者其细菌培养的阳性率会显著降低。同时，亦有指征做病毒培养。

其他检查方法

已提倡许多其他非特异性的脑脊液检查，如脑脊液乳酸脱氢酶、C-反应蛋白和鲎溶解物试验；但无一项具有临床的实用价值。同样，作为有助于结核性脑膜炎诊断的脑脊液氯离子浓度已经不再为临床诊断的相关检查。

神经影像学技术

应用头颅CT扫描和MRI扫描的指征是，评估任何考虑为CNS感染的病人，其中有可能是颅内脓肿、颅内出血或占位性病变患者。然而，在对急性脑膜炎作诊断性评估时，无必要推迟腰椎穿刺或抗微生物治疗。对于患有单纯疱疹性脑炎的患者，CT扫描可见颞叶的低密度灶，不过，MRI扫描可在疾病更早期发现这一异常。在诊断CNS脓肿时，加强CT扫描和MRI扫描很有帮助[28]。在评估其他感染与非感染性脑炎时，MRI扫描亦有帮助。

其他检查

和其他感染性疾病一样，在对CNS感染患者作诊断性评估时，全血细胞计数和分类是非特异辅助检查。在存在严重疾病时，外周血计数常正常，甚至降低，尤其是老年人和使用免疫抑制剂者。所以"正常"白细胞计数与分类不能劝阻急诊医生做诊断性腰椎穿刺、CT扫描或其他有助CNS感染诊断的检查。血清C反应蛋白虽然是非特异性的，但阴性结果是有帮助的[100]。降钙素问世，可作为感染性疾病有希望的血清学标志，然而，在这点尚无有信服的证据，提倡它的使用，试图排除细菌性脑膜炎[101]。

CNS感染进行评估的所有病人，即使已经给予抗微生物治疗，仍应做2~3次血培养。血培养可提高致病微生物的检出，特别是肺炎球菌，其次是脑膜炎球菌。在急诊科，尽管血培养不能即刻用于急性脑膜炎的诊断，但对于疾病后期处理，具有相当大的临床意义。血培养仅对于少数脑脓肿病例检出致病菌有帮助。

高达50%的肺炎球菌脑膜炎患者在初期胸部影像学检查有肺炎的表现。这种情况，在嗜血流感杆菌和脑膜炎奈瑟球菌引起的脑膜炎不到10%，其他致病菌引起的脑膜炎中大约20%。在胸部影像学确认肺部感染有助于确认10%脑脓肿病例的致病菌及给予正确的抗微生物治疗。

根据评估并存的或复杂疾病的需求，可进行其他辅助检查，如心脏超声、体液培养以及骨扫描。应该测定血清电解质、葡萄糖、尿素氮和肌酐酸水平，一边解释脑脊液葡萄糖水平以及确定肾功能水平和电解质平衡情况。尽管微生物特异性异常是少见的，低钠血症可提示结核性脑膜炎。

1型单纯疱疹性脑炎可出现许多特征性的、但非特异性的脑电图异常。脑炎综合征患者，脑电图出现局灶性或单侧的异常应当作诊断单纯性疱疹病毒脑炎的强力证据。

鉴别思路

脑膜炎患者轻重不等的症状与体征，从轻微头痛、发热至深昏迷与休克。为便于阐述诊断和治疗，可把脑膜炎被分为三大类型：急性脑膜炎，亚急性脑膜炎和慢性脑膜炎。

急性脑膜炎包括有明显脑膜炎症状与体征的患者，发病后24小时内来诊，并迅速恶化。本型大多数的病人，脑膜炎的诊断是毋庸置疑的，而最关键的一步是立即开始抗生素治疗。本型最可能的病原体是肺炎链球菌和脑膜炎奈瑟球菌。虽然本文提出流感嗜血杆菌，但在成年人群中并不常见[20,30]。

亚急性脑膜炎型，是指引起病人来诊的症状与体征历经1～7天的进展。实际上，本型包括所有病毒性脑膜炎、大多数细菌性脑膜炎与某些真菌性病因的病人[18,19]。鉴别诊断是依据来诊时的症状与体征。其中老年人与使用免疫抑制剂者，意识障碍可以是脑膜炎唯一的临床征象。即使有发热，病人的意识障碍可归咎为CNS以外的感染，如肺炎、泌尿道感染；颈强直可归咎于退行性关节病。老年病人是脑膜炎的高危人群，而不是诊断的终点，对此类病人要寻找CNS外感染，是腰椎穿刺的指征，因为有相关病原体诱发菌血症播种的危险。

脑炎与脑脓肿的鉴别诊断见亚急性脑膜炎正文。如果发热轻微或缺如，或如果有局灶性神经发现，应考虑脑脓肿。脑炎的表现为发热、知觉异常、头痛、抽搐与人格变化。此外，应考虑的诊断如硬膜外积脓、脑肿瘤、蛛网膜下腔出血、硬膜下血肿及创伤性颅内出血。这种情况下，腰椎穿刺前应做头颅CT扫描。

慢性脑膜炎的疾病谱包括某些病毒性脑膜炎与结核杆菌、梅毒与真菌引起的脑膜炎。本型多数病人来诊的前症状至少1周，通常病程漫长而平稳，诊断困难且易变，并经多种治疗[16,17]。预测规则已经制订与验证，但至今尚未普及到广泛临床中去，可能由于模式的限制、病原体流行病学的漂移。同时样本量甚小[103-105]。

处理

检查与急救

脓毒症休克、低氧血症、抽搐、脑水肿以及因脱水而低血压，需要积极处理。有可能时，应向病人、家属或救护车人员详细询问病史，重点询问使病人疾病复杂化的原先情况。如最近神经外科手术、创伤、白细胞减少病史、免疫缺陷及糖尿病史。

应治疗低血压与休克，可输等渗晶体液、高流量吸氧及升压药。对继发于糖原耗竭的低血糖，需要静脉注射葡萄糖。对有酒精与营养性损伤的病人应给予硫胺素（维生素B_1）50～100mg静脉注射。在中度-重度低血压病例应开始监护中心静脉压，用以指导加用静脉液体或升压药。对儿童，容量复苏后，如无限制液体证据，则应建立适量的维持液体[106]。

可能需要用气管插管作积极的气道处理，特别是昏迷、反复抽搐或伴随严重肺部感染的病例。心电监护亦是必需的，特别是老年人、已知有冠心病者及意识障碍者。抽搐是脑脓肿患者突出的临床表现，但亦可见于任何CNS感染，特别是存在基础抽搐疾患时。

如有急性脑水肿或颅内压增高，应该立即插管和适量通气。可用渗透剂如甘露醇或利尿剂如呋塞米，如存在休克或未控制的低血压，应小心地施行。如给予利尿剂或渗透剂，则急诊医生应确保病人不出现容量不足及低血压。

特殊治疗

细菌性脑膜炎

治疗细菌性脑膜炎需要能穿透血脑屏障并在脑脊液能达到足够溶度的抗生素，它在体外对致病菌具有杀菌作用，能维持足够的组织溶度，以便有效地治疗感染。

在确定致病菌前，需要使用能覆盖最常见致病菌的广谱抗生素（表107-3）。许多专家推荐头孢噻肟或头孢曲松加万古霉素，以覆盖可能的耐药菌株[107]。如怀疑存在利斯特菌（Listeria）亦可加用大剂量氨苄西林[107]。对青霉素与头孢霉素过敏的病人，用美洛培南或氯霉素加万古霉素亦可有效，同时等待脱敏技术[107]。

病原体确认后，建议采用更针对性治疗。要谨慎的是，如果致病菌株、耐药性及可用药物迅速改变，在所有情况下，应查阅现代抗微生物参考资料，以指导治疗。治疗疗程不定，同时，在某些情况下（换句话说，在非洲次撒哈拉沙漠流行时），长效的氯霉素与头孢曲松是有效的[108]。

另外，对成人急性细菌性脑膜炎推荐用糖皮质激素治疗。动物试验证明，对肺炎球菌性脑膜炎，给糖皮质激素是有效的，包括降低脑水肿、脑脊液压力及脑脊液乳酸水平[109]。在婴儿与儿童给予地塞米松与

表 107-3　抗生素治疗化脓性脑膜炎的病人的年龄和具体的诱发条件

因素	常见的细菌病原体	抗菌治疗
年龄		
<1月	乳酸链球菌，大肠杆菌，李斯特，克雷伯菌	氨苄西林、头孢噻肟或氨苄西林加氨基糖苷类
1～23月	肺炎链球菌，脑膜炎球菌，乳酸链球菌，流感嗜血杆菌，大肠杆菌	万古霉素联合第三代头孢菌素[a,b]
2～50岁	脑膜炎双球菌，肺炎链球菌	万古霉素加第三代头孢菌素[a,b]
>50岁	肺炎链球菌，脑膜炎双球菌、李斯特、需氧革兰阴性杆菌	万古霉素联合氨苄西林、第三代菌素[a,b]
基底部颅骨骨折	肺炎链球菌，流感嗜血杆菌，溶血性链球菌	万古霉素加第三代头孢菌素[a,b]
穿透性创伤	金黄色葡萄球菌，凝固酶阴性葡萄球菌（尤其是表皮葡萄球菌），需氧革兰阴性杆菌（包括铜绿假单胞菌）	万古霉素加头孢吡肟，万古霉素加头孢他啶，或万古霉素加美罗培南
神经外科术后	有氧革兰阴性杆菌（包括铜绿假单胞菌），金黄色葡萄球菌，凝固酶阴性葡萄球菌（尤其是表皮葡萄球菌）	万古霉素加头孢吡肟，万古霉素加头孢他啶，或万古霉素加美罗培南
脑脊液分流	凝固酶阴性葡萄球菌（尤其是表皮葡萄球菌，金黄色葡萄球菌，有氧革兰阴性杆菌（包括铜绿假单胞菌），痤疮丙酸杆菌	万古霉素加头孢吡肟[c]，三万古霉素加头孢他啶[c]，或万古霉素加美罗培南[c]

Reproduced from Tunkel AR: Practice guidelines for bacterial meningitis. Clin Infect Dis 39：1267，2004.

[a] 头孢曲秦或头孢噻肟钠。

[b] 一些专家建议如果用地塞米松需联合利福平。

[c] 在婴儿和儿童患者，可单独选用万古霉素，除非革兰染色揭示了存在革兰阴性杆菌感染。

头孢呋辛或头孢曲松比单用抗生素，临床与脑脊液特征缓解更早，同时远期听力丧失减少，特别是流感嗜血杆菌为致病菌时[110,111]。在成人细菌性脑膜炎，如在给抗生素前15分钟或与给抗生素同时给予地塞米松，每隔6小时1次，持续4天，可见恶化结果的绝对风险下降10%[112]。对肺炎链球菌患者益处更大。但对不同致病菌的亚组分析未见有益；然而，未见有足够力度的，对改善结果的研究设计。此外，阿莫西林与青霉素是最常用的初始治疗，由于欧洲医疗保健提供的程序，在本项研究时，最初所见的病人几乎均在诊所就医。一项最近随机对照试验未能证明，成人辅助地塞米松有益，即使只包含肺炎链球菌组的二次分析[113]。在近代初期经验性肠外治疗中，产生β-内酰胺耐药菌株，可能是使用地塞米松降低了集落刺激因子的穿透作用，在疫苗接种后可促进集落刺激因子的穿透力。地塞米松真正的效果尚不清楚。最近的meta分析提示有益，但包含的研究，遭受上述提出的一项或多项的限制[114]。

在儿童脑膜炎中，地塞米松辅助治疗有益的证据很少令人注目。万古霉素使侵袭性b型单纯疱疹病毒及肺炎球菌感染戏剧性地下降[7,23]。在非洲次撒哈拉沙漠，一项儿童脑膜炎地塞米松的随机试验，未能证明有效。目前推荐意见是针对微生物提出的，作为推荐意见主要限制是对可疑病例在实验室结果得到前开始经验治疗的。对b型流感嗜血杆菌来说，"如果在使用首剂抗微生物药物前先给或同时给予地塞米松，则它对治疗婴儿和儿童的b型流感嗜血杆菌性脑膜炎是有效的，可减少神经后遗症的危险性，包括听力丧失，如果地塞米松在使用抗微生物药物1小时后给予，可能无效。"[116]对肺炎链球菌来说，"对婴儿与6周及更大儿童，权衡效益-风险比后，可用地塞米松作为辅助治疗。专家们对肺炎球菌性脑膜炎未同意推荐使用地塞米松；对儿童证明肯定有效的资料不足。如果使用地塞米松，则应该在使用首剂抗微生物药物前或同时给予。"[117]对监护儿童的一线医生则意味着，除非使用前已知致菌，否则地塞米松的辅助治疗对儿童是无效的。

病毒性脑膜炎

对治疗大多数病毒性脑膜炎无特殊药物可用。对肠道病毒，正在研究中的试验性药物可减轻症状[118]；然而，除HSV脑膜炎外，在美国感染的病毒性脑膜炎一般是病程短、良性、自限性过程，且能完全恢复。因此，对病毒性脑膜炎的治疗，首先是对病毒性脑膜炎的正确诊断。早期病毒性脑膜炎与细菌性脑膜炎难以鉴别，同时这种混淆不能通过腰椎穿刺解决；如对诊断的正确性存在任何怀疑，则应做病毒培养，并把病人收住院。推断是细菌性脑膜炎，可根据临床表现，开始抗微生物治疗。在严密观察临床结果的情况下，亦可不给治疗，8～12小时后复查腰椎穿刺。

病毒性脑炎

对HHV脑膜脑炎有特异性治疗。阿昔洛韦仍然是目前首选药物，具有明显改善病人预后的作用。对怀疑或确诊的疱疹性脑膜脑炎，应给静脉阿昔洛韦10mg，每8小时1次[81]。更昔洛韦、膦甲酸、西多福韦对HHV感染亦有效，同时普来可那立对肠道病毒疾病有效。其他抗病毒治疗正在研究中[41,42,118]。

结核性脑膜炎

急性结核性脑膜炎的早期药物治疗改善患者的预后。本病临床强烈提示开始抗结核治疗是有足够指征的。标准治疗方案是异烟肼、利福平、吡嗪酰胺和乙胺丁醇或链霉素[107]。糖皮质激素可降低继发性合并症[107,119]。

真菌性脑膜炎

治疗真菌性脑膜炎是复杂的[17]。4种常用药物：两性霉素B、氟胞嘧啶、咪康唑及氟康唑。最初治疗方案最常推荐的药物是两性霉素B，单独或与氟胞嘧啶联合使用[107]。此类疾病罕见急性致命性的，而是缓慢进展性的。必须用多种药物、长期治疗。急诊科罕见有抗真菌治疗指征。

中枢神经系统脓肿

治疗脑脓肿是复杂的，有请神经外科指征。脓肿的部位、大小及数量影响药物治疗、手术切开、引流或这些方法联合治疗的选择[46]。通常，小的、多发的脓肿更适合药物治疗，而大的可作手术的病变应当切开。以对脑脊液的通透性与覆盖可能的病原体的原则，指导通过引流或手术确认某种致病菌前的经验抗微生物治疗。

对耳源性与鼻窦源性脓肿常用头孢噻肟或头孢曲松加甲硝唑治疗[107]。创伤性或神经外科源性脓肿应选用覆盖金黄色葡萄球菌或耐甲氧西林金黄色葡萄球菌的抗生素。具有结核性、真菌性或寄生虫性脓肿高危的病人应接受针对所怀疑的病原体治疗。糖皮质激素应保留以处理所伴随的脑水肿；在其他情况下，类固醇可增加死亡率。病因是细菌性心内膜炎的病例，常需要瓣膜置换[120]。

药物预防

在家庭接触中，脑膜炎双球菌的传播率约为5%；因此，推荐意见是，有细菌学证实病例的家居接触者，应服用利福平（成人600mg；超过1个月以上的儿童，10mg/kg；不足1个月的儿童，5mg/kg）口服，每12小时1次，总共4次。此外，应嘱咐这些接触者注意发热、咽痛、皮疹或任何脑膜炎症状。如果出现活动性脑膜炎球菌病的征象，应当住院，给足够量的静脉抗微生物治疗，由于利福平对侵袭性脑膜炎球菌病无效。非家居的密切接触者，他们与病人口腔分泌物有黏膜接触，也应服用利福平进行预防。医务人员不会增加本病的风险，无需预防，除非他们与病人分泌物有直接黏膜接触，如口对口人工呼吸，气管插管，或经鼻吸痰。单剂量供选方案：口服环丙沙星500mg（仅成人）和头孢曲秦250mg肌内注射（15岁以下儿童可肌注12.5mg）。对肺炎球菌脑膜炎无药物预防指征。与流感嗜血杆菌脑膜炎患者有非妊娠家庭接触者，如家中有4岁以下儿童，可选用利福平预防[107]（成人每日口服600mg；儿童每日口服剂量为20mg/kg，连续4天）。

免疫预防

20世纪80年代美国军队中已常规应用由多糖荚膜制成的疫苗来预防A、C、Y和W-135群脑膜炎球菌的感染[121]。然而，用于成人的荚膜多糖疫苗对2岁以下的幼儿既不产生免疫反应，亦不能起到保护作用，因为抗体应答很差。此外，目前无批准的疫苗可预防B血清型脑膜炎双球菌。血清型B荚膜多糖已证实对成人和儿童的免疫性很差[122]。表面蛋白的序列变异和B型多糖与人体组织的交叉反应阻碍疫苗的进一步研发。只有通过使用共轭方法链接多糖和载体蛋白从而提高脑膜炎双球菌疫苗的免疫原性和免疫应答。已经研制血清型C和共轭血清型C+Y，并得到有效的利用[123]。目前对四价疫苗的推荐已经开展。推荐该疫苗用于，确定脑膜炎球菌的流行区，和到正在流行脑膜炎球菌病国家的旅游者。美国免疫实践咨询委员会（Advisory Committee on Immunization Practices，ACIP）和英国卫生部推荐对大学新生作选择性免疫接种。英国亦施行用C血清型共轭疫苗对儿童作普遍免疫。

有效的肺炎球菌疫苗的研制受阻于细菌血清型太多。然而，大多数临床肺炎球菌疾病只有少数几种血清型，同时已经研制 23 价疫苗，它对少数几种血清型中的大多数有效[125]。尽管对脑膜炎患者可能也有预防作用，对这种多价疫苗的推荐，主要集中于预防肺炎，不过对脑膜炎亦可能有效。单剂量的疫苗应考虑用于老年人或体弱病残者，尤其是患有肺部疾病的患者，和对脾功能受损的、脾切除术者及镰状细胞贫血的患者。已研制一种七价共轭肺炎球菌疫苗，并由ACIP 推荐为儿科普遍免疫。以研制能有效预防流感嗜血杆菌共轭疫苗，可用于儿童人群，但不能用于成年人群。似乎大约 90% 得到保护，且不良反应率很低[7,8,127]。已建立预防 b 型流感嗜血杆菌的现代儿童免疫，嗜血性脑膜炎受累病人的平均年龄达 25 岁，同时任何病因脑膜炎的发生率下降 55%[99]。

疫苗接种亦可用于提供对日本脑炎病毒的免疫保护作用，同时推荐意见是，从事广泛户外活动的人或在传播季节在流行区度过 30 天以上的人[128-129]。据报告，疫苗保护效率大约 90%，虽然目前尚无西尼罗河病毒的人类疫苗，但已研制成非人类哺乳动物疫苗[41]。

安置

除了病毒性脑膜炎外，几乎大多数慢性 CNS 感染需要门诊初步评估与治疗。卧床休息，止痛等治疗，并开始适当的抗微生物治疗。

某些怀疑病毒性脑膜炎的患者值得住院治疗。这包括更严重疾病的患者、免疫功能缺陷者、疑似单纯疱疹病毒性脑膜炎的患者或可能非病毒感染者。某些专家像对门诊病人那样，来处理典型病毒性脑膜炎临床表现的病人。确保 24 小时内随访。另外一些专家，在对更严重病因（如早期细菌性脑膜炎或脑炎）肯定排除前，把所有病人均收住院。

重要概念

- 对所有以头痛、颈强直、神志改变、局部或全身神经系统表现的病人，应考虑中枢神经系统感染。
- 腰椎穿刺并留取脑脊液标本是诊断患有或无脑脊膜炎唯一可靠的方法。在无禁忌证时，任何怀疑脑脊膜炎的患者均应进行腰椎穿刺。
- 怀疑中枢神经系统感染的任何患者，应当早期开始抗微生物治疗。给予抗生素不能延误脑脊液分析或进行神经影像学检查。
- 对与脑膜炎奈瑟球菌性或流感嗜血杆菌性脑膜炎病人密切接触者，应当确保抗生素药物预防。
- 对某些高危人群推荐疫苗接种，预防脑膜炎奈瑟球菌，但不提供 B 型脑膜炎奈瑟球菌感染的预防。
- 任何严重的全身性感染病人，如泌尿道感染或肺炎，应强烈考虑并存中枢神经系统感染。

本章参考文献请参见 http://pumpress.bjmu.edu.cn/eduservice/3419.html

第八篇 精神与行为疾患

第108章 思维障碍

Robert S.Hockberger and John R.Richards

王小闯 译 李丽君 校

概述

19世纪，Morel 将从青春期到成年早期渐进出现的精神功能和行为能力异常称为早发性痴呆症[1]。1911年，Bleuler 详细描述了这种异常的具体特征，并将其称为"精神分裂症"或"分裂的心理"[2]。早期精神分裂症的治疗方法包括冰水浸浴，巴比妥类药物或胰岛素诱导长时的麻醉或昏睡状态，应用药物戊四氮，电惊厥或前额脑叶切除术控制发作[3]。但这些治疗方法均收效甚微，至今大多精神分裂症病人仍然被终身安置在社会福利院中。

近代对于精神分裂症的药物治疗开始于20世纪50年代初期，以使用氯丙嗪和氟哌啶醇为主。这种治疗方法取得巨大临床效果，到20世纪60年代，多数精神科医生认为，精神分裂症患者能在门诊成功地进行治疗。1965年，社会精神健康中心议案开始将药物治疗的精神分裂症患者放回到社区[4]。不幸的是，由于家庭的支持不足，就业机会少，住房费用较低以及社会服务和门诊精神病护理资金缺乏等原因，使得这些精神分裂症患者因缺乏再社会化途径而被孤立。从那时起情况几乎没有得到改善。当下，美国20%至40%的无家可归者都有较为严重的心理疾病[5]。美国以及世界各地的急诊部门作为精神健康护理的第一站始终为此类群体提供服务[6]。

疾病原理

目前，精神分裂症的病因是混杂的，是生物以及环境因素相互作用的结果。对亲生父母患有精神分裂症双胞胎被收养家庭的研究表明该病具有明显的遗传倾向。虽然在一般人群中精神分裂症的总发病率约为1%，但是在精神分裂症患者的一代直系亲属中的发病率却达10%[7]。关于精神分裂症的病理生理，多巴胺、血清素、胆碱能和谷氨酸系统均被涉及[8-11]。

精神分裂症也被假定为有遗传倾向个体在环境因素影响下的神经发育异常。由围产期缺氧、营养不良、感染以及其他伤害造成的胎儿大脑发育异常，可能促使后期精神分裂症的产生[1,12]。新的成像技术已经证实脑部结构的异常大部分是在进展而非衰退的[8]。有证据表明精神疾病是渐进发展的，从单相抑郁症开始，发展到双极性疾病、分裂情感性精神病，并最终成为精神分裂症[1,13-14]。

临床特征

精神分裂症的典型症状通常在青春期或成年早期表现出来。许多患者的童年期就有人际关系紧张、孤僻以及性格古怪的特点。

精神分裂症的阶段

精神分裂症的发展涉及三个阶段[15]。发病前期的特点是"消极"，表现为个人、社交和智力等能力减退。患者逐步退出社会交往并忽视个人形象和卫生，从而对自身的工作、学校和家庭生活都产生了不利的影响。

活动期经常由一个应激事件引起，并发展为"积极"的症状，如妄想、幻觉以及怪异行为。患者可能变得易激动，或表现出诸如摇摆或者凝视的过度警觉的状态。正是在这个阶段，他们最有可能被家人、朋友、同事或警察带到急诊室。

在后遗症阶段患者遗有不健全的社交以及认知能力，以奇异的思维、妄想、奇特的行为、个人卫生差

> **框 108-1　DSM-IV-TR 中的精神分裂症评判标准**
>
> A. 在不接受治疗的情况下持续一个月（或多于 1 个月）表现出两个或多个以下症状：
>   1. 妄想
>   2. 幻觉
>   3. 言语紊乱（语无伦次）
>   4. 十分混乱或紧张的行为
>   5. 负性症状：情感贫乏，失语症（语言贫乏），兴趣动机缺乏（无法执行目标导向性活动）
>
>   注意：当幻觉很奇怪或者幻觉由正在进行的评论组成时，仅需上述一个症状即可确诊
>
> B. 功能从先前的水平急剧恶化（如工作，自我照顾，人际关系）
> C. 六个月或更长时间的持续定向障碍
> D. 已排除分裂情感障碍和有精神病特征的情绪障碍

Modified from Diagnostic and Statistical Manual of Mental Disorders, ed 4 – TR. Washington, DC, American Psychiatric Association, 2000.

和远离社会为特征。多数精神分裂病人需要一个受庇护的环境来正常生活。尽管该病有广泛的严重性，但随着精神分裂症病人的病程延长，周期性的精神失调是逐渐减弱的。

精神分裂症判断的标准

精神分裂症的诊断标准已在第四版的《精神疾病诊断与统计手册》（DSM-IV-TR）（框 108-1）中列出[15]。①患者必须表现出两个或多个以下症状：妄想、幻觉、言语混乱、严重定向障碍或紧张性的行为和负性症状，如情感冷漠、言辞匮乏，或无法执行目标导向活动。②必须有一个功能水平（工作、学习、自我保护以及人与人之间的关系）的急剧恶化，并且表现出的紊乱体征至少持续 6 个月。③需排除伴有精神异常表现的情感分裂或心境障碍。④在评估这些患者时，急诊医师必须排除众多类似或伴发精神病症状的医疗状态（框 108-2 和框 108-3）。

妄想

第四版的《精神疾病诊断与统计手册》将妄想定义为"通常指对感觉和体验曲解的错误信念"[15]。精神分裂症中常见的妄想为被迫害的、宗教或者躯体上的妄想。

幻觉

幻觉是一种经历它的人心中存在的感官经验。精神分裂症中的幻觉可涉及听觉、视觉、嗅觉、味觉或触觉。带有胁迫或恐吓的幻听是尤为常见的。

言语紊乱

精神分裂症患者失去语言组织的能力，他们的思维从任意的话题间转移并且没有任何的逻辑联系。他们的语言往往缺乏内容。新词（neologisms，由病人创造的无意义的词汇）和持续性述说（perseverations，经常性重复单词或短语）是常见的。有时候，患者的语言表达严重混乱到毫无连贯性可言，被称作言语杂乱（word salad）。

> **框 108-2　可引起严重精神状态的治疗用药**
>
> | | | | |
> |---|---|---|---|
> | 抗焦虑药物 | 苯巴比妥 | 丙吡胺 | 苯环利定 |
> | 阿普唑仑 | 苯妥英钠 | 甲基多巴 | 镇静催眠药 |
> | 氯氮䓬 | 扑米酮 | 普鲁卡因胺 | 杂项药物 |
> | 氯硝西泮 | 抗抑郁药 | 普萘洛尔 | 抗组胺药 |
> | 氯拉卓酸 | 阿米替林 | 利血平 | 抗肿瘤药物 |
> | 地西泮 | 多塞平 | 药物滥用 | 溴化物 |
> | 乙氯维诺 | 丙咪嗪 | 酒精 | 西咪替丁 |
> | 抗生素 | 普罗替林 | 安非他命 | 皮质类固醇 |
> | 异烟肼 | 曲米帕明 | 大麻 | 双硫仑 |
> | 利福平 | 心血管药物 | 可卡因 | 重金属 |
> | 抗惊厥药 | 卡托普利 | 致幻剂 | |
> | 乙琥胺 | 洋地黄 | 阿片类药物 | |

框 108-3　可导致严重精神状态的疾病

代谢紊乱
　　高钙血症
　　高碳酸血症
　　低血糖
　　低钠血症
　　低氧
炎症性疾病
　　结节病
　　系统性红斑狼疮
　　巨细胞颞动脉炎
器官衰竭
　　肝性脑病
　　尿毒症
神经系统疾病
　　阿尔茨海默病
　　脑血管疾病
　　脑炎（包括艾滋病病毒）
　　脑病
　　癫痫
　　亨廷顿病
　　多发性硬化症
　　肿瘤
　　正常颅压脑积水
　　帕金森病
　　匹克病
　　威尔森症
内分泌失调
　　艾迪生病
　　库欣症
　　全垂体功能减退
　　甲状旁腺疾病
　　产后精神病
　　月经性精神病复发
　　西德纳姆舞蹈病
　　甲状腺疾病
缺乏状态
　　烟酸
　　硫胺素
　　维生素 B_{12} 和叶酸

严重紊乱或紧张的行为

　　精神病患者很难制订或者执行目标导向型行为。他们往往被发现游荡、头发蓬乱、营养不良或对自己说话，并且表现出不可预测的狂躁。正是这种行为通常促使家人、朋友或警察把他们带到急诊室。紧张症患者似乎完全没有意识到他们的环境，始终保持僵硬的姿势以防他人干涉。

负性症状

　　三种负性的症状——情感冷漠、精神性失语症和缺乏情感反应——在精神分裂症的发病中占绝大多数。有情感冷漠症状者很少出现面部表情、眼神交流或者肢体语言。精神性失语症（alogia），或者称为言语贫乏，表现为用简短的语言来回答问题或者不回答。缺乏情感反应（avolition）体现出无法开始或者坚持目标导向型活动。以负性症状来确诊精神分裂症时应格外谨慎，因为类似症状可能在有严重抑郁症、长期被周围环境压抑或服用精神性药物的患者身上表现出来。

诊断方法

已确诊精神疾病者

　　既往确诊的表现为轻到中度思维障碍的患者不需要众多的试验评估[16]。有些患者可能同时有药物滥用或者未被诊断的内科病，因此，对于大多数患者需要一个全面的病史采集和查体，包括常规毒理学检查[17-19]。伴随有明显的狂躁、暴力行为或严重的异常生命体征等病情恶化的患者，需要接受更全面的评估。

未确诊精神疾病者

　　许多中毒和内科疾病都和精神分裂症类似。有明显新发精神病症状的患者应接受医学评估，以排除中毒和内科疾病[20-23]。DSM-IV 和评论文章就这个问题都指出，对于精神状态改变来自于中毒或者内科疾病，还是急性精神分裂症，可以通过对其表现模式的分析，并结合基于非精神疾病可疑指标的集中测试（而不是广泛应用筛选检查）来鉴别。

鉴别思路

内科疾病

　　某些药物和内科疾病可能会影响思维过程，导致患者表现出异常行为（框 108-2 和框 108-3）。即使没有潜在的精神病基础，这种异常行为仍能从轻微的性格改变到严重的急性精神病[1]。警示患者可能是内科疾病的因素包括：①药物滥用或需要用药物的医学病史；②之前没有精神病特征的年龄大于35岁的病人；③近期有行为波动的症状；④主要产生视觉上的幻觉；⑤嗜睡；⑥生命体征异常；⑦对认知功能测试表现不佳，尤其是定位时间、地点和人。这些和其他因素可能对鉴别异常行为的功能性（精神疾病）和器质性（躯体疾病）有所帮助，组成便于记忆的字符MADFOCS[24]（表108-1）。

尽管在经典教科书中，区分异常行为的功能性（精神疾病）和器质性（躯体疾病）简单易懂，但对个体患者的实际评估却并不简单[21]。一个有潜在精神疾病患者有可能发展表现为内科疾病，从而使行为和症状变得复杂，功能性病因和器质性病因更加难以鉴别。这一评估行为在急诊室时，由于以前的医疗或精神病史不可获得，病人不合作，确诊时间短等原因而显得尤为困难。在临床上，当功能与器官原因依据现实资料判断不很清晰时，患者应接受全面的评估，以排除中毒和内科疾病。

精神疾病

一个之前未被确诊为精神病而表现出严重的精神症状的患者最终将被确诊为诸多精神疾病中的一种[15]。短时精神障碍（brief psychotic disorder）涉及对压力做出的突发精神病症状，持续数天至一个月。精神分裂症患者（schizophreniform disorder）也有类似的症状，持续时间超过1个月但少于6个月。最初被诊断有精神分裂症症状的人中约三分之一在六个月内便恢复，另外的三分之二持续表现出症状并被确诊为精神分裂症。情绪紊乱的患者有可能发展成为精神疾病患者。如果这些症状只是在情绪紊乱时表现出来，可以将其诊断为伴有精神疾病症状的心境障碍（mood disorder with psychotic features）。如果其持续两周以上并无明显情绪特征，可以被诊断为情感性分裂症（schizoaffective disorder）。人格障碍（personality disorders）者可能在压力下偶尔表现出短暂的精神病症状。

甘瑟综合征（Ganser's syndrome）是一种被认为起源于情感的症候群，患者可能表现出记忆缺失、幻觉或者意识改变，通常与身体不适有关。甘瑟综合征患者可能有精神病的表现（因不是精神病患者，没有明显的精神病特征）。

妄想症（delusional disorder）患者可能经历主宰其生活的非奇异幻觉。他们可能认为名人爱上了他们（情爱妄想症）、认为自己拥有巨大能量或者与神或名人拥有特殊关系（自大妄想症）、认为他们的性伴侣不忠诚（嫉妒型妄想症）、认为他们被以某种方式恶意对待（被害妄想症）或者认为他们的生理条件和健康水平有缺陷（躯体妄想症）。尽管躯体妄想症患者可能产生与妄想主题相关的触觉或味觉的幻觉（比如被昆虫感染的幻觉），他们却不具备精神分裂症的其他特征。

处理

一般方法

思维混乱的患者可能焦虑、极度活跃、离群、过度警觉或者抱怨肢体妄想产生的幻觉。此外，他们可能产生偏执，对因违背自身意志而被带到急诊室而感到愤怒，或者对孤立、限制以及面对警察产生恐惧。这些患者出现在急诊室经常使工作人员感到不安，因为他们往往不理性、飘忽不定以及拥有不可预测的行

表108-1 功能性和器质性精神病鉴别：MADFOCS

	器质性	功能性
记忆障碍（Memory deficits）	近期损害	长期损伤
活动（Activity）	精神活动阻滞	重复性活动
	震颤	摆出某姿势
	混乱无秩序	摇摆
幻觉（Distortions）	视觉幻觉	听觉幻觉
情感（Feelings）	情感上的不稳定	情感贫乏
方向（Orientation）	没有方向感	有方向感
认知力（Cognition）	清晰	持续的散乱思想
	偶尔有感觉	未过滤的认识
	偶尔参加活动	无法参加活动
	可以集中注意力	注意力无法集中
其他（Some other findings）	大于40岁	小于40岁
	突然发作	缓慢表现出
	身体检查异常	身体检查正常
	生命体征异常	生命体征正常
	在社交中自负	在社交中较谦虚
	失语症	可清晰表达
	意识损伤	清醒、警觉

Modified from Frame DS, Kercher EE: Acute psychosis: Functional vs. organic. Emerg Med Clin North Am 9: 123, 1991.

为。救援人员必须在面对思维障碍患者时保持冷静、善解人意，在与他们互动时让人放心，还必须在面对有突发暴力倾向病人时采取措施确保工作人员安全。这些病人包括在来到急诊室之前表现出暴力行为的，用肢体或者口头语言威胁工作人员的以及在别人试图安抚他们时表现出狂躁症激增的。

每一个病人都必须接受全面的病史采集和查体，包括一个详细的心理状况评估，以排除器质性脑综合征。可从家庭成员、朋友、同事、邻居、辅助人员、警察或以前的医疗记录中获得有价值的信息[24]（见表108-1）。

衡量一个疑似思维障碍病人最重要的步骤是在最初面谈测试中对病人思维过程的评估。目标是建立一个积极的医患关系，做出正确的诊断，并收集必要的信息来做出最佳的安排。面谈应在安静、舒适和足够保密的房间里进行。测试者应该坐着。面谈的整个过程中应该避免打扰。如果病人被认为有潜在的危险，但不需要立即控制，面试应在附近有安保人员的空旷地举行。

急诊医师应首先介绍自己并表达自己急切想要帮助患者的愿望。面谈应以设计好的开放性问题开始，来评估患者的病情并了解他们当前的情况。好的开放式问题包括"你知道你为什么被带到这里吗？""你好像有些不安。你能告诉我为什么？"及"你知道为什么你有可能存在这些症状？"应该对病人回答这些问题时的表情、肢体语言、情感以及措辞进行观察。

应该进行简短的心理状况评估。可能以非威胁的方式开始，例如说"我现在要问你几个问题，想看看你是否能集中精力。"应该首先就定位时间、地点和人物提问患者，因为这是区分功能原因和器质性原因最有效的测试。

对头晕的患者应该进行详细的医学测试，以排除器质性脑综合征。在门诊中，应对清醒的患者就注意力、记忆力、智力以及判断能力进行评估以确定其具体诊断、并就患者对自己或他人的潜在危险，患者的功能障碍以及自我照顾能力进行评估。

快速镇静法

当精神病患者表现出意识不清、暴力、不合作的行为导致临床评价不可能时，应用快速镇静法临时控制症状（见第189章）。快速镇静法使用一种高效的抑制精神的药物直到达到目标症状（如狂躁和过度精神运动活动）得到改善。我们的目标是加强与患者的合作而不是使用镇静剂，因为镇静剂将阻碍进一步的内科以及精神病科的评估。在患者冷静下来或者开始配合之前，可以每30～60分钟进行药物口服、肌内注射（IM）或静脉注射（IV）。如果病人愿意，口服是首选，因为它意味着同意，并且可以得到与采取肌内注射几乎一样快的效果。

氟哌啶醇（haloperidol）（卤比醇），一种丁酰苯类药物，在美国被广泛用于快速镇静[25-27]。初始剂量为年轻或中年患者5～10mg的肌内注射或静脉注射，老年患者0.5～2.0mg肌内注射或静脉注射。虽然用氟哌啶醇快速镇静可以迅速减少紧张、焦虑、多动，但是妄想和幻觉可能好几个星期之内仍无法消除。2007年，美国食品和药物管理局（FDA）发布了有关使用大剂量氟哌啶醇或通过静脉途径用药导致猝死的非黑框警告。氟哌利多（droperidol）（Inapsine），另一种丁酰苯类药物，也被广泛用于控制此种症状，剂量为2.5～5.0mg肌内注射或静脉注射[28-29]。与氟哌啶醇相比，氟哌利多能更快地起效且作用时间较短，镇静作用稍微明显一些。FDA在2001年发布了黑框警告，因为有报道指出氟哌利多与QT间期延长、尖端扭转型室性心动过速以及猝死有潜在联系[30]。尽管随后的研究都证明了氟哌利多的疗效以及安全性，FDA的警告仍导致了它在临床使用上的显著减少[31-32]。安定类药物不应该用于孕妇或哺乳期妇女、苯环利定过量者或抗胆碱药物性精神病患者。此外，这些药物也不应该作为缓解药物或酒精戒断患者躁动的唯一办法。

较新的非典型抗精神病药物似乎比典型的药物副作用更少，且有更广泛的作用。这些药物以片剂形式提供，应考虑用于同意口服药物的病人。然而，在焦虑与精神病发作的严重期实施口服药物通常是不可能的。齐拉西酮（ziprasidone）（Geodon）、阿立哌唑（百时美）和奥氮平（再普乐）是美国目前批准的新的非典型肌内注射的抗精神病药物[33]。齐拉西酮的初始剂量为20mg肌内注射，可以每4小时注射一次。它已被证明具有等同于或高于氟哌啶醇的镇静作用且锥体外系副作用更小，但它在急诊室中尚未被广泛应用[34-35]。

苯二氮䓬类（benzodiazepines）对于控制戒除酒精或镇静催眠，可卡因中毒，或对精神病抑制药使用有禁忌患者的焦虑有效。苯二氮䓬类药物对于快速镇静的精神药物有辅助作用，尤其对于表现好斗或严重躁动的病人有疗效。劳拉西泮（lorazepam）（氯羟安定）1～2mg，经常联合氟哌啶醇5mg，用同一个注射器进行肌内注射或静脉注射来达到该目的[27]。苯二氮䓬类也被发现可以减轻精神分裂症中的紧张症状[36]。苯二氮䓬类药物缺点是要重复使用并密切监测大剂量使用后潜在的呼吸抑制[37]。

门诊病人管理

对于精神分裂症患者的门诊管理包括使用抗精神病药剂维持治疗、家庭辅导和社会康复。急诊医师的门诊处方很少开精神病药物，但应熟悉它们长期使用可导致的并发症。

框108-4列出了美国目前使用的最常见的精神病药物[38-44]。其作用机制与阻断中枢神经系统的多巴胺受体有关，特别是阻断基底神经节和间脑及大脑半球的边缘系统的多巴胺 D_2 受体。既往以氯丙嗪为代表的药物治疗效果不显著，同时造成明显的镇静、体位性低血压和心血管毒性。这是抗胆碱、抗组胺、抗α-肾上腺素共同作用的结果。更有效的药物（如氟哌啶醇）更安全，特别是针对老年患者，因为这些不利影响对他们来说相对较少。然而，这些更有效的药物都可能导致锥体外系症状（如张力失常、静坐不能、运动不能和僵硬）的发生率更高。

严重不良反应频发，病人依从性差，传统的抗精神病药物难以控制多数患者等因素促使了新的替代药物的发展。这些"非典型"抗精神病药物比多巴胺更大程度上阻断5-羟色胺，结果就降低了锥体外系副作用的发生率。氯氮平对于其他抗精神病药物难以起作用的患者显得尤为有效[41]。然而，氯氮平价格昂贵，且与其他低效力的抗精神病药物具有类似的副作用，造成了约1%患者的粒细胞缺乏症[39]。建议只对难治性精神病患者的治疗时使用。奥氮平、喹硫平以及最新药物阿立哌唑，都与氯氮平相似，但其副作用较小，而且粒细胞缺乏症的风险较小[38]。另一种新的对于负性症状具有改善作用的精神病药剂利培酮，已在几个短期试验中被认为优于氟哌啶醇[42-45]。美国FDA批准的最新药物（2006年），帕利哌酮是利培酮的活性代谢物。不幸的是，这些新的抗精神病药物的费用以及不可获得限制了其在治疗严重精神病症状以及在急诊室中的应用。和氟哌利多、氟哌啶醇一样，齐拉西酮、利培酮、喹硫平均可导致QT间期延长，但尚未发现其与猝死有关[46]。

由于锥体外系症状在强效抗精神病药治疗的患者中发病率高，通常的做法是同时使用抗帕金森症药物（如苯扎托品、丙环定、苯海索），来治疗或预防其产生的副作用。预防性治疗对于有锥体外系症状病史的患者、接受过高剂量强效抗精神病药物的患者和因这些副作用而降低用药依从性的患者是最有效的。

对抗精神药物治疗的不依从是精神病患者住院治疗的最主要原因。因不依从而导致精神病病情恶化的患者需应用长效抗精神病药物注射剂，通常每2周治疗一次。在美国可用氟奋乃静、利培酮和氟哌啶醇这三种药物[47]。

框108-4　常见抗精神病药物

低效药物
  氯丙嗪
  氯普噻吨（泰尔登）

中效药物
  醋奋乃静（廷德尔）
  洛沙平（琥珀酸克塞平制剂）
  美索达嗪（美索达嗪苯碘酸盐）
  吗茚酮（盐酸吗茚酮）
  奋乃静
  硫利达嗪（硫醚嗪）
  三氟丙嗪

强效药物
  氟哌利多（氟哌利多注射剂）
  氟奋乃静
  氟哌啶醇（安度利可）
  氨砜噻吨（替沃噻吨）
  三氟丙嗪

非典型药物
  阿立哌唑（Abilify）
  氯氮平（氯氮平片剂）
  奥氮平（再普乐）
  帕利哌酮
  喹硫平（思瑞康）
  利培酮（维思通）
  齐拉西酮（Geodon）

神经阻滞药物治疗的并发症

肌张力异常

急性肌张力障碍是使用抗精神病药剂最常见的副作用，患者的发病率为1%至5%。这种障碍是由一种在基底神经节的黑质纹状体通路多巴胺能神经胆碱能平衡的破坏导致胆碱能占优势而引起的[48]。急性肌张力障碍可能发生在长期治疗的任何阶段、急诊使用抗精神病药48小时之内，发生在脸部、脖子或背部的肌肉不自主的突然收缩。病人可有舌头前伸（颊舌危象）、头偏一侧（急性斜颈），眼睛持续上翻（眼动危象）、背极端后拱（角弓反张）以及少见的喉痉挛。这些症状往往会出现波动，随自主活动而减少，随情绪应激而增加，有时会误导急诊医师而认为它们并非真正疾病所致。

治疗急性肌张力障碍，应用肌肉或静脉注射苯扎托品（甲磺酸苯扎托品）1～2mg，或苯海拉明（苯海拉明）25～50mg，这通常会导致症状立即好转。患者应当在48～72小时内口服同样的药，以防止症状复发。

静坐不能

静坐不能（akathisia）是以身体需要不断移动为特征的坐立不安状态。它往往发生在中年患者接受治疗的前几个月中。患者通常在房间里溜达，表达了内心无法由活动缓解的紧张感。他们不希望不停地移动，但感觉身体不得不这样做。这种反应很容易被误认为是代谢失调性精神病，导致使用更多的药物来治疗同类药物引起的副作用而产生恶性循环。这种误诊可以通过仔细评估患者实际精神病症状的恶化来避免。静坐不能可用β-阻断剂（如普萘洛尔，30～60mg/d）和抗胆碱药物（如苯扎托品，1mg，每日2～4次）进行治疗。一种新的潜在的治疗静坐不能的药物是甘氨酸，一种非必需氨基酸，能刺激谷氨酸神经传递[49]。此外，如果可能的话，使用抗精神病药物的剂量应降低或用其他药物取代。

类帕金森病与运动不能

临床上可能会出现一个难以与帕金森病区分的症状，特别是老年患者在接受治疗的第一个月。使用抗胆碱药物（如苯扎托品）或抗帕金森病的药物治疗通常是有效的。运动不能以不动、退缩和缺乏动力为特点，可能被误认为是精神抑郁症。它对抗帕金森病的药物很敏感，但症状通常随着时间的推移逐步消失。

迟发性运动障碍

迟发性运动障碍通常出现在精神病药物治疗几年后，特点是不自主运动，特别是面部和舌头，被描述为扭动或扮鬼脸，其实是舞蹈手足徐动症。最早的表现往往是舌头卷曲或扭曲运动。这些症状的发作可能被错误地归因于心理因素，因为他们在情绪紧张、疲劳和自主活动中加强而随着睡眠消失。

据报道，迟发性运动障碍的患病率在0.5%～70%之间，平均值为24%[48]。这一病症的发病率似乎与治疗的时间，药物累计总用量，先前存在的脑损伤以及病人的年龄有着直接的联系。在中老年妇女和情绪障碍患者中更加常见。对于轻度症状的病人，中断或降低抗精神病药物剂量，改用另一个新的非典型抗精神病药剂，并与苯二氮䓬类药物一起使用治疗可能使症状得到好转。中度至重度症状的患者都难以治疗，而有些患者停用抗精神病药物，使用利血平或丁苯那嗪后病情得到了不同程度的改善[48]。

体位性低血压

所有的抗精神病药物都可引起体位性低血压，与α-肾上腺素阻断有关。这对于更强效的药物（如氟哌啶醇）来说是不太常见的并发症。一般情况下，轻度发作并且历时短暂。出现该症状的患者应采用供吸氧，Trendelenburg卧位（头低脚高的位置）以及静脉注射晶体液治疗。升压药（如多巴胺）应只用于严重，对上述治疗措施无效患者。对于这些患者禁止使用β受体激动剂（如肾上腺素、异丙肾上腺素）。

神经阻滞剂恶性综合征

神经阻滞剂恶性综合征（neuroleptic malignant syndrome，NMS）是一种危及生命的精神病药物的并发症，影响到0.5%～1%的患者[50]。典型和非典型抗精神病药剂均可诱发该症，通常在开始治疗后的前几个星期内发生，但也可以在近期增加药物剂量后或者高剂量的抗精神病药剂注射治疗之后发生。抗精神病药物恶性症候群的特点是高热、严重的肌肉僵硬、意识改变和自主神经失调、血清肌酸激酶水平升高，容易与5-羟色胺综合征混淆。还可并发呼吸衰竭、消化道出血、肝和肾衰竭、凝血功能障碍和心血管功能失调。

NMS的病理生理还不是很清楚，但它被认为与中枢神经多巴胺的耗尽导致下丘脑体温调节系统产生的缺陷有关。易感因素包括疲劳、脱水以及长效抗精神病药的蓄积作用。治疗包括识别和停用抗精神病药剂、减少发热、静脉输液补液和其他常规支持治疗。丹曲林（dantrolene），一个直接作用的肌肉松弛剂，应该在情况严重时使用。持续快速静脉推射，最低初始剂量为1mg/kg，反复进行，直至症状消退，最高累积剂量为10mg/kg。对于严重的症状，多巴胺受体激动剂如溴隐亭、左旋多巴和金刚烷胺已经显示出令人鼓舞的治疗效果。由于早期识别与处理，NMS的死亡率已经从30%下降到低于10%[51]。

安置

对严重精神病患者的最终处置取决于精神病的根本原因，病人是否对自己或他人是一个危险，以及他所在社区是否会提供社会支持。住院治疗适用于经历第一次精神病发作期的病人，被认定对自己（自杀）或者他人（杀人）有危险的病人，非常虚弱的病人，一般虚弱但是在社区中无所依靠的病人，以及在急诊室短暂的观察与治疗中分辨不出是功能还是器质性精神病的病人。精神病患者住院治疗的决定是复杂、不精确的，而且往往必须在短期内依据有限的信息进行判定。

精神病短程单元为住院治疗提供了一个合算的替代方案[52]。稳定后，病人从急诊转移到一个单独的治疗区域，他们在那里由高级顾问医生组成的专家组进行12～24小时的治疗。

重要概念

- 在表现出行为异常的患者身上，以下特征暗示器质性的病因：①新发症状的病人年龄在35岁以上；②症状突然发生于既往正常的患者身上；③幻视；④异常生命体征；⑤嗜睡或定向障碍。
- 对有暴力行为，口头威胁工作人员，或安抚下仍持续躁动的病人应考虑身体约束。在病人平静下来后应解除约束。
- 快速镇静的最佳方式是使用强效抗精神病药（如氟哌啶醇、齐拉西酮）。苯二氮䓬类药物（如劳拉西泮）是一种对严重躁动的患者有帮助的辅助治疗药物。

本章参考文献请参见 http://pumpress.bjmu.edu.cn/eduservice/3419.html

第 109 章　心境障碍

Radu V.Saveanu, Marshall G.Vary, and Douglas A.Rund

赵晓静 译　李丽君 校

概述

快乐和悲伤是常见的情感类型，但它们通常不会对机体造成伤害甚或威胁生命。然而，心境障碍可明显使机体、社会和家庭受累从而引起心理伤痛、机体疼痛和体能健康状况下降。在第四版《精神疾病诊断和统计手册》（2000 年）（DSM-IV-TR）中，心境障碍这个词代替了情感障碍[1]。心境通常是指个体的主观情绪状态，而情感常指的是个体呈现给外界观察者的情绪状态[2]。心境障碍是一类以病理性的情绪异常为主要特征的精神混乱。根据 DSM-IV-TR，心境障碍被分为四大类：①抑郁障碍（单相抑郁），②双相型障碍，③与医学疾病相关的心境障碍和④治疗用药等物质引起的心境障碍。DSM-IV-TR 通过评估病人的具体可见和可定量的症状和体征，应用直接可操作的准则来对病人作出精神病学诊断。心境障碍的神经生物学和遗传学的研究可能使心境障碍最终依据特定的有遗传倾向的病理生理异常变化来分类。

流行病学

在所有急诊科就诊的患者中，精神问题至少占 5.4%，并且从 1992 年以来精神问题相关的就诊率增长了 15%[3]。世界卫生组织把重性抑郁列为世界上最普遍的和致残的疾病之一[4]，在美国重性抑郁的终生患病率为 16.2%。抑郁症患者也会伴有焦虑障碍（大概为 60%）、物质使用障碍（24%）和冲动控制障碍（30%）[5]。共患有精神活性物质滥用抑郁症患者与没有共患的抑郁症患者相比有较高的急诊科就诊率[6]。与普通人群相比，慢性疾病的患者有更高的未就诊的抑郁症患病率。未治疗的重性抑郁患者终生的自杀风险是 15%[7]。心境障碍已经越来越普遍，自 1910 年以来在每一代出生的人群中增加[8]。

双相型障碍（躁狂抑郁性精神障碍）的患病率比重性抑郁低。躁狂发作的总体终生患病率为 1.6%。

疾病原理

当前的神经生物学概念为多种药物治疗提供了理论基础。抑郁症的心理社会的理论认为其发生是基因、环境和复杂经历的相互作用的结果。这为理解多种心理治疗方法提供了依据。

神经递质

在公元前 4 世纪，希波克拉底认为人体包含四个基本的体液：血液、黏液、黄胆汁和黑胆汁。大脑的调和需要体液的调和。"失调"会产生心理疾病。在公元 2 世纪，盖伦认为"忧郁症"是因作用于大脑的过剩的黑胆汁而引起的。这种过剩的黑胆汁被认为是由有毒的胃蒸汽、悲伤、焦虑、过量饮酒和早衰引起的。提出的疗法包括放血疗法、手术、特殊的饮食和锻炼[9]。

对于抑郁症的病理生理学的现代理论都集中于三大单胺系统——5-羟色胺、去甲肾上腺素和多巴胺。在这三大神经递质系统中，5-羟色胺受到了最多的关注。通过脑脊液和神经内分泌研究的评估发现在抑郁症患者中，有 5-羟色胺神经元活性减少的有力证据。也有很强的数据表明去甲肾上腺素在抑郁症病因中起一定作用。去甲肾上腺素再摄取抑制剂如去甲替林，已被认为是有效的抗抑郁剂。在过去几年中，研究越来越集中于在抑郁症的病因学中多巴胺的作用。在一些研究中已经发现，患有抑郁症的患者中多巴胺的突触活性降低[10]。

神经系统的复杂过程引起了抑郁或是躁狂症。如果突触部位的神经递质的浓度是唯一减轻抑郁的因素，那么抗抑郁药会有立竿见影的效果。然而，使用这些药物的临床改善需要几个星期，是高度独立的变量。现在研究者们把研究的重点转移到了神经行为系统、复杂的调节、优先神经回路的发展、环境对表现型表达的影响和基因转录子的研究[11]。

脑解剖

当抑郁或躁狂发作时，大脑的某些区域参与了这异常的过程[12,13]。应激活化蓝斑内的神经元，结果导致增加警戒、降低食欲、增加心率、增加皮质醇的产生和应激反应引起的其他产物。这一反应可被大脑皮层的神经元所缓冲。无法逆转的长时间的应激似乎会降低蓝斑内神经元的活性。另一个去甲肾上腺素系统，位于前脑内侧束，被刺激时会引出寻求奖赏的行为。长时间的应激降低了局部的去甲肾上腺素水平，这就导致了抑郁症患者能量和兴趣的缺乏[14,15]。

5-羟色胺神经元位于脑干中缝背核并且投射弥漫整个大脑。5-羟色胺系统似乎能提高睡眠、食欲、性欲和昼夜节律。在动物模型中激活5-羟色胺能减少攻击行为[16,17]。

多巴胺能通路包括起源于下丘脑（催乳素的分泌）的结节漏斗系统；起源于黑质（不自主运动活动）的黑质纹状体系统；起源于腹侧被盖的中间通路；起源于腹侧被盖的正中皮质层通路[18]。这些途径能调节情绪、快乐、学习并能强化。正中皮质的通路扩展到调节复杂的认知注意力和动力的额部的皮质区域[19]。

内分泌系统

皮质-下丘脑-垂体-肾上腺皮质系统在许多抑郁症患者中发挥作用，引起血浆皮质醇的水平增高，显然调节皮质醇的生物反馈回路受损。在抑郁症患者中有5%～10%的患者存在甲状腺功能不良。提高促甲状腺激素的水平和用甲状腺素替代疗法会有利于这类患者的治疗[20]。

遗传学

家族研究不断显示基因遗传和心境障碍之间的关系[21]。在单相抑郁症的患者中对双生子进行了回顾性研究，遗传因素在发展为抑郁症的风险中占了30%～40%，其余的风险归咎于环境因素[10]。单卵双生子和双卵双生子对心境障碍具有高度的同一患病率分别为70%和35%[22]。基因传播的机制仍然不清楚，但可能与5-羟色胺和其他递质的合成、运输和活化有关[23,24]。在极大的压力或严重疾病过程中，抑郁症的遗传易感性可能会显现出来[25]。

心理社会理论

调节心境的复杂的神经机制由每个人的经历所回应和修改。这些经历包括儿童时期的事件、在生长和发育过程中的奖励和处罚、人际关系和各种挫败。心境障碍的心理社会理论形成了心理疗法的基础。弗洛伊德指出，个人的挫败包括伤心和悲哀，但抑郁症还包括内疚和低自尊[26]。弗洛伊德理论认为，在抑郁症患者中自杀是一种对自己的攻击表现，否则一个人不会对自己所爱的人表现出愤怒。

抑郁症的人与人之间的理论着重强调内疚、配偶与家庭成员之间的争吵、在家庭和人际关系中角色的转换和维持和谐人际关系的社交技巧的问题。抑郁症的认知模型假设，"消极的"扭曲的想法或认知（认为一个人是无助的、没有希望的、毫无价值的）能在这个个体身上引起抑郁。当动物被阻止逃跑并遭受重复的电击等伤害性刺激时，"习得性无助"概念在动物体内形成。这些动物即使当它们可以逃跑时，它们最终也会停止试图逃跑并变得情感淡漠[27]。这个概念后来被用于人类，它适合用于构建治疗抑郁症的行为模式。

临床特征

重性抑郁性障碍

重性抑郁性障碍的特征是一个或更多的重性抑郁发作，由 DSM-IV-TR 标准（框109-1和109-2）定义，终身无躁狂发作。重性抑郁发作的特点是在四个主要领域里的混乱，这四个领域包括情绪、精神运动活动、认知和自主神经[28]。最短的两周时间里，病人必须出现或经历至少5种症状。

情绪紊乱

郁闷的心情是痛苦的，常被描述为极度痛苦、悲伤、沉闷、沮丧、不满、气馁或情绪低落。这种情绪

> **框 109-1　DSM-IV-TR 对于重度抑郁发作标准的概要**
>
> A. 下列症状中有 5 个或更多几乎每天出现，且持续 2 周；其中症状之一为①抑郁情绪或②失去兴趣或快乐。注：不包括由一般的医疗状况造成的症状，不包括情绪不一致的妄想或幻觉。
>   1. 抑郁情绪（在儿童和青少年时期可为易激动状态）
>   2. 对活动失去兴趣或快乐
>   3. 当不节食时体重明显减轻，或增减体重，或食欲增加
>   4. 失眠或嗜睡
>   5. 精神躁动或迟缓
>   6. 疲劳或缺乏能量
>   7. 缺乏自我价值，过分或不适当的罪恶感
>   8. 思考能力或精神集中能力减弱，或犹豫不定
>   9. 经常性死亡的想法（不仅仅是惧怕死亡），经常自杀的想法，或自杀计划或企图
> B. 症状不符合混合发作的标准
> C. 症状引起严重的临床抑郁或在社会、职业或其他功能方面的损害
> D. 症状不是由于某种物质的直接生理作用（例如，药物滥用或治疗）或一般健康状况（例如，甲状腺功能低下）所引起
> E. 由丧失亲友所致症状。如失去爱人引起的症状持续时间超过 2 个月或出现明显的功能损害、病态的无意义的偏激想法、自杀意念、精神病症状或者精神阻滞

Modified from American Psychiatric Association: Diagnostic and Statistical Manual of Mental Disorders, 4th ed, Text Revision. Washington, DC, American Psychiatric Association, 2000.

> **框 109-2　评价抑郁的因素**
>
> 兴趣
> 睡眠
> 食欲
> 忧郁的心情
> 专注程度
> 活跃度
> 内疚感
> 精力
> 自杀

也可能涉及到焦虑和烦躁。病人的感受是如此强烈的痛苦，所以自杀看来是能够结束这种极大痛苦的唯一途径。

快感缺失是指无法体验乐趣或对从前有兴趣的事不感兴趣。病人必须是确实不再从事以前感兴趣的活动，比如，热爱网球或高尔夫的人完全放弃了打网球或高尔夫。提问可以帮助引出兴趣或快乐的丢失："你最后一次感觉不错是什么时候？"；"你什么时候感觉不错，你喜欢做什么样的事？"；"你现在做这些事吗？"；"你喜欢它们吗？"[29]。

精神运动活动障碍

精神运动障碍可表现为迟缓或激动的形式。精神运动性阻滞包括思维过程和体力活动明显减慢。病人回答问题迟缓或活动缓慢或其他。问这种心境障碍的病人问题，当简短的单词或词组的答案来得慢条斯理，并且信息含量低，缺乏变化时，你可能会有挫折感。这类抑郁症的"肢体语言"包括精神萎靡地坐着、双手抱胸、嘴唇紧闭、双眼闭合或双眼下视。这种放慢的状态显然影响到了病人的工作、学习或家庭生活。在年龄大的人群中出现这种症状可能会错误地归因到恶化的痴呆症上。另一个表现是精神运动性激动，这类病人烦躁、来回踱步、摩擦皮肤并且无法静坐。其他常见的症状，几乎是定型的表现形式包括手心出汗和揪扯毛发。

自主神经障碍

自主神经障碍相关症状包括 3 个主要方面障碍：睡眠、食欲和性功能。抑郁症患者典型的报道都会有一些睡眠障碍，例如：入睡困难、中期失眠症或清晨醒来无法再次入睡的典型症状。一些抑郁症的患者可能会 1 天睡 12~14 个小时并且在早上无法醒来。这可能是青少年抑郁症患者的较常见的症状。抑郁症患者可能会失去食欲和体重或可能会在短时间内增加体重。性欲缺失和性无能被认为是自主神经障碍的症状；它们可能伴随抑郁症或可能是与抑郁心境相关的快感缺失的一部分。

认知障碍

抑郁症患者不能集中注意力或正确的思考，这些会引起工作或专业能力的丧失。思考的内容是消极的，例如，内疚、失败、没有价值和自我批评的重复思考。自杀可能困扰着患者的思维，并可能加强无助感，延续自责。病人可能会形成一个明确的结束生命的计划。抑郁症患者必须被问到关于自杀的想法和计划，允许他们描述他们的痛苦并为他们提供一些缓解方式。

精神病可能伴随严重的抑郁症。幻觉和妄想被列为与心境协调或不协调。心境协调妄想反映了抑郁的心境。例如，病人可能会说是"已经死亡"或感觉像是"我的内心已经腐烂了。"典型的幻觉包括幻听到非常不愉快的事情或惩罚病人以前的错误。心境不协调妄想并不能直观反映心境，包括被跟踪的偏执妄想和认为受外力所控的个人想法。

特殊的因素

隐匿性抑郁症

心境障碍表现可能并不明显。抑郁症的患者可能只有不确定的身体症状，如乏力、疲劳、头痛或痛苦的主诉。病人可能没有意识到自己的抑郁症而常常占用大量的医疗资源。这些症状可能是隐性或隐藏抑郁症的表现特征。最近出现的一套不寻常的行为，在工作上遇到麻烦或失业，婚姻中的问题，或自我毁灭性的行为（例如药物等物质滥用、性放荡）均可为心境障碍提供线索。

儿童和青少年

在大龄的儿童或青少年中抑郁症的一个普遍而明显的表现是自杀倾向。这些患者在后续的评估中排除了该年龄段常见的短暂的精神病、焦虑症、高水平生活应激和精神性药物滥用后，应考虑抑郁症且不稳定。

在儿童和青少年中抑郁症的症状一般和成年人有相同的标准。一些儿童被误诊为注意力缺陷障碍，特别是如果症状中包括注意力差、倦怠、躁动和对日常活动的退缩。在这些年龄组中的抑郁症常常不被理解，被表面现象所掩盖，或者被朋友、父母、老师和医生所忽略。足够的治疗可以使孩子的潜能最大化并最小化抑郁症的严重的负面影响。抑郁症可向不同方向发展。

老年人

抑郁症在老年人中是很普遍的；丧偶和悲伤、严重的健康问题和自主能力的丧失都易于产生抑郁症。不论有或没有精神病，中度到重性抑郁的典型症状是有代表性的。抑郁症患者出现的症状包括记忆丧失、粗心、对日常活动的退缩、糊涂和在个人及社会公共卫生行为上犯错，这些都暗示了痴呆而不是抑郁症。当上述症状是来自抑郁症时，这种情况被叫做假性痴呆。在老年人中重性抑郁是高度可治疗的、可逆的状态。抑郁症有别于痴呆，对抑郁症的进一步诊断和后续治疗是很有必要的。

其他抑郁症

季节性情感障碍

季节性情感障碍不是一个单独的心境障碍的疾病而是重性抑郁症的一个亚型，是在以下情况中被诊断的：在白昼减少的季节（秋季和冬季）中重性抑郁出现，然后当白昼增多时重性抑郁会消退或偶尔转变为抑郁症的躁狂发作，这种情况最少连续2年。褪黑激素，是大脑中分泌的激素，它在黑暗中会有高水平的分泌，这种激素被认为与季节性情感障碍有关。症状一般包括睡眠过度、乏力、体重增加和对碳水化合物的渴望。光疗法对这种"冬季抑郁症"是一种安全有效的疗法[30]，对眼睛的光暴露看似是必要的，但作用的确切机制仍然不清楚。

产后精神抑郁

在产后出现抑郁症的症状是常见的。报道有65%的母亲在生完孩子后出现一些情感低落，常被叫做"产后抑郁"。虽然在一些病人中它可能会导致重性抑郁的发作，但"产后抑郁"的症状一般是轻度的和暂时的，大约有10%的母亲会在产后期经历一次完整的抑郁症的发作。产后抑郁症的症状和体征与重性抑郁症相似，但起始于产后的四周之内[31]。

对于有心境障碍病史的、经历婚姻冲突和缺乏婴幼儿护理帮助的母亲出现产后抑郁症更是常见。严重的产后精神抑郁会对孩子的发育产生负面影响[32]。

心境恶劣障碍

心境恶劣障碍是长期的、波动的、低水平的抑郁症。重性抑郁症的某些特征阶段表现可能会出现，但在食欲或精神运动性失常方面的明显异常并不会表现出来。典型的抑郁的心境可开始于生命的早期，已报道的患者早已处于长久抑郁状态。已患的个体一般会执行他们的任务，但是他们在别人认为快乐的闲暇活动中得不到快乐，这种闲暇活动诸如娱乐、与家人在一起或性生活。他们的特征性表现为与人交往明显缺陷。

双相性精神障碍

双相性精神障碍是终身的，它是以极端的情绪波动为特点的阵发性症状加重和功能退化。双相性精神障碍的患者在不同的时间需要不同的治疗方式和强度。Ⅰ型双相性精神障碍包括至少一次躁狂发作，患者通常有一次或多次主要抑郁发作。Ⅱ型双相性精神障碍包括一次轻度躁狂发作和至少一次严重抑郁。轻度躁狂发作指没有精神异常、没有显著功能受损、无需住院治疗的躁狂发作。

躁狂性发作

被认为是躁狂症患者（框109-3），这种精神异

> **框 109-3　DSM-IV-TR 对于躁狂发作标准的概要**
>
> A. 明显的不正常的、持续高涨、膨胀或易怒的情绪，持续至少 2 周（依据住院需要可更长时间）
> B. 在情绪障碍期间，存在下列症状的 3 条或者更多（如果仅是易激动，应 4 条），并且表现很明显：
>   1. 夸张的自负或夸大
>   2. 睡眠需求减少（例如，休息 3 个小时后感觉精力充沛）
>   3. 比平时更健谈或强迫保持说话状态
>   4. 思维奔逸或自觉思维飞转
>   5. 注意力分散（也就是说，注意力很容易被集中到不重要的或者不相关的外部刺激）
>   6. 增加有意图的活动（无论是社交方面、工作或学校或性）或躁动
>   7. 过分参与一些可造成严重后果的愉悦的活动（如疯狂购物、性轻率、愚蠢的投资）
> C. 症状不符合混合性发作的标准
> D. 情绪障碍的严重程度足以导致职业能力或社会活动明显受损，或必须住院来防止伤害到自己或他人，或者表现出精神病特征
> E. 症状不是由于某种物质的直接生理作用（如药物滥用或治疗）或一般健康状况（例如，甲状腺功能低下）所引起

Modified from American Psychiatric Association: Diagnostic and Statistical Manual of Mental Disorders, 4th ed, Text Revision. Washington, DC, American Psychiatric Association, 2000.

常必须严重到足以引起精神病，且需要住院治疗，或引起显著的功能受损。双相性精神障碍不及严重抑郁症普遍。在男性和女性中，躁狂症的流行率是 1.6%[33]。

正经历一次躁狂发作的患者可能是爱交际、幽默和可爱的，另一种表现是一种好战性和易怒性。躁狂症的诊断线索包括：是否有过此类行为发作史、是否有过情感障碍、是否服用过引起此类情感障碍发作的药物，如锂盐。在大多数情况下，躁狂患者将会被一些人（如家庭、警察、紧急医疗服务）带到急救室。他们经常尽可能快速地离开，表现出错误的判断力和行为，可能需要限制活动。

强制言语是躁狂的临床症状之一，患者语无伦次。说话可能声音很大或语速很快，伴随一些创造性的、有趣的或是与主题无关的内容。病人可能讲笑话，使用双关语，或者玩其他词联想游戏。躁狂的一个显著标志是夸大，其中涉及到自尊和个人的重要性。病人可能描述一个很大的事业，如"团结世界的教堂"或"解决全球贫困"。

躁狂患者无需睡眠或睡眠减少，有典型的报道提示，在躁狂期患者可能会清醒好几天。他们可能参与一项大工程（如写一篇小说），可有完全不顾后果的行为，可能会有消费困难（如信用卡消费撤销），可能从事危险行为（如对陌生人的性骚扰、危险驾驶）。一个准确的病史可以从家人或其他知道病人行为的人获得。

躁狂病人可能会以外伤在急救室出现。因病人的一个夸大行为（如试图飞）、冲动或好战性（如打架、抵抗）受伤。躁狂发作可能因突然的悲伤加重，包括有自杀意念。当抑郁与狂躁同时发生时，此疾病被称为混合或双相性精神障碍，或混合阶段。

循环型情感障碍

循环型情感障碍的特征是生活的情绪波动，严重程度不足以达到双相性精神障碍的标准。此类患者可能会有一个混乱的生活，其特点是频繁的情绪波动、不稳定的关系，在学校与工作单位表现不一致。

与医学疾病相关的心境障碍

众所周知，心境障碍与某些疾病有关。对于帕金森病患者，电刺激黑质区的一定区域可减轻抑郁症的症状。刺激 2 毫米区域面积可引起急性可逆的症状，如伤心大哭、轻生和绝望[34]。众所周知，帕金森病与抑郁相关，有高达 40% 的患者伴抑郁症[35]。

某些恶性肿瘤与抑郁有相关性，包括胰腺癌、大脑肿瘤、恶性肿瘤（如淋巴瘤）[36]、冠心病[37]、心肌梗死、卒中、终末期肾疾病、获得性免疫缺损综合征、许多内分泌疾病、结缔组织疾病同样与严重的抑郁症相关[38]。心肌梗死后，伴随抑郁的患者具心血管死亡率的风险是非抑郁患者的 3.5 倍[39]。与正常人相比，抑郁症患者似乎更容易罹患卒中、糖尿病、骨质疏松症[40-41]。

与健康状况相关的继发性抑郁症与原发性抑郁症在某些方面是不同的。例如，与后者相比，前者对抗抑郁药物反应较差[42]。评估有严重医学疾病的抑郁症患者，出现两个重要的问题。第一，抑郁症的症状必须与严重医学疾病（如体重减轻、能量损耗、行为缓慢、睡眠障碍、注意力不集中）的症状和体征相区别。有专家提出，一般健康状况引起的抑郁症的评价标准应将有严重医学疾病（如沮丧的外观、回避社会、悲观或自怜、兴趣缺失）的自主神经症状取代 DSM-IV-TR。第二，判别由晚期的、快速进展的或非常疼痛的疾病带来的继发性抑郁非常重要。尽管患有这种疾病的患者可能有可理解的悲伤，但多数人没有严重的抑郁症。如果这类病人确实患有严重抑郁

症，可尝试治疗，这样可极大地提高他们的生活质量。

与药物、其他物质相关的心境障碍

某些药品可引起抑郁症状（框109-5）。

中毒或长期大量使用酒精、镇静剂、催眠药、抗焦虑药、麻醉性镇痛药和其他抑郁剂能引起严重抑郁症发作。可卡因、苯环利定、致幻药和苯丙胺类等兴奋剂可引起躁狂症发作。心境障碍症状也可在撤药过程中发作。以下几点有助于提高诊断准确率：症状可不发生在谵妄过程中，但引起显著的抑郁或功能障碍，症状出现在物质中毒或撤药一个月之内。

当心境障碍在物质滥用之前或在用药1个月后发生，这时应诊断为隐蔽的心境障碍，比如：严重抑郁障碍或双相情感障碍同时伴有物质滥用或与之关联的疾病史。

物质滥用常常见于具有隐蔽抑郁或双相情感障碍的患者。

诊断策略

询问病史及体格检查应基于病人主诉，评估药物滥用、治疗用药或总体医疗条件很有必要。心境障碍的诊断是基于病史和对处理与家庭和医务人员关系的观察。病人的肢体语言可能会有帮助。突如其来的事件（如失去工作或关系），伴随症状（如幻觉、妄想、焦虑症、躁狂）及自杀意图应评估。病人的病史可以通过与家庭、朋友或一些在急救现场的目击者的谈话了解到。可应用DSM-IV-TR标准初步诊断，实验室检查排除医学疾病（见框109-4），但是没有检查可以肯定或排除心境障碍。

鉴别思路

医学疾病、药物治疗和物质滥用或撤药不但可以引起心境障碍，而且可能因此掩盖原发病。例如有焦虑的病人，可能隐含着组织缺氧、可卡因中毒或酗酒后戒断。有抑郁症状与体征的病人可能隐含着恶性肿瘤或镇静药中毒。

抗抑郁药过去常用于治疗多种疾病，如焦虑、强迫症、创伤后应激障碍、疼痛综合征、戒烟和血管减压性晕厥。病人服用抗抑郁药物通常并不是因为诊断为忧郁症而用。

面对突然失去亲人及健康状况、社会地位或工作受到侵害，悲恸和沮丧是正常的人类反应。悲恸表现

框109-4	与抑郁症发作相关的医学疾病

神经病学
　帕金森病
　卒中
　多发性硬化
　头部外伤
　睡眠呼吸暂停综合征
肿瘤
　胰腺癌
　脑瘤
　肿瘤扩散
内分泌
　甲状腺功能减退
　甲状腺功能亢进
　库欣病
　艾迪生病
　糖尿病
传染病
　人类免疫缺陷病毒
心脏病
　冠心病
　心肌梗死
肾疾病
　肾衰竭期
　肾透析
结缔组织病
　系统性红斑狼疮
　风湿性关节炎

特征为悲伤、健康状况下降（身体不适）、失眠和失去所有。通常情况下的悲恸不包括内疚、丧失自尊、生活无意义、自杀意图、精神运动发育迟缓或职业功能障碍等。

适应障碍是行为或情绪对一个可识别的压力或冲击的反应障碍。情感组件可以包含悲伤、自尊心降低、自杀行为、绝望、无助或其他自我威胁行为。急性适应障碍发生在压力产生后3个月内，不会持续超过6个月。比起那些突如其来的丧亲之痛反应，应激性悲伤并不是多么严重。结束一段浪漫感情的青少年，可能会尝试一种药物过量来缓解压力，在这种情况下，适应障碍可能会是一个比重性抑郁更合适的诊断。对压力的不合适的行为反应可能是长期的，应激反应可能在6个月内消失。

边缘性人格障碍的特点是不稳定的人际关系、不稳定的自我形象和不恰当的行为。这种疾病包括慢性的感情空虚，它可能会被误诊为抑郁或情绪不稳，这可能被误认为是狂热或轻度躁狂。患者通常生活在危

框 109-5　引起抑郁或躁狂症状的医疗用药

抑郁症状
　降压药
　　β受体阻滞剂
　　卡托普利
　　可乐定
　　地尔硫䓬
　　依那普利
　　硝苯地平
　　哌唑嗪
　　噻嗪类利尿剂
　抗癫痫药
　　苯妥英钠
　　托吡酯
　　丙戊酸钠
　激素类药物
　　类固醇激素
　　避孕药
　　皮质激素
　　甲状腺激素
　镇静催眠药
　　巴比妥类
　　苯二氮䓬类
躁狂症状
　精神病发作
　　抗抑郁药
　抗生素类
　　阿昔洛韦
　　氯喹
　　干扰素
　　异烟肼
　　诺氟沙星
　　氧氟沙星
　　磺胺类
　其他类型发作
　　金刚烷胺
　　溴隐亭
　　环苯扎林
　　环丝氨酸
　　洋地黄
　　丙吡胺
　　左旋多巴
　　甲氧氯普胺
　　非甾体抗炎药
　　苯丙胺醇
　　茶碱

机和不断的冲突中。

　　痴呆可被误认为抑郁。痴呆是异常的精神状态，包括记忆、计算和判断能力的异常。伴随知觉、幻觉、妄想消长变化的谵妄可能涉及精神分裂、兴奋和烦躁不安，可能首先被考虑为烦躁或激越性抑郁症。

　　躁狂症状的鉴别诊断包括躁狂期的双相性精神障碍、兴奋剂（如可卡因、苯丙胺类）、致幻剂滥用、酒精或镇静剂戒断、谵妄、甲状腺功能亢进、其他医学疾病造成的焦虑、短暂的反应性精神病、情感性分裂症和精神分裂症。

处理

急诊科初步稳定

　　首先应为病人创造一个安全稳定的周围环境。急性躁狂发作的患者具破坏性，拒绝医学鉴定，并多次设法离开急救处。治疗此类患者的第一步就是协助减少他们的焦虑（把患者放在一个单人房间，推荐治疗）。有时这个方法无效而病人需要活动受限，以免自身和他人安全受到威胁。

　　对于心境障碍的首要治疗并不局限于急救室。一种例外就是急性躁狂发作（或者具有精神症状的严重抑郁发作）严重到使自身和他人受到威胁，这种情况下病人常有显著的幻觉、妄想和其他的精神病特征。这种情况常需要精神病药师指导用药。多年来，临床医生使用肌内注射或口服氟哌啶醇（有或没有劳拉西泮）使这类患者镇静。"快速安静"的一个典型组合是，5mg 氟哌啶醇与 2mg 劳拉西泮先后肌内注射，并且在 30～45 分钟内重新评估目标症状（如焦虑）。30 至 60 分钟后追加 5mg 氟哌啶醇以改善幻觉、妄想、焦虑或是剧烈反应行为[43]。绝大多数病人给药 1～2 次均有效。苯扎托品（甲磺酸苯扎托品）1～2mg，经常在早期给予以防止锥体外系症状。氟哌利多是治疗焦虑的一种很受欢迎的抗精神病药物，但食品与药品管理局（FDA）黑色警示该药会延长 QT 间期和导致扭转型室速[44]。

　　"非典型"抗精神病药物包括：奥氮平、利培酮、盐酸齐拉西酮、阿立哌唑和喹硫平。非典型药物受到病人喜爱，因为它们很少产生其他常规的抗精神病药物有关的副作用，如急性肌张力障碍、其他锥体外系症状和镇静状态。首先应用口服剂型，某些药物如奥氮平、利培酮和阿立哌唑都是快速溶解的片剂。三种可以肌内注射的药物是：齐拉西酮（一种抗精神病药）、奥氮平（再普乐）和阿立哌唑。10～20mg 齐拉西酮已被证明是有效的，但 24 小时不要超过

框 109-6 对于急诊室精神病急性发作需要住院治疗的标准

- 患者有自杀或者他杀的危险，或者对自己或者他人有严重伤害危险
- 患者没有能力配合治疗
- 患者对于门诊治疗的安全性和依从性缺乏充足的心理社会支持
- 患者有一个伴发的情况或并发症，是门诊治疗不安全的（例如，急性精神症状，怪异的行为，需要去戒酒）

40mg。奥氮平2.5～10mg也被证明是有效的，但可产生体位性低血压，而且不推荐与苯二氮䓬类药物联用，因为存在并发通气衰竭风险。阿立哌唑是最新的一种药，9.75～15mg似乎是最小而且安全的剂量，但可引起恶心和呕吐症状[45-50]。在开始快速安静治疗同时应请精神病专家会诊，因处于该种状态病人常需要住院进一步治疗。

长期疗法

抑郁症

抑郁症的有效疗法分为三种：①抗抑郁药物疗法，②精神心理疗法，③电惊厥疗法（ECT）。

抗抑郁疗法

许多有效的抗抑郁药对首次发作的简单抑郁症效果明显。在4到6周的治疗后，有效率通常为60%或更多。然而，10%～15%的患者放弃药物疗法[51]，还有许多患者获得不恰当的治疗[52]。

共存的医学疾病、精神或心理疾病、反复发作或难以控制的抑郁症状应考虑选择一种药物治疗抑郁症。三环类抗抑郁药和单胺氧化酶抑制剂的副作用，及严格的饮食控制，使得选择性5-羟色胺再摄取抑制剂或肾上腺受体抑制剂为抗抑郁的首选治疗。这些药物的副作用可能包括头晕、镇静、周围性的抗胆碱能症状、体重增加、性功能障碍、神经病学症状、失眠、焦虑。对于拒绝治疗的抑郁症患者常合并应用其他抗抑郁药、ECT、甲状腺激素或其他影响精神行为的药物。

精神疗法

简易心理疗法最初用于抑郁症患者。人与人之间的心理治疗、心理疗法、家庭或团体治疗同样也用于一些患者。典型心理疗法包括以社区为基础的社会心理治疗，主要集中于特定个体、职业、家庭或婚姻问题引起的抑郁，需要团体支持干预治疗。

抑郁症患者从机体治疗（药物和/或ECT）和心理疗法中获益最多。所有患者均有不同的治疗反应，反复抑郁或伴发疾病（如焦虑/恐慌症、物质滥用）应该接受联合治疗[53]。

电惊厥疗法

ECT有极高的治疗成功率和安全性，但并不是非复杂抑郁的一线疗法。在某种程度上，此种治疗可引起"永久性的脑损伤"。ECT治疗的适应证包括：营养不良的严重抑郁症、焦虑的精神病、持续显著的自杀行为、持续的紧张症和曾对ECT反应良好的反复抑郁症。ECT常用于药物治疗无效或耐受不了药物副作用的严重抑郁症患者的二线治疗。

双相型情感障碍

双相型精神障碍首先给予稳定情绪的药物治疗，包括锂、丙戊酸盐、卡马西平和拉莫三嗪。几乎所有的双相型精神障碍患者在抑郁加重或狂躁期需要情绪稳定剂，大多数患者在维持治疗期间也受益于情绪稳定剂。锂在治疗双相型精神障碍方面是首选高效的情绪稳定剂[54]。丙戊酸盐是非常有效的情绪稳定剂，其副作用与剂量呈相关性，在服用首过效应后或剂量减少后大部分消失[55]。丙戊酸盐在急性躁狂双相型精神障碍患者应立即应用[56]。用药期间要持续监护血清锂和丙戊酸盐水平。丙戊酸盐比锂的治疗窗要宽得多。卡马西平也有剂量相关副作用，但潜在严重副作用很少见。

情绪稳定药物通常需要3周或更长时间才能有效[57]。一些双相型精神障碍患者需要在间期应用抗精神病药物和苯二氮䓬类药物控制症状。具有明显精神症状的双相型情感障碍患者需要使用神经安定药，如氟哌啶醇、齐拉西酮、利培酮、奥氮平、喹硫平[58]或阿立哌唑。治疗3周后，仅有部分疗效的患者需要增加第二类情绪稳定药。非典型抗精神病药物有明显的情绪稳定性能，研究表明它们能够有效治疗双相躁狂和双相抑郁（这点并非食品及药物管理局全部认同）[58]。伴有抑郁发作的双相型精神障碍患者，抗抑郁的辅助治疗需要慎重使用，因为会导致躁狂或轻症躁狂[59]。另外，最近的研究发现，抗抑郁药对双相性抑郁症无效，反而加重疾病的进展[60]。

双相型情感障碍患者对心理社会应激、失眠、药物剂量改变、药物滥用及医学疾病比较敏感。这种敏感性会导致患者适应性和功能活动明显受损。了解这些常年淤积的应激内容对病人制订治疗支持

计划是有帮助的。心理支持治疗，包括个人心理治疗、社区团体、家庭或婚姻治疗及职业上的支持治疗，在双相型情感障碍患者的急性期和维持期都是至关重要的。

重要概念

- 有明显心境障碍的患者应评估是否存在医学疾病、药物反应、药物滥用等可以引起类似抑郁和躁狂的因素。
- 对于存在多发的、模糊的、非特指的主诉，频繁的、大量应用医学治疗的患者，均应怀疑心境障碍。
- 在老年人中，区别抑郁和痴呆虽然困难但很重要，抑郁通常有很好的治疗效果。
- 心境障碍的患者在出院前应评估他们是否存在潜在暴力和自身伤害行为。

本章参考文献请参见 http://pumpress.bjmu.edu.cn/eduservice/3419.html

第110章 焦虑症

Eugene E. Kercher and Joshua L. Tobias

朱新业 译 李丽君 校

> 焦虑反应是人们生存的重要条件。与焦虑的正面交锋可以为我们驱赶厌倦感，使我们的感觉更加敏锐，而且保持人类生存所必需的紧张感。
>
> ——罗洛·梅

急性焦虑和恐惧在急诊科的病人中时常出现。但是，一些医疗机构会混淆焦虑症，在被认为有焦虑症的病人当中，有多达42%的人在随后的检查中发现患有器质性疾病。急诊科医生必须对有焦虑表现的患者进行全面评估和鉴别，并且在不同的情况下做出适当的处理[1]。

概述

焦虑是一种令人不愉快的、预警即将面临危险的紧张情绪状态。这种不适感来源于对一些无根据的紧迫危险的预期。焦虑引起的警觉是有利的，它可以帮助人们快速地认识到威胁，积累更多的知识和智慧。因为焦虑总是和智力活动"形影不离"，所以承受焦虑的能力和计划能力也是有联系的[1]。

焦虑促进行为到达一个适当的点，此时伴随有机体在压力下产生的、已研究透彻的肾上腺素能反应，这种反应是生存的本能。但是，当这些反应超过了这个点时，进一步增加的焦虑将可能导致行为的恶化，并且，不能适应的反应可能增加病人的精神压力。机体的痛阈随之降低，病人对身体的不适感变得更加敏感。表现为各个方面如：呼吸、心血管、消化、泌尿生殖及神经肌肉的不适变得更加明显。一旦对威胁的反应超过正常限度且合并功能失调，就会导致病理性的焦虑（即焦虑症）。

急诊科医生不能将焦虑单纯地假定为功能性的，因为身体的不适和疾病也常常可以引起焦虑。因为在焦虑状态下，机体的代谢明显增加，所以它可使一个本身已处于代偿极限状态下的器官或系统功能恶化。急诊科医生的目的是能够对焦虑和疾病进行鉴别，如有需要，做出必要的处理。

流行病学

在美国，每年约有4千万成年人患有焦虑症，约占到美国成年人总数的20%[2]。焦虑症是最普遍的精神疾病之一，也是初级保健医生最常看到的精神疾病类型，有20%的精神疾病患者会遭受一种类型的焦虑疾患的困扰[3]。很多接受初级护理的患者都有明显的情绪改变和焦虑症状，如惊恐障碍、广泛性焦虑症和抑郁症。令人遗憾的是，只有近一半的这类患者表现出症状，而且从未得到适当的治疗[4]，原因是患者不愿面对患有精神疾病而引起的感知性耻辱，而宁愿向医生提供身体上的不适主诉，极力掩饰他们的焦虑心理[5]。慢性疾病的患者及那些频繁就诊的患者发生焦虑和抑郁的比例更高。焦虑症的发病率超过了其他的精神心理疾病，包括物质滥用。鉴于酒精滥用和焦虑症关系密切，那些焦虑症患者往往通过自我给药的方式进行酒精和精神类药物滥用，并且药物滥用也常可导致与其相关的焦虑[6]。

疾病原理

焦虑的确切发病机制尚不确定，去甲肾上腺素能、血清素能以及其他的神经递质系统在机体的应激反应中都发挥着作用。血清素能系统及去甲肾上腺素能系统是焦虑产生的共同路径，一般认为与前者的作用降低以及后者的兴奋性增强有关。γ氨基丁酸（GABA）是中枢神经系统中主要的抑制性神经递质。苯二氮䓬类药物的主要作用靶点便是 GABA 受体；其在治疗焦虑方面的确切疗效引起了人们对 GABA 系统和焦虑之间关系的研究。新的研究集中于皮质类固醇在恐惧和焦虑中可能发挥的作用，类固醇一般认为能够在特定神经元内引起化学改变，从而增强或减弱特定神经通路的作用，借此影响应激情况下的行为反应[1]。

其他的一些研究者发现，焦虑反应与代谢的异常有关，后者可由乳酸盐输入及脑干二氧化碳受体敏感性增强而诱发。寻找大脑中的调节中枢又成为研究的新热点。海马和杏仁核对记忆和情绪起调节作用，同时也是与人体在面临恐惧时做出反应有关的重要区域[8]。家族研究结果提示焦虑与遗传因素有关，但是关于遗传易感性的确切本质尚不清楚。正如精神动态理论、行为理论及认知理论中所述，心理和环境因素也是生物易感个体产生焦虑的重要原因。

临床特征

许多病人进入到急诊这个陌生的环境后都会感到焦虑和压力，对于某些人来说，这种情况会成为显著的临床问题。急诊科病人处于一个存在着各种内在和外在危险的环境中；诸如各种令人难受的医疗操作对躯体完整性的侵犯，以及隐私的被迫泄露；离开亲人和熟悉的地方，进入一个充满疾病、疼痛和死亡的环境。一般的患者对自身的疾病情况、疾病给他们的个人关系和工作可能带来的影响，以及疾病带来的经济负担都不甚了解。

焦虑的患者对于临床诊断来说是个挑战。焦虑的出现可以是病人对疾病和医疗环境反应的结果，也可以为所患躯体疾病本身的表现；或者，焦虑也可能是潜在精神异常的表达。焦虑情绪和焦虑症不同，在急诊科对两者进行区分还是比较困难。因各种器质性疾病和治疗引起的正常心理状态下产生的焦虑和恐惧等焦虑症状和典型的焦虑症表现有重叠之处。

自动觉醒的躯体症状（如：气促、心动过速、发汗和轻度头痛）可能是焦虑的仅有表现（框110-1）。患者就诊时的主诉可能仅为笼统的身体不适或一些主观感觉到的模糊的症状。胸痛、呼吸急促和感觉厄运即将来临，这些典型的惊恐障碍症状常常是患者就诊的原因，尤其是当为首次发作时[7]。当焦虑患者伴有器质性病因时，更加容易表现为躯体的症状，而较少出现回避行为[9]。

鉴别思路

可表现为焦虑的内科疾病

焦虑症患者可能表现为明显的生理性疾病，而且一些生理疾病也与焦虑症状有紧密的联系。对这两种情况进行鉴别，对于急诊科医生来说是一个艰巨的任务。框110-2列举出一些有助于鉴别器质性焦虑综合征和原发性焦虑症的要点[10]。焦虑的患者主要留意那些非常显著的躯体症状，这使得区分原发性焦虑症和疾病引起的反应性焦虑变得更加困难。《精神疾病诊断和统计手册》（第四版）中，对焦虑症的分类也包括了一般疾病引起的焦虑[11]（框110-3）。

框 110-1　焦虑的躯体症状

呼吸系统
　过度通气
　呼吸困难
心血管系统
　心悸
　胸前区不适
　漏搏感
胃肠道系统
　口干
　吞咽困难
　上腹部不适
　过度胃肠胀气
　便频或稀便
泌尿生殖系统
　尿急、尿频
　勃起功能障碍
　闭经
　痛经
神经肌肉系统
　震颤
　肌肉酸痛
　刺痛感
　头痛
　头晕、耳鸣

框 110-2　器质性焦虑综合征的预示讯号

1. 35岁以后出现的焦虑症状
2. 没有焦虑的自我及家族史
3. 小时候没有明显的焦虑、恐怖症及分离焦虑史
4. 缺乏回避行为
5. 没有明显能引起或加重焦虑的生活事件
6. 对抗惊恐药物的反应差

框 110-3	焦虑症的定义

惊恐障碍是间歇性的突然发生强烈的忧虑、害怕或恐惧感,常常和感觉到即将来临的厄运有关

广场恐怖症是对公共场所或空旷环境产生的焦虑和回避行为,因为从这些地方逃离是很困难的

恐怖性障碍伴广场恐怖是以反复、突发的惊恐发作和广场恐怖症为特征的

不伴有惊恐障碍的广场恐怖症是指有广场恐怖和类似惊恐的表现,但是没有突然的惊恐发作的病史

特定(单一)恐怖症是因对某特定的对象或环境恐惧而引起的明显的临床焦虑症状,常伴有逃避行为

社交恐怖症是因害怕出现在社交或表演一类的场合而引起的临床焦虑症状,常伴有逃避行为。羞愧是其特征性的症状

强迫性障碍以引起明显焦虑的"强迫观念"和用以缓解焦虑的"强迫行为"为主要特征

创伤后应激障碍是再度体验严重创伤为特征的焦虑症,伴有情绪激惹性增高和对创伤有关的回避行为

急性应激障碍与创伤后应激障碍的临床表现相似,区别在于其在严重创伤事件后立刻发生

广泛性焦虑的特点是持续性的过度焦虑和担忧,病程超过6个月

一般医疗情况引起的焦虑障碍的显著焦虑表现是患者对一般医疗状况的直接生理结果

药物诱发型焦虑症的特征是由药物治疗或滥用、毒物接触而引起的显著的焦虑表现

未特别指明的焦虑障碍包括①显著的焦虑或恐惧回避表现,但是未达到焦虑症的具体诊断标准;②具有焦虑症状,但所得临床信息不充分甚至相矛盾

From American Psychiatric Association: Diagnostic and Statistical Manual of Mental Disorders, 4th ed, Text Revision. Washington, DC, American Psychiatric Association, 2000.

焦虑的患者往往认为他们的问题是单纯的身体疾病。急诊科医生必须知道,症状的出现是焦虑患者不能自控的,他们往往也不能及时地判断出正确的原因。病人可能表现为不安、不配合、不耐烦、甚至无理,但检伤分类人员必须认识到:患者深信疾病的存在,并且不受意识控制。因为焦虑可能是某种潜在疾病最主要的症状,所以当出现焦虑时,医生应该考虑到已知疾病的加重和新疾病的发生。急诊科医生必须谨记:在慢性疾病的急性加重期,医疗风险的升高和焦虑是密切相关的[12]。

肺栓塞和甲状腺功能亢进可以引起焦虑症,这个现象已得到充分的证实。对心脏疾病的研究中发现:在心肌梗死后的患者中,焦虑患者的情况没有无焦虑患者的情况乐观。患有呼吸系统疾病的患者(如哮喘、慢性阻塞性肺疾病),常常在慢性疾病的基础上出现焦虑症[5]。酒精和药物产生的中毒和(或)更典型的戒断症状,是引起焦虑的最常见躯体原因。

心脏疾病

以胸痛为主诉就诊的病人可能表现出各种精神病学改变。急诊科的胸痛患者中,大约25%的人患有惊恐障碍,由于尚未确诊,常常导致重复就诊和高额的检查费用[13]。心肌梗死和心绞痛可表现为沉重的胸痛、气短、恶心、心悸、大汗淋漓以及濒死感。这些也是急性焦虑的原发症状,但是它引起的疼痛往往不典型,且患者常常是女性和年轻人[14]。因为心血管疾病有着较高的发病率和死亡率,当无法明确鉴别心肌梗死和急性焦虑时,有必要对患者的心脏进行全面的评估。

心律失常可以出现心悸、眩晕、呼吸窘迫以及晕厥。而患有惊恐障碍的焦虑患者也常常出现类似的症状。幸运的是,大部分的心律失常可经心电图明确诊断。二尖瓣脱垂综合征可以出现心悸和惊恐发作,从而与惊恐障碍难以鉴别。苯二氮䓬类药物可以缓解胸痛病人的症状。研究发现苯二氮䓬类药物可以减轻焦虑、缓解疼痛以及降低心血管的激动作用。有研究提出:苯二氮䓬类药物可以扩张冠状动脉、防止心律失常以及阻碍血小板聚集,可能的机制是降低了循环中儿茶酚胺的水平[15]。

内分泌疾病

《精神疾病诊断和统计手册》中阐述了一些常见的与焦虑相关的内分泌疾病,例如甲状旁腺功能减退、甲状腺功能低下或亢进、低血糖、嗜铬细胞瘤和肾上腺皮质功能亢进[11]。有20%的甲状旁腺功能减退患者的主要临床表现为焦虑。其他的症状还包括感觉异常、肌肉抽搐和痉挛。此病多为原发性或是由于在甲状腺手术时不慎将甲状旁腺切除而引起,且有研究表明后者的焦虑发病率较前者高[16]。血清中钙离子水平降低、磷酸盐水平升高均提示甲状旁腺功能减退,可对甲状旁腺素含量测定来确诊此病。

大约有14%的糖尿病患者患有焦虑症,且40%的糖尿病患者都有焦虑的表现。有证据表明,接受抗焦虑药物治疗的糖尿病患者不仅焦虑症状得到了缓解,而且体内糖化血红蛋白及高密度脂蛋白含量也有所下降[17]。出现焦虑、躯体形及性格的改变时,一些患者会确信这是由反应性低血糖引起的,在发作期间进行针刺血糖测定可以进行排除诊断。

嗜铬细胞瘤是一种可以使体内儿茶酚胺水平升高的罕见肿瘤。常表现出的症状有:发作性的高血压、头痛、焦虑、发汗、潮红、腹部及背部疼痛,以及上

吐下泻。发作时的表现可以和惊恐发作相似，并且可由情绪应激而突然诱发。嗜铬细胞瘤病情发作时的出汗部位包括全身各个部位，而惊恐发作时的出汗部位多局限在手、足和前额。尿儿茶酚胺或血浆中变肾上腺素升高可证实嗜铬细胞瘤存在[18]。

甲状腺功能亢进是一种常见的与焦虑有关的内分泌疾病。和惊恐障碍一样，甲亢也可出现严重的间歇性焦虑。甲状腺毒症可以引起焦虑、心悸、发汗、皮温升高、脉速、反射亢进、腹泻、体重减轻、热耐受不良、突眼和睑后退[19]。据报道，在患有器质性精神疾病的患者中，约2%～4%的始发症状为精神病学表现，它同时也往往是甲状腺功能低下的最初迹象。症状发展初期的典型表现为：焦虑、进行性的精神迟缓和言语障碍，这些和近期记忆力以及学习能力的下降有关。在甲状腺功能低下的情况下，与甲状腺激素的绝对浓度相比，体内激素水平的迅速变化和严重焦虑症的关系更为密切。一般来说，测定促甲状腺激素和游离甲状腺激素浓度可以满足对甲状腺有关的急诊诊断[20]。

呼吸系统疾病

多数能导致通气和换气功能受损的疾病和精神类疾病之间都很好鉴别，但是，某些能引起低氧血症和高碳酸血症的疾病可能表现出显著的焦虑。据报道有超过1/3的慢性阻塞性肺疾病的患者都达到了焦虑症的诊断标准[21]。

哮喘的典型表现是间歇性发作的呼吸困难，也时常伴有焦虑。同时，焦虑也可以诱发和加重哮喘发作。严重哮喘的病人患焦虑症的概率是正常人的两倍，患恐怖症和惊恐障碍的概率几乎是正常人的5倍，惊恐发作的概率是正常的4倍。鉴别哮喘引起的呼吸困难和单纯恐慌的简单方法是惊恐发作时，患者的呼吸气流和呼吸音是正常的。研究一致表明，焦虑症可以增加哮喘的发病率和死亡率[22]。

气促是急诊科常见的主诉之一，如果伴有焦虑表现时，则更要和惊恐障碍或焦虑症相鉴别。临床医师需时常对这些病人进行充分的评估，因为这些症状往往是肺栓塞患者的表现。任何病人如果出现急性气促表现，都不能轻率地忽视，尤其是因为呼吸急促可以是肺栓塞的唯一主要症状。对这一类病人进行鉴别可以通过详细了解病史和检查结果、评估血栓栓塞性疾病的危险因素，还可以利用一些基础检查（如脉搏血氧测定法、心电图、X线胸片、动脉血气分析和D-二聚体）和进一步的试验检查[23]。

神经系统疾病

一些神经系统的疾病也与焦虑有关[24-26]。据报道，颞叶癫痫发作、复杂部分性癫痫发作、脑肿瘤、动静脉畸形以及脑血栓或缺血均可以出现惊恐发作。焦虑时常伴随短暂性脑缺血发作而发生，尤其当患者就诊时短暂性脑缺血发作已得到缓解，那么焦虑此时可能为主要的临床表现。据报道，焦虑是亨廷顿病中最常见的前驱症状。焦虑在帕金森病和多发性硬化症患者中的发生率分别高达40%和37%。同样，在中度的阿尔茨海默病患者中也时常出现焦虑症状。脑血管意外后遗症共病焦虑障碍对患者的预后和病损情况判断有重要意义。有研究表明，焦虑和抑郁与左侧半球的脑卒中有关；仅出现焦虑则与右侧半球脑卒中有关。在外伤性脑损伤的后果中，焦虑症也时有报道[27]。

药物中毒及戒断状态

安非他明、可卡因和拟交感神经药物常因其有引起精神兴奋和改变心理状态的作用而被滥用。过去的十几年里已经废弃了安非他明的使用，而可卡因在许多大城市仍然是选择用药。急诊科的病人如大剂量或长期使用这些药物，则时常会表现出激动、焦虑或好攻击性。咖啡因是一种常用的兴奋剂，各种功能饮料和极品咖啡在美国享有不断扩大的市场占有率。这些饮品中就添加有咖啡因、植物可可以及银杏。研究表明每天摄入240～300mg咖啡因就已达到正常所需量的上限，这些饮品多数只需一份就能满足[25]。较低剂量的咖啡因可使精神愉悦兴奋，但是较高剂量时可引起过度警惕警觉、运动不安、震颤、胃肠道不适以及焦虑。急性咖啡因中毒和广泛性焦虑症的症状表现几乎是一样的。在一些营养保健品中可以检出麻黄碱及其复合物，它们都以草药麻黄的形式在成分中列出。尽管食品和药物管理局在2004年就禁止使用含麻黄碱的化合物，但仍可以通过网络的途径获得。

一些滥用违禁药品（如大麻）者认为这些药物可以缓解焦虑。但是其中一些人出现人格解体症状，可引起严重的焦虑、恐惧以及恐旷症。麦角酸二乙胺（LSD）、苯环利定（PCP）和安非他明类药都属于致幻药，长期慢性使用或在所谓的"糟糕旅行"中会引起焦虑和偏执。并且在有些患者中，这种症状可在服用后的数周或数月再次出现[26]，这种特殊现象称为"反刍"。

镇静催眠药（如：苯二氮䓬类、巴比妥类、甲丙氨酯、甲喹酮、水合氯醛、副醛）都用来治疗焦虑或失眠，但是停药后都可能引起镇静药的戒断症状或焦虑反跳现象。戒断症状的严重与否取决于药物、剂量、使用持续时间和撤药速度。一般来说，中效的镇静催眠药（4～6小时）引起的戒断症状最为严重。

包括过度警觉、运动不安、肌痛、情绪激动、焦虑、失眠、反射亢进、体位性低血压、戒断性震颤、恶心、呕吐、谵妄，甚至死亡。

苯二氮䓬类药物的戒断症状虽没有上述那么严重，但是却令患者非常痛苦。焦虑的患者在服用推荐治疗剂量数周后停药，可出现严重的焦虑反跳现象。劳拉西泮和阿普唑仑是短效镇静催眠药，突然中断用药通常可在一两天内出现惊恐发作。而对较长效药物来说，典型的戒断症状在1周左右达到高峰。正常人的反跳现象可能表现为兴奋状态。虽然抗抑郁药物很少滥用，但是突然撤药也可引起脱瘾综合征，可出现失眠、噩梦和极度的焦虑[27]。

酒精依赖或严重酗酒者可在停止饮酒或明显少饮后6～12小时出现酒精戒断症状。此时在他们的体内仍可以检测出酒精。焦虑是其最为显著的表现，可在戒酒后24～48小时内出现[28]。

引起焦虑的精神类疾病

即使患者的精神疾病已知，惊恐障碍仍属排除性诊断，因为很多的精神疾病都可继发惊恐发作。惊恐症状常常会影响到原发精神疾病的治疗和预后。惊恐发作可以是双相障碍（躁郁症）的一种表现形式，在躁狂期或抑郁期都可以出现。躁狂以及轻度躁狂的病人主要出现精神愉悦、欣快，但是一些也可表现出烦躁不安，伴有易激惹、极度的焦虑，乃至惊恐的程度[29]。

在精神分裂症病程早期，患者就可时常出现惊恐发作。恐惧不安、紧张、兴奋躁动、活动减少、思维分裂、瞳孔扩大、极度的不安全感、多疑、出现关系妄想和被害妄想都是精神分裂症惊恐发作的表现特点。妄想多为对自己不利的评议性内容。社会焦虑症在精神分裂患者中的发生率高，且可致较高的伤残率，它不会影响精神分裂症的临床精神症状[30]。

躯体形式障碍患者会出现各种躯体症状，包括惊恐发作，其中68%的人有焦虑的病史。即使可排除疾病的证据摆在面前，病人仍坚信他们患有自己所说的躯体疾病。恐惧和焦虑可引起躯体形式障碍患者的临床症状，也可对症状起促进和维持作用。单纯的焦虑症患者会有疑病倾向，而躯体形式障碍患者的疑病多在积极的药物或安慰剂治疗后即刻好转，但是患者很少因为症状好转而停止继续寻求不必要的治疗和检查。惊恐障碍的患者也会像躯体形式障碍的患者一样不断地寻求精神诊治[31]。

约有一半的原发性惊恐障碍的患者发生严重抑郁，其他的也会出现不同程度的抑郁。20%的抑郁症患者会出现惊恐发作，其余的出现明显的焦虑。抑郁症伴有惊恐发作的治疗效果欠佳；激越性抑郁症伴有焦虑以及其他精神疾病，有时也称为更年期抑郁症，电惊厥疗法的效果较好；抑郁症伴有焦虑和敌对情感时，抗抑郁药物治疗的效果显著，而苯二氮䓬类药物会加重症状[32]。

创伤后应激障碍是一种以再度体验严重创伤为特征的焦虑症，症状表现和程度与创伤再现密切相关。患者反复出现闯入性创伤性体验重现，称"闪回"，可出现和惊恐发作相同的症状。这些患者经常有回避人群和社交场合的行为[33]。

惊恐障碍是一种比较容易假装出来的精神疾病，因为大部分的症状可以通过有意的过度通气来实现。功能性的过度通气不规则、中间可因出现叹息而中断，依此可与器质性的过度通气相鉴别。当不好区分时，则需要进行正规的精神病学评估，尤其是在准备使用有潜在风险或成瘾危险的药物时。

恐怖症是指对某特定对象不合理的恐惧，伴有回避行为，这种行为多为儿童的正常表现，而恐惧的对象也多为那些对儿童构成威胁的事物（如：蜘蛛、蛇、蝙蝠、猫、密闭的空间、黑暗、空地）。如恐惧终日反复出现，干扰正常生活，则发展为恐怖症。社交恐怖症以临床显著的焦虑症状为特征，症状多因身处某特定环境或面对某恐惧事物而引起。社交恐怖症患者不愿进行诸如公众演讲、表演、访视、去公共浴室或厕所、聚餐等行为。广场恐怖症是指害怕身处公共场合。近75%的广场恐怖症患者伴有惊恐发作[34]，这些患者更易就诊寻求治疗；而那些无惊恐发作的广场恐怖症患者倾向于待在家中。不伴有惊恐发作的广场恐怖症患者与其他单纯的恐怖症无根本差异。多数惊恐障碍患者也会继发各种恐怖症，也包括广场恐怖症，原因是患者不断企图回避那些惊恐发作时不便得到救助和控制的地方和情景。而原发广场恐怖症患者回避的地方为那些不便逃脱的地方（如：桥梁、拥挤的剧场等）。即使他们进入剧场，也会坐在过道或靠近出口的地方。同样，广场恐怖症继发的惊恐发作中多包括对控制感丢失的恐惧，而与广场恐怖症无关的惊恐发作多包括呼吸困难和头晕目眩[35]。

强制性障碍是以强迫观念和强迫行为为特征的神经症。强迫观念表现为反复、强迫、无意义的想法，如害怕被污染；强迫行为表现为强迫或仪式性的动作，如反复洗手及检查。强制性障碍属于焦虑症的一种，原因为：①焦虑或紧张常常与自我的强迫和反强迫有关；②出现强迫行为后焦虑或紧张情绪立即缓解；③强制性障碍常与其他类型的焦虑症一同出现。总之，强迫观念和强迫思维导致患者焦虑，虽然强迫行为可以缓解焦虑，但是其社会功能却严重受损[9]。

处理

初步评估

首先需将患者置于安静的环境中，以便对病情进行初步的评估。一些患者在远离急诊科病室后便会平静下来，如果急诊医生难使病人平静，可以请患者的家人帮助。熟悉和信任的面孔常常可平复患者内心的不安。如欲得到患者家属的帮助，事先与其交待和讨论病情是很有必要的[1]。

一旦患者平静，便可以开始较为正式的病情估测。急诊医师需问一些开放式的问题，并仔细观察患者的反应。关于药物及酒精使用的问题，需在谈话充分融洽后再进行。安慰和消除患者疑虑的行为不宜过早进行，因为这是一种非常重要的干预手段，且只有在引起病人焦虑的特殊原因明确后才更为有效[1]。

对焦虑患者进行医疗检查时，需根据患者的年龄和健康状况、焦虑的性质以及相关症状的严重程度，选择不同的检查方法。急诊医师需考虑到那些有促生焦虑效果的药物，如肾上腺β受体激动剂、茶碱、皮质类固醇激素、甲状腺激素类以及拟交感神经药。此外还要考虑那些可能潜在引起焦虑的疾病（如：甲状腺功能低下、糖尿病的低血糖发作、甲状旁腺功能亢进、心律失常、慢性阻塞性肺疾病、癫痫）、药物使用（咖啡因、安非他明、可卡因）以及戒断症状（酒精、镇静催眠药）。

如果惊恐发作的主要表现为某种躯体症状时，即便是有充分的证据证明是功能性的原因，对患者进行体格检查，尤其注意不适部位的查体，也是非常重要的。焦虑发作时患者处于应激状态，可以引起那些已处于代偿极限状态下的器官和系统功能恶化。仔细的查体可以打消患者的疑虑，也可以避免盲目的"体检"。一旦出现生命体征异常，急诊医师应当警惕焦虑症状可能是由器质性疾病引起的[9]。

由于焦虑和惊恐发作会表现出躯体的症状，所以患者常会来急诊科而不是精神科寻求诊治。平静的态度和主动的倾听会使一些患者最初的焦虑得到缓解。焦虑和恐惧反应可因失去亲密的人、工作、某种生活环境或自尊而突然发生，也可由身体疾病或创伤引起。当患者在描述此类触发事件时，医生应该重述这些内容，表现出自己也仿佛身处于相似的境遇。如此便可为患者提供一个情感环境，使其表达出内心一些难以启齿的感受。经常出现焦虑反应的患者一般容易接受医生建议，安慰对其也有作用。相反，焦急或无同情心的医生只能让问题变得更加复杂[1]。

即使表面平静的患者也会通过其他方式表露出焦虑，如：担忧的表情、紧张、强制言语或对医生的能力心存疑虑。相反，如果医生对患者的焦虑感同身受，以至于自己也出现焦虑时，那么强烈说明患者的焦虑是真实且有临床意义的；如果医生没有上述这种自我认知感，那么则需要重点注意患者的躯体症状，而不是无端的焦虑表现。迫于压力而快速地查看病人并将他们转出急诊科会使医生与患者的交流受限，会导致焦虑症的误诊和增加不必要的检查项目。仔细的医学评测是至关重要的，但是过度地考虑那些不大可能的疾病会使患者忧心忡忡，且容易忽视了重要的心理要素，甚至加重焦虑和其他症状。

当器质性疾病、药物因素及明显的精神病学因素都排除后，医生需要判断患者的焦虑是内源性的还是外源性的。如果焦虑是自发性的发生，没有明确的应激因素，且为不可预知的或伴有广场恐怖症时，多为内源性因素引起。这些患者需要精神科医师对其进行诊治。如果焦虑的发生和确定的事件或环境有关时，多为外源性因素引起的。需鼓励这类患者与心理保健医生交谈感受。谈论恐惧可使焦虑患者获得一种对事件的控制感。在从患者的家人、朋友以及社会活动中收集有用资料的同时，需对患者进行不断的指点、支持和帮助，以便获得现实的期望结果。

焦虑在老年人群中非常普遍，保守估计，流行率约为10%，在患有慢性疾病的人群中则更高。焦虑症是老年人群中最常见的精神疾病，但是在所有焦虑症患者中，对此人群的研究是最少的[36]。老年焦虑症患者常会出现躯体的不适，对这类病人则需要对其基础内科疾病、精神疾病以及用药情况（包括处方药和非处方药）进行详细的调查。

药物治疗

在药物治疗之前，对患者进行疾病相关知识的教育是治疗焦虑非常关键的步骤。患者对自己的疾病常常感到困惑且很担心。需要增强患者的自信，让他们知道他们并不孤单，告知其疾病是可以治疗的；同时，患者家人的参与也是焦虑治疗的重要部分。静脉给药一般很少应用，但是当焦虑已使患者非常无助或无法控制，以至于对患者自身和他人安全构成威胁时，静脉注射给药还是有必要的。静脉给药同样也适用于伴有严重内科疾病或正在接受其他治疗的焦虑患者。每20分钟小剂量追加一次劳拉西泮，可以帮助缓解因药物戒断引起的焦虑。咪达唑仑常用来缓解焦虑以及诱导患者对治疗过程的暂时遗忘。

由于选择性5-羟色胺再摄取抑制剂（SSRIs）具有广泛的作用谱系以及较好的耐受性，现已成为治疗大多数焦虑症的一线药物。SSRIs与以前的抗抑郁和抗焦虑药物相比，形成药物依赖的可能性降低，且使用更为安全。此类药物包括：氟西汀、舍曲林、氟伏沙明、帕罗西汀、西酞普兰和文拉法辛。症状改善多于用药后3~4周内出现，如果症状仍无明显改善，则可能需要对用药方式进行调整。从小剂量开始用药是很重要的，因为在初期可能会出现焦虑症状的加重。

在过去的几年里，急诊内科医师和公众逐渐开始关注苯二氮䓬类药物应用率的不断增长。超过1百万的美国人对镇静安神药产生了身体上的依赖。安神药的出现逐渐取代了对患者的理解、精神支持及人际心理治疗。在医生的影响下，患者也多依赖于外界药物的帮助，而忽视了心理治疗的作用[8]。

对于态度积极的外源性焦虑患者，如迫于时限压力而需及时治疗时，可选用苯二氮䓬类药物。对以下类型的患者效果较好：如配合治疗的患者、从业人员、受过教育的患者、已婚患者、认识到自己有心理精神方面问题的患者。因为SSRTs作用的延迟效应，如果需立刻缓解症状或进行短期的治疗，那么苯二氮䓬类药物是最佳的选择。为更好发挥其半衰期短的优势，此类药物的每日剂量一次或分两次服用，睡前服药可以减少日间镇静作用，而且同时还有日间抗焦虑的作用。苯二氮䓬类药物使用不应超过一周。一周内无病情改善的患者，说明此药对其效果不好。有酒精中毒或药物滥用史的病人、过分情感依赖的患者、面对正常压力下就可表现出焦虑的患者，此类患者在用药后发生药物依赖的风险很大，所以在急诊科，他们不是苯二氮䓬类药物治疗的最佳对象。据报道，小剂量的镇静性药物使用也可出现药物依赖和戒断症状，尤其是在使用超过8个月时。对患有肝病、器质性脑疾病的患者，以及同时服用中枢神经系统抑制药物及阻碍苯二氮䓬类药物代谢和排泄的药物的患者，短效的苯二氮䓬类药物（如劳拉西泮、奥沙西泮）的用量应减少。与其他类型的抗焦虑药物相比，苯二氮䓬类停药后的反弹症状更为多见。因为短效的苯二氮䓬类药物突然停药后引起的戒断症状也更为严重，所以许多医师喜欢使用较为长效的药物[7]。在药物开始逐渐减量之前，将使用短效药物（如阿普唑仑）改为使用长效药物（如氯硝西泮）对一些患者是很有益的。

丁螺环酮是一种用于治疗广泛性焦虑的非苯二氮䓬类药物，一般不出现药物依赖，在治疗剂量下也不出现药物耐受，镇静作用不如苯二氮䓬类。因其疗效延迟的时间约为2~3周，所以应用受到一定限制。丁螺环酮的疗效不定，尤其是对于之前接受过苯二氮䓬类药物治疗的患者，有时结果让人大失所望[36]。

单胺氧化酶抑制剂（MAOIs）对治疗社交恐怖症、惊恐、广发性焦虑、强迫障碍以及各种共病情况（如非典型抑郁症）有很好的效果。MAOIs（苯乙肼和超环苯丙胺）不易产生药物耐受，因为它的应用需严格遵循用药准则和严格限制食谱和其他用药，所以不大适合急诊使用。

三环抗抑郁剂（TCAs）对惊恐障碍和广泛性焦虑症有效，但是对社交恐怖症无效，除氯米帕明之外，对强迫障碍也无明显效果。TCAs曾有效应用于创伤后应激障碍引起的抑郁和焦虑。现在已被一线药物的SSRIs所替代。常见的药物有：丙咪嗪、去甲替林、地昔帕明、阿米替林和多塞平[37]。

对于内源性焦虑症（如伴或不伴有广场恐怖症的惊恐发作）的患者，在使用抗焦虑药物治疗之前，需与精神病学医师建立治疗合作关系。接受心理治疗的同时使用苯二氮䓬类药物、TCAs、SSRI和MAOIs是安全及有效的（表110-1）。据报道，停止

表110-1　治疗焦虑症的药物

	SSRIs	TCAs	MAOIs	BDZs	丁螺环酮	CBT
惊恐障碍	+	+	+	+	-	+
GAD	+	+	+	+	+	+
社交恐怖症	+	-	+	+	-	+
特定恐怖症	-	-	-	+/-	-	+
PTSD	+	+/-	+	+/-	-	+
OCD	+	-*	+	+/-†	+/-†	+

* 氯米帕明有效。

† 辅助性地使用血清素能抗抑郁药。

BDZs，苯二氮䓬类药物；CBT，认知行为治疗；GAD，广泛性焦虑症；MAOIs，单胺氧化酶抑制剂；OCD，强迫性障碍；PTSD，创伤后应激障碍；SSRIs，选择性5-羟色胺再摄取抑制剂；TCAs，三环类抗抑郁药。

药物疗法后惊恐发作的再发率明显上升[8]。

非药物治疗

对于那些由心理结构、应对方式、人际关系动力因素和环境应激源引起的病理性焦虑患者，非药物治疗也可能有效。当患者的表现主要由这些因素参与时，应用支持取向和洞见取向心理治疗会有所帮助[8]。

认知行为治疗基于的理论是，与焦虑和恐惧有关的情绪困扰和损害是由对事物不合理的认知反应所介导的，可以引起焦虑和回避行为。认知行为治疗惊恐障碍的核心部分包括纠正患者认知错解和对焦虑的过度反应、呼吸再训练、肌肉放松、暴露和脱敏疗法（采取现场暴露使患者能逐步适应害怕的情境）[8,9]。认知行为治疗的效果明显，但是需要取得患者的同意。

许多权威专家建议沉思疗法（如禅、瑜伽、超脱禅定法），但是没有太多的临床数据证明其在治疗焦虑症方面的效果。生物反馈疗法有望治疗广泛性焦虑症。因为焦虑患者的认知力分散、不能集中注意力并且非常容易受暗示影响，所以催眠暗示疗法可能有效。催眠状态通常可以通过某种刺激来诱导产生[38]。

这些非药物治疗的方式使患者从那些令他们害怕的未来中解脱出来，使他们回归到当前。这种方法需要健康的身心生活方式对其进行巩固。一个重要的社会支持系统不仅要控制疾病的易感因素，而且还需要有良好的抗焦虑效果。按时训练（如跳舞、游泳、骑车、散步、慢跑等）也有利于平静情绪。致力于手-眼-耳协调的激励性活动（如绘画、打字游戏、刺绣等）可以将患者带回到当前，从而使焦虑的患者重新获得并维持自我控制感[1]。

处置

许多和焦虑相关的患者在急诊科都可得到有效的治疗。急诊科医师可以依据下列的常规措施进行诊疗。

1. 排除引起焦虑的器质性疾病。
2. 调查评估与焦虑有关的物质滥用和用药情况。
3. 判断引起焦虑的原因是外源性还是内源性的。
4. 明确目前患者恐惧的对象。
5. 评估患者的自我认知能力。
6. 对之前接受的治疗方法进行评估。
7. 应对支持治疗。
8. 尽可能地增加患者对医疗计划的控制成分。
9. 选择有必要的患者，进行有关苯二氮䓬类药物及相关治疗方法的短期培训和教育。
10. 根据患者的个性和医生的经验，应用合适的辅助治疗方法（如催眠暗示疗法、呼吸锻炼等）。

与自杀及杀人观念或严重抑郁有关的焦虑症患者需要马上住院并进行精神病学治疗。其他怀疑内源性或严重外源性焦虑症的患者，需建议进行精神病学评估。国家注册医师以及关于焦虑症的治疗计划可通过"美国焦虑症协会"进行交流，也可登录网站 www.adaa.org。

重要概念

- 焦虑可能引发严重的疾病，可能显著地增加代谢率，可以引起那些已处于代偿极限状态下的器官和系统功能恶化。
- 42%认为患有焦虑症的患者在随后的检查中发现有器质性疾病。
- 患者的躯体症状多暗示焦虑是由躯体疾病所引起，但是可能需要进行相应的辅助检查。
- 焦虑影响着至少10%的老年病人。
- 静脉注射给药的方法适用于那些对自己和他人构成显著危险的患者，以及那些有明显器质性疾病的焦虑患者。
- 适当有限的苯二氮䓬类药物对治疗那些外源性焦虑患者有帮助。

本章参考文献请参见 http://pumpress.bjmu.edu.cn/eduservice/3419.html

第111章 躯体形式障碍

Adria O. Winter and Thomas B. Purcell

党晓燕 译　李丽君 校

背景

有时患者出现在急诊科，有许多躯体症状但却没有明显的躯体疾病。这对于那些警惕会遗漏躯体疾病细微表现的内科医生来说是一件恼人的难题。即使强烈怀疑为躯体形式障碍，急诊医生仍很不情愿将躯体不适归咎为功能性病因[1]。

一项研究显示，连续1 500名就诊于基层医疗机构的患者中，有20%与躯体化症状有关[2]。躯体化症状在过去30～40年中患病率显著上升，可能的原因是患者对轻度和自限性疾病忍受力的普遍下降[3,4]。

有关躯体形式障碍患者的不合理的困扰，对内科医生并不罕见，因为他们的表现和诊断更多地被认为是属于精神病学领域而非急诊医学。然而，对患者躯体化症状适当的诊断和治疗是必要的，因为识别错误和处理不当会延长患者的痛苦，增加卫生保健体系的负担。

临床特征

躯体化是指一种将心理的痛苦，在缺乏可辨别病理的情况下，体验和表达为躯体症状的倾向[5,6]。有躯体化障碍的患者多会寻求医生帮助，因为他们深信症状反映了真实的躯体疾病[7-11]。与诈病和造作性精神障碍不同的是，躯体化症状既不是捏造的也不是在患者随意控制之下的[12,13]。躯体化症状通常与并发的抑郁和焦虑障碍相关联[14]。

所谓的躯体形式障碍，包括将躯体化症状作为共同因素的所有病症。在一些病例中，可证实的躯体疾病是存在的，但症状却超出了检查结果的范围[8]。几乎任何系统的所有症状均可发生，有时甚至是最近在媒体上很流行的时髦疾病[11]。比如，环境躯体化综合征是指个体确信他们的症状是由于暴露在所处环境中的物理或化学成分而造成的，例如有毒物质、电磁场，或重复动作导致的人体工学的压力[15]。一般而言，症状多样性，而非特异性，是躯体化症状的主要特征[16,17]。在女性有超过5个，男性有超过3个的不能解释的躯体症状，诊断为精神疾病的可能性加倍[16,18,19]。其中某些类别的患者，比如有慢性盆腔痛的女性患者，多在少年期有较高比率的性滥交或物质滥用[20]。躯体化障碍的患者很难用语言来描述他们的感觉，这被称之为述情障碍（没有词汇表达心情）结果导致以躯体化症状来替代表达[21]。他们坚持症状是由于严重的躯体疾病造成的，即使存在明确的相反证据[8]。躯体化症状可能在无意识中被一种欲望激发，这种欲望支配患者假装为"病人角色"并且寻求社会提供给病人的特权，例如免除正常的义务和舆论谴责。

个体的躯体化症状，例如头疼、精力不足和反复发作的腹痛，在普通人群的儿童和青少年中很常见，通常和重大的社会或情绪伤害无关。明确的多症状躯体化，尽管在儿童期后期或青少年早期不常见但仍可发生，而这些患者以后发生重性抑郁症、焦虑症、惊恐发作及药物和酒精成瘾的风险增加[23,24]。有趣的是，大部分的内科医生经历过躯体化症状，高达80%的医学生曾确信他们患有某种疾病[25]。

躯体形式障碍在《精神障碍诊断和统计手册》第三版（DSM-Ⅲ）中被介绍，并在DSM-Ⅳ中被更新，作为"癔症性"和"疑病性"神经症的初级分类及其更新后的概念化形式。因为诊断没有解释病因，也没有预测治疗反应，因此躯体形式障碍是否需要重新分类仍存在争论。

躯体化形式障碍可被细分成四个特定的疾病，依据临床表现和处理的不同分为：①躯体化障碍；②转换障碍；③疼痛障碍；④疑病症。

躯体化障碍

躯体化障碍，在历史上曾被称为"歇斯底里"和"神经衰弱"，于1975年被Guze以人名命名为Briquet's综合征，以避免与传统术语轻蔑的含意相关联[27,28]。疾病呈慢性或反复发作，可从成年的早期开始，表现为大量的躯体症状和不适，涉及多个器官系统，但很少或没有体格检查结果能解释这些症状[29-32]。

躯体化障碍的诊断需要几个标准（框111-1）[12]。即使被怀疑此诊断，这个诊断很少在急诊科做出。因为这种疾病正确的检查过程包括费时的精神检查，而且在确定诊断之前有可能需要4~6次复诊。许多患者不符合躯体化障碍严格的诊断标准，然而仍有大量的功能性损害、心理痛苦，及过度的医疗使用[1,33]。一个简短的症状列表提供了一种快速筛查[34]。下列七组症状最能区别患者是否存在躯体化：①痛经；②咽喉部"肿块"感；③呕吐；④气短；⑤性器官发热；⑥四肢痛；⑦数小时或数天的记忆缺失。在至少2组症状的患者中，诊断躯体化障碍敏感度为93%，特异度为59%。当存在4组或以上症状时，特异度上升至100%。尽管这种筛查可以鉴别有躯体化障碍高风险的患者，但此类患者仍应被彻底评估以证实诊断并排除器质性疾病。

框111-1　躯体化诊断标准

1. 必须有开始于30岁之前、医学上不能解释的躯体症状病史
2. 既往病史符合下列每一项
   a. 至少有四个不同部位（例如头部、腹部、背部、关节、胸部）或功能性（例如月经期间、排尿中）相关的疼痛
   b. 除了疼痛至少有两个胃肠道症状
   c. 除了疼痛至少有一个性或生殖性症状（例如性冷淡、月经不规律）
   d. 至少有一个并不限于疼痛、怀疑为神经病学情况的症状或不适（例如，瘫痪、哽咽、失明）
3. 上述的症状既不能用任何已知的身体状况来解释，或存在相关的一般身体状况，但症状或损害比所预期的更为严重
4. 这些症状不是故意捏造或伪装的

真正的躯体化障碍相对而言并不常见，在普通人群中的患病率为0.06%~2.0%，而在住院患者中高达到9%[7,12,19,34]。有在家庭中流行的倾向，在男性中很少诊断[9,10,12,35,36]，但在某些文化中，男性及女性的患病率可能是一样的[19]。典型的患者是40余岁的女性，有25~30年的多个模糊症状，通常表现为头痛、头晕、恶心及呕吐、晕厥、腹痛、肠道不适、疲乏、心悸、性交困难和痛经[20,32,36,37]。症状通常可追溯到青少年时期至20多岁，在这些年龄组中关于月经的不适是很常见的。

在10~20年期的随访中仅仅33%的患者能恢复[38]，并且需要医疗处理的新症状每年都可能会出现[7]。尽管"一生经历痛苦"，但这些患者的寿命是正常的[39]。

躯体化障碍与低社会经济收入群体，酒精成瘾和其他成瘾[13,36,40]，以及低教育程度相关联；少于25%的患者高中毕业[19,26]。许多患者有职业、人际关系，以及婚姻上的问题[7,36]。

这些患者的卫生资源消耗令人震惊。与未受影响的患者相比，内科服务的开支是14倍多，所有的医疗保健开支为9倍。典型的患者每年住院花费7天，每月卧床7天（相对于少于半天的正常对照人群）。大于82%的患者因为他们的健康而停止工作[36]。然而，当诊断被明确时，这些患者使用的医疗资源趋向于正常化[41]。

有躯体化障碍的患者以戏剧化夸张的样式，使用带有感情色彩的语言，及大量关于他们的生活如何被打碎的细节来表述他们的症状。他们通常承认一生多病。尽管内容广泛，但他们的表述没有显示出清晰、有诊断价值的症候群。患者提供先前多次医疗就诊的详细清单，称为"逛医院"，并经常展示多个腹部手术瘢痕，因为他们经历的手术次数为其他患者的2~3倍[1,36]。他们的医疗记录有数目众多且奇异的实验结果，他们忠实地使用了令人印象深刻的来源于多个初级保健医生和专科医生的药物。他们对一系列广泛的抗生素和止痛药过敏。这些患者通常是情绪化并自负的，表现为有限的人际交往能力，几乎没有密切的人际关系[32]。他们呈现典型的依赖人并且好指使人。

在这些患者中，68%符合表演型人格障碍的标准[42]。躯体化障碍可能和焦虑及情感性精神障碍密切相关；报道超过80%的躯体化障碍患者一生中存在重症抑郁病史，68%的患者既往有焦虑病史[36,43-45]。这些个体或许威胁或尝试自杀。完成自杀的个案通常与精神药物滥用相关[7]。具有此种疾病的妇女倾向于嫁给具有反社会型人格特征的男性。丈夫经常过度热

心，要求他妻子获得许多临床研究和快速、果断的治疗。因此可以预见，他总是对内科医生表现出某种程度的不满意[32]。

不符合躯体化障碍全部标准的患者，但存在有诊断意义的症状6个月或以上，被归类为未分化的躯体形式障碍，其治疗类似于躯体化障碍[12]。

转换障碍

转换障碍，也称癔症性神经症，很少以单一症状突然发作为特征。有代表性的是假装一些无痛的神经病学疾病，没有病理生理学或解剖学解释[7,46]。相对于躯体化障碍，转换障碍患者通常围绕着一个单一的生理上不可能发生的状况。总的来说，这些症状通常符合患者自身关于疾病的特殊想法，且不在患者的自我控制之下。一些症状能对无意识的依赖需求提供满足，其他一些症状能帮助从外源性情绪刺激中逃离（例如，战斗中的癔病性瘫痪）[40,41]。虽然这些症状可以与致病因素有象征性关系，但是并不都是如此[31]。最常见的转换症状是自主运动或感官功能障碍，因此称之为假性神经病（框111-2）[12]。最常见急诊科表现为假性癫痫发作，晕厥或昏迷，瘫痪或其他运动障碍[47]。

除外那些服兵役及工伤意外的患者，大多数患者是女性[12,41]。转换障碍通常出现在青春期和成年早期，且更常见于较低的社会经济收入群体中。症状常为突发，在对环境应激的反应中增强或减弱[7,9,10,31,40]。病史可显示过去有相似的症状，也可有焦虑、抑郁、恐惧症和性功能障碍[31]。大约29%的患者既往有精神科疾病史[47]。患者描述他们的症状时，对他们严重的身体功能异常缺乏应有的关心，称

框111-2　转化障碍的表现

1. 运动障碍
   a. 震颤（当注意力被集中于运动时会变得更糟糕）
   b. 抽搐（杂乱的，扑打，扭动，经常模仿性交）
   c. 瘫痪或轻度瘫痪（经常单侧瘫，袜套样减退，伴正常反射和周围肢体活动）
   d. 失音（其中患者可低语，正常咳嗽，呼吸时声带正常活动）
2. 感觉障碍
   a. 感觉缺失（患者发现症状不会不安）
   b. 失明及视野狭窄[16,17]
3. 偶然情况下患者可表现有其他神经病学症状，如呕吐或假孕[13]

为拉贝尔冷漠，这些表现对诊断转换障碍不是必需的，超过50%的患者可以没有此类表现，或者也可见于器质性疾病[48]。

疼痛障碍

也被称为躯体形疼痛障碍，在应激事件被转换为躯体症状时这种状况类似于转换障碍。主要和独特的症状是令人苦恼的疼痛：①不是故意假装的；②具有持久性；③限制日常的功能；④涉及一个或多个系统；⑤不能用病理生理学解释[12,13,31]。疼痛多发生在面部、腰背部、颈部或盆腔区域，造成显著的功能损害，最终变成患者生活中主要问题[4,9,10,12,20]。一半以上的患者在一开始就有一些促发的创伤性事件（例如机动车事故、工业损害）[7]。慢性疼痛行为模式通常固定在症状发作后的3个月以内，没有在2周以内恢复正常活动的患者需要重新进行评估及认真的心理回顾[4]。相应的特征包括频繁就诊，过多地使用止痛药物，以及手术的诉求。

突然发作疼痛经常发生于30~50岁的年龄组，但也可发生在任何年龄。头痛或肌肉与骨骼疼痛的症状更多发于女性[7,9,12]。这种疼痛近似于患者既往经历的躯体疾病的真正疼痛（例如有胰腺炎病史的患者遇到压力时可有反复发作的上腹部疼痛）。频繁的手术可产生多个真正的医源性疼痛症状[20]。

疑病症

术语疑病症来源于解剖部位"季肋区"，是一个拉丁语，指的是腹部的上侧部区域，肋软骨下方，特别是脾区，被早期的内科医生假定为这种疾病的发病部位。疑病症有四个特征：①躯体症状和明确的器官疾病不成比例；②害怕疾病并坚信一个人生病，导致"宣称疾病行为"（强迫性地坚持认为有躯体残疾）；③对自己的躯体过度关注；④持续和不满意的寻求医治（逛医院），这些医疗伴随着众多的治疗和手术，以及最终症状反复[31]。

这些不幸的患者显示出认识的提高和对正常体征或感觉的不切实际的解释，例如肠排便习惯、心跳、发汗或蠕动。这些感觉被认为是不正常的、有害的、令人担忧的及被放大[35]。尽管医疗检查已使人放心，但这些异常的知觉导致一种慢性的针对躯体功能的病态偏见，并产生对患病的持久恐惧[7,12,13,31]。疑病症的一个重要的特征是患者的症状的确存在，经常被检查证实，但患者夸大并曲解了它们。

疑病症相对常见。在一般的医疗活动中它的患病

率为4%～9%[12]。发病率高峰在30余岁男性和40余岁的女性，患病男女相当[9,10,21]。疑病症患者对他们的个体健康和身体外观有很强的敏感和高度的关注。他们对身体的脆弱性很敏锐，对死亡和衰老高度厌恶[42]。疑病症和重症抑郁症有很强的关联[45]。这种疾病的温和表现可能是对身体功能和健康的夸大的兴趣（健康迷恋）[49]。

疑病症的主诉很长，很详细，且使用医学术语。主诉集中在头部、颈部和躯干，经常以疼痛的形式出现。疑病症者通常认为他们失去了对他们生活的控制，并被认为是"击败医生的专家以感到更加强大"[31]。因此，内科医生感到疑病症患者比其他患者更加易怒和怀有敌意[50]。当医生感到"挫折，无助或生气并希望摆脱患者"，通常暗示了这个诊断[22,31]。

反应性的疑病症或短暂性的疑病症，是心理应激或生活危机的急性反应，例如急性心肌梗死、晚期病患，或家庭成员的死亡。和真正的疑病症相比较，这种形式是可逆的，是对消除恐惧焦虑所做的反应[31,49]。

诊断策略

在最初的鉴别诊断中内科医生一般不愿意考虑躯体形式障碍。症状戏剧化的表述造成了采取医疗行为的紧急感，未发现疾病的恐惧感及随后对每一个主诉详尽的评估。重复或广泛的诊断试验很少能绝对确定地排除器质性疾病。然而，产生假阳性结果激发了进一步检查。相比于未诊断的器质性疾病，躯体化障碍患者更可能在重复或侵入性评估检查中发病[1]。

进一步的诊断流程或干预，通常可导致临时的改善，紧随其后的是症状复发以及医生与患者之间的相互失望。这样不可避免导致患者对医生的不满，反过来，导致了不满意和就诊医院的循环持续存在。

对症状轻微的患者，限制其日益增长的对健康资源的需求，增加了对健康服务及赔付的难度[3,16]。诊断躯体化患者最有效的工具是面谈。评估应以详细而有针对性的病史开始，如有可能，应拿到患者的就诊记录。接下来是详细体格检查，一丝不苟检查主要不适的区域，适当时使用简单和常规的诊断测试，直到确诊[16]。进一步的调查或医院认可应单独在疾病新体征的基础上及在证实测试没完成之后开始进行。如果患者不是躯体化患者，实验室检查的一条原则是做那些要做的检查[16,22]。然而，如果通过进一步复杂、危险的检查手段，却不一定得到预期结果时，临床医生必须拒绝患者的要求[9,10,16,52]。

多种医疗和手术咨询一般会起反作用。疑病症患者把这些理解为对他们认定的疾病测试，会简单地通过加倍回应来对此做出反应[31]。

鉴别诊断

在各种躯体化障碍中进行区别，比做出可治疗的器质性疾病的诊断或焦虑和抑郁症的发现不重要，后者更普遍，更可能对治疗做出反应。要考虑可能并存的抑郁症或焦虑症[44,53]。最近发作的躯体化障碍的患者比长时间存在不适的患者更易表现出急性精神病、器质性脑综合征、悲伤反应、抑郁或焦虑的微小的征象。

抑郁

50%～70%的抑郁患者因为各种身体不适咨询医生[54]。抑郁患者不会意识到消沉或继发于躯体症状[53]。结果，抑郁作为一种精神疾病经常被误认为是躯体障碍[13]。

尽管躯体化障碍经常和抑郁症同时存在，但这两种情况必须区别开来。抑郁症晨重暮轻，通常与阳性家族史相关。患者不情愿描述他们的症状，且有抑郁症的自主神经体征（例如睡眠紊乱，伴随低体重下降、食欲减退）[52,55]。疼痛是常见的症状，特别是头痛和背部，胸部或骨盆区域的疼痛[53,54]。相反的，躯体化障碍的患者夜间最糟糕，他们有讨论自我病症的嗜好，通常没有家族史及自主神经症状[31]。

总的来说，年长的患者与年轻的患者相比，躯体症状不会更多。多个身体不适症状不应被忽视认为衰老的表现，而应仔细考虑为另一个潜在问题的症状，潜在的问题通常为抑郁症或医学疾病。年老的患者通过在家庭成员中释放不满情绪及引发内疚来表达身体不适[21]。

焦虑症

急性焦虑症的患者经常会有过度呼吸，且频繁表现为可获得同情的病症。他们或许过度警惕、易怒，可能表现有肌肉紧张的征象[31]，或许对自身的健康过度担心，感到烦躁不安，易怒，很难放松，或失眠的，或入睡困难的病史，且有头痛、发麻、头晕和腹泻的症状[55]。躯体化障碍的患者表现出发病率较高的焦虑不适，特别是广义的焦虑障碍[56]。

身体疾病

当躯体化障碍的患者发展为真正的器官疾病，他们与其他的患者表现类似，有明确的主诉，清晰的时间记事，当检查后的阳性结果[32]。遗憾的是，这些患者疾病的主观报告是不可信任的，医生必须依赖于更多的客观证据，包括体检，常规的实验室检查[22]。临终出现的多个身体症状经常是身体疾病的结果[7,22]。而且，症状持续时间较短的患者很可能有器质性疾病。

虽然，任何器质性疾病都可能被误诊为躯体化障碍，但是罗列在框 111-3 中的那些不常见的、怪异的、非典型的表现需要特别的注意[13]。

装病或诈病

躯体化障碍的患者不存心装病；他们是无意识行为改变的一种展示。这一群体的患者，他们无意识地从疾病中获得同情、鼓励、引起注意、支持，并不明显丢失自尊[49]。与此相反，装病或诈病则是以故意模仿或疾病的结果为特征（参见 112 章）。因为这些骗术在急诊科很难识别，这些患者通常被误认为患有躯体化障碍。

治疗

转化障碍的症状为患者提供了保护性应对价值，如果没有提供充足的心理学帮助和治疗就打发这些病人应该谨慎。而且，新的症状可出现并替代以前的症状。尽可能去除外部的应激和压力。患者需要心理评估和治疗[9,10]，在急诊科进行心理评估

框 111-3　器质性疾病误诊为躯体化障碍

内分泌疾病：甲状旁腺功能亢进，甲状腺疾病，Addison's 病，胰岛瘤，垂体功能全低下症
中毒：肉毒，一氧化碳，重金属
卟啉症
多发性硬化
全身性红斑狼疮
Wilson's 病
重症肌无力
吉兰-巴雷综合征
尿毒症

是有益的[47]。

转化障碍再次发生很普遍，但和转化障碍的个体事件相关的预后是好的，从症状中恢复的可能性超过其他躯体化障碍患者[12,21,41]。较好的预后因素包括：①发病前良好的健康；②无器质性疾病或不伴随主要的精神病症状；③急性和近期发病；④明确的应激事件诱发；⑤表现为瘫痪，失声或失明等症状。

安慰

没有医学或心理疾病的年轻患者，对明确的心理应激的反应表现为躯体化，通过对他们的症状进行适当解释通常能成功消除。然而，患有慢性躯体化的患者，会将此理解是对他们患者角色的否定，几乎不愿意接受安慰。由于他们想要伴随的疾病得到认可和承认，他们认为这些疾病是他们自身的，所以当没有病态状况发现时就会感到失望。相反，获得诊断后就会兴高采烈，但他们对康复是抵触的，因为潜意识会认为"治愈疾病的阴霾"将对病人角色构成威胁[49]。因此，治愈的努力常遭遇副作用、变态反应及新的症状。这些患者需要其他的治疗策略。

症状的合法化

大部分慢性躯体化的患者将他们的症状按心理学解释为对说谎或智力低下的指责。医生信任他们的症状，并且不"谈论出来"相当重要。首先要聆听和真正地理解患者所感受到的和想要表达的内容。痛苦通常是主观现象，并且从这个意义上说，痛苦在这些患者中是真实存在的[22]。医生应该对患者的不适产生共鸣。如果医生承认疾病的合理性，并且保证继续医疗，患者的疾病行为将会被控制。

应不打断让患者诉说自己的故事。应告知他们患病导致有许多症状但并不会恶化[1,57]。关于完全"治愈"的可能，医生应提供谨慎的预测。与过度乐观的保证相比，这样或许对患者更好，因为前者保证了他们的病人角色，将医生从对手的位置转变过来[1,6,52]。

诊断

诊断分类对躯体化患者是极其重要的，但是这个术语精确的含义应对患者阐明以避免误解。症状的解释纳入了身体反应和描述，如过度换气、紧张性头疼、肌肉紧张、肌肉拉伤、胸壁肌肉痉挛或紧张，这样比完全的精神病学诊断更易接受。当允许对包括身

体功能到心理压力的关系做更多深入解释时，医生认为症状来源于社会可接受的疾病，这样可使患者恢复信心。反过来，可为未来精神病的会诊或精神病治疗做准备[8-10,52]。

同时，使用术语如"非典型疼痛"或"伤害后的多样不适"，表达诊断不确定性是对患者最好的方法。在更大范围，健康管理机构要对他们的会员进行教育包括告知躯体化的过程，药物和其他干预的副作用，以及正常人群可有的躯体症状[3]。

药物

躯体化障碍的患者和药物有高度的密切关系，即使连续用药没有好处他们仍不愿意停止用药[31]。医生应避免使用会产生成瘾综合征或依赖性，以及无法长期安全使用的药物[32]。如果可以的话，止痛药物应定期开处方而不是"根据需要"[31]开出。有躯体病样疼痛症的患者从包括三环类的抗抑郁药中显著受益[58]。主要表现为抑郁的躯体化患者的病情能通过抑郁症的药物治疗得到改善[45]。

治疗应简单，且限于锻炼、规定饮食、理疗，必要时使用维生素[52]。应避免住院治疗和麻醉药品使用。良性的方法，例如洗剂、营养补充品、弹性绷带及电热毯也许有用[16,22]。药物疗法应简化并且仅针对最痛苦的症状给予处理。在开始任何一种药物治疗之前，应识别特异的目标症状。目标是恢复功能及使目标症状可以忍受，而不是完全移除它们。如果急诊科的患者需要增加剂量或更强的药物处理，在给予任何改动之前应同他们的普通内科医生回顾用药史。坚持使用药物的患者应告知长期使用阿片药物伴随的严重副作用，特别是便秘、镇静状态、受损的意识及要忍受成瘾的渐进性发展[22]。

心理健康咨询

躯体化障碍的患者很难面对自身情感，并把精神评估看作是对他们患者角色的一种威胁。当认为他们的恐惧或信仰是无根据时，他们会产生攻击[7,11]。他们通常会抵制或干扰精神性的咨询，企图解释为"甩了精神病医师"[31]。然而，精神病学会诊对以下情况是适宜的：①确定诊断或讨论用药；②当患者同时存在慢性抑郁或精神病的临床表现；③当症状突然改变或变得奇异；④患者有自杀意念或严重的破坏性行为；⑤当目前的处理不能执行；⑥患者需要心理疗法[9,10,31]。良好的预后因素包括年轻、急性发病、同时发生焦虑或抑郁、有限的身体疾病[59]。

如果治疗目标是身体症状和身体不适，许多患者愿意在"压力管理"的大标题下进行心理治疗[16]。集体治疗多为教育而非心理治疗，其应用有一定的局限。患者应被保证会在其初始的主治医生治疗之下，而非已被放弃。

医生看法

就医生而言，诊断和治疗躯体化障碍患者的关键是有效和适当的交流技巧。由于冒险指出他们没有什么"不适"及他们的症状不需要治疗，躯体化患者或许对此提出质疑。照顾这些患者的医生应当提前意识到当不能从病理生理角度对患者的不适做出解释时，患者可能出现的无助的、生气的或内疚的感觉。当躯体化障碍患者和医生在一起时，他们变得和他们的医生一样泄气。通常情况下医生和工作人员迅速给躯体化障碍的患者贴上"疑难患者"的标签[61,62]。不幸的是，为这些患者工作的挫折感很快压倒了医生的同情感，导致了交流的快速崩溃。尽管已报道了大量的抑郁症状，医生很少对这些患者表现出共鸣[63,64]。

治疗目标

尽管缺乏客观病理生理学的表现，事实上，躯体化患者需要有形的和有效的帮助。对一些人来说，有病状态可使他们被关心和照顾。这样可以给他们提供对他们来说不是有用的自尊感。也可使得他们从有害的个人和行业的职责责任中获得体面的解脱[40]。尝试治疗对躯体化障碍这个角色会带来威胁，因此可以理解，医生所作的过度积极预测遇到了失望、怀疑，甚至是对他们专业能力露骨的责备[4,16,52]。因此，治疗的目标应在控制伤残以及适宜的指导，而不是治愈[21,59]。治疗如果以交感神经症状及详细的问题为导向的病史开始，并给予病人反复的暗示他可能病了，治疗过程也许会比较顺利。当疼痛为显著特征时，不应许诺患者完全减轻，而是，教会患者"学会和疼痛共同生活"。

治疗的目标应集中在疾病行为的改变和功能状态的改善[40]。可达到的终点包括：①减少紧急医疗资源应用的频率，特别是减少在急诊科就诊和非预订就诊；②避免昂贵和危险性高时诊疗手段；③提高工作或学校的成绩；④参与更多的社会活动；⑤更佳的人际关系[9,13,22]。

这些法则同样适用于儿童躯体化障碍患者。不必要的测验和程序除了将患者置于危险之外，还可促进躯体化。医生承认患者的痛苦和家庭的担心,"康复"的治疗方法强调了回到正常的生活而非减轻症状,奖励健康的生活行为,帮助患者摆脱病人的角色,鼓励病人负有责任地与疾病对抗,治疗潜在的抑郁问题,这些都是治疗的基石[24]。

躯体化障碍的患者被描述为"可能遇到的最深刻的,反省最少及认知最少的"患者[32]。对这些患者而言,理解情绪和躯体不适之间的关联不是治疗目标,并且以洞察力为导向的心理疗法既不富有成效也不划算[16,21,22,32]。另一方面,医生和患者都必须在传统的家长式医-患关系中接受根本的改变。对健康和疾病管理,必须移交患者本人[21]。

处置

适宜的精神病学治疗参考应提供给患者。门诊病人测试或住院治疗应避免,除非明显的客观体征表明了诊断性调查或治疗性干预的需要[21,32]。

一般来说,处理最好由一个主治医生来进行,这名医生应成为所有医疗咨询和治疗的把关者[8-10,13,16,31,52,59]。患者应被告知并无让人恐惧的结果出现,进一步的测试及额外的药物在此时并不需要,持续的照顾和周期性的评估将被安排进行。慢性躯体化的患者开始时应每2~4周看一次医生,即使他们的症状很稳定,也最好由他们的主治医生接诊。这个访问应该以时间为定,而不是以需要来决定。对患者而言,这样就切断了医疗接触与病情恶化或额外症状出现之间的关系。器质性疾病早期检测和再次评估[13,21]。患者认为拜访医生比任何治疗要有价值[32]。

重要概念

- 躯体化障碍患者的行为是无意识的,他们没有"假装"他们的不适或症状。
- 短期的处理应包括承认症状,富有同情心的交流及确保患者身体状况被安排及维持的持续警惕性。
- 躯体化障碍的长期治疗不太可能。然而,改善功能症状,使其保持稳定状态是可完成的目标。该任务可以在初级保健机构实行而不是在急诊科。
- 实验室实验、专业咨询,药物的使用及住院治疗应避免(除非发现了新的客观临床调查结果)。
- 如果可能的话,护理决策应遵从患者的主治医师。

本章参考文献请参见http://pumpress.bjmu.edu.cn/eduservice/3419.html

第112章 做作性障碍和诈病

Jag S.Heer and Thomas B.Purcell

彭卓 译 李丽君 校

概述

一些患者可能会因为一些故意假装的症状来急诊科就诊。产生这种行为的动机可分为两个截然不同的方面：做作性障碍（factitious disorders）和诈病（malingering）。

做作性障碍的症状和体征特点是在无外界诱因时有意或假装产生的[1,2]。纵观历史，做作性障碍一直存在。公元2世纪，古罗马医生就发现病人假装呕吐和直肠出血[3]。Hector Gavin 在1834年试图将这些行为归类。这些病人中大约有1%是精神病患者，但这个数据稍低于在急诊发生的情况，因为这部分患者很少愿意接受精神专科治疗[1,4]。在不明原因发热的感染患者中，9.3%是做作性障碍[5]。癫痫患者中5%~20%为精神病性发作。在一些基层的治疗中心，这个数据甚至会上升到44%[6]。肾结石患者中也有3.5%被发现为做作性障碍[7]。

孟乔森综合征（Munchausen综合征）是一种最具戏剧性的、很激烈的做作性障碍，最早于1951年被发现[8]。这个少见的综合征命名来源于Baron Karl F. von Munchausen（1720—1797），他是一位受人尊敬的德国军官，以善于讲轶事而闻名[3]。Munchausen综合征中有10%~20%是做作性障碍患者。其他的命名还包括"医院流浪综合征"（患者在各个医院内徘徊）、"流浪问题患者"、"医院成瘾者"、"外科治疗癖"、"剖腹手术癖"、"Kopenickades综合征"、"Ahasuerus综合征"和"医院流浪者"[4,10,11]。

代理人Munchausen综合征（Munchausen syndrome by proxy，MSBP）在1977年首先被发现，它是在被父母或保姆照料的孩子中出现的伪装出来的疾病，是一种尤其有害的类型[12]。在美国每年估计有将近1 200例新增的MSBP[3]。这种情况不包括家长简单粗暴的体罚、忽略子女教育；仅用说谎来掩饰体罚的行为也不被称为MSBP[13,14]。鉴别诊断的关键在于动机：MSBP的病例中，妈妈让孩子生病，能从中获得相应的利益。MSBP中死亡率达9%~31%[14,15]。死亡的孩子年龄通常小于3岁，最常见的死因是窒息和中毒[14]。在这些孩子中，因为疾病或侵入性操作直接造成的永久性畸形或身体功能障碍、各种药物损害、重大手术占到至少8%[14,16]。MSBP还有一些其他的命名，包括Polle综合征（Polle是Munchausen男爵的一个孩子，死于神秘的原因）[10]、代理人造作性障碍、儿科伪造疾病以及Meadow综合征[2]。

诈病是通过假装或夸大身体或精神症状来故意装病，有外部诱因为动机，如逃避服兵役、逃避工作、获得经济赔偿金、避免刑事诉讼、获得麻醉药品、准许住院（为了获得免费食宿）或改善生活状况等[2,19-21]。这些"患者"到急诊科就诊最常见的目的是为了获得麻醉药品，而在普通门诊中最常见的目的则是为了获得保险金或工伤赔偿金[22]。统计诈病的发生率是很困难的，据不全统计，在一般的精神病人中发生率大概为1%，在军人中约为5%，在纠纷事件中的患者诈病发生率可高达10%~20%[20]。美国临床神经心理学会的一项调查显示最有可能伪装的症状为轻度颅脑损伤、纤维肌痛、慢性疲劳综合征及慢性疼痛[23]。

临床特征

做作性障碍

做作性障碍的症状具有强迫性的特点，做作性障碍患者不能控制自己的行为，即使这种行为具有危险性。行为是自愿的，可以是故意的或有特殊目的，但并不能被完全控制[2]。对于做作性障碍患者来说，出现这些欺骗性症状的潜在动机自己是无意识的[9,24,25]。承认自己导致自身伤害的个别案例（如自残）不能归于做作性障碍的范畴[17]。做作性障碍是人们对于生活压力、社会心理压力（如离婚、自尊心受挫）做出的反应[26]，症状的出现与心理及生理状况均有关。

精神心理症状

这种疾病是故意表现出精神症状（通常为精神病样症状）暗示其患有精神病。兴奋剂可致心神不宁或失眠，迷幻剂可致觉醒水平的改变，安眠药可引起昏睡。做作性障碍患者精神心理症状较身体症状少见，且前者的发生几乎总伴随严重的人格障碍[2,17]。

身体症状

故意表现出的身体症状形式各种各样，包括无明显体征的不适（如假装的腹痛）、捏造患病的症状（如谎称脓尿、贫血）、自身伤害（如皮下注射污染物致局部脓肿形成）、故意滥用药物（如利尿剂、胰岛素）[21]。这些患者中小于 40 岁的未婚女性占很大比例。患者通常认为自己患有疾病，很少向他人倾诉。患者大多是具有良好教育背景、认真负责、品行端正的工作者、学生及研究人员[21,27,28]，通常在卫生保健机构工作，如护士、内科医生及助教。

这些患者勇于经受极大的困苦，如截肢、器官切除，甚至死亡[21]。多种多样的住院治疗措施常常导致医疗相关的身体症状，如术后疼痛综合征和药物成瘾。患者们为了自己的目的要求持续地住院治疗。他们通常心理脆弱、多愁善感，甚至有自杀倾向[27]。卫生保健机构和关爱者合作成立了帮助患者树立信心的机构，它是这些患者心灵的避风港湾[4,21,24,29]。患者坚信自己患有某种疾病，只是暂时还没有被发现。结果就是患者会制造一些人工症状让医生继续去寻找疾病的证据[21]。伪病行为甚至出现在互联网上，网络上通过聊天室或论坛进行私人交流、通信的"虚拟援助团体"实际上是在进行犯罪，假借疾病或危难获取关心、同情，或试图控制他人。

儿童中的做作性障碍也越来越多地被发现（这与之前提到的 MSBP 截然不同）。大量有关这些儿童的医学研究提示患儿的年龄为 8～18 岁，性格特征多为温和、缺乏激情、兴趣寡淡、忧郁、有社交障碍，这些孩子常常是肥胖儿童[31]。他们中最常见的症状是不明原因的发热、糖尿病酮症酸中毒、周期性的感染。如能在年龄较小时确诊并给予心理治疗干预，则预后较好[31]。

Munchausen 综合征

真正确诊为 Munchausen 综合征的患者是很少的，其需要有长期的"医疗欺骗"行为。通常欺骗行为开始于 20 岁之前，35～39 岁被确诊。患者中男女比例为 2∶1[4,32]。患者想方设法住院并且坚决拒绝出院。他们的欺骗行为一般延续 9 年，但也有持续达 50 年的[4]。为了寻求反复住院的机会他们的足迹遍布很多城市、州及国家[2]。

这些患者将自己视为重要人士，或至少是和重要人士相关的人，他们的生活履历被描述的非常杰出[32]。他们掌握了大量的医学专业术语。这些人一般有一个真实的疾病史，他们会展示出各种客观检查的证据[27]。

这些症状的存在是因为人们的医学知识有限、喜欢不切实际的联想所致[2]。这个所谓的疾病被称为"窘境分析"（dilemma diagnoses），研究者很少能完全除外疾病、阐明病因或是证明从前根本没有患过病[4]。一般能够被允许住院的症状包括：腹痛、自我注射不明物质[10,11]、脓尿、失血性疾病、咯血、发作性头痛、癫痫发作、气短、哮喘导致呼吸衰竭[4,33]、慢性疼痛[25]、急性心血管事件（如胸痛、高血压、晕厥）[32]、肾绞痛和假装的肾结石[7]、不明原因的发热[5,11]、严重低血糖、伴随瞳孔不等大的昏迷[34]。这些自我伤害的方式是极其危险的，甚至可危及生命[10]。

这些患者通常在夜间或周末到急诊科就诊，这样就可以尽可能减少精神科医师、内科医师会诊的可能性，避免查询过去的医疗记录[11,27]。在教学医院中，这些患者常于 7 月份就诊，因为这时候往往是住院医生更换时节[4]。他们用周密的、引人入胜的、夸大的，甚至是谎言来叙述自己的病史。幻想性谎言癖或病态的谎言是这类患者的一个特征。慢性病患者常常在一生中都希望扮演一个重要的英勇角色，这是他实现幻想的一个方式[35]。然而在问到有关就医情况的细节问题时，病史就会立刻变得模糊和易变[2,29]。如果尝试治疗这些基于门诊问题的抱怨时，则会受到病人强烈的抵制[25]。一旦发生这种情况，患者就会投诉医生。当患者的这种"恶作剧"被识破，担心被忽视的恐惧就会突然转变为对主管医生的愤怒，接下来就会离开医院并拒绝接受医生的建议[10,11,25]。

代理人 Munchausen 综合征

MSBP（Munchausen Syndrome by Proxy，MSBP）的诊断有其特殊的标准[14]（框 112-1）。一般依靠主

> **框 112-1　MSBP 的诊断标准**
>
> 1. 父母或监护人编造或制造疾病及反常的症状
> 2. 孩子的症状、体征是持续存在的
> 3. 施虐者不承认真实的病因
> 4. 当孩子与施虐者隔离后急性发作的症状、体征消失

诉不能诊断，因为病因不明，故传统的治疗方法也难以奏效[14]。患者描述的症状通常多于 5 个，含糊混杂，似乎少见而又严重，且无法证实。这些情况总是发生在母亲与孩子独处时[36]。当受害者留院观察时有 72%～95% 的患者会假装出现各种不适[14]。

一种情况是由母亲伪装的疾病，实际上孩子没有受到直接伤害（如向尿样中加入血液）的占 25%。另一种情况是母亲实际上造成了孩子患病（如向静脉中注射杂质），这种案例占到 50%。两者均有的占 25%[14]。

MSBP 患者大多表现为人为的出血、癫痫发作、中枢神经系统症状、抑郁、呼吸暂停、腹泻、呕吐、发热及出疹[14]。已报道的方式有使用药物或毒物（如慢性三氧化二砷中毒、催吐剂、杀鼠灵、酚酞、碳氢化合物、药用盐、丙咪嗪、通便剂、中枢镇静药）、在皮肤上涂抹腐蚀性物质、经鼻腔吸入食用油[12,14-16,27,37]。造成窒息的方法包括：①用单手或双手、布料、塑料薄膜掩住口鼻；②将手指插入到口腔后方。用这样的方法即是在挣扎过的婴儿皮肤上都不会留有痕迹[38]。癫痫发作的案例很常见，一般均有第三方目击者，但目击者通常都对癫痫发作的程度否认知情[14]。

有一种 MSBP 被称为连续性代理人 Munchausen 综合征（serial Munchausen syndrome by proxy）。表现为在兄弟姐妹中都有类似的奇怪症状，尽管通常每次只有一个孩子发病[15,16,38]。这其中有 9% 的案例，兄弟姐妹死因不明[14]。

施虐者特点

有上述不当行为的母亲中 98% 来自社会经济学团体中的生物学领域[14]。她们中许多人都有卫生保健或社会工作的职业背景，或自己本身是 Munchausen 综合征患者，或是有精神病治疗史、婚姻问题及自杀倾向[14,15]。抑郁、焦虑及由此导致的躯体症状十分普遍，不过坦率地说这些母亲的精神症状都不是很典型的[14,16]。卫生保健行业和儿童保护机构的从业者是有实施这些伤害手段的能力的[39]。她们通常看似友善、善于交际、能进行团队协作、良好的医疗技术水平，但常常会有病态地对自己的孩子进行侵入性检查的癖好[3]。她们愿意同孩子留在医院里，想方设法同医院的同事搞好关系，乐于获得同事们的关心及关注[12-14,16,37]。但当被质疑时与医疗团队友好的关系就会迅速交恶[19]。

大部分母亲在童年时均有受虐待的经历，出于自身需要而接触医疗卫生机构[36,40]。她们常常不能区分是孩子还是自己需要接受治疗。当孩子住院时她们可以获得医疗及护理方面的照顾[13,14,16,40]。这样可以使母亲逃避自己的身心疾病、婚姻问题或社交障碍[36]。

受虐者特点

MSBP 中受虐儿童男女比例为 1∶1。确诊者中平均年龄 40 个月，从发现症状、体征到确诊平均需要 15 个月[14]。这些儿童中被误诊为其他疾病的情况很常见[40]。他们绝大多数在一个以上的医疗机构住院治疗过，且均发育不良。目前 MSBP 的许多领域还需进一步研究，如家庭关系、抑郁及对疾病关注度不足等问题[16]。这些受虐儿童在后期可发展为做作性障碍[3]。尽管很罕见，但在中老年人群中也发现了 MSBP 的受虐者[41]。

诈病

诈病在反社会型人格障碍（antisocial personality disorder）人群中很常见。诈病者对之前就医及治疗经过的描述均很模糊，之前的主治医师也不得而知。同时，在无人关注时他们就不再伪装了[27]。还有一些"患者"，如吸毒者、寒冷夜晚想留宿医院的流浪者、希望假释的服刑人员等，他们诈病的动机就更显而易见了。

相对于做作性障碍患者来说，诈病者更愿意假装精神症状，因为这很难被证实。最常见伪装的症状是失忆，其次还有妄想、抑郁、自杀倾向和精神病[20]。

诊断

做作性障碍

做作性障碍早期容易被误诊，因为医生很少考虑到做作性障碍的可能性。内科医生不熟悉这个领域，患者也没有表现出做作性障碍的人格类型[7]。做作性障碍的诊断和其他器质性病变的诊断常常相互混淆。比如，胰岛素依赖的糖尿病患者假装低血

糖，伪装皮肤问题后真的患皮肤病[1]。鉴别做作性障碍通常要注意以下四点：①偶然发作；②有诊断依据；③实验室检查阴性；④排除法[17]。Wallach 提出了应用实验室方法诊断癔病，包括：激素水平监测，血液学监测，泌尿生殖系统、胃肠系统和感染相关监测[42]。

诊断 MSBP 需要患者详细的主诉和亲近的监护人提供的证据，监护人应单独面谈。在做作性障碍发作时，虽然陪伴、照顾孩子是必要的，但父母应该表现得更足智多谋一些[40]。应该了解癔病的家族史。对受虐儿童需要就饮食、服药情况、症状等私下当面详细询问。虽然可能会受到父母的阻挠，但是请尽可能收集之前的虐待记录，且尽可能对其他孩子也进行体检。

早期发现 MSBP 的难点在于人们容易忽略掉这个诊断。一旦联想到它时，医生还是比较容易作出诊断的[14]。疑似病例可通过以下方法确诊：在症状发作停止时将父母与孩子隔离观察，住院期间设置监控录像，毒素监测等[16,36,38]。绝大多数住院病例中，父母通常在住院第一日试图暗暗诱发儿童症状发作[14,36]。

诈病

存在某些因素时应首先怀疑诈病（框 112-2）[2,43]。患者自己患有诈病是很少见的情况[44]。因为诈病已经构成了犯罪行为，所以诊断的相关资料必须详细、齐备[20]。缺乏依据时，应将其视为普通患者对待[44]。吸毒的诈病者会假装表现出非常严重的反应，以期说服医生处方给他们想要的药品或特殊药品（如哌替啶或盐酸氢吗啡酮）[45]。令人难过的是互联网上竟然有很多专业的建议教授如何进行诈病[45]。

鉴别考虑

做作性障碍患者较诈病者更有尊严，他们除了扮演一个生病的角色外，并没有期望通过住院或手术而获得额外的利益[2,10,22]。大多数做作性障碍患者的临床表现与 Munchausen 综合征不同，前者更加巧妙、可信。做作性障碍患者的症状一般是慢性过程，而不

框 112-2　诈病的特点

1. 有法医学背景（如患者的联系人是自己的律师）
2. 主诉和客观资料（如查体、辅助检查）不一致
3. 诊疗过程中不配合，不遵从常规诊疗方案
4. 表现出或曾有过反社会行为

是急性发作[21]。能否除外做作性障碍关键是看有没有客观证据证明其患有其他疾病。较做作性障碍来说，诈病患者通常不是慢性的发病过程，且后者更加不情愿接受昂贵的、痛苦的、有风险的检查措施或手术[22]。

治疗

对做作性障碍病人的治疗方法依赖于病人的特点。了解掌握做作性障碍病人（尤其是青春期少年）的一般模型是非常困难和富有挑战的，但是这要比掌握 Munchausen 综合征更有价值[1,9,24,29]。由抑郁引起的病例要比与模糊人格相关的病例有更好的预后[27]。

不同于 Munchausen 综合征和 MSBP，对于最佳接近做作性障碍病人的方法还未达成共识。有学者提出，在医生与患者建立起良好关系的前提的下，直接而非指责的对诊法被认为是有效治疗的基础[4,21,22,27]，这也许是门诊治疗被接受的第一步[4]。

也有学者提出，面对面的治疗对大多数病人是无效的，甚至于会削弱病人必须的心理防御而起到反作用。强迫病患认知外界客观事实，同时驳斥其内在主观经验，可能会导致病患对于合理存在的认知的功能紊乱，使其有自杀倾向的风险[9,17,29,46,47]。如果实施一些能保护患者面子的措施，患者会感到安全，可能会放弃抵御的情绪并放弃声称有病。这种方法，我们称为有益身心的双盲法，或者意外法，这包括告知病人癔病是可能存在的。病人还可以被告知，对于种种医学治疗的失败恰恰证明病人的问题不在于器官而在于心理。病人的问题被以下的方式重新对待：①症状和解决办法是合理的；②病患别无选择，要么接受推荐的治疗，要么去别的地方寻求治疗[9,47]。

Munchausen 综合征的病患个体，典型的表现为公开的反社会人格或边缘性人格特质，要求很多，有操纵感，尤其是在对镇痛药的态度上[5,9]。他们被描述成是"无药可救"的，事实上成功解决这种情况的方法是值得报道的，早期对抗和限制行为，特别是相关药物的应用已经被提出了[9,11,21,25,27]。虽然 Munchausen 综合征的病人不愿意行全面检查，但还是应该进行全面的体格检查来除外可能存在的病理情况。

MSBP 是儿童（包括老年人）受虐待后的一类综合征，需要优先采取恰当的方法来保护这些受害者，比如福利机构下发通知书[38,41]。一旦明确诊断或父母主动承认，精神心理治疗需要立即进行，因为这类

病人自杀的风险相当高[14]。

诈病者并不想接受治疗。对于他们来说，最不想面对的情况就是被确诊并且给予合适的治疗，因为他们为了个人的利益"在和制度赌博"。急诊内科医生应该保持冷静客观的中立立场，告知病人他们的症状和辅助检查结果同任何一种严重的疾病都相符，以消除患者的恐惧。

一些学者将患者通过虚假的行为得到医疗资源认定为犯罪行为，一些州政府也已经立法，来制止通过欺骗而得到医疗服务。有报道，上述类似行为以原告胜诉而告终[48]。相反的，癔病患者会被起诉。在处理这类病人的时候，医院监管和风险控制应该被纳入。暗中进行调查是不明智的，对病人隐私权的尊重是必要的[17]。

处理

做作性障碍患者应当随访，如果患者可以接受的话，应替其安排精神心理咨询。尽可能避免去其他不熟悉病史的医疗机构就医。

如果不了解 Munchausen 综合征患者的病史，就会因为其表现的症状而将其收住院。对急诊就诊的患者来说，尽管可能被拒绝，也应告知其门诊随诊病向其提供精神心理指导[25]。

因为 MSBP 中施虐方一般会在住院后很快诱导对方发病，所以在没有采取恰当预防措施的情况下贸然允许受虐方（儿童或老人）入院，实际上大大增加了后者的危险[14]。可疑施虐者的探访应该被严格监督，且来自这个家庭的食物、饮品、药物均应避免接触。应告知患者所采取的保护措施。已确诊的 MSBP 病例中的儿童应脱离于原来的家庭，最好避免接近自己的母亲，在早期就接受长期的照顾和随访。孩子返回家庭后再次受虐待的比率很高[39]。据报道的死亡病例中有 20% 的父母承认孩子送回家庭后被虐待致死[14]。

如果症状没有缓解，疑似诈病者应继续接受基本的治疗。当他们拒绝治疗或企图自己解决问题时这些人会变得十分危险[19]。

重要概念

- 在急诊科就诊的自觉症状明显的患者可分为两大类：①诈病者：他们通过诈病可获得其他利益，这些人可以控制自己的行为；②做作性障碍患者：他们想扮演成患者，这些人不能控制自己的行为。
- 对疑似做作性障碍患者急诊医师应保持对患者关怀的态度同时进一步搜寻其他器质性或精神性疾病的客观证据。
- 在缺乏客观的诊断依据时应避免不必要的检查、药物治疗及住院治疗，应给予这些患者继续的基本治疗。
- 疑似 MSBP 的病例，应将保护受虐者（儿童或老人）放于首位。

本章参考文献请参见 http://pumpress.bjmu.edu.cn/eduservice/3419.html

第113章 自杀

Stephen A. Colucciello

万林 译　李丽君 校

概述

自从人类有历史记录以来，自杀可见于各种社会形态。在不同的地域和文化中，对于自杀的态度也有着显著性的不同。塞内加（罗马的政治家、哲学家、悲剧作家）认为自杀是对个人自由的终极体现，但晚期的犹太教和基督教，对此持批判态度。莎士比亚描述自杀为一种怜悯、可悲的行为[1]。

在美国，有49个州视自杀为非法行为，仅于1994年在俄勒冈州，承认疾病晚期患者自杀为合法。在网络中，自杀帮助小组甚至提供各种积极自杀的方法，有超过100 000处适合自杀的地点在网上被公布[2]，这也受到了公众的谴责。

自杀者占据急诊就诊患者的2%[3]。在急诊室接诊到有潜在自杀可能患者时，有两件事需要注意。首先，自杀者会表现出人格缺失或潜在精神障碍，这种紧急情况在有限时间内是可以解决治疗的。其次，除了精神疾病患者，自杀者对死亡有着矛盾的情绪，急诊医师的态度及接诊方式，可帮助患者最终选择解决问题，而不是选择死亡。

定义

自杀，源于拉丁语 *suicidum*（杀死自己），指的是一个连续的从思想到行动、从构思到执行直至完成的过程[4]。在英语中，*Parasuicide* 被用来描述试图自杀的企图、想法，而不是最终构成死亡的事实。统计学上，有10~40例自杀，由最初的企图最终成为死亡事实[5]。慢性自杀行为，包括反复的自我伤害，例如酒精性肝病患者严重酗酒。不明原因自杀是指伪装成事故的自我伤害行为，例如醉酒、消沉的驾驶员发生的车祸。无声自杀是指通过非暴力手段、缓慢地杀死自己，例如饥饿或拒绝基础医疗情况，多见于老年人，且经常不能被识别。

自杀协议是指有亲密关系的两个人私下的协定，占自杀事件的0.6%[6]。大规模或群体的自杀行为，通常见于自愿或非自愿的宗教组织成员。

流行病学

自杀是一种很常见的行为，3个人中就有1个人在其一生中产生过自杀的想法[7]。在美国，1/10的自杀会导致死亡，每半年超过32 000例。2004年自杀比率大概为11.05/100 000[8]，这相当于每天有89起自杀，或者每16分钟发生1起。5年时间里，大概有412 000急诊患者试图自杀或伤害自己。最常见的方式是服毒（68%），接下来是割腕或刀刺（20%）。1/3患者收住入院，其中31%收住监护病房。其中55%的就诊患者存在精神疾病，包括34%的抑郁症患者以及16%的酒精依赖患者[9]。

自杀比率由于年龄、性别、种族以及婚姻状况的不同而不同。自杀在老年人群中更常见，尤其是白种男性。自杀案例的比率随着年龄增长而增加，5~14岁青年占5%，超过64岁成年人占34%[10]。在美国，白种男性自杀率为73%。白种本地美国人自杀率远远超过非裔、西班牙或亚裔美国人。婚姻可能使得自杀率升高，但分居或离婚人群比从未有过婚姻的人拥有更高的自杀率。

女性尝试自杀的比率是男性的3~4倍，然而男性自杀成功率是女性的3~4倍。在美国的一项研究中，女性尝试自杀的致死率只有5%，男性相对却有23%[10]。一般来说，男性倾向于使用更致命的方式，例如轻武器。世界范围来说，中国和印度女性自杀率高于其他地区[11]。怀孕女性较育龄期而未怀孕女性明显风险更低。母性似乎可以预防自杀的发生，但产后抑郁除外。

大多数自杀的人有一个或很多的危险因素。这些高危因素包括：精神分裂、酗酒、毒品成瘾、青少年、老年以及患有慢性疾病。对于住院的精神疾病患者，在入院治疗后的第1个月内有高自杀风险[12]，尤其是经过治疗后的1周内[13]甚至更早，都有着高的危险因素[14]。

双性恋或同性恋群体有较高的自杀风险[15]。这种高风险同样体现在女同性恋、男同性恋及青少年双性恋患者中[16]。18～24岁的失业者也拥有较高的自杀风险[17]。患有精神疾病的无家可归者有着尤其高的自杀风险。监禁也成了自杀的高危因素，在监禁释放后的前2周，死亡的风险是普通人群的12倍。引起死亡的原因包括过量使用药物、心血管疾病、谋杀和自杀[18]。一般来说，囚犯的自杀风险接近精神病患者[19]。

自杀身亡与试图自杀两者是独立的事件，但彼此之间有交叉[20]。10%～15%企图自杀者最终死亡，第一次尝试即死亡的患者中60%～70%既往无自杀史。在想要自杀但未接触过精神疾病治疗的患者中，其中约1/3（32%）并无精神障碍。

病因和病原学

社会性、精神病学和生物学因素

引起自杀有很多动机。有时候，自杀被看做从恶性疾病或慢性疼痛中获得解脱的方法，还可作为复仇的行为或政治声明。大多数自杀行为常见于充满绝望的个体，内疚或自我憎恨通常混合出现于潜在精神错乱和人格缺失的情况。对于成人与青少年的潜在自杀因素通常是相似的；然而，青少年试图使得自杀更具有"传奇化"色彩，比如频繁的"复制"名人或朋友的自杀行为。除去动机，大多数自杀者处于情感混乱状态，自杀对他们的吸引等同于继续生存下去的渴望。这种内在的冲突，表现于更强烈的试图自杀而不是完成自杀导致死亡，事实上很多人在死亡前曾向医师咨询。

精神心理学者认为自杀是一种精神力量。弗洛伊德相信，自杀起源于进攻，最早是针对另一个人，最终演变为针对自己。沮丧、消沉和自杀，在弗洛伊德学说中，被认为是内在愤怒的一种模式。很多学者都认可这种自杀与进攻的联系。在美国，每

框 113-1　自杀危险因素

人口统计学资料
　65 岁以上白种人
　60 岁以上女性
　15～24 岁男性
　15～34 岁的印第安人种或本土阿拉斯加人种
精神疾病
　严重抑郁
　躁狂-抑郁双向障碍
　精神分裂症
　边缘人格紊乱
　恐慌发作
药物滥用
　酒精成瘾
　药物成瘾（可卡因）
医疗记录
　既往自杀未遂
　慢性疾病或疼痛
　性别混淆
　近期精神疾病住院治疗
　终末期疾病（癌症或艾滋病）
　低智商评分（男性）
　缺乏自身认知
　侏儒（男性）
　隆胸患者（女性）
家族史
　暴力家族史
　自杀家族史
社会因素
　枪支持有
　独居
　分居、离婚、寡居
　失业
　无家可归
　近期失去亲人
　退役军人
　近期监禁史
　无宗教信仰
情感因素
　失望
　长期孤独
　向往死亡

年超过1000例死亡事件是由谋杀-自杀引起的。这些罪犯，往往是沮丧的母亲、老年离婚男性或是具有强烈性妒忌的年轻人，受害者则是儿童、有血缘关系的家人或是女性性伴侣。自杀和暴力事件是酗酒者最大的两个风险[23]。

冲动导致自杀事件在暴力和非暴力人群中是不同

的。自杀是和愤怒、恐惧、怀疑的易激惹个体相关的，而与悲伤、绝望的非暴力人群不相关。引起自杀的精神起源可来自于童年的创伤，儿童时期漫长的孤独感，会对成人后的自杀念头产生影响，性骚扰的历史也会对女性及未成年人造成影响。

近期的研究表明，抑郁、自杀的生物学基础和5-羟色胺、多巴胺水平有关。试图自杀者存在5-羟色胺受体功能变异，以及低水平血清5-羟色胺[24-25]；抑郁症可能与血清5-羟色胺的基因变异有关[26]。关于自杀的基因学基础并未朗明化，ST中的2个基因型起源，某种程度上，决定家族性自杀行为[27]，色氨酸-羟胺的基因多样性影响5-羟色胺的表达。近来的研究数据也表明，应用特定的基因，标记于治疗抑郁药物，可影响自杀的思维产生过程[28]。自杀的遗传易感性仅与精神疾病与压力结合才起作用[29]。有家族自杀史的自杀发生率高于普通的2倍，并预示自杀可能与精神疾病无关[30]。自杀死亡者相对于试图自杀者超过10倍[31]。

试图自杀的抑郁患者，尿中含有较少的酸性物质，并且相对于没有自杀想法的抑郁者，产生的多巴胺较少。含低浓度的多巴胺、5-羟色胺代谢产物的脑脊液，同样与自杀行为相关。女性自杀者体内雌激素变化有类似作用，42%的自杀事件发生于经期的第1周[32]。

神经解剖学同样也可解释自杀行为。自杀者较对照组有稍小的右侧海马区[33]。尽管目前没有明确可用的实验来证实自杀的个别性，但生物学标记已经提供了未来的研究前景。

一些药物，包括利舍平、苯二氮䓬类和巴比妥类药物，被认为与抑郁、自杀相关。食品、药物监督局提供给儿童及青少年SSRI药物（选择性5羟色胺再摄取抑制剂），同时在药物使用说明上面向各个年龄人群[34]，增加黑色警告内容。讽刺的是，在美国及荷兰，儿童和青少年的SSRI处方在管制性警告出台后呈减少趋势，伴随这种情况的是不断增高的自杀率[35]。自杀患者加入抗抑郁药物的治疗疗程，被描述为"激发自杀活力"的理论[36-37]。基于这种理论，严重抑郁的患者可能在治疗改善的情形下产生自杀企图，这些患者在疗程中应当被严格监管。

自杀的方法

70%的自杀者使用枪支，72%的自杀者使用药物[38]。在一项大型研究中显示，74%的药物自杀引起仅仅14%的死亡率，10%的枪支或自缢引起67%的死亡率。枪支是最具致命性的工具（91%导致死亡），其次是淹溺（84%）和自缢（82%）[10]。枪支的致命性是第二位（窒息）的2.6倍[39]。2005年，美国发生17 002起枪支自杀事件[40]。使用枪支是最常见的自杀方法，尤其在老年人及青少年人群；而且枪支的使用率在10年中显著地增加，近年来在女性自杀者中也逐渐取代其他方法[41]。家庭中的枪支拥有是枪支相关自杀发生的独立高危因素[42]。这种特殊情况，即家庭拥有枪支的事实，对于存在自杀风险的青少年，会增加其自杀率5～10倍[43-44]。枪支拥有的流行，对于自杀率增加有肯定的影响，甚至会增加产生自杀的企图[45]。使用手枪自杀通常还伴有药物及酒精的成瘾[46]。购买手枪的第一周发生自杀通常是枪支相关自杀的57倍[47]。

排在枪支自杀之后的致命性方法，包括自缢、窒息以及高处坠落，而女性多选择药物。超剂量使用抗抑郁药物也是自杀的常见方法[48]。环状抗抑郁药物能导致较高的死亡率是因为其广泛的使用以及较高的潜在致命性。大多数院内患者通过医师开据治疗抑郁的处方得到药物并自杀[49]。SSRI包括氟西汀、舍曲林、帕罗西汀，在大剂量使用时致死可能较小，已经在抑郁治疗第一个疗程中取代原有药物。

自杀的方法取决于很多因素，包括精神因素、自我否定及厌恶、对死亡的强烈渴望以及可能得到的辅助工具。那些寻求死亡的人，大多单身、失业或有精神疾病史。使用枪支的大多是男性、酗酒者、曾有犯罪史或者有反社会心态、人格缺失[50]者。高层建筑及桥梁上有更高的坠落自杀发生率，而在枪支流行的区域，使用手枪发生的自杀事件更为频繁。

"警务人员相关自杀"是指，当试图自杀的个体策划通过挑衅警务人员，迫使其在自卫或保护平民时向自杀个体开枪，最终致其死亡。在洛杉矶，此类事件的发生率占警务人员开枪率的11%[51]。此类自杀者通常随身携带遗嘱或致歉书，多被击毙其的警察发现。

临床特征

精神疾病

尽管大多数精神病患者从未试图过自杀，但大多自杀者都有明确精神疾病史或酒精成瘾史。除了有迟发精神疾病、痴呆和陌生环境恐惧症患者[52]以外，有情感失调尤其是抑郁的患者，有更高的自杀风险[53-54]。接近15%～20%的抑郁患者会选择自杀，而且通常还同时进行着精神科治疗[55]。对于那些充满绝望、快感缺失（缺少表达快乐的能力）和喜怒无常的个体有更高风险。侵犯冲动型人格紊乱和酒精滥用或依赖成为自杀人群中的单独群体[56]。

大约10%的精神分裂症患者最终会自杀。患有精神疾病的自杀者，通常是未婚、白色人种，而且拥有很高的智商评分[57]。拥有边缘人格的患者往往也会自杀。边缘人格的女性自杀者，常常幼年时有被性虐待和强迫的行为。对于采取医院治疗的精神病患者，在出院后的第1个月的自杀率最高[58,59]。

接近40%的焦虑症患者会有试图自杀的想法，这类患者常同时患有其他的精神疾病（例如，边缘性人格异常、药物滥用、情绪不稳定）。然而，任何恐慌焦虑发作（包括社会恐慌、单纯恐慌、泛焦虑症、焦虑症、陌生环境恐怖症、强迫症）都是自杀行为或思维的单独危险因素[60]。创伤后应激障碍（PTSD），发生于战争创伤后的个体和灾难后幸存者，同样会引起自杀。PTSD伴随重度抑郁发作，或是合并精神疾病，通常会增加自杀行为的概率[61]。在2005年，美国退伍军人发生至少6 256起自杀事件，尤其曾在伊拉克、阿富汗服役的20～24岁老兵中最多[62]。

滥用酒精及药物

在国家自杀统计报告的自杀事件中，有33.3%自杀者有确切的酒精成瘾史，16.4%有鸦片类药物成瘾史，9.4%有可卡因成瘾史，7.7%大麻成瘾史，3.9%安非他命成瘾史[63]。其他研究表明大约25%的自杀事件和酒精滥用、成瘾相关，而那些一生中长期酗酒的群体的自杀风险在3%～25%[64]。酒精成瘾史的自杀者同时还存在多种其他危险因素，包括重度抑郁发作、失业、躯体性疾病、内在人格缺失。对于精神疾病患者，滥用酒精会增加抑郁和自杀行为的发生。

在精神疾病患者中药物成瘾逐渐普遍化。精神病药物的成瘾，在企图自杀者中，比使用其他药物更为频繁、多种和致命。

接近一半的青少年自杀者在试图自杀前曾使用药物，而使用枪支自杀多伴随酒精的成瘾[65]。可卡因尤其危险，纽约20%的自杀者生前使用过可卡因。大约在一半的年轻西班牙人群中，自杀者有确切的使用可卡因史[66]。一般来说，可卡因成瘾者多选择暴力工具自杀，尤其是枪支。

青少年人群

目前青少年自杀事件占据5～24岁年龄段死亡原因的第3位（排在其后的是意外事故、谋杀），是过去40年的4倍[67]。每年大约有200万的美国青少年试图自杀，去年的自杀报告为19%[68]。尽管一些专家认为，这种升高的统计是由于变化的美国人口统计资料造成，其他人则相信自杀事件的增加与更多的失望感、增长的经济压力和枪支的私人拥有化相关。北卡罗兰那州高校的一项民意测验，在一年中，有24%的学生曾考虑自杀，19%曾有自杀的计划，9%用行动尝试自杀[69]。

青少年女性试图自杀的可能更多，而青少年男性则更多会完成自杀，这两种的比例在女性中是25∶1，男性是3∶1[70]。大多数年轻自杀者会有试图自杀的前兆。

大多数自杀的年轻人，常会有精神疾病诊断史，同时酒精和药物成瘾也有很大影响因素。恐慌发作的青少年试图自杀的发生是没有此类困扰的2倍[71]。男、女同性恋者、双性恋者或无定向性取向者，更易出现自我伤害的倾向[72]。在"哥特式"人群中自我伤害和企图自杀的事件更易发生[73]。

接近40%的年轻人在逃罪中有更高的自杀报道率[74]。年轻人同样容易被电影电视中的自杀行为吸引。青少年自杀事件在电视的广泛传播后不断增加。

从1989年到1995年，使用枪支自杀的青少年人群逐渐增加[75]。在美国，枪支相关自杀事件是其他25个工业化国家的11倍[76]。持有枪支使得问题青少年处于巨大威胁中，而将枪支锁入抽屉或分开放置弹药并不能制止自杀发生[77]。奇怪的是，尽管这样，仍有超过23%的青少年自杀者，家中仍旧持有枪支弹药。

老年人群

老年人完成自杀的比率最高。在老年美国人伤害导致死亡事件的构成中，使用枪支占第4位[78]。在美国，老年人比年轻人更多在试图自杀时选择致命性工具，且没有获救的可能，自己造成枪支性伤害的大概占88%。

超过65岁的老年白色人种大约有80%自杀死亡，相对于青少年人群，老年人群自杀事件更少[79]。对于之前有自杀企图或严重抑郁发作的老年人，自杀行为更常见。严重的老年抑郁症患者多会选择自杀[80]，医师往往忽视老年抑郁症患者，尽管大多数患者会在死亡前曾有就诊史。在一项研究中，约有一半的老年自杀者死前曾向医师就诊[81]。老年合并慢性疾病者多有自杀倾向，而严重健康问题、严重睡眠障碍以及向家人、朋友倾诉机会的减少，都与老年自杀事件相关[82]。

慢性疾病史

患有终末期疾病的患者，通常会选择自杀来结束疾病痛苦，同时减少家人的情感、经济负担。与自杀相关的疾病常见于癌症、脑卒中、肾衰竭、难治性心衰以及慢性肺部疾病。在老年人群中，难治性心衰、慢性阻塞性肺疾病、癫痫、尿失禁、焦虑症、抑郁症、躁狂抑郁双向障碍、慢性疼痛多与自杀事件相关[81]，其中癌症病史占更大风险。

艾滋病的流行也增加了自杀的比率，感染人群的自杀风险高于非感染人群将近37倍。明确获得艾滋病毒感染的人群更易发生自杀事件[83]。

历史学

辨别抑郁和自杀的潜在可能性

辨别自杀潜在可能与之前曾有自杀企图，有直接关系，同时这个评估包括对沮丧、自杀思维表达的内容。同样这种潜在，应当与如慢性酒精成瘾、药物成瘾或者精神疾病的问题一起考虑在内。无声的自杀通常发生于反复急诊室就诊的患者，该患者不能配合医学治疗。意外自杀通常和"非故意"的药物滥用、"意外"的枪支伤害、手腕外伤、车辆事故以及高处坠落相关。

试图自杀或有自杀想法的患者

遵循自杀企图的风险因素，患有精神疾病的患者在接受医学诊疗后应受到质疑，自杀患者常常提供错误的病史或拒绝同医师交流。大多数自杀者会在某个时刻，试图同家人、朋友、护理人员表达其意图、近期行为及可能动机，他们也可能提供和此次自杀意图相关的线索。尽管一些医师认为当前的联邦法律和病患隐私权冲突，但也出台了一项紧急法案〔（美国医治保险携带和责任法案，HIPAA），寻求确立电子数据交换、安全及所有医疗保健相关数据保密性的标准化机制〕，其中164.512（j）款，"允许使用泄露可能造成威胁公共健康的信息"，允许医师在未取得个人同意下公开患者隐私，"基于可靠的条款，用来公开泄露，保护公共健康生命的信息，以减少公众威胁"[84]。

一旦患者治疗稳定，对危险因素的评估可以终止。这些因素包括既往自杀企图或精神疾病评估，既往酒精或药物成瘾史（包括短期、长期），家族自杀史，抑郁表现（包括绝望的情感）。有确切伤害自我想法的患者（服药、割伤、损伤、撞击伤害自己）

自杀风险更高，尤其是男性患者[85]。9年里有超过5%的患者会在自我伤害性自杀后出现在医院[86]。

患者的婚姻关系、社会关系也是重要影响因素。有些医师让他的患者列出"为什么活下去"的清单，这是一种逆向评估自杀的方法。若考虑让患者出院，应当询问其是否会在出院后做出伤害自己的行为。特殊的人口统计学报告可能提供参考（见框113-1）。"抑郁量表"评分可有助于医师判定（表113-1）。

无声或意外的企图自杀患者

那些没有公开表达抑郁或自杀企图，但表现出前列描述危险因素的患者，应当被考虑为潜在自杀者。首先，应当就当前情况建立报告，包括一般医学信息和精神疾病病史，也包含对患者家庭、工作、社会关系的评估，注意追寻有关抑郁迹象、症状的问题。急诊医师应当直接询问自杀者，例如"你是否曾有活着没有意义的想法"，"你是否有自杀的想法"，"若是想要自杀，你是否已经有具体的计划"，那些没有抑郁自杀倾向的患者通常不会对此类问题有抗拒，并且不会有试图自杀的想法。而抑郁自杀倾向患者往往会表现出对这类询问的过激反应。

体格检查

患者应当接受严格的关于药物注射、创伤、特定疾病的检查。注意之前发生的手腕切割伤，患者的精

表113-1　修订抑郁量表评分（MSPS量表）

影响因素	分数
性别（男）	1
年龄（小于19岁或大于45岁）	1
抑郁或绝望感	2
既往精神科治疗史	1
酒精或药物滥用史	1
理性思考缺失	2
分居、离婚或寡居	1
计划组织	2
社会支持缺失	1
再度自杀的尝试	2

低于等于5分，门诊治疗；等于大于6分急诊精神评估或治疗；超过9分，精神科住院治疗。

From Hockberger RS, Rothstein RJ: Assessment of suicide potential by nonpsychiatrists using the SAD PERSONS score. J Emerg Med 6：99, 1988.

神疾病病史、生命体征、瞳孔、皮肤和神经症状，都有助于对身体脏器的判定，尤其是毒品注射（参见第145章）。精神症状的变化需要评估系器质性（疾病）或功能性因素引起（表113-2）。需要通过体格检查寻找慢性疾病、酒精或药物成瘾的证据。精神方面的检查通常会被匆忙的体格检查所忽略。超过50%的精神疾病患者可能被躯体疾病所掩盖[87]。

诊断策略

常规毒物学检查不适用于自杀人群。几乎所有患者都有大剂量药物使用的临床征象。并非常规的检查如电解质测定，对于特定的例如水杨酸和甲醇等酸性产物的毒性测定有一定帮助。尽管否认使用"对乙酰氨基酚"的患者，其潜在致命可能较小，急诊医师仍需考虑对超剂量使用"对乙酰氨基酚"进行患者的评估[88]。怀疑过量使用抗抑郁药物的患者应当进行心电图检查，急性抑郁患者尤其是近期诊断者，需要全面检测潜在医学因素，内科医师和精神科医师都可以安全地进行此项检测。

治疗

院外治疗

对于院外患者应当关注其药物中毒、过量服用药物的潜在伤害。如果患者拒绝前往医院或变得有攻击性，急诊医务人员应采取法律强制执行。各个州的警察都被赋予可以监禁怀疑对自身或周围造成伤害的个体。强制法律的执行以及威胁时的警力支援，可以保证患者在转运途中的合作。由警察转运就诊的患者，也可能发生自杀事件[89]。

急诊处置

临床潜在自杀的评估对情感有所要求。患者在能够提供舒适的、友好的、非评价性、支持的医疗环境中，畅谈个人情绪。不幸的是，急诊科室工作人员出于宗教、信仰、缺乏精神病学专业培训或者时间不适合提供精神病学评估的原因，对于自杀者没有更多的同情感。他们可能将患者的行为理解为试图掩盖的药物成瘾史。这种错误的观点可能造成患者的错误评估和伤害其自尊心。

医疗清除

对于患者的首要处理是稳定、镇静，治疗损伤、中毒、药物过量。其次是对引起患者精神变化、激化的疾病的鉴别和治疗。发生严重损伤、中毒、药物过量的患者应及时就医，甚至入住监护病房，在那里可以控制其他疾病情况。每100 000个住院治疗者中，有5~40个住院患者会试图自杀。

自杀的预防措施

大多数自杀尝试包括一些小的损伤、过量服用药物，这些都能在急诊室得到诊断。平静、合作的自杀者可被安置到安全处观察，设置志愿观察员可对此类情况有所帮助。观察员需全程陪同患者，甚至在如厕或吸烟时。对于没有潜在自杀倾向者在完成评估后可准许离开急诊室。将患者亲属作为观察员是不适合的，他可能会同意患者离开诊室或不阻止患者的离开。使用全程监视仪器，可在患者过渡时期提供警报、监测。

安保人员应当关注留观急诊室的自杀潜在患者，包括督促患者更换病号服，没收武器、药物和其他可能引起伤害的私人物品，例如皮带、领带及鞋带。病房应当清理出所有潜在可能造成伤害的物品，如特殊药物、家具和玻璃制品，以及可能含有剪刀、手术刀或其他危险物品的缝合急救车。针对精神病患者的特殊病房，需安置防护墙、夜间设施以及医疗器械。

强制控制方案

身体约束或化学药物控制的方法，首先被内科医师用于试图逃跑或有潜在自杀企图的患者。一些专家认为使用身体约束可能会降低患者的依从性，并伤害其自尊心。使用化学药物可使激动患者平静，但在短期内对精神评估有所影响。

或多或少，强制控制对于保护生命很有必要，尤

表113-2　器质性障碍和功能性障碍引起精神疾病的比较

	发病情况	发病年龄	幻觉	定向能力	生命体征
器质性	可能急性起病	任何年龄	幻视	迷惘	不正常
功能性	亚急性-慢性起病	14~40岁	幻听	正常	正常

其是对于不合作的、有暴力倾向的患者，以及有逃走、伤害自己高风险的患者。联合组织、州政府、联邦政府有着严格的管制条例，医院制定的政策指南需要严格遵循相关条例。对于强制控制身体约束的患者，需要医师定时、反复地审核末梢神经血管的功能。

决定性因素

一旦患者被证实有自杀行为或想法，精神科医师需要决定此种风险是需要紧急处理（例如48小时内）、短期处理（例如几周内），或是长期处理[7]。即将发生的可能性将受以下因素影响：精神疾病的住院治疗，急诊精神症状控制，出院或是随访。必须考虑到潜在致命方法的选择，例如服下一把避孕药比向自己射击或自焚可担忧程度小得多。同样需要考虑到如果患者坚持可能最终导致死亡。即使从医学观点看来，有些是非致命性选择（例如服用抗生素），但患者仍坚信这是致命的，在未来可能会尝试更为致命的方式。试图隐瞒自己自杀企图的人，比那些在家人面前表现需要获救的人，对死亡更加渴望。对于抑郁患者，对死亡的强烈渴望预示很高的自杀可能[92]。另一项评估自杀者的因素，是对生存的渴望还是对死亡的渴望更大，那些更想生存的患者不会选择自杀的比率是一心求死的人群的6倍[93]。

即使已经有了评估出院患者试图自杀可能性的决策，这也远远不可靠。没有一项精神测试能可靠地预测自杀的企图[94]。在一项对4 800个精神病患者进行为期5年的前瞻性研究中显示，44%的自杀是不能被精神科医师预见的[95]。另一项关于那些经急诊医师评估后发生的自杀事件，也没有确实的证据，能够预先表明自杀事件发生的可能性[96]。

至少有31种不同的英文评估表被用来评价自杀的危险因素，但大多数表格并不适用于急诊科室[97]。某些机构甚至使用的是"模糊逻辑"或是计算机软件模式来进行对自杀可能性的预测[98]。一个评价自杀危险因素的六项临床评估表格包括：忧郁量表（MSPS）、柯氏抑郁量表、忧郁量表（BDI）、焦虑量表（BAI）、自杀量表（BHS）、自杀量表（BSS）、自杀量表（HRCS）[99]，这些量表是用来衡量住院的精神疾病患者的自杀相关危险因素。这些量表有100%的敏感度，但不能衡量自杀的预见性，有比较低的确定性（38%～90%）和无法确定的预见性（28%～71%）。尽管这些测试分数可以帮助确定收住入院的标准，但对可能发生的自我伤害或自杀事件没有太大判定意义[100-101]。同样，在对患者可能自我伤害的危险判定同时，是应当考虑到其他医学诊疗措施的。

抑郁量表能为急诊科提供相关自杀的数据（表113-1），有几点需要注意：①有关抑郁和失望的念头；②确诊的脑神经疾病或急性精神疾病；③感到生命受到威胁；④表现出犹豫不决或是坚定的自杀念头。还有一些容易被忽略的因素：男性；年龄小于19岁或超过45岁；曾有自杀倾向或曾有精神疾病史；曾有酒精或药物成瘾史，而且最近有再发趋势；分居、离婚或寡居的人群；缺少社会关系人群，例如没有近亲、朋友、工作或宗教信仰。

针对近期有自杀企图的、经过精神科医师评估的住院患者，抑郁量表的评分超过6分，则表明有94%的敏感性和71%的肯定性[102]，少于6分表明有95%可能的否定结果。在低得分的患者中，6～12个月内大多数人不会发生自杀事件。

一项用于评估青少年自杀危险因素的调查量表[103]，其中最有意义的四个问题是：①你是否曾经试图伤害自己？②过去几周里，你是否有自杀的想法？③过去你是否有伤害自己的想法？④过去几周是否有什么让你非常有压力的事情发生？

这个问卷中任何一个肯定的回答都预示着潜在自我伤害或自杀的可能性。

《英国曼彻斯特自我伤害量表》是另一个简单的测试，通过下述四个临床事件判断自杀的危险因素：①自我伤害的历史；②既往的精神疾病诊疗病史；③使用苯二氮䓬类药物史；④目前正在进行精神疾病诊疗。

在9 086名患者中，肯定回答占有94%的敏感性，25%的确定性。不能确定这个量表对于美国枪支拥有人群是否同样奏效。

对自杀者的评估应当在排除药物或酒精影响之后进行。醉酒的患者会在清醒后否认自己曾经的自杀意图（但仍应列入危险因素中）。同时，这些信息应当包含自杀者家人或朋友提供的信息，来帮助判定是否存在虚假或误解的部分。

那种突发的自杀事件是非常紧急的，通常需要在几个小时或几天内解决，若是能将这种突发事件延迟，则风险大大减低。在患者不能很好配合或者难以解决的情况下，对于住院或急诊精神疾病患者的风险评估是很有必要的。

同时，自杀风险评估包含高度的个人隐私部分。这种紧急的自杀事件评估，患者当前的精神状态，以及患者家庭情况都需考虑在内。若是急诊医师不能判定是否需要住院诊疗，需要特殊警告或者给予一定的精神疾病干预。精神疾病社工或其他辅助人员可以帮助收集相关信息，协助做出是否住院治疗的决定，当然,医师需要独立客观就患者自杀风险做出评估[105]。尽管这样,仍然有占1/4的急诊医师会发生错误,准许未经专业精神评估的潜在自杀者出院[3]。

一些调查认为应当让那些不能在家被很好监护的青少年留院治疗,当然对于那些即将接受精神诊治或处理的企图自杀青少年,可以考虑出院在家观察。符合准许出院的条件包括:没有激进的自杀想法,没有致命性自杀工具,有严格的监护人,且在出院前已经通过急诊精神疾病量表评估的青少年人群[68]。

强制入院

许多患者在就诊中可能会表现出更明显的抑郁情感,同样还有人对住院治疗有着强烈抗拒,这类患者大多是出于愤怒或恐惧心理。一些患者会因为被送入急诊室而不是常规进行精神评估而气愤。另一种,可能是由于进入医院后失去掌控权或情绪紊乱引起的恐惧心理。当患者拒绝入院治疗时,医师应当有明确观念。患者的家属或朋友可帮助说服患者接受住院治疗,强制入院就是在医师确信患者会有伤害自己的情况下实施。单纯的抑郁并不是强制入院的指征,法律规定的标准是指可能存在患者对自己或他人造成伤害的情况。在某些州,即使那些自愿住院治疗的患者,在可能引起某些伤害自己或他人的紧急情况下,仍需要签署强制入院的文件。这是为了保证患者从急诊室转入精神专科途中,避免发生抗拒行为的情况。

哥伦比亚州的监禁体系和其他50个州有所不同,约85%的条例要求有明确的精神疾病诊断,只有2项要求是准许某人在可能有伤害自己企图时予以强制入院[106]。

有关强制入院的规定一直以来备受争议[93]。强制入院不能阻止可能发生的自杀事件,甚至会激化某些精神疾病表现(例如增加绝望和依赖性),或对一些患者造成逆反心理。专家们认为那些企图自杀的人群,即使在家人和医疗手段帮助下仍会自杀身亡[7]。尽管缺乏有力的数据支持,强制入院仍然作为针对紧急自杀事件的应对方式而保留。

处置

大多数高自杀风险的患者需要精神评估,或收住专业精神科医疗机构。若是患者要求转诊去类似专业机构,途中应尤其注意防护患者自伤行为,曾有过患者从救护车上跳下的报道[107]。

许多试图自杀或抑郁症状的患者可以通过门诊治疗,当然这是在精神量表评估分数允许的情况下(框113-2)。在准予患者出院前,需要对可能发生潜在威胁详细登记,同样要对患者的潜在风险进行评估(例如抑郁量表评分较低)。精神健康状况评估非常实用,尤其对于那些门诊可疑患者。一些医师可能会要求患者留下口头或书面文件,这些"无害性"协议书一般包含患者不会伤害自己、在不利情况下及时返回急诊室就诊的保证。尽管这种协议书不具备法律效力,但有人认为它有类似作用,而其他人认为这会对医师的判断造成错误的干扰。就其本身而言,这份协议不能使医师在患者出现自杀事件后,洗脱不称职的嫌疑[108]。

当患者获得离院许可时,必须有家人或朋友的陪同,直至接受之后的诊疗,离院患者需要安定稳妥的家庭环境,同时远离枪支和药物。

应当注重和患者家庭的沟通,对于接下来的诊疗应当在几天内尽快确定下来,包括详尽的时间、地点及诊疗计划。这需要患者很大的依从性,列出具体的和医师会晤的计划也很有用[109]。

文件

关于患者强制入院或门诊治疗的相关文件非常重要。若是对患者采取强制入院治疗,在患者可能对自己或他人造成伤害的情况下,必须签署有关文件。若是准许患者门诊治疗,文件上需标注,在离开急诊室后不会造成自我伤害。文件中注明没有家庭枪支持有也很重要,此类文件将逐渐完善[110]。

预防措施

自杀的发生率和酗酒、药物成瘾、精神疾病的发生率相当。已经有许多预防自杀的措施,比如对拥有枪支和致命性药物的法律强制要求。在日本,通过法

框113-2　低自杀风险因素

1. 很少危险因素(例如低抑郁量表评分)
2. 安全稳定的生活环境
3. 患者对不自我伤害的保证,以及紧急情况下及时急诊就诊
4. 有家人或朋友陪伴的患者
5. 电话预约出院后继续治疗
6. 24~48小时危机评估处理
7. 没有枪支持有
8. 年轻女性服用非致命性药物或割伤手腕
9. 强烈表达渴望生存的患者

律限制镇静催眠药物处方，来减少此类药物引起的自杀事件，对其他自杀方式没有增加的作用[111]。在加拿大，枪支限制法令，使自杀事件减少[112]。严格保管枪支弹药，分开存放枪支弹药，对试图使用枪支自杀的青少年是很重要的保护措施[113]。

筛查自杀、抑郁的测试是很有效的措施。对医务工作人员进行抑郁等精神评估的培训可能有效减少自杀发生率[114]。针对老年抑郁人群和存在自杀风险的青少年在校人群的筛查[115-116]，也会减少自杀事件。意外自杀事件常见于流动在急诊室的没有明显精神症状表现的患者。在一项关于候诊室患者自杀筛查的计算机研究中，11%有被动的自杀想法，而8%有积极的自杀想法[117]。在这项针对急诊患者进行的筛查中，最终发现20%的患者评估有精神疾病。

与曾经故意服毒的患者出院后1个月内进行电话联系，能够减少1年内患者再服毒的意图[118]。

尽管有大量的相关预防措施研究，但目前仍不能确定，这些措施是否能有效地阻止自我伤害[119]。没有强力证据表明，抗抑郁药物能阻止既往自杀企图患者的自我伤害。一项小的研究表明在多次自杀的患者中使用氟哌噻吨物可能有效[120]。另一项研究是，辩证疗法可能较标准治疗对预防自杀事件更有效[121]。

产生自杀的想法意味着可能会在未来付之行动。一项针对服毒自杀群体的研究显示，有自杀想法的人群5年自杀死亡率（与无自杀想法的人群相比），女性是65.5倍，男性是41.5倍[122]。

重要概念

- 自杀事件常被可治疗的、可逆转的短期危险因素激发。
- 自杀患者经常会在死亡前去医师处就诊。
- 可以和患者家属、朋友、健康顾问的感情共鸣、交流中得到完整信息。
- 急诊科对自杀的预防措施包括：制定合适的监护人，必要时强制使用物理或药物方法对患者进行限制。
- 急诊医师应当具备辨别自杀危险因素的能力，抑郁量表可作为参考使用。
- 将老年人、可能存在枪支自杀的人群归入高风险人群。年轻女性尤其那些割伤自己或是服用非致命性药物的人群，一般归为低危人群。
- 若是评估为低位风险获得出院允许的患者，应保证其处于远离枪支的安全环境，并尽早制定下一步诊疗计划。

本章参考文献请参见 http://pumpress.bjmu.edu.cn/eduservice/3419.html

第九篇 免疫学与炎症

第114章 关节炎

Bruce D. Adams and Douglas W. Lowery III

王映珍 译　王映珍 王世文 校

概述

社会经济学

在西方国家，关节炎和一百多种风湿性疾病是致残的主要原因[1,2]。包括类风湿性关节炎（rheumatoid arthritis，RA）在内的许多关节炎都伴随有过早的死亡率及其治疗引起的严重毒性表现[3]。由于关节炎症伴随的剧烈疼痛和致残，因此具有关节病症状的患者经常来急诊就诊[2]。

在就诊于急诊科的风湿性疾病患者总数中，高达25%需要住院，而住院患者中的1/3要入住重症监护病房（intensive care unit，ICU）[4]。对有关节炎症状的患者需制定一个综合的评判方法，其理由有如下三点：利用症状作为诊断严重全身性疾病［如急性风湿热（acute rheumatic fever，ARF）、硬皮病和肾危象等］的线索，评估相关的或被疾病所掩盖的急症，减轻急性和慢性疼痛[4,5]。

历史

风湿性疾病（来源于希腊词 rheuma，即"一种流动的物质"）是最先被认识的疾病之一。三千多年前埃及医生，像公元前五世纪的希波格拉底（他描述了其他关节疾病，包括硬皮病）一样，就认识了痛风[6,7]。痛风，被认为是足的"酷刑"，为爱与美之女神（维纳斯）和迪奥尼索司（希腊神话中的酒神）的后代，她是一个脾气很坏的处女，经常攻击那些过分放纵饮食或纵欲过度者[8]。两千年前尼禄时代的罗马外科医生首先应用来自牧场藏红花（秋水仙）的秋水仙碱治疗痛风[8,9]。虽然托马斯·锡德纳姆先生在17世纪首先更科学地从他自身所遭受的痛苦中对痛风进行了描述，但是他对急性风湿热敏锐的观察，包括与其同名的舞蹈病，这些可能能够更好地使人记得他是首位给现代医生"首先，不造成伤害"建议的人[10,11]。邓达斯于1808年提出了"急性风湿热"这个术语，Trousseau 于1873年把它与猩红热皮疹联系起来[12,31]，它与链球菌感染的因果关系于1900年被证实[14]。相似的是，Swediaur 于1784年注意到了尿道炎和关节炎的联系，但是淋病性关节炎直到1883年才被发现[15]。

直到1858年才由 Garrod 创造了"类风湿性关节炎"这个词，虽然 Landre-Beauvais 在1800年以及 Brodie 在1819年就对这种疾病进行了早期的科学的描述[16]。早在1802年由 Heberden 以及1884年由 Bouchard 分别对骨关节炎的"节点"进行了描述，但直到1907年才对其本质才有了清楚的认识[15]。19世纪80年代中后期其他结缔组织疾病如系统性红斑狼疮、系统性硬化症以及多发性肌炎都被描述[15]。1831年强直性脊柱炎首次被提及，但直到20世纪30年代才对其进行了准确的描述[15]。通用术语"反应性关节炎"现在多认为是以纳粹战犯汉斯瑞特命名的，但是他可能并不是第一个被描述此症状者[17-19]。

历史的过程是否因为这组风湿性疾病而改变？长期以来因为痛风这种疾病与对丰富的食物和酒精的偏好有关[20-22]，而使帝王们遭受痛苦故被称作是"帝王病"。尽管许多人遭受着类风湿关节炎的病痛，如美国总统杰斐逊、麦迪逊、富兰克林·罗斯福，但他们均在一定程度上因美国货币而享誉；再如艺术家 Renoir 和 Rubens 亦多年一直创作杰作[16,23]。而甚至有些理论化的认识，即痛风导致了罗马帝国的衰亡（通过与它相关的铅中毒）以及美国的崛起（通过使贪吃的欧洲殖民者遭受病痛的折磨）[24-26]。

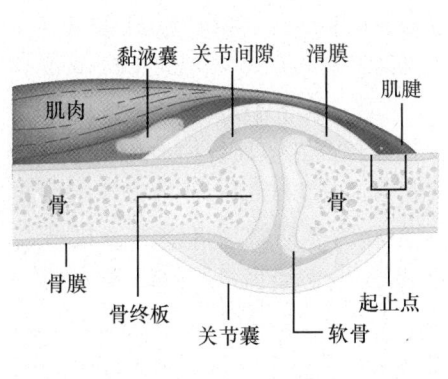 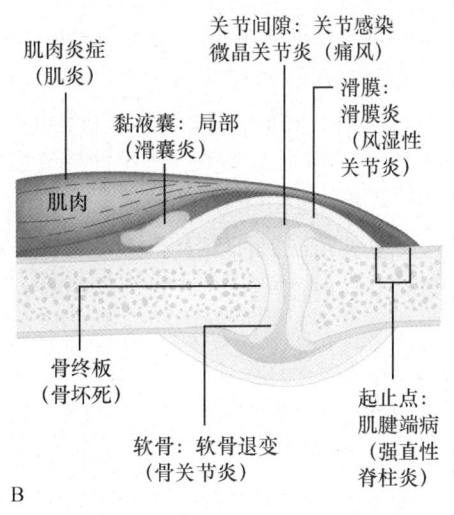

图 114-1 关节的解剖结构及关节疾病的位置。(Redrawn from Goldman: Cecil Medicine, 23rd ed. Copyright © 2007 Saunders, An Imprint of Elsevier.)

疾病原理

解剖与生理

关节具有负重和以尽可能小的磨损进行运动的功能[27]。关节主要分为三种：不动关节（如颅骨缝）、微动关节（如耻骨联合的纤维软骨连接及骶髂关节的下三分之一）以及可动关节。而最常见的类型是可动关节或者滑膜关节，它是由两个软骨下骨（一凸一凹）的末端构成的，并且几乎完全被关节软骨所覆盖[27]。关节软骨是由软骨细胞内合成的胶原纤维和蛋白聚糖基质所构成。软骨表面能很好地滑动，并且相互滑动。关节由韧带、肌腱和肌肉所支持的关节囊所包绕，关节囊内衬滑膜（图114-1）。

软骨具有可变形性、压缩性，由关节腔内衬的滑膜细胞所分泌的滑膜液所润滑。滑膜约三个细胞厚，由 A、B 两型细胞构成：含有溶酶体的 A 型细胞和能合成滑液的 B 型细胞。这两种类型的细胞在滑膜炎时增殖并且与血管系统相互作用可以导致关节炎的发生[28]。关节液由于其主要成分含有多糖及玻璃酸酶等而具有高黏滞性，关节液还含有水、葡萄糖、电解质以及低分子量蛋白质等。

病理生理学

本疾病特殊的病理学改变将在后面的段落中进一步详细描述，但是关节炎最后的共同通路是由最初的创伤、感染或者内源性细胞和体液炎性成分所触发的[29]，关节的代谢平衡遭受破坏，即出现分解代谢增强和组织破坏[30]。这种炎症反应的触发在不同的疾病中是不同的，在非淋球菌性细菌性关节炎是由滑膜内层细胞吞噬细菌所触发的，而在痛风和焦磷酸盐关节病是由滑膜内层细胞释放结晶而导致疾病的急性发作[31]。传统的风湿性关节炎则有较为复杂的免疫学基础[32,33]。

临床表现

症状和体征

疼痛是因关节疾患来急诊科（ED）就诊患者的主要症状（表114-1）。这种疼痛可以是急性的或慢性的（典型的截止时间为6周），或者慢性疾病的急性发作。患者以前就可能有相似的疼痛，所以明确以前是否确诊以及所给予的治疗是非常重要的。首先应明确炎症或疼痛起源于关节或关节周围（关节囊以外），真正的关节炎会引起广泛的关节疼痛、发热、

表 114-1　关节疼痛的原因

单关节	多关节	关节周围
急性（<6周）		
急性风湿热	痛风	滑囊炎
莱姆病	淋球菌性关节炎	肌腱炎
反应性关节炎（Reiter）	焦磷酸盐关节病	蜂窝组织炎
病毒性关节炎	脓毒性关节炎	起止点炎
	创伤和关节积血	
慢性（>6周）		
成人斯蒂尔病	骨关节炎	
复发性多软骨炎		
类风湿性关节炎		
血清阴性脊柱关节病		

肿胀和局部压痛。因为发炎的滑膜对伸缩非常敏感以及全关节都被炎症所累及，所以关节的被动和主动运动都会增加疼痛不适。相反地，关节周围炎症（如滑囊炎、肌腱炎，或者局部蜂窝组织炎）往往更局限，全关节不会均匀地出现触痛和肿胀，疼痛的出现也仅仅是与某些特定的活动有关，最常见的情况是所累及的肌肉或肌腱抵抗主动收缩或被动牵拉时。

方式

如果确定患者疼痛的部位在关节，那么接下来应该明确的是关节炎是单关节还是多关节的。关节炎可能是对称的（如风湿性或药物性关节炎）或不对称的（如风疹性关节炎、急性风湿热或淋球菌性关节炎）。另外，也可能是游走的（如淋球菌性关节炎或者风疹性关节炎），其特点是在一个关节出现症状之前另外一个关节的症状已消退，或者是重叠的，即首发关节症状持续存在或加重，同时出现另一关节症状（框114-1）。

分布

受累关节的分布情况可能为疾病的诊断提供一些线索：痛风往往累及第一跖趾关节（first metatarsophalangeal joint，MTP）；类风湿性关节炎时掌指关节（metacarpophalangeal joints，MP）和近节指间关节（proximal interphalangeal joints，PIP）往往被累及；骨关节炎常常累及远端指间关节（distal interphalangeal joints，DIP）和第一腕掌关节[34]。炎症性关节炎患者可以出现低热，但高热寒战往往为脓毒性关节炎所致；关节出现晨僵现象及活动后缓解多考虑炎症性关节炎，晨僵现象经休息后缓解者多考虑机械紊乱[34]；伴有肾结石者应考虑痛风；眼-口-生殖器三联综合征和反应性关节炎多有生殖器溃疡存在；尿道脓性分泌物考虑淋病性关节炎或者反应性关节炎；使用异烟肼、普鲁卡因以及盐酸肼屈嗪可导致狼疮；噻嗪类利尿剂可增加血清尿酸水平，从而导致痛风性关节炎。许多新的类风湿性关节炎药物有严重的潜在毒性[35,36]。

体格检查

一般检查

全面的体格检查尤其是对于特殊的风湿性疾病证据的寻找至关重要。为了寻找风湿病的全身表现，应该对皮肤、眼睛、心脏、肺以及神经系统进行详细的检查（表114-2）。

关节检查

检查者的手是评估急性关节炎最重要的诊断工具。每个有问题的关节应以下列属性进行检查：温度（手背能够探测到0.5℃的温差），渗出液，滑液黏稠度，畸形，活动度，负重运动疼痛，触痛（泛发的或局限的，关节或关节周围的）[34,37]。

脊柱

当检查（评估）脊柱时，患者应该站立，评估脊柱是否异常弯曲或不对称。因为在强直性脊柱炎时常常出现腰椎的活动受限，故应该按照肖伯策略对其进行评估，当检查骶骨和前髂嵴时可以出现骶髂关节疼痛（图114-2）[37]。

上肢

局部触痛和主动运动伴随的疼痛多见于关节周围疾患。肩部的慢性关节炎或滑囊炎常出现三角肌的萎缩。如果在休息、主动及被动运动时均出现广泛的触痛和疼痛，则说明关节已被累及。将患者的双手放在头后，然后分别进行内旋和外旋运动试验。肘部关节炎的早期迹象是肘关节的伸展受限，当要增加到正常

框114-1　急诊科关节炎的鉴别诊断

单关节的
　脓毒性关节炎
　痛风
　焦磷酸盐关节病
　骨关节炎
　外伤/关节积血
　夏科关节
多关节的
　对称的
　　淋病性关节炎
　　病毒性关节炎
　　莱姆病
　　药物性关节炎
　　瑞特综合征
　　风湿热
　　血清阴性脊柱关节病
　不对称的
　　淋球菌性关节炎
　　急性风湿热
　　莱姆病
　　系统性红斑狼疮
　　免疫复合物病（病毒性）
　　反应性关节炎

表 114-2　关节炎的临床体征

器官系统	表现	疾病
气道	气道梗阻	RA，RP
心脏	心包炎	RA，ARF
	杂音	ARF，RP，AS
眼睛	虹膜炎，眼葡萄膜炎	脊柱关节病
	结膜炎	反应性关节炎
胃肠道	IBD	脊柱关节病
	痢疾	反应性关节炎
外生殖器	皮损，尿道分泌物	反应性关节炎，淋球菌血症
血液系统	再生障碍性贫血	细小病毒
	慢性贫血	一些慢性关节炎
神经系统	马尾综合征	AS
	颈椎不稳定	AS，RA，OA
口腔黏膜	溃疡	反应性关节炎
肺	胸膜炎，结节	RA
肾	肾危象，急性衰竭	硬皮病
皮肤	肘部膝部色斑	银屑病
	指段硬化，钙质沉着	硬皮病
	慢性游走性红斑	莱姆病
	痛风石	痛风
	边缘性红斑	风湿热
	皮下小结	类风湿性关节炎

除外风湿性血管炎病。
ARF，急性风湿热；AS，强直性脊柱炎；IBD，炎性肠病；OA，骨关节炎；RA，类风湿性关节炎；RP，复发性多软骨炎。

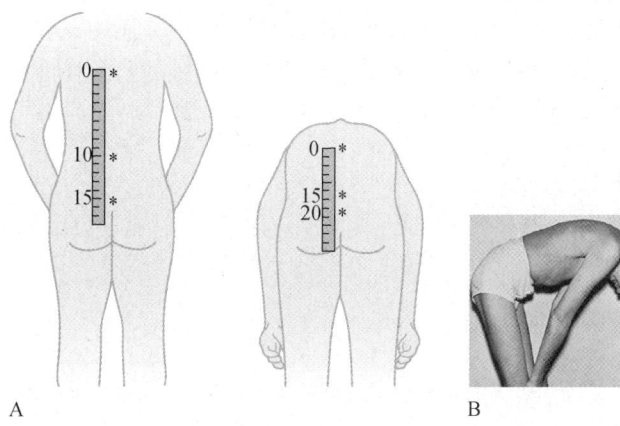

图 114-2　A，Schober 策略。要执行这个策略，患者站立位，临床医生在患者的髂后上棘（骨盆小凹）水平做一标记，同时在第一个标记上 10cm 处再做一个标记。然后让患者向前弯腰，尽量触摸自己的足趾，然后测量两个标记之间的距离。对腰部活动正常者，两个标记之间的距离至少增加 5cm。(Redrawn from Frontera：Essentials of Physical Medicine and Rehabilitation，1st ed. Copyright © 2002 Hanley and Belfus.) B，强直性脊柱炎脊柱胸腰段活动受限，患者向前弯腰时较低脊柱仍保持平直。(From Behrman：Nelson Textbook of Pediatrics，17th ed. Copyright © 2004 Saunders，An Imprint of Elsevier.)

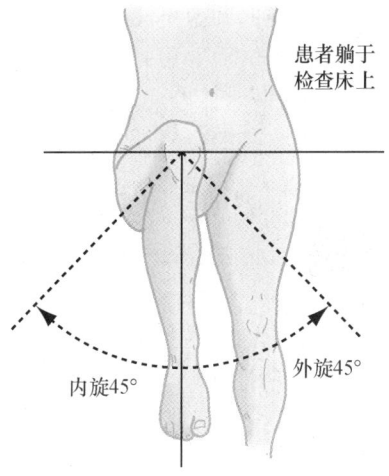

图 114-3　髋关节内在疾病的检查。(From Branch WT：Office Practice of Medicine，2nd ed. Saunders，1987.)

的角度时，要通过患者另外一只手在肘旁协助才能实现。手和腕可以为长期的风湿性疾病的存在提供更多的线索：掌指关节（MP）和近节指间关节（PIP）在类风湿性关节炎时被累及；第一腕掌关节、近节指间关节（PIP）和远端指间关节（DIP）在骨性关节炎时受累；手指肿胀或成腊肠样改变，往往提示银屑病或反应性关节炎。类风湿性关节炎时可以出现掌指关节半脱位、尺骨偏斜和鹅颈畸形。银屑病关节炎可以出现指甲的虫蚀样改变。虽然腕关节可能没有明显的肿胀，但是出现不适及尤其是伸展活动时活动度的缩小均表明滑膜已经被累及。

髋

炎症影响髋关节时患者往往诉说大腿前面、膝部或者腹股沟部位的疼痛。髋关节有渗出时患者髋关节呈屈曲被动体位。对新生儿来说，髋关节的外展和外旋应多考虑感染存在[38]。髋关节的活动范围可以通过屈髋屈膝试验和内旋外旋试验检查（图 114-3）[39]。

膝

膝关节积液通过浮髌试验相对较容易发现，少量积液也可以通过透射流体波检测到，膝关节的被动活动可以引出捻发音或弹响。腘窝肿胀可提示腘窝囊肿。胫距关节积液可在内踝下方出现肿胀，这也使触诊拇长伸肌肌腱出现困难。拇趾跖趾（MTP）关节触痛、发热和肿胀大多为痛风的表现，但是还可以在骨关节炎和类风湿性关节炎时出现。脚趾的腊肠样改变常见于反应性关节炎时。

诊断方法

实验室检查

在急诊科，除了滑膜液分析外，其他实验室检查对急性关节炎评估的诊断价值是有限的[38-40]。三种广泛使用的筛选试验包括白细胞（white blood cell，WBC）计数、红细胞沉降率（erythrocyte sedimentation rate，ESR）和C反应蛋白（C-reactive protein，CRP），它们均较敏感但缺乏特异性[39,41]。红细胞沉降率的增快结合详细的临床资料可以用于炎症性关节炎的筛选[40]。同样C反应蛋白在硬皮病、多发性肌炎和皮肌炎中也有例外的情况[40]，当怀疑风湿性皮肌炎或巨细胞动脉炎时，红细胞沉降率的测定是特别有用的[40]。在急性风湿热时抗链球菌溶血素O和咽拭子培养可以提供前期链球菌感染的证据。类风湿因子、抗核抗体、人类白细胞抗原B27和其他一些疾病特异性的血清学检查通常可以作为较好的随访指标[41]。血清尿酸水平对诊断急性痛风性关节炎是没有帮助的，因为在疾病的急性期它可能是正常的[42]。

放射学检查

X线平片

X线平片对于慢性疾病有更大的诊断价值（框114-2）[43-45]。对区别不同类型关节炎有帮助的常见检查见表114-3[43]。

框114-2	应用下列系统方法观测关节X线照片[38]
A——排列（Alignment）：类风湿关节炎伴尺骨偏斜
B——骨矿化（Bone mineralization）：骨质疏松在炎性关节炎更典型，而骨膜炎（反应性骨形成）提示血清阴性脊柱关节病或骨关节炎
C——钙化（Calcification）：痛风石和典型的线形软骨双水焦磷酸钙钙化
D——分布（Distribution）：类风湿关节炎是典型的对称的。特异性靶器官可以协助诊断
E——侵蚀（Erosions）：痛风具有悬垂边缘和硬化特性
S——软组织（Soft tissue）：评估软组织肿胀、指甲肥厚（银屑病关节炎）和肢端硬化（硬皮病）

表114-3 关节炎常见的X线表现

关节炎	表现
急性关节炎（痛风，焦磷酸盐关节病，脓毒性关节炎）	软组织肿胀
晚期脓毒性关节炎（至少需要8~10天可以看到改变）	软骨下骨质破坏
	骨膜骨质增生
	关节间隙消失
	骨质疏松
	关节腔变窄
晚期焦磷酸盐关节病（膝，髋，桡腕，腕骨间，所有MP）	软骨线形钙化
	不对称性关节间隙变窄
	遗传性血色病时MP"钩刺"改变
	骨赘形成
	软骨下囊肿形成
	无骨质疏松
退行性关节炎（肩锁关节，第一腕掌关节，第一MTP，DIP，膝关节，髋关节，颈椎棘突，脊柱腰骶段）	不对称性关节间隙变窄
	关节旁骨质硬化
	骨刺和囊肿——毗邻软骨严重退化
	无骨质疏松
结核性关节炎（膝关节，髋关节，肩关节）	软组织肿胀
	显著的脱矿质
	骨质疏松
	轻微的反应性硬化
	晚期骨质破坏
	关节腔存在
晚期类风湿关节炎（腕关节，MP，PIP，MTP，第一IP，足，寰枢关节，肩关节）	对称性关节间隙变窄
	关节周围骨质疏松
	边缘侵蚀（不像痛风时有悬垂边缘）
	很少有反应性骨质增生

DIP，远端指（趾）关节；IP，指（趾）关节；MP，掌指关节；MTP，跖趾关节；PIP，近端指（趾）关节。

计算机断层摄影术、磁共振成像和超声检查

其他放射学手段偶尔也作为急诊设备用于疾病的检查，超声检查对评估关节积液和滑膜炎是有用的[46]；在疑难病例计算机断层摄影术（computed tomography，CT）可以早期检出骶髂关节疾病以及可以作为评估胸锁关节的优先选用的方法[47]；超声检

查、CT 和磁共振成像（magnetic resonance imaging, MRI）曾经被用于评估儿童的急性髋部疼痛以鉴别脓毒性关节炎和短暂性滑膜炎[44]。MRI 具有以下优势：①可以对膝十字韧带成像；②早期检测关节周围组织的水肿和腱鞘积液；③判断软骨破坏的程度[44]。

关节穿刺术

尤其是当考虑脓毒性关节炎时，关节穿刺术是评估急性炎症性关节炎的最重要的手段[45,48]。

适应证和禁忌证

在评估关节疼痛时关节穿刺术的急诊适应证包括获取关节液用于检验，抽出血友病患者的关节积血（包括肘关节、膝关节或踝关节，并且要在适当使用凝血因子后进行穿刺），注入镇痛药和治疗急慢性关节炎的抗炎因子[49-51]。穿刺部位蜂窝组织炎是急诊关节穿刺术的相对禁忌证，除非在穿刺时可以避开这些感染部位；凝血功能障碍是另外一个主要的相对禁忌证，但是在使用治疗水平的华法林情况下用小穿刺针仍然可以安全地进行穿刺[52,53]。人工关节穿刺术应该仅在排除感染并且最好在咨询矫形外科医生的情况下进行[54]。

合并症

关节穿刺术主要的合并症有关节腔出血和感染、对麻醉药的过敏反应以及长期使用糖皮质激素的相关合并症。在慢性关节炎患者，"干抽"现象（关节腔穿刺没有液体抽出）更普遍[55,56]，主要是由于痛风石的阻塞或者滑膜和关节周围组织的解剖学异常所致，但使用小注射器或者大穿刺针可以解决此类问题[49]。经过多次尝试即使仍然没有滑膜液抽出，注射器针头也应送去做培养分析。另外，即使仅仅是针头斜面的一小滴液体也可在载玻片上做晶体分析，平均每玻片每高倍视野白细胞小于 2 个时提示为非炎性渗出液[50]。

操作方法

患者应置于舒适体位，穿刺关节完全暴露，关节下置垫。操作过程中的肌肉张力能缩小关节腔体积，使操作更加困难，因此应尽可能使患者舒适。仔细触摸骨性标志，严格无菌操作，用适当的外科消毒液进行皮肤消毒。通过使用蒸汽冷却剂或麻醉药如 1%～2% 利多卡因行局部麻醉[51]。使用 18～22 号针头注射器进行关节腔的穿刺和抽吸，操作中应尽量避免造成对关节软骨的损伤。穿刺抽吸后，可以注入长效麻醉药止痛，如果可以排除脓毒性关节炎则可以注入类固醇类药物治疗。

滑膜液检查

滑膜液分析对明确引起急性关节炎的原因（化脓性还是结晶性）是必要的（表 114-4）。

一般表现

除了检查滑膜液的颜色和透明度外，黏稠度也可以为诊断提供线索。黏稠度的判断可以使用"成线试验"，即正常滑膜液用示指和拇指捏取后再分开时可以形成一条"线"，炎性滑膜液不能形成"线"而更像水[57,58]。关节积血出现在急性创伤后或者是有凝血功能障碍者，尤其是血友病患者[55]。关节积脂血病表明有韧带损伤或者关节内骨折[49,56]。褐色滑膜液应考虑少见的色素性绒毛滑膜炎的可能[59]。

滑膜液分析

常规实验室分析包括细胞计数与分类，革兰染色

表 114-4	滑膜液分析			
性质	Ⅰ级（非炎性）	Ⅱ级（炎性）	Ⅲ级（化脓性）	Ⅳ级（出血性）
颜色	清亮/黄色	黄色/白色	半透明的/不透明的	不透明的，可能含有脂肪滴（关节积脂血病）
黏稠度	高	不定	低	
白细胞计数（/mm^3）	<2 000	2 000～100 000	>100 000	
分类（中性粒细胞）	<25%	>50%	>95%	
培养	阴性	阴性	阳性	不定
主要诊断	骨关节炎	炎性关节炎	细菌性关节炎	外伤，凝血异常

From Fye KH, Morehead K: Joint aspiration & injection. In Imboden J, Hellman D, Stone J (eds): Current Rheumatology Diagnosis & Treatment. New York, McGrawill, 2007, p. 12.

及晶体分析。革兰染色阳性有诊断价值，但是阴性结果不能完全排除脓毒性关节炎，因为即使染色阴性但培养却有可能发现细菌[48]。滑液的葡萄糖和蛋白质含量也可以作为诊断的辅助参考指标[48,57]。

白细胞计数

白细胞计数可以判断滑膜液炎症的分类，但不幸的是在急性关节炎的化脓性和炎性原因上有显著的重叠[48,58,60,61]。这个试验与脑膜炎和脑脊液的检测相类似，脑脊液的白细胞或者中性粒细胞（PMN）明显增多表明感染，但是中等度的白细胞增多或差异并不能排除感染[48,58]。对脓毒性关节炎似然比（likelihood ratio，LR）的增加如同白细胞计数上升一样：WBC < 25 000/mm^3 = LR 0.32；WBC > 25 000/mm^3 = LR 2.9；WBC > 50 000/mm^3 = LR 7.7；WBC > 100 000/mm^3 = LR 28.048。WBC计数降低可以出现在感染性关节炎的早期和经过治疗者，而WBC计数增高可以出现在类风湿性关节炎、痛风和焦磷酸盐关节病时（50 000/mm^3）。在化脓性和严重炎性关节炎时滑膜液中出现最多的为中性粒细胞（PMNs）。细胞计数不能完全用于排除化脓性原因，正确的做法是如果怀疑感染就应该进行细菌培养（在血培养瓶）[58,62]。

晶体分析

晶体分析是将一滴滑膜液或者经过离心的沉淀物置于载玻片上，然后盖上盖玻片后在偏光显微镜下进行观察（彩图114-4）[45,49,63]。单钠尿酸盐结晶为针状，呈负双折射性（当与补偿器平行时为黄色，垂直时为蓝色），大小从2～10μm。相反的，焦磷酸钙为多晶菱形，呈正双折射性（当与补偿器平行时为蓝色，垂直时为黄色）[49,64]。结晶性关节炎和脓毒性关节炎可能同时存在，因为感染事实上可能充当了结晶的沉淀剂[65]。

心电图描记法

心电图描记表明对于关节炎患者的评估中已经考虑到了急性风湿热（ARF）的可能[66]。P-R间期的延长是乔纳斯指标中一项非特异性的次要的指标，其他一些心电图情况也可能出现[66,67]。

鉴别思路

虽然某一个疾病［如类风湿性关节炎，淋病性关节炎，莱姆关节炎（Lyme arthritis，LA）］可以归类到几个解剖学或者其他分类中，但是对于指导关节炎鉴别诊断的最有用的分类还是通过急慢性和关节被累及的数目（见表114-1）[32,56,68-70]。一些风湿病学教科书还包括一个中间类别即少关节炎或者寡关节炎，但简单的分类系统似乎更有利于在急诊科进行护理和决策[70,71]。

处理

描述性的指南为患者单关节（图114-5）和多关节（图114-6）表现提供了的诊断策略。一旦特异性的诊断做出后，治疗应根据潜在的病理学而有所不同。

急性单关节炎

关节周围软组织的炎症如鹰嘴滑囊炎、肩袖肌腱炎、髌前滑囊炎与单关节关节炎的表现相似，而传统的多关节疾病如类风湿性关节炎和血清阴性脊柱关节病最初可能也仅仅出现一个关节的表现。单关节关节炎的急诊患者除非已经明确诊断，否则均应该考虑脓毒性关节炎的可能[72,73]。

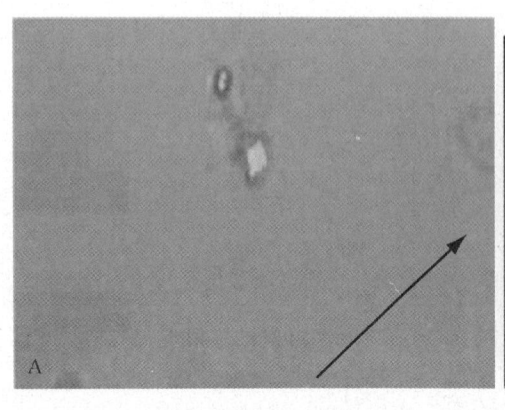 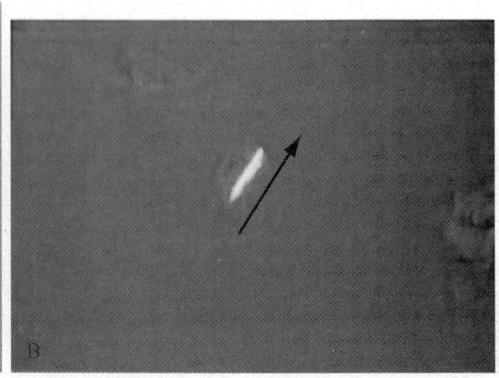

彩图114-4 偏振光下的焦磷酸盐关节病结晶（**A**，蓝色结晶具有更丰满的结构）和痛风结晶（**B**，平行折射的黄色晶体具有长的针状结构）。(From Goldman L: Cecil Textbook of Medicine, 23rd ed. Copyright © 2007 Saunders. An Imprint of Elsevier.)

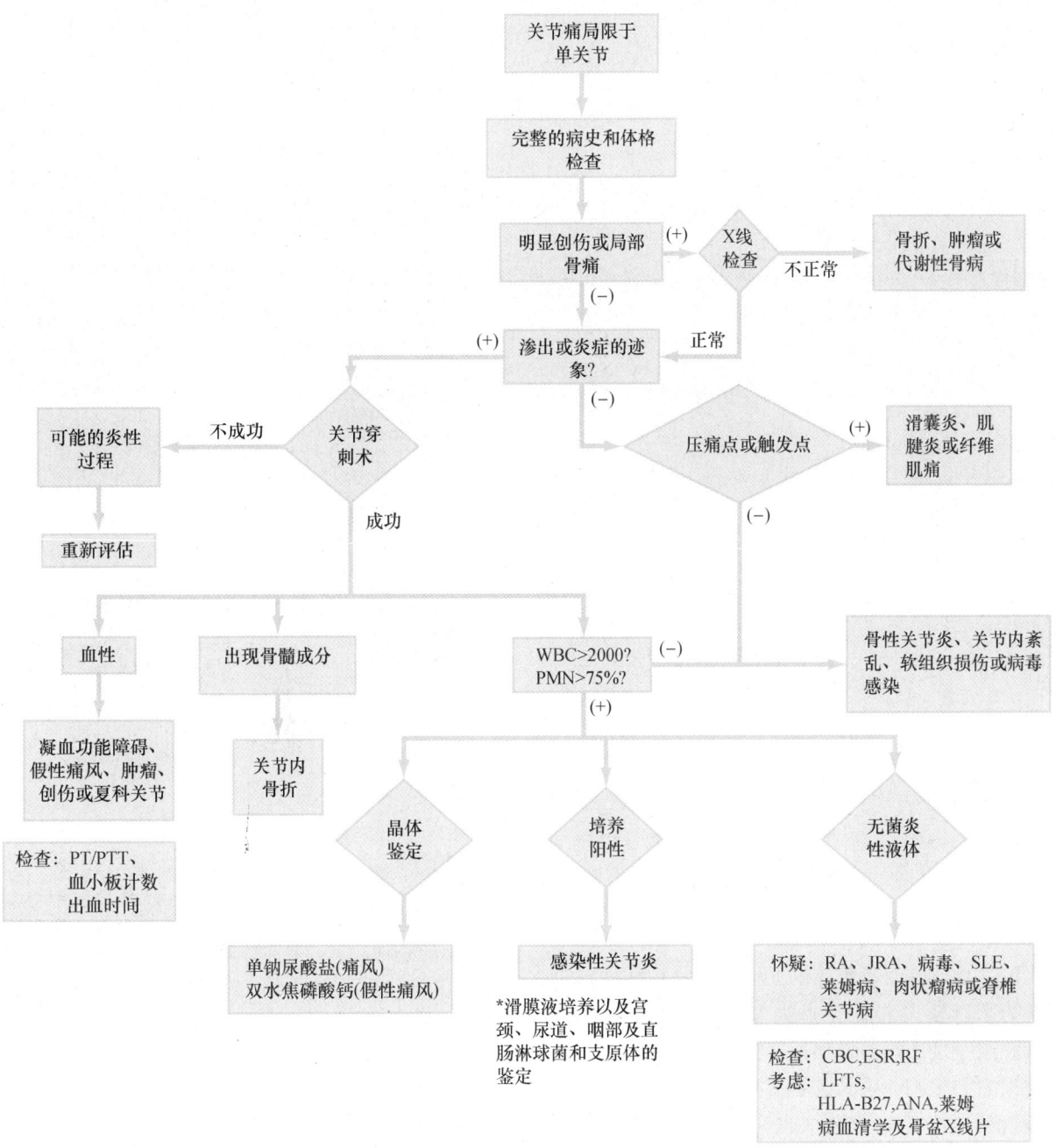

图 114-5 单关节关节炎患者的最初检查。诊断主要依据于病史与体格检查所见。检查项目有：抗核抗体（ANA），全血细胞计数（CBC），红细胞沉降率（ESR），青少年类风湿性关节炎（JRA），肝功能试验（LFTs），中性粒细胞（PMNs），凝血酶原时间（PT），部分凝血活酶时间（PTT），类风湿性关节炎（RA），类风湿因子（RF），系统性红斑狼疮（SLE），白细胞（WBCs）。（Adapted from American College of Rheumatology Ad Hoc Committee on Clinical Guidelines: Arthritis Rheum 39: 1, 1996.）

脓毒性关节炎——非淋菌性细菌性

流行病学

脓毒性关节炎的发病率大约为每年 2～10 例/10 万，其年龄组分布曲线呈现出两个高峰，分别是幼儿和年龄大于 55 的成人[73-75]。另外一些危险因素包括低社会经济地位、静脉药物滥用、酒精中毒、糖尿病、皮肤感染、人类免疫缺陷病毒（HIV）感染和其他免疫抑制状态、慢性关节炎（特别是风湿性、结晶性以及退行性骨关节炎），其次还有关节内皮质内固醇类药物注射或假体性植入[39,64,66,76-78]。重要的是脓毒性关节炎可以和其他类型的关节炎特别是类风湿性关节炎及痛风同时存在[65,79]。患有结晶性关节炎的患者要诊断为脓毒性关节炎是比较棘手的，因为焦磷酸盐关节病和痛风的急性发作也可以出现发热，而结晶也可能由关节感染所致[42,80]。即使经显微镜检查明确为结晶性关节炎诊断者，通常也应该做关节液的革兰染色和细菌培养[54]。在注射使用毒品者关节感

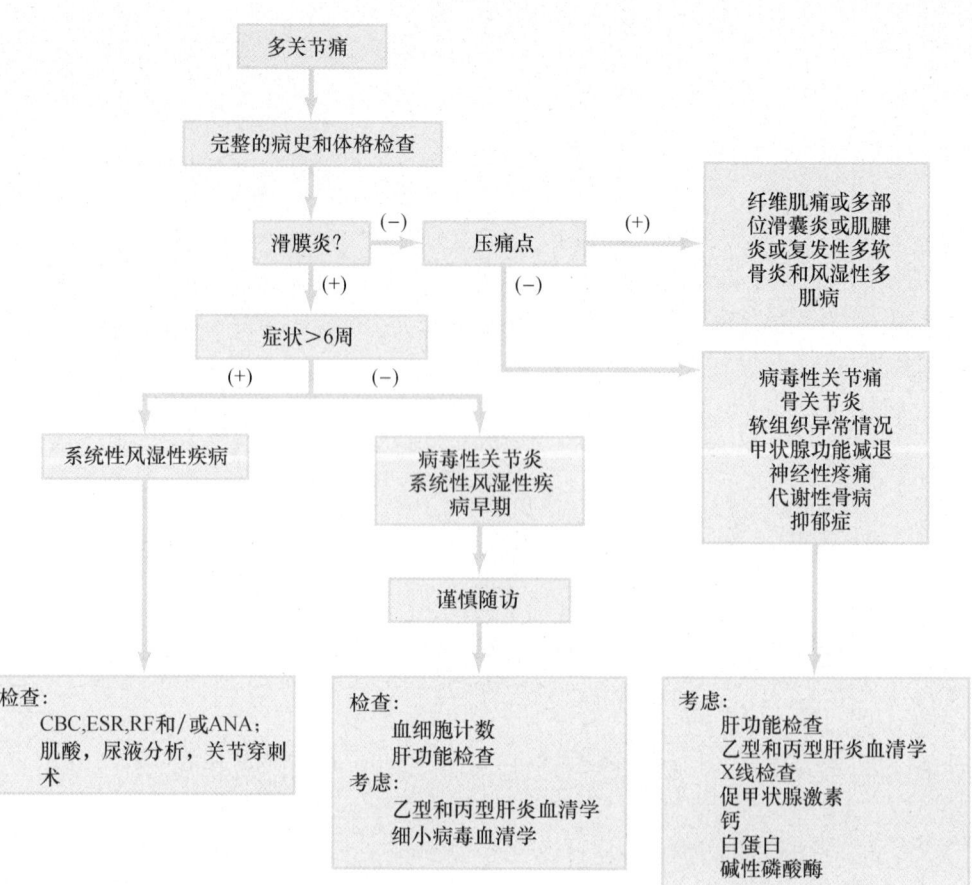

图114-6 有多关节症状患者的最初检查项目：抗核抗体（ANA），全血细胞计数（CBC），红细胞沉降率（ESR），类风湿因子（RF）。(Adapted from American College of Rheumatology Ad Hoc Committee on Clinical Guidelines: Arthritis Rheum 39: 1, 1996.)

染通常涉及中轴骨骼，但也可能涉及四肢骨骼[54]。

病理生理学

无论是自体的或者假体的任何关节慢性病变，都可发展为脓毒性关节炎[68]。大多数细菌性病原体感染关节腔途径是通过血源播散，但是直接接种和邻近骨及软组织的化脓性感染的直接蔓延也可以造成关节的细菌性感染[73,74]。细菌一旦进入关节，就会在没有基底膜限制的富含血管的滑膜上大量增殖[68]，这就会诱发炎症级联反应，滑膜增殖且伴随新生血管形成，以及随后的酶、细胞和细胞因子对关节软骨的降解[61,69]。脓毒性关节炎，除非早期诊断和及时治疗，否则会导致严重的致残率，死亡率也可达5%~15%甚至更高[48,68]。

微生物学

在后免疫时代，引起非淋球菌性关节炎的微生物除了嗜血杆菌属和肺炎球菌类表现为显著下降外，其余在相当一段时间内仍相对恒定[68,73]。成人急性非淋球菌性脓毒性关节炎最常见的致病菌为革兰阳性菌（75%~90%），其次是革兰阴性杆菌（10%~20%）、厌氧菌、分枝杆菌、真菌和其他一些罕见的微生物[63,74,75,81]。总的来说，随着耐甲氧西林金黄色

表114-5 细菌性脓毒性关节炎患者的微生物学

患者	有机体
新生儿和婴儿	金黄色葡萄球菌，B组链球菌，GNR
儿童	流感嗜血杆菌，金黄色葡萄球菌
青少年/年轻人	淋球菌，沙眼衣原体
老年人	金黄色葡萄球菌，链球菌，GNR
镰状细胞性贫血	沙门菌
IVDA	假单胞菌，金黄色葡萄球菌，GNR

GNR，革兰阴性杆菌；IVDA，静脉注射毒品滥用者。

From Levine and Noble: Textbook of Primary Care Medicine, 3rd ed. Copyright © 2001 Mosby, Inc.

葡萄球菌菌株的快速出现，金黄色葡萄球菌仍是导致脓毒性关节炎的最常见的原因[82,83]。淋球菌感染仅占所有单关节脓毒性关节炎的20%，而占多关节炎的大多数，它们将分别进行讨论。部分人群对特定病原菌具有较高的易感性（表114-5）。

人工关节感染

人工关节感染可分为早期感染（外科手术后1个月）和晚期感染，后者可能由血源播散或随假体植入手术进入体内的微生物（在体内可潜伏1年以上）

而引起[69]。因为关节被完全替代,抗菌素的生物利用度和宿主的免疫应答都在假体环境中受损。大量的致病微生物已被确认,耐甲氧西林金葡萄球菌(MRSA)也日益盛行[74,75]。对可疑感染的人工关节行诊断性穿刺最好是在与手术医生会商后进行[72],穿刺液白细胞计数大于1 700/mm³或中性粒细胞大于65%对感染的诊断具有较高敏感性和特异性[84]。

临床特征

症状和体征

一般来说,脓毒性关节炎多有发热、关节疼痛和渗出,尤其在大关节被累及时[61,69]。多为中度发热,但在免疫抑制状态下可以无发热症状[63,75],大约20%的患者可以出现高热、寒战[69]。大约20%的病例可以出现多关节症状,特别是合并慢性关节疾病和脑膜炎球菌感染的患者[58]。即使在脓毒性多关节炎的病例中,膝关节感染也是最常见的[58]。

检查

全血细胞计数、红细胞沉降率和C-反应蛋白虽然诊断价值有限,但却是有代表性的实验室检查[48]。大约50%血液培养可发现致病微生物[39,74]。脓毒性关节炎的骨骼变化是疾病长期发展的结果,并非通常在最初的检查中发现改变,早期X线照片可能仅仅有软组织肿胀表现。关节穿刺术及滑液检查是确诊脓毒性关节炎的唯一的检查方法[58],穿刺液白细胞计数与脓毒性关节炎发生的概率成正比,但白细胞计数不高也不能排除脓毒性关节炎的可能[39,58]。50%~70%感染关节的穿刺液革兰染色可以发现细菌[61]。通过接种小儿血液培养瓶,关节液培养可以发现需氧菌和厌氧菌[68,76,77]。

处理

脓毒性关节炎治疗成功的关键是早诊断,而延迟诊断将会使预后变得更差。经验性抗菌素治疗应该基于革兰染色结果或针对可能的病原菌。一旦确诊,应该住院治疗,静脉给予抗菌素,对感染关节通过穿刺针、关节镜行穿刺抽吸或者直接开放引流[78,85]。在医院,应每天对病变关节进行穿刺抽吸,并且用大口径针头或关节镜进行冲洗[72]。如果治疗几天后仍无明显效果,且存在骨髓炎、累及髋、肩或者任何假体者通常要求行关节切开引流。静脉麻醉性镇痛药和制动可以减轻疼痛和不适。最初依据革兰染色结果选择抗生素,随后根据培养和药物敏感试验结果进行适当调整。对于革兰阳性微生物,如果怀疑为甲氧西林耐药金黄色葡萄球菌感染,应首先选择头孢唑啉与万古霉素[58,68,81]。对于革兰阴性杆菌,最初应选择第三代头孢菌素如头孢曲松、头孢噻肟或者头孢拉定(特别怀疑假单胞菌属感染者)[58,68,81]。静脉应用抗菌素治疗2~4周后,依据对治疗的反应,可以最高剂量继续口服抗菌素2~6周[61,81]。

淋病性关节炎

流行病学

由于淋病奈瑟菌特别是更多致命的病毒株患病率的普遍下降,淋病性关节炎发病率在过去十年中有所下降,但它仍然是性活跃人群中关节感染最常见的形式[82,83]。淋病性关节炎的危险因素包括妊娠、月经和补体缺陷。男女发病比例为1:4,这种女性优势也可能与经黏膜感染的女性患者中大多数并无症状有关[82]。

病理生理学

淋病性关节炎的临床和病理过程明显不同于其他细菌感染,很少会产生长期的关节病理学改变[69]。

临床特征

淋球菌黏膜感染者中有0.5%~3%可以合并全身感染并发症,存在两个有重叠的肌肉骨骼综合征。第一个是局限的脓毒性关节炎,寡关节炎较单关节炎更为普遍,主要发生在膝关节、踝关节或者腕关节,而关节积液可能并不严重。另一个为真正的播散性淋病双球菌感染(也称为关节炎皮炎综合征)表现为菌血症、弥散性游走性关节疼痛、特异性的皮损和腱鞘炎(彩图114-7)[82]。最近还有一个由脑膜炎奈瑟菌感染导致的相似的综合征也已被确认[86]。

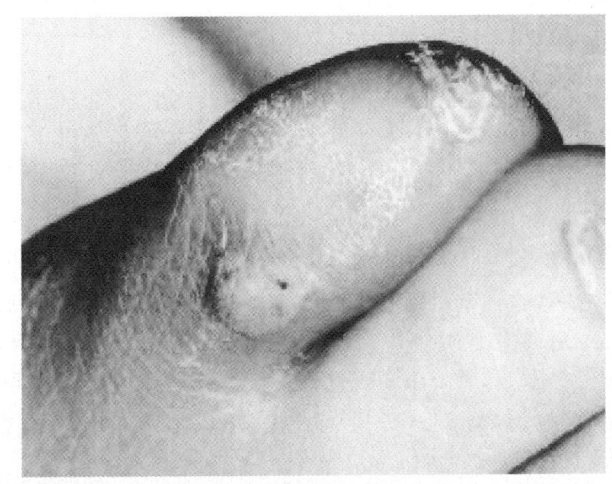

彩图114-7 播散性淋病双球菌感染的小脓疱皮损。(From Mandell, Bennett, Dolin: Principles and Practice of Infectious Diseases, 6th ed. © 2005 Churchill Livingstone, An Imprint of Elsevier.)

处理

微生物学诊断并不是诊断淋球菌性关节炎的理想方法，因为淋球菌的滑液和血培养阳性率均不超过10%～50%的病例[61]。诊断效率较高的方法是把标本点样于塞耶-马丁介质上，这种方法甚至优于聚合酶链反应[87]。淋球菌性关节炎时关节液革兰染色为阳性，白细胞计数也较非淋球菌性关节炎为低（40 000～60 000/mm^3）[81,83]。高达75%的病例脊神经根、尿道、直肠和咽部培养为阳性，所以患者（如果可能包括其配偶）所有的黏膜孔都应该进行适当的淋球菌培养[82,83]。在播散性淋病双球菌感染者，皮损常常含有革兰阴性双球菌。治疗应该首选第三代头孢菌素类抗生素，如头孢曲松、头孢唑肟或者头孢噻肟，待临床症状改善后继续口服抗菌素24～48小时[82,83]。对这种形式的脓毒性关节炎而言，治疗性关节穿刺术因为具有侵袭性而不作为一种常规的治疗方法。

痛风性关节炎

流行病学

急性间歇性严重痛风多发于中年男性或者绝经后妇女，常常有酒精和饮食过度或者急性生理应激反应如生病、创伤、手术等诱因[88]。痛风的危险因素包括慢性肥胖、高血压、糖尿病、使用噻嗪类利尿剂或环孢素A、造影及铅暴露、进食酒精或果糖[88-90]。富含嘌呤的饮食易诱发痛风，这些食物包括肉、海鲜（特别是沙丁鱼和有壳的水生动物）、啤酒及豆类[91,92]。痛风的患病率日趋增加[93]，但并非所有伴有尿酸水平增高甚至关节结晶的患者都有痛风的急性发作，许多急性痛风性关节炎患者尿酸水平在正常范围内[88]。

病理生理学

痛风是由于细胞外液中过饱和尿酸结晶急性沉淀引起的炎症反应[94,95]。尿酸是嘌呤正常新陈代谢的终产物[80,96]。高尿酸血症最常见的原因是由于肾尿酸盐清除率下降，其次为尿酸产生过多（包括遗传性代谢缺陷和骨髓组织增生性疾病）[89,94]。无症状性高尿酸血症可以存在数十年，但是只有不到1/4的患者出现急性发作[88,89]。在痛风性关节炎发作时，晶体被中性粒细胞摄入，导致细胞因子释放和滑膜的炎性反应[93-95]。

临床表现

痛风发作的最好发部位是跗趾的跖趾关节（足痛风高达75%）、膝关节（膝痛风）、踝关节和跗关节。最初通常仅仅累及一个关节，但是有些患者除累及多个关节外还合并有滑囊炎、腱鞘炎甚至皮肤炎症[80]。其临床表现从无全身症状到类似于脓毒性关节炎的一些表现[63]，有些患者在发病初期极度疼痛以致受累关节不能承受一张纸的重量[80,89]。发作具有自限性，24～48小时达高峰，持续约1周[80]。以后发作间期日益缩短，亦会累及更多关节，持续时间也更长，最后进入数十年之久的慢性痛风性关节炎终末期[9,88,89,96]。长期后遗症包括肾结石和肌腱内痛风石，这些痛风石可出现在鹰嘴、跟腱、前臂尺骨表面、手和手指、膝部、足和足趾甚至耳廓[80,92,96]。来急诊科求诊的急性痛风患者可以是首次发作，亦可以有明确的痛风再发病史，当膝关节被累及时，要排除蜂窝组织炎和脓毒性关节炎的可能。

实验室检查

血清尿酸在急性期可能是正常的，对诊断没有帮助，但应该常规检查肾功能。在急性发作期，受累关节的X线片仅仅表现为软组织肿胀，但长期病变因为晶体沉积而导致不对称的骨质侵蚀和骨性关节面异常[97]。痛风性关节炎的确诊可通过偏振光显微镜观察细胞内存在阴性的双折射性关节液结晶而实现（图114-4）[91]。

处理

痛风的治疗包括急性治疗和慢性预防[88,89,96-98]，慢性预防通常不是急诊科所要考虑的，但要注意即使在急性发作时也不应随意停用一些慢性预防药如别嘌呤醇、非布索坦或者丙磺舒[91]。痛风治疗的目标是缓解疼痛和炎症，亦应尽量避免药物的毒性[9,80,91,96,98]。休息、抬高患肢和冷敷等物理疗法均证明有一定的益处[9,42,98,99]。麻醉性镇痛药和局部麻醉阻滞均可作为辅助治疗方法[42]。急性痛风的急诊科常用药物有非甾体抗炎药（NSAIDs，包括环氧化酶2选择性抑制剂）、糖皮质激素［包括促肾上腺皮质激素（ACTH）和秋水仙碱］[9,80,89,91,98,100]，因为痛风患者往往都合并有高血压、糖尿病、肾和血管等疾病[101]，因此对此类药物要慎重使用。

非甾体抗炎药

吲哚美辛是治疗痛风最常用的非甾体抗炎药，每日剂量为75～200mg[100]，然而其他半衰期较短的非甾体抗炎药也可能同样有效[91,99]。环氧化酶2抑制剂如塞来考昔也是可以选择的[42,102]，在非甾体抗炎药治疗的第一个24小时疼痛可以迅速缓解，在症状减轻后还应该继续用药24小时[9]。

秋水仙碱

秋水仙碱可以抑制微管的形成并且可阻断对关节中晶体的炎症应答[9]。推荐剂量是不同的，但是一个较合理的用法是每1~2小时口服0.5~0.6mg，直至出现下列三项中的一项：疼痛控制，出现副作用，或者三小时内达到了3片的最大阈值（或24小时内10片）[9,42,89,91]。口服高剂量秋水仙碱可以出现嗳气、恶心、呕吐或腹泻等副作用，因此许多专家建议应降低剂量，尤其对年龄较大者[80,92,100,103]。大约24小时后秋水仙碱的效力就会减弱，一旦使用就应该至少使用一周[9,92]。虽然秋水仙碱令人满意的治疗效果对结晶性关节炎和脓毒性关节炎的鉴别有帮助，但由于它对焦磷酸盐关节病和其他结晶性关节炎也有效，因此不能将其用于诊断目的[9]。对患有血液、肾疾病和肝功能不全者应禁止使用秋水仙碱[9,42,89]。值得注意的是，静脉注射秋水仙碱由于极窄的治疗窗而不再被推荐，已有超过20例的此类医源性死亡的报告[42,92,104,105]。

类固醇

在秋水仙碱耐药的情况下，可以口服泼尼松（40mg/d，连服3~5天，然后逐渐减至5mg/d）。如果脓毒性关节炎被排除，对只有一个或者两个关节累及的患者行类固醇类药物关节内注射也可能有效，从而可以避免其他给药方法的全身副作用[42,106]。曲安奈德在膝关节的推荐剂量是20~40mg，小关节的推荐剂量是5~10mg[107,108]。

促肾上腺皮质激素（促皮质素）

促皮质素是一种极好的上述药物的替代品，因为它起效快，在老年人使用时一般还可以避免其毒性[96,109,110]。促皮质素肌内注射的剂量是40~80IU[9,96,110]，单次应用不会抑制下丘脑-垂体-肾上腺髓质轴[111]。

焦磷酸盐关节病

病理生理学

当钙以晶体状态通过关节面时就会导致双水焦磷酸钙沉积病（calcium pyrophosphate dihydrate deposition disease，CPPD）的发生，在X线片上表现为软骨钙质沉着病[112,113]。它的病理机制还不完全清楚，但是涉及软骨细胞焦磷酸盐的产生过量、钙的增加以及软骨细胞外基质的组织学改变[114,115]。CPPD常伴随有血色素沉着病、甲状腺功能减退、甲状旁腺功能亢进、淀粉样变性病、低镁血症、肝豆核变性，特别是老化[113]。CPPD通常没有症状，但是当沉淀的晶体导致出现炎性滑膜炎时，大约25%的病例就可以适当地称作焦磷酸盐关节病[114]。

临床表现

焦磷酸盐关节病与痛风的临床表现非常相似，而且也有两种疾病重叠的情况，所以滑液在疾病的鉴别诊断中是非常重要的[116,117]。焦磷酸盐关节病患者年龄较大，膝关节是最常被累及的关节[113,117]。受累关节X线片可以显示特征性的线形软骨钙质沉着（图114-8），但是也有其他放射学改变的描述[112,118]。

实验室检查

关节液检查可见弱阳性、呈菱形、双折射光的双水焦磷酸钙结晶（见图114-4）。与痛风一样，患者的症状可能与脓毒性关节炎相类似，因此应对关节液进行革兰染色与培养[119]。

治疗

焦磷酸盐关节病急性发作期的治疗与上述急性痛风的治疗相同：非甾体类抗炎药、类固醇、促肾上腺素皮质激素，或者口服秋水仙碱（虽然没有像治疗急性痛风那么有效）[113,117,119]。不幸的是，因为焦磷酸钙不能被清除，所以通常缺少有效的预防方法[110,114]，更重要的是，针对CPPD继发代谢原因的治疗也不会影响焦磷酸盐关节病的病程。

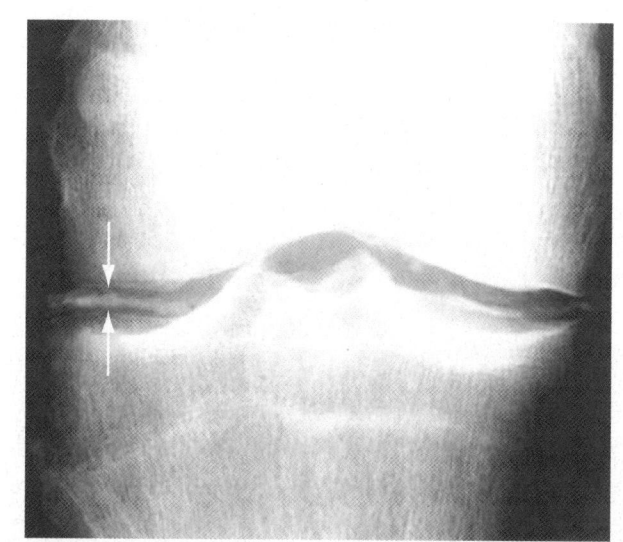

图114-8 焦磷酸钙沉积病中软骨钙质沉着（箭头所示）。(From Mettler: Essentials of Radiology, 2nd ed. © 2005 Saunders, An Imprint of Elsevier.)

碱性磷酸钙结晶沉积病

碱性磷酸钙结晶沉积病是晶体疾病的一种变异形式，是由于碱性磷酸钙羟磷灰石（basic calcium phosphate hydroxyapatite，BCP）沉积的结果[116]。与焦磷酸盐关节病相比，碱性磷酸钙结晶沉积病具有更快的进展速度和更大的破坏性[115]，沉积在滑膜液中的BCP用光学显微镜检测更困难。BCP关节病还表现为钙化性肌腱炎、钙化性滑囊炎，在年轻女性还会出现第一跖趾关节（MTP）的"假足"[116,120,121]。密尔沃基肩综合征是以严重的双侧肩关节的骨性关节炎、回旋套的快速破坏和BCP晶体为特征的[116,122]。没有有效的治疗办法，但类固醇注射和物理疗法有一定的益处[116,121]。

急性钙化性关节周炎

急性钙化性关节周炎是最近才认识的一种疾病形式，它是由于非结晶羟磷灰石沉淀物渗出到关节周围软组织而引起的一种自限性、晶体诱导的炎症反应[123,124]。多发生于妇女，症状不超过1周，大约3周后就可在X线片上分辨出其改变[123]。

创伤和关节积血

创伤是急性单关节积液的常见原因[53,72]。

慢性单关节炎

骨关节炎（退行性关节病）

流行病学

骨关节炎（退行性关节病）是成年人尤其是老年人最常见的关节炎形式[125]。

病理生理学

骨关节炎的病理生理学理论已经从一个单一的机械磨损假说发展到了更加复杂的涉及机械、生物化学和遗传因素等多种分子通道相互作用的学说[126]。软骨细胞通过降解酶、生长因子和细胞因子对损伤发生应答，而这些因素能导致软骨、滑膜和软骨下骨发生不适当的修复反应[125,127]。

临床特征

骨关节炎的主要症状是疼痛，其特点是活动后加重而休息后好转[128,129]。无全身表现的特点有助于与类风湿性关节炎进行鉴别。一部分骨性关节炎患者双手均可被累及，分别在近端指间关节（PIP）和远端指间关节（DIP）可以看到和摸到Bouchard和Heberden结节（骨赘）[130]。膝关节主动和被动活动时可有骨摩擦音[120]。X线片可以出现不对称性关节间隙狭窄、关节边缘骨赘形成及非骨质疏松性软骨下囊形成[128]。滑膜液通常是非炎性的，细胞计数小于2000/mm，并可见少量中性粒细胞[35]。

处理

治疗措施包括适当的肌肉强度训练、减轻体重、缓解肌肉痉挛和增强关节的稳定性[129,130]。对乙酰氨基酚制剂是常用的治疗轻度骨关节炎的一线药物[112]。对更严重病例，非甾体抗炎药和环氧化酶2抑制剂有一定的疗效[129,131]。其他可选择的治疗方法还包括目前比较受欢迎的葡糖胺和硫酸软骨素，它们均具有改善症状的作用并且有良好的安全性，但是其疗效还是有争议[129,132-134]。辣椒碱是一种低毒性的局部用药，短期使用可以有帮助[130,134]。膝关节内注射玻璃酸酶对一些患者有一定的疗效[132,135]。糖皮质激素关节内注射仅在膝关节骨关节炎疼痛渗出加重且其他治疗无效时使用，一年不能超过三次[129,130,134]。髋关节和膝关节完全软骨裸露的患者可能需要行关节置换术[129,134]。

多关节炎

多发性关节炎的鉴别诊断要较单关节关节炎更复杂。将多关节病变分为两组是有益的，急性表现（<6周）多由淋病性关节炎、病毒性关节炎（如风疹、肝炎）、莱姆病、反应性关节炎和风湿热所致。慢性多关节表现由类风湿性关节炎、全身性红斑狼疮、硬皮病、银屑病性关节炎、皮肌炎和其他自身免疫性疾病所引起。多发性关节炎还可依据表现对称或不对称来区分，类风湿性关节炎和狼疮倾向于对称，而其他疾病是不对称的。脊椎关节病（强直性脊柱炎、反应性关节炎、银屑病关节炎和炎性肠病关节炎）大多数累及较大关节，而银屑病关节炎多累及手的小关节。

急性多关节炎

病毒性关节炎

病毒性关节炎是一种发病急、具有自限性、且无破坏性的多关节关节炎。

细小病毒

急性细小病毒 B19 为小儿传染性红斑的致病因子,而其导致的关节炎症占成人急性多关节炎的 10% 以上[136]。这种对称性多关节炎体格检查方面与类风湿性关节炎相似,但在一周类似细小病毒流感表现后其病情急剧变化[137]。实验室诊断表现为类风湿因子阴性或低滴度而 B19 抗体阳性[136]。对于 HIV、镰状细胞贫血和其他血液疾病患者,也应排除同时伴发由 B19 诱导的再生障碍性贫血的可能。

风疹

风疹病毒导致的关节炎曾经是一种相对常见的流行性关节炎形式,但自从有效的疫苗接种以来其发病率明显下降。表现为急性对称性多关节炎,伴全身不适、发热、淋巴结肿大以及从面部蔓延至躯干的斑丘疹[136,137]。包括关节疼痛和关节炎表现的预防接种后综合征在妇女中比较常见,多发生于免疫接种后的 10 天到几个月[137-139]。

乙型肝炎病毒和丙型肝炎病毒

它们引起的关节炎是一种自限性对称性急性多关节炎,通常出现在乙型肝炎病毒感染的黄疸期前 2~3 周[136,137]。肌肉骨骼疼痛常常伴有丙型肝炎病毒感染,表现为关节痛、肌痛、纤维肌痛以及冷球蛋白血症和慢性炎性多关节炎[136,140]。

α病毒

几种相关的节肢动物媒介病毒感染可出现急性关节炎、发热、皮疹以及出血等表现[136,137]。用非甾体抗炎药治疗有效,但因阿司匹林有潜在的出血可能,所以应该避免使用。流行性发热性多关节炎在包括辛德毕斯(斯堪的纳维亚)、基孔肯雅(印度、太平洋和南美)、O'nyong-nyong(乌干达)和罗斯河/巴马森林(南太平洋)在内的世界各地均有发生[141-143]。

莱姆病

流行病学

莱姆病(Lyme disease)是由博氏疏螺旋体感染引起的多系统疾病,是西方国家最常见的媒介传播疾病[144-146]。在美国,博氏疏螺旋体和它的传播媒介蜱(硬蜱属)高度流行的地区包括东北海岸、中西部偏北地区以及从加利福尼亚州北部到俄勒冈州的远西地区[147]。莱姆病包括有早期播散性疾病表现的早期阶段(蜱叮咬后数周到数月)和晚期阶段(从数月到数年后)[146,148-150]。早期阶段主要的肌与骨骼表现包括游走性肌肉和关节疼痛,但缺乏急性关节炎及渗出的客观证据[146,147]。莱姆病将在第 132 章进一步描述。

自然病史

莱姆病如果不给予治疗,50%~60% 的患者将在 6 个月之内发展为关节炎,尤以大关节最常见,特别是膝关节[149,151]。莱姆关节炎(LA)的自然病史可达数年,表现为从间断发作到在强度和频率上均逐渐减弱,也可能伴有肌腱炎和滑囊炎[147,150,152]。莱姆关节炎的出现是自身免疫调节的结果,而并非螺旋体感染直接所致,早期抗生素治疗可以降低其发病率[149,151,153]。莱姆关节炎在美国感染更普遍,因为美国特有的包柔螺旋体菌显示出较其他菌株更强的致关节炎特性[147]。

诊断

到过疫区有蜱叮咬病史或典型的游走性红斑(尽管患者通常并不记得)可以协助临床医生考虑莱姆病的诊断[146,147,152]。患者尽管有大关节渗出但通常无发热,仅有轻微的关节疼痛[149,150]。炎性关节液中有大量中性粒细胞,但包柔螺旋体培养阴性[146-148]。应与淋病性关节炎、脓毒性关节炎、急性风湿热、类风湿关节炎和反应性关节炎相鉴别[146,148]。血常规检查无特异性且对诊断无帮助[146,152]。确诊需要依赖于免疫球蛋白 M 和免疫球蛋白 G 的血清学检测,它们在莱姆关节炎的起病初就可呈强阳性[146,147,152],尽管给予适当的治疗且症状消失,而免疫球蛋白 G 阳性仍会持续相当长的时间[148,149]。未经证实和不可靠的尿抗原检测虽已上市但不被推荐[154]。

治疗

蜱叮咬后的预防性治疗通常并不推荐,除非在疫区硬蜱附着时间大于 36 小时,多西环素 200mg 单次口服是有效的[155]。口服多西环素 100mg,每天两次,连用 4 周对莱姆关节炎通常有效,阿莫西林 500mg 每天 3 次或头孢呋辛酯 500mg 每天 2 次也是有效的[146,155]。对于孕妇、哺乳期妇女和 8 岁以下儿童可以用阿莫西林代替多西环素[155]。如果莱姆病在游走性红斑的早期已被诊断,那么仅需 2 个星期的治疗[155]。更昂贵的静脉疗法用于莱姆病累及神经系统或心脏时或针对难治性莱姆关节炎[145,146,149,155]。难治性莱姆关节炎可以用静脉疗法或者继续口服抗生素进行复治,但对这些有疑问的个案一般应请传染病专家协助治疗[145,149,155,156]。

急性风湿热

流行病学

急性风湿热是由 A 型链球菌（group A streptococcal, GAS）咽炎引起的复杂超免疫反应所触发的一种全身性疾病[66,157-159]，宿主对 A 型链球菌的细胞和体液反应通过分子拟态机制侵袭关节、心脏和其他组织[66,160,161]。近十年来急性风湿热的发病率明显下降，这种成就仅仅部分归功于抗生素的广泛使用，社会卫生的改善和 A 型链球菌菌株的转化可能是更重要的因素[66,158,159]。然而，急性风湿热仍然是发展中国家年轻人心源性死亡的首要原因，在美国关于急性风湿热地方性流行和局部爆发的报告经常可见[158,162,163]。南太平洋的土著人中急性风湿热的发病率可高达 50～500 例/100 000[159,164]，绝大多数病例发生在 5～15 岁的儿童[157,159,165]。

临床诊断

急性风湿热的临床诊断主要根据几经更新和修订的乔纳斯标准[157,159,166,168]，乔纳斯标准中如果有两项主要标准或者一项主要标准加两项次要标准，在有 A 型链球菌感染的实验室证据存在的情况下可以确定急性风湿热的诊断（框 114-3）。这个策略可能并不适用于发展中国家，在发展中国家应该选择世界卫生组织推荐的标准[158,159,168]。

关节炎

急性风湿热的症状通常出现在口咽部 A 型链球菌感染后的 2～3 周，且只有半数患者会出现症状[158]。典型的游走性关节炎发生在 75% 的患者而且大多数影响到大关节[157,158]。每个关节炎症症状持续 2～3 天，整个病程约 2～3 周，中轴骨骼不被累及[149]。关节出现轻微的红肿，与极度的疼痛并不成比例[157]。急性风湿热性关节炎对水杨酸盐和甾类激素治疗相当敏感以至于掩盖症状而延误诊断[157]。链球菌感染后反应性关节炎（post streptococcal reactive arthritis, PSRA）是最近提出的针对不符合急性风湿热乔纳斯标准的患者的另外一个非 A 型链球菌相关的关节炎[169,170]，其特点是受累关节呈累加倾向而并非游走性[131]，并且下肢关节多被累及，对水杨酸治疗不敏感且用药时间要较急性风湿热为长[171]。

皮肤

边缘性红斑和皮下小结出现在 1%～2% 的病例[157]，边缘性红斑为粉红色、非瘙痒性、界限清楚、躯干多见，但有时也会扩散至临近肢体（彩图 114-9）。

心脏炎

50% 的急性风湿热患者可以出现心脏炎，是本病最严重的导致高死亡率的合并症[157-159]，其最严重的情况是发生心包炎、心肌炎和心内膜炎即全心炎。心内膜炎的临床表现可不明显（仅仅通过超声心动图才可以发现）或者很快消失，大多数杂音在治疗几周后消失[172]。心包炎罕见，而心脏压塞更为罕见[157]。心肌炎时可表现出多种心电图异常如 PR 间

框 114-3	急性风湿热诊断的乔纳斯指标
主要表现	次要表现
多关节炎	临床表现
心脏炎	关节疼痛
舞蹈病	发热
边缘性红斑	实验室所见
皮下小结	急性期反应物浓度升高
	红细胞沉降率
	C-反应蛋白
	心电图 P-R 间期延长

加上：支持 A 组链球菌感染的证据（链球菌抗体滴度上升或增加，链球菌抗原快速试验或咽部细菌培养阳性，最近猩红热病史）

From Anonymous: Guidelines for the diagnosis of rheumatic fever. Jones Criteria, 1992 update. Special Writing Group of the Committee on Rheumatic Fever, Endocarditis, and Kawasaki Disease of the Council on Cardiovascular Disease in the Young of the American Heart Association. JAMA 268: 2069, 1992.

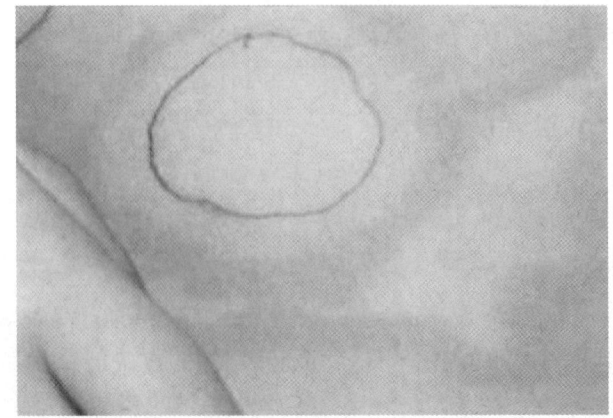

彩图 114-9　急性风湿热边缘性红斑。途中标记处为大约 60 分钟前皮疹的位置。（From Cohen, Powderly: Infectious Diseases, 2nd ed. © 2004 Mosby, An Imprint of Elsevier.）

期延迟、房室传导阻滞等[164]。

舞蹈病

西登哈姆舞蹈病发生在10%～15%的急性风湿热患者，表现为特征性的面肌抽搐、震颤，无力和精神障碍等[173,174]。

实验室检查

对可疑患者的实验室检查包括咽拭子培养、抗链球菌溶血素O或者抗脱氧核糖核酸酶B，以明确是否曾经有过A型链球菌感染[157,158]。滑膜液为炎性，白细胞计数平均为16 000/mm³，无晶体，培养阴性。

急性风湿热的处理

急性风湿热的成功治疗需要快速根除A型链球菌感染，预防反复感染，及时治疗关节炎、心脏炎和舞蹈病[157,158,175]。

抗生素

当前对怀疑急性A型链球菌感染者的推荐治疗是苄星青霉素60万～120万单位肌内注射，或口服青霉素10天（对青霉素过敏者选用琥乙红霉素）[157-159,164]。为防止急性风湿热的复发需要长期使用预防药物，可口服或者静脉使用青霉素或琥乙红霉素[68,175]。预防药物使用的时间要综合考虑患者的年龄、心脏是否被累及、以前发作次数等诸多因素。

一般措施

除了抗生素，急性风湿热的治疗在随机对照试验年代以前就已经有了较好的发展，但它们的证据基础还是不理想的[68,176]。关于急性风湿热的历史临床经验还是引人注目的，一旦最初的心脏炎症状减轻患者就要从卧床休息逐渐开始活动，这一直是长期以来主要的治疗方法[68,159,177,178]。

药物治疗

大剂量的阿司匹林能够迅速改善急性风湿热患者的发热和关节症状，但是对心脏炎的症状却没有影响[158,159,179]，萘普生可能是阿司匹林的替代药物[180,181]。泼尼松通常用于急性心脏炎的患者，用法是1～2mg/(kg·d)，2～4周后逐渐减量，它还可以减轻关节炎和舞蹈病的症状[158,159,174,182]。西登哈姆舞蹈病通常具有自限性，但氟哌啶醇、丙戊酸、卡马西平能够控制其发作[157-159]。

慢性多关节炎

类风湿性关节炎

流行病学和病理生理学

虽然类风湿性关节炎是一种慢性疾病，但至少有20%的患者可有急性表现。女性的发病率是男性的2～3倍，40岁到60岁为发病高峰，其遗传倾向与人类白细胞抗原DR4的单体型有关。免疫复合物的形成能刺激中性粒细胞释放酶，最终导致关节破坏。滑膜细胞大量增多甚至产生更多的炎性物质，肉芽组织血管翳的形成最终会破坏关节[183]。

临床表现

患者通常在疲乏、软弱无力和肌肉骨骼疼痛持续数周到数月的前驱期之后才寻求医生的帮助。患者的关节开始呈对称性肿胀并且受累关节逐渐增多，特别是手（掌指关节和近侧指间关节）、腕关节和肘关节。然而足部可能是最初被累及的部位，超过90%的类风湿关节炎患者足部被累及，特别是大小踇趾的跖趾关节。手指的远节指间关节不被累及，这有助于与骨关节炎、反应性关节炎和银屑病关节炎相鉴别[184]。

急性表现可能仅有关节的发热、触痛和肿胀，这也使得与病毒性关节病的鉴别比较困难。可以合并腱鞘炎，急性心包炎可能是疾病的早期表现而与疾病持续时间长短没有关系。在病程长的患者可以观察到一些长期改变，包括掌指关节和近侧指间关节肿胀、尺侧偏斜、鹅颈畸形、手的纽扣花畸形和腕关节背屈受限（图114-10）。膝关节也常被累及，病程较短者有关节积液，较长者则合并有肌肉萎缩及腘窝囊肿[184]。足跟部滑液囊是常见的合并症，关节外合并症包括皮下小结（与疾病的严重性相关）、皮肤血管炎、肺纤维化、多发性单神经炎及干燥综合征。病程较长的类风湿性关节炎患者可以出现C_1～C_2横韧带的退化，在进行气管插管时应注意这种变化[106,109]。

诊断

对怀疑类风湿性关节炎的患者应排除其他原因所致的关节炎，尤其是脓毒性关节炎。类风湿因子为抗丙种球蛋白抗体，大约85%的类风湿关节炎患者呈阳性。红细胞沉降率和C-反应蛋白水平也可以升高但缺乏特异性，因为它们在其他风湿性疾病也可以升高。

类风湿性关节炎的早期放射学特征为软组织肿胀和关节旁骨质疏松导致的关节腔均匀变窄。关节穿刺

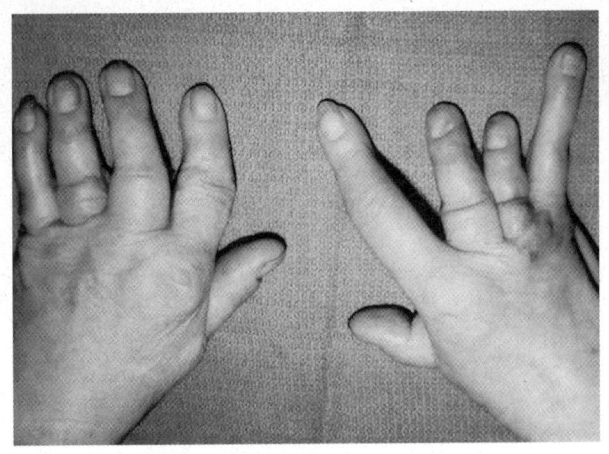

图 114-10　残毁性关节炎（破坏性关节炎）涉及所有指（趾）。这种情况可能出现在长期的类风湿关节炎或银屑病关节炎。（From Harris：Kelley's Textbook of Rheumatology, 7th ed. ⓒ 2005 Saunders, An Imprint of Elsevier.）

液呈炎性，白细胞计数在 4 000～50 000/mm³ 伴中性粒细胞增多（75%）。

处理

过度运动可以加重关节炎症，因此最初的治疗应包括休息并同时使用抗炎药物[185]。对于早期病情较轻者，许多临床医生常常使用水杨酸盐或者其他非甾体抗炎药，但它们有环氧合酶抑制相关的胃肠反应和肾毒性。在疾病早期，每天口服泼尼松 5～7.5mg 可以有效地控制轻度炎症，并且可以作为进一步治疗的过渡，尤其对于侵袭性疾病，最初的 12～18 个月是预防主要关节破坏的关键，因此在此阶段要注重使用缓解疾病的抗风湿性药物（DMARDs）[110-112]。最近临床研究证实甲氨蝶呤和肿瘤坏死因子阻断剂联合应用可以抑制疾病的早期活动[186]。虽然缓解疾病的抗风湿性药物处方应该由会诊的风湿病医师开具，但是急诊内科医师也应该熟悉它们潜在的危及生命的合并症（表 114-6）[34]。

成人斯蒂尔病

成人斯蒂尔病（adult-onset Still's disease，AOSD）是一种少见的多系统炎性疾病，以急性关节炎、特征性皮疹和每日热或双峰热（最高温度出现在下午或傍晚）为其特征[187]。皮疹为大马哈鱼样斑点，呈一过性，与发热伴行[188]。成人斯蒂尔病的表现多种多样，包括咽喉痛、肌肉痛、脾大、肝炎和心包炎[187,188]。鉴别诊断包括其他急性关节炎（尤其是风湿热）和一些"不明原因的发热"[189]。治疗可选择阿司匹林、小剂量皮质激素和静脉注射丙种球蛋白[187,190]。

复发性多软骨炎

复发性多软骨炎是一种少见的原因不明的多系统疾病，以反复发作的关节、巩膜、心脏、耳、鼻和气管支气管软骨的严重炎症为特征[191]。气道塌陷是此病非常凶险的并发症，可以用大剂量类固醇甚至支架治疗[192,193]。

血清阴性脊柱关节病

血清阴性脊柱关节病的特征包括骶髂部受累、周围炎性关节病、类风湿因子阴性、肌腱韧带附着于骨

表 114-6　类风湿关节炎药物的毒性			
药物	类别	主要毒性	PEARL
甲氨蝶呤	常规的 DMARD	肝，骨髓，肺	冲击疗法较每天用药毒性小
羟氯喹	抗疟药	视网膜	
氯金化钠	常规的 DMARD	骨髓	现很少使用
阿那白滞素	抗-IL-1	肺炎，严重感染，白细胞减少	哮喘患者的风险更高
阿贝西普	T 细胞调节剂		COPD 避免使用
来氟米特	嘧啶拮抗剂	腹泻	半衰期很长
依那西普	抗-TNF	脓毒症，肺炎，结核	
英夫利昔单抗	抗-TNF	脓毒症，肺炎，结核	
阿达木单抗	抗-TNF	脓毒症，肺炎，结核	
利妥昔单抗	抗-CD20（B 淋巴细胞）	致命的输液反应	首次输注有典型的多脏器受损

COPD, 慢性阻塞性肺病；DMARD, 缓解疾病的抗风湿性药物；IL-1, 白细胞介素-1；TNF, 肿瘤坏死因子。

的位置周围出现病理改变及与 HLA-B27 相关。这些慢性多关节炎性疾病主要包括强直性脊柱炎、反应性关节炎、银屑病关节炎和炎性肠病关节炎，虽然有些临床表现重叠存在，但各有其鲜明的特征[194]。

强直性脊柱炎

临床表现

强直性脊柱炎患者通常有骶髂关节炎引起的背部不适，这种骶髂关节炎病变可以有放射学证据支持（图 114-2）。强直性脊柱炎以男性多见，典型表现有发病缓慢隐匿、可有持续 3 个月以上的背部不适、晨间僵硬可在活动后减轻、有些患者年龄小于 40 岁[195]。眼葡萄膜炎是其最常见的关节外表现，但危及生命的主动脉根疾病很少发生[195]。在附着点被累及的患者中，30% 外周关节亦被累及，如足底筋膜炎和跟腱炎。放射学检查在脊柱边缘可见对称的正方形改变，到后期可发展为"竹节样脊柱"。磁共振成像可以更早发现骶髂关节病变[196]。

处理

治疗的主要目标是应用非甾体类抗炎药控制疼痛和减轻炎症，早期进行物理疗法并加强锻炼[195,197]。新的抗肿瘤坏死因子制剂也可能有效[195,198]。

反应性关节炎（瑞特综合征）

临床表现

反应性关节炎发生在泌尿生殖系统沙眼衣原体或胃肠道沙门菌、志贺杆菌、耶尔森菌、弯曲杆菌感染后的遗传易感人群[199]，其他大量的微生物也被认为是其致病因素[199]。15～35 岁的年轻男性多见，常在偶然的尿道炎或痢疾后 2～6 周出现关节炎的表现。由于宫颈炎往往没有症状，因此女性患者反应性关节炎的诊断更加棘手。该综合征主要为不对称的多关节病变，下肢承重关节通常被累及，如膝、踝和足部，特别是足跟（故有"足跟的情人"之称）[200]。其他早期体征可能在肌肉骨骼表现出现时已经消失。在疾病的早期患者可能出现结膜炎，最后发展为眼葡萄膜炎。高达 10% 的患者最初有口腔黏膜和舌的无痛性损害，随后发展为轻微疼痛的溃疡[199]，同样的损害还会出现在龟头（环状龟头炎），特别是未行包皮环切者（占 20%），在已行包皮环切者阴茎损害在外观上更加类似银屑病表现。手指和足趾肿胀并且呈腊肠样改变，这种表现也可以出现在银屑病关节炎。在 10% 的患者，脓溢性皮肤角化病的皮肤过度角化的损害发展至手掌和足底时其外观与脓疱性银屑病相似。

患者可能有跟骨腱附着处的炎症，高达 1/3 的患者有腰背部疼痛伴脊椎活动受限[200]。炎性滑膜液伴大量中性粒细胞浸润。衣原体、沙门菌和耶尔森菌抗原在滑膜甚至关节液被发现，但培养为阴性。早期 X 线照片可见韧带附着于骨骼的起止点、骶髂关节、坐骨结节、大转子和跟骨腱的炎性改变[200]。患者可能有单次发作或者反复发作的关节炎（平均 4～7 个月发作一次），或者有累及踝关节和跟骨的一系列疾病[200]。

处理

反应性关节炎患者对非甾体抗炎药特别是吲哚美辛反应良好，总量可达 200mg/d。抗生素可以提高由衣原体触发的反应性关节炎患者的恢复时间，但是对由胃肠道原因导致的关节炎没有疗效[199]。

肠病性关节炎

大约 10%～20% 的炎性肠病患者可发展为外周关节的急性迁移性、炎性多关节炎，特别是膝关节[200,201]，伴随的炎性骶髂关节炎和脊椎炎在男性更加常见[200]。外周关节炎通常与炎性肠病的发作相关联，但脊柱的表现与炎性肠病的发作之间并无此种关联[200,201]。

银屑病关节炎

20% 的银屑病患者可发生银屑病关节炎，有下面几种类型：不对称性少关节炎型（香肠样指趾），对称性多关节炎型，脊柱病型（同反应性关节炎一样为不对称性），远端指间关节型，残毁性关节型（见图 114-10）[202]。抗肿瘤坏死因子治疗具有良好的发展前景[203]。

纤维肌痛

急诊科的几点思考

纤维肌痛患者通常是由于出现弥散性肌肉骨骼疼痛才到急诊科就诊[204]，这种情况对于医生和患者都是不愉快的，因为这种疾病是不明确的，它们通常被怀疑为由于药物滥用或者精神原因所致[204]。当前对这种疾病病理生理学的假设认为发病与患者正常的痛觉刺激迷乱有关[205]。纤维肌痛的患者常有自发性的全身疼痛病史（身体两侧、上下及脊柱）及 18 个特定的肌肉-肌腱位点中 11 个出现过度触痛。鉴别诊断包括其他风湿性疾病、甲状腺功能减退和抑郁症[205]。

处理

纤维肌痛的急诊科处理包括排除其他相关性疾病、抗炎止痛、转移患者注意力及进行必要的健康教育，将患者介绍给有慢性疼痛治疗经验者[206]，对于疼痛特别明显者，可选用曲马朵75mg每天四次，联合对乙酰氨基酚可减轻疼痛[207]。选择性5-羟色胺特异性抑制剂或者小剂量三环类抗抑郁药能改善睡眠并缓解疼痛[205,208,209]。

风湿性多肌痛

风湿性多肌痛常见于50岁以上的老年人，是以肌肉与骨骼特别是肩胛带和骨盆带肌群的疼痛和晨僵为临床特征的症候群。红细胞沉降率可能超过50mm/h，但是体格检查通常没有特别发现[210]。患者通常对小剂量泼尼松（10mg/d）反应良好，同时应该评估是否与巨细胞性动脉炎并存[210]。

硬皮病（系统性硬化症）

硬皮病的肌与骨骼表现包括晨僵、全身关节疼痛、指端硬化和雷诺现象[212]。硬皮病肾危象是最严重的紧急并发症[213]。

处置

急性关节炎急诊处理的最主要的挑战是要排除脓毒性关节炎，如果患者基于革兰染色或培养阳性明确诊断为非淋菌性脓毒性关节炎，或者基于临床表现而高度怀疑（即使革兰染色阴性），那么应该请矫形外科医生会诊指导静脉使用抗生素并对关节镜治疗或关节切开的可能性进行评估。除非患者一般情况良好、症状轻微以及能够接受每日的随访计划，对怀疑播散性淋病双球菌感染的患者均应该静脉使用抗生素并请矫形外科会诊。对非感染性关节炎患者，如果疼痛控制以及制订了适当的随访计划，那么就可以出院。

重要概念

- 急性关节炎病因诊断通常可以通过病程（大于或小于6周）、累及关节的数目（单关节还是多关节）及受累关节的分布（大关节还是小关节，对称性还是非对称性）情况而做出。
- 表现为单关节关节炎的患者均应该考虑有脓毒性关节炎的可能性。
- 评估发炎关节细菌感染可能性的最好的检查方法是滑膜液分析，诊断和治疗的延迟均会使结果恶化。
- 滑膜液革兰染色阴性并不能排除细菌性关节炎。

本章参考文献请参见 http://pumpress.bjmu.edu.cn/eduservice/3419.html

第 115 章　肌腱病变和滑囊炎

Michael J.Schmidt and Stephen L.Adams

王永翔 译　王映珍 王世文 校

肌腱病变

概述

长期以来风湿病一直被医生所关注，有证据表明希波克拉底的许多格言都提到此类疾病。17 世纪中叶，罹患痛风的 Sydenham 医生，曾经对痛风、急性风湿热及 Sydenham 舞蹈病进行了描述，从而证实各种肌肉骨骼主诉与关节炎症发病过程之间的差异[1]。今天，由于参与体育和健康运动的人群不断增加，急诊医生可见到因过度运动和损伤导致的各种各样的肌腱病变[2]。据统计几乎有一半的运动员在某一时刻要受伤，而在这些外伤中，高达一半是肌腱病变。对运动员的研究表明，所发生的肌腱病变，大约 30% 与跑步有关，将近 40% 与网球有关[3,4]。在工作场所，工作相关的肌肉骨骼疾患的发生率在如下职业较高，如：重复活动的，接触局部应力的，姿势不舒服的，长期受到震动的和用力过伸的职业。研究表明，改善工效学的设计可减少肌腱病变的发生率[5]。

由于急性疼痛和功能受限，肌腱病变经常会发展为慢性疾病并可能导致残废，尽管采取正确的治疗，患者仍有持续的症状[6]。肌腱病的治疗主要明确引起不适的病因，消除病因，制订治疗措施，必要时如应用止痛药物，保护病变部位，适当休息，冷敷，按摩，加压包扎，抬高患肢；调整减少或消除持续应激的行为，安排适当的随访医疗也很重要[7,8]。

疾病原理

肌腱是连接肌肉和骨骼的胶原结构，能把肌肉产生的力量传递给骨骼，使关节运动[4]。肌腱炎（*tendinitis*）是一个常用的肌腱炎症的诊断，常为长期过劳性损伤[2]。由于病理解剖检查，炎症的组织学表现不明显，现在大部分学者更主张使用肌腱病（*tendenosis*）的名称，能更准确地反映病理学过程[2,9]。尽管对于大多数肌腱病变，尚未进行可靠的、可操作的流行病学研究，但大多数病例的组织病理学改变是退行性变。本章所用的肌腱病变（*tendinopathy*）名称是指损伤的肌腱，因为它包括各种病理学改变[2]。

大多数肌腱病变的主要发病机制是肌单元的超负荷机械力和反复的微小损伤，是外因和内因调节病理生理状态的双重作用的结果。在正常的运动中，像肌腱排列不齐、缺乏弹性、无力、不平衡等这样的内因可导致肌腱的过度负荷。像不合理的解剖、生理、心理以及机械原理研究设计，超长时间、反复、超强度训练等这样的外因同样可导致肌腱疾病的发生。最初的损伤原因多种多样，个人因素也不能忽视，比如一个年轻的运动员由于技术不全和反复训练而存在超负荷机械力，从而发生肌腱疾病。但是，由于一个老运动员存在先前的肌腱退化和血管弹性下降，即使小强度训练也可以出现肌腱疾病的症状[10]。有报道称在服用氟喹诺酮类抗生素的病人中，尤其是年龄超过 60 岁，且接受类固醇药物治疗患者容易发生肌腱疾病和肌腱断裂，尤其是跟腱病变的发生率更高[11-13]。

在最佳的状态下，比如合适的训练条件下，由于肌纤维能够自我调节长度和强度来调节骨骼的负重能力，因此肌单元能够适应超负荷强度。随着胶原蛋白含量、胶原横向偶合和黏多糖含量的增加，肌腱和韧带变得更加强壮。然而，在肌腱不断适应的过程中，大多数运动员不能有效地分配时间，比如一个跑步运动员一味地追求训练里程和强度，而不考虑肌腱细胞适应不断增加的强度的休息时间，不全面的技术和不适合的训练设备同样可发展为过度应用综合征[8]。

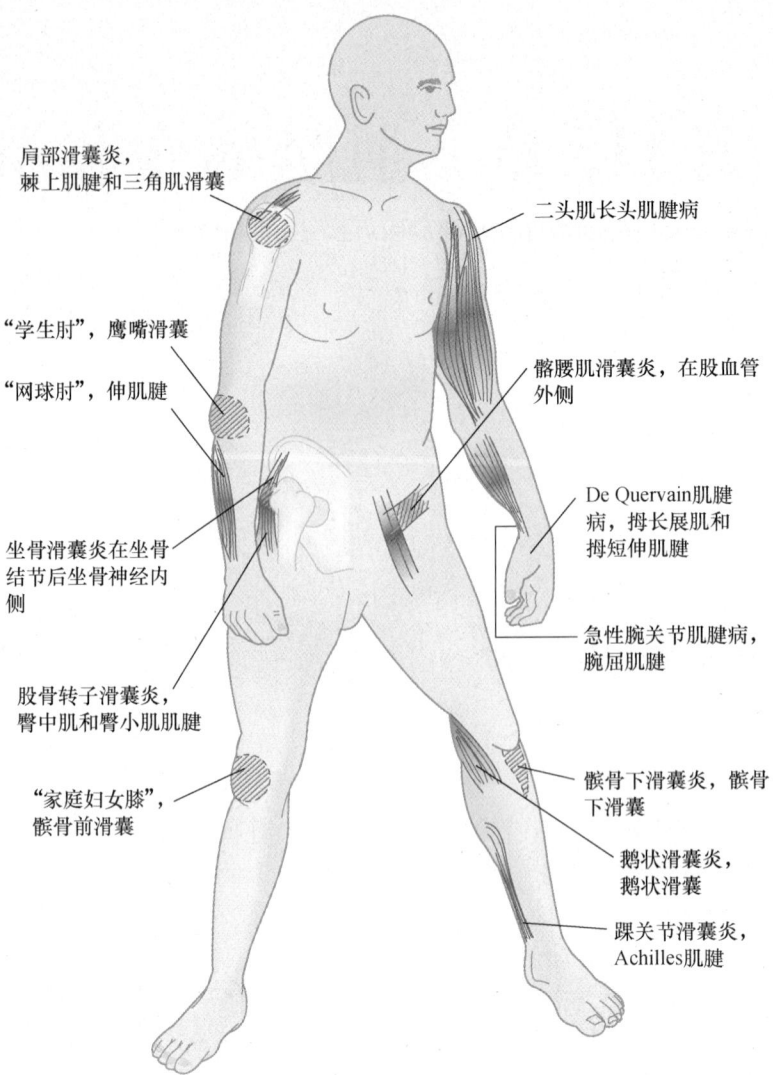

图 115-1 肌腱病变和滑囊炎的常见部位。（Modified from Branch WT: Office Practice of Medicine, 2nd ed. Philadelphia, WB Saunders, 1987.）

肌腱损伤的恢复需要几个阶段，大约需要6至12周的时间肌腱结构和胶原横向连接才能恢复到损伤前的状态[8]。

在损伤恢复阶段，通常要限制运动。然而，我们亦要防止因为制动而引起的萎缩，因此建议在恢复阶段进行合适的、经过度量的恢复弹性、等长收缩、不引起疼痛的运动[8]。总之在肌腱病变恢复中，正确的恢复方式是非常重要的。

某些部位肌腱病变的常见表现见图115-1。

临床表现

病史

尽管肌腱病变患者的临床表现有特异性，但病史却多种多样。在这些病史中，患者一般存在体育运动或者工作中的肌腱反复紧张状态的变化。许多患者最初提供的病史中并没有这些变化，但是进一步询问几周甚至几月之前的情况，就会发现这方面的变化。比如运动器材的改变，训练方式设计变化，保护鞋的改变等。当然，也有少数患者没有肌腱超负重的病史。一些患者有过感染性疾病史，氟喹诺酮类抗生素治疗史，其他系统性疾病病史[11-16]。

疼痛是肌腱疾病最常见的症状，受影响一侧肢体肌腱出现不适，休息后不适感加重。疼痛表现为开始运动时不适和运动结束后抽痛，这种疼痛不同于关节炎的晨僵。最初的不适感如果持续存在，就会伴有越来越严重的疼痛。这将有助于对肌腱病变的诊断和进一步制订治疗方案[7]。

体格检查

在评估肌腱病患者时，直接彻底的肌肉骨骼检查会提供重要的信息。局部水肿、分泌物、红斑、萎缩、畸形、损伤对诊断有帮助。触诊肌腱局部温度升高。活动时噼啪声，局部敏感的可重复的疼痛。骨痛敏感应考虑其他撕脱性骨折、骨髓炎等疾病。运动评估：检查时引出被动和主动运动，疼痛者无力，关节稳定性改变。

判断疼痛来自关节囊还是来自关节周围非常重要。通常情况下，关节炎疼痛广泛，局部温度升高，局部肿胀，疼痛敏感性增加，伴有关节活动度的改变。相比较而言，肌腱病变的疼痛更加局限，疼痛敏感性和肿胀不超过关节，通常疼痛仅在特定的运动下产生，特别是肌肉或者肌腱的过度收缩，被动拉伸等运动[7]。

特殊部位的肌腱病变

肩

肩关节肌腱病变主要为肩撞击综合征，肩撞击综合征主要包括肩峰下滑囊炎或者回旋套肌腱疾病，二头肌肌腱病变，钙化性肌腱疾病，粘连性关节囊炎[17]。

肩撞击综合征和回旋套肌腱疾病

由于肩关节活动度大和其独特的解剖结构，易患软组织损伤。尽管肩关节相对不稳定，但回旋套和肱骨韧带可增强其稳定性。回旋套肌起始于肩胛骨，然后从肩峰下穿过肩关节纤维囊。肩峰下黏液囊保证了肩关节的润滑性，但同时使肩关节容易出现撞击综合征[1]。由于肌腱位于肱骨头和肩峰之间这个独特的位置，被撞击后出现慢性肌腱疾病。由于正前位上，肩关节呈向上抬高的弧形，肱骨结节在肩峰的一个面上挤压回旋套[18]。由于二头肌长头肌也穿过肩关节纤维囊，也参与了撞击综合征[19]。肌腱疾病的发展可能与过度运动导致肌腱纤维的微小损伤和易患肌腱疾病的个体解剖结构的改变（先天异常，或者年龄）有关，或者两种因素并存。其他肩峰下关节炎，二头肌肌腱病变，钙化性肌腱疾病等并存的因素使撞击综合征变得更复杂[17]。

Neer 在三十多年前的研究结果认为有 95% 的回旋套撕脱是因为撞击引起，他描述了撞击综合征发展的三个阶段[18,20]。第一个阶段在年龄小于 25 岁的运动员中常见，他们参加需要肩高于头的反复运动，比如游泳和棒球运动[20,21]，其特征是肌腱及其周围水肿、出血。疼痛常在上肢的屈曲和外展运动之后，疼痛来源于肩部，表现为肩前外侧的钝痛向上肢放射，诱发点常高于肱骨结节，通常没有肌力和活动能力的下降。这个阶段，病变是可逆的，采取正确的治疗方式可以恢复。第二个阶段，好发于 25~40 岁，肌腱纤维增厚和肩峰下黏液囊出现，疼痛持续存在，并且夜间加重。由于疼痛使活动受限，任何肩高于头的运动可使症状加重。被动运动可使疼痛加剧扩散。第三个阶段的症状和第二阶段相同，但是存在持续的肩部疾病的病史，由于回旋套部分撕脱和废弃，使肩部的运动能力下降[20]。病理学改变可见肌腱变性和磨损，局部增厚撕脱，微小损伤。甚至可见回旋套完全撕裂，二头肌腱完全断裂，骨赘物生成[17,18,20]。

回旋套肌腱疾病的检查：由于冈上肌腱包括在回旋套，Jobe 征阳性和抵抗试验阳性可诊断。上肢与肩胛骨面成 90 度，拇指向下，上肢反复旋转，检查者给予上肢向下的压力，受检者用力保持上肢与地面平行，上肢无力或者疼痛为阳性，不能抵抗检查者施加的压力怀疑棘上肌腱无力[18,22]。

Neer 试验阳性说明机械撞击使肩峰下空间缩小：检查者向前弯曲上肢，使肩峰前下缘撞击肱骨结节，患者的肩能够弯曲180度，在弯曲过程中出现疼痛者为阳性[18,22]。

Hawkins 试验阳性也说明受过机械撞击。在肩向前弯曲90度并且肘弯曲90度时，外力使肱骨远端向内旋转，出现疼痛者为阳性。

上肢下垂试验阳性可诊断回旋套撕裂：上肢被动成 90 度，回旋套完全撕裂者不能维持被动 90 度位，上肢会下垂[20,22]。

耸肩征：回旋套严重急性损伤后，由于肩胛骨失去回旋套的支持，上肢被动成 90 度时会出现耸肩现象，粘连性关节囊炎患者有活动受限和被动运动。

二头肌肌腱病变

二头肌长头肌腱在回旋套近端进入肱骨，因此与撞击综合征有关。二头肌肌腱病患者常有肩前的疼痛，并向下放射。患者在夜间翻身，试图手到达髋部的口袋、背部的拉链时出现不适感。Yergason 征阳性：患者上肢紧贴身体，前臂反掌，肘关节弯曲 90 度，肱骨大结节和小结节之间触痛敏感，近端肌腱区域疼痛提示为二头肌肌腱疾病[19,22]。

加速试验：肘伸直，向前弯曲与肩成 60 度，前臂旋转，二头肌近端（肱骨大小结节之间）疼痛为阳性[19]。

钙化性肌腱疾病

钙化性肌腱疾病在回旋套周围有羟磷灰石钙晶体沉着，原因目前尚不清楚，可能与持续的微小损伤有关[17]。常表现为急性或慢性疼痛，尽管这种损伤可影响所有的回旋套肌腱，但更好发于脊上肌腱。钙化性肌腱疾病好发于 40 岁以上人群，症状和所有的撞击综合征相似。钙盐不断沉积和溶解，溶解阶段可产生疼痛，但症状的严重程度和钙盐沉积的大小无关[17]。一些学者认为,钙盐沉积是由于肌腱损伤后肌腱本身释放晶体所致[25]。

体征和检查:肱骨大结节部位触痛敏感,X线摄片可明确回旋套肌腱中和周围组织中有钙盐沉积。钙盐的沉积不一定引起疼痛,因为在常规X线摄片检查中可发现无症状的钙盐沉积患者[26]。

肘

由于越来越多的运动项目中有上肢高于头部的运动,因此在所有年龄段和不同水平的运动员中,肘部损伤越来越多[27]。从解剖结构和功能方面看,腕关节的伸肌和旋后肌依附于肘部侧面,屈肌和旋前肌依附于肘部中间。

肱骨外上髁炎

肱骨外上髁炎(网球肘)是伸肌腱进入肱骨外上髁部位的疼痛,尽管好发于乒乓球运动员,但流行病学调查肱骨外上髁炎的患者中乒乓球运动员所占比例少于5%,在生产线上经常使用扳钳进行重复动作的工人中也比较常见。症状开始为肘部外侧的钝痛[21,25,28],腕关节的伸展和旋后可使症状加重,比如抓取或者扭曲动作。Cozen实验:患者握拳,腕关节伸直,检查者左手握住患者前臂,右手牵拉患者手使患者抵抗弯曲力量,肱骨外上髁出现疼痛为阳性[29]。

手指扳机实验:肘关节伸直同时中指伸直也可诱发桡侧腕短伸肌腱进入肱骨外上髁部位的疼痛。手指扳机实验用于明确桡侧腕短伸肌腱与骨骼附着部位病变,手指扳机实验阴性说明疼痛与颈椎、关节或者神经源性病变有关[30]。

X线摄片有助于判断病史较长的患者,可排除其他病理改变,约20%的患者X线下可见肌腱钙化,或者外上髁骨疣形成[28]。

肱骨外上髁炎的鉴别诊断有:后骨间神经压迫疼痛,其他与损伤有关的皱襞,滑膜炎,软骨软化,青少年骨软骨变性[28]。

肱骨内上髁炎

肱骨内上髁炎(高尔夫球肘或者投掷肘)是由于桡侧腕屈肌腱进入肱骨中上髁段的微小损伤引起,应该与引起肘内侧疼痛的其他疾病鉴别,包括尺侧副韧带损伤。反复的外翻力作用于关节将会导致韧带的微小损伤和不稳定,尺侧副韧带断裂,异常的力量作用于关节面上将会导致骨赘形成[27,31]。患者轻微的屈曲旋前可诱发内上髁疼痛[32]。

腕

De Quervain 腱鞘炎(即桡骨茎突狭窄性腱鞘炎)

参与组成手腕的肌腱穿过腕管深厚的纤维隧道,这将会防止肌腱的半脱位。过度应用综合征是这些肌腱和支持带之间的滑膜改变。De Quervain腱鞘炎包括拇长展肌和拇短伸肌滑膜,从字面上腱鞘炎有腱鞘炎症,但事实上有好多种类型,传统的腱鞘急性炎症改变是全身系统疾病的局部表象,与de Quervain综合征有关的腱鞘炎是指狭窄性腱鞘炎,病理学一般并没有炎症改变,而最初的改变是腕第一背侧间隙伸肌支持带的增厚。因此有学者认为de Quervain综合征发病与肌腱本身的退化有关,而不是外因性感染因素[33]。

病史包括慢性的、重复的损伤或者反复的不习惯的用力,比如用力向桡侧移动,有直接受打击或者坠落造成的损伤病史。临床表现为桡侧茎突部位不适感,且向前臂和拇指末梢放射,疼痛常为持续性,抓取、拇指外展、腕关节尺侧偏曲可诱发疼痛加重。大多数患者逐渐发病,和急性损伤无关[34]。

体征包括桡侧茎突的轻度肿胀,拇指伸展和弯曲时肌腱可触及捻发声。逐渐加大用力被动牵拉或者主动收缩拇长展肌或者拇短伸肌时疼痛感加重。Finkelstein试验可诱发De Quervain腱鞘炎症状加重:患者用其他手指在手心握住拇指,腕关节尺侧偏曲,桡侧茎突部位出现疼痛为Finkelstein试验阳性。常规实验室检查和X线检查正常[34]。

鉴别诊断:包括腕掌关节舟状骨碎裂和骨性关节炎,纵向牵拉和挤压可出现疼痛。结核性腱鞘炎表现为拇指伸肌腱鞘炎,也有淋球菌腱鞘炎表现为拇指伸肌腱鞘炎的报道[34]。

膝

髌骨肌腱疾病

"跳跃者膝"主要发生于参加跳跃运动者,患者主要表现为髌骨下极部位疼痛,在病变早期,运动和休息后疼痛可减轻,但是随着疾病的发展休息亦不能缓解疼痛。膝弯曲30度,使股四头肌放松,疼痛敏感部位局限在髌骨下极与髌骨附着韧带深面,不过存在假阳性现象[35,36]。

鉴别诊断:髌骨疼痛综合征是由于膝关节弯曲和伸展时用力不平衡引起,患者主要表现为膝关节前髌骨后或者周围的疼痛,在上下楼梯或者从坐位站立时加重。偶尔有内侧或者外侧副韧带的疼痛[37]。

超声检查或者MRI检查可见胶原蛋白的退化,

患者常有特殊的病史和体征。影像学检查并不能诊断一些无临床症状的髌骨腱鞘炎患者[35]。

踝

跟腱病变

跟腱疾病好发于男运动员，Achilles 肌腱起始于腓肠肌的内外侧头，进入跟骨结节，主要功能是使足趾屈，是人体最大最强壮的肌腱，在跑步时能承受人体负重 12 倍的力量[38]。

Achilles 肌腱在损伤和过度活动时容易损伤，像痛风等全身性疾病可引起跟腱疾病，服用氟喹诺酮类药物也可引起损伤[13]。

Achilles 肌腱疾病好发于中长跑、乒乓球、羽毛球、排球和足球运动员[38]。有研究表明在中坚力量的跑步运动员中每年约有 10% 发生跟腱疾病[38]。Achilles 疾病中最常见的是肌腱疾病，占 55%～66%，其他像跟骨后滑囊炎、附着肌腱疾病占 20%～25%[38]。大多数 Achilles 肌腱疾病原因复杂，是机体因素和环境因素共同作用的结果，比如不平坦的地面使肌腱承受外翻或者内翻的力量，身体条件，设备，技术因素等。解剖结构上，在跟腱附着上方 2～6cm 处血供发生改变，临床症状和病理学改变好发于此部位。

症状：疼痛是患者就诊的主要症状，一些学者认为，疼痛程度与肌腱损伤的严重程度有关。和其他一些肌腱疾病一样，在早期疼痛与肌腱受力大小相关，而在晚期活动甚至休息时亦会有疼痛，因此患者不能再坚持体育运动[38]。

体征：常有局部红斑和肿胀，急性期会有弥漫性肿胀和局部明显压痛，典型症状为踝关节背屈时肿胀和触痛的范围不会改变。触诊局部发热、肌腱响声、肌腱结节或者变性、踝关节不稳定[38]。

跟腱断裂

尽管跟腱断裂一般继发于肌腱损伤[39]，但也有先前没有训练过的运动员过度用力造成的断裂，甚至也有发生于以前没有损害的肌腱，30～40 岁男性容易出现部分或者完全断裂，完全断裂更容易发生于中年业余运动员。患者常有突然错位感和随后的无力，不能继续运动的病史。也有患者有感觉踝关节后突然被他人踢了一脚，网球运动员好像被网球突然击中小腿后面的感觉。

体征：常有触诊时跟腱缺失感，对于病史较长的局部血肿形成的患者，肌腱损伤部位肿胀。Achilles 肌腱完全断裂的患者足趾屈功能并不受限，由于趾屈肌是一群肌腱，胫后肌、趾长屈肌、拇长屈肌、腓长肌、腓短肌仍有趾屈功能，因此 Achilles 肌腱断裂表现为趾屈功能正常[40,41]。Achilles 肌腱完全断裂 Simmonds（Thompson）试验阳性：患者俯卧位，足放置床边缘，检查者用力挤压小腿后面的肌肉，观察被动趾屈功能，趾屈功能缺失为阳性，提示 Achilles 肌腱完全断裂；被动趾屈功能存在，可能是部分断裂[41]。

诊断方法

肌腱疾病的诊断通常根据临床表现，X 线摄片可排除骨骼病变，超声检查可诊断肌腱病理改变[42]，尤其是合并如痛风性关节炎等掩盖了伴随的肌腱疾病时。尽管超声检查常用于急诊科，但是超声对软组织的诊断价值并不肯定，因此不作为常规检查[43,44]。在急慢性肌腱疾病中，常合并纤维回声消失，局部肥厚，弥漫性肥厚，局部或者广泛结节回声，边界不规则模糊，微小损伤，肌腱周围感染肿胀，结节回声提示肌腱周围感染。超声可确诊肌腱完全或者部分断裂[45]。

MRI 可诊断肌腱病理改变，明确正常和异常的肌腱，发现微小解剖结构变化。可诊断 Achilles 肌腱部分或者完全断裂，手术后的愈合情况，肌腱疾病，不同种类的肿瘤[46]。

鉴别诊断

肌腱疾病应与肌腱断裂、滑囊炎、韧带损伤、感染性关节炎、神经压迫综合征、骨折、异物、骨髓炎鉴别。

处理

肌腱疾病的处理以明确引起不适的病因为主，去除病因，应用止痛药物，避免继续损伤，休息，冷敷，局部抬高，改变运动行为，使疼痛缓解或者减轻到最小。合理的随访护理亦至关重要[7,8]。

冷冻疗法，在第一个 24 小时到 48 小时，每 7 小时冷敷 20 分钟有效。尽管没有证据支持非甾体抗炎药可防止肌腱疾病恶化，但可缓解疼痛症状，不断增加功能锻炼活动度的范围对恢复有帮助。尽管经常使用皮质类固醇药物，但作用仍不清楚，对急性期应用皮质类固醇药物仍存在争议[48,49]。跟腱、膝盖肌腱等较大肌腱部位不应注射皮质类固醇药物，因为有导致肌腱自发性断裂的危险。

撞击综合征和回旋套肌腱疾病

回旋套肌腱疾病和撞击综合征的治疗同一般肌腱疾病的治疗原则，不同的是要加强身体康复和力量训练。对于大多数患者，传统的治疗措施有效，对于传统治疗措施无效的患者可考虑采取像肩峰成型或者修补术等外科干预措施治疗[50,51]。

钙化性肌腱疾病

钙化性肌腱疾病治疗主要以止痛和短时间悬吊固定为主，持久的制动可出现粘连性囊炎[17]。皮质类固醇药物的应用存在争议，有超声扫描和体外冲击波治疗成功的报道[26]。有少部分患者需要手术治疗。在钙盐吸收阶段，荧光透视下或者在手术室针刺破坏冲洗是有效的治疗方法[26]。钙化性肌腱病是引起回旋套功能丧失的主要病因，因此对钙化性肌腱病的随访非常重要。

肱骨内外上髁炎

传统治疗方法对95%的患者有效，包括：使患者体位舒适，相对休息，冷冻疗法，加压包扎抬高，非甾体抗炎药，理疗。相对休息是指不能过度活动，但又不能绝对休息。避免能引起疼痛的活动，通过减少活动时间和活动强度保护肌腱。减少负重，提高技术，运用合适的运动器械。随访评估也很重要[28]。

De Quervain 腱鞘炎

最初的治疗包括夹板固定，抗炎药物，早期合理的护理。皮质类固醇药物局部注射治疗有效。上述方法治疗失败可行第一背侧间隙手术减压治疗[33]。

Achilles 肌腱疾病和断裂

Achilles 肌腱疾病和断裂，除了常规治疗，应该推荐矫形评估，可用矫形架校正下肢的相对偏位。离心负重训练和低能量冲击波是有效的治疗措施[52-54]。

Achilles 肌腱断裂大部分需要手术治疗。传统的方法包括连通小腿或大腿的马蹄足位的石膏固定。有些学者认为对于大多数运动中肌腱完全断裂需要手术治疗。一些研究表明早期的手术治疗可减少再次断裂的风险[52-54]。

处置

大多数肌腱疾病患者在合理的出院指导下，安全出院。出院指导包括：肌腱相对休息，镇痛，合适的随访。以上出院指导对于老年患者和肌腱疾病引起的日常活动受限的患者不适用。尽管相对休息和镇痛后无临床症状，应注意潜在的危险，及时调整。

滑囊炎

概况

黏液囊是由滑膜包绕的、封闭的、圆形的、表面光滑的囊[57,58]。发生于皮下，韧带，骨骼的摩擦部位。黏液在软组织中撞击和摩擦部位起到润滑作用，在反复刺激作用下，可形成黏液囊[57,59]。最容易形成的部位是鹰嘴和髌骨前，常在肘部和膝盖部伸肌腱表面。

疾病原理

大部分滑囊炎实际上是自发性形成，但也与炎性反应有关，包括感染、损伤、风湿病以及其他全身性疾病。

临床特征

鹰嘴和髌骨前滑囊炎

少于一半的鹰嘴和髌骨前滑囊炎表现为以急诊感染为首发症状[59-61]。细菌感染性滑囊炎和非细菌感染性滑囊炎以临床症状或者实验室检查容易鉴别[60]。细菌感染性滑囊炎临床症状出现较早，以疼痛、触痛敏感、局部红斑、局部发热为主。细菌感染性滑囊炎的一个最重要的易感因素是损伤，有70%的患者在出现细菌性滑囊炎之前有过损伤病史[58]。其他易感因素有全身性慢性疾病，如糖尿病、长期嗜酒、慢性皮肤病（如特发性皮炎）、非感染性炎性反应病史（如风湿病）、痛风[58,62]。也可能有一些职业因素，如有反复的膝部和肘部的损伤[59]。

鹰嘴的滑囊炎在肘部伸肌腱表面，是肘关节部位唯一的滑囊炎，容易损伤后感染、疼痛、肿胀。细菌性滑囊炎鹰嘴部位明显高于髌骨部位，常有局部外伤病史，但也有患者没有明显的外伤史。因为滑囊血供不是很丰富，血源性细菌感染少见，然而有报道血源性感染达到8%[56,57]。

体征：局部肿胀和波动感常见[59]。细菌性滑囊炎90%患者局部触痛敏感，且50%患者有损伤病史[59]。非细菌性滑囊炎常有轻微的囊液渗出，45%的患者有轻微的触痛敏感，25%患者有轻微的滑囊周围肿胀、发热和红斑[59]。全身发热在细菌性滑囊炎患者常见[57]，并且大部分患者有肿胀和滑囊周围蜂窝组织炎，钙晶体引发的滑囊炎表现为急性炎症过程，也有痛风性滑囊炎患者合并细菌性滑囊炎的报道[59]。

关节被动活动一般不引发疼痛，在关节完全弯曲后由于挤压囊液出现不适感，其他如关节活动受限、关节肿胀、疼痛、发热、关节渗出应考虑细菌性关节炎，鹰嘴和髌骨前滑囊尽管与关节腔没有相通，但必须要考虑相互鉴别，尤其是有损失病史和关节的完整性破坏的患者[49,53]。关节穿刺术可协助诊断[49]。

诊断方法

合并急性炎症时，为了排除感染或者晶体性疾病，可穿刺抽吸[58-60]。18~20G 穿刺针，侧面进针抽吸[59]。有学者从鹰嘴囊液远侧抽吸[60]，但有报道穿刺后窦道从囊液中心形成，但是与抽吸的关系不是很清楚。一项包括 47 名患者的前瞻性研究表明，囊液抽吸后有 3 名患者形成了窦道，窦道在囊液周围而不在抽吸部位。在这项研究中，鹰嘴部位滑囊炎囊液从远侧抽吸，髌骨部位滑囊炎囊液从侧面抽吸，3 例形成窦道的患者是鹰嘴部位滑囊炎。细菌性滑囊炎囊液呈脓性，但也有患者的囊液呈血清色或者淡黄色[59]。非细菌性滑囊炎囊液呈血性或者淡黄色，抽吸液呈炎性时需要检测白细胞计数。如果怀疑晶体引起的疾病需要显微镜下检测晶体、革兰染色、细菌培养等[60,61]。有学者建议检测抽吸液糖的水平判断是否存在细菌感染，但存在特异性和敏感性的争议[57]。

革兰染色发现细菌或者培养可诊断细菌性滑囊炎[57]。革兰染色没有细菌时白细胞计数可协助诊断是否为细菌性滑囊炎。非感染性滑囊炎白细胞计数小于 1500/μl，很少超过 10 000/μl。感染性滑囊炎囊液中白细胞计数在 1 000/μl 到 300 000/μl 之间[57]。即使革兰染色无细菌存在，白细胞计数大于 5 000/μl 提示囊液感染[25]。金黄色葡萄球菌是囊液感染最常见的细菌[59]。

因为鹰嘴和髌骨滑囊常感染细菌性滑囊炎，根据临床症状联合抽吸检查结果诊断，MRI 可诊断深部位的滑囊炎症和感染[63,64]。超声定位协助深部位的抽吸检查[65]。

鉴别诊断

骨折和骨髓炎：X 线诊断，骨扫描，MRI 检查协助诊断。其他非损伤、非感染性疾病包括：风湿性关节炎，痛风，硬皮病，强直性脊柱炎，系统性红斑狼疮，肥大性肺性骨关节病，Whipple 病，草酸盐沉积症[57]。

处理

目前，由于缺少大规模临床前瞻性试验，细菌性滑囊炎的最佳治疗措施仍不确定。对门诊口服抗生素还是住院静脉滴注抗生素，抗生素应用时间，抽吸诊断以及抽吸后伤口引流还是缝合，是否需要手术治疗等方面持不同意见[66]。

对炎性滑囊炎怀疑合并细菌感染时应该合理应用抗生素，在细菌培养明确之前，应经验性应用抗生素[59]。单纯性滑囊炎和没有潜在危险的滑囊炎可门诊口服应用抗生素治疗[59]，但有报道门诊口服抗生素治疗失败率高达 32%～67%[66]。一项大型观察性研究表明，门诊口服抗生素治疗成功率为 1/118，而且在这项研究中，所有患者在口服抗生素之后都在门诊接受静脉应用抗生素治疗，平均静脉抗生素应用时间为 4 天[67]。因此对于临床症状严重，严重蜂窝组织炎，不能密切随访的患者应该住院静脉抗生素治疗。

针刺抽吸是细菌性滑囊炎的常用检查方法，Stell 报道细菌性滑囊炎经针刺抽吸后接受门诊口服抗生素治疗成功率高[60]。Laupland 和 Davies 报道在接受针刺抽吸和不接受抽吸治疗之间成功率没有区别，但是他们承认接受针刺抽吸治疗的患者病情相对较重[67]。而且细菌性滑囊炎经抽吸培养确诊的只有 26%，认为引流治疗细菌性滑囊炎的价值并不高[58]。因为针刺抽吸用于细菌性滑囊炎的诊断，所以能够保证抽吸后引流，对于脓性抽吸液患者，如果渗出持续存在，间隔 1~3 天后可再次穿刺抽吸[59]。所有患者应该合理地随访以评估治疗效果。对于症状严重、反复发作、难治性的滑囊炎可行手术切开引流，黏液囊切开术[66]。

非细菌性滑囊炎患者目前最佳治疗措施不确定。传统治疗方法症状能够改善，完全康复需要几个月的时间[68]。急性非细菌性滑囊炎最初的治疗措施为针刺抽吸，应用非甾体抗炎药物，弹力绷带加压包扎，治疗引起滑囊炎的全身性疾病，避免局部损伤[59]。经常发作的鹰嘴滑囊炎可能的原因是局部骨刺形成，需要手术切除骨刺[59]。类固醇药物局部注射是非细菌性滑囊炎常用的治疗方法，但有严重并发症的发生，如：有滑囊表面皮肤萎缩（20%），慢性疼痛（30%），继发细菌感染（10%）[68]。其他并发症还有出血、感染、皮肤红肿、肌腱断裂。对于长期类固醇注射后显微镜下可见晶体形成[57]。

安置

对于没有全身系统疾病的不复杂的细菌性滑囊炎患者出院后口服抗生素治疗；对于有全身性疾病，如免疫妥协、白细胞减少、糖尿病等，以及滑囊严重感染，有脓液渗出的患者，需要住院静脉抗生素治疗。首次抽吸为脓性的需要再次抽吸，密切随访[59]。

其他类型滑囊炎

肩峰下滑囊炎

肩峰下滑囊位于棘上肌腱和肩峰之间。肩峰下滑囊炎接近棘上肌腱疾病，包括回旋套撞击综合征。肩部外侧疼痛和触痛敏感。尽管少见，有细菌性肩峰下滑囊炎的报道[65,69]。

股骨转子滑囊炎

股骨转子滑囊由深层和浅层组成，深层位于股骨大转子和张肌筋膜之间，浅层位于股骨大转子和皮肤之间。中老年女性常有滑囊部位和大腿外侧急性或者慢性疼痛。侧卧位或者行走可使疼痛加重。风湿性关节炎可并发股骨转子滑囊炎。髋关节内收可诱发深层和浅层的疼痛。髋关节检查正常[70]。有报道股骨转子滑囊炎与细菌性心内膜炎并发[69]。

坐骨滑囊炎

坐骨滑囊邻近坐骨结节，位于坐骨和股皮神经之间。常有臀部正中部位的疼痛，疼痛向大腿后部放射。坐在相对硬的物体上疼痛会加重，用力触诊坐骨结节会引起不适感[71]。

髂腰肌滑囊炎

髂腰肌滑囊是臀部周围最大的滑囊，位于臀大肌肌腱和股骨小结节之间。常有臀部前面疼痛，疼痛向下放射从大腿前部到膝盖，髋关节外展症状加重[25,72]。

鹅状滑囊炎

鹅状滑囊炎患者常有膝关节中部远端 2~3cm 处的疼痛，并且有该部位的触痛敏感和肿胀。糖尿病、肥胖、膝关节的骨关节病是鹅状滑囊炎的危险因素。

重要概念

肌腱病变

- 过度负重和反复的微小损伤是肌腱病变发展的根本原因，患者常有进行性加重的与工作或者体育运动相关的局部疼痛。
- 肌腱病变发生运动以外的原因有全身系统性疾病和荧光喹诺酮类药物的应用。
- 大多数肌腱病变早期可采取保护、相对休息、冷敷、药物、局部抬高等措施。过度应用综合征至少需要 6~12 周才能治愈。应向患者告知并密切随访。
- 肌腱损伤需要修补的患者（如跟腱断裂）或者传统治疗失败的患者可手术治疗。

滑囊炎

- 感染可能是所有急性滑囊炎的发病原因。
- 滑囊炎的确诊需要针刺抽吸检查囊液。
- 细菌性滑囊炎最常见的致病菌是金黄色葡萄球菌。
- 非细菌性滑囊炎可能是损伤、风湿病、特发性疾病，需要与细菌性关节炎、骨髓炎、潜在的骨折鉴别。
- 滑囊炎的治疗措施包括药物、休息，正确的冷敷，加压包扎，局部抬高，密切随访。严重感染、免疫抑制、有全身中毒症状、发热患者需要住院治疗。

本章参考文献请参见 http://pumpress.bjmu.edu.cn/eduservice/3419.html

第116章　系统性红斑狼疮和血管炎

Jill F.Lehrmann and Clare T.Sercombe

王燕慧 译　王映珍 王世文 校

系统性红斑狼疮

概况

系统性红斑狼疮（Systemic lupus erythematosus, SLE）是多系统自身免疫性结缔组织疾病，临床表现多样化，包括肾衰竭和神经系统损害。其症状和临床过程变化多样，并发症多，皮质激素和免疫抑制剂治疗可导致更多的并发症。

背景

1822年Biett首次描述了这个疾病。1851年，Cazanave用"红斑狼疮"来描述皮肤表现，1904年，William Osler以"系统性红斑狼疮"创新性地描述内脏表现[1]。用"狼疮（lupus）"（拉丁语意为"狼"）描述皮肤损害可区别于"寻常狼疮"。直到1949年发现狼疮细胞才允许描述为自身免疫性疾病[2,3]。

流行病学

SLE的发病率在不同的种群中变化很大，成年人年发病率为1.9～5.6/10万，分娩期妇女发病率更高，白种人妇女为0.1%，黑人妇女每250人中就有一例发病者[4]。男女发病比例为1:7，分娩期的女性与男性发病比例为1:11[5]，统计数据显示，19岁以前女性SLE的发病率在白种人为6～18.9/10万，黑人女性为20～30/10万[6]。1970年以来发病率增长了3倍。增加发病率的因素包括家族性病例和一些药物引起的狼疮样综合征，如肼屈嗪、异烟肼、米诺环素、普鲁卡因胺和奎尼丁等。

疾病原理

发病的基本机制是一种自身抗体产生的自身免疫反应，而机体缺乏抑制这种自身免疫反应的能力[7]。B细胞多克隆活化剂可以促进自身抗体的产生。遗传、环境和激素等因素可改变这些自身抗体异常的体液和细胞免疫应答反应。遗传因素包括人特异白细胞相关抗原相关的家族史。环境因素在SLE的发病和诱发方面均起着一定的作用。紫外线照射是公认的环境诱发因素。此外，在处理SLE血清的实验室工作人员中也发现了自身抗体。早期出现的类病毒样疾病可能会发生在狼疮初期或复发早期。某些药物也会引起系统性红斑狼疮样综合征。由于90%的红斑狼疮患者是女性，因此，尽管雄激素对女性可能起一定的保护作用，但是雌激素在红斑狼疮的发病因素中可能占更重要的作用[8]。

Klinefelter综合征在其发病机制中可能也有一定的作用。多种类型自身抗体的产生、靶器官的多样性以及个体对自身抗体多变的反应会使不同的患者产生不同的临床表现，这些自身抗体通过诱发免疫复合物的形成，或者直接黏附于组织发挥作用而最终导致疾病的不同临床表现。SLE的病理学表现为局部炎症、炎症性血管炎、非炎症性血管损伤以及免疫复合物沉积。

临床特征

分娩期女性出现发热、关节痛、皮疹三联征就应考虑到SLE。然而，事实上SLE的临床表现可从轻度的表皮受损到出现严重的并发症，例如肾衰竭和狼疮性脑炎。

美国风湿病协会修订了 1982 年出版的狼疮诊断分级标准并且在 1997 年更新了这个标准[9,10]。这个诊断标准包含了 11 项与 SLE 相关的临床表现和体征，连续出现或同时出现其中 4 项，就可以诊断 SLE（框 116-1）。

风湿病学表现

大多数的 SLE 患者都会出现关节炎，90% 的患者在疾病进程中的某一时期会发生多关节疼痛和肌肉痛。类似类风湿关节炎的患者，手部特别是近端指关节和掌指关节的炎症是对称性和非侵蚀性的，虽然 SLE 的早期表现与类风湿性关节炎类似，但 SLE 的关节畸形并不常见，30% 的患者会出现拇指指间关节过伸，也会发生腱鞘炎和肌腱损伤，尤其是服用皮质醇激素的患者更易出现，SLE 的患者由于血管炎导致的缺血或者治疗过程中大剂量使用激素会造成大关节，特别是股骨头缺血性坏死的并发症。30% 的 SLE 患者会合并纤维肌痛，这是一种表现为在腰部上下有对称性压痛点的非炎症性慢性疼痛综合征[11]。

皮肤表现

颊部的蝶形红斑是 SLE 特征性的表现（彩图 116-1），50% 的 SLE 患者会出现这种面部皮疹[12]，这也是 SLE 患者的早期征象或者是疾病复发的伴发症状。它是一种在面颊上方波及整个鼻梁骨的斑丘疹，这种皮疹在紫外线照射下会加重。盘状狼疮由面部、头部或颈部盘状隆起伴有脱屑的红斑组成，这可能与脱发有关。盘状狼疮中 10% 的患者会出现 SLE，而超过 25% 的 SLE 患者会出现与盘状狼疮相似的皮肤损害[13]。超过 19% 的患者会存在表现为表浅小溃疡的黏膜损伤[12]。此外也会出现诸如溃疡、紫癜以及小血管梗死的血管损伤。

肾表现

虽然只有大约 50% 的患者会出现有明确持续性蛋白尿表现的临床肾炎，但是，几乎所有的 SLE 患者都会出现肾小球系膜和肾小管的免疫球蛋白沉着。大多数狼疮性肾炎的患者直到疾病发展到肾病综合征或肾衰竭时才会出现临床症状。由于多数肾单位的损害在任何一项指标升高之前就已经出现，所以血肌酐并不是早期肾病的一个敏感指标。出现肾病的患者，

框 116-1　美国风湿病学会修订的系统性红斑狼疮的分类标准

该诊断标准的共 11 项，在观察期内，患者同时符合 4 项或 4 项以上者，可诊断系统性红斑狼疮。

颊部红斑
盘状红斑
光过敏
口腔溃疡
关节炎
浆膜炎
　胸膜炎
　心包炎
肾病变
　尿蛋白 >0.5g/24h 或 +++
　细胞管型
神经病变
　癫痫发作
　精神病
血液学异常
　溶血性贫血
　白细胞减少
　淋巴细胞减少
　血小板减少
免疫学异常
　抗 dsDNA 抗体阳性
　抗 Sm 抗体阳性
　抗磷脂抗体阳性
　　抗心磷脂抗体 IgG 或 IgM 异常
　　狼疮抗凝物阳性
　　至少持续 6 个月的梅毒血清试验假阳性
抗核抗体阳性

Modified from Hochberg M, Updating the American College of Rheumatology revised criteria for classification of systemic lupus erythematosus. *Arthritis Rheum* 40: 1725, 1997.

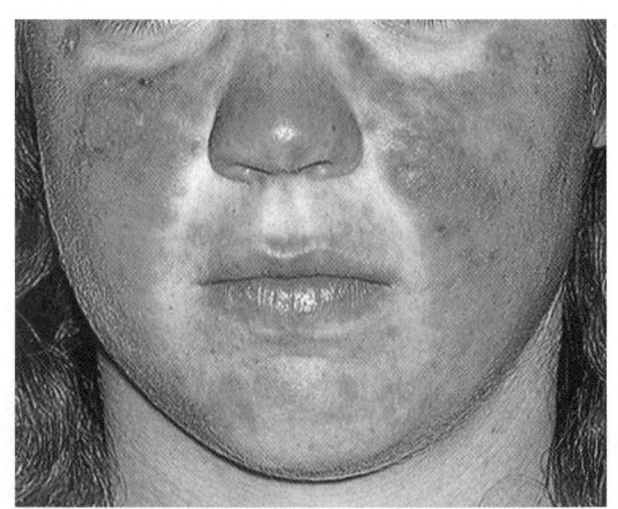

彩图 116-1　面部蝶形红斑是 SLE 的特征表现。(From Habif TP: Clinical Dermatology, 4th ed. New York, Mosby, 2004, pp. 592~606.)

其尿检可以显示血尿、蛋白尿和红细胞管型，活动性尿沉渣计数出现红细胞管型以及进行性加重的蛋白尿提示预后不良。

激素或其他免疫抑制剂的冲击治疗可能会有益于合并肾病的患者。冲击治疗使西欧和美国患者的五年生存率提高到了95%，10年生存率提高到了75%~80%[14]。冲击治疗的适应证包括：进行性加重的肾衰竭，血清补体水平进行性下降，双链DNA抗体水平进行性增加以及进行性加重的蛋白尿。肾活检对于治疗也有一定的帮助。目前，合并肾病的患者大剂量使用皮质激素和免疫抑制剂还存在争议。存在SLE终末期肾病的患者，其5年生存率与接受透析治疗的患者相近，均可达到85%[15]。虽然行透析治疗可改善SLE患者的肾外症状，但他们还是会面临重症SLE和第一年透析感染死亡的高风险。肾移植对这部分患者的治疗已经取得了成功的疗效，而且受体肾炎复发的概率几乎为零[16,17]。

神经系统表现

神经系统可以出现不同的临床表现，包括：癫痫发作，脑卒中，精神失常，偏头痛和周围神经病变[18]，神经系统症状可以出现在SLE早期，但并不是SLE的首发症状。SLE大约50%的患者会出现中枢神经系统受累[19]，神经系统受累最常见的表现是80%的患者在SLE确诊后十年出现认知缺损，近70%的患者出现癫痫发作[20]，脑卒中的发生也很见，尤其是在合并抗磷脂综合征时。精神异常可以是SLE的一种临床表现，也可以是由于使用激素所致，SLE的患者若出现行为和精神状态的改变，就应当考虑狼疮脑炎的发生。接受免疫抑制剂治疗的患者还应当考虑感染的存在，包括细菌、真菌和结核引起的感染。其他还可以出现肾性脑病和高血压脑病的表现，也有报道出现多发性神经炎和外周神经病变的表现。

CT扫描可以评估卒中患者神经系统病变是出血或是水肿的，而磁共振扫描较易发现一些小梗死灶、水肿和血管炎表现，大约70%~85%的神经系统临床表现可以完全康复，但其死亡率也达到10%~15%[19]。

心血管表现

心包炎是SLE患者最常见的心血管系统临床表现，有报道30%的患者会出现此症状[21,22]。行ECG检查或者结合患者的症状和体征如发热、心动过速、胸痛和一过性心包摩擦音可作出诊断。20%的患者发生心包炎与局部渗出有关，但它很少会发展为心脏压塞[21]。有报道应用激素的患者会出现金黄色葡萄球菌和结核菌感染引起的化脓性心包炎。SLE并发的化脓性心包炎，其渗出物包含高蛋白和白细胞，可以引起浆液的漏出，SLE并发的心包炎通常是一种良性病变，而且对激素治疗有效。

SLE可出现心肌炎，心肌病者临床诊断不足10%，而40%的患者是在尸检中发现[23]。绝大多数合并左心室功能变化[24]。表现为充血性心力衰竭、心律失常、心动过速或非特异性心电图改变。严重的心肌炎应全身应用大剂量皮质激素进行治疗，同时注意控制血压，防止容量负荷过度。

正如Libman和Sachs所描述的，非感染性心内膜炎时瓣膜赘生物呈隐匿性生长，多并发于感染和瓣膜功能障碍，很少并发于血栓栓塞[25]。近10%的SLE患者会出现Libman-Sachs赘生物[26]。虽然四个瓣膜都会出现赘生物，但最常累及的还是二尖瓣。除赘生物外，瓣膜功能障碍还可并发于瓣膜炎、黏液样变性或主动脉壁夹层形成。血流动力学上的反流主要发生在主动脉瓣，其次是二尖瓣。

皮质醇激素相关的冠状动脉血管炎或进行性加重的冠状动脉粥样硬化能够引起冠状动脉供血不足，合并冠心病的SLE患者即使肾和神经系统病变有所改善，其死亡率仍会达到30%[22]。冠脉炎虽然很少发生，但一旦出现激素治疗有效，而冠状动脉粥样硬化最好的治疗方法仍然是包括阿司匹林、硝酸酯、β受体阻滞剂、血管成形术以及旁路分流术在内的常规治疗方法。治疗方法的不同是这两个并发症有很大区别，冠状动脉造影发现血管炎患者出现冠状动脉瘤性扩张即可确诊[21]。SLE、高血压、吸烟史和高胆固醇血症的患者，冠心病的发病风险显著增高，这部分患者应该和冠心病患者一样进行有针对性的治疗[21,22]。

SLE患者高血压常继发于狼疮肾炎和激素使用之后，这种高血压具有所有高血压相似的特征。据报道，SLE患者合并此种高血压的发病率为25%~50%。对于长期、大剂量使用皮质醇激素的SLE患者，应当高度警惕此类高血压的发生。

肺部表现

肺部表现以胸腔积液和胸膜炎最常见。12%的SLE患者会出现以渗出为主的胸腔积液。通常胸水中糖的含量与血糖含量接近，而对于类风湿性关节炎的患者，其胸水糖含量非常低。其他临床表现包括肺梗死和出血。SLE患者在患肺炎之前，通常都有数年的肺部病史，但一旦出现狼疮肺炎，就会引起弥散性肺间质浸润。应用免疫抑制剂的SLE患者，如果确诊狼疮肺炎，就必须考虑到存在细菌、真菌和其他的机会性感染。SLE 患者也会由进展期的慢性肺间质浸润导致肺纤维化。这部分患者需要住院治疗，否则会出现慢性低氧血症、肺动脉高压和右心功能衰竭[27]。

胃肠道表现

胃肠道表现也是 SLE 患者的常见症状，它可以表现为口腔溃疡，甚至严重的肠内血管炎。口腔溃疡通常出现在疾病的复发期，有时也会出现食管反流，但其发生率不如硬皮病患者多见。合并假性肠梗阻的患者可以出现腹部绞痛和痉挛，其临床和影像学表现相似，应该仔细观察，及时处理。SLE 复发期或接受皮质醇激素治疗的患者也会出现胰腺炎，也有出现自发性细菌性腹膜炎的报道。应用硫唑嘌呤等可致肝功能指标升高，应用免疫抑制剂的患者还会合并巨细胞病毒感染。由于瘢痕和纤维化形成造成的门脉高压在 SLE 患者中占了 4%[27]。SLE 最严重的胃肠道并发症是肠道血管炎，其表现为腹痛、血性腹泻以及其他血管炎表现的症候群，肠内血管炎可以逐渐发展为肠穿孔或坏疽，最终导致腹膜炎。

血液系统表现

血液和血管系统的表现具有复杂和多样性，50% 的 SLE 患者会出现正常细胞性贫血，这种慢性贫血是最常见的并发症[28]。25% 的患者可出现血小板减少。严重血小板减少的治疗目前还存在争议，但多数作者提倡应用长春碱和静脉注射丙种球蛋白来进行治疗[29]。脾切除治疗依然存在争议，甚至一些学者认为脾切除会加重病情。SLE 的患者中也有报道出现血栓性血小板减少性紫癜和特发性血小板减少性紫癜[30]。白细胞减少常见于疾病的复发期。

诊断方法

SLE 的诊断较困难，其基本原则是患者必须具备 SLE 诊断分级 11 项标准中的 4 项或 4 项以上。但是出现首发症状的患者很少有根据这一标准就能做出明确诊断。正因如此，风湿病学家通常都是参考一些高度疑似、诊断明确或经典的病例来作出诊断[31]。抗核抗体（ANAs）常用来确诊 SLE，SLE 患者 95% 会出现 ANAs 阳性[12]。这一实验的精确度至关重要，滴度越高，其阳性预测的价值就越高。在下列情况时也会出现 ANAs 阳性：服用某种药物例如肼屈嗪、盐酸普鲁卡因胺，亚急性细菌性心内膜炎，传染性肝炎，其他一些免疫性疾病如原发性胆汁性肝硬化。ANAs 阳性也会出现在 5%～7% 的健康人群[32]。抗双链 DNA 抗体和抗 SM 抗体对 SLE 的诊断有特异性[33]。病情复发的患者，其 ANAs 和抗双链 DNA 抗体滴度会增高，一些患者 C3、C4 补体水平降低可能与疾病的复发有一定关系。红细胞沉降率不能作为 SLE 患者活动期的敏感指标，红细胞沉降率 50～100mm/h 的患者只能提示疾病活动。除合并感染之外，C 反应蛋白水平通常是降低的。SLE 患者可能会出现性病检查指标的假阳性或者出现快速的血浆反应性抗体，这也是 SLE 的诊断标准之一。

处理

由于 SLE 的临床表现和严重程度变化多样，个体差异大，所以治疗方法还存在很多争议。新的生物制剂在 SLE 的治疗中日趋应用。应激和疲劳可加重症状，应尽量避免。1/3 的患者具有光敏性，应该尽量避免日光照射，同时使用遮光剂。应戒烟，因为吸烟可以增加动脉粥样硬化的风险，也可导致病情进展和恶化[34]。口服避孕药也可以加重病情，因此避孕药推荐口服使用长效雌激素。研究还显示，口服避孕药和激素替代治疗较单一治疗风险要小[35]。

对乙酰氨基酚可以用于缓解轻至中度的疼痛。药物治疗应首选抗炎药。阿司匹林和非甾体类抗炎镇痛药已经用于治疗关节痛、胸膜炎和心包炎等轻度的炎性并发症。通常也推荐大剂量使用，但避免应用于有严重胃肠道并发症或血小板减少症的患者。合并狼疮肾炎的患者也应避免使用非甾体类抗炎镇痛药，因为其可抑制前列腺素而损害肾功能，使药物性的肾功能损害和本身进行性加重的肾衰竭难以区分。一些非甾体类抗炎药，如布洛芬与无菌性脑膜炎的发热、头痛有关[36]。这类患者脑脊液检查可见淋巴细胞增多，蛋白水平升高，脑脊液培养无菌生长。

皮质激素也可选用。局部应用可以减轻皮损的表现。口服制剂用于疾病的活动期。症状轻微者（如关节痛、乏力、胸膜炎）通常推荐单日剂量小于 0.5mg/kg，而且建议同时应用抗炎药和抗疟药（如羟氯喹）来避免激素长期使用出现的并发症。出现主要症状者（如溶血性贫血和严重的血小板减少症）通常推荐泼尼松 1mg/(kg·d)。出现狼疮脑炎和急性进行性加重的狼疮肾炎，推荐静脉应用甲泼尼龙 1.0g/d，连续数天。没有证据表明长期应用激素可以改变 SLE 患者的病程和预后，因此，目前长期应用激素还存在争议[30,37]。然而，当激素减量为隔日一次，部分患者会再次复发。

抗疟药对 SLE 患者的皮损和骨骼肌肉的临床表现治疗有效。门诊患者给予起始剂量羟氯喹和氯喹连续 4 周，症状改善后改为维持剂量，这类药发挥作用的机制目前还不清楚。但停药后会导致疾病复发。抗疟药会引起两大主要的眼科并发症：一是角膜沉积，患者常主诉眼前飞蚊，通过裂隙灯检查很容易发现，停药或减量后，症状可以改善；另一并发症是不可逆的视网膜病变。所有服用抗疟药治疗的SLE患者应当每半年眼科随诊一次，以发现有无导致失明的视网膜病变。一旦出现视网膜病变，应当在风湿病专家的建议和指导下停用抗疟药。

免疫抑制剂（如硫唑嘌呤、甲氨蝶呤和环磷酰胺）用于出现严重肾脑并发症，而其他治疗无效的患者，或是那些不能够耐受激素治疗的患者[37]。环磷酰胺是目前治疗SLE的标准用药之一，尤其适用于肾受累的患者，而且已经有研究证实其有效性[35]。免疫抑制剂疗效的试验研究表明，免疫抑制剂可以降低肾功能不全的发生率，并且还能够降低终末期肾病死亡率[38]。这类药物的毒副作用也很常见，主要是感染、骨髓抑制和增加赘生物形成的风险[37]。

目前新的治疗方法包括：自体骨髓干细胞移植，静脉应用免疫球蛋白和嘌呤合成抑制剂吗替麦考酚酯[14,39]。利妥昔单抗和新的抗B细胞药物可能是未来重症SLE的治疗药物[35]。所有这些药物试验涉及的患者量很少，持续时间也很短，而且没有对照，还需要更有说服力的临床试验来证实其有效性[35,39]。

特殊的注意事项

药物性狼疮

药物性狼疮于1954年由Dustan和其同事以及Perry、Schroeder首次提出[40,41]。1962年Ladd首次报道引起狼疮相关的药物普鲁卡因胺[42]。从那以后，许多药物被报道与此有关，例如肼屈嗪、奎尼丁，其中普鲁卡因胺最为常见（表116-1）。药物性狼疮的患者通常存在皮肤和关节的临床表现；肾和神经系统的表现很少见[8]。服用高风险药物的患者中出现全部临床表现者不足1%，但其中ANA滴度阳性者却超过了50%[43]。虽然这组人群中绝大多数是中老年女性，但其可以代表应用高风险药物的患者。其临床表现通常在停药后几天至几周内缓解，然而也有报道这些表现会持续数年。在有明显胸膜心包疾病的患者中，当受累药物停药后，短期的激素冲击治疗可以有很好的疗效。

抗磷脂抗体综合征

抗磷脂抗体综合征的别名又叫做抗心磷脂抗体、狼疮抗凝物和Hughes综合征。依据临床表现（血栓形成或流产）、固态血清检测法检出抗磷脂抗体（抗

表116-1 可引起狼疮样综合征的药物

分类	药物	风险
心血管系统药物	普鲁卡因胺	高
	胺碘酮	
	奎尼丁	
	普拉洛尔*	高
抗高血压药	肼屈嗪	高
	甲基多巴	
	利血平	
抗菌剂	异烟肼	中度
	青霉素	
	磺胺类	
	链霉素	
	四环素	
	呋喃妥因	
抗惊厥药	苯妥英钠	中度
	美芬妥英	中度
	乙琥胺	中度
	扑米酮	
抗甲状腺药物	丙硫氧嘧啶	低
	甲硫氧嘧啶	低
精神类药物	氯丙嗪	低
	碳酸锂	
其他类	青霉胺-D	高
	二甲麦角新碱	低
	保泰松	
	别嘌呤醇	
	氯金化钠	
	氨鲁米特	

* 由于狼疮样综合征退出市场的药物。

心磷脂抗体）或磷脂依赖凝固抑制剂（狼疮抗凝物），或两者同时存在的患者可以诊断抗磷脂抗体综合征。狼疮抗凝物和抗心磷脂抗体是共同促进凝血酶原激活物合成的抗磷脂抗体。这两者结合的结果除了与临床的凝血有关外，还使得部分凝血酶原时间延长。不管抗心磷脂抗体还是狼疮抗凝物抗体，抗磷脂抗体出现于年轻健康对照组中，其患病率为1%～5%。在SLE的患者中，其患病率会更高，其中出现抗心磷脂抗体者其患病率约12%～30%，出现狼疮抗凝物抗体者其患病率约15%～34%[44]。这一功能

障碍也见于 HIV 感染和一些恶性肿瘤以及药物性狼疮的患者。非 SLE 的患者，这类并发症的发病率极低。当患者血清与正常人血清按 50 比 50 相混合时，部分凝血酶原时间并不会缩短；这一结果提示是由于一种抑制剂的存在所致，狼疮抗凝物和抗心磷脂抗体会在更进一步的试验中被发现。

抗磷脂抗体综合征患者的临床表现多样，一些患者会出现反复的动静脉凝血事件，包括再发的卒中和肺栓塞。通过 CT 对照可见肾静脉血栓形成的患者出现血肌酐值升高，这使得肾炎进行性加重。多发自然流产事件也曾经有过报道（框 116-2）。

这一综合征也可能与血小板减少症、出血以及继发于脑缺血和脑梗死的神经精神功能障碍有关[45]。存在抗磷脂抗体综合征的患者可以接受手术治疗，但要警惕深静脉血栓的形成。除非也存在血小板减少症，否则虽然部分凝血酶原时间延长，但还是会存在出血风险。抗磷脂抗体综合征和血栓形成的患者应接受抗凝治疗，其目标是使血凝常规维持一个 2.5～3.0 的国际标准化比率。

妊娠

存在抗磷脂抗体综合征的部分患者会出现反复自然流产，孕期皮下注射洛伐他汀和小剂量阿司匹林是目前的首选治疗。随着妊娠的进展，SLE 和肾炎临床症状会加重。这类患者也会面临妊娠高血压的风险。对皮下注射洛伐他汀不敏感的患者，每月静脉应用一次丙种球蛋白也是有效的，但是这种方法会增加先兆子痫和早产的风险[14]。合并血栓形成和抗磷脂抗体综合征的患者应当接受抗凝治疗，这已经是公认的长效治疗机制。皮质激素联合阿司匹林有益于维持妊娠。长期大剂量皮质醇激素是治疗并发症的二线药物，因为对其胎盘和胎儿有副作用。虽然有证据显示羟氯喹对妊娠安全有效，但是最好不使用包括非甾体类抗炎镇痛药、免疫抑制剂和抗疟药在内的其他药物[35]。这部分患者应当被产科医生列为妊娠早期的高危人群。

依据狼疮的皮肤表现可以诊断新生儿狼疮综合征，其发生与一过性贫血和血小板减少症有关。新生儿也会出现先天性完全性心脏传导阻滞，而需要永久性人工起搏[30]。这种先天性心脏传导阻滞已经证实与抗 SSA 的母体抗体遗传有关。

并发症治疗

由于疾病本身所造成的全身受累，SLE 可以出现多种并发症。治疗又会导致进一步的并发症。非甾体类抗炎镇痛药的治疗，通过引起间质性肾炎或抑制前列腺素而加重狼疮肾炎。

皮质醇激素所引起的长期并发症众所周知，包括糖尿病、骨质疏松症、骨折、体重增加、胰腺炎、骨坏死、进行性加重的动脉粥样硬化以及免疫抑制。激素治疗的患者出现发热应当警惕感染的发生，应用皮质激素的患者可每 8 小时给予静脉冲击剂量的氢化可的松 100mg 以防止全身感染、手术、分娩或其他明显的应激状况。

应用抗疟药的患者会存在药物相关性角膜沉积的风险，可以通过门诊和风湿病专科随访以避免。抗疟药相关性视网膜病变是不可逆的，且会逐渐发展为失明。对此，眼科医生的早期快速干预尤为重要。

应用免疫抑制剂的患者也会存在感染的风险，特别是革兰阴性菌感染、产荚膜的革兰阳性菌感染、带状疱疹病毒感染以及条件致病菌感染。对于接受硫唑嘌呤、甲氨蝶呤和环磷酰胺治疗的发热患者，不论其热源病灶是否明确，都应当考虑链球菌感染败血症的发生。局部出现带状疱疹的患者应当静脉应用阿昔洛韦以防止病毒的扩散。

框 116-2　抗磷脂综合征的临床表现

动脉闭塞
　　肢体坏疽
　　卒中
　　心肌梗死
　　其他内脏梗死
　　主动脉血流阻断
静脉闭塞
　　外周静脉闭塞
　　内脏静脉闭塞
　　　　肝静脉阻塞综合征
　　　　门静脉闭塞
再发胎儿损耗
血小板减少症
Coombs 阳性溶血性贫血
网状青斑
神经异常
　　舞蹈病
　　多重硬化相似综合征
　　短暂脑缺血发作
心脏瓣膜病
突然多系统动脉闭塞

Modified from Modified from Sammaritano LR, et al: Commonly agreed clinical manifestations of antiphospholipid antibody syndrome, Semin Arthritis Rheum 20: 81, 1990.

安置

由于疾病本身的全身受累和多变性，对于 SLE 的并发症还没有一个快速的诊断治疗标准。既往没有确诊狼疮的患者，如果出现明确症状（例如心包炎、心肌炎、胸腔积液、血管炎或者肾功能不全），就可以按照可能存在的结缔组织病进行治疗。对于单关节或多关节炎的患者，若存在关节积液，应急诊关节穿刺抽液。对于门诊患者更进一步的治疗应当咨询社区医师或风湿病专家。非甾体类抗炎镇痛药可以缓解症状。

已经确诊的 SLE 患者会因为病情复发或出现包括发热在内的症状而前来急诊科就诊，这部分患者会告知医生新出现的症状是否和以前一致。病情进行性加重而应用大剂量激素或免疫抑制剂治疗的患者应当考虑是否合并其他诊断，并应行更具针对性的治疗。确诊 SLE 的患者以及进行性加重的关节痛，或无发热的轻度复发病例，可以通过增加非甾体类抗炎镇痛药或皮质醇激素的剂量来进行有效治疗，并且短期内随时进行风湿病专科随访。

狼疮肾炎和进行性加重肾衰竭的患者，应用激素或免疫抑制剂进行针对性治疗。这类患者血肌酐水平会升高，但这并非敏感指标。与血肌酐相比，尿液分析对肾炎的诊断更敏感更具有价值。蛋白尿和红细胞管型可以提示肾炎。狼疮肾炎应该由风湿病和肾病两个专业联合进行治疗。肾静脉血栓形成也是抗磷脂抗体综合征或肾病综合征患者的一个有力诊断依据。

由于狼疮脑炎也需要鉴别诊断，因此，对 SLE 的患者应该进行精神状态改变的评估。包括脑膜炎、肺炎以及泌尿道在内的感染，电解质失衡，低氧或低血糖，以及某些药物，这些都可以引起精神状态的改变。此外，还应当考虑进行 CT 扫描评估高血压、血小板减少症或使用抗凝剂的患者有无出血。腰椎穿刺可以提示感染是否与发热或免疫抑制有关。MRI 可以通过受累区域信号异常增高来显示病变。与抗磷脂抗体综合征相关的狼疮血管炎或血栓形成可以导致脑缺血而引起急性精神状态的改变。对于大剂量激素用于狼疮脑炎的治疗应该详细咨询风湿病专家而慎用。癫痫发作的患者，应当由神经专科医师进行连续的常规治疗。

存在心肺并发症的患者应当观察并接受治疗。应用皮质醇激素的患者其冠心病的发生风险会增高。胸痛的患者应评价其有无心肌梗死的发生。如果高度怀疑心包炎，那么就有必要评估其是否存在心包积液。虽然心脏压塞很少发生，但还是有必要对其进行评估。心肌炎的患者应当观察其是否存在充血性心力衰竭以及心律失常的表现。应用免疫抑制剂的患者行侵袭性的口腔和泌尿道操作时应给予预防性抗生素。

肺部表现可以提示常见病，也可以提示非典型性疾病。发热和渗出的患者可能存在社区获得性肺炎，特别是肺炎球菌肺炎，但还需要考虑是否存在条件致病菌感染、非典型性结核病，以及狼疮肺炎。痰培养以及呼吸科会诊尤其适用于低氧血症的患者。低氧血症的患者可能会存在肺动脉栓塞，这是抗磷脂抗体和血栓形成的一种并发症。胸腔积液的患者应当进行诊断性胸腔穿刺和治疗。胸腔积液可以并发于感染、结核，或是恶性肿瘤。

典型腹痛的患者通常都是育龄期的年轻女性，因此检查流程应该包括骨盆检查和妊娠试验。由于很多患者存在慢性贫血，在应用皮质醇激素治疗中白细胞计数会增高。没有基础值作参照，实验室检查因此对诊断帮助不大。阴离子间隙增加或代谢性酸中毒可以提示乳酸酸中毒的存在。腹部平片有助于发现肠壁增厚或有无膈下游离气体。为了诊断血管炎、免疫抑制剂患者脓肿的形成或者寻找腹痛的常见原因，有必要请外科医生会诊，并对患者持续监护，或进行 CT 扫描。即使患者的腹痛只是常见原因（例如盆腔炎、胰腺炎、消化性溃疡或胆绞痛），也有必要住院应用激素冲击治疗。

SLE 的患者一旦存在贫血、血小板减少、血细胞比容降低的活动性溶血或血涂片存在溶血均应当住院治疗。血小板减少症的患者若存在出血或血小板计数明显减少（$50\,000/mm^3$），也应当住院接受治疗。有活动性出血的患者，虽然会发生血小板迅速破坏，但还是适于输入血小板。同时还要静脉应用皮质醇激素和丙种球蛋白来增加血小板数量，减少血小板的破坏。

存在动静脉血栓形成的患者应当应用抗凝剂并且尽可能行栓子切除术。快速应用肝素抗凝还是有效的，如果部分凝血酶原时间不延长，就要评估抗凝剂的使用是否足量，并且对于血小板减少症的患者应当仔细观察有无出血。另外，必要时还要对部分凝血酶原时间延长和存在狼疮抗凝物的患者进行凝血酶时间的监测。国际标准化比值小于 2.5 的患者，如果其有抗磷脂抗体综合征的病史，还应该考虑血栓存在的可能。

妊娠合并 SLE 的患者应当作为产科医生的高危人群而早期随访，妊娠合并 SLE 的患者急诊分娩的指征包括冲击剂量激素治疗的患者以及新生儿发现先天性完全性心脏阻滞而终止妊娠的患者，后者还有必要进行急诊心脏起搏。

难治性败血症或休克的患者，在急诊科就应该静脉给予冲击剂量氢化可的松 100mg。在培养结果回报之后，可以经验性给予广谱抗生素。突然激素停药后的肾上腺功能不全是另外一个休克发生的可能原因。如果患者不平稳，应立即收入 ICU 病房进行监护。

血管炎

概述

血管炎综合征是由炎症和大小不同的坏死为特征的病因不明的血管疾病。根据大小、分布的不同以及程度的变化，血管炎可以导致从一个自限性皮疹的轻微变化到严重危及生命的多系统疾病。

背景

1866 年 Kussmaul 和 Maier 对首例血管炎综合征进行了描述。这种综合征现在被称为结节性多动脉炎[46]。20 世纪 50 年代，众多研究者认识了许多不同形式的血管炎。1952 年 ZeeK 提出了第一个分类系统[47]。自此，描述的许多疾病状态已被归于血管炎综合征。由于多数血管炎病因仍然不明，多数的分类方法与优势血管有关（框 116-3）。当前分类认为大约有 20 种一级血管炎以及几种二级血管炎（如其他风湿性疾病，恶性肿瘤，感染）[48]。

流行病学

一般而言，血管炎在西方国家相对少见，但并不罕见。大约 1/2 000 的成人有血管炎的一些表现，每年约 1/7 000 成人发展成血管炎[49]。在美国，原发性系统性血管炎最常见的形式是巨细胞动脉炎、韦格纳肉芽肿和微血管炎[50]。

疾病原理

血管炎综合征被认为与免疫复合物沉积在血管壁以及补体系统的激活有关。补体系统激活中性粒细胞及溶酶体酶导致血管壁损伤和坏死。这一临床表现取决于免疫复合物的大小、血管通透性和血管壁沉积的位置。

抗原抗体复合物和血管炎的关系可以作为血管炎的原因得到了充分研究。已知与血管炎有关的病原体包括甲型肝炎病毒、乙型肝炎病毒、丙型肝炎病毒、巨细胞病毒、带状疱疹病毒、细小病毒和 HIV[48,51-53]。环境因素亦与此有关。恶性肿瘤诸如多

框 116-3　血管炎的分类

主要大血管病
颞（巨细胞）动脉炎
Takayasu 动脉炎

主要中血管病
结节性多动脉炎
Buerger 病（血栓性静脉炎）
皮肤黏膜淋巴结综合征
初期中枢神经系统血管炎
相关病毒
　乙型肝炎病毒或丙型肝炎病毒
　巨细胞病毒
　带状疱疹病毒
　HIV
相关恶性肿瘤
　多毛细胞白血病
其他
　家族性地中海热

主要小血管病
白塞病

抗中性白细胞胞浆抗体血管炎
韦格纳肉芽肿病
变应性肉芽肿性血管炎
显微镜下多血管炎

免疫复合物介导
Goodpasture 综合征（抗肾小球基底膜疾病）
过敏性紫癜
表皮白细胞分裂性血管炎（过敏性血管炎）
原发冷球蛋白血症
低补体性荨麻疹性血管炎
持久隆起性红斑

结缔组织疾病血管炎
系统性红斑狼疮
Sjögren 综合征

血管炎相关性特异综合征
原发性胆汁性肝硬化
莱姆病
慢性活动性肝炎
药物引起的血管炎

结节性红斑

血清病

HIV，人免疫缺陷病毒。

毛细胞白血病、淋巴瘤以及骨髓增殖性疾病也有关系。由于很快被清除，免疫复合物在其他疾病如结节性多发动脉炎和韦格纳肉芽肿中很少被发现。

鉴别血栓症和血管炎很重要，二者的治疗差别很大。抗磷脂综合征（APS）与血管炎相似，尤其无系统性红斑狼疮的患者。然而系统性红斑狼疮患者，抗磷脂综合征引起的血管炎和血栓形成均可出现。

大血管炎

颞动脉炎

颞动脉炎或巨细胞动脉炎是最常见的影响大部分中等血管的慢性疾病[54]。以肉芽肿性炎和多核巨细胞为特征，最常见于颈动脉分支，也可累及大动脉和中等动脉。60～70岁的女性较常见。

颞动脉炎起病缓慢但也可以突然发作，多数患者可出现全身症状如发热、食欲不振、体重减轻[55]。典型的症状是颈内和颈外动脉供血区出现持续的器官缺血症状：一侧视力丧失、颞动脉触痛及下颌活动受限。2/3患者可能以头痛为最常见的初始症状。一些患者出现一过性复视。约30%～40%的患者合并风湿性多发肌痛[56]，患者出现肌痛和肩部、腰部严重的晨僵。检查可发现浅表颞动脉分支可能增厚，偶尔出现红斑，搏动可减慢或者消失。

出现典型的颅内表现，诊断较容易。实验室检查红细胞沉降率增快（通常为>100mm/h，Westergren印迹法试验），C反应蛋白增加及贫血。尽管超声检查技术及高分辨率磁共振成像已经被应用[55]，颞动脉活检仍是诊断的金标准。颞动脉炎分级标准已经被美国风湿病学会明确阐述（框116-4）。

20%的患者出现单侧或双侧视力部分或完全丧失，因此应早期诊断治疗将并发症降到最低。报告显示，不予治疗，局部视力受损可进展至全盲，健侧眼球可在1～2周内受累。视力永久缺如的患者有44%出现过一过性黑矇[57]。

皮质类固醇治疗颞动脉炎起效迅速。高度怀疑颞动脉炎的患者应尽早应用。类固醇不会显著改变活检的结果，可阻止视力进展[58]。活检前泼尼松开始剂量应为1mg/(kg·d)。在明确诊断之前，重症患者或视力可能丧失的患者应住院并给予高剂量的类固醇治疗。视觉症状的缓解与应用皮质类固醇的时间有关，在发病24小时后治疗的患者只有6%可恢复，发病24小时内治疗的患者超过50%可恢复[59]。对于疗程虽然目前还没有统一，大多数患者需要接受2～4周起始剂量的类固醇，几周内再缓慢减量，复发率低于长期应用的患者（1或2年）[60,61]。

Takayasu动脉炎

Takayasu动脉炎（无脉病）是一种慢性、复发性、炎性血管疾病，主要影响主动脉及其主要分支[62]。该病得名于日本的一名眼科医生，其于1908年首先描述了该病的眼部表现。特点是淋巴细胞浸润和血管纤维化导致内膜和外膜增厚，最终导致动脉阻塞和缺血并发症。20～30岁女性最易发病，女性发病率是男性的8倍，多见于日本、东南亚、印度及墨西哥[63]。在美国，年发病率约1～3/100万[56]。

Takayasu动脉炎的早期阶段诊断比较困难，几乎一半的患者可出现包括疲劳、体重减轻、低热等系统性炎症所引起的全身症状。高血压常见于主动脉或者肾动脉受累者。随着病情发展，出现由缺血引起的血管症状，包括脉率减少或不均脉，间歇性跛行，视网膜病变，胸闷（椎动脉或颈动脉剥离有关）以及视力丧失。卒中、晕厥、锁骨下盗血综合征、腹部疼痛以及冠状动脉缺血亦有报告。

因为没有特异性的症状及实验室检测，早期诊断比较困难。一半病例不能明确其活动期，无可靠的实验室检查标志物[64]。随后可出现脉搏不齐、血管杂音、四肢血压不等。血管造影可显示狭窄病变，狭窄后的扩张，动脉瘤及增加的侧支循环，从而明确诊断。

应用泼尼松治疗［1mg/(kg·d)］1～3个月可缓解60%患者的症状[65]。复发病例可用细胞毒性药物，如甲氨蝶呤、环磷酰胺或硫唑嘌呤，或肿瘤坏死因子调节疗法等缓解症状。感染可使治疗复杂。内科治疗可缓解Takayasu动脉炎的并发症，如高血压、充血性心力衰竭、心绞痛或主动脉反流。钙通道阻滞剂和血管紧张素转换酶抑制剂可治疗高血压病，尽管对于有两个或多个动脉血压明显不同的住院患者来说比较困难。抗血小板治疗有益。对于严重病例，旁路移植术及动脉内膜切除术是治疗的有效手段。死亡率主要由肾衰竭、心脏衰竭、或免疫抑制治疗导致感染性并发症决定[64]。

框116-4 美国风湿病学会颞动脉炎的分类标准

发病年龄>50岁
首发头痛
颞动脉异常（触痛或搏动减弱）
红细胞沉降率>50mm/h
颞动脉活检有异常发现

From Hunder GG, et al: The American College of Rheumatology 1990 criteria for the classification of giant cell arteritis. Arthritis Rheum 33: 1122, 1990.

血管炎的媒介

结节性多发性动脉炎

结节性多发性动脉炎（PAN）是中动脉坏死性血管炎。免疫沉着物很少或缺如，抗中性白细胞胞浆抗体（ANCAs）监测阴性。PAN 与微血管炎（MPA）不同，PAN 包括与神经系统有关的血管炎和胃肠道症状，而 MPA 检查髓过氧化酶 ANCAs 阳性并与神经、肾小球和肺组织有关。PAN 的病因不明，伴有血管炎的乙型或丙型肝炎病毒与 PAN 相似但治疗不同，如果考虑慢性乙型或丙型肝炎就可排除 PAN[66]。PAN 还与药物反应、血清病和艾滋病有关。典型的 PAN 患者可以在任何年龄发病，包括儿童，但发病高峰在 50~60 岁，男女发病比例为 2:1。研究显示 PAN 每 100 万人年发病率为 2~9 例[67]。

早期的临床表现包括发热、全身乏力、关节痛及肌肉痛。1/3 患者可出现皮肤症状如紫癜、溃疡。多发部位包括手指、踝关节区及小腿前部。严重病例可出现广泛的缺血性青紫，甲下出血及网状青斑也较常见。PAN 可发展为周围神经病变和肠道缺血，并可引起肾动脉炎性高血压。

诊断依据临床类型和组织病理检查。血管炎的病因排除感染性心内膜炎及感染后，尽管疾病的部位变化不定难以准确采取活检标本，但一旦活检可以明确诊断。腓肠神经是最常见的活检部位。在神经病变的患者中，腓肠神经传导异常者活检阳性率超过 80%[68]。肠系膜血管造影术可发现动脉瘤，但在疾病早期常不易发现。

糖皮质激素治疗可以治疗无其他脏器累及的 PAN 患者，否则需要免疫抑制剂如环磷酰胺等治疗[69]。如果病毒性肝炎活跃期，应当抗病毒治疗。

Buerger 疾病

Buerger 疾病，也被称为血栓闭塞性脉管炎，是一种炎症性血管闭塞性疾病，主要影响吸烟的青年男性患者的下肢，妇女也可发病。虽然吸烟的作用肯定，但其发病机制尚不清楚。

多数病例中，Buerger 疾病仅限于中小型动脉和肢体远端静脉。开始症状较轻，常表现为感觉异常、双下肢缺血疼痛，多数病例很快进展到指端发绀及严重跛行。溃疡经常发生在轻微创伤后[70]。特征性的变化包括双侧手指、掌骨、尺桡骨、胫骨、腓骨等多部位动脉血管狭窄闭塞。该疾病必须和早期动脉粥样硬化及其他风湿性疾病鉴别。

治疗包括戒烟。保护患肢避免外伤和寒冷。据报道，钙通道阻滞剂及 pentoxyfylline 对一些患者有益。血管内皮生长因子转基因疗法正在验证中[71]。继续吸烟者约一半需要截肢，数倍的血管将会累及。

小血管炎

白塞病

白塞病（Behçet's disease）是一种慢性易复发性血管炎，其特征为口腔和生殖器溃疡，皮肤损害，眼部、神经系统和胃肠道表现。发病率不等，美国和欧洲白塞病患病率为 1/15 000，日本为 1/1 000[72,73]。更易累及男性，尤其是 25~35 岁的青年男性。在日本，其被认为与组织相容性抗原 HLA-B5 有关。白塞病是较为罕见的血管炎且常可影响到大血管。

口腔溃疡是该病的特征性标志，常为早期表现，是诊断白塞病的必要条件。生殖器溃疡常较口腔溃疡轻微，70% 患者可累及眼部，包括双侧或单侧虹膜炎，葡萄膜炎及视神经炎，这些疾病均可导致失明[74]。白塞病的另外一个罕见表现是眼前房积脓性葡萄膜炎。10%~20% 患者可出现中枢神经系统性脉管炎并引起脑膜脑炎、颅内压升高或多发性硬化样症状。日本有十二指肠溃疡包括回盲部穿孔的病例报告，皮肤损害包括结节性红斑和皮肤脉管炎也可出现。心脏和肾很少累及[72,75]。非变形的关节炎如膝关节和踝关节炎也已有描述，实验室检查是非特异性的。

当持续出现临床症状伴有累及组织出现非坏死性的周围血管淋巴细胞和单核细胞浸润即可诊断白塞病。治疗应根据累及的程度选择[76]。皮肤黏膜损伤的患者可以只给予局部治疗或激素雾化治疗。可局部联合应用他克莫司和激素。皮肤黏膜损伤严重的患者可给予沙利度胺治疗。全身系统累及的患者可给予糖皮质激素 1mg/(kg·d) 治疗，胃肠疾病可用柳氮吡啶 2~6g/d 控制。累及眼部的患者应该请眼科医生会诊，因为大部分发病常见的原因可导致失明。患者出现严重的葡萄膜炎和中枢神经系统表现必须住院并用硫唑嘌呤或环磷酰胺治疗。白塞病出现深静脉血栓很少可引起肺栓塞，但应给予系统治疗。

韦格纳肉芽肿

韦格纳肉芽肿（WG）是可以累及呼吸系统、肾等其他器官小血管的坏死性肉芽肿性脉管炎，据 NHDS（National Hospital Discharge Survey）统计 1986—1990 年 WG 的患病率大约为 3/10 万。男女性别发病比例相同，发病的平均年龄为45岁，大部分为白种人（80.9%）[77]。

患者可出现咳嗽、呼吸困难、咯血及无症状的肺部浸润，偶尔有空洞形成，13%的患者可出现气道狭窄[78]，85%的患者可累及肾出现肾小球肾炎[79,80]。巩膜肉芽肿沉积可引起眼结膜炎和巩膜炎，皮肤损害有溃疡、结节和肉芽肿形成。WG很少累及神经系统，但是在疾病过程中可逐渐由22%发展到50%[81,82]，包括脑血管炎、脑神经肉芽肿和外周神经血管炎导致的神经病变。冠脉炎、心包炎和传导阻滞少见[78,83]。

实验室检查包括红细胞沉降率升高，正常色素性红细胞贫血，有时可有血小板减少症。尿分析可见血尿、尿沉渣、蛋白尿和红细胞管型尿。多型核细胞抗体（c-ANCA）是诊断WG敏感特异的指标[79]。ANAs常缺如。胸部X线可见多发边界清楚的结节性密度影，主要在下叶肺，25%的患者伴有胸腔积液[78]。X线检查很少见淋巴结病。

确诊WG要靠肺活检，经支气管肺活检诊断率低（70%），而开放性肺活检可以发现90%病例的各种改变如血管变化、肉芽肿和坏死[78,84]。

皮质激素治疗对预后改变不大。20年以前，WG一年的死亡率为80%[85]。联合应用环磷酰胺和皮质激素可缓解90%患者的病情[78]。该治疗方案的并发症包括感染，尤其是带状疱疹和卡氏肺囊虫肺炎。伴有肾疾病的WG患者应该给予诊断和可能的治疗。肾移植已经成功应用于终末期肾疾病患者。

淋巴瘤样肉芽肿是以破坏性的淋巴细胞样细胞和浆细胞样细胞浸润为特征，其经常和WG相混淆。下呼吸道常受累而上呼吸道很少累及。肉芽肿沉积在肾很少见。和WG相反，常无血管炎和肾小球肾炎，脾、淋巴结和骨髓常幸免。50%的患者发展为恶性淋巴瘤[80]。无特异性的实验室检查，红细胞沉降率常正常或者轻度升高，c-ANCA阴性。胸部X线检查显示多发结节类似转移癌，肺组织活检可明确诊断。治疗和WG相同。50%的患者应用皮质激素和环磷酰胺可缓解病情，但是对已经诊断为恶性淋巴瘤的患者除外，其死亡率为90%[80]。

Churg-Strauss综合征

Churg-Strauss综合征（过敏性肉芽肿和血管炎），1951年Churg-Strauss首次描述了该病，其特点是多器官肉芽肿性血管炎，在哮喘和过敏性鼻炎患者中出现嗜伊红细胞增多。Churg-Strauss综合征的病因尚不清楚，但与过敏和过敏性疾病有明确的关系。近70%的患者往往有过敏性鼻炎、鼻息肉和哮喘，通常成人发病[80]，血管炎通常累及下呼吸道的静脉。

Churg-Strauss综合征发病率约为每年2.4/100万[86]。平均年龄为44岁，男性更易累及。

患者有发热、体重减轻、全身不适。肺部症状常见，至少有2年哮喘史[87]。60%~70%的患者发生皮损、皮下结节和紫癜。可引起缩窄性心包炎。Churg-Strauss综合征是ANCA相关性血管炎，通常可累及心脏导致心力衰竭[88]。小肠或胃壁梗死、穿孔可引起胃肠道症状或出血性腹泻。肾病要少得多。80%患者可出现多发性神经炎[86]。

实验室检查显示嗜酸性粒细胞持续增多大于$1 500/mm^3$，绝对计数往往高达$5 000~20 000/mm^3$[80]。嗜酸性粒细胞和疾病活动性之间没有明确的关联。患者可能出现抗中性粒细胞胞浆抗体（p-ANCA阳性）。X线胸片可以显示片状，称为Löffler综合征的短暂浸润，实变和空洞形成。

皮肤或肺部组织活检可明确诊断Churg-Strauss综合征。患者免疫球蛋白E升高。Churg-Strauss综合征对类固醇激素极其敏感，给予常规剂量60mg/d口服可改善预后，与未经治疗的患者相比5年生存率由25%升至50%。对并发症如血管炎病变、心脏受累或肾小球肾炎，应该采用环磷酰胺诱导治疗缓解病情[89]。

微血管炎

微血管炎是一种全身性小血管炎，常与快速进展的肾疾病相关。MPA是以肺泡出血及肾小球肾炎为表现的肺-肾综合征最常见的原因。以前该病多被认为是结节性多动脉炎。自1994年以来人们对该病认识越来越多并达成共识命名为系统性血管炎。据估计MPA每年的发病率为4/100万。MPA发病无种族特异性，但美国流行病学研究表明白种人病例偏多。男性与女性的比例大约为1:1。典型的发病年龄为中年人，但是各个年龄阶段均可发病[90]。

对于MPA，术语"小血管炎"优于"小动脉炎"，因为疾病累及静脉和动脉的倾向性相同。一些研究试图阐明环境因素与MPA发病的关系。MPA患者70% ANCAs阳性，抗MPO抗体也可检测。MPA五个最常见的临床表现是肾小球肾炎（80%）、体重减轻（70%）、多神经炎（60%）、发热（55%）以及各种皮肤改变（60%）。与此相反，肺泡出血发生率低（12%）[90]。

MPA通常需要糖皮质激素及细胞毒性药来控制病情。对于器官损害严重的患者，通常的治疗方案是用高剂量的泼尼松加环磷酰胺（常给予3天一个疗程的甲泼尼龙冲击治疗，1g/d）诱导缓解。诱导缓解后，患者可用硫唑嘌呤［最多2mg/（kg·d）］或甲氨蝶呤（最多25mg/w）。血浆置换也有益。虽然有三分之一患者在缓解后再次复发[91]，但是如果早期诊断和及时治疗，患者获得疾病缓解的可能性极高（90%）。

Goodpasture 综合征

Goodpasture 综合征，即抗肾小球基底膜病（抗GBM）。其特征是抗肾小球基底膜抗体线性沉积在肾小球基底膜和肺泡基底膜导致肺泡出血和渐进性肾小球肾炎。病因不明，与环境因素和遗传易感性有关。所有年龄均可发病。成人平均发病年龄为20～30岁，男子发病高峰为20～30岁。第二个发病高峰出现在50～70岁，男女性发病率相同。欧洲人每年发病率约为为1/200万[92]。

抗GBM病的最初表现为全身不适、体重减轻、发热、关节痛。还可有咳嗽、呼吸困难和咯血。本病的主要临床特征是渐进性肾炎发展而来的肾衰竭或肺出血。从历史上看，咯血是最常见的特征，在报道中发生率大约为70%[92]。最初，肺出血可能较轻，也可能比较严重而危及生命。缺氧常见。肾表现多种多样，有些患者肾功能正常，而有些可能迅速发展为急进性肾炎。患者还可能出现皮肤紫癜。实验室检查显示红细胞沉降率增快，出现红血细胞管型尿。血液检测抗GBM抗体阳性，但循环抗体水平和疾病的严重程度无关。补体水平正常的，与韦格纳肉芽肿不同的是 c-ANCA 抗体测试呈阴性反应。X 线胸片显示肺门浸润。

鉴别诊断包括 SLE 和韦格纳肉芽肿。肾活检可以明确诊断。肺组织显示肺泡出血，沿肺泡基底膜有类似抗体线性沉积。

气道管理是处理严重肺出血患者的首要任务。如果进展到急进性肾炎或严重肺出血阶段，静脉应用甲泼尼龙10～15mg/kg 治疗是必要的。如果没有出现广泛的肾损害，化疗药物如环磷酰胺的使用以及血浆置换治疗（2～4L/d 的血浆）可以改善肺出血及肾小球损害。如果到了终末期肾疾病，血浆检测不到抗GBM 抗体水平可以选择肾移植，否则，该病可能会在移植肾再次复发[93]。有些患者偶尔出现肺出血。这些患者应到医院密切观察气道并发症及肾疾病的发展变化。预后不一，但在过去的15年因为血浆置换被积极应用，预后有了很大的改善。

过敏性紫癜

过敏性紫癜（HSP）是一个小血管炎，累及皮肤、肠道、肾，其特征是以免疫球蛋白 A（IgA 抗体）为主沉积在靶器官。虽然该病在任何年龄均可发生，但是在儿童很常见。儿童的发病率大约为每年12/10万[94]。男女发病比例是2:1。通常发生在冬季和初春，三分之二的病例伴随上呼吸道感染，呼吸道症状在起病平均10天后出现[95]。HSP 发病的其他相关因素包括昆虫叮咬和药物。

完整表现包括急性起病，发热，下肢和臀部紫癜，腹痛，关节炎和血尿。皮疹伴有着下肢关节痛，最常见脚踝肿胀，关节触痛。皮疹常见于下肢可为荨麻疹或紫癜（彩图116-2）。无 Frank 关节炎。70%的患者出现胃肠不适，包括腹痛、恶心、呕吐、腹泻和黏液血样便[79]。50%患者出现血尿和红细胞管型尿而累及到肾，但很少发展到肾衰竭[73]。神经系统很少受累，尤其是儿童。该综合征在几周后可复发或缓解。

药物、病原体、食物、昆虫叮咬、免疫接种等均与以 IgA 免疫沉积为主的发病机制有关。终止刺激因素及抗感染治疗是必要的。很多调查显示支持过敏性紫癜有效治疗的证据很少[96]。

NSAIDs 可减轻关节痛但会加重胃肠道症状，对肾疾病患者应避免使用。氨苯砜通过干预 IgA 和中性粒细胞相互作用对 HSP 患者有效，口服泼尼松 1mg/（kg·d）可缓解严重关节痛和腹痛。有症状的成年人可给予泼尼松60mg/d。糖皮质激素不能减轻皮疹，对肾损害患者治疗的有效性仍有争议。随机试验表

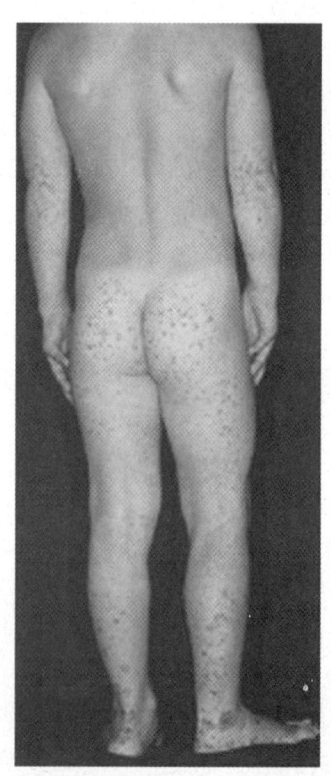

彩图116-2 过敏性紫癜是累及皮肤、肠道和肾的小血管炎。(From Habif TP: Clinical Dermatology, 4th ed. New York, Mosby, 2004.)

明，大剂量甲泼尼龙及泼尼松或泼尼松联合硫唑嘌呤或环磷酰胺对严重肾损害的患者有益[94]。支持治疗对大部分患者有益，因 HSP 是一自限性疾病，死亡率低，大部分病例在 6～8 周缓解。33% 的患者可有复发。一小部分患者可有迁延性肾损害[95]。

过敏性血管炎

过敏性血管炎也被称为皮肤白细胞分裂性血管炎，是一种仅限于皮肤的小血管炎，不侵犯其他初级或二级血管。任何年龄均可发病且无性别差异。其病因不明，药物为最常见的致病因素[97]。疫苗很少引起过敏性血管炎。暴露于病原体后可突然发病，但它通常在接触后 7～21 天发病。虽然任何药物均可引起过敏性血管炎，但一些药物更易引起过敏性血管炎（框 116-5）[98]，占 40% 的病例，但是原因不明[99]。

过敏性血管炎的皮肤损害包括紫癜、丘疹、荨麻疹/血管神经性水肿、多形性红斑、水泡、脓疱、溃疡和坏死。皮损常首先发生在突出部位（即下肢或臀部）。皮损更易在群体中或相同年龄的人群中出现。皮损出现时可能无任何症状，但通常伴有烧灼感或刺痛感，有时会出现关节痛甚至大关节炎。实验室检查无特异性，有轻度红细胞沉降率和白细胞升高。病理检查可见小血管尤其是毛细血管后微静脉内有免疫复合物沉积，多型核白细胞浸润，无血管壁破坏。过敏性血管炎须和其他小血管炎、自身免疫性炎症性疾病相关性皮疹以及其他药物性皮肤鉴别。

治疗包括阻断致病因素，轻者给予对症治疗，重者给予皮质类固醇治疗（泼尼松 40～60mg/d，逐渐减量）[100]。

混合型冷球蛋白血症

冷球蛋白是免疫球蛋白和免疫复合物，在低温（4℃）沉淀复温后溶解。混合型冷球蛋白血症综合征是免疫复合物介导的血管炎，以紫癜、无力、关节痛三联征为特点。中年妇女最易累及。抗原包括甲、乙、丙型肝炎病毒，巨细胞病毒或 EB 病毒[101]。

混合冷球蛋白血症的临床特征包括白细胞破坏性血管炎（表现为明显的紫癜），多关节痛和关节炎，淋巴结肿大，肝脾肿大，周围神经病变，以及低补体血症，特别是血清中 C_4 水平降低。几乎所有的患者紫癜可复发。最严重的问题是肾冷球蛋白沉积导致肾小球肾炎，20%～60% 的患者可能发生[102]。可表现为暴发性或慢性缓慢进展性肾疾病。实验室检查显示红细胞沉降率增快，血清补体水平下降，而冷球蛋白阳性。

临床上冷球蛋白阳性可确诊，但很难鉴别 SLE 或 HSP。治疗取决于累及的程度。仅皮肤损害者可尝试用低剂量类固醇，患者出现全身症状用泼尼松 60mg/d 口服治疗，抗病毒时治疗应避免低剂量的类固醇。环磷酰胺可以缓解全身症状并减少类固醇的用量。大约 75% 轻度至中度冷球蛋白相关性血管炎的丙型肝炎患者抗病毒治疗有效，但持续的反应较低[103]。严重病例可行血浆置换治疗但是常需要同时应用免疫抑制剂。利妥昔单抗是一种抗 CD20 单克隆抗体，可减少 B 细胞，也正在探索治疗。

血清病

血清病是Ⅲ型变态反应，输入外源蛋白或血清可引起。非蛋白药物引起的继发反应类似血清病反应。不是所有的外源性物质都可引起免疫反应。抗原大小特异并具有特定抗原决定簇和生理特性刺激免疫系统。经过特定的抗原介导，合成抗体产生免疫系统。抗体与抗原发生反应，形成可溶性循环免疫复合物，扩散到血管壁，结合并活化补体。补体免疫复合物刺激产生中性粒细胞到血管壁，介导破坏组织的蛋白水解酶释放。血清病广泛的血管炎病变可导致免疫复合

框 116-5　与过敏性血管炎有关的药物

非甾体抗炎药物
　　布洛芬、双氯芬酸、依托度酸、吡罗昔康、萘普生

抗生素
　　β 内酰胺、大环内酯类、磺胺类药物、喹诺酮类、抗病毒类

生长因子
　　粒细胞集落刺激因子、粒细胞-巨噬细胞集落刺激因子

选择性 5 羟色胺再摄取抑制剂
　　帕罗西汀、氟西汀

抗甲状腺药
　　丙硫氧嘧啶

抗高血压药
　　噻嗪类、β 受体阻滞剂

抗惊厥剂
　　苯妥英

接种疫苗

别嘌呤醇

阿司匹林

对乙酰氨基酚

胰岛素

甲氨蝶呤

抗肿瘤坏死因子
　　依那西普，英夫利昔单抗

Adapted from Harris E, et al (eds): Kelley's Textbook of Rheumatology, 7th ed. Philadelphia, Saunders, 2005.

物沉积和继发的炎症反应。

血清病具有特征性的皮肤改变。通常，在广泛的麻疹样皮疹（三分之二的患者）出现之前常可出现双侧手指、脚趾及双手红斑，有时可合并有荨麻疹。荨麻疹很少单独出现。大约一半的血清病可累积到内脏。皮疹、发热、全身症状、关节痛和关节炎是最常见的临床症状[104]。通常情况下，如果以前有免疫接触，症状于接触12～36小时后开始出现，可持续到暴露后7～21天。血清病表现是由于免疫复合物沉积而不是系统性血管炎。在血清病，血清补体C3和C4水平明显下降[105]，停药通常会导致迅速缓解。治疗为抗组胺药和退热剂支持对症治疗。全身性类固醇可能对一些患者有益。症状通常持续1～2周后自然消退。一般不会产生后遗症。

结节性红斑

结节性红斑是皮下组织层静脉炎。其原因目前还不清楚，但它通常是由感染、药物、全身疾病引起的过敏性血管炎。春季和秋季最常见发病。结节性红斑的发病率约为1～5/10万。女性比男性更易发病，男女发病比例为1∶6。发病高峰为三十岁左右[106,107]。虽然确切的发病过程目前尚不清楚，可能是由循环免疫复合物介导引起的。

结节性红斑的标志性病变是轻度的皮下红斑性结节，具有蓝色带（彩图116-3）。最常见双侧胫前累及，前臂、大腿伸侧表面和躯干也可累及。患者可仅有结节或出现全身症状，如发热及乏力。90%的患者可出现关节痛并持续2年[107]。

结节性红斑通常是特发性，结节性红斑通常是一些疾病如病毒性上呼吸道感染、链球菌感染、结节病、结核病和药物引起的潜在表现。更罕见原因包括炎症性肠道疾病、组织胞浆菌、耶尔森菌、沙门菌、衣原体、球孢子菌病、鹦鹉热、系统性红斑狼疮等自身免疫性疾病。药物有青霉素、磺胺类药物、阿斯帕坦、苯妥英（苯妥英钠）以及口服避孕药。皮疹可持续达6周。结节性红斑往往是自限性。治疗潜在的疾病及支持疗法。NSAIDs可控制关节痛。处理方法取决于潜在疾病，常行门诊随诊。

脂膜炎

脂膜炎是一组包括皮下脂肪组织的不同种类的炎性疾病。病理检查显示皮下脂肪组织细胞坏死，炎性细胞和巨噬细胞浸润，血管炎。脂膜炎有几种类型。炎症浸润可涉及膈肌，血管炎可有可无。与脂膜炎相关的疾病是结节性红斑、硬结红斑、深部狼疮、胰腺炎、血栓性浅静脉炎、α_1-抗胰蛋白酶缺乏症、轻链病变蛋白血症和C1抑制因子缺乏[108]。

结节性红斑可以存在作为一种全身性疾病的表现或药物过敏反应（如前所述）。硬结红斑和结节性血管炎是用来描述与肺结核有关的小腿皮肤血管炎的同义词。典型的结节性红斑多出现在中年妇女小腿后部的皮下结节和斑块性疾病。双边损伤有触痛，开始为结节后来演变为溃疡和瘢痕。病程迁延，常反复发作多年或几十年。损伤处很少发现结核分枝杆菌，治疗以换药和抬高患肢支持治疗为主，除非在其他部位发现结核活动的证据[109]。

深部狼疮是一种慢性复发性脂膜炎，在表皮狼疮性红斑患者中大约有1%～3%患者可出现。患者头皮、面部、胸部、大腿和臀部可有皮下结节。病灶溃烂，然后愈合。不同点包括结节性红斑，但在深部狼疮病灶通常呈慢性无触痛[109]。

血栓性浅静脉炎呈现红斑，触痛性皮下结节，皮下结节沿增粗的累及静脉线性排列。通常其位于下肢静脉且伴有静脉功能不全。虽然检查存在原发或继发的高凝状态，通常下肢静脉功能不全是唯一诱发因素。血栓性静脉炎常行保守治疗，患肢应用弹力袜。对慢性和复发病例，特别是与恶性肿瘤有关的病例，肝素和溶栓药物可能有效[110]。

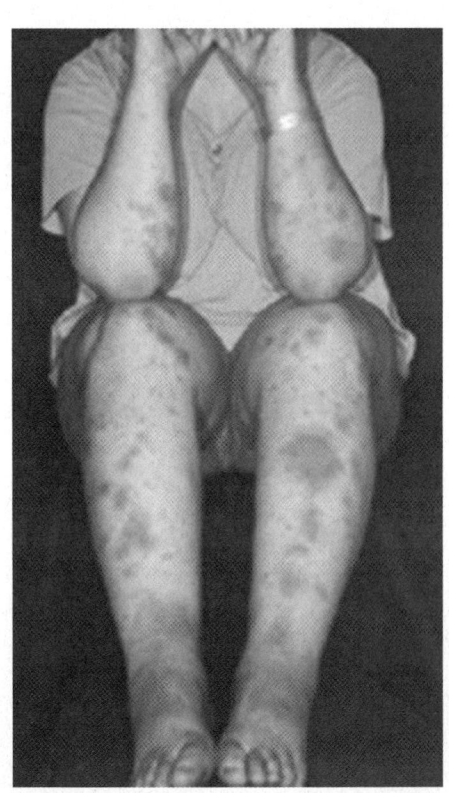

彩图116-3 结节性红斑的特征改变是出现疼痛的紫蓝色结节。(From Habif TP: Clinical Dermatology, 4th ed. New York, Mosby, 2004.)

重要概念

系统性红斑狼疮
- SLE 患者临床表现多样、变化复杂。应根据患者的发热、皮疹、不明原因的全身性症状诊断。
- 无危险因素的深静脉血栓患者应考虑 APS。有血栓形成证据的患者应接受抗凝治疗，行进一步检查。
- 伴发热和应用免疫抑制剂治疗的 SLE 患者应住院积极治疗，因为他们是革兰阴性细菌或链球菌败血症感染的高危人群。
- 肾功能恶化或与心脏、肺或中枢神经系统受累患者应住院积极治疗，以阻止疾病发展和恶化。
- 伴冠状动脉缺血的患者应积极治疗。有冠心病危险因素的年轻患者应作冠状动脉缺血的评估。

血管炎
- 诊断系统性血管炎较困难，应与皮疹和肺部、肾症状一起考虑。
- 当患者有血管炎时可请风湿病医生会诊协助处理。
- 发热患者应用免疫抑制或糖皮质激素有脓血症及病毒扩散的风险较高。

本章参考文献请参见 http://pumpress.bjmu.edu.cn/eduservice/3419.html

第 117 章 过敏反应

T.Paul Tran and Robert L.Muelleman

公保才旦 杨明飞 译 公保才旦 校

概述

经过数百万年的进化，人类的免疫系统已经发展成为一个高度复杂的、高效的器官，其主要功能是保护人类宿主（自己）免受有害的侵犯（非自己）。抗原是引起免疫反应的外来（或自己）分子。人类对抗原的免疫反应整合为两个免疫系统：人类从脊椎动物继承的、古代的先天免疫系统和存在于人类和脊椎动物中进化的适应性免疫系统。人们认为先天免疫系统是第一道防线。它的效应组件包括肥大细胞、巨噬细胞、树突状细胞、自然杀伤细胞、粒细胞、抗菌肽、补体和细胞因子。先天免疫系统中的受体在生殖细胞系编码，能够识别外来分子模式，这种分子模式高度地保存在微生物中，而不是在人类，并立即开始清除抗原的过程。另一方面，适应性免疫系统需要时间来允许抗原特异性细胞（B 和 T 细胞）克隆扩增，以达到有效的免疫反应。它的效应组件包括 B 和 T 淋巴细胞及细胞因子。适应性免疫系统的特点是存在免疫记忆和巨大的多样性，通过大量的抗体和受体（达 10^{15}）能够识别无数的抗原[1]。这种抗原受体的多样性是通过不到 400 个基因的体细胞重排取得的。尽管复杂，两个免疫系统协同工作，精确地提供给人类宿主免疫力。然而，他们可能反应过度，导致过敏性疾病。

出于实用的目的，此处使用的术语"过敏"是指一个由 IgE 介导的（也称为 I 型或速发型）过敏反应。引起过敏反应的抗原被称为"过敏原"。在古时，人们已经发现了过敏和过敏反应的病例。公元前 2641 年，Menes 法老死于过敏反应。1902 年，Portier 和 Richet 发现，虽然狗第一次能够耐受注射海葵毒素，然而数周后再次注射海葵毒素时狗将在几分钟内死亡[2]。他们创造了"过敏反应"一词，该词来自于希腊语（ana，反对；phylax，防范或保护），意思是"反对的保护"。由于这一点及随后在过敏反应上的成就，在 1913 年，Richet 被授予诺贝尔医学和生理学奖。今天，过敏反应是指一种危及生命的过敏综合征（即 IgE 介导的），以多脏器受累和迅速发病为特点。发生过敏反应患者的典型表现为瘙痒性荨麻疹、喉水肿、支气管痉挛、低血压、中枢神经系统和胃肠道（GI）症状。能够引起过敏反应常见的过敏原包括药物、食品、昆虫叮咬和乳胶。过敏反应导致的死亡通常是由于急性呼吸衰竭或心血管衰竭。在急诊科（ED），快速的识别和积极的治疗通常能够延缓这一潜在的威胁生命的过敏反应。"过敏性反应"这个术语指的是一种临床上类似于过敏反应的综合征，不是由 IgE 介导的。其临床表现和治疗与过敏反应是相同的。过敏性反应可能导致肥大细胞和嗜碱性粒细胞直接脱颗粒。在本章中，术语过敏反应是指由 IgE 和非 IgE 介导的反应，排除了过敏性反应。

过敏反应的定义、流行病学和危险因素

虽然过敏反应历来被认为是一种临床综合征，但是过敏反应的临床定义一直没有达成一致。过敏反应通常以 IgE 介导的结果来定义。为了提供一个医师可以应用在临床上的定义，国家过敏和传染病研究所与食物过敏和过敏反应网络合作，提出了一套用于诊断过敏反应的临床标准（框 117-1）[3]。在急诊科，如果患者出现急性（接触后数分钟内）皮疹或黏膜肿胀和呼吸功能不全或低血压，该患者的诊断"非常可能"是过敏反应。

过敏反应的流行病学不是十分清楚，医学文献大相径庭。人们认为各种原因引起的过敏反应的年发病

| 框 117-1 | 过敏反应的临床诊断标准 |

有下列三个条件之一时极有可能是过敏反应：
1. 疾病急性发作（数分钟到几小时），累及皮肤、黏膜组织，或两者（例如，广义荨麻疹、瘙痒或潮红、肿胀的嘴唇-舌头-小舌）和至少一个以下内容：
   a. 呼吸系统损伤（如呼吸困难、喘息-支气管痉挛、喘鸣、最大呼气流量降低、低氧血症）
   b. 血压下降或伴随着终末器官功能障碍（例如，肌张力低下、晕厥、大小便失禁）
2. 接触可能的过敏原后患者迅速发生（数分钟到几小时）下列两个以上情况：
   a. 累及皮肤-黏膜组织（例如，广义荨麻疹、瘙痒、潮红、肿胀的嘴唇-舌头-小舌）
   b. 呼吸系统损伤（如呼吸困难、喘息-支气管痉挛、喘鸣、最大呼气流量降低、低氧血症）
   c. 血压下降或伴随着终末器官功能障碍（例如，肌张力低下、晕厥、大小便失禁）
   d. 持久性胃肠道症状（例如，腹痛、呕吐）
3. 接触已知过敏原后患者（数分钟到几小时）出现血压下降：
   a. 婴儿和儿童：收缩压降低（年龄别）或收缩压降低 30% 以上；儿童收缩压降低定义为 1 月至 1 岁儿童小于 70mmHg，1～10 岁为小于 70mmHg 血压 + 2 × 年龄，11～17 岁为小于 90mmHg
   b. 成人：收缩压小于 90mmHg 或基础血压，最大呼气流量、呼气峰流量下降 30% 以上

From Sampson HA, Munoz-Furlong A, Campbell RA, et al: Second symposium on the definition and management of anaphylaxis: Summary report—Second National Institute of Allergy and Infectious Disease/Food Allergy and Anaphylaxis Network symposium. J Allergy Clin Immunol 117: 391, 1996.

率为 21/10 万人年[4]，病死率为 0.65%。美国人口中过敏反应的患病率为 1.21%～15.04%[5]。在 1999 年，美国人口为 2.72 亿，这意味着 330 万～4 300 万的美国人有发生过敏反应的危险。人们普遍认为，每年在美国可能有 10 万过敏反应患者，其中约三分之二是新病例，1% 是致命性病例[6]。

超过三分之一过敏反应患者的原因仍然不明[7,8]。食品、药物、昆虫叮咬和乳胶是最常见的病原体。在已知的病例中，三分之一是由食物引起的过敏反应，最常见的是花生和甲壳类动物[7]。昆虫叮咬，特别是蜜蜂和黄蜂蜇伤，是过敏反应的一个重要原因，在美国发生率为 0.5%～5%，每年 50～100 人死亡[5]。青霉素过敏的发生率为每 1 万人中五分之一发生反应，每 5 万～10 万人中 1 人死亡[9]。由于高渗造影剂的原因，0.22% 的患者发生造影剂（RCM）过敏反应，而仅 0.04% 的患者使用非离子型造影剂[10]。天然橡胶广泛应用于医疗产品（乳胶手套和乳胶医疗器械）的生产中，乳胶是常见的过敏原，也是过敏反应的少见原因[5]。

尽管种族、地理位置和职业似乎没有增加个人过敏的危险，但是其他危险因素的研究往往表明过敏反应是多因素的。例如，在各种原因引起的过敏反应病例中，过敏是一个危险因素[11]。当过敏是由黏膜途径（如食品）引起时尤其如此。然而，在胃肠外（如青霉素）使用过敏原时，过敏似乎不是一个危险因素。

有限的资料表明，经济地位、年龄、性别和季节似乎影响着过敏反应发生的危险。在夏季和初秋（室外），过敏反应似乎在社会经济地位较高的人、30 岁以上的妇女及成年人中更常见。剂量、频率、持续时间和给药途径也影响着过敏反应的发展，胃肠外和局部途径更可能导致过敏反应。有趣的是，药物性过敏反应是连续使用的。在易感患者中连续使用药物，过敏反应可能不会发生。然而，如果同一患者在药物治疗中断后再次使用该药物，该患者就可能发生过敏反应。最后，与接触过敏原的距离越远，再次发生过敏反应的危险就越低，这大概是免疫记忆遗忘的原因。

疾病原理

免疫系统的发展和免疫介导损伤的机制

适应性和先天性免疫系统起源于常见的多能造血干细胞，这些干细胞起自卵黄囊，随后定居在骨髓。这些干细胞分化和发展成淋巴样前体细胞、集落形成粒细胞、红细胞、粒细胞和巨核细胞（CFU-GEMM）干细胞单元。反过来，淋巴样前体细胞分化成法氏囊当量淋巴细胞（B 细胞）、胸腺源性淋巴细胞（T 细胞）和自然杀伤（NK）细胞；同时，CFU-GEMM 发展成肥大细胞、嗜碱性粒细胞和其他细胞（图 117-1）。当身体接触过敏原时，适应性免疫系统的细胞成分与先天免疫系统的细胞和蛋白质成分相互作用，形成一个共同的防御来中和和清除有害的过敏原。

T 细胞发育

从骨髓移出的淋巴样前体细胞进入胸腺，在胸腺通过个体发育进一步发展。通过细胞因子和细胞间相互作用的调控，这些前体进行基因重排和正、负选择。在这个过程中，T 细胞获得 T 细胞抗原受体和各种表面标志物，继而形成两个主要的细胞谱系。根据分化群（CD）分类，主要有两种类型的成熟 T 细胞

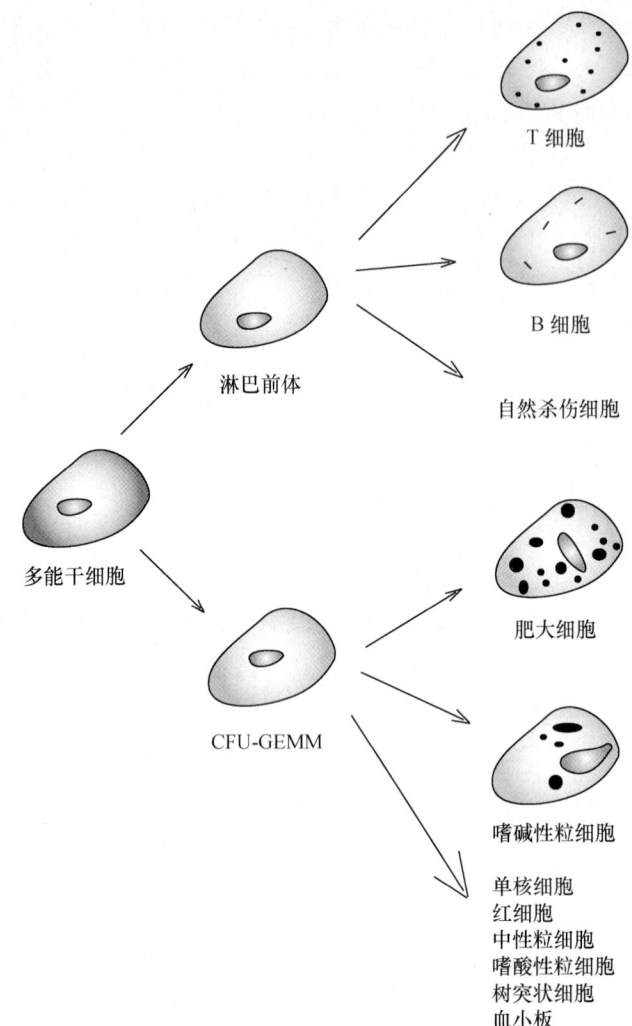

图 117-1 免疫和造血系统的发育途径。CFU-GEMM，粒细胞、红细胞、髓细胞和巨核细胞集落形成单位。(Redrawn from Shearer WT, Fleisher TA: The immune system. In Middleton E, et al [eds]: Allergy: Clinical and Practice. St. Louis, Mosby, 1998, pp. 1~13.)

从胸腺中发生：$CD4^+$，也称辅助性 T 细胞和 $CD8^+$，也称抑制性 T 细胞。根据细胞因子产生的类型，T 辅助细胞被分为 1 型辅助细胞（Th1 细胞）和 2 型辅助细胞（Th2 细胞），两者作用相反。Th1 细胞抑制 IgE 的产生和 IgE 的同型转换，而 Th2 细胞刺激 IgE 的产生和 IgE 的同型转换。人们相信，这些 Th1 和 Th2 细胞的刺激和抑制作用的平衡决定了一个人发生过敏和过敏性疾病的倾向，可能有助于解释过去三十年来，在城市化和西方化社会过敏发生率增加的原因。在宫内早期和出生后不久，婴儿免疫系统内的幼稚 T 淋巴细胞由有过敏倾向的 Th2 细胞及其相关细胞因子［白介素（ILs）4，5，13］支配。这些细胞因子是产生 IgE 抗体的重要诱导物。而后，在婴儿期、童年早期和青春期，非过敏性婴儿免疫系统逐渐从有过敏倾向的 Th2 细胞环境转变为过敏保护的 Th1 细胞环境。与这个 Th1 细胞环境相关的细胞因子包括白细胞介素-2 和干扰素-γ。人们认为这种转变是由于年轻人的免疫系统不断地从周围的环境接触过敏原的刺激造成的，主要是微生物引起的。人们认为西方生活方式的特点（"卫生假说"），如婴儿饮食的改变、广泛使用的抗生素、更小的家庭规模和清洁育儿，可减少个人最初几年接触的刺激性抗原，继而导致有持久性过敏倾向的 Th2 系统主导的环境。据称这两个免疫系统间缺乏平衡导致了过敏，并形成了过敏易感人群[12,13]。

B 细胞发育和免疫球蛋白

B 细胞的个体发育可分为抗原独立和抗原依赖两个阶段。在抗原独立阶段，B 细胞在初级淋巴器官（骨髓和胎肝）成熟，在那里他们以随机的方式进行基因重排，并获得各种表面标志物。而后在抗体依赖阶段，B 细胞在二级淋巴器官（淋巴结和脾）分化成记忆 B 细胞和浆细胞，并准备分泌免疫球蛋白。在整个 B 细胞的个体发育中，活化的 T 细胞、细胞因子、相互作用的抗原和骨髓基质细胞刺激 B 细胞成熟、同型转换和免疫球蛋白的产生。

免疫球蛋白是两个相同的多肽重链和两个相同的多肽轻链以共价二硫键（图 117-2）相连组成的蛋白质分子。重（H）链有一个可变域，V_H 和三个或四个固定域，C_H。轻（L）链有一个可变域，V_L 和一个固定域，C_L。重链和轻链的可变域共同形成一对相同的抗原结合位点，和相邻的固定重链域对一起组成了免疫球蛋白分子的 Fab（反身结合片段）区域。其余的重链固定域一起形成了免疫球蛋白分子的 Fc（结晶片段）区域。Fc 结合效应细胞的表面受体，如肥大细胞、B 细胞或巨噬细胞。有五种免疫球蛋白亚型，免疫球蛋白 IgG、IgA、IgM、IgD 和 IgE。亚型 IgG 有四个子类（IgG1、IgG2、IgG3 和 IgG4），IgA 有两个子类（IgA1 和 IgA2）。第一次接触抗原时身体通常会产生 IgM 抗体。然而，反复接触抗原可能使 IgM 的固定域转变为另一个亚型（IgA、IgG 或 IgE），也被称为同型转换过程。在过敏性疾病和过敏反应发病机制中，同型 IgE（和 IgG4）是最重要的抗体。

反应的分类

在 Coombs 和 Gell 分类系统中，过敏反应分为四型。Ⅰ型（速发性过敏反应）是由 IgE 和 IgG4 介导的，人类大多数过敏反应属于此型。Ⅱ型（细胞毒性过敏反应）为抗体介导的细胞毒性反应。在该型中，补体的固定 IgG（或 IgM）与抗原结合，激活经典的补体途径，导致细胞膜固定和细胞裂解。在这个

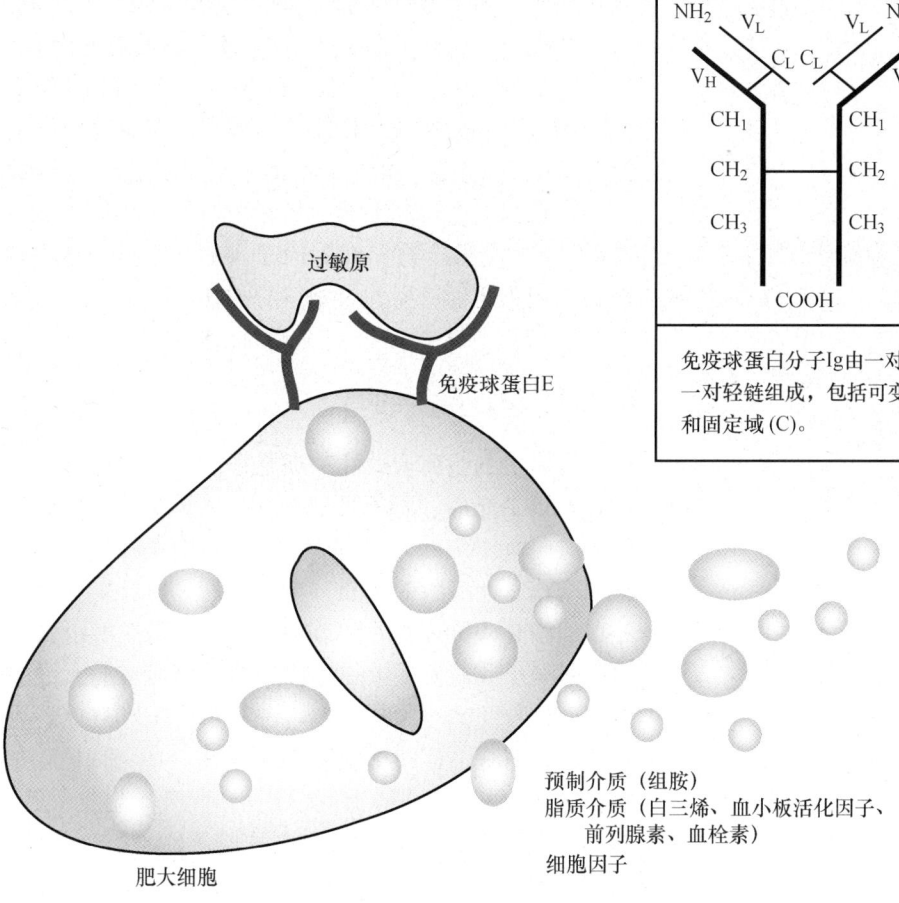

图 117-2 在细胞表面，通过抗原交联到相邻的免疫球蛋白 E（IgE）上引起肥大细胞活化和肥大细胞介质脱颗粒。

免疫球蛋白分子Ig由一对重链和一对轻链组成，包括可变域（V）和固定域（C）。

过程中，过敏毒素 C3a 和 C5a 也可能会导致肥大细胞释放介质，作为过敏反应的经典介质产生同样的作用。Ⅲ型（免疫复合物）是由 IgG 或 IgM 介导的。可溶性抗原抗体免疫复合物移出循环系统，储存于周围血管间隙，从而激活补体系统。输血引起的过敏反应是Ⅱ型和Ⅲ型过敏反应重叠的实例。因此，他们是补体介导的或免疫复合物介导的过敏反应。Ⅳ型（迟发性过敏反应）是由 T 细胞介导的，与过敏反应发病机制的关系还没有得到证实。

病理生理学

在过敏反应中，肥大细胞（和嗜碱性粒细胞）及其成分是中枢性效应细胞和介质。一个基因易感个体接触到一个新的过敏原导致抗原特异性 IgE 的合成，并由浆细胞释放进入循环系统。这种抗原特异性 IgE 固定到肥大细胞受体表面（FcεRI）完成了致敏过程。这些带有 IgE 的肥大细胞通常位于黏膜表面、黏膜下组织（周围静脉）及皮肤表面，再次接触到一个特定的过敏原时它们能够被激活。FcεRI 由一个特定的多价过敏原交联到肥大细胞上，引起构象和生化级联反应，最终导致了预制介质的脱颗粒以及来自肥大细胞（和嗜碱性粒细胞）的花生四烯酸代谢产物和细胞因子的产生和释放。在靶组织水平，这些介质引起毛细血管通透性增加、血管扩张、平滑肌收缩、感觉神经刺激、心肌抑制和继发性炎症途径的激活。这些病理改变引起了临床表现，包括潮红综合征、荨麻疹、血管性水肿、瘙痒、恶心、呕吐、腹泻、腹痛、胸痛、呼吸困难、气喘、呼吸功能不全和衰竭、头晕、晕厥、低血压和休克。

免疫球蛋白 E 介导的信号转导系统

FcεRI 交联后，一种酪氨酸激酶（Lyn）启动信号转导，在结构上与 FcεRI 受体有关联（图 117-3）[14,15]。随后，Lyn 磷酸化 FcεRI 亚基上的免疫受体，导致蛋白酪氨酸激酶（PTK）与 SRc 同源结构域 2（SH2）活化和结合。PTK 是脾酪氨酸激酶（Syk）。随后，活化的 Syk 导致了几个"适配器"蛋白质进一步酪氨酸磷酸化。其中主要是：①活化的 T 细胞链接磷酸化，充当几种蛋白质的附着点，包括白细胞特异性磷蛋白 76kd（SLP-76）；②磷脂酶 Cγ（PLC-γ）磷酸化。磷酸化的 PLC-γ 生成甘油二酯（DAG）和肌醇-1,4,5-三磷酸（IP_3）。反过来，DAG 激活蛋白激酶

钙尖峰激活钙依赖性激酶，包括磷脂，黏附于膜磷脂生成溶血磷脂，从而促进与细胞膜分泌颗粒的融合，导致分泌颗粒的胞吐作用。通过 LAT/SLP-76 多分子复合物，酪氨酸磷酸化以及许多酶和适配器的活化激活了 JNK 和 ERK，最终导致细胞因子和花生四烯酸（AA）代谢的合成和释放。最终的结果是预制介质的分泌，AA 代谢产物和细胞因子（框 117-2）进入循环，作用于靶器官引起过敏反应的临床综合征。

过敏反应的介质

由肥大细胞和嗜碱性粒细胞释放的介质可分为三大类：预制介质、脂源性代谢物（AA 代谢）和细胞因子（见框 117-2）。预制介质中，组胺是临床上最可能引起速发性症状的介质。在速发性过敏反应和炎症中，组胺是一种必要的调节剂，已经证明注射组胺可产生过敏反应的大多数临床特点[16]。组胺在肥大细胞和嗜碱性粒细胞的预制颗粒（pg）中产生和存储，约 1 或 2pg/细胞。有三种组胺受体（H_1、H_2 和 H_3）在体内调解组胺的活性。H_1 受体受到刺激产生支气管、肠和子宫平滑肌收缩，增加血管通透性，产生鼻涕，冠状动脉痉挛，增加嗜酸性粒细胞和中性粒细胞的趋化作用。H_2 受体受到刺激增加心室和心房收缩的速度和力量，增加胃酸分泌，产生气道黏液，增加血管通透性，同时也引起支气管扩张和抑制嗜碱性粒细胞释放组胺。在神经元（在中枢神经系统）及周边组织中的 H_3 受体，控制着组胺的合成和释放。其他预制介质在肥大细胞和嗜碱性粒细胞脱颗粒中的作用还不清楚。

与预制介质相反，人们已经详尽阐述了细胞因子和脂质代谢产物在肥大细胞和嗜碱性粒细胞活化中的作用（见图 117-3）。前列腺素 D_2（PGD_2）是由活化的肥大细胞（但不是嗜碱性粒细胞）释放的，是主要的 AA 代谢物。PGD_2（和血栓）是通过环氧合酶途径（通过 COX-1 和 COX-2）由 AA 合成的。PGD_2 可引起低血压、抑制血小板聚集和支气管痉挛；PGD_2 比组胺多约 30 倍。白三烯——LTB_4、LTC_4、LTD_4 和 LTE_4——也被称为半胱氨酰白三烯或慢反应过敏性物质，是通过脂肪氧化酶途径从 AA 合成。LTB_4 和 LTC_4 首先在肥大细胞和嗜碱性粒细胞内合成，然后分泌；LTC_4 随后在细胞外间隙（通过 γ-谷氨酰转肽酶和二肽酶）转化为 LTD_4 和 LTE_4。它们引起支气管痉挛、增加血管通透性和黏液腺分泌。这些半胱氨酸白三烯作用缓慢，但在引起支气管收缩方面比组胺强 10~1 000 倍[17]。它们的作用时间较长，也可能受其他支气管收缩剂如组胺的影响。

血小板活化因子（PAF）是一种未储存的磷脂和

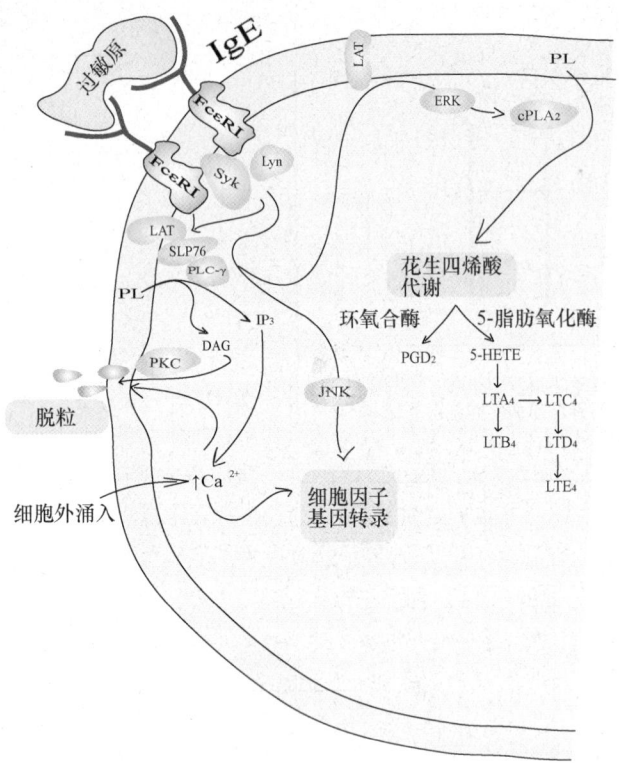

图 117-3 在细胞的表面，信号转导序列交联到相邻免疫球蛋白 E（IgE）上。

框 117-2	活化肥大细胞和嗜碱性粒细胞的介质

预制介质（颗粒）
组胺
类胰蛋白酶
羧基肽
糜蛋白酶
组织蛋白酶 G
肝素
蛋白多糖

花生四烯酸代谢产物（膜）
白三烯 B_4
白三烯 C_4
前列腺素 D_2
血小板活化因子

细胞因子（核）
肿瘤坏死因子
CCL2、CCL3、CCL5
GM-CSF
白细胞介素-3、-4、-5、-6、-8、-10、-13

CCL，CC 趋化因子配体；GM-CSF，粒细胞-巨噬细胞集落刺激因子。

C，从而促进预制颗粒和细胞转录因子的胞吐。IP_3 在内质网结合受体，造成细胞内钙离子升高和钙离子储存耗竭，继而导致更多的钙离子通过活化的钙离子通道（I_{CRAC}）从细胞外空间涌入。反过来，细胞内

作用最强的化合物，可引起血小板聚集，随后释放血小板衍生的血管活性介质。它的其他作用包括中性粒细胞活化、趋化、回肠和肺实质平滑肌收缩。已经证明 PAF 可产生许多过敏反应的临床表现，包括降低心肌收缩力、收缩冠状动脉血管、肺水肿、长期增加全肺阻力和降低动态顺应性。事实上，PAF 拮抗剂阻断实验可改善心脏功能，提示 PAF 可能参与了过敏反应引起的晚期心功能不全和死亡[18]。

生理作用

从肥大细胞释放的化学性介质作用于不同的靶器官，产生过敏反应的临床综合征。血管通透性增加可引起荨麻疹、血管性水肿、喉头水肿、鼻塞、胃肠肿胀、腹部绞痛和呕吐。血管舒张可引起潮红、头痛、周围血管阻力降低、低血压和晕厥。平滑肌收缩可引起支气管痉挛、腹部绞痛或腹泻。肺血管收缩可引起肺动脉高压、肺水肿和心脏充盈压力下降。冠状动脉血管收缩可引起心肌缺血和心肌收缩力降低。心房和心室各向同性的改变可以引起心律失常。除了对靶器官的直接作用外，这些预制介质、脂源性介质和细胞因子激活炎症途径，包括补体系统、凝血和血块溶解系统，以及激肽释放酶-激肽（触点）系统，引起了过敏反应的临床表现。

在过敏反应中，周围血管扩张导致心血管功能衰竭，使血管通透性增加、血浆渗漏和血容量枯竭（"空室"综合征）。然而，过敏性休克患者的血流动力学研究显示，其解释可能更为复杂。在临床上，过敏反应中的低血压与最初的心脏指数增加有关，继而改变了外周和肺血管阻力（增加/减少）。在心脏指数降低和周围血管阻力增加的情况下，器官灌注受到损害，继而导致代谢性酸中毒。在这种情况下，仅仅使用升压药可能无法改善周围血管的血流动力学。使用晶体（或胶体）进行积极扩容是必要的。

在过敏反应引起的死亡病例中，尸检最常见的病理改变是呼吸和心脏系统。包括喉头水肿、肺过度充气、支气管周围血管充血、肺泡内出血、肺水肿、气管分泌物增多和支气管壁嗜酸性粒细胞浸润。窒息死亡通常是由于会厌、喉、下咽部和气管的血管性水肿。死于血管塌陷的患者存在着不同程度的心肌损害、内脏充血和血容量不足。其他的尸体解剖结果包括荨麻疹、血管性水肿、内脏充血、黏膜下水肿和出血性胃炎。值得注意的是，死于过敏反应患者的尸检结果也可能是正常的[19]。过敏反应的症状、体征及病理生理概括于见表 117-1。

病因

许多物质可引起人类过敏反应。它们的免疫致病机制包括：IgE 介导的、免疫复合物介导的、非免疫活化剂或 AA 调制剂（框 117-3）。无明确病原体的反应被归类为物理性或医源性过敏反应（IA）。

免疫球蛋白 E 介导的致病因素

这种致病因素包括食品、抗生素、乳胶、药物和

表 117-1 过敏反应的临床表现及相关病理生理学

器官系统	反应	症状	体征	病理生理
呼吸道				
上部	鼻炎	鼻塞	鼻腔黏膜水肿	增加血管通透性
		鼻痒	流鼻涕	血管舒张
		打喷嚏		刺激神经末梢
	喉头水肿	呼吸困难	喉喘鸣	如上所述，加上外分泌腺分泌增加
		嘶哑	声门上和声门水肿	
		咽痛		
		唾液分泌过多		
下部	支气管痉挛	咳嗽	咳嗽	如上所述，加上细支气管平滑肌收缩
		喘息	哮鸣音，干啰音	
		胸骨后闷	呼吸急促	
		呼吸困难	呼吸窘迫	
			发绀	
心血管系统	循环衰竭	头晕	心动过速	增加血管通透性
		全身乏力	低血压	血管舒张

表 117-1　过敏反应的临床表现及相关病理生理学（续）

器官系统	反应	症状	体征	病理生理
		晕厥	休克	血管运动张力丧失
		缺血性胸痛		静脉容量增加
	心律失常	如上所述，加上心悸	心电图变化：	心输出量减少
			心动过速	降低介质引起的心肌抑制
			ST-T 波改变	有效血浆量减少
			右心室应变	降低前负荷
			心房期前收缩和心室收缩	降低后负荷
			结性节律	缺血缺氧
			心房颤动	心律失常
				药物的医源性影响
				既往的心脏病
	心脏骤停		无脉	
			心电图变化：	
			心室颤动	
			心跳停止	
皮肤	荨麻疹	瘙痒症	荨麻疹	血管通透性增加
		刺痛和温暖	弥漫性红斑	血管舒张
		潮红		
		麻疹		
	血管性水肿	无瘙痒，肢体、眼眶周围和口周肿胀	非对称性、非凹陷性水肿	血管通透性增加
眼	结膜炎	眼痒	结膜炎症	刺激神经末梢
		流泪增加		
		红眼		
胃肠道		吞咽困难	无特异性	黏液分泌增加
		绞痛，腹痛		胃肠道平滑肌收缩
		恶心和呕吐		
		腹泻（很少是血性）		
		里急后重		
其他中枢神经系统		忧虑	焦虑	继发性脑缺血缺氧
		濒死感	惊厥（很少）	血管舒张
		头痛	昏迷（后期）	
		意识模糊		
血液	纤溶和弥散性血管内凝血	异常出血和擦伤	黏膜出血，弥散性血管内凝血	介质的激活
			阴道出血	子宫平滑肌收缩
				膀胱平滑肌收缩
泌尿生殖系		骨盆疼痛	尿失禁	
		阴道出血		
		尿失禁		

膜翅目昆虫叮咬。

食品

食品是主要的致病因素，约占过敏反应病例的三分之一[7]。已经确认的食品包括从众所周知的坚果、贝类和鸡蛋，到晦涩难懂的甘菊茶（可能与豚草有交叉反应性）。牛奶、鸡蛋、花生、大豆、小麦、鱼、贝类和坚果是引起过敏反应最常见的食物。即使一个知道自己有食物过敏史，也可能难以避免引起过敏反应的食物，因为这些食物可能在加工中被遮蔽了（例如，蜂毒液污染的酒）[20]。因为引起过敏的食物第一次是经黏膜吸收的，食物过敏症状可能首先出现

框 117-3　过敏反应的病原学及发病机制

IgE 介导的

食品（鸡蛋、花生、坚果、牛奶、水果、贝类、虾、其他甲壳类动物等）

抗生素（青霉素、头孢菌素类、磺胺类、呋喃妥因、四环素、链霉素）

其他疗法（对羟基苯甲酸甲酯、狂犬病疫苗、鸡蛋培养的疫苗：麻疹、腮腺炎、风疹、加压素、抗淋巴细胞球蛋白）

昆虫叮咬（膜翅目毒液、火蚁叮咬）

胶乳

使用变应原进行免疫治疗

异种血清和人血清

激素（胰岛素、甲泼尼龙、甲状旁腺素、雌激素、孕激素、促肾上腺皮质激素）

酶（胰蛋白酶、链激酶、糜蛋白酶、木瓜凝乳蛋白酶、L-门冬酰胺）

多糖（葡聚糖、右旋糖酐铁）

局麻药（主要是酯族、普鲁卡因、丁卡因、苯佐卡因）

直接的肥大细胞脱颗粒作用

造影剂

阿片类药物

箭毒、d-筒箭毒碱

鱼精蛋白

多糖（有些是 IgE 介导）

血液透析过程中使用 ACE 抑制剂与某些血液透析膜

环氧乙烷气体透析管

免疫复合物介导的

全血

使用免疫球蛋白

花生四烯酸代谢

阿司匹林和 NSAIDs（推测）

苯甲酸（推测）

食品着色剂［柠檬黄（可能）］

物理因素

运动

温度（热或冷）

特发性

人造的

未分化躯体形式的特发性过敏反应

特发性

Modified from Kemp SF, Lockey RF: Anaphylaxis: A review of causes and mechanisms. *J Allergy Clin Immunol* 110：341，2002.

在上呼吸道。当在胃肠外使用过敏原时，过敏反应的症状更多的发生在心血管和全身。食物引起的过敏反应在儿童较为常见，发生率为 0.3%～7.5%[21]。

在生产牛、猪、鱼、家禽、蔬菜和水果中经常大量使用抗生素。亚硫酸氢钠、亚硫酸氢钾和焦亚硫酸钠被用作食品防腐剂。亚硫酸盐已被用作食品和餐饮业的抗氧化剂，以防止蔬菜、水果、土豆变色，保存水果和蔬菜汁。它们也可用来防止葡萄酒、啤酒和蒸馏酒的细菌污染和氧化。吸入亚硫酸盐引起的过敏一直都有详细的记载，尤其是在哮喘人群中[22]。确定一个特定的食品或防腐剂作为过敏反应的致病因素是很困难的。

抗生素

青霉素、半合成青霉素和头孢菌素是最常用的抗生素，青霉素过敏可能是最常见的药物过敏。在 1949 年，首次报告了青霉素致过敏死亡的病例[23]。由于其分子量低，这些抗生素本身并不具有抗原性。从免疫上讲他们是半抗原，其制品及其代谢产物与宿主蛋白形成稳定的结合后变成抗原。某些特殊药物的结合特性使它们更容易诱发过敏。尽管患者经常说有青霉素过敏史，但这通常经不起仔细推敲[24]。有研究表明，有青霉素过敏史的 10 个人中，9 个人可以安全地使用青霉素；这些人通常被误认为是青霉素过敏或者多年回避后失敏[25]。根据不同的研究，使用青霉素发生过敏反应的发生率为 0.01%～0.05%（每 1 万人中 1～5 人发生反应）[9,26]。青霉素过敏是最常见的反应。这种药物作为抑菌剂的广泛使用，可能使人们难以确定历史上使用的青霉素不是致病因素。

头孢菌素拥有青霉素的 β-内酰胺环结构和侧链，使用该药物后 1%～8% 的患者可发生交叉性过敏[27]。目前还不清楚哪一个抗原表位是交叉反应的原因。使用青霉素发生荨麻疹或过敏反应的患者大约是使用头孢菌素发生反应的 4 倍。即使如此，头孢菌素发生过敏反应的危险仍然低于 0.1%。有青霉素过敏史时，使用除头孢菌素以外的其他抗生素可能是明智的，但是如果没有其他抗生素可供选择，第一剂头孢菌素可在医生监督下口服，并密切观察[28]。

乳胶

对于卫生工作者、患者和橡胶业工人来说，对手套和其他医疗产品中的乳胶过敏已成为一个健康问题[29]。乳胶来自于橡胶树，该橡胶树原产于亚马逊河南部，在东南亚和非洲的种植园获得商业收益。其功能单位是橡胶颗粒，外层为蛋白质、脂肪和磷脂层，保证了结构的完整性。乳胶过敏是指对乳胶产品中含有的蛋白质或化学品过敏。过敏反应可延迟发生（Ⅳ型），出现接触性皮炎或立即发生过敏反应（Ⅰ型），出现哮喘、荨麻疹和过敏症状。虽然乳胶过敏是常见的，0.7%～1.1%的人口受累[30]，但是在美国，估计每年仅220人有发生乳胶过敏反应的危险[5]。

乳胶过敏最常见的症状包括：过敏性荨麻疹、鼻炎、结膜炎和职业性哮喘。有证据表明，特定食物过敏的患者易发生乳胶过敏[31]。乳胶过敏的真正危险还不清楚，但是回顾50名儿童过敏事件，27%是由于乳胶过敏[32]。诊断方法包括血清学检测和皮肤点刺试验。对于乳胶过敏没有有效的预防。据报道，在乳胶过敏病例中，胃食管反流患者常规使用H_2抑制剂雷尼替丁，增加了心脏传导阻滞的危险[33]。推荐的方法是避免接触含有乳胶成分的产品。

昆虫叮咬

膜翅目毒液和火蚁螫伤是过敏发病和死亡的重要原因[34]。首次记载的过敏死亡病例是由象形文字记录的，在公元前2641年，埃及国王美尼斯被黄蜂或马蜂蜇死。每年（1999年前后）高达1360万的美国人被膜翅目昆虫刺伤，每年大约50～100人死亡[5]。据报道，膜翅目昆虫引起过敏的发生率为0.4%～4%。主要是黄夹克、蜜蜂、黄蜂和光头面黄蜂。进口火蚁已成为一个引起过敏反应的重要害虫，该昆虫从大西洋沿岸和墨西哥湾内陆传入[35]。由巴西引入的杀人蜂向北部迁移，在得克萨斯州、亚利桑那州和美国西南部地区，成为蜜蜂蜇伤过敏的重要原因[36]。

在药理和生化上，膜翅目毒液是有活性的复杂混合物。人们对蜜蜂毒液进行了大量的研究，发现其包含两个主要的酶[透明质酸酶和磷脂酶A（PLA）]和其他肽，包括肥大细胞-脱颗粒肽。黄夹克毒液不仅含有磷脂酶A、B和透明质酸酶，也含有激肽。黄蜂毒液含有乙酰胆碱。还没有对黄蜂毒液进行广泛的研究。火蚁毒液含有PLA和透明质酸酶的非蛋白生物碱。

其他治疗药物

过去，在白喉和破伤风抗毒素中使用的异种血清可以作为整个抗原标记物。事实上，在青霉素问世之前，这两种药物是引起过敏反应最常见的医源性原因。人类抗血清的使用，显著降低了血清过敏的发生率。事实上，在大约250名曾经对马血清破伤风过敏的患者中，使用人类破伤风反复进行抗血清免疫接种没有任何不良反应的报告[37]。在抗淋巴细胞血清和毒蛇咬伤治疗中仍然在使用马血清。虽然马抗血清引起的过敏反应是罕见的（1:50万），但是仍然应该进行稀释和皮试。

随着治疗糖尿病的外源性胰岛素的开发，人们已经认识到了局部和全身性过敏反应。随着纯化的、单峰猪胰岛素的引进，有相当大比例的局部反应已消失。随着优泌林的引进，通过重组DNA制备胰岛素，过敏反应及胰岛素抵抗的发生率大幅下降。

过敏原提取物用于皮试和免疫治疗（也称脱敏或减敏）[38]。通过注射或吸入花粉，会导致局部或全身性过敏反应。免疫治疗中的高剂量化疗、过于频繁的治疗或意外的血管内注射会增加过敏反应的危险。

虽然皮质类固醇可用于治疗急性过敏反应，但是已发现胃肠外使用这些药物可发生不良反应[39]。皮试可以证实引起过敏反应的类固醇种类，应该考虑使用不同类的替代品。

局麻药偶尔会产生不良反应[40]。这些反应大部分都不是过敏性质，而是与药物的直接作用有关。真正的过敏反应是罕见的，最常见的是来自酯类局麻药（如普鲁卡因、丁卡因和苯佐卡因）过敏。酰胺类局麻药（如利多卡因、布比卡因和甲哌卡因）引起的过敏反应是极其罕见的。利多卡因含有羟基苯甲酸甲酯，在结构上属于酯类。利多卡因过敏的患者存在这种羟基苯甲酸甲酯[41]。纯利多卡因（不含羟基苯甲酸甲酯）应该静脉注射。

使用鸡胚接种疫苗后发生的过敏反应，包括麻疹、腮腺炎、风疹、黄热病和流感疫苗。能够耐受鸡蛋的患者，即使他或她以前曾有过敏反应史及鸡蛋皮试阳性，也可能耐受疫苗。用来消毒血液透析器的环氧乙烷（ETO）也可引起过敏反应。ETO能够与人体蛋白质结合，如人血清白蛋白（HSA），从而引起ETO-HSA过敏。

免疫复合物介导剂

使用全血和免疫球蛋白后，发生的过敏反应是罕见的并发症。该抗体的有形成分，如红细胞、血小板、白细胞和水溶性成分激活了补体系统。尤其是多次输血的IgA缺乏患者，这些患者可能在以前的输血中产生了针对IgA的抗体。随后输血，导致抗原（IgA）-抗IgA抗体（IgG）免疫复合物形成，随后可能发生补体级联的活化。

非免疫激活剂

许多阿片类镇痛药可通过直接的组胺释放机制引起过敏反应，尽管证据很少，事实上有些反应是由IgE介导的。目前还不清楚这些制剂中有多少交叉过敏[42]。

造影剂（RCM）是一类重要的药物，可引起过敏反应[10,11]。RCM分为高渗RCM（HRCM，>1400mOsm/kg）、等渗RCM（290mOsm/kg）和低渗RCM（LRCM，500～900mOsm/kg）。此外，依据碘分

子使用的电荷不同，RCM 被分为离子型或非离子型。大部分 RCM 是离子型 HRCM 或非离子型 LRCM。

在美国，每年大约有 1 000 万例影像学研究使用 RCM，其中大部分使用非离子型 LRCM。在这些研究中，每 10 万患者中大约 35 人发生了严重的反应，每百万患者中 1～3.9 人死亡[9]。旧的高渗剂引起的过敏反应高达 5.6%，死亡率高达 0.01%[43]。随后的研究提出，高渗透压造影剂发生严重反应的危险为 0.22%，每百万患者中 11.7 人死亡[44]。方案提出，既往有 RCM 过敏的患者应尽量减少发生严重过敏反应的危险，但这些患者仍然需要其他的影像学研究进行对比。一个常见的方案见框 117-4。

RCM 引起的过敏反应在很大程度上是特质的，输液数分钟内发生，与剂量无关。过敏反应的危险因素包括以前对 RCM 过敏、有过敏或过敏性疾病史、哮喘史和某些药物过敏史。值得注意的是，认为存在鱼类或贝类过敏是使用 RCM 的禁忌或增加 RCM 发生不良反应的危险是一种错觉[45]。

RCM 引起过敏反应的病理生理学还不清楚，但是人们认为这是非免疫性的。其机制包括直接组胺释放、补体激活的替代途径和联络系统的活化。

花生四烯酸代谢的调节

人们认为由阿司匹林（ASA）和其他非甾体抗炎药（NSAIDs）阻断 AA 代谢是这些药物导致过敏反应的机制，尽管 AA 调节、过敏毒素产生和直接组胺释放都可能部分起作用[46]。阿司匹林和 NSAIDs 引起过敏反应的发病率差异很大，是由于所选样本数不同（健康、过敏体质或鼻息肉）。一项研究估计，每十万人中过敏反应的发生率为 2.1 人[9]。阿司匹林过敏反应是指从胃肠道不能耐受阿司匹林到阿司匹林引起哮喘发作的一个临床范围，这是一个真正的阿司匹林过敏反应。人们建议有阿司匹林过敏的心血管疾病患者采用脱敏方案[47]。对于阿司匹林引起的皮肤疾病，在急诊科心血管患者使用脱敏方案，每 15min 使用一次阿司匹林，开始剂量为 0.1mg，在 135min 时达到 325mg[48]。确实对阿司匹林过敏的患者应避免使用。

框 117-4　对造影剂过敏患者的标准治疗方案

泼尼松 50mg，术前 13h、7h 和 1h 口服
苯海拉明 50mg，术前 1h 肌内注射
麻黄碱，25mg 日术前 1h 口服
H_2 拮抗剂如雷尼替丁，300mg 术前 3h 口服

From Lieberman P: Anaphylaxis. Med Clin North Am 90: 77, 2006.

对于非心血管的应用，大多数阿司匹林敏感患者能够耐受水杨酸钠或对乙酰氨基酚作为阿司匹林替代品。值得注意的是，在美国，在数千种食品和药品中，柠檬黄（食品、药品和化妆品）是一个稳定的偶氮着色剂[49]。尽管已经提出 AA 代谢和其他几个理论，但是柠檬黄过敏的确切机制还不清楚。

物理因素诱发的过敏反应

人们越来越多地把热机械和物理因素（冷和热），特别是运动，作为某些过敏性事件的致病因素[50]。其机制目前尚不清楚，但是可能与肥大细胞和嗜碱性粒细胞介质的释放有关联。运动诱发的过敏反应患者通常是专业的运动员，这些运动员可能有个人或家族过敏史。已经证明，一部分运动性过敏反应依赖于以前摄入的食物。如果发现过敏食物应尽量避免。当患者出现瘙痒时应停止运动。当运动过量时，易感个体可能出现病情恶化。单独使用抗组胺药或与其他药物联合使用可能会有帮助。对于运动诱发的过敏反应患者，推荐应避免诱因、调整运动和自行使用肾上腺素试剂盒。

特发性过敏反应

泼尼松引起的特发性过敏反应（IA）是指没有发现其他诱因引起的过敏反应[11,51]。据估计在美国，每年 2 万～4.7 万名患者出现 IA 的症状和体征[51]。特定的致病因素还没有找到。实验室研究包括全血细胞计数、白细胞计数、红细胞沉降率、血液生化、补体水平、C1 酯酶抑制剂水平、血清和尿中组胺水平、尿液分析、皮试，偶尔进行更专门的实验。虽然 IA 可能会危及生命，但是通常是进行传统治疗（包括抗组胺药、拟交感神经药，特别是泼尼松）时的反应[51]。一些 IA 病例可能是由于接吻或转化症而引起的[52]。IA 总的预后是好的，尽管大量预防性地使用了抗组胺药、拟交感神经药或类固醇，但是某些患者也可能复发。有时候，IA 可能出现"黄体激素"过敏反应。患这种疾病的妇女可能反复发生过敏反应，与月经周期有关。另一些患者注射甲羟孕酮或促黄体激素释放激素可能发生过敏反应。

临床特征

在人类，过敏反应主要影响的器官是富含肥大细胞的器官——皮肤、上下呼吸道、心血管、神经系统和胃肠道系统。过敏反应的程度从轻微的到致命的不等。临床表现取决于过敏反应的程度，接触抗原的数

量、途径和速度，介质释放的方式以及靶器官的敏感性和反应性。严重过敏反应的重要特征是起病急骤。大多数过敏反应在胃肠外接触数分钟即可出现明显的临床表现（平均5～30min）；胃肠接触后发病较慢（平均2h）。大多数死亡发生在第一次接触抗原后30min内。有时症状在数小时后再次发生，被称为双相过敏反应[53]。通常，接触抗原后临床症状出现越早，反应越严重。通常，与局部或口服接触后发生的过敏反应比较，胃肠外接触抗原后发生的过敏反应更直接、进展更迅速，而且反应更严重。过敏反应引起的死亡病例通常是由于心血管功能衰竭或呼吸衰竭。尽管荨麻疹和血管性水肿是最常见的症状（88%），甚至在没有任何先兆症状或体征或皮肤表现的情况下，也可能发生喉水肿和循环衰竭症状。

过敏反应的第一个临床表现通常是皮肤；患者脸、嘴、上胸部、手掌、脚掌或抗原接触部位出现发热和刺痛。瘙痒症是一个近乎普遍的特征，可能伴随着潮红和荨麻疹。血管性水肿患者可能在皮肤下有肿胀和烧灼感，但是没有发痒的皮疹。伴随着轻微的到严重的呼吸窘迫。患者可有咳嗽、胸闷、呼吸困难、支气管痉挛、咽痛、吞咽疼痛、喉头水肿或口咽部血管性水肿引起的声音嘶哑。低血压或心律失常可能表现为头晕或晕厥。脑血流灌注下降引起的癫痫发作可能很少出现。这些临床表现中的任一一个可能单独发生，也可能与鼻塞和打喷嚏，眼痒和流泪，腹部绞痛伴恶心、呕吐、腹泻、腹痛和里急后重，小便失禁，骨盆疼痛和子宫痉挛，头痛，或濒死感同时出现。

体检可发现呼吸急促、心动过速和低血压。喉喘鸣、唾液分泌过多、声音嘶哑和血管性水肿表明上呼吸道梗阻，而咳嗽、气喘、干啰音和气流减少意味着下呼吸道支气管收缩。心动过速和低血压意味着心功能不全。常见的心律失常包括窦性心动过速、心房和心室期前收缩、结性节律和心房颤动。其他心电图变化包括非特异性和缺血性ST-T波改变、右心室传导阻滞。患者因低血压可能有意识障碍；罕见地，也可能引起癫痫发作。荨麻疹、血管性水肿、鼻炎、结膜炎可能是明显的。过敏反应的临床表现以及相应的病理生理列于表117-1。

诊断方法

详细的既往史和体格检查，结合高度的警觉性，是可疑过敏患者最佳的诊断工具。新提出的一组临床标准有助于过敏反应的诊断。当患者出现皮肤症状（发痒的荨麻疹、潮红和嘴唇、舌头、喉咙肿胀），或者呼吸困难（呼吸困难、喘息和喘鸣），或者血压升高，或者终末器官功能障碍症状（见框117-1）时，过敏反应的诊断应该是"非常可能"。通过检测过敏原特异性IgE和血清类胰蛋白酶可以证实过敏反应，这些检测在急诊科通常不能进行。在临床上，同时采用其他诊断方法来排除其他紧急情况。初步筛选包括全血细胞计数、代谢全项（低血糖）、凝血全项（凝血酶原时间、部分凝血活酶时间和国际标准化比值）、心肌酶、心电图以排除急性冠脉综合征、尿液分析、红细胞沉降率和胸部X线片。检测羟色胺和尿5-羟吲哚乙酸、儿茶酚胺和香草扁桃酸水平是有用的，以排除类癌综合征。血、尿组胺和血清类胰蛋白酶水平有助于确定过敏反应的诊断。获得血清组胺水平的最佳时间是出现症状1h内，血清类胰蛋白酶水平的最佳时间是出现症状1h或2h内（但不超过6h）。过敏症专科医生可以收集呕吐物样品，建立放射变应原吸附测试面板，用于后期脱敏治疗。动脉血气分析可能有助于监测临床反应。根据临床可疑程度可考虑行血培养、尿培养、头部和颈部软组织CT及喉镜检查。

鉴别思路

过敏反应的诊断主要依赖于接触可疑过敏原后突然出现的主要症状和体征（见框117-1）。与表现相同的其他疾病的鉴别见表117-2。

潮红综合征和皮疹

潮红综合征包括从良性疾病，如酒精引起的潮红，到病理改变，如肥大细胞增多症或类癌综合征。组胺和顺-尿刊酸是由腐烂的鱼中的多种细菌产生。患者通常出现可怕的潮红，但没有荨麻疹、心悸、晕厥、恶心、呕吐或腹泻。

喘鸣

在缺乏过敏反应引起的口咽部血管性水肿或其他临床表现时，喉水肿的诊断应该通过喉镜来证实，以排除会厌炎、声门上炎、咽后或扁桃体脓肿、喉痉挛、异物或肿瘤。

支气管痉挛

阻塞性肺疾病，如急性哮喘和哮喘持续状态，通常与过敏反应的其他症状和体征无关联。急性肺动脉栓塞患者可出现休克、呼吸窘迫和支气管痉挛。运动

表 117-2　过敏反应和过敏性休克的鉴别诊断

表现	疾病	注释
潮红综合征/皮疹	类癌综合征 甲状腺髓样癌 血管活性肠肽分泌肿瘤 系统性肥大细胞增多症 色素性荨麻疹 嗜铬细胞瘤 隐匿性感染 酒精潮红综合征 亚硫酸盐和味精中毒 白血病（嗜碱性/急性早幼粒细胞） 包虫囊肿	类癌综合征的荨麻疹和低血压不典型。血清和尿 5-羟吲哚乙酸升高 嗜铬细胞瘤有阵发性高血压。检查 3-甲氧基肾上腺素和尿香草扁桃酸水平 肥大细胞增多症是过敏反应的危险因素，而过敏反应可能是系统性肥大细胞增多症的表现 酒精性潮红综合征在亚洲人群更普遍
晕厥/精神状态改变	血管迷走性反应 癫痫 卒中 抗精神病药恶性综合征 血清素症候群 低血糖 急性冠状动脉综合征 心脏节律紊乱	心动过缓、低血压、恶心、出汗和面色苍白有助于血管迷走性反应的诊断，而心动过速、低血压和出汗支持过敏反应的诊断 过敏性休克同时可能会发生急性冠脉综合征 抗精神病药恶性综合征的特征是发热、脑病变、肌肉僵硬和血流动力学不稳定 发热、脑病变、高血压、阵挛、反射亢进和自主神经失调是羟色胺综合征的特点
喘鸣	会厌炎 声门上炎 咽后、扁桃体周围脓肿 喉痉挛 异物 肿瘤	气道通畅后，可以开始确定喘鸣的来源
急性呼吸功能不全	哮喘/哮喘持续状态 阻塞性气道疾病 肺动脉栓塞 自发性气胸	运动诱发性哮喘并不具备运动诱发性过敏反应的特点
休克	心源性 出血性/低血容量 败血症 肺动脉栓塞	潮湿和温暖的皮肤意味着周围血管阻力降低，湿冷的皮肤意味着周边血管阻力增加
其他	荨麻疹性血管炎 遗传性血管性水肿 黄体激素 雷德曼综合征 黄体酮过敏 毛细血管渗漏综合征 绝经后状态	遗传性和获得性血管性水肿通常没有瘙痒性荨麻疹 万古霉素的快速输液可发生雷德曼综合征

诱发的过敏应该与运动性哮喘相鉴别，因为前者通常伴随着皮肤瘙痒和其他全身性症状。

晕厥

在胃肠外使用抗原引起衰竭的患者中，血管迷走性晕厥是最常见的鉴别诊断。过敏反应患者可出现典型的心动过缓、低血压、苍白和大汗淋漓。在缺乏过敏反应的其他临床表现时，紧张、痛苦和既往单纯性晕厥史，有助于血管迷走性晕厥的诊断。其他疾病引起的晕厥，如癫痫发作、卒中、低血糖、急性冠脉综合征或心律失常也需要加以考虑。普通过敏反应可引起急性冠脉综合征[54]。

休克

临床上，过敏性、感染性和脊髓性休克可出现相似的休克症状和体征，包括终末器官灌注不足和血管扩张。皮肤通常潮湿和温暖，这意味着周围血管阻力降低。心源性、限制性、低血容量性或失血性休克更可能出现寒冷、皮肤湿冷，意味着周围血管阻力升高。由于过敏性休克可发展为心源性休克，中心静脉压的测量（CVPs）可能是必要的。

处理

院外

既往有过敏史的易感患者再次接触抗原时，如果可能的话可口服苯海拉明 50mg。在患者出现过敏反应的第一个体征时，如果可能的话应自行使用肾上腺素（成人剂量，1:1000 肾上腺素 0.3ml 肌内注射；小儿剂量，1:1000 肾上腺素 0.01ml/kg 肌内注射）。易感患者甚至可以使用计量吸入器吸入肾上腺素来消除喉头水肿、支气管收缩及其他临床表现的影响[55]。多剂吸入（如 10～20 剂量，吸入 1.5～3mg 肾上腺素）产生治疗性血浆水平，具有易于使用、快速吸收和上、下呼吸道肾上腺素水平高的优点。老年人及有心脏或高血压病史者必须慎重使用肾上腺素。

院外工作人员可能需要使用基本生命支持来抢救垂死患者。他们的首要任务应该是建立和保持通气、静脉通路、心脏监护和吸氧，以保持血氧饱和度大于 90%。

局部措施是为了减少抗原从肢体的吸收，包括肢体的位置、冰覆血管及应用止血带以阻止静脉和淋巴循环。止血带应每 10min 释放 1 次。如果昆虫的刺仍然存在，不应该挤压伤口，因为挤压伤口可能会向患者注入更多的毒液。应该使用工具轻轻去掉毒刺，以避免毒液的干扰。

急诊科

过敏反应引起的死亡大多数是由于急性呼吸衰竭或心血管功能衰竭，在急诊科首要目标是要稳定心肺功能不全，同时确诊过敏和过敏性休克。框 117-5 总结了急性过敏反应的治疗方案。

大多数病例应及早使用肾上腺素和抗组胺药（H1 和 H2）。患者应吸氧，静脉注入晶体或胶体液和连续心电监护。大量输注晶体液以纠正过敏反应引起的低血压。

喉头水肿或血管性水肿可能迅速阻塞上呼吸道。当准备更有效地进行气道处理时，用力提下颌可保持气道通畅。吸除口咽部的分泌物是必要的。在这种情况下，鼻咽或口咽部气道可保持气道通畅。外旋肾上腺素，配成 2.25% 溶液（0.5ml 肾上腺素加 2.5ml 生理盐水放在喷雾器中），可作为暂时性措施。呼吸困难者可考虑行紧急气管切开术。

经口气管插管是首选途径，因为水肿可能导致明显的解剖失真。应该谨慎使用镇静和麻醉药，因为麻醉后失真的呼吸道可能使插管困难。急性呼吸窘迫的患者应该进行确切的气道处理，而不应等待动脉血气分析的最终结果。一旦呼吸道通畅和供氧，治疗应着重于减轻患者的支气管痉挛。

肾上腺素

过敏反应治疗中使用的药品，或者抑制化学介质的释放或者逆转介质对靶组织的影响。肾上腺素，与 α 和 β 肾上腺素受体激动剂作用，是治疗过敏反应选择的第一个药物[56]。肾上腺素 α 受体激动剂的作用是增加末梢血管阻力和逆转周围血管扩张、血管通透性和全身性低血压。肾上腺素 β 受体激动剂的作用是产生支气管扩张，引起正性肌力和变时性心脏活动，导致细胞内环磷酸腺苷（cAMP）产生增加。因此，肾上腺素逆转支气管痉挛、促进心输出量增加和抑制介质的进一步释放。肾上腺素 α 和 β 受体激动剂作用也有潜在的危险性。过量的 α 受体激动剂作用可以导致高血压危象。过量的 β 受体激动剂作用可能通过增加心肌壁张力、收缩力和变时现象来增加心肌耗氧，并可能导致心肌缺血或梗死。增加自律性和变时现象能产生明显的室上性和室性快速心律失常。老年人及有冠状动脉疾病的患者应慎重使用肾上腺素，存在危及生命的快速心律失常患者也应避免使用。

肾上腺素给药途径依赖于临床表现的严重程度。在患者临床表现轻微、血压正常的情况下，皮下注射肾上腺素通常是有效的。弥漫性、全身性荨麻疹患者皮下注射肾上腺素吸收缓慢，效果难以预料，而肌内注射可能会更有效。

对于皮下和肌内注射，肾上腺素的初始剂量为 1:1000 溶液 0.01ml/kg，最大的剂量为 1:1000 溶液 0.5ml（0.5mg）。如果允许的话（例如，蜂蜇或抗原注射在四肢），应该在抗原接触的部位使用总剂量中的一部分（0.1 或 0.2ml）。

如果患者出现严重的上呼吸道阻塞、急性呼吸

框 117-5　过敏反应的治疗方法

1. **一般性治疗**
   1) 去除过敏原
   2) 如果患者血压低，取头低脚高位
   3) 评估气道、呼吸和循环
      ① 后仰头颈，用力推下颌及下巴
      ② 鼻导管或面罩吸氧
      ③ 2.25%的消旋肾上腺素0.5ml和生理盐水2.5ml加入喷雾器中，备用
      ④ 建立呼吸道：(a) 气管插管；(b) 辅助通气技术（喷射通气，喉罩，紧急气管切开术）
      ⑤ 建立大口径的IV：使用胶体/晶体调整血压
      ⑥ 脉冲式血氧仪
      ⑦ 心电监护
      ⑧ 便携式胸部X光
      ⑨ 抽血
      ⑩ 如果过敏反应发生在上下肢，在近端放置一个止血带
      ⑪ 在发生反应的部位注射1:1000的肾上腺素0.1～0.2ml

2. **具体措施**
   1) 肾上腺素
      ① 肌内注射（皮下）1:1000：
         (a) 成人：每次0.3～0.5ml，5min后可再次使用
         (b) 小儿：0.01ml/kg，5min后可再次使用
         (c) 另外，肾上腺素（EpiPen）0.3ml或EpiPen Jr 0.15ml可以在大腿前外侧使用
      ② 静脉注射1:10万（1:10 000的肾上腺素1ml加生理盐水10ml）
         (a) 需要连续血流动力学监测
         (b) 1:10万1ml，10min后可再次使用
   2) 抗组胺药
      ① 苯海拉明：静脉注射（或口服）
         (a) 成人：50mg，最大剂量400mg/24h
         (b) 小儿：1mg/kg，最大剂量300mg/24h
      ② 雷尼替丁：静脉注射（或口服）
         (a) 成人：50mg IV（150mg 口服）
         (b) 小儿：1mg/kg静脉注射或口服
   3) 雾化吸入β受体激动剂和其他试剂
      ① 成人
         (a) 沙丁胺醇：2.5mg，生理盐水稀释至3ml，可持续给药
         (b) 左旋沙丁胺醇：0.625～1.25mg，生理盐水稀释至3ml，可持续给药
         (c) 异丙托溴铵：0.5mg加入3ml生理盐水中，必要时重复使用
      ② 小儿
         (a) 沙丁胺醇：2.5mg，生理盐水稀释至3ml，可持续给药
         (b) 左旋沙丁胺醇：0.31～0.625mg，生理盐水稀释至3ml，可给予给药
         (c) 异丙托溴铵：0.25mg加入3ml生理盐水，必要时重复使用
   4) 甲泼尼龙
      ① 成人：125～250mg IV
      ② 小儿：1～2mg/kg IV

3. **特殊情况**
   1) 难治性低血压
      ① 胰高血糖素：1～5mg IV 5min以上，随后以5～15μg/min连续输注
      ② 考虑：
         (a) 停止肾上腺素
         (b) 多巴胺，5～20μg/(kg·min)持续输注和（或）多巴酚丁胺5～20μg/(kg·min)连续输注
         (c) 去甲肾上腺素：8～12μg/min（2～3ml/min；4mg加入1000ml D5W，浓度为4mg/ml）
   2) 使用β阻断剂患者
      ① 胰高血糖素：1～5mg IV 5min以上，随后以5～15μg/min连续输注
      ② 心动过缓患者行经皮起搏
      ③ 心动过缓患者使用阿托品：成人0.3～0.5mg IV/皮下，最大剂量为3mg；小儿0.02mg/kg IV/皮下，最大剂量为2mg
      ④ 异丙肾上腺素：0.05～0.2μg/(kg·min)（1～2mg加入500ml D5W中，以0.5～2ml/min的速度输注）
   3) 难治性支气管痉挛：氨茶碱5.6mg/kg IV 20min以上，随后以0.1～1.1mg/(kg·h)连续输注
   4) 高血压危象
      ① 硝普钠：0.3～10μg/(kg·min)[6μg/(kg·min)，新生儿]连续输注
      ② 酚妥拉明：5～20mg IV
   5) 节律紊乱：利多卡因1～2mg/kg静脉推注，2mg/min连续输注

衰竭或休克（收缩压<80mmHg，与室性快速心律失常无关联），应该静脉注射肾上腺素。静脉注射肾上腺素增加了室上性心动过速、加速性室性自主心律和室性快速心律失常，血压骤升和心肌缺血的危险。由于这些危险，建议稀释后缓慢静脉注射。静脉注射的初始剂量应为1:10万肾上腺素10ml，静脉注射10min以上。这相当于每分钟使用10μg。如果临床症状没有改善，应该连续输注。1:1000的肾上腺素1ml加入250ml 5%的葡萄糖水（D5W）中配成浓度4μg/ml。从1μg/ml开始，如果需要的话增

加到 4μg/ml。在儿童和婴儿，建议输注速率为 0.1μg/(kg·min)，以 0.1μg/(kg·min) 递增，最大量为 1.5μg/(kg·min)。应该连续进行心脏监护。如果没有建立经皮静脉通路，可选择其他通路。除了皮下和肌内注射，还可以考虑骨内注射或舌下含服或气管内雾化给药。通过这些给药途径使用肾上腺素，其剂量和浓度原则上与静脉注射相同。

抗组胺药

除了肾上腺素，所有的过敏反应都应该使用抗组胺药，虽然抗组胺药在严重的或持续的过敏反应病例中的作用是有限的。尽管抗组胺药完全阻断了靶组织细胞受体中循环组胺的作用，但是没有降低介质释放的作用，也不影响白三烯的作用。H_1 抗组胺药有七类，乙醇胺族，如盐酸苯海拉明；烷基胺族，如氯苯那敏是有效的 H_1 拮抗剂。盐酸苯海拉明是最常用的 H_1 抗组胺药。成人剂量是 50mg/次，每 4～6h 口服一次，小儿剂量是 5mg/(kg·d)，分次服用。口服或肌内注射盐酸苯海拉明可能是唯一用于轻、中度反应的药物。对于重度反应，建议负荷剂量是静脉注射（IV）1～2mg/kg，最大剂量是 100mg，尽管过大剂量或过快使用可能会导致明显的镇静和低血压。儿童可以通过同样的方式使用氯苯那敏，标准剂量是 10～20mg，或 0.35mg/(kg·d)，分次服用。

H_2 受体阻断剂和 H_1 抗组胺治疗一样，可能同样是有益的。H_2 受体拮抗剂能抑制组胺对心肌和周围血管组织的作用。应该考虑雷尼替丁（50mg IV）或在院外口服其他 H_2 受体拮抗剂。

雾化吸入 β 受体激动剂

对肾上腺素无效的支气管痉挛可以雾化吸入 β 受体激动剂，如硫酸沙丁胺醇（万托林和沙丁胺醇）、左旋沙丁胺醇、特布他林、比托特罗、吡布特罗和（或）二羟苯基异丙氨基乙醇。对于持续性支气管痉挛患者，连续雾化吸入 β 受体激动剂是必要的。抗胆碱药物，异丙托溴铵（爱全乐）是治疗急性支气管痉挛的另一个选择。抗胆碱药物降低环鸟苷酸含量，从而减少介质的释放和逆转介质对靶组织细胞的作用。雾化吸入异丙托溴铵的剂量是 0.5mg（0.02% 溶液 2.5ml）。

作为治疗难治性支气管痉挛的二线药物，也可以使用氨茶碱注射（负荷剂量为 5.6mg/kg，静脉注射 20min 以上），其次是持续静点 [0.1～1.1mg/(kg·h)]。氨茶碱是一个治疗窗狭窄的老药。它的主要作用是扩张支气管，但它也可产生儿茶酚胺作用。副作用包括心房颤动、恶心、呕吐和腹痛。

皮质类固醇

皮质类固醇使用后约 4～6h 起效，因此皮质类固醇在治疗急性过敏反应中的作用是有限的[11,57]。在持续性支气管痉挛或低血压中是最有用的，在预防双相反应理论上有一些作用。使用皮质类固醇后极少数患者病情恶化，可能是患者对这种药物过敏的结果。静脉注射氢化可的松，初始负荷剂量是 250mg 至 1g，或甲泼尼龙 125～250mg，随后口服泼尼松 7～10 天。

血管加压药

持续性低血压患者尽管静脉使用了肾上腺素和大量晶体溶液，但是也应该考虑使用胶体溶液（如 5% 白蛋白），因为胶体溶液增加了血管通透性。如果 CVP 小于 12mmHg，应先使用晶体和胶体溶液。如果 CVP 大于 12mmHg，应该使用多巴胺 [5μg/(kg·min)]。如果低血压的重要原因是心肌抑制，可以加用多巴酚丁胺。除了血容量或心肌功能障碍，应该考虑引起血管充盈压升高的其他原因（如使用血管收缩药、腹腔和胸腔内压力增加、血管收缩或肺动脉高压）。如果血流动力学不稳定的原因还不确定，可以考虑使用肺动脉楔压监测心输出量，以指导使用液体和升压药。如果患者存在肺动脉高压、过度换气和高氧合，应该考虑使用大剂量类固醇。如果所有这些措施都不能恢复血流动力学的不足，可以考虑使用主要是 α 肾上腺素能作用的升压药物，如去甲肾上腺素。

过敏反应患者出现高血压危象时应该考虑使用硝普钠或酚妥拉明。儿茶酚胺升高引起的心律失常可以使用利多卡因。

β 受体阻断剂

胰高血糖素具有正性肌力作用和变时心脏作用，独立地通过 α 和 β 受体发挥作用，对肾上腺素和胰高血糖素没有作用的患者使用 β 阻断剂可能是有用的[58]。胰高血糖素通过非肾上腺素途径增加 cAMP 的合成来影响正性肌收缩力。成人初始剂量为 1mg，儿童为 0.5mg 皮下注射、肌内注射或静脉注射，患者可能需要注射胰高血糖素 1～5mg/h，以维持其治疗效果。副作用包括恶心、呕吐、低钾血症和高血糖。阿托品（0.3～0.5mg IV）和异丙肾上腺素 [0.05～0.2μg/(kg·min)；1～2mg 加入 500ml 的 D5W，以 0.5～2ml/min 的速度滴注] 可作为二线药物。阿托品对心动过缓可能更有益。难治性休克患者需要使用异丙肾上腺素。

处 置

大多数过敏患者经早期积极治疗,可以安全地出院回家。轻、中度过敏反应患者经过治疗,在观察2~6h后可以出院。口服抗组胺药物,如盐酸苯海拉明25~50mg,每6h一次,连用48h,可避免复发。如果这些患者症状复发应该返回急诊科。他们要特别注意抗组胺药物的镇静作用。连续口服 H_2 受体阻断剂48h可能是有用的,最初需要类固醇治疗的持续性支气管痉挛或低血压患者,需要继续口服泼尼松7~10天。最初持续性支气管痉挛的患者,应继续吸入定量的支气管扩张剂(如沙丁胺醇和二羟苯基异丙氨基乙醇)。存在低血压、累及上呼吸道、长期支气管痉挛或其他严重反应的患者应考虑住院治疗。尽管重度过敏反应完全好转后临床恶化的危险很小,但是仍有一小部分患者可能在24~48h后再次出现症状[59]。这可能与高分子量中性粒细胞趋化因子介导的双相过敏反应的后期反应有关,高峰在4~12h,持续时间长达48h。长期服用β阻断剂的患者可能会出现类似的反弹。这些患者需要进一步观察。

预 防

出院前患者花费一些时间了解过敏史和学会复发后的最初处理,这样可能会降低再次发生过敏反应造成的病死率(框117-6)。在开始一个新的药物治疗之前,彻底了解个人和家庭药物过敏和过敏史是非常有用的。在使用前应正确识别所有药物。只要有可能,优先考虑口服途径给药,以减轻全身性过敏反应的程度。

医师在医疗实践中使用抗原复合物时必须做好处理过敏反应的准备,复苏设备应一应俱全。因为大多数胃肠外给药引起的过敏反应发生在30min内,所以患者应观察至少30min,只有在完全无症状时才能离院,并告知患者如果有后续的症状需返回医院复诊。

现在,人类血清可用来治疗狂犬病、破伤风和白喉;然而,异种马血清仍然在使用(比如蛇咬伤)。如果时间允许,使用前应做皮试。然而,试敏溶液可引起过敏反应。而且,不必要的试敏使易感患者对血清过敏更敏感。

对于发生过中度或重度过敏反应的易感患者,应该教会他们在接触抗原时自我口服抗组胺药(如苯海拉明),在出现过敏反应的症状或体征时自我注射肾上腺素。肾上腺素注射包有一定的保质期,冷藏保存可延长保质期。虽然这些注射包的真正作用还不清楚,但是在任何时候,在家里、工作中或学校、在患者的钱包或公文包和汽车中都应该随时准备好这种注射包。应该大力鼓励易感人群携带表明过敏反应的警示标识(医学警报手镯或钱包卡)。

使用抗组胺药和类固醇进行预处理,可显著降低以前对RCM有不良反应患者发生过敏反应的频率和严重程度。皮肤过敏测试和脱敏免疫治疗是一个适当的方法,可以降低敏感人群蜂蜇后过敏反应的频率和严重程度。对青霉素过敏史不确定的患者应该进行皮试,以确认有无过敏。

框117-6 过敏和过敏性死亡的预防

1. 了解药物过敏史
2. 正确标记所有药品
3. 在可能的情况下口服药物,而不是胃肠外用药
4. 需要静脉用药时,如果可能的话,在肢体远端给药
5. 使用抗原复合物时一直备有复苏设备
6. 保证患者用药后在急诊观察30min
7. 如果可行的话,易感人群使用与过敏反应无关的药品
8. 当需要使用抗血清时,如果可能的话使用人抗血清
9. 如果使用异种血清,始终需要做皮试
10. 易感人群应进行警告标识
11. 教会易感人群自我注射肾上腺素,并指示患者随时携带治疗套件
12. 患者应避免接触已知的抗原(带刺的昆虫、食品、抗生素)
13. 进行皮肤试敏,并考虑在适当的时候进行脱敏免疫治疗
14. 如果可能的话,使用抗组胺药、类固醇进行预处理

荨麻疹和血管性水肿

荨麻疹和血管性水肿是众多原因的物理表现。荨麻疹(风疹)是一种由丘疹或风疹块组成的反应,丘疹或风疹块呈非凹陷性、水肿、瘙痒、微红色,圆形或环形,从几毫米到几厘米大小不等(彩图117-4)。通常,该风疹块的中心是清楚的,边界可以匐行。红斑是由于皮肤真皮层血管扩张,水肿性风疹块是由于血管渗出引起的。荨麻疹好发于四肢和躯干,通常是暂时性的,荨麻疹可在几个小时内出现和消失。

在病理遗传上,血管性水肿与荨麻疹相似,但累及更深的皮肤和皮下组织[60]。出现荨麻疹通常表明含有肥大细胞成分。反之,没有荨麻疹或瘙痒意味着反应与激肽有关。血管性水肿一般发生于脸、嘴、唇、舌、四肢和生殖器。反复发作的血管性水肿和荨麻疹,持续不到6周被认为是急性(90%),而那些持续时间超过6周被认为是慢性(10%)。在大约一半的病例中,急性荨麻疹往往伴有血管性水肿。在大约40%的病例中,仅有荨麻疹而没有血管性水

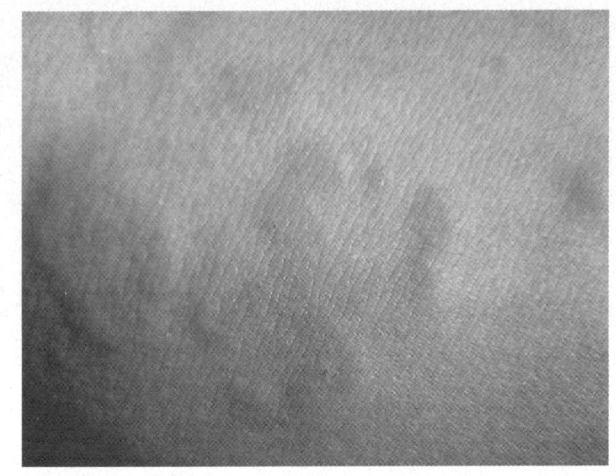

彩图 117-4　急性荨麻疹。(Copyright © 2001-2003, Johns Hopkins University School of Medicine. http://dermatlas.med.jhmi.edu/derm.)

肿。其余 10% 的病例，仅有血管性水肿而没有荨麻疹。没有荨麻疹的血管性水肿可能出现 C1 抑制剂缺乏的表现，或者这些病例可能是由血管紧张素转换酶（ACE）抑制剂引起的。

应该记住，荨麻疹和血管性水肿可能仅在有明显的基础疾病的人群中出现症状和体征。大多数肥大细胞引起的急性荨麻疹和血管性水肿是过敏和 IgE 介导的过敏反应（类似过敏症）。各种化学性过敏原（如食品、药品、RCM 和膜翅目毒液）及物理刺激（如皮肤划痕症、热、潮湿、寒冷、振动、运动和太阳能）也可能引起血管性水肿和瘙痒性荨麻疹。

没有荨麻疹和瘙痒的血管性水肿通常与激肽有关，原因包括遗传性血管水肿（HAE）、获得性 C1 抑制剂缺乏症（ACID）和 ACE 抑制剂。这三个都导致缓激肽水平升高[61]。在 HAE 和 ACID 病例中，C1 抑制剂缺乏症引起激肽释放酶-激肽系统的激活，激肽原消耗，继而导致缓激肽生成增加。在 ACE 抑制剂病例中，抑制 ACE（ACE 是缓激肽主要的灭活剂之一）导致了缓激肽水平的增加[62]。人们认为，P 物质在 ACE 抑制剂引起的血管性水肿中起作用。

在美国，HAE 影响的人群不到 20 万，每年可能有 1.5 万～3 万人到急诊科就医。这是一种由 C1 酯酶抑制剂缺乏或功能缺乏引起的常染色体显性遗传，在生化上，可通过活化低水平的 C4 和 C1 酯酶抑制剂证实。最终的结果是缓激肽水平间断性升高，继而导致血管性水肿。HAE 主要的症状和体征包括气道、面部、生殖器或四肢水肿及腹部疼痛伴有恶心、呕吐和腹泻。这些临床表现可能单独发生或合并发生。创伤及压力是常见的诱发因素。通常有家族史。

在临床上，ACID 与 HAE 难以区分，经常伴随着潜在的淋巴组织增生性疾病。潜在的疾病导致 C1 抑制剂的消耗或反 C1 抑制剂抗体的发展。ACID 比 HAE 少见，通常累及老年患者，并没有家族史。

ACE 抑制剂引起的血管性水肿的发生率为 0.1%～0.7%，好发于舌头、嘴唇和喉部软组织[63]。发病率最高的时间段是治疗的第一个月，但是也可能在治疗后十多年发生。其危险因素包括美国黑人、吸烟、老年人和女性。糖尿病可降低危险。人们认为，其病理生理是预防缓激肽和 P 物质的代谢，这两者都是强有力的组织炎症介质。大多数对 ACE 抑制剂过敏的血管性水肿患者应该能够耐受血管紧张素受体阻断剂类药物。

在紧急情况下，重点是开始进行血管性水肿的临床评价，通过详细询问病史来确定血管性水肿的根本原因[64]。如果血管性水肿累及上呼吸道可能会出现危及生命的呼吸道问题。HAE、ACID、ACE 抑制剂、热烧伤或吸入药物引起的过敏反应（如 Quincke 病）[65] 往往会引起舌咽血管性水肿，导致上呼吸道梗阻、吞咽困难，或两者同时出现。详细询问病史的目的是确定接触食品、药品、物理刺激、感染（特别是病毒性肝炎）、职业因素和昆虫叮咬的危险。鉴别诊断包括过敏症、轻微的多形性红斑、大疱性类天疱疮和疱疹性皮炎、荨麻疹性血管炎、肥大细胞增多症、HAE、ACID、ACE 抑制剂引起的血管性水肿和血清病等。瘙痒、荨麻疹、血管性水肿、低血压和运动后喘息可能加重运动诱发的过敏反应。上肢血管性水肿增加了引起上腔静脉综合征的可能性。硬化性水肿和休克增加了引起毛细血管渗漏综合征的可能性。

在急诊科，急性荨麻疹和血管性水肿（肥大细胞引起的）的治疗首先侧重于稳定呼吸功能不全和血流动力学不稳定。抗组胺药（包括 H_1 和 H_2）是第一线的治疗药物。肾上腺素可以考虑用于中度至重度的病例，但是在 35 岁以上的患者中应该慎重使用，尽量减少突发急性冠脉综合征的危险。类固醇可能有助于防止复发。从长远来看，最有效的治疗荨麻疹和血管性水肿的方法是去除致病因素。H_1 抗组胺药，如苯海拉明（每次 12.5～100mg，每 4h 一次），或非镇静药物如西替利嗪、氯雷他定、非索非那定作为一线药物使用。当其他 H_1 抗组胺药作用不足时，可以尝试羟嗪（10～100mg 每晚睡前口服）。因为在皮肤中，85% 的组胺受体为 H_1、15% 为 H_2。H_2 阻滞剂（如雷尼替丁或西咪替丁）理论上有利于组胺引起的荨麻疹反应。多塞平（25～100mg/d）是一个很好的选择，因为它有 H_1 和 H_2 活性。外用类固醇药物是没有用的，对于压力性荨麻疹、血管炎性荨麻疹和难治性慢性荨麻疹应该推荐全身使用类固醇。

无荨麻疹的血管性水肿（激肽引起的）的治疗方法较少。危及生命的急性激肽引起的血管性水肿通常对肾上腺素、抗组胺药或类固醇效果不佳。积极的气道管理是治疗的重点。雾化吸入消旋肾上腺素可能有助于稳定呼吸道水肿。对于 HAE，新鲜冰冻血浆（FFP）包含 C1 抑制剂，在急性发作中是有效的；然而，FFP 加重血管性水肿的报道很罕见。如果患者存在 HAE，应该避免使用类固醇。

尽管没有得到美国食品和药物管理局的批准，治疗 HAE 的四种药物要么在其他国家被使用，要么正处在研究阶段。在欧洲、加拿大、日本和阿根廷，C1 抑制剂替代蛋白（C1-INHRP）已成为 HAE 的标准治疗。在美国，已经开发了一个用于治疗 HAE 的重组 C1-INHRP，正处于 II/III 期试验阶段。这两种产品已被证明可以缩短症状缓解的时间，但是重组产品半衰期较短。

另一个处于 II/III 期试验阶段的产品是艾卡仑肽-DX88。这是一个激肽释放酶抑制剂，阻止缓激肽的生成。第四个产品是艾替班特，处于 III 期试验阶段[66]。这是一个缓激肽受体-2 拮抗剂。已经证明，这些药物都可以缩短症状缓解的时间。在写这篇文章时，用于治疗 HAE 的重组 C1-INHRP 仍然没有得到 FDA 的批准。在 2008 年 10 月，美国 FDA 批准了合并的 C1-INHRP 可用于治疗 HAE，但是不能用于急性发作的治疗。艾卡仑肽-DX88 已完成 II/III 期试验。目前，它用于治疗血管性水肿和急性 HAE。艾替班特目前用于治疗急性 HAE。

对于 ACE 抑制剂引起的血管性水肿，主要是支持治疗。有一例报道，FFP 成功用于治疗重度 ACE 抑制剂引起的血管性水肿[67]。人们认为，这可能是由于在分解积聚的缓激肽时激肽酶 II 起了作用。从理论上讲，ACE 抑制剂引起的血管性水肿是由于缓激肽分解受损，也许缓激肽受体阻断剂类药物可能在缩短症状缓解的时间上是有效的。

肥大细胞增多症

肥大细胞增多症是指体内肥大细胞过多引起的疾病。肥大细胞增多症有两种形式。皮肤肥大细胞增多症，也称为色素性荨麻疹，肥大细胞在皮肤增生时会发生。皮肤肥大细胞增多症是较常见的，多见于儿童。系统性肥大细胞增多症，是指肥大细胞在骨髓、肠黏膜、肝或脾增生引起的临床综合征。肥大细胞增多症的临床表现有病理性骨折、X 光片上出现骨骼病变、皮肤色素性病变、腹痛、腹泻、肝脾肿大、淋巴结肿大、头痛、面部潮红、贫血和少见的血管塌陷（从血管活性物质中释放）等。通过检测 24h 尿液的组胺或代谢产物、PGD_2 或血清类胰蛋白酶水平来诊断。辅助诊断方法包括骨扫描、骨骼调查或上消化道检查（上消化道摄影、小肠 X 光、CT 扫描和内镜）。皮肤或骨髓活检有助于确诊。治疗方法包括类固醇、干扰素-α、用于治疗瘙痒和潮红的 H_1 抗组胺药（如果潮红严重可加用阿司匹林）、用于消化不良的 H_{12} 阻断剂及用于头痛的三环素。

重要概念

1. 过敏和过敏性疾病由免疫系统过度反应引起。过敏症是一种全身性、危及生命的过敏反应，以前致敏的个体暴露于过敏原数分钟产生。诊断特点包括最近暴露史、荨麻疹、血管神经性水肿、潮红、吸吸困难、头晕、晕厥、低血压和胃肠道症状。食品、药物、昆虫叮咬和乳胶是主要的病原体。
2. 应优先考虑气道管理和稳定任何不稳定的血流动力学。肾上腺素是治疗过敏反应的第一个药物。接受 β-肾上腺素阻滞剂的患者可能需要长期使用肾上腺素或胰高血糖素。所有过敏反应病人都应该使用 H_1 和 H_2 抗组胺药。难治性低血压病人应使用液体、升压药和正性肌力药，通过中心静脉压或肺动脉导管来指导使用这些药物。严重过敏反应或预防双相过敏反应时应使用糖皮质激素。
3. 存在低血压、上呼吸道受累、长期支气管痉挛或其他严重反应迹象的病人应考虑住院治疗或长期观察。
4. 在长期治疗和预防过敏反应时最重要的是识别和避免病原体、依处方使用流产药物和求助于过敏症专科医师，病人出院前医师、病人和家属应共同讨论上述事宜。
5. 为了识别潜在的原因，荨麻疹和血管性水肿的临床评价应从气道评估开始，随后详细询问既往史。如果血管神经性水肿累及上呼吸道，应处理危及生命的呼吸道。
6. 在临床上血管性水肿是一个单一的疾病，但引起该病的根本原因可以明显不同，需要不同的治疗计划。如果血管性水肿是由 IgE 介导的（通常存在荨麻疹），抗组胺药（H_1 和 H_2）是第一线治疗药物。中度至重度过敏反应可考虑使用肾上腺素。如果血管性水肿是由激肽介导的（通常不存在荨麻疹），主要是支持治疗。在遗传性血管水肿、获得性 C1 抑制剂缺乏症和 ACE 引起的血管性水肿中已成功使用新鲜冰冻血浆。人们正在评估新药物用于这种形式的血管性水肿。

本章参考文献请参见 http://pumpress.bjmu.edu.cn/eduservice/3419.html

第118章 皮肤表现

Rita K.Cydulka and Boris Garber

公保才旦 杨明飞 译 公保才旦 校

概述

据估计，皮肤问题及相关性疾病占急诊科所有患者的4%~12%[1,2]。除了医疗和家族史外，有三个因素尤为重要：皮肤问题的发病和演变情况、相关症状和以往的治疗。皮疹可以是原发性皮肤病的表现或者是潜在的全身性疾病的信号。

进行体格检查时，患者必须脱光衣服，必须有足够的照明。头皮、口、指甲应该彻底检查。尽管体格检查很大程度上是对皮肤的检查，但是触诊有助于评估病变的质地、一致性和压痛。

皮肤损害可分为增生和皮疹。增生细分为表皮细胞、色素及皮肤或皮下增殖过程。根据是否累及表皮而将皮疹分为两类。累及表皮的病变和皮疹包括湿疹样皮疹、结痂、水疱、丘疹、脓疱和色素减退性皮疹。未累及表皮的皮疹包括红斑皮疹、紫癜和硬结。

病变在体表的外形和分布有助于诊断。有时对于一种疾病，外形是特定的；然而，原发病变的形态通常在诊断上有重要的价值（表118-1）。最后，许多皮肤疾病发生在特定的部位，因此发病部位可能有助于诊断。

鳞屑、斑块和斑片

真菌感染

疾病原理

皮肤癣菌病是仅限于皮肤的表浅的真菌感染。可能出现各种各样的病变，但最常见的是鳞屑、红色丘疹和斑块，往往有匐行或蠕虫状边界[3]。皮肤癣菌最常发生在热量和水分过多的部位，较少发生在角蛋白或外层皮肤、指甲和头发。角蛋白往往积聚在身体的

表 118-1	皮肤病变的定义
病变	外观
斑疹	扁平，与周围皮肤颜色不同
斑块	表面变化的斑疹（即剥落或起皱）
斑块	隆起的皮肤损害，直径<0.5cm
丘疹	隆起的皮肤损害，直径>0.5cm，没有达到实质深度
结节	隆起的皮肤损害，直径和深度>0.5cm
囊肿	充满内容物的结节
水疱	水疱直径<0.5cm，充满清澈的液体
大疱	水疱直径>0.5cm，充满清澈的液体
脓疱	充满混浊或脓性液体的囊泡
硬皮	皮肤表面已经干燥的液体碎片，通常潮湿，黄褐色
鳞屑	角质层明显增厚；通常为白色
苔藓样硬化	表皮增厚的特点是看得见摸得着的皮肤增厚和皮肤斑纹突出
硬结	皮肤增厚，感觉厚和硬
风团	真皮水肿的丘疹或斑块，通常中央苍白和不规则边界
红斑	真皮血管舒张导致皮肤呈红色
紫癜	真皮血管断裂引起的血液外渗导致皮肤呈红色
斑状紫癜	扁平，不易察觉的
丘疹性紫癜	隆起，易察觉的

Modified from Lookingbill DP, Marks JG: *Principles of Dermatology*, 3rd ed. Philadelphia, Saunders, 1993.

折叠部位，如脚趾之间、腹股沟区、腋窝以及乳房下区。除了头癣，皮肤癣菌感染没有明显的传染性[3]。

在氢氧化钾（KOH）制备中，可在显微镜下观察到皮肤癣菌感染的任何病变。镜检可见真菌特有的分枝菌丝或短、厚癣菌丝和群集的花斑癣孢子[4]。受感染的毛发、指甲或鳞屑可使用沙氏琼脂培养，在室温下孵育2～3周[5]。

头癣

临床特征

头癣是头皮真菌感染。尽管最初被认为是学龄前儿童的疾病，但是人们日益认识到头癣可发生在成人、婴儿和新生儿。这种病在非裔美国人中更常见，尽管这种情况的原因还不清楚[6]。在美国，最近由断发毛癣菌引起的传染病不同于20世纪40年代和20世纪50年代由奥杜盎小孢子菌引起的传染病，许多脱发患者存在着脂溢样鳞屑[6]。临床上，"黑点"意味着附近的头皮发生脱落[7,8]。脱发的原因是由于菌丝在轴内生长，使其变脆弱，从而使头发在距头皮1～2mm处中断。圆斑可能导致部分秃头。这种疾病可以通过儿童间的密切接触和接触家庭宠物、帽子、梳子和理发剪等传播。并发症包括淋巴结炎、细菌性脓皮病、股癣、色素糠疹、继发性细菌感染和瘢痕性秃发[6]。

鉴别思路

头癣的鉴别诊断包括斑秃、过敏性皮炎、钱币状湿疹、细菌感染、牛皮癣、脂溢性皮炎、石棉状头癣、拔毛症和朗格汉斯细胞组织细胞增生症。

诊断方法

在存在脓癣或脱发的情况下，氢氧化钾的制备不起作用，在这种情况下，应该进行真菌培养[9]。脓癣患者应进行细菌培养，以排除双重感染[5,9]。牙刷、巴氏涂片细胞学刷[10]或湿棉签[11]有助于在大面积的头皮上快速的、无痛的采样[10-12]。

处理

头癣需要全身治疗。通常使用灰黄霉素治疗，20mg/（kg·d），至少6周，或炎症消退后2周[5,9]。建议患者每月随访一次。可能需要更大的剂量。替代疗法包括氟康唑200mg/d（成人）或3～5mg/（kg·d）（儿童），伊曲康唑每日200mg（成人）和3～5mg/（kg·d）（儿童），连用4～6周，口服特比萘芬3～6mg/（kg·d），连用4～6周，或特比萘芬乳膏每天一次，连用8周[5,9,13,14]。硫化硒洗发水250mg，每周两次，可减

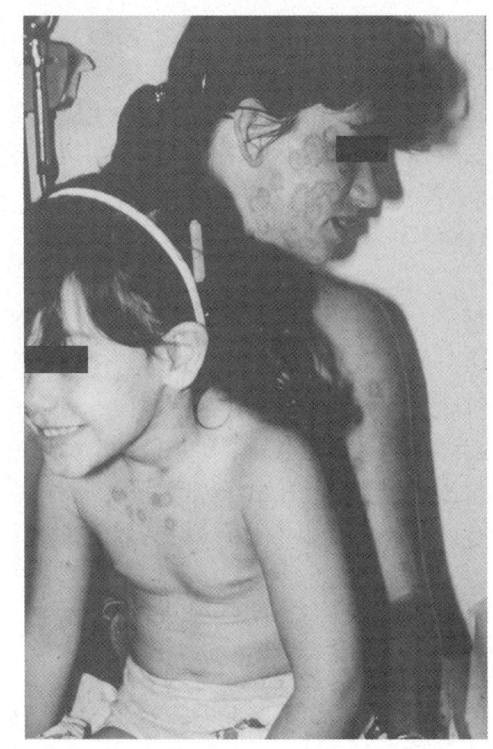

彩图118-1　体癣。（Courtesy of David Effron, MD.）

少孢子的脱落[9]。家庭成员也应该进行检查。

脓癣

脓癣是一种皮肤真菌感染，通常发生在头皮，表现为硬化的、布满脓疱的炎性斑块[3]。常常与细菌感染相混淆。应把脓癣当做头癣来治疗，加上泼尼松1mg/（kg·d），连用1或2周，以降低炎症反应和随后的瘢痕[6,15,16]。如果存在细菌二重感染，在治疗的第一周加服头孢氨苄或双氯西林[9]。

体癣

临床特征

体癣是典型的"癣"感染。可影响手臂、腿和躯干；病变边界清楚、环形病灶边缘有隆起或水疱、中心正常（彩图118-1）。病变可单发或多发，后者有时是同心的。发生在腹股沟的体癣在外观上相似，也可能发生在会阴部、大腿和臀部，但不发生在阴囊。

鉴别思路

体癣的鉴别诊断包括环状肉芽肿牛皮癣、念珠菌性间擦疹和红癣[17]。

处理

躯干、腹股沟和四肢的感染通常仅需要局部治疗[17]。有效的外用抗真菌药物包括克霉唑、卤普罗近、咪康唑、托萘酯、特比萘芬、萘替芬和1%灰黄

霉素。应用上述药物中的任何一种霜剂，每日 2~3 次，1~3 周内可愈合大多数浅表性病变[5,9,18-20]。急性炎性渗出性病变或水疱可使用 Burow 溶液-醋酸铝溶液湿敷（每日四次）。这种方法经常用于脚和脚趾甲[5]。

足癣

足癣，或运动员脚，可在脚趾之间和足部的跖面出现鳞屑、浸渍、水疱和裂隙。大多数病例可能发生在整个脚底。可能发生继发性细菌感染。当水疱和脓疱发生在脚背上时，应考虑囊泡脓疱的足癣形成。鉴别诊断包括接触性皮炎和出汗障碍性湿疹。氢氧化钾的制备有助于鉴别诊断。治疗方法类似于股癣[21]。

花斑癣

临床特征

花斑癣是一种由卵圆糠秕孢子菌引起的表浅酵母感染[22]。表浅的、脱落的斑块主要发生在胸部和躯干，但可能蔓延到头部和四肢。正如其名称所示，病变可有多种颜色，包括粉红色、棕褐色或白色[3]。本病可伴有瘙痒，但是经常因为斑点不能晒黑而来就诊。体格检查可发现色素减退（彩图 118-2）。在 Wood 光下，有时可出现浅黄色或橘黄色荧光。鉴别诊断包括白癜风和脂溢性皮炎。氢氧化钾制备可发现混有孢子的短菌丝。

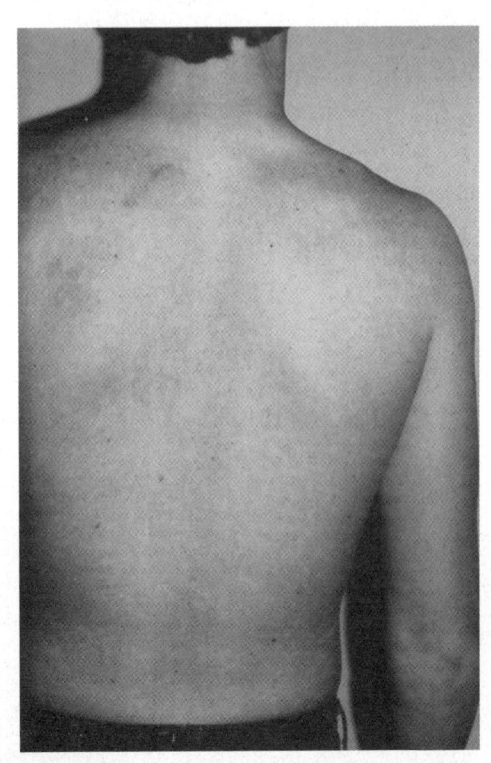

彩图 118-2　花斑癣。(Courtesy of David Effron, MD.)

处理

使用 2.5% 硫化硒洗发水、咪唑药膏或口服酮康唑治疗花斑癣，一次剂量为每天 400mg 或 200mg，连用 3~5 天[5,22-24]。复发率为 15%~50%，而且认为复发是正常的[22]。每月使用丙烯乙二醇、硒洗发水或唑类药膏有助于防止复发[9,22]。色素沉着可能在几个月内无法恢复到正常。

甲癣

临床特征

甲癣可导致指甲不透明、增厚、开裂和破碎。可存在指甲下碎片，并且指甲可能含有黄色纵向条纹。最常发生于大脚趾的指甲。手和脚的所有指甲都发生是罕见的。

处理

仅仅采用局部治疗指甲很难治愈，因为药物很难渗透进指甲角蛋白。通常手指甲比脚趾甲治疗更为迅速。需要长期口服灰黄霉素和酮康唑，其复发率高和副作用多[24]。新制剂，如伊曲康唑、氟康唑和特比萘芬更安全和更有效。他们也缩短了治疗时间，从而改善了顺应性[24]。然而，感染也可能对这种方案产生耐药，偶尔需要手术切除指甲[17]。复发是常见的。

念珠菌

概述

由白色念珠菌引起的感染，可发生在婴儿和老人；获得性免疫缺陷综合征（艾滋病）、怀孕、肥胖、营养不良、糖尿病等内分泌失衡和恶性肿瘤患者；以及其他衰弱的患者。使用皮质激素、免疫抑制剂和抗生素治疗的患者容易发生皮肤真菌感染。

鹅口疮

临床特征

鹅口疮是念珠菌感染最常见的临床表现[25]。鹅口疮在新生儿中最常发生，三分之一在出生第一周被感染。在颊黏膜、牙龈、舌、腭或扁桃体出现白色或灰色易碎红斑。在嘴角可出现裂缝或硬皮。口腔鹅口疮的鉴别诊断包括扁平苔藓，扁平苔藓不像白色念珠菌那样容易刮下来。口腔黏膜白色念珠菌感染是艾滋病患者的并发症[9]。如果患者没有使用假牙和抗生素，应考虑潜在的免疫抑制。

处理

婴儿口服制霉菌素悬浮液 1ml（10 万/ml），每日四次；大龄儿童和成年人口服 4～6ml，每日四次。治疗应持续到病灶消失后 5～7 天。对于成人，每日口服克霉唑片剂 2～5 次是一种较好的治疗方案[3]。如果外用治疗无效或慢性念珠菌患者，可口服酮康唑、伊曲康唑或氟康唑[25]。

口腔念珠菌患者应将他们的假牙浸泡在稀释的（1:10）次氯酸钠溶液中过夜[3]。

皮肤念珠菌病

临床特征

皮肤念珠菌病好发于潮湿和擦烂浸渍区域——指间、腹股沟、腋窝、臀沟和乳房下区褶皱。病变表现为潮湿、鲜红斑边缘。小卫星丘疹或脓疱分布在皮疹主体的周围。这些卫星病灶是念珠菌感染的最典型表现。擦烂的病变容易发生细菌二重感染。

那些手经常浸泡在热水中的人易发生念珠菌性甲床炎和甲沟炎。这些感染也可能发生在吮吸拇指的鹅口疮儿童。病变区出现红肿、指甲变厚、脆，带有横沟。指甲可能发生破坏。

鉴别思路和诊断方法

念珠菌的鉴别诊断包括皮肤接触性皮炎、股癣、擦烂、疟疾或毛囊炎。然而，念珠菌病和股癣并没有严格的区别。从脓包和病变顶取样进行氢氧化钾制备，就会发现菌丝和假菌丝。

处理

擦烂病变的治疗需要清除过多的潮湿和浸渍。每天数次将病变暴露于循环的空气中。炎性病变应浸泡在冷水或 Burow 溶液中，或用浸有冷水或 Burow 溶液的绷带湿敷。外用药膏，如克霉唑咪唑和咪康唑，应该少量地用到受感染的区域。处方药膏，如益康唑、酮康唑或硫康唑也是有效的。

防止手接触水是治疗念珠菌甲沟炎的一个组成部分。应避免长时间浸泡和带棉衬里手套防止接触水。指甲褶皱部位应频繁地使用制霉菌素或克霉唑霜，连用 6～8 周。慢性、复发性念珠菌患者应开始寻找潜在的免疫功能低下。

尿布性皮炎

临床特征

尿布性皮炎是一种常见的疾病，由于热量、水分、摩擦、尿液和粪便的存在而加重。婴幼儿服装闭塞往往促进了所有这一切。病变以在外阴、肛周、臀部和腹股沟区出现红色斑块开始。更严重的可导致潮湿的、侵蚀性病变，并可超出最初的病变范围。

白色念珠菌和粪便菌群感染是尿布性皮炎发展的一个重要的促成因素。念珠菌感染的病变是潮湿的、边界清楚的红色斑块。也可存在丘疹或脓疱卫星病灶。

在婴儿，尿布性皮炎可能反映异位性皮炎或脂溢性皮炎的存在。身体其他地方的病变——特别是面部的异位性皮炎或头皮脂溢性皮炎——提醒医师可能存在这些疾病。腐败酶产生的氨作为刺激物可产生皮炎。这种皮疹伴随着特殊的气味。尿布性皮炎作为一个真正的过敏性接触性皮炎是罕见的。

处理

治疗主要包括物理环境的改变。应脱掉多余的衣服，不应该使用闭塞性塑料或橡胶尿布。应经常更换尿布，如有可能长时间取掉尿布。无菌的尿布是首选。

如果存在渗出性病变，可用浸有冷盐水或 Burow 溶液的敷料湿敷，连用 2～3 天。病变部位应该连续暴露[26]。氧化锌能使病变部位变干。严重的接触性或脂溢性皮炎需要短期外用皮质类固醇，如 1% 氢化可的松软膏[26]。治疗尿布性皮炎时应该避免使用软膏，因为他们的阻塞性质增加了保湿。念珠菌感染的病变可使用制霉菌素霜或粉末。

鳞片状丘疹

真菌病变是典型的鳞片状，是二期梅毒的病变。接下来讨论鳞片状疾病。

玫瑰糠疹

玫瑰糠疹是一种轻微的皮疹，主要发生在儿童和年轻人。病变发生在躯干和四肢近端，为多个椭圆形粉红色或色素丘疹或斑块，直径 1～2 厘米。可能会出现轻微的剥脱。病变平行于肋骨，在躯干上形成圣诞树般的分布。口腔病变是罕见的。在儿童，这种疾病的丘疹或水疱可能发生变异[3]。

在一半的病例中，全身性发病的前 1 周可出现"前驱斑"。这是一个较大的病变，直径 2～6 厘米，在其他方面类似于较小的病灶。发病通常没有症状，但可能会出现皮肤瘙痒。

玫瑰糠疹是自限性的，8～12 周可自愈。其原因还不清楚，尽管怀疑是病毒感染。鉴别诊断包括股癣、点滴状银屑病、扁平苔藓、药疹和二期梅毒。复发是罕见的。除了减轻瘙痒症状外，通常无需治疗。

特应性皮炎

疾病原理

特应性皮炎（AD）是一种常见的皮肤病，通常被称为"湿疹"或"慢性皮炎"。AD 是一种过敏状态的皮肤表现，虽然它不是一种过敏性疾病，但是它与过敏性疾病有关联，如哮喘和过敏性鼻炎。AD 患者存在体液免疫和细胞免疫功能异常[25]。确切的机制还不清楚，但是由特异的 T 辅助细胞产生的白细胞介素-4 增加导致了嗜酸性粒细胞、肥大细胞和淋巴细胞的活化似乎参与了发生机制。大多数但不是所有的 AD 患者 IgE 水平升高，皮炎的严重程度和血清 IgE 水平之间没有明显的相关性[25]。AD 的疾病过程包括缓解和加剧。超过 90% 的患者在 5 岁前发生 AD。年龄较大的儿童或成人新发 AD 应怀疑其他诊断。

临床特征

特应性皮炎没有特殊的皮肤病变或独特的实验室指标。英国工作小组修订的诊断标准包括皮肤瘙痒加以下三条或三条以上：皮肤干燥史、哮喘或花粉热史、2 岁前曾发生过皮疹和屈侧皮炎史[27]。这些标准是相当敏感的（85%）和特异的（96%）。

皮肤损害通常表现为炎性增厚、丘疹，或苔藓和色素沉着[28]。皮肤通常是干燥的，可能呈鳞片状，但在急性期，也可能是水疱、渗液或渗血。病变的分布因患者的年龄而不同。在婴儿，在脸颊、伸肌表面和尿布区可看见炎性渗出斑。大龄儿童和成年人，在前臂及腘屈部位、颈部、面部和上胸部可出现病变。小儿 AD 通常在出生后第 4~6 个月发生，在第 3~5 个年头病情改善。儿童型发生在 3~6 岁，可自行好转或持续到成年型[28]。

严重的瘙痒是 AD 的标志。患者可出现剧烈的瘙痒，常规治疗不能控制症状。患者也可能出现继发感染。瘙痒可能是局灶性的或全身性的，在冬季恶化，并可因体温升高和情绪紧张而引发。尤其是在夜间，瘙痒可能是很讨厌的。抓痕可能很明显，表皮剥脱引起的继发性细菌感染是常见的。反复搔抓和摩擦可产生苔藓样硬化，这是色素沉着、皮肤增厚和皮肤皱纹加重的条件。苔藓样硬化是慢性 AD 的常见特点。

鉴别思路

婴儿 AD 的鉴别诊断包括组织细胞增生症 X、Wiskott-Aldrich 综合征、慢性脂溢性皮炎、苯丙酮尿症、布鲁顿无丙种球蛋白血症、皮癣和疥疮。AD 的并发症包括化脓性皮肤感染、外耳炎、白内障、圆锥角膜、视网膜脱离和皮肤病毒感染。

处理

对于儿童，治疗的最优方案尚未确定。治疗的目的应该是控制炎症、干燥和瘙痒。在睡前使用镇静抗组胺药，对于伴有过敏和睡眠障碍的 AD 患者可能是有益的。

患者或照顾者应该注意日常皮肤护理。对于所有患者的一般性建议包括避免非特异性皮肤刺激剂、毛、不必要的用品和洗涤剂，尽可能使用棉布服装。患者应每天洗热水澡或淋浴，大约 10~15 分钟，以滋润皮肤。洗澡时轻拍干燥的病变，并立即将外用消炎药涂到病变部位，在无症状区域使用润肤霜，如舒特霜。中等效力的外用皮质类固醇可有效治疗中度病变。在急性发作期，大多数患者通常对以软膏为基础的药物有更好的耐受性。

皮肤干燥可以通过应用润滑药膏来治疗，如凡士林或 10% 尿素霜（不是乳液）。渗出性部位的治疗包括应用湿敷料。这样的敷料对于保湿、消炎和止痒是非常有用的。用两或三层浸泡 Burow 溶液的敷料湿敷，每次 15~20 分钟，每日四次。抗组胺药可减轻皮肤瘙痒，也有镇静和催眠作用，尽管还没有令人信服的证据表明，H_1 抗组胺药可减轻特应性湿疹患者的瘙痒[2]。

外用皮质类固醇是治疗的基石，应以药膏的形式使用。当皮炎严重时，氟化的皮质类固醇软膏如半强度戊酸倍他米松应用到身体的病变部位，每日三次。氟化的皮质类固醇不应在脸上使用，因为它们可能产生永久性皮肤萎缩。温和的皮质类固醇制剂，如 0.025% 曲安奈德软膏可用在脸上和擦烂的部位。极严重的患者可能需要全身使用皮质类固醇。紫外线 B 治疗是比较有效的，但其作用机制还不清楚[28]。

正在使用的环孢素和其他免疫抑制剂也是有希望的。需要进一步的研究来确定这些药物理想的剂量和安全性[28]。

外用钙调神经磷酸酶抑制剂，包括他克莫司软膏和匹美克莫司乳膏，是非皮质类固醇外用免疫抑制剂，已得到美国的批准，可用于 2 岁或 2 岁以上的儿童，在治疗较薄的皮肤（面部、腹股沟和腋下）病变上是有用的，这些部位反复应用皮质类固醇可能会导致皮肤萎缩或皮纹[29]。在使用部位可能会出现灼热感。请注意，美国食品和药物管理局已发出了"黑盒子"警告，关于长期连续应用外用钙调神经磷酸酶抑制剂和癌症的关系，虽然目前还没有一个因果关系的证据[30,31]。

住院时，应考虑到患者可能会出现广泛的红斑和剥脱（红皮病）、顽固性皮肤瘙痒、严重的继发性细菌或病毒感染。

特应性皮炎患者的皮肤感染

AD患者很容易受到感染和积聚各种生物体，因为他们存在着皮肤屏障功能缺陷和局部皮肤免疫缺陷。广泛传播的病毒感染，如软疣湿疹、牛痘湿疹或疱疹性湿疹以及复发的金黄色葡萄球菌脓疱病尤其值得关注[29]。

软疣湿疹是自限性疾病。或者通过有意的接种，或者最近接触了免疫接种天花的人，患者接触到了牛痘病毒，继而导致了牛痘湿疹。治疗牛痘湿疹需要迅速静脉注射免疫球蛋白，该治疗得到了美国疾病控制和预防中心的批准[32]。疱疹性湿疹是一种急诊。患者出现传播性、圆顶形囊泡，可能会或可能不会与湿疹区域重叠，头部、颈部和躯干经常受到影响。发热、全身乏力和局部淋巴结肿大是可变的，取决于临床表现的时间和宿主的特点。并发症包括角膜结膜炎、病毒血症、多器官受累的脑膜炎和脑炎[32]。临床怀疑疱疹性湿疹时，给予静脉注射阿昔洛韦和抗金黄色葡萄球菌的抗生素，这种抗生素用于可能的细菌二重感染。如果感染病灶超过腰椎，不应尝试腰椎穿刺。怀疑眶周或眼睛受累时应到眼科就诊。

脓疱疮

脓疱病

疾病原理

脓疱病是一种缓慢发展的脓疱病变，学龄前儿童最常发生。目前，金黄色葡萄球菌是最常见的病原体，其次是A组链球菌[33]。健康和卫生状况不佳、营养不良和各种前期皮肤病，尤其是特应性皮炎患者易患脓疱疮。

临床特征

链球菌脓疱病最易发生在脸部和其他暴露的部位。该病开始常常为单一的脓包，但逐渐发展成多个病灶。它开始为1~2mm的带有红斑边缘的囊泡。当这些囊泡破裂时，留下覆盖着金黄色外壳的红色糜烂。病变可有瘙痒，但通常不痛。常常存在局部淋巴结肿大。病变可在婴儿和儿童中传染，而在较大儿童和成人中很少传染。人们认为急性肾炎是链球菌脓疱疮的一种并发症。

金黄色葡萄球菌脓疱病与链球菌脓疱病（臁疮）的区别，可能是金黄色葡萄球菌感染周围的小红斑更表浅[3]。考虑的其他诊断有单纯疱疹病毒（HSV）和炎性真菌感染。去除外壳后进行革兰染色就会发现革兰阳性球菌。

大疱性脓疱病是由葡萄球菌第2组噬菌体感染引起。主要发生在婴儿和儿童。最初的皮肤病变是薄壁、1~2厘米的大疱。当这些大疱破裂时，留下薄薄的浆液性外壳和在外壳的边缘出现围巾样残留。面部、颈部和四肢最常受到感染。鉴别诊断是接触性皮炎、单纯疱疹病毒感染、浅部真菌感染和寻常性天疱疮。对疱液进行革兰染色会发现革兰阳性球菌。95%的病例细菌培养阳性。

处理

在治疗脓疱疮时，全身和局部疗法同样都是成功的[33~35]。对于更广泛的病变应使用全身性治疗。然而没有任何证据表明，应用抗生素能预防急性肾炎的发展[31,36]。外用2%莫匹罗星软膏，每日三次；成人口服红霉素250mg，每日四次，连用10天，儿童30mg/(kg·d)；或头孢氨苄30~40mg/(kg·d)，每日三次，连用7~10天[9,33-35,37]。如果存在甲氧西林耐药株应该避免使用莫匹罗星。

大疱性脓疱病的治疗包括口服青霉素酶耐药的半合成青霉素，如双氯西林，成人250mg，每日四次，连用5~7天；或红霉素，成人250mg，每日四次，儿童30~50mg/(kg·d)。如果感染仅限于一个很小的范围，使用2%莫匹罗星软膏，每日三次。如果不进行治疗，脓疱病可在3~6周内自愈[33-35,37]。

毛囊炎

临床特征

毛囊炎是发生在毛囊的炎症，通常是由金黄色葡萄球菌引起的。表现为以头发为中心的脓包。病变通常发生在臀部和大腿，偶尔发生在胡须或头皮，并可能导致轻微的不适。鉴别诊断包括痤疮、毛发角化病和真菌感染。铜绿假单胞菌感染引起的革兰阴性毛囊炎与受感染的热水池和泳池或个人服用治疗痤疮的抗生素有关，通过病变的革兰染色与金黄色葡萄球菌毛囊炎相鉴别。

处理

使用抗菌清洁剂进行治疗，如碘伏或氯己定每天或每隔一天使用，通常连用几个星期就足够了。对于广泛受累的患者，红霉素250mg，每日四次，连用10天，或加用双氯西林250mg，每日四次[3,35,37]。

化脓性汗腺炎

化脓性汗腺炎影响大汗腺。在腋下和腹股沟形成的复发性脓肿类似于局部疖病。情况往往反复发生，并可能产生广泛的耐药。化脓性汗腺炎可能需要行脓肿引流治疗。早期、长疗程使用抗葡萄球菌抗生素是有用的[9]。然而，许多病例对抗生素无效，最终病变部位需要局部切除术和皮肤移植。如果使用抗生素无效，可考虑使用抗雄激素进行治疗[9]。

痈

痈是一个大脓肿，发生在厚厚的、无弹性的颈部、背部或大腿皮肤。痈可出现剧烈疼痛和发热。败血症可能伴随着病变。临床上通常诊断为皮肤脓肿、疖或痈。

疖和痈可局部热敷，当出现波动感时应切开和引流。除非存在蜂窝组织炎或败血症，否则切口引流后不必使用抗生素。

社区型耐甲氧西林金黄色葡萄球菌

自从1993年第一次报告社区型耐甲氧西林金黄色葡萄球菌（CA-MRSA）以来，其发生率猛增[38]。目前，在美国的许多大城市，对存在皮肤和软组织感染的急诊科患者进行细菌培养，CA-MRSA是最常见的病原体[39]。

人们需要关注的是，CA-MRSA可能比甲氧西林敏感株更致命，CA-MRSA的定植可能会产生更明显的感染[39]。

流行病学

医院获得性MRSA菌株能够在各种无生命的表面生存，有时可达几个星期。还不清楚是否这是CA-MRSA菌株；如果这是真的，他们存在于服装、毛巾和运动器材上可能导致发病。宠物（包括狗和猫）、牲畜和禽类已被确定为MRSA带菌者[40]，需要进一步评估MRSA在传染给人类过程中的作用。

临床特征

目前，CA-MRSA感染最常见的是皮肤和软组织化脓，如脓肿、疖或蜂窝组织炎。病变经常出现中心性坏死，并常与蜘蛛叮咬患者相混淆。在临床表现上，MRSA引起的皮肤和软组织感染和甲氧西林敏感的金黄色葡萄球菌引起的感染没有明显的区别[41]。尽管罕见，CA-MRSA感染也可表现为坏死性筋膜炎[42]。CA-MRSA性蜂窝组织炎的复发是常见的。人们已经认识到，可在密切的家庭成员接触、整形器械、学校和运动队接触中传染。

处理

几个研究已经证明，由CA-MRSA引起的脓肿仅行切开引流疗效良好[43]。如果需要使用抗生素，了解本地抗生素耐药模式的信息能够帮助临床医生评估CA-MRSA感染的可能性，并指导决策经验治疗。对标本进行培养和药敏试验，这在CA-MRSA以前的时代被认为是不必要的，可能在指导治疗上是有用的。在切开引流化脓性病变时留取标本。

存在较大的脓肿或全身感染症状，或两者都有的患者，除了需要切开引流，还需要使用抗生素。治疗皮肤和软组织感染的最佳口服抗菌药物方案还不清楚。应根据临床症状的严重程度选择治疗的类型和途径。

有MRSA活性的克林霉素可有效地抵抗大多数革兰阳性生物体。副作用包括腹泻、艰难梭菌结肠炎和克林霉素耐药率增加[44]。利福霉素有抗MRSA活性，但容易产生耐药，所以它不应该单独使用。其半衰期长，允许一天使用一次。该药能很好地渗透到所有组织和体液。很可能产生药物的相互作用[45]。利奈唑胺是一种新型抗菌剂，几乎可抵抗所有CA-MRSA菌株和A组链球菌的活性。其缺点包括费用高、日常供应不足、血液系统的副作用和在金黄色葡萄球菌中潜在的耐药性。长期使用利奈唑胺可能增加耐药性[46]。

甲氧苄啶、磺胺甲基异噁唑或四环素，不推荐用作不明原因的非化脓性蜂窝组织炎的唯一的经验性治疗，因为A组链球菌对这些药物产生了耐药[44]。β-内酰胺类抗生素可能会增加疗效。头孢菌素类和大环内酯类，包括新的抗生素，对CA-MRSA是无效的[10]。应避免使用喹诺酮类药物，因为金黄色葡萄球菌容易产生耐药，并已产生了广泛的耐药性[39]。

大脓肿、高危险部位脓肿、发热、全身感染症状、年龄小或免疫缺陷患者应立即住院治疗。由于在别处讨论了CA-MRSA引起疾病的详细治疗。万古霉素仍然被认为是金黄色葡萄球菌感染患者选择的静脉药物，尽管有临床失败的报道。万古霉素与另一种有效的抗金黄色葡萄球菌药物联合使用似乎是合理的，因为这些抗生素有较好的杀菌活性。病情严重的患者应该使用碳青霉烯类，如美罗培南、帕尼培南和厄他培南，该类药物可积极抵抗 CA-MRSA 活性，与万古霉素有协同作用[47]。注射克林霉素（不推荐作为单一疗法）、复方新诺明和利奈唑胺已经被使用。此外，达托霉素和替加环素已被批准用于由 MRSA 引起的皮肤和软组织感染[48,49]。链阳菌素奎奴普丁和达福普丁（共杀素）的固定组合，可用于治疗 CA-MR-SA 引起的皮肤和软组织感染。由于药物间的相互作用和副作用，其使用受到限制[50]。

复发性感染一般当做最初发作来治疗。一些学者推荐"去定植"策略，尽管该策略在降低复发的危险上既无使用的适应证，又无有效性。去定植策略包括鼻腔内使用莫匹罗星，以减少 MRSA 的鼻腔运输；然而，鼻腔定植的消除似乎是短暂的。还没有研究家庭成员间试图消除 CA-MRSA 的疗效。

预防

常见的抗菌剂似乎保持了抵抗 CA-MRSA 的合理活性，尽管最近的研究结果有些矛盾。良好的个人卫生习惯，包括适当的洗手方法、将感染患者与其他类型患者隔离和常规清洗共享设备，在限制 CA-MRSA 的传播上是必不可少的[50,51]。

淋菌性皮炎

临床特征

关节炎-皮炎综合征是播散性淋菌病最常见的表现[52,53]。淋病患者中 1%～2% 可发生该病，主要影响妇女[52]。发热和游走性多关节痛通常伴随着皮肤病变。病变往往是多发的，好发于四肢远端关节的周围区域[52]。

病变开始为红色或出血性丘疹，发展成带有红色光环的脓疱和囊泡（彩图 118-3）。在这个阶段，他们酷似脑膜炎球菌血症病变。他们是脆弱的，并可能有灰色坏死或出血性中心。外壳的形成通常发生在 4～5 天内，甚至在抗生素已经开始使用后，也可能出现病变复发[52]。

诊断方法

病变通常的培养结果为淋球菌阴性，革兰染色只是偶尔发现生物体。一个更可靠的诊断方法是从脓包取样进行免疫荧光抗体直接涂片染色[52]。这种方法表明，病变可能是非活性淋球菌血源性传播的结果[52]。

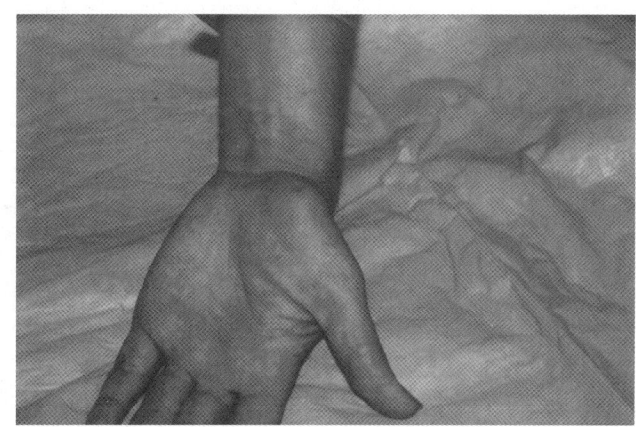

彩图 118-3　播散性淋菌病的典型皮肤病变。（Courtesy of David Effron, MD.）

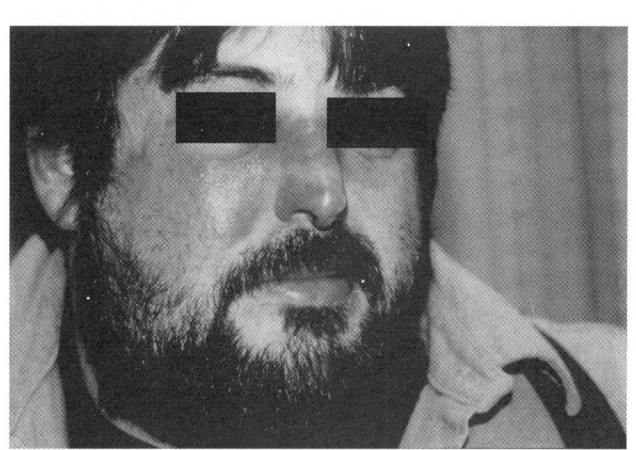

彩图 118-4　面部蜂窝组织炎。（Courtesy of David Effron, MD.）

处理

播散性淋球菌感染的治疗是头孢曲松，1g 肌内注射（IM）或静脉注射（IV），每 24 小时一次，或头孢唑肟或头孢噻肟，1g IV，每 8 小时一次。对 β-内酰胺类抗生素过敏的患者可使用大观霉素 2g IM，每 12 小时一次。抗生素治疗需要使用 7 天，其余过程使用头孢克肟，400mg，一天两次，头孢呋辛或环丙沙星，500mg，一天两次，或氧氟沙星 400mg，一天两次。由于耐药性日益增多或怀孕妇女和年龄小于 17 岁患者不推荐使用环丙沙星和氧氟沙星[52,53]。对于诊断不确定的患者，存在化脓性关节炎、脑膜炎或心内膜炎的患者建议住院治疗。

红斑

蜂窝组织炎是一种皮肤组织感染，表现为红斑、肿胀和局部压痛（彩图 118-4）[54-58]。丹毒是一种链球菌感染引起的皮肤和皮下组织病变。受累区域为红色、硬结和水肿[59]。这些疾病将在第 135 章中讨论。

红色斑

药疹

疾病原理

一种给定的药物在不同的患者可以产生不同表现的皮疹或者同一患者在不同的场合可出现不同表现的皮疹。最常见的皮疹是荨麻疹（风疹）（彩图118-5），更常见的是麻疹样皮疹（彩图118-6）。

药物不良反应往往在用药后一周内出现，除了半合成青霉素反应，该药通常发生较晚。停用药物后可出现皮肤病变，如果该药物或其代谢物在循环系统中仍然存在，病情也可能恶化。应特别注意的是青霉素，因为它是药物反应最常见的原因。血清病、荨麻疹是青霉素过敏最常见的表现形式。过敏患者和有花粉热、哮喘或湿疹病史者存在着特殊的危险。

另一方面，正常使用一些药物很少产生皮疹。这些药物有对乙酰氨基酚、氢氧化铝（胃药）、可待因、地高辛、红霉素、硫酸亚铁、哌替啶、吗啡和泼尼松。

临床特征

常用药物产生的一些皮肤反应列于表118-2。发疹性药疹的皮肤表现类似于各种病毒或细菌感染，通常是广泛对称的斑丘疹。严重者可发展成剥脱性皮炎。

湿疹样药疹类似于接触性皮炎的皮肤表现，但通常更广泛。他们开始为红斑或丘疹，有可能成为水疱。这种皮疹患者以前常常对外用药物过敏。

血管炎性病变开始为红色丘疹或结节，可能坏疽溃烂。荨麻疹血管炎的特点是持续性荨麻疹病变并有白细胞破碎性血管炎的组织学证据。出现比瘙痒损害更严重的车轮-耀斑样病变、病变持续超过24小时、遗留长期色素变化或炎症性病变的荨麻疹病变，应立即怀疑为荨麻疹血管炎[60]。紫癜性药疹可能导致骨髓抑制、血小板破坏或血管炎（彩图118-7）。最终，需要皮肤活检来确诊血管炎。

光敏药物反应需要阳光的存在，最常发生在阳光暴露区域的皮肤。这种反应通常分为光毒性和光敏性。光毒性反应较常见。磺胺类、磺脲类、噻嗪类利尿剂和四环素是常见的原因（见彩图118-7）。这种反应类型并不主要涉及免疫机制，可发生在任何使用足量药物和暴露在阳光下的人。病灶通常有一个严重的晒伤，但可能出现水疱或丘疹。瘙痒症通常是很少或没有[61]。

光敏性反应是抗原形成的结果，导致了致敏淋巴细胞的形成。因此，这些反应代表了延迟性免疫反应。光敏性反应只发生在敏感的个体，通常在接触药物和阳光后2周或更长时间发病。它的发生与剂量无关，发病时通常出现湿疹和强烈的瘙痒。氯丙嗪、异丙嗪和氯氮䓬是最常见的光敏反应敏化剂[61]。

光敏反应患者应远离诱发药物。遭受光敏药物反应的患者可能需要避免长时间阳光照射。在任何阳光暴露期间，应该使用含有5%氨基苯甲酸的防晒霜。

在反复使用同一药物后可能发生固定药疹，也可能在同一解剖部位复发。病变通常是边缘清楚、圆形

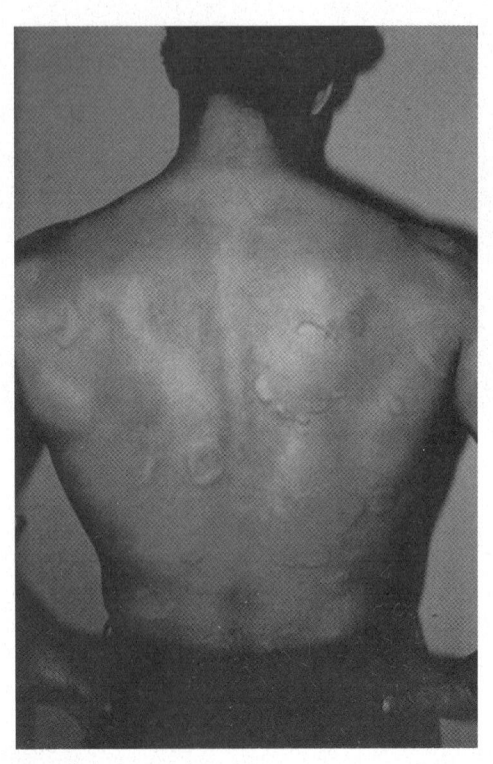

彩图118-5　荨麻疹（风疹）。（Courtesy of David Effron, MD.）

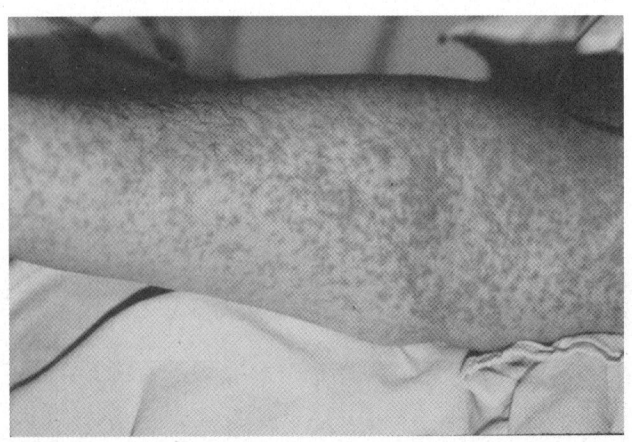

彩图118-6　麻疹样药疹。（Courtesy of David Effron, MD.）

表 118-2　常用药物引起的典型病变类型

治疗药物	病变类型									
	疹	荨麻疹*	多形性红斑†	中毒性表皮坏死松解症	湿疹	结节性红斑	血管炎	紫癜	光敏性	固定的
氨茶碱				×						
停止排卵药物		×				×			×	×
巴比妥酸盐类	×	×	×	×				×		×
溴化物						×				
氯霉素		×					×			
胰岛素	×	×								
碘化物	×	×	×					×		
异烟肼	×	×								
甲丙氨酯	×	×			×			×		×
青霉素	×	×	×	×	×	×	×			
非那西丁										×
酚酞		×	×	×						×
吩噻嗪类	×	×	×		×				×	
保泰松	×	×	×				×			
奎尼丁	×	×	×				×	×		
奎宁	×	×								
水杨酸盐类	×	×	×			×				×
磺胺类药物	×	×	×	×	×	×	×		×	×
四环素	×	×		×			×		×	
噻嗪类	×		×		×				×	
其他	水合氯醛	阿片类	甲苯磺丁脲,苯妥英	甲苯磺丁脲	苯海拉明,麻黄碱,维生素B$_1$,甲基多巴		抗疟疾药物,胍乙啶		抗疟疾药物氯氮䓬	地西泮,吲哚美辛

* 药物性荨麻疹最常见的原因是阿司匹林、青霉素。

† 长效磺胺类药物已被证实与Stevens-Johnson综合征有关。

或椭圆形。他们可能是色素、红色或紫红色。瘙痒症可能是明显的。

鉴别思路

药疹的鉴别诊断包括病毒性皮疹、由银屑病或特应性皮炎、恶性肿瘤、猩红热、金黄色葡萄球菌猩红热样药疹和川崎病引起的慢性剥脱性红皮症[9,61]。

处理

药疹的治疗应该从停止诱发药物开始。应该告知患者,停药后药疹消退缓慢。使用干燥的止痒洗剂,如炉甘石治疗瘙痒。冷敷、温水洗澡、使用胶体燕麦(阿维诺)润肤剂,和苯海拉明,50mg(儿童5mg/kg/24h),每6小时一次,可能是有益的。

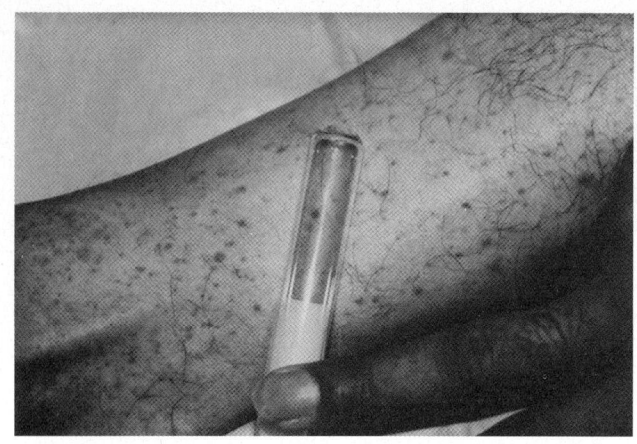

彩图 118-7　紫癜性病变。（Courtesy of David Effron, MD.）

葡萄球菌性烫伤样皮肤

临床特征

葡萄球菌性烫伤样皮肤综合征一般发生在 6 岁或以下的儿童。它是由第 2 组外毒素噬菌体产生的葡萄球菌感染引起的。这种疾病开始在口周出现红斑和结痂。然后红斑沿着身体蔓延，之后出现水疱和脱屑。黏膜通常不受累，但偶尔可受累。脱屑发生后，病变迅速干燥，3～7 天临床症状消失。

处理

大多数第 2 组产生毒素的生物对青霉素耐药。尽管大多数患者没有使用抗生素治疗就治愈了，但仍推荐用萘夫西林，每天 50～100mg/kg IV，或口服氯唑西林 50mg/（kg·d）或双氯西林[9,62,63]。

中毒性表皮坏死松解症

疾病原理

许多人认为 Stevens-Johnson 综合征（SJS）和中毒性表皮坏死松解症（TEN）是同一种病的连续谱。两者都是皮肤病的急症。非金黄色葡萄球菌引起的 TEN 或莱尔病的主要特点是表皮和真皮大片分离。药物，包括长效磺胺类药物、青霉素、阿司匹林、巴比妥、苯妥英钠、卡马西平、别嘌呤醇和非甾体抗炎药，是 TEN 重要的原因。在免疫接种小儿麻痹症、麻疹、天花、白喉和破伤风后，可能发生 TEN。人们也发现 TEN 与淋巴瘤有关联。

临床特征

中毒性表皮坏死通常有前驱症状，如全身乏力、鼻炎、咽痛、全身酸痛和发热。这些是由一个黄斑皮疹突然发展而来，可能会或可能不会出现在靶病变[64]。在 TEN，黏膜受累通常先于皮疹。黄斑疹通常由中心开始，然后蔓延到四肢。皮疹融合和真皮-表皮随之分离，引起尼氏征阳性、剥蚀和皮肤触痛。

在发展阶段，黏膜受累更加明显[64]。结膜和角膜受累可能导致永久性瘢痕和失明。表皮全层可受累。通过皮肤活检，这两种情况在病理上很容易区分（彩图 118-8）。估计这种疾病的死亡率为 15%～20%[61]。

处理

TEN 的治疗包括停用诱发药物、补液和积极控制感染[9,61]。全身性应用皮质类固醇是有争议的[61]。他们对疾病没有太大的作用，可能掩盖即将发生的败血症迹象。血浆置换正处于实验阶段[45]。治疗的重点是积极的支持治疗、预防继发感染和创面治疗。在治疗中心，有烧伤专家通常是最好的。

中毒性休克综合征

疾病原理

中毒性休克综合征（TSS）是一种急性发热性疾病，其特点是弥漫性剥落性红皮症。该综合征由高热、低血压、全身症状、多器官受累和皮疹组成，在

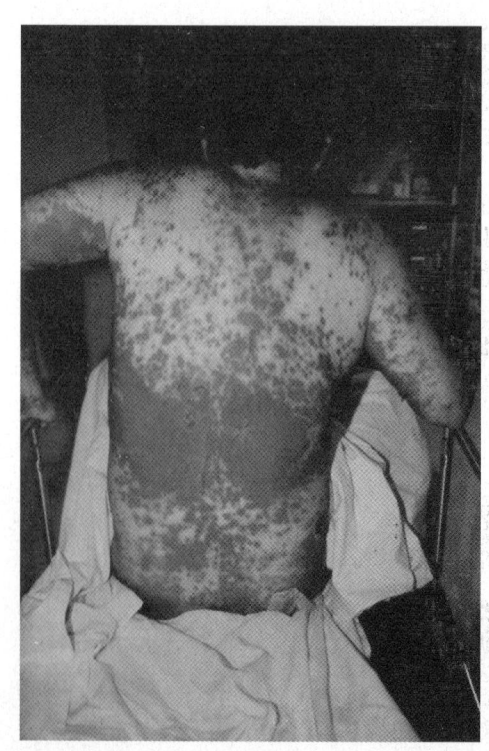

彩图 118-8　中毒性表皮坏死松解症。（Courtesy of David Effron, MD.）

20世纪80年代初得名。男性和儿童好发。它的出现常常被认为与外毒素产生的金黄色葡萄球菌有关。大多数TSS病例发生在术后。TSS也与各种金黄色葡萄球菌和链球菌感染有关，包括脓胸、骨髓炎、筋膜炎、感染性流产、扁桃体脓肿、鼻窦炎、烧伤和皮下脓肿[63]。

TSS与严重的A组β溶血性链球菌感染有关。据报道，可发生在既往健康的患者、免疫功能低下患者和老年患者。疲劳、局部疼痛和非特异性症状预示着这种疾病的发作，继而出现感染性休克和多系统器官功能衰竭[63,65]。

临床特征

TSS的诊断需要存在：①发热至少38.9℃；②低血压，收缩压为90mmHg或以下；③皮疹；④至少有三个器官系统受累[9,63]。全身性受累可能包括胃肠道（GI）、肌肉系统或中枢神经系统（CNS）和有实验室证据的肾、肝或血液功能障碍。可能出现头痛、肌痛、关节痛、意识改变、恶心、呕吐和腹泻。

皮疹通常为弥漫性、苍白和黄斑红皮症。常伴有非渗出性黏膜炎症。可出现咽炎，有时伴随着"草莓舌"、结膜炎或阴道炎。通常，皮疹在3天内消退。随后出现全层脱屑，最常累及的是手和脚。

处理

TSS的初步治疗包括静脉补液、通气支持、升压药物、耐青霉素酶的抗生素和感染部位的引流[63,66]。

荨麻疹

疾病原理

荨麻疹可能独自发生或者作为全身性过敏反应的一部分。下面讨论涉及到的荨麻疹是指没有全身症状发生的情况下。过敏反应在第117章中讨论。大约15%～20%的人口在其一生中发生过荨麻疹。急性荨麻疹被认为是两性的，更可能是过敏的原因。慢性荨麻疹更常见于40～50岁的妇女。一半的慢性荨麻疹患者有5年的疾病史，四分之一的患者有20年的疾病史[67]。

各种介质，包括组胺、缓激肽、激肽释放酶和乙酰胆碱，被认为在荨麻疹的发生中起作用。荨麻疹可能由免疫或非免疫机制引起。在过敏反应和血清病中发生的荨麻疹是由免疫反应引起的。非免疫性荨麻疹可能由肥大细胞脱颗粒产生，这可能是由许多食品和药物，包括阿司匹林和毒品引起的。

接触皮肤能够产生荨麻疹的物质，包括食品、纺织品、动物皮屑和唾液、植物、外用药物、化学品和化妆品[68]。这些药品在产生荨麻疹中的作用将在药疹部分中讨论。几乎所有的药物都可能产生荨麻疹，虽然青霉素和阿司匹林是最常见的。在乳制品和药物治疗中可能存在青霉素的痕迹。阿司匹林产生荨麻疹的机制不明，但可能是非免疫性的，阿司匹林的影响可能持续数周[68]。

各种各样的食物过敏，如鱼、蛋或坚果，可能导致荨麻疹。此外，食品如龙虾、草莓可以通过非免疫性机制释放组胺。荨麻疹的遗传形式包括家族性寒冷性荨麻疹和遗传性血管神经性水肿。

感染是荨麻疹的少见原因，除了儿童病毒感染常常导致荨麻疹外。念珠菌、真菌、细菌、病毒和寄生虫的隐匿性感染可能引发荨麻疹。能够产生荨麻疹的病毒感染包括肝炎、单核细胞增多和柯萨奇病毒感染。

吸入花粉、霉菌、动物皮屑、灰尘、植物产品和气溶胶可能产生荨麻疹。呼吸道症状可能会伴随皮肤病，并可能存在季节性发病。昆虫、节肢动物和各种海洋动物的咬伤也可能会产生荨麻疹。

偶尔，系统性红斑狼疮、淋巴瘤、癌、甲状腺功能亢进、风湿热和幼年型类风湿关节炎患者可发生荨麻疹。在大多数病例中，荨麻疹和恶性肿瘤的关系是罕见的，没有必要对荨麻疹患者进行恶性肿瘤的筛查。

许多物理因素可产生荨麻疹。当划皮肤30分钟内产生荨麻疹风疹块时，证明存在皮肤划痕症（彩图118-9），皮肤划痕症是物理性荨麻疹最常见的形式。压力性荨麻疹不同于皮肤划痕症，使用物理压力后荨麻疹发病延迟4～8小时。这种形式的荨麻疹没有其他特别的意义。

寒冷性荨麻疹可能是家族的，更常见的是获得性的。寒冷性荨麻疹也可能与潜在的疾病有关，如冷球

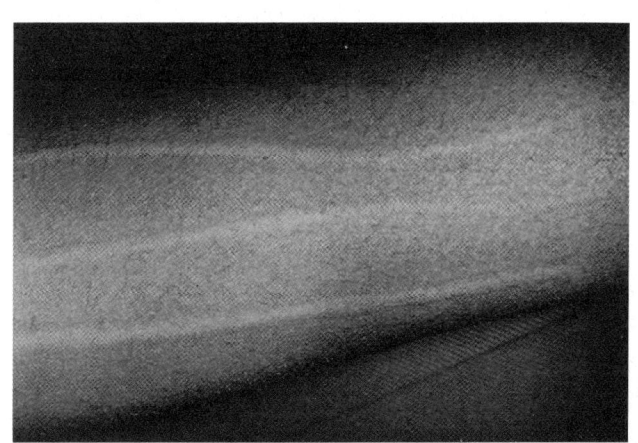

彩图118-9　皮肤划痕症。（Courtesy of David Effron, MD.）

蛋白血症、冷纤维蛋白原血症、梅毒和结缔组织疾病[67,68]。赛庚啶，2~4mg/次，每日2~3次，在抑制原发性寒冷性荨麻疹上是有用的[67]。这种药物的副作用包括嗜睡和食欲增加[67]。寒冷暴露前30~60分钟口服抗组胺药可能会有帮助。多塞平也是有用的；开始剂量为睡前10mg口服，并逐步增加至10~25mg，每日三次[67]。

胆碱能性荨麻疹是由运动、热或情绪压力诱发的。该病可能出现皮肤瘙痒、恶心、腹痛和头痛[67]。胆碱能性荨麻疹的病变是直径1~3mm的风疹块，被广泛的红色包围，偶尔是卫星风疹块。胆碱能性荨麻疹比其他物理性荨麻疹效果更好[67]。

热是荨麻疹的一种罕见原因。日光性荨麻疹也少见，只限于太阳暴露区皮肤，去除光刺激后迅速恢复。广泛的阳光暴晒可能导致易感个体出现气喘、头晕和晕厥[67]。还没有证明防晒霜能有效地预防太阳性荨麻疹[67]。

尽管儿童荨麻疹的致病因素较容易识别，但是成人慢性荨麻疹的原因还不确定[69]。

临床特征

荨麻疹表现为中心苍白、边界色红的水肿性斑块，很容易辨认（见图118-5）。荨麻疹是短暂的，持续时间不到24小时，但是可能会不断地出现新的荨麻疹，这是由于液体外渗产生的局部皮肤水肿。

鉴别思路

荨麻疹的鉴别诊断包括多形性红斑、环形红斑和幼年型类风湿关节炎。

处理

荨麻疹的治疗包括去除诱发因素和使用抗组胺药或其他止痒药。羟嗪，10~25mg［儿童2mg/(kg·24h)］，可有效缓解症状。另一选择是非镇静的抗组胺药，如特非那定60mg，每日两次，阿司咪唑10mg每日一次，或非索非那定60mg，每日两次[70]。泼尼松也是有效的，但荨麻疹可能反弹，使得停用泼尼松有时很困难。对于慢性荨麻疹，需要长期使用抗组胺药进行治疗。

血清病

血清病是一种由药物引起的最常见的临床综合征，其特点是发热、淋巴结肿大、关节痛、皮疹、胃肠道紊乱和全身乏力。往往伴有蛋白尿，但是没有肾小球肾炎的证据[71]。可出现广泛的皮疹或麻疹样或荨麻疹多形性红斑样病变，有时可累及手掌和脚掌[72]。血清病和血清病样反应最常见的原因是药物过敏反应[73]。头孢克洛是引起血清病样反应常见的原因。

血清病通常在服药后1~3周发病，但是在上一次服用药物后已经致敏者也可能在12~36小时发病。血清病是由组织循环免疫复合物沉积、补体活化和随后的炎症反应介导的。这是一个Ⅲ型（免疫复合物）反应，或阿蒂斯（Arthus）反应。

处理

推荐停用致病的药物，并使用抗组胺药和外用皮质类固醇进行对症治疗。症状严重的患者可短疗程口服皮质类固醇[73]。在今后，应避免使用引起反应的药物。对于头孢克洛和头孢丙烯，与其他β-内酰胺类抗生素发生交叉反应的危险小，使用另一种头孢菌素进一步治疗通常耐受性良好[73]。然而，有些医师建议，曾有头孢克洛引起血清病样反应的患者，应避免使用所有β-内酰胺类药物。

疹病

疾病原理

疹病是一种皮疹，作为一般疾病的症状发生。大约有30种肠病毒，主要是柯萨奇病毒和埃可病毒群，已知可产生疹病的腺病毒有四大类型。其他病毒也可能产生疹病。柯萨奇病毒和埃可病毒产生的疹病是最常见的。大多数病毒产生的疹病是斑丘疹，偶尔可出现猩红热样、红斑、水疱和瘀皮疹。病变的严重程度是可变的，非瘙痒性、不脱皮。可能出现口咽部病变。

埃可病毒9型感染可能伴随着脑膜炎和类似于脑膜炎球菌血症的瘀皮疹，然而疹病也可能没有脑膜受累。埃可病毒16型（波士顿疹病）和柯萨奇病毒B组5型感染可能类似于婴儿红疹，但更可能发生在成人。

柯萨奇病毒A组16型感染可引起明显的水疱性口炎和1~4mm口腔溃疡，可累及手背和脚外侧。人们对柯萨奇病毒A组9型引起的疾病进行了广泛的研究。该病可能伴有脑膜脑炎或间质性肺炎。皮疹通常是斑丘疹，从脸部或躯干开始，并扩散到四肢。可能出现类似水痘的疱疹。

经典的病毒疹病是麻疹、风疹（德国麻疹）、疱疹病毒6（蔷薇疹）、微小病毒B19（传染性红斑或5

号病）和肠道病毒（埃可病毒及柯萨奇病毒）[3,9]。广泛的免疫计划已经降低了麻疹和风疹的发病率。

麻疹

临床特征

麻疹是一种具有高度传染性的病毒性疾病，通过接触传染性飞沫传播，潜伏期为10～14天。患者从发病前1～2天到出现皮疹后4天都有传染性[74]。症状以发热和全身乏力开始。体温通常每天逐步升高，直到发病的第5或第6日达到约40.5℃。发病后24小时内开始出现咳嗽、鼻炎和结膜炎症状。

在发病的第2天出现柯氏斑点，这是该病的特征，表现为在颊黏膜出现小的、不规则、明亮的红点，中心呈蓝白色。柯氏斑点开始出现在磨牙背面，逐步蔓延到口咽部。

麻疹在发病第3～5天出现皮疹。斑丘疹红斑病变累及额头和上颈部，并蔓延到包括面部、躯干和手臂，最后是腿和脚。柯氏斑点的消失与皮疹的出现一致。到了第3天，皮疹开始消退，与出现的顺序一致，并出现退热。

并发症包括中耳炎、脑炎和肺炎。中耳炎是最常见的并发症。1千例麻疹病例中大约1例发生脑炎，死亡率为15%。麻疹肺炎也可能危及生命。

处理

如果细菌侵入发生了中耳炎或肺炎，应该使用抗生素。否则，仅给予支持治疗。隔离受感染儿童的价值是有限的，因为接触通常发生在皮疹出现之前，出现柯氏斑点即可确诊。在皮疹出现5天后，麻疹不再有传染性。感染麻疹可获得终身免疫。

在接触6天内，易感人群通过使用人类免疫血清球蛋白（ISG）可以缓和或预防这种疾病。ISG的推荐剂量为儿童0.25ml/kg肌注。在接触72小时内接种麻疹病毒活疫苗，可有效预防麻疹[74]。有些学者建议在接触后不久可使用维生素A。自1989—1991年麻疹再猖獗以来，其发病率已经下降[74]。在暴发期，观察人群包括学龄前儿童、老人和没有常规进行疫苗接种的人群，如移民。

落基山斑疹热

疾病原理

落基山斑疹热是由立克次体引起的，立克次体存在于隐有各种蜱的生物体内。在蜱叮咬时通过其唾液或在蜱接触宿主被击碎时传播给人类。虽然，这种疾病最初在落基山脉地区被描述，但是其发生在北美、南美和中美洲的其他地区。大多数报告的病例来自于美国东南部。

临床特征

该病通常突然发作，伴有头痛、恶心、呕吐、肌肉痛、发冷、发热高峰达40℃。偶尔，发病较为缓慢，伴有进行性厌食、倦怠和发热。这种疾病可能会持续3周，伴有中枢神经系统、心脏、肺、胃肠、肾和其他器官受累、弥散性血管内凝血或休克时病情可能会加重。

皮疹在第2～4天出现，或者偶尔在第6天出现。它从红色斑开始，压之褪色，首先出现在手腕和脚踝。这些斑在几小时内蔓延到四肢、躯干和脸部。他们可能成为瘀斑或出血。手掌和脚掌上的病变特别有特点。可能存在毛细血管脆性增加和脾大。

诊断方法

外斐反应是最著名的血清学诊断试验，但是在落基山斑疹热病例中外斐反应凝集素是不恒定的，更具体的免疫程序已经开发出来[75]。但是，不应该等待这种试验结果，而应尽快开始治疗这种疾病。

处理

四环素[25～30mg/(kg·d)，分次口服]是首选抗生素。如果患者不能口服药物，可静脉注射四环素，负荷剂量为15mg/kg，随后维持剂量为15mg/(kg·d)。可使用多西环素，剂量为4.4mg/(kg·d)，每6小时一次，随后1.1mg/kg，每日两次，最大剂量为30mg/d。氯霉素可用于四环素过敏和未满9岁的儿童患者。一个疗程为6～10天，退热后应该继续使用72小时[75]。磺胺类药物应避免使用，因为他们会加剧病情。立克次体对青霉素类、头孢菌素类、氨基糖苷类和红霉素常规耐药[75]。

婴儿玫瑰疹

婴儿玫瑰疹，或称为幼儿急疹或六号病，是一种由人疱疹病毒6引起的良性疾病，以发热和皮疹为特征。红疹样疾病偶尔伴随着其他疾病[74]。95%的病例是6个月至3岁的儿童，其中大部分儿童在2岁以下。可能会发生热性惊厥。发热通常突然发生，迅速上升至39～41℃，并且持续或间断存在3～4天，而后体温急剧下降到正常。

退热时出现皮疹。皮疹表现为离散的粉红色或玫瑰色的斑或直径 2～3mm 的斑丘疹，压之褪色，很少合并。最初通常累及躯干，蔓延到颈部和四肢。有时，病变仅限于躯干。皮疹在 1～2 天后消退，无脱屑。

尽管出现高热，婴儿通常会表现良好。脑炎是一种非常罕见的并发症[74]。预后很好，没有必要进行治疗。

风疹

风疹，或德国麻疹，是一种病毒性疾病，以发热、皮疹和全身性淋巴结肿大为特点。其传染途径是飞沫接触，发病高峰在冬季和初春。潜伏期通常为 14～21 天，在儿童出现皮疹预示着发病。传染性的最长时间是发病前数天到皮疹出现后 5～7 天[74]。婴幼儿先天性风疹能够传播病毒 1 年以上[74]。在成人中，头痛、全身乏力、咽痛、鼻炎和低热等前驱症状比皮疹早出现 1～6 天。这些症状一般在出现皮疹后 24 小时内消退。

粉红色或红色皮疹首次出现在脸部，而后迅速蔓延到颈部、躯干和四肢。躯干上的皮疹可能合并，但四肢的皮疹不合并。皮疹持续 1～5 天，通常在 3 天后消失。虽然皮疹消退可能伴有细脱屑，但是这种体征通常不存在。

淋巴结肿大可能在皮疹出现前一周发生。虽然这是普遍的，但是最明显的肿大是枕下、耳后和颈后组。其他症状和体征消退后数周仍能触及肿大的淋巴结。

风疹的主要并发症包括脑炎、关节炎和血小板减少。最严重的并发症是胎儿的损害。24% 的受感染胎儿有先天性缺陷。产妇感染可能通过血凝抑制抗体测定确诊。滴度升高 4 倍是风疹病毒感染的诊断依据。不推荐未接种疫苗的妇女在怀孕初期常规预防风疹。

许多风疹患者不需要治疗。退热药通常用于治疗头痛、关节痛和疼痛性淋巴结肿大。

传染性红斑

传染性红斑，或五号病，是由细小病毒 B19 感染引起。它的特点是轻度的全身症状，10%～15% 的患者出现发热和特征性皮疹。关节痛和关节炎通常发生在成年人，但很少发生在儿童。在脸上的皮疹非常红，口周苍白似"耳光征"。斑丘疹花边状皮疹在手臂上很明显，蔓延到躯干、臀部和大腿。在温度改变和暴露在阳光下时，皮疹可能会再次出现。潜伏期一般为 4～14 天[74]。

细小病毒 B19 感染还可能导致无症状感染、上呼吸道感染、非典型性皮疹和无皮疹的关节炎。

传染性红斑引起肝炎的报道很少[74]。受感染的免疫缺陷患者可能由于这种疾病而出现慢性贫血。镰状细胞病或其他溶血性贫血患者可能出现再生障碍性危机，持续 7～10 天[74]。细小病毒 B19 感染可引起胎儿水肿和死亡[74]。没有关于该病引起先天性异常的报告。该病无需治疗。

猩红热

临床特征

猩红热的发病率近年来有所下降。这种疾病发病突然，在 12～48 小时内出现发热、寒战、全身乏力和咽痛，开始在胸部出现特征性皮疹，通常在 24 小时内迅速蔓延。可能存在口周苍白。因为众多针头大小的病灶，所以皮肤有粗糙的、砂纸般质感。腭部可出现红色病变或瘀斑。在症状消失后，所累及的区域可发生脱屑，是该疾病的特点。

并发症包括淋巴结、扁桃体、中耳和呼吸道的链球菌感染。晚期并发症包括风湿热和急性肾炎（彩图 118-10）。

处理

治疗的目的是提供足够的抗链球菌血液抗生素水平，至少连用 10 天。口服青霉素 V 钾，儿童 50mg/（kg·d）（4 万～8 万单位），分为 4 次口服，或成人 250mg，每日 4 次。肌注苄星青霉素。体重小于 30 磅患者，使用 30 万单位苄星青霉素；31～60 磅患者，使用 60 万单位苄星青霉素；61～90 磅患者，使用 90 万单位苄星青霉素；体重超过 90 磅患者，使用 120 万单位苄星青霉素。青霉素过敏患者，口服红

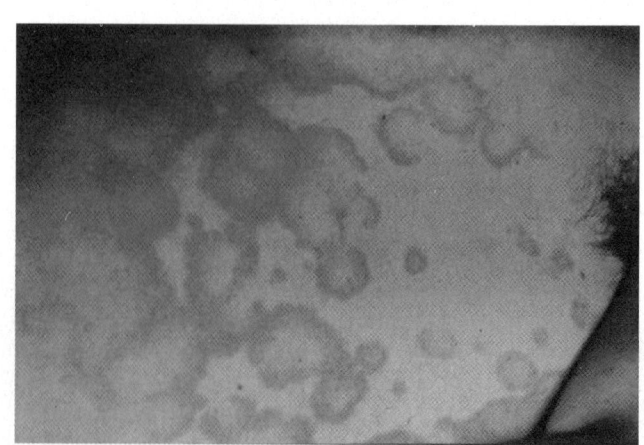

彩图 118-10　风湿热患者的环形红斑。（Courtesy of David Effron, MD.）

霉素250mg，每日四次或40mg/（kg·d），连用10天。也可以使用其他大环内酯类和某些头孢菌素类。

丘疹性病变

接触性皮炎

疾病原理

接触性皮炎是一种皮肤对化学、物理或生物制剂的炎症反应。诱导剂作为刺激物或过敏性致敏剂。过敏性接触性皮炎是一种由淋巴细胞介导的迟发性过敏反应，这种淋巴细胞是由于皮肤接触过敏原而致敏。刺激性接触性皮炎不常见[26]。腐蚀剂、工业溶剂和洗涤剂是刺激性皮炎的常见原因。皮炎可能是由于短暂的接触有效碱或反复或长时间接触较温和的刺激物引起的。

服装、首饰、肥皂、化妆品、植物和药物通常含有引起过敏性接触性皮炎的过敏原。最常见的过敏原包括橡胶化合物、漆树属植物（毒常春藤、橡树、黄栌）、镍（通常用于合金饰品）和乙二胺（一种外用药物稳定剂）[26]。毒藤过敏患者可能对家里的其他植物过敏，如腰果、芒果、漆器和银杏树[76]。

临床特征

接触性皮炎的主要病变是丘疹、水疱或大疱。过敏原中，漆树品种最有可能引起大疱性病变。可能会发现渗出、结痂、脱屑、裂隙和慢性苔藓样病变。病变的分布取决于特定的接触物，可能是局部的、非对称线性或单侧的（彩图118-11和彩图118-12）。除非直接接触诱导剂，否则黏膜通常能够幸免。接触史是支持诊断最重要的因素。如果对诊断存在怀疑，应该建议患者进行过敏测试。

处理

接触性皮炎的治疗包括避免刺激物或过敏原和治疗继发性细菌感染。使用Burow溶液湿敷泡囊或渗出性病变15分钟，每日3～4次。全身性应用皮质类固醇通常是必要的[26]。最初的泼尼松用量为30～80mg/d（根据累及的程度而定）。泼尼松应该逐渐减量，至少10～14天，毒藤过敏患者应使用21天。需要长期、缓慢地减量，以预防疾病的反弹。当每天的泼尼松剂量达到10mg时，应停止使用。全身应用抗组胺药，如苯海拉明或羟嗪，可能有助于控制瘙痒[9,26,76]。

应该劝告患者清洗所有可能接触过植物的衣服，因为刺激性植物油可能长期存在。一旦刺激物从皮肤和衣服上被清除，持续发病的原因可能是初次接触，而不是从大疱的浆液蔓延而来。患者不会传染他人，除非易感患者直接接触植物油。

多形性红斑

疾病原理

多形性红斑最常见的诱发因素是接触药物和单纯疱疹病毒感染。其他原因还包括其他病毒感染，特别是肝炎和甲型流感。较少见的原因包括真菌疾病，如脚气、组织胞浆菌病、球孢子菌病和细菌感染，特别是链球菌感染和肺结核。已经知道各种胶原血管疾病可引起多形性红斑，尤其是类风湿关节炎、系统性红斑狼疮、皮肌炎、动脉炎和结节性周围动脉炎。怀孕和各种恶性肿瘤也可伴有多形性红斑。大约一半的病例没有找到刺激因素。鉴别诊断包括荨麻疹、烫伤样皮肤综合征、天疱疮、类天疱疮和病毒疹病。

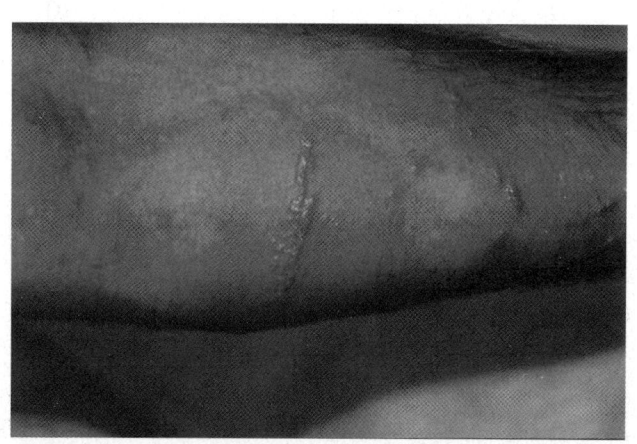

彩图118-11 继发于镍的接触性皮炎。（Courtesy of David Effron, MD.）

彩图118-12 继发于毒藤的接触性皮炎典型线性病变。（Courtesy of David Effron, MD.）

临床特征

多形性红斑是一种由各种因素引起的急性、自限性疾病。它的特点是突然出现皮肤病变,表现为红色或紫红色斑、丘疹、水疱或大疱。其分布往往是对称的,最常累及脚底和手掌,手或脚的背部和四肢的伸面。脚底和手掌的病变是独特的[61]。

病变出现三个区带的颜色是多形性红斑的特征。中心为深色丘疹或小疱,四面有苍白区、红斑晕(彩图118-13),常见于手或手腕。

Stevens-Johnson综合征是多形性红斑的一种严重形式,有时是致命的。它的特点是大疱、黏膜病变和多系统受累(彩图118-14)。患者可能是中毒的;畏寒、头痛和全身乏力;发热、心动过速和呼吸急促。肾、胃肠或呼吸道可能受累,导致血尿、腹泻、支气管炎或肺炎。化脓性结膜炎可能很严重,足以引起眼睛肿胀。感染和脱水可导致死亡。

处理

治疗应从寻找基本病因开始。轻度病变可在2~3周内自行好转。严重者可长达6周,并可能需要住院静脉输液、局部皮肤护理、全身镇痛和全身性皮质类固醇治疗,泼尼松每天80~120mg,分次使用。大疱性病变应用浸有1:16 000高锰酸钾溶液或0.05%硝酸银溶液的敷料进行湿敷,每天数次。Stevens-Johnson综合征的主要并发症是感染和体液丧失。肾受累和肺炎是罕见的。严重的结膜炎可能导致角膜瘢痕和失明。已报告的Stevens-Johnson综合征的死亡率为0~15%[3,15]。

虱病

临床特征

从有症状的区域拔下头发进行镜检,发现幼虫或成虫即可确诊。幼虫比成虫更常见。幼虫附着在头发基部和表现为白点(彩图118-15)。成虫看起来像蓝色或黑色颗粒。患者可有剧烈瘙痒和刮伤。继发性感染可能会导致刮伤。

引起衣虱病的生物体居住在服装和床上用品材料的接缝,而这些生物体以人体宿主为生。除了严重感染的个体,这些寄生虫才离开身体。可能出现红色斑或风疹块,伴随着严重的瘙痒。治疗包括清洗或煮沸衣物和床单。如果在体毛发现幼虫,可以用林丹洗剂治疗,但是在大多数情况下没有必要(彩图118-16和彩图118-17)。

儿童虱病头癣比成人更常见。主要症状是瘙痒症,可能只限于枕部或耳后头皮。皮肤擦破通常导致继发性细菌感染和区域淋巴结病变。

诊断方法

在头发和头皮交界处找到附着在头发上的幼虫,即可确诊(见彩图118-15)。

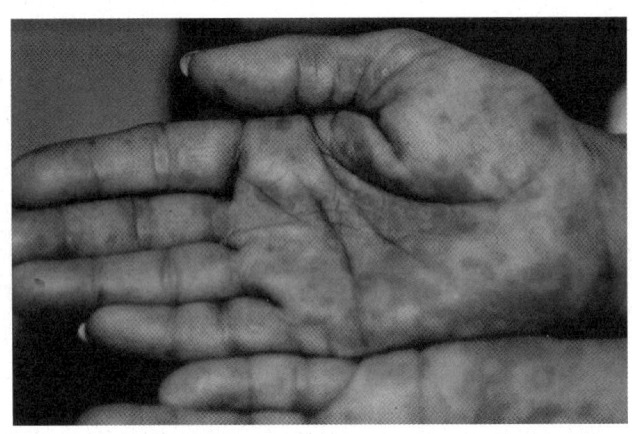

彩图118-13 多形性红斑。(Courtesy of David Effron, MD.)

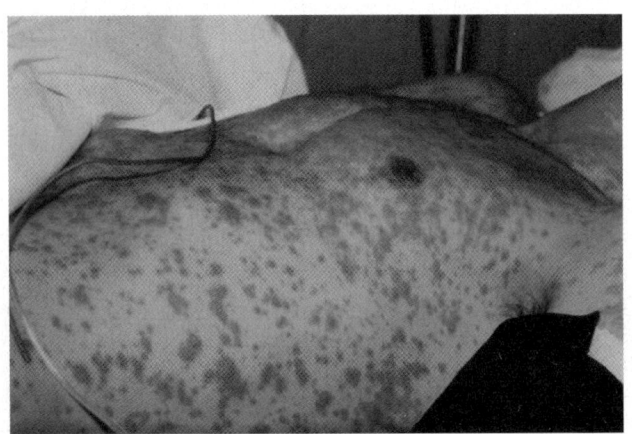

彩图118-14 Stevens-Johnson综合征。(Courtesy of David Effron, MD.)

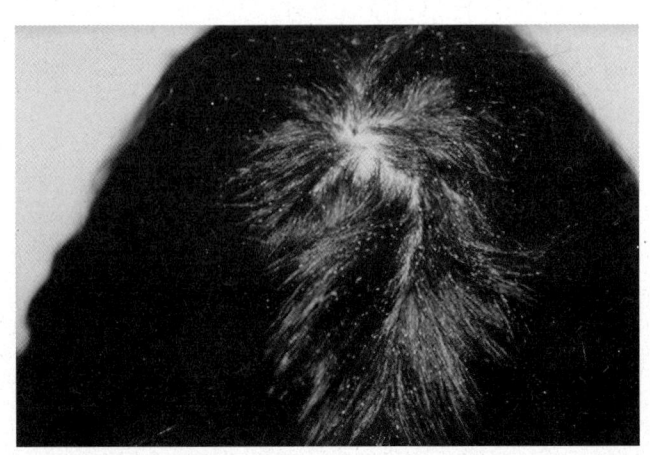

彩图118-15 头虱。(Courtesy of David Effron, MD.)

处理

林丹（Kwell）洗剂或霜剂，不再是外用治疗的首选药方[77]。氯菊酯（尼克斯）是推荐的治疗。它可持续作用 2 周。在这一时期，不应使用霜冲洗和调理洗发水，因为它们覆盖了头发，保护虱子免受杀虫剂的伤害。在头发清洗和晾干后，将氯菊酯用到头皮上。10 分钟后用水冲掉。它必须在头发干的时候应用，因为虱子泡在水中时可以关闭呼吸道长达 30 分钟[77]。如果在初次使用后 1 周再次使用，可获得较高的治愈率。

因为该病可能是通过性接触传播，性伴侣也应该接受治疗。其他未感染的家庭成员不必治疗。内衣、睡衣、床单和枕套应机洗（热水）、干燥、熨烫或煮沸。经过治疗仍然存在瘙痒症，可能是由于灭虱剂对皮肤的刺激或者患者因焦虑造成的。

氯菊酯可用来治疗虱子头癣。口服伊维菌素一次，200μg/kg，10 天后再口服一次，已被证明可消除头虱[77]。对于治疗失败者可应用林丹。应该对家庭成员进行检查，但未受感染的人不一定需要治疗。

疥疮

临床特征

疥疮是一种螨虫感染，其特点是严重瘙痒，通常在夜间加重。最常累及的身体部位是趾间缝隙、手腕屈曲区、腋窝、臀部、下背、阴茎、阴囊和胸部（彩图 118-18）。婴儿和儿童往往比成人更容易受感染。典型的病变是红色丘疹或小水疱，周围皮肤发红和划痕。婴幼儿往往全身皮肤受累，包括面部、头皮、手掌和脚掌。在婴儿中，最常见的病变是丘疹和水疱脓疱[78]。

疥疮结节是一种临床变异，在男性生殖器、臀部、腹股沟和腋窝地区出现极度瘙痒的结节。结节是红褐色的，不含有螨虫，被认为是过敏反应。尽管进行了适当的灭疥疮治疗，它们仍然可以持续数周。

免疫抑制患者可出现挪威疥疮，其表现为手、脚、头皮广泛的角化过度和结痂。因为螨过度增殖而有高度的传染性[79,80]。病变的继发性感染是常见的。

密切的个人接触可导致疥疮的传播。多个家庭成

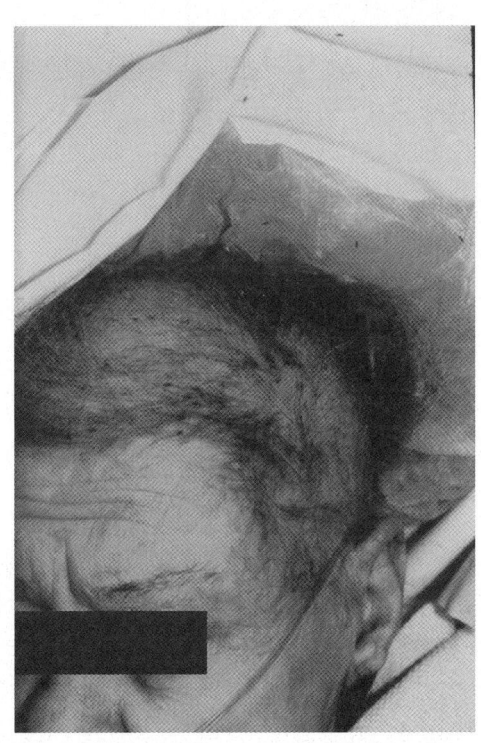

彩图 118-16 体虱。（Courtesy of David Effron, MD.）

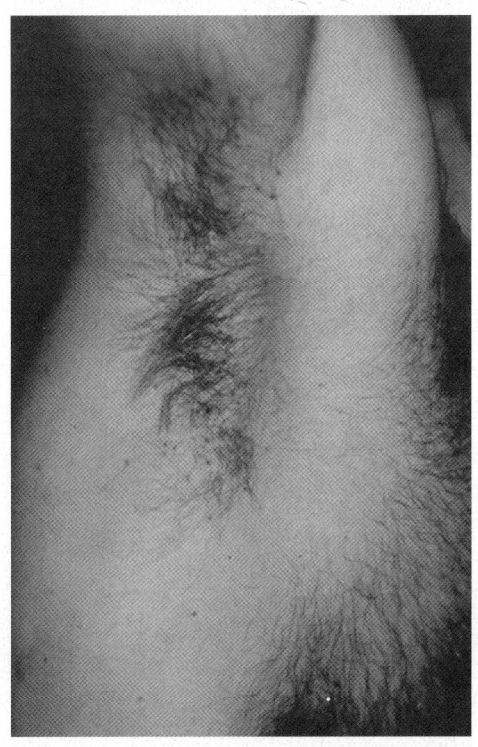

彩图 118-17 体虱。（Courtesy of David Effron, MD.）

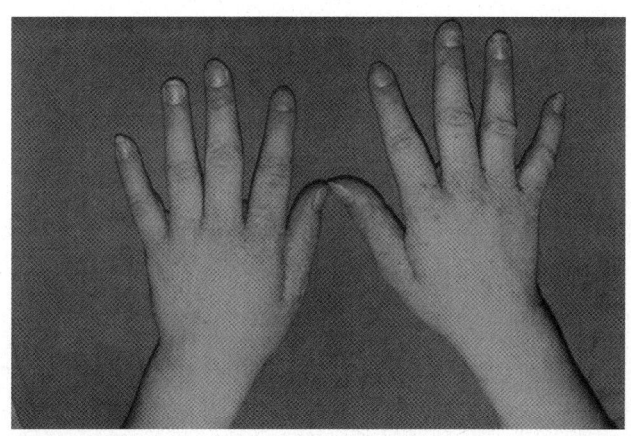

彩图 118-18 疥疮。（Courtesy of David Effron, MD.）

员有可能被感染。感染也可通过性接触传播。

处理

治疗方法包括克罗米通乳液和霜或5%氯菊酯霜和伊维菌素。林丹已经不再是首选的治疗方法。前者治疗失败的患者可考虑使用林丹。5%菊酯霜全身整晚应用，一周一次，连用2周，是婴儿和儿童的治疗方法。在消除螨虫、减少继发性细菌感染和减轻瘙痒上，它比克罗米通有效。即使在成功治疗后，疥疮后结节和瘙痒也可能持续数月[62,63,66,67]。挪威疥疮可能需要反复使用灭疥疮药，有时需要连续使用几种制剂。

可以口服伊维菌素，第一剂200μg/kg[81]。第二剂在1周后口服，已被证明可大大提高治愈率。结痂的疥疮患者可能需要重复使用伊维菌素（200μg/kg）、局部灭疥疮药（全身应用，最初每隔几天应用一次）和角质剥脱剂。

在疫情流行或需要根除疥疮时，伊维菌素的作用很明显，因为伊维菌素能可靠地控制疥疮[82]。伊维菌素的安全性已在数百万微丝蚴病患者中得到证实。尽管伊维菌素通常不能穿透血脑屏障，但是老年患者应该没有癫痫和神经毒性的危险[83]。因为有限的安全数据，未满5岁或怀孕或哺乳期患者不应使用伊维菌素。

人们已经注意到，茶树精油（互叶白千层）和江藤属何首乌精油也有灭疥疮和抗菌活性，虽然茶树油给药方案尚未确定[84]。

所有家庭成员和性接触者也应治疗。服装、床单和枕套应该用机器（热水）清洗和烘干、熨烫或水煮。

治疗后，症状和体征的减轻可能需要数周。在螨虫被杀灭后，存在过敏症或焦虑可能延长症状的持续时间。

梅毒

临床特征

梅毒仅通过直接接触感染病灶传播。致病微生物是梅毒螺旋体。在经过10~90天的潜伏期后，出现原发病变，该病变将持续3~12周，而后自行愈合。接触后6周~6个月，疾病进入第二阶段，可出现各种皮肤黏膜病变。随着疾病进入潜伏期，这些病变在2~6周自行愈合。随后或者进入长期潜伏期或者三期梅毒。未经治疗的患者中，25%出现至少一种口腔或肛门区皮肤黏膜病变复发。

硬下疳是一期梅毒的皮肤表现。硬下疳通常为单一病灶，但也可能为多个。他们出现在螺旋体接种部位，通常是口腔或生殖器黏膜。典型的硬下疳开始为丘疹，并发展成一个直径约1cm的溃疡，基底干净、边缘隆起。硬下疳是无痛的，除非继发感染，它可能伴有无痛性淋巴结肿大。

二期梅毒是在一期梅毒持续6周或更长时间后出现，但很少与一期梅毒重叠。二期梅毒有许多皮肤表现。病变可能是红斑或粉红色斑或丘疹，通常对称分布（彩图118-19）。色素斑和丘疹通常出现在手掌和脚掌（彩图118-20和彩图118-21）。病变可呈鳞片状，但很少出现瘙痒。

丘疹和环形病变多见于有色人种。伴随有淋巴结肿大和全身乏力。可能出现不规则、斑片状脱发。生殖器部位可能会出现潮湿、扁平的疣状湿疣。这些病变具有高度传染性。

诊断方法

一期梅毒的诊断主要是通过暗视野显微镜找到螺旋体。因为暗视野显微镜往往不提供给急诊医师，所以一期梅毒的诊断是可疑的，应将患者转到皮肤科医生或适当的公共机构进一步诊断和治疗。在性病研究

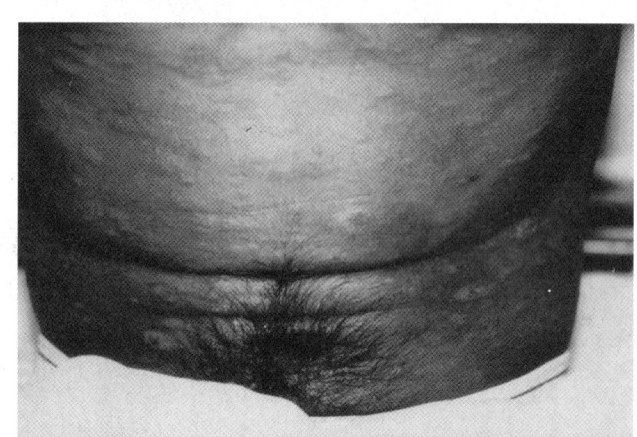

彩图118-19 二期梅毒。（Courtesy of David Effron, MD.）

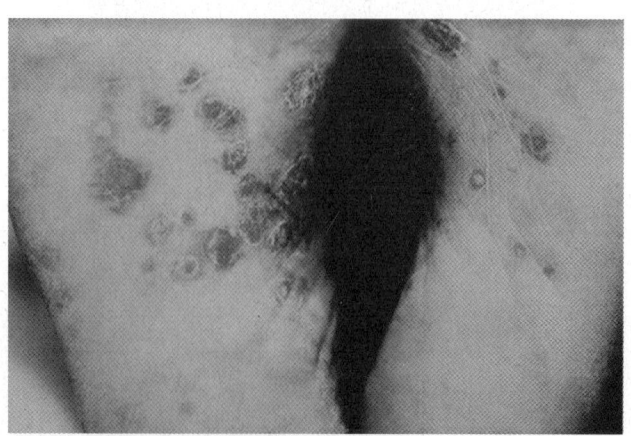

彩图118-20 脚底二期梅毒的皮肤表现。（Courtesy of David Effron, MD.）

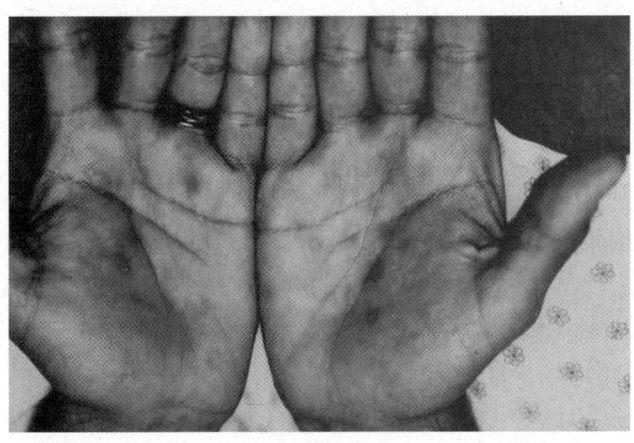

彩图 118-21　手掌二期梅毒的皮肤表现。（Courtesy of David Effron, MD.）

实验室（VDRL）检测中，最常用的是血清学诊断试验，大约四分之三的一期梅毒患者阳性，但是在病程初期检测往往是阴性[53]。

二期梅毒病例的梅毒试验总是阳性，滴度通常在1:16或更高。暗视野检查潮湿的病灶也可能是阳性，但是在这个阶段的诊断是基于阳性的血清学试验。最敏感和特异的血清学检测是荧光梅毒螺旋体抗体吸收（FTA-ABS）测试[53]。

梅毒血清学试验的假阳性是指梅毒试验阳性、而FTA-ABS阴性。这种情况可能在接种疫苗或感染后出现，特别是肺炎支原体、单核细胞增多症、肝炎、麻疹、疟疾和怀孕期。慢性假阳性反应（即持续时间超过6个月）可能会出现在系统性红斑狼疮、甲状腺炎、淋巴瘤、麻醉品成瘾或老年患者。大多数假阳性反应的滴度范围为1:1到1:4。

处理

孵化期梅毒和一期病变出现前期，可使用普鲁卡因青霉素480万单位肌注，随后口服丙磺舒1g。一期和二期梅毒使用苄星青霉素2.4万单位肌注。青霉素过敏患者应使用多西环素100mg，每日两次，连用14天；四环素500mg，每日四次；或红霉素500mg，每日四次[52]。艾滋病毒感染的患者需要更深入的治疗。

如果依靠临床表现、显微检查或血清学做出梅毒的诊断，在急诊科就可以进行治疗。如果不能这样做，应该采集血清样本，并将他们转给专科医生治疗。一期梅毒治疗后6～12个月或二期梅毒治疗后1~1.5年梅毒试验有望变成阴性。然而，进行了充分治疗的三期梅毒患者仍可保留阳性的血清学结果。接受治疗的12小时内，患者可能会出现发热反应和弥漫性皮疹，称为雅-赫反应。反应通常在24小时内自愈。

结节性病变

结节性红斑

临床特征

结节性红斑是一种真皮和脂肪组织的炎症反应，可出现红色或紫色痛性结节。结节是隆起性病变，位于皮肤深层，结节上的皮肤可通过触诊移动。这些痛性结节最常出现在胫前，但也可能出现在手臂或身体上。发热和脚踝、膝盖关节痛可能先于皮疹出现[3,9]。随着病变的发展，他们可能会变成黄色、紫色和类似瘀伤（彩图118-22）。受感染的女性比男性多三倍，发病高峰为30～50岁[68]。

许多基本疾病可产生结节性红斑：结核、结节病、球孢子菌病、组织胞浆菌病、溃疡性结肠炎、区域性肠炎、怀孕及链球菌、小肠结肠炎耶尔森菌和衣原体感染。正如多形性红斑，许多结节性红斑病例是先天的。药物与结节性红斑的关系在药疹部分讨论。口服避孕药是药物性结节性红斑的主要原因。鉴别诊断包括外伤性擦伤和皮下脂肪坏死。

处理

当确定存在基本疾病时，应该给予治疗。行胸部X线片检查，以排除结节病、结核病或深部真菌感染。卧床休息、抬高腿和穿着弹性袜可减轻疼痛和水肿。阿司匹林600mg，每4小时一次或非甾体消炎药也可能缓解一些症状[9,85]。结节性红斑是一种自限性疾病，通常3～8周可自愈[9]。重度疼痛患者每天可口服360～900mg碘化钾，连用3～4周。在此之前停止治疗可能导致复发。碘化钾法可能通过肥大细胞释

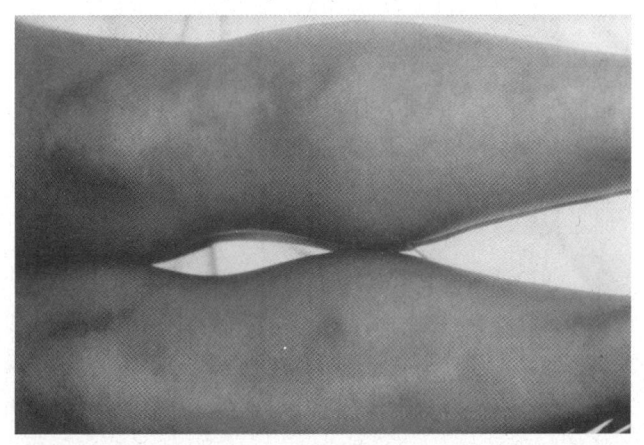

彩图118-22　结节性红斑。（Courtesy of David Effron, MD.）

放的肝素介导的免疫抑制机制而起作用[9,85]。

疱状病变

概述

水疱是含有透明液体的隆起性病变。水疱大于1厘米被称为大疱。水疱有时可能与红色丘疹病变，如接触性皮炎和多形性红斑有关。

寻常性天疱疮

临床特征

寻常性天疱疮是一种罕见的但重要的皮肤科疾病。在皮质类固醇应用之前的死亡率约为95%。目前的死亡率为10%~15%，死亡更多与皮质类固醇引起的并发症有关，而不是疾病引起的。天疱疮是一种大疱性疾病，男女受到同样的影响，最常见的年龄是40~60岁[86]。本病最常发生在犹太人、地中海人或南亚裔[86]。

典型的皮肤病变是小的、松弛性大疱、易破，形成浅表性糜烂和结痂溃疡。身体的任何部位都可能受累。尼氏征是该病的特征。通过手指对表皮的切向按压，水疱可能扩大或形成新的水疱。

在皮肤受累的表现出现之前，可能发生黏膜病变，50%~60%的患者有口腔病变。口腔病变通常比皮肤病变早数月出现[9]。最常见的部位是口腔，特别是牙龈和嘴唇的唇红边界。口腔病变是大疱，但通常破裂，遗留痛性、浅表性溃疡剥蚀区。

尽管天疱疮的发病原因不明，但研究表明是一种自身免疫机制。在少数情况下，天疱疮的发展与使用的药物有关，最明显的是青霉胺和卡托普利[9]。天疱疮细胞学检查阳性可确诊（即发现棘细胞或退化的、圆形、无定形核上皮细胞）。但是棘细胞不是天疱疮特有的，其确诊必须通过血清免疫荧光来证实。鉴别诊断包括大疱性类天疱疮、表皮松解症、疱疹性皮炎、中毒性表皮坏死、大疱疥疮和大疱性系统性红斑狼疮（彩图118-23）[9,86]。

处理

疼痛控制和局部伤口护理是治疗的重要组成部分。一旦确诊，口服糖皮质激素进行治疗，泼尼松的初始剂量为100~300mg，或同等剂量的药物，应与皮肤科医生一起制订治疗方法。也可以使用其他免疫抑制药物。在应用皮质类固醇之前，死亡是常见的，死亡率很高[9]。死亡与这种疾病的失控传播、继发感染、脱水和血栓栓塞有关。其他医疗疾病和高剂量皮质类固醇的副作用促进了死亡。

单纯疱疹

概况

两种已知的单纯疱疹病毒（HSV）变种引起的人类感染：HSV-1和HSV-2。前者主要影响非生殖器部位，而后者引起的病变主要发生在生殖器部位，并主要通过性接触传播。

临床特征

单纯疱疹病毒皮肤感染的特点是在红色基底上出现痛性、分组的水疱。腰部以上的病变通常是由HSV-1引起的，而腰部以下的病变通常是由HSV-2引起的（彩图118-24和彩图118-25）。病灶通常是局限在一个皮区。过敏性湿疹和其他皮肤病患者的皮肤分布可能更广泛。单纯疱疹病毒感染的成人应避免与过敏性皮炎的儿童接触，尤其是在感染的前3~5天。

口腔是HSV-1感染最常见的部位。儿童比成人更容易受感染[9]。可出现小群水疱，但很快就破了，留下不规则的结痂糜烂。牙龈口腔炎的严重程度从小溃疡到广泛的口腔、舌和牙龈溃疡不等，伴有发热和颈部淋巴结肿大。这种感染可很严重，以至于口腔摄入液体都很困难，可能导致脱水。愈合通常发生在7~

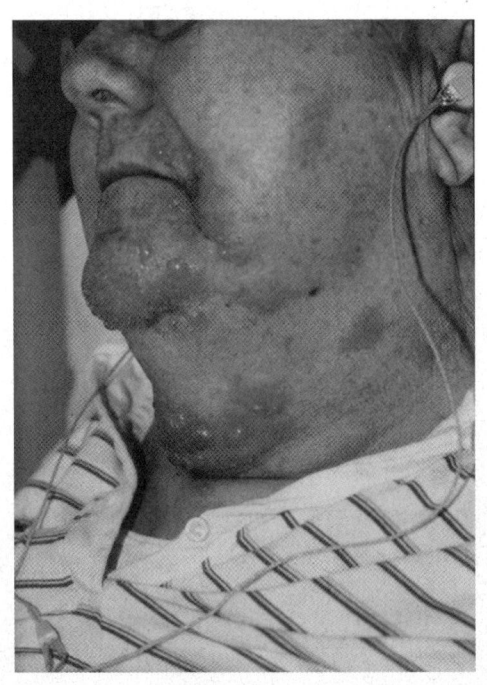

彩图118-23 大疱性天疱疮。（Courtesy of David Effron, MD.）

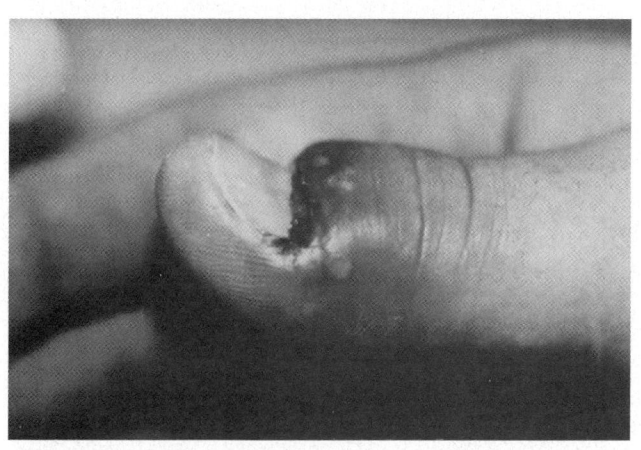

彩图 118-24 呼吸道合胞病毒-1 感染。（Courtesy of David Effron, MD.）

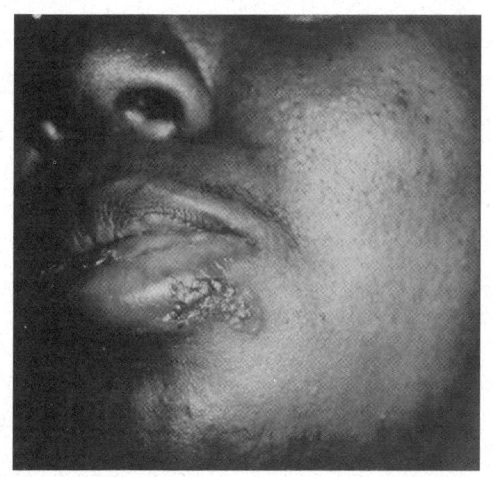

彩图 118-25 疱疹性瘭疽。（Courtesy of David Effron, MD.）

14 天，除非发生链球菌或葡萄球菌继发感染。

男性 HSV-2 感染可在龟头出现单个或多个水疱。可能出现发热、全身乏力和区域淋巴结肿大[53]。局部疼痛和感觉过敏的前驱症状可能先于皮肤病变出现。几天后水疱缩小、结痂，10～14 天治愈。女性感染可累及阴道口、子宫颈或阴道。水疱可分组或融合。疱疹性宫颈炎或阴道炎可能是严重骨盆疼痛、排尿困难或阴道分泌物的原因[9,53]。复发是常见的，但复发往往不太严重。依据血清学和流行病学数据，在 HSV-2 生殖道感染和子宫颈癌之间存在着关联[9,53]。

处理

推荐治疗生殖器疱疹的第一个临床方案是阿昔洛韦（苏维乐），200mg 口服，每日五次，连用 7～10 天，泛昔洛韦 125mg，每日两次，或伐昔洛韦 500mg，每日三次，或直至临床治愈。这些药物可缩短病毒排除周期、加速愈合时间，并缩短症状持续时间，但他们不能防止复发[9]。阿昔洛韦的预防性治疗可能在改善复发性生殖器疱疹的严重程度上是有效的，但是长期治疗的影响还不清楚[9]。虽然许多复发的疱疹感染没有从阿昔洛韦的治疗中受益，但是对于复发患者，可在出现前驱症状时给予阿昔洛韦 200mg 口服，每日五次[9]。泛昔洛韦，125mg，每日两次，连用 5 天，伐昔洛韦，500mg，每日三次，连用 5 天，同样是有效的[9]。

阿昔洛韦静脉滴注可成功地治疗严重的生殖器疱疹的初次发病。但是，需要住院治疗，因为这种治疗需要数天的时间，尤其是对于免疫功能低下的患者。这样的患者发生皮肤黏膜疱疹感染可能是致命的，因为它有一个向内部器官扩散和传播的倾向。

支持治疗是重要的，疼痛控制是一个主要问题。全身镇痛药和局部麻醉药可能是有用的。教育患者在性接触和生产过程中预防疾病的传播是必不可少的。

水痘

临床特征

水痘是一种由水痘带状疱疹病毒引起的感染。经过 14～21 天的潜伏期，疾病开始出现低热、头痛和全身乏力。在儿童，这些症状和皮疹同时出现；而在成人，这些症状发生后 1～2 天才出现皮疹。

皮肤损害迅速从斑点进展到丘疹、水疱和结痂，有时在 6～8 小时内。水痘的水疱直径 2～3mm，由一个红色的边框包围（彩图 118-26）。水痘的一个异常形式是较大的大疱（彩图 118-27）。水疱的变干是从中心开始的，产生脐状凹陷。在 5～20 天，干燥的结痂脱落。

病变发生在躯干、头皮、面部和四肢。水痘的特点是病变发展的所有阶段都出现在人体的一个部位。广泛的发病往往伴随着长期高热。

水痘的并发症包括脑炎或脑膜炎、肺炎、葡萄球菌或链球菌蜂窝组织炎、血小板减少症、关节炎、肝炎和肾炎[73]。成人水痘性肺炎比儿童更常见。

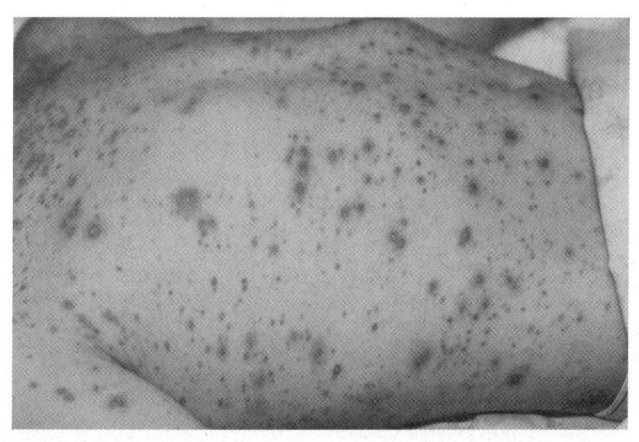

彩图 118-26 水痘。（Courtesy of David Effron, MD.）

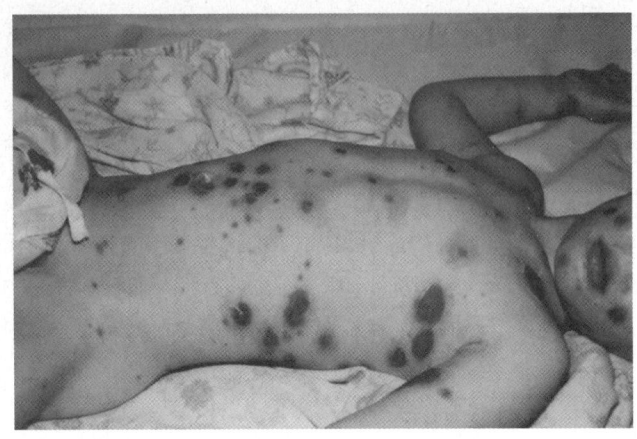

彩图 118-27 大疱性水痘。(Courtesy of David Effron, MD.)

处理

这种疾病是自限性的，仅需对症治疗。水痘患者应避免水杨酸，以减少随后发生莱耶综合征的危险。对于慢性呼吸道或皮肤疾病患者，如果能够在皮疹出现后 24 小时内开始口服阿昔洛韦，可能是有效的。一些研究报告证实，早期使用阿昔洛韦可减少发热的持续时间和幅度以及病变的数目和持续时间[74]。

隔离受感染的患者往往是徒劳的，因为在临床诊断明确之前可能已发生传染。在所有的水疱结痂、干燥之前，这种疾病有可能传染，所以感染者应留在家中，直到度过这一阶段。

接触水痘的孕妇和免疫功能低下患者应检查水痘带状疱疹和水痘抗体滴度，如果是阴性，在接触后 96 小时内应该使用水痘带状疱疹免疫球蛋白[87]。产妇在妊娠早期或中期感染水痘可能导致水痘性胚胎畸形，其特点是肢体萎缩、四肢瘢痕、中枢神经系统和眼部表现[34]。产妇在分娩前 5 天至分娩后 2 天发生水痘，可能导致新生儿发生播散性疱疹[34]。

水痘疫苗是一种减毒活病毒，它是非常有效和非常安全的[88]。1～13 岁儿童使用单一剂量是有效的。对于年龄较大的儿童，推荐将两个剂量在 4～8 周分别使用[88]。此外，在疫苗接种后水痘的发生率似乎低于自然获得免疫后水痘的发生率[88]。

带状疱疹

临床特征

带状疱疹是一种由水痘带状疱疹病毒引起的感染。它发生在以前曾感染过水痘的患者。皮疹出现前，患者通常在皮节分布区出现疼痛。这种疼痛比皮疹早出现 1～10 天；强度可变的、锐性、钝性或烧灼样疼痛。在红斑的基础上，由成组水疱组成的皮疹可累及一个或数个皮节分布区。大多数病例累及的是胸部，三叉神经分布区是最常见的受累部位[89]。

水疱最初是清亮的，然后变得浑浊，继而结痂和结硬皮。这个过程需要 10～12 天，2～3 周后硬皮脱落（彩图 118-28 和彩图 118-29）。带状疱疹的发病高峰是 50～70 岁，儿童不常见。尽管，众所周知该病与白血病、霍奇金淋巴瘤和其他恶性肿瘤有关，但是这种疾病的诊断很少先于其他疾病。大多数带状疱疹病例发生在健康人[89]。

带状疱疹可能从水痘患者传染给易感个体。通过与带状疱疹接触，也可能感染水痘，虽然这是不常见的[89]。然而，人们普遍认为带状疱疹是由潜伏的水痘带状疱疹病毒激活引起的，该病毒是在初次感染水痘时获得的。在这两种疾病的潜伏期，该病毒存在于背根神经节细胞[9,89]。

带状疱疹的死亡率非常低，即使发生内脏器官的传播也很少危及生命。并发症包括中枢神经系统受累、眼部感染和神经痛。也有报道可发生脑膜脑炎、脊髓炎和周边神经病变。

20%～70% 的病例可发生眼部并发症，累及三叉神经的眼支。严重程度从轻度结膜炎到全眼球炎不

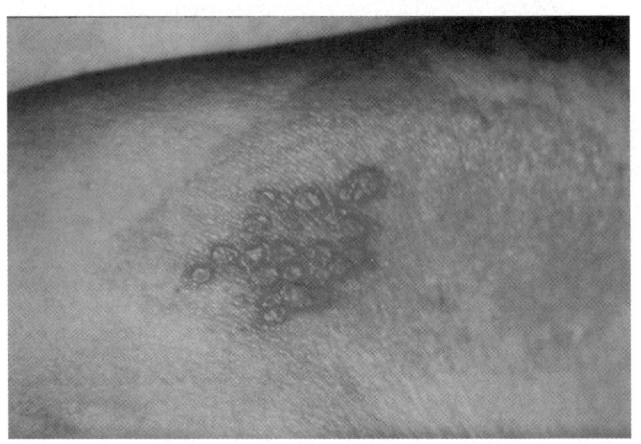

彩图 118-28 带状疱疹。(Courtesy of David Effron, MD.)

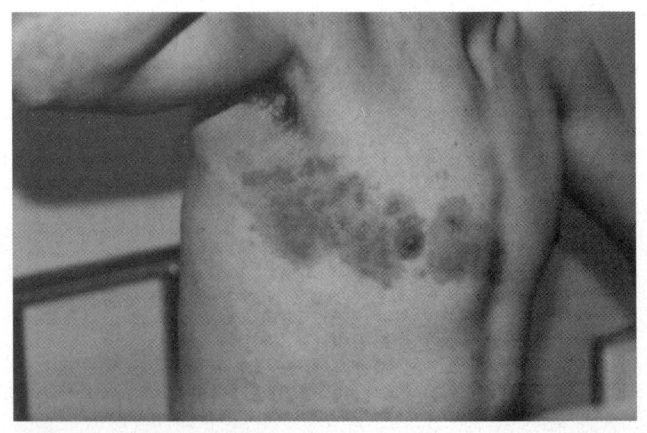

彩图 118-29 带状疱疹感染。(Courtesy of David Effron, MD.)

等，这威胁着眼睛[89]。眼睛受累可产生前葡萄膜炎、继发青光眼和角膜瘢痕。眼睛受累和水疱位于鼻尖之间有密切关系。

带状疱疹后神经痛，病变治愈后疼痛仍持续存在，更常发生在老年人和免疫抑制患者[89]。可能持续数月，而且经常对标准镇痛药物产生耐药。

免疫抑制患者，特别是艾滋病、霍奇金病或其他淋巴瘤患者，带状疱疹通常更严重[89]。这些患者通常比一般人群更容易发生皮肤传播。这些患者也更可能发生内脏和中枢神经系统传播；因此，他们应该考虑住院治疗。

处理

除了镇痛外，很少需要治疗。应用浸有1∶20到1∶40Burow溶液的敷料湿敷，可加速干燥。早期全身性应用皮质类固醇可能缩短带状疱疹后遗神经痛的持续时间，但不能减轻疼痛的严重程度或病变的治愈率[90]。免疫功能低下患者使用阿昔洛韦、泛昔洛韦、阿糖腺苷、膦甲酸钠、伐昔洛韦和干扰素-γ进行抗病毒治疗，已被证明是有效的[89]。带状疱疹后神经痛是一个复杂的问题，还没有令人满意的解决方法。使用辣椒素霜已经取得了一些成功，但是这种方法不适用于发炎或损坏的皮肤[9]。

严重的眼部带状疱疹患者静脉使用阿昔洛韦可能是有用的。治疗包括散瞳和局部应用皮质类固醇。不同于单纯疱疹性结膜炎，带状疱疹引起的眼部受累患者，使用皮质类固醇似乎不会加重病情。

天花

在1977年，最后一个自然发生的天花病例出现在索马里。随后，大众的常规免疫接种被停止。除了实验室储存外，天花病毒已被销毁[82]。由于最近对生物制剂用作武器的关注，所以区别天花和水痘是重要的（表118-3，彩图118-30。）[91]

皮肤炭疽

皮肤炭疽是由瘙痒性脓包或水疱开始，1～2天后扩大和腐烂。随后，带有中央黑色焦痂的坏死溃疡形成[92]。病变可能是无痛的，周围明显水肿（彩图118-31）。

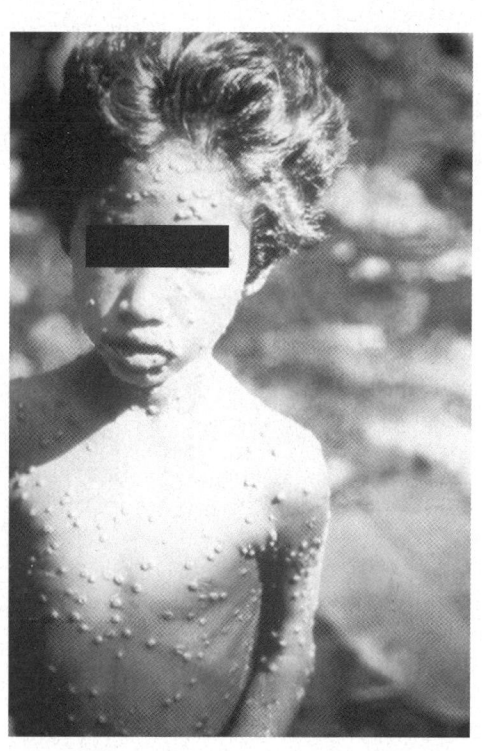

彩图118-30 天花。（From the Centers for Disease Control and Prevention Public Health Image Library [http://phil.cdc.gov].）

表118-3	天花和水痘的鉴别诊断	
	水痘	天花
前驱症状/体征	缺乏前驱症状/体征或轻度	皮疹发病前1～4天出现全身症状/体征
病情的严重程度	除非有并发症/免疫抑制，疾病通常不严重	从开始疾病很严重，可能中毒
病变发展	浅表性水疱发展迅速（1天），病变在多阶段在每个患处	硬、脓疱发展缓慢（数天）；病变在同一阶段在每个患处
病变部位	通常在脸部和躯干，手掌和脚掌不发生	常见于面部和四肢，包括手掌和脚掌
传染性	直到所有病灶结痂	直到所有的痂脱落

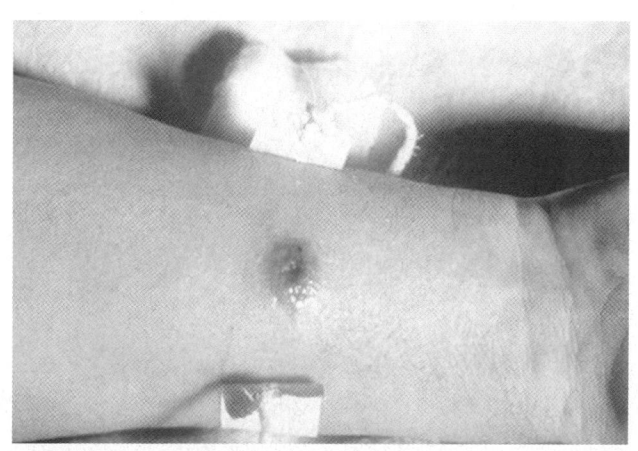

彩图118-31 皮肤炭疽。（From the Centers for Disease Control and Prevention Public Health Image Library [http://phil.cdc.gov].）

皮肤病变和全身性疾病

许多全身性疾病有皮肤表现（表118-4，彩图118-32～118-39）。一些常见的疾病包括艾滋病、糖尿病、结缔组织疾病和内分泌失调。

与恶性肿瘤有关病变的临床特征

恶性肿瘤最直接的皮肤病变是由肿瘤扩散到皮肤

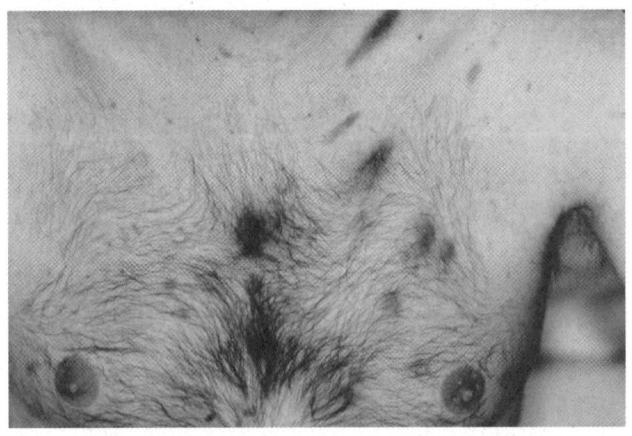

彩图118-32 艾滋病患者的卡波西肉瘤。（Courtesy of David Effron, MD.）

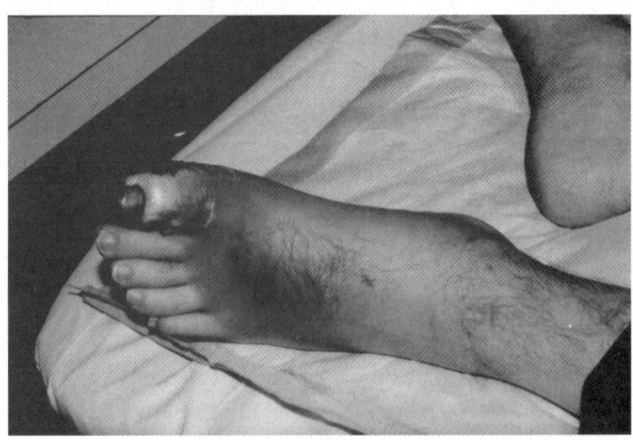

彩图118-35 糖尿病患者坏疽的脚趾和蜂窝组织炎。（Courtesy of David Effron, MD.）

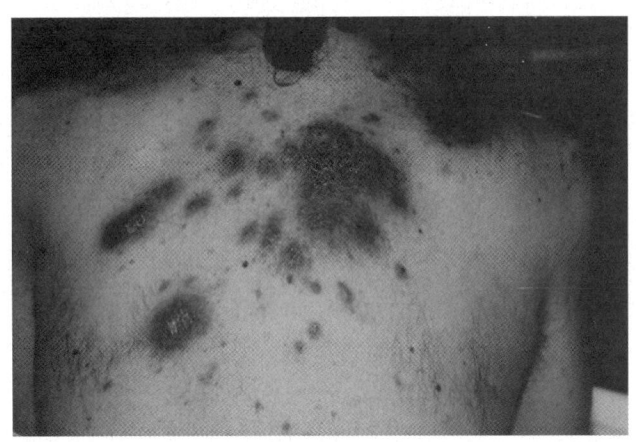

彩图118-33 艾滋病患者的卡波西肉瘤。（Courtesy of David Effron, MD.）

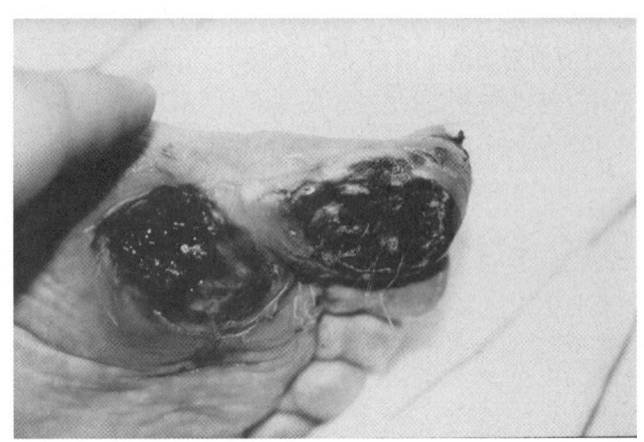

彩图118-36 继发于糖尿病的血管溃疡。（Courtesy of David Effron, MD.）

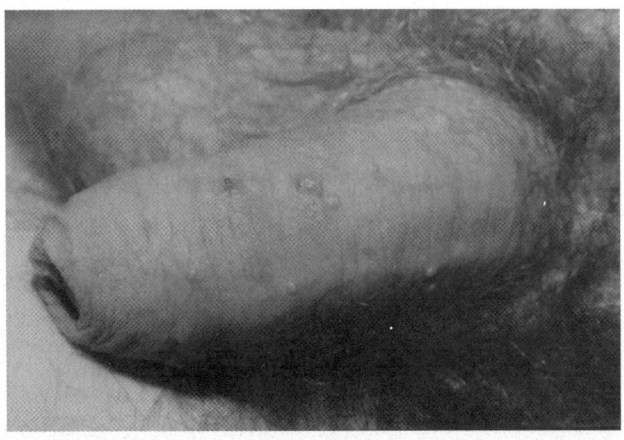

彩图118-34 由病毒引起的传染性软疣。（Courtesy of David Effron, MD.）

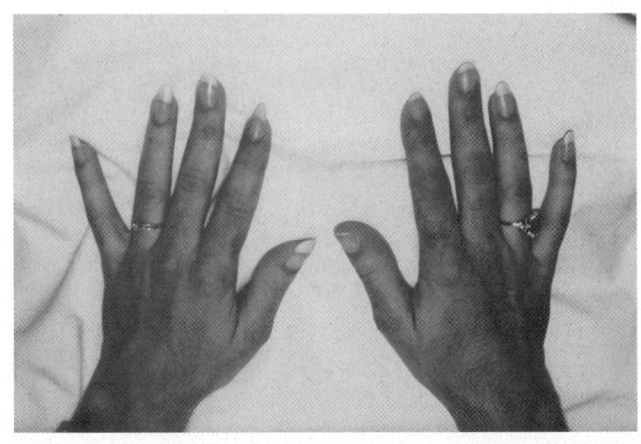

彩图118-37 关节伸肌表面的红斑皮炎、皮肌炎。（Courtesy of David Effron, MD.）

表118-4　与全身性疾病有关的皮肤病变

疾病	病变	注释
艾滋病[3,9,87]	慢性溃疡性单纯疱疹	
	卡波西肉瘤（彩图118 图118-32和彩图118-33）	艾滋病的诊断
	重症带状疱疹	
	口腔毛状白斑	
	生殖器疣	
	传染性软疣（彩图118-34）	
	脂溢性皮炎2型糠秕孢子菌	
	复发性金黄色葡萄球菌脓肿	
	分枝杆菌丘疹、结节、脓肿	
	口腔和直肠鳞状细胞癌	
	淋巴瘤	
	严重的牛皮癣	
	获得性鱼鳞病	
	毛囊炎	
	人类乳头状瘤病毒感染	
	苔藓	
糖尿病[85]	糖尿病性皮肤病	最常见
	糖尿病脂性渐进坏死	最有特点
	蜂窝织炎（彩图118-35）	控制糖尿病并不影响表现
	血管性溃疡（彩图118-36）	
	黑棘皮病	
	糖尿病性大疱症	
	糖尿病厚皮	
	硬皮病	
皮肌炎	眼睑变色和水肿	皮损先于肌肉发病
	颧骨突起的红斑鳞屑	对称近端无力，缓解，病情加重
	关节伸面的红斑性皮肤炎，尤其是手（彩图118-37）	发病时肌酸磷酸醛缩酶增加
	雷诺现象	
系统性红斑狼疮	盘状病变	盘状红斑狼疮皮肤有良性疾病
	颧骨红斑（彩图118-38）	
	肥厚性或疣状手掌和唯一性病变	
	狼疮性脂膜炎	
	口腔溃疡	
	雷诺现象	
类风湿关节炎	类风湿结节和渐进性坏死	
	血管炎性病变	
	坏疽性脓皮病	
	荨麻疹	斯蒂尔病
甲状腺功能亢进症[85]	精细、柔软、光滑的皮肤	
	出汗增多	
	色素沉着或色素减退	
	胫前水肿	
	脱发	
	甲病	
	荨麻疹	
甲状腺功能减退症[85]	干燥、粗糙皮肤	
	黏液性水肿（彩图118-39）	
	胡萝卜色	
	瘙痒症	
	特应性皮炎	
	鱼鳞癣	
	结节性红斑	
	易瘀伤	
	脱发（眉毛外侧三分之一）	
溃疡性结肠炎[93]	坏疽性脓皮病	相关的疾病状态
	结节性红斑	
	口腔溃疡	

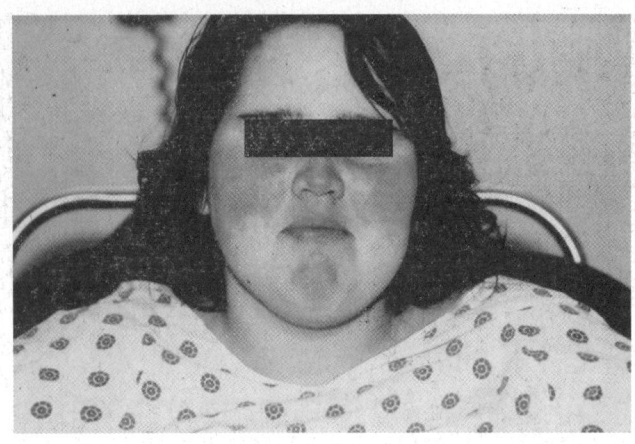

彩图 118-38　系统性红斑狼疮患者的颧骨红斑。（Courtesy of David Effron, MD.）

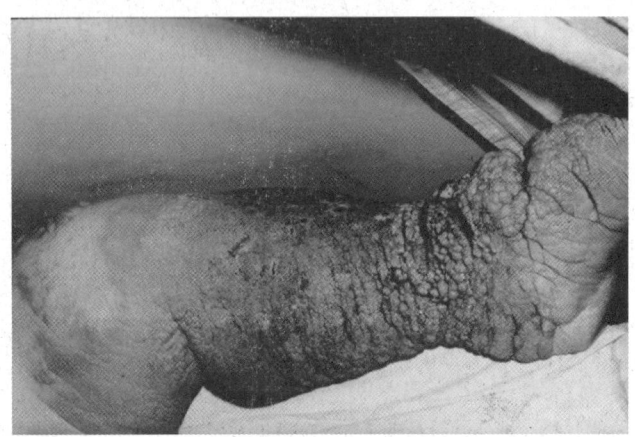

彩图 118-39　甲状腺功能减退患者的严重黏液性水肿。（Courtesy of David Effron, MD.）

或血行或淋巴转移引起的。产生这种皮肤病变最常见的肿瘤有淋巴瘤、白血病和乳腺癌、胃肠道癌、肺癌、卵巢癌、前列腺癌、子宫癌和膀胱癌。皮肤转移通常意味着预后不良[93]。

黑棘皮病

黑棘皮病与恶性肿瘤有关，尽管事实上，大多数患者没有肿瘤[93]。良性病例可能是家族性的，或者与内分泌疾病或肥胖有关。恶性黑棘皮病一词是指与肿瘤疾病有关的疾病。这种说法是有误导之嫌，因为黑棘皮病只是潜在疾病的一个标志，从没有恶性细胞浸润。

病变表现为色素增加性疣状、天鹅绒样增生和伴有加重皮肤斑纹的皮肤肥厚。累及的主要部位是身体褶皱，尤其是腋窝、肘窝、颈部和腹股沟。

超过90%的"恶性"黑棘皮病与腹内恶性肿瘤有关，其中三分之二是胃腺癌[93]。其余三分之一大多数是结肠癌、卵巢癌、胰腺癌、直肠癌和子宫癌[93]。无论肿瘤类型，黑棘皮病与肿瘤有关，这些肿瘤通常是高度恶性和转移早。据推测，恶性疾病患者发生这种皮肤病的机制可能是肿瘤产物的结果，这些肿瘤产物结合并刺激皮肤中的胰岛素样生长因子[77]。

皮肌炎

恶性疾病患者皮肌炎的发生率为6%～55%，通常老年患者发病率高。在年轻人中，皮肌炎的出现并不一定要求有肿瘤的存在。通常与皮肌炎有关的肿瘤有乳腺癌、卵巢癌、胃肠道和女性生殖道恶性肿瘤。没有伴随皮肤病变的多发性肌炎很少伴有恶性肿瘤[85]。

多形性红斑

多形性红斑可能与急性白血病有关。它可能是急性单核细胞、淋巴细胞和粒细胞形式，也可能是慢性白血病和霍奇金病[9,94]。

结节性红斑

结节性红斑是与白血病、霍奇金淋巴瘤、转移癌和炎症性肠道疾病有关的另一种反应[94]。

红皮病

广义的红皮病几乎是霍奇金病的特征，但它也是淋巴细胞性白血病常见的皮肤表现。虽然不太常见，它也可出现在白血病的其他形式、癌和蕈样肉芽肿中。红皮病可能比恶性疾病早诊断数年。皮肤病变总是伴随着棘手的瘙痒[94]。

获得性鱼鳞病

获得性鱼鳞病是一种皮肤疾病，表现为广义的皮肤干燥、脱屑和表浅开裂或手掌和脚掌角化过度。霍奇金病是最常见的恶性疾病、与非家族性的鱼鳞病有关。非霍奇金淋巴瘤和乳腺癌、肺癌、结肠癌、宫颈癌也可能与获得性鱼鳞病有关[85]。

瘙痒症

瘙痒症可能是霍奇金病、白血病、肺腺癌或各器官的鳞状细胞癌、类癌综合征、多发性骨髓瘤和真性

| 框 118-1 | 紫癜的原因 |

血小板性
再生障碍性贫血
药物性
特发性
恶性疾病
结节病
脾大
系统性红斑狼疮
血栓
肺结核

非血小板减少性
药品
感染（脑膜炎球菌血症，落基山斑疹热）
血小板缺陷的定性
血管炎

| 框 118-2 | 常用药物相关性紫癜 |

阿米替林
阿司匹林
头孢噻吩
氯霉素
氯丙嗪
氯磺丙脲
二氮嗪
洋地黄毒苷
呋塞米
氢氯噻嗪
吲哚美辛
异烟肼
甲丙氨酯
甲基多巴
青霉素
非那西丁
苯巴比妥钠
保泰松
奎尼丁
利福平
磺胺类药物
甲苯磺丁脲

红细胞增多症的重要标志。它可能在潜在的恶性肿瘤确诊前数年出现[85]。在霍奇金病患者中，瘙痒通常是连续的，并可能伴随着严重的烧灼感。虽然广义地讲，皮肤瘙痒通常从脚部开始，可能仅限于下肢。这可能是棘手的，并可能与荨麻疹、红皮症、表皮脱落或苔藓有关。

白血病和系统性癌的皮肤瘙痒一般不比霍奇金病引起的瘙痒严重。然而，恶性疾病引起的瘙痒可能是难以控制的。可以使用传统的抗 H_1 抗组胺药、西咪替丁、考来烯胺和赛庚啶[94]。偶尔，只有肿瘤抑制药物是有效的。

紫癜

紫癜是急性粒细胞和单核细胞白血病最常见的表现。它也可能与骨髓瘤、淋巴瘤和真性红细胞增多症有关。尽管紫癜最常见的原因是继发于骨髓浸润的血小板减少症，但是在某些情况下，血小板计数正常，其致病机制不清楚[9]。紫癜是由于血管异常、血小板减少症或其他凝血缺陷引起的。多种疾病和情况可能是潜在的原因，如果可能的话，治疗应直对这种原因（框 118-1 和 118-2）[94,95]。根据患者的血小板计数来区别血小板减少性和非血小板减少性紫癜。如果血小板计数大于 5 万/mm^3，患者很少发生严重出血。如果血小板计数小于 1 万/mm^3 或遇到严重出血，应开始输血小板。因为输注的血小板半衰期短，输血应该只作为短期措施。

荨麻疹

荨麻疹偶尔发生在霍奇金病，更为罕见的是发生在白血病和内部癌。多发性骨髓瘤患者可能会发生寒冷性荨麻疹（表118-5）。

表 118-5	荨麻疹的常见原因
原因	常见的致病因素
细菌感染	链球菌 葡萄球菌 耶尔森菌 结核分枝杆菌
病毒感染	单纯疱疹病毒 EB 病毒 巨细胞病毒 肝炎病毒（尤其是 B 型） 许多严重的病毒综合征（腺病毒，肠病毒）
其他感染	寄生虫 球孢子菌病 组织胞浆菌病 立克次体 螺旋体（莱姆病）

表 118-5　荨麻疹的常见原因（续）

原因	常见的致病因素
螯刺毒作用	蜜蜂 黄蜂 蝎子 蜘蛛 海蜇 跳蚤 螨
药物	青霉素 磺胺类 头孢菌素 水杨酸 吗啡、可待因、其他阿片类药物 非甾体抗炎药 巴比妥酸盐 安非他明 血液和血制品
食物	坚果 贝类 鸡蛋 草莓 番茄 牛奶、奶酪 巧克力
接触	化学品 化妆品 外用药物 植物 纺织品 食品
吸入物	尘 花粉 动物皮屑 化工/气溶胶 霉菌孢子
物理因素	热 冷 光 压力（皮肤划痕症） 水
疾病	胶原血管疾病 　狼疮、幼年型类风湿关节炎、结节性多动 　　脉炎、皮肌炎、干燥综合征、风湿热 炎症性肠病 　克罗恩病、溃疡性结肠炎 恶性肿瘤 　癌、白血病、淋巴瘤 杂项 　血清病、甲状腺炎、口腔溃疡、白塞病

Data from Edwards L: Dermatology in Emergency Medicine. New York, Churchill Livingstone, 1997; and Westo WL, Badgett JT: Urticaria. Pediatr Rev 19: 240, 1998.

与麻醉品成瘾有关病变的临床特征

注射鸦片和口服其他毒品者可能出现特有的皮肤病变。已经对海洛因成瘾者的皮肤病变做了详细的描述。皮肤痕迹或硬化的线性色素增加性条纹是由于反复静脉注射产生的（彩图 118-40）。他们使用浅静脉进行注射，最常用的是肘窝和手背。

皮下注射可导致圆形或椭圆形、色素增加性萎缩性瘢痕，直径 1～3 厘米（彩图 118-41）。脓肿往往需要引流，通常先于这种瘢痕的发展。也可能发生肥厚性瘢痕和瘢痕疙瘩形成。在太阳暴露区和止血带应用部位，可能会出现色素沉着增加。

除了与药物注射有关的特有的皮肤病变外，静脉注射毒品者容易发生尖锐的异物存留、假性动脉瘤、革兰阴性感染、伤口肉毒杆菌中毒（与使用黑焦油海洛因有关）和许多其他疾病。

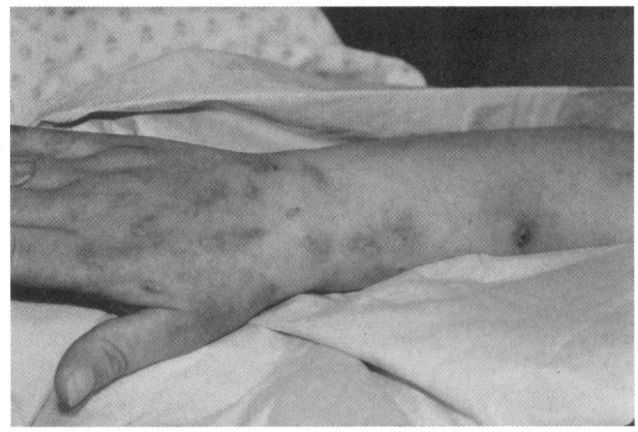

彩图 118-40　继发于静脉注射海洛因的痕迹。（Courtesy of David Effron, MD.）

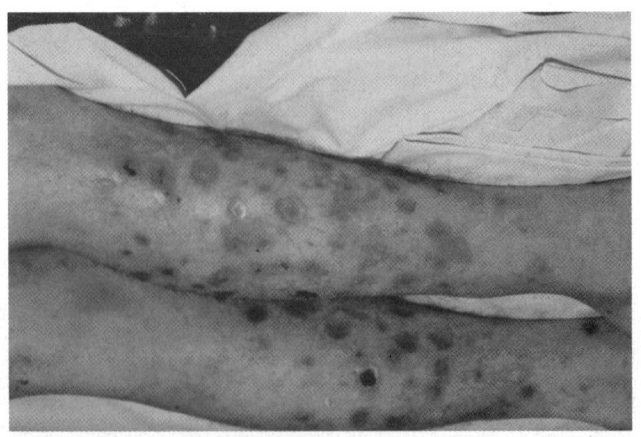

彩图 118-41　非法皮下药物注射的瘢痕。（Courtesy of David Effron, MD.）

重要概念

- 白色念珠菌感染通常发生在婴儿期、肥胖者、怀孕期和老年者。在其他患者，应考虑下列问题：艾滋病和其他免疫缺陷状态、糖尿病和其他内分泌失衡、恶性肿瘤、营养不良和其他衰弱的疾病。
- 与黏膜病变、水疱或脱皮性皮肤有关的皮疹，往往是由重要的软组织感染、药物疹或免疫系统疾病造成的。
- 血液从血管渗入皮肤导致了紫癜，加压时不发白。紫癜直径小于3mm称为瘀斑。不可触及的紫癜往往是由于凝血功能障碍（通常血小板异常）引起，而可触及的紫癜通常是血管炎的一种体征。
- 无皮疹的弥漫性皮肤瘙痒可能是潜在的恶性肿瘤的标志。

本章参考文献请参见 http://pumpress.bjmu.edu.cn/eduservice/3419.html

第十篇 血液学与肿瘤学

第119章 贫血、红细胞增多症和白细胞疾患

Timothy G.Janz and Glenn C.Hamilton

杨建中 译 彭鹏 校

贫血

定义

贫血（anemia）是体内循环红细胞（red blood cell, RBCs）数量的绝对减少。当实验室测得值低于可以接受的正常值时，诊断成立（表119-1）。

在急诊医学领域中，贫血被分为危急的和非危急的两大类：危急性贫血是指有立即致命并发症者，而非危急性贫血是指无即刻危险者。划分病人是否为危急性贫血和非危急性贫血，除循环血红细胞绝对值外，其他因素（例如：发病速度，病人基础血流动力学的贮备力）可把病人归入危急性或非危急性贫血。两类患者均需要一个合理的诊断途径，但危急性贫血患者在明确诊断同时（或之前）需要给予支持治疗。尽管经常把非危急性患者转诊给专科大夫，但急诊医生必须掌握贫血的知识，才能在院内处理贫血病人。急诊会诊的紧迫性主要取决于患者血流动力学对贫血的耐受性。

病理生理学

红细胞的主要功能是将肺泡中的氧气运送给组织，而将二氧化碳从各组织运送到肺部。运输氧气的能力取决于血红蛋白数量、对氧的亲和力、血液流量三个因素。其中任何一者改变都会导致其余两者代偿性改变。例如：贫血患者血红蛋白减低，将会代偿性地使心脏收缩性增强和心率改变，导致血流量增加，同时，在组织中血红蛋白与氧的亲和力降低，因此允许释放更多的氧。由于疾病的严重性或基础病理改变，使代偿反应丧失。导致组织缺氧，最终细胞死亡[1,4]。

贫血常会刺激由促红细胞生成素控制的红细胞生成代偿机制。促红细胞生成素是由肾（90%）和肝（10%）产生的一种糖蛋白。它通过控制定向造血干细胞的分化，从而调控红细胞的数量。组织缺氧和溶血时红细胞的破坏产物刺激上述过程。在许多贫血类型中促红细胞生成素水平增高[5,6]。

骨髓多能干细胞可以分化成红系祖细胞、髓系祖细胞、巨核细胞和淋巴系祖细胞。促红细胞生成素促进早期红系祖细胞的增殖和分化。当晚幼红细胞把细胞核挤出后，仍包含一个核糖体网状结构，被定义为网织红细胞（彩图119-1）。网织红细胞保持核糖体网状结构大约4天，在骨髓中3天，外周血中1天。随着网织红细胞丢失核糖体网状结构，红细胞成熟，在循环中维持110～120天。随后，当巨噬细胞发现红细胞的衰老信号时，便将其吞噬。

在稳态条件下，红细胞生成和破坏的速率是相同的。红细胞数目保持不变是由于网织红细胞以相同的速率取代破坏的、衰老的红细胞。

创伤时血液流失的常见部位包括胸膜、腹膜、骨盆、腹膜后间隙。在非创伤性的情况下，患者使用抗凝药物时，必须要考虑到可能有胃肠道、腹膜后间隙、子宫、子宫附件的出血。

迅速发生的严重贫血，除失血外，还有其他病

表 119-1 血常规正常值

年龄	血红蛋白（g/dl）	血细胞比容（ml/dl）	红细胞计数（×10^6）
3月	10.4～12.2	30～36	3.4～4.0
3～7岁	11.7～13.5	34～40	4.4～5.0
成年男性	14.0～18.0	40～52	4.4～5.9
成年女性	12.0～16.0	35～47	3.8～5.2

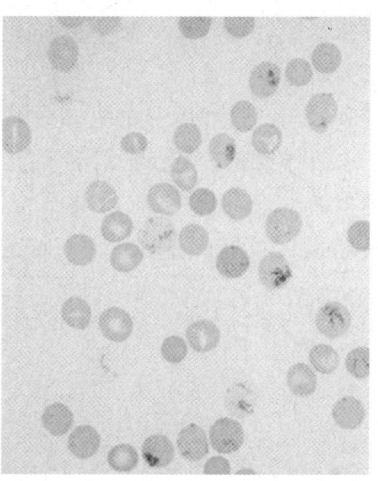

彩图 119-1 美兰染色后的网织红细胞。(From Hoffbrand AV, Pettite JE: Color Atlas of Clinical Hematology, 3rd ed. London, Mosby, 2000, p.18.)

框 119-1	快速血管内红细胞破坏的病因

机械性红细胞破坏与弥散性血管内凝血有关
大面积烧伤
毒素（如：一些有毒毒物——褐色蜘蛛，眼镜蛇）
感染，如疟疾或梭状芽胞杆菌导致的脓毒血症
氧化剂暴露导致葡萄糖-6-磷酸脱氢酶严重缺乏
ABO 型输血出现的输血反应
冷凝集素溶血（如：支原体，感染性单核细胞增多症）
输血导致阵发性血红蛋白尿加重
免疫复合物导致溶血（如：奎尼丁）

因。某些罕见的溶血疾病可致红细胞迅速在血管内破坏（框119-1）。更常见于慢性代偿性溶血性贫血（如，镰状细胞病）患者，由于病毒感染引起红细胞生成减少，导致其失代偿，则伴随迅速发生的贫血。

除红细胞的破坏外，还需考虑血红蛋白的功能状态。血红蛋白携氧能力损伤见于一氧化碳中毒。硝酸盐所致高铁蛋白血症、氰化物所致的氰化血红蛋白血症、硫化氢所致硫化血红蛋白血症均导致血红蛋白功能严重减退。这些病人常有疲劳、意识障碍、气短等其他缺氧表现，但无红细胞丢失与容量减少的征象。

急性贫血的诊断依据

临床特征

失血是临床上严重贫血最常见的病因。贫血的临床表现主要取决于红细胞丢失的速度和病人的代偿能力。

临床症状、体征包括：心动过速、血压下降、体

框 119-2	临床严重贫血患者的病史及体格检查

病史
一般情况
院外身体状况，治疗，治疗后疗效
是否是出血体质
以前有无输血史
潜在的疾病，包括变态反应
近期服药史，特别是抑制血小板药物

创伤
损伤的时间及特点
当时失血情况

非创伤
皮肤：瘀点，瘀斑
胃肠：呕血，便血，黑便，消化性溃疡
生殖泌尿系统：最后一次月经，月经过多，子宫不规则出血，血尿

体格检查
连续监测重要生命体征
血压，脉搏，呼吸频率，氧饱和度
体位性血压和脉搏（严重低血压禁忌）
意识水平
皮肤
苍白
出汗
黄疸
发绀
紫癜，瘀点，瘀斑
明显皮肤损伤
心血管
S_3，S_4 杂音
股动脉及颈动脉搏动强度
腹部
肝脾大
触诊时疼痛，腹肌紧张，反跳痛
直肠和盆骨检查
肿物
大便隐血实验

位性低血压、头晕眼花、心率与呼吸频率增快等。也可有口渴、意识障碍和少尿。患者年龄、伴随疾病、基础血红蛋白、心脑血管状态极大地影响临床表现。儿童和年轻人可以耐受大量失血，在发生低血压前，生命体征一直平稳。儿科病人因心脏增高每搏输出量能力受限，故心率代偿性增快，试图保持心排血量。老年患者通常伴有潜在的疾病，对失血的代偿能力减弱。

框 119-2 列举急性贫血病人的病史及体格检查相

关项目[10]。

辅助检查

对危急贫血的抢救与检查应同时进行。如有致命性症状和体征，需要建立静脉通道，并抽血作下列的初步实验室检查：

1. 全血细胞计数和涂片
2. 检查血型与交叉配血标本
3. 凝血酶原时间
4. 部分凝血活酶时间
5. 血清电解质
6. 血清葡萄糖水平（尤其是病人意识状态改变时）
7. 肌酐水平
8. 尿检游离血红蛋白
9. 取抗凝与不抗凝血液标本，供随后检查用

如有可能，急诊科需要取一份血标本测血细胞比容。尽管血细胞比容正确反映失血程度需要几小时，但是最初数值可提供最初基线水平。有时还可以反映出急性失血的患者是否合并慢性失血。根据病情的严重性，送血标本做血型检查与交叉配血，治疗前的血标本可做周围血涂片检查。

测量凝血功能、电解质、血糖、血尿素氮、肌酐水平可用于诊断导致患者贫血的潜在疾病。输血可改变叶酸、维生素 B_{12}、血清铁、总铁结合力、网织红细胞及抗人球蛋白试验（直接 coombs 试验）结果。因此，治疗前血标本应很好地保存[11, 12]。

非危急贫血的诊断依据

临床特征

非危急贫血通常见于卧床患者，主诉疲劳或感到筋疲力尽。还有易激动、头痛、体位性头晕、心绞痛、运动耐力减低、气短、性欲减低等表现。如贫血缓慢发生，当血红蛋白水平很低以前，患者可以适应。另一方面，快速失血的患者，即使血红蛋白未到临界低值，也可有眼花、头痛、晕厥。对于无急性出血和危急病情时经询问病史及体格检查有助于寻找贫血原因（框 119-3）。大部分的病人不需要紧急处理，

框 119-3　非危急贫血病史及体格检查

病史
　贫血症状
　　胸痛，运动耐量降低，呼吸困难，
　　虚弱，疲乏无力，头晕，晕厥
　出血倾向
　　损伤、注射、拔牙后出血
　　自发性出血，如鼻出血，月经过多
　　自发性紫癜，瘀点
　不同部位失血
　　呼吸系统：鼻出血，咯血
　　消化系统：呕血，便血，黑便
　　生殖泌尿系统：月经异常，怀孕，血尿
　　皮肤：瘀点，瘀斑
　　间断黄疸，深色尿
　饮食史
　　素食
　　营养缺乏
　服药史和毒物暴露史，包括酒精
　种族差异：家族史
　潜在疾病史
　　溃疡史，肝疾病，甲状腺功能减退
　　慢性疾病，如：肿瘤，风湿性及肾性疾病
　既往手术史
　　其他方面

既往贫血治疗
体重减轻
背部疼痛

体格检查
　皮肤
　　苍白
　　紫癜，瘀点，血管瘤
　　溃疡形成
　眼
　　结膜黄疸，苍白
　　眼底出血，瘀点
　口腔
　　舌萎缩，乳突疼痛
　心肺系统
　　心脏大小，杂音，额外心音
　　脉搏，肺水肿其他体征
　腹部
　　肝大，脾大
　　腹水
　淋巴结
　神经系统
　　位置觉异常或感觉性震颤
　　周围神经炎
　直肠及盆骨检查

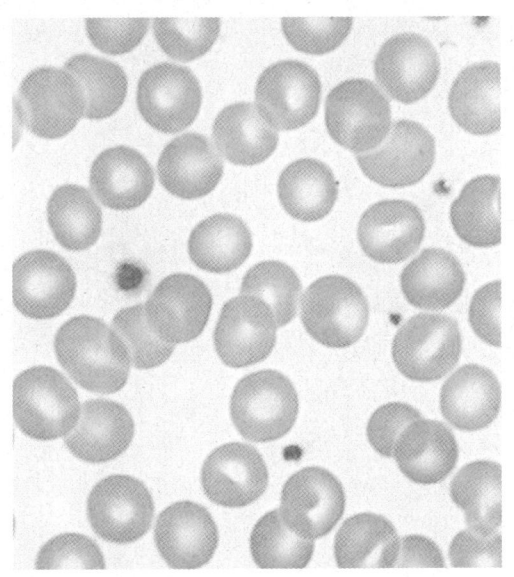

彩图 119-2　正常外周血涂片。（From Hoffbrand AV, Pettite JE: Color Atlas of Clinical Hematology, 3rd ed. London, Mosby, 2000, p. 22.）

可到门诊检查。

辅助检查

最初的实验室检查包括全血细胞计数：白细胞分类、网织红细胞计数、外周血涂片（彩图 119-2）及红细胞参数〔包括红细胞平均体积（MCV）、红细胞平均血红蛋白量（MCH）、红细胞平均血红蛋白浓度（MCHC）〕。

处置

非危急贫血的患者的住院标准见框 119-4[12]。

鉴别诊断

贫血可分为三类：红细胞生成减少、红细胞破坏过多、失血。红细胞形态和参数可用于辅助诊断。

红细胞生成减少

红细胞生成减少性贫血起病隐袭，往往存在网织红细胞计数减少。框 119-5 列举红细胞生成减少性贫血的分类。外周血中红细胞形态和红细胞参数对诊断有一定意义。确诊需要行骨髓穿刺检查，通常都不在急诊科进行。急诊科医生很少使用替代治疗除非在需要输血的前提下。可开始恰当的诊断性试验，但在无明确病因证据的情况下，给铁剂、维生素 B_{12}、叶酸治疗亦是不明智的。

红细胞参数可用于红细胞生成减少性贫血的分类，计算方法和正常值见表 119-2。MCV 测量红细胞

框 119-4	非危急贫血住院标准

有进行性心脏症状，如气促或胸痛，或神经系统症状
初始检测血红蛋白值 $<8\sim10\mathrm{g/dl}$，或血细胞比容 $<25\%\sim30\%$
门诊患者中血红蛋白已明显减低或已有并发症出现

框 119-5	红细胞生成减少性贫血鉴别诊断：红细胞指数分类

小细胞低色素贫血（MCV 减低及血红蛋白浓度降低）
铁缺乏
珠蛋白生成障碍性贫血
铁粒幼细胞性贫血或铅中毒
慢性疾病（如肿瘤、肾疾病或感染）

大细胞性（MVC 增大）
维生素 B_{12} 缺乏
叶酸缺乏
肝疾病
甲状腺功能减退

正细胞性（正常 MVC 和血红蛋白浓度）
原始骨髓病变：再生障碍性贫血，骨髓纤维化，骨髓痨性贫血
潜在疾病，内分泌腺功能减退（甲状腺、肾上腺、脑垂体），尿毒症，慢性感染，肝疾病

MCV，平均红细胞容积。

表 119-2	红细胞指数及正常值计算		
指标	计算公式		正常范围
红细胞平均体积	血细胞比容（%）/红细胞计数（$10^6/\mu l$）		$81\sim100\mathrm{fL}$
红细胞平均血红蛋白量	血红蛋白（g/dl）/红细胞计数（$10^6/\mu l$）		$26\sim34\mathrm{pg}$
红细胞平均血红蛋白量浓度	血红蛋白（g/dl）/血细胞比容（%）		$31\%\sim36\%$

fL，千万亿分之一公尺。

的大小。变小或增大分别反映小细胞性贫血和大细胞性贫血。MCH 与红细胞体积和血红蛋白含量两个参数有关。它受这两个参数影响，是意义最小的参数。MCHC 是指红细胞平均血红蛋白浓度。低值代表低色素性，而高值仅见于与细胞体积相关的细胞膜减少，如球形红细胞增多症。另一个指标是红细胞分布宽度（RDW），是反映红细胞体积均一性的参数。RDW 是自动计算的，是 MCV 的标准差除以 MCV 乘以 100，正常范围为 $(13.5\pm1.5)\%$。RDW 对鉴别缺铁性贫

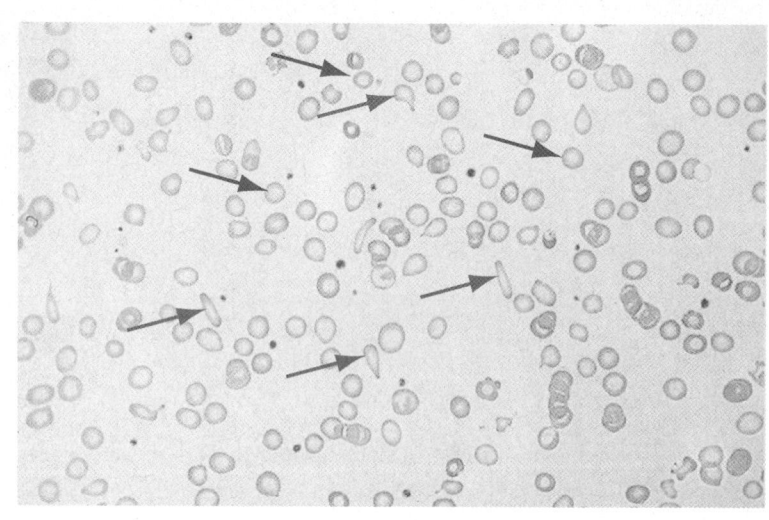

彩图 119-3 缺铁性贫血有血红蛋白染色浅，小细胞和异性细胞（无正常细胞形态）。(From Hoffbrand AV, Pettite JE: Color Atlas of Clinical Hematology, 3rd ed. London, Mosby, 2000, p.44.)

表 119-3	缺铁性贫血实验室诊断		
检验项目	正常值	铁缺乏水平	注释
血清铁	60～180μg/dl	<60μg/dl	昼夜变化（早晨增高）；肝炎、血色素沉着、溶血性贫血、再生障碍性贫血时增高；感染时降低
总铁结合力	250～400μg/dl	>400μg/dl	晚期妊娠或肝炎增高；感染降低
转铁蛋白饱和度	15%～45%	<15%	
血清铁蛋白	10～10 000mg/ml	<10mg/ml	反映铁储力；可能在急性感染期升高
骨髓铁染色	网状内皮组织细胞内血铁黄素颗粒	无	铁储备评估的金标准

血与地中海性贫血有帮助[14]。

小细胞性贫血

低色素小细胞性贫血可分为构成血红蛋白三个主要成分的缺乏：铁［非缺铁性贫血（彩图119-3）］，珠蛋白（海洋性贫血），卟啉（铁粒幼性贫血和铅中毒性贫血）。慢性疾病贫血，一种继发性铁异常，需要进行鉴别诊断。并非所有小细胞性贫血均因缺铁所致，对于低 MCV 和低 MCHC 患者常规给予补铁治疗是不合适的。

缺铁性贫血 缺铁性贫血是急诊科常见的慢性贫血。最常见于育龄期妇女，老年患者隐性失血，特别是胃肠道，最初可表现为缺铁性贫血。由于只有在骨髓及细胞色素铁贮存耗竭，红细胞的大小和血红蛋白浓度才会改变，故患者可有缺铁性贫血的早期症状（如疲乏无力）而无红细胞形态学的改变。实际上，缺铁性贫血患者中低 MCV 是相当罕见的。

缺铁性贫血的诊断是依据空腹血清铁、铁蛋白、总铁结合力的实验室检查。实验室检查的结果和误差见表119-3，积极寻找潜在失血是极重要的。

治疗方法是口服铁剂。低廉有效的药物是硫酸亚铁。口服剂量为成人300mg（元素铁60mg），儿童 3mg/(kg·d)。药物耐受性好，但可引起恶心、呕吐或便秘，需要告知病人有时会引起黑便，少数患者不能耐受口服补铁需要肠外补充铁剂。

病人可在24小时内感到症状改善。儿童网织红细胞在3～4日内出现、成人可能要超过1周。血红蛋白浓度以同样时间升高。如果无效，则可能的原因有：病人对补铁治疗依从性差，失血超过补入，诊断有误，或诊断部分是正确的，只不过另一个疾病过程合并有铁缺乏[15,16]。

海洋性贫血 是珠蛋白链合成减少的常染色体缺陷[17]。血红蛋白的珠蛋白链是配对链。每型血红蛋白均由不同珠蛋白组成。例如，正常成人的血红蛋白（HbA）是由两条α链和两条β链构成（$α_2β_2$），HbA_2 是由两条α链和两条δ链构成，胎儿血红蛋白（HbF）是由两条α链和两条γ链构成。各珠蛋白链均由单独的常染色体基因控制。α珠蛋白基因缺失或缺陷，导致合成珠蛋白的原料信使 RNA 功能的减退或缺乏。α、β、δ、γ链的不同组合导致了珠蛋白的多样性。海洋性贫血中珠蛋白合成减少或缺乏导致了血红蛋白合成减少或无效红细胞造血。后者归因于红细胞释放之前的骨髓内溶血增加伴随红细胞破坏。正常红细胞造血通常有10%～20%的无效释放，与骨

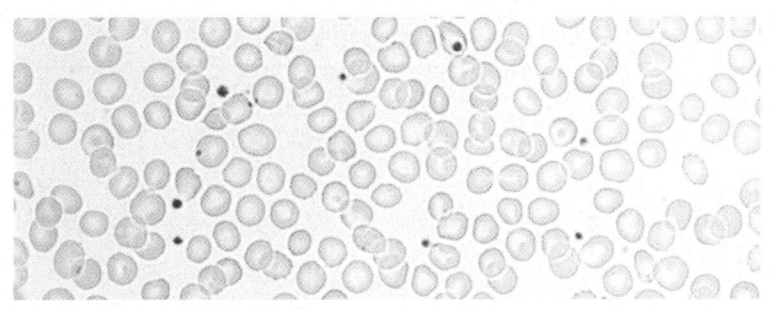

彩图119-4 β-珠蛋白生成障碍性贫血：小细胞低色素红细胞及靶形红细胞。(From Hoffbrand AV, Pettite JE: Color Atlas of Clinical Hematology, 3rd ed. London, Mosby, 2000, p. 96.)

髓内红细胞破坏有关。海洋性贫血患者的无效红细胞造血是正常人的2～3倍。其原因是过多不稳定珠蛋白参与到红细胞中[17,18]。

尽管海洋性贫血可能有许多变种，但是其中有三种最常见。纯合子β珠蛋白链合成减少或缺乏（常见的海洋性贫血）多见于地中海区域，代表了最常见的单基因疾患。疾病的特征是严重贫血、肝脾肿大、黄疸、发育延迟、早逝。因病人依赖于输血，故死于组织的铁沉积（特别是心肌）或感染。治疗是支持性的，主要是输血与铁螯合剂治疗[19,20]。

纯合子β海洋性贫血表现为周围血涂片有小细胞低色素性贫血伴有靶细胞（彩图119-4）。与缺铁性贫血相比，MCV严重降低，血清铁正常，血红蛋白电泳HbA$_2$（α$_2$δ$_2$）增高（2%～5%）。通常不需治疗。

α海洋性贫血疾病谱各不相同，从无症状的携带状态至产前死亡。由4个基因位点控制上述疾病谱。在耐受型中，它更常见于亚洲和非裔美国人。周围血涂片可见小细胞低色素性、靶细胞、嗜碱点彩。诊断依靠血红蛋白电泳及基因测定。

通过测定红细胞参数和血红蛋白A$_2$的浓度评估过筛携带者。通过胎儿血分析，最近可从胎儿绒毛标本得到胎儿DNA结果作产前诊断。

根据临床贫血严重程度，给予输血治疗。输血目的包括：纠正贫血，抑制红细胞造血，抑制胃肠道铁吸收增多。常需要铁螯合剂治疗，最常用去铁胺，以控制铁负荷过重。HLA-同卵捐献者骨髓移植已经使60%～90%受者无病生存，但对海洋性贫血的作用仍未确定。尽管目前研究的热点是基因治疗海洋性贫血，但基因疗法至今尚不存在[18,21]。

铁粒幼细胞性贫血 铁粒幼细胞性贫血是原卟啉合成的缺陷。血红蛋白生成受损引起过度铁在红细胞前体的线粒体中沉积，但有的亦可在循环红细胞中沉积。结果使血清铁、铁蛋白、转铁蛋白饱和度升高。血红素合成受损导致无效红细胞造血、轻至中度贫血患者、外周涂片中可有双重形态学表现，即小细胞低色素性以及正细胞和大细胞性[22]。

铁粒幼细胞性贫血，尽管可见于罕见的伴性遗传形式，但一般是老年性疾病。实际上，特发性类型是老年患者中难治性贫血常见的类型，临床表现有皮肤苍白和脾肿大，周围涂片铁染色可见红细胞内含铁Pappenheimer包涵体。某些病人缺乏吡多辛（维生素B$_6$），同时用吡多辛100mg、3次/日的治疗有效果。大部分患者仍然贫血，但1～2个月吡多辛试验性治疗是可接受的。这些病人容易对铁负荷敏感，尤其是需要反复输血的患者，可以用铁螯合剂来治疗。特发性铁粒幼细胞性贫血被认为是一种白血病前期状态，约20%的病人可发展为急性髓细胞性白血病。

继发性铁粒幼细胞性贫血的原因包括毒素（如氯霉素、异烟肼、丝霉素）和疾病（如巨幼细胞性贫血和溶血性贫血、感染、癌、白血病、类风湿性关节炎）。具体机制尚不清楚。铅中毒引起的铁粒幼细胞性贫血是可逆的，外周血涂片可看到嗜碱性点彩红细胞可提示诊断。血铅水平升高有诊断意义，嗜酒会引起血红蛋白合成障碍，停止酒精摄入或避免嘌呤醇的持续滥用可纠正。由于饮酒病人受损基因变成了活性形式，口服维生素治疗可能无效[22]。

慢性病贫血 慢性病贫血是常见的，一般为正细胞正色素性贫血。其特点是血清铁、总铁结合力降低、铁蛋白水平正常或偏高。骨髓检查正常，但染色显示从网状内皮细胞铁的动员异常。这类贫血可通过总铁结合力、血清铁蛋白水平、骨髓检查、铁试验性治疗无效来区别，因为血细胞比容很少有降至25%～30%以下，通常无需治疗。在对本病诊断评估过程中，全面查找潜在失血病因是很有必要的，因为铁缺乏是可以叠加的，常见原因有癌症的扩散、慢性炎症、尿毒症[23-25]。

大细胞性或巨幼细胞性贫血

从治疗反应的潜在性来看，巨幼细胞性贫血是大细胞性贫血的最重要病因。巨幼细胞性贫血是全身DNA合成异常的血液学表现。DNA合成障碍是由于辅酶形式的叶酸、维生素B$_{12}$缺乏所致。这种缺乏表现在更新迅速的组织上，包括造血细胞和黏膜表面细胞，尤其是胃肠道。在造血细胞学方面，这种缺乏的特点是红细胞无效生成、全血细胞减少。尽管叶酸和

框 119-6	叶酸缺乏的病因

进食不足
进食少，或是煮的太久或处理过的食物
酒精中毒

吸收不良
腹泻和其他慢性高位肠道紊乱，药物（如苯妥英和巴比妥类），或回盲综合征

利用障碍
药物，如甲氨蝶呤或甲氧苄啶导致代谢障碍
酶缺乏，包括先天性及获得性

需求增大
妊娠
红细胞周转加快：无效红细胞生成，溶血性贫血，慢性失血
恶性肿瘤：淋巴组织增生失调

排泄、破坏加快，或透析丢失

框 119-7	维生素 B_{12} 缺乏病因

进食不足
素食：无鸡蛋、牛奶或是乳类
慢性酒精中毒（少见）

吸收不良
内部因素导致缺乏、不足或是异常，见于：胃切除术后和贫血，自身免疫攻击胃壁细胞，回肠异常导致腹泻及肠道炎症

利用障碍
酶缺乏
维生素 B_{12} 黏合蛋白异常

机体代谢增加导致需求增加

排泄或破坏增加

表 119-4	巨幼红细胞的临床病理表现
临床特征	病理改变
皮肤呈柠檬黄色	由无效红细胞导致低度黄疸和贫血面色苍白共同形成
瘀点，黏膜出血	血小板减少症
感染	白细胞减少
疲劳，劳力性呼吸困难，体位性低血压	贫血
口腔溃疡	黏膜表面巨幼红细胞
腹泻及体重减轻	黏膜表面改变导致吸收障碍
感觉异常及共济失调	仅与维生素 B_{12} 缺乏导致髓鞘异常有关

维生素 B_{12} 代谢过程不同但临床生理作用是相似的。叶酸和维生素 B_{12} 缺乏有不同的发展过程，但临床结果是相同的。叶酸与维生素 B_{12} 缺乏的鉴别依赖实验室浓度测定。

叶酸主要在十二指肠及空肠吸收，富含于绿色蔬菜、谷物和水果中，烹煮完全被破坏。人体每日大约需要 $100\mu g$，通常储存量为 $6\sim20mg$，因此在巨幼细胞性贫血发生前能维持 $2\sim4$ 个月叶酸供应。叶酸缺乏的原因参见框 119-6，大部分叶酸缺乏患者饮食摄入不足，如嗜酒；或需要增加，如妊娠期。

维生素 B_{12} 仅见于动物性食物，烹煮不会使之破坏。与内因子结合后从回肠吸收。内因子是由胃黏膜壁细胞分泌的糖蛋白，能使极低浓度的维生素 B_{12} 主动吸收。成年人需要量 $1\sim2\mu g/d$。人体内维生素 B_{12} 的储存量为 5mg，因此在停止维生素 B_{12} 供应 4 年后才发生巨幼细胞性贫血。引起的维生素 B_{12} 缺乏的各种病因见框 119-7，最常见的原因是慢性吸收障碍。

对叶酸、维生素 B_{12} 无反应的巨幼细胞性贫血，一般与化疗中抗代谢药物及罕见的遗传性 DNA 合成障碍有关。

表 119-4 列出了与巨幼细胞性贫血相关因素及基础病理状态。维生素 B_{12} 缺乏的特征是神经系统受累，病人有手与脚感觉异常、本体感觉减退或震动觉下降。神经系统症状隐袭性发展，包括本体感觉消失、下肢无力与痉挛伴有反射异常、有各种精神异常如抑郁、偏执妄想、易激惹和健忘。后两种主诉见于叶酸缺乏。维生素 B_{12} 缺乏的患者可见于任何疾病状态的最低血红蛋白水平。

当 MCV 高于 100fl 时提示大细胞性贫血[3]，但其余标准必须符合巨幼细胞病才能考虑巨幼细胞性贫血的原因。周围血涂片呈椭圆形大细胞性（巨-椭圆细胞）和巨杆状中性分叶核粒细胞核可作出诊断（彩图 119-5）。骨髓象符合巨幼细胞性贫血的表现。其他有意义的实验室方法有血清叶酸、维生素 B_{12}、红细胞叶酸和乳酸脱氢酶（LDH）。实验室结果及其意义均列入表 119-5。一旦诊断巨幼细胞性贫血，则可确定叶酸、维生素 B_{12} 缺乏，接着就要确定缺乏的原因。

由于某种物质缺乏可引起胃肠道吸收功能改变，这种吸收改变又可引起其他物质的缺乏，必须在明确诊断前便开始给予治疗。然而，在开始治疗前，必须得到实验室标本。继发于叶酸缺乏的巨幼细胞性贫血患者叶酸的常用剂量是 1mg/d。一般无需肠外给药，因为大多数病例是饮食缺乏所致。相反，维生素 B_{12} 缺乏最常见的原因是吸收不良，肠外治疗是在最初的 $7\sim10$ 日开始肠外治疗，$100\mu g/d$ 肌内注射。此后只

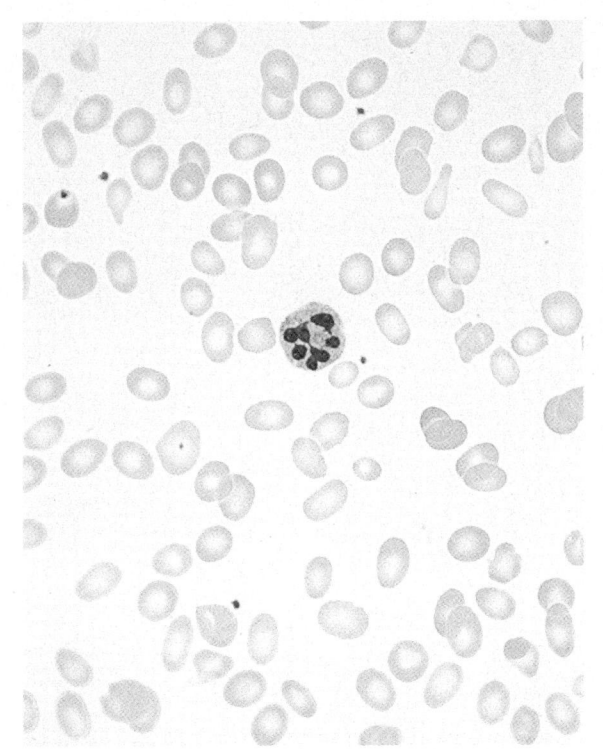

彩图 119-5 巨幼红细胞性贫血：大红细胞及分叶过多的多核型中性粒细胞。(From Hoffbrand AV, Pettite JE: Color Atlas of Clinical Hematology, 3rd ed. London, Mosby, 2000, p. 61.)

需每月 100μg，疗效显著，在 6～8 周内网织红细胞计数升高 30%～50%，红细胞、白细胞、血小板计数恢复正常。对未明确诊断的贫血患者不鼓励使用叶酸、维生素 B_{12} 来补充治疗。在老年人群中常规使用维生素 B_{12} 肌注虽较前减少，但仍然非常普遍[26,27]。

非巨幼细胞性的大细胞性贫血常见[29]。酒精性肝病是最常见病因。巨大靶细胞可见于此类疾患的周围血涂片上。甲状腺功能减退症及溶血反应也会出现大细胞性贫血。鉴别巨幼细胞贫血及其他原因所致的大细胞性贫血的要点是外周血涂片巨-椭圆细胞、巨杆状多核中性粒细胞及 LDH 水平[26,28]。

正细胞正色素性贫血

继发于红细胞生成减少的正细胞正色素性贫血的病因不像大细胞性贫血和小细胞性贫血那样明显，因为后者可通过异常红细胞参数提供病因的思路。与生成减少有关的正细胞正色素性贫血诊断的一个血液学参数是矫正网织红细胞计数。网织红细胞反映骨髓红细胞生成。网织红细胞是每 1～3 天从骨髓释放出来的红细胞，含有 RNA 残迹，经超活染色后可以看见。网织红细胞平均 MCV 为 160fl，以足够的数量增加红细胞总数的 MCV。网织红细胞计数是以总体红细胞计数的百分比来表示的，与病人红细胞总数有关系（需校正）。因此，校正的网织红细胞计数 = 网织红细胞% × 血细胞比容 ÷ 45%（作为正常比容）。正常值 1%～3%。

正细胞性贫血可区分为原发性骨髓受累或基础疾病继发性骨髓反应。

再生障碍性贫血是一种罕见的，但有严重临床表现的疾病。如果贫血病人细胞形态正常、网织红细胞计数低于正常值、有特殊药物或化学物质接触史需怀疑本病（表 119-6）。50% 的病例与药物及化学物质有关。病毒性肝炎、辐射、妊娠均与再生障碍性贫血有关系。其余病人可考虑为自身免疫性因素。

再生障碍状态涉及全部细胞系，是由于刺激免疫淋巴细胞的破坏或由于骨髓干细胞衰竭。偶尔仅有一个细胞系衰竭，如纯红细胞再生障碍。本病发生于后期细胞分化损伤。正确的诊断必须做骨髓检查，但是诱发因素很难确定。

再生障碍性贫血的一般治疗包括去除环境骨髓毒素，避免使用阿司匹林，注意口腔卫生，抑制月经期。仅在致命情况才给予输血治疗，用兄弟姐妹组织相容性骨髓或外周血造血干细胞移植可治愈骨髓造血功能衰竭，据报道存活率为 77%～90%。然而仅有

表 119-5 巨幼细胞性贫血诊断与鉴别诊断的血清检查

检查项目	方法	正常范围	注释
维生素 B_{12}	微生物学或放射性同位素	正常：300～900μg/L 缺乏：<200μg/L	虽然两者在临床可能重叠，但是叶酸缺乏时维生素 B_{12} 仍存于正常范围
叶酸	微生物学或放射性同位素	缺乏：<3μg/L	维生素 B_{12} 的缺乏可能会导致叶酸水平增高，通过阻断血清叶酸向红细胞转送；溶血会提高叶酸水平
红细胞叶酸水平	计算	正常：200～700μg/L 叶酸缺乏：<140μg/L	组织叶酸值很少受进食影响，由于被阻断在维生素 B_{12} 缺乏时会增高
乳酸脱氢酶	分光光度计测量	正常：95～200IU 巨幼细胞性贫血：正常值的 4～50 倍	在其他大细胞贫血是正常的；溶血性贫血提高 2～4 倍；其同工酶对诊断有帮助

表 119-6　药物及化学试剂导致的再生障碍性贫血

病因	比例（%）
氯霉素	61
保泰松	19
抗惊厥剂	4
杀虫剂	4
化学溶剂	4
磺胺类药物	3
金属	3
苯酚	2

From Silver BJ, Zuckerman KS: Aplastic anemia: Recent advances in pathogenesis and treatment. Med Clin North Am 64: 607, 1980.

30%的病人有相匹配的兄妹捐献者，仅有少数患者可进行同种异体移植。对绝大多数无法进行干细胞移植的患者可使用免疫抑制剂抗胸腺细胞球蛋白、抗淋巴细胞球蛋白和其他细胞毒性药物的疗法。非亲属的捐献者最好避免患者对非-HLA抗原致敏，非-HLA存在于家属捐献者骨髓。本病的严重程度极不一致，总体5年生存率为30%～40%。即便给予支持治疗，高达80%严重再生障碍性贫血患者仍然死亡。在血液制品致敏之前骨髓移植可使5年生存率达到80%。其治疗方法通常是结合抗淋巴细胞球蛋白组成的免疫抑制方案。寻找正确的免疫配型是困难所在[29,30]。

骨髓病性贫血是侵袭性的肿瘤、白血病、淋巴瘤、肉芽肿（罕见）所致的骨髓衰竭。更多的基本缺陷或抑制因子使病情变得复杂，贫血的程度与骨髓入侵的程度并不总是一致的。任何肿瘤疾病患者均可能罹患此型贫血。诊断依据就是髓外造血的征象，如肝脾肿大，显示有不成熟白细胞、有核红细胞、畸形红细胞（泪珠状红细胞）的幼稚红白细胞的外周涂片（彩图119-6）。确诊依靠骨髓检查。针对基础疾病给予治疗[29,30]。

不明原因的骨髓纤维化通常是原发性骨髓衰竭伴有髓外造血的病因。肝与脾有原因不明的髓外造血，血象类似于骨髓病性贫血。可通过骨髓检查确定诊断，尽管脾切除或使用烷化剂对于治疗髓外血细胞生成的合并症，如肝脾肿大，是必要的，但主要是支持治疗。

继发性增生不良性贫血常见于伴有网状细胞减少的轻度慢性贫血。它们的MCV、RDW通常正常，通过排除法来诊断。慢性病性贫血可能为小细胞性贫血或正细胞性贫血。常伴随着慢性炎症（例如：类风湿性关节炎、慢性感染如结核性骨髓炎，以及恶性肿瘤）。低促红细胞生成素的骨髓反映在内分泌的状态是因甲状腺功能低下、肾上腺功能及垂体功能减退所

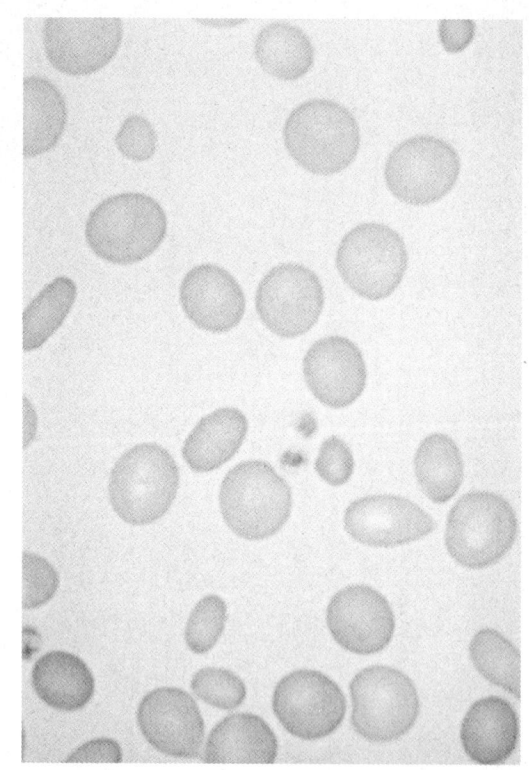

彩图119-6　红细胞大小不均及畸形红细胞病。（From Hoffbrand AV, Pettite JE: Color Atlas of Clinical Hematology, 3rd ed. London, Mosby, 2000, p. 113.）

致内分泌功能减退，导致低代谢状态，骨髓对促红细胞生成素的反应很差。促红细胞生成素水平可能降低。慢性肾衰竭所致贫血是因多种因素所致。其轻度至中度贫血的原因是下列因素联合作用：促红细胞生成素生成减少、溶血、可透析毒素抑制、血小板功能异常所致的失血增多。如有必要，可用促红细胞生成素替代治疗[31]。

红细胞破坏增加

溶血性贫血是指红细胞寿命缩短。急性溶血性贫血是致命性的，需要快速诊断和急救（见框119-1）。幸运的是，急性溶血性贫血与慢性溶血性贫血相比，十分罕见。慢性溶血可能是原发性血液疾病（如镰状细胞贫血）或可能是其他疾病的结果（如慢性肾衰竭）。当红细胞产生和破坏之间失衡，上述疾病很容易出现急性溶血性贫血。如果患者血细胞比容和网织红细胞计数同时正常，鉴别获得性与遗传性溶血性贫血是可能的[32]。

临床特征

溶血性贫血的临床症状和体征是由血管内因素或血管外因素引起。虽然不能精确地代表基础病理生理病变，但这种分类有助于急诊科鉴别诊断。

血管内溶血通常发病急，病情较重，血循环中有

| 框 119-8 | 溶血性贫血相关病史及体格检查 |

病史

尿液及面部颜色的改变
服药史，感冒史，失眠情况
最早或最近贫血史及症状
种族史
家族贫血及黄疸史
药物及毒物暴露史
溶血有关疾病：系统性红斑狼疮，肾衰竭，淋巴瘤，感染性单核细胞增多症，瓣膜修复

体格检查

黄疸
肝脾大
溃疡，特别是低位骨端
淋巴结增大

| 框 119-9 | 溶血实验室诊断 |

外周血涂片
矫正网织红细胞计数或是网织红细胞计数
结合珠蛋白水平
血浆游离及尿液中血红蛋白
乳酸脱氢酶水平
各类胆红素水平
直接及间接 Coombs 实验
红细胞膜稳定性（膜脆性）

大量的红细胞溶解。病理上表现为血红蛋白的氧输送能力下降。游离血红蛋白最初与结合珠蛋白和血红素蛋白结合，结合物被运送至肝，转化为胆红素、结合胆红素排出。当结合和运输系统饱和，游离血红蛋白出现于血液中。保存于血清中的血红蛋白是大分子，可把它染成成粉红色。

相反的，肌红蛋白是小分子，迅速从血清中被清除。在肌红蛋白血症中，全血离心后检查血清是清亮的，而血管内溶血的游离血红蛋白其血清是粉红色的，血管外溶血由于胆红素生成增加，血清是黄色的。在严重的病例，血管外溶血也可以导致游离血红蛋白生成增加。

血管内溶血的临床表现轻重不一，自轻度慢性贫血（如见于机械性溶血）到疲劳、发热、腹部和背部疼痛和精神改变（如见于输血反应）。可出现黄疸、棕色至红色尿和少尿，后者因血红蛋白复合物诱发的急性肾衰竭所致。

血管外溶血较为常见，患者常能很好地耐受。当红细胞流经靠近网状内皮系统的脾窦时，脾的血流缓慢，网状内皮系统有独一无二的去除老化或者损害的红细胞的结构。原发性脾功能亢进、抗体介导改变或者红细胞膜异常均可使正常的脾功能增强到病理性功能。溶血也可以发生在骨髓内。如上所述，正常红细胞造血有 10%～20% 是无效的。当生成异常红细胞时，如海洋性贫血、巨幼细胞性贫血或者某些溶血性贫血，无效造血的百分数增加[32, 33]。

血红蛋白在网状内皮细胞内分解后，珠蛋白转化为氨基酸，铁离子被运铁蛋白输送至骨髓或铁贮备池，吡咯环被转化为胆红素。非结合胆红素经循环进入肝后转化为结合胆红素经尿液排出。血管外溶血的临床表现通常有轻-中度的贫血、间断性轻度黄疸、脾增大。临床症状和体征因溶血的严重程度和慢性病程长短而不相同。

辅助检查

一旦怀疑溶血，病史和实验室检查在诊断中的作用优于体格检查。重要的病史和体格检查要点列于框 119-8[32, 33]。

实验室检查

溶血的重要的诊断试验见框 119-9。

外周血涂片比骨髓检查更具有诊断意义，在血管内溶血可见到典型的裂细胞（彩图 119-7）。血管外

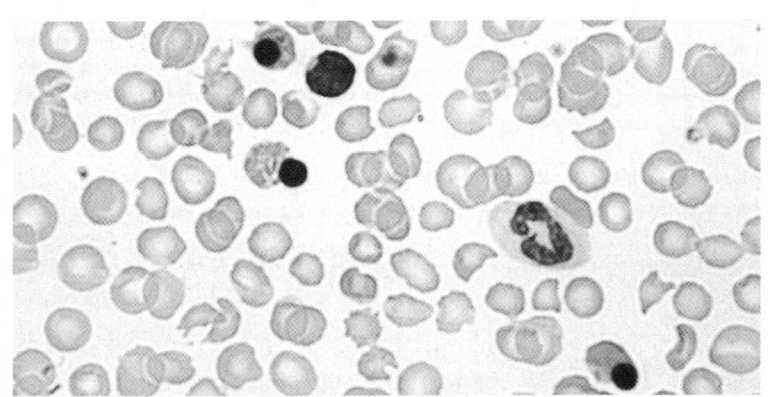

彩图 119-7 裂红细胞（碎裂细胞和有核红细胞）。(From Hoffbrand AV, Pettite JE: Color Atlas of Clinical Hematology, 3rd ed. London, Mosby, 2000, p. 115.)

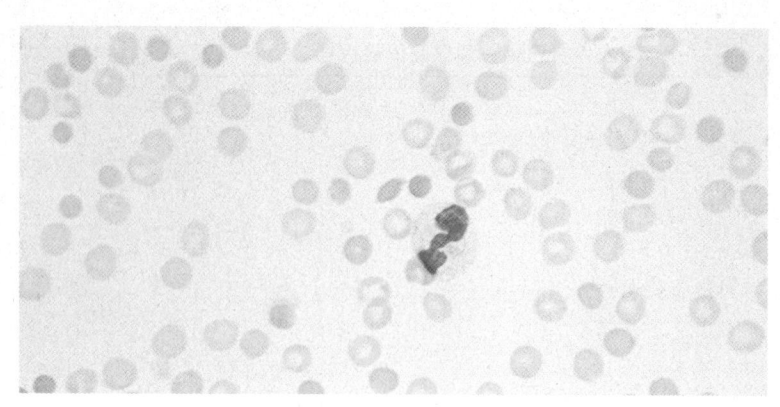

彩图 119-8 球形红细胞增多症。(From Hoffbrand AV, Pettite JE: Color Atlas of Clinical Hematology, 3rd ed. London, Mosby, 2000, p.115.)

溶血可见到典型的球形红细胞（彩图119-8）。球形红细胞也可以见于先天性球形红细胞增多症，更常见于脾对于有抗体覆盖的红细胞膜的活性增强。大红细胞增多反映出存在与网织红细胞增多密切相关的幼稚细胞。血图片可以提供特异性诊断，在6-磷酸葡萄糖脱氢酶缺乏时可有镰状细胞或海因茨（Heinz）小体存在。

结合珠蛋白以分子-分子形式与血红蛋白结合，结合珠蛋白缺如意味着与血红蛋白结合后的饱和和降解，是溶血早期的表现。结合珠蛋白的正常值是40～180mg/ml，肝衰竭时其值下降，作为急性期反应物其值升高。血红蛋白与结合珠蛋白结合后，再与血红素、转铁蛋白、白蛋白结合，然后以游离形式进入循环。血浆游离血红蛋白水平用于疑似血管内溶血的诊断。如果游离血红蛋白水平>40～50mg/dl视为阳性。血红蛋白通过肾排泄，呈黑红色，与红细胞无关的邻甲苯胺阳性结果。在慢性溶血状态，存在于肾小管细胞外的含铁血黄素的普鲁士蓝染色颗粒从尿中排出[34]。

当红细胞在骨髓或外周循环被破坏后，乳酸脱氢酶（LDH）被释放出来，在溶血、海洋性贫血、铁粒幼红细胞贫血、巨幼细胞贫血，LDH均增高。也可见于尿毒症、真性红细胞增多症和白血病，LDH的正常值95～200IU[33,34]。

血管外溶血，胆红素通常比其他结合物质更快速被转送至肝。总胆红素水平<1.5mg/dl，间接胆红素<0.5mg/dl。即使肝功能正常，结合或间接胆红素可升高至4～5mg/dl。更高水平的胆红素意味着某种程度的基础肝功能损伤[33,34]。

直接抗人球蛋白试验（Coombs试验）是检测人红细胞膜表面的抗体和补体，是评估溶血的重要试验，约90%的自身免疫溶血性贫血的患者Coombs试验阳性，间接方法是测定血清中的抗体滴度。直接Coombs试验的关键是试剂，本试剂包括由家兔产生的抗人IgG。此种抗人IgG以广谱的形式，与依附于红细胞表面的IgG、IgM或C3蛋白发生反应。这种反应导致红细胞凝集，可分为0～4级。凝集性能依赖于免疫球蛋白的大小。IgM是最大的抗体形式，可以桥联细胞之间的距离，引起凝集反应和结合补体。直接Coombs试验对诊断IgM介导的溶血价值有限。它最好应用于IgG抗体或红细胞表面补体介导的溶血。IgG因体积小不足引起凝集，而抗人球蛋白与红细胞表面的IgG抗体结合造成凝集。补体C3用类似的方法进行检测。两者代表溶血的免疫学病因。因为IgG是较差的补体系统启动因子，血管外溶血形式通过脾进行介导。直接Coombs试验是测定红细胞表面的免疫学标记。间接试验，是推断血清中C3和IgG，是推断血清抗体抗红细胞活性的试验。免疫标记物的阳性与溶血严重程度的凝集反应无关[35]。

鉴别诊断

溶血性贫血可以分为先天性和获得性、Coombs试验阳性和Coombs试验阴性，或者细胞膜内在或外在因素所致。溶血鉴别诊断分类见框119-10。

内在的酶缺陷 85%～90%维持红细胞膜的能量产生于无氧糖酵解途径。至少有8个已知的酶缺陷是与此途径相关。最常见的是丙酮酸激酶，此酶缺陷见于溶血性黄疸，常在婴儿期诊断[36]。

其余10%～15%的红细胞糖酵解来自磷酸已糖旁路。这种旁路机制发生在糖酵解途径的早期阶段，产生烟酰胺腺嘌呤二核苷酸磷酸（NADPH），是维持还原型谷胱甘肽产生的重要物质。谷胱甘肽是防止血红蛋白氧化损伤的重要物质。本途径第一个酶缺陷，葡萄糖-6-磷酸脱氢酶（G6PD），见于11%的非裔美国人。在此类人群中，酶的恶化与年龄有关，老化的红细胞由于氧化应激而发生溶血。G6PD缺乏是性别相关的疾病，严重程度悬殊很大。在非裔美国人中最常见的类型，通常是自限性的，因为作为骨髓反应，G6PD水平以正常的新生细胞为主，这些细胞能处理氧化应激。但在西西里、希腊和阿拉伯等地区的变异

框 119-10　溶血性贫血诊断分类

细胞内病因
A. 酶缺乏
　1. 丙酮酸盐激酶缺乏
　2. 6-磷酸葡萄糖脱氢酶缺乏
B. 红细胞形态异常
　1. 球形红细胞增多症
　2. 椭圆形红细胞增多
　3. 阵发性夜间血红蛋白尿
　4. Spur 细胞贫血
C. 血红蛋白异常
　1. 血红蛋白病
　2. 珠蛋白生成障碍性贫血
　3. 不稳定性血红蛋白
　4. M 血红蛋白

细胞外病因
A. 免疫性
　1. 同种异体抗体
　2. 自身抗体
B. 机械性损伤
　1. 微血管溶血性贫血
　2. 心血管：心脏瓣膜疾病
C. 环境因素
　1. 药物
　2. 毒物
　3. 感染
　4. 热性
D. 清除异常，如：脾功能亢进

框 119-11　药物相关葡萄糖-6-磷酸脱氢酶缺乏所致溶血性贫血

镇痛药及解热药：乙酰苯胺，阿司匹林，非那西丁
抗疟药：伯氨喹，米帕林，奎宁
呋喃类药物
磺胺类药物：磺胺甲噁唑，磺胺醋酰，砜类
其他药物：萘，蚕豆，亚甲蓝，苯肼，萘啶酸

型具有突出的致命性。临床表现常是急性溶血，可能是血管内和血管外的二者表现，其发病通常在食入氧化剂药物或者在急性感染如急性病毒性肝炎 24～48 小时后（框 119-11），氧化剂药物所诱发的贫血与剂量有关。氧化剂生成活性氧，如过氧化物，它可使血红蛋白变形或破坏红细胞膜。前一过程产生 Heinz 小体，它是变形血红蛋白凝块，见于早期溶血发作的红细胞中。

这种红细胞被脾清除。通过 G6PD 过筛检查可做出诊断，但本试验不能在溶血发作时即刻检查。在发病 3 周后检测可以避免年轻细胞为主体的假阴性结果。该病治疗包括输液，必要时输注红细胞，唯一的预防措施是避免使用氧化剂药物[37,38]。

细胞膜内在异常　这种异常表现为多种形式。红细胞形态的改变是常染色体显性遗传性球形红细胞增多症或椭圆红细胞性贫血。脾清除这些异常细胞。临床表现为自代偿性无症状的贫血，至严重的致命性获得性再生障碍性危象。诊断包括家族史、血涂片、红细胞渗透脆性试验。对需要治疗的病人，脾切除术是首选治疗[36,39]。

阵发性夜间血红蛋白尿症是造血干细胞缺陷，引起对补体敏感的异常红细胞、异常中性粒白细胞、异常血小板。常见临床表现是慢性溶血、含铁血黄素尿、白细胞减少和血小板减少症。外周血涂片正常，直接 Coomb 试验阴性。其主要并发症是血栓形成，常发生于肝静脉。用蔗糖或酸溶血作用（Ham 试验）正常激活补体可以确定诊断。对此类病人输血有致命性危险，因为供者补体可引起红细胞溶解。由于有这种危险，所以只能输注洗涤红细胞[39]。

血红蛋白内在异常　已经证实有超过 350 种异常血红蛋白。包括：Heinz 小体阳性贫血时的不稳定的血红蛋白；M 血红蛋白，与三价铁离子结合或高铁血红蛋白状态；氧亲和力增强的血红蛋白，导致缺氧和红细胞增多。

镰状细胞病

镰状细胞病是急诊医师需要掌握的最重要的血红蛋白病。在医院每天会有大量的非洲籍美国人就诊，即使是经验丰富的医师也可能忽略严重的并发症。经验较少的医生不能认识到这种疾病的复杂性和许多潜在的并发症。

病理生理学　镰状细胞病是一种遗传性疾病。在血红蛋白 β 链上的异常等位基因位点引起信使 RNA 的改变，导致 β 链从 N-末端第六位点的谷氨酸被缬氨酸取代。在分子水平，这种变化引起受累链与邻近的脱氧血红蛋白交链。这种连接引起平行杆体束的形成，称为类晶状聚体。这些多聚体逐渐形成一个 P-晶体凝胶，然后变成晶体状物质。低 pH 值和其他血红蛋白如 HbF 的减少促进这种凝胶的形成。其结果就是形成镰状细胞，它无变形性，使黏稠度增高，使血细胞沉积，最终在脾和肝内被清除或破坏。上述变化亦可见于少量多聚体未形成镰状细胞时，以及伴有红细胞膜漏时。这些病理过程就可产生血管闭塞事件、慢性溶血、血栓形成和器官损伤临床综合征[40-44]。

血红蛋白的珠蛋白由两对相同的多肽链组成。在正常血红蛋白变异和大多数有明显临床特征的血红蛋白病时，β链是恒定的。β链的等位基因位点导致HbA（α₂，β₂）形成。它可以被正常的等位基因链替代，会出现HbA₂（α₂，δ₂），或者被异常的基因等位点替代，称为HbS。每个人的β链都有两个非伴性基因链，分别来自父母双方。这些等位基因出现的位置表达了红细胞血红蛋白的形成。这解释了各种HbS综合征。在镰状细胞特性（HbAS）中，病人是杂合子，父母只有一方供给异常S基因型。在每一个镰状细胞中，血红蛋白的50%是正常HbA。镰状细胞疾病（HbSS）是同合子，所有的血红蛋白是HbS。因为父母可以供给除S以外的等位基因，所以有大量的变异体存在。两个临床重要S变异体是镰状细胞-海洋性贫血和镰状细胞-血红蛋白C病。因此，所有引起镰状细胞形成的血红蛋白病不一定是HbS[40,41]。

此外，HBSS不仅限于非洲裔美国人口。有高达10%的镰状细胞疾病患者并不是非洲裔美国人口[40-42]。

在8%～10%的非裔美国人发现了镰状细胞特征。通常无症状，也有些患者在高海拔地区可出现尿浓缩能力下降、自发性血尿，罕见血管闭塞及脾梗死的发病率增高。在全身麻醉时无额外的风险发生。诊断依靠镰状细胞筛选检测（一种诊断试剂盒）和血红蛋白电泳的结果。对这类患者遗传咨询是有用[41]。

临床特征　镰状细胞贫血病是反复发作、疼痛和令患者和医生感到困扰的疾病。据统计，不超过10%镰刀细胞病患者经常就诊于急诊科。这些病例通常在感染、受凉、创伤应激等潜在的诱发因素前提下，出现血管闭塞性危象。许多病例是自发的。疼痛危象被认为是组织缺血引起，这是由于不可逆的镰状细胞导致血液黏滞性增加、血细胞沉积与微血管闭塞所致。红细胞沉积和血管阻塞可以引起血流停滞、缺氧和局限性酸中毒，这形成恶性循环，导致镰状细胞持续形成。疼痛常在深部，呈锐痛，多见于腹部、胸部、背部和四肢。本病疼痛类似于急腹症（如胆囊炎）、肺栓塞、肾绞痛或其他疼痛。神经系统并发症也比较常见，包括短暂性脑缺血发作、脑梗死、脊髓梗死、前庭听力问题、失聪[45]。不幸的是，HBSS也可导致同样的问题。直接询问本次疼痛类型与既往镰状细胞病发作情况、反复仔细体格检查、相关器官的特殊实验室检查可帮助所有医生鉴别"简单"危象还是一个更严重病理改变。儿童可见骨骼危象导致的畸形。在这些患者中，对骨髓炎与骨梗死必须进行鉴别诊断[41-45]。

急性胸部综合征是导致死亡的首位病因，25%的早逝与镰状细胞疾病有关。它是镰状细胞疾病常见住院原因，其次是血管闭塞性危象。急性胸部综合征患者有发热、咳嗽、胸部疼痛、呼吸困难，并在胸部X线上有浸润阴影。该综合征的病理生理机制尚不清楚，但可能是急性肺损伤的一种特殊类型。推断肺损伤与肺微血管内细胞沉积、肺实质梗死和来自梗死骨骼骨髓脂肪栓塞有关。大血管肺栓塞和感染也可能导致急性胸痛综合征。鉴别诊断包括肺炎、肺栓塞、充血性心力衰竭、成人呼吸窘迫综合征。目前，急性胸部综合征尚无特定的诊断方法和治疗方案。处理是支持治疗，包括输液、镇痛，充足的氧和通气，经验性使用抗生素[46-47]。

尽管镰状细胞病多数诊断和治疗是针对血管闭塞性危象的，但其他严重并发症也必须考虑。镰状细胞病是一种慢性溶血状态，血细胞比容维持在20%～30%。网织红细胞计数代偿性升高，当铁缺乏或叶酸缺乏后，这种代偿性平衡会被破坏。在急性感染或叶酸缺乏的条件下，红细胞生成减少导致致命性再生障碍性危象。当血红蛋白水平降至2g/dl或者较前稳定水平相差很多、网织红细胞计数保持较低水平（<2%）时，需要考虑再生障碍性危象。最后，儿童可能患有急性脾隔断综合征。这种综合征表现包括脾梗死和因镰状细胞增多导致的急性脾增大，儿童可能会表现出精神不振和休克。这些表现导致红细胞数量急剧下降及贫血症状进一步加重。HBSS患者也可由其他原因的贫血造成，如溶血由G6PD缺乏所致[47]。HBSS患者易感染。在婴儿期肺炎球菌败血症和脑膜炎造成猝死的发病率升高。所有发烧的镰状细胞贫血儿童都应检测白细胞计数和血培养。小于2岁的幼儿若体温≥39.5℃，白细胞计数≥20 000/mm³，应立即给予静脉抗生素，发热的成人需要认真体格检查和实验室评估，包括适当的血培养，当明确有感染源存在时，应早期给予适当的抗生素。无论儿童还是成人，引起感染的细菌常见金黄色葡萄球菌、肺炎球菌、流感嗜血杆菌，沙门菌骨髓炎的发病率逐渐升高。这种免疫缺陷的起源是多因素的，与脾功能低下、中性粒细胞迁移作用很差、调理素产生减少有关[48]。

镰状细胞贫血患者常见大量慢性器官损伤，各器官的病理表现见表119-7。镰状细胞贫血患者每次来急诊科就诊时，均应快速回顾这些相关疾病。HbSS患者死亡的主要原因是心肺疾病、慢性肾衰竭、卒中和感染[42,43]。

诊断方面，大多数HbSS患者来急诊科就诊是由于众所周知的特定的疼痛。因为青春期开始延缓导致缓慢而冗长的生长期。成人HbSS患者有一个年轻的外貌和瘦长的四肢。当考虑患者为镰状细胞病，需要

表 119-7　镰刀细胞疾病导致器官损伤

器官或系统	损害
皮肤	溃疡形成
中枢神经系统	脑血管意外
眼	视网膜出血，视网膜病
心脏	充血性心力衰竭
肺	肺内分流，栓塞，梗死，感染
血管	任何位置的血管闭塞
肝	肝梗死，输血导致肝炎
胆囊	增加由胆红素导致胆石症的发生概率
脾	急性脾缺血
泌尿系	低渗尿，血尿
生殖系统	生育能力降低，性无能，阴茎异常勃起
骨骼系统	骨梗死，骨髓炎，骨无菌性坏死
胎盘功能不足	胎儿废物排泄功能障碍
粒细胞	相关性免疫缺陷
红细胞	慢性贫血

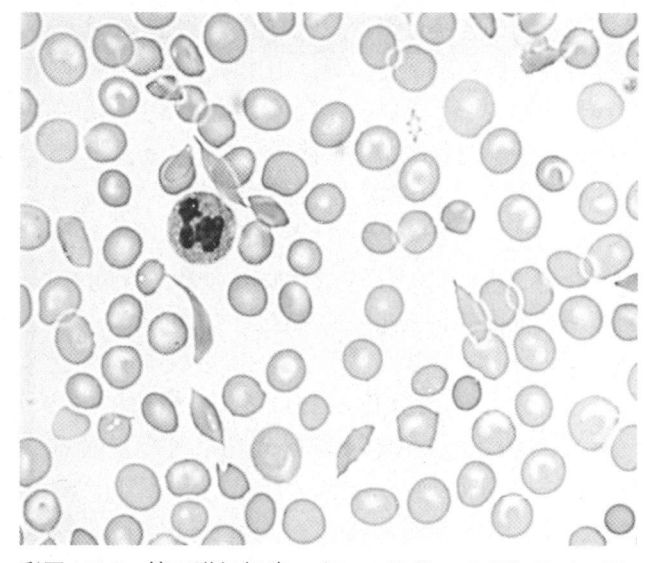

彩图 119-9　镰刀形红细胞。（From Hoffbrand AV, Pettite JE: Color Atlas of Clinical Hematology, 3rd ed. London, Mosby, 2000, p. 103.）

询问家族史、以前的疼痛发作症状，了解慢性贫血相关症状、感染的易感性和缺血性器官损害。表 119-7 提示体格检查的概要。

所有的病人应该完善全血细胞计数，测量当前血象并与以前的测量值进行比较。当患者血红蛋白水平较基础水平下降 2g/dl 时，应该测量网织红细胞计数。在镰状细胞病中，典型的网织红细胞应是正常值上限的 3～4 倍，当网织红细胞计数为 3% 或低于患者平时水平可以认为是再生障碍性危象。若网织红细胞计数大于 12%，特别是伴随着许多有核红细胞，可能表明快速溶血。其他的实验室检查基于患者潜在的器官合并症。不幸的是，尚无任何一项试验能确定患者是处于危象状态。当前，网织红细胞计数测试仍无充足的临床证据。在新报告的一些病例中，外围涂片可以显示镰状细胞（彩图 119-9），或许镰状细胞筛选试验（一种试剂盒）可以帮助诊断，尤其对药物导致的镰状细胞贫血。血红蛋白电泳有助于镰状细胞疾病的明确诊断[41]。

处理　对每年 3 次或更多次疼痛危象的成人，抗镰状细胞制剂羟基脲能减少疼痛危象的次数。据推断，羟基脲对镰状细胞病的有益作用是由于其可诱导血红蛋白 F 合成，或许是其他的机制亦起作用[49-52]。其他治疗药物，包括克霉唑、镁 5-阿扎包苷、促红细胞生成素、酪酸可能有远期治疗作用[53-57]。骨髓移植是目前镰状细胞病唯一有效的治疗方法，尽管存活率大于 90%，无病生存率为 80%～90%，但骨髓移植疗效仍然尚未确定[58, 59]。

目前所采用的治疗，包括休息、足够的营养、输液、吸氧、镇痛、输血治疗和抗感染，目的是减轻症状并试图阻止脱氧血红蛋白和镰状红细胞血管内沉积的恶性循环。大多数镰状细胞贫血病人因为尿浓缩障碍可有轻度脱水，可以通过口服或静脉补液。急诊医生应该知道患者过去二十年充血性心力衰竭病史。溶液选用 5% 葡萄糖半生理盐水开始，以 150～200ml/h 的速度进行输注[60]。

对缺氧病人可用鼻导管给氧 2～4L/min，亦可应用于所有 HbSS 患者，治疗风险低且有效。吸氧降低促红细胞生成素的水平和不可逆转的镰状细胞的数量。

镇痛是急性镰状细胞危象极有益的、重要的早期治疗。大多数镰状细胞病患者很少需要急诊医疗，除非出现严重的危象或病情复杂时来急诊科就诊。由于有一小部分患者经常反复就诊于急诊科，急诊护理人员要考虑并理解患者的心理状态。治疗方案是经过深思熟虑的，以确保快速得到恰当的治疗。负责治疗大量镰状细胞病人群的急诊医师已经制订治疗方案，以建立更好的医患和睦关系，同时减少麻醉剂成瘾与处理的机会。下面是对于严重疼痛的一个方案：对患者疼痛进行评估、吸氧和输液，给予静脉注射硫酸吗啡 5mg，然后持续泵入 5mg/h。另一个方法是静脉注射硫酸吗啡（每次 0.15mg/kg，最大 10mg/次）。在第 4～6 小时时，决定病人是住院还是门诊治疗。门诊治疗包括 4～6 天有效的口服止痛药。在停止静脉注射 1～2h 前需要给予 60mg 口服硫酸吗啡或同等剂量止痛剂。这种方案可以使患者对治疗的期望与医生对治疗和住院的决定保持一致。主要缺点是治疗病人有机械性倾向，而不能紧密结合患者镰状细胞病急性并发症的病情。镰状细胞病的疼痛治疗尚无标准止痛方案。止痛剂（非甾体类抗炎药物，类阿片的药物，阿片类药物）有很多种类、剂量、间隔时间可供选择。此类患者疼痛治疗的最重要方面是给予持续的、彻底的和全面的真正止痛的方法。

输血是治疗镰状细胞贫血有用的措施。严格选择性使用可以减少长期输血抗原致敏、铁超载和肝炎等问题。再生障碍性危象和脾膈离危象时必须输血治疗。在住院期间必须获得连续的血红蛋白值和网织红细胞计数。对阴茎异常勃起，尽管应考虑泌尿外科引流治疗，但也可考虑输血。伍用药物如 α-或 β-激动剂治疗阴茎异常勃起取得不确定的（译注：有的成功，有的失败）治疗效果。对脑血管意外患者，特别是儿童，推荐血液置换。经过 3～4 周的规律输血治疗，急性症状可能逆转，复发频率降低。目的是抑制网织红细胞增多和 HBS 降低少于 25%。为控制骨骼和内脏危象罕见进行输血。这不是急诊科的操作，只有经血液科医生会诊后才考虑。在妊娠和大手术前，建议预防性输血以稀释 HbS 的水平[61]。

用于预防和治疗危象的其他许多治疗正在临床试验中，包括补充锌、诱导性低钠血症、凝胶阻化剂、细胞膜活化药物和基因治疗。聚羟亚烃 188 是人工表面活性剂，有血液流变性和抗凝性能。虽然这一药物的作用机制尚未完全清楚，它可以通过降低血液黏度、黏附摩擦力，进而改善微血管血流量。在急性疼痛危象的镰状细胞疾病患者的临床试验中，泊洛沙姆（poloxamer）可以降低对麻醉药总量的要求，缩短疼痛时间和降低疼痛的强度[62,63]。仔细的体格检查、止痛方案和同情心一直是治疗的基础。同时应该去寻找引起疼痛的原因。

对此类病人的医疗发展和针对潜在感染尽快使用抗生素，使镰状细胞贫血病的预后得以改善。

链状细胞-β-海洋性贫血 链状细胞-β-海洋性贫血常见于地中海当地居民。疾病的严重程度与红细胞中 HbS 浓度以及 MCHC 减少有关。患者 MCV 低且有少量活性链状细胞。通常比纯合镰状细胞病轻微。HbSC 疾病的严重程度介于 HbSS 和 HbS-海洋性贫血之间。除有许多 HbSS 并发症外，HbSC 病的眼睛出血和妊娠期并发症发生率增高、并可有脾肿大。外周血涂片显示了正常细胞性靶细胞与链状细胞同时存在[41]。

外源性同种抗体 同种抗体是与外来红细胞抗原的反应形成的。在 ABO 血型系统病例中，这些抗体已成型。ABO 血型系统是红细胞壁最重要的抗原之一。ABO 血型不相容导致供者细胞被受者同种抗体破坏，这是致命性反应。抗体实质上是 IgM，有巨幼溶血素作用，具有凝集红细胞与固定补体的双重作用，因此引起血管内溶血。

Rh 系统是另一套红细胞抗原系统。此系统特点是，个体不存在与 Rh 系统相应抗原的抗体，它们往往暴露于自身缺乏的抗原所致敏。所产生的抗体实质上是 IgG，它们通过脾与肝加速血管外红细胞破坏。大部分自身免疫性抗体均针对 Rh 系统抗原[64]。

外源性自身抗体 评估自身免疫性溶血就像评估其起源那样复杂。自身免疫性溶血的主要特点是产生抗红细胞膜表面抗原的 IgG 和 IgM 抗体。机体为何通过此种方式应答尚不清楚，IgM 抗体能凝集、固定补体，具有血管内溶血作用。IgG 抗体可把补体固定在细胞上，但常不能完成溶血过程。IgG 或 C3 标记的细胞遭受加速性血管外破坏。用直接抗球蛋白试验可发现这些标记的细胞[65]。

自身免疫性溶血性贫血是获得性疾患，40%～50% 为特发性的。其余与许多疾病相关（框 119-12）。自身免疫性溶血性贫血的分类是基于抗体与红细胞膜表面反应的最佳温度，因此分为温抗体（＞37°）和冷抗体（＜37°）[65]。

温抗体以年轻人高发（30～60 岁），女性为主，各种 IgG 补体结合和对 IgG 直接抗球蛋白试验阳性。

框 119-12	溶血性贫血相关疾病

赘生物
恶性：慢性淋巴细胞性白血病，淋巴瘤，胸腺瘤，慢性髓性白血病
良性：卵巢畸胎瘤，皮样囊肿

胶原血管性疾病
全身性红斑狼疮
结节性周围动脉炎
风湿性关节炎

感染
支原体
梅毒
疟疾
巴尔通体属
病毒：单核细胞增多症，肝炎，流行性感冒，柯萨奇病毒，巨细胞病毒

其他方面
甲状腺功能紊乱，溃疡性结肠炎
药物免疫反应

冷抗体或冷凝素常见于男性和老年患者（50～80岁），与IgM补体结合，常见于传染性单核细胞增多症、支原体感染及淋巴瘤。溶血可以是血管内或血管外的，对补体的直接抗球蛋白试验可阳性[65]。

临床上自身免疫性溶血性贫血具有贫血的症状和体征，常有脾肿大。外周血涂片可见球形红细胞和网织红细胞。90%病例直接抗球蛋白试验阳性，直接抗球蛋白试验的强弱程度与溶血的严重程度无明显相关，是由于Coombs试验是一种抗体的功能差异而不是溶血过程或刺激网状内皮组织的攫取功能。对新诊断的患者，网织细胞减少或严重溶血性贫血，急诊科医生必须给予输血治疗。配型合适的血液几乎不可能找到，因为抗体能与所有供者起反应。在ABO与Rh系统中，输入最匹配的供者细胞，即输入已知比病人自己血细胞稍匹配的供者细胞。给泼尼松或等量制剂60～100mg口服或静脉注射，据说对60%的温抗体患者有效。脾切除或免疫抑制剂对治疗此类反应亦有效。冷凝集溶血性贫血是自限性的，像罹患传染性单核细胞增多症后。其余形式对避免寒冷、各种免疫抑制剂有很好反应，但对激素和脾切除反应很差。无法控制的溶血、基础原发病、肺栓塞等可导致死亡[65]。

药物源性溶血性贫血较难诊断。急诊科医生应该知道药物极易引起Coombs试验阳性，应知道有时仅存在药物时本试验也会阳性。常见药物及作用机制见框119-13[66]。

外源性机械因素 红细胞创伤可引溶血反应。外周血涂片可见裂细胞或红细胞碎片，此时应立即高度怀疑创伤性损伤（见彩图119-7）。创伤性溶血最常见于微血管病性溶血、心脏创伤、"行军"性血红蛋白血症。

微血管性溶血性贫血是一种微循环碎片的形式，由沉积在小动脉中纤维蛋白所致。必然存在一种基础疾病。见于肾病变（如恶性高血压和先兆子痫）、血管炎、血栓性血小板减少性紫癜、弥散性血管内凝血

框119-13	药物导致免疫性溶血性贫血

药物导致自身抗体型
1. 补体复合型抗体：奎尼丁，奎宁，非那西丁，依他尼酸，P-氨基水杨酸盐，磺胺类，口服降糖药
2. 非补体复合型抗体：盘尼西林剂量 $>20 \times 10^6$ U/d

红细胞膜自身免疫抗体型：D-甲基多巴，L-左旋多巴，甲酚那酸，氯氮䓬

头孢菌素类剂量 >4g/d 可直接导致红细胞膜损害而出现溶血性贫血

和血管异常。以上均是血管内溶血的症状和体征，需针对基础疾病进行治疗。

心脏对红细胞的创伤是由于增加心脏内湍。见于人工心脏瓣膜、创伤性动静脉瘘、大动脉狭窄、左侧心脏病变。必须外科治疗，常需要补充铁剂支持治疗。

行军性血红蛋白血症是血管内红细胞被反复撞击所致的一种创伤形式。士兵、马拉松运动员以及反复撞击坚硬表面的任何人均会导致本病。推荐治疗是改变生活方式[34,67]。

环境因素 溶血见于严重烧伤、淡水淹溺、高体温。溶血的中毒病因有，动物源性如棕色隐士蛛和某些蛇咬伤；蔬菜源性如蓖麻、豆类和蘑菇；矿物质源性如铜。某些感染是与溶血相关的。疟疾、巴氏体病和梭菌属脓毒症均是众所周知的病因。

异常攫取 脾功能亢进是由于脾肿大或刺激网状内皮系统的任何疾病所致。

在增大的脾滞留更多的血液成分与脾增大之间形成恶性循环。常见脾肿大伴有全血细胞减少与骨髓增生活跃。用铬标记红细胞证实在脾滞留增多。对有症状与严重疾病的治疗是脾切除术。成年人常可耐受脾切除，而儿童需要保守治疗，因为脾切除后致命性脓毒症的风险明显增加[68]。

红细胞增多症

定义

红细胞增多症（polycythemia）一词常用于红细胞增多（erythrocytosis）（即红细胞的数目增多）。本病在急诊科少见，而且需要紧急干预且致命的发病形式更为罕见。

病理生理学

红细胞的造血由肾产生的糖蛋白激素促红细胞生成素控制。它在肝被激活并调节定向红系造血干细胞。组织缺氧是刺激红细胞生成增多的最主要原因，骨髓异常新生物功能可以导致红细胞绝对数增多。

红细胞增多最主要的并发症是与红细胞数增多所致的血液黏滞度增加有关。当血细胞比容超过60%时，血液黏滞度呈指数性增加。其结果可导致组织血流减缓、血栓形成和出血。上述危险常常由于血容量增加和血管扩张黏稠度下降而削弱[69,70]。

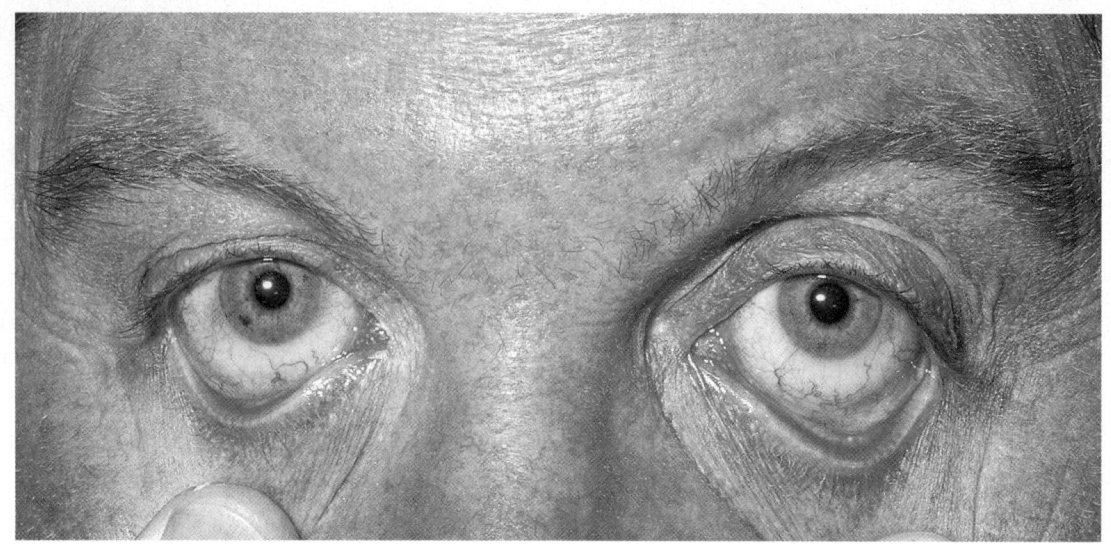

彩图 119-10　真性红细胞增多症：40 岁女性，面部多血症及结膜充血。(From Hoffbrand AV, Pettite JE: Color Atlas of Clinical Hematology, 3rd ed. London, Mosby, 2000, p.248.)

临床特征

临床症状可以从轻度头痛至三大综合征，包括高血容量综合征（眩晕、头晕、视物模糊和头痛），高黏滞度综合征（静脉血栓形成），血小板功能障碍综合征（鼻出血、自发性瘀斑和胃肠道出血）。

常见红细胞计数增高的皮肤和黏膜表现。常可见多血质、充血和静脉淤血的表现（彩图 119-10）。其他系统检查，包括眼底静脉淤血，腹部有脾肿大，心肺系统出现充血性心力衰竭。还应该检查子宫、中枢神经系统、肾和肝肿瘤。所有这些疾病均与继发性红细胞增多症有关。本病的定义是红细胞计数升高，超过血细胞比容的升高。这导致 MCV 降低，常与血清铁下降和铁贮备下降有明确关系。在鉴别诊断部分将讨论特殊的实验室检查。

鉴别诊断

红细胞增多症可分为表面的、原发性的和继发性的三类（框 119-14）。表面的红细胞增多症（apparent polycythenia）是由于血浆容量减少引起，比如脱水。一般红细胞容积不会超过正常值的上限。虽然"应激性红细胞增多症"是值得商榷的名词，有红细胞压积增高的趋势，见于超重、高血压、过度紧张的中年男性。吸烟量的增加往往会伴有血中碳氧血红蛋白的含量增高，从而出现红细胞增多。此类患者症状往往较轻，治疗以降低体重、控制血压为主。其血管栓塞并发症的危险性很小。血细胞比容一般小于 60%，红细胞体积测量是正常的[70,71]。

框 119-14　原发性和继发性红细胞增多症病因
1. 组织缺氧促进红细胞生成素增加 　a. 右向左分流先心病 　b. 肺部疾病（支气管型慢性阻塞性肺病） 　c. 氧化碳血红蛋白血症 　d. 高原气候 　e. 氧亲和力增高的血红蛋白症减少组织摄氧 2. 自发性促红细胞生成素增多 　a. 肾：肾肿瘤，肾积水，肾囊肿 　b. 其他损伤：子宫纤维样改变，原发肾的肝细胞癌，脑血管瘤 　c. 先天促红细胞生成素增多 3. 原发性红细胞增多症 4. AIDS 和齐多夫定治疗

原发性真红细胞增多症（primary polycythemia vera）是一种骨髓异常增生疾患，主要见于中年或老年人。具备红细胞增多症所有的临床表现。据报道，早期症状高达 30%。最常见的临床表现有血栓形成（脑血管意外、心肌梗死和深静脉血栓）、出血、淤血。原发性真红细胞增多症是涉及所有血细胞系的疾病——造血干细胞、红细胞系、粒细胞系和巨核细胞系。由真红细胞研究组所制定的诊断标准见框 119-15。

真红细胞增多症通过放血疗法可获得满意的疗效。降低血细胞比容可改善某些症状，但白细胞和血小板计数均不下降。推荐维持血细胞比容 <55%，以降低血容量和黏稠度。当出现高尿酸血症、难治性红细胞数增多、严重瘙痒、脾大和血栓形成时，需要羟基脲、白消安、苯丙酸氮芥、干扰素、阿那格雷、放射性磷酸钠（^{32}P）等进一步治疗。研究表明通过进

框 119-15　真性红细胞增多症的诊断标准

A 类

红细胞计数增加

　　男性：血红蛋白 >18.5g/dl

　　女性：Hgb >16.5g/dl

氧饱和度（>92%）

脾大

B 类诊断标准

血小板增多：血小板 >400 000/mm³

白细胞增多：白细胞计数 >12 000/mm³（无发热和感染）

白细胞碱性磷酸酶计数 >100

维生素 B_{12} >900pg/ml，未结合维生素 B_{12}-结合力 <2 200pg/ml

对于真性红细胞增多症的诊断，诊断标准为全部 3 个 A 类标准，或是两个 A 类标准和 B 类中的任意 2 个。

一步治疗并不能改变患者的长期存活率，但自然病史可长达 15～20 年。然而，可发展为骨髓纤维化伴有骨髓化生。大约 10% 病例发展为急性白血病，病情发展迅速，治疗效果差，呈下坡路病程。从开始治疗至死亡的中位生存期大约为 9～14 年[71, 72]。死亡常见的原因为血栓形成（29%）、血液恶性肿瘤（23%）、非血液恶性肿瘤（16%）、出血和骨髓纤维化骨髓化生[73]。

继发性的细胞增多症首先根据促红细胞生成素对异常组织氧含量的反应进行分类。本组疾患通过正常动脉血氧饱和度结果予以排除。第二，考虑是不当自身促红细胞生成素生成。这种情况应测定促红细胞生成素。由于与肾病理状态密切相关，应使用计算机断层扫描评估怀疑不当红细胞生成素生成的患者。大多数继发红细胞增多症病人无中枢神经系统症状或脾肿大。因为促红细胞生成素仅刺激红细胞途径，故这些患者的白细胞和血小板计数正常[71]。

处理

对任何形式症状性红细胞增多症的急诊治疗是放血疗法。通常，缓慢放血不超过 500ml，给予输注同等量生理盐水。如果缓慢执行此操作，则不会发生血流动力学的不稳定。如在真正紧急情况，在 24 小时内放血高达 1～1.5L。最初的目标将血细胞比容降至 60%，最终的治疗目标是使血细胞比容小于 55%。研究表明，小剂量阿司匹林 80～100mg/d 能有效防止真性红细胞增多症患者血栓性并发症，可以用于治疗急、慢性红细胞增多[71, 73, 74]。

处置

许多已经被确诊的红细胞增多症患者可以在门诊实施放血治疗。所有新发病例应该住院进行全面的评估。

白细胞疾患

在急诊科，白细胞计数和分类计数是最常用的实验室检验。了解白细胞的生理、病理生理及临床评价是非常必要的。

生理学和病理生理学

淋巴细胞系列有三种形态学上难以分辨的细胞类型：B 淋巴细胞（体液免疫），T 淋巴细胞（细胞免疫）和裸细胞。因为淋巴细胞可以自由地进出循环，所以很少有淋巴细胞贮存池的概念。仅占总淋巴细胞数量 5% 存在于循环中。也无边缘池存在[75]。

白细胞主要功能在血管外。每一个系列的主要功能和其他系列的主要功能是密不可分的。白细胞通过血液循环到达它们的作用点。新细胞进入血液循环率和组织失去细胞率通常是平衡的。

异常细胞计数是由于细胞的生成、边缘池或组织破坏率的改变造成的。与血红蛋白或者血小板计数异常的过程一样，白细胞数目可通过改变生成、破坏丢失和摄取的过程导致白细胞数增加或者减少。本章节主要讨论的是细胞数量异常而不是细胞的质量异常[75]。

粒细胞系和淋巴细胞系是白细胞两类细胞系。粒细胞系主要参与吞噬活动。由来自骨髓的多能干细胞产生。这些细胞分化为亚组并成熟为吞噬细胞系，这一细胞系包括中性粒细胞、单核细胞、嗜碱性和嗜酸性粒细胞。粒细胞被贮存在一系列的发育的存贮池里面。最重要的是中性粒细胞分裂后的贮存池，它相当于 15～20 倍的循环群。贮存池中包含有晚幼粒细胞、中性杆状粒细胞和成熟中性粒细胞（多形核中性白细胞）。这个贮存池可能作为粒细胞在快速消耗期间的一个预储备量。血循环中的中性粒细胞再被细分为循环池和边缘池。后者包括黏附于血管壁上的成熟细胞。边缘池中的细胞能够快速进入循环池，引起白细胞计数的大量增加，甚至是成倍的增加。这种方式不改变成熟细胞的分类计数[75]。淋巴细胞的成熟主要在骨髓、胸腺、脾、淋巴结和其他部位淋巴组织。它们都参与对异物的免疫反应。

正常值及其影响因素

白细胞正常值范围有很大的差异，同时有多种因素影响着正常值。白细胞计数一般都用阻抗原理或光学衍射技术进行自动化计数。其分类计数通常用显微镜的 100～500 倍的油镜头直接检查。自动化技术在白细胞分类计数的应用也越来越广泛。白细胞计数正常的值见表 119-8。"正常"的白细胞计数在儿童期前与年龄密切相关，运动、性别（女性）、吸烟、怀孕均可导致白细胞计数上升。可能与种族也有关，在非裔美国人白细胞总数比正常范围减少 1 000～1 200cell/mm³。实验室的误差可能由于不规范的试剂、有核红细胞或血小板聚集引起。血涂片分类计数可能受到样本过小、错误的细胞识别、年龄组（儿童）的影响。分类细胞的正常值范围见表 119-9。一个常见且容易纠正的错误是实验室的报告通常给予细胞分类百分比的结果。而每种分类细胞绝对计数对评估感染的风险更有用[75, 76]。

异常值

由于白细胞正常值范围很大，所有的异常白细胞计数应根据病人的病情进行解释。白细胞数量异常的病因诊断应通过仔细的询问病史、体格检查、仔细进行绝对细胞计数及检查外周血涂片的分类计数来进行。

白细胞增多

大多数白细胞增多（leukocytosis）是由于中性粒细胞和淋巴细胞的增加引起。中性粒细胞增多（neutrophil leukocytosis；neutrophilia）是其绝对计数大于 7 500cells/mm³，通常伴有感染或者炎症（框 119-16）。因为在感染和炎症的病理过程中，中性粒细胞的破坏是增加的，骨髓储备被利用，此时，以 1 个杆状比 10 个中性粒细胞的速度增加。这种增加在分类计数中表现为"核左移"，同时代表未成熟中性粒细胞从有丝分裂池进入到血液循环。

通过血管壁去边缘化，可使白细胞总数增加，但无"核左移"或者无杆核粒细胞增加。这种情况常见于应激、运动或者肾上腺素能反应。严重的应激能够导致白细胞迅速上升至 18 000～20 000/mm³ [75, 76]。

慢性髓细胞性白血病

慢性髓细胞性白血病（chronic myeloid leukemia，CML）是中性粒细胞增多的骨髓增生性病因之一。其特点是中性粒细胞增多为主，尽管是白血病中最少见的一种类型（60% 为急性白血病，31% 为慢性淋巴细胞白血病，15% 的慢性髓细胞性白血病），但它必须考虑为中性粒细胞性的。CML 患者通常年龄超过 40 岁，白细胞计数大于 50 000/mm³。细胞分类计数显示

表 119-8 血白细胞计数正常范围（cells/mm³）

年龄	平均	95%可信区间（平均值±2SD）
1 周	12 200	5 000～21 000
6 个月	11 900	6 000～17 500
12 个月	11 400	6 000～17 500
4 岁	9 100	5 500～15 500
8 岁	8 300	4 500～13 500
成人	7 400	4 500～11 000

Modified from Miale JB: Laboratory Medicine: Hematology, 6th ed. St. Louis, Mosby, 1982.

表 119-9 血液中不同种类白细胞正常比值范围（%）*

年龄	中性分叶粒细胞	中性杆状粒细胞	淋巴细胞	单核细胞	嗜酸性粒细胞	嗜碱性粒细胞
1 周	34±15（4100）	11.8±4（1420）	41±5（5000）	9.1（1100）	4.1（500）	0～4（50）
6 个月	23±10（2710）	8.8±3（1000）	61±15（7300）	4.8（480）	2.5（300）	0～4（50）
12 个月	23±10（2680）	8.1±3（990）	61±15（7000）	4.8（550）	2.6（300）	0～4（50）
4 岁	34±11（3040）	8.0±3（730）	50±15（4500）	5.0（450）	2.8（250）	0～6（50）
8 岁	45±11（3700）	8.0±3（660）	39±15（3300）	4.2（350）	2.4（200）	0～6（50）
成年	51±15（3800）	8.0±3（620）	34±10（2500）	4.0（300）	2.7（200）	0～5（40）

Modified from Miale JB: Laboratory Medicine: Hematology, 6th ed. St. Louis, Mosby, 1982.

* 参数的数字显示的是每 mm³ 中的细胞的平均数。

| 框 119-16 | 白细胞增多病因 |

中性粒细胞（绝对值计数>7 500/mm³）
炎症：风湿性关节炎，痛风
感染：多数由细菌引起
组织坏死：肿瘤，烧伤，梗死
代谢紊乱：糖尿病酮症酸中毒，甲状腺毒素，尿毒症
红细胞转换增快：出血，溶血
骨髓组织增殖异常：慢性髓样白血病，真性红细胞增多症
恶性肿瘤（胃肠道肿瘤）
应激：运动，疼痛，手术，缺氧，癫痫发作，创伤
药物：肾上腺素，糖皮质激素，锂，可卡因
妊娠
遗传或是自发性疾病
实验室误差：采用自动计数器，血小板凝集，沉淀冷球蛋白

淋巴细胞增多（1～6岁绝对值计数>9 000/mm³；7～16岁，7 000/mm³；成人，4 000/mm³）
病毒感染（主要原因）：单核细胞增多症，风疹，麻疹，水痘，弓形体病
细菌感染：百日咳，结核病，肝炎，巨细胞病毒
淋巴组织增多：急慢性淋巴细胞性白血病
免疫反应：免疫接种，自身免疫性疾病，移植反应
内分泌：甲状腺功能减退
中性粒细胞减少导致相对淋巴细胞增多

Modified from Miale JB: Laboratory Medicine: Hematology, 6th ed. St. Louis, Mosby, 1982.

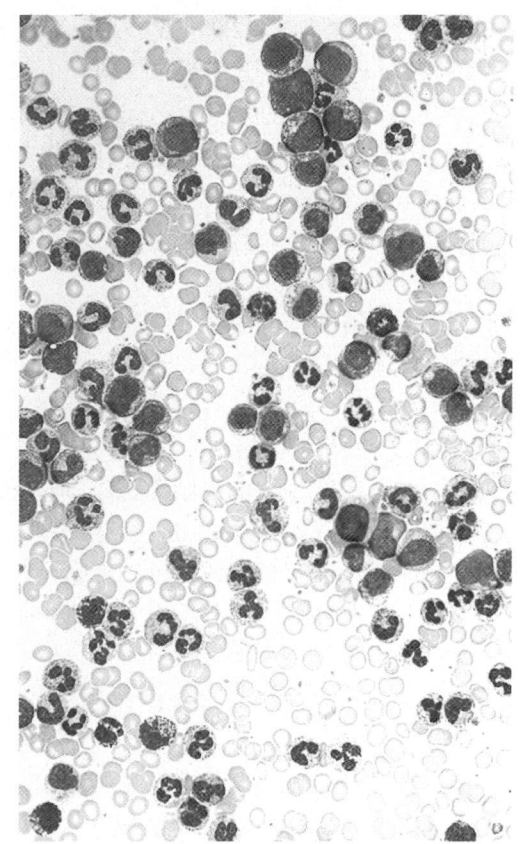

彩图 119-11　慢性髓细胞样白血病。(From Hoffbrand AV, Pettite JE: Color Atlas of Clinical Hematology, 3rd ed. London, Mosby, 2000, p. 169.)

中性多形核粒细胞和晚幼粒细胞增加。极少数情况下，嗜碱性粒细胞和嗜酸性粒细胞的计数增加。CML是一种造血干细胞疾病，其白细胞计数升高，细胞分类是正常的。成熟粒细胞和中间粒细胞大量增加。血小板也可能增加，但红细胞生成减少，从而导致贫血。病人常主诉疲倦、厌食、出汗、体重减轻。体格检查可有面色苍白，胸骨压痛，脾肿大（90%的患者；彩图 119-11）。实验室检查发现白细胞碱性磷酸酶降低和维生素 B_{12} 水平增加，此两点有助于鉴别其他原因引起的中性粒细胞病因。费城染色体（Ph^1）被证实与 CML 的发病有密切关系。慢性粒细胞白血病的治疗是用烷化剂（如白消安）或抗代谢药物（如羟基脲）。选择性病人可从骨髓移植中受益[77,78]。

CML 伴随着高尿酸血症、肾损伤、严重贫血、继发性心绞痛或心力衰竭需要急诊治疗。白细胞过多症很少出现，在 CML 中越成熟的"不黏附细胞"一般不会导致上述病症，除非计数超过 500 000/mm³。更高的白细胞计数可导致白细胞停滞并出现耳聋、视力障碍、肺通气-灌注异常、阴茎异常勃起。治疗包括补液治疗，白细胞清除术，输血，别嘌呤醇治疗严重的高尿酸血症，特异性化疗（羟基脲）。在后期 CML 的自然病程随着细胞分化，对治疗的反应逐渐丧失。"原始细胞危象（blastic crisis）"一词指的是一种白血病急性变，是一个罕见的病情恶化的亚阶段[77,78]。这种情况通常可有淋巴细胞性和髓系细胞性急性变。如原始细胞计数大于 50 000/mm³ 时可能发生白细胞淤滞的并发症。

类白血病反应

类白血病反应是一种非白血病反应性粒细胞增多，类似于 CML。但 CML 无 Ph^1 染色体，无嗜碱性粒细胞和嗜酸性粒细胞绝对值增多，有白细胞碱性磷酸酶升高。本症在急诊科难与 CML 鉴别。在粒细胞增多时，两者均为可能的诊断，故均须考虑。白细胞计数通常大于 50 000cell/mm³。类白血病反应可以见于结核、霍奇金病、脓毒症及转移性肿瘤（特别是支气管源性癌、胃癌、肾癌）[76]。

淋巴细胞性白细胞增多

淋巴细胞性白细胞增多（lymphocytic leukocytosis）[淋巴细胞增多（lymphosis）]是一个年龄依赖的定义：1～6岁，淋巴细胞计数为 9 000/mm³；6～

16岁，淋巴细胞计数为>7 000/mm³；成人，淋巴细胞计数为4 000/mm³。它可见于许多疾病，主要是感染性疾病和淋巴组织增生性疾病[79]。

过去急性和慢性是按照淋巴细胞肿瘤病人在治疗前存活时间的长短来区分。现在，急性和慢性主要用细胞成熟度、起病缓急、治疗效果来区分。

慢性淋巴细胞性白血病

慢性淋巴细胞性白血病（chronic lymphocytic leukemia）是50岁以上人最常见的白血病的类型，主要是B细胞异常。患者最初的主诉为疲劳、体重下降、容易感染、皮疹、易出血。淋巴结无触痛、光滑，可出现在一个或两个淋巴结区域。超过50%的患者有脾和肝大。实验室支持诊断是成人淋巴细胞绝对值大于5 000/mm³。常见贫血、血小板减少和中性粒细胞减少。可能出现自身免疫性溶血性贫血、直接抗球蛋白试验阳性和其他免疫系统的改变。早期治疗主要针对贫血、血小板减少的并发症、免疫反应损伤或增强及肿大的淋巴结或脾。白细胞停滞罕见于慢性淋巴细胞白血病，当计数高于200 000/mm³时应考虑治疗[79]。

急性淋巴细胞性白血病

急性淋巴细胞性白血病（acute lymphocytic leukemia）是10岁以下儿童最常见的诊断。它是15岁以下儿童最常见的恶性肿瘤。急性淋巴细胞性白血病当原始细胞>50 000/mm³时，白血病停滞的可能性增加。治疗方案根据临床分期制定，包括化疗或放射治疗。积极治疗提高儿童存活率自1年至15年或以上不等。但对于同等程度的成人，未见此类治疗反应[80-82]。

白细胞减少

成人白细胞绝对值<4 000/mm³称为白细胞减少（leukopenia）。白细胞减少通常伴随1种细胞（中性粒细胞）减少，这种减少具有很大的临床意义。中性粒细胞绝对值是白细胞总数乘以中性杆状和分叶粒细胞百分数。根据感染的危险性，白细胞减少按照中性粒细胞计数可分为轻度（1 000～1 500/mm³），中度（500～1 000/mm³），或重度（<500/mm³）。后者可能处于致命状态，因为患者容易出现暴发性感染。严重中性粒细胞减少时，感染体征甚微，因为粒细胞极少，难以发生明显的炎症或化脓反应。中性粒细胞减少可能是由于生成减少，破坏过多，或循环池中性粒细胞向边缘池或组织池移动。最近研究表明，中性粒

表119-10 白细胞减少症粒细胞成熟各个阶段的关联

机制	例子
骨髓增殖	再生障碍性贫血，淋巴瘤，肿瘤化疗（环磷酰胺、硫唑嘌呤、甲氨蝶呤、苯丁酸氮芥） 药物：酚噻嗪系，保泰松，吲哚美辛，丙基硫氧嘧啶，苯妥英钠，西咪替丁，半合成青霉素类，磺胺类 感染：病毒，结核病，脓毒症
骨髓成熟	叶酸及维生素B_{12}缺乏，慢性自发性中性白细胞减少症 饥饿
分布异常	甲亢，肉瘤样病，门静脉高压，疟疾
利用增加	感染：通常为病毒感染（单核细胞增多症、风疹、麻疹、立克次体、难治性细菌感染） 自身免疫性疾病：系统性红斑狼疮，AIDS，Felty综合征
实验室误差	白细胞聚集，长时间延迟检测

细胞减少最常见原因是骨髓生成减少（表119-10）。在获得性免疫缺陷综合征中，自身免疫性中性粒细胞减少已成为更常见的诊断，因为被认为具有像获得性免疫缺陷综合征那样的作用[76, 83]。

对所有中性粒细胞减少的患者，必须全面询问用药史。如有既往中性粒细胞减少病史，则应询问近期感染史和家族史。系统回顾应重点了解患者有无出血、疲劳、盗汗、体重减轻、自身免疫性症状。体格检查应针对感染的部位、淋巴结肿大、肝脾肿大以及其基础疾病。对于严重中性粒细胞减少合并发热的患者，对常见受累部位如胸部和泌尿系统应作体格检查及放射学检查，应进行痰、尿、血的培养。推荐对此类患者应进行基础隔离、尽早入院、及时请专科医师进行会诊。当细菌培养和会诊完成后，应开始治疗。对中性粒细胞减少合并发热的患者，应经验性使用广谱抗生素[84, 85]。人粒细胞集落刺激因子通常用于此治疗，但有血液病专家认为这不是最好的治疗方法[86, 87]。清除可逆性病灶后病人或无明显症状的病人与轻-中度中性粒细胞减少的病人，经与他们的家庭医生讨论后，安排最佳的门诊随访。

白细胞计数和分类计数的意义

对于各种各样疾病的诊断，白细胞计数不具备高度的敏感性和特异性。但是，在特定的疾病中白细胞是有用的。比如，白细胞计数对于腹痛的诊断，在选

框 119-17	白细胞计数增加原因
乙酰胆碱	锂
酸中毒	月经
肾上腺素能药物	心肌梗死
酒精	新生儿窒息
过敏反应	赘生物
细菌感染	正常妊娠
献血	疼痛
烧伤	多动脉炎症
跑步	泼尼松
婴幼儿哭泣	肺栓塞
发热	癫痫发作
通风	毒蛇咬伤
溶血	室上性心动过速
肝素	手术
组胺	创伤
缺氧	尿毒症
铁过量	病毒感染
风湿性关节炎	呕吐
铅和其他毒物	

择和观察病人时是有用的。对发热儿童，鉴别是细菌感染还是病毒感染，证明白细胞计数和分类计数的作用是有限的，除非两岁以下的孩子，白细胞计数 > 15 000/mm³，考虑细菌感染[88-90]。

除白细胞计数无特异性外，不到1%的病例分类计数可以提供额外帮助的信息。白细胞绝对值和分类计数不能可靠地区分病毒和细菌感染。但在急诊医疗环境下，应作为有限筛查价值的临床测试。多种因素和条件均可使白细胞计数增高（框 119-17），这使得本试验对感染的特异性比预先假设的要小。

重要概念

- 老年人出现贫血意味着原先基础疾病的恶化。
- 对原因不明的贫血应进行全面检查，如果患者无不良血流动力学的后果，可在门诊进行检查。
- 当怀疑溶血性贫血时，最重要也是最容易被忽略的检查是外周血涂片。
- 来急诊科的镰状红细胞贫血病患者，大多数患者有一种真正的危象，而不是简单的要药（drug-seeking）行为。
- 在急诊科，白细胞检查对疾病诊断的敏感性和特异性均很差。

本章参考文献请参见 http://pumpress.bjmu.edu.cn/eduservice/3419.html

第120章 出血性疾患

Timothy G.Janz and Glenn C.Hamilton

杨建中 译　彭鹏 校

概述

止血是血凝块的形成过程，同时是对血管损伤的协调反应。它需要从血小板、凝血级联、血管内皮细胞和纤维蛋白溶解中得到一个整体的调节反应。凝血酶-刺激的血凝块形成与纤维蛋白溶解酶-诱发的血凝块溶解是密切相关的，同时亦是互相调节的。这个动态过程可看作如下几个阶段：血小板栓子形成、凝血级联增殖、血凝块形成和血凝块发生纤维蛋白溶解。

大多数止血功能异常是后天获得或药物源性[如阿司匹林或华法林（香豆素）]，或继发于某些疾病（如，肝衰竭），或医源性（如，多次输血）。

病理生理学

止血依赖于血管、血小板以及凝血途径的正常功能及其完整性。

血管系统

血管的完整性是由一层无反应的重叠的内皮细胞内衬维持的，它由基底膜、结缔组织、平滑肌所支持。这些细胞在维持大分子屏障方面非常重要，当血管壁损伤时，这些细胞将有助于加快代谢反应和使局部血管收缩。血管壁对止血有着非常重要的作用[1]。

血管内皮通过生成如下物质，如血管性血友病因子、抗凝血酶Ⅲ、硫酸肝素、前列环素、一氧化氮、组织因子途径抑制剂等促进血凝块形成与对凝血的调节。

血小板

血小板止血方面有着复杂和深入的作用。它是骨髓巨核细胞在促血小板生成素的调控下释放的细胞质片段复合物。血小板包含溶酶体、颗粒、一个三层的胞浆膜、微管和一个小管系统。颗粒在止血过程中是一个重要组分，包括血小板因子4、黏附与聚集的糖蛋白、凝血因子和纤溶抑制剂。每种因子均参与凝血过程。血小板的作用，是抵御失血的最初反应，被称为一期止血（primary hemostasis）。掺入凝血因子的纤维蛋白凝块常再加固血小板凝块。血小板的激活途径见框120-1。所列举的任何一个步骤均可因遗传性或获得性疾病而缺如、改变或被抑制[2-6]。

凝血过程

凝血过程是一个复杂的制衡系统，其结果是纤维蛋白凝块形成。凝血因子按照被发现的顺序用罗马数字标记（框120-2）[7]。

凝血过程可简单地用图120-1表示。凝血途径包含内源性凝血途径和外源性凝血途径。在激活部分凝血活酶时间中，内源性凝血途径是血液暴露于一个带负电荷的表面如玻璃被激活的。外源性凝血途径是暴露于血管损伤处的组织因子或由凝血活酶所激活。两条途径最终汇合于凝血因子X，然后它把凝血酶原激活为凝血酶。启动凝血的初期生理事件是组织因子暴露于血管损伤部位。组织因子是激活因子Ⅶ所需要的重要辅助因子。活化因子Ⅶ直接激活因子X，同时被活化因子Ⅸ间接激活。

由于组织因子数量有限且迅速被组织因子旁路抑制剂灭活，导致外源性凝血途径启动。内源性凝血

框 120-1　在止血中血小板的作用
黏附于内皮下结缔组织：胶原、基底膜和非胶原纤维；血清因子Ⅷ（Willebrand 因子）容许这个功能；黏附于最初出血部位进行填塞
二磷酸腺苷的释放，初期的介质和聚合反应的放大；血栓素 A_2 的放大，另一种聚合物和有效的血管收缩剂；钙、5-羟色胺、肾上腺素、极少量凝血酶的释放
在内皮损伤部位血小板聚集反应
通过凝血系统的相互作用稳定止血栓子：
血小板因子 3，在凝血系统中起加速作用的一种磷脂
血小板因子 4，中和肝素的一种蛋白
凝血酶产生的初始和加速途径
凝固蛋白激活形式的分泌
血小板活性的限制性反应的刺激作用

框 120-2　凝血因子
Ⅰ．纤维蛋白原
Ⅱ．凝血酶原
Ⅲ．组织凝血致活酶
Ⅳ．钙
Ⅴ．凝血因子Ⅴ（促凝血球蛋白原）
Ⅵ．未指定
Ⅶ．转变加速因子前体（血清凝血酶原）
Ⅷ．抗血友病 A 因子
Ⅸ．抗凝 B 因子（血浆凝血活酶组分，因子Ⅸ）
Ⅹ．St-P 因子
Ⅺ．血浆促凝血酶原激酶前体，凝血因子Ⅺ
Ⅻ．哈格曼因子（接触因子）
ⅩⅢ．血纤维蛋白稳定因子

途径通过活化凝血因子Ⅶ激活凝血因子Ⅸ，导致持续产生凝血酶和血凝块形成，这有助于解释血友病相关的出血现象[7, 8]。在止血过程中，内源性、外源性及共同凝血途径必须保证功能正常，而且每一条途径必须通过实验室检测予以评估[1, 7]。临床上重要的凝血因子如下[11, 13-18]：

1. 有助于代谢反应和局部血管收缩的凝血酶敏感因子：Ⅰ，Ⅴ，Ⅷ，ⅩⅢ。
2. 维生素 K 敏感因子：Ⅱ，Ⅶ，Ⅸ，Ⅹ。
3. 肝素激活部位：Ⅱa，Ⅸa，Ⅹa（主要部位），

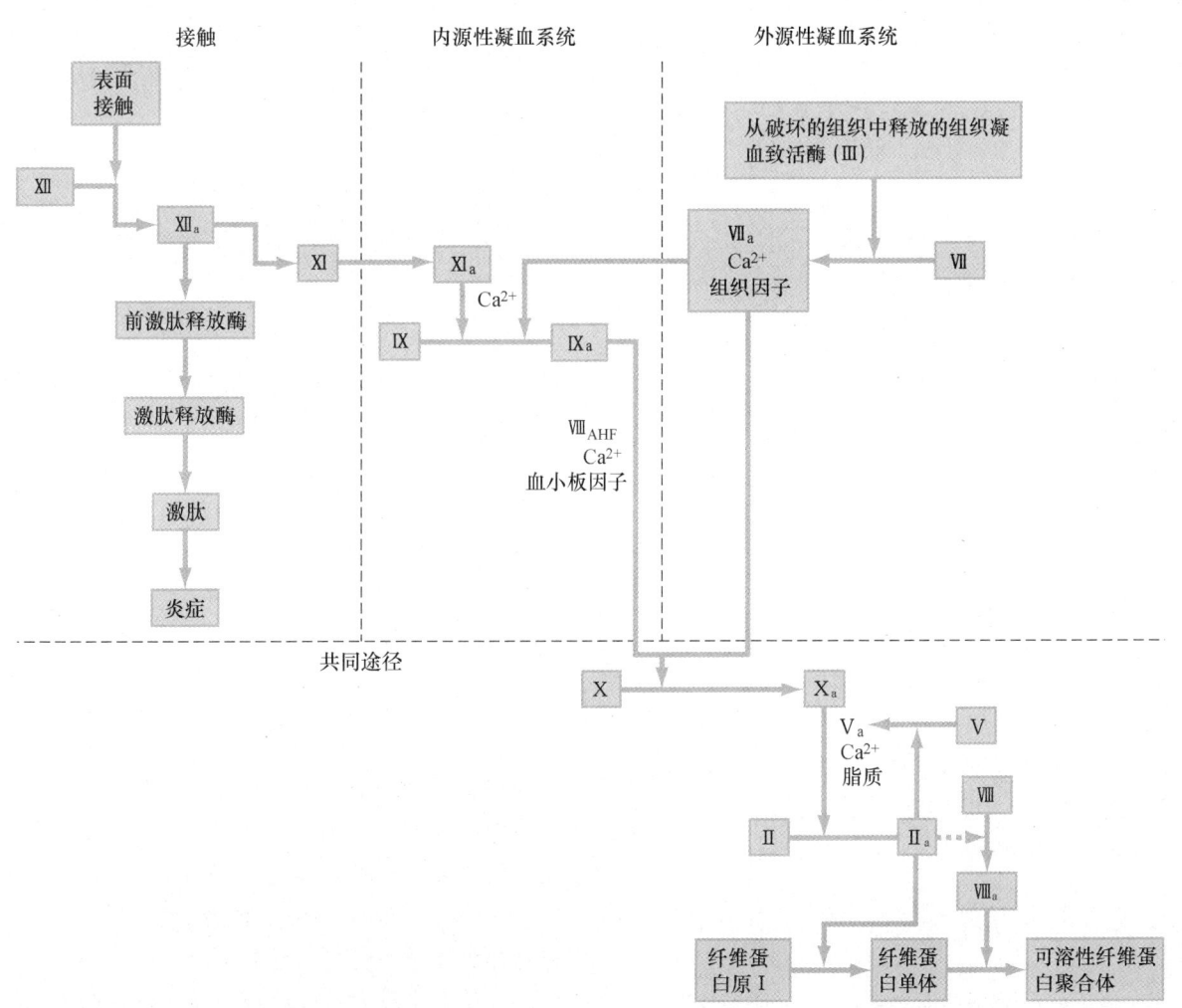

图 120-1　凝血途径。

XIa，血小板因子3。

凝血酶敏感因子被凝血酶激活可能产生出血，同时如果凝血酶敏感因子合成缺陷可产生出血性疾患。维生素K敏感因子也可因为合成缺陷而导致出血，有肝病与华法林抗凝剂的情况下发生。肝素与抗凝血酶Ⅲ结合可在多个部位影响凝血途径[9-12]。

凝血控制

所有的凝血反应的组分对于防止过度出血都是必需的。生理止血（hemostasis）是介于出血过多与血栓形成之间的一个生理性平衡过程。一旦凝血途径被启动，必须有控制系统，以预防局部或广泛的血栓形成。这种凝血控制系统主要包括以下几个方面：

1. 通过血液流动消除和稀释活化凝血因子，血液流动以机械性对抗止血栓子的形成。
2. 通过血管内皮产生一氧化氮和前列腺环素来调节血小板活性。
3. 通过网状内皮系统来移除活化凝血成分。
4. 通过抗凝血酶Ⅲ、蛋白C、蛋白S、组织因子通道抑制剂来调节凝血联级反应。
5. 纤维蛋白溶解系统的激活。

临床特征

门诊治疗

出血的门诊治疗方法无特殊之处。局部加压和补充血容量是出血的主要治疗方式。门诊医师应该知道遗传性凝血病会使任何内科疾病和创伤复杂化，同时必须知道危重患者可迅速出现凝血障碍。在现场或急诊室常规的止血方法无迅速反应的患者，应当考虑可能有出血性疾患。

病史及体格检查

病史及体格检查的要点见框120-3。病史本身就可能有助于鉴别血小板和凝血因子异常引起的出血。血小板疾患通常表现为获得性瘀点、紫癜或黏膜出血，而且女性常见。而凝血性疾患一般为先天性，以延迟性深肌层出血及关节出血为特征，以男性多见。

辅助检查

明确的诊断依赖于实验室检查。急诊室常用的检

框120-3　出血患者的临床评价

病史
出血史
　瘀点
　紫癜
　瘀斑
　明显的出血事件
出血的部位
　皮肤
　黏膜：口腔或者鼻腔
　肌肉
　胃肠道
　泌尿系
　关节
出血的方式
　新近发生的或者终生的
　发作次数及严重度
　自发的或者在损伤后
止血的挑战
　拔牙
　手术操作过程
　与药物有关，尤其是阿司匹林
药物治疗
有联系的疾病
　尿毒症
　肝疾病
　感染
　恶性肿瘤
输血
家族史

体格检查
生命体征
皮肤：出血的特征，肝疾病的体征
黏膜：口腔或鼻腔
淋巴结病
腹部：肝尺寸和形状，脾大
关节：曾经出血的体征
血液丢失的其他部位：骨盆，直肠，泌尿道

查方法将在以下的章节展开讨论并在框120-4列出。

全血细胞计数和血涂片

全血细胞计数用来评估出血发作的贫血程度。由于代偿机制的存在，在急性出血时血红蛋白及血细胞比容下降往往少于实际红细胞的丢失。在发生弥散性血管内凝血时，外周血涂片可能会见到裂细胞或者破碎红细胞。泪珠状红细胞或者有核红细胞见于骨髓病性疾病。典型的白细胞形态学特征见于传染性单核细

> **框 120-4　凝血系统检查**
>
> 全血细胞计数、和血图片（EDTA—紫头管）
> 血小板计数（EDTA—紫头管）
> 出血时间
> 凝血酶原时间（柠檬酸盐—蓝头管）
> 部分凝血酶原时间（柠檬酸盐—蓝头管）
> 其他的血凝固研究：纤维蛋白原水平，凝血酶时间，血块溶解度，因子水平，抑制因子
> 当必须时：电解质、血糖、BUN、血肌酐、血型和交叉配血

BUN，血尿素氮；EDTA，乙二胺四乙酸。

胞增多症、叶酸和维生素 B_{12} 缺乏以及白血病有关的血小板减少症[19]。

血小板计数

血小板计数可通过血涂片大致估算。正常情况下，通常每 10～20 个红细胞可见到一个血小板。自动计数通常由仪器进行，正常范围是从 150 000～400 000/mm^3。血小板功能正常前提下，血小板计数低于 100 000/mm^3 时，出血时间延长与血小板数减少相关。血小板计数小于 20 000/mm^3 可引起严重的自发性出血。但血小板计数不能反映血小板功能[20]。

出血时间

在急诊科，出血时间是确定血管完整性及血小板功能的最佳试验。测试方法是在血压袖带充气 40mmHg 的压力下，在前臂掌侧，做两个 1mm 深、1cm 长的标准切口，可用模板确保切口适度。测试出血时间。出血时间测试的是从切开至伤口流血液不再被滤纸吸收的时间。其正常时间为 8 分钟，8～10 分钟被视为临界值，超过 10 分钟则代表异常。目前许多更精确更便捷的血小板功能分析仪器代替了传统的出血时间的测定。由于药物引起的血小板减少的发生率很高，因此询问病人的用药史十分重要，尤其是阿司匹林和其他抗血小板药物（如氯吡格雷）。这些检查不依赖于凝血途径[20-22]。之前提到过，血小板计数在 100 000/mm^3 以下，可导致出血时间延长，这种延长不能代表血小板功能紊乱。然而，血小板计数超过 100 000/mm^3 导致的出血时间延长则暗示血小板功能受损。

凝血酶原时间

凝血酶原时间（prothromlin time，PT）是检测外源性凝血途径和共同途径凝血因子。患者的抗凝血浆加入钙离子和组织因子（从兔脑或人脑组织制备的）。凝血因子缺乏的敏感性依赖于组织因子的来源。PT 检测纤维蛋白原、凝血酶原、V 因子、Ⅶ 因子和 X 因子的缺乏。用它检测外源性凝血途径。与一个正常样本同时进行检测，并记录凝血时间。时间以秒表示，通常会超过正常对照的时间，比如 12.5/11.5。PT 超过 2 秒或者 2 秒以上被认为是有意义的。其结果通常是以国际标准化比率（INR）来表示，它可代偿各种凝血活酶试剂对华法林作用的不同敏感性。本试验可监护香豆素类抗凝血剂的使用，在肝疾病和其他维生素 K 敏感因子异常的患者，本试验可延长[20]。

部分凝血活酶时间

部分凝血活酶时间（partial thromboplastin time，PTT）是检测内源性凝血途径和共同途径的检查项目，包括除凝血因子 Ⅶ 和 ⅩⅢ 以外的所有凝血因子。该试验是将一种磷脂成分和一种接触活化剂（高岭土）加到柠檬酸盐抗凝的血浆中。经一段孵育期之后凝血因子 Ⅻ 被激活，再加入钙离子并记录血液凝固的时间。同时与一个正常对照组进行对比。正常范围可有变化，应校对每个医院的实验室。平均时间是 25～29 秒。试验的敏感度在因子与因子间有所不同，但因子的水平通常少于 40%，PTT 才会延长。本试验可受外源性凝血抑制剂（如肝素）和内源性凝血抑制剂（如抗Ⅷ抗体）所改变。如果血浆太浑浊或出现黄疸可能会出现 PTT 延长。PTT 对凝血因子 X 激活之前的凝血级联顺序最敏感[20,23,24]。

纤维蛋白原

纤维蛋白原有足够的浓度可直接测定。由于它是最终的凝血底物，它的水平可以反映出生成与消耗之间的平衡。它可因生成不足而减少，如在严重的肝疾病、过度消耗，像 DIC 那样。低浓度或者功能异常可使 PT、PTT 和凝血酶凝固时间延长。因为纤维蛋白原是急性期反应物，某些情况如恶性肿瘤、脓毒症、炎症以及妊娠，可改变试验结果。

凝血酶时间

凝血酶时间（thrombin time，TT）是经内源性和外源性凝血途径将纤维蛋白原直接转化成纤维蛋白的时间。它是一个定性和定量筛查纤维蛋白原及其抑制物如肝素和纤维蛋白裂解产物异常的有效的过筛试验[20]。

血凝块溶解试验

血凝块溶解试验的结果是涉及ⅩⅢ因子缺乏和某些纤

维蛋白原疾患惟一的异常。把一个洗涤的凝块孵育在醋酸或尿素中。如果它无正常的交联，则被溶解[12]。

凝血因子水平检测

凝血因子水平的测定可以通过生物试剂，也可以通过免疫试剂，生物试剂是对受检血浆样本被底物缺陷的血浆校正至正常的能力进行评价。抑制剂筛查试验通过血浆，与抑制剂混合，能检测出使正常血浆的凝血时间延长的血浆抗体[9,8,24]。

鉴别诊断和处理

当诊断或提示出血性疾病时，最初评估包括稳定生命体征，包括血容量、红细胞和凝血因子等。如果已知是某种疾患，必须考虑其临床并发症相关的基础病理生理情况。如果未知某种疾患，必须迅速做出鉴别诊断。对出血性疾患，临床使用的路径，可从下列三个方面：血管的完整性、血小板和凝血因子。鉴别诊断路径可进一步分为先天性和获得性。

血管性疾病

血管性疾病有类似于血小板减少状态的症状和体征。遗传性的血管性疾病非常少见。获得性的血管性疾病通常与结缔组织改变或血管内皮损伤有关。血管性疾病的鉴别诊断见框120-5[25]。

框120-5　血管病的鉴别诊断

遗传病
结缔组织病
　弹性纤维假黄瘤
　埃勒斯-当洛斯综合征
　成骨不全
血管病
　出血性毛细血管扩张症

后天获得性
坏血病（维生素C缺乏）
单纯的或者老年性紫癜
应用甾体类药物继发的紫癜
血管损害
　感染（脑膜炎球菌）
　溶血性尿毒性综合征
　低氧血症
　血栓性血小板减少性紫癜
　蛇咬伤
　异常蛋白血症性紫癜

框120-6　血小板异常的鉴别诊断

血小板减少症
产生减少
　继发于药物、中毒或感染的巨核细胞减少
　巨噬细胞正常的巨红细胞血症或者遗传因素
　血小板过度集中和脾隔离症
破坏过多
　免疫因素
　　与胶原血管病和淋巴瘤有关
　　与药物相关
　　感染
　　输血后
　　特发性血小板减少性紫癜（自身免疫性）
　机械性因素
　　弥散性血管内凝血
　　血栓性血小板减少性紫癜
　　溶血性尿毒症综合征
　血管炎（病）
继发于大量输血的稀释反应

血小板病
黏附缺失比如von Willebrand因子病
释放缺失：获得性和药物相关性
聚集反应缺陷比如血小板功能不全

血小板增多症
自发性的（原发性血小板增多）
反应性（继发性血小板增多）
铁缺乏
感染/炎症
创伤
非血液科的恶性肿瘤
脾切除术后
乙醇、细胞毒类药物、叶酸/维生素B_{12}缺乏引起的反跳

血小板疾病

一般方法

大多数血小板异常发生在女性，常为获得性的。出血通常来源于毛细血管，导致皮肤和黏膜的瘀点或瘀斑。初期症状有鼻出血、经量过多、胃肠道出血。出血一般是轻的，并发生于外科手术或者拔牙后。瘀点和紫癜在体格检查时会被发现，瘀斑可见于静脉穿刺点的周围。临床上不表现为深肌层血肿和关节血肿。实验室检查表现为出血时间延长、血小板计数降低、正常或者升高。血小板疾病的鉴别诊断见框120-6。

血小板减少症

生成减少

因骨髓生成减少的血小板减少症常见于化疗、骨髓病性疾病，或是酒精或噻嗪类对骨髓的直接作用。

脾摄取 脾摄取十分罕见的，主要见于如下疾患所致的脾功能亢进：血液恶性肿瘤、门静脉高压或者脾对红细胞破坏增加，如遗传性球形红细胞性贫血和自身免疫性溶血性贫血[26]。

破坏增加

免疫性血小板减少 血小板减少伴随外周血小板破坏增加和抗血小板抗体导致的血小板寿命缩短，见于许多疾病。大多数病例是特发性的。

胶原性血管疾病，特别是系统性红斑狼疮，可引起抗血小板抗体相关性血小板减少。类似的疾病是白血病和淋巴瘤，特别是淋巴细胞性淋巴瘤。提示免疫性血小板减少的检查包括全血细胞计数、外周血涂片、抗核抗体检测和骨髓检查[27]。多种药物会导致免疫性的血小板减少。奎宁和奎尼丁是最常见的药物，是通过"无辜旁观者"机制影响血小板。血小板被药物-抗体复合物所包裹、补体被固定，进而出现血管内血小板溶解。由于发生率高，在住院病人中肝素是重要的药物诱发性血小板减少的原因。血小板被 IgG-肝素复合物激活。

低分子肝素与标准肝素和普通肝素比较，较少引起血小板减少。然而，两种肝素均有交叉反应[28]。肝素诱发的血小板减少（heparin-induced thrombocytopenia，HIT）是一种与肝素有关的严重的免疫介导的不良反应。在接受普通肝素治疗患者中的发生率为 0.76%～2.6%，而低分子肝素治疗的患者中的发生率低于 1%。血小板减少通常发生于肝素治疗后 5～7 天。在肝素诱发的血小板减少的患者中，大约有 50% 患者会形成血栓。血栓性合并症导致肢体损失的高达 20%，死亡率高达 30%。在使用肝素后，若发生绝对血小板减少或者血小板数减少超过 50% 即可诊断。肝素导致的血小板减少最具诊断意义的实验是血清素释放实验、肝素诱发血小板聚集和固相免疫测定法测定。血小板相关的 IgG 水平通常升高，但本试验在特异性和敏感性方面劣于其他检测方法。急诊医师关注更多的是 HIT 发生滞后，因为其一般发生于使用肝素后的中位数 14 天内，而在肝素开始使用后的 40 天才被发现。此类血小板减少症患者中最典型的临床表现是动静脉血栓形成。此类病人血栓性合并症的治疗是使用直接凝血酶抑制剂（来匹卢定，阿加曲班）、因子Ⅹa 抑制剂（磺达肝素）或者肝素类似物（达钠肝素）[29-32]。

若在 24 小时内服用药物如洋地黄毒苷、磺胺类、苯妥英钠和阿司匹林等，也可导致血小板减少。据报道，静脉注射可卡因患者可导致特发性血小板减少性紫癜（ITP）型综合征[33]。血小板糖蛋白Ⅱb-Ⅲa 拮抗剂临床试验表明，静脉使用糖蛋白Ⅱb-Ⅲa 拮抗剂，可引起血小板减少的风险增加，结果不依赖肝素治疗[34]。血小板计数降至 10 000/mm^3 以下，可并发严重的出血。实验室检测可以证实抗体的存在，特别是使用奎宁和奎尼丁。在停止服用药物后大约 3～7 天血小板计数会慢慢升高。一个短疗程糖皮质激素治疗，如泼尼松 1mg/kg 的剂量可能有助于血小板数量恢复[35, 36]。

感染后血小板减少通常和病毒性疾病如风疹、麻疹和水痘有关。尽管许多脓毒症病例具有机械性原因，但某些免疫抑制机制已被证实[35]。

输血后血小板减少是罕见，大约在输血后一周会导致血小板骤减。在 90% 病例，其原因是 98% 的人群血小板上携带 PLA1 抗原。尽管事实是 2% 受血者是发生相关抗原的误配，但这种发生率很罕见。当输给 PLA1 抗原阴性的患者，附着 PLA1 抗体的血小板就会产生免疫应答，但真正的引起血小板破坏的机制尚不清楚。血小板计数通常骤然下降至 10 000/mm^3 以下，通常伴有大出血的风险。这类情况下颅内出血的发生率大约为 10%。那些有怀孕史且在孕期有 PLA1 抗原预先激活的中年女性患者易患病，血浆置换治疗是有效的治疗方法[35, 37]。

特发性血小板减少性紫癜 在排除其他原因后，应该考虑自身免疫性特发性血小板减少性紫癜（ITP）。ITP 与 IgG 抗血小板抗体相关。临床表现为急性和慢性两种过程[27, 38, 39]。

ITP 的急性形式最常见于 2～6 岁儿童。病毒感染是重要的病因，前驱症状通常发生在发病 3 周内。血小板计数下降，通常低于 20 000/mm^3。病程呈自限性，超过 90% 的患者可以自发性缓解。尽管完全康复需要数周，但其发病率和死亡率均很低。治疗主要是支持治疗，激素治疗不能改变疾病的病程[35, 39]。

更多 ITP 的慢性形式主要见于成人疾病，且发现女性的患病率是男性的 3 倍。慢性 ITP 的发作是隐匿的，无前驱症状，表现为容易碰伤、经期延长和黏膜出血。患者可能有瘀点或者紫癜，血小板计数在 30 000～100 000/mm^3 常见。尽管长期的死亡率大约是 1%，但出血合并症的频度与严重程度均难预料[38, 39]。不论在急性还是慢性 ITP，脾肿大均少见。

近来一种促血小板生成素受体拮抗剂，艾曲泊帕（eltrombopag），对反复发作及难治性的 ITP 患者可以升高血小板计数[40]。艾曲泊帕也用来提高丙肝病毒感染后肝硬化患者的血小板计数[41]。在血小板减少的标准治疗中艾曲泊帕及其他血小板生成药物的作用仍有待确定。呈时好时坏的病程，自然缓解罕见。

在诊断ITP前必须排除相关疾病，如淋巴瘤和系统性红斑狼疮。抗血小板抗体定量检测可以用来辨别患者对治疗反应的好坏。在初步评估治疗反应时需要住院治疗，因为鉴别诊断是复杂的，出血的危险性是明显的。治疗包括糖皮质激素、脾切除术，在难治性病例，可使用免疫抑制剂如环磷酰胺、硫唑嘌呤或者长春新碱。血浆置换、雄激素、免疫球蛋白、抗-Rh（D）抗体、达那唑和秋水仙碱均有疗效。血小板输注仅用于致命性的大出血，因为可增高血小板抗体滴度，而且止血作用十分短暂。致命性大出血需要输注血小板、免疫球蛋白（1g/kg）和静点甲泼尼龙（30mg/kg）。另外，支持治疗是必要的。所有不重要的药物均需要停止使用，特别是那些抑制血小板功能的药物，如阿司匹林[35,38,39,42,43]。

据报道在男性同性恋患者有类似血小板减少性紫癜类型。尽管其临床表现和治疗反应酷似ITP，但其发病机制是非特异的免疫复合物和补体的沉积，而不是抗血小板IgG抗体[44]。

非免疫性血小板减少 非免疫性血小板破坏通常是消耗性或者机械性的。尽管血小板消耗可见于重要部位血管内皮缺失部位，但血小板消耗是血管内凝血过程的一部分。血栓性血小板减少性紫癜（TTP）、溶血性尿毒症综合征和血管炎均通过内皮损伤启动血小板破坏[45,46]。TTP与溶血性尿毒症的差别是发病年龄和预后。

血栓性血小板减少性紫癜（TTP） TTP的病理表现是毛细血管和小动脉的内皮下和管腔内纤维蛋白和血小板凝集。溶血性尿毒症综合征与TTP十分相似；溶血性尿毒症综合征较少累及神经系统却更多牵连肾。尽管启动事件尚不清楚，但环前列腺素和血小板异常聚集在疾病的发病机制中起到主要作用。本病可见于任何年龄或性别，绝大多数是10～40岁，60%病例见于女性。大多数TTP病例是特发性的，TTP也可能和药物相关。奎宁是最常见的相关药物。抗血小板药物噻氯匹定和氯吡格雷常用于治疗各种心血管和脑血管疾病，也常与TTP相关。本病一般见于血小板减少性紫癜、微血管病性溶血性贫血、神经系统症状的波动、肾疾病和发热，但仅有40%患者具有典型的"五联征"。

血小板计数范围从10 000～50 000/mm³，常见全身性紫癜和出血。贫血不常见，通常血细胞比容低于20%。溶血会导致黄疸或者面色苍白，特征性血涂片包括许多裂细胞和破碎红细胞。神经系统症状包括卒中、抽搐、感觉异常、意识障碍和昏迷，这些表现的特点是波动性的。肾表现自血尿和蛋白尿至急性肾衰竭不等。90%患者有发热。

若不治疗，疾病随之进展，有致命的危险，在诊断后1～3个月死亡率达到80%。治疗包括糖皮质激素、脾切除、抗凝、血浆置换和右旋糖酐。然而，用新鲜冰冻血浆进行血浆置换是当前治疗的首选。在过去的几年中，积极使用血浆置换使死亡率从90%下降到17%。除血浆置换外，治疗包括类固醇激素例如泼尼松和抗血小板药物如阿司匹林和双嘧达莫（潘生丁）。对难治性病例用脾切除术、免疫球蛋白、长春新碱和其他治疗方法有一定的作用。血小板输注应该被避免，除非发生危及生命的出血，因为血小板可能会导致在微循环中血栓形成[45-50]。

稀释性血小板减少

稀释性血小板减少发生在大量输血、血液灌流或体外循环时，因为血小板寿命只有9天。输血量与血小板减少的程度直接相关。目前临床输血需要监护每10单位红细胞中的血小板计数，同时每次输血血小板计数接近50 000/mm³[46]。

血小板病

近年来，把血小板功能异常作为一种临床疾病的知识已经飞速增长。药源性可能是异常出血最常见的原因之一[36]。可发生在任何血小板功能障碍，包括黏附、释放、聚集。

黏附缺陷

代表疾病是血管性血友病（von Willebrand病），本病更重要的是因子Ⅷ问题，而不是血小板缺陷。血小板形态、数量、释放和聚集条件均正常。黏附功能障碍不是因血小板本身而是由于血浆中具有黏附作用的因子Ⅷ成分（vWF）缺陷[51,52]。

释放缺陷

释放障碍包括"存储池"综合征，即释放正常，但二磷酸腺苷、钙、5-羟色胺数量均下降。释放缺陷可能为先天性或获得性，见于系统性红斑狼疮、酗酒或淋巴瘤。药物诱导是最常见的释放问题。阿司匹林及相关药物阻断环氧合酶，它诱导血栓素A_2形成。血栓素A_2释放减少导致聚合作用下降，并不能使局部血管收缩。上述二者使出血风险增加。阿司匹林具有独特作用，仅300～600mg剂量可使血小板终生失去作用，保泰松和吲哚美辛也可导致血小板释放障碍，尿毒症或异常蛋白血症和罕见的遗传病会出现释放障碍[5,6,53]。

聚合缺陷

聚合功能障碍主要与罕见的隐性遗传的血小板无力症（thrombasthenia）有关。血小板膜异常的检查方法是做2小时血管回缩试验，血块不能回缩则为聚合障碍[20]。

输注血小板

大多数血小板功能缺陷不用输注血小板治疗，因为其疗效不确定并且可能发生同种免疫。输注血小板常用于骨髓疾病（如再生障碍性贫血及急性白血病）。评估自发性出血危险性通过血小板计数是不够科学的。血小板成熟度低伴有外周消耗与攫取与伴有原发性骨髓受累相比，自发性出血可能性低。血小板功能检查与血小板计数相结合可作为更好的预测止血功能指标。当计数低于 50 000/mm³ 时，会有各种风险存在，尤其是在创伤、溃疡、侵入性操作时。当计数高于 50 000/mm³ 时，因血小板缺陷诱发的出血是不可能的。创伤时输注血小板的阈值尚未确定，可能是 75 000～80 000/mm³。患者血小板计数低于 10 000/mm³ 时，在无外伤、手术或其他危险因素存在时，自发性出血可能性亦很大[54]。

血小板增多症

急诊科可发现血小板增多症。反应型是相当良性的。当血小板计数高于 600 000～1 000 000/mm³ 时需鉴别诊断（见框120-6）。原发性或自主性血小板增多可伴随出血或血栓形成。它常见于真红细胞增多症、骨髓纤维化、慢性粒细胞性白血病。提示自主性血小板增多需要进行全面的血液检查[1,55]。

凝血过程疾患

凝血系统通过复杂酶级联反应完成二期止血（secondary hemostasis）。此类疾患具有许多特点，有助于它与血小板疾病的鉴别，其特点如下[18]：

1. 出血往往来源于肌内或者深部软组织的小动脉血肿。
2. 先天性疾病主要发生于男性，常呈伴性遗传。
3. 出血常见于外科手术或创伤后，但常迟发于72小时后。
4. 鼻出血、月经过多、胃肠道出血罕见，而严重病例，常见尿血和关节积血。
5. 除了 von Willebrand 病外，出血时间均是正常的。

PT 和 PTT 是评估凝血疾患的基本实验室诊断工具，并且能够用这两项检查组成有序的诊断途径。

凝血酶原时间异常和其他试验正常

PT 延长反映了以因子Ⅶ缺乏为介导的外源性凝血途径异常。遗传型疾病罕见以常染色体隐性基因所致。获得性疾病常见，可能是由于维生素 K 缺乏、香豆素类使用或肝疾病所致。由于凝血因子Ⅶ半衰期最短（3～5 小时），如活化型因子生成不足，则它是最早显示缺乏的凝血因子。PT 是评估肝功能和华法林疗效的敏感指标。国际标准化比率（INRs）是用凝血酶原比率以国际敏感指数（international sensitivity index，ISI）为幂数自乘计算的，ISI 是所用凝血活酶试剂的一个指标［译注：INRs 等于（病人 PT/正常 PT)^{ISI}，ISI 是所用试剂与国际标准试剂的比值，以缩小各实验室的误差］。对大多数华法林治疗的推荐意见是维持 INR 于 2.0～3.0 之间[56-58]。

PTT 异常和其他试验正常

在 PTT 中，有两组相对独立的遗传性疾患。第一组包括接触因子（例如因子Ⅻ）、前激肽释放酶和高分子量激酶。它们导致一组良性疾患，病人 PTT 升高但无出血倾向。可表现为单纯实验室的异常，因此不应该被视为病人出血的原因。如果必须明确诊断则需要作特殊检查[11,17]。

第二组引起明显出血性疾病，是由于内源性凝血途径中凝血因子缺乏所致。它们是整个凝血系统最常见的遗传性异常。因子Ⅷ、Ⅸ和Ⅺ缺乏占遗传性出血性疾患 99%。有致命性活动性出血的患者，认为是一种先天性出血性疾病，则可用新鲜冷冻血浆支持治疗，15ml/kg，同时做诊断性检查。需要注意输血过程中有乙型肝炎病毒、丙型肝炎病毒、人类免疫缺陷病毒传递的风险。

对于 PTT 延长和有既往出血史患者，最重要的鉴别诊断试验是因子Ⅷ和因子Ⅸ的测定。本试验是测定病人血浆纠正缺乏因子Ⅷ血浆所延长 PTT 的能力。此种能力与正常血浆进行比较，结果以正常的百分数表示。本试验测量因子Ⅷ促凝血活力，但无法区分异常活力是由于异常Ⅷ因子还是低水平的正常因子Ⅷ所致。上述两种情况是甲型血友病和血管性血友病[9]。

甲型血友病

甲型血友病是由于凝血因子Ⅷ突变引起，因子Ⅷ虽然在正常水平，但缺乏促凝血特性。发病率为

60～80/100万。70%患者被发现有隐性遗传；也就是说，在X染色体的Xq28位点携带本病遗传基因。因子Ⅷ在循环血浆中浓度很低，与vWF结合正常。因为因子Ⅷ生成器官不详，肝被认为是主要生成器官，因为甲型血友病可以通过肝移植矫正。一个女性携带者与正常男性结合，预测可把疾病传递给半数男孩。同样的，一个男性血友病患者与正常女性结合，其男孩子均正常，女儿均为携带者。剩下25%～30%的病例被认为自发性基因变异。虽然疾病严重程度差异很大，但同家族患者一代代疾病严重性极为相同。本病的严重程度与因子Ⅷ促凝成分（因子Ⅷ coagulant，因子Ⅷ，C）的活性直接相关。促凝成分活性（译注：因子Ⅷ，C）<1%病例是严重的，有自发性出血倾向。促凝成分活性<1%～5%病例是中度，自发性出血少见，但手术或外伤后出血增加。促凝成分活性5%～10%病例为轻度，无自发性出血风险但在外伤和手术时仍有出血危险。许多血友病患者促凝成分超过10%，正常情况下很少有出血问题。对该类患者，PTT缺乏敏感性，因为其只有在因子Ⅷ：C水平小于35%～40%时才可能出现明显延长[59-62]。

本病见于以出血为特征的二期止血疾患。出血可以发生在任何部位，但以深部的肌肉、关节、尿道和颅内部位最常见的。甲型血友病反复的关节积血和进行性的关节破坏是主要死亡病因。在各年龄段的血友病患者中，颅内出血是导致死亡的主要原因。除非该病合并血管性血友病和血小板抑制剂，如使用阿司匹林，黏膜出血如鼻出血、口腔出血或月经过多是少见的。除非存在消化性溃疡病，消化道出血是罕见的。在各种严重程度的病人中，创伤是出血的常见启动因素，对所有血友病均预测潜在出血的风险，因为可发生迟发性出血，通常在创伤后8小时内，但也可能延长至1～5天，个别可更长时间[60-62]。

甲型血友病治疗

血友病综合治疗涉及团队的协作，这个团队包括内科医师、专业护士、理疗医师、社会工作者、病人和病人的家属。急诊治疗由三个方面组成：找出问题的准备、初步检查、新出血患者的入院治疗；出血的替代治疗；预测致命性问题和已知出血者住入留观室观察。过去曾经一度，血友病相关出血的治疗是急诊科常见的医疗工作，但自从1975年以来，血友病家庭治疗越来越多。因此，现在许多血友病患者仅在有并发症或创伤相关的困难时才到急诊科就诊[60-63]。

准备 在准备这个问题上，急诊医师要更新覆盖疾病过程和现代治疗方面的知识。在急诊医师与血液科医师之间建立密切合作，对该地区医院监护患者建立一份病例。该病例包括主管医师、诊断、因子Ⅷ水平、血型、是否存在抗血友病因子抗体、最后一次住院时间等。要制订一个治疗方案，以便有序地使用因子Ⅷ。

替代疗法 治疗血友病是用含有冷沉淀剂的因子Ⅷ或因子Ⅷ：C浓缩剂进行治疗。这些浓缩剂应经过热处理或去污溶剂混合剂，以减少乙型肝炎病毒、丙型肝炎病毒、人类免疫缺陷病毒的传播。浓缩剂过去通常由分解冻干的抗血友病因子和含有250～1500IU的因子Ⅷ：C制成。因子Ⅷ也会由重组DNA技术生产，被认为是替代治疗的首选制剂。根据出血的特征和控制出血水平，重组衍生因子Ⅷ与血浆分离的因子Ⅷ效果相当，它无明显的副作用。因子Ⅷ：C浓缩剂通常用于严重的血友病或用于家庭治疗。冷沉淀剂是把新鲜冷冻血浆在1～6℃解冻得到的冷沉淀蛋白。曾经是治疗甲型血友病的主要方法，那时得不到无传染性因子Ⅷ浓缩剂[63-67]。

血浆分离的替代治疗，在5%的血友病患者出现乙型和丙型肝炎表面抗原的风险，有患者出现迁延性乙型肝炎病毒表面抗原阳性，因此，80%患者有抗乙型肝炎表面抗原抗体。该风险已经被血友病伴随获得性免疫缺陷综合征所掩盖。这与血液制品的使用有关，尽管在总数是较低的，但发病率是高的——每1000例甲型血友病患者有3.6人发病[64,65]。

出血的治疗有多方面考虑：给予因子Ⅷ的病情，剂量，维持时间，剂量间隔时间，有无抗体存在，判断疗效手段。表120-1和表120-2包括各种情况的推荐治疗指南。最重要的是，急诊医师应该相信病人所说的，他们正在出血，并建立早期治疗[61,63]。

治疗反应的监护指标是，临床表现改善、PTT下降，最好连续检测因子Ⅷ：C水平。输注因子Ⅷ 1U/kg可以增加因子Ⅷ水平2%。对因子Ⅷ治疗无效，应想到血液中存在抗体。对住院治疗的或家庭治疗无效的所有血友病均应进行抗血友病因子抗体筛选。在7%～20%存在IgG抗体的患者通常有因子Ⅷ严重缺乏，而需要输注大量的因子Ⅷ。治疗是复杂，需要住院治疗。应采用多种治疗方法，包括"超大"因子Ⅷ剂量，血浆置换，免疫抑制剂治疗和包含输注活化凝血因子的凝血酶原复合物输注。其他推荐的治疗方法包括猪因子Ⅷ，本品与人类产品很少有交叉反应。可能在不久的将来，重组活化因子Ⅶa问世，重组因子Ⅶa已被用于治疗一些伴有严重或顽固性出血非血友病患者，目前，尚未证实比安慰剂更有效。在尚无更多的资料前，除被用于先天性凝血障碍的治疗外，重组因子Ⅶa的疗效仍未确定[63,68-71]。获得性IgG抗血友病因子抗体可能会存在于非血友病患者中。他们

表 120-1　在血友病特殊问题治疗中因子Ⅷ的治疗推荐

出血的类型	初始剂量	疗程	注释
皮肤			
擦伤	无	无	局部压迫治疗和外用止血药
撕裂伤	通常不需要，如果必须，用少量	无	局部压迫或应用肾上腺素可能有利；缝合后观察4小时；在24小时内复查
浅表的			
深部的	少量出血（12.5mg/kg）	一次剂量	需要住院观察；拆线后如果需要重复注射
鼻出血			
自发性	通常不需要；当轻度出血时需要治疗	无	罕见；考虑血小板障碍；普通方法进行治疗
创伤性	中度出血（25mg/kg）	5~7天	与创伤相关的出血是有意义的
口腔			
黏膜或舌咬伤	通常不需要，如果持续出血需要少量进行治疗	一次剂量	常见
外伤（撕裂伤）或拔牙	中度（25U/kg）到重度（50U/kg）	一次性剂量或者需要更多	具有纤维蛋白溶解活性的丰富的唾液；口腔用6-氨基乙酸100mg每6小时达7天阻止纤维蛋白溶解作用；检查禁忌证；有严重出血的住院患者
软组织/肌肉血肿	中度（25U/kg）到重度（50U/kg）	2~5天	可能由于局部压迫产生神经和血管的合并症（比如髂腰肌、前臂、腓肠肌）
关节积血			
早期	轻度（12.5U/kg）	单一剂量	当早期症状出现即治疗（疼痛）；膝关节，肘关节，踝关节，更多的其他关节
早期关节积血延迟出现或无反应	轻到中度（25U/kg）	3~4天	很少需要进行关节穿刺术和大约50%的需要穿刺；关节固定
血尿	轻度（12.5U/kg）	2~3天	尿激酶，纤维蛋白溶酶在尿中排除器质性疾病引起
大量出血	大量出血（50U/kg）	在出血停止后7~10天或3~5天	颅脑外伤应预防性给药；建议所有颅脑外伤患者进行头颅CT检查
胃肠道严重出血			
颈部/舌下			
腹膜后			
腹内			
严重创伤			
头颅外伤（见正文）			
中枢神经系统损伤（见正文）			
手术操作			

CT，计算机体层摄影。

表 120-2	因子Ⅷ（抗血友病球蛋白）的剂量	
出血程度	需要因子Ⅷ的水平（%）	初始剂量（U/kg）
轻度	5～10	12.5
中度	20～30	25
重度	50 或更多	50

标准计算
1. 患者血浆容量（50ml/kg×体重）×因子Ⅷ的需求水平（%）−目前因子Ⅷ的水平＝初始剂量。
2. 急诊治疗时，因子Ⅷ的水平被假设为0。
3. 一个单位（U）是1ml正常人血浆中凝固因子的活性。
4. 因为因子Ⅷ的半衰期是8～12小时，需求水平是每8～12小时给初始剂量的一半。
5. 每袋冷沉淀物被假定有80～100U因子Ⅷ。

可以发生于产后，如对青霉素和苯妥英钠的免疫反应，他们可伴随系统性红斑狼疮、类风湿关节炎或炎症性肠病。当发生抗体滴度阳性的类血友病综合征发生时，则可以诊断。

"狼疮抗凝物"具有独特的性质，可能导致血栓形成风险增加，以及出血倾向[61,72]。

已经证实，醋酸去氨加压素可以增加甲型血友病和血管性血友病患者因子Ⅷ：C因子和因子Ⅷ：Ag水平，通过静脉注射每次剂量0.3mg/kg，对轻度到中度患者有益，作用持续4～6小时[73,74]。

预防 预测有迟发性出血的血友病患者必须住院，观察创伤相关的各种损伤。预防治疗的对象是：有深部组织撕裂伤者；因扩展的血肿压迫可致残部位的软组织损伤患者，例如在眼、嘴、颈部、背部、脊柱；有巨大创伤冲击力而无损伤病史的患者。头部创伤对血友病是致命的，在所有年龄组，中枢神经系统出血是主要死亡原因。研究发现有3%～13%的颅内出血的风险，在颅内出血6小时之内无一例病人得到替换治疗。推荐意见是，遭受头部创伤的患者但CT扫描正常，应启动因子Ⅷ治疗，使其活性浓度超过50%[75,76]。所有伴有头颅创伤的血友病患者应考虑入院治疗，并尽早请血液科医师会诊。

基因治疗代表血友病治疗的可能前景。利用基因编码Ⅷ因子克隆，可能部分或全部治愈血友病患者。基因治疗的目标不是恢复因子水平至正常的因子水平，而是从一个严重病例转成中度患者，并戏剧性地改善临床结局。早期的研究是令人鼓舞的。虽然现在有基因检测试验与咨询服务，但目前尚不能得到血友病的基因治疗[61,77-80]。

血管性血友病（von Willebrand 病）

为了解本病，复习某些中心用于称呼因子Ⅷ的术语是有帮助的。因子Ⅷ至少有三种活性成分。第一种是抗血友病活性或促凝活性，Ⅷ：C。在本章所提到的因子Ⅷ就是指此种活性成分。第二种活性成分是支持血小板黏附以及在体外与抗生素利托霉素聚合；它被称为von Willebrand因子或Ⅷ/vWF。第三种活性成分是兔抗体对因子Ⅷ的反应，它称为因子Ⅷ抗原或Ⅷ：Ag，它与血浆浓度相关，而不是与因子Ⅷ活性相关。在结构上，对抗原与辅助活性相关[52,81]。血管性血友病有继发于生成不足的因子Ⅷ：Ag水平与Ⅷ：C活性下降。患者的血小板数、形态与其他功能正常，但循环因子Ⅷ/vWF缺如，血小板的黏附性质减弱。血管性血友病是最常见的遗传性出血性疾患，据估算患病率为1%。发病率为5～10/100万，以常染色体显性遗传，伴以各种可变的外显率。据报告，罕见伴性遗传[52,81,82]。

本病临床表现比血友病要轻，很少致残。因子Ⅷ：C水平在6%～50%之间。主要出血部位是黏膜（如鼻出血）与皮肤。关节积血罕见，月经过多与胃肠道出血常见。不同于血友病的实验室检查有出血时间异常、因子Ⅷ：C水平下降、血小板与利托霉素聚合异常。严重病人首选中度纯化的因子Ⅷ浓缩剂代替治疗。初次剂量为20～30IU/kg，每12小时1次，保持vWF水平达50%或控制出血为止。对血管性血友病患者输注血浆成分的惟一反应是刺激Ⅷ：C活性递增性增高，可持续12～40小时。给初次剂量后，只需要较少的单位，根据临床反应与因子Ⅷ：C活性与连续出血时间的联合检查，继续给予较长时间维持的剂量方案。

在无其他选择的极端情况下，可使用新鲜冰冻血浆。已证明浓缩Ⅷ因子（Humate-P）有治疗本病的足够Ⅷ/vWF[54,84]。轻至中度血管性血友病的患者使用去氨加压素治疗有效。它是本病普通型最有用的方法，理想的是请血液学专家会诊[35,85,86]。

乙型血友病（Christmas 病）

乙型血友病是凝血因子Ⅸ活性不足，其遗传方式和临床表现与甲型血友病无差异，其发病率仅为甲型血友病的五分之一。因子Ⅸ是一种维生素K依赖性糖蛋白。因子Ⅸ缺乏常是检查因子Ⅷ：C正常后，再检查因子Ⅸ而明确诊断的。因子Ⅸ代替治疗方案与甲型血友病类似，但可用纯化的因子Ⅸ浓缩剂或用重组因子Ⅸ制剂。亦可用血浆凝血酶原复合物（Ⅱ、Ⅶ、Ⅸ和Ⅹ因子）和新鲜冰冻血浆，但治疗过程中病毒传播和静脉或动脉血栓形成的风险较高。因为Ⅸ因子半衰期更长，维持剂量延长至每24小时1次。甲型血友病的临床注意事项与策略也可用于乙型血友病[63,87,88]。

类似于甲型血友病，有基因检测与咨询。已证明动物基因疗法有可喜的成果，从人类研究的初步结果看，通过基因操控并改善乙型血友病的严重程度[77,79,89,90]。

混杂的凝血功能障碍

在共同凝血途径中的凝血因子缺乏可引起许多其他凝血疾患。纤维蛋白原水平异常或功能改变是相当常见的原因。此类缺乏的患者亦可有凝血酶时间异常。遗传性类型罕见。获得性疾患与纤维蛋白阻断物质和低纤维蛋白原血症有关，上述情况可见于DIC病例，亦与异常纤维蛋白原血症相关，后者见于巨球蛋白血症、多发性骨髓瘤和肝肿瘤。急诊医学范畴内，纤维蛋白原的重要作用关系到它在弥散性血管内凝血中的作用。

另一个共同途径（因子Ⅱ、Ⅴ、Ⅹ）有罕见的遗传性缺陷。获得性类型更为常见，与维生素K缺乏（因子Ⅱ、Ⅶ、Ⅸ和Ⅹ活动性的减少）、华法林使用（与维生素K缺乏的凝血因子相同）、肝功能不全（可能是除因子Ⅷ以外的所有凝血因子）和大量输注库存血（因子Ⅴ、Ⅷ及血小板降低）相关。

弥散性血管内凝血

弥散性血管内凝血（disseminated intravascular coagulation，DIC）是相当常见的获得性凝血病。它的普遍性、多器官性以及可能是致命性的结果、通过有效的治疗模式可能达到机体的平衡，这些都使得早期诊断成为关键。这也是危重病中经常面对的疾病。通过达到促凝血和抗凝血、血栓形成和溶解的平衡以起到止血的作用。通过导致全身循环内凝血与纤溶级联之间失去控制的病理过程干扰这种平衡过程。下列发生在异常凝血过程中：

1. 消耗血小板和凝血因子，特别是纤维蛋白原和因子Ⅴ、Ⅷ和ⅩⅢ。
2. 凝血酶形成，作用超过抑制系统，加速了血液凝固的过程和直接激活纤维蛋白原。
3. 纤维蛋白沉积于多脏器的小血管。
4. 纤维蛋白溶解系统凭藉纤维蛋白溶酶可以溶解纤维蛋白和损伤凝血酶形成。
5. 释放纤维蛋白降解产物，影响血小板功能和抑制纤维蛋白聚合体。
6. 降低凝血抑制剂水平（如抗凝血酶Ⅲ、蛋白C、组织因子途径抑制剂）。

DIC临床后果是下列诸因素的致命性联合：出血（因血小板与凝血因子消耗、纤维蛋白溶解、纤维蛋白解产物的干扰所致）；小血管阻塞与组织缺血（因纤维蛋白沉积所致）；红细胞损伤与贫血（纤维蛋白

表120-3　弥散性血管内凝血的试验室诊断

实验	结果	病理生理
外周血涂片	血小板降低，裂红细胞，红细胞碎片	纤维蛋白提取的红细胞碎片；裂红细胞罕见
血小板计数	低（通常<100 000/mm^3）	由于凝固消耗；出血时间反映较低的血小板数量
凝血酶原时间（PT）	延长	因子Ⅱ和Ⅳ消耗
部分凝血酶原时间（PTT）	延长	因子Ⅱ、Ⅴ和Ⅷ消耗
凝血酶时间（thrombin time）	延长	因子Ⅱ减少和纤维蛋白产物减少
人纤维蛋白原水平	低	因子Ⅱ消耗；由于是急性反应物难以解释清楚
纤维蛋白降解产物（D二聚体，D-dimer）	0到最大	依靠继发的纤维蛋白降解作用
血肌酐或尿检验	可能异常	纤维素沉积引起的常见器官损害的功能评价

沉积所致）。任何一个有紫癜、出血倾向和有器官损害（尤其是中枢神经系统和肾）的患者都应考虑到DIC。这种广泛的描述临床上进一步被不同敏感性与强度的血管内凝血与纤溶的效果及启动疾病全身性表现所干扰[91-93]。

该病的临床诊断必须依靠实验室检查。表120-3所推荐的检查常可确定DIC的存在。其他试验（例如特异性纤维蛋白降解产物，尤其是D-二聚体和纤维蛋白原）能明确诊断。在急诊科很少开展这些试验。

严重的肝疾病和原发性纤维蛋白溶解症的临床表现与DIC类似。严重的肝疾病通常伴有明显的黄疸和脾大。原发性纤维蛋白溶解症是影响到纤维蛋白原和纤维蛋白的罕见临床疾病，但一般使凝血成分（血小板、因子Ⅴ和因子Ⅷ）在正常范围的低限。副凝固试验是阴性，优球蛋白溶解时间缩短[92,93]。

在计划治疗时，急诊医师一定牢记，去纤维蛋白作用一般继发于严重的基础病理过程。一旦诊断明确，初步治疗应集中逆转促发机制。许多DIC是自限性（如输血反应）或代偿性的（如与肿瘤相关性

DIC），除支持治疗外，不需要其他治疗[91-92]。

替代治疗通常与控制基础疾病同时进行。目的是为了避免凝血因子的损耗。治疗部分是根据 DIC 造成临床表现的两项主要病理成分。如果有活动性出血，推荐使用血小板、新鲜冰冻血浆或冷沉淀剂所含的凝血因子（Ⅰ、Ⅴ、Ⅷ）和全血进行替代治疗。依据实验室和临床反应选择替代治疗。监测指标是，出血停止、纤维蛋白降解产物下降，血小板计数和纤维蛋白原水平升高。正常凝血时间发生过晚无监护价值[91-93]。

当纤维蛋白沉积和血栓形成时，DIC 的治疗可选用肝素。伴随更多纤维蛋白沉积的疾病，应考虑用肝素钠治疗。例如包括暴发性紫癜、分娩前滞留死胎、巨大的血管瘤和急性早幼粒细胞性白血病。但在脑膜炎球菌性血症、胎盘早期剥离、严重肝疾病和创伤等疾病，肝素治疗几乎无效。推荐使用小剂量肝素（300～500U/h）持续泵入，低分子肝素可以替代普通肝素。必须持续监测患者的临床反应、肝素水平和出血状态。

其他的治疗药物比如抗凝血酶Ⅲ和激活蛋白 C 已被评估。但均未证实能改善 DIC 预后，仅有重组活化蛋白 C 可以改善脓毒性休克的结果[94-97]。

急诊治疗 DIC 病人的目标包括初步意见、积极诊断、发现潜在威胁生命的并发症和初步治疗。

安置

所有原因不明的、严重的出血均应住院进一步评估病情。对已知出血性疾患、可以回去家庭治疗的患者已在上述段落的相关疾病中讨论。对某些患者进行转诊是必要的，特别是请不到血液科专科医生会诊时。若血流动力学稳定、有必要的心电监护、全面的知识面、了解部分家族史、有能处理该病的内科医生等条件具备时，可以转送该类患者至医院。因为血友病患者有延迟出血的特点，长距离转送是有危险的，因此，再次强调转运前注意事项与充分准备是很重要的。在血液科会诊的前提下，常可在门诊治疗。与这些专家一起，早告知与安排适当随诊。

> **重要概念**
> - 尽管出血性疾患是由特殊的实验室检查确诊的，但仔细询问病史和重点体格检查常是血液疾病诊断的关键。
> - 在急诊科，接诊出血性疾患的频率尚不清楚；然而，这类患者比我们想象的更常见。尽管典型的疾病如血友病和 DIC 并不常见，对其他疾病如心血管病，使用抗血小板和抗凝药物是常见的。
> - 血友病患者经常会对自身所患疾病了解很多知识。征求和尊重就诊患者，尽早请血液科医师会诊患者。鼓励在进行诊断检查的同时，给予早期替代凝血因子治疗。
> - 血小板功能障碍与血小板计数过低是同等重要的。尽管严重的血小板减少增加出血的风险，尤其是创伤和手术，血小板计数正常也可以发生血小板功能障碍。例如，抗血小板治疗和肾疾病可以改变血小板功能而血小板计数正常。

本章参考文献请参见 http://pumpress.bjmu.edu.cn/eduservice/3419.html

第121章 肿瘤相关急症

Sandra Ugras-Rey, Mark Watson

倪虹 翟建华 译　寿松涛 校

概述

在美国，癌症仍是第二大死因。仅在2007年，确诊的癌症患者超过140万例，而559 000人死于癌症[1]。男性最常见的新发癌症为前列腺癌，女性为乳腺癌。目前最常见的癌症死亡原因是肺癌[2]。世界范围内，男性最常见的新发癌症是肺癌和支气管癌，女性是乳腺癌[3]。

肿瘤急症包括发热、白细胞减少、上腔静脉综合征（superior vena cava syndrome，SVCS）、急性肿瘤溶解综合征（acute tumor lysis syndrome）、高黏滞综合征（hyperviscosity syndrome，HVS）、高尿酸血症、高钙血症、肿瘤性心脏压塞、脊髓压迫症和颅内高压（raised intracranial pressure，ICP）。对肿瘤急症的正确诊断和合理治疗可明显提高癌症患者的生活质量。此外，原发肿瘤患者可出现可逆性致命急症，而其实该肿瘤有较大可治性，甚至可治愈，如能正确识别和处理恶性肿瘤急诊，即能挽救患者生命。

据2003年统计，人类一生中癌症发生风险男性为1:2，女性为1:3[4]。因此，急诊医生应能熟练处理肿瘤急症。诸多因素可影响急诊医生对肿瘤急症的识别和处理（框121-1）：

因癌症及其并发症就诊于急诊科的患者人数大大增加，趋势包括：

- 更加积极和广泛地使用化疗药物
- 越来越多地采用骨髓移植
- 能提高治愈率和生存率的更加有效的治疗方案
- 接受化疗的老年患者人数增加
- 所有癌症存活率增加[5]

发热

炎症、输血、抗肿瘤药物、抗生素及肿瘤坏死等都导致癌症患者发热。恶性肿瘤发热加重患者负担，发热的肿瘤患者大多数（55%～70%）都有感染源。中性粒细胞减少症（Neutropenia）是指中性粒细胞计数绝对值（absolute neutrophil count，ANC）低于$500/mm^3$，或ANC低于$1\,000/mm^3$并预知将低于$500/mm^3$。ANC计算如下：

$$[WBC] \times (中性粒细胞 + 杆状核)\%^{[6]}$$

ANC低于$1\,000/mm^3$，感染和发病的危险增加；低于$100/mm^3$则大幅增加。除ANC，感染的风险还与中性粒细胞减少的速度及持续时间相关。

癌症患者发热伴中性粒细胞减少，应视为医疗急症。经验性抗生素治疗时代以前，几乎75%的化疗致死原因是感染[6]。肿瘤患者高热［美国感染病学会定义为单次口腔温度≥38.3℃（101 ℉）或38℃（100.4 ℉）至少持续1小时］和多形核（polymorphonuclear，PMN）白细胞计数低于$500/mm^3$提示可

框121-1　肿瘤急症识别和处理的影响因素

患者或医生对癌症诊断感到不妥
庞大且常变的化疗药物数据库和复杂的分类系统
时间紧迫
缺乏隐私保护
医患关系欠和谐
不当或过早为癌症患者加上"晚期"标记
对肿瘤急症和可引起急症的许多癌症的有效治疗不能正确评价

临床特征

伴中性粒细胞减少症的癌症患者，发热常是感染的首发表现，有时也是感染的唯一体征。对此类患者，急诊医师必须详细询问病史和进行全面细致的体格检查。PMN 缺乏时，常缺少或不易察觉炎症的传统标志（如红斑、皮肤温暖和脓尿），因此必须寻找炎症的细微体征。有时，ANC 减少患者尽管存在感染也不出现发热，这种情况通常见于老年患者或服用糖皮质激素时[6]。

诸多因素能促进中性粒细胞减少患者发生感染和脓毒症，包括长期卧床、临床情况恶化、营养缺乏、皮肤黏膜屏障破坏和留置导管。对此类患者的感染漏诊和未治疗是致命的。因此，对所有发热的中性粒细胞减少患者应即刻开始广谱抗生素经验性治疗（框 121-2）。咨询肿瘤学家将有助于对患者进行风险分层，及根据地区耐药性检测指导抗生素筛选（框 121-3）。

诊断策略

开始抗生素治疗的同时，还应进行全血细胞计数（complete blood count，CBC）和细胞分类计数、血小板计数、凝血酶原时间、部分凝血活酶时间、血液生化及尿液检查，检查任何可能的感染部位。应留取两份血培养标本进行需氧、厌氧和真菌培养。如有留置导管，至少应有一套血培养标本是从导管腔及周围静脉获得的[7]。目前，医疗机构大多将胸部 X 光检查作为标准常规检查。然而研究表明，无呼吸道症状且体格检查无异常的患者不必常规进行胸部 X 光检查[7,8]。即使没有脓尿，也要进行尿液培养。现仍推荐痰培养和革兰染色检测，但因标本采集和制备方法不一，易致假阴性和假阳性结

框 121-2　诱发感染和脓毒症的因素

身体虚弱，长期卧床
营养不良
皮肤黏膜屏障破坏
留置导管
继发于癌症、镇静药、阿片类药物或精神药物的中枢神经系统功能障碍

框 121-3　中性白细胞减少的癌症患者发热目前推荐的抗生素治疗方案[2,5,10]

抗假单孢青霉素 + 氨基糖苷类 ± 万古霉素
头孢他啶 ± 氨基糖苷类
头孢他啶 ± 万古霉素
头孢吡肟 ± 氨基糖苷类
头孢吡肟 ± 万古霉素
亚胺培南/西司他丁
美罗培南

果而备受争议。

因可造成直肠黏膜撕裂和形成潜在的播散性感染灶，部分肿瘤学家不推荐对中性粒细胞减少患者进行直肠温度测定。然而，这尚未纳入护理标准，且不同机构可能有所不同。中性粒细胞减少患者留置鼻胃管易患鼻窦炎。当需要鼻窦炎的影像资料时，首选计算机体层扫描摄像（computed tomography，CT），而不是鼻窦平片。出现中枢神经系统（central nervous system，CNS）症状时，应先进行头部 CT 检查，再行腰椎穿刺。一些权威人士建议对粪便、鼻和咽喉部的分泌物进行检查培养。这一建议没有得到普遍接受，对实体瘤患者一般也不提倡。尽管经过认真仔细的综合评估，仅 30% 的发热及粒细胞减少者可找到感染源[9]。通常，核素扫描、柠檬酸镓、铟Ⅲ扫描在急诊科很少采用，但可能对之后的评估有意义。

鉴别思路

总的来说，约 85% 的早期病原体是细菌。其中，60%～70% 是革兰阳性病原体。直至 20 世纪 80 年代，革兰阴性杆菌，尤其是铜绿假单胞菌，一直都是最常见的病原体。然而，化疗期间针对革兰阴性菌的预防性抗生素治疗、静脉留置导管和新型化疗药物的广泛使用导致革兰阳性病原体感染增加[7,10]。

金黄色葡萄球菌、表皮葡萄球菌和表皮链球菌是主要的革兰阳性病原体。表皮葡萄球菌是最主要的致病菌，并可能对青霉素和头孢菌素耐药。大肠杆菌、铜绿假单胞菌和肺炎克雷伯菌仍是最常见的革兰阴性病原菌。

真菌、病毒和寄生虫也是重要的原发和继发感染源。真菌（特别是白色念珠菌）感染，可见于长期广谱抗生素治疗的中性粒细胞减少的发热患者。虽然病原体组织结构不同，但宿主免疫功能低下时，组织胞浆菌、隐球菌、曲霉和藻菌类等真菌病原体感染也

常见。不同于获得性免疫缺陷综合征（acquired immunodeficiency syndrome，AIDS）患者，实体瘤患者常见的感染源并非寄生虫感染。而在使用类固醇患者或恶性血液病导致淋巴系统功能障碍患者可见肺孢子虫病（原称卡氏肺囊虫病）。单纯疱疹、水痘带状疱疹、巨细胞病毒是常见的病毒性病原体。免疫功能低下患者感染风险增加，使进一步诊断和治疗更加复杂[6,11]。

为预防感染，肿瘤学家对应用免疫抑制剂的患者在发热前常预防性应用甲氧苄啶-磺胺甲噁唑（复方新诺明）或喹诺酮类药物[9]。此外，重组人粒细胞集落刺激因子（G-CSF）和粒细胞巨噬细胞集落刺激因子（GM-CSF）可刺激中性粒细胞减少症患者中性粒细胞迅速增长，减轻中性粒细胞减少症（neutropenia）和免疫抑制（immunosupression）持续时间和程度[12]。

基础疾病常导致不明原因的偶然发热。然而，应用临床资料和流行病学因素不可能鉴别菌血症引起的发热还是不明原因的发热。此外，缺乏感染体征并不能排除潜在致命性脓毒症，因为至少50%脓毒症患者没有任何明显体征。尽管体检可能无明显发现，但仍需细致查体，包括眼底（寻找念珠菌眼内炎）、直肠、会阴部和腹股沟（提示直肠脓肿）、皮肤和黏膜（提示恶性病变或蜂窝组织炎等）、腋窝和留置的导管[6,11]。

处理

对癌症发热患者进行最初评估和处理时，在应用抗微生物治疗前必须考虑到原发肿瘤，及治疗会对患者免疫功能产生影响的程度。例如，在急性白血病，正常血循环的中性粒细胞和单核细胞被不具有吞噬和杀灭细菌和真菌的肥大细胞所取代。化疗和放疗会加剧或使已经存在的宿主防御缺陷恶化。白血病患者应用糖皮质激素可损害粒细胞和单核细胞游走功能。宿主防御功能严重受损患者和发热伴随呼吸速率增加、精神状态、情绪及理解力改变以及血流动力学不稳定的患者应紧急处理。

最佳抗生素应具有协同、广谱、杀菌、毒性低，并对易导致全身迅速感染的金黄色葡萄球菌、表皮葡萄球菌、大肠杆菌、铜绿假单胞菌和克雷伯菌具有选择性。传统上，常选用两药联合方案，因为20世纪80年代的研究发现，革兰阴性菌血症患者的血样如对两种抗生素敏感并用两药治疗较只对两药中一种抗生素敏感具有更高的存活率。

近十年来，抗微生物药研发包括广谱单菌剂如碳青霉烯类（亚胺培南/西司他丁钠、美罗培南）和第三代至第四代头孢菌素（头孢他啶、头孢吡肟）取得重大进展。这些药物在粒细胞减少的发热患者作为单药与抗铜绿假单胞菌青霉素（替卡西林、藻菌类羧苄西林、或哌拉西林钠）联合氨基糖苷类（庆大霉素或妥布霉素）双药治疗同样有效。阿米卡星一般作为对氨基糖苷类耐药的二线治疗药物[7,10,11]。

根据局部药敏试验结果指导治疗。患者先进行风险分层，然后进行相应治疗。一般状况良好的发热患者被认为是低风险。伴有严重的中性粒细胞减少、面带病容、预期病程较长的发热患者风险较高[13]。

在耐甲氧西林金黄色葡萄球菌感染率高的医院可以使用万古霉素作为初始的经验治疗药物。以下患者可用万古霉素作为经验性治疗：

- 临床怀疑导管感染者
- 已知耐青霉素和头孢菌素的肺炎球菌定植或耐甲氧西林金黄色葡萄球菌者
- 尚未确诊和进行药敏试验的血培养革兰阳性菌患者
- 有低血压或心血管损害的其他证据者

如果可能，患者应进入隔离室，但从人口稠密的候诊室快速进入单独空间是更好的选择。应该使用洗手和反向隔离技术。

对粒细胞减少的发热癌症患者，建议抗生素治疗内容如下[2,5,8-10]：

- 抗铜绿假单胞菌青霉素 + 氨基糖苷类 ± 万古霉素
- 头孢他啶 ± 氨基糖苷类
- 头孢他啶 ± 万古霉素
- 头孢吡肟 ± 万古霉素
- 亚胺培南/西司他丁钠
- 美罗培南

上腔静脉综合征

流行病学

上腔静脉综合征（SVCS）是一种由于受压、肿瘤浸润或血栓形成等原因导致上腔静脉（SVC）血流梗阻的急性或亚急性疾病。肺癌等恶性肿瘤是导致上腔静脉综合征最常见原因，目前60%～85% SVCS都是由肺癌引起[14]。事实上，SVCS常是恶性肿瘤首发体征[15]。

近年来，导致SVCS的良性原因是留置导管的使用[14]。其他常见的非恶性病变包括甲状腺肿、心包缩窄、原发血栓形成、特发性硬化性大动脉炎、结核性纵隔炎、纵隔纤维化（组织胞浆菌病和应用麦角新碱）、动脉粥样硬化或罕见梅毒性动脉瘤、肾病综合征和中心静脉留置导管[16,17]。相对于成人上腔静脉综合征，儿童患者SVCS常为医源性，继发于留置导管、脑室分流和心血管外科手术并发症。

临床特征

了解上腔静脉与前上纵隔独特解剖关系对于理解SVCS临床表现至关重要。上腔静脉很容易被其周边相邻结构（气管、心脏、主动脉、奇静脉、气管和支气管淋巴结）压迫。上腔静脉受压产生的症候群病理生理改变可提示产生压迫的具体部位（图121-1）。上腔静脉源于无名静脉，无名静脉发自颈内和锁骨下静脉。奇静脉是收集胸壁血液回流的最后汇入上腔静脉的主要辅助静脉。基于这种解剖关系，上腔静脉如果在奇静脉入口处以上受阻，血液可通过胸壁侧支血管，重新通过奇静脉汇入上腔静脉，从而减轻上腔静脉梗阻。如果梗阻部位在奇静脉入口以下，血液必须以逆行方式通过奇静脉和其他胸壁静脉到达下腔静脉引流区而造成更加严重症状[18]。该综合征严重程度也与完全梗阻的速度相关。梗阻发生速度越慢，形成侧支循环的时间越长，症状就越轻[2]。

由于SVCS临床特征是由其回流区域的静脉高压引起的，在上腔静脉横跨或弯曲部位表现得就更加明显。

早期体征包括眶周水肿、结膜充血、面部肿胀，早晨最为明显，上午十时左右减轻。SVCS最常见症状有呼吸困难，伴随面部、躯干和上肢肿胀，见于大约40%患者。咳嗽、吞咽困难和胸痛不常见，各见于约20%患者。随着血流梗阻加重，症状逐渐明显，包括胸和颈静脉怒张（分别为67%和59%）、面部水肿（56%）、呼吸急促（40%）、衬衫颈圈发紧（斯托克斯征）、面部充血、上肢水肿和发绀[18,19]。

有报道，严重或长期严重SVCS会导致不可逆性血栓栓塞症和死亡[20,21]。现在，一些重要概念已发生改变。目前尚无文献证实未经治疗的SVC阻塞能危及生命，但发生气管压迫后可致命。SVCS患者能否生存主要取决于原发疾病过程[16,18]。

SVCS可与脊髓压迫症（Rubin综合征）先后发生。静脉梗阻常发生在脊髓压迫之前，且多发生在下部颈椎或上部胸椎处。大多数情况下，SVCS常由恶性淋巴瘤和肺癌引起。伴有静脉阻塞症状和背部疼痛的患者应进行脊柱磁共振成像检查（MRI）。

辅助评估

上腔静脉梗阻的诊断应与一些其他临床疾病相鉴

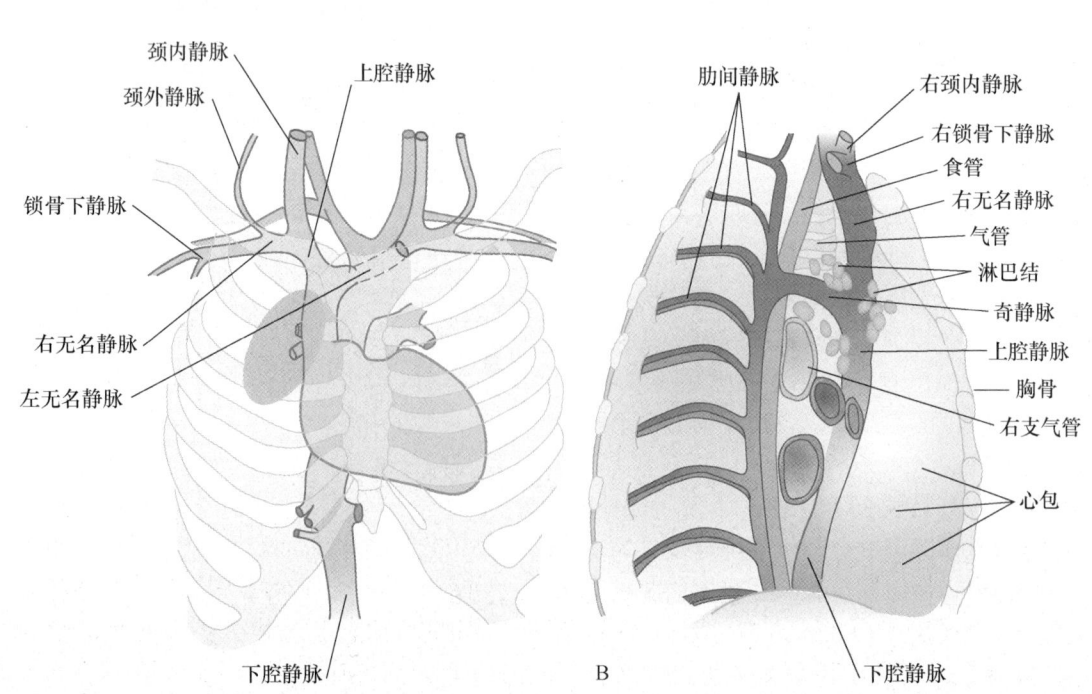

图121-1 胸壁正位（**A**）和矢状位（**B**），显示了奇静脉和上腔静脉（SVC）的关系，在右侧第2肋骨处无名静脉汇合成为上腔静脉，表面覆以结节样结构。阴影部分表示梗阻发生的部位。（*From Lokich JL, Goodman R*: *Superior vena cava syndrome. JAMA* 231：58，1975.）

别,最主要的是心脏压塞和心力衰竭,通常可以通过体检排除诊断;还有心包积液,可通过二维超声心动图进行鉴别。由于SVCS通常并不表现危及生命的肿瘤急症,一旦临床诊断确立,应该及时进行组织活检。虽然支持治疗可减轻症状,真正的治疗应等待最终的病理诊断,因为在60%~85%的SVCS是由于肿瘤所致。近10%患者X线胸片提示有肿物。出现上纵隔肿瘤时,约75%位于右侧,约50%患者伴发肺部肿瘤或肺门淋巴结肿大。

约20%~25%患者伴发胸腔积液,右侧多见[14]。建立静脉通路时穿刺部位罕见大出血。由于药物分布缓慢,患侧静脉注射的效果不可靠。血流缓慢会导致血栓形成或静脉炎而引起局部刺激。最好在梗阻对侧建立静脉通道。

静脉造影常伴有出血并发症,为相对禁忌证。通常应用有创诊断操作(包括气管镜、纵隔镜、斜角肌淋巴结活检)及开胸术来确立诊断和疾病程度。一旦考虑上腔静脉梗阻,应立即进行会诊,迅速制订诊断计划[19,21]。

处理

长期以来,对SVCS患者采用急诊放疗。目前,放疗只急诊用于因中央气道阻塞或严重喉头水肿所导致的喘鸣患者。新抗肿瘤药具有疗效,可用化疗来缓解肿瘤压迫所致梗阻症状[15]。不过,还需要迅速应用一些治疗措施来暂时缓解血管压迫症状。

抬高床头可立即有效缓解症状。利尿剂可暂时缓解症状,但必须明智使用,因为可能导致低血容量和血流进一步减慢。类固醇效果有限,但可能有效缓解呼吸道症状[15]。目前的治疗方法包括经皮腔内支架植入术或旁路移植手术[15,17]。

SVCS患者预后取决于肿瘤类型,淋巴瘤患者较支气管癌生存率高。治疗后,1年总体存活率约为25%,30个月为10%。

急性肿瘤溶解综合征

急性肿瘤溶解综合征(acute tumor lysis syndrome, TLS)是指生长迅速的肿瘤细胞进行性死亡导致的代谢紊乱症候群。TLS也经常发生在体积大的肿瘤和对治疗有反应肿瘤开始化疗或放疗的数小时到数天内。

该综合征最常见于血液系统恶性肿瘤化疗时,包括急性白血病和高分化非Hodgkin淋巴瘤,特别是Burkitt淋巴瘤,其生长分数(growth fraction)常常超

框121-4	TLS危险因素

血乳酸脱氢酶水平升高(>1 500U/L)
累及腹部的晚期肿瘤
肾功能障碍
治疗后肾衰竭
酸性尿
浓缩尿
血容量不足
年轻患者

过90%[22-24]。随着化疗效果的提高,该综合征也可发生于小细胞肺癌和生殖细胞肿瘤等实体肿瘤的治疗过程中。

急性TLS的发病风险与肿瘤体积、高尿酸血症或与抗肿瘤治疗前的肾功能损害相关(框121-4)。大量肿瘤细胞被快速杀灭,导致细胞内离子和代谢副产物释放入体循环。已观察到高乳酸脱氢酶水平与TLS发展相关[22,24]。

本综合征生化标志包括高尿酸血[DNA(核酸嘌呤)分解]、高血钾(细胞质崩溃)和高磷酸盐血(蛋白质分解)。高磷血症常伴发低钙血症。急性肾衰竭、心律失常、神经肌肉症状、高钾血症或低钙血症所致猝死及急性肾衰竭导致乳酸性酸中毒和代谢性酸中毒可能相继发生。因此,早期积极治疗至关重要。

临床特征

TLS症状与肿瘤及高尿酸血症、高钾血症、高磷血症、低钙血症有关。高尿酸血症所致尿酸性肾病是肾功能不全最常见代谢原因[24]。

肾是排泄尿酸、钾和磷酸盐的主要器官。肿瘤细胞的快速增殖可能会超过这些物质的清除率,导致其水平升高。事实上,在对化疗药物敏感患者肿瘤迅速溶解过程中,也观察到这些物质的水平增加。

肾功能完整性是决定代谢紊乱程度关键因素。在先前存在肾功能障碍患者,急性肿瘤溶解导致代谢紊乱可能会更加严重。然而,即使在治疗开始肾功能正常,有些肿瘤迅速溶解会超过肾排泄能力。类似于高尿酸血症,高磷酸盐血症也可能会导致肾衰竭,可能的机制是磷酸钙沉淀在肾[24]。

高钾血症伴发低钙血症,可能导致危及生命的室性心律失常[22]。低钙血症也可能会导致伴发肌肉抽搐和偶发手足搐搦的神经肌肉痉挛。病例报告中亦有意识不清和抽搐的描述[24]。

处理

对于一位有潜在 TLS 的患者,"避开麻烦比摆脱麻烦更容易"[24]。TLS 的主要处理原则是:①识别高危患者并开始预防性治疗;②肾代谢并发症的早期识别,立即开始支持性治疗,包括血液透析。大部分并发症早期识别后很容易处理,但是,TLS 的晚期识别和开始治疗的延误,可危及生命[25]。

应推迟化疗,如果可能的话,等待代谢障碍,特别是肾前性氮质血症和高尿酸血症纠正后。初期治疗的目的是对已经存在的高尿酸血症的控制,包括水化。别嘌呤醇和碱化尿液可使 pH 大于 7。如有必要,可用利尿剂,并必须经常监测电解质、钙和磷。

水化

循环容量减少为 TLS 的主要风险因素,必须大力加以纠正。快速静脉注射(IV)水化是最重要的治疗措施。水化不仅通过稀释细胞外液以纠正电解质紊乱,同时也增加血容量。血容量增加可提高肾血流量、肾小球滤过率及尿量,从而降低了远端肾单位和髓微循环的溶质浓度。除非患者的心血管状态提示容量负荷过重,否则每天应连续输注高达 4～5 升液体,每天产生至少 2～3 升尿量。理想情况下,高危患者水化应该在化疗开始 24～48 小时之前持续至化疗结束后 48～72 小时[25]。

高尿酸血症

别嘌呤醇是黄嘌呤氧化酶抑制剂,可减少核酸向副产物尿酸转化,以防止发生尿酸盐肾病及少尿性肾衰竭。由于别嘌呤醇抑制尿酸合成,对已经存在的尿酸无作用,尿酸水平通常在开始治疗 48～72 小时后才下降。别嘌呤醇治疗 TLS 用法通常是口服 300～600mg/d 的预防量和 600～900mg/d 的治疗量[25]。

重组尿酸氧化酶(rasburicase,拉布立酶)是一种较新的治疗方法,可用于尿酸水平不能用标准治疗方法予以降低时。急诊医师很少采用此种治疗方法。在高尿酸血症的情况下重组尿酸氧化酶很有效。人类不表达尿酸氧化酶;尿酸氧化酶催化难溶尿酸转化为水溶性尿素。通过将尿酸转换为水溶性代谢产物,它使血浆和尿中尿酸水平有效而迅速地降低。不像别嘌呤醇,重组尿酸氧化酶不会增加黄嘌呤和其他嘌呤代谢产物排泄,因此,它不会增加这些化合物的肾小管结晶,从而降低了尿酸性肾病的风险[25]。

大多数专家认为,碱化尿液作为高尿酸血的预防性措施是明智的,但应警惕高磷血症和低钙血症。高磷血症患者中,碱化血液利于钙/磷酸盐复合物在肾小管沉淀。此外,碱化治疗可加重患者低钙血症,出现抽搐[22,26]。虽然碱化增加尿酸的溶解度,尿酸控制的主要手段仍是水化和利尿,以维持足够的尿量[24,26]。

尚未证明呋塞米或甘露醇等渗透利尿剂的使用是有益的一线治疗。事实上,这些方式可能有助于尿酸或磷酸钙沉淀在低血容量患者的肾小管。相反,利尿剂应该应用在充分水化而利尿不足患者,呋塞米应考虑用于高血钾或液体超负荷的等容患者。

如果 TLS 发展并对前面提到的治疗不敏感,应该考虑血液透析作为一个潜在的救生措施。这种疗法可降低尿酸、钾和磷水平,并控制尿毒症症状。实施血液透析的建议标准见框 121-5。

无肾衰竭时预后良好,需要 5～7 天血液透析的肾衰竭患者预后严重。由于加强处理,肿瘤细胞减灭治疗(cytoreductive therapy)所带来的肾及代谢并发症发生率可能会降低。

高黏滞综合征

高黏滞综合征(HVS)是指血液黏度增加的临床症候群。黏度是液体流动时一个层面对另一个层面的阻力。某些蛋白(循环免疫球蛋白)或细胞血液成分(白细胞、红细胞和血小板)增多可导致血黏度升高和严重血液淤滞,微循环灌注下降和血管内淤血。

这些病理生理活动的结果导致了 HVS,需要紧急治疗,以防止或逆转中枢神经系统、视觉系统及心肺系统微循环灌注淤滞发生[27]。

病理生理

HVS 最常见于浆细胞病(副蛋白血症),是由于

框 121-5	血液透析标准
血清钾 6mEq(6mmol/L)	
血清尿酸 10mg/dl(590mol/L)	
血清肌酐 10mg/dl(880mol/L)	
血清磷 10mg/dl(磷酸盐 3.2mmol/L)或迅速上升	
为减少容量负荷	
症状性低钙血症	

该病时大分子量免疫球蛋白 M（IgM）过多所致。Waldenström 巨球蛋白血症是最常见的原因，导致 85%～90% 的高黏滞综合征。这种疾病较少发生于多发性骨髓瘤（尤其是 IgA 和 IgG₃ 型骨髓瘤蛋白）。其他原因包括冷球蛋白血症，一种良性 IgM-IgG 型高球蛋白血症，还有白血病[27-29]。

慢性粒细胞白血病、慢性粒细胞白血病急变期、急性淋巴细胞白血病和非淋巴细胞白血病也易导致 HVS[27,28]。其他良性原因包括类白血病反应、真性红细胞增多症和镰状细胞疾病中的异常血红蛋白的积累。HVS 在 Waldenström 巨球蛋白血症中的发病率大约为 20%，在 IgG 骨髓瘤大约 4.2%，在 IgA 骨髓瘤高达 25%[28]。

蛋白异常血症的理化特性与这些极高浓度的蛋白相结合可能促发高黏滞血症。矛盾的是，κ-轻链病也可发生 HVS，原因是比较容易形成不稳定的、高度聚合的循环沉积物。白血病 HVS 的致病因子似乎与白细胞计数在 10 万以上有关，通常伴有末梢血涂片中异常白细胞超过 10 万。当血清相对于水的黏度超过水 4～5，正常血清相对于水的黏度为 1.4～1.8 时，HVS 的临床表现最明显[27-29]。

临床特征

黏膜出血、视力障碍及神经症状是 HVS 的典型三联征表现。视觉障碍，或者以静脉扩张为特征的视网膜病变会出现视力丧失（例如，"腊肠链接"或"棚车"分割），这种静脉扩张也可发生在球结膜、微血管瘤、出血、渗出，偶尔见于乳头水肿。即使血小板计数正常，在黏膜表面，尤其是鼻腔黏膜，胃肠道（GI）和轻微手术或创伤部位持久性出血很常见。其他临床表现包括神经紊乱，如头痛、头晕、痫性发作、嗜睡、昏睡、昏迷、听觉障碍（包括听力缺失）和低血压。疲劳、厌食、体重减轻等全身症状是早期非特异性的，通常与潜在的恶性肿瘤或与潜在恶性进程相关的诸多电解质紊乱有关。心肺系统疾患，包括急性呼吸衰竭、低氧血症、充血性心力衰竭、心肌梗死、心脏瓣膜异常都有报道。肾功能不全和肾衰竭可能是该综合征的并发症，并会加剧继发于血浆高容量所致的临床症状[27,28]。

对怀疑 HVS 患者所进行的实验室检查包括凝血状态评估、肾功能评估、电解质检查和白细胞分类计数。血清和尿蛋白电泳应在考虑异常蛋白血症的所有患者进行；血清电泳图上大的尖峰支持 HVS 的诊断。HVS 的线索可能是由于血浆淤滞、血液黏度增加堵塞分析仪使化学测试不能进行。在多发性骨髓瘤也可

能会出现重度高钙血症，并可能存在与高 M 蛋白成分相伴随的人为低钠血症。嗜睡或昏迷、贫血和在周边血涂片发现红细胞叠连形成的急诊患者也应诊为 HVS[30]。

由于 HVS 往往是异常蛋白血症和暴发性转化白血病的特征，而且无既往病史，在不明原因嗜睡和昏迷的患者应该考虑这种综合征。

处理

紧急白细胞置换或血浆置换是有效的治疗。急救室医生所提供的暂时措施应集中于充分补液和利尿。明显昏迷患者和异常蛋白血症患者的立即暂时性治疗措施是静脉切开术并以生理盐水更换患者的红细胞[27-30]。当血浆置换或白细胞置换充分缓解了临床症状后，化疗就可以开始了。

高尿酸血症

众所周知，高尿酸血症是恶性肿瘤造成的严重结果，如果能早期识别，可大幅降低发病率。高尿酸血症发生的主要原因是细胞破裂，尿酸主要经肾排泄。

病理生理

高尿酸血症的发病机制是尿酸产生增加或排泄减少，或二者皆有。尿酸产生增加通常是嘌呤代谢增加的结果。未分化淋巴瘤或淋巴细胞淋巴瘤放化疗后肿瘤组织溶解（细胞死亡）同时细胞快速增殖并转变为急性淋巴增殖性白血病。

此外，高尿酸血症可见于多发性骨髓瘤，偶尔也见于弥散性转移癌。随着前体大量释放，尿酸水平急剧升高，可能高达 15～20mg/dl。因此，浓缩酸化尿液会在远端肾小管形成尿酸结晶，继而发生肾内梗阻和急性肾衰竭[24,31]。

慢性或血清尿酸水平中度升高可导致肾绞痛、尿路梗阻或慢性肾衰竭。无论是尿酸结石或肾间质尿酸钠沉积都可能发生。这种情况与肿瘤产生过多尿酸前体有关。真性红细胞增多症、骨髓增生、肥大细胞病、慢性粒细胞白血病，往往与此类型的高尿酸血症相关。

由于潜在的肾功能障碍或由于尿酸沉积在肾小管、肾实质或输尿管而继发肾功能进一步恶化可使尿酸排泄减少。三种类型肾疾病可导致高尿酸血症、急性高尿酸血症性肾病、尿酸性肾结石和痛风性肾病。

临床特征

高尿酸血症可有或无症状。这与潜在的恶性肿瘤有关。恶性肿瘤治疗可促发或加剧的高尿酸血症可为单独代谢紊乱或伴有 TLS 其他症状（见前面 TLS 讨论）。如果诊断潜在的肿瘤性疾病，在化放疗之前、期间和之后，都应考虑高尿酸血症的可能性。高尿酸血症应予治疗以防止肾功能损害。高尿酸血症及尿酸盐结石患者，外周血液检查可提供原发性骨髓增殖性疾病的证据。放化疗后急性少尿提示高尿酸血症，血液中的尿酸水平常明显升高，与急性肾衰竭相关。

一些与高尿酸血症相关的良性疾病常与肿瘤共存，包括遗传性痛风、甲状旁腺功能亢进症、牛皮癣、结节病，以及任何原因的肾衰竭。长期服用某些药物可能会导致血清尿酸水平升高，例如各种利尿剂，包括噻嗪类和呋塞米[24,32]。然而，从治疗的角度来看，各种原因导致的高尿酸血症的治疗都是相同的。

处理

如有可能，放化疗前应该治疗高尿酸血症，尤其是肿瘤体积较大或血清尿酸水平在正常值上限时。如果尿酸超过 9mg/dl，应给予别嘌呤醇、水化和碱化尿液。此方案应在化放疗前一两天开始。

有痛风性关节炎史患者应予秋水仙素（0.6mg 口服一天两次），以避免应用别嘌呤醇导致的痛风急性发作。患者应保持良好的水化。急性远端肾小管尿酸梗阻患者治疗包括别嘌呤醇，同时应用治疗其他急性肾衰竭时的水合和电解质补充。

如果是继发于恶性肿瘤的高尿酸血症，应停止细胞毒性治疗。别嘌呤醇剂量为 300～600mg/d，通常血尿酸水平约 3 天后降低。因此，如果时间允许，应在化疗前 2～3 天予别嘌呤醇。水化对维持高于 2L/d 的尿量至关重要。同样，重组尿酸氧化酶是一种较新的治疗方法，当标准方法不能使尿酸水平下降时（见前面 TLS 讨论）可以应用。

输注碳酸氢钠（9～12g/d）可以碱化尿液（使 pH 值保持大于 7）。有需要时可用利尿剂。1g/d 乙酰唑胺可暂时碱化尿液，直至别嘌呤醇生效。如果出现少尿，12.5g 20% 甘露醇静脉输入 3 分钟以上可使尿量保持在超过 250mg/h。24 小时甘露醇剂量限制在 100g，以避免临床上出现水中毒。如果这些措施失败，可以考虑腹膜透析或血液透析或逆行输尿管导管冲洗。显然，这种并发症的预防较治疗更重要。

急诊科的肾绞痛癌症患者必须仔细评估高尿酸血症的可能。预后取决于潜在的恶性肿瘤和肾衰竭的程度[2431]。

高钙血症

大约 20%～40% 的癌症患者会发生高钙血症，是最常见与癌症有关威胁生命的代谢紊乱[33]。它影响和诱导多种器官系统的病理生理变化，可能比癌症本身更直接威胁生命。本次讨论的目的是与恶性肿瘤有关的非甲状旁腺激素介导的高钙血症[34]。

病理生理

目前有两个机制用来解释与恶性肿瘤相关的高钙血症。第一个机制涉及骨转移患者。这种高钙血症最有可能与骨内破骨细胞活性增加导致钙和磷释放增加有关。第二个机制关于无骨转移的患者。一系列肿瘤产生的激素样物质，包括甲状旁腺激素、前列腺素及肽，所有这些都影响骨代谢，从而导致高钙血症。

高钙血症是许多恶性肿瘤最常见的特征，但多见于乳腺癌、肺癌、头颈部肿瘤、多发性骨髓瘤和白血病。骨转移不是高钙血症的先决条件，骨转移不一定导致高血钙。由鳞状细胞肺癌导致的高钙血症只有六分之一有骨转移。小细胞肺癌几乎从来不发生高钙血症，尽管 20%～50% 的病例有骨髓转移。各种复杂因素相互作用（甲状旁腺激素、前列腺素、肽类、类固醇、破骨细胞因子）的结果似乎都在增加骨骼的合成和降解。唯一的例外是多发性骨髓瘤，其中骨破坏几乎不伴有骨合成。高钙血症的非肿瘤原因见框 121-6[35,36]。

临床特征

高钙血症的症状无特异性。血清钙水平与症状出现和严重程度无关。急性高钙血症会对中枢神经系统产生明显影响，从人格改变（抑郁症、妄想症、无力、嗜睡）到昏迷。慢性高钙血症，症状包括厌食、恶心、呕吐、便秘、多尿、烦渴和记忆丧失。高钙血症体征、症状和并发症见框 121-7。

癌症患者上述任何症状都可提示高钙血症，癌症患者出现嗜睡或精神状态改变时，急诊医师都应特别警惕高钙血症的可能。许多患者可出现电解质失衡，如低钾血症和脱水。因此，评估血清电解质时应同时检测血清钙、磷、白蛋白和碱性磷酸盐。通常，血清钙水平高于 14mg/dl 会出现急性症状。慢性高钙血

框 121-6　高钙血症的非肿瘤原因

甲状旁腺功能亢进
甲状腺功能亢进症
肾功能不全（急性肾衰竭多尿期、肾移植后及继发性甲状旁腺功能亢进）
药物（噻嗪类利尿药、锂和碳酸钙）
维生素过多（A 和 D）
急性肾上腺皮质功能不全
制动（Paget 病、骨折和截瘫）
肢端肥大症
黏液性水肿
乳-碱综合征
结节病
良性单克隆丙球蛋白病
人为高钙血症、婴幼儿特发性高钙血症（伴小妖精面容）、家族性低尿钙高钙血症和嗜铬细胞瘤或骨膜炎导致的高钙血症罕见

框 121-7　恶性肿瘤高钙血症常见症状和体征

一般症状
　瘙痒
神经症状
　疲劳、肌肉无力、反射减退、嗜睡、冷漠、感知和行为障碍、木僵、昏迷
与肾相关症状
　多尿、烦渴、肾功能不全
胃肠道症状
　厌食、恶心、呕吐、便秘、腹部疼痛
心血管症状
　高血压、心律失常、洋地黄敏感

症，即使血钙水平高达 15mg/dl 也仅有轻微症状。急性高钙血症患者，血清钙水平为 12～13mg/dl 时常出现昏迷[24,31-34]。

许多良性情况可导致高钙血症。最常见的是甲状旁腺功能亢进症和骨 Paget 病。临床特征包括长期高钙血症史，特别是肾结石。骨的慢性改变，如骨膜反应和囊肿或头骨"毛玻璃"样改变提示甲状旁腺功能亢进。Paget 病诊断取决于活检结果。高钙血症其他常见原因有维生素 D 过量、乳-碱综合征、肾上腺功能不全[24,31]。

严重高钙急性发作或肾小管长期暴露于升高的血钙水平，可使肾小球滤过率和肾血流量减少，导致急性肾衰竭[24]。

处理

高钙血症治疗方法很多，应与原发恶性肿瘤同时治疗。乳腺癌合并高钙血症时情况特殊，血钙水平恢复正常后才可行激素治疗。治疗取决于患者临床状况和血钙水平，一般治疗原则包括可能的癌症治疗、鼓励步行、纠正脱水、增加尿钙排泄、抑制破骨细胞活性（钙从骨中移出）及减少钙摄入。

血钙浓度低于 14mg/dl 时，可行口服补液和步行。如果摄入量不够，可输注生理盐水。如果血清磷酸盐水平不升高，可谨慎地使用口服磷酸盐。患者无腹泻或轻度腹泻可口服苏打水（5mg，每日 2～3 次）。静脉输注无机磷酸钙盐能有效地降低血钙水平。然而，通常不予推荐上述治疗方式。如果患者合并严重并发症（内脏钙化、休克、肾衰竭）需要治疗时，应与肾病专家或肿瘤专家会诊后进行。此种治疗只用于对其他治疗无反应的高钙血症患者。

通常在急诊科，光辉霉素（25μg/kg IM，4～5 天一次）不用于高钙血症的初始治疗，大多数患者可用双膦酸盐替代。

给予泼尼松（60～80mg）或其他糖皮质激素数天至一周内起效。此药远期效果较急诊给药更好。皮质类固醇治疗乳腺癌、多发性骨髓瘤和淋巴瘤很有效，肿瘤学家会诊前不应使用，因为皮质类固醇也是肿瘤化疗药。

如果血钙浓度大于 14mg/dl 或症状明显，应加强积极治疗。在急诊科持续进行心脏、中心静脉压和肺动脉压监测。

盐水补液和利尿可刺激肾小管排泄钙，是急诊高钙血症最重要的起始治疗。应当在 1～2h 内输注生理盐水以纠正脱水。尿量充足时，静脉呋塞米（40～60mg）可增加钙排泄。呋塞米对高钙血症仅有中等程度影响，但有助于预防液体超负荷导致的心脏衰竭。应注意液体出入量，以确保患者血容量平衡。

降钙素是一种天然激素，能抑制骨吸收，增加钙排泄。降钙素 4～8IU/kg 行 IM/SC 有效。这种治疗虽在肾功能正常时相对安全，但通常不是高钙血症的初始急诊治疗。

50% 高钙血症肿瘤患者也有低钾血症。血清钾水平应每 4 小时监测一次，必要时补充氯化钾（20～40mEq，静脉或口服），以防止发生严重低血钾[24,31,33,35]。

在过去 5 年里，美国食品和药物管理局批准双膦酸盐作为治疗恶性肿瘤引起的高钙血症首选方法，取代所有除类固醇治疗外的其他方法。双膦酸盐与骨中

的羟基磷灰石结合，可抑制晶体溶解。这些药物可防止破骨细胞附着到骨基质，干扰破骨细胞补充，不抑制骨形成和矿化作用。

现应用的治疗药有骨膦（coronate）、帕米膦酸（pamidronate）和伊班膦酸钠（ibandronate），更为有效的双膦酸盐（bisphonates）正在试用中。帕米膦酸（90mg，4～24h 输注）可使 90%～95% 患者在数天内（平均 4 天）有效而安全地达到血钙正常[32-35]。

肿瘤性心脏压塞

虽然肿瘤导致心脏压塞不常见，但可突然出现，若不及时治疗会致死。大多数肿瘤性心脏压塞患者有肿瘤史，典型者见于晚期肿瘤。心外恶性肿瘤早期罕有癌性心脏压塞。

心包内压力明显增加时导致心功能失代偿，是因肿瘤性心包腔积液或瘢痕形成导致心包增厚缩窄所致。如果未及时识别并减压，可导致循环系统衰竭和死亡。其发展速度可影响症状和体征。无超声检查前，第一位医师报道的一组病例中 17 名患者中有 11 名漏诊，至少一名检查者多次漏诊[37]。

在大多数情况下，心脏压塞的症状有呼吸困难、恐惧、焦虑和胸痛。在极少数情况下，压塞可能是实体瘤或白血病等恶性肿瘤的首发表现。在急诊科，任何一位有肿瘤史的患者，如有呼吸急促和低血压，应怀疑有心脏压塞。这种情况有可能误诊为肺动脉栓塞、充血性心力衰竭和焦虑。

病因

癌性心脏压塞最常见原因是肿瘤引起的心包渗液，常与放射后心包炎、纤维化和渗出有关。只有很少是由肿瘤或放射性纤维化形成缩窄性心包炎而导致心脏压塞。在大多数病例中，心脏压塞提示肿瘤或放疗后心包炎的病情进展。

恶性心包炎可由任何良性、恶性、原发或继发心包或纵隔肿瘤所引起[38-40]。心包或纵隔最常见的良性肿瘤有纤维瘤、血管瘤和畸胎瘤。心包间皮瘤临床特征为迅速发生大量血性心包积液，最终导致心脏压塞。继发心包积液由肿瘤直接侵犯或远处原发肿瘤转移所致。这些转移通常是多发病灶。与心包积液相关的最常见的肿瘤包括肺癌、乳腺癌、白血病、霍奇金淋巴瘤、非霍奇金淋巴瘤、色素瘤、肠道原发肿瘤和肉瘤[40,41]。在患者死亡前，临床上识别心包疾患的症状和体征很难。只有不足 30% 由尸检证明的恶性心包疾病患者在生前得到明确诊断[40,41]。

众所周知，自从引进现代放疗技术以来，放射性心包炎是放疗并发症。放射治疗的心脏影响可能因急性心包炎而立即表现出来或延迟数月到数年，虽然大部分患者在第一年内形成积液。急性形式为炎症或渗出，通常是自限性，且无缩窄；慢性渗出和缩窄类型可能导致心脏压塞和死亡[42]。

虽然肿瘤性缩窄性心包炎罕见，却可由肿瘤转移侵犯心包或间接由放疗导致心包增厚所致。以上原因都会导致心脏压塞，因为肿瘤或放射性纤维化降低心包扩张性，虽心包积液量积累较慢，渐渐会达到早期心肺功能失代偿的临界点。

肿瘤和放射性心包炎症状和体征与其他原因所致心包炎相似，通常，心包纤维性增厚产生积液起病隐匿，心包炎会被认为是原发恶性肿瘤所致，直到心脏压塞明显时才考虑放射性心包炎。

病理生理

心脏压塞和心肺功能失代偿的严重程度取决于心包积液累积的速度、液量和心功能基础。临床的心内压力逐渐升高阻碍心室扩张导致心脏容量减低。心室腔内压力迅速升高，随后这种压力向外周肺及腔静脉床传输。为了维持心输出量，各种补偿机制开始发挥作用（心动过速，周围血管收缩，肾血流减少引起水钠潴留导致血容量增加），所有这些用以维持动脉血压和静脉回流。当这些代偿机制不能维持心输出量时，心室舒张末期压力升高，循环衰竭即将发生。伴随这些病理生理变化会发生相应的症状和体征。最常见的症状包括极度焦虑和不安，心前区压迫感，或不同程度胸骨后疼痛伴随呼吸困难。端坐呼吸和阵发性夜间呼吸困难罕见，此时，患者会采取各种体位试图缓解胸痛和呼吸困难。其他突出的症状包括咳嗽、声嘶和打嗝，偶有消化道症状如吞咽困难、恶心、呕吐、上腹或右上腹疼痛，可能由于内脏充血所致[12,40-43]。

临床特征

严重心脏压塞患者发病急，可出现面色发灰、苍白、多汗及从轻度意识混乱到昏迷等不同程度意识障碍。呼吸浅快，偶尔会出现劳力性呼吸困难伴周围性发绀及颈静脉充盈。有病性发作的报道，也可能出现明显的面颈部继发水肿（休克衣领）。脉弱、无力。通常，患者收缩压降低、脉压差变小，中度心脏压塞时收缩压、舒张压和脉压可正常。Kussmaul 征（心音低钝、纵隔增宽、心动过速、奇脉）在心脏压塞的身体评估中非常有价值（表 121-1）[44]。腹水、肝

表121-1	肿瘤性心脏压塞的体格评估

Beck 三联征或急性压塞三联征

1935年描述，查体发现的这种三联征是指颈静脉压升高、低血压和心音低钝

这些症状是因心包积液快速积累所致。然而，通常这种典型三联征见于急性心脏压塞患者

奇脉

吸气性血压过度下降（>12mmHg，或下降9%）

测量奇脉时，嘱患者半卧位，正常呼吸。给血压袖带充气至少高于收缩压20mmHg，缓慢放气直到呼气时听到第一次Korotkoff音。在这一压力读数下，如果血压袖带不继续放气，出现矛盾脉，吸气时则不能再听到第一次Korotkoff音。随着袖袋继续放气，又能在呼气时听到第一次Korotkoff音，并且在吸气和呼气时都能记录到。如果第一次和第二次血压测量差值大于12mmHg，提示存在矛盾脉

奇脉是吸气时可闻心音，脉搏减弱或脉搏无法摸到，所有心跳时都可听见第一心音

其他可观察到奇脉的情况，如缩窄性心包炎、严重阻塞性肺病、限制性心肌病、肺动脉栓塞、快速有力呼吸和右心室心肌梗死休克

左心室舒张期压力明显升高、房间隔缺损、肺动脉高压和主动脉瓣关闭不全患者无奇脉

Kussmaul 征

该征由Adolph Kussmaul描述，表现为吸气时静脉扩张和压力增加的矛盾现象

常发生在缩窄性心包炎患者，偶尔发生于渗出-限制性心包炎和心脏压塞患者

肿大、外周水肿、色斑反映静脉压力增加和心输出量下降[12,40,41,45]。

辅助检查

可出现低电压和非特异性心包积液、窦性心动过速、ST段抬高、非特异性ST-T波改变。全部房室综合波呈1:1的电交替变化时对心脏压塞诊断具有特异性。通常，心电图QRS综合波出现2:1电交替变化，是因心脏在心包空间摆动所致。在心肌缺血、急性肺栓塞及心律失常患者也观察到电交替[44]。

约三分之二肿瘤性心包炎患者，大量心包积液导致心脏压塞时会出现交替脉。通常抽少量心包积液后交替脉会立刻消失，也可自发消失或心包积液增多时再出现[41]。

心脏压塞的X线表现为心脏周围渗液、心影扩大、肺野清晰、血管影正常，然而正常胸部X光片并不能排除心脏压塞。胸部X线平片可显示典型"水瓶"样心脏。

超声心动图是最简单最敏感的诊断心包积液的手段，可在床旁进行。胸部CT也已成为诊断心包积液的重要手段[41,46]。

任何癌症患者发生呼吸困难应考虑心脏压塞。出现思维混乱、脉细、超过50%脉压差的奇脉（pulsus paradoxus）、收缩压降低、颈静脉怒张伴有周围静脉压力超过130mmHg、脉压差低于20mmHg及电交替应怀疑本病。奇脉是因心脏在心包腔液中摆动使QRS正弦波大小发生交替变化产生，罕见，但具有特异性[45]。在这种情况下，可能会出现突然死亡，应尽快进行心包穿刺。心脏压塞可发生猝死，应尽快进行心包腔穿刺。

处理

在急诊科，治疗心脏压塞唯一有效抢救生命的治疗措施是立即行心包腔穿刺清除心包腔积液。该治疗有一定风险，包括心律失常和损伤冠状动脉血管导致的出血。只需抽出50～100ml液体即可暂时减轻症状[12,40,41]。

紧急剑突下经皮心包引流是一种床旁急救措施。剑突下心包腔穿刺是在胸膜外进针，因此，盲目心包腔穿刺时是最安全的。应用16G或18G穿刺针与皮肤呈30°～45°角，靠近左侧剑突与肋弓间夹角进针，指向左肩。在急诊科，该操作的死亡率约4%，并发症发生率约17%[44]。

在急诊科也可进行超声引导下的心包穿刺，在心导管室更可取，通常该操作在左侧肋间进行。首先，在距离探头最近的胸壁标记最大液体累积区作为进针点。然后，测量从皮肤到心包的距离。探头的角度应该是进针的轨迹。避免肋缘下进针，以防止神经血管损伤。留置16G引流管以持续引流[44]。

在第一次心包穿刺留置引流管后，建议最大程度地引流积液，因为可能在最初24小时内积液会再次发生。一旦取得心包液，必须送生化和细胞学分析。至少50%心包积液是由于肿瘤性心脏压塞所致。心包穿刺时可能需要其他辅助治疗，如静脉输注生理盐水和吸氧。

一旦患者稳定，应该由合适的科室计划并实行额外的治疗干预，因为肿瘤性心包积液会重新出现并在短期内难以控制。可进行心包开窗、放疗、腔内化疗和心包切除[12,40,41]。

肿瘤性心脏压塞的预后取决于癌症的基本类型和扩散程度。电交替的存在提示预后不良，即使随着心包穿刺电交替消失。尽管肿瘤如黑色素瘤和非小细胞

肺癌患者预后差，一些治疗有效的淋巴瘤患者发生心脏压塞后可长期存活。

神经科急症

在所有癌症患者中，15%～20%有神经系统并发症[47]。神经症状偶尔是系统性红斑狼疮的合并症，但常是确诊癌症患者出现的症状。癌症患者神经系统的急症，包括脑疝、痫性发作、硬膜外脊髓压迫症、CNS感染和可逆中毒性或代谢性脑病。患者到达急诊室后需立即开始治疗，以防止永久性神经功能障碍或死亡。

脑疝

病理生理

不断扩大的肿块使局部颅内压力增高会导致脑疝发生。增高的颅压使脑组织通过天幕孔和枕骨大孔向阻力最小的尾侧移动。癌症患者脑疝的原因通常包括原发性或转移性脑肿瘤和脑出血。较少见的原因包括硬膜下血肿、脑脓肿、急性脑积水和放疗引起的脑组织坏死[46]。原发性脑肿瘤约占颅内肿瘤的一半。脑转移瘤最常发生于肺癌、乳腺癌、结肠癌、肾癌、睾丸癌、绒毛膜癌和恶性黑色素瘤患者[47,48]。

临床特征

钩疝、中央型脑疝和扁桃体疝为三种不同的脑疝综合征。钩疝侧叶肿块占据颞叶，压迫上脑干。意识迅速丧失与单侧瞳孔扩大和同侧偏瘫同时出现。中央疝通常来自缓慢扩张的多灶性病变，导致了间脑和上部脑桥向下和横向移动。临床上可见无局部体征的意识缓慢丧失、瞳孔缩小和潮式呼吸。中央疝有时因缺乏局部体征被误认为中毒性或代谢性脑病。如有头痛或局部神经定位体征或偏瘫为除外脑疝，腰穿前需要迅速头部CT检查。扁桃体疝是由于大的后颅窝肿块推挤小脑扁桃体经枕骨大孔压迫延髓，导致意识水平迅速下降、枕部头痛、呕吐、打嗝、高血压、假性脑膜炎以及呼吸模式的突然变化[47-50]。

处理

当脑疝的临床诊断确立后，在查明原因之前需进行紧急处理。插管通气至二氧化碳分压降至25～30mmHg，由于导致脑血管收缩而暂时降低了颅压。如果可能，这应该是可以避免的，但对于短暂可逆的急性神经功能恶化是必要的。过量或长期过度通气可能反而导致血管扩张，应该避免。应当给予甘露醇（静脉给予1g/kg），可在4～6小时后重复。尚未证明静脉地塞米松（12～24mg）可以改善或降低重型颅脑损伤患者的颅内高压[51,52]，但常用于颅内压升高患者或中枢神经系统恶性肿瘤即将发生脑疝的患者，由于糖皮质激素能缓解脑肿瘤引起的脑水肿。在急症情况稳定后，应尽快行脑CT检查。硬膜外或硬膜下血肿和脑积水通常需要手术，而脑脓肿和脑转移通常需用抗生素、抗肿瘤药或放疗，可同时或分别使用。当患者情况稳定和已作出初步诊断后，应进行神经或神经外科咨询和迅速进入ICU[47,49]。

痫性发作

抽搐常见于癌症患者。为防止身体伤害、颅内压增高和误吸，必须立即治疗。抽搐增加脑部代谢需要，导致脑血流量增加。对可疑颅内压升高的患者会加重病情。抽搐可能是由于脑转移、毒性或代谢异常（通常是低钠血症或尿毒症）、血管问题（特别是脑出血或硬膜下血肿）和感染。实验室检查应包括血常规、电解质、血糖、尿素氮（BUN）、钙和镁、肝功能检查、凝血检查以及适当的培养。当有指征时应做头部CT然后行腰椎穿刺[47,49]。

对抽搐治疗取决于具体原因和患者的临床状况。例如，单独低血糖或缺氧通常只需要纠正基本代谢缺陷。单纯抽搐患者，化验提示长期存在的问题（例如，脑转移）要求抗抽搐药物和针对肿瘤治疗。静脉给予苯妥英钠负荷剂量（15～18mg/kg）后，口服维持。长时间或反复发作抽搐需要采取强力治疗措施，包括地西泮（静脉给予5～10mg）或劳拉西泮（静脉给予1～2mg），再静脉给予苯妥英钠。必须积极地进行气道保护和维持通气治疗。应立即进行床旁末梢血糖水平测定。硫胺素和纳洛酮并不常规应用。此外，抽搐反复发作时，应立即针对病因进行治疗，患者应入住ICU[47,49]。

硬膜外脊髓压迫症

发病机制

转移性癌硬膜外脊髓压迫症常见且严重，并有可能治疗。它最常由淋巴瘤或肺癌、乳腺癌、前列腺癌引起。除淋巴瘤外，其余肿瘤转移从椎旁淋巴结通过椎间孔转移到椎体，然后扩散到椎管压迫脊髓。癌症患者脊髓压迫较少见的原因包括黑色素瘤、骨髓瘤、肾细胞癌、脊椎半脱位、脊髓硬膜外血肿、髓内转移患者。癌症患者急性脊髓病变也可能由于放疗、癌旁坏死性脊髓炎、椎间盘破裂和累及到椎管的脑膜癌引起。大多数硬膜外脊髓压迫病例（68%）发生在胸椎，15%发生在颈椎，19%发生在腰骶部脊柱[53]。

临床特征

95%硬膜外转移患者首发症状为局部或第七颈神经根背痛（radicular, back）。它可能呈急性发展或数周到数月隐袭发展，通常先于其他症状。背痛可因查体时敲击脊髓、前屈颈部、Valsalva动作或直腿抬高时加重，通常位于肿瘤部位[50,54,55]。其他症状在作出诊断时已经出现了，并可能包括虚弱（75%的患者）和自主或感觉（50%的患者）症状。50%的患者在作出诊断时不能行走。神经学检查通常呈现对称性衰弱伴随软弱和反射降低（如果诊断为早期）或痉挛和反射亢进（如果诊断较晚）。

诊断策略

平片显示70%～90%的患者有椎体转移[47,51]。如平片检查异常，需立即行脊髓造影或MRI，无论神经学检查是异常的或是否与脊髓压迫或平片结果一致。针对脊柱平片的可疑发现，可行轴向体层摄影（照）片或CT以显示骨转移，不推荐其他检查。脊髓造影可显示在受累椎体完全或几乎完全的造影剂梗阻。MRI已经成为髓内转移的首选诊疗措施，它可显示压缩长度或沿脊髓跳过性病变。目前已取代脊髓造影，因其与腰椎穿刺和多层次造影剂染色（包括脑池穿刺）导致的发病率显著相关[50,55]。

处理

发病时无力患者也应迅速治疗，否则数小时可能发展为严重、难治性无力。急诊科诊断确立后，即应给予负荷剂量地塞米松（10～100mg 静脉点滴），随后每6小时4～24mg，持续3天，以减轻脊髓水肿。化疗和放疗医师应立即开始协商。虽然脊髓压迫症患者常规给予皮质类固醇，高剂量的皮质类固醇激素，如地塞米松（100mg），由于相关的并发症，导致其使用备受争议[55]。放射治疗很常用，可在激素治疗后开始使用。预后与肿瘤的放射敏感性、该压缩的位置、预处理性能状态和失代偿率有关。手术仅在诊断不确定、需要组织学诊断、脊柱不稳定、或当最大辐射剂量已经照射所涉及的领域[47,48,56]。

髓内转移的症状和治疗与硬膜外脊髓压迫类似，但预后非常差。硬膜外血肿是腰椎穿刺并发症，与血小板减少或凝血功能障碍有关，可迅速出现截瘫和背痛，需经MRI或脊髓造影确诊，应行手术减压治疗。血小板输注可限制疾病进展[47,56]。

中枢神经系统感染

发病机制

癌症患者易发生CNS各种感染。这些患者常因原发疾病或行糖皮质激素、化疗、脾切除或放疗而使免疫功能受损。在大多数白血病、淋巴瘤或头颈部癌症患者常发生CNS感染。头颈部癌症患者易感染原因（除讨论的原因外）是因瘘形成与肿瘤浸润，使病原微生物易进入中枢神经系统。严重CNS感染包括脑膜炎、脑脓肿和脑炎。上述感染症状常有相似处，给急诊室医生鉴别诊断带来困难。

临床特征

脑膜炎常出现发热、头痛和精神状态改变。假性脑膜炎常无上述特征。肿瘤患者脑膜炎诊断常会延误，因为此病表现常规起因于其他疾病过程：发热起因于全身性感染，头痛起因于脑转移，精神状态改变起因于毒性或代谢性脑病。

诊断策略

所有发热和精神状态改变的癌症患者，如果怀疑脑转移，在行腰椎穿刺前应先行头颅CT[49,52]。此外，腰椎穿刺前尚应注意到有无血小板减少和凝血异常，需要排除诊断，或输注血小板或新鲜冷冻血浆。通常血小板计数小于10 000/μl患者，应输注血小板。穿刺液应进行细胞计数和细胞分类、革兰染色、墨汁染色、测定蛋白质和葡萄糖水平、细菌和真菌培养、测量隐球菌抗原水平和进行细胞学检查。脑脊液中无白细胞不排除脑膜炎，尤其是在中性粒细胞减少患者。与脑膜炎有关的可能感染源随着基础疾病和外周血白细胞计数不同而变化。

鉴别思路

通常脑脓肿见于白血病或头颈部肿瘤患者，占癌症患者中枢神经系统感染的30%左右[49]。患者有颅内压增高（头痛、呕吐、视乳头水肿）症状、偏瘫和感染灶[48,52]，常出现发热。

头颅CT可显示特有的在脓肿早期边界不清的肿块，及后期经典的界限清楚的包块，具有低密度中心和对比度增强环。常见水肿及占位效应。腰椎穿刺无助于诊断，并可能加重脑疝。造成脓肿的病菌包括革兰阴性杆菌、曲霉、藻状菌及弓形虫。急诊治疗包括高剂量抗生素。如果出现脑疝，立即采取措施降低颅内压力，其次是急诊手术。

脑炎罕见于癌症患者，最常由带状疱疹或弓形虫引起。常见主诉为头痛、发热和精神状态改变。CT扫描通常正常，但可能会显示弥漫性水肿，否则腰椎穿刺可显示伴有蛋白水平升高的脑脊液细胞异常增多，但没有明确的感染源。在急诊室很难鉴别脑炎和脑膜炎，这两种疾病都需要患者入院后作进一步评估。

处理

进行脑膜炎和脑炎鉴别前，经验应用第三代头孢菌素（头孢曲松或头孢他啶）和万古霉素等广谱抗生素。当考虑李斯特菌脑膜炎时，可加用氨苄西林。可能为假单胞菌感染性时，使用头孢他啶，加或不加氨基糖苷类。中性粒细胞减少（<1 000/mm³）的白血病或淋巴瘤患者通常为革兰阴性感染（常为铜绿假单胞菌）。白细胞计数正常的淋巴瘤患者通常感染李斯特菌、肺炎链球菌或新生隐球菌。流感嗜血杆菌和奈瑟菌感染的脑膜炎少见。头颈部肿瘤患者易发生葡萄球菌感染[47-50]。

脑病

癌症患者出现急性或亚急性精神状态改变不伴有发热或头痛时，首先考虑中毒和代谢性脑病。

即使提示存在感染或转移并发症，也应常规排除中毒和代谢性原因。

脑病体征包括混乱、行为异常和意识水平降低。上述体征可以在数天或数周以上迅速或隐匿出现。癌症患者特别易患毒性和代谢性脑病，因为患者的疾病常可累及多个器官系统，引起电解质失衡和营养障碍，所用药物（特别是化疗药和止痛药）即使是治疗剂量也会导致脑病[47,48]。在急诊室，脑病患者应首先与颅内感染或肿瘤鉴别。代谢检查包括电解质、尿素氮、肌酐、血糖和钙水平、动脉血气和肝功能检查。对于能进食和病史叙述不明确的患者，应行毒物分析检查。在进行实验室检查前，应静脉给予纳洛酮和50%葡萄糖。检查过程中发现任何异常都需要给予相应治疗。如果疾病迅速恢复，再发可能性小，无需住院治疗。

重要概念

- 20%恶性肿瘤高钙血症与骨转移及治疗反应无关，预后不良。初始治疗主要为水合及应用双膦酸盐（如帕米膦酸）。
- 95%脊髓压迫患者首发背痛。诊断时能行走的患者，80%会保持此种能力。诊断首选MRI检查。所有患者都可给予大剂量地塞米松，随后大多数患者需接受放射治疗。
- 70%~80% SVC患者由恶性肿瘤引起，需要组织学诊断，很少危及生命。留置导管继发形成血栓的患者越来越多。腔静脉内支架置入术已成为对放化疗无效的SVC患者的治疗措施。
- 癌症患者发热及中性粒细胞减少是真正内科急症，需要进行快速诊断、细菌培养，应用广谱、杀菌及协同作用的抗生素治疗。无青霉素过敏患者的标准联合治疗是氨基糖苷类加广谱青霉素和第三代头孢菌素，加或不加万古霉素。
- 肿瘤性心包渗出液起病隐匿，症状为忧虑、焦虑、呼吸困难和乏力。床边超声检查已成为一种危重患者发展为临床明显心脏压塞前快速、安全的影像诊断措施。
- 以前TLS仅见于血液系统恶性肿瘤，现在也可见于接受化疗的实体肿瘤患者，表现为呼吸困难、精神状态改变、心律失常或抽搐。治疗包括碱化尿液和急性肾衰竭时的紧急血液透析。

本章参考文献请参见http://pumpress.bjmu.edu.cn/eduservice/3419.html

第十一篇 代谢与内分泌系统

第 122 章 酸碱平衡失常

Jamie L.Collings

寿松涛 张晗 译 崔书章 校

人体必须维持稳定的酸碱平衡以保证细胞正常功能。肺、肾和血清缓冲对通过相互作用和对生理变化的反应来调控酸碱平衡。呕吐、腹泻、呼吸衰竭、肾功能障碍、糖尿病和中毒等生理病变能导致致命的酸碱危象。通过酸碱测定和计算即可识别和处理可能的疾病。本章介绍酸碱平衡的基本生理，首先概述酸碱平衡机制，然后讨论原发性呼吸性酸、碱中毒，代谢性酸、碱中毒，最后分析混合性酸碱平衡失常。数字当中包含了重要的临床意义，急诊医生应熟练处理这些复杂而致命性情况。

发病机制

肾、肺和生理缓冲对维持血 pH 在 7.36～7.44 的狭窄正常范围内。酸碱平衡的任何微小变化都可引起各种缓冲系统的动态反应。精确的生理调节对于维持正常细胞功能是必需的。肾、肺或生理缓冲对异常均可导致酸碱平衡紊乱。

血 pH 由血碳酸氢盐浓度 $[HCO_3^-]$ 与 $PaCO_2$（动脉血 CO_2 分压）之比决定。原发性代谢性酸碱平衡紊乱和继发于原发性呼吸性酸碱平衡紊乱的代谢代偿均能改变血清 $[HCO_3^-]$。原发性呼吸性酸碱平衡紊乱和继发于原发性代谢性酸碱平衡紊乱的呼吸代偿均能改变 $PaCO_2$。

Henderson-Hasselbalch 公式反映了酸碱对（acid-base pair）浓度与 pH 的关系。当 pH 改变，酸碱对浓度也发生相应变化。该公式是对数关系，血清 pH 微小变化即可引起酸碱对明显改变。临床上，该公式表示已知 pH 情况下药物分散、酶反应和药物结合方式。人体内氢离子浓度 $[H^+]$ 极低（大约 4×10^{-12} mEq/L）并受严格调节。正常情况下，血液相对于水（pH = 7.0）呈弱碱性。血 pH 必须维持在相对狭窄范围内，因为蛋白和酶系统功能仅能在此 pH 范围内发挥作用。如果重症患者动脉血 pH < 6.8 或 pH > 7.8 时病死率高。

酸血症定义为血清 pH 低于 7.36。相反，碱血症定义为血清 pH 高于 7.44。酸中毒定义为 $[HCO_3^-]$ 降低（代谢性酸中毒）或 $PaCO_2$ 升高（呼吸性酸中毒）的病理过程；碱中毒定义为 $[HCO_3^-]$ 升高（代谢性碱中毒）或 $PaCO_2$ 降低（呼吸性碱中毒）的病理过程。单纯性酸碱平衡紊乱指单一酸碱平衡失调伴代偿反应。混合性酸碱平衡紊乱是同时存在两种或两种以上原发性酸碱平衡紊乱。

生理缓冲系统

生理缓冲系统由一种弱酸及其盐构成，加入一种有机酸或碱后血 pH 朝反向明显改变。表示如下：

$$H^+ + 缓冲^- Na^+ \leftrightarrows 缓冲^- H^+ + Na^+$$

人体通过三个重要生理缓冲系统调节 pH 值，保证 pH 在极小范围内波动：①碳酸氢盐/碳酸系统（主要存在红细胞内）；②细胞内蛋白缓冲系统；③骨内磷酸盐缓冲系统。营养不良、慢性疾病者（白蛋白和骨密度低）和贫血患者无有效的缓冲能力。

碳酸氢盐/碳酸缓冲系统

在生理缓冲系统中碳酸氢盐/碳酸缓冲系统比较独特，该缓冲系统是开放式，能通过呼出二氧化碳（CO_2）持续移除有机酸。平衡方程式如下：

$$H^+ + HCO_3^- \leftrightarrows H_2CO_3 \leftrightarrows H_2O + CO_2$$

体内存在大量碳酸氢盐，由肺和肾调节，在维持体内酸碱平衡过程中起主要作用。在临床上，血清和组织间液的重要性在于有短暂缓冲作用。

细胞内蛋白缓冲系统

血液中许多蛋白缓冲对能有效维持内环境酸碱平衡。血浆蛋白，特别是白蛋白和血红蛋白，能缓冲大量 H^+，防止 pH 发生明显变化。如果无血红蛋白，静脉血酸度比动脉血高 800 倍，循环 pH 为 4.5 而非正常静脉 pH7.37。

骨缓冲系

骨储备大量碳酸氢盐和磷酸盐，能缓冲急剧增加的酸负荷。大多数急性酸碱平衡紊乱时，骨主要通过离子交换发挥缓冲作用，有关这方面研究很少。仅两类代谢性酸中毒因持续时间长而使骨矿物质丢失（通过释放碳酸钙）：肾小管性酸中毒和尿毒症性酸中毒。尿毒症性酸中毒时，多种因素（维生素 D、磷代谢变化和继发性甲状旁腺功能亢进症）可引起骨晶体丢失，酸中毒仅为次要因素。

肺代偿

pH 变化的第二个代偿系统涉及位于颈动脉体的外周化学感受器和延髓的中枢化学感受器间的关系。这两种感受器影响呼吸运动，并能改变分钟通气量。动脉血 pH 降低刺激呼吸中枢引起分钟通气量增加，随之 $PaCO_2$ 降低使动脉血 pH 恢复正常。相反，pH 升高抑制通气，使 $PaCO_2$ 升高，降低 pH。糖尿病酮症酸中毒（DKA）患者有机酸血症时出现代偿性过度通气，$PaCO_2$ 降低。此种代偿预示血 pH 即将下降。通常，代偿过程能在 4～12h 使 pH 趋于正常，但不能完全纠正。呼吸性碱中毒是唯一能随时间延续而使 pH 恢复正常的原发性酸碱平衡紊乱。

肾代偿

肾对 pH 变化不能立即发生反应，所以肾对酸碱平衡紊乱无急性代偿作用。酸中毒持续 6～12 小时后才能引起 H^+ 排出［主要以铵盐（NH_4^+）形式，伴碳酸氢盐（HCO_3^-）重吸收］。相反，碱血症时 6 小时即能刺激肾排出碳酸氢盐，同时伴 H^+ 以有机酸形式重吸收，使 pH 趋于正常。

代谢性酸中毒不是由于 H^+ 产生过多（例如乳酸或酮酸生成）就是酸摄入过多，或阴离子（HCO_3^-）丢失过多，伴 Na^+、K^+ 丢失（如腹泻）所致。通常，肾通过 Na^+ 与 H^+ 或 K^+ 交换保留 Na^+。K^+ 排出量取决于酸中毒程度和血 K^+ 水平。血 H^+ 过多时，即从细胞外液（extracellular fluid，ECF）进入细胞内液，而 K^+ 移出细胞进入 ECF 以保持电中性。严重酸中毒患者虽总体钾储备减少，而表现为高钾血症。所以，临床上，DKA 患者初始治疗时，虽然血 K^+ 常高于正常，但只要肾功能正常，就可静脉补 K^+。

代谢性碱中毒时，细胞内 H^+ 向细胞外转移伴血清 Na^+ 和 K^+ 向细胞内转移以维持电中性。肾排 K^+ 以重吸收 H^+。如果代谢性碱中毒持续存在，特别是伴低钾血症时，肾则不能发挥代偿作用。总体 K^+ 大量丢失时（鼻胃管抽吸或促使体内 K^+ 排出的其他因素所致），为储备 K^+ 肾开始反常地排出 H^+，出现碱中毒伴酸性尿。这种矛盾性酸性尿提示严重低钾血症，同时说明血 K^+ 水平恢复前肾不能发挥代偿作用。

能够引起血清 K^+ 改变的原因同时也能使血 pH 发生变化。由于细胞内 K^+ 向细胞外渗透性移动伴血 H^+ 向细胞内转移，过度利尿、补无 K^+ 溶液时可引起轻度碱血症。反之过多补 K^+ 可引起 H^+ 向细胞外转移，产生轻度酸中毒。

诊断方法

临床上诊断酸碱平衡紊乱应分步进行，首先应详细了解病史并进行体格检查。特别注意患者既往史、现在用药史、毒物摄入可能、有无呕吐或腹泻、入院时意识状态、呼吸频率、皮肤弹性和尿量。

评估过程包括分析血清电解质、pH、计算阴离子间隙（anion gap，AG）和 delta 间隙（delta gap）。这些计算有助于鉴别酸、碱中毒类型或是否为混合性酸碱平衡紊乱的一部分。通过以下公式计算 AG：

$$AG = Na^+ - (Cl^- + HCO_3^-)$$

通常，AG 正常参考值为 12 ± 3mEq/L。各实验室间 AG 正常参考值不同（主要基于 K^+ 是否计算在内），临床医生应考虑到这种可能性。"间隙"是对血浆中未测定阴离子的估算，主要为白蛋白与少量硫酸盐、磷酸盐和有机阴离子（如枸橼酸盐）。循环血有机酸过多时，分解产生的 H^+ 被 HCO_3^- 中和，AG 增加。AG 超过正常上限 10mEq/L 时，临床医生应考虑到血中有机酸或酸性物质过多。AG 值轻度升高的患者中，近 1/3 不存在代谢性酸中毒。低 AG（< 3mEq/L）有助于诊断锂中毒、免疫球蛋白 G 骨髓瘤和慢性疾病时的低蛋白血症。

计算 delta 间隙（$\Delta G = \Delta AG - \Delta HCO_3^-$）有助于了解混合性酸碱平衡紊乱或进一步鉴别 AG 升高的代谢性酸中毒。精确计算方程式如下：

$$\Delta G = （计算出的 AG - 12） - （24 - 测定的 HCO_3^-）$$

计算值超过 +6 表示代谢性碱中毒或呼吸性酸中毒。计算值低于 -6 表明 HCO_3^- 丢失较多，提示混合性酸碱平衡紊乱。

在持续低心排血量状态时，骨髓与中心静脉血 pH、$PaCO_2$ 和 [HCO_3^-] 无明显差异[1]。与动脉血气比较，急诊患者静脉血气分析也能准确提示成人有机酸血症程度[2]。在婴幼儿患者，毛细血管血气测定与动脉血气测定一样能准确诊断高碳酸血或酸中毒[3]。

应用酸碱计算也可预测休克严重程度和输血的必要性。碱缺失或碱剩余可能是判断休克和复苏效果的有用指标。碱剩余是评估酸碱平衡中代谢因素的计算值。碱剩余定义为 $PaCO_2$ 为 40mmHg 条件下，将血 pH 滴定到 7.35 所需要的 H^+ 量。碱缺失超过 6 提示患者存在明显的代谢性酸中毒，即使患者呼吸疾病已缓解。临床医生应注意 pH 是动态变化的，碱缺失和碱剩余数值可能与患者实时情况不符。因此，根据这些数值进行治疗时应谨慎。

呼吸性酸中毒

呼吸性酸中毒定义为 CO_2 潴留引起的 pH 降低。换句话说，低通气导致的高碳酸血症。CO_2 潴留引起 H_2CO_3 生成过多导致酸血症。急性状态时，血清 [HCO_3^-] 正常。肾代偿增加 HCO_3^- 重吸收，呼吸性酸中毒由急性转为慢性[4]（图 122-1）。

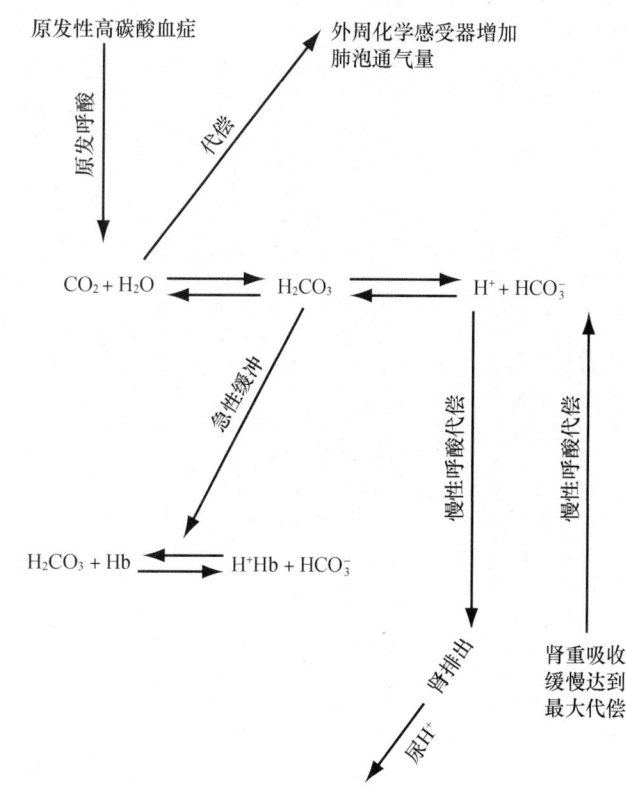

图 122-1　呼吸性酸中毒及其调节。

临床特征

呼吸性酸中毒是由任何引起分钟通气量减少和 CO_2 潴留的疾病所致。常见病因包括肺部疾病、气道阻塞和影响呼吸运动的疾病（框 122-1）。临床表现取决于疾病严重程度、持续时间和基础疾病。急性呼吸性酸中毒患者可出现 CO_2 麻醉，临床表现为头痛、扑翼样震颤、无力、震颤、视物模糊、精神错乱或嗜睡。持续时间长时，可出现颅内压升高和视乳头水肿。

生理代偿

急性呼吸性酸中毒时，细胞内蛋白是唯一有效的缓冲对。细胞内缓冲形成的 HCO_3^- 弥散到细胞外进入 ECF，$PaCO_2$ 每升高 10mmHg HCO_3^- 增加约 1mEq/L。此时 HCO_3^- 代偿不明显，对 pH 影响轻微。如果通气不改善，可迅速发生严重酸血症。

慢性呼吸性酸中毒时（如慢性阻塞性肺病），肾重吸收 HCO_3^- 在酸缓冲中起重要作用。肾代偿反应在 6~12 小时内开始，数天达最大代偿。肾排出 Cl^- 以维持电中性，所以慢性呼吸性酸中毒时可出现低 Cl^- 血症。$PaCO_2$ 每增加 10mmHg，血浆 [HCO_3^-] 约增加 3.5mEq/L。此反应代偿效果好，使 pH 接近正常。

处理

急性呼吸性酸中毒的治疗主要是改善分钟通气量，使 $PaCO_2$ 恢复正常。通常需开放气道、人工呼吸、处理可能的中毒或神经系统疾病。

治疗慢性呼吸性酸中毒同样也需改善通气。应用支气管扩张药、体位引流和抗生素治疗可能的病因。慢性呼吸性酸中毒时，由于长时间酸中毒和高碳酸血症使呼吸中枢敏感性进行性下降，依赖低氧血驱动通气。这些患者氧疗反而降低低氧驱动力和分钟通气量，产生二氧化碳麻醉。所以慢性呼吸性酸中毒患者氧疗应慎重。只当患者严重缺氧时，才进行氧疗，同时医生应积极开放气道，改善通气。若需辅助通气，应缓慢降低 $PaCO_2$，以避免二氧化碳快速排出后的代谢性碱中毒。

研究提示，急性呼吸性酸中毒可直接扩张冠心病患者的冠状血管。这是机体为维持心肌血流的一种本能的防御反应[5]。

框 122-1　呼吸性酸中毒病因

急性
气道异常
　阻塞（异物、支气管痉挛、喉痉挛）
　误吸
药源性 CNS 抑制
　乙醇
　GHB/GABA 中毒
　麻醉药
　静脉镇静药
肌肉或 CNS 病变引起低通气
　重症肌无力
　CNS 损伤
　吉兰-巴雷综合征
肺部疾病
　肺炎
　肺水肿
胸廓疾病
　气胸
　连枷胸

慢性
肺部疾病
　慢性支气管炎
　慢性阻塞性肺疾病
　间质纤维化
神经肌肉疾病
　重症肌无力
　肌肉萎缩
肥胖伴肺泡通气降低

CNS，中枢神经系统；GHB/GABA，γ-羟丁酸/γ-氨基丁酸。

框 122-2　呼吸性碱中毒病因

缺氧介导的过度通气
　高原
　严重贫血
　通气-灌注失衡
CNS 介导的过度通气
　自发性、精神性
　脑血管意外
　颅内压升高、肿瘤
　创伤
药物因素
　水杨酸盐、咖啡因或尼古丁中毒
　黄体酮
　升压药、肾上腺素
　甲状腺素
脓毒血症
肺部疾病
　肺炎
　肺栓塞
　肺水肿
　过度机械性通气
　肺不张
肝疾病
　肝性脑病
低钠血症

CNS，中枢神经系统。

呼吸性碱中毒

分钟通气量增加是呼吸性碱中毒的主要病因，表现为 $PaCO_2$ 降低和 pH 升高。未代偿的急性呼吸性碱中毒患者血浆[HCO_3^-]正常。慢性呼吸性碱中毒时，肾代偿引起血浆[HCO_3^-]降低。

病因

呼吸性碱中毒病因有中枢神经系统（CNS）疾病、低氧血症、焦虑症、癔症、高代谢状态、中毒、肝功能不全和辅助通气（框 122-2）。

临床特征

患者症状因碱中毒程度、发生速度及基础疾病的不同而不同。碱中毒症状常由于中枢、外周神经系统兴奋及脑血管阻力增加所引起。症状包括口唇和四肢感觉异常、头晕、眩晕、肌痉挛、手足抽搐。上述症状与低钙血症表现相似。

生理代偿

急性碱中毒

呼吸性碱中毒后，H^+ 由细胞内分泌至 ECF，使血浆[HCO_3^-]降低，以代偿急性碱中毒。急性状态时，$PaCO_2$ 每减少 10mmHg 可使血浆[HCO_3^-]降低约 2mEq/L。

慢性碱中毒

$PaCO_2$ 持续降低使肾泌 H^+ 减少。H^+ 进入 ECF 的

同时 K^+ 进入细胞内，常引起轻度低钾血症。肾分泌 HCO_3^-，同时重吸收 Cl^- 以保持电中性，引起低钾血症和高氯血症。在最初 7～9 天内，代偿不足以纠正 pH，出现碱血症。两周后慢性呼吸性碱中毒患者 pH 恢复正常或近乎正常，这是唯一 pH 可自行纠正的原发性酸碱平衡紊乱。

妊娠碱血症（pH 7.46～7.50）主要是呼吸因素引起，发生于妊娠早期，并持续整个妊娠期。分娩前 $PaCO_2$ 维持在 31～35mmHg 是正常的。妊娠妇女 $PaCO_2$ 40mmHg 提示高碳酸血症，肾排出 HCO_3^- 以代偿，正常情况血清 HCO_3^- 介于 18～22mEq/L[6]。

处理

呼吸性碱中毒很少威胁生命，主要治疗病因。旨在去除刺激物，如不能实现则对症治疗。例如，苯二氮䓬类药物和控制疼痛有助于改善焦虑或可卡因、甲基苯丙胺中毒患者的过度通气。精神性过度通气引起手足搐搦或晕厥患者，应用面罩使其吸入呼出的 CO_2，从而纠正酸碱平衡。应用时要慎重，首先排除其他严重疾病。

代谢性酸中毒

代谢性酸中毒定义为原发性 $[H^+]$ 增加或 $[HCO_3^-]$ 减少引起的酸血症。急性状态常以过度通气来代偿，引起 $PaCO_2$ 下降来代偿。慢性状态时，肾重吸收 HCO_3^- 增加（图 122-2）。

病因

代谢性酸中毒由下述三种机制之一引起：①酸生成增多；②肾排酸减少；③碱丢失。临床上将代谢性酸中毒的病因分为高 AG 型（框 122-3）和正常 AG 型（框 122-4）。长期腹泻导致脱水是正常 AG 型代谢性酸中毒最常见病因。

高 AG 型

高 AG 型代谢性酸中毒提示外源性酸摄取增多或内源性酸产生增多，不能完全被缓冲对中和。病因包括酮症酸中毒、乳酸酸中毒（生理性或中毒性）、肾衰竭、能被代谢成酸的毒物中毒和罕见的横纹肌溶解症。

一氧化碳和氰化物中毒

接触烟火的患者血一氧化碳和氰化物浓度增加。烟雾吸入者意识丧失并伴有代谢性酸中毒时应考虑该两种物质中毒。细胞中毒是指这两种毒素在细胞色素/电子传递水平干扰细胞呼吸，导致无氧代谢引起有机酸血症。

酒精性酮症酸中毒

酒精性酮症酸中毒（alcoholic ketoacidosis，AKA）

框 122-3	高 AG 型代谢性酸中毒病因

酮症酸中毒
糖尿病
乙醇中毒/乙醇性酮症酸中毒
营养不良/禁食

乳酸酸中毒（来自生理过程）
休克
肺部疾病引起的原发性缺氧
痫性发作

乳酸酸中毒（来自外源性毒物）
一氧化碳中毒
氰化物中毒
铁中毒
异烟肼中毒
甲苯中毒（中毒早期 AG 增高；随着代谢物排出 AG 变为正常）

肾衰竭

毒物代谢为酸
乙醇
甲醇（甲酸盐）
乙烯（草酸盐）
乙醛（乙醛盐、氯乙酸盐）
水杨酸盐

横纹肌溶解（罕见）

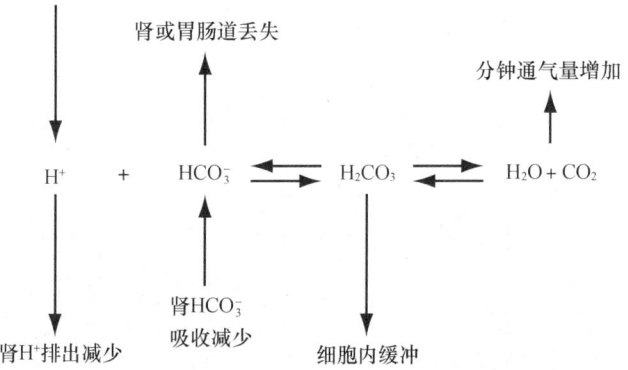

图 122-2 代谢性酸中毒和调节。

框 122-4　正常 AG 型代谢性酸中毒病因

胃肠道 HCO_3^- 丢失
结肠造口术
腹泻
肠瘘
回肠造口术
应用离子交换树脂

泌尿科操作
输尿管乙状结肠吻合术
输尿管回肠置管

肾 HCO_3^- 丢失
肾小管间质性肾病
肾小管性酸中毒，1、2、4型
甲状旁腺功能亢进症

服用药物
乙酰唑胺
氯化钙（$CaCl_2$）
硫酸镁（$MgSO_4$）

胃肠外输入
精氨酸
赖氨酸
氯化铵（NH_4Cl）
快速输入氯化钠

其他
醛固酮减少症
高钾血症
甲苯中毒（晚期）

是由于长期大量摄入乙醇后突然中断所致。AKA 常表现为营养不良和脱水。临床上 AKA 与 DKA 表现相似；但一般不出现高血糖和糖尿。患者 AG 为 30～35mEq/L，因代偿性过度通气而出现低碳酸血症。常由于酒精戒断（呼吸性碱中毒）和呕吐（代谢性碱中毒）出现双重或三重酸碱平衡紊乱，使 pH 呈碱性。β-羟丁酸/乙酰乙酸比值在 AKA 患者（6～10:1）比 DKA 患者（3～4:1）至少高两倍[7]。其有助于减少 AKA 的误诊和不合理治疗。β-羟丁酸不能通过常规方法检出。在恢复期，β-羟丁酸转变成乙酰乙酸和丙酮，可导致酮症酸中毒反常性加重。（常用浸渍法检测 β-羟丁酸的敏感性为 0%，乙酰乙酸为 100%，丙酮为 5%。）AKA 的主要治疗是输注 5% 葡萄糖生理盐水溶液（D_5NS）。补充碳水化合物和液体能增加血清胰岛素水平、抑制胰高血糖素和其他反向调节激素释放，从而逆转 AKA 的病理过程。单独静脉输液不如同时应用液体和葡萄糖能迅速纠正 AKA，通常禁用胰岛素。

甲苯吸入

甲苯曾用作溶剂，因其具有欣快作用，现已成为吸入性毒品被滥用。甲苯引起高 AG 型酸中毒，进一步并发远端肾小管损伤。最终因肾小管酸中毒和 HCO_3^- 丢失引起 AG 正常型和高 AG 型混合性代谢性酸中毒。主要处理是对症和支持治疗，必要时补液和电解质。

甲醇、乙二醇和副醛

摄入甲醇（木精）的毒性作用源于其代谢产物，甲醇在体内代谢为甲醛，后者转变成甲酸从而引起代谢性酸中毒。乙二醇的毒性代谢产物为草酸盐、醛类和乳酸；草酸盐能引起 AG 升高，增加病死率。副醛中毒罕见，仅限应用于住院及密切监护下的患者。摄入后产生乙酸和氯乙酸。甲醇或乙二醇中毒治疗目的是阻止其代谢成毒物，常用甲吡唑、乙醇或血液透析清除毒物。

尿毒症

尿毒症患者酸中毒因肾排酸障碍。H^+ 排出是由肾小管直接分泌。而肾排出 NH_4^+、HSO_4^- 和 HPO_4^{-2} 能力与肾小球滤过率（GFR）有关。任何影响 GFR 的病理过程都能增加 HSO_4^- 和 HPO_4^{-2}，引起 AG 增加。单纯尿毒症患者 AG 很少超过 25mEq/L。高 AG 型代谢性酸中毒常见于慢性肾衰竭患者。正常 AG 高氯型代谢性酸中毒常见于急性肾衰竭患者。

肾盂肾炎或尿路梗阻患者不发生高 AG 型酸中毒，因为肾小管功能损害程度较 GFR 严重。血尿素氮和肌酐水平升高患者合并高 AG 型代谢性酸中毒常提示肾皮质疾病。

糖尿病酮症酸中毒

DKA 临床表现为三联征：高血糖（通常 > 200mg/dl）、酮血症（> 1:2 稀释）和酸血症（pH < 7.3）。任何导致胰岛素利用障碍、活性降低或胰高血糖素升高的因素都能引起 DKA。DKA 常发生于内源性胰岛素不足或缺乏的 1 型糖尿病患者。然而，特别是肥胖的非洲裔美国人 2 型糖尿病 DKA 并不罕见。这些患者主要是由于脂解作用增加，游离脂肪酸分解产生酮酸所致。其诱因包括感染、手术、精神或躯体应激。最初 24～48h 主要治疗是补液、补胰岛素和钾。

异烟肼和铁中毒

异烟肼是治疗肺结核的常用而重要的药物，但具潜在致命性。临床医生应意识到摄入异烟肼超过 40~60mg/kg 会反复发作癫痫和致命性代谢性酸中毒（痫性发作产生乳酸盐所致）。治疗包括应用维生素 B_6 控制痫性发作，应用血液透析降低血药浓度和酸血症。

铁剂摄入引起的高 AG 型代谢性酸中毒是线粒体中毒和解偶联氧化磷酸化作用的直接结果。代谢性酸中毒出现在摄入毒物后 6h 内的中毒 I 期。中毒 III 期代谢性酸中毒更明显，提示即将出现肝衰竭和休克。有效治疗取决于早期识别和应用去铁胺。

乳酸酸中毒

乳酸分为两类，左旋或"L,"型和右旋或"D,"型。L 型最常见，传统测定血乳酸浓度即为 L 型。乳酸是无氧代谢的产物，当乳酸生成超过肝肾代谢时即会发生乳酸酸中毒。因此，乳酸酸中毒是低灌注和休克的标志，低灌注、低氧血症、高代谢状态及上述一些因素的结合可使血乳酸水平升高。

近来随着小肠切除或胃旁路术患者增多，D 型乳酸酸中毒已引起人们注意[8]。D 型乳酸酸中毒特征为脑病和酸血症。短肠综合征患者需要摄入大量碳水化合物，碳水化合物吸收不良而使进入大肠的碳水化合物增多，乳酸杆菌明显增多，降低结肠蠕动，影响 D 型乳酸代谢。

现已证明，作用于人类免疫缺陷病毒的核苷类似物反转录酶抑制剂（如齐多夫定和司他夫定）能诱发乳酸酸中毒。这些药物引起的线粒体中毒综合征表现为严重乳酸酸中毒、脂肪肝，病死率较高[9]。

代谢性酸中毒时初始测定血清乳酸水平较传统测定碳氧血红蛋白，能更好提示碳氧血红蛋白中毒的严重性及预测高压氧治疗的必要性[10]。

二甲双胍是双胍的衍化物，是治疗肥胖的 2 型糖尿病患者首选药，药理结构与盐酸苯乙双胍类似，后者 1976 年已退出美国市场（因高乳酸酸中毒发生率）。二甲双胍引起乳酸酸中毒已得到证实[11]，尤其在肾功能不全患者二甲双胍通过降低丙酮酸脱氢酶活性和增加无氧代谢而诱发乳酸酸中毒。血清肌酐超过 1.5mg/dl、需药物治疗的充血性心力衰竭、急性或慢性代谢性酸中毒或接受碘造影剂 48h 内的患者绝对禁用二甲双胍。

水杨酸盐类

水杨酸盐对酸碱紊乱的影响主要由于其直接刺激呼吸中枢、增加分钟通气量、引起低碳酸血症。此为水杨酸盐中毒的第一期，可持续 12h。水杨酸盐中毒早期只表现呼吸性碱中毒。水杨酸盐通过解偶联氧化磷酸化，抑制 Krebs 循环中的脱氢酶，引起代谢性酸中毒。水杨酸盐中毒第二期表现为持续性呼吸性碱中毒伴矛盾性酸性尿。该期可在水杨酸盐中毒数小时内开始，持续 12~24h。水杨酸盐中毒第三期表现为脱水、低钾血症和进行性代谢性酸中毒。该期婴儿于水杨酸盐中毒 4~6h 内发生，青少年和成年人水杨酸盐中毒 24h 后发生。主要治疗手段是支持治疗，也可用活性炭清除胃肠道毒物。有必要补充液体和电解质，碱化尿液和血液有助于加快毒物排出，降低毒性。

正常阴离子间隙型代谢性酸中毒

正常 AG 型代谢性酸中毒可由 HCO_3^- 丢失过多或泌 H^+ 障碍引起（见框 122-4）。任何引起肠液丢失的病因都能引起正常 AG 型代谢性酸中毒。正常 AG 型代谢性酸中毒主要是 HCO_3^- 消耗，95% 病例是由腹泻引起。其他可能病因（尽管不常见）包括：引流和皮肤造瘘引起富含 HCO_3^- 的肠液、胆汁或胰液丢失。输尿管乙状结肠吻合术（手术将输尿管嵌入到乙状结肠）使 HCO_3^- 丢失而 Cl^- 被重吸收，引起高氯型酸中毒。

肾衰竭患者不能排出饮食中 H^+；其严重性与 GFR 降低程度成正比。1 型肾小管酸中毒患者远曲小管泌 H^+ 障碍，而 2 型肾小管酸中毒患者近曲小管 HCO_3^- 重吸收障碍。尿阴离子间隙计算（UAG = [$Na^+ + K^+$] – Cl^-）有助诊断；UAG 负值提示胃肠丢失 HCO_3^-，而 UAG 正值表示尿酸化功能改变，提示肾小管异常。

其他引起正常 AG 型代谢性酸中毒的病因包括：甲状旁腺功能亢进症、药物如碳酸酐酶抑制药[如乙酰唑胺（diamox）、醋酸磺胺米隆（suflamylon）]、螺内酯和考来烯胺（消胆胺）、摄入含氯酸性物质（如 NH_4CL、盐酸精氨酸、甜菜碱）、肾小管性酸中毒、硫磺、摄入 $CaCl_2$ 和 $MgCl_2$、静脉高营养过多摄入精氨酸、赖氨酸或 Cl^-。

生理代偿

人体通过利用 4 个缓冲系统来应对酸血症：①细胞外碳酸氢盐/碳酸（HCO_3^-/H_2CO_3）缓冲系统，②细胞内血液蛋白质缓冲系统，③肾和④呼吸代偿系统（见图 122-2）。

最初两个缓冲过程能使初始 [H^+] 最小化，然而，肾通过尿排出过多 H^+ 同时重吸收 HCO_3^-，并恢复酸碱内环境稳定。中枢神经系统通过直接刺激延髓化学受体和呼吸中枢应对 [H^+] 增加。使肺泡通气量增加，$PaCO_2$ 代偿性排除并排出过多 H^+。持续代谢性酸中毒达最大呼吸反应需 12~24h。动脉血 pH ≤ 7.1 时，分钟通气量可达 30 L/min，可出现 Kussmaul 呼吸和明显过度通气。

机体对代谢性酸中毒的反应是通过肾排出 H^+，重吸收 HCO_3^-。通过碳酸酐酶催化限速反应（CO_2 和 H_2O 合成 H_2CO_3）。因此，碳酸酐酶抑制剂可通过阻止肾排出 H^+ 产生代谢性酸中毒。H^+ 排出需要 HPO_4^- 或 NH_3 缓冲，NH_4^+ 起较大作用。这种缓冲能力称可滴定酸度。肾对 H^+ 负荷增加的反应是通过细胞内 NH_3 生成及随后 NH_4^+ 排出实现的。

总之，H^+ 实际上是通过胞外和胞内机制进行缓冲。然而，这些缓冲机制并不能充分纠正酸中毒。酸血症刺激中枢神经系统通气中枢，$PaCO_2$ 因 Kussmaul 呼吸而降低。随着酸血症持续并转为慢性，肾泌 H^+（以 NH_4^+ 和 $H_2PO_4^-$ 形式）并重吸收 HCO_3^- 以中和酸中毒。

处理

治疗代谢性酸中毒，主要为恢复患者内环境稳态。实验室检查结果仅作为临床医生治疗患者的参考。个体治疗应针对酸中毒病因。

积极纠正 pH 取决于患者酸碱平衡紊乱的严重性、原因、患者代偿能力和治疗引起的可能危害。大多数代谢性酸中毒患者无需积极纠正 pH。许多患者易查明病因，其治疗包括稳定内环境。例如，癫痫发作后代谢性酸中毒（平均 pH 7.1）在约 15min 内恢复，碳酸氢盐 45~60min 内恢复正常。立即治疗包括终止癫痫发作、保持气道通畅、加强通气排出 CO_2 使酸碱平衡恢复正常而不是静脉输注碳酸氢钠（$NaHCO_3$）。

$NaHCO_3$ 治疗本身存在并发症，且快速补充 $NaHCO_3$ 可引起 CNS 细胞内反常性酸中毒、氧运输障碍、低钾血症、低钙血症、"治疗过度性"碱中毒、高钠血症、容量超负荷和高渗状态。碳酸氢盐通过血脑屏障进入 CNS 非常缓慢；故静脉 HCO_3^- 治疗碱化血浆速度远高于 CNS。随着血清 pH 升高，外周化学感受器减少分钟通气量，升高 $PaCO_2$ 以使血清 pH 趋于正常。CO_2 迅速弥散通过血脑屏障使脑内 CO_2 升高，血浆被碱化而 CNS 组织和脑脊液明显酸化。这种矛盾反应称反常性 CNS 酸中毒。围绕这种现象和静脉 HCO_3^- 应用进行了许多讨论。有研究发现，缓冲剂治疗院外心脏骤停患者并无益处，不管动脉血 pH 如何[12]。一项对低血容量大鼠进行前瞻性随机对照研究表明，不能证明 HCO_3^- 组和对照组之间有差别[13]。此外，碱性治疗可引起 ECF 容量超负荷（特别是充血性心力衰竭患者）和低钾血症，严重可引起呼吸肌无力而不能过度通气。给予袢利尿药可以预防和治疗上述并发症，若不能给予充足的利尿药可能需要急诊透析。

$NaHCO_3$ 可使患者产生明显的钠负荷，现已发现几种低钠缓冲对。遗憾的是，临床上还没有证实较 $NaHCO_3$ 更有效[14]。

由于应用 HCO_3^- 常发生并发症，对于非自限性 pH 低于 7.1 的酸血症患者经验应用 $NaHCO_3$ 1mEq/Kg 治疗。例如，DKA 患者 pH 为 6.9 时许多专家不推荐 HCO_3^- 治疗。利用下述公式能帮助确定用量：

$$NaHCO_3 \text{（mEq）} = 25 - (\text{测定的 } HCO_3^-) \times [\text{体重（kg）}/2]$$

首先补充总量的二分之一，根据患者反应和实验室参数再进一步确定 $NaHCO_3$ 用量。正常 AG 型代谢性酸中毒患者 HCO_3^- 丢失较高 AG 型代谢性酸中毒者多，因此临床医生补充碳酸氢盐时应确定最小的补充量（如血清 HCO_3^- < 8mEq/L，应纠正到 12~15mEq/L；高 AG 型酸中毒时应纠正到 10mEq/L）。

代谢性碱中毒

代谢性碱中毒常由于 HCO_3^- 增加或 H^+ 减少产生。通常由于 H^+ 丢失或 HCO_3^- 潴留。其诊断需明确 $PaCO_2$，因为血浆 HCO_3^- 升高可能继发于肾对慢性呼吸性酸中毒的代偿。

病因

代谢性碱中毒通常继发于容量减少、K^+ 或 Cl^- 丢失而 HCO_3^- 重吸收增加（框 122-5）。由于持续性呕吐和鼻胃管抽吸引起 H^+ 和 Cl^- 丢失导致 HCO_3^- 潴留。肾 HCO_3^- 排出减少，特别是在碱治疗时，能引起严重的代谢性碱中毒。

以应用利尿药为代表的水钠丢失时，ECF 容量减少能使血浆 HCO_3^- 浓度升高。此状态下，ECF 浓缩而血浆 HCO_3^- 不变，引起 HCO_3^- 浓度相对增高，此为浓缩性碱中毒（contraction alkalosis）。

低钾血症可引起代谢性碱中毒，随着 H^+ 转移到细胞内，K^+ 由细胞内向细胞外移动。此时，肾 H^+ 分泌和 HCO_3^- 重吸收也增加。净效应是 ECF 碱中毒伴细胞内反常性酸中毒，补 K$^+$ 治疗易纠正。

原发性醛固酮增多症、高肾素血症、甘草摄取、Cushing 综合征和先天性肾上腺增生症患者常伴盐皮质激素过量。这会引起远端肾小管钠重吸收增加，同

| 框 122-5 | 代谢性碱中毒病因 |

容量减少（含盐溶液治疗有效）
呕吐/胃抽吸
利尿药
离子缺乏婴儿配方奶粉
结肠腺瘤
呼吸性酸中毒后

正常容量/容量过多（含盐溶液治疗无效）
醛固酮过多症（原发、继发或外源性盐皮质激素类，例如甘草、烟草）
Cushing 综合征
严重钾缺失
腺癌
Bartter 综合征
异位促肾上腺皮质激素

未分类原因
乳-碱综合征
羧苄西林治疗
有机酸阴离子（碳酸氢盐、乳酸盐、枸橼酸盐）代谢
如果肾损害时大量输注含枸橼酸盐抗凝剂或人血浆蛋白制剂（乙酸盐）的血液
非甲状旁腺性高钙血症

时伴有 H^+ 和 K^+ 分泌以维持电中性。

生理代偿

代谢性碱中毒难以预料，其急性代偿涉及呼吸中枢，而慢性代偿涉及肾系统。急性代偿时，化学感受器通过降低通气而对升高的 pH 作出反应，从而增加 $PaCO_2$ 和 H^+ 形成，使 pH 降至正常。代谢性碱中毒单纯呼吸代偿不会引起 $PaCO_2$ 大于 55mmHg，此值应警示临床医生通气功能紊乱使临床情况复杂化。慢性代偿时，肾从尿中排出过多的 HCO_3^- 引起代谢性酸中毒。肾衰竭者，肾 HCO_3^- 排出障碍引起持续性代谢性碱中毒。

处理

临床医生很容易治疗持续呕吐或鼻胃管抽吸引起的单纯 H^+ 丢失。而处理更复杂病因时，应测定尿 Cl^-，借此将代谢性碱中毒分类为盐反应性和盐抵抗性两类。

盐反应性碱中毒

盐反应性碱中毒者，尿 Cl^- 水平 < 10mEq/L，治疗应纠正尿 HCO_3^- 排出。静脉输注 NaCl 和 KCl 抑制肾酸排出和肾 HCO_3^- 排出。对于轻、中度盐反应性碱中毒患者，也应考虑静脉输注 NaCl 和 KCl。对于严重容量不足者，住院会诊和静脉输注无机酸（如精氨酸盐）是必要的。水肿时，输注盐水为禁忌，乙酰唑胺增加 $NaHCO_3$ 排出用于碱中毒和水肿的治疗。在肾衰竭者，严重代谢性碱中毒用透析治疗。

盐抵抗性碱中毒

盐抵抗性碱中毒尿 Cl^- 水平 > 10mEq/L。盐皮质激素过多时，低钾血症和醛固酮分泌增加会引起肾 H^+ 排出过多和 HCO_3^- 重吸收增加。补钾治疗对逆转 H^+ 向细胞内转移可能有效。细胞内 H^+ 减少也能增加 HCO_3^- 排出。辅助治疗可减少盐皮质激素活性（例如给予醛固酮拮抗药螺内酯）。

混合型酸碱平衡紊乱

双重或三重原发性酸碱平衡紊乱较常见。以往混合型酸碱平衡紊乱在急诊科难以评估。然而近来文献提供了确定混合型酸碱平衡紊乱及其病因的一些指南。存在混合型酸碱平衡紊乱的线索可从病史（例如服用过多种药物）或临床（出现多种生化和动脉血气异常）获取。我们应用六步法分析酸碱平衡紊乱，如下概述及图 122-3：

步骤 1：测定血 pH。必须首先评估 pH，无论患者有酸血症（pH < 7.36）或碱血症（pH > 7.44）。除慢性呼吸性碱中毒外，人体对任何原发性酸碱平衡紊乱几乎不能完全代偿。

步骤 2：原发酸碱平衡紊乱是呼吸性还是代谢性？

步骤 3：需要临床医生计算 AG。框 122-3 列出了 AG > 15mEq/L 的可能病因。框 122-4 列出了正常 AG 伴代谢性酸中毒的可能病因。

步骤 4：计算 ΔG（$\Delta G = \Delta AG - \Delta HCO_3^-$）以帮助解释混合型酸碱平衡紊乱的可能性或进一步区别高 AG 型代谢性酸中毒。

ΔG 值全部是高斯数，其平均值近乎为零[15]。ΔG 预期正常范围为 0±6。高 AG 型酸中毒和原发性代谢性碱中毒几乎总是引起 ΔG 正值（+6 或更高）。临床常见病例有 DKA 或 AKA 伴严重呕吐、长期应用利尿药致乳酸酸中毒和伴呕吐的肾疾病。

另一方面 ΔG 为负值（-6 或更低）也见于不同疾病，最常见于混合性高 AG 型和正常 AG 型酸中毒或高 AG 型酸中毒伴慢性呼吸性碱中毒和代偿性高氯血性酸中毒。临床上，这些患者常有严重的基础代谢

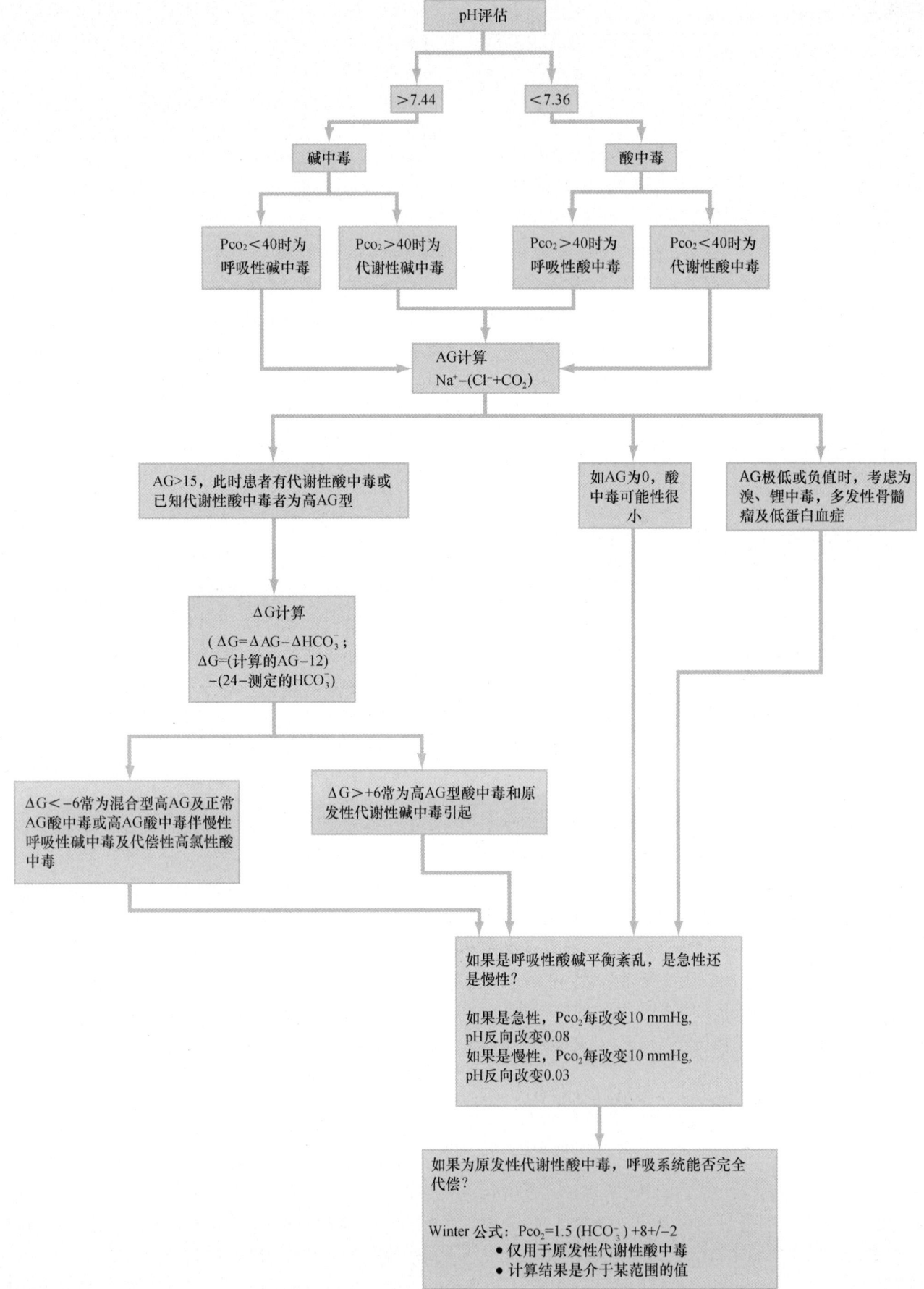

图 122-3　酸碱计算公式。

框 122-6　酸碱平衡紊乱的关系

呼吸性酸中毒

急性

P_{CO_2} 每增加 10mmHg，HCO_3^- 增加 1mEq/L（范围：0.25～1.75）

HCO_3^- 每升高 10mEq/L，pH 下降 0.08

慢性（高碳酸血症持续 5 天以上）

P_{CO_2}（±4）每增加 10mmHg，HCO_3^- 增加 4mEq/L

代偿范围：碳酸氢盐罕能超过 38～45mEq/L

代谢性酸中毒

注：发生最大呼吸代偿需要 12～24h

$Pa_{CO_2} = (1.5 \times HCO_3^-) + 8 \pm 2$

Pa_{CO_2} 相当于 pH 最后两个数值（例如，P_{CO_2} 为 20 时 pH 应为 7.20）

$\Delta P_{CO_2} - 1 [1.3 \times (\Delta HCO_3^-)]$

单纯高 AG 型酸中毒，升高的 AG 值 = 下降的 $[HCO_3^-]$（即 $\Delta G = 0$）

单纯正常 AG 型（高氯血性）酸中毒时，下降的 $[HCO_3^-]$ = 上升的 $[Cl^-]$（即 $\Delta HCO_3^- = -\Delta Cl^-$）

代偿范围：Pa_{CO_2} 不能低于 10～15mmHg

呼吸性碱中毒

急性

P_{CO_2} 每下降 10mmHg，HCO_3^- 下降 1～3.5mEq/L

代偿范围：HCO_3^- 罕能低于 18mEq/L

慢性（肾代偿 6h 内开始，通常持续 1.5～2 天）

P_{CO_2} 每下降 10mmHg，HCO_3^- 下降 2～5mEq/L

代偿范围：HCO_3^- 罕能低于 12～14mEq/L

代谢性碱中毒

$P_{CO_2} = 0.9(HCO_3^-) + 9$

HCO_3^- 每增加 1mEq/L，P_{CO_2} 增加 0.6mmHg

代偿范围：P_{CO_2} 罕能超过 55mmHg，然而有报道高至 75mmHg

性疾病，伴持续毒物摄入（例如锂中毒患者出现明显的高镁血症、低钠血症或高钙血症）、慢性肺部疾病、急性乳酸酸中毒和应用呋塞米。这些疾病的其他联系也能有助于快速解释混合型酸碱平衡紊乱（框 122-6）。

步骤 5：判断是否存在呼吸性酸碱平衡紊乱？如果存在，是急性或慢性？如果是急性，P_{CO_2} 每改变 10mmHg，血 pH 反向改变 0.08。如果是慢性，P_{CO_2} 每改变 10mmHg，血 pH 反向改变 0.03。

步骤 6：原发性紊乱是代谢性酸中毒时，应确定呼吸系统能否充分代偿，应用 Winter 公式 $[P_{CO_2} = 1.5(HCO_3^-) + 8 \pm 2]$，即能计算出代偿程度。

典型的混合型酸碱平衡紊乱常源于失代偿、代偿过度或一种以上疾病过程。引起代谢性酸中毒和呼吸性酸中毒失代偿的病例包括：心脏骤停患者、伴有呼吸衰竭和低氧血症的慢性阻塞性肺病患者、中毒引起的低通气和酸中毒患者。妊娠剧吐患者、术后疼痛及呕吐患者失代偿也可引起代谢性碱中毒和呼吸性碱中毒。水杨酸盐过量、肺水肿、脓毒症和肝衰竭者也可存在过度代偿及同时出现代谢性酸中毒和呼吸性碱中毒，引起 pH 近乎正常。DKA 或 AKA 患者呕吐伴过度代偿时，可同时出现代谢性酸中毒和代谢性碱中毒。酒精中毒患者伴 AKA 时，可出现三种酸碱平衡紊乱，即呕吐（代谢性碱中毒）、酒精戒断（呼吸性碱中毒）和 AKA（代谢性酸中毒）。系统的病史和体格体检对于医生考虑复杂的酸碱紊乱有着特殊的重要性。

重要概念

- 三种代偿系统调节血清 pH 改变：①生理缓冲对，②肺和③肾。
- 血中存在大量 HCO_3^-，并可通过肺、肾调节，在维持血液酸碱平衡中起重要作用，也是缓冲有机酸血症急性负荷的主要系统。
- 呼吸性酸中毒定义为肺 CO_2 潴留引起血 pH 降低。CO_2 潴留会导致 H_2CO_3 生成过多和酸血症。
- 呼吸性碱中毒主要原因是分钟通气量增加，表现为 Pa_{CO_2} 降低和血 pH 升高。
- 代谢性酸中毒发病机制有三：①酸生成增加；②肾酸排出减少；或③碱丢失。代谢性酸中毒病因分为高 AG 型和正常 AG 型两类。
- 代谢性碱中毒常由血容量减少及 K^+ 或 Cl^- 丢失引起 HCO_3^- 重吸收增加所致。
- 浓缩性碱中毒由于细胞外容量减少伴继发性血 HCO_3^- 浓度增加，常伴盐和水丢失。典型浓缩性碱中毒见于应用利尿药治疗患者。
- 确定混合型酸碱平衡紊乱需要知道血 pH、计算 AG 和 ΔG。

第123章 电解质平衡失常

Michael A. Gibbs and Vivek S. Tayal

寿松涛 张晗 译 崔书章 校

概述

溶液中电解质是一种能传导电荷的自由离子物质。对人体生理学有重要作用的电解质包括钠（Na^+）、钾（K^+）、钙（Ca^{2+}）、镁（Mg^{2+}）、氯（Cl^-）和磷酸氢根离子（HPO_4^-）。细胞内液和细胞外液间维持严格的电解质梯度，负责肌肉和神经电传导。人体电解质浓度主要通过肾维持，激素（如抗利尿激素、醛固酮和甲状旁腺激素）也参与维持电解质平衡。上述任一机制紊乱，或严重生理应激，都能破坏电解质平衡，危及生命。

钠

正常生理

电解质存在于人体体液中，体液和电解质平衡相互关联，并受激素调节。体液约占人体体重的60%，分布于三个腔隙：细胞内、间质和血管内。细胞内液约占体液总量的2/3，剩余1/3分布于间质和血管内。Na^+是细胞外液中主要阳离子，血[Na^+]调节上述三个腔隙中水的动态平衡，细胞外[Na^+]降低，水向细胞内转移，以恢复渗透平衡。细胞外[Na^+]升高，水移出细胞。生理情况下，Na^+顺浓度梯度被动进入细胞，并通过Na^+-K^+-ATP酶泵将Na^+泵出细胞。

Na^+稳态和水平衡分别由血管紧张素系统和抗利尿激素调节。循环内容量减少时肾素（肾产生的酶）释放。肾素分解生成血管紧张素Ⅰ，然后血管紧张素Ⅰ在肺内转变成血管紧张素Ⅱ。血管紧张素Ⅱ刺激醛固酮（一种由肾上腺球状带产生的盐皮质激素）生成。醛固酮增加远端肾单位钠重吸收和钾排出。

抗利尿激素（ADH、血管升压素、精氨酸抗利尿激素）在下丘脑合成，由垂体后叶分泌。血渗透性增高、血管内容量或动脉压降低时主要释放ADH。血容量减少能明显刺激ADH生成，随血浆容量减少，低渗时ADH也可分泌。ADH通过增强肾小管水通透性强加肾对水的重吸收。刺激ADH释放的其他因素包括血管紧张素、儿茶酚胺、阿片类、咖啡因、低血糖、缺氧和应激。

低钠血症

发病机制

血[Na^+] < 135mmol/L即为低钠血症。根据患者血容量状态可将低钠血症分为3类：①低血容量低钠血症；②正常容量低钠血症；③高血容量低钠血症（框123-1）。评估低钠血症时，应考虑到血标本错误（例如从输入低渗溶液近端静脉取血）及假性低Na^+血症和再分布性低Na^+血症的可能。

假性低钠血症

通常认为，假性低钠血症是指高蛋白血症或高脂血症患者，由于血浆水含量相对减少，引起测定的血[Na^+]假性降低。虽然总Na^+含量和血渗透压仍在正常范围，但火焰光度测定（测定每单位血浆中Na^+含量）显示[Na^+]降低。通过电位直接测定血清[Na^+]可避免[1]。

再分布性低钠血症

细胞外液具有渗透活性的溶质把水从细胞内转移到细胞外液，稀释血[Na^+]而引起再分布性低钠血症。引起这种低钠血症的常见临床情况包括高

框 123-1	低钠血症原因

标本错误
假性低钠血症
 高脂血症
 高蛋白血症
再分布性
 高血糖
 甘露醇
低容量性
 肾丢失
 胃肠道丢失
 第三间隙丢失
 出汗过多
 艾迪生病
正常容量性
 SIADH
 精神性烦渴
高容量性
 充血性心力衰竭
 肝硬化
 肾病综合征

SIADH,抗利尿激素分泌异常综合征。

框 123-2	ADH 分泌异常综合征原因

CNS 疾病
 脑肿瘤、梗死、损伤或脓肿
 脑膜炎
 脑炎
肺部疾病
 肺炎
 肺结核
 肺脓肿
 肺曲霉菌病
药物
 外源性血管加压药
 利尿药
 氯磺丙脲
 长春新碱
 硫利达嗪
 环磷酰胺

CNS,中枢神经系统。

糖血症［如糖尿病酮症酸中毒（DKA）］和静脉输注甘露醇或甘油治疗颅内高压或青光眼。高血糖患者血［Na^+］校正方法：血糖超过 100mg/dl 时，血糖每升高 100mg/dl，应在实测血［Na^+］基础上增加 1.6mEq/L。

低容量性低钠血症

低容量性低钠血症是因水和 Na^+ 丢失时，Na^+ 相对丢失过多所致。常见原因包括：呕吐、腹泻、胃肠道抽吸或引流、瘘管和液体进入"第三腔隙"（如烧伤、腹腔感染、肠梗阻和胰腺炎）。肾失水的主要原因包括应用利尿药、盐皮质激素缺乏、肾小管酸中毒和失盐性肾病。Na^+ 丢失致肾小球滤过率（GFR）显著降低时，达到 Henle 袢处滤过液（此处生成游离水）减少，尿中几乎没有游离水。此外，血容量减少刺激 ADH 释放，尽管肾能排出过多水分，然而患者仍表现低钠血症。补充低张液体会加重低容量性低钠血症。

正常容量性低钠血症

正常血容量低钠血症原因很多，其中包括 ADH 分泌异常综合征（syndrome of inappropriate secretion of ADH,SIADH），即 ADH 不适当分泌。表现为血浆渗透压降低或容量正常时尿液的不适当浓缩。SIADH 原因包括中枢神经系统（CNS）疾病、肺部疾病、药物、应激、疼痛和手术（框 123-2）。诊断 SIADH 前，应排除正常容量性低钠血症的其他可能原因（如肾上腺功能低下、甲状腺功能减退症或肾衰竭）。精神性烦渴是正常容量性低钠血症的少见原因，常见于饮水量（通常 >1L/h）超过肾排除水能力的精神疾病患者[2]。与 SIADH 相反，精神性烦渴患者尿比重最低。

高容量性低钠血症

当水潴留超过 Na^+ 潴留时即会发生高血容量低钠血症。常见于充血性心力衰竭、肝硬化和肾衰竭等所致的水肿状态。上述情况时，肾有效灌注减少，引起 ADH 和醛固酮分泌，继而增加肾小管对 Na^+ 和水重吸收，到达远端肾单位水减少，不能有效稀释尿液。

临床特征

低钠血症主要症状为 CNS 症状，包括嗜睡、情感淡漠、意识模糊、定向障碍、焦虑、抑郁和精神错乱，也可为局部体征、共济失调和抽搐[3]。其他非特异性表现包括肌痉挛、厌食、恶心和无力。

低钠血症状体征取决于血［Na^+］下降速度及血［Na^+］的绝对水平。急性低钠血症患者血［Na^+］<120mEq/L 时即可出现症状，而慢性低钠血症患者可耐受更低的血钠水平而无明显症状。婴幼儿和老年患者血［Na^+］轻度下降时即可出现典型症状。

诊断方法

尿［Na^+］检测有助于鉴别低钠血症。肾 Na^+ 耗竭引起的低容量性低钠血症患者常有反常高尿［Na⁺］（>20mEq/L）；肾外 Na⁺ 耗竭和肾 Na⁺ 储备机制正常的患者尿［Na⁺］低（<10mEq/L）；正常容量性低钠血患者通常尿［Na⁺］>20mEq/L；充血性心力衰竭或肝硬化引起的高容量性低钠血症患者尿［Na⁺］<10mEq/L；肾衰患者尿［Na⁺］>20mEq/L[4]。

处理

由于患者对低钠血症耐受程度不同，治疗上应根据症状严重性、可能的病程和血容量状态。严重神经功能障碍和抽搐患者应立刻处理。休克或症状性液体负荷过多患者也需要迅速治疗。急性低钠血症患者症状明显，能耐受快速纠正低钠血症，因此对这些患者应积极治疗。相反，慢性低钠血症患者症状轻，快速纠正血钠水平更易出现并发症，因此既不需要也不应该过快纠正低钠血症。

低容量性低钠血症

低容量性低钠血症患者血容量减少，应补充等渗盐水（0.9%NaCl）。对低钠血症患者来说，等渗盐水相对于其血液是高渗液，因此可适度升高血［Na⁺］。

正常容量低钠血症

血容量正常的低钠血症患者应限制水摄入，治疗可能的病因。值得注意的是，SIADH 患者补充生理盐水可使水分潴留而排出高渗尿，进一步降低血［Na⁺］。锂盐和地美环素有抑制 ADH 作用，也可用于治疗 SIADH。

高容量性低钠血症

高容量性低钠血症患者治疗的根本是限制液体摄入，这对大部分患者是有效的。尽管加用利尿药可增加水排出，但 Na⁺ 排出也增加，应慎用。晚期肾衰竭患者需依靠透析排出大量水分。

症状性低钠血症

有严重症状（如抽搐）的低钠血症患者需应用 3% 的氯化钠溶液（Na⁺513mEq/L）。通常，24 小时内血［Na⁺］升高不超过 10mEq/L 或血［Na⁺］不超过 120mEq/L。低钠血症纠正速度取决于发病速度。急性低钠血症纠正速度为 1~2mEq/(L·h)，慢性低钠血症纠正速度不应超过 0.5mEq/(L·h)。静脉输注高渗盐水时，应严密监测液体出入量和血清电解质水平。高渗盐水需要量可用下面公式估算：

$$（预期［Na^+］-测定［Na^+］）\times 0.6 \times 体重（kg）= 补钠量 mEq［Na^+］$$

过快纠正血［Na⁺］可引起严重后果。中央脑桥髓鞘溶解，即大脑脱髓鞘（包括脑桥髓鞘破坏）与血［Na⁺］迅速升高有关。患者可出现脑神经麻痹、四肢瘫痪或昏迷。慢性低钠血症患者较急性低钠血症患者更易发生中央脑桥髓鞘溶解。上述情况尽管也可见于既往健康患者，但更常见于酒精中毒、营养不良和老年患者。

高钠血症

发病机制

高钠血症是指血清钠浓度大于 145mEq/L。尤其易发生于高龄和慢性疾病患者[5]。无论是水摄入减少还是水丢失增加均可引起高钠血症。临床上，因总 Na⁺ 量增加引起的高钠血症不常见（框 123-3）。上述

框 123-3　高钠血症原因

水摄入减少
　渴感中枢障碍
　饮水困难
　　精神抑郁
　　气管内插管
水丢失过多
　胃肠道丢失
　　呕吐、腹泻
　　鼻胃管引流
　　第三腔隙
　肾丢失
　　肾小管浓缩功能障碍
　　渗透性利尿（例如高血糖、甘露醇）
　　尿崩症
　　尿道梗阻解除
　皮肤
　　出汗过多
　　严重烧伤
　通气过度
钠摄取过多
　外源性钠摄入
　　含钠药物
　　碳酸氢钠
　　高张盐水
　　补钠公式计算差错
　　海水淹溺
　　高渗性肾透析
　钠重吸收增加
　　醛固酮增多症
　　库欣病
　　外源性糖皮质激素
　　先天性肾上腺增生

分类方案有助于识别病因，指导治疗。

限制入量、不能经口饮水、渴感中枢障碍或精神抑郁均会导致水摄入减少。

水经多种器官丢失增加，包括胃肠道、皮肤、呼吸道或肾。胃肠道丢失见于长期腹泻、呕吐、鼻胃管抽吸或第三间隙水分丢失。肾丢失水分包括渗透性利尿（如高血糖、应用甘露醇）和肾小管浓缩功能障碍。尿崩症（DI）引起大量稀释性尿液从失去浓缩功能的远端肾单位丢失。DI 可能是中枢性（脑垂体 ADH 分泌不足）或肾性（缺乏对循环 ADH 的反应性）（框 123-4）。中枢性 DI 见于 CNS 疾病或下丘脑和垂体部位的手术。常见机制包括卒中、感染、肿瘤、外伤和全身疾病。肾性 DI 可由先天性疾病、肾衰竭、镰状细胞贫血、高钙血症、低钾血症和某些药物（如锂、顺铂、两性霉素 B、氨基糖苷类和地美环素）导致。渴觉机制和水摄入正常的 DI 患者，通常可维持近乎正常的血[Na^+][6,7]。但当补水不足，则迅速出现高钠血症，静脉输注任何含钠溶液可使病情恶化。

有意无意或医源性 Na^+ 摄入过多，而未相应补充水可致高钠血症。通常，肾可有效排出过多 Na^+，大多数高钠血症见于肾功能障碍。肠内或肠外补充高张营养液、摄入盐水或大量碳酸氢钠、海水淹溺和摄入食盐也可引起高钠血症[6]。应用含有大量 NaCl 的替卡西林和羧苄西林可能是高钠血症另一原因。

临床特征

高钠血症时，水丢失超过 Na^+ 丢失，患者在无明显血容量减少时即表现明显脱水。此时，常常低估总水缺乏量。一般症状包括厌食、恶心、呕吐、疲劳和易怒[3]。体格检查发现嗜睡、意识模糊、恍惚、昏迷、肌肉抽动、反射亢进、强直状态、震颤、共济失调或局部表现（偏瘫或伸肌-跖反射）。

处理

低容量性高钠血症

急诊科处理低容量性高钠血症首要目标是恢复血容量和维持器官灌注。治疗开始应给予等渗（0.9%）盐水溶液。一旦患者血流动力学稳定，即可补充剩余失水量。

正常容量高钠血症

正常容量高钠血症患者不显性体液丢失增多，不是丢失低渗液（如 DI）就是高渗液。DI 患者尿比重低（<1.005）和渗透压低。通常 DI 是基础疾病引起，如果患者能摄入水，通常能维持血渗透压。治疗上可予经口补液或输注 0.45% 盐水。中枢性 DI 患者需静脉或经鼻给予抗利尿激素。检测尿渗透压、尿比重和血电解质可了解抗利尿激素疗效[7]。

高容量性高钠血症

治疗高容量性高钠血症的重点是增加肾钠排泄，而保证水摄入。应用利尿药（如呋塞米）后输注低渗液体，逐渐纠正血[Na^+]。肾衰竭患者需要血液透析治疗。

症状性高钠血症

通常，急性高钠血症患者能耐受快速补水治疗。此外，纠正慢性高钠血症患者血[Na^+]不宜过快，否则可导致威胁生命的并发症。通常，纠正慢性高钠血症患者的水缺乏应超过 48 小时。高钠血症持续数天，脑细胞可产生渗透性物质（特发性渗透物）使水分潴留于细胞，有助于维持细胞内容量和张力[6]。输注低渗液过多可使水分快速进入脑细胞，引起脑细

框 123-4　尿崩症原因

中枢性
特发性
头部创伤
鞍内肿瘤（例如颅咽管瘤）
脑出血
CNS 感染（例如脑膜炎、脑炎）
肉芽肿性疾病（如结核、结节病、Wegener 肉芽肿、组织细胞增生症）

肾性
先天性肾疾病
尿路梗阻
肾发育不良
多囊肾

伴肾受累的全身疾病
镰状细胞病
结节病
淀粉样变

药物
两性霉素 B
苯妥英钠
锂
氨基糖苷类
甲氧氟烷

CNS，中枢神经系统。

胞肿胀和脑水肿。假设只丢失水，缺水量可由下述公式计算：

$$缺水量 = 0.6 \times 体重(kg) \times (测定的[Na^+]/4 - 1)$$

钾

正常生理

K^+是维持生命细胞内、外液电化学梯度和正常渗透压的主要离子。神经元传递、心脏传导和兴奋收缩偶联需要精确调节兴奋组织中K^+跨细胞膜移动。在维持酸碱平衡中K^+也有重要作用。K^+和H^+跨细胞膜交换是急性酸、碱中毒的一线缓冲系统。细胞内糖代谢、氧化磷酸化和蛋白质合成也需要K^+参与[8]。

成人体内含K^+ 2 500～3 500mmol，98%在细胞内。因此，血[K^+]不能反映总体K^+含量。正常血[K^+]为3.5～5.0mEq/L[9]。

摄入的钾在小肠通过被动转运机制吸收。肾是排K^+的主要途径，从粪便和汗液排出量不足8%。由肾小球滤过的K^+ 90%在近端小管重吸收，远端肾单位通过阳离子交换调节K^+平衡。Na^+-K^+-ATP酶泵逆浓度梯度将血K^+转运至远端肾小管细胞，随后K^+与Na^+交换进入肾小管腔，从尿液排出。血[K^+]增加时，钠泵活性增加，肾排K^+增加。血[K^+]下降，钠泵活性降低，肾排K^+减少。

醛固酮也可调节K^+平衡。醛固酮释放增加可使远曲小管重吸收Na^+和分泌K^+增多。醛固酮释放减少或醛固酮受抑制（如应用血管紧张素转换酶抑制剂或螺内酯）可促使K^+潴留。酸、碱中毒也影响肾排K^+。酸中毒促进H^+分泌进入远端肾小管，伴K^+重吸收。碱中毒时增加肾K^+排出[10]。

血[K^+]取决于血清与细胞K^+分布和K^+摄入与排出平衡。血pH急剧降低，引起细胞内外H^+-K^+交换。相反，碱中毒驱使胞外K^+进入细胞内与胞内H^+交换。通常，血pH值改变0.1会使血[K^+]反方向变化约0.6mEq。呼吸性酸、碱平衡紊乱与代谢性酸、碱平衡紊乱一样影响血[K^+]，但不可预测。血[K^+]也受激素及其受体作用影响。胰岛素通过Na^+-K^+-ATP酶泵增加细胞K^+摄取。高钾血症促进胰岛素释放，低钾血症抑制胰岛素释放。α肾上腺素受体兴奋可引起高钾血症，β肾上腺素受体兴奋促使K^+进入细胞内[9]。

低钾血症

发病机制

低钾血症相对常见，危及生命的低钾血症很少见[10]。低钾血症可因K^+摄入减少、排出增加或向胞内转移引起（框123-5）。

临床上由于饮食摄入减少引起低钾血症罕见。但是，当K^+摄入不足伴有其他因素（如呕吐或腹泻，高胰岛素血症或醛固酮增多）可出现严重低钾血症。长期饥饿患者进食后胰岛素分泌促进钾进入细胞也可出现低钾血症。

肾或胃肠道严重失K^+也可出现低钾血症。临床上应用利尿药是低钾血症最常见原因，使进入到远端肾小管的Na^+增多，促进K^+排出。血容量减少和高醛固酮血增加K^+和H^+排出，加重低钾血症。此外，H^+排出引起碱中毒促进K^+进入细胞，使血[K^+]进一步降低[10]。

其他引起肾K^+丢失的原因包括渗透性利尿、盐皮质激素增多、Mg^{2+}减少和尿阴离子排出增多（如应用青霉素）。肾小管酸中毒（RTA）、慢性间质性疾病和影响肾小管重吸收钾的药物是内源性肾丢K^+的原因。1型RTA因远曲小管分泌H^+缺陷引起，2型RTA与近端小管泌H^+缺陷有关，两种类型RTA均使远曲小管K^+排出增加。其他引起肾丢K^+原因包括高钙血症、毒物（如顺铂、两性霉素B、氨基糖苷类）、白血病、间质性肾炎和去梗阻后利尿。

原发性醛固酮增多症（Conn综合征）主要由肾上腺腺瘤引起，表现高血压和低钾血症[11]。肾素释放增多引起继发性醛固酮增多，血容量减少，K^+与Na^+在远端肾小管交换引起低钾血症。Bartter综合征患者球旁细胞器增生、肾素增高，表现为乏力和低钾血症。

顽固性呕吐和腹泻患者经胃肠道大量丢失K^+。呕吐本身不引起K^+丢失，相反，低钾血症是由于血容量减少、继发醛固酮增多和碱中毒所致。腹泻时，K^+经粪便丢失，在继发性醛固酮增多共同作用下引起低钾血症。绒毛状腺瘤患者腹泻引起严重K^+丢失。

除大量出汗、大面积烧伤或中毒性表皮坏死溶解患者外，很少能经皮肤大量丢K^+导致低钾血症。

酸碱平衡紊乱使K^+跨细胞转移引起低钾血症。酸中毒使K^+移出细胞并与H^+交换，碱中毒与之相反。通常酸中毒时伴有高钾血症，但尿K^+丢失增多（如DKA）时也可出现低钾血症。β受体激动药促使K^+向细胞内转移是低钾血症的另一常见原因。在急

框 123-5　低钾血症原因

- 摄入减少
  - 饮食钾减少
  - K⁺吸收障碍
  - 黏土摄入
  - 聚磺苯乙烯
- 丢失增多
  - 肾
    - 醛固酮增多症
      - 原发性
        - Conn 综合征
        - 肾上腺增生
      - 继发性
        - 充血性心力衰竭
        - 肝硬化
        - 肾病综合征
        - 脱水
        - Bartter 综合征
    - 甘草酸（甘草、烟草）
    - 糖皮质激素过多
      - 库欣综合征
      - 类固醇治疗
      - 肾上腺综合征
    - 肾小管缺陷
      - 肾小管酸中毒
      - 尿路梗阻
      - 失盐性肾病
    - 药物
      - 利尿药
      - 氨基糖苷类
      - 甘露醇
      - 两性霉素 B
      - 顺铂
      - 羧苄西林
  - 胃肠道
    - 呕吐
    - 鼻胃管抽吸
    - 腹泻
    - 吸收不良
    - 回肠造瘘术
    - 绒毛状腺瘤
    - 滥用泻药
  - 经皮肤丢失增加
    - 出汗过多
    - 烧伤
- 细胞转移
  - 碱中毒
    - 呕吐
    - 利尿药
    - 过度通气
    - 碳酸氢钠治疗
  - 胰岛素
    - 外源性胰岛素
    - 糖刺激内源性胰岛素分泌
  - β₂受体激动药（沙丁胺醇、特布他林、肾上腺素）
  - 低钾性周期性瘫痪
    - 家族性
    - 甲状腺毒性
- 其他
  - 合成代谢增强
  - 静脉高营养
  - 巨幼细胞贫血治疗
  - 急性高原病

诊科，常见于应用大量 β 受体激动药治疗哮喘和 COPD 患者时[12,13]。

周期性瘫痪有不同的血[K⁺]，可表现低钾血症。周期性瘫痪常伴有甲状腺疾病，表现为对称性近端肌无力[14]。

临床特征

低钾血症可影响神经肌肉、心血管、胃肠道、肾功能及酸碱平衡。血[K⁺]＜2.5mEq/L 时常出现神经肌肉功能障碍[15]。CNS 症状包括嗜睡、抑郁、易怒和意识模糊。周围神经系统表现感觉异常、深腱反射减弱、肌束震颤、肌痛和明显肌无力。血[K⁺]＜2.0mEq/L 时出现肌肉麻痹。

严重低钾血症患者因能量代谢受损、膜泵功能障碍和局部肌肉缺血可引起横纹肌溶解[16]。肌肉损伤释放 K⁺，而使血[K⁺]正常或升高，不出现低钾血症表现。

低钾血症时心血管系统表现心悸、直立性低血压、异位搏动和心律失常。尚可出现Ⅰ、Ⅱ度心脏传导阻滞、心房颤动、室性期前收缩、心室颤动和心搏停止。心电图（ECG）表现为 T 波低平、ST 段压低和 U 波出现[16]。

低钾血症影响肠道平滑肌活动，引起恶心、呕吐和腹胀。严重低钾血症可引起麻痹性肠梗阻[10]。低钾血症时肾排钾增多，患者出现烦渴，尿液浓缩功能受损和排酸增多。

低钾血症引起代谢性碱中毒。血[K⁺]降低，K⁺与 H⁺交换移出细胞，引起细胞外碱中毒和细胞内酸中毒。细胞内 pH 值降低，肾小管细胞排出 H⁺ 增多，引起反常性酸性尿（paradoxical aciduria），加重细胞外碱中毒。

处理

K⁺ 是细胞内阳离子，血［K⁺］降低反映总 K⁺ 量严重缺乏。酸碱平衡失常时细胞内外钾不能及时转移，血［K⁺］每下降 1.0mEq/L，提示总体 K⁺ 缺乏 370mEq。由于给钾后 50% 经尿排出，严重钾缺乏需数天才能纠正。

口服补钾较静脉补钾能明显减少高钾血症危险。但是，低钾血症症状明显（如心律失常）和不能耐受口服补 K⁺ 患者应予静脉补 K⁺。静脉补钾速度为 10~20mEq/h，严重钾缺乏和有严重症状的低钾血症（如呼吸肌无力）患者可给予较大剂量。经大口径外周静脉或中心静脉导管补钾超过 20mEq/h 时应进行血［K⁺］监测[17]。

静脉输注钾最常见不良反应是输注部位烧灼感。减慢输注速度可减少静脉刺激。静脉补 K⁺ 最严重的危险是急性高钾血症，常见于肾功能不全患者。如发生心律失常（如频发室性期前收缩、心脏传导阻滞、心动过速、QRS 波群增宽），应立即停止补钾。

轻度低钾血症患者可口服补钾。常用口服钾制剂有液体和片剂。液体钾吸收良好，但钾片容易耐受。口服补钾可有效纠正低钾血症，大量口服钾可使血［K⁺］迅速增加。

大多数患者可应用氯化钾。如有低磷酸血症（如 DKA）患者可给予磷酸钾，而不是氯化钾。远端 RTA 患者应给予碳酸氢钾、柠檬酸钾或葡萄糖酸钾，可提供 K⁺ 和等量碱性物质。由于近端肾小管不能重吸收碱性药物，所以近端 RTA 时，应用氯化钾治疗较好，以免应用碱性药物使钾到达远端肾小管而增加钾丢失。

高钾血症

发病机制

高钾血症可因钾摄入过多、钾吸收增加、钾排出减少或细胞内钾进入血清（框 123-6）。

血［K⁺］升高时，急诊医生应首先考虑到有无实验室误差。静脉切开或用小号针管或真空负压管采血也可出现溶血，K⁺ 进入血标本，引起假性高钾血症。化验员常记录粉红色血清，表明溶血。严重血小板增多患者血小板释放 K⁺ 或白细胞极度增高患者白细胞释放 K⁺ 也可引起假性高钾血症[18]。

框 123-6　高钾血症原因

假性高钾血症
　标本溶血
　血小板增多症
　白细胞增多症
　实验室错误
钾摄入或吸收增多
　钾（经口或静脉）补充过多
　饮食（盐替代）
　输入库存血
　服用含钾药物
肾排出减少
　急性肾衰竭
　慢性肾衰竭
　肾小管泌钾缺陷
　　肾移植
　　镇痛药肾病
　　镰状细胞疾病
　　尿路梗阻
　　间质性肾炎
　　慢性肾盂肾炎
　　保钾利尿药
　　其他原因（铅中毒、SLE、假性醛固酮减少症）
醛固酮减少症
　原发性（艾迪生病）
　继发性
　　低肾素低醛固酮血症（Ⅳ型 RTA）
　　先天性肾上腺增生
　　药源性
　　　非甾体类抗炎药
　　　血管紧张素转化酶
　　　肝素
　　　环孢素
跨细胞转移
　酸中毒
　高渗性
　胰岛素缺乏
　药物
　　β 受体阻断药
　　洋地黄中毒
　　琥珀酰胆碱
　运动
　高钾性周期瘫痪
细胞损伤
　横纹肌溶解
　严重血管内溶血
　急性肿瘤溶解综合征
　烧伤和挤压伤

钾摄入增多很少引起高钾血症。肾功能不全患者因大意而过多摄入钾或应用保钾利尿药及血管紧张素转化酶抑制药可发生高钾血症[18]。含大量 K^+ 的静脉药物（如青霉素和羧苄西林）和输血都可引起高钾血症。

肾功能不全（GFR 降低）、肾小管泌 K^+ 障碍或醛固酮减少症可引起高钾血症。GFR 降至 5～15ml/min，影响正常排钾。肾小管钾排泄障碍与很多情况相关。Ⅳ型 RTA、艾迪生病、非甾体类抗炎药和血管紧张素转换酶抑制药可引起醛固酮减少症。

钾跨细胞转移（如急性酸中毒、β 受体拮抗）是引起高钾血症的另一主要原因。周期性瘫痪是一种遗传性疾病，其特征为与应激（如运动、感染）和饮食有关的细胞钾外流引起高钾血症。药物也可引起钾跨细胞转移。洋地黄损害 Na^+-K^+-ATP 酶泵，严重情况下出现高钾血症。由于肌细胞膜去极化，琥珀酰胆碱引起短暂性 K^+ 外流。肾功能障碍时，大剂量甲氧苄啶-磺胺甲噁唑也可引起高钾血[19,20]。

大量细胞损伤释放 K^+ 可出现危及生命的高钾血症。主要见于横纹肌溶解、肿瘤细胞坏死和溶血[15]。急性肾衰竭影响钾排泄，进一步加重为内源性高钾血症。

临床特征

高钾血症主要表现为心血管和神经系统功能障碍[18]。患者可出现多种心律失常，包括Ⅱ度和Ⅲ度心脏传导阻滞、QRS 波群增宽型心动过速、心室颤动或心脏骤停。ECG 对高钾血症可提供有价值的诊断线索。随血 [K^+] 升高，ECG 首先出现高尖 T 波。血 [K^+] 进一步升高，ECG 逐步变化，包括 P 波消失、QRS 波群宽大畸形。最后，ECG 呈为正弦波，出现心室颤动或心脏骤停。碱中毒、高钠血或高钙血能对抗高钾血症对心肌细胞膜的作用，与高钾血症同时存在时可能延迟或掩盖高钾血症的典型 ECG 表现。

高钾血症时神经肌肉系统表现为肌痉挛、乏力、麻痹、感觉异常、手足抽搐和局灶性神经功能缺损，这些表现没有特异性，不足以诊断高钾血症[15,16]。

处理

治疗高钾血症引起的血流动力学紊乱应包括心血管功能监测、静脉应用氯化钙或葡萄糖酸钙。应用降低血 [K^+] 措施和祛除病因。怀疑患者有高钾血症时应进行心脏监测，注意观察 EKG 的 T 波和 QRS 综合波形态。T 波高尖、P 波消失、QRS 宽大畸形、Ⅱ度或Ⅲ度心脏传导阻滞都提示高钾血症，应立即治疗。高钾血症治疗包括拮抗高钾血症对细胞膜影响、促进 K^+ 向细胞内转移和体 K^+ 排出。

氯化钙或葡萄糖酸钙

心律失常或低血压患者，立即静脉给予氯化钙或葡萄糖酸钙对抗 K^+ 对心脏细胞膜作用，需要数安瓿钙针剂（10% 溶液10ml）[16,18]。由于此作用持续短暂（约 20～40 分钟），应立即采取其他相关措施。

碳酸氢钠

输注碳酸氢钠可促进 K^+ 进入细胞内。静脉缓注（5～15min）一安瓿（44mEq），作用持续时间约 2 小时。在高渗透性、容量超负荷或碱中毒时应慎用碳酸氢钠。碳酸氢盐降 [K^+] 效果较胰岛素和沙丁胺醇小。

葡萄糖和胰岛素

静脉葡萄糖和胰岛素有助于 K^+ 进入细胞内，常规胰岛素（10～20U）可静脉推注。血糖正常和血糖 <250mg/dl 的糖尿病患者可应用葡萄糖溶液防止低血糖。葡萄糖加胰岛素溶液的作用可持续 4～6 小时[18]。由于高渗葡萄糖溶液对细胞的渗透影响，快速输注时可一过性加重高钾血症。

$β_2$ 受体激动药

$β_2$ 受体激动药能使 K^+ 进入细胞内，使血 [K^+] 迅速降低。应用沙丁胺醇气雾剂（5～20mg）降血 [K^+] 的作用可持续 2 小时[22,23]。

交换树脂

高钾血症最可靠的治疗是促使钾排出体外。交换树脂[如聚磺苯乙烯（降钾树脂）]和血液透析是排钾的两种方法。口服或直肠应用交换树脂，每克聚磺苯乙烯可使约 1.0mEq 钾排出。口服聚苯乙烯磺酸山梨醇20g 在 1～2 小时后起效。聚苯乙烯磺酸钠粉50g 溶解后保留灌肠 30 分钟，约 30 分钟后起效。聚磺苯乙烯能加重容量负荷，心血管功能异常患者慎用。

透析

血液透析能迅速纠正高钾血症，对于新近诊断或慢性肾功能障碍的不稳定高钾血症患者应请肾病专家会诊。严重横纹肌溶解引起的高钾血症常规手段很难起效，应行急诊透析。透析仅能移除血 K^+，细胞内 K^+ 移出可引起反跳性高钾血症。血液透析对高钾血症引起的心脏骤停有效。

去除潜在病因

治疗高钾血症的同时应纠正病因，如补充液体和碳酸氢钠治疗横纹肌溶解；应用糖皮质激素、静脉输液和葡萄糖治疗艾迪生病；应用地高辛结合抗体治疗洋地黄中毒；停用可致高钾血症药物。

高钾血症患者应收住院进行监护，由处理电解质紊乱有经验的医生负责。

钙

正常生理

数百种酶反应需通过细胞内钙变化调节。细胞的生长与繁殖、细胞膜完整性、受体活化、神经传导、腺体分泌、酶活化、肌肉收缩、心脏收缩、血小板聚集和免疫功能均取决于精确的游离钙调节。有证据表明细胞损伤和最终细胞死亡均由细胞内游离钙调节[25]。

成人体内约含钙 1200g，99% 以上以骨盐形式存在于骨中。剩余 1% 以三种不同形式存在于血中：①近 50% 与血清蛋白结合，主要为白蛋白；② 10% 与血清阴离子（磷酸盐、碳酸氢盐、枸橼酸盐、乳酸）结合；③ 40% 为游离钙（Ca^{2+}）。Ca^{2+} 是生理活性形式，其血浓度受内分泌系统调节。

小肠近端以主动和被动形式吸收饮食中钙。维生素 D 能增加钙吸收。经肾滤过的钙 99% 被重吸收。大约 90% 的钙在近端小管和 Henle 袢被动重吸收。剩余 10% 在甲状旁腺激素（PTH）作用下在远曲小管重吸收。血清游离钙水平下降刺激 PTH 释放，并反馈使钙重吸收增加。PTH 也可介导维生素 D 羟基化作用转换为有活性的 1,25-二羟维生素 D（1,25-DHCC）。

骨骼犹如钙池，可缓冲血 [Ca^{2+}] 急剧变化。血 [Ca^{2+}] 下降，PTH 刺激骨转化增加，钙释放入血。血 [Ca^{2+}] 增加抑制 PTH 产生，引起降钙素释放。降钙素抑制破骨细胞活性，增加骨钙沉积。

血 [Ca^{2+}] 反映了几种过程的最终结果。一方面，肠道吸收和骨骼重吸收增加钙入血；另一方面，钙经肾排泄、骨骼摄取或软组织中异常沉积而丢失。血 [Ca^{2+}] 降低，激活 PTH-维生素 D 系统促使钙从骨骼和胃肠道入血。血 [Ca^{2+}] 升高，抑制 PTH-维生素 D 系统并增加降钙素释放，减少钙入血液。

许多医院实验室检测血清总钙浓度为 Ca^{2+} 与蛋白质结合钙的总和。血清总钙正常值范围是 8.5~10.5mg/dl。但血清总钙不能表示 Ca^{2+} 状态，因为血清蛋白量（主要为白蛋白）异常影响总钙浓度。白蛋白浓度减少时，测定的总钙浓度降低；反之，即使血 [Ca^{2+}] 不变，总钙也增加。总血钙水平可根据血清白蛋白浓度变化进行校正，公式如下：

$$校正总钙量 = 血清总钙（mg/dl）+ 0.8 \times [4 - 血清白蛋白（g/dl）]$$

该公式只是估算，无论何时出现低钙血症，都应检测血 [Ca^{2+}]。血气分析能测全血或血清中 [Ca^{2+}]，正常范围 1.00~1.15mmol/L。

酸碱平衡状态影响离子钙结合比率，而不改变总钙量。酸中毒时钙与白蛋白结合减少，碱中毒时钙与白蛋白结合增加。因此，血总钙水平不变时，血 pH 迅速变化对 [Ca^{2+}] 有重要影响[25]。

低钙血症

发病机制

低钙血症原因有许多（框 123-7），可分为 PTH 不足、维生素 D 缺乏、PTH 抵抗和钙螯合作用。

甲状旁腺激素缺乏

甲状旁腺激素缺乏可由原发性或继发性甲状旁腺功能减退症引起。原发性甲状旁腺功能减退症少见且常为先天性。孕期甲状旁腺功能亢进可导致胎儿甲状旁腺发育不全，并出现短暂性甲状旁腺功能减退。

继发性甲状旁腺功能减退症常见且多为医源性，见于甲状旁腺误切，进行甲状旁腺、甲状腺或颈动脉手术时破坏甲状旁腺供养血管。通常引起永久性低钙血症。功能性甲状旁腺腺瘤切除，仅遗留长期抑制的正常甲状旁腺组织，低钙血症数天后缓解。转移癌或浸润性疾病（如血色素沉着、结节病、Wilson 病）可破坏甲状旁腺组织并引起低钙血症。严重低镁血症和高镁血症都可影响 PTH 释放。药物，如化疗药、西咪替丁和乙醇可抑制甲状旁腺功能。

维生素 D

维生素 D 缺乏使胃肠道钙吸收减少引起低钙血症。在美国，因摄入强化牛奶营养性维生素 D 缺乏者罕见，老年人、慢性病和虚弱患者日晒时间少可发生维生素 D 缺乏。母亲维生素 D 缺乏可引起先天性儿童佝偻病，典型表现包括低钙血症、低磷血症和特征性放射线表现（桡骨远端和尺骨增宽和颅骨软化）。短肠、胆道疾病或胰腺外分泌功能障碍患者因小肠吸收不良导致维生素 D 缺乏。考来烯胺也能妨碍维生素 D 吸收。维生素 D 吸收后，即在肝和肾变

框 123-7　低钙血症原因

PTH 减少
　原发性甲状旁腺功能减退症
　　先天性综合征
　　孕期甲状旁腺功能亢进症
　继发性甲状旁腺功能减退症
　　颈部手术
　　转移性癌症
　　浸润性疾病
　　低镁血症、高镁血症
　　脓毒症
　　胰腺炎
　　烧伤
　　药物（化疗药、乙醇、西咪替丁）
维生素 D 缺乏
　佝偻病
　营养不良
　吸收不良
　肝病
　肾病
　　急、慢性肾衰竭
　　肾病综合征
　低镁血症
　脓毒症
　抗癫痫药（苯妥英钠、扑米酮）
PTH 抵抗状态（假性甲状旁腺功能减退症）
钙螯和作用
　高磷血症
　枸橼酸盐
　游离脂肪酸
　碱中毒
　氟化物中毒

为活性形式 1,25-DHCC。肝病和肾病可导致维生素活化不足。药物，如抗癫痫药苯妥英钠和扑米酮可刺激肝微粒体氧化酶系统，增强维生素 D 分解代谢。

甲状旁腺激素抵抗状态

有人称 PTH 抵抗状态为假性甲状旁腺功能减退症。这种罕见的家族性综合征特征为肾对 PTH 抵抗，引起甲状旁腺增生[26]。与甲状旁腺功能减退症区别在于血 PTH 水平升高，应用外源 PTH 后尿环磷腺苷水平不增加。

慢性肾衰竭患者因维生素 D 缺乏、对 PTH 反应降低及磷酸盐潴留常出现低钙血症。通常，慢性肾衰竭患者发生低钙血症时常无症状，可能是因机体酸中毒的保护作用。然而，应用碳酸氢钠快速纠正代谢性酸中毒可导致严重低钙血症，引起手足抽搐和惊厥。

钙螯合作用

钙能与血清中许多物质结合，如蛋白质、脂肪酸和阴离子。血中上述物质增多引起离子钙降低。枸橼酸盐为血液防腐剂和抗凝剂。大量输血（>6U）后枸橼酸盐过多，94% 患者发生低钙血症[27]。输血后的低钙血症是暂时性的，短期内即可恢复正常 $[Ca^{2+}]$。通常枸橼酸盐代谢依赖组织中温度依赖酶，并经肝排泄，因此低温和肝衰竭是输血后长时间低钙血症的重要危险因素。枸橼酸盐也是放射性造影剂的一种成分，应用这些物质也可出现低钙血症。

外源性磷酸盐治疗和内源性高磷血症（例如急性肾衰竭、横纹肌溶解或肿瘤溶解综合征）均为低钙血症原因[28]。外源性碳酸氢盐与钙结合引起症状性低钙血症。无论呼吸性或代谢性碱中毒，促使钙与血清蛋白结合，引起离子钙降低。许多情况（如急性胰腺炎、高肾上腺素能状态、急性酒精摄入）游离脂肪酸释放与离子 Ca^{2+} 螯合成钙皂形式。氟化物中毒可引起低钙血症，常发生于接触氟氢酸或氟化氢铵（为许多家用清洁剂和除锈剂成分）后。这些化合物能释放具有细胞毒作用的游离氟离子，能与 Ca^{2+} 结合形成氟化钙。有报道，许多严重低钙血症、心律失常和死亡常因摄取、吸入或皮肤接触这些产品。

临床特征

低钙血症临床表现不仅取决于血 $[Ca^{2+}]$，也与其下降速度有关。尽管低钙血症的症状和体征多种多样（框 123-8），但主要影响神经肌肉功能。

血钙水平降低常出现进行性神经肌肉兴奋性增高。CNS 临床表现包括抑郁、易怒、意识模糊和局部或全身抽搐。周围神经系统临床表现包括口周感觉异常、肌无力和痉挛、肌纤维自发性收缩和手足抽搐[25]。刺激可诱发 Chvostek 或 Trousseau 征可证实隐潜性抽搐。Chvostek 征为轻叩面神经引起同侧面肌抽搐。Trousseau 征表现为血压袖带充气至收缩压上 20mmHg 持续 3 分钟后出现手抽搐。

严重低钙血症时心肌收缩力降低，心动过缓、低血压和症状性充血性心力衰竭少见。心功能不全和服用地高辛或利尿药患者尤其危险。低钙血症时，ECG 可出现 QT 间期延长。血钙水平与 QT 间期成反向变化。但是，ECG 不易诊断低钙血症，也不用于诊断或排除该病。

支气管痉挛和喉痉挛少见。临床可表现焦虑、抑郁，甚至发展为精神错乱和痴呆。

| 框 123-8 | 低钙血症临床表现 |

神经肌肉
感觉异常
肌无力
肌痉挛
手足搐搦
Chvostek 征和 Trousseau 征
反射亢进
惊厥

心血管
心动过缓
低血压
心脏骤停
洋地黄药效降低
QT 延长

肺
支气管痉挛
喉痉挛

精神症状
焦虑
抑郁
易怒
意识模糊
精神错乱
痴呆

处理

低钙血症患者或证实血清总钙水平低的患者，第一步处理应核实是否为真正的离子钙降低。当出现手足搐搦、惊厥、低血压或心律失常，怀疑低钙血症时，在获得血[Ca^{2+}]之前即应开始治疗。症状性低钙血症患者应给予静脉钙剂治疗。急诊科多应用两种配方：①10%氯化钙 10ml/支，含钙 360mg；②10%葡萄糖酸钙 10ml/支，含钙 93mg。对于成人，初始推荐剂量为 100～300mg 钙。该剂量仅短时间内（1～2 小时）增加血[Ca^{2+}]，应重复应用或以 0.5～2mg/(kg·h) 速度输注[25]。新生儿、婴儿、儿童初始推荐剂量为 10%葡萄糖酸钙 0.5～1.0ml/kg，静脉输注 5 分钟以上[26]。

静脉钙剂治疗最常见不良反应有高血压、恶心、呕吐和脸红。心动过缓和心脏传导阻滞很少出现。接受静脉钙剂治疗者应行心脏监护，如有心动过缓应停止应用。服用地高辛患者应用钙剂应格外谨慎，因为钙可加重（或恶化）地高辛心脏毒性。钙剂漏出静脉外可产生严重组织刺激和坏死，应用功能完好的输注管。只要可能，应用 5%葡萄糖溶液（D_5W）稀释氯化钙[25,26]。

经适当钙剂治疗后症状仍不缓解时可能同时存在低镁血症。肾功能正常患者，应给予 10%硫酸镁 2～4g。

无症状低钙血症患者可口服补充钙剂。口服钙制剂包括抗坏血酸钙、葡萄糖酸钙和乳酸钙。一般每日补充 1～4g 钙，分次应用。

高钙血症

发病机制

高钙血症临床上较为常见。常规实验室检查可筛查出 0.1%～1.0%的高钙血症[29-31]。轻度高钙血症（<12mg/dl）无症状且很少需要紧急处理。然而，高钙血症常为严重疾病的重要线索。高钙危象指严重高钙血症（>14mg/dl）并伴明显症状和体征，此时应立即降钙治疗。

尽管高钙血症有很多原因，但 90%以上由原发性甲状旁腺功能亢进和恶性肿瘤引起（框 123-9）[32]。

25%～50%门诊高钙血症患者原因为原发性甲状旁腺功能亢进[33]，由甲状旁腺瘤（80%）、甲状旁腺增生（15%）或甲状旁腺癌（5%）引起[34]。甲状旁腺功能亢进可作为家族性多发性内分泌腺瘤病的部分表现，也可与其他内分泌肿瘤同时存在。90%以上原发性甲状旁腺功能亢进症患者血 PTH 水平升高，其余患者血 PTH 水平处于正常高值，与高钙血症程度不相符。PTH 水平升高导致骨骼重吸收增加、肾钙排泄相对减少、肠道钙吸收增加。典型表现为高钙血症、高磷酸盐尿、低磷酸盐血症和高氯性代谢性酸中毒。

住院患者中，恶性肿瘤是高钙血症的最常见原因，并且高钙血症是副癌综合征的常见并发症。据报道，肿瘤患者高钙血症发生率为 15%～60%[35,36]。多种实体瘤可产生高钙血症，包括乳腺、肺、结肠、胃、子宫颈、子宫、卵巢、肾、膀胱、头和颈部肿瘤。高钙血症也常见于血液系统恶性肿瘤，如多发性骨髓瘤和淋巴瘤。癌症患者发生高钙血症的机制之一为肿瘤产生 PTH 相关蛋白[37,38]。这种多肽的 N 端最初 13 个氨基酸与 PTH 相同，并能与 PTH 受体结合发挥 PTH 作用。PTH 相关蛋白由实体瘤及其转移瘤分泌，而且不受正常反馈机制调节[39]。其测定可用于证实高钙血症为肿瘤相关性[40]。高钙血症其他少见原因为，肿瘤产生骨再吸收物质（如转化生长因子 α）或溶骨转移瘤的局部作用。实际上，肿瘤相关性

框 123-9　高钙血症原因

原发性甲状旁腺功能亢进症
恶性疾病
　　PTH 相关蛋白
　　异位 1,25-(OH)₂D₃
　　其他骨再吸收物质
　　溶骨性转移
药物
　　噻嗪类利尿药
　　锂
　　雌激素
　　维生素 D 中毒
　　维生素 A 中毒
　　钙摄入
肉芽肿性疾病
　　结节病
　　结核病
　　球孢子菌病
　　铍中毒
　　组织胞浆菌病
　　麻风病
非甲状旁腺内分泌疾病
　　甲状腺功能亢进症
　　肾上腺功能不全
　　嗜铬细胞瘤
　　肢端肥大症
　　血管活性肠肽瘤
其他
　　乳碱综合征
　　制动
　　婴儿特发性低钙血症
　　新生儿生理源性低钙血

高钙血症患者血 PTH 水平不高，可与原发性甲状旁腺功能亢进症患者的高钙血症区别。

应用噻嗪类利尿药患者可使远曲小管钙重吸收增加约 70%，因此 20% 高钙血症患者与应用噻嗪类利尿药相关。脱水患者高钙血症严重，但症状较轻。

肉芽肿性疾病（如结节病、结核病、球孢子菌病、组织胞浆菌病、麻风病）可引起高钙血症。此时，巨噬细胞活化使 1,25-羟维生素 D 转变为活性形式的 1,25-DHCC，增加肠道钙吸收、高钙血症和高钙尿症[41]。同样，淋巴瘤也可引起严重高钙血症。有趣的是，居住在北半球的结节病患者出现季节性高钙血症，可能与夏季日晒时间长，皮肤合成维生素 D 增加有关[42]。

目前已认识到，急性维生素 A 中毒可增强破骨细胞活性引起高钙血症，但不常见。常发生于意外服用大量含维生素 A 的物质。各种皮肤病（如痤疮）患者应用大剂量维生素可发生慢性维生素 A 过多症。因维生素 A 为高亲脂性，停用维生素后毒性可持续数周。外源性维生素 D 摄入增加也可导致高钙血症。

乳碱综合征是因摄入过多钙和可吸收抗酸物质（如牛奶、碳酸钙）引起的高钙血症、代谢性碱中毒和肾衰竭。自从不能吸收的抗酸药和 H₂-受体拮抗药用于治疗消化性溃疡后，此病不常见。

锂治疗双相性精神障碍（躁狂抑郁症）疾病可增加患者高钙血症危险。临床和体外研究显示，锂可改变抑制 PTH 分泌的钙调定点。

甲状腺激素通过直接刺激破骨细胞引起高钙血症。大多数甲状腺功能亢进症患者高钙血症状不明显，甲亢治疗后才出现高钙血症表现。高钙血症也可见于肾移植后或急性肾小管坏死早期患者。

临床特征

高钙血症临床表现是非特异性的，而且不同患者表现不同（框 123-10）。症状严重程度取决于血清钙水平和其升高速度。

高钙血症能减慢神经元传导，通常引起 CNS 抑制。症状从疲乏、无力和注意力不集中到意识模糊、嗜睡、木僵，甚至昏迷。

高钙血症对心血管系统有很多影响。高钙血症伴血容量减少时可出现低血压，但高钙血症能增加血管张力，出现假性血压正常。ECG 的特征变化包括 QT 间期缩短、轻度 PR 间期延长和 QRS 波群增宽。严重高钙血症患者偶尔可出现窦性过缓、束支传导阻滞、高度房室传导阻滞，甚至心脏骤停。钙可增强地高辛的药效，高钙血症时应注意地高辛的不良反应[34]。

血钙水平迅速升高可影响肾小管对液体和电解质的重吸收，促发脱水，而呕吐和液体摄入不足又加重脱水，导致恶性循环。GFR 降低和钙排出减少，加重高钙血症和脱水，最终导致少尿性肾衰竭、昏迷和死亡。慢性高钙血症患者伴有血容量减少时，可发生肾结石、肾钙质沉着和钙诱发的间质性肾炎。

厌食、恶心、呕吐和腹痛是高钙血症患者常见的非特异性症状。高钙血症可降低平滑肌张力，导致便秘或肠梗阻。血钙水平升高可增加盐酸、胃泌素和胰酶释放。慢性高钙血症患者消化性溃疡和胰腺炎风险增加。

处理

一旦患者出现明显脱水、意识改变或症状性心律失常时，应立即开始治疗。严重高钙血症（>14mg/dl）

框 123-10 高钙血症临床表现
神经病学表现 　疲乏、无力 　意识模糊、昏睡 　共济失调 　昏迷 　肌张力减退、深反射减退 **心血管系统表现** 　高血压 　窦性心动过缓、房室传导阻滞 　ECG 异常（QT 间期缩短、束支传导阻滞） 　室性心律失常 　增强地高辛毒性 **肾表现** 　多尿、烦渴 　脱水 　电解质丢失 　肾前性氮质血症 　肾结石 　肾钙质沉着症 **胃肠道表现** 　恶心、呕吐 　厌食 　消化道溃疡病 　胰腺炎 　便秘、肠梗阻

ECG，心电图。

框 123-11 高钙血症处理
恢复血容量 　应用等渗溶液纠正脱水 　纠正电解质异常 **增加肾钙排泄** 　盐利尿 　袢利尿药（如呋塞米） 　避免应用噻嗪类利尿药 **降低破骨细胞活性**（请专家会诊用药量） 　二膦酸盐 　　羟乙膦 　　帕米膦酸 　唑来膦酸 　降钙素 　氢化可的松 **治疗原发疾病** 　甲状旁腺功能亢进症行甲状旁腺切除 　停用导致高钙血症药物 　治疗非甲状旁腺内分泌疾病

患者无论有无症状均需迅速治疗。治疗目的：①恢复血容量；②增加肾钙排泄；③降低破骨细胞活性；④治疗原发疾病（框 123-11）。尽管在急诊科达到这些目标不现实，但应尽可能早开始治疗和会诊。

补液

处理严重高钙血症时首先输注等渗盐水。一旦血容量恢复正常，血钙水平将降低 1.6～2.4mg/dl，然而仅通过水合很少能使血钙水平完全恢复正常。血容量增加可提高 GFR 和 Na^+ 转运至远端小管，从而增加肾钙清除。补液速度取决于高钙血症严重程度、脱水程度和患者心血管对补液耐受程度。老年和左室功能障碍患者，可在中心静脉压监测下调节液体输注速度。每日补液 2～5L。同时应纠正电解质紊乱。

呋塞米

袢利尿药（如呋塞米）抑制 Henle 袢升支粗段钙重吸收，增加水合后尿钙排出。静脉呋塞米前必须进行扩容，因为呋塞米作用与进入远端肾单位钙多少有关。静脉给予 10～40mg，每 6～8 小时一次。噻嗪类利尿药可增加远端肾小管钙重吸收，加重高钙血症，应避免应用该药。

破骨细胞抑制药

严重高钙血症治疗应包括应用减少骨钙动员的药物。抑制破骨细胞介导的骨吸收药物包括二磷酸盐类、降钙素、糖皮质激素和硝酸镓。急诊科很少应用这些药物，建议专家和/或药剂师会诊后选择最佳药物和剂量。

二磷酸盐类通过抑制破骨细胞骨重吸收和降低破骨细胞活性而发挥作用[43]。膦酸二钠、帕米膦酸盐和唑来膦酸有同样效果和一定的不良反应[44-47]。

降钙素是一种天然激素，通过抑制破骨细胞活性降低血钙。所用降钙药中，降钙素起效最快，但仅能使血钙水平中度下降[48]。严重高钙血症患者，应迅速降低血钙水平，降钙素应联合强效降钙药（如二磷酸盐）。

糖皮质激素通过抑制维生素 D 活性发挥作用，能有效降低血液恶性肿瘤、肉芽肿性疾病或维生素 D 中毒高钙血症患者的血钙。

纠正原发病因

药物治疗不能使血钙永久维持正常。应同时治疗病因。甲状旁腺切除术是治疗原发性甲状旁腺功能亢进症的有效方法，成功的手术可治愈90%以上患者。恶性肿瘤引起的高钙血症，应治疗肿瘤，不去除病因，很难维持正常血钙水平。药物引起的高钙血症应停用致病药物。由非甲状旁腺内分泌疾病引起的高钙血症需治疗原发疾病。

镁

正常生理

镁离子（Mg^{2+}）是细胞内第二位含量丰富的阳离子，它是数百种反应酶的辅因子，包括所有涉及三磷酸腺苷（ATP）的反应。镁对能量产生和利用、DNA和蛋白质合成、离子门控通道、激素受体结合、神经传导、心肌兴奋性和肌收缩都是必要的[49]。

成人身体内包含约2 000mEq镁。一半存在于骨盐中，40%～50%在细胞内。细胞外液只占1%～2%，因此血清镁水平不能很好反映总镁含量。1/3血清镁与白蛋白结合，其余为有生物活性离子镁。血清镁正常范围是1.8～3.0mg/dl。胃肠道吸收和肾排泄之间的平衡维持镁内稳态。

饮食中的镁包括绿色蔬菜、肉类、鱼类、豆类、坚果和谷类。口服镁在小肠通过主动和被动转运机制吸收。在肾，95%滤过的镁在近端小管和Henle袢重吸收[50]。镁缺乏时，在PTH作用下肾远曲小管镁重吸收增加。高镁血症时，肾排镁增加。

低镁血症

发病机制

临床上，低镁血症是常见的电解质缺乏之一[49]。可见于10%～20%的住院患者和50%～60%重症监护治疗病房患者[51]。尽管低镁血症较常见，但以下因素可使其诊断困难。第一，低镁血症临床表现不典型，因此易被忽视。第二，血[Mg^{2+}]不是电解质常规检测指标[52]。第三，血[Mg^{2+}]不是诊断镁缺乏的敏感指标。尽管血[Mg^{2+}]降低提示镁缺乏，但血[Mg^{2+}]正常患者仍可有严重缺镁。第四，低镁血症常和其他电解质缺乏并存而常被掩盖。

许多研究证实低钾血症患者常伴低镁血症[53]。维持Na^+-K^+-ATP酶泵正常功能需要镁离子参与，低镁血症可导致顽固性低钾血症，单独补充钾不能纠正。补镁可促进钾储存，而减少钾的需要量以达到正平衡[54]。PTH的合成和释放也需要镁离子参与。低镁血性低钙血症患者典型表现为低PTH水平和靶器官对PTH抵抗，补充镁可改善。低镁血性低磷酸盐血症也有报道。

正常情况下肾能有效地贮镁，通常仅在肾丢镁或肠道丢失镁超过饮食摄入和吸收时才会出现明显低镁血症（框123-12）。在急诊科，低镁血症常与利尿药应用和酒精滥用有关。

框123-12	低镁血症原因

乙醇滥用
利尿药应用
肾丢失
　急、慢性肾衰竭
　梗阻后利尿
　急性肾小管坏死
　慢性肾小球肾炎
　慢性肾盂肾炎
　间质性肾病
　肾移植
胃肠道丢失
　慢性腹泻
　鼻胃管引流
　短肠综合征
　蛋白-热量营养不良
　肠瘘
　全胃肠外营养
　急性胰腺炎
内分泌疾病
　糖尿病
　醛固酮增多症
　甲状腺功能亢进症
　甲状旁腺功能亢进症
　急性间歇性血卟啉病
妊娠
药物
　氨基糖苷类
　两性霉素
　β受体激动药
　顺铂
　环孢素
　利尿药
　膦甲酸
　喷他脒
　茶碱
先天性疾病
　家族性低镁血症
　妊娠期糖尿病
　妊娠期甲状腺功能减退症
　妊娠期甲状旁腺功能亢进症

利尿药

患者服用利尿药治疗高血压病、充血性心力衰竭，均有发生低镁血症危险。噻嗪类和袢利尿药促使肾镁丢失，引起严重镁缺乏[55]。有研究显示，标准剂量利尿药使尿镁排泄增加25%~50%。有学者建议，所有接受利尿药治疗患者应补充镁。保钾利尿药联合应用传统利尿药很少引起低镁血症，因为这些药物有保镁作用。

乙醇中毒

流行病学报道，30%~80%酗酒患者存在低镁血症[56,57]。酗酒患者低镁血症是多因素的，可能病因包括营养不良、尿镁排泄增加、呕吐和腹泻引起胃肠道丢失以及胰腺功能不全。

肾、胃肠和内分泌疾病

低镁血症也可由肾镁排出增多或PTH生成减少（或终末器官对PTH反应降低）所致[58]。低镁血症可见于某些梗阻解除后利尿、急性肾小管坏死、慢性肾小球肾炎、慢性肾盂肾炎或间质性肾病及肾移植后患者。急性或慢性肾衰竭患者镁排泄减少，引起高镁血症倾向。

引起低镁血症胃肠道原因包括短肠综合征、蛋白质-热量营养不良、肠瘘、持续鼻胃管引流、慢性腹泻和全胃肠外营养[58]。急性胰腺炎患者尽管血镁正常，仍有细胞内镁缺乏。这也常见于低钙血症患者。

低镁血症是未控制糖尿病患者最常见的电解质平衡失常，也常见于DKA患者。糖尿和阳离子跨细胞转移引起尿液丢失过多。镁缺乏的临床后果包括胰岛素分泌减低和外周胰岛素抵抗。低镁血症在糖尿病患者视网膜病变、高血压和血小板功能异常的发生中具有重要作用。引起低镁血症的其他内分泌代谢因素包括原发性和继发性醛固酮增多症和急性间歇性卟啉症。

妊娠

妊娠时有明显的低镁血症。妊娠晚期血[Mg^{2+}]降低。早产儿更常出现严重低镁血症[59]。

药物

低镁血症与很多药物有关[60]，是由肾镁丢失（如氨基糖苷类、两性霉素B、顺铂、利尿药、膦甲酸和喷他脒）或跨细胞转移（如β受体激动药、环孢霉素和茶碱类）所致[61]。

先天性疾病

引起低镁血症先天性疾病包括原发性婴幼儿低镁血症和家族性低镁血症。妊娠期糖尿病、甲状旁腺功能亢进症和甲状腺功能减退症都与新生儿低镁血症有关。

临床特征

低镁血症临床表现不典型并易与其他代谢紊乱混淆。症状多样，程度不一，并且与血[Mg^{2+}]关系不大。但是，血[Mg^{2+}]≤1.2mg/dl时可出现症状。特别是神经肌肉和心血管系统有急性病变时低镁血症症状明显。

神经肌肉症状包括肌无力、震颤、高反应性、手足搐搦和Chvostek征或Trousseau征阳性。CNS表现从情感冷漠、易怒和眩晕到痉挛、视乳头水肿和昏迷。神经局部表现已述。

心律失常是低镁血症最常见心血管表现。大量研究证实镁缺乏患者室上性心律失常（心房颤动、多源性房性心动过速、阵发性室上性心动过速）和室性心律失常（室性期前收缩、室性心动过速、尖端扭转型室性心动过速、心室颤动）发生率增加[62]。应用利尿药治疗充血性心力衰竭者易出现低镁血症。低镁血症时常易引起洋地黄相关的心律失常。镁是Na^+-K^+-ATP酶泵的重要辅因子，洋地黄类可抑制钠泵功能，低镁血症可加重洋地黄中毒表现。

低镁血症有多种ECG表现，包括PR、QRS和QT间期延长，ST-T改变，T波低平并增宽，出现U波。但这些表现是非特异性的并且低钾血症时也可出现。因此，ECG不能诊断镁平衡紊乱。

低镁血症和缺血性心肌病间关系有争议。急性胸痛和收入CCU的患者常伴低镁血症[62]。心肌梗死患者较无心肌梗死患者更易出现低镁血症。已有证据表明这一发现与利尿药应用无关。急性心肌梗死后血[Mg^{2+}]一过性下降，增加心律失常危险[63,64]。其可能机制为：急性心肌梗死后阳离子跨细胞转移和游离脂肪酸螯合物释放。尽管有研究证实，急性心肌梗死后经验性补镁有益，但最大的临床试验（梗死后存活的国际研究）并没有证实经验性补镁的益处[65]。

处理

血[Mg^{2+}]不能精确反映总体镁水平，所以不根据其指导治疗。然而，血[Mg^{2+}]<1.2mg/dl或血[Mg^{2+}]正常但有症状提示低镁血症的患者应予补镁。低镁血症常可引起危及生命的情况（如心律失常、痉挛），应静脉补镁。肾功能正常者，50%硫酸

镁（16.6333mEq）2～4g 是合理的初始剂量，稀释于盐水或右旋糖溶液，30～60 分钟静脉滴注。输注过快可引起静脉刺激和静脉炎。静脉推注可引起心动过缓、不同程度心脏传导阻滞和低血压，应避免。房室传导阻滞或肾功能障碍患者补镁应慎重。大部分镁由尿液迅速排出。通常，多次补镁后数天可恢复总体镁水平。常用的几种口服镁制剂：葡萄糖酸镁、碳酸镁、氧化镁和氯化镁中镁含量不同。大剂量镁盐可引起腹泻。通常氯化镁或肠衣片（如 Slow-Mag）易耐受。

高镁血症

发病机制

高镁血症罕见。通常，镁负荷增加时肾排镁增多。健康成人每日排镁 6g 以上。因此，临床上明显高镁血症几乎仅见于肾功能障碍患者（框 123-13）。肌酐清除率 <30ml/min 时，血 $[Mg^{2+}]$ 升高及肌酐清除率接近 0 时，血 $[Mg^{2+}]$ 可达 2.5mEq/L。尽管严重肾衰竭本身可导致症状性高镁血症，但高镁血症更常见于肾衰竭患者补充镁制剂。临床上，肾功能不全患者应用常规剂量镁剂治疗时也可出现严重高镁血症。老年患者误服非处方药物特别危险。

框 123-13	高镁血症原因

肾镁排出减少
外源性镁制剂
  抑酸药
  通便药
  导泻药
  透析液
  静脉应用
镁排出减少
  抗胆碱能药
  毒品
  慢性便秘
  肠梗阻
  胃扩张
  结肠炎
其他原因
  横纹肌溶解症
  肿瘤溶解症
  肾上腺功能不全
  甲状旁腺功能亢进症
  甲状腺功能减退症
  锂治疗

医源性高镁血症常因静脉补镁、透析液含镁过高、口服含镁抗酸药或泻药所致[66]。肾功能正常患者很少出现严重高镁血症，仅在大量补镁，且镁吸收超过肾排泄能力时才可能发生。静脉输注镁剂治疗先兆子痫和子痫常可引起高镁血症，但只在过量使用或肾功能障碍时才出现。此外，与急诊医生有关的是治疗中毒时多次应用含镁导泻药。尽管有数例报道过量用药可引起严重高镁血症，但肾功能正常时很少出现明显高镁血症[67]。回顾性分析显示，102 例反复应用枸橼酸镁（平均剂量 9.22g）治疗中毒患者，血 $[Mg^{2+}]$ 仅轻度增高，无明显临床不良反应[68]。

胃肠道蠕动功能降低可使含镁药物重吸收增加并导致中毒。常见于应用某些药物后（如抗胆碱能药物、麻醉药）或胃肠道运动减弱患者（如长期便秘、结肠炎、肠梗阻、胃扩张）。尽管症状性高镁血症常发生于肾功能不全患者，但在肾功能正常患者也有报道[69]。

高镁血症的少见原因包括横纹肌溶解、肿瘤溶解综合征、肾上腺功能不全、甲状旁腺功能亢进、甲状腺功能减退和锂治疗。

临床特征

高镁血症临床表现与血 $[Mg^{2+}]$ 相关。血 $[Mg^{2+}]$ 3mg/dl 左右时，可出现恶心、呕吐、乏力和皮肤发红；随着血 $[Mg^{2+}]$ 升高至 4mg/dl 时，可出现深部腱反射减退，最终消失。低血压和 ECG 改变（如 QRS 宽大、QT 和 PR 延长、传导异常）见于血 $[Mg^{2+}]$ 为 5～6mg/dl 时。血 $[Mg^{2+}]$ >9mg/dl 时，可出现呼吸抑制、昏迷和高度心脏传导阻滞[70]。有报道血 $[Mg^{2+}]$ 在 10～15mg/dl 时，可出现心脏停搏、心脏骤停和死亡[71,72]。尽管高镁血症可使 AG 降低，但多数高镁血症伴正常 AG。

处理

治疗高镁血症的第一步是停止镁摄入。进一步治疗取决于临床表现、高镁血症程度和肾功能情况。临床症状轻且肾功能正常患者仅需临床观察。出现较典型症状时，静脉应用等渗液体和呋塞米以加速镁排泄。治疗时，应严密监测血 $[K^+]$。

严重高镁血症患者应静脉应用钙剂。钙直接对抗镁对细胞膜的作用和改善呼吸抑制、低血压和心律失常。致命性高镁血症时，立即给予 100～200mg 钙，可应用 10% 葡萄糖酸钙（每支含钙 93mg）或 10% 氯化钙（每支含钙 360mg），反复静脉注射或持续静脉输注 [2～4mg/(kg·h)]，同时应增加镁排出。昏迷、呼吸衰竭或血流动力学不稳定和严重高镁血症伴肾衰竭患者应考虑透析治疗。

磷

正常生理

磷主要存在于细胞内，与氧和氢组合为磷酸盐。此种形式中，磷是核酸（RNA 和 DNA）和细胞膜磷脂的重要成分。磷酸盐是 ATP（活性细胞的能量链）和红细胞 2,3-二磷酸甘油酸（2,3-diphosphoglycerate，2,3-DPG）的主要成分，它可促进循环氧释放到组织中。磷酸盐也与钙结合为羟基磷灰石，是骨基质的主要盐分[73]。

血清中，磷酸盐是重要的酸碱缓冲对。酸中毒时，二价磷酸盐（HPO_4^{2-}）与过量氢离子结合，转化成单价形式（$H_2PO_4^-$）。碱中毒时，这一过程相反。

成人体内约含 700g 磷酸盐，其中 80% 在骨骼。维持磷酸盐平衡需三个不同器官：肠道、肾和骨骼。虽然 PTH 和维生素 D 释放是受血[Ca^{2+}]调节，但他们是调节血浆磷酸盐的主要物质。正常血磷酸盐水平为 3～4.5mg/dl。

饮食中磷酸盐主要由水果、蔬菜、肉类和乳制品提供。食物中磷酸盐在小肠通过主动和被动形式重吸收。维生素 D 可增加磷酸盐和钙的吸收。

在肾脏，90% 滤过的磷酸盐在近端小管重吸收。在磷缺乏时肾重吸收增加。血磷酸盐水平增加时，肾重吸收减少。PTH 抑制近端和远端肾小管磷酸盐重吸收。肾功能障碍时，PTH 不能增加磷酸盐排出，但其对肠道和骨骼的作用而使血磷酸盐浓度增加[74]。甲状腺激素和生长激素可增加肾磷酸盐重吸收。

磷酸盐在骨骼释放和摄取主要由钙代谢决定。血[Ca^{2+}]下降，通过 PTH 的作用，钙和磷酸盐从骨骼释放。血[Ca^{2+}]增加，促使骨骼形成，磷酸盐和钙进入骨内。

低磷血症

发病机制

低磷血症分为轻度（2.5～2.8mg/dl）、中度（1.0～2.5mg/dl）和重度（<1.0mg/dl）。低磷血症可见于 2%～3% 的住院患者和 30% ICU 患者。0.5% 住院患者可出现严重低磷血症。主要危险因素为 DKA、营养不良、应用利尿药或抗酸药、脓毒症和酒精中毒。常见病因包括：①可导致肾排泄增加的疾病；②影响胃肠道吸收减少的疾病；③促使血磷酸盐

框 123-14	低磷血症原因

肾丢失
　应用利尿药
　肾小管功能障碍
　高渗状态
　　DKA
　　高渗性高血糖非酮性昏迷
　甲状旁腺功能亢进症
　醛固酮增多症
　应用糖皮质激素
肠吸收不良
　饮食摄入减少
　饥饿/营养不良
　应用结合磷的抑酸药
　维生素 D 缺乏
　慢性腹泻
　鼻胃管引流
跨细胞转移
　呼吸性碱中毒
　　脓毒症
　　中暑
　　水杨酸盐中毒
　　抗精神病药恶性综合征
　　肝性脑病
　　乙醇戒断
高血糖
应用胰岛素

转移至细胞内的疾病（框 123-14）[75]。

应用利尿药常导致肾磷酸盐丢失。噻嗪类利尿药、袢利尿药和乙酰唑胺促进肾磷酸盐丢失[74-76]。低磷血症常见于急性肾衰竭、肾移植和长期腹膜透析患者，肾功能不全与高磷血症而非低磷血症相关[77]。甲状旁腺功能亢进时，PTH 水平升高可增加肾磷酸盐排出，引起低磷血症。

DKA 是引起低磷血症重要原因。代谢性酸中毒和胰岛素缺乏动员细胞内磷酸盐，并由于渗透利尿，尿磷丢失增加。因磷酸盐从细胞内转移至血液，总体磷严重缺乏时血磷可能正常。应用胰岛素治疗 DKA 时，由于磷酸盐移回细胞内，可导致血[PO_4^{3-}]急剧下降[78]。酸中毒时血磷酸盐水平低的患者，磷酸盐严重缺乏。DKA 时常规补磷酸盐的益处未得到证实。这些患者常有低钾血症，给予磷酸钾治疗是合理的。磷酸盐摄入减少和肠道磷酸盐吸收障碍是引起低磷血症的另一原因。近 50% 酒精中毒患者可发生低磷血症。肾排泄增加和摄入减少是可能机制。含糖溶液可使磷酸盐从血清转移至细胞内，因此补充含糖溶

液可加重低磷血症。

磷酸盐广泛存在于大多数食物中，发达国家低磷血症常见于低体重儿，很少由于饥饿和慢性营养不良引起。吸收不良综合征、慢性腹泻和维生素 D 缺乏时，肠道磷酸盐吸收减少。结合磷酸盐的抑酸药（碳酸钙、氢氧化铝、碳酸铝）影响吸收食物中磷酸盐，长期应用可导致低磷血症。

磷酸盐的跨细胞转移，是低磷血症的第三个机制。呼吸性碱中毒是低磷血症常见原因。细胞内二氧化碳分压降低可增加磷酸果糖激酶、糖酵解酶限速酶活性，葡萄糖磷酸化前体增加细胞摄取磷酸盐，引起低磷血症。脓毒症、中暑、水杨酸盐中毒、抗精神病药恶性综合征、肝性脑病、酒精戒断和急性恐慌症使换气过度可诱发低磷血症。

应用含糖溶液治疗慢性营养不良时，可引起过度喂养综合征，此时，胰岛素释放能增加细胞摄取磷酸盐，而使血 $[PO_4^{3-}]$ 降低。增加饮食磷酸盐可避免此种情况。严重哮喘患者应用 β 受体激动药可刺激细胞摄取磷酸盐引起低磷血症[79,80]。儿茶酚胺和碳酸氢钠治疗可使磷酸盐转移至细胞内。术后患者高代谢状态促进细胞摄取磷酸盐引起其缺乏。迅速生长的恶性肿瘤（如白血病、伯基特淋巴瘤、组织细胞淋巴瘤）也能摄取大量磷酸盐而引起低磷血症。

临床特征

低磷血症的临床表现与 ATP 生成减少和能量代谢不足有关。可影响多器官系统（框 123-15）。轻度或中度低磷血症常无症状，临床表现主要见于重度低磷血症。

严重磷酸盐缺乏，可出现心肌抑制、对升压药无反应的低血压和左室功能障碍[81]。低磷血症也可降低室性心律失常阈值。

严重低磷血症患者常见呼吸衰竭。能量底物减少可导致呼吸肌无力、膈肌收缩抑制、缺氧和呼吸性酸中毒。辅助通气快速纠正慢性呼吸性酸中毒时，使阴离子转移至细胞内进一步降低血 $[PO_4^{3-}]$。呼吸机依赖可能是低磷血症所致。低磷血症可减少骨骼肌细胞内 ATP，引起肌无力、肌痛和乏力[82]。低磷血症引起的横纹肌溶解，既可无症状（仅血清肌酶水平升高），也可出现严重肌痛、无力和急性肾衰竭。

横纹肌溶解可由急性酒精戒断、DKA 治疗和伴有营养过剩的低磷血症引起。严重横纹肌溶解肌细胞释放磷酸盐，细胞内磷酸盐减少，但血 $[PO_4^{3-}]$ 可正常或升高。

低磷血症可使红细胞 2,3-DPG 生成减少，引起氧合血红蛋白解离曲线左移和组织氧输送减少。ATP 缺乏时，红细胞不能维持细胞膜完整性和变形能力，

框 123-15　低磷血症临床表现

心血管系统
心肌收缩力降低
低血压
心律失常
心肌病

肺部表现
呼吸衰竭
呼吸机依赖

骨骼肌表现
无力
肌痛
横纹肌溶解

血液系统表现
组织氧释放减少
溶血
白细胞功能障碍
血小板功能障碍

神经系统表现
感觉异常
抽搐
昏迷

通过毛细血管时形态改变可导致溶血和在脾破坏增加。低磷血症也可引起白细胞功能（趋化性、吞噬作用和调理素作用）障碍，增加机体对感染易感性。

严重低磷血症的神经病学表现包括乏力、意识模糊、抽搐和昏迷。也有报道，患者可出现外周神经病变和类似吉兰-巴雷综合征的上升性运动神经麻痹。

处理

低磷血症的治疗取决于血 $[PO_4^{3-}]$ 和症状严重程度。轻或中度低磷血症可给予口服补充，如磷酸钾。重度低磷血症应静脉补充磷酸盐。可应用两种制剂：磷酸钾和磷酸钠。因为低磷血症和低钾血症可同时存在于某些疾病中（如 DKA、酒精中毒），补充钾盐是合理的[83,84]。

静脉应用磷酸盐的并发症包括急性低钙血症和高磷血症。此时，应监测低钙血症症状，如有无手足抽搐。肾功能不全患者应用磷酸盐时应特别谨慎[73,74]。

高磷血症

发病机制

高磷血症（>5.0mg/dl）很少见于肾功能正常

框 123-16	高磷血症原因

假性高磷血症
 副蛋白血症
 高脂血症
 溶血
 高胆红素血症
肾因素
 急、慢性肾衰竭
 肾小管重吸收增多
  甲状旁腺功能减低症
  甲状腺毒症
  维生素 D 摄入过多
细胞损伤
 横纹肌溶解症
 肿瘤溶解综合征
 溶血
摄入增多
 磷酸盐灌肠剂或通便药
 静脉或口服磷摄入过多

患者,因为肾很容易排出过多磷酸盐。高磷血症常见于磷酸盐清除障碍、内源性磷酸盐产生过多或外源性给磷过多(框 123-16)。

假性高磷血症表示血无机磷酸盐测定值假性升高,通常见于测定方法不当。其他原因尚有副蛋白血症(如多发骨髓瘤)、高脂血症、溶血和高胆红素血症。

肾衰竭是高磷血症最常见原因[74],肌酐清除率 <30ml/min 时,血 $[PO_4^{3-}]$ 可维持正常[85]。如果不给予外源性磷酸盐,肾衰竭患者高磷血症较轻。肾功能正常而伴 PTH 缺乏、甲状腺功能亢进或过多应用维生素 D 时可增加磷酸盐重吸收,引起高磷血症。

高磷血症可发生于内源性磷酸盐生成增多,如横纹肌溶解、肿瘤溶解综合征或溶血时,大量细胞损伤导致磷酸盐释放入血[86]。上述患者常继发肾衰竭,导致磷酸盐排出减少,血 $[PO_4^{3-}]$ 进一步增加。

高磷血症也可因应用外源性磷酸盐(经静脉、口服或直肠)引起。较常见于婴儿、老年人和肾功能不全者[87-90]。

临床特征

高磷血症的临床体征能反映同时合并低钙血症,由于过多磷酸盐与钙结合沉积于组织中引起。表现为神经肌肉兴奋性增强(如感觉异常、反射亢进、手足搐搦、抽搐)和心肌抑制(如低血压、心动过缓、左室功能不全)。组织中磷酸钙沉积可导致急性心脏传导阻滞和死亡。

处理

高磷血症的紧急处理包括支持治疗和症状性低钙血症的治疗。肾功能正常患者,输注等渗盐水能增加磷酸盐清除。应用葡萄糖加胰岛素可促使磷酸盐进入细胞,暂时降低血 $[PO_4^{3-}]$。

含铝抗酸药是防治慢性肾衰竭患者高磷血症的主要药物[91]。尽管这些药物在急诊科不常用,但在大量外源性磷酸盐引起高磷血症时应用是合理的。危及生命的高磷血症患者,尤其伴肾衰竭时应考虑血液透析或腹膜透析。

重要概念

- 低钠血症可影响中枢神经系统,引起嗜睡、冷漠、意识模糊、定向障碍、激动、抑郁和精神错乱。
- 低钠血症治疗主要根据症状严重性、估计疾病持续时间和患者容量状态。急性低钠血症患者,当血 $[Na^+]$ < 120mEq/L 时即可出现症状(如严重乏力、意识淡漠和抽搐),慢性低钠血症患者可耐受更低的血 $[Na^+]$。
- 纠正急性低钠血症的速度为每小时 1~2mEq/L,慢性低钠血症纠正速度不应超过每小时 0.5mEq/L。总之,24 小时内血 $[Na^+]$ 增加不超过 10mEq/L。
- 治疗低钾血症时,口服补钾优于静脉补钾,静脉补钾易引起高钾血症。低钾血症患者症状明显(如心律失常)和不能耐受口服补钾时应予静脉补钾。
- ECG 可为诊断高钾血症提供有价值的线索(如 T 波高尖、P 波消失、QRS 综合波增宽)。
- 治疗高钾血症时应进行心电监测,血流动力学不稳定的患者应予静脉钙制剂、降低血 $[K^+]$ 和治疗原发病因。
- 高钙血症患者症状严重(如严重脱水、意识改变、心律失常)或血 $[Ca^{2+}]$ > 14mg/dl 时应予静脉补液,应用呋塞米、破骨细胞抑制剂(如二磷酸盐类如膦酸二钠或帕米磷酸钠)、普卡霉素、降钙素、糖皮质激素和硝酸镓治疗。治疗目的是恢复正常血容量、增加肾钙排出、降低破骨细胞活性和治疗原发疾病。
- 低镁血症:尽管血 $[Mg^{2+}]$ 不能真正反映机体总镁含量,但血 $[Mg^{2+}]$ < 1.2mg/dl 时应开始补镁。症状严重者(如抽搐、心律失常)应静脉补镁。

本章参考文献请参见 http://pumpress.bjmu.edu.cn/eduservice/3419.html

第 124 章　糖尿病和糖代谢紊乱

Rita K. Cydulka and Gerald E. Maloney, Jr.

寿松涛　翟建华　译　崔书章　校

概述

糖尿病是最常见的内分泌疾病，主要表现为高血糖和糖、脂肪代谢紊乱。糖尿病急性并发症包括低血糖、糖尿病酮症酸中毒（DKA）和高血糖高渗性非酮症昏迷（hyperglycemic hyperosmolar nonketotic coma, HHNC）。慢性并发症包括血管病变，特别是微血管病变。易出现心血管系统、眼、肾及神经系统并发症。尽管 Banting 和 Best[1] 75 年前就发现胰岛素，但动脉硬化、肾衰竭、视网膜病变和神经病变等严重并发症发生率仍居高不下。糖尿病控制与并发症试验（DCCT）证实，严格控制血糖能降低 1 型糖尿病患者上述晚期并发症的发生率。英国前瞻性糖尿病研究（UKPDS）试验也证实严格控制血糖对 2 型糖尿病患者有益[3]。糖尿病患者急诊科花费是非糖尿病患者 3 倍以上，住院次数是非糖尿病患者 4 倍以上。

发病机制

正常生理

血糖是中枢神经系统（CNS）新陈代谢的主要能量来源，稳定的血糖浓度是机体生存的关键。CNS 不能合成葡萄糖，只能从循环血液中获得，其储存量仅供数分钟代谢利用。短暂低血糖即可出现明显的 CNS 功能障碍，持续的严重低血糖可导致脑细胞死亡。血糖调节系统本身能够预防和纠正低血糖[4]。

通常血糖浓度维持于 60~150mg/dl 的有限范围内，进餐和运动后可出现较大波动。血糖来源有三：进食后小肠吸收；糖原分解和糖异生（以乳酸、丙酮酸、氨基酸和甘油为底物）作用。机体摄取葡萄糖后，血糖水平升高，并能抑制内源性葡萄糖生成，血糖水平迅速降至正常范围。

胰岛素

血糖升高刺激胰腺 β 细胞的胰岛素受体，促使胰岛素释放入血。口服葡萄糖较注射葡萄糖更能刺激胰岛素释放，其机制尚不完全清楚。有些氨基酸能促进胰岛素释放，甚至使部分患者发生低血糖。磺脲类口服降糖药通过刺激胰岛素释放发挥其部分功能。

特定组织的胰岛素受体位点数目决定该组织对血浆胰岛素的敏感性。胰岛素受体位点数目和敏感性是磺脲类口服降糖药发挥长效作用的主要因素。受体位点数目在糖皮质激素缺乏者体内增加，而肥胖者体内相对减少。

正常生理条件下，机体能够通过肝与肾将胰岛素快速降解排出。循环血中胰岛素的半衰期是 3~10 分钟。胰岛素是糖尿病患者主要的合成代谢激素，而胰高血糖素是主要的分解代谢激素。

虽然绝大部分组织中含有合成与水解糖原的酶系统，但只有肝和肾含有葡萄糖-6-磷酸酶，这种酶是葡萄糖释放入血所必需的。肝基本上是内源性葡萄糖生成的唯一器官，只有长期饥饿时，肾才能通过糖异生作用合成并释放葡萄糖入血。

葡萄糖通过肝细胞膜时并不依赖于胰岛素。但胰岛素能够促进肝细胞摄取和储存葡萄糖，用于合成糖原、脂肪及储存能量。胰岛素抑制肝糖异生和糖原分解[5]。

肌肉能够储存和利用葡萄糖。首先通过糖酵解生成丙酮酸，丙酮酸可转化为乳酸或通过转氨基作用生成丙氨酸。产生的乳酸被转运到肝作为糖异生的底物。丙氨酸也可从肌肉转运到肝。饥饿状态下，肌肉葡萄糖摄取减少，通过氧化脂肪酸提供能量，并且动员蛋白质分解为氨基酸转运至肝作为糖异生底物。脂肪组织也能够利用葡萄糖合成脂肪酸，以进一步氧化生成三酰甘油（甘油三酯）。饥饿时，脂肪组织也能减少葡萄糖的利用，并通过脂肪酸的 β-氧化提供能量。但是饥饿状态下，其他组织并不减少葡萄糖利用，因此仍按一定速率产生乳酸。

葡萄糖透过脂肪细胞膜时需依赖胰岛素的作用。脂肪细胞内大部分葡萄糖转化为磷酸甘油，再通过脂肪酸酯化反应生成甘油三酯。尽管依赖胰岛素的脂肪酸大多在肝中合成，仍有小部分是在脂肪细胞内利用葡萄糖代谢产物乙酰辅酶 A 合成。很低的血胰岛素水平即可抑制细胞内脂肪分解，而刺激细胞外脂肪分解有赖于循环血中的脂质进入脂肪细胞。

葡萄糖调节机制

维持正常血糖浓度有赖于葡萄糖消耗与内源性葡萄糖生成或饮食摄入葡萄糖之间的动态平衡。维持机体血糖稳态的调节机制包括激素、神经体液和自身调节。调节血糖的激素有胰岛素、胰高血糖素、肾上腺素、糖皮质激素和生长激素。胰岛素是主要的降血糖激素，能抑制内源性葡萄糖生成，促进葡萄糖的利用。胰岛素由胰岛 β 细胞分泌，经肝门循环入血，在肝和周围组织发挥重要作用。胰岛素作用于脂肪和肌肉等胰岛素敏感组织，促进这些组织对葡萄糖的摄取、储存和利用[4]。

反向调节激素包括胰高血糖素、肾上腺素、去甲肾上腺素、生长激素和糖皮质激素。摄食不足或者胰岛素分泌不足引起葡萄糖不能进入细胞内，机体能感知这种"饥饿状态"，继而释放胰高血糖素，提高血糖水平，维持正常脑功能。不同于饱食状态，饥饿状态下机体分解蛋白质和脂肪提供能量。胰高血糖素由胰岛 α 细胞分泌，并释放入肝门循环。酮症时胰高血糖素水平升高，降低肝 2,6-二磷酸果糖水平，抑制糖酵解，促进糖异生[6]。胰高血糖素通过增强肝腺苷酸环化酶活性，促进肝糖原分解和糖异生。胰高血糖素还能促进肝酮体生成。因此，胰岛素是一种降血糖的合成代谢激素，而胰高血糖素是一种升血糖的分解代谢激素。机体在低血糖、应激、创伤、感染、运动和饥饿状态下，胰高血糖素释放增加，能在数分钟内加速肝葡萄糖合成，但维持时间很短。

肾上腺素直接或间接作用于 α 和 β 肾上腺素能受体，刺激肝葡萄糖生成，抑制葡萄糖的利用。肾上腺素也可直接作用于肝，数分钟内促进肝内糖原分解和糖异生，短暂增加葡萄糖生成，能使血糖维持在正常水平。去甲肾上腺素和肾上腺素具有相似的升血糖作用，不同的是去甲肾上腺素是由交感神经节后神经元轴突末端释放。

生长激素最初具有降低血糖作用，但此作用数小时内即消失，因此生长激素释放对升高血糖并不重要。糖皮质激素能升血糖。从长远的观点来看，生长激素和糖皮质激素能增加葡萄糖生成。

糖尿病类型

美国国家糖尿病数据信息小组（The National Diabetes Data Group，NDDG）定义四种主要类型糖尿病：1 型糖尿病（type 1 diabetes mellitus），2 型糖尿病（type 2 diabetes mellitus），妊娠期糖尿病（gestational diabetes）和糖耐量减低（IGT）或空腹血糖受损（IFG）（框 124-1）[7]。1997 年 NDDG 提出取消"胰岛素依赖型糖尿病"和"非胰岛素依赖型糖尿病"命名，因此命名易引起混淆和临床诊治错误，建议用阿拉伯数字 1 和 2 代替罗马数字 I 和 II[7]。

1 型糖尿病

1 型糖尿病的特征是胰岛素合成急剧减少，初

框 124-1 糖尿病和其他葡萄糖不耐分类

糖尿病

1 型糖尿病（或 I 型糖尿病，以前称胰岛素依赖型糖尿病）
　免疫介导性
　特发性
2 型糖尿病（或 II 型糖尿病，以前称非胰岛素依赖型糖尿病）
其他特殊类型糖尿病
　胰岛 β 细胞功能遗传性缺陷
　胰岛素作用遗传性缺陷
　胰腺外分泌疾病
　内分泌疾病
　药物或者化学品所致的疾病
　感染
　不常见的免疫介导性糖尿病
　其他与糖尿病相关遗传综合征

妊娠糖尿病

葡萄糖耐量减退

空腹血糖受损

From American Diabetes Association: Report of the Expert Committee on the Diagnosis and Classification of Diabetes Mellitus. Diabetes Care 20: 1183, 1997.

发时即可出现酮症。需要注射胰岛素维持生命。85%～90%的1型糖尿病患者体内存在一种或多种与细胞介导自身免疫相关的胰岛β细胞自身抗体。1型糖尿病患者体内常有高表达的人类白细胞抗原（human leukocyte antigen，HLA）。这种自身免疫性损伤具有多基因遗传易感性，也可能与多种未知环境因素有关[7]。

2型糖尿病

2型糖尿病患者可长期无症状。由于胰岛素抵抗，血胰岛素水平可偏低、正常或偏高，很少发生酮症。2型糖尿病患者大多肥胖，其发病与病毒感染、胰岛细胞自身抗体及HLA表达无关。高胰岛素血症可能与外周组织胰岛素受体缺陷所致胰岛素抵抗有关[8]。肌糖原合成缺陷在2型糖尿病患者胰岛素抵抗中具有重要作用。部分25岁前的2型糖尿病患者，7号染色体上的葡萄糖激酶基因发生突变[9]。

妊娠糖尿病

妊娠糖尿病特征是妊娠期出现口服葡萄糖糖耐量试验（OGTT）异常，分娩后可恢复正常或仍异常。临床发病机制与2型糖尿病相似。通常临床表现为妊娠期非酮症性高血糖症。

葡萄糖耐量减退

第四种类型是糖耐量减低（IGT）和与其相似的空腹血糖受损（IFG）。此型患者血糖浓度处于正常值与糖尿病诊断标准之间，是糖尿病和心血管疾病的高危人群。其发病可能与胰岛素抵抗有关[6]。IGT/IFG临床表现非酮症性高血糖、胰岛素抵抗、高胰岛素血患者多伴肥胖。

不同于其他类型糖尿病，IGT/IFG多不合并糖尿病并发症。多数患者糖耐量可自动恢复正常。因每年大约1%～5%的IGT患者会发展为糖尿病，急诊医生不能对其掉以轻心[10,11]。

流行病学

因糖尿病诊断标准不同，发病率很难统计。NDDG以75g葡萄糖进行OGTT为诊断标准，统计糖尿病发病率为6.6%，IGT发病率为11.2%[4]。以上数据可能过高估计了糖尿病发病率，因大多数通过OGTT诊断为IGT或糖尿病的患者最终并未患糖尿病。真正发病率约为6.3%，其中5%～10%为1型糖尿病，90%～95%为2型糖尿病[3]。部分人群糖尿病发病率较高，如美洲皮马土著人2型糖尿病患病率为40%。然而，白种人糖尿病发病率明显高于非白种人[13]。

1型糖尿病的患病高峰年龄是10～14岁。平均每600个学龄儿童有1个患有糖尿病。美国20岁以下人群中，1型糖尿病患病率约为0.26%，终生患病率接近0.4%。16岁以下人群年发病率是12～14/100万。糖尿病发病率受年龄影响，新生儿至青春期发病率逐渐升高，另一个小高峰发病年龄段是中年[14]。

糖尿病病死率与血管并发症相关。36.8%患者死于心血管并发症，17.5%患者死于脑血管并发症，15.5%患者死于糖尿病昏迷，12.5%的患者死于肾衰竭。

病理生理和病因

1型糖尿病是一种慢性自身免疫性疾病，通常临床前期历经数年[5]。1型糖尿病晚期的典型表现是血糖升高和出现酮症，是β细胞破坏的明显证据。

1型糖尿病晚期最显著特征是β细胞接近完全破坏和血胰岛素水平近乎完全缺乏，而分泌胰高血糖素的α细胞、分泌生长抑素的δ细胞和分泌胰多肽的细胞正常。

虽然糖尿病确切病因尚不清楚，目前研究已经发现许多线索。糖尿病发病机制的研究表明糖稳态失衡的原因存在个体差异[15,16]。这就决定糖尿病临床表现的个体性。除非被选为研究对象，否则个例患者发病病因并未在研究范围。然而，目前工作目的是确定糖尿病易感人群、预防糖尿病急性和慢性并发症发生及减缓疾病进展。

1型糖尿病患者特定HLA标记物的表达和对大量双胞胎及家族患者的研究提示，糖尿病与遗传因素相关[5,17]。居住在糖尿病低发病率地区的家庭迁入高发病区后，其发病率与该区相同，提示糖尿病发病的环境因素。已经明确1型糖尿病患者存在自身免疫因素。胰岛细胞淀粉样变与糖尿病发生相关。两型糖尿病都与病毒感染有关，最常见为先天性风疹病毒、柯萨奇B病毒和巨细胞病毒。

研究者在细胞膜上发现两类多孔状碳水化合物转运体。钠相关葡萄糖转运体主要位于小肠和肾。葡萄糖转运蛋白遍布机体组织，促进葡萄糖降浓度梯度扩散。葡萄糖转运蛋白-4主要位于肌肉组织，是胰岛素敏感受体。这种蛋白的信号传导缺陷可能是有些糖尿病患者胰岛素抵抗的主要原因[18]。

临床特征

1型糖尿病

1型糖尿病患者通常消瘦，年龄小于40岁，并且容易出现酮症。血浆胰岛素水平极低；胰高血糖素水平高，但可被胰岛素抑制，患者出现症状时必须依赖胰岛素治疗。患者可能会突然发病，出现烦渴、多尿、多食和体重迅速减轻。某些患者以酮症酸中毒为首发症状。很多1型糖尿病患者相关症状会到急诊就诊，包括急性代谢并发症（如DKA）和慢性并发症（如心血管疾病或循环异常、视网膜病变、肾病变、神经系统病变、糖尿病足、严重感染和各种皮肤病变）。

2型糖尿病

2型糖尿病患者常见于中老年人，体重超重，胰岛素水平正常或高于正常。胰岛素水平低于血糖水平相应的预计胰岛素值时，机体即处于相对胰岛素缺乏状态，可能与胰岛素分泌缺陷有关[4]。所有2型糖尿病患者也有胰岛素分泌不足、胰岛素作用靶点异常或靶器官对胰岛素敏感性降低之分。

研究表明，1型糖尿病患者的不同亚组属于2型糖尿病分类。大多数成年糖尿病患者有肥胖，20%患者无此表现。非肥胖患者构成的亚群表现不同，更类似于1型糖尿病。另一亚群包括成年发病的年轻人，他们具有常染色体显性遗传，通常不会出现肥胖，病情通常较轻微。

2型糖尿病患者与1型糖尿病患者不同，病情逐渐发展，通常是常规化验发现血糖升高诊断。根据患者情况，可通过饮食控制、口服降糖药或注射胰岛素治疗。疾病失代偿往往会出现高渗性非酮症昏迷，而不是酮症酸中毒。

儿童和青少年中2型糖尿病发病率逐渐增加[19]。

诊断方法

血清葡萄糖

通常，随机血糖水平都高于200mg/dl、空腹血糖高于126mg/dl或2小时OGTT血糖水平足以诊断糖尿病。如无高血糖及代谢异常时，需择日重新测定以明确诊断[7]。150mg/dl可以精确区分糖尿病或非糖尿病患者。通常OGTT是非必需的，除非妊娠或怀疑糖尿病但未达到上述诊断标准者。WHO和NDDG已拟定OGTT操作流程。

糖化血红蛋白

糖化血红蛋白（HbA_{1c}）是反映血糖控制水平的重要指标之一。HbA_{1c}是升高的血糖与血红蛋白β-链N端缬氨酸发生进行性不可逆结合，其量与血糖浓度呈正相关。糖化血红蛋白是反映某段时间内血糖控制水平的指标。由于红细胞有较长半衰期，因此HbA_{1c}可以反映前6~8周的血糖控制水平，正常值为4%~6%[20]。病情控制差的患者可达到10%~12%。糖化白蛋白半衰期短，只能反映患者近1~2周血糖控制水平，很少应用于临床。美国糖尿病协会（ADA）推荐所有类型的糖尿病患者一年至少进行两次HbA_{1c}测定，并控制在7%以内[21]。

尿糖

尿糖测定有两种基本方法：试剂法（reagent tests）和试纸法（dipstick tests）。试剂法（例如尿糖试剂）是铜的还原反应。与试纸法相比，既繁琐又昂贵，如果药片被意外摄入，会造成腐蚀性和危险性，并且实验易受到外界因素影响（框124-2）。

试纸法通常采用葡萄糖氧化酶法，但也容易受到外界因素影响（框124-3）。试纸法廉价和方便，但是对于已知血糖浓度时，其敏感性和反应强度可能会有不同。实验者和光线不同，试纸法结果的解释可以有明显差异。可导致过高或过低的判断[22]。试纸种类不同，使用＋、＋＋、＋＋＋、＋＋＋＋来判断尿葡萄糖浓度会产生不同结果。利用色差计的反射系数

框124-2 影响尿糖试剂法结果的因素（假阳性结果）

抗坏血酸	左旋多巴
头孢噻啶	美他沙酮
头孢噻吩	甲基多巴
稀释的尿液	青霉素
龙胆酸（阿司匹林）	丙磺舒
葡萄糖醛酸结合物	还原糖
尿黑酸	水杨酸盐
异烟肼	链霉素
妊娠妇女体内乳糖	

From Contemp Pharm Pract 3：224，1980.

框 124-3	尿糖试纸法结果影响因素

假阳性
氯葡萄糖次氯酸钠
谷胱甘肽
尿黑酸
过氧化氢

假阴性
抗坏血酸
阿司匹林
胆红素
过氧化氢酶
儿茶酚胺
半胱氨酸
3,4-二羟基苯乙酸
L-多巴胺
肾上腺素
硫酸亚铁
龙胆酸
5-羟基苯乙酸
5-羟色胺
5-羟色氨酸
左旋多巴
美拉鲁利
甲基多巴
硫酸氢钠
四环素和维生素C
尿酸

From Contemp Pharm Pract 3:224, 1980.

读取试纸结果,能提高准确度。由于影响因素较多,尿糖测定结果不是很精确。

尿酮体

尿酮试纸法利用硝普酸盐反应,可测定乙酰乙酸,但不能测出 β-羟丁酸。通常 DKA 患者体内乙酰乙酸与 β-羟丁酸比例为 1:2.8,甚至可达 1:30,因此,试纸法尿酮测定并不能真实反映酮症程度。如酮体主要是 β-羟丁酸时,即使严重酮症,试纸法测定酮体也可能显示阴性。

血糖试纸

试纸法测定血糖是监测血糖比较精确的方法,但也可能不准确。血细胞比容低于 30% 或者高于 55% 可使结果偏高或偏低,很多试纸用于新生儿时结果不准确。试纸法敏感性受多种因素影响,并且受试纸品牌影响。高血糖范围时误差较大。实际血糖浓度低于 90mg/dl 时,试纸法结果误差很少超过 30mg/dl。个别患者血糖浓度可能不准确,但是试纸法测定血糖浓度有助于估计血糖范围。反射测光仪提高了血糖试纸法的准确性。如果希望获得较高准确度,应在实验室测定血糖水平。

低血糖

低血糖是 1 型糖尿病患者的常见并发症,特别是严格控制血糖者,也是糖尿病患者最为危险的急性并发症。糖尿病患者低血糖症发病率约为每 100 个患者 9~120 例次/年[23-25]。严格控制空腹和餐后血糖在正常范围时,低血糖发生率可能增加。糖尿病昏迷最常见原因是葡萄糖摄入时应用胰岛素过量。低血糖的发病率和病死率均较高。严重低血糖是指血糖低于 40~50mg/dl,伴认知功能障碍[26]。

发病机制

机体通过抑制胰岛素的分泌和促进反向调节激素的释放来对抗低血糖状态,机体会促进肝糖原的产生,抑制葡萄糖的利用。机体通过抑制胰岛素分泌和动员反向调节激素来促进肝内葡萄糖合成和抑制葡萄糖利用,预防低血糖。糖尿病患者使用胰岛素时,容易出现低血糖,是由于此时容易出现胰岛素过量和反向调节系统失代偿[4]。

低血糖症的原因可能为未进餐、能量消耗过多或胰岛素过量。有些因素可能会促进低血糖的发生(框 124-4)。口服降糖药治疗或过量也会造成低血糖。

无症状或未知低血糖是 1 型糖尿病危险并发症,这种并发症可能是由于患者以前长时间处于低血糖浓度所致[26]。甚至一次单纯低血糖发作就能够降低神经体液反向调节系统对再发低血糖的反应[27,28]。其他引起低血糖反复发生的因素:强化胰岛素治疗、长期糖尿病病史、自主神经病变和肾上腺素分泌量减少或敏感性下降[26]。

1 型糖尿病患者出现医源性低血糖时称 Somogyi 现象。该现象是因胰岛素过量使患者清晨睡眠中出现低血糖,刺激反向调节激素释放增加,引起反跳性高血糖,患者睡醒时血糖增高。而患者和医生通常以为这是增加胰岛素剂量的标志,致使症状加重[29]。实际上,此时应减少胰岛素用量或者调整给药时间。

| 框 124-4 | 促发低血糖的因素 |

Addison 病
热带水果
神经性厌食症
抗疟药
食物摄入减少
乙醇
人为性低血糖
肝损伤
甲状腺功能亢进
甲状腺功能减退
运动量增加
胰岛素
胰岛细胞肿瘤
胰岛素泵故障，剂量调整不当或者使用方法错误
营养不良
老龄
口服降糖药
酮症酸中毒或高渗性昏迷的过度治疗
喷他脒（潘基嘧丁）
苯基丁氮酮（保泰松）
普萘洛尔（心得安）
更换胰岛素或口服降糖药的剂量或种类
水杨酸
脓毒症
某些磺脲类抗菌药
进行性肾功能障碍加重

临床特征

大多数成年人血糖浓度在 40～50mg/dl 时出现症状性低血糖。低血糖症状与血糖降低的速度、患者年龄、性别、体重、全身健康状况以及既往对低血糖的反应有关。低血糖体征和症状是因肾上腺素分泌过多和中枢神经系统障碍所致。低血糖体征和症状包括出汗、神经质、震颤、心动过速、饥饿、行为异常、惊厥或昏迷症状[23]。通常低血糖是在不自觉中发生，明显的低血糖的前驱症状很少或缺乏。有些患者甚至是在无任何先兆情况下迅速发生低血糖。患者可能表现为痫性发作或有局灶性神经症状，此时静脉输注葡萄糖可以缓解。

诊断方法

低血糖主要实验室诊断方法是测定血糖。如果条件允许，应在治疗前测定血糖。试纸法能在治疗前快速、精确地估计血糖水平。

实验室检测能够提示引起低血糖的原因，例如摄入乙醇或其他药物。检测胰岛素抗体和 C 肽有助于判断人为低血糖。应用外源性胰岛素的患者，C 肽水平正常或降低，而胰岛素水平明显增高。

处理

轻症患者，口服含糖食品或饮料即可缓解症状（框 124-5）。重症患者应立即抽血化验，不必等结果即可静脉注射 50% 葡萄糖 1～3 安瓿，并应该保证患者气道通畅、呼吸和循环稳定。50% 葡萄糖 1 安瓿能够使血糖浓度增加 40～350mg/dl[30]。如有可能，上述处理可在院外进行。滥用乙醇引起的低血糖应同时给予维生素 B_1。50% 葡萄糖不能应用于婴幼儿，因可引起反跳性低血糖。8 岁以下儿童推荐使用 25% 或 10% 葡萄糖。25% 葡萄糖由 50% 葡萄糖与蒸馏水 1:1 配成，剂量通常为 0.5～1g/kg 或 25% 葡萄糖 2～4ml/kg。

如果不能迅速建立静脉通路，可予 1～2mg 胰高血糖素肌内或皮下注射[31]，10～20 分钟起效，30～60 分钟达高峰。必要时可重复使用。胰高血糖素也可通过静脉给予，1mg 胰高血糖素相当于 1 安瓿 50% 葡萄糖的作用。严重肝糖原缺乏者胰高血糖素无效，特别是乙醇诱发的低血糖。

1 型糖尿病患者家属应学习如何肌内注射胰高血糖素。接受指导的家庭中，实际上只有 9%～42% 家

| 框 124-5 | 低血糖患者的处理 |

1. 确定低血糖
   治疗前留取血液样品，检测血清葡萄糖。如果低血糖症状较严重，在实验结果出来前可给予适当治疗
2. 纠正低血糖
   如果患者意识清楚并且配合治疗，可以给予高糖饮食或口服（PO）葡萄糖
   如果患者不能 PO，予 50% 葡萄糖 25～75g（1～3 安瓿）静脉注射；儿童：25% 葡萄糖 0.5～1g/kg 静脉注射（2～4ml/kg）
   新生儿：10% 葡萄糖 0.5～1g/kg 或（1～2ml/kg）静脉注射
   如果患者不能静脉注射，可予胰高血糖素 1～2mg 肌内或皮下注射，每 20 分钟重复一次。儿童予胰高血糖素 0.025～0.1mg/kg 肌内或皮下注射，每 20 分钟重复一次

$D_{10}W$，10% 葡萄糖溶液；$D_{25}W$，25% 葡萄糖溶液；$D_{50}W$，50% 葡萄糖溶液；IM，肌内注射；IV，静脉注射；PO，口服；SC，皮下注射。

庭在需要时能迅速注射胰高血糖素[32]。人们可能会越来越接受鼻内应用胰高血糖素制剂[33]。院外护理者和急诊科医生应该询问胰高血糖素用药史，因为这会影响到初始血糖浓度。

所有严重低血糖的患者都应该预防惊厥和误吸。虽然静脉注射葡萄糖起效快，老年患者需要数天才能够完全恢复。口服降糖药所致低血糖持续时间长，且症状明显，因此此类低血糖需特殊处理。个案报道显示，口服降糖药后24小时后发生低血糖，72小时后再次出现。氯磺丙脲类降糖药最易出现上述问题。所以，口服降糖药过量引起的低血糖症患者应该至少观察24小时或更长，防止低血糖再发。

肾功能障碍者、儿科患者及首次应用降糖药的糖尿病患者口服磺脲类降糖药更易引发低血糖。肾衰竭和儿童患者药物过量可出现症状，有时仅服用一片磺脲类降糖药即发生顽固性低血糖。

口服降糖药引起的低血糖症治疗取决于降糖药种类。二甲双胍和噻唑烷二酮类药物很少引起严重而持续的低血糖症，促进胰岛素分泌的磺脲类降糖药很容易造成低血糖症。由于磺脲类降糖药引起低血糖患者，除补充葡萄糖外，还需给予抑制胰岛素释放的药物，例如生长抑素类似物奥曲肽。有多篇报告证实，奥曲肽治疗成人或儿童磺脲类降糖药引起的低血糖患者取得良好疗效，能有效预防低血糖的反复发生[34,35]。但尚未报道标准的治疗量。通常成人患者50～100μg静脉或皮下注射，每12小时一次，儿童患者25～50μg静脉或皮下注射。虽然奥曲肽不能减少观察时间和血糖监测次数，奥曲肽很有应用前景。治疗低血糖症同时应注意查找低血糖原因。

处置

1型糖尿病患者低血糖症原因明确，并且通过教育或药物治疗纠正后，可离开急诊科。糖原缺乏患者为保证他们能耐受进食和补充糖原储备，出院前都应进餐。出院后，患者应该接受短期随访和病情评估。口服降糖药引起的低血糖症患者，应留院观察，以防低血糖复发。

非糖尿病患者

非糖尿病患者低血糖症分为餐后或空腹低血糖（框124-6）。餐后低血糖的常见原因是餐后胰岛素分泌过多，常见于胃切除术、胃空肠吻合术、幽门成形术或迷走神经切除术后患者。空腹低血糖常见于葡萄糖合成与利用失衡。葡萄糖合成不足的常见原因包括

框 124-6	低血糖原因

餐后低血糖
餐后胰岛素分泌过高
果糖不耐受
乳血症
亮氨酸敏感

空腹低血糖
葡萄糖产生不足
激素缺陷
　垂体功能减退症
　肾上腺功能不全
　儿茶酚胺分泌不足
　胰高血糖素缺乏
酶缺陷
底物缺乏
　营养不良
　妊娠晚期
肝病
药物

葡萄糖利用过度
高胰岛素血症
　胰岛素瘤
　外源性胰岛素应用
　磺脲类药物
　其他药物
　休克
肿瘤

激素缺乏、酶缺陷、底物缺乏、严重肝损伤和药物。葡萄糖过度利用常见于：胰岛素瘤、外源性胰岛素过量、磺脲类或其他药物、内毒素性休克、胰腺外肿瘤和各种酶缺乏。

急诊处理与糖尿病患者低血糖症相似。对非糖尿病低血糖症住院还是门诊治疗应该根据低血糖的原因和发病特点（也就是低血糖的严重性，持续性和反复性）。

糖尿病酮症酸中毒

发病机制

病理生理

DKA是由于胰岛素分泌不足和胰高血糖素分泌过多引起的临床综合征，通常表现为高血糖、脱水、酸中毒和电解质平衡失常（图124-1）[36]。DKA诱因

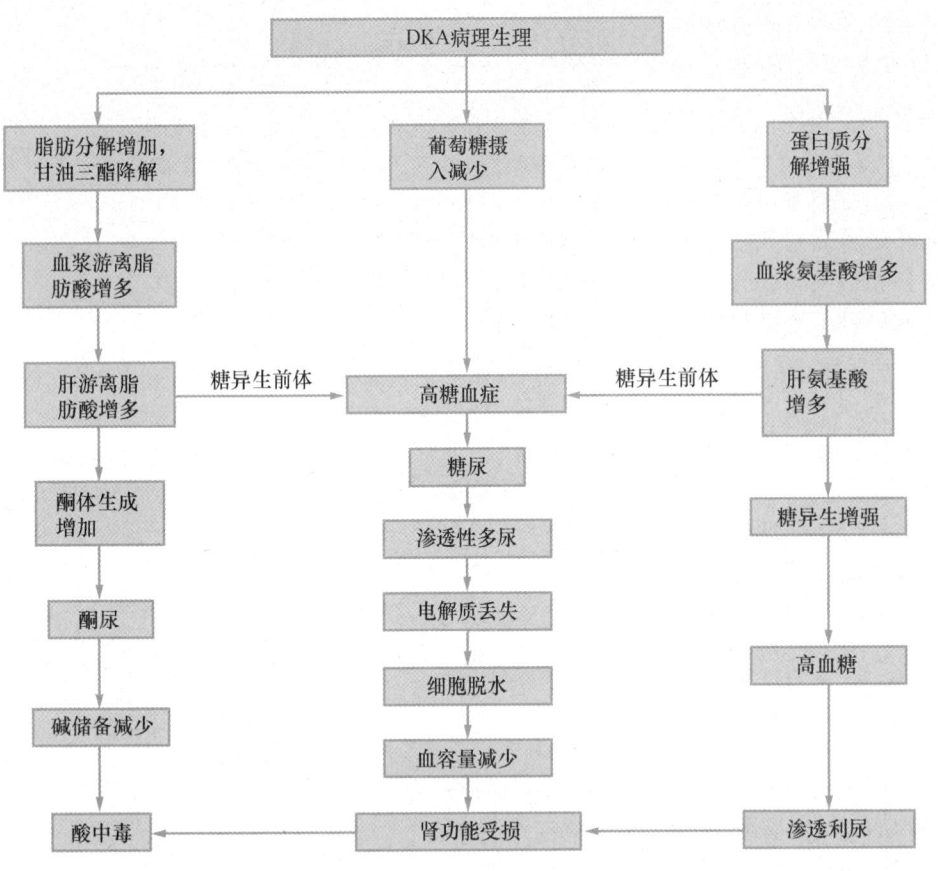

图 124-1　DKA 综合征

相互关联，均以胰岛素缺乏为基础。中断胰岛素治疗及躯体或精神上应激状态可促发 DKA。

外周组织胰岛素缺乏作用可能相似，是因受体或受体后位点缺乏胰岛素受体或对胰岛素不敏感。血糖水平超过肾糖阈时，葡萄糖由尿液排出。高血糖和脱水导致血浆渗透压升高是患者精神症状的主要原因[37]。

肾小管中葡萄糖浓度增加通过渗透作用将水、钠、钾、钙、镁、磷和其他离子从血液渗入尿液中。渗透性利尿加上机体摄入不足和呕吐导致 DKA 患者明显脱水和电解质平衡失常（表 124-1）。胰腺外分泌功能障碍与 β 细胞内分泌功能障碍相似，引起吸收障碍，进一步限制机体液体摄入，加重电解液丢失。

95% 的 DKA 患者总钠水平正常或降低，钾、镁和磷水平明显降低。然而，由于酸中毒和脱水，上述电解质初测水平可能高于机体实际水平。低钾血症进一步抑制胰岛素分泌。

细胞不能从循环血液中摄取能源物质，类似于饥饿状态，减少氨基酸摄取，加快蛋白质的分解，促使大量氨基酸转运到肝转化成二碳类物质。

DKA 患者体内脂肪组织不能清除循环中脂质。胰岛素缺乏激活循环激素敏感型脂肪酶，增加游离脂肪酸水平。肝将血中大量长链游离脂肪酸（FFA）不完全氧化生成乙酰乙酸和 β-羟丁酸。此时肝无法通过正常途径将游离脂肪酸酯化为甘油三酯，而是将其转化成为酮体，此种转变与门静脉血中胰高血糖素/胰岛素比值变化直接相关。尽管病理性胰高血糖素介导的酮体生成增加，但是机体外周组织减少酮体利用，类似于饥饿状态。酮体产生增多而利用减少导致酮症酸中毒。

酮症严重程度与反向调节激素（如肾上腺素、胰高血糖素、糖皮质激素和生长抑素）分泌有关。

表 124-1　严重 DKA 患者体液和电解质缺乏的平均水平（千克体重）

体重（kg）	水（ml/kg）	钠（mEq/L）	钾（mEq/L）	氯（mEq/L）	磷（mEq/L）
<10	100～120	8～10	5～7	6～8	3
10～20	80～100	8～10	5～7	6～8	3
>20	70～80	8～10	5～7	6～8	3

DKA 患者体内的胰高血糖素可达正常人的 4~5 倍，它通过降低循环中丙二酰辅酶 A 浓度和抑制糖酵解而影响酮体生成。肾上腺素、去甲肾上腺素、糖皮质激素、生长激素、多巴胺和甲状腺素都可通过刺激脂肪分解促进酮体生成。普萘洛尔和美替拉酮可以阻断反向调节激素作用，已成功用于治疗其他治疗无效的反复发生的 DKA 患者。

酸中毒是 DKA 的重要临床表现。酸血症患者通过增加肺通气而加快体内酸排出，常出现 Kussmaul 呼吸。此过程消耗碳酸氢盐。现有证据表明，酸中毒加重酮症及高渗作用，直接抑制患者的精神状态。

DKA 患者即使有严重酮症酸中毒时也不一定存在酸血症。呕吐数天和一些严重脱水及过度换气的糖尿病患者可出现酮症碱中毒。然而，出现碱血症应迅速考虑酒精性酮症酸中毒，酒精性酮症酸中毒时更常见碱血症。

病因

通常情况下，1 型糖尿病患者由于胰岛素应用不当、感染或心肌梗死，易发生 DKA。2 型糖尿病患者在脓毒症、胃肠道（GI）出血等应激状态时也可发生 DKA。大约 25% 的 DKA 患者既往无糖尿病史[6,38]。

诊断方法

病史

临床上，大部分 DKA 患者伴有多饮、多尿、多食、视物模糊、乏力、体重减轻、恶心、呕吐和腹痛。约半数患者尤其是儿童常伴有腹痛。儿童腹痛常为特发性，可能因胃扩张或肝被膜牵张引起，代谢异常纠正后可缓解。成年人腹痛多是腹部器质性病变引起。

体格检查

体格检查可有或无神志异常。典型发现包括呼吸加快伴 Kussmaul 呼吸、心动过速、低血压或者直立性血压改变、呼出气丙酮味及脱水征[39]。DKA 罕能引起体温升高，一旦出现提示合并感染。

实验室检查

初步实验室检查有利于早期诊断和迅速治疗（表 124-2）。随后检查是为进一步明确 DKA 患者脱水、酸中毒和电解质紊乱程度，寻找 DKA 促发因素。

患者到达急诊科后，应检测血糖、尿糖、酮体、电解质和动脉血气（ABG）。血糖多超过 350mg/dl。据报道，18% 的 DKA 患者血糖可以正常（血糖 < 300mg/dl）[4]，ABG 的 pH 降低。DKA 患者静脉血 pH 与动脉血 pH 相差不大，因此有些研究者认为，静脉血标本优于反复动脉穿刺血标本。高阴离子间隙性代谢性酸中毒主要是血浆乙酰乙酸和 β-羟丁酸浓度增加，乳酸、游离脂肪酸、磷酸盐、容量减少所致，有些药物也可引起这种情况[4]。无脱水的 DKA 患者偶有单纯高氯性酸中毒而无阴离子间隙升高。如果通过 ABG 无法立刻获取血钾浓度，心电图也可提示血钾水平。尽管初始血钾水平正常或偏高，由于钾-氢交换体内总体钾缺乏数百毫当量。

其他实验室检查包括全血细胞计数及分类、镁、钙、淀粉酶、血尿素氮、肌酐、磷、酮体和乳酸浓度测定。尿液分析有助于确定是否存在尿路感染或肾疾病。尿比重、尿素氮和血细胞比容增高提示脱水。根据临床表现进行相应细菌培养。

DKA 患者血钠水平常易使人误导。明显脱水患者血钠浓度常降低，此种情况明显受高血糖、高甘油三酯血症、低盐液体摄入和消化道、肾及不显性丢失增加影响。血糖明显升高时，细胞内液进入血管内，渗透梯度降低，引起稀释性低钠血症。脂类对血液也有稀释作用，进一步降低血钠浓度。新型自动分析仪可以在检测前移除血内甘油三酯，消除这种人为因素。

由于脂蛋白脂肪酶活性破坏，肝产生过量极低密度脂蛋白，DKA 患者常存在高甘油三酯血症[4]。无严重高脂血症患者，血糖较正常值每升高 100mg/dl，实验室测定的血钠实际值增加 1.3~1.6mEq/L。因而，如果实验室报告的血钠浓度是 130mEq/L，血糖是 700mEq/L，那么总血清钠浓度为 137.8~139.6mEq/L。

高血糖引起的酸中毒和高渗状态促使钾、镁、磷从细胞内转移到细胞外。DKA 患者脱水引起血液浓缩，从而引起初始血清钾、镁、磷读数升高，即使体内上述电解质严重缺乏。高血糖引起的酸中毒和高渗

表 124-2	DKA 和 HHNC 实验室指标	
	DKA	HHNC
血糖（mg/dl）	>350	>700
钠（mEq）	<130s	>140s
钾（mEq）	≈ 4.5~6.0	≈ 5
碳酸氢盐（mEq）	<10	>15
BUN（mg/dl）	25~50	>50
血酮体	存在	不存在

BUN，血尿素氮。

状态促使钾、镁和磷从细胞内转移到细胞外，脱水引起血液浓缩，因此即使 DKA 患者明显缺钾、镁、磷，所测定的血清钾、镁和磷浓度仍可正常或偏高。机体酸中毒时，血 pH 值每下降 0.1，实际血钾浓度应为所测定值减 0.6mEq/L。因此，化验报告显示的血钾为 5mEq/L，pH 值为 6.94 时，那么实际血钾浓度是 2mEq/L，提示重度低血钾。应用胰岛素治疗后，患者氢离子浓度下降，应同时补充相应量钾离子。此外，除酸中毒外，高血糖和阴离子间隙对血钾浓度也有很大影响[37]。镁的初测值可能偏高，但目前尚未发现估算实际体内镁离子浓度的换算系数。

应该慎重解释所有实验室结果。自动分析仪测得的血肌酐水平有可能假性增高[36]。与感染相比，白细胞增多更能反映酮症严重程度。杆状嗜中性粒细胞增多提示感染的敏感性为 100%，特异性为 80%。DKA 患者由于血清及尿淀粉酶增高常误诊为胰腺炎。其实，升高的是唾液淀粉酶，但大多数实验室不能区分。血清脂肪酶有助于鉴别胰腺炎和唾液淀粉酶升高。

鉴别诊断

酗酒特别是近期戒酒者，伴有 Kussmaul 呼吸、呼出气烂苹果味和血气显示酸血症者，可能为酒精性酮症酸中毒。这些患者血糖可能正常或降低，酸中毒主要是未能检测出的 β-羟丁酸引起。酒精性酮症酸中毒约占所有酮症酸中毒患者的 20%。

酮症酸中毒也可见于不进食的晚期妊娠或哺乳期母亲[41]。

其他可引起意识状态异常、酸中毒和腹痛的原因包括低血糖、脑血管意外、创伤、脓毒症、高渗性高血糖昏迷、癫痫发作后状态、乳酸酸中毒、尿毒症性酸中毒和腹部急症，以及中毒（乙醇、水杨酸、甲醇、异丙醇、氢氧化物、副醛、乙二醛、乙烯、乙二醇或氰化物等中毒）。

处理

一般处理

严重 DKA 患者的处理方法与其他危急重症患者相同。昏迷患者，特别是伴有呕吐时应行气管内插管。插管后应维持高通气量，防止酸中毒进一步恶化。低血容量性休克患者，应用 0.9% 盐水进行积极液体复苏，而不应使用缩血管药物。也要考虑有无其他原因引起的休克（如脓毒症、继发于心肌梗死的心功能障碍）。同时应监测生命体征。对于因心衰或肾衰引起液体负荷患者，应进行中心静脉压或 Swan-Ganz 导管监测。

DKA 易诊断。一旦确定存在高血糖、酮症和酸中毒时，即刻开始补液、补充电解质和胰岛素治疗（框 124-7）。

胰岛素

一旦诊断 DKA，应及时应用胰岛素，否则不能纠正。在过去，具有酮症酸中毒并发症的糖尿病患者，因胰岛素抵抗，往往给予高剂量的胰岛素制剂[6]。以前认为，糖尿病患者常有严重胰岛素抵抗，

框 124-7　DKA 治疗概要

诊断 DKA：血糖、电解质、酮体和血气分析；通常也进行全血细胞计数及分类；尿液分析；必要时行 X 线胸片和心电图检查

1. 补充胰岛素
   负荷量：±0.1U/kg 短效胰岛素静脉注射
   维持量：0.1 U/kg 短效胰岛素静脉滴注
   当血糖 ≤300mg/dl 时，静脉液体改为 0.45% 葡萄糖盐水

2. 补液
   第 1~3 小时输注 1~2L 生理盐水
   儿童：第一小时补充生理盐水 20ml/kg，随后补充 0.45% 盐水

3. 纠正电解质紊乱
   钠：使用生理盐水或者 0.45% 盐水
   钾：肾功能正常时，每升液体加入 20~40mEq 氯化钾
   磷：通常情况下无需补充
   镁：如果患者低镁，最初 2L 液体加入 1~2g 硫酸镁补充

4. 纠正酸中毒
   当 pH ≤ 7.0 时，在第一升液体中加入碳酸氢盐 44~88mEq/L，直至 pH = 7.1

5. 寻找并纠正可能病因

6. 监测病程，保留详细流程
   生命体征
   出入量
   血糖、钾、氯、碳酸氢根、二氧化碳和 pH
   胰岛素用量

7. 收住院或收住 ICU
   下述情况儿童患者，并具备护理能力时可考虑门诊治疗：
   pH > 7.35
   HCO_3^- ≥20mEq/L
   能够口服补液
   急诊处理后症状缓解
   无需住院治疗的潜在病因

对于 DKA 患者常给予大剂量胰岛素。现已证实，小剂量与大剂量胰岛素同样有效[6]，两者血糖下降速度相等或前者更为循序渐进，而且前者总钾需求量低于后者。此外，大剂量胰岛素有潜在危害，易出现医源性低血糖和低钾血症[36]。

胰岛素精确用量尚不统一，通常短效胰岛素首次负荷量 10U 静脉注射。初始负荷剂量可能出现一些问题，但对疗效无差别[42]。目前推荐短效胰岛素与静脉液体混合滴注 0.1U/(kg·h) 至 5～10U/(kg·h)。10～20U/h 短效胰岛素肌内注射具有相似效果，但患者要忍受反复注射的痛苦。理论上讲，在血流不丰富部位肌注胰岛素易在注射部位聚集，不能及时进入血液循环。

儿童患者，静脉胰岛素用量为 0.1U/kg。与成人相比，儿童更易因血浆渗透压下降过快发生脑水肿。因此，应逐渐降低血糖。

胰岛素半衰期是 3～10 分钟，因此应持续静脉滴注胰岛素，而不是间断静脉推注。血糖降至 250～300mg/dl 时，应在液体中加入葡萄糖，防止医源性低血糖和脑水肿。对于血糖正常的 DKA 患者，在开始给予胰岛素时，就应该补充含葡萄糖液体。

由于胰岛素容易黏附在玻璃或聚乙烯类容器表面，所以不能确定胰岛素的实际用量[43]。通常通过管路输注时，大约消耗 10U 胰岛素。

糖尿病患者很少发生胰岛素抵抗，一旦发生即需增加胰岛素用量才能控制血糖。肥胖或胰岛素降解过快可引起胰岛素抵抗[4]。

胰岛素抵抗分两大类[44]。受体后抵抗是较常见类型，是由于细胞内代谢缺陷所致轻到中度胰岛素抵抗。只需小剂量胰岛素就能满足受体结合位点。胰岛素受体饱和后，即使增加胰岛素输注量也无作用。第二类是受体前抵抗，此种类型少见，此种严重胰岛素抵抗是由于胰岛素抗体、应激激素浓度升高、受体抗体或以上因素联合作用所致[45]。

脱水

严重脱水患者体液大约丢失 3～5L。目前尚无公认的计算脱水患者补液量公式。

发生低血容量性休克患者，应尽快补充生理盐水，儿童可予 20ml/kg 静脉推注使收缩压升至 80mmHg。严重脱水者，如果临床无休克或心衰表现，第一小时补生理盐水 1L。通常，开始 1～3 小时内补充 2L 生理盐水，然后给予 0.45% 氯化钠溶液缓慢输注。DKA 患者，若无明显容量丢失，少量补液即可纠正脱水[38]。通常，儿童患者第 1 小时内补充盐水 20ml/kg。此后，根据患者年龄、心功能及脱水程度调节输液量，维持尿量在 1～2ml/(kg·h)。虽有人建议用 0.45% 盐水或胶体液进行液体复苏，但大多数人建议开始液体复苏时用生理盐水。

单纯液体复苏即能降低血糖。DKA 患者血中胰岛素水平较低，组织灌注量增加易使胰岛素到达受体位点。此外，补液后肾灌注增加，有助于葡萄糖经肾排出。据报道，仅补充不含胰岛素的生理盐水，血糖浓度可平均下降 18%[6]。

补液有助于纠正酸中毒。补液后组织灌注增加，氧合改善，乳酸生成减少。肾灌注增加促使氢离子排出，水合患者胰岛素作用改善，酮体生成减少。

许多专家认为，应用 0.45% 的盐水快速降低血浆渗透压，可导致 DKA 患者发生脑水肿，此为 DKA 患者最危险的并发症，尤其是儿童患者[46-48]。

钾

DKA 患者必须补钾。重度酸中毒时，尽管机体严重缺钾，初测血钾浓度往往正常或偏高。随着酸中毒纠正和应用胰岛素，血钾浓度迅速降低。血钾浓度为正常高值时，即应补钾，同时监测肾功能。低钾血症患者接受胰岛素治疗后，有可能出现致命的低钾血症，应以 20～40mEq/L 浓度积极补钾。

有些临床医生应用磷酸盐补钾。DKA 患者在治疗 12 小时后血磷由 9.2mg/dl 降至 2.8mg/dl，提示体内缺磷达 0.5～1.5mmol/kg[44]，可导致 2,3-二磷酸甘油酸盐（2,3-DPG）降低和氧输送减少。低磷血症还可以导致心肌细胞和呼吸肌受抑制，溶血，吞噬细胞功能受损，血小板减少或功能异常，恍惚和定向力异常[6]。补磷时应注意它可引起血镁、钙降低，导致症状性低镁血症和低钙血症。尽管理论上补磷有益，但临床上 DKA 患者常规补磷未显示出益处[6]。

镁

DKA 患者无肾疾病时都有镁缺乏。DKA 的病理生理过程及治疗都会促进尿镁大量排出。镁缺乏可加重呕吐和精神症状，加重低钾血症和低钙血症，或诱发致命性心律失常。正常人每天需要 0.30～0.35mEq/kg 的镁。因此，可在初始 3～4 小时补充的液体中加入 0.35mEq/kg 镁。根据临床症状和血镁浓度再决定进一步补充量。患者体重 70kg 时，估计需补充硫酸镁 1～3g。

酸中毒

严重酸血症（pH≤7.0）患者可应用碳酸氢盐[6]。碳酸氢盐不适用于病情较轻患者，原因如下[49,50]：

1. 碳酸氢盐治疗可加重低磷血DKA患者的2,3-DPG缺乏，进一步抑制红细胞氧释放。

2. 由于二氧化碳较碳酸氢盐更易透过血脑屏障（BBB），过快纠正DKA患者酸中毒是治疗禁忌。因此，纠正血管内酸中毒以缓解Kussmaul呼吸为宜，进一步纠正酸中毒可增加血二氧化碳透过血脑屏障的能力。足够的碳酸氢盐缓慢透过血脑屏障可提供适当的缓冲作用。然而短期内随着血酸中毒的纠正，脑脊液的酸度增加，引起矛盾性脑脊液酸中毒。脑脊液pH值偏酸的临床意义尚无定论。

3. 碳酸氢盐可迅速促使钾离子进入细胞，同时可通过肾的作用逐步引起低钾血症，所以应用碳酸氢盐后应增加钾的补充。当使用碳酸氢盐时，应严密监测血钾水平。

4. 过度应用碳酸氢盐可引起碱中毒，通过影响电解质分布而导致心律失常。接受碳酸氢盐治疗的患者，由于酮体代谢成二氧化碳、水和碳酸氢盐，常在治疗晚期发生碱血症。

5. 有证据表明，降低pH值可以直接反馈抑制酮体生成。碳酸氢盐较单用盐水能增加酮尿，延迟血酮下降。

6. 碳酸氢盐治疗的DKA患者在临床上无受益，反而有可能不利。研究表明，碳酸氢盐能使严重酸中毒和pH值在6.9～7.1之间的DKA患者预后恶化。单纯应用液体和胰岛素治疗重度DKA患者使pH恢复正常的作用与使用碳酸氢盐对照组的效果是相似的。

必须应用碳酸氢盐治疗时，通常控制动脉血pH值不超过7.1。每小时记录生命体征、出入量；应用胰岛素；监测血糖、pH值和阴离子间隙。快速输注生理盐水、碳酸氢盐与酮体以相同方式从尿中丢失和细胞内缓冲对的交换均可导致高氯血症，而高氯血可使pH值增加和阴离子间隙降低，而血浆碳酸氢盐仍维持较低水平。

并发症

DKA诱因影响其发病率和病死率，甚至较DKA本身对其预后影响更重要。这些包括医源性因素、感染和心肌梗死。影响DKA发病的主要医源性因素：①低钾血症：由于补钾不当造成；②低血糖症：血糖监测不当，或血糖降至250～300mg/dl以下时，未在输注液中添加葡萄糖；③碱中毒：过量应用碳酸氢盐引起；④充血性心衰：由于过度补液所致；⑤脑水肿：血浆渗透压变化过快引起。在儿童，70%糖尿病相关死亡与DKA有关。伴有低血压、氮质血症、昏迷和基础疾病者，预后不良[51]。

经过治疗的DKA患者病死率从1930—1959年的大约38%降低到20世纪80年代5%～7%。主要的死亡原因仍然是感染（特别是肺炎）、动脉血栓和休克。病死率的降低证实适当的治疗可改善预后。

当患者昏迷或酸中毒纠正后再次昏迷时，可能为脑水肿。通常，治疗后6～10小时发生。没有特异性表现，目前病死率达90%。脑水肿与低二氧化碳分压、高BUN和应用碳酸氢盐有关。亚临床脑水肿在儿童患者很普遍。此外，亚临床脑水肿可能先于或随着治疗开始而发生。脑水肿是治疗造成抑或是DKA的病理生理表现还不明确。

血糖水平低于250mg/dl即不应使用胰岛素。否则，可出现脑水肿。因此，当血糖水平接近正常时，胰岛素可能直接拮抗大脑对液体流动的防御作用。其他关于脑水肿形成的理论为：①由于胰岛素治疗造成的"特发性渗透作用"；②补液速度；③酸中毒的纠正速度。其他不常见的原因也有提及。某些作者建议，在治疗儿童DKA患者过程中首次出现精神症状时，应用甘露醇0.25～2mg/kg[47]。糖皮质激素对继发于DKA的脑水肿是无效，甚至加重DKA。

处 置

大多数DKA患者需住院治疗，常常收住ICU。所有DKA妊娠妇女属于高危妊娠，需住院治疗，并应有内分泌专家和产科专家会诊。儿童DKA患者（初测pH>7.35，碳酸氢盐≥20mEq/L），能耐受口服补液治疗3～4小时后症状缓解者，可经可靠看护人带领出院回家[52]。轻度DKA患者具备以下条件时可以门诊治疗：①患者及父母可靠；②基础病因无需入院治疗；及③有密切随访条件。

高渗性高血糖非酮症昏迷

高渗性高血糖非酮症昏迷（HHNC）代表一种急性糖尿病失代偿综合征，其特征为高血糖、高渗性腹泻及脱水，并由于神经功能降低可导致昏迷。酮症及酸中毒一般很少或者不会出现。局灶性神经体征常见。酮症酸中毒和HHNC可能一起发生；有些学者甚至认为HHNC及酮症酸中毒是一种疾病的两种结局[6,53]。

发病机制

病理生理

与 DKA 相比，HHNC 的病理生理学根据患者不同而有变化。大多数 HHNC 是老年人，由于年龄造成肾功能降低导致葡萄糖肾清除率减少所致。与 DKA 一样，胰岛素功能降低导致糖原分解、葡萄糖异生及外周摄取葡萄糖能力降低。高血糖促使液体从细胞内移到细胞外，以短暂维持灌注。然而，由于渗透性利尿这些液体很快丢失，最后由于血压和肾小球滤过率（GFR）降低而受限制。相比于细胞外液的钠浓度在 140mEq/L，尿钠浓度为 50~70mEq/L，尿液极度低渗。低渗尿液引起明显脱水，导致高血糖、高钠血症和高渗。由于卒中、阿尔茨海默病或其他的疾病，患者经常不能摄入充足液体，加重了肾源性脱水。

HHNC 不出现酮症酸中毒的原因还不清楚。较低的 FFA 水平限制了形成酮体的底物。这些患者持续分泌少量胰岛素阻断生酮作用是反调节激素的释放减少和酮症缺乏的最可能原因[54]。

病因

HHNC 是严重的脱水综合征，是由于患者不能摄入充足水分以抵消尿液的丢失而造成持续高糖性利尿所致。通常在体液丢失直至尿量减少时才出现明显脱水症状。

HHNC 常见于 2 型糖尿病的老年患者，但在 1 型糖尿病的儿童患者中也有报道[55]。框 124-8 列举了诱因。HHNC 可能发生在非糖尿病患者，特别是烧伤、静脉高营养、腹膜透析或血液透析者[56]。

临床特征

HHNC 的前驱症状比 DKA 持续时间长。临床上，重度脱水、高渗、容量消耗和中枢神经系统症状明显[54]。如果患者有意识，可能主诉发热、口渴、多尿或少尿。约 20% 的患者无 2 型糖尿病病史。最常见的相关疾病为慢性肾功能不全、革兰阴性菌肺炎、GI 出血和革兰阴性菌脓毒症。在这些患者中，85% 有潜在肾或心功能异常等诱发因素。动脉和静脉血栓形成使病情复杂化。

患者常表现出直立位低血压或严重低血压、心动过速、发热及明显脱水体征。HHNC 患者平均失水达 24%，即 70kg 的患者失水可达 9L。感觉中枢

框 124-8　高渗性高血糖非酮症昏迷诱因

外界损伤
　创伤
　烧伤
　透析
　静脉高营养

疾病过程
　Cushing 综合征及其他内分泌病
　出血
　心肌梗死
　肾病
　硬膜下血肿
　脑血管意外
　感染
　Down 综合征

药物
　抗代谢药物
　L-天门冬氨酰胺酶
　氯丙嗪
　氯磺丙脲
　西咪替丁
　二氮嗪
　双脱氧腺苷
　依他尼酸
　呋塞米
　糖皮质激素
　免疫抑制剂
　奥兰氮平及其他非经典抗精神病药物
　苯妥英
　普萘洛尔
　噻嗪（类）

受损程度直接与高渗发生的程度和速度有关。某些患者精神状态正常。神经病学体征常出现痫性发作，特别见于持续部分性癫痫（epilepsia partialis continua）或称持续局灶性发作（continuous focal seizures）和间歇局灶运动性发作（intermittent focal motor seizures）时。卒中和偏瘫也常见。少见的神经系统症状包括舞蹈徐动症、舞蹈病、吞咽困难、节段性肌阵挛、偏瘫、偏盲症、中枢性高热、眼球震颤、幻视和急性四肢瘫痪。

诊断方法

实验室检查常常显示血糖 >600mg/dl，血浆渗透压 >350mOsm/L。BUN 浓度升高（见表 124-2）。尽管 HHNC 患者无酮症酸中毒，但由于乳酸酸中毒、

饥饿性酮症及由于肾低灌注引起的无机酸贮流而继发代谢性酸中毒。

HHNC 患者较 DKA 有更严重的电解质紊乱。即使总体水平缺乏，但早期钾、镁和磷水平可能升高。然而，HHNC 患者无酸血症时，初始电解质水平与体内总储存量之间的偏差比 DKA 患者小。由于存在高糖血症，初始血钠水平是不精确的。

鉴别诊断

HHNC 的鉴别诊断与 DKA 相同。此外，接受氯磺丙脲治疗的糖尿病患者常合并稀释性低钠血症。这可能导致无酸中毒时出现昏迷，在临床上与 HHNC 不易区分。HHNC 患者早期严重感觉异常与低血糖症不易区分。当不能进行快速血糖检测时，应立即给予 20ml（一安瓿）50% 葡萄糖，对 HHNC 病情影响不大，但可挽救低糖血症患者生命。

处理

早期应用液体、电解质和胰岛素进行复苏治疗的措施如同 DKA 治疗一样受到争议（框 124-9）。然而，一些医生应用半张生理盐水快速补液，大多数早期应用生理盐水，随后改用 0.45% 盐水补液。如同 DKA 治疗一样，过快纠正血浆渗透压可导致儿童脑水肿。成人 HHNC 患者合并脑水肿的报道很少。

脱水

在中心静脉压或肺动脉压的监测下，与 DKA 最初的治疗一样，快速补充生理盐水，一般是安全的。对于昏迷或低血容量休克的患者，最初静脉液体输注给予的越快越好。如果患者没有中心监测并且没有昏迷或者休克，给予充分静脉补液，如 1L/h 时需要慎重，但应给予充足的补水。任何情况下，输注 2~3L 的 NS 后，改输 0.45% 盐水。随着液体丢失及高渗透压被矫正，输注速率必须减慢，而且给予电解质。充血性心力衰竭患者经中心静脉以 500ml/h 输注无菌水，未发现溶血及其他并发症。当血糖水平降低到 300mg/dl 以下时，复苏液体中应该加入葡萄糖。

电解质

钾、镁及磷的补充原则与 DKA 治疗相似。

胰岛素

如 DKA 治疗，小剂量胰岛素是安全有效的。

框 124-9　HHNC 治疗概述

识别 HHNC，最初治疗与 DKA 相同

1. 补充胰岛素
   - ±快速静脉注射：0.05~0.1U/kg 常规胰岛素
   - 维持：0.05~0.1U/kg 常规胰岛素
   - **注意**：单纯液体复苏可迅速降低血糖，治疗过程中应监测血糖，避免低血糖
   - 当血糖≤300mg/dl 时，改用 5% 葡萄糖 0.45% 盐水
2. 补液
   - 在开始数小时内快速补充 2~3L 生理盐水
   - 有心脏病史患者应监测中心静脉压
   - 最初 8 小时补充丢失液体的一半，剩余的在 24 小时补充
3. 纠正电解质紊乱
   - 钠：
   - 补充生理盐水或 0.45% 盐水
   - 钾：
   - 首先保证肾功能正常
   - 每升液体加 20~40mEq KCl
   - 磷：
   - 通常无需补充
   - 镁：
   - 应用 1~2g 的 $MgSO_4$（如果血镁低，最初 2L 液内可加入）
4. 纠正酸中毒
   - pH≤7.0 时，在最初 1L 液内加 44~88mEq/L 碳酸氢钠直至 pH7.1
5. 寻找并纠正可能的病因
6. 监测病程并保留详细治疗流程
   - 生命体征
   - 出入量
   - 血糖、K^+、Cl^-、HCO_3^-、CO_2、pH、酮体
   - 胰岛素用量
7. 收住院或 ICU

其他措施

积极寻找可能的病因。如同记录 DKA 患者处理流程一样，详细记录患者对治疗的反应。由于苯妥英有可能影响内源性胰岛素释放，且对 HHNC 患者的癫痫发作无效，因此 HHNC 患者癫痫发作时禁用。苯妥英诱发的 HHNC 可发生于非糖尿病患者。皮下注射小剂量肝素可减少由于容量丢失、高黏滞血症、低血压和活动减少增加的栓塞风险。

并发症

HHNC 的高发病率和病死率的原因不清，但多数患者是有潜在心脏及肾疾病的老年人。儿童

HHNC 患者致命性脑水肿发病率高[57]。其他引起高发病率和病死率的原因与 DKA 相似。治疗后 HHNC 患者的病死率由过去在 40%～70% 降至现在的 8%～25%[58]。

处置

HHNC 患者应该入院进行静脉补液，控制血糖，评估诱因和并发症。

糖尿病慢性并发症

糖尿病慢性并发症是患者高致残、致死的主要原因。常发生在高血糖出现后 15～20 年。DCCT 显示严格控制血糖可明显降低微血管疾病危险，如微量白蛋白尿（肾病的最早期征象）、肾病和视网膜病，但大大增加了低血糖发生率[59-61]。

血管并发症

糖尿病增加动脉粥样硬化和血栓栓塞的风险，这是高致残、致死的主要原因[62]。虽然可能与低密度脂蛋白（LDL）的氧化和血小板活性增加有关，但加速动脉粥样硬化的确切原因还不清楚。糖尿病患者动脉粥样硬化范围广，可引起多器官系统症状。冠状动脉疾病和卒中常见。糖尿病患者无症状心肌梗死、复杂心肌梗死和充血性心衰发病率高[7,63,64]。外周血管疾病常可表现跛行、不愈合溃疡、坏疽和阳痿。

糖尿病肾病

肾病是导致糖尿病患者致死和致残的主要原因。在美国，大约一半的终末期肾病是由糖尿病肾病引起[65]。糖尿病肾病包括两个病理类型：弥漫型和局灶型。肾功能障碍与病理类型无明显关系。临床经常表现为肾体积增大，GFR 增加发展至微量白蛋白尿、高血压合并大量蛋白尿、GFR 降低和肾衰竭[66]。微量白蛋白尿常提示同时存在糖尿病相关冠状动脉疾病及视网膜病[67]。

通常糖尿病确诊后 10～15 年才出现氮质血症。高血压加速肾病进展。严格控制糖尿病可逆转微量白蛋白尿或减缓肾病进展[2,18,59-61]。应该严格控制高血压。血管紧张素转换酶抑制剂能有效控制高血压和降低蛋白尿[67,68]。长期血液透析或肾移植是多数糖尿病肾病患者不幸的结局。

视网膜病

在美国，糖尿病是成人致盲的主要原因。大约 11%～18% 的糖尿病患者存在轻至重度可治疗的糖尿病视网膜病，包括多种临床表现。糖尿病视网膜病的严重程度与血糖控制明显相关[64]。

背景型（非增殖型）视网膜病变可见于在大多数长期糖尿病患者。病理变化表现为微血管瘤、小血管闭塞、棉絮斑和软性渗出（微梗死）、硬性渗出和黄斑缺血[66]。增殖型视网膜病的特征为视网膜有异常新血管和瘢痕形成。增殖型视网膜病的并发症为玻璃体出血及视网膜剥脱，可能最终导致单侧视觉缺失。糖尿病视网膜病的治疗方法是激光凝固法。

非增殖型糖尿病视网膜病累及黄斑可引起黄斑病变，导致中心视力缺失。与增殖型视网膜病变一样，黄斑病变是眼科医生遇到的重要问题。早期激光治疗能获得显著效果。

糖尿病患者常出现突发视物模糊或单侧甚至双侧视力突然丧失。糖尿病患者因老年性白内障或"雪絮样"白内障引起的渐进性视力丧失少见，可随着高血糖的纠正而消失。糖尿病高脂血症会使视网膜血管的颜色变浅，引起视网膜脂血症，有前视神经缺血的报道。

患有视网膜病的糖尿病患者，即使视力正常，应该向眼科专家咨询。眼科专家的干预可能减少视觉丧失或预防危险发生，如新生血管性青光眼。

糖尿病神经病变

自主神经和外周神经病变是众所周知的糖尿病慢性并发症。外周神经病变的发生率为 15%～60%[4]。糖尿病神经病变的原因尚不清楚，但是证据表明某些因素在它的发生发展中起作用。神经滋养血管因糖尿病血管疾病引起神经病变。肌醇、多元醇通路及非酶蛋白糖基化作用可能在神经病变中有作用。所有这些因素与血糖水平增加有关。糖尿病神经病变表现可随血糖的控制而减轻。病理表现为有髓及无髓轴索中都会发生节段性脱髓鞘作用，特别是外周神经远端。

糖尿病神经病变有几种不同类型。外周对称性神经疾病是一个缓慢进展过程，主要表现双侧麻木、感觉过敏或疼痛。疼痛常在夜间加重。尽管下肢和神经的远端常受累，但它也影响上肢。也可出现运动障碍。疼痛很难控制，对某些患者单纯止疼药物有效，如阿米替林和氟奋乃静[66]。

单神经病变或多灶单神经病变，可影响运动和感觉神经，通常每次累及一种神经。发作突然，表现受累肌肉无力和触痛。临床上可突然出现腕下垂、足下垂或第 Ⅲ、Ⅳ、Ⅵ 对脑神经瘫痪。

糖尿病躯干部单神经病变起病迅速。与其他单神经病变相反，它主要表现感觉异常。如果引起疼痛，症状类似心肌梗死或急腹症。像其他单神经病变一样，在夜间加重，数月后可缓解。然而，糖尿病单神经病变常是糖尿病的首发表现，躯干单神经病变已诊断的糖尿病患者中更常见。

自主神经疾病变可表现多种形式。GI 神经病变可表现吞咽困难、胃排空延迟、便秘或夜间腹泻。可出现阳痿和膀胱功能障碍或麻痹。也可表现直立性低血、晕厥，甚至心脏骤停。糖尿病腹泻应用地芬诺酯、阿托品、洛哌丁胺或可乐定有效。直立性低血压可以通过抬高床头解决，避免突然站立或坐起，穿弹性高筒袜。

糖尿病足

大约 20% 住院治疗的糖尿病患者有足部问题。感觉神经病变、缺血和感染是糖尿病足的主要诱因。由于感觉功能障碍，对不合适鞋的挤压或小伤口感觉减退。最常见原因是对脚底凸出性骨部的压迫。对所有神经性足部溃疡都应评价其有无感染和坏死组织，进行放射线检查以判断有无异物，是否存在气性坏疽或骨骼是否异常。应用全接触模型来避免承重。

并不是所有的溃疡都伴有感染。局部炎症和捻发音提示感染。相反，一些非炎症性溃疡伴有骨髓炎。多数轻度感染是由革兰阳性球菌引起，例如金黄色葡萄球菌和链球菌，给予口服抗生素、严格制动、伤口护理，并且做好每天观察。当患者不能配合治疗，无家庭支持，或者不能够坚持随访时，这种办法往往不能达到理想效果。

较深的肢体严重感染——如皮肤全层溃疡，蜂窝组织炎直径超过2cm，伴或不伴淋巴管炎、骨骼或者关节受累，或者全身中毒症状——通常由多种微生物引起，如：需氧革兰阳性球菌、革兰阴性杆菌和厌氧菌。这些患者需要住院治疗，并且经细菌培养后，给予经验性静脉抗生素治疗，例如：氨苄西林舒巴坦、替卡西林舒巴坦、头孢西丁、亚胺培南或氟喹诺酮和克林霉素；绝对制动；严格的血糖控制；早期的外科干预、清创、引流和伤口处理[69,70]。所有神经性溃疡患者应考虑隐性骨髓炎可能。至少 1/3 的患者需要行截肢术。

感染

糖尿病患者由于不能有效防御微生物侵袭，常易合并感染[4]。与正常人群相比，他们患有肢端感染和肾盂肾炎的概率高。此外，糖尿病患者易合并其他感染，如结核、皮肤黏膜念珠菌感染、毛霉菌病、软组织感染、气性坏疽、骨髓炎和致命性假单胞菌中耳炎。治疗上应进行细菌培养，应用抗生素，控制血糖，通常需要住院治疗。

皮肤表现

胰岛素注射部位皮肤变态反应常表现瘙痒、红斑。随着胰岛素纯度的提高，这些反应明显减少。胰岛素注射部位脂肪萎缩同样与应用低纯度胰岛素有关，临床上表现为注射部位皮下凹陷。虽然脂肪萎缩比皮肤过敏常见，但由于胰岛素制剂纯度提高，脂肪萎缩也明显减少。胰岛素脂肪肥大表现为胰岛素注射部位皮下脂肪沉积增多。这些反应提示患者未适时更换胰岛素注射部位。变换胰岛素注射部位，数月后症状可自行缓解。

使用胰岛素泵常会伴有皮肤问题，通常是对固定带的材料发生反应。偶可见到对导管过敏。注射部位皮肤感染是胰岛素泵使用的常见并发症。应用高纯度的猪胰岛素是降低感染的唯一方法。极少数的患者会在注射部位出现硬结，其原因目前还不清楚。

应用口服降糖药的糖尿病患者可能会出现药疹。大约38%的 2 型糖尿病患者饮酒后，再口服氯磺丙脲类药物，会出现面、颈部潮红。患者应用胰岛素和口服降糖药可出现荨麻疹。

糖尿病皮肤病变包括：真菌感染、黑棘皮症、糖尿病性脂质细胞渐进性坏死、糖尿病性黄色素瘤、糖尿病性大疱疹和糖尿病皮肤病。黑棘皮症是角质层逐渐增厚，变为棕黑色，常见于屈肌侧。是因为胰岛素抵抗等内分泌紊乱造成的皮肤表现。脂质细胞渐进性坏死初始表现红皮病或丘疹样损害，通常位于胫骨前区，也可发生在其他部位。早期的损害是微血管扩张。病变范围逐渐扩大，并且形成单一色素沉积皮肤萎缩区，常伴中心性的溃疡，边缘为红斑。常有既往创伤史。

糖尿病皮肤增厚（diabetic thick skin）有三种形式：①硬皮病样变化，主要见于手指和手背皮肤，伴关节僵硬和活动受限；②临床上不明显，但可测出皮肤增厚；③成年人硬皮病或中年、肥胖 2 型糖尿病患者背部及上颈后部皮肤增厚。

糖尿病性黄色瘤在糖尿病伴高脂血症患者中较常见。与非糖尿病高脂血症患者的黄色瘤相似。表现为基底部为红斑，其上为淡黄色斑块。

糖尿病性大疱疹很少见。疱疹内往往充满澄清的液体，常发生四肢，特别是双足。液体内偶伴出血。大疱往往会自愈，并不留瘢痕。

糖尿病性皮病，或称糖尿病性皮疹，是糖尿病患者最常见的皮肤病变。分布于胫前，表现为独立的、下陷的、褐色的皮损，通常直径小于15mm。

顽固的、进行性的脓疱病或褶烂常提示糖尿病可能。

胰岛素过敏

胰岛素过敏是由免疫球蛋白E介导，表现为局部瘙痒或疼痛、迟发性硬结、荨麻疹或过敏反应。全身反应可见于中断胰岛素而又恢复应用的患者。轻度反应可使用抗组胺药治疗，而过敏反应必须应用肾上腺素，严重者必须住院进行脱敏治疗[4]。

妊娠糖尿病

1922年胰岛素发明之前，妊娠糖尿病胎儿死亡率达60%~72%，孕妇病死率约30%。1977年调查显示血糖控制和围生期死亡率呈线性关系。严格控制血糖是目前糖尿病合并妊娠的目标[41,57]。妊娠糖尿病患者应严密监测，积极处理即将或已出现的DKA。由于多种原因，妊娠妇女常易发生葡萄糖不耐和酮体生成过多。虽然临床上不常见，但DKA可引起围生期胎儿窒息和氧释放减少[41,57]。新生儿智力缺陷与母体酮尿有关。妊娠可促使视网膜病进展[71]，是否加重糖尿病肾病或加速终末期肾病尚有争论[72]。虽然71%的糖尿病妊娠妇女出现肾病综合征，但血压和蛋白尿可恢复到最初3个月水平。糖尿病肾病可增加早产、死产、新生儿死亡、胎儿窘迫和胎儿宫内生长迟缓的风险。此外，文献有关妊娠对糖尿病神经病变的影响报道很少。自主神经病变，特别是胃轻瘫引起孕妇和胎儿营养缺乏。如果保守治疗不能控制呕吐，应给予孕妇胃肠外营养。

为维持血糖正常，而进行强化胰岛素治疗，孕妇常发生低血糖症[73]。无症状低血糖并不少见。低血糖对胎儿的影响尚不清楚。妊娠合并DKA可使胎儿死亡率达50%~90%[41,74]。

新发高血糖症

患者常因多尿、多饮和多食等典型的糖尿病症状而就诊于急诊。许多患者血糖高于200mg/dl，但无酮症。血电解质水平正常的患者，单纯静脉补液或联合胰岛素治疗，通常可使血糖降至150mg/dl。初始血糖大于400mg/dl者，开始可给予口服降糖药，同时改善生活方式。在开始治疗前，应进行HbA_{1c}测定。初始可应用磺脲类降糖药，推荐应用格列苯脲（2.5~5mg，每日一次）或格列吡嗪（5mg，每日一次）。肥胖或磺脲类降糖药禁忌者可选用二甲双胍。及时随诊和警惕低血糖症状。

口服降糖药

各种口服降糖药的广泛应用后发现，其中一些有严重的不良反应。急诊医生应了解这些药物的不良反应。20世纪40年代开始应用的磺脲类药物仍然是主要的口服降糖药。这类药物与β细胞特异受体结合后可促进胰岛素分泌[75]。适用于2型糖尿病早期及空腹血糖小于300mg/dl的患者[76]。对磺胺类药物过敏的患者禁用。肾衰患者易发生低血糖。

二甲双胍是双胍类降糖药。能降低肝葡萄糖生成和增加外周组织对葡萄糖的利用，降低胰岛素抵抗而降低血糖。单独使用不会引起低血糖，但肾功能不全和代谢性酸中毒患者禁用。二甲双胍通过肾排泄，含碘造影剂应用前和后48小时应停用二甲双胍，避免一过性肾功能降低导致的酸中毒。低氧血症、肝损害和酗酒患者应用二甲双胍时，有乳酸酸中毒危险，应慎用。乳酸酸中毒病死率达50%[76,77]。

噻唑烷二酮类降糖药可改善胰岛素抵抗，适用于那些大剂量胰岛素仍不能很好控制血糖的患者。由于曲格列酮肝毒性，其已退出市场[77]。比格列酮和罗格列酮被批准可单独应用。开始应用噻唑烷二酮类降糖药后至少每年监测一次肝功能。

α-葡萄糖苷酶抑制剂可以延缓肠腔对单糖的吸收，阻止复杂碳水化合物分解[76]。此类药物主要有胃肠道不良反应，不能用于GI功能异常患者。随着剂量增加肝毒性增加，应用时应监测肝功能。

瑞格列奈的作用机制与磺脲类相似。起效更快，发生低血糖可能性小，适合于对磺脲类药物过敏的患者[77]。肝肾功能减退者慎用。

exanatide是胰高血糖素样肽（glucagon-like peptide，GLP）的类似物。GLP能刺激胰腺分泌胰岛素，其半衰期仅数分钟，但GLP类似物与胰腺GLP受体结合后半衰期延长。

维达列汀和西他列汀是二肽基肽酶-4（DPP-4）抑制剂。DPP-4能降解内源性GLP，DPP-4抑制剂阻断GLP的降解，延长其半衰期，增加胰岛素分泌[78]。

进展

糖尿病的治疗变化包括更多使用人胰岛素，避免了对猪或牛制品的不良反应。不幸的是，某些患者对皮下注射人胰岛素也可发生过敏反应[79]。越来越多的医生教育他们的1型糖尿病患者和家属如何应用胰高血糖素治疗严重低血糖症。1型糖尿病早期应用免疫抑制剂可延长患者胰岛素分泌能力。然而，应用硫唑嘌呤或环孢素的益处通常不能维持[80]。由于免疫抑制剂的不良反应使得许多试验已经终止[81]。预防性胰岛素治疗、烟酰胺、口服胰岛素或谷氨酸脱羧酶以及避免饮用牛奶，可能防止或延缓1型糖尿病高危患者疾病的发生[5]。

目前血糖控制涉及技术改进和广泛的个体监测。更多的患者根据每日监测的血糖情况更改胰岛素用量。糖尿病患者严格控制血糖可限制微血管疾病（糖尿病神经病变、肾病和某些视网膜病）进展。然而，这些患者更容易出现低血糖症。

急诊和门诊医生会遇到使用胰岛素泵的患者。有许多类型胰岛素泵，每个泵都有泵体、胰岛素贮存器、输注导管和内置的皮下注射针头，通过绷带固定于患者身体上，以一定速率输注胰岛素。大多数泵可根据患者需要临时设置用量。这些泵能提供严格的血糖控制。喜好运动的患者通过调节每日用量达到血糖控制水平。应用胰岛素泵常会出现各种并发症（如医源性低血糖）。

因为葡萄糖可以使光波的极性发生旋转，新的纤维光学技术能够通过无创手段测定血糖，有望在将来应用于胰岛素泵。

吸入胰岛素已经研制成功，其中曾有市售产品，有望进一步研究。胰岛素剂型多种多样，近年来开始应用超短效胰岛素（Humalog）和长效胰岛素（Lantus），为糖尿病患者提供更多选择。

尽管许多研究强调食物和药物可以改变葡萄糖吸收，但是目前对糖尿病患者的基本饮食观点仍未改变。高纤维饮食能改善血糖控制。目前关注的是运动对糖尿病患者的益处，但偶尔也产生不良影响[75]。

治疗新进展包括胰腺和胰腺β细胞移植。糖尿病专家和移植外科专家对实体器官胰腺移植尚有争议。移植可改善糖尿病并发症，如肾病、神经病变、胃轻瘫、视网膜病和微血管病变。在指定的医疗中心，移植一年后移植物功能和患者存活率超过75%。移植物排斥反应、胰腺炎、移植血栓形成和其他血管及免疫抑制问题，仍然是植后患者的难题[78]。

普兰林肽为胰岛素类似物，是一类新型药物。此类药能减少胃排空和胰高血糖素分泌。目前普兰林肽需在餐后皮下注射。其他新进展尚有增加尿葡萄糖排出和促进肝糖异生药。

重要概念

- 低血糖常见，病死率较高。提示低血糖诊断时，如有可能，经实验室检查证实，并立即进行治疗。
- 口服降糖药引起的低血糖持续时间可能较长，应对患者进行长时间观察或收住院。
- DKA的主要治疗包括：给予胰岛素，纠正脱水、低钾血症、酸中毒，及治疗诱因。
- HHNC常出现局灶性神经体征，经治疗可恢复，主要治疗包括：纠正严重脱水、电解质平衡失常及去除诱因。

本章参考文献请参见 http://pumpress.bjmu.edu.cn/eduservice/3419.html

第 125 章 横纹肌溶解症

Laura J.Bontempo and Amy H.Kaji

项和平 李贺 译 张长乐 校

前言

横纹肌溶解症（rhabdomyolysis）定义是横纹肌分解或崩解[1]，因肌细胞内容物释放到细胞外液和循环系统而导致的一种临床与生化综合征。横纹肌溶解症的诊断是依据检测血浆或尿液的这些释放物。典型的临床表现为：肌痛（myalgias）、无力（weakness）、红色到褐色的肌红蛋白尿（myoglobinuria）、血清肌酶（serum muscle enzymes）如肌酸激酶（creatine kinase, CK）升高[2]。每年报道的事故造成的横纹肌溶解大约有 26 000 例[3]。横纹肌溶解症的严重程度不尽相同，自无症状的肌酶升高至电解质紊乱、急性肾衰竭、多器官衰竭综合征，甚至死亡。

人类历史上，最早的关于横纹肌溶解症的记载见于圣经《旧约全书》（the Old Testament）的第四卷《民数记》（the Book of Numbers）。文中记载[4]以色列人在走出埃及的过程中食用了大量的鹌鹑，而这些鹌鹑以铁杉种子为食，许多食用了这些鹌鹑的以色列人得了一种怪病，致使他们因剧烈的肌肉疼痛和虚弱而死亡。在 19 世纪晚期，德国文献记载了一种称作 Meyer-Betz 病的临床综合征，其表现为肌肉疼痛、身体虚弱和棕色尿液[5]。1941 年二战期间，Bywaters 和 Beall[6] 描述了在空袭后肢体受挤压伤的四名死者的临床病程。他们注意到肌肉损伤和肾功能障碍之间的联系，并在他们的经典专著中写道：

"一个病人被埋在废墟下好几个小时，一只手臂受压。入院时，他看起来情况良好，只是肢体水肿，并有一点局部麻木和风团（whealing）。然而，虽然病人血红蛋白增加了，但是几个小时后血管收缩明显，表现为面色苍白、身体发冷、盗汗、血压下降。通过多次输入血清、血浆或偶尔输血，病人的血红蛋白和血压可以恢复到休克前的水平。但此时，伤肢内的血液循环可能出了问题，表现为远端动脉搏动减弱，伴随初期坏疽的改变。很快出现肾损害体征不断进展，最后即使伤肢截肢也无济于事。起初就少的尿量，也许由于重度休克而变得更少。尿液中开始含有白蛋白和许多深褐色或黑色颗粒管型，后来数量减少。病人时而昏昏欲睡，时而焦虑其病情的严重性。病人表现为轻微的全身性水肿、口渴、频繁呕吐，血压经常轻度升高。早期血尿素和血钾升高，并且进行性升高，常常在一周之内发生突然死亡。尸检显示：肌肉坏死，肾小管退变，肾小管颗粒管型含褐色色素。"

急性肾衰竭（acute renal failure, ARF）是横纹肌溶解症最严重的并发症之一，急性肾衰竭与多系统器官功能衰竭以及较高死亡率相关联[7]。关于横纹肌溶解症及其并发症，目前缺少设计完好的前瞻性研究，所以急性肾衰竭的真实发病率不得而知，估计在 4%～33%[8]。在美国，大约 5%～15% 急性肾衰竭住院病人缘于横纹肌溶解症[9]。

疾病原理

解剖和生理

骨骼肌是人体最大的器官。肌细胞发挥功能关键依赖于完整的细胞膜，即肌细胞膜，维持离子梯度并确保正常的代谢功能。肌细胞膜包含钠-钾泵、钙泵以及其他通道和结构[10]。钠-钾泵将钠和钾分别泵出、泵入肌浆。泵出的钠多于泵入的钾，造成细胞内净负电荷，产生了钠浓度梯度。正常情况下，与细胞外液相比细胞内钠离子浓度很低，大约 10mEq/L[10]。

位于肌浆的钙泵将钙从肌浆泵出到细胞外，以维

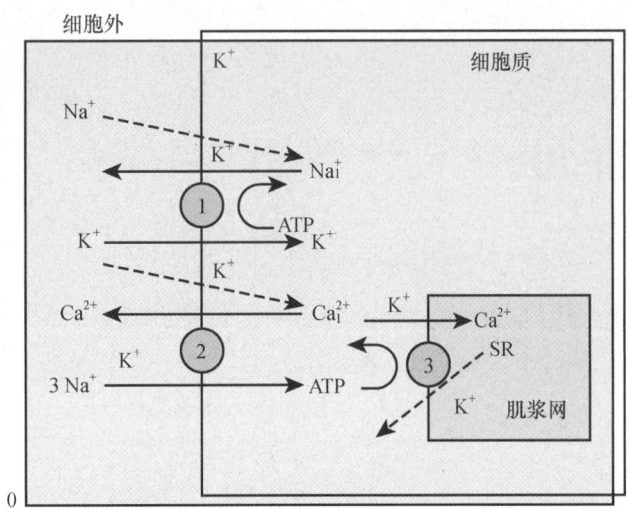

图 125-1 骨骼肌细胞的正常膜离子泵功能。当离子泵功能失效时，肌细胞内钙含量升高，引发一系列生理反应造成细胞损伤。SR，肌浆网。（Redrawn from Blaustein MP: Sodium ions, calcium ions, blood pressure regulation, and hypertension: A reassessment and a hypothesis. Am J Physiol 232: C165, 1977.）

持细胞内液低钙浓度。同时钙泵还可以将钙转入肌细胞内结构，如肌浆网和线粒体。钠离子顺着电化学梯度向下流动（即回流进入细胞），钙离子就能离开细胞进入细胞外液（图125-1）。除了钠-钙交换以外，所有这些泵都依靠三磷酸腺苷（adenosine triphosphate, ATP）供能进行主动运输[10]。

在细胞质中还发现，肌红蛋白是主要的血红素蛋白，为骨骼肌和心肌供应氧气。肌红蛋白比血红蛋白具有更高的携氧能力，为肌细胞提供大量氧[11]。在正常情况下，血浆中肌红蛋白与结合珠蛋白（也叫触珠蛋白，haptoglobin），浓度较低。然而，如果大于100g的骨骼肌受损，超过血浆中结合珠蛋白结合能力，肾小球过滤"未结合的"肌红蛋白产生典型的横纹肌溶解症黑尿（dark-colored urine of rhabdomyolysis）[12]。当肌红蛋白在肾小球滤液中沉淀时，会造成肾小管梗阻和急性肾衰竭。

骨骼肌胞质含有蛋白酶和其他蛋白水解酶，分解肌原纤维蛋白以循环利用。这些酶的活性水平取决于胞内钙的浓度。在细胞的正常生理状态下，这些酶活性较低，随着细胞内钙浓度的显著升高，这些蛋白水解酶被最大限度地激活，对细胞极具破坏力[13]。

病理生理

尽管许多疾病都可以导致横纹肌溶解症，但是，最终的共同的损伤机制都包括肌浆损坏，导致细胞内钙浓度升高、释放细胞内容物，例如，肌红蛋白、醛缩酶、天冬氨酸转氨酶、乳酸脱氢酶、CK、钾、尿酸、磷等[14]。过量的胞内钙引起肌球蛋白和肌动蛋白之间的病理作用，激活细胞内的蛋白酶、磷脂酶以及其他蛋白水解酶，进一步导致细胞的损伤和破坏[11,15]。

直接细胞膜损伤（例如，挤压伤）或ATP耗竭会导致由钠-钾泵和钠-钙通道创造的离子梯度失衡。细胞膜的直接损害使肌纤维膜对钙的通透性增加，钙随着电化学梯度进入细胞[13,16]。这就造成细胞外低钙血症和细胞内高钙血症[17]。在无创伤性横纹肌溶解症中，由于ATP缺乏造成细胞膜离子泵功能障碍，这也导致了过量的胞内钙聚集[11,13]。ATP耗竭可能缘于能量供需失衡（例如，剧烈或长时间运动）或者缘于能量应用缺陷（例如，McArdle综合征或缺乏肌磷酸化酶）[11]。

一旦肌细胞遭到破坏，细胞就会释放肌球蛋白。随着血浆中游离肌红蛋白增多，过量的肌红蛋白经肾滤过进入尿液[18]。过多的肌红蛋白，肾血流量减少和酸中毒，会使肌红蛋白沉淀并堵塞肾小管[6,19,20]。虽然肾小管梗阻普遍存在，但是，与横纹肌溶解症相关联的肾小管堵塞并不是引起肾性急性肾衰竭（AIRF）的主要原因。有趣的是，往血量正常、尿pH值6以上的兔体内输入肌红蛋白，没有肾功能毒害效应[20]。其他研究显示：肌红蛋白在pH值5.6或更低时离解成两个组分——珠蛋白（Globin）和高铁血红素（ferrihemate）[20]。由于输入的珠蛋白组分即使在低血容量和酸尿情况下对肾功能也没有影响，那么高铁血红素就可能是肌红蛋白的有毒成分[21]。肌红蛋白也可能对肾小管细胞具有直接毒性[9,20,22]。横纹肌溶解症引起的急性肾衰竭最常见的致病原因就是肾性急性肾衰竭。肾性急性肾衰竭被定义为毒性或缺血性事件引起的肾小球滤过率减少。肾性急性肾衰竭总是伴随一定程度的肾小管损伤，其尿液特征为：低比重尿（<1.010），褐色管型，钠排泄分数大于1%（框125-1）。

筋膜室综合征（又称间隙综合征、室隔综合征）可能是横纹肌溶解症的一个成因或者并发症。当一个封闭的空间压力升高时，位于封闭空间内的循环受压就会引起筋膜室综合征[23,24]。室间隔尺寸减小、室隔内容物尺寸增大或者二者兼有都会导致压力过大。一旦病理条件建立，筋膜室综合征就会进入一种恶性循环，因为：①压力升高的结果是毛细血管收缩；②静脉压力增加，进一步降低灌注压；③小动脉血管痉挛引发组织缺血、肿胀、水肿。肿胀和水肿造成室隔压力增加，恶性循环不断继续。在2～4小时内，缺血的骨骼肌发生功能损坏，10小时以后这种功能损坏将不可逆转[23]。缺血30分钟以内，神经组织发生可逆性损伤，缺血12～24小时后变成永久性损坏[24]。

框 125-1	急性肾衰竭和肾性急性肾衰竭的诊断参数

无嗅尿
尿比重 <1.015
尿沉检查:"脏"褐色、粒状管型
尿渗透压 <350mOsm/L
U/P 渗透压比 <1.1
尿钠 >20~40mEq/L
U/P 尿素比 <4
U/P 肌酐水平比 <20
肾衰竭指数：U_{Na} >1~2
滤过钠排泄分数 >1%~20%
自由水清除率：上升到 >15ml/h

U/P，尿-血浆比。
Modified from McGoldrick MD: Diagnosis and management of acute renal failure: Part I. Cardiovasc Rev Rep 5: 1031, 1984.

病因学

在过去60年，人们对创伤性肌肉损伤和肾衰竭之间的关系进行了广泛综述。在20世纪70年代中期，第一篇文献报道了非创伤性横纹肌溶解症[25,26]。自那以来，引起该病的病因不断增加。除了创伤和压迫、过度锻炼、酗酒、吸毒、感染和癫痫也是引起横纹肌溶解症的主要病因[13]。在许多病例中，病因往往涉及多个因素（框125-2）。

代谢性肌病

某些遗传缺陷使得某些碳水化合物或脂类作为能量基质不能被合理应用，导致ATP耗竭。这些功能紊乱包括糖酵解或糖原分解缺陷，脂肪酸氧化缺陷，细胞线粒体功能障碍。每个功能紊乱本身都能够造成可逆性横纹肌溶解症反复发作或进行性无力[11]。这些酶功能缺陷在23%~47%的横纹肌溶解症成年患者中都有发现[27,28]。那么，特别对于一个孩子，如果他或她没有其他明显的致病危险因素，但有反复发作的横纹肌溶解、运动不耐（exercise intolerance）和肌肉痉挛，应该考虑基因缺陷。基因性肌病可以通过肌肉活检进行确诊。

创伤和压迫

大多数创伤和压迫诱发的横纹肌溶解症常常发生在大规模集体事故中[29,31]，如交通事故和地震灾难中建筑坍塌。实际上，肢体受挤压而诱发的横纹肌溶解症是除了创伤之外地震灾难中最常见的死亡原因[32]。因此，对于挤压伤患者要注意观察是否发生横纹肌溶解症。直接的肌细胞膜机械性损伤会破坏其稳态[16]。钠和钙沿着浓度梯度流入细胞内液，从而导致胞内钙和水的急剧增多[11]。然后钙浓度升高激活酶，对细胞和肌细胞膜产生破坏性，水的流失引起血管内血容量减少[13,16,33]。

除了明显创伤之外，由于昏迷或神志不清而导致身体某部位受压迫而固定不动可能会导致压迫诱导型创伤性横纹肌溶解症。长时间的外科手术中操作固定不当（例如，结石手术）也会导致压迫诱导型创伤性横纹肌溶解症[11,34]。近来，减肥手术后横纹肌溶解症在案病例有所增加[35]。已确认的风险因素包括手术时间长（>4小时）、有无糖尿病、体质指数超过40[36]。

运动性用力过度

在受过训练和未受过训练的运动员中，长时间或剧烈运动都可能引起横纹肌溶解症[37-39]。离心运动（eccentric exercise，即肌肉伸长做功）对肌肉纤维损伤更大，有证据表明：与向心运动（concentric exercise，即肌肉缩短做功）相比，离心运动时CK水平较高[14]。高温环境下的脱水和热敏降解酶活性增加也会促成运动性横纹肌溶解症[39,40]。因为低血钾限制肌肉微循环系统的血管舒张和血流灌注，所以低钾血症会增加运动性横纹肌溶解症的患病风险[41]。长时间运动时，由于细胞能源ATP耗竭，肌细胞膜离子泵也会停止运转[11]。这些泵停摆引起细胞内钙升高及随后的横纹肌溶解症，再加上脱水和乳酸酸中毒，会造成肾衰竭[13,39,42]。运动性横纹肌溶解症并不仅见于运动性随意肌用力过度的情况，相同的病理生理学也见于其他病人，如癫痫持续状态、肌阵挛、肌张力障碍、舞蹈病、破伤风、精神性焦虑和躁狂症[11,43-45]。

框 125-2	横纹肌溶解的一般病因

代谢性肌病
药物和毒素
创伤和压迫
感染
运动性用力过猛
电解质异常
电流
局部缺氧
高热
原发性

电流

在高压电或雷击幸存者中，大约10%患者发生横纹肌溶解症[18]。需要注意的是电击所致横纹肌溶解症严重度与伤口大小或受伤部位无关[18]。电流导致的横纹肌溶解症似乎是电流致热和电流直接影响肌细胞膜（电穿孔）两者合并的结果[46]。

烫伤和冻伤

多种紊乱性病症能提高核心体温，并导致肌细胞膜破裂。抗精神病药物恶性症候群如吩噻嗪类药物或氟哌啶醇治疗后发热，恶性高热如卤代烃或琥珀胆碱麻醉后体温快速升高，以及典型性和运动性中暑[47]都是一些最常见的病因[19,48,49]。在高热症候群中，细胞的能量需求也大大超过了可用的能量供给，造成细胞膜功能障碍和细胞损伤[50]。

体温过低也可能引起横纹肌溶解症，以低温诱导局部缺血和低温直接造成肌细胞膜成分损伤的可能性最大，在一定温度水平之下，肌细胞膜不能维持结构的完整性[51]。

药物和毒素

几乎每一类药物治疗都会成为横纹肌溶解症的诱因[11]。一般的致病药物包括乙醇、可卡因以及其他合法和违禁的药物，降脂药物、一氧化碳、生物毒素。

乙醇

乙醇对骨骼肌细胞膜具有直接毒性，饥饿会加强这毒性[13]。因为这个原因，乙醇诱导性横纹肌溶解多见于酗酒者。电解质异常也起作用，因为慢性酒精成瘾者经常患有低钾血症、低磷血症和低镁血症[19]。这些缺陷，加上乙醇对肌细胞膜的直接毒性作用，使得酒精成瘾者易感横纹肌溶解症[13]。

乙醇也是一种镇静催眠药，能够诱发意识混浊不清并导致受到外部压迫的身体部位血液停止流动。此外，癫痫发作或震颤性谵妄造成过度肌动活动也能够诱发横纹肌溶解症。

可卡因

据公布的报告显示，使用可卡因的患者其横纹肌溶解症发病率为5%～30%[48]。可卡因引起横纹肌溶解症有几个可能的假说性病理机制，包括：可卡因诱导血管痉挛导致肌肉缺血，过度的能量需求强加于肌细胞膜，直接的肌细胞毒性作用[52-54]。癫痫发作、激动、创伤和高热也会起到一定作用[11]。一般来说，横纹肌溶解症的严重度与中毒的严重度成正比[52,55]。静脉注射可卡因相比吸食可卡因更容易引起横纹肌溶解症性急性肾衰竭[52]。

其他违禁药物

麦角酸酰二乙氨，盐酸苯环利定，拟交感神经药如安非他命和"摇头丸"[56]，也可能导致横纹肌溶解症[11,57]。谵妄和激动导致非随意肌和随意肌收缩，也会提高肌肉细胞的能量需求，并且增加后的能量需求会超过正常可用的ATP供应量[58]。

降脂药物和其他合法的药物

羟甲基戊二酰辅酶A还原酶抑制剂降脂药物（例如洛伐他汀、辛伐他汀）[59]和抑制肝三酰甘油合成的支链脂肪酸酯类化合物［例如，安妥明（氯贝丁酯），吉非贝齐（二甲苯氧戊酸）］[11,60,61]与横纹肌溶解症有关。虽然作用机制仍不清楚，但他汀类药物被认为是直接的肌毒素可能干扰ATP通过电子传递链生成。他汀类药物单独使用或者与其他药物（特别是吉非贝齐）合用可能引起横纹肌溶解症[60,62,63]。肾功能不全、甲状腺功能减退症（甲减）和炎性肌病病人服用他汀类药物时患横纹肌溶解症的风险可能会更高[64]。其他直接性肌毒素包括秋水仙素和免疫抑制剂（如环孢霉素）。过度使用利尿剂或泻药诱发重度低钾血症和脱水，也可能导致横纹肌溶解。

一氧化碳

横纹肌溶解症已知是一氧化碳中毒的并发症之一[65,66]。病理生理学机制仍不清楚，但是，缺氧、昏迷状态中肌肉压迫和直接心肌细胞毒性效应可能起到作用[65]。

生物毒素

一些蛇毒通过直接损伤心肌细胞引起细胞内容物释放到细胞外循环系统而造成横纹肌溶解症。已知造成这类伤害的物种包括欧洲蝰蛇、澳大利亚虎蛇、澳大利亚褐色王蛇、海蛇、南北美洲响尾蛇和棘蛇。单一的毒液中可能含有多种心肌细胞毒素[11]。非洲蜂（"杀人蜂"）和蜜蜂蜇刺也会造成横纹肌溶解症。这也是通过直接肌毒素起作用[11,67,68]。横纹肌溶解症也与蘑菇中毒有关[69]。

感染

细菌、病毒、寄生虫感染会造成横纹肌溶解症[70]。许多病毒牵涉其中，包括流感病毒、柯萨奇病毒、副流感病毒、腺病毒、单纯疱疹病毒、巴尔病毒、巨细胞病毒、艾滋病病毒（人类免疫缺陷病毒，HIV）[71]。典型症状是主诉在肌痛和肌红蛋白尿症候前一到两周有病毒感染史。流感病毒 A 和 B[72] 是最常被提到的致病病毒[73,74]。流感病毒可能具有直接心肌细胞毒性，但是这没有被证实[13,75]。已经有报道说许多 HIV 病毒感染的患者患有横纹肌溶解症，但是，在这些研究中的许多患者都服用多种药物或合并感染，并不能清楚说明 HIV 病毒的独立作用[76,77]。

细菌感染可能会通过多种机制导致肌肉损伤，包括化脓性肌炎时直接肌肉感染、外毒素和细胞因子的释放和诱导发热及寒战。军团杆菌是已知最常见能够引起横纹肌溶解症的细菌。它通过内毒素介导肌毒性效应[13,78,79]。沙门菌和链球菌也可以通过直接入侵心肌细胞和抑制糖酵解酶引起横纹肌溶解症[13,78,80]。

在寄生虫感染中，恶性疟疾因造成横纹肌溶解症而最臭名昭著，病人表现为高热、寒战、呕吐和急性肾衰竭[81]。

电解质异常

各种各样的电解质紊乱，特别是低磷血症和低钾血症与横纹肌溶解症的发生有关。低磷血症导致 ATP 耗竭造成细胞膜损伤，大部分病例为酒精依赖性患者[82]或者那些因为糖尿病酮症酸中毒接受治疗的病人[83]。钾是一种使肌细胞代谢活跃的微循环血管舒张药，低钾血症可能抑制局部血管扩张，并导致肌肉局灶性缺血[9,13]。低钙血症在甲状旁腺功能减退患者中也与横纹肌溶解症有关联[84]。低钠血症和高钠血症也都与横纹肌溶解有关联[11]，前者的病例报告主要涉及精神性烦渴而诱发的低钠血症[85]。

缺氧和缺血

内在性血管损伤或阻塞、低血压以及供给肌肉组织的血供受压均可能导致组织缺氧并发生横纹肌溶解症。例如，骨科或血管重建手术中使用止血带可能会造成组织缺氧并发生横纹肌溶解。循环系统重建以后，受损的肌细胞重新血流灌注，排出的细胞内容物包括肌红蛋白进入体循环[13,86]。血流再灌注会涌入大量的中性粒细胞，并释放出蛋白水解酶直接堵塞微循环并导致进一步的肌肉缺血[11,13]。血液紊乱性疾病（例如，镰状细胞性贫血）[87] 也可能会导致血管血栓，造成组织缺氧和随之而来的肌肉的损伤[17,88]。

其他病因

某些内分泌疾病与横纹肌溶解症有关系，如由于糖尿病引起的低磷血症和低钾血症以及由于非酮性高脂血症引起的血清高渗状态[89]。横纹肌溶解症也偶尔与甲状腺功能减退、甲状腺功能亢进[90]和嗜铬细胞瘤有关[91]。文献记录的病例报告显示横纹肌溶解症也见于炎性肌病病人，如皮肌炎和多肌炎[92]。

临床特征

典型的横纹肌溶解症患者主诉肌无力、肌痛和茶色尿液。肌痛可能呈局灶性或弥漫性，这取决于其根本的致病原因。然而，临床上对于横纹肌溶解症的高危病人须问诊其症状，因为血清学检测到的横纹肌溶解症患者中高达 50% 无肌痛或肌无力的主诉[93]。事实上，在美国横纹肌溶解症最常见的诱因是醉酒后躺着不动或者罹患老年痴呆后摔跤、肌肉受到长时间压迫[93]。

病史

患者病史对于诊断极有帮助。病史应包括：近期任何一次创伤或肌肉压迫、用力过度、毒虫叮咬、感染、电击、或极端温度。其他方面病史包括：服用的处方药、非处方药物、酒精或违禁药物、已知的健康状况，以及肌肉功能障碍或疾病的家族病史。不幸的是，很多横纹肌溶解患者因为感知能力改变而无法提供充分的病史。

体检

体检可以通过轻柔的触诊发现患病肌群的肌无力。皮肤可能会变色，并可能有压迫性坏死。随着创伤或压迫，患病区可能会出现感觉缺失和运动缺失，与单根神经分布不相吻合[16]。有些病人患有重度横纹肌溶解症，呼吸过慢，大概是膈肌受累造成的。临床上病人也可能出现脱水使得细胞外液容量减少。筋膜室综合征是一种相对常见的横纹肌溶解症并发症，因而，体检可以查出坚固的肌隔、被动伸拉痛或者患病肢端的神经血管压迫。然而，仅 4%～15% 的患者存在体征特点[93]。因此，体检未见横纹肌溶解症特征并不能排除患病的可能。

诊断方法

肌红蛋白

以往，横纹肌溶解症的诊断依靠血清中肌红蛋白的检测。然而，血清肌红蛋白并不是很敏感的标记物。肌红蛋白在血浆中的半衰期是 1~3 个小时，伤后 6 小时之内即可完全从血浆中清除[93]。同样，尿肌红蛋白会被迅速排泄，依此诊断也不能准确。在病人病程晚期也可能检不出肌红蛋白尿，因为，肌红蛋白尿的量取决于肌红蛋白血浆浓度、肾功能、肾小球滤过率、血浆肌红蛋白结合程度和尿流率[93]。

尿肌红蛋白的测定方法包括：免疫扩散试验、放射免疫测定法和针对性的尿液试纸检查。尿液试纸检查使用试剂如愈创树脂或邻甲苯胺，仅比放射免疫测定法的灵敏度稍差了一点，因此是最好的检测方法[94]。尿常规检定的褐色尿，其试纸检查显示大量红色血液，但有时显微镜检却很少见红细胞。这是因为大部分尿液试纸检查无法分辨肌红蛋白还是血尿症或血红蛋白尿[94]。褐色尿中有时也可见蛋白、褐色管型和和肾小管上皮细胞[11]。

肌酸激酶（CK）

测量 CK 水平（原名 CPK，肌酸/肌酐磷酸激酶）比检测肌红蛋白更敏感。CK 是一种极好的横纹肌溶解症标记物，因为它容易测量，肌肉受伤后迅速出现在血清中，并且血清清除不快（半衰期 1.5 天）[95]。一般情况下，CK 水平峰值出现在肌肉损伤后 24~36 小时之内，每天大约减少 39%（图 125-2）[49]。如果 CK 水平不是按照这样的速度递减，则说明肌肉损伤仍在继续，这种损伤可能缘自未检出的筋膜室综合征。

但是，横纹肌溶解症也没有特定的 CK 水平。一般来说，在没有脑或心肌梗死情况下，CK 水平高于 5 000 指示肌肉损伤严重，CK 水平大于 5 倍正常值认为可以诊断；有报道显示横纹肌溶解症的 CK 水平可以达到几十万[14,42,53,76]。高水平 CK，尤其是 CK 水平高于 16 000 与急性肾衰竭相关[96]。然而，只是中度 CK 水平的病人横纹肌溶解症的发病率也较高[53,96,97]，所以，即使临床上适度的 CK 水平升高也必须引起足够的重视[96,97]。MM 是骨骼肌中的 CK 亚型，但是，当大量的骨骼肌受损时，少量的 CK-MB 也被释放。CK-MB 分数很少超过 3%~5%，表明 CK-MB 从骨骼肌而不是从同时受损的心肌中释放出来。

其他检验

其他的实验室评估可显示高钾血症、高磷血症、低钙血症、高尿酸血症和低蛋白血症。阴离子间隙升高是其特征[98]。最初的实验室研究表明 20%~40% 的病人出现高钾血症（>5.5mEq/L）[93]，其由肌肉坏死释放的细胞内钾和肾排泄减少两个因素造成。高磷血症缘于受损肌肉的磷泄漏，其水平通常不超过 7mg/dl。但是，正常的血磷水平在横纹肌溶解症的情况下会提高低磷血症作为横纹肌溶解症基本病因的可能性。最常见的电解质异常低钙血症发生较早，且高磷血症会加重低钙血症。低钙血症缘于受损肌肉的钙沉积和甲状旁腺激素骨反应降低[99]。在一个系列的 76 个病人中，63% 的病人存在低钙血症[100]。低钙血症常常出现较迟。低钙血症的确切原因尚不清楚，猜测可能是恢复期损伤肌肉钙动员，甲状旁腺激素水平和二羟胆钙化（甾）醇水平升高[13]。血磷升高和血钙升高相结合可能导致软组织、血管和眼中的磷酸钙析出[11]。

高尿酸血症缘于受损肌肉的嘌呤释放。高尿酸血症更易于发生在训练有素的、运动性横纹肌溶解症运动员，因为他们的肌肉体积高于常人。低蛋白血症可能缘于受伤血管蛋白质泄漏，再加上蛋白尿造成的。

许多急性横纹肌溶解症患者显示明显的弥散性血管内凝血，是其晚期并发症，可出现血小板减少、低纤维蛋白原血症和 D-二聚体升高（前凝血酶时间）延长。肌肉坏死和激活性物质（促凝血酶原激酶）从受损细胞释放造成了凝血病。

有些病人可能出现丙氨酸转氨酶、天冬氨酸转移酶和乳酸脱氢酶升高，其首要原因归结于肌肉坏死，其次归因于受损肌肉释放蛋白酶造成的肝损伤[101]。

鉴别思路

色素尿（pigmenturia）有各种各样的成因（框 125-3）。通过显微镜检查红细胞可以区分血尿（hematuria）和肌红蛋白尿。注意：如果横纹肌溶解症合

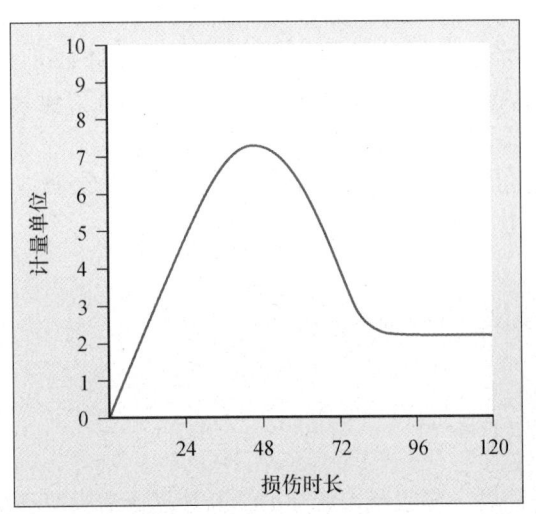

图 125-2 典型的肌酸激酶（CK）清除曲线。

框 125-3　色素尿的鉴别诊断
血红蛋白尿
溶血
血尿
肾性因素
创伤
急性间歇性卟啉症
胆红素尿
食物
甜菜
药物
维生素 B_{12}
利福平
苯妥英
轻泻剂

并肾创伤则出现血尿。类似于肌红蛋白尿,血红蛋白尿试纸检查呈血阳性,但是显微镜检没有或者仅见极少量的红细胞。血红蛋白尿时血浆变色为褐色或者红色[19]。色素尿也可见于急性间歇性卟啉病,这些患者通常有非常不同的临床表现,并且他们的尿含有胆色素原[11]。胆红素是亚铁血红素的降解产物,其存在于尿液中就会造成色素尿。在这种情况下,尿检呈尿胆素原阳性。某些药物或食物也可以直接造成色素尿,此时,尿检结果呈血阴性并且显微镜下检查不见红细胞。

在挤压伤时,运动无力和可能的四肢瘫痪与脊髓损伤的相似[102]。所有外伤病人必须进行脊柱预防治疗,即使实验室检查证明的横纹肌溶解症也并不能排除并发脊髓损伤。横纹肌溶解症经过治疗,通常能改善运动功能。

CK 水平升高合并疼痛的病人必须考虑其患有心肌梗死的可能,特别是疼痛局限于胸口部位。测量血清肌钙蛋白,获得心电图,并问诊是否患有缺血性胸痛病史有助于查明 CK 升高的心脏病诱因。

并发症

损伤后的第一个 24 小时内的并发症称为横纹肌溶解症早期并发症。这些早期并发症包括:电解质异常,如高钾血症、低钙血症和高钙血症、高磷血症和高尿酸血症。高钾血症可能导致心律失常和死亡。肝功能障碍是另一个早期并发症,主要表现为肝内相关酶水平升高,25% 的患者患此并发症。损伤肌肉释放的蛋白酶伴发肝炎症[101]。肾衰竭和弥散性血管内凝血是晚期并发症,主要是在损伤后 24~48 小时出现。相比之下,筋膜室综合征可能是恶化水肿体液复苏的早期或晚期并发症,它通常发生在肌肉中,如胫前肌,其肌肉扩张受限于紧张的筋膜。

处理

在初始稳定和复苏之后,横纹肌溶解症处置的首要目标应是确诊并治疗原发病,减轻伴生的并发症:电解质紊乱、肾衰竭、凝血病和筋膜室综合征。

盐水输液

横纹肌溶解症治疗主要是在病程的最早期施用大量的盐水。损伤后,体液从坏死肌肉中挤出,促成血管内血容量减少和肾前性肾衰竭。在创伤或受压的患者中,盐水复苏应该在事发现场就开始进行[103]。初期补液延迟会增加少尿性和无尿性肾衰竭的风险[104]。在一项研究中,在入院 6 个小时之内进行盐水补液的病人未见急性肾衰竭[13,105]。

初始复苏应该使用生理盐水。应该避免使用含钾液体,因为担心引发横纹肌溶解症伴生的高钾血症。应尽早进行大量输液,输液速率控制在尿量 200~300ml/h[18]。患者在第一个 24 小时内可能需要补液多达 20L 以保证充分的尿流率。最理想的情况是:补液量根据临床检测的中心静脉压进行补充[106]。

甘露醇

治疗横纹肌溶解症时是否应用甘露醇尚有争议,因为甘露醇有疗效的结论大多是出自动物实验与回顾性临床研究[107,108]。一项临床研究显示:甘露醇的疗效相比单纯生理盐水未见任何提高[109]。甘露醇是一种渗透性利尿剂、血管血容量扩张剂、肾血管舒张剂以及可能的自由基清除剂。作为利尿剂,甘露醇增加尿流量,这可能有助于防止肌红蛋白管型造成的阻塞。肾血管舒张增加肾血流量和肾小球滤过率,也可以减少肾小管阻塞。作为血管血容量扩张剂,甘露醇从组织间隙抽取体液,增加血容量,减轻肌肉肿胀[11,19,104]。在早期肾衰竭的病例中,甘露醇可以将少尿性肾衰竭转换为非少尿性肾衰竭,而且预后要好。由于甘露醇是一种利尿剂,所以在使用甘露醇之前应该保证充足的血容量复苏和充足的尿流量。袢利尿剂如呋塞米可以酸化尿液而不应使用[18]。

尿液碱化

在酸性环境下提高肌红蛋白沉降,单纯高肌红蛋白不会产生肾毒性除非伴有低血容量及酸中毒[20]。因此,尿液碱化在理论上可以通过增加肌红蛋白的溶解度而促进肌红蛋白肾清除。向静脉注射液中添加碳酸氢钠,可以保持尿pH值大于6.5。两安瓿碳酸氢钠溶于1L半生理盐水(0.45%)配置成轻度高渗溶液。尤其合并使用高渗剂甘露醇时,可以谨慎地向1L半生理盐水添加1.5安瓿的碳酸氢钠或者向5%葡萄糖水中添加2安瓿碳酸氢钠。碳酸氢钠疗法的潜在不良反应包括:高钠血症、加重充血性心力衰竭患者的体液过量、低钙血症恶化。

类似于使用甘露醇,碱化尿液作为一种横纹肌溶解症的治疗方法也存有疑问,因为没有随机研究证明其临床益处。事实上,Hosmi 及其课题组成员[109]发现:在进行大量补液时,碳酸氢钠疗法对于疗效没有促进作用。最近,Brown 和同事回顾了1 771位危重创伤病人的病历,这些患者的CK水平升高;相比进行单纯盐水补液治疗的患者,行甘露醇和碳酸氢钠治疗的患者在肾衰竭的发病率(18% vs. 22%)、透析(6% vs. 7%)或死亡率(18% vs. 15%)等方面没有差异[110]。所以,需要进一步的研究来弄清楚甘露醇和碳酸氢钠治疗方案是否真的优于早期大量盐水补液疗法[111]。

实验性疗法

铁螯合剂,如去铁草酰胺,其临床作用正在调研中。螯合治疗在动物模型中显示可以降低肾损伤[112]。其原理是:铁螯合减少自由铁的接触机会,因此,减少脂质过氧化作用和肌细胞分解。

一个病例报告显示:一位病人因过度吸食海洛因而罹患筋膜室综合征、横纹肌溶解症和急性肾衰竭,高压氧辅助疗法对其有益[113]。

其他实验模型表明:针对缺血-再灌注损伤引起的肌肉坏死,施用自由基清除剂和抗氧化剂(如维生素C和维生素E)以及矿物质(如锌、锰和硒)可以减少肌肉坏死。因此,这些都是可能用到的横纹肌溶解症的治疗药物[114]。

一般性措施

电解质异常

高钾血症是一种危及生命的横纹肌溶解症并发症,而且必须紧急处理。然而,钙和磷酸盐会发生沉淀,所以,静脉注射钙在治疗合并高磷血症的高钾血症患者时可能无效[11]。而且,静脉注射钙以校正治疗初始低钙血症会加剧横纹肌溶解症恢复阶段发生的高钙血症(此时,沉积在损伤肌细胞中的钙被动员回到细胞外液)。因此,对于无症状的低血钙病人应该避免使用补钙疗法,因为补钙疗法有可能增加细胞内钙水平而进一步加剧肌肉损伤[84]。除了施用钾树脂黏结剂以及胰岛素、葡萄糖和碳酸氢钠,可能需要透析治疗高钾血症。对于有症状的高钙血症一般只需要扩张血容量和利尿剂治疗。针对钾水平升高、持续酸中毒和尿毒症患者或者体液过量的少尿性或无尿性肾衰竭患者,必须进行透析治疗[11,13]。透析及支持治疗可以有效地减少横纹肌溶解症并发急性肾衰竭的发病率和死亡率。

凝血病/弥散性血管内凝血

凝血病治疗是针对患病过程的基本治疗。如果发生出血性并发症,则可能有必要使用血小板、维生素K和新鲜冷冻血浆疗法。

筋膜室综合征

临床医生应该监测筋膜室综合征患者的室间隔压。室间隔压超过30~35mmHg时,应充分考虑采取筋膜切开术,但是,决定采用筋膜切开术必须因人而异[115]。CK水平不能下降表明筋膜室综合征致肌肉损伤仍在持续(图125-3)。

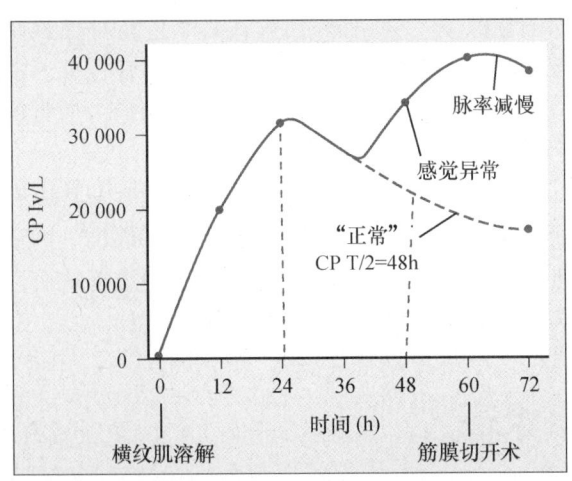

图125-3 横纹肌溶解:两波现象。单次肌肉损伤后,血清肌酸激酶(CK)活性一般约在24小时达到峰值。半衰期(T/2)约为48小时。如果肌肉坏死发生在紧筋膜室间隔的肌肉,而紧筋膜室间隔可以积聚足够水肿产生局部缺血和第二波肌肉坏死,则CK水平可能再次升高。(Redrawn from McGoldrick MD: Diagnosis and management of acute renal failure: Part I. Cardiovasc Rev Rep 5: 1031, 1984.)

安置

目前，没有好的前瞻性研究支撑横纹肌溶解症病人的标准处置方法。肾衰竭的高危性要求严密监测肾功能、电解质和体液状态，通常需要患者住院治疗。同样，如果病人是一位创伤受害者，应检测 CK 水平以评估正在进行的肌肉损伤程度。如果病人没有创伤或压伤，需要研究其横纹肌溶解症的潜在病因以防止复发。

重要概念

- 横纹肌溶解症的典型临床表现包括：肌痛、无力和茶色尿液。只有一半的横纹肌溶解症病人可见典型症状，所以，急救医师应考虑高危病人是否有可能患有横纹肌溶解症，尤其是当他们感知功能发生改变时。
- 酗酒、吸毒、某些药物治疗、肌肉用力过猛和创伤性肌肉压迫是横纹肌溶解症的最常见病因。
- 患有横纹肌溶解症时，尿液试纸测试呈强阳性，显微镜检查只有少数或没有红细胞。如果合并血清 CK 水平升高则可以确诊。
- 早期输液复苏使得尿液排出量达到 200～300ml/h，可以降低横纹肌溶解症性肾衰竭发生的概率。
- 静脉输液是首要的治疗方法，甘露醇和尿液碱化疗法作为未经证实的辅助疗法。由于袢利尿剂会酸化尿液，所以不应使用。
- 高钾血症能够导致恶性心律失常，所以必须及时治疗。
- 为了避免加重高钙血症（通常发生在康复期间，此时，过量细胞内钙转移到细胞外液），不应校正治疗初始无症状的低钙血症。
- CK 水平超过 48 小时不减少或继续上升可能表明肌肉损伤仍在持续，此时，仔细诊断是否患有筋膜室综合征。

本章参考文献请参见 http://pumpress.bjmu.edu.cn/eduservice/3419.html

第 126 章 甲状腺和肾上腺疾病

David Zull

陈云霞 译 李春盛 校

甲状腺功能亢进症、甲状腺功能减退症及肾上腺功能不全等内分泌功能失调常表现为慢性、非特异性症状如疲劳、乏力和抑郁，因此难以确诊为一个典型的疾病。随着严重程度增高，每种疾病均出现典型的临床表现而较容易被识别。对于急诊医师来说最重要的是急性应激会在这些患者中诱发威胁生命的疾病，需要基于临床判断和仅有提示性的实验室资料给予有力的治疗。

甲状腺功能亢进症

概述

背景和流行病学

尽管甲状腺功能亢进症（简称"甲亢"）和甲状腺毒症经常被混为一谈，但是甲亢特指甲状腺素分泌过多，而甲状腺毒症指任何导致循环甲状腺素水平增高的情况，不论是由于过度分泌［Graves病、毒性多结节性甲状腺肿（toxic multinodular goiter，TMG）］、受到损伤的甲状腺释放过多甲状腺素（甲状腺炎）还是使用外源性甲状腺激素。临床上甲亢的疾病谱是连续的，从无症状或亚临床疾病到威胁生命的甲状腺危象。

大规模随机的人群筛查显示甲亢的发病率为0.5%~2.2%，超过半数患者为亚临床型［甲亢前期伴促甲状腺激素（thyroid-stimulating hormone，TSH）分泌减少且四碘甲状腺原氨酸、甲状腺素（T_4）正常］[1-3]。女性甲亢的发病率比男性高10倍。

Graves病是甲状腺毒症的主要原因，随着年龄增高，TMG更为常见，55岁以上的患者TMG与Graves病的发病比率超过2：1[4,5]。儿童甲亢罕见，如果发生则与Graves病相关。据估计甲状腺毒症的患者在遭遇急性应激时有1%~2%会进展为甲状腺危象[6]。

疾病原理

甲状腺滤泡细胞合成 T_4 和三碘甲状腺原氨酸（T_3），受到与合成 TSH 的垂体前叶形成的反馈环的调节。如果 T_4 水平降低，会刺激 TSH 分泌，而如果 T_4 水平升高，TSH 的分泌就受到抑制。TSH 的分泌受下丘脑合成的促甲状腺激素释放激素（thyrotropin-releasing hormone，TRH）的调节。

甲状腺激素由滤泡细胞合成，最初合成一个含有多量酪氨酸的大激素前体蛋白——甲状腺球蛋白。然后碘主动转运进滤泡细胞，并在其内氧化随后结合在酪氨酸残基上。甲状腺球蛋白内的碘化酪氨酸联接产生 T_4 和 T_3，经蛋白质水解作用释放到循环中。所有的 T_4 都产生于甲状腺，而只有15%~20%的 T_3 是直接合成的；其余由 T_4 在周围组织中脱碘而形成。全身性疾病时，脱碘发生在 T_4 内环而不是外环，则生成反 T_3。T_4 是一种激素原，仅有轻度的生物活性，而 T_3 是生物活性激素，反 T_3 没有活性。血清中99.5%以上的甲状腺素是蛋白结合型如甲状腺结合蛋白（thyronine-binding globulin，TBG）及其他蛋白，保持其无代谢活性状态。因此，只有游离 T_4（free T_4，FT_4）和游离 T_3（free T_3，FT_3）具有临床意义[4,6,7]。

碘是合成甲状腺激素的底物，过多的碘可抑制甲状腺摄取碘及甲状腺球蛋白碘化（Wolff-Chaikoff 效应），最重要的是阻断甲状腺激素从腺体的释放。碘抑制甲状腺激素生成和释放的作用是暂时的，甲状腺在10~14 天后可脱逸抑制。相反，碘负荷在一些多发结节性甲状腺肿和潜伏 Graves 病的患者能诱发甲亢（Jod-Basedow 效应），特别是由碘缺乏导致这些疾病的患者[4,6,7]。

甲状腺激素对于所有组织的代谢都有不同程度的影响。甲状腺激素作用于细胞核受体调节基因活性。通过与细胞酶（如腺苷三磷酸酶）的相互作用直接影响代谢。最重要的是，T_3和T_4增加β肾上腺素能受体的数量和敏感性，显著提高其对内源性儿茶酚胺的反应[4,6]。

Graves病是甲状腺毒症最常见的原因，是包括甲状腺功能亢进、弥漫对称性甲状腺肿、眼病、皮肤病的综合征。Graves病主要发生于20～40岁之间的女性，常常具有甲状腺疾病的家族史。Graves病是一种自身免疫障碍，B淋巴细胞产生刺激TSH受体的免疫球蛋白（甲状腺刺激性免疫球蛋白，thyroid-stimulating immunoglobulin，TSI）。伴发的眼病是由于眼眶成纤维细胞和肌肉的共同抗原激活甲状腺抗体的结果[4,6]。

TMG是导致甲亢的第二常见原因，特征是具有多发的自主功能结节，典型的发生于50岁以上的女性。在年轻人中不常见，除非患者先前具有非毒性多发结节性甲状腺肿或生活在碘缺乏地区。美国人群总体来说不缺碘，世界上碘缺乏人群分布的地区包括中美洲、南美洲、喜马拉雅山区、东欧和中亚。TMG导致的甲亢比Graves病轻，且为逐渐起病，但是在给碘缺乏的个体进行碘替代治疗时会出现急性表现。因为患者年龄的关系，心血管表现例如心房颤动和心功能不全比较突出[8]，而震颤和高代谢表现不如Graves病显著。肌肉萎缩和无力常见，患者常被描述为淡漠[5]。由于多发结节性甲状腺肿常延伸至胸骨后，可出现梗阻症状[9,10]。

单发高功能（热）结节指可能发生于同一人群的毒性腺瘤，但是较多发型少见。

甲状腺炎时，急性甲状腺毒症可能是甲状腺腺体炎症和细胞破裂释放出未成熟的甲状腺激素的结果。甲状腺炎可由自身免疫、感染或药物引起。桥本甲状腺炎是最常见的类型。其为一种自身免疫性疾病，特征是甲状腺腺体内甲状腺抗体和淋巴细胞浸润。患者出现无痛性甲状腺肿和甲状腺功能低下，但是在疾病早期罕见明显的甲状腺毒症（桥本毒症）[11]。

与甲状腺有关的自身免疫性疾病包括产后甲状腺炎和散发型甲状腺炎。两者的甲状腺肿小而无触痛且症状轻微，因此也被称作无痛性或静息性甲状腺炎。5%～10%的妊娠女性在产后1～6个月出现一过性甲状腺毒症，6个月后出现甲状腺功能减退，随后恢复到基线状态。在以后的妊娠中有70%的复发率，一些女性会发生永久性甲状腺功能减退。散发型甲状腺炎占引发甲状腺毒症病因的1%，且与妊娠无关[12]。

亚急性甲状腺炎（de Quervain甲状腺炎）似乎是一种病毒或病毒感染后疾病，出现疲劳、关节肌肉酸痛和咽炎的前驱症状，随后出现发热、严重颈前痛。疼痛常放射到下颌和耳朵，甲状腺出现剧烈触痛。甲亢的症状如出汗、心悸和震颤出现在急性疼痛期，可持续数周，然后过渡到持续数月的甲状腺功能减退状态，最后甲状腺功能恢复到正常状态。亚急性甲状腺炎占甲状腺毒症病因的2%，如同其他类型的甲状腺疾病一样是女性多发[13]。

化脓性甲状腺炎是罕见疾病，也表现为发热和颈前痛，但是颈部红、肿、硬结明显，并且出现发音和吞咽困难。病因常为细菌感染伴脓肿形成，但也可能是寄生虫、分枝杆菌和真菌感染。多数患者既往有甲状腺疾病和免疫功能受损（AIDS）[14]。

在北美，约有2%接受胺碘酮治疗的患者出现甲状腺毒症（在碘缺乏地区更多）。多数此类病例是由于毁损性甲状腺炎所致，但是少数是胺碘酮的碘负荷（每日需要量的400倍）的结果，使多发性甲状腺肿和亚临床Graves病患者发生甲亢。因快速心律失常恶化而治疗或心功能衰竭患者是胺碘酮相关性甲状腺毒症的典型表现。其他能诱发甲状腺炎的药物包括干扰素、白介素-2、粒细胞-巨噬细胞集落刺激因子和锂剂[12,15,16]。

慢性过量摄入甲状腺激素可导致甲状腺毒症，被称为人为甲状腺毒症。虽然医生或患者出错是可能的原因，但是医务人员患有精神疾病是此类病例的主要原因。服用含有甲状腺激素的草药减体重或进食来自污染草地的牛肉的病例也有报道。令人惊异的是急性摄入甲状腺激素通常只出现轻微毒性症状。导致此结果的原因是多方面的：T_4的半衰期长达7天、T_4～T_3的转换抑制、负反馈环对内源性激素生成的抑制以及甲状腺激素受体下调[17,18]。

已经发现多种罕见的甲状腺毒症类型包括卵巢甲状腺肿、甲状腺癌、葡萄胎、绒毛膜癌以及分泌促甲状腺素的垂体腺瘤[4,6,19]（框126-1）。

临床特征

甲状腺毒症的症状和体征是高代谢状态和β肾上腺素能活性增高的结果。临床表现根据患者年龄、病程、激素升高的水平和速度、用药情况以及疾病期间的应激情况而不同，从症状轻微（淡漠型甲亢）到威胁生命（甲状腺危象）。高肾上腺素能症状在老年人常常被掩盖。长期和渐进的甲状腺毒症可能被很多患者忽视，或者症状被归结于其他原因例如情绪应激、节食或机体功能紊乱[4,6]。

框 126-1	甲状腺毒症的病因

Graves 病（毒性弥漫性甲状腺肿）
毒性多结节性甲状腺肿
毒性腺瘤（单发热结节）
人为甲状腺毒症
甲状腺炎相关的甲状腺毒症
　桥本甲状腺炎
　亚急性甲状腺炎
　产后甲状腺炎
　散发性甲状腺炎
　胺碘酮甲状腺炎
碘诱发的甲状腺功能亢进症（碘缺乏地区）
　胺碘酮
　碘造影剂
转移性滤泡性甲状腺癌
人绒毛膜促性腺激素（hCG）介导的甲状腺毒症
　葡萄胎
　转移性绒毛膜癌
　妊娠剧吐
产 TSH 垂体瘤
卵巢甲状腺肿

框 126-2	甲状腺毒症患者主诉

体质方面：饮食过量但体重减轻，疲劳，全身乏力
高代谢：怕热，喜凉，过度出汗
心脏和呼吸：心跳剧烈且快速，劳力性呼吸困难，胸痛
精神方面：紧张，不安，多动，情绪不稳，精神错乱
肌肉：震颤，从椅子上站立或梳头困难
眼科：流泪，刺激，对风敏感，复视，异物感
甲状腺：颈部丰满，吞咽困难，发音困难
皮肤：潮热感，脱发，胫前水肿
生殖：女性月经过少，性欲减退，男性乳房发育

体质方面的症状如疲劳和全身乏力在甲状腺毒症非常常见。尽管热量摄入增加，多数患者仍然出现体重减轻，较基线水平平均下降约15%。容易混淆的情形是老年患者常食欲减退，导致疑诊隐匿的肿瘤。高代谢症状如不耐热、过度出汗以及喜凉在年轻患者中更为显著[20]。

神经精神系统的主诉包括焦虑、坐立不安、震颤、感觉神经过敏或无法静坐、失眠、记忆丧失以及注意范围变窄。家庭成员常反映患者情绪不稳且烦躁，在甲状腺危象时可进展为精神状态改变和昏迷。近端肌群的乏力和疲劳可能源于甲状腺肌病，患者常主诉梳头、爬楼或从椅子上站立起来困难[21]。肌肉无力迅速进展到松弛性麻痹见于甲状腺毒症的特殊类型——低钾性周期麻痹[22]。

心肺症状非常常见，包括心悸、劳力性呼吸困难以及运动耐力减低。老年患者可能出现新发心绞痛、心房颤动（简称"房颤"）或充血性心力衰竭，是甲状腺疾病的仅有症状[8,16,23]。

胃肠道主诉常包括肠蠕动增加，但无腹泻。吞咽困难可能是 Graves 病时甲状腺肿大或 TMG 时腺体向胸骨后延伸的结果。恶心和呕吐可见于严重的甲状腺毒症[4,6,9]。

生殖内分泌功能也会受到影响。女性常主诉月经改变，从无月经到月经过多，不孕症非常常见。男性可出现性欲减退和乳房肿胀[4,6]。

眼部症状是 Graves 眼病的表现，不出现在其他导致甲状腺毒症的疾病。感觉刺激和过度流泪是早期症状，在疾病后期出现复视、球后不适、视物模糊以及异物感[24]（框 126-2）。

甲状腺毒症的患者有独特的体征，特别是在年轻患者。常表现出焦虑和不安，伴手部和舌的细颤以及轻微闭合的眼睑。皮肤温暖、光滑、如天鹅绒般，类似婴儿的皮肤，特别是在肘上部位。面部呈玫瑰色且容易脸红。可发现掌红斑和指甲远端自甲床分离（甲剥离或 Plummer 甲）。头发纤细脆弱，可出现弥漫性脱发[4,6]。Graves 病特别之处是大约5%患者因黏多糖渗入到真皮而出现显著的胫前皮肤增厚（胫前黏液水肿）。胫前和足背区域出现无痛、突起的结节和斑块。色素过度沉着和硬化，但为非凹陷性，胫前黏液水肿总是和 Graves 眼病伴发[25]。

心动过速几乎见于所有患者，伴有脉压增宽和洪脉。心尖搏动明显、心音增强。常出现收缩期杂音，偶尔沿胸骨左缘可听见类似搔抓的摩擦音（Means-Lerman 搔抓音）。房颤可见于任何年龄的甲亢患者，总患病率为2%，患病率随年龄增加，70 岁以上患者患病率高达15%[26]。即使是亚临床甲亢房颤的患病率也较平均人口增高 3 倍[27]。

甲状腺毒症房颤时心室率通常增快，且对于减慢心率及转复窦律的治疗均具有抵抗力。甲亢的慢性心动过速和高心输出状态可导致扩张型心肌病，特别是在老年人及房颤患者，出现 S3 奔马律和心底喀拉音[8,16,23,28]。也可见原发性肺动脉高压，有时伴有三尖瓣反流和右心衰[16,29,30]。

甲状腺毒症的特征性凝视是上、下眼睑回缩使异色边缘上出现一圈巩膜的结果。因为眼睑受交感神经支配，对肾上腺素能刺激的敏感性增高导致睑裂增宽。甲状腺毒症患者的其他高肾上腺素能眼征包括睑后退和球后退。眼睑后退指患者慢慢向下看时上眼睑

退到眼球后面。球后退指缓慢向上看时眼球退至上眼睑后面[4,24]。

尽管凝视在任何类型的甲状腺毒症都常见，但突眼仅见于Graves病，是黏多糖浸润和眼肌及软组织炎症导致眼球突出的结果。超声、CT和MRI显示几乎所有Graves病的患者均有眼眶肿胀，但是仅有50%出现临床体征。结膜充血、眶周水肿及球结膜水肿是早期体征。突眼根据从外侧眼眶边缘到角膜前面的前后距离定义，超过20mm为突眼。眼眶受累会导致下直肌浸润而引起上视受限。极后期的体征包括因无法完全闭目导致的角膜炎，以及因视神经压迫导致的视力丧失[24]。甲亢的治疗，特别是放射性碘，会加重Graves眼病[31]。

慢性近端肌肉萎缩和无力可能是甲状腺肌病的结果[21]。更严重的无力软瘫可发生于亚洲和拉丁美洲的女性，是甲状腺毒症的低钾性周期麻痹的结果[22]。

多数甲状腺毒症患者在检查甲状腺时触诊异常。Graves病时，腺体为正常大小的2~3倍。大小正常的甲状腺在年轻患者不常见，但是超过20%的老年患者没有甲状腺肿[4]。Graves病的甲状腺对称、光滑、坚韧程度从柔软到橡皮样、没有明显的结节。严重病例可触及震颤并听到杂音，且通常为持续性的，而不是血管疾病时出现的收缩期杂音。TMG时，腺体不同程度增大，尽管常常触及多发的不规则结节，单发而突出的结节并不罕见，区别TMG和毒性腺瘤很困难。多发结节性甲状腺肿可延伸至胸骨后，只有在吞咽时触摸锁骨上区才可查到。因为占位效应，多发结节性甲状腺肿可导致气管移位和声音嘶哑以及面颈部静脉充血，后者在举臂过头时更为明显（Pemberton征）[9,10]（框126-3）。

亚急性甲状腺炎时甲状腺触痛严重，但是表面皮肤发红或变热仅见于化脓性甲状腺炎。在散发型、产后型以及桥本甲状腺炎，更为典型的体征是甲状腺无触痛，仅有轻度增大或不增大[11-14]。在人为甲状腺毒症时，腺体可能会萎缩但是很难评估。

甲状腺危象

甲状腺危象是控制不佳、未经治疗或未被发现的甲状腺毒症的威胁生命的并发症。在甲状腺毒症的患者发生率为1%~2%，在因甲亢住院患者的发生率约为10%。甲状腺危象主要发生在Graves病，但偶尔也见于TMG和毒性腺瘤[32,33]。发生于甲状腺炎、人为甲状腺毒症、卵巢甲状腺瘤、葡萄胎以及其他原因导致的甲状腺毒症仅限于罕见的病例报道。

甲状腺危象是甲状腺毒症临床表现的放大，因存

框126-3 甲状腺毒症的体格检查结果

生命体征：心动过速，脉压增宽，洪脉，发热
心脏：心前区搏动增强，收缩期杂音，心音增强，收缩期搔刮音（Means-Lerman搔刮音），三尖瓣反流，房颤，心衰的表现
眼征：睑裂增宽（瞪眼），眼睑后缩，眼睑迟滞，结膜充血，眶周水肿，突眼，向上凝视受限
神经系统：细颤，反射亢进，近端肌肉无力
精神：烦躁，情绪不稳定，注意力不集中
皮肤：皮肤温暖、湿润、光滑；毛发纤细脆弱；面颊无毛、易红；手掌红斑；胫前色素斑，结节或非凹陷性的硬化；甲剥离
颈部：弥漫对称性甲状腺肿大，有时伴播散和可触及的震颤；出现多发不规则结节或明显的单发结节；气管移位，手臂上举时静脉凸出（Pemberton征）

在发热、严重心动过速、中枢神经系统功能障碍以及胃肠道症状而更为突出。一个或多个器官系统功能失调，例如休克或心力衰竭，也被定义为甲状腺危象。如果不治疗，甲状腺危象无一例外均是致命的，即使进行积极的治疗其仍然带来20%的病死率[6,32,36,37]。

甲状腺危象病生理的核心是儿茶酚胺结合部位增多以及对肾上腺素能刺激的反应性增高。同时急性应激导致儿茶酚胺大量释放与高水平游离T_4和T_3协同作用诱发了我们称之为甲状腺危象的恶化反应[4,6,37]。以前认为甲状腺危象是甲状腺激素突然大量释放进入循环的结果，但是除了甲亢患者突然停用抗甲状腺治疗以及甲状腺钝伤或贯通伤（不论是甲亢还是甲状腺功能正常）时激素从受损的腺体漏出，T_4和T_3的快速增高不是造成甲状腺危象的原因[38-41]。实际上，甲状腺危象的激素水平并非总是显著高于控制不良的甲状腺毒症[7]。

感染和脓毒症是甲状腺危象最常见的诱发因素，但是因为发热是甲状腺危象一个突出的表现，因此甲状腺毒性状态可能被忽视。历史上甲状腺和非甲状腺手术是触发甲状腺危象的主导因素，但是手术前确诊和治疗甲状腺毒症大大降低了其作为诱发因素的地位。其他常见的诱发事件包括心肌梗死、脑卒中、肺栓塞、糖尿病酮症酸中毒、分娩、创伤以及使用碘造影剂和胺碘酮（框126-4）。

甲状腺危象的临床表现常具有戏剧性。虽然检查时多数明确的症状属于甲状腺毒症，但是某些特征可区分出甲状腺危象。超出医生预期程度的发热是危象的特征，有时体温超过106°F而类似中暑。经常看到不协调的过度出汗，超过140次/分的窦性心动过速常见[4,6,36,37]。心率超过150次/分提示房颤或其他室

框 126-4 甲状腺危象的诱因

医源性
感染/脓毒症
脑血管意外
心肌梗死
充血性心力衰竭
肺栓塞
内脏梗死
急性躁狂危象

创伤
甲状腺手术
非甲状腺手术
甲状腺钝挫伤及穿通伤
甲状腺的强力触摸
烧伤

内分泌
低血糖
糖尿病酮症酸中毒
高渗性非酮症昏迷

药物相关
碘[131]治疗
抗甲状腺治疗提前结束
服用甲状腺素
胺碘酮
服用碘剂
麻醉诱导
其他药物（化疗，伪麻黄碱，有机磷，阿司匹林）

孕期相关
妊娠毒血症
妊娠剧吐
分娩和产褥期

上性心动过速。另外，充血性心力衰竭的症状和体征常伴发于如此快速的心率[8,16]。

由于代谢性脑病导致的神志改变是甲状腺危象的标志，程度从坐立不安和躁动到谵妄、癫痫发作和昏迷[21,42]。

胃肠道症状常很明显，伴有恶心、呕吐、腹泻而导致容量减少和低血压。可出现类似肠梗阻的腹痛。黄疸是严重甲状腺毒症不常见的并发症，如果随后发生肝衰竭则预后不良[43]。

尽管高热、严重的心动过速以及神志改变可以迅速确定甲状腺危象的可能，但是临床表现很难与无并发症的甲状腺毒症区分开。根据发热、心动过速、中枢神经系统障碍、充血性心力衰竭以及胃肠道症状的严重程度，Burch 和 Wartofsky 创立了一个评分系统以帮助鉴别无并发症的甲状腺毒症和即将发生的甲状腺危象以及真正的甲状腺危象（表 126-1）。尽管此评分系统还未经严格的验证，但是在临界病例的治疗决策中是有帮助的[44]。

表 126-1 甲状腺危象的诊断标准

	评分
发热（°F）	
99～99.9	5
100～100.9	10
101～101.9	15
102～102.9	20
103～103.9	25
≥104	30
心率（次/分）	
90～109	5
110～119	10
120～129	15
130～139	20
≥140	25
意识状态	
正常	0
轻度焦躁，谵妄，精神异常	10
极度嗜睡	20
昏迷/癫痫	30
充血性心力衰竭	
无	0
轻度（水肿）	5
中度（啰音）	10
出现房颤	15
肺水肿	10
胃肠道症状	
无	0
恶心、呕吐、腹泻、腹痛	10
无法解释的黄疸	20
诱发疾病	
无	0
有	10

分值≥45 提示甲状腺危象；25～44 提示可疑危象；＜25 提示非甲状腺危象。

Adapted from Burch HB, Wartofsky L: Life-threatening thyrotoxicosis: Thyroid storm. Endocrinol Metab Clin North Am 1993; 22: 263-277.

诊断方法

甲状腺毒症最好的筛查工具是超敏 TSH，其在甲状腺毒症时降低或检测不到。TSH 正常可除外甲亢，TSH 升高可诊断甲状腺毒症，除了罕见的情况，如由于垂体腺瘤过度分泌 TSH 而导致的继发性甲状腺毒症。尽管检测不到 TSH 对于甲状腺毒症具有特异性，但是 TSH 出现中度抑制并不总是轻度或亚临床甲亢的结果。严重的系统性疾病能抑制 TSH 生成，导致 TSH、FT_3 和 FT_4 呈现低水平。这种非甲状腺疾病常被称为甲状腺功能正常的病态综合征，并且似乎是中枢性甲状腺减退症的过渡型式，一种对于全身应激时代谢减慢的适应性反应。可抑制 TSH 生成的慢性疾病包括神经性厌食、抑郁以及肾衰竭。包括多巴胺、糖皮质激素、生长抑素及奥曲肽在内的药物也能使 TSH 水平降低[6,7]。

尽管利用 TSH 筛查甲状腺疾病是合理的方法，测定甲状腺激素水平仍然是确诊所必需的。总 T_3（total T_3，TT_3）和总 T_4（total T_4，TT_4）测定结果可能会产生误导，因为其受到 TBG 变化的影响。TBG 水平增高导致 TT_3 和 TT_4 的假性增高，见于妊娠、感染性肝炎、使用雌激素、他莫昔芬、美沙酮或海洛因。相反，TBG 减少导致 TT_3 和 TT_4 水平降低，见于肝硬化、营养不良、肾病综合征以及使用雄性激素或糖皮质激素。最后，许多药物抑制 T_3 和 T_4 与 TBG 结合，导致 FT_3 和 FT_4 水平增高，而在检测激素总水平时反映不出来。这些药物包括水杨酸类、非甾体类抗炎药、肝素、呋塞米、苯妥英、卡马西平以及硫脲类药物。因为总激素水平测定有如此众多的局限性，所以仅 FT_3 和 FT_4 的测定结果可靠[6,7]。

FT_3、FT_4 增高结合 TSH 降低可以诊断甲状腺毒症。如果 TSH 受到抑制而 FT_4 正常，可能为亚临床甲亢，约有 5% 的甲状腺毒症患者 FT_3 增高而 FT_4 正常——称为 T_3 甲亢，在 TMG 更为常见。相反的情况，即 FT_3 正常而 FT_4 增高可见于甲状腺炎、摄入外源的左旋甲状腺素以及老年人甲亢，常伴随由于并存的疾病导致的 T_4 向 T_3 转化受到抑制[4,7]（表 126-2）。

鉴别 Graves 病和其他类型的甲状腺毒症通常可直接由临床判断，但是有问题的病例测定甲状腺球蛋白抗体和甲状腺过氧化物酶抗体可能有帮助。

除了甲状腺功能检查，多种实验室异常也可见于甲状腺毒症和甲状腺危象。最常见的是高血糖，见于半数以上的患者，可能与肝糖分解和儿茶酚胺介导的胰岛素抵抗有关。轻度高钙血症见于 10% 的患者，与激素介导的骨再吸收、骨质疏松症有关，增加了骨折的风险。

肝功能异常在甲状腺毒症很常见。异常表现包括血清转氨酶、乳酸脱氢酶、胆红素的轻度增高，最常见的是碱性磷酸酶增高。尽管甲亢时血清胆红素增高，但是临床黄疸并不常见。其他异常还包括白细胞增多伴核左移，轻度正细胞正色素性贫血以及血清胆固醇降低[7]。

甲状腺炎的诊断更为困难。如果出现甲状腺压痛和红细胞沉降率大于 100，亚急性甲状腺炎的可能性大。然而其他类型的甲状腺炎缺乏这些表现[12,13]。甲状腺超声可以帮助鉴别 Graves 病的富含血管的腺体肿大、TMG 的结节以及甲状腺炎或人为甲状腺毒症（多普勒血流减低）[45]。另一个可选的检查是放射性碘摄取试验，在甲状腺炎和人为甲状腺毒症时碘摄取受到抑制，但是在甲亢增加。如果提示滥用外源性甲状腺激素，测定甲状腺球蛋白水平可确定诊断，其在人为甲状腺毒症患者水平极低，但是在所有其他类型甲状腺毒症均增高[35]。

鉴别思路

显然，甲状腺毒症的患者常被认为是非常焦虑、躁狂或处于惊恐发作中。除此之外，高肾上腺素能征象还可能提示拟交感神经药物（可卡因、安非他明）或抗胆碱能药物中毒或戒断综合征（酒精、毒品、镇静催眠药）。见于甲状腺危象的高热和神志改变也可见于中暑、神经阻滞剂恶性综合征、血清素综合征、细菌性脑膜炎以及脓毒症。

表 126-2 甲状腺功能检查的解释

TSH	游离 T_4	游离 T_3	疾病
正常	正常	正常	无
低	高	高	甲状腺功能亢进症
低	正常	正常	亚临床甲亢
低	正常	高	T_3 甲亢
低	高	正常	甲状腺炎、服用 T_4、老年甲亢或有伴发疾病
低	低	低	甲状腺功能正常的病态综合征；中枢性甲减
高	正常	正常	亚临床甲减；恢复期甲状腺功能正常的病态综合征
高	低	低	原发性甲减
高	高	高	产 TSH 的垂体腺瘤

在老年人，甲状腺毒症的高肾上腺素能表现可能被掩盖，面部肌肉缺乏表情以及精神低落提示淡漠型甲亢。多发结节性甲状腺肿的患者以及年龄超过70岁的患者最易表现为此种类型。新出现的房颤和充血性心力衰竭恶化常常是淡漠型甲亢的症状。此外，患甲状腺毒症的老年人可能出现显著的体重减轻而食欲不增加，提示潜在的肿瘤。

处理

症状轻微的轻度甲状腺毒症患者常可门诊随访进行初始治疗。对于急诊医生更为重要的是避免可能增加甲状腺激素水平或加重肾上腺素能刺激的治疗。甲状腺毒症的患者不应接受碘造影剂或胺碘酮，两者均存在碘负荷会增加甲状腺激素的生成[46]。建议谨慎使用阿司匹林和非甾体类抗炎药，因为他们会影响甲状腺激素与蛋白结合，导致 FT_4 和 FT_3 增加[47]。伪麻黄碱、氯胺酮、沙丁胺醇等增高交感神经活性的药物应谨慎应用[48]。急诊室有症状的甲状腺毒症患者需要开始β阻滞剂治疗，但是不推荐开始使用硫脲类药物如丙硫氧嘧啶（propylthiouracil，PTU）和他巴唑（methimazole）。

正确地认识和处理甲状腺危象对于患者生存至关重要。治疗具有以下几个目标：①减少甲状腺激素生成；②抑制甲状腺激素释放；③阻滞外周 T_4 向 T_3 的转换；④阻断β肾上腺素能；⑤建立系统支持；⑥确定和治疗诱发事件。

减少甲状腺激素生成

甲状腺危象的一线治疗是使用硫脲类药物，其能抑制氧化过程和有机碘与甲状腺球蛋白的结合，因此可阻断甲状腺激素的合成。PTU 和甲巯咪唑均可选择，但是 PTU 更为适合，因为其具有减少 T_4 转化为 T_3 的附加效果。PTU 初始负荷量为口服 600～1 000mg，继之 200～250mg/4h。甲巯咪唑的推荐剂量为初始 20～25mg，以后每4h重复此剂量[4,6,32,36,37]。如果患者无法口服药物，可经鼻胃管或保留灌肠给予同样剂量。此种溶液需要根据不同患者的病情由药房配制[49]。因为溶解性的局限性，PTU 或甲巯咪唑均无静脉制剂，但已经尝试静脉使用甲巯咪唑。此类溶液也需药房配置，可以每6h 使用 30mg[50]。只有在口服或者直肠给药不方便或无效时才考虑静脉途径（框 126-5）。

框 126-5　甲状腺危象的治疗

抑制甲状腺素合成

丙硫氧嘧啶负荷量 600～1 000mg，然后 200～250mg/4h

或

甲巯咪唑首剂 20～25mg，然后 20～25mg/4h

[最佳给药途径：口服或鼻胃管（NG）。可选途径：经直肠。灌肠液由药剂师准备。所有途径的剂量一致。没有静脉制剂，但是使用超滤器可以静推甲巯咪唑，剂量为 30mg/6h]

抑制甲状腺素释放

碘化钾饱和溶液（SSKI）5 滴口服/6h，NG 或直肠给药

或

卢戈液 8 滴/6h 口服，NG 或直肠给药

或

碘化钠由药剂师配置成溶液，500mg/12h 静推

或

如果对碘过敏，碳酸锂 300mg/6h 口服或 NG

β肾上腺素能阻滞剂

普萘洛尔 60～80mg/6h，口服

或

美托洛尔 50mg/6～12h，口服

如果可获得静脉途径，普萘洛尔 0.5～1mg 缓慢静推，可在 15min 后重复以达到理想效果，然后 2～3mg/3h

或

艾司洛尔首剂 250～500μg/kg，然后 50～100μg/(kg·min) 静点

有使用β阻滞剂禁忌证时：利血平 0.5mg/6h，口服

使用皮质激素（抑制 T_4 转化为 T_3，治疗相对肾上腺功能不全）

氢化可的松 300mg 静推，然后 100mg/6h

或

地塞米松 2～4mg/6h 静推

诊断和治疗潜在诱发疾病

如果严重考虑经验性抗生素治疗

支持治疗

容量复苏和恢复糖原储备

5% 葡萄糖氯化钠 125～1 000ml/h，速度取决于容量状态和充血性心力衰竭情况

谨慎使用酚麻美敏（商品名：泰诺）

降温毯，风扇，冰袋，冰水灌洗

其他药物

劳拉西泮或地西泮抗焦虑，减轻中枢交感流（central sympathetic outflow）

左旋肉毒碱（阻断甲状腺激素进入细胞）1g/12h 口服

考来烯胺（阻断甲状腺激素肝肠循环）4g/6h 口服

抑制甲状腺激素释放

虽然甲状腺激素的合成可以通过硫脲类药物阻断，但腺体内已经形成的激素仍然可以释放。无机碘可以阻止腺体内储存的甲状腺激素释放，但是其必须在使用PTU或甲巯咪唑至少1h后再应用。延迟使用的原因是施加于活跃合成状态的甲状腺的碘负荷为激素生成和释放提供了更多的底物。以碘化钾饱和溶液（saturated solution of potassium iodide，SSKI）5滴/6h或卢戈液8滴/6h的剂量使用。根据报道推荐的剂量从上述剂量的一半到两倍不等，然而有效的碘剂量似乎只是上述数量的一小部分。因为使用大剂量碘并未显示出危害，所以最常推荐中间剂量[4,6,32,36,37]。因为没有可用的静脉碘制剂，如果口服或者鼻胃管途径无法使用，可以使用直肠途径给药[49]。如果对碘过敏，可以选择锂剂来阻止甲状腺激素释放。口服或鼻胃管服用锂300mg/6h，但应监测锂的浓度保持其在1mg/L左右。碘不能用于胺碘酮诱发的甲状腺毒症，因为碘过量会增加胺碘酮的毒性。当碘过量诱发甲亢时（碘造影剂），应使用锂剂来抑制激素的释放并避免再使用碘。碘的作用在治疗2~3周后消失，因此可能出现迟发的甲亢恶化，除非保持充分的硫脲类药物治疗[51]。

阻止外周T_4转化为T_3，开始β受体阻滞剂治疗

使用β受体阻滞剂阻断外周高肾上腺素能活性是甲状腺危象和症状性甲状腺毒症的治疗关键。普萘洛尔是β受体阻滞剂的传统选择，因为其阻止T_4向T_3的转化并且具有非选择性的效果，可改善震颤、高热和焦虑不安。推荐剂量从20~120mg/6h口服，多数作者建议60~80mg/次[4,6,32,36,37]。如果患者不能口服，或者等待口服药物起效时需要快速起效的β受体阻滞剂，可以静脉注射普萘洛尔，试用量为0.5~1mg/10min。如果有严重心衰或低血压的证据，建议谨慎使用，因为有报道在甲状腺危象时使用普萘洛尔后发生心血管虚脱的罕见病例[52]。如果患者可以耐受普萘洛尔的初始剂量，可以每15min重复一次直到得到满意的效果，然后过渡到1~3mg/3h。如果存在禁忌证或对β受体阻滞剂治疗存在疑虑，则使用短效制剂如艾司洛尔更为审慎。艾司洛尔的负荷量为250~500μg/kg，继以50~100μg/(kg·min)的速度静滴[53]。选择性$β_1$受体阻滞剂如艾司洛尔或美托洛尔（50mg/6~12h）对于哮喘患者更为适合，但如不耐受，可以考虑口服利血平0.5mg/6h，同时监测是否出现低血压[54]。

推荐甲状腺危象时使用糖皮质激素，因为其可抑制外周T_4转化为T_3，并阻断激素由腺体释放。PTU、碘剂和糖皮质激素在甲状腺毒症的协同作用可在24~48h内使T_3浓度恢复到正常[36]。由于甲状腺危象时存在绝对或相对性肾上腺功能不全，因此也建议使用糖皮质激素。2型多腺体自身免疫综合征时Addison病可伴发于Graves病，但是更为重要的是多数情况下甲状腺毒症时可的松清除增加，同时此类危重症患者对可的松的需求过高导致相对肾上腺功能不全。可以使用氢化可的松首剂100~300mg静推，继以100mg/8h持续数天。地塞米松也可用于此类情况，剂量为2~4mg/6h或8mg/24h[55]。

建立全身支持治疗

支持措施在甲状腺危象的治疗中同样重要。应积极进行液体复苏，除非有明确的充血性心力衰竭证据。由于甲状腺毒症时肝糖原储备减少，推荐使用5%葡萄糖；为了恢复血容量可选择5%葡萄糖氯化钠。达到中暑程度的高热在甲状腺危象并不少见，应优先考虑退热，可通过冷雾、风扇、冰敷、降温毯以及冰水灌洗的方法。中度发热可使用对乙酰氨基酚，但是危象时可出现肝功能障碍，应谨慎使用。阿司匹林在甲状腺危象是禁忌使用的，因为其增加游离甲状腺激素的浓度[4,6,32,36,37]。

快速降低甲状腺激素的治疗已经叙述过。考来烯胺，一种离子交换树脂，可在肠腔内结合甲状腺激素，阻断其肠肝循环。考来烯胺的剂量为4g/6h，可以比单用硫脲类更快地降低激素水平[56]。考来替泊（降脂树脂Ⅱ号）具有相同的效果，但是伊泽替米没有此作用[57]。尽管给予积极的多药联合治疗，甲状腺危象仍持续恶化，则需要考虑血浆置换或透析以快速降低甲状腺激素的水平[58]。

甲状腺毒症的躁动和轻度狂躁可考虑使用苯二氮䓬类药物，因为高肾上腺素能状态类似可卡因中毒。左旋肉毒碱在甲状腺危象治疗中也被提及，可能的机制是抑制甲状腺激素进入细胞核。剂量为1g/12h口服（框126-5）。

放射性碘或外科手术在治疗甲状腺危象或甲状腺毒症中没有作用，除非获得持续正常的甲状腺功能状态，因为这些干预本身会诱发危象[60]。

β阻滞剂是治疗高心排心力衰竭的关键，高心排心力衰竭定义为心脏超声显示射血分数正常或增高的心力衰竭[8,16]。原有心脏疾病被甲状腺毒症加重时可伴发低心排充血性心力衰竭（超声心动显示射血分数降低），此时使用β阻滞剂需要严密监测循环状态，因为曾有病例报道在这种情况下出现心血管虚脱[52]。对于两种情况都适合的常规治疗是使

用血管紧张素转换酶抑制剂（ACEI）、利尿剂和地高辛[8,16]。

甲状腺毒症房颤的治疗也具有独特之处。快速心室率通常需要大剂量的β受体阻滞剂来控制。如果出现甲状腺危象，应该避免使用钙通道阻滞剂，因为可能发生低血压。在这种情况下地高辛可能无效，但可试用。不应使用胺碘酮因为其具有碘负荷和诱发甲状腺炎的可能。当患者处于甲状腺毒性状态时恢复窦律的努力常常是徒劳的，复律可以推迟到患者甲状腺功能正常后[16,26]。

亚急性甲状腺炎的疼痛和触痛可用非甾体类抗炎药治疗。如果难治或复发，需要使用泼尼松[12,13]。甲状腺炎的甲状腺毒性症状通常较轻，推荐单独使用β受体阻滞剂。实际上，硫脲类和碘剂对甲状腺炎无效。如果是药物相关性甲状腺毒症，应立即停用相关药物（胺碘酮、干扰素）。外源性甲状腺激素导致的甲状腺毒症应单独使用β受体阻滞剂治疗，因为甲状腺被抑制，所以硫脲类和碘剂无效。急性和慢性中毒症状均可用考来烯胺结合肠道内的激素，但是其有效性的证据有限[17,35]（框126-6）。

需要特殊注意的是硫脲类药物的毒性作用，因为其表现可能是甲状腺毒症患者已经存在的症状。轻微副作用出现于5%以上的患者，包括药物热、味觉异常、皮疹、关节痛以及唾液腺炎。甲状腺危象患者出现这些反应不应停止治疗，但是在甲状腺毒性症状较轻的患者应该停止用药。PTU和甲巯咪唑最严重和威胁生命的副反应是粒细胞缺乏症，常常以发热和严重咽喉痛为预兆。使用硫脲类药物的任何患者出现发热都应检查白细胞计数，如果降低应立即停药。幸运的是，此类反应的发生率仅有3‰~4‰。其他不常见但是严重的硫脲类副作用包括肝炎、血管炎和多发性关节炎[61]。

明确和治疗诱因

在进行前述各项治疗的同时，应积极寻找甲状腺危象的潜在诱因。感染是最常见的诱因，应常规检查X线胸片、尿和血培养。应做心电图和肌钙蛋白评估静默型心肌缺血，并且应考虑到卒中或肺栓塞的可能。甲状腺危象时可以尝试经验性使用抗生素，但是应严格限制在有强力的临床证据时。

甲状腺危象时给予碘剂、β阻滞剂、糖皮质激素、液体复苏、快速降温以及治疗诱发疾病可以在24h内缓解发热、心动过速以及神志改变。所有危象患者应入住特护病房，并且应避免任何的治疗中断，因为其能导致症状突然反复和死亡。

甲状腺功能减退症

概述

甲状腺功能减退症（简称"甲减"）患者的临床表现差异很大，从无症状或亚临床病例到威胁生命的黏液水肿昏迷。在随机的人群样本中，TSH增高的发生率在3.7%~9.5%之间，且多数具有正常的FT_4，被定义为亚临床甲减。少数患者为显性甲减（TSH

框126-6　甲状腺毒症和甲状腺危象：特殊情况

充血性心力衰竭
如果是心率相关的高输出性心力衰竭
　β阻滞剂是一线治疗（剂量见框126-5）
　ACEI、地高辛、利尿剂均需要
如果射血分数降低
　避免使用β阻滞剂或只用1/4剂量
　如果血压正常使用 ACEI
　需用地高辛和呋塞米
如果出现肺动脉高压
　吸氧
　西地那非

房颤
β阻滞剂控制室律最佳（剂量见框126-5）
钙通道阻滞剂易引起低血压；可使用地尔硫䓬10mg进行试验。
　避免使用维拉帕米

地高辛可能效果欠佳，但可以试用
胺碘酮应避免使用，因为具有碘负荷
除非甲状腺功能恢复正常，否则很难转变成窦律

甲状腺炎（亚急性）
非甾体类抗炎药控制炎症和疼痛
如果非甾体类抗炎药效果不佳，可用泼尼松40mg/d
β阻滞剂控制甲状腺毒性症状
不使用PTU、甲巯咪唑或碘剂

人为甲状腺毒症
β阻滞剂控制甲状腺毒性症状
考来烯胺阻断口服的甲状腺素吸收
不用PTU、甲巯咪唑或碘剂

升高伴 FT_4 降低），约占人群的 0.3%，发病率随年龄增加，超过 80 岁的患者发生甲减的可能性较 12～49 岁年龄组高 5 倍[1-3]。有些调查发现老年人中甲减的发病率高达 20%[5]。女性与男性发病比率为 4:3，而甲亢时此比率为 8:1。甲减发病率的人种差异显著，白人为 5.1%，西班牙裔美国人为 4.1%，亚裔美国人为 1.7%[1-3]。

疾病原理

甲减的病因包括原发性甲状腺功能衰竭、甲状腺炎、垂体/下丘脑因素、药物性及医源性因素。美国绝大部分甲减是由于甲状腺功能衰竭所致，其中多数是桥本甲状腺炎导致腺体的免疫性破坏的结果。在年轻人中，此病伴随出现甲状腺肿和甲状腺抗体滴度增高，特别是甲状腺过氧化物酶抗体、球蛋白抗体以及 TSH 抗体。桥本病时 TSH 受体抗体可阻断 TSH 受体，与 Graves 病时的刺激性抗体相反。老年人的特点是甲状腺萎缩，常常缺乏自身免疫的证据[62-64]。

Graves 病的终末期也可造成甲状腺的自身免疫性破坏，在数次甲亢恶化之后自发出现。甲减发生于 Graves 病经过放射性碘治疗或甲状腺切除术后更为常见。

药物诱发的甲减常见于使用碳酸锂时，因为其抑制激素释放。碘过量，例如使用胺碘酮、碘造影剂、海藻类添加剂以及含碘的咳嗽药，能阻碍甲状腺激素释放和合成（Wolff-Chaikoff 效应），因此使亚临床甲减转化为临床甲减，有时导致原发性甲减。相反，碘缺乏的患者使用碘剂治疗会增加甲状腺激素的生成而造成甲亢。α 干扰素会诱发桥本甲状腺炎而导致甲减。过度使用 PTU 或甲巯咪唑会因为其抑制激素合成的作用导致甲减。苯妥英、卡马西平、苯巴比妥和利福平通过加快甲状腺激素代谢而使甲减恶化[62-64]。

当进行甲状腺替代治疗的患者服用影响激素吸收的药物时会发生甲减，包括铁剂、钙剂、磷酸盐结合剂、硫糖铝、氢氧化铝、考来烯胺、考来替泊，甚至是咖啡[65]。

甲减的医源性因素包括肿瘤或淋巴瘤的颈部放疗、结节性甲状腺肿或甲状腺癌的甲状腺切除术。

甲减可见于甲状腺炎的晚期[12]。桥本病初期的甲亢期常不明确，而甲减更为突出[11]。在亚急性、静默型以及产后甲状腺炎的甲亢期通常有临床表现，而甲减却很轻微且为一过性，但可转为慢性[13]。

甲减的罕见病因包括激素生物合成的遗传障碍和中枢性甲减。中枢因素通常是由于腺瘤、出血（Sheehan 综合征）或浸润性病变（肉瘤、淀粉样变）导致垂体破坏所致，但也可以是下丘脑功能障碍的结果[66]。

有一种中枢性甲减看似是对显著的非甲状腺疾病的适应性反应，称作甲状腺功能正常的病态综合征。TSH 释放的轻度抑制导致 FT_4 和 FT_3 减少。T_4 向 T_3 转化受阻导致反 T_3 水平增加。甲状腺功能正常的病态综合征随着急性疾病的缓解而自动痊愈，不推荐使用甲状腺激素替代治疗。非甲状腺疾病时导致 TSH 抑制的药物包括糖皮质激素、多巴胺以及奥曲肽[62,64,67]（框 126-7）。

框 126-7　甲状腺功能减退症的病因

原发性甲减

自身免疫性甲减
　桥本甲状腺炎（慢性为萎缩性甲状腺，急性为甲状腺肿）
　Graves 病（晚期）

医源性
　放射性碘治疗 Graves 病
　甲状腺切除治疗 Graves 病、结节性甲状腺肿或甲状腺癌
　颈部放疗治疗淋巴瘤或头颈部肿瘤

碘相关
　碘缺乏（常为世界性，但在北美罕见）
　碘过量（抑制激素释放会显露自身免疫性甲状腺疾病）（见下述"药物相关"）

药物相关
　锂剂（抑制激素释放）
　胺碘酮（损毁性甲状腺炎或碘过量）
　干扰素 α（诱发桥本甲状腺炎）
　碘过量（碘造影剂、海藻、胺碘酮）
　丙硫氧嘧啶，甲巯咪唑
　干扰甲状腺替代治疗患者甲状腺激素吸收的药物（铁、钙、铬、磷酸盐结合剂、考来烯胺、考来替泊）

甲状腺炎
　亚急性
　静默型（散发性）
　产后
　胺碘酮

甲状腺激素合成的先天性缺陷

中枢性甲减

甲状腺功能正常的病态综合征

垂体疾病
　垂体腺瘤
　出血
　浸润性疾病（淀粉样变、结节病）

下丘脑疾病

临床特征

甲减的症状和体征常常很轻微而难以识别。当症状逐渐进展时患者常忽视或耐受，如同桥本甲状腺炎，从症状出现到诊断可能间隔数年时间。急性甲减症状持续数周到数月，可见于甲状腺炎或外源性甲状腺激素戒断。慢性疾病可因为药物毒性或并发疾病而出现急性发作[62-64]。

甲减的临床表现源于甲状腺激素缺乏所致的改变，最显著的是全身代谢减慢（因为基因表达变化和儿茶酚胺敏感性减低）以及细胞间液的氨基葡聚糖蓄积（代谢降低）。

甲减患者由于血流减慢和液体积聚而出现皮肤苍白、发冷。表皮和汗腺病变导致皮肤干燥、呈鳞状、坚韧。皮肤触感坚实，外观肿胀但是并不出现凹陷。在严重的慢性病例，患者呈现典型的面部特征，眼睑肿胀、宽鼻、嘴唇肿胀以及巨舌。甲减患者的毛发粗糙脆弱，脱发症常见。可出现眉毛外三分之一稀疏。指甲也变得又脆又薄。皮肤因为胡萝卜素不能转化为维生素A而呈现微黄色。胡萝卜素血症与黄疸的显著区别在于结膜无染色。白癜风可能伴随多腺体综合征出现，而如果患者并发Addison病可出现过度色素沉着（Schmidt综合征）[62,68]。

可出现面部和肢端的广泛水肿——由于氨基葡聚糖积聚造成的非凹陷性水肿以及由于甲减毛细血管渗漏现象造成的凹陷性水肿。Graves病手术或放射性碘治疗后发生的甲减还可出现局部胫前黏液水肿和突眼[68]。

甲减患者通常体温正常，但是主诉不耐寒及肢端冷常见。血压通常正常，但是20%~40%的患者收缩压升高而脉压变窄。心动过缓常见，但无症状[62,63]。与经常出现房性心律失常的甲亢相反，甲减可伴发QT间期延长和心室应激性增高[69,70]。甲减患者经常主诉劳力性呼吸困难和运动能力降低，虽然慢性甲减时存在心收缩力减低和收缩功能障碍，但通常没有充血性心力衰竭的体征。心绞痛和冠状动脉疾病可被代谢减慢和缺血应激降低掩盖，但是冠状动脉疾病因胆固醇和血压升高而加速进展[62,71]。

心包积液可见于慢性甲减，但是通常量少且无症状。大量积液可导致心音变低和心尖搏动减弱，但因积液为缓慢积聚而心脏压塞罕见[72,73]。

疲劳、呼吸困难以及运动能力降低的原因更倾向于呼吸系统而不是心源性。甲减的特征是对于高碳酸血症和低氧血症的通气反应受损，同时具有呼吸肌病变而导致出现缓慢、表浅的呼吸。巨舌也促发呼吸窘迫并导致阻塞性睡眠呼吸暂停。声带的黏多糖浸润或水肿导致甲减患者具有低沉沙哑的声音。据报道原发性肺动脉高压在甲减的发病率不断增高，可造成呼吸困难和胸痛[74,75]。

中度体重增加是甲减的特征性表现，但是严重肥胖不常见。伴发于此种低代谢状态的食欲减退可限制预期的体重增长[62]。

神经认知功能损害可见于甲减，特别是老年人。理解力减退、嗜睡、注意范围缩小、短期记忆减退以及抽象思维受损可能都存在。患者通常表现为平静或抑郁，行动迟缓、小心翼翼，以及讲话迟疑[76,77]。尽管甲减时非常罕见，但是极度焦虑不安、精神错乱甚至癫痫也有报道，后者被称为黏液水肿狂或桥本脑病[42,78]。

感觉异常在甲减常见，且可出现多发性末梢神经病变，单神经病变更为高发。腕管内神经周围和滑膜组织水肿导致腕管综合征，据报道可见于25%的甲减患者。另外一个常见的单神经病变累及第八对脑神经，导致感觉性失聪和耳鸣[77]。

肌肉相关的症状在甲减很常见，常表现为近端肌肉无力、酸痛、僵硬和疲劳。甲减肌病导致肌腱深反射的松弛期变慢，被称为hung-up反射或假性肌强直反射。这种反射现象当患者跪在椅子上检查跟腱反射时最明显。hung-up反射并非仅见于甲减，还见于高龄、糖尿病以及妊娠。大多数患者肌肉触诊正常，但是患甲减肌病的患者出现肌肉僵硬、肥大称为假性肥大。有时引出反射可见肌肉长时间隆起（肌水肿）。甲状腺替代治疗时可出现可逆的共济失调和辨距障碍，可能源于肌病或小脑病变[77,79]。

血清肌酸激酶（creatine kinase，CK）升高可见于70%~90%的甲减患者，然而，CK升高的幅度与患者肌病或甲减的严重程度无关。有报道在严重甲减患者可出现罕见的急性横纹肌溶解症，由运动、他汀类药物或肾衰竭诱发[80]。

便秘是甲减患者最常见的主诉之一，因肠蠕动减低所致。肠梗阻或巨结肠罕见，易与肠梗阻混淆。

虽然月经减少或停经提示垂体或下丘脑病变，但原发性甲减雌激素代谢异常也可导致月经异常。也可见月经过多。生育能力减弱和早期流产是常见的并发症。甲减的男性常出现性欲减退、勃起障碍以及射精延迟[62,63]。

甲减的初始症状类似风湿性疾病。关节痛和僵硬，有时伴有非炎症性关节积液。可见急性单关节炎，可能由于甲减患者高尿酸血症和痛风发病率增高所致，也可能与假性痛风和软骨钙质沉着病有关[81,82]（框126-8）。

| 框 126-8 | 甲状腺功能减退症的症状和体征 |

生命体征
收缩压——正常或减低
舒张压——正常或升高
因窦性心动过缓出现迟脉
呼吸——正常或减慢，浅表
体温——正常但在应激时易发生低体温

低代谢性主诉
不耐寒
疲劳
体重增加但食欲减退

皮肤
粗而脆弱的毛发
脱发症
皮肤干燥，少汗
手足苍白冰冷
皮肤粗糙坚韧
因胡萝卜素血症导致皮肤黄染
指甲薄而脆弱
眉毛外侧稀疏

神经系统
思考和说话迟缓
注意力和注意范围受损
嗜睡
短期记忆减退
焦虑，精神症状
癫痫
共济失调，辨距困难
　单神经病
　腕管综合征
感觉神经性听觉丧失

肌肉
近端肌病
假性肥大
反射延迟放松（hung-up 或假性肌强直）

心脏
运动能力减低
劳力性呼吸困难
窦性心动过缓
长 QT 伴快速室性心律失常
胸痛——加速冠心病发生
收缩性心力衰竭（心室舒张延迟）
外周积液（非症状性）
外周水肿

呼吸
劳力性呼吸困难
阻塞性睡眠呼吸暂停
原发性肺动脉高压

胃肠道
便秘
肠梗阻
胃萎缩

生殖系统
月经过少或无月经
月经过多
生育能力降低
早期流产
性欲减退
勃起障碍

免疫系统
多关节炎
关节积液
急性痛风或假痛风

头、眼、耳鼻喉
声嘶
声音低沉、沙哑
巨舌
失聪
眶周肿胀
宽鼻
嘴唇肿胀
甲状腺肿

　　黏液水肿昏迷是重度长期甲减的威胁生命的并发症，经常由急性疾病或应激诱发。黏液水肿昏迷最突出的表现是神志改变和低体温，但同时常出现低血压、心动过缓以及低通气。典型的患者是老年女性患慢性甲减而未治疗或未发现。由于桥本甲状腺炎的隐匿特性，成为最常见的病理类型，但甲减的任何病因都可发生黏液水肿昏迷。进展性无力、嗜睡以及僵硬的病史之一可发展至休克和死亡。

　　实际上任何急性疾病均可诱发黏液水肿昏迷，但最常见的诱因包括感染、暴露于寒冷环境、创伤、脑血管意外、充血性心力衰竭、胃肠道出血以及药物影响。镇静麻醉药是最常涉及的药物，但是全身麻醉、不顺应甲状腺激素治疗、胺碘酮、锂剂、碘化物、苯妥英以及利福平都可能是诱发因素[33,63,75,83-85]（框 126-9）。

　　虽然感染是最常见的诱发黏液水肿昏迷的因素，但是由于患者处于明显的低代谢状态而通常不出现发热反应。严重甲减时周围血管收缩帮助维持中心体

框 126-9	黏液水肿昏迷：加重或诱发因素

感染/脓毒症（特别是肺炎）
暴露于寒冷环境
脑血管意外
药物影响
　改变感觉中枢：镇静催眠药，麻醉剂，安定类
　减少 T_4 和 T_3 释放：胺碘酮，锂剂，碘剂
　增加 T_4 和 T_3 清除：苯妥英，利福平
　甲状腺素替代不足：顺应性不够，干扰吸收（铁剂，钙剂，考来烯胺）
心肌梗死
胃肠道出血
创伤/烧伤
充血性心力衰竭
低氧血症
高碳酸血症
低钠血症
低血糖
高钙血症
糖尿病酮症酸中毒

框 126-10	识别黏液水肿昏迷

患者特征：老年女性，冬季
确诊的甲状腺功能减退症；甲状腺切除的瘢痕
低体温：通常低于 95.9℉；低于 90℉ 是预后不良的标志；有低至 75℉ 的报道。存在感染时体温接近正常
神志改变：嗜睡和错乱到昏睡和昏迷，躁动，精神症状和癫痫（黏液水肿狂）
低血压：对容量复苏和升压药反应差，除非甲状腺激素恢复正常
浅慢呼吸，高碳酸血症和低氧血症；呼吸衰竭危险性高
窦性心动过缓/长 QT 间期和室性心律失常
黏液水肿面容：眼睑和嘴唇肿胀，巨舌，宽鼻
严重慢性甲减的证据：皮肤，毛发，反射，运动迟缓，声音
急性诱发疾病（例如肺炎）
药物中毒（例如镇静剂，麻醉剂，安定类）
低钠血症

温，但这种代偿是脆弱的。低体温是黏液水肿昏迷的特征且通常很显著，体温可低达 24℃（75℉）。常见体温低于 90℉ 且提示预后很差。与环境性低体温相反，黏液水肿昏迷低体温时通常不出现寒战[63,75,85]。

虽然甲减时收缩性高血压多见，但黏液水肿昏迷时血压通常降低且对于液体复苏和升压药的反应差，除非使用甲状腺激素[75]。窦性心动过缓是常规心律，且对阿托品无反应，但是传导阻滞不常见。QT 间期延长伴尖端扭转的病例曾有报道[70]。尽管心脏增大和心肌收缩力减低见于多数患者，但是充血性心力衰竭不常见[62]。

严重甲减的体征在黏液水肿昏迷的患者通常很明显。皮肤干燥、粗糙；毛发稀疏、脆弱；肢端冰冷；眼睑和面部肿胀；巨舌；声音嘶哑以及讲话和活动缓慢迟疑是典型的表现。肢端可凹性和非可凹性水肿明显[68]。胸腔和心包积液常见，也可出现腹水[86]。

尽管命名为黏液水肿昏迷，但多数患者表现为意识模糊、嗜睡或昏睡而不是昏迷，而如果不治疗进展至昏迷是不可避免的。意识改变的原因是多重的，包括甲状腺激素缺乏、低体温、低血钠、低血压以及低血糖[75,83]。矛盾的是有时出现更加躁动、精神错乱的状态，称为黏液水肿狂[77]。局部或癫痫大发作出现于超过 25% 的患者，癫痫持续状态也曾有报道[78]。

因二氧化碳潴留导致呼吸抑制在黏液水肿昏迷很常见，也导致意识改变。舌体增大、声门上水肿以及肥胖进一步加重高碳酸血症和低氧血症。肺炎——黏液水肿昏迷常见的诱因——加速了向呼吸衰竭的恶化。多数患者需要机械通气，常导致住院时间延长[74,85]（框 126-10）。

诊断方法

诊断原发性甲减需要检测出血清 TSH 增高和 FT_4 降低。如果可疑程度较低，可以将 TSH 单独作为筛查指标，如果 TSH 异常再考虑检查 FT_4。TT_4 水平不推荐用于评价甲状腺疾病，因为蛋白结合环节有众多混杂因素影响其测定，FT_4 更为适合。血清 T_3 水平，不论是总数还是游离，诊断甲减均不可靠，因为其变异性过大。几乎所有急性或慢性疾病或生理应激都能影响 T_4-5-脱碘酶的活性，从而导致外周 T_4 转化成 T_3 减少而反 T_3 水平增高[7]。

TSH 水平增高伴 FT_4 正常被称为亚临床甲减（subclinical hypothyroidism，SCH）。在大规模人口调查中 SCH 的发病率为 4%～9%，在老年人中为 7%～26%[1,2,62,87]。虽然按照定义的意思 SCH 是无临床症状的，但实验室异常与抑郁、认知障碍、轻度收缩和舒张障碍以及高脂血症的发生有关[88]。

无法仅凭甲状腺功能检查来鉴别黏液水肿昏迷与中、重度甲减。血清 TSH 增高可能被并发的全身疾病减轻（甲状腺功能正常的病态综合征），出现在严重甲减患者 TSH 仅轻微升高的误导。中枢性甲减的特征是血清 TSH 水平低伴 FT_4 水平低。甲状腺功能正常的病态综合征具有非常类似的结果但 TSH 仅被

轻度抑制且 FT₄ 水平正常或轻度降低。因为中枢性甲减通常不是慢性情况，因此缺乏许多甲减的临床表现[67,75,88]。

低钠血症是严重甲减和黏液水肿昏迷的常见电解质紊乱，但不见于更轻的类型。低钠血症是由于容量减少、心输出量减少导致肾血流减少而水清除率降低以及抗利尿激素过度分泌所致。此种情况下也可见血清肌酐可逆性升高[62,75,84]。

低血糖也可见于严重甲减和黏液水肿昏迷。机制可能是糖异生减少和胰岛素清除率降低，但重要的是认识到低血糖可能是并发肾上腺功能不全的线索，后者在黏液水肿昏迷患者的发生率达 10% 以上。

肌肉源性的 CK 在严重甲减时常升高，但急性横纹肌溶解不常见[80]。血清转氨酶和乳酸脱氢酶也常升高。

甲减时脂类清除降低，导致总胆固醇、低密度脂蛋白及甘油三酯升高。在科罗拉多甲状腺疾病流行研究的 25 826 名患者中，甲状腺功能正常患者的总胆固醇水平为 214mg/dl，而亚临床和临床甲减患者的平均值分别为 224 和 251mg/dl[1-3]。

严重甲减可能伴发由于红细胞生成减少造成的正细胞正色素贫血，以及白细胞计数减少而感染时不能适当增高[75]。出血时间延长可能是获得性血管性血友病综合征（acquired von Willebrand's syndrome）的结果。

X 线胸片可发现心影增大，但心力衰竭的证据不常见。尽管心肌肥厚可出现于甲减，但心脏扩大通常提示存在心包积液，见于 30%～78% 的严重、慢性疾病，但在轻型甲减的发生率少于 5%。也可见胸腔积液[62,72,73,75]。

心电图的改变包括窦性心动过缓、非特异性 ST-T 异常以及如果存在心包积液时的低电压或电交替。QT 间期延长和室性心律失常也可见到[69,70,75]。

黏液水肿昏迷时如果行腰椎穿刺以评价神志改变，可发现压力增高及脑脊液蛋白水平增高。

鉴别思路

临床甲减患者常常被认为患严重抑郁，甲减的诊断可能会被忽略。实际上，约有 10%～15% 的因抑郁症住院的患者被证实为甲减。大体上有 25% 的具有快速循环模式的既有狂躁又有抑郁发作的情感性精神病患者被证实为甲减。即使是亚临床甲减患者的抑郁症发病率也是甲状腺功能正常者的 2 倍以上[76]。见于甲减的显著的疲劳和无力可能被诊断为抑郁症、慢性疲劳综合征、Addison 病或贫血。

有阻塞性睡眠呼吸暂停的易发因素如肥胖、低通气以及巨舌的患者出现呼吸衰竭应考虑是否为甲减。另外，任何出现运动能力下降和呼吸困难而没有任何明确的心肺原因的患者应评价是否为甲减。

黏液水肿昏迷的低体温也可由环境应激、脓毒症或低血糖引起。神志改变同样也可以归因于黏液水肿昏迷时伴发的状况如药物中毒、低体温、高碳酸血症、低氧血症、低血糖或低钠血症，而甲减被忽视。

处理

新诊断的临床或亚临床甲减一般不需要在急诊室开始治疗，但熟悉诊断和治疗原则是非常重要的。开始终生治疗前，应重复检查血清 TSH 和 FT₄ 以确定诊断。约有 5% 的亚临床甲减患者在 1 年内恢复正常，其余患者，每年接近 5% 进展为临床甲减。SCH 出现症状或 TSH 高于 10 时考虑甲状腺激素替代治疗[62,64,88]。

左旋甲状腺素（T₄）是治疗甲减的主要药物。年轻患者一般从 1.6μg/(kg·d) 开始，而老年人以及具有潜在冠状动脉疾病的患者起始剂量减至一半以下，因为他们易患心绞痛和心律失常。T₄ 半衰期长（7 天），且逐渐转化为 T₃，导致其剂量调整到 12.5～25μg 的时间不能少于 6 周[62,63]。

黏液水肿昏迷的治疗应立即注意气道管理、液体复苏、甲状腺激素替代、全身支持以及治疗诱发病（框 126-11）。

气道管理

正确的气道管理是至关重要的，因为可能出现巨舌和声门上水肿导致气道部分梗阻、呼吸肌病变以及中枢性低通气。多数黏液水肿昏迷患者需要气管内插管和长期机械通气支持。需要严密监测血气，因为在完全机械通气支持的起始阶段可能出现威胁生命的碱中毒[74]。

液体复苏

即使生命体征正常，黏液水肿昏迷患者血管内容量减少也非常显著。需要立即开始液体复苏，但因为有潜在充血性心力衰竭的危险，过于积极的液体复苏应放缓。首选复苏液体是 5% 葡萄糖氯化钠溶液，因为黏液水肿昏迷患者是低钠血症和低血糖的高危人群[75,83-85]。

甲状腺激素替代治疗

正确的甲状腺激素替代治疗对于黏液水肿昏迷患

> **框 126-11　黏液水肿昏迷的治疗**
>
> 保护气道/机械通气；监测碱中毒
> 液体复苏：
> 　0.9% 生理盐水或 5% 葡萄糖氯化钠（如果有低血糖）
> 　注意充血性心力衰竭
> 甲状腺激素替代治疗
> 　单独用 T_4（老年及有心脏病发疾病的患者）
> 　　T_4 300～500μg 首剂静推；或分次静推 200～300μg，1～2 次/天
> 　　然后 50～100μg/d 静推直到能够口服
> 　单独用 T_3（年轻患者，无心脏危险因素的；希望迅速纠正）
> 　　T_3 10～20μg 首剂静推，然后 10μg/4h 静推维持 1 天，然后 10μg/6h 静推维持 1～2 天
> 　联合使用 T_4 和 T_3（中间方式）
> 　　T_4 200～250μg 首剂静推
> 　　T_3 10μg 首剂静推，然后 10mg/8～12h 静推
> 　　T_4 100μg 第一个 24h，继之 50mg/d
> 氢化可的松
> 　50～100μg/6～8h 静推
> 低钠血症
> 　避免低张液体，仅用 0.9% 生理盐水或 5% 葡萄糖氯化钠溶液
> 　如果钠浓度低于 120mEq/L，考虑使用 3% 盐水，50～100ml 静点
> 被动复温
> 　常规使用毯子，防止热量丧失
> 　如果考虑使用保温毯，应先输液并严密监测血压
> 　避免机械刺激
> 治疗所有诱发疾病，应特别注意感染性诱因

者的存活是至关重要的，尽管最有效的方法尚不明确。使用甲状腺激素的类型（T_4 或 T_3 或两者一起）和剂量必须使未经治疗的黏液水肿昏迷和治疗诱发的心肌梗死或心律失常之间达到平衡。T_4 中毒的危险较低，因为其作用依赖于在外周转化为 T_3，这是一个缓慢、延迟的过程。支持使用 T_3 者认为 T_3 起效快、生物活性高，因为危重病时 T_4 向 T_3 转化受到抑制，使 T_3 成为合理的选择。大剂量的 T_4 或 T_3 似乎增加病死率，因此对于激素替代治疗的速度有限制[33,63,75,83-85]。

黏液水肿昏迷应用最广泛的方案是根据患者体重和心脏危险因素静脉推注 T_4 300～500μg。此剂量可完全替代体内 T_4 的总储藏量，激素池可由 50～100μg/d 来维持。一些作者建议将负荷量分两天给药[75,83,84]。

对于病情非常严重而没有心脏病的年轻患者，更快地纠正激素水平较为理想，可以考虑单独使用 T_3。推荐首剂静推 10～20μg，继以 10μg/4h 持续 24h，然后 10μg/6h 持续 1～2 天[75]。

一些学者推荐使用中等剂量的 T_4 加 T_3 以加速临床反应而降低心脏毒性。首剂使用半负荷量（200～250μg）T_4 加 10μg T_3，继以 T_3 10μg/8～12h，然后以 T_4 维持 50μg/24h。由于黏液水肿昏迷时药物的口服吸收和转运受损，推荐静推给药直到患者清醒并可以耐受口服为止，然后继续单独使用 T_4 维持[75,83]。

全身支持治疗

黏液水肿昏迷的低钠血症需要限制液量，但因为容量减少和低血压，可使用生理盐水治疗。如果低钠血症严重（120mEq/L），可考虑使用高张盐水 50～100ml[75,83,84]。

所有黏液水肿昏迷的患者都应使用氢化可的松。一小部分患者为中枢性甲减而合并促肾上腺皮质激素（adrenocorticotropic hormone，ACTH）缺乏。另外一部分患者甲状腺和肾上腺遭到自身免疫性破坏（Schmidt 综合征）。根据推测大多数患者因为应激和激素清除增加而患相对肾上腺功能不全。可使用氢化可的松 50～100mg/6～8h 静推数天[75]。

针对低体温应积极复温，常规使用毛毯并预防进一步的热量丧失。可使用加热毛毯，但由此导致的血管扩张有引起外周血管阻力降低和低血压的危险。在意外性低体温时，应避免过度机械刺激因其会诱发心律失常。

明确和治疗诱发疾病

除了上述的治疗方法，还应寻找黏液水肿昏迷的诱发疾病并积极治疗，应特别注意潜在的感染因素，其占大约 1/3[89,90]。

如果没有进行甲状腺激素替代治疗和积极的处置，黏液水肿昏迷的病死率超过 80%；但通过上述的综合方法以及在 ICU 监护，病死率可降至 20% 或更低。黏液水肿昏迷预后不良的因素包括高龄、体温低于 90℉ 或难治性低体温、低血压、脉搏少于 44 次/分以及脓毒症[91-93]。

肾上腺功能不全

概述

慢性肾上腺功能不全不常见，表现为非特异性症

状包括疲劳、乏力、体重减轻、抑郁以及非特异性胃肠道症状。这些表现很难确诊一个独立的疾病，但认识到急性应激会导致血管性虚脱和死亡是至关重要的。也会出现急性严重的肾上腺功能不全并且是威胁生命的。不管是急性还是慢性肾上腺功能不全均可由于肾上腺破坏而为原发性，或由于垂体不能生成 ACTH 而为继发性。熟悉急性肾上腺功能不全并恰当使用氢化可的松对于患者存活是非常重要的[94-97]。

疾病原理

肾上腺皮质生成皮质醇、醛固酮和雄激素，肾上腺髓质生成儿茶酚胺类。原发性肾上腺衰竭仅导致皮质醇和醛固酮缺乏，而儿茶酚胺和雄激素可继续由其他部位生成。继发性肾上腺衰竭与腺垂体生成 ACTH 减少有关，仅使皮质醇生成减少，因为醛固酮受肾素-血管紧张素系统调节。皮质醇具有众多活性包括促进糖原异生和脂肪分解、抑制胰岛素分泌、抗炎、免疫调节、增强血管对血管活性物质的反应性，增加儿茶酚胺合成以及延迟骨生长[94,96,97]。醛固酮主要作用在远端肾单位，增加钠的重吸收并分泌钾和氢离子。仅有皮质醇缺乏时会导致血压降低，但皮质醇和醛固酮同时缺乏出现更为强烈的低血压效应[96]。

病因学

原发性肾上腺衰竭称为 Addison 病，此类病例的主要原因在西方国家为自身免疫性肾上腺炎，超过半数是独立的功能缺陷而其余半数伴发多腺体自身免疫综合征（polyglandular autoimmune syndrome, PGA）。PGA 具有两种类型：Ⅰ型 PGA 是一种罕见的常染色体隐性疾病，包括 Addison 病、甲减、慢性黏膜皮肤念珠菌病以及白癜风；Ⅱ型 PGA（Schmidt 综合征）是最主要的类型，包括原发性 Addison 病和甲减以及糖尿病和低钠血症[94-97]（框 126-12）。

世界范围内结核导致肾上腺破坏是 Addison 病最常见的病因，但目前在美国已经很罕见，除了伴发于 AIDS。其他散发性感染如隐球菌病、组织胞浆菌病、酵母样菌病、巨细胞病毒（CMV）、弓形虫病、细胞间质禽分枝杆菌性肺病、肺囊虫可导致肾上腺炎和 Addison 病，但这些疾病几乎仅见于 HIV 感染时。卡波西肉瘤浸润及 HIV 直接累及也可导致肾上腺功能不全。总体来说，大约 25% 病情严重的 HIV 患者具有皮质醇缺乏的实验室证据[98]。

经常在尸体解剖时发现来源于肺和乳腺癌的肾上腺转移癌，但症状性的肾上腺功能不全仅出现于

框 126-12　肾上腺功能不全的病因

原发性肾上腺功能不全

慢性

自身免疫性肾上腺炎（Addison 病）——单发或多发腺功能缺陷

　HIV 感染（直接累及或弥散性巨细胞病毒、鸟结核分枝杆菌、肺结核、隐球菌病、组织胞浆菌病、酵母样菌病、弓形虫病、肺孢子虫肺炎）

肺结核和见于 HIV 的弥散性感染

转移癌（乳腺，肺）

浸润性疾病（结节病，血色素沉着病，淀粉样变）

先天性疾病（肾上腺发育不全，肾上腺脑白质发育不全，ACTH 抵抗）

双侧肾上腺切除

药物毒性（依托咪酯，酮康唑，利福平）

急性

肾上腺出血

　脑膜炎球菌血症和其他脓毒症

　抗凝药（肝素和华法林）

　抗心磷脂抗体综合征

　创伤

继发性肾上腺功能不全

慢性

垂体肿瘤（原发性或转移性）

垂体手术或放疗

慢性激素治疗伴功能不全

浸润性疾病（结节病，嗜酸细胞性肉芽肿，肺结核）

创伤性脑损伤

产后垂体坏死（Sheehan 综合征）

空蝶鞍综合征

急性

垂体卒中（垂体瘤内部出血）

产后垂体坏死（Sheehan 综合征）

创伤性脑损伤

相对肾上腺功能不全（脓毒症，肝衰竭，重症急性胰腺炎，创伤）

此类患者的 4%，可能是因为两侧肾上腺破坏 90% 以上才会影响其功能。非恶性占位的肾上腺浸润也可导致 Addison 病，例如结节病、淀粉样变性以及血色病[96,97]。

药物治疗会诱发或暴露肾上腺功能不全。最值得注意的是依托咪酯，一种用于麻醉诱导和维持的咪唑类药物。依托咪酯通过抑制 11-羟化酶阻断皮质醇的合成。在 ICU 输注依托咪酯常伴发急性肾上腺功能不全因此不推荐使用，但为了插管单次使用是安全的，尚罕有严重病例的报道[99,100]。继发于单剂量依托咪

酯的肾上腺抑制在最初12h内可见于80%的患者，24h内为50%，在48h迅速缓解[101]。

曾接受依托咪酯进行快速诱导插管的入住ICU的创伤患者具有血压降低和使用升压药的倾向，但是很难评价其因果关系。其他能加剧肾上腺功能不全的药物包括酮康唑（抑制皮质醇合成）、利福平（增加皮质醇代谢）以及醋酸甲地孕酮（刺激糖皮质激素受体及抑制ACTH）[102]。

儿童出现甲减常提示遗传疾病如PGA综合征、肾上腺脑白质营养不良、肾上腺发育不全或ACTH无反应综合征[96,97]。

既往正常的肾上腺出现双侧出血性梗死可导致急性肾上腺功能不全，病死率非常高。脑膜炎球菌脓毒症（Waterhouse-Friderichsen综合征）是经常被提及的病因，但假单胞菌、大肠杆菌、A组链球菌、肺炎球菌以及葡萄球菌感染也可导致类似的综合征[103]。

凝血功能障碍造成肾上腺出血或梗死如果累及90%的双侧肾上腺也可导致急性肾上腺功能不全。华法林或肝素抗凝过度或在严重应激期间可导致肾上腺出血而爆发[104]。

肾上腺静脉梗死导致艾迪生危象（addisonian crisis）已经在抗磷脂抗体综合征中叙述过，在这一组疾病中36%的患者出现此种表现[105]。肾上腺出血也出现于胸腹部钝性创伤，但累及肝、脾、肾的损伤常见，而肾上腺功能不全罕见[106]。

急性和慢性肾上腺功能减退症也可能是ACTH缺乏的结果，外源性糖皮质激素治疗是最常见的原因。使用超过生理剂量的糖皮质激素（氢化可的松30mg/d、泼尼松7.5mg/d或地塞米松0.75mg/d）超过3周可出现肾上腺反应减低和萎缩，但如果日剂量超过20mg泼尼松当量仅需短短5天即可[94,96,97]。抑制ACTH分泌既不依赖于治疗的剂量和时程，也不依赖于剂量的频度和时间，以至于每天多次和每晚一次对于垂体ACTH具有更强的抑制作用，即使是通过吸入给药[107]。

继发性肾上腺功能不全的其他原因还有垂体的直接破坏。垂体腺瘤或转移癌累及、外科垂体切除术或垂体放疗以及垂体肉芽肿性疾病（结节病、结核、嗜酸细胞肉芽肿）会导致慢性垂体功能减退症[66]。

继发性肾上腺功能不全的急性发作可能是垂体腺瘤内部出血的结果，称作垂体卒中。伴随低血压发生的垂体缺血坏死，在产后期最为常见（Sheehan综合征），可导致急性或慢性肾上腺功能减退症及垂体功能减退症[108]。

一个被逐渐认识的中枢性肾上腺功能减退症的原因是创伤性脑损伤。多数格拉斯哥昏迷评分（GCS）在3~13之间的710例患者中，13%出现ACTH缺乏，很多在初次住院时已经明确，但有些在受伤6个月以后才出现。发生生长激素和促性腺激素缺乏的比例相似[109,110]。

功能性肾上腺功能不全是另外一个肾上腺功能减退症的中枢性原因，见于危重病患者或处于强烈应激的患者无法产生足够的ACTH和皮质醇以对脓毒症作出反应，导致急性疾病时病死率增高。就脓毒症休克来说，超过50%的患者具有相对肾上腺功能不全的证据[111-114]。

症状和体征

Addison病和其他导致慢性原发性肾上腺功能不全的疾病常常表现不明确且为非特异性，如隐匿起病的疲劳、全身乏力以及体重减轻。胃肠道症状常见恶心、间断呕吐、腹痛以及腹泻或便秘[115]。低热、关节痛和肌肉痉挛提示持续的流感样症状。因为伴发的盐皮质激素缺乏可出现嗜盐，有时摄入大量盐分，以及体位性的头晕或晕厥。精神症状出现在疾病的早期，且可能提前于其他症状。最常见的表现包括抑郁、淡漠和缺乏活力、记忆力受损可进展为意识错乱和谵妄，类似痴呆表现，以及精神病[94-97]（框126-13）。

由于ACTH缺乏导致的肾上腺功能不全可能表现为类似的症状，但不出现嗜盐和体位性低血压，因为肾素-醛固酮轴未受累。症状与垂体激素缺乏更为相关而不是ACTH，特别是卵泡刺激素/黄体生成素，导致性欲丧失、不育、无月经以及TSH伴不耐寒和体重增加[66,94,96]。

Addison病的多数病例未被发现，直到并发急性疾病而诱发危象，但一些临床线索可提醒临床医生考虑此诊断。收缩压通常低于110mmHg，可发现其随体位改变。Addison病可见典型的色素过度沉着，在日光暴露的区域、手掌皱褶、乳头、腋窝以及所有黏膜，是由于代偿性的ACTH升高刺激黑色素细胞受体产生黑色素所致。在女性，缺乏雄激素导致阴毛和腋毛稀疏。继发肾上腺功能不全的患者不出现色素沉着和低血压，所以更加难以确诊。白癜风可见于10%~20%的伴发I型多腺体自身免疫综合征的Addison病患者。耳廓软骨钙化是一种很难解释的现象，可见于患慢性原发性或继发性肾上腺功能不全的男性[116,117]。

大多数肾上腺危象发生于慢性肾上腺功能不全，几乎任何急性并发疾病或应激均可突破患者有限的皮质醇储备。较为少见但更具爆发性表现的是急性肾上腺或垂体出血或梗死[104,105,108]。

框 126-13	肾上腺功能不全的临床表现
全身表现	
无力，疲劳	100%
厌食	100%
胃肠道症状	92%
体重减轻	100%
低钠血症	90%
血压≤110/70mmHg	88%～94%
发热（轻度）	常见
抑郁，淡漠	20%～40%
肌痛，关节痛	6%～13%
耳廓钙化	5%
原发性	
色素过度沉着	94%～97%
嗜盐	16%～22%
体位性低血压，晕厥	12%～16%
白癜风	10%
高钾血症	65%
高氯血症和酸中毒	65%
低血糖	轻度，偶发
继发性	
高钾血症	无
色素过度沉着	无
低血糖	更严重、常见
体位性低血压，低血压	不常见
闭经	常见
腋毛和阴毛脱落	偶见
性欲减退	偶见
危象	
难治性低血压	100%

急性肾上腺功能不全的表现差异很大，从提示急性胃肠炎的恶心、呕吐、发热及脱水，到突然血管虚脱甚至死亡。肾上腺危象最重要的表现是与近期疾病严重程度不符的低血压或休克。尽管进行积极的液体复苏，血压对于升压药无反应，常常为难治性低血压[94-96]。

可出现腹痛症状，类似急腹症，在急性肾上腺出血或梗死时更为严重。低血压伴突发严重的头痛和视野缺损提示急性垂体卒中。

诊断方法

诊断肾上腺功能不全取决于是筛查慢性疾病还是评估急性危重病患者，但是在所有情况下血清皮质醇测定是主要依据。血清皮质醇具有昼夜差异，峰值出现在早晨6～8时，在深夜和睡眠早期达到谷底。筛查非危重患者从测定清晨皮质醇水平开始，正常值在10～20μg/dl。早晨皮质醇水平超过20μg/dl可除外肾上腺功能减退症，而低于3μg/dl可以确诊。浓度在3～10μg/dl之间时强烈提示肾上腺功能减退症，但需要做ACTH刺激试验来肯定，如果临床高度可疑，任何皮质醇水平超过20μg/dl的患者都应行ACTH刺激试验。此试验可在一天中任何时间进行，需要采集基线皮质醇水平，然后静推250μgACTH，在使用后30min和60min重复测定血清皮质醇水平。使用ACTH后皮质醇应高于20μg/dl以除外肾上腺功能减退症。如果肾上腺功能减退症诊断明确，清晨ACTH水平可用于鉴别原发性和中枢性，高ACTH与原发性病因相关而低ACTH见于继发性病因[95,96]。ACTH刺激试验是诊断肾上腺功能不全的金标准，但是在不常见的情况下如垂体功能部分不全时其结果可能为正常。如果存在此种可能性，应由内分泌医生测定ACTH对甲吡酮或低血糖的反应。另一个选择是测定血清肾素和醛固酮。两者的水平在继发性肾上腺功能减退症时为正常，而原发性肾上腺衰竭时血浆醛固酮浓度降低而肾素浓度增高（表126-3）。

如果患者病情严重，生理应激会导致血清皮质醇水平不分时间一直处于增高状态，所以随机浓度就足够了。如果患者病情严重，皮质醇水平低于15μg/dl可推定为肾上腺功能减退症。根据一致推荐，在严重应激患者随机皮质醇水平超过33μg/dl可以除外此诊断。血清皮质醇在15～33μg/dl之间，患者可根据假设静推氢化可的松。如果可以进行ACTH刺激试验，血清皮质醇浓度较刺激前水平增高幅度小于9μg/dl可诊断肾上腺功能不全。脓毒症和其他危重症时，如果随机皮质醇水平低于25μg/dl提示相对肾上腺功能不全，不应等待刺激试验的肯定而延误治疗[111-114]。

低钠血症见于90%的慢性原发性肾上腺功能不全患者[116,117]。通常为轻到中度，罕见低于120mEq/L。肾上腺衰竭导致醛固酮缺乏而引起失钠。另外，皮质醇缺乏导致抗利尿激素分泌增多和水重吸收过度。尽管继发性肾上腺功能不全时不出现醛固酮缺乏，仅有抗利尿激素分泌增多就可导致50%的患者出现低钠血症且可能为重度。任何导致肾上腺功能减退症的疾病，使用氢化可的松抑制抗利尿激素生成都能纠正低

表 126-3　肾上腺功能减退状态的诊断

	浓度（μg/dl）	诊断结论
慢性/非应激状态		
血清皮质醇（6~8AM）	<3	确诊
	<10	提示
	10~20	正常
	>20	排除
ACTH 刺激试验（峰值）	<20	确诊
	>20	排除
急性应激		
血清皮质醇（随机）	<15	确诊
	15~33	不确定
	>33	排除
ACTH 刺激试验（增长值）	<9	确诊
脓毒症和危重病时相对肾上腺功能不全		
血清皮质醇（随机）	<25	可能
ACTH 刺激试验（增长值）	<9	确诊

钠血症[96,97]。

因为醛固酮缺乏，高钾血症可见于约 2/3 的原发性肾上腺功能不全患者，但在继发性肾上腺功能不全时因为醛固酮的生成不受影响而不会出现。Addison 病血清钾通常仅轻度增高，很少超过 7mEq/L。轻度高氯性代谢性酸中毒常伴发于高血钾，因为醛固酮缺乏时钠与氢离子及钾的交换受影响[96,97,116,117]。

以往的综述报道超过 2/3 的 Addison 病患者迅速出现低血糖，而近期文献提示低血糖更易发生在继发性肾上腺功能不全，且常常是初始临床表现。由于皮质醇缺乏导致糖原异生受到抑制、热量摄入减少和糖原储备减少，导致肾上腺功能不全成为低血糖的易发疾病[96,116]。垂体功能减退症时生长激素和 ACTH 缺乏增加了严重低血糖发生的机会[66]。1 型糖尿病和肾上腺功能不全患者常出现难以解释的复发性低血糖反应[118]。

其他见于肾上腺功能不全的实验室异常包括高钙血症（发生率6%）、血尿素氮和肌酐升高（55%）、贫血（40%）以及嗜酸性粒细胞增多症（17%）[96,97,116,117]。评估肾上腺功能减退症的病因通常超出了急诊医生的工作范围，但腹部 CT 可以查明肾上腺出血、梗死或占位疾病，而脑 CT 可以查明垂体出血、肿瘤或空蝶鞍[119]。

鉴别诊断

提示神经性厌食或隐匿的肿瘤的消耗症状可使慢性肾上腺功能不全暴露。全身无力、疲劳以及肌肉痛类似慢性疲劳综合征、风湿性多肌痛、肌病、甲减或流感综合征。

急性肾上腺危象伴难治性低血压常导致寻找脓毒症、消化道出血、心肌缺血或过敏反应的证据。危象时腹痛类似急腹症，特别是由肾上腺出血引起的。垂体卒中时头痛和视野缺损类似出血性卒中。

激素戒断综合征应与肾上腺功能不全鉴别，因为两者均发生于慢性糖皮质激素治疗中断时。激素戒断综合征的特征是具有类似慢性肾上腺功能不全的症状，包括乏力、不适、疲劳、恶心、头晕以及关节痛。然而激素戒断综合征的患者不会发生肾上腺危象，因为 ACTH 刺激试验可证明其下丘脑-垂体-肾上腺轴功能正常[96]。

处理

急性肾上腺功能不全和脓毒症及危重症时相对肾上腺功能不全是威胁生命的病况，积极液体复苏、氢化可的松替代治疗以及治疗诱发疾病是治疗的关键。应该使用两个大口径输液器建立静脉通道并在最初的几个小时内输入 2~3L 生理盐水，监测液体负荷过重的体征以及血压反应。应测定床旁血糖，因为低血糖的发生率高，如果提示低血糖可使用 5% 葡萄糖盐水。因为发生低钠血症的概率很高，应避免使用低张液体。不需要使用碳酸氢钠纠正酸中毒和高血压，使用生理盐水和氢化可的松后通常可快速纠正[95,96,120-122]（框 126-14）。

应取血检查随机血清皮质醇和 ACTH 水平，同时检测电解质，但氢化可的松治疗不应等待实验室结果。氢化可的松是首选糖皮质激素，因其具有内在盐皮质激素的作用，从而免除了另外使用盐皮质激素的需要。地塞米松不应用于急性情况，因其没有盐皮质激素作用。在非急性情况，当进行 ACTH 刺激试验时地塞米松常被推荐用于糖皮质激素替代治疗，因其不会影响皮质醇的测定。不推荐对可能出现肾上腺功能不全的危重症患者进行 ACTH 刺激试验，因其具有固有的延误性[95,112,113]。

200~300mg/d 的氢化可的松是生理应激剂量，因此推荐使用剂量为 50~100mg/6~8h。另一个选择是首剂静推 50~100mg 氢化可的松，后续持续静点 20mg/h[95,96,112,113]。

框 126-14	肾上腺功能减退症的治疗

维持
氢化可的松 20mg 上午，10mg 下午
氟氢可的松 100mg/d

合并轻微疾病时的维持量
氢化可的松 40mg 上午，20mg 下午
氟氢可的松 100mg/d

应激过程的覆盖治疗
氢化可的松 100mg 静推（仅用一次）

肾上腺危象或危重症时相对肾上腺功能不全
氢化可的松 50～100mg/6h 静推，或
氢化可的松 50～100mg 静推，继之持续静点 20mg/h
在最初几个小时输注 0.9% 生理盐水 2～3L
如果低血糖改用 5% 葡萄糖氯化钠溶液
治疗诱发疾病

如果肾上腺功能不全的诊断正确，这种治疗可以在4～6h改善血压和临床症状。应仔细查明诱发疾病，尤其是感染，在此期间应完成检查并开始经验性抗生素治疗。24h后生理盐水的输注速度和静推激素的剂量可以逐渐减少。在第三天或第四天，转换为口服氢化可的松，通常初始为每日两次维持量（上午40mg，下午20mg），然后改为标准替代治疗剂量（上午20mg、下午10mg）。如果随机皮质醇超过25μg/dl（超过33μg/dl更适合）并且患者临床症状有很大改善可以完全停止氢化可的松治疗。如果有任何怀疑，应继续静推激素直到可以完成ACTH刺激试验。氟氢可的松是盐皮质激素，在终止盐水输注前应口服100mg，并且每12～24h重复给药作为维持量[95,96,112,113]。

诊断明确的肾上腺功能不全患者的慢性替代治疗包括氢化可的松晨起20mg、下午6点10mg，以及氟氢可的松100mg/d。轻到中度发热性疾病或应激，应建议患者在患病的数天内增加糖皮质激素的剂量2～3倍，但氟氢可的松的剂量不变。在中度应激性操作如内镜或血管造影，应在操作前静推单剂量氢化可的松100mg[96]。

重要概念

- 甲状腺危象是严重甲状腺功能亢进症的威胁生命并发症，被并发的疾病诱发，典型的是脓毒症。甲状腺危象的标志性表现包括高热、严重心动过速、神志改变以及胃肠道症状。治疗甲状腺危象包括减少甲状腺激素生成、抑制甲状腺激素释放以及阻断外周 T_4 转化为 T_3，使用β阻滞剂、建立全身支持治疗以及明确和治疗诱发疾病。
- 黏液水肿昏迷是严重慢性甲减的威胁生命的恶化，由急性并发疾病诱发。典型的病例是老年女性，冬季出现严重低体温、神志改变、呼吸衰竭以及低血压。治疗黏液水肿昏迷需要立即注意呼吸道管理、液体复苏、甲状腺激素替代治疗、全身支持以及治疗诱发疾病。
- 慢性肾上腺功能不全的表现包括全身乏力、不适、疲劳、胃肠道症状、体重减轻、血压低于110/70mmHg，以及低钠血症。原发性自身免疫性肾上腺功能衰竭是最常见的病因，可根据出现色素过度沉着、高钾血症以及更为严重的体位性低血压鉴别区分。垂体功能减退症导致的继发性肾上腺功能不全可通过更为严重的低血糖及缺乏典型的表现与原发性疾病鉴别。
- 液体复苏难以纠正的低血压可能是诊断肾上腺危象或危重病时相对肾上腺功能不全的唯一线索。这种情况下，应检查随机血清皮质醇水平，并在诊断确定前静推氢化可的松治疗。

本章参考文献请参见 http://pumpress.bjmu.edu.cn/eduservice/3419.html

第 127 章　细菌

Madonna Fernández-Frackelton

李健 译　王勇强 曹书华 校

白喉

概述

背景

提到现在称为白喉的这种疾病就要追溯到古叙利亚和埃及。早在公元前 5 世纪，希波克拉底就对这种以咽喉肿痛、伪膜形成并可以因为窒息死亡为特点的疾病进行了首次临床描述。整个 16 世纪、18 世纪和 19 世纪均有"咽瘟热"大流行的记载。1821 年，法国一名叫皮埃尔（Pierre Bretonneau）的医生用希腊字"leather"（皮革）描述了咽部伪膜的特征，称本病为"diphtherite"。1883 年，Klebs 从咽部伪膜的涂片中，观察到了白喉棒状杆菌（Corynebacterium diphtheriae），1 年后洛夫勒（Löffler）从纯培养中分离出棒状杆菌（Corynebacterium）。随后洛夫勒证实白喉是局部感染，并假定用提取的毒素可引起全身作用。1888 年 Roux 和 Yersin 证明，白喉培养无菌滤液能使豚鼠致死[1]。

1890 年 Behring 和 Kitasato 首次证明利用加热和甲醛溶液处理过的白喉杆菌，其毒素可失活，从而提出了抗毒素免疫的概念。1 年后，他们利用这种抗毒素成功医治了一名白喉患者。Schick 于 1913 年进行了白喉免疫皮试。在 20 世纪 30 年代和 40 年代，类毒素免疫接种常规使用。Freeman 在 20 世纪 50 年代发现，白喉杆菌产生外毒素与其所含有的溶解素生成的 β-噬菌体（lysogenic β-phage）有关，随后的研究阐明了基因组与毒素活性在细胞层次的机制[1,2]。

流行病学

白喉唯一的传染源是人类，主要是通过人与人之间空气飞沫以及与皮肤病灶分泌物接触传播。传播与拥挤的生活条件有关。单发病例传播疾病时，他们正在疾病高峰期，病愈后进入急性恢复期或成为无症状带菌者。受污染的带菌物和食物偶尔成为传播途径，但并不是主要的传播途径。

在 1991 年至 1996 年，白喉第一次大规模疫情发生在具有 30 年工业化历史的国家——前苏联共和国。在疫情高峰期有超过 98 000 个病例和 3 400 个死亡病例。几个因素促成了此次暴发，包括：①由于疫苗供应中断以及成人忽略了对儿童接种破伤风、白喉类毒素的管理，导致了儿童免疫力下降；②成年人免疫力减弱，增加了白喉的易感性；③因为社会经济条件所致的贫困人口的迁移活动的增加；④更多死灰复燃白喉毒素株的诞生。

白喉免疫接种对预防白喉是非常有效的。以前在美国具备正规的白喉免疫方案，白喉的发病率是千分之一以上，而这种疾病主要影响的是儿童。那时候，80% 起病于 15 岁之前的人获得了天然的免疫力，并通过经常性接触，成为了细菌毒素菌株。因为在儿童时期的免疫接种，几乎消除了这些毒素菌株，而儿童时期未接种的成人免疫力减弱，这些毒株又死灰复燃。因此，在工业化国家，成年人更容易受到白喉感染。到 1980 年美国疾病控制和预防中心（CDC）报告，每年都有 0～5 次的"白喉"全国大流行。目前，零星病例主要发生在成人中，很多人没有得到充分的预防免疫治疗，皮肤白喉主要爆发于 1972 年和 1982 年间西雅图酒精滥用者中。疾病的爆发与卫生条件差，拥挤，潜在的皮肤病，污染的带菌物，脓皮病，以及新白喉菌株有关。即使在发达国家中，儿童疫苗接种率很高，仍有超过50%的40岁以上的成年人缺乏保护性抗体。国际旅行日渐增多以及20世纪90年代东欧的白喉流行，均强调了继续积极儿童免疫和成人重复免疫接种的重要性。

发病机制

病因

白喉棒状杆菌，无荚膜，为革兰阳性菌，具明显的多形性，呈杆状或稍弯曲，一端或两端稍肥大，两端常见异染颗粒，根据其形状及典型的临床表现命名为白喉棒状杆菌。

白喉感染发生在呼吸道或皮肤。呼吸道白喉包括咽喉（咽或扁桃体）、鼻、喉（气管）等类型，以感染的主要位置命名。皮肤白喉可能主要表现为原发感染或继发于已有伤口。

病理生理学

白喉杆菌在易感者的上呼吸道（通常为咽部）黏膜表层内或体表皮肤内繁殖，分泌外毒素。外毒素渗入局部及周围组织，引起组织坏死和急性假膜性炎症，借助于伪膜形成感染坏死，引起多系统性的疾病。该毒素是由62 000道尔顿的多肽+细菌菌株产生。毒素可以抑制细胞蛋白质的合成。外毒素通过循环主要影响神经系统、心脏和肾。局部和全身的毒性程度取决于伪膜形成的位置和程度。咽白喉一般毒性较大，皮肤白喉毒性最小。

白喉杆菌在易感者的上呼吸道（通常为咽部）黏膜表层组织内或体表皮肤内繁殖，分泌外毒素。外毒素渗入局部及周围组织，引起组织坏死和急性假膜性炎症。从血管渗出的液体中含有易凝固的纤维蛋白，将炎性细胞、黏膜坏死组织和白喉杆菌凝固在一起而形成伪膜；伪膜呈灰白色，边缘较整齐，伪膜与黏膜下组织紧密粘连，不易拭去。伪膜的形成通常还伴随着周围组织水肿和炎症。最初为薄薄的灰白色，逐渐变化为厚厚的灰黑色、轮廓分明的边界膜。这种膜黏附着基底组织，在试着去移动时，易发出血。

白喉毒素循环所造成的全身感染主要影响心血管及神经系统。该毒素对细胞蛋白质的合成产生干扰，从而引起周围神经病变，表现为肌肉无力。对有症状的病例中进行调查发现，约有20%的病人呼吸道感染有多发性神经炎，但75%的患者逐渐发展为患有某种严重形式的神经病。腭部的肌肉瘫痪为最常见的并发症。其他脑神经、周围神经、脊髓亦可能受到影响，但不常见。脊髓前角及背根部神经节和脑神经核易发展为退行性的病变，皮层细胞不受伤害。近端肌肉群最为严重，情节严重发展为肌肉瘫痪仅需几天。一般来说，导致瘫痪不超过10天，完全康复需要一段漫长的时间。

心脏并发症的相关程度与局部感染和伪膜形成程度有关。心肌功能不全的症状通常出现在发病后1~2周。在较为严重的情况下，心脏症状出现在病程早期。该毒素直接损害心肌细胞，产生心肌炎。心电图的变化可以提示多达2/3的病患有发展成为心肌炎的可能，但心肌炎临床表现是不太常见的，只有10%~25%的患者可以从临床表现中诊断。

临床特点

症状和体征

呼吸道白喉的平均潜伏期为2~4天，也可能为1~8天。体征和症状的不同往往作为与其他上呼吸道感染疾病的鉴别要点。在对676名白喉患者病例的调查中，以发热和喉咙痛为症状就诊的最常见，分别占79%和69%；无力占42%，吞咽困难占35%，头痛占20%，声嘶占15%，及食欲不振占10%等也很普遍。咳嗽，气促，流鼻涕，颈部急性水肿发生约占不到10%。发热，虽然普遍，但通常是在初期且无特异性。颈淋巴结肿大的患者大约占1/3，其中有超过一半的患者观察到伪膜。值得注意的是，一份报告表明，在以呼吸急促、颈部水肿为症状就诊的病例中，大约有40%死于这种疾病。

在与白喉患者调查中，发现其临床毒性通常与伪膜的程度平行。如果膜仅限于扁桃体，这种疾病可能比较温和；如果膜覆盖于整个咽部，发病通常是突发、严重的疾病。可能发展为颈部淋巴结广泛肿胀及颈部的广泛组织浸润肿胀，形如"牛颈"。这种"恶性白喉"的患者，通常有高热、严重的肌肉无力、呕吐、腹泻、烦躁不安以及谵妄等症状[1,6,7]；通常发生呼吸道梗阻或心肌炎、心脏衰竭死亡。鼻白喉出现单侧或双侧有浆液性或从鼻子排出。这一型白喉伪膜可能可见。这些患者通常不发展为全身症状。治疗很重要，以防止持续带菌状态。喉（气管）白喉可能会蔓延在喉或其以下支气管、细支气管。随后发展为上呼吸道水肿梗阻。

皮肤白喉患者一般不表现全身毒性。典型的皮肤白喉为伪膜溃疡。皮肤白喉伤口分泌物在临床上培养表现与其他慢性皮肤疾病没有什么区别。

并发症

白喉最严重的并发症是呼吸道梗阻（由伪膜形

成和水肿所致）、充血性心力衰竭、心脏传导障碍、肌肉麻痹。存在两个范围段的死亡率：总体死亡率介于2.3%～3%；如果是心肌炎患者死亡率高达7%，如果患有恶性疾病的（颈部肿胀）死亡率高达25.7%[7]。未接受免疫接种的和免疫力低下的儿童，需要重症监护，可能有较高的死亡率（78.1%），从心肌炎通常发展为肾衰竭。虽然全身性感染是罕见的，但是心内膜炎、真菌性动脉瘤、骨髓炎、化脓性关节炎及免疫功能低下等都曾在临床表现过[1]。

框 127-1	呼吸道白喉的鉴别诊断
链球菌或病毒咽炎	
扁桃体炎	
文森特心绞痛	
急性会厌炎	
单核细胞增多	
喉炎	
支气管炎	
气管炎	
念珠菌感染（鹅口疮）	
鼻炎	

诊断策略

如果表明可能是呼吸道白喉可以通过鼻咽或咽喉拭子获得白喉棒状杆菌，一旦存在，应进行进一步的实验室检查，因为常规培养不能发现白喉杆菌。对于皮肤感染，样品应当从皮损处获取。在抗生素治疗之前采集标本，并立即送到实验室进行快速接种到亚碲酸盐溶液（Tinsdale）或 Löffler's 选择性培养基进行培养。免疫荧光染色 4 小时，也可作为快速的诊断的方法，但往往不可靠。金标准是使用由菌落形态、显微外观、发酵反应的组成的组合。应对其白喉杆菌生产毒素测试。对毒素 A 进行免疫沉淀测试是技术上的需要，但往往被无经验药师误解。聚合酶链反应（PCR）技术，这是比较可靠的，但不是现成的，可用于检测白喉毒素结构基因[9]。β-溶血性链球菌不排除作为白喉的一种病原体，有研究证明在多达 30%的白喉试验阳性患者或带菌者中，同时合并链球菌感染。

一些检测结果如白细胞增多，轻度血小板减少和蛋白尿异常是很常见的，但对白喉而言既不敏感、也不特异。心电图变化是非特异性的，包括 ST-T 波形改变，不同程度的房室传导阻滞和心律失常。甚至存在发生心肌炎时心电图也可能是正常的。心肌酶可能检测出心肌炎，血清肌钙蛋白水平与心肌炎的严重程度相关[10]。

鉴别诊断

只是根据伪膜，可能难以将呼吸道白喉与其他许多呼吸系统疾病相鉴别，特别是在感染的早期阶段（框 127-1）。一般来说，白喉伪膜较暗，灰白，有更多的纤维组织，更牢固地附着于细胞膜中的基础组织。文森特心绞痛频繁涉及牙龈，白喉则不会影响牙龈。急性细菌会厌炎一般具有比白喉更快速的致病力，间接喉镜检查会提示一个覆有红斑、无膜形成水肿的会厌[1]。

皮肤白喉有时很难区别于其他急性和慢性皮肤溃疡病灶。皮肤白喉可继发感染或其他病变，尤其是在诸如饮酒、经济弱势、未接受免疫接种或免疫力低下的高危险人群中间。

治疗

临床表现为白喉的患者，其治疗重点应放置在呼吸隔离和对白喉杆菌的积极治疗上。治疗的目的是保护呼吸道，限制已产生毒素的影响，并消除并终止白喉毒素增大繁衍的可能。虽然，在美国发达国家的白喉患者发生气道阻塞的可能性微乎其微，但是对各种类型气道阻塞的治疗是非常全面的。支气管扩张剂可以用于有症状的患者[10]。患者可能会有脱水发热、食欲减退、吞咽困难或相关的神经功能缺损，应进行液体复苏，并同时给予减小毒素对心肌影响的治疗，预防可能导致的充血性心力衰竭。

马血清白喉抗毒素（DAT）是从马血清蛋白中提取并经多种纯化后提炼的，当确诊为白喉后应用马血清白喉抗毒素及时进行治疗。但马血清白喉抗毒素（DAT）未得到食品和药物管理局（FDA）授权在美国使用。疾病预防控制中心是授权分发 DAT 作为医师一个研究性新药的机构，获取 DAT 可通过拨打770-488-7100 联系疾病预防控制中心紧急行动中心。也可以在上班时间拨打 404-639-3158 与白喉值班人员联系[11]。根据伪膜的大小和位置，以及病人的毒性程度决定了整体抗毒素的用量。关于对美国儿科学会（AAP）的传染病委员会建议为咽和喉白喉 48 小时给药 20 000～40 000 单位，鼻咽病灶白喉为 40 000～60 000 单位，3 天或 3 天以上的广泛颈部弥漫性肿胀的白喉患者建议用药 80 000～120 000 单位[10,11]。治疗前通过静脉注射抗毒素做结膜或敏感性皮肤测试。如果患者表现出抗毒素过敏，应进行脱敏。积极的白喉免疫接种也应着手开始，因为临床感染不一定会得到终身免疫[10]。

抗生素可以抑制白喉杆菌的生长和扩散，但不能替代抗毒素。如：红霉素，青霉素，新一代的大环内酯类（阿奇霉素）。红霉素，40～50mg/（kg·d）四次（日累计用药量最多2g）或分次口服，肌内注射（IM）水溶液结晶青霉素（10～15万单位/（kg·d），分四个剂量），普鲁卡因青霉素（25 000～50 000单位/（kg·d），分2次）连续14天的肌内注射是可接受的选择。出现用药无效青霉素要比红霉素表现得更加普遍。新一代的大环内酯类（阿奇霉素和克拉霉素）在体外与红霉素有类似的活动，并可能起到更好的治疗效果。但这些替代品还未在临床上得到充分的测试验证。能够吞服的病人可以选择口服用药而不需要采用肌内注射。治疗后，应记录三负培养菌的检测结果[12]。

心肌炎和视神经炎的治疗和支持治疗。心电图有心肌炎变化的患者较正常心电图的患者死亡率高3～4倍。对于左束支传导阻滞和房室传导阻滞患者的死亡率为60%～90%，推荐进行随诊，没有数据支持使用类固醇[1,10]。

对皮肤病灶应清创并大力清理坏死组织。建议足疗程的抗生素治疗，但对皮肤有问题的病灶抗毒素治疗，一些专家建议2万～4万单位抗毒素，但很少有数据支持其治疗方案[1,12]。

白喉治疗应连用7天苄星青霉素或口服青霉素G或红霉素。未接受免疫接种和部分免疫的患者也应完善主动免疫。经过2周的治疗后，应获得的免疫，如果免疫是积极的，红霉素疗程10天。密切接触过感染者的个人应该进行样本培养检查，病人应监视7天。此前接受过免疫接种的密切接触者，如果接种超过5年的需再次进行白喉疫苗接种。该疫苗由白喉、破伤风和百日咳（DTP），或白喉、破伤风（DT），或以白喉类毒素（Td）组成，根据年龄计划免疫接种，根据建议的免疫程序适当接种。密切接触者为进行免疫或免疫状况不明的，应得到相同的（如前面所述）抗菌治疗和主动免疫，采取标本前和治疗后，都应进行主动免疫。监管抗毒素应用，以确保遵守（年龄和免疫史适用）免疫计划接种。

常规免疫接种白喉以及每10年再次接种是控制白喉最有效的方法。出于这个原因，急诊医师应当定期宣传接种以及密切管理白喉类毒素。

预防

所有可能出现的咽白喉患者应进行隔离。建议设置早期监测心律失常。有心肌炎迹象的患者应该咨询心脏病专家。

百日咳

概述

背景

百日咳是一种急性呼吸系统疾病，最早的一次描述是1578年发生在巴黎的一次大规模的流行。"百日咳"最早是由Sydenham在1670年命名，他描述了婴儿患该病的特征。百日咳的字面意思是"剧烈的咳嗽"，这是疾病的主要特征。在中国它被称为"100天的咳嗽"。临床特征为咳嗽逐渐加重、呈阵发性痉挛性咳嗽，咳且有鸡啼声。致病微生物在1906年由Bordet和Gengou研究确定[13]。在无疫苗年代，百日咳是美国婴儿和儿童死亡的主要原因。疫苗研发于20世纪40年代，但百日咳仍是美国和全球婴幼儿发病率和死亡率最高的疾病。

流行病学

百日咳是一种呼吸系统疾病，由飞沫传播。它是具有高度传染性且发病率非常高的疾病，接种超过12年的暴露成人有超过50%的比例受到传染，如果是家庭暴露这一比例可高达100%[13]。平均潜伏期为7～10天，但也可从1个星期到3个星期不等。感染或疫苗，皆不会获得终身免疫力。

百日咳仍然是全世界盛行的急性传染病。在美国，自从疫苗引进，百日咳每年的发病率急剧下降，并在1976年降到目前历史上的最低点即1 010例。但从那时起，百日咳发病率呈稳步增加的势头，最近的即2003年（图127-1A及B）[14]报告有11 647例。成人免疫力的减弱，可能是成人个案报告增加的促成因素。一个1991年的报告发现了疫苗和急性脑病之间因果关系的证据。有报告显示因为一直都没有长期接种疫苗和神经系统等并发症之间的因果关系证据，导致全细胞百日咳疫苗的接种率下降。通过对1991年和1996年以来超过15个月的婴儿的调查显示，接种非细胞百日咳疫苗更为有效，目前在美国已经批准接种。

虽然百日咳可发生于任何年龄，但它主要是儿童

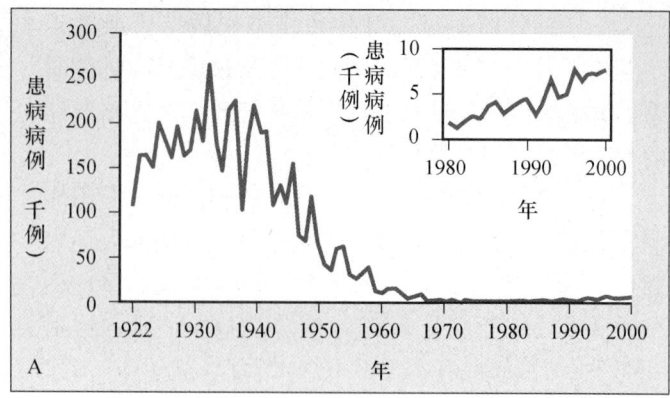
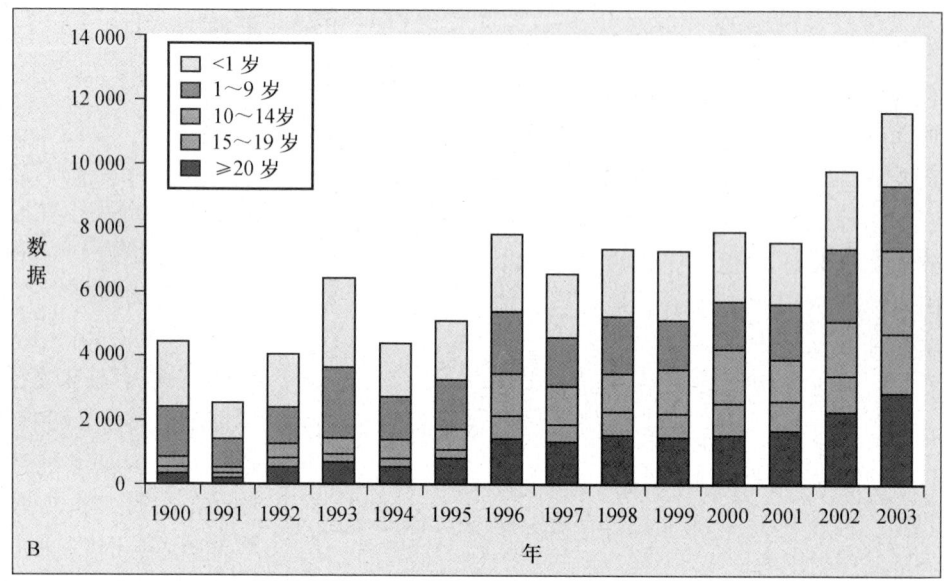

图 127-1 A 和 B 为美国患百日咳病例的年度数据。（Centers for Disease Control and Prevention：Pertussis—United States，2001-2003. MMWR 54：1283，2005.）

及青少年疾病。1 岁以下或未获得疫苗接种的儿童发病率最高。百日咳的发生有一个季节性的变化，在美国有大约 50% 的病例发生在六月到九月之间。

发病机制

病因

百日咳属于百日咳杆菌属，为革兰阴性短小杆菌。百日咳毒素为人类致病原因。该病菌对生长条件的要求比较挑剔，需要在有烟酰胺及最佳温度为 35~37℃ 的环境下才能够生长。支气管败血波氏杆菌，有鞭毛，运动杆菌，可致动物起病，常见病原体是狗，可能很少引起人类呼吸道感染，除非人体免疫功能低下[13]。

病理生理学

百日咳杆菌侵入呼吸道后，附着在呼吸道上皮细胞的纤毛上繁殖并产生内毒素，不超出呼吸道黏膜层，而且几乎不进入血液循环。百日咳毒素包括腺苷酸环化酶毒素和气管细胞毒素，主要表现为在呼吸道黏膜充血，其因为淋巴细胞和粒细胞浸润黏膜发生炎症变化，从而引起局部组织的损伤[13]。

随着感染的发展，可能会发生肺炎或继发性中耳炎。百日咳毒素也会造成系统性影响，包括对组织胺的致命影响，增加胰岛素的分泌等[13]。

临床特征

症状和体征

百日咳可连续出现三个不同的临床阶段：卡他性阶段，阵发性阶段和恢复期。卡他性阶段开始于 1~3 周的潜伏期后，并持续约 1~2 周。在感染性卡他性阶段，临床上与其他上呼吸道感染难以区分。症状包括流鼻涕，低热，全身乏力，眼结合膜出血，干咳通常开始于卡他性阶段的终末期[13]。

阵发性阶段开始出现发烧，咳嗽增加并持续咳嗽 2~4 周。断断续续的咳嗽大约每天发作 40~50 次。患者处于呼气状态，随之是一次深长吸气，但此时喉部仍是痉挛状态，气流通过紧张狭窄的声门发出一种高调的吼声，如鸡鸣或犬吠样。只有 1/3 的成年人（占患病的 8%~82%）在百日咳发展中有此特征，出现呼吸暂停事件并没有其他罕见症状。此特征常见于小婴儿，发作可能是自发的，夜晚或受到噪音或冷沉淀刺激后可能更加频繁。在发作时，患者可能会出现发绀、出汗、舌流涎和流泪，随后呕吐、昏厥，可能会出现短暂的呼吸暂停发作。婴儿可能会在一个典型的发作后出现体力透支。咳嗽发作期间，患者不出现急性发病[13]。

恢复期阶段的特点是几个星期到几个月的持续咳嗽，咳嗽的发作可能会触发一个不相关的上呼吸道感染或接触到有刺激性物质所致的呼吸道感染，但这并不代表百日咳感染复发。

非典型表征可能发生在青少年和早产儿。发热通常不会像新生儿百日咳一样复杂。呼吸急促，呼吸暂停，发绀和心动过缓发作可能是主要症状[15]。大龄儿童和成年人经疫苗接种或局部保护，可能会出现一个长期持久的顽固性干咳，该症经常误诊为支气管炎。

体检结果特异性。呼吸急促是可变的，可能与目前肺损害的程度相关。低热在卡他期常见，伴结膜充血和流鼻涕。在疾病过程中其他阶段出现发热表明继发感染。乳头线以上的瘀斑，结膜下出血，鼻出血的发生可能与阵发性咳嗽时增加胸腔内压力有关[13,15]。胸部检查可发现肺部干啰音。

并发症

百日咳主要并发症是二重感染肺炎、中枢神经系统（CNS）后遗症、中耳炎以及与咳嗽发作相关的并发症。百日咳并发肺炎是导致死亡的首要原因，特别是婴儿和儿童[13,16]。吸入呼吸道分泌物或胃内容物时，可能会出现咳嗽，呕吐发作。继发肺部感染也可能是呼吸道有关的百日咳杆菌清除支气管和肺黏膜毒素的结果。百日咳肺炎可能导致（肺炎链球菌、化脓性链球菌、流感嗜血杆菌、金黄色葡萄球菌）和病毒（呼吸道合胞病毒、巨细胞病毒和腺病毒）等多重复杂感染。病程中阵发性发热应提醒医师可能出现多重感染。

中枢神经系统的并发症包括癫痫（0.2%～2%）和肺性脑病（0.3%）[14]。其原因尚不清楚，但可能因为毒素的影响而导致脑缺氧、低血糖、脑淤血，或由嗜神经病毒或细菌继发感染所致。咳嗽发作期间可能会由于脑血管的压力增加出现中枢神经系统出血。在胸腔和腹腔内压力突然增加可能会导致其他一些并发症（框127-2）[13,16]。

心动过缓、低血压、心搏骤停可发生在新生儿和婴幼儿百日咳。在这一年龄组出现重度肺动脉高压已经越来越多地被重视。并可能导致全身性低血压，缺氧加重，并增加死亡率[15,16]。建议对于这类患者进行重症监护。

框127-2　百日咳并发症

眶周水肿
结膜下出血
瘀斑
鼻衄
咯血
皮下气肿
气胸
气肿
膈肌破裂
脐部和腹股沟疝
直肠脱垂

诊断策略

百日咳诊断包括发作性痉挛性咳嗽，随后出现呕吐，无论以前是否接种长期疫苗的咳嗽病人。在美国有高达25%的长期咳嗽的成年人患有百日咳的血清学证据[13]。

辅助检查对急诊诊断的价值有限。在卡他性和早期阵发性后期阶段，会出现一个显著的白细胞和淋巴细胞的升高。25 000～50 000/ml 的白细胞（WBC）计数情况并不少见，婴儿有时可能会超过60 000/ml[13,16]。百日咳成人常常没有白细胞和淋巴细胞升高的特征，一些婴儿和免疫不全患者可能也不会出现此特点。胸部X线片可显示支气管周围增厚，肺不张或肺实变[16]。

实验室通过鼻咽培养和PCR分析可以明确诊断，仅有痰和咽拭子是不够的[18]。Bordetella生物体是挑剔的，隔离需要烟酰胺或博-让二氏培养基的浸渍用抗生素，以减少竞争性细菌的过度生长。研制出一种合成培养基，证明了B型百日咳杆菌溶血菌落需要3～7天才会出现缓慢增长。百日咳杆菌培养的感光度仅有20%～40%，因而直接荧光抗体技术不再应用于鉴别B型百日咳杆菌[14]。一般而言成年人在患病后就医检测，其阳性率很低（仅为3.6%）。PCR分析技术更适用于鉴别百日咳杆菌。

鉴别诊断

鉴别诊断包括急性上呼吸道感染、肺炎、支气管炎、囊性纤维化、肺结核、慢性阻塞性肺疾病加重及异物吸入。白细胞增高需要与白血病鉴别。

治疗

急性治疗

百日咳的治疗主要包括是吸氧支持，频繁吸痰，维持水电解质平衡，如有必要可肠外营养，避免呼吸道刺激。若出现百日咳相关性肺炎，缺氧，或中枢神经系统的并发症或严重发作患者应住院治疗。儿童年龄小于1岁也应该积极入院治疗，因为他们还没有完全免疫，并具有最大患病风险，如呼吸和心脏并发症的发生是没有明显的预警[17]，重度百日咳应入住重症监护室（ICU）。

当疾病爆发于阵发性阶段时使用抗生素不会出现明显的疾病严重程度的好转和病期缩短，同时可能在卡他性阶段会产生一个小小的影响。抗生素治疗的主要作用是减少感染和复发。依托红霉素酯是一种抗生素，其剂量为40～50mg/(kg·d)（日最大用量为2g/d），每天2～3次，14天一疗程[13,17]。阿奇霉素（第一天为10mg/kg，接下来的2～5天内为5mg/kg），克拉霉素 [15mg/(kg·d)，一日两次]，对于耐受不住14天疗程使用红霉素的患者7天疗程的依托红霉素酯是一种有效的替代品[13,17,19]。复方新诺明 [甲氧苄啶，8mg/(kg·d)] 是一种大环内酯类过敏患者的替代品，但其疗效尚未得到验证。当阵发性阶段爆发3个星期后或直到抗生素使用5天后仍有症状的患者应考虑受到感染[11]。建议此期间应严格进行隔离。

皮质类固醇，特别是在危重新生儿，可能会降低其严重程度，但效果还不够确切。β_2-肾上腺素受体激动剂不能减少阵发性咳嗽发作频率或严重程度[15,20]，但可能对反应性气道疾病患者有帮助。止咳药和抗组胺药是无效的。

暴露后预防治疗，如前所述，建议凡是与百日咳患者有密切接触的人，无论以前何种接种状态，都需要常规服用红霉素预防。有历史个案报告，红霉素对任何未接受免疫接种的人或与婴儿有效。

疫苗接种

以全细胞百日咳疫苗和无细胞分布百日咳疫苗分别作为DPT和DTaP疫苗，与白喉和破伤风类毒素组合。非细胞百日咳疫苗含有灭活百日咳毒素和其他细菌的一个或多个组成。非细胞疫苗是有效的，不良反应报道少[22,23]。大多数接种者在接种部位可出现发热、烦躁、行为变化，以及各种不适。中度严重的反应是罕见的，但包括发烧超过40℃，持续哭闹，高亢的哭声，和癫痫发作。严重的神经系统并发症（长期癫痫和脑病）很少发生，但需同时降低疫苗的全细胞形式和DTaP疫苗[23]开发利用。目前DTaP疫苗已取代了儿童免疫接种百白破，而在美国，建议使用无细胞疫苗[23]。

百日咳的免疫力在免疫接种6～8年后和自然感染后15年显著减弱，造成15岁以上的人发病率越来越高[24]。青少年和成年人接种非细胞百日咳疫苗是安全有效的，免疫实践咨询委员会议会建议11岁至18岁的人提高日常免疫力是关键[14]。

破伤风

概述

背景

破伤风是一种毒素介导的疾病，以骨骼肌肉痉挛严重失控为特点。呼吸肌痉挛会导致通气不足，缺氧，甚至死亡。这种疾病可以追溯到古埃及时期，医生确认组织损伤和随后发生的致死性频繁呼吸肌痉挛之间有戏剧性的关系[25,26]。

在1884年Rattone和Carle从被感染人的痤疮脓包提取材料，注射至兔子体内并致其患病。同年，Nicolaier从土壤厌氧菌中分离出宁样毒素。1889年Kitasato获得了纯培养出这种以孢子形成繁殖从而导致动物破伤风的细菌[25]。1年后，Faber证明，破伤风是一种毒素介导性疾病，在动物注射了这种通过无菌滤液培养出的破伤风梭菌而致病。在19世纪90年代von Behring和Kitasato研制出破伤风抗毒素血清免疫疫苗并证明了其对动物的疗效。第一次世界大战期间，破伤风抗毒素广泛接种于受伤的士兵身上。20世纪30年代更加有效的疫苗诞生。第二次世界大战期间的测试表明，破伤风类毒素保护程度更高。

流行病学

尽管已具有有效的疫苗，破伤风仍然在世界范围内流行。本病较常见于温暖、潮湿气候地区，相对寒冷地区罕见。对破伤风的全球发病率估计为每年80万～100万，一半发生在新生儿。由于免疫接种率低、卫生条件差等原因，80%的病例发生在非洲和东南亚地区。

由于在美国疫苗接种方案的出台，破伤风发病率稳步下降，从20世纪40年代的4/1 000 000降至2005年的0.095/1 000 000（图127-2）[27,28]。年龄超过60岁的老年人发病率最高（0.35/1 000 000），西班牙裔美国人（0.37/1 000 000）和糖尿病患者（0.70/1 000 000）。15%的病例发生在注射毒品者。总的病死率为18%，接近70岁以上的患者占50%（图127-3）。病例为全部接种疫苗者，但在1998年至2000年期间的8例患者中，无死亡病例发生[29]。

破伤风杆菌通常寄生于深穿透伤伤口。超过70%的患者有受伤病史，但50%的患者可能存在损伤[25,26,29]，30%的患者伤口可能并不明显。微生物最常见从刺伤、割伤和擦伤等伤口侵入。破伤风也有在慢性皮肤溃疡、脓肿、中耳炎，以及异物、角膜擦伤、流产、分娩和牙科手术的报道[23,30]。据报道，人流手术后破伤风多发生于病人肠道。在这种情况下，可能是内生菌源，为多达10%的人类易感结肠破伤风。

免疫力不足和免疫力减弱仍然是在美国破伤风的主要危险因素。由于儿童的疫苗接种破伤风有所改善，老年人患病的比例增加。

病因

破伤风杆菌是一种由孢子形成，运动，细长，杆形的厌氧杆菌。为革兰阳性菌，可以通过变量染色纯化组织样本获得。杆菌在有机组织产生终端可以形成一个球形芽孢，外观形似鼓槌，破伤风芽孢杆菌由此得名。破伤风杆菌在土壤和灰尘中无处不在，也是在动物和人粪便发现极易受到热和其他不利的环境条件影响[29]。孢子具备耐加热和化学消毒剂的特性，可在土壤中存活几个月到几年。当接触到伤口，孢子萌发，如果没有利于组织生长的条件，可以存活几个星期。如果此损伤伤口有利于厌氧菌生长，孢子萌发成成熟的杆菌。只有这些成熟破伤风杆菌产生的毒素可引起临床疾病[30]。

病理生理学

破伤风是一种非侵入性的有机体。临床破伤风生长发育需要通过一个入口感染孢子及相关组织，侵袭免疫易感宿主使其得以繁衍和生长。破伤风容易滋生在受伤的伤口处或者坏死组织中，生物体外表或其他细菌体内。在这些情况下，破伤风杆菌产生的毒素就容易导致宿主产生疾病。局部伤口感染，破伤风的产生和滋生繁衍会引起无临床特征表现。

破伤风杆菌产生的组织损伤神经毒素（TS）。TS首先结合神经末梢，然后通过逆行轴突运输和跨膜扩散到中枢神经系统突触移动。它优先黏附抑制神经元和神经递质阻断了这些突触前释放，首先是α运动神

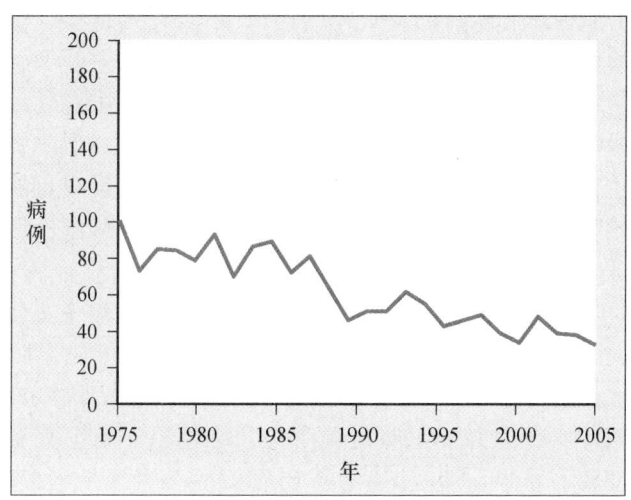

图 127-2 从1975年到2005年美国破伤风发病率。（From Mc-Nabb SJN, et al: Summary of notifiable diseases—United States 2005. MMWR 54: 2, 2007.）

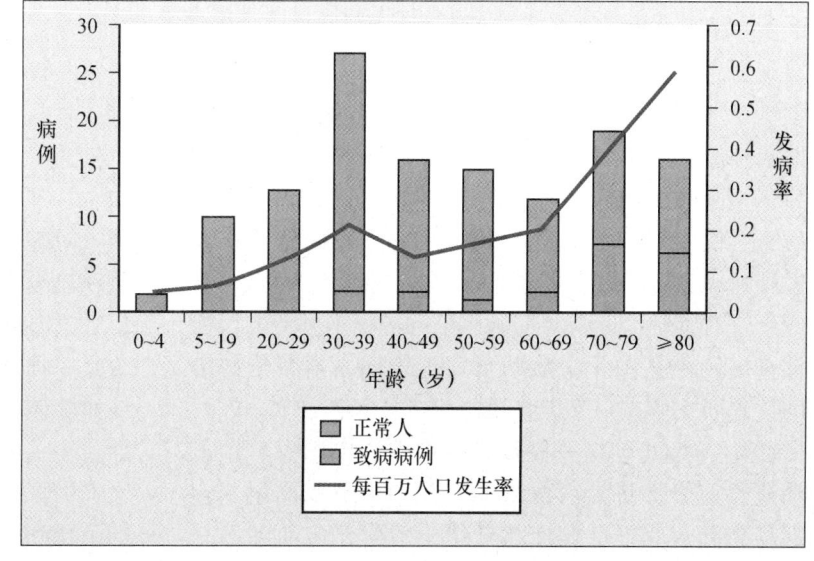

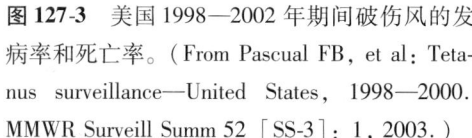

图 127-3 美国1998—2002年期间破伤风的发病率和死亡率。（From Pascual FB, et al: Tetanus surveillance—United States, 1998—2000. MMWR Surveill Summ 52 [SS-3]: 1, 2003.）

经元。如果没有抑制控制，经过持续的运动神经元兴奋性放电，导致破伤风肌肉痉挛的特点。

TS 也可能会影响交感神经元和副交感神经节前中心，也可能是自主神经系统功能紊乱造成的。其临床表现包括心律失常和血压大幅度波动。

临床表现

症状和体征

破伤风的潜伏期从 1 天到几个月不等。潜伏期越短预示预后越差[26]。潜伏期内不作为破伤风诊断，因为很多病人没有一个确实的受伤病史。

4 种已知的破伤风的临床类型为：

1. 全身性破伤风最常见的形式是激动剂和拮抗剂作用所致整个身体的肌肉群痉挛。最初的经典症状是牙关紧闭（"牙关紧闭症"）即咬肌痉挛引起，大约在 50%～75%的患者中存在。影响到其他面部肌肉也可以出现似笑非笑的表情。其他的早期症状包括烦躁，乏力，肌痛，肌肉痉挛，吞咽困难，恐光，并流涎。随着病情的发展，通常可发展为噪声、碰触等轻微刺激就可能诱发的无法控制的自发性肌肉痉挛。痉挛可能会导致脊椎和长骨骨折，肌腱断裂。角弓反张，强直收缩，类似于剥皮姿态。喉及呼吸肌痉挛可导致呼吸衰竭而死亡。自主神经功能紊乱而致死的患者可能存在心动过速，高血压，体温升高，严重心律失常，急性期出汗等原因。这种疾病是渐进的，前 3 天症状逐渐明显，症状持续 5～7 天，痉挛减少为 10 天后。如果病人存活，恢复期为 4 个或更多个星期。纵观这一可怕疾病的全过程，患者意识不清、躁动，需要持续化学镇静[25,27,30,32]。

2. 局部破伤风是指由通过接触受伤的部位而引起持续肌肉痉挛为特征的疾病。症状可能轻微，可能严重，但死亡率远小于全身破伤风。局部破伤风可发展到全身破伤风[25]。

3. 头破伤风是一种罕见的变异当地破伤风，致使脑神经麻痹从而引起肌肉痉挛。麻痹伴痉挛的占 42%，所以往往误诊。最常见累及神经是面部神经（第七对脑神经）。这些病例多数发生在面部外伤或中耳炎。患者出现牙关紧闭及第三，四，七，九，十或十二对脑神经麻痹，同侧感染的过程是可变的。所调查病例中其 1/3 症状可完全缓解，其余是部分的，总死亡率占广义破伤风的 15%～30%[30,32]。

4. 新生儿破伤风往往发生在发展中国家，孕妇免疫不充分、脐带消毒不彻底往往为致病因素。包括易怒和营养不良等症状开始于新生儿生后的第一周。在发展中国家，由于超高的体重毒素负担和欠缺的医疗保障，破伤风新生儿死亡率几乎接近 100%。即使资源有限，如果具备基本药物和经验丰富的医护人员，死亡率则可以降低到 50%以下。一篇来自疾病预防控制中心的报告[30,33]，在 1998 年至 2000 年期间调查的美国新生儿破伤风病例中，未接受免疫接种的母亲生育的婴儿，脐带经过彻底处理，这个孩子住院治疗后 19 天痊愈出院[28]。

并发症

急性呼吸衰竭，是破伤风发病率和死亡率的主要原因，为呼吸肌痉挛及气道阻塞结果。如果病人在疾病的急性发作期通过足够的通气支持治疗是可以改善的，后期自主神经功能紊乱成为主要的死亡原因。自主神经失调发生后几天往往发展为痉挛发作。去抑制交感神经系统占主导地位，造成心律失常、高血压、心肌炎、肺水肿[34]。心律失常及心肌梗死是在这个阶段最常见的致命因素。

肌肉痉挛强直可能导致脊椎半脱位，并可能导致骨折，长骨骨折、颞下颌关节和肩关节脱位。偶尔发生横纹肌溶解症，可引起急性肾衰竭。肾衰竭也可能导致脱水和交感神经系统过度活跃。肾静脉血栓形成，可能导致新生儿破伤风肾衰竭。

继发感染可能发生在初始接种伤口或有并发症时，如机械通气的微创治疗方式。高温还可能导致肌肉痉挛。长时间不动会导致深静脉血栓和肺栓塞。胃肠道并发症包括胃溃疡、肠梗阻、肠穿孔和便秘。抗利尿激素分泌不当综合征发生在少数患者。溶血也有报道。

死亡率根据是以前的免疫接种状况、潜伏期、严重程度和发病症状，并存疾病、年龄，以及通过复杂的医疗干预而不等[35]。通过适当的重症监护治疗，老年患者可能恢复到他们的中年水平[36]。幸存者中长期物理并发症是罕见的。最常见的持续性问题，可能是心理创伤相关的疾病及其治疗[25]。

诊断

对破伤风的诊断主要通过独立的临床症状。破伤风伤口没有多大价值，因为阳性率只占全部病例的 1/3。即使经过伤口样本纯化，它也并不表示细菌是否是一种毒素产生菌。需要通过实验室测试，以证实或排除破伤风诊断[25]。疾病预防控制中心在 1990 年通过了关于公共卫生监测广义破伤风的临床病例定义："痛苦的增高或肌肉收缩急性发作（通常是肌肉的下颚和颈部）[29]无其他明显的医疗卫生事件，全身肌肉痉挛（如报道由健康护理专业）"[29]。

在新生儿破伤风的诊断是不确定时，腰椎穿刺可帮助排除脑膜炎。电脑断层扫描在颅内病变评估中很有帮助。血钙水平有利于排除低血钙症。

鉴别诊断

马钱子碱中毒的临床状况和全身破伤风难于鉴别。每年士的宁中毒和破伤风的发病率在美国相似，和士的宁血清及尿液测试时，应考虑与破伤风鉴别[30]。

如果患者出现弥漫性痉挛症状，基本就可以诊断破伤风了，但更为理想的情况是本病的早期阶段就得以考虑，并给予诊断，以减少并发症，降低死亡率。破伤风的临床鉴别诊断见框127-3。引起牙关紧闭最常见的原因是口腔感染，可以通过详细的询问病史和口腔及牙齿健康检查排除。下颌关节脱位可以通过适当的下颌骨查体及颞下颌关节X线片排除。张力异常反应，可通过询问用药史和苯海拉明缓解症状区分破伤风。脑炎患者通常表现出精神状态的改变。脑膜炎可以通过检查脑脊液（CSF）排除。狂犬病时必须考虑有无脑干功能障碍，包括吞咽困难，呼吸肌功能障碍等症状。是否存在接触感染动物分泌物的历史，且是最有用的鉴别点。此外，狂犬病不会导致牙关紧闭。

头破伤风是很难诊断的，尤其是在先张口的脑神经麻痹时。头破伤风的鉴别诊断还包括Bell's麻痹、肉毒中毒麻痹、脑神经麻痹，并与面部神经压迫与面部蜂窝组织炎所致眼肌麻痹鉴别。

治疗

急性治疗

四个治疗策略应该同时进行：①积极支持治疗；②消除游离的破伤风毒素；③主动免疫；④抗毒素的预防。

支持治疗

支持性治疗首先控制肌肉痉挛。病人的任何动作或大声喧哗均可对病人造成刺激从而引起反射性痉挛，建议患者避免不必要的刺激[30,32]。破伤风症状治疗主要以苯二氮䓬类为主。这些药物是氨基丁酸受体激动剂和间接拮抗TS效应，但对TS引起的抑制甘氨酸释放的效应无作用。这些药物中研究最多的是地西泮，但劳拉西泮和咪达唑仑同样有效。地西泮起效迅速，安全范围大，可口服，直肠给药，或静脉注射。它价格低廉，广泛应用于全世界，但其半衰期长，且活性代谢物可能会导致镇静作用延长和呼吸抑制。地西泮和劳拉西泮的静脉配方含有丙二醇，其高浓度时可导致乳酸酸中毒，因破伤风可导致胃肠道功能紊乱，从而使这些代谢产物长期滞留于胃肠道。咪唑西泮有一个很短的半衰期，不含丙二醇，必须连续滴注，且有成本较高，使其应用受到限制。异丙酚是有效的，但也是昂贵，患者可能不能耐受脂质载体。和苯二氮䓬类相比，神经抑制剂、巴比妥酸盐和鞘内巴氯芬均无明显优势。丹曲林是一种对中枢神经系统无影响的较直接的肌肉松弛剂，据报道其作为一种肌肉痉挛的辅助用药，可减少对机械通气的依赖性[37]。硫酸镁也是治疗破伤风的辅助和一线用药。单独或与其他药物结合，能缓解肌肉痉挛，减轻破伤风毒素引起的交感神经不稳定性[38]。

如上述药物不能控制痉挛，或气道功能恶化，患者均应该接受神经肌肉阻滞，机械通气。虽然琥珀胆碱可在疾病的初始阶段使用，临床医生必须认识到其可能导致高钾血症，且可能应用4天后才出现[30]。长效非去极化药物是首选，即使是在初始阶段。泮库溴铵在传统上被使用，但它抑制儿茶酚胺再摄取，可能加重交感神经紊乱[26]。维库溴铵和罗库溴铵作用短暂，没有显著的心血管副作用，但需要连续输液。无论使用哪种药物，都应使患者保持镇静，且神经肌

框127-3	破伤风的鉴别诊断

急腹症
黑寡妇蜘蛛咬伤
牙科脓肿
下颌的脱白
排斥反应
脑炎
头部外伤
过度换气综合征
低血钙症
脑膜炎
扁桃体周围脓肿
阶段性肌肉坚硬（硬人综合征）
心脏疾病
狂犬病
败血症
持续癫痫
士的宁中毒
蛛网膜下腔出血
颞下颌关节综合征

肉阻滞应间断停止,从而每天至少一次评估病人的状况。所有气管插管患者,均应考虑到早期气管切开,减少插管引起反射性痉挛[26,32]。

自主神经功能紊乱需要监测和积极治疗。交感神经兴奋性增高可应用α和β肾上腺素受体拮抗剂如拉贝洛尔、普萘洛尔。β受体阻断剂单独使用,会导致反射性的α受体活性增高而导致严重高血压。如果必须应用β受体阻断剂,可应用作用短暂的艾司洛尔。可乐定也有一定作用。吗啡和硫酸镁以及脊髓麻醉和鞘内巴氯芬都被证实可以改善自主神经功能紊乱。应避免使用利尿剂控制血压,其可导致血容量不足而加重自主神经功能紊乱。过缓性心律失常应安装临时起搏器。应谨慎使用阿托品和拟交感神经药物,自主神经失调主要是由于儿茶酚胺过多造成的[32,34]。

游离 TS 的消除和主动免疫

应尽快给予所有可能的破伤风患者人破伤风免疫球蛋白(HTIG)和 Td。破伤风免疫球蛋白(TIG)不能中和已经在神经系统中的毒素,也不能改善症状。HTIG 能中和循环中的毒素和刚产生的毒素,并降低死亡率。TIG 不同于类毒素。建议 TIG 剂量 500～10 000 单位,但反复注射可能导致痉挛,大多数学者认为 500 个单位与高剂量一样有效。成人和儿童的剂量是相同的。如果大剂量使用,它们应分次给予。保护性抗体注射后 48～72 小时出现,半衰期为 25 天,不需要追加剂量。在美国 TIG 尚不允许鞘内注射,其并无证据显示其有效。

抑制毒素进一步产生

只有消除了破伤风杆菌才能阻断毒素的产生。伤口清创和抗生物应用可能导致 TS 的短暂释放,急诊医师应在注射 HTIG 后再采取这些措施。伤口应清创冲洗,并取出异物。甲硝唑是破伤风的首选抗生素。小儿甲硝唑应用剂量取决于年龄和体重[0～7 天体重<2 000g 的新生儿用药量:每 24 小时为 7.5mg/kg,静脉注射/口服;8～28 天体重<2 000g 的新生儿用药量:每 12 小时为 7.5mg/kg,静脉注射/口服;0～7 天体重>2 000g 的新生儿用药量:每 12 小时为 7.5mg/kg,静脉注射/口服;8～28 天体重>2 000g 的新生儿用药量:每 12 小时为 15mg/kg,静脉注射/口服;婴儿和儿童的用药量:每 6 小时 15～30mg/(kg·d),静脉注射,日最大用量为 4g/d。]青霉素常规被用于治疗破伤风,体外和体内对破伤风均有效,但也有 GABA 的拮抗作用,可能出现 TS 的效应。甲硝唑比青霉素更容易进入失活的组织或脓腔,在恢复时间和死亡率方面也有较大的优势。如果对甲硝唑过敏,大环内酯类、强力霉素、氯霉素、四环素是有效的替代品。

疫苗接种

破伤风类毒素是一种灭活的 TS 形式,对接种过连续三次剂量的人群几乎 100% 产生保护性抗体。免疫力在以后的 5～10 年逐渐减弱。在诸如老年人、静脉吸毒者、感染人类免疫缺陷病毒以及其他原因引起免疫功能低下的,保护性抗体的免疫力减弱更快,引起对疫苗的反应较弱。

免疫力正常的成年人既往不确定有无接种都应按步骤接种。标准的接种需注射三次基本剂量的破伤风类毒素,且每隔 10 年追加一次剂量。

所有因伤口来急诊科的患者都应重新接种,即使主诉和伤口无关。对未知或不确定是否接种过疫苗的患者均应被认为以前没接种过。年龄小于 7 岁应接受白喉-破伤风或白百破疫苗。7 岁或 7 岁以上应接种破伤风类毒素,而不是白喉-破伤风,因为大剂量白喉类毒素的不良反应年龄较大者更常见。

HTIG 预防(250U,IM)应用于那些存在危险(>6 个小时,深度大于 1cm,污染,无神经支配,

表 127-1 7 岁以下儿童常规白喉、破伤风和百日咳疫苗接种计划(美国,1997)

剂量	常规年龄	年龄/间隔	疫苗产品
初级 1	2 个月	6 个星期或者更大	DTaP 或 DTP
初级 2	4 个月	第一剂后的 6～8 个星期	DTaP 或 DTP
初级 3	6 个月	第二剂后的 4～8 个星期	DTaP 或 DTP
初级 4	15 个月	第三剂后的 6～12 个月	DTaP 或 DTP
加强剂	4～6 岁,生日后如果接种过四次的就不需要了		DTaP 或 DTP
附加增强剂	至最近一次接种后每 10 年一次		Td

* DTaP 疫苗是首选;DTP 是一个可接受的替代品。

† 延长时间间隔,不需要重新按顺序来过。

DTaP 疫苗,白喉,破伤风,百日咳;DPT,白喉,破伤风,百日咳,破伤风和白喉,TD。推荐的儿童免疫计划。

Modified from Recommended childhood immunization schedule—United States, 1997. MMWR 46:35, 1997.

表 127-2	7岁以上人员常规白喉，破伤风和百日咳疫苗接种计划概述（美国，1991）	
剂量	年龄/间隔	疫苗产品
初级1	第一剂	Td
初级2	第一剂后的4~8个星期	Td
初级3	第二剂后的6~12个月	Td
加强剂	至最近一次接种后每10年一次	Td

* 延长时间间隔不需要抑制剂系列。TD，破伤风和白喉。

Modified from Diphtheria, tetanus, and pertussis: Recommendations for vaccine use and other preventive measures. Recommendations of the Immunization Practices Advisory Committee (ACIP). MMWR Recomm Rep 40 (RR-10): 1, 1991.

表 127-3	预防常规破伤风伤口治疗的指南概述，1991			
	清洗小型创伤		所有其他创伤*	
吸附破伤风类毒素的历史（剂量）	Td†	TIG	Td‡	TIG
不明确或者少于三次	是	否	是	否
三次或以上	否§	否	否‖	否

* 如，但不仅限于污物、粪便、土壤污染的伤口、唾液；刺伤；撕脱；炮弹造成的伤口，破碎、烧伤、冻伤。

† 儿童<7岁，DPT（药物疗法，如百日咳疫苗禁忌）首次仅为破伤风类毒素。患者≥7岁，TD首次仅破伤风类毒素。

‡ 如果已接受使用三剂液体霉素，最好再进行一次可吸收的加强剂。

§ 是，如果超过上次接种10年。

‖ 是，如果超过上次接种5年（More frequent boosters are not needed and can accentuate side effects.）。

DPT，白喉、百日咳和破伤风；DT，白喉和破伤风；Td，破伤风和白喉；TIG，破伤风免疫球蛋白。

Modified from Diphtheria, tetanus, and pertussis: Recommendations for vaccine use and other preventive measures. Recommendations of the Immunization Practices Advisory Committee (ACIP). MMWR Recomm Rep 40 (RR-10): 1, 1991.

缺血，感染）且未接受过免疫接种或免疫力低下的患者。当HTIG与类毒素同时给予时，应分开注射部位。破伤风-喉类毒素唯一的禁忌证是既往有过严重的过敏反应。破伤风类毒素，破伤风-白喉类毒素的不良反应发生可能因为防腐剂硫柳汞的原因。最常见的副作用是轻微的：局部红肿，疼痛，红斑，瘙痒，发热，恶心，呕吐，全身乏力和非特异性皮疹。局部反应并不影响将来使用类毒素。严重的过敏反应是罕见的。如果患者免疫预防既往有过严重过敏性反应，应单独使用HTIG保护患者因受伤而发展为破伤风。HTIG并不赋予主动免疫，这些病人应转诊到过敏症专治医师，去测量抗体水平，抗毒素脱敏后进行主动免疫。没有证据表明，白喉类毒素或破伤风能致畸。怀孕无HTIG禁忌。对于任何年龄的没有完全免疫病人，都应确保患者接受剩下的免疫[38]。

肉毒中毒

概述

背景

肉毒中毒是一种罕见的危及生命的麻痹性疾病，是由肉毒梭菌产生的神经毒素引起的。这种疾病有五种形式：食物传播型肉毒中毒，婴儿型肉毒中毒，伤口型肉毒中毒，未分组型肉毒中毒，意外型肉毒中毒。

1820年，Kerner，一名德国卫生官员，首次提出了香肠和瘫痪疾病的相关性。肉毒中毒一词来自拉丁语"botulus"，意思是"香肠"，是关于这种疾病的早期描述。1897年Van Ermengem调查了在比利时参加葬礼的一组音乐家发生肉毒中毒，他从火腿中分离出生物体，并表明当把它注射到动物体内时可导致疾病，这种毒素后来被确定为A型毒素[39]。

第一次世界大战期间，肉毒中毒在美国开始引起重视，当时美家庭主妇被鼓励保存水果和蔬菜。但所建议的家庭罐头方法并不能杀死肉毒梭菌孢子，同时这些食物往往没有被充分加热，从而导致了肉毒中毒流行的发生。Meyer描述了有利于毒素产生的环境及食物加工过程中杀死孢子的条件。伤口型肉毒中毒在1943年被首次描述，疾病预防控制中心在1950年开始调查该种类型。婴儿型肉毒中毒是目前该疾病最常见的形式，最初是在1976年出现的[39]。

流行病学

肉毒杆菌（也即肉毒梭菌）能产生7种毒素类型（A到G），但只有A，B，E和F型可引起人类疾病，C和D型引起动物疾病。G型已被发现于土壤中，但尚未明确与人类或动物疫情有关。美国各个地方都有肉毒杆菌孢子，发现A型较常见于西方，B型较常见于东方。E型是常与鱼类产品有关。平均每年有110例肉毒中毒报告至疾病预防控制中心，25%是经由食物传染的肉毒中毒，72%的是婴儿型肉毒中毒，其余都是伤口型肉毒中毒[39,40,41]。尽管肉毒杆菌孢子无处不在以及毒素入侵途径的多样性，但发病率很低。

典型的食物传播型肉毒中毒是因为不耐热毒素的

摄入，而不是活的细菌或孢子的摄入。食源性肉毒中毒通常是因为家庭罐头未被充分保护和煮熟，但偶尔会大规模爆发，则是因为食用餐馆或商业来源的食物被污染了。很多种保存的食品都有可能受肉毒毒素污染，也有报道称不适当的加工或存储的新鲜食物也有可能导致肉毒中毒[42]。

在美国，婴儿型肉毒中毒是最常见的，一般发生在 1 岁以下，尤其是 2～6 个月的婴儿。与此相反食物传播型肉毒中毒常为成年人。婴儿型肉毒中毒是由摄入的孢子在体内产生毒素引起，在一定程度上，蜂蜜和玉米糖浆都有可能成为肉毒杆菌孢子的来源。婴儿型肉毒中毒，土壤和吸尘器的尘埃中也可能有肉毒杆菌孢子，但大多数来源还不清楚。在所有婴儿肉毒中毒案例中，婴儿肉毒中毒多为 A 型或 B 型肉毒毒素[43]。

一些学者提出了婴儿肉毒中毒和与婴儿猝死综合征可能相关，但一项持续 10 年的、包括 248 名婴儿患婴儿猝死症的前瞻性研究显示，发现其并未与肉毒梭菌有明显关系[44]。

创伤型肉毒中毒每年可能仅有一例，但随着海洛因使用的增多，发病率正逐渐升高。1994 年，53 例成人肉毒杆菌中毒中有 11 例为伤口型肉毒中毒，均为加州注射毒品的人。A 型和 B 型毒素是致病因素[45]。

未分类的，隐藏的或成人感染肉毒杆菌中毒是一种罕见的疾病，类似于婴儿型肉毒中毒。肉毒梭状芽胞杆菌在体内产生毒素。若患者胃液酸度受损，肠胃蠕动异常，或胃肠道菌群紊乱可能导致肉毒杆菌在体内产生毒素。1976 年至 1996 年，共有 39 例病情上报疾病预防控制中心。可分离出 A，B 和 F 型毒素[46]。

意外肉毒中毒为医源性常见的原因，如注射肉毒毒素治疗肌张力障碍或运动障碍及以整容为目的。无明显诱因的全身或局部乏力可能为其首发症状[40]。

肉毒杆菌的毒素可被应用于生化武器，其攻击力度大且容易生产。1995 年，奥姆真理教在东京地铁投放神经性毒气"沙林"，并在 1990—1995 年之间至少有 3 次生产和并投放了肉毒毒素制作的气雾剂。1995 年，伊拉克向联合国承认，它已生产了 19 000L 浓缩型肉毒毒素并有 10 000L 装入了弹头。这些能杀死 3 倍的全世界人口数量[47]。

疾病原理

病因

肉毒杆菌是一种严格的厌氧菌，革兰染色阳性，呈杆状。在特定环境中生长，容易形成芽胞。这种细菌可以产生一个强有力的外毒素，导致疾病。每个肉毒梭菌菌株产生特异毒素，如 A、B、C、D、E、F、G 型。只有 A、B、E 和少数 F 型可导致疾病，毒力很强，只要静脉注射 0.09～0.15μg 或吸入 0.7～0.9μg 即可导致体重 70kg 的人死亡[47]。毒素是热不稳定型的。在 85℃加热 5 分钟即可销毁任何一种肉毒杆菌毒素。因此，在食用肉毒毒素污染的食物应加热，防止食物肉毒中毒。孢子具有高度耐热性，可以在 100℃的温度下存活数小时[42]。

病理生理学

食物传播型肉毒中毒是因摄取含有毒素的食物。毒素污染的食物可能有正常的外观和味道，或呈现出由 A 和 B 型菌株产生的蛋白水解酶引起的食品变质的迹象。由于毒力大，吃一口（污染的食物）就足以使一个人引起临床疾病。消化酶并不能破坏毒素。婴幼儿与成人肉毒中毒常是肉毒杆菌在体内消化道释放毒素引起的。胃酸缺乏和最近的抗生素使用使得胃肠道适宜肉毒杆菌生存。创伤型肉毒中毒是其在伤口内产生毒素。意外肉毒中毒常是医源性的注射了肉毒毒素。气雾剂中的肉毒毒素则通过呼吸道吸收[40,46]。

由肉毒杆菌产生的神经毒素在结构和功能上与破伤风毒素类似，但临床表现完全不同。破伤风毒素的目标是中枢神经系统抑制性中间神经元引起全身肌肉痉挛，而肉毒毒素的目标是周围神经肌肉接头突触，从而造成弛缓性瘫痪[45]。肉毒毒素被吸收，经血液循环，直到神经元，结合到神经突触前膜，抑制乙酰胆碱的释放，导致神经肌肉阻滞；主要发生于脑神经，自主神经和神经肌肉交界处等胆碱能突触。临床上，这体现脑神经麻痹、副交感神经阻滞、及下运动神经元瘫痪或弛缓性瘫。A 型毒素对神经是永久性损坏，其恢复需要轴突再生和新的突触形成，这可能需要几个月的时间，F 型毒素损伤后恢复可能较快[39-41]。

临床特征

症状和体征

食源性肉毒中毒是认识其临床体征和各种形式的肉毒杆菌中毒症状的基础。症状开始于摄入毒素食物 18～36 小时（变动范围，6 小时至 8 天），潜伏期越短疾病越严重。早期症状包括虚弱、全身乏力、胸闷、恶心、呕吐和便秘。这些症状一般并不严重，发生率少于 50%[46]。

神经系统症状可能会在同一时间开始或在发病后推迟数天。脑神经首先受到影响。患者会出现复视，视力模糊，发声困难，吞咽困难和发声障碍。眩晕也是一种常见的症状。接下来出现对称肌肉无力，涉及上、下肢和呼吸的肌肉。对自主神经系统的胆碱能纤维的抑制导致了各种症状。唾液分泌减少引起口干，可能严重到以致病人舌和咽喉痛。肠梗阻和尿潴留也可能发生。在急诊科，每个食源性肉毒中毒患者至少有以下四种中的三种症状：乏力，口干，复视和说话困难。这个症状会引起急诊医师询问类似症状的家人或朋友有无食用家庭罐装或未经适当处理的食物[39,40,46]。

如无继发感染存在，肉毒中毒病人通常清醒，无发热。体位性低血压可能存在。眼部症状突出，包括眼睑下垂，眼外麻痹，瞳孔扩大并固定；若无眼睛异常的情况也不能排除诊断。口咽可能出现红斑，伴有黏液性膜附着[39]。咽反射受抑制或消失。

通常出现的肌肉无力，程度从轻微到严重不等，颈部肌肉往往无力，上肢肌肉的影响比下肢更大。近端较远端肌肉更无力。深反射可能是正常的，对称性减弱或消失，感觉检查是正常的。腹胀，肠鸣音减弱或消失，膀胱明显膨胀，呼吸急促、较浅或正常，重症可有呼吸衰竭[39]。

食源性肉毒中毒可能出现一些不典型的症状，可根据毒素分型归类。A 型疾病的症状较重，和延髓有关，常有上肢无力。A 型和 B 型疾病很少引起意识水平的下降。E 型疾病常出现胃肠道症状[39]。

婴儿型肉毒中毒的表现与食物型肉毒中毒的不同。最常见的主诉是便秘，持续数天至数周的拒食，哭声低沉、颈软不能抬头、全身弛软。体检可发现患者肌肉张力降低、深部肌腱反射可减弱和消失。脑神经受累可引起面部表情改变，眼睑下垂，及眼外肌麻痹改变。50% 的患者会发生呼吸衰竭。如无继发感染存在病人通常无发热[40,43]。

创伤肉毒中毒的表现也与食物肉毒中毒的有明显的差异。因为需要经过孢子的繁殖才能产生毒素，所以潜伏期较长，为 4~14 天。如果伤口被感染，患者可能会发烧，胃肠道症状不明显。

未分类的（成人感染）肉毒中毒的临床表现与食源性肉毒中毒相似，虽然前者死亡率明显高。因肉毒中毒恢复较慢，幸存者需要住院治疗数周至数月[39-40]。

并发症

肉毒中毒的并发症是和呼吸衰竭及长期重症监护治疗有关。因肉毒杆菌死亡的主要原因是呼吸衰竭，呼吸肌肉无力造成的。口腔分泌物及胃内容物可能因保护呼吸道反射的消失而引起误吸。在过去的 50 年里，总死亡率从 50% 下降到拥有先进的现代医疗监护下的不足 8%。康复的患者，其肌肉和耐力可能长达 1 年无法恢复到正常，且可能有持久的心理或精神问题[39-41]。

诊断方法

肉毒中毒初步诊断靠临床表现，凡是有胃肠道、自主神经及脑神经功能障碍等症候群的均应考虑此病。涉及双侧脑神经和神经功能恶化更加支持诊断。常规的实验室检查无明显诊断价值。如果执行腰椎穿刺，肉毒中毒患者脑脊液一般正常或可能出现轻微的蛋白升高[39]。

诊断通过检测确认：①病人血液中的肉毒毒素；②在胃内容物、粪便或伤口中检测出肉毒毒素或肉毒杆菌；③在怀疑食物检测出生物毒素或病原菌。由于大多数医院实验室无法处理这些样本，当地卫生部门和疾病预防控制中心应对标本处理给予一定的指导。理论上，给予抗毒素前应提取标本。检测患者的肺活量对认识恶化进行性的通气功能障碍有意义[39,40,48]。

肌电图（EMG）生理异常可帮助诊断肉毒杆菌。肌电图也能用于鉴别不同于肉毒中毒的其他瘫痪性疾病。肉毒中毒的肌电图特点是减小了超强刺激引起的复合肌肉动作电位的振幅和动作电位对重复神经刺激的敏感性，并非所有的运动单位受到影响。正常肌电图检测结果不能排除肉毒杆菌中毒[39]。

鉴别诊断

肉毒中毒的鉴别诊断包括的疾病种类繁多。通常，早期症状，如可出现于多个家庭成员的咽炎或最容易被误诊的肠胃炎。只有进展典型的肉毒中毒病例症状才容易被诊断。

肉毒中毒，必须区别于其他疾病引起的瘫痪。在吉兰-巴雷综合征中，无力通常开始于远端，呈上升性，可能会出现感觉异常，脑脊液中蛋白可升高。蜱麻痹也呈上升性瘫痪，无延髓症状，存在蜱虫。重症肌无力，眼症状表现很突出，但瞳孔反应存在，无自主神经症状，依酚氯铵（腾喜龙）对其有效。值得注意的是，据报道对肉毒杆菌的治疗中，腾喜龙可以起到一些微弱的改善。脊髓灰质炎能引起发热，不对称的神经症状和脑脊液异常。白喉可以通过咽炎和神经症状之间的间隔较长来鉴别。脑干的脑血管意外常急性发作和神经解剖定位的不对称的症状和体征[39,40]。

某些毒素也必须考虑在肉毒中毒的鉴别诊断中。抗胆碱药物（阿托品，颠茄，曼陀罗）可引起瞳孔散大，黏膜的干燥及发红，也可能导致精神状态变化如谵妄。有机磷杀虫剂有特殊气味，中毒引起发热和精神状态改变，张力异常是自限性和应对苯海拉明或苯扎托品有反应。氨基糖苷类可引起神经肌肉阻滞，既往的用药史可鉴别。重金属中毒也可产生的精神状态的变化。镁中毒的表现类似于肉毒中毒，但既往史和血清镁含量可鉴别[39,40,46]。麻痹性贝类中毒常有感觉异常，有摄入贝类的既往史，24小时内可恢复[46]。

婴儿型肉毒中毒具有更广泛的鉴别诊断。类似婴儿肉毒中毒的疾病包括败血症、各种病毒性疾病、脱水、脑炎、脑膜炎，以及发育障碍。神经系统疾病，如吉兰-巴雷综合征，重症肌无力和脊髓灰质炎。甲状腺功能低下、低血糖、白喉、毒素接触史都是鉴别诊断的一部分。遗传性代谢病，如不常见的先天性代谢紊乱、先天性肌营养不良症、先天性肌肉萎缩症、脑退行性疾病亦需被考虑。

治疗

肉毒中毒的治疗包括支持治疗，抗毒素的应用和其他药物来阻止特定的毒素的影响。建议所有肉毒中毒患者应住院治疗，发展迅速或隐匿性呼吸衰竭应转至重症监护病房。呼吸衰竭应早期进行气管插管，病人插管的标准是以肺活量下降到不足12ml/kg为准。肠梗阻下鼻胃管抽吸和留置导尿管治疗尿潴留。幸运的是，肉毒杆菌中毒自主神经功能紊乱远小于破伤风，几乎不需要任何干预[39,40]。

有学者已建议盐水灌肠和泻药清除胃肠道内残余的毒素。已肠梗阻的患者不应使用泻药。含镁的泻药应避免使用，因为血清镁会加剧肌肉无力。婴儿肉毒中毒应慎用胃肠道灌洗。由于毒素是在胃肠道之外的伤口中，因此灌肠并不是其适应证[39,46]。

含有三价的马的抗毒素为A、B、E混合三联抗毒素。在取得实验室标本后应尽快静脉注射抗毒素，它只能中和循环中的毒素，对已结合的毒素无作用。早期应用可防止疾病进展，减少住院天数，防止呼吸衰竭，缩短与呼吸衰竭的治疗时间。抗毒素可以从疾病预防控制中心或州卫生部门获得。经过皮肤过敏试验后，通过静脉注射，据很多报道此剂量的抗毒素水平远超过血液中毒素水平的很多倍，其血清半衰期为5~8天。基于这些原因，与药物说明书相反，只需一小瓶抗毒素，重复剂量是不必要的，且可能会增加过敏反应，其过敏反应发生概率大约为9%[39,40]。

抗毒素一般不建议用于婴儿型肉毒中毒，因为其效果尚未得到证实，且婴儿有对马血清过敏的风险。2003年10月人肉毒杆菌免疫球蛋白（BabyBIG）被美国FDA批准用于婴儿肉毒中毒治疗，其是收集成人对毒素A和B的高滴度抗体的混合血浆。

抗生素目前不推荐用于食物肉毒中毒，因其可能增加细胞裂解，促进毒素释放。创伤型肉毒中毒的毒素由体内感染的伤口产生，因此在给予抗毒素后应给予清创及抗生素。另外，抗生素的使用仅限于治疗继发性或发展性感染（如吸入性肺炎）。尚未证明抗生素对婴儿肉毒中毒和创伤肉毒中毒有意义。如果因为其他原因肉毒中毒病人需用抗生素，应避免使用氨基糖苷类和四环素类，因为它们会损害神经元钙进入，并加重肉毒毒素的效应[39]。

盐酸胍可增强乙酰胆碱从神经纤维终端释放。基于这个原因，它已被推荐作为肉毒中毒的试验性治疗药物[39]。

处理

所有可能发生的肉毒中毒患者均应住院治疗，进展性的呼吸衰竭应转至重症监护室治疗。在治疗上应咨询感染科专家。国家和地方卫生部门应在调查和预防重大疫情提供帮助。当地应急部门应提高警惕以发现和诊断随后的病例。

肺炎链球菌血症

概述

背景

虽然发现肺炎链球菌作为人类致病的病原体已超过一个世纪，抗生素的发现超过80余年，但肺炎链球菌在全世界仍有较高的发病率和死亡率。肺炎链球菌血症的定义为：肺炎链球菌存在于血液。临床表现为：全身症状轻微或为暴发性，严重的危及生命。肺炎链球菌也可造成很多局部感染，包括中耳炎、肺炎、脑膜炎，以及不常见的心内膜炎、化脓性关节炎和腹膜炎[49]。

肺炎链球菌于1881年同时被美国的Sternberg和法国的Pasteur发现。到了19世纪80年代后期它被称为"肺炎球菌"，因为它是大叶性肺炎最常见的病因。1884年Friedländer描述了肺炎球菌血症。Cole在1902年报道了第一例肺炎球菌血症病人，该病人患有脑膜炎和关节炎，但无肺炎报告。在20世纪早期，Maynard，Lister，Wright等人证实将灭活的肺炎球菌接种给矿工后，肺炎发生率降低。在 20 世纪 20 年代，Heidelberg 和 Avery 表明，表面荚膜多糖的抗体可给予患者一定的免疫力[49]。肺炎球菌入血有两种可能的途径。Wandel 介绍了肺炎链球菌从肺通过淋巴系统进入血液。1964 年奥地利的 Robert 提出细菌通过上呼吸道（中耳或鼻窦）到蛛网膜下腔，然后通过蛛网膜绒毛颗粒进入静脉窦[49,50]。

肺炎链球菌疫苗最初发展于 20 世纪 40 年代，但因为青霉素的应用使其没有进行商业生产。直至 1977 年第一个 14 价疫苗才获准在美国上市。这 14 价肺炎球菌疫苗在 1983 年被 23 价疫苗取代，其可应用于 2 岁以上的人群。现在七价结合疫苗（Prevnar）获准上市并可用于 2 岁以下婴幼儿及其他高风险患者[51]。

流行病学

尽管应用了抗生素和疫苗，肺炎链球菌仍然可引起严重疾病。肺炎球菌感染可零星出现在正常人群和免疫力低下的病人。虽然某个血清分型可能集中于某个地理区域，但肺炎链球菌感染疫情很少发生。大部分病例是社区获得性肺炎球菌感染，发病高峰在冬天[49]。

侵入性肺炎球菌疾病（IPD）定义为：从正常无菌部位，如血液、胸腔积液及脑脊液中分离出肺炎球菌[49]。1997 年美国疾病预防控制中心估计，所有人口中每年发病率为 15～30/100 000，65 岁以上者为 50～83/100 000，2 岁以下儿童为 60/100 000。成年黑人发病率（49～58/100 000）比白人高 3～5 倍。阿拉斯加本地人发病率甚至更高，成人为 74/100 000，2 岁以下儿童为 624/100 000。在美国发生率最高的是印第安人，年发病率成人为 156/100 000，2 岁以下的儿童为 2 396/100 000[52-56]。七价结合婴儿疫苗的应用使 2 岁以下儿童的发病率有所下降，这种下降主要是因为 97% 的疫苗能有效地为七个血清型提供免疫力[57]。侵入性肺炎球菌疾病的发生几乎都是由无疫苗的血清型引起的，特别是最近关注的多药耐药血清型 19A。是否需要改变疫苗中的血清型有待进一步研究[54,58]。

肺炎球菌肺炎的患者中肺炎球菌血症发生率为 10%～25%，成人肺炎球菌血症中 71% 的细菌来源于肺，其他来源包括脑膜（8%）、鼻窦或中耳（4%）。18% 的成年人原发病即是菌血症，儿童比率更高为 30%。肺炎球菌血症的高危患者包括患有慢性呼吸道疾病或心血管疾病、慢性酗酒、肝硬化、糖尿病、无脾或脾功能受损（即脾切除术或镰状细胞疾病）、接受免疫抑制治疗、慢性肾衰竭、肾病综合征、器官移植、淋巴瘤、多发性骨髓瘤、获得性免疫缺陷综合征（艾滋病）[51]。肺炎球菌的传播主要靠人与人之间密切接触，拥挤的居住条件可导致疫情发生[40]。

肺炎球菌血症死亡率年轻人为 15%～20%，有慢性疾病及局部感染（如脑膜炎）的年长者死亡率为 30%～40%[51]，儿童死亡率较低 1%～11%[53]。随着人口老龄化，艾滋病患者增多及耐药菌株的出现，死亡率可能呈上升趋势。

发病机制

病因

肺炎球菌血症是由肺炎链球菌引起的，肺炎链球菌有荚膜，为革兰阳性兼厌氧球菌，成双排列或链状排列。根据肺炎链球菌荚膜多糖抗原不同可分为 90 个血清型[49]。在美国 Prevnar 报告中的七个血清型占 6 岁以下儿童侵入性肺炎球菌疾病（IPD）中的 80%，占 6 岁以上的侵入性肺炎球菌疾病的 50%。在世界范围内，10 种血清型占侵入性肺炎球菌疾病的 62%[57,59]。

病理生理学

由肺炎链球菌进入血液主要通过以下两种途径：①原发肺部感染，蔓延至纵隔淋巴结进入胸导管，然后进入血液循环；②上呼吸道定植或上呼吸道感染并扩散到蛛网膜下腔，通过蛛网膜绒毛颗粒进入静脉窦，从而进入血液（可涉及脑膜也可不涉及脑膜）。

肺炎链球菌引起菌血症的临床表现各异，轻微的只有发热，严重的可出现危及生命的感染性休克。肺炎链球菌不同的血清型因抵抗吞噬的能力不同，其毒力不同。致病因子使其黏附于组织，抑制细胞吞噬功能，促进活化，刺激细胞因子分泌[49]。

肺炎球菌血症临床表现的多样性原因目前尚不清楚。宿主防御严重依赖于抗体和补体的产生，因此体液免疫功能受损的人更容易发生侵入性肺炎球菌疾病。肺炎球菌感染的患者，特异性抗体在发病后的数天内（5～6 天）就可形成，接受肺炎球菌疫苗的患者抗体的产生在 30 天左右[49]。宿主抵抗力强的可产生主动免疫，有证据表明一些确诊肺炎球菌血症的儿童可自愈[60]。

临床特征

症状和体征

肺炎球菌血症临床表现差异很大，从轻微的疾病到暴发性疾病，甚至在数小时内进展至死亡。隐匿性菌血症常常表现为发热，其唯一而且最直接的证据是血培养阳性（多数在 24~48 小时）。全身性炎症反应综合征（SIRS），有以下两个或多个表现：①体温≥38℃或≤36℃；②心率＞90 次/分；③呼吸频率＞20 次/分或动脉二氧化碳分压＜32mmHg；④白细胞计数＞12 000/mm³，或＜4 000/mm³，或未成熟的粒细胞＞10%。患者可出现嗜睡、组织灌注差、发绀、过度通气或通气不足的表现。无论是隐性菌血症或败血症均可表现为 SIRS。

病史应包括症状的描述，如发热、寒战、咳嗽、气短、头痛、皮疹、气短；系统回顾以及近期使用的抗生素。寒战和发热一般认为是由毒素引起。应该对病人的社会状况进行评估，包括照顾患者的人的情况、转运条件、医疗保健，以及能否遵医嘱。

对于儿童，肺炎球菌血症临床表现类似于其他常见的发热性疾病。虽然可能有感染病灶如肺炎，往往肺炎球菌血症唯一的表现是发热或其他细菌毒素的表现。

大多数成年患者有发热或体温过低。成年患者大约 1/3 有咳嗽、寒战、胸痛、胃肠道症状等。许多患者主诉不清，有非特异性的一些全身症状，类似于病毒感染。年轻患者中 90% 体温＞38.5℃，但在 65 岁以上患者中体温＞38.5℃不到 60%。败血症患者的病情可能有爆发性恶化的风险[61,62]。

原发部位的不同可导致体格检查的结果不同。成人肺炎球菌血症中 71% 的原发灶是肺炎，儿童仅为 37%。医生应该检查有无中耳炎、鼻窦炎及脑膜炎的症状。18% 的成年人原发病即是肺炎球菌血症，儿童为 30%，因此无明显感染灶的也不能排除侵入性肺炎球菌疾病[49,63]。

并发症

肺炎球菌败血症可导致心血管系统功能衰竭。肺炎球菌血症患者可能并发组织灌注不足致器官损害、弥漫性血管内凝血（DIC）、血栓形成等并发症，还能导致呼吸衰竭、脑膜炎、低温、消化道出血、肝昏迷、肾衰竭和心肌梗死[62]。

肺炎球菌血症偶尔可发生血行播散，将导致腹膜炎、关节炎、心内膜炎、脑膜炎和蜂窝组织炎[62,63]。成人和儿童功能性或解剖性无脾、脾切除术后可能发展为凶险性感染（OPSI），导致感染性休克、肾上腺出血、弥散性血管内凝血（DIC）。虽然脾切除术后凶险感染真正的发病率未知，研究表明它的风险并不因脾切除术后时间的延长而减小。大多数侵入性肺炎球菌疾病发生在脾切除后前 2 年，约 2/3 在 5~20 年发生。脾切除术后凶险感染起病隐匿，最初症状类似于普通病毒感冒。患有镰状细胞疾病的儿童因脾功能异常而使其发生肺炎球菌菌血症和脑膜炎的概率增加了 100 倍，但补充异常也可能导致发病[49]。

诊断策略

肺炎球菌血症的金标准：血培养出肺炎链球菌。怀疑肺炎球菌血症的成年人建议检查血细胞及分类计数、血和尿的细菌培养及药敏试验、电解质、血糖、血清肌酐、尿素氮。胸部 X 线可以检查肺部是否为原发灶。如果在急诊科怀疑肺炎，又不能确诊，应住院观察治疗。痰标本是很有价值的，应该在给予抗生素前收集好标本，但不能因此推迟治疗[49]。检测侵入性肺炎球菌疾病患者尿中肺炎球菌多糖抗原，其敏感度达 100%[65]。

如病人出现中毒症状或呼吸抑制，应立即做动脉血气分析及凝血检查；如出现脑膜炎或精神状态的改变，应进行腰椎穿刺；如发生暴发性的肺炎球菌败血症其血涂片革兰染色可能为阳性[63]。白细胞计数通常升高，如果白细胞计数正常或偏低，常提示疾病更严重，可伴有低氧血症和高碳酸血症。Musher 和他的同事证明，病人血清肌酐大 2.0mg/dl，胆红素高于 1.5mg/dl 以及白蛋白水平低于 2.5g/dl 的患者死亡率增加[62]。

鉴别诊断

轻的肺炎球菌血症临床表现应同其他发热性疾病鉴别，如病毒感染。临床表现及培养结果可使急诊医师鉴别菌血症和其他原因的败血症。有发热、休克、有或无皮疹，可提示流感嗜血杆菌、脑膜炎奈瑟菌或其他类型链球菌造成的败血症。诊断肺炎球菌血症也不能排除其他诊断，如流感和肺癌[49]。

治疗

急性治疗

肺炎球菌血症首先治疗危及生命的并发症，控制感染，消除诱因。抗生素的选择依据临床表现、年龄、基础条件和初步实验检查。

尽早使用抗生素消除肺炎链球菌对减少其发病率和死亡率很关键。抗生素应该在急诊科就开始使用。为了简化治疗方案，可将患者分为三类：

1. 临床考虑有菌血症或败血症，但尚未分离出病原菌。这类病人起始应给予广谱抗生素，选择基于以下因素：最有可能的一个或多个病原菌、患者的年龄（新生儿，儿童，成人或老人）和免疫状态、合并症、当地抗生素的耐药情况等。待分离出病原菌并根据药敏选择精准范围内的抗生素。应根据病人的年龄、免疫状态、基础疾病、抗生素耐药情况，以及细菌培养及药敏结果应用抗生素。

2. 有报道证实血培养中有肺炎链球菌生长，隐性菌血症的治疗应根据病人的年龄、病史、体格检查、临床表现、辅助检查而定。局部感染的病人应尽早使用抗生素（如阿莫西林），然后重新评估病情。未应用抗生素前应重复血培养，对于一般状况良好的儿童，可口服抗生素 7～10 天后重新评估，必要时住院治疗。

3. 局部感染被证实为链球菌感染时，如痰细菌革兰染色，治疗重点是针对病症选择精准范围内的抗生素。

成人肺炎球菌血症的病人，实验室检查阳性且对青霉素敏感时，可应用青霉素 G：每 4 小时注射 (200～400) 万单位。脑膜炎的病人应用青霉素 G 的剂量为每 4 小时注射 400 万单位[63]，儿童为 250 000 单位/(kg·24h)，按每 4 小时注射一次，日最大剂量 2 000 万单位。

2006 年，美国东南地区青霉素对肺炎球菌的敏感性可达 50.9%，西北地区达 73.8%[66]；对青霉素不敏感的可用头孢曲松[每 12～24h 注射 1～2g；儿童 50～100mg/(kg·d)]或头孢吡肟（每 12h 注射 1～2g；儿童 50mg/kg 每 8 小时一次）；脑膜炎应加量；头孢曲松耐药时，加用万古霉素[1g，每 12 小时一次；儿童 40mg/(kg·d) 每 6～8 小时一次]，传染科医生应根据耐药情况选择合适抗生素。

门诊怀疑隐性菌血症但未获得血培养结果的儿童可肌肉注射头孢曲松[起始剂量 50～100mg/kg 注射或滴注，随后 100mg/(kg·d) 每 12 个小时一次，最大日用量 4g]和头孢吡肟[200mg/(kg·d) 注射，每 6 个小时一次，最大日用量 12g]，对脑膜炎奈瑟菌和流感嗜血杆菌有很好的疗效，对青霉素或头孢菌素过敏的病人可选用万古霉素、亚胺培南和氯霉素，在应用氯霉素时应注意其毒性和与抗惊厥药物的相互作用。

肺炎球菌血症的病人在最初 24～48 小时的治疗时可能疗效不明显，误诊、潜在疾病、抗生素的选择等不能使感染得到有效控制，这是疾病的正常病程。

治疗

对于病人的治疗取决于三个因素：年龄、整体病情、并发症。出现中毒表现、病因不明的病人不管年龄多大应及时应用抗生素并住院治疗。

不伴发热且初步检查无明显异常的儿童很少有严重的后遗症[56]，一项较大的随机、对照试验表明，37 868 例患肺炎球菌疾病的婴幼儿，接受七价肺炎球菌疫苗，观察 3 年，仅 1 例菌血症肺炎的病人接受四次疫苗，2 例接受一次疫苗，其中 1 例发展为急性髓性白血病并接受免疫抑制治疗。值得注意的是婴幼儿注射的七价疫苗只能覆盖 85% 的血清型，发热儿童抗生素的应用和出院应基于临床表现、用药史、病人对出院医嘱的依从性和及时的随访。

预防接种

肺炎球菌疫苗能够有效预防感染，目前在美国广泛应用的 23 价疫苗包含 85%～90% 的肺炎球菌的血清型纯化多糖抗原。虽然这些疫苗安全、廉价并且对于高危因素的人群具有一定的价值，但是它的整体防护率仅 56%～57%，而且 23 价肺炎球菌疫苗能抑制低于 2 岁儿童的免疫力，但七价结合疫苗含蛋白多

框 127-4 疾病预防控制中心对使用 23 价肺炎球菌疫苗的建议

免疫功能正常但患慢性疾病的成年人
　心血管或肺部疾病
　糖尿病
　酗酒或肝硬化
　脑脊液漏
　年龄在 65 岁以上的成人
免疫功能低下的成人
　脾功能不全或无脾
　霍奇金病、淋巴瘤或白血病
　多发性骨髓瘤
　慢性肾衰竭或肾病综合征
　酗酒
　器官移植免疫抑制
2 岁以上无症状的成人和儿童
　感染艾滋病毒
2 岁以上患有慢性疾病的儿童
　先天性或功能性无脾（包括镰状细胞病）
　肾病综合征
　脑脊液漏
与免疫相关的其他条件
生活在特殊的环境中或有绝对风险性的社会环境中的人（例如，某些原住民美国人口）
该疫苗并未证实适用于仅患有复发性上呼吸道疾病，如中耳炎和鼻窦炎的孩子

框 127-5	疾病预防控制中心和 AAP 对使用 7 价疫苗的建议

年龄在 2~23 个月的孩子中年龄为 2 个月、4 个月、6 个月以及 12~15 个月的
年龄在 24~59 个月且易患肺炎球菌疾病的儿童，包括：
　易患镰状细胞病
　易感染艾滋病毒的儿童
　其他免疫抑制医疗条件
　使用 23 价疫苗必须注意接种七价疫苗 2 个月后
年龄在 24~59 个月的儿童应优先考虑的：
　年龄在 24~35 个月
　参加日托的
　阿拉斯加土著孩子，土著美国孩子和非洲美国孩子

AAP, American Academy of Pediatrics 美国儿科学会；CDC, Centers for Disease Control and Prevention 疾病预防控制中心。

糖，能够提高低于 2 岁儿童的免疫应答。

有报道：美国疾病预防控制中心推荐使用 23 价疫苗；美国疾病预防控制中心和美国儿科学会推荐使用七价疫苗。

肺炎球菌疫苗免疫咨询委员会和美国儿科学会推荐，对于肺炎球菌抗体可能迅速下降的 2~6 岁儿童和老年人（如肾衰竭、器官移植、肾病综合征的病人）或具有致命感染危险的人（如无脾）应加强疫苗接种；伴肾病综合征、镰状细胞性贫血或无脾的小于 10 岁的儿童在 3~5 岁后应再次接种疫苗，对于存在先天或后天免疫缺陷的病人或预防性使用抗生素的无脾儿童，还可采取注射免疫球蛋白产生被动免疫。

脑膜炎球菌血症

概述

背景

在急诊，起始症状较轻的病人在重症感染后的数个小时则会挣扎在垂死边缘。这种情况几乎所有有经验的内科急诊医生都曾经经历过。

1805 年 Vieusseaux 在日内瓦举行的会议中首次提出"流行性脑脊髓膜炎"，1887 年 Weichselbaum 发现了病原体。19 世纪到 20 世纪初，在世界大多地区流行性脑脊髓膜炎呈周期性流行。1907 年"血清治疗"流传至法国并于 1913 年在美国作为治疗流脑的第一个特效疗法。1937 年磺胺类药物治疗流脑显著优于血清疗法并将其取代，预防性应用磺胺类药物不但能够有效根除带菌者体内的脑膜炎球菌，而且能阻止战争中流脑的流行。然而，20 世纪 40 年代开始出现耐磺胺类药物的脑膜炎球菌，1963 年全美国致力于疫苗研制阻止流脑流行，带动世界各地都在不断努力研制更安全、更有效的疫苗[68]。

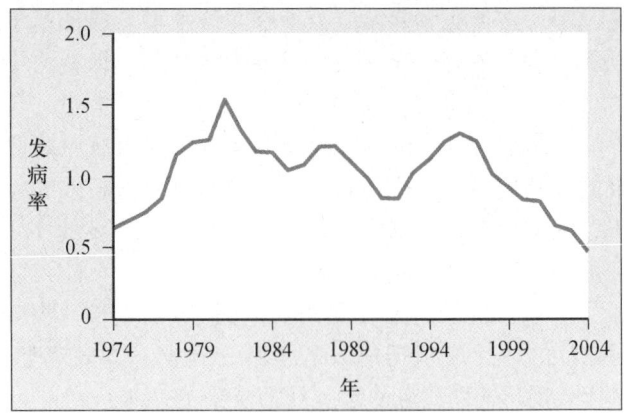

图 127-4　美国 1974 年至 2004 年脑膜炎球菌病的发病率。

流行病学

自 2004 年起，疾病预防控制中心报道每年有 1 400~2 800 人感染脑膜炎球菌（图 127-4），脑膜炎球菌的血清群至少有 13 血清型，但大部分感染是由 A、B、C、Y 和 W-135 引起，其中散发占 95% 以上，偶有爆发，值得关注的是大学校园的集体宿舍及其他居住拥挤的环境。在美国大多数爆发是由血清 B（25%）、C（63%）和 Y（12%）型引起的，婴幼儿感染者中超过半数是由血清 B 型引起的，但没有针对 B 血清型有效的疫苗[69]。血清分型虽然对于研究流脑很重要，但临床表现是相同的。

流脑在冬季出现发病高峰，在夏季回落，每 5~15 年会出现一次周期性的高峰。在撒哈拉以南的非洲（"脑膜炎带"）大概每 10 年会有一次血清 A 型的大爆发，上一次爆发是在 2007 年。在非流行期，5 岁以下儿童感染率最高；在流行期，5~9 岁儿童的感染率增加，这可能对预测疾病的爆发有价值。拥挤的居住条件增加了流脑传播的危险；新兵在最初服役的几周感染流脑的概率和带菌者要显著高于一般公众；这在大一新生尤其是住集体宿舍的学生中同样如此；其他引起流脑流行的危险因素：与流脑病人的密切接触、营养不良、低蛋白血症、无脾、长期酗酒、主动和被动吸烟、激素的使用、呼吸系统疾病[69]。

在美国流脑的死亡率是 10%，不伴脑膜炎的菌血症患者（70%）比单纯脑膜炎的患者（2%~10%）死亡率更高[68,69]。

发病机制

病因

流脑是由脑膜炎奈瑟菌引起，脑膜炎奈瑟菌又称脑膜炎球菌，需氧，革兰染色阴性，按表面特异性荚膜多糖抗原的不同分为至少 13 个亚群[68]。

病理生理学

脑膜炎奈瑟菌通过一些黏附因子附着于鼻咽部上皮细胞，表现为带菌状态或轻微的上呼吸道感染症状，或进入一些病人的血流循环引起局部感染症状和体征、菌血症、脓毒症甚至爆发性感染。细菌和宿主间的相互作用决定疾病的临床表现，抗体的产生对机体具有保护作用，补体缺乏可能会导致宿主无力抵抗病菌感染。脑膜炎奈瑟菌通过荚膜黏附于上皮细胞，但只有未包在荚膜内的病菌才能进入上皮细胞内。当细菌进入上皮细胞时荚膜的生物合成将会停止，由细菌释放的寡聚糖和内毒素是导致脑膜炎球菌中毒症状的主要因素。一些外源性介质能促进内源性介质的释放，例如：肿瘤坏死因子、白介素-1、宿主的补体系统。机体炎症反应引起脑膜炎脓毒症的主要病理生理改变，补体的激活和一些化学介质损伤微血管，引起血管通透性增加、病理性血管收缩和扩张、凝血系统激活、弥散性血管内凝血以及严重的心肌损害[70-72]。

接触脑膜炎奈瑟菌后机体会产生保护性抗体，儿童最初的免疫力是由母体接触细菌后产生的抗体通过胎盘获得，其流脑的发病率与抗体水平呈反比[71]。

临床特征

症状和体征

爆发性脑膜炎球菌血症病情变化迅速，从发热到死亡仅仅数小时，多数病人出现高热伴头痛、兴奋、嗜睡、肌肉酸痛、呕吐、腹泻、咳嗽及流涕。仅仅 60% 的病人会出现脑膜炎菌血症的典型症状：发热伴瘀点或紫癜，这些病人在短时间内瘀点融合成片，随后出现低血压、肾上腺出血，甚至多脏器功能衰竭[70]。临床可分为五种类型：

1. 隐性菌血症：这种脑膜炎球菌血症，发热是其唯一的直接表现，临床评估后 24～48 小时应积极取血培养，临床症状较轻的脑膜炎球菌血症仅靠临床表现并不能与发热性疾病很好的区别，这些病人最初常常被诊断为中耳炎、急性上呼吸道感染、胃肠炎等。一些病人具有自限性，一些病人需口服抗生素，这种隐性菌血症占脑膜炎球菌血症的 1%～5%，但是这类病人比肺炎链球菌更容易发展为脑膜炎（高达 58%），因为缺乏脑膜炎双球菌感染的临床表现，所以一些没有积极治疗的病人病情迅速恶化[73]。

2. 流行性脑脊髓膜炎：与脑膜炎的前驱症状相似，头痛、畏光、呕吐、发热等，至少一半病人会出现典型的症状和体征，婴幼儿可能仅仅会表现为发热、兴奋、呕吐，大多数的病人伴有皮疹，20% 的病人伴有抽搐[73]。这些具有一系列临床表现的脑膜炎球菌患者比没有典型临床表现的脑膜炎菌血症患者预后较好。

3. 脑膜炎球菌败血症：这类病人常表现为昏睡、组织低灌注、发绀、通气不足或通气过度，28%～77% 的病人伴有皮肤出血，同样也会出现斑疹或斑丘疹，但这往往被误诊为病毒疹。瘀点通常会出现在肢端或橡皮筋、袜子、内衣的勒痕处，多数可进展至全身包括黏膜和巩膜，但是具有代表性的是在手掌、脚底和头部。爆发性脑膜炎菌血症的患者可进展至紫癜和瘀斑，紫癜并不是瘀点的融合，而是脑膜炎菌血症的典型表现。脑膜炎菌血症最可怕的是紫癜爆发，多发生在儿童并且通常会导致弥散性血管内凝血。这种疾病的特点是瘀斑的迅速蔓延和四肢坏疽，还会出现黏膜和消化道出血，但通常不会出现脑膜炎临床症状和脑脊液细胞增多，即使能从脑脊液中分离出双球菌。这可能是由于疾病进展迅速以至于宿主对于炎症的免疫反应未来得及表现于脑脊液中。由低血容量和充血性心力衰竭导致的休克可能与心肌炎有关，最终会出现肾衰竭、昏迷和肾上腺出血[68,73,74]。

4. 发热和皮疹：约 30% 的病人不会出现脑膜炎或菌血症的表现，而仅仅表现为发热和皮疹，如果不及时治疗，可能会导致脑膜炎或菌血症甚至休克[68]。

5. 慢性脑膜炎球菌血症：以发热、皮疹、关节炎及血培养阳性为特征，还会出现头痛、上呼吸道感染，可能会进展为脑膜炎、心内膜炎甚至爆发性脑膜炎球菌血症，这种类型较少见，为 1%～2%[68]。

并发症

最常见的并发症是伴有充血性心力衰竭和传导障碍的心肌炎，脓毒症时释放的炎症介质会引起心肌功能障碍，心肌损害程度往往与脓毒症的严重程度相关，酸中毒、低血糖、低血钾、低血钙、低血磷及组织缺氧同样造成心肌损害，病人对强心类药物反应不敏感[71]。

急性呼吸衰竭，主要由于毛细血管渗漏、弥散性血管内凝血，病人需要容量复苏时发生，导致肺水肿，病人需要机械通气；肾衰竭最常见的是继发性肾低灌注，进一步可致肾小管坏死。脑膜炎合并脑膜炎球菌血症的神经系统症状比肺炎球菌性脑膜炎少见。严重的脑膜炎球菌血症的病人往往由于血管炎导致的皮肤损害和坏疽而需整形手术。化脓性或免疫复合物沉积造成的关节炎以及心包炎、心脏压塞也会发生[69,71,74]。

抽搐、低体温、高热、外周白细胞小于 $500/mm^3$、血小板计数低于 $100\,000/mm^3$、代谢性酸中毒（pH < 7.30）、爆发性紫癜、12小时以内出现的瘀点、不伴有脑膜炎、出现休克、血沉减慢和极端的年龄等都暗示脑膜炎球菌血症预后不好。研究表明，这些病人在最初就会出现一个或多个器官衰竭，例如：循环功能不全（低血压或休克）、外周白细胞低于 $10\,000/mm^3$、凝血障碍，脑膜炎球菌血症的病人中有5%~20%会出现唇疱疹[73,75]。

诊断

脑膜炎球菌血症的诊断是基于临床表现和血基培养、脑脊液、关节滑液、胸腔或心包液中分离出脑膜炎球菌。最理想的是血培养应在应用抗生素之前抽取；除非是延迟治疗的病人，50%~80%的病人血培养阳性。不伴有弥散性血管内凝血的病人可进行腰椎穿刺，80%~90%的病人脑脊液中出现革兰染色阴性的双球菌；没有临床表现的病人的脑脊液中也会出现细菌，其革兰染色阳性率可高达70%，外周血阳性率较低。脑脊液的高特异性抗原实验可确诊，但是它的阳性率很低，外周血或脑脊液的聚合酶链式反应有很高的敏感性和特异性而且不受抗生素应用的影响[68,74-76]。

辅助实验室检查对于诊断脑膜炎脓毒症没有特异性，通常被用来排除诊断、决定预后和诊断并发症。白细胞计数可高、可低、也可能正常。婴儿和小于2岁的儿童的中枢神经系统的表现可能不典型。当出现脑膜炎时，脑脊液的压力升高、蛋白增多、葡萄糖减少；脑脊液细胞增多，以多形核白细胞为主，显微镜下可见革兰阴性双球菌；但在疾病早期或爆发时，脑脊液可不见炎症细胞，经常会出现弥散性血管内凝血[68,74-76]。

胸片通常用来评估肺炎和急性呼吸窘迫综合征，心脏超声有助于心肌功能障碍和心包积液的诊断[75]。

鉴别诊断

临床表现上很难将脑膜炎球菌血症与其他细菌引起的菌血症区别，例如：肺炎链球菌、其他链球菌、流感嗜血杆菌、淋球菌。脑膜炎菌血症的鉴别诊断还有病毒疹、落基山斑疹热、斑疹伤寒、伤寒、心内膜炎、血管炎综合征（结节性多动脉炎和过敏性紫癜）中毒性休克综合征、急性风湿热、药物反应、特发性血小板减少性紫癜、血栓性血小板减少性紫癜等[75]。

一项研究表明，在184例发热伴瘀点的住院儿童中，24例（11%）感染脑膜炎球菌，其他的为病毒或其他病原菌，这些数据是在接种疫苗之前获得的[77]。

治疗

急性期治疗

及早应用抗生素可使脑膜炎球菌血症的发病率和死亡率下降，对于住院病人应避免延迟诊断和治疗，为简化治疗策略的选择，可将病人分为三类：

1. 菌血症或脓毒症的治疗基于临床表现，对于病原体未知的病人应使用广谱抗生素，这类病人在选择抗生素时应考虑到病人最可能感染的病原体、病人的年龄和免疫状态、共存的其他疾病及抗生素的耐药情况；在获得病原体及药敏证据后应使用窄谱抗生素。

2. 隐形菌血症的治疗根据病人的年龄、病史、体格检查、全身状况及辅助检查而定。对于尚未确诊的脑膜炎球菌血症的患者应尽早选择抗生素，住院病人应结合临床重新评估预后；不论病人临床表现如何，医生都应行血培养，考虑做腰椎穿刺，建议病人住院，直到获得反复血培养结果。

3. 当菌血症或脓毒症确诊为脑膜炎奈瑟菌时，应使用窄谱抗生素。

标准的抗生素疗法是青霉素G，成人400万单位，每4小时一次，静脉输注；儿童25~30万单位/（kg·d），每4小时一次，静脉输注。在美国脑膜炎奈瑟菌对于青霉素的耐药性很低，但是在西班牙和英国已经出现青霉素耐药的报道[68,77]，急诊医生应时刻关注细菌的耐药情况[78]。

青霉素作为一线用药，临床上很少作为脑膜炎双球菌脓毒症或脑膜炎的首选药，头孢曲松（首次剂量100mg/kg，静脉注射，随后常规剂量100mg/kg，每12小时一次，日最大累计剂量4g）或头孢噻肟[100mg/（kg·d）静脉注射，每6小时一次，日最大累计剂量12g]常作为首选药。头孢菌素安全、迅速，且能够全面覆盖肺炎链球菌和流感嗜血杆菌；氯霉素［50～100mg/（kg·d）静脉注射，每6小时一次，日最大累计剂量4g］被用于对青霉素和头孢菌素过敏的病人[68]；肌肉注射头孢曲松常用于门诊怀疑患菌血症而血培养未出结果的儿童。有报道头孢曲松（80～100mg/kg静脉注射）一天一次有效，但仍建议一天两次，与传统治疗方法相比，延长给药间隔时间具有更迅速达到脑脊液并减少耳毒性的优点。

爆发型脑膜炎球菌血症的患者需要注意气道管理、静脉液体复苏及血管活性药物的使用。液体复苏时需考虑第三间隙液体和心功能情况，密切监测血流动力学，及时纠正电解质紊乱和酸碱失衡。如果病人少尿或无尿，可行血液透析，对于有出血并发症的可输注新鲜冰冻血浆[68,79]。

对于不伴有脑膜炎的脑膜炎球菌血症的患者使用类固醇激素仍存有争议，皮质激素曾被广泛推荐用于治疗爆发型脑膜炎球菌血症伴肾上腺功能不全的患者。但最近研究表明：不是所有病人都伴有肾上腺功能不全。在经过液体复苏和血管活性药物治疗后仍存在顽固性休克的病人，可以考虑应用糖皮质激素和进行肾上腺功能测定[80]。

目前，糖皮质激素一般用于成人或儿童细菌性脑膜炎患者，而不用于婴儿。最近临床数据显示，在应用抗生素之前及早应用糖皮质激素能够降低成人的死亡率，降低成人和儿童的远期神经系统并发症。细菌性脑膜炎患者可使用地塞米［0.4～0.6mg/（kg·d）每4小时服用一次，连服4天］，首次使用应早于抗生素的使用。

血浆置换、血液灌流和体外循环也有一定作用，但均需进一步研究。

处理

对于已确诊的脑膜炎球菌血症的患者应住院治疗，条件允许可住重症监护室，因为他们可能会毫无征兆地迅速出现代谢失衡[76]。对于最初没有评估的儿童应做腰椎穿刺以明确脑脊液是否存在病原菌，对于入住重症监护室看起来很好的儿童可不持续应用抗生素。

预防性应用抗生素和疫苗接种

脑膜炎球菌血症患者应呼吸道隔离至少24小时，对于密切接触者应预防性应用抗生素，尤其是家居、幼儿园、儿童陪护中心应及早预防使用。对于密切接触者或暴露危险性较高的医疗工作者（例如，口对口人工呼吸、插管、抽痰法抽吸术）可应用利福平，10mg/kg（至600mg）每12小时一次，共4次；对于小于1个月的婴儿剂量为5mg/kg。利福平可使尿液和分泌物颜色加深，戴隐形眼镜者应将其摘除以避免永久着色。头孢曲松对于菌群A有效，可用于孕妇和那些口服疗法不能得到保证的，成人也可使用环丙沙星（500mg口服）[68,70]。

脑膜炎球菌疫苗可预防流行，与已确诊的散发病例近距离接触者，如果疫苗中包含其血清型，也可预防。目前，包含荚膜多糖A、C、Y和W-135群的四价疫苗可有效用于预防。然而，对于2岁以下儿童C、Y、W-135群的免疫效果较差，而且没有有效的B群疫苗，在美国B群是引起大部分脑膜炎球菌感染的血清组。四价疫苗不作为常规应用，除了2岁以下的儿童和高危风险成人，如无脾或脾功能丧失，终端补体缺乏。2000年，美国疾病预防控制中心咨询委员会（ACIP）建议大学生，尤其是住集体宿舍，和他们的父母应接种疫苗。2007年8月，美国疾病预防控制中心咨询委员会建议11～18岁的儿童均应接种疫苗。目前，在美国疫苗被用于新入伍的士兵。接种疫苗还应考虑到地方差异性如撒哈拉以南的非洲[69,70,82]。

中毒性休克综合征

概述

背景

1978年Todd和他的同事首次提出中毒性休克综合征（TSS）。这是一种由内毒素介导的全身炎性反应综合征。他们报道了8～17岁的7个儿童的一系列表现，如高热、皮疹、头痛、意识模糊、结膜充血、水肿、呕吐、腹泻、肾衰竭、肝功能缺陷、弥散性血管内凝血及休克。其中五个病人，除了血液之外其他任何体液培养中均有金黄色葡萄球菌[83,84]。

20世纪80年代早期报道：在许多使用强吸附性卫生棉条的经期妇女身上观察到了相似的症候群，确诊为由金黄色葡萄球菌感染所引起的中毒性休克综合征。青霉素类在治疗经期疾病再发起到一定作用，TSS受到广泛关注，同时卫生棉条的构成和吸附力也做了相应的改变。多因素造成男女均可发生中毒性休克综合征，1982年出台了诊断标准[83-88]。

20世纪80年代后期，许多研究报告描述了与甲型链球菌相关的休克和多脏器功能衰竭，因为与葡萄球菌引起的中毒性休克综合征有很多相同的特征，被称为休克症候群（链球菌中毒休克综合征），出台了链球菌中毒性休克综合征的诊断标准[89]。

> **框 127-6　中毒性休克综合征的病例定义（修订版）**
>
> 发热：体温≥38.9℃（102℉）
> 皮疹：弥漫性黄斑红皮
> 发病后 1~2 周脱屑，尤其是手掌和脚掌
> 低血压：成人收缩压≤90mmHg 或年龄小于 16 岁的儿童低于第五百分位；从躺着到坐着体位性舒张压下降≥15mmHg，体位性晕厥，或体位性头晕
> 多系统参与——如下所述的三个或以上系统
> **胃肠道**：呕吐或腹泻
> **肌肉**：严重肌痛或临床表现肌酸磷酸激酶至少两次超正常水平上限
> **黏膜**：阴道，口咽部，或结膜充血
> **肾功能**：尿素氮或肌酐至少超限正常水平两倍以上，在没有尿路感染时有尿沉渣脓尿（≥5 个白细胞/HP）
> **肝**：总胆红素、丙氨酸转氨酶和谷氨酸转氨酶超限正常水平两倍以上
> **血液**：血小板≤100 000 个/mm³
> **中枢神经系统**：当没有发热与发生低血压时，出现意识迷失，无局灶性神经系统体征改变
> 下列实验可能获得阴性结果
> 血，喉咙，或 CSF 培养（血培养可能对金黄色葡萄球菌显示阳性）
> 落基山斑疹热，钩端螺旋体病，或麻疹滴度上升

> **框 127-7　链球菌中毒性休克综合征的诊断标准**
>
> 低血压：成人收缩压≤90mmHg，年龄在 16 岁以下的儿童收缩压低于第五百分位数
> 多系统受累——两个或更多系统：
> **肾**：成人肌酐 2mg/dl（177μmol/L），老年人超过正常上限的两倍，原先存在肾疾病的患者超过其基准值的两倍
> **血液**：血小板≤10 万个/mm³ 或发生 DIC，表现为凝血时间延长，纤维蛋白原水平降低，FDPs 出现
> **肝**：总胆红素和 AST、ALT 超过正常上限 2 倍，原先存在肝病的患者超过其基准值的两倍
> **急性呼吸窘迫综合征**：在没有心力衰竭或弥漫性毛细血管渗漏的证据时（如全身水肿、胸腔或腹腔积液、低蛋白血症），发生肺浸润和低氧血症的急性发作
>
> 全身红斑丘疹，可能会有脱皮和
> 软组织坏死，包括坏死性筋膜炎，肌炎，或坏疽
> 实验室诊断标准：
> 分离出 A 组链球菌。
>
> 诊断分类
> **疑似**：符合临床诊断标准，但缺乏明确的病因，从非无菌部位能分离出 A 组链球菌
> **确诊**：符合临床诊断标准，从正常无菌部位能分离出 A 组链球菌（如脑脊液，关节，胸膜或心包液）

流行病学

1980 年中毒性休克综合征发病率达到了高峰，报道了 890 例，91% 与卫生巾的使用有关，随着卫生巾的结构和吸附力的改变，经期感染病例逐渐减少，但经期中毒性休克综合征仍然是最常见的；非经期的病例占不到一半[90]，中毒性休克综合征与使用避孕器和分娩也有关系；非经期中毒性休克综合征在任何年龄、任何性别均可发生[91]。美国疾病预防控制中心报道大约每年有 200 例（≈每 10 万人口 1 例），1994—2001 年链球菌中毒性休克综合征的发病率逐渐增加，葡萄球菌中毒性休克综合征的发病率轻度上升。2003 年报道了 294 例，2007 年报道了 182 例，其中链球菌中毒性休克综合征呈下降趋势，占 50% 以上[92]。

非经期葡萄球菌中毒性休克综合征与各种原因皮肤损害有关，例如：烧伤、外科手术、导尿、肺炎（流感）等。葡萄球菌引起呼吸道感染/没有明显感染症状的患者，其病原菌可产生内毒素。链球菌中毒性休克综合征通常与软组织感染有关，例如：坏死性筋膜炎、肌炎、肺炎、腹膜炎、子宫肌炎及骨髓炎等[84-87]。

自葡萄球菌中毒性休克综合征首次被发现，其死亡率逐渐下降，1980 年病死率为 10%，与之前相比下降了 3%，链球菌中毒性休克综合征死亡率仍然很高，可达 30%~70%[84-87]。

发病机制

病因

葡萄球菌中毒性休克综合征是由定植或感染的金黄色葡萄球菌产生的毒素引起，这种内毒素可引起 TSST-1，事实上几乎所有病例均可发现金黄色葡萄球菌，98% 发生经期中毒性休克综合征的女性可从阴道或宫颈分离出金葡萄球菌，因为金葡萄球菌通常不侵入机体，血培养多为阴性，而链球菌中毒性休克综合征是由侵入机体的产毒 GAS 菌株感染引起[84-87]。

病理生理学

休克和多脏器功能障碍是由金黄色葡萄球菌和 A 组链球菌（GAS）产生的各种外毒素引起的，90% 的

经期病例和 60% 的非经期病例中应鉴别是金黄色葡萄球菌还是肠毒素引起的 TSST-1。非行经期中毒性休克综合征也可由其他毒素引起，毒素抗体具有保护作用。GAS 能产生链球菌热原性外毒素 A 和 B，这些外毒素可以通过局部皮肤或黏膜感染吸收入血，作为超抗原，诱导单核细胞合成并释放细胞因子、肿瘤坏死因子、白细胞介素，导致系统性血管炎和多系统疾病。宿主免疫因素在中毒性休克综合征发病机制中很重要，GAS 是一种致病性微生物，血液循环中的 GAS 可导致机体产生肿瘤坏死因子并诱导单核细胞产生其他细胞因子[84-87,93]。

临床特征

症状和体征

链球菌中毒性休克综合征和葡萄球菌中毒性休克综合征的临床表现相似，主要区别是链球菌中毒性休克综合征的传染源通常是已感染的病人，而葡萄球菌多为带菌者。

病人可能会出现发热、寒战、恶心、呕吐、水泻、头痛、肌痛和咽痛等前驱症状，持续 2~3 天，有的病人可能在几个小时内迅速进展至脓毒症和多脏器衰竭。大多数链球菌中毒性休克综合征的病人病情迅速进展，多伴有局部感染部位的疼痛。

病人多表现为突然高热，但出现脓毒症的病人可能会表现为低体温，典型的皮疹表现为弥漫的、非瘙痒的黄斑红皮病。在最初几天可出现乏力；皮疹逐渐消失，通常被误认为与发热有关；皮疹也可局限于躯干、四肢或会阴等部位，一周后颜面部、躯干、四肢会出现脱屑，随后手掌、足底和手指出现全层脱屑，这种典型的皮疹在金黄色葡萄球菌中毒性休克综合征中多见，在链球菌中毒性休克综合征中不到 10%[93]。

由于低血压状态，55% 链球菌中毒性休克综合征病人和更多金葡球菌中毒性休克综合征病人会出现意识模糊、嗜睡、焦虑、易怒等精神方面异常[84,85,93]。

体格检查可见咽部和结膜红斑、草莓舌、外周水肿，在经期中毒性休克综合征的病人还可检查到阴道黏膜红斑和脓性分泌物，但这并不作为诊断标准。随着多脏器和系统受侵，会出现很多临床表现，胃肠道损害可表现为呕吐、腹泻、腹痛和肝大，肺部可表现为低氧血症和啰音，链球菌和葡萄球菌中毒性休克综合征的区别在表 127-4。

并发症

中毒性休克综合征的并发症包括急性呼吸窘迫综合征、休克、坏疽、肾衰竭和神经系统表现等；横纹肌溶解、癫痫发作、胰腺炎、心包炎、心肌病少见。经期中毒性休克综合征女性可能反复发作，非经期病人较少反复。链球菌中毒性休克综合征并发症的发生率较高，横纹肌溶解高达 63%，通常与软组织感染有关。

诊断

金黄色葡萄球菌中毒性休克综合征的诊断标准并

框 127-8　引起中毒性休克综合征的风险因素

高吸水性棉条的使用
术后伤口感染
产后期
鼻腔填塞
癌症
常见的细菌感染
酒精滥用
A 型流感病毒感染
水痘感染
糖尿病
人类免疫缺陷病毒感染
慢性心脏疾病
慢性肺疾病
使用非类固醇消炎（可能会掩盖症状而非是一个危险因素）

表 127-4　金黄色葡萄球菌和链球菌中毒性休克综合征的比较

特征	金黄色葡萄球菌	链球菌
年龄	主要为 15~35 岁	主要为 20~50 岁
性别	多为女性	男女皆有
严重的病痛	稀有	普遍
低血压	100%	100%
红皮皮疹	非常普遍	普遍偏少
肾衰竭	普遍	普遍
菌血症	低	60%
组织坏死	少有	普遍
诱发因素	卫生棉条，包装，使用类固醇消炎药？	割伤，烫伤，撞伤，水痘，使用类固醇消炎药？
血小板减少症	普遍	普遍
死亡率	<3%	30%~70%

不要求培养阳性，而对于链球菌中毒性休克综合征则要求培养阳性。虽然诊断标准对临床医生有用，但没有特异性，也不能防止误诊。特效实验对于排除其他疾病虽然不是必须的，但是这些特效实验在其他疾病中一定是阴性。

中毒性休克综合征的实验室检查没有特殊性，白细胞增多或减少很常见，多数病人可有肌酐水平增高和血红蛋白尿，约一半的病人肾功能不全早于低血压出现，低蛋白血症和危及生命的低钙血症在早期可出现，并持续疾病的整个过程。其他实验室检查异常包括贫血、血小板减少、高胆红素、转氨酶升高和脓尿[84-87]。

胸片表现为急性呼吸窘迫综合征或肺炎，任何皮肤或软组织感染的典型表现为局部软组织隆起，但可能为机体残留异物或软组织气体存在，但是并不能排除软组织感染坏死。

心电图可有心肌缺血、心律不齐、房室传导阻滞；血气分析可表现为低血压或缺氧后的代谢性酸中毒；发热伴精神改变的病人应行腰穿评估脑炎情况，在腰穿前应测定出凝血指标判断病人出凝血情况如弥散性血管内凝血，应谨慎操作；住院病人应常规行脑脊液检查，对于落基山斑疹热和钩端螺旋体病的血清学检查也应考虑在内[85]。

鉴别诊断

中毒性休克综合征主要应与伴有皮疹的发热性及低血压的疾病相鉴别。其他还包括中暑、蜂窝织炎、川崎病、烫伤性葡萄球菌皮肤综合征、猩红热、药物反应（如多形性红斑、中毒性表皮坏死松解症、落基山斑疹热）梭状芽孢杆菌所致的气性坏疽、钩端螺旋体病、脑膜炎球菌血症、脓毒症、非典型性麻疹和病毒性疾病等。

川崎病多发生在儿童，很少伴休克和多器官受累表现，通常表现为长期发热，在疾病后期后出现血小板增多，葡萄球菌性烫伤样皮肤综合征的病人短时间内会出现皮肤脱屑。而在中毒性休克综合征则发生在病人恢复期。烫伤样综合征也很少伴休克和多系统器官受累，很少累及子宫黏膜。猩红热的病人GAS培养为阳性，而且在恢复期滴度呈上升趋势，但临床表现很少出现休克和多器官受累。多形性红斑多发生在服用药物后，多有子宫黏膜损害，很少脱屑。TEN很难与中毒性休克综合征鉴别，TNE病人表现为典型发热、休克、多脏器功能衰竭，脱屑多发生在疾病早期，通常在用药后。落基山斑疹热多在蜱叮咬后，出现典型的皮疹，多伴有剧烈头痛，不伴有精神改变和低血压。钩端螺旋体病多发生在疫区，并可通过血清学检查和培养鉴别。脑膜炎球菌血症的皮疹以皮肤散在的瘀点、瘀斑为特征[84,85]。

治疗

中毒性休克综合征病人应进行大量以晶体液为主的复苏，每天可达10～20L。不管病人最初血氧饱和度是多少均应进行心电监护、吸氧，减少酸中毒，伴急性呼吸窘迫综合征的病人可进行辅助通气。目前，尚没有证据表明高压氧疗对于中毒性休克综合征病人有效[84,85]。

细菌的源头如棉球、鼻填塞和其他异物应及时清除，另外还应请外科会诊来清理伤口，如果这些标本被送去培养，应告知实验室人员可能的诊断。

液体复苏无效的病人应加用血管升压药物如多巴胺、去甲肾上腺素、肾上腺素等。

当仅从相似的临床表现不能判断是葡萄球菌还是链球菌引起的中毒性休克综合征时，应尽早使用抗生素，脓毒症病人的病原体不明确时，应使用广谱抗生素。尽管耐青霉素酶的青霉素类被广泛用于中毒性休克综合征的治疗，多数临床医生还是习惯将克林霉素作为一线用药。克林霉素作为强力抗菌药，不但能够促进链球菌的吞噬而且有比内酰胺类更长的抗生素后效应，克林霉素的应用剂量为600～900mg静脉注射，每8小时一次［儿童的剂量为20～40mg/(kg·d)，每6～8小时一次］。有研究证实克林霉素和阿奇霉素能够减少单核细胞合成细胞因子[84-87,94]。

中毒性休克综合征的病人经大量液体复苏、抗生素、血管加压素的治疗后无明显效果时，可用免疫球蛋白，尤其是肺水肿加重和机械通气时。有报道证实免疫球蛋白对于提高中毒性休克综合征-1抗体和其他外毒素抗体的滴度有重大意义。激素在中毒性休克综合征的应用仍有争议，目前不推荐葡萄球菌或链球菌中毒性休克综合征的病人应用激素，但是对于可能引起肾上腺功能不全或长期应用类固醇的病人可以考虑应用[84]。

处理

所有怀疑中毒性休克综合征的病人应入住重症监护室，对于有外伤的患者应请外科会诊处理伤口[85]。

重要概念

- 所有怀疑脓毒症的患者应尽早使用广谱抗生素。
- 外科医生应尽早协助寻找脓毒症感染的来源。
- 成人对于白喉、破伤风、百日咳的免疫力日渐消退，成人持续长时间咳嗽应考虑百日咳的可能，创伤或感染的病人应接种破伤风疫苗，疾病预防控制中心制定了与年龄相符的疫苗接种方案。
- 新生儿百日咳应给予重症护理。
- 对于生长不良、便秘和肌力减退的婴幼儿肉毒杆菌中毒应区别对待，出现神经系统症状时应静脉注射药物治疗。
- 对于诊断明确的川崎病患者应尽早应用丙球蛋白。

本章参考文献请参见 http://pumpress.bjmu.edu.cn/eduservice/3419.html

第 128 章 病毒疾病

Tenagne Haile-Mariam and Michael Alan Polis

邢迎红 译　王勇强 曹书华 校

概述

大多数病毒感染表现为良性、自限性的上呼吸道或胃肠道感染，治疗主要是控制症状。致病病毒常不能得到正确鉴别。虽然某些病毒性疾病有特殊治疗或有暴露后预防手段，但认识某种疾病并及时对其予以治疗或预防可防止永久性后遗症或死亡。及时识别和治疗能改变潜在致命病毒性疾病结局的例子就是，应用阿昔洛韦治疗单纯疱疹病毒（HSV）性脑炎及对狂犬病接触患者合理使用狂犬病疫苗和免疫球蛋白。

分类

病毒最初是依据其通过小孔径过滤器的能力来与其他微生物相区别的。病毒初始分类是根据其病理性质（如肠道病毒）或流行病学特征（如节肢动物传染的）进行的。近代则是根据病毒基因的关系来进行分类。目前是根据病毒核酸的类型和结构，病毒衣壳的对称性，以及是否存在被膜来分类的（表 128-1）。

病毒的遗传信息编码位于 DNA 或 RNA 上，DNA 或 RNA 可以是单链或双链，环性（末端封闭）或线性（末端开放）。最小的病毒可以编码三、四个蛋白质，而最大的病毒可编码数百个蛋白质。一个病毒的蛋白质外壳，称为衣壳，它是由蛋白质亚基重复序列构成，称为壳粒。病毒核酸和周围的蛋白质外壳共同形成核衣壳。蛋白质结构的重复性限定了衣壳的形状。除了最复杂的病毒外，其他病毒都是二十面体或对称的螺旋体。还有一些病毒核衣壳是由病毒从细胞质、核膜、内质网出芽所形成的脂质膜所围成的。

表 128-1　病毒的分类

家族	举例	代表疾病
DNA 病毒		
痘病毒科	天花	天花
	羊痘	接触性脓疱皮炎
疱疹病毒科	Ⅰ型、Ⅱ型单纯疱疹病毒（HSV-1, HSV-2）	黏膜皮肤溃疡，单纯性疱疹脑炎
	巨细胞病毒	免疫缺陷病人所患肺炎
	水痘带状疱疹病毒（VZV）	水痘，带状疱疹
	人类疱疹病毒 6 型（HHV-6）	婴儿玫瑰疹
	EB 病毒（EBV）	单核细胞增多症
	卡波西肉瘤疱疹病毒	卡波西肉瘤
腺病毒科	腺病毒（50 余种）	上呼吸道感染，腹泻
乳头状瘤病毒科	乳头状瘤病毒属（80 余种）	疣（例如扁平疣，生殖器疣）
多瘤病毒科	JC 病毒	进行性多灶性白质脑病
嗜肝 DNA 病毒	乙型肝炎	肝炎
细小病毒科	细小病毒 B-19	再生障碍性贫血
RNA 病毒		
呼肠病毒科	科罗拉多蜱传热	发热和皮疹
	轮状病毒	胃肠炎
披膜病毒科	东方马脑炎	流行性脑炎
	风疹病毒	风疹
黄病毒科	黄热病	出血热
	登革热	登革出血热
	西尼罗病毒	西尼罗河脑炎

表 128-1　病毒的分类（续）

家族	举例	代表疾病，注解
肝炎病毒	丙型肝炎	慢性肝炎
冠状病毒科	冠状病毒	上呼吸道感染
	冠状病毒	严重急性呼吸器官综合征
副黏液病毒科	呼吸道合胞病毒	细支气管炎
	麻疹病毒	麻疹，亚急性硬化性全脑炎
	副流感病毒	义膜性喉炎
弹性病毒科	狂犬病病毒	狂犬病
纤丝病毒科	埃博拉病毒	出血热
正黏病毒科	A，B 型流感	流感
布尼亚病毒科	大地病毒	脑炎
	汉他病毒	出血热，ARDS
沙粒病毒科	拉沙热	出血热
	淋巴细胞性脉络丛脑膜炎病毒	脑膜脑炎
反转录病毒	HIV	AIDS
细小 RNA 病毒	脊髓灰质炎病毒	小儿麻痹
	柯萨奇病毒 B	心肌炎
	甲型肝炎	肝炎
	鼻病毒属（115 余种）	上呼吸道感染
嵌杯病毒科	诺沃克病毒	胃肠炎
未分类病毒	戊型肝炎	肝炎
亚病毒感染因子		
随体	δ-病毒	肝炎
朊病毒		库鲁病，克雅病

病毒免疫接种

大多数细菌性疾病的治疗重点在于控制和消除宿主体内的细菌病毒，对病毒病最成功的治疗手段就是免疫接种。从 1796 年詹纳为了预防天花而将牛痘脓疱病变物质注入孩子体内时起，便开始了用免疫接种的方法来对抗病毒性疾病的历史。"疫苗接种"是"牛痘病毒"的派生词，指皮肤对注射天花免疫物质的反应，其最初的意思是"通过预防接种使人对天花产生免疫"。目前，"疫苗接种"和"免疫接种"这两个术语都可以用来指代所有的疫苗使用。免疫是一个更广泛的术语，它包含了执行免疫生物学比如免疫球蛋白。

病毒疫苗是由活病毒、部分灭活病毒或全灭活病毒组成的可以诱导免疫的一种悬浮液。一些疫苗是单一的，如乙肝疫苗，它是由乙肝病毒表面抗原单一构成的；另外一些疫苗是合成的，如减毒和（活）病毒疫苗。免疫球蛋白是一种来自人体血浆中的抗体。麻疹、甲肝可通过肌肉注射免疫球蛋白而产生被动免疫。静脉注射抗体可作为抗体缺陷病的替代疗法。特殊的免疫球蛋白来自单克隆抗体制剂或是特别针对具体的抗原，如从由乙型肝炎、水痘带状疱疹或狂犬病毒的血浆中提取的抵抗特殊抗原的高滴度抗体。当免疫球蛋白制备合理的时候，传染性病毒是不会传播的。

1885 年，巴斯德和他的同事将 14 个剂量单位的含有减活狂犬病悬浮液的药物注射到一位被疯狗咬伤 2 天的 9 岁男孩体内，免疫接种的新时代由此开始。1995 年出现灭活的脊髓灰质炎疫苗（IPV）。1962 年口服脊髓灰质炎减毒活疫苗（OPV）消除了麻痹性脊髓灰质炎对美国以及其他发达国家的威胁。目前，由世界卫生组织（WHO）发起的根除小儿麻痹症大规模活动正在全球进行中。截至 2007 年，在巴基斯坦、印度、阿富汗和尼日利亚这四个国家，脊髓灰质炎的传播从来就没有中断过，在亚洲和非洲的几个国家中脊髓灰质炎又重新出现。预防性疫苗使麻疹、腮腺炎、风疹、流感、乙肝的发病率和死亡率大大降低。1977 年全球对天花的根除，是人类抵抗病毒性疾病侵害的里程碑。

免疫球蛋白不会自动产生足够的免疫。一些制剂需要多个剂量或周期性的持续注射以产生足够的抗体反应。免疫球蛋白伴随活病毒疫苗使用的同时，可能会降低机体对疫苗的抗体反应。对任何疫苗推荐剂量或浓度的偏差都是绝对不允许的。对发展中国家来说，不能提供疫苗予以高危人群是一个很严重的问题。表 128-2 总结了现有病毒的疫苗、适应证和使用推荐。在过去几年中，针对在全世界范围内导致儿童腹泻的一个主要原因轮状病毒的新疫苗已经开发了。人类乳头状瘤病毒（HPVs）与泌尿生殖系统肿瘤有关。而带状疱疹是引起老年人死亡的主要原因之一。

抗病毒治疗

由于大多数病毒病具有自限性，治疗一般是改善症状。分子生物学的变革并不只局限在病毒性疾病的病理生理机制上，而且开辟了病毒性药物治疗的新领域。最初的病毒性疾病的治疗主要针对与高死亡率（例如，利巴韦林对拉沙热的治疗，阿昔洛韦对单纯疱疹病毒性脑炎的治疗）有关或与重大终末器官损害有关的疾病（例如，更昔洛韦针对巨细胞病毒

表 128-2　病毒疫苗

病毒	疫苗	类型	适应人群	使用推荐
天花	牛痘	活的	适用于危险人群或紧急应答者	一次，暴露于风险之前使用
脊髓灰质炎病毒	口服脊髓灰质炎疫苗（萨宾疫苗）	活的	未服过疫苗、暴露于危险下的个体	灭活的脊髓灰质炎疫苗
	灭活的脊髓灰质炎疫苗（沙克疫苗）	灭活的	所有的儿童	在第 2 个月龄和 4 个月龄时，12～18 个月龄，4～6 岁时各一次
麻疹	麻疹，腮腺炎，风疹（MMR）	活的	所有正常儿童	在第 12～15 个月龄，和第 4～6 岁时
腮腺炎	MMR	活的	所有正常儿童	同麻疹
风疹	MMR	活的	所有正常儿童	同麻疹
甲型肝炎	HAV 疫苗	灭活的	危险人群（例如旅行者，居住在流行区的人群）	两次，相距 6 个月，危急情况下应给予免疫球蛋白
乙型肝炎	HBV 疫苗	灭活的或重组的	所有儿童	出生时，1～4 个月龄时，和 6～18 个月龄时
			暴露于危险下的人群（例如医护人员）	高危人群应额外给予乙肝免疫球蛋白
A 型和 B 型流感	流感疫苗	灭活的	高危并发症的人群（如老年人）或者具有高危传播性的人群（如医护人员）	每年的秋季或冬季
	鼻疫苗	活的，冷适应的	同上，5～49 岁人群	同上
狂犬病	人二倍体细胞疫苗（HDCV）	灭活的	暴露后预防	HDCV，RVA，或 PCEC 1.0ml 在第 0、3、7、14 天于三角肌区肌内注射
	吸附型狂犬病疫苗（RVA）	灭活的	用于高危人群中暴露前预防（如兽医）	狂犬病免疫球蛋白（RIG），一次推荐剂量为 20IU/kg，如可能，用小于一半的剂量在伤口周围作浸润注射；剩余量在远离疫苗接种部位作肌内注射
	纯化的鸡胚芽细胞（PCEC）	灭活的		
黄热病	17D 病毒菌株	活的	病区中大于 6 个月的人群	每 10 年加强一次
水痘	水痘	活的	所有健康儿童	1～12 岁儿童均应接受注射剂量
			濒临危险的成人	大于 13 岁的人群应间隔 4～8 周接受两次注射

[CMV] 视网膜炎，阿昔洛韦针对带状疱疹性眼病）（表 128-3）。

金刚烷胺和金刚乙胺

金刚烷胺和金刚乙胺可预防和治疗 A 型流感，但对于 B 型流感是没有作用的。它们可防止或大大降低被宿主细胞附着和内吞的 A 型流感 RNA 病毒脱壳。感染 A 型流感后在症状出现前，金刚烷胺，200mg/d，口服，50%～90% 的受试者可预防疾病的发生。当 A 型流感的症状出现 2 天内，金刚烷胺在 1～2 天内可以减轻发热和全身症状。这种药物一般耐受良好，最常见的治疗毒性是对中枢神经系统（CNS）的影响，如神经紧张、头晕、注意力不集中、失眠、精神运动性能下降。这些反应在有肾功能不全的老年患者身上尤为常见；这种情况下金刚烷胺的量每天不能超过 100mg。金刚乙胺主要的代谢过程是在肾排泄之前，并且在中枢神经系统的毒性上要比金刚烷胺低。其他副作用包括恶心、食欲不振。食用过量会造成抗胆碱症状。

金刚烷胺和金刚乙胺主要用于流感高发季节的日常预防和对流感疫苗禁忌的人。当发现社区出现流感

表 128-3　病毒性疾病的药物治疗

病毒	疾病	用药	替换治疗	预防或抑制	评价
巨细胞病毒	视网膜炎	更昔洛韦，5mg/kg IV bid 应用 14～21 天后，维持剂量 5mg/kg IV qd 缬更昔洛韦，900mg PO bid 应用 14～21 天后，维持剂量 900mg PO qd	膦甲酸，90mg/kg IV bid 应用 14～21 天后，维持剂量 90～120mg/kg IV qd 西多福韦，5mg/kg IV 1 次/周应用 2 周，维持剂量 5mg/kg q2w 更昔洛韦埋植 更昔洛韦，膦甲酸，或西多福韦眼内注射		
	结肠炎，急性食管炎 肺炎	同视网膜炎，是否需要维持并不确定 更昔洛韦，同上，可联合或不联合免疫球蛋白 是否需要维持并不确定	膦甲酸，同上		
乙型肝炎	慢性肝炎	干扰素-α，5MU SC 或 IM qd，或 10MU SC 或 IM 3 次/周持续 16～24 周	奎尼丁，100mg PO qd 1～3 年 阿德福韦，10mg PO qd	乙型肝炎免疫球蛋白（HBIG）	指导方针看 89 章
丙型肝炎	慢性肝炎	培干扰素-α2b，每周 1～1.5μg/kg SC 持续 24～48w 或 培干扰素-α2a，每周 180μg SC 持续 24～48w 或 利巴韦林，1 000～1 200mg PO 分剂量，每天	干扰素-α，3MU SC 或 IM 3 次/周 联合 利巴韦林，1 000～1 200mg PO 分剂量，每天		指导方针看 89 章
单纯疱疹病毒（HSV）	生殖器疱疹	阿昔洛韦 200mg PO，5 次/天，或 400mg PO tid 应用 7～10 天 如果是重症感染或合并无菌性脑炎，可以应用阿昔洛韦，5mg/kg q8h 应用 5 天	膦甲酸 40～60mg IV q8h（限于阿昔洛韦耐药的 HSV）	阿昔洛韦 200～400mg PO bid 或伐昔洛韦 500～1 000mg PO qd 或泛昔洛韦 250mg PO bid	
	免疫减弱宿主中皮肤黏膜疾病	阿昔洛韦 400mg qid，泛昔洛韦 500mg tid，或伐昔洛韦 500mg bid 应用 7～14 天	阿昔洛韦 5mg/kg q8h 应用 7～14 天	不同的方案取决于免疫受损程度	
人免疫缺陷病毒（HIV）		联合治疗： 齐多夫定 去羟肌苷 扎西他滨 拉米夫定 司他夫定 阿巴卡韦 去羟肌苷加 恩曲他滨 沙奎那韦 利托那韦 茚地那韦 奈非那韦 氨普那韦 阿扎那韦 呋山那韦	见第 130 章关于剂量和治疗方法		剂量和治疗方法见 130 章

表 128-3 病毒性疾病的药物治疗（续）

病毒	疾病	用药	替换治疗	预防或抑制	评价
		奈韦拉平 地拉韦啶 依法韦伦 恩夫韦肽，T-20			
A 型流感病毒	A 型流感	奥塞米韦，75mg PO bid 应用 5 天 金刚乙胺，100mg PO bid 应用 5 天	扎那米韦，吸入 2 次 bid 应用 5 天 金刚烷胺，100mg PO bid 应用 5 天		
B 型流感病毒	B 型流感	奥塞米韦，75mg PO bid 应用 5 天	扎那米韦，吸入 2 次 bid 应用 5 天		
拉沙热病毒	拉沙热	利巴韦林，1g IV q6h 应用 4 天，减量至 500mg IV q8h 应用 6 天			拉沙热的治疗正在研究中
乳头状瘤病毒	尖锐湿疣	干扰素-α2b，1MU/0.1ml 内部注射 3 次/周应用 3 周 5% 咪喹莫特，局部涂药 3 次/周			
呼吸道合胞病毒（RSV）	重症肺炎或新生儿及儿童肺炎	利巴韦林气雾剂，20mg/ml 浓缩液每天使用 12～18 小时应用 3～7 天		RSV 免疫球蛋白可应用于儿童的预防 帕利珠单抗，一种单克隆抗体，可应用于新生儿每月一次	
水痘带疱疹病毒（VZV）	水痘、带状疱疹，水痘或带状疱疹宿主免疫力低下	阿昔洛韦，20mg/kg，直至 800mg，PO qid 应用 5 天 伐昔洛韦，1g PO tid 应用 7 天 泛昔洛韦，500mg PO tid 应用 7 天 阿昔洛韦，10mg/kg IV q8h 应用 7 天	阿昔洛韦，800mg PO 5 次/天，应用 7～10 天 甲膦酸，40mg/kg IV q8h 应用		

时，恰当的处理是予以流感疫苗，并给以金刚烷胺两个星期，直到抗体被诱导产生。对成人发热、咳嗽、头痛、肌痛急性发作时治疗量为 200mg 随后 100mg 持续 5～7 天。

奥司他韦和扎那米韦

扎那米韦（乐感清）和奥司他韦在 1999 年被批准来治疗 A 型和 B 型流感。这两种药物都能抑制神经氨酸酶该酶在病毒从被感染的细胞释放病毒子代中起作用。它们已被证实约在 1 天内就可以减轻中度或重度流感症状。如果想取得理想疗效，这两种药物都需要在症状出现的 2 天内开始使用。扎那米韦是通过一种新的设备吸入而给予的，并批准应用于 12 岁以上的病人。吸入的剂量为一天 2 次，连续 5 天。吸入剂量大部分沉积在呼吸道，原药经尿液或粪便排出。最常见的副作用是在易感人群中出现支气管痉挛。这类病人应在给予扎那米韦以前予以吸入速效支气管扩张剂。

奥司他韦被批准用于 18 岁以上的患者。用法是：每次 75mg，每日 2 次，连续 5 天。它是由肾分泌清除，当患者肌酐清除小于 30ml/min 时剂量应减少到 75mg，每日 1 次。在美国 2008—2009 流感季节里，有针对流感病毒对奥司他韦抵抗的报告显示，奥司他韦会对 H1N1 迅速产生抵抗。但对相同季节流行的 H3N2 就没有抵抗。这个结果是疾病预防控制中心在 2008 年 12 月临时发布的。如果治疗是基于病毒本身,扎那米韦被推荐为治疗 H1N1 的一线药物,奥司他韦是治疗 H3N2 的一线药物。如果这些数据没有提供给临床医师,疾病预防控制中心建议,临床医师应当审查当地疾病监测数据,以确定哪些亚型更可能是致病菌并选择合理的治疗。目前还不清楚这些新建议在随后流感的季节里是否有变化。

阿昔洛韦

阿昔洛韦(瑞爱克斯)是针对单纯疱疹病毒或水痘带状疱疹病毒(VZV)引起严重感染的首选药物之一。阿昔洛韦的口服吸收率只有 15%～30%,因此对单纯疱疹病毒性脑炎、眼部带状疱疹、和免疫力低下导致单纯疱疹病毒或水痘感染患者需要静脉注射的形式来给药。口服阿昔洛韦在治疗原发性单纯疱疹病毒感染及预防复发上有一定作用。一般而言,免疫力越低下的病人,静脉注射阿昔洛韦来治疗的可能性越大。阿昔洛韦很少出现肠胃不适、可逆的肾功能不全或脑病。在多疗程治疗免疫低下感染单纯疱疹病毒的病人中,阿昔洛韦会出现耐药株。这些菌株毒性较弱,而且对膦甲酸钠治疗保持敏感性。

泛昔洛韦和万乃洛韦

泛昔洛韦和万乃洛韦的与阿昔洛韦相似,用于抑制疱疹病毒 DNA 的合成。它们比阿昔洛韦生物利用度高,给予时可不那么频繁。两者都只能作为口服制剂。

更昔洛韦

更昔洛韦用于治疗免疫力低下患者感染巨细胞病毒导致的生命和视力威胁,也可以改善获得性免疫缺陷综合征(艾滋病)和巨细胞病毒肠炎或食管炎患者症状[20]。一些巨细胞病毒菌株在免疫能力受损的病人已发现并且可能产生抗药性[21]。更昔洛韦对单纯疱疹病毒也有效,但对阿昔洛韦耐药同时也对更昔洛韦耐药[16,17]。最常见的治疗毒性是粒细胞和血小板减少,当治疗停止时通常是可以恢复的。

西多福韦

西多福韦是一种核苷酸制剂,可以用于治疗免疫缺陷患者巨细胞病毒性视网膜炎和对阿昔洛韦耐药单纯疱疹感染患者。它只可用于肠外,有很长的半衰期,可以每周一次或更少[22]。药物毒性最常见的形式是肾功能不全,当药物停用时,毒性是可逆的。

膦甲酸

膦甲酸(六水合磷酸三钠膦,膦酸)是一种抗人类疱疹病毒和 HIV-1 活性的药物。它已被证明对艾滋病患者感染的巨细胞病毒性视网膜炎和对阿昔洛韦治疗耐药的单纯疱疹病毒和水痘感染的是有效的[16,21]。膦甲酸钠毒性是肾功能不全,这通常是在停药后可逆。其他副作用包括疲倦、头痛、疲劳、恶心、呕吐、贫血、低镁血症、低磷、高磷血症,与低钙血症。

阿糖腺苷

静脉注射阿糖腺苷(维拉-甲,腺嘌呤阿糖胞苷,阿糖胞苷-A)对可危及生命的单纯疱疹病毒和水痘感染有效,但由于其毒性,阿昔洛韦和膦甲酸钠已经取代它了。

曲氟尿苷

1% 曲氟尿苷眼溶液(三氟胸口)用于治疗原发性角结膜炎和被单纯疱疹病毒感染的复发性上皮角膜炎。眼部感染的治疗应向眼科医生咨询。治疗时间取决于病变部位对药物的反应程度。

重组干扰素

干扰素是由宿主细胞被诱导产生的并具有抗病毒和免疫调节的自然蛋白质。注入 α-干扰素[α-2a 干扰素(Roferon-1),干扰素 α-2b 干扰素(Roferon-A),聚乙二醇干扰素-α-2b 干扰素(聚乙二醇内含子)]治疗难治性尖锐湿疣是有效的[23]。皮下注射高效剂量的干扰素可以诱导缓解由 HIV-1 感染的卡波西肉瘤[24]。通过干扰素治疗已经丧失乙肝 E 抗原的肝炎的患者在并发症以及肝终末期发病率都有好的远效疗程[25]。较新的治疗乙肝的药物包括拉米夫定、阿德福韦、恩替卡韦和替比夫定[26]。α-2b 干扰素与利巴韦林联合可诱导慢性丙型肝炎患者的病毒学和组织学反应[27]。大约 20% 的病人出现副作用,而停止治疗。干扰素治疗的副作用包括发热、全身乏力、头痛、乏力、脱发，骨髓抑制。较新的聚乙二醇干扰素用在治疗丙肝上[28,29]。

治疗艾滋病毒感染

30多种抗反转录病毒药物可用于艾滋病毒感染中（表130-3）。通常的治疗方案至少包括三个推荐的抗反转录病毒药物。艾滋病毒感染的治疗详见第130章。

治疗B型肝炎病毒感染

目前，四种抗病毒药物可用于慢性乙型肝炎的治疗，分别是：拉米夫定、阿德福韦、恩替卡韦、替比夫定。阿迪倚重、恩曲他滨、泰诺福韦，它们的结合片剂也可用于艾滋病毒感染。乙型肝炎感染的治疗是高度专业化的。乙型肝炎感染的治疗详见第88章。

具体病毒病

通过DNA病毒引起的感染

痘病毒科

天花病毒引起的天花是破坏性最大的一次全球瘟疫，这种病毒在自然环境中的消除是上个世纪医疗和公共卫生领域的伟大成就[6]。自然界天花病毒的消失可能是由于自然水库和人类天花病毒载体的减少，以及快速诊断技术和有效的疫苗的出现。1980年世界卫生组织证实天花在全球被根除。其他人类痘病毒疾病还包括猴痘病毒、牛痘病毒感染、传染性软疣和羊口疮。痘病毒是最大的致病病毒，它由复杂的砖形衣壳和双链DNA组成。

天花，猴痘，牛痘，牛痘病毒

在痘病毒科中，正痘病毒属至少包括9种同源病毒，包括天花、牛痘、牛痘病毒和猴痘病毒。最后一个自然获得天花的例子发生在1977年10月的索马里。还有两个病例发生在1978年的英国伯明翰，与实验室事故有关。

发病机制 最近，军事上和科研上储存的病毒有可能成为恐怖主义和战争的武器。它要求保健专业人员熟悉天花的症状，疫苗相关的疾病的临床表现，以及疫苗的优缺点。美国疾病控制和预防中心（CDC）已在筹备建立广泛的网上信息和培训材料以应对爆发

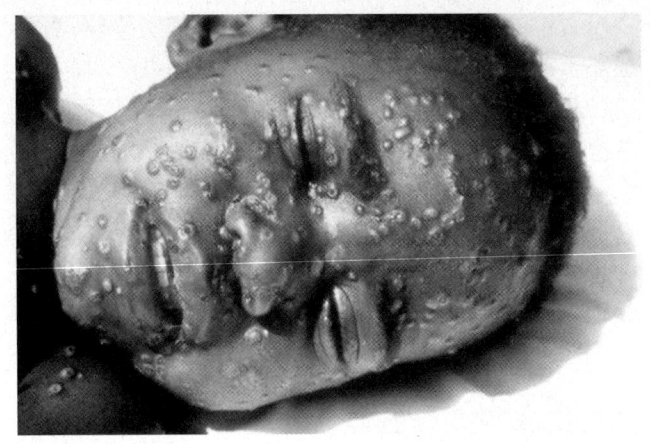

彩图128-1 天花。

的可能性。

临床特征 天花是通过受感染者的飞沫或与疾病任何阶段的病人密切接触而传染的。其实在未接种疫苗的宿主体内最常见的表现，死亡率大约在30%左右。这种疾病的特点是以短暂的头痛、背痛、发热为前驱症状。从一个小斑到丘疹，在几天后出现囊泡。病变开始出现在面部和四肢，呈离心式扩散。这些囊泡可发展为4~6mm硬痂，深层次的溃疡或脓疱、硬痂，然后在接下来的几周内逐渐脱皮（彩图128-1）。所有病灶的发展都是同步的。以前接种过疫苗的病人天花症状较为温和，但较少出现在非免疫机体上。还有两个更为少见，但都可以致命的天花形式：即重型，"爆发性"的形式及"扁平式"天花[30]。

诊断主要标准包括发热（体温高于38.3℃以上）1~4天，同时伴有头痛、呕吐等前驱症状。其次包括在手掌和脚掌离心分布的皮疹，这是一种毒性的表现，并在几天内皮疹停止发展。常规化验对诊断是没有用的。在前驱阶段，粒细胞可能减少，但在爆发阶段白细胞计数通常增高。实验室诊断可以通过抗体检测，细胞培养，或电子显微镜来完成。

鉴别诊断 天花易与其他离心性爆发疾病相混淆，如水痘、麻疹、多形性红斑、传染性软疣、广义牛痘病毒感染和猴痘。水痘的病变一般都处于发展的不同阶段。出现在手掌和脚掌上。

治疗和处理 疾病预防控制中心对天花疑似病例分为高、中、低三种风险类型。高或中等风险病历应及时由传染病专科或当地卫生保健权力机构进行适当的隔离，对于公共卫生官员来说，检疫接触者，追踪和做免疫是首要工作，欧普罗机构迅速参与对于控制事件的爆发将是至关重要的。

病毒疫苗免疫在根除和遏止天花上的成功是一个里程碑。牛痘病毒免疫大大降低了接种人员及其密切

接触者的死亡率和发病率。注射疫苗必须评估对天花感染的疫苗有关的伤害的风险。接种禁忌的几种病人，包括孕妇、哺乳期女性、有显著的免疫抑制的人群，或有湿疹的人。有严重副作用风险并与其家庭成员关系密切的人不应该接种疫苗。最近的大规模疫苗接种活动，已经找到了相对低水平的并发症[31]。对于接触过天花的人群，接种疫苗不是绝对的禁忌证。

疫苗病毒

疫苗病毒的起始株没有很好建立起来，爱德华·詹纳在1789年他的一篇对《Variolac疫苗起因和效果的探究》文章中观察到当病变牛痘中脓疱物质植入人体中时，它可以使人们抵御天花的感染。

牛痘病毒

牛痘导致奶牛乳房和乳头水泡病变。人类疾病表现为手上水泡。全身感染患者比较罕见。

猴痘病毒

猴痘疾病的临床表现与天花类似。大多数病例都发生在西部和中部非洲，病死率大约在1%～10%，儿童的死亡率要更高。美国中西部的2003年春季有72例爆发，追踪到它们均与从加纳引进的普列利草原狗和冈比亚巨鼠接触有关，在这次流行中没有出现死亡病例。

副痘病毒，传染性软疣，病毒和Tanapox病毒

在痘家族中其他引起人类疾病的病毒包括副痘病毒（副痘病毒、脓疱炎病毒和牛病毒）、传染性软疣及Tanapox病毒。在挤奶器上的赘生病毒，或副痘病毒，会造成牛的乳房或奶嘴发生水疱样病变，并通过直接接触传播给人类。此类结节常表现为手指或手上小的、水样、无痛的水疱，往往伴有淋巴结肿大。病灶一般在3～8周内愈合。

牛脓疱口腔炎、臁疮和羊口疮病毒会导致羊的黏膜和眼角膜出现乳突状病变。病灶通常出现在感染者的磨损处。

传染性软疣是一种良性疾病，一般以多个体积小、无痛性、脐样结节为特点。它们出现在上皮细胞表面，常出现在肛门生殖器区域，并可能通过密切接触或自动接种传播。在免疫力正常的人群中，病变可迅速清除，亦可持续长达18个月。感染往往发生在艾滋病毒感染者中，病变往往不局限于生殖器部位，可能会增加面积和数量[33]。刮除或其他形式的局部消融可能会对这类顽固病例有帮助。

疱疹病毒科

目前已知的疱疹病毒至少有8种。单纯疱疹病毒1型和2型（HSV-1和HSV-2）是生殖器疱疹、口唇和脑炎的媒介。水痘病毒是水痘和带状疱疹的媒介。EB病毒（EBV）是传染性单核细胞增多症、鼻咽癌、伯基特淋巴瘤、淋巴增生综合征的媒介，巨细胞病毒（CMV）与嗜异性阴性的传染性单核细胞增多和免疫功能低下患者侵袭性疾病有关。人类疱疹病毒6型（HHV-6）与婴儿红疹有关[34]。人类疱疹病毒7型的作用尚未完全明确。人类疱疹病毒8型与卡波西肉瘤[35]、体腔的淋巴瘤和多发性卡斯尔曼病有关。此外，密切相关的猴病毒、疱疹病毒或疱疹B病毒已被证明可以造成致命性脑炎。

单纯疱疹病毒

发病机制 原发病灶的潜伏感染和局部复发倾向是以HSV-1和HSV-2（人型疱疹病毒）感染为特征的。HSV-1的原发病灶可能是隐性的，第一个爆发期可能出现在童年。潜伏的HSV-1经常造成唇疱疹（冷疮，发热水泡）。HSV-1导致的神经系统症状并不多见。虽然与原发感染相关，但神经系统的症状多出现在复发后，并以脑炎表现。在美国1型单纯疱疹病毒性脑炎是脑炎最常见的原因之一，估计每年会发生数百至数千个病例。HSV-1感染最常见的是生殖器疱疹，无论是HSV-1还是HSV-2都有可能在接种的路径感染黏膜。HSV-2通常与无菌性脑膜炎有关，与脑膜脑炎无关。原发性疱疹感染的潜伏期为2～12天[36]。

在与受损的皮肤或黏膜接触时，单纯疱疹病毒可在局部的上皮细胞内复制，溶解并引起局部炎症反应。红色基底膜上的薄壁囊泡是单纯疱疹病毒感染的特征性病变。初次感染后，单纯疱疹病毒可在感觉神经节内潜伏。情绪、压力、光照、发热或局部外伤可以导致病毒激活。单纯疱疹病毒性脑炎通常侵袭颞叶导致坏死性、出血性脑炎。

临床特征 原发性HSV-1感染通常是无症状的，但在5岁以下的儿童可出现咽炎和龈口炎。伴发热、咽水肿、红斑、颈淋巴结肿大，以及多个小囊泡溃烂和繁殖，病程一般持续10～14天。60%～90%的人初次感染后可再次复发，但一般症状较感染轻。囊泡一般复发在唇部，通常体积小，在48小时内结痂。

眼单纯疱疹感染最常见原因是HSV-1。原发性感染表现为滤泡性结膜炎、睑缘炎、角膜上皮混浊，通常在2～3周之内治愈。复发可能会导致角膜炎、树

突状溃疡分枝，并可能导致视力下降。波及深基质的话可能导致角膜结疤。

在医生或牙科人员中原发疱疹性手指感染（即疱疹性瘭）通常是由 HSV-1 导致的，在普通人群中通常是由 HSV-2 感染导致的。病变表现为剧烈疼痛和瘙痒，但一般在 2～3 周会得到解决。复发瘭通常表现为严重的局部神经痛。

原发性生殖器疱疹，一般是出现在性行为活跃的人群中，70%～95% 的病例是由 HSV-2 引起的。病灶通常涉及男性的阴茎或龟头和女性的外阴、会阴、臀部、颈部、阴道。原发感染表现为发热、全身乏力、厌食、腹股沟淋巴结肿大。女性常见阴道分泌物增多，因尿道原因造成尿潴留在女性比较常见。发生在骶骨的疱疹是罕见的，但也可导致尿潴留、肌痛和顽固性便秘。病变在彻底清除前可以持续几个星期。生殖器疱疹的复发持续时间一般较短，症状比首次发作要轻，以瘙痒或刺痛为前驱症状。复发性病灶一般在 6～10 天可完全愈合。

原发性肛周及肛门疱疹常见于肛交的人，HIV 感染患者可能会延长和加重疱疹的感染。

新生儿疱疹病毒感染发病率为 7/100 000。该病毒感染是在分娩时传播引起的。初产妇的感染率估计在 40%～50%，复发率不到 10%。侵入性监测检查和早产也提高了感染的风险。患者在感染的数天或者数星期内可以出现囊泡或结膜炎；癫痫发作、脑神经麻痹、昏睡、昏迷的神经系统表现是常见的。未经处理的话，存在中枢神经系统症状的患者死亡率超过 70%。

单纯疱疹病毒引起的脑炎少见，但在美国是最常见急性起病的非流行性脑炎。病例分布没有季节性。临床上常急性起病，伴随发热和定位于颞叶的局灶性神经系统表现。病人可能会为不被任何人感觉到的怪气味而抱怨（颞叶的幻觉）。常见的临床表现包括头痛、脑膜迹象、嗜睡、精神错乱、昏睡、昏迷等。脑脊髓液（CSF）的检查结果没有特异性，脑脊液的单核细胞可轻度增多。感染单纯疱疹病毒的脑脊液培养结果为阴性。局限在颞叶的脑炎可通过脑电图、MRI 或 CT 扫描增加单纯疱疹病毒性脑炎诊断的可能性。单纯疱疹病毒性脑炎诊断唯一可靠的检查是对病变部位的活检和随后的菌株培养或隔离病毒的活检，直接荧光抗体试验或聚合酶链反应（PCR）。未经过治疗患者的死亡率接近 80%，未遗留有神经系统后遗症的患者不到 10%。阿昔洛韦治疗在降低死亡率上和减少神经系统后遗症方面比用阿糖腺苷治疗有效。

鉴别诊断 单纯疱疹病毒感染的体表病灶与由水痘感染的病灶没有什么区别。儿童咽炎和牙龈炎与链球菌或白喉性咽炎、咽峡炎、口疮性口腔炎、Stevens-Johnson 综合征、文森特心绞痛，或传染性单核细胞增多症极为相似。原发性生殖器疱疹与软下疳、梅毒、念珠菌或者白塞综合征的外观相似。先天性单纯疱疹感染没有出现水疱的新生儿患者与风疹、巨细胞病毒、弓形虫等引起的疾病相似。单纯疱疹病毒引起的脑炎与其他病毒性脑炎、结核性和真菌性脑膜炎、脑脓肿、脑肿瘤、脑血管意外的表现在临床上类似。

治疗 口服阿昔洛韦（400mg，每日 3 次），口服万乃洛韦（1g，每日 2 次），或静脉注射阿昔洛韦（5mg/kg，每日 3 次）被推荐用于治疗因免疫低下导致的机体或皮肤黏膜疱疹、生殖器疱疹，也有一些人使用更高的剂量[41]。由于口服阿昔洛韦的安全性和有效性，很少使用阿昔洛韦软膏。病情严重或者多次复发的患者，作为一种有效的抑制疗法，可以予以阿昔洛韦 200mg 每日 5 次，至 800mg 每天 1 次。泛昔洛韦和万乃洛韦也被批准用于抑制疗法。

在免疫功能低下的机体，阿昔洛韦治疗和预防复发性皮肤黏膜疱疹是有效的。膦已被证实对阿昔洛韦耐药的皮肤黏膜疱疹[16,17]有效。阿昔洛韦静脉注射，10mg/kg，每 8 小时一次，是治疗成人和儿童单纯疱疹病毒性脑炎的一种选择。阿糖腺苷，静脉注射，30mg/(kg·d)，对新生儿脑炎有效，但很少使用[40]。

处理 皮肤单纯疱疹病毒感染的患者一般很容易处理，有很多诊断是具有特征性的。把握住感染的常见良性特征是很有帮助的。咨询应包括警告有关病毒的传播能力，即使在无症状期。育龄妇女应和产科医生探讨怀孕和分娩时期对单纯疱疹病毒感染的处理。

单纯疱疹病毒性脑炎是一种可以治疗的急性病。在明确诊断前及时识别和适当的处理，可降低与该病有关的死亡率和神经系统后遗症。当对单纯疱疹病毒性脑炎的诊断有疑义时，可经验性予以静脉注射阿昔洛韦。这种方法产生的毒性小并且有明显的疗效。

水痘-疱疹病毒

水痘-疱疹病毒或人类疱疹病毒-3 是水痘和带状疱疹的媒介。

临床特征 水痘是一种急性、全身性病毒性疾病，特点是突然发热、乏力和皮疹，皮疹起初为斑丘疹，然后持续几天为疱疹，最后变成颗粒状结痂（彩图 128-2）。病变在人体上各期同时存在，可出

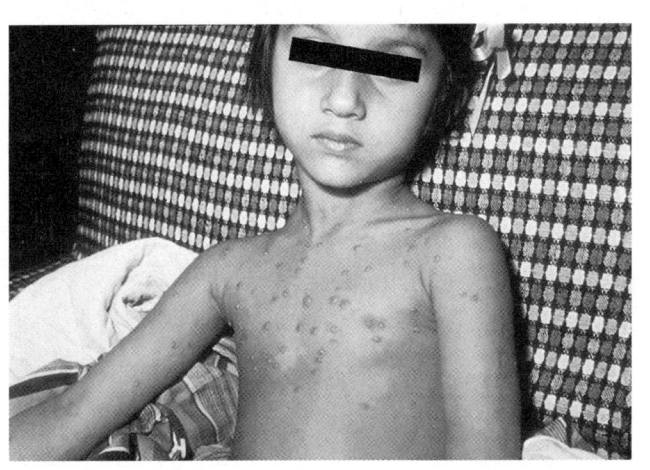

彩图 128-2　水痘。

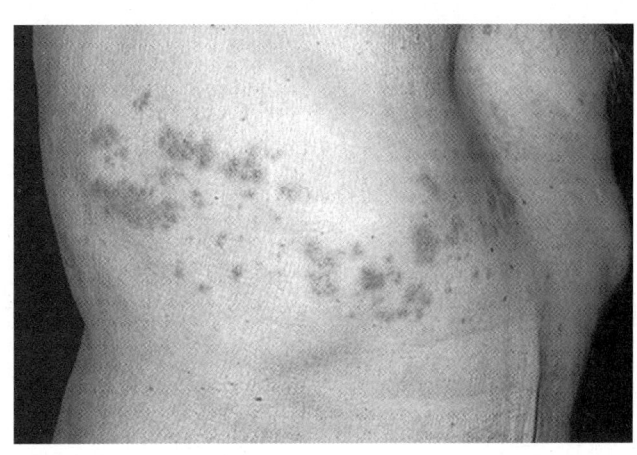

彩图 128-3　带状疱疹。

现在皮肤、黏膜的任何部位。也可能有一些轻微的病变和隐性感染。大多数病例为小于 9 岁的儿童，成人患者可能有高热和严重的全身症状。患有急性淋巴细胞白血病的儿童感染的风险较高，他们的病死率大于 5%。出生 10 天内患水痘和母亲围生期内接触过水痘的新生儿全身感染的风险增加。在成年人中，死亡病例虽然不常见，但通常合并肺部病变，在儿童中，此类疾病通常合并脓毒性并发症和脑炎而导致死亡。

带状疱疹的发生是由于隐藏在背根神经节的水痘-疱疹病毒的激活导致的。通常在感觉疼痛或减退症状之前，会沿着背根神经节发出的单一或多条感觉神经出现许多红色基底的水泡。通常是在皮节区单侧分布（彩图 128-3）。带状疱疹主要发生在老年人，但年轻人合并艾滋病时也会发生[42]。发病时十分疼痛，疱疹后神经痛在老年人非常常见，能持续数月或数年，并且治疗效果不佳。三叉神经眼支发生病变可能导致角膜溃疡。

鉴别诊断　水痘和带状疱疹的诊断通常是通过临床诊断，不需要实验室检查。Tzanck 法可以在病变基底部发现多核巨细胞，但是单纯疱疹同样存在。病变基底部提取物也可以行抗体级联免疫荧光显微镜检查，这样可以快速产生结果并且可以鉴别单纯疱疹病毒和水痘疱疹病毒感染。

治疗　应用阿昔洛韦治疗没有并发症的儿童水痘是安全的，但仅仅效果就仅仅是中等。水痘患儿的父母应注意不要给患儿服用阿司匹林或含有阿司匹林的复合制剂，因为这与 Reye 综合征的发生有很大的关系[43]。对乙酰氨基酚可以用作退热剂。成年人水痘的发病率和病死率都有所增加，所以应用阿昔洛韦、泛昔洛韦、伐昔洛韦治疗其他健康成人是经常被推荐的。合并肺炎或其他严重疾病的患者应该静脉注射阿昔洛韦治疗。对于免疫力低下的患者，应用水痘-带状疱疹免疫球蛋白和静脉注射阿昔洛韦可以降低发病率。对正常儿童和白血病患儿都有保护作用的减毒活疫苗 1995 年在美国被许可使用。它被推荐用于 12 个月以上免疫力正常的人。对于 12 岁以上的人，间隔 4～8 周注射两剂疫苗。它也被推荐用作无免疫力宿主的 PEP。如果在疾病暴露后的 3～5 天注射疫苗，它的主要作用是防止或减弱当前疾病[44]。疫苗是活的、减毒的病毒，不推荐给免疫力低下的人使用。

单纯带状疱疹的治疗通常是支持治疗，尤其是控制疼痛和抗病毒治疗（阿昔洛韦、泛昔洛韦、伐昔洛韦）。静脉注射阿昔洛韦可用于有传染性的患者和复杂的带状疱疹患者（包含一处以上的皮损）[16]。在免疫力低下的患者中，膦甲酸对于治疗阿昔洛韦耐药的水痘-疱疹病毒感染十分有用。泛昔洛韦可降低疱疹后神经痛的持续时间。暴露于感染患者中的免疫力低下的患者可在 72 小时内接受水痘-疱疹免疫球蛋白来防止临床症状的出现[44]。应用激素减少疱疹后神经痛的发生是有争议的。

据估计带状疱疹最终将会在大约 30% 的人口中发生，随着年龄的增加，爆发的概率也会增加。在大于 60 岁的人中，发生疱疹后神经痛的可能性会大于 40%。因此，目前推荐大于 60 岁的免疫力正常的人接种一次水痘-疱疹疫苗[11]。

处理　水痘和带状疱疹都是有高度传染性的。虽然这些疾病通常是良性的，但是患者应该注意不要与应用激素的人和免疫力低下的人接触。潜伏期通常是 13～17 天，传染期可以从出现水泡的前 5 天到水泡出现后的 5 天。易感染人群在暴露后的 10～21 天可以被认为潜在感染。易感的卫生保健工作者不应照看患有水痘或带状疱疹的患者。没有良好健康档案的卫生保健工作者应该在从事工作前检查抗体水平确定对水痘-疱疹病毒的易感性，如果他们被证实对水痘-疱疹病毒没有免疫力,则应该接种疫苗。

巨细胞病毒

发病机制 巨细胞病毒,或人类疱疹病毒 5 通常与嗜异性白细胞阴性的感染性单核细胞增多症有关,并且在临床上和血液学上与 EB 病毒相关性单核细胞增多症相似。更多的巨细胞病毒感染发生在围生期和免疫缺陷病人中。当巨细胞病毒血清学阳性的供体器官移植到巨细胞病毒血清学阴性的受体中时,严重的巨细胞病毒感染也会出现在器官移植的受体中。

初次巨细胞病毒感染通常与 T 淋巴细胞免疫应答活跃有关。巨细胞病毒的存在具有不确定性,可能在多种器官的多种细胞中存在。对外部各种刺激的免疫应答有可能使巨细胞病毒复活,从而导致巨细胞病毒相关性疾病的发生。

临床特征 在免疫功能正常的大龄儿童和成人中,巨细胞病毒感染通常是亚临床的。它的特点是发热、淋巴结病变、渗出性咽炎和外周血中淋巴细胞增多,外周血涂片中可见不典型的淋巴细胞。急性感染可在 2～4 周内控制,但是乏力和病毒性腹泻可持续数月。在围生期,可发生严重的全身感染并且合并嗜睡、抽搐、黄疸、瘀斑、肝脾大、脉络膜视网膜炎和肺浸润等症状。存活者可有不同程度的神经系统损伤。胎儿感染可发生在母体初次感染或病毒再次被激活后,而前者发生胎儿感染的风险更高。严重的全身性疾病可发生在免疫力低下的患者中,通常合并末端器官病变,如结肠炎、食管炎、肺炎、视网膜炎和肾上腺炎。巨细胞病毒导致的视网膜炎是前 HAART 时代艾滋病患者失明的主要原因,但是其发生率已经明显下降了。在艾滋病患者或其他免疫力低下的情况下,巨细胞病毒可导致多发性神经根病变和其他不常见的神经系统病变。应用更昔洛韦和膦甲酸治疗已经被指出,但是治疗效果可能会令人失望[45]。

鉴别诊断 巨细胞病毒导致的单核细胞增多症与 EB 病毒和弓形虫导致的症状在临床上不易鉴别。在围生期,巨细胞病毒感染的婴儿要与其他普通的围生期感染相鉴别,如弓形虫病、风疹、梅毒和人类单纯疱疹病毒感染。器官移植受体和伴有发热以及其他全身感染症状的免疫力低下的患者需要仔细鉴别是细菌感染还是病毒感染。巨细胞病毒感染的诊断取决于病毒分离、CMV pp65 抗原的检测或高于正常 4 倍的巨细胞病毒抗原-抗体的测定。

治疗 对于免疫力正常的成人和儿童,只有支持疗法被指出,他们通常能够在家中治疗。围生期巨细胞病毒感染或复杂的免疫功能降低的感染是危及生命的。这样的患者通常要住院评估、监测并进行专门的治疗。在免疫力低下的患者中,使用缬更昔洛韦、更昔洛韦、膦甲酸和西多福韦治疗巨细胞病毒感染都是有效的。

EB 病毒(传染性单核细胞增多症)

发病机制 EB 病毒,或人类疱疹病毒 4,易引起传染性单核细胞增多症。这是一种急性病毒综合征,以发热、渗出性咽扁桃体炎、淋巴结病变和伴有不典型淋巴细胞的淋巴细胞增多症为特点,通常伴有单核细胞增多。EB 病毒也在非洲 Burkitt 淋巴瘤和鼻咽癌的发病机制中起重要作用。在与 X 染色体相关性免疫增生紊乱的患者中,有可能发生急性免疫相关性肉瘤,其中包括 EB 病毒感染性淋巴 B 细胞多克隆扩增。在免疫力低下的患者(肾移植受者或艾滋病患者)中,霍奇金病和其他淋巴瘤也与 EB 病毒感染有关。疾病的慢性病程暗示可能与慢性疲劳综合征相关,但是支持这种联系的数据十分有限[46]。

EB 病毒感染和 B 淋巴细胞的形成在发展中国家幼儿感染十分普遍,且范围很广,这种感染通常是轻微、无症状的。在发达国家,感染性单核细胞增多症发生在年龄较大的儿童和成年人中,通常发生在高中生和大学生里。感染性单核细胞增多症经口咽通道传播,通常是通过接吻。潜伏期 4～6 周,在咽部分泌物中可持续 1 年或更久。

临床特征 疾病发生在儿童时通常症状比较轻微,95% 的青少年转氨酶异常,4% 出现黄疸,肝脾大很常见。严重的渗出性咽炎、发热、淋巴结病变和疲劳是传染性单核细胞增多症的特点。这种疾病通常在 1～3 周内好转,但是少数患者乏力、不适症状可持续数月。偶尔的扁桃体肿大也会导致呼吸受阻。脾破裂很少见,但是对于有左上腹疼痛和红细胞压积下降的患者应考虑到这种情况。神经系统并发症,如脑炎、无菌性脑膜炎、横断性髓鞘炎、吉兰-巴雷综合征、视神经炎和外周神经病变发生率小于 1%。

诊断策略和鉴别诊断 实验室诊断基于寻找淋巴细胞(大于白细胞总数的 50%)或者异嗜白细胞抗体的升高。异嗜白细胞抗体是一种疾病早期出现的敏感性、特异性很高的抗体。其他检测病毒特异性抗体的方法也是可行的,但是很少用于单核细胞增多症的诊断,因为在 90% 的病例中,患者的异嗜白细胞血清是阳性的。

发现颈部淋巴结病变可以做出推测性诊断,尤其是颈前淋巴结病变和渗出性咽炎合并血涂片中淋巴细胞增多和出现不典型淋巴细胞。HHV-6、巨细胞病毒和弓形虫在临床和血液学中会导致发生与传染性单核细胞增多症相似的综合征。

治疗 治疗仅仅是支持性治疗，除非存在器官功能低下并发症。在无并发症的患者中应用激素是有争论的。这些药物通常用于缓解气道梗阻、溶血性贫血和严重的凝血因子减少。感染后可以对再次感染产生高度的抵抗力。患者应注意对以往未感染过的患者的交叉感染。

人类疱疹病毒 6

发病机制 人类疱疹病毒 6 被认为是婴儿玫瑰疹（幼儿急疹）的病原体[34]。

临床特征 婴幼儿玫瑰疹是 2 岁以下儿童最常见的皮疹，通常发生在 1 岁左右。常急性起病，伴有急性发热，体温通常高达 41℃，持续 3~5 天。热退后躯干会在躯干出现细小、压之褪色的玫瑰色斑丘疹，持续 1~2 天。皮疹可扩展到面部和四肢。大多数病例具有自限性。尽管患儿发热，但是他们仍旧很活泼、机灵。人类疱疹病毒 6 相关性发热性抽搐在儿科发热和发热性抽搐中占有很大比率[47]。虽然继发性病例通常在约 10 天的潜伏期后发生，但是大多数玫瑰疹并没有在已知的暴露下发生。

鉴别诊断 本病与其他幼儿皮疹十分相似。尽管患儿体温很高，但是通常看起来情况很好。

治疗 对乙酰氨基酚可减轻发热症状。如果发热性抽搐发作可以使用常规的支持治疗措施。

人类疱疹病毒 7

人类疱疹病毒 7 与人类疱疹病毒 6 有着相似的临床症状，但是它在疾病中的作用还没有完全清楚[48]。

人类疱疹病毒 8（卡波西肉瘤相关性疱疹病毒）

不管受感染患者的艾滋病的血清学地位如何，但是人们仍然认为人类疱疹病毒 8 是卡波西肉瘤的病因[49]。疾病的病理机制和病毒传播的流行病学仍不清楚，仍在继续研究中。

疱疹 B 病毒

发病机制 疱疹 B 病毒，或猿猴疱疹病毒 B（人类单纯疱疹病毒的近亲），与人类单纯疱疹病毒很相似，能引起猕猴的地方病，并且通常与恒河猴、猕猴和非洲绿猴有关。像人类单纯疱疹病毒一样，疱疹 B 病毒可以在猴类身上导致轻微的、间断性复发的疾病，尤其在应激状态下。在训猴员和那些暴露在动物唾液或其他组织下的人群中，猿猴 B 病毒感染是一种严重的职业危害。在 23 名有症状的感染者中，18 名发展成进行性皮肤黏膜病变和致命性脑炎[50]。第一个由于黏液溅出导致的致命性疱疹 B 病毒感染的病例发生在 1998 年[51]。

暴露后治疗 防止疱疹 B 病毒感染的最重要的步骤是彻底洗净暴露的组织。当前推荐的处理方法是用无菌盐水或清水冲洗暴露的组织 15 分钟，并用去污剂或含有消毒剂（如氯己定或聚维酮碘）的溶液冲洗 15 分钟。受影响的组织（除了眼和黏膜）可以在再次用去污剂清洗之前用 0.25% 的次氯酸盐溶液冲洗。

决定是否进行 PEP 要取决于暴露的严重程度和急救措施是否合适。如果暴露的皮肤完整或暴露的不是短尾猴种则不需进行 PEP。伐昔洛韦口服 1g，8 小时一次，共 14 天，被推荐用于 PEP[51]。

临床特征 被感染的猿猴叮咬或搔刮后，伤处可能会形成小水泡，在 Tzanck 试验中可能会看到巨细胞。最迟在伤后 3 周内可能会出现急性发热，同时伴有头痛、淋巴细胞增多。随之而来的是髓鞘炎，这可以在症状发生后 3 周内导致呼吸瘫痪或脑炎，最终导致死亡。无症状感染的发生率尚不知晓。

鉴别诊断 起初的皮肤病变与单纯疱疹相似。暴露在猿猴组织下时，由于疱疹 B 病毒的高发病率这个诊断必须要考虑到。

治疗 疑似疱疹 B 病毒感染的症状组成一个急症。传闻有报告描述了静脉应用阿昔洛韦成功防止疾病的进展。感染对于恰当的治疗的表面反应强调早期识别和早期治疗。如果出现了中枢神经系统症状，可以选择更昔洛韦[51]。

腺病毒科

腺病毒

发病机制 腺病毒是临床上最重要的病毒之一，它会导致上呼吸道感染、结膜炎和胃肠炎。目前没有对腺病毒感染有特殊疗效的药物和其他治疗措施。

临床特征 腺病毒可以导致呼吸系统疾病，从咽炎、气管炎到终末细支气管炎和肺炎。咳嗽、发热、咽喉痛和喷嚏是最常见的症状，通常仅持续数天的间质浸润性肺炎偶尔会伴有条索。上呼吸道症状有可能与结膜炎有关（咽结膜热）。腺病毒可导致流行性球结膜炎，严重时会伴有结膜瘢痕。其他腺病毒相关的综合征包括出血性膀胱炎、婴幼儿腹泻、肠套叠、脑炎和脑膜脑炎。

鉴别诊断 其他导致相似肺炎综合征的病原体包

括流感和副流感病毒和肺炎支原体。腹泻综合征可能与轮状病毒导致的腹泻相似。

治疗 治疗腺病毒感染的方法是支持治疗。

乳头状病毒科

发病机制 乳头状病毒可引起多种皮肤黏膜病变，包括寻常疣、阴肛部和性病湿疣（尖锐湿疣），以及呼吸道和喉头的乳头状瘤。

超过70种的人类乳头状瘤病毒已经被分离出来。喉头乳头状瘤（通常由HPV-6和11引起）和生殖系统疣（通常由HPV-16和18引起）有恶变倾向[52]。

HIV感染和更有侵略性的HPV感染之间的相关性已被展示，包括更高的恶变的可能性[53]。

临床特征 寻常疣通常表现为边界清楚、过度角化、无痛性丘疹，好发于四肢，通过人体接触传播。跖疣，生长在脚底，十分疼痛。性病湿疣，生长在生殖器内、外侧或肛周，是过度角化的丘疹，可有蒂或无蒂，通过性传播。据推测儿童喉头乳头状瘤是在经过产道时获得的。本病可以发生恶变，尤其是接受放疗的患者。

鉴别诊断 疣的诊断通常是通过临床表现做出的。尖锐湿疣要与梅毒导致的扁平湿疣相鉴别。宫颈乳头状瘤的诊断可由阴道镜检查得出，行阴道镜检查之前要在生殖道内应用3%~5%的醋酸溶液。扁平湿疣像白色发亮的补丁一样，边界不整，表面不平。醋酸白试验也能显示无临床症状的外阴或阴茎的疣。

治疗 生殖疣通常在数月或数年后会自行消退，尚不清楚这是否会降低感染和恶变的机会。治疗应考虑到患者和照看者。患者应用的治疗措施是0.5%鬼白毒素凝胶和5%咪喹莫特膏。液氮冷冻、手术切除和皮损内干扰疗法对于大多数皮损也是有效的。联合疗法也可应用。水杨酸膏和刮除术对于跖疣也是有用的。喉头疣需要手术或激光疗法。

多瘤病毒科

发病机制 JC病毒和BK病毒是在全世界的普遍存的导致不对称感染的多瘤病毒。进行性多病灶白细胞脑病（PML）是一种少见、进展缓慢、与JC病毒有关的脱髓鞘性中枢神经系统疾病。PML的脱髓鞘病变逐渐扩大成片，合并神经系统进行性退化、痴呆，最终死亡。这种疾病大多发生在免疫力严重低下的人中。同样的，BK病毒尿症在免疫受抑制的患者和孕妇中相对多见。少见的具有症状的感染在肾的移植受者中表现为尿道狭窄，在骨髓移植受者中表现为出血性膀胱炎。

临床特征 在免疫力低下的患者中，PML表现最初包括不全麻痹、性格改变和高级皮质功能减弱。这种疾病进展很快，通常在出现神经系统症状后2~4个月内进展至死亡。PML通常见于晚期艾滋病患者中[55]。

鉴别诊断 在鉴别诊断中应考虑到在免疫力低下的患者中其他原因引起的进行性神经系统疾病-弓形虫脑炎、原发性中枢神经系统淋巴瘤、艾滋病脑病、结核性脑膜炎、血管疾病和其他疾病。在强化CT或MRI中，低密度影对于诊断很有帮助。在适当的临床环境中PCR分析JC病毒联合放射影像学可做出诊断[56]。

治疗 治疗PML没有特别的方法。这种疾病通常进展较快，最终必须转入护理机构。最近，有报道在艾滋病患者身上实施有力的抗反转录病毒（抗艾滋病病毒）疗法已有重大改良[57]。

肝炎病毒科

乙肝病毒和丁肝病毒

乙型肝炎和丁型肝炎的描述见第88章。

微小病毒科

微小病毒（传染性红斑，再生障碍危象）

发病机制 微小病毒B19被认为是几种传染性红斑流行病，或"第五病"的病原体。在慢性溶血性疾病，尤其是镰刀细胞性贫血的患者中，它也合并短暂的再生障碍危象。孕期感染常合并自然流产[58]。人类是微小病毒B19唯一的宿主。它通过空气和呼吸道分泌物传播。血制品传播已被证实。

临床特征 传染性多型性红斑在4~10岁的儿童中表现为轻微、无发热的疾病，其特点是面颊部突起的红斑——像是被打过的脸（彩图128-4）。发疹没有前驱症状，通常在4~14天的潜伏期后发生。1~4天后四肢可见多形红斑并扩展至躯干。皮疹通常在1周内退去，但也可持续数周。而且皮外伤和暴露日光可导致皮疹复发。儿童的症状通常是轻微的，但是成人通常伴随关节痛和关节炎。很少有合并肺炎、脑炎的病例报道。

微小病毒B19感染导致在红细胞样前体内发生显著的还原反应，并且微小病毒B19是慢性溶血性贫血患者短暂性再生障碍危象的原因。病情的恢复与外周血涂片中网织红细胞消失7~10天后的复现相关联。在艾滋病或其他免疫抑制疾病的患者中，微小病毒B19感染可表现为慢性贫血。这些患者通常一直存在微小病毒B19感染，却没有免疫球蛋白

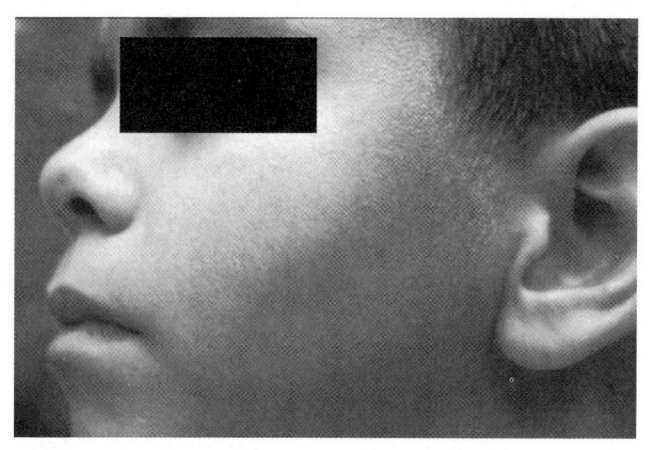

彩图 128-4 传染性红斑。

反应[59]。

鉴别诊断 在儿童中，传染性多形性红斑与其他病毒性红斑相似。"被打过的脸"是其特征性表现。

治疗 传染性多形性红斑通常是一种轻微的疾病，无需治疗。患者伴有微小病毒 B19 相关性再生障碍性贫血需要输血治疗。在慢性贫血接受免疫抑制患者中，免疫球蛋白治疗会减少对输血的需求[60]。孕期感染微小病毒的妇女应严格随访。宫内输血治疗这种疾病的意义目前存在争议[58]。

由 RNA 传播的病毒

呼肠病毒科

呼肠病毒科家族（呼吸道肠道孤立病毒）包括四种导致人类患病的病毒：正呼肠孤病毒属、环状病毒属、科罗拉多蜱传热病毒、轮状病毒。呼肠病毒经常感染人类，但很少使人致病。但是，上呼吸道感染、皮疹、肺炎、肝炎、脑炎、肠胃炎和胆道闭锁有时会与这些病毒相关。

科罗拉多蜱传播热

发病机制 科罗拉多蜱传播热或高原发热是由一种和环状病毒属类似的科罗拉多蜱传热病毒引起的。这种病毒是通过带硬壳的安氏革蜱叮咬传播到人类。这种病起初出现在美国的西部，但是有一种独立血清类型显示来自德国的蓖麻硬蜱和来自纽约长岛狗身上的变异矩头蜱。疾病通常发生在春季末和整个夏季（参见第 132 章）。

临床特征 科罗拉多蜱传播热的潜伏期是 3~6 天，这个阶段在 90% 的病人身上得到了印证。这种疾病一般发生在那些从事能与蜱产生接触的人身上。发热分两个阶段，可以由一个鞍背状曲线来描绘温度随着时间的变化。患者早期要经历剧烈的寒战（发冷）、嗜睡（无精打采）、身体的虚脱、头疼、眼睛疼痛、畏光、腹部疼痛和严重的肌肉疼痛。最初的发热要持续 2~3 天，然后热退，紧跟着开始第二次发热，持续大概 3 天。皮疹和瘀斑不常见，大约发生在 5%~10% 的病人身上。脑膜炎少见，但如果发在孩子身上是严重的并发症。恢复期大概持续 1~3 周。感染发生后，一半患者病毒血症将持续 4 个星期。

鉴别诊断 科罗拉多蜱传播热通常会被误诊为洛矶山斑疹热。在某些地区，被蜱叮咬后伴有发热和皮疹的人，会被诊断为洛矶山斑疹热。科罗拉多蜱传播热的诊断是由鼠疫接种疫苗和荧光染色红细胞证实的[61]。

治疗 对症支持治疗。

环状病毒 六种环状病毒会使人致病。Changuinola 病毒由白蛉属蝇科传播，Lebombo 和 Orungo 病毒通过蚊子传播，Kemerovo、Lipovnik 和 Tribec 病毒通过蜱虫传播，这六种病毒都引起发热，很少数导致脑炎。

轮状病毒

发病机制 轮状病毒是因为在透射电子显微镜下看到它们车轮状的外形而得名，可引起婴儿和儿童严重的肠胃炎，尤其是年龄在 6 个月到 2 岁之间的幼儿；表现为严重的腹泻和呕吐，通常导致脱水和死亡[62]。在温带气候区中，疾病主要发在冬季，通常与医院感染相关，主要通过人与人之间的粪、口进行传播。潜伏期大约为 2 天。

临床特征 小肠的黏膜细胞选择性地被感染，导致绒毛缩短，削弱对盐和水的吸收。分泌性痢疾伴随着被破坏的对 D 木糖的吸收能力。临床疾病表现可以从无症状到致命的腹泻和脱水。疾病会突然发生，伴随着恶心、呕吐、水泻、低热、头痛和肌肉疼痛等症状。疾病的这些过程会持续 3~5 天。死亡病例在发展中国家很常见，但是在发达地区却很少见[63]。在新生儿中，轮状病毒与婴儿坏死性小肠结肠炎相关。成人中的传染常常表现为无症状。

鉴别诊断 在一年的较冷月份中，任何儿童发生水泻都有感染轮状病毒的可能。在轮状病毒引起的痢疾中，在粪便中没有发现白细胞和红细胞。其他的肠道病毒会产生与轮状病毒相似的临床症状。利用放射免疫测定、霉素免疫测定、LaTeX 胶结物的方法在医学实验室中都很可靠可行。

预防接种 稀释的人类轮状病毒的疫苗和人类-牛复合轮状病毒疫苗已经被证明是安全和有效的，不管是在发达地区还是在发展中地区[64,65]。目前，人类-牛复合疫苗在美国地区有 3 种认可剂量（在 2 个月、4 个月、6 个月大的时候）口头施行的活疫苗。

治疗 暂无对感染轮状病毒特定的治疗方法。液体静脉注射是治疗脱水有效的方法。但是如果病人能忍受口服液体和口服补液，对于症状轻微和轻度脱水的门诊病人，可以使用包装好的口服溶液盐水。

披膜病毒科

甲病毒属（A 组虫媒病毒）

发病机制 虫媒病毒（虫媒传播病毒）通过节肢动物传播到人类。在病毒的繁殖圈中，人类常常是不重要的寄主。很多虫媒病毒是蚊子，但是蜱虫、白蛉、叮人小虫、摇蚊等能为某些病毒提供重要的途径。甲病毒属和虫媒病毒是引起人类疾病的最重要的虫媒病毒，但是一些布亚病毒、呼吸道肠道病毒、杆状病毒、丝状病毒、沙粒病毒和正黏液病毒也是通过虫媒传播的。

甲病毒属是通过蚊虫叮咬传播的。这三种在美国地区引起疾病的甲病毒属是具有代表性的东方马脑炎、西方马脑炎和白珍珠马脑炎。其他重要的甲病毒属包括基孔肯雅病（非洲、东南亚、菲律宾）、马亚罗病（南美）、O'nyongnyong（非洲）、罗斯河病（澳大利亚、南太平洋）、辛德毕斯病（非洲、亚洲、苏联、澳大利亚、斯堪的纳维亚）病毒。

临床特征 在美国任何地方，这些虫媒病毒都可以导致脑炎的爆发[66]。在美国，每年偶发的东马脑炎病例主要出现在东部沿海地区靠近淡水沼泽的地方。虽然 95% 以上的病例的临床症状不明显，但临床诊断为脑炎的病人的死亡率接近 50%。一般而言，10 岁以下的儿童或老年人易于染病。病症的出现通常是爆发性的，表现为头痛、发热、抽搐迅速转变为意识逐渐丧失甚至死亡。局灶性神经功能缺损可能会恶化。西方马脑炎遍及美国，但是主要出现在西部和中部地区。1 岁以下的儿童和老年人最易于染病。99% 以上的病人症状不明显，而且病症通常比较轻，和脑炎相关的死亡率大约为 3%。委内瑞拉马脑炎主要出现在美国的中部和南部，但德克萨斯州和佛罗里达州也已经出现了。委内瑞拉马脑炎的症状一般和流行性感冒类似。1/3 的病人有脑炎，死亡率低于 1%，而且主要是儿童。

鉴别诊断 在美国，其他一些引起脑炎的病毒包括 HSV、HIV、圣路易斯脑炎（一种黄病毒）、加利福尼亚脑炎（一种布尼亚病毒）和最近发现的西部 Nile-like 脑炎（一种黄病毒）[67,68]。其他的病毒，比如腮腺炎、狂犬病、脊髓灰质炎和其他的肠道病毒，也表现为脑炎。东方马脑炎患者脑脊液中白细胞计数升高，抗体浓度升高对于脑膜脑炎的可以确诊。

治疗 主要是支持治疗。对于暴露在这些病毒环境中的人，位于马里兰州德特里克堡的美国陆军医学传染病研究机构会为其提供研究疫苗。

风疹病毒（风疹）

临床特征 风疹多为轻度发热，伴有弥散性的斑丘疹、发热、不适、头痛，以及耳后、枕部和宫颈后的淋巴结病（彩图 128-5）。

风疹是通过接触呼吸分泌物来传播的。风疹的潜伏期为 12～23 天。伴随着病毒血症，风疹通常持续 3～5 天。从风疹高峰期的大约 1 周之前到高峰期的 4 天之后，这种疾病的传染性非常强。风疹最普遍的并发症是关节病，或者是弗兰克关节炎，主要影响手指、腕和膝盖；关节症状可能会持续几个月，脑炎和血小板减少症是少见的并发症。

虽然这种疾病一般来说比较温和，儿童和成人出现发热症状，但是风疹如果出现在怀孕期间，结果可能会比较悲惨。严重的结果包括死胎、早产和多种先天性缺陷，包括听觉受损、白内障、视网膜病、智力缺陷和多种形式的心脏异常。母亲感染时胎儿越小，则胎儿感染率越大。在怀孕的最初两个月中，胎儿感

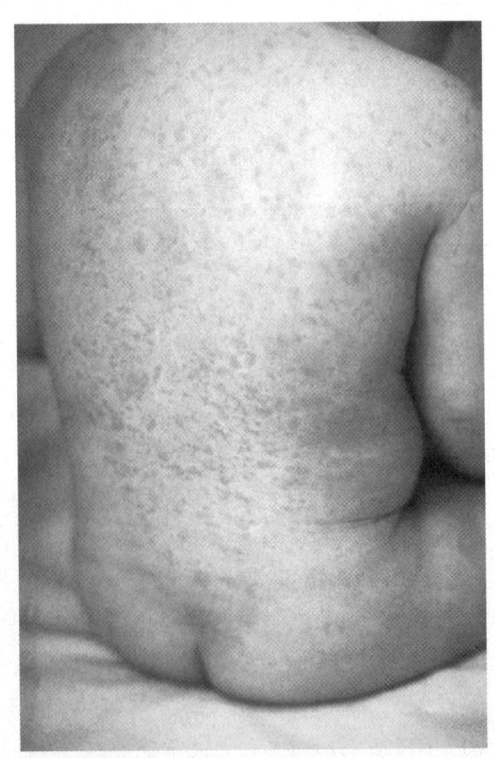

彩图 128-5 风疹。

染率约为90%。在怀孕第3个月危险性会降低到大约80%，第4个月为66%。研究证明母亲在怀孕17个星期之后感染了病毒情况下出生的106个儿童里未发现先天性缺陷者[69]。

鉴别诊断 与风疹相关的疹病（第三病）是孩童时期最为普遍的皮疹之一。它可能和麻疹（麻疹或第一病），猩红热（第二病），猩红热变异型或产毒性葡萄球菌病（第四病），传染性红斑（第五病）以及幼儿急疹类似[70]。

治疗 妇女在怀孕期间得了风疹，需要控制风疹以避免新生儿先天性缺陷。在美国，对所有15个月大的小孩进行接种疫苗来预防风疹。接种疫苗者血清转化率高于95%。由于产生了暂时的病毒血症，易受感染的妇女接种后，怀孕应该推迟三个月。在300多个在怀孕期间接种疫苗的妇女之中，她们生的小孩未患先天性的风疹综合征[71]。随着年龄的增长，免疫力没有明显的降低。风疹患者应避免接触易受感染的妇女。90年代的美国，由于接种疫苗失败的易感人群增加，风疹呈现缓慢的复发趋势，且先天性风疹综合征增多[72]。此后，风疹的发病率降低，但仍有发作，特别是在国外出生的成人更易患病[73]。

黄病毒科

黄病毒属

已经确认的黄病毒有60多种，其中20多种可以使人致病。其中通过蚊子来传播的最常见的四种黄病毒为黄热病、登革热、圣路易斯脑炎和西尼罗河病毒。

临床特征 黄热病出现在南美洲和非洲的热带地区。3~6天的潜伏期后出现发热、寒战、头痛、恶心、呕吐[74]。疾病可能分为两个阶段，短暂的无病症之后是发热、黄疸、出血和特征性的黑色呕吐物。死亡率为5%。

登革热出现在世界各地的热带地区。登革热是一种非致命性疾病，其特征是5~10天的潜伏期之后会出现发热、头疼、关节痛、虚弱、恶心和厌食。病人可能会出现严重的骨痛。偶尔会出现斑疹脱屑。发热持续5~7天，但是恢复期可能会加长。登革出血热，其特征是血小板减少所致的血管渗透性增加性出血，如果病人得到很好的医疗护理，死亡率会低于5%，否则会高于50%。据报道，在美国和墨西哥交界的德克萨斯州和夏威夷，登革热数量增加[75,76]。先前患过登革热或经常出没在埃及伊蚊存在的人群，以及那些没有出国旅行的人都很有可能患上登革热出血症。登革热和它的出血形式可能存在于所有具有征兆的人身上，尽管他们没有到美国之外的地方去旅游过。

圣路易斯脑炎出现在西半球大部分地区的夏季。感染者在4~21天的潜伏期之后会出现发热，头疼，无菌性脑膜炎或是脑炎。与脑炎有关的死亡率接近10%。一般老人容易感染这种病毒。

西尼罗河病毒会致人发热，且有脑膜脑炎的潜在危险。此病毒最早发现于1999年的美国、非洲、亚洲和欧洲其他地区，也有致病病例[77]。在2003年，CDC确定西尼罗河病毒感染病例为9858个，其中262例死亡，为西半球史上最大的脑膜脑炎发作性流行病[78]。这种疾病主要是由蚊子传播在鸟类中循环感染。蚊子的交叉进食使得病毒传染给人类。在美国，这种病毒可以传染给鸟类，导致鸟类死亡。

通过实验室传播，和人与人之间的传播，包括输血、器官移植、母婴传播或哺乳传播导致非节肢动物传播的人类病例的产生已有文献记载[77]。此类传播形式仅占少数。病毒已经在北美洲安家，预计每年都会爆发。疾病的高发期在七月到十月之间。但是，随着疾病向南部各州的蔓延，据报道病毒早在四月份，以及最晚的十二月份都可以传播[77]。

西尼罗河病毒的潜伏期大约为3~14天。感染者有20%会患病，150人之中有一人会得脑膜炎或者脑炎[68,79]。西尼罗河热的特殊症状为发热、头疼、肌痛、厌食和淋巴结病；50%的被感染者会得斑疹。西尼罗河病毒脑膜脑炎的特征是发热、头疼、精神状况改变和运动障碍，从一般的虚弱到肌阵挛、战栗、帕金斯运动障碍。类似于小儿麻痹症的综合征已经出现[80]，可能会出现脑神经和延髓的受累[81]。

实验室检查并不确切。脑膜脑炎患者的CSF和其他病毒感染者相似：蛋白质水平偏高，葡萄糖水平正常，轻度到中等的脑脊液细胞异常增多，以淋巴细胞为主[78]。脑膜脑炎的发作清除了病毒血症，CSF中可以检测到IgM。临床疾病被确诊后，血清中的IgM值会持续升高；影像学无法诊断，但是MRI扫描可以展示出非特定的软脑膜炎症[78]。

疾病转归与病人年龄有关；老年人感染了西尼罗河病毒后得脑炎甚至死亡的危险性更大[78]。严重患者，以及需住院治疗的患者通常会留下后遗症。

鉴别诊断 黄热病的鉴别诊断范围非常广；需要考虑的疾病有肝炎、疟气、伤寒、登革热和其他的一些地方性的病毒出血热。通过酶联免疫吸附剂法检测血液中的病毒抗原可以迅速诊断。检测方法和黄热病类似。通过病毒分类或血清学分析即可诊断。圣路易斯脑炎会表现出如其他脑膜脑炎的症状。对于老年人，可能会被误诊为卒中。通过血清学检查可以诊断。西尼罗河病毒传染主要发生在夏季和秋季，在临床上很难与其他的虫蝶病毒疾病相鉴别。CSF IgM 抗体检测是最好的诊断方法，但是在一些黄病毒如圣路易斯脑炎感染之后或对黄热病产生免疫之后，结果可能呈假阳性[68]。

治疗　对这些疾病采取支持治疗。这些疾病不通过人与人之间的接触传染，但是在患病期间，病毒会传染给蚊子，进而通过蚊虫传播。通过减少带菌蚊子数量和限制蚊子与感染者接触可以有效控制病毒的传播。去某些地方性疾病高发区旅游时应注射黄热病疫苗[82]。

目前，对于西尼罗河病毒传染暂无值得推荐的治疗方法。基本是支持疗法。疑似病例需向公共卫生当局报告。控制西尼罗河病毒传染依赖于控制带菌蚊子的数量。医生应与公共卫生机构部门一起尽最大的努力向人们宣教如何避免蚊子叮咬，以及一些防护措施，如使用防护衣。

丙肝

丙肝病毒，属于黄病毒科，是世界上能引起疾病和死亡的一种重要病毒。起初，在美国，丙肝和大多数的输血后的疾病有关。随着血液供给测定的日益严格，因输血而致的丙肝相对减少。但是，对于某些诸如注射毒品的人，此病的传染率仍然高居不下。在美国，大约有 390 万人患染丙肝[83]。

慢性丙肝传染与肝硬化和肝癌有关。关于慢性丙肝长期的致病率和死亡率，在不同的研究中说法不一，肝硬化的可能性为 5%～25%[84]。我们将在第 88 章对丙肝做深入的讨论。

冠状病毒科

冠状病毒属

发病机制　在 2002 年的 11 月，中国广东省首次报道了严重急性呼吸系统综合征（SARS）。到 2003 年 7 月该病蔓延了 29 个国家，涉及大约 8000 人，死亡率大约为 10%。病因被认定为是一种新的冠状病毒（SARS-CoV）。在疾病传染的早期，机敏的研究人员注意到这种疾病在餐厅的工作人员中传染最为广泛，于是他们把目光集中在卖给人们食用的活的动物身上。他们的研究结果显示病毒通过处理和食用野生动物传染给人类，例如果子狸[88]。

到 2003 年，美国报道了 161 个 SARS 病例，其中，8 人被确诊，153 人仍然在被调查研究中，但是没有人因 SARS 病毒而致命[85]。大多数病人曾感染 SARS 病毒或有疑似 SARS 病毒传染的地区旅游史。

SARS 的流行是世界范围的难题，卫生系统更新感染谱，完善了疫情警戒系统；医务工作者，特别是急诊科方面的专家，在发现疑似或确诊 SARS 病例者应及时上报当地卫生部门。

临床特征　当前，疾病预防控制中心指出，SARS 冠状病毒病例包括实验室确认感染或在流行病学的标准设置里对有可能接触到 SARS 病毒且存在严重的呼吸系统疾病的人，疾病早期存在以下两个或多个特点：发热（可能是主观的）、畏寒、寒战、肌肉痛、头痛、腹泻、喉咙痛、流鼻水。轻度至中度疾病需要发烧温度超过 38℃ 并伴有下呼吸道病症。严重的呼吸系统疾病，是指前面提到的还包括肺炎影像学证据或急性呼吸窘迫综合征。实验室的疾病的诊断依赖于 SARS 冠状病毒抗体检测，细胞培养，或反转录聚合酶链反应技术。流行病学诊断中可能被感染者包括在过去的 10 天内到过已有记录的或怀疑近期有 SARS 病毒传播的地区，或在旅行中与有这种症状的人有过亲密接触的。可能被感染的人或许与自身存在的某种特定疾病有关[85]。

对 SARS 病毒感染爆发的回顾性分析显示，其特点是存在 3～10 天的潜伏期，之后出现头痛、全身乏力、肌肉疼痛、发烧、上下呼吸道感染、呼吸困难、胃肠功能紊乱的临床症状。早期感染者尽管出现发烧和呼吸道感染的症状但高达 25% 的患者胸部 X 线片是正常[89,90]。CT 扫描可能会更有助于查明早期肺损害。随着病情的发展，会出现低氧血症，临床和影像学证据的肺炎。少数患者会出现渐进呼吸衰竭和急性呼吸窘迫综合征。60 岁以上及合并疾病如糖尿者预后差[89-91]。

实验室检查无特异性，包括淋巴细胞、血小板减少、乳酸脱氢酶升高、活化部分凝血活酶时间延长。溶血性贫血和电解质紊乱也有报道，如与低镁血症相关的严重痉挛[92]。

鉴别诊断　SARS 病毒的临床特点类似许多社区和医院内呼吸道感染者，所以鉴别诊断的范围相当广泛。与其他常见的呼吸道感染类似，应首先做常规实验室和影像学检查。若有旅行或接触史，则有 SARS 病毒感染的嫌疑。可以通过卫生部门对冠状病毒做具体的测试。

多个 SARS 冠状病毒感染者已经出现，传播途径包括病人，接触过病人的医务人员或临床医务人员[93]。因此，有效地评价和疑似 SARS 冠状病毒者或确诊病例的管理措施应包括旅游史、职业史、临床观察、适当的分流和病人的隔离。对潜伏期人群的检疫可有效地遏制疫情的爆发。接触和空气传播的预防措施应引起注意，可以考虑防护眼镜。世界卫生组织和疾病预防控制中心更新不断更新用于诊断、隔离、治疗和处置疑似病人或确诊 SARS 病毒感染的指南。详细信息见于 www.cdc.gov 和 www.who.int，也可与当地卫生局联系。

治疗 除支持治疗外尚无其他对非典病毒有效治疗措施[89,92,94]。对于有下呼吸道感染症状患者，仍需采取常规抗生素和辅助疗法治疗，即使他们被怀疑感染非典。

处理 没有必要让所有疑似或有呼吸道症状的病人住院治疗，家庭护理足够，应避免接触感染者和预防空气传播。应在公共卫生人员的指导下终止对疑似病例的检疫措施。

其他冠状病毒

发病机制 冠状病毒感染对于成人来说就是普通感冒，对于儿童就是下呼吸道感染疾病。近期研究表明其还可引起儿童腹泻。

临床特征 冠状病毒主要引起成年人的上呼吸道疾病。下呼吸道感染罕见于成人但在儿童中常见，可导致未满 1 岁以下儿童腹泻。

鉴别诊断 成年人感冒的病因中，冠状病毒可能占 15%，鼻病毒占了剩下的大部分，副流感病毒、流感病毒、呼吸道合胞病毒、腺病毒、肠道病毒也会导致上呼吸道感染和感冒。轮状病毒、诺沃克病毒和肠道病毒引起儿童多数病毒性肠胃炎。

治疗和处理 多数对冠状病毒的治疗仅属支持治疗。

副黏病毒科

副流感病毒科

临床特征 副流感病毒是导致儿童哮吼最常见的原因，呼吸道合胞病毒是下呼吸道感染最常见的原因，感染此两种病毒患儿需要住院治疗[95]。

该病毒是通过呼吸道，以手触摸黏膜方式进行传播。潜伏期通常为 1～4 天，临床症状表现为，持续发热近 4 天。

副流感病毒感染缺少持久免疫力。副流感病毒 1 型是引起哮喘、喉气管、支气管炎最主要的原因，多发于秋季，病发人群为未满 3 岁的孩子。副流感病毒 2 型也与哮吼有关，发病率低于 1 型，而且往往与 1 型隔年发生。副流感 3 型病毒感染多发生在春季，1 岁以下婴幼儿较常见，导致支气管炎和肺炎，与呼吸道合胞病毒类似。在 3 岁以下的儿童中，副流感病毒 3 型也与哮喘有关，年龄较大的儿童伴有气管支气管炎。副流感病毒 4 型很难治愈，似乎与轻度呼吸系统疾病有关。严重哮吼或喉气管炎细菌二重感染可能导致呼吸困难。

鉴别诊断 引起的上呼吸道感染的病毒类似于副流感病毒，包括腺病毒、鼻病毒、流感病毒、呼吸道合胞病毒、埃可病毒、柯萨奇病毒和冠状病毒。副流感病毒感染者，其血清抗体滴度在急性期及恢复期间可上升四倍。

治疗 哮喘在夜间尤甚；雾化吸入往往是很有帮助的。消旋肾上腺素雾化吸入可用于治疗严重的哮喘，但有效期短暂，仅 2 个小时。肌肉注射类固醇有效，其使用对住院儿童可降低要求[95]。口服一个单剂量地塞米松 0.6mg/kg 证明可以减少回访就医[96]。副流感病毒可引起再感染，所以以预防感染是不太可行的。更严重的气管疾病，如喉气管支气管炎和喉气管支气管肺炎，可能是由病毒引起的，但主要是细菌重叠感染，包括金黄色葡萄球菌，A 组链球菌[97]。

呼吸道合胞病毒

发病机制 呼吸道合胞病毒感染可在全球范围发生，主要是在隆冬到晚春。婴幼儿肺炎中炎性标记显示位于间质组织及肺部肺泡，而在婴儿毛细支气管炎肺泡显示较少参与，但可能在细支气管里会出现显著的变化。严重的疾病可能导致支气管阻塞，周边气道阻塞或肺气肿。传播途径是通过接触患者的呼吸道分泌物和用手触摸鼻子或眼睛传染。

呼吸道合胞病毒感染占呼吸道感染入院婴儿数量的大多数。呼吸道合胞病毒感染的严重表现为支气管炎和肺炎，通常发生于 6 个月以内的儿童。1 岁以上的儿童不太可能出现下呼吸道感染。大龄儿童和成人一般出现感冒和咳嗽，但年纪较大的患者可能伴有严重的疾病。

临床特征 呼吸道合胞病毒感染的潜伏期平均时间为 2～8 天。最常见的表现是婴儿患有支气管炎和肺炎，年幼的孩子出现气管支气管炎、喉炎、中耳炎，较大的儿童和成人出现上呼吸道感染。婴儿毛细支气管炎可能会导致哮喘的风险增加以及后天的慢性阻塞性气道疾病。免疫力低下的婴儿可能会出现致命疾病。

呼吸道合胞病毒感染，可通过培养或检测呼吸道分泌物病毒，鼻冲洗标本，或鼻咽或咽喉拭子呼吸道合胞病毒抗原进行确诊。

鉴别诊断 呼吸道合胞病毒感染相关的症状会与上下呼吸道病原体症状重叠，包括鼻病毒、副流感及流感病毒、埃可病毒、柯萨奇病毒和冠状病毒。婴儿在没有细菌病原体的情况下患有肺炎或支气管炎时，应考虑呼吸道合胞病毒感染。还应注意非传染病导致婴儿低氧血症的可能，如婴儿异物吸入、哮喘等。

治疗 呼吸道合胞病毒感染的治疗主要是支持治疗。对于病情严重的婴幼儿须住院治疗，雾化吸入利巴韦林已被证明能缩短病程，并改善正常婴儿的低氧血症，尚未证明皮质类固醇有效[99]。在冬季，高风险的婴儿为防止呼吸道合胞病毒感染，可以每月注射免疫球蛋白或每月肌肉注射单克隆抗 RSV 抗体[99]。免疫力低下的婴儿可能发生严重的疾病，呼吸道疾病要做好预防措施，以防止在病人与病人或医务人员与病人之间的传播。

腮腺炎病毒

发病机制 腮腺炎，或传染性腮腺炎，是一种急性疾病，症状有发热、肿胀和唾液腺压痛，最常见的涉及腮腺。腮腺炎最常发生在冬季和春季，由于儿童免疫接种的普及，腮腺炎多发生在大龄儿童中。该病毒通过呼吸道或与受感染者的唾液直接接触进行传播。潜伏期为 2～4 周，在发病后的 1 周到 9 天进行传播。在发病期中大约 2 天具有最大的传染性，其中 1/3 的病例无症状。

临床特征 非化脓性腮腺肿胀是腮腺炎的标志；肿胀可能是一侧的。往往牙关紧闭。在前 3 天，患者的温度可能介于正常和 40℃ 之间。重要但不常见的并发症是附睾炎和脑膜炎。有 15%～25% 的男性患者在青春期后会出现睾丸炎，通常是单侧的。虽然某种程度上睾丸会萎缩，但不育的发病率非常低，尤其是当睾丸炎是单侧时[100]。超过 50% 的腮腺炎患者脑脊液中淋巴细胞异常增多，并且脑脊液葡萄糖下降，不到 10% 的病例可发生脑膜炎症状。脑炎是少见的，发生率只有 1/6 000，却是导致死亡的主要因素[101]。先天性感染是罕见的，但如果发生在第一孕期可能导致流产。腮腺炎罕见并发症包括脑积水、耳聋、横向脊髓炎、吉兰-巴雷综合征、胰腺炎、乳腺炎、卵巢炎、心肌炎、关节炎。

鉴别诊断 在儿童，腮腺炎的诊断包括传染病接触史、腮腺肿胀和全身压痛。一般不需要实验室的确认。在鉴别诊断时的注意事项包括，其他病毒感染和其他疾病引起的腮腺肿胀和压痛，如细菌性腮腺炎或结节。

据报道 2006 年在美国爆发了近 6 000 例多态的腮腺炎病例[102]。只接种一剂腮腺炎疫苗的人受感染者的概率是那些接种两剂疫苗的五倍多，疾病预防控制中心的免疫实践咨询委员会建议疫苗剂量为两剂[103]。

治疗 支持治疗，并应该使用止痛剂和退热剂。没有数据支持使用类固醇可以阻止对于青春期后睾丸炎的并发症或改善症状。

对于没有腮腺炎病史或疫苗接种史的接触者，应采取免疫措施。由于已免疫人群接种疫苗不存在风险，因此进行血清检查以确定易受感染人群就不再必要超过 95% 的疫苗接受者免疫力得以长足发展。有过感染史的人群，包括无临床症状疾病的群体，可形成长期甚至一生免疫力。

麻疹病毒

发病机制 麻疹是由于呼吸道感染而造成的一种高度传染性病毒疾病。通常来讲，所有暴露在活动性患者的易受感染人群都会感染。在呼吸黏膜增殖后，病毒传播到区域淋巴细胞中，然后通过血液传播，到达网状内皮组织系统的白细胞，临床症状会在病毒血第二阶段后显现出来。

在 1963 年有效疫苗可实现化前，麻疹病十分普遍。2006 年，麻疹在全球内造成了 240 000 人死亡；鉴于早些年的高死亡率，很明显世界很多地区都在为降低麻疹死亡率上取得了巨大的进步。但麻疹仍是导致年幼儿童死亡的主要病因，尤其是发展中国家的儿童[104]。麻疹的传播在美国已基本消除，尽管在某些接种疫苗不充分的人群或接触了国外感染源的人群中仍会发生感染[105]。发现麻疹病例必须上报本地健康机构。一旦儿童发疹，至少 4 天之内不能去学校。

临床特征 麻疹的潜伏期是 10～14 天。在典型的发疹症状前 2～4 天，会出现咳嗽、感冒、结膜炎、发热等症状（彩图 128-6A）。在发疹之前，会在颊侧黏膜出现伴随鲜红色炎症的淡灰色斑点（Koplik 斑），可以据此确诊为麻疹（彩图 128-6B）。散状红色斑疹和丘疹，从头部开始 3 天后遍及全身。与之而来的可能是喉炎、气管支气管炎、支气管炎、肺炎。细菌性重复感染有时会推迟康复。个别情况下，会出现死亡率达 25% 的脑脊髓炎这种严重并发症，加大了康复的难度。与风疹不同，怀孕期间得了麻疹不会造成胎儿畸形，但是可能导致死产或早产。

婴儿和营养不良的儿童通常会遭受更多的疾病，其中由肺炎和腹泻导致的死亡例达到 10%。麻疹会导致维生素 A 缺乏性致盲。

1968 年在美国，失效麻疹疫苗在退出市场前就被接种到民众身上，由此出现了非典型性的麻疹症状。主要是在四肢出现非典型性疹，并伴有肺炎、胸腔积液、水肿。现今的麻疹疫苗既有单一抗原，也可与风疹或腮腺炎疫苗混合，活性好，毒性小。

鉴别诊断 麻疹主要是通过临床特点诊断，其他病毒疹有能可能会相似的发疹症状。

治疗 原发病采取支持治疗。免疫系统受损的儿

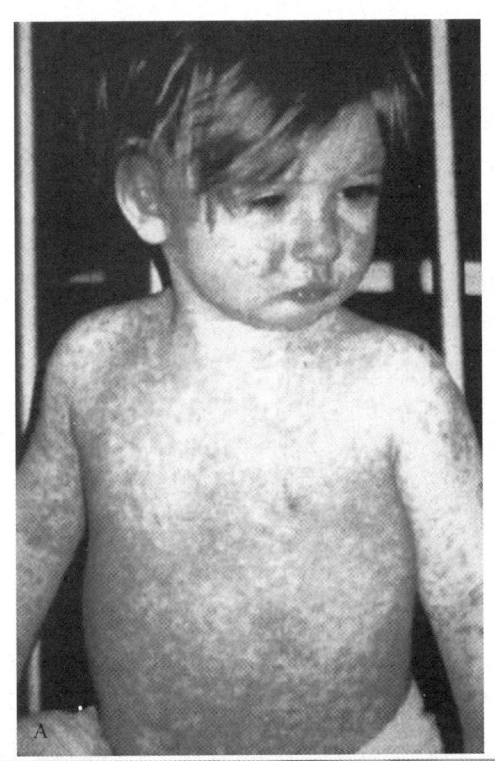

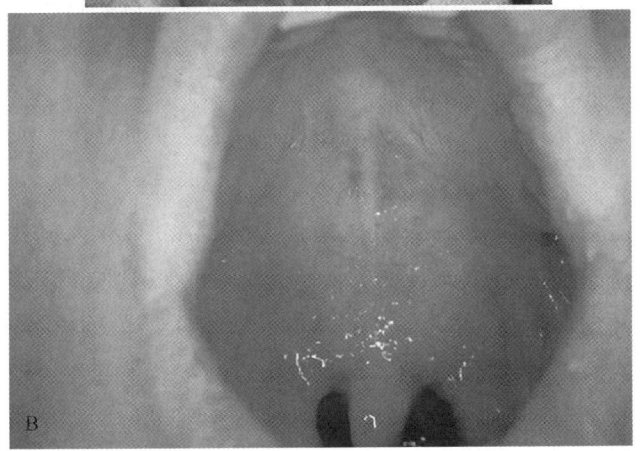

彩图128-6 A，麻疹。B，因麻疹引起的麻疹黏膜斑（Koplik斑）。

童和1岁以下的婴儿容易受到感染，一旦暴露于麻疹病毒下，在6天内应接受被动免疫法治疗。健康的婴儿应该接受0.25ml/kg的肌内免疫血球素治疗，而免疫系统受损的儿童用量为0.5ml/kg，最高不超过15ml。

亚急性硬化性全脑炎

发病机制 亚急性硬化性全脑炎是一种脑部退化疾病，是由麻疹病毒或原发性麻疹病后残存在神经中枢系统中的缺陷性病毒变体引起的。从上世纪70年代，大约是麻疹病出现10年后，亚急性硬化性全脑炎基本上在美国已消失。

临床特征 亚急性硬化性全脑炎是一种出现在大脑两半球及脑袋部位白灰质的亚急性脑炎，每100 000个麻疹病例中会出现1例亚急性硬化性全脑炎。亚急性硬化性全脑炎通常在年轻患者（处于平均发病年龄之下）患有无并发症的原发性麻疹患者身上出现。5~10年后，亚急性硬化性全脑炎会导致肌阵挛和轻微局部神经缺损。随后会发生渐进性神经退化，并且在确诊后数月到数年的时间内会死亡。

鉴别诊断 亚急性硬化性全脑炎和其他退化性神经性紊乱类似。通过典型性脑电图的变化，脑脊髓液中麻疹抗体的检定以及显著升高的麻疹血清抗体可以确诊。

治疗 支持治疗。

弹状性病毒科

弹状性病毒家族分为两大类，一类是狂犬病病毒属，包括狂犬病及类狂犬病毒；另一类是水疱性病毒属，包括水疱性口炎及相关病毒。已知的狂犬病病毒属有6种，但是仅有狂犬病毒、分离自津巴布韦及分离自南非病毒可以使人类致病。狂犬病会在随后第129章深入讨论。

水疱型口炎病毒及相关病毒

水疱型口炎病毒通常感染野生和家养动物，并偶尔感染人类。病毒的传播被确认为是通过蚊虫叮咬造成的。在感染新泽西型或印度型水疱型口炎病毒1~2天后，会出现类似流感的发热症状，并持续4~7天。偶有口部水疱损伤。其伴随症状是非特异性的。可以通过血清检查诊断。支持治疗。

丝状病毒科

马尔堡和埃博拉病毒

发病机制 马尔堡和埃博拉病毒会导致全身性的发热病症，并伴随多器官衰竭。尽管这些病毒已分别感染了非洲绿猴和食蟹猴，并足以致命，但病毒的自然温巢还未知。最近报道显示蝙蝠物种是一种可能储藏地，但还没有确定性的证据[107]。通过接触污染组织和污染物能造成的猴子对人的传播以及人与人的传播已有记录。未见空气传播的报道。

临床表现 在暴露于受感染组织或接触污染物后的2~10天后，疾病会突然发作，早期症状表现为头痛、发热、肌痛、关节痛、嗜睡。最主要症状为凝血病。在青猴病与埃博拉感染案例中，有记载的死亡率高达90%以上。由于接触外来的青猴，人类因此感染了埃博拉病毒，德国和前南斯拉夫对此都有记载。刚果民主共和国和安哥拉曾记载此疾病在人群中的传播[108]。至今，世界范围内大约有1 850例已记载的埃博拉病例，超过1 200人死亡[107]。

鉴别诊断 青猴病和埃博拉病在临床表现上可能与其他非洲出血热相似，特别是裂谷热，拉沙热和黄热病。通过将病毒与血液隔离分析或观察持续升高的抗体效价，可以做出诊断。

治疗 疫苗暂无，仅能辅助性治疗[109]。

正黏液病毒科

流感病毒

发病机制 流感通常是自限性上呼吸道感染，伴有发热、咳嗽、鼻炎、伤风、喉痛以及倦怠[13]。现已确认三种类型的流感。A类流感与绝大多数流行病有关，因流感致死的病例中，A类流感占多数。B类流感每2~3年能够引起区域性或大规模的流行病。C类流感属于偶发性疾病。

临床特征 在暴露于呼吸分泌物浮粒后的1~4天后表现出临床症状。这些症状包括：肌痛、鼻炎、结膜炎、头痛、干咳。肺部X线片可以看见斑块浸润（斑块影）。症状和表现只持续几天，但是疲劳不适会持续数周。流感较常见且严重的并发症是肺炎（由流感本身或二次感染引起），尤其在老人和患有慢性疾病的人群中。其罕见并发症包括无菌性脑膜炎、心包炎，以及类似于吉兰-巴雷（Guillain-Barré）综合征的感染后神经炎。

病毒培养依然是流感实验室诊断的金标准，但其结果对于临床诊断不够及时。目前市售的快速鼻腔分泌物检测，其快速的床旁检测阳性结果将在儿科和成人患者中增加抗病毒药物的使用，减少抗生素的滥用[110,111]。

鉴别诊断 由流感病毒引起的综合征会与由其他病毒引起的综合征重叠，例如副流感病毒、呼吸道合胞病毒、腺病毒、冠状病毒、人肠道孤病毒。

治疗 通常的支持性措施可以改善流感症状。神经氨（糖）酸苷酶抗化剂扎那米韦和奥塞米韦可以治疗A类和B类流感。对于肌酸酐清除率低于30ml/min的患者，奥塞米韦的日常剂量要减少到75mg/次。如想达到期望疗效，必须在症状出现后2日内使用那韦和奥塞米韦[14]。对于6个月到4岁儿童、50岁以上的成人，以及易受流感影响而致病甚至死亡的高危人群（包括免疫抑制患者，慢性病患者及孕妇），推荐每年接种疫苗。同样，对于医护工，以及在家庭中接触5岁以下，50岁以上感染者的人群，也推荐接种疫苗。此外，对于希望降低因流感致病或将流感传染给他人风险的所有人，CDC建议每年接种疫苗[13]。应避免使用阿司匹林和含阿司匹林的产品，尤其是儿童青少年，特别是在流感蔓延的时候，因为在流感发病期使用阿司匹林与随后Reye综合征的发展有关[42]。

H5N1是一种高致病型禽流感病毒。据报道，1996年在中国发现了首例感染的鹅[112]。此后这种病毒迅速在野生鸟类和家禽中蔓延，贯穿亚洲大陆，并传播到欧洲大部分地区，以及非洲一些地区。据称，H5N1已出现在美国或澳大利亚的家禽中。由高致病型禽流感病毒引起的人类疾病已被报道发生在亚洲、中东、非洲的几个国家。尽管人类与受感染鸟类的直接接触似乎是主要的传播模式，但是人类之间的传播已有记载，而且未能解释原因的传播案例暗示环境与人类之间的传播也是可能的[113]。潜伏期少于1周，临床病症严重程度不一，可以是无症状或轻微症状的病毒综合征，也可能是高爆发性和致命性病症[114]。

由于暴露于已知疾病温巢而处于感染疾病风险中的人群，以及有呼吸疾病的人群，都是高致病型禽流感病毒感染的怀疑对象[115]。公共健康官员应在知晓疾病的情况，采取全面控制措施[116]。高剂量奥塞米韦（150mg每天2次），金刚（烷）胺和金刚烷乙胺这种早期抗病毒疗法被推荐使用，并辅以支持辅助性护理。H5N1对奥塞米韦的抗药性已有描述[3]。在疾病爆发的情况下，对患者使用PEP和抗病毒医治，应该是在疾病专家会诊后，进行治疗。

至今为止，WHO已报道了385例实验室已证实的病例，其中死亡病例243例。实际的发病率和数字可能会更高[117]。尽管已采取激烈的公共健康措施，例如宰杀感染家禽，但许多专家认为禽流感会成为严重的全球性传染病。

布尼亚病毒科

加利福尼亚脑炎和布尼亚出血热病毒

病理生理学和临床表现 加利福尼亚脑炎病毒，包括拉克罗丝和约翰逊峡谷病毒，是通过蚊子叮咬来传播的，其主要发生在美国北部的夏季和秋季。每年大约100个病例被报道。传染基本上无症状，但是和脑炎相关的死亡率大约为1%[118]。

布尼亚病毒家族包括克里米亚半岛——刚果出血热病毒，立夫特山谷热病毒，和一种可导致出血热并有肾脏综合征的汉坦病毒[119]。

啮齿动物携带有汉坦病毒，这种病毒通过被感染的啮齿动物排泄物的浮质传播。汉坦病毒可分为旧大陆和新大陆两种。旧大陆汉坦病毒主要存在于欧洲和亚洲，倾向于导致轻微的疾病，它和出血热有关联，并伴有肾脏综合征。在亚洲和欧洲每年有100 000以上的病例被发现，死亡率大约为6%[120]。新大陆汉坦病毒主要发生在美洲。1994年，一种曾经不知名的新大陆汉坦病毒被发现可导致肺部综合征，并伴有呼吸急促，血浓缩，血小板减少和白细胞增多[121]。这种病例主要出现在美国的西南部，总死亡率超过50%。病毒通过 Peromyscus maniculatus 鹿鼠传播。这种病毒被命名为 sin nombre 病毒。

几种其他汉坦病毒已经确定存在于美国的中部和南部了，它们也和汉坦病毒肺部综合征和汉坦病毒心肺综合征有关。一种蚊子携带立夫特山谷热病毒，这种病毒通常会导致非特定发热。每年高达100 000的病例出现在非洲。一些病人会出现严重的视网膜炎，因此而失明。克里米亚半岛-刚果出血热病毒是一种严重、少见、由扁虱携带的病毒，主要出现在非洲和亚洲，病死率接近50%[119]。

治疗 这些疾病是可以被治疗的。国家疾病控制中心提供静脉用的病毒唑，以供研究之用。

沙粒病毒科

淋巴细胞性脉络丛脑膜炎，沙拉热，沙粒病毒

发病机制 啮齿动物身上的寄生虫携带有沙粒病毒，可能是通过感染病毒的啮齿动物尿液传染给人类。四种沙粒病毒可以使人致病：淋巴细胞性脉络丛脑膜炎病毒会使人得脑膜脑炎，这种病虽然严重，但很少致命。分别来自于阿根廷和玻利维亚的 Junin 和 Machupo 病毒和来自于非洲的沙拉热病毒，会使人患有严重的，甚至致命的出血热。

临床特征 淋巴细胞性脉络丛脑膜炎病毒一般是在人和人之间传播。淋巴细胞性脉络丛脑膜炎出现在美洲，欧洲和非洲，通常是通过家里的老鼠，宠物鼠和实验室饲养的动物传染[123]。1~3周的潜伏期后，先是类似感冒的症状，通常之后就痊愈了。可能会引起脑膜炎，但即使严重的患者都会康复的很好。睾丸炎和腮腺炎可能会伴随着这种疾病。在美国，对淋巴细胞性脉络丛脑膜炎的研究仍然是个难题[124]。

在非洲的西部，沙拉热是一种高度的接触传染病，在就医的患者里面，此病致死率高达25%。带菌者是一种常见的鼠类。传染途径是接触老鼠或是它们的粪便，或者被感染的人群。在非洲的一些地区，血清阳性的人群比率可能高达55%。沙拉热的特征病状是6~21天的潜伏期之后会逐渐出现发热和不适。80%被传染的人症状较轻，或者没有症状。但是大约20%的人会发高烧，咽炎和扩散性疼痛（头痛、胸口痛、腹痛），通常伴呕吐和腹泻。病情恶化的症状是多器官衰竭、黏膜出血、昏迷和死亡。可出现肺炎和呼吸困难。早期的淋巴球减少症会伴随着中性白细胞增多症和转氨酶的增多，与不良预后有关[125]。由 Junin 病毒致病的阿根廷出血热，会使皮肤上出现皮疹和雀斑，它比沙拉热更容易出血。7~10天的潜伏期之后，病人会出现发烧，乏力不适，食欲减退和肌痛。在4~6天之间，病人会出现瘀点和胃肠出血，之后可能会休克。死亡率高达30%。玻利维亚出血热由 Machupo 病毒所致，它和阿根廷出血热是类似的，只不过比较少见[126]。

鉴别诊断 淋巴细胞性脉络丛脑膜炎病毒传染可能和其他的脑膜炎或者脑炎类似。通过将抗体浓度提高4倍对沙粒病毒传染进行诊断。

治疗 治疗淋巴细胞性脉络丛脑膜炎只需要维持疗法即可。病毒唑可以有效地治疗沙拉热，能将死亡率降低5倍[127]。用已康复的病人的血浆可以成功地治疗阿根廷出血热，玻利维亚出血热也可以这样治疗。预防沙粒病毒传染最好是控制被感染的带菌者。需要对病人进行特别的护理（隔离？）以避免沙拉热在人群中传播。

反转录病毒科

反转录病毒家族的三个亚科是：C 型肿瘤病毒（HTLV-Ⅰ，HTLV-Ⅱ），慢病毒属（HIV-1，HIV-2）和泡沫病毒。只有肿瘤病毒和慢病毒属可以使人致病。

C 型肿瘤病毒

RNA 可以通过 RNA 肿瘤病毒处的反转录酶被转录为 DNA，这个说法为人类反转录酶病毒的发现打下了基础[128]。1980年，人们分离出了 HTLV-Ⅰ[129]。大约1%的人在孩童时期感染了 HTLV-Ⅰ病毒，成年后 T-细胞白血病-淋巴瘤会逐渐显现出来。HTLV-Ⅰ病毒也和热带痉挛下肢轻瘫有关，这种病也被叫做 HTLV-Ⅰ骨髓病。1982年，人们分离出了 HTLV-Ⅱ病毒，而且发现，它和一种 T-细胞的毛状细胞白血病有关[130]。

人体免疫缺陷病毒

HIV 是一种慢性病毒或者慢病毒属，它与动物病毒，比如绵阳髓鞘脱落病毒和猫白血病毒有关。第130章对 HIV 和 AIDS 进行了全面的介绍。

细小 RNA 病毒科

细小 RNA 病毒科家族的命名源于 pico，意思是"非常小"，它们的核酸类型是 RNA。细小 RNA 病毒科包括两种可传染人类的病毒：肠道病毒，它包括67个公认的品类（脊髓灰质炎病毒、柯萨奇病毒、

艾柯病毒和肝炎A病毒）和鼻病毒，它包括100多个使人致病的品类。

脊髓灰质炎病毒

发病机制 小儿麻痹症是一种急性的病毒感染，其严重程度可有不同，可能会出现无明显症状、非特异性发热、无菌性脑膜炎、严重者瘫痪甚至死亡。美国自从引入了小儿麻痹症的疫苗之后，每年只有一些瘫痪的小儿麻痹症患者被确诊，而且这些病例中的大部分人为外来者，或与疫苗相关[131]。自从2000年注射式疫苗替代口服疫苗之后，在美国未见因小儿麻痹疫苗瘫痪的病例，对口服疫苗瘫患者仅有很少数的报道[132]。

脊髓灰质炎病毒通过亲密接触传播；有文献记载其通过粪口途径和接触呼吸道分泌物。人们普遍对脊髓灰质炎病毒比较敏感，但麻痹很少传染，发病率随着感染年龄的增加而增加。至少95%的被感染的人无症状或症状不明显。

临床特征 小儿麻痹症通常其潜伏期为7～14天。儿童得了小儿麻痹症之后，其发病过程通常分为两个阶段。开始的病毒血症阶段持续1～3天，2～5天的恢复之后，突然间会出现头痛、发热、不适、呕吐，继而CSF白细胞增多。脑膜炎阶段持续1～2天之后开始出现虚弱、乏力甚至瘫痪。延髓的麻痹性脊髓灰质炎产生的肌肉群的麻痹由脑神经来控制。麻痹性脊髓灰质炎最严重的并发症是呼吸系统，特别是由呼吸的肌肉，吸入性肺炎和肺栓塞引起的呼吸衰竭，很少出现心肌炎。发病之后，肌肉麻痹一般只持续1到3天。急性脊髓灰质炎病毒感染被治愈之后，一种伴有神经肌肉虚弱的麻痹性综合征会在几十年后复发[133]。

鉴别诊断 麻痹性脊髓灰质炎通常可以靠临床表现确诊。其他的肠道病毒可以导致类似症状。吉兰-巴雷综合征和脑炎后的综合征和麻痹性脊髓灰质炎症状相似。鉴别可通过病因：非瘫痪的脊髓灰质炎的原因包括任何的细菌，病毒性脑膜炎和脑炎。通过排泄物和呼吸道分泌物病毒分离来确诊。

治疗 没有特定的抗病毒治疗小儿麻痹症。可用支持治疗，小儿麻痹症病例需强制性汇报给地方卫生机关。急性期脊髓灰质炎瘫痪病人需要住院治疗。

在美国常规的接种疫苗已经大大地减少了麻痹性脊髓灰质炎病人的数量。在美国索尔克IPV被推荐用于大多数的适应证。IPV的优势是防止瘫痪疾病，但它不防止敏感人群二次感染。萨宾OPV保护敏感人群，但是它和瘫痪疾病的疫苗有关[134]。在2000年的时候，美国疾病控制与预防中心建议所有的美国孩子在2个月、4个月、6～18个月，和4～6岁的时候得到四个剂量的IPV。

柯萨奇病毒，艾柯病毒和其他的肠道病毒

发病机制 肠道病毒通过粪口途径在人和人之间传播。和脊髓灰质炎病毒一样，肠道病毒的隐形传染大大超过有症状的传染。

所有的肠道病毒都是通过口咽和在口咽组织周围繁殖而进入体内。这些病毒在酸性环境下很稳定，能够通过胃到达肠。

临床特征 大多数肠道病毒传染并不明显。最常见的临床表现就是非特异性的发热。年轻的孩子可能需要住院。柯萨奇病毒B和一些肠道病毒可能会导致诸如发烧、脑膜炎、心肌炎和肝炎等严重的围产期传染。

带有皮疹的发热通常和肠道病毒有关。类似的风疹发生在夏天的几个月里，它们和艾柯病毒和柯萨奇病毒A是一类。泡状病变会出现，例如一些柯萨奇病毒A和B引起的手足口病。疱疹性咽峡炎是一种特别的疾病，它的特征是脸颊和柔软的上腭上出现泡状的皮疹，同时还会出现发烧，咽喉痛和吞咽时产生剧痛，这都是由柯萨奇病毒A所致。红疹状的皮疹和瘀斑的皮疹也和柯萨奇病毒和艾柯病毒传染有关。

肠道病毒是病毒性脑膜炎最普遍的病因。此过程通常是良性的，但是肠道病毒感染总是会被误认为是细菌所致，特别是在急性期，CSF分析可能会表现出脑脊液绝大量的中性细胞。

柯萨奇病毒B和心肌炎的发病有重大的联系，虽然艾柯病毒和柯萨奇病毒A也可能导致这种疾病。严重的病人可能会出现心律失常，心力衰竭或者死亡。

肠道病毒会导致上呼吸道感染，引起普通感冒、间质性肺炎。胸膜痛通常和柯萨奇病毒B有关。病毒侵犯肋间肌，将会持续几个星期。

其他与肠道病毒疾病相关的病毒包括肠道病毒70和急性出血结膜炎；柯萨奇病毒和肠道病毒与腹泻和肠胃炎；柯萨奇病毒和肠道病毒与溶血性尿毒症综合征；肠道病毒和急性肌炎。其他一些可能的关联包括慢性心肌炎、主动脉炎、肝炎、胰腺炎、睾丸炎、糖尿病、淋巴结病、单核细胞增多症综合征，传染性淋巴球增多。免疫缺陷综合征患者与肠道病毒产生一个渐进性。

治疗 由肠道病毒引起的感染没有具体的治疗方法。护理工作是被支持的。推荐利用接种疫苗来对付

脊髓灰质炎病毒和肝炎 A。免疫血清球蛋白也可以预防肝炎 A 的传染。

甲型肝炎病毒

甲型肝炎病毒现在被归类于小核糖核酸病毒。甲型肝炎病毒将在第 88 章进行讨论。

鼻病毒

发病机制 鼻病毒是引起普通感冒最为普遍的原因。鼻病毒有 100 多个亚型。主要通过手、眼的接触和鼻黏膜传播，通过呼吸道分泌物的扩散传播不太常见。病毒的复制出现在鼻黏膜的上皮。

临床特征 1～4 天的潜伏期之后，出现鼻病毒感染的一般症状，包括鼻塞、打喷嚏、咽喉痛、咳嗽和不适。严重的气管支气管炎和肺炎很少出现。儿童鼻病毒感染之后出现发热和下呼吸道感染比成人更为普遍。

鉴别诊断 其他的呼吸病原体比如冠状病毒、RSV、副流感病毒、流感病毒、腺病毒和肠道病毒可能产生类似于鼻病毒所致的临床综合征。大体上，鼻病毒致病的发病率比副流感病毒和 RSV 的低。抗体浓度的上升可对疾病进行确切的诊断。

治疗 治疗的目的是减轻病症。由于血清种类太多常规的疫苗接种。因为手和脸的接触好像是最主要的传播方式，因此在疾病高发期经常洗手可能会减少鼻病毒的传播。

嵌杯病毒科

嵌杯病毒和星状病毒

发病机制 嵌杯病毒和星状病毒是小的 RNA 病毒，可引起肠胃炎的发作，特别是在儿童中。诺罗病毒和 Sapo 病毒属于嵌杯病毒科。Sapo 病毒引起儿童肠胃炎，而诺罗病毒会影响所有年龄段的人们。诺瓦克病毒在冬天的几个月是传播的高发期，通常和人们近距离的接触有关[135]。

临床表现 潜伏期在 1～4 天，疾病持续 1～3 天。病症基本上比较轻，伴随着低热。星状病毒传染引起的呕吐比嵌杯病毒少见。1/3 的肠胃炎的发作归因于诺瓦克病毒的传染。这种腹泻和短暂的脂肪吸收不良有关。疾病多发于学校和其他的公共场所，因为人们可能不适当地摄入了未煮熟的贝类。病毒的传播尚不清楚，可能是通过粪口途径。呕吐、腹泻常伴随肌痛、不适、头疼和低热。严重的腹泻并不多见，而且大便不带血。

鉴别诊断 导致肠胃炎症状的其他病因包括腺病毒、肠道病毒和冠状病毒。通过电子显微镜观察可以确诊。

治疗 支持疗法。肠胃炎通常可自限，无需特殊治疗。口服水合溶液就足够了，一般不需要静脉注射。

未分类病毒

戊型肝炎病毒

戊型肝炎病毒是一种 RNA 病毒，它被确认为是肠道传染的肝炎的一个病因。它被认为可能是孕妇暴发性肝炎的一个病因。

朊病毒

发病机制 朊病毒是指具有某些共同病理特征并能导致一些慢性神经变性疾病的病原体。一些朊病毒中不含核酸。这些病原体包括非传统的病毒和朊病毒，由这些病原体导致的疾病也称慢病毒传染或简称慢传染，包括克雅病（CJD），库鲁病和 Gerstmann-Straussler 综合征。牲畜的牛绵状脑病或人类新型克雅病（CJD）主要出现在英国 20 世纪 90 年代。到 2001 年，欧洲出现了少数的病例，但是美国没有。幸运的是，由于处理肉类副产品和家畜饲养的变化，牛绵状脑病的发病减少了。

这些疾病的一个显著的特征就是缺少炎症反应。病毒发生在中枢神经系统，出现一种星形细胞反应，伴随有神经元产生泡状，导致了海绵状脑病。

临床表现 CJD 是种很少见的疾病，通常表现为中老期逐渐痴呆，伴有紊乱和一阵阵的抽搐。这种疾病世界范围内散在分布通过人与人直接接种进行传播。库鲁病和 Gerstmann-Straussler 综合征表现为小脑综合征，而且痴呆出现在病程晚期。库鲁病和新几内亚高地部落同类相食有关[139]。同时患有 CJD 和库鲁病者，病程进展很快，通常在一年之内就会死亡。Gerstmann-Straussler 综合征慢性病程会才继续 10 年之久。

鉴别诊断 CJD 可能会被误认为是阿尔茨海默尔病或者是其他慢性进展性疾病。还应与其他疾病如：多发脑梗死型痴呆，营养缺乏综合征和原发脑部肿瘤相鉴别。通常不能通过 CT 和 MRI 来鉴别，但是脑电图可以显现出 CJD 特征性变化。

重要概念

- 轮状病毒、肝炎病毒及带状疱疹病毒疫苗已应用于临床。
- 已有关于高致病性禽流感病毒（H5N1 型）的报道。
- 原发生殖系统疱疹、严重及高发感染患者，以及免疫抑制出现继发感染的患者应接受阿昔洛韦、泛昔洛韦及万乃洛韦治疗。疱疹合并脑炎的急诊患者应尽快诊断，并静脉应用阿昔洛韦治疗。
- 带状疱疹患者传播疾病或与其皮肤接触应静脉应用阿昔洛韦。
- 老年人更易感染西尼罗病毒，给予支持治疗，及时上报公共卫生机构、并控制带菌蚊子传播。
- 冠状病毒（SARS-CoV）感染多见于社区获得性或院内呼吸系统感染。该病诊断需有明确接触史，并进行快速隔离治疗。
- 儿童应常规接种流感疫苗。而对于易感人群及将流感传染给他人风险的所有人，应每年接种疫苗。有流感症状患者，发病48小时内给予神经氨酸苷酶抗化剂治疗，能有效缩短1～2天病程。

本章参考文献请参见 http://pumpress.bjmu.edu.cn/eduservice/3419.html

第 129 章　狂犬病

Ellen J. Weber and Prasanthi Ramanujam

高红梅 译　王勇强 曹书华 校

概述

狂犬病是已知的人类最古老的传染病。狂犬病（rabies）的单词来源于梵文中"rabhas"，寓意是"行使暴力"。早在公元前23世纪，巴比伦Eshmuna法规有一条关于狂犬病的最早条例：如果患有狂犬病的狗咬伤他人，致使他人患病而死，狗的主人将被罚款40shekels（古巴比伦货币单位）[1,2]。

如今，狂犬病在第三世界国家是一个严重的公共健康问题，世界卫生组织估计每年在全球约55 000人死于狂犬病，31 000例发生在亚洲，24 000例发生在非洲（彩图129-1）。在美国和波多黎各岛，人类狂犬病极为少见，因为他们早在1947年就开始对家畜接种疫苗。在预防接种的情况下，每年大约有40例狂犬病例报告。2006年期间仅有3例人类狂犬病报告至疾病控制与预防中心（CDC）[4-7]。

流行病学

虽然人们认为任何哺乳动物都能传染狂犬病，食肉目和翼手目（蝙蝠）被认为是最重要的狂犬病贮存和传播的宿主[8-10]。世界范围内狗是最常见的被感染动物，它们也是人类狂犬病的主要来源。在亚洲和许多非洲发展中国家，狗是主要的寄存宿主，然而2003年南美洲报道死于野生动物咬伤的病例多于死于狗咬伤病例[11]。在欧洲、加拿大、北极、亚北极地区狐狸是主要的狂犬病病毒携带者，猫鼬在波多黎各岛居多，非洲以貂类为主要的野生宿主。在北美洲、南美洲及墨西哥，蝙蝠是人类狂犬病的主要来源。在非洲、欧洲、澳大利亚洲也发现了携带狂犬病病毒的蝙蝠。

在美国，超过90%的狂犬病是因为野生动物传染的。主要的病毒寄存宿主是浣熊、臭鼬、蝙蝠和狐狸[7]。在墨西哥主要是狗和蝙蝠，其他的包括山狗（可能是狗狂犬病的变种）、灰狐（重叠于美国的物种）、臭鼬[12]。

在陆生动物中狂犬病发生在分离的地理区域，这里病毒传播主要是发生在单一物种成员之间（图129-2）。每一物种及其所在区域与狂犬病病毒变异有很大的相关性。例如在美国，患狂犬病的浣熊沿东海岸呈地方性分布，在北部中心地区臭鼬则携带不同类型的狂犬病毒。另外两种不同类型的病毒则由南部中心各州和加利福尼亚州的臭鼬携带。北极和阿拉斯加红狐携带另外的狂犬病毒变种。由于它们的迁移穿过加拿大、新西兰红狐携带相同的狂犬病毒变种。在亚利桑那州和德克萨斯州，两只携带一种独特的病毒变种的灰狐被发现。尽管至2004年还没有狼狗狂犬病毒变种的报道，但一特征性的病毒变异体在德克萨斯州-墨西哥边境被发现很多年，这对在过去了两年中没有犬科狂犬病毒变异体在美国传播提出了质疑。

狂犬病是地方性的，但其他野生肉食动物或家畜都可能通过接触感染并携带地方性病毒变种（外溢）。在新西兰，尽管一些臭鼬狂犬病是由狐狸传播，但臭鼬狂犬病的增加很大程度上是由于浣熊狂犬病的流行。虽然未发现啮齿类动物和兔类狂犬病病毒传播给人类，但这些动物确实能感染狂犬病，病毒来源于本地区陆生动物宿主。啮齿类狂犬病可发生在更大型的这类动物中，例如土拨鼠、海狸。在美国被感染的土拨鼠经常被发现在浣熊狂犬病流行地区[5]。患狂犬病的蝙蝠普遍存在于美国和北美洲，占美国动物狂犬病发病率的24%。这使得它们成为美国第二常见的狂犬病病毒来源。2006年由州健康部门检测的蝙蝠中有6%呈狂犬病病毒阳性。

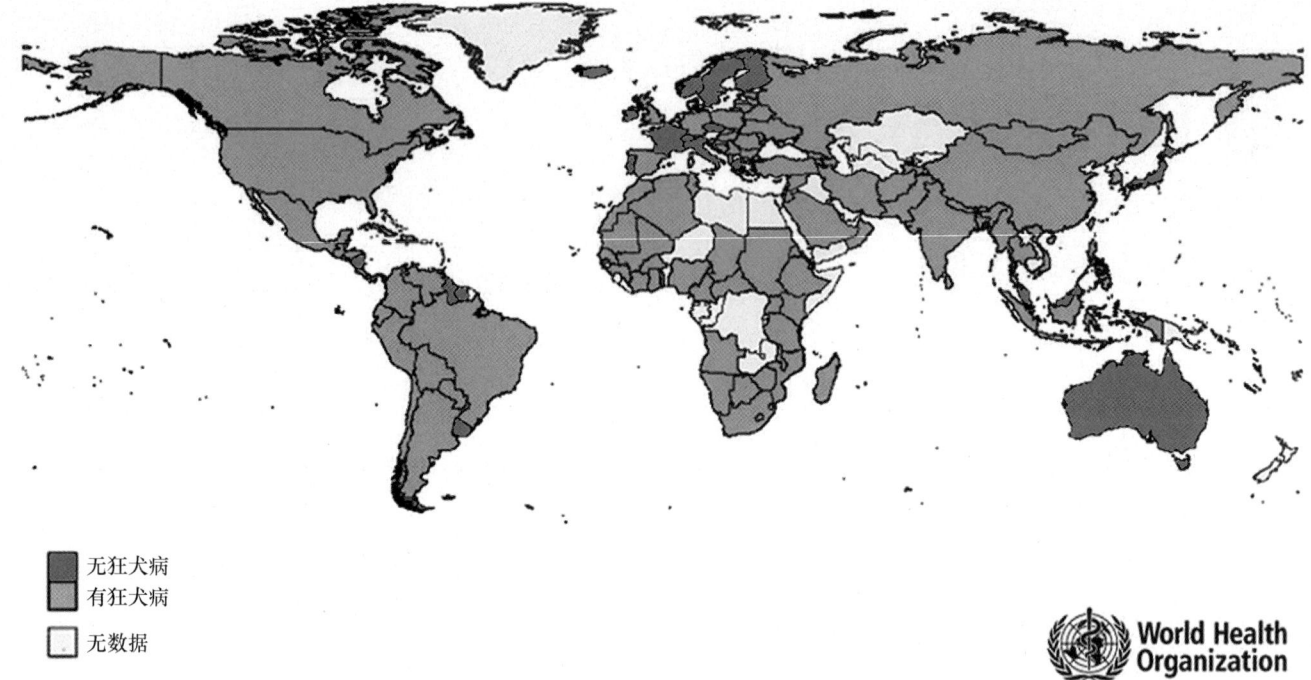

■ 无狂犬病
■ 有狂犬病
□ 无数据

彩图 129-1　2005 年狂犬病全球范围内地区分布图。世界卫生组织通过每年的世界狂犬病调查收集了狂犬病患者的数据。这些数据显示，2004 年到 2005 年，43 个国家无患狂犬病的报道。（From Rabnet/World Survey of Rabies/OIE/FAO.）

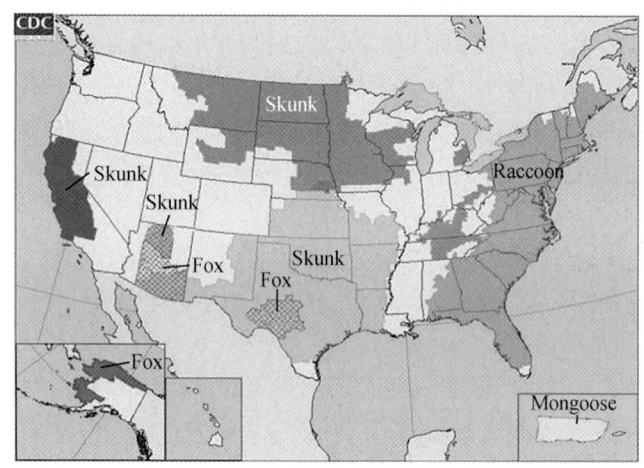

图 129-2　2006 年美国和波多黎各岛陆生动物狂犬病毒变种的分布。2006 年野生动物狂犬病的报告例数占 92%，野生物种狂犬病中浣熊占第一位，其次是蝙蝠、臭鼬和狐狸。（From Blanton JD, Hanlon CA, Rupprecht CE: Rabies surveillance in the United States during 2006. J Am Vet Med Assoc 231: 540, 2007.）

夏威夷是唯一没有狂犬病流行的地区，那里没有患狂犬病的蝙蝠和陆生动物[5]。作为狂犬病的陆生动物宿主，蝙蝠携带的病毒变种可独特地传染其他物种，但地域的相关性并不清楚，仅有蝙蝠特殊物种的地域的相关性（彩图 129-3）。在美国大陆的任何地方，患狂犬病的蝙蝠可以感染其他陆生动物，包括人类。然而这些动物携带并传播蝙蝠狂犬病病毒的变异体是极少见的[12]。

特殊物种及地域存在独特的狂犬病病毒变异体，这种相关性使得明确病毒的地域来源，或者识别先前未患狂犬病的物种成为可能。另外在动物接触史不明的情况下，抗原类型可以识别人类感染源[14-15]。

野生动物和家畜狂犬病

20 世纪 50 年代在美国家畜中狂犬病明显减少，而患狂犬病的野生动物却增多了（彩图 129-4），1978 年是 4 742 例，2006 年达到 6 940 例。主要的病毒宿主是浣熊、蝙蝠、臭鼬、狐狸（图 129-5）。20 世纪六七十年代在美国发现大量的浣熊患有狂犬病。70 年代后期大西洋中部各州浣熊狂犬病开始流行，疫情向南北传播蔓延至整个东海岸。2006 年在美国的调查中显示野生动物狂犬病中浣熊超过其他动物，占第一位（n = 2 615，37.7%），臭鼬排第二位（22%）。这种动物狂犬病的流行是因为人类猎杀浣熊无意中从东南部各州迁移到大西洋中部各州。这种推测的证据是，患狂犬病的浣熊首先发现于大西洋中部各州，而后延至整个东海岸，且浣熊携带的病毒变种与东南部各州相同，分布在地理位置的北和西。现在患狂犬病的浣熊分布于整个东海岸各州，包括阿拉巴马州、俄亥俄州、田纳西州、宾西凡尼亚州、佛蒙特州、西弗吉尼亚州。加拿大第一只患狂犬病浣熊是在 1999 年在安大略省发现的；2001 年报告 89 例；在野生动物控制措施施行后 2002 年数量减少至 26 例；

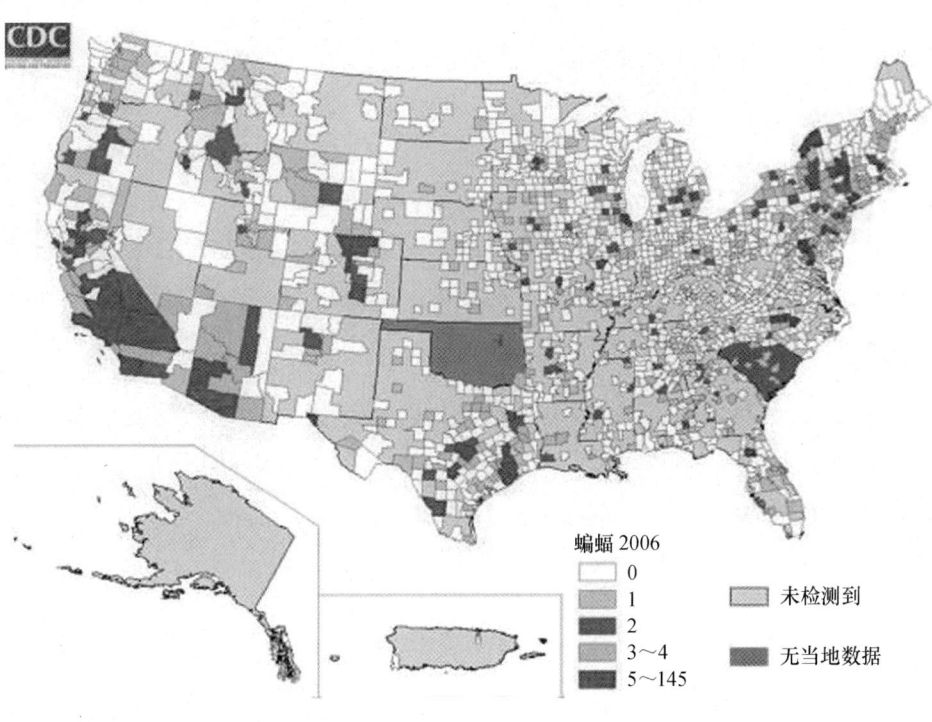

彩图 129-3　2006 年美国患狂犬病的蝙蝠例数，占美国动物狂犬病发病率的 24%。这使得它们成为美国第二常见狂犬病病毒来源。得克萨斯州报告例数最多，其次是加利福尼亚州和纽约州。(From Blanton JD, Hanlon CA, Rupprecht CE：Rabies surveillance in the United States during 2006. J Am Vet Med Assoc 231：540，2007.)

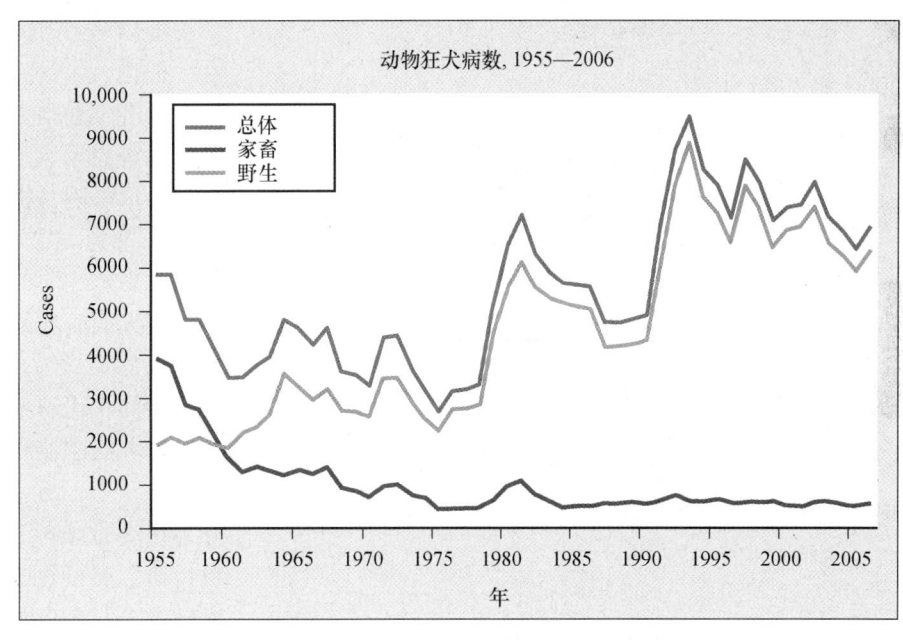

彩图 129-4　1955 年至 2006 年动物狂犬病例数。1940 年到 1950 年的狂犬病接种使家养动物狂犬病下降。同样，山狗和灰狐狂犬病病毒变种明显减少。(From Blanton JD, Hanlon CA, Rupprecht CE：Rabies surveillance in the United States during 2006. J Am Vet Med Assoc 231：540，2007.)

2006 年只有 5 例报道[5,17,18]。20 世纪 90 年代早期山狗狂犬病的小流行开始于德克萨斯州南部，1990 年报告 3 例，1993 年 71 例，但数量自此减少到低水平。自 2004 年美国还没有关患狂犬病的狼狗的报道[5,19,20]。

在过去的 10 年，家畜狂犬病的数量一直比较稳定，约占全美全部狂犬病的 8%（547 例）[5]。2006 年宾西凡尼亚州报道了数量最多的患病家畜（72 例），其次为弗吉尼亚州（62 例）。猫是患狂犬病最常见的家畜，约占所有家畜狂犬病的 58%，1988 年发现 192 例，2006 年为 318 例[21]。病猫患病所在地区大约 80% 存在浣熊狂犬病，而中部平原各州的则是臭鼬狂犬病外溢的结果。1988 年在美国发现 128 例患病狂犬病狗，2006 年 79 例。2006 年德克萨斯州，乔治亚州，北卡罗来纳州报道的狗狂犬病数量最多。狂犬病狗的分布在南部中心各州似乎与臭鼬狂犬病一致，在德克萨斯州与灰狐分布一致。2006 年狂犬病牛的数量降至 11.8%（82 例），其分布与美国中部、中西部的狂犬病臭鼬相似，与东北部、大西洋中部的狂犬病浣熊一致[5]。

患病狂犬病狗和猫的中位值年龄是 1 年，大多数没有接种过疫苗或只接种过一次[21]。猫和狗普遍被流行于该地区陆生动物的一种狂犬病病毒感染。

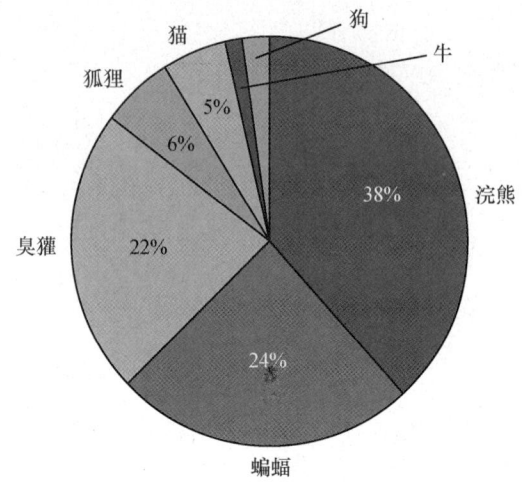

图 129-5 2006年美国动物狂犬病例数比例。其他家养和野生动物未显示在此圆图中。由于是约数例数未超100%。2006年浣熊狂犬病为2615例，经3年的减少后再次增加。与2005相比，2006年蝙蝠，臭鼬和狐狸狂犬病也有所增加。（From Blanton JD, Hanlon CA, Rupprecht CE: Rabies surveillance in the United States during 2006. J Am Vet Med Assoc 231: 540, 2007.）

2005和2006年波多黎各岛报道了5例狂犬病猫，被推测是猫鼬狂犬病病毒变异体的外溢[5,22]。很多主人并不知道他们的宠物接触到携带病毒的野生动物。

人类狂犬病

因为动物接种程序的有效实施和人狂犬病疫苗及免疫球蛋白的应用[5]，在美国人类狂犬病的发病率一直很低。1996年至2006年期间疾病控制与预防中心报道了33例人类狂犬病，其中21例来源于动物。1例与美国东部的浣熊狂犬病毒变种有关，1例是波多黎各岛的狗-猫鼬狂犬病毒变种，其余的与蝙蝠有关[5,23-34]。四例发生在器官移植的病人身上，捐赠者死于未知的脑病，后来证实为狂犬病[32]。大部分与蝙蝠相关的病例，是在医院治疗中或病人死去后，通过对抗原分析蝙蝠狂犬病毒变种而发现的蝙蝠接触史。一半多的病例患者知道有蝙蝠接触史，却没有采取相应的预防措施[23,26,27,29,30,32-34]。另一些病例则没有明确的蝙蝠接触史。虽然狂犬病毒被发现于大多数美国的蝙蝠物种中，最常见感染人类的"隐性"蝙蝠狂犬病是银发东方油蝙蝠，它独居于树上，很少出现在出现在建筑物中，很少与人类接触。他们携带的病毒能很好地复制，比犬科类狂犬病毒变种更能耐受低温，这意味着少量的病毒也可以引起病毒传染[9,13]。

发病机制

狂犬病是由一种嗜神经的棒状狂犬病病毒（Lyssavirus，来自希腊文 lyssa，意思是暴怒）引起。动物是病毒的自然宿主，感染后的动物发病而死亡。通常3~9天内动物的唾液中开始分泌病毒。食虫蝙蝠可以存活10天左右，吸血蝙蝠可以存活更长时间[36,37]。一些证据显示狗可以无症状携带病毒，但目前还没报道这种动物传播疾病的病例[38]。1988年在美国的一项调查发现狂犬病狗均在发病8天内死亡，中位时间是3天[21]。

动物的唾液一旦开始分泌病毒，它们就可以传播狂犬病。多数狂犬病动物会在分泌病毒前发病，而另一些其唾液分泌病毒很多天还未发病[37]。典型的表现是嘴里起泡的脏狗，疯狂地在镇上乱跑，这不是很常见。疾病症状经常出现，但往往不明显。实际上，少于一半的家畜狂犬病病例最初是由兽医发现的[21]。动物可以表现出攻击行为，共济失调、易激惹、厌食、昏睡、大量流涎。猫比狗更易表现攻击和易怒行为。而野生动物更明显表现出本能行为的改变，例如夜行动物白天大胆地在市区穿行[39]。家畜冷不丁地咬你一口可能是狂犬病的表现，而更常见的是人，特别是儿童逗宠物玩或抢它的食物时不经意地激惹了它。

狂犬病病毒经动物咬伤伤口、皮肤破损处、黏膜处传染[40]。几乎所有人狂犬病病例都是由咬伤伤口被传染的，比动物抓伤后感染的概率高50倍[41]。已感染狂犬病的器官捐献者可通过角膜或器官移植而传播病毒[32,40]。在动物中狂犬病病毒可以经胎盘传播，并且在实验室人工严格的条件下证明病毒可经悬浮颗粒传播，亦可通过摄食传播[8,42]。除了器官移植，尚未确定人与人之间的传播途径，尽管在埃塞俄比亚一个家庭中两个成员可疑患有狂犬病，却没有实验室证据证明为其相互传播[43]。目前狂犬病病毒还从未在血液中被分离出来。

病毒在咬伤附近的肌细胞中复制，潜伏期在伤口集聚繁殖后，经神经肌肉接点侵入外周神经。估计病毒以8~20mm/d的速度沿运动、感觉神经元轴突扩散。病毒最易侵犯丘脑、基底节和脑干[44]。一旦侵入中枢神经系统，病毒就会在神经元的细胞核中形成众所皆知的内基小体（Negri bodies），并在其中复制病毒后感染其他神经元。病毒通过顺行性传播由外周神经到达唾液腺，后者可分泌病毒并通过咬伤传播病毒[45]。

有趣的是病毒并不能破坏神经元，事实上它阻止了细胞凋亡。狂犬病是怎样致人类死亡的，这一直是个谜。新近的理论认为狂犬病病毒的存在使得细胞因子、促炎分子释放，改变大脑的生物电活性，影响下丘脑-垂体轴及5-羟色胺代谢，进而引发一系列的临床症状。免疫反应激活T细胞、B细胞，导致更多的细胞因子释放和一氧化氮产生。最后细胞代谢池完全消耗，细胞死亡。因此，机体自身的免疫反应可能是引起死亡的原因。在临床上支持这种理论的证据是，存在完整T细胞免疫的病人更容易发展为脑炎狂犬病，并很快死亡，而那些免疫受损的病人则更多地患麻痹型狂犬病，存活时间更长一些[45]。

咬伤后发生狂犬病的风险在5%～80%，取决于咬伤动物的类型，咬伤程度，伤口位置。所有这些因素决定了未接种疫苗病人的最终病死率[41,47]。

临床特征

根据临床过程将狂犬病分为5期：潜伏期、前驱症状期、急性神经系统症状期、昏迷期、死亡。

潜伏期（咬伤后至首发症状出现）典型的是20～90天，但也有短至10天，长至7年的报道[41,47]。被咬伤头颈部的病人的潜伏期（约15天），比被咬伤躯干、下肢常常短，可能原因是头颈部末梢神经丰富[35]。下肢咬伤的患者死亡率相对低一些[48]。

前驱期可持续1天到1星期。临床表现通常是非特异性的，有伤口局部的麻、痒，还有全身的症状，如低热、恶心、呕吐、头痛、肌痛、咽喉痛、流涕、乏力等。

急性神经系统症状发生在前驱期之后，临床表现根据狂犬病类型而不同。典型的狂犬病有两种经典的临床表现：狂躁（furious）或者脑炎型，麻痹型或"哑"（dumb）型。另外还有一些临床表现非典型的患者[46]。脑炎型狂犬病最常见，表现为烦躁不安、恐慌、恐水、意识改变、易激怒、过度兴奋或嗜睡。生命体征存在异常，如心悸、呼吸急促、发热。声、光、饥渴、恐惧会加剧兴奋性的发生。恐水意味着病人吞咽无力，当病人试图吞咽液体时，出现过度的呼吸道防御反射导致呼吸辅助肌、膈肌强烈收缩[44]。甚至看到水、水接触到脸都会引发病人极度的恐慌[49]。高空恐惧，病人极度害怕气流的流动，对一些病人面部吹气都会引发其恐惧的发生，引起颈部、咽部肌肉强烈收缩[50,51]。一些自主神经功能紊乱的症状如过度流涎，阴茎持续勃起等，临床上应予以注意。腱反射亢进，巴宾斯基征阳性，颈背强直经常存在。癫痫，局限性无力很少见。

大约20%的病人表现为麻痹型或"哑"（dumb）型，患者四肢无力、发热，开始少有意识改变。因缺乏过度兴奋、恐水等典型表现，狂犬病通常难以诊断，可能误诊为吉兰-巴雷综合征（Guillain-Barré syndrome）。根据临床表现、病理学、电生理学标准很难鉴别麻痹型狂犬病和吉兰-巴雷综合征。麻痹型狂犬病患者较吉兰-巴雷综合征的特点是自肢体无力开始持续发热；除咬伤部位外感觉功能正常；存在膀胱功能障碍；叩诊肌脂肪变性（叩诊胸壁、三角肌、大腿肌肉时肌肉隆起持续几秒钟）[46]。虽然有些改变对于狂犬病不是特异性的，如运动神经元轴突的神经病变而未见神经元退化、炎症，可能对疾病的诊断有帮助[52]。两种类型的狂犬病的临床表现可相互重叠或一种接一种的出现。

非典型的狂犬病见于泰国，感染可能来源于蝙蝠或者狗。与经典型狂犬病相比，非典型狂犬病的临床表现在于运动感觉功能障碍更加严重，例如脑神经受累（吞咽、发音困难）、舞蹈样运动、共济失调、眼球震颤、眩晕。癫痫发作很常见，而因恐惧肌肉痉挛很少见。

昏迷/死亡期通常在急性神经症状期后7～10天，所有类型的狂犬病都进展至昏迷，病人仍有恐水症状，呼吸暂停时间延长，全身弛缓性瘫痪。癫痫随之出现，最后病人因呼吸、循环衰竭死亡。除非予以重症监护室的器官功能支持，否则病人会在2～3天内死亡[53]。

诊断和治疗

在多数临床病例中狂犬病在疾病后期才确诊。死亡前的诊断可包括病毒分离、病毒RNA、抗原、抗体的检测，脑组织活检分离病毒是确诊的方法，但因其危险性而限制了应用。通过颈背部皮肤活检，检测来源于周围神经抗原是可行的，并优于角膜上皮活检的抗体检测。

脑脊液检查淋巴细胞增多，有的病例中可分离出病毒或检测出病毒抗体。唾液中也可产生病毒。血浆中不易检出狂犬病病毒抗体，在发病生两周后可测到此抗体。在唾液中、角膜上皮、颈背部皮肤活检应用荧光抗体检测病毒并不一定有阳性结果。如果怀疑狂犬病时应重复以上检查。病毒RNA存在于唾液、尿液、脑脊液中，RT-PCR是一种很有前景的检测方法[3,54,55]。脑MRI可用于狂犬病脑病与其他脑炎的鉴别[56]。由于发病后许多天都不会出现狂犬病毒感染的证据，阴性结果并不能排除狂犬病的诊断。因此，对于控制狂犬病传播，明确是否存在其他人接触病毒，死前的诊断至关重要。

一旦出现临床症状，狂犬病病人常常在3~10天内死亡，在重症监护病房（ICU）的器官支持下病人可存活4个月，但预后仍然很差。目前还没有对狂犬病的真正有效的治疗方法。当病人开始出现临床症状，即予以人狂犬病免疫球蛋白鞘内注射，阿糖胞苷，阿糖腺苷，病毒唑，阿昔洛韦，干扰素治疗，但这还从未治愈过病人[6,7,36,49,57,58]。

体外研究显示，高浓度氯胺酮可抑制狂犬病病毒复制，减少脑部感染。皮质类固醇在老鼠模型的实验中增加了死亡率[53]。仅有一名狂犬病病例存活的报道，此患者在接触病毒后未接受任何预防措施。这个11岁的女孩来自明尼苏达州，发病后予以氯胺酮镇静，并使用β受体阻断剂、抗癫痫药物、神经肌肉阻断剂；为了避免刺激免疫反应，没有给她注射免疫球蛋白和疫苗。经4个月的ICU治疗后她活了下来，感觉神经功能正常但有明显神经系统后遗症。不幸的是，另外两个狂犬病患者接受同样的治疗后并没有活下来[34]。还有5个其他临床狂犬病病人存活的报道，但只有一人神经系统的情况令人满意。所有这5个病例在接触前后都给予了一些预防措施，其病毒分离和抗原检测都是阴性的，因此对于他们是否患有狂犬病这一点存在着质疑[52]。

暴露后预防评估

尽管在美国人狂犬病很少，但每年仍有20 000~39 000人接受暴露后预防。估计每人用于预防的直接花费为2 500美元。另外在休假、儿童护理、交通方面又要花费1 100美元[60,61]。30%~60%的治疗是可以避免的，因为其暴露级别低，或没有暴露，或者没有适当的检查和观察动物[62-64]。因此，医生必须了解该地区的狂犬病流行情况，动物的处理程序，预防的适应证，被推荐的治疗方法。临床治疗方案应该与相关公共健康官员商讨以减少不必要的治疗。应首先联系当地或州有关机构，因为他们最了解当地的动物流行情况。如果需要咨询但却联系不到当地机构，急诊医生可以拨打疾病控制与预防中心临床信息专线：877-554-4625，每周每天24小时都有人服务。

咬伤后是否予以暴露后预防措施（PEP）取决于以下几个因素：暴露类型，发生地点，是否可捕获到咬伤动物（表129-1）。如果可以检测并观察动物，可能会改变治疗方案。

暴露

咬伤被认为是重要的暴露。非咬伤的暴露包括黏膜和开放伤口（在24小时内有出血）的唾液污染，这也得必须采取预防措施。饲养的动物患有狂犬病，接触其血液、尿液、粪便不认为是暴露因素[40]。臭鼬喷射液体不需要预防，干燥环境下的病毒没有传染性。

致伤动物

美国的高危险动物，包括浣熊、臭鼬、狐狸、蝙蝠、山狼。狗在美国-墨西哥边境和发展中国家是高

表129-1	狂犬病预防治疗的指南	
动物类型	动物的评估和处置	暴露后预防措施推荐
猫，狗，雪貂	健康的可获得的动物，十天观察期*	当动物出现狂犬病症状时予以受害者疫苗接种
	患有狂犬病或可疑患有狂犬病	立即予以受害者疫苗接种
	未知（逃跑的）	向公共健康部门咨询
浣熊，臭鼬，狐狸和大多数肉食动物；蝙蝠	除实验室检查血清反应阴性的动物外都被看作是患有狂犬病†	立即予以受害者疫苗接种
家畜类，马，野兔家兔，和其他哺乳动物	根据情况处理	向公众健康部门咨询 小型啮齿类动物（松鼠，囊地鼠，花栗鼠，荷兰猪）和兔类咬伤后不需要予以预防措施

* 在10天观察期，当咬人的猫、狗和雪貂一旦出现狂犬病症状时，予以受害者暴露后预防治疗。如当咬人动物存在狂犬病症状，应立即处死和检测。

† 动物应立即处死和检测，不推荐饲养观察，如动物免疫荧光试验阴性即停止疫苗接种。

Adapted from Human rabies prevention—United States, 1999. Recommendations of the Advisory Committee on Immunization Practices (ACIP). MMWR Morb Mortal Wkly Rep 48：1, 1999. Available at http://www.cdc.gov/rabies/exposure/types.html; accessed February 20, 2008.

危动物。野生肉食动物在狂犬病流行区域可能会被狂犬病感染，它们传播病毒给人类的概率大约比主要危险动物低10倍，但足以引起我们的注意[65]。因此野生动物咬伤后需要采取预防措施，除非是兔类、啮齿类动物。非咬伤的暴露情况也需要予以预防，如果经检查证实动物无狂犬病时，可以停止预防治疗。

蝙蝠狂犬病的传播可能发生在没有察觉的情况下的咬伤。因此，接触蝙蝠后接受治疗的暴露级别很低。疾病预防与控制中心建议人与蝙蝠接触后应予以预防措施，除非暴露者肯定没有被咬伤、抓伤、黏膜接触[40]。当室内发现蝙蝠且人们不清楚是否与蝙蝠接触或咬伤（如睡觉时未被看护的儿童，精神障碍患者），这时推荐予以预防措施。对蝙蝠予以检查不能排除狂犬病。室内其他人没有接触到蝙蝠并不需要予以预防治疗。

小型啮齿类动物（松鼠、老鼠、囊地鼠、花栗鼠、豚鼠）和兔类（兔、野兔）携带狂犬病病毒的可能性不大，因此属于低危动物。然而，在浣熊狂犬病流行地区，土拨鼠有相当的数量患有狂犬病。1990到1996年疾病控制与预防中心报道土拨鼠占啮齿类狂犬病371例中的93%，2006年兔类和啮齿类动物狂犬病44例中有43例[5]。当出现啮齿类动物的病例时应向州、地方健康部门咨询是否予预防治疗。在美国以外的地方啮齿类咬伤后应予以预防治疗。

家畜咬伤应予以个别对待，应向公共健康官员咨询[40]。美国还没有人狂犬病来自于家畜的报道[8]。

在美国，除了美国-墨西哥边境的狗，家养动物如猫、狗被认为是低危动物。然而家养动物在狂犬病流行地区可以是高危的。表面上健康的家养动物（猫、狗、雪貂）应该被观察10天。当动物被证实没有狂犬病，暴露者的预防治疗应停止。在狂犬病非流行地区即使动物找不到，也没有必要予以预防治疗。接种疫苗的家养动物很少发生狂犬病，但会发生在那些只接种过一次疫苗的动物中[21,66]。发展中国家的狗是狂犬病高危动物，被咬伤后应在检测结果出来前就予以预防治疗。

咬伤事件

如果动物行为古怪，无缘无故咬人，这很可能患有狂犬病的高度危险性。然而，只在评估低危动物，如狗或猫的咬伤时，才考虑当时其对人发动攻击的情形。

被捕获的动物

应立刻处死被抓住的野生动物，冰冻其头部被后送往相关实验室做狂犬病病毒荧光抗体检测。除非感染的风险很低，否则受害者应开始预防治疗，若检查结果阴性，则可以停止治疗。表面上看起来健康的家养动物（猫、狗、雪貂）应该被观察10天，如果这些动物未患病，受伤者不需要接受治疗。如果动物患病或没人要，应处死并立即予以检测，根据结果而予以受伤者相应的处理。

暴露后预防措施

预防治疗包括三步：伤口处理，被动免疫，主动免疫。这三步至关重要，缺一不可。当患者有指征时就应立即开始预防治疗。向当地公众健康官员咨询将会减少不必要的治疗，州健康官员或疾病控制与预防中心也会每天24小时提供建议。目前并不清楚是否应该推迟治疗，延迟多长时间，这样做是否是安全，这样的延迟是否应该被推荐[67]。另一方面，如果有预防的指征，无论耽搁多久都应开始予以治疗，因为有证据表明狂犬病的潜伏期可长达一年。

伤口处理

虽然伤口处理不应作为唯一的预防措施，但它对狂犬病的预防必不可少。少见的一些病例中尽管患者接受了免疫预防，但仍未能避免狂犬病的发生。而且对处于野外的患者，距离医疗中心有数天到数周的路程，此时伤口处理是唯一的预防措施。阳光照射、肥皂水、干燥都可以杀灭狂犬病病毒。实验研究表明病毒侵入3小时内用新洁尔灭和20%的肥皂水冲洗伤口可达近100%的保护[68]。当病毒经伤口侵入，疾病控制与预防中心建议立即对伤口予以肥皂水冲洗及使用抗病毒药物聚维酮（框129-1）[40]。伤口应被彻底充分的清洗后，而不是简单的冲洗[69]，再以水或盐水冲洗。

免疫预防

狂犬病的免疫预防包括免疫球蛋白的被动免疫和疫苗的主动免疫（框129-2）。即使是治疗延迟的情况下，这两种免疫预防都很重要。人狂犬病免疫球蛋白（HRIG）20IU/kg，应该在咬伤后立即给予，在

框 129-1	狂犬病伤口处理

- 需要早期治疗（在咬伤或损伤后 3 小时内）
- 用肥皂水擦洗伤口及其边缘
- 如为刺伤，要深擦伤口及其边缘
- 接着使用抗病毒药
  1% 或 2% 苯扎氯铵（benzalkonium chloride）
  或
  聚维酮（povidone-iodine）*
- 预防

*聚维酮由 CDC 推荐但尚未证明有效。根据病人免疫状态予以破伤风预防。

框 129-2	狂犬病免疫预防治疗
清理伤口	预防治疗首先应予以肥皂水彻底冲洗伤口。如果可能应使用杀病毒药，如聚维酮冲洗伤口
未接受过免疫预防的人群	
人狂犬病免疫球蛋白（HRIG）	如果可能，整支免疫球蛋白伤口局部浸润，剩下的在非疫苗注射部位予以肌内注射 HRIG 不可与疫苗混在同一针管里。因为 HRIG 可能抑制抗体反应，HRIG 剂量应少于推荐剂量
狂犬病疫苗	人二倍体疫苗（HDCV）或提纯的鸡胚培养疫苗（PCECV）1.0ml，IM（三角肌），0、3、7、14、28 天各注射一支
接受过免疫预防的人群	
HRIG	无需 HRIG
狂犬病疫苗	HDCV 或 PCECV 1.0ml, IM（三角肌），第 0、3 天注射

From Centers for Disease Control and Prevention: Rabies post-exposure. Available at http://www.cdc.gov/rabies/exposure/postexposure.html; accessed February 20, 2008.

组织培养疫苗给过后其注射不能超过 7 天。如可行，应将免疫球蛋白全部剂量浸润伤口周围，将其剩下剂量注射到肌肉内，避免与疫苗接种处同一位置[6]。

在美国人二倍体细胞疫苗（HDCV）是可保证供给的。首剂应在咬伤当天注射，以后再注射四次。疫苗应在三角肌注射，而不是臀部。避免注射到脂肪组织内，这将会影响抗体的形成[55,70]。免疫球蛋白和疫苗不可混在一起，并且需要分别注射到不同的部位。自 1980 年未按照推荐的方法予以治疗均导致治疗失败。如没有彻底地用肥皂水冲洗病人伤口，或没有在三角肌注射疫苗，或没有在咬伤部位予以免疫球蛋白[40,57,70-72]。

30%～74% 接受预防治疗的患者有局部反应（瘙痒、红斑、疼痛、肿），5%～40% 患者发生全身反应如头痛、肌痛、恶心。这些反应经常出现在那些疫苗剂量大的患者[40]。过敏反应的发生率为 1%。接受超过百万剂量的患者，有 3 例出现了吉兰-巴雷综合征（Guillain-Barré syndrome）[40,73]。6% 接受大剂量疫苗的患者出现免疫复合物性过敏反应，如荨麻疹、关节痛、关节炎、血管性水肿、恶心、呕吐，首次接种这些反应并不常见[40]。两种类型的疫苗——吸附型狂犬病疫苗（RVA），提纯的鸡胚培养疫苗（PCEC）都可在美国获得。这两种疫苗对于接受加大剂量的患者更少发生超敏反应[74]。人二倍体疫苗（HDCV）可皮内注射，而吸附型狂犬病疫苗，提纯的鸡胚培养疫苗则不可以。

除美国，其他国家可能予以患者不同的治疗方法、不同的疫苗。一些国家仍使用从神经组织提取的疫苗，而不是细胞培养的。从神经组织提取的疫苗免疫性差，且发生副反应的风险大。在很多地方都没有免疫球蛋白。WHO 推荐的治疗方法是通过减少疫苗注射量及皮内注射来降低医疗费用，另外推荐免疫球蛋白仅用于严重的咬伤[74]。美国并未批准这样的暴露后预防措施（PEP）。WHO 提示皮内注射需经过培训的专业人员操作[74,75]。另外有研究证实氯喹可干扰疫苗皮下注射时的抗体反应，所以对正接受抗疟治疗的被咬伤患者，其免疫预防应予以肌肉注射[40,74]。因此，出国旅游的被咬伤患者回美国后可能要接受额外的治疗，并且公众健康官员应给予相应的建议。

无论是主动免疫还是被动免疫，对于怀孕患者不会增加流产、先天性畸形等副作用，有指征时应予以治疗[76]。皮质类固醇、抗疟药和其他免疫抑制剂会干扰主动免疫，如果可能的话，应该在治疗狂犬病时停用这些免疫抑制剂。必须使用这些药物的病人，或病人自身免疫处于抑制状态，建议预防治疗时予以肌内注射疫苗，并在疫苗注射后 2～4 周做抗体滴度检测[40,70]。过敏体质的患者应谨慎的予以免疫预防治疗，并提前准备肾上腺素和抗组胺类药物[40]。报道称有一位狂犬病患者，他对抗佝偻病马免疫球蛋白过敏，所以未给这位患者行被动免疫[50,77]。

暴露前预防

经常接触狂犬病病毒的人员有必要予以提前预防[40]。这些人包括，研究狂犬病病毒的实验室人员、兽医、有关动物操作人员，以及那些长期生活在狂犬病地方流行的，或者不能及时接受治疗的人们（表 129-2）。提前预防保护那些连续且不明显的暴露于病

表 129-2　狂犬病提前预防指南

危险分类	危险的性质	典型人群	提前预防的推荐
持续的	持续接触高浓度的病毒、未知来源的特殊暴露、咬伤、非咬伤、悬浮颗粒暴露	狂犬病实验室工作人员；狂犬病相关的生物制品工作者	基本课程 每六个月行血清检查；如抗体滴度低于正常值应予以加大疫苗的剂量
经常的	断续的未知来源的暴露、咬伤、非咬伤、悬浮颗粒暴露	狂犬病诊断试验室工作者；业余性质的洞窟探勘者；兽医；与狂犬病流行地区有动物接触的工作者；经常与蝙蝠接触的人	基本课程 血清学监测 2 年一次；如抗体滴度低于正常值应予以加大疫苗的剂量
少见的	已知来源的片段式暴露、咬伤、非咬伤暴露	非狂犬病流行地区的兽医；动物接触者；兽医的学生；狂犬病流行地区旅行者和医疗措施不能立即得到的区域	基本课程 无需血清学监测和疫苗加量
罕见的	已知来源的片段式暴露、咬伤、非咬伤暴露	大多数美国人，包括生活在狂犬病流行地区的人	不需疫苗注射

Adapted from Human rabies prevention—United States, 1999. Recommendations of the Advisory Committee on Immunization Practices (ACIP). MMWR Morb Mortal Wkly Rep 48：1, 1999. Available at http://www.cdc.gov/rabies/exposure/postexposure.html; accessed February 20, 2008.

毒的人们（如实验室工作人员），暴露后治疗延迟的情况下它也可起到保护作用（如在偏僻地区）。提前预防的人暴露于狂犬病病毒后不需要给予免疫球蛋白（HRIG），疫苗只在暴露当天和第三天注射（框129-2）。

然而旅行者应该注意，提前预防皮下接种疫苗，如使用抗疟药氯喹会干扰这种抗体反应，因此疫苗注射应在抗疟起效前 1 个月内完成，或者将注射方式改为肌注[7,40]。

重要概念

- 在美国狂犬病的流行病学经历了很大的演变，现在疾病的主要来源于野生动物而不是家养动物。
- 尽管陆生动物狂犬病增多，特别是浣熊，但在美国主要威胁人类的是与蝙蝠接触。
- 在狂犬病流行地区被肉食动物咬伤或明显的非咬伤暴露，或有蝙蝠接触史但不能除外咬伤且不能逮到它做检查，这时应予以暴露后预防治疗。在美国大多数被家养动物咬伤的病例中，会先对健康动物观察再决定是否予以预防治疗。
- 强烈推荐向公共健康官员咨询暴露后治疗方案以减少不必要的治疗。
- 暴露后预防包括三个重要部分：局部伤口予以肥皂水充洗，予以抗病毒药、被动免疫的狂犬病免疫球蛋白、主动免疫的疫苗。治疗方法应准确得当以免治疗失败。

本章参考文献请参见 http://pumpress.bjmu.edu.cn/eduservice/3419.html

第 130 章 艾滋病与人类免疫缺陷病毒感染

Richard E.Rothman, Catherine A.Marco, and Samuel Yang

郭志军 译　李春盛 校

概述

疾病历史

首例艾滋病人见于1981年，当时文献报道了既往健康的同性恋男性出现了卡波西肉瘤和卡氏肺孢子虫肺炎。此后不久，人们发现这些病人均有共同的临床特征，即细胞免疫功能缺陷。据此，此病被命名为获得性免疫缺陷综合征（AIDS，艾滋病）。1983年HIV（人类免疫缺陷病毒）被确定为艾滋病的病原体，它是一种RNA反转录病毒。1985年抗体检测的出现，可以进行血清学的诊断，科研人员也可以对HIV感染进行流行病学调查，进而明确了艾滋病传播的基本方式及高危因素。在过去的20年中，对于本病的治疗获得了显著进步，这是由于建立了机会性感染预防机制以及应用高效抗反转录病毒疗法（HAART）来延缓了疾病的进展。尽管如此，HIV仍然是一个重要的公共健康问题，每年有许多急性与亚急性的HIV病人到急诊科就诊。

流行病学

大多数有关HIV感染的流行病学资料来源于确诊的艾滋病病人。最新的艾滋病诊断由疾病预防与控制中心于1997年出版，见框130-1[1]。病例确诊需要一个或多个艾滋病特征性症状，或者是有明确的严重免疫缺陷的证据，主要是$CD4^+$的T淋巴细胞计数低于200个/μl。

2006年底，世界范围内大约有3 950万成人及230万儿童患有艾滋病或为HIV感染[2]。HIV相关的累积死亡率为2 500万。大约95%的HIV感染的人群在发展中国家。非洲沙哈拉沙漠以南地区HIV感染率最高，2003年发病人口超过2 500万，且有300万新发病例（约占所有新发病例的60%）。医疗与经济条件使这个地区的HIV感染与艾滋病的发病率不断恶化，因为当地人几乎得不到医疗、社会或经济资源来预防本病或延缓HIV相关疾病的进展。

发达国家在控制HIV流行方面取得了显著的进步。1996年，艾滋病的发病率及艾滋病相关的死亡病例开始出现下降[3]，这是自认识到艾滋病后的首次下降，主要归功于新的抗反转录病毒疗法的应用。不幸的是，在过去的几年中，艾滋病与艾滋病相关的死亡病例下降率减慢了[4]。2007年美国大约有56 000新发病例，约有100万人患有艾滋病或为HIV感染[4]。

在美国，HIV阳性人群主要聚积在大城市。到1987年，纽约、纽瓦克、迈阿密、旧金山、洛杉矶有近50%的艾滋病人。尽管在上述城市艾滋病发病率较高，但是在一些较小的城市中艾滋病的发病率也显著升高。2001年大城市艾滋病人的分布百分比为81%，而在非城市居住区为7%。2007年美国艾滋病累积发病率最高的10个州为纽约、加利福尼亚、佛罗里达、德克萨斯、新泽西、宾夕法尼亚、伊利诺斯、马里兰、乔治亚州和马萨诸塞州。

HIV感染的发病率保持相对稳定，每年约为40 000人，但是目前新的研究方法认为这个数字可能有所低估。约80%的艾滋病人为成年男性，18%为成年女性，儿童发病率超过1%。在过去的几年中，感染HIV或患有艾滋病的成年女性比例逐渐增加，目前成年女性的比例为26%[2,4]。在美国感染HIV的人群中，接近半数的病人是在30岁以前感染，大多数将在45岁以前死亡。在少数民族中，HIV感染率较高，非洲裔美国人与西班牙裔美国人中HIV感染

框 130-1	艾滋病相关性疾病*

HIV 感染的实验室确诊证据及

细菌感染，多处或复发性感染

肺、气管或支气管的念珠菌病

食管念珠菌病

$CD4^+$ 淋巴细胞计数低于 200 细胞/μl

侵袭性宫颈癌

弥漫性或肺外球孢子菌病

肺外隐球菌病

肠道慢性隐孢子虫病（病程大于 1 个月）

巨细胞病毒性疾病（除外肝、脾及淋巴结），发病年龄大于 1 个月

巨细胞病毒性视网膜炎（伴有失明）

HIV 相关性脑病

单纯性疱疹：慢性溃疡（病程超过 1 个月，或支气管炎、肺炎及食管炎，发病年龄大于 1 个月）

弥漫性或肺外组织胞浆菌病

肠道慢性等孢子球虫病（病程超过 1 个月）

卡波西肉瘤

淋巴细胞性间质性肺炎或肺淋巴样增生复合物

淋巴瘤，Burkitt 淋巴瘤

原发性淋巴瘤或脑淋巴瘤

弥漫性或肺外禽结核分枝杆菌或堪萨斯分枝杆菌感染

肺部、弥漫性或肺外的结核分枝杆菌感染

弥漫性或肺外未分类的分枝杆菌感染

卡氏肺孢子虫肺炎

反复发生的肺炎

进展性多灶性白质脑病

反复发生的沙门菌败血症

脑弓形虫病，发病年龄大于 1 个月

* From the Centers for Disease Control: Revised surveillance case definitions for HIV infection among adults, adolescents, and children ages < 18 months and for HIV infection and AIDS among children ages 18 months to < 13 years—United States, 2008. MMWR: Recommendations and Reports 2008 (RR10), pp 1-8. Available at http://www.cdc.gov/mmwr/preview/mmwrhtml/rr5710a1.htm? s_cid = rr5710a1_e. Accessed April 4, 2009.

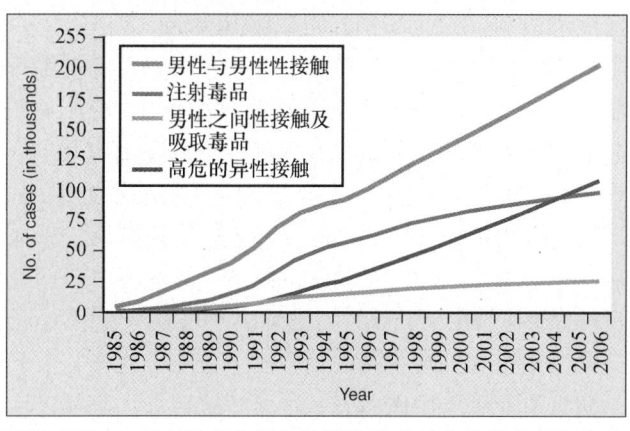

彩图 130-1 成人及青少年各种暴露因素所致艾滋病的年发病人数。(From Centers for Disease Control and Prevention: AIDS Surveillance—Trends [1985—2006]. Available at: http://www.cdc.gov/hiv/graphics/trends.htm.)

及艾滋病人的比例持续增高。2005 年，超过 70% 的确诊的艾滋病为少数民族[4]。

发生 HIV 感染的主要危险因素包括同性恋或双性恋、静脉应用毒品、有风险的异性暴露、1985 年以前的输血、垂直或水平母婴传播。危险因素越多，感染风险越大。疾控中心 HIV 监测数据显示在过去的几年中新感染的 HIV 病例分布发生了显著的变化。文献报道在同性恋及双性恋男性中 HIV 感染率相对下降，而静脉应用毒品及异性接触所致的 HIV 感染率相对增高。在成人与青少年中艾滋病分布发生变化的传播机制见彩图 130-1。

在过去的几年中，艾滋病人发病率增加最多的人群有女性（主要是由于异性接触感染者）、少数民族及儿童。因为这些人群缺乏基本的卫生服务，且经常是保险金额不足，所以 HIV 感染及艾滋病人越来越多地至急诊科就诊。来自巴尔的摩、芝加哥、亚特兰大及纽约市的监测数据显示 HIV 血清阳性率波动在 2%～15%[5]。

疾病原理

病理生理学

HIV 是引起细胞疾病的人类反转录病毒，属于慢病毒亚科。HIV 的两个主要亚型是 HIV-1 和 HIV-2。HIV-1 是世界范围内发病的主要亚型，也是艾滋病的病因。HIV-2 可引起类似的免疫综合征，但在美国罕见，主要见于西部非洲。

HIV 病毒颗粒是由中心的一条 RNA 单链及反转录酶组成。病毒颗粒由核心蛋白及脂质双层包绕，脂质双层中含有病毒编码的跨膜蛋白，后者主要作用是识别及附着于宿主的淋巴细胞（主要是 $CD4^+$ 细胞）。HIV-1 可以从许多体液中分离出来，如血液、精液、阴道分泌液、尿液、脑脊液（CSF）、泪液、乳汁、骨髓、肺泡液、关节滑液、羊水及唾液等。仅有几种传播方式被证实：精液、阴道分泌液、血液或血液制品、乳汁及宫内经胎盘传播。目前尚无偶然接触的病例，尽管有病例报道可能经唾液传播。HIV 病毒极不稳定，加热及常用的消毒剂（如 50% 酒精、35% 异丙醇、0.3% 的过氧化氢、来苏儿消毒剂或 1:10 的

家用漂白剂（次氯酸钠）可以将其灭活。

HIV 选择性地攻击免疫细胞（主要是 T_H4 辅助细胞，但也可能攻击巨噬细胞及单核细胞），特征是引起感染者免疫功能缺陷。在识别宿主淋巴细胞及 HIV 病毒颗粒附着于宿主淋巴细胞上的相应受体时，HIV-1 跨膜蛋白 gp41 和 gp120 起着关键作用。感染后，病毒 RNA 在反转录酶的作用下反转录为 DNA，反转录酶是 HIV 复制的关键酶之一。病毒基因组因此永久地整合到宿主基因组中。一旦整合完毕，反转录病毒可能处于冬眠状态，也可活跃转录、翻译产生病毒编码的蛋白及新的 HIV 病毒颗粒。在病毒生命周期中，HIV 蛋白酶是另一种关键的反转录酶，它的作用是将病毒蛋白质前体活化成病毒传染所需要的酶。

起初 HIV 暴露的特征是一过性病毒血症及 $CD4^+$ 细胞计数下降，随后病毒与宿主免疫系统之间建立平衡。病毒在宿主基因组冬眠期间为潜伏期，它可能持续许多年。可根据"调定点"或病人血中稳态病毒负荷量对长期的临床结果进行预测。病毒血症的水平越低，临床潜伏期越长。在 HIV 感染的后期，病毒血症的突然增加常伴有 $CD4^+$ 淋巴细胞的急剧下降。血液学的改变后随之出现机会性感染或恶性肿瘤，甚至最终死亡。

HIV-1 是高度异质性的。因地域及社会环境的不同，有多种基因亚型存在。更多的基因多样性出现在宿主体内，这是由于病毒易于突变的特性所致。反转录酶误码率很高，从而导致广泛的病毒多样性，这是 HIV 感染及不断出现耐药现象的一个决定因素[6]。

HIV 感染的检测

常用方法

HIV 感染经常是通过血清学或病毒的抗体的检测进行确诊。检测方法包括序贯应用酶免法及 Western 印迹法。阳性结果的标准是酶免法阳性后再进行 Western 印迹法。酶免法检测特定的血清抗体与微量滴定板上的 HIV 抗原的结合。Western 印迹使用电泳法分离病人血清中的病毒。Western 印迹法的阳性结果包括以下两个方法：p24，gp41，或 gp120/160。最后 HIV 血清学结果报告为阳性、阴性及不确定。HIV 血清学检测的总体敏感性与特异性超过 99.9%。

HIV 检测的假阴性结果主要是由于检测时间太早，处于急性感染的"窗口期（通常是前几个月）"，在病毒感染之后，但是抗体出现之前。在高发病率人群中假阴性率为 0.3%，而在低发病率人群中假阴性率小于 0.001%。95% 的假阴性结果在 3 个月后会变成阳性，6 个月后 98% 变成阳性。假阴性少见的情况是血清阴转，这见于疾病晚期、应用 HAART 治疗的病人、为 HIV-1 不典型株病人或 HIV-2 感染。假阳性结果极其罕见（发生率低于 0.0004%），这可见于以下几种情况：①接受含有 HIV 抗体的血液输注；②6 个月以下儿童，阳性结果可能是由于经胎盘获得抗体；③病人有交叉反应抗体（如甲型肝炎抗体 IgM、乙肝核心抗体 IgM、抗核抗体、抗平滑肌抗体、抗壁细胞抗体、抗线粒体抗体）；④病人有交叉反应的人淋巴细胞抗原（HLAs），它来自于 H9 细胞系或其他的人反转录病毒。在真阳性率较低的人群中（如血清阳性率较低地区的异性恋男性或女性），假阳性出现的频率（酶免法及 Western 印迹法）增加。有人引用这个结果作用为在急诊科不需要进行 HIV 监测的理由。

结果不确定常见于酶免法结果阳性，Western 印迹法出现单个条带（而不是两个或三个）。在对不确定的结果进行评估时，应考虑病人危险因素。低风险的病人，如结果为不确定，则很少感染 HIV-1 或 HIV-2，极少确诊为 HIV 感染，重复检测常可见单一条带持续出现。建议请传染病专家会诊或 3 个月后随访血清学。高危人群如结果为不确定，通常在 3～6 个月以后 Western 印迹法有明确的阳性结果，因此应建议其采取适当的降低风险的措施直至完成随访检测。

其他检测 HIV 感染的方法有病毒特异性抗原检测及 HIV 核酸检测。在准确性方面，没有哪种方法优于常规的血清学检测。只有在血清学检测结果不明确，需要进一步澄清时才考虑使用这些方法。在急诊科，需要进行病毒检测最常见的情形是疑诊急性反转录病毒感染。血浆定量 HIV RNA 检测是最常用的方法，常规用来进行 HIV 感染的分期及反转录治疗的疗效监测。检测结果为每毫升的拷贝数，生存时间与病毒负荷量直接相关。各种病毒检测方法的敏感性随疾病的分期而变化，总体来说 PCR 法高于 99%，定量 HIV RNA 检测法为 90%～95%，外周血单核细胞病毒培养法为 95%～100%。

美国食品与药品管理局（FDA）已批准了一些 HIV 快速检测方法。这些方法易于使用，在床旁或周边的卫星试验室即可进行，唾液标本、末梢针刺血标本或全血标本均可。在 10～20 分钟之内即可出结果。敏感性及特异性接近 99%。阴性结果可立即报告为阴性。阳性结果需要随之进行 Western 印迹法予以明确，并报告为阳性。第一个获得 FDA 批准的检测方法 OraQuick 快速 HIV-1 抗体检测（OraSure Technologies, Inc., Bethlehem, Pennsylvania）。快速检测技术的优势有标本易于采集、成本较低、迅速获得结果、检测方法可靠。

急诊科 HIV 检测

传统认为在急诊科不需要对 HIV 感染的病人进行血清学检测。随着快速检测技术的到来，急诊科对 HIV 感染检测的理念正在被重新审视。这是由于诸多因素推动的，如操作过程简单，急性临床表现怀疑 HIV 感染时需要准确了解病人 HIV 感染的状态，以及对 HIV 新的认识，即 HIV 感染的早期诊断（和早期治疗干预）对于病人个体及对于社会均有显著的健康益处。病人的益处在于延缓了疾病的进展，降低了机会性感染的风险；对于社会重要的益处在于使病人了解了 HIV 的血清状况，减少了高风险行为，从而减少了疾病的传播。

疾控中心制定的 HIV 检测指南最新版本为 2007 年版，建议应在医疗保健机构进行 HIV 检测[7]。指南特别强调了急诊科的作用，这是因为许多研究表明医疗保健体系中遇到未确诊的 HIV 感染病人（约占全部感染病人的 30%）最常见的地点就是急诊科。在疾控中心指南出版后不久，美国急诊医师学会发布了一个相应的政策申明，支持应用 HIV 检测对患者的急性医疗状况进行评估，表明 HIV 检测方法和结果是迅速而有效的，就像其他的医疗措施一样。在 HIV 监测方面，申明建议每个单独的机构应根据各自急诊科的特点及可用的资源来评估监测的可行性。在启动这个计划之前，美国急诊医师学会也提供了一些重要的注意事项清单[8]。对于考虑在急诊科建立 HIV 检测及监测程序的机构，美国医院协会提供在线指导[9]。

国内许多急诊科已应用迅速而传统的检测方法实施了 HIV 检测[10-12]。HIV 检测程序既包括常规的、大范围的筛查，也有对临床疑诊病例的重点检测。实施资金部分由疾控中心以及州和当地的医疗部门提供。在取得成功的同时，实施 HIV 的监测也有一些阻碍。其中最重要的阻碍有时间限制、财政负担、增加急诊科的拥挤程度及随后治疗的责任[11,13,14]。

急诊医师需要了解州的法律及当地 HIV 检测的有关规定。尽管疾控中心认为无需签署知情同意书或正式的预检测建议[15]，但是许多州法律规定在检测前要有知情同意书[16]。艾滋病在全部 50 个州中需要上报，HIV 感染在大多数州需要上报。基于 2005 年疾控中心建议，自 2007 年起，47 个州建立了 HIV 感染的匿名上报制度[17]。

临床特征

HIV 相关性疾病临床表现变动较大，可以仅表现为血清学阳性而无临床症状，也可出现威胁生命的艾滋病的并发症。包括大量机会性感染、恶性肿瘤及其他 HIV 相关的疾病。HIV 感染及相关的并发症几乎可以影响机体每个器官、系统。因为在急诊科临床表现的鉴别诊断是如此宽泛，所以本章节仅列出了一些常见疾病的临床症状、体征及重要信息。

HIV 感染病人的初始评估

HIV 感染病人的初始评估及管理是早期快速稳定性评估的一部分。气道、呼吸及循环出现任何问题均应迅速识别并应给予适宜的干预。对于不稳定的病人，建立静脉通路、心脏监测及吸氧是明确建议的。在初始情况稳定后，应询问病史并进行体格检查。

病史资料包括主诉的有关信息，如持续时间、部位、性质、特点、紧张焦虑的水平、缓解因素及诱发因素。既往史包括类似病情的以往病史，HIV 感染的诊断时间，既往艾滋病诊断条件，过去住院治疗情况，既往手术史，目前所使用的药物治疗及过敏史。预先声明是非常重要的病史信息，因为许多 HIV 感染的病人已经事先声明在各种医疗环境下所期望的治疗措施，在危重病人及临终病人这一点尤为重要。

对不知道自身为 HIV 血清阳性的病人，适于在急诊科采集 HIV 感染潜在的危险因素，这在疾病流行地区更为重要。即便是对于那些目前主诉与 HIV 感染无关的病人，感染率依然可能高的令人吃惊。此外，询问危险因素有助于指导医疗评估，有助于提醒急诊科工作人员职业暴露的风险，有助于对目前进行高危行为的人群进行检测及咨询。因为临床怀疑本病人的可能性较小，尤其是在艾滋病发病率较低的地区，所以许多早期 HIV 感染的病例在急诊科评估时没有进行 HIV 检测。尽管询问危险因素可能会冒犯一些病人，但机智的问诊常可避免任何困难，比如以既往 HIV 检测的情况及危险因素开始，表示这些只是急诊科常规需要询问的问题。

在初始的稳定性评估及病史采集之后，应进行体格检查。在进行主诉相关的体格检查时，要特别重视与可治愈的疾病相鉴别。

急诊科处置的总体目标是快速、有效地评估病人，区分出有潜在生命危险的病人，给予紧急治疗措施，明确合适的鉴别诊断，提供或安排合适的初始化治疗、会诊及下一步处置。

HIV 感染的分期

目前已有几种 HIV 感染的分类与分期的方法。Walter Reed 分类系统以临床与免疫学特征为基础。其他的分类方法是以 $CD4^+$ 细胞的计数为基础[18]。1993 年疾控中心艾滋病部门将 $CD4^+$ 细胞计数低于 200 个细胞/μl 合并，称为艾滋病诊断条件。未治疗的艾滋病病人，$CD4^+$ 细胞计数低于 200 细胞/μl 的中位生存期为 3.7 年，如为首次首次艾滋病诊断条件，则中位生存期为 1.3 年（见框 130-1）。

原发性 HIV 感染

急性 HIV 综合征（急性血清阳转综合征）常发生在原发性暴露 2～4 周后，可伴有非特异性的类流感样症状及体征，如发热、淋巴结肿大、疲乏无力、咽炎、腹泻、体重下降及皮疹等。其他的体征及症状（如肌病、周围神经病变或其他神经、免疫系统的表现）少见[19]。40%～90% 的病人可有这些相对不特异的表现，通常可持续 1～3 周。急性 HIV 感染需要进行鉴别诊断的范围广泛；主要包括各种病毒性疾病，如 EB 病毒感染及病毒性肝炎。如出现皮疹及黏膜皮肤溃疡更应考虑急性 HIV 血清阳性的诊断。

在 HIV 感染的急性期，标准 HIV 检测的结果（酶联免疫吸附抗体检测）通常是阴性的，因为血清转为阳性的中位时间接近 2 个月。如果高度怀疑急性 HIV 感染（基于临床表现及有近期暴露的病史），应进行 RNA 病毒负荷检测，可在急诊科进行，亦可转诊。急性 HIV 感染的确诊是极其重要的，因为疾病的这一期 HIV 病毒负荷量显著增加，传染性增高。然而，对于急性 HIV 感染的最佳治疗时机及治疗方案目前尚未达成专家共识。因此，所有被确诊为急性 HIV 感染的病人均应转诊，由 HIV 专家进行紧急评估。

疾病进展的预测因素

从初始 HIV 感染进展为确诊的艾滋病的疾病进展速度波动很大，平均时间为 10～12 年。一些长期无进展的病人不出现艾滋病诊断条件的时间可超过 20 年。预测免疫缺陷显著进展的因素有口腔念珠菌病、口腔毛状白斑、皮肤水痘、淋巴结肿大及全身症状[20,21]。对机会性感染免疫敏感性的最佳预测因素为 $CD4^+$ 细胞计数[22]。其他预测疾病进展的标志物有中性粒细胞减少及血浆 HIV-1 RNA 检测。

并发症

HIV 感染的全身性症状与体征

至急诊科就诊的病人，全身性症状（如发热、体重下降及全身乏力）常见。鉴别诊断范围宽泛，包括各种感染性疾病、恶性肿瘤及药物不良反应（框 130-2）。发热是艾滋病人常见的主诉。应详细询问病史并仔细查体以查找引起发热的感染性原因或其他原因。对于免疫功能不全的病人，初始的发热原因检查应包括全血细胞计数、电解质、全身代谢检查、胸片、尿液分析和培养、血培养（需氧菌、厌氧菌、

框 130-2　HIV 感染病人全身性症状的病因

感染
原发性 HIV 感染（如急性反转录病毒感染综合征，HIV 消瘦综合征）

原生动物感染
卡氏肺孢子虫肺炎
弓形虫病
隐孢子虫病

细菌感染
肺炎链球菌感染
流感嗜血杆菌感染
铜绿假单胞菌感染
沙门菌
菌血症（任何病原体）

不典型细菌感染
细胞内禽结核分枝杆菌感染
结核杆菌感染

真菌感染
组织胞浆菌病
隐球菌病
球孢子菌病

病毒感染
单纯性疱疹病毒感染
带状疱疹病毒感染
巨细胞病毒感染
肝炎病毒感染

非感染性病程 药物不良反应

肿瘤
卡波西肉瘤
淋巴瘤
霍奇金病

分枝杆菌及真菌）。基于现病史、既往史及体格检查，也可进行其他检查，包括粪便（粪便培养以进行卵和寄生虫检测，革兰染色）、尿液（组织胞浆菌、真菌及分枝杆菌培养）及诱导痰（进行真菌涂片及分枝杆菌培养）检查；血沉检测；肝功能检测；血清隐球菌抗原检测；梅毒、弓形虫及球孢子菌的血清检测。如无神经系统症状或体征，或无其他引起发热的确定病因，在头颅 CT 检查之后，应考虑进行腰椎穿刺。晚期 HIV 病人出现发热的两个最常见的病因是不典型的弥漫性分枝杆菌感染及巨细胞病毒感染。

禽结核分枝杆菌或堪萨斯分枝杆菌可导致不典型分枝杆菌感染，引起超过 50% 的艾滋病病人出现弥漫性感染，这些病人常 CD4$^+$ 细胞计数低于 100 个细胞/μl。典型的表现有重度体重下降，腹泻及多种全身性症状（如发热、皮疹及食欲不振）。贫血常见。粪便或其他体液的石炭酸品红染色（快速酸染色）常可出现阳性结果，也可进行血培养。禽结核分枝杆菌的治疗包括克拉霉素（500mg，每日 2 次）及乙胺丁醇（15mg/kg，每日一次）。这种治疗方案可减轻菌血症的程度，缓解全身症状，但是不能根除微生物。对于 CD4$^+$ 细胞计数低于 50 个细胞/μl 的病人也可应用克拉霉素及阿奇霉素进行预防。

CD4$^+$ 细胞计数低于 50 细胞/μl 的病人可出现典型的弥漫性巨细胞病毒感染。除发热外，病人常可出现吞咽痛、腹痛、继发于食管炎与结肠炎的腹泻。诊断通常需要内镜或结肠镜取组织标本活检，这是因为培养的敏感性很低。并发症包括胃肠道出血及穿孔。治疗包括应用抗反转录病毒药物以促进免疫功能恢复，以及应用更昔洛韦或膦甲酸。口服更昔洛韦用于预防。

HIV 感染的病人伴有发热或其他的全身性症状，如果免疫抑制症状不严重或没有全身性疾病，则可在门诊进行治疗。需要从急诊科出院的情况包括能口服液体者、确保能进行及时的随访（包括获得急诊科初始培养的结果），以及能够充分自身保健的病人。住院的适应证有中毒症状、中性粒细胞减少的发热、急性出血及其他需要紧急诊断和治疗的情况。对于持续发热的病人，他们不符合一个或多个出院标准，应住院治疗。

HIV 肺部表现

HIV 感染的肺部表现是艾滋病病人至急诊科就治的最为常见的原因。为了确定诊断及进行初始的早期治疗，必须深思熟虑。呼吸系统表现的鉴别诊断包括很多，需要考虑的有细胞感染（如肺炎链球菌、流感嗜血杆菌、肺炎衣原体、假单胞菌、金黄色葡萄球菌、结核分枝杆菌、细胞内禽结核分枝杆菌复合物）、真菌感染［如耶氏肺孢子虫（正式称为卡氏肺孢子虫）、新型隐球菌、荚膜组织胞浆菌、烟曲霉菌、皮炎芽生菌］、病毒感染（如巨细胞病毒、腺病毒）、原虫感染（如刚地弓形虫）、恶性肿瘤（如卡波西肉瘤、上皮细胞肿瘤、淋巴瘤）及其他疾病（如淋巴细胞性间质性肺炎、肺动脉高压、肺栓塞）。

特定的肺部感染的发生率与 CD4$^+$ 细胞计数有关。肺部病变的病人，如 CD4$^+$ 细胞计数超过 500 个细胞/μl，有包膜细菌、肺结核与恶性肿瘤常见。CD4$^+$ 细胞计数较低的病人，卡氏肺孢子虫肺炎、不典型结核分枝杆菌感染、真菌感染、巨细胞病毒感染、淋巴瘤、淋巴组织增生性疾病及卡波西肉瘤更为常见。

发热且伴有排痰性咳嗽的病人可能是细菌性肺炎，而非排痰性咳嗽的病人更可能是伴有卡氏肺孢子虫肺炎、其他的真菌感染或肿瘤。血痰常与肺炎球菌肺炎或肺结核有关。暴发性呼吸衰竭更可能是由于卡氏肺孢子虫肺炎或巨细胞病毒感染所致。

HIV 感染合并肺炎的病人进行诊断性评估常规包括脉氧饱和度监测、胸片及全血细胞计数。根据疾病分期及临床表现的不同，还应进行其他检查，如动脉血气分析、血清乳酸脱氢酶检测、血清隐球菌抗原及尿液组织胞浆菌抗原检测、诱导痰标本检测（如革兰染色、结核杆菌涂片、格默里染色、吉姆萨染色、卡氏肺孢子虫肺炎免疫荧光抗体染色）。所有疑诊为肺炎的 HIV 感染的急诊科病人均应进行血培养检查。对于晚期的病人，这项评估显的日益重要。但是，不应在应用抗生素治疗之后再进行血培养。

尽管在许多肺部疾病中胸片的诊断意义不大，但是特定的胸片表现可反映特定的疾病。胸片上局灶性的浸润性病变常提示为细菌性肺炎，而肺间质或肺门弥漫性、颗粒样改变多为卡氏肺孢子虫肺炎。血清乳酸脱氢酸水平升高及低氧（尤其是运动后低氧）均提示卡氏肺孢子虫肺炎，它可能比胸片上的改变严重得多。肺门淋巴结肿大伴有弥漫性肺部浸润常提示隐球菌、组织胞浆菌和分枝杆菌感染或肿瘤。卡波西肉瘤可表现为咳嗽、发热、呼吸困难，胸片也可表现为类卡氏肺孢子虫肺炎的改变。表 130-1 列出了常见的胸片表现及 HIV 感染病人相关的并发症。

像所有的疾病一样，急诊科肺部并发症的处理首先要做的是稳定性治疗，即对气道、呼吸及循环进行支持治疗。明确的气道管理适用于严重的病例。低血压的病人应补充血容量或应用血管活性药物，或二者同时应用。其他的治疗措施还包括给氧和必要时补

表 130-1　胸片异常：艾滋病人鉴别诊断

结果	可能病因
弥漫性肺间质渗出	耶氏肺孢子虫 巨细胞病毒 结核分枝杆菌 禽结核分枝杆菌 组织胞浆菌病 球孢子菌病 淋巴组织间质性肺炎 肺炎支原体
局部实变	细菌性肺炎 肺炎支原体 耶氏肺孢子虫 结核分枝杆菌 禽结核分枝杆菌
结节性病变	卡波西肉瘤 结核分枝杆菌 禽结核分枝杆菌 真菌病变 弓形虫病
空洞样病变	耶氏肺孢子虫 结核分枝杆菌 细胞感染 真菌感染
胸腔积液	卡波西肉瘤（少量积液可见于任何感染）
淋巴结肿大	卡波西肉瘤 淋巴瘤 结核分枝杆菌 隐球菌病
气胸	卡波西肉瘤
正常胸片	组织胞浆菌病（40%） 耶氏肺孢子虫（20%） 结核分枝杆菌 隐球菌病 许多其他疾病

液。如果诊断明确或高度疑诊时，病人在急诊科时就应给予特定治疗，尤其是在怀疑卡氏肺孢子虫肺炎时。如果症状是新出现的或既往状况有改变，则应考虑住院治疗。对于已知的肺部疾病的病人，应根据与基础状态、现在应用的或既往的治疗方案的有效性、个人进行门诊随访观察的能力。肺炎预后调查组研究并不涉及 HIV 感染的病人，但大多数专家认为 HIV 感染合并肺炎病人的更应住院治疗。预测 HIV 相关性肺炎的分期系统发现引起死亡率增加的临床因素有神经系统症状的出现、呼吸频率为 25 次/分钟或更低、肌酐水平高于 1.2mg/dl[22]。

细菌感染是艾滋病人肺部感染最为常见的病因，主要病原体有肺炎链球菌、流感嗜血杆菌、假单胞菌及许多其他的微生物[23]。肺炎支原体、肺炎衣原体及军团菌感染相对少见。在晚期的艾滋病人中铜绿假单胞菌更为常见。细菌性肺炎的临床表现在症状、持续时间及严重程度方面可以是典型的，也可以是不典型的。在重症监测病房中治疗的重症肺炎病人除应用大环内酯类抗生素或呼吸喹诺酮类药物外，还应使用利奈唑胺或万古霉素及抗假单胞菌抗生素。

卡氏肺孢子虫肺炎

卡氏肺孢子虫肺炎是艾滋病人最为常见的机会性感染。超过 80% 的艾滋病人在他们疾病的某个时期会发生卡氏肺孢子虫肺炎，在许多病例中它也是初始的机会性感染。正像既往所知的那样，卡氏肺孢子虫肺炎是由卡氏肺孢子虫所致。尽管卡氏肺孢子虫传统上分类归于原虫，但是它的形态更接近于真菌[25]。随着高效抗反转录病毒治疗方法的应用，卡氏肺孢子虫肺炎的发病率已经下降[26]。

典型的卡氏肺孢子虫肺炎表现为刺激性咳嗽（一般无痰）、呼吸困难、超过 2 周的不明原因发热、胸痛及疲乏无力。胸片常表现为弥漫性的肺间质渗出，但也可表现为正常，或表现为不对称的结节、空洞或肺大疱[27]。需要与病毒、细菌、分枝杆菌、真菌和原虫所致的肺炎以及恶性肿瘤相鉴别。鉴别诊断最常需要考虑的疾病见框 130-2。胸片结果阴性的病人中有近 20% 的病人最终发现存在卡氏肺孢子虫肺炎[28]。如在门诊高度怀疑病人存在卡氏肺孢子虫肺炎，则应进行胸部 CT 检查，CT 对卡氏肺孢子虫肺炎诊断效果更好。胸部镓扫描较之胸部影像学检查有更高的敏感性，但在急诊科这种检查方法没有广泛采用，且假阳性率较高。卡氏肺孢子虫肺炎病人血清乳酸脱氢酶水平经常升高（敏感性接近 90%），但是特异性很低，所以它不用于确诊。

在急诊科，如晚期的 HIV 病人（$CD4^+$ 细胞计数 ≤ 200 个细胞/μl）伴有无法解释的低氧血症，且已排除其他病因（如肺栓塞），则应拟诊为卡氏肺孢子虫肺炎。病原体在实验不能生长，所以诊断依赖于间接的免疫荧光抗体染色，该染色需使用单克隆抗体。诱导痰的方法敏感性相对较低，一般不适用于急诊科。因此，支气管镜检查（支气管肺泡灌洗、刷取活检或经支气管活检）常用于确定诊断。在启动治疗之前无需进行确诊。治疗应尽早开始，甲氧苄胺嘧啶每天 15～20mg/kg，磺胺甲恶唑每天 75mg/kg，口服及静脉给予均可，每天2～3次（如复方新诺明2片，每8小时一次），总疗程为21天。静脉用药的适应证包括呼吸功能较差、肺泡-动脉氧分压梯度超过45mmHg、动脉血氧分压低于60mmHg。其他可用于治疗卡氏肺孢子虫肺炎的药物有羟乙基磺酸戊烷脒、氨苯砜、克林霉素联合伯氨喹、阿托喹酮及三甲曲沙。对于动脉血氧分压低于70mmHg的病人及肺泡-动脉血氧分压梯度超过35mmHg的病人推荐应用激素治疗（泼尼松40mg口服，每天2次，连用5天，并在3周内逐渐减量）[29]。大多数病人（60%～80%）对这种治疗方案有效，尽管2/3的病人肺里的肺孢子虫持续存在。所有需要激素治疗的病人应住院，因为卡氏肺孢子虫肺炎的病人在治疗初始的几天中病情可能恶化。

艾滋病人应用复方新诺明的不良反应的发生率近60%，是普通人群发生率的20倍（表130-2）。不良

表130-2　HIV感染人群常见的不良反应

	发热	皮疹	恶心呕吐	腹泻	低钠血症	DMS	神经病变	肝功能	白细胞计数	红细胞压积	血小板计数	其他
阿昔洛韦		×	×	×								眩晕
两性霉素	×		×	×					×	×	×	肾毒性
阿托伐醌	×	×	×	×					×	×		
阿齐霉素			×	×								
克拉霉素			×	×								
克林霉素		×										
克霉唑			×	×								
氨苯砜	×	×	×		×				×	×		肝炎
地达诺新		×	×	×			×					胰腺炎
氟康唑		×	×	×				×				
膦甲酸	×		×	×						×		肾毒性、癫痫
更昔洛韦	×	×	×						×	×		
布洛芬								×				
地那韦		×	×	×								肾结石
异烟肼	×	×	×				×		×	×	×	肝炎
伊曲康唑			×	×				×				
酮康唑			×	×				×				
拉米夫定	×	×	×		×		×					咳嗽
麻醉药			×			×						
戊烷脒		×							×	×		金属样味觉
乙胺嘧啶									×	×		
利福布汀	×	×	×					×			×	皮肤变色
利托那韦			×	×								感觉异常
沙奎那韦			×	×								
复方新诺明	×	×						×			×	肝毒性；血钾下降
扎西他滨	×	×	×	×			×					
齐多夫定	×	×	×	×		×			×	×		

注：本表仅列出了部分药物的不良反应。当怀疑其他药物不良反应时应咨询专业人士。

反应常在治疗7~14天后变得明显。最常见的不良反应是恶心、呕吐、皮疹、发热、中性粒细胞减少、血小板减少、低钠血症及肝炎。戊烷脒可引起恶心、呕吐、腹泻、中性粒细胞减少、低血糖症、高血糖、肾损害、肝毒性及直立性低血压[30]。因注射部位可形成无菌性脓肿，所以静脉给药更好。在防止再感染方面，预防应用复方新诺明（1片，口服，每天一次）是非常重要的措施，推荐用于$CD4^+$细胞计数低于200细胞/μl[31]。

卡氏肺孢子虫肺炎相当的呼吸衰竭的死亡率接近60%。应用机械通气的病人，应给予小潮气量及低平台压，因为此类病人气胸的风险增加。$CD4^+$细胞计数较低的卡氏肺孢子虫肺炎病人应假定其存在气胸，尽管卡波西肉瘤、静脉吸毒、弓形虫病，及病毒、真菌、分枝杆菌感染也可引起气胸。小量气胸的无症状病人（气胸量小于肺容积的20%）可以进行观察，也可插入海姆立克活瓣。

结核分枝杆菌感染

HIV感染的病人结核分枝杆菌感染的发生率明显增加，估计在世界范围内超过1 000万人为HIV与结核的混合感染[32]。与普通人群相比，HIV感染的病人发生结核的风险要高50~200倍[33]。HIV感染人群中结核的发病率增加与多种因素有关，如潜伏性感染复活风险增加、暴露后高的感染率、多种高危因素重叠、临床疾病迅速进展。结核可以是艾滋病人非常早期的一个表现。

常见的症状与体征有发热、咳嗽、血痰，但免疫功能低下的病人，临床表现不典型，肺外表现更为常见。经典的胸片异常表现为上叶的肺泡病变，伴有空洞形成、胸腔积液及纷纷纵隔淋巴结肿大[34]。胸片改变波动较大，然而，无典型改变及胸片正常者常见于$CD4^+$细胞计数较低的病人[35]。中枢神经系统、骨骼、内脏、皮肤、心包、眼、咽及淋巴结病变也可出现。

结核的诊断应包括多个方面，如存在感染的高危因素、临床表现、病人标本的直接检测、分枝杆菌培养鉴定[36]。由于在急诊科不能确诊，而疾病可通过气溶胶进行传播，因此对于临床疑诊的病人应进行隔离并住院治疗。通过核酸扩增试验、抗酸染色涂片、诱导痰标本培养或经支气管镜活检等方法可以进行实验室确诊。核酸扩增检测的敏感性高于抗酸染色涂片，支气管镜检查或组织活检的效果要优于诱导痰标本。结核菌素试验（PPD）大多数情况下是无益的，尤其是在重度免疫功能低下的病人，因为PPD试验结果阴性常见于这一类病人。肺部感染的播散可引起粟粒性肺结核，它几乎可以影响每个器官、系统。

对于疑诊的结核病人，应与传染病专家一些共同制定治疗方案，制定方案时应考虑当地的耐药情况及个体药敏结果。艾滋病人诊断为结核时，应给予四药联合的治疗方案，即异烟肼、利福平、吡嗪酰胺和乙胺丁醇，疗程为6个月[37,38]。二线的药物有环丙沙星、氧氟沙星、卡那霉素、阿米卡星、卷曲霉素、乙硫异烟肼、环丝氨酸及对氨基水杨酸。多耐药的结核菌株（即对异烟肼及利福平等多种药物耐药）仍令人担忧[39]。如艾滋病人与活动性结核病人有密切接触，则应给予经验性抗结核治疗[40]。所有HIV感染的病人如PPD试验结果阳性，均应给予异烟肼联合吡哆醛或利福平联合吡嗪酰胺的治疗方案进行预防。预防结核发病及传播的措施有高效抗反转录病毒治疗方法的应用、结核的早期诊断、早期多药联合治疗、进行呼吸道隔离、使用个人呼吸保护装置。

其他的肺部并发症

艾滋病人也可见到除卡氏肺孢子虫肺炎外的肺部真菌感染。其他的感染包括隐球菌病、组织胞浆菌病、球孢子菌病、曲霉菌病、奴卡氏菌病及酵母菌病[41]。除卡氏肺孢子虫外，新型隐球菌是艾滋病人最为常见的真菌病原体，可引起$CD4^+$细胞计数低于100个细胞/μl的病人发病。胸片检查常是非特异性的，可有团块、网点状渗出及结节性改变。可通过血清隐球菌抗原检测进行诊断。感染有地域性特征，如东部及中部美国为组织胞浆菌感染，南部中央与中部美国为酵母菌感染，西南部为球孢子菌感染。这些病原体更常见于晚期的艾滋病人。如胸片出现空洞性病变，则应怀疑曲霉菌、结核及甲氧西林耐药的金葡菌感染。

HIV感染的病人常见呼吸道病毒感染。巨细胞病毒感染最为常见，主要见于严重的免疫功能低下的病人。胸片表现为肺泡硬结或毛玻璃影。

肺部恶性肿瘤包括卡波西肉瘤，非霍奇金淋巴瘤、霍奇金病及支气管癌。卡波西肉瘤典型表现为肺门周围支气管血管影增浓、下叶网点样阴影、淋巴结肿大、胸腔积液或局灶性团块[42]。肺卡波西肉瘤应用细胞毒药物及高效抗反转录病毒方法治疗。HIV感染的病人也可出现淋巴细胞增生性疾病。如淋巴细胞间质性肺炎、非特异性间质性肺炎及闭塞性细支气管炎。

住院肺部疾病的病人，如果诊断不明确可行支气管镜检查、支气管灌洗及组织活检。如高度怀疑卡氏肺孢子虫肺炎，在行诊断性支气管镜检查之前就应开始治疗。

神经系统病变

艾滋病人有10%～20%是以神经系统疾病为首发表现。在HIV感染的进程中神经系统并发症增加，一个横断面的研究显示艾滋病病人神经系统疾病的发病率为75%～90%[43]。由于高效抗反转录病毒治疗的应用，HIV相关的神经系统疾病及中枢神经系统机会性感染的总体发病率已下降，但随着抗反转录病毒药物耐药性的出现，这种趋势可能发生改变[44]。

HIV感染病人神经系统并发症可能由两种情况所致，一则为HIV感染对中枢神经系统的直接影响，再则由于免疫功能低下，机会性感染及肿瘤可能出现。在HIV感染的早期，无菌性脑膜炎、带状疱疹性脊神经根炎及炎症性脱髓鞘性多神经病常见。晚期HIV感染常合并认知功能障碍、痴呆、机会性感染、肿瘤及感觉神经病。最常见的艾滋病相关的神经并发症为HIV脑病（痴呆）、新型隐球菌感染、弓形虫病及原发性中枢神经系统淋巴瘤。少见的中枢神经系统并发症有细菌性脑膜炎、组织胞浆菌病（常为弥散性的）、巨细胞病毒感染、进行性多病灶白质性脑病、单纯疱疹病毒感染、神经梅毒及结核。非感染性中枢神经系统疾病包括中枢神经系统淋巴瘤、脑血管病及代谢性脑病。

合并严重神经系统并发症的病人无特异性的临床表现，诊断及治疗均有一定挑战。中枢神经系统病变最为常见的临床表现为癫痫、假性脑膜炎、局灶性神经功能丧失、精神状态改变及头痛（新的或持续性的）。感染是大多数神经病变的原因，常伴有发热。

$CD4^+$细胞计数超过200个细胞/μl病人，如出现发热或假性脑膜炎且无局灶性神经功能丧失，应立即行腰穿检查。伴有局灶性神经功能丧失或新出现的癫痫，应首先考虑行神经影像学检查，如影像学检查为阴性，则应行腰穿。伴有精神状态改变或头痛的病人，诊断过程同非HIV感染人群，如病人没有明确的导致症状的病因或对病情的检查有明确的提示（如病人主诉为"一生中最重的头的痛"），则应考虑行神经影像学检查或腰穿[44]。如$CD4^+$阳性细胞计数低于200个细胞/μl，应采取更为积极的方法，如有上述情况则需要进行影像学检查，此后则应行腰穿检查[45,46]（图130-2）。

一般来说，对于需要立即鉴别的中枢神经系统病变，普通CT就已足够[47,48]。如果全部急诊科检查结果为阴性，且病人的症状严重或有新出现的神经系统症状，应考虑立即行行更先进的影像学检查，通常应住院治疗。对于其他病例，有密切的随访的指征，因为已证实强化CT或MRI检查可以发现更为细小的病变。脑脊液检查包括脑脊液压力的测定、细胞计数、葡萄糖及蛋白定量、革兰染色及细菌、病毒和真菌培养。弓形虫检测、隐球菌抗原检测及球孢子菌效价滴定也可应用，尤其是在晚期的病人。慎重起见，应让试验室保留过多的脑脊液标本，以便在起初的检查结果为阴性时可进行进一步的检查。

HIV脑病

HIV脑病，或艾滋病痴呆综合征，占HIV感染病人的1/3，有3%的艾滋病人以此为首发表现[43]。它是直接HIV感染所致的进展性的疾病，常首先表现为近期记忆受损或细微的认知功能缺陷，如注意力不集中。传统情况下，此病发生于$CD4^+$细胞计数低于200个细胞/μl的病人，但自1996年后，$CD4^+$细胞计数高于200个细胞/μl的病人，此病的发生率在增加[3,49]。痴呆的早期常与抑郁症、神经系统药物作用、焦虑症等病相混淆。在疾病的晚期，功能障碍加重，在精神状态、癫痫、腱反射亢进等方面变化更加明显。在这些病例，体格查体常可发现艾滋病进展的特征，如消瘦、脱发、全身性皮炎及淋巴结肿大。艾滋病痴呆是一个排除诊断：即便是至急诊科就诊的已确诊为艾滋病痴呆的病人，体征与症状的进也需要立即进行进一步的评排除其他中枢神经系统疾病。HIV脑病的病人神经影像学表现为萎缩及弥散性灰质高信号；磁共振在白质中可见到不对称的点状病变。腰穿结果多为正常。成人与儿童对照试验证实大剂量的齐多夫定可使HIV脑病的病人获益[49]。

新型隐球菌感染

新型隐球菌是引起中枢神经系统真菌感染的病原体之一，可以引起局灶性大脑病变，也可引起弥散性脑膜脑炎。在HIV感染的病人，它的发病率近10%，常见于$CD4^+$细胞计数低于100个细胞/μl的病人。最常见的初始的症状为发热与头痛，常伴有恶心及呕吐。少见的表现为视觉改变、头晕、癫痫及脑神经损伤[50]。脑干与基底节区是典型的发病部位。高颅压及临床症状突然恶化常由于脑疝形成，死亡率近30%。

新型隐球菌感染的病人CT常无明显的改变。确诊依赖于脑脊液隐球菌抗原检测，其敏感性及特异性接近100%；其他的确诊方法有墨汁染色（敏感性60%～80%），真菌培养（敏感性95%）及血清隐球菌抗原检测（敏感性95%）。所有血清隐球菌抗原检测阳性的病人均应进行腰穿以排除神经系统疾病。其他与隐球菌感染相关的表现有脑脊液压升高及脑脊液单核细胞增多。病人应住院治疗，联合应

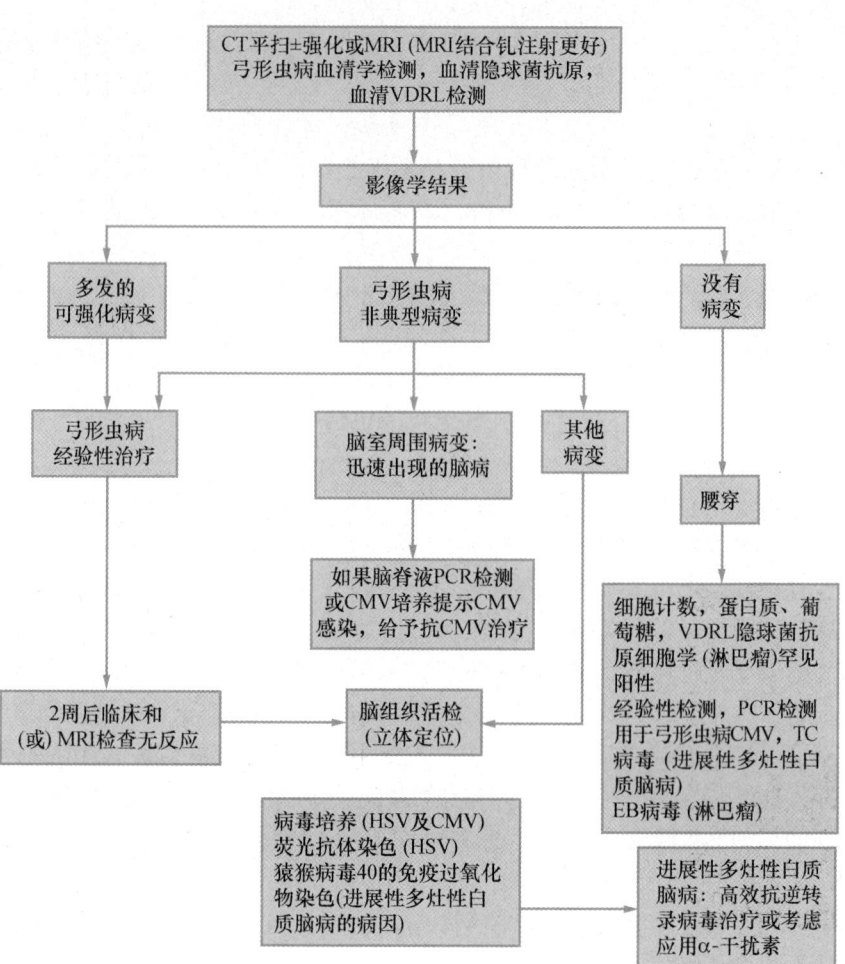

图 130-2 伴有精神状态改变、新发癫痫、头痛（重症或持续性）或神经系统定位体征的艾滋病人至急诊科就诊时的评估流程。CMV：巨细胞病毒；CSF：脑脊液；CT：计算机断层扫描；EBV：EB 病毒；FA：荧光抗体；HAART：高效抗反转录病毒治疗；HSV：单纯疱疹病毒；IFN：干扰素；MRI：核磁共振成像；PCR：聚合酶链反应；PML：进展性多灶性白质脑病；SV40：猿猴病毒 40；VDRL：性病研究实验室。(Modified from McArthur J, Bartlett JG: Headache in patients with AIDS. In Bartlett JG [ed]: 1999 Medical Management of HIV Infection. Baltimore, Port City Press, 1999, p 333.)

用两性霉素 B（每天 0.7mg/kg）及 5-氟胞嘧啶（每天 100mg/kg）2 周，再给予氟康唑口服（每天 400mg）8 周，直至脑脊液无菌。隐球菌脑膜炎临床最明显的不良反应是氟胞嘧啶所致的骨髓抑制。两性霉素 B 也可引起发热及肾功能损害。治疗成功后，低剂量氟康唑口服的抑制性治疗是有指征的，因为复发率较高（接近 50%）。进行免疫重建的病人可以中断这种治疗。

弓形虫感染

弓形虫是引起 HIV 感染病人脑内局灶性团块状病变最为常见的病因，发病率 3%～4%[43,49]。在大多数病例，有症状的疾病是潜伏性感染复活的结果。常见的症状与体征包括头痛、发热、精神状态改变及癫痫。近 80% 的病人有局灶性神经功能损伤。血清学检测没有意义，因为近 30% 的美国人群有弓形虫抗体。常根据 CT 上多发性皮层下病变的明确诊断。急诊科常用平扫 CT 进行初步检查，因为对于平扫 CT 正常的病人，行增强 CT 检查并无多大意义[48]。对于可疑病变或临床表现强烈提示病理改变但平扫 CT 结果阴性或结果含糊不清者，行增强 CT 或 MRI 检查可能获益。在强化 CT 上，弓形虫病变表现为环行增强伴有周围水肿。与强化 CT 相比，MRI 在描述病变范围方面更敏感，但通常在急诊科并不适用[51]。

临床及影像学检查通常不能可靠地将中枢神经系统弓形虫病与其他许多可能的疾病（如淋巴瘤、脑结核、真菌感染、进行性多灶性白质脑病、巨细胞病毒感染、卡波西肉瘤、脑出血）区别开来。弓形虫病典型表现为多个病灶，集中于基底节与皮髓质交界区，而淋巴瘤则多为单一病灶，常位于脑室周围灰质或胼胝体。平扫 CT 上结核典型表现为炎症性改变，基底池内充满高的等密切渗出液。

疑诊弓形虫病应住院治疗，并给予乙胺嘧啶（负荷量 200mg，然后每天 50～75mg）联合磺胺嘧啶（每天 4～6g）。加用四氢叶酸（每天 10mg）可降低全血细胞减少的发病率。必要时可使用磺胺异恶唑、克林霉素、阿奇霉素、阿托伐醌或多西环素来代替磺胺嘧啶，这是因为磺胺嘧啶的副作用发生率相对较高。地塞米松（4mg，静注）可用于胸片上存在中线移位者、重度颅内压增高者及临床症状恶化者。不推荐进行癫痫预防。在初始治疗之后，可应用复方新诺明抑制弓形虫慢性感染。复方新诺明也用作血清学检测结果阳性及 CD4$^+$ 细胞计数低于 100 个细胞/μl 的病人。如对治疗没有反应，应考虑诊断的正确性，这时可能需要进行组织活检。

原发性中枢神经系统淋巴瘤

原发性中枢神经系统淋巴瘤是一种罕见病，占 HIV 感染病人的 3%，常见于 CD4$^+$ 细胞计数低于 50 个细胞/μl 的病人。随着高效抗反转录病毒治疗方法的应用，自 1996 年此病的发病率已轻微下降[49]。原发性中枢神经系统淋巴瘤源于 B 淋巴细胞，EB 病毒表达阳性。病人表现为头痛、失语、记忆缺失、偏瘫或癫痫。通常需要根据 CT 结果进行诊断，CT 表现为高密度或等密度的圆形或多发性病变，可被造影剂强化，主要在脑室周围区域。该病与弓形虫感染鉴别存在困难，常在抗弓形虫感染治疗无效后诊断为中枢神经系统淋巴瘤。EB 病毒的 PCR 检测有助于辅助诊断，要确诊有赖于组织活检。淋巴瘤预后很差，中位生存期少于 1 个月。全脑放疗联合激素及化疗可将平均生命延长至几个月[49]。

进行性多灶性白质脑病

艾滋病人进行性多灶性白质脑病的发病率为 1%～3%，可能是由于多瘤病毒复活所致（JC 病毒）。最常见的临床表现是乏力、失语、认知功能障碍及头痛。CT 或 MRI 检查表现为低密度白质病变。JC 病毒 PCR 检测敏感性接近 80%。如不进行免疫重建，进行性多灶性白质脑病的预后较差。

结核性脑膜炎

禽分枝杆菌细胞内感染是结核性脑膜炎最为常见的病因；艾滋病人本病的发病率低于 1%，但可并发颅内脓肿或脊髓脓肿。禽分枝杆菌细胞内感染在 CT 上表现类似弓形虫。由于脑脊液检查常为阴性，故确诊需要进行脑组织活检。治疗至少四药联合，疗程 9 个月[49]。

HIV 神经病变

HIV 感染也可出现许多周围神经系统疾病。这些疾病极少出现危急情况，但需要适当转诊。最为常见的周围神经系统疾病是 HIV 神经病变，近 50% 的 HIV 感染病人可出现本病，本病的特征为足感觉性疼痛。在急诊科应给予止痛治疗。布洛芬可用作一线治疗，尽管大多数重度病人可能需要麻醉剂。已证实应用阿米替林及苯妥钠可获益，但应持审慎态度，因为合并有 HIV 痴呆的病人可引起谵妄。

胃肠道病变

大多数艾滋病人在疾病过程中可出现胃肠道的症状及体征。最常见的临床表现是腹泻、体重下降、吸收不良、腹痛、出血、食管症状及肝胆症状[52]。非特异性的表现有恶心、呕吐及腹痛，它们也可能是抗反转录病毒治疗的副作用[53]。对于有特定病因的疾病进行评估是困难的，除非进行了相关的目标研究。经常有多个感染源存在，这使得诊断更为复杂。急诊科治疗的重点为支持治疗、液体及电解质补充及获得适当的结果以进行进一步检查。

口咽部病变

艾滋病人口腔病变常见，可表现为多种疾病，如真菌感染（口腔念珠菌病、组织胞浆菌病、隐球菌病、青霉菌病）、病毒感染（单纯性疱疹病毒、带状疱疹病毒、巨细胞病毒、口腔毛状白斑、乳头瘤病毒感染）、细菌感染（牙周病、坏死性口腔炎、结核、禽结核分枝杆菌混合感染、血管瘤杆菌病）、肿瘤（卡波西肉瘤、淋巴瘤、霍奇金淋巴瘤）、自身免疫性疾病及特发性疾病（唾液腺疾病、鹅口疮）等。口腔病变的出现可能是疾病进展的一个标志[54]。

超过 80% 的艾滋病人可出现口腔念珠菌病。HIV 感染的病人最为常见的真菌感染为白色念珠菌感染，典型病变可累及舌黏膜及颊黏膜，但也可无症状。症状有酸痛、灼热感及吞咽困难。念珠菌病的典型表现为苍白带花边的斑块，易于从红斑表面刮除，通过这一点很容易与口腔毛状白斑相鉴别。念珠菌病的三种形式为：假膜性念珠菌病（鹅口疮）、红斑性念珠菌病及念珠菌性口角炎。在急诊科行氢氧化钾涂片显微镜检查可以确诊。大多数口腔病变可在门诊处理。推荐的治疗方案是克霉唑片，10mg 口服，每日 5 次，连用 14 天。其他治疗措施包括制霉菌素阴道片，1 片口内含化，每日 4 次，或制霉菌素片 2 片口内含化，每日 5 次。对于耐药的病人，可全身性应用氟康唑、酮康唑或伊曲康唑。

口腔毛状白斑也很常见，从舌的侧面看典型表现为波纹状或丝状增厚的白色病变。因为此病没有症状，故无需治疗，当有适应证时，可使用阿昔洛韦进行治疗，800mg 口服，每日 5 次，连用 2～3 周。

口腔疼痛及口周溃疡可由单纯疱疹病毒感染所致。单纯疱疹病毒感染可在急诊科诊断，在病变的脱屑中可见多核巨细胞。确诊需进行培养。治疗应给予阿昔洛韦，400mg 口服，每日 3 次，用 7～10 天。禽结核分枝杆菌也可引起口腔疼痛及溃疡。诊断需进行抗酸染色。口腔卡波西肉瘤也可出现，表现为轻微凸起、边界清晰、无痛性、紫罗兰或红斑样病变，可出现在口咽部任何部位。确诊需要进行组织活检。治疗方法有手术切除、区域化疗、硬化剂治疗或放疗。

牙周疾病，包括齿龈红斑及坏死性牙周病，可见于近10%的病人。门诊治疗，如局部冲洗、口腔漂洗及口腔应用抗生素，如可应用阿莫西林/克拉维酸或克林霉素。必须进行牙科随诊。

鹅口疮常有疼痛，且为复发性，表现为火山口样溃疡，红斑样溃疡周围生有白色或黄色的薄膜。病因未知，但可能是由于免疫缺陷所致。其他形成溃疡的可能病因，如真菌或分枝杆菌感染、单纯疱疹病毒及、巨细胞病毒感染及淋巴瘤等应被排除。鹅口疮应用局部激素常有效，如0.05%醋酸氟轻松软膏与口腔局麻药（如苯唑卡因）1：1混合（如口内膏）。

食管病变

$CD4^+$细胞计数超过200个细胞/μl的HIV感染病人出现吞咽困难或吞咽痛，必须考虑非HIV病因所致的食管炎，如胃食管反流病或药物治疗所致。$CD4^+$细胞计数低于200个细胞/μl的病人，50%～70%的食管炎是由于白色念珠菌感染所致。其他的病因包括单纯疱疹病毒感染及巨细胞病毒感染、卡波西肉瘤、禽分枝杆菌感染及反流性食管炎及特发性食管炎。

评估食管病变的病人最有价值的方法是使用氟康唑进行初始化治疗（100～200mg口服，每日1次，连用2～3周）。其他可使用的药物有克霉唑、酮康唑及伊曲康唑。无效的病人偶尔也需要进行内镜检查、真菌染色、病毒培养及组织活检以明确诊断。在镜下，念珠菌感染表现为斑块样溃疡，斑块之间为带疱疹的正常黏膜，典型表现为无斑块的"鸟眼样"溃疡。

常在治疗停止后复发，在复发的病例中，推荐应用两性霉素B。弥漫性念珠菌病应静脉给予两性霉素B及氟胞嘧啶治疗。已证实在$CD4^+$细胞计数低于100个细胞/μl的HIV感染病人中预防应用氟康唑防止真菌是有益的，尽管预防性应用并不增加存活率[55]。

腹泻

腹泻是艾滋病人最常见的胃肠道并发症，发病率达50%～90%。腹泻的严重程度差别很大，轻者仅表现为稀便，重者可表现为大量液体丢失、虚脱、发热、寒战及体重下降。治疗时应考虑药物的副作用，因为抗反转录病毒治疗的胃肠道不良反应的发生率较高。可能病原体有寄生虫（如隐孢子虫、比氏肠胞虫、贝氏等孢球虫、贾兰第鞭毛虫、痢疾阿米巴、微孢子虫、环孢子虫及其他）、细菌（沙门菌、志贺氏菌、弧形杆菌、幽门螺旋杆菌、结核分枝杆菌、禽结核分枝杆菌、梭状芽胞杆菌及其他）、病毒（巨细胞病毒、单纯疱疹病毒、HIV及其他）及真菌（荚膜组织胞浆菌、新型隐球菌、粗球孢子菌及其他）。机会性感染常见于$CD4^+$细胞计数低于100个细胞/μl。许多病原体可导致胃肠道出血及脱水，尤其是巨细胞病毒。HIV感染的病人尤其应关注沙门菌感染，因其可产生复发性菌血症。伴卡波西肉瘤或淋巴瘤的胃肠道肿瘤性疾病可产生吞咽困难、消化道梗阻、肠套叠或腹泻。

急诊科腹泻治疗的目的应使病人稳定，充分补液及获取适当的诊断信息。初步检查应包括血培养（禽结核分枝杆菌及沙门菌培养）、粪便培养、粪便镜检以查找卵或寄生虫、三色染色法查找微孢子虫、酶免法查贾第鞭毛虫及梭状芽胞杆菌毒素A与毒素B检测。如有需要进一步评估的指征，应安排病人进行结肠镜检查或乙状结肠镜检查（组织活检进行与否均可）[56]。一般情况下，艾滋病人腹泻的病因无法确诊。重症腹泻的病人无须特殊处理，给予硅镁土（白陶土）、车前草（美施达）、膳食调整或盐酸苯乙哌啶与阿托口的复方制剂（复方地芬诺酯片）即可。

HIV感染病人常见隐孢子虫与等孢子球虫感染，这两者均可导致长期的水样腹泻[57]。可运用粪便抗酸染色、单克隆抗体检测或酶联免疫吸附法进行诊断。这些疾病治疗的有效性差别很大。膳食调整或使用洛哌丁胺可缓解症状。应用巴龙霉素或阿奇霉素治疗隐孢子虫感染有时也可取得成功。使用复方新诺明治疗等孢子虫感染常可取得成功。也可选用乙胺嘧啶或甲硝唑。高效抗反转录病毒治疗也可缩短病程、减轻症状。

引起腹泻的病毒有巨细胞病毒、腺病毒、星状病毒、轮状病毒及其他的病毒[58]。巨细胞病毒性结肠炎多常见于$CD4^+$细胞计数低于50个细胞/μl的病人。腹泻可引起体重下降及腹痛；CT表现为结肠增厚。并发症有出血及穿孔。治疗可静脉给予更昔洛韦、缬更昔洛韦或膦甲酸。

HIV感染病人近50%的腹泻是由梭状芽胞杆菌所致。典型病史为水样腹泻，且近期应用过抗生素。应行梭状芽胞杆菌检测。治疗是应用甲硝唑或万古霉素。

禽结核分枝杆菌复合物由禽结核分枝杆菌及细胞内分枝杆菌组成，常由咽下或误吸所致。$CD4^+$细胞计数低于100个细胞/μl典型表现为发热、盗汗及腹泻。通过大便培养或血培养可作出诊断，发病后数周结果可转为阳性。联合应用克拉霉素（500mg，每日2次）及乙胺丁醇（每日15mg/kg）。CD4$^+$细胞计数低于50个细胞/μl的病人应进行预防。

HIV感染病人吸收不良综合征较为常见。胃排空延迟及肠道感染可导致或加剧体重下降。治疗包括营养师咨询、胃肠外营养及辅助性用药（如大麻酚、甲地孕酮及人生长激素）[59]。

肝脏病变

近50%的艾滋病人有肝大。黄疸较为少见。乙型肝炎及丙型肝炎常见，尤其是静脉吸毒的病人。既往有乙型肝炎病毒感染的病人在感染HIV后病毒可能激活，或HIV感染后乙型肝炎病毒感染的概率增加。在HIV感染病人，几种机会性感染的微生物（如巨细胞病毒、细胞内结核分枝杆菌、结核分枝杆菌、荚膜组织胞浆菌及隐孢子虫等）也可出现肝炎样疾病。典型表现为碱性磷酸酶水平升高与其他肝酶的升高不成比例。肝毒性也可能是由于大量应用药物所致，如英地那韦。

肛门直肠病

在诊断肛门直肠病变时，完整的肛门及直肠检查非常重要。通过视诊、触诊、指诊、肛门镜（必要时行乙状结肠镜检查）等检查可发现肛裂、包块、感染及炎症。艾滋病人常见直肠结肠炎，可由多种微生物引起（如空肠弯曲菌、志贺菌属、沙门菌属、贾第鞭毛虫、单纯疱疹病毒、痢疾阿米巴、衣原体淋球菌）。

诊断方法有肛门镜检查，粪便查找红细胞、白细胞、卵及寄生虫。此外，细菌培养、单纯疱疹病毒培养或Tzanck涂片、快速血浆反应素检测、淋球菌及衣原体检测可能是有益的。粪便革兰染色可确诊肛门淋病，粪便检测可见白细胞及细胞内病原体。通过病毒培养或肛门病变脱屑中见到多核巨细胞可确诊为单纯疱疹病毒感染。

皮肤病变

艾滋病的几种皮肤表现在急诊科均可见到。HIV感染可加重已有的皮肤疾病。常见的病变表现可能不典型。一般的皮肤疾病（如干燥症及瘙痒症）常见，在艾滋病诊断之前即可出现。这些疾病的治疗与未患艾滋病的病人相同。干燥症可用软化剂治疗。瘙痒症可用燕麦浴治疗，必要时可给予抗组胺药。

卡波西肉瘤是艾滋病第二个常见的临床表现。常见于男性同性恋或双性恋人群中，由人疱疹病毒8（HHV8）所致。本病常伴有广泛的黏膜病变。HIV感染病人卡波西肉瘤典型表现为黏膜与皮肤病变、淋巴结病变、胃肠道或其他器官病变。表现为粉红色、红色或紫色的丘疹、斑块、及肿瘤。治疗因病变部位及范围而异。卡波西肉瘤不可治愈，但极少危及生命。姑息性治疗有冷冻疗法、放射疗法、红外凝固、硬化剂、病灶内应用长春碱及全身性化疗，全身性化疗联合应用多柔比星（阿霉素）、博来霉素及长春新碱[60]。

HIV感染病人带状疱疹出疹率约为正常人群的27倍，艾滋病病人常见多个皮肤区域病变[61]。单一皮肤带状疱疹感染的HIV感染病人，门诊处理措施有口服泛昔洛韦（500mg，每天3次）、阿昔洛韦（800mg，每天5次）、伐昔洛韦（1000mg，每天3次）[62]。全身性病变病人、眼带状疱疹及重症皮肤带状疱疹病人应住院治疗，静脉注射阿昔洛韦（800mg，每天5次），并进行床位隔离[63]。对于原发性感染及内脏病变病人，水痘免疫球蛋白可能有效。

单纯疱疹病毒感染及HIV感染病人中流行广泛。单纯疱疹病毒-1和单纯疱疹病毒-2可表现为局部感染，也可为全身性感染。单纯疱疹病毒感染一般表现为发热、淋巴结肿大、不适及皮肤黏膜的溃疡性病变。病变的常见部位有口腔黏膜、外阴部及直肠。单纯疱疹病毒与带状疱疹病毒感染在临床上鉴别较为困难，这两种疾病进行鉴别可能需要进行培养。复发常见。口服泛昔洛韦（750mg，每天3次）或阿昔洛韦（200mg，每天5次，连用10天）对黏膜皮肤单纯疱疹病毒感染效果较好。弥漫性感染或神经病变，推荐静脉给予阿昔洛韦（5～10mg/kg，每8小时一次，连用7～21天）。泛昔洛韦、喷昔洛韦、膦甲酸或伐昔洛韦也可应用。抑制病毒治疗可降低复发率。病毒感染病人应住院治疗，并进行床位隔离。

接触传染性软疣表现为肉色丘疹，中心为白色（图151-4）。本病治疗困难，有症状的病变可考虑行冷冻疗法及刮除术。伴念珠菌或毛霉菌的擦烂的感染常见，脱屑置于氢氧化钾溶液中行显微镜检可有助于确诊。治疗可局部应用咪唑类霜剂（如克霉唑、咪康唑、酮康唑）。

所有HIV感染的病人均应考虑疥疮，尤其是伴有表皮脱落及瘙痒的病人。螨虫的显微镜鉴别有特征性表现。首选的治疗是单独应用氯菊酯。性接触者或日常接触者也应进行。挪威疥疮对治疗耐药明显，如果病变与疥疮表现一致且对传统治疗无效，则应考虑挪威疥疮。应与传染病专家磋商进行治疗。

脂溢性皮炎常见，尤其常见于伴有痴呆的艾滋病人。病变为高度角化的呈鳞片样的红色斑块，常累及头皮、面部（尤其是鼻唇部皱折）、耳、胸部及外生殖器。局部应用激素通常有效，尽管不如普通人群有效率高。可选用的治疗方案有局部或口服酮康唑。

免疫功能不全的病人发生人乳头瘤病毒感染的概率增高。有症状的病人或出于美容目的者可进行治疗，治疗方案有冷冻及局部用药，在末梢病变，可选用激光治疗。

艾滋病人发生其他皮肤疾病（如牛皮癣、过敏性皮肤炎、秃头症等）的概率也增高。HIV 感染可加重既往的皮肤疾病。

眼科病变

HIV 感染的病人常见眼科病变。视网膜棉絮斑是最常见的眼科病变，但一般不需要进行处理。其他常见的 HIV 相关性眼科疾病有巨细胞病毒性视网膜炎、眼部带状疱疹及眼睑或结膜的卡波西肉瘤。

HIV 感染病人巨细胞病毒性视网膜炎发病率为10%～30%，它也是艾滋病人失明的最为常见的病因。随着高效抗反转录病毒治疗的进步，目前已发现巨细胞病毒性视网膜炎的发病率在下降，但中断高效抗反转录病毒治疗可能出现眼内炎症[64]。巨细胞病毒性视网膜炎可出现典型的重症干裂性血管炎及视网膜炎。它可能无症状也可能表现为视物模糊、视力改变、"飞蚊征"、光幻觉、畏光、盲点、眼红或眼痛[65]。眼底镜检查典型表现为蓬松的白色血管周病变，并伴有出血，本病可能与视网膜棉絮斑相混淆，后者为一良性疾病，对于艾滋病人的预后没有提示意义。需要进行鉴别诊断的疾病有弓形虫病、梅毒、单纯疱疹病毒感染、水痘疱疹病毒感染及结核。由于疾病迅速进展及失明的风险，眼科巨细胞病毒感染可能需要立即由眼科医师进行评估。静脉给予更昔洛韦（5mg/kg，每12小时一次，连用2周；然后以每天6mg/kg，维持）或膦甲酸（90mg/kg，每12小时一次）。传统治疗方法无效的病人可玻璃体内注射福米韦生[66]。更昔洛韦与膦甲酸的有效率相近。含更昔洛韦的玻璃体内植入剂为另一种治疗方式，这种方法可以提供更高的玻璃体内药物浓度，可以降低巨细胞病毒相关性视网膜剥离的风险。免疫恢复葡萄膜炎是治疗的并发症，常在疾病的恢复期出现[67]。使用更昔洛韦及膦甲酸进行慢性抗病毒治疗可能存在适应证。

血清抗弓形虫抗体阳性及 $CD4^+$ 细胞计数低于100个细胞/μl 病人应接受复方新诺明预防[68]。HIV 感染病人眼科损伤的另一常见病因为眼带状疱疹。典型表现为三叉神经眼支区域出现疼痛、感觉异常，随后出现带状疱疹。并发症有结膜炎、表层巩膜炎、虹膜炎、角膜炎、继发性青光眼，罕见视网膜炎。就巨细胞病毒感染而言，早期识别及治疗可以避免发病。所有疑诊眼带状疱疹的病人均需要眼科医师立即会诊，病人可能需要住院治疗。应以口服或静脉给予阿昔洛韦、泛昔洛韦或伐昔洛韦开始治疗。

心血管临床表现

艾滋病的心脏表现有心包积液、心肌病、左室大、心肌炎、心内膜炎、恶性肿瘤及治疗的心脏毒性[69]。心脏病变最常见的部位是心包，尽管许多心包积液病人并无明显的临床症状。心包积液可能继发于恶性肿瘤、尿毒症、淋巴管阻塞或感染（如结核分枝杆菌、肺炎链球菌、金黄色葡萄球菌），或其他细菌、病毒、真菌或原生动物病原体的宿主。感染性心内膜炎常见于既往有静脉吸毒史的 HIV 感染病人，所有静脉吸毒的病人如出现发热均应考虑本病。心脏肿瘤也可出现，典型表现为卡波西肉瘤或淋巴瘤。这些肿瘤可没有临床症状，也可表现为充血性心衰、心脏压塞、心律失常或其他的临床综合征。一些抗反转录病毒药物可引起脂肪再分布综合征及糖尿病，后两者可增加冠心病的风险。HIV 感染的病人扩张性心肌病的发病率也增加。病因分类包括原发性 HIV 感染；病毒、结核分枝杆菌、真菌或原生动物感染；药物诱发；免疫疾病及缺血性疾病。出现典型充血性心衰症状与体征的病人，心脏彩超可以出现左室舒张功能障碍及射血分数下降。这些病人心律失常的风险增加。

肾脏表现

艾滋病人出现肾功能不全可能与许多潜在的疾病有关，但急诊科初始的临床表现有全身不适、水肿及少尿。肾前性氮质血症是最常见的肾功能不全，全身性感染或胃肠道感染所致的容量不足更是如此。通过对液体状态评估来进行诊断与治疗。急性肾衰竭也很常见，多继发于药物的肾毒性（如源于戊烷脒、氨基糖苷类抗生素、磺胺类药物、膦甲酸、利福平、氨苯砜或两性霉素 B）。HIV 相关性肾病（HIVAN）是晚期免疫功能低下病人慢性肾功能不全的主要原因，但在疾病进展的早期出现[70]。血管炎、肺结核及其他全身性感染也可引起肾功能不全。肾后性氮质血症也可源于肾小管、输尿管或骨盆阻塞，也可源于淋巴瘤、结石、曲菌球、血凝块或肾乳头脱落。急诊科评估应包括尿液分析、液体状态评估、血尿素氮及血清肌酐检测。如果存在适应证，可考虑行超声及静脉肾盂造影检查，它们可以显示梗阻的部位及严重程度。蛋白尿病人及不明原因的肾脏疾病也可行肾组织活检检查。治疗因致病微生物的不同而异。HIVAN 的治疗 [如皮质激素、血管紧张素转换酶抑制剂（ACEI）及透析] 获益有限，开始治疗时应与肾脏病专科医师协商。

精神疾病

HIV 在感染病人可出现许多社会及情绪问题，可能与神经精神疾病及认知功能功能障碍相混淆。诊断艾滋病后可显著改变家庭成员及朋友的相互关系，由于要面对慢性疾病及死亡，病人可能被压垮。尽管 HIV 感染病人精神因素较为常见，但许多病人并没有接受最佳治疗[71]。

艾滋病人常有抑郁症，住院治疗及社会心理干预对于本病的治疗有效。目前估计超过 60% 的艾滋病人在他们疾病过程中会经历抑郁症[72]。抑郁症病人 CD4+ 细胞计数的水平较低，可出现更多的艾滋病相关的症状。如果症状持续超过 2 周，应考虑转诊以进行抗抑郁治疗。抑郁症可引起自杀意念，在出现自杀企图后，病人可至急诊科进行治疗并引起关注。其他的精神疾病也可出现，如人格障碍、成瘾障碍及心理适应性障碍。

谵妄提示原发性生理疾病状态的出现。鉴别诊断应考虑中枢神经系统疾病、中毒及代谢异常。艾滋病精神疾病常出现精神症状，如幻觉、妄想或其他行为异常改变。治疗应使用传统的抗精神病药物。

性传播疾病（STD）

性传播疾病常见于 HIV 感染的病人，包括梅毒在内的性传播疾病的发病率正在升高[73]。梅毒通过某种未知的机制增加 HIV 血清阳转的敏感性[74]。对急诊科而言，建立 HIV 的监测机制，联合进行 HIV 及其他性传播疾病的检测可能是更划算的[75]。

常见的性传播疾病有淋病、衣原体感染、疱疹及梅毒。所有 HIV 感染的病人怀疑性传播疾病时应行梅毒血清学检测。对于疑诊梅毒的病人，即便无实验室感染的证据，也应进行经验性治疗。原发性梅毒或不超过 12 个月的继发性梅毒推荐单独给予苄星青霉素肌肉注射（240 万单位）。对于潜发性梅毒或持续时间不明的继发性梅毒，推荐三周方案。确诊或疑诊梅毒的病人应进行评估，明确有无神经梅毒，目前 HIV 感染人群神经梅毒的发病率正在上升。神经梅毒病人应给予青霉素进行治疗，每日 1 200 万~2 400 万单位，连用 10~14 天。

血液系统疾病

HIV 感染、肿瘤、其他感染或 HIV 的治疗措施可能造血有不利作用。贫血是艾滋病人死亡率升高的独立危险因素。慢性贫血的艾滋病人典型表现为正常细胞、正色素性贫血，常伴有网织红细胞计数及促红细胞生成素水平下降。高效抗反转录病毒治疗可改善贫血。

儿科疾病

至急诊科就诊的儿科 HIV 感染/艾滋病临床表现多种多样，如复发的或严重的细菌感染、慢性腹泻、念珠菌病、机会性感染及许多其他的临床综合征。除稳定性处理、诊断检测及确诊措施外，对于此类人群进行密切随访，与家庭成员及病人的主治医师进行沟通也极为重要。

药物反应

在 HIV 感染病人中，药物反应常见。这些病人常用大量药物进行治疗，许多药物目前已明确存在多种不良反应。此外，与非 HIV 感染的病人相比，HIV 感染的病人出现不良反应常更频繁且更严重，但原因不明。皮肤病变尤其常见。常与抗生素有关。如 HIV 感染的病人出现新的症状，药物不良反应是必须要考虑的因素。表 130-2 简要列出了 HIV 感染病人常见的药物反应。

治疗

抗反转录治疗及药物预防

1996 年之后高效抗反转录疗法的应用已显著改善了发达国家 HIV 感染的临床预后。到 1998 年，艾滋病的发病率及死亡率已迅速下降[3]。严重药物不良反应所致的治疗失败、药物耐药性的出现及长期坚持用药的困难已使人们对高效抗反转录疗法的有效性更加关注；然而，目前研究显示持续应用高效抗反转录方案可降低发病率及死亡率[76]。美国公共卫生部已出版了成人与青少年 HIV 感染病人抗反转录病毒药物的应用指南[77]。

HIV 感染抗反转录治疗不断发展，优化治疗方案需要对许多因素（可用药物的分类、初始治疗的合理性及常见的药物不良反应）有一个基本的了解。目前常用的 5 类抗反转录病毒药物见表 130-3。每一类药物均可独立干扰 HIV 的正常生命周期。在用药时机适宜及联合用药时，这些药物可以显著延缓疾病的进展并延长寿命。

第一个被证实有抗反转录病毒活性的药物是核苷

表 130-3　FDA 批准用于 HIV 治疗的药物

药物分类	通用名称	商品名
核苷类似物反转录酶抑制剂[a]	齐多夫定（AZT, ZDV）	立妥威
		双汰芝（AZT + 3TC）
		三协唯（AZT + 3TC + ABC）
	地达诺新（ddI）	惠妥滋
	扎西他滨（ddC）	Hivid
	司他夫定（d4T）	赛瑞特
	拉米夫定（3TC）	干安能
		Epzicom（3TC + ABC）
	阿巴卡韦（ABC）	济而刚
	恩曲他滨（FTC）	Emtriva
		Atripla（FTC + EFV + TDF）
		特鲁瓦达（FTC + TDF）
	替诺福韦（TDF）	韦瑞德
非核苷类似物反转录酶抑制剂[b]	奈韦拉平（NVP）	维乐命
	地拉韦定（DLV）	Rescriptor
	依法韦伦（EFV）	Susitiva
蛋白酶抑制剂[c]	地那韦	Crixivan
	替拉那韦（TPV）	Aptivus
	地瑞那韦（DRV）	Prezista
	Fosamprenavir（FPV）	Lexiva
	利托那韦（RTV）	爱治威
	沙奎那韦（SQV）	因服雷
	那非那韦（NFV）	维拉赛特
	阿扎那韦（ATV）	锐艾妥
	洛匹那韦/利托那韦	Kaletra
进入抑制剂[d]	恩夫韦肽（T20）	Fuzeon
	马拉维若（MVC）	Selzentry
整合酶抑制剂[e]	雷特格韦（RAL）	拉替拉韦

[a] 核苷类似物反转录酶抑制剂
[b] 非核苷类似物反转录酶抑制剂
[c] 蛋白酶抑制剂
[d] 进入抑制剂
[e] 整合酶抑制剂

类似物反转录酶抑制剂（NRTI），它是病毒反转录酶的抑制剂。几个对照试验已证实齐多夫定［叠氮胸苷（AZT）、立妥威］可降低机会性感染的次数及严重程度[78,79]。齐多夫定可降低早期有症状的 HIV 感染者的进展为艾滋病的比例，但存活率并无显著性差异[80]。这项研究结果及齐多夫定耐药性和严重不良反应的出现，导致了其他的 NRTI 的发展。联合应用齐多夫定及其他 NRTI 不仅可以防止疾病的进展，而且可以降低死亡率[81]。因此，美国食品与药品监督局已批准了多种这一类的药物，每个药物都有其独特的不良反应。齐多夫定最常见的不良反应是骨髓抑制；地达诺新（去羟肌苷）、司他夫定（赛瑞特）及扎西他滨（Hivid）常引起周围神经末梢感觉病变；地达诺新还可出现胰腺炎[81]。

非核苷反转录酶抑制剂（NNRTIs）不是反转录酶的抑制剂，它可阻断 RNA 及 DHA 依赖的 DNA 多聚酶的活性。目前所用的 NNRTIs 有三种；最常用的药物是奈韦拉平（维乐命）及依法韦伦（萨斯迪瓦）。这些药物的靶标可出现高度耐药，因此目前推荐此类药物仅作为三药（或多药）联合治疗的一部分。NNRTIs 最为常见的不良反应是皮疹，极少数病人可出现 Stevens-Johnson 综合征（少于 5%）[82]。已有应用奈韦拉平出现症状性肝炎（包括致命性肝坏死）的报道[83]。

HIV 蛋白酶可活化 HIV 蛋白，后者是 HIV 感染必需的物质，它可裂解无活性的病毒多肽前体。蛋白酶抑制剂可以阻断 HIV 蛋白的作用，因此可防止 HIV 病毒颗粒出现传染性。美国目前已批准了 10 种蛋白酶抑制剂用于临床。HIV 感染死亡率显著降低很大程度上此类药物的应用有关，1996 年人们首次意识到这一点。蛋白酶抑制剂价格昂贵，且不良反应发生率也很高。短期不良反应主要为胃肠道反应（恶心、腹泻及腹胀）；长期的不良反应主要在代谢方面，最为常见的有高血糖症、高脂血症及脂肪再分布。

其他更新的药物有进入抑制剂及整合酶抑制剂。进入抑制剂以病毒特异性表达的蛋白或蛋白相应的受体为靶点，从而防止 HIV 进入细胞[84]。恩夫韦肽及马拉维若是目前已获批准的两种进入抑制剂，这两种药物应与其他的抗病毒药物联合应用，且仅用于已接受过治疗的病人。主要的不良反应有注射部位局部反应，此外恩夫韦肽可增加细菌性肺炎的发病率。整合酶抑制剂通过抑制整合酶而发挥作用，整合酶是 HIV 所必需的一种物质，它可将病毒自身的遗传物质插入到受感染细胞的遗传物质中[85]。雷特格韦是目前唯一批准使用的整合酶抑制剂，仅用于治疗有限制的病人或没有其他治疗方法的病人。常副作用反应有腹泻、恶心、头痛及发热。

美国公共卫生部近期已更新了 HIV 感染的成人及青少年抗反转录病毒药物应用指南[77]。一般来说，抗反转录病毒治疗目标有病毒学目标、免疫学目标、临床目标及治疗目标。由于病毒学（HIV-RNA 水平）及免疫学参数是临床独立预测因子，因此治疗建议均以这些因素为基础。病毒学目标是尽可能地降低病毒负荷，中止疾病进展，防止耐药的 HIV 变异株的出现。免疫学目标是进行定量（$CD4^+$ 细胞计数）及定性（特定病原菌的免疫应答）免疫重建。主要的临床目标是延长寿命，改善生活质量。治疗目标是达到上述三个目标，可通过以下措施实现：选择维持治疗方案的一系列药物；尽量减少副作用；优化病人对治疗方案的依从性。

开始进行高效抗反转录治疗时机的专家共识也不断演变。目前共识推荐对 $CD4^+$ 细胞计数低于 350 个细胞/μl 的 HIV 感染病人及有明确艾滋病病史的病人进行强制性治疗。其他无需考虑 $CD4^+$ 细胞计数就要进行抗反转录病毒治疗的人群有孕妇、HIVAN 病人及乙型肝炎病毒混合感染并需要治疗的病人。同样的，原发性 HIV 感染人群也推荐进行抗反转录病毒治疗，这是因为早期治疗可以减少受感染细胞的数量，保持或恢复免疫应答，也可降低病毒的"调定点"，从而改善预后[81]。对于一些 $CD4^+$ 细胞计数超过 350 个细胞/μl 的病人也应考虑进行治疗，这是因为有证据表明早期进行治疗可使 $CD4^+$ 细胞计数升高；然而，这些病人开始治疗应根据病人要求开始进行治疗的意愿、无症状病人进行治疗的获益和风险评估，以及病人对规定治疗方案的依从程度进等因素行个体化处理。

选择合适的联合用药方案是一个复杂的问题，并无明确的推荐方案。目前美国食品与药品监督管理局已批准的药物有 28 种。完整的药物列表及最新的用药指南可在美国国立卫生研究院的网站（AIDSinfo. nih. gov）上获取。目前美国公共卫生部推荐的一线高效抗反转录病毒治疗方案有 NNRTI 为基础的联合用药方案（一种 NNRTI 及两种 NRTIs）及蛋白酶抑制剂为基础的方案（一种或两种蛋白酶抑制剂加两种 NRTIs）[77]。二线推荐的方案为三种 NRTI 联合应用方案。治疗应个体化，制订治疗方案时应考虑病人的耐受性、伴随疾病、药物副作用、可能的药物相互作用、便利程度及病人的依从性。

妊娠不妨碍女性接受最佳的治疗方案；然而，必须特别考虑母婴传播问题及母婴安全问题。既往研究显示高效抗逆转病毒治疗可将围产期传染率降低至 1%～2%，传染率与分娩时病毒的负荷量密切相关[86,87]。基于这些观察结果，所有妊娠女性均推荐给予高效抗反转录病毒治疗。选择抗逆转病毒联合用药方案应考虑妊娠每一种药物的安全性、有效性及药代动力学数据。妊娠女性或产龄女性应避免使用含有依法韦伦的用药方案，这是因为依法韦伦有致畸作用。如妊娠 38 周时母体病毒负荷量超过 1 000 个拷贝/ml，则选用剖宫产术可明确降低围产期传染率[88]。

抗病毒治疗的目标是长期的抑制病毒。如药物毒性严重、病人无法耐受及无法坚持用药、药物不能抑制病毒感染，这些状况都促使我们对治疗方案进行更改。更改治疗方案时应与传染病专家进行协商，以评估是否于以前的治疗方案存在交叉耐药。随着对 HIV 病毒株基因型与表型分析的进展，根据耐药性的不同选择治疗方案将很快成为治疗决策的一个重要部分。

药物预防是指避免出现原发性或继发性机会性感染（如原发性预防与继发性预防）。避免机会性感染是极其重要的，这是由于高效抗逆转病毒疗法存在内在的局限性，以及人们认识到感染是增加 HIV 阳性人群的发病率与死亡率的主要原因。$CD4^+$ 细胞计数是最佳的机会性感染风险预测因子，它也常被用来进行决策，决定是开始应用抗生素预防还是维持抗生素预防。已证实预防应用抗生素对于大多数严重的、常见的感染（包括卡氏肺孢子虫肺炎、弓形虫病、结核及禽分枝杆菌感染等）有效。预防应用的时机及选用的药物在本章前面的章节已有叙述；更详细的论述可查阅美国公共卫生部和感染病协会制定的《机会性感染预防指南》[89]。在识别病人是否需要药物预防方面，急诊科医师发挥着极为重要的作用，急诊科医师应与病人的主治医师或传染病医师协商并开始治疗。

HIV 感染病人的免疫接种

HIV 感染人群对免疫接种的反应差别很大。许多病人可对免疫接种产生足够的抗体，但是免疫反应不可预测[90]。对于非 HIV 感染病人，大多数常规的免疫接种建议是相同的[91]。然而，HIV 感染病人不应接受活的病毒或细菌疫苗。所有超过 2 岁的病人均推荐给予肺炎链球菌疫苗[92]；然而，推荐在疾病的早期进行免疫接种，这样可以最大程度的产生抗体[93]。有暴露风险的病人应给予乙肝疫苗，但由于免疫反应不同，应随访血清学结果。因既往感染过乙型肝炎或丙型肝炎的病人发生重症肝损害的风险增加，所以也可给予甲肝疫苗接种[94]。流感疫苗安全，已常规推荐接种[95]。麻疹、腮腺炎及风疹混合疫苗也可应用，因为并无研究表明该疫苗可增加副作用。如有应用脊髓灰质炎疫苗的指征，应加大无活性脊髓灰质炎疫苗的用量。尽管有证据证实应用破伤风抗毒素后 HIV 的表达可能会一过性增加，但这种现象的临床意义不明[96]；已完成全部基本免疫接种的病人，目前推荐每10年强化一次。由于未在HIV感染人群中进行严格的天花疫苗研究，所以它的副作用及免疫反应不明，部分专家目前不同意使用该疫苗[97]。HIV感染病人在进行免疫接种决策时应权衡免疫接种的风险与益处。

处置

在对特定诊断或管理选项有疑问时，咨询专科医师是恰当的。可以与传染病专科医师、神经病学专科医师、精神病学专科医师、艾滋病专科医师及其他专科医师进行协商。尽管有症状的病人常由艾滋病专科医师进行治疗，但越来越多有症状的病人由非专业医师就治。

对每一个病人而言，HIV感染病人治疗方案的制定是以临床症状、门诊可用的医疗资源及充分随访能力为基础的。所用要出院的病人必须能照顾自己或在家中能获得足够的帮助。要特别注意艾滋病人群的行走能力、口服药物的能力，注意能否进行及时、有效的医疗随访。

随着艾滋病的流行，经济因素对疾病的影响也引起关注，但是经济问题不应成为治疗的决定性因素。住院及出院指南见框130-3。

伦理问题

在治疗HIV感染病人时也有许多伦理问题出现。与大多数病人相关的一般问题有保密性问题、歧视问题、医疗保健问题、公平性问题、知情同意问题、自主权问题及预设医疗指示问题。此外，HIV感染也有许多特殊关注的问题，如产前检查、流产、安乐死、自杀、试验性治疗及临床试验的作用等方面均存在争议。一般来说，医学伦理学广泛接受的原则也是适用的，如有效性原则、无害性原则、尊重自主原则及公平性原则。此外，可制定详细的道德行为规范，急诊医学会也可提供一般指导[98,99]。

框130-3 普通急诊科出院标准

健康状况稳定
生命体征平稳或回到基础水平
安排适当的随访
适当的协商及转诊
病人了解出院须知
病人或照顾者能执行出院须知
病人或照顾者能理解需要进行重复评估的警告信号

HIV感染病人的检测也存在一些争议。在急诊科启动常规的HIV检测并不适宜，这是因为在急诊科不能保证检测前和检测后进行有效咨询，以及保密性问题。然而，有高危因素的病人及存在HIV感染临床症据的病人，应进行检测或转诊。所有的机构均应建立适当的转诊机制。

病人及急诊科医务人员有血液及体液的职业性暴露时也应进行检测，以有利于尽早启动抗反转录病毒治疗。在这些情况下，医疗机构无需遵循国家指南，但检测应有统一的政策与程序，以确保可在检测前及检测后进行咨询，并对检测结果严格保密。

病人的身份及医疗的保密性在急诊科是极其重要的，对HIV感染病人更是如此，违反保密性可能会对临床、社会、心理、职业、投保等方面产生诸多影响。

公共卫生职责有时可不顾医师进行严格保密的责任。艾滋病在大多数州是一种需要上报的疾病，州艾滋病上报制度应作为一种公共卫生措施执行，即便这违反了保密性原则，这和虐待儿童、枪伤及其他传染病病例一样。此外，医生应意识到HIV感染病人有潜在的传染风险，医生有责任为病人提供适当的咨询服务。应鼓励HIV感染病人将他们的感染状态告知性伴侣或共用针筒的同伴。在许多州，对于不正当行为医生可自行决定是否通知公共卫生行政人员，也可自行决定是否通知有潜在风险的HIV病人的同伴[100]。

重症患者积极治疗的潜在价值是由每个病人的临床状况决定的。部分临床医师认为在艾滋病的进展期，不宜给予复苏措施，这是因为病人的预后都很差。许多病人也同意在到达疾病临终状态时不进行复苏。病人在进入复苏状态前应完善适当的预设指示。然而，许多病人并不能提供这样的文件。在急诊科做出中止复苏措施的决定是很困难的，这是因为没有足够的个体信息，对病人的愿望、特定的疾病状态、预后、基本医疗和会诊医生的判断及意图也缺乏了解。尽管部分伦理学家不同意在这部分病例中过多应用珍贵的医疗资源，但急诊科医疗决策应是公正的，应以每个病人实际情况为基础。所有存在侵入性监测或干预指征的病人，医疗决策应以下列因素为基础，如病人的意愿（如果知道）或病人代理人的意愿、干预的预期目标、干预可能存在的风险。不要仅因为病人有艾滋病就中止干预措施。

如果中断某些诊断及治疗措施，必须确保对疼痛及其他症状要有充分的控制。心理、宗教及文化方面的需求也要进行处理。

法院处理的艾滋病及HIV相关性疾病病例的数

量及种类都日益增加。艾滋病诉讼计划（一些病例回顾）显示涉及艾滋病的病例诉讼在增加，涉及艾滋病教育、血液供应、流行病学监测、刑法、公共场所、产品与欺诈、侵权行为、家庭法、保密性、监禁、军事、暴露恐惧、无家可归及歧视等方面[101]。

一般来说，在急诊科治疗 HIV 感染病人时，自主权原则、有效性原则、无害性原则、公平性原则、保密性原则、信息沟通原则、知情同意原则及研究伦理应受到尊敬。

医务人员防范措施及暴露后预防

预防与职业暴露

医务工作人员经常暴露于 HIV 感染病人或 HIV 高危人群以及其他传染病的血液及分泌液。职业性血液暴露的总体风险并无显著性差异，但超过半数以上的急诊科医师在过去的两年中至少有一次职业性暴露[102]。

感染 HIV 的总体风险仍然很低。截止至 2006 年 12 月，疾控中心已收到 57 例有证据的 HIV 血清阳性病例报道，这些病例均与医务工作人员职业性接触 HIV 有关[103]。此外，有 140 例医务人员感染病例被认为与职业性传播有关。从 2001 年 12 月至今，尚无因职业性暴露而感染 HIV/艾滋病的新发病例被证实。全球性监测数据的可靠性较低，所以总体的职业性感染率不明。大多数病例为护士，而医生及实验室技术人员则较少感染[102]。大多数感染病例是经皮感染的，其次是经皮肤黏膜感染。至今尚不明确接触缝合针是否可导致血清阳性。估计皮肤暴露的感染率为 0.3%，黏膜暴露的感染率为 0.09%[104]。

感染的比例因地理环境及操作现场的不同波动很大。巴尔的摩市内医院的一项调查结果显示近 11% 的病人感染 HIV，近 24% 的病人感染 HIV、乙肝或丙肝[105]。许多研究已证实大量的急诊科病人以前并未诊断为艾滋病，即便是进行风险因素评估也不能准确预测 HIV 的血清活性。因为 HIV 抗体阳性的无症状的病人也可传播疾病，必须认定所有接触到病人血液或体液的物体具有潜在的传染风险。

经医务人员至病人的 HIV 感染是极其罕见的。至今仅有 7 例报道，6 个病例来自于一个牙科医师诊所，1 例为进行矫形外科手术时感染了 HIV。目前，并不建议对医务人员进行常规监测。

许多研究显示执行普通的预防措施，医务人员可以显著降低血源性暴露的风险。疾控中心制定的普通预防措施要求在所有存在潜在暴露风险的地点使用防护设备（包括手套、长袍、面罩及护目镜等）。大多数的急诊科操作均建议使用防护设备，如出血病人的查体、放置胸腔导管、腰穿以及其他可能接触到血液或体液的日常操作。尽管按照急诊科的普通防护措施已取得了显著的效果，研究结果已显示为了保证依从性，进行继续教育是必须的[106,107]。

暴露后预防

HIV 职业性暴露

暴露后预防可以降低 HIV 传播的风险及血清阳转率[108]。疾控中心为 HIV 职业性暴露制定了明确的暴露后预防指南[104]。目前指南建议应具体分析每例暴露风险的决定因素，明确是否应进行暴露后预防。建议以两个主要因素为基础：①暴露的类型；②传染源的 HIV 状态（如果传染源的状态不明，应进行传染源的风险评估）。疾控中心为皮肤暴露、黏膜暴露及皮肤不完整暴露提供了不同的建议。皮肤完整时直接接触 HIV 污染的血液或体液时，无需进行治疗。更高的暴露风险则会增加感染的可能性，如深部损伤、装置上可见明显的血迹，以及放置静脉或动脉导管时受伤；较低的暴露风险有表皮损伤或接触固体针。高风险传染源是指有症状的 HIV 感染病人、艾滋病人、急性血清阳性的病人或病毒负荷量很高；低风险传染源是指无症状的 HIV 感染或病毒负荷量低于 1 500 拷贝/ml[109]。如传染源的血清状态不明（如近期没有血清检测阳性或阴性的结果），应进行快速检测。如酶免结果阴性（使用 SUDS 法或 OraQuick 法），就可中断治疗。部分州允许对传染源病人进行检测而无需签署知情同意书。应对检测结果严格保密，但应让所有接触到的人群获得足够的信息。在特殊情况下，如果传染源存在与急性 HIV 感染一致的疾病，则应进行 HIV-RNA 水平检测。

对于大多数经皮或经黏膜途径暴露的人群，目前公共卫生指南推荐两种药物联合应用，疗程为 4 周[104]。联合用药方案有齐多夫定加拉米夫定（与齐多夫定疗效相同）、拉米呋定加司他夫定，以及地达诺新加司他夫定。对于暴露风险最高的人群，扩展方案推荐加用蛋白酶抑制剂（最好选用洛匹那韦加利托那韦）。如果已确实传染源为 HIV 耐药株，则推荐选择对此 HIV 耐药株有效的药物。

暴露后预防应尽可能快的启动，最好在暴露后几小时内而不应在暴露后数天内启动；一般来说，暴露后 36 小时不推荐给予抗反转录病毒治疗。如果能耐受，最佳的暴露后预防的周期为4周。胃肠道反应显著，可能因此而导致治疗的早期中断。不应等待最终总体暴露风险评估的结果以免延迟暴露后预防的启动，因为在给予首次剂量之后，治疗随后可能会更改或中断。如果暴露时传染源的HIV感染状态不明，应根据每例病人的具体情况决定是否应用暴露后预防措施，并应考虑暴露的类型及HIV感染的可能性。如果结果显示有HIV感染可能，则无需等待传染源病人HIV检测的结果，给予两药联合方案，直至试验室结果回报。如果传染源病人HIV检测为阴性，则应中断暴露后预防措施。除进行HIV暴露风险的评估及处理外，对于其他具有高度传染性的疾病（如肝炎）也应进行检测及治疗。

病人经常至急诊科寻求暴露后预防治疗，这是因为在急诊科任何时间暴露后预防均可启动，而早期启动暴露后预防是治疗的关键。许多急诊科目前正在开发暴露后预防的草案及启动治疗包。如果可能，选择干预措施及治疗方案时最好与传染病专家及病人的主治医师进行协商，并安排医疗随访及咨询服务。

HIV 非职业性暴露

目前人们对于非职业性暴露时应用暴露后预防措施很感兴趣，这是因为经由某些性行为或药物注射暴露后而感染HIV的风险与经皮暴露后的风险相同，所以疾控中心也推荐给予暴露后预防。目前卫生部推荐的非职业性暴露后预防措施如下[110]：①对于非职业性接触HIV感染病人的血液、生殖器分泌液及其他可能传染疾病的体液，此类暴露感染HIV的风险很大，如患者在暴露后72小时后或更早时间寻求治疗，推荐给予高效抗反转录病毒治疗，疗程为28天，且暴露后应尽早启动抗反转录病毒治疗。②对于非职业性接触HIV感染状态不明的病人血液、生殖器分泌液及其他可能传染疾病的体液，如传染源为HIV感染病人，则此类暴露感染HIV的风险很大，如患者在暴露后72小时后或更早时间寻求治疗，推荐给予暴露后预防措施。③如暴露后无明显感染HIV的风险，或患者在暴露72小时后寻求治疗，对于此类病人卫生部不推荐应用暴露后预防措施。④对于暴露后有高度HIV感染风险的人，即便在暴露72小时后寻求治疗，临床医生也可根据自己的判断考虑给予暴露后预防措施，但应权衡治疗的收益、感染疾病的风险及治疗的不良反应。在HIV暴露后寻求治疗的所有病人均应进行HIV抗体的检测以明确是否发生HIV感染，抗体检测的时间为暴露后即刻、4~6周、3个月及6个月。此外，应进行性传播疾病、乙肝、丙肝及妊娠的检测。常规应用这些指南的早期经验表明仍有很大挑战[111]。

对于大多数有近期暴露史的病人，可能存在长期暴露的风险，疾控中心推荐提供风险降低咨询及风险降低程序，而不是提供暴露后预防措施。应尽可能地使用其他资源以帮助进行决策及提供随访服务；应寻求内部的传染病咨询。其他有关职业性暴露与非职业性暴露的有用资源如疾控中心/加州大学旧金山分校国家临床医师暴露后预防热线（1-888-448-4911），可24小时提供服务，以及加州大学洛杉矶分校提供在线的决策支持（http://www.needlestick.mednet.ucla.edu）。

重要概念

- 在大都市至急诊科就诊的病人HIV感染与艾滋病血清阳性率为2%~15%。其中许多病例为未确诊病例，所以急诊科医务人员对普通预防措施的依从性极其重要。
- 急性HIV血清阳转综合征常发生在暴露后2~6周，没有特异性的症状与体征，仅表现为发热、疲乏无力、腹泻、体重下降、淋巴结肿大及皮疹。有这些表现的病人应进行HIV风险因素筛查，并应进行HIV检测。
- 卡氏肺孢子虫肺炎是艾滋病人最常见的机会性感染。它常表现为伴有干咳的劳力性进展性呼吸困难。胸片常表现为弥漫性间质性渗出，但也表现为正常。动脉血气分析常表现为低氧血症，且常在活动后表现更明显。
- HIV感染病人常见中枢神经系统疾病，可能是由疾病自身、机会性感染或恶性肿瘤所致。伴严重或持续性头痛、心理状态改变、新发癫痫或神经系统定位体征的HIV感染病人的评估流程见图130-2。
- 对急性综合征的HIV感染病人评估及处理相当复杂，最好在医院或门诊进行，并应进行密切随访。

本章参考文献请参见 http://pumpress.bjmu.edu.cn/eduservice/3419.html

第131章 寄生虫感染

Bruce M.Becker and John D.Cahill

吴彩军 译　李春盛 校

概述

挑战

寄生虫病学在急诊医学中越来越重要。近年来移居到美国境内的外来人口包括东南亚、南美洲和中美洲以及非洲移民都出现了急剧的增加。移居者中大多数离开原来居住国家的原因包括原来生存环境恶劣，生活动荡、战争、饥荒、经济困难、政治迫害以及环境恶化；而他们原来所居住的地方往往存在有地方性的寄生虫疾病。商业以及冒险性旅行，包括生态旅游，经常会使得有免疫学意义的寄生幼虫发生传播、易感宿主感染寄生虫疾病（图131-1）。被人类免疫缺陷病毒（HIV）感染的患者或者获得性免疫缺陷综合征（AIDS）的患者在有寄生虫病发生的国家旅居时发生感染以及患寄生虫病的风险较高。AIDS患者移居或者旅游至美国或者欧洲时可能就携带有一定数量的寄生虫疾病。在美国的东南以及西南部的多数地区和欧洲的部分地区都有一定的区域性寄生虫病流行。一般情况下，发生寄生虫感染的患者往往首次就诊于急诊科（ED）。

在寄生虫感染早期，经正确的诊断以及药物治疗通常能迅速康复（表131-1）；如果误诊，后果往往是灾难性的。Osler写道，"疾病发展的早期，诊断比较困难但是治疗容易；疾病发展的后期，治疗比较困难但是诊断容易"。寄生虫疾病往往起病隐匿而且难以得到恰当的治疗，通常会经历一个慢性发展的过程，结果容易导致器官发生终末性损害，造成严重的残疾甚至死亡。为了诊断寄生虫感染，急诊医生需要仔细地探究病因，获得一个完整的患者旅居病史，同时要进行仔细的体格检查并且进行准确适当的实验室检查，然后将这些结果与寄生虫的整个生存周期特点，发生寄生虫感染的一般与特殊临床表现以及寄生虫与宿主所在的地理环境知识进行紧密结合分析判断。

需要注意的重要的一点是发生寄生虫感染后患者出现症状的潜伏期时间长短不一，从数天（恶性疟疾）到数月（间日疟疾）到数年（丝虫病）不等。对于寄生虫疾病的诊断需要依靠Osler原则——为了明确诊断，必须首先想到诊断。

对于各种寄生虫病的更多信息可以参考Bell编著的*Tropical Medicine*[1]以及Guerrant和同事们编著的*Tropical Infectious Diseases*[2]。

旅居史

应该根据能够发现的患者每个症状以及体征，特别是患者最近有进入到世界区域性的寄生虫疾病发病地区（表131-2）的病史来考虑所有不同的诊断。由于急诊患者的临床表现往往不会十分典型，相应的患者的旅居史应该是在进行分析判断中最为重要的方面。框131-1总结了一些问诊的重要问题。对于刚刚移民入美国的患者，需要有针对性地进行原居住地区状况的询问，见框131-1。

治疗原则

新的以及有效的抗寄生虫药物正在不断地被研制出来。用来治疗寄生虫感染的药物多而且在不断地变化（表131-3，也见表131-1）。表131-3包括了一些最新研制的药物和药物信息，虽然一些药物仍然被建议使用但是由于其潜在的药物毒副作用或者是疗效一般已经逐步废弃使用了。

表 131-1　治疗寄生虫疾病药物的分类以及作用机制

药物种类	代表药物	适应疾病	对寄生虫可能的作用靶点	目标治疗效应
驱虫药物	噻苯达唑 甲苯达唑 阿苯达唑	蛔虫病，蛲虫病，钩虫病，类圆虫病，鞭虫病，包虫病（长期治疗）	微管蛋白聚合	破坏细胞结构的完整性及产卵过程；其次还有对线粒体延胡索酸盐还原酶及葡萄糖摄取的破坏作用
	伊维菌素*	许多人类线虫病（钩虫除外），丝虫病，盘尾丝	GABA-敏感的神经肌肉接头	使得肌肉松弛或者收缩（低剂量联合用药）
杀虫药物	吡喹酮	血吸虫，大多数的吸虫比如中华支睾吸虫属，并殖吸虫属，姜片属（人类的许多种绦虫）	表面结构 碳水化合物的代谢	空泡形成以及表面结构发生破坏以后被宿主的免疫功能所破坏；由于对钙的通透性增加，钙超载后出现肌肉收缩；糖代谢由最初的增加转变为停止
抗虫药物	甲硝唑 替硝唑 尼立达唑	阿米巴病 小袋虫病 贾第虫病 住血生物	分子电化学转运系统 乙酰胆碱再循环系统	不能持续进行能量传递 与乙酰胆碱酯酶结合，钝化正常的神经肌肉功能
抗疟药物	磷酸氯喹	易感型疟疾中的许多种类	寄生虫消化系统 空泡变性 血红蛋白酶	局部 pH 值发生变化致使酶不能发挥正常作用
	氯胍 乙胺嘧啶 甲氧苄啶以及合成的叶酸拮抗剂和磺胺类药物（例如磺胺多辛）	易感型疟疾中的许多种类 各种类型的疟疾尤其是对氯喹完全抵抗的难治型疟疾	叶酸合成系统中二氢叶酸还原酶或者是在叶酸合成底物中加入了PABA	阻止正常的叶酸合成最终导致一碳代谢

GABA，γ氨基丁酸；PABA，对氨基苯甲酸。

* 现在可以从 CDC 药事服务部获得，佐治亚州亚特兰大疾病预防与控制中心（30333），电话：404-639-3670（夜间，周末以及假日电话：404-639-2888）。

表 131-2　人类寄生虫病：地域特点以及侵入途径

寄生虫	地理分布	常见感染阶段以及感染途径
原生动物		
内阿米巴属	世界范围内广泛分布，尤其是在热带气候地区	包囊经口感染
结肠肠袋虫	热带	包囊经口感染
兰伯贾第虫属	世界范围内广泛分布，尤其是在热带气候地区流行	包囊经口感染
毛滴虫属	世界范围内广泛分布，美国	营养体通过阴道或尿道感染
热带利什曼原虫	地中海地区到印度西部	前鞭毛体通过皮肤
利什曼原虫属巴西亚种	墨西哥到阿根廷北部	前鞭毛体通过皮肤
利什曼原虫属杜氏亚种	地区中国，印度，非洲，地中海地区，欧洲大陆，拉丁美洲	前鞭毛体通过皮肤

表 131-2　人类寄生虫病：地域特点以及侵入途径（续）

寄生虫	地理分布	常见感染阶段以及感染途径
冈比亚锥虫	非洲西部和中部	锥虫通过皮肤
罗德西亚锥虫	非洲中部和东部	锥虫通过皮肤
克氏锥虫	拉丁美洲大陆	锥虫通过皮肤
间日疟原虫	温暖和凉爽的气候环境	子孢子通过皮肤
三日疟原虫	温暖的气候环境	子孢子通过皮肤
恶性疟原虫	温暖的气候环境	子孢子通过皮肤
线虫类		
旋毛虫	世界范围内，美国多见	猪肉中的包蚴通过口
鞭虫	温暖潮湿环境	虫卵通过口
粪类圆线虫	温暖潮湿环境	丝状蚴通过皮肤
美洲板口线虫	温暖环境中多见	丝状蚴通过皮肤
十二指肠钩虫	美洲西南部	丝状蚴通过皮肤
蛲虫	世界范围内，美国多见	虫卵通过口
人蛔虫	世界范围内，美国多见	虫卵通过口
班氏吴策线虫	热带地区流行	丝状蚴通过皮肤
马来丝虫	亚洲	丝状蚴通过皮肤
旋盘尾丝虫	非洲热带，墨西哥，美洲中部和美洲北部与南部	丝状蚴通过皮肤
罗阿丝虫	非洲西部热带	丝状蚴通过皮肤
麦地那龙线虫	东部热带半球	经口食用了含有幼虫虫体的食物
绦虫		
牛肉绦虫	世界范围内，美国	牛肉中的囊尾蚴经口
猪肉绦虫		
1. 成虫	世界范围内，美国	1. 猪肉中的囊尾蚴经口
2. 囊尾蚴阶段	世界范围内，美国	2. 被感染的人体内虫卵经口
细粒棘球绦虫	世界范围内，美国	犬体内虫卵经口
多房棘球绦虫	中欧，亚洲，阿拉斯加	狐狸体内虫卵经口
短膜壳绦虫	热带	被感染人群体内虫卵经口
缩小膜壳绦虫	热带	节肢动物体内幼虫经口
阔节裂头绦虫	北温带，阿根廷，智利，澳大利亚	鱼肉内裂头蚴经口
吸虫类		
肝片形吸虫	牧羊国家	植物中幼虫经口
布氏姜片吸虫	亚洲	水中坚果上的幼虫
华支睾吸虫	亚洲	生鱼体内包蚴
猫后睾吸虫	欧洲，亚洲	生鱼体内包蚴
麝猫后睾吸虫	泰国	生鱼体内包蚴
肺吸虫	主要在亚洲，也见于美洲南部和非洲	螃蟹或者小龙虾包蚴经口
日本血吸虫	亚洲	水中的尾蚴幼虫经皮肤
曼森血吸虫	非洲，拉丁美洲	水中的尾蚴幼虫经皮肤
埃及血吸虫	非洲到印第安，葡萄牙南部	水中的尾蚴幼虫经皮肤

Modified from Beaver PC, et al: Clinical Parasitology, 9th ed. Philadelphia, Lea & Febiger, 1984.

框 131-1　急诊室全面地对旅居病史的采集以及对寄生虫感染疾病的评估

对所有的患者需要询问
- 旅游的确切时间？
- 患者旅游的国家是哪里？
- 在每个国家停留的时间有多长？
- 患者在旅行的国家内做了什么以及居住在哪里？
- 患者是一般的旅游者、探险家还是工作者？
- 患者是居住在城市还是乡村？
- 患者居住在旅店还是帐篷？
- 患者是否有保护性或者非保护性的性活动？
- 患者吃了或者喝了什么？
- 患者的活动有哪些（例如在野外游泳时感染了血吸虫病）？
- 患者在旅行之前是否接受了预防性的免疫治疗？
- 患者是否接受了预防疟疾的药物治疗并且严格按照规定执行？
- 患者是否使用了防蚊帐？
- 患者是否具有潜在的慢性疾病？
- 患者服用了哪些药物？
- 在症状开始出现的时候，症状特别是发热和腹泻出现的次序是什么？

对新移民进入美国的患者需要询问
- 什么时候患者从哪里来到这里？
- 患者之前在原居住地时有无急性或者慢性疾病？
- 在那里患者接受了哪些治疗？
- 如果是难民，患者穿越了哪些国家以及在那里的居住条件（特别是居住在大的难民营中时的相关情况）？
- 患者在停留或者穿越这些国家时的季节（例如雨季或者是旱季）？
- 患者曾经被哪些动物接触或者咬伤？
- 患者在工作或者是娱乐活动的过程中是否有疫区水源的接触？

表 131-3　寄生虫感染的治疗药物推荐

感染	药物	成人剂量	儿童剂量
阿米巴（溶组织阿米巴）			
无症状			
药物选择：	双碘喹啉	650mg tid×20 天	30mg/(kg·d) in 3doses×20 天
备选药物：	二氯尼特	500mg tid×10 天	20mg/(kg·d) in 3doses×7 天
	或巴龙霉素	25～30mg/(kg·d) in 3doses×7 天	25～30mg/(kg·d) in 3doses×7 天
轻到中度的消化系统症状			
药物选择：	甲硝唑	750mg tid×10 天	35～50mg/(kg·d) in 3doses×10 天
备选药物：	替硝唑	2g/d×3 天	50mg/kg（最大剂量2g）qd×3 天
严重的消化系统症状，肝脓肿			
药物选择：	甲硝唑	750mg tid×10 天	35～50mg/(kg·d) in 3doses×10 天
备选药物：	替硝唑	600mg bid 或 800mg tid×5 天	50mg/kg 或 60mg/kg（最大剂量2g）qd×3 天

表 131-3 　寄生虫感染的治疗药物推荐（续）

感染	药物	成人剂量	儿童剂量
阿米巴脑膜脑炎，主要（纳氏虫属）			
药物选择：	两性霉素 B	1mg/（kg·d）IV，用药时间不明确	1mg/（kg·d）IV，用药时间不明确
异尖线虫病（异尖线虫属）			
治疗选择：	外科手术或者内镜下祛除		
蛔虫病（人蛔虫）：蛔虫			
药物选择：	甲苯达唑	100mg bid×3 天	100mg bid×3 天
	双羟萘酸或噻嘧啶	11mg/kg 一次（最大剂量 1g）	11mg/kg 一次（最大剂量 1g）
小袋虫病（结肠肠袋虫）			
药物选择：	四环素	500mg qid×10 天	40mg/（kg·d）in 4doses×10 天（最大量 2g/d）
备选药物：	双碘喹啉	650mg tid×20 天	40mg/（kg·d）in 3doses×20 天
	甲硝唑	750mg tid×5 天	35～50mg/（kg·d）in 3doses×5 天
皮肤幼虫移行症（匍行疹）			
药物选择：	伊维菌素	200μg/kg 一天一次×1 或 2 天	
麦地那龙线虫（几内亚虫）			
药物选择：	甲硝唑	750mg tid×5～10 天	25mg/（kg·d）（最大量 750mg/d）in 2doses×10 天
备选药物：	噻苯达唑	50～75mg/d in 2doses×3 天	50～75mg/（kg·d）in 2doses×3 天
蛲虫（蛲虫）			
药物选择：	阿苯达唑	单剂量 400mg；2 周后重复应用	11mg/kg 单次（最大量 1g）；2 周后重复应用
	甲苯达唑	单剂量 100mg；2 周后重复应用	单剂量 100mg；2 周后重复应用
丝虫病			
班氏吴策线虫，马来丝虫			
药物选择：	乙胺嗪	第一天：50mg PO	第一天：1mg/kg PO
		第二天：50mg tid	第二天：1mg/kg tid
		第三天：100mg tid	第三天：1～2mg/kg tid
		第 4～21 天：6mg/（kg·d）in 3doses	第 4～21 天：6mg/（kg·d）in 3doses
罗阿丝虫			
药物选择：	乙胺嗪	第一天：50mg PO	第一天：1mg/kg PO
		第二天：50mg tid	第二天：1mg/kg tid
		第三天：100mg tid	第三天：1～2mg/kg tid
		第 4～21 天：9mg/（kg·d）in 3doses	第 4～21 天：6mg/（kg·d）in 3doses

表 131-3　寄生虫感染的治疗药物推荐（续）

感染	药物	成人剂量	儿童剂量
旋盘尾丝虫			
药物选择：	伊维菌素*	150μg/kg PO 一次，每 3~12 月重复	150μg/kg PO 一次，每 3~12 月重复
吸虫，雌雄同体			
华支睾吸虫（中国肝吸虫）			
药物选择：	吡喹酮	75mg/(kg·d) in 3 doses ×1 天	75mg/(kg·d) in 3 doses ×1 天
肝片形吸虫（羊肝吸虫）			
药物选择：	硫氯酚	30~50mg/kg 隔日服用 ×10~15 doses	30~50mg/kg 隔日服用 ×10~15 doses
布氏姜片虫（肠吸虫）			
药物选择：	吡喹酮	75mg/(kg·d) in 3 doses ×1 day	75mg/(kg·d) in 3 doses ×1 天
猫后睾吸虫			
药物选择：	吡喹酮	75mg/(kg·d) in 3 doses ×1 day	75mg/(kg·d) in 3 doses ×1 天
卫（斯特曼）并殖吸虫（肺吸虫）			
药物选择：	吡喹酮	75mg/(kg·d) in 3 doses ×2 天	75mg/(kg·d) in 3 doses ×2 天
可选药物：	硫氯酚	30~50mg/kg 隔日服用 ×10~15 doses	30~50mg/kg 隔日服用 ×10~15 doses
贾第鞭毛虫病（兰伯贾第虫）			
药物选择：	甲硝唑	250mg tid ×5 天	15mg/(kg·d) in 3 doses ×5 天
备选药物：	呋喃唑酮	100mg qid ×7~10 天	6mg/(kg·d) in 4 doses ×7~10 天
	替硝唑	2g 一天一次 1~3 天	50mg/kg 一天一次 1~3 天
钩虫感染（十二指肠钩虫，美洲钩虫）			
药物选择：	阿苯达唑	400mg × one dose	
	甲苯达唑	500mg × one dose	500mg × one dose
	或者双羟萘酸噻嘧啶	11mg/kg（最大量 1g）×3 天	11mg/kg（最大量 1g）×3 天
利什曼病（巴西利什曼原虫，墨西哥利什曼原虫，热带利什曼原虫，杜氏利什曼虫）			
药物选择：	米替福新	不适用于 12 岁以下儿童	2.5mg/(kg·d) PO ×28 天
	或葡萄糖酸锑钠	20mg/(kg·d) IV or IM ×20~28 天	20mg/(kg·d) IV 或 IM ×20~28 天
备选药物：	两性霉素 B	0.25~1mg/kg 每天或每两天缓慢滴注，持续 8 周	0.25~1mg/kg 每天或每两天缓慢滴注，持续 8 周

表 131-3　寄生虫感染的治疗药物推荐（续）

感染	药物	成人剂量	儿童剂量
疟疾（恶性疟原虫，卵形疟原虫，间日疟原虫和三日疟原虫）的治疗			
所有疟原虫种类除了氯喹抵抗的恶性疟原虫			
口服：			
药物选择：	磷酸氯喹	600mg base（1g），然后 6 小时后 300mg base（500mg），在 24 小时与 48 小时时各 300mg base（500mg）	10mg base/kg（最大量600mg base），6 小时后 5mg base/kg，在 24 小时与 48 小时各 5mg base/kg
注射药物：			
药物选择：	二盐酸奎宁	10mg/kg 在 5% 葡萄糖中 4h 输入，负荷量是 20mg/kg，然后每 8 小时输 10mg/kg，输入时间大于 2~4h（最大量 1800mg/d）直至可以开始口服治疗	与成人用法剂量相同
	或奎尼丁葡萄糖酸盐	10mg/kg 负荷剂量（最大量 600mg）溶于正常盐水用 1~2h 缓慢滴注，然后以 0.02mg/(kg·min) 继续滴注最长 3 天	与成人用法剂量相同
	或以上治疗无效或副作用较大选择青蒿琥酯，可以从 CDC 获得		
备选药物：	盐酸氯喹	如果不能进行口服药物治疗，200mg base（250mg）IM q6h	0.83mg base/(kg·h)×30 小时持续输注或 3.5mg base/kg q6h IM 或 SC
氯喹抵抗的恶性疟原虫			
口服			
药物选择：	硫酸奎宁	650mg tid×3 天	25mg/(kg·d) 分 3 次×3~7 天
	加多西环素	100mg bid×7 天	
	或克林霉素	900mg tid×3~5 天	20~40mg/(kg·d) 分 3 次×3~5 天
备选药物：	甲氟喹	1 250mg 一次	25mg/kg 一次（<45kg）
	阿托伐醌/氯胍	1 000/400mg qd×3 天	
注射用药物			
药物选择：	二盐酸奎宁	用法同上	用法同上
	或奎尼丁葡萄糖酸盐	用法同上	用法同上
	或青蒿琥酯	用法同上	用法同上

表 131-3　寄生虫感染的治疗药物推荐（续）

感染	药物	成人剂量	儿童剂量
防止疟原虫复发			
药物选择：	磷酸伯氨喹	15mg base（26.3mg）/d×14天 或 45mg base（79mg）/周×8周	0.3mg base/（kg·d）×14天
疟疾预防			
药物选择：	磷酸氯喹	300mg base（500mg salt）PO，暴露前一周开始服用，一周一次，直到暴露结束后4周	5mg/kg base（8.3mg/kg salt）与成人用法相同，一周一次，一直到成人剂量300mg
氯喹耐药地区			
药物选择	甲氟喹	250mg 片装 PO 一周一次×4周，然后每隔一周一次，一直到暴露结束后4周	使用方法同成人但是剂量按照如下指南： 15~19kg：1/4片 20~30kg：1/2片 31~45kg：3/4片 ＞45kg：1片
	或阿托伐醌/氯胍	在暴露前250/100mg qd 1天一直到暴露结束后1周	
	或多西环素	暴露阶段100mg 每天一直到暴露结束后4周	＞8岁：2mg/（kg·d）PO，7一直到100mg/d
血吸虫病			
埃及血吸虫			
药物选择：	吡喹酮	40mg/（kg·d）分2次×1天	40mg/（kg·d）分2次×1天
日本血吸虫			
药物选择：	吡喹酮	60mg/（kg·d）分3次×1天	60mg/（kg·d）分3次×1天
曼森氏裂体吸虫			
药物选择：	吡喹酮	40mg/（kg·d）分2次×1天	40mg/（kg·d）分2次×1天
备选药物：	奥沙尼喹	15mg/kg 一次	20mg/（kg·d）in 2doses×1天
湄公河血吸虫			
药物选择：	吡喹酮	60mg/（kg·d）分3次×1天	60mg/（kg·d）分3次×1天
类圆线虫病（肠类圆线虫）			
药物选择：	噻苯达唑	50mg/（kg·d）分2次（最大量3g/d）×2天	50mg/（kg·d）分2次（最大量3g/d）×2天
	或伊维菌素	200μg/（kg·d）×1~2天	200μg/（kg·d）×1~2天
绦虫感染-成虫（肠道阶段）			
阔节裂头绦虫（鱼），牛肉绦虫（牛肉），猪肉绦虫（猪肉），犬复孔绦虫（狗）			
药物选择：	吡喹酮	5~10mg/kg 一次	5~10mg/kg 一次
微小膜壳绦虫（短小			
药物选择	吡喹酮	25mg/kg 一次	25mg/kg 一次

表 131-3　寄生虫感染的治疗药物推荐（续）

感染	药物	成人剂量	儿童剂量
绦虫感染-虫卵（组织）			
细粒棘球绦虫（肝棘球蚴病）			
药物选择：	阿苯达唑	400mg bid ×28 天 如果需要可以重复	15mg/(kg·d)×28 天，如果需要可以重复
多房棘球绦虫			
治疗选择	手术切除		
猪囊尾蚴（囊/尾蚴病）			
药物选择：	吡喹酮	50mg/(kg·d) 分 3 次×15 天	50mg/(kg·d) 分 3 次×15 天
备选治疗：	手术		
旋毛虫病（旋毛虫）			
药物选择：	严重症状选择激素		
	加甲苯达唑	200～400mg tid×3 天，然后 400～500mg tid×10 天	与成人相同
滴虫病（阴道毛滴虫）			
药物选择：	甲硝唑	2g 一次 或者 250mg 三次 或者 375mg bid PO×7 天	15mg/(kg·d) PO 分 3 次×7 天
鞭虫病（鞭虫）			
药物选择	甲苯达唑	100mg bid×3 天	100mg bid×3 天
	或阿苯达唑	400mg 一次	400mg 一次
锥虫病			
克鲁斯锥虫（南美锥虫病，美洲锥虫病）			
药物选择：	硝呋替莫	8～10mg/(kg·d) PO 分四次×120 天	1～10 岁：15～20mg/(kg·d) 分 4 次×90 天
			11～16 岁：12.5～15mg/(kg·d) 分 4 次×90 天
可选药物：	苄硝唑	5～7mg/(kg·d) ×30～120 天	与成人相同
冈比亚布氏锥虫，罗德西亚布氏锥虫（非洲锥虫病，昏睡病）淋巴阶段			
药物选择：	舒拉明	100～200mg（测试）IV，然后 1g IV 在第 1、3、7、14 和 21 天	20mg/kg 在第 1、3、7、14 和 21 天
备选药物：	羟乙磺酸喷他脒	4mg/(kg·d) IM×10 天	4mg/(kg·d) IM×10 天
疾病发展后期伴有中枢神经系统损害			
药物选择：	美拉肿醇	2～3.6mg/(kg·d) IV 3 天；1 周后 3.6mg/(kg·d) IV 3 天；10～21 天后重复	1 月总剂量是 18～25mg/kg 初始剂量 0.36mg/kg IV，每 1～5 天逐步增加到最大量 3.6mg/kg

表 131-3　寄生虫感染的治疗药物推荐（续）

感染	药物	成人剂量	儿童剂量
备选药物：（只针对冈比亚锥虫）	锥虫肿胺	单次剂量 30mg/kg（最大剂量 2g）每 5 天 IV，一直到总注射次数 12 次。可以在一个月后再重复	不明确
	加舒拉明	单次剂量 10mg/kg（最大剂量 2g）每 5 天 IV，一直到总注射次数 12 次。可以在一个月后再重复	不明确
内脏幼虫移行症（弓蛔虫病）			
药物选择：	乙胺嗪	6mg/(kg·d) 分 3 次 ×7～10 天	6mg/(kg·d) 分 3 次 ×7～10 天
备选药物	甲苯达唑	100～200mg bid ×5 天	同成人
	或阿苯达唑	400mg bid ×3～5 天	400mg bid ×3～5 天

Modified from Drugs for parasite infections. Med Lett Drug Ther 37：99，1995.

* 现在可以从 CDC 药事服务部获得，乔治亚州亚特兰大疾病预防与控制中心（30333），电话：404-639-3670（夜间，周末以及假日电话：404-639-2888）。

最新的一些抗寄生虫药物对患者的毒性较小而且更为有效。寄生虫的生物化学治疗方法与人类宿主不同，通过相对较小剂量的化学治疗药物进行选择性的干预十分有效。在很多的病例当中，单次剂量的治疗就可以彻底根除寄生虫，而且这种治疗方法已经被应用于许多感染地方性寄生虫病人群的治疗方案中。急诊室内的治疗以及处理往往集中于患者个体以及疾病整体。寄生虫成功寄生包括与宿主的共生以及消耗宿主营养物质；宿主感染致死对寄生虫生存不会是有利条件。大多数的寄生虫感染（也有一些重要的特殊例外，如恶性疟疾）是一个慢性的疾病发展过程，一般不会危及生命。宿主免疫功能的变化可以改变良性感染（例如类圆线虫病可以造成器官移植手术后接受免疫抑制治疗的患者或者是开始接受长期激素治疗的患者突然发生爆发性的传播）所造成的毒性以及改变病态。虽然大多数的寄生虫感染是亚急性或者是慢性的，但是一旦明确诊断（或者是诊断计划）以及开始进行药物治疗后，密切的随访以及实验室化验的复查需要列入计划以确保患者被治愈。如果寄生虫不能被迅速地消除，应该考虑重复使用药物或者是更换药物，因为耐药现象已经是很普遍了。在这种情况下，应该有必要咨询当地的医疗机构或者是感染性疾病机构。任何的患者如果临床症状危重或者是已经怀疑感染了恶性疟疾（通过患者的症状以及旅居病史）需要收住入院进行进一步的诊断、治疗以及观察。

发热

疟疾

疾病原理

发热寒战的患者同时具有与疫区旅居时间相符合的病史需要考虑疟疾诊断的可能。恶性疟原虫、卵形疟原虫以及三日疟原虫是可以造成人类感染疟疾的病原体。世界人口中有超过 41% 的人群居住在疟疾存在的地区内（例如，非洲，亚洲，中美洲以及南美洲等地区）。每年大约有 3 亿到 5 亿的临床感染病例，而且造成 1 500 万到 2 700 万人的死亡[3]。在美国，疟疾的诊断病例每年大约有 1 500 例。雌性疟蚊是节肢动物媒介，可以传播疟疾，它通过从感染的人体吞取配子（母）细胞进行疟疾的传播。经过在蚊体内的有性繁殖后，孢子体在此节肢动物吸取人体的血液时由蚊子的唾液腺释放。孢子体会迅速地进入到宿主的肝薄壁细胞内。此时这种原生动物形式称为（疟原虫的）潜隐体或者是红细胞外裂殖体，会迅速增殖。最终肝细胞会发生破裂而导致裂殖子大量释放入血，此时就会导致红细胞的破坏。如果是间日疟原虫以及卵形疟原虫感染，休眠期的休眠子可以寄居在肝细胞内；在数月或者数年后会出现感染的复发。

在侵入到红细胞（RBC）以后，裂殖子会转变为滋养体，而滋养体会吞噬细胞的血红蛋白。滋养体成

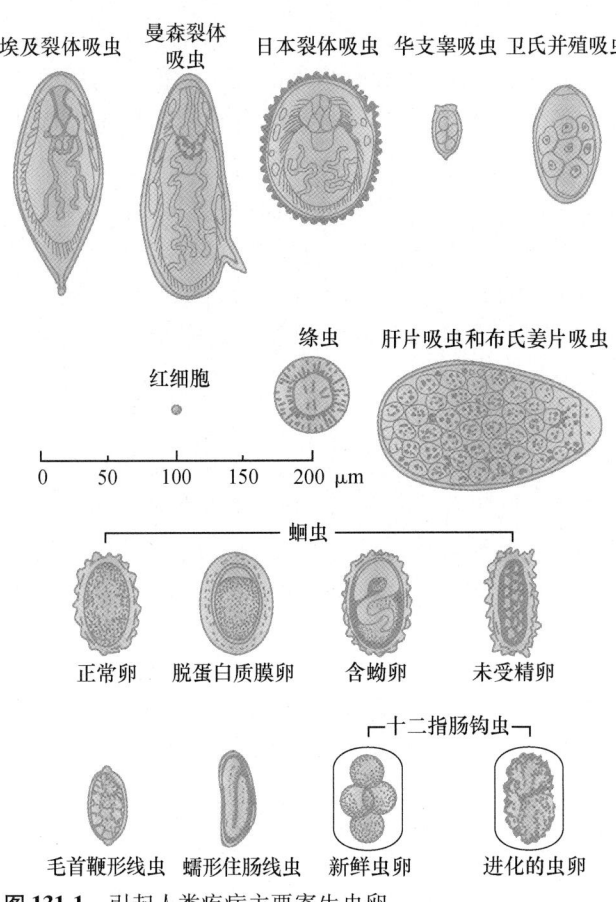

图 131-1 引起人类疾病主要寄生虫卵。

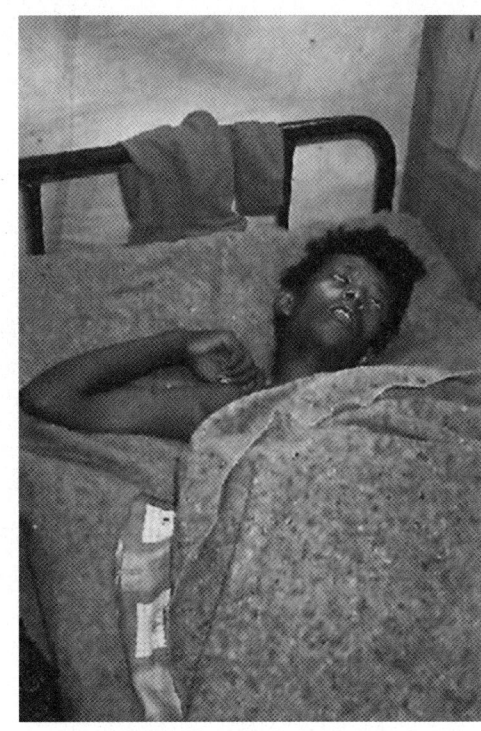

图 131-2 由恶性脑型疟疾引起的昏迷患者。

熟后称为裂殖体，裂殖体可进行无性分裂而成为另外的裂殖子。红细胞遭到了破坏释放裂殖子入血。虽然有些裂殖子可以被宿主的免疫器官消灭，但是有更多的裂殖子进入到红细胞内。经过数次的此种红细胞内期裂体增殖后，循环过程会发生变化，雄性小配子体或者雌性大配子母细胞会发展演变并且替代裂殖子。如果新的雌性疟蚊从感染的宿主体内吸取了含有这些配子的血液，这些配子体会在蚊子的体内进行有性接触随后会发生融合而完成整个繁殖周期。多数感染疟疾的患者都是在有疟疾疾病存在的区域内被感染后的节肢体蚊虫叮咬后出现，但也有其他的传播感染方式报道，包括输血，使用被污染的注射器进行药物注射，围生期传播，器官移植以及机场疟疾。机场疟疾被报道是指被感染的患者从来没有疟疾疫区的旅居史但是由于居住或者工作在国际机场而发生的感染。感染的蚊子由疫区通过飞机进行了转运并且到达了飞机降落的目的地[4,5]。

临床特征

多数感染疟疾的患者表现为不规则的发热。其他的症状以及体征包括贫血、头痛、恶心、寒战、昏睡、腹痛以及上呼吸道的主诉[6]。恶性疟疾与其他种类疟疾最重要的不同点在于恶性疟疾可以造成严重的器官系统损害甚至死亡。急性恶性疟疾感染可能会出现以下一些临床特点：脑型疟伴有脑水肿以及脑病的特点（图131-2），低血糖（尤其见于儿童），代谢性酸中毒，严重贫血，肾衰竭，肺水肿，弥散性血管内凝血以及死亡。

在慢性的疟疾，由于宿主免疫反应可能会造成肝以及脾细胞通透性发生变化而引起肿胀。在肝内，寄生虫以及疟色素使得 Kupffer 细胞发生扩大。被寄生虫感染的红细胞也会黏附在脾内的窦状隙内，以发挥它的免疫学效应。急性以及慢性的溶血都可以造成贫血。所谓的黑尿热是由于严重的溶血所造成的血红蛋白尿，急性或者慢性的恶性疟疾都可能造成黑尿热。

诊断方法

进行厚薄血膜染色镜检是诊断疟疾的形态学中的"金标准"。如果寄生虫感染较为轻微，那么检查者需要进行多张血涂片的观察才能明确诊断。外周血涂片经过姬姆萨染料或者赖特染剂后使用普通显微镜进行观察。疾病的诊断使用简单的实验室设备就可以完成。即使在外周的血液涂片中没有发现寄生虫，如果临床上怀疑疟疾那么仍然需要进行针对疟疾的治疗。美国食品与药品管理局（FDA）赞同使用一种基于抗原快速诊断筛查的检查以对患者进行筛查。对于所有该种方法检测阳性的患者仍然需要进行显微镜检查以进一步明确感染的种类以及寄生虫血症的严重程度。

处理

过去，磷酸氯喹是急性以及没有发生并发症疟疾患者的选择用药。但对氯喹药物的耐药性在不断增加，故现在该种药物仅仅被应用在对氯喹敏感的地区：海地，多米尼加，中美洲，以及中东有限的某些地区。对于耐氯喹药物地区的没有并发症的疟疾感染患者，需要同时口服奎宁以及多西环素。另外一个可供选择的联合用药方案是氯胍和阿托伐醌。对于发生并发症的恶性疟疾感染（例如脑型疟疾，发生了多器官系统的损害，患者无法口服药物）可以静脉注射奎宁（在美国没有静脉制剂）或者奎尼丁。快速静脉注射奎宁可能会造成严重的低血糖。患者不能在没有心电监护的条件下接受静脉注射奎宁的治疗。

青蒿素是良好的抗疟疾药物，而且可以经过胃肠或者肠道外途径给药。该种药物发挥药物作用迅速而且患者的耐受性良好。但是在美国多数地方没有这种药物；青蒿琥酯（一种青蒿素类药物）作为一种正在研发中的新药对于发生了并发症的疟疾患者并且在奎尼丁药物无效的情况下可以进行选择应用。医师可以联系疾病预防控制中心（CDC）疟疾热线 770-488-7788 或者在非工作时间拨打电话 770-448-7100 获得这种药物[7]。伯氨喹被用来消除处于肝内阶段的卵形疟原虫以及间日疟原虫，以防止发生疟疾复发。在开始伯氨喹治疗之前，患者需要进行葡萄糖-6-磷酸脱氢酶缺陷的检查，以避免发生严重的溶血。对发生恶性疟疾感染患者快速诊断以及恰当的治疗干预可以防止发生昏迷以及死亡[8,9]。

巴贝虫病

巴贝虫病是一种类似于疟疾的疾病，而且在美国的东北部（果氏巴贝虫）、西北部（吉布森巴贝虫）以及欧洲（双芽巴贝虫）逐渐呈现流行的趋势。巴贝西虫病是马撒葡萄园岛以及楠塔基特岛的地方性疾病。该疾病的病原体是一种结构以及生存周期类似于疟原虫的原生动物。它由丹明尼硬蜱鹿虱传播，这种硬蜱也是莱姆病的带菌者。有些病例中患者是由于输注了感染的血液而得病的[10]。患有巴贝虫病的患者往往之前存在疲劳、厌食、身体不适以及情绪不稳定，在临床上往往会出现肌痛、寒战、高峰热型、发汗、头痛以及黑尿等症状。其他临床表现还包括肝脾肿大、贫血、血小板减少、白细胞减少、肝转氨酶升高以及溶血。溶血的体征包括高胆红素血症与低结合珠蛋白。在一个相对健康的人，此疾病可能会自愈。但是在无脾患者、老年患者以及免疫抑制患者（特别是 AIDS 患者以及服用激素的患者），红细胞中 85% 会含有病原体。临床综合征包括大量溶血、黄疸、肾衰竭、弥散性血管内凝血、低血压以及成人呼吸窘迫综合征[11]。诊断依据主要依靠临床怀疑、多次的血厚与薄的涂片检查以及血清学检查（但是在发生感染后的数周内检查结果可能不会是阳性）。选择的治疗方法包括奎宁联合使用克林霉素。发生双芽巴贝虫感染的患者可能会更为严重而且需要更多的支持治疗。同时合并有莱姆病感染微生物博氏疏螺旋体感染，会导致病情更为严重以及病程延长[12]。果氏巴贝虫病原体在血液涂片上类似于疟原虫。

其他引起发热的寄生虫

其他常见的可以引起发热的寄生虫包括血吸虫、肝吸虫、非洲与美洲锥虫、黑热病、弓形虫以及阿米巴肝脓肿。钉螺属发热可能出现在血吸虫病初始阶段。报道的发生感染的患者主要是在疫区有与生水的接触。临床表现包括有高峰热、发汗以及咳嗽。嗜酸性细胞增多症比较常见[13]。肝吸虫病由肝吸虫致病，肝片吸虫是贯穿亚洲、前苏联、欧洲南部以及美洲南部的地方性疾病。感染的发生往往是由于服用了被后囊蚴污染的豆瓣菜。在 6 周内，患者往往出现右上腹的疼痛、发热以及嗜酸性细胞增多[14]。

美洲锥虫病（南美洲锥虫病）是美洲中部与南部的地方性寄生虫病。带菌者是猎蝽科的昆虫，通过在对宿主叮咬伤口的附近排泄含有美洲锥虫的粪便，粪便中的病原体进入宿主机体内，引起宿主的感染。急性的南美洲锥虫病往往在早期出现 Chagas 皮肤瘤，即感染以及肿胀的叮咬伤口处出现局部的框周水肿，而且会很快进展出现发热、身体不适、颜面水肿以及脚部水肿。心肌发生寄生虫感染可以造成心律失常以及心室功能受损，而且在疾病（慢性的南美洲锥虫心脏病）的发展后期往往会出现典型的临床表现[15]。利什曼病通过白蛉传播给人而且在中东地区、印第安以及非洲东部都有发现；地中海的沿线以及巴西也有发现。虽然利什曼病累及的是皮肤以及黏膜，发热仅仅见于具有正常免疫力的患者发生内脏利什曼病。临床症状与体征包括常见的肝脾肿大、嗜中性粒细胞减少症以及体重下降[16]。阿米巴肝脓肿临床表现通常包括高热、右上腹痛以及血白细胞计数升高[17]。

神经系统症状

脑型疟疾

疾病原理以及临床特征

脑型疟疾是一种常见的威胁生命的恶性疟疾感染的并发症。被寄生的红细胞表达疟疾细胞表面糖蛋白，称为 knobs，这是一种黏附蛋白。它们可以黏附于毛细血管壁，引起脑内微小血管的堵塞，造成局限性缺血、毛细血管渗漏以及瘀斑性的出血。临床表现包括有发热，意识状态的变化包括反应迟钝以及昏迷（见图 131-2），偶有癫痫发作。仔细的病史询问以及早期诊断与治疗是重要的防止发生严重致残以及病死的方法。

处理

脑型疟疾的治疗包括静脉注射奎宁、奎尼丁或者青蒿素（如果有）；支持治疗包括对发生非心源性肺水肿昏迷患者呼吸支持的治疗；抗癫痫治疗；纠正酸中毒以及低血糖症（常与使用奎宁治疗脑型疟疾相关）。该病的病死率很高，特别是在儿童（30%），但是患者一旦康复，很少遗留神经系统后遗症（少于 10%）[18,19]。皮质激素包括地塞米松对治疗无益而且对脑型疟疾可能存在潜在危害。

囊（尾蚴）虫病

疾病原理

囊（尾蚴）虫病是由猪肉绦虫的幼虫引起，发生在很多热带地区的常见中枢神经系统（CNS）的感染。患病原因是由于患者食用了含有幼虫囊的猪肉。成虫在机体的肠道内生长成熟；而其幼虫可以刺穿肠壁并且定居在身体的任何部位。最常见的部位包括 CNS、肌肉以及软组织[20,21]。

临床特征

在脑组织内，猪肉绦虫的幼虫成群生长并且形成一个膨胀的囊从而导致宿主的免疫系统发生强烈反应，包括发热、纤维化以及钙化。当受到累及的神经组织不能与逐渐增大的包囊相适应时，神经系统的病症就会发生进行性的加重。活动性癫痫发作是囊（尾蚴）虫病的最先临床症状表现，对于成年人无法明确癫痫发作病因时应该考虑本病可能。猪肉绦虫感染的诊断通过在大便中发现特征性的绦虫节片（怀孕部分）或者是绦虫头节来明确。

诊断方法及处理

颅脑计算机断层增强扫描（CT）检查或者磁共振成像（MRI）可能发现存在的环状损害病灶。这些病灶的特点与 CNS 脓肿、原发性肿瘤（如多形性成胶质细胞瘤）相似。阿苯达唑是可供选择的治疗药物，在治疗过程中可能需要应用到皮质激素，特别是在 CNS 包囊存在的情况下[22]。由于在治疗神经囊尾蚴病过程中可能会出现急性的脑积水，所以应该请神经外科医师会诊。

包虫病

疾病原理与临床特征

细粒棘球绦虫是另外一类能够引起 CNS 疾病的绦虫。大脑内的胞虫虫囊具有分室结构，而且内部包含有细粒棘球绦虫头节以及被称为棘球蚴砂的生殖上皮。常见的暴露因素包括食用了被含有包虫卵的包虫成虫感染的牛羊的粪便污染的水活食物，或者是与牧羊犬的亲密接触。感染的发生是由于钩球蚴在肠道内得到了释放。在穿透小肠肠壁以后，包虫的幼虫会通过血流在机体内多处形成包囊。有近 2/3 的患者会发生肝脏受累，但有 7% 的患者脑内会发生病变，颅内被感染的患者会发生癫痫或者神经系统的症状。

诊断方法及处理

超声或者 CT 扫描发现包囊以及对包囊的定位都提示包虫病的诊断。血清学检查发现血清或者是脑脊液（CSF）的异常可能对确诊具有意义。对包囊进行穿刺抽吸治疗由于存在发生种植性转移的风险所以不建议使用。治疗的方法包括阿苯达唑药物以及外科手术切除。包囊切除可能会造成棘球蚴砂的外露引起过敏反应[23]（彩图 131-3 与彩图 131-4）。

刚果锥虫病

疾病原理

非洲睡眠病是冈比亚布锥虫与罗德西亚布锥虫感染造成的。此种感染局限于非洲东部以及西部地区[24]。最近有病例报告称部分旅游者自非洲东部旅行返回后发病。致病的病原体通过舌蝇叮咬而传播，感染的途径是舌蝇叮咬后睡病虫通过进入人体血液造成对机体的感染。出现的小的叮咬伤口或者裂隙可能

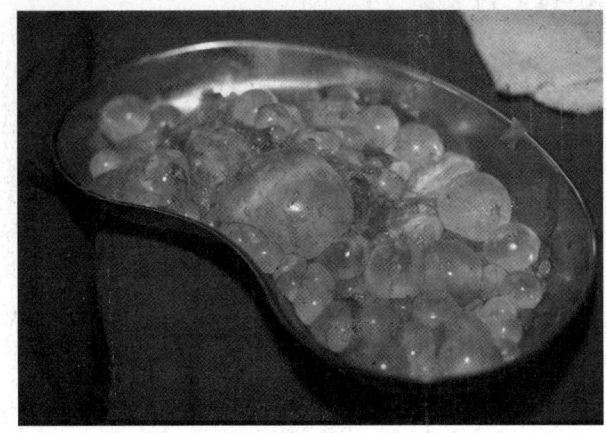

彩图 131-3　手术取出的包虫囊肿。

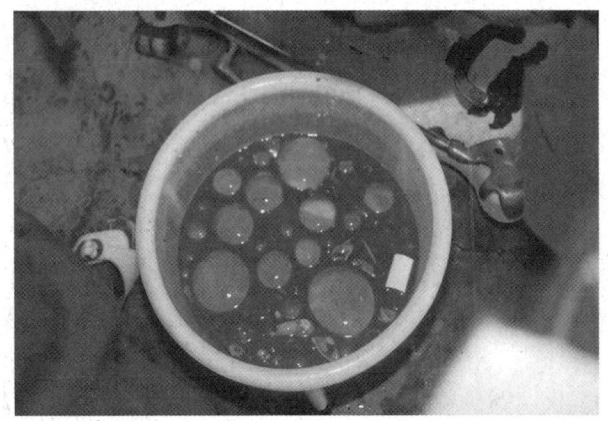

彩图 131-4　手术中取出的其他包虫囊肿。

会持续较长的时间甚至数天。这种带有鞭毛的病原体通过血流而入侵人体的淋巴结以及脾。

临床特征

Winter bottom 征是指颈后淋巴结病变，通常是患者就诊的主要原因。患者通常会发热以及在其外周血液涂片中可以发现锥虫的病原体。在肤色较浅的患者皮肤可见到斑丘疹。在侵入到 CNS 后由于颅内发生炎性病变会出现严重的头痛。患者会出现精神症状，最后进展为深度的睡眠以及昏睡。未接受治疗的患者由于饥饿以及毒锥虫菌素会造成昏迷甚至死亡[25,26]。

诊断方法及处理

通过患者病史以及临床特征要考虑到本病的诊断可能。锥虫的病原体可以在外周血、CSF 或者淋巴结以及骨髓内发现从而确诊。CSF 中发现寄生的病原体提示疾病较为严重。罗德西亚布锥虫早期的药物治疗可以选择舒拉明。而冈比亚布锥虫早期的治疗选择使用羟乙基磺酸喷他脒。对于发生神经系统受累病变的严重的患者应该选择使用能够穿透血脑屏障的三价砷化物，例如美拉肿醇。

其他可以引起神经系统症状的寄生虫

已经有旋毛虫引起 CNS 受累的病例报道，是由该寄生虫的幼虫寄居在脑以及脑膜内致病。造成的临床严重后果有脑膜炎、脑炎、癫痫、瘫痪、昏迷以及死亡。疾病的病理生理过程可能是由于寄居的幼虫对颅内的小的动脉造成了堵塞，进而造成了免疫系统对存在的幼虫以及幼虫的成分反应导致血管或者是颅脑的水肿。对肌肉或者 CNS 严重受累的旋毛虫感染治疗包括甲苯达唑或者是噻苯达唑联合激素，它们可以抑制宿主对感染的免疫反应[27,28]。

颅脑内阿米巴脓肿或者痢疾阿米巴感染引起的脑膜脑炎是肠道寄生虫感染引起的少见的并发症。食用了被含有该病原体幼虫污染的食物或者水就会出现感染。寄居在肠壁内的阿米巴病原体播散到颅脑或者脑膜罕见，但是对任何发生阿米巴感染的患者一旦出现神经系统的损害都应该考虑本病的可能。疾病的诊断可以通过对 CSF 进行显微镜检查发现病原微生物（活动的阿米巴）来确诊。但是，进行活体组织学检查更具有特异性。CNS 阿米巴感染通过静脉使用甲硝唑来治疗，但是可能需要神经外科的干预治疗。

纳氏虫属和棘阿米巴属是游离存在于生水中的寄生虫，可能通过在湖泊内游泳或者潜水发生获得性的感染。阿米巴属病原体通过嗅神经的上皮或者是角膜（通过侵入到破损处或者隐形眼镜）进入到 CNS 引起阿米巴脑膜脑炎。如果在 CSF 中明确存在有活动的阿米巴可以选择联合使用两性霉素 B 与咪康唑来进行药物的治疗[29]。肠类圆线虫病是热带地区常见的寄生虫感染性疾病。该病原体通过穿透皮肤而定居在小肠内。肠类圆线虫在免疫抑制的人群中更容易致病，因为这样的患者可能会出现病原体幼虫在机体内播散而造成脑膜炎以及 CNS 内脓肿。肠类圆线虫病通过使用噻苯达唑或者阿苯达唑来治疗[30]。

裂体吸虫的卵沉积于脑会形成肉芽肿。通常不会引起严重的临床症状；但是，有报道称该疾病造成了横贯性脊髓炎而导致半身麻痹。

贫血

疟疾

疟疾感染经常伴有贫血症状，特别是在小于 5 岁的儿童（图 131-5）。由于急性感染造成大量溶血，贫血进展可能很快；也可能是一个隐蔽不显的

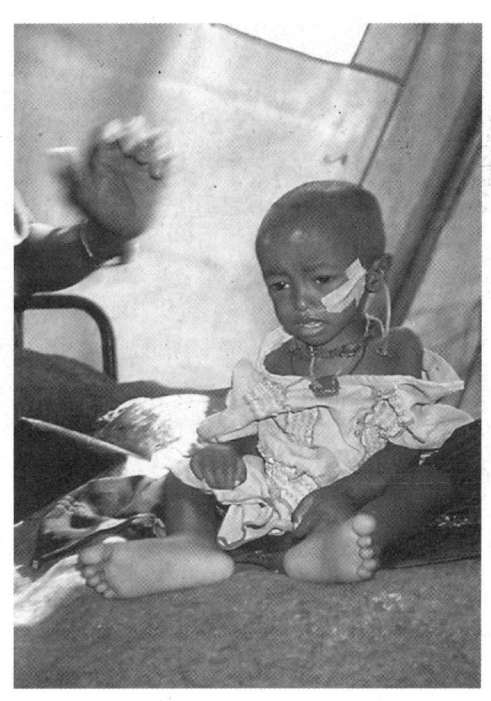

图 131-5　一名 5 岁儿童由于慢性疟疾引起的可能致命性的贫血（血球密度为 9）。

过程，持续数月。成熟的裂殖子使得寄生的红细胞发生溶解。未被感染的红细胞由于存在被寄生虫感染红细胞的相关变化而会被激活的免疫系统抗体破坏。这个破坏过程的加重主要是由于网状内皮系统的激活。受到感染患者的网状内皮细胞由于促红细胞生成素分泌受到抑制而失去了原有的功能[31,32]。抗疟药物伯氨喹能够加重葡萄糖-6-磷酸脱氢酶缺陷患者溶血，而这样的患者多见于非洲黑人以及某些亚洲人群。

鞭虫与钩虫

世界范围内，发生鞭虫属寄生虫感染特别是人类钩虫美洲钩虫与十二指肠钩虫感染是引起缺铁性贫血的常见寄生虫感染。成虫进入到肠道黏膜并且寄生引起肠道内血液的不断丢失。宿主排便排出的虫卵通过在泥土中经历了杆状幼虫形态到具有感染性的丝状幼虫形态的转变。这些幼虫通常通过刺穿足部的皮肤后进入人体。在鞭虫病，贫血仅仅见于大量的寄生虫感染。鞭虫的虫卵通过被大便污染的食物和水进入人体。诊断此类寄生虫的感染需要在大便中发现明确的寄生虫虫卵。在多数的肠道寄生虫感染中，外周嗜酸性粒细胞过多很常见。甲苯达唑或者阿苯达唑能够有效地控制成人以及儿童鞭虫以及钩虫感染。贫血的患者需要接受补充铁剂的治疗。

绦虫

被阔节裂头绦虫感染的鱼类绦虫疾病也会发生相关贫血症状。这种寄生虫与人体宿主竞争性地吸收维生素 B_{12}。当人体食用了肉体组织内含有裂头蚴胚胎卵的生鱼后，它们会在宿主的小肠内发育成大的成年绦虫。疾病的确诊也是需要在粪便中发现寄生虫虫卵。吡喹酮是儿童以及成人的选择用药。

外周水肿

象皮病

疾病原理

象皮病或者称为丝虫病，其临床特征是皮肤表面出现张力增高以及增厚的严重外周组织水肿，外观以及质地类似于大象的皮肤。该疾病是由于班（克罗夫特）氏吴策线虫或者是马来丝虫等丝虫感染引起的。这种感染局限于人类患病而且在世界地区范围内分布均衡，包括非洲、亚洲、南美洲以及大洋洲。但是有超过 90% 的患者在亚洲发现，而且达到了地区性流行病比例。在地区性流行地区大多数的感染发生在当地的居民，很少发生在旅居者。受到感染的蚊子通过在对宿主吸血的过程中将微丝蚴传播入血。感染宿主以后，病原体会迁徙进入淋巴系统并且发育成长为丝状的具有生育能力的成虫。成虫会刺激淋巴管发生严重的炎症反应，特别是在肢体的低端部位以及外生殖器部位。巨噬细胞、淋巴细胞、浆细胞、巨细胞和嗜酸性粒细胞迁徙进入到发生炎症以及纤维化的淋巴管，进一步使得皮肤组织出现红斑、水肿以及紧张，这些都提示丝虫病的诊断。

临床特征

丝虫病的慢性临床特征包括含有死亡或者钙化的丝虫体纤维化。继而由于淋巴系统的堵塞出现不可避免的肢体下垂部位以及外阴的严重水肿，同时伴有皮肤的增厚。该患者往往会发生复发性蜂窝组织炎，通过严密的皮肤护理可能预防发生[33]。

诊断方法及处理

成年的雌虫产生的微丝蚴随着淋巴循环到达外周血液，继而使得宿主出现寒战以及发热。外周血涂片可能会提示感染，由于微丝蚴的释放往往在夜间，所以夜间检测更易发现。乙胺嗪可以迅速清除外周血中的微丝蚴以及缓慢杀灭怀孕的雌性丝虫。对于已经形成的阴囊象皮肿可以通过外科手术成功切除。手术干预治疗手段对于肢体的慢性的淋巴阻塞无效[34]。

第三部分　皮肤症状

皮肤利什曼虫

疾病原理

皮肤利什曼虫是世界上引起皮肤无痛性慢性溃烂的最重要的原因之一。巴西利什曼（原）虫和墨西哥利什曼原虫是新大陆皮肤利什曼虫病的主要寄生虫，而热带利什曼（原）虫与硕大利什曼原虫是旧大陆皮肤利什曼虫病的主要寄生虫。雌性白蛉属中的白蛉在进行叮咬宿主时传播前鞭毛体入宿主体内，前鞭毛体被宿主的巨噬细胞吞噬但是以利什曼虫的形式存活于皮肤内。

临床特征

感染的早期在伤口叮咬处可见皮肤丘疹以及结节。斑疹也可进行性出现，斑疹的形态随后发展成为无痛性的中心溃疡以及周围边缘的隆起。皮肤表皮以及真皮由于淋巴和巨噬细胞的侵入引起局部边缘组织硬化。这些溃疡被继发性的细菌感染增加了相关性瘢痕形成。巴西利什曼（原）虫［是利什曼（原）虫的一种亚属］侵袭皮肤黏膜的边界（例如鼻部以及口部的组织）。如果出现了大量的软组织以及鼻软骨组织的损伤就可能导致面部的毁损。咽部和气管也可能受累，进而影响到呼吸道。弥漫性的皮肤利什曼虫病（南美洲的墨西哥利什曼原虫亚马逊亚种和埃塞俄比亚的埃塞俄比亚热带利什曼原虫）的特点是广泛分布的皮肤丘疹以及结节，类似于瘤型麻风（彩图131-6）。出现皮肤利什曼虫临床表现的患者被认为存在着细胞介导免疫反应的缺陷[35,36]。

诊断方法及处理

皮肤利什曼虫病的确诊依靠使用显微镜直接观察到病原体。也可以通过间接荧光抗体检查方法进行诊断。在疾病的急性感染早期进行皮内检查往往结果是阴性的。多数的皮肤利什曼虫特别是热带利什曼（原）虫与墨西哥利什曼原虫是自限性疾病，通常不需要接受治疗，除非出现了继发性的细菌感染。对于严重病例的治疗包括葡萄糖酸锑钠、锑酸葡胺和两性霉素B等药物。一种称为米替福新的口服药物已经被成功用于治疗内脏以及皮肤的利什曼虫病[37]。这

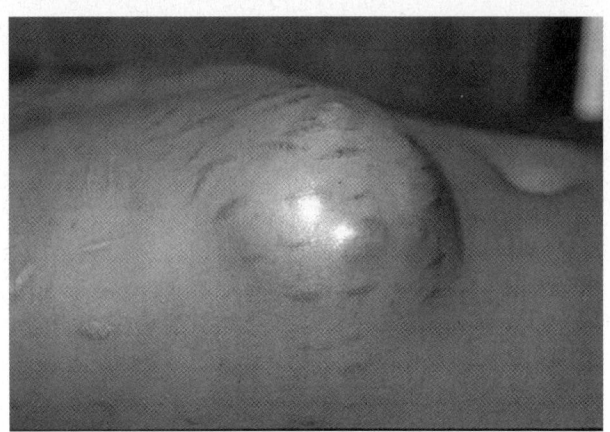

彩图131-6　皮肤利什曼病。

些治疗很少在急诊室进行。

麦地那龙线虫

疾病原理与临床特征

麦地那龙线虫称为"火龙舌"，是由于成虫通过腿部的皮肤进入到宿主体内而出现的特征性表现。怀孕的雌性成虫头部侵袭进入腿部皮肤并且当宿主涉水池塘或者其他浅水时将卵释放入水。排出的虫卵会迅速地感染独眼水蚤。人类食用了污染的水后就完成了整个寄生虫感染的循环。在雌性成虫通过皮肤发疹之前，患者的主诉可能是皮疹、严重的瘙痒、呕吐、呼吸困难以及腹泻。

处理

在发展中国家"经典"的治疗方法是通过1～2天的时间，使用医疗器械缓慢并且彻底从皮肤内清除存在的寄生虫。如果在清除的过程中虫体发生了破裂，患者会沿着虫体的径路出现严重的蜂窝组织炎症反应。皮肤溃疡处的渗液用显微镜检查发现虫卵或者是从皮肤处发现了明确的雌性成虫，都可以明确诊断。短期内通过使用甲硝唑进行驱虫治疗存在着争议。世界卫生组织制定的目标是通过公共卫生意识消除本病：鼓励对井口覆盖，净化水源以清除水中的水蚤以及对发生感染的宿主与饮用水进行隔离。这些措施已经对非洲进行有效的根除麦地那龙线虫起到了巨大的影响。

其他引起皮肤症状的寄生虫感染

当宿主皮肤被巴西钩口线虫（狗或猫的钩虫）卵侵入时，机体表皮会出现皮肤性幼虫移行症，即"爬行症"。受到感染的途径往往是人体赤脚或者裸

体在含有寄生虫动物粪便污染的沙滩上接触时发生。其诊断的依据是通过典型的临床表现，即皮肤出现了沿着虫卵迁徙途径曲折性的皮肤斑丘疹。如果儿童摄入了犬钩蛔虫污染的泥土就会出现内脏的钩口线虫感染。噻苯达唑、伊维菌素或者阿苯达唑可以用来治疗皮肤的幼虫寄居感染，而且止痒剂可以减轻皮肤的症状。乙胺嗪用来治疗内脏的线虫幼虫感染。可供选择的药物还有噻苯达唑[38]。

"游泳瘙痒症"通常是由非人类的鸟类或者哺乳动物血吸虫通过皮肤入侵引起的皮炎，一般发生在美国北部野外游泳时。当人类的免疫系统将这种非人类患病血吸虫有效杀灭时，临床症状就会自然消失。类似的皮炎也可以出现在发生了热带血吸虫感染时。治疗应对症。

圆线虫属寄生虫感染可以引起暂时性的瘙痒性红斑，可以在数小时内出现并且消失。有钩绦虫可以在软组织和肌肉组织内形成包囊。这些包囊往往在偶然的情况下被发现。盘尾丝虫病（来源于旋盘尾丝虫），常见于非洲西部以及美洲南部的部分地区，可以造成严重的红斑而且在骨性突起处可以形成小结节。

视觉症状

盘尾丝虫病

疾病原理

盘尾丝虫病是世界上引起失明的一个重要原因。95%的病例发生在非洲[39]。这种寄生虫仅仅在人类发现而且是由蚋属飞虫叮咬传染。这些飞虫生活在河流附近因此常被命名为"河流失明症"。盘尾丝虫的微丝蚴由成虫释放，而成虫则盘曲存在于感染宿主的皮下结节内，而微丝蚴则可以通过表皮以及真皮发生迁徙寄生。成虫的存在可以刺激宿主发生强烈的免疫反应，包括淋巴细胞、巨噬细胞、浆细胞以及嗜酸性粒细胞的渗出。

临床特征

受到感染的皮肤出现慢性的水肿以及瘙痒，然后出现萎缩，出现皮肤的皱缩以及松弛。对于发生在眼睛附近的感染结节灶更加容易造成河流失明症。如果进入到眼睛的微丝蚴发生了死亡，将沉积在虹膜肌肉结构内，外来异体组织会刺激免疫系统而形成硬化性角膜炎，这是形成继发性眼睛失明的主要原因（图131-7）。

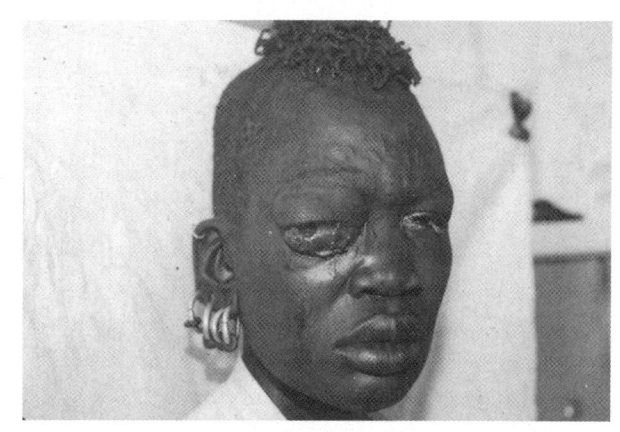

图131-7　盘尾丝虫病患者或者称为"盘尾丝虫病盲症"。

诊断方法及处理

盘尾丝虫病的诊断需要在患者的皮肤内发现有特征性的微丝蚴。伊维菌素是可选择的治疗药物。在很多国家本病属于地方性疾病。伊维菌素的制造者已经捐献药物努力消灭本病。如果皮下的结节在头部出现那么建议通过外科手段将其切除。

罗阿丝虫病

疾病原理与临床特征

另外一种可以引起眼疾的丝虫感染是罗阿丝虫病。罗阿丝虫病局限于非洲西部以及中部的森林区域。斑虻属飞虫的叮咬造成罗阿丝虫的感染。由于虫体的寄生引起的原发性的相关性水肿称为卡拉巴肿。疾病的原因是由于成虫寄生于皮下组织。成虫有时候可以寄居在眼结膜下，但可以通过手术的方法去除存在于结膜下的成虫。虽然有时候会让患者十分不适，但是一般而言病变还是良性的。成虫一般在日间向外周血流中释放微丝蚴。

诊断方法与处理

在外周血涂片中找到微丝蚴的存在，可以确诊罗阿丝虫病。罗阿丝虫感染的治疗选择药物乙胺嗪。但是往往还需要使用激素或者抗组胺药物，因为在治疗过程中成虫或者微丝蚴被杀死崩解后会出现较为严重的过敏性反应[40,41]。

其他可以引起眼疾的寄生虫

犬弓蛔虫对宿主的眼睛有营养作用。弓蛔虫病是发生在城市犬身上的弓蛔虫感染。人类通过粪-口途径被虫卵感染。幼虫往往出现迁徙并且寄居在视网膜，而受到了抑制。它们可以刺激机体发生免疫反应并且最终形成肉芽肿。这些肉芽肿组织可以造成视觉损害并且有时候会被误诊为视网膜肿瘤。除了对组织进行活体检查外没有其他的直接诊断方法。虽然可以采用血清学检查的方法，但是其结果应该慎重地予以对待。治疗药物可以选择阿苯达唑和激素；出现在视网膜上的幼虫可以通过激光方法予以消灭。

兔弓形虫感染可以造成脉络基底层的炎症反应并且伴有视网膜出血。出现免疫抑制的患者可能发展成为脉络视网膜炎以及视神经炎并且伴有视野缺失以及色盲。恶性疟原虫感染时受累红细胞可以造成视网膜血管堵塞以及出血性缺血、渗出、坏死以及斑点状坏死。脑型疟疾可以引起大脑皮质性失明。皮肤黏膜利什曼病可累及眼睑、泪腺、视网膜或者虹膜甚至可能导致整个的眼睛损害。棘阿米巴属通过隐形眼镜可以引起毁损性的角膜炎。患者的主诉常常是严重的疼痛、流泪和畏光症。在感染的早期可能被误诊为疱疹性角膜炎。这种感染可能发展成为慢性甚至需要进行角膜移植手术以保护视觉。大量的虫体寄居或者迁徙入眼睛，引起炎症，破坏组织以及引起失明。棘球绦虫和囊状幼虫能够在疾病初期就造成眼睛的囊性破坏。

肺部症状

患有恶性疟原虫疟疾的病人可能会以发热和咳嗽为主诉就诊。对于严重的疟疾患者在病程的治疗早期，可能由于出现非心源性肺水肿或者急性呼吸窘迫综合征而需要呼气末正压通气[42,43]。

溶组织阿米巴可以引起症状性的胸膜腔积液，肺或者胸膜腔可能会由于肝阿米巴脓肿的扩张或者破裂而直接受到累及，也可能由于血行播散受累，从而引起有潜在阿米巴感染的患者出现致残率以及病死率的额外增高[44]。肺囊虫性肺炎由于金罗维肺孢子虫（之前称为肺炎肺囊虫）感染引起，是美国以及欧洲人类免疫缺陷病毒（HIV）感染患者最常见的一种机会感染；而在非洲与发展中国家它所引起的肺部的机会性感染比例低于10%。这种差异原因目前不明。在这些国家患有AIDS并且发生金罗维肺孢子虫相关感染而死亡的患者其$CD4^+$细胞计数比美国患者要高[45]。

洛夫勒综合征的特点是持续存在的干咳，胸骨下疼痛，喘息，啰音，胸部放射线检查提示肺内渗出以及明显的嗜酸性粒细胞过多[46]，常见于蛔虫属中的人蛔虫，钩虫属中的美洲钩虫和十二指肠钩虫，绦虫属中的肠类圆线虫的幼虫在整个生殖周期中对肺的寄居侵害。蛔虫幼虫穿透小肠壁而进入到胃肠道的小静脉然后寄居在肺部。类圆线虫属与钩虫的丝虫幼虫通过穿透足部的皮肤，在进入肺部寄居之前先进入到皮下小静脉。肺部渗出以及肺部症状是一过性的，一般可以在2周内恢复。诊断主要依据在痰中以及胃肠抽吸液中发现幼虫。大便的阴性检查结果往往不具有诊断意义，这是因为在疾病发生感染的最初的一个月内虫卵一般不会在大便中出现。

嗜酸性粒细胞肺炎患者往往是由于患者的免疫系统对班（克罗夫特）吴策线虫和马来丝虫的微丝蚴出现反应造成的[47]。受到感染的患者会出现身体不适，体重下降，新发的夜间哮鸣与喘息，呼吸困难以及胸部不适。胸部放射线检查提示结节、肺部间质渗出病变、肺实变以及空洞形成。对肺组织的活体性检查会发现微丝蚴。如果病变不予以治疗会出现阻塞性以及限制性的通气障碍。患者会出现典型的嗜酸性粒细胞以及血清IgE的升高[48]。

卫氏并殖吸虫以及棘球绦虫属是与人类宿主肺部营养相关的寄生虫属。卫氏并殖吸虫虫卵隐藏于大便，在水中进行孵化而且其纤毛幼虫可以感染中间宿主蛇。随着进一步的发展，无尾尾蚴自蛇体内释放，进入到蟹或者小龙虾体内形成包囊。随后被人体宿主所摄入，后囊蚴在十二指肠自蟹或者小龙虾体内形成的包囊中释放，穿透十二指肠肠壁而进入腹腔。幼虫自腹腔内穿透膈肌而进入到胸腔内，然后寄居在肺内，进一步引起了出血、坏死和肉芽肿反应。在整个过程的早期阶段，患者可能出现渗出和嗜酸性粒细胞增多症；到后期阶段患者可能出现支气管扩张、慢性支气管炎、发热、咯血和恶病质状态。肺内的结节或者包囊可能出现空洞[49]。多数的患者进行纯蛋白衍化物（PPD）检查结果多是阳性，而且它们的胸部放射线检查结果与肺结核具有相似性。痰液往往是血性的而且伴有棕黑色的斑点颗粒，这些往往包含有具有诊断意义的寄生虫卵。放射影像学检查、大便检查以及对痰液和血液的免疫系统检查可以辅助明确诊断[50]。吡喹酮是选择的治疗药物。

细粒棘球绦虫可以引起肺部水泡囊病，在水泡囊增长到足够大以及严重感染或者是泡囊内容物渗漏之前往往不会出现临床症状。泡囊内容物具有强烈的免疫刺激性，可以引起严重的过敏性反应。肺部水泡囊病同时也可以伴有咳嗽，咳出沙粒样的物质，胸痛以及咯血[51]。原发于肝的水泡囊病可以出现肺部以及脑部的远处转移。胸部的CT检查提示出现单室肺部包囊；在胸部的平片检查破损的包囊称为水样病变，是可以进行影像学确诊的特殊征象。包囊可以通过外科手术小心地切除或者通过药物予以治疗。

早期的血吸虫病，或者是钉螺热，临床上往往表现为发热、咳嗽、嗜酸性粒细胞过多以及血吸虫进入肺内后形成的肺部弥散性结节。如果病程时间延长，虫卵自成虫排出后可以寄居在肺内的血管中，引起假结核结节、肺肉芽肿病变、肺动脉高压和肺源性心脏病。接受长期激素或者免疫抑制剂治疗的患者，后期会发生肠类圆线虫感染，而且往往弥散广泛。有报道称在器官移植术后的患者出现了肺部 X 线胸片检查提示白肺而且进行辅助通气无效的致命严重的肺部感染；这种严重的临床病例更多见于发展中国家在进行器官移植前从未进行过类圆线虫评估的患者[52,53]。类圆线虫感染可能会被误诊为支气管痉挛或者哮喘，进而临床医生会使用激素进行治疗，从而导致播散性的感染发生[54]。

心血管症状

美洲锥虫病

疾病原理

克氏锥虫感染引起急性与慢性的心肌炎。克氏锥虫是美洲中南部的地方性寄生虫而且引起美洲锥虫病（Chagas disease）。带菌者是寄居在临近森林附近茅草屋内墙壁或者根基处的猎蝽科的微生物或者是"亲吻昆虫"。之前疾病的出现局限于当地的居民，但是关于美洲锥虫病的流行病学资料显示疾病已经出现了城市内的传播。在一般的旅居者不会传染该病。猎蝽科的微生物的叮咬不是唯一的克氏锥虫感染途径；输注了含有来源于受到感染宿主的活体睡眠状态的虫体血液制品已经是该病的另外一个感染途径[55]。近来消化道传播途径也受到了更多的重视[56]。

猎蝽科的微生物叮咬通常在患者眼部附近，并且排泄出含有活体睡眠状态克氏锥虫的粪便。活体状态的虫体进入到发生炎症的叮咬伤口或者是黏膜或者是结膜表面，引起局部的肿胀，称为 Chagas 皮肤瘤。罗曼尼亚征（直到周围出现水肿才会疼痛）是特征性的病例改变但是很少能看到。活体状态的虫体寄居在具有营养的组织内，包括平滑肌、心肌和心脏的自主神经节，食管和结肠，引起局部的炎症反应和组织破坏。

临床特征

急性感染的先驱症状是发热，面部以及承重肢体部位的水肿，肝脾肿大，淋巴结病，身体不适，外周血涂片淋巴细胞炎症以及肝的转氨酶增高。在这个阶段，致命性的左室功能异常以及心律失常不常见。疾病的早期阶段一般持续 1～2 个月而且可以自愈，出现不确定性阶段的潜伏期，可能会伴随患者终生。在近 25% 的病例中，发生感染患者可以发展为慢性的以心脏和胃肠道为主要表现的美洲锥虫病。无鞭毛体侵入心肌和心脏的传导系统。慢性炎症、单核细胞渗出以及纤维化是另外的临床发现。其他的特征还包括房性快速性心律失常，右束支和左束支传导阻滞，完全性束支传导阻滞和室性心律失常包括室颤。随着左室和右室的功能异常进展会出现扩张型心肌病，心肌被纤维化以及瘢痕组织替代。附壁血栓常见；血栓栓塞性疾病的临床表现有肺栓塞、卒中或者外周动脉栓塞，这可能是长期无症状性感染的首发临床症状表现。数月内发生的迅速进展的充血性心力衰竭具有致命风险，除非予以积极的药物治疗干预或者心脏移植[57]。

诊断方法

急性美洲锥虫病可以通过在抗凝血液涂片中发现活动的锥虫体进行诊断。这种生物体也可以在特殊的培养基内予以培养。慢性的美洲锥虫病可以通过多种血清学检查包括补体结合、酶联免疫吸附测定（ELISA）和间接免疫荧光检测。这些检查不具有特异性，与疟疾、梅毒、利什曼虫和其他的一些血管结缔组织疾病具有交叉反应。聚合酶链反应技术正在进行改进而且很快会提供进行诊断的"金标准"[58]。

处理

硝呋莫司和苄硝唑被用于治疗克氏锥虫感染。治愈率很少超过 50%。硝呋莫司治疗的疗程长而且这种药物具有许多的严重的副作用。现在这种药物已经停止生产；但是它是目前在美国唯一的抗锥体虫药物（可以通过致电 404-639-2888 从 CDC 获得）。苄硝唑具有较少的副作用，目前建议用于不确定性阶段的潜伏期的治疗。慢性疾病过程晚期的并发症通过进行自身的免疫调节来进行治疗，对抗锥虫药物治疗无效。在动物模型中提示使用硝呋莫司和苄硝唑进行治疗会发生药物相关性淋巴瘤[59,60]。心脏、食管或者结肠的慢性美洲锥虫病对症治疗。在这样的患者人群中植入体内自动除颤仪已经证明可以降低发生猝死的风险[61]。心脏移植术后接受免疫移植治疗的患者在移植的心脏已经证明可以出现疾病的复发。

其他原因

已经有报道称发生畸变的蛔虫可以引起心肌炎和心脏压塞。肝的溶组织阿米巴脓肿如果通过膈肌侵入心包也可以引起心脏压塞。

胃肠道症状

腹泻

腹泻是旅行者最常见的寻求医疗帮助的症状之一。Gorbach[62]写道，"旅行增强了灵魂但是放松了肠道"。在发展中国家，腹泻是5岁龄以下儿童死亡的主要原因而且是较大龄儿童与成人死亡的病因之一（图131-8）。多数导致腹泻的原因是病毒或者细菌感染；但是，有些临床上具有意义的腹泻原因是由于寄生虫的感染。

小隐孢子虫和环孢子虫是食物以及水传染的球虫，可以引起水泻。二者对营养不良性的儿童以及AIDS患者都具有引起病死的意义。在发展中国家这些人群中，发病率高达50%[63,64]。在进行快速抗酸染色检查时可以在大便中发现隐孢子虫卵囊。ELISA和免疫荧光分析检查也是可供选择的检查手段。AIDS患者往往具有较长的病程，使用巴龙霉素可以减少腹泻的次数。对于免疫系统正常的宿主往往只需要进行对症治疗[65]。环孢子卵囊通过Ziehl-Neelsen染色的方法能够在大便中发现，通过应用甲氧苄啶-磺胺甲噁唑来治疗感染[66]。

溶组织阿米巴引起侵袭性或者炎性腹泻。患者的主诉有发热，里急后重，腹痛和含有血液和黏液的水样便。如果不进行治疗可以发展成为广泛性结肠炎以及肠壁穿孔性腹膜炎甚至死亡[67]。大便检查可以发现活动的阿米巴滋养体包含于受累的红细胞内。大便内发现包囊不能真实地反映活动性炎症。大便的免疫分析可以区别出溶组织阿米巴和非致病性阿米巴种属。来自于非地方性疾病区域的患者进行血清学检查可能有用，但是往往会在一个月以后才会有阳性结果。阿米巴感染治疗选择的药物是甲硝唑。结肠小袋虫是另外一种可以引起侵袭性腹泻的原生动物。它通常寄居在回肠摄取营养，有时候可以出现类似于临床上阑尾炎的征象。四环素和甲硝唑能够有效对抗结肠小袋虫。

兰伯贾第虫可以引起持续性腹泻，腹部膨胀，痉挛，腹胀以及体重下降。病原微生物被摄取后在小肠内以指数级的生长速度进行繁殖。在严重的感染病例中，整个的空肠内都充满了虫体，而且患者出现严重的营养不良以及脂肪泻。该病原体很少能够在大便中检查到因为它们很快会发生崩解而变得难以识别。相应的，抗原检查经常用来以明确诊断。兰伯贾第虫可以在很多动物体内生存包括海狸。在美国多见于野营者服用了未经过滤净化的泉水而发生兰伯贾第虫感染。甲硝唑和替硝唑用来治疗本病。

肠类圆线虫、菲律宾毛细线虫、鞭虫和血吸虫都可以引起相关的腹泻。严重的感染和弥散性的类圆线虫可以引起持续性的腹泻，体重下降和腹痛。鞭虫多见于由于肠道内的寄生数量过多后引起腹泻。血吸虫可以引起慢性的肉芽肿性结肠炎，这可能类似于炎性小肠疾病；或者在免疫缺陷的患者发生钉螺热相关的急性血性发热性结肠炎。

慢性的血吸虫感染，虫体损害了患者的肠系膜和门静脉系统并且产卵在肝，引起局部严重的炎症反应，瘢痕形成和典型的门静脉周围"管状"硬化。这类患者的临床特点包括门脉高压、腹水和食管静脉曲张（图131-9和图131-10）。与酒精性肝硬化相比，上消化道出血并不常见；但是有数量较多的患者被地区性的血吸虫所感染，所以静脉曲张破裂出血是这类患者人群出现消化道出血的重要原因[68,69]。

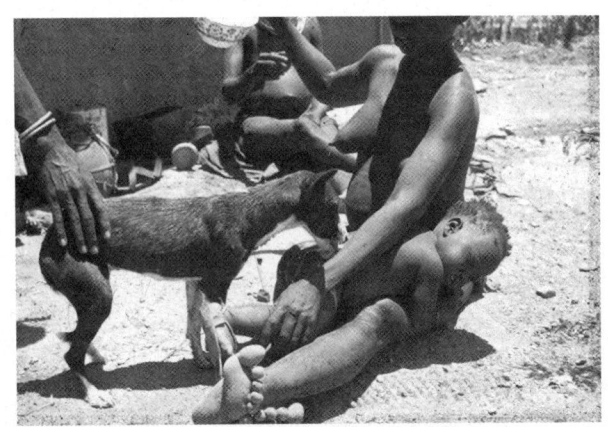

图131-8 发展中国家出现的粪-口途径传播的腹泻事件。

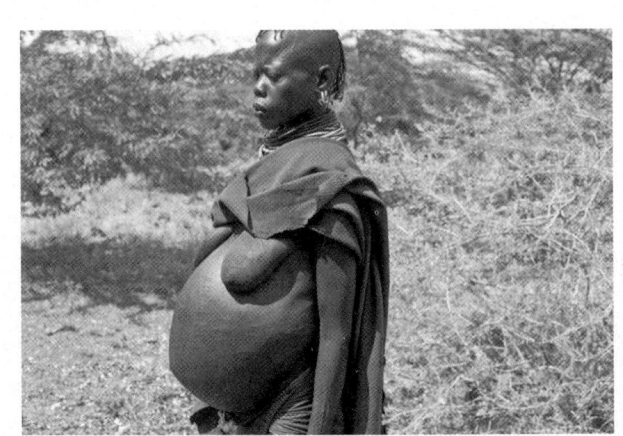

图131-9 慢性血吸虫病引起硬化并且出现大量腹水。

及升高的转氨酶。患者也有嗜酸性粒细胞过多和风疹。影像学检查，CT 提示血吸虫破坏形成的窦道。血清学检查提示诊断；患者在感染后的最初数月内大便可能不含有虫卵[75]。血吸虫的虫卵会被局部的小静脉所包绕而发生炎性反应，造成肉芽肿性肝疾病、纤维化和硬化。肝肉芽肿也见于发生变异的蛔虫引起的胆道疾病和弥散性的类圆线虫感染疾病。

溶组织阿米巴可以造成肝脓肿。受到病变累及的典型患者不会出现阿米巴痢疾，也不会在大便中发现脱落的内阿米巴，但是血清学检查发现往往是阳性结果。患者会出现发热、体重下降、厌食症和右侧的腹痛，但是没有黄疸。治疗使用甲硝唑或者替硝唑并且联合一种具有腔内灭虫作用的药物，如双碘喹啉[76]。无颗粒阿米巴可以在肝产生包囊，在 CT 上提示多室分割所以称为雌性包囊。药物治疗使用阿苯达唑，而且仔细的包囊手术切除也是一种可以选择的治疗方法。包囊内液体的渗漏可以引起宿主严重的过敏性反应。

由于红细胞被疟原虫或者巴贝吸虫感染而发生继发性的溶血可以造成黄疸，或者由于色素结石堵塞胆道也可以引起黄疸。蛔虫可以引起胆道疼痛、化脓性胆管炎、胰腺炎或者肝脓肿。死亡的虫体可以形成胆结石。胆管造影和内镜逆行胰胆管造影可以发现胆道内存在寄生虫。通过使用内镜机械性移除同时进行驱虫治疗可以达到治愈[77]。华支睾吸虫和肝吸虫通过胆道汲取营养。它们可以在胆道内持续存在数年而没有症状，一直到出现胆囊炎、胆管炎或者胆管癌[78]。

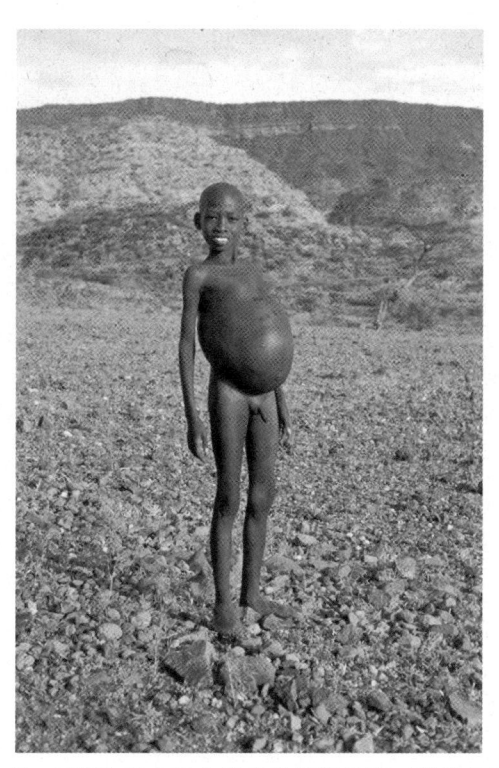

图 131-10 可能由于血吸虫病或者是黑热病（利什曼病）引起的大量腹水的儿童。

腹痛

在一项关于阑尾炎病因的综述中，发现寄生虫感染占到原因的 3%。病理检查结果提示主要是蛲虫病、阿米巴病、蛔虫病、鞭虫病和绦虫病[70]。

人蛔虫可以引起有临床意义的成人持续或者间断性的腹痛，而且在儿童如果蛔虫数量巨大还可以造成部分性的小肠梗阻。驱蠕虫药物以及保守支持性的治疗通常可以解决问题而避免进行手术干预治疗[71,72]。蛔虫病的诊断通过在大便中发现虫卵而确诊。如果患者体内存在大量的成虫也可能在大便中出现成虫，特别是在驱虫治疗的初始阶段。严重的肠道阿米巴可能并发肠道穿孔和腹膜炎。

脊形管圆线虫是一种鼠类的肺寄生虫，在美洲的中部多见。发生感染的儿童可能出现临床症状，包括麦克尔憩室或者是急性阑尾炎。发生感染的临床症状包括恶心、呕吐、发热、右下腹部的局限性腹痛以及肌紧张。外科手术探查可能发现脓肿、梗阻或者小肠坏死[73]。

异尖线虫病的特点是在进食生鱼（寿司和生鱼片）后出现严重的腹痛。海生异尖线虫进入到肠道内是发生疾病的原因[74]。

肝血吸虫引起的临床症状类似于病毒性肝炎：右上腹痛，发热，恶心和呕吐，黄疸，增大质硬的肝

肛门瘙痒

蛲虫可以引起肛门瘙痒，肛门瘙痒症状主要存在于儿童，是一种出现在肛门周围的症状。自身感染途径最为常见，主要是由于儿童（以及成人）用手指抓挠肛门以后又吮吸或者将手指伸入口中。蛲虫具有全球性的分布。诊断主要通过临床判断而且可以通过肛门拭子检查后发现成虫而确诊。大便中很少能够发现虫卵但是可以通过胶带测试观察到：用透明胶带对肛周进行贴附以收集到虫卵，然后可在显微镜下进行观察。阿苯达唑或者甲苯达唑是可供选择的治疗药物。

人类免疫缺陷病毒感染以及 AIDS 患者并发寄生虫感染

概述

在发展中国家 HIV 感染以及 AIDS 流行严重。异

性恋和围生期感染较为常见；儿童和年轻人是主要的感染者。来急诊室就诊的患者可能同时合并有 HIV 或者是其他病原体的感染，包括本章所讨论到的所有寄生虫感染疾病。合并有 HIV 感染的患者具有更为严重的临床表现和不良预后，并且会发生特殊的临床表现，增加致病性或者是加速疾病的进展。

AIDS 引起宿主的免疫系统对感染的反应发生各个方面的异常；细胞介导的免疫（在对抗寄生虫感染过程中具有重要作用）受到严重影响[79]。许多的寄生虫感染疾病的诊断和对治疗的反应需要进行血清学变化的监测。HIV 感染干扰了这些检查而使得多数的检查结果不具有可靠性。在正常人非常肯定以及有效的治疗在 HIV 感染患者身上可能无效。药物治疗可能需要更长的时间甚至是患者整个生命过程。

特殊的寄生虫感染

AIDS 患者发生疟疾并不是机会性感染。但是，许多患者特别是儿童由于疟疾的反复感染以及致病引起的溶血性贫血而在输注血液制品时未进行严格的 HIV 筛查而成为 HIV 感染者[80]。在某些地区对疟疾感染的发热患者进行治疗是常见的临床现象。AIDS 患者对治疗药物具有严重的过敏反应，特别是磺胺类的抗寄生虫药物。患有 AIDS 的病人，发生单独的发热不一定是疟疾的前驱症状；在治疗之前应该先明确诊断。HIV 感染的患者有巨大的风险发生巴贝吸虫感染[81]。

AIDS 患者出现内脏利什曼病更容易发生播散而且更易致命。如果一个发热的患者 HIV 检测阳性而且在其既往的旅居生活中有在利什曼病疫区的旅居史，那么应该考虑患者潜在的内脏利什曼病复发可能[82]。这类患者的皮肤感染也可能出现播散。有几项临床研究正在进行对有利什曼病疫区旅居史的 HIV 感染患者预防性使用化学药物的作用研究。对处于不确定性阶段潜伏期的美洲锥虫病被 HIV 感染的患者可能出现复发。这类患者通常会出现中枢神经系统（CNS）的受累发生脑膜炎以及严重的心肌炎[83]。因为苄硝唑很少能通过血脑屏障进入脑脊液，所以单一药物的治疗可能无效。AIDS 患者发生兔弓形虫感染，特别是寄居在 CNS 内的兔弓形虫感染已经被世界公认为是机会获得性感染疾病。

球虫属中的病原体包括贝氏等孢子球虫、小球隐孢子虫等都与 AIDS 患者发生长时间的腹泻具有关系。这样的患者发生这些病原体引起的感染很难被治疗控制而且很难被彻底清除。造成的腹泻使得患者极度虚弱而且腹泻的程度类似于霍乱。同性恋的男性由于在进行肛交的过程中不进行保护措施，所以痢疾阿米巴普遍流行；但是，侵袭性的阿米巴感染对 HIV 患者不是一种机会获得性感染。血吸虫可以增强 HIV 感染病理变化而且在 HIV 检测阳性的患者很难将其疾病过程控制以及将病原体彻底清除[84]。HIV 检测阳性的患者发生肠类圆线虫感染临床感染症状表现更为严重而且容易成为全身播散性疾病[85]。对于发生 HIV 感染以及寄生虫感染的高危患者，一定要考虑不同的同时存在的可能疾病诊断。

重要概念

- 寄生虫疾病的临床表现可以是任何单一的一个临床症状或者是临床症状群。相应的，对于临床出现的有意义的症状或者体征在病因不明的情况下一定要考虑患者的旅居史。对于多数寄生虫感染的诊断可以通过结合发现的临床症状、体征和患者最近的疫区旅居史作出早期的判断。
- HIV 感染以及 AIDS 患者常见并发寄生虫感染。
- 如果患者出现不规则的高热伴有头痛、腹痛或者呼吸道的症状应该考虑疟疾感染可能。如果患者的临床症状严重或者怀疑患者是恶性疟疾需要进一步住院评估和治疗。
- 对新发的癫痫要考虑脑囊虫病可能。
- 对最近有饮用泉水后出现腹泻的旅居患者要考虑贾第鞭毛虫病诊断可能。

本章参考文献请参见 http://pumpress.bjmu.edu.cn/eduservice/3419.html

适当角色还不得而知，但持续存活的螺旋体可能是疾病后期大多数临床表现的病因。莱姆病严重性的多变，部分可能源于人类免疫系统的遗传变异。患有慢性莱姆关节炎的病人增加了人类白细胞抗原（HLA）特异性的表达-特别是 HLA-DR$_4$，其次是 HLA-DR$_2$。

临床特征

莱姆病是一种多系统疾病，分为 3 个阶段：早期定植，早期播散，后期发病。实际上，任何一种临床特点都可能单独出现或间断复发，一些没有早期症状的病人可能有后期症状。这种疾病通常以皮疹首发，伴随身体的症状和体征，支持"病毒综合征"（早期莱姆病）。神经、关节、心脏表现可能数周到数月后出现（早期播散性莱姆病），慢性关节和神经异常可能数周到数年后出现（后期莱姆病）。未经治疗的莱姆病临床特点时程在图 132-5 中有阐述。

早期莱姆病

蜱可定植宿主于最初接触部位（一般踝部水平）或至遭遇阻碍移到其他部位。腹股沟、腿凹处、臀部皱褶处、腋窝皱褶处、耳垂都是常见的定植处。通过叮咬传播伯氏疏螺旋体后，感染最初部位位于叮咬处的皮肤。经过大约 1 周（范围 1～36 天）的潜伏期，螺旋体诱发的局部皮肤感染逐渐扩散以及引起随后的皮损-游走性红斑。游走性红斑为莱姆病最具特征性的临床表现，90%或者更多的病人可出现此表现。如不彻底检查皮肤表面，可能不被察觉[12]。这个特征性的皮疹开始在叮咬部位表现为红色斑疹或丘疹。皮损逐渐扩大（每天 1～2cm，扩展的速度慢于炎症扩展的速度）。片状红斑可融合或存在看似正常的带状皮肤，可出现中心苍白，但不是一成不变的。皮损周围通常是平坦的，但也可能突出。皮损逐渐形成明显的界限并因张力而变白。大多数皮损为椭圆形或圆形，但是三角形和延长的片状皮损亦可能出现。在出现皮损的病人中，1～7 天内，皮损的平均大小大约为 8cm×10cm（范围 2cm×3cm～25×25cm）。一些病例早期的皮损中心变红、变硬或起泡、坏死。皮损

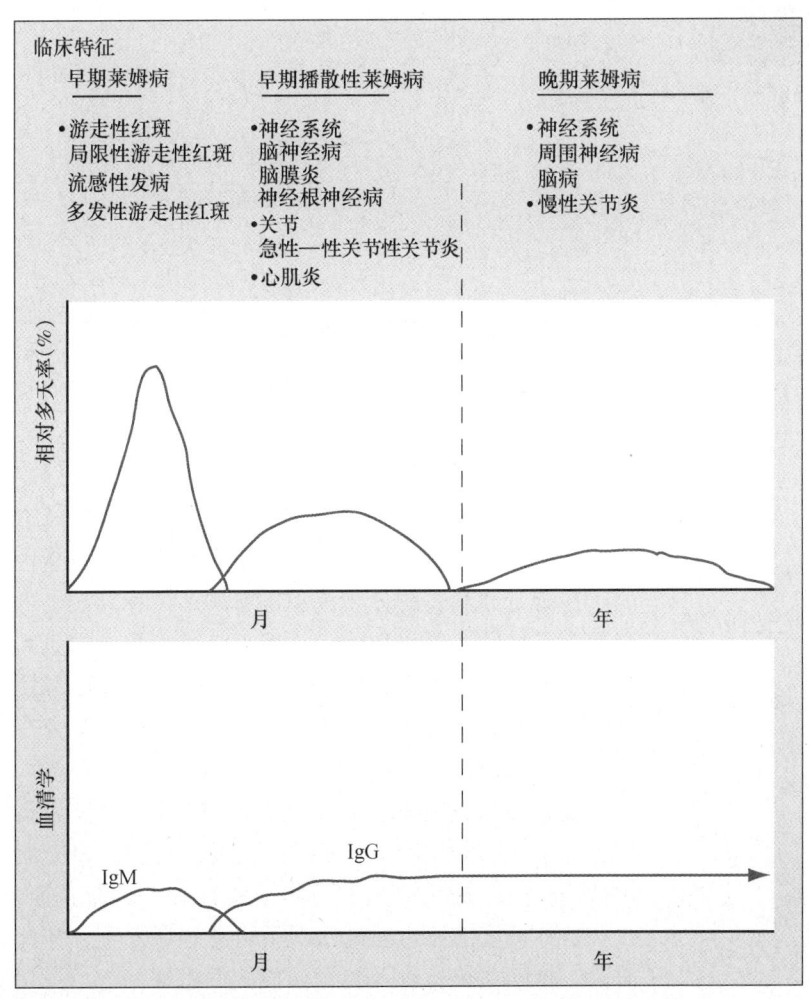

图 132-5 具有临床特征未经治疗的莱姆病的血清学自然反应史。IgG，免疫球蛋白 G；IgM，免疫球蛋白 M。(From Rahn DW: Natural history of Lyme disease. In Rahn DW, Evans J [eds]: Lyme Disease. Philadelphia, American College of Physicians, 1998, pp 35-48.)

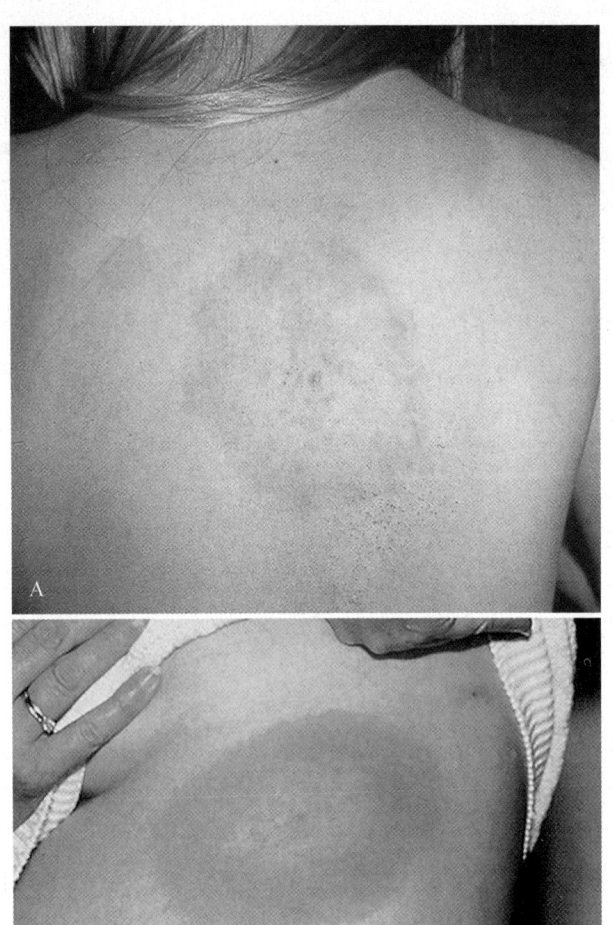

彩图 132-6　莱姆病常始于缓慢扩散的皮损-游走性红斑，其常在蜱叮咬处出现。**A**：经典的"牛眼"形皮损或具有"靶"心的部分中心清晰、外周鲜红的皮损。**B**，躯干部具有中心清晰的扩展性红斑样皮损。（**A**，Courtesy of Michael O. Murphy, MD. From Malawista SE, Bockenstedt LK：Lyme disease. In Goldman L, et al［eds］：Cecil Medicine：Expert Consult, 23rd ed. Philadelphia, Saunders, 2008, pp 2289-2294；**B**, courtesy of John Cook, MD. From Goldstein BG, Goldstein AE［eds］：Practical Dermatology, 2nd ed. St. Louis, Mosby, 1997, p 63.）

表 132-2	莱姆病的早期临床表现
表现	病人数量排行（%）
体征	
慢性游走性红斑*	314（100）
多发性环形皮损	150（48）
淋巴结病	
局部的	128（41）
全身的	63（20）
颈部屈曲疼痛	52（17）
面颊疹	41（13）
喉部红斑	38（12）
结膜炎	35（11）
症状	
不适、疲倦、昏睡	251（80）
头痛	200（64）
发热和寒战	185（59）
颈项强直	151（48）
关节炎	150（48）
肌痛	135（43）
背痛	81（26）
厌食	73（23）
咽痛	53（17）
恶心	53（17）
感觉迟钝	35（11）
呕吐	32（10）

* 本研究中需要进行的讨论。

From Steere AC, et al：The early clinical manifestations of Lyme disease. Ann Intern Med 99：76, 1983.

触之温和，发病者描述为无触痛或微小触痛（dl 132-6）。

螺旋体繁殖引起的血行播散（无额外的蜱叮咬）可引起一处或更多处的继发皮损。这些继发皮损较小，较少游走，典型的分布在手掌和足底。总之，10%～15%的莱姆病病人有超过 20 处这样的皮损；少数情况下可超过 100 处。不会出现水泡及累及黏膜。不治疗或应用数天抗生素，主要以及继发的皮损一般都会在大约 28 天（范围 1 周～14 个月）消退。没有接受抗生素治疗的病人皮损可能再发，但接受抗生素治疗的病人很明显不会再发。

莱姆病早期会出现系统性的症状和体征。不适、疲倦、无精打采最常见（见于大约80%的病人）（表132-2），可能是严重的。典型的发热为低热、间断性的。在游走性红斑的分布范围常有淋巴结肿大，也可以是全身性的；可出现脾大。像关节肌肉酸痛的肌肉骨骼主诉常见。典型的不适持续时间短，为游走性的，有时在一个部位仅持续数小时。弗兰克关节炎在此阶段可出现，但少见。

脑膜刺激的临床表现常见。最常见的症状为头痛，通常为间断性的、局部的。恶心、呕吐、畏光偶尔伴随头痛。缺乏典型的凯尔尼格征及巴宾斯基征，仅在身体极度前倾弯曲的情况下可见颈项强直，在此阶段，神经系统检查及脑脊液检测都正常。

可出现肝炎的症状和体征，包括厌食、腹痛、右上象限的触痛、恶心以及呕吐。可出现轻度的咽炎，但其他的上呼吸道症状像鼻塞、流涕不会出现。虽然早期莱姆病的症状类似"流感"，但这个术语可引起误导，因为临床上典型的咳嗽症状不会出现。大约10%的病人会出现结膜炎。

无游走性红斑的莱姆病发病率大约为10%[12]。因为在此阶段出现各种各样非特异性的症状和体征，并缺乏典型的皮疹或蜱叮咬史，因此早期的莱姆病易与病毒性或血管胶原性疾病混淆。早期莱姆病间断性和易变的症状和体征有助于鉴别诊断，特别对来自疫区的病人更有鉴别意义。对未治疗的莱姆病病人，早期症状通常持续数周，但也可能数月。

急性播散性感染

在发病后的短时间内，血行播散可引起一系列系统性的症状和体征，导致其他部位的继发感染。通常感染的组织器官为神经系统、心脏和关节。眼、肝脏、骨骼肌肉、皮下组织和脾感染少见。

神经系统表现

在早期和播散性感染期间常会出现无症状的间歇期；然而，可能出现莱姆病神经系统的症状和体征或者这些症状和体征与早期或后期的表现重叠。未经治疗的病人在游走性红斑出现后的平均4周（范围0～10周）开始，发生神经系统受累的比例大约为15%。

莱姆病最常见的神经系统表现为波动性的脑膜脑炎，与脑神经、周围神经或神经根的症状相叠加。曾记载过脑膜炎、脑神经（通常为贝尔麻痹）和神经根同时受累的三联表现，但每一种可单独出现。头痛出现的强度常是易变的；轻度脑膜脑炎的其他症状可能提及过，包括昏睡或易怒、睡眠障碍、注意力下降、记忆丧失。在这方面，莱姆病常被误诊为病毒性脑炎。疾病早期，缺乏凯尔尼格征及巴宾斯基征，CT 扫描正常。然而，不像在发病早期，脑脊液检查常是异常的，伴随脑脊液淋巴细胞及蛋白水平的增高。脑脊液葡萄糖浓度通常是正常的。80%～90%的病人会出现伯氏疏螺旋体膜抗体［通常为免疫球蛋白 G（IgG）或 A（IgA）］。不到一半的病人脑脊液聚合酶链反应（PCR）分析为阳性[13]。

脑神经病变常见，大约 50% 莱姆病脑膜炎病人有脑神经病变；第 7 对脑神经常受累，其他脑神经很少感染。大约 1/3 的病人贝尔麻痹为双侧性的，持续时间从数周到数月不等，一般未经治疗症状也会自然消退。

在播散性莱姆病早期，也可出现周围神经系统表现。在胸部的感觉神经炎、臂丛神经炎、单神经炎以及远处运动神经炎的种类中，可包括脊神经根、脊神经丛及周围神经。病人可能主诉无力、疼痛或感觉迟钝。查体可见反射消失。远处神经受累常为非对称性的，但颈胸部皮肤也可受累。已记载莱姆病其他少见的神经系统异常包括舞蹈症、横断性脊髓炎、共济失调及大脑假瘤。与莱姆病有关的颅血管炎也有过报道。

心脏表现

莱姆病累及心脏不常见。莱姆病病人若未经治疗，心肌炎的发生率为 4%～10%[14]。从最初发病到发展成典型心肌炎的平均时间为 3～5 周（范围 4 天～7 个月）。心内膜心肌活检已显示直接侵犯心肌[15]。电生理检测也显示广泛累及传导系统[16]。

虽然传导系统病变可累及任一传导系统的传导水平，但莱姆病最常见的心脏表现为房室传导阻滞。心包炎、心动过速、心室受损出现较少。回顾已报道的 105 例莱姆病心肌炎病人，49% 的病例为三度房室传导阻滞，16% 的为二度房室传导阻滞，12% 的为一度房室传导阻滞[16]。在一个特殊病人可以见到房室传导阻滞的程度会快速波动[14]。

莱姆病心肌炎病人常见的特点为房室阻滞的逐渐消退，类似于急性下壁心肌梗死的表现，可能与炎症消退有关。评估莱姆病心肌炎病人房室阻滞的水平对于决定其预后是非常重要的。大多数病例，阻滞出现在房室结或房室结水平之上，因此，预后是乐观的[17]。然而，可出现房室结以下的房室传导阻滞，主要特点为宽 QRS 波形的逸搏心律、心室停搏或波动性的左右束支阻滞。其他电生理结果包括非特异性的 ST 段和 T 波异常、室内传导延迟[17]。

高度房室传导阻滞的病人常伴随症状，包括头晕、心悸、晕厥、胸痛及用力时呼吸困难。体检可出现血流杂音、轻度二尖瓣反流性杂音、心包摩擦音或充血性心力衰竭的证据。已有文献记载利用二维超声和反射性核素研究可出现相关的左室功能障碍；大多数病例是轻度的、暂时的。

关节炎

虽然典型的关节炎被视为晚期莱姆病的征象，但急性关节炎可始于急性播散期。单关节性关节炎或少关节液性关节炎主要影响大关节，特别是膝关节，在最初发病后数周到数月后进展。在莱姆关节炎自然病史的早期研究中，大约 50% 未经治疗的病人都经历过一次或多次间断性关节炎的发作。典型的急性关炎为单关节发病，仅仅累及一侧膝关节。肩关节、肘关节、颞下颌关节、踝关节、腕关节、髋关节及手部、足部的小关节常很少受累。典型的关节炎发作为短暂的（持续数周到数月），应与易变的缓解期分开。

关节穿刺一般不具有诊断意义，但可获取炎性滑膜液，滑膜液的平均白细胞计数大约为 25 000/μl（分叶核白细胞占 75%），也曾报道过更高的白细胞计数，类似化脓性关节炎[18]。滑膜液中的葡萄糖浓度通常正常，蛋白质水平波动于 3～8g/dl。关节液培养很少发现致病性螺旋体[19]。补体水平常高于血清水平的 1/3。滑膜活检显示滑膜增生、血管增多、单核细胞浸润。因此，莱姆关节炎除了类风湿因子和抗核抗体谱阴性外，这些结果与类风湿关节炎患者的结果类似。放射学可表现非特异性的异常，例如关节旁的骨质疏松、软骨丢失、皮质骨或边缘骨侵蚀及关节膨出。

眼部表现

在播散早期也可见眼部受累，表现为结膜炎、角膜炎、脉络膜炎、视网膜脱离、视神经炎、失明[20]。这些表现在疾病晚期可见。

晚期莱姆病

莱姆病慢性期主要特点为关节炎以及比较少见的神经系统症状。在整个发病过程中均可观察到从疾病早期的发作性炎症表现到较为迟缓的持续性炎症发作。这个术语慢性（或晚期）莱姆病用于描述病程超过 1 年的组织系统持续的炎症反应过程[21]。

莱姆关节炎的恶化与缓解过程可迁延数年，倾向于较少频繁出现，表现症状不十分严重的渐进性过程。未经治疗的病人每年自行的长期缓解率大约为 10%～20%。然而，在关节炎发作间歇期，病人常有关节周围受累、关节痛或疲倦。在发病 2 年或 3 年，有时肿胀关节发作的持续时间越来越长，达数月而不是数周。因此，大约 10% 的莱姆病病人发展成慢性关节炎[22]。

晚期神经系统并发症包括中枢神经和周围神经系统各种各样广泛的神经系统异常以及疲劳综合征。由于与莱姆病大量类似的其他神经系统疾病以及莱姆病最初的症状可能是晚期莱姆病的神经系统症状等原因，莱姆病神经系统并发症诊断困难。慢性神经包柔螺旋体病的表现常在感染后数月到数年出现。

莱姆病最常见的晚期神经系统表现为慢性脑病，表现为轻至中度的记忆和认知方面的严重损伤，也可能进展为嗜睡、轻度精神异常（抑郁、易怒、妄想）[13]。

疾病晚期常可见周围神经系统的表现，累及脑神经、脊神经根、脊神经丛及周围神经。常见的是感觉性多发性神经根神经病，表现为放射性疼痛或远处感觉异常，这些可与早期症状发生重要重叠。疾病晚期可出现并不常见的类似多发性硬化症的脱髓鞘疾病。与多发性硬化症一样，症状多变，可加重和缓解。CT 与磁共振（MRI）影像提示多发性白质损伤[23]。

皮肤亦可出现慢性炎症，引起莱姆病少见的皮肤表现为慢性萎缩性肢端皮炎[24]。这种疾病常累及蜱叮咬部位最远端的皮肤。它的特点是在最初发病阶段出现渗透性水肿，并逐渐进展为类似局部硬皮病的萎缩性皮损，在患有慢性萎缩性肢端皮炎病人的皮肤中，在皮损部位已发现明确证实的伯氏疏螺旋体，血清学检测亦为阳性。

诊断方法

莱姆病诊断主要依据临床特点及流行病学特点。疾病鉴别通常困难，特别在早期阶段。仅大约 1/3 病例有明确的蜱叮咬史。大多数病例出现的游走性红斑及到过疫区被看作具有诊断意义。单独的后期症状可在最初感染后数月出现。然而，病人可能不能回忆起皮疹。生活在疫区或到疫区旅游，在夏季发病的病人如果没有特异性的症状支持病毒性疾病或脑膜炎，应考虑此病。另外，既往体健的病人出现单关节性关节炎、多神经异常或心脏阻滞应高度怀疑莱姆病。

常规的实验室检测是非特异性的，这样的检测结果一般无助于诊断莱姆病。这些检测异常可包括红细胞沉降率的升高、轻度贫血、白细胞计数在正常范围而淋巴细胞绝对计数下降、镜下血尿、蛋白尿及丙氨酸转氨酶水平的升高[25]。血培养、组织培养、通过体液（包括脑脊液、滑膜液）寻找伯氏疏螺旋体及直接的可视技术都难以准确操作，培养率较低，临床上无用[26,27]。

血清学检测在临床上确诊莱姆病是最切实可行的最有用的方法，但它也不是没有局限性。血清学检测结果必须在临床背景下谨慎地解释说明，这样的结果仅仅视为诊断过程中的一个辅助检查。目前的血清学检测方法主要是针对伯氏疏螺旋体的抗体反应（IgG 和 IgA）。这些检测结果问题及结果的解释说明常导致诊断混淆。假阴性，特别是假阳性结果常见。对伯氏疏螺旋体的抗体反应出现缓慢，IgM 滴度峰值出现在发病后 3～6 周内。在病程早期，IgM 滴度可能为阴性。达到峰值 4～6 周后 IgM 滴度常回归到非诊断水平，但 IgM 滴度也可持续升高。IgG 抗体在暴露后

2个月可检测到，大约12个月达高峰。早期的抗生素治疗可使之减弱或甚至消除这种抗体反应。在发病第1个月，IgM和IgG滴度应检测，更好地在急性期及恢复期血清样本中进行检测。20%～30%的病人急性期样本会出现阳性反应，而70%～80%的病人即使进行抗生素治疗在2～4周获取的恢复期样本也出现阳性反应。那次检测后，大多数病人IgG抗体反应表现阳性，通常一个简单的测试即已足够。

病史持续超过1个月的病人单独IgM测试结果为阳性的很可能为假阳性。因此，感染第1个月后IgM阳性反应不应用于莱姆病诊断。

酶联免疫吸附试验（ELISA）测试是莱姆病实验室诊断的基石。虽然单独ELISA检测敏感性89%，特异性72%，但在莱姆病低预测性（即小于0.20）的病人当中，与实际的阳性比较，病人的阳性检测结果很可能为假阳性[28]。对于检测结果阳性或ELISA结果模棱两可的病人，应进行Western免疫印迹法分析加以明确[29]。ELISA检测结果为阴性的样本不需要进一步测试。CDC已采纳Western免疫印迹法（需要在特别区域出现条带）的阳性标准[29]。

在进行充分治疗及症状消除后，IgG（偶尔为IgM）抗体可持续数年。持续的血清阳性率不能诊断进行性感染。如果没有合适的临床特点出现，即使存在IgM抗体反应也不能说明其为近期感染或再感染的征象。自然感染后产生的IgG抗体并不总是对以后的伯氏疏螺旋体感染产生免疫反应。存在游走性红斑的病人经治疗可再感染；然而，莱姆关节炎的病人常有针对许多螺旋体蛋白质的高抗体滴度，似乎未再感染[30]。

ELISA结果假阳性常见。在伯氏疏螺旋体和其他螺旋体之间，主要指梅毒螺旋体，可出现血清交叉反应。莱姆病的假阳性结果也可在回归热、齿龈炎、细螺旋体病、肠病毒或其他病毒性疾病、立克次体疾病、自身免疫性疾病、疟疾以及亚急性细菌性心内膜炎出现[31]。另外，据估计应用ELISA检测法进行莱姆病检测已有超过5%的正常人群测试结果阳性。贝叶斯定理阐述如果疾病的预测可能性是低的，那么阳性预测值也是低的；一个阳性测试结果很可能是假阳性结果。因此，在缺少莱姆病客观临床证据时，血清筛查结果无法提示莱姆病[31]。

疑有急性神经包柔螺旋体莱姆病的病人应行血清检测及常规脑脊液检测进行评估。虽然大多数患神经包柔螺旋体的病人血清测试为阳性，由此确定进行额外的脑脊液血清学检测似乎不必要，但应获取成对的血清及脑脊液标本以评估鞘内抗体量[32]。

聚合酶链反应（PCR）分析法优于在滑膜液中培养并测试螺旋体[33]，在未经治疗的莱姆关节炎病人中，有73%的敏感性和99%的特异性[34]。

鉴别诊断

虽然莱姆病在许多方面均有表现，但每一阶段都有其典型的临床特点，这些临床特点有助于缩小鉴别诊断范围，而这些鉴别诊断乍看起来似乎范畴相当广泛。早期莱姆病（游走性红斑及相关的全身症状）很容易与其他各种疾病混淆，特别是在缺乏游走性红斑样典型皮疹的情况下更易混淆。常见的临床表现为流感样症状，伴随头痛、恶心、发热、寒战、肌痛、关节痛、颈项强直及厌食，发生于夏季。即使在夏季发生在疫区，大多数有此症状的病人都不是莱姆病。当头痛和颈项强直为主要症状时，应将莱姆病与肠病毒性疾病（和无菌性脑膜炎的其他病因）进行主要鉴别诊断。在夏季肠病毒性疾病也会出现高峰期；然而，与肠病毒感染相关的常见腹泻症状不是莱姆病的特点。腹痛、厌食及恶心支持肝炎；咽痛、腺病及疲劳支持单核细胞增多症；肌痛和关节痛支持结缔组织病。

虽然游走性红斑样皮疹为莱姆病的典型表现，但凭此不能确诊。一些病人没有注意到像这样的皮疹，另外一些病人的皮疹是不典型的。继发的皮损可能与多形性红斑特异性皮损相混淆，多形性红斑一般范围较小，并不扩大。多形性红斑也可累及黏膜、手掌及足底；游走性红斑却不累及。面颊部出现与莱姆病有关的皮疹支持系统性红斑狼疮。与游走性红斑相比，结节性红斑一般有引起疼痛的硬化性结节，倾向于累及腿部伸肌皮肤。急性风湿热的边缘性红斑也应与游走性红斑相鉴别。莱姆病皮损一般较少，范围较大，不易消散，游走较缓慢，以此可与其鉴别[35]。不典型的像荨麻疹样的游走性红斑可支持感染乙肝或血清病。其他与游走性红斑相鉴别的疾病包括蜂窝织炎、真菌感染、特定的药物相关性皮疹、植物皮炎、昆虫或蜘蛛叮咬。特别在夏季莱姆病高发期，具有非典型皮疹伴随"病毒综合征"或"脑膜炎样疾病"的病人须考虑莱姆病。

急性风湿热、冠状动脉疾病或病毒性心肌炎意味着莱姆病的心脏表现。像风湿热性心肌炎一样，莱姆病性心肌炎常在咽炎、游走性多关节炎之后出现。游走性红斑常发生于莱姆病性心肌炎之前，与之相比，边缘性红斑常在关节炎发作时出现。虽然一些莱姆病病人可满足急性风湿热琼斯标准的临床特点，但他们缺少之前链球菌感染的证据，此外，累及瓣膜不是莱姆心肌炎的主要特点。

莱姆病神经系统表现的临床鉴别是广泛的。应考虑的疾病包括无菌性脑膜炎、单纯疱疹脑炎、其他原因引起的贝尔麻痹、多发性硬化症、吉兰-巴雷综合征、痴呆、原发性精神病、脑血管炎及脑瘤。神经系统症状可在缺乏流行病学线索或在支持莱姆病的临床症状出现之前发生，使其诊断特别富有挑战性。

莱姆关节炎可类似其他免疫介导的疾病。莱姆关节炎一般为非对称性的、少关节液性及发作性关节炎。与风湿性关节炎相比，莱姆关节炎的病人很少表现为对称性多关节炎、晨僵、类风湿因子阳性或皮下结节。莱姆关节炎常被误诊为血清反应阴性的类风湿关节炎；然而，莱姆关节炎与脊椎关节病最相似，特别是反应性关节炎[36]。莱姆病和Reiter综合征通常都会引起大关节积液，但莱姆病缺乏在关节炎发病时Reiter综合征的关节外表现（结膜炎、尿道炎或宫颈炎、龟头炎、溢脓性角化症）有助于与Reiter综合征相鉴别。儿童莱姆关节炎类似幼年型类风湿关节炎，但莱姆病的关节受累常为短暂、间歇性发作，且没有典型的虹膜睫状体炎。在幼年型类风湿关节炎和莱姆病中，类风湿因子滴定均为阴性。这些疾病与莱姆病发病初期的表现极其相似，易与其混淆。与莱姆关节炎相鉴别的其他疾病包括急性痛风性关节炎、化脓性关节炎、淋球菌性关节炎、风湿热、风湿性多肌痛病及颞下颌关节机能障碍综合征。

治疗

早期莱姆病积极治疗能缩短症状的持续时间并防止进展为晚期莱姆病。除了神经系统异常需要静脉用药外，口服抗生素能成功治疗莱姆病的大多数表现。莱姆病的治疗在表132-3有总结。

疫苗接种

目前在美国还没有可用的针对莱姆病的疫苗。莱姆病疫苗（史密斯克莱恩药业集团，费城）最初在1999年批准生产，在2002年撤出市场。针对伯氏疏螺旋体外表面蛋白A（OspA）的疫苗显然是安全有效的，但为了理想的防护需要成倍及反复给药。随之关于其安全性及成本效益的质疑限制了疫苗应用[37]。

以前的疫苗接种史不应改变对早期莱姆病的治疗方法。因为疫苗接种产生的保护性免疫为短暂的，以前的接种疫苗不可能提供永久的保护效应。疫苗可引起持久的ELISA阳性结果，但Western免疫印迹法的检查结果却是阴性的。

预防与无临床症状的蜱叮咬

虽然以前的专家一致推荐被鹿蜱（肩突硬蜱）叮咬过的人不必常规接受抗微生物化学药物预防[5]，但根据一个精心设计的实验研究结果，在蜱叮咬的72小时内给予单一的多西环素200mg可有效预防莱姆病[37]，因此这个推荐应该修正。当成人和8岁或8岁以上儿童满足以下的所有标准时应考虑给予单次多西环素200mg（4mg/kg，最大剂量为200mg）：①蜱为成虫或肩突硬蜱幼虫；②蜱已经吸附36小时或更长提示明确的暴露时间或大量吸血；③在蜱移除72小时内开始进行预防；④携带伯氏疏螺旋体的这些蜱的局部感染率超过20%或更高；⑤多西环素非禁忌。携带伯氏疏螺旋体蜱的20%或更高的感染率报道一般来自高传播疫区，像新英格兰、中大西洋的部分地区、明尼苏达和威斯康星州的部分地区。美国其他大部分地区没有需要进行预防的足够高感染率[5]。

蜱存在超过72小时后移除的病人应用单剂量多西环素的有效性还不得而知。还没有在儿童评估预防性治疗的剂量和有效性。在预防肩突硬蜱（例如，巴贝西虫病、人类粒细胞埃里希体病）传播的其他感染方面，多西环素的有效性还不得而知，不应妄加猜测[37]。其他治疗莱姆病有效的抗微生物药物（例如，阿莫西林）以及多西环素的其他用法（例如，100mg，每日2次）对于预防莱姆病的有效性还不得而知。

变异矩头蜱和美洲钝眼蜱的叮咬不需要预防治疗。如果出现了蜱传播性疾病的症状，那么蜱叮咬的病人应被指导寻求医学评估。

早期发病

莱姆病早期积极抗生素治疗非常重要，因为抗生素治疗可缩短皮疹及相关症状的持续时间，更为重要的是，可防止大多数病人后期疾病的发生。然而，一些发病早期的重症病人虽然应用了合适的抗生素，也可能向下一阶段进展。

成年男性、非孕期及非哺乳期妇女、8岁以上儿童的药物选择为多西环素，100mg，每日2次，疗程3周[5]。多西环素的优点是治疗粒细胞埃里希体病亦有效，因其由传播莱姆病的同一种蜱传播。孕期和哺乳期及小于8岁的儿童应接受阿莫西林治疗，500mg口服（儿童每日20~40mg/kg，分3次口服）。头孢呋辛酯已显示与多西环素同样有效[38]，可应用任何年龄儿童，但头孢氨苄对莱姆病无效。

大环内酯类抗生素不被推荐为早期莱姆病治疗的一线药物[38]。它们应作为不能耐受多西环素、阿莫西林及头孢呋辛酯病人的备用药。成人大环内酯类药物的用药方法[5]包括：阿奇霉素，每日500mg口服，疗程7~10天；红霉素，500mg口服，每日4次，疗

表 132-3　莱姆病的治疗

综合征/表现	药物	成人剂量	儿童剂量*
早期莱姆病	多西环素[†] 或	100mg 口服，每日 2 次，疗程 21 天	
	阿莫西林 可选择的	250～500mg 口服，每日 3 次，疗程 21 天	每日 25～40mg/kg，均分，分 3 次服用
	头孢呋辛乙酰氧乙酯 或	500mg 口服，每日 2 次，疗程 21 天	250mg，每日 2 次
	红霉素（疗效次于多西环素或阿莫西林）	500mg 口服，每日 4 次，疗程 14～21 天	
神经系统性疾病			
面神经麻痹	早期一侧发病口服用药至少 30 天可能足够。对于伴随其他神经系统表现的患者，需要静脉注射治疗（见下面）		
莱姆脑膜炎[£]	头孢曲松	2g 单剂量静脉注射，疗程 14～28 天	每日 75～100mg/kg，静脉注射
	青霉素 G 可选择的	2 000 万单位分次注射，疗程 10～14 天	每日 300 000 单位/kg 静脉注射
	氯霉素	每 6 小时静脉注射 1g，疗程 10～21 天	
心脏疾病			
轻度[§]	多西环素[†] 或	100mg 口服，每日 2 次	
	阿莫西林	250～500mg 口服，每日 3 次	25～50mg/kg，均分，每日 3 次
较严重	头孢曲松 或	每日单剂量 2g 静脉注射，疗程 14～21 天	每日 75～100mg/kg，静脉注射
	青霉素 G	每日 2 000 万单位剂量均分，疗程 14～21 天	每日 300 000 单位/kg 静脉注射
关节炎	口服		
	多西环素* 或	100mg 口服，每日 2 次，疗程 30 天	每日 50mg/kg 均分成 3 次服用
	阿莫西林 静脉	500mg 口服，每日 3 次，疗程 30 天	每日 75～100mg/kg 静脉注射
	头孢曲松 或	单剂量 2g 静脉注射，疗程 14～21 天	每日 300 000 单位/kg 静脉注射
	青霉素 G	每日 2 000 万单位分次使用，疗程 14～21 天	

* 儿童剂量不应超过成人剂量。
[†] 四环素每日 4 次 250～500mg 口服可被多西环素替代。多西环素和任何其他四环素都不应用于年龄小于 8 岁的儿童或孕妇或哺乳期妇女。
[£] 脊神经根病、周围神经病和脑炎的用药方案与脑膜炎相同。
[§] 轻度的心脏受累保留口服用药方案未列出（见文中）。

Modified from Abramowitz M (ed): Med Lett 42: 37, 2000; and Wormser GP, et al: The clinical assessment, treatment, and prevention of Lyme disease, human granulocytic anaplasmosis, and babesiosis: Clinical practice guidelines by the Infectious Diseases Society of America. Clin Infect Dis 43: 1089, 2006.

程 14～21 天；克拉霉素，500mg 口服，每日 2 次，疗程 14～21 天。

雅-赫反应可在抗生素治疗的第一个 24 小时内出现，包括发热、寒战、肌痛、头痛、心动过速、呼吸频率增加及轻度白细胞增多[39]。在 12～24 小时内常可退热，可通过卧床休息和服用阿司匹林来处理病人症状。雅-赫反应的发病机制存在争议，但可能与杀死螺旋体释放致热源有关。与红霉素相比，雅-赫反应较常见于应用青霉素和多西环素患者，可能因其有较强的杀螺旋体活性。

早期播散性感染

神经系统疾病 对于症状相对轻微的病人（例如，脑脊液正常的单侧面神经麻痹），多西环素或阿莫西林的应用剂量与发病早期剂量相同，但治疗时间应延至30天。既往莱姆病面神经麻痹建议应用泼尼松，但目前已不推荐使用。

对于其他客观存在的神经系异常（例如，脑膜炎或脑炎、周围神经炎、除面神经麻痹之外的脑神经炎）或脑脊液中存在螺旋体证据的患者，需肠外给予抗生素治疗。可应用头孢曲松，每日2g静脉注射，疗程14天（儿科病人每日75～100mg/kg），或青霉素G，每日1800万～2400万单位静脉注射，疗程10～14天[38]。头孢曲松可能比青霉素更有效，许多专家推荐长疗程治疗（例如，达到4周）[40]。对于青霉素或头孢菌素过敏的病人，可口服多西环素30天。

心脏疾病 轻度心脏传导系统受损（PR间期小于0.30秒的一度房室传导阻滞）且没有其他严重症状的病人，常可在门诊安全治疗，予以口服多西环素或阿莫西林21～30天[38]。对于高度房室传导阻滞的病人，包括PR间期大于0.30秒的一度房室传导阻滞或全心室受损的病人，应住院进行心电监护，并肠外给予抗生素治疗。或应用青霉素G 1800万～2400万单位静脉注射，或应用头孢曲松，每日2g，疗程21天（儿童每日50～80mg/kg）。

治疗莱姆心肌炎辅助应用阿司匹林或泼尼松的益处尚不明确。对于血流动力学不稳的严重心脏阻滞患者须应用临时心脏起搏。伴随抗生素治疗，心脏阻滞一般会完全缓解，因此对于无法解释的年轻心脏阻滞病人，认知莱姆心肌炎是非常重要的，可避免不必要的永久起搏器植入。

后期感染

关节炎 已确诊的莱姆关节炎病人对抗生素治疗反应可延迟数周到数月[5]。3天的口服用药像多西环素，100mg口服，每日2次，或阿莫西林，500mg，每日3次，常有效。由于成本及便捷原因，在考虑肠外应用抗生素治疗前，可在门诊选择给予这些药物作为一线治疗[38]。在推荐的抗生素治疗疗程结束后，持续的或再发的关节肿胀可通过再次口服抗生素4周或静脉给予头孢曲松2～4周治疗[5]。一小部分莱姆关节炎病人，特别是具有HLA-DR4特异性或OspA抗体反应的病人，即使口服或静脉给予抗生素，也可能存在持续的关节炎症[22]。像这样的病人常对任何抗生素都没有反应，需要关节镜下行滑膜切除术。

神经系统疾病 患有影响中枢或周围神经系统的晚期神经系统疾病的病人应给予头孢曲松治疗（2g，每日一次，静脉注射，疗程2～4周）。可选择的肠外治疗还包括头孢噻肟（2g，静脉注射，8小时一次）或青霉素G（每日1800万～2400万单位，按每4小时给药一次的分开剂量给予）。通常对抗生素的治疗反应缓慢，疗效不理想。

莱姆病与妊娠

与梅毒和回归热螺旋体的媒介类似，伯氏疏螺旋体可通过胎盘传播。少数病例，孕期患莱姆病可导致胎儿感染，引起死胎，但对于胎儿的不利影响文献上还没有确切性记载。因母亲患莱姆病而建议终止妊娠是没有依据的。

孕期感染莱姆病是可以治疗，并可治愈的。孕期病人治疗与具有同样疾病表现的非孕期病人治疗相同，除非多西环素禁忌[5]。尽管文献记载孕期妇女感染莱姆螺旋体，但大多数妇女都分娩出正常的胎儿[4]。

回归热

概述

回归热是由包柔螺旋体种、螺旋体目的细菌引起的疾病。人类包柔螺旋体感染在世界各地广泛出现，所有的感染都与节肢动物媒介有关。回归热的流行形式（虱传播性）由回归热螺旋体单独引起，主要发生于非洲，在非洲回归热爆发时死亡率可达70%。引发的蜱传播性回归热的流行形式与包柔螺旋体种密切相关，其名字也源于携带包柔螺旋体的钝缘蜱属。北美最常见的是赫姆斯疏包柔螺旋体、墨西哥包柔螺旋体及帕克氏包柔螺旋体[42]。伯氏疏螺旋体已被认为是第三位的传染病病原体，目前主要描述包柔螺旋体病、莱姆病。

发病机制

蜱传播性回归热主要由野生啮齿类动物病菌储存库得以维持，主要包括松鼠、老鼠、田鼠、金花鼠和野兔，主要在海拔2000～7000英尺的针叶森林中可以发现[43]。蜱带菌者为软蜱，属于钝缘蜱属的几个种类，它们常寄居其哺乳类宿主的巢穴和洞穴内。蜱通过叮咬携带螺旋体的啮齿类动物获得传染性。包柔螺旋体在蜱内可存活数年，可通过卵巢传递给下一代；因而，蜱为主要的病菌储存库及带菌者。这些软蜱生长周期简单（15～30分钟），常在夜间生长，熟睡的宿主一般不能注意到它们的无痛叮咬。通过叮咬处或完整的皮肤注入感染的唾液进行传播。也曾报道过较少见的传播方式（例如，使用静脉药物的患者通过静脉穿刺设备传播）。

在美国，回归热主要出现于西部山区和太平洋各州，包括蒙大拿州、怀俄明州、内华达州、科罗拉多州、加利福尼亚州和华盛顿州。与来自野生啮齿类感染的蜱接触的人感染风险最高。已有过报道在野生啮齿类定居的狩猎木屋内通宵熟睡的人们爆发过[42-44]。

蜱传播性回归热最初发热持续3天，随后进入持续时间不等的无症状期，通常大约持续7天，在这段时间内病人一般感觉良好，可以回归他们的日常生活水平，认为他们已从另一种病毒性疾病中康复。然后复发，伴随最初发病时类似的症状。蜱传播性回归热的病人，这个循环自身反复3～5次。每一次随之而来的复发常不严重。复发由螺旋体的独特能力引起，这种独特能力使其能经受被感染宿主机体的抗原变异。每一次随之而来的抗原变异均可被宿主特异性抗体从血液中清除，这是特征性的引发回归热过程的原因[42]。

当每一次发热消退时，疾病临床上表现为2个典型的阶段。第一阶段称作"寒战"阶段（高热，据报道体温高达106.7℉，精神状态改变，心动过速，呼吸急促）持续大约30分钟，随之出现"面红"阶段（体温快速下降、大汗及低血压），易与雅-赫反应混淆[45]。

临床特征

经过4～18天叮咬后的潜伏期后，突然发热，常伴随畏寒、寒战、头痛、关节痛、肌痛、恶心及呕吐，在这段潜伏期内宿主螺旋体浓度增加。偶尔在叮咬部位可见瘙痒性焦痂，但这在临床症状出现时常缺乏。因此，这个非特异性的临床表现常导致误诊为病毒性疾病。病人体温升高，常见全身肌肉无力及嗜睡。有时可见肝大、脾大及黄疸。神经系统受累较少见，可表现为谵妄、颈项强直、周围神经病或瞳孔异常。葡萄膜炎也曾记载过[46]。与远端皮肤相比，斑疹或丘疹常出现在躯干皮肤。

近来在加利福尼亚州、内华达州塔霍湖附近以及华盛顿州内出现了严重的蜱传播性回归热，导致了ARDS，因此在这些区域开展了超过10年的综合性的流行性病例调查。这份研究表明ARDS较以前怀疑的更常见。已报道雅-赫反应的发生率为6%～21%；低氧血症，16%；肝功能指标水平增高，8%；ARDS，6%。46%的病人需要住院治疗[43]。

诊断方法

回归热确诊依赖于发热期间外周血发现螺旋体。这不是区别于其他螺旋体疾病的特征性发现[47]。对于大多数病例，进行瑞特染色或吉姆萨染色的常规血涂片很容易见到螺旋体。像这些制备的用于疟疾评估的厚或薄血涂片也是令人满意的。在血细胞之间血浆存在的空间或覆盖的血细胞上均可见病原体。来自回归热病人发热期间的血涂片在高倍视野下可见典型的病原体[42]。应在温度曲线上升时留取血涂片标本，应在观察到阳性结果之前反复获取样本，因敏感性仅达70%。应用相差显微镜的湿涂片也可见螺旋体。虽然培养是可用的最敏感的诊断方法，但培养需要特殊的媒介，不会很快出结果，因此不予以常规应用。PCR特异种属测试现在已成功应用，特别在回归热急性期，敏感性可高于血清或血涂片[48]。CDC提供的血清学测试可通过当地的和州健康部门进行应用。非特异性的实验室结果可包括胆红素轻度增加，肝功能指标水平轻度增高、血小板减少及红细胞沉降率升高[45]。

鉴别思路

根据初始表现，鉴别诊断是广泛的；然而，复发出现时可缩小鉴别诊断范围。可能的软蜱暴露史结合反复性发热支持该诊断。最初应考虑的其他疾病包括疟疾、斑疹伤寒、登革热、黄热病、科罗拉多壁虱热及兔热病。仔细的血涂片检测，结合临床数据和其他实验室检测将有助于确诊。

治疗

四环素或红霉素可有效治疗回归热。8岁以下的儿童和孕妇应避免应用四环素。应给予四环素或红霉素口服剂量500mg，疗程7天；单一剂量治疗也有效[42]。也可推荐其他治疗方案，包括多西环素和氯霉素。青霉素G治疗与回归热复发率升高有关。已有报道头孢曲松成功用于对青霉素没有反应的回归热病人。对于暴露于高风险蜱传播性回归热的滋生区，应用多西环素预防已显示有效[49]。

应用抗生素治疗过程中，1/3的病人将经历雅-

赫反应。这种反应可能是严重的，尤其是虱传播性回归热。这种现象可能与高水平的中间细胞因子或内源性鸦片样物质释放有关。抗生素治疗后大约 4 小时即与血液中的螺旋体清除相一致，病人常经历体温升高、重度寒战、伴随白细胞和血小板计数下降及发生低血压。预知这种反应是至关重要的，因为可能需要静脉输注盐溶液来维持血压；与疾病本身相比，此种反应更是一种威胁。美普他酚，一种鸦片样物质拮抗剂，推荐用于治疗此种反应。

经过治疗的回归热病人预后良好，大约 95% 的病人可达到完全康复。预后不良的征象包括出现黄疸、血液中高螺旋体计数及低血压[42]。孕期感染的妇女可出现胎盘传播。孕妇胎儿或婴儿围生期死亡及流产几乎达到 50%[50]。蜱传播性回归热死亡少见，限于婴儿和老年人。

兔热病

概述

1837 年 Soken 首先描述了兔热病，他描述了一种伴随全身淋巴结肿大的发热性疾病，主要发生于食用过受感染的野兔肉的人[51]。1912 年麦克伊首先在加利福尼亚州图莱里县的啮齿类动物上分离出土拉热杆菌，作为了这种疾病的病名，现在被叫做兔热病杆菌。后来弗朗西斯爱德华将其命名为弗朗西斯菌属，对于理解细菌学及流行病学做出了大量贡献[52]。

兔热病世界各地均出现过，在北纬 30～71 度流行。兔热病发生率低。虽然不是所有州上报的法定传染病，但在 2004—2005 年间，美国报道了 247 例兔热病[53]。每一个州均可见兔热病，但在西南中部地区（阿肯色州、路易斯安那州、俄克拉荷马州、德克萨斯州及密西西比州）最为常见。已搜集报道的 56% 的病例来自于密苏里州、俄克拉荷马州、南达科塔及阿肯色州。男性比女性多见。感染的高危人群包括猎人、设陷阱捕猎者、屠夫、农工、宿营者、牧羊人、矿工及实验室工人[54,55]。

蜱、兔类动物（野兔、兔子）和啮齿类（老鼠、田鼠）被认为是传播给人类的最重要传染源；然而，病原体可在这 100 多种不同种类包括家猫在内的携带有重要传染病的动物中存活，而这些动物与上述的传染源有大量接触[52,56]。2002 年来自德克萨斯州用于商业目的分布的大量草原犬死于兔热病[57]。在美国与疾病传播最常相关的蜱为鹿蜱（肩突硬蜱）、隆斯塔蜱（美洲钝眼蜱）及犬蜱（变异矩头蜱），以上三种与其他蜱传播性疾病有关。而在许多欧洲国家，蚊子为主要带菌者[58,59]，在美国马蝇和鹿蝇为引起疾病流行的原因[60]。

传播给人类最常见于蜱叮咬或处理受感染的动物。摄入感染的食物或水、吸入灰尘或水颗粒及昆虫叮咬也可发病[58,60]。对弗朗西斯土拉热杆菌无免疫的实验室工作人员也可患病。人与人之间传播少见。在美国兔热病有两个高峰，5 月～8 月发病率增加与蜱传播有关，12 月～1 月的高峰与狩猎和受感染哺乳动物（主要是兔子）的皮肤传播有关。已发现弗朗西斯土拉热杆菌可共存并储藏于人群中，成为莱姆病的媒介[61]。在玛莎葡萄园已发现 11 例肺型兔热病，这次发病来自于污染蔬菜碎片的雾化[62]。除美国外，在科索沃已证实了上百例兔热病，通过食用啮齿类污染的食物发病。另外，瑞典也报道了大量病例，常与水环境和蚊子有关[52,59,63]。

发病机制

弗朗西斯土拉热杆菌是一种小的、多形性的革兰阴性球杆菌，是一种巨噬细胞、中性粒细胞、非吞噬细胞（如肝细胞及肺泡上皮细胞）的条件致病菌[64]。血清学上有两种相同类型的弗朗西斯土拉热杆菌病原体引发人类疾病，根据地理分布、发酵反应和毒力可相互鉴别。Jellison A 型（弗朗西斯土拉热杆菌的变种类型）为北美的主要变种类型，与蜱和兔子有关，可引发人类严重疾病。Strain B 型（全北区的弗朗西斯土拉热杆菌变种类型）出现在亚洲、欧洲及北美的小范围；与啮齿类有关，在人类引起轻度发病[64]。

兔热病在不同方面均有表现，根据病原体侵入入口不同而表现不同。弗朗西斯土拉热杆菌的主要感染途径为通过皮肤感染。通过暴露于受感染动物污染过的头发毛囊、小伤口及磨损处作为侵犯入口；蜱暴露也可引发细菌感染[54]。因为细菌不能从蜱唾液腺分离出来，可以想象它们通过其粪尿排泄物传播病原体[51]。叮咬后的抓挠可引起感染的排泄物进入皮肤。吸入或摄入病原体或通过结膜传播也可发病。根据致病菌的大小不同，潜伏期大约 2～6 天。

侵入皮肤或上皮细胞膜后，病原体常扩散至局部淋巴结。在最初的感染部位出现伴触痛的红斑样丘疹，伴随炎症和皮肤溃疡。局部淋巴结增大、坏死，甚至破裂。坏死的、脓性的、疼痛的淋巴结术语上称为腹股沟淋巴结炎。在感染形成的溃疡腺范围内，病原体不能由局部淋巴结进一步扩散。如果致病菌量足够多或宿主防御能力不足，随之出现菌血症，将会播散至网状内皮系统的吞噬细胞。

肺型兔热病可能源于吸入了含有弗朗西斯土拉热杆菌的小颗粒悬浮物或继发的血行播散。虽然影像学表现无特异性，但小面积的局部肺炎最常见；肺叶实变或脓肿形成很少见。但接触溃疡处或手指污染的物质而感染结膜炎时，会出现眼腺型兔热病。当吞食大量致病菌时，来自口咽和胃肠道的弗朗西斯土拉热杆菌出现系统性播散而引发伤寒型兔热病。

临床特征

根据疾病是否局限于入口位置和局部淋巴结，兔热病有6种临床表现：溃疡腺型、腺型、眼腺型、口咽型、伤寒型及肺型的形式，后两种形式更具有侵袭性和广泛性。

溃疡腺型兔热病为最常见的疾病形式（大约占病例的80%）。红斑丘疹样的典型皮损始于最初叮咬处的远端皮肤，然后2~3天后出现溃疡[54]。溃疡愈合缓慢，当随后出现局部淋巴结肿大和发热时，溃疡常仍存在。局部腺病的分布位置为最初的侵入位置；蜱传播性兔热病病人常存在腹股沟或大腿的腺病，而感染兔子相关性兔热病的病人常累及腋下或肱骨内上髁淋巴结，也可见全身淋巴结肿大。偶尔出现淋巴结溃烂流脓[54]。

腺型兔热病为第二位最常见形式，主要特点是出现淋巴结肿大（常是颈部淋巴结），而无相关的皮肤溃疡。1%~2%的病例可见眼腺型兔热病，特点是单侧结膜炎，伴累及耳前淋巴结的局部腺病。口咽型兔热病表现为严重的渗出性咽炎，伴颈部淋巴结炎。据记载可引起急性青光眼[52,65]。

伤寒型兔热病是疾病的系统性表现，没有发现明显的叮咬入口，在大约10%的病例出现。仅需10~50个病原体即可发病，潜伏期2~10天[58]。症状和体征可包括发热、寒战、便秘或腹泻、腹痛及体重减轻。未经治疗的伤寒性兔热病致死率为30%~60%[60]。

肺型兔热病常见，症状与其他细菌性肺炎相似：发热、寒战、咳嗽（通常无痰）、胸骨下烧灼感、呼吸困难、全身不适及衰竭。肺型兔热病可能源于直接吸入含致病病原体的气雾颗粒或来自于其他部位菌血症的播散。

兔热病的少见并发症包括心包炎、脑膜炎、心内膜炎、腹膜炎、阑尾炎、脾周炎及骨髓炎[54]。也有报道过与兔热病有关的吉兰-巴雷综合征[66]。

考虑到其有生物战争潜能，兔热病成为最广泛研究的疾病之一。美国在20世纪50年代研发了其气雾形式，20世纪30年代日本宣称已用此疾病感染了囚犯[67]。1955年兔热病从国家法定传染病疾病申报表中移除，后来由于日益增加的生物武器威胁，此病又被重新列入[55]。现在CDC将其归类为6种严重的生物疾病之一[68]。细菌的雾化形式很可能成为其在生物战争中应用的传播机制[69]。随着雾化颗粒的释放，此病临床上将表现为急性发热、进展性肺炎、胸膜炎及肺门淋巴结病，常在散播后3~5天开始发病[70]。仅55%训练有素的急诊科可认知兔热病，并对其有所准备[71]。

诊断方法

兔热病的诊断基于临床表现及血清学检测。暴露后大约7~10天抗体滴度开始升高，3~4周达高峰。具有兔热病临床表现的病人，单一标本的抗体滴度达1:160或更高，具有诊断意义。2周后获得的第二份标本抗体滴度4倍升高或更高提供了确诊证据。不幸的是，IgG和IgM滴度能持续升高10年，细胞介导的免疫能维持25年[72,73]。可用PCR分析法进行快速检测[74,75]。目前应用免疫层析法进行的快速关注点测试已进行评估[76]。

因为实验室人员存在相关风险，所以对感染的淋巴结进行培养不作为常规推荐。如果怀疑兔热病，实验室人员应予以警惕，在处理标本时应进行适当的预防，并应用富含营养的培养基。

治疗

不需对兔热病病人隔离。可选择链霉素作为所有类型兔热病的治疗药物。链霉素肌注，每日剂量30~40mg/kg，均分，每12小时一次，链霉素常能改善系统症状，发热在1~2天消退[54]。治疗3天后，剂量减半，总疗程7~14天[54,58]。应用这种用法，常不会复发。

溃疡和淋巴结触痛常在7~10天治愈；然而在抗生素疗程完成后，增大的淋巴结偶尔会进展为波动性的坏死性腹股沟淋巴结炎，需要切开引流。庆大霉素治疗也有效（每日3~5mg/kg，疗程10~14天）[58]。四环素和氯霉素也有效；然而，复发风险大于使用氨基糖苷类药物。亚胺培南-西司他丁是一种无肾毒性的药物，已成功用于伴急性肾衰竭的肺型兔热病病人。头孢曲松不是抗弗朗西斯土拉热杆菌感染的有效药物[77]。可能暴露的预防用药选择多西环素，100mg，1天2次，疗程14天。较大的生物攻击推荐应用多西环素或环丙沙星预防[70]。可用的有效针对兔热病预防接种的活疫苗已存在将近50年，但由于缺乏对疫苗活性机制及衰减机制的了解，许可证尚未被批准[64]。因为在生物战争方面的兴趣，对于兔热病疫苗的研究已经重新开始。

未经治疗的兔热病病人总死亡率为5%～30%，严重病例或严重累及肺部的病人有更高数字。随着适当的抗生素治疗，死亡少见（死亡率小于1%）。

落基山斑疹热

概述

落基山斑疹热（RMSF）是一种由立克次体引起的急性、发热性、系统性的蜱传播性疾病。在世界的其他地方还有能引起人类疾病的其他11种立克次体种系。RMSF在北美、南美及中美发现。在美国特别是郊区2001—2005年已报道的病例数上升超过3倍[78,79]。RMSF的临床严重性从轻度或亚临床发病到发病数日即出现血管衰竭和死亡不等。它仍是唯一的与重大死亡率有关的立克次体病，每年大约引起40例患者死亡[80]。尽管经过适当治疗，死亡率仍波动于3%～5%。在20世纪30年代，四环素和氯霉素可应用之前，死亡病例高达30%[79]。年龄小于10岁的儿童发病率最高，60岁以上的老年人死亡率最高[81]。RMSF为国家报道性疾病，所有病例需在各自的州立卫生部门登记注册。

记载的RMSF史认为至少在西北美的白种人定居前，就存在此病，并折磨着森林覆盖的落基山地区的原始土著居民。早期命名此疾病的术语包括"蜱热"和"黑瘟"。1899年，RMSF被描述为"一种急性的、地方性的、非传染性的但可感染的发热性疾病，主要特点是持续的中度高热、严重关节和肌肉痛，皮肤爆发大量的瘀斑或紫癜，最初在踝部、腕部、前额出现，但很快蔓延至全身各处。"1906年，霍华德·立克次定义了这种致病微生物-立克次体，他也描述了在传播给人类方面，蜱带菌者的重要性。

虽然RMSF首先在蒙大拿州和爱荷达州描述，但现在在落基山州相对少见。在美国东南部，除缅因州外，在所有附近的48个州内，地方性发病持续泛滥到最高峰。RMSF在加拿大、美国中部、墨西哥及南美均有报道，但在西半球以外从未报道过。1987年，在纽约布朗克斯居民中曾报道过4例；这些受感染的人没有一个近期到过已知的流行病区——这也增加了RMSF可存在于其他中心城市的可能性。

RMSF也倾向于地方性流行，在较大的疫区积聚了大量病例，可能相当于蜱感染"岛"。这些地区在生态上与周围区域截然不同，可能是蜱的理想寄居地；这些地区常由广阔的野生区域、厚土壤覆盖的肥沃落叶林、贫乏的排水设备和从未耕种过的土地所构成。在RMSF频发区域（俄克拉荷马州、南北卡罗莱纳州、田纳西州及宾夕法尼亚州），已报道过蜱群感染率为2%～15%。北卡罗莱纳州和俄克拉荷马州RMSF发病率最高（占所有病例的35%）[79]。

立氏立克次体病原体为胞内菌，常成对出现，在结构和化学构成上具有与革兰阴性菌相类似的细胞壁[82]。立氏立克次体病原体既包含RNA，也包含DNA，与其他立克次体病原体相比，立氏立克次体病原体可侵入细胞核和细胞质。

美洲犬蜱（变异矩头蜱）和落基山森林蜱（安氏矩头蜱）为在美国可追溯的人类RMSF病例的带菌者[79]；然而，常见的褐色犬蜱（血红扇头蜱）最近以第三位带菌者出现[83]。在墨西哥和中美洲血红扇头蜱为主要的RMSF带菌者。蜱实际上以任何一种暖血动物和人类为生；在美国出现的立氏立克次体并不与特定的哺乳动物有关。感染立氏立克次体的家犬可表现与人类相同的临床症状。虽然犬在扩大RMSF范围上不起重要角色，但它们可作为蜱的感染通道，犬携带它们与宠物主人密切接触。犬可作为人类RMSF的哨兵。当探查到动物传染病时，与内科医生和兽医联系是重要的[84]。在感染圈内，人类仅作为偶然的参与者。回顾性研究显示接受明确感染或可能感染RMSF献血者的血制品，10个受血者没有一个感染此病[85]。

发病机制

立克次体经由蜱带菌者侵入宿主后，病原体侵入血管内皮细胞并进行繁殖。然后它们进入更深的血管壁区感染血管平滑肌。立克次体通过肌动蛋白自动力从一个细胞运动到另一个细胞[86]。破坏内皮细胞不仅可暴露皮下内膜还可以释放组织纤溶酶原激活剂和vW因子，从而引发微出血，形成微血栓，增加血管渗透性。另外，产生抗体，抗原激活补体系统（Ⅲ型免疫反应）及细胞反应再现。

这些与RMSF有关的广泛的血管损伤是形成大多数临床症状的基础。由于小血管渗透性增加导致低血压、水肿和血管外液体间隙增加。早期皮疹源于血管炎及相关的渗透性改变；后期继发的瘀斑和出血源于血管炎和血小板减少。微梗死和局灶性损伤可在各个器官出现，包括脑、心脏、肺、肾、肾上腺、肝及脾。立克次体性脑炎和广泛微梗死为中枢神经系统受累的常见特征。病原体直接侵犯肺可引起间质性肺炎，随之可发生急性呼吸窘迫综合征（ARDS）。主要的死因是急性肾衰竭及低血容量性休克，最早可在发病第2周出现。

临床特征

5～9岁的儿童为RMSF的最常见受害者。儿童2/3的病例小于15岁。90%以上的病例表现为发热和皮疹。虽然仅有49%的儿童人群被报道过蜱叮咬，但60%～70%的RMSF病人可引出蜱叮咬史或可能在大量遍布蜱的地区出现过[87]。潜伏期2～14天不等，平均7天[79]。潜伏期短暗示着较严重感染。

症状常突然发生，但大约1/3的病人逐渐发生。早期症状不特异，类似于许多急性感染性疾病，早期诊断很困难。"典型"病人经历突然发热、严重头痛、肌痛、虚脱、恶心及呕吐。较大肌群可有明显触痛（表132-4）。80%的病人可有胃肠道症状，其次为腹壁肌炎。在发病初的2～3天几乎总是出现发热（体温常高达102°F），到1周或1周后可出现其他症状[79]。有时疾病发病轻微，表现为咽痛、头痛、厌食和低热；这些病人的症状不是固定不变的。虽然传统上发热、皮疹及蜱暴露史三联征仅见于3%～18%的病例，但新的数据显示其在儿童中出现的比例高达45%[87]。RMSF的远端并发症为坏疽，可能由于小血管阻塞所致[88]。

皮肤表现

立克次体侵入血管内皮细胞引发的血管炎能引起与RMSF相关的皮疹；然而，据报道4%～16%的实验室确诊病例中缺乏皮疹，称为"落基山无疹热"。另外，在黑皮肤的病人中，皮疹可能不被注意。皮疹常在发热第3～5天出现，但也可能在第2天前和第6天后出现。最初的皮损一般局限于踝部和腕部，逐渐蔓延至手掌和足底。然后皮疹向心性蔓延至前臂、上臂、小腿、大腿及躯干。虽然常不损伤面部，但面部也可受累。尽管一般认为手掌和足底的皮疹对于诊断很重要，但它们不始终受累（据报道大约50%的病例手掌和足底出现皮疹）。阴囊和阴道受累是RMSF的排除线索[89]。RMSF的典型皮疹开始为1～5mm压之变白的粉红色或鲜红色散在斑疹，可有瘙痒（彩图132-7）。在最初阶段，施压时皮损褪色，无法触摸到。对这些区域实行热敷可使皮疹增加。6～12小时后，皮疹向心性播散。2～3天后皮疹成为斑丘疹，变为深红色；在此阶段，轻度触诊可察觉皮肤的变化。到大约第4天，皮疹变成瘀斑，施压不再褪色。应用数分钟止血带或测血压可引起闭塞处远端形成的额外瘀点（鲁-雷二氏现象）。有时皮损融

表132-4 262例落基山斑疹热病人的症状和体征		
症状或体征	发病频率（%）	
	任何时间	前3天
发热[体温37.8℃～38.9℃（100°F～102°F）]	99	73
轻到中度的头痛	91	71
发热（≥102°F）	90	63
任何皮疹	88	49
轻到中度的肌痛	83	57
皮疹，斑丘疹	82	46
皮疹，手掌/足底	74	28
发热、皮疹、蜱暴露史三联症	67	3
恶心/呕吐	60	38
严重头痛	57	40
腹痛	52	30
皮疹、瘀斑和出血	49	13
严重肌痛	47	25
结膜炎	30	13
淋巴结病	27	13
昏迷	26	6
腹泻	19	9
水肿	18	3
共济失调	18	7
假性脑膜炎	18	5

From Helmick CG, Bernard KW, D'Angelo LJ: Rocky Mountain spotted fever: Clinical, laboratory, and epidemiological features of 262 cases. J Infect Dis 150: 480, 1984.

合形成大的瘀斑区，可脱皮并形成惰性溃疡（彩图132-8）。

不像后期的固定皮损，进行积极特异性治疗可使最初的非固定皮损快速消失。具有典型皮疹的病人在恢复期皮损处可出现褐色色素沉着。

心肺表现

超声心动图常可见左室收缩力下降的证据，仅次于心肌炎，甚至在RMSF的症状出现之前常能监测到。然而，左室功能异常的临床表现并不常见，当出现低血压和肺水肿时，常有非心源性因素。胸片可显示心影扩大。心电图变化包括低电压、非特异性ST-T改变、一度房室传导阻滞、节律异常（窦性和结性心动过速、阵发性房速、房颤）及左室肥厚。大多

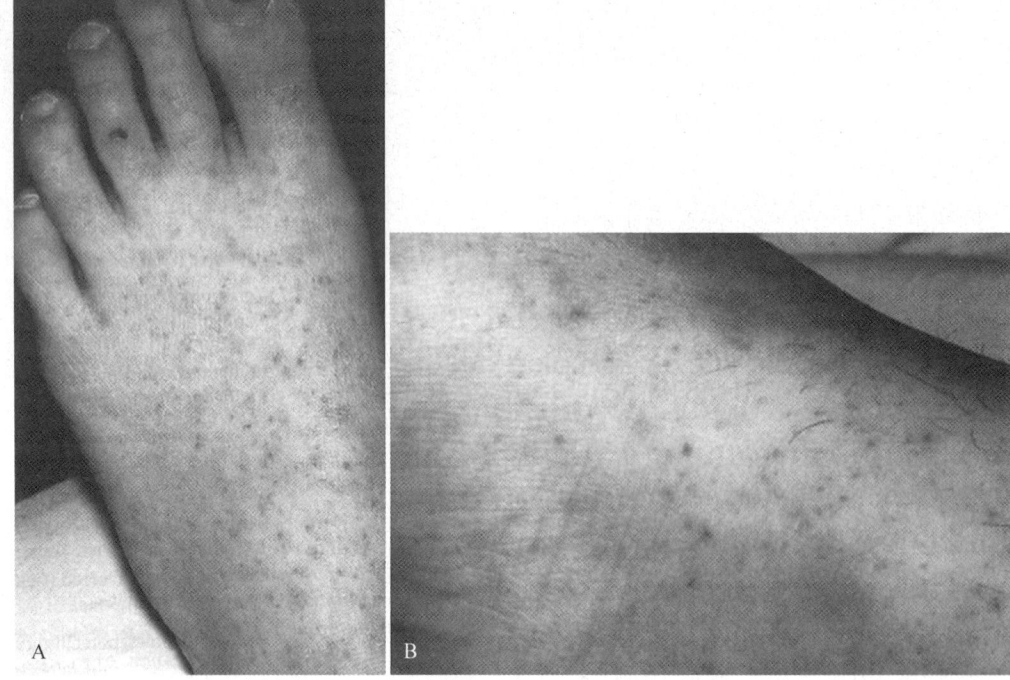

彩图 132-7　A，落基山斑疹热皮疹。B，落基山斑疹热皮疹近景。（From McGinley-Smith DE, Tsao SS: Dermatoses from ticks. J Am Acad Dermatol 49：363，2003.）

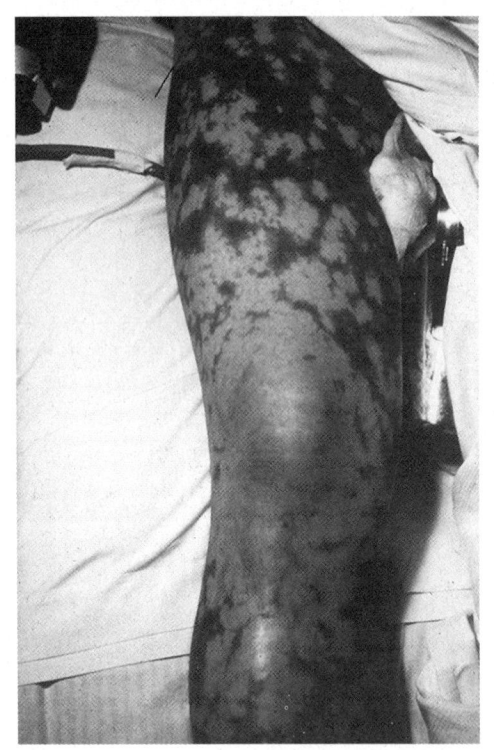

彩图 132-8　后期皮疹表现：下肢肢体远端的落基山斑疹热表现。（Courtesy of Theodore Woodward, MD.）

数心脏异常为一过性的，但也记录过持续性的超声心动改变。收缩功能下降、血清心肌标记物升高、缺乏血管损伤的证据、抗体滴度升高4倍均与RMSF心肌炎表现一致[90]。

间质性肺炎和肺毛细血管渗透性的增加可能源于立克次体感染了肺毛细血管。有时可见继发于肺炎的干咳和呼吸困难表现[91]。大约25%的病人出现胸部影像学异常。这些异常包括肺间质渗出、小片状渗出、胸腔积液及伴有肺水肿的心脏扩大。肺实变少见。严重病例可进展为非心源性肺水肿和ARDS。

神经系统表现

RMSF神经系统表现从轻度头痛和嗜睡到癫痫发作以及昏迷变化不等。曾记录过急性播散性脑脊髓炎[92]。头痛常见，一般较严重，50%~90%的病人都会出现。16%~29%的病人出现假性脑膜炎。脑脊液正常或显示轻度的蛋白质升高和脑脊液中淋巴细胞及分叶核细胞轻度升高（通常8~35个/ml）。脑脊液葡萄糖水平和开放压力通常正常。已报道过RMSF时出现的嗜酸性脑膜炎经过适当的抗生素治疗后治愈。不到40%的病人脑脊液有阳性发现。

脑部血栓性脉管炎可引起局部神经缺陷，常为一过性的。可出现发作性癫痫，特别在发病急性期。出现从昏睡到昏迷的广泛脑部异常仅次于全身中毒反应（发热、低血压、低钠血症）或次于累及中枢神经系统的血管炎性损伤。昏迷为严重病例的后期表现，在不到10%的病例中出现。一些报道也记录过病人保持觉醒，但恢复后对他们患病没有记忆。

其他报道过的神经系统表现包括一过性耳聋、震颤、僵硬、手足徐动、瘫痪、共济失调、角弓反张、失语及失明[79,82]。神经系统体征一般会消退，不会遗留后遗症；永久的神经系统缺陷少见。已报道过从与 RMSF 有关的昏迷状态恢复的儿童存在行为异常和认知障碍。

诊断方法

大多数即用的实验室检测对于 RMSF 诊断帮助较少。在发病早期，诊断主要依据临床证据，因此流行病学特点须与临床症状和体征相关。RMSF 的最初表现与许多急性发热感染性疾病类似，但几乎需要根据单独的临床表现而制定治疗决策，不能奢求确凿的实验室证据[93]。通过常规的实验室检测可以探查到异常，如血小板减少和低钠血症，但它们都是非特异性的，对于诊断没有帮助。高达 30% 的病人有贫血表现[94]。确诊 RMSF 需要一份或更多的检测阳性结果：血清学检测、皮肤活检或病原体的直接分离和鉴别（框 132-1）。

血清学

在双份血清中显示抗体升高可确诊立克次体感染。然而，即使最敏感的血清学测试，抗体滴度也直到最初症状发作后大约 5~7 天才会升高。因此，血清学诊断是回顾性的。急性期血清抗体会产生阴性结果，恢复期血清抗体会产生阳性结果，将二者进行比较可以诊断。间接免疫荧光测定（IFA）一般看作是诊断 RMSF 的参考标准。目前，CDC 和大多数州立公共卫生实验室应用此种检测方法，其具有高度的特异性和敏感性（94%）[89]。IFA 可用于检测 IgG 或 IgM 抗体。据报道在一些特定的实验室里，RMSF 乳胶凝集实验在不到 24 小时的时间内即可得出结果[95]。近来研究显示在美国东南和中南地区儿童人群有 12% 的血清阳性率，抗体滴度 1:64 或更高[87]。因此，在这些地区与抗体滴度的相关性是至关重要的。

最好在临床发病后 2~3 周获取恢复期血液标本。如果在发病后数天内开始抗生素治疗，那么抗生素治疗不会影响抗体出现时间或它们最终的滴度。然而，如果在发病过程中抗生素治疗开始较早，那么抗体滴度升高可能会延迟 4 周或更长。在这些情况下，应在发病后 4~6 周再测试抗体滴度。

皮肤活检

在疑似 RMSF 病人的皮疹处留取活检样本进行免疫荧光测定和免疫过氧化物酶染色鉴定是目前可应用的最好最快捷的诊断性测试[79]。经验丰富的实验室在获取样本后 4 小时就可确定 RMSF 诊断。在临床发病 3~10 天内即可检测到病原体。不幸的是，只有有

框 132-1　落基山斑疹热的诊断标准

实验室标准
- 在商业实验室、州实验室或参考实验室对双份血清样本应用标准的分析法测量针对立氏立克次体抗原的抗体，血清抗体滴度反应出现重要变化是血清学证据
- 通过免疫组化法在临床样本中发现了立氏立克次体抗原
- 通过 PCR 分析法在临床样本中检测到立氏立克次体 DNA
- 在细胞培养过程中从临床样本中分离出立氏立克次体

对于确诊病例，通过实验室检测一定能测定出滴度的显著变化；常用的检测显著变化的病例包括：通过间接免疫荧光检测抗体滴度升高 4 倍及以上或通过酶联免疫吸附试验（EIA 或 ELISA）检测光密度的同等变化，但不仅局限于这些。

病例分类（CDC 病例定义，2004）

确诊的：病人在临床上有与实验室检测确诊的相一致的疾病。

疑似的：病人在临床上有相一致的疾病并在单一血清学样本中发现能提示目前或既往感染的针对立氏立克次体的抗体反应的血清学证据（不同的实验室确定其各自的临界值滴度）。

CDC，即疾病控制与预防中心。
From Diagnosis and management of tickborne rickettsial diseases: Rocky Mountain spotted fever, ehrlichioses, and anaplasmosis—United States. MMWR Recomm Rep 55 (RR-4): 18, 2006.

可见的皮疹作为准确的活检部位定位时，这些技术才能应用。一般在皮损中心穿刺 3mm 获得活检标本。在皮肤活检的冰冻剖面进行立克次体免疫荧光测定显示敏感性达 70%。一项研究显示，在所有致死性病例中，活检组织的免疫组化染色结果均为阳性，而在大多数病例，IFA 结果为阴性[96]。没能获取立克次体皮损活检标本或没能在皮损中心获取皮损切片会导致假阴性结果。抗立克次体药物治疗 24 小时并不会显著改变测试的敏感性；然而，48 小时后，立克次体的数量会大大减少。

分离病原体

对于大多数引发疾病的感染，从病人血液或组织中分离鉴别出病原微生物为常规的诊断标准。然而，因为分离程序耗时长、花费昂贵及对实验室人员存在危险，故这在诊断 RMSF 上很少尝试。另外，由于病人血液中病原体数量少，通过在鸡胚的卵黄囊中接种而初步分离立克次体通常是失败的。

鉴别思路

延迟诊断或误诊是导致与 RMSF 有关的高死亡率

的主要原因。因为没有特异性表现，临床诊断特别是早期诊断是困难的。为防止可避免的死亡，对于无法解释的发热性疾病（伴或不伴皮疹和头痛）的病人，即使缺乏蜱叮咬史或缺乏到过已知此病流行疫区的病史，也须考虑 RMSF 诊断[97]。在鉴别诊断时 RMSF 的不典型症状或表现也必须考虑到，包括：①缺乏皮疹（"落基山无疹热"）或后期出现皮疹；②胃肠道症状为主要表现或提示急腹症的腹痛；③提示肺炎的咳嗽和肺充血表现；④提示病毒性脑膜炎的假性脑膜炎[81]。在获得特异性的明确的实验室检测结果之前，应进行初步诊断，并给予特异性的初始治疗。

其他各种各样具有类似皮疹的感染可能与 RMSF 相混淆[89]。最常见的包括脑膜炎球菌感染、麻疹（风疹）、非典型麻疹、淋球菌血症、传染性单核细胞增多症、中毒性休克综合征及肠病毒感染。少见的疾病包括登革热、细螺旋体病、地方性斑疹伤寒及流行性斑疹伤寒。

治疗

RMSF 治疗包括抗生素治疗、支持治疗及可能应用类固醇。为了给饱受折磨的 RMSF 病人制定合理的治疗方案，了解疾病潜在的病理生理变化和鉴别系统性并发症是必要的。循环衰竭、昏迷、肾衰竭及电解质紊乱可使病程复杂化。虽然病情轻微的病人单独应用抗生素治疗已足够，这些并发症并不常见，但对病情严重的病人特别在疾病晚期首次见到的病人应提前预知这些并发症[93]。

引起持续 5% 病死率的最重要因素是延迟给予特异性的抗生素治疗。没有适当治疗，死亡率可升高达 25%[89]。对于特定的疾病早期阶段、病情较轻的病人，如果病人可以信赖，可密切随访，在门诊口服抗生素治疗就可以成功。病情较严重的不能确诊的病人应住院给予静脉输注抗生素。

抗生素

在疾病早期阶段即与皮疹的出现相一致，给予抗生素治疗最有效。虽然缺少关于 RMSF 抗生素选择的随机临床试验数据，但对于大多数病人来说，多西环素仍被广泛地作为可选择的治疗药物[98]。对于四环素已引起严重不良事件的病人及孕妇（接近分娩期的孕妇除外），应考虑应用氯霉素。多西环素和氯霉素的推荐剂量在表 132-5 中论述。

虽然以前的治疗指南推荐多西环素避免用于 8 岁以下儿童，但美国儿科学会和 CDC 目前推荐多西环素作为 RMSF 的选择性药物可用于任何年龄儿

表 132-5　落基山斑疹热抗生素治疗*

病人	多西环素†（口服/静脉注射）	氯霉素‡（口服/静脉注射）
成人	100mg，每日 2 次	每日 50～75mg/kg，均分，每 6 小时 1 次
儿童（<45kg）	2.2mg/kg 口服，每 12 小时 1 次	每日 50～75mg/kg，均分，每 6 小时 1 次

* 热退后继续治疗至少 3 天或直到见到明确的临床改善；最短疗程，5～7 天。
† 多西环素不应用于孕妇。
‡ 氯霉素不应用于血小板减少的病人，儿童最大量为每日 1g。
Data from Dantas-Torres F: Rocky Mountain spotted fever. Lancet Infect Dis 7：724，2007；and Diagnosis and management of tickborne rickettsial diseases：Rocky Mountain spotted fever, ehrlichioses, and anaplasmosis—United States. MMWR Recomm Rep 55（RR-4）：18，2006.

童[79,97,99]。单一疗程可感知的牙着色风险似乎较小，与这种疾病潜在的致命性相比并不重要[93]。

疗效依赖于治疗持续时间及发病与用药的时间间隔。应尽可能早期治疗，持续 7～10 天或病人体温正常后 2～5 天。临床上发病的病人应住院治疗肠外给予抗生素治疗。开始抗生素治疗 36～48 小时后出现治疗反应，表现为热退、皮疹消退。还没有报道过对氯霉素或四环素耐药的病例[81]。青霉素、红霉素、头孢菌素、氨基糖苷类、克林霉素及磺胺类药物对 RMSF 无效。事实上，对于疑诊的细菌感染，经验性地应用这些药物可能潜在地促进疾病的进展。

有时 RMSF 皮疹出现后可继发细菌感染。虽然近来磺胺类药物已成为皮肤 MRSA 感染经验性治疗的主要药物，但是既然磺胺类药物作用机制为抑制对氨基苯甲酸，可使原来的 RMSF 感染恶化，那么 RMSF 病人应避免应用这些药物。作为治疗 RMSF 的多西环素和氯霉素的潜在替代者，喹诺酮类的角色还未证实。目前，还没有针对 RMSF 的疫苗可用。

支持治疗

RMSF 的主要并发症，像休克、充血性心力衰竭、弥漫性血管内凝血及 ARDS 应提前预知，并在适当的时候给予规范的支持治疗。严重病例常出现循环衰竭，是 RMSF 高发病率和死亡率的主要因素。对于液体复苏无反应的低血压病人需要应用血管加压素，例如多巴胺。然而，对于广泛血管炎的危重病人，需要保持有效循环血量和进入包括肺和脑在内的组织过多漏出液之间的精确平衡。在这些情况下，静脉给予过多的液体可能是灾难性的[81]。除非仍诊断不明或者其他高传染性疾病像脑膜炎球菌血症或麻疹不能排

除，否则不必隔离病人。

类固醇

RMSF病人使用类固醇是有争议的，不作为常规推荐。然而，严重的RMSF病例出现广泛血管炎、脑炎和脑水肿使RMSF复杂化时考虑应用这些药物[81]。严重病人，推荐短期、足量给予类固醇，同时给予特异性的抗生素治疗。

Q热

概述

Q热最初在1937年在澳大利亚作为屠宰工人和奶农的职业病被记载过。牛、绵羊、山羊和蜱都是引起立克次体（贝纳特立克次体）疾病的主要储存库，但许多其他物种也可被感染。虽然在北欧国家少见，但在世界各地均有流行。Q热立克次体极耐干燥和理化因素，在无任何生命的环境中能存活很长一段时间。

发病机制

贝纳特立克次体对人畜有极度传染性；荷兰猪甚至人类吸入一个病原体就足以发病。因此，CDC将其分类为B类生物战争制剂，1999年起成为国家法定疾病[100]。据判定这种病原体的传染性及预计的伤亡率可与炭疽相比。人类吸入来自污染环境的雾化颗粒后常被感染。Q热病人几乎不能回忆起蜱叮咬史。落基山森林蜱（安氏矩头蜱），是目前已知的唯一蜱带菌者。

临床特征

Q热的潜伏期为14~39天，平均20天。60%的初始感染无症状[101]。疾病的急发型临床表现包括严重眼球后头痛、体温40℃或以上的发热、畏寒、寒战、全身不适、肌痛及胸痛。虽然Q热被广泛认为是一种原发性呼吸道疾病，但已经报道累及肺部的发生率在0~90%之间。这种所报道的差异性原因还不清楚，但出现了一些解释包括地理性的菌株种类变异、可调控毒力的质粒以及病原体的来源、途径及剂量。肝受累常见，但肝功能异常少见。已记载过儿童骨髓炎、急性肾衰竭和继发于贝纳特立克次体感染的淋巴细胞性脑膜炎[102-104]。

Q热也可表现为伴或不伴有前期急性发作的慢性感染。疾病慢性类型的临床综合征包括肉芽肿型肝炎和培养阴性的心内膜炎。文献报道慢性Q热病人心内膜炎比例高达68%，由此而引起的死亡率达25%[105]。Q热占所有心内膜炎病例的3%~5%[106]。大部分进展为心内膜炎的Q热病人存在瓣膜性心脏病病史，尤其是主动脉瓣受累。这些病人应特别关注感染Q热的潜在风险，应限制到某些高风险的职业环境中去。患有动脉瘤和瓣膜移植的病人也存在风险。贝纳特立克次体感染可引起人类死胎及死亡[107]。感染人类免疫缺陷病毒（HIV）的病人感染Q热的风险也会增加[108]。

诊断思路

没有明显诱因的急性发热病人，特别是近期与绵羊、牛、山羊或动物副产品接触的病人应疑似Q热诊断。因为有培养Q热立克次体相关的实验室风险，分离贝纳特立克次体不推荐作为常规诊断。另外，血清学检测，例如IFA和ELISA都是优先的诊断性检测手段，但这些结果直到发病后2~3周才能确诊。

贝纳特立克次体显示了抗原的阶段变异：急性Q热病人Ⅱ阶段抗体为主要的体液免疫反应抗体，在发病第2周可检测到，而Ⅰ阶段抗体仅在慢性Q热病人中为主要抗体。确诊Q热病例需要：①急性期和恢复期标本IgG抗体滴度增加4倍或出现Ⅱ阶段IgM抗体；②PCR测试结果阳性；③临床标本培养出贝纳特立克次体；或④组织中病原体免疫染色结果阳性[100]。联合测试IgA和IgG对于诊断心内膜炎有意义。骨髓活检发现肉芽肿性改变为Q热病人骨髓炎的特征性表现[104]。

治疗

没有并发症的急性Q热病人应用多西环素治疗（200mg，每日1次，疗程2~3周）。合并瓣膜性心脏病的Q热病人应用多西环素（200mg，每日1次）联合羟化氯喹（600mg，每日1次），疗程1年。慢性Q热病人应接受同样的治疗方案，疗程1.5~3年[100,109]。联合多西环素和羟化氯喹治疗感染过HIV的心内膜炎病人显示有效[108]。在多数情况下，使用多西环素预防该病仅需5~7天[110]。大多数急性Q热感染不用治疗也可消退，但进行明智的治疗可预防慢性感染风险。未经治疗的病人死亡率小于1%，应用抗生素治疗的病人死亡率更低。病程延长和累及肝或出现心内膜炎的病人预后较差。已证实针对Q热的全细胞灭活疫苗有效免疫时限为 5 年[111]。对于保护屠宰场工人和奶工以及其他存在风险的人群，可考虑疫苗接种。

埃里希体病

概述

在美国目前主要有两种人类埃里希体病类型：人类单核细胞埃里希体病（HME）和人类粒细胞无形体病（HGA），分别由查菲埃里希体菌和微粒孢子虫吞噬菌引起。2001 年，重新建立了埃里希体属分支，将以前认知的人类粒细胞埃里希体（HGE）划入微粒孢子虫属——因此修改了名字。现在埃里希体属和微粒孢子虫属均被认为归属于无形小体科、埃里希体族，但仍一致认为是一组疾病，叫做埃里希体病[112,113]。1986 年以前，腺热埃里希体被认为是这些感染人类的生物体属的唯一成员，1954 年在日本作为腺热的病因分离出来，该病类似单核细胞增多症。在美国已显示尤因埃里希体是引起人类疾病的第三个物种[114]。1986 年发现了 HME，1994 年发现了 HGA（以前的 HGE）。两者均被 CDC 列为法定传染病，适当的时候由国务院报道。

1986—1997 年间在美国已经报道了超过 1 220 例埃里希体病。1999—2001 年，CDC 已分别收集了 81 例 HME 和 190 例 HGA。在东南和中南部各州，儿童中查菲埃里希体菌的血清阳性率达到 13%，在纽约和威斯康星州，成人微粒孢子虫吞噬菌的血清阳性率达到 3%～15%，这也强烈意味着这些疾病严重的低诊断率或低报道率（或二者均有）[115]。二者发病高峰在六月到八月之间。高危人群与莱姆病的高危人群类似，包括生活在疫区的人群或与野生动物或乡村、密林覆盖区域频繁接触的人群。一组罕见的高尔夫球手患埃里希体病的病例显示在深草丛中和密林覆盖区域耗时过长寻找丢失的高尔夫球的人群是高危人群[116]。HME 主要在美国中南部和东南部报道过；HGA 主要分布在偏上的中西部、新英格兰、中大西洋州的部分地区、北加利福尼亚及欧洲的许多地区[113,115,117]。

发病机制

埃里希体病的致病菌为革兰阴性、侵入细胞内的类似立克次体的球杆菌。这些病原体通过蜱带菌者的中肠和唾液腺传播[118]，它们寄居在人类和其他哺乳动物宿主特异性的流动的白细胞内。病菌储存库包括白尾鹿和白足鼠。犬属埃里希体为犬的常见病原体种类[119]。已从加利福尼亚糜鹿上分离出马尾属埃里希体菌种。HME 由查菲埃里希体引起，通过隆斯塔蜱（美洲钝眼蜱）传播，侵及单核细胞。查菲埃里希体已从加利福尼亚太平洋硬蜱上分离出来。微粒孢子虫吞噬菌侵及嗜中性粒细胞（中性粒细胞）引发 HGA，在美国由黑腿蜱（肩突硬蜱）传播，在它的对面西海岸，由西部黑腿蜱（太平洋硬蜱）传播[120]。鹿、糜鹿及野生啮齿类为微粒孢子虫的主要储存库。这两种蜱均是莱姆病的带菌者。现在在葡萄牙本土、意大利和日本，在大量各种各样的人类硬蜱属种类上探测出微粒孢子虫吞噬菌[121-123]。在意大利已经报道过两例 HGA[124]。

临床特征

HME 和 HGA 临床表现类似，对于病例治疗，没有必要对这两种疾病进行鉴别。蜱叮咬后症状发作的平均时间（对于 HME）为 9 天，但波动范围为 0～34 天。超过 90% 的 HME 病人有蜱叮咬史或蜱暴露史。典型的埃里希体病表现为突然发热、头痛、肌痛及畏寒寒战。其他少出现的表现包括恶心、呕吐、腹泻、腹痛、咳嗽和意识模糊。50%～90% 的病人测试结果可见白细胞减少、血小板减少及肝功能检测指标升高[125]。

大约 1/3 的 HME 病人会出现皮疹，但仅 2%～11% 的 HGA 病人出现皮疹。少量的儿科 HME 病人（平均年龄 7.4 岁）皮疹发生率为 67%。大多数这样的病人会患永久的认知或其他神经系统损害[126]。

埃里希体病（HME）也与视神经炎有关[127]。ARDS、脑膜炎、肾衰竭及弥漫性血管内凝血也与之有关。各研究中报道的死亡率不等，但二者波动范围均在 0.5%～3%，HGA 常是两者中较低的一组。虽然大多数病人可完全恢复不留后遗症，但大约 45% 的 HGA 病人需要住院治疗。

诊断思路

对于 HME 和 HGA 来说，最初的诊断主要依据临床表现。依据大多数检测结果的诊断都是回顾性的，或检测结果很少及时可用。最常见的诊断方法为应用 IFA 法测定急性期和恢复期抗体。已采用酶联免疫测定法和用于确诊的 Western 印迹法进行测试。对 DNA 片段进行 PCR 检测，虽在大多数医院尚不能应用，但很可能是发病急性期（症状出现后 1 周）最可信赖的测试方法。通过州立卫生部门的 CDC 可获得具有诊断意义的血清学检测[128]。

CDC 通过 2 000 例确诊病例获得的用于确立 HME 或 HGA 诊断的实验室标准,包括分别检测查菲埃里希体菌或微粒孢子虫吞噬菌,通过以下的测试可确诊:①在成对血清标本中通过 IFA 法检测针对病原体抗原的抗体滴度出现 4 倍变化;②PCR 检测结果阳性及确定了病原体特异性的 DNA;③鉴定白细胞桑葚胚和针对病原体抗原的阳性滴度;④在活检或尸检标本进行的病原体抗原免疫染色结果;⑤从临床样本中进行病原体培养。"疑似发病"的设计方案要求有单独的 IFA 阳性滴度,并去除来自测试实验室的标准为依据,或感染的细胞内出现桑葚胚。所有测试要求与临床结果一致[128,129]。大多数出现临床表现的病人 IFA 法测定的滴度在 1:160~1:1 280 之间[130]。

血细胞减少和肝功能异常常在发病急性期 14~28 天消除。显微镜下见到的桑葚样串簇(叫做桑葚胚),外周血涂片可见其存在于白细胞内,有助于诊断,但这种发现常在 HGA 发病后第 1 周消失,尤其是在病人应用多西环素治疗后。培养出病原体需要 2 周。

治疗

四环素显示对犬属埃里希体有效,对人类埃里希体病例也有效。多西环素(100mg,每日 2 次)及四环素用药方案应用 7~14 天可治愈。大多数病人在治疗开始后迅速出现反应,在 24~48 小时内退热。对于儿科病人,虽然已经讨论牙着色仅在大剂量用药时可见,但也需要对其进行明显关注。患有人埃里希体病的儿童,利福平作为可选择的药物也显示有效[126]。还没有确凿的数据支持应用氯霉素。同样传播 HGA 的蜱(硬蜱)也可传播莱姆病和巴贝西虫病。每一种疾病都需要彻底的进行诊断性检查,因为阿莫西林可治疗莱姆病,但不能治疗 HGA 和巴贝西虫病,单独应用多西环素不能治疗巴贝西虫病。疑似蜱传播性疾病治疗超过 6~7 天仍没有退热应高度怀疑其他的致病微生物[5]。

巴贝西虫病

概述

巴贝西虫病是一种蜱传播性、类似疟疾的急性发热性疾病,由巴贝虫属侵及红细胞内的原生动物寄生虫引起。巴贝西虫病长期被认作为一种重要的家禽性疾病,很可能在古代就有认识。实际上,据推测在《迁徙之书》所记载的第五次瘟疫其实就是巴贝西虫病。

1904 年在蒙大拿州报道了第一例人类巴贝西虫病。寻求 RMSF 病因的调查者对当地居民进行了血涂片检测,并描述了现知的具有典型巴贝虫特征的寄生虫特点。从 20 世纪 50 年代末起,已经报道了几例发生在脾切除的人身上广泛分布(主要在欧洲)的人巴贝西虫病病例。离散型巴贝虫是主要感染牛的类型,也是在欧洲报道的最常见病原体,但其他类型也累及,包括牛巴贝虫、马巴贝虫以及一例高加索巴贝虫感染。两种病原体类型,WA-1 与吉布森巴贝西虫有关,MO1 与离散型巴贝虫有关,这两种类型已发现可引起人类发病[131]。所有报道的病例都是爆发性的、致死性的。

从 20 世纪 60 年代后期起,在美国有文献记载的病例已超过 350 例。大多数病例由果氏巴贝虫引起,果氏巴贝虫是一种啮齿类寄生虫,在新英格兰南部海岸线地区出现,并引发流行。在新泽西和长岛东部的部分地区近来也发现了巴贝西虫流行[132,133]。在马里兰、弗吉尼亚州、乔治亚、威斯康星州、明尼苏达州、加利福尼亚州及华盛顿州也报道了巴贝西虫病。这些病例与欧洲的病例有所不同,因为大多数病例(大约 80%)在脾健全的病人身上出现。直到现在,尽管缺少特异性治疗,但在美国重症的发病率低。然而,与以前相比,长岛的疫情与在美国疫区相比可引起更严重的发病率[133]。无脾的病人、老年人及同样免疫抑制的病人常发病更严重。

发病机制

果氏巴贝虫病与鹿和老鼠有关,与牛无关。果氏巴贝虫的生态学与莱姆病的病原体伯氏疏螺旋体相似,具有同样的主要带菌者,肩突硬蜱,和同样的哺乳动物储存库:白足鼠和白尾鹿,前者为蜱的蛹或幼虫阶段宿主,后者为成虫蜱的宿主。

人类巴贝西虫病源于人类偶然侵入了其自然感染范围。虽然巴贝西虫也能通过成虫蜱传播,但硬蜱幼虫常将此病传播给人类。肩突硬蜱幼虫仅 1~2mm 长,很容易被病人忽略(见图 132-4)。在所有巴贝西虫病的病例中,超过一半的病人不能回忆起蜱暴露史。对于其他蜱传播性疾病这也是事实,巴贝西虫病的发病高峰在 5~8 月之间,这与蜱幼虫的生长期有关,也和在疫区人类最长的时间暴露相一致。也有文献记载通过输血感染了巴贝西虫病。

临床特征

蜱暴露后巴贝西虫病潜伏期为1~4周。非特异性的流感样发病，伴随发热、寒战、头痛、疲倦及厌食为其特征。少见的临床表现有恶心、腹泻、抑郁、畏光、肌痛、关节痛、深色尿、情绪易变及感觉过敏。与莱姆病不同，皮疹不是此病的特点。然而，广泛分布的根深蒂固的环形皮损样皮疹-回状红斑，与脓毒性巴贝西虫病有关[134]。体检除了出现典型的发热和一些病人出现脾大外，常显示正常。缺乏脑膜体征。脾切除的病人会出现严重疾病[135]，在这些病例中可见急性溶血性贫血、血红蛋白尿、黄疸、肾功能不全、ARDS及弥漫性血管内凝血[133]。回顾纽约州139例病人数据，死亡率达6.5%[136]。一些在疫区的巴贝西虫病病人进行血清学检测仅显示轻度发病，也可能出现无症状的感染。在蜱季节来自疫区的任何发热病人应考虑巴贝西虫病的诊断，也应成为鉴别输血后感染的一部分。

诊断思路

可通过显微镜检、应用IFA染色法检测抗体或PCR分析法建立诊断。可对厚和薄的吉姆萨染色后的血涂片进行显微镜检测。可出现特征性的侵入细胞内的形态（梨形、环形、四联体）。据了解巴贝西虫病曾被误诊为疟疾。细胞内缺少染色颗粒、裂殖体和配子细胞可排除疟疾诊断。如果芽生四联体形成物内出现寄生虫，类似马尔他十字，虽不常见，但更支持巴贝西虫病诊断。因为疑似病例中寄生虫血症可能变化多样，对于发病数天的病人进行一系列的血涂片是必要的。免疫组化分析法已得到进一步发展，可在显微镜下更容易进行巴贝西虫病和疟疾病原体的鉴别[137]。

通过血清学检测可以确诊。CDC可应用IFA法检测果氏巴贝西虫抗体，在最初发病几周内，抗体滴度常增加到1:1 024或更高。急性巴贝西虫病应用间接IFA法测试IgM的敏感性为91%，特异性为99%[138]。莱姆病与巴贝西虫病共享常见蜱带菌者，也应对其进行血清学测试，已报道高达50%的巴贝西虫病病人合并感染莱姆病[132]。现在也可应用PCR检测，其认为有高度的敏感性和特异性[139]。

用感染病人的血液接种沙鼠或仓鼠，在1~4周后观察到寄生虫血症支持此病诊断。其他非特异性的实验室结果包括大多数病人都会出现的轻~中度溶血性贫血以及随之出现的胆红素和血清乳酸脱氢酶轻度升高。

治疗

未经历脾切除的病人，虽然常见全身不适和疲倦症状延长，但一般不用特异性治疗都可恢复。危重病人和脾切除的病人，联合克林霉素（1.2g，每日2次静脉注射或600mg，每日3次口服）和奎宁（650mg，每日3次口服）已证实有效，为目前可选择的治疗。可选择耐受性更好的用药方案，特别是儿童和婴儿，包括阿托伐醌（750mg，每日2次口服）联合阿奇霉素（600mg一次，随后250mg，每日1次口服），因为应用奎宁高达25%的病人可出现副作用。儿童剂量需做相应调整。治疗应至少持续7~10天[140-142]。其他抗疟原虫类药物像氯喹和奎纳克林都无效。爆发性发病伴有明显的寄生虫血症和溶血的病人可从换血疗法中获益[133]。已经研制出针对牛巴贝西虫病的有效活疫苗，但针对人类的疫苗还未研制出来[143]。

科罗拉多蜱热

概述

科罗拉多蜱热在落基山地区流行，是一种急性蜱传播性病毒感染，特征为头痛、背痛、双阶段热程及白细胞减少。科罗拉多蜱热的病原菌为呼肠孤病毒家族，环状病毒属的小RNA病毒。它是节肢动物传播的500多种病毒（虫媒病毒）组中的病毒之一[144]。科罗拉多蜱热有严格定义的疫区，这些疫区围绕山脉和高原地区，位于加拿大不列颠哥伦比亚省、艾伯塔以及至少11个西部州（加利福尼亚州、科罗拉多州、爱达荷州、蒙大拿州、内华达州、新墨西哥、俄勒冈州、南达科塔州、犹他州、华盛顿州和怀俄明州），海拔4 000~10 000英尺[145]。在科罗拉多州报道了最多的病例。病毒的分布与它的原始蜱带菌者（安氏矩头蜱，落基山森林蜱）相一致。虽然RMSF由同一种蜱传播，但在科罗拉多RMSF并不常见。科罗拉多蜱热的病例至少在数量上超过RMSF20倍。

发病机制

已经从至少8种蜱中分离出科罗拉多蜱热病毒，但只有安氏矩头蜱被证实为人类带菌者。由于蜱能出现跨阶段传播（从蛹到幼虫到成虫），并保持传染性及终生具有传染性（高达3年），所以蜱为重要的病毒储存库。主要的科罗拉多蜱热病毒存活的脊椎动物宿主为金花鼠、美洲小花鼠和金毛地松鼠（掘地小栗鼠），也有其他的脊椎动物宿主，包括科罗拉多落基山国家公园的豪猪类。安氏矩头蜱的蛹和幼虫阶段在啮齿类之间传播科罗拉多蜱热，安氏矩头蜱蛹和幼虫可使病毒越冬。只有成虫蜱可传播给人类科罗拉多蜱热。

在美国每年报道上百例此病例[145]。由于许多病例被误诊为非特异性的"病毒性疾病"，其他病例可能症状较轻微或完全亚临床的，所以实际发病率无疑比这高得多。人类对科罗拉多蜱热普遍易感，但最常见于年轻人，反映出更大的职业性的和娱乐性的蜱暴露。

临床特征

3～5天的潜伏期后（范围0～14天），病人会突然出现中到重度的类似流感样疾病症状，伴随着与RMSF早期阶段相类似的症状和体征。发热、寒战、头痛、肌痛、嗜睡、厌食及恶心常见，偶有报道呕吐和腹痛。早期的查体结果为非特异性的。5%～12%的病人报道过斑疹或斑丘疹，但不同于RMSF的皮疹，科罗拉多蜱热的皮疹不是此病的主要特点。

此病的显著特点是双阶段病程，出现于大约50%的病人，引起特征性的"鞍背"形热曲线。最初的症状在2～3天后消退，随后1～2天病人感觉良好，之后再次出现发热、头痛、肌痛。第二阶段可能比第一阶段严重，一般持续2～4天。甚至可有第三个发热期。也可出现单一的时间较长的发热性疾病。科罗拉多蜱热常在2周内开始恢复，但恢复期可能较长，尤其对于30岁以上的病人。

科罗拉多蜱热是一种自限性疾病，实际上所有的病人都会恢复，不会遗留后遗症。有报道的严重并发症像脑膜脑炎、出血性情况仅见于儿童。仅报道过几例死亡病例[144]。

诊断思路

在急性发病期外周白细胞计数常下降到1 000/μl，伴随相应的淋巴细胞增多。一过性的血小板减少可伴随白细胞减少出现，轻度贫血也可出现，但少见。这些血液学异常在恢复期均可正常，但红细胞内若持续存在病毒，即使临床上完全恢复时，也可引起长时间的病毒血症。已报道过病人通过输血获得了感染，这就是由无症状的供血者体内持续的病毒血症引起。从科罗拉多蜱热恢复的病人至少6个月内不应该献血[144]。

通过急性期和恢复期样本的血清学检测（IFA、中和抗体、补体结合、酶免疫测定）可以确诊科罗拉多蜱热，但由于抗体滴度上升缓慢，在疾病早期进行的血清学检测对诊断帮助很少[146]。最快的确诊科罗拉多蜱热方法就是在外周血涂片的红细胞内通过免疫荧光染色直接看到病毒，这也同时排除了RMSF的诊断。PCR检测也是现在可用的一种快速诊断方法[147]。

治疗

科罗拉多蜱热的治疗仅仅是支持性治疗。大多数病人不需住院，但如果可能存在RMSF，应用四环素或氯霉素进行初始治疗是必要的，直到排除RMSF诊断。三唑核苷作为一种可能的治疗药物已经推荐使用，但还没有被测试过[147]。

蜱麻痹

概述

当一只成虫雌性蜱吸附于宿主，并释放能引起小脑功能异常或上行性麻痹的神经毒素时，蜱麻痹出现。蜱麻痹早在19世纪初时已被认识到。霍维尔1824年在澳大利亚旅游时写道"这种叫做蜱的小昆虫，将自己隐藏在皮肤内，如不及时将其移除，最终将毁灭人类或牲畜"[148]。

蜱麻痹在世界各地均有报道，但大多数出现在美国东南和西北地区、加拿大西部和澳大利亚。报道的病例成群出现[149]。蜱的43个类型已发现可在人类、其他哺乳动物或鸟类中引起蜱麻痹。北美和加拿大的大多数病例由安氏矩头蜱（落基山森林蜱）和变异矩头蜱（美洲犬蜱）引起。引起麻痹的蜱种类也与其他蜱传播性疾病有关，包括美洲钝眼蜱（隆斯塔蜱），肩突硬蜱（黑腿蜱）和太平洋硬蜱（西部黑腿蜱）[149-151]。在澳大利亚，全环硬蜱与此有关。隐喙蜱家族（软蜱）也被累及。蜱麻痹常出现在春节和夏季数月内，大多数报道的病例发生在儿童，主要是女孩，可能因为蜱易隐藏在长发内。然而，成人中男性比女性易患此病[152]。

发病机制

蜱麻痹被认为是由蜱摄食血液过程中唾液腺分泌的毒素所引起[151]。这种硬蜱毒素影响通过轴突膜的钠离子流动，不会影响神经肌肉接头本身[153]。关于毒素作用机制的了解还很少，但似乎毒素引起了外周运动神经分支的传导阻滞，从而导致在神经肌肉接头处不能释放乙酰胆碱。电生理研究已证实蜱去除后，运动神经末梢功能出现了快速的逆向的严重受损，提示这种紊乱的发生不是神经肌肉接头处的病变结果[154]。通过推测毒素可能作用的中枢区域进一步解释了主要表现为脑功能障碍的临床现象。

临床特征

通常蜱吸附后 4～7 天出现症状。最初的表现包括烦躁不安、易怒，随后出现上行性迟缓性麻痹、急性共济失调或二者均有。深部腱反射几乎完全消失。如果蜱未被探查到和去除掉，这些症状和体征可在几天后迅速进展为延髓受累引起呼吸麻痹，最终引起死亡。

上行性蜱麻痹的本质在大多数记载中均有提及，然而，可见缺乏肌无力表现的共济失调和相关的小脑功能异常。因而，蜱麻痹有时可表现为"蜱性共济失调"。已报道被蜱牢牢侵入耳后的病人可引起单侧面神经麻痹。发热、其他系统性症状和感觉缺失不常见。已报道可伴发科罗拉多蜱热感染[155]。

诊断思路

除了综合临床推测、发现蜱、去除后症状改善外，没有可用的确诊性的诊断性检测方法。对于这种状况的病人腾喜龙检测结果为阴性，脑脊液检测正常[154]。

鉴别诊断

在鉴别诊断方面，蜱麻痹应考虑与吉兰-巴雷综合征、肌无力综合征、重症肌无力、脊髓灰质炎、肉毒杆菌中毒、白喉性多神经病或任何一种伴有急性上行性迟缓性麻痹或急性共济失调的疾病进行鉴别。

治疗

在美国治疗仅包括移除蜱，一般在几小时内可见

框 132-2　去除蜱虫的推荐方法

1. 尽可能在接近吸附点处用钝的钳子或镊子夹紧后移除蜱。
2. 不徒用手指从动物或人身上移除蜱。当没有可用的镊子时，应用薄纸、纸巾或橡胶手套作为保护。
3. 应用钳子轻度稳步的向上牵拉，不要拧或猛拉蜱。避免挤压或压碎蜱。
4. 不要徒手处理蜱。移除蜱后，用肥皂和水彻底对叮咬处消毒和洗手。
5. 将蜱放置在酒精容器内处理或在厕所将其冲刷掉。

Modified from Needham GR: Evaluation of five popular methods for tick removal. Pediatrics 75: 997, 1985.

症状改善，48 小时内完全康复。可能需要支持治疗，包括机械通气。死亡率大约 10%，几乎所有死亡的病人都是儿童。推荐去除任何蜱（包括引起蜱麻痹的蜱）的方法在框 132-2 中有论述。传统的方法例如烧灼、强力去除或应用石油、黏稠的利多卡因或汽油并不总是成功，并不能保证能去除口器，因此唾液腺和毒素还可能保留在口器内。残留的口器也可引发感染。

与美国相比，澳大利亚的蜱麻痹常是灾难性的。由澳大利亚蜱（全环硬蜱）引起疾病的症状和体征不但不会消除，在蜱去除后常会恶化。在澳大利亚常需要应用超免疫血清，因为蜱去除后 48 小时病情可能恶化。

应用昆虫驱虫剂预防

昆虫驱虫剂长时间用于预防蚊子叮咬。随着近来对蜱传播性疾病特别是莱姆病日益增加的公共警惕和关注，现在防蜱的皮肤驱虫剂和衣服驱虫剂也在市场上销售。

已知最有效的外用昆虫驱虫剂是 N,N-二乙胺基-m-甲苯酰胺，常被叫做 DEET。长效的 DEET 化合物[延长美国部队热带昆虫杀虫剂和节肢动物杀虫剂持续时间（EDTIAR）]，即美国应用的 Ultrathon（3M），可提供 6～12 小时保护。尽管早就引起关注，但 DEET 的毒性和过敏反应不常见，严重的副作用少见。对于儿童来说，50% 浓度的药物直接应用似乎是安全的，尽管有出现中毒性脑病的可能。

除虫菊酯合成剂，实际上是接触性杀虫剂而不是驱虫剂，能被用于衣物上而进行防蜱保护。作为雾化颗粒应用于衣服上，没有污染，几乎无味，能抵抗光、热或水的分解。除虫菊酯合成剂对昆虫神经系统有毒性，但哺乳动物很少吸收，且能很快灭活。已报道的副作用仅限于皮肤，很少见。

外用 DEET 和喷洒除虫菊酯合成剂的衣服在野外试验中，单独使用时显示有效。穿上用除虫菊酯合成剂处理过的保护性衣服，另外在暴露的皮肤处使用 DEET 提供了针对蜱的最大程度保护[156]。

重要概念

- 蜱传播性疾病常被误诊为病毒性或细菌性感染。对于生活在疫区或近期到疫区旅游的病人应考虑这些疾病以及对于出现发热性疾病的病人常规询问近来的蜱或昆虫叮咬史，凭此可使早期诊断变得便捷。
- 对于出现病毒性疾病的征象、单关节性关节炎、脑膜炎、多重神经系统异常或心脏阻滞的病人应怀疑莱姆病。通过急性期和恢复期血清样本进行的血清学检测可确诊。不应将叮咬引起的正常生理变化与游走性红斑混淆。传播疾病需要很长的吸附时间。
- 周期性的出现病毒样疾病症状伴随高热的病人应怀疑回归热。在体温上升期获取血涂片发现螺旋体能确诊。
- 对于愈合缓慢的肢体远端溃疡伴随大量的局部腺病样损害（腹股沟淋巴结炎）的病人应怀疑溃疡腺性兔热病。血清学检测可确诊。
- 对于出现无法解释的发热性疾病，即使缺乏皮疹或已知的蜱暴露的病人应考虑 RMSF。诊断延迟和特异性抗立克次体治疗延迟可能会导致致命性的后果。在实验室检测期间，不应延迟治疗。

本章参考文献请参见 http://pumpress.bjmu.edu.cn/eduservice/3419.html

第133章 结核病

Peter E.Sokolove and Robert W.Derlet

冷巧云 陈寿权 译　陈寿权 校

概述

历史和流行病学

在整个历史记载中，结核病（tuberculosis，TB）一直困扰着人类。在公元前3400年的埃及木乃伊遗骸中已发现明显的骨TB病变证据[1]，在埃及王朝时期和大约公元700年哥伦布时代前秘鲁南部的幼儿木乃伊中也被镜下证实有TB[1-3]。

Hippocrates（公元前460至370）被认为首先对TB作了精确的临床描述。他创用痨病（phthisis）一词（"渐渐消耗或消瘦"）来描述本病的消耗性特征，并注意到此与发热和不能治愈的肺部溃疡相关[4]。在工业革命时期，TB是主要的公共卫生问题之一。欧洲的城市化导致过分拥挤、普遍贫困、卫生条件差，使本病从17世纪初到19世纪在西欧得以流行[5]。这一时期，欧洲成年人死因中25%是TB。1861年，Oliver Wendell Holmes称之为"白色瘟疫"[1]。随着欧洲人开拓北美和世界的其他部分为殖民地，TB逐渐成为一种全球性传染病[5,6]。TB的流行在西欧于19世纪初达到高峰，在美洲到20世纪达到高峰，而从全球看，在非洲和亚洲的一些发展中国家本病还没有达到流行高峰[7]。

1816年发明了听诊器的Laennec于1819年准确地描述了TB从初发的小结节到其整个病理表现的演变[4]。20年后Schonlein也意识到结节是基本的组织损害，并将该病命名为结核病[8]。1882年Koch确认了结核杆菌及1895年Roentgen发现了X射线，大大提高了在病程早期诊断本病的能力[1,4]。

1892年，Biggs在纽约建立了控制TB的综合性程序，包括公众教育、系统性监督、病人隔离、护理随访、改善卫生条件和免费痰检[8,9]。这些程序及之后采用的抗TB药物使整个20世纪TB发病率发生了大幅度的下降。从1953年至1985年，TB病例平均每年减少5.8%[10]。到20世纪70年代，美国卫生官员认为TB已得到了很好的控制，并且很快能被根除[11]。不幸的是，随着发病率和重要性认识的降低，控制本病的公共保健程序也削弱了[12]。政府对TB控制计划的支持过早减弱，使本病不能被合理控制。20世纪80年代后期至20世纪90年代初期，用于控制TB的基础设施削弱，加上一系列新的问题，包括人类免疫缺陷病毒（human immunodeficiency virus，HIV）-获得性免疫缺陷综合征（acquired immunodeficiency syndrome，AIDS）流行、来自TB高发国家的移民不断增加、机构生活环境中TB发病增多、贫困加剧、药物滥用、无家可归以及城市过度拥挤，使得TB从1986年至1992年在美国再燃，并产生了结核分枝杆菌（*Mycobacterium tuberculosis*，MTB）的耐药菌株[12]。

鉴于其全球性广泛传播，世界卫生组织（World Health Organization，WHO）于1993年宣布TB为全球性的紧急事件。目前TB是世界上第二大感染性死因，被感染人数占世界人口的三分之一[13]。每年有超过8百万人发生活动性TB感染，将近2百万人死于该病[14]。

在美国，老年人群由静止感染复燃构成了MTB的重要感染源[15]。因病衰弱或免疫衰老可能是其复燃的诱因。养老院特别容易发生TB暴发，因为从别处感染者的复燃可致密集居住的易感宿主之间流行传播。

来自流行地的移民是另一个主要因素[6,13]，正如2002年报道，美国大多数TB病例发生在国外出生的人群[16]。TB病人大多来自墨西哥、菲律宾、越南、印度和中国，占所有国外出生的 TB 病例一半以上[17]。无家可归也是 TB 在城市中心区传播的原因，无家可归往往与 TB 抵抗力下降的状况相关，如营养不良、酗酒或药物滥用，无家可归人群感染 MTB 后可能迅速进展为活动性 TB[18]。

HIV/AIDS 流行对美国 TB 再燃的影响最大[19]。由于社区来源的病例数更多，HIV 相关 TB 的大流行已导致了非 HIV 感染人群中 TB 病例的增加[20]。在 HIV 感染和 TB 皮试阳性病人中 TB 发病率大约比所估计的美国人口总发病率高 200~800 倍[21]。

TB 再燃也已经影响到儿童。从 1962 年至 20 世纪 80 年代中期，美国儿童 TB 发病率平均每年下降 6%[22,23]。随着城市年轻人成年化，这种趋势已经转变，4 岁或更小儿童的病例数报告从 1985 年至 1992 年增加了 36%[10]，这说明 TB 正在社区传播，因为年幼儿童的 TB 一定是由新近感染所致[10]。

下降了 32 年之后，美国 TB 病例数从 1986 年至 1992 年增加了 20%。到 1992 年，病例数（26 673）大约比 1985 年最低点多了 14%。然而，这种趋势在 1993 年得到了扭转，主要是由于动员了新的联邦资源用于各州 TB 控制和预防[12]。1996 年间报告的病例数在各年龄组以及所有种族组均减少了[24]。美国 2006 年报告的病例数（13 767）相比 1992 年减少了 48%，这是连续第 14 年的下降[17]。虽然美国的 TB 迅速再燃看起来是消退了，但是没有任何理由自满，TB 的新诊断率在不同的地区和某些人口群体仍然是有意义的[17]。最有可能获得和传播 TB 感染的人群通常由急诊科医师所见，因此急诊科医师在鉴别、预防和治疗上必能发挥关键作用。

病原学

人类 TB 几乎所有病例都是由 MTB 所致，结核分枝杆菌也是人类唯一已知的感染源，其他两个致病性分枝杆菌，牛分枝杆菌（*Mycobacterium bovis*）和非洲分枝杆菌（*Mycobacterium africanum*），在极罕见情况下可致结核病。牛分枝杆菌通过饮用患病牛的奶而传播，但现在牛奶一般都会经巴氏消毒，所以它是相当少见的病因。非洲分枝杆菌也是人类 TB 的罕见原因，其致病性介于 MTB 和牛分枝杆菌之间，已有报告引起过人类 TB，主要在非洲[25]。从全球来看，MTB 仍然是主要的病原体。

MTB 是一种胞内需氧不动杆菌，无芽胞，有蜡状脂质外壳[25]，该外壳可使 MTB 在染色后抵抗酸性酒精的脱色，因此称为抗酸杆菌（acid-fast bacillus，AFB）。MTB 生长缓慢，代时为 15~20 小时，而一些常见的细菌却不到 1 小时，在标准固体培养基上培养需 4~6 个周。

MTB 既无内毒素也无外毒素，其细胞成分具有免疫反应性，其中有些具有免疫抑制性，另一些可致肉芽肿形成、巨噬细胞激活、宿主毒性、免疫反应改变[26]。

疾病原理

传播

TB 主要经呼吸道传播，经其他途径传播如由接种直接传播主要发生在卫生保健工作人员。TB 活动期患者在咳嗽、打喷嚏或说话时可排出有 MTB 的液体微滴。咳嗽 1 次或说话 5 分钟可产生 3 000 个传染性的微滴，打喷嚏产生的微滴数更多[6]。微滴迅速蒸发后，干燥的杆菌可随空气流通很长时间。这些有传染性的微粒（即微滴核），直径 1~5μm，含有 1~3 个结核杆菌，吸入后可直达末梢的肺泡。

易感人群在吸入很少微滴核后即可感染。在本病的传播中，污染物并不重要，病人的房间、餐具及床上用品不需要特殊消毒[25]。因为有传染性的微滴核有空气传播，所以最重要的环境控制措施是更换受污染的空气。此外，MTB 对紫外线敏感，由于传染性微滴被稀释和有紫外线的照射，传播很少发生在户外[27]。

当源病人气道患病或形成空洞时，TB 传播的风险增加，传染性与痰涂片所见细菌的数量、肺病变的程度以及咳嗽的频率相关。经合适的常规化疗（3 或 4 种药物联合方案）2 周后，最初痰涂片抗酸杆菌阴性的病人可考虑为无传染性。然而，经治疗 2 周后最初痰涂片阳性的病人可能在其治疗后痰培养中仍可有 MTB 生长，病变广泛的病人在治疗后痰涂片中仍可能找到抗酸杆菌，这两种情况一般应考虑为有传染性[28]。目前尚无清晰的流行病学依据可更好地确定病人在开始有效治疗后的接触传染性[28]，疾病预防控制中心（Centers for Disease Control and Prevention，CDC）已出版指南，需 3 次非同日痰涂片阴性作为病人取消呼吸道隔离的标准，但有关该建议的争议仍在继续[29,30]。

肺外 TB 也可有传染性，但只见于口腔或开放的皮肤病灶[29]。已有报告照顾皮肤溃疡和 TB 脓肿引流病人的医务人员感染了 MTB[31]，冲洗脓肿时可能使结核杆菌呈烟雾状散开，形成了有传染性的微滴核[32]。

发病机制

传染性微滴核被吸入后随气流通过支气管树易沉积于中肺区呼吸肺泡表面[25]。沉积物可诱发一系列复杂的免疫反应。Dannenberg 归纳此复杂的发病机制为 4 个阶段[33]。

第 1 阶段

第 1 阶段始于肺泡巨噬细胞吞噬新近吸入的结核杆菌,宿主有抵抗力时,巨噬细胞可迅速消灭毒性较弱的结核杆菌,结核感染过程就此结束。如结核菌毒力超过了巨噬细胞的杀菌能力,感染可进入下一阶段。

第 2 阶段

当肺泡巨噬细胞不能消灭吸入的细菌时,结核杆菌不断增殖直至巨噬细胞溶解,释放的细菌、细胞碎片及各种趋化因子吸引循环中单核细胞聚集于感染部位,单核细胞分化成巨噬细胞并吞噬游离的结核杆菌。最初,这些新的巨噬细胞还未被激活,不能杀灭或抑制 MTB,细菌在巨噬细胞内以对数级大量增殖并在原发感染灶处聚集,形成结核结节[34]。感染的巨噬细胞也可能经淋巴管转运到局部淋巴结,进而到达血流造成播散。

淋巴-血源播散的结核杆菌易分布于淋巴结、肾、长骨骨髓、椎体、脑膜及肺尖后部[25],可能是由于这些区域高氧含量。也有研究认为淋巴引流不畅使清除机制受损是肺尖部易患的原因[25]。

第 3 阶段

第 3 阶段发生于原发感染后 2~3 周,此时免疫反应增强,以终止 MTB 大肆增殖[33]。通过 $CD4^+$ 辅助 T 细胞发生细胞介导的免疫[35]。$CD4^+$ T 细胞接触结核杆菌抗原后被激活,引起特异性 T 细胞扩增。这些 T 细胞分泌细胞因子,如干扰素-γ(IFN-γ)、肿瘤坏死因子等,趋化并激活单核-巨噬细胞系统。巨噬细胞一旦被激活即可杀灭先前噬入的结核杆菌及其增殖的杆菌。巨噬细胞的杀灭作用与上皮样细胞肉芽肿形成和病原体清除相关[34]。

迟发型超敏反应由细胞毒性 $CD8^+$ 抑制性 T 细胞介导[35],细胞毒性细胞杀灭充满分枝杆菌的未激活的巨噬细胞,并由此引起局部组织损伤。迟发型超敏反应导致干酪样坏死性肉芽肿形成,这样可阻止细菌繁殖,因分枝杆菌(此时在细胞外)不能在酸性、缺氧、细胞外环境中繁殖[34]。但结核分枝杆菌在这种固体的干酪样物质中可以静止存活数年[34],宿主的抵抗力决定了疾病保持静止或立即进展为活动。

在细胞免疫活性强的宿主,原发病损被上皮样细胞有效地隔开。最后,干酪中心浓缩,疾病被阻止,常直至终生[33]。同样,在淋巴-血源播散的部位,结核杆菌由快速的免疫反应被迅速杀灭,很少形成干酪样坏死[33]。细胞免疫迅速消灭细菌,终止感染过程。纯蛋白衍生物(purified protein derivative,PPD)皮肤试验转为阳性是感染的唯一证据[25]。

从第 1 阶段发展到第 3 阶段的过程代表了有免疫力的病人原发性 TB 的发病机制[35]。大多数原发性 TB 病例是亚临床的和自限性的,但免疫功能不全的宿主在初次感染 MTB 后可迅速发展为临床活动性的原发性 TB。

在抵抗力较差、细胞免疫弱的宿主,更多地依赖迟发型超敏反应来控制感染,原发病损被未激活的巨噬细胞包围,结果不能有效地隔开,干酪样中心扩大,累及更多的肺组织。如感染最终能被宿主控制,则任何早期的临床表现可能没被注意,仅有感染证据可能只是 X 线发现原发感染灶(Ghon 病灶)及局部淋巴结愈合后的薄壁钙化灶[25]。然而,若宿主抵抗力不能控制原发性感染,如婴儿和免疫抑制的成人,原发病灶可能成为进展性肺炎的区域[25],称为原发性进展性 TB。此外,宿主可能不能控制淋巴-血源播散部位的感染,导致多个不能控制的干酪样结节形成,并发展为播散性 TB[34]。HIV 感染的病人尤其容易发生原发性进展性 TB,因为 $CD4^+$ T 细胞和巨噬细胞是 HIV 的特异性靶细胞。

第 4 阶段

最后阶段常发生在初次感染恢复后的数月至数十年,甚至在有免疫力的病人也可能进展到第 4 阶段。通常是宿主因素导致抵抗力减弱和 MTB 静止病灶复燃,发展为病灶液化和空洞形成。

结核液化后成为极好的细菌培养基,大量的细胞外结核杆菌激活迟发型超敏反应,导致局部损伤,最终结核经支气管壁侵蚀并排出其内容物,形成空洞。液化的干酪样物充满结核杆菌,可进入肺的其他部位及外界环境,液化物在肺内播撒可导致干酪样支气管肺炎[34]。

原发病灶处形成的空洞残留了一个重要的病变,空洞为结核杆菌的生长提供了最佳条件。在空洞内,氧含量高,宿主防御系统无法中断其增殖[34]。

临床特征

其他方面正常的病人感染 MTB 初期通常无症状，4～6 周后可出现与免疫反应相关的低热、乏力，但原发性感染一般在临床上并不明显[36]，皮肤 PPD 试验阳性可能是诊断感染唯一的方法。在 PPD 试验阳性、未进行预防性抗结核的其他方面健康的病人，8%～10% 临床上表现为活动性 TB，其中 3%～5% 在头 2 年（急性原发性 TB），另 5% 在其余时间（TB 复燃）[19]。但合并 HIV 感染的病人，37% 在 6 个月内发展为急性原发性 TB，然后每年 7%～10% 为活动性 TB[19]。

TB 的主要临床表现来自静止病灶复燃[36]。对确诊既往有结核感染的病人，临床上无法鉴别外源性感染与 TB 复燃[37]，因为把所有迟发的病例都作为复燃可能是不正确的，所以称之为"原发后 TB"更妥。原发后 TB 意指在有结核既往感染史的病人发生的急性或慢性 TB。在美国和其他发达国家，复燃被认为是原发后 TB 的主要机制。外源性再感染致病见于传染性高的境况，如结核暴发流行、发展中国家或免疫功能不全宿主[37-39]。

病史

现病史

临床上肺 TB 一般无疼痛，在疾病进展之前，症状和体征缺乏或轻微。病人也可经历对感染的全身性反应，该反应被认为是由细胞因子尤其是肿瘤坏死因子 α（TNF-α）介导，引起全身症状，包括食欲差、体重减轻、疲乏、易激、全身不适、虚弱、头痛、怕冷，以及最常见的发热[36,40]。发热通常在下午出现，在睡眠中退热，导致 TB 典型的夜间盗汗[36]。

咳嗽是肺 TB 最常见的症状，早期常为干咳，但随着干酪样坏死和液化，出现典型的黏液脓性痰[25,36,40]。干酪样坏死物脱落或支气管内膜侵犯引起咯血，通常为少量，但常提示肺部广泛受累[25]。许多无症状的病人来就诊是因为被咯血所警示。

病人也可有胸痛，是由邻近胸膜的肺实质炎症所致。呼吸困难伴胸痛可能提示自发性气胸[41]，因肺实质侵犯导致气促不常见，若出现常提示广泛肺实质病变或气管支气管阻塞[36]。表 133-1 显示了一项经细菌培养确诊的肺 TB 病例研究中症状出现的频率[42]。急诊科接诊的 TB 病人临床表现可能特别混淆。一项研究表明，急诊科活动性肺 TB 患者中仅

表 133-1 肺结核症状和体征发生率

症状/体征	发生数	评估数	发生率（%）
咳嗽	144	185	78
体重减轻	134	181	74
乏力	112	165	68
发热	109	183	60
盗汗	98	177	55
怕冷	92	180	51
厌食	76	167	46
胸痛	71	179	40
呼吸困难	64	173	37
咯血	51	181	28
无呼吸系统症状	13	186	7
无上述症状	9	187	5

From Barnes PF, et al: Chest roentgenogram in pulmonary tuberculosis: New data on an old test. Chest 94: 316, 1988.

1/3 有肺部相关的主诉，仅 64% 有过咳嗽，仅 8% 有咯血[43]。

任何不明原因的含糊的全身性症状或发热都可能提示 TB[19]，不典型的表现常见于婴儿、老年人及免疫功能不全者。婴儿、年幼儿童常出现肺门淋巴结肿大，肿大的淋巴结可压迫支气管，导致肺不张及阻塞性肺炎，患儿可出现"金属音的咳嗽"。也可能侵犯支气管壁，引起支气管症状，或使 TB 性肺炎通过支气管扩散到其他肺部[25]。而老年病人却很少出现呼吸系统症状，合并存在的病症或非特异性的症状可能掩盖诊断[44]。对伴有慢性咳嗽和体质不良的老年病人应考虑肺 TB 的可能[16]。

合并感染 HIV 的 TB 病人临床表现甚至更隐蔽且缺乏特异性，因为病人易发生机会性感染和肿瘤，可出现类似 TB 的全身症状。MTB 和 HIV 同时感染导致病毒载量大大增加[20]，合并感染 HIV 的 TB 病人机会性感染和死亡风险增加[21]。HIV 感染晚期病人 30% 有肺外 TB，32% 合并肺内与肺外 TB[40]。

风险因素

对急诊科的咳嗽病人应进行 TB 风险因素的筛查（见框 133-1）[45]。患 TB 的风险也可能与年龄段相关，由于婴幼儿的细胞免疫功能尚未发育成熟，TB 发生率远远高于成人。5～10 岁儿童对 TB 有相应的抵抗力。婴幼儿常有肺外受侵和急性中下肺叶的支气管肺炎，极少形成空洞。年轻成人多呈成人型的肺尖

框 133-1	TB 感染风险高的人群

与已知的病例密切接触
HIV 感染的病人
亚洲、非洲、拉丁美洲出生的人
医疗服务水平低下、低收入的人群
老年人
长期看护机构的居住人员（如养老院、监狱）
静脉吸毒者
当地认定的人群（如无家可归、迁移民工）
职业暴露的人员

HIV，人类免疫缺陷病毒。
From CDC: TB Care Guide: Highlights from Core Curriculum on Tuberculosis. Atlanta, U.S. Department of Health and Human Services, 1994.

框 133-2	以前感染过的人员发生活动性 TB 的风险因素

感染 HIV
曾经有过结核感染（过去 2 年内）
X 线胸片结果提示先前未治疗的结核
静脉吸毒
糖尿病
硅沉着病
长期皮质激素治疗
免疫抑制剂治疗
头颈部肿瘤
血液学及网状内皮组织疾病
晚期肾病
肠分流术或胃切除术
慢性吸收不良综合征
低体重（低于理想体重10%或更多）

Modified from CDC: TB Care Guide: Highlights from Core Curriculum on Tuberculosis. Atlanta, U.S. Department of Health and Human Services, 1994.

部病灶，包括空洞形成，提示复燃。由于免疫功能减退，老年病人典型表现可类似于年幼儿童[25]。对 PPD 试验转为阳性的病人应了解是否存在复燃致活动性原发后 TB 风险增加的情况（见框 133-2）[45]。

对有活动性 TB 病史的病人应询问过去或目前抗 TB 用药以及医嘱依从情况。方案合适用药 2 个月后未见疗效，可能提示未坚持治疗或存在耐药菌株[46]。

体格检查

胸部检查一般不能确定疾病的范围。听诊时，病人轻轻咳嗽后吸气时，在浸润区域可能闻及啰音（咳嗽后啰音），在肺实变区域可能有支气管呼吸音，在空洞区域可闻及遥远的空腔样呼吸音，称为"空瓮音"[25]。一项急诊科研究报告80%活动性肺 TB 病人有异常体征[43]。

对结核菌素过敏时可出现结节性红斑或泡性角膜结膜炎（严重的单侧眼炎），在美国这种自限性过敏症状并不常见[25]。患者全面表现和健康状况可能是评估结核潜在活动最有用的指标，一般的体征包括贫血致脸色苍白、发热、体重减轻恶病质等。

并发症

气胸

自发性气胸并不多见（占严重空洞肺 TB 病人的5%以下），可发生在结核空洞破裂并形成支气管胸膜瘘，或在气泡破入胸膜腔时（图 133-1）[47]。延期的胸廓造口术置管和吸引可使进一步感染和胸膜纤维化，导致受累肺部空气滞留。

脓胸

脓胸可发生在广泛、进展的肺实质病变和空洞形成的 TB 病人，尽管很少（发生率仅1%~4%）但更多见于病程晚期过度虚弱的病人。空洞破入胸膜腔可谓灾难，常致支气管胸膜瘘。脓胸未及时处理可引起自发性胸膜皮肤瘘，在胸片上可发现胸壁块影，或肋骨、椎骨破坏[47]。

支气管内播散

支气管内播散是空洞病变最常见的并发症，在胸

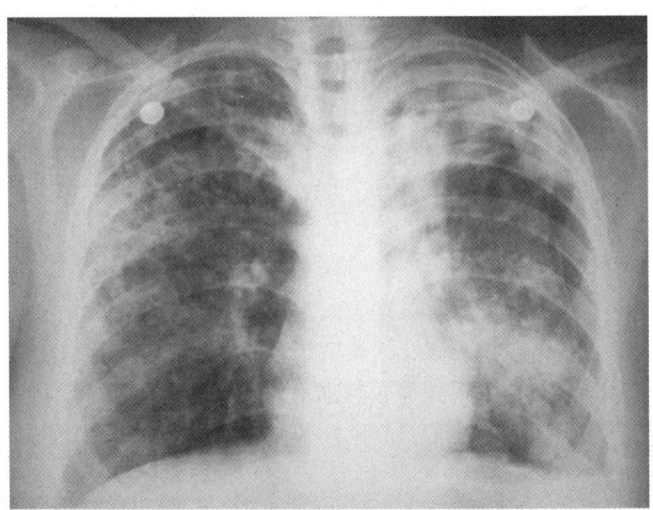

图 133-1　X 线胸片证实空洞型肺结核伴左侧气胸，气胸的潜在原因后来被确定为支气管胸膜瘘。（Courtesy of John Pearce, MD.）

片上显示为肺相关部位 5～10mm 成群的轮廓不清的结节，这些结节可迅速融合导致肺实变，故称为"奔马痨"（急性干酪性肺结核）[47]。

气道结核

当有高度传染性的空洞排出物进入支气管树，气道不仅传播感染，而且也发生支气管内 TB。支气管内 TB 常并发支气管扩张。支气管内 TB 的广泛损害、结核性淋巴结炎直接蔓延或经淋巴管扩散至气道均可导致支气管狭窄[25,47]，结核性支气管狭窄在胸片上可显示为持续的肺段或肺叶不张、肺叶气肿、阻塞性肺炎[47]。

气管内 TB 及喉 TB 较支气管内 TB 少见。喉 TB 是最具传染性的 TB 类型，由邻近的下呼吸道病变蔓延而来，被感染的分泌物积聚在后喉部，或经血行扩散至前喉部，喉 TB 病人通常有活动性肺病变[47]。

二重感染

广泛的 TB 感染愈合时常伴有空洞和支气管扩张[36]。二重感染可由各种细菌引起，包括曲霉菌[48]。胸片上可见曲菌球或"真菌球"（图 133-2）。曲菌球具有特别的临床意义，因为可能导致致命的大咯血[36]。

咯血

小量咯血是急性肺 TB 的常见并发症，也可有大咯血。肺实质损坏可引起血管破裂，病灶或空洞可侵犯肺动脉导致伴有致命性大咯血的假性动脉瘤形成（Rasmussen 动脉瘤）[47]。由于抗结核药物的发展，该并发症已少见[25]。此外，空洞发生致病菌二重感染或受损肺部发生肿瘤可能使支气管或肺血管受侵，引起大咯血，病人往往需要急诊手术切除或选择性栓塞术[49]。

原发性结核性心包炎

原发性结核性心包炎一般由气管支气管树、纵隔、肺门淋巴结、胸骨及脊椎的感染直接蔓延所致，也可能由急性粟粒性 TB 或体内其他病灶血行播散所致[25,50]。在美国，HIV 感染病人心包炎的主要原因是结核，占 15%[51]。主要症状是咳嗽、胸痛及呼吸困难。最主要的体征是心界扩大、心包摩擦感、发热、心动过速[52]。并发症包括心包积液、缩窄性心包炎、心肌炎、心脏压塞[50]。心脏压塞可由心包内液体积聚或肿大的淋巴结破入心包所致，急诊心脏超声可确诊心包积液[53]。

诊断方法

实验室检查

常规实验室检查一般无助于提示或确立诊断[36]。活动性肺 TB 可出现正色素正细胞性贫血、红细胞沉降率加快、血清球蛋白升高、低钠血症、高钙血症等，但这些指标是非特异性的[36,48,54]。结核菌素皮试对于诊断 MTB 感染是重要的方法，但对发现临床活动性 TB 的价值有限，至少 20% 的活动性结核病人结核菌素试验呈假阴性结果[25]。

影像学诊断

X 线平片对肺 TB 的推断最有用。胸片异常并不限于典型的肺上叶空洞浸润，原发性 TB 和原发后 TB 也各有特征性的 X 线征象。胸片显示正常具有高度的排除诊断价值，因此可用于急诊科病人活动性肺 TB 的筛选，但其假阴性率在有免疫活性成人约 1%，在 HIV 阳性病人增加到 7%～15%[24]。因此，根据临床表现以及胸片缺乏特征性异常并不能完全排除活动性 TB，尤其在伴有支气管内病变和 HIV 感染的病人。

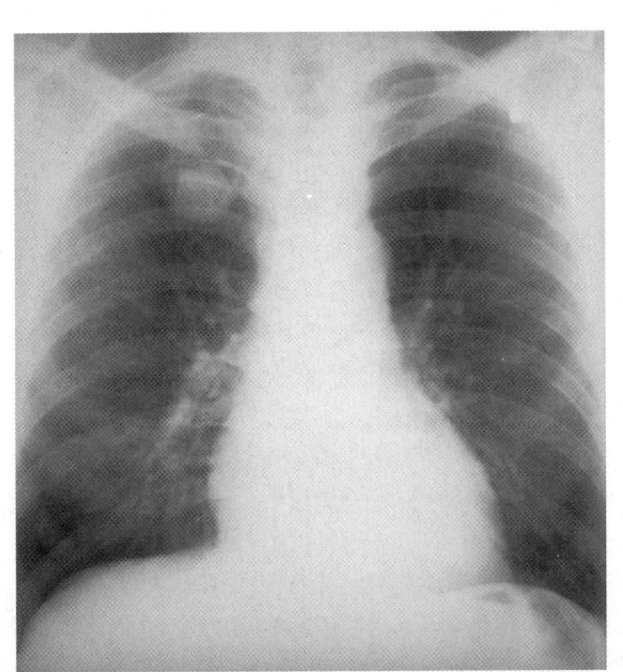

图 133-2 胸片显示已愈合的结核空洞的二重感染，在右上肺可见一个曲菌球。（Courtesy of John Pearce, MD.）

原发性结核

成人原发性病变的胸片表现常不被意识到为

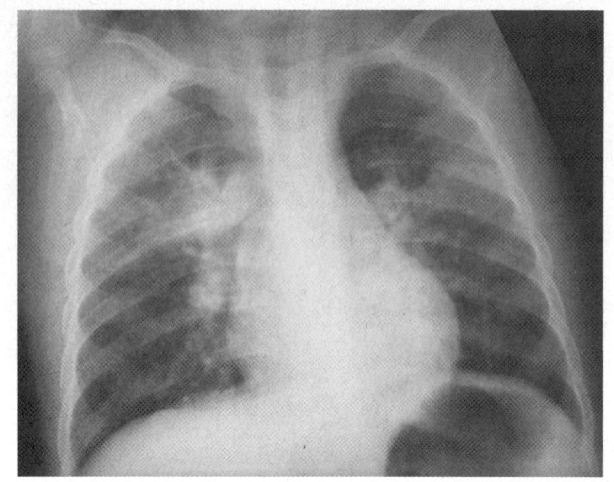

图 133-3　1 例儿童原发性肺结核的胸片，显示活动性 Ghon 病灶伴有肺门淋巴结肿大及双侧浸润。（Courtesy of John Pearce, MD.）

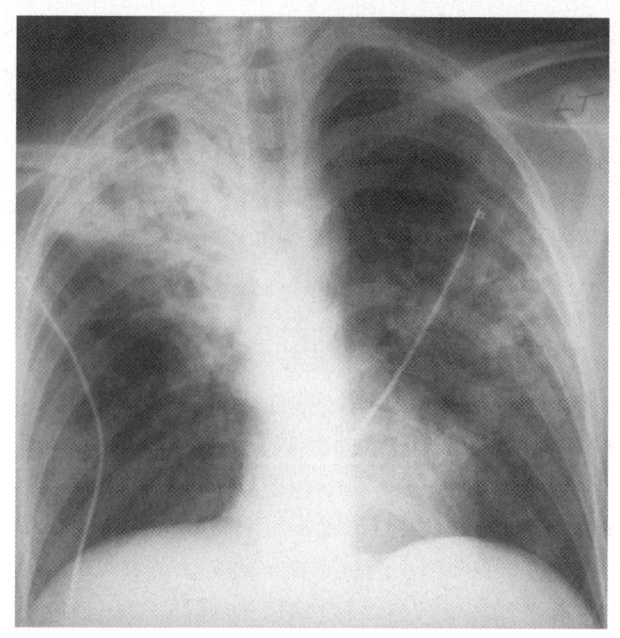

图 133-4　胸片显示右肺上叶空洞，左侧浸润继发于支气管内播散。

TB[55,56]。原发性 TB 可浸润任何肺叶[47,57,58]。在各年龄组出现肺炎浸润伴有肺门或纵隔淋巴结肿大均应强烈提示诊断[57]。最常见均匀、单个肺叶浸润，因此，原发性 TB 的 X 线表现可能与细菌性肺炎相同，伴相关的淋巴结肿大，如存在淋巴结肿大则是仅有的特征。

淋巴结肿大是小儿原发性 TB 的影像学特征，但成人一般较少见[24,58]。如有淋巴结肿大通常是单侧，伴肺实质浸润（见图 133-3），也可有两侧的，很少情况下，仅在胸片见孤立性淋巴结肿大[36]。在幼儿常见巨大的肺门淋巴结，结果，由于邻近的肿大淋巴结压迫气道导致肺不张，多见于 2 岁以下小儿，在较大儿童和成人则少见[47]。

原发性 TB 胸片其他表现包括中到大量胸腔积液，常为单一发现，发生率随年龄增多；粟粒性 TB，其特征为双肺弥漫性分布大量 1～3mm 非钙化结节，肺底稍多，多见于 2 岁以下儿童、免疫功能不全者及老年人；结核球，认为是原发病灶愈合后形成的边界清楚的结节性肺实质病灶[24,47]。原发病灶愈合后在胸片上可见钙化的瘢痕病灶，称为 Ghon 病灶，继发感染的钙化灶称为 Simon 病灶，Ghon 病灶伴肺门淋巴结钙化称为 Ranke 综合征[25,47]。Ghon 病灶及 Ranke 综合征多见于右肺，大概反映了空气传播感染侵犯右肺的统计学概率更高[24]。胸片上见钙化提示愈合，但活菌仍可能存在于部分钙化病灶[57]。

原发病变未缓解可致原发性 TB 进行性发展，胸片表现为进行性肺组织实变，其中常包含上叶的继发病灶[47]。某些患者原发性结核性肺炎可分化为多个空洞或单个大脓肿[57]，其胸片表现易与原发后 TB 相混淆。

原发后结核

原发后 TB 的典型表现为肺上叶浸润或实变，伴或不伴空洞，病灶可小或大，常位于上叶尖或后段及下叶上段[59]，也可见于更下部位。此外，可发生支气管播散，导致多个肺叶受累（见图 133-4）[59]。当发现两侧肺上叶均有病变者极可能是 TB[57]。纤维化和空洞是原发后 TB 的另一重要的识别特征。

原发后 TB 最初呈边界不清、肺泡透明度不均匀的所谓渗出性病变[47]。这种病变并非单纯渗出性，其中伴有纤维化结节及少许线性密度，若未加抑制，感染可能迅速发展为肺叶或整个肺不透明和破坏[47]。不过，原发后肺结核通常以反应性纤维化为特征而呈现慢性过程，多数病人最初的渗出病变逐步被更多的边界明确的网状及结节状不透明影或称"纤维增殖"灶所取代[47,57]。

纤维增殖灶常有不规则、有棱角的轮廓，条索状延伸至肺门，可见一个或多个结节钙化影，此为肉芽肿性疾病的特有形式，罕见于其他细菌感染[31]。随着纤维化持续，由于瘢痕收缩可出现正常血管和纵隔结构变形，严重纤维化伴肺上叶容积丧失最终可致叶间组织回缩和肺门向上移位[57]。此时胸片可见"陈旧性瘢痕"、"非活动性 TB"或"纤维化愈合的 TB"。许多病例痰培养结果阳性，其传染性不能通过胸片精确评估[47,57]。只有 X 线随访检查才能可靠鉴别其活动性或非活动性，间隔 4～6 个月以上影像学无改变，通常提示"非活动性"，或更确切地，"影像稳定的 TB"[24]。

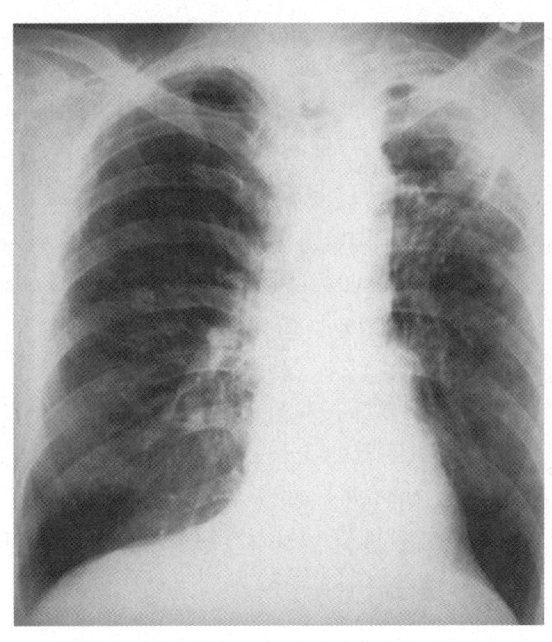

图133-5 胸片可见已愈合的左肺上叶薄壁空洞。（Courtesy of John Pearce, MD.）

急诊科医师应警惕空洞病人的高传染性及潜在的相关并发症，如干酪样坏死液化使TB经支气管播散于支气管树（见图133-4）。空洞常多发，直径范围在几毫米到几厘米之间[47]。最初空洞壁厚、粗糙，愈合后变薄、变光滑（见图135-5）。空洞边界不清且周围肺组织有模糊的反应征象，强烈提示病灶活动。大多数空洞愈合后闭合，常留下线状或星状小瘢痕，其余的可持续存在并形成薄壁大泡[57]。

尽管肺TB通常胸片有改变，但痰培养MTB阳性病人却可能为正常X线表现。在103例病人中，有10例（9.7%）确诊为肺TB但胸片正常[56]。支气管内TB的病人胸片也可正常[41,60]。

HIV感染的肺TB病人，约1/3胸片表现不典型[61]，但免疫功能受损程度严重影响X线表现。HIV感染晚期病人更常见纵隔淋巴结肿大或不典型浸润影，而空洞较少见[62,63]。有报道，严重免疫抑制与粟粒性肺TB相关[24]。相反，HIV感染早期病人的胸片表现更类似于无HIV感染者，即肺上叶浸润，空洞多见，淋巴结肿大少见[64]。在伴有HIV感染的病人，胸片正常也是常见的。在1项研究中，HIV感染的病人中14%胸片正常，其中CD$_4$计数21%低于200/μl，5%高于200/μl[61]。

微生物学

痰检查

如临床或胸片提示肺TB，应嘱痰分枝杆菌检查。首选直接监督收集病人自发咳出的痰液，清晨痰是最好的诊断标本[25]，一般应获取3份不同日的清晨痰标本。痰涂片阳性支持推断，所见杆菌数量与传染性相对应。对无痰的病人，可选择雾化诱导痰以及经胃管吸引咽下的呼吸道分泌物来收集标本[65]。在成年病人，雾化诱导痰比胃液抽吸诊断率要高，但在某些病人，尤其是小儿，胃液抽吸可能是获得标本的唯一途径[65]。雾化诱导痰可能增加TB传播给医务人员的风险，应在特别的通风房间操作，而不要在急诊科。

在成人，痰检未能诊断时，需经纤维支气管镜行支气管冲洗、刷洗、支气管肺泡灌洗或经支气管活检进行TB实验诊断[65]。在小儿，经支气管镜取痰培养阳性率较低，因此该技术较少用于儿科病人取痰[66]。

直接镜检

痰标本直接镜检找AFB（如AFB涂片）是最快速的实验室检查，广泛用于支持TB的推断（彩图133-6），检查结果通常在24小时内即可用[67]。虽然非MTB也可能引起肺部病变，但远非MTB常见，且由地理位置和人口而变。用荧光染色从临床标本中找AFB比传统的Ziehl-Neelsen及Kinyoun染色法敏感性高[66,67]。然而AFB涂片阴性结果并不能排除活动性肺TB，因为镜检对含菌量少的标本相对不敏感，镜检阳性结果时痰中杆菌数至少达5 000/ml[67]。空洞病变含大量杆菌，所以有空洞时镜检的诊断率增加。经过去污、液化、离心处理的浓缩痰标本涂片敏感性较未浓缩标本高[14]。总体上，AFB涂片的敏感性为20%～80%，特异性为90%～100%[67]。尽管有局限性，但因其简易、低廉、快速和合理的诊断价值，涂片镜检仍是一种基本的诊断试验。

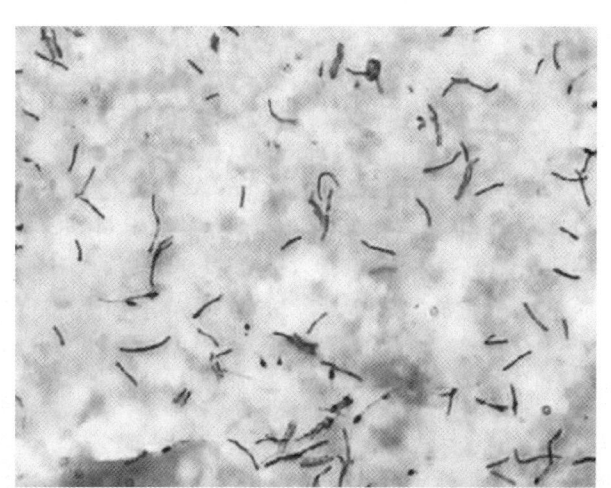

彩图133-6 AFB涂片镜下所见MTB。（Courtesy of Alfredo Ponce de Leon, MD.）

培养

由痰涂片阳性推断 TB 后通常通过培养分离到 MTB 来确诊。传统的培养方法用固体培养基形成菌落需 3~8 周。液体培养体系出现后，检测时间缩短至 7~14 天。许多液体培养体系可用于检测 MTB，如 BACTEC（Becton Dickinson，Franklin Lakes，NJ）法是测量由生长的分枝杆菌代谢体系中棕榈酸标记的 ^{14}C 所产生的 $^{14}CO_2$ 量，分枝杆菌生长指示管（MGIT）法是通过荧光分析法检测分枝杆菌的耗氧量[67]。

痰培养检测 MTB 比镜检敏感性更高，仍被认为是诊断的"金标准"。标本菌数在 10~100/ml 时液体培养即可发现，而 AFB 涂片为 5 000~10 000/ml。在确定有分枝杆菌后，可通过对分枝杆菌的不同分离技术专门鉴定 MTB，包括固体培养基上染色检测、各种生化试验、高效液相色谱法及核酸探针[67]。

药敏试验

由于多重耐药 MTB 的出现，应检测所有最初分离的 MTB 对异烟肼（isoniazid，INH）、利福平（rifampin，RIF）、乙胺丁醇（ethambutol，ETH）的敏感性[68]。如发现对上述三种药物之一耐药，有过 TB 治疗，病人暴露于耐药接触或耐药源，或病人治疗超过 3 个月痰培养结果仍阳性的，均应进行进一步的药敏试验[68]。常规药敏试验检测耐药 MTB 在含抗结核药培养基上的选择性生长。对于一线药，获得阳性培养结果后需等待 4~7 天，对于其他药的敏感试验则需 2~3 个月。BACTEC 和 MGIT 系统也可用于快速药敏试验，不到 12 天即获得结果[67]。还有一些新的药敏试验方法，包括流式细胞仪、基因型序列法及噬菌体存活试验[67,69]。

核酸扩增试验

很多核酸扩增试验可用于快速诊断 MTB 感染，包括聚合酶链反应（polymerase chain reaction，PCR）、MTB 直接检测（mycobacterium tuberculosis direct test，MTDT）、连接酶链反应[67]。这些试验均可直接用于临床标本，但目前对诊断 MTB 实用性仍有限。这些试验在改进中，将来可能成为很有用的方法。问题包括费用高，以及因实验方法差异、标本污染的可能性、敏感性低于预期等因素而使其临床应用效果欠佳[14,67]。因这些试验不能区分活动的还是治疗后的感染，所以仍需要痰涂片来评估其传染性。同时这些试验不能分析药敏，因此仍需要作痰培养[14]。然而，当典型的临床表现和微生物学检查结果阴性或不明确时，核酸扩增试验是有用的。PCR 方法可在几小时之内确定 TB 诊断。PCR 以 DNA 扩增技术为基础，避开了分枝杆菌培养耽搁时间的固有特性，可在体外合成几百万个特异性的 MTB DNA 片段[70]。PCR 诊断技术可直接检测常规的临床标本，在数小时内确定 TB 诊断。根据痰标本 AFB 涂片阳性或阴性，其检测效果变化很大。例如，对痰涂片阳性标本，Roche（Roche，Nutley，NJ）Amplicor 方法敏感性为 95%~96%，特异性为 100%，而用于痰涂片阴性标本时，敏感性降至 48%~53%，特异性为 96%~99%[67,71]。MTDT 是扩增 MTB 复合群菌种特异性的 16S rRNA 片段，初步研究表明其对于快速检测 MTB 具有很高的敏感性（86%~98%）和特异性（97%~100%），约 5 个小时内即可完成。但正如 PCR 检测一样，标本的质量和 AFB 涂片的阳性程度可影响实验效果[67,72]。

连接酶链反应

连接酶链反应扩增试验包含了高温 DNA 变性、寡核苷酸退火、连接的重复循环。Abbott 实验室（Abbott Park，IL）LCx 试验对 AFB 涂片阳性标本敏感性为 98%，对 AFB 涂片阴性标本敏感性为 27%，特异性为 100%（等同于痰培养）[67]。一项 LCx 与 PCR、MTDT 比较的临床试验表明，三种检测方法的敏感性或特异性无明显差异[73]。结核硬脂酸（tuberculostearic acid，TSA）是一种仅见于分枝杆菌的脂肪酸，在含菌量少的临床标本，可应用气相色谱质谱法检测。TSA 检测并不常用，因为需要设备和专业技术，专业研究机构外尚未普及[74]。

干扰素-γ 水平

干扰素-γ（interferon-γ，IFN-γ）是与细胞免疫相关的细胞因子，检测 IFN-γ 水平也可用于结核性胸腔积液、腹水及心包积液的诊断。临床研究报告 IFN-γ 检测的敏感性和特异性在心包积液均为 100%，在胸腔积液为 78% 和 97%[75,76]。IFN-γ 检测可独立或与其他检测联合（如 PCR）作为确证试验[76]。

血清学

如果检查方便可用，TB 血清学诊断可能是损伤程度最低的快速诊断。采用酶联免疫吸附法（enzyme-linked immunosorbent assay，ELISA）检测血清来诊断 TB 对未能排痰的病人尤其有用。在美国，ELISA 虽已开发了几种 MTB 抗原，但实际上目前没有 TB 血清学诊断方法在临床上广泛应用。ELISA 的局限性包括准确性和重复性不足，不能区别活动性感染和潜伏性感染，难以鉴别 MTB 与其他分枝杆菌，以及费用相对较贵[66,67]。

结核菌素皮试

尽管诊断技术在更新发展，但结核菌素皮试仍然是用于发现潜伏性 MTB 感染的最佳方法。结核菌素试验原理是 MTB 感染会诱发对其抗原的敏感性，这些抗原存在于被称为 PPD 的结核菌素制剂中。TB 感染后 3～8 周 PPD 试验通常呈阳性，此时免疫反应已建立[25]。

皮试使用的 0.1ml 标准剂量含 5 结核菌素单位（tuberculin unit，TU）。Mantoux 试验是以针尖斜面向上行皮内注射此剂量，正确置针后应留下苍白的、明显的皮丘，直径 6～10mm[45]。如果所给结核菌素剂量不正确，应立即在几个厘米处以外重新注射。不同的检测方法也可用（Heaf 及 tine 试验），但用于诊断以 PPD（5TU）Mantoux 试验为首选[29,66,77]。

注射 PPD 后 48～72 小时可观察结果，测量并记录明显硬结的最大直径（mm），皮肤红斑不需测量。精确的测量值是否指示阳性结果取决于病人的其他临床因素，目前，疾控中心（CDC）指南以 15mm 硬结作为无 TB 风险因素人群的阳性标准[78]（见表 133-2）。

以前有 TB 感染的一些人逐渐丧失了对 PPD 的过敏反应，可能反应很弱或不反应，但 PPD 试验可再刺激或提高其过敏性，使随后的测试出现阳性反应，这种现象称增强效应（booster effect），这可能被误认为新的感染。为了排除增强效应成为混淆因素，对经历过定期 PPD 筛查的人群（如医疗保健工作者）推荐两步试验法。如果初次测试结果为阴性且在此前 12 个月内无 PPD 试验阴性记录者，于 1 周后用相同剂量再次试验，如果再次试验为阳性，则很有可能是增强效应，可认为是先前的感染；如果再次试验结果仍然是阴性，可考虑未感染，如以后测试出现阳性反应则提示新的感染[29]。

非 MTB 感染可能出现假阳性的 PPD 结果，这些反应程度较 MTB 感染的真性阳性结果小。同样，接种卡介苗（bacille Calmette-Guérin，BCG）也可出现 PPD 反应，一般较轻且随时间而退化，PPD 反应重和 BCG 疫苗接种与当前皮试间隔久则很可能是 MTB 感染所致的反应[29]。由于 BCG 疫苗不能完全预防 MTB 感染，且接种 BCG 的人群多来自 TB 高发地区，因此 CDC 建议解读结核菌素试验结果不用考虑 BCG 接种情况[79]。

很多情况可导致 PPD 皮试假阴性结果（框 133-3）。在 1 项研究的 200 例活动性 TB 病人中假阴性率为 25%[25]。因此，PPD 阴性结果的临床意义最好结合考虑其他临床因素来判断。尽管有一些局限，PPD 皮试对于病人的诊断、人群筛查、评估受感染者的预防性治疗仍是有用的[78]（表 133-3）。

表 133-2	结核菌素皮试阳性的标准
反应长度	考虑为反应阳性的人员
≥5mm	HIV 感染者 与 TB 病人密切接触 胸片异常与以前的 TB 一致* 接受等效于泼尼松每天 ≥15mg 持续 ≥1 月的免疫抑制病人
≥10mm	近期（≤5 年）抵达的 TB 高流行国家出生的人员 有增加 TB 风险的医疗状况的人员† 静脉毒品使用者 医疗服务水平低下、低收入的人群（如无家可归者） 长期看护机构的居住者和职员（如养老院、监狱、无家可归者收容所） 医疗保健工作人员 儿童 <4 岁 结核菌素皮试结果转变的人群（2 年内硬结增加 ≥10mm）
≥15mm	其他所有人群‡

* 与以前的 TB 一致的胸片异常包括肺上叶纤维化不透明影超过 2cm²，但出现胸膜增厚或孤立性钙化肉芽肿不提示为以前的 TB。

† 使潜伏性 TB 感染人员 TB 进展风险增加的医疗状况包括硅沉着病、终末期肾疾病、营养不良、糖尿病、头和颈或肺部癌症、免疫抑制治疗、淋巴瘤、白血病、体重减轻超过理想体重的 10%、胃切除术、空肠回肠旁路术。

‡ 资料缺如者不应被筛除。

From Jasmer RM, Nahid P, Hopewell PC: Latent tuberculosis infection. N Engl J Med 347: 1860, 2002.

鉴别思路

肺结核

细菌性肺炎

细菌性肺炎胸片上肺段或肺叶浸润易与 TB 所见相混淆，尤其是原发性 TB。但与 TB 相比，细菌性肺炎通常全身中毒症状更明显、起病更急，且白细胞升高[48]。肺 TB 不会像细菌性肺炎所见对抗生素快速起反应[25]。

真菌及非结核分枝杆菌感染

组织胞浆菌病、球孢子菌病、芽生菌病及非结核

框 133-3	导致对结核菌素反应能力降低的因素

与被测试者相关的因素
感染
　病毒（如：麻疹、流行性腮腺炎、水痘）
　细菌（如：伤寒、布氏菌病、斑疹伤寒、麻风病、百日咳、重症 TB、结核性胸膜炎）
　真菌（如：南美芽生菌病）
活病毒疫苗接种（如麻疹、流行性腮腺炎、脊髓灰质炎）
代谢紊乱（慢性肾衰竭）
营养因素（严重蛋白质消耗）
影响淋巴器官的疾病（如：霍奇金病、淋巴瘤、慢性淋巴细胞白血病、肉状瘤病）
药物（如：糖皮质激素及其他免疫抑制剂）
极端年龄（新生儿、敏感性衰退的老年人）
近期或重症 MTB 感染
系统应激（手术、烧伤、精神病、移植物抗宿主反应）

与所用结核菌素相关的因素
储存不合适（接触光和热）
稀释不合适
化学变性
污染
吸附（部分被 Tween80 的添加所控制）

与注射方法相关的因素
抗原注射太少
抗原已吸入注射器后延误了注射
注射部位太近无法管理

与观察及解释测试结果相关的因素
观察者缺乏经验
有意或无意的偏见
记录错误

表 133-3	应被测试的潜伏性 TB 感染风险增加的人员
风险成分	伴有这种危险的人群举例
暴露于感染病例增加的风险	最近与已知活动性 TB 病人密切接触的人群*
	在治疗 TB 病人机构工作的医疗保健人员
TB 感染增加的风险	TB 高流行国家出生的人员
	无家可归者
	在提供长期看护机构生活或工作的人员
一旦感染发生时活动性 TB 增加的风险	HIV 感染的病人
	近期 TB 感染的人员†
	静脉吸毒者
	终末期肾疾病的病人
	硅沉着病病人
	糖尿病病人
	接受免疫抑制治疗的病人
	血液系统肿瘤病人
	营养不良或最近体重减轻超过理想体重 10% 的人员
	做过胃切除术或空肠回肠旁路术的病人

* 我们把密切接触定义为与有传染性的 TB 病人接触至少 12 小时，但对这种接触仍缺乏得到确认的标准。
† 近期感染的病人包括小于 4 岁的儿童和结核菌素试验转变的人员，定义为 2 年内结核菌素皮试硬结增大至少 10mm。

From Jasmer RM, Nahid, P, Hopewell PC: Latent tuberculosis infection. N Engl J Med 347: 1860, 2002.

分枝杆菌感染 [主要是鸟分枝杆菌复合群（M. avium complex）、堪萨斯分枝杆菌（M. kansasii）] 从影像上不易与 TB 鉴别[80]，这些感染的发生率受地理位置影响[48,81]。非结核分枝杆菌感染最常见于 HIV 感染病人的慢性肺部感染[82]。有免疫活性的人也可能合并 MTB 感染，尤其是有慢性肺部疾病如肺囊性纤维化的病人。其他重要的风险因素包括采矿工人、温暖气候、老年人、男性[83]。

HIV 病人并发肺炎

HIV 感染病人发生的细菌性肺炎，包括肺上叶的肺孢子菌肺炎（由耶氏肺孢子菌引起）以及很少见的诺卡菌、红球菌感染可能与 TB 表现相似[54]。

空洞病变

肺脓肿、由肺炎克雷伯杆菌及化脓性葡萄球菌引起的形成空洞的肺炎或吸引术在胸片上可能与空洞性 TB 相似[48]。老年的尤其是吸烟的支气管肺癌病人，可能与 TB 类似，特别是鳞状细胞癌，也易于形成空洞[48]。由于癌症可致 TB 病灶扩散，因此两者可能同时存在[36]。导致非结核性空洞的其他原因包括 HIV 阴性患者鸟分枝杆菌复合群感染、继发于肺栓塞的肺梗死、Wegener 肉芽肿以及继发于肺气肿或神经纤维瘤的上叶大泡性疾病[48,54,82]。

上叶浸润伴或不伴纤维化

以存在上叶浸润伴或不伴纤维化为特征的 X 线图像可见于不典型分枝杆菌、强直性脊柱炎、硅沉着病、胶原血管病、淋巴瘤及放线菌病[54]。肺上部纤维化和容量减少可发生于外源性肺泡炎、过敏性支气管肺曲霉病、类肉瘤病的晚期，有钙化提示 TB[48]。

纵隔淋巴结肿大

淋巴结肿大的鉴别诊断主要考虑淋巴瘤和类肉瘤病。类肉瘤病的淋巴结肿通常为双侧、对称性、无明显症状。TB 淋巴结肿大多为单侧，如双侧为非对称性，与肺实质病变密切相关。淋巴瘤常见巨大纵隔淋巴结肿大[48]。

肺外结核

TB 累及多部位最常见于对 MTB 控制力较低的病人，如婴儿、老年及免疫功能缺陷人群[40]。在美国，HIV 流行之前肺外 TB 约占新诊断 TB 的 15%；2002 年报道 TB 病人中约 21% 为肺外 TB，另 7.5% 同时有肺内及肺外感染[17]。4 岁以下的 TB 患儿中约 25% 为肺外感染[66]。HIV 感染病人中，因 CD4$^+$ 细胞计数降至 350/μl 以下，肺外 TB 更常见[63]。有研究报告，晚期 HIV 感染并发 TB 病人中，38% 仅为肺 TB，30% 仅为肺外 TB，32% 为肺内和肺外 TB 并发[40]。

肺外 TB 可发生在多个部位，相对发生率为淋巴结 42%、胸膜 18%、骨关节 12%、泌尿生殖器 6%、脑膜 6%、腹膜 5%、其他部位 11%[17]。不管是其他方面正常的还是 HIV 感染病人，淋巴结都是肺外 TB 最常见的部位。脑膜受累在年幼儿童比其他年龄组更多见（约占儿童 TB 的 4%），而其他的肺外部位 TB 发生率随年龄增长而升高[40,66]。肺外 TB 不常发生的部位包括皮肤、心脏、心包、甲状腺、乳突小房、巩膜、肾上腺。

淋巴结炎

结核性淋巴结炎（淋巴 TB）是最常见的肺外 TB，儿童多见，但最常见于年轻成年女性，常为少数民族[25]。病人一般表现为单个或多个淋巴结区域有肿大、无痛、红色硬块，以颈前、颈后或锁骨上窝最常见。最初结节为独立、质韧包块，可自由活动，表面皮肤正常，最后结节变暗变硬，表面皮肤红肿，可出现波动性脓肿，如果结节溃破皮肤可有窦道[84]。全身性症状和体征不常见，除了 HIV 阳性病人，后者淋巴结炎通常是全身的[40]。仅 10%～20% 病人伴有肺部感染[84]。鉴别诊断应考虑淋巴瘤、转移性癌、真菌性疾病、猫抓病、肉状瘤病、弓形虫病、反应性淋巴炎及细菌性淋巴炎。

诊断淋巴结核常行受累淋巴结细针穿吸。尽管涂片 AFB 阳性率仅约 20%，但肉芽肿性炎症是明显的。总体上，细针穿吸诊断结核病敏感性为 77%，特异性为 93%。淋巴结核的一线治疗为抗结核药物，药物治疗无效或诊断不明确时可行外科切除。不应行切开引流，因为会导致窦道经久不愈、长期引流[84]。

胸腔积液

胸膜结核可发生于原发性 MTB 感染后早期，以胸膜炎积液出现，偶发于原发后空洞性 TB 晚期，表现为脓胸。

结核性胸膜病变常无症状、自行恢复。但已有报告，未经治疗的病人复发率为 65%，并在 5 年内发生活动性肺或肺外 TB。渗出液多可出现呼吸困难，不过渗出液通常不多且为单侧。常表现为急性、严重，不能与细菌性肺炎区分，但老年人起病常较隐袭，可能与充血性心力衰竭、癌症或肺栓塞相混淆[25]。

确定诊断靠胸腔积液镜检和化验或胸膜活检，白细胞计数一般为 500～2 500/ml，为渗出液，蛋白常超过血清蛋白的 50%，葡萄糖正常或偏低。由于菌数很少，所以涂片 AFB 罕见阳性，在已确诊的病人仅 25%～30% 可培养出 MTB。胸膜活检可确诊约 75% 的病人[25]。

骨和关节感染

骨和关节 TB 在发展中国家仍然是年长儿童及年轻成人的疾病，而在发达国家越来越多是成人的疾病[25]。骨 TB 可能来源于最初在原发性感染第二阶段播种的结核结节复燃，在脊柱 TB 病例，可能来自相邻的脊柱旁淋巴结向椎骨蔓延。一般脊柱 TB（Pott 病）占报告病例的 50%～70%，髋或膝占 15%～20%，踝、肘、腕、肩及其他骨和关节部位占 15%～20%[40]。约 50% 病人先前有肺 TB 病史或同时存在肺 TB，半数病例胸片看起来正常。

脊柱 TB 病人可能仅诉背部痛或僵硬，查体可有发热、局部压痛、活动受限。如最初 X 线检查显示正常，可延误诊断使病情发展。开始病变一般累及椎间盘，然后再到邻近的椎骨，可导致典型的脊柱 TB 影像表现，即两受累椎体前方楔形变伴椎间盘破坏。脊柱 TB 的早期变化在平片上难以发现，包括软骨下骨质破坏后的椎骨终板"白色条带"消失。不幸的是，直至约 50% 的椎骨损坏后才能从平片上显示 TB 病灶[85]。因此，一旦怀疑本病时，应进行计算机断层扫描（computed tomography，CT）和磁共振成像（magnetic resonance imaging，MRI）检查[25,40]。

50% 或更多的病人发生脊椎旁"冷脓肿"，偶尔伴有窦道形成。脓肿使感染沿脊柱上下扩散，有时饶过了沿途的椎骨，形成所谓的跳跃性病灶[25,85]。脊柱 TB 影像检查时容易漏诊跳跃性病灶。主要并发症是脊髓压迫[40]。

经化疗、卧床休息、早期下床活动等处理，约 90% 无神经系统受累的病人可获得好转[25]，外科治疗常用于有神经系统并发症的病人。

肾病变

肾血供良好,血源性播散至该脏器相当常见。在肾实质出现典型 TB 病变后,感染可扩散到肾盏、肾盂、输尿管及膀胱,结果结核性肉芽肿、瘢痕及梗阻可发生在泌尿道的任何部位[86]。

泌尿系统受累的早期症状和体征是非特异性的,在作出诊断之前可能已经有晚期的肾病变和破坏。尿检查常显示脓尿、血尿、蛋白尿。无菌性脓尿是肾 TB 的典型表现,但许多有此表现的病人尿培养其他病原菌可阳性。酸性尿检示脓尿但未分离出病原菌时临床上应高度怀疑肾 TB[40]。在一项肾 TB 诊断的研究中,AFB 染色的敏感性为 52%,PCR 检测的敏感性为 96%,两者都有高度特异性(97%~98%)。当怀疑泌尿生殖系统结核时应进行分枝杆菌培养。

肾 TB 的并发症包括肾结石、输尿管梗阻或反流、反复细菌感染、高血压、肾乳头坏死、肾功能不全、肾自截以及很少发生的移行细胞癌[86,87]。

男性生殖系统病变

男性生殖系统 TB 常与肾 TB 同时存在,感染可从肾扩散到前列腺、精囊、附睾及睾丸[25]。典型表现是无痛性或轻微疼痛的阴囊肿块,病人可有前列腺炎、附睾炎或睾丸炎的症状[40]。附睾或前列腺钙化可提示诊断,TB 累及精囊时可导致不育[87]。

女性生殖系统病变

女性生殖系统 TB 常始于输卵管的血源性播散的病灶,然后感染扩散至子宫内膜(50%)、卵巢(30%)、宫颈(5%~15%)及阴道(1%)[25]。临床表现包括腹痛或盆腔痛、腹水、不孕、月经不调,偶有阴道排脓,宫颈可有溃疡性肿块。生殖系统 TB 可能与卵巢癌或子宫内膜癌,Meigs 综合征、外阴或阴道肿瘤、盆腔脓肿、宫颈炎或宫颈癌等相混淆[88]。由生殖器系统活动性 TB 病人所致的 TB 性传播已有报告[89]。生殖系统 TB 妇女受孕时发生宫外孕的风险增加[25]。

多系统病变

急性弥漫性 TB 是指 MTB 经血行播散至体内几个脏器。粟粒性 TB 最初是用于描述看起来像小粟粒的病理损害,目前作为一个临床术语是指广泛播散导致的全身系统性病变。当宿主对新近获得的和休眠的 TB 感染都不能控制可发生粟粒性 TB。粟粒性 TB 过去主要发生在年幼儿童原发性感染后,现在更多见于老年人及 HIV 感染人群[40]。

婴幼儿的病情通常急性、严重,年轻成人的急性过程较慢、较不严重。粟粒性 TB 常微妙地与酗酒、肝硬化、肿瘤、妊娠、胶原血管疾病以及使用皮质激素或免疫抑制剂相关[25]。

粟粒性 TB 的多系统特性使得其临床表现多种多样。一般有发热、体重减轻、厌食和乏力等全身性症状[40],脉络膜结核结节(视网膜脉络膜的肉芽肿)可能是播散性 TB 仅有的特征性的体检发现[40]。

如果胸片显示粟粒性浸润可迅速作出推断(见图 133-7),但不幸的是约 50% 粟粒性 TB 病例胸片上缺乏典型的粟粒性影。常规实验室检查一般没有用。常见因抗利尿激素分泌异常综合征(syndrome of inappropriate secretion of antidiuretic hormone,SIADH)所致的低钠血症,多与脑膜炎相关。细菌培养常有高的产出,HIV 感染病人在血培养可有阳性结果。可进行经支气管活检快速获得组织送检,其他可能的活检部位包括肝、淋巴结、骨髓[25]。

粟粒性 TB 死亡率较其他类型的结核病均高,有病例报告死亡率为 21%[90]。高死亡率多因延误治疗所致,临床有怀疑就应坚持立即开始治疗,在确诊之前不能耽误。

暴发型粟粒性 TB 可导致急性呼吸窘迫综合征和

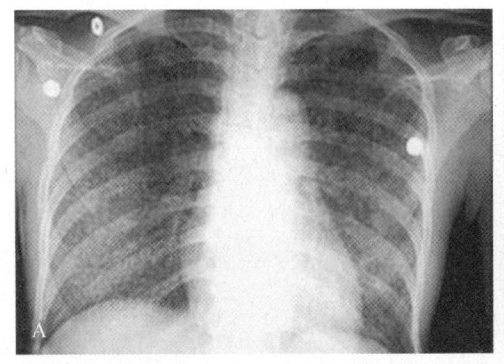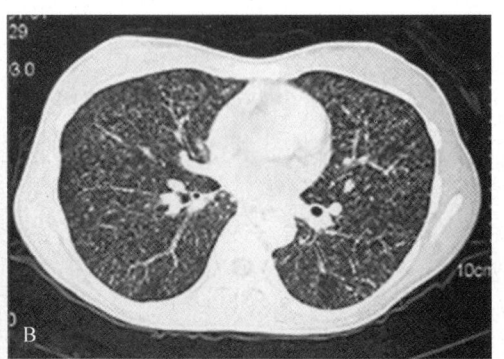

图 133-7 胸片(A)和 CT 图像(B)显示粟粒性肺 TB。(Images reprinted with permission from "Extrapulmonary tuberculosis: An overview," November 1, 2005, American Family Physician. Copyright 2005 American Academy of Family Physicians. All rights reserved.)

弥散性血管内凝血，治疗此类患者时，可加用皮质激素（泼尼松，60~80mg/d）[25]。

中枢神经系统病变

所有肺外 TB 人中约 6% 累及中枢神经系统（central nervous system，CNS）[17]，CNS 受累仍然是结核性感染严重的后果。CNS 的 TB 发生率高峰在新生儿至 4 岁儿童[40]。

结核性脑膜炎

结核性脑膜炎常由室管膜下结核破入蛛网膜下腔所致，而非 CNS 直接血源性播种[25]。当并发于粟粒性 TB，脑膜炎常在几周内发生。在儿童则是早期的原发后 TB 事件，常在 6 个月内出现。TB 累及大脑最明显的部位在脑基底部，局部动静脉血管炎可能导致动脉瘤、血栓形成及病灶出血性梗死。基底神经节血管最常受累，引起腔隙性梗死或与运动障碍相关的功能缺陷，其他受损血管如大脑中动脉，可引起偏瘫或截瘫[25]。

结核性脑膜炎的前驱症状包括全身不适、间歇性头痛及低热，在 2 至 3 周内发展为持续性头痛，接着可出现呕吐、意识模糊、脑膜刺激征、局部神经体征及昏迷，可无颈项强直。病人因基底部渗出导致复视高达 70%，因 SIADH 所致的低钠血症常见。CSF 白细胞计数一般为 0~1 500/ml，以淋巴细胞为主，但早期可能以分叶核细胞为主，CSF 中通常蛋白增多、葡萄糖减少。单次腰穿的 CSF 标本 AFB 培养阳性率仅 37%，而多次腰穿合并的标本培养阳性率为 90%[25]。

结核性脑膜炎神经影像检查的典型三联征为基底部脑膜增厚、脑积水、大脑或脑干梗死。CT 或 MRI 也可显示脑实质结核瘤所致的典型的圆形病灶[91]。

预后受年龄、症状持续时间及存在神经功能缺陷的影响。在儿童，整体死亡率为 13%，幸存者的一半有永久性神经功能缺陷[66]。预后也与疾病的临床阶段密切相关。第 1 阶段常可完全恢复，病人清醒无局部神经体征和脑积水。第 2 阶段以意识模糊及局部神经学改变为特征。第 3 阶段病人伴昏迷或伴重度偏瘫或截瘫。与第 1 阶段良好的预后刚好相反，第 3 阶段约一半病人死亡或遗留严重的神经功能障碍[25]。

治疗开始采用四药联合方案。脑膜炎时，CSF 中 INF 及吡嗪酰胺（pyrazinamide，PZA）应增加浓度，RIF 也可通过血脑屏障。CDC 建议结核性脑膜炎治疗疗程为 9~12 个月，而大多数其他肺外 TB 为 6 个月方案[68]。CDC 也推荐使用皮质激素，泼尼松每天 60~80mg，逐渐减量，超过 4~6 周[25]。出现脑积水时可能需要行脑室分流术。

脊膜炎

结核性脊膜炎是 CNS 感染的一种并发症，常起源于中枢外感染的血行播散，尽管结核性脑膜炎可向下扩散而累及脊柱。椎骨或椎间盘 TB 局部蔓延也有报道。由神经根或脊髓压迫所致的症状和体征包括疼痛、感觉异常、麻痹、膀胱或直肠括约肌松弛[25]。

颅内结核瘤

结核瘤常开始于结核性脑膜炎病灶处的一簇微小肉芽肿，然后合并形成成熟的非干酪样肉芽肿[91]。这些占位性病变可引起局部或全身性体征和症状，如强直-阵挛性癫痫发作。累及 CNS 时也可并发脑膜炎。影像学显示单发或多发性结核瘤（图 133-8）。常累及额叶或顶叶[91]。手术切除前治疗包括化疗，皮质激素可减轻水肿和症状。如手术时发现 MTB，则术后进行化疗可预防感染的进一步扩散[25]。

消化道病变

消化道 TB 常继发于血源性或淋巴播散，也可因吞下支气管分泌物或局部病灶（如淋巴结或输卵管）直接蔓延所致[92]。结核可能发生在消化道的任何部位，从口腔到肛门，但末端回肠近侧病变很少见。回盲部最常受累，导致疼痛、厌食、腹泻、梗阻、出血等症状和体征，常触及肿块。

消化道 TB 最常见的临床表现是腹痛、发热、体重减轻、厌食、恶性、呕吐、腹泻[92]。这些表现及体格检查的非特异性可导致消化道 TB 被误诊为阑尾

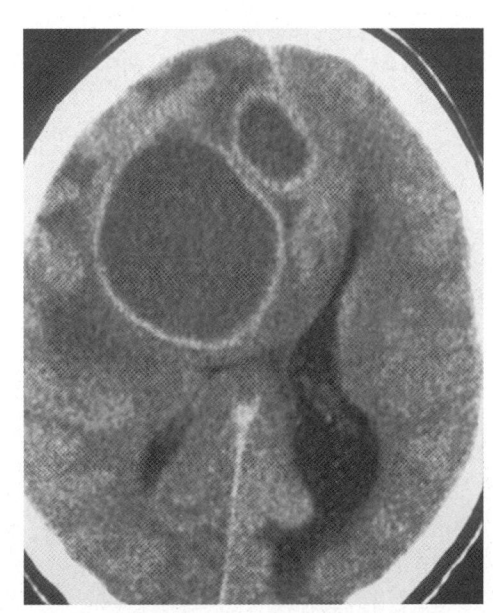

图 133-8 头颅 CT 扫描证实一 AIDS 病人的结核瘤。

炎、肠梗阻或肿瘤，约 12%~16% 的病人以急腹症出现[92]。这些症状和体征与其他急腹症很相似，以至于常在手术时才作出诊断。肛门 TB 的临床表现包括肛裂、瘘管及直肠周围脓肿[40]。消化道 TB 的抗菌治疗与肺 TB 相同[68,92]。

腹膜炎

结核性腹膜炎可由淋巴结、肠道或受累输卵管 MTB 感染局部蔓延所致，此外，也可因粟粒性 TB 播散至腹膜，或因潜伏病灶复燃所致[25]。

结核性腹膜炎病人一般有疼痛、腹胀，伴发热、厌食、体重减轻。由于本病与酒精性肝炎相似，以及本病常与其他疾病（特别是肝硬化伴腹水）并存的事实，诊断可被混淆[40]。因此穿刺术是必要的，腹水为渗出性，细胞计数 500~2 000/ml。以淋巴细胞为主，很少的例外，可能在病程早期以分叶核白细胞为主[25]。腹水 AFB 涂片诊断率低，据报道其敏感性不到 7%，培养结果阳性仅占 25% 病例。常需行腹膜活检来确诊。治疗与肺 TB 相同，为 6 个月疗程[25,68]。

处理

急诊科初步处理

肺 TB 最紧急的表现是大咯血，即 24 小时内出血量至少 600ml。因失血致死很少发生，主要死于血液吸入窒息。气道应放置适应纤维支气管镜的大直径（8mm）气管内导管。病人应以患侧卧位，应考虑行选择性主支气管插管以允许健侧肺通气并减少血液从患侧漫延。需要急会诊决定支气管镜检查、外科手术切除或血管造影选择性栓塞术[49]。对有活动性肺 TB 怀疑的病人应立即安排呼吸隔离。

内科治疗

有肺 TB 可疑的病人痰涂片 AFB 阳性时即可拟诊并给予抗结核药物治疗，痰涂片检查阴性但临床和 X 线表现均符合肺 TB 的病人，也可开始诊断性治疗[68]。抗结核药物治疗几天并不影响细菌学诊断，所以病情严重的可疑 TB 人应立即被治疗。区域性因素，包括 TB 流行状况及可用资源，有助于决定诊断性治疗的合适性。

抗结核药

TB 治疗的 3 个基本原则：①治疗方案须包含多种对 MTB 敏感的药物；②须定期服药；③须持续足够的疗程[46]。临床实践中，最后一点是最有问题的。

据估计，约 33%~50% 的 TB 病人未能遵从医嘱。不依从风险较高的包括先前治疗失败的病人，药物滥用者，精神病的、情绪化的或身体损伤的病人，以及预防性治疗失败的病人[93]。确保依从最有效的策略是直接观察治疗（directly observed therapy, DOT），在美国，这是目前首选的方法。

用于治疗 MTB 的药物一般分为一线药和二线药[68]（见表 133-4、表 133-5）。其中，有 10 种已被美国食品药品管理局（Food and Drug Administration, FDA）批准用于治疗 MTB。一线药物中最常用的包括 INH、RIF、PZA 和 ETH[68]。在特殊情况下使用但未经 FDA 批准的药物包括利福布丁（rifabutin）、左氧氟沙星（levofloxacin）、莫西沙星（moxifloxacin）、阿米卡星（amikacin）及卡那霉素（kanamycin）。

一线药物

INH 证实具有高效的早期杀菌活性并能迅速降低病人的传染性。INH 诱发肝炎的发生率单独给药时预计为 0.6%，与其他抗结核药（除 RIF）联用时为 1.6%，与 RIF 联用时为 2.7%，其风险随年龄、潜在的肝疾病、饮酒及产后等而增加。另一副作用是外周神经炎，使用标准剂量时很少见（不到 0.2%），可通过联用维生素 B_6（25mg/d）避免。存在神经病变相关情况（如糖尿病、HIV 感染、酗酒）的病人及妊娠或哺乳期妇女风险增加，建议这些病人补充维生素 B_6[68]。

RIF 也证实有很强的早期杀菌活性。这种药会使体液（包括尿液、泪液、汗液及痰）出现橙色变色，给药前应向病人提醒。提醒软性隐形眼镜使用者尤其重要，可发生永久性镜片染色。利福喷丁（rifapentine）是一种具有高度抗 MTB 活性的利福霉素（rifamycin）衍生物，因其半衰期长可选用于间歇性治疗方案（每周 1 次）。利福布丁是另一类利福霉素抗生素，最常用于治疗或预防鸟分枝杆菌复合群感染，但抗 MTB 也有效，一般用于治疗不能耐受 RIF 或正在服用与 RIF 有不良交互作用的药物（如抗反转录病毒药物、口服避孕药、美沙酮、华法林）的病人。

PZA 可杀灭包含在巨噬细胞酸性环境中的结核菌，主要副作用是肝毒性，但每天剂量 25mg/kg 或更少时风险很低。多关节痛（高达 40%）常见，但非类固醇抗炎药或阿司匹林一般有效。

表 133-4　用于成人和儿童的抗结核药物剂量

药物	剂型	成人/儿童	剂量*† 每日	1×/周	2×/周	3×/周
一线药物						
INH	片剂（50、100、300mg）；酏剂（50mg/5ml）；水溶液（100mg/ml）用于静脉或肌内注射	成人（最大量）	5mg/kg（300mg）	15mg/kg（900mg）	15mg/kg（900mg）	15mg/kg（900mg）
		儿童（最大量）	10～15mg/kg（300mg）	—	20～30mg/kg（900mg）	—
RIF	胶囊（150、300mg）；粉剂可悬浮用于口服；水溶液可用于静脉注射	成人‡（最大量）	10mg/kg（600mg）	—	10mg/kg（600mg）	10mg/kg（600mg）
		儿童	10～20mg/kg（600mg）	—	10～20mg/kg（600mg）	—
利福布丁	胶囊（150mg）	成人‡（最大量）	5mg/kg（300mg）		5mg/kg（300mg）	5mg/kg（300mg）
		儿童	儿童适宜剂量未知	儿童适宜剂量未知	儿童适宜剂量未知	儿童适宜剂量未知
利福喷丁	片剂（150mg，薄膜衣）	成人	—	10mg/kg（持续期）（600mg）	—	—
		儿童	未批准使用	未批准使用	未批准使用	未批准使用
PZA	片剂（500mg，已标记）	成人	见表 133-5	—	见表 133-5	见表 133-5
		儿童（最大量）	15～30mg/kg（2.0g）		50mg/kg（2g）	
ETH	片剂（100mg，400mg）	成人	见表 133-5		见表 133-5	见表 133-5
		儿童§（最大量）	15～20mg/kg（1.0g）	—	50mg/kg（2.5g）	—
二线药物						
环丝氨酸	胶囊（250mg）	成人（最大量）	10～15mg/(kg·d)（1.0g，分 2 次），一般 500～750mg/d，分 2 次||	没有数据支持间断给药	没有数据支持间断给药	没有数据支持间断给药
		儿童（最大量）	10～15mg/(kg·d)（1.0g/d）	—	—	—
乙硫异烟胺	片剂（250mg）	成人¶（最大量）	15～20mg/(kg·d)（1.0g/day），一般 500～750mg/d，单次或分 2 次¶	没有数据支持间断给药	没有数据支持间断给药	没有数据支持间断给药
		儿童（最大量）	15～20mg/(kg·d)（1.0g/d）	没有数据支持间断给药	没有数据支持间断给药	没有数据支持间断给药

表 133-4　用于成人和儿童的抗结核药物剂量（续）

药物	剂型	成人/儿童	剂量*†			
			每日	1×/周	2×/周	3×/周
链霉素	水溶液（1g 瓶）静脉或肌内注射	成人（最大量）	**	—	—	—
		儿童（最大量）	20～40mg/(kg·d)（1g）	—	20mg/kg	—
阿米卡星/卡那霉素	水溶液（500mg 瓶，1g 瓶）静脉或肌内注射	成人（最大量）	**	—	—	—
		儿童（最大量）	15～30mg/(kg·d)（1g）每天 1 次静脉或肌内注射	—	15～30mg/kg	—
卷曲霉素	水溶液（1g 瓶）静脉或肌内注射	成人（最大量）	**	—	—	—
		儿童（最大量）	15～30mg/(kg·d)（1g）每天 1 次	—	15～30mg/kg	—
PAS	冲剂（4g 包）可与食物混合服用；片剂（500mg）在一些国家仍有使用，但美国没有；溶液，静脉注射，欧洲有使用	成人	8～12g/d 分 2 或 3 次	没有数据支持间断给药	没有数据支持间断给药	没有数据支持间断给药
		儿童	200～300mg/(kg·d) 分 2～4 次	没有数据支持间断给药	没有数据支持间断给药	没有数据支持间断给药
左氧氟沙星	片剂(250、500、750mg) 水溶液（500mg 瓶）静脉注射	成人	每天 500～1 000mg	没有数据支持间断给药	没有数据支持间断给药	没有数据支持间断给药
		儿童	不长期使用††	不长期使用††	不长期使用††	不长期使用††
莫西沙星	片剂（400mg）；水溶液（400mg/250ml）静脉注射	成人	每天 400mg	没有数据支持间断给药	没有数据支持间断给药	没有数据支持间断给药
		儿童	不长期使用‡‡	不长期使用‡‡	不长期使用‡‡	不长期使用‡‡
加替沙星	片剂（400mg）；水溶液（200mg/20ml、400mg/40ml）静脉注射	成人	每天 400mg	没有数据支持间断给药	没有数据支持间断给药	没有数据支持间断给药
		儿童	不长期使用§§	不长期使用§§	不长期使用§§	不长期使用§§

* 体重剂量基于理想体重，儿童体重超过 40kg 的应按成人给药。

† 这个表格中的治疗方案，15 岁开始给予成人剂量。

‡ 同时在服用蛋白酶抑制剂或非核苷类反转录酶抑制剂（nonnucleoside reverse transcriptase inhibitors，NNRTIs）的病人需要调整剂量。

§ 该药在较大儿童可被安全使用，但应慎用于 5 岁以下儿童，因不能监测其视力。对于年幼儿童，若怀疑或证明对 INH 或 RIF 耐药时可给予 EMB 每天 15mg/(kg·d)。

∥ 注意，尽管这是一般推荐剂量，但多数使用过环丝氨酸的临床医生指出能耐受这个剂量的病人不常见，测量血药浓度常有助于决定病人最佳给药剂量。

¶ 每天单次剂量可在睡前或正餐时给药。

** 剂量：每天 15mg/kg（1g），大于 59 岁病人为 10mg/kg（750mg）。常用剂量：750～1000mg，肌内或静脉注射，每日 1 次，每周 5～7 天，2～4 月后或培养转阴后减为每周 2～3 次，需取决于治疗方案中其他药物的疗效。

†† 由于担心对骨和软骨生长的影响，儿童和青少年长期（超过几周）使用左氧氟沙星还未被批准，但多数专家同意此药用于耐 INH 及 RIF 感染引起的儿童 TB。最佳剂量未知。

‡‡ 由于担心对骨和软骨生长的影响，儿童和青少年长期（超过几周）使用莫西沙星还未被批准。最佳剂量未知。

§§ 由于担心对骨和软骨生长的影响，儿童和青少年长期（超过几周）使用加替沙星还未被批准。最佳剂量未知。

EMB，乙胺丁醇；INH，异烟肼；RIF，利福平。

From American Thoracic Society；CDC；Infectious Diseases Society of America：Treatment of tuberculosis. CDC MMWR Recomm Rep 52（RR-11）：1，2003.

表 133-5　吡嗪酰胺和乙胺丁醇的推荐剂量（用于体重为 40~90kg 的成人）

给药时间（单位）	不同体重的剂量*		
	40~55kg	56~75kg	76~90kg
吡嗪酰胺			
每日 1 次，mg（mg/kg）	1 000（18.2~25.0）	1 500（20.0~26.8）	2 000[†]（22.2~26.3）
每周 3 次，mg（mg/kg）	1 500（27.3~37.5）	2 500（33.3~44.6）	3 000[†]（33.3~39.5）
每周 2 次，mg（mg/kg）	2 000（36.4~50.0）	3 000（33.3~44.6）	4 000[†]（44.4~52.6）
乙胺丁醇			
每日 1 次，mg（mg/kg）	800（14.5~20.0）	1 200（16.0~21.4）	1 600[†]（17.8~21.1）
每周 3 次，mg（mg/kg）	1 200（21.8~30.0）	2 000（26.7~35.7）	2 400[†]（26.7.8~31.6）
每周 2 次，mg（mg/kg）	2 000（36.4~50.0）	2 800（37.3~50.0）	4 000[†]（44.4~52.6）

* 根据估算的瘦体重。
† 不考虑体重的最大剂量。

Adapted from American Thoracic Society；CDC；Infectious Diseases Society of America：Treatment of tuberculosis. MMWR Recomm Rep 52（RR-11）：1, 2003.

ETH 作为一线药有助于在治疗 TB 期间预防发生 RIF 耐药，可诱发球后视神经炎，导致视敏度降低或红绿色盲。因此，在用 ETH 的病人监测视觉症状是预防不良反应的关键。婴幼儿视力检查很困难，应避免使用 ETH，成人型结核或对 INH 或 RIH 耐药病例以外[68]。

固定剂量的联合药物

固定剂量的联合药是几种抗结核药包装为单一药片，有利于防止单一用药（如病人有选择地仅服用规定药物的一种时）及出现耐药。Rifater 包含 INF、RIF、PZA。Rifamate 包含 INH、RIF，当不能 DOT 时可用这些制剂[68]。

二线药物

链霉素（streptomycin）曾是抗 TB 的一线药物，但目前耐药性不断增加限制了其使用。链霉素必须非消化道给药，肌内注射后 1 小时为作用高峰。这一潜在致畸药的主要副作用是耳毒性和肾毒性。阿米卡星、卡那霉素和卷曲霉素（capreomycin）也是用于耐药 TB 的注射药。与链霉素一样，耳毒性和神经毒性是这些药主要的副作用，耐链霉素的结核菌株通常对阿米卡星和卡那霉素敏感，而对后两者其耐药性往往相连。

环丝氨酸（cycloserine）、乙硫异烟胺（ethionamide）及对氨基水杨酸（para-aminosalicylic acid，PAS）是用于治疗耐药 TB 病人的口服药，当推测或已明确此菌对这些药敏感时可以使用。环丝氨酸有时也临时用于伴急性肝炎的病人，其主要副作用是精神异常或癫痫（发生在 3%~16% 的病人）。乙硫异烟胺的结构和毒性都与 INH 相似。PAS 的主要副作用包括胃肠道反应（最常见）、甲状腺功能减退及肝炎。

氟喹诺酮类（fluoroquinolones）药物是抗结核治疗中有着较新但局限的作用，其疗效不如一线药物，主要用于治疗耐药的结核。一线药不能耐受时也可使用。如果单用，可迅速产生耐药。抗 MTB 活性最大的是左氧氟沙星、莫西沙星和加替沙星（gatifloxacin）。对左氧氟沙星安全性和耐受性方面的长期经验最多，因此它是首选的氟喹诺酮类药，主要副作用是胃肠道紊乱、轻度 CNS 症状以及光过敏或皮疹[68]。

初次治疗

成年人

2003 年美国胸科学会、CDC 及美国传染病学会发布联合声明，提出了更新的循证的 TB 治疗建议[68]，治疗的目的是快速杀灭大量杆菌（杀菌活性）、预防出现耐药、通过消除静止的和缓慢增殖的杆菌来预防复发（灭菌活性）。有 4 个基本的推荐方案[68]（表 133-6）。当明确或推测病原菌对 INH、RIF、PZA 及 ETH 敏感时即可用这些方案。均以 2 个月的初始阶段开始，随后是 4~7 个月的继续阶段（总疗程为 6~9 个月）。令人难以接受的高复发率往往与疗程少于 6 个月的治疗方案相关。各方案的服药频率从每周 1~7 天不同，其证据支持力度也不相同，取决于病人的 HIV 血清学状况。被列为首选的和证

表 133-6　培养阳性、药物敏感菌所致肺 TB 的用药方案

初始阶段			维持阶段			总剂量的范围（最短疗程）	等级[†]（证据）[‡]	
方案	药物	剂量间隔/次数[*]（最短疗程）	方案	药物	剂量间隔/次数[*][§]（最短疗程）		HIV[−]	HIV[+]
1	INH RIF PZA EMB	每周 7 天共 56 次（8 周）或每周 5 天 40 剂（8 周）[‖]	1a	INH/RIF	每周 7 天共 126 次（18 周）或每周 5 天共 90 次（18 周）[‖]	182～130（26 周）	A（Ⅰ）	A（Ⅱ）
			1b	INH/RIF	每周 2 次共 36 次（18 周）	92～76（26 周）	A（Ⅰ）	A（Ⅱ）[‖]
			1c[¶]	INH/RPT	每周 1 次共 18 次（18 周）	74～58（26 周）	B（Ⅰ）	E（Ⅰ）
2	INH RIF PZA EMB	每周 7 天共 14 次（2 周）；接着每周 2 次共 12 次（6 周）；或每周 5 天共 10 次（2 周）[‖]；接着每周 2 次共 12 次	2a	INH/RIF	每周 2 次共 36 次（18 周）	62～58（26 周）	A（Ⅱ）	B（Ⅱ）
			2b[¶]	INH/RPT	每周 1 次共 18 次（18 周）	44～40（26 周）	B（Ⅰ）	E（Ⅰ）[‖]
3	INH RIF PZA EMB	每周 3 次共 24 次（8 周）	3a	INH/RIF	每周 3 次共 54 次（18 周）	78（26 周）	B（Ⅰ）	B（Ⅱ）
4	INH RIF EMB	每周 7 天共 56 次（8 周）或每周 5 天共 40 次（8 周）[**]	4a	INH/RIF	每周 7 天共 217 次（31 周）或每周 5 天共 155 次（31 周）[**]	273～195（39 周）	C（Ⅰ）	C（Ⅱ）
			4b	INH/RIF	每周 2 次共 62 次（31 周）	118～102（39 周）	C（Ⅰ）	C（Ⅱ）

[*] 实行 DOT 时，可给药每周 5 次，需要剂量次数也相应调整，虽然没 5 天与 7 天的对照研究，但大量经验表明 5 天是有效的。
[†] A = 首选；B = 可选；C = 当不能给 A 和 B 时选用；E = 禁忌。
[‡] Ⅰ = 随机临床试验；Ⅱ = 来自非随机的或在其他人群进行的临床试验数据；Ⅲ = 专家观点。
[§] 初次胸片检查有空洞形成及接受 2 个月治疗后培养阳性的病人应该接受 7 个月的延续疗程（31 周，每天 1 次共 217 次或每周 2 次共 62 次）。
[‖] CD4[+] 细胞计数低于 100/μl 的 HIV 感染病人不推荐。
[¶] 1c 及 2b 选项仅用于治疗 2 个月完成后痰涂片阴性的或初次胸片检查无空洞的 HIV 血清反应阴性病人。以此方案治疗 2 个月后痰培养仍阳性的病人，治疗应另延长 3 个月。
[**] DOT 总是每周 5 天给药，这些方案等级评定为 A（Ⅲ）。

DOT，直接观察治疗；EMB，乙胺丁醇；INH，异烟肼；PZA，吡嗪酰胺；RIF，利福平；RPT，利福喷丁。

From American Thoracic Society；CDC；Infectious Diseases Society of America：Treatment of tuberculosis. MMWR Recomm Rep 52（RR-11）：1, 2003.

据最强（随机临床试验）的方案由 INH、RIF、PZA、EMB 使用 8 周（每周 5～7 天），随后 INH 和 RIF 用 18 周（每周 2、5 或 7 天）所组成。每周给药少于 7 天时应执行 DOT[68]。

HIV 血清反应阳性的病人

活动性 TB 合并 HIV 感染病人的合理治疗是十分重要的。已经证实 TB 激活免疫增强全身和局部的 HIV 复制，并可加速 HIV 感染的自然进程。HIV 感染病人的活动性 TB 增加机会性感染和死亡的风险。单独治疗 TB 可减少病人的病毒负荷[21]。未经治疗或不合理治疗的 TB 可导致发病率和死亡率升高，不仅由于 MTB，也由于加速的 AIDS。另外，当源头病例保持长时间的传染性时，TB 可在免疫功能不全人群中迅速传播[94]。

目前，在 HIV 感染病人对 MTB 的治疗推荐与无 HIV 感染病人相同，但也有些重要的例外。继续阶段中 INH-RIF 每周 1 次因复发率高（17%）不用，INH-RIF 每周 2 次也因会发生 RIF 单耐药而不用于 CD4[+] 细胞计数低于 100/μl 的病人。疗程持续至少需 6 个月。如果初始治疗 2 个月后痰培养仍阳性，则持续疗程应延长到 9 个月[68]。

用于 TB 的利福霉素类和用于 HIV 感染的抗反转录病毒药物（蛋白酶抑制剂及 NNRTIs）之间显著的药物交互作用使合并 HIV 感染的活动性 TB 病人的治疗复杂化，这些药物的交互作用主要是由于继发于肝细胞色素 P_{450}（CYP_{450}）酶系统诱导或抑制的抗反转录药和利福霉素类的代谢改变。目前在用的利福霉素类作为 CYP_{450} 的诱导剂，以利福平最强，利福喷丁居中，利福布丁最弱。因为所有的蛋白酶抑制剂均被 CYP_{450} 代谢，同时服用 RIF 与蛋白酶抑制剂将显著减少蛋白酶抑制剂血浓度[95]，同样也可能降低其抗反转录病毒的活性。对正在服用蛋白酶抑制剂病人的抗 MTB 治疗，可用利福布丁取代其他利福霉素类药。利福布丁有良好的抗 MTB 活性但对蛋白酶抑制剂的效力基本上没有影响[68]。

NNRTIs 与 CYP_{450} 的作用以及它们作为 CYP_{450} 底物的作用程度有很大的不同，因此，它们与利福霉素类的相互作用不能完全概括为一类[95]。但 RIF 可减少所有 3 种 NNRTIs（地拉韦啶，delavirdine；奈韦拉平，nevirapine；依非韦伦，efavirenz）的血清浓度。为了预防 HIV 的耐药性突变，NNRTIs 血清浓度必须维持在最佳稳定状态。当 RIF 用于正在服用奈韦拉平或依非韦伦的病人时，NNRTI 的剂量必须增加，或者，可用利福布丁替代 RIF 而无需调整 NNRTI 剂量。由于使血清浓度显著降低，任何一种利福霉素制剂对正在服用地拉韦啶的病人都不适合[68]。

当 HIV 阳性病人开始抗 TB 治疗时，有些病例可发生药物治疗的反常反应，表现为发热、新的或增大的淋巴结或影像学病恶化。在 HIV 感染病人更常见，治疗开始后 7%～36% 的病例可发生。当怀疑这种反应时，导致病情恶化的其他原因（如治疗失败）必须被考虑。严重的反常反应可用泼尼松或甲泼尼龙治疗，2 周内逐步减量[68]。

儿童和青少年

对 MTB 培养阳性的青少年、儿童及婴儿，治疗原则与成年人相同，但应注意一些重要的不同。在儿童，活动性肺 TB 常常是初次感染的一部分，胸片显示肺门淋巴结肿大及中、下肺叶浸润。在这个年龄段较少见"成人型"感染，即很像成人的原发后感染（上叶浸润、空洞病变、咳痰）。因为原发感染的杆菌负荷量较成人型 TB 低，儿童原发性 TB 的推荐方案是开始治疗阶段 2 个月 INH、RIF、PZA 联用，继续治疗阶段 4 个月 INH、RIF 联用（总疗程为 6 个月）。对儿童的成人型感染，开始治疗阶段增加 EMB。怀疑对 INF 或 RIF 耐药时也可增加 EMB。由于难以从儿童分离到 MTB，应考虑耐药型感染的可

框 133-4　儿童 TB 的治疗

- 小于 4 岁的儿童感染 TB 时更可能播散，因此需要及时识别和积极治疗
- 痰涂片是一种较不可靠的诊断方法，在儿童用培养结果或来自成人感染源的培养结果来确诊可能更适合，如果上述都无所获，可用清晨胃液抽吸、支气管肺泡灌洗或组织检查
- 因具有眼毒性，EMB 应避免用于该年龄段，链霉素、卡那霉素和阿米卡星可供选择
- 这个人群治疗失败的主要原因是不遵从医嘱，因此，最好实行 DOT，每周 2 次为最佳方案
- 肺外 TB 的治疗与上述肺部的相同，除了骨或关节、脑膜炎及粟粒性病变可能需要 9～12 个月以外
- 胸片上肺门淋巴结肿大在治疗后可能需 2～3 年才消退

能性。用 EMB 治疗的年长儿童应每月进行视敏度及色彩分辨力监测。在成人型感染以及 NIH 或 RIF 耐药的病例，因年幼不能进行视力检测并非 EMB 使用的禁忌证。儿童治疗的一些要点见框 133-4[68]。

耐药 TB

因自发性突变已产生了两种耐药 MTB。多重耐药 TB（multidrug-resistant TB，MDR-TB）是指由耐两种或两种以上一线抗结核药的分枝杆菌感染引起的 TB。在失败的方案中另加单种药物时，相当于单药干预治疗，即可能出现多重耐药[96]。广泛耐药 TB（extensively drug-resistant TB，XDR-TB）是指以耐一线药及至少三种二线药为特征的 TB。接受不合理治疗（尤其是单一疗法）或不依从治疗方案的病人提供了有利于耐药菌株选择的微生物学环境。当这些菌株占优势，即发生"获得性耐药"。获得性耐药的病人可将耐药菌传播给未感染过（未治疗过）者，导致其原发性耐药[97]。

多重耐药 TB

尽管 MDR-TB 从根本上可追溯到未达标准的治疗，但造成耐药菌株迅速播散的却是原发性耐药在人与人之间的传播[97]。在 HIV 感染高发的人群，原发性耐药传播更快[39,98,99]。在 HIV 感染病人初次 TB 感染可快速发展为活动性 TB，因此新近感染的病人迅速成为耐药菌进一步传播的源病例[100,101]。在关于 MDR-TB 院内暴发报告中，超过 90% 的病人合并 HIV 感染，病死率高达 70%～90%[102]，但不伴 HIV 感染的病人对 MDR-TB 治疗反应甚佳。

医疗保健工作人员应了解其社区耐药的流行情况及风险因素（见框 133-5），以便发现潜在病例。快

框 133-5	耐药 MTB 感染的风险因素

- 先前有不成功的抗结核治疗
- 对正确的治疗方案无反应或未依从
- HIV 感染
- 静脉毒品使用者
- 与源病例密切接触
- 来自耐药高发区的近期移民
- 肺部空洞性病灶
- 无家可归人员
- 受监禁人员
- 胃切除术或肠道旁路手术致药物吸收不良

Data from O'Brien RJ: Drug-resistant tuberculosis: Etiology, management and prevention. Semin Respir Infect 9: 104, 1994; and Ellner JJ: Multi-drug-resistant tuberculosis. Adv Intern Med 40: 155, 1995.

速识别并迅速采取隔离病人等控制措施，可以减少 MDR-TB 向病人及医疗保健工作人员的院内传播。耐药未能控制可导致 MDR-TB 广泛传播和公共卫生危机，医生们须面对缺乏有效的药物。

治疗耐药 TB 具有挑战性，需熟悉二线抗结核药。对 MDR-TB，需进行专科会诊。一般原则是联用至少三种敏感的且先前未使用过的药物，通常其中有一种用注射剂。仅对 INH 耐药菌株的 TB 感染可用 RIF、PZA、EMB 三药 6 个月的治疗方案，其他耐药类型的推荐治疗方案列于表 133-7[68]。

广泛耐药 TB

XDR-TB 是 2005 年在南非的合并 AIDS 的病人中被首次认识的[103]。来自世界各地几千份标本的回顾性分析表明自 2000 年开始每年的标本中均有菌株，且主要威胁非洲、亚洲及前苏联地区[104]。在这项研究中，MDR-TB 病人中高达 17% 实际上有 XDR-TB。该菌株毒性与 MTB 相似，抗生素缺如时病情进展并不加速[105,106]。但随着对如此多的抗生素发生耐药，该菌株已成为主要威胁，特别在 AIDS 病人。最令人担忧的是最近的一项研究报告，HIV 与 MDR-TB 合并感染的 TB 病人 33% 有 XDR-TB 菌株[107]。这类病人的死亡率高，因为可选药物很少。CDC 非常重视，已报告了几个州的一些病例[105]。急诊科可能成为该疾病传播的主要场所，因为美国一些急诊科过度拥挤，缺乏识别和隔离潜在感染病人的程序、人员及空间。来自非洲的报告显示 XDR-TB 可直接传播给医疗保健工作人员[108]。应高度重视该病在急诊科内通过以前未确诊而最近从流行国家来的 XDR-TB 病人传播的可能性，该病人出现是为了治疗 TB 相关症状或不相干的情况。

表 133-7	耐药肺结核的治疗方案	
耐药类型	推荐方案	疗程（月）
INH（±SM）	RIF, PZA, EMB（FQN* 可加强并用于广泛病变的方案）	6
INH 和 RIF（±SM）	FQN, PZA, EMB, IA† ± 可选药‡	18～24
INH, RIF（±SM），和 EMB/PZA	FQN（EMB 或 PZA，如有效），IA，和两种可选药	24
RIF	INH, EMB, FQN, 初始 2 月加 PZA（广泛病变的病人初始 2～3 月可包含 IA）	12～18

* 常用的包括氧氟沙星、左氧氟沙星、环丙沙星。
† 可包括氨基糖苷类（链霉素、阿米卡星、卡那霉素）或多肽卷曲霉素。
‡ 可选药包括乙硫异烟胺、环丝氨酸、PAS、克拉霉素、阿莫西林、利奈唑胺。

EMB, 乙胺丁醇；FQN, 氟喹诺酮类；IA, 注射用药；INH, 异烟肼；PZA, 吡嗪酰胺；RIF, 利福平；SM, 链霉素。

From American Thoracic Society; CDC; Infectious Diseases Society of America: Treatment of tuberculosis. MMWR Recomm Rep 52 (RR-11): 1, 2003.

肺外 TB

临床试验（包括随机对照试验）的证据表明 6～9 个月的方案对肺外 TB 可提供有效治疗，但结核性脑膜炎是例外：CDC 推荐骨或关节感染治疗时间为 6～9 个月，脑膜炎 9～12 个月，所有其他类型的肺外 TB 6 个月[68]。

皮质激素

皮质激素在肺外 TB 治疗中使用较肺 TB 更常见，在结核性心包炎可预防缩窄，在结核性脑膜炎各个阶段尤其在疾病早期给药可减少神经后遗症[46]。CDC 强烈推荐皮质激素治疗 MTB 心包和 CNS 感染[68]。皮质激素对淋巴结肿大致支气管阻塞的患儿可能有益[66]。此外，对合适的抗结核治疗有良好的细菌学反应但仍持续有发热和体重减轻的肺 TB 病人，泼尼松 20～60mg/d 可能有益[109]。

妊娠

在妊娠期 TB 治疗对胎儿风险很小，尤其是与不治疗的 TB 相比。INH、RIF 及 ETH 可通过胎盘但没有已知的致畸作用，初始方案应用这 3 种药物，随后

INH 加 RIF 继续用 7 个月（总疗程 9 个月）。建议孕妇用 INH 时给予维生素 B_6。在初始方案中用 PZA 是有争议的，主要是因为孕期使用的安全性证据不足。如用 PZA，整个疗程可减到 6 个月。链霉素可致先天性耳聋，禁忌使用。卡那霉素、阿米卡星和卷曲霉素也应避免使用。氟喹诺酮类药因可能致关节病（由动物模型证实）应避免使用[68]。尽管这些化疗药均可进入母乳，但不会危害婴儿，其浓度（大约是每天剂量的20%）不至于足够高到需要防治[46,68]。

外科处理

最常见的手术指征是有严重局部病变的 MDR-TB[107]。术前及术后根据药敏试验给予最佳药物治疗，可改善预后[110]。有研究显示，172 例行肺切除术治疗 MDR-TB 的病人，术前痰培养 MTB 阳性，术后有 96% 转为阴性[111]。CDC 建议手术应在加强药物治疗方案几个月后进行[68]。其他手术治疗指征包括支气管胸膜瘘、难以控制的大咯血、广泛支气管狭窄、毁损肺、孤立性结节、陷闭肺、复杂型空洞以及脓胸[110]。

潜伏性 MTB 感染的治疗

MTB 原发感染后，宿主防御系统一般能在 2~10 周之内控制感染。如受感染者无传染性且无活动性病变，MTB 感染潜伏期即开始。预防性疗法用于治疗潜伏期 MTB 感染可防止复燃和感染活动。对 MTB 感染、暴露于感染病例或出现活动性感染风险增加的人员，应进行结核菌素皮试判断潜伏性 MTB 感染的存在（见表 133-3）[78]。

对于 TB 活动风险大于治疗本身风险的病人，应进行潜伏性 MTB 感染治疗。INH 诱发肝炎的风险随年龄而增加，但年龄大于 35 岁并非禁忌证。事实上，如果病人属于表 133-3 所列的风险人群，年龄就不再为考虑因素，应接受潜伏性 MTB 感染治疗[78,79]。细胞免疫受损的人员，如年幼儿童及免疫功能不全病人，初次 MTB 感染后可能不出现结核菌素皮试阳性结果，因此，如果近期（3 个月内）有暴露于 MTB 的高风险，对这些病人仍应考虑潜伏性 MTB 感染治疗[78]。其治疗持续时间应依据暴露后 3 个月的结核菌素皮试结果而定。潜伏性 MTB 感染治疗开始之前，须经胸片和临床评估排除活动性 TB。

表 133-8 所示方案中任一种都可用于潜伏性 MTB 感染的治疗[79]。首选方案是每日服用 INH，持续 9 个月，剂量是成人 5mg/kg，儿童 10~20mg/kg，最大用药剂量均是 300mg/d。按 DOT 可给予 INH 每周 2 次。对于 HIV 阳性病人，推荐方案是 INH 每日 1 次持续 9 个月，或 RIF 加 PZA 每天 1 次持续 2 个月[79]。DOT 被推荐于所有间歇性给药的方案和 TB 进展风险高的人员，以减少发生 MDR-TB。

表 133-8　潜伏性 TB 治疗方案的评估等级

药物	持续时间（月）	间隔时间	等级* (证据)† HIV−	等级* (证据)† HIV+
异烟肼	9	每天	A（Ⅱ）	A（Ⅱ）
		每两周	B（Ⅱ）	B（Ⅱ）
异烟肼	6	每天	B（Ⅰ）	C（Ⅰ）
		每两周	B（Ⅱ）	C（Ⅰ）
利福平-吡嗪酰胺	2	每天	B（Ⅱ）	A（Ⅰ）
		2~3 每两周	C（Ⅱ）	C（Ⅰ）
利福平	4	每天	B（Ⅱ）	B（Ⅱ）

* A = 首选；B = 可选；C = 当不能给 A 和 B 时选用。
† Ⅰ = 随机临床试验资料；Ⅱ = 来自非随机的或在其他人群实施的临床试验资料。

From Targeted tuberculin testing and treatment of latent tuberculosis infection. American Thoracic Society. MMWR Recomm Rep 49 (RR-6): 1, 2000.

安置

大多数 TB 病人可以门诊为基础进行处理，新诊断或可疑 TB 病人的理想环境是在家进行抗结核治疗，同时病人的接触者接受预防性治疗。CDC 强烈推荐 DOT 以便尽可能依从和完成治疗[68]。急诊科出院医嘱应明确强调坚持规定的治疗方案和家庭隔离措施（避免会见新的接触者）的重要性。病例必须立即汇报给卫生部门以便病人有足够的 TB 治疗资源，其支持系统和资源可用于完成医疗保健，以及病人的接触者被筛查。只要病人用适当的药物治疗，两周作为转为非传染性的最短时间已被广泛认同（可参见较前的"传播"一节）[25]。

病情急或高龄病人在治疗头几天可能需要住院，因为不良反应常见，偶尔可威胁生命[112]。此外，病情严重时需要注射给药。TB 病人合并 HIV 感染的发生率高，这些复杂病例在最初的住院治疗中易出现 HIV 感染相关的合并症、MTB 与 HIV 之间复杂的相互影响以及抗病毒药与利福霉素之间的潜在有害的药物交互作用。

活动性 MDR-TB 病人也是住院适应证。这些病人在治疗初期通常需要观察，因为治疗方案复杂性、药物毒性以及需密切监控确保依从治疗与隔离措施[99]。另外，存在无家可归、家里有婴儿或免疫功能不全者、药物滥用、不能自理等社会问题的病人可能需要住院。不服从的病人是公共健康的潜在威胁，可能需要以法律措施非自愿地令其住院[113]。

预防急诊科内传播

急诊科常接诊活动性肺 TB 风险增加的病人，如那些无家可归、国外出生、近期监禁或慢性病的病人，因此急诊科工作人员处于职业性 TB 感染的高风险。洛杉矶的一家县医院的急诊科工作人员有 31% 在其受雇期的某时段出现结核菌素皮试阳性，其中 20% 为主治医师，32% 为护士，33% 为住院医师[114]。在急诊科工作 1 年后结核菌素皮试转变风险为 6%，2 年后为 14%，4 年后为 27%。此外，住院病人增多和急诊科过度拥挤导致急诊科或院内床位等待期延长[115,116]，一些急诊科 TB 隔离病房不足[117]。在急诊科环境下院内传播的风险也增加，因为 TB 病人常在拟诊之前被接诊，在处理危重症病人时这种风险特别高，对这些病人需要提供多种密切接触的加强救护。

早期鉴别诊断

为了最有效地减少医务人员和其他病人中的感染暴露，在医疗一开始即应对所有活动性肺 TB 病人理想地安排呼吸道隔离。不足为奇，这是难以实行的，诊断和呼吸道隔离的延误是经常发生的。一项关于急诊科 TB 病人的研究显示，从登记入急诊科到呼吸道隔离的平均时间为 6.5 小时，46% 病人住入病房时才首次被隔离[118]。为了改进对有 TB 可能病人的早期诊断，CDC 推荐以分类法来筛查 TB[29]。分类筛查方案能发现表现较典型的 TB 病人，但报告的方案仅有中度敏感性且有些繁琐[119]。对高风险主诉的病人，如伴咳嗽的 HIV 阳性病人、咯血的病人、有表现为咳嗽或发热的 TB 病史的病人，应立即考虑呼吸道隔离。最好的指南是一旦有可能诊断为 TB 即开始呼吸道隔离。在获得胸片之前就应给这些病人戴上口罩。此外，建立加快住进医院隔离病床和改善当地公共卫生设施的政策，事实上可不费成本地帮助减少 TB 传播[117]。

隔离和环境控制

除了分类筛查，合适的隔离设施和环境控制措施均有助于预防 TB 暴露。急诊科的气流起了关键作用，通风不足已成为许多医院内 TB 暴发的一个影响因素。理想地，从候诊室到室外应该是单向气流，急诊科内的空气应该从清洁区流向次清洁区，而不是相反。在经常接诊 TB 病人的急诊科，应至少有一真正可用的呼吸道隔离间。CDC 建议呼吸道隔离间每小时至少有 12 次空气更换并有"负压"（气流从急诊科其他区域进入隔离间）。其他控制 TB 感染的工程学方法包括使用高效空气微粒（high-efficiency particulate air，HEPA）过滤器和房间上部紫外线灯照射[29]。

个人呼吸道防护

急诊科人员应熟悉呼吸道预防 TB 的合适方法，如有传染性可能的病人应戴医用口罩（如线织口罩）以减少传染性微滴排放到空气中[29]。但空气仍会在口罩周围漏出，医务工作者不能充分地预防吸入有传染性的微滴核[120]。因此医用口罩只用于控制传染源，而不能用于医务人员防护[121]。更先进的个人呼吸道防护设备包括 N-95 微粒呼吸器，这种面罩过滤 1μm 微粒达到至少 95% 的有效率，是急诊科医务人员首选的面罩。有各种形状及尺寸，由不同厂商制造。HEPA 过滤器面罩也可用于医务人员的呼吸道防护，这种面罩在 N-95 面罩出现以前使用更广。尽管 HEPA 过滤器面罩非常有效，但价钱更贵，并可使呼吸不适[120]。

无意中暴露后的预防性治疗

暴露于活动性肺 TB 病人的医务人员应由他们的初级保健医师或员工保健服务进行随访检查和治疗。通常应在暴露后几天内做结核菌素皮试以确定他们先前是否感染过 MTB，如基准检测阴性，则 3 个月后随访皮试以确认结核菌素试验有无发生转变。在暴露后结核菌素皮试转为阳性（5mm 硬结）的医务人员应作胸片检查和临床评估以排除活动性病变，如排除活动性 TB 感染，建议给予预防性治疗。框 133-6 可帮助医生决定哪些人暴露后应接受治疗[122]。如暴露于 MDR-TB，建议专科会诊以选择个体化方案。

结核菌素皮试

因所有急诊科人员都可能暴露于 MTB，所以皮试计划是必要的[29]。定期皮试可监测急诊科人员和需要预防性治疗的目标人员中的 TB 传播。尽管不同医疗保健措施的建议取决于接触 TB 病人的数量，但大多数医务人员应每 6 个月进行皮试[29]。

框 133-6	意外暴露于 TB 后的处理指南

1. 严重暴露后 PPD 试验始终阴性的健康人员不需要治疗
2. 特别严重暴露后立即被发现且已知 PPD 试验阴性的人员,应开始进行预防性治疗。如果治疗 3 个月后皮试结果仍为阴性可停止治疗
3. 暴露后 PPD 试验转为阳性的人员,应进行预防性治疗,不考虑年龄
4. 无先前的 PPD 试验结果但暴露后反应阳性的人员应按转为阳性人员处理(见上述第 3 条)
5. 暴露之前已知 PPD 试验是阳性的人员风险很低可不作预防治疗
6. 年龄低于 35 岁、HIV 感染、正接受癌症化疗、长期服用皮质激素或有其他免疫功能不全的人员应接受预防性治疗,不考虑如何暴露

PPD,纯蛋白衍生物。

Modified from Stead WW: Management of health care workers after inadvertent exposure to tuberculosis: A guide for the use of preventive therapy. Ann Intern Med 122: 906, 1995.

BCG 接种

尽管自从 1921 年已使用 BCG 疫苗,但究其总体效果,免疫保护的持续时间及最佳接种年龄仍不清楚。在美国,很少推荐 BCG,因认为其可能破坏 PPD 皮试的流行病学和诊断价值。然而,先前有过 BCG 接种的病人结核菌素皮试常显示少于 10mm 的硬结,因此,曾接种过 BCG 的情况在解释皮试结果时可被忽略[79]。

在美国,TB 的机构暴发和 MDR-TB 的出现激发了对 BCG 问题的重新评估。报告的 BCG 接种有效率为 0~80%。一项 meta 分析显示 BCG 接种有效率约 50%[123]。许多研究表明疫苗有效性的不同可能是很多因素的影响结果,包括世界各地实验室生产相关的 BCG 菌株、研究设计、病人年龄和免疫功能等不同。一项对印第安人口 60 年的研究表明接种 BCG 后 TB 的发生率减少了 50%[124]。目前在美国仅对结核菌素试验阴性的婴儿和儿童推荐 BCG 接种,他们不能服用 INH 且不间断地暴露于坚持不治疗或不合理治疗的活动性 TB 病人,或持续暴露于耐 INH 和 RIF 的 TB 病人,或属于每年新的 MTB 感染率超过 1% 的人群[123]。WHO 建议发展中国家的婴儿均应接种。

有决策分析认为对于医疗保健人员卡介苗接种比每年体检的计划更有效[125]。一些欧洲的医院要求医务人员接种 BCG。但在美国,对医务人员常规接种 BCG 仍存在争议。没有争议的是,疫苗对合并 HIV 感染或其他免疫抑制疾病的人群是强烈禁忌的。预防 MTB 的新疫苗正在研究中,包括 MTB 复合群的减毒株、重组分枝杆菌、亚单位蛋白及 DNA 疫苗[126]。

重要概念

- 20 世纪 80 年代中期美国出现 TB 再燃,外来移民及 HIV 流行是重要的影响因素。TB 再燃已影响到成人和儿童。
- TB 感染开始于原发性感染,在有免疫活性的病人随后是潜伏期。大约 10% 已感染的病人最终出现 TB 复燃。
- 除了肺部表现,可有多种肺外表现,包括淋巴结、胸膜、骨或关节、CNS、泌尿生殖系统及消化系统。
- 在 HIV 感染或老年病人由于临床表现往往是多变的,TB 感染可能较难诊断。
- 治疗必须个体化,应考虑病情程度、药物敏感性、全身累及情况及身体基础条件。最常用的药物是 INH、RIF、PZA、ETH。
- 预防和筛查是任何 TB 控制策略的基本内容。对怀疑有活动性肺 TB 的病人应尽可能收入呼吸道隔离区。

本章参考文献请参见 http://pumpress.bjmu.edu.cn/eduservice/3419.html

第134章 骨与关节感染

Brian J.Zink and Neha P.Raukar

高玉芝 陈寿权 译　陈寿权 校

概述

历史上骨与关节感染已被严厉用词描述过，写于1919年的 *Aids to Surgery* 指出："急性感染性骨髓炎…是一种相当致命的疾病"，脓毒性关节炎"病人因毒血症或脓毒症而耗竭"，"关节僵硬是常见的最好结局"[1]。诊断方法、抗生素治疗和外科技术的进展已使预后明显好转，骨感染病例的死亡率已经从抗生素前时代的15%~25%下降至目前的5%以下[2]。然而，新的挑战正在出现，感染的类型正在演变，许多群体的宿主免疫力在下降，骨与关节感染的处理变得更为复杂。急诊医师必须考虑许多感染风险增加的病人类型，包括静脉吸毒者（intravenous drug users，IVDUs）、获得性免疫缺陷综合征（acquired immunodeficiency syndrome，AIDS）病人、术后病人、医源性免疫抑制病人[3-6]。处理骨与关节感染的重点已从预防脓毒症及死亡转向快速诊断、开始治疗、避免并发症、减少慢性骨或关节感染的发病率[7,8]。

骨与关节感染的总体发生率在过去30年无明显变化[4,9]，住院病人骨感染的发生率约1%。在美国，13岁以下儿童骨髓炎的发病率为1/5 000，而脓毒性关节炎为5.5~12/100 000[10]。关于成人社区获得性骨与关节感染的流行病学资料全球差别很大。总体上，在发展中国家，病人社会经济地位越低，发生率越高。在美国，社会经济因素或种族与骨关节感染的发生率无相关性。骨感染呈双峰年龄分布，20岁以下或50岁以上为多发人群，关节感染有类似分布[8,9]。在儿童，骨与关节感染常见于以往健康的个体，男孩对骨感染的易感性增加，男女比例为2~3:1[9]。在成人，不论出现骨或关节感染，通常存在可识别的危险因素。

感染过程通常可归纳为急性、亚急性和慢性。骨科感染也可根据受累部位分类，包括骨（骨髓炎）、关节（脓毒性或化脓性关节炎）、滑囊（脓毒性滑囊炎）、皮下（蜂窝织炎或脓肿）、肌肉（感染性肌炎或脓肿）、肌腱（感染性肌腱炎或腱鞘炎）等。按照字面意思，"骨髓炎"一词的意思是骨髓的炎症，但其泛指骨骼任何部位的感染。给慢性骨髓炎下一个明确的定义较困难。

从组织学角度，发现骨坏死，即可诊断慢性骨髓炎。慢性骨髓炎也可定义为感染持续10天或抗生素常规疗程治疗失败的感染。

脓毒性关节炎定义为由细菌或真菌所致的关节感染，细菌性关节炎有时称化脓性关节炎。一些常见的感染过程可导致无菌性继发性关节炎症，称为反应性关节炎。因关节内无微生物感染，反应性关节炎并不归类于脓毒性关节炎，此类关节炎远比脓毒性关节炎常见。虽然反应性关节炎可见于A组链球菌感染后，但通常发生于人类细小病毒、风疹、水痘等病毒感染后[11,12]。

依据患者的身体状况、疾病所致功能损伤、受累部位以及骨坏死程度，对骨髓炎有许多分类方法。对急诊医师而言，最实用的骨髓炎分类方法是Waldvogel的病因学分类。Waldvogel把骨髓炎分为两大类：血源性骨髓炎和继发于邻近感染灶的骨髓炎[7,13]。源自邻近感染灶的骨髓炎可根据有无血供不足再进一步分类，后者常继发于外伤、手术或骨内植入假体关节或其他硬件。对骨髓炎病因学机制的认识有助于理解影像学诊断和指导治疗。

脓毒性关节炎通常由细菌经血源迁移至关节所致，因创伤、关节吸引术或感染性异物（如假体）引起细菌直接播散所致者较少见。关键是要认识到感染从骨播散至关节导致的脓毒性关节炎与骨髓炎可互相伴发。

疾病原理

骨是由外壳（密质骨构成的皮层）和内部骨小梁骨架（称松质骨、海绵状骨或髓状骨）构成。显微镜下，骨密质是由骨细胞呈同心环组成的结构单位即哈弗系统所构成的。骨细胞合成和维持骨基质。中心中央管平行于骨长轴，维持哈佛系统的血供和网状结缔组织。骨松质由围绕髓腔的不规则分支的骨小梁组成。

长骨由骨干和两端的骨骺组成，骨骺通过关节与其他骨骼相连。干骺端是骨干与骨骺之间的部分（图134-1）。

关节存在于一双层囊内，外层为致密纤维组织，与韧带和关节骨的骨膜交织，内层是滑膜，由位于疏松纤维基质的分泌细胞构成。有些关节，如肩、髋、膝关节处的滑膜延伸越过骨骺，附着于干骺端，这种解剖关系使细菌能从干骺端蔓延到关节[13-16]。

骨髓炎始于细菌侵入骨骼的髓间。干骺端因窦状隙血管血流缓慢而最先被感染，急性炎症细胞迁移至此处，引起水肿、血管充血和小血管血栓形成，严重时，脓液扩散至中央管（Haversian canal）和血管内致骨内压力升高、影响骨内血流。感染可通过伏克曼管（Volkmann's canal），即垂直延伸至哈弗系统的细小管道，向外侧扩散至骨膜下区域。最后，髓管和骨膜血供障碍，导致骨坏死即死骨形成。坏死骨形成是慢性骨髓炎的标志。由于坏死骨和缺血组织的血供严重不足，单用药物治疗很难根除细菌感染，慢性骨髓炎常需手术加抗生素治疗。

干骺端与骨骺交界处血流变化导致不同年龄组间血源性骨髓炎的病理特征不同，部分原因是血管解剖学因骨龄而不同。

在新生儿和婴儿，始于干骺端的动脉穿过骨骺生长板，止于骨骺静脉窦，这种交通使骨髓炎很容易从干骺端蔓延至骨骺及邻近关节腔，导致脓毒性关节炎。

新生儿和婴儿的骨皮质很薄，轻轻附着于底层骨，主要由编织骨构成，可使感染所致的骨内压力得以缓解，但感染也可迅速扩散至骨膜下区域。由于这种骨结构特点，新生儿和婴儿通常不发生骨内压相关

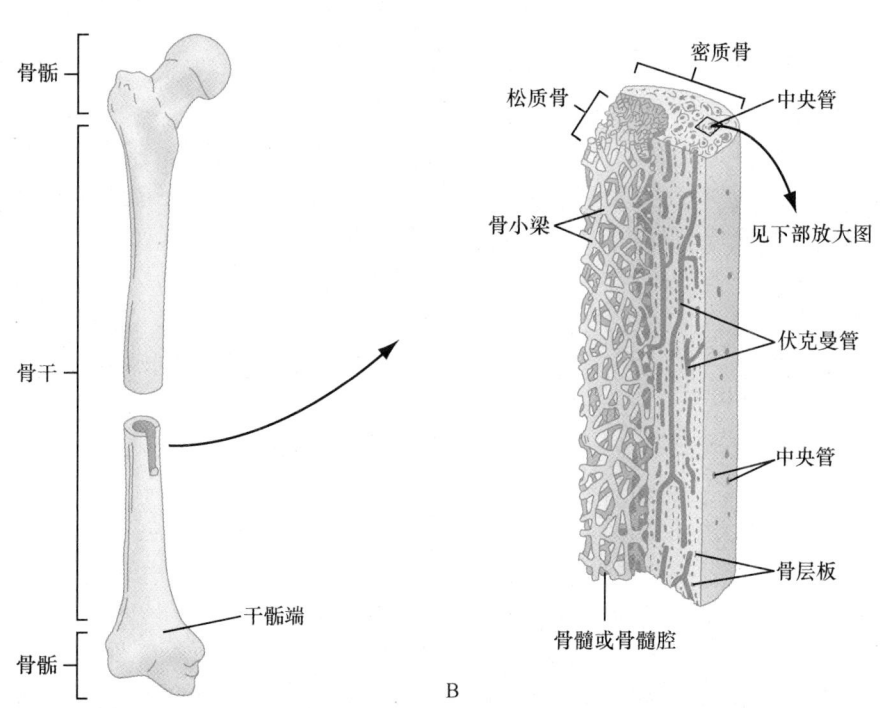

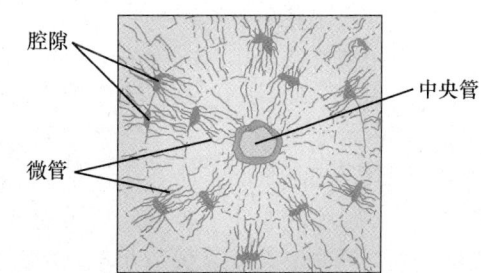

图 134-1 长骨简图。A，长骨区；B，长骨交叉结构；C，显微结构。

的骨皮质梗死，不形成死骨。骨膜下感染持续存在，最终导致骨膜下脓肿形成。骨膜受刺激后，获得生成新骨膜的能力，这种新生成的骨膜称为包膜。

1岁以后，干骺端与骨骺之间不再有血管交通，干骺端动脉终止于邻近的生长板环，骨骺生长板无血管，从而阻止了感染向骨骺和关节播散。感染经伏克曼管侧向蔓延，突破骨皮质，使疏松的骨膜隆起形成骨膜下脓肿[17]。

在成人，骺板闭合及生长板吸收后，干骺端与骨骺的血管相互吻合，感染可再次从干骺端向骨骺蔓延，最终至滑膜和关节腔[14,18]。此外，骨膜紧紧附着底层骨，限制了骨膜下脓肿形成。成人成骨细胞活性较低限制了包壳形成，但感染可侵入骨膜，形成一引流窦道[13]，导致骨干纵向更广泛地扩散。去血管化的骨骼脆弱易于骨折[7,13,19]。如果骨髓炎未得到控制，缺血的骨组织可能与周围骨组织分离，被分离的部分称死骨，仅见于进展性或慢性骨髓炎。骨感染可累及邻近软组织形成脓肿。死骨片可经开放性皮质（骨瘘）从骨髓腔外排，再经瘘管排至皮肤表面。

细菌经血液播散定植于骨内可发生血源性骨髓炎，在儿童和成人最常见的是脊椎骨髓炎。菌血症是否进展为骨骼感染取决于局部和体液的很多因素。正常的骨骼对感染有很强的抵抗力。与骨髓炎发病相关的3个主要因素是：致病菌的毒力，宿主潜在的免疫状况，以及骨骼的类型、部位、血管分布。骨骼系统的一些部位更易于细菌定值。骨组织含有血流缓慢的静脉系统，或称静脉窦，如长骨干骺端及椎体，使得血源性骨髓炎的易感性增加。干骺端静脉毛细血管及静脉窦中吞噬细胞相对缺乏进一步增加了易感性。滑膜存在深静脉丛，血流缓慢，也有利于细菌定植。

金黄色葡萄球菌是血源性骨髓炎和外源性骨髓炎最常见的致病菌，具有较高的骨组织黏附性、蛋白水解活性和对宿主防御机制的抵抗力，许多细胞外及细胞相关的因素可增加其毒力。骨髓炎或脓毒性关节炎初期，金黄色葡萄球菌表达微生物表面蛋白来促进对细胞外基质蛋白成分的黏附。关节滑膜缺乏基底膜，使细菌可以穿透并定植在关节软骨、骨骼甚至假肢器官的暴露面。细菌（如金黄色葡萄球菌）通过表达与一种称为纤连蛋白的糖蛋白连接的黏附素来协助其黏附。纤连蛋白见于骨骼及滑膜，并可覆盖于如假肢等人造材料的表面。已证实金黄色葡萄球菌产生可结合黏附素的纤连蛋白来加强细菌的黏附，其迅速形成菌膜并促进其他细菌附着和菌落形成[7,13,20]。生物材料，包括假肢关节的金属和塑料部件、丙烯酸骨黏合剂、去血管化移植骨、合成的骨替代物等，均可引起局部免疫损害，使凝血酶阴性的葡萄球菌等皮肤正常菌群成为重要的致病菌。未感染关节内的蛋白水解酶通常是被抑制的，发生感染后，这种抑制消失，使侵入的细菌能够继续存活。最终，金黄色葡萄球菌能同时克服细胞和间质水平的防御机制，例如，金黄色葡萄球菌能增加蛋白A表达，其共价结合在细菌细胞壁上，与中性粒细胞免疫球蛋白G的Fc片段结合后可干扰对金黄色葡萄球菌的吞噬作用和调理作用，导致其毒性增强[21,22]。

当临床症状明显时，针对骨与关节感染的体液免疫反应通常已成熟，B淋巴细胞识别细菌抗原并释放抗体，在感染部位形成抗原抗体复合物，中性粒细胞或巨噬细胞通过补体级联反应将细菌杀灭，细菌毒素可直接由结合的抗体破坏[8,13,20,23]。

骨与关节感染可通过几种不同的机制引起组织损伤。最初的组织损伤是入侵细菌直接造成的，之后，感染部位的微小脓肿和水肿可导致血管阻塞，甚至缺血坏死，这是干骺端微静脉最严重的破坏，因此处没有侧支血管来弥补缺血性损害。如果免疫复合物沉积在骨或软骨基质中，原发感染被清除后，仍可发生持久的炎症反应，这对关节尤为突出，因可破坏此处的关节软骨。感染致组织损伤的最后一种情况是骨或关节的基质和细胞异常生成，异常增生的骨或软骨结构和功能均不良[13,23]。

儿童骨髓炎和成人椎体骨髓炎亚型几乎都由血源性传播所致。而在成人四肢骨，骨髓炎更多由来自邻近感染灶的病原菌蔓延或直接定植所致。外源性骨髓炎的传播方向是由软组织向内至骨，病原体沿中央管和伏克曼管扩散至骨髓。这与血源性骨髓炎相反，其感染始于骨髓，向外扩展，累及周围组织。外源性骨髓炎最常发生于手和足，其他常见部位还有颅骨、上颌骨、下颌骨。头部和颈部骨髓炎通常由齿源性感染和鼻窦疾病引起。

细菌直接定植于骨骼引起的感染多由深部穿刺伤所致，常发生于手和足。动物咬伤引起感染是导致骨髓炎的另一原因。虽然猫咬伤仅占动物咬伤的10%，但猫咬伤占显著感染病因的20%～50%，而狗咬伤只占5%。绝大多数人类咬伤与拳击相关，伴掌指关节污染及掌部继发感染。病原菌直接定植引起的骨髓炎多见于开放性骨折，手术期间也可见。人工关节和其他手术植入材料可作为细菌繁殖场所[24,25]。

脓毒性关节炎，除非细菌直接注入关节，一般感染首先发生在滑膜，然后蔓延至关节液，最终至关节软骨。滑膜受感染刺激后，滑液分泌增加，导致大量关节积液。脓毒性关节炎是一种空间密闭性感染，关节腔压力的增加降低了溶质经关节内层弥散的更新率,结果营养物质经滑膜弥散减慢,可致细菌增殖受限,使得细菌进入休眠状态。休眠的细菌对一般情况下可杀菌的抗生素水平的耐受性增加[14,26]。甚至关节间隙内少量细菌就可以引发持续而显著的炎症反应和免疫反应。清除关节内细菌后,可引起无菌性炎症反应。在动物模型中,仅向关节内注入细菌的 DNA 即可导致明显的炎症性关节炎[27]。这些观察结果引出了针对某些关节炎类型的假说:以前所认为的无菌或化学炎症反应性关节炎,实际上可能是由于引起关节起初感染的少量微生物被清除后出现了持续性炎症反应[28]。

决定脓毒性关节炎发病率最重要的因素是关节软骨的破坏程度。透明(关节)软骨一旦被破坏,就不能修复。作为感染应答的组成部分,滑膜细胞及多形核白细胞释放溶酶体酶进入关节液,其中含有降解软骨的胶原酶和弹性蛋白酶。细胞因子对金属蛋白酶和其他有害酶的释放似乎也发挥了关键作用。包裹在滑膜内或邻近滑膜的其他结构,如黏液囊、肌腱和骨,均可能因脓毒性关节炎而受损[8,14,26]。

骨与关节感染的病因学及微生物学

骨髓炎的致病微生物种类众多,最常见的是金黄色葡萄球菌[29]。如上所述,它通过一系列的机制来抵御宿主反应。

某些类型的创伤可使病人发生特定细菌所致的骨髓炎。在淡水中受伤或开放性骨折的病人易感染革兰阴性杆菌嗜水产气单胞菌(Aeromonas hydrophila)[30,31]。被动物尤其是狗和猫咬伤的病人,有感染巴氏杆菌(Pasteurella multocida)发生骨髓炎的风险[25,32]。IVDU 最有可能被金黄色葡萄球菌感染,其次是假单胞菌属(Pseudomonas)类。铜绿假单胞菌(Pseudomonas aeruginosa)也是导致穿刺伤、术后伤和镰状细胞贫血病人发生骨髓炎的重要致病菌。人咬伤所致的骨髓炎最常见于手,致病菌包含人体口腔菌群如咽峡炎链球菌(Streptococcus anginosus)、核粒梭形杆菌(Fusobacterium nucleatum)及艾肯菌属(Eikenella)类[33]。

一些基础疾病状态可使病人容易发生骨与关节感染,包括糖尿病、镰状细胞病、AIDS、酗酒和 IVDU、长期服用皮质激素、关节基础病及其他一些免疫抑制状态。这些容易引发骨与关节感染的疾病大多有一共同特点,即诱发免疫炎症反应的能力下降、杀菌能力受损及血管功能差。其他容易发生骨与关节感染的病人是术后病人,尤其那些植入假体材料的病人。儿童先前存在呼吸系统疾病或轻微手足外伤史与骨与关节感染可能存在某种联系[4,15,23]。

尽管大多数严重的骨与关节感染由细菌所致,但病毒、真菌和寄生虫偶尔也可能成为病原体。骨髓炎和脓毒性关节炎的微生物学与宿主功能和环境因素有关。已有描述,年龄是决定骨与关节感染细菌类型的一个重要变量。病人的生活环境对骨与关节感染的发生率也有一定影响。例如,生活在结核病盛行的拥挤环境里,发生结核性骨与关节感染的风险增加。医院及养老机构的老年人容易发生革兰阴性细菌感染[2,34-36]。表 134-1 归纳了骨髓炎和脓毒性关节炎的致病微生物,以下几点需要特别关注:

1. 金黄色葡萄球菌是除新生儿外各年龄组骨髓炎的主要致病菌,由其所致的脓毒性关节炎也更多见。B 组链球菌、大肠埃希杆菌(Escherichia coli)及其他革兰阴性肠杆菌和表皮葡萄球菌(Staphylococcus epidermidis)是新生儿骨与关节感染最常见的致病菌[37]。

2. 疫苗出现之前,在 2 岁以下儿童 B 型流感嗜血杆菌(Haemophilus influenza)占脓毒性关节炎致病菌的 34% 和骨髓炎致病菌的 13%。但引进疫苗后,在接种过疫苗的儿童由 B 型流感嗜血杆菌所致的血源性骨髓炎和脓毒性关节炎已基本消失[38]。儿童骨与关节感染的致病菌中,奈瑟菌科的另一种革兰阴性球杆菌金氏金菌(Kingella kingae)已经比嗜血杆菌更常见[39]。金氏金菌属于鼻咽部正常菌群,与流感嗜血杆菌一样,可经血源播散至骨和关节,是一种营养复杂的微生物,易被误认为嗜血杆菌或奈瑟菌属[2,39]。

3. 淋球菌性关节炎是 30 岁以下个体最常见的单关节的脓毒性关节炎。

4. 革兰阴性菌所致的骨与关节感染,老年患者较年轻患者多见[2]。

5. 过去十年,耐甲氧西林金黄色葡萄球菌(methicillin-resistant Staphylococcus aureus,MRSA)、耐甲氧西林表皮葡萄球菌、耐万古霉素肠球菌已经成为一个重要的微生物学问题。多重耐药肠球菌威胁最大,目前还没有能杀灭该菌的有效方案[34]。

典型的血源性骨髓炎或脓毒性关节炎是由单一细菌感染所致。多微生物感染更易见于糖尿病足部骨髓炎、创伤后骨髓炎和慢性脓毒性关节炎。总体上,报告的骨髓炎病例中多微生物感染所致者占 36%~50%。厌氧菌可恶化多微生物感染,在骨与关节感染中所占的比例可能比通常公认的高,在慢

表 134-1　骨和关节感染的微生物学及经验性首选抗生素

年龄组	脓毒性关节炎		骨髓炎	
	常见致病菌	抗生素方案	常见致病菌	抗生素方案
新生儿~3月	金黄色葡萄球菌 B组链球菌 肠杆菌科	PRP + Ceph 3 Alt：PRP + APAG 如 MRSA 流行，以万古霉素代替 PRP	金黄色葡萄球菌 B组链球菌 肠杆菌科	PRP + Ceph 3 Alt：PRP + APAG 如 MRSA 流行，以万古霉素代替 PRP
3月~14岁	金黄色葡萄球菌 A组链球菌 肺炎链球菌 流感嗜血杆菌	PRP + Ceph 3 Alt：万古霉素 + Ceph 3	金黄色葡萄球菌 A组链球菌 流感嗜血杆菌	PRP + Ceph 3 Alt：万古霉素 + Ceph 3，氯霉素
14岁~成人	金黄色葡萄球菌 沙门菌属 肠杆菌科	PRP 或 Ceph 3 Alt：万古霉素 + Ceph 3 或 PCN + 氨基糖苷 或 Ceph 3	金黄色葡萄球菌	PRP Alt：万古霉素
感染类别				
性活跃的青少年或急性关节炎的成人	淋病奈瑟菌	Ceph 3 如过敏，用 3 或 4 代 FLQ		
慢性骨髓炎和糖尿病足感染			金黄色葡萄球菌 肠杆菌 厌氧菌	PRP + FLQ + 甲硝唑 Alt：PRP + Ceph 3 + Clind
假肢关节感染	金黄色葡萄球菌 表皮葡萄球菌 铜绿假单胞菌	万古霉素 + FLQ Alt：PRP + APAG	金黄色葡萄球菌 表皮葡萄球菌 铜绿假单胞菌	万古霉素 + FLQ Alt：PRP + APAG
镰状细胞疾病	金黄色葡萄球菌 沙门菌属	PRP + Ceph 3 Alt：FLQ	金黄色葡萄球菌 沙门菌属	PRP + Ceph 3 Alt：FLQ
静脉吸毒者	铜绿假单胞菌 金黄色葡萄球菌 肠杆菌科	PRP + APAG 或 FLQ Alt：万古霉素 + FLQ	金黄色葡萄球菌 铜绿假单胞菌 肠杆菌科	PRP + APAG 或 FLQ Alt：万古霉素 + FLQ
足底刺伤	铜绿假单胞菌	AP Ceph Alt：FLQ	铜绿假单胞菌	AP Ceph Alt：FLQ
人或动物咬伤	侵蚀艾肯菌 巴氏杆菌	青霉素 +/- AC Alt：Ceph 3，TS	侵蚀艾肯菌 巴氏杆菌	青霉素 +/- AC Alt：Ceph 3，TS

怀疑淋病奈瑟菌所致的化脓性关节炎病人同时应进行抗沙眼衣原体治疗。接种过疫苗的儿童患流感嗜血杆菌所致的骨与关节感染现在很少见，但如革兰染色提示流感嗜血杆菌，应开始经验治疗。不建议儿童服用喹诺酮类药。

AC，阿莫西林-克拉维酸；Alt，可替代抗生素；APAG，抗假单胞菌的氨基糖苷类；AP Ceph，抗假单胞菌的头孢类（头孢他啶或头孢吡肟）；Ceph 3，三代头孢菌素（头孢曲松钠，头孢噻肟，头孢羟唑，头孢克肟，头孢他啶，拉氧头孢等）；Clind，克林霉素；FLQ，氟奎诺酮类；MRSA，耐甲氧西林金黄色葡萄球菌；PRP，耐酶青霉素（新青霉素Ⅱ，新青霉素Ⅲ，甲氧西林，阿莫西林-克拉维酸）；TS，甲氧苄啶-磺胺甲噁唑。

性骨髓炎中所占的比例可能高达 40%。培养分离厌氧菌的技术较落后，可能导致由厌氧菌所致的感染被低估[2,15,16,34,40]。

据报告，铜绿假单胞菌（Pseudomonas aeruginosa）可导致 IVDUs 颈椎骨髓炎，导致长期放置导尿管病人患腰椎骨髓炎。假单胞菌（Pseudomonas）可在橡胶和插入鞋类的塑料上繁殖，因此可见于足部穿刺伤后出现的软组织感染和骨髓炎。在整形手术期间植入假体材料的患者，也存在因假单胞菌导致骨与关节感染的风险[2,6,15,34,41]。

骨与关节也可发生结核感染，骨骼感染最常见的两种形式是椎骨骨髓炎（Pott病）和结核性关节炎。在结核性骨骼感染中有一半累及脊柱。结核性关节炎是一慢性、轻度的炎症反应过程，类似于类风湿性关节炎而非急性脓毒性关节炎[36,37,42,43]。

真菌感染是导管相关性真菌血症、注射念珠菌属（Candida）污染的药品及持续性中性粒细胞减少的并发症。真菌占骨髓炎致病菌的比例不到 1%，但报告病例正日益增多。念珠菌性骨髓炎多因血源性传播或术后伤口感染所致。骨骼真菌骨感染为无痛性，可有活动期和缓解期[44,45]。已报告曲霉菌（Aspergillus）可致椎骨、人工髋关节及肋骨髓炎，成年人感染为血源性的，儿童曲霉菌性骨髓炎最常见于先前有肉芽肿性疾病者，由肺部原发感染灶蔓延所致。另外两种可侵犯及感染骨骼的真菌是牙生菌（Blastomyces）和隐球菌（Cryptococcus）[34,46]。真菌感染的治疗是很棘手的，需针对特定病原体，进行个体化治疗。

感染人类免疫缺陷病毒（human immunodeficiency virus，HIV）病人容易感染各种常见的机会性致病菌。虽然金黄色葡萄球菌仍是 AIDS 病人骨与关节感染最常见的致病菌，但也应考虑真菌和其他不典型病原体。在 HIV 阳性病人，一种不常见但具有特征性的骨髓炎形式是细菌性血管瘤，由常导致溶骨性损害的革兰阴性类立克次体感染所致[3,5]。

骨髓炎的临床特征

诊断

病史与体格检查

成人骨髓炎可出现前驱症状和体征，尽管并不是总有。骨髓炎的主要症状是骨骼感染处疼痛。骨髓炎病人常出现发热、寒战，可能类似于中毒。发热更多见于儿童。头痛、疲乏、倦怠、厌食等全身症状也常出现[13,46]，但这些表现可不一致，且较少见于慢性骨髓炎。有报告儿童下肢发生骨髓炎时，可突发跛行或肢体不能负重，也可出现局部发热、肿胀、发红。仔细询问病史对于鉴别可能引起骨感染的危险因素非常重要。

骨髓炎体格检查结果相当有特异性。触诊受累骨骼常有感染部位压痛，可有明显的热感、软组织肿胀及发红，但检查结果可各异。因为骨髓炎常累及长骨干骺端，所以很难将骨感染与邻近关节感染区分开。某些骨髓炎病人，即使邻近关节没有被感染，也可能出现"反应性"关节积液。在慢性进展期骨髓炎病人，可触及包壳或死骨，有时还会发现引流至皮肤的窦道。

诊断方法

实验室资料及影像学诊断

骨组织活检和培养是确诊骨髓炎及指导其治疗的金标准和最可靠检查，可通过开放手术或细针穿刺吸取进行活检。

骨髓炎病人的实验室资料不具有诊断性，仅仅提示骨髓炎可能，白细胞（white blood cell，WBC）计数常升高，但不是总升高，范围在正常值至 15 000/mm^3。红细胞沉降率（erythrocyte sedimentation rate，ESR）是非特异性炎症指标，比 WBC 计数更有意义，其代表直立试管里抗凝血中红细胞下降的速率。机体出现炎症反应时，高比例的血浆纤维蛋白原导致红细胞聚集，称红细胞叠连，导致其下降加快。红细胞沉降率是骨组织感染的一个敏感指标，许多报告提出超过 90% 的确诊骨髓炎病人出现 ESR 加快[47]。有一篇大儿科的综述提出 ESR 平均值为 70mm/h。不到 8% 的骨髓炎病人 ESR 可低于 15mm/h。出现骨髓炎阳性体征及 ESR 加快时急诊医师应高度怀疑此病，但红细胞沉降率正常或轻度升高不能排除此诊断。虽然骨髓炎时 ESR 升高更明显，其他类型的炎症反应也可能出现 ESR 加快，如蜂窝织炎。C-反应蛋白（C-reactive protein，CRP）是另一非特异性炎症反应指标，由肝细胞和脂肪细胞在白介素-6 刺激下产生，其对评估骨感染病人可能有一定作用，CRP 在感染 24 小时内升高，约 48 小时达高峰，通常于治疗 1 周内恢复正常。92% 小儿骨髓炎患者出现红细胞沉降率加快，98% CRP 升高，35% WBC 升高，这些指标具有很高的阳性预测价值，出现升高时应高度怀疑此诊断。尽管如此，这些非特异性炎症指标值正常也不能排除骨髓炎的诊断。CRP 是较好的疾病早期诊断指标，但 ESR 对于判断治疗的有效性意义最大。典型情况下，ESR 随着骨髓炎的控制而稳定降低，当感染复发时又会升高。

在急诊科，几乎总是依据骨组织的影像学检查来诊断骨髓炎。常规 X 线检查常比较可靠，且相对价廉，有助于感染与外伤或肿瘤的鉴别，因此怀疑骨髓炎时仍然是首选的影像学检查。此外，平片常是进一步影像学检查的有效协助。但骨髓炎 X 线光片改变滞后于临床表现，在临床症状出现后的最初 7~10 天内，出现骨平片异常的病人不到 1/3。骨髓炎平片的典型早期表现为骨皮质破坏的透明溶解区（图 134-2）。但直到约 50% 的骨盐丢失，X 线光片才会出现透明区，从感染发生开始，这个过程常需 2 周时间。软组织水肿、深部软组织肿胀、筋膜层变形、脂肪界面改变等可出现在感染开始 3~5 天内，提示局

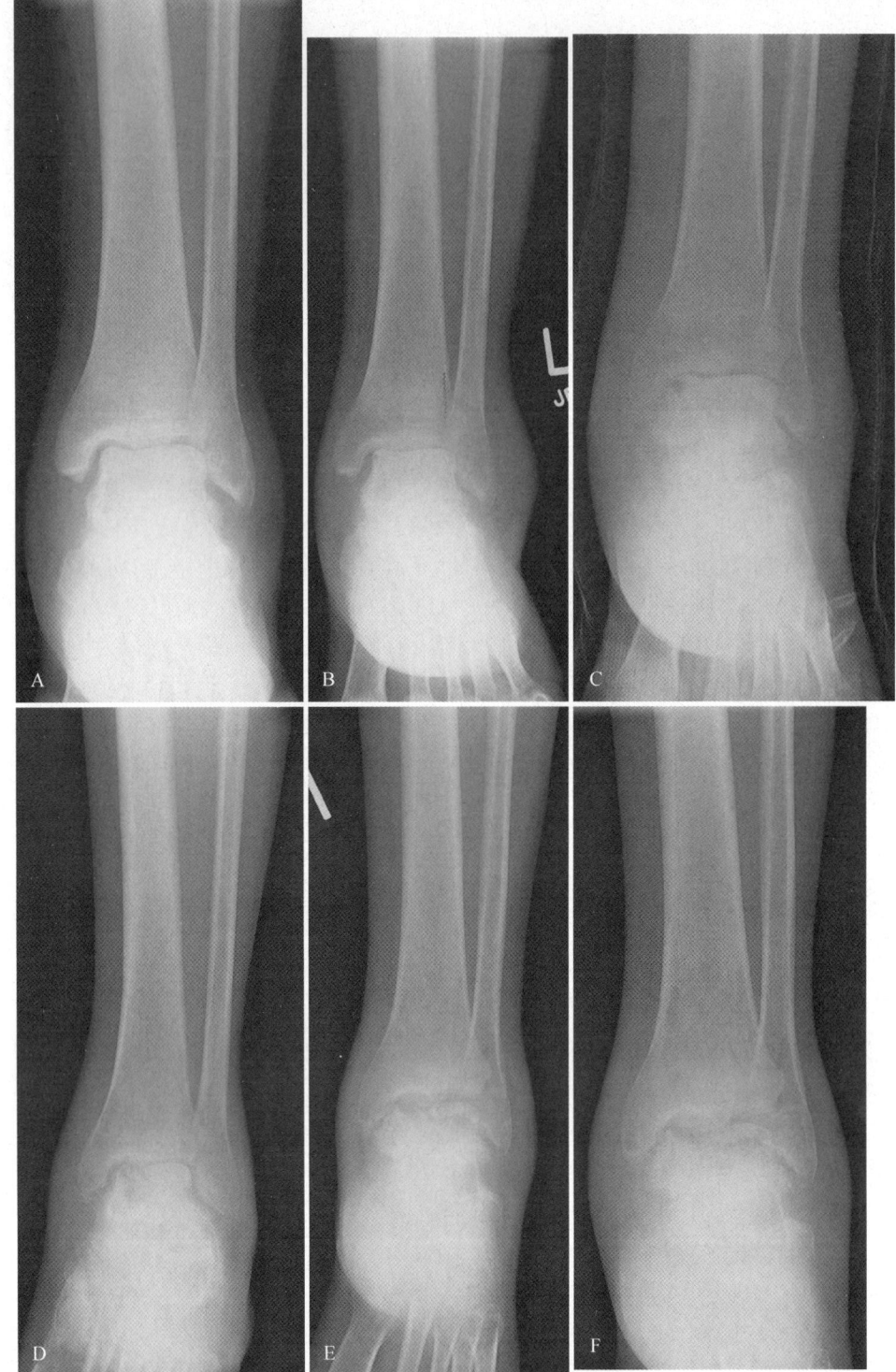

图 134-2 急性骨髓炎的 X 片改变。**A**，踝关节内外侧软组织肿胀伴中等量积液（2006.8.2）；**B**，踝关节大量积液伴广泛软组织肿胀。胫距关节腔隙完全丧失，内侧关节间隙增宽，提示软骨溶解。胫腓骨末端出现透亮区，提示充血及距骨广泛硬化（2006.9.11）；**C**，距骨圆顶内侧侵蚀增加，关节积液增多（2006.10.12）；**D**，距骨破坏，所有受累骨结构脱钙，也有少量关节积液（2007.1.2）；**E**，距骨出现无血管性坏死，胫距关节面破坏，符合慢性骨髓炎。关节内见弥漫性骨质减少以及游离体（2007.4.19）；**F**，胫骨关节面持续的不规整，距骨塌陷，关节内游离体仍存在，持续性关节积液和软组织肿胀（2007.6.14）（Courtesy of Thomas Egglin, MD, Department of Diagnostic Imaging, Rhode Island Hospital, Brown University.）

部骨骼发生骨髓炎。骨膜反应是另一早期征象。在 X 片上可表现为骨膜肥大或隆起（图 134-3）。这些早期的骨膜改变在儿童比成人更常见。在疾病晚期，溶骨病变被致密、硬化的骨所包围，可见死骨片。X 片的变化可能落后于临床，对追踪骨髓炎过程也可能作用不大，不过对慢性骨髓炎的诊断可能较有用。发病28天后，90%的平片有阳性表现[53-55]（见图 134-2、134-9）。

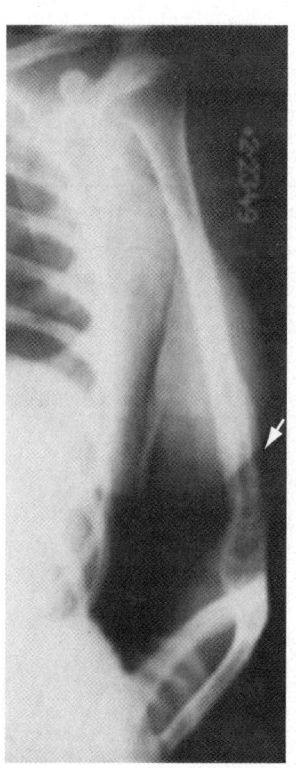

图 134-3　肱骨平片。肱骨远端包膜形成（箭头），提示骨髓炎晚期病例。(Courtesy of Department of Radiology, University of Cincinnati Medical Center.)

期诊断具有高度敏感性。标准的^{99m}Tc MDP 扫描分为三相。注射^{99m}Tc MDP 后 60 秒内获得的"放射性核素血管造影"图像可反映病变部位的相对血流。第二相为注射 5～15 分钟后的^{99m}Tc MDP 的"血池"图像。第三相为注射 2～4 小时后获得的延迟或静态的图像。骨髓炎部位^{99m}Tc MDP 闪烁扫描术三相都显示摄取增加[7,55-57]。图 134-4 是基于^{99m}Tc MDP 三相扫描的诊断分类，图 134-5 是^{99m}Tc MDP 扫描阳性图像。

^{99m}Tc MDP 扫描对无骨骼异常表现的骨髓炎病人是敏感的检查方法。大多数报告三相扫描的敏感性超过 90%，但对新生儿骨髓炎病例的敏感性较低。活动性骨髓炎区域出现局部压迫或水肿时可能阻碍血管内放射性物质的分布而导致假阴性结果。实际上，"冷点"可能就是急性进展性骨髓炎的表现。如果病人已经接受过抗生素治疗，也可能呈假阴性扫描结果。^{99m}Tc MDP 骨扫描的特异性不如其敏感性高，创伤、手术、肿瘤或慢性软组织感染可能导致假阳性结果。单纯性蜂窝织炎一般不会出现假阳性骨扫描结果，因为在获得延迟（第三相）图像之前放射性核素已经从软组织清除掉了。任何促进炎症反应及新生骨形成的过程均会使放射性核素摄取增加。在许多病例报告中，骨扫描的假阳性率高达 64%。在 24 小时另加显影的四相^{99m}Tc MDP 研究可能进一步提高其特异性，因为从理论上讲病变部位摄取量随着时间继续增加[58]。

其他放射性同位素，如柠檬酸镓（gallium citrate）、铟羟基喹啉（indium oxine）、六甲基丙烯胺（hexamethyl-propyleneamine oxime），可作为^{99m}Tc MDP 扫描的修饰物而用于骨闪烁扫描术，与它们的不同组合可用于提高特异性。但这些检查比锝扫描昂贵、耗时长、辐射暴露更多，大大限制了它们在急诊科骨髓炎诊断中的应用。

近十年来，诊断骨髓炎已开始弃用骨扫描检查。骨扫描的辐射剂量相当大，目前对疑有急性骨髓炎的

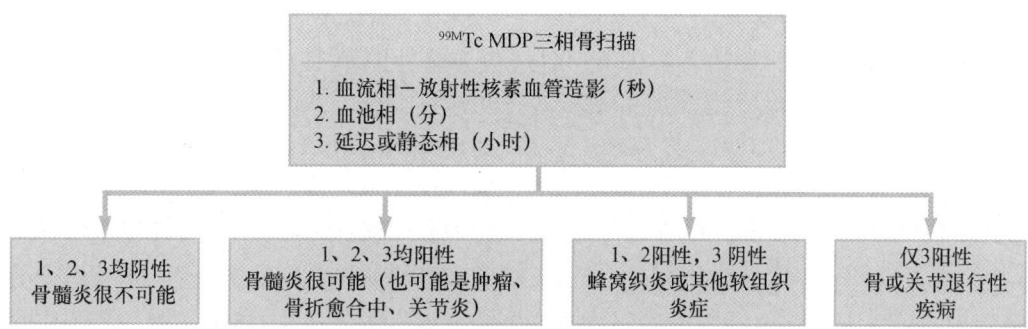

图 134-4　^{99m}Tc MDP 三相骨扫描的诊断应用。(Modified from Demopulos GA, Bleck EE, McDougall IR：Role of radionuclide imaging in the diagnosis of acute osteomyelitis. J Pediatr Orthop 8：558, 1988.)

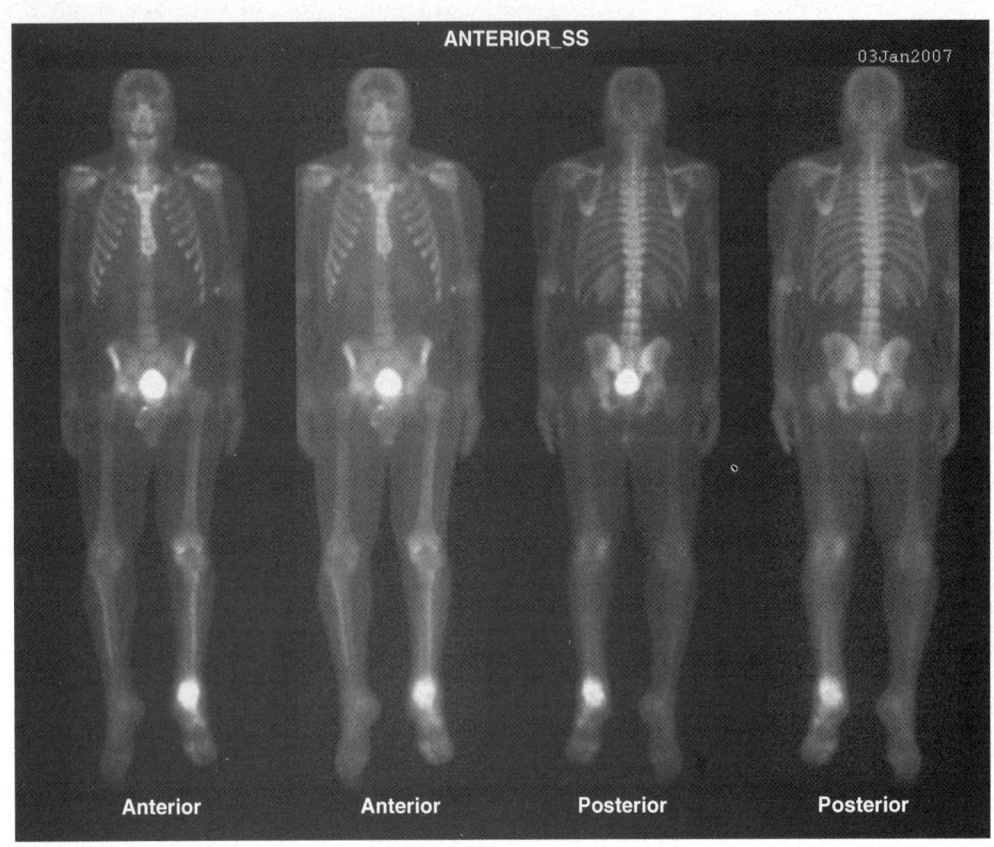

图 134-5 骨髓炎骨扫描。左踝关节胫距关节区域摄取量异常增加；双下肢和左膝关节内外侧隔间摄取量亦增加，可能继发于生物力学改变。（Courtesy of Thomas Egglin, MD, Department of Diagnostic Imaging, Rhode Island Hospital, Brown University.）

儿童推荐进行磁共振成像（magnetic resonance imaging，MRI）检查[58]。

计算机断层扫描（computed tomography，CT）可用于骨髓炎诊断，对于平片和骨扫描难以显像的复杂解剖部位，CT检查常可以发现和确定可能存在的感染。CT上观察骨皮质很容易，包膜及死骨形成也容易鉴别。CT上胸骨、脊椎、骨盆和跟骨的成像远比平片好。骨髓炎的CT表现为骨组织出现稀疏或透明区。骨脓肿腔内可能见气体。CT检查对骨髓炎早期诊断的局限性与平片相同，需病变存在超过1周后出现明显改变。CT检查对骨髓炎诊断的一个重要作用是帮助定位其他影像方法已发现的骨病变。CT可以指导外科清创和切除感染骨组织以及选择诊断性骨活检的部位[56,58]。

随着MRI效用和成像技术的提高以及费用的降低，在急诊科用骨扫描和CT诊断骨髓炎正在减少。CT和MRI对解剖的分辨率远远优于骨平片和骨扫描，甚至在常规X片仍正常时，均能发现水肿、髓质破坏、各种骨膜反应、皮质破坏、关节损害及软组织受累。虽然铁磁性物质存在是MRI检查的禁忌，但矫形外科使用的大多数材料如钛、铬、钴，不会干扰MRI的成像。MRI结合了旋转回波的T_1加权像和T_2加权像、短时间反转恢复序列及抑脂T_2加权像。骨髓炎引起MRI T_1加权像正常骨髓信号强度减低和T_2加权像信号正常或增高（图134-6）。急性骨髓炎的MRI图像是因骨髓腔水肿和渗出液形成所致。MRI可以更早发现骨髓病变，因此通常在骨扫描出现阳性结果之前已有明显变化。当病变骨髓与正常骨髓界限模糊时，可应用钆使受累的活性骨髓图像增强，帮助区分坏死骨髓与正常灌注骨髓。钆可定位于血管分布增多和血流丰富的区域，有助于区分软组织感染（如脓肿、蜂窝织炎）与骨髓炎。大多数影像学专家推荐怀疑骨髓炎时应用钆增强MRI。抑脂像能很好地显示软组织肿胀和水肿，MRI的分辨率较平片和CT高得多。MRI可清楚显示骨皮质改变、骨膜反应、软组织水肿、脓肿、窦道。

很可能在未来的十年里，MRI将取代骨扫描作为评估骨髓炎的首选影像学检查。采用STIR成像时MRI具有100%的阴性预测价值，MRI检查正常时可基本上排除骨髓炎[59]。据报告MRI的敏感性为88%～100%，特异性为75%～100%。在诊断椎体骨髓炎时[60]，钆增强MRI的敏感性和特异性也高于放射性核素骨扫描[61-63]（图134-7）。急性骨髓炎MRI表现的鉴别诊断包括外伤、非感染性炎症、代谢性损害、组织细胞增多症及肿瘤。当需施行手术获得微生物学诊断标本或治疗骨髓炎时，MRI比放射性核素骨扫描有明显优势能为外科医生提供解剖细节。骨内有金属时对MRI是一个缺点，尤其是假体关节，因为

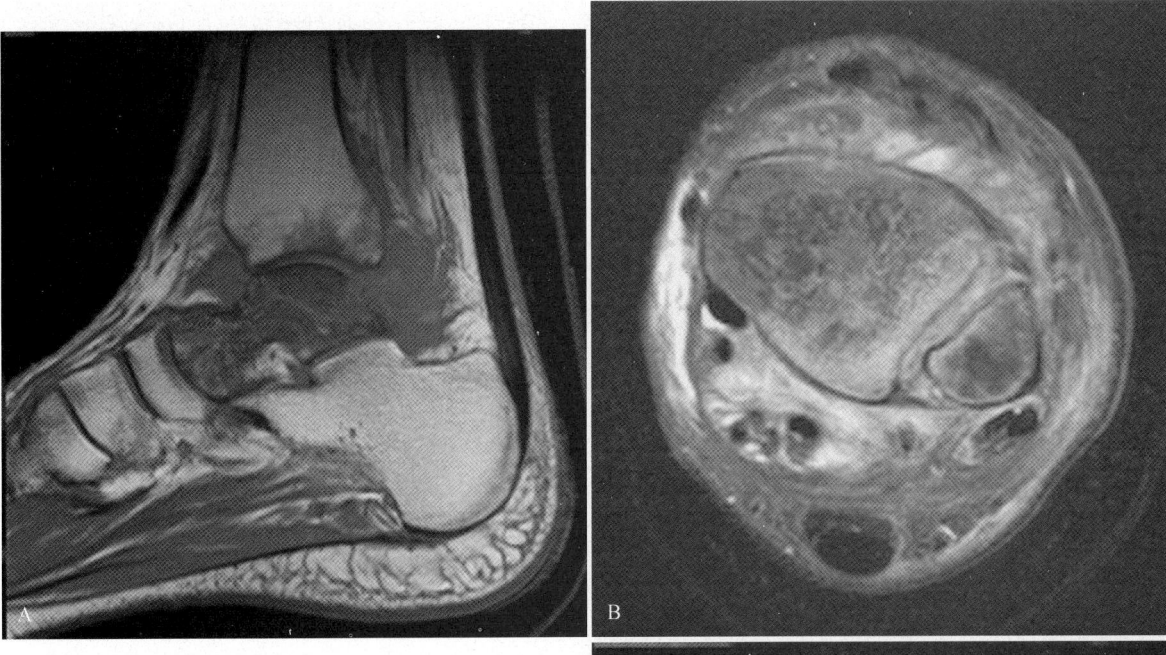
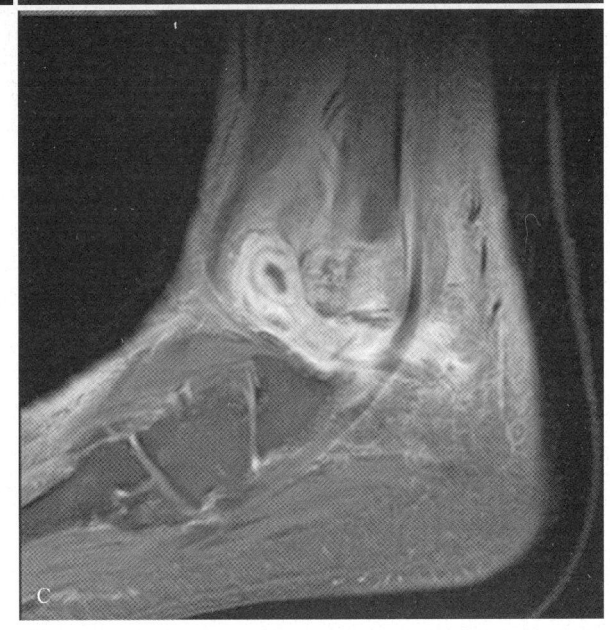

图134-6 A，矢状 T_1 像显示距骨内信号减少，提示骨髓炎；B，轴向 T_2 像显示距骨和腓骨远端增加信号，符合骨髓炎（抑脂像）；C，钆增强后矢状 T_1 像显示腓骨远端前部非增强液性小病灶，提示脓肿。（Courtesy of Thomas Egglin, MD, Department of Diagnostic Imaging, Rhode Island Hospital, Brown University.）

金属物质会造成假体关节邻近区域的信号改变，但这并不代表这类病人不能行 MRI 检查。

微生物学诊断

诊断骨髓炎最直接且往往最有效的方法通过针吸穿刺或外科切除获取感染的骨组织。感染骨组织的培养结果可以指导特异性的抗菌治疗，但瘘管或窦道引流的培养结果不可接受，因为从这些部位培养到的细菌通常与骨感染的细菌不同[7,34]。骨髓炎可能是多重感染或少见的细菌感染，尤其在免疫功能不全的病人，所以应进行真菌及厌氧菌培养。

在血源性骨髓炎的病例，进行血、尿、脑脊液及其他感染部位的脓液培养可帮助明确致病菌。在未经治疗的急性骨髓炎病人，血培养致病菌阳性率约为 50%[46]。儿童血源性骨髓炎，除血培养之外通过其他体液培养发现致病菌并不罕见。慢性骨髓炎的血培养多呈阴性。

在急性骨髓炎确立细菌学诊断的可能性为 80%～90%。但在有些病例，甚至培养切除的骨组织也无细菌生长，可能的原因是培养技术差、培养取材准备不当、用抗生素治疗过、培养的坏死缺血部位可能没有致病菌。

当急诊医师面对疑似骨髓炎的病人，可能困惑于诊断程序。图134-8 提供了对可疑骨髓炎病人的简化处理流程。使用该流程图时应注意几个要点：

1. X 片表现滞后于临床表现。
2. 当临床症状不大支持骨髓炎诊断且初期的骨扫描或 MRI 阴性时，骨髓炎的可能性极小。
3. 对于婴儿和儿童，必须考虑到影像学检查的

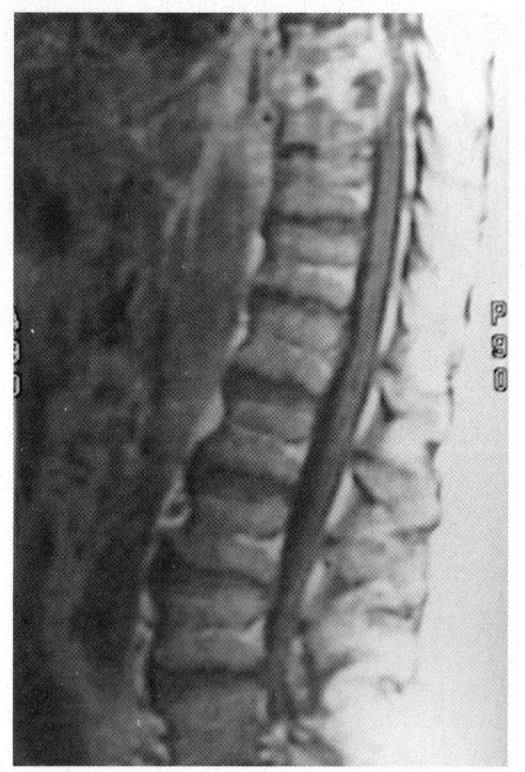

图134-7 磁共振图像，钆对照的 T_1 加权像显示第8、9胸椎及椎间盘信号增加，符合骨髓炎和关节盘炎。病人为71岁男性，背痛，CT引导病灶活检培养金黄色葡萄球菌阳性。（Courtesy of Department of Radiology, University of Michigan Health System.）

辐射暴露量[64]。

4. 对于穿刺易行的骨组织，骨穿是一项低风险的操作，常有助于确定微生物学诊断。

5. 如果临床表现强烈提示骨髓炎，不能因繁琐的诊断检查而延误经验性治疗。应进行血液、尿液及其他部位的细菌培养，并开始抗生素治疗。

6. 在决定如何进行诊断时必须考虑影像学检查的费用，应权衡检查费用与早期诊断骨髓炎、预防慢性骨髓炎、众多手术操作和延长疗程的利弊。

骨髓炎的临床类型

急性血源性骨髓炎（acute hematogenous osteomyelitis, AHO）是骨髓炎最常见的类型，在成人和儿童，AHO 有着不同的表现、诊断及治疗特点。另一种主要类型是由邻近部位感染蔓延所致的骨髓炎，具有独特的诊疗特点。本节将回顾骨髓炎的常见临床类型。

儿童骨髓炎

儿童骨髓炎常急性起病，多数源于骨的血行播散，单用抗生素治疗常可治愈。AHO 可见于 3 个月

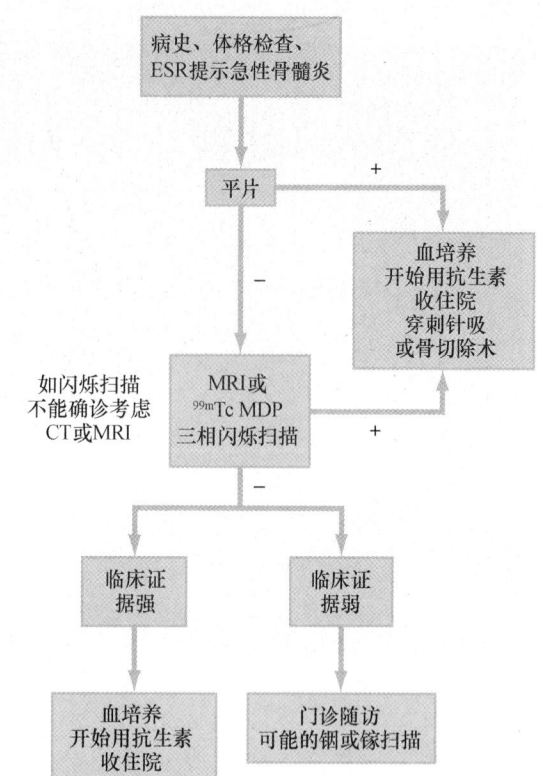

图134-8 急诊科骨髓炎诊断的影像学应用流程图。

至16岁的儿童。菌血症是骨感染的可能病因。除新生儿外，金黄色葡萄球菌是其他各年龄段儿童最常见的致病菌（见表134-1）。如前所述，流感嗜血杆菌不再是 AHO 的常见致病菌。

通常认为，AHO 以男性多发（男：女为 2～3：1），约80%累及长骨。AHO 感染好发部位为远侧干骺端，但发生于骨其他部位达到30%。"亚急性"骨髓炎可能累及骨骺。AHO 患儿可出现发热、寒战、呕吐、脱水及萎靡不振；但常无中毒症状，多数儿童表现为典型疼痛、活动受限及患肢压痛点。AHO 的诊断评估流程见图134-8。血培养病原菌阳性占 AHO 病人的60%。血培养阳性及体格检查与骨髓炎一致时即可诊断 AHO。图134-2 和134-5 分别为典型 AHO 的 X 线和骨扫描表现[10,46,48,55,65-68]。

新生儿骨髓炎报告逐渐增多，但可能较难诊断，因为系统的表现很少。新生儿骨髓炎更多见于异常妊娠或分娩后，且常伴发其他急性疾病。大约半数报告病例累及多处骨组织。由于新生儿特殊的血管解剖特点，骨髓炎常伴发脓毒性关节炎。新生儿骨髓炎较常见于扁骨，如面部骨骼。B 型链球菌正在成为新生儿骨髓炎的主要致病菌，但葡萄球菌属仍常见。骨扫描检查在新生儿骨髓炎的诊断中价值有限，因为新生儿炎症反应不充分，骨和关节较小，骨骺聚集放射性标记同位素的能力不足，使得难以区分可疑部位是感染或是正常活性。在新生儿骨髓炎发生后数天内骨平片

可有异常表现，且到本病被怀疑时通常有阳性发现[65-67]。

在儿童，有两种类型的骨髓炎较少见，即亚急性骨髓炎和慢性复发性多病灶性骨髓炎（chronic recurrent multifocal osteomyelitis，CRMO）。亚急性骨髓炎临床症状及体征出现较慢，骨平片显示小面积骨髓炎，常见于长骨干骺端。50%以上的骨组织和血培养为阴性，当出现阳性，常提示为葡萄球菌。像亚急性骨髓炎一样，CRMO常见于年龄稍大的儿童（6～10岁）或青少年。CRMO以不同部位骨组织的小感染病灶为特征，定义为多发的无痛性感染。可通过X线片诊断，骨组织培养几乎总是阴性。本病可能与一种牛皮癣相关[68,69]。

亚急性骨髓炎的另一种表现形式是Brodie脓肿（Brodie's abscess），是一种主要发生在儿童的局限性亚急性骨髓炎。在生长板闭合前干骺端最易受累，在闭合后，干骺端脓肿最常见。脓肿壁含有大量的致密纤维组织，可由对比增强MRI或CT扫描上的边缘显著增强影得以证实。中心部分充满脓液，半数病例可培养到金黄色葡萄球菌，变形杆菌属和假单胞菌属也可被分离到。症状很少，包括夜间发作的常提示肿瘤的局部疼痛。平片上为溶解性病灶，有界限清楚的硬化边缘[52,68]。

脊椎骨骨髓炎

脊椎骨骨髓炎常见于老年人，且发病率随人群年龄增高而增加。脊柱易受细菌感染是因为椎旁静脉系统无瓣膜结构（血液可以双向流动），而且横纵向吻合。细菌进入这种血流缓慢的静脉系统内，极易繁殖，致使脊柱感染，然后蔓延到邻近的椎体。约40%椎体骨髓炎病人血培养结果阳性，血源性播散的致病菌来源明确。金黄色葡萄球菌（包括MRSA）是最常见的致病菌，其次是来源于泌尿道或胃肠道的革兰阴性需氧杆菌。

仅有10%的脊椎骨骨髓炎病人会出现脓毒或中毒症状，其余的为亚急性表现。多数病人体格检查有背痛及棘突触痛。不到20%的脊椎骨骨髓炎病人呈神经功能障碍，常提示存在硬膜外脓肿，50%的脓肿病人无发热和白细胞升高。实验室检查中，红细胞沉降率（ESR）常大于50mm/h，全血细胞计数（CBC）显示慢性病性贫血[70-74]。尽管许多脊椎骨骨髓炎病人缺乏特异性主诉和体征，但同时出现背部急性剧痛、发热及神经系统症状时，提示硬脊膜外脓肿。这种急症的快速诊断与治疗是给予经验性抗生素治疗、影像学检查、早期外科处理。

脊椎感染最常累及的次序为腰椎、胸椎、颈椎。典型的脊椎骨骨髓炎累及两相邻的脊椎骨及其间的椎间盘。颈椎骨髓炎可形成咽后脓肿，腰椎骨髓炎可因腰大肌脓肿而复杂化，若胸椎受累，感染可能扩散到胸部，形成椎旁脓肿、反应性胸腔积液及脓胸，可误导临床医生以为原发问题不在脊柱[72,75,76]。脊椎骨骨髓炎最可怕的并发症是感染蔓延至椎管内、硬膜外脓肿恶化、感染进展导致脊髓受损和永久性瘫痪，但其发生率少于15%。若脊椎感染导致脓毒性血栓形成或局部血管受压可引起脊髓缺血性损伤[75,76]。

脊椎骨骨髓炎的影像学诊断可先做平片检查，能显示椎间盘狭窄、椎板或椎体受损。与其他部位骨髓炎类似，脊椎感染至少两周后，脊柱平片才会出现异常表现。MRI已在很大程度上取代骨扫描用于对疑似脊椎骨骨髓炎的进一步检查。CT有助于评估骨组织的损害程度及帮助定位受损部位穿刺点，而MRI能比CT更早发现脊椎骨骨髓炎，尤其使用钆对比剂后，能更精确的评估脊髓及邻近组织[62,64,76]（见图134-6）。

确诊脊椎骨骨髓炎需选择穿刺活检，该方法可提供标本用于微生物学和病理学检查。为了避免可能发生脊髓受压的严重后果，对临床表现符合脊椎骨骨髓炎的急诊科病人，应通过影像学检查或外科医生直接穿刺活检（有或无CT引导）迅速证实诊断。老人、颈椎骨髓炎及有严重基础疾病如类风湿性关节炎或糖尿病的病人，瘫痪的风险增加。

大多数脊椎骨骨髓炎病人需延长抗生素疗程。外科治疗可能是必要的，尤其是出现脊髓受压、脓肿形成、持续疼痛、进展性畸形以及积极治疗后复发时[76]。

儿童脊椎骨骨髓炎表现形式多样，应与椎间盘炎相鉴别，该"亚急性"病被认为是椎间盘内的轻度感染（常见致病菌是葡萄球菌属），有时会侵及邻近椎板。患儿常诉背痛，且不愿走路。骨扫描可发现椎间隙摄取增加，单光子发射计算机断层成像（single-photon emission computed tomography，SPECT）和针孔准直仪可准确辨认受累部位及程度。在成人，MRI比骨扫描能更好地显示椎间盘炎的解剖。CT可用于指导穿刺。有报告椎间盘穿刺物细菌培养阳性率为30%～60%。椎间盘炎不用手术治疗[72-75]。

创伤后骨髓炎

创伤后骨髓炎是由开放性骨折、手术及有创操作、烧伤、咬伤和穿刺伤等邻近病灶感染所致的骨髓炎。

至少10%的开放性骨折随后发展为骨髓炎，胫骨最常受累。骨折处可由环境直接污染或由急诊处理或手术医源性污染，手术植入假体材料进一步增加了感染机会。邻近软组织的严重损伤可导致感染坏死并蔓延至骨骼。多种微生物感染更多见于此类骨髓炎。创伤后骨髓炎的影像学图像由于骨折处因手术及新骨形成的变化而变得复杂。影像学检查最好选择 CT、MRI 和 18-氟脱氧葡萄糖正电子发射断层成像（^{18}F-FDG PET）[77,78]。

与关节成形术相关的直接种植感染在术后 12 周内可变得明显，这类病人往往术后疼痛不能缓解。术后超过 12 周后出现感染症状和术后疼痛有改善的病人，应考虑为血源性感染所致。如果这些感染表现在发生 2 周内被诊断，考虑人工假体还可用，在 2 周后，则不移除假体而根除感染的机会大大降低[79-83]。

术后骨髓炎诊断较困难，病人常不发热，体检常发现关节疼痛、不稳定。75% 术后的和人工假体相关的骨髓炎由金黄色葡萄球菌和表皮葡萄球菌感染所致。骨平片常阴性，但可能显示假体部件周围骨再吸收的微细征象。由于难以区分机械性和感染性松动，所以需进行关节穿刺来检查滑液，但只能在无菌手术室里操作，以避免引发感染。其他的影像学检查技术，如 CT、MRI、^{18}F-FDG PET 也可用，但也会难以区分金属部件还是术后改变引起的表现。人工髋关节感染是术后骨髓炎最常见的类型，占髋关节置换术的 1%～5%。实验已发现细菌能侵入一种称为糖萼（glycocalyx）的强黏附物，结合在人工假体的惰性物质上，体内抗生素无法穿透糖萼，手术移除假体往往是根治感染唯一的办法[84]。足部穿刺伤发展为骨髓炎的概率约为 2%，致病菌通常是铜绿假单胞菌或金黄色葡萄球菌。其他形式的穿刺伤多在医院内发生，如锁骨下静脉穿刺、胎儿头皮监视器及其他有创操作。在这些操作过程中细菌定植于骨，导致骨髓炎发生。

糖尿病足骨髓炎

长期糖尿病所致的病理改变可促发骨髓炎。糖尿病病人因血管病变常发生足部感染。大多数糖尿病病人有周围神经病变，致使足部反复创伤、皮肤保护屏障丧失及足部溃疡。糖尿病病人宿主防御功能差，一旦皮肤被感染侵犯，就会导致感染发生及蔓延。小骨及趾骨最常受累。感染蔓延最先至骨膜，然后到骨皮质，最后侵犯骨髓质。糖尿病足部感染初期可使先前存在的高血糖恶化，导致细菌繁殖加快，白细胞功能受损，趋化性、吞噬作用、杀菌能力减弱[85]。抗体合成不足及补体水平下降也使糖尿病病人骨髓炎加重。典型糖尿病足骨髓炎发生在 50 岁以上、晚期的胰岛素依赖的病人，其中超过 60% 有多发性神经病变，50% 以上有视网膜病变，至少 30% 伴发心血管疾病[86,87]。

糖尿病足感染的局部表现包括肿胀、红斑，时有疼痛，超过 50% 的病例可见无痛性溃疡和明确的蜂窝织炎。因病程缓慢，常有足够时间出现影像学改变，典型表现为斑点状溶解灶，软组织中可发现气体。因感染部位血供不足，且常伴有软组织感染，以致骨扫描作用受限。获得病原学诊断唯一可靠的办法是手术切取骨组织培养，但如果创口深达骨骼，则创口组织培养对骨髓炎也有 89% 的阳性预测值[87,88]。据报告，糖尿病足骨髓炎骨组织活检的敏感性为 94%[89]。糖尿病足骨髓炎通常是多种微生物感染所致，最常见的是金黄色葡萄球菌，其他还有溶血性链球菌、肠杆菌及厌氧菌。常需手术治疗，病情严重者往往导致脚趾或部分足部截肢。然而，在一些患者给予静脉用药后改口服抗生素治疗，也可能有效。一般来说，疗程较长，约 8～10 周[90]。

镰状细胞病的骨髓炎

镰状细胞病病人发生血源性感染的风险增加，包括骨髓炎。镰状细胞病病人巨噬细胞功能受损，极易受有荚膜的病原体侵害。有镰状细胞病的 AHO 儿童与其他 AHO 儿童有两个主要区别：第一，镰状细胞病的感染常局限于长骨骨干，而其他 AHO 儿童的感染见于干骺端；第二，虽然导致镰状细胞病儿童骨髓炎最常见的致病菌仍是金黄色葡萄球菌，但沙门菌却是其次最常见的致病菌。尽管有人推测是肠道微血管梗死使沙门菌入血形成菌血症，导致血源性骨髓炎发生，但是镰状细胞病病人容易发生沙门菌感染的机制尚不完全清楚[91]。

区分镰状细胞病的骨感染和骨梗死是重要的。与骨梗死相比，骨髓炎更常出现中毒症状、发热及 ESR 加快。骨平片不能有效鉴别两者，骨扫描可能有助于诊断，最好的方法是 ^{99m}Tc MDP 检查后进行镓或铟扫描。尽管感染和梗死在镓扫描中均可出现吸收增加，但镓或铟扫描显示骨髓炎为"热区"，而镰状细胞梗死为"冷区"。另一种方法是根据对保守治疗的反应：骨梗死常在 24～48 小时内改善，而骨感染反而加重[53,92,93]。镰状细胞病骨髓炎的抗生素治疗应包含覆盖沙门菌的抗生素，如第三代头孢菌素。

慢性骨髓炎

历来认为，慢性骨髓炎常源于治疗不当或不充分的 AHO。然而，目前大多数慢性骨感染是作为创伤后感染、手术操作或糖尿病足感染的并发症而发生。感染的炎症反应触发了骨组织再吸收、软骨损伤，最终导致骨坏死。而坏死骨像异物一样为微生物黏附提供了一个无活性的表面[94]。感染变为慢性的临床征象包括死骨形成

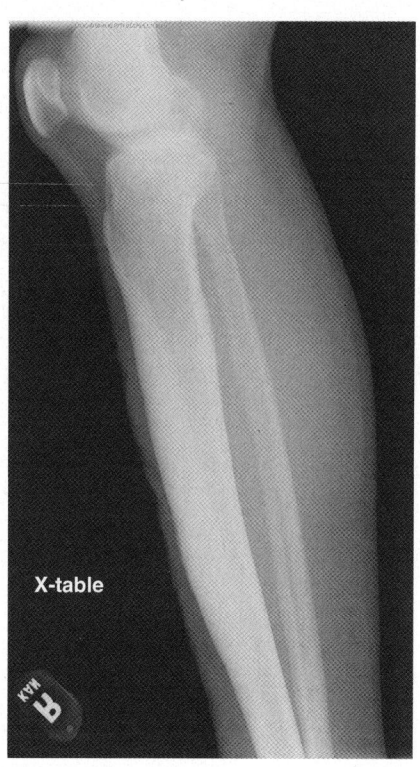

图 134-9　慢性骨髓炎。骨内新骨形成，胫骨皮质前方增厚伴轴中部皮质不规整，无骨膜反应、死骨片及骨折。（Courtesy of Thomas Egglin, MD, Department of Diagnostic Imaging, Rhode Island Hospital, Brown University.）

及出现窦道或瘘管（图 134-9）。感染往往因多种微生物所致，常包括厌氧菌。因骨扫描难以区分活动性感染灶及辨别感染有无改善，其对于慢性骨髓炎意义不大。窦道培养用于预测底层骨组织感染的活动致病菌并不可靠。因此，大多数慢性骨髓炎确诊的唯一方法是骨活检[20,86,95]。一旦转为慢性，感染将持续存在，甚至需长期抗生素治疗，因此，常需联合手术治疗。

骨髓炎的并发症

除进展为慢性骨髓炎，急性感染还可能导致其他一些并发症。细菌或细菌毒素也可播散到血液内，导致脓毒症。事实上，已有报告金黄色葡萄球菌感染所致的骨髓炎可引起脓毒性休克综合征[96]。根据骨髓炎累及部位，局部感染经扩散并化脓后，可引起脓毒性关节炎、脑脓肿、脑膜炎、脊髓受压、肺炎及脓胸。在儿童，骨髓炎可破坏骨骼发育，如果感染累及骨骺，将出现永久性骨发育不良，致使受累肢体畸形或较健侧缩短。骨髓炎部位可发生病理性骨折。

骨髓炎的鉴别诊断

许多侵犯骨组织的疾病都可与骨髓炎相混淆。骨肿瘤也可产生局部疼痛、影像学改变，甚至类似骨髓炎的异常骨扫描表现。最易与骨髓炎混淆的骨肿瘤是骨样骨瘤和软骨母细胞瘤，其影像学表现为透亮的小圆点病灶。儿童 Ewing 肉瘤是发生于骨髓的肿瘤，可能被误诊为骨髓炎。骨髓炎的鉴别诊断还应考虑转移性骨肿瘤和淋巴瘤。创伤可引起与骨髓炎相似的临床症状。在儿童，当外伤很普通和隐蔽时，评估骨髓炎可能还会发现皮带扣骨折（buckle fracture）。

初期可能与骨髓炎混淆的其他炎症和感染性疾病有骨化性肌炎、结节性红斑、蜂窝织炎和嗜酸性肉芽肿，后者组织细胞大量聚集于骨髓腔内可致溶骨性破坏病灶。

骨髓炎的处理

一旦考虑为骨髓炎诊断，重要的是获得培养结果并着手治疗。治疗目的是控制感染以避免死骨形成。一旦出现死骨，其治愈率将显著下降。对大多数骨髓炎病人最好按受累骨组织的培养结果指导治疗。由于急诊医师通常不能获得培养结果，因此对疑有局部关节或骨急性感染的病人，治疗标准是立即开始经验性治疗。对于慢性或植入物相关的感染，除非存在菌血症或坏死性软组织感染，否则早期抗生素治疗不很重要。治疗骨髓炎的理想抗生素应对致病菌有杀菌活性、毒性低、在感染部位的化学性质稳定且相对便宜。受累骨组织偏低的 pH 环境可抑制某些抗生素的杀菌活性，尤其是氨基糖苷类，而青霉素和头孢菌素在这种环境中会更稳定。急诊医师通常不得不对疑有骨髓炎的病人开始经验性给予广谱抗生素治疗，应注意了解区域的耐药模式[7,20,97]。

治疗骨髓炎时，应选择对乙型溶血性链球菌及葡萄球菌，包括 MRSA 有杀菌作用的抗生素。虽然革兰阴性菌不是常见致病菌，但不充分治疗的严重后果证实最初的用药方案应包含覆盖革兰阴性菌。一旦获得培养结果，即可调整抗生素方案[98-102]。

在急诊科治疗的大多数骨髓炎是存在了数天或数周的感染。对创伤后骨髓炎病例，急诊处理有助于预防其发生。在急诊科现场对开放性骨折的合适处理是剪除周围衣物，用无菌生理盐水或水冲洗暴露的骨骼，用无菌湿纱布绷带或无菌单覆盖创口。只有在肢体末端血供严重受阻的病例，才应该对开放性骨折部位进行变位操作，以避免创口进一步污染的危险。由于创口表面培养结果对预测未来的骨感染致病菌并不可靠，所以不必作为急诊处理的内容[44]。

骨髓炎的治疗常需要联合药物和手术方法，尤其是那些由细菌直接种植或邻近感染灶蔓延所致的骨髓炎。如果骨髓炎病灶不大，穿刺或切除骨脓肿可以同时达到诊断和治疗的目的[103]。急性期手术指征包括脓肿形成、坏死、创口裂开或合适治疗无效。对于慢性感染，往往需要手术来根治，骨科和感染科的专科团队可提供最佳效果[104]。

AHO儿童可单用抗生素治疗，而对其他的情况，如糖尿病足骨髓炎和慢性骨髓炎，抗生素治疗联合外科清创术对根除感染是必要的[2,20,88,99,105]。

有效控制葡萄球菌属首选耐酶青霉素类抗生素，如新青霉素Ⅱ、新青霉素Ⅲ或一代头孢。青霉素过敏患者可选用克林霉素。MRSA对克林霉素、利奈唑胺或万古霉素联合利福平治疗通常是敏感的。非肠道链球菌对治疗葡萄球菌的抗生素也敏感。革兰阴性菌，包括肠道杆菌、大肠杆菌、变形杆菌及沙门菌很少引起骨髓炎，常选用三代头孢、氨基糖苷类、亚胺培南-西司他丁、氨苄西林来广覆盖革兰阴性菌。除初始的广谱抗生素治疗外，对厌氧菌、假单胞菌和真菌的预防治疗必须以临床可疑为依据。鉴于新型耐药模式，骨与关节的真菌感染最好选择唑类抗生素治疗，如氟康唑和伊曲康唑[106]。

抗生素耐药的发生率正在增加，对耐青霉素酶青霉素（苯唑西林和甲氧西林）和氟喹诺酮类均耐药的葡萄球菌、耐万古霉素的粪肠球菌、耐亚胺培南的假单胞菌均已有报告。因此，如果在急诊科检出细菌，根据区域耐药模式选择最特异性的抗菌素是很重要的[97,99,107]。耐药的日益增加使得以新抗生素扩大治疗选择的需要更为突出。第二代氟喹诺酮类药物如环丙沙星、洛美沙星，及第三代氟喹喏酮类药物如左氧氟沙星，均极易渗入骨与关节内，对革兰阳性菌和革兰阴性菌都有广谱的杀菌活性。由于这类药物经口服和胃肠外给药的血药浓度相似，因此正在研究骨髓炎的口服治疗方案[2,97,99,10]。成功治疗骨髓炎与抗生素血清水平最相关，而非给药途径。推荐的标准方案是抗生素血清浓度应达到其最低抑菌浓度的8倍。如果抗生素的血清浓度达到杀菌浓度，那么在骨组织中也将总是达到杀菌浓度[107]。表134-1为不同细菌所致骨髓炎的常规治疗方案。推荐的标准方案为胃肠外给予抗生素治疗4～6周，然后给予一个口服抗生素疗程。

慢性骨髓炎的治疗是个很棘手的外科问题。将含有抗生素制剂缓慢滴注入受累骨组织有助于根除感染，以便骨移植能成功用于慢性骨髓炎[108,109]。一系列非对照临床病例报告了高压氧治疗对慢性骨髓炎有效，可能对糖尿病足骨髓炎作用最好，但需进一步的随机临床试验来证实这些病例报告所见的良好疗效[110]。

骨髓炎病人的安置

骨髓炎病人应接受静脉注射用抗生素治疗，其中部分病人还需要联合清创术治疗。与静脉使用具有相同生物利用度的口服抗生素也可以选用，但初期的抗生素注射疗程仍然被推荐。一些近期研究表明门诊治疗的骨髓炎取得了良好结果。当抗生素血清浓度达到稳态水平后，病人可以在门诊接受注射用抗生素治疗[111,112]。

脓毒性关节炎的临床特征

脓毒性关节炎的诊断

据估计每年有20 000例脓毒性关节炎被诊断。脓毒性关节炎绝大多数因细菌血源性播散至关节所致。和骨髓炎一样，脓毒性关节炎也可源自邻近感染灶蔓延或细菌直接种植。直接种植可由穿透伤或医源性因素所致，作为对滑膜侵入性操作过程如关节穿刺或注射的后果。脓毒性关节炎可能同时伴发骨髓炎，因感染可从骨蔓延至关节，骨髓炎也可能起源于脓毒性关节炎。脓毒性关节炎可发生于任何年龄段，但最常见于儿童。几乎均为单关节受累，多关节受累在儿科病例中不到10%，在成人病例中不到20%[8,26,113,14]。

脓毒性关节炎最常发生于下肢关节。在婴儿和儿童，膝关节和髋关节最常受累。在成人，50%的脓毒性关节炎发生于膝关节，其次是髋关节（20%）、肩关节（8%）、踝关节（7%）和腕关节（7%）。如前所述，由于膝关节、髋关节和肩关节处的滑膜延伸越过骨骺而附着于干骺端，致使感染易于从股骨或肱骨干骺端蔓延至关节[14,16,114-116]。

病史及体格检查

脓毒性关节炎发病常比骨髓炎更急，主要症状是关节疼痛，并随运动幅度增大而加重。许多脓毒性关节炎患儿的受累关节根本不能活动。如果感染了髋关节，患儿可能出现大腿或膝关节处的牵涉痛。在免疫抑制的病人，尤其是那些长期服用皮质激素的病人，可能发生脓毒性关节炎但关节疼痛却很轻。重要的是应确定是否存在关节基础疾病，如骨关节炎、痛风、类风湿性关节炎、关节手术史及其他一些状况，如IVDU，使病人容易发生脓毒性关节炎。这些病人的详细病史有助于鉴别慢性关节疼痛和脓毒性关节炎引起的急性关节痛。超过80%的儿童和40%的成人有发热的表现，但全身症状如疲倦、乏力、厌食、恶心及弥漫性肌痛的报告则不大一致[4,8,15,16,116]。

心动过速和低血压提示存在全身脓毒性过程。皮肤、鼻、耳及咽部检查可发现感染灶。新生儿或婴儿患肢可出现"假性麻痹"，可能被误认为是神经系统病变，但孤立的真性麻痹远比脓毒性关节炎少见。儿童下肢不能负重或任一关节不能自主活动都必须考虑为脓毒性关节炎的体征，除非证实是其他原因。

在较大儿童和成人，体征可较局限。肢体通常会保持不动以维持一种轻度屈曲的最舒适姿势。触诊脓毒性关节可致明显疼痛，且任何导致骨膜伸张的动作，如弯曲或伸展，都将引起剧痛。受累关节常出现肿胀、红斑、皮温升高等基本炎症表现。髋关节因位置较深，受感染时不会出现明显的体表征象，但被动运动时会疼痛。关节周围病变如滑囊炎、肌腱炎及蜂窝织炎也可能出现红斑、皮温升高和压痛，然而，这些病变在触诊关节或做伸张滑膜及牵拉关节的动作时常无疼痛，也不常出现关节积液，可与脓毒性关节炎区分。一般来说，发热（见于45%~60%的病例）、疼痛（见于75%的病例）和关节活动受限三联征提示脓毒性关节炎。应注意长期服用免疫抑制剂的成年病人正在增多，其病史及体格检查的典型发现可能远不如有相应免疫活性的病人那样明显[4,14,15,116]。

脓毒性关节炎的诊断策略

关节腔穿刺和关节积液检查

诊断脓毒性关节炎需作关节积液化验和培养。所幸的是，膝关节最可能受累，也最易穿刺。其他关节如髋关节则很难穿刺，可能需要骨科会诊。超声和X线透视指导下抽吸是获得关节积液的辅助方法，有助于早期发现关节内不明显的积液[114]。然而，超声下没有发现关节积液，并不能排除脓毒性关节炎作为关节疼痛的原因。试图在透视下获得髋关节滑液时，在穿刺过程中需向关节内注入少量对比剂，以确保穿刺针已进入了关节间隙内[115,117]。操作时应始终保持无菌，但据报告关节内抽吸或注射过程引起感染的风险只有0.4%或约1/10 000[15,26]。

由于在急诊科关节液分析检查不像其他诊疗检查那样常用，所以关节液检查方案有利于确保所有基础检查都已准备和执行。抽取关节液后应立即进行关节液培养，实验室应备有检测复杂营养菌的专用培养基，如淋病奈瑟菌和流感嗜血杆菌[4,26]。厌氧菌和真菌也应培养。

有一种方法可能提高从关节液中分离细菌产量，即关节穿刺后立即将关节液注入血培养瓶中，这样就使在注入实验室培养基前本会死亡的细菌能够在血培养瓶（脑心浸液肉汤）中生长繁殖[4,16]。在临床上疑有脓毒性关节炎的病人，关节液培养结果阴性率约20%~25%，可能的原因有关节液量少、培育技术差、存在复杂营养菌或关节炎症误诊。此外，白细胞可能已经清除关节间隙的细菌，但滑膜上依然残留有细菌，滑膜活检可能发现[4,16,26]。

关节液培养是确诊细菌性关节炎的重要检查。滑膜液的其他检查也常做，但对其效用仍有争议。革兰染色、WBC计数和分类、关节液葡萄糖含量与血糖含量比值均常规用于鉴别细菌性关节炎和其他类型的关节疾病，也可据此辅助评估关节痛病人。传统关节液检查实用性降低的主要原因是受感染关节免疫反应长期被激活或被抑制的病人数增多。脓毒性关节内滑膜液的WBC计数常高于50 000/mm³，且以多核白细胞为主。但其他病变也可能出现类似的细胞计数，且有文献证明高达30%的脓毒性关节炎病人的WBC计数低于50 000/mm³。脓毒性关节炎病人空腹的关节液葡萄糖含量通常较低，关节液/血清葡萄糖比值低于1:2，但这项检查并不可靠。被感染关节的关节液乳酸含量通常高于炎性关节，但这项检查并不比葡萄糖比值更有用，尤其是在部分治疗过的脓毒性关节炎。当关节液的WBC计数低于10 000/mm³且葡萄糖含量正常时，最有助于排除脓毒性关节炎[4,8,26,116]。在偏光显微镜下观察关节积液有无晶体存在可以帮助鉴别炎症性关节疾病和非炎症关节疾病，但对于区分感染与非感染性炎症性关节疾病意义不大。

当关节穿刺仅获得一两滴滑膜液时，急诊医师必须采取首选的确诊检查。最重要的单项检查是细菌培养。滑膜液或滑膜组织（关节切开术获取）培养是感染性关节炎的唯一确诊手段。如果得到培养后有多余的滑膜液，可进行革兰染色和涂片检查，然后是细胞计数及晶体分析[4,14,16]。治疗不能因等待培养结果而被延误，革兰染色可指导抗生素治疗。但如果革兰染色为阴性，也不能推迟经验性抗生素治疗，因为革兰染色用于检测滑膜液中细菌的敏感性不到60%。

血液检查对于诊断脓毒性关节炎并非总有帮助。需做两套血培养，但应注意只有25%~50%的病人经血培养检出致病菌。约90%的病人会出现ESR加快，联合CRP，可用来评估感染的好转情况。WBC计数高于10 000/mm³可能提示全身性疾病，但只有50%的脓毒性关节炎患者会出现，且许多无菌性炎症病变也会出现类似的白细胞升高。喉、宫颈及尿道等感染灶的培养结果可证实导致脓毒性关节炎的致病菌[4,14,16,116]。

X线平片对于脓毒性关节炎的早期诊断意义不大，但可发现邻近的骨髓炎。X线可以发现取代囊内脂肪层的关节积液。临床上，这一点在髋关节最有帮助，因为体检很难发现此处的积液。在大多数关节，关节滑膜附着于骨的小区域缺乏软骨,这些关节边缘的"裸区"在脓毒性关节炎早期表现为透明或侵蚀,发病后1~3周关节软骨下的骨可能开始侵蚀。关节内积气可能是因产气菌所致感染的征象或由之前的关节穿刺所致[53,62]。在有关节疾病的病人中,平片对脓毒性关节炎诊断的作用最小。

骨扫描技术已用于诊断脓毒性关节炎,其主要优点是能比其他影像技术更早地发现脓毒性关节炎。脓毒性关节炎病人的骨扫描可出现关节两侧显影剂吸收增加的对称性区域。脓毒性关节炎经三相^{99m}Tc MDP 骨扫描会出现三个阶段都是"热"表现,但很难分辨长骨干骺端骨髓炎和邻近关节的脓毒性关节炎。一般来说,只有在诊断非常不确定,为关节穿刺之前能有进一步证据时才进行骨扫描检查,在评估脓毒性髋关节炎时最常用。在容易穿刺的关节,骨扫描对脓毒性关节炎诊断的作用很小。因进行骨扫描而延误时间,可能存在着做决定性治疗之前使关节进一步受损的一些风险。

超声有助于发现可疑脓毒性关节炎病人的关节积液以及引导关节穿刺,尤其是髋关节。对于疑似脓毒性髋关节炎儿童,超声既可判断有无积液存在,也可引导诊断性关节穿刺(图134-10)[116,118]。CT 能显示更清晰的关节解剖结构,并有助于分析关节积液的量。MRI 对观察关节细微解剖最有用,可判断脓毒性关节炎是否同时伴有骨髓炎,甚至能发现少量积液[26,62,117,118]。

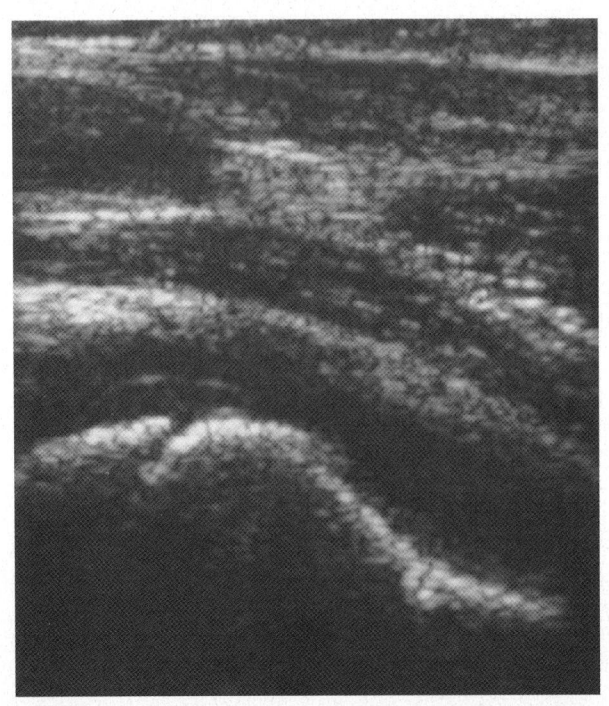

图 134-10 8岁脓毒性关节炎女孩右髋部的超声图。在股骨头边缘周围可见明显关节积液,关节穿刺为化脓性液体,白细胞计数达 71 000/mm^3。

脓毒性关节炎的并发症

脓毒性关节炎可引起两类严重并发症,包括关节本身的和全身性的。在儿童,如果感染经软骨下骨扩散,骨骺受损的风险很大,可导致生长障碍及出现肢体长度差异。其他邻近关节的组织也会受累,滑囊、肌腱、韧带和肌肉可因化脓性病变而受损。窦道可致感染向外穿破皮肤。在髋关节,因脓毒性滑囊积液所致的高压力和水肿会阻碍血供,导致股骨头缺血性坏死。成人和儿童的脓毒性髋关节炎都应得到及时诊断和排脓处理,以防止髋关节受损。在其他关节,脓毒性关节炎未被控制可导致关节僵硬的后遗症,关节变硬、融合,关节软骨缺如。脓毒性关节炎可导致全身性脓毒症,尤其在老年人和免疫功能不全的病人。

脓毒性关节炎的临床类型

婴儿和儿童脓毒性关节炎

儿童脓毒性关节炎较成人常见,儿童脓毒性关节炎的发生率是其骨髓炎的两倍[116]。在儿科病例中,三分之二发生于2岁以下儿童,且男孩病例数是女孩的两倍[116]。脓毒性关节炎的致病菌因年龄而异。总的来说,儿科不同年龄段病人最常见的病原体是金黄色葡萄球菌,其次是 A 组链球菌及肺炎链球菌[10,116,118]。B组链球菌、金黄色葡萄球菌和革兰阴性肠杆菌是新生儿病人的常见致病菌。新生儿和早产儿还须考虑白色念珠菌[36,119]。自从 B 型流感嗜血杆菌疫苗普及后,金黄色葡萄球菌已成为3个月到5岁儿童脓毒性关节炎最常见的致病菌,这个年龄段的儿童常伴有呼吸道感染或中耳炎。葡萄球菌脓毒性关节炎通常可能先有外伤史或皮肤感染。即使有完整的关节液和血培养,在脓毒性关节炎患儿中仍有高达30%病例没检到致病菌,在事先使用过抗生素治疗的患儿滑膜积液细菌培养阳性率可由80%降至38%[10,15]。髋关节受累时并发症发生率较高,更可能导致永久性关节受损,在婴儿尤其如此,特别在脓毒性关节炎和骨髓炎并存时。

淋球菌性脓毒性关节炎

奈瑟淋球菌是青少年和年轻人脓毒性关节炎最常见的致病菌。在美国,最常见于市区经济地位较低的群体。患尿道、宫颈、直肠或咽部淋病的病人有1%~3%的概率发生弥漫性淋球菌感染(disseminated gonococcal infection,DGI)[120]。尽管淋病多见于男性,但女性病人更易患 DGI。实际上,超过75%

的 DGI 病例发生于女性，特别是在孕期或月经期后，阴道的碱性环境使致病菌更能抵抗宿主血流中防御系统，更易于播散。

与导致局部感染的菌株相比，引起弥漫性感染和脓毒性关节炎的奈瑟淋球菌株具有不同特征。导致弥漫性感染的菌株含有抵抗血清杀菌活性的外膜蛋白。这类菌株对抗生素的耐受性并不比其他类型的奈瑟淋球菌强，但在全球包括美国在内的一些地区耐青霉素和耐氟喹诺酮的淋球菌感染正在增多。在 DGI 无菌性关节积液很常见，甚至在黏膜培养阳性的病人，提示宿主免疫反应在其化脓性关节炎发展中起到很大作用[14,121]。

大多数但不是全部 DGI 有生殖器或口腔局部感染的症状。女性的症状常不明显，这很可能是其治疗被延误和本病发生率较高的原因。感染由局部蔓延至全身的时间为 1 天到几周不等。淋球菌进入血液后不久即可出现症状，常有发热及寒战。淋球菌菌血症的典型三联征为游走性多关节炎、腱鞘炎和皮炎。游走性非对称性的多关节痛是最常见的主诉，发生于三分之二病人。25% 的病人为单关节痛。关节痛通常是不对称的，且最常累及膝关节、肘关节、腕关节、掌指关节及踝关节，骶骨关节和胸锁关节也可能受累，但很少见[122-124]。菌血症病人中三分之二可发生腱鞘炎，通常见于手部和手指。也有三分之二的病人出现各种皮炎，通常为不痛不痒的小丘疹（直径约 0.5～0.75cm），散在分布于颈部以下，可累及手掌和足底。这些丘疹可在底部坏死或出血中心的大片红斑基础上变为脓疱[14,124]。通常不到 50 个病灶，可用于区别 DGI 与脑膜炎球菌引起的皮疹。

约 40% 的 DGI 病人可进展为脓毒性关节炎，常为单个关节受累，也有多发性关节炎报告。患者可出现典型的脓毒性关节体征，如关节积液、皮温升高、压痛、关节活动受限及明显红斑。从多关节痛到化脓性单关节炎通常没有清晰的过程，许多病人受累皮肤炎和腱鞘炎时还没有真正的关节炎[14,124]。DGI 的一部分奈瑟淋球菌株易引起皮肤炎或腱鞘炎，而其余的则易引起化脓性关节炎[122,123]。

根据滑膜液培养结果可诊断淋球菌性关节炎。分析淋球菌性关节炎的关节积液可发现与其他细菌性关节炎相区别的不同：其滑膜液中 WBC 计数通常低于 50 000/mm³，只有 25% 的淋球菌性关节炎病人关节抽吸液革兰染色结果为阳性。而大约 50% 的病人关节液培养阴性。这可能是由于培养技术差，或因为 DGI 关节化脓性反应甚至可发生在病菌已不存在之时。疑有淋球菌性关节炎时，为获更多阳性结果，滑膜液培养应在预热的巧克力琼脂培养基上进行。当临床很可疑为淋球菌性关节炎时，获取黏膜表面组织来培养淋病奈瑟菌也很重要，因为这可能是细菌唯一稳定繁殖的地方。约 80% 的患者生殖道、咽、直肠的黏膜培养结果阳性[125,126]。淋球菌性关节炎对抗生素治疗的反应很快，且不同于其他类型的细菌性关节炎，很少造成永久性关节损害[14,124]。

脓毒性关节炎病人需住院接受覆盖可疑病原体的抗生素治疗，直到获得实验室检查结果。随着耐喹诺酮类淋病的增多，目前推荐用于治疗淋球菌性关节炎的抗生素为第三代头孢菌素类药物，如头孢曲松、头孢噻肟或头孢他啶。在急诊科，应给予病人首剂静脉或肌内注射，直到获得培养结果后收住院。如果患者的依从性好，可以回家继续接受 1 周的口服药物治疗[125]。

Lyme 关节炎

Lyme 病（Lyme disease）是由伯氏疏螺旋体（Borrelia burgdorferi）感染所致，传播媒介为硬蜱（Ixodes tick），是地方性关节炎的一种重要致病菌，包括马里兰（Maryland）和缅因（Main）之间各州、威斯康星（Wisconsin）、明尼苏达（Minnesota）、加利福尼亚（California）、俄勒冈（Oregon）。该螺旋体激活机体免疫反应可导致反应性关节炎。虽然蜱叮咬史是确诊的关键，但高达 30% 病人不记得被咬过。Lyme 关节炎表现为游走性多关节疼痛，不仅累及关节，还有滑囊和肌腱。尽管报告存在多关节病变，包括膝、踝或腕关节，但往往很快发展到单关节病程。病人多在单关节阶段出现症状。与其他炎症性关节疾病类似，Lyme 关节炎也可出现红、肿、热及活动时关节疼痛的症状，不过不如化脓性关节炎严重，但关节积液量多且关节抽液后常复发。出疹病史常被病人忽视，而关节炎常在红疹发生迁移性损害的 6 个月内出现。如果关节炎未予治疗，关节痛将持续一周左右，之后的 3 个月内，有三分之二的病人会复发，约 10% 将发展成慢性关节炎，常累及膝关节。这可能会持续数年，但一般不会破坏关节。确诊脓毒性关节炎最佳的方法通常是培养，但 Lyme 关节炎的滑液培养往往无效。诊断 Lyme 病应用最广的检查是血清抗体滴度。滑膜液分析常提示关节炎症过程，WBC 计数为 500～98 000/mm³。Lyme 关节炎可用口服多西环素 30 天治疗，若无效，可继续口服相同剂量 30 天，或者改为静脉用头孢曲松 14～30 天[124-128]。

有关节基础疾病的脓毒性关节炎

有关节基础疾病的病人比关节正常的病人更可能发展为脓毒性关节炎，尤其在类风湿性关节炎和结晶性关节炎的病人。类风湿性关节炎病人出现脓毒性关节炎时更可能累及多关节，且更易引发并发症[15,26]。对于结晶性关节炎病人，因脓毒性关节炎而引起中性粒细胞入侵，也会导致结晶沉积及析出增加。因此，临床医生在关节抽吸中发现晶体时，不应放弃寻找引起感染的病原体。

手术植入假体关节并发关节感染的概率为1%～5%。感染最易发生于术后头3个月内（50%的病例），感染原因可能为术中细菌污染、邻近感染伤口蔓延或血源性播散。假体和黏合剂均属异物，都是细菌繁殖的理想部位。最常见的致病菌是表皮葡萄球菌（40%）、金黄色葡萄球菌（20%）和链球菌属（20%）。主要症状为关节疼痛，与假体松动引起的疼痛不同，为持续性，静止时仍存在[15,26,41,129]。临床病程各不相同，如表皮葡萄球菌感染，病情常较隐匿。而金黄色葡萄球菌感染时，病情呈进展性，且炎症、积液及全身症状更明显。X线改变可提示人工关节感染，包括骨与黏合剂交界处的透亮区增宽大于2mm、假体移动、骨膜反应及黏合剂断裂。此时关节抽吸术可能更困难，因为关节间隙的瘢痕形成和改变。关节抽吸术发现超过85%的病人有假体关节感染。对植入假体关节的病人进行口咽部或泌尿生殖道侵入性操作时应使用抗生素预防[41,130-132]。

畸形关节的脓毒性关节炎

脓毒性关节炎如果发生在软骨纤维化的关节如胸锁关节、肩关节、骶髂关节和耻骨联合，则诊断和治疗特别困难。中轴骨尤其是胸锁关节发生的脓毒性关节炎常见于IVDUs，假单胞菌是其最常见的致病菌。对于无其他易感因素的病人，金黄色葡萄球菌和表皮葡萄球菌是其最常见的致病菌。常主诉受累关节疼痛及压痛。发热及ESR加快很常见，但不会一直存在，因免疫系统受抑制。骨扫描可用于发现受累关节，但因完成扫描需要时间较少用于急诊科医生确立诊断[15,130,131]。CT和MRI能更及时获得诊断结果，对诊断软骨纤维化关节的脓毒性关节炎非常实用。

脓毒性关节炎的鉴别诊断

许多疾病可能与脓毒性关节炎混淆。干骺端骨髓炎可使邻近关节产生积液而类似于脓毒性关节炎，两者也可同时存在。幼年型类风湿性关节炎起病常更缓慢，在16岁以下儿童可致多关节炎，但也可表现为单关节病程，酷似脓毒性关节炎。儿童中毒性或短暂性滑膜炎是另一种可与脓毒性关节炎相混淆的炎症过程，发生于3个月到6岁之间，常累及髋关节，呈自限性，不会长期发病，常可发生在上呼吸道感染之后。短暂性滑膜炎患儿关节被动运动时疼痛不如脓毒性关节炎明显，常无发热或不适，但偏好使用未受累的下肢与脓毒性关节炎相似。诊断评估时典型表现为WBC计数和ESR正常，无异常X线表现。区别髋关节脓毒性关节炎与中毒性滑膜炎唯一可靠的方法是获取滑液进行分析，通常在超声引导下进行。

在儿童，需要鉴别的其他髋关节疾病包括Legg-Calvé-Perthes病（股骨头缺血性坏死）和股骨头骨骺滑脱症，但这些疾病不像脓毒性关节炎那样引起急性功能障碍。风湿热常表现为游走性多关节炎，可能与淋球菌性菌血症相似。Lyme关节炎病人不像脓毒性关节炎那样虚弱乏力，但有地方区域性，应检查抗体滴度。

在成人，骨关节炎、痛风及假性痛风的关节检查发现可类似于脓毒性关节炎。其他需要与脓毒性关节炎鉴别的关节疾病还包括Reiter综合征、银屑病关节炎、炎症性肠病相关性关节炎及强直性脊柱炎，这些都属于血清反应阴性脊柱关节病。关节外伤导致的滑膜炎和关节积血，也可能被误诊为脓毒性关节炎。血友病病人发生关节积血会导致关节炎症及受损，可能合并有感染[8,10,14,116]。

传统上认为反应性关节炎是对远处感染的无菌性炎症反应，但最近的资料显示感染触发的抗原常常存在于关节内。几种病毒和细菌微生物可引起反应性关节炎，最熟知的综合征是链球菌感染后反应性关节炎。导致反应性关节炎的其他常见病原体还有沙眼衣原体、沙门菌、志贺菌、伯氏疏螺旋体（Lyme病）、耶尔森菌属、嗜人类T淋巴细胞1型病毒、风疹病毒、乙型肝炎病毒、腺病毒、细小病毒及E-B病毒。反应性关节炎患者的炎症反应主要由机体本身因素引起，而非病原体的侵袭，其发病机制包括关节内免疫复合物沉积、病原体持续存在以及免疫系统激活。有证据强烈支持反应性关节炎易感性与人类白细胞组织相容性抗原HLA-B27有关。反应性关节炎通常可与脓毒性关节炎相区别，因为其常导致多个关节受累且呈游走性。炎症反应也不太严重，关节积液较少，关节也不像脓毒性关节炎那样发热或压痛，关节液细胞计数[3,4,11,12,28]通常低于50 000/mm³。

脓毒性关节炎的处理

脓毒性关节炎是骨科急症，如果高度怀疑此诊断，应立即给予经验性抗生素治疗。关于选择内科治疗还是外科关节减压术存在着争论，在作决定之前需评估病人的因素。内科治疗包括关节穿刺，若脓液再积聚，可重复穿刺。对淋球菌性脓毒性关节炎只用抗生素即足可治疗脓毒性关节。在诊断性关节穿刺后，几乎所有淋球菌性脓毒性关节炎病例只用抗生素即可迅速好转[14,124]。手术引流可通过关节切开术或关节镜进行，可能需在关节内放置引流管便于冲洗和引流。

尽管关节穿刺可以充分治疗大多数脓毒性关节炎，但至少有两种情况手术引流是必需的。脓毒性髋关节炎，尤其是婴儿和儿童，如果引流不及时会迅速发生关节损坏。穿刺对此往往无效，需选择关节切开术治疗受累髋关节[116]。有专家建议对脓毒性肩关节炎也用相似的方法。关节修补术的病人是必须及早手术治疗的另一种情况。人工关节感染时，需移除植入假体。在治疗和清除感染后，可植入新的假体[132]。有假体植入的病人，若疑有脓毒性关节炎，不应在急诊科进行关节穿刺，最好在手术室的无菌环境下操作以防感染。

治疗脓毒性关节炎的抗生素选择见表134-1。大多数病例，急诊医师不知道哪种病原体引起感染，但必须针对最可能的病原体并根据病人的年龄和免疫状况制订治疗方案。除确定为淋球菌性关节炎外，金黄色葡萄球菌仍然是所有年龄组最主要的致病菌，选择的抗生素中应包括对金黄色葡萄球菌有极好杀菌活性的抗生素。淋球菌性脓毒性关节炎是年轻成人关节炎最常见的病因，耐青霉素和耐喹诺酮类菌株正变得越来越普遍，第三代头孢菌素是治疗淋球菌性关节炎的最好选择。在老年人，革兰阴性菌脓毒性关节炎更常见，抗葡萄球菌治疗方案中可加入如第三代头孢和氨基糖苷类抗生素。建立良好的血清抗生素杀菌浓度能够确保关节液内抗生素也达到杀菌浓度[4,26,124,8,14]。

脓毒性关节炎病人的安置

任何疑有脓毒性关节炎的病人都应行关节穿刺。有时，很可能通过首次培养结果、革兰染色及细胞计数就可做出脓毒性关节炎的诊断。在急诊科，病人应先用胃肠外抗生素治疗，并收住入院继续处理。会诊决定是否需要进一步引流治疗。如滑膜液培养结果阴性但临床表现强烈提示脓毒性关节炎，病人应接受适当的抗生素治疗并收住入院。如关节穿刺液不符合脓毒性关节炎且临床表现也不确切，病人可不留急诊科，但24小时内应重新评估。在免疫功能抑制、先前存在关节疾病或有关节置换术的病人，脓毒性关节炎可能难以发现，一旦这些病人有脓毒性关节炎的可能性，应保守处置给予住院观察及治疗。

大多数脓毒性关节炎病例预后良好。三分之二病人有望完全恢复，受累关节活动度完整、无痛；约三分之一病例关节活动度降低、僵硬、活动时疼痛、慢性感染，或全身性脓毒症、死亡。延误诊治、有基础关节疾病尤其是类风湿性关节炎、多关节的脓毒性关节炎及血培养阳性的病人很可能预后差[4]。诊断和治疗已有很大进步，但脓毒性关节炎的总体发病率近20年来没有下降。如果脓毒性关节炎在发病一周内即作出诊断并开始治疗，则预后一般都较好，预后较差与延误超过1周相关。诊断和及时治疗最难把握的两类脓毒性关节炎病人是婴儿和有关节疾病的病人。婴儿和儿童的早期症状缺乏特异性、难以判断，致使脓毒性关节炎尤其是髋关节脓毒性关节炎的儿童诊治被延误后并发症发生率相当高。已存在关节疾病的病人出现脓毒性关节炎时可能被误认为是基础疾病急性加重的表现，所以急诊医生必须保持警惕力争正确诊断[4,8,14,116]。

重要概念

- 急诊医师对所有存在骨或关节疼痛的病人进行鉴别诊断时，均应考虑到骨骼感染。在存在骨或关节感染的病人，早期诊断和治疗对长期发病率具有强有力影响。

- 长骨的血管解剖随年龄而变化。在婴儿和成人，干骺端和骨骺之间存在血管交通，这使得感染可从骨骼蔓延至关节。在儿童，骨骺生长板可阻止其蔓延。

- 脓毒性关节炎的诊断相对简单，关节穿刺是其确诊方法，滑膜液培养是建立诊断唯一可靠的关节液检查。骨髓炎的诊断较复杂，更多地需要MRI，手术获取受累骨组织进行培养是最直接的确诊方法。

- 除ESR和CRP外，血液学评估对骨与关节感染的诊断价值不大，约90%的骨与关节感染病人出现ESR和CRP升高。

- 当临床表现提示存在骨或关节感染时，抗生素治疗不应被耽搁。可疑脓毒性关节炎，应进行关节液和血培养，同时静脉注射抗生素；可疑骨髓炎，应进行关节液和血培养、静脉注射抗生素，同时计划进一步影像学检查、骨组织手术抽吸或切除活检。

- 对可疑骨髓炎抗生素治疗最重要的方面是对金黄色葡萄球具有强有力的杀菌活性。对可疑脓毒性关节炎，抗生素治疗的初始方案必须按病人年龄和临床特征制订。

本章参考文献请参见 http://pumpress.bjmu.edu.cn/eduservice/3419.html

第135章 软组织感染

Harvey W.Meishin and John A.Guistio

冷巧云 陈寿权 译 陈寿权 校

引言

软组织感染的范围从轻的只需用点碘酊的轻度浅表性感染，到重的迅速致死来不及诊断和复苏的重症感染。很不幸，软组织感染的相关文献往往混淆了其定义和治疗，部分原因是其命名法基于人名、解剖部位或事件（如术后坏疽）。因软组织感染从浅表到深部演变，其临床特征常常是重叠的（表135-1）。另外，致病菌可随着时间而改变，因而其临床表现包括全身症状可能不断变化。病人不一定很确切地发生一次脓肿、蜂窝织炎或筋膜炎，但随时可能都发生。经验显示，软组织感染越深，其浅表皮肤外观越正常。

蜂窝织炎

概述

蜂窝织炎是一种以皮肤及皮下组织红、肿、痛为特征的软组织感染，可为急性或亚急性，极少数为慢性。创伤或皮肤防护层破坏可能是诱因，但经血液或淋巴播散也可使原先正常的皮肤组织突然发生感染。

疾病原理及临床特征

蜂窝织炎常表现为局部压痛、红肿及皮温升高。若未处理，感染可能以病灶为中心向四周呈放射性扩散，导致大面积肿胀。好发于下肢，其次是上肢和面部。金黄色葡萄球菌和化脓性链球菌是到目前为止最常见的致病菌[1]。在儿童，面部和眼窝部蜂窝织炎可由厌氧菌及口腔黏膜菌群所致，面部蜂窝织炎也可见于流感嗜血杆菌感染。蜂窝织炎的风险因素包括淋巴水肿、皮肤创口、静脉功能不全及肥胖等，有趣的是，糖尿病、酗酒、吸烟与风险增加不相关[2]。

一般而言，在所涉及组织部位的皮肤或黏膜发现的细菌就是蜂窝织炎致病菌。Ludwig 咽峡炎是双侧下颌下腔蜂窝织炎，这种深部软组织感染由口腔菌群所致，因口腔及舌头肿胀可迅速导致呼吸困难。牙源性感染，尤其是第二和第三臼齿感染，是 Ludwig 咽峡炎最常见的病因。约有80%的患者近期看过牙科或有牙痛病史[3-5]。会阴部的蜂窝织炎多由厌氧菌或肠道菌群感染所致，可经软组织迅速扩散，导致坏死性筋膜炎。

鉴别思路

与细菌性蜂窝织炎貌似的损伤情况包括节肢动物或海洋生物、组织变性、异物性炎症反应、愈合中的或术后的创口、化学或热烧伤、化脓性关节炎、骨髓炎、皮肤炎、关节炎性皮疹等，尤其是在病变早期和局部时，可能较难鉴别。非细菌性蜂窝织炎较局限，较少被触诊发现。

细菌性蜂窝织炎可有淋巴结炎和局部淋巴结肿大。触诊波动感提示有脓肿形成，但缺乏波动感也不能除外脓肿[6]。发热较少见，一旦出现应该考虑菌血症或全身性感染。病变局限时除了心率稍快外生命体征通常正常。除非全身感染，白细胞常正常或稍偏高，很少出现核左移。儿童 B 型流感嗜血杆菌感染是例外，这种蜂窝织炎常有高热、白细胞计数高于 15 000/mm^3 伴核左移[7]。所幸的是随着流感疫苗出现，这种感染在儿童已经减少。

表 135-1　软组织感染的临床特征

	蜂窝织炎	坏死性筋膜炎	肌坏死
深度	皮肤，皮下组织	皮肤，皮下组织，筋膜	筋膜及肌肉
致病因素	外伤，浅表感染	外伤，手术，糖尿病，深部软组织感染	外伤，手术，创口污染
皮肤	红斑，淋巴条纹，轻度肿胀	红斑，可有疱疹、大疱或坏疽，明显肿胀	苍白伴明显肿胀，出血性大疱、坏死、坏疽
气体	无	可有	常有
疼痛	轻度	中度	重度
全身毒性症状	轻度	中至重度	重度
细菌学	皮肤菌群，一种或多种致病菌	厌氧菌及需氧菌混合感染	梭状芽胞杆菌，厌氧菌，需氧菌
治疗	无需治疗到局部切开	充分清创	彻底切除
死亡率	低	20%～50%	>25%

诊断方法

在脓肿形成前，经皮肤红肿最严重部位或脓肿边缘穿刺吸取液进行细菌培养往往无临床意义。最近有研究报告蜂窝织炎穿刺吸取液发现致病菌概率只有10%[8]。血培养也无意义，除非是儿童B型流感嗜血杆菌蜂窝织炎，患儿有菌血症，阳性发现概率超过三分之二[1,9]。

软组织拍片和B超检查可发现不透明异物。当怀疑深部软组织感染或脓肿形成时应行CT或MRI检查。大多数局部感染并无影像学检查指征。

超声也可用于指导蜂窝织炎患者的处理。最近有对成人及儿童急性病人的前瞻性研究表明蜂窝织炎的超声评估可通过发现体格检查不能发现的脓肿而修正对病人的处理。至少已有一项儿童急诊科研究表明，超声引导脓肿穿刺可以缩短住院和治疗期。鉴于超声的有效性和安全性，在对蜂窝织炎的评估中应考虑超声评估[6,10,11]。

处理

蜂窝织炎的传统治疗包括固定、抬高患肢、温热湿敷、止痛剂、抗生素，但研究并未证明综合的治疗与单用抗生素治疗比较疗效有不同。

急诊科医师在处理蜂窝织炎患者时必须试图鉴别病因。外伤、穿刺伤、皮肤破损、淋巴或静脉回流受阻、免疫功能缺陷及异物等都可能是诱因，血行播散或从附近感染组织蔓延是不常见的原因。对多数患者口服抗生素是有效的，淋巴或静脉回流受阻水肿部位的蜂窝织炎治疗常较困难，可能需要注射应用抗生素，这种情况往往继发细菌大量生长。

安置

免疫功能正常、无发热的肢端蜂窝织炎患者在门诊给予口服抗生素治疗即可，若红肿范围无减小、发热或全身症状加重应予以随访24～48小时，及时返院治疗。耐甲氧西林金黄色葡萄球菌（Methicillin-resistant Staphylococcus aureus, MRSA）作为蜂窝织炎的致病菌已越来越受到重视，甚至包括社区获得性感染。蜂窝织炎患者门诊治疗的推荐药剂见表135-2。如考虑为社区获得性MRSA所致的蜂窝织炎，一线药物可用甲氧苄啶-磺胺甲噁唑、克林霉素或四环素，对耐药病例可用备选药物如用利奈唑胺或万古霉素[12]。经合适的门诊治疗48～72小时后若病情继续恶化应给予注射用抗生素治疗，治疗时常可在门诊基础上由家庭健康代理协助完成，以减少医疗费用和院内感染风险[13]。住院病人用抗生素注射治疗，对有全身中毒症状和肢端（尤其是手和足）、头、颈、会阴部等重要部位严重感染的病人应加强病情观察。对所有蜂窝织炎患者都应密切监控以确保病情缓解。对免疫功能不全的患者（包括糖尿病、酗酒、使用化疗、类固醇治疗、脾切除、高龄或年幼等）需积极监控和治疗。

如果患者出现发热、低血压、意识模糊、病变软组织有捻发感或大疱形成，则并非单纯蜂窝织炎，可能是伴有扩散至血液、骨组织、肺、实质性脏器或脑等部位感染的脓毒症。患者可能有深部软组织感染需行积极的外科清创。如果感染扩散到深部组织，不管是直接蔓延还是经淋巴或血液播散，最初浅表的感染都可能迅速发展为严重的全身性感染。有出现上述症状的病人应当住院治疗并对其深部软组织感染及全身菌血症情况进行评估[14]。

表 135-2　浅表软组织感染的口服抗生素治疗

抗生素	剂量
A 组链球菌	
青霉素 V（苯氧甲基青霉素）	250～500mg qid
第一代头孢菌素	250～500mg qid
红霉素	250～500mg qid
阿奇霉素	500mg×1，之后 250mg qd×4
克拉霉素	500mg bid
金黄色葡萄球菌（非 MRSA）*	
双氯西林	125～500mg qid
氯唑西林	250～500mg qid
第一代头孢菌素	250～500mg qid
红霉素（疗效不一）	250～500mg qid
阿奇霉素	500mg×1 次，之后 250mg qd×4 次
克拉霉素	500mg bid
克林霉素	150～450mg qid
阿莫西林/克拉维酸	875/125mg bid 或 500/125mg tid
环丙沙星	500mg bid
流感嗜血杆菌	
阿莫西林/克拉维酸	250～500mg tid
头孢克洛	250～500mg tid
甲氧苄啶（TMP）/磺胺甲噁唑（SMX）	160mg TMP/800mg SMX bid
阿奇霉素	500mg×1 次，之后 250mg qd×4 次
克拉霉素	500mg bid

*耐甲氧西林菌株需以抗生素交替治疗，如万古霉素（vancomycin）、利奈唑胺（linezolid）、达托霉素（daptomycin）等，可能需要联合治疗。复方新诺明可能对一些菌株有效，对耐万古霉素菌株尚无有确的方案，上述药物与其他抗菌素联合使用可能有一定疗效。应避免单一抗生素治疗 MRSA 以减少进一步耐药。

MRSA, 耐甲氧西林金黄色葡萄球菌。

特殊类型的蜂窝织炎

眶周（隔前）及眼眶蜂窝织炎

概述

颜面部中心累及眼眶区域的蜂窝织炎应被积极治疗，因为此处的静脉引流通过交通支经海绵窦进入脑部。链球菌是目前最常见的致病菌。由于有效的疫苗接种，流感嗜血杆菌所致的蜂窝织炎及其他感染的高发生率已降低[15-17]。

疾病原理及临床特征

眶周（隔前）蜂窝织炎是位于眶隔前方的感染，常表现为眼睑肿胀、眼眶皮肤发红发烫，结膜淤血，偶有分泌物、发热、白细胞升高，视力、眼球运动、瞳孔检查结果正常。

眼眶蜂窝织炎与眶周蜂窝织炎相似但症状较重，可能出现眼球突出、眼球运动度减少、眼痛、眼运动压痛，眶后气肿或脓肿形成时上述表现加重，CT 或 MRI 检查可发现影像清晰度减低。

眼眶及眶周蜂窝织炎多发于年轻人，多为单侧，常与原先存在鼻窦感染密切相关[16,18]。其他原因包括眼周皮肤穿透伤、擦伤以及原先存在血管感染或皮肤小脓疱感染。面部骨折一般不会引起眶周及眼眶蜂窝织炎，除非原先存在鼻窦炎或损伤在几周内加重[19]。化疗药物或牙龈炎为较少见的原因。

诊断方法

眶周蜂窝织炎与眼眶蜂窝织炎的鉴别是重要的临床决定，它影响着处理和预后。如怀疑眼眶蜂窝织炎，眼眶 CT 检查对确定眶后是否受侵很有用[20]。鼻窦及眼眶 X 线拍片特异性较低[21]。目前最主要的致病菌为链球菌，偶尔为金黄色葡萄球菌、流感嗜血杆菌、厌氧菌[16,17]。出现高热、脑膜刺激征或脓毒症表现的患者应行血培养及腰椎穿刺检查。

处理

早期的眶周蜂窝织炎患者可在门诊基础上给予抗生素治疗 24～48 小时，并密切随访确定是否缓解。抗葡萄球菌的广谱抗生素可提供适当覆盖。眼眶蜂窝织炎患者需住院治疗、静脉注射抗生素，有些病例需切开引流，手术适应证包括抗生素治疗后病情恶化、存在成为感染原因的异物及脓肿形成[18,19,21,22]。应选择覆盖流感嗜血杆菌、金黄色葡萄球菌、化脓性链球菌和厌氧菌敏感的广谱抗生素[4,20]。

链球菌性蜂窝织炎

疾病原理及临床特征

链球菌性蜂窝织炎常被称为获得性蜂窝织炎，多继发于术后及创伤后，但也可无明显诱因。原因可能是手指或脚趾周围皮肤的微小破损，也可能成为致病菌的门户并经周围静脉网扩散而诱发感染。获得性蜂窝织炎通常迅速进展出现明显的淋巴管条纹及肢端肿胀，若不处理，将迅速发生全身中毒症状。

处理

治疗包括应用抗链球菌的抗生素、抬高患肢、温湿敷。

丹毒

疾病原理及临床特征

丹毒是一种急性浅表性蜂窝织炎，特征性表现为边界清楚的红斑、隆起、发硬、疼痛，通常累及真皮、淋巴管及皮下大部分组织。好发年龄为很年轻或50～60岁，发病与皮肤破损、肾病综合征及手术创伤等相关。往往在发热、寒战、全身不适等前驱中毒症状后，出现下肢或面部明显的鲜红的蜂窝织炎斑疹。链球菌属是主要的致病菌，包括化脓性链球菌（58%～67%）、无乳链球菌（3%～9%）、停乳链球菌（14%～25%），少数也见于金黄色葡萄球菌和肠道菌。90%丹毒发生于小腿部，手臂占5%，颜面部占2.5%，也可能累及大腿[23]。

处理

丹毒的治疗包括抬高感染部位、侵入创口的处理和抗生素治疗，青霉素G仍然是标准的治疗，也可用阿莫西林10～20天。已显示大环内酯类、头孢类或氟喹诺酮类有效，但应该被归于复杂病例[23]。

葡萄球菌性蜂窝织炎

疾病原理及临床特征

金黄色葡萄球菌可产生多种毒素引起局部和全身反应，如α毒素、透明质酸酶、纤溶酶、各种蛋白酶及致热源毒素超抗原等毒素可致组织损害、水疱形成、炎症反应。葡萄球菌蜂窝织炎往往是无痛性感染。中毒症状常较链球菌性蜂窝织炎轻，病变通常较局限，更易于脓肿形成[24]。

处理

给予抗葡萄球菌抗生素，同时给予热敷、制动、抬高患肢，若脓肿形成给予切开引流。目前社区获得性MRSA不断增多，选用抗生素时应考虑覆盖之，甲氧苄啶-磺胺甲噁唑、克林霉素是有效的抗生素[12]。如果有的话，本区域细菌耐药谱是有用的。

葡萄球菌性烫伤样皮肤综合征

疾病原理及临床特征

葡萄球菌性烫伤样皮肤综合征是由噬菌体II组71型葡萄球菌所产生的表皮剥脱毒素所致，也称葡萄球菌性表皮坏死松解症。该毒素是一种丝氨酸蛋白酶，特异性作用于表皮颗粒层的桥粒核心糖蛋白1，导致表皮剥脱，形成大片痛性红斑及水疱[25,26]。该病大多发生于6月～6岁儿童。病死率在儿童约3%，在成人达50%，在原有系统疾病的成人高达100%[27,28]。黏膜通常不被累及。常出现Nikolsky征，即按压时表皮外层与基底层易于分离。皮肤损害以出现大疱和小水疱为特征，致使大片表皮损失，结果呈现烫伤样皮肤。

鉴别思路

主要应与中毒性表皮坏死松解症鉴别。中毒性表皮坏死松解症是全层表皮坏死，从肢端部位皮肤开始，可累及黏膜，常有用药史，Nikolsky征阳性仅在皮损处。葡萄球菌性烫伤样综合征在未受损的皮肤也呈Nikolsky征阳性，对抗生素治疗有效。中毒性表皮坏死松解症抗生素治疗无效，病死率高达50%[29]。

诊断方法

根据临床表现、病史及微生物学检查结果可作出诊断，包括：①局部压痛、大片红斑、表皮剥脱、水疱形成等临床表现；②表皮内从颗粒层裂开的组织病理学表现；③分离到金黄色葡萄球菌产生的表皮剥脱外毒素；以及④免疫荧光检查不存在落叶型天疱疮[29]。因为葡萄球菌性烫伤样综合征由毒素所致，水疱液或病变皮肤往往无细菌，但从口腔或鼻腔等黏膜部位可能培养到金黄色葡萄球菌。

处理

葡萄球菌性烫伤样综合征治疗主要是适当补液，维持水与电解质平衡，应用全身抗生素如耐酶青霉素类青霉素[24]。

流感嗜血杆菌蜂窝织炎

疾病原理及临床特征

流感嗜血杆菌蜂窝织炎常见于5岁以下儿童，主要发生在面部和四肢，皮肤紫红[20]，急性起病，常有高热、白细胞计数高于 15 000/mm³，血培养阳性率高（57%～90%）。随着 B 型流感嗜血杆菌疫苗普及，目前流感嗜血杆菌皮肤感染发病率已经明显减少。

处理

抗生素注射治疗，应用第 2 或 3 代头孢类联合氨苄西林/克拉维酸，疗程 10～14 天[30]。

革兰阴性菌及厌氧菌蜂窝织炎

革兰阴性菌及厌氧菌蜂窝织炎常见于免疫功能不全病人，多发生于黏膜周围，主要在会阴和慢性创口，这些部位难以保持清洁易于重复感染。诊断需作病原菌培养，治疗包括清创、应用广谱抗生素。

中毒性休克综合征

葡萄球菌性中毒性休克综合征

概述

中毒性休克综合征常发生在使用阴道塞的月经期妇女。虽然 1980 年代初该病较普遍，但自从强吸收性的棉塞撤市以来其发病率已明显降低。目前，在有葡萄球菌软组织感染灶的男女两性患者，中毒性休克综合征均有发生，非月经因素更多见。

疾病原理及临床特征

在月经期妇女的中毒性休克综合征可分离到金黄色葡萄球菌概率超过 90%。临床表现主要由金黄色葡萄球菌产生的表皮剥脱外毒素所致。这种毒素与大疱性脓疱病的毒素相同，但中毒性休克综合征是由全身循环中毒素所致，而大疱性脓疱病的局部水疱是直接由金黄色葡萄球菌感染所致[25,26,29]。毒素有高度特异性可致表皮内桥粒中介细胞黏附功能丧失。其他临床表现有发热、晒斑样/砂纸样皮疹、低血压、多器官功能障碍、黏膜炎症、肌痛、严重水样泻及精神状态的改变也较常见（见框 135-1）。鉴别诊断包括落基山斑疹热、链球菌猩红热、川崎病及钩端螺旋体病[24]。

处理

针对脓毒症的早期目标导向治疗（如恢复和维持适当的中心静脉压和平均动脉压、维持中心静脉氧合、达到足够尿量）[31-33]，包括中心静脉压监测指导

框 135-1　中毒性休克综合征诊断标准

体温 > 38.9℃（102℉）
皮疹（弥漫性点状红斑），与猩红热皮疹相似
发病后 1～2 周有皮肤脱屑
低血压（收缩压 < 90mmHg，直立位血压下降 15mmHg 或更多，或有直立性晕厥）
出现至少 3 个脏器系统的临床或实验室检查异常
　胃肠道：恶心、呕吐、腹泻
　肌肉：肌痛或肌酸磷酸激酶升高至少 2 倍
　黏膜充血：阴道、口咽部或结膜
　肾：血尿素氮或血肌酐水平升高至少 2 倍，或脓尿（> 5 个白细胞/高倍镜视野）
　肝：胆红素、血清转氨酶升高至少 2 倍
　血液：血小板减少，< 10 万/mm³
　神经：定向障碍或意识改变，无灶性发现
缺乏其他病因证据

积极的液体复苏、使用 α 或 β 肾上腺素能血管活性药。若 MRSA 感染可能性小，可静脉注射覆盖产青霉素酶葡萄球菌的抗生素，如萘夫西林或苯唑西林。克林霉素和万古霉素可用于对青霉素过敏以及覆盖 MRSA 感染。控制病源是治疗的关键，包括去除阴道塞或其他异物、感染局部引流、黏膜和其他培养到致病菌部位的处理[34]。

链球菌性中毒性休克综合征

概述

已知链球菌是感染的病原菌。以前，这些感染最常见于免疫系统抵抗力缺乏的病人。但自 20 世纪 80 年代中期以来，世界各地已报告了链球菌中毒性休克样综合征发生于有严重软组织感染而其他方面健康的年轻人[35]。Cone 于 1987 年首次报告了 2 例链球菌性中毒性休克综合征，软组织感染中分离到化脓性链球菌，认为休克状态是由毒素所致[36]。Stevens 于 1989 年报告发生于健康年轻人的另外 2 例，进一步描述了该综合征的特点，指出在链球菌入侵人体 4 小时内即发生休克或发展为休克状态[37]。事实似乎表明 A 组 α-溶血性链球菌就是致病菌，然而，尽管这些病例主要由 A 组菌株所致，但其非 A 组链球菌也已被证实可致链球菌中毒性休克样综合征[38]。

疾病原理及临床特征

在链球菌感染中毒性休克，病原菌侵入途径不明的达到 50%，其余病例则与手术、非穿透伤所致的

血肿或肌肉拉伤、皮肤二重感染或病毒感染等相关[39]。儿童链球菌感染中毒性休克绝大多数伴有水痘[38]。相关因素还有服用非甾体抗炎药，会掩盖已经存在的感染症状，结果延误诊治并增加病情严重程度。

病人常突发剧烈疼痛，此前可能有压痛等体征，疼痛一般发生在某一肢体，但可酷似盆腔炎、肺炎、急性心肌梗死、腹膜炎或心包炎。少数患者伴有发热、寒战、肌痛和腹泻等流感样症状。

发热是最常见的体征，但一旦出现休克，病人可能为低体温。心动过速和低血压也是常见体征，大部分病人有软组织感染表现，如肿胀、发红、大疱或压痛，常出现猩红热样皮疹（框 135-2）[39]。

病人常有肾功能或呼吸功能衰竭。出现血流动力学改变提示存在链球菌毒素的心脏毒性作用，心输出量正常或减低、全身血管阻力正常、左心室每搏做功指数降低[40]。死亡率在 33%～81%[41]。

链球菌感染的毒力由表面蛋白、毒素产物及宿主因素所致。产生 M 蛋白的链球菌株看来是与严重感染相关，M 蛋白与补体控制因子及其他宿主蛋白结合以避免补体旁路激活，从而逃脱被中性分叶核粒细胞吞噬和杀灭。细胞外毒素包括超抗原的链球菌致热原外毒素促进组织侵入和启动细胞因子瀑布式释放，被认为是坏死性筋膜炎、致命的链球菌性中毒性休克综合征等病症的原因[42]。毒素作为超抗原激活大量 T 细胞，绕过抗原递呈阶段，释放大量细胞因子（TNF-α、IL-1、IL-6），引起发热、低血压、休克、皮疹及多器官功能衰竭等临床表现[43]。若宿主缺乏针对表面蛋白及毒素的抗体将易受感染并增加毒力。

鉴别思路

鉴别诊断包括葡萄球菌性中毒休克综合征和革兰阴性脓毒症。葡萄球菌感染不大可能出现皮肤侵犯及肢端疼痛，可能有"草莓舌"，很少有软组织破坏，菌血症发生率较低。内毒素休克特点是高排低阻，左室每搏做功指数不降低。

诊断方法

肌酐水平高于 2.5mg/dl 提示肾损害，可能发生于低血压之前。血清肌酸激酶与软组织受损程度相关，其水平升高可提示坏死性筋膜炎或肌炎（"食肉细菌"）。

实验室检查异常还包括低蛋白血症、低钙血症、轻度白细胞升高伴显著"核左移"。血小板及血细胞比容最初可正常，但在 48 小时内降低，可能与发生弥散性血管内凝血相关。血培养阳性概率 60%，创口培养阳性率 95%[44]。

处理

链球菌性中毒休克综合征需住院治疗，一般及早入重症监护室。如同上述葡萄球菌性中毒休克综合征，针对脓毒症的早期目标导向治疗是最主要的措施[31-33]。即使有适当的抗生素及加强支持治疗，本病死亡率仍达 30%～70%。

最初常难以确定致病菌是链球菌还是葡萄球菌，所以需两者兼顾，推荐方案包括青霉素联合克林霉素、红霉素，或头孢曲松钠联合克林霉素。对见于坏死性筋膜炎或肌炎的生长缓慢的链球菌，在多数培养试验，青霉素是唯一的中度有效的抗生素。最近的一项回顾性研究证实，克林霉素对链球菌感染中毒性休克的作用可能好于 β-内酰胺类[45]。克林霉素类似乎有两个作用机制：①通过更有效的机制杀灭化脓性链球菌；②通过减少引起全身毒性和（或）组织损害的外毒素的产生。鉴于一些地区已报告化脓性链球菌的克林霉素耐药菌株，对链球菌感染首先选用克林霉素联合 β-内酰胺类抗生素是明智的[45]。早期外科清创可能有救命作用，一旦需要外科介入即应会诊。

静注丙种球蛋白仍是实验阶段，尽管有报告获成功。丙种球蛋白制品含有葡萄球菌毒素抗体，对链球菌毒素有某些交叉反应。最近，一项对比观察研究显示静注免疫球蛋白对链球菌感染中毒休克综合征有益，剂量 2g/kg，48 小时后如病情未稳定重复给药[46]。一项随机对照试验显示手臂静注免疫球蛋白有降低死亡率的趋势，但由于试验病例登记过少，研究已不得不被终止。该研究剂量是第 1 天 1g/kg，第 2、3 天各 0.5g/kg[47]。

一般不推荐对接触病人的家庭成员使用抗生素预

框 135-2　链球菌中毒性休克综合征的定义

须同时满足以下两条标准：
1. 分离到 A 组链球菌：
   a. 从正常无菌部位（如血或脑脊液），为确诊依据
   b. 从正常非无菌部位（如痰或皮肤），为可疑依据
2. 低血压，且至少满足以下 2 点：
   a. 肾损伤
   b. 凝血障碍
   c. 肝受累
   d. 成人呼吸窘迫综合征
   e. 皮肤大面积点状红斑，可有皮肤剥脱
   f. 软组织坏死

防感染，尽管与病人接触能增加年轻人的带菌率[38,48]，以及增加老年人的感染风险[49]。

脓疱病

概述

脓疱病是由 A 组乙型溶血性链球菌所引起的浅表皮肤感染，偶尔也可因凝血酶阳性金黄色葡萄球菌所致。该病有两个亚型：传染性脓疱病和大疱性脓疱病[50,51]，具有传染性，是最常见的儿童皮肤感染[52]，夏末初秋多发，热带地区多见。

疾病原理及临床特征

非大疱性脓疱病发生与昆虫叮咬、苍蝇、皮肤擦伤相关[50]。由于正常皮肤接种后并不发病，所以本病发病机制与流行病学仍不清楚。在脓疱蔓延到鼻、咽喉部之前几天，链球菌常存在于正常皮肤，而葡萄球菌在皮肤损害发病之前就已经定植在鼻、咽喉部。在皮肤发现的链球菌与感染咽喉部的链球菌也不是相同的亚型[51]。

传染性脓疱病由小丘疹开始，迅速形成小水疱，又很快发展为脓疱，并在 24 小时内破裂、表层结痂。皮损常无痛，但往往瘙痒，可融合[50,51]，硬痂常较厚，琥珀色，较脆。早期小水疱、脓疱或疱痂培养常见乙型溶血性链球菌，偶尔为金黄色葡萄球菌。5、6 天后，硬痂变得更厚，红棕色，皮损趋于扩大、中心部较洁净。皮损最常见于四肢、面部，躯干部较少受累，局部淋巴结肿大，但淋巴结炎及发热不常见[52]。

大疱性脓疱病常见于婴儿，开始为小水疱，迅速增大为大水疱，直径达 2～5cm，大水疱破裂后局部形成混有漆样薄痂和鳞屑的红斑，常见卫星病灶，无尼氏征，无中毒症状[53]。大疱性脓疱病好发于颜面部和躯干，很少出现局部淋巴结炎，病变一般比传染性脓疱病较快愈合。

鉴别思路

Bockhart 脓疱病是一种葡萄球菌性浅表毛囊炎，表现为毛囊周围成簇的小脓疱[54]。深脓疱病与脓疱病密切相关，但病损较深，呈瘢痕愈合。皮损好发于下肢，初起为小水疱，破裂后形成浅表溃疡，致病菌为 A 组乙型溶血性链球菌，偶尔为金黄色葡萄球菌。治疗选用青霉素 10～14 天或局部用莫匹罗星。

诊断方法

可根据临床作出诊断，因为小水疱液革兰染色常找不到细菌。某些链球菌株可引起肾炎，但咽喉炎比脓疱病更可能继发肾小球肾炎。另外，脓疱病不导致急性风湿热[51]。脓疱病的血清学结果可能显示针对不同链球菌抗原的抗体增高，主要有抗 DNA 酶 B 和抗透明质酸酶，但血清抗链球菌溶血素 O 通常不增高[51]。检测链球菌抗体的链球菌酶试验也常常出现假阴性结果[51]。

处理

湿敷没被证明对治疗脓疱病有作用。外用抗菌剂如六氯酚或碘伏擦洗或冲洗作用有限且可能引发卫星病灶[52,55,56]。对局限性脓疱病的一线治疗可外用莫匹罗星或夫西地酸。最近系统的文献回顾表明局部应用这些抗生素优于全身应用红霉素，与其他抗生素全身应用相比则疗效相同，且耐受性更好。对全身性脓疱病推荐全身应用耐青霉素酶抗生素，尽管尚缺乏较大规模的随机、前瞻性临床试验[55,56]。选用抗生素时应注意地方耐药情况。第一代头孢或克林霉素可能有效（也见表 135-2）。一些研究认为肌注苄星青霉素 G 疗效优于口服青霉素 V 或红霉素。在外用抗生素药剂中添加外用类固醇并不能提高疗效。

早期病灶常常只培养出链球菌，但后期可有葡萄球菌生长，看来链球菌是最初的感染菌，葡萄球菌是继发的感染菌。尽管全身和局部用抗生素治疗脓疱病可很迅速清除病灶、减轻病损、减少淋巴结炎等并发症、预防感染其他个体，但不能预防链球菌性肾小球肾炎[50]。

对大疱性脓疱病局部应用抗生素如庆大霉素或多黏菌素、新霉素、杆菌肽混合制剂，疗效与苄星青霉素 G 口服和肌注联合应用相同。抗葡萄球菌药如头孢类或半合成青霉素口服一般很有效。对单个或新发病灶，只给予外用抗生素是合适的[51]。

脓肿

孤立性皮肤脓肿

概述

皮肤脓肿是脓液局部聚积而形成的疼痛、波动的软组织肿块，周围是较硬的肉芽组织和红斑。脓肿可发生于身体各部位，头、颈部约20%，腋部25%，四肢18%，肛周25%，腹股沟15%。大多数患者诉疼痛，肿块呈轻度波动感。脓肿可引起局部红斑和淋巴管炎，但出现发热或全身毒性症状提示感染侵犯较深部组织或全身菌血症[57]。

疾病原理及临床特征

局部脓肿的发生与感染侵犯的解剖部位相关[58]。四肢的脓肿可能与割伤、擦伤或针刺伤等小创伤使皮肤保护层的完整受破坏相关。头、颈部及会阴部脓肿可能与大汗腺堵塞相关[59,60]，由于青春期后皮脂腺和汗腺分泌较发达，所以成年人发病较多。肛周脓肿起因于细菌从肛门隐窝感染。阴道脓肿常由巴氏腺导管阻塞引起。藏毛脓肿通常是由于骶尾部毛发堵塞皮肤小孔引起[61]。

绝大多数脓肿含有细菌，大约有5%脓肿（尤其是与注射毒品相关的脓肿）是无菌的[57]。无菌性脓肿与细菌性脓肿在临床上难以区别。皮肤脓肿的细菌一般就是受累部位的皮肤菌群（表135-3）。注射毒品者脓肿中培养到的最常见的细菌是金黄色葡萄球菌，以及链球菌和包含厌氧菌的混合菌群[62,63]。在静脉注射吸毒者的头、颈部脓肿中有时也检出侵蚀艾肯菌（Eikenella corrodens）[64]。作为皮肤和黏膜正常菌群之一，厌氧菌数量多于需氧菌（在口腔为10:1，在远端结肠为1 000:1）[65,66]。大多数发生于口周、肛周等黏膜组织的脓肿以厌氧菌感染为主，远离直肠部位脓肿分离的细菌主要是皮肤的菌群。在皮肤脓肿，金黄色葡萄球菌是最常见的需氧菌，但其检出概率在皮肤脓肿不到1/3，在腋下脓肿不到1/2[67]。源于直肠周、外阴阴道黏膜的脓肿一般与金黄色葡萄球菌无关[57,67]。脆弱拟杆菌为耐青霉素厌氧菌之一[68]。已有报道拟杆菌耐其他抗生素，包括头孢西丁、甲硝唑、克林霉素、碳青霉烯类及氟喹诺酮类[69,70]。该菌产β-内酰胺酶，50%以上的腹腔感染与之相关。尽管该菌是人类肠道中最常见的革兰阴性厌氧菌种，但在会阴部脓肿中被检出概率不到50%[57]。大肠杆菌及奈瑟淋球菌在各部位皮肤脓肿都很少被检到。

鉴别思路

脓肿发生一般是孤立性事件，但会阴部、下腹部的复发性脓肿提示可能存在炎症性肠部疾病，腋下、腹股沟区的复发性脓肿提示可能存在化脓性汗腺炎。另外，复发性脓肿可能与免疫功能低下相关，见于肿瘤、皮质类固醇治疗、化疗、糖尿病、艾滋病、白血病、血管功能不全、创伤、热损伤等。

诊断方法

超声检查有助于发现局部皮下和肌内脓肿，可用于区分脓肿和脂肪团，辨认不透射线的异物[6,11,71]。

从皮肤脓肿取材进行革兰染色可以迅速对病原菌形态进行鉴定，一般革兰染色可见到以下3种结果之一：①有白细胞但无细菌，提示为无菌性脓肿；②多种革兰阳性和阴性的杆菌和球菌混合存在，提示需氧菌和厌氧菌混合感染；③找到葡萄样成簇的革兰阳性

表135-3　135例门诊脓肿的细菌学特点

解剖部位	脓肿(n)	细菌阳性培养率	细菌生长类型（占本解剖部位%）				每脓肿细菌种类*	
			无细菌生长	仅需氧菌	仅厌氧菌	需氧菌和厌氧菌	需氧菌(平均数)	厌氧菌(平均数)
头、颈	25	19	4	28	20	48	1	2
躯干	11	8	0	45	18	36	1	2
腋窝	22	16	0	55	5	41	1	1
四肢	16	12	19	44	13	25	1	1
手	8	6	25	63	0	13	2	0
腹股沟	7	5	0	29	57	14	0	3
外阴、阴道	13	10	0	15	46	38	1	3
臀部	12	9	0	33	33	33	1	3
直肠周	21	16	0	0	33	67	1	5

*培养无细菌生长除外。

From Meislin HW, et al: Cutaneous abscesses: Anaerobic and aerobic bacteriology and outpatient management. Ann Intern Med 87: 145, 1997.

球菌，可以诊断为金黄色葡萄球菌感染[57]。

处理

皮肤脓肿的治疗是切开和引流，有研究证实在抵抗力正常病人不用抗生素[1,57,72,73]。因此在这些病人也无需革兰染色及细菌培养。在免疫力低的病人，应做革兰染色、细菌培养、应用抗生素。以下几点可指导选择抗生素：①脓肿发生部位预料的菌群；②革兰染色的结果；③气味恶臭提示厌氧菌感染；④细菌培养及药敏试验结果（见表135-2）[57,67]。由于局麻药在发炎、酸性的局部组织效果差，切开和引流一般较痛，除了局麻外可给予注射或局部镇痛。氧化亚氮是一个选择，可以50%浓度自行给予。切开时应深达脓腔确保充分引流。有人喜欢选用椭圆形切口以防止皮肤外表过早闭合。应轻柔地刮开脓腔内所有分隔小腔室，并冲洗脓腔。在脸部等美容重要部位，疏松填充物应在48或24小时内移除，之后即给予温湿敷10~15分钟，每天3~4次，持续2~3天[57]。

疖

疖通常由浅表皮肤毛囊炎发展而来，是深部的炎性结节，周围呈明显的组织反应。脓肿壁常很薄、有流脓，通常可分离到金黄色葡萄球菌及链球菌等皮肤菌群。

痈

痈是由蔓延到皮下组织的深部脓肿相互连接而扩大的过程，致病菌通常为需氧菌，但铜绿假单胞菌可见于慢性病例。诱发因素包括毛囊炎、血恶液质、类固醇、多汗、肥胖、糖尿病，以及皮肤局部因素，如局部受摩擦（如颈项部）。

化脓性汗腺炎

概述

化脓性汗腺炎是皮肤大汗腺的慢性脓肿，成年人患病率为1/300，常见于青春期后和40岁之前，女性及黑人多见，肛周发生率是男性的两倍[59,60]。由于汗腺分泌物排出阻塞，汗腺深部的腺泡及腺曲小管开始发炎，诱发因素包括肥胖、卫生不良、多汗、剃毛、刺激性体香剂[74]。腋下部位比腹股沟及肛周更多见。腋外的病灶可能是癌前病变，其治疗应考虑手术切除[75,76]。

疾病原理及临床特征

本病大多数表现为偶发的一个或多个疼痛的皮下结节，伴有烧灼感、发痒、局部蜂窝织炎、肿胀、恶臭，这些结节自发流脓或被切开勉强引流，常在几天内缓解。但一些病人病灶转为慢性、扩大，形成多个脓肿、窦道、瘘管，愈合后常留有肥厚的瘢痕，使局部脆弱和不美观。

通常可检出金黄色葡萄球菌、草绿色葡萄球菌及皮肤的厌氧菌。在慢性病例，会阴部常有肠道菌群生长，腋窝部常有变形杆菌、需氧菌、厌氧菌混合生长。

本病发病机制并非单纯感染的模式，应用免疫抑制剂治疗有效提示本病可能主要或至少部分是炎症性反应过程[77,78]。

鉴别思路

化脓性汗腺炎须与腋窝、肛周及直肠周围等部位单纯的皮肤脓肿相鉴别，脓肿一般不呈慢性过程、可多发、不累及直肠黏膜。

处理

克林霉素单用或联用利福平对本病可能有暂时疗效，但复发几乎不可避免，所以外科手术是决定性的治疗[74,79]。免疫抑制剂治疗可改善严重病例病情[77,78]。在急性期，一般切开、引流即可。窦道和瘘管应被暴露，并切除所有小脓腔、清除所有脓液和坏死组织。对防御功能正常且无其他软组织侵犯的病人，术后常不需要抗生素治疗。对慢性、广泛的病灶需手术切除所有受累大汗腺部位含毛发的皮肤，创面可直接缝合或皮瓣、移植覆盖[74]。化脓性汗腺炎罕见但最严重的并发症是鳞状上皮癌，因此建议手术时取标本送病理检查[76]。只要进行积极的创口护理，经手术治疗的会阴部化脓性汗腺炎一般不需常规行结肠造口术，对创口护理不可行以及合并克罗恩病的病人，结肠造口术可能有助于粪便排泄[59,60]。

由于化脓性汗腺炎的慢性、不舒适、有恶臭、不美观等特性与病人的社会、个人、职业各方面的困难密切相关，因此对本病应考虑及早手术治疗大汗腺阻塞。

巴氏腺囊脓肿

疾病原理及临床特征

巴氏腺囊肿脓肿起因于巴氏腺腺管阻塞。通常是由阴道的需氧菌和厌氧菌混合菌群感染，沙眼衣原体和淋病奈瑟菌检出概率约占10%[57,80]。常局限性表现为阴道口下侧壁的疼痛性囊肿，但可偶发感染性休克[81]。

处理

应从黏膜层引流脓肿，而不是从皮肤表层。单纯切开引流复发率较高，囊腔应开放，Word 导管是为此特制的 10-Fr 气囊导管，使用方便，成功率高，在切开引流后插入导管，充入水或生理盐水 2～5ml 即可（图 135-1）。导管应留置 4～6 周，以便有时间形成窦道。坐浴有助于保持局部清洁及引流。造袋术是更复杂的治疗方法，包括缝合囊壁、切开引流。

筋膜炎

疾病原理及临床特征

筋膜炎是筋膜、皮下组织及皮肤的感染，表现为局部红斑，显著肿胀，有时发生坏疽（见表 135-1）。这类坏死性感染的命名很混乱，已有的由致病菌命名（如溶血性链球菌感染性筋膜炎）、由人名命名（如 Meleneys 协同性坏疽）、由组织外观命名（如坏死性筋膜炎）、由特定情况命名（如术后进行性细菌性坏疽）等。按照定义，筋膜炎不包括肌肉，但该病可侵犯肌肉导致肌肉坏死。病人表现为中到重度全身中毒症状，如高热、心动过速、焦虑、定向力障碍、休克等，常与皮肤体征不成比例。组织侵犯迅速，常在 1～2 天内由蜂窝织炎发展到坏死性筋膜炎。常见严重皮下水肿和坏死。疾病早期，皮肤损害相对较轻，随着病情进展，皮肤常出现水疱、捻发感或坏死[82]。糖尿病、周围血管性疾病、创伤、近期手术等是发病诱因。皮肤神经末梢迅速被破坏可使痛觉改变，因此，疼痛缺乏或中止可能意味着病情恶化而非好转[83]。

处理

这类感染初期治疗包括液体复苏、注射抗生素以及早期会诊进行切开、引流、清创。常需大量晶体液来补充创口的液体丢失，并发溶血时需输血制品。严重者可发生弥散性血管内凝血。可能需静脉补钙以纠正因皮下脂肪坏死所致的低钙血症。厌氧菌感染排出物多污秽，发生于局部黏膜开口周围（如会阴部、口咽部），可表现为组织气肿，革兰染色可见细菌多形性排列，需氧菌培养阴性。对坏死性筋膜炎可根据革兰染色、细菌培养及病变部位首选抗生素。大剂量青霉素、克林霉素、氨基糖苷类、第三代头孢、氟喹诺酮类等被推荐为广谱覆盖需氧菌、革兰阴性肠道菌、厌氧菌[84,85]。如怀疑或染色检到革兰阳性菌，应加用耐青霉素酶青霉素治疗[84,86]。

坏死性筋膜炎

疾病原理

坏死性筋膜炎作为首选术语用于描述某些不常见但可能致命的感染。男性多见，通常发生在下肢，可在很轻微的局部创伤后进展形成。坏死性筋膜炎分为两型：1 型是由多种细菌引起的，包括非 A 组链球菌及厌氧菌，以发生于腹部和会阴部为典型；2 型是由 A 组 β-溶血性链球菌引起，以发生于四肢为典型[86]。链球菌细胞壁的物质引起皮肤结缔组织分离，导致持续性炎症和坏死。链球菌性坏死性筋膜炎常与中毒休克综合征相关[87,88]。

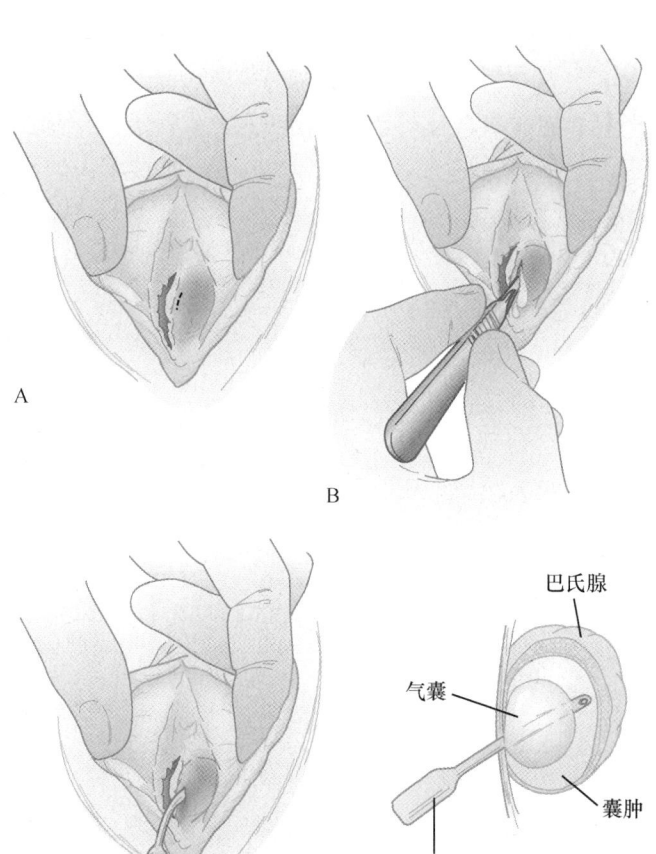

图 135-1 切开引流巴氏脓肿。A，将局麻药注入脓肿的黏膜表层和小阴唇的黏膜皮肤接合处。B，在黏膜表层切开 1cm。C、D，插入 Word 导管并注入 5ml 生理盐水膨胀气囊。(From Campbell CJ: Incision and drainage of Bartholin's cyst. In Rosen P, et al. [eds]: Atlas of Emergency Procedures. St. Louis, Mosby, 2001.)

早期临床所见与大多数感染性创口相似,但受侵犯部位很快发红、变软、肿胀,常有发热。无感觉或深部疼痛,常与体检所见不成比例。早期皮肤体征可能相对缓和,但坏死和大疱在 2~4 天内即出现,伴有血性液体渗出[89]。不侵犯深部组织及肌肉。随后出现低血压、心率增快、白细胞升高、低钙血症,全身中毒症状与临床所见不成比例。影像学检查可显示组织有气体,但组织气体并不常见[86]。气体缺如并不能排除坏死性筋膜炎的诊断,组织活检冰冻切片有助于诊断。MRI 有助于鉴别急性蜂窝织炎与坏死性筋膜炎,但由于病灶周围的非感染性水肿 MRI 可能过度估计病灶范围。由于该病进展迅速和高度致死性,因此不应等待影像学报告而延误治疗[90,91]。

处理

治疗包括外科清创、液体及重症监护复苏、注射抗生素,可由革兰染色和细菌培养结果指导选择抗金黄色葡萄球菌、链球菌、革兰阴性菌或厌氧菌的抗生素。清创应积极并可能须重复进行。与本病相关的死亡率为 6%~76%,累计为 34%。糖尿病是最重要的死亡预兆。就像链球菌中毒性休克综合征那样,高龄、有 2 个以上相关的合并症、清创术被延误超过 24 小时等也是致死因素[92]。

特殊的筋膜炎综合征

Meleney 协同性坏疽又称进行性细菌协同性坏疽,发生于浅表和深部筋膜层,伴皮下血管内血栓形成和组织坏疽。常见于皮肤破裂或手术创口部位,但有时可能无侵入口。皮肤红斑,最终可呈现蓝色坏疽。患者可出现发热、白细胞升高等中毒表现,皮肤和血中可发现 A 组链球菌,但也可能找到金黄色葡萄球菌及革兰阴性肠菌。治疗措施为充分切开清创、应用合适的抗生素[37,93,94]。

梭状芽胞杆菌性蜂窝织炎又称厌氧菌性蜂窝织炎、局部气性坏疽,是通过筋膜内层播散的皮肤及皮下组织产气梭菌感染。但其他菌群也可见。不累及健康的肌肉,是在外伤或坏死组织基础上的二重感染。气体以大量气泡分布在筋膜层但不见于肌肉。患者有发热、心动过速、白细胞升高、受累部位水肿及疼痛等全身毒性表现。需切开、清创坏死组织及气泡,抗生素选用青霉素或克林霉素。病人须被收住院。

非梭状芽胞杆菌性捻发音蜂窝织炎与梭状芽胞杆菌性蜂窝织炎相似,但通常为需氧及厌氧菌多种菌感染,如大肠埃希菌、克雷伯杆菌、肠杆菌、肠道链球菌属、肠球菌属、脆弱拟杆菌等。这些感染易于由筋膜炎发展为肌炎。治疗措施为静脉注射广谱抗生素、密切观察、清创[95]。

Fournier 综合征是隐袭性的会阴部皮下组织坏死感染,多见于 20~50 岁男性,常累及阴茎及阴囊。本病偶见于女性,尤其是免疫功能不全者。以疼痛、瘙痒起病,随后发热、寒战、会阴部肿胀(类似于绞窄性疝),炎症可累及全腹、背部及大腿。常可触及捻发感,提示皮下气肿。全身症状包括恶心、呕吐、神经感觉异常、嗜睡等。最后,坏疽区域显现。由于感觉神经破坏,疼痛减轻,组织破开、脱皮、恶臭。

最常见的病因是肛周感染或创伤,如肛交、擦伤、化学或热损伤、糖尿病等。大约多于 1/3 病例由局部创伤和肛周疾病所致。细菌培养可见远端结肠菌群,需氧菌及厌氧菌混合,厌氧菌以脆弱拟杆菌为主,需氧菌以大肠埃希菌为主。

这种会阴部皮下组织的细菌感染可导致会阴或阴囊皮肤供血的动脉小分支阻塞,引起急性皮肤坏疽。封闭空间内的红斑、红肿、炎症、感染促进了厌氧菌生长。革兰染色和细菌培养可明确致病菌。急诊处理包括针对厌氧菌及革兰阴性肠菌的抗生素治疗,充分切开、引流、移除坏死组织[96]。本病死亡率大约为 3%~38%[97]。

肌炎

疾病原理及临床特征

肌炎或称肌坏死,是一种伴有肌肉坏死及不同程度上覆组织炎症的深部软组织感染(见表 135-1)。皮肤表现可从轻微红斑到重至坏疽,但一般有明显水肿。肌炎包括气性坏疽(梭状芽胞杆菌性肌坏死)、非梭状芽胞杆菌性肌坏死及协同性坏死性蜂窝织炎[98]。

梭状芽胞杆菌性肌坏死又称气性坏疽,是一种迅速进展的肌肉坏死性感染,皮肤炎症反应常较轻但伴有产气,通常因创伤或近期手术创口感染所致[99]。发病原理与梭状芽胞杆菌外毒素的作用相关。梭状芽胞杆菌是革兰阳性厌氧菌,常见于土壤以及人和动物肠道。该菌产生损伤和破坏肌肉的毒素,并形成缺氧环境促进病菌生长。潜伏期为 1~4 天,可在 6~24 小时内发病。疼痛是最早、最重要的症状。心率加快与发热不成比例,因此体温不是感染的可靠指标。患者精神淡漠,可伴不同程度的昏迷和谵妄。随后创口有一过性表现，但无化脓性蜂窝织炎常有的红斑。早期皮肤可苍白、发亮、变紧，或无明显异常，皮肤肿胀呈暗古铜色，进而形成充满暗红色或略带紫色液体的小水泡，棕褐色液体排出时有特殊的鼠臭气味。由于上覆组织水肿，捻发音不一定能发现。孤立性组织内气体存在不能作出气性坏疽的诊断[99]。肌肉犹如煮熟或死肉般，割之不出血，压之不缩回。

非梭状芽胞杆菌性肌坏死与气性坏疽相似，但致病菌包括厌氧菌（如脆弱拟杆菌、肠道链球菌）以及革兰阳性需氧菌（如葡萄球菌），预后较气性坏疽好，治疗措施为适当清创和抗生素覆盖。可能也会有产气[86,99]。

协同性坏死性蜂窝织炎是一种迅速进展的感染，常发生于下肢及会阴，一般见于糖尿病或周围血管性疾病患者。全身表现不一，可从轻微到重至休克。上覆皮肤常有洗碗水样液体流出，可有疱疹、捻发音或坏死。感染常由皮肤蔓延至肌层，一般有疼痛。致病菌包括需氧菌（链球菌、葡萄球菌、克雷伯杆菌、变形杆菌、大肠杆菌）和厌氧菌（常为拟杆菌、肠道链球菌）。溶血常见，死亡率高。治疗包括积极补液、输血制品补充、合适的抗生素、迅速手术清创[83,94]。

诊断方法

病变局部的革兰染色涂片可见大量革兰阳性棒状菌体。拍片可显示气体。有条件的话，如果早期表现不明朗或无特征，MRI 可能有助于加速诊断和评估组织受累程度[100]。

处理

治疗措施包括充分清创、切除创口。注射抗生素应覆盖厌氧菌和肠道菌，如大剂量青霉素，头孢菌素，或克林霉素[98]。死亡率高[99]。早期高压氧治疗可能对该病有效。高压氧治疗已被推荐应用于深部厌氧菌感染所致的坏死性筋膜炎、肌坏死，尤其是梭状芽胞杆菌类。非梭状芽胞杆菌性感染和 Fournier 综合征病例也可考虑高压氧治疗[101]。高压氧治疗对坏死性细菌感染的确切疗效仍未被证实[83,86]。高压氧治疗可通过减少氧还原电位提供不利于厌氧菌生长的环境，通过高氧性血管收缩减少水肿，增强吞噬细胞的杀菌能力，促进血管生成及随后的肉芽组织形成[101]。

致谢

Meislin 和 Guisto 医师感谢 Brooke Rosonke 和 Gregory Gardner 医师对本章撰写的协助。

重要概念

- 急诊科所见软组织感染的病变部位、严重程度及致病菌千差万别。
- 特殊感染常见表现、受累解剖部位和原发感染部位（肌肉或皮肤）有助于指导经验性抗生素治疗。
- 在普通的轻、中度感染，常不需要做病原菌培养或其他实验室检查鉴定病原菌，但在重症或特殊病例，通常可能需要。
- 对重症及可能危及生命的细菌感染应立即给予最佳的经验性抗生素治疗，不应因精确鉴定病原菌而延误治疗。

本章参考文献请参见 http://pumpress.bjmu.edu.cn/eduservice/3419.html

第 136 章 脓毒综合征

Nathan I.Shapiro，Gary D.Zimmer，and Adam Z.Barkin

归咏刚 焦丽娜 译 柴艳芬 校

概述

背景

脓毒综合征是机体对感染的反应。病原体与机体激活的炎症级联反应引起机体防御和调节系统失控导致内环境功能紊乱。临床表现为心动过速、呼吸急促、发热和免疫系统激活。如果机体不能抵御这种感染，即会相继出现细胞损害、组织破坏、休克、多器官衰竭，甚至死亡。

1992年，美国胸科医师协会和危重病医学会确定了脓毒综合征定义的统一标准[1]。这是首次对脓毒症疾病分类和系统对照研究提出了统一的专业术语。然而，脓毒综合征的定义是在不断变化的。全身炎症反应综合征（systemic inflammatory response syndrome，SIRS）至少具备以下2项或2项以上：心动过速、呼吸急促、体温过高或低体温、白细胞计数增多或减少或中性杆状核增多。脓毒症为感染性SIRS。严重脓毒症为脓毒症伴有器官功能障碍。脓毒性休克定义为严重脓毒症伴有低血压（收缩压<90mmHg），且对液体复苏无效（框136-1）。提出脓毒综合征定义的重要意义在于为疾病分类及研究目的提出了统一专业术语。依据上述分类方案，对急诊科（emergency department，ED）患者进行分类已经证实单独满足SIRS诊断标准对脓毒症可能有很高的敏感性，但特异性差，且不能显示病死率增加的危险性，因此，尚急需进一步评估。尽管如此，出现器官功能障碍和休克是预后不良的征象。最近提出了"PIRO"建议更能预测疾病预后[2]。评估患者的易感因素、感染源、机体反应及器官功能障碍将改进脓毒症分类[2]。明确脓毒症患者是否有潜在合并症、患有什么感染、机体反应如何、是否发生器官功能障碍及什么器官发生，对评估脓毒症患者是有益的方法。

脓毒症常见于细菌感染，但诊断脓毒症不需细菌培养阳性。新近前瞻性研究中，仅17%～27%脓毒症患者、25%～35%严重脓毒症患者和69%脓毒性休克患者血培养阳性[3-5]。血培养阳性与阴性的脓毒症患者预后相同[3,5,6]。脓毒症主要原因见于肺炎、空腔脏器穿孔后腹腔脓肿和肾盂肾炎[3,5,7,8]。革兰阳性菌占25%～50%、革兰阴性菌占30%～60%、真菌占2%～10%。上述感染病原菌分布比率因研究不同而不同，特别因宿主因素不同而有差异，例如机体免疫功能、患者年龄、近期住院情况及留置导管情况。

框 136-1 脓毒症定义

菌血症（真菌血症）：血培养阳性证实血液中细菌（真菌）存在

SIRS：至少具备以下各项中的2项：①口腔温度>38℃或<35℃；②呼吸频率>20次/分或$PaCO_2$<32mmHg；③心率>90次/分；④白细胞计数>12 000/dl或<4 000/dl或中性杆状核粒细胞>10%

脓毒症：确定或可疑微生物引起的系统性炎症反应综合征

严重脓毒症：脓毒症伴有以下情况之一者：器官功能障碍、低灌注、低血压，例如代谢性酸中毒、急性精神状态改变、少尿或成人呼吸窘迫综合征

脓毒性休克：脓毒症伴低血压时对液体复苏无效，加上器官功能障碍或灌注异常

多器官功能障碍综合征（MODS）：1个以上器官功能障碍，内环境需要干预

Data from Bone R, Balk R, Cerra F: Definitions for sepsis and organ failure and guidelines for the use of innovative therapies in sepsis. The APP/SCCM Consensus Conference Committee. Chest 101: 1644, 1992.

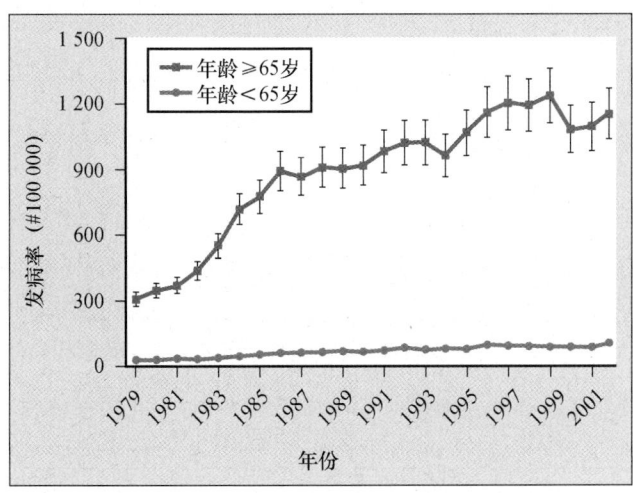

图 136-1 青年、老年患者脓毒症发病率比较。

患者健康状况是脓毒症进展的重要危险因素。高龄伴多种疾病者易患脓毒症。化疗致中性粒细胞减少、获得性免疫缺陷综合征与长期应用糖皮质激素者易患脓毒症。体内留置物的增多，如血管内导管、假肢和气管内插管是全身性感染和脓毒症的危险因素。

流行病学

在美国，脓毒症是目前第 10 位常见死亡原因[9]。美国每年急诊科约有 571 000 例严重脓毒症患者[10]。脓毒症病死率为 20%～50%[3,7,8,11-16]。在美国急诊科脓毒症占 0.4%[17]。老年人脓毒症发病率高于青年人（图 136-1）。65 岁以下脓毒症发病率低于 5/100 000，而 65 岁以上发病率为 26/100 000[18]。在美国，每年用于脓毒症的医疗费用达 1 700 万[11]。医院统计结果显示，脓毒症发病率随脓毒症诊断水平的提高和患者年龄增长而升高。脓毒症发病率以每年高于 1.5% 速度递增[11,12]。近 15 年来，急诊患者中脓毒症比例增加[17]。最近研究表明，呼吸道和泌尿生殖系统感染是脓毒症主要原因[10]。

发病机制

病理生理

脓毒症是感染性疾病复杂过程的终末期。机体最初反应为炎症细胞特别是中性粒细胞和巨噬细胞迁移至炎症部位，然后炎症细胞分泌包括炎症因子等循环因子引起其他炎症介质级联释放导致协调的宿主反应。炎症因子的合成在级联反应中不断增加。如果这些介质调节失衡，将引起脓毒症。随着毒素不断释放，调节介质激活炎症反应，导致细胞缺氧、组织损伤、休克和多器官衰竭，甚至死亡。人们对这种复杂多因素相互作用的认识将逐步深入。

脓毒症介质

脓毒症主要病理生理过程是机体对病原体损伤的炎症反应。炎症反应较病原菌更为重要，并且决定患者预后[1,19,20]。白细胞表面的 toll 样受体能识别病原菌[21]。机体与病原菌相互作用导致炎症反应和凝血级联激活[21-28]。细胞因子、化学因子和其他可溶性调节因子，包括循环血中白介素-1（IL-1）、IL-6、IL-8 和肿瘤坏死因子-α（TNF-α）主要表达炎症反应信号[29-31]。凝血级联反应激活导致 D-二聚体增加（约 100% 患者）和血蛋白 C 减少（>90% 患者）[32-34]。在病程早期，自身防御反应可以清除致病菌。许多严重疾病时，未被抑制的促炎因子和促凝物质引起内环境的破坏导致重要器官损害及氧供减少。如果未得到控制，就会引起细胞缺氧、器官功能障碍、休克，甚至死亡。

细胞因子是重要调节介质，具有促炎、抗炎、促进生长的重要作用。其调节的分子机制尚不清楚。健康志愿者注射内毒素约 90 分钟后，在血液中首先发现细胞因子 TNF-α[35]，约 120 分钟后血液中 IL-6、IL-8 达高峰。主要促炎因子有 IL-1、TNF 和 IL-8。主要抗炎因子有 IL-10、IL-6、转录生长因子、TNF 可溶性受体和反 IL-1 受体（IL-1ra）[36-38]。如果炎症反应适度，感染即被控制、清除。如果炎症反应减低或过度，将出现持续或恶化的级联反应，最终导致休克、器官衰竭或死亡。

IL-1、TNF 是脓毒症恶化的重要调节介质。重症患者循环血中 IL-1、TNF 含量增加[39]。给予大剂量 IL-1 或 TNF 都可致命。它们能刺激中性粒细胞集落刺激因子和活化白细胞[40]。血液中首先出现 TNF，且能诱导 IL-1 生成[41]。给动物模型注射 TNF 或 IL-1 都可产生脓毒综合征[42]，在动物模型中选择性阻断 TNF 或 IL-1 都可避免脓毒症发生[43-46]。抗炎因子释放可增加促炎症因子表达。给健康志愿者及感染患者注射内毒素后血 IL-1ra 水平增高[47]。IL-10 仅能起到抗炎作用[48]，给内毒素血症的实验动物模型注射 IL-10 可降低病死率。

其他非细胞因子也参与脓毒症发病。花生四烯酸代谢产物可使外周血管舒缩，并使白细胞和血小板聚集[49]。前列腺素可引起发热[50]。循环血中血栓素 A_2 水平在脓毒症时升高[51]。类花生酸类物质在脓毒症发病中的确切机制尚不明确。

人们逐渐认识到，血管张力不稳定对脓毒症发病有重要作用。血管加压素即抗利尿激素是一种天然激素，它具有心血管稳定作用。它作为一种激素前体产生于下丘脑，储存在腺垂体，在各种应激状态（如疼痛、低氧、低血容量和高渗）时释放[52]。严重脓毒症时，循环血中血管加压素短暂升高，而后长时间严重降低，不同于其他类型休克时持续升高[53]。血管紧张素有很多生理作用，包括全身血管收缩、渗透压调节及血容量稳定。

一氧化氮（NO）在脓毒性休克发病中具有重要作用[54]，它通过对血管平滑肌细胞的直接作用调节血管张力[55]。NO 参与血小板聚集、胰岛素分泌、神经递质调节、组织损伤、炎症反应和细胞损伤[56-58]。NO 半衰期（6～10 秒）很短，并易弥散进入细胞[55]。NO 是脓毒症的重要介质，但其作用机制尚不清楚。动物实验证明，NO 合成酶（即合成 NO 的酶）在脓毒症中是上调的[59]。脓毒性休克时，血 NO 浓度升高引起血管舒张。

炎症反应持续存在时，脓毒症调节因子不断产生使级联反应持续发生。如果炎症得不到迅速控制，将发生细胞功能紊乱，导致组织损伤和器官功能障碍，甚至死亡。

器官系统功能障碍

脓毒症引起的器官功能障碍在疾病病理生理过程中有重要意义。一项 3 000 例急诊患者研究发现，脓毒性休克伴器官功能障碍者预后不良[60]。可疑感染患者病死率为 2.1%，而符合 SIRS 的可疑感染患者病死率仅为 1.3%（图 136-2A）。严重脓毒症（脓毒症伴有器官功能障碍）患者病死率为 9%，脓毒性休克则为 28%，脓毒症伴有器官功能障碍者死亡危险性成倍增加，不伴有器官功能障碍患者的病死率为 1.0%，而伴有 1 个器官、2 个器官、3 个器官、4 个或更多器官功能障碍的病死率分别为 6%、13%、26% 和 53%（图 136-2B）。

神经系统

脓毒症患者通常出现精神状态改变及昏睡等神经系统损害时称为脓毒性脑病。据报道，脓毒性脑病发生率为 10%～70%[61,62]。脓毒性脑病患者病死率高于无神经系统损害患者[63]。一项前瞻性系列研究显示，Glasgow 昏迷评分低于 13 分的患者病死率从 20% 增至 50%[64]。脓毒性脑病的病理生理学尚不明确，可能与细菌入侵、内毒素、脑灌注及代谢改变、代谢紊乱、多器官衰竭和医源性损害有关。此外，没

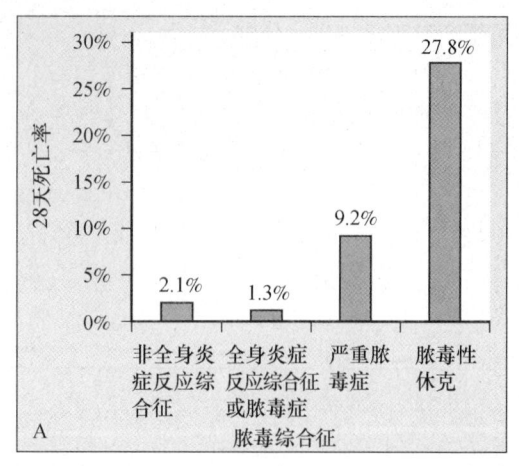

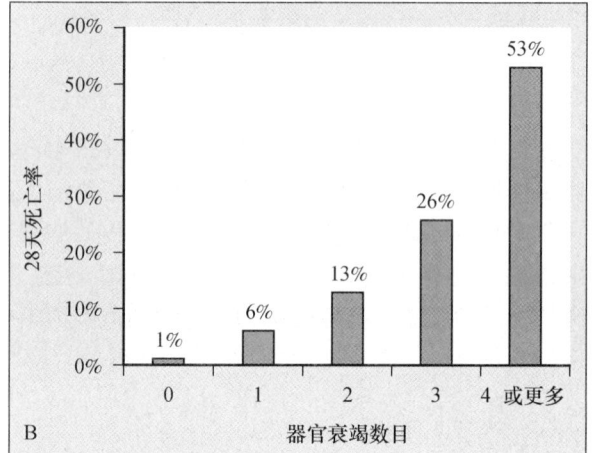

图 136-2 脓毒综合征的病死率（A）和器官功能障碍的数目（B）。

有明显器官功能衰竭患者的肝肾功能损害与脓毒性脑病的发生有关[64,65]。

心血管系统

脓毒症患者常出现严重心血管功能障碍。心肌细胞功能障碍或衰竭的病因学是心肌抑制和分布性休克。革兰阴性菌、阳性菌及死亡的微生物都可引起心肌抑制[66,67]。脓毒症患者体内活化的毒素介质的直接作用引起分布性休克。早期脓毒症患者为高血流动力状态，以高心排血量和低循环阻力为特征[68,69]。虽然心排血量增加，但表现为心室扩张和射血分数降低。大量液体复苏可增加休克患者前负荷及射血分数，因此心脏指数改变[70]。大部分脓毒性休克患者心血管抑制呈可逆性，心功能 10 天内可恢复正常[71]。

呼吸系统

肺是脓毒症炎症反应早期受累器官。炎症反应与引起脓毒症的早期感染无关。早期中性粒细胞浸润、表面活性物质功能障碍和迟发性水肿，结果出现单核细胞浸润和纤维化，出现明显右向左分流、动脉低氧

血症及顽固性低氧。低氧发生率非常高，是脓毒症引起死亡常见终末期表现。

脓毒症是高分解状态，显著依赖于呼吸系统。同时脓毒症时气道阻力增加和平滑肌功能受损。无论是否肺炎导致的脓毒症，肺部共同的终末期损害为急性呼吸窘迫综合征（acute respiratory distress syndrome，ARDS）[73]。ARDS 定义为临床与病理相关的弥漫性肺泡损伤（框 136-2）。ARDS 发生后 4~24 小时出现肺部影像学变化[74]。因为肺泡毛细血管膜损害，肺泡内液体聚积。ARDS 是一种复杂的病变过程，受累器官肺穿插有受损肺泡和正常肺泡。

胃肠系统

休克状态可明显影响空腔器官功能。低灌注和持续灌注障碍可引起肠梗阻。内脏血流依赖于平均动脉压而不依赖于自身调节。因此，血流动力学紊乱对空腔器官影响较大。

实质器官也受影响。健康机体，脓毒症早期转氨酶与胆红素均升高，但很少发生肝衰竭。脓毒症调节因子产生于肝，肝病理过程对脓毒症发生具有重要作用[75]。

内分泌系统

脓毒症时常会引起肾上腺皮质功能完全或相对不全。下丘脑-垂体轴因循环因子平衡会出现增强或抑制。IL-1 和 IL-6 都可激活下丘脑-垂体-肾上腺轴。TNF-α 和皮质稳定素可抑制垂体功能。肾上腺皮质血流减少、垂体功能减退及严重应激导致垂体促肾上腺皮质激素分泌减少均可引起脓毒症肾上腺皮质功能不全。这些因素使下丘脑体温调节机制重调，出现体温不稳定。

血液系统

脓毒症会引起凝血系统功能障碍。内毒素、TNF-α 和 IL-1 是重要调节因子。外源性凝血系统活化（组织因子依赖性）、蛋白 C-蛋白 S 和纤维蛋白原消耗将导致弥散性血管内凝血（disseminated intravascular coagulation，DIC）。凝血级联反应激活引起纤维蛋白单体耗竭及微血栓形成。如果得不到纠正，即可发生器官灌注减少和器官衰竭。单核细胞表达组织因子增多，将导致纤维蛋白单体耗竭，微血栓形成发展为多器官衰竭。研究表明组织因子表达增加提示预后不良[76]。

蛋白 C 是脓毒症患者炎症与凝血反应的重要介质。蛋白 C 依赖抗凝途径的损害在脓毒症血栓形成中有重要意义[77]。在健康志愿者体内蛋白 C 被凝血

> **框 136-2　ARDS 定义**
>
> 氧合作用障碍定义为 $PaO_2/FiO_2 < 200$，与呼气末正压无关
> X 线胸片示双肺浸润影
> 肺动脉楔压 <18mmHg 或临床上无原因的左房压升高

Data from Bernard G, et al: The American-European Consensus Conference on ARDS: Definitions, mechanisms, relevant outcomes, and clinical trial coordination. Am J Respir Crit Care Med 149: 818, 1994.

酶和血栓调节素激活。活化蛋白 C 可使参与凝血级联反应的物质下调，包括组织因子释放、Ⅷa 和 Ⅴa 灭活及刺激纤维蛋白生成[78]。脓毒症早期，由于炎症调节因子血栓调节蛋白下调，蛋白 C 活化受到抑制，结果发生消耗性凝血障碍性疾病。导致纤维蛋白沉积增加和纤溶途径上调。表现为纤溶蛋白因子减低和纤维蛋白降解产物增加[79]，导致凝血因子消耗和 DIC。在脓毒症晚期纤溶系统受到抑制[80]。

临床特征

症状与体征

脓毒症患者存在全身感染及局部感染源。针对感染源给予恰当有力治疗。通常感染源并不明确，早期识别脓毒症并给予广谱抗生素可挽救患者生命。

脓毒症患者意识障碍不能维持自主呼吸时需行气管内插管。患者出现呼吸急促和低氧提示呼吸衰竭，也需行气管内插管和正压通气。识别需要血流动力学支持患者并给予补液、升压药及强心药治疗。

脓毒症患者常表现心动过速、呼吸急促、体温过高或过低、甚至低血压等全身感染表现。脓毒症患者由于早期血管扩张及高血流动力学状态通常表现为皮肤潮红、温暖。严重低血流动力学甚至休克患者出现紫纹或花斑。脓毒症患者早期表现为心动过速和呼吸急促等生命体征的改变。

应尽快明确休克的原因。例如低血容量休克或心源性休克，早期干预很重要。急诊医师应进行全面详细临床检查以明确休克原因（见第 4 章）。脓毒症患者并不一定具有上述典型症状和体征。对脓毒性休克患者，必须明确休克原因。脓毒症是炎症级联反应释放的致炎因子与抗炎因子失衡的病理过程。

需明确潜在的并存病及脓毒症病因学。在脓毒症进展中，应注意如免疫受损状态（获得性免疫缺陷综合征、恶性肿瘤、糖尿病、脾摘除、正在化疗）、高龄、虚弱和医源性感染的高危因素（长期留置导管）及多种并存病。

脓毒症常见感染部位是呼吸系统。应注意咳痰、发热、畏寒、上呼吸道症状、咽痛和耳部疼痛。脓毒症患者发生肺炎、呼吸急促或低氧血症提示有生命危险[81]。体格检查包括详细检查局灶性感染，例如化脓性扁桃体炎、窦道、鼓膜感染和肺部听诊的湿啰音或浊音。同时鹅口疮是免疫抑制状态的潜在标志。

脓毒症第二常见感染部位是胃肠道。应明确腹痛性质、部位、持续时间及伴随症状。进一步明确最后排便时间和有无恶心、呕吐及腹泻。详细进行体格检查以发现腹膜刺激征、腹部压痛和肠鸣音活跃或减弱，对脓毒症腹腔感染诊断至关重要。特殊体征表示常见感染或疾病：Murphy征阳性提示胆囊炎；麦氏点压痛提示阑尾炎；左下腹痛示憩室炎；直肠指诊对直肠脓肿及前列腺炎有帮助。

神经系统查体包括颈强直、发热和意识改变以发现脑膜炎体征。神经系统详细检查很重要。昏迷或精神状态改变可能提示神经系统疾病或休克时脑灌注减少。

询问泌尿生殖系统病史包括有无下腹痛、排尿困难、多尿、遗尿、留置导尿管和泌尿生殖系统植入物。性交史是性传播疾病的危险因素。检查外生殖器有无溃疡、分泌物、阴茎或外阴损伤，特别要检查有无阴茎或外阴坏疽性硬结。应进行直肠检查，发现前列腺质地柔软和触痛，即为前列腺炎。宫颈红而易出血、宫颈排液或宫颈举痛可能为性传播疾病。有感染表现的女性患者附件触痛提示输卵管卵巢脓肿。

骨骼肌系统病史包括相关关节定位体征。关节红、肿、热，特别是关节活动受限可能是关节炎表现，需行关节腔穿刺。患者应完全暴露皮肤，检查有无蜂窝织炎、脓肿、伤口感染或外伤性损伤，深伤口、异物和筋膜炎在临床上很难鉴别。急诊医师发现皮肤捻发音提示存在毒力强的产气杆菌；局部淋巴结肿大、肿胀和划痕是感染表现；皮肤瘀点和瘀斑提示脑膜炎双球菌感染或DIC。金黄色葡萄球菌或化脓性链球菌外毒素可引起皮肤发红和皮疹。

静脉药物滥用患者出现发热、寒战，人工心脏瓣膜或二尖瓣脱垂可增加感染性心内膜炎的危险。临床医师对有心脏杂音或感染性心内膜炎特征（例如指或趾甲下线状出血、Roth斑、Janeway损害）的患者应考虑感染性心内膜炎。

临床医师必须判断感染患者病情严重程度，并对潜在的危重患者早期干预。尽管患者符合SIRS诊断标准，但不能预测疾病严重程度和病死率[60]。急诊科脓毒症患者病死率（The Mortality in Emergency Department Sepsis，MEDS）评分是急诊脓毒症患者危险分级方法[82]。MEDS是对患者临床特征给予相应分数（表136-1）。总分可评估病死危险性。因此分数越高住院期间的病死率越高。

表136-1 急诊脓毒症患者病死率（MEDS）预测表

危险因素	死亡比值比	MEDS评分
终末期疾病（30天内死亡）	6.1	6分
呼吸急促或低氧血症	2.7	3分
脓毒性休克	2.7	3分
血小板<150 000/mm³	2.5	3分
中性杆状核粒细胞>5%	2.3	3分
年龄>65岁	2.2	3分
肺炎	1.9	2分
住养老院	1.9	2分
精神状态改变	1.6	2分

死亡危险性	MEDS总分（脓毒症病死率，%）
非常低	0～4（1.1%）
低	5～7（4.4%）
中等	8～12（9.3%）
高	13～15（16.1%）
非常高	>15（39%）

诊断方法

脓毒综合征或疑似病例诊断检查用于两个目的：明确感染类型及部位；感染程度及严重性，以助治疗。因此诊断时一定是因人而异。

血液学

白细胞计数是炎症反应和炎症级联活化重要指标。白细胞增多与感染相关，并与脓毒症定义一致，但敏感性与特异性不强，在急诊科不能单独应用。发热伴中性粒细胞减少的患者增加了严重感染的危险性。因此，化疗患者白细胞计数低于500/mm³需要隔离并经验性应用静脉抗生素。中性杆状核粒细胞（外周血涂片>10%）提示不成熟细胞从骨髓中释放并认为是感染、炎症信号。中性杆状核粒细胞和白细胞计数一样不能完全表示感染。没有白细胞计数增多或中性杆状核粒细胞增多并不能排除严重脓毒症的可能，且不能预测病死率。休克患者，血红蛋白和血细胞比容可确保合适的氧输送。必须保证患者血细胞比容高于30%和血红蛋白高于10g/dl。血小板是急性期反应物，在感染时升高。相反，血小板减少是菌血症休克的重要标志[81,83,84]。DIC 和严重脓毒症患者常出现血小板减少、凝血酶原时间延长、部分活化凝血活酶时间延长、纤维蛋白原减少和纤维蛋白降解产物增多。

化学

电解质紊乱必须识别和纠正。低碳酸氢盐提示酸中毒和灌注不足。脓毒综合征患者阴离子间隙升高酸中毒在排除其他原因时提示乳酸酸中毒或糖尿病酮症酸中毒。血肌酐升高或肾小球滤过率降低表示肾功能不全或肾衰竭，如果是因脓毒症导致的血肌酐升高或肾小球滤过率降低，则意味着器官衰竭或预后不良。同时要监测血钙、镁和磷。

血乳酸浓度升高与灌注不良、休克和预后不良相关[85]。一项基于急诊患者的研究表明，静脉血乳酸浓度升高与病死率有关：血乳酸浓度在 0~2.5mg/dl 病死率为5%，2.5~4.0mg/dl 病死率为9%、大于4.0mg/dl 病死率为28%[85]。动脉血气分析有助于鉴别酸碱紊乱并对其分类。代谢性酸中毒提示组织灌注减少。肝功能检查可以识别肝衰竭与肝功能障碍。血胆红素升高提示胆囊炎引起的脓毒症。血淀粉酶和脂肪酶升高提示胰腺炎引起的非感染性 SIRS。

微生物学

留取患者血液、唾液、尿、脑脊液和其他组织培养标本对于指导治疗很重要。尽管标本培养在治疗早期作用不明显，但在脓毒综合征患者应用抗生素之前或应用后短期内留取标本培养。早期应用抗生素而不能等待培养结果。一项设计合理的前瞻性研究表明，以下因素可提示血培养阳性：体温在 38.3℃ 以上、迅速（1月内）出现或最终（5年内）发展为致命性疾病、寒战、静脉药物滥用、急腹症或有多种基础病[4]。这些因素还没在独立人群中得到证实。早期细菌培养阳性率很低（5%~10%），但在急诊科缺乏可靠标准去获得血培养标本[4,83,86,87]。仅有 30%~60% 脓毒症患者血培养阳性[5,8,15]。

早期细菌学实验结果，包括可能的革兰染色，将指导抗生素应用，但早期应经验性使用针对所有微生物的广谱抗生素。

特殊检查

Rivers 等学者[88]提出的早期治疗目标[88]表明在中心静脉压、动脉导管和中心静脉导管连续中心静脉血氧饱和度（ScvO$_2$）监测指导下的复苏可减少脓毒症病死率。然而，这些监测不一定都应用。中心静脉压能指导液体复苏，中心静脉压降低需要持续液体输入。中心静脉压在 8~12mmHg 的患者无需机械通气，而在 12~16mmHg 时需要机械通气。中心静脉血氧饱和度监测可检测静脉血氧浓度，它是组织新陈代谢的重要标志。尽管没有确切证据，间断地检测中心静脉血氧饱和度已足够。通过调节氧供来保证中心静脉血氧饱和度高于 70%，可确保组织合适的氧合。动脉导管有助于低血压患者特别是应用一种或多种升压药来维持血压稳定患者监测血压，但动脉导管并不是必须的。虽然生理学监测对于鉴别休克原因、指导液体复苏和血管张力治疗是有益的，但 Swan-Ganz 导管不是急诊科所必需的。脓毒症患者主要表现为外周血管阻力降低和心排血量增高，上述表现在休克不同阶段和不同患者中也不尽相同。文献报道放置 Swan-Ganz 导管并不能真正降低病死率[89]。

放射学

对可疑脓毒症患者都应行胸部 X 线检查，浸润影提示肺炎，双肺浸润影提示 ARDS。ARDS 影像学改变发生在病理生理变化 24 小时后。疑有肠穿孔患者应行立位腹平片来明确膈肌下游离气体。纵隔积气提示食管破裂和邻近食管炎。

感染部位软组织平片可看到坏死组织或产气菌感染后产生的气体。骨髓炎患者的平片中可以看到骨膜增厚或骨质破坏，骨扫描可以诊断。电子计算机体层显像（computed tomography，CT）检查有助于确定表浅部位感染深度及体格检查中难以发现的脓肿。腹部和盆腔 CT 可以发现腹部或盆腔有无急诊手术指征病变。CT 是诊断憩室炎、阑尾炎、坏死性胰腺炎、胃肠道微穿孔和腹腔脓肿最佳方法。颅脑 CT 可以确定来自心内膜的脓毒性栓子或占位引起的颅内压增高。腰穿前应先行颅脑 CT 检查。腹部超声可诊断胆囊炎，盆腔超声可诊断输卵管-卵巢脓肿或子宫内膜炎。怀疑感染性心内膜炎时，行食管内超声确定有无瓣膜赘生物。磁共振扫描有助于识别软组织感染，如坏死性筋膜炎或硬膜外脓肿。

鉴别思路

脓毒综合征代表多种原因引起的一组临床表现。仅通过血流动力学和实验室参数即能明确 SIRS，脓毒症必须有可疑的感染原因。通常，非感染因素也可引起类似脓毒症表现。因此，需对于这些患者进行鉴

框 136-3	脓毒症与脓毒性休克鉴别
脓毒症	脓毒性休克
脱水	低血容量性休克
ARDS	急性失血
贫血	严重脱水
缺血	心源性休克
缺氧	肺栓塞
充血性心力衰竭	心肌梗死
血管炎	心脏压塞
毒物学	张力性气胸
中毒	血管源性休克
药物过量	过敏
药物所致	麻痹
胰腺炎	
下丘脑损伤	
DIC	
过敏	
代谢性	
甲状腺功能亢进症	
糖尿病酮症酸中毒	
肾上腺功能障碍	
环境因素	
烧伤	
中暑	
创伤	
失血	
心脏挫伤	
神经阻滞剂恶性综合征	

别诊断（框 136-3）。首先，应详细采集病史和体格检查，才能鉴别诊断，明确病因。

处置

早期诊断治疗可降低脓毒症病死率。抗生素治疗、维持组织适当氧供和灌注是早期治疗目标，过去几年，上述目标已改变。有证据表明，早期治疗目标[88]及针对炎症级联反应所致的脓毒症休克治疗目标[90]的出现，可改变脓毒症病程。脓毒症患者应早期治疗，包括适当通气、静脉药物、氧疗、早期合理应用抗生素及液体复苏。

Rivers 等研究[88]，在急诊科用早期充分治疗草案指导脓毒症复苏。随机双盲对照研究表明，脓毒症及脓毒性休克患者病死率降低16%。该草案确定靶向治疗目标，应用复苏原则以早期积极复苏。这个策略被11个国际组织联盟（Surviving Sepsis Campaign）所认可[91]。它推荐，对具有以下特征的所

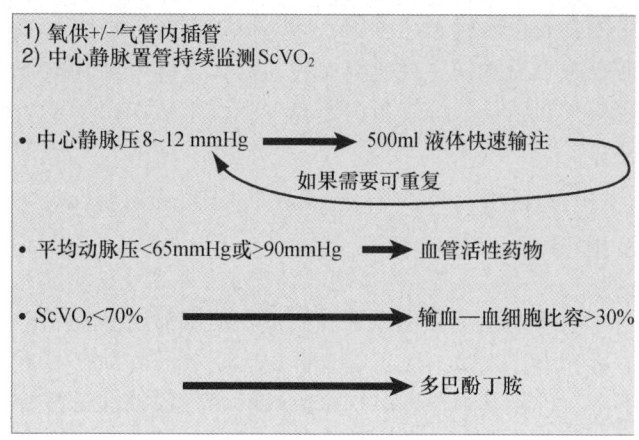

图 136-3 目标治疗草案概要。

有患者实行目标治疗：①可疑感染；②符合 SIRS 诊断标准两条或以上；③在 20～30ml/kg 液体复苏后，收缩压仍低于 90mmHg 或血乳酸水平高于 4mmol/dl（图 136-3）。这个草案随后得出结论是改善前负荷及压力，增加氧供以防组织缺氧。

前负荷

目标治疗的第一步是保证适当充盈压以确保心脏足够前负荷。脓毒症和脓毒性休克患者本质上液体量不足。Rivers 等学者认为，液体复苏前6小时平均需要5L 液体。应对患者监测中心静脉压（CVP）。输注晶体或胶体液以使患者 CVP 保持在 8～12mmHg。气管内插管正压通气患者应使 CVP 提高到 12～16mmHg。

灌注压

目标治疗的下一步是维持适当血压。平均动脉压（2/3 舒张压 + 1/3 收缩压）应维持在 60～90mmHg。前负荷足够时，平均动脉压低于 65mmHg 应使用血管活性药物，去甲肾上腺素或多巴胺为一线用药。

氧供

危重症患者起始治疗包括足够氧供，以保证充分的末梢血氧饱和度。应持续监测成年患者血氧饱和度，给予足够氧气保证肺部潜在疾病患者血氧饱和度最低值在 95% 以上。前负荷和灌注压达到正常后，下一步就是氧供。混合静脉血氧饱和度（$ScvO_2$）评估用来指导氧供复苏。器官低灌注是中心血流量与微血管系统分布改变所致。由于骨髓抑制与晶体液稀释，多数脓毒症患者在早期复苏后血红蛋白在 8～10g/dl。血细胞比容在 27%～30% 认为有益[92]，

但有学者对此存在争议[93-96]。

使$ScvO_2$维持在70%以上是目标。脓毒症患者需氧量增加可使$ScvO_2$下降至70%，纠正低$ScvO_2$的前提是保证前负荷和灌注压正常，如果需要，应用氧气或气管内插管保证动脉氧饱和度正常。输血维持患者血细胞比容在30%以上确保有足够的氧气运载体。如果血氧饱和度正常且患者无心动过速，可应用多巴酚丁胺增加心肌收缩力和心排血量，进而改善氧供。在整个复苏过程中，应连续执行上述草案步骤，保证各项参数正常（表136-2）。

呼吸支持

脓毒症患者常有精神状态改变，需要迅速保护呼吸道。呼吸频率>30次/分很可能进展为呼吸衰竭，与动脉血氧浓度无关。Wheeler等[97]报道，85%严重脓毒症患者住院期间需要机械通气。患者发生呼吸衰竭前，呼吸肌即使消耗大量能量也不能改善其他器官氧供，此时可通过机械通气、镇静和肌松剂来维持呼吸。虽然没有明确气管内插管指南，但高碳酸血症、持续低氧、气道损坏和严重酸中毒是气管内插管指征。

气管内插管和机械通气除气道保护作用外，还能行正压通气。损伤特征表现为病变组织与正常肺实质相邻。因此增加的气道压力可以维持正常氧供。目前指南推荐跨肺泡压（以平台期压力为准）低于$35cmH_2O$，增加压力可引起呼吸机相关肺损伤[98,99]。保持相对低跨肺泡压和高呼吸末压力对于增加动脉氧供有帮助[100,101]。ArdsNet实验表明，急性肺损伤患者应用低潮气量通气（6ml/kg），意味着在气管内插管患者常规机械通气推荐使用低潮气量预防继发医源性肺损伤[101]。

心血管支持

液体复苏

脓毒症患者通常需输注大量液体保持适当器官灌注[102]。脓毒症时静脉血管扩张和弥散性毛细血管渗漏是低血容量的主要原因[103]。通常，脓毒性休克成年患者首要治疗是输注等渗晶体液2L。24小时内需要给予6~10L晶体液[102]。早期目标治疗对指导液体复苏有益，对于脓毒症休克患者均应早期目标治疗。少数危重症患者，应根据心率、血压、精神状态改变、毛细血管充盈、皮肤湿冷和尿量［0.5～1ml/（kg·h）］等临床参数调整液体入量。生理盐水（0.9%）和乳酸林格溶液同样有效，都不会加重乳酸酸中毒。胶体液与晶体液同样有效，但胶体液较昂贵。目前的文献并不推荐经验性应用高渗盐水[104]。近来人们努力直接监测局部灌注，特别是监测内脏血流量。出现全身低氧血症和组织灌注损伤可以推断局部低灌注和缺血[105]。有证据表明，维持内脏灌注可减少病死率，尚需进一步研究[106]。

血管升压药

充分液体复苏无效时，需要应用血管升压药（表136-3）。严重低血压患者，在充分液体复苏前即可应用血管升压药。仅应用平均动脉压作为液体治疗有效指征是不够的[107]。血容量正常成年患者要根据其他灌注指征（如精神状态和尿量），推荐既往健康

表136-2　血流动力学支持推荐指南

基本原则
- 收住ICU
- 尽管在急诊不是很实际，休克患者也应行动脉置管
- 复苏保证组织灌注
- 中心静脉或肺动脉置管监测心脏充盈压

液体复苏
- 液体复苏是主要方式*
- 胶体与晶体液同样有效*
- 开始即行有创监测，复苏目的维持肺动脉楔压在12~15mmHg†
- 血红蛋白保持在8~10g/dl以上†

血管活性药治疗
- 多巴胺是休克患者强力液体复苏无效时的一线用药‡
- 多巴胺和去甲肾上腺素同样有效并且可以同时应用†
- 去氧肾上腺素是另一选择，但可减少心排血量并影响预后*
- 肾上腺素对顽固性低血压有效†
- 不推荐常规小剂量多巴胺［≤5μg/(kg·min)］§
- 血管加压素应用于顽固性休克经充分液体复苏和大剂量血管活性药无效时‡

强心药治疗
- 顽固性低心脏指数患者首选多巴酚丁胺‡
- 多巴酚丁胺可提高心脏指数和器官灌注，不推荐经验应用†
- 为维持平均动脉压和心排血量应分别应用血管活性药及强心药†
- 肾上腺素和多巴胺用作强心药能减少内脏灌注*

Data from Hollenberg S, et al: Practice parameters for hemodynamic support of sepsis in adult patients with sepsis. Crit Care Med 27: 639, 1999.

* 小型随机试验无明确结论支持。
† 单中心非随机试验结论支持。
‡ 非随机历史对照试验、专家结论或系列病例支持[75,86]。
§ 随机对照试验获得明确结论支持。

表 136-3　血管活性药物治疗剂量

药物	剂量
多巴酚丁胺	5~15μg/(kg·min)
多巴胺	2~20μg/(kg·min)
肾上腺素	5~20μg/min
去甲肾上腺素	5~20μg/min
去氧肾上腺素	5~20μg/min

患者平均动脉压在 65mmHg[108]。先前难以纠正的低血压患者需要保持平均动脉压在 75mmHg 以上。

2008 年拯救脓毒症运动对脓毒症休克治疗提出一致推荐意见[91]，不能忘记基本治疗是液体复苏。首选的血管升压药物为多巴胺或去甲肾上腺素，血管加压素是去甲肾上腺素代替药。顽固性脓毒性休克早期，与去甲肾上腺素相比，应用血管加压素无效[109]。如果多巴胺或去甲肾上腺素无效，可用肾上腺素替代。心功能衰竭严重者，首选多巴酚丁胺作为强心药[91]。

去甲肾上腺素

去甲肾上腺素是一种 α、β 激动药，具有轻度 β$_2$ 活性，主要增加心排血量和外周血管阻力，与多巴酚丁胺同时作为一线用药。目前在脓毒症休克治疗中普遍选用去甲肾上腺素作为升压药，但尚未有明确研究结论。一些小规模研究表明，依据去甲肾上腺素生理学特性，能有效改善血流动力学。近来对照研究表明，出现脓毒性休克 6 小时内，应用去甲肾上腺素较多巴胺更能有效升高血压[110]。去甲肾上腺素和多巴胺不良反应相同。去甲肾上腺素与多巴胺同样能增加脓毒症患者肾小球滤过率和尿量[111-113]。去甲肾上腺素能产生连续性、可重复性的血流动力学改善，与多巴胺均可作为复苏药，但尚未证明能减少病死率，是脓毒症休克治疗重要用药，既作为单独升压药，又与多巴胺联合使用[104]。推荐剂量是 0.5~3μg/min。

多巴胺

脓毒性休克患者经大量液体复苏无效时，首选多巴胺治疗。多巴胺是去甲肾上腺素或肾上腺素前体，具有 α、β$_1$ 和多巴胺能激动效应。小剂量多巴胺无效，但与其他升压药物具有协同作用。肾相关剂量多巴胺证实不能减少病死率或减少透析次数，因此不推荐应用[114,115]。多巴胺大于 20μg/(kg·min) 有明显血管收缩作用。多巴胺的不良反应有持续心动过速、局部动脉氧分压下降和肺动脉阻力增加。多巴胺较其他儿茶酚胺有明显增加氧供作用[116,117]。基于多巴胺作用机制，用于心排血量降低患者最有效。

去氧肾上腺素

去氧肾上腺素具有选择性 α$_1$ 激动作用，对心排血量无明显改变，可增加外周血管阻力，可引起反射性心动过缓或心排血量减少。单中心小样本研究表明，脓毒性休克顽固性低灌注患者多巴胺和多巴酚丁胺治疗无效时改用去氧肾上腺素有效[118]。去氧肾上腺素不损害心肾功能，严重快速性心律失常患者应用其他药物受限时可首选去氧肾上腺素[104]。

肾上腺素

肾上腺素是极有效的 α、β 激动剂，但是应用肾上腺素能增加氧耗量及血乳酸浓度，减少内脏血流量。研究表明，血乳酸浓度升高是暂时的，并无长期影响[119,120]。由于肾上腺素可能的不良反应，应用其他升压药无效患者建议使用。

血管加压素

血管加压素是下丘脑合成的九肽，一种分子量较大的激素前体。脓毒性休克时，血中血管加压素水平早期升高，继而明显下降[52]。此为血管加压素辅助治疗严重脓毒症患者的基础。血管加压素最好不单用于顽固脓毒性休克患者的初始治疗[109]。在一项设计合理的随机实验中研究者发现，血管加压素联合儿茶酚胺类血管加压药治疗严重脓毒症患者，其病死率无变化。

正性肌力药

多巴酚丁胺

多巴酚丁胺是 α、β 激动药，剂量 2~28μg/(kg·min)，心脏指数随心率增加而升高。此外，常可使内脏血流减少[121]。多巴酚丁胺用于经适当扩容和其他血管加压药治疗后心脏指数仍降低和持续低灌注患者。在规范早期目标治疗的患者中，前负荷、灌注压和携氧能力恢复正常后，中心静脉血氧饱和度持续降低时，应用多巴酚丁胺增加心排血量和氧释放。

碳酸氢钠

乳酸酸中毒患者曾用碳酸氢钠治疗。目前认为，严重酸血症（pH<7.0~7.2）时可用碳酸氢钠治疗，可溶性 CO_2 通过细胞膜弥散入细胞内降低 pH 值。此外，为提高血 pH 值，建议过度通气治疗[107]。

表 136-4　根据培养和药敏选用抗生素

感染	变化因素	抗生素
脓毒症，未明感染源	免疫活性	抗假单胞菌头孢霉素 + 氨基糖苷类或氟喹诺酮；或
		抗假单胞菌青霉素 + 氨基糖苷类或氟喹诺酮；或
		碳青霉烯 + 氨基糖苷类或氟喹诺酮
	厌氧菌感染	加甲硝唑或克林霉素及上述药物
	耐甲氧西林金葡菌	加万古霉素及上述药物
	中性粒细胞减少	抗假单胞菌青霉素 + 氨基糖苷类或氟喹诺酮；或碳青霉烯 + 氨基糖苷类或氟喹诺酮
	脾摘除	头孢噻肟或头孢曲松
	HIV 感染	替卡西林-克拉维酸 + 妥布霉素
肺炎	免疫活性	二代或三代头孢霉素 + 二代大环内酯或氟喹诺酮
	可疑军团菌	阿奇霉素或氟喹诺酮或大剂量红霉素
腹腔感染	免疫活性	氨苄西林 + 氨基糖苷类 + 甲硝唑
	可疑多重耐药菌	替卡西林克拉维酸碳青霉烯；或哌拉西林/他唑巴坦 + 氨基糖苷类
	尿管源	氟喹诺酮；或三代头孢霉素；或氨苄西林 + 氨基糖苷类
蜂窝织炎	非坏死性筋膜炎	头孢唑林或萘夫西林
	可疑耐甲氧西林金葡菌	万古霉素
	坏死性筋膜炎（外科引流）	氨苄西林/舒巴坦；或替卡西林-克拉维酸；或哌拉西林 + 氨基糖苷 + 氨林青霉素；或碳青霉烯
静脉导管相关感染（拔除导管）	院外获得性	三代头孢霉素
	可疑耐甲氧西林金葡菌	加万古霉素
	真菌感染	两性霉素 B
脑脊髓膜炎	免疫活性	头孢曲松 + 万古霉素
	老年或免疫抑制	加氨卡西林
静脉药物滥用	非耐甲氧西林金葡菌	萘夫西林 + 氨基糖苷
	可疑耐甲氧西林金葡菌	万古霉素 + 氨基糖苷

抗生素

针对明确感染灶，应早期合理选用抗生素治疗，可使病死率降低 30%～50%[122-124]。如果患者情况允许，应用广谱抗生素前应留取相关培养（表 136-4）。腹腔内脓肿、内脏穿孔、死胎或残留异物（例如止血棉塞）等外科处理的情况都应同时处理。

未明确感染源时，推荐广谱抗生素。根据多种参数（包括习惯性用药及地区抗药特征）选用抗生素。根据培养结果调整抗生素治疗。尽管目前常用两种抗生素治疗致命性感染（如铜绿假单胞菌）及常见感染部位（如腹膜）的多种致病菌感染，但是对应用 2 或 3 种抗生素治疗特殊致病菌感染尚未达成一致意见。随着耐甲氧西林致病菌的增多，联合应用包括非青霉素类抗生素是合理的。

特殊治疗

活化蛋白 C

通过多年脓毒症特异治疗失败的大样本多中心研究，美国食品药品管理局（Food and Drug Administration, FDA）认可重组活化蛋白 C 为治疗脓毒症首选药物。活化蛋白 C 能降低严重脓毒症 6.1% 的病死率[90]。它对于 APACHE Ⅱ 评分大于 25 的严重脓毒症患者更有益。FDA 推荐活化蛋白 C 仅应用于这组患者。新近研究表明，应用活化蛋白 C 患者每年费用高达 27 936 美元。当根据疾病严重程度分级时，APACHE Ⅱ 评分低于 25 分患者花费每年达 24 484 美元，而高于 25 分患者则高达 575 054 美元[125]。虽然活化蛋白 C 主要应用于重症治疗病房，但在急诊即可选取患者开始应用。另外，早期经验性对相应患者的干预可增加它的益处。然而，新近关于低危险因素的成年人和儿童患者研究对活化蛋白 C 的有效性及危险性产生质疑：选择危重症患者接受活化蛋白 C 治疗的收益率更高。

糖皮质激素治疗

最初应用激素治疗来阻断脓毒症炎症反应已近 30 年。因为脓毒症包括 SIRS，因此糖皮质激素可作为抗炎因子来治疗脓毒症。临床医生经过 10 年努力来证实它的作用。在 20 世纪 80 年代中期，由退伍军人署研究机构开展的关于脓毒症的一项大样本研究发现，早期应用甲泼尼龙并不能减少病死率[126]。Bone 等[127]认为在脓毒症中应用甲泼尼龙可以增加病死率。Briegel 等研究发现给予应激剂量的氢化可的松可减少应用血管升压药物治疗的时间，但并不减少病死率[128]。

Annane 等[129]领导的一项随机双盲 300 例脓毒症休克患者对照研究表明，对促肾上腺皮质激素刺激试验不敏感患者给予糖皮质激素治疗是有益的（氢化可的松，50mg 静脉注射/6 小时，加上氟氢可的松 50μg/d）。在那些不敏感患者中，应用糖皮质激素治疗的病死率为 53%，与对照组的 63% 相比减少了 10%。对促肾上腺皮质激素刺激试验敏感患者，糖皮质激素治疗是不利的。Marik 和 Zaloga[130]认为起初的随机糖皮质激素水平低于 25μg/dl 时，可认为肾上腺皮质功能不全。然而，新近的一项大样本多中心研究表明，对于脓毒性休克患者和肾上腺皮质不全患者，糖皮质激素治疗并不能改变病死率[131]。糖皮质激素没有任何作用仅可有效减少患者低血压时间，但其引起的二重感染率增加。同时，一些有争议的数据表明，脓毒症患者糖皮质激素的应用仍存有争议，并应用于因肾上腺皮质功能不全而导致的顽固性低血压进而出现心血管功能衰竭的危险性要高于二重感染的发生率和病死率的病例。

处置

一旦急诊治疗开始执行，抗生素就应使用，同时需要行急诊有创操作，具有潜在危险的患者应收入院。脓毒症休克的患者应收入重症治疗病房，符合脓毒症标准的患者应进行严密观察，如果需要也可收入重症治疗病房。

重要概念

- 脓毒症是由于炎症级联反应失控而出现的疾病过程，严重病例可发生器官功能障碍和循环衰竭。
- 高龄、免疫功能低下和中性粒细胞减少及合并多种疾病者是发生脓毒综合征的高危人群。
- 早期目标治疗可改变脓毒症患者预后。治疗包括：①改变组织灌注压（通过应用液体和血管升压药）；②通过氧疗和正压机械通气提高组织氧合；③合理应用抗生素；④早期鉴别需要外科干预的感染。

本章参考文献请参见 http://pumpress.bjmu.edu.cn/eduservice/3419.html

第四部分

环境与中毒学

第一篇 环境

第 137 章 冻伤

Daniel F. Danzl

马元 乔莉 译 张劲松 校

概述

人体通过皮肤血管收缩和血液分流，周围血供减少，维持深部体温。所以，冷伤以局部冻伤较为常见，而这种冷伤是可以预防的[1-4]。

局部冷伤可以分为冻结性冷伤和非冻结性冷伤，它们可以单独或者与低体温同时存在[5]。冻伤是最常见的冻结性冷伤[6]。战壕足（trench foot）和浸泡足是长时间暴露于湿冷环境中的非冻结性冷伤[7]；而冻疮（pernio）是暴露于干冷环境中的非冻结性冷伤。

冻伤的发病率以及严重程度，与气温、防护措施有关。绝大多数情况下，冻伤的发生，是因为没有意识到寒冷可能会造成的危害[8-10]。而那些有经验的登山者因为意识到寒冷会造成的危害，做好了防护措施，从而避免了冻伤[11]。目前，户外活动的人越来越多，因为无法预料天气的骤变，故经常出现冻伤[12-13]。所以，流浪汉已不再是易发生冻伤的人群了。

世界军事史上，士兵出现冷伤的情况不在少数[14-15]。例如，在世界大战和朝鲜战争中，士兵经常因冻伤而截肢。英国皇家海军陆战队在福克兰群岛作战期间，很多士兵就出现了战壕足。越南战争中，很多美军士兵亦出现了大量的战壕足。

拿破仑的外科医生Baron de Larrey男爵，首次记录了冻结—冻融—再冻结对士兵的不良后果[16]。1812—1813年，法军与俄国交战期间，法军士兵直接用火烤冻肢。但是肢体的再冻结，进一步加重组织的损伤。遗憾的是，当时都认为肢体坏疽是快速复温所导致的，所以直到20世纪50年代，医学界都把缓慢复温作为治疗冻伤的标准方法，比如用冰雪擦拭、取暖和摩擦[17-18]。另一个错误是在冰水中浸泡复温。1961年，Mills根据治疗阿拉斯加严重冻伤病人积累的丰富经验，确立了在温水中快速浸泡复温的治疗原则[18-19]。

发病机制

生理学

寒冷刺激后，体表温度下降，刺激视前区-下丘脑前部的体温调节中枢，引起儿茶酚胺的释放，甲状腺激素的分泌，寒战产热和外周血管的收缩等一系列复杂的内分泌和心血管反应。

皮肤以热辐射的方式来调节体温，所以，皮肤的血液循环是维持深部体温稳定的关键。70kg的人在温度适中的条件下，皮肤的血流量达200～250ml/min；高温时，皮肤的血流量可增加至7 000ml/min。但是，受寒冷刺激后，周围血管收缩，以减少散热，皮肤的血流可以减少10倍，甚至不足50ml/min。周围（手指、脚趾、耳朵、鼻子）的皮肤结构中含有丰富的动静脉吻合支。寒冷刺激后，这些吻合支的血流重新分布，周围的血供急剧减少，散热再减少。这种"生命与肢端"（life-versus-limb）血液重新分布的调节机制，强调了皮肤的血液循环有助于维持深部温度稳定。

机体对寒冷无显著的调节反射。低于15℃时，几乎所有的周围血管都收缩，皮肤血流量减少至最低。下降到10℃，就会产生"血管波动反应"（hunting response），即寒冷诱导的血管扩张（cold-induced vasodilation）[20]。这种反应使微血管出现交替性收缩与扩张，每5～10分钟一次，不仅阻止了外周血管的持续收缩，也一定程度地改善了周围血供。爱斯基摩人、拉普人和其他北欧人种的"血管波动反应"，明显强于热带地区的人种。寒冷诱导的微血管舒张的速度,可以提示人体的耐寒能力[21]。

病理生理学

病理类型易重叠,而且对寒冷产生不同程度和速度的反应,其病理类型也会发生相应的改变(框137-1)。组织温度低于0℃,即可产生冻伤。为此,有两种假说:即冰晶对细胞结构的损伤和微循环血栓、淤滞。

冻结前,组织温度降至10℃以下时,皮肤的感觉功能丧失。冰晶形成之前,微血管收缩的同时伴有血浆渗透到组织间隙。体表温度在0℃以上时,深部组织的热辐射和热传导能够阻止冰晶的形成。

冻结-冻融期,冰晶形成的时机、部位和速度取决于所处的环境。另外环境的温度、风速和湿度都影响冰晶的速度。受深部组织热辐射的影响,体表温度必须降至0℃以下才能形成冰晶。

正常情况下,冰晶在细胞外生成,通过细胞脱水来维持渗透压。然而细胞内的脱水,会出现细胞内渗透压和电解质浓度增高。当细胞缩水1/3左右时,无论伴或不伴冰晶,细胞都会塌陷和死亡。细胞外的冰晶也能引起细胞膜和周围血管的压力增高,故首先在毛细血管水平出现血流淤滞和细胞淤积。

第三个阶段,微循环(即小静脉、小动脉)病变继续恶化。缺氧引起血管痉挛、血液黏滞性增高以及内皮细胞的直接损伤,这些改变加重了微循环病变。毛细血管通透性增高、血浆渗漏,形成水肿;组织缺血缺氧、无氧代谢进一步加重了组织损伤。所以,在复温冻融后的数小时,血浆渗漏、动静脉分流导致红细胞淤积、微血栓形成,组织压增高,组织发生缺血坏死。

有些皮肤的损伤是可逆的。例如,冻伤的皮肤移植到正常组织仍然可以存活;另外,冻伤区域周围的皮肤是有生命力的。而冻伤的组织病理学主要就是表皮的变化,及内皮细胞的反应性损伤。所以,一旦皮肤复温,组织就可以再生。

另外一种损伤机制:血栓素(thromboxane)参与了真皮的进行性、缺血性损伤[22]。真皮损伤的水疱及真皮下血管丛受损的出血性水疱,这些水疱液中均有前列腺素成分。除此之外,还有前列腺素和血栓素分解而成的花生四烯酸分解产物。这些介质促使血小板聚集,微血管收缩和白细胞黏附(immobilization)[23]。

血管内皮细胞最容易被冻伤,故微循环的损伤最严重。复温冻融后,微循环暂时开放,血小板以及红细胞迅速堵塞毛细血管,毛细血管变形。正常组织和受损组织的交界处,血管强烈地收缩并出现动静脉分流。毛细血管还出现局灶性的动脉炎、血管壁中层的退化、血管内膜增生肥厚等病理改变。与结缔组织比较,神经组织、肌肉组织对冷伤更敏感。例如,复温冻融之后如果肌腱功能尚存,截去坏死的手和脚即可。

复温冻融之后,组织水肿将持续48～72小时。水肿消退后,白细胞的浸润、微血栓的形成以及早期的组织坏死更加明显。组织冻伤造成的干性坏疽不同于动脉硬化所致的全层坏疽,要鉴别冻伤组织是否有活力,至少需要观察60～90天。因此外科书上有一句箴言:"正月冻伤,七月手术(Frostbite in January, amputate in July)[19]。"影像学检查能帮助鉴定冻伤组织是否有活力。

致病因素

冻伤的严重程度取决于皮肤与寒冷接触的形式以及所持续的时间[24-25](框137-2)。

出现意识障碍,就可能发生冻伤。精神病患者或者吸毒的人经常会冻伤;饮酒的人亦会冻伤。这与机体的反应迟钝、调节反射尚未建立有关。

皮肤与热传导性能不同的物质接触,如金属、水和可挥发性液体等,组织坏死的程度和速度是不一样

框137-1　冻伤级联反应

预冻阶段
　　浅表组织"冷却"
　　血液黏滞度增高
　　微血管收缩
　　内皮血浆渗出
冻-融阶段
　　细胞外形成冰晶*
　　水向细胞膜渗出
　　细胞内高渗性脱水
　　细胞膜变性或分解
　　细胞皱缩和崩解
血管淤血和持续缺血
　　血管痉挛和血液淤滞
　　动静脉分流
　　血管内皮损伤或前列腺素释放
　　间质渗出或组织水肿
　　坏死,分界,固缩,脱落

* 极其迅速冷却产生更多的细胞内,而非细胞外的冰晶体。

框 137-2　致病因素

生理因素
遗传
深部体温
急性寒冷损伤
气候适应
脱水
负荷过重
多发伤、肢体外伤
皮肤病
身体训练
多汗，盗汗
缺氧

机械因素
紧身或潮湿的衣服
过紧的鞋靴
防潮层，保温衬垫

隔热不足
制动或束缚性的体位

心理因素
心理状态
害怕，疼痛
态度
来自同伴的压力
疲劳
高强度的任务
饥饿，营养不良
酗酒

环境因素
环境温度
潮湿
暴露的持续时间

风寒指数
海拔高度和相关条件
暴露的体表面积
热损失：传导，蒸发
气雾喷雾剂

心血管因素
低血压
动脉粥样硬化
动脉炎
雷诺综合征
寒冷诱导的血管舒张
环境因素
糖尿病
血管收缩剂、血管扩张剂

的。例如，丙烷和丁烷与皮肤接触，过度地使用冰袋，会出现冻伤；飞机上的"干冰"敷腰，腰部会严重冻伤[24-26]。尽管空气的热传导性很差，但是如果气温和风速（风寒指数，wind chill index，即皮肤表面感受的温度，非实际气温度数）异常，也会出现冻伤。

临床特征

症状和体征

"冻结伤（frostnip）"是一种程度较轻的冷伤，以一过性的麻木感和刺痛感为主要症状，复温后即消失。正是因为没有发生组织坏死，所以这不是真正意义上的冻伤。

冻伤的症状通常可以反映出冻伤的严重程度。最常见的是肢体麻木，75%以上的患者可以出现。剧烈的血管收缩导致局部组织缺血和神经麻痹，从而产生感觉缺失，故所有的患者都会丧失一定程度的轻触觉、痛觉或温度觉。感觉缺失好发于周围组织器官，如手指、脚趾、鼻子、耳朵和阴茎。笨拙感及"木僵样（chunk of wood）"感觉，亦常见。一旦痛觉丧失，说明组织严重损伤。

冻伤组织再灌注后，会出现明显的疼痛。间歇性的疼痛提示部分组织坏死。48～72 小时之内，疼痛可以由持续的钝痛衍变为搏动性疼痛，多持续数周到数月，直到组织坏死为止。

冻疮的损伤程度较低，只要在低温下暴露，24小时内即可出现。好发于面部、手和脚的背面以及胫骨前的皮肤。既往有雷诺现象、系统性红斑狼疮、抗磷脂抗体综合征的年轻女性，更多见。持续的血管痉挛和血管炎导致局部灼烧感、瘙痒、红斑和水肿，局部皮肤出现红斑、紫红色结节和溃疡，持续 1～2 周。

另一种常见的非冻结性冷伤是战壕足（浸泡足），常出现于寒冷潮湿的环境。长时间暴露于冰点以上的湿冷环境，会出现战壕足[7]。多在数天后出现，起病慢，此时冰晶尚未形成，但是血管和神经已受损。浸泡足的发生，通常与鞋袜潮湿、不通气，或绑腿过紧有关。长时间在冷水中泡脚，也容易出现浸泡足。它们的临床表现多变。足部先怕冷、苍白，伴随麻木感或刺痛，随后皮肤发绀、冰冷和水肿，这是最常见的症状。除此之外，还会出现脚麻和腿部痉挛。复温之后，皮肤仍有红斑、干燥，及明显的触痛，还会出现水疱。严重时，水疱可破溃继发湿性坏疽。站立时常出现足底部的疼痛、怕冷、多汗等后遗症状。

通常情况下，冻伤起病隐匿，甚至出现冻僵和感觉丧失，也不被察觉。而冻僵的皮肤呈苍白色，伴斑驳样或大理石花纹。严重者，骨骼突起处的皮肤都失去弹性。

水疱多在复温后 6～24 小时内出现。快速复温后，如果水疱未出现，说明肢体有可能恢复部分感觉[19]。复温后，皮肤的感觉、温度和色泽的恢复，提示病情在改善；皮下组织恢复弹性，提示冻伤部位表浅；若局部皮肤仍发绀，则提示预后不良。因为血性小水疱系真皮下血管丛受损所致，所以复温早期出现的大而透明的水疱，比复温后期出现出血性小水疱预后好。

复温后三小时，出现组织水肿。如果水肿未出现，说明冻伤严重。更严重时，早期即出现组织变黑、焦痂、坏疽。

根据组织损伤的程度，将冻伤分度。Ⅰ°冻伤：感觉丧失和皮肤红斑；Ⅱ°冻伤：表浅的水疱伴皮肤红斑、水肿；Ⅲ°冻伤：深部的出血性水疱；Ⅳ°冻伤：深达皮下、骨骼和肌肉的损伤。但是这种分类方法不适用于严重冻伤。Mills 根据回顾性研究，提出两种简单的分类方法[18-19]。第一种，表浅的、轻度的冻伤不会组织坏死，深层的、严重的冻伤才会组织坏死。但是，根据临床症状来判断是否会出现组织坏死，可靠性不高。第二种，结合临床症状、早期的骨扫描，来明确组织损伤的严重程度[28]。

诊断方法

所有的影像学检查都无法在起病初就准确判断是否会出现冻伤组织坏死。但是，它有助于判断冻伤的严重程度。

常规摄片，4～10 周内随时动态复查。根据实验室和临床观察结果，同位素检查具有诊断价值[29-30]。有研究表明，冻伤两天后的骨扫描，即可以显像组织缺血[31-32]。7～10 天后的骨扫描，能够显像深部组织和骨骼的梗死灶。10 天后的病变组织因为难以吸收同位素，故不能准确地判断出截肢的范围。因此，现阶段的医疗水平无法准确判断出坏死组织的范围。区分正常组织与坏死组织分界线时，闪烁荧光显像法要优于温度显像法[33-34]。除此之外，发病第 2 天，闪烁荧光显像法就能提示组织坏死，还能观察其疗效[35]。

发病后血管舒缩功能障碍常持续 2～3 周。罂粟碱（papaverine）可以鉴别血管的痉挛，是来自冻伤还是血管自身的损伤，而血管造影则无法判断微循环的血供情况。多普勒超声和数字体积描述法无法诊断血管是否异常，但是可以帮助确定是否需要实施交感神经阻断术。磁共振成像（MR）和磁共振血管造影（MRA）的结果可能优于骨扫描。一项研究表明，MR 和 MRA 可以在体表出现坏死组织前，就清楚地标记出坏死组织与正常组织的分界线[36]。

处理

局部复温无效。摩擦复温不仅无效，而且会加速组织坏死。当务之急，应尽可能除去紧身衣或潮湿的衣物，暴露患处。组织冻结的时间和细胞损伤的程度有直接的联系，但是组织冻融-再冻结只会加重病情。所以，只要复温有可能被中断，就不要开始复温；转运途中，冻伤部位要远离取暖设施。如果不能立即转院，就将冻伤部位浸泡在 40～42℃ 的水中进行快速复温，这可能是唯一的选择。此时还需要考虑整个团队的安全，以及如何寻找避难所、防护设施及交通工具。

急诊处理

冻融前期

病史的采集要包括发病时的气温、风速和受冻时间，患者的穿着、救援过程，和基础有无心脑血管疾病[37]。

无需等待实验室和影像学报告，就可以快速复温。脱水、不能进食和寒冷性利尿，加重了血液浓缩，故晶体输液有效。

复温冻融期

由温度计精确测量，在 40～42℃ 的循环温水池中复温[18]。直到周围组织部分恢复感觉和出现红斑，才能终止复温，通常需要 10～30 分钟。在这期间，严禁摩擦，鼓励患者缓慢活动患肢。如果仅仅是手或脚的冻伤，一个大桶就够了。提前终止复温的后果，就是复温不完全，所以要避免提前终止复温。

水温超过 42℃，正常组织可能被烫伤。有时，35～40℃ 的水温或许更合适，此时的疼痛也更少。水温再低，不仅不能复温，而且还增加了坏死的风险。再灌注时，周围疼痛剧烈，呈搏动样疼痛、烧灼痛和触痛。所以，深部冻伤复温时，可以静脉镇痛。直到水疱形成，痛觉才会逐渐减轻、消失。

严重患者在复温过程中（框 137-3），都会存在酸碱和水、电解质代谢紊乱等并发症。此时，血液还是呈低温、酸性，体内出现高钾血症，外周血回流到体循环后，会导致"深部温度后降"（core temperature after-drop），从而引起心律失常。

冻融后期

抬高患肢，减少水肿。无菌敷料包扎患处，动作忌粗暴。病人或医生常常会忽略隐私部位的冻伤，所以查体要仔细。一般情况下，无需急诊行筋膜切开术，如果发绀持续不退，可能是骨筋膜室压力增高所致。所以，必须监测骨筋膜室压力。

| 框 137-3 | 急诊科复温方案 |

解冻前
- 多普勒评估脉搏和冻伤处外观
- 局部保护——避免摩擦和按压
- 维持深部温度
- 完善治疗和手术条件
- 充分补液
- 防止部分解冻和再冻结

解冻
- 提供静脉用酮咯酸和镇痛剂
- 给予布洛芬治疗 400~600mg 每 6 小时一次
- 监测循环水温度维持在 37~40℃
- 鼓励局部轻柔的运动

解冻后
- 保持干燥和抬高局部
- 抽吸或清创清晰的水疱
- 清创处理破裂的水疱,每隔 6 小时在局部应用抗生素软膏或无菌芦荟凝胶
- 保持出血性水疱的完整
- 预防破伤风和链球菌感染
- 37℃水疗一天三次
- 对于严重患者考虑使用酚苄明
- 考虑 X 线、血管造影及溶栓治疗
- 得到确诊和收集连续影像图片

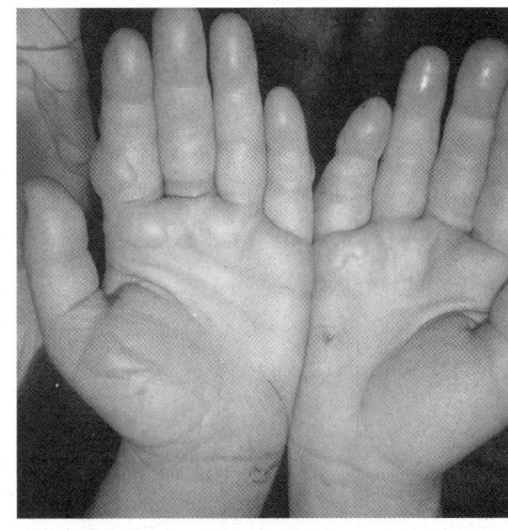

彩图 137-1 冻伤后的透明水疱。(Courtesy of Bill Mills, MD.)

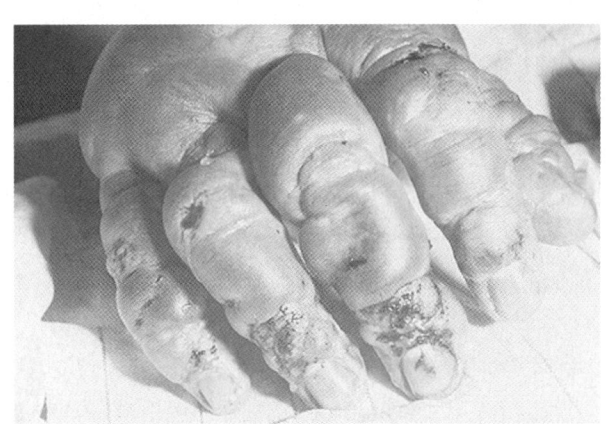

彩图 137-2 严重冻伤早期的出血性水疱的。(Courtesy of Bill Mills, MD.)

血栓素抑制剂(thromboxane inhibition)在冻伤的治疗中作用是有限的,它不能明显减少组织坏死。实验证实,冻伤初始即用甲巯咪唑,也不能提高组织的存活率[38]。花生四烯酸分解产物减少后,皮肤出现缺血症状。芦荟是一种特殊的血栓素抑制剂,芦荟油(Dermaide)直接外用于患处,每 6 小时一次[23],但还没有明确的证据证明其能挽救坏死组织。除此之外,局部还可以用抗菌素软膏。口服药方面,布洛芬和水杨酸都可以抑制血栓素的级联瀑布反应,但布洛芬还具有纤维蛋白溶解的作用,所以布洛芬优于水杨酸类。酮咯酸也可以应用。

不同性质的水疱,处理原则不同。大而透明的水疱,包括暴露法、清创法、刺破水疱(aspiration)(彩图 137-1)。完整的水疱更倾向选择刺破水疱的治疗方法。出血性水疱,如果采用清创术,清创将会加重组织的损伤(彩图 137-2)。故刺破水疱、保持局部干燥要优于清创术。

严重冻伤者,对患处周围皮肤行细菌培养和革兰染色,常见的病原微生物包括葡萄球菌、链球菌和假单胞菌属。静脉使用青霉素,可以预防链球菌感染。因为组织液化坏死和感染是不可避免的,一旦过度复温,应使用广谱抗生素预防感染。冻伤后也有可能发生破伤风。

冻疮(chiblains syndrome)的治疗一般是支持治疗为主。硝苯地平 20~60mg/d 可以有效治疗顽固性冻伤[39-41]。局部或全身性使用糖皮质激素也是有用的。也可以口服己酮可可碱或类前列腺素 E_1 药物利马前列素(limaprost)。

辅助治疗

冻伤还有些其他治疗[42]。寒冷损伤的早期,微循环血流淤滞,血栓形成[11,32]。为此,设计了多个抗血栓和扩血管的试验研究,但多无对照组。这些研究大部分是在冻伤的病理生理机制明确前进行的。骨扫描提示,溶栓可以恢复严重冻伤周围的部分血流。尿激酶还可以挽救冻融的组织。

在一项研究中,静脉注射组织型纤溶酶原激活物和肝素,可以降低截肢的发生率[35]。但是,冻伤时间超过 24 小时、复温 6 小时后仍有周围缺血症状或

多次冻结-冻融者,该治疗无效。在另一项研究中,发病24小时内动脉注射组织型纤溶酶原激活剂,截肢的发生率亦下降[43]。

动物模型证实,低分子右旋糖酐能有效抑制血管内的细胞聚集。磷酸二酯酶抑制剂己酮可可碱,可降低血液黏稠度,提高组织携氧量[44],改善红细胞顺应性,促进血管重建以及促进组织存活,建议400mg tid,疗程2至6周[45]。

抗炎药物和其他药物目前尚无定论。包括类固醇类药物,非甾体类抗炎药(NSAID),双嘧达莫,二甲基亚砜,非离子表面活性剂(nonionic detergents),钙通道阻滞剂[46,47]。长效α-阻断剂酚苄明,可抑制血管痉挛,改善周围血流。起始量10mg/d,逐步达到最大剂量60mg/d,但要充分补液预防体位性低血压。

高压氧可以使周围血管收缩及皮肤血供减少,少数患者出现一过性的面色潮红和患肢的活动。从发病到高压氧治疗的这段时间间隔的长短,直接影响高压氧的疗效。高压氧可加速坏死组织分界。由于高压氧治疗严重冻伤的数据不足,无法评估其组织修复的治疗价值[48,49]。

交感神经阻断术

理论上,交感神经阻断术的益处包括减轻痛性血管痉挛,减轻水肿和帮助组织修复。血管扩张可以预防再次冻伤和冻伤后的后遗症。但这些仅仅是推测的。硬膜外电刺激(epidural spinal cord stimulation)和常规治疗就可以减轻疼痛、保护组织。

交感神经阻断术即动脉内注射交感神经阻滞药物,如利血平,以达到交感神经切除的效果。2~4周内交感神经传导介质去甲肾上腺素耗竭,外周血管扩张。常见的注射部位包括桡动脉、肱动脉和股动脉。利血平0.5mg,可重复2~3天,无明显全身性反应出现。如果无利血平,可以用胍乙啶替代。

交感神经阻断术后,血管造影显像显示血流灌注和血管痉挛可以暂时缓解。快速复温时,未证明其能帮助组织修复。交感神经阻断术对复温后伴有疼痛的患者,效果最好。

交感神经阻断术对减轻疼痛、水肿和自主神经功能紊乱的作用十分显著。同时,它还能加速坏死组织分界。Bouwman和他的同事[50]对10名双侧肢体冻伤的患者进行单侧肢体的交感神经阻断术。一个直接的好处是,可以短期内预防再次冻伤。然而手术并不能帮助组织修复。Mills指出,交感神经阻断术除了减轻神经痛之外,并无其他益处[18,19]。

安置

所有患者均应到医院诊治。颜面部冻伤可以通过门诊随诊。无菌敷料覆盖患处,不能加压。防护架抬高脚。趾间用无菌棉纱隔开,手置于胸前。

框137-4 冻伤后遗症

神经系统
　疼痛
　　幻觉
　　烧灼痛
　　"脊髓痨"样灼痛
　　慢性疼痛
　感觉
　　感觉减退
　　感觉迟钝
　　感觉异常
　　感觉缺失
　温度
　　过热
　　过冷
　自主神经功能紊乱
　　多汗症
　　雷诺综合征
骨骼肌肉系统
　萎缩
　骨筋膜室综合征
　横纹肌溶解综合征
　腱鞘炎
　狭窄
　骨骺融合
　骨关节炎
　溶骨性病变
　软骨下囊肿
　骨疽
　截肢
皮肤系统
　水肿
　淋巴性水肿
　慢性或复发性溃疡
　表皮或鳞状细胞癌
　头发或指甲畸形
其他方面
　深部温度再降
　急性肾小管坏死
　电解质紊乱
　心理压力
　坏疽
　脓毒症

每天用消毒剂漩涡浸泡（whirlpool hydrotherapy）2~3次，每次20~30分钟，浸泡时应鼓励冻肢适度活动。病情严重者，冻肢需用夹板固定在功能位。焦痂脱落后，就无需消毒剂浸泡患处。治疗期间，禁用血管收缩药物，包括尼古丁。

后遗症

神经损伤与交感神经张力异常是最常见的后遗症，65%的部队伤员都出现了神经系统后遗症。

有报道，缺血性神经病变一周后就能出现感觉异常，感觉异常的程度往往反映了冻伤程度，这种情况能持续数月。除此之外，还有其他神经症状。例如，第一天下床活动后，夜间会出现电击样的烧灼痛；温度觉的改变；多汗症等。遇冷则痛也是比较常见的后遗症状[51]。

除此之外，还会出现迟发性皮肤及其附属器官的病变，包括指甲畸形和色素沉着，鳞状上皮细胞癌，骨的重吸收和软骨溶解。患儿需注意骨骺的过早融合、破坏和分裂，远端指骨的短缩畸形也比较常见[51]。3~10年后，患处通常会出现关节炎。拇指的废用是一个典型的特征，用力握拳时拇指和掌指关节无法正常活动。软骨下骨囊肿可鉴别关节炎是冻伤所致，还是骨关节本身病变所致[52]。累及肌肉者，会发生横纹肌溶解和肾衰竭，所以要注意肌酶、肾功能和尿液的变化。

截肢术不仅治疗费用高，而且还要综合考虑手术的必要性[51,53]。组织坏死的过程包括坏死组织分界、固缩和脱落。除了顽固性疼痛、败血症和坏疽等需要急诊清创，其他情况最好等到冻伤1~2个月、分界线明显后再清创。现在大多数移植和截肢发生在伤后3~4周。为了早期手术，可以利用影像学评估患肢是否还能存活。早期清创后，为了恢复功能，应考虑游离皮瓣移植术[53,54]。

各种神经、肌肉、骨骼和皮肤的冻伤后遗症详见框137-4[55]。

重要概念

- 40~42℃水中复温时，忌过早地终止复温。组织再灌注时需要静脉镇痛。
- 出血性水疱提示真皮下血管丛坏死，所以早期的透明水疱比后期的出血性水疱预后好。
- 应当告知患者，即使有影像学辅助检查，目前的医疗手段也无法准确判断组织的坏死程度。
- 溶栓药物可能会恢复一部分严重冻伤肢体的血供。

本章参考文献请参见 http://pumpress.bjmu.edu.cn/eduservice/3419.html

第 138 章 冻僵

Daniel F. Danzl

孙昊 乔莉 译　张劲松 校

概述

低体温患者与正常体温患者在复苏时是有差异的。有报道，体温13.7℃的冻僵患者经九小时复苏，被成功抢救[1]。整个复苏过程，不仅包括现场心肺复苏术（CPR），还包括院内179分钟的体外血液复温，即心肺分流术[2]。

历史上，冻僵的治疗众说纷纭。例如，圣经中就记载，大卫王冻僵后，靠他人身体取暖复温。希波克拉底、亚里士多德和盖伦都曾经提及用热油按摩四肢的方法。

世界军事史上，严寒的气候影响了多次战役的成败[3-4]。既有靠此一战成名的汉尼拔，亦有因此兵败俄国的拿破仑。公元前218年，汉尼拔的大军尽管成功地翻越了阿尔卑斯山，但由于严冬的重重阻挠，致使大军损失过半，达46 000人之多；1812年，拿破仑的大军在俄国兵败后，再遭严寒袭击，撤退前还有12 000将士的法军第十二师，撤退后仅存350名将士。

1777年冬天，华盛顿率军在福吉谷修整期间，冻死的将士不计其数。克里米亚战争中（1845—1855年），很多法军将士冻死在战场上。第一次和第二次世界大战中，许多飞行员和潜艇海员都冻死在北大西洋。美军在朝鲜战场上，近10%的伤亡系严寒所致。由此可见，战场中冻死、冻伤的人数巨大。

严寒的气候还干扰了日常生活起居，特别是滑雪、打猎、登山、划船、游泳等户外活动。冬季户外运动发展后，低体温的发病呈上升趋势[5]。

低体温的发病呈地域性及季节性分布[6-8]。城市中，低体温之所以会致死，更多的是与意外、谋杀或自杀联系在一起。但是，间接死因为低体温、直接死因为心脑血管病变者，被严重忽视[9]。

所谓低体温，即机体的深部温度低于35℃。而冻僵是寒冷环境、年龄、健康状况、营养状况、药物及酒精等共同作用的结果。这些因素通过减少产热，增加散热或者影响正常的产热-散热平衡，就会发展为冻僵。置身于寒冷环境中，机体不再以辐射、传导、对流、呼吸的方式散热。药物降低中枢神经系统体温调节的效率，从而干扰体温调节[10]。

疾病原理

温度调节的生理机制

人体每小时基础产热量约为$40\sim60\text{kcal/m}^2$。进食、运动、发热、寒冷刺激均可增加产热。寒冷时，先出现肌紧张，后出现寒战，肌紧张可使产热加倍。但由于疲劳和糖原耗竭的原因，肌紧张的产热效应最多维持数小时[11]。

受下丘脑后部和脊髓控制的寒战产热，尽管能使基础代谢率提高二到五倍，但也明显增加了耗氧量。

视前区-下丘脑前部调节非寒战产热和散热的平衡。血清素能神经元和多巴胺能神经元最重要。这些神经元通过交感神经和内分泌系统调节体温，其中交感神经直接调节体温，而内分泌系统则间接调节体温。寒冷刺激时，去甲肾上腺素使交感神经兴奋，产热增加的同时，也抑制了机体散热；还能调节下丘脑-腺垂体-甲状腺轴，释放促甲状腺素释放激素（TRH）、促甲状腺激素（TSH）、甲状腺素，从而调节产热和散热过程[12]。

寒冷环境中暴露时间越长，机体的不适症状反而减少，然而没有证据表明机体会对寒冷产生适应性反应（图138-1）。

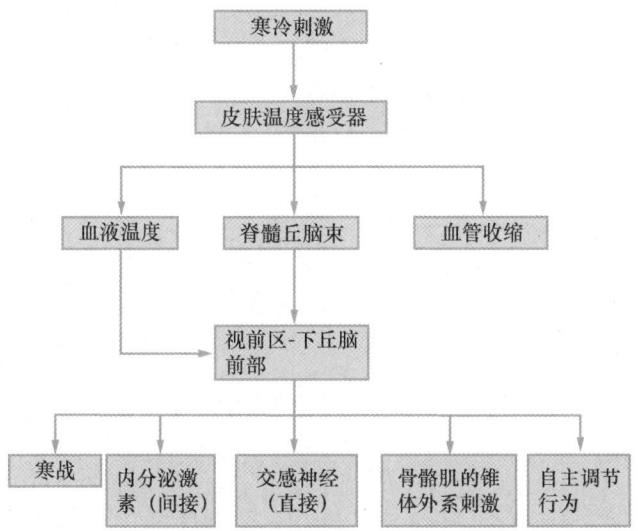

图 138-1 寒冷暴露时的生理机制。

机体通过辐射、传导、对流、呼吸及蒸发的方式来调节散热过程。安静状态下，以辐射的方式散发的热量占总热量的 55%~65%，散热量主要取决于暴露皮肤与周围环境的温差。以传导的方式散发的热量占总热量的 2%~3%，衣物潮湿使传导散热增加五倍，冷水使传导散热增加 25 倍。

皮下脂肪厚度与调节体温也有密切关系，脂肪含量越高，皮肤的散热量就越少。15% 的热量是通过传导和对流的方式丢失的，但寒战时对流散热增加。剩下的散热由呼吸和蒸发的方式完成，其中加热冷空气占 2%~9%，皮肤和呼吸道的不感蒸发占 20%~27%。

皮肤和呼吸道的散热受环境温度、空气流动和相对湿度的影响。阴冷、干燥、多风的环境中，热量丢失严重。无汗时，以辐射和对流的方式散热。冷水浸泡后的低体温（immersion-induced hypothermia），以传导散热为主。因为儿童的相对体表面积较成年人大，所以儿童更容易丢失热量。

体温在 37~32℃ 时，机体通过收缩血管、寒战、非寒战产热及内分泌调节产生热量；体温在 32~24℃ 时，基础代谢率进行性降低，寒战不再产热。体温低于 24℃ 时，交感神经和内分泌调节均不再产热。

病理生理

心血管系统

低体温不仅降低平均动脉压和心脏指数，还引起心律失常。初期表现为心动过速；后期衍变为心动过缓。体温 28℃ 时，脉率减少 50%。此心动过缓系低体温致起搏细胞自动去极化减少所致，故阿托品治疗无效。出现不能用体温解释的心动过速时，还必须考虑低血糖、药物因素或血容量不足等相关情况。

心电图亦有其特殊表现[13-14]。1938 年 Tomaszewski 首次提出，QRS 波群与 ST 段交界处可见 J 波（图 138-2），常在 aVL、aVF 和左胸导联上呈大 R 型[15]，系左心室去极化延迟或早期复极化所致。但是，心肌缺血、感染、中枢神经系统病变、高钙血症和 Brugada 综合征也能出现 J 波，故 J 波不能确诊低体温。只要体温低于 32℃，J 波就可能出现；体温越低，J 波越明显。低体温时，J 波会被误认为是心肌缺血，不恰当的溶栓会加重凝血系统功能障碍[16]。

中、重度低体温时，房性及室性心律失常均会出现。与心肌细胞相比，传导系统对寒冷刺激更为敏感，所以心动周期延长。氧合、pH 值、电解质和营养状况也能影响传导系统。随着体温的进行性下降，PR 间期、QRS 间期先后延长，最后出现特征的 QT 间期延长。传导速度减慢、心肌传导时间延长及绝对不应期的缩短导致折返性心律失常；病灶处的异常放电也促使心律失常发生。深部温度低于 32℃ 时，容易出现起源于窦房结、心房或房室交界区的其他心律。心房颤动，常在复温后转复，但有肠系膜栓塞的风险。非寒战性产热时，肌紧张会掩盖 P 波或产生伪影。

心室纤颤或心脏停搏的原因较多，包括组织缺氧、机械损伤（physical jostling）、电解质或酸碱平衡紊乱、交感神经紊乱。只要深部温度低于 25℃，就会出现心脏停搏和心室颤动[17-18]。跨膜静息电位下降后，易产生室性心律失常。局灶性的异常放电或折返亦可导致心室颤动。如果心脏温度过低，大量心肌细胞同时复极，传导时间延长；同时心肌细胞的动作电位时间也延长，因此心肌不应期延长。

"深部温度再降" 指的是脱离寒冷环境后，深部温度继续下降。即外周的寒冷血液复温回流后，深部温度会继续下降，直到外周血温度与深部温度的温度差消失为止[19]。

临床上 "深部温度再降" 并不少见，多见于在寒冷环境中长时间暴露、脱水明显的患者，及四肢先复温而深部温度却没有升高的严重冻僵患者。这种温度梯度和血液循环的变化，只是机体维持温度动态平衡的一种调节。

积极的体表复温还可以缓解周围血管收缩和动静脉分流。Hayward 三天亲身实践证明，先用 10℃ 的水降温，再用热水复温，同时监测食管、直肠、鼓膜和心脏的温度（漂浮导管）[20]。复温使平均动脉压下降

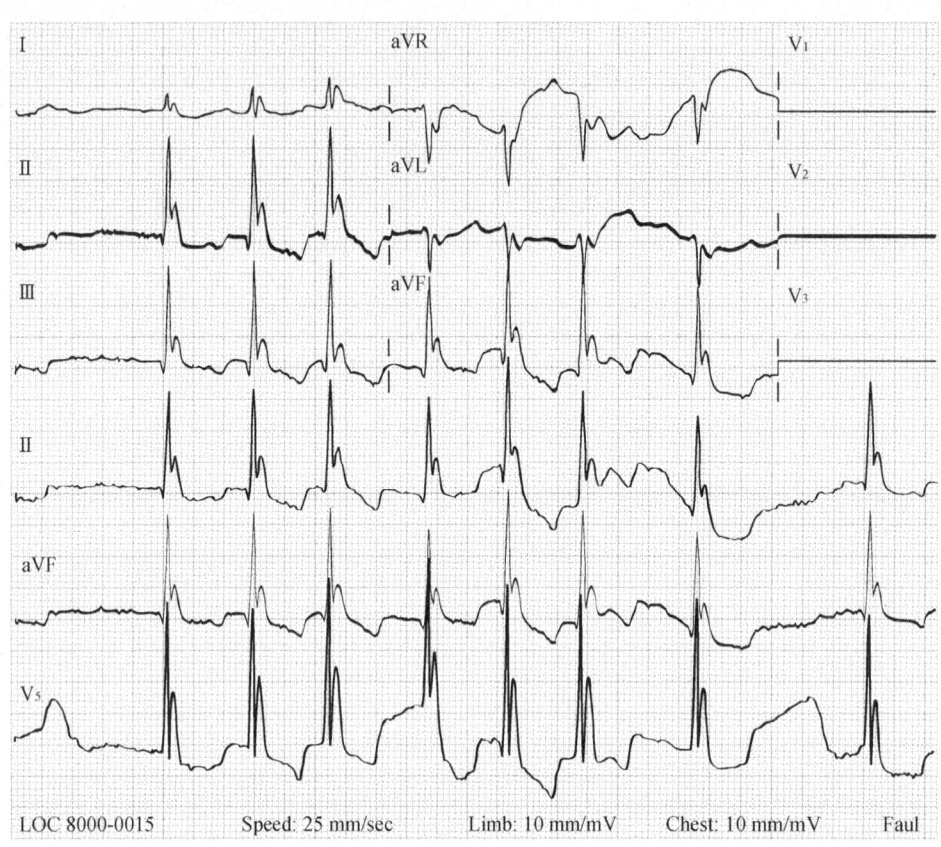

图 138-2 低体温时 J 波。

30%，外周血管阻力下降 50%。

复温过程中，深部温度与肢端温度的温度差明显时，就会出现"深部温度再降"。在寒冷环境中长时间暴露、并出现脱水的低体温患者，常在复温过程中出现这类情况。除此之外，在深部温度尚未恢复平稳、就已出现肢端解冻的患者，也经常出现。

中枢神经系统

中枢神经系统受到抑制[21]。同心脏一样，脑组织也有低温阈值。体温低于 33.5℃，脑电波明显变化；体温在 19～20℃ 时，脑电波消失。

体温高于 25℃ 时，血管阻力增加，机体尚能维持大脑的自主调节功能。重度低体温患者，存在脑血流的不对称分布，即脑血流量反而增加。视觉诱发电位是评价大脑功能的客观指标，其大小取决于脑血流量，体温下降后，视觉诱发电位亦减小。肾功能代偿期，某些温度依赖性神经酶已失去活性。

肾脏系统

单纯寒冷刺激可引起利尿。低体温能够抑制肾脏血流，体温在 27～30℃ 时，肾血流减少 50%。随后排出大量低渗尿液，称为冷利尿（cold diuresis）。严重低体温时，外周血管收缩，血容量相对增多，冷利尿可有效调节这种高血容量。冷水浸泡可使尿量增加 3.5 倍，而酒精的利尿作用是冷水的 2 倍[22]。

呼吸系统

呼吸系统先兴奋；新陈代谢降低后，每分通气量也相应地减少。体温每下降 8℃，CO_2 即减少 50%。严重低体温时，呼吸系统的调节反射异常，引起 CO_2 潴留、呼吸性酸中毒。

其他的病理因素也会对呼吸系统造成不利影响（表 138-1）。这些因素包括支气管黏液溢（viscous bronchorrhea）、纤毛运动减少和非心源性肺水肿等。

病因

任何引起深部温度下降的病理因素，如产热减少、散热增加或体温调节功能障碍（框 138-1），均会引起低体温。

产热减少

内分泌疾病通常产热减少，如垂体功能减退症、肾上腺功能低下症或黏液性水肿等。黏液性水肿继发昏迷的患者多见于女性，80% 以上存在低体温，且合并甲状腺功能减退症。这些患者常无疲倦、皮肤干燥、关节痛或畏寒的相关表现。

表 138-1　低体温的四个生理特征阶段

状态	深部温度℃（℉）	特征
轻度低体温	35（95）	膀胱温度34.8℃；寒战产热达最大值；代谢率增加
	34（93.2）	出现遗忘和发音困难；血压正常；呼吸道刺激达最大值
	33（91.4）	出现共济失调和淡漠
中度低体温	32（89.6）	昏迷；耗氧量降低25%
	31（87.8）	寒战产热消失
	30（86）	心房颤动及其他心律失常；变温；脉搏和心排血量为正常值的2/3；胰岛素无效
	29（85.2）	意识水平，脉搏和呼吸进行性下降；瞳孔扩大
重度低体温	28（82.4）	易致心室颤动；耗氧量及脉搏降至正常值的50%
	27（80.6）	反射和随意运动消失
	26（78.8）	严重酸碱平衡紊乱；疼痛刺激消失
	25（77）	脑血流量降至正常值的1/3；心排血量为正常值的45%；可能出现肺水肿
	24（75.2）	严重低血压
	23（73.4）	角膜反射或眼脑反射消失
	22（71.6）	心室颤动最高风险；耗氧量降低75%
深度低体温	20（68）	能够恢复心电活动的温度低限；脉搏为正常值的20%
	19（66.2）	脑电图无反应
	18（64.4）	出现心室停搏
	14.2（57.6）	婴幼儿冻僵存活的最低温度[109]
	13.7（56.7）	成人冻僵存活的最低温度[2]
	9（48.2）	诱导低温存活的最低温度[102]

框 138-1　低体温的诱发因素

产热减少	散热增加	体温调节受损	其他临床病变
内分泌功能衰竭	环境影响	周围循环衰竭	再次低体温
垂体功能减退	冷水浸泡	神经系统病变	发作性低体温
肾上腺功能减退	非冷水浸泡	急性脊髓横断	脓毒症
甲状腺功能减退症	血管扩张	糖尿病	胰腺炎
糖尿病	药物作用	中枢/神经系统衰竭	癌症
进食少	中毒	中枢神经系统外伤	心肺疾病
低血糖	红皮病	脑血管意外	心血管功能不全
营养不良	烧伤	中毒	尿毒症
消耗	银屑病	新陈代谢	佩吉特病
恶性营养不良	鱼鳞病	蛛网膜下腔出血	巨细胞动脉炎
极度疲劳	剥脱性皮炎	药物作用	结节病
神经肌肉功能障碍	医源性因素	下丘脑功能障碍	婴儿震荡综合征
高龄或婴幼儿	紧急运送	帕金森病	多发伤
无寒战	冷水输注	神经性厌食症	夏皮罗综合征
静息状态	按中暑治疗	小脑病变	Wernicke-Korsakoff综合征
无法适应		肿瘤	霍奇金病
		先天性颅内发育异常	
		多发性硬化	

低血糖也会出现低体温。营养不良、皮下脂肪少，可使产热减少；严重消瘦时，不仅产热减少，还会丢失热量。恶性营养不良（kwashiorkor）合并低蛋白血症、水肿者，低体温并不常见，这是因为水肿有隔热的效果[12]。

婴幼儿和老年人好发低体温。新生儿的体表面积相对较大，皮下组织相对较薄，寒战产热不健全，同时也不具备防卫能力，所以更容易发生低体温。

新生儿低体温常发生于早产或复苏之后，表现为嗜睡、反应差、哭声无力，甚至一半的患儿出现脸颊红润，易与正常新生儿混淆。迟发性低体温（late-onset hypothermia），出生后72小时出现，一般由感染引起。低体温也可发生于摇晃婴儿综合征（shaken baby syndrome）；它也能致婴儿猝死。

老年人好发低体温与以下因素有关：一方面体温调节能力下降；另一方面受活动及疾病等条件的限制，影响了正常产热与保温。有证据表明高龄是低体温的高危因素，这与冷感觉和寒冷刺激反应异常、外周血流减少有关，这也反映了老年人交感神经异常[23-25]。

散热增加

寒冷环境中，人体无法有效地保存热量。红皮病（erythrodermas）、银屑病（psoriasis）、剥脱性皮炎（exfoliative dermatitis）、鱼鳞病（ichthyosis）、湿疹和烧伤可使外周血流增加。医源性热量丢失包括复苏时的暴露，大量低温液体的输注，热休克和烧伤的过度降温治疗。

城市中，醉酒是引起热量丢失的最常见原因[8,17]。酒精作用于调节体温的神经递质，使下丘脑后部和乳头体的体温调节功能障碍，寒战产热减少、血管扩张，皮肤散热增加。

而低体温者的酒精代谢速度减慢，故皮肤散热更多。醉酒者不仅丧失防护行为，还会出现特殊的"反常脱衣"现象。"反常脱衣（paradoxical undressing）"是指受冻后脱掉衣服，这种反常现象常见于醉酒者[26]。老年人饮酒后，更容易出现低体温。醉酒者可同时出现低体温及酒精性酮症酸中毒。韦尼克脑病（Wernicke's encephalopathy）患者不仅会发生低体温，而且低体温还会掩盖某些症状如眼肌麻痹、意识模糊和共济失调等。维生素 B_1 静脉注射可诊断性治疗。

体温调节的受损

中枢性或周围性体温调节功能障碍及新陈代谢异常均会引起低体温。中枢性体温调节功能障碍，包括中枢性的血管收缩、舒张异常。会出现中枢性血管舒张效应的疾病，常见的有颅骨骨折（特别是颅底骨折）和慢性硬脑膜下血肿，还有脑卒中、肿瘤、神经性厌食症、霍奇金病和帕金森病。小脑病变时可以出现舞蹈病样的抖动，但该抖动产热不明显。抗抑郁药、抗躁狂药物、抗精神病药、抗焦虑药物和麻醉药，无论是治疗量还是中毒剂量，能作用于中枢产生血管收缩的效应。过量使用这些药物和其他药物，如有机磷酸盐类（organolphosphates）、海洛因、格鲁米特（glutethimide）和一氧化碳，易出现低体温。

而周围性体温调节功能障碍，临床上以急性脊髓横断最为典型。急性脊髓横断后，交感神经受损，受交感神经控制的血管不再收缩，病人无法维持正常体温。神经源性及糖尿病的外周病变也容易导致热量丢失。尿毒症、乳酸性酸中毒、糖尿病酮症酸中毒、低血糖时，血浆渗透压出现异常，经下丘脑调节后，亦能出现低体温[27]。

其他原因

感染性疾病也可以出现低体温，最常见的是革兰阴性感染、肺炎、脑膜炎和脑炎，还包括感染性心内膜炎、布鲁病、疟疾、梅毒、伤寒、粟粒性肺结核和锥虫病（trypanosomiasis）。

其他一些疾病也会合并低体温，如癌症、未继发感染的胰腺炎、腹膜炎、严重的脑血管病、心肌梗死继发低心排等。另外，早产时应用硫酸镁可能造成胎儿和产妇的心动过缓、低体温；神经肌肉阻滞的延迟恢复也会产生低体温，机制尚不明确。

外伤

严重外伤时，体温调节功能障碍，即深部温度和体表温度都下降，却无寒战产热。故外伤合并低血压和低血容量的患者，无法维持正常的体温[28]。

低体温后，三种途径致凝血功能出现障碍、加重失血，即凝血级联酶促反应受损、血浆纤溶活性增强、血小板数目减少及功能障碍[29]。

外伤后低体温的高危因素包括年龄、外伤类型、麻醉程度、有无输血指征及现场、急诊室和手术室抢救的时间。如果把低血压或神经系统查体异常（如反射消失或肢体瘫痪）误认为是低体温所致，外伤就会被忽略。

休克前，体内三磷酸腺苷（ATP）的储备量接近正常，此时ATP的消耗将减少，低体温可以预防脑缺血。一旦合并外伤，ATP的储备枯竭，无法再产热，加重低体温。因为低体温既有脑保护作用，又能引起血液系统、免疫系统的异常改变，所以单纯的脑外伤患者复温时，必须权衡两者利弊，复温温度必须适中[30]。

临床特征

有明确的寒冷环境接触史，即可诊断低体温。轻到中度低体温，症状不典型，可出现饥饿、恶心、意识模糊、头晕、寒战、瘙痒或呼吸困难（框138-2）。在室外，可能表现为协作性差、共济失调，喜怒无常或是淡漠；在室内，老年患者可能表现为意识模糊或交流减少、疲倦，或异常"淡漠"。更有甚者，出现精神颓废（subtle progression of mental deterioration）或活动受限，易被年龄因素混淆。口齿不清、共济失调者，可能被误诊为脑血管意外或酒精中毒[27]。

一些老年人，常出现"反常脱衣"现象[26]，有时会被误认为性侵犯所致，这可能与临终前外周血管舒缩功能的异常有关。

城市中，低体温的发病与酗酒、基础病状况有关，还与脑卒中、服药过量、精神科急症或者严重多发伤有关[17]。

神经系统症状多变，意识障碍的程度通常与低体温的程度成正比。然而，一些患者在体温25～27℃时，仍然神志清楚并保持正常的反射。眼球运动和跖反射的异常与低体温的程度没有直接关系。脑神经征象（cranial nerve signs）或许由脑桥中央髓鞘溶解症出现的延髓损伤所致。体温22℃以上时，瞳孔散大是组织灌注不足的一种表现。

还有一些其他的阳性体格检查，如木僵样改变、尸僵或角弓反张。体温32℃以上，反射通常是亢进的；26～32℃，反射开始受到抑制；26℃左右时，反射消失，包括提睾反射在内，而跖反射还存在。膝反射最后消失，复温时也第一个恢复。中枢神经系统病变，包括脊髓损伤的诊断，可能被低体温掩盖。

体温在26～30℃之间时，反射的收缩期和舒张期都延长。低温性黏液性水肿（hypothermic myxedema）时，踝反射的舒张期比收缩期的时相长。如果反射健全，踝反射（ankle jerk）异常有助于诊断低温性黏液性水肿。

低温状态时，会出现精神症状，包括焦虑、续续言语（perseveration）、神经官能症及精神失常。习惯于温带气候的人群，往往无法适应寒冷，这类低体温人群出现的精神症状，常被误认为精神病和有自杀倾向[12]。

框138-2	低体温症状		
头、眼、耳、鼻、喉	附加音出现	镇痛作用	寒战
瞳孔散大	支气管黏液溢	遗忘症	僵硬或伪尸僵
角膜反射减弱	进行性低通气	初期反射亢进	肌肉痉挛
眼外肌异常	窒息	感觉缺失	角弓反张
红视	消化系统	反射减退	间隔综合征
皮肤潮红	肠梗阻	反射消失	皮肤组织
颜面水肿	便秘	脑桥中心髓鞘溶解症	红斑
鼻出血	腹胀或腹肌紧张	精神症状	冻疮
鼻溢	肠鸣音减弱	判断力受损	苍白
斜视	婴儿或成人的黏液性水肿致胃扩张	持续语言	冻伤
心血管系统	泌尿生殖系统	情绪变化	发绀
初期心动过速	无尿	特殊的情感贫乏	冻结
后期心动过缓	少尿	意识改变	黄疸
心律失常	多尿	反常脱衣表现	硬脂膜炎
心音减弱	睾丸扭转	神经官能症	硬皮病
肝颈静脉回流征	神经系统	精神病	寒冷性荨麻疹
颈静脉扩张	意识淡漠	自杀行为	瘀斑
低血压	共济失调	器质性脑病综合征	坏死
呼吸系统	感觉减退	骨骼肌肉系统	水肿
初期呼吸急促	发音困难	肌紧张增加	坏疽

诊断方法

实验室检查

酸碱平衡

血气分析仪自动将血标本升温至37℃，溶解气体的分压增加，测得的氧分压和二氧化碳分压比真实水平高，pH值比真实水平低。即便如此，血气分析无需校正体温[31-34]。事实上低体温时，经过体温校正的血气分析，pH值7.4、$PaCO_2$ 40mmHg的结果，将抑制脑和冠状动脉血流量以及心输出量，并增加室颤的发生率[35]。理想的血气管理方法是改良的alpha-stat方法[10]。简而言之，未经校正的血气分析，pH值达到7.4、$PaCO_2$达到40mmHg，即为理想的血气结果。

温度越低，血液的缓冲能力越差。常温下，$PaCO_2$每增加10mmHg，pH值将下降0.08；28℃时，pH值下降速度加倍。这是由于水在37℃时pH为6.8，而任何温度下血液和细胞内液之间的pH值都相差0.6。水的pH值会随着温度的降低而上升，那么血液的实际pH值也会因此而改变（图138-3）。

细胞内的电化学稳定，可以确保酶在任何温度下都有稳定的活性[32]。相对碱性的环境对心肌有保护作用，并能提高心脏电活动的稳定性[35]。95%的氧和5%的二氧化碳混合气治疗冻僵有效，因为它能够使氧合血红蛋白解离曲线平缓右移。

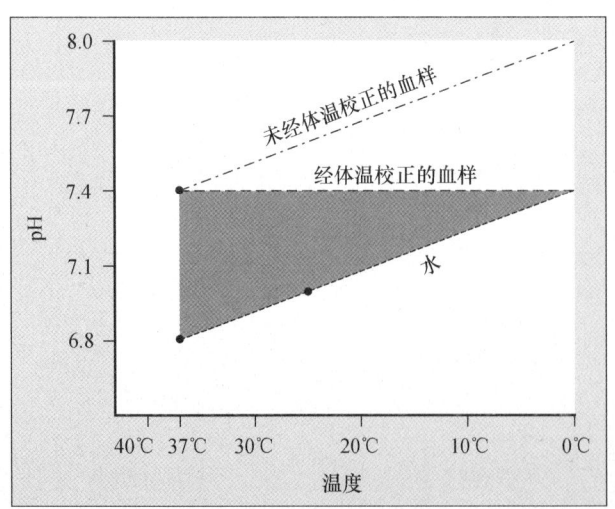

图138-3 任何已知温度的水对应的pH值。37℃时水的pH为6.8，25℃时为7.0。如果动脉pH持续在7.42，又无法通过体温调节时，理想的生理状况下，细胞内外有0.6pH单位可用于缓冲。

血液检查

血容量减少，血细胞比容增高。体温每下降1℃，血细胞比容增加2%。中、重度低体温患者，血细胞比容偏低或者正常，提示急性失血的可能，建议输血。因为脾、肝和内脏的血细胞破坏，引起白细胞和血小板的减少。白细胞数值正常也不能排除感染，特别是虚弱、酗酒、黏液性水肿、高龄患者。

膜的通透性和钠-钾泵的变化，发病前的健康水平、低体温的严重程度和持续时间以及复温方法，都能改变血清电解质的数值。所以，无法判断电解质的实际水平或变化趋势[17]，复温时必须动态复查电解质。

低体温中，高钾血症、低钾血症均会出现。高钾血症常伴有代谢性酸中毒、横纹肌溶解或肾衰竭。低体温能增加高钾的心脏毒性，并掩盖了高钾的心电图改变，这一点必须特别注意。

低钾血症常见于慢性低体温患者。此时钾离子是向肌肉转移，而并非丢失。由于细胞内pH值大于细胞外，因此血清钾的降低与血清pH值的下降成反比。

合并糖尿病酮症酸中毒、垂体功能减退症、抗利尿激素分泌异常、使用利尿剂的及酗酒的患者，也会出现低钾血症。复温过程中血钾低于3mEq/L，需要补钾，以防止消化道梗阻或充血性心力衰竭。

既往有肾疾病或肌酐清除率下降者，血尿素氮、肌酐水平会升高。血细胞比容和血尿素氮水平无法正确评估循环。

血糖水平可以区别低体温的类型。急性起病者，儿茶酚胺诱导肝糖原分解增加，胰岛素释放减少，抑制细胞膜葡萄糖载体来提高血糖水平。亚急性或慢性起病者，糖原耗竭，出现低血糖。低血糖可能被低体温所掩盖。寒冷诱发的肾性糖尿（renal glycosuria）也并不意味着血糖增高或血糖正常[27]。复温时若持续高血糖，应该考虑重症胰腺炎或糖尿病酮症酸中毒。低于30℃时胰岛素失效，所以糖尿病酮症酸中毒患者必须积极复温至30℃以上。

严重低体温时，细胞超微结构的损伤会引起血清酶的升高，横纹肌溶解很常见。微循环衰竭，会出现缺血性胰腺炎（ischemic pancreatitis），系胰腺血流量减少、蛋白水解酶激活所致[8]。胰腺炎的死亡率与淀粉酶和脂肪酶的水平有关。

凝血功能

低体温先引起凝血功能亢进，再继发弥散性血管内凝血。凝血功能异常可能与儿茶酚胺或类固醇的释放，循环衰竭，或组织凝血活酶，组织缺血等相关[29,36]。

寒冷抑制凝血因子的活化，凝血因子减少。同时，凝血时间的延长与凝血的级联反应有关。之所以临床症状与实验室检查不符合，这是因为凝血实验是在室温37℃的环境中检测的，所以尽管患者临床上出现明显的凝血功能障碍，凝血酶原时间、部分凝血活酶时间或国际标准化比值（INR）却是"正常"的[37]。复温是纠正凝血功能障碍唯一有效的方法[38]。

复温时，临床出现凝血障碍表现，特别是伴随外伤时，白细胞和血小板通常是减少的。血小板减少，可能是低温抑制骨髓造血或肝脾破坏血细胞增加所致。血栓素 B_2 的产生也依赖温度的变化。血小板减少在高龄和幼儿中较常见。

合并有冷纤维蛋白原血症（cryofibrinogenemia）和冷球蛋白血症（cryoglobulinemia）的患者，血液黏滞度明显升高，老年患者更为常见。冷凝集素试验异常，而冷沉淀纤维蛋白原除与肿瘤、大肠菌群感染有关，还与血管结缔组织疾病有关，所以冬天好发急性冠状动脉综合征和脑栓塞。

综上所述，实验室检查应包括血糖、无需校正体温的血气、血常规、血生化，包括血清钙、血清镁以及血清淀粉酶、血清尿素氮和肌酐的水平。既往有毒物接触史，或意识障碍无法用体温解释时，必须做毒物检测。选择性检查甲状腺功能、心肌标志物、血清皮质醇。

影像学检查的适应证放宽。如果出现反应迟钝，就行影像学检查；如果出现腹部症状，可行床边超声或CT，它可提示胰腺钙化、消化道穿孔、肠系膜血栓所致的小肠扩张或黏液性水肿昏迷相关的结肠扩张[27]。

处理

患者即使生命体征消失，仍然可能复苏成功[2]。更有甚者，患者被宣告死亡、送至太平间，仍能完全恢复。

明确了解患者的既往史，包括心、肺、神经或内分泌系统疾病，还有在寒冷环境中暴露的时间、现场环境、损伤程度及发病情况。初步处理的关键是防止热量的进一步丢失[39]。院前处理的目标是复苏、了解病情、保暖及小心转运[40-41]。

如果患者无反应也没有寒战，说明严重低体温。当温度低于32℃，患者会出现心律失常，深部温度与外周温度的温度差及相对血容量不足。

急诊处理低体温时，每个诊间都要有能准确测量深部温度的设备，连续监测深部温度。口腔温度计仅能记录35℃以上的体温。当病人不合作或呼吸急促，或者环境温度较低时，口腔温度是不可靠的。临床上最常监测的是直肠温度。探头应插入直肠内15厘米，不能插入粪便中。然而直肠温度受下肢温度及探头位置的影响，对深部温度的变化有滞后性。

鼓膜温度最接近下丘脑的温度。深部温度变化后，鼓膜温度最先改变。怀疑低体温的患者，不能单独应用红外温度仪量体温，因为它的可靠性仍有待考证。如果患者已行气管插管，食管探头的数值受呼吸的影响，数值会虚高。

心电监护仪监测心率及血压，低灌注及低体温时指脉氧结果不可靠[42]。同样的，只有在正常温度时，呼气末二氧化碳数值才能准确评价组织灌注和气管插管是否在位。遗憾的是，目前还没有能同时加湿空气、气道复温的仪器。

寒冷抑制纤毛运动，气道内分泌物增多，出现肺炎、肺不张。一旦患者意识障碍或气道反射不健全，必须气管插管[7,17]。正是因为支气管黏液溢和肺水肿难以鉴别，所以既有文献报道低体温时伴有肺水肿，也有文献报道低体温时无肺水肿。除非患者有明显的凝血障碍，当患者牙关紧闭时可经鼻气管插管。

一个多中心的调查显示，不同科室不同医师行气管插管的117名患者，无一例出现心律失常[17]。一般导致心律失常的因素包括缺氧、机械损伤、酸碱变化和电解质紊乱。

查体时，要注意是否有肠梗阻、胰腺炎或其他不典型的急腹症。气管插管后，中、重度的患者会出现胃蠕动减少及胃扩张，此时必须胃肠减压，预防误吸。因为寒冷能使腹直肌僵硬，所以腹部体格检查不可靠；另外，大多数中、重度患者出现肠鸣音减弱或消失。对于中度和重度低体温者，必须导尿及监测尿量，帮助判断灌注情况。

必须持续心电监护和周围或中心血管置管。置管会引起严重的并发症：心腔内置管时，会引起心律失常；放置肺动脉导管时，会损伤肺动脉[43-44]。有创血压监测也有并发症，故除极重度患者，有创血压不作为常规。

容量复苏

中、重度患者常出现脱水，血液黏滞度增加后出现血栓栓塞。复温时，血容量相对较高，循环血容量相对较低；病情恶化后，外周血管的阻力增加，循环血容量进一步减少[45]。无法理解的是，新生儿的死亡率小于成年人。

快速恢复血容量是关键。中、重度的低体温患者立即予5%糖盐250～500ml液体。因为低体温患者的肝无法代谢乳酸，应避免使用林格液。

为避免低体温的恶化，用输液加热器，确保输液在40～42℃[46-47]。如果没有，可选用微波炉加热，高档时加热1升的袋装晶体平均需要2分钟。为避免加热不均，使用前应充分摇晃。应避免快速的中心静脉补液，因为这可以使心肌出现温度差，诱发心脏疾患。

输液管以传导的方式散热。输液管越长，散热越多；输液管长，特别在输液速度慢时，散热更明显[48]。加热器可从10℃加热晶体及血浆到35℃。

通常，低体温会增加尿钠的排泄。胃肠道丢失或者初期的利尿，也会出现低钠。既往有肝硬化、肾病或充血性心力衰竭并发高钠血症的患者，血钠和渗透压值可以正常，但大多数患者因饮水减少使钠和渗透压值增高。

血容量减少、血流的改变及血管通透性的增加导致血液浓缩。输注晶体可以稀释血液，但血细胞比容低也可能是因为急性出血或既往贫血所致。

高级生命支持

低体温时，胸腔内压力的变化即可以产生血流，无需像正常人复苏那样依赖胸外心脏按压[49]。猪的低体温心脏骤停模型，其心输出量、脑血流量、心血流量分别是正常复苏胸外按压的50%、55%和31%[50]。

"胸泵"的概念指出，所有心脏的胸腔内压力改变都是一样的。低体温时，心脏只是被动工作。经体内心脏按压可有三分之一的患者幸存，"心脏僵硬，胸外心脏按压无效"，这符合Althaus和其同事的报道[51]。即心脏收缩时，二尖瓣开放，血液流入左心室。经过长时间的胸外按压，许多低体温患者不仅幸存，而且神经系统依然健全[2,52-53]。

低体温时胸壁弹性和肺顺应性降低。因此，需要更多的力量按压胸壁，以产生足够的胸腔内压力梯度。机械复苏在复苏后期是很有效的[54]。腹部加压心肺复苏泵也可以改善灌注。

低体温的患者，即使出现组织腐烂、肢体僵硬、发绀和瞳孔固定散大，也不能停止复苏。另外，不能因为无法持续胸外按压就停止复苏，因为间断的血供就可以满足机体需要[55]。

一个多中心的428个病例的调查表明，现场行心肺复苏的27名患者，有9人幸存；急诊室行心肺复苏的14名患者，有6人存活[17]。所以，一旦发现冻僵患者，就应该立即CPR。只有证明确实无法复苏，合并明显的致命伤，胸壁损伤严重无法按压，救援人员自陷困圄无法施救，否则就必须立即CPR。

药理学

几乎所有的药物都是温度依赖性的。低体温时蛋白结合率增加，而肝的药物代谢率却降低。加大药物剂量才能有治疗反应，但复温后会发生药物中毒。因为胃肠蠕动减少，所以不能口服给药；因为肌肉血管的收缩导致肌注药物吸收不良，所以不能肌内注射给药。

心血管

低体温时，交感神经的反应是不同的。灵长类动物的研究显示，当体温从37℃降到31℃时交感神经反应迅速。大约在29℃时交感神经反应消失，这表明在低于29℃时适度的儿茶酚胺治疗会有效[56]。

一般不主张应用缩血管药物维持血压。肾上腺素或其他血管收缩剂，再小的血管收缩效应，也可以致心律失常。只有晶体、胶体补液及复温后平均动脉压仍低于60mmHg时，才需要小剂量应用多巴胺（2～5μg/min）。应用多巴胺是为了增加心血管灌注，有些研究者加用了小剂量的硝酸甘油。

心律失常的治疗

既往史中的室性早搏，低体温时可以被抑制，而复温时会再次出现。大多数低体温时的心律失常类型在复温时可以转换。复温时的心搏停止比室颤预后要好。室颤的除颤能量从2J/kg直到200J。20℃时心脏电机械活动重建[57]。如果除颤失败，应积极复温并继续心肺复苏。深部温度低于28～30℃时，除颤一般是不会成功的。必须将深部温度提高到30℃以上，除颤才可能成功[58]。

32℃以下，所有的房性心律失常均会出现，同时心室率减慢。房颤常见，但无需处理。所以，不应使用洋地黄和钙通道阻滞剂，它通常在复温的过程中自行转复。

目前还没有治疗室性心律失常的理想方法。低体温时，尽管利多卡因和普萘洛尔对血流动力学的影响最小，但效果有限。

有使用溴苄胺对重度低体温患者除颤的报道[27]，但动物实验证明，托西溴苄胺（bretylium tosylate）除颤效果有限。低体温患者预防性使用溴苄胺或利多卡因治疗室颤，尚无评价。但在重度低体温、犬的模型上，预防性使用胺碘酮（amiodarone）及溴苄胺治疗室颤均无效[59]。

体温正常时，Ⅰ类抗心律失常药物直接降低传导速度，并有间接的抗胆碱能作用。低体温时，这类药中至少有一个，如普鲁卡因胺（procainamide），可增加室颤的发生率。诱导深度低体温和25～30℃下行心脏手术时，奎尼丁可以预防室颤的发生。

低体温所致的缓慢型心律失常，心脏起搏器的植入治疗极其危险。少数严重的、不规则缓慢型心律失常，体外起搏可替代紧急经静脉起搏[60]。

复温失败

低温通常使肾上腺对促肾上腺皮质激素产生无应答，因此常常会误认为肾上腺储备减少。而此时，促肾上腺皮质激素水平是升高的，这可能是神经性或应激反应。

急性的低温应激反应先刺激皮质醇分泌，皮质醇水平会增高，血清皮质醇升高，同时结合型皮质醇的比例增加，游离型皮质醇的比例减少。

复温失败，应查找是否有肾上腺皮质功能不全或类固醇依赖的证据。如果有相关证据，可适当予甲泼尼龙 30mg/kg 或氢化可的松 250mg 静滴。

黏液性水肿的患者，予甲状腺素实验性治疗。甲状腺功能低下的病史，颈部可见甲状腺手术瘢痕，或者复温失败，可行甲状腺激素替代治疗。左旋甲状腺素 250～500μg 数分钟内缓慢静脉注射，然后每天 50～100μg，连续静脉用药 5～7 天。补液的同时，氢化可的松 100～200mg 静脉给药。

左旋甲状腺素给药方法不同，药物的吸收也是不同的。静脉给药6～12小时，如果生命体征较前平稳、复温速率上升，提示治疗有效。一半的左旋甲状腺素转换为三碘甲状腺氨酸（T_3）。如果没有好转，25μg T_3 每6小时鼻饲一次[27]。在复温时，感染亦是致热原[61]。城市中，感染是复温失败及死亡的首要原因。

感染

低体温使免疫功能下降，易并发感染，但感染症状通常不明显，甚至无发热。发热前的寒颤被误认为寒战。复温时，若病人精神状态不停地变化，需要考虑中枢神经系统损伤或感染。

骨髓造血功能下降，和中性粒细胞的破坏、消耗增加，都易导致感染。三个月以下婴儿，细菌培养后可预防性使用抗生素。虽然没有可靠的临床或实验室证据证明感染的存在，但是感染时，心动过缓、贫血、尿毒症、血糖以及白细胞异常多见。

预防性使用抗生素对成人的作用尚不清楚。虽然革兰阴性杆菌感染可能是低体温的原因，但是革兰阳性球菌、大肠杆菌、口腔厌氧菌同时感染，是最常见的低体温原因。

体温调节功能障碍的高龄患者死亡率较高，必须要明确其是否合并感染。青壮年无需常规预防性应用抗生素，但老年患者和儿童，必须预防性应用抗生素。出现感染性休克、复温失败，或者误吸，应予抗感染治疗。蜂窝组织炎、肌炎、尿路感染、X线胸片浸润影等，需立即抗感染[12]。

复温

治疗低温时，仅有复温的方法，没有其他对照治疗，所以复温没有循证医学作为基础[40,62-64]。因此，临床医生应考虑各种复温技术的优点、缺点、适应证、禁忌证等。

被动体外复温

被动体外复温是种非侵袭性的复温方法，即通过机体产热自动复温，适用于轻度低体温患者。前提是，患者必须产生足够复温的热量。老年患者易出现低血糖、低血容量，常出现循环和代谢紊乱，所以老年患者不能采取该种复温方法。

被动体外复温时，用保暖性好的棉被包裹患者，不仅能被动复温，还能停止蒸发和对流散热。同时，它的室内环境温度不仅要超过21℃，而且还要空气不流通，因为此时传导、对流、辐射散热将减少，热量消耗最少。

寒战通过神经肌肉反射，使产热增加，从 250 增至 1000kcal/h。深部温度在30℃以下，不会有寒战产热，故内源性的产热少不足以提高深部温度。当深部温度超过32℃时，主要靠寒战产热；一旦糖原耗竭，就不再寒战产热。

推荐的复温速度为 0.5～2℃/h。为防止心律失常发生，复温必须迅速。

主动复温

主动复温即将外源性热量直接转移给患者。它包

框 138-3	主动复温适应证

1. 心血管功能不稳定
2. 中、重度低体温（<32.2℃）
3. 复温失败或复温慢
4. 内分泌功能低下
5. 外伤或毒物致外周血管扩张
6. 体温调节的二次低温损害

括主动体外复温和主动体内复温。

主动复温的适应证（框 138-3）：①心血管功能不稳定者和失代偿；②深部温度低于 28～30℃ 时，电除颤在此温度条件下很少成功；③脑血管意外和其他致体温调节中枢病变的疾病；④内源性产热不足或糖原耗竭，如垂体功能减退症、肾上腺功能不全、甲状腺功能低下和韦尼克脑病等内分泌疾病；⑤糖尿病酮症酸中毒（深部温度高于 30℃ 时，胰岛素才起效）[65]；⑥药物引起的周围血管扩张或急性脊髓横断（不能产生足够的热量）；⑦中重度低体温患者，有心血管失代偿和室性心律失常的可能，但严重低体温、有持续灌注者，无需侵入性的体外复温技术[66]；⑧婴儿，快速复温可能是有利的，因为它尽可能地减少了热量消耗[67]，监测有无继发感染及呼吸系统、血液系统、代谢系统的并发症。

主动体外复温

1961 年，Duguid 和他的同事[68]治疗的 23 例冻僵患者 20 例死亡，他们提出早期主动体外复温（active external rewarming，AER）。回顾性调查分析，说明了死亡率与是否行主动体外复温密切相关[7,17,65]。

很多方法能使体表直接升温，40℃ 水浴就是一种方法。缺点是，水中无法监测或治疗，无法进行 CPR。

其他方法包括液体加热保暖服（plumbed garments that recirculate warm fluids）、热水袋、电热毯、充气升温仪和取暖器。热疗的常见并发症，即局部皮肤血管收缩出现低灌注[69]。

充气升温仪（forced air warming systems）高效地传递热量[70-73]。Bair Hugger 充气升温仪通过"加热毯"使空气流通。在一项研究中，急诊复温的冻僵患者，充气升温仪治疗的同时，吸入加热湿化氧气和输注加热液体，并未出现复温后休克和深部温度后降[74]。尽管寒战、深部温度后降减少了，传导散热增加，充气升温仪依然是目前急诊科最常用的方法[74-76]。

1979 年，Vangaard 首次提出动静脉吻合复温（arteriovenous anastomoses rewarming）[77]。它是一种非侵袭性的负压复温技术，将肢端（手、前臂、脚、小腿）浸泡在 44～45℃ 的水中即可。低体温时，周围血管收缩，动静脉吻合处血管床关闭。动静脉吻合处位于肢端表皮下方 1mm 处[78]。局部加热后，负压使静脉网扩张，通过动静脉吻合处的血流增加。因此，回流到心脏的复温静脉血流增加。

负压复温前，将前臂伸入内部衬有氯丁橡胶垫圈的丙烯酸袖套。它在前臂外围紧密包裹，产生 40mmHg 的压力，将热量提供给前臂扩张的动静脉吻合支[79]。目前尚不清楚这种复温方法的临床实用性和有效性。

主动体外复温，适用于既往体健的急性低体温患者。这些病人脱水程度轻和病理生理改变不大[80]。因为主动体外复温时，患者的肢端血管收缩，肢端肌肉的代谢率增加，会加重心血管负担；一旦心血管系统无法代偿，就可能发生心力衰竭。

主动体外复温与体内复温相结合，治疗也是有效的。有些研究者认为，主动体外复温的同时，吸入加热湿化氧气和输注加热液体，可以预防缺氧、代谢性酸中毒、深部温度后降以及低血压的发生。中、重度低体温患者采用主动体外复温治疗时，应该再结合一种有效的体内复温技术。

主动体内复温

体内主动复温，有气道复温、腹膜透析、灌洗、热疗、体外血液复温等方法。主动体内复温能增加复温的成功率，所以体温低于 32℃ 时，应尽可能主动体内复温。

气道复温（Airway Rewarming）

气道复温经 Lloyd 首次提出后[22]，就在科研和临床中广泛应用。气道复温即吸入加热的湿化氧气，作为一项辅助的主动体内复温技术，它适用于所有的中、重度低体温患者[81]。

优势：无创、便宜、简单实用、确保充足的氧合和避免体温的再降。除此之外，还能刺激纤毛运动、减少黏液分泌、减少寒冷继发的支气管黏液溢；不损伤肺泡表面活性物质，不会导致肺淤血。

呼吸道交换的热量有限[46]，但它能使肺循环中的血氧含量和温度上升。从而，心肌的血氧含量和温度上升，对心肌的温度波动起缓冲作用。

足够的肺通气量和氧气的充分湿化，是热量最大化的先决条件。这是因为吸干热空气时，空气的热传导性很差，其热量基本可以忽略。无论气道复温采取的是气管插管，还是面罩通气（气管插管多于面罩通气），复温的速度应该在 $1\sim2.5℃/h^{[7,17]}$。

面罩吸入加热的氧气也是有效的。脑循环中存在热交换系统，由小动脉和小静脉交织而成，被称作奇网（rete mirabile），它可以使脑干优先复温。还可以将加热的氧气经面罩持续正压通气。

中、重度低体温患者，必须维持充分的氧合。Fisher 分析了体温、$PaCO_2$、pH 值以及 2,3-二磷酸甘油酸的改变对氧合血红蛋白解离曲线的影响。体温降至 28℃ 到 30℃，组织供氧量明显减少[82]。尽管冻伤后耗氧量降低了，但是"功能性"血红蛋白的减少以及肺通气受限，导致氧储备降至最低。

CO_2 潴留可刺激自主呼吸。然而 CO_2 潴留同时合并中毒、外伤或代谢性等抑制呼吸中枢的因素时，则不会刺激自主呼吸。在自主或辅助通气吸入加热气体时，可改变吸入氧浓度，监测气道压，维持气道正压或呼气末正压。

能自主呼吸者，可用雾化加热氧气。病人的意识障碍，使其无法表述疼痛，因此需要内嵌式的温度探头经常测量吸入气的温度，测量温度维持在 $42\sim45℃$。常规的雾化机无此功能，必须修改加热模块才能使温度维持在 $42\sim45℃$。

加湿器是按照国际标准的规定来设计的。由 6 英尺长的管道接在病人的通气口上，温度不能超过 41℃。避开加湿器温度上限的方法包括缩短管道的长度，提供更多的热量，破坏加湿器的报警系统，气道外安置温度探针[83]。加湿器对于病情稳定的患者作用有限，因此无需过多考虑加热器的温度上限。经气管内插管吸入 80℃ 的气体达 11 小时，是仅有的一例气道烫伤报道。复温时，需要呼吸机气道正压或呼气末正压通气，可以连接加热加湿器。

低体温会出现肺不张、支气管黏液溢、咳嗽反射的抑制，气道保护可以预防误吸。尽管气道复温供热少，但是安全、无创、有效。

腹膜透析（Peritoneal Dialysis）

$40\sim45℃$ 的透析液将热量直接传递至腹腔、腹腔内脏器、腹膜后脏器，还可通过膈肌传给心脏和肺。

出口处抽吸透析液可增加复温的速度，通常流速是 6L/h。2 升液体在腹膜腔保留 20 分钟，复温的速度达 $1\sim3℃/h$，这由透析液与机体的温度差和透析液流速以及腹膜腔内保留的时间决定。

除此之外，它能帮助肝复温，肝功能和转氨酶活性得以恢复。腹膜透析可出现低钾，故它能加重低钾血症，所以需要监测血电解质浓度。腹膜透析复温不作为病情稳定患者的常规选择，病情严重时才考虑使用。如果患者没有自主血供，可结合其他复温方法一起治疗[27]。

灌洗（Heated Irrigation）

胃、直肠、腹腔或胸腔等灌洗，仅限于局部复温，整体复温效果有限。洗胃和灌肠会引起水、电解质的丢失。每次的洗胃液不能超过 $200\sim300ml$，否则，多余的洗胃液就会进入十二指肠，因此应记录洗胃的出入量。可以使用双腔食道管（double-lumen esophageal tube）和改良的 Sengstaken 管进行灌洗[84]。

闭式胸腔灌洗升温[44,85-86]，一侧或双侧胸腔同时置入两根粗口径胸腔引流管，一根在锁骨中线与第二或第三肋间隙交界处，另一根在腋后线与第五或第六肋间隙交界处。从一端注入 $40\sim42℃$ 的生理盐水，再从另一端管引流，注意无菌原则[87]。生理盐水从低位的胸引管注入比从高位胸引管注入，热量保留的时间长。复温后保留低位的胸引管用作引流。

灌洗液的流速和保留的时间不同，传导的热量也是不同的。胸膜粘连阻碍灌洗液的流速，并出现张力性胸腔积液。为防止胸腔内压力过高，必须确保充分的引流。经常规治疗无效的严重冻僵患者或是有胸腔引流指征的患者应行胸腔灌洗升温。该治疗方法可以与其他复温方法相结合，用于复苏有可能被挽救的心脏骤停患者[53,88-89]。复温的平均速度为 $3℃/h^{[86]}$。

没有自主循环的患者，可行纵隔腔灌洗和心脏灌洗。一般从左侧开胸，不切开心包，除非有心包积液或心脏压塞。心脏在 $1\sim2L$ 的 40℃ 等张溶液中反复水浴数分钟。心肌温度在 $26\sim28℃$ 之间时，容易出现室颤，此时需要行体内除颤。当恢复自主节律后，仍需继续灌注直到心肌温度超过 32℃。除了除颤，正中胸骨切开也能达到心室减压的效果。低温、僵硬、挛缩的心脏，即使开胸心脏按压，亦不能恢复循环[49,51]。

透热疗法（Diathermy）

躯干透热疗法即将在临床中证明其治疗有效。透热疗法即，超声波和低频微波等能量波进入深部组织，使局部产热。冻伤，烧伤，严重水肿，以及金属异物、起搏器的植入，都是透热疗法的禁忌。

狗的低温模型，$4\sim6W/kg$ 进行局部加热，不仅没有出现组织损伤，而且还快速提高深部温度。Zhong 及其同事[67]用微波对 16 只幼猪进行了复温，"直到它们能叫唤和吸奶"才停止复温；在随后的实验中，$90\sim100W$ 的微波使 28 名婴儿中的 20 名成功复温。

体外血液复温（Extracorporeal Blood Rewarming）

四种常见的血液复温技术分别为：静脉-静脉复

温（venovenous rewarming），血液透析（hemodialysis），连续性动静脉复温（continuous arteriovenous rewarming），和心肺分流术（cardiopulmonary bypass, CPB）[90-92]（表138-2）。

体外静脉-静脉复温，用单腔管将血液从中心静脉引至体外，加热至40℃，再由另一个中心静脉或外周静脉将血液引回体内。流速可以达到150～400ml/min[93-94]。这种方法不仅能复温，而且能帮助恢复血液循环，所以简单有效。缺点：没有氧合器，无法满足循环的氧合需要，所以只有大量输液来弥补心输出量不足[95]。

血液透析已用于复温，合并电解质紊乱、肾衰竭或中毒的患者更适合这种复温方法。它不仅治疗有效，而且还有便携的特点，可以床边透析。中心静脉置入双腔管。Drake-Willock单针透析管可以用于便携式血透仪和外部加温。血流量可达200～250ml/min。单通道血液透析与双通道血液透析比较，热量损失少。但是，它的主要优点还是经皮锁骨下静脉置管简便易行。经皮股静脉置入的双腔管透析，血流量可达450～500ml/min。

血压60mmHg以上时，可行连续性动静脉复温。连续性动静脉复温，需要经皮股动脉和对侧股静脉导管置入[28,96]。Seldinger技术需要8.5F的导管，患者体重不能少于40kg。如果使用肝素涂层管路，就无需静脉抗凝。它主要用于外伤性冻僵患者，其血压在体内产生了一个功能性的动静脉瘘，它通过一个换热器将一部分的血改道股动脉。复温的血液再与加热的晶体混合，经股静脉回输入体内。连续性动静脉复温无需特殊的设备和特殊培训人员。血流量可达225～375ml/min，复温速度3～4℃/h。

心肺分流术（CPB）采用标准的股-股回路，它包括动静脉导管、机械泵、膜肺或气泡式氧合器和换热器[97]。直径16～30F的静脉导管经股静脉置入右心房或右心房与下腔静脉交界处；直径16～20F的动脉导管头端，置管深度5cm或置入主动脉分叉处附近。经食管心脏超声可以评估心功能和瓣膜功能。对于有抗凝禁忌的患者，肝素涂层管路和抗凝泵可减少静脉抗凝的需要，这种特殊设备能在CPB的第一个小时就使纤溶作用增强[98-99]。加热氧合后的血液经股动脉回输体内。2～3L/min的血流，能使深部温度每3～5分钟提升1～2℃。Splittgerber综述，CPB平均复温9.5℃/h[100]。几乎所有泵流量都能达到7L/min。

目前尚不清楚最佳温度梯度差和体外分流复温速度。脑组织和血液的温度梯度差过大对脑电波的恢复不利。另外，由高灌注引起的温度梯度差，循环内可能会产生过多的气泡。一般选择5～10℃的温度梯度差[101]。

CPB最大的优点是即使心脏不泵血机械泵仍能保证机体血供。微创复温无效的患者，如四肢完全冻结、横纹肌溶解继发电解质紊乱，也能使用CPB。

但是，加速复温也可能并发弥散性血管内凝血、肺水肿、溶血和急性肾小管坏死，所以加速复温也并非绝对提高生存率。

当无CPR禁忌证时，对心脏骤停的低体温患者实施体外血液复温。对继发性低体温的衰弱患者应进行风险-效益的评估。冻僵生存者测得的最低温度为9℃[102]。低于5℃时体外血液复温不可能成功[103]。如果血管出现冻结，复苏就可以终止。

安置

既往体健的轻度低体温（35～32.2℃）患者，可急诊复温，复温成功即可出院。严重的冻僵患者（<32.2℃）需住院治疗[104]。要判断其是否有内科基础病（见框138-1）。要监测毒物或代谢对心脏的

表138-2	体外血液复温
选项	注意事项
静脉-静脉通路	放置CV导管或外周导管复温
	无氧合器/循环支持
	流速150～400ml/min
	ROR 2～3℃/h
血液透析通路	单腔或双腔管插管以稳定电解质或毒理学异常
	交换循环容量200～500ml/min
	ROR 2～3℃/h
CAVR通路	直径8.5F经皮股导管
	需要收缩压60mmHg
	无专业人员/泵/抗凝作用
	流速225～375ml/min
	ROR 3～4℃/h
CPB通路	通过泵和氧合器进行循环支持
	灌注液温度梯度（5～10℃）
	流速2～7L/min（平均3～4L/min）
	ROR增加到9.5℃/h

CAVR，持续性动静脉复温；CPB，体外循环；CV，中心静脉；ROR，复温速率。

From Danzl DF: Hypothermia and frostbite. In Fauci AS, et al (eds): Harrison's Principles of Internal Medicine, 17th ed. New York, McGraw-Hill Professional, 2008.

不良反应，这对心血管功能不稳定或复温慢的患者尤其重要。通常无需将病人转至三级医院；但是一些严重的冻僵患者，最好转到能做 CPB 的医院治疗。

预后

过去，冻僵的治疗格言，"没有复温，就不能轻言患者死亡"（"no one is dead until they are warm and dead."）。如果能准确判断出冻僵患者已经死亡，那将是有益的[105]。但每个患者的表现不同，所以很难判断[103,106-108]。年龄不是死亡的独立危险因素，基础病及其严重程度才是主要因素[109]。

外伤、感染、吸毒均影响预后[30,110]。Glasgow 昏迷量表无法可靠判断患者是否会死亡。大量数据基础上建立的、改良后的冻僵预后评分，使不同的医生在不同的时间可以对治疗和预后进行评估[111]。判断预后的重要因素，包括窒息、院前心脏骤停、低血压或血压测不出，尿素氮升高，急诊气管插管[92]。

目前仍在继续寻找判断冻僵患者死亡的可靠指标[112-114]。血管内血栓形成（纤维蛋白原 < 50mg/dl），细胞破坏（血钾 > 10mEq/L）和氨浓度大于 250mmol/L，提示预后极差[115]。但尚需验证其可靠性。

重要概念

- 主动复温的适应证，包括心血管系统异常，体温低于 32℃，复温慢，内分泌功能低下和血管扩张。
- 如果心动过速与体温无关，应考虑低血糖、低血容量或药物过量。
- 几乎所有药物的疗效都是温度依赖性的。复温过程中，过量用药尽管能使药物见效，但会致药物中毒。
- 37℃室温检测凝血因子。尽管实验室结果正常，但只是看似"正常"而已。
- 没有可靠的预测电解质水平的指标。冻僵使高血钾对心脏的毒性增加，同时掩盖了心电图可能出现的变化。
- 充分复温后仍复温失败，提示可能存在感染、内分泌功能低下或复苏失败等因素。

本章参考文献请参见 http://pumpress.bjmu.edu.cn/eduservice/3419.html

第 139 章 中暑

Melissa Platt and Salvator Vicario

陈俊 余慕明 译 柴艳芬 校

概述

有史以来，就有人类中暑（heat illness）的记载。中暑常发生于军训、体育比赛或休闲活动。古希腊人发现一种日射病（siriasis），常发生于天狼星出现后夏日暑热天气，此病类似于热射病（heatstroke）。美国军方报道，1941—1944 年军事基础训练期间至少 125 人死于热射病[1]。现代军事机构发现不断出现中暑患者，因此需要部队进行强制性体力训练，以适应热环境。此外，运动员也易发生中暑。1961—1971 年期间，46 名美国足球队员死于热射病。美国运动员中，热射病是继脑脊髓损伤和心脏骤停后的第三位死因[2]。高温环境中，无需剧烈运动也会中暑。

高温无空调时，年老体弱、营养不良、慢性疾病患者易中暑。有报道，美国热浪期（heat wave）中暑死亡人数约 10 倍于非热浪期。据估计，因心肌梗死、脑血管意外和其他疾病至少使中暑增加 10 倍。1995 年芝加哥热浪导致七百余人死亡。2003 年法国热浪导致约 14 800 人死亡。气候模型显示，未来温带地区热浪发生频率和强度都将增加[3]。

发病机制

热生理学

产热

人体可视为生物化学"燃炉"，能消化食物，为一系列复杂代谢功能提供燃料。体内化学反应消耗底物，产生能量及副产物，后者必须被排出以维持系统平衡。机体产生大量水和二氧化碳并排出，尿素、硫酸盐、磷酸盐及其他化学产物有同样代谢方式。所有反应均产热，共同构成基础代谢率，人类体重 70kg 产热量约 100kcal。缺乏降温机制时，基础代谢活动会使体温升高 1.1℃。

人体产热在剧烈运动时较静息状态增加 20 倍。训练有素的马拉松运动员直肠内温度可高达 42℃ 而无不适。代谢因素（如甲状腺功能亢进症或摄入拟交感神经药物）能显著提高产热。高温环境不仅增加机体热负荷，也妨碍机体散热。人体生理性散热机制有四种：传导、对流、辐射和蒸发[4]。

传导

传导指通过直接接触使热量从高温物体向低温物体转移。空气是很好的绝缘体。因此，传导散热约仅占机体散热的 2%。相反，水的传导系数至少是空气的 25 倍。

对流

机体通过周围空气和水蒸气流动散热称为对流。环境温度升高时，对流散热最少。一旦空气温度超过平均皮肤温度，机体就会获得热量。对流散热直接受风速影响。穿着宽松衣服时，对流（及蒸发）散热最多。

辐射

辐射指通过电磁波传热。凉爽环境下，机体散热量 65% 为辐射散热，但气候炎热时辐射也是机体获得热量的主要来源。人体直接暴露于炎日下，通过辐射可获得热量约 300kcal/h[5]。

蒸发

蒸发是指液体转变成气体的过程。皮肤每蒸发

1ml汗液则使身体散热0.58kcal。环境温度升高时，蒸发是主要散热方式。如狗等热喘呼吸类哺乳动物可通过口咽部逆流机制（颈动脉迷网）选择性降低大脑温度。人体通过呼吸和逆流机制散热最少，高温时，皮肤出汗蒸发是人体主要降温方式。

热调节

体温调节的三种功能包括温度感受器、体温调节中枢和体温调节效应器。

温度感受器

表皮和身体内部均存在热敏结构。然而，皮肤温度变化与散热率相关性较差[6]。热敏神经元位于视前区-下丘脑前部。当流经该区域的血液温度超过"调定点"时，温度调节中枢被激活。

皮肤温度影响散热，在温暖环境中静止不动，尽管中心温度恒定不变，人体也会出汗。与皮肤温度相比，中心温度升高能更有效地散热[7]。

体温调节中枢

中枢神经系统（CNS）能解释来自温度感受器的信息，合理指导体温调节效应器。根据不同临床情况，体温调节中枢调整体温调节效应器的阈值。例如，发热、体温生理节律性变化及排卵后直肠温度升高0.5℃。以上变化均可用体温调定点变化来解释。

体温调节效应器

加速散热的主要机制是出汗和外周血管扩张。温热环境中，皮肤汗液蒸发是最重要散热机制。对流和辐射是通过增加皮肤血流量促进排汗达到最大散热。

人类有两种汗腺：顶泌汗腺（apocrine sweat gland）和外泌汗腺（eccrine sweat glands）。顶泌汗腺集中在腋窝，可排出富含碳水化合物和蛋白质的乳状汗液。该汗腺由肾上腺素能神经支配，受热刺激和情绪紧张影响。产生"热汗"的大多数汗腺为外泌汗腺，受胆碱能神经支配，分布于整个身体，手掌和足底最多。外泌汗腺汗水无色、无味，蛋白质含量少。炎热环境中运动通常会丢失1～2L/h汗水；短期内也可能丢失4 L/h汗水。

体表蒸发是最好降温方式。皮肤流出的汗水不能降温，透过衣物蒸发的汗水对降温显然无效。完全蒸发1升汗水可消耗约580kcal热量。环境蒸发汗水的能力称大气冷却力。主要随湿度和风速变化而变化。湿度接近100%时，蒸发散热停止。

热应激时，皮肤血管舒张，内脏及肾血管床代偿性收缩。以上血管变化受神经支配，可迅速有效散热，但同时也极大地增加心脏负担[8]。机体为维持血压稳定，必须大幅度增加心输出量。因此，心脏病患者桑拿和热浴可能很危险。心血管和压力感受器反射也会影响皮肤血流。在温热环境锻炼引起严重脱水者，可见其前臂出汗减少及无血管扩张[9]。

热适应

热适应指正常人反复暴露于热应激时所产生的一系列生理适应。在热环境中，每天工作100min持续7～14d，才能达到良好的热适应。其特征为中心温度较低时即可出汗，排汗增加及汗液电解质浓度降低。适度盐摄入加速热适应，而高盐饮食则减慢热适应[10]。热适应后，排汗量增加而汗液钠浓度降低。

热适应和耐力训练中，心血管系统起重要作用，主要为血容量增多[11]。热适应后心率减低，心搏出量增高。其他生理改变包括醛固酮提前释放，然而热适应后再经历热应激，血浆醛固酮水平较低。热适应后第二周，体内总钾量因出汗和排尿丢失及补充不足，减少20%（500mEq）以上。

机体对热和运动的体温调节反应很相似，身体良好运动员无需热适应。为了维持热和运动诱发的适应性反应，需要连续间断进行热暴露，间隔期至少4d。缺乏热应激时血浆容量1周内可明显减少。

病理生理

诱因

温度和湿度较高时，老年人、精神病患者及服用诱发中暑药的慢性病患者易发生典型性热射病。为避免中暑，必须摄入足够液体。天气炎热时，老年人穿衣不当，浅色、宽松衣服易散热。

年轻健康人剧烈运动，特别是尚未热适应、散热机制未能充分发挥作用时，最易发生劳力性热射病。劳逸结合、增加液体摄入及提供凉爽可口饮料能明显减少脱水。此时，应主动多量摄入液体，加快胃排空，以便使摄入液迅速进入小肠吸收。凉爽（10～15.8℃）温度下饮入大量（500～600ml）液体，胃排空为25mL/min。高渗液体妨碍胃排空。液体渗透压低于200mOsm/L时，胃排空最佳。大部分商品类电解质溶液含糖量过高。可通过检测训练或体育比赛前后运动员体重变化监测水合作用。体重减轻2%～3%（70kg男性减轻1.5～2L）的运动员必须大量补液，体重与前一天基础体重相差0.5～1kg（1或2磅）时才允许参赛。体重下降5%或6%为中度脱水，表现为强烈口渴、少尿、心动过速、直肠温度上升约2℃。此类运动员水合达到正常体重之前，仅适合轻体力训练。体重减轻超7%为重度脱水。只有在医生检查后才能参加运动。摔跤运动员常禁食，限制食物和液体摄入，并在训练时穿不透气衣物，以便快速减轻体重，参加低体重级别的比赛[12]。

剧烈运动时服用盐剂可延迟胃排空，高渗液体进入胃内可造成胃黏膜损伤和高钠性脱水。高温环境下工作，出汗量平均达7L/d，摄入6g钠盐就足以成功达到热适应。初次热暴露时，为补充出汗钠丢失，过多摄入高钠会抑制醛固酮分泌而削弱热适应。同时，过量摄入钠也会加重钾丢失。

衣物抑制空气对流和蒸发时，机体蒸发降温作用即失效，宽松衣物或渔网状通风的运动衫有利于散热。浅色衣物反射光而非吸收光。透过衣服蒸发水分降温效果较直接从皮肤蒸发差[13]。

机体散热机制类似汽车冷却系统（图139-1）。冷却液（血液）通过泵（心脏）在高温内核和散热器（皮肤表面通过汗液蒸发降温）之间循环。温度变化可被温度调节器（CNS）感知，从而通过管道系统、阀门、水箱（脉管系统）调节冷冻液流速，任一过程出现问题都会造成过热。

机体有效循环不仅需要一个完好的泵，也需要合适冷却液。心脏病或服用β-肾上腺素受体阻滞药者不能有效增加心输出量，不能通过外周血管舒张散热。胃肠炎、利尿药或摄入水分不足导致脱水都是中暑促发因素。高温环境中工作者很少主动摄入与丢失量相等的水分，其摄入量仅为丢失量的2/3（"自发脱水"）。脱水时通过增加Na-K-ATP酶活性使静息状态下体温升高，约占基础代谢率的25%~40%[14]。这一现象多见于高钠性脱水患者。糖尿病或广泛动脉粥样硬化老年人的散热系统（如血管、瓣膜）可能均有异常。

散热主要靠皮肤和汗腺实现，紧身、不透气衣服可妨碍蒸发和对流散热，服用抗胆碱能药或滥用毒品可抑制出汗，导致中暑[15]。各种皮肤病变，包括汗疹（痱子）、大面积烧伤、硬皮病、外胚层发育不良和囊性纤维化均为中暑危险因素。无汗症可继发于中枢或外周神经系统功能失调。

高温潮湿环境工作时产热增加常引起中暑，常见于运动员和新入伍士兵。当温度和湿度极高时，无需剧烈运动也能导致热相关疾病。客观判断热强度的指标很多，可分为以气象学参数为基础的热等级和以环境及生理学参数为基础的热等级[16]。

湿球黑球温度（℃）是一个极好的表示环境热强度的气象学参数（框139-1），它包括温度、湿度和太阳热辐射能，当气温超过湿球温度25℃，即使是健康人运动时也处于中暑高危状态，当超过28℃，应避免运动或紧张工作，或仅限于极短时间[17]。

热应变指数作为一个表示环境和生理因素的指数已被普遍接受。目前，热应变指数有多种变异型和改良型，其便捷性和精确度各不相同（图139-2）[16]。

未用空调前，热浪期养老院中暑病死率增加3~5倍，是普通人群中暑病死率的3倍。老年人病死率与每周一次的热浪高峰有关。2003年热浪期欧洲死亡者多为老年人[3]，小气候也可导致中暑，如汽车内、坦克内、太阳下的小帐篷内、机舱、浴盆、桑拿浴室。儿童体表面积与体重比值较大，可促进热吸收，因此对热刺激更易感。儿童出汗也较慢[18]。

内源性因素，如甲状腺功能亢进症和嗜铬细胞瘤也可增加产热。过量服用拟交感神经药物或兴奋剂如安非他明、可卡因或苯环己哌啶都可导致致命性高热。可卡因过量摄入导致体表温度升高与显著增高的

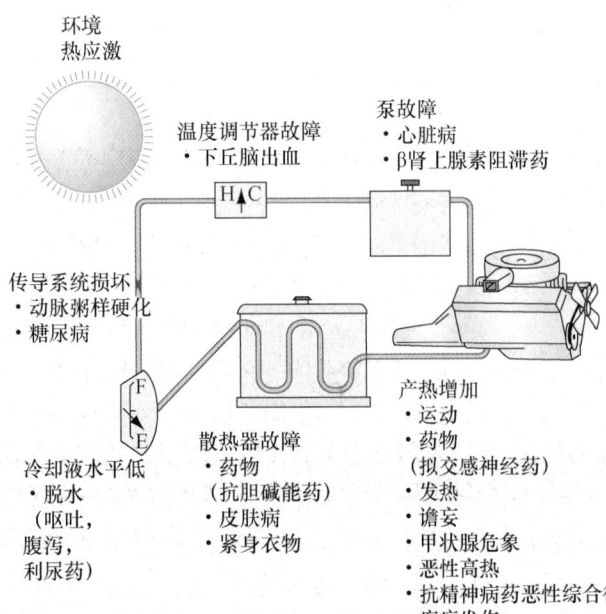

图139-1 中暑易感因素：类比汽车。

框139-1	湿球黑球温度

$$WBGT = 0.7T_n + 0.2T_g + T_a$$

T_n：自然湿球温度，将温度计感温部分裹上一层白色湿纱布，置于周围环境中测得的温度

T_g：黑球温度，中空、外表面涂黑并置于周围环境中的铜球内部的温度

T_a：干球温度

这些参数可通过人工计算或计算机自动测量

WBGT，湿球黑球温度。

Temp.	热指数F°(C°) 相对湿度 (%)												
	40	45	50	55	60	65	70	75	80	85	90	95	100
110 (47)	136 (58)												
108 (43)	130 (54)	137 (58)											
106 (41)	124 (51)	130 (54)	137 (58)										
104 (40)	119 (48)	124 (51)	131 (55)	137 (58)									
102 (39)	114 (46)	119 (48)	124 (51)	130 (54)	137 (58)								
100 (38)	109 (43)	114 (46)	118 (48)	124 (51)	129 (54)	136 (58)							
98 (37)	105 (41)	109 (43)	113 (45)	117 (47)	123 (51)	128 (53)	134 (57)						
96 (37)	101 (38)	104 (40)	108 (42)	112 (44)	116 (47)	121 (49)	126 (52)	132 (56)					
94 (34)	97 (36)	100 (38)	103 (39)	106 (41)	110 (43)	114 (46)	119 (48)	124 (51)	129 (54)	135 (57)			
92 (34)	94 (34)	96 (36)	99 (37)	101 (38)	105 (41)	108 (42)	112 (44)	116 (47)	121 (49)	126 (52)	131 (55)		
90 (32)	91 (33)	93 (34)	95 (35)	97 (36)	100 (38)	103 (39)	106 (41)	109 (43)	113 (45)	117 (47)	122 (50)	127 (53)	132 (56)
88 (31)	88 (31)	89 (32)	91 (33)	93 (34)	95 (35)	98 (37)	100 (38)	103 (39)	106 (41)	110 (43)	113 (45)	117 (47)	121 (49)
86 (30)	85 (29)	87 (31)	88 (31)	89 (32)	91 (33)	93 (34)	95 (35)	97 (36)	100 (38)	102 (39)	105 (41)	108 (42)	112 (44)
84 (29)	83 (28)	84 (29)	85 (29)	86 (30)	88 (31)	89 (32)	90 (32)	92 (33)	94 (34)	96 (36)	98 (37)	100 (38)	103 (39)
82 (28)	81 (27)	82 (28)	83 (28)	84 (29)	84 (29)	85 (29)	86 (30)	88 (31)	89 (32)	90 (32)	91 (33)	93 (34)	95 (35)
80 (27)	80 (27)	80 (27)	81 (27)	81 (27)	82 (28)	82 (28)	83 (28)	84 (29)	84 (29)	85 (29)	86 (30)	86 (30)	87

图 139-2 国家气象服务热指数对照表。

■ 极度危险
■ 危险

病死率相关。很多死于高热的年轻人检测可卡因为阳性[19]，伴谵妄症状的热射病可由戒酒引起[20]。也有报道受过良好训练的军人或运动员，因摄入含有麻黄碱的饮食而发生热射病[21]。

某些患者全身麻醉后迅速出现严重高热、肌肉强直及酸中毒，此综合征称恶性高热，由于遗传因素导致骨骼肌肌浆网不稳定，内源性钙释放不当所致。丹曲林可降低肌浆内钙，有效防止和治疗恶性高热[22]。

恶性高热在门诊很少见，与其临床症状相似的抗精神病药恶性综合征却较常见，后者因服用抗精神病药物引起，以肌强直、严重运动障碍或运动不能、过热、心动过速、呼吸困难、吞咽困难和尿失禁为主要临床表现。其铅管样强直和高热症状与恶性高热相似，但两者发病机制不同。氟哌啶醇及其类似药物可阻滞纹状体内多巴胺受体，导致严重肌痉挛和肌张力障碍，以及过度产热。一些抗精神病药物同时也抑制口渴。其他各种危险因素包括肥胖[23]、劳累、缺少睡眠和酗酒[24]。既往热射病病史者，无论有无诱发疾病的先天异常，热射病再发风险增高。

发热与高热

确定患者为发热反应而非中暑具有重要诊断和治疗意义。多年来，发热归因于细菌或病毒（外源性致热源）释放的致热源和细胞自溶被吞噬（内源性致热源）[25]。循环中致热源直接影响体温调节中枢。目前认为，发热是由于致热源通过某种途径触发细胞因子受体或其他信号途径，重新调节位于视前区-下丘脑前部体温调定点，使其高于37℃[25]。

体温一旦确定，体温调节中枢即通过所有可用的体温调控机制来维持新体温。因此，发热患者在正常温度环境下会觉得寒冷，并选择一个更温暖环境，这种行为动机与自身调节机制一致，如通过寒战产热使体温升至新的调定点。多数情况下，体温升高并非很严重的问题，治疗应针对基础疾病。发热对机体不会产生重要的病理或生理损害，在治疗过程中不必特别重视，而应针对基础疾病[26]。虽然如此，如果心脏代偿功能处于边缘患者出现体温相关生理学改变如热惊厥或心动过速时，应人为控制体温。

发热是机体建立新的生理体温调定点引起的一系列机制作用的结果，降温治疗违背了机体维持新体温调定点机制。因此，全身降温可导致剧烈寒战和不适[27]。应用药物直接阻断致病因素间相互作用是临床上最有效的降温方法。阿司匹林和其他解热药均通过抑制前列腺素合成而阻断下丘脑的致热原受体活性[28]。此类解热药对环境性高热无效而不应用。

轻度中暑

热痉挛

生理学

热痉挛是一种短暂、间歇发作的肌肉痉挛，严重肌肉痉挛多发生于重体力劳动所致疲劳肌群。热痉挛似乎与盐丢失相关。热痉挛最常发生于初次进入高温环境工作，大量丢失热汗并摄入大量低渗液体者[29]。

临床表现

热痉挛最常见于运动员、瓦工、钢铁工人、煤矿工人、田间劳动者和锅炉操作工。此类人群停止工作休息时较易发生热痉挛（框139-2）。运动员运动时产生痉挛与热痉挛不同，前者多持续数分钟，按摩可减轻或自行缓解。

热痉挛有时易与热衰竭时过度通气致手足搐搦相混淆，后者常出现手足腕痉挛和四肢末端及口周麻木。如合并全身症状，热痉挛可能是失盐型热衰竭一部分。热痉挛患者有低血钠、低血氯，其血钠和血氯浓度降低。单纯热痉挛患者无横纹肌溶解或继发肾损害。

处理

补充盐水可迅速缓解热痉挛症状。通常饮用商品类电解质溶液即可。无脱水轻症患者可口服0.1%～0.2%盐水［2~4片10g盐片（56~112mEq）或1/4~1/2茶匙盐溶于一夸脱水中］，以上为摄入盐限量。严重病例应静脉滴注等渗生理盐水（0.9% NaCl）。盐片刺激胃黏膜并延迟胃排空，不推荐使用[30]。

框139-2	热痉挛诊断要点
大部分参与运动的肌群易发生痉挛	
常见于运动后	
运动大量出汗者	
运动时大量饮用低渗液体时	
凉爽环境中不出现过度通气	

热水肿

生理学和临床特征

足部和踝关节肿胀常见于尚未热适应人群，特别是老年人遇到热带和亚热带气候时。此类人群常无基础心脏病、肝、静脉或淋巴系统疾病，但多长期坐立或站立。通常水肿程度较轻，无明显器官功能障碍，热适应后数天内多缓解。

有可能流体静压（hydrostatic pressure）、皮肤血管扩张伴直立位时静脉池一定程度增大导致下肢血管渗漏和间质液积聚。同时，由于热应激（heat stress）和血容量减少，醛固酮释放增加。

掌握临床表现可防止过度诊断和治疗。患者出现水肿时，临床医生应快速进行诊断评估以除外血栓性静脉炎、淋巴水肿或充血性心力衰竭，但不适宜使用侵袭性诊断技术或过量药物治疗。

处理

尚无证据显示利尿治疗有效。可抬高肢体或使用弹力长筒袜。大多数患者症状可在热适应或返回原气候环境后缓解。

热晕厥

生理学及临床特征

热晕厥是一种复杂的功能失调，表现为短暂意识丧失，可能由多种机制所致。老年人较易发生热晕厥。人体通过舒张皮肤血管散热以适应高温、潮湿环境。因此，任何特定时间内外周血管血流量均增加。皮下静脉血流量增加使皮肤血流量增加，胸腔血流量减少。人体长时间站立导致血液滞留于下肢。血容量减少和外周血管扩张导致中心静脉回流减少、心排血量减少及大脑皮层灌注不足，导致神志改变。

处理

热晕厥具有自限性，患者只需平卧即可恢复。热晕厥高危人群如需长时间站立，应经常活动，反复放松腿部肌肉，避免长时间高温环境中站立。出现前驱症状（眼晕、视野缩窄、眩晕、恶心、多汗和乏力）或体征时，应保持坐姿或平卧。

痱子

生理学及临床特征

痱子又称汗疹、热带苔藓和热疹，为炎热季节出现的皮肤急性炎性疾病。为汗腺孔角质层软化并堵塞、继发葡萄球菌感染所致。急性期表现皮肤表皮层特征性水疱，为阻塞的汗腺导管扩张、破裂所致。

临床早期表现红斑上密集小水泡、伴瘙痒。其皮疹限于衣服覆盖处，感染部位常完全无汗。经过约一周时间，角质栓形成并填满水泡，致汗腺导管堵塞加重，堵塞导管再次破裂，形成真皮层疱疹，即所谓深部进展期，可持续数周。深部痱子无瘙痒，与竖毛肌白色丘疹相似，常并发慢性皮炎。

处理

急性期可外用氯己定乳膏或洗剂进行抗菌治疗。局部感染部位可使用1%水杨酸，一天三次，可促进脱屑。由于存在水杨酸中毒可能，因此不能用于儿童或大面积使用。对于弥漫性皮疹和脓疱疹，红霉素有效。

穿着浅色、宽松和干净衣物，并避免持续出汗可预防痱子。应避免使用滑石粉或婴儿爽身粉。

热衰竭

生理学

热衰竭（中暑虚脱）指热应激后以血容量不足为特征的一组临床综合征。热衰竭分两类：失水型和失盐型。失水型为高温环境中工作，水分摄入不足所致，常见于体力劳动者、运动员、军人或不能主动饮水人群。高温环境中工作人员很少摄入与其丢失量相等的水分，而仅摄入其净丢失量的2/3。这种"自行脱水"导致血容量进行性减少，如果不治疗，失水型热衰竭将发展成热射病。

失盐型热衰竭发病时间比失水型热衰竭长。发生于大量出热汗而补充水分含盐量过少。失盐型热衰竭与热痉挛不同，可引起全身症状。其特征为低钠血症、低氯血症及低尿钠、低尿氯。失盐型热衰竭症状与失水型热衰竭相似，体温通常接近正常。

临床特征

两种类型热衰竭症状、体征多变且无特异性，包括乏力、疲劳、额部痛、判断力减弱、眩晕、恶心和呕吐，有时可表现肌肉痉挛（框139-3）。也可出现体位性眩晕和晕厥。患者持续大量出汗。体温仅中度升高，多低于40℃，一般不出现严重的CNS功能障碍体征。

> **框139-3　热衰竭诊断**
> 不明原因不适、疲劳、头痛
> 中心温度通常正常，如果升高，低于40℃（104 ℉）
> 精神状态基本正常，无昏迷或痫性发作
> 心动过速、直立性低血压、临床脱水症状（可发生）
> 排除其他主要疾病
> 可疑患者按热射病治疗

轻度热衰竭和高峰期热射病为中暑疾病谱中的极端情况，介于两者之间病例很难鉴别。然而，伴有严重CNS功能障碍（痫性发作或昏迷）或严重过高热（>40.5℃）时，不应诊断热衰竭。诊断不明确时，检测肝转氨酶可能有助诊断。热衰竭患者或健康运动员马拉松赛跑后转氨酶可升高至数千单位，而热射病患者发病24小时后转氨酶常常升至数万单位[31,32]。

处理

热衰竭很少单纯表现为某一类型，绝大多数患者表现为失盐型和失水型的混合型。热衰竭基本特征为血容量减少，补充液体后患者通常很快恢复。判断补充液体或电解质的量应根据血清电解质测定及临床和实验室检查对脱水程度的评估来进行。

血容量严重减少及电解质紊乱患者通常需静脉输液。如果该患者症状与体位有关，应补充足够生理盐水直到血流动力学稳定。缺水可在48小时内缓慢补充，血浆渗透压下降速度不应大于2mOsm/h。过快纠正高钠血症可引起脑水肿，导致痫性发作。

处置

年轻、体健患者，若实验室检查无明显异常或脱水较快纠正，则不需住院。此类患者可在院外按指导补充足量液体，并在24～48h内避免再次接触热应激。老年患者，特别是心血管疾病或其他易感因素（图139-3）患者，需更谨慎补充水和电解质并进行反复评估，住院是最佳处理办法（框139-4）。

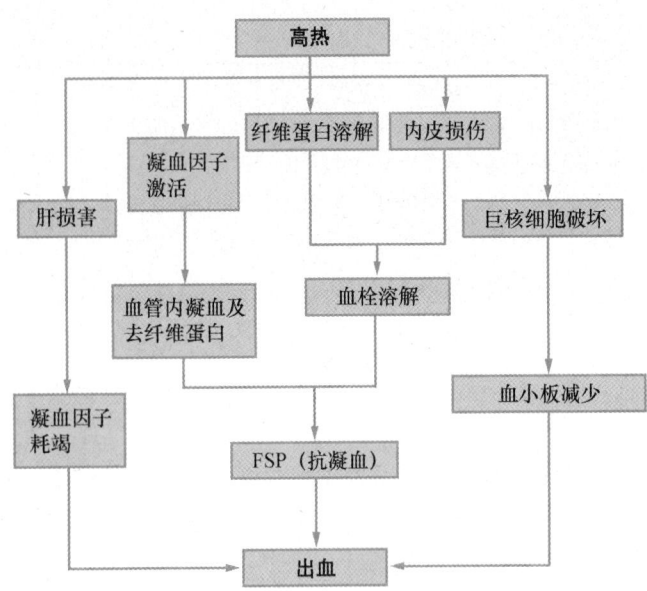

图 139-3　出血发病机制。FSP，纤维蛋白降解产物。

| 框 139-4 | 热衰竭治疗 |

休息
凉爽环境
评估容量状态（体位改变、BUN、血细胞比容、血清钠）
补液治疗：体位性症状患者可补充生理盐水；应缓慢补充
　自由水以避免脑水肿
年轻体健患者可院外治疗，建议年老、明显电解质紊乱、
　出院后易复发患者住院

BUN，血尿素氮。

热射病

之前讨论的各种中暑疾病，虽然体温升高，但内环境体温调节机制健全。热射病指体温调节机制衰竭时发生的严重危及生命的急症。体温调节机制衰竭使体温极度升高，通常超过 40.5℃（105 °F），导致多系统组织损伤和器官功能障碍。

生理学

热射病发生后，机体无法维持正常体温调节功能，中心温度显著升高，并出现临床表现[33]。细胞损害体温具有个体差异。可靠研究显示，尽管直肠温度达 44.4～46.5℃，患者仍可完全恢复[34]。损伤不仅与体温相关，还与持续时间相关[35]。机体组织损伤是体温、持续时间、工作量、组织灌注和个体因素综合作用的结果，其损伤程度差异较大。

神经系统功能障碍（脑水肿）是热射病特征性表现。其他病理变化包括第三、第四脑室壁出血及严重脑浦肯野细胞损伤[36]，有趣的是，下丘脑重要体温调节中枢无损伤。

热应激时，心血管系统负荷加重，热射病患者可表现为循环衰竭。此类病理变化很常见，但仅有心脏功能损伤时不至于死亡。

长期热应激可致皮肤血流量明显增加（外周血管扩张）及中心和皮肤之间温差梯度降低。内脏和肾血管代偿性收缩可避免出现功能性有效血容量减少。马拉松运动员长跑后出现恶心、呕吐和腹泻可因内脏和肾缺血所致。肝损害是热射病一个特有特征，如无肝损害即不应诊断热射病。病理学已证实热射病患者肝小叶中心性坏死及广泛胆汁淤积。

持续严重热应激最终导致内脏血管收缩失代偿，体内高温血流无法向皮肤疏散，体内热量蓄积明显增多。并引起颅内压增高和平均动脉压下降，两者共同作用下，脑血流量减少，出现热射病特征性的 CNS 功能障碍。

临床特征

热射病和热衰竭

热射病起病急，伴意识改变[36]。约 20% 患者前驱症状持续数分钟至数小时，其症状无特异性，包括乏力、眩晕、恶心、呕吐、食欲减退、前额疼痛、意识不清、嗜睡、定向力障碍、肌肉抽搐、共济失调、其他小脑功能障碍体征及精神症状（从焦虑易怒到精神失常）[37,38]。

前驱症状提示热衰竭。热衰竭不经治疗可进展为热射病，尤见于失水型。两者是热应激的一系列反应中的极端严重情况。体温调节反应障碍即发生热射病。对出现前驱症状患者进行评估时，很难鉴别热衰竭和热射病。如患者不能排除热射病，应尽快降温。

热射病常见临床表现包括高热，体温大于 40.5℃，严重 CNS 功能障碍和皮温升高（框 139-5）。热射病患者直肠温度 41.5～42.4℃时可持续出汗。50% 劳力性热射病患者持续出汗[39]。因此，无汗不是热射病的原因，持续出汗也不能排除热射病。

热射病中心温度高于 40.5℃，然而院外体温可明显下降，急诊科初次测得体温不代表最高中心温度。

典型性热射病和劳力性热射病

临床上有两种症状和体征明显不同的热射病：典

框 139-5	热射病诊断

暴露于高温环境（内源的或外源的）
严重 CNS 功能障碍体征（昏迷、抽搐、精神错乱）
中心温度常高于 40.5℃（105 ℉），也可低体温
皮肤温度升高和（或）持续出汗
肝转氨酶明显升高

CNS，中枢神经系统。

表 139-1　热射病一般特征

劳力性	典型性
健康人	有易感因素/服用药物
年轻人	中老年
运动	静息
散发	炎热期
多汗	少汗
低血糖	血糖正常
DIC	轻度凝血功能障碍
横纹肌溶解	CPK 轻度升高
急性肾衰竭	少尿
显著高乳酸性酸中毒	轻度酸中毒
低钙血症	血钙正常

CPK，磷酸肌酸激酶；DIC，弥散性血管内凝血。

典型性（流行性、非劳力性）热射病（CHS）和劳力性热射病（EHS）（表 139-1）。

典型性热射病发生于持续高温和高湿环境，如夏季热浪期。患者常为住处无空调、通风差的年老体弱者。患者劳累过度、无法进水也可发展为失水型热衰竭，如仍不接受治疗，将发展为热射病。典型性热射病患者常患有慢性疾病、酗酒或精神分裂症，这些均为中暑易感因素。此类患者往往长期服药（如利尿药、抗高血压药、神经镇静药和抗胆碱药），导致耐受热应激能力下降。大多数 CHS 患者可无汗。即使急诊科成功降温，高龄、低血压、凝血功能障碍和需要气管插管等因素提示预后差[40]。

相反，EHS 常见于内源性产热过多导致散热机制障碍的年轻健康者，最常见于运动员和新入伍士兵[41-43]。横纹肌溶解和急性肾衰竭在 CHS 患者少见，而 EHS 患者常见[44]，半数 EHS 患者持续出汗。由于葡萄糖代谢增多及肝损害糖异生减少，EHS 患者可发生低血糖。凝血功能障碍在 EHS 患者也较常见。夏天在大峡谷中的徒步旅行者血钠可低于 130mmol/L，其中很多伴神经症状或痫性发作[42]。

热射病早期即可出现严重 CNS 功能障碍。特征为谵妄和昏迷。实际上任何神经学异常，包括行为怪异、角弓反张、幻觉、去大脑强直、动眼危象、小脑功能障碍均可出现[39]。75% 以上患者出现局部肢体抽搐，可因降温治疗诱发。严重肌张力增加和肌肉强直性收缩、粗大震颤和高张力运动障碍与痫性发作相似。瞳孔可固定或散大，脑电图可呈等电位改变。以上表现均可逆，但严重病例可为永久性损伤，包括小脑功能障碍、偏瘫、痴呆和人格改变。热射病患者常表现为心血管系统高动力循环状态，外周血管阻力降低，心动过速（超过 180 次/分）及心脏指数升高。中心静脉压（CVP）常升高。CVP 升高伴右心扩大提示右心衰，也见于休克和脓毒症[45]。皮肤血管舒张有利于散热，因此可出现以上改变；然而，患者体温降至正常时，外周血管阻力仍降低。

呼吸性碱中毒是对主动或被动产热的一种生理性反应，严重时可出现手足搐搦，大多数 CHS 患者发生呼吸性碱中毒，但 EHS 患者常表现为单纯乳酸酸中毒。出现乳酸酸中毒的 CHS 患者预后差，而 EHS 患者乳酸酸中毒与预后无明显相关性。

严重热射病患者出现凝血功能异常提示预后不良（彩图 139-4）。凝血功能异常临床表现为紫癜、结膜出血、黑便、血性腹泻、咯血、血尿、心肌出血和 CNS 出血[46]。

肝损害是热射病固有特征，如患者无肝损害应排除热射病，肝转氨酶（血清天门冬氨酸转氨酶和丙氨酸转氨酶）明显升高提示肝损害。黄疸通常在严重热射病发病后 24～72h 出现，若患者存活，则黄疸逐步减退。存活者通常没有永久性肝功能损害。劳力

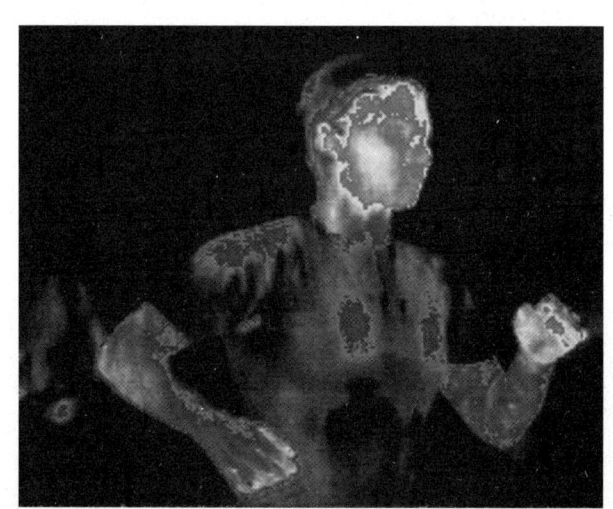

彩图 139-4　人体红外图像。提示人体手掌和面部温度较身体其他部位高。（From Auerbach's Wilderness Medicine, 5th ed., Mosby, 2007, ch. 10, p. 233.）

性热射病患者血糖常低于65mg/dl[47]。

肾损害也较常见。最初尿液通常由导尿管留取，量少、色深、浑浊，类似机油，镜检可显示为蛋白尿、大量颗粒管型和红细胞。25%～30% EHS 患者和 5% CHS 患者出现急性少尿型肾衰竭。运动时，肾小球滤过率、肾血流量、尿量和钠排泄明显减少。高温环境中重体力劳动产生酸性、高浓缩尿，当合并低血压和肌红蛋白尿时可致急性少尿性肾衰竭[29]。吸食可卡因与横纹肌溶解症和高热相关[48]。

腹泻较常见，可能因腹腔内脏血管的强烈收缩所致。降温可加重腹泻，对治疗无益。血清淀粉酶和脂肪酶升高则提示胰腺炎。

诊断方法

体温测定

遗憾的是，很多标准体温测量方法测得的温度与实际中心温度差异较大。口腔测温受经口呼吸影响，与中心温度差距大。直肠温度较稳定，但是对中心温度的变化反应较慢。体温计插入肛门内15cm可连续监测体温，且变化较少。虽然直肠测温对中心温度变化反应比鼓室温度慢，但不受头部皮温影响。食管体温计置入的位置与心脏相邻，也可选用。

直接在鼓膜上安装一个鼓室温度传感器比较困难，不宜临床应用。市场上红外线温度计不直接与人体鼓膜接触，测量过高热时不可靠[49]。若患者有内置动脉导管，用导管温度传感器测定肺动脉温度比较精确。

只有在早期评估和降温开始后才考虑相关鉴别诊断。若患者有热应激虚脱病史，降温后精神状态和血压迅速改善，有助于排除其他诊断。若患者体温无变化且精神状态未恢复，则考虑其他原因所致发热和昏迷（框139-6）。

框139-6　热射病鉴别诊断

CNS 出血
中毒/药物
痫性发作
恶性高热
抗精神病药恶性综合征
血清素综合征
甲状腺危象
高热/脓毒症
脑炎/脑膜炎

CNS，中枢神经系统。

病史有助于诊断，寒战后发热为下丘脑体温调节点改变所致，而非中暑。脑膜炎和脑炎表现与热射病相似。热射病患者脑脊液清亮透明，偶见淋巴细胞，蛋白含量增多。热带地区的脑恶性疟疾常表现为高热和脑炎，应与中暑鉴别。

甲状腺危象患者临床表现与热射病相似。伴甲状腺肿大或结节时，应高度怀疑甲状腺危象，甲状腺大小正常也不能排除。甲状腺功能检测可显示甲状腺功能增高，但急诊科无法行此检查。甲状腺危象罕见，一些关键治疗措施与热射病治疗一致，如快速降温。

药物是导致中暑的一个重要原因，特别是抗胆碱能药物中毒。热射病和抗胆碱能药物中毒都可造成高热、皮肤干热、心动过速和精神状态异常，因此鉴别诊断较困难。很多热射病患者瞳孔缩小[50]。抗胆碱能药物中毒须有瞳孔散大，如无瞳孔散大应排除抗胆碱能药物中毒。伤寒、斑疹伤寒、震颤性谵妄及下丘脑出血表现均与热射病相似。

恶性高热和抗精神病药恶性综合征都具有特征性"铅管征"样强直。血清素综合征也可出现体温升高、寒战和 CNS 改变，与热射病相似。血清素综合征有典型精神改变三联征：自主神经过度兴奋、CNS 血清素活性增高和因此继发的神经肌肉异常。有近期违法接触药品史或治疗性用药史对诊断具有很重要的提示价值。

肝转氨酶升高有助于诊断热射病，大多数伴有精神状态改变或昏迷的发热，转氨酶可正常或轻度升高，而热射病早期即显著升高。

处理

降温

快速降温是治疗的基础，病死率常与体温及器官功能障碍数量相关，如果患者无尿、昏迷或心衰，死亡风险将增加[3]。到医院就诊的热射病患者病死率为 21%～63%[3,52]，如果降温延迟，死亡率明显增加[53,54]。任何病因学检查前即予以降温。院外患者脱离高温环境后即开始降温，患者到达医院后应脱掉衣物，持续监测体温。

理想的蒸发降温方法是使用人体降温设备，患者躺在悬挂的网面上，用15℃雾化水从上、下方向患者身体喷洒[55]。同时使空气温度升高至45～48℃，并以3m/min的速度吹向患者体表。此降温设备使皮肤血管保持扩张，避免寒战产热，从而使蒸发降温作用达到最佳，但可行性较差。

简单设备也可使蒸发降温效果达到最佳。蒸发降温是应用最广泛的降温方法。用喷水瓶喷洒40℃的雾化温水并持续扇风[56]，其降温速度可以和人体降温设备及冰水浸入法相近。其他蒸发方法如利用直升飞机的下沉气流，也可成功应用[57]。

浸入冰水使中心温度在10~40min之内迅速降至39℃以下，但会出现并发症[53]。曾推荐用力按摩皮肤促进皮下血液循环的方法，但尚无充分证据证明其有效。体温降至39℃时，即停止降温，以避免体温过低。应持续监测保持中心温度在37~38℃之间[54]。

军事研究显示，冰水浸入法治疗EHS患者，未发现此方法引起致命性或持续的后遗症[41]。一项关于28名冰水浸入法治疗CHS患者的研究中，病死率为14%[50]。急诊科用冰水浸入法在技术上有一定困难。浸入冰水之后发生的血管收缩对于低血压患者有益，并且对外周循环较差的休克患者，其作用优于蒸发降温法。

除了蒸发法和冰水浸入法外，还可用物理降温辅助治疗（框139-7）。常将冰块置于散热较快的区域（颈部、腹股沟和腋下）进行降温。降温毯可能有效，但单独应用无法快速降温。体外循环低温已成功应用于治疗恶性高热[58]。冷液体进行腹膜透析，虽然狗模型成功应用，但人类尚未得到验证。将冰水灌胃或灌肠作为主要物理降温手段，散热效果可能不佳。

复苏

热射病患者常发生误吸和痫性发作，因此有必要进行气道保护[59]。误吸、肺炎、肺梗死、失血或水肿可致低氧。此情况下，正常肺通气不能满足增高的机体代谢需求。

某些情况下，补充循环血量应适度，最初4h宜平均补充1200ml等张晶体溶液。伴肺水肿的热射病患者过度补液可致肺水肿加重。应用CVP导管监测CVP指导液体复苏可能不可靠。大部分热射病患者表现高动力循环状态（高心脏指数和低外周血管阻力），及右心衰竭导致的CVP升高。降温会导致血管收缩、血压升高，此类患者可能只需适度补液[60]。尽管如此，晶体复苏仍是最基本疗法。

热射病患者常发生低血压，除了脱水之外，多为高排型心力衰竭引起周围血管扩张所致。降温后血压常升高。若患者血压不变，或有创监测示CVP减低，必须在监测血压、脉搏和尿量同时快速输注250~500ml 0.9%盐水。如果血压上升，需在仔细监测CVP的情况下进一步补液。继续积极液体复苏，直到血压达90/60mmHg或者CVP超过12cmH$_2$O。有时患者表现为低心脏指数、高CVP和低血压的低动力状态。此类患者可出现发绀，但高动力循环患者最早出现粉色。这些临床观察有助于识别对儿茶酚胺有反应的患者。

热射病期间常发生多种类型快速型心律失常。通常降温后缓解，心肌降温前，应避免电复律。不推荐使用α肾上腺素受体激动药如去甲肾上腺素，因为它会促进血管收缩而不增加心输出量或心肌灌注，可导致皮肤散热减少，并增加肾和肝的缺血性损伤。避免使用阿托品和其他抑制发汗的拮抗副交感神经药。

热射病和发热的病理生理机制不同，退热药并不适用，而且可能有害。水杨酸盐，特别是大剂量时会通过解离氧化磷酸化作用加重高热，并使凝血功能恶化。大剂量对乙酰氨基酚会导致严重肝损伤。丹曲林治疗效果并不明确[61]。

如出现横纹肌溶解，尿量至少保持为2ml/(kg·h)[62]。动物试验和回顾性研究已证实碱化尿液有疗效，酸中毒、脱水和基础肾病患者应早期使用。尿pH值应滴定至大于6.5。补充容量后，使用甘露醇可增加血管内容量和肾小球滤过率。甘露醇不应用于少尿患者[63]。持续性无尿、尿毒症和高钾血症是血液透析适应证。

血液学评估包括动脉血气测定、全血细胞计数和血小板计数、电解质、血尿素氮、葡萄糖、肌酐、天冬氨酸转氨酶、丙氨酸转氨酶、乳酸脱氢酶、肌酸磷酸激酶、尿中乳酸和钙浓度、凝血酶和部分凝血活酶时间、国际标准化比值、纤维蛋白降解产物和肝酶。应进行床旁心肌标志物测定。酸中毒很常见，特别是劳力性热射病患者。乳酸水平常升高；末梢灌注改善后高乳酸血症可能持续或恶化。

框 139-7	热射病患者物理措施
首选	
使用宽大的循环风扇和保持皮肤湿润蒸发降温	
浸入冰水	
辅助	
腋窝和腹股沟放置冰袋	
降温毯	
腹腔灌洗（未证实对人类有效）	
灌肠	
灌胃	
体外循环降低体温	

迅速降低皮肤温度可导致机体剧烈寒战、代谢性产热增加，并妨碍降温。此时，静脉苯二氮䓬类或氯丙嗪（25～50mg）有效。氯丙嗪有拮抗副交感神经作用，妨碍发汗，导致低血压，有时诱发痫性发作。因此，此药仅用于降温不适当出现明显寒战患者。

很多热射病患者在降温初期极度烦躁。可使用短效苯二氮䓬类药物控制痫性发作[61]。巴比妥盐较少用于痫性发作的治疗，由于肝功能异常时可致其代谢异常。

凝血障碍可在发病第一天出现，但更常见于第二天和第三天。降温后初始治疗包括新鲜冰冻血浆和血小板替代疗法[46]。临床医师应监测 DIC 实验室指标（低纤维蛋白原，纤维蛋白降解产物升高，凝血酶原时间延长和血小板减少）[46]。热射病患者易出血可能为纤维蛋白溶解所致。α 氨基己酸能阻止纤维蛋白溶解，但此药物可致横纹肌溶解，因此热射病患者不推荐。

重要概念

- 解热镇痛药对中暑无效。
- 热衰竭症状和体征易与病毒感染混淆。
- 劳力性热射病患者多出汗。
- 疑为热射病患者鉴别诊断前即予以快速（对流）降温。
- 热射病可致右心扩大和 CVP 升高，临床类似肺水肿，但仍需充分晶体液复苏。

本章参考文献请参见 http://pumpress.bjmu.edu.cn/eduservice/3419.html

第 140 章 电击和雷击

Timothy G.Price and Mary Ann Cooper

陈俊 卢斌 译　柴艳芬 校

概述

电击

1879 年首先报道法国里昂一位木匠不慎接触 250V 发电机交流电（AC）致死[1]。1881 年美国纽约布法罗一名醉酒者同样因触电死亡。

在美国，电烧伤占所有住院烧伤患者 4%～6.5%，每年约有 1 000 名患者死亡[2]。职业性触电不常见，但几乎占全部职业死亡 6%。儿童活动范围相对较小，易遭受低压电击（如电线）。青年人活跃且敢于冒险，容易遭受严重高压电击和死亡。许多电击伤最终涉及责任事故、产品责任或工伤保险法律诉讼记录。有关电击伤书面文件不仅对患者即刻复苏有重要意义，而且有重要的法医学参考价值。

雷击

无专业行政机构对雷击伤进行报告，且一些雷击伤者未寻求治疗，目前对雷击发病率和病死率尚不清楚。在美国，雷击死亡已降至每年平均 62 人[4]。每 10 名雷击者中 1 名死亡[5]。在美国，某些年份，除洪水外，雷击伤较任何其他自然灾害致死人数都多，且总是位于天气相关四大杀手的首位（彩图 140-1）。

受害者常是参与体育运动和娱乐活动的人群，其绝大多数因登山运动、高尔夫球、球类比赛和水上运动而受伤或死亡[5]。户外工作，特别是在建筑工地或田野上更易受雷击伤害[4]。电流"溅（splashes）"到其他人体或地电流（ground current）传播至躲避暴风雨人群所在地，雷击常导致多人伤亡。据报道，一次雷击最多伤害 28 人和 7 只狗，受害者们睡在一个大帐篷内，其中 4 名儿童和 4 条狗死亡[6]。

某些雪域条件下也可引发雷击，使滑雪者处于危险中。冰雹和霰（graupel）形成是冻结降水的一种形式，有时也称雪丸（snow pellets）或霰（soft hail），可反映大气层中电势能差异较大。冬季运动爱好者应注意识别霰，并重视相关雷击风险[7]。

发病机制

物理损伤

因电流通过组织时无法精确测定或控制，目前对电击确切发病机制了解尚浅。大多数高压电击伤是热损伤，其组织学显示为凝固性坏死[8,9]。理论上，电穿孔（electroporation）时电荷产生的热损伤不足以引起蛋白质结构改变，从而保护细胞壁完整性和细胞功能[10]。

电烧伤性质和严重程度与电流强度、电阻及电流持续时间成正比（框 140-1）。通过物体的电流强度用安培表示。电压和电阻决定电流大小[11]。电阻由电流通过体内的路径决定。决定烧伤严重程度的因素见框 140-2。

电路类型

影响电击伤性质和严重程度因素之一是电流类型——直流电（direct current，DC）或交流电（AC）。高压 DC 电击易引起单个肌痉挛，常使受害者脱离电源，缩短触电时间，但可增加钝挫伤发生率。短暂接触 DC 源可能会引起心律失常，取决于影响心动周期的阶段。

接触相同电压 AC 和 DC，通常前者危险性是后者 3 倍以上。肌纤维受到 40～110 次/秒电刺激可出

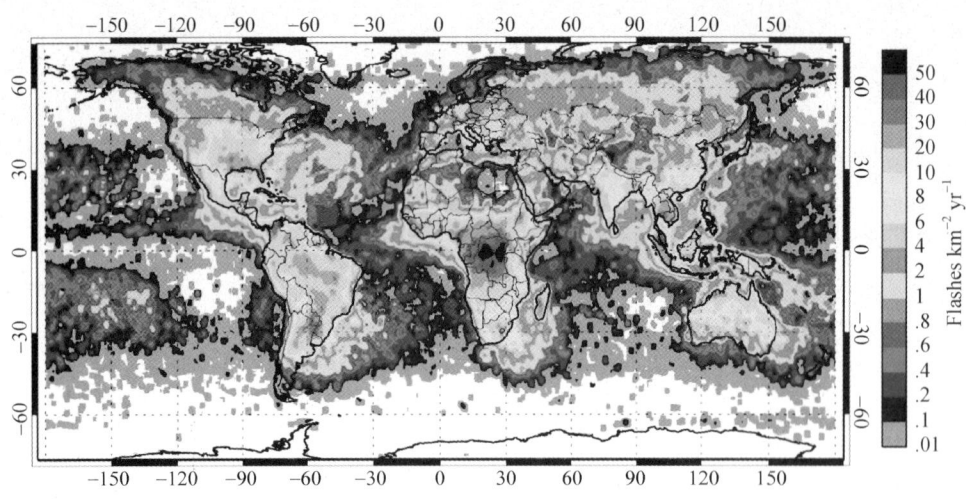

彩图140-1 通过光学瞬时检测器观测到太空中雷电的全球发生频率和分布图。(From Christian HJ, et al: Global frequency and distribution of lightning as observed from space by the Optical Transient Detector. J Geophys Res 108 [D1]: 4005, 2003.)

框 140-1	电热产生公式

$$P = I^2 Rt$$

和

$$I = V/R$$

P = 热功率,单位焦耳
I = 电流,单位安培(A)
R = 电阻,单位欧姆(Ω)
t = 时间,单位秒
V = 电压,单位伏特(V)

框 140-2	决定电击伤因素

电路类型
持续时间
组织电阻
电压
电流强度
电流通过路径

框 140-3	身体组织电阻

电阻最小的组织
神经
血液
黏膜
肌肉

电阻居中的组织
干燥皮肤

电阻最大的组织
肌腱
脂肪
骨骼

现持续性肌收缩或肌强直。在美国,标准电流传输频率是60赫兹(Hz),接近于白炽灯持续发亮的最低频率。

通常,入口和出口用于描述电击伤特征。AC电击时,应用"电源接触点"和"地面接触点"术语更妥当。手通过接触AC源工具来接触AC源。由于手和前臂屈肌肌力较伸肌强,腕、肘和肩部屈肌收缩导致手紧握电源,并将电源拉近身体。当电流大于"摆脱电流阈值"(6~9mA)时,可使受害者紧接电源,延长触电时间。

电阻

电阻是指物质对电流的抵抗作用。各组织电阻特性不同,取决于该组织含水量、温度及其他物理特性。组织电阻越大,电能转化为热能的潜力越大。具有电信号传导功能且电解质和水分含量多的神经、肌肉和血管是电阻低的良导体。骨、肌腱和脂肪含大量惰性高电阻物质,其产热和凝固作用大,电流传输作用小。身体其他组织电阻居中(框140-3)[12]。

皮肤是电流进入体内的主要电阻。手臂内侧和手背皮肤电阻约30 000Ω/cm²。坚硬皮肤电阻是普通皮肤的20~70倍(表140-1)[9]。电流通过皮肤厚老茧时,因皮肤表面电阻大,消耗能量多,皮肤热损伤严重,深部组织损伤小。由于接触时间延长,皮肤开始出现水疱随之电阻降低。大量内部电流可造成广泛深部组织破坏。水分也可降低电阻。出汗可使皮肤电阻降低至2 500~3 000Ω/cm²,浸泡在水中的皮肤电阻进一步降低至1 200~1 500Ω/cm²。

电流强度

电流强度(用安培表示)是通过某物体的电流大小。根据焦耳定律定义,热量的产生与电流平方成

表 140-1 皮肤电阻

组织	电阻（Ω/cm²）
黏膜	100
血管区域	
掌侧臂及股内侧皮肤	300～10 000
湿润肌肤	
浸水皮肤	1 200～1 500
出汗皮肤	2 500
其他皮肤	10 000～40 000
足底	100 000～200 000
手掌厚茧	1～2 000 000

表 140-2 50～60Hz 不同电流强度对人体的影响

对身体的影响	电流（mA）
刺痛感	1～4
放开电流	
儿童	4
女性	7
男性	9
冷冻电路	10～20
胸肌搐搦致呼吸停止	20～50
心室颤动	60～120

正比[11]。电流大小与电源电压和导体电阻有关。通常，必须评估触电的电流大小。电源电压通常可测定，但是电阻大小常由于电流通过的组织不同而变化。此外，不同组织所消耗电流能量不同，电阻变化较大，因此已知电击的电流强度常难以预测。

欧洲国家和美国常用 AC 频率是 50～60Hz，不同电流对身体影响也不同（表 140-2）。交流电电流感知阈（0.2～0.4mA）和放开电流（let-go current，6～9mA）之间范围很小。放开电流强度高于引起肌肉痉挛性收缩防止电源电流释放的电流强度。当电流正好高于放开电流时会发生胸部肌肉痉挛性收缩导致呼吸停止。电流强度为 60～120mA 时可发生心室颤动。干燥皮肤较浸泡在水里的皮肤接触 120V 家用电源时通过的电流强度低。通过潮湿皮肤电流足能引起心脏骤停，而无皮肤烧伤。

接触持续时间

接触高压电流时间越长，电产热越大，组织破坏越严重。组织碳化时，电阻增加。物理现象不同于雷击。雷击以其极短的时间、超高电压及高强度电流造成体内电流短路，不产生皮肤损害，瞬间在体周产生闪络电流（flashover of current）。

电压

电压是测量不同两点之间的电势能且由电源决定。通常，电击分为低压和高压电击，最常以 1 000V 为分界点[13]。两者均具有较高发病率和病死率，但高压电产生电流强度更大，可造成更严重的组织破坏和截肢。

目前尚无长途通信线路（24V）或电话线（65V）低压触电死亡病例报道。然而却有 110V 家用电触电死亡报道，特别是在特殊环境下如浴缸相关触电。

路径

高、低或雷击电压的电流路径决定组织危险程度、损伤类型和电能转化为热能的程度。电流通过心脏或胸腔可导致心律失常和直接心肌损伤。脑电流可导致呼吸停止、癫痫发作和瘫痪。眼部附近电流能导致白内障。

通过躯体的电流较通过单一手指的电流引起的损害小。电流密度增加，易于通过电阻较小组织。最终电流可通过任何组织，身体如同容积导体，电流通过之处有可能造成所有组织破坏。由于电源和地面接触点处电流密度大，此处常是损伤程度最严重的部位。高压电损伤引起的深部组织广泛破坏可能见于这些部位之间，而表面损伤通常只是"冰山的一角"。身体内部结构损伤可能是不连续的，看似正常组织区域邻近烧伤组织，结构损伤区域远离明显触电点。

接触点之间距离是决定电场强度的主要因素，电场强度是指单位长度的电压。对于一个给定电流，接触点间距离越短，电场强度越强。20 000V 电线产生的电流从头到脚（约2m）可产生 10 000V/m 电场强度。一个儿童咀嚼 120V/0.01m 家用电源线时，其嘴与电线接触的两点间 120V 的家用电流可产生大致相同的电场强度。尽管电场强度相同，但是电流通过的各自途径中处于危险的组织量有巨大差异[13,14]。

雷击和高压电损伤之间最重要的区别是暴露电流时间。雷电与人工电流受相同物理定律支配，但雷电能量可迅速增加和衰变，使得雷击伤范围或程度较人工电击伤更复杂和难以预测。雷击和高压电击伤最重要的区别是暴露于电流中的持续时间。

雷电既不是直流电也不是交流电，确切地说，是一种单向巨大电流脉冲。雷电被视为一种电流而非电压现象。云和地面之间巨大电场放电产生云和地之间的雷电脉冲，以数百万伏特电压来测定。当与地面连接时，云和地面之间的电压差消失，短时间即可产生巨大电流脉冲。

雷电袭击人体的数学模型已在动物模型上得到证实[15]。雷电接触人体后，电流最初在内部传导，当皮肤破坏后，可在外部发生闪络（flashover）。快速闪络明显减弱体内能量耗散，可使机体得以存活[16]。

雷电电流可片刻通过体内且呈短路电流，但很少引起严重烧伤和组织破坏。雷击引起烧伤和肌红蛋白尿性肾衰竭不是其常见损伤特征，更常见表现有心脏和呼吸停止、血管痉挛、神经损伤和自主神经功能紊乱。

雷击常引起心脏停搏而非心室颤动。虽然心脏自律性可能恢复，但呼吸停止时间较长可能导致继发性节律恶化发生难治性心室颤动和心搏停止[17]。这种继发性心脏停止已在绵羊实验中得到证实。钝挫伤或血管痉挛所致心肌缺血引起的其他损伤（如心肌梗死或脊髓动脉综合征）也可发生[18-20]。

损伤机制

电击伤

电击伤主要是烧伤。其次，电击时的钝挫伤可因坠落或强烈肌肉收缩使身体从电源处抛出或因电路盒或变压器事故引起电闪产生爆炸力所致。将电烧伤分为四个不同类型（框 140-4）[21]。

电流使组织升温可引起电热灼伤。通常，这些烧伤是低压电击所致，灼伤面积明确。然而，如一个人抓住了高压电导体，可发生严重电热烧伤。无论电流经过何种途径，接触时间较长都可引起严重烧伤。通常，电热烧伤所致皮肤灼伤界限清楚、较深，从部分皮层到全层皮肤烧伤。

当受害者成为电弧一部分时将发生最具破坏性的间接损伤。电弧是两个电位不同且彼此互不接触物体间形成的电火花，通常是在一个高电压源与地面间产生。由于电弧温度高达 2 500℃，可引起皮肤接触部位深部热烧伤[12]。产生电弧时，电弧热、电流产生电热或衣服着火产生火焰引起烧伤。如果电流不是离散电弧，即可通过溅及全身产生电位差引起烧伤。这些电流溅性烧伤可能波及身体大部分皮肤，但通常只损伤部分皮层[21]。

根据上述情况，通常很难确定电热伤患者损伤机制。电热伤是肌肉损伤的主要原因，几乎见于瞬间高压触电事故[21]。

直接接触电源造成的肌肉损伤，其组织学改变是凝固性坏死伴肌节缩短[9,12]。病变分布不均，在同一肌群常可见到存活和坏死肌肉。发生骨膜肌损伤时，其上面覆盖的肌肉可能正常。与肌肉损伤相似，严重血管损伤通常仅发生在高压电事故后。

血管中层损伤严重，最终可发生血管破裂，出现迟发性出血[12]。血管内膜损伤引起即刻或延迟性血栓形成，数天后损伤血管内膜表面形成水肿和凝块导致血管闭塞[22]。通常，小肌支（small muscle branches）损伤最严重，此处血流较慢[22]。肉眼不能看到的与混合肌肌力有关的小肌动脉损害会出现"渐进性"肌组织坏死的假象。

最初检查时发现脉搏消失可能是由于直接动脉血栓形成或瞬态血管痉挛所致。血管痉挛性无脉可在几个小时内恢复。如果无脉持续存在，提示可能发生严重血管损伤。

神经组织损伤机制有以下几种：神经传导瞬时减慢，并伴有类似肌肉组织凝固性坏死。此外，神经组织也可因神经血供障碍、髓鞘损伤或渐进性水肿引起腔隙综合征而遭受间接损伤。神经损伤表现可即刻出现，也可于数小时至数天后出现。雷击时，颅骨是常见受伤部位。大脑组织学研究显示，脑干局灶性斑点状出血、脑水肿和广泛染色质溶解（神经元嗜色细胞体蜕变）[12]。

雷击

雷击发病机制可能由于电流（框 140-5）和继发性钝挫伤所致[23]。雷击头部时，可经过入口（如眼、

框 140-4　电烧伤类型

直接接触
　　电热加热
间接接触
　　电弧
　　火焰
　　闪光

框 140-5　雷击伤机制

直接损伤
　　经孔入体损伤
接触
侧闪电"飞溅"
接地电流或跨步电压
钝挫伤

耳和口）进入体内，这解释了许多雷击后出现眼和耳部症状和体征的报道。

人接触雷电通过途径中某一物体（如树或帐篷杆）时会发生电击伤。雷电最初击中的物体通过电流传导途径转移到地面附近人身上可发生电侧闪或飞溅[18,24,25]。雷击电流沿地面放射状地传播时可产生跨步电压（step voltage，即人两脚间电位差）。与地面相比，人体是很好的导电体。如果人的一只脚较另一只脚更靠近雷击点，则两脚间产生电位差，雷电优先通过腿和身体而不是地面。这种接地电流是大型家畜（如牛和马）常见杀手，因为它们后腿与前足间距离大易产生电位差。

雷击受害者也可能暴露于向上的低电流闪电或球形闪电。云地间雷电传至地面，如同电荷向下的引线。当引线接近地面时，强大电场引起地面电荷激增形成向上的电子流。这种向上的电波能穿过物体，包括人体。如果向上电波与向下的引线接触，则发生雷击。不是所有向上电波都能连接。接触向上电波传导途径的人体即使不发生雷击也可遭受损伤。球形雷电是一种移动、发光、球形、浮动或跳动的等离子球形体，在突然消失或爆炸前持续数秒钟[26]。可观测到这些发光球状物顺着下行电源线或飞机航道移动。

雷击钝挫伤有两种机制：首先电流通过身体产生突然、强大收缩使伤害者被抛出相当远的距离；其次突如其来的雷击产生爆炸力或内爆发力，雷电过后迅速冷却。雷击产热时间短，很少能引起严重烧伤，但可引起气体迅速膨胀，随后空气迅速冷却返回太空。

临床特征

高压伤患者常表现为毁灭性烧伤。雷击和低压伤患者很少有损伤的证据，或存在心搏呼吸骤停。雷击和低压伤患者经初始复苏后，其他情况可能会被识别。这些患者可能会遗留疼痛综合征或脑损伤等明显后遗症。

头部和颈部

电击

头是高压伤常见接触点，患者可表现烧伤和神经功能损害。有近6%高压损伤患者发生白内障，特别是当电击伤发生在头部附近。白内障可于最初或事故发生后不久出现，但通常几个月后都会出现典型的损害。起初应进行视力和眼底检查。听力缺失不常见[27]。

雷击

雷击可导致颅骨骨折，相关顿挫伤可导致颈椎损伤[18,19]。雷击受害者常见鼓膜破裂，可能继发于冲击波、直接烧伤或颅骨基底部骨折[17]。大多数患者可康复且无严重后遗症，少数可发生听小骨和乳突破坏、耳漏、鼓室积血、淋巴管瘘和永久性耳聋[28,29]。

眼外伤包括角膜损伤、葡萄膜炎、虹膜睫状体炎、眼前房出血、玻璃体出血、视神经萎缩、视网膜剥离和脉络膜视网膜炎。通常，散大无反应的瞳孔并不是死亡可靠指征。一些患者可能在电击伤后发生白内障[17]。

心血管系统

电击

心脏停搏，无论源自心搏停止或心室颤动，常见于电击事故中。其他心电图表现包括窦性心动过速、一过性ST段抬高、可逆Q-T间期延长、室性早搏、心房颤动和束支传导阻滞。急性心肌梗死相对较少。损坏的骨骼肌可使心脏标志物水平升高致误诊急性心肌梗死。

雷击

雷击伤中，电休克或诱发的血管痉挛可引起心脏停搏[30]，出现多种心律失常，但不发生心脏停搏[14]，可出现非特异性ST-T段改变和Q-T间期延长，血清心肌酶水平常升高[31,32]。雷击后常出现高血压，通常不经治疗几小时内可恢复正常。

皮肤

电击

除心脏停搏外，最具毁灭性损伤是烧伤，此种烧伤在电源和地面接触处最为严重。与电源接触最常见的部位包括手和头颅。与地面接触最常见的部位是脚后跟。患者可能有多个与电源和地面的接触点。严重电击事故中皮肤烧伤常表现为无痛的、凹陷的、黄灰色和伴中央坏死斑点状的区域，或木乃伊样区域[12]。高压电流常流向内部，可以造成严重肌肉损伤。如接触时间短，电流产生少，皮肤可见的损伤即为全部损伤。从皮肤损伤程度不能预测潜在组织损伤程度。

电击相关的特殊燃烧类型是"接吻燃烧"，其可发生在屈肌皱褶处（彩图140-2）[12]。电流引起肢体屈曲时，关节处屈肌表面皮肤相互接触。通常在屈肌

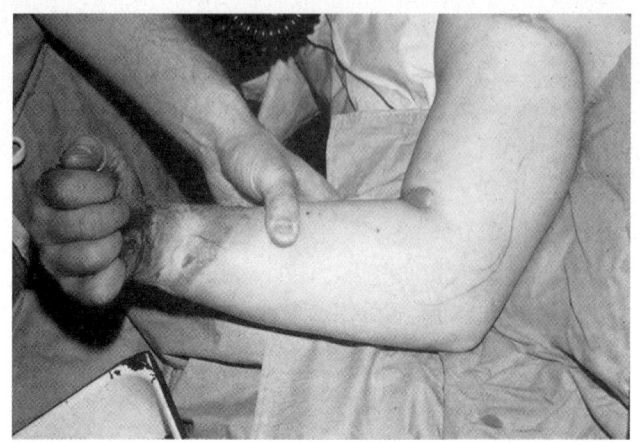

彩图 140-2 接吻燃烧。(Courtesy of Mary Ann Cooper, MD.)

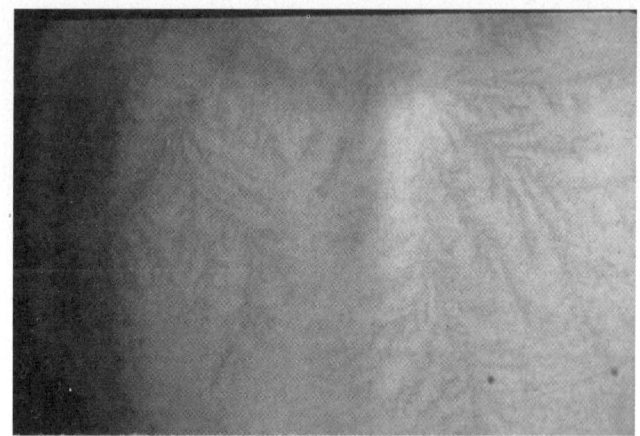

彩图 140-3 拉丝燃烧。(Courtesy of Mary Ann Cooper, MD.)

处潮湿环境中，电流可能弧形穿过屈肌折痕，引起屈肌两个表面和广泛深部组织电弧烧伤。

与其他闪光烧伤相似，电闪光烧伤往往位于浅表部分皮层。局部的热烧伤也可发生在服装点燃时。电击伤患者烧伤所致的损伤面积占总体表面积10%~25%。颅骨严重烧伤偶尔可累及硬脑膜。

4岁以下儿童电击伤最常出现在吸吮家用电器延长线引起嘴部烧伤。这些烧伤通常表现为局部弧形烧伤，可累及口轮匝肌，尤其令人担忧的是当累及接合处时可能发生外观畸形。焦痂分开时，存在明显唇动脉延迟性出血危险。可发生牙齿损坏，推荐转诊至熟悉电击伤的口腔外科医生。

雷击

雷击伤中不及5%的患者发生深度烧伤[17,34]。患者可出现一个或多个以下四种烧伤或皮肤改变表现：线性、斑点状、拉丝或热烧伤[10,17,34]。线性烧伤通常发生在潮湿或汗水积累区域，比如手臂或胸下部。闪燃现象产出蒸气常造成浅度烧伤。斑点状表现为多发的、小的香烟状烧伤，常于中心出现类似玫瑰样图案。直径约从数毫米到1cm，很少需移植。拉丝烧伤并非真正的燃烧，无皮肤损害[34]。雷击引起的电子雨常在皮肤上产生一个蕨类植物图案的烧伤[34]。这些雷击伤引起的短暂病变不需要治疗（彩图140-3）[35]。电闪络时可通过点燃的衣服、佩戴或携带金属物品导致热烧伤。

四肢

电击

高压电击伤时，肌肉坏死可延伸到远离皮肤损伤的部位，血管性缺血和肌肉水肿引起腔隙综合征（compartment syndromes），需行减压筋膜切开术或截肢[36]。受损肌肉释放大量肌红蛋白可致肌红蛋白尿性肾衰竭。

关节可能比长骨肌肉损伤更重。烧伤常集中在关节处，是因此处不像长骨处有丰富肌肉传递能量所致。同时，关节面交叉的肌腱热能传导更差，肌肉比例更少。此外，由于能量集中在这些区域，可能引起皮肤表面燃烧，特别是在皮肤表面接触面，如肘窝。

电能引起血管损伤任何时候都很明显[22]。应对四肢不断进行血管神经检查。动脉是高流速系统，热量可能耗散，初始并不造成明显伤害，但易致后续的恶化。相反，静脉是低流速系统，热能迅速加热血液，易导致血栓形成。因此，肢体末端开始会出现水肿。严重损伤时，当所有组织成分（包括动脉）发生凝固坏死，整个肢体可出现木乃伊样表现。

血管壁损伤也会导致延迟性血栓和出血，尤其供应肌肉的小动脉损伤[22]。由于该区域血供减少，这种持续血管损伤可以导致部分皮层烧伤发展至全层皮肤烧伤。损伤血管下游血管缺血致肌肉进行性失活，可行反复深度清创术[22]。

雷击

雷击可引起短暂血管痉挛，严重者可表现四肢发凉、变蓝、花斑和无脉。这种情况通常会在几小时内恢复，很少需要血管成像或手术治疗[17]。

骨骼系统

如同电击伤，也有报道称雷击可导致多种类型骨折和脱位。长骨骨折可能继发于与电击相关的创伤。肩袖肌肉群强直性痉挛引起后前肩关节脱位和发生脊柱骨折。

神经系统

电击

高压伤患者，除非伴有明显头部损伤，意识丧失常短暂。长时间昏迷并最终恢复神志也会发生。患者可表现为意识混乱、淡漠、短期记忆困难和注意力不集中。电击伤累及中枢神经系统可引起痫性发作，既可以是偶然发作也可作为新发发作。还需注意其他可能引起痫性发作病因，如缺氧和外伤性脑损伤。神经系统症状可能改善，但亦可留有长期病残。通常，直到尝试下床活动时才能确定是否下肢无力[37]。

暴露于高压环境中，脊髓损伤可能由颈、胸、腰椎骨折或韧带撕裂所致[37,38]。没有证据显示脊髓损伤后神经功能损害患者出现直接或延迟的反应。直接损害患者表现有虚弱和受损后几小时内感觉异常加重。下肢表现较上肢更为常见。这些患者预后良好，可部分或完全恢复。延迟的神经功能损害可在受损后数天到数年内表现出来。临床表现包括上行性麻痹或横贯性脊髓炎[38]。运动异常为主。感觉异常也很常见，可表现为不协调，与运动障碍程度不相符。有报道上述症状可恢复，但通常预后很差[37]。

雷击

三分之二重伤患者最初有闪电性麻痹表现，是一种独特的闪电攻击继发暂时麻痹。它的特点是下肢，有时是上肢蓝色、花斑、肢体发冷和无脉。这些表现继发于血管痉挛和交感神经系统不稳定[39]。通常，这种情况在数小时内消失，但有些患者可遗留永久性麻痹或感觉异常。

雷击后可表现为截瘫、颅内出血、痫性发作和脑电图改变[31,32,39-42]。常见不同时期意识丧失、意识混乱和顺行性遗忘。周围神经损伤也较常见，通常恢复较差[43,44]。雷电击中头部会引起视觉皮层缺陷，导致复杂的幻视[45]。有人曾描述神经电击所致延迟性肌肉萎缩综合征，甚至可无皮肤烧伤表现[46]。

其他内脏

电击

肺损伤可由相关钝挫伤所致，很少因电流直接引起，可能与肺泡内空气导电性差有关。内脏器官损伤罕见，但胰腺、肝、小肠、大肠、膀胱和胆囊损伤也有报道[47]。

雷击

雷击时可见肺挫伤和肺出血[19]。闭合性腹部损伤少见。雷击时未见与高压电击伤有关的腹腔内其他严重损伤（如胆囊坏死或肠系膜血栓形成）。

其他低压损伤

为确保严重低电压伤不是因电容器放电（如在修理电视机、微波炉、电脑显示器）或其他高压电源引起，正确采集病史是必要的。

虽然低压电源没有高压电源烧伤严重，患者在一段时间内还是有感觉异常，可能发生心律失常。若电击发生在脸或头部附近时，可出现白内障。

随着执法带电设备（泰瑟枪）使用增加，与电流接触有关的急诊科就诊患者越来越多。这些设备可提供短暂的脉冲电流，使目标对象丧失活动能力。抑制相关死亡（restraint-related deaths）尸检报告显示，4/37是因应用泰瑟枪致死[48]。对泰瑟枪所制服的人进行评估和治疗时，应集中在伤口或电极所致的残留断片，继发性跌倒损伤及患者器官或精神状态（提示警察使用过泰瑟枪）。

并发症

电击

心脏停搏通常为电击后最初表现或长时间复杂住院过程后的最终结果。许多并发症与热烧伤和挤压伤相似，包括肌球蛋白尿、感染和梭状芽胞杆菌性肌炎（黑腿病）。自广泛积极应用碱性液体复苏来，急性肌球蛋白尿性肾衰竭发病率减少。治疗腔隙综合征需实施延迟筋膜切开术或腕管松解[36]。组织缺失和截肢是常见的严重高压电损害，需长期康复治疗。

神经系统并发症，如丧失意识、周围神经损伤和脊髓延迟综合征均可能发生[37,38,44]。大脑损伤可能造成永久性痫性发作。长期神经并发症包括抑郁、焦虑、无法从事专一职业活动、攻击性行为和自杀行为。烧伤性肠梗阻后应激性溃疡是最常见的胃肠道并发症。开始常易忽视缺血、血管损伤、烧伤或钝性伤所致的腹部损伤[12,47]。

雷击

雷击并发症分为三类：①根据现有体征合理预测的并发症，如鼓膜破裂所致听力丧失、感觉异常和神经病学损害所致轻瘫；②类似于钝器头损伤所致的长期神经功能缺损和慢性疼痛综合征；和③过度治疗引起的医源性并发症。

过去，雷击伤患者治疗与高压电击伤治疗相似。然而，两者损伤明显不同。雷击受害者罕见需要大量液体复苏、筋膜切开术治疗腔隙综合征、甘露醇和襻利尿药、碱化尿液或反复广泛清创[17,31]。

鉴别思路

电击

不言而喻，除去浴缸电击意外，以前认为电击不发生烧伤或坏死。烧伤伴随电击发生。闪光烧伤（flash burns）较电弧或传导烧伤预后好。电击伤或外伤性脑损伤会引起意识改变或痫性发作。

雷击

雷击的鉴别诊断比较复杂，因该事件无法被及时发现。许多因素可导致意识丧失、瘫痪或病因不明的定向障碍。雷暴或目击雷电攻击的证据可能无法获得，尤其是当受害者受伤时是单独一人。典型的燃烧表现，如羽化状，可能会有帮助。

处理

院外

保护现场

首先到达现场时，院前医务人员要保护该区域现场，保护旁观者和救援人员不会引起其他伤害。对高压电事件，必须关掉电源。许多方法可以实现这一目标，最安全的方法是当地电力公司参与处理该高压事故。通过电路盒切断电源来源或更容易的是通过开关管理。救援人员在接近受害者前应确保电源离断。紧急医疗服务人员使用电子手套是危险的。手套上一个微小孔都会导致爆炸损伤到手。

置于地面看似断电的电线很可能与地面间仍有电流通过，使周围区域相对危险。这种接地电流沿圆形略低于地表面向外扩散。断开的电路可能会通过自动回路重新接电形成电流涌[49]。在雷击事件中，非医院医护人员必须保持警觉，因为雷电可再次袭击同一地方。

伤检分类

现场评估患者可能涉及到伤员鉴别归类。传统大量伤亡分流不适用于雷击受害者。雷击伤中，心搏呼吸骤停是导致死亡的主要因素[17]。电击后无心搏呼吸骤停时，电击者很少当场死亡。应重点选择表现为心搏呼吸骤停的电击患者进行分类。同时遇到多个电击者时，对有呼吸患者可以延迟评估，因为他们有存活的可能。电击后，内在性心脏自主节律随时可能恢复，但对于中枢神经系统损伤导致呼吸骤停者，应在间隔期对受害者进行适当通气，维持重要器官和组织灌注。

院外初步复苏

电击伤受害者由于钝器伤、烧伤和可能的心脏损害需要心脏和创伤的联合护理治疗。怀疑合并脊髓创伤时，应进行脊椎固定。骨折和脱臼需要使用夹板固定，烧伤需覆盖清洁干燥敷料。所有电击受害者应该服用20ml/kg的等张液体，接下来的液体摄入处理应该根据患者的生命体征和临床状态而定。

急诊科评估

从旁观者和院外救助人员获取电击类型、接触时间、环境因素很有帮助。电击后，皮肤貌似正常，但是皮下常有大量组织损伤，其治疗与挤压伤相似，与热烧伤不同。因此，参考烧伤体表面积百分比计算公式计算静脉输液常不可靠。预期会出现肌红蛋白尿的患者应维持标准的晶体液复苏。严重损伤和有心电监测适应证的患者（框140-6）行心电监测[50]。所有高电压伤、低电压伤和心肺损伤患者都应行心电图（ECG）和心脏生物标志物测定。电击伤患者常出现心电图改变和心律失常，最初48小时内进行麻醉、

框140-6 心电监测适应证
心脏骤停
意识丧失病史
心电图异常
院外或急诊室观察到心律失常
心脏疾病史
有心脏疾病明显危险因素
伴随严重损伤足以提示住院治疗
怀疑导电损伤
缺氧
胸痛

手术和及时护理，常无心脏并发症[50,51]。

大多数雷击者表现类似电休克治疗，数天出现意识混乱和顺应性遗忘。电击伤后出现心理状态改变或精神异常，为评估有无颅内出血应进行脑CT检查[17,42]。

电击时无心脏骤停者，支持疗法效果好。呼吸心搏骤停患者预后较差，特别是有缺氧性脑损伤者[50,52]。

辅助检查

电击

无论电源电压多高，持续电击伤患者应在急诊室接受心脏监测和ECG检查。以下实验室检查可作为患者传导损伤或重大表面烧伤证据：全血细胞计数、电解质、血清肌红蛋白、尿素氮、血清肌酐和尿分析。严重电击伤或可疑腹内损伤患者应该进行胰酶、肝酶和凝血化验。如需大面积清创，急诊医生应考虑紧急输血和交叉配血。动脉血气分析显示患者是否需要通气干预或碱化治疗。还应注意评估患者是否有肌红蛋白尿，此为高压电击损伤常见并发症。如果尿液色素沉着或尿检阳性，尿镜检没有红细胞提示假性肌红蛋白尿。

应行肌酸激酶（CK）浓度和同工酶测定。CK峰值浓度能预测肌肉损伤、截肢危险和住院时间长短。电击伤急性期，CK值无变化时即无临床意义。电击伤时，血CK水平峰值并非心肌损害，大量骨骼肌肉细胞损伤产生CK-MB占20%~25%。电击伤后，心肌梗死时CK-MB值、心电图变化、铊检查、血管造影、超声心动描记无明显相关性。目前尚未对电损伤其他心脏标志物（如肌钙蛋白）意义深入研究，但可能有助于确诊心肌损伤。

临床上怀疑患者脊髓损伤或因精神状态改变或存在其他痛性损伤不能充分评估病情时，应拍摄脊柱X线片。血管造影不是清创或截肢的常规检查[22]。锝焦磷酸盐扫描可以有效检测临床易忽视的肌肉坏死区[30,36]。临床上，"热点"提示20%~80%成活肌肉[36,53,54]。在相关创伤评价时，CT或磁共振成像可能有益，对颅内损伤评估更为重要。

雷击

雷击伤患者应检查心电图。胸痛患者、心电图异常或意识改变需要做心脏损伤血清标志物检查。确定损伤严重程度或性质尚有待其他实验室检查。根据患者目前意识水平，在评价和治疗过程中需行影像学检查，特别是头颅CT评估。

特殊疗法

横纹肌溶解症

电击患者尿中含有亚铁血红素常提示肌红蛋白尿，碱化尿液能增加尿肌红蛋白溶解度，提高清除率。尿量应保持在1~1.5ml/(kg·h)，直到尿液中无肌红蛋白时为止，同时使用碳酸氢钠维持血液pH值至少7.45。呋塞米或甘露醇用于利尿治疗。相较于高压损伤，雷电伤患者罕出现横纹肌溶解症。

烧伤伤口护理

皮肤烧伤，应使用抗生素，如磺胺嘧啶银敷料。电烧伤患者易患破伤风，应在其免疫接种史基础上接种破伤风类毒素和破伤风免疫球蛋白。预防性应用大剂量青霉素预防气性坏疽尚存争议。

四肢损伤

肢体电烧伤治疗包括早期筋膜切开手术、腕管松解或对无生存力下肢截肢。四肢夹板应固定在功能位，以尽量减少水肿和挛缩。手固定在手腕伸35~45度角和掌指关节屈曲80~90度角，几乎全部近端和远端指间关节能充分延伸。

处置

电击

入院

入院心电图监测指征见框140-6。通常，可疑触电时，患者应接受12~24小时心脏监测。大多数明显电烧伤患者稳定后转移至烧伤中心进行烧伤护理，进一步专业理疗。

门诊管理

无症状和体征的低压电击者无需辅助检查即可出院[55]。皮肤烧伤或症状不明显者，心电图正常且尿胆红素阴性可出院。症状持续不缓解或新发症状（延迟白内障、色弱或感觉异常）时，应转至门诊。低电压电击伤孕妇可能导致胎儿死亡。妊娠期触电患者前瞻性研究表明，通常电击不会导致胎儿严重危险[56]。所有电击伤的孕妇就诊时无论有无症状都应请产科医生会诊。胎盘早剥是钝挫伤（如轻微创伤或电击伤）后胎儿死亡的最常见原因。在怀孕后半期患者（如遭受轻微钝器创伤及高危孕妇）应接受胎儿监护[14]。早期妊娠患者应告知有自发性流产危险，如无其他住院指征，可以出院，向其说明有流产可能，嘱其密切产科随访评估。雷击后胎儿生存预后常视母亲受伤程度而定。文献报告50%病例发生胎儿死亡[57]。

口腔烧伤患儿如有成年人严密看护，可安全出院。尚无证据表明，单纯口腔烧伤及心肌损伤与肌红蛋白尿有关。通常，这些患者需行手术和牙科口腔夹板治疗，并最终清创，少数患者需行整形手术。经适当处理后，如无需住院，应告知患儿父母有延迟性出血可能。如出现延迟性出血，应压迫止血，并立即返回急诊科。

雷击

许多雷击伤症状（如下肢瘫痪和色斑、精神错乱和健忘）需要长时间恢复。排除脊髓和颅内进展后，需进行观察。

请其他专家会诊耳和眼损害情况。雷击伤严重患者，需请创伤外科医生和心脏病专家会诊，但应以治疗雷击伤病变为主。如果患者有意识丧失或精神错乱，建议住院或留观。对患者进行评估后，如ECG正常，无症状者（包括羽状烧伤患者），可出院回家，并接受眼科医生和其他专家随访。

重要概念

- 高压电击伤沿其通路可引起进口和出口部位组织和器官的严重损伤。通常，较其最初表现更为严重，须对损伤仔细评估。液体复苏远较单从表面烧伤面积计算出的液体复苏量需求大，且需进行全面组织清创。
- 雷击伤患者损伤严重，有些临床情况（如四肢发凉、无脉搏、皮肤花斑、瘫痪和精神错乱）需要较长时间恢复。除外脊髓和颅内损伤，仅行观察即可。
- 低压电击伤皮肤灼伤或症状较轻。如果心电图正常，无血红素尿，可以安全出院。

本章参考文献请参见 http://pumpress.bjmu.edu.cn/eduservice/3419.html

第141章 呼吸器潜水与气压病

Richard L.Byyny and Lee W.Shockley

王淦楠 乔莉 译　张劲松 校

概述

为打捞残骸及海鲜、海绵、珊瑚和珍珠母，潜水已有五千多年的历史了。历史记载公元前五世纪，波斯国王薛西斯曾雇佣潜水员打捞沉没的宝藏。公元前332年，亚历山大大帝在Tyre战役中，曾利用潜水突破该城的城墙要塞[1]。亚历山大时期以后，海军开始使用潜水来组建防御攻事，破坏敌舰和港口防线，并打捞残骸。

使用吸管延长水下作用时间，如空心的芦苇；然而水下的气压限制了吸气，一旦水深超过三米以上，这些吸管就无效了。也曾试过呼吸包（动物皮囊充入空气），但由于动物皮囊自身的浮力而无法应用。

莎士比亚在《理查三世》*（1597）中对克拉伦斯之梦的描述，有可能受到了钟形潜水器发明（1531）的影响。16世纪至19世纪以来相继出现的发明，诸如潜水服等，使得的潜水员在水深12英寻（72英尺）以上的水下停留更长的时间[2]。第一件加固的、皮制圆柱体状潜水服（1715），有防水袖圈以及一个观察窗[2]。

1840年，William Pasley上校是负责打捞皇家乔治号（*Royal George*）的英国皇家指挥官，他观察到："经验丰富的潜水员，都会反复发作风湿病和感冒，无一例外"[3]。几乎与此同时，沉箱†工人中也观察到了类似的症状甚至死亡。这类疾病被称之为"沉箱病（caisson disease）"。建筑布鲁克林大桥（1870年至1883年）的工人亦有类似症状，但因为它能使患者产生疼痛并向前弯曲，故称之为"弯曲症（the bends）"[3]。1878年，Paul Bert首次描述了沉箱病的症状[3]。他准确地将该疾病归因于减压时组织中氮气的释放。所以，他建议潜水员慢慢地潜回水面，促进了再压舱的发明。

直到发明自携式水下呼吸器（self-contained underwater *b*reathing *a*pparatus，简称scuba），依靠水面上的供气管呼吸的重型潜水头盔一直是主要的潜水设备。这种自携式水下呼吸器又称之为空气瓶潜水。它需要供氧调节器及高压贮气筒，从而可以为潜水员提供与水深相适应的空气。1943年Jacques-Yves Cousteau和Emile Gagnan发明的水肺（Aqua-Lung）为自携式水下呼吸器带来了重大的突破[2]。这个更为轻便和价廉的自携式水下呼吸器，不再需要头盔潜水所必需的水面空气供给和相关的援助人员。

空气瓶潜水的发明使潜水运动日益流行。自1967年以来，得到认证的潜水员超过1 000万人。每年有五十余万人拿到潜水员资格证。此种潜水方式所致的死亡率大约1.5～9.0/10万。绝大多数潜水新手在不超过130英尺深的海水（feet of seawater，fsw）中，将高压的空气瓶与开放式回路的空气瓶潜水组合起来。

多种人工混合气体潜水装置，被用于拓展潜水员下潜的深度。其中一些运用于潜水比赛中，但并不常用。主要用于商业用途（表141-1）。

其他，还有封闭式和半封闭式的潜水设备（"再生循环式氧气系统"），利用氢氧化钙吸收呼出的二氧化碳，氧气在换气前加入脱羧的气体中。与压缩空气的空气瓶潜水相比，再生循环式氧气系统的优势在

---

* 原著中这样写道，克拉伦斯："我仿佛看见千百条遇险的破船；上千的人被海鱼啃食着；海底散满了金块、大锚、成堆的珍珠、无价的宝石和难以计值的饰品。有的嵌进了死者的头颅；在原来眼球的部位里嵌着闪亮的珠宝，似乎在以一种侮漫的眼光，不断地向那泥泞的海底传情，对着散在各处的枯骨嘲笑。"看守人："你在死去的一刹那间，哪有闲工夫去观察海底的秘密呢？"

† 沉箱是加压空气灌注的建筑箱，可在干燥环境中工作。它们被运用于桥墩和水下的隧道的建设中。

表141-1 混合气体潜水

	氧气	氮气	氦气	其他
空气	21%	78%	微量	1%
氮氧混合气体 I（富氧空气：氧32%，氮68% 或者氮氧混合物：氧32%，氮68%）*	32%	68%	微量	<1%
氮氧混合气体 II（富氧空气：氧36%，氮64% 或氮氧混合物：氧36%，氮64%）*	36%	64%	微量	<1%
常氧三元混合气体（氦氧氮）（例如，Trimix 19/30 即三元混合气体：氧19%，氦30%，氮51%）†	19%	51%	30%	<1%
低氧三元混合气体（例如，Trimix 10/50 即三元混合气体：氧10%，氦50%，氮40%）‡	10%	40%	50%	<1%

*富氧氮氧混合空气（Enhanced Air Nitrox）、富氧空气（Oxygen Enriched Air）、氮氧混合气体（Nitrox）、富氧氮氧混合空气（EANx，x 代表氧含量，可替换为具体数值）、安全空气（Safe Air）、"魔鬼空气"（"devil gas"）、"伏都空气"（"voodoo gas"）（后两者是早期将此气体介绍给非技术潜水员时所用的名称，其中伏都是一种宗教的名称）。

† 常氧混合（normoxic mix），如"19/30"（氧19%，氦30%，氮51%），用于深度为30米（100英尺）至60米（200英尺）范围内的潜水。

‡ 低氧混合（hypoxic mix），如"10/50"（氧10%，氦50%，氮40%），用于深层潜水，仅作为最基础的呼吸空气；而在氧分压小于 0.18 的深度较浅的水域，将无法安全呼吸。

于其高效（在特定时间内用较少的气体），潜水更深，潜水时间更长，且几乎不产生气泡。

疾病原理

潜水员的急诊事件通常分三类：环境暴露损伤（如低温、晒伤及物理创伤），水下活动损伤（如溺水、运动病和海洋生物的螯刺）及气压病（潜水运动特有的问题）。气压病（dysbarisms）是因环境中压力增大后，直接或间接导致的疾病。病理生理变化主要是由于体腔内的容积压力变化导致组织中气体增加，尤其是氮气的溶解增加。

大气压随海拔高度及天气情况而变化，通常将 760mmHg，或 14.7 磅/平方英寸（psi），作为海平面标准大气压。在海平面，作用于人体的压力即 1 个大气压（1atm）。空气瓶潜水的深度计的读数（表压）为去除海平面压力后的值。因此在海平面，深度计的读数为零。绝对压力，即大气压绝对值（atmospheres absolute，ATA），是作用于潜水员的总压力，也就是表压与大气压之和。水比空气密度要大得多，随着潜水员下潜每增加一英尺，海水的压力便增加 23mmHg，即 0.445psi。较之登山者为使气压降至大气压的 50% 需攀爬 18 000 英尺，潜水员要使气压变为大气压的 2 倍，仅需在海水中下潜 33 英尺即可（在淡水中为 34 英尺）。

要理解气压病的病理生理，必须熟悉物理定律中液体和气体性能的定义（表141-2；图141-1～141-5）。人体主要由水组成，类似于液态物质。帕斯卡定律认为作用于液体任一部分的压力会均匀传递。然而，压力改变，会导致身体中体腔，包括肺、肠道、窦道及中耳的容积改变。这些空间在下降时压缩，在上升时扩张，根据波义耳定律，在恒定的温度下，绝对压力与气体容积成反比（$PV = k$）。压力增大，气体容积减少压力降低，气体容积增大。

波义耳定律时，气体的温度为恒定值。然而，温度同样影响气体的压力和容积。查尔斯定律描述了温度和容积的关系。在恒定压力下，气体容积与温度的改变成正比（$V_1/T_1 = V_2/T_2$）。通用气体定律（$P_1 \times V_1/T_1 = P_2 \times V_2/T_2$）将上述定律结合起来以预测当任一因素改变时，一定量的气体的变化。

道尔顿定律表明，混合气体的总压力等于组成该混合气体的各组分单独存在于容器内产生的压力（分压）之和（$P_总 = P_1 + P_2 + P_3 + \cdots + P_n$）。亨利定律表明一定温度下一种气体在液体中的溶解度与气体分压成正比。环境压力越大，空气中各组分在血液和组织中的浓度也增大，直到达到新的稳态浓度。

混合呼吸气中的气体按各气体的比例溶于体内。某种气体的溶解量还与潜水员在压力增大时吸入气体的时间长度以及气体的内在溶解度有关。溶于潜水员体内的气体，无论总量、深度或压强，在压力不变的情况下仍处于溶解状态。然而随着潜水员上浮，越来越多溶解的气体从体液中逸出，并可在循环中形成小气泡。快速上升会使压力降低的速度超过身体的承受能力，使气泡（尤其是氮气）积聚，从而损伤身体组织及系统，产生减压病（decompression sickness，DCS）。这类似于快速打开一瓶苏打水，使得二氧化碳气泡迅速从溶液中释放出来一样。

如果控制上升速度（如使用安全减压表或潜水监测器），则气体被携入肺血管床，在它们在组织中积聚形成大的或者很多气泡之前呼出体外，就像慢慢打开苏打水的瓶子，从而减少碳酸饮料的气泡冒出。

气压伤（barotrauma），或气压改变所致损伤，是指在潜水员上升或下降过程中，因无法均衡充气结构

表 141-2	相关物理定律		
气体定律		公式	意义
帕斯卡定律：加在密闭液体上的压强，能够大小不变地由液体向各个方向传递		$\triangle P = \rho g(\triangle h)$ $\triangle P$ 是流体静力学压力 ρ 是液体密度 g 是重力加速度 $\triangle h$ 是液体高度	压力的增加在密闭空间内向各个方向传递；对 IEBT 和 MEBT 有意义（见图 141-1）
波义耳定律：在恒温下，绝对压强和气体体积成反比。压强增加，气体体积减小，压强减小，气体体积增大		$P_1 \times V_1 = P_2 \times V_2$	与由深度变化导致的压强变化所引起的气体体积的变化相关，它定义了呼吸气体气体压强和气体体积的关系（见图 141-2）
查理定律：恒压下，气体体积与绝对压强的变化成正比		$\dfrac{V_1}{T_1} = \dfrac{V_2}{T_2}$	压强增大，产生热能（装满水下呼吸器罐）；呼吸器罐冷却，压力减小（见图 141-3）
普适气体定律：影响因素变化时，综合这些概念，预测气体状态		$P_1 \times V_1 / T_1 = P_2 \times V_2 / T_2$ P_1，初始压强 V_1，初始体积 T_1，初始温度 P_2，终末压强 V_2，终末体积 T_2，终末温度	变量是非常数时，此定律可将压强、体积和温度系于一个方程内
道尔顿定律：混合气体总压等于各组成气体的分压之和，分压即各组成气体单独占有容器所产生的压强		$P_{总} = P_1 + P_2 + P_3 + \cdots + P_n$	压力条件下，氮气不受其他气体影响（见图 141-4）
亨利定律：在一定温度下，气体在液体中的溶解量同它本身的分压值成正比		$e^p = e^{kc}$ e 约为 2.7182818（自然对数底） p，溶液上方的气体分压 c，溶液中溶解物浓度 k，亨利定律常数	高压条件下，溶于溶液中（如血清）的氮气量比低压条件下逸出的氮气量多（见图 141-5）

IEBT, 内耳气压伤；MEBT, 中耳气压伤。

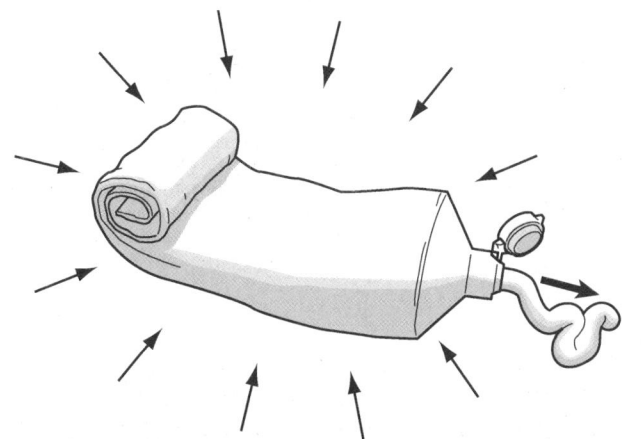

图 141-1 帕斯卡定律：加在密闭容器中流体任一部分的压强，必然按照原来的大小由流体向各个方向传递。

与环境中的压力而产生。微小的容积改变在接近水面时将引起较大的变化。因此对气压伤而言，浅水处最为危险，因为浅水的分压改变最大。

临床特征

中耳气压伤

中耳气压伤（middle ear barotrauma, MEBT），又称为气压损伤性中耳炎（barotitis）或者"耳挤压伤（ear squeeze）"，是潜水员中最常见的症状。30% 的潜水新手和 10% 熟练潜水员有过此经历。中耳是一个充气空腔，除鼓膜外，有稳定的骨壁（图 141-6）。咽鼓管是与外界环境相连的惟一通路。

随着潜水员下潜，作用于完整的鼓膜（tympanic membrane, TM）的压力逐渐增大。在正常情况下，潜水员通过各种技巧使得空气从咽鼓管进入中

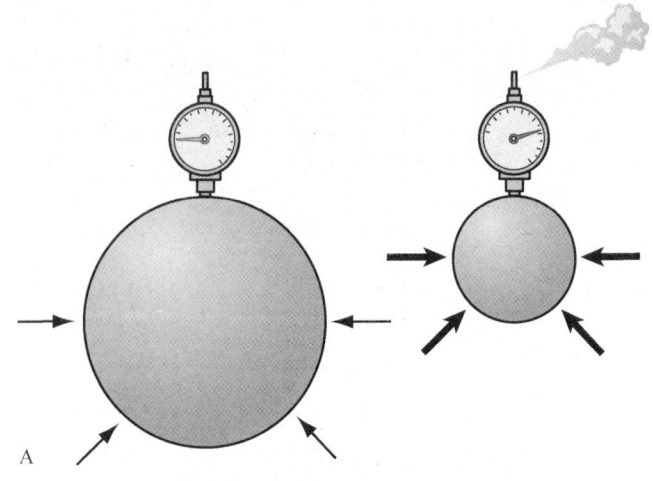

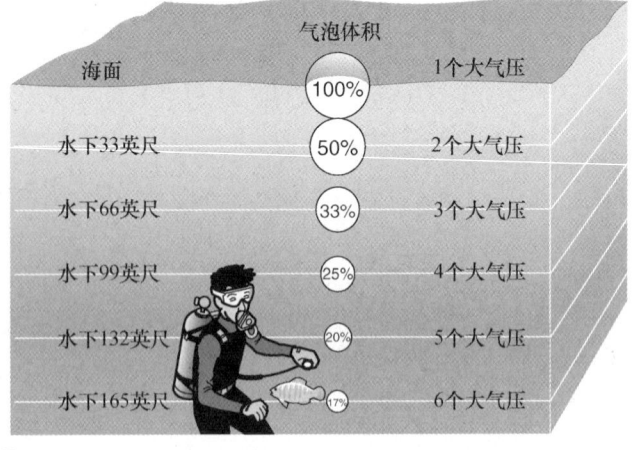

图 141-2　波义耳定律：**A**，在恒温条件下，绝对压强和气体体积成反比。**B**，压强增加，气体体积减小；压强减小，气体体积增大。

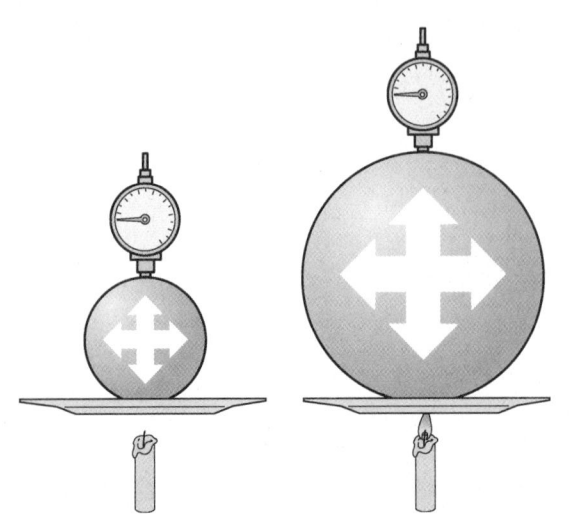

图 141-3　查理定律：在恒压条件下，气体体积与绝对压强的变化成正比。

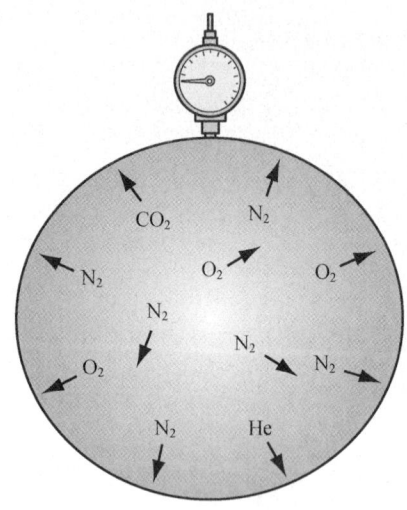

图 141-4　道尔顿定律：混合气体总压等于各组成气体的分压之和，分压即各组成气体单独占有容器所产生的压强。

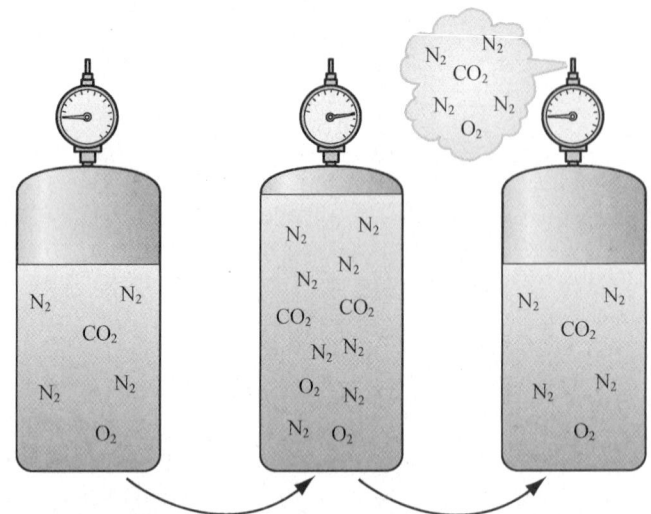

图 141-5　亨利定律：在一定温度下，气体在液体中的溶解量同它自身的分压值成正比。

耳，以维持鼓膜两侧的压力平衡。如果中耳压力不能达到平衡，咽鼓管前 1/3 软骨部将关闭，这是平衡失效时采取的进一步努力。压力进一步增大会导致鼓膜破裂。鼓膜破裂后，疼痛可能消失，也可能仍然存在。鼓膜破裂使得中耳暴露于冷水中，从而导致一过性眼球震颤以及继发于热量刺激的眩晕。在某些个体，若第七对颅神经暴露性通过中耳，可能会导致面瘫发生。

外耳气压伤

外耳气压伤（external ear barotrauma，EEBT）较中耳气压伤少见，它可由鼓膜在下沉过程中向外凸出所引起。一般情况下，外耳道在下沉过程中被水填充。然而，如果因为耵聍、狭窄、耳塞或紧身潜水衣帽而使得空气封闭于外耳道中，则外耳中将产生相对负压，从而导致局部疼痛。

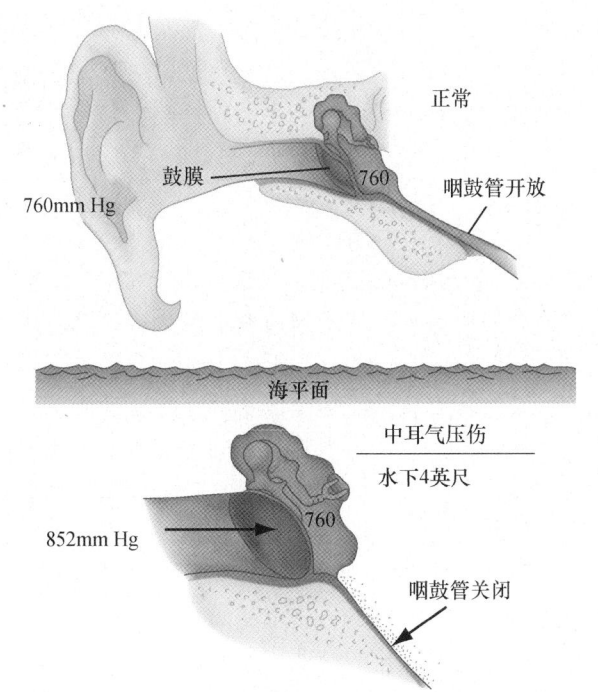

图 141-6　耳解剖学及中耳创伤。（From Kizer KW, VanHoesen KB: Diving medicine. In Auerbach PS [ed]: Wilderness Medicine, 5th ed. St. Louis, Mosby, 2007, p 1612.）

内耳气压伤

内耳气压伤（inner ear barotrauma，IEBT）导致对耳蜗前庭器的损伤。它较中耳气压伤少见，但却有着较高的患病率。首先，如果潜水员在下降过程中无法平衡压力，中耳内就会逐渐形成较大负压，内耳气压伤的损伤机制在这点上与中耳气压伤类似。鼓膜的内偏通过听骨链传递到耳蜗的卵圆窗。卵圆窗的运动在耳蜗的外淋巴液中形成压力波，从而使得圆窗向外扩张突入中耳。中耳压力忽然平衡或一个强烈的 Valsalva 动作即可能使圆窗破裂。另外两种病理改变：内耳出血及迷路（前庭）膜撕裂则可能与圆窗破裂无直接关联。

与内耳气压伤相关的症状包括变量听力损失、剧烈眩晕、恶心、耳鸣及患耳发胀。体征包括严重的眼球震颤、位置性眩晕、共济失调及呕吐。可以产生不同程度的感音神经性耳聋。

病史和体格检查与内耳气压伤的内镜检查同样重要[5]。瘘管试验（Hennebert test）可以帮助诊断。要进行这项试验，需要一个吹入器和一个耳内镜来相继对耳道中的空气进行压缩和解压。如果诱导出眼球震颤和眩晕，则提示淋巴管瘘。听力图和鼓室测压试验可为感音神经性耳聋的严重程度提供客观数据，并能检测与之相伴的传音性耳聋。将内耳减压病从内耳减压病（Ⅱ型减压病的一种）中区分出来是很有难度的。如果不能确诊，患者可按Ⅱ型减压病进行治疗。

鼻窦气压伤

充气的上颌窦、额窦、筛窦均对容压改变易感。副鼻窦内压力平衡需要鼻腔开放。因黏膜增厚、息肉、脓肿或鼻中隔偏曲所致的阻塞，易致鼻窦气压伤（barosinusitis）。上升、下降过程中可感到筛窦、额窦或上颌窦的疼痛。最常受累的部位是与鼻窦相通的、长而弯曲的鼻道，其次为额窦。鼻出血是较为常见的表现。

面部气压伤

面部气压伤（facial barotrauma）是由于潜水面罩在眼睛与鼻部形成的空隙，从而产生负压所致。随着下降过程中水压增大，面罩中的负压增加，这种负压需要通过鼻的用力呼气来达到平衡。如果不能正确呼气，强烈的负压将致面部及结膜水肿，面部弥漫性瘀斑及结膜下出血。严重者，还会致视神经损伤。

颞下颌关节功能障碍

颞下颌关节功能障碍（temporomandibular joint dysfunction）可见于牙齿紧咬及因牙垫调节器不适合导致阻塞的潜水员中。耳痛较为明显，常会被误诊为中耳气压伤。合适的牙垫可解决这一问题。

氮麻醉

氮麻醉（nitrogen narcosis），又称作"深海眩晕"，是由深水中组织氮浓度增加产生中毒效应所致。症状包括欣快感、困惑，丧失判断力或技能，定向障碍，不自主地发笑、运动控制力降低，唇、牙龈及腿部的针刺感和模糊的麻木感[3]。当吸入压缩空气后，症状通常在近 100 英尺处出现，并常在超过 150 英尺的深度下表现更为明显[3]。氮麻醉的易感性个体差异显著。尽管上升至较浅的深度后氮麻醉效应会消失，但潜水员可因为紧急情况下的不良判断或动作技能的严重损伤而溺亡。因为分压增高后吸入氮气的危险性，在 120 英尺以下的深度不推荐使用压缩空气。

氧中毒

长时间氧分压增高，氧气可对中枢神经系统或肺组织产生毒性。当氧分压超过 1.6ATA* 时，氧气开始对中枢神经系统产生毒性。当氧分压不超过 1.4ATA 时，则不会产生中枢神经系统毒性。中枢神经系统氧中毒的症状可通过 VENTIDC 记录[3]。

- V：Visual symptoms，视觉症状（视野狭窄或视物模糊）
- E：Ear symptoms，听觉症状（耳鸣）
- N：Nausea or spasmodic vomiting，恶心或间歇性呕吐
- T：Twitching and tingling symptoms，抽搐及刺痛感（面部小群肌肉、口唇或四肢肌肉）
- I：Irritability，激惹征，意识错乱、兴奋及焦虑
- D：Dizziness，头晕，动作笨拙、共济失调和异常疲劳感
- C：Convulsions，惊厥

深海潜水员通过呼吸氧含量低的混合气体（如低氧三混气体）来预防氧中毒。因为在水下呼吸富氧混合物会使潜水员对氧中毒更敏感。

在超过 0.6ATA† 的氧分压中暴露 24 小时后，可发生肺型氧中毒（pulmonary oxygen toxicity）（低压氧中毒）。这种肺型氧中毒的症状包括灼烧感、吸气痛及咳嗽，暴露终止后肺功能可逐渐恢复正常，但却可能发生肺炎及永久性肺纤维化。

气体污染

偶尔有其他气体，如一氧化碳及二氧化碳，会污染罐中的压缩空气。比如压缩机的进气口与排气引擎靠得太近时，这就可能发生。在氧气及氮气中，这些污染物在组织中的分压随着深度的变化而急剧增大，进而产生相应临床效应。在较高的分压下，高碳酸血症或一氧化碳中毒的症状更为严重。高碳酸血症增加了潜水员中枢神经系统氧中毒的易患性[3]。

再生式氧气系统向装置中释放微小的氢氧化钙或碱石灰尘粒[6]。这些颗粒足够微小，同时其几何学特质使其能够在肺泡中沉积。当碱石灰与水接触，就形成腐蚀性液体。一旦软胶管破裂，海水污染了循环装置，就会导致口、咽喉及气道碱烧伤。碱石灰颗粒的慢性暴露则会对呼吸系统产生长期影响。

减压病

减压病（decompression sickness，DCS）是指因血液及组织中氮气小气泡形成所产生的一系列临床疾病[7-8]。其临床表现取决于血液及组织中氮气气泡的部位、最终积聚位置及程度。小的无症状的静脉气栓在上升时多见，它们多由肺组织滤过而不产生明显的永久性损伤[9-10]。然而，持续的血管内气泡，将会诱发炎性级联反应，细胞因子、补体系统、血小板聚集及血栓形成[11]。继而，气泡会导致机械性阻塞、缺血及组织缺氧。氮气具有高度脂溶性，因而中枢神经系统中高度髓磷脂化的白质极易受损。

减压病在每 10 000 次潜水中大约发生 2.8 例[12]。其发病率的上升与单次潜水距离与深度相关。其他的危险因素包括年龄、肥胖、疲劳、剧烈活动、脱水、发热，及水中寒冷的环境、高处跳水以及潜水后飞行。吸烟、饮酒可能同样增加减压病的易患性。男性患减压病的风险比女性高 2.6 倍[13]。这一差异可能与冒险行为有关。而女性潜水期间服用口服避孕药或处于月经期，似乎与减压病关系不大。

卵圆孔未闭（patent foramen ovale，PFO）可能是减压病易患性增加的危险因素之一。65% 患有严重减压病的潜水员存在卵圆孔未闭[14]。Reul 及其同事[15]报道了有 27% 的专业潜水运动员发生了脑损伤。这个比率与普通人群中卵圆孔未闭或其他右向左分流心脏病的患病率大致相同。即使没有其他减压病的症状，这些多发性脑损伤可能由于静脉中的气泡未经肺血管系统滤过即进入动脉循环所致[16]。大多数潜水员没有经过超声心动图筛查卵圆孔未闭的气泡研究，而且部分未闭的卵圆孔仅在环境压力增大的情况下开放，所以在 1ATA 时，气泡研究的结果为阴性[17]。

美国海军减压表评估了一次潜水到某个特定深度持续特定时间时身体中氮气的积聚数量[3]。该量表计算了一个潜水时间上限，称作"非减压极限"，代表潜水员在最大深度返回水面而不会在海平面因超过氮气的溶解度而产生减压病的时间量。潜水员仍需以缓慢、可控的方式上升，从而使氮气缓慢释放。潜水员升至水面后，气体释放持续进行。积聚的氮气在水面需要 12 小时才能恢复到正常海平面值。在数小时内反复潜水会使组织氮气积聚，非减压极限缩短。因为减压表是以氮气清除的一些假设为前提的，即使严格遵循这些量表，也不能保证减压病不发生[3]。

---

* 潜水员在 218fsw 处呼吸压缩空气可获得 1.6ATA 的氧分压，这远远超过了专业潜水运动员可到达的深度。而在高压氧舱中用 100% 的纯氧进行治疗，仅在 20fsw 就可获得该分压。所以，高压治疗交替提供纯氧和空气。

† 潜水员在 60fsw 处呼吸压缩空气可获得 0.6ATA 的氧分压。但就算是专业潜水运动员也几乎不可能暴露到能够引起氧中毒那么长的持续时间。然而，长时间暴露于更高水平的氧气中，如根据再加压治疗表 4、7、8 执行相应操作，则可能导致肺型氧中毒。

如果超出了非减压极限，则推荐水下减压站点法。这些站点的深度及持续时间可从美国海军标准空气减压潜水表中计算得出[3]。

许多专业潜水运动员使用水下电脑来计算最大潜水时间。这些电脑通过数字模拟人体组织中的氮气饱和度。尽管电脑消除了人脑的计算错误，但仍会使非减压时间超过最大极限。因此必须认识到：即使在电脑或从减压表计算出的非减压极限范围内，潜水员仍可产生减压病。

减压病的临床表现分两类——Ⅰ型和Ⅱ型。Ⅰ型减压病影响骨骼肌肉系统、皮肤及淋巴管。Ⅱ型减压病影响其他器官系统。Ⅱ型减压病多于Ⅰ型，且更为严重（这可能并非实际情况，而是由于人们对于Ⅰ型的认识不足及报道偏倚所产生）。

Ⅰ型减压病又称作潜水病（the bends）。它表现为手臂及腿部关节周围变异性疼痛。肘、肩关节最常受累。局部压痛及红斑较少见。将血压计袖带放置于受累关节并充气至$150\sim200$ mmHg，如果疼痛减轻即有诊断价值。然而在某项研究中，该方法的灵敏度仅为61%[18]。Ⅰ型减压病的皮肤表现可包括瘙痒（轻微疼痛）、红斑及大理石样斑纹。瘙痒而无其他体征，通常仅在高压氧舱工人降压作业时出现，这是氮气通过皮肤弥散的结果。这并不属于真正的减压病，在空气瓶潜水潜水员中也较罕见。皮肤大理石样斑纹，又叫做大理石色皮（皮肤斑片状青紫色大理石样斑纹），是减压病的真正表现，系由静脉淤滞所产生。它最初可表现为严重的瘙痒继而进展为红色斑疹再到皮肤花斑。大理石色皮并不遵循皮区分布，通常累及躯干。气泡所致的淋巴管阻塞同样会发生，导致肢端水肿。

Ⅱ型减压病症状系Ⅰ型减压病以外的症状，包括中枢神经系统、内耳及肺组织的改变。中枢神经系统因其脂类含量丰富而对减压病尤为敏感。脊椎，尤其是腰椎上段区域，通常较脑组织更易受累。脊柱减压病（spinal DCS）的症状包括四肢无力或瘫痪，感觉异常、麻木、腰背及腹部疼痛。肢体症状通常首先表现为远端针刺感，逐渐向近端发展，随之进展性感觉、运动丧失。一些脊柱减压病病人会出现皮区感觉水平，通常位于T_{12}到L_1皮区。还会出现膀胱症状、大便失禁及阴茎异常勃起。与脊髓损伤的病人不同，减压病病人可能会出现斑片状或分布不均的感觉、运动障碍。

脊柱减压病可单独发生，也可伴随大脑、内耳或肺部症状。大脑症状包括轻到中度的头痛，视物模糊，复视、构音障碍、异常疲乏感、不适当行为及淡漠等。中枢神经系统减压病（CNS DCS）中，意识丧失十分罕见，这与动脉气体栓塞（arterial gas embolism，AGE）中的发生率差异显著[19]。磁共振成像、CT及单光子发射型CT运用锝99m标记的六甲基丙二基胺肟可识别中枢神经系统减压病中的气泡。但是，任何一种影像学研究对于减压病的排除诊断都没有足够的敏感性，且不能因影像学检查而拖延最终的治疗。

内耳减压病（inner ear DCS）通常叫做"眩晕症"。内耳减压病的症状与内耳气压伤相同，包括恶心、头晕、眩晕以及眼球震颤。

肺减压病（pulmonary DCS）又叫做"气哽（the chokes）"。所有潜水员在上升时肺中都会有一定程度的小气泡栓子形成。症状的出现可能取决于气泡的数量及体积。肺循环中静脉气栓的沉积会产生进行性呼吸困难、咳嗽及胸痛。咳嗽可能发展为阵发性发作伴疼痛加剧。

肺减压病病人体格检查可发现发绀及低血压，这是因中心静脉压及肺动脉压力升高所致。心电图提示电轴右偏，以及呼气末CO_2水平降低。这一情况可进展为呼吸停止。肺减压病的辅助检查不仅敏感度不高，还会造成治疗中不必要的拖延。哪怕是浅水区的潜水，通过M型超声也可以常规测出静脉系统中的微小气泡，但是它们与症状并无必然联系[20-23]。

对空气瓶潜水潜水员母亲子宫中发育着的胎儿，减压病极其危险。因为绝大多数胎儿的血液循环通过卵圆孔及动脉导管经肺血管床分流。这一分流使得肺无法将小气泡滤过。另外，静脉气栓可在进入母体循环之前进入到胎儿循环中[24-25]。关于潜水对妊娠妇女影响的数据显示低体重儿、早产、先天畸形、死产及自然流产的发生率较高[26-27]。没有哪个安全潜水量表可以保护胎儿免患减压病。所以妊娠妇女应建议避免空气瓶潜水。

肺气压伤

潜水员在上升的过程中若不能持续吐气，必须在33fsw深处进行一次深呼吸，此时的肺容量必须是陆地的2倍（波义耳定律）。由于肺泡体积扩张是有限的，压力的增加可使气泡穿过肺泡毛细血管膜或导致肺泡壁的破裂。肺泡和胸壁之间的压差仅80mmHg，相当于在从3英尺到4英尺深的压强变化值，是使气泡穿越肺泡毛细血管薄膜所需的总压力[28]。小于10英尺的水深，肺气压伤的风险最大。肺气压伤可以导致以下五种情况：动脉气体栓塞（arterial gas embolism，AGE）、气胸（pneumothorax）、纵隔气肿（pneumomediastinum）、皮下气肿（subcutaneous emphysema）以及肺泡出血（alveolar hemorrhage）。

过去的潜水记录和病史有助于诊断肺气压伤。大多数情况中，会出现以下的经历：快速上升、惊慌、浮力调控及气体用尽等问题。

空气瓶潜水的哮喘患者发生潜水事故的风险是普通人群的两倍[29]。由于以下六种机制，哮喘患者患肺气压伤的风险增大：

1. 支气管痉挛（Bronchospasm）及黏液栓易使肺局部损伤[30]。

2. 空气被压缩后，更为致密。这有助于更强的湍流通过狭窄的气道。

3. 在空气瓶潜水潜水过程中，由于水中的影响，肺活量有所下降。在33英尺的水下，正常潜水员最大呼吸量仅为水面的70%。在水下100英尺，则减至约50%。

4. 当压缩空气（从潜水氧气罐）到达肺部前在调节器中因为扩散而冷却（查理定律）。对于那些发病因素含空气温度过冷的患者而言，吸入冷空气可能诱发哮喘。

5. 潜水需要消耗体能，发病因素包括运动诱发的患者可能产生支气管痉挛。

6. 压缩空气可能被花粉及其他过敏原污染。

传统上，不建议哮喘病患者潜水。然而，一些专家在1995年海底与高气压医学研讨会达成共识，提出更宽松的指南。对有哮喘病史的潜水者进行静息时和运动后的肺功能检测，如果用力肺活量（FVC）、呼气中期流速（MEF）、第1秒用力呼气量（FEV_1）以及用力呼气流量（FEF）在FVC正常值的25%~75%，就视为潜水风险尚可接受。哮喘严重程度可以变化，继发上呼吸道感染或在某些季节，其症状可能加重4~6周，因此在急性发作期，无论其肺功能如何，症状完全消失前不应潜水。

动脉气体栓塞

肺气压伤最严重的表现是动脉气体栓塞。这是潜水者淹溺的第二大死因，约占潜水相关死亡率的30%[28]。通常情况下，气泡穿透肺泡毛细血管膜，逸入肺静脉循环，继而通过左心房和心室进入动脉循环时发生。气泡机械性梗阻是导致临床症状和体征的部分因素。在患有卵圆孔未闭的潜水员中，AGE也能由右向左分流的静脉气泡所致。

虽然气泡可在任何器官发生栓塞，但是发生在冠状动脉和脑动脉将会产生最严重的后果。冠状动脉血栓可能引起心肌缺血、心肌梗死、心律失常或心搏骤停。心律失常也可因脑栓塞所致的中枢性的交感神经功能失调间接产生[31-32]。脑栓塞最常见于大脑前、中动脉，可引起一系列类似急性脑卒中的症状及体征。

AGE的临床表现可能是突发、剧烈，甚至危及生命的。被推断"淹溺"的潜水者由于脑气体栓塞，在上升过程中可能已经意识丧失。在水下任意深度呼吸压缩空气的潜水员，10分钟内上升到水面即昏迷或意识丧失，此时应高度怀疑AGE的可能。常见症状包括意识混乱，头痛，头晕，惊厥，视力改变。其他常见的症状和体征包括脑神经症状，单侧无力，单侧或双侧感觉缺失，共济失调，语言障碍[28]。肺部症状包括呼吸困难、胸膜炎性胸痛、咯血，占病例的25%~50%[33]。

气胸

肺气压伤使空气从肺部进入脏层胸膜时，便可能导致气胸。张力性气胸是一种罕见的并发症。肺气压伤相关性气胸的症状和体征同于典型气胸表现。肺气压伤也可引起肺泡出血，咯血与胸痛和呼吸困难同时发生。

纵隔气肿与皮下气肿

当空气穿过肺泡内皮及叶间裂到达肺间质时，即会发生纵隔气肿。随后，空气传至颈部、纵隔或心包。纵隔气肿的主要表现有颈部肿胀，捻发感以及音色、音调改变。并非所有的纵隔气肿或皮下气肿都会致命，除非有证据表明血流动力学不稳定或有气道损伤存在。

变压性眩晕

变压性眩晕（alternobaric vertigo，ABV）是由于在上升过程中无法平衡中耳内的压力所致。下降过程中，因为中耳内的压力超过周围环境的压力，为维持中耳内的压力，需要有效的技巧以保持咽鼓管开放，所以空气在上升过程中从中耳排出并不困难。黏膜水肿或咽鼓管增厚时，空气通道就会受到阻碍。这个问题通常是单向的。当中耳内的气压梯度达到$60cmH_2O$，迷路放电增加导致眼球震颤，产生朝向患耳的快速相位。临床上，病人在上升过程中遭受极度但是短暂的眩晕感，并可能伴有恶心和呕吐。与内耳气压伤不同，这些症状是自限性的。

气压性牙痛

偶尔，空气阻塞于填补不好的牙齿内，在上升过程中扩散，导致气压性牙痛（barodontalgia）。这种情况相对而言是良性和自限性的。

胃肠气压伤

严重胃肠气压伤（gastrointestinal barotrauma）在空气瓶潜水潜水员中很罕见。它是由于在潜水后的上升过程中，肠道气体在小肠和大肠内扩张所致。其易患因素包括在潜水前饮用碳酸饮料，食用大餐或产气食品以及在头低位进行 Valsalva 动作。症状包括嗳气、胃肠胀气、腹部痉挛。有腹股沟疝气或其他疝气的潜水员，疝气中阻塞气体的扩张可导致绞窄[34]。虽然胃肠气压伤较少发生[35]，但是有易发病史和腹痛的潜水病员必须怀疑此病。

肺水肿

1981 年，首次报道空气瓶潜水时发生的肺水肿[36]。后负荷增加（血管高反应性，可能是由寒冷所引起），同时伴前负荷增加（水下的高压环境）可能为其原因。

诊断方法

有关潜水的重点问题，包括潜水深度、长度以及第一次发生症状时仔细评估，可以提供重要的诊断线索（框 141-1）。一个不熟悉空气瓶潜水的医生可据此评估确定是否达到了最大潜水极限。在作出潜水损

> **框 141-1　潜水史**
>
> 症状首发时间？
> 使用何种设备？加压空气，混合气体，富氧气体，换气器？气体来源？
> 潜水是否接近或超过减压限？是否使用潜水计算机？
> 症状出现前 72 小时内潜水的所有次数、深度、最少时间、总时间、出水间隔时间（潜水图示）分别是多少？
> 是否使用了减压设备？是否尝试水下减压？
> 最后一次潜水到乘机飞前的时间间隔是多少？
> 潜水员是否有耳、鼻窦平衡方面的困难？是否在上升或下潜过程中出现疼痛？
> 潜水员有无中毒、脱水、工作疲劳？
> 潜水后多长时间出现症状？是否在出水时出现？延缓出现？逐渐出现？
> 是否存在耳或鼻窦感染或异常疾病史？肺气肿或哮喘？冠心病？卵圆孔未闭？神经系统疾病？

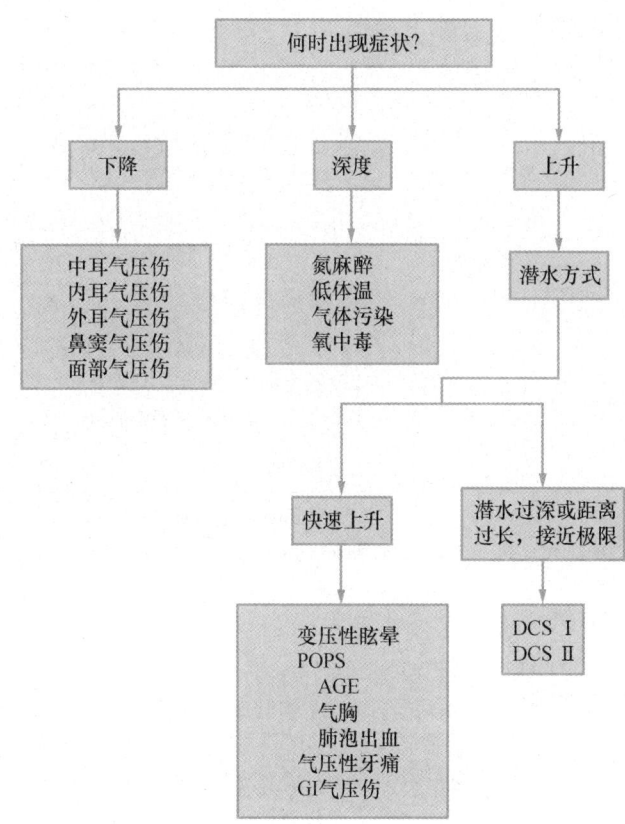

图 141-7　潜水损伤治疗方法。AGE，动脉气体栓塞；DCS，减压病；GI，胃肠；POPS，肺超压综合征。

表 141-3　中耳气压伤、内耳气压伤和变压性眩晕比较

	中耳气压伤	内耳气压伤	变压性眩晕
症状	下潜时耳痛	下潜时耳痛	上升时耳痛
	听觉丧失	听觉丧失	短暂听觉丧失
	可能有短暂性眩晕	严重眩晕和恶心	恶心
体征	传导性听觉丧失	眼球震颤	眼球震颤
	鼓膜损伤	呕吐	呕吐
	单侧面瘫	共济失调	鼓膜损伤
		Romberg 征	
		神经性听觉丧失	

伤的诊断时，考虑损伤发生在下沉或上升过程中，将有助于诊断（图 141-7）。

对于中耳气压伤的诊断，可单纯依靠病史及体格检查（表 141-3）。其症状包括在下降过程中耳痛，短暂眩晕，听力丧失。在治疗方案的选择上，一个基于症状和体征的中耳气压伤分级系统在选择治疗方法时很有帮助（表 141-4）[37-38]。其他体征可包括传导性耳聋，以及偶发的单侧面瘫。

表 141-4　中耳气压伤分级

分级	表现	治疗
1级	常规检查发现潜水后症状	症状消退前避免潜水；全身或局部用减充血药
2级	有症状，耳镜检查未见穿孔	症状完全消退前避免进一步潜水；全身或局部用减充血药；非麻醉镇痛药
3级	有症状，耳镜检查见穿孔	症状完全消退和痊愈前避免进一步潜水；全身或局部用减充血药；考虑预防性使用抗生素和镇痛药

Modified from Farmer JC: Ear and sinus problems in diving. In Bove AA, Davis JC (eds): Diving Medicine, 2nd ed. Philadelphia, Saunders, 1990.

表 141-5　减压病与动脉气体栓塞症比较

减压病	动脉气体栓塞症
潜水史	
取决于下潜深度和水下工作时间	与潜水图示无关
接近减压限	快速上升
潜水后乘飞机	缺乏经验
于一定高度潜水	离开空气
危险因素	
疲劳	阻塞性肺疾病
脱水	肺气肿
发热，体温过低	黏液栓塞
肥胖	卵圆孔未闭
重体力作业	
症状和体征	
渐进发作	快速发作
脊柱症状为主	脑部症状为主
头痛	头痛
非寻常疲劳	意识丧失
四肢无力或瘫痪	意识模糊
感觉异常	惊厥
腹痛	运动或感觉缺失
尿潴留	心律失常或心搏骤停
大便失禁	
关节疼痛	
皮肤大理石样斑纹	
眩晕或眼球震颤	
治疗	
加压治疗	加压治疗

鉴别思路

与潜水损伤有关的鉴别诊断不多，主要是减压病无关的医源性损伤或创伤。内耳气压伤的鉴别诊断包括内耳减压病、变压性眩晕以及单独的伴鼓膜撕裂的中耳气压伤。内耳气压伤与中耳气压伤及变压性眩晕的鉴别相对容易，因为后两者的前庭症状是短暂而自限的。当内耳气压伤与中耳气压伤同时出现时，可以听力图的形式记录下来，同时表现为传导性及感觉性耳聋。

区分内耳气压伤与内耳减压病十分重要，因为二者治疗方案不同。细致的病史采集是诊断的重要工具。内耳气压伤更常在下沉时开始出现症状或者潜水员会提及平衡障碍或进行剧烈的 Valsalva 动作的病史。如果潜水过程已达到或超过非减压极限，而症状在浮出水面后出现，则更可能为内耳减压病[39]。

鉴别内耳减压病与气压伤基于病史，尤其是症状发作的时间。下沉过程中难以平衡耳内压的病史，或症状发作在潜水早期出现，提示气压伤。潜水逼近减压极限或症状在上升过程中或之后发作以及出现其他神经系统改变的病史，提示减压病。如果考虑有减压病，则可行再加压治疗试验。

肺减压病的鉴别诊断包括 AGE（表 141-5）。尽管二者都需要以再加压疗法进行治疗，但仍需对这两种形式的损伤加以区分。几乎所有的 AGE 都在浮出水面后 10 分钟内出现，而肺减压病则常在 10 分钟之后出现；42% 的肺减压病症状在浮出水面后 1 小时内开始出现，60% 在 3 小时内出现，83% 在 8 小时内出现，98% 在 24 小时内出现[3]。

处理

治疗潜水事故时，一些珍贵的资源十分重要。美国北卡罗来纳州达勒姆的杜克大学的潜水员警报网（Divers Alert Network，DAN），是提供潜水相关急救以及出版潜水事故及死亡数据的会员协会。临床医师可通过拨打 DAN 找到最近的高压舱。DAN 提供一条 24 小时医疗急救热线 919-684-8111 和一条周一至周五东部时间上午 9 点至下午 5 点的非急诊咨询线路 919-684-2948。DAN 同时在 http://www.diversalertnetwork.org 链接有关键信息。DAN 使用电话接入的形式 "DAN 在线潜水员病史神经学评估"（图 141-8）；熟悉这种形式可增强急诊内科医生与 DAN 的交流。

美国海军已在其网站 http://www.supsalv.org/pdf/Diveman.pdf 上发布了最新的潜水手册（第 5 修订版）。它包含了关于潜水原则、装备及操作的大量

DAN 在线潜水者神经学病史评估

姓：_____ 名：_____ MI：_____

日期（月/日/年）：_____ 时间（几点几分）：_____

记录者：_____

你怎么了？_____

症状？_____

出现症状的时段：下潜过程、触底、上升过程、上岸后？_____
_____

潜水描述，潜水瓶内气体组成，上升的时间，近期的潜水情况 _____
_____
_____
_____

少见情况（例如，潜水瓶内氧气耗尽，快速上升）_____

减压表式电脑 _____

中耳压力是否平衡？_____

麻木？哪个部位？_____

疼痛？哪个部位？如何能缓解或加重疼痛？_____

疼痛评份（0～10，0无疼痛，10分最疼）_____

无法呼吸？_____

耳鸣？_____ 听力下降？_____

头晕？天旋地转？_____

乏力？_____

行走困难？如果有行走困难，是无法平衡还是下肢无力？_____

恶心、呕吐？_____ 能排尿吗？_____

旁观者提供（如潜水同伴）_____

确认潜水 _____

旁观者的表述 _____
_____
_____

是否违反潜水规程？（如上升的速度、潜水瓶内氧气耗尽、上升过程中）
_____

潜水者动作是否规范？_____

是否出现昏迷、抽搐？_____

图 141-8 潜水员警报网（DAN）潜水员病史神经学评估。

框 141-2	需要加压治疗的潜水疾病
Ⅰ型减压病	
Ⅱ型减压病	
动脉气体栓塞症	
空气污染（一氧化碳中毒）	

信息。同时还包含有关于潜水医学及再加压舱操作的丰富信息。

需要加压治疗的潜水疾病（框 141-2）

应立即采取纯氧输给治疗。输纯氧可通过增加氮从气泡弥散的分压，加快组织氮的清除从而减小气泡[40]。加压治疗是唯一明确的减压病（Ⅰ型和Ⅱ型）和 AGE 的治疗方法。在转移到高压氧舱的途中，即使延时较长无法避免，也不能停止对减压病和 AGE 的治疗。水下加压治疗风险高，难度大且耗时长，通常不推荐使用。

为了达到最佳效果，对 AGE 患者应尽快高压氧治疗，但即使加压治疗延误时间较长，病情仍显著改善[41]。AGE 患者出水 5 分钟以内接受加压治疗，死亡率5%，发病率也低[17]。如果加压治疗延迟五个小时以上，死亡率就升至10%，发病率升至50%[17]。尽管 AGE 的症状可能会自行消退，但是所有患者都必须接受加压治疗。加压治疗的基本原理是，尽管微小气泡可通过脑部循环清除，二级毛细血管水肿可能导致症状的延缓复现。而且，更细微的症状可能只有在相对明显的症状消退后才会被察觉到。最终，这些细微症状可能会进一步发展，从而造成未接受治疗的患者复发率很高。

与此相似，接受加压治疗后，DCS 的预后一般较好，但是这取决于发病时症状的严重程度和加压治疗的延迟情况。如果是严重的 DCS，延迟有效的加压治疗会导致更严重的后果。但是，即使在潜水后超过 24 小时才实施加压治疗，患者仍能受益。DCS 暴露 10～14 天后，如有必要，加压治疗仍可启用[42]。

与多人高压氧舱相比，单人舱空间小、重量轻，使用范围更广。但是由于设计的原因，大多数单人舱不能超过 3 个绝对大气压（ATA）（100fsw）或输送空气-氧气混合气体。加压治疗通常参照美国海军加压治疗表实施（图 141-9，表 141-6）。单人舱加压不可超过 3 个 ATA，因此不适用于美国海军加压治疗表。单人氧舱空间过小，不适合情况不稳定的患者。必须在咨询高压氧治疗专家后慎重决定是否无需单人氧舱，使用可能距离较远的多人高压氧舱。潜水员警报网（DAN）热线能为寻找最近的合适氧舱提供帮助。

条件允许的情况下，前往高压氧治疗的途中，路上交通要优于空中运输，因为海拔的提高会降低环境压力，导致微小气泡的扩大。如果无法避免空中运输，机舱压力必须低于 1 000 英尺的水平。商业飞机在巡航飞行时（＞30 000 英尺），需要特别加压，保持机舱压力维持在海拔 5 000～8 000 英尺水平。如果飞行高度不超过 20 000 到 25 000 英尺，大多数飞机都能保持近海水平的舱压。因为直升机不能加压，因此建议直升机不能超过 500 英尺的飞行高度。条件允许的情况下，可考虑使用便携式单人氧舱运输病人。

加压治疗旨在减少空气气泡的机械性阻碍，通过增加组织、血液中氮的生理梯度促进氮清除，同时可

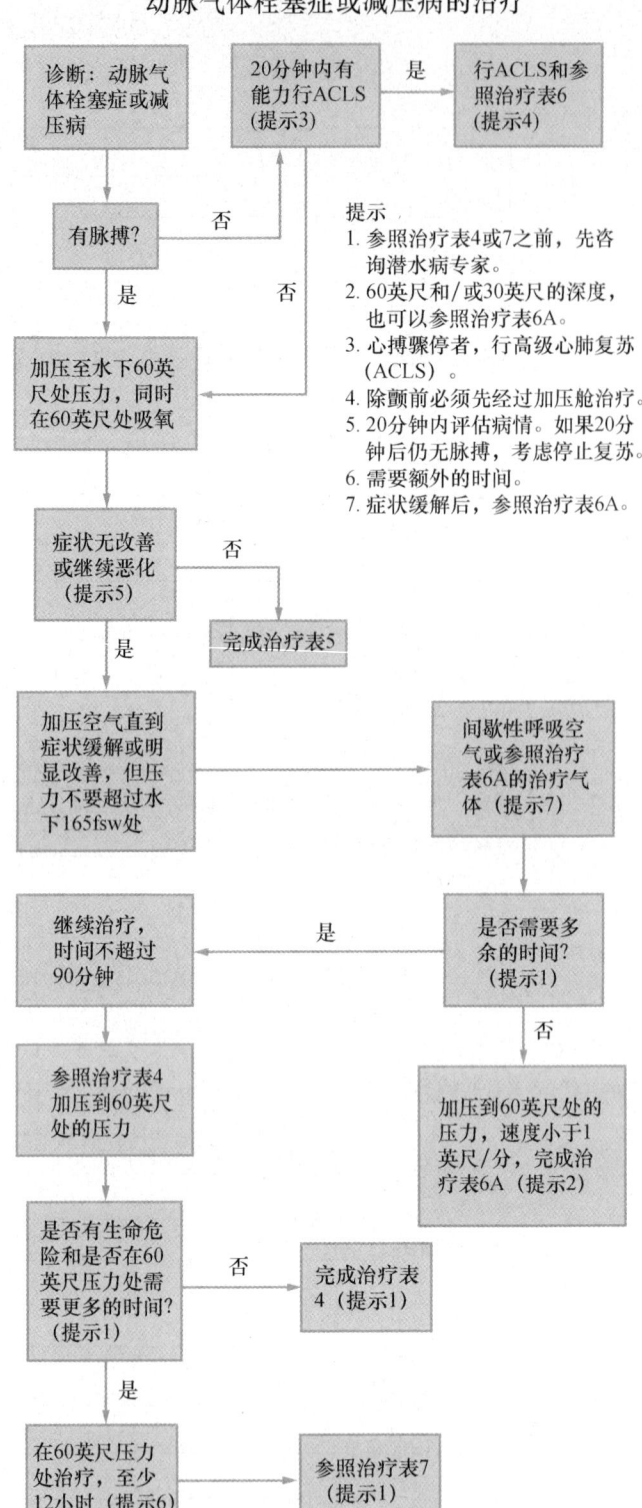

图 141-9 动脉气体栓塞症或者严重减压病的治疗。（Modified from Figure 20-1 from Naval Sea Systems Command: U.S. Navy Diving Manual, revision 5. Published by direction of Commander of Naval Sea Systems, United States Navy, August 2005: Treatment of Arterial Gas Embolism or Serious Decompression Sickness.）

增加缺血组织的氧供。对 DCS 和 AGE 而言，高压氧治疗比高压空气治疗更加优越，这已被普遍接受。但是，针对特定患者的治疗方案最好由有资质的高压氧

表 141-6　美国海军加压治疗表总结*

治疗表	最大深度	所需时间（小时：分钟）	是否需要氧气	用途
治疗表 5	60fsw	2:15	是	Ⅰ型减压病 无症状省略减压 在水下加压、症状消退后的治疗 残余症状的后续治疗 一氧化碳中毒
治疗表 6	60fsw	4:45	是	AGE；Ⅰ型DCS；60英尺深度的水下、10分钟内症状无缓解的Ⅱ型DCS，或疼痛严重、实施神经系统检查之前需立即加压治疗的Ⅱ型减压病 大理石色皮 严重一氧化碳中毒，氰化物中毒，或烟尘吸入 症状未得到控制时上升 无症状省略减压 深度小于60fsw时，症状反复
治疗表 6A	165fsw	5:50	是	AGE；60fsw深度的水下、前二十分钟内严重症状未得到改善或恶化的DCS
治疗表 4	165fsw	39:06～40:36	如果条件允许	在深度不超过165fsw、有明显缓解，并能确定患者能额外受益的情况下
治疗表 7	60fsw	48:00（最小值）	如果条件允许	无反应严重AGE或者危及生命的DCS治疗时，采取的过大措施
治疗表 9	45fsw	102:15	是	AGE/DCS初始治疗后仍存在残余症状，某些一氧化碳或氰化物中毒病例，烟尘吸入 潜水医学高级官员也推荐该表用于严重损伤、长时间未能接受明确治疗的病人的初始治疗
治疗表 1A	100fsw	7:52	无氧供情况下的最终措施	AGE，DCS：深度66fsw以浅、疼痛缓解情况下使用
治疗表 2A	165fsw	13:33	无氧供情况下的最终措施	AGE，DCS：深度66fsw以深、疼痛缓解情况下使用
治疗表 3	165fsw	21:33	无氧供情况下的最终措施	AGE，DCS：在165fsw处停留，30分钟以内症状得到缓解的情况下使用

AGE，动脉气体栓塞症；DCS，减压病；fws，海水深度（英尺）。

* 该表中所列各种治疗方案时间不包括下潜时间。

此治疗表引自《美国海军潜水手册》（第5版）第20章，41～55页。（U. S. Diving Manual Revision 5, Chapter 20, pp 41-50.）

见：http：//www.supsalv.org/pdf/Diveman.pdf.

治疗专家选择。美国海军加压治疗表是被广泛接受的系列治疗方案之一。Ⅰ型DCS患者应当接受加压治疗。临床医师也应寻找DCS其他更严重表现的症状。

除了加压治疗，治疗DCS和AGE还有其他几种辅助治疗方法。加压治疗前，输100%的纯氧可促进惰性气体的清除。确保1～2ml/（kg·h）排尿量的静脉输液可促进组织灌注和惰性气体排出。预防和治疗体温过低也可促进组织灌注和气体排出。

药物不能预防或减轻DCS和AGE的症状。阿司匹林325～650mg或者其他血小板抑制剂可以阻止DCS患者血小板聚集[28]。类固醇激素已被应用于临床治疗神经性DCS和AGE。然而，类固醇激素在动物实验中还未发现存在疗效，并且有证据表明，其可能会产生有害作用[43]。利多卡因治疗可能对DCS有效，可能是因为利多卡因能减少大脑代谢率，维持脑血流量，或减少白细胞黏附到受损的内皮细胞[3,44]。

在潜水者接受加压治疗之前，按标准治疗方法，心律失常可能很难治愈。发作时，可采用苯二氮䓬类药物加以控制。但是，应当避免使用甘露醇。脊柱DCS患者常发生尿潴留，需导尿。在实施加压治疗前，气管导管和导尿管充气囊应当注满水或盐水（而非空气）。

AGE患者转运时，病人取仰卧位以保持最大动静脉血流。Trendelenburg体位（头低脚高位），一度被认为可降低脑栓塞程度，实际上可增加颅内压，促进冠脉气栓形成，因此应当避免使用。

在潜水环境中，由污染气源导致一氧化碳中毒的情况较少见。遇到这种情况应立即采用正常气压下的100%纯氧治疗，也可采用高压氧治疗。

无需加压治疗的潜水疾病（框141-3）

为避免发生中耳气压伤，应保持与中耳压力相同的潜水压力。水面上不能进行两耳耳压平衡者不可潜水。为了避免发生变压性眩晕、圆窗或卵圆窗破裂（下潜时）或肺气压伤（上升时），潜水者在下潜和上升时都不应强用Valsalva动作（堵鼻鼓气法）以达到耳压平衡。在潜水前30分钟预防性服用60mg伪麻黄碱，可减少MEBT的发生，并可降低其严重程度[46]。但是，有上呼吸道感染症状的患者在潜水前不宜使用该药物。潜水前避免使用抗组胺药。鼻窦炎和上呼吸道感染可增加气压性耳炎的发病风险。上呼吸道感染症状消退后应避免潜水两周[47]。

治疗由MEBT引发的单纯性浆液性耳炎，应局部使用鼻减充血剂（decongestants），例如去氧肾上腺素或盐酸羟甲唑啉，还应重复使用Frenzel动作（首选加压法）以通过咽鼓管将液体排出。Frenzel动作是紧闭声门和双唇、捏鼻的吞咽动作。如果体格检查

框141-3	无需加压治疗的潜水疾病
中耳气压伤	
外耳气压伤	
内耳气压伤	
气压性鼻窦炎	
面部气压伤	
氮麻醉	
氧中毒	
气胸	
纵隔积气	
皮下气肿	
肺泡出血	
变压性眩晕	
气压性牙痛	
胃肠气压伤	
缺血性骨坏死	

发现鼓膜破裂，应口服抗生素作为预防性治疗。若诊断有面神经麻痹伴鼓膜穿孔，口服类固醇激素可加速复原（尽管该病有典型的自限性）。鼓膜愈合前必须停止潜水以预防热量所诱发的眩晕。

外耳气压伤的治疗包括清理外耳道，清除异物等。潜水时应禁止戴耳塞。

内耳气压伤的保守治疗包括高枕位卧床5~7天，避免过度劳累和Valsalva动作（堵鼻鼓气法），并使用减充血剂促进中耳引流。早期的外科手术对双耳听觉丧失或接近丧失患者有效，但对单耳高频听力丧失患者无效。所有IEBT患者都应转诊给耳鼻喉科医师，因为IEBT患者耳蜗前庭系统严重受损。

气压性鼻窦炎的治疗是典型的保守治疗，包括减充血剂和抗生素（偶尔）的使用。如果症状持续，特别是为了防止后期复发，应考虑使用窦造口术。在潜在的呼吸道感染或急性炎症性过程彻底消除之前，不建议潜水。

面部气压伤的患者可能有面部异常，但是此种情况通常无大碍，无需特别治疗。面部水肿消失之前，不建议继续潜水[48]。

出水后氮气分压降低，氮麻醉症状会立即消失。如果症状持续存在，应寻找其他病因，如DCS，颅内AGE，污染空气，接近淹溺等。

除了AGE之外，其他肺气压伤疾病（如气胸、纵隔积气、皮下气肿、肺泡出血）都无需加压治疗。100%纯氧吸入对此类疾病的治疗有帮助。尽管小型气胸的治疗可能无需采用管状胸廓造口术（tube thoracostomy），但是如果为了预防高压性气胸，潜水者需接受加压疗法来治疗并发的AGE或DCS时，就需要使用这种导管。如果患者无法接受正压通气或者加压治疗，可使用气胸导管排气来替代管状胸廓造口术。

纵隔积气的评估和处理包括连续X线胸片以确保没有气胸同时存在，还需适当止痛药物。100%纯氧治疗可加速症状的消退。呼吸代偿发生的概率小，如果发生，需行气管插管。最重要的是，发生间质性肺气肿时，医生应当警惕，可能同时存在其他形式更为严重的肺气压伤。单纯皮下气肿无需行外科减压术。肺泡出血的治疗包括纠正缺氧等支持治疗[49]。

缓慢上升时，注意保持压力平衡可预防ABV的发生。如果症状持续可口服和局部使用减充血药。必要时采取鼓膜切开术[50]。

安置

基于潜水员出水时即回到一个标准大气压为前

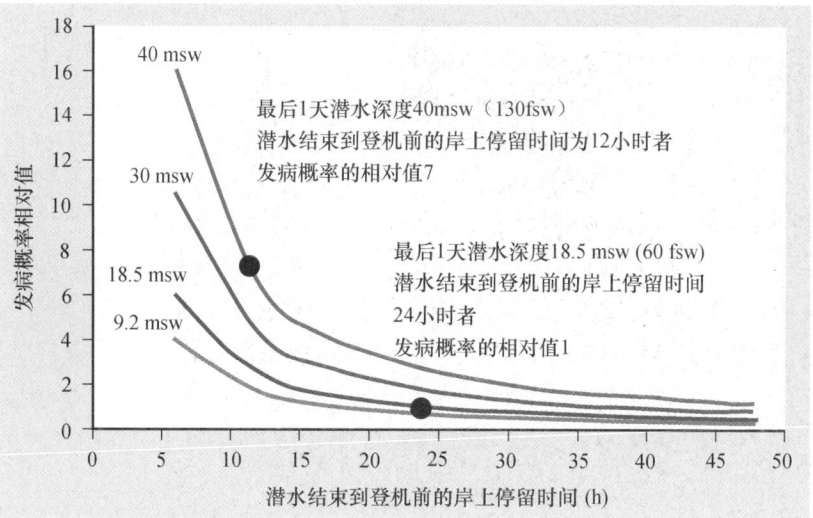

图 141-10 与飞行相关的减压病的发病风险。fsw,海水深度(英尺);msw,海水深度(米)。(From Freiberger JJ, et al: The relative risk of decompression sickness during and after air travel following diving. Aviat Space Environ Med 73:983, 2002.)

提,制定了加压治疗表。然而,在潜水后高度上升时,或者在指定高度潜水时,环境气压会进一步下降。商务航班飞行时,机舱内可加压达到 5 000 至 8 000 英尺座舱高度的气压。许多 DCS 患者潜水后飞行,即使起飞前仍无任何症状,症状仍会延迟出现。起飞前就已出现 DCS 症状但仍旧选择飞行的患者,Ⅱ型 DCS 的可能性更大,加压治疗后病情完全缓解的可能性较小,后遗症可能至少持续三个月。

在上升到更高的高度或飞行高度之前,潜水结束到登机前的岸上停留时间(postdive preflight surface interval, PFSI)是由潜水者重复组的指标(残余氮时间,residual nitrogen time)所决定的。残余氮时间越长、PFSI 越短,患 DCS 的相对风险就越高(见图 141-10)[51]。例如,130fsw 深度潜水、PFSI 为 12 小时的潜水者,发生 DCS 的风险比 60fsw 深度潜水、PFSI 为 24 小时的风险高 7 倍[51]。经过多天深水反复潜水后,特别是需要使用减压设备时(超过了免减压极限)[52],有必要保持较长 PFSI(达 48 小时)以减小 DCS 发生风险。有些潜水计算机计算飞行前的间隔时间,其结果通常比大多数基于残余氮时间表制定的指南时间要稍微短一些。如果 48 小时内累计潜水时间小于 2 小时,潜水后至少 12 小时后方可乘机飞行。而对于多天潜水不受时间控制者,飞行应延迟到潜水后至少 24 小时。所有加压治疗患者的接收都应谨慎,建议其在 60 分钟以内高压设备中停留 24 小时。患 DCS 或 AGE 后接受加压治疗的患者,72 小时内都不宜飞行。

美国海军指南建议:Ⅰ型 DCS 患者加压治疗后 7 天禁止潜水,Ⅱ型 DCS 患者加压治疗后 4 周禁止潜水[3]。曾出现Ⅱ型 DCS 症状或 AGE 的专业潜水运动员再也不可潜水。

肺气压伤治疗后,在进一步潜水前建议行胸部 CT 对患者进行评估,判断是否有复发的病理情况(如肺大疱)[53]。空气瓶潜水潜水前,没有肺气压伤病史者,不建议胸部 CT。

重要概念

- 水下呼吸器潜水运动都存在潜水损伤的风险。普通急诊医生也可能会遇到此类疾病。
- Trendelenburg 卧位曾被认为可减少脑栓塞,实则可增加颅内压,促进冠状动脉气栓形成。
- 大多数潜水损伤的诊断都是仅仅以集中潜水史和体格检查为基础,最好将疾病分为下潜疾病、深度疾病和上升疾病。美国海军潜水手册和潜水员警报网(DAN)是临床医师处理潜水突发紧急事件的有效参考。急诊医生应熟悉当地的高压氧治疗情况。
- 除了 DCS、AGE 和可能污染空气的一氧化碳中毒之外,大多数的潜水相关疾病无需加压治疗。通常推荐 DCS 和 AGE 患者接受加压治疗。
- 在实施加压治疗之前,确保气管导管和导尿管气囊没有气体。
- 多天长时间潜水后,飞行应延迟到潜水后至少 24 小时。

本章参考文献请参见 http://pumpress.bjmu.edu.cn/eduservice/3419.html

第 142 章　高原医学

Michael Yaron and Benjamin Honigman

王瑶　乔莉　译　张劲松　校

流行病学

高原病（high-altitude illness）的不良反应，给登山者、商贩、军队、飞行员、探险家的高原活动带来了诸多不便。而且，只要置身于该环境之中，高原反应随时都会出现。它有急性高山病（acute mountain sickness，AMS）、高原肺水肿（high-altitude pulmonary edema，HAPE）、高原脑水肿（high-altitude cerebral edema，HACE）等类型，可以单独或相伴随而出现。尽管临床症状各不相同，但它们的病理生理学改变相同。其中急性高山病相对较轻，具有自限性；而高原肺水肿和高原脑水肿却可以致命。

据统计，全球大约有4千万人定居在海拔8 000 英尺以上，2 500万人定居在海拔10 000英尺以上[1]。但是，高原病的高危人群并非这些定居人口，那些突然涉足高原登山的人群才是。每年，高山运动和高山旅游吸引了大量的游客。与此同时，也出现了更多的高原病。另外，乘飞机进入高原地区时，很多游客因无法适应海拔的急速上升，也会出现高原病。每年有超过100万的游客到亚洲、非洲、南美洲的高山地区旅行[1]。近3 500万的游客到美国西部的高原景区观光旅游[1]。

高原病的发病取决于很多因素，以登山的速度、既往有无高原接触史及个体的易感性最为重要[2]。露营过夜处的海拔、返程时的海拔，以及在不同的海拔停留的时间，也与发病有一定的关系。登山速度越快，高原病发病率越高。例如，1～2天内快速登顶雷尼尔山（14 410英尺）的登山者中，到科罗拉多来旅行的游客不习惯这里的海拔高度的发病率约为67%[3]。同样是登珠穆朗玛峰，坐飞机去昆布的人群中，急性高山病的发病率为47%；而徒步去昆布的人群中，急性高山病的发病率为23%。两者的发病率有明显差别[4]。从平原乘飞机或驱车进入美国西部，睡在高原地区中相对海拔较低处的滑雪者，急性高山病的发病率大约为25%[5]。美国的科罗拉多州每年会迎接大量（约2 500万）的游客，许多游客都不习惯这里的海拔高度，这不得不引起该州旅游业的注意。高原肺水肿和高原脑水肿的发病，多见于停留时间过长和露营过夜处海拔较高的人群。在大多数调查中，高原肺水肿的发病率分别从0.01%到2%不等。有一种情况例外，那些尚未适应海拔的变化就飞到14 500英尺高空的士兵，高原肺水肿的发病率高达15.5%[4,6]。高原脑水肿的发病率比高原肺水肿的发病率更低。一般而言，高原脑水肿都是伴随着高原肺水肿才出现。

年龄可能只是一个相对危险因素。大多数关于儿童急性高山病的研究提示，儿童的发病率和成人相同[7-10]。但是智利的一项小型研究却有不同的结果：4至48个月的婴幼儿及其父母同时进行急性高山病评分，婴幼儿的急性高山病评分较其父母更高，血氧饱和度更低[11]。2岁以下婴幼儿很少出现高原肺水肿，但是小于20岁者却容易出现高原肺水肿。性别不影响急性高山病的发病率[2]；但是女性高原肺水肿的发病率低于男性[4,5,12,13]。急性高山病和月经周期无明显关系[14]。

到高原旅游的老年人逐年增加。他们大多有基础病，如肺病（10%）、心脏病（25%）、高血压（30%）。但是，老年人的发病率却低于其他年龄段人群[2,15]。然而也有数据表明，老年人从平原到海拔14 000英尺以后，停留一周，肺活量即下降1/3，运动中的氧饱和度和最大耗氧量急剧降低。所以，老年人无法适应高原环境。长期居住在中等海拔的老年人，运动中的血氧饱和度是静息时的92%[15]。

定义

中等海拔（moderate altitude）是指海平面以上 8 000 英尺至 10 000 英尺。绝大多数人在中等海拔不会出现血氧饱和度急剧下降，但如果急速登至 8 000 英尺以上，高原病还是容易发生的。既往有基础病者，低于中等海拔就可能发生高原病。

高海拔或高原（high altitude）是指海平面以上 10 000 英尺至 18 000 英尺。绝大部分严重的高原病都发生在高海拔。一旦动脉血氧饱和度低于 90%，就会出现高原病相应的病理生理改变。12 000 英尺以下，无论海拔如何改变，氧解离曲线都能抑制动脉血氧饱和度（SaO_2）急剧下降；12 000 英尺以上，动脉血氧饱和度处于氧解离曲线的陡峭段，即使是小幅度的海拔上升，都能引起氧气迅速解离（图 142-1）。而易感人群在 8 000 英尺，动脉血氧饱和度就可以低于 90%。

极地高海拔（extreme altitude）是指海平面以上 18 000 英尺以上。在这个高度，机体不可能完全适应。逗留时间过长，症状会迅速恶化。

环境因素

随着海拔的上升，大气压呈指数性下降，氧分压（Po_2）也下降，但氧气的比例继续保持在 20.93%。地球是一个两极稍扁、赤道略鼓的不规则球体，其表面的大气层形状与地球的形状类似；因此，同样的海拔高度，纬度越高，大气压就越低。假设珠穆朗玛峰在向北纬度更高的地区，如果登山队员不吸氧，是无法完成登顶的[16]。

季节不同，大气层的厚度也不同。同样的海拔，冬季大气压就比较低。天气的变化对大气压也有显著的影响。低气压气流能使大气压降低 12～40mmHg（500～2 500 英尺），其改变相当于无形之中海拔增高的改变。

环境适应

环境适应（acclimatization）是指机体为克服高原反应出现的一系列自我调节适应，即低压低氧环境中，仍能恢复正常海平面时的氧分压。这需要呼吸系统、心血管系统、血液系统的共同调节适应。登山者经数周缓慢适应高原的低压低氧环境后，可以在不吸氧、不出现高原病的情况下成功登顶，甚至是珠穆朗玛峰（29 029 英尺）。然而，未适应环境就急速登顶，会出现昏迷、猝死。

一旦动脉血氧饱和度低于正常值，机体就开始自我调节适应。在多高海拔开始自我调节适应，取决于登山的速度、高原接触史的时间和既往健康状况。既往有低氧容量或低氧饱和度病史者，特别是急慢性心脏和呼吸系统疾病者，低压耐受性差。大部分既往体健、初到高原者，在海拔 8 000 英尺以下时，血氧饱和度不会明显下降（低于 90% 即明显下降）[1]。

高原病还与基因有关。有些人无高原反应，而有些人则迅速出现急性高山病。这可能与机体先天携氧能力的差异有关。既往出现高原病的与否，可以作为以后是否会出现高原病的借鉴。

最主要的生理调节适应，即分钟通气量的增加和二氧化碳分压（$PaCO_2$）的下降。$PaCO_2$ 下降时，为维持肺泡气体平衡，PaO_2 相应增加，动脉氧合增加（框 142-1）。因此吸入氧浓度既定时，通气量的大小决定了肺泡氧分压。

高原时，颈动脉体的外周化学感受器感受到

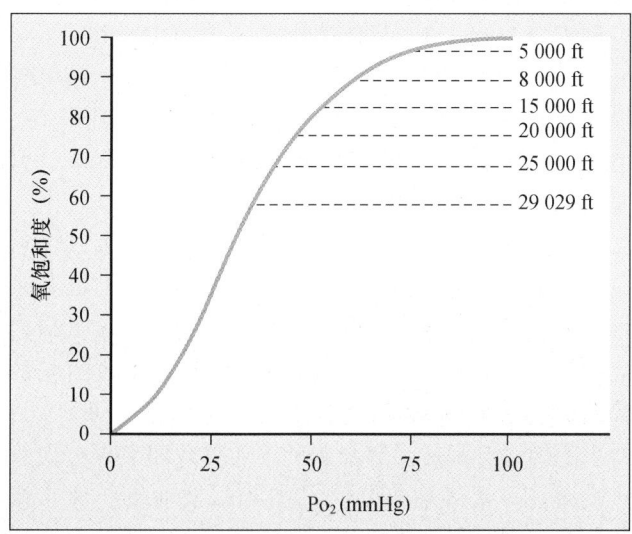

图 142-1 氧合血红蛋白解离曲线。部分海拔高度标记的近似氧饱和度。Po_2，动脉氧分压；ft，英尺。（Data for 15 000～29 029 feet from Sutton JR, et al: Operation Everest II: Oxygen transport during exercise at extreme simulated altitude. J Appl Physiol 64: 1309, 1988.）

框 142-1	肺泡气体平衡公式

$PaO_2 = PiO_2 - (PaCO_2/R)$

PaO_2 = 肺泡氧分压

PiO_2 = 吸入氧分压

$PaCO_2$ = 肺泡二氧化碳分压

R = 呼吸商

PaO_2 下降，向髓质的呼吸中枢发放冲动，出现反射性呼吸加深、加快，从而增加了通气量，这种通气量的增加被称为低氧通气反应（hypoxic ventilatory response，HVR）。HVR 可以被很多因素抑制或刺激，包括乙醇、安眠药、咖啡因、可可成分、丙氯拉嗪、孕酮等。HVR 的差异性可能与遗传相关[17]。

通气量增加后，出现呼吸性碱中毒，对呼吸中枢起到负反馈作用，抑制了通气量继续增加。适应能力强者在 24 至 48 小时内，肾代偿性排泄碳酸氢盐纠正碱中毒。pH 正常之后，通气量继续缓慢上升，6～8 天后通气量达到最大值，乙酰唑胺可加快这一进程。低氧通气反应还与机体的调节有关。低氧通气反应差，调节适应能力就差，易患急性高山病[18]。低氧通气反应中等水平，无法预测急性高山病与否[18]。低氧通气反应差和相对换气不足，是急性高山病和高原肺水肿的致病因素[19]。

儿茶酚胺刺激循环系统，心输出量增加。表现为心率加快，血压升高，心输出量及静脉血管张力增加[20]。除了极地高海拔，自我调节适应可以使安静时心率缓慢降至海平面时的正常心率，而安静时心动过速提示适应性差。海拔继续上升，心率会有所下降，并且在自我调节的范围内，运动时的最快心率和安静时的心率数值接近。

造血系统出现血红蛋白和红细胞数量的增加。急性的适应性反应使体液转移至细胞外液，血红蛋白平均增加 15%。长期的耐受使血浆容积和血容量增加。低氧血症刺激红细胞促红细胞生成素增多，而促红细胞生成素又刺激红细胞增多，4 到 5 天内生成新的红细胞[21]。随后的 2 个月中，红细胞增加的数量与缺氧的程度成正比（图 142-2）[22]。

缺氧促使 2,3-二磷酸甘油酸增加，氧解离曲线右移，有利于氧气释放给组织。与之相反，过度通气、呼吸性碱中毒使氧解离曲线左移，氧和血红蛋白紧密结合，SaO_2 升高[23]。血红蛋白出现变异者，氧气与血红蛋白结合更为紧密，更适合中等海拔地区[24]。

病理生理

高原病的病理生理学机制错综复杂。急性高山病和高原脑水肿是高原病发病过程中的不同表现形式，而高原肺水肿又有其独特的病理生理学机制。

进入高原后数小时，即可发生急性高山病；而高原肺水肿和高原脑水肿的发病一般需要数天。低压性缺氧不是高原病的直接病因，只是始动因素。急性高山病、高原肺水肿和高原脑病的发病机制见图 142-3。

低氧血症引起了呼吸、内分泌、循环和中枢神经

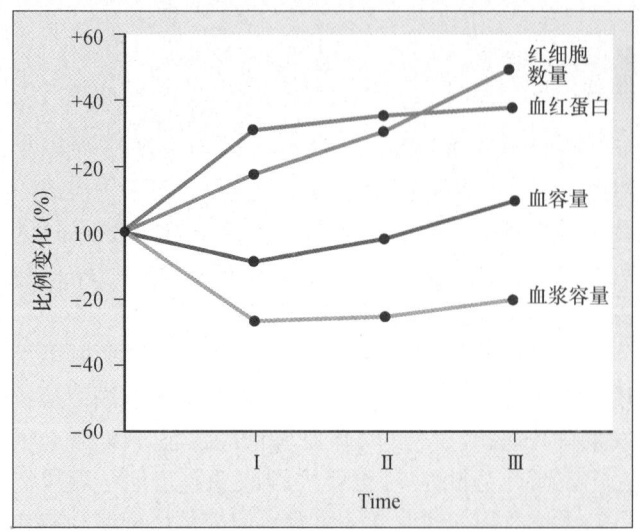

图 142-2 环境适应：造血和血容量的适应。Ⅰ，海拔 4000 到 5800 米，生存 18 周；Ⅱ，海拔 5800 米，生存 21 到 24 周；Ⅲ，海拔 5800 米以上，生存 30 到 38 周。（Redrawn from Pugh LG: High altitudes. In Edholm AG, Bacharach AL [eds]: The Physiology of Human Survival. London, Academic Press, 1965, p 138.）

系统的相应改变。低氧通气反应差和呼吸节律的改变，都可以加重低氧血症。其中，低氧通气反应差、相对通气不足，呼吸不再反射性加深、加快，加重低氧血症病情。不仅可能与基因有关，还有可能和外源性因素有关，如抑制呼吸的药物。另外，呼吸节律的改变，引起睡眠呼吸暂停、血氧饱和度下降，亦加剧了低氧血症[25]。

低氧血症时，水分转移至细胞内，表现为外周水肿、尿量减少、体重增加等。这种体液的重新分布有多种机制参与：包括精氨酸加压素（arginine vasopressin，AVP）和中枢交感神经的调节[26,27]。精氨酸加压素在急性高山病和高原肺水肿中可以升高[28]，也可以下降[29]。急性高山病的患者中，醛固酮、肾素、心房利钠肽是增高的[29-31]。

肺动脉高压为循环系统的突出表现。高原的低氧血症导致肺动脉高压和毛细血管压力增高，对高原肺水肿的发病非常重要；运动和寒冷进一步加重低氧血症和肺动脉高压[32-33]；交感神经兴奋、儿茶酚胺的释放，引起肺血容量增加和肺动脉高压加重[34-35]；严重的肺动脉高压，肺血管的不对称收缩致部分血管过度灌注，毛细血管压力的增加以及血管扩张、渗漏，这些都可以出现于高原肺水肿[36-39]。所以，高原肺水肿患者 X 线胸片呈斑片状的浸润影（图 142-4）。肺血管的不对称收缩可能与肺组织的一氧化氮生物利用度下降有关[40-42]。例如，先天性单侧肺动脉缺如者合并高原肺水肿后，发现其肺仅存的肺血管是过度

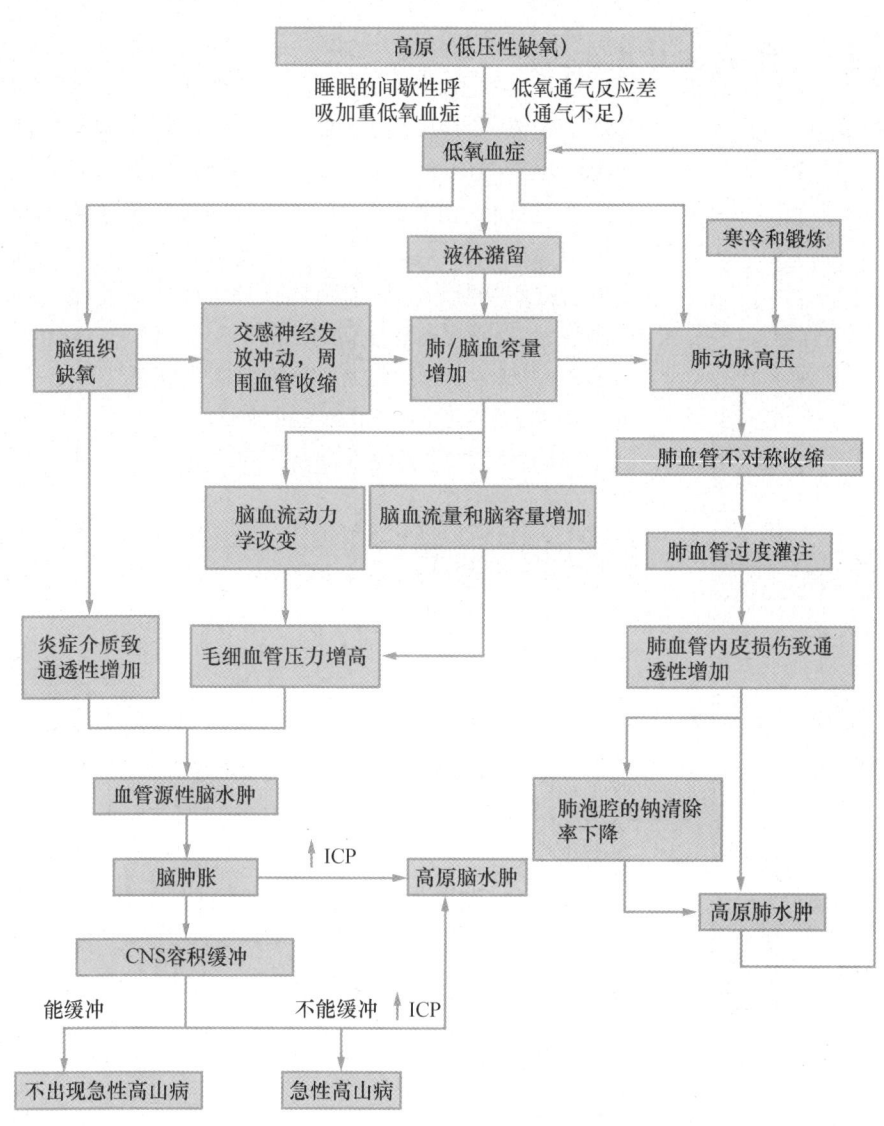

图 142-3 急性高山病、高原肺水肿、高原脑水肿的发病机制。CNS，中枢神经系统；ICP，颅内压。

灌注的[43]。所以，单侧肺血管的过度灌注损伤也参与了高原肺水肿的发病。

降低肺动脉压力可以预防高原肺水肿，也提示了高原肺水肿患者肺动脉压是增高的[44]。肺动脉高压和炎症反应都参与了形成血管渗漏，但是，肺动脉高压在其中起主要作用。肺动脉压力增高后，机械性的血流剪切力引起了血管内皮的损伤和膜通透性的改变[42]。炎症反应是过度灌注损伤的继发反应[38,45]。一旦血管渗漏，肺泡液积聚，清除肺泡液的钠通道障碍，肺泡内钠潴留，出现高原肺水肿[46-48]。β肾上腺素能受体激动剂（beta-adrenergic agonists）和吸入型β受体激动剂能使肺泡液的清除率提高，所以能预防和治疗高原肺水肿[48-49]。

感染也是高原肺水肿的危险因素。行程中出现的呼吸道感染，之所以能增加高原肺水肿的发病率，可能与感染使肺血管内皮对机械损伤更"敏感"有关；儿童呼吸道感染后，更容易出现高原肺水肿[50]。

急性高山病和高原脑水肿的发病，与中枢神经系统功能障碍有关。发病可能与脑血流动力学的改变和炎症因子的作用有关[51-52]。低氧血症时，血管扩张致脑血流和脑血容量增加[53-54]；血管的自身调节功能障碍，毛细血管床的压力增高，出现血管源性脑水肿[27,55,56]。剧烈运动不仅引起血压升高，还能进一步损伤脑血管，引起毛细血管渗漏。对于易感人群而言，血管扩张、血管源性脑水肿和相关的颅内压的改变，引起颅内结构的改变，导致颅内痛觉感受器所在区域结构被拉伸或者受压，所以轻症的 AMS 患者出现头痛[57-59]。

另外，血管源性水肿不仅与低氧有关，还有可能与炎症因子有关。血管内皮生长因子（vascular endothelial growth factor）、诱导型一氧化氮合酶（the inducible form of nitric oxide synthase）、反应性细胞因子（reactive cytokines）和自由基都可以调节脑血管内皮细胞的通透性。但是，这些炎症因子在高原病中的发病机制仍不明确[60-63]。高原脑水肿患者磁共振成像（MRI）的变化，与血管源性水肿变化相符合，都有

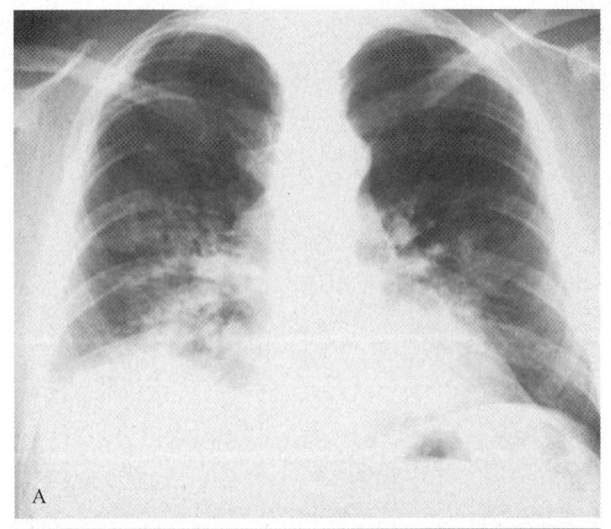

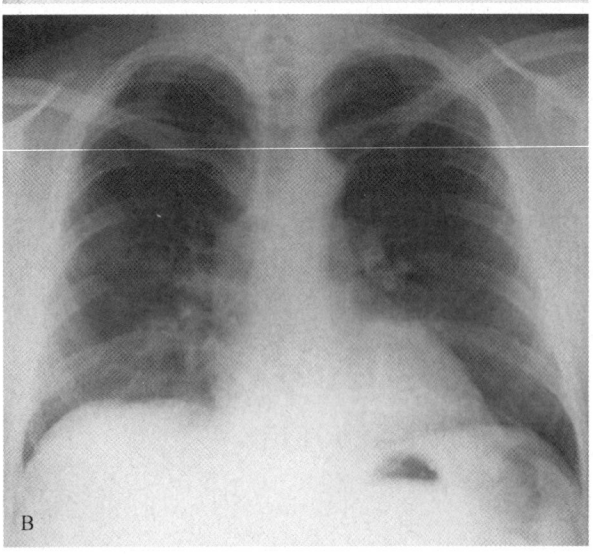

图 142-4　高原肺水肿患者的 X 线胸片。**A**，治疗前。**B**，治疗后。（Courtesy of Richard Nicholas, MD.）

共同的脑白质改变（图 142-6）[64]。血管源性水肿也会引起急性高山病。所以，机械因素和炎症因子共同破坏了血脑屏障[53,65]。

MRI 显示，严重急性高山病者也存在细胞毒性脑水肿[66,67]。细胞毒性脑水肿主要与细胞缺血缺氧相关：钠泵的衰竭致细胞内钠离子增多，为了维持细胞渗透压的平衡，细胞内水分增加，从而细胞缺血缺氧。细胞内水分的增加可能不是高原脑水肿的主要发病机制，却能加重细胞缺血缺氧[64]。

低气压可能也有一定的作用。在平原从事的研究表明，暴露于低氧环境的受试者不会出现急性高山病；但是在低氧低气压环境中却易出现急性高山病[68,69]。尽管微气泡的形成和液体潴留可能是其发病机制，但低气压的作用机制仍不清楚[69]。

无论是否易感高原病，机体在低氧和高原环境时都会产生相应的调节适应反应。Hackett 同意 Ross 提出的"紧密配合（tight fit）"假说：大脑的缓冲空间和脑脊液量的改变（cerebrospinal fluid，CSF），在决定哪些个体发生高原病中起到重要的作用。脑血流增加后，脑体积也随之而增加，机体做出相应调整，使之可以缓冲颅内压立即升高。即当脑体积增加时，脑脊液通过枕骨大孔转移到椎管内；同时，脑脊液在蛛网膜绒毛中不仅吸收增加，而且生成减少。如果颅内和椎管内缓冲脑脊液的能力差，顺应性低，就能出现许多症状，首先从轻度脑水肿开始（例如，急性高山病）。这个假说既可以解释急性高山病的发病，又可以解释急性高山病的先天易感性[53,70]，而且还得到了 MRI 和 CT 的影像学支持[53,70,71]。

急性高山病

临床表现

轻症急性高山病的症状与一些病毒感染、宿醉或者单纯的身体疲劳很相似，很容易被误诊。近期去过高原地区的患者，出现类似症状时，首先要考虑急性高山病。

诊断急性高山病应具备的条件：近期去过高原，最少停留数小时以上，有头痛的主诉，再加上至少一项下列症状：肠胃不适（厌食、恶心或呕吐），全身无力、疲乏、眩晕或轻度头痛，或者失眠（框 142-2）[72]。头痛呈搏动性，一般位于双颞侧，程度轻重不等，夜间或者睡醒时突然加重。伴或不伴呕吐的厌食和恶心也较常见。间歇性呼吸可以影响睡眠，急性高山病时这种睡眠障碍更加明显。这些症状，在到高原后数小时即出现，一般在 24 至 48 小

框 142-2　急性高山病

发病率：随海拔上升的速度各异，12%～67%；海拔 8 000 英尺以下，很少发病，绝大多数发生于海拔 10 000 英尺以上、登山速度快的患者

症状和体征：头痛、纳差、恶心、乏力、眩晕，睡眠障碍

治疗：轻症患者，症状可自行缓解，无需特殊治疗；就地止步、停止登山、休息；乙酰唑胺缓解高原反应，阿司匹林或对乙酰氨基酚用于治疗头痛；丙氯拉嗪缓解恶心症状；条件许可时，尽可能吸氧；上述治疗干预后，症状若仍持续甚至恶化，必须转运回低海拔地区；重症患者，予地塞米松

预防：放慢登山的速度，留足够的时间适应高原反应；低纤维、高碳水化合物饮食，避免吸烟或饮酒；如果必须快速登山或者有复发的急性高山病病史的人群，应用乙酰唑胺

时内最明显，然后逐渐消失。绝大部分人的症状在第三到第四天就基本消失。症状不消失的人应该立刻转回低海拔地区，否则会产生更多更严重的症状。

婴幼儿表现为哭闹增加，嬉笑减少，食欲下降及睡眠障碍等[8]。但就儿童而言，这些症状并不典型，因为打乱日常生活规律都能使他们哭闹。除此之外，与一些其他的儿童急症也相似。因此，一旦怀疑婴幼儿合并感染或者其他严重疾病，应立即转到低海拔地区，以免与高原病混淆。

轻症急性高山病患者，体检无特异性改变。尽管劳力性呼吸困难在高原很常见，但是静息状态下的呼吸困难却是高原肺水肿的早期征象，需要仔细排查肺水肿。同样，任何小脑功能障碍的表现，如轻微的共济失调或者精神异常等，都是高原脑水肿的早期征象。

处理

治疗原则：一旦发病，就坚决止步。就地止步、休息可帮助适应环境从而改善症状；继续攀登则加速病理改变，引起严重后果。神经功能异常（例如共济失调或心理状态的改变）或严重肺水肿，提示病情凶险，应立即返回低海拔地区。

轻症患者，就地止步、休息，直至适应环境即可。可能需要1至4天。若病情恶化或就地止步、休息及药物干预皆无效，应立即返回低海拔地区。绝大多数患者，海拔下降1500至3000英尺即可有效逆转。除非症状得到改善，否则应继续向低海拔处返回。返程途中，要尽可能地保留体力，减少体力消耗。

吸氧可改善症状，其中包括睡眠时低流量吸氧（1~2L/min）。因为氧气瓶太重不方便携带，所以野外很难办到，只有在出现严重的高原病症状时才能吸氧。而在度假村的旅馆或公寓里，吸氧就容易得多。高压氧治疗，可以达到与降低海拔相似的效果，对改善症状也同样有效。

轻症患者的头痛、恶心、失眠，药物可干预。阿斯匹林、布洛芬和对乙酰氨基酚治疗头痛有效。麻醉镇痛药会抑制睡眠期间的低氧通气反应和呼吸，所以不能使用麻醉性镇痛药。与其他止吐剂不同，丙氯拉嗪不仅可以治疗恶心、呕吐，还可改善低氧通气反应。

呼吸节律不齐并发的失眠症，可以用呼吸兴奋剂乙酰唑胺治疗[73]。乙酰唑胺62.5~125mg睡前服用，可有效预防呼吸节律不齐并治疗失眠症。因为苯二氮䓬类药物和其他镇静催眠药会降低肺通气，所以不能使用。不仅如此，在高原应用地西泮，有时还会产生焦虑、幻觉和定向障碍。即使在低海拔地区无不良反应，在高原应用地西泮，也会出现不良反应[74]。但也有一些研究表明，在高原地区，单独应用低剂量苯二氮䓬类或与乙酰唑胺联合应用是安全的[75-78]。非苯二氮䓬类睡眠药物（zolipedem和扎来普隆）不会抑制肺通气，对急性高山病相关的失眠症治疗有效[79]。

乙酰唑胺可缓解高原反应。在发病早期，乙酰唑胺250mg bid治疗有效[80-81]。儿童急性高山病的治疗还不清楚，但是乙酰唑胺同样有效[82]，剂量一般为2.5mg/kg bid，最大剂量250mg。

乙酰唑胺是碳酸酐酶抑制剂，促进肾排泄碳酸氢盐，引起代谢性酸中毒，从而增加肺通气和改善氧合。所以，乙酰唑胺可以纠正间歇性呼吸导致的低氧血症，改善睡眠，减轻水肿。另外，乙酰唑胺使脑脊液的生成减少，从而降低颅内压。乙酰唑胺还能预防颅内压增高。除此之外，乙酰唑胺还有其他作用：调节呼吸的化学感受器样作用，调节脑血流，松弛平滑肌，促进肺泡液吸收[83-84]。

乙酰唑胺最常见的不良反应包括感觉异常和多尿。恶心、嗜睡、耳鸣和暂时性近视，比较少见。碳酸酐酶抑制作用可以引起味觉异常，改变包括啤酒在内的碳酸饮料的味道。乙酰唑胺是非抗生素类磺胺化合物。通常，对磺胺类抗生素过敏的个体，乙酰唑胺不会过敏。但也有10%左右的对磺胺过敏者，乙酰唑胺也过敏[85]。若情况允许，登山前给予对磺胺过敏者乙酰唑胺试验性用药。哺乳期妇女和孕妇应避免使用乙酰唑胺。

地塞米松治疗也有效，初始剂量为8mg，然后4mg每6小时一次[86]。地塞米松没有明显的不良反应；但是一旦停药，症状即反复。尽管地塞米松能缓解AMS症状，但是却不能克服高原反应。一部分人建议同时使用乙酰唑胺和地塞米松，以克服高原反应[87]。目前其作用机制仍不明确。已经明确的是，地塞米松除了能抗炎、减少脑血流[88]，还能抑制血管内皮生长因子（vascular endothelial growth factor，VEGF）[60]。除此之外，它还能使机体产生欣快感，缓解急性高山病症状。通常，对乙酰唑胺过敏或严重的高原病患者可以应用地塞米松，特别是为顺利转运患者回低海拔地区时。

预防

一般而言，轻症高原病的症状不明显，是能耐受的。但是，这些症状仍会使人感觉不快、疲劳，以致不能继续旅行、工作或度假。据报道，近50%的AMS患者活动量有所下降[5]。

放慢登山的速度，留足够的时间适应高原反应，是预防高原病的最佳办法；然而，大多数度假者时间有限，放慢行程速度是不可能的。行程中，露营处的海拔位置非常重要。理论上，第一晚露营处的海拔位置应在9000英尺以下，随后每天的海拔上升幅度不超过2000英尺。当海拔高于10000英尺以上时，海拔上升幅度每增高3000到4000英尺，都应该多留宿一天。如果行程起点就在海拔10000英尺以上，每到一处，就需要三天的时间来适应高原反应，才能继续登山。白天行至高海拔处，晚上则返回到较低海拔处露营，也有助于克服高原反应。

轻到中度的运动量有助于适应高原反应，然而，剧烈运动就加速了AMS的病程[32]。另一条值得推荐的经验，补液有效。尿量正常和尿液相对澄清（未浓缩）都提示饮水量充足。一些旅游手册建议补充液体，但缺乏有效证据证明其科学性[89-90]。而且，饮用过多的游离水将会导致低钠血症，并可能使高原病变得更复杂。

有些情况下，如在高原机场着陆或派遣救援队到高原地区，都是要求在短时间内着陆，不可能有时间去适应高原反应。而且，登山者的登山速度通常要比建议的速度更快，而有些人即使是放慢登山速度仍会出现AMS症状。若已知对AMS存在易感性或不可能有机会去缓慢适应环境者，应预防性使用药物。

大量研究表明，成人应用乙酰唑胺，可有效预防AMS[3,4,91]。低剂量乙酰唑胺和高剂量乙酰唑胺，同样有预防作用，但低剂量乙酰唑胺不良反应更少。最佳剂量一直备受争议。许多研究表明，登高前24小时服用乙酰唑胺250mg bid，到达高海拔地区后继续服用两天，可有效预防AMS。为了避免副作用，建议使用低剂量乙酰唑胺。有的研究表明125mg bid的乙酰唑胺可起预防作用，而在有的研究中，情况却不是这样[92-93]。尽管尚未被研究，预防儿童AMS的乙酰唑胺的推荐剂量，2.5mg/kg bid，每天最大剂量不超过125mg，这种根据体重计算剂量的方法也许能减少青少年的药物副作用。

地塞米松也能够预防AMS[88]。最小有效剂量是4mg q6h[94]。地塞米松停药后，一些患者AMS会复发。地塞米松并不能消除高原反应，但能减轻恶心，改善情绪。在多数情况下，地塞米松应是作为治疗用药，而非预防用药。短时间内快速到达高海拔地区的军队或者救援人员，以及乙酰唑胺过敏者，可预防性使用地塞米松。乙酰唑胺和地塞米松两者联用，比单一用药更能预防高原病[87]。

银杏（Ginkgo biloba）有抗氧化作用，也被建议用于AMS的预防性治疗。尽管一些小型研究认为银杏有效，但是一项设计严密的研究却证明银杏无效[95]。

就救援人员而言，吸氧是一种有效的预防方法。施救过程中，必须有足够的氧气以确保团队成员的安全。遇到不利的天气或地势阻碍时，救援人员无法及时到达，空投氧气袋也行。

高原肺水肿

高原肺水肿（high-altitude pulmonary edema, HAPE）是重度高原病中最常见的致命疾病（框142-3）。海拔10000英尺以下，不常见；但是在海拔8000英尺时，不仅会出现，还会致命。在海拔8000至10000英尺的地区，高原肺水肿通常与剧烈运动有关；但在海拔更高的地区，即使休息或轻微活动，也可能出现HAPE[36]。

有些人就是容易出现HAPE，一旦海拔上升，就会出现。更为罕见的先天性单侧肺动脉缺如者，其本身的解剖异常加重了肺动脉缺氧，即使海拔上升幅度低于预期，HAPE仍反复发作[43]。一般而言，HAPE只在行程中发病一次，治愈后即可再返高原地区。相反，之前无高原反应者，登山过程中也有可能发病。

长期在高原居住的人群，低海拔地区旅行后返回

框142-3　高原肺水肿

发病率：随着海拔不同，发病率从1%到15%不等；8000英尺以下较少见，14500英尺以上多见；一般在到达高原2~4天后发生

症状与体征：安静状态下呼吸困难、咳嗽、疲劳、头痛、食欲减退、发绀、肺部啰音、呼吸急促、心动过速

治疗：轻症患者卧床休息即可恢复；中度症状患者应卧床休息，如果具备临床监护条件，可辅助吸氧；重症患者应予吸氧并转运至低海拔，条件允许可行高压氧治疗；如果没有氧气或不能转运，应给予硝苯地平10mg q4~6h，或者给予30mg缓释片后10mg q12h。他达拉非10mg q12h（未经研究证明）；吸入β受体激动剂

预防：缓慢上升和识别AMS早期症状，在HAPE发生前应停止上升；既往有HAPE病史，应在上升过程中予硝苯地平缓释片20mg q8h，持续3天（监测低血压）；或在上升时予他达拉非10mg q8h；或在上升前2天予地塞米松8mg q12h；吸入β受体激动剂；乙酰唑胺可能有效

AMS，急性高山病；HAPE，高原肺水肿。

高原时，可能会出现肺水肿。这种现象称为回程 HAPE（reentry HAPE）。回程 HAPE 发病率尚未统计；然而，儿童和青少年更多见，且发病率比普通登山者的 HAPE 发病率更高[96-97]。这种儿童对 HAPE 易感性，可能是肺血管反应性和紧张性增加的结果。

临床表现

一般在抵达高原后的两至四天发病。多数在第二天夜间发病；发病快者，数小时即出现症状。早期表现为活动性呼吸困难、疲劳明显，体力恢复慢，干咳等。同时，还有急性高山病的相关表现。

常在夜间加重，动则喘甚，休息亦无法缓解。休息时的呼吸困难，常预示着肺部病变严重。此时，咳出大量清亮、稀薄的痰液，严重时咯血。随着病情的加剧，脑水肿或严重低氧血症都可导致中枢神经系统功能紊乱，如共济失调和精神改变。如果没有及时吸氧或转回低海拔地区，会出现昏迷，甚至在几小时内死亡。

轻症 HAPE 患者，肺部可闻及少许啰音，多出现在右肺中叶，从单个肺叶啰音衍变为两个肺叶啰音，然后弥漫至双肺，不用听诊器也能听见干啰音和水泡音。由单纯的甲床发绀发展为严重的中央性发绀。病情加重后，呼吸急促和心动过速更加明显。常见体温升高，偶可伴随呼吸道感染，儿童呼吸道感染多见[50]。

辅助检查

X 线胸片可帮助判断病情，表现为分布不均匀的浸润影。轻者可见单侧肺浸润；然而，双肺浸润多见，尤以右中肺野最常见（图 142-4）。胸腔积液不多见，病情严重者可出现。胸片的水肿程度大致反映了病情的严重程度。HAPE 不会出现心源性肺水肿的典型表现，如心影增大、蝙蝠翼状浸润影、K-B 线等。

治疗后，HAPE 的胸片迅速恢复正常；一些轻症患者，胸片在 4~6 小时即正常，大多数在 24 小时内恢复。重症患者即使临床症状已经缓解，胸片的表现也将持续两周。

心电图检查可显示心动过速及右心负荷加重，包括电轴右偏，异常 P 波，胸前导联的高 R 波，肢体导联的 S 波[36]。血流动力学显示肺血管阻力增高，肺动脉压上升，而肺楔压正常。超声心动图示，肺动脉压增高，肺血管阻力增加，左室功能正常[35]。

鉴别诊断

肺炎的症状及体征与 HAPE 相似，因此易被误诊为 HAPE。高原肺炎的发病率和病原学还不清楚，但是到高原的人群因 T 淋巴细胞受损而易感染[98]。一旦出现与肺炎类似的症状，先按 HAPE 治疗。HAPE 和肺炎诊断难以鉴别时，予以经验性抗生素治疗。因为高原存在轻度的免疫抑制，所以严重的感染性疾病不仅需要氧疗，还要转回低海拔地区[98]。

高原性支气管炎和咽炎常见。干冷的空气经过上呼吸道黏膜，导致黏膜炎症。可见大量的呼吸道分泌物，而抗生素治疗无效；可能会出现严重的咳嗽痉挛，需要可待因镇咳。其他的治疗方法包括补充液体，含片和雾化对症处理。

高原出现的肺栓塞，可以致死[99]。血细胞比容升高和脱水，使血液黏滞性增高；再加上海拔高度的影响，故呈高凝状态。在帐篷内，身体受睡袋束缚，出现静脉血淤滞，这也是深静脉血栓形成的致病因素之一。肺栓塞的症状和体征与 HAPE 患者类似，然而，血栓性疾病发作更迅速，胸膜炎性胸痛更明显。

处理

在偏远地区，由于供氧困难、医疗条件匮乏，HAPE 确诊后唯一可行的治疗方案，即立即转回低海拔地区。延误转移或原地等待救援都是致命的。海拔下降 1500 到 3000 英尺，患者就可以迅速恢复。恢复者可在 2 或 3 天后再次回到高海拔地区。

治疗过程中，为避免寒冷或运动诱发的肺动脉高压，保暖和休息也很重要。轻症者，卧床休息 1、2 天即可，无需转回低海拔地区，也无需吸氧。吸氧可加速痊愈。如果卧床休息再加上充足的吸氧，中度患者也无需转回低海拔地区。但是，只有有经验的临床医师才能决定患者是否需要转回低海拔地区。

如果遭遇不利的地形或者天气因素，患者不能立即被转回低海拔地区时，吸氧（或高压氧）就成为唯一可行的治疗措施。此时，救援人员应空投氧气包。重症患者高流量面罩吸氧（6~8L/min），直到症状改善；恢复或转移到低海拔区后，再低流量吸氧。持续正压通气比普通吸氧有效[100]。

当氧气不多时，可予高压氧治疗。高压氧产生的气压近似于低海拔处的气压[101]。一些轻型（约 15 磅）软体便携式高压氧舱，可以通过人工加压控制

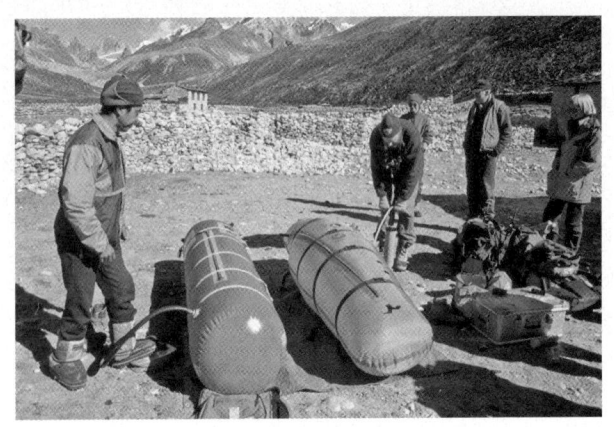

图 142-5　Gamow bag（左）和 Certec bag（右）：轻便、便携式高压氧舱。附带的脚踏式压力泵。（Courtesy of Thomas Dietz, MD.）

（图 142-5）。这些氧舱可产生高于环境 103mmHg（2 磅/平方英寸）的压力。在中等海拔处，它产生的气压类似海拔降低 4000 到 5000 英尺时的效果；在珠穆朗玛峰上，则可产生海拔降低 9000 英尺的效果。这些设备可以帮助挽救 HAPE 和 HACE 患者。高压氧舱治疗几小时后，一些行动不便的患者便可自行转移到低海拔地区[102]。

降低肺动脉压、肺血流量、肺血管阻力，或者促进肺泡液清除的药物，亦有一定的疗效，但却不及吸氧和转移有效。可以予呋塞米 80mg bid；呋塞米首次用药与吗啡合用，利尿效果更好，症状改善更明显。一些观点认为，呋塞米的利尿效果对治疗不利，吗啡的呼吸抑制副作用会加重低氧血症[36]。相反的观点则认为，在严重 AMS 伴抗利尿阶段，这种治疗方法不会出现不良反应[103]。

尽管呋塞米有效，但是肺血管扩张剂已经取代了呋塞米。不能吸氧或转移时，硝苯地平特别有效[35,104]。硝苯地平并不改善肺部的血流动力学，即使同时吸氧也不会产生累加效果[35]。硝苯地平 10mg，4 到 6 小时服一次；或者硝苯地平 10mg 后，缓释型硝苯地平 30mg qd 或 bid。舌下服用后的 15 到 30 分钟内可改善症状[104]。要防止硝苯地平后低血压。

磷酸二酯酶-5 抑制剂能预防 HAPE，且很少引起低血压，但是在治疗方面还有待研究。β受体激动剂可以提高肺泡液清除率，吸入型β受体激动剂预防和治疗 HAPE 都有效[48-49]。

安置

轻、中度患者，吸氧、休息和仔细观察病情即可。度假村的医生在中等海拔区观察吸氧的患者，以确保氧合充足。这些患者随后被送回他们的旅馆，并充分吸氧，观察症状的转归。重度或轻度患者吸氧后不改善，应立即转回低海拔地区。通常降至较低海拔后可迅速恢复，但需在急诊室观察。低碳酸血症、碱中毒和 HAPE 的影像学改变可持续几天。吸室内空气时，患者 SaO_2 在 90% 以上，同时临床症状明显改善，才能出院。如果患者乘飞机回家（机舱压力相当于约 8000 英尺），建议在返程前增加氧疗的时间。心脏听诊发现杂音时，应鉴别其是否合并会增加肺血管阻力的瓣膜性心脏病。幼儿出现 HAPE 发作后，要鉴别其是否合并先天性心脏病。

预防

无论何种高原病，最有效的预防措施都是：保证充足的时间缓慢登山，以克服高原反应；一旦出现症状，立即止步不前。既往有 HAPE 病史者，到达高原的前两天，应避免剧烈活动。既往有 HAPE 病史者，应预防性治疗。乙酰唑胺可有效预防 HAPE；动物实验亦证实，其可有效缓解缺氧性肺血管收缩[105-107]。非特异性肺血管扩张剂硝苯地平，出发前服用 20mg（缓释剂）tid，到高原后继用 3 天，能有效预防 HAPE 复发[108]。磷酸二酯酶-5 抑制剂是选择性肺血管扩张剂，可增加环鸟苷酸的活性。西地那非（sildenafil，40mg q8h）和他达那非（tadalafil，10mg q12h）都可预防 HAPE[44,109-111]。较钙通道阻滞剂而言，磷酸二酯酶-5 抑制剂很少引起全身性低血压，所以优点更明显。出发前，提前两天服用地塞米松（8mg q12h）也可预防 HAPE。地塞米松通过降低肺动脉压，达到预防的目的[44]。

高原脑水肿

在高原病中，高原脑水肿（high-altitude cerebral edema，HACE）是最少见的，但也是最严重的。它大多出现在海拔 12 000 英尺以上，但也有出现在 8200 英尺的死亡报道。轻度 AMS 可发展为严重的 HACE，并在 12 小时内出现昏迷。通常，病程的第 1 到 3 天最严重，但也有可能在第 5 到第 9 天最严重（框 142-4）[112]。

临床表现

高原脑水肿有特征性的大脑功能障碍的表现。通常，会有严重的 AMS 症状（如头痛、疲劳、呕吐）和高原肺水肿症状（如咳嗽和呼吸困难）。HACE 的特殊症状，包括共济失调、癫痫大发作、言语含糊、

> **框 142-4　高原脑水肿**
>
> 发病：少见，发病率低于1%或2%，一般与严重的AMS和HAPE相伴随
>
> 症状与体征：共济失调、剧烈头痛、恶心呕吐、精神状态改变、癫痫发作、昏迷
>
> 治疗：立即转运至低海拔地区；在等待转运的过程中，应予以吸氧、卧床休息、地塞米松、高压氧治疗

AMS，急性高山病；HAPE，高原肺水肿。

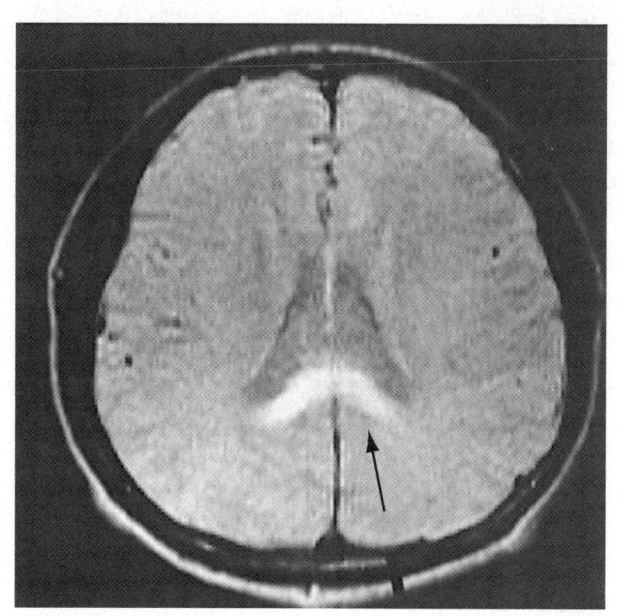

图142-6　患有高原肺水肿的登山者的质子加权磁共振成像扫描图像。箭头显示在胼胝体压部显著增加的信号（水肿带）。（Courtesy of Peter Hackett, MD.）

精神改变，极少数患者可出现局灶性神经功能受损。精神改变包括轻微的情绪不稳或意识模糊，到幻觉、昏迷，甚至濒死状态[112]。HACE患者的MRI符合血管源性脑水肿的白质改变（图142-6）[64]。

意识改变和小脑共济失调，是最早出现的特异性症状，可以帮助早期诊断HACE[113]。共济失调，反映了小脑对缺氧非常敏感。一旦出现共济失调，就必须立即转回低海拔地区。视网膜出血很常见，但常单独发病。颅内压增高时，出现视乳头水肿，偶尔还会出现脑神经麻痹。一般很难鉴别HACE和脑卒中。尽管很少见，但是也有在不伴有高原病的情况下，出现脑血栓形成和短暂性脑缺血发作[114-115]。如果没有其他高原病的症状，或按高原病适当治疗后仍不缓解，就要考虑是否合并脑血管病。

处理

早期诊断和转回低海拔地区是治疗HACE的关键。如果条件允许，予高流量吸氧。激素能预防神经功能损伤，故推荐使用类固醇激素。地塞米松的初始剂量为8mg，4mg q6h维持用药，静脉或肌内给药。轻症者可口服。

严重意识障碍者，需要气管插管和呼吸机过度通气降颅内压。利尿剂（如呋塞米）和高渗溶液（如甘露醇）能够降低颅内压。许多HACE患者液体摄入不足，所以利尿剂效果差。

高压氧有效，它可以暂时缓解症状，同时也是一种自救方式。相反的，患者即使转移至低海拔地区，仍会昏迷几天，此时单纯依靠高压氧治疗只会延误患者的综合性治疗。

神经系统后遗症如共济失调、认知障碍，会持续较长时间。登山者即使在登顶后没有出现HACE的临床症状，也会出现短暂和长时间的神经行为异常[116]。有些后遗症会持续一年。因为高原脑水肿会有神经损伤的后遗症，所以必须将其早期诊断。早期治疗，一般预后较好；昏迷后再治疗，死亡率将超过60%[117]。

高原视网膜出血

高原视网膜出血（high-altitude retinal hemorrhage，HARH）是游客在高原最常出现的视网膜疾病[118]。尽管低海拔地区亦能出现，但是海拔17 500英尺以上最常见[119]。

多数患者无症状，只有通过视网膜镜检查才能发现，所以发病率尚不清楚。通常，轻症AMS不会并发视网膜出血，但它的发生有可能与剧烈运动有关。无论海拔多高，只要出现严重的高原肺水肿或高原脑水肿，都会出现视网膜出血[119]。

眼底出血多见于视乳头周围，但是通常不会累及黄斑（彩图142-7）。具有自限性，2到3周即可自行吸收。如果出血累及黄斑，中心视力丧失将会持续几年，然后逐渐吸收。有时，视野缺损会持续不缓解。既往有视网膜出血史的患者更易发生。一般而言，只要病变不累及黄斑区，HARH患者就能重返高原。

高原对慢性病的影响

中到重度的慢性阻塞性肺疾病（chronic obstructive pulmonary disease，COPD）和冠心病患者，一旦进入高原的相对缺氧环境，病情就会恶化。他们更难适应环境，容易出现高原疾病。表142-1总结了慢性病患者到高原旅游的风险。

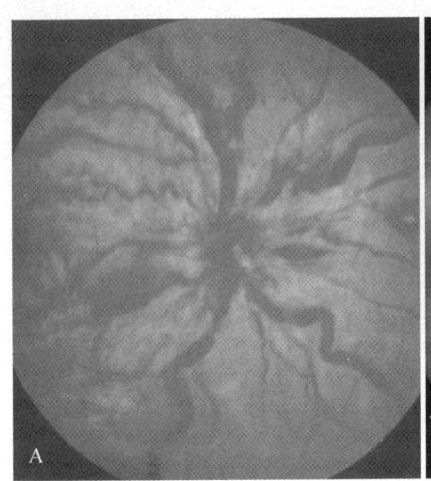 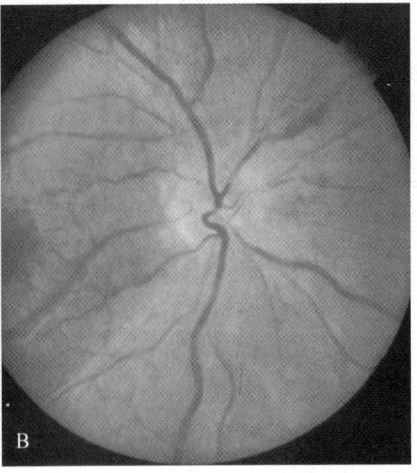

彩图 142-7　高原性视网膜出血。**A**，急性；**B**，消退一周后。（Courtesy of Charles Houston, MD.）

呼吸系统疾病

COPD 患者到达中度海拔地区时，会出现解剖和生理的改变，从而继发低氧血症、睡眠呼吸暂停、肺动脉高压和通气障碍。COPD 是 AMS 的危险因素[5]。海拔 8 000 英尺以下，健康人不睡觉时的血氧饱和度都在 90% 以上，而 COPD 患者在更低的海拔区域血氧饱和度就在 90% 以下。根据海平面水平低氧呼吸，预测的高原需氧量表的可靠性（表 142-1）尚未经临床证实。一组 COPD 患者到达海拔 5 000 英尺处，血氧饱和度并没有明显地降至 90% 以下；另一组 COPD 患者在海拔 8 000 英尺处，严重的体循环不良反应没有出现[120]。高原环境引起缺氧性肺血管收缩，增加肺源性心脏病的发病率[121]。例如，在科罗拉多州，COPD 的发病率较低，但是死亡率却高于肺气肿[122]。COPD 患者到达中度海拔区时就应吸氧，尤其是那些在平原已经吸氧，或呼吸困难或疲劳更加明显的患者。脉氧仪可以提示是否需要增加吸氧量。

另一方面，因为高原的过敏原、污染物和气体湍流有所减少，哮喘患者很少发病。尽管高原的血氧饱和度会有所降低，但哮喘很少加重。那些运动性哮喘的患者，即使在 5 000 英尺处锻炼，症状也没加重[123]。除此之外，AMS 在哮喘人群中的发病率没有增加[123]。哮喘患者在高原时，应继续以往的治疗，并自备急救药物，如支气管扩张剂和类固醇。

原发性或继发性肺动脉高压患者，容易并发 HAPE，原发性肺动脉高压患者更是 HAPE 的高危人群[124]。肺动脉高压病史明确者，应尽量别去高原。如果无法避免，应予以辅助吸氧。逗留期间使用硝苯地平缓释片（nifedipine SR），20mg bid，预防 HAPE[104]。磷酸二酯酶-5 抑制剂和类固醇也有效[44]。

表 142-1	有基础疾病的人群到高海拔地区旅游的风险
高原地区的常见疾病（无需吸氧）	
可能不会产生额外的风险	
年轻人和老年人	
健康和不健康	
轻度肥胖	
糖尿病	
既往的冠状动脉旁路移植术（无心绞痛）	
轻度慢性阻塞性肺疾病	
哮喘	
低危妊娠	
得到控制的高血压	
得到控制的癫痫发作	
精神疾病	
肿瘤	
炎症	
需警惕	
中度 COPD	
无症状肺动脉高压	
代偿性充血性心力衰竭	
病态肥胖	
睡眠呼吸暂停综合征	
严重心律失常	
稳定性心绞痛或冠心病	
高危妊娠	
镰状细胞遗传性状	
脑血管疾病	
任何原因导致的肺循环受限	
癫痫发作（未服用药物）	
放射状角膜切开术	
禁忌	
镰状细胞贫血（曾有抢救史）	
重度 COPD	
症状性肺动脉高压	
充血性心力衰竭失代偿	

Modified from Hackett PH, Roach RC: High altitude medicine. In Auerbach P. (ed): Wilderness Medicine. Philadelphia, Elsevier, 2007, pp 2-36.

心血管疾病

基础病为充血性心力衰竭、心绞痛、心律不齐或曾行冠状动脉旁路移植手术（coronary bypass surgery）的人群，很少在高原病中被提及。理论上，心肌病患者应尽量避免去高原。然而还没有研究报道，这些人群的死亡率在高原会增加。相反，定居在高原的人群因为代偿性血管形成或者动脉粥样硬化发生率的降低，很少发生冠状动脉疾病[125-127]。

一些研究发现高原急性缺氧时，确诊或疑似冠心病的老年人群吸低氧混合气体或者处于低压舱是安全的[128]。相反，Levine 和其同事的研究显示，老年冠心病患者在高原确实存在一些危险[129]。

到达高原的前 3 天，心脏病患者像其他游客一样，交感神经兴奋。心率和血压升高，增加心脏做功和心肌耗氧量，因此容易出现心律失常。尽管心律失常和 ST 段、T 波改变都有报道，但是这些心电图改变都不提示冠心病[128,130]。有限的数据显示，海拔 8 000 英尺以下，心源性猝死或心肌梗死的发病率并未增加。

第一次到高原，很少的心率增快和血压升高都会使心绞痛患者病情加重。即使是稳定性心绞痛患者运动后，发生恶性心律失常或不良心血管事件的概率也是不一样的[129,131]。22 名近期经皮冠状动脉介入或冠状动脉旁路移植手术的患者，在海拔 11 400 英尺处进行亚极量运动，尽管需氧量、心率和乳酸升高，但没有证据显示心肌缺血或心律失常[132]。因此，在中度海拔区域，心脏病患者的 AMS 发病率并不增加[5,15]。

不严重的稳定性冠心病患者，应缓慢登山，尤其是登山的前几天应限制活动量，并且连续服用抗心绞痛药和降压药。更为严重的症状性冠心病患者或者高危人群（射血分数降低，压力负荷试验异常，高度心室异位），都应该尽量避免去高原。只有做好预防措施，才能至中度海拔区。心衰患者要增加利尿剂剂量，以促进排尿和克服高原反应。尽管未经验证，乙酰唑胺对加速适应环境和预防 AMS、水肿都是有效的[107]。如果高原的工作量比海平面的工作量大，那么在到高原之前应该进行运动负荷实验[133]。

高血压

高原环境促使儿茶酚胺活性增高、交感神经兴奋，所以健康人群的血压和心率会轻度上升。这些改变出现在到高原的前几天，2 到 3 周最明显。随着时间的推移，即使仍停留在高原或已回到海平面，儿茶酚胺的活性和交感神经的兴奋性可由肾上腺素受体的下调而降至基线水平[134-135]。

普通人到高原后，高血压的发病率为 10%～25%[136]。无论是健康人还是高血压者，海拔 3 000 英尺处测得的血压无明显升高；但是当海拔升至 9 800 英尺以上时，血压和心率都会出现显著升高[137]。这表明，严重高血压患者只可去中等海拔地区。高原的轻度高血压，无需特殊治疗，因为血压很少会达到危险值，而且海拔下降后就会好转。尽管存在个体差异，高血压患者到达高原后的前几天要监测血压，并持续服用降压药。血压会急速升高和会停留数周的高血压患者，建议使用 α 受体阻滞剂、硝苯地平或血管紧张素转化酶抑制剂[138]。

镰状细胞贫血

从低海拔升至中度海拔（5 000～6 500 英尺）时，镰状细胞贫血的患者易受到低氧血症的影响。近 20% 的镰状细胞贫血和地中海贫血的患者，即使在加压的机舱内也会发生血管阻塞性危象[139]。因此建议镰状细胞贫血的患者，在航班上吸氧。

多数镰状细胞遗传性状的人群是无症状的，一旦脾缺血或脾梗死，这部分患者会出现左上腹疼痛。地中海居民的非黑人种族，比黑人更易出现脾梗死[140-141]。

妊娠

科罗拉多州和秘鲁的研究提示，高原地区的孕妇、胎儿和新生儿的并发症是提高的[1]。就体重而言，高原出生的婴儿比平原出生的婴儿轻。一直以来，高原的胎儿生长迟缓被认为是子宫动脉血流量减少所致。

妊娠诱发的高血压、蛋白尿和外周性水肿（毒血症和先兆子痫的临床表现）在高原很普遍，可能与孕妇低氧血症有关[142]。尽管高原的妊娠高血压综合征常见，但是没有证据显示自然流产、胎盘早剥或胎盘前置的发生率升高。

孕妇到中度海拔区旅行，还是比较安全的。但是到海拔 13 000 英尺以上、需在高原延长逗留时间以及有妊娠并发症的孕妇，在高原要注意安全。

放射状角膜切开术

尽管放射状角膜切开术（radial keratotomy）还未广泛开展，但该术后患者在高原时会出现视力变化。

这是低氧造成的角膜肿胀引起的，因为角膜氧供几乎是靠大气中的氧气供应的。正常的角膜中，这种肿胀是均匀的。但是放射状角膜切开术后，这种肿胀不仅会加速，而且还是不均匀的[143]。光屈性角膜切开术（photorefractive keratotomy）用激光将角膜削薄一层，无需手术切口，所以没有类似的问题。所以，放射状角膜切开术后的患者登上海拔9 000英尺以上时，需要佩戴一副屈光眼镜[144]。

重要概念

- 急性高山病的症状类似病毒感染的症状，包括头痛、恶心、食欲减退、疲乏以及失眠。
- 高原病的治疗原则：从症状出现直到症状缓解，患者应止步不前。
- 安静状态下呼吸困难是高原肺水肿的早期症状。随着病情恶化，呼吸困难加剧，休息也不可缓解。
- 小脑引起的共济失调是高原脑水肿的早期症状，一旦发现强制转回低海拔地区。
- 高原病的有效预防措施，包括乙酰唑胺预防AMS，硝苯地平或他达那非预防HAPE。乙酰唑胺过敏或顺利转运严重AMS患者，可以使用地塞米松。

本章参考文献请参见http://pumpress.bjmu.edu.cn/eduservice/3419.html

第143章 淹溺

David B.Richards and Andrew L.Knaut

黄兴 柴艳芬 译 寿松涛 校

概述

2004年美国有3 308人因意外淹溺（drowning）死亡[1]。全球范围内，每年约有500 000人死于淹溺，超过死于战争人数[2]。在美国，淹溺是第四位常见的意外死亡原因。在1～4岁及10～14岁儿童因损伤致死的首要原因中，淹溺仅次于车祸排在第二位[1,3,4]。幼儿和年龄较大的青少年因淹溺致死的危险最高，年发病率分别为0.0245‰和0.0147‰[1]。其中1岁以上男孩约占80%。种族起决定作用（虽然难以完全理解）：15～19岁黑人男性淹溺的年死亡率最高（0.0425‰），而5～14岁黑人儿童淹溺年死亡率超过同龄白人儿童3倍以上[1,5,6]。

非致命性淹溺少见。美国疾病控制与预防中心估计，美国死于淹溺的儿童中，每起淹溺事件中有5位接受急诊处理，其中半数需住院治疗[6]。据估计，在各个年龄组中，1～4例非致命性淹溺住院者中有1例死亡[7-9]。

淹溺损伤发生在家庭设施（如游泳池、热浴盆、浴缸、大水桶）和各种天然水域。回顾一年来美国死于淹溺20岁以下人群，55%未满1岁婴幼儿溺死于浴缸，近16%溺死于家用浴桶[5]。56%以上1～4岁儿童溺死于人工游泳池中，63%以上年长儿童溺死于天然淡水水域中[5]。在美国，淹溺发生有明确的时间规律，2/3儿童淹溺死亡发生在5～8月间，大部分淹溺损伤发生于周末12:00～20:00之间[7]。20岁以上淹溺伤害者常因水上运动或划船意外所致。

发病机制

定义

直到现在，描述淹溺损伤的术语尚不规范。过去认为，淹溺是指因浸没在液体里发生窒息于24h内死亡。近乎淹溺（near-drowning）是指淹溺后不论最终结果如何，至少存活24h以上者。2005年，世界卫生组织（WHO）出版了淹溺的新政策，进一步明确淹溺的定义，从而更好地统计全球范围内的淹溺损伤事件。淹溺定义为"因淹没/浸入液体中导致呼吸功能障碍的过程。"此外，WHO[2]还规定"溺水结果应分为：死亡、残疾、无残疾。此前使用的术语（如干性淹溺、湿性淹溺、主动淹溺、被动淹溺、沉默淹溺和继发淹溺）都不应再用。"因此，近乎淹溺这样的术语不应再使用，与此相关的致命性淹溺术语应弃用。

淹溺综合征特指突然接触至少低于体温5℃的水产生心律失常引起晕厥。该综合征发生机制可能是突然接触冷水刺激迷走神经导致Q-T间期延长及儿茶酚胺大量释放，继而发生心室颤动或心脏停搏，产生意识丧失导致继发淹溺。淹溺综合征的危险与身体和水之间的温差成正比。入水前润湿脸部和头部可能会阻止这一系列事件的发生。

危险因素

在水边饮酒是淹溺损伤或淹溺死亡的一项主要危险因素。30%～50%成年人和青少年淹溺与急性乙醇中毒有关[4,7]。一项关于划船致死（多由于淹溺致死）的研究表明，划船淹溺致死的危险性和血液中乙醇浓度有相关性。与清醒对照者相比，血乙醇浓度（BEC）1～49mg/dl时淹溺致死比值比（odds ratios）为2.8［95%可信区间（CI）：1.6，4.8］，而BEC 150mg/dl时为37.4（95% CI：16.8，83.0）或更高[10]。

游泳能力和淹溺危险之间的关系尚不清楚。尚无直接证据表明，游泳技术不熟练者更易发生淹溺。相反，游泳技术熟练者在水中长时间停留可能更易发生淹溺事件[11]。

许多疾病可能增加淹溺或淹溺损伤的危险。儿童和青少年痫性发作、自闭症及其他行为异常时，淹溺机会明显增加[12-14]。Q-T 延长综合征也是一个淹溺的危险因素。实验研究表明，浸于冷水中会使 Q-T 间期延长。调查一位患有 Q-T 延长综合征并已装置体内自动除颤器的 12 岁女孩跳海后发生心脏骤停的心电图变化表明，其跳海后 5 秒内首先出现 Q-T 间期明显延长，后序贯出现心室早搏复合波及室性心动过速[15,16]。这种现象或许可以解释很大一部分淹溺综合征和其他难以解释的淹溺损伤原因。

病理生理学

意外淹溺常会引起屏气、恐慌及挣扎浮出水面。随着缺氧和低氧血症进展，淹溺者开始吞水。难以屏气时，呼吸常可不自主地吸入液体。吸入液体的量决定随后发生的肺功能损伤程度，与吸入液体的成分无关。20世纪早期动物实验研究结果发现，吸入淡水与海水淹溺后电解质失衡、溶血和液体腔隙转移的发病机制不同。

近来研究显示，吸入水量超过 11ml/kg 可引起显著的血管血液的容量和成分异常。尸检研究发现，大多数溺水患者吸入水量少于 4ml/kg[17]。有人总结 91 例住院治疗的溺水患者，未发现需要紧急干预的明显电解质异常[18]。吸入 1～3ml/kg 淡水或海水即能破坏肺泡表面活性物质，导致肺泡塌陷、肺不张、非心源性肺水肿、肺内分流和通气-血流灌注比例失调[3]。严重缺氧后继而发生代谢和呼吸性酸中毒，导致循环衰竭和神经元损伤，最终导致死亡。

既往认为，10%～15% 淹溺死亡者并未吸入大量水。"干性"淹溺死亡原因可能是严重喉痉挛引起缺氧、惊厥所致，死亡时并无液体进入肺部。这一假说未能得到文献证实[19]。干性淹溺更恰当地反映除了单纯淹溺以外的死亡原因。

许多因素可能影响淹溺损伤患者的病理生理过程和存活机会，包括年龄、水温、低体温持续时间长短和程度、潜水反射及复苏效果。儿童体重与体表面积比较成人低，冷水浸没时较成年人更快出现体温降低且降温幅度较大。低体温能降低淹溺患者脑代谢率，在某种程度上起到神经保护作用[20]。尽管有对冷水淹溺依然长时间存活且神经功能完全恢复患者的引人注目的报道，通常低体温是预后不良的体征。冷水淹溺加速了体力的消耗、意识状态的改变和心律失常的发生。

婴幼儿和儿童淹溺时，潜水反射起到保护作用。淹浸引起的恐惧和面部浸入冷水将激活潜水反射，使血液流向心脏和大脑，继而发生呼吸暂停和心动过缓，使溺水者能够耐受较长时间的淹溺而无中枢神经系统损害[21]。

临床特征

症状和体征

大多数淹溺损伤有目击者。然而，幼儿常因看管失误发生淹溺。偶尔，在水域附近发现咳嗽、窒息或呕吐的患者时，可以提示淹溺诊断。淹溺者肺损伤体征明显，包括缺氧、发绀和明显的呼吸窘迫或骤停。不易引起注意的线索包括呼吸频率增快、肺内干、湿性啰音和哮鸣音，都可提醒医生会逐渐发生呼吸系统损害。淹溺患者通过吞咽进入胃内的水较吸入肺内的水明显增多，急救复苏时应用正压通气常会引起胃扩张，因此，60% 的淹溺患者出现呕吐[3]。胃内容物误吸大大加剧了肺部损伤的可能性，并使患急性呼吸窘迫综合征的可能性增加。此外，误吸的微粒（如泥浆、污水污染物、细菌）可能会堵塞小支气管和细支气管，大大增加了细菌和真菌感染的危险[22]。

淹溺患者发生中枢神经系统损伤后可出现从轻度昏睡到伴有双侧瞳孔散大固定的昏迷等症状。即使最初发现患者有神经病理学体征也不能排除神经系统有完全恢复的可能，通常淹溺或复苏时间超过 25min 的患者预后不良[23]。淹溺者中枢神经系统损伤是由于心脏骤停产生低氧和缺血及后续发生的脑血流再灌注损伤所致。复苏后炎症介质释放和氧自由基产生导致细胞毒性脑水肿、血脑屏障破坏、颅内压增高。脑动脉血管痉挛和血小板聚集增强引起脑大循环和微循环灌注障碍[21]。

心律失常可能引起淹溺损伤或为淹溺损伤的结果。低氧血症、酸中毒和低体温可能是发生心律失常（从室性心动过速、心室颤动到心动过缓-心搏停止）的主要因素。溺水者发生的电解质紊乱程度很少导致心律失常[18]。

淹溺损伤的其他后遗症可能包括急性肾损伤，约 50% 的患者是由于乳酸酸中毒和长时间低灌注所致，有些患者是由于横纹肌溶解所致[24]。低体温和弥散性血管内凝血导致的凝血病也可能发生。

影响预后的因素

有许多因素可预测溺水损伤后存活者的神经系统

功能是否能完全恢复。到达急诊室时血流动力学稳定的溺水者可能不会有神经系统损伤。提示溺水者预后不良的间接因素有年龄 3 岁以下者、淹溺时间 5min 以上及由水中救出 10min 以上方进行心肺复苏（CPR）者[3,25]。但是除年龄因素外，溺水者送至急诊室时，其溺水或心肺复苏时间都是难以了解或准确估计的。到达急诊室时溺水者预后不良的客观指标包括低体温、严重酸中毒、瞳孔对光反射消失、格拉斯哥评分为 3、心脏停搏或需要持续 CPR[3,26-29]。有些无神经系统后遗症的溺水存活者虽然存在上述不利指标，然而目前推荐的评分系统中尚未有利用这些指标显示出 100% 预测预后的能力[25,27,30,31]。

鉴别思路

遇到无反应的淹溺损伤患者时，应注意以下原因：药物中毒或乙醇中毒、心脏骤停、低血糖昏迷、痫性发作、自杀或谋杀。儿童溺水原因常为虐待和看护不力等。

有创伤病史的溺水者要注意有无头颈部损伤。一项关于华盛顿州 King、Pierce 和 Snohomish 郡 2 244 例淹溺损伤统计发现，仅 11 例（占 0.5%）患者有颈椎损伤，每例患者都有严重创伤的体征或车祸、从高处跌落或跳水史[32]。如无以上危险因素，溺水者无需常规颈椎固定。

诊断性研究

是否存在严重心律失常或 Q-T 间期延长必须进行心电监测和心电图检查确定。所有出现低氧血症、高碳酸血症和酸中毒的溺水者都应密切监测脉搏血氧仪（pulse oximetry）、二氧化碳图（capnography）和动脉血气。早期血肌酐和电解质正常时，也应再行监测血糖、血肌酐和电解质。除白细胞增多外，全血细胞计数多为正常。毒理学监测与否依溺水时具体情况而定。应对可能出现肾衰竭、肝衰竭和弥散性血管内凝血的情况进行实验室检查。

淹溺数小时内可出现肺浸润和肺水肿，最初 X 线胸片可能会低估肺损伤严重性。如无明确创伤或相关病情，起病初期检查脑部 CT 无明显益处。脑磁共振能预测淹溺损伤者神经系统预后，于 3～4 天后检查判断预后价值较为理想[31,33]。

处理

应迅速了解有关淹溺的重要细节。因为旁观者估计的淹溺时间多不准确，在大多数情况下应对无脉搏和无呼吸的患者进行紧急心肺复苏。临床出现严重低体温时常酷似死亡，有报道淹溺 66min 后的患者仍可恢复功能[34,35]。

无生命体征的溺水者，预后取决于 CPR 开始时间。即使在溺水者被救出水前，也应立即开始口对口辅助呼吸。待溺水者被救出水面放置于平整坚硬的表面后应立即进行胸外按压。对于溺水者应用 Heimlich 和 Patrick 提出的从肺内移除液体的手法无效，且有误吸危险的，并且延迟通气。怀疑有异物阻塞气道时可用此手法，否则不推荐使用[36]。

到达急诊后应行心电和持续血氧饱和度监测。对病情不稳定或昏睡患者应用低读数探头监测中心体温。对低体温患者行复温治疗能保持血流动力学稳定、改善精神状态。此外，必需床旁测定血糖和经验性使用纳洛酮治疗。有自主呼吸的患者需监测肺损伤指标。初始 X 线胸片变化不明显，即使在肺部发生严重进行性病理改变情况下也是如此。因此，对溺水者必须多次进行动脉血气分析检查。

根据临床表现及通气与氧合是否适当来决定是否进行气管内插管。明显的或进行性呼吸窘迫、缺乏气道反射保护、合并头胸部损伤都是气管内插管指征。$PaCO_2$ 分压超过 50mmHg，需行气管内插管和机械通气。高流量吸氧患者血氧饱和度低于 90% 或 PaO_2 低于 60mmHg 者需行气道正压通气，以增加功能残气量、降低肺内分流、改善通气/血流比例失调。清醒患者可使用面或鼻罩持续气道正压吸氧，但要注意可能会引起胃扩张、呕吐和误吸。否则，必须进行气管内插管和呼气末正压机械通气。行呼气末正压通气要检测血流动力学变化，因为该通气方式会增加胸腔内压，减少静脉回流和心排血量。头部静脉回流减少会阻碍脑血流灌注。

在急诊，对低体温溺水者行复苏治疗时中心体温升到多少度为妥尚无一致意见，持续复苏使中心体温至少达到 30～35℃ 可能最安全，因为低体温患者体温低于该范围无法诊断脑死亡。然而，中心体温参数不一定实用，因为脑死亡患者常呈低体温（poikilothermic）。

对淹溺损伤和可能发生的急性呼吸窘迫综合征应用糖皮质激素并不能改善预后[3,31]。同样，经验性使用抗生素并不能增加存活率，建议仅对少数在污水中淹溺、有感染体征或脓毒症溺水患者使用抗生素[3]。

在缺氧性脑损害中，诱导或容许性低体温以减少再灌注损伤是目前努力的焦点，但在淹溺损伤中尚未普遍应用。一对双胞胎幼童发生淹溺损伤后出现长时间的心脏骤停的案例报道指出，低温疗法有利于神经功能恢复，其中一例应用 72h 低温疗法存活并恢复正常神经功能。而另一例未应用该疗法虽亦存活但有明显神经功能障碍[37]。该篇报道和复苏文献研究表明，低温疗法对有些淹溺患者有重要作用。使用糖皮质激素、巴比妥诱导昏迷、积极利尿、神经肌肉阻滞和过度通气治疗并不能促进神经功能恢复，而且过度通气可能有害[21]。

处置

有症状患者必须住院治疗。有呼吸暂停、意识丧失或缺氧病史及有严重心律失常或胸片异常者也需住院治疗。到急诊室时已无症状、未吸氧而氧饱和度正常、胸片及动脉血气分析无异常者可留观 6h，病情稳定时再离院[31,38]。有必要对于患者延迟性肺部并发症的症状或体征进行详细交代，患者出院后最好由有经验的亲戚或朋友照顾。

预防措施

20 世纪 90 年代以来，美国淹溺病死率稳定下降[1,4,31]。据报告，英国淹溺损伤同样呈下降趋势[39]。虽然这种下降趋势确切原因尚不清楚，但与淹溺相关的公众预防意识提高、强调公众 CPR 教育、认识饮酒危害等因素使溺水死亡人数明显下降。美国华盛顿州 King 郡 21 年间对淹溺者纵向研究表明，饮酒引起的淹溺病死率降低 81%[3]。

对父母进行关于儿童溺水危险的教育在预防工作中起重要作用。对于在水边玩耍或住在水边的儿童缺乏监管是儿童淹溺致死的最常见原因之一，因此在这样的环境下要增强经常监督看护儿童的意识[9,40]。多数儿童溺水发生在自家游泳池[9]。多数情况下，孩子趁家里无人看护时，从离家最近一侧坠入无防护的游泳池中发生淹溺，无人听到溅水声或尖叫声[5]。美国儿科学会建议在住宅游泳池周边采取有效的护栏防护。一篇关于这种预防措施有效性的 meta 分析说明，在适当采取护栏防护的泳池与未采取防护措施的泳池相比淹溺死亡比值比仅为 0.27[40,41]。不幸的是，虽有立法要求安装适当的护栏，但很少有人依从，一项相关研究显示仅 40% 家庭遵从该法案。

游泳池上覆盖物难以起到防止溺水作用，反而对淹溺救治存在潜在危险。太阳能毯不能支撑一个孩子的体重，还会使其陷入其中，使其他人难以发现挣扎的溺水者。硬性的泳池覆盖物会使人以为其很牢固，孩子会试图在其表面行走，因此难以替代有效的四周防护护栏[40]。

医疗保健提供者是加强公共意识对上述措施重要性认识的重要资源。相关文献支持以下概念，急诊科关于淹溺预防教育，对于患者和家庭了解采取何种措施减少灾难性淹溺或淹溺损伤，起到了积极的影响[43,44]。

重要概念

- 淹溺损伤的液体（淡水与海水）性质与临床表现无明显相关；淹溺所致肺损伤和缺氧与吸水量、淹溺时间有关，与水性质无关。
- 有必要对淹溺者进行积极肺支持治疗，以获得良好预后机会。
- 在淹溺事件中，Heimlich 手法仅用于疑有气道异物阻塞的患者。
- 目前尚无预后指标或临床表现能准确预测远期神经系统的预后。淹溺时间较长、持续昏迷、血流动力学不稳定和瞳孔散大固定的淹溺者神经功能也可恢复正常。
- 过度通气、激素、脱水、巴比妥诱导昏迷、神经肌肉阻滞剂等治疗似乎不能改善预后。

本章参考文献请参见 http://pumpress.bjmu.edu.cn/eduservice/3419.html

第 144 章 放射损伤

Christopher B. Colwell and Vincent Markovchick

李菁 李士欣 译 寿松涛 校

历史回顾和流行病学

20世纪和21世纪迎来核能时代。核能主要用于和平工业和医疗，同时有着潜在巨大危险。尽管放射物和放射性同位素安全使用记录大体令人满意，但尚有1979年宾夕法尼亚州三里岛险些发生的灾难性事故、1989年前苏联切尔诺贝利核电站灾难性事故和1999年日本东海村铀处理厂灾难性事故隐患发生[1,2]。大量潜在的民用核污染已经和继续考验急诊医疗服务系统的救治能力。

唯一用于战争的原子能和核能是1945年广岛和长崎上空的原子弹爆炸。目前，许多国家武器库中拥有核武器，恐怖组织有可能获得并使用核武器。核反应堆废燃料能加工成制造核武器所需的钚，越来越多国家拥有制造核武器所需的原料，可用于制造小型、低当量战术核武器，也可用于制造百万吨级战略核武器。

随全球恐怖势力扩张，核武器制造技术和材料扩散，人们对那些流氓国家或恐怖组织使用核武器的担心也在增加。最令人担心的是"脏弹"（dirty bomb）的制造和爆炸。与制造难度较大的核武器相比，制造和引爆一枚"脏弹"较易，其最大威害在于可引发对放射性污染的普遍性恐慌。尽管脏弹爆炸所致死伤人数并未超过常规武器，但由于对辐射的过度恐慌，导致持续数月或数年进行疏散及清污工作。

制造脏弹的放射性物质可见于很多医院和大学实验室，例如治疗癌症的放射性同位素锶-90、钴-60、镭和铯-137。脏弹是在常规炸弹中加入放射性颗粒或粉末。引爆时，放射性物质会随着气流进入该地区。虽然这些放射性物质危害性极小，但会使人产生巨大恐慌心理[3,4]。

与化学或生物武器相比，核武器制造技术更难掌握，除非恐怖分子从现有武器库中获得该武器，其中包括某些发展中国家或前苏联某些地区丢失的核武器，否则其使用核武器的可能性极小。

核弹爆炸最初损害是冲击波机械效应引起的大规模常规性钝挫伤和穿透伤。接下来是热效应和灼伤，最后，部分患者发生电离辐射损伤。此外，核武器爆炸产生的放射性尘埃会进入土壤。由核武器爆炸带来的近期和远期破坏或损伤效应常难以想象（表144-1）[5]。

和平年代，核能事故包括放射源曝光和污染。放射源曝光包括医疗机构、工厂及实验室意外事故，使人受到超剂量照射。随着放射性材料运输频率不断增加，发生在运输途中的事故也在增加。急诊医生最为关注的是照射和污染后的急性反应。目前，正在对切尔诺贝利核事故的远期辐射效应进行大样本研究[1]。

表 144-1　半数致死半径与原子弹量级关系

当量 (kT)	冲击波 (M)	热辐射 (M)	电离辐射 初始	电离辐射 残余*
0.01	60	60	350	1 270
0.1	130	200	460	2 750
1	275	610	790	5 500
10†	590	1 800	1 200	9 600

* 第一小时内剩余辐射量（主要是放射性尘埃）。

† 当量超过10kT时，火球蔓延致死半径是冲击波和早期辐射致死半径的数倍。

Data from the National Council on Radiation Protection and Measurements: Management of Persons Accidentally Contaminated with Radionucleotides (NCRP Report No. 65). Washington, DC, National Council on Radiation Protection and Measurements, 1980.

核反应堆事故

与核反应堆不同,核武器为自我催化模式(非自我维持模式,即:启动链式反应后,能量会无限增长)。美国核电站反应装置多为水冷核反应堆。除非取出控制棒,否则任何材质和几何形状的变化都会使反应堆处于亚临界状态。前苏联切尔诺贝利事故就是因石墨慢化反应堆和蒸汽冷却堆中冷却剂不足,使反应堆工作状态异常,终致事故发生[6]。

反应堆都被封装在保护性装置内,防止发生意外事故时放射性物质泄漏。三里岛核反应堆设计了五层防护层,因此在1979年事故中仅有很少量放射性物质泄漏。但在切尔诺贝利事故中,因保护性装置不合格,核反应堆堆芯中全部放射性物质外泄到周围环境中。因防护装置缺陷,尽管切尔诺贝利事故中放射性物质排放量约是三里岛事故的三倍,但切尔诺贝利方圆10英里内的辐射剂量却是三里岛的5000倍(切尔诺贝利是40 000毫伦,三里岛是8毫伦)[1]。更为可悲的是,切尔诺贝利事故中大量放射性物质随风带入大气层,使远处辐射量增加。

在日本东海村一座铀处理厂,因工人操作不当,致49人受到辐射,其中2人受到可致死剂量照射。硝酸与浓缩铀在一个开放式容器中混合产生切伦科夫辐射。带电粒子在某介质中高速穿行,当其速度超过光在此介质中传播速度时即产生该辐射。铀达到临界状态时激发辐射,发出一道闪光,并引起不受控制的链式反应,其持续时间长达20小时。

最后一种情况,恐怖分子攻击核反应堆,使大量放射性碘和惰性气体经堆芯缺损处排入大气中,对附近人群健康立即产生影响,放射性碘还会对远处人群产生远期效应。

氡气曝光

氡气是公众辐射曝光的主要来源。氡及分解产物是铀-238衰变中间产物。铀-238半衰期长,且遍布于地球岩石和土壤中,其衰变产物无处不在。氡衰变过程中产生四种半衰期很短的重金属同位素称为氡子体(radon daughters)(图144-1)。这些同位素可被吸入人体,并沉积于支气管树内,持续发射α射线。

氡-222是一种无色、无味的天然放射性气体,在弥散和压力流作用下进入地下室和建筑物下层,达到有害水平。氡子体可经过滤器收集,其α活度也可测量。氡气主要来源于富含氡的土壤,如建筑物下方用于填埋的矿渣。封闭地下室裂缝可减少氡气进入,适

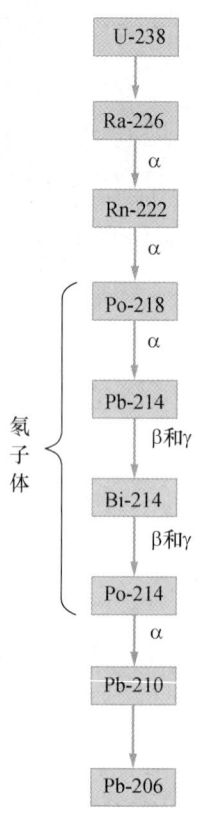

图144-1 铀-238 产生氡及氡子体的衰变图。(Redrawn from Hart BL, Mettler FA Jr, Harley NH: Radon: Is it a problem? Radiology 172: 593, 1989.)

当的通风系统可增加氡气排出[7]。

氡和氡子体产生于铀-238衰变过程中,因此铀矿工长期受到极高水平的职业曝光。这些人吸入α粒子后,发生氡系元素曝光,其肺癌或肺间质纤维化发病率增加[8]。据估计,美国每年因氡气曝光而患肺癌死亡的人数约为33 000,氡气成为继吸烟后引起肺癌第二大原因。美国每年约有15 000肺癌患者死亡是由室内氡气曝光所致,家庭中氡气可能是严重的公共健康问题[9]。

辐射照射病理生理学

电磁光谱(electromagnetic spectrum)(图144-2)涵盖从微波到γ射线,包括长波长、低频率和低能量的非电离辐射和短波长、高频率和高能量的电离辐射。电磁波能量由频率和波长决定,计量单位为光量子。电磁波频率是每秒通过某一特定点的波峰数,而波长是两个波峰间的距离。

电离辐射与非电离辐射

辐射是以电磁波、射线和粒子形式的能量传递。放射性即不稳定原子衰变时释放某种粒子(如,α粒

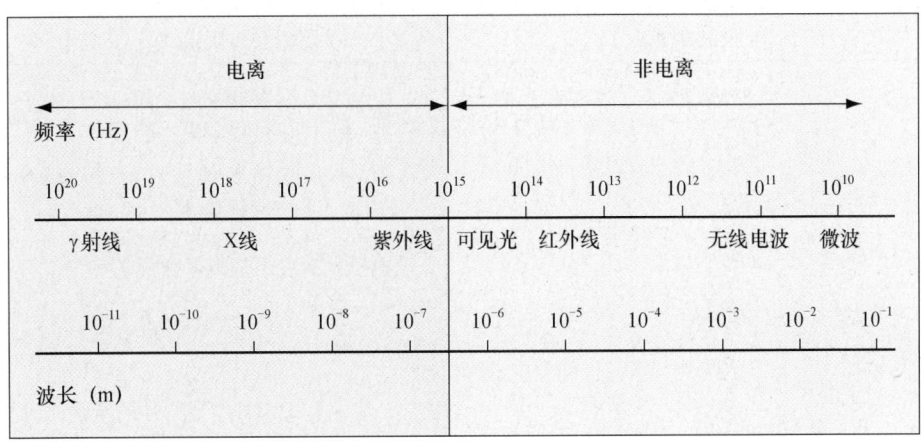

图 144-2　电磁光谱。

子、β 粒子或中子）或能量（如，x 射线和 γ 射线）的特性。不稳定同位素自发转化为稳定元素的过程称为衰变（decay），可伴电离辐射。为了解辐射对人体影响，需区分电离辐射与非电离辐射。非电离辐射是指除 X 线和 γ 射线外所有形式的电磁波。与电离辐射相比，非电离辐射波长长、频率和能量低。非电离辐射实例包括可见光、雷达装置、无线电广播、电视广播、车库门遥控系统、微波炉、信号中继站、医用热疗和卫星通信等。

非电离辐射能量基本都转化为热能，因此局部热效应是其主要不良影响。其对人体影响程度取决于辐射源强度、与辐射源距离及曝光时间。科学家对一定距离内长时间微波辐射曝光对人体的影响进行了深入研究。其中，对美国驻莫斯科大使馆雇员受长期微波辐射的研究最全面。他们的工作大楼受微波直接照射，室内辐射强度高于信号传输塔下。深入研究表明，这种辐射不会对人体健康产生不良影响。其他小组对曝光于射频辐射的工人进行全面研究指出，现有辐射水平（包括微波）对公众健康无显著不良影响。特别要说明的是，其既不会使人群寿命缩短，也不会增加癌症发病率。目前，正在进行低强度微波曝光是否会危害人体健康的研究[10]。

微波炉可产生 2 450MHz 微波。这种兆赫波具有数厘米穿透力，可产生 25mW 以上高温。微波炉门有漏洞时，只有人体接触漏洞的部位才能获得热效应。电磁波强度与距离平方成反比，距离增加一倍，强度减弱为原来的 1/4。尽管几米外已无热效应，但对电磁波较敏感的电子产品仍会受到不良影响。

电离辐射具有短波长、高频率和高能量特性。电离辐射发出的光子束携带能量是非电离辐射的一亿倍。电离辐射破坏 DNA 分子和其他细胞成分，使细胞发生功能障碍或死亡，产生辐射损伤。电离辐射以 α 粒子、β 粒子、γ 射线和 X 线形式释放。

辐照与放射性污染和放射性合体

辐照

放射性物质即能发射电离辐射的物质，也被称为放射性核素或放射性同位素。辐射穿过附近物体后，即认为该物体受到辐照。除非物体直接受中子照射，否则不会具有放射性。受到辐照而未污染（如接受放射治疗后）的患者，不会产生危害，处理上与其他普通患者一样。

放射性污染

放射性污染即放射性微粒（α 或 β 粒子）附着于被辐照物体表面。放射性污染不会立即威胁患者及工作人员生命，也不妨碍实施其他抢救措施。放射性微粒产生的辐射效应与曝光时间、放射源距离及污染物类型有关。通常放射性污染类型有四种：α 粒子、β 粒子、γ 射线和中子辐射，其辐射危害不同（图 144-3）。

α 射线由高能 α 粒子组成，这种粒子由两个质子和两个中子构成。α 粒子能量衰减很快，在空气中只能运行几厘米，甚至不能穿透纸张，易被屏蔽。直接接触皮肤时，也只能穿透表皮层。因此，进入人体后，α 辐射才具有明显生物危害性。α 粒子发射自多种重金属放射性元素，如钚或铀。盖革-穆勒计数器对检测 β 粒子和 γ 射线常很灵敏，但不能检测 α 粒子。由于 α 粒子穿透力差，有些 α 粒子计数器须带有特殊窗口。

β 粒子质量和电荷较 α 粒子小，运动速度较快，组织穿透力约为 8mm，可灼伤表面皮肤，但皮肤暴露后不立即出现损害。衣服有屏蔽作用，暴露的皮肤危害最大。皮肤清洗的标准程序可去除大部分污染物。所有医院都具备的辐射感测器（盖革-穆勒计数器）是唯一的检测仪器。多数放射性同位素衰变过

辐射类型	符号	常见来源	外照射穿透力		主要相互作用形式
X 线 γ 射线	x γ	X 线机和加速器 多数放射性同位素经 β 衰变后发出	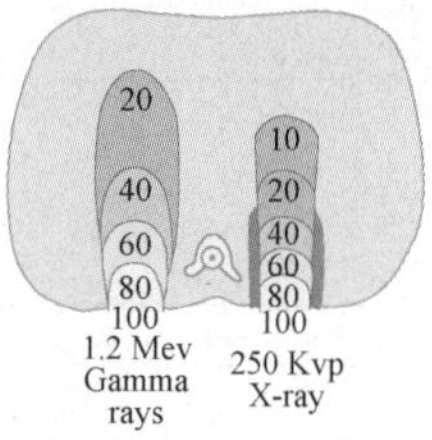 1.2 Mev Gamma rays / 250 Kvp X-ray	X 线和 γ 线穿透力强，仅部分射线可与各层组织相作用	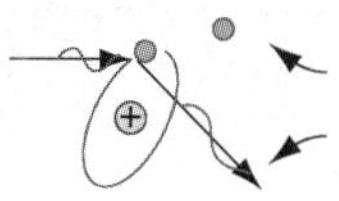 发射出的电子在引发离子化过程中失去能量 偏向 X 线或 γ 射线作用有一定范围 电子发射后形成离子化原子
中子	n	中子常由临界状态的装配线、核反应堆、加速器产生	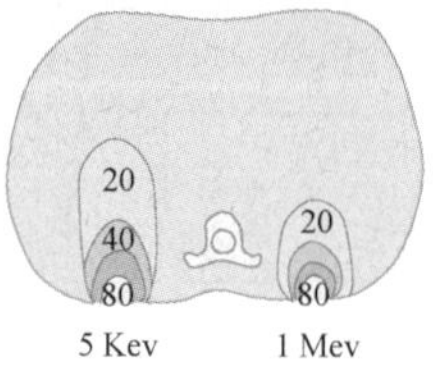 5 Kev / 1 Mev	中子穿透力强，仅部分中子射线可与各层组织相作用	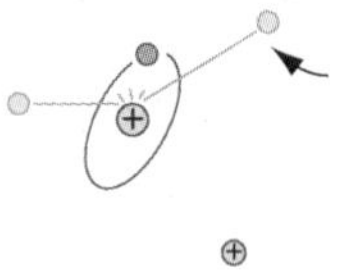 偏向的中子射线作用有一定范围 反冲质子在引发离子化过程中失去能量
β 粒子	β	大多数放射性同位素衰变发射 β 粒子，常伴有 γ 射线	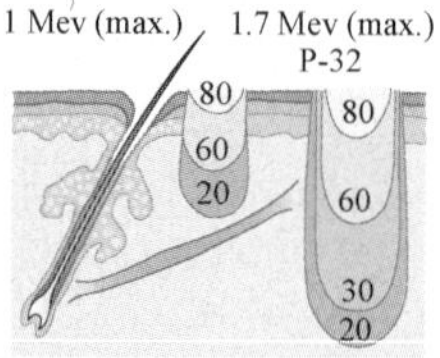 1 Mev (max.) / 1.7 Mev (max.) P-32	β 粒子穿透力取决于粒子能量，但在组织内多不超过 8mm	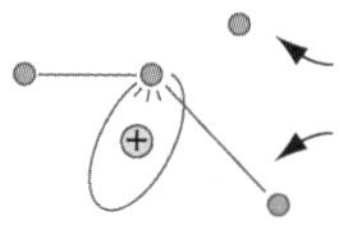 射出的电子在引发离子化过程中失去能量 偏离的电子或 β 粒子引发另外的电离辐射 电子发射后形成离子化原子
α 粒子	α	许多重金属放射性同位素（如钚）衰变发射 α 粒子	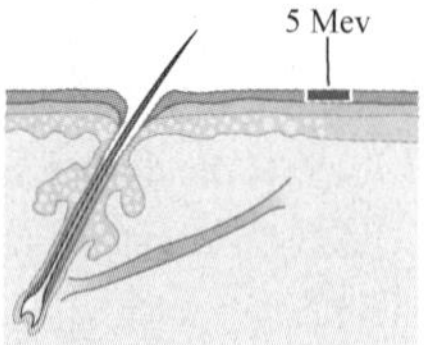 5 Mev	穿透力限于表皮厚度	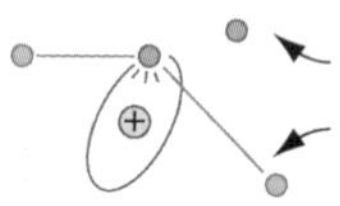 发射出的电子在引发离子化过程中失去能量 偏离的 α 粒子继续引发另外的电离辐射 电子发射后形成离子化原子
质子	p	高能质子仅见于粒子加速器周围	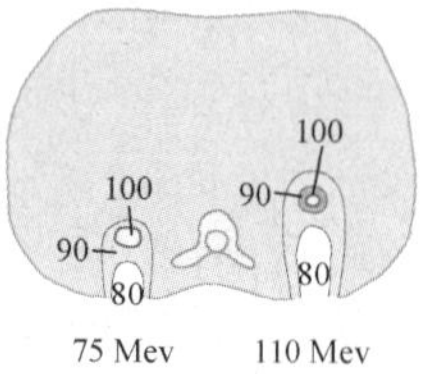 75 Mev / 110 Mev	质子穿透力取决于其能量	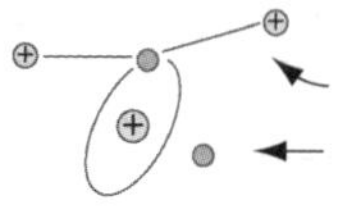 偏离的质子引发另外的电离辐射 发射出的电子在引发离子化过程中失去能量 电子发射后形成离子化原子

图 144-3 辐射类型和外照射风险。（Redrawn from Gould A, Cloutier RJ: Arch Environ Health 10：499, 1965.）

程中，γ 辐射晚于 β 辐射出现，因此如 β 粒子曝光持续存在，即会发生明显的 γ 线曝光。

γ 射线是一种没有质量、不带电荷的电磁波，运动速度快、组织穿透力强，并能影响每层组织。γ 射线是穿透性最强的电离辐射，在空气中能传播数米，在组织中能传播数厘米。放射性同位素经 β 衰变后发出 γ 射线，它是引起急性放射综合征（acute radiation syndrome, ARS）的主要原因。

中子辐射较少发生。中子发射后被阻挡或"俘获"，使原来处于惰性状态的原子具有放射性。这就是放射性尘埃的来源。地面核武器爆炸可使数吨地表土瞬间消失，在中子强烈轰击下，转化为高放射活性物质。烟雾随火球升起，在高空被盛行风带到远方，最终放射性颗粒随灰尘降落。

有时，γ 射线曝光与中子曝光可同时存在。和平年代，中子曝光可能仅于核反应堆或加速器周围发生。量化中子照射感生的放射性物质质量有助于估算中子曝光量，有时也可间接估计 γ 辐射剂量。感生放射性物质主要是钠-24，可由全身计数器测定或在血液标本中被检测到。可疑中子曝光时，应将所有粪便和尿液冷藏保存。所有衣物，特别是带有金属制品的衣物（如皮带扣），最好将金属制品留待分析有无中子诱导放射性同位素。

放射性合体

放射性物质被摄入、吸入或经开放性伤口渗入体内后，人体即成为放射性合体（incorporation）。

曝光类型

- **外照射曝光**（external radiation exposure）是指身体一部分或全部受到外在放射源照射。致死剂量照射者不会对他人或环境造成放射性危害，例如接触实验室裂变材料或核电厂核反应堆工作人员受到意外照射。

- 放射性合体和体内污染（internal contamination）常因吸入或摄入放射性物质所致，放射性物质也可经开放性伤口进入人体。发生上述情况时，即便是健康人体曝光α粒子，实际上也不危害健康，它可产生远期效应（如肺癌）。治疗常与急性重金属中毒治疗相似。
- 体外污染（external contamination）是指放射性物质（如灰尘或液体）残留在接触皮肤表面而发生的表面曝光。处理时必须明确污染范围。急诊处理包括脱去污染衣物并仔细清洗曝光部位。
- 伤口污染是指开放性伤口接触放射性物质，进而引发一定程度的体内污染。

上述辐射曝光可同时发生。核弹爆炸产生的冲击波效应除可造成放射性伤口污染外，还会导致各类辐射曝光。核弹爆炸除可使人体暴露于各种放射物质外，还会造成放射性伤口污染。

临床特征和诊断方法

症状和体征

放射损伤由组织内能量蓄积所致，通过产生自由基，破坏细胞结构（如DNA）。短时间内高剂量辐射会极大削弱细胞修复能力。ARS是全身辐射后出现的复杂症状。其性质和严重程度取决于辐射剂量、剂量率、剂量分布和个体敏感性。短时间外照射或内照射即可导致ARS，其症状和体征可重叠出现，且有很多变异（图144-4）。

计量活体组织所受辐射量的基本单位为戈瑞（gray，Gy）（1Gy＝每千克组织吸收1焦耳能量的射线）和拉德（radiation absorbed dose，rad）（1rad＝每克组织吸收100尔格能量的射线＝0.01Gy）。人体伦琴当量（roentgen equivalent man，rem）是电离辐射计量单位，1rem相当于1rad X线照射（1rad＝1rem）。一次胸部X线检查辐射量相当于45毫伦（mrem），在35 000英尺高空乘喷气式飞机飞行3 000英里会受到4毫伦辐射。

临床表现由曝光组织器官的相对敏感性决定。吸收量常难以精确测定，因此常依症状和体征进行诊断、治疗并判断预后。通过观察有无恶心和呕吐症状及其出现时间可较好地筛查确定需紧急诊疗者[11]。照射后4小时内即出现呕吐者，其全身有效吸收剂量至少为3.5Gy，照射后1小时内即出现呕吐者，其全身有效吸收剂量可超过6.5Gy，其结局可为死亡。辐射事故中，受照者多未佩戴辐射计量仪。仅能依其生物效应估计辐射量。淋巴细胞绝对计数减少是严重辐照的最早指标，常出现在辐照后48

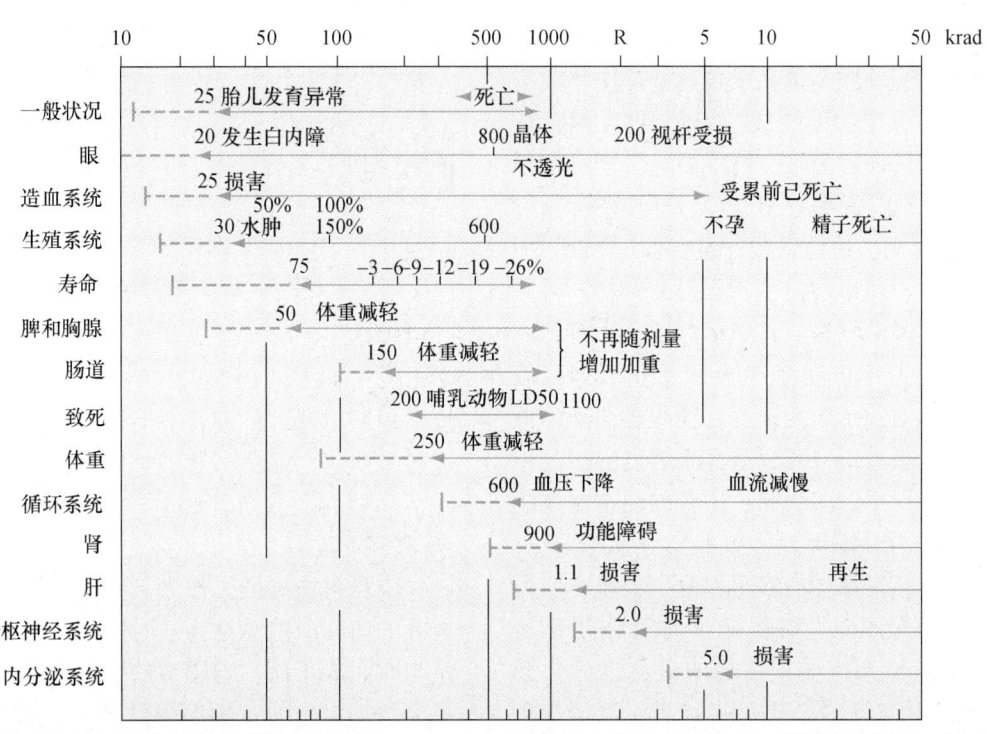

图144-4 哺乳动物组织和器官的放射敏感性。剂量值（dose values）是指急性全身X线或γ射线曝光剂量。低强度或分段照射时，向右调节增加辐照剂量。放射敏感性与照射器官细胞增殖期密切相关。（Redrawn from Auerbach PS, Gehr EC: Management of Wilderness and Environmental Emergencies. New York, Macmillan, 1983.）

表 144-2　急性全身辐照后 48 小时淋巴细胞计数与预后关系

淋巴细胞计数（/mm²）	估计吸收剂量（Gy）	损伤程度	预后
1 400～3 000	0～0.4	无明显临床损伤	很好
1 000～1 499	0.5～1.9	临床表现明显但多不致命	较好
500～999	2～3.9	严重损伤	稍差
100～499	4～7.9	非常严重损伤	差
<100	≥8	极其严重损伤	即便使用造血干细胞刺激因子，死亡率也极高

小时内（表 144-2）[5]。

造血系统和胃肠道系统细胞更新较快，放射敏感性最强（图 144-4）。尽管中枢神经系统（CNS）细胞更新率很低，但强烈辐照也会诱发症状。全身性辐照可累及所有器官。辐射剂量小于 1Gy（100rem）时，大多数细胞可存活，但可诱发癌变。白血病最早可于受辐照 2 年内发病，而实体肿瘤需几十年后才出现[5,12,13]。

在恰当医疗救护条件下，LD₅₀ 即中位全身致死剂量（导致 50% 研究对象死亡的剂量），约为 4.5Gy。在最佳医疗条件下，全身辐照剂量超过 10Gy 时，患者也难以存活[5]。所受辐照剂量超过 20Gy 时，患者常可立即出现 CNS 症状，如头痛、精神状态失常、昏迷、眩晕、耳鸣及感觉和运动障碍。患者受到不均匀性照射，胃肠道和造血系统不受影响，CNS 症状缓解后尚能存活。全身辐照剂量超过 20Gy 者，可爆发胃肠道和 CNS 症状，部分患者可于 30 分钟内出现症状。此时，患者所受辐照剂量高于致死量。应将此类患者死亡风险归属于"濒死"或"可预见"。医疗资源不足时，镇静和镇痛可为唯一治疗手段。全身辐照剂量超过 10Gy 者，病死率近 100%。如果患者未死于 CNS 和消化道损害，造血系统并发症常可致命。

辐照剂量超过 1Gy 即可出现胃肠道症候群。吸收剂量越高，症状出现常越早。其最轻症状为短暂恶心和呕吐。长时间恶心呕吐提示患者所受辐照剂量较高。高热和持续血便预示不良预后，经积极纠正体液和电解质紊乱后，患者仍会死于造血系统衰竭。

通常，经 2 天到 4 周潜伏期，患者出现造血系统异常，最初常表现为骨髓抑制所致的全血细胞减少。造血系统症候群包括发热伴白细胞和血小板减少、反复感染、瘀斑和出血倾向。辐照 48 小时后淋巴细胞绝对计数是监测造血系统受损情况的最佳指标（图 144-4）。淋巴细胞绝对计数 >1 200/μl 者，其所受辐照多无临床意义。48 小时淋巴细胞绝对计数降至 100～500/μl 者，其所受辐照剂量可能较大，甚至可致死。此时，需对患者进行保护性隔离。48 小时淋巴细胞绝对计数 <500/μl 者，需使用造血干细胞生长因子[5,14]。对有症状患者，应连续监测其全血细胞计数。必要时，可予浓缩血小板、全血或新鲜冷冻血浆治疗出血并发症。由红细胞再生障碍所致的贫血常无临床意义。

皮肤烧伤性红斑可延迟出现。受渗透性辐射后出现红斑者，所受辐照剂量较高。严重皮肤烧伤可由非渗透性辐射（如无全身伴随症状的 β 粒子污染）所致。尽早清污可防止或减轻烧伤。这种烧伤可按热烧伤或化学烧伤处理。

皮肤改变有助于评估患者所受辐照剂量。3Gy 辐照可致脱毛，10Gy 辐照可致皮肤红斑，20Gy 辐照可致湿性脱皮，局部皮肤受 30Gy 辐照后会出现坏死[5]。上述反应与严重化学烧伤相似。

判断烧伤原因关键在于了解患者有无热物体或腐蚀性化学品接触史。当患者不能提供明确烧伤史，特别是曾携带可疑为放射源的发光金属物时，应考虑辐射烧伤可能。

处理

院外处理

现场工作人员提供的病史至关重要。应查明曝光类型（外照射或内照射，全身受照或局部受照）。可疑体内照射时，应调查放射性物质种类及其进入体内途径（吸入、摄入或吸收）。

减少曝光

应尽可能降低工作人员曝光水平。可将三种经典有效的防辐射法总结为：时间、距离和屏蔽。吸收剂量与时间成正比，与距离的平方成反比，即与放射源距离增加 1 倍时，辐射强度减弱为原强度 1/4。不同射线的有效屏蔽物不同：一张纸可屏蔽 α 粒子，不到 1 英寸厚的铝可屏蔽 β 粒子，而屏蔽 γ 射线则需用几英寸厚的铅块。

清除污染

许多社区医院急诊科无清污设施。因此情况允许时，应在现场开展清污工作。发生工业或实验室事故时，每台设备都应配有清污预案，并确保清污装备可用。所有院外人员都应接受清污训练。通用防护措施有橡胶手套和鞋套，可疑有空气污染时应配备呼吸器，这些措施能有效保护工作人员和工作区域免受污染。交叉污染预防措施与通用防护措施的唯一区别是建议戴两副手套，并适时更换外层手套[15]。

应脱去患者衣物，放入塑料袋。条件允许时，用肥皂水清洗曝光处。包括清洗用水在内的所有材料，均应存入贴有放射性废物标签的容器中。现场清污可最大限度减少对救护车和急诊科的污染。

患者病情不稳定时，应在现场启动快速和部分清污程序（如脱去衣物），然后迅速送往急诊科。用无线电联系接收医院急诊科以做好准备工作。如社区灾难应急计划中设有指定医院，受放射污染患者应被直接送往那里。医生们希望建立一套完善的辐射事故受害者处置计划，此提案已提交至国际放射防护理事会[16]。

急诊科

每个有清污功能的急诊科都应具备辐射事故处理预案。经典规范已由雷昂那多和里克斯发布[17]。应将此预案放入工作准则与规程手册，并张贴于清污设备上。

准备工作

三里岛事故后骚乱事件接连发生，此后人们认识到，须建立社区灾难应急计划，并由预先授权人决策灾民疏散及其他相关问题。接到有关辐照事故中患者数量和辐照类型通知时，应立即决定是实施一整套灾难应急计划还是只做有限的回应。应立即通知辐射监管官员（通常是放射学专家或病理专家）。辐射监管官员应使用辐射剂量器对所有患者和医务人员进行监测、监督清污过程并安排患者活动路线，以减少污染线路和范围。信息服务至关重要。应把信息和指令及时准确地传递给公众和新闻媒体，以减少由事故引发的骚乱和恐慌。

清除污染

受到污染的患者应在现场实施清污。在清污帐篷建起前，到达急诊科的受污染患者，须进入隔离防护通道或加以隔离。因采取全面防护措施可最大限度减少急诊科工作人员放射活性污染危险，一旦发生辐照意外，平稳有序的治疗就会取代繁琐的清污工作。

处理放射性污染与处理化学品和生物制剂污染的最大区别在于要首先考虑清污地点。全体医务人员应穿上一次性防护服，带外科手套和鞋套。首批进入高污染区的人员需戴防毒面具，院内无需戴[5]。急诊科应配有心肺复苏所需的全部器材。如果清污工作要在急诊科进行，还须具备污水存放装置和通风系统，以防止放射性物质经水或空气传播。一些医院只有解剖室或停尸间才装有这种设备。

当救治工作不能在急诊科外清污设施内完成时，灾难应急预案应确保该处配有复苏设备，并提供清污和初步救治。与化学品和生物制剂污染不同，放射性污染用普通检测仪器（如盖革-穆勒仪，即盖革计数器）就能测出。这种仪器适应于任何急诊科，可检测患者所受放射性污染情况。老式探测器不能检测α辐射，但许多新型仪器除能探测小剂量放射性污染外，还可识别α、β和γ辐射。

清污时应立即脱去患者衣物，并其将全部放入贴有"放射性垃圾"标签的密封容器中。脱去衣物可使患者所受污染减少90%[18]。用肥皂和清水冲洗曝光处皮肤。应避免过度冲洗，以免出现皮肤破损，增加放射性物质吸收机会。应用洗发水清洗头发。所有污水、毛巾或纸巾应分别放入贴有标签的容器。当清洗部位盖革-穆勒计数器读数小于本底两倍或再次冲洗后读数无明显降低时，即可停止冲洗。剪短长发、修剪指甲以清除污染。

伤口处理和治疗

如患者有开放性伤口，应用肥皂和清水刷洗伤口周边皮肤。用胶带和一次性手术单预处理后，用大量盐水冲洗处理伤口。手术清创的适应证为伤口污染、组织坏死或污染组织放射性居高不降。应按污染伤口处理原则缝合伤口。全身照射剂量超过1Gy时，应尽缝合患者伤口，以防感染[5]。

全面防护措施已使救援者受到污染风险降到最低，因此不应因皮肤或伤口污染而延误急症手术或其他救治程序。高剂量辐射患者应在48小时内接受手术。ARS可伴有体液和电解质紊乱。48小时后，造血系统功能恢复后方可进行清创手术[15]。

治疗

镇痛药和镇吐药的适应证很宽。ARS的治疗重点是预防感染。出现中性粒细胞减少和发热时，可使用

表 144-3　体内污染类型与治疗药

药物	污染元素
亚铁氰化铁（普鲁士蓝）	铯-137，铊
二乙基三胺五乙酸钙或锌	钚、镅、镉
碘化钾	放射性碘
青霉胺	放射性重金属同位素中毒（铅）

抗生素，但不提倡常规予肠道预防治疗[19]。

体内污染

放射性核素经口摄入后，清污难度较大。摄入放射性核素后，再经细胞摄取和吸收的时间不定。依摄入元素种类决定使用阻滞药或螯合剂。阻滞药是一种能使组织摄取非放射性元素达饱和状态的化学制剂，从而减少摄取放射性核素。例如，碘化钾（鲁格碘液）能减少放射性碘的摄取。螯合剂能与金属元素结合成不能被阻止吸收的络合物，经尿液排出。例如，依地酸二钠钙和青霉胺，这两种螯合剂都可治疗放射性铅中毒。最理想的是，在辐射发生后、大量摄取放射性核素前即刻给予上述制剂。应联系中毒信息中心获取阻滞药和螯合剂用法和其他治疗方案（如催吐、导泻、活性炭和洗胃）推荐[20]。应将所有排泄物（尿、粪便、呕吐物和洗胃液）都放入贴有特殊标签的容器，以便做剂量测定和专门处理。不应因等待样本分析结果（常需 24 小时完成），而延迟对可疑体内污染患者进行治疗。可疑某些放射性核素体内污染患者的治疗用药见表 144-3。

放射性核素急性吸入是个棘手问题。紧急支气管肺泡灌洗可有效清除部分放射性污染。鼻腔分泌物中检出放射性物质有助于确定放射性物质吸入。对可疑吸入大量放射性核素患者，可予螯合药和阻滞剂治疗。慢性吸入低剂量放射性物质患者更多见，且会出现长期后遗症。切尔诺贝利核电事故幸存者中，有些人发生了大面积放射性皮肤纤维化，干扰素治疗有一定疗效[21]。

伤员检别分类、进一步治疗及安置

根据临床症状将患者简单分为三类：有希望存活组（survival probable group）、有可能存活组（survival possible group）和不可能存活组（survival improbable group）。有希望存活组患者可无早期症状或症状轻微，可于数小时内自行缓解。这组患者所受辐射剂量常 <2Gy（200rem 或 rad）。最初实验室检查和连续全血细胞计数监测未发现白细胞计数减少。

有希望存活组患者可出现短暂性恶心和呕吐（持续 24～48 小时），随后进入无症状阶段。早期症状过后，患者造血系统典型改变是血小板、粒细胞和淋巴细胞减少。其严重程度取决于个体易感性和所受辐射剂量。呕吐严重者可补充液体和电解质，镇吐剂可能无效。对此类患者也可采取保护性隔离，特别是 48 小时内粒细胞显著减少者。

有可能存活组患者所受辐射剂量约为 2～10Gy，LD_{50} 约为 3～5Gy。LD_{50} 因支持治疗强度而异。在大型灾难性事件中，LD_{50} 为 3.5～4.5Gy。推算人类辐照 LD_{10} 与 LD_{90} 有助于确定治疗策略。只有经造血干细胞生长因子治疗，受 LD_{90} 辐射患者才能存活，受 LD_{10} 辐射患者只需接受无风险的支持性治疗（如保护性隔离和静脉补液）。

应根据精确的血液学数据指导有可能存活组患者治疗。血小板计数小于 $25 \times 10^3/\mu l$ 时，推荐使用浓缩血小板。仅于出现感染症状时，才应考虑使用广谱抗生素。出现严重胃肠道症状（如呕吐和腹泻）时，应予预防性抗生素治疗。此时，也有预防性使用抗真菌药（如两性霉素 B）指征。口腔单纯疱疹病毒感染者，阿昔洛韦治疗有效。集落刺激因子可诱导骨髓造血干细胞加速增殖，适用于中或重度骨髓抑制患者。

用于治疗由化疗药骨髓抑制所致粒细胞减少症的药物非拉司亭和沙格司亭，可用于治疗辐射事故受害者，使中性粒细胞计数加速回升。健康人（无其他合并创伤者）受到约 3Gy 辐射剂量时，或辐射剂量达 2Gy 且合并多重损伤或烧伤患者应接受细胞刺激因子治疗［每日非格司亭（粒细胞集落刺激因子，G-CSF）5μg/kg 或沙格司亭（粒细胞-巨噬细胞集落刺激因子，GM-CSF）250μg/m² 皮下注射］。静脉高营养是成功治疗胃肠道症候群的必要手段。

第三组是不可能存活组。这组患者全身受照剂量约 >10Gy，可出现暴发性恶心、呕吐和腹泻。大量补充液体、电解质及静脉高营养可尽早平稳患者病情，随后出现的骨髓再生障碍性贫血和全血细胞减少常可致命。早期即出现 CNS 症状者，所受辐射剂量大。在大型灾难性事件中，这些患者应归入"即将"或"濒临"死亡组，而给予关怀性护理。

咨询方法

可 24 小时联系美国能源部辐射紧急援助中心/田纳西州橡树岭训练场，咨询有关辐射和损伤问题（电话：865-576-1005；网址：http://www.orau.gov/

reacts）。可联系 REAC/TS（865-576-3131）获取医生培训信息。可在线获得辐射伤亡医疗管理手册（网址：http：//www.afrri.usuhs.mil）。美国国家应急反应中心化学/生物热线：800-424-8802。

重要概念

- 污染患者具有"放射活性"，辐照患者无"放射活性"。
- 如果适当注意和实施去污措施，与污染患者接触的医务人员没有危险。
- 处于放射污染的患者，去污不应延迟或阻碍对患者病情的处理。
- 辐照患者最初症状和体征是衡量其辐射剂量和预后的可靠指标。
- 摄入或吸入放射物质的患者特殊治疗可为阻断药或螯合剂，其余患者主要为支持和对症治疗。
- 引爆"脏弹"造成心理恐慌，但对人很少或没有辐射损伤。
- 评价辐射损伤患者时可以 24 小时进行会诊。

本章参考文献请参见 http：//pumpress.bjmu.edu.cn/eduservice/3419.html

第145章 中毒患者的基本处理原则

Ken Kulig and Louis J.Ling

陆一鸣 蒋婕 译 陆一鸣 校

概述

大部分急诊就诊的中毒患者是因为成人急性口服过量药物。其他常见中毒还包括：儿童误服中毒；通过吸烟、嗅吸法或静脉途径药物滥用；慢性中毒，常见于环境、工业及农业化学物质接触；药物的副作用或者相互作用；以及被有毒动物蜇刺中毒。对中毒患者的处理包括一般处理以及针对特殊毒素或累及毒素的特殊处理，后者将在本篇其他章节分别叙述。一系列的临床研究结果已经改变一些传统的中毒患者的治疗方法，如胃毒物清除法，但很多毒理学文献，尤其是少见中毒病例的文献，仍然只停留于病例报道水平。地区中毒中心以及医学毒理学专家对治疗中毒患者有丰富的经验，必要时可以咨询他们寻求建议和帮助。

中毒患者的初步处理

除少数病例外，对中毒患者处理的重点与对其他急诊患者处理重点相似。如果病人的中毒物质可能对医护人员造成伤害，则治疗前必须先对患者清除毒物，以免危及医护人员及整个医疗机构。目前只有少数毒物有特效解毒剂，大部分的中毒患者仅需要支持治疗便可康复。第一步工作应明确该患者所中毒物是否有对应的解毒剂（或者其他特殊治疗方法）[1]。详细询问病史及进行全面的毒理学体格检查后，选择适当的实验室检查。

危重患者病情初步得到稳定后，在详细询问中毒经过并进行细致体格检查的同时给予特定的解毒剂。对所有精神状态改变或者抽搐的患者，都应考虑低血糖的诊断，并进行床旁快速血糖测定而不是经验性地给予高糖溶液[2]。对于呼吸抑制患者，在有气道保护的同时可以给予纳洛酮，因为如果药物起效则可以避免气管插管。对于诊断不明的药物过量患者，氟马西尼无使用指征。氟马西尼的使用仅限于诊断明确的急性苯二氮䓬类药物过量患者，且该患者无长期苯二氮䓬类药物服用史（如青少年一时冲动吞服父母的安眠药）。不加区别地使用氟马西尼可能使苯二氮䓬类药物长期服用者产生严重的戒断反应。而且，对于可能服用三环类抗抑郁药或其他药物的患者使用氟马西尼可能导致抽搐发作。无论哪一种情况，氟马西尼都极有可能导致抽搐。苯二氮䓬类药物过量患者对支持治疗反应良好。对于伴随精神状态改变、营养不良的酒精中毒患者，在给予葡萄糖的同时还需要给予硫胺素（100mg静脉给药是安全足量的）[3]。

全面了解病史是非常必要的，尤其是对中毒原因不明或者自杀的患者（框145-1）。有价值的线索往往会在意想不到的地方被发现，例如患者既往的医疗记录、药店、处方或者药品上医生的署名。无论何时，现场人员都应尽可能将患者的药物带至医院。如果吞服的药物属于危险化学品（如农药）并可能危害医院内工作人员，应将其装在密闭容器内再带至医院或者在现场予以安全防范处理。必须进行精确的毒物鉴定从而能在危险物品系统中进行查询。当怀疑内容物并非容器原装物品时，需要根据外包装标签重新核对物品。许多家庭中会有很多名字相似的化学物质，而且很容易将他们混淆在一起，其中有些物质的特性可能会对治疗产生特别的影响。在少数情况下，患者还会故意隐瞒所吞服的药物。

监测生命体征，包括指脉氧饱和度，对中毒诊断是非常重要的，必要时需要重复测量这些指标。必须

| 框 145-1 | 询问药物过量病史 |

- 尽可能收集所有的药品及容器。计数药片数量。确认药瓶内药物与瓶子标签的相同。明确任何不明的药片
- 联系处方医生或者销售药品的药方以便明确既往有无药物过量史或者其他患者可能获得的药物。明确可能的躯体或者精神异常及药物过敏。回顾既往医疗记录
- 在急诊室与患者的家属和朋友进行交流。如有需要，给患者家属打电话询问其他情况。在病例中注明提供重要信息的人员
- 检查患者的随身物品来寻找药物。一个藏在口袋里的药丸可能为诊断提供最重要的线索
- 让家属（或者警察）检查患者的住处，包括药箱、抽屉、衣柜
- 注意查找患者身上是否有用药痕迹。要考虑到体内藏毒的可能

表 145-1	药物过量时各种气味表
气味	可能的中毒物质
苦杏仁	氰化物
胡萝卜	毒芹（毒芹素）
腥臭味	锌或者磷化铝
水果味	乙醇，丙酮，异丙醇，氯化烃（如氯仿）
大蒜味	砷，二甲亚砜（DMSO），有机磷，黄磷，硒，碲
胶水味	甲苯，其他溶剂
梨	水合氯醛，聚乙醛
臭鸡蛋	双硫醒，硫化氢，N-乙酰半胱氨酸，二巯基丁酸
鞋油	硝基苯
冬青油	水杨酸甲酯

至少测量一次体温。检查呼吸次数时必须计数，而不是靠估计。需使用心电监护或者 12 导联心电图来分析 QRS 和 QT 间期长短、心电图波形的形态以及节律。对昏迷患者进行体格检查时注意不要遗漏同时存在的可治疗的疾病（例如，颅内出血或者中枢神经系统感染）。神经系统定位体征往往提示存在颅内病变或者严重的头颅创伤。

瞳孔检查可能会误导临床诊断。一些阿片类激动剂，尤其如丙氧吩和喷他佐辛，不一定会引起阿片类药物中毒时瞳孔缩小的典型体征。当患者吞服了多种药物时，某一种药物引起的特异性的瞳孔表现可能会发生变化或者缺失。

进行体格检查时还需要注意观察有无静脉注射药物的痕迹，不仅需要检查常见部位（如肘窝），还需要注意一些罕见部位（如舌下或者足背）。出现不明原因的危重情况可能是由于体内携带的可卡因、海洛因或者安非他命等药品的包装破裂所致（参见 152 章）。在这些情况下，需要进行直肠、阴道检查，或者进行腹部的 X 线检查。

同时发现的其他重要体征可以为临床诊断提供依据，如胸部听诊结果支持误吸或者非心源性休克的诊断。如所吞服的药物对胆碱能神经有影响，那么听诊肠鸣音可能为亢进，也可能为减弱。还可以通过直肠指检检查有无黑便或者便血来判断自杀患者是否吞服抗凝类药物。

患者的呼吸、皮肤、衣物、呕吐物或者鼻胃管吸引物有特殊异味，也可以为诊断提供有用的线索（表 145-1）[4]。当然也不能因为没有这些异味就排除以上这些药物中毒的可能性。

中毒综合征和解毒剂

中毒综合征（toxidrome）是指对应特定一类中毒物质的一组症候群，并且通过归类可以提供重要信息来缩小鉴别诊断的范围[1]。此处所列举的基本原则在实际情况中会有很多意外，多种药物所致的药物过量可能会使这些综合征叠加产生混淆。然而，这种分类方法可以进一步确认病史，并为临床医生就初始治疗及进行何种有用的实验室检查提供有用的信息。最常见的中毒综合征包括抗胆碱能综合征、拟交感神经综合征，鸦片类/镇静剂/酒精类综合征，胆碱能综合征和血清素综合征（表 145-2）。

抗胆碱能综合征经常发生，因为很多常见药物和植物都含有抗胆碱能特性。当抗胆碱能药物中毒累及中枢神经系统时会引起轻度的体温升高和急性谵妄，表现为喃喃自语及典型的手指捡拾动作。胆碱能对心脏的抑制作用被减弱以后会导致心动过速。腺体分泌功能被抑制以后，会出现口干、皮肤干燥及脸色潮红。交感神经对睫状肌的控制不再受到抑制，临床上出现瞳孔扩大。大部分病人在接受支持疗法后可以康复，但谵妄可能持续一天或者更多。在使用得当的情况下，毒扁豆碱是一个很好的解毒剂，并且能快速缓解谵妄症状。但对疑似三环类抗抑郁药过量的患者，因可能引起心搏停止，故不能使用该药物。

拟交感综合征通常见于急性或者慢性滥用可卡因、安非他命或者减充血剂后（如苯丙醇胺）。患者可能出现妄想，尤其是安非他命，可能产生一系列复杂的怪异的幻想。还可能会出现抽搐，并且发作后状

表 145-2　常见中毒综合征

抗胆碱能

常见症状	谵妄伴有喃喃自语，心动过速，皮肤干燥潮红，瞳孔扩大，肌阵挛，体温轻度升高，尿潴留，肠鸣音减弱，严重病例可能出现抽搐和心律失常
常见原因	抗组胺药物，抗帕金森药物，阿托品，东莨菪碱，金刚烷胺，抗精神病药，抗抑郁药，抗痉挛药，扩瞳药，肌松药，许多植物（如曼陀罗、毒蝇伞）

拟交感

常见症状	幻想，偏执，心动过速（或者单纯使用α受体激动剂时引起心动过缓），高血压，高热，出汗，立毛，瞳孔扩大，反射亢进。严重病例可以出现抽搐，低血压和心律失常
常见原因	可卡因，安非他命，甲苯丙胺及其衍生物，非处方减充血剂（苯丙醇胺，麻黄碱，伪麻黄碱）。在咖啡因及茶碱过量时，可以有类似表现，除了儿茶酚胺释放引起的精神症状之外

阿片类/镇静/乙醇

常见症状	昏迷，呼吸抑制，瞳孔缩小，低血压，心动过缓，体温过低，肺水肿，肠鸣音减弱，反射减弱，针痕。一些毒品（例如，丙氧芬）过量后可以出现抽搐
常见原因	麻醉品，巴比妥类，苯二氮䓬类，乙氯维诺，苯乙哌啶酮，甲乙哌酮，甲喹酮，安宁片，乙醇，可乐定，胍那苄

胆碱能

常见症状	意识错乱，中枢神经系统受抑制，乏力，流涎，流泪，尿/大便失禁，胃肠痉挛，呕吐，出汗，肌束震颤，肺水肿，瞳孔缩小，心动过缓/心动过速，抽搐
常见原因	有机磷和氨基甲酸酯杀虫剂、毒扁豆碱，腾喜龙，一些蘑菇

Modified from Kulig K: Initial management of ingestions of toxic substances, N Engl J Med 326: 1677, 1992.

态可能会加重精神状态改变。血压通常会增高，脉搏也会增快（除非是单纯α-肾上腺素能受体激动剂，可以引起反射性心动过缓），瞳孔是扩大的，还可以出现立毛反射。大剂量拟交感类药物中毒，可以出现循环系统衰竭，表现为休克或者宽QRS波的心律失常。但这些临床表现也与强心药物及环类抗抑郁药物过量表现类似。与抗胆碱能药物引起出汗相反，拟交感综合征患者的皮肤是干燥的。

拟交感类药物过量的另一个极端的表现为兴奋性谵妄（框145-2）。在这种情况下，患者往往表现为烦躁不安、体温增高、有暴力倾向和体力异常增加。往往需要更多的安保人员来控制这些患者。这些患者可能会出现严重的代谢性酸中毒和高钾血症，并导致循环衰竭。在治疗代谢性酸中毒及高钾血症的同时，积极控制高热并予以镇静治疗是非常重要的。

所有镇静催眠药物，只要摄入足够剂量，都可以导致全身麻醉，引起意识及反射活动的完全消失。中枢神经系统抑制综合征（阿片类/镇静/酒精）是急诊室最常见的中毒综合征。意识障碍是其特征性标志。在这一类别中往往会出现混合药物过量（如酒精和苯二氮䓬类）。由于这些药物都以很高的浓度被

框 145-2　会引起谵妄的中毒物质

- 抗胆碱能类
- 可卡因
- 锂
- MAOIs
- 含氨甲基羟异唑/鹅膏蕈氨酸的蘑菇
- 苯环利定
- 水杨酸类
- 镇静药物中断
- 溶剂
- 胆固醇类
- 拟交感类（可卡因，安非他命）

MAOIs，单胺氧化酶抑制剂。

吸收进入体内，患者逐渐变得迟钝，深部腱反射减弱，最终因延髓呼吸循环驱动功能受损而出现生命体征不稳。

呼吸抑制尤其容易出现在阿片类药物过量患者，而且呼吸频率的下降往往出现在血压及脉搏下降之前。阿片类药物过量的诊断是通过使用正确剂量的纳洛酮（Narcan）或者纳美芬（Revex）来确诊的[2,5]。

纳洛酮的清除半衰期为 1.1 小时，而纳美芬则为 10.8 小时。纳美芬在长半衰期的阿片类药物过量的诊治中尤其有用（如美沙酮的半衰期为 15～40 小时）。成功治疗的关键因素包括密切的观察，当病程演变提示可能其他诊断时应及时查找其他病因，以及必要时进行高级气道管理。对于昏迷患者由于往往无法获得详细的病史，所以需要更积极地采取治疗措施，必要时要进行气道保护。昏迷患者往往无法获得病史资料，必要时需行进一步治疗以保护气道。当这些患者的临床表现及病情进展提示有卒中、感染或者颅脑创伤时，需要进行基本的实验室及头颅 CT 检查。当血酒精浓度与中枢神经系统受抑制程度不匹配时需要考虑颅内损伤、出血及感染的可能。

胆碱能综合征虽然不常见，但一定要懂得如何识别，因为这种疾病是可以抢救的。与抗胆碱能综合征患者呈"干"的状态相反，胆碱能综合征患者呈"湿"的状态。这种"湿"的状态表现为大量出汗和几乎整个外分泌腺功能的异常亢进，通常伴有呕吐、腹泻和尿失禁。可以使用"SLUDGE"来帮助记忆这一综合征的特征性表现：流涎（salivation），流泪（lacrimation），排尿（urination），排便（defecation），胃肠道痉挛（gastrointestinal cramping）和呕吐（emesis）。中枢神经系统症状可有意识模糊、昏迷和抽搐，骨骼肌可出现乏力和肌束震颤，瞳孔通常是缩小的。胆碱能综合征的常见原因为有机磷或者氨基甲酸酯类农药中毒，而且其中毒途径可能是通常被忽视的皮肤接触。抗胆碱能药物也是"神经毒剂"的基础，例如在东京地铁恐怖袭击中使用的沙林。正确识别出该综合征可以提示医疗人员使用阿托品和胆碱酯酶复活剂，许多患者通过这种治疗可以获得良好的转归[6]。

血清素综合征较常见于其他药物与五羟色胺再摄取抑制剂（SSRIs）发生相互作用或者五羟色胺再摄取抑制剂过量[7]。氟西汀（百忧解），舍曲林（左洛复），帕罗西汀（赛乐特），氟伏沙明（兰释）和西酞普兰（Celexa）是常用的选择性五羟色胺再摄取抑制剂。其他非选择性五羟色胺再摄取抑制剂（SRIs）也会抑制其他神经介质的再摄取，故而不具有特异性。这些药物包括文拉法辛（怡诺思）、奈法唑酮（Serzone）和米氮平（瑞美隆）。许多药物之间会产生相互作用导致血清素综合征，将会在 159 章中进行描述。这些药物包括 SSRIs、SRIs、单胺氧化酶抑制剂（MAOIs）、色氨酸、拟交感类药物、三环类和其他抗抑郁药、哌替啶、右美沙芬和锂剂。由于 SSRIs 药效持续时间长，即使在停用 SSRIs 数周后使用以上这些药物也会产生相互作用而出现血清素综合征。

血清素综合征表现为精神状态改变，发热，躁动，震颤，肌阵挛，反射亢进，共济失调，不协调，出汗，颤抖，有时也可出现腹泻[7]。血清素综合征的确诊依靠药物服用史，而且很难将它与可卡因、锂剂或者 MAOIs 过量以及抗精神病药恶性综合征、甲状腺危象相鉴别。患者可能起初并无明显不良反应表现，但逐渐恶化而病情严重。

尽可能地识别各种中毒综合征，酌情使用各种特效解毒剂（表 145-3）。

表 145-3　急诊室使用的解毒剂

毒物	解毒剂	剂量及建议
对乙酰氨基酚	N-乙酰半胱氨酸	140mg/kg 口服，然后 70mg/kg q4h 直到达到 17 剂或者 150mg/kg IV，1 小时输注完毕随后 50mg/kg 维持 4h 然后 100mg/kg 维持 16h
抗胆碱能	毒扁豆碱	成人 1～2mg IV，儿童 0.5mg 输注 2min，用于抗胆碱能药物谵妄，抽搐或者心律失常
砷，铅，汞	二巯丙醇	3～5mg/kg IM
	D-青霉胺	20～40mg/(kg·d)；成人 500mg tid；在青霉素过敏患者中可能有交叉反应
苯二氮䓬类	氟马西尼	0.2mg，然后 0.3mg，然后 0.5mg，直至 5mg；不适用于有 TCA 中毒症状的患者；未被证明可用于儿童，但可能是安全的
"黑寡妇"蜘蛛咬伤	红斑蛛属抗蛇毒血清	1 瓶缓慢静脉注射，可能引起过敏
β-受体阻滞剂	胰高血糖素	成人 5～10mg，随后每小时重复一次
	胰岛素和葡萄糖	起始胰岛素 10U + 葡萄糖 25g，随后 0.1～1.0U/(kg·h)，10～30g/h

表 145-3　急诊室使用的解毒剂（续）

毒物	解毒剂	剂量及建议
钙离子拮抗剂	钙	成人氯化钙 1g IV，儿童每剂 20～30mg/kg，维持几分钟并持续监测，如有需要可重复
	胰高血糖素	成人 5～10mg，随后每小时重复同样剂量
	胰岛素和葡萄糖	起始胰岛素 10U + 葡萄糖 25g，随后 0.1～1.0U/(kg·h)，10～30g/h
氰化物	羟钴胺	5mg 加入 NS 100ml 维持 15min. 如有必要可重复
氰化物，硫化氢	硫代硫酸钠	成人 25% 溶液（12.5g；1 安瓿）50ml；儿童 1.65ml/kg IV
	硝酸钠	成人 3% 溶液（300mg；1 安瓿）10ml；儿童 0.33ml/kg 缓慢静注
	羟钴胺	50mg 加入 50ml 持续 15min
洋地黄苷	地高辛特异性抗体 Fab	如果患者出现室颤则予以 10～20 瓶；其余情况根据血地高辛浓度及吞服的总量来给药
乙二醇	甲吡唑	15mg/kg×1 次，随后 10mg/kg q12h×4 次，直到乙二醇 <20mg/dl。透析时需调整剂量
	吡哆醇	100mg IV 每天
	硫胺素	100mg IV
氢氟酸	葡萄糖酸钙	3.5g 加入 5oz KY 凝胶中；用于损害皮肤时按需使用
铁	去铁胺	15mg/(kg·h) IV；据报道更高剂量也是安全的
异烟肼，联氨和甲基联氨	吡哆醇	中毒剂量不明时成人 5g，儿童 1g；大剂量使用时可能导致神经病变
铅	DMSA（二巯琥珀酸）	据报道对砷和铅中毒都有效；100mg/10kg tid ×1 星期，随后 bid，和螯合剂一起使用
	EDTA	75mg/(kg·d) 持续静脉输注；注意监测肾毒性，最好是在医院内给药
甲醇	叶酸或者甲酰四氢叶酸	严重中毒时成人 50mg IV q4h
	乙醇	负荷剂量，10% 溶液 10ml/kg；维持剂量，10% 溶液 0.15ml/(kg·h)。透析时速度加倍
	甲吡唑	15mg/kg×1，随后 10mg/kg q12h×4，直到甲醇 <20mg/dl。透析时需调整剂量
高铁血红蛋白的形成剂	亚甲蓝	1～2mg/kg IV，无贫血成人患者可予以 10% 溶液 10ml（100mg）
阿片类	纳美芬	2mg；半衰期大于纳洛酮
	纳洛酮	2mg；较少剂量可以避免出现戒断症状，疗效不显著时可以增加剂量，儿童剂量相同
有机磷和氨基甲酸酯	阿托品	测试剂量，成人 1～2mg IV，儿童 0.03mg/kg；分次给药以减少肺部分泌
	氯磷定	负荷剂量，成人 1～2g IV，儿童 25～50mg/kg；成人维持剂量，500mg/h 或者 1～2g q4～6h
响尾蛇咬伤	CroFab 抗蛇毒血清	最低剂量五瓶加入 NS 中静脉输注；根据患者耐受性增加给药速度；可能出现过敏
血清素综合征	赛庚啶	必要时 4mg PO；无静脉制剂，解毒剂可能产生抗胆碱能效果
磺酰脲	奥曲肽	50μg SC q12h，5～10μg/(kg·24h) IV
三环类抗抑郁药	碳酸氢钠	成人 44～88mEq，儿童 1～2mEq/kg；静脉快速推注，避免缓慢输注
丙戊酸	肉碱	负荷剂量 100mg/kg IV 或者 PO 随后 25mg/kg q6h

BAL，二巯丙醇；DMSA，二巯基琥珀酸；EDTA，乙二胺四乙酸；TCA，三环类抗抑郁药。

实验室毒理学检查

通常人们会对尿液、血液甚至胃内容物进行毒理学筛查以期来明确中毒物质，但阳性率非常低，这主要由于三方面原因。首先，实验室并不具备筛查很多物质的能力，即便其中有些是常见的能够引起危重疾病的物质（框145-3）[8]。

第二，通常人们会在有毒物质进入体内之后不久便进行尿液分析，但这时药物的浓度还非常低，不足以检出。即使一些会引起生命危险的药物（如三环类抗抑郁药）在进入体内之后不久便进行尿液分析也可能是阴性结果。另外一些药物，如 γ-羟丁酸，在尿液及血液中能检测到的时间非常短，即便是在当天收集标本进行化验也可能是阴性结果。

第三，即使是筛查发现的药物也不一定是引起初始症状的药物，尤其当这些药物各自剂量不确定时（例如苯二氮䓬类和可卡因混合中毒时）。在这样的情况下，筛查结果不一定和患者目前的病情有关。体内分布容积广和脂溶性高的药物即使在最后一剂剂量之后的很长一段时间内仍旧能够在尿液中被检测到。可卡因的代谢产物在最后一次药物暴露数天后仍能检测到，而大麻则为数周。正确解读尿液筛查的结果需要结合患者目前的临床情况。此外，往往在得到毒理学结果的数小时前就已经决定了很多重要的临床决策。筛查结果很少会改变临床处理决定[8]。毒理学筛查通常花费昂贵，但对大多数常见中毒药物的检出率却不理想。全面的毒理学筛查可能对以下两种患者有用：①初次出现精神症状；②病情危重但原因不明，进行筛查检测出中毒物质后会改变目前的治疗计划。

全面毒理学筛查的替代选择包括：①分别测定几种常规药物的浓度（例如安非他命，差不多在所有故意服毒患者中都应考虑到）；②成瘾性药物的尿液定性筛查；③不进行毒理学分析[8,9]。对怀疑的药物进行定性分析会有帮助。对于躁动或者抽搐的患者，发现体内水杨酸、茶碱或者锂的水平增高会对治疗方案产生很大的影响。目前已有好几种尿液测试试剂盒，可以快速得到检验结果，这些试剂盒主要是针对成瘾性药物。电解质中的碳酸氢根水平有助于判断代谢性酸中毒情况，若低于正常值时需重复监测以确保酸中毒得到纠正。对于持续性、无法解释的代谢性酸中毒需进行尿液草酸盐结晶的检测（提示乙二醇中毒），以及血水杨酸、甲醇和乙二醇的水平。动脉血气或者电解质正常并不能排除以上药物中毒，因为要等乙二醇或者甲醇在体内代谢后才会出现代谢性酸中毒，而且水杨酸的吸收非常缓慢并且个体差异很大。

框 145-3　综合性毒理学检查不能筛查出的物质

- 氨
- 麻醉气体
- 抗生素
- 抗凝药
- α受体阻滞剂
- 硼酸盐
- 溴化物
- 腐蚀剂
- 秋水仙碱
- 氰化物
- 洋地黄苷
- 双硫醒
- 麦角生物碱
- 乙二醇
- 芬太尼及其衍生物
- 氟化物
- H_2受体阻滞剂
- 迷幻剂（如，麦角酰二乙胺）
- 除草剂
- 日用品
- 降糖药
- 驱虫剂
- 异烟肼
- 缓泻剂
- 锂
- 金属
- 单胺氧化酶抑制剂
- 大部分降压药
- 大部分心脏药
- 肌松剂
- 蘑菇
- 新型抗抑郁药（如，氟西汀，舍曲林，帕罗西汀，丁氨苯丙酮，丁螺环酮）
- 硝酸盐/亚硝酸盐
- NASIDs
- 百草枯
- 杀虫剂
- 酚
- 植物
- 溶剂
- 甲状腺激素
- 维生素

NSAIDs，非甾类消炎药。

动脉血气分析很少有帮助，但在高铁血红蛋白血症和碳氧血红蛋白情况下无法通过脉氧饱和度正确评估病情时有助于帮助诊断。当患者有严重的躁动或者高热，或者患者处于无反应状态时间过长（如对照病

史或压疮），可以通过测定 CPK 值来诊断有无横纹肌溶解综合征。同时还需检测尿肌红蛋白及血肌酸激酶值。横纹肌溶解综合征及其治疗将在 125 章中进行阐述。胸片中出现非心源性肺水肿提示阿片类或者水杨酸类药物过量。选择性腹部 X 线检查可以检查到体内藏匿的走私品。有些药物在 X 片中是显影的（如：重金属、吩噻嗪类、钾、钙、氯化烃类如水合氯醛），但是 X 线检查在评估中毒患者病情方面意义不大，仅对监测患者体内的铁制品、铅制品以及体内藏匿的药物包裹排出体外有意义[10]。

毒物清除

对所有中毒患者不加区别地进行胃毒物清除极少会对临床结局产生影响，不应将此作为常规治疗措施[11,12]。误服中毒的儿童患者，极少会摄入足够的药物剂量而产生中毒症状，致死率低于 0.0025%[13]。无论是在不明原因的中毒患者中还是在已明确中毒物质的患者中，使用活性炭清除毒物都未被证明能够改善预后。只有在一小部分足够早期就诊的患者中（服药时间小于 1 小时）的患者中，或者吞服的药物剂量非常大，在给予支持治疗后对机体仍有较大毒性的患者中可以考虑使用活性炭进行去污治疗。这些药物包括 β-受体阻滞剂、钙离子拮抗剂和环类抗抑郁药。由于消化道去污治疗并没有显现出益处，反而存在一定的风险，尤其当需要留置鼻胃管时，需要有选择性地并且谨慎使用[11,12,14-16]。

通常口服 50g 活性炭已达到治疗剂量。如果患者昏迷或者不能配合，并且活性炭治疗带来的益处大于其风险（主要是误吸），可以考虑进行气管插管并且通过鼻胃管给药。以前推荐使用泻药，如山梨醇，来加速活性炭在肠道内通过的速度，但泻药从未显现出任何益处，并且总体上来说应该避免使用。重复使用山梨醇可能会导致脱水。活性炭不能吸收的物质包括各种离子（如，酸或者碱、锂、硼酸或者溴化物）、碳水化合物，金属（如铁），乙醇，但是能被活性炭吸收并不等同于能够减少毒性或者改善预后。

使用聚乙二醇进行整个肠道灌肠，虽然未被证明能够改善预后，但在一些严重的锂或者其他金属中毒的患者早期以及一些持续释放毒性的剧毒药物中毒患者中可以考虑使用。它还可以用来帮助体内藏毒者排出体内携带的药物[17]。无论是对患者还是对医护人员，整个肠道灌肠都不是一件愉快的事，因此只有在经过毒理学专家会诊以后才考虑该方法。最常见的做法是留置一根鼻胃管，然后持续注入事先准备好的溶液，例如 Go-Litely，速度从 1L/h 或者 2L/h 开始，直到直肠排出的液体变澄清。

洗胃只有对吞服高毒性物质（如钙离子拮抗剂或者三环类抗抑郁药）数分钟（<1 小时）内就诊的患者才有使用指征。对不明原因的中毒患者，洗胃并不能改善临床进程或者预后，虽然并没有在高危患者中进行过研究[18]。在为数不多的进行洗胃的病例中，使用了大号的经口胃管（30-F 或者更粗），并且有特殊设计的大孔径的洗胃装置可供使用。使用吐根糖浆并不能改善患者预后，目前急诊室已不再使用该药物，即使在院外也已极少使用。由于被暴食症患者过度使用，吐根糖浆的使用已受到很大的限制。

眼睛在接触腐蚀性化学品或者刺激性物质后，需要即刻使用大量清水或者事先准备好的液体进行冲洗，这些液体会在 151 章中列出。即刻进行冲洗的重要性要大于将患者转运至急诊室。接触有毒气体并不需要消毒去污因为当患者及援救人员被转移出有毒环境后便不再处于危险中，除非患者的皮肤或者衣服受到有毒蒸汽的污染。减少皮肤接触毒性物质的最重要措施是尽可能快地移除衣服，最好是在中毒现场就完成。可以使用温水对皮肤进行冲洗，冲洗时要尤其注意皮肤皱褶及其他容易遗漏的部位，这些部位包括腋下，指甲下，腘窝，生殖器部位以及头皮。对于烃类和溶剂，可以加入皂液。避免过度用力擦洗以免擦伤皮肤而增加对毒性物质的吸收。最好是在转运前皮肤接触毒性物质后即刻开始进行去污治疗。

处置及会诊

当患者中毒症状严重时，大家都会将患者收治入院。但当患者中毒症状比较轻微，而又吞服了有危险的物质后，是否需要将患者收治入院就比较难以决定。识别这种物质是否会对患者产生危险，尤其是否会对心血管系统产生影响，导致抽搐或者呼吸抑制的发生，有助于决定是否将患者收治入院或者进入急诊观察室。对症状轻微的患者进行 6 小时的医学观察通常已经足够，除非对某些缓释制剂。对于有心脏节律或者传导异常的患者，精神状态改变需要插管的患者，或者使用需要反复监测和调整的药物（如升压药），需要收治入 ICU 或者有监护设备的病房。如果该患者是急性自杀，则需要有一个陪护者或者保证环境安全。

地区中毒控制中心使用免费咨询电话，可以提供最新的建议，尤其是对于一些陌生少见的毒药。当患者摄入不常见的物质，或者患者的临床进展与预期不符，以及拟进行透析或者抗体治疗等特殊治疗时，医学毒理学家的会诊是非常有帮助的。

重要概念

- 中毒诊断的关键是全面、详细地病史询问。
- 识别常见中毒综合征指导并谨慎使用解毒剂。
- 毒理学筛查或者昂贵的实验室检查并不能使症状轻微的患者受益。
- 良好的支持治疗是处理中毒患者的关键。
- 活性炭在药物过量患者中很少有使用指征，洗胃及整个肠道灌洗等其他肠道去污方法事实上也毫无帮助。活性炭可以减少很多药物的吸收，但并没有显示它可以改善预后，使用时需综合权衡它可能带来的并发症。

本章参考文献请参见 http://pumpress.bjmu.edu.cn/eduservice/3419.html

第146章 对乙酰氨基酚

Robert G.Hendrickson and Nathanael J.McKeown

陆一鸣 蒋婕 译 陆一鸣 校

概述

对乙酰氨基酚是全世界使用最广泛的解热镇痛药。它可以作为单一成分或者与其他药物构成复方药用来治疗感冒，疼痛或者头痛。由于其使用广泛及容易购得，对乙酰氨基酚的毒性以及它的药物副作用及成瘾性已经受到全世界的关注。在美国，对乙酰氨基酚是造成药物中毒患者住院，急诊解毒剂使用以及中毒死亡的主要原因[1]。

通过大量的研究和临床治疗经验，已建立急性对乙酰氨基酚中毒的评估和处理的诊疗方案。尽管如此，在很多问题上仍存有争议，并且随着很多新型制剂的研发，对乙酰氨基酚中毒的处理也在不断地更新中。

疾病原理

对乙酰氨基酚在体内吸收迅速，通常在1小时内血浆浓度可达到峰值，4小时以内可以完全吸收。一旦吸收入体内，对乙酰氨基酚会抑制前列腺素 E_2（PGE_2）的合成，从而发挥退热和镇痛的作用。对 PGE_2 合成的抑制可以通过直接抑制 COX-2 或者通过抑制膜相关性前列腺素合成酶来完成[2-4]。

对乙酰氨基酚进入体内后，40%~67%与葡萄糖醛酸结合，20%~46%与硫酸结合，形成无毒性的代谢产物从尿液排出[5]（图146-1）。其中一小部分（<5%）被细胞色素 P_{450} 2E1（CYP2E1）氧化成具有高细胞毒性的代谢中间产物，N-乙酰对苯醌亚胺（NAPQI）（更少一部分是由 1A4 和 3A4 氧化而来）[6-8]。在治疗剂量下，NAPQI 很快会与体内的谷胱甘肽或者含硫醇化合物结合形成无毒性的代谢产物从尿液排出。在常规治疗剂量下，体内谷胱甘肽的储存量及再生能力足以满足 NAPQI 的代谢。

但是在大剂量或者重复超剂量服用对乙酰氨基酚后，NAPQI 的量超过了谷胱甘肽的存储量以及肝再生谷胱甘肽的能力，导致产生非结合状态的 NAPQI。具有高度亲电活性的 NAPQI 会和肝脏细胞内的大分子形成共价键结合，从而启动一系列的级联反应，最终引起肝细胞死亡[9]。无论是否发生肝损害，对乙酰氨基酚都有可能造成肾损害[10]，这可能是由肾脏的 CYP 酶介导的[11,12]，也有可能是由于前列腺素合成酶激活引起的[13,14]。

对乙酰氨基酚对肝的损害首先发生在肝Ⅲ区（小叶中央），因为氧化代谢产物聚集在这一区域。由于毒性剧烈，整个肝实质会发生坏死。对乙酰氨基酚毒性对机体的严重影响表现为暴发性肝衰竭而不是对乙酰氨基酚本身对机体的直接作用[15]。这些影响包括多脏器功能衰竭、全身炎症反应综合征、低血压、脑水肿和死亡[16]。

对乙酰氨基酚中毒的治疗原则是使用 N-乙酰半胱氨酸（NAC），该药主要是通过两种机制发挥作用。在中毒早期，NAC 作为谷胱甘肽的前体以及合成硫化物的底物（图146-1），从而降解 NAPQI 避免肝细胞毒性。此外，NAC 可以通过促进对乙酰氨基酚与硫化物结合成无毒性的代谢产物的能力而减少 NAPQI 的形成[17]。

即使在对乙酰氨基酚已产生明显的细胞毒性作用后，NAC 仍可作为自由基清除剂以及抗氧化剂来改变肝的微循环及氧输送[18]。在对乙酰氨基酚引起肝功能衰竭的患者中，即使对乙酰氨基酚已完全从体内排除，静脉使用 NAC 也已被证实可以减少脑水肿，低血压和死亡的发生率[16]。

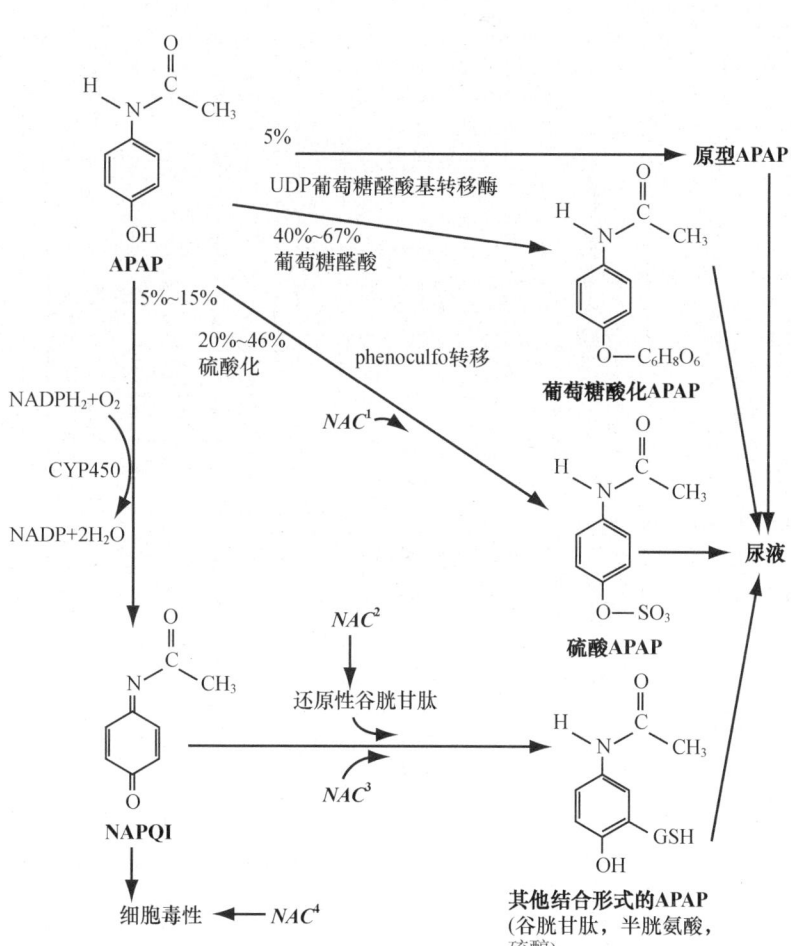

图 146-1　对乙酰氨基酸（APAP）代谢和 N-乙酰平胱氨酸（NAC）作用机制。NAC1 提高硫酸化；NAC2 作为谷胱甘肽（GSH）的前体；NAC3 是 GSH 取代物；NAC4 可减少毒性。NAPQI，N-乙酰对苯酸亚胺。（Modified from Smilkstein MJ: Acetaminophen. In Goldfrank LR, et al (eds): Goldfrank's Toxological Emergencies, 6th ed, Stamford, Conn, Appleton & Lange, 1998, p 547.）

临床特征

对乙酰氨基酚可以导致肝功能损害，从而进一步引起肝衰竭和肾衰竭。在急性中毒早期，患者可能并无症状或者仅有一些轻微的非特异性症状（如恶心、呕吐、纳差、不适、出汗）（表 146-1）。

一般在中毒 8～36 小时后出现肝功能损害，表现为天门冬氨酸（AST）的增高。一旦出现肝功能损害，患者可能会有右上腹疼痛、呕吐和黄疸。AST 的浓度会持续升高，一般在 2～4 天达到高峰，肝功能损害达到最高峰。谷丙转氨酶（ALT），凝血酶原时间（PT）以及胆红素通常会随着 AST 增高并很快达到峰值。在严重中毒情况下，AST、ALT 和 PT 可以在 24 小时内都出现增高（图 146-2）。当肝功能损害达到最高峰时，患者会出现暴发性肝衰竭的症状和体征，包括代谢性酸中毒、出凝血障碍以及肝性脑病。死亡会在出血、成人呼吸窘迫综合征、脓毒症、多脏器功能衰竭以及脑水肿之后发生[19]。肾功能出现损害的可能性会随着肝功能损害的严重程度而加重，在

表 146-1　对乙酰氨基酚毒性的时间进程及临床分期

分期	时间进程	姓名	症状	体征
1	0～12（最多 24～36）小时	损伤前期	恶心、呕吐、纳差、不适	血浆对乙酰氨基酚浓度上升
2	8～36 小时	肝损期	恶心、呕吐、右上腹压痛	肝酶增高（8～36 小时后 AST 开始增高）
3	2～4 天	最大肝损期	肝衰竭（肝性脑病、凝血病、出血、酸中毒）	出血、ARDS、败血症/SIRS、多脏器衰竭、脑水肿
4	>4 天	恢复期	无	完整的肝脏组织学水平恢复

ARDS，急性呼吸窘迫综合征；AST，谷草转氨酶；SIRS，全身性炎症反应综合征。

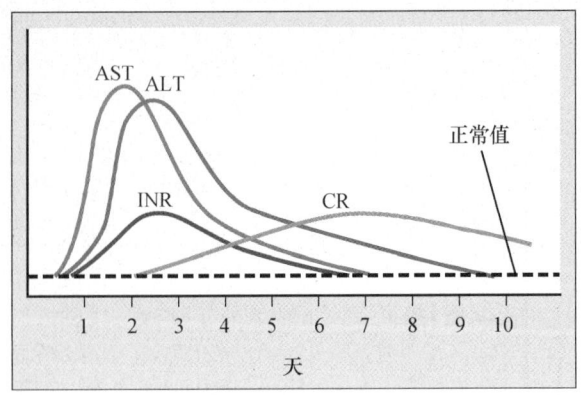

图 146-2 对乙酰氨基酚引起的肝损害患者其实验室指标上升、峰值及下降的时间进程。峰值并不成比例。并不是所有患者都会出现所有的实验室指标异常,个体差异很明显。ALT,谷丙转氨酶;AST,谷草转氨酶;CR,肌酐;INR,国际标准化比值。(Adapted from Robert G. Hendrickson, MD。)

没有发生肝损的患者中不到 2% 的患者会出现肾功能损害,而在发生严重肝损害的患者中约有 25% 的患者会发生肾功能损害[20-22]。

如果患者康复,转氨酶会在 5~7 天的时间回到基线水平,而肝损害从组织学水平完全恢复则需要数月的时间。一旦组织学水平上完全恢复,肝便不会留下长期的后遗症,也不存在慢性肝功能障碍的风险[23]。

诊断策略

对乙酰氨基酚中毒患者的初步评估内容包括确定患者的危险程度,诊断需要进行的检查以及在合适的时候使用解毒剂 NAC[24-26]。

对乙酰氨基酚中毒可以分为急性中毒和慢性中毒,两种类型所需要进行的检查和危重程度评估的内容也有所不同。急性中毒是指只有对乙酰氨基酚一种药物中毒,中毒时间在 4 小时以内。所有任何其他中毒情况,包括意外多次超治疗剂量或者一次服用超过 4 小时,都被认为是慢性。

急性患者危险程度评估

对急性中毒患者的初步诊断策略已取得了一致的共识。第一步是要确定患者存在发生急性对乙酰氨基酚中毒的风险。对于服毒自杀的患者无论其自诉服用了多少剂量都需要由实验室进行危险分层。急性摄入 150mg/kg 的剂量会产生明显的肝毒性;然而病史并不完全可靠。对所有故意服药的患者都应进行血浆对乙酰氨基酚浓度的测定,因为在这些患者中,1.4%~8.4% 的患者会否认服用过对乙酰氨基酚而在他们的血液中

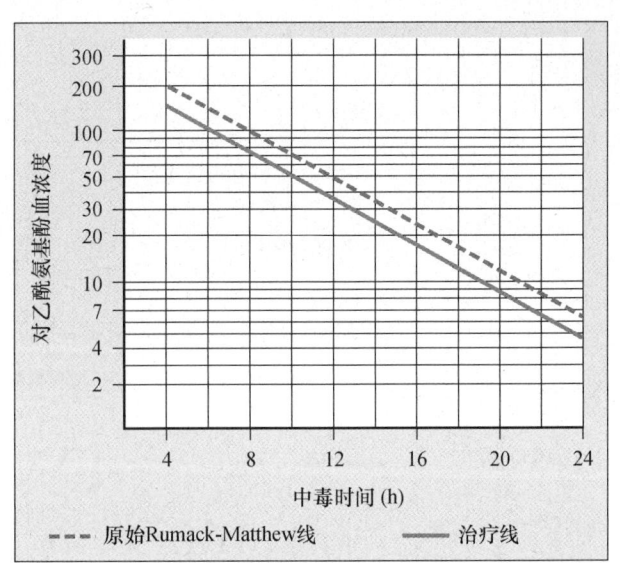

图 146-3 急性中毒治疗图。较低的治疗线应用于进行治疗决定。(Modified from Rumack BH, Matthew H: Acetaminophen poisoning and toxicity. Pediatrics 55:871, 1975.)

却可以测出对乙酰氨基酚的浓度。

一旦认为对乙酰氨基酚中毒的可能性存在,下一步便是明确中毒的时间。如果可能,这一信息还应由其他人加以证实。如果不能明确具体的中毒时间,应考虑到最坏的情形(如患者中毒之前最后一次露面时间)。

一旦确认患者存在中毒的可能性并且已明确时间,下一步应检查中毒后 4 小时血浆对乙酰氨基酚浓度,如果已超过 4 小时则应尽快进行测定。测定血浆浓度及确定中毒时间之后在治疗图中(如改良 Rumack-Matthew 图[27],图 146-3)寻找血浆对乙酰氨基酚浓度-时间曲线的对应点以确定合适的解毒治疗。如果血浆浓度等于或者高于治疗线(该值在 4 小时为 150μg/L,24 小时为 4.7μg/L),应该立刻开始 NAC 的治疗。如果血浆浓度低于该治疗线,并且对中毒事件也做了最坏的估计,那么就不需要给予解毒剂治疗了[28-30]。使用治疗曲线来辅助治疗策略是非常好的一种方法并且几乎可以应用于所有急性中毒患者。

检测中毒 4 小时以内血浆对乙酰氨基酚的浓度是没有必要的。如果 1~4 小时内的血浆对乙酰氨基酚浓度低于 10μg/L,那么可以考虑排除摄入大剂量对乙酰氨基酚;但几乎没有任何研究数据可以用来支持这一结论。在服药 4 小时以内,对乙酰氨基酚可能还没有完全吸收,任何血浆浓度大于 10μg/L 的结果都是很难解释的。最后,4 小时内的血浆对乙酰氨基酚浓度都无法在治疗图上找到对应点。但幸运的是在服药 6~8 小时内不一定必须给患者特殊治疗,无论血浆浓度多少,从服药 6 小时开始给予 NAC 及其他治疗,对乙酰氨基酚的肝脏毒性对机体的影响就不会增

加[31]。对于大多数患者来说，对乙酰氨基酚对肝的损伤都不会明显增高，除非 NAC 治疗开始的时间晚于服药 8 小时后[28,31]。在这段时间内已足够完成 4 小时血浆浓度的抽取以及等待实验结果出来。对于那些无法在 6～8 小时内获得血浆浓度而又属于高危的患者，可以考虑给予负荷剂量的 NAC。

慢性患者危险程度评估

如果是慢性或者反复服药患者，则危险程度的评估就比较复杂，并且也不能再使用治疗图。初步评估包括是否会对患者产生肝脏毒性，检测对乙酰氨基酚血浆浓度及 AST 来评估患者病情进展以及开始 NAC 治疗。

满足以下两种情况时对乙酰氨基酚对慢性患者产生肝脏毒性的风险会增加：①总量增加；②长时间超治疗剂量服用药物。考虑到这一点，对任何符合表 146-2 中标准的患者都应检测对乙酰氨基酚血浆浓度及 AST[32]。

服用治疗剂量的对乙酰氨基酚似乎是非常安全的[29,33]。然而，也有极个别治疗剂量引起肝损害的报道提示有一部分患者发生肝功能损害的危险性高于其他患者，可能是由于基因差异，也可能是由于其他特异性危险因素[34]。长期服用异烟肼[35,36]或者酗酒的患者[37-40]其体内 CYP2E1 的活性可能会增高，从而更容易出现对乙酰氨基酚中毒。同样，长期禁食（如，营养不良、艾滋病、慢性呕吐[41]）以及罹患发热性疾病的儿童[42-46]，其发生肝损的危险性也会增高。所有这些危险因素都还存有争议需要进一步的研究。鉴于我们还不能准确预测哪些患者为高危患者，对所有有肝损症状（如右上腹疼痛，黄疸）并且服用对乙酰氨基酚的患者都有必要进行危险程度分析而无论他们服用的剂量是多少。

获得对乙酰氨基酚的血浆浓度及 AST 后，有必要进行进一步的危险评估。理论上，对于慢性服用对乙酰氨基酚的患者，如果有证据表明出现肝损害或者有证据证明对乙酰氨基酚过量可能导致肝损害，那么都可以通过解毒剂治疗获益。鉴于这一点，慢性超治疗剂量服用对乙酰氨基酚患者出现 AST 显著升高（如 50IU）应该给予治疗而不论其血浆浓度时多少[47,48]。有人建议对 AST 采用更高的阈值（如 2 倍正常值，或者 >120IU）或许也是安全的，但这一建议还没有被研究过[49]。对于无 AST 增高的患者（如 50IU 以下），如果其对乙酰氨基酚的血浆浓度超过预期值，则可以开始使用 NAC。使用治疗剂量的对乙酰氨基酚后，血浆浓度峰值小于 30μg/L，4 小时血浆浓度小于 10μg/L[50,51]。

对于所有不需要使用解毒剂的患者应教育他们在出现肝功能受损的表现时（如右上腹疼痛、呕吐、黄疸）再至急诊室就诊。

孕妇危险程度评估

对乙酰氨基酚对胎儿产生毒性的报道非常罕见，但在怀孕的各个阶段都有影响[52]。对乙酰氨基酚可以透过胎盘，在胎儿体内达到和母体内一样的浓度，甚至超过母体内的浓度[52]。在妊娠早期，对乙酰氨基酚的毒性与胎儿死亡有关[52]。在孕中期，胎儿体内开始出现 CYP 酶，其活性随着孕周的增加而不断增高，这一点可以使孕晚期的胎儿或者新生儿发生中毒的可能[53]。

对妊娠妇女的中毒危险性评估和诊断方法与对非妊娠妇女一样。在急性药物过量情况下，需要测定对乙酰氨基酚的血浆浓度并在治疗图上进行比对。当血浆浓度高于治疗线时应开始 NAC 治疗。对于慢性服药患者，只要 AST 大于 50IU 或者血浆浓度高于预期值，都应该开始 NAC 治疗。

表 146-2 慢性患者检测血浆对乙酰氨基酚浓度及 AST 的指征

年龄≥6 岁	24 小时内摄入 10g/d［或者 200mg/(kg·d)］［较小者为准］
或者	48 小时内摄入 6g/d［或者 150mg/(kg·d)］［较小者为准］
或者	出现症状（如，RUQ 疼痛/压痛，黄疸，呕吐）
年龄<6 岁	24 小时内摄入 200mg/(kg·d)
或者	48 小时内摄入 150mg/(kg·d)
或者	72 小时或更长时间摄入 150mg/(kg·d)
或者	出现症状（如，RUQ 疼痛/压痛，黄疸，呕吐）

AST，谷草转氨酶；RUQ，右上腹。

处理

对乙酰胺基酚中毒的治疗措施中有时可以包括阻止胃肠道吸收，但其关键点是支持治疗以及在有指征时开始 NAC 治疗。

阻止胃肠道吸收

由于对乙酰氨基酚在体内吸收迅速并且有特效的解毒剂，因此洗胃在对乙酰氨基酚过量情况下很少有指征使用[32]。只有在近期、同时服用其他威胁生命的药物时可以考虑洗胃（见 145 章）。

活性炭（AC）可以有效地结合对乙酰氨基酚[54]，但没有任何证据表明使用 AC 可以改善患者预后。一项小型研究显示如果在服药后 2 小时内给予 AC，可以减少解毒剂的使用[55]，还有一些证据支持在服药超过 4 小时仍建议使用 AC[56]。然而，方法学上的问题降低了这些证据的力度。总体来说，没有足够的证据支持推荐在对乙酰胺基酚中毒患者的治疗中常规使用活性炭。

在一些极少的情况下，如果医生想同时给予口服 AC 和口服 NAC 时，尽可能将 NAC 给药时间延迟 1～2 小时，已便让 NAC 能够更好地吸收[57,58]。然而 NAC 已被证明对治疗对乙酰氨基酚中毒是有效的，而活性炭却不是，因此已经有争论在治疗对乙酰氨基酚时避免使用活性炭。NAC 和活性炭都可能引起呕吐。

N-乙酰半胱氨酸

如果有使用指征，应尽快给予 NAC 治疗。服药 6～8 小时后再给予 NAC 治疗将会增加发生肝损害的可能性（图 146-4）[28]。

一旦决定使用 NAC，可以通过口服（PO）或者静脉（IV）给药。在大多数情况下，两种给药方式都是有效的，也各有利弊[31,59-63]。只要在服药后 6～8 小时内给药，所有制剂类型的 NAC（PO 或者 IV）都是非常有效的。在这一阶段，NAC 的主要作用是通过降解 NAPQI 来预防对乙酰氨基酚的肝毒性。处于这一阶段的患者发生肝损的危险性小于 4%（如 AST >1 000IU），死亡率几乎为零[28,59,64]（图 146-4）。

对于服药后 8～24 小时的患者，PO 或者 IV 给予 NAC 其疗效是一致的，但这一阶段的患者肝损的发生率要明显增加（接近 30%）[59,60,65]。虽然早期有研究提示服药后 10～24 小时开始治疗的患者口服制剂

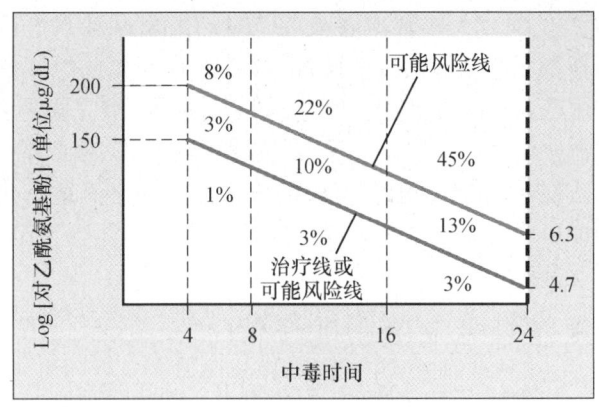

图 146-4 基于初始对乙酰氨基酚浓度及口服 N-乙酰半胱氨酸时间的肝损危险性（谷草转氨酶 >1 000IU）。（Adapted from Rumack BH: Acetaminophen hepatotoxicity: The first 35 years. J Toxicol Clin Toxicol 40: 3, 2002.）（无图）

的 NAC 疗效要优于 IV 制剂的 NAC，但造成这一差别的原因主要是由于治疗时间的长短和剂量，而不是给药的途径[60]。

然而对于出现肝衰竭的情况（如出凝血疾病，肝性脑病等），只有 IV 途径给药做过系统性研究[16]。IV 给药可以降低对乙酰氨基酚相关性肝功能衰竭患者低血压、脑水肿和死亡的风险[16]。虽然在这种情况下口服 NAC 也可能是有效的，但当可以静脉使用 NAC 时，还没有足够多的已发表的数据来支持口服使用 NAC。

NAC 静脉和口服给药之间的主要区别在于它们的副作用不同（表 146-3）。

通过静脉给予 NAC 的患者中，2%～6% 会发生类过敏反应[63,66-68]，这一数值在前瞻性的研究中会达到 14%～18%[69]。这些反应大多数症状轻微，表现为皮疹和肌肉酸胀。不到 1% 的患者会发生更严重的反应，包括血管神经性水肿，支气管痉挛，低血压甚至死亡[61,67-73]。症状通常在静脉给药后 30 分钟内出现。这些类过敏反应是剂量、给药频率及浓度依赖性的[61,66-68]。

NAC 口服给药时类过敏反应的发生率明显减少。很少有关于口服制剂的不良反应报道[74-75]。但是约

表 146-3 不同 NAC 制剂的副作用

剂型	常见副作用	严重副作用
PO NAC	呕吐（70%）[76]	十分罕见
IV NAC	轻微类过敏反应（如，疹、面色潮红、瘙痒、呕吐），2%～18%[61,66-69,77]	严重类过敏反应（如，低血压），<1%[63,67-69]

IV，经静脉；NAC，N-乙酰半胱氨酸；PO，口服。

50% 接受口服制剂 NAC 的患者会出现呕吐，可能影响解毒剂的吸收和起效速度[76]。口服制剂的 NAC 让人无法接受很大程度上是由于它臭鸡蛋的味道。这种气味可以通过用苏打水或者果汁稀释后装在有盖的容器中来减轻。在服药后 1 小时内呕吐出来的 NAC 需要重复给药。可以考虑在给药前先给予止吐药（如恩丹西酮、胃复安），但对于其止吐的有效性还缺少大量的研究。

NAC 静脉制剂引起的类过敏反应通常症状轻微（如面色潮红），一般在静脉注射 15～60 分钟后开始出现。病情轻度的患者可以使用抗组胺药（如苯海拉明），而无需停止静脉输注。反应严重的患者可以减慢或者暂停静脉输注，予以开放补液，给予苯海拉明，必要时可以静脉使用糖皮质激素[77]。极少情况会需要使用肾上腺素。虽然这些反应需要密切观察和治疗，但往往都不会影响 NAC 的后续治疗[77]。

妊娠妇女使用 NAC

使用 NAC 治疗对母亲是安全和有效的[78]，NAC 可以有效地透过胎盘[79]。与口服 NAC 相比，静脉给予 NAC 理论上会增加胎儿 NAC 的剂量。静脉给药避免了药物吸收代谢首过效应，从而胎儿循环可以接触到的母亲体内的血浆浓度也会更高。目前还缺少公开的数据来决定治疗时间的长短。所有大型已发表的研究都是持续 72 小时或更长时间的治疗，因此在缺乏更多的研究之前无法推荐更短的疗程[52]。

治疗时间

目前有两种 NAC 的治疗常规：一种是 72 小时口服方法，另一种是 21 小时静脉使用方法[28,80]。如果对乙酰氨基酚已经完全代谢（如对乙酰氨基酚的浓度小于 10μg/ml）并且没有肝损害的表现，那么使用足量时间的 NAC 后可以停止使用。当然，治疗的终点并不是单纯根据诊疗常规的规定，如果有明显的肝损害（AST 增高）或对乙酰氨基酚没有完全代谢（血浆浓度大于 10μg/ml），那么还应该继续使用 NAC。如果延长 NAC 的使用时间，那么当对乙酰氨基酚的血浆浓度下降到无法测得或者肝功能损害缓解（如肝性脑病和出凝血障碍已经得到纠正，AST 已接近正常）时可以停止使用 NAC。

目前也有很多短程的治疗方案[61,81-83]，也都是根据治疗曲线制定的。一旦对乙酰氨基酚代谢完全，也没有肝损害的表现或者肝损已缓解，就可以停止使用 NAC[84]。缩短 NAC 的治疗时间需谨慎考虑并且只能在低危患者中使用（如服药 6～8 小时内开始治疗的患者）。

支持治疗

支持治疗包括处理恶心和呕吐，肝功能损害和肾功能障碍。这些问题的治疗遵循中毒基本治疗原则而不是对乙酰氨基酚特有的（见 88 章）。

处置

对于无症状但需要 NAC 治疗的患者可以收治内科病房或者急诊观察室。需要了解患者服药的动机并在合适的时候请精神科医生会诊。

对于有严重肝损害或者可能发生暴发性肝衰竭的患者不仅要收治入监护病房，最好是肝衰竭单元。这些患者经常需要神经系统检查、生命体征监护和实验室检查。

如果患者已明确有肝功能损害，则建议转往上一级医院治疗，最好是肝衰竭治疗中心。严重肝功能衰竭的预测因子见表 146-4。

表 146-4 住院患者病情危重度预测指标

评分	指标	预期转归	注释
改良国王学院标准[85]	pH < 7.3 或 Cr > 3.3 和 INR > 5 和 Ⅲ 或 Ⅳ 级肝性脑病［昏迷患者］	死亡或移植	液体复苏后进行动脉血气检查
APACHE Ⅱ[86,87]	APACHE Ⅱ 评分 > 20	死亡或移植	同时摄入的其他药物可能会影响 APACHE Ⅱ 评分产生混淆
乳酸[88]	乳酸 > 3.5mmol/L	死亡或移植	乳酸通常在服药后 55 小时被检测。早期乳酸水平的预测作用尚不明确

APACHE Ⅱ，急性生理学及慢性健康状况评分 Ⅱ；Cr，肌酐；INR，国际标准化比值。

重要概念

- 对于不明药物过量或者混合药物过量的患者需要检测对乙酰氨基酚的浓度。对乙酰氨基酚中毒通常无明显临床表现直至出现严重的肝功能损害表现。
- 反复超治疗剂量使用对乙酰氨基酚会威胁生命安全。
- 治疗图仅适用于急性服药患者;服药后 4 小时对乙酰氨基酚的血浆浓度可以用来决定是否需要使用 NAC。
- 为了获得最大的益处,NAC 的使用不能晚于服药后 8 小时。如果已超过 6~8 小时,则应立刻开始治疗,而不是等待下一步评估完成以后再给药。
- 即使已出现肝功能损害,迟用或者延长使用 NAC 仍能够获益。

本章参考文献请参见 http://pumpress.bjmu.edu.cn/eduservice/3419.html

第147章 阿司匹林和非甾体类药中毒

Donna L. Seger and Lindsay Murray

赵娟 译 寿松涛 校

阿司匹林中毒

概述

近年来，儿童阿司匹林（乙酰水杨酸，ASA）过量死亡明显减少。其原因包括：儿科医生喜欢应用乙酰氨基酚制剂；食品和药物管理局限制儿童 ASA 每瓶 36 片装及使用儿童不易开启的瓶盖。

然而，由于人们对 ASA 中毒临床表现缺乏认识，常低估其严重性。水杨酸盐中毒常导致代谢性酸中毒、痫性发作、高热、肺水肿、脑水肿、肾衰竭，甚至死亡。由于对老年慢性病患者及年轻急性病患者的延误诊断，ASA 中毒发病率和病死率均增高[1]。

发病机制

药代动力学

水杨酸盐经胃肠道以原形迅速吸收，30min 内血中即可检测到，1h 内可吸收服药量的 2/3，2～4h 达峰浓度。当摄入大剂量（可延迟胃排空时间）或服用肠溶胶囊时，血清浓度可持续升高超过 12h[2]。

水杨酸盐在肠壁、肝和红细胞中水解成游离水杨酸盐，可逆地与白蛋白结合（白蛋白含有基因调控的数量不定的水杨酸盐结合位点）。在肝脏，水杨酸盐与葡糖醛酸及甘氨酸结合（图 147-1），一小部分形成羟基化合物。游离水杨酸盐及其结合物通过肾排泄清除。治疗剂量的水杨酸盐清除遵循一级药物代谢动力学，排泄与水杨酸盐浓度成比例。然而，当血中水杨酸盐浓度 >30mg/dl 时，代谢遵循零级药物代谢动力学，代谢速率恒定。水杨酸代谢途径饱和后，与尿 pH 值有关的排泄决定其半衰期（中毒剂量时为 15～30h）长短[3]。

病理生理

酸碱平衡失常及对代谢影响

水杨酸盐首先刺激延髓呼吸中枢，增加呼吸中枢对 pH 及二氧化碳分压（PCO_2）敏感性。早期出现过度通气，随后因代偿机制产生代谢性酸中毒。高血药浓度持续较长时间最终抑制呼吸中枢。呼吸性碱中毒可通过血红蛋白-氧合血红蛋白缓冲系统、细胞内氢离子与细胞外阳离子交换及碳酸氢盐从尿中排泄代偿。碳酸氢盐丢失降低机体缓冲能力，加剧代谢性酸中毒[4,5]。

水杨酸盐毒性主要通过线粒体氧化磷酸化解偶联干扰有氧代谢。三羧酸循环脱氢酶活性受抑制导致增加丙酮酸产生和乳酸转化。脂类代谢增强增加酮体生成。代谢率、体温、组织二氧化碳及耗氧量均增加。组织糖酵解易引起低血糖。（肝糖异生和肾上腺素释放可引起少见的血糖升高）。低效率的无氧代谢最终导致 ATP 生成所需的能量减少，能量以热能方式释放，引起水杨酸盐中毒时常见的高热[4]。

只有非离子化状态的粒子才能通过细胞膜，聚积于脑和其他组织内。因为 ASA 的 pK_a 值低[3,5]，大部分水杨酸盐呈离子化状态，血 pH 值 7.4 的生理状态下只有少量进入组织。然而，血 pH 值降低时，更多的粒子转化成非离子化状态，透过细胞膜和血脑屏障，促进水杨酸盐向组织和中枢神经系统（CNS）转移[4,5]。

体液和电解质平衡失常

水杨酸盐中毒引起严重钾丢失，其原因包括：①呕吐，因刺激延髓化学感受器催吐感受区引起；

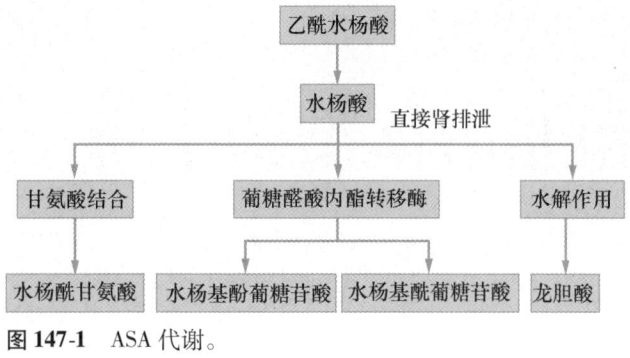

图 147-1 ASA 代谢。

②呼吸性碱中毒的代偿反应，肾排出钠、碳酸氢盐和钾增加；③水杨酸盐引起肾小管通透性增加导致钾进一步丢失；④细胞内钠水潴留；⑤氧化磷酸化解偶联抑制离子主动转运系统，结果使体内钾迅速耗竭[4]。

水杨酸盐减少肾血流量及直接肾毒性作用导致急性非少尿性肾衰竭。水杨酸盐引起抗利尿激素异常分泌也可影响肾功能[6]。

肺和脑水肿

水杨酸盐引起肺泡毛细血管膜通透性增高的确切机制尚未明确。其学说包括前列环素受抑制、血小板-血管内皮相互作用变化和神经源性的影响。水杨酸盐引起的成年人肺水肿危险因素包括：年龄 > 30 岁、吸烟、慢性水杨酸盐摄入、代谢性酸中毒、神经系统症状及血浆水杨酸盐浓度 > 40mg/dl。儿童危险因素包括高血药浓度水杨酸盐、阴离子间隙增大、血清钾浓度降低及低 P_{CO_2}[7]。

任何神志改变可提示脑水肿，并且是预后不良的前兆。导致脑水肿原因尚未明确。脑或肺水肿患者，需立即透析。

慢性摄入中毒的生理学

增龄所致老年患者生理变化易因长期 ASA 治疗发生蓄积中毒。肝血流速度下降引起水杨酸盐生物转化减少。肾功能下降亦导致水杨酸盐清除率降低。长期摄入 ASA 可降低白蛋白结合率而使游离水杨酸盐增加。游离水杨酸盐进入细胞内的血药浓度即使较低，也可引起严重临床症状。慢性中毒患者血清浓度为 40mg/dl 时较急性中毒患者血清浓度为 80mg/dl 的病情更严重[8]。

患儿超治疗剂量水杨酸盐中毒可能较急性摄入中毒更严重。水杨酸盐中毒出现的出汗、发热和心动过速易误认为感染。水杨酸盐中毒的其他来源包括含高浓度甲基水杨酸盐的母乳、牙齿凝胶和皮肤软膏。

临床特征

ASA 中毒剂量为 200~300mg/kg，摄入 500mg/kg 即可致命。急性水杨酸盐中毒的早期症状包括耳鸣、听力受损、过度通气、呕吐、脱水和高热。水杨酸盐引起的过度呼吸可表现为呼吸深度增加而非频率增快。成年人 ASA 中毒常见过度通气，通常可引起呼吸性碱中毒。幼儿更易出现代谢性酸中毒，引起组织和 CNS 水杨酸盐浓度的升高。呕吐常发生在服药后 3~8h。过度呼吸、呕吐及高热可引起严重脱水。CNS 症状往往伴有酸血症。

肺、脑水肿都能引起呼吸急促及意识变化。非心源性肺水肿患儿较实际报道的常见[9]。不能正确识别水杨酸盐中毒肺水肿患者，即会增加其发病率和病死率。

诊断方法

摄入水杨酸盐后 6h 或以上，应检测血药浓度。第二次血药浓度检测应在第一次检测后 2h 进行。如果第二次血药浓度高于第一次，则应对血药浓度进行连续检测，以便观察药物代谢情况。

急性中毒患者血药浓度、摄入量、患者年龄、临床表现和酸碱状态决定其治疗和预后。酸碱状态可迅速变化，必须经常监测动脉血 pH，以指导治疗。Done 计算图表不应用于判断预后和治疗。

需行气管内插管的水杨酸盐中毒患者病情极其危重，需要透析。因同时摄入其他毒物中毒已行气管内插管患者除外。正压通气不能维持所需要的呼吸频率。气管内插管后常出现血流动力不稳定和酸碱状态恶化。低血 pH 值和碳酸氢盐浓度是病情危重的表现。当患者机体不能代偿酸中毒时，pH 值下降。随后乳酸蓄积、血清碳酸氢盐耗尽。患者动脉血 pH 值 < 7.4、P_{CO_2} 及碳酸氢盐降低时，血流动力学开始不稳定。气管内插管和 $PaCO_2$ 及血碳酸氢盐浓度低的酸中毒患者，须行血液透析[10]。

鉴别思路

水杨酸盐中毒症状（如高热、精神状态改变或昏迷、肺水肿、休克）与脓毒症及许多其他疾病症状相似（框 147-1）。慢性中毒患者尤其如此，血清水杨酸盐浓度相对较低，并且中毒严重性不易识别[11]。CNS 抑制和心血管衰竭常导致患者死亡。

框 147-1	水杨酸盐中毒症状

无症状：偶有自觉症状，而无客观表现
轻度：轻到中度呼吸深快、耳鸣，有时伴有嗜睡
中度：严重呼吸深快、严重神经系统紊乱，如明显嗜睡或兴奋，无昏迷或惊厥
重度：严重呼吸深快、昏迷或浅昏迷，有时伴有惊厥

处理

水杨酸盐中毒治疗有两个主要目的：①纠正脱水和酸碱平衡失常；②促进排泄（框 147-2）。限制药物吸收的策略不能改善预后，在多数患者也无指征。曾被广泛推荐的促进胃排空也无意义。

初步评估

进行全面体检，包括生命体征（血氧饱和度、呼吸频率和准确的体温）。胸部听诊可提供肺水肿的证据。早期动脉血气可快速评估酸碱和代偿状态。

活性炭

尚无充分证据证明，活性炭（AC）在治疗急、慢性水杨酸盐中毒时有效。虽然单剂量或多剂量 AC 不能改善患者预后，但早期服用 AC 会稍减少水杨酸盐的吸收。即使服药 1h 内给予 AC，也无证据说明 AC 能改善预后、减轻毒性、改变治疗方案和疾病过程[12]。

静脉输液

由于高代谢状态，水杨酸盐中毒患者早期就发生脱水，需静脉补液治疗，并需纠正低钾血症，要根据患者体液实际丢失量制订补液计划，保证尿量在 2～3ml/(kg·h)。补液量不要超过估计值过多，过多输液可加重脑水肿和肺水肿。

此外，上述情况下机体代谢率增加。静脉输液应包括葡萄糖，并应经常监测血糖浓度，以避免低血糖。动物实验证明，持续低血糖可导致死亡。

碱化尿液

由于水杨酸盐 pK_a 值低，且经肾排泄，碱化尿液可增加水杨酸盐排出。对于水杨酸盐浓度 >35mg/dl、严重酸碱平衡失常或水杨酸盐浓度增高患者，碱化尿液有益。将尿液 pH 值控制在 7.5～8.0，可增加尿液水杨酸盐排出。碳酸氢钠（1～2mEq/kg）1～2h 内输入，然后根据血和尿 pH 值调整剂量。

由于水杨酸盐排到尿中将降低尿液 pH 值，因此碱化尿液有一定困难。另外碱化尿液必须纠正低血钾。碱化尿液应避免出现碱血症。强力利尿并不能明显增加水杨酸盐的排泄且可加重脑水肿和肺水肿。水杨酸盐清除率与血流速度成正比，但随 pH 值增加而以指数形式增加[13]。

血液透析

下列患者适合进行血液透析：急性中毒患者血清水杨酸盐浓度 >100mg/dl；慢性中毒患者血清水杨酸盐浓度 >50mg/dl；神志改变，无同时摄入其他毒物的气管插管患者；昏迷；肾或肝衰竭；肺水肿；严重酸碱平衡失常；血清盐浓度迅速增加；保守治疗效果不理想。对于婴幼儿或罕见先天性病例可给予换血疗法[14]。

妊娠

母体水杨酸盐中毒后，胎盘胎儿侧高浓度的水杨酸盐和相关的胎儿酸血症可引起胎儿窘迫。妊娠期水杨酸盐中毒将引起胎儿死亡，此时胎儿的分娩方式将由胎儿能否成活决定[15]。

框 147-2	急性水杨酸盐中毒治疗

脱水治疗：
  将 5% 葡萄糖（D_5）加入乳酸林格液或生理盐水静脉输注，使尿量维持在 2～3ml/(kg·h)
纠正低钾血症
碱化尿液
  获取动脉血气基线值
  如果 pH<7.4，输入碳酸氢钠使 pH 维持在 7.4（成人输入 50ml 碳酸氢钠可使 pH 升高 0.1）
  静脉输液：D_5 加入 100～150mEq 碳酸氢钠/L
  监测血液 pH，避免碱中毒
不要强化利尿
监测透析指征：
  昏迷、痫性发作
  肾、肝或呼吸衰竭
  肺水肿
  严重酸碱平衡失常
  病情恶化
  急性摄入后血清水杨酸盐浓度≥100mg/dl
  慢性摄入后血清水杨酸盐浓度≥40mg/dl

处置

需住院治疗的急性中毒患者包括肺水肿、CNS 症

状（除外耳鸣）、痫性发作、酸中毒、电解质平衡失常、脱水、肾功能障碍或血清水杨酸盐浓度增高。慢性水杨酸盐中毒患者即使血水杨酸盐浓度明显降低时也可出现严重水杨酸盐中毒表现。婴幼儿出现水杨酸盐中毒的任何表现时均需住院治疗。慢性水杨酸盐中毒患者病死率为25%，急性水杨酸盐中毒病死率为1%。

急性水杨酸盐中毒患者必须再次监测血水杨酸盐浓度，以确定是否达到中毒的峰浓度。患者血清水杨酸盐浓度下降后才可出院。对于任何故意过量摄入水杨酸盐过量的患者需要进行精神评估。

非甾体类抗炎药物

概述

非甾体类抗炎药（NSAID）是具有镇痛、抗炎和解热作用的一类结构不同的药物。虽然根据环氧合酶（COX）选择性进行分类与临床更相关，但通常还是根据化学结构分类。NSAID应用广泛，布洛芬和萘普生在非处方和处方药柜台均有售。

发病机制

生理学

NSAID通过抑制COX、阻断前列腺素生成达到抗炎作用。在两种不同的COX同工酶中，COX-1是存在于血小板、血细胞、胃黏膜细胞和肾集合小管中的一种结构酶。该酶能维持正常生理功能，它所产生的前列腺素对循环激素的自分泌和旁分泌反应、维持正常肾功能、胃黏膜完整性及止血功能至关重要。COX-2作为一种诱导酶，只在特定炎症反应时表达。因此，NSAID治疗作用与抑制COX-2有关，胃肠道和肾的主要不良反应是抑制COX-1引起。

传统NSAID非选择性抑制COX-1和COX-2。新型NSAID是特异性COX-2抑制剂（如塞来昔布、罗非昔布、帕瑞考昔、美洛昔康），有镇痛和抗炎作用，且不良反应较传统NSAID少。COX-2抑制剂促使血小板生产血栓素A_2，因此可促进血小板聚集、血栓形成和血管收缩[16]。罗非昔布用于治疗，特别是大剂量时可增加心肌梗死和脑卒中危险，因此停止出售[17,18]。

药物代谢动力学

口服NSAID几乎全部由上段小肠吸收。食物可改变药物吸收的部位和时间。作为弱有机酸（pKa, 4~5），NSAID在胃内多呈非离子化状态，极易通过胃黏膜细胞的双层类脂膜而扩散。一旦进入细胞，药物在细胞质相对高pH值环境中再次电离并在黏膜细胞聚集，局部相对较高药物浓度可产生与NSAID相关的常见胃肠道症状。

NSAID可与血浆蛋白高度结合，主要与白蛋白结合，因此分布容积较小（0.10~0.17L/kg）。经肝生物转化清除，主要是氧化和葡糖醛酸酸化，代谢产物从尿中排泄。除了舒林酸、萘丁美酮（无活性的原形药物在体内代谢成为活性药物）和保泰松外，其他药物的代谢产物均无活性。除萘普生（12~15h）、奥沙普秦（25~50h）、吡罗昔康（45h）和保泰松（50~100h）外，其他药物血浆半衰期短（1~4h）。药物过量时消除半衰期无明显延长[19]。

临床特征

多数患者NSAID过量，甚至大剂量服用时无症状，也可仅引起轻微CNS症状或胃肠道功能紊乱。新型COX-2抑制剂过量的经验有限，但无严重中毒病例报道。美国德克萨斯州中毒控制中心5年期间收集的单用塞来昔布的患者，只有12%患者不良反应较轻[20]。

布洛芬是最常见过量应用的NSAID药物，它是丙酸衍生物的代表。尽管罕有如昏迷、痫性发作、低血压、低体温、上消化道出血、急性肾衰竭和代谢性酸中毒的报道，但多数布洛芬过量是良性快速自限性过程。大约50%成人和7%儿童有症状。药物过量症状仅见于服用剂量>100mg/kg时，且在服药4h内。危及生命的症状和体征罕见。中毒反应主要是轻微的胃肠道症状和CNS功能障碍，可在24h内消失[21-25]。不常见临床症状包括轻度代谢性酸中毒、肌肉震颤、瞳孔散大、寒战、出汗、过度换气、收缩压轻微升高、无症状的心动过缓、低血压、呼吸困难、耳鸣和皮疹。

可逆性肾功能障碍仅见于严重急性药物过量和血容量相对不足伴低血压时[21-26]。虽然有死亡病例报道，但通常支持治疗效果良好。血清布洛芬浓度并不能预测中毒严重程度[21]。

甲芬那酸是芬那酯衍生物，其过量较易引起痫性发作，多发生在服药后2~7h[28]。支持治疗和静注苯二氮䓬类药物可迅速恢复。血清甲芬那酸浓度与痫性发作相关，但对紧急处理无指导作用。

保泰松现已很少应用，由于它与再生障碍性贫血和粒细胞缺乏症的发生有关，尽管很罕见，但保泰松过量的不良反应较其他 NSAID 过量更加严重[29]。轻度中毒症状有恶心、腹痛和嗜睡。严重中毒患者早期出现腹痛、恶心、呕吐、呕血、腹泻、烦躁、头晕、昏迷、惊厥、高热、电解质紊乱、过度换气、碱中毒或酸中毒、呼吸停止、低血压、发绀、水肿、心电图异常或心脏骤停。严重中毒晚期并发症（2～7d）包括肾、肝和血液系统功能不全。保泰松中毒病程较其他 NSAID 中毒长，由于保泰松消除半衰期长，且其主要代谢产物为有活性的羟基保泰松。

诊断方法

应根据既往病史和临床特征进行诊断并评估中毒的严重性和危险性。血浆 NSAID 浓度意义不大，但应筛查对乙酰氨基酚（扑热息痛）。出现特定临床特征时应检查血清电解质浓度、肝肾功能、血清水杨酸盐浓度、尿常规和 X 线胸片等。

处理

NSAID 过量应给予支持治疗，没有特效解毒药。保泰松和芬那酯中毒发病率高，应积极治疗。

儿童服用布洛芬<100mg/kg 时，不需药物治疗。服用剂量>300mg/kg 时需治疗，服用剂量在 100～300mg/kg 且有症状时才进行治疗。

摄入保泰松和芬那酯过量患者应急诊科留观。对于其他患者，需在急诊科评估以明确患者总服药量是否超过每日最大治疗剂量的 5 倍、患者是否有中毒症状或是否有自杀倾向。

尽管 AC 用于治疗 NSAID 过量患者沿用已久，但因无证据支持洗胃或 AC 的治疗作用，现已不推荐使用。所有药物过量患者需观察至少 4h，直到症状减轻或完全恢复。如果发生低血压，需要静脉输入晶体液。虽然很少提及体外膜氧合技术且没有明确研究，但其已成功应用于治疗严重布洛芬过量导致的顽固性低血压[30]。

由于蛋白结合率高和代谢迅速，临床上碱化尿液、血液透析或血液灌流并无益处。多次予以活性炭使保泰松清除半衰期降低30%，对严重中毒患者救治可能有益[31]。

处置

如果 NSAID 过量患者在 4h 后症状较轻或不出现症状，无需进一步治疗，但需进行精神评估。服用保泰松和芬那酯过量患者可出现痫性发作，需观察较长时间。服用后建议在急诊科观察 8h，但是研究并未证明这点。NSAID 过量出现严重中毒症状、体征及服用多种药物患者需住院或在急诊科进一步支持治疗。仅有胃肠道和神经系统症状患者需在急诊科观察直至无症状或症状改善。对所有服药自杀患者，出院前行精神病评估。

重要概念

- 对精神状态改变的老年患者鉴别诊断时，应考虑到 ASA 中毒，特别是慢性 ASA 中毒。
- 水杨酸盐中毒患者体钾储备迅速衰竭。
- 急性 ASA 中毒剂量为 300mg/kg，血 ASA>500mg/kg 可致命。
- 酸中毒提示严重水杨酸盐中毒，由于非结合水杨酸盐转移至细胞内。
- 对于昏迷、痫性发作、肾衰竭、肝衰竭、呼吸衰竭、顽固性酸中毒或血清水杨酸盐浓度>100mg/dl 急性中毒患者可考虑透析。
- 高热、精神状态改变、昏迷、肺水肿和休克可能是水杨酸盐中毒表现。
- 急性中毒需连续检测水杨酸盐浓度，明确浓度是否逐渐降低。
- NSAID 过量与水杨酸盐中毒不同，主要表现为胃肠道毒性，通常可自愈。
- 吡唑啉酮类和芬那酯类可引起痫性发作。

本章参考文献请参见 http://pumpress.bjmu.edu.cn/eduservice/3419.html

第148章　抗胆碱能类药中毒

Larissa I. Velez and Sing-Yi Feng

刘沛　归咏刚　译　乔卫　寿松涛　校

概述

抗胆碱能药分3类：①影响毒蕈碱型乙酰胆碱（ACh）受体的抗毒蕈碱类药；②阻断烟碱乙酰胆碱受体的神经肌肉阻断药；和③影响乙酰胆碱（Ach）交感神经和副交感神经的烟碱神经节的神经节阻断药（图148-1）。本章只讨论抗毒蕈碱类药。本章抗胆碱能药和抗毒蕈碱药的名字可互换使用。抗胆碱能药原形是自然界的颠茄生物碱，在许多茄科植物内都含有阿托品、东莨菪碱（左旋莨菪碱）和莨菪碱。颠茄中的主要生物碱是阿托品，也是生产阿托品的重要药用原料。含东莨菪碱的曼陀罗草几乎在所有气候条件下都能生长，误食颠茄植物中毒经常发生[1,2]。

数百年来，医生应用颠茄生物碱作为扩瞳药（框148-1）[3]。目前颠茄生物碱与其同类合成物仍然用作扩瞳药（阿托品、后马托品、托吡卡胺、环喷托酯）、解痉药（双环维林）、减少胃液分泌药（溴丙胺太林）、防止晕动病药（东莨菪碱）、治疗哮喘（异丙托溴铵）和治疗心动过缓（阿托品）。喉镜检查和气管内插管时，可用阿托品、格隆溴铵来减少气道分泌物及阻断迷走神经反射。东莨菪碱的中枢神经系统（CNS）重要作用是引起围术期遗忘。

具有抗胆碱能作用的抗帕金森药是合成的阿托品叔胺同系物，包括苯扎托品（甲磺酸苯扎托品）和苯海索（安坦），常用作二线抗帕金森药物，并能拮抗安定类神经松弛药锥体外系不良反应。这些药物很易透过血脑屏障出现中枢性抗胆碱作用。

托特罗定和奥昔布宁为抗胆碱能药，用于治疗尿失禁和膀胱痉挛，对膀胱毒蕈碱受体有特异性。上述药物不能穿透血脑屏障，无明显CNS作用。

许多其他药物，除其主要药理作用外都具有抗胆碱活性，如三环类抗抑郁药、吩噻嗪和抗组胺药（H_1受体阻断药）。与三环类结构相似的药［如卡马西平（得理多）和环苯扎林］也有抗胆碱样效应[4]。这些药物任何一种都可引起严重中毒，中毒后出现的抗胆碱能样作用可提供有价值的诊断线索（框148-1、148-2）。

误服或自杀造成的抗胆碱能药中毒，常见于非处方药如苯海拉明和赛克力嗪。如药物中毒时毒性仅限于抗胆碱能作用，提供适当的支持治疗，很少造成死亡。然而，躁动或痫性发作患者因抗胆碱能药过量致出汗减少引起体温调节功能障碍，可产生致命性高热[5,6]。热暴露或锻炼患者服用治疗剂量抗胆碱能药时，可发生中暑死亡[7,8]。抗胆碱能类药引起知觉丧失可发生创伤或溺水死亡[9]。

由于广泛种植的Jimson烟草（曼陀罗）有致幻作用，在许多文化习俗中故意吸食其种子或叶子的现象时有发生[10]，在青少年中用其为娱乐兴奋剂仍是一个严重的社会问题。不慎服用阿托品污染的商业化凉茶和吸食草药熏制的香烟可导致中毒[11,12]。纽约市曾报道过群体非致命性东莨菪碱中毒事件；难以察觉的药物被添加到游客的饮料中导致了抢劫。有报道，在美国东部几个州吸毒人群中，因滥用抗胆碱能类药与海洛因混合物而引起复合中毒综合征[5,6]。

发病机制

阿托品及阿托品类药物能抑制中枢和外周副交感神经系统末梢器官上的ACh受体（图148-1）。虽然我们常用抗胆碱这个词，但最合适描述这些药物药理作用术语还是抗毒蕈碱。除合成的季胺药物外这些药物不能阻断神经节或神经肌肉接头处烟碱受体的ACh作用。毒蕈碱受体可影响眼睛、肠道和膀胱的平滑肌

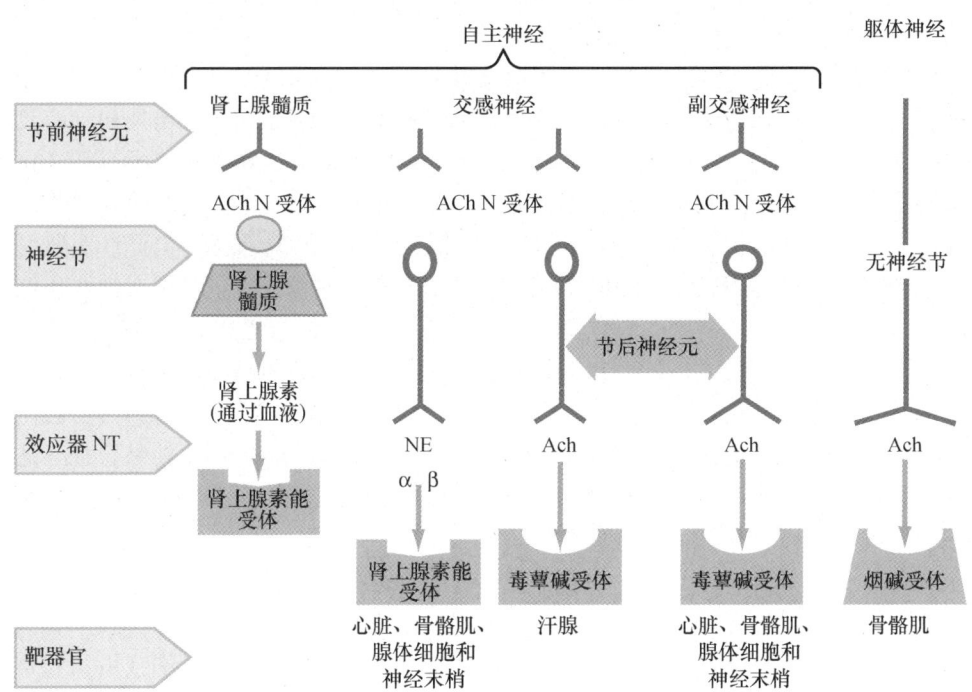

图148-1 烟碱和毒蕈碱乙酰胆碱受体位置。ACh,乙酰胆碱;N,烟碱;NE,去甲肾上腺素;NT,神经递质[1]。引起心动过速、高血压、出汗、瞳孔散大[2]。引起出汗[3]。引起心动过缓、腹泻、出汗、排尿、瞳孔缩小、支气管痉挛、支气管黏液增多、流泪、流涎[4]。引起肌颤。

框148-1 具有抗胆碱能作用的药物

颠茄生物碱及有代表性同类合成物
阿托品
东莨菪碱
后马托品
环喷托酯
托吡卡胺
丙胺太林（溴丙胺太林）
异丙托溴铵（爱喘乐或爱全乐）

抗帕金森药
苯扎托品
苯海索（安坦）
丙环定（开马君）
比哌立登（安克痉）
普罗吩胺（巴息多）

H_1受体阻断药
苯海拉明（苯那君）
氯苯那敏（马来酸氯苯那敏）
溴苯那敏（地麦丹）
赛克力嗪（苯甲嗪）
美克洛嗪（盐酸美克洛嗪）
羟嗪（安泰乐，盐酸羟嗪口服液）
茶苯海明（乘晕宁）

吩噻嗪类
异丙嗪（非那根）

框148-2 能引起中毒的抗胆碱药

三环类抗抑郁药或相关药
环苯扎林
卡马西平（得理多）
阿米替林
丙米嗪
多塞平
阿莫沙平
地昔帕明
去甲替林
格鲁米特（导眠能）

吩噻嗪类
氯丙嗪
丙氯拉嗪（康帕嗪）
美索达嗪
硫利达嗪（美立廉）

功能。它们还具有调节汗液、唾液、黏膜腺体的活性。与迷走神经纤维相关的心脏胆碱能受体可影响心率和房室结传导。中枢神经系统的毒蕈碱受体似乎与新信息存储、一般感知、认知功能及运动协调有关[13-16]。

阿托品对全身的毒蕈碱受体的抑制作用,可导致心动过速、瞳孔扩张、调节麻痹、无汗、黏膜表面干燥、胃肠道瘫痪、尿潴留。在CNS,毒蕈碱的抑制可以导致兴奋、痫性发作、昏迷、舞蹈手足徐动症、记忆障碍、感知和认知功能障碍[13-19]。"躁动不安、面部潮红、皮肤干燥、答非所问"准确地反映出抗胆碱能综合征的特征。随着剂量增加，CNS最初兴奋变为抑制。成人CNS抑制作用较兴奋明显[20]。中毒后，不同终末器官表现不同，但可预测终末器官对抗胆碱能药作用的敏感性。首先出现唾液、支气管分泌物和汗液减少，其次发生瞳孔扩大和心动过速。对抗胆碱能药最敏感的器官是膀胱和胃肠道。

通常，抗胆碱能药吸收快，体内分布广泛。食入、吸入和局部吸收后都有中毒报道。然而，过量吞食含抗胆碱能的植物和种子后，中毒症状出现较慢[21]。抗胆碱能药长期中毒也有报道，可能是食用的药物或胃肠道残留药物被胃肠道缓慢吸收所致[22,23]。

临床表现

抗胆碱能中毒综合征的特征性表现是急性抗胆碱能药中毒诊断的依据。瞳孔散大、黏膜干燥、腋下无汗、皮肤潮红、发热、心动过速、肠鸣音减弱或消失、尿潴留引起膀胱膨胀，这些都构成了外周毒蕈碱阻断的证据[18,24-26]。患者通常神智清楚，可能有无意识躁动、暴力或语无伦次，常出现幻觉[27]。中枢活动的影响可能表现为肌阵挛或舞蹈手足徐动症样运动。儿童对CNS兴奋剂作用较成年人更敏感，更易出现痫性发作，通常较CNS兴奋或抑制体征出现早[28]。大剂量的摄入会导致昏迷和心血管系统衰竭[23,29]。

由于活动量增加和热交换障碍，抗胆碱能药过量伴躁动患者体温可显著升高。在这种情况下，继发于高热的死亡率超过抗胆碱能药本身的死亡率[7,8,24]。高热患者可能发展为肝坏死、横纹肌溶解、肌红蛋白尿性肾衰竭、脑水肿及弥散性血管内凝血[30]。

慢性抗胆碱能药中毒患者有时很难诊断。由于缺乏外周抗胆碱能的典型表现，他们显现出的器质性精神症状有可能被错误地归因于痴呆或潜在的精神病。抗胆碱能药物慢性中毒的两种可能情况是：①服用抗胆碱能药治疗帕金森病或其他慢性疾病的老年患者；②正在接受精神抑制药治疗的精神病患者并开始服用另一种抗胆碱能药[14,18]。行为或认知障碍的辨别要到停药后才能确诊。

鉴别诊断

与昏迷、精神错乱、谵妄或发热患者相关的鉴别诊断较多，且鉴别有困难，应注意排除。考虑诊断时应包括毒性和药物戒断、代谢性疾病、CNS感染和神经系统其他病变等[31]。

体格检查有助于诊断。继发于可卡因或苯丙胺中毒患者有交感神经过度兴奋症状，表现出发热、心动过速、瞳孔放大。重要的是，出汗这种表现有助于区别抗胆碱能作用和药物的交感神经亢进。但在严重脱水患者可能无此表现。明显眼球震颤、出汗、小瞳孔和极度躁动提示苯环利定中毒。也应考虑有锂或单胺氧化酶抑制剂中毒[32]。患者通常有震颤和明显的反射亢进或阵挛，这些不属于抗胆碱能药中毒特点。血清素综合征患者常表现躁动[33,34]。这些患者多发汗，并有震颤但以下肢为著。神经阻滞剂恶性综合征、恶性高热也有类似表现，这些患者的特征表现为强直[34,35]。

非中毒引起的急性焦虑性精神错乱，鉴别诊断包括代谢、内分泌、感染及神经内外科急症。颈强直或神经系统定位体征、全身性感染、肝衰竭或甲状腺疾病体征都提示其他诊断。低血糖、缺氧、尿毒症或血钙异常也提示非中毒性疾病。

除窦性心动过速外，单纯抗胆碱能药过量很少导致其他心电图（ECG）异常表现，ECG异常可提示为心脏毒性药物（如三环抗抑郁药、卡马西平或吩噻嗪）的抗胆碱副作用，如横纹肌溶解引起高血钾时可见T波高尖。

诊断方法

常规实验室检查对于有明确病史和典型症状的轻症患者意义不大。严重中毒患者，实验室检查应包括血清电解质、肾功能、肌酸磷酸激酶、葡萄糖测定。动脉血气分析可证明氧合和通气紊乱，以利于早期诊断代谢性酸中毒。评估精神改变患者，应首先检测毛细血管法血糖和血氧饱和度。营养不良患者可给予维生素B_1。应尽早行ECG检查，因为某些抗胆碱药（如三环抗抑郁药和苯海拉明）可阻止钠通道，引起QRS波增宽[36]。

非特异性毒理学筛查能回顾性证实一些严重中毒患者的诊断，但对于急性患者意义不大。但是，有明显感染或神经外科问题的患者常有偶然中毒的证据。因此，阳性毒理学结果不应影响医生排除更严重疾病的诊断。

故意摄入对乙酰氨基酚时，应检测血清浓度，以排除含有该物质的常见复合物，因为许多非处方药都含有对乙酰氨基酚和能引起抗胆碱能症状的抗组胺药。

对于病情恶化、治疗无效或经病史、体格检查诊断不明的患者，应行脑 CT 和腰椎穿刺检查，以除外神经内外科急症。

处理

在急诊科，许多抗胆碱能药中毒患者无明确用药史。精神错乱者常不能提供详细病史。因此，诊断的唯一依据是根据患者临床表现符合毒蕈碱/抗胆碱能药中毒综合征（框 148-3）。常规处理急性焦虑、发热或昏迷的中毒患者时应进行广泛鉴别诊断[17]。

框 148-3	精神错乱鉴别诊断

中毒
类固醇
锂
水杨酸盐
抗胆碱药物
拟交感神经药（可卡因，安非他明）
苯环利定
含有蝇蕈醇/鹅膏蕈氨酸的蘑菇（鹅膏菌）
单胺氧化酶抑制剂
溶剂
一氧化碳
镇静催眠药戒断

代谢性
钠代谢失常
低血糖
高碳酸血症
缺氧，严重贫血
钙代谢失常
尿毒症
甲状腺毒症
肝性脑病
高血压脑病
休克
脓毒症

感染/炎症
脑膜脑炎
脑膜炎
血管炎

神经内科/神经外科
脑血管意外
蛛网膜下腔出血
硬膜下/硬膜外血肿
额叶挫伤
癫痫发作后状态
颞叶癫痫

躁动

危重患者先于中毒的特效药物治疗前予以静注苯二氮䓬类药物镇静、降温和水合。单纯身体束缚对躁动患者有害，应用药物时可短时间使用[37]。静注苯二氮䓬类药物可控制躁动达到镇静目的。苯二氮䓬优于氯丙嗪和苯丙甲酮，因其不加重或诱导低血压发作，使痫性发作可能性降低，且不增加抗胆碱能作用[38]。药物镇静可防止躁动患者自我伤害、严重高热及发生因肌肉损伤导致的肌红蛋白尿性肾衰竭。控制躁动，以保证体格检查和诊断过程进行。通常，对于焦虑患者不是气管内插管的指征。

高热

因躁动死亡患者可能与无法识别的高热相关。患者深部体温应使用柔软的直肠探头测量。治疗严重高热患者的首要任务是积极使用冰水或冷风扇降温。地西泮可防止降温过程中的机体颤动。丹曲林钠盐可减少恶性高热时因肌肉组织钙离子通量异常而导致的肌肉强直，而对无肌肉强直的高热患者无效[39]。解热药和简易冷却毯都无效。

痫性发作

应静注苯二氮䓬类药物治疗痫性发作。静脉通路未建立时，肌内注射劳拉西泮和咪达唑仑也有效。对于大多数毒素引起的痫性发作，苯妥英钠治疗无效。抗胆碱能药中毒时癫痫持续状态少见，出现时应考虑其他诊断。

药物清除

对有证据或强烈提示为抗胆碱能药中毒患者，清除毒物污染必须个体化，要以接触时间，涉及的抗胆碱能药物种类，接触途径，可能的摄入量及病情严重程度为根据。大量摄入且即刻就诊的无症状患者，可考虑早期（1h 内）洗胃，但这种情况少见。洗胃对于焦虑躁动患者很危险，目前尚无证据说明其能改善预后。

已证明活性炭可有效吸附苯海拉明、三环抗抑郁药及吩噻嗪类药物[40,41]。然而，尚无证据表明活性炭能改善预后，不应常规作为中毒患者的毒物清除剂。总而言之，目前尚无充分证据支持抗胆碱能药中毒患者使用胃排空或（单次或多次给予）活性炭治疗有效。

毒扁豆碱

毒扁豆碱是一种天然存在的乙酰胆碱酯酶抑制剂，与新斯的明、吡斯的明和依酚氯铵相似。这些药物可阻止ACh降解，然后蓄积在突触间隙，拮抗ACh受体阻滞剂的作用。毒扁豆碱是季胺结构，是唯一能通过血脑屏障，并能拮抗中枢和外周胆碱阻断的药物。

治疗抗胆碱能过量时，应用毒扁豆碱尚有争议。无抗胆碱能作用受阻时，毒扁豆碱本身毒性作用更明显，它能增强胆碱能作用，引起痫性发作、肌无力、心动过缓、支气管痉挛、流泪、分泌唾液、支气管黏液溢、呕吐和腹泻。即使抗胆碱药中毒患者，快速注射毒扁豆碱后也有痫性发作的报道[43]。毒扁豆碱治疗三环类抗抑郁药过量可出现心搏骤停[44]。因此，传导延迟（QRS＞0.10s）或使用三环类抗抑郁药者常为毒扁豆碱禁忌证[45]。

回顾性研究显示，抗胆碱能药过量患者经毒扁豆碱治疗后，87%患者精神错乱及96%患者躁动症状恢复正常[46]。苯二氮䓬类药物能控制24%患者的躁动，但不能纠正精神错乱。此研究不包括非束支传导阻滞的QRS波增宽患者[46]。毒扁豆碱可用于有明显抗胆碱能特征或提示抗胆碱能中毒的患者[25,47]。昏迷或严重焦虑状态及精神恢复正常后，不必进一步诊断性评估。毒扁豆碱不应用于治疗可疑三环类抗抑郁药过量或"昏迷"患者的经验性治疗。

为降低毒扁豆碱毒性，应以初始剂量成人1～2mg，儿童0.02mg/kg（极量0.5mg）静注5分钟以上，以控制严重抗胆碱能表现。可每10～15分钟重复使用此剂量，直至出现临床疗效。药物使用几分钟内即起效。如出现胆碱能过量体征，立即停止毒扁豆碱输注，尽快应用阿托品。由于毒扁豆碱持续作用时间相对较短（1h），如果临床症状复发需重复给药[48]。

处置

大多数抗胆碱能药过量患者经镇静、降温、输液和观察都能迅速恢复。清醒或有症状但生命体征平稳患者在急诊科观察即可，无需住院治疗。高热、躁动、昏迷、癫痫患者应收入ICU。

摄入抗胆碱能药者大多数发病迅速，观察4h足以排除无症状患者可能的毒性。因服用曼陀罗种子患者吸收延迟，应观察8h[49]。出院前措施包括精神病学评估、排除其他中毒（包括无毒的对乙酰氨基酚浓度）及儿童家庭情况评估。

重要概念

- 具有抗胆碱能作用的药物和植物中毒极其常见。
- 抗胆碱能药中毒患者常无汗，但在拟交感神经药中毒综合征罕见无汗。
- 抗胆碱能药中毒患者应用胃排空和活性炭治疗都无效。
- 中毒患者出现高温和躁动时，积极应用降温法和苯二氮䓬类药物治疗。
- 严重抗胆碱能药中毒患者应用毒扁豆碱可能有效。由于毒扁豆碱本身的毒性，在绝大多数抗胆碱能药中毒患者不一定应用。

本章参考文献请参见 http://pumpress.bjmu.edu.cn/eduservice/3419.html

第149章 抗抑郁药

Elisabeth F. Bilden

陆一鸣 蒋婕 译　陆一鸣 校

概述

抗抑郁药种类繁多，包括环类抗抑郁药（cyclic antidepressants，CAs），选择性五羟色胺再摄取抑制剂（SSRIs），单胺氧化酶抑制剂（MAOIs）和其他混合制剂（表149-1）。抗抑郁药是根据药物结构和作用机制进行分类[1-3]。抗抑郁药仅占所有药物中毒的4%，但占中毒死亡的23%，是中毒死亡的第三位死因[4]。过量使用SSRIs的发病率和死亡率均低于三环类抗抑郁药（TCAs）和MAOIs[4-8]。混合制剂抗抑郁药中毒的发生率低于TCAs，而且通常是与其他药物同时服用所致[4,6,7]。

环类抗抑郁药

疾病原理

TCAs及四环类抗抑郁药马普替林含有相同的特性，统称为CAs。CAs在胃肠道吸收良好。治疗剂量给药2~4小时后血浆浓度可以达到峰值[1]。因为抗胆碱能作用减慢了胃肠道的动力和吸收，所以药物过量时吸收时间会延长。这些药代动力学数据也与CA过量处理时推荐的6小时观察期相符合（图149-1）[9,10]。CAs为高度脂溶性，与血浆蛋白结合率高，在体内分布容积广。CAs主要在肝进行代谢[1]。

TCAs及其活性代谢产物有两种基本结构：叔胺和仲胺。所有含叔胺的TCAs都会代谢成活性形式的仲胺。阿米替林代谢成去甲替林，丙咪嗪代谢成去甲丙咪嗪。阿莫沙平，本身是仲胺通过肝的羟基化作用代谢成具有活性的中间体。羟基化作用会使其他含仲胺的TCAs失活。药物及其活性的代谢产物会进入肝肠循环。

CAs的七种药效学效应决定了其中毒时的特征性症状和体征，主要表现在心血管和神经系统方面（框149-1）。当心肌细胞快钠通道的钠交换被阻滞时[11]，心肌细胞去极化的0期将被延长。这将导致传导减慢，QRS间期延长（>100ms）和负性肌力作用[11,12]。心肌细胞的兴奋-收缩耦联受损，继而肌浆网释放钙离子减少，从而引起收缩力下降[11]。α_1肾上腺素能受体被阻滞将使所有血管床的血管扩张，导致前负荷和后负荷降低而引起低血压。α_1受体阻滞可以降低全身血管的阻力，引起脉压增宽和瞳孔缩小。

中枢神经系统（CNS）内的五羟色胺和去甲肾上腺素再摄取被抑制是引起谵妄和抽搐的原因。外周儿茶酚胺再摄取被抑制会导致循环内儿茶酚胺的量增加以及初期的高血压[13]。随着儿茶酚胺氧位甲基转移酶对儿茶酚胺的降解，可以引起后期的低血压和心动过缓。

抗胆碱能及抗组胺的作用则会引起外周自主神经系统抗毒蕈碱样反应（框149-2）和谵妄、抽搐、镇静和昏迷等中枢神经系统反应（框149-3）[1]。钠离子外流受到阻滞将会引起心肌细胞动作电位3期复极化的延长，从而导致QT间期延长。这会增加尖端扭转室性心动过速发生的危险性。CAs可以间接抑制大脑内抑制性神经递质γ-氨基丁酸（GABA），从而引起中枢神经系统兴奋和抽搐，CAs可以和$GABA_A$受体-氯离子通道复合体的苦毒素位点结合。

临床特征

CA中毒早期表现为抗胆碱能综合征，包括窦性

表 149-1　美国食品及药品管理局批准使用的抗抑郁药

通用名	商品名	作用机制
三环类		
阿米替林	Elavil	5-HT 和 NE 再摄取抑制剂
阿莫沙平	Asendin	NE 再摄取抑制剂 DA_2 受体抑制剂
氯米帕明	安拿芬尼	5-HT 和 NE 再摄取抑制剂
地昔帕明	Norpramin	NE 再摄取抑制剂
多塞平	Sinequan	5-HT 和 NE 再摄取抑制剂
丙咪嗪	托法尼	同上
去甲替林	Pamelor	NE 再摄取抑制剂
普罗替林	Vivactil	同上
曲米帕明	Surmontil	5-HT 和 NE 再摄取抑制剂
四环类		
马普替林	路滴美	NE 再摄取抑制剂
选择性五羟色胺再摄取抑制剂		
西酞普兰	Celexa	选择性 5-HT 再摄取抑制剂
草酸依地普仑	来士普	同上
氟西汀	百忧解	同上
帕罗西汀	赛乐特	同上
舍曲林	左洛复	同上
其他抗抑郁药		
丁氨苯丙酮	Wellbutrin	DA 和 NE 再摄取抑制剂
去甲文拉法辛	Pristiq	同上
度洛西汀	欣百达	5-HT 和 NE 再摄取抑制剂
米氮平	乐活优	α_2-肾上腺素能拮抗剂* 5-HT_2 和 5-HT_3 受体拮抗剂
奈法唑酮		5-HT 再摄取抑制剂 5-HT_2 受体拮抗剂
曲唑酮	每素玉	同上
文拉法辛	怡诺斯	5-HT 和 NE 再摄取抑制剂
单胺氧化酶抑制剂（MAOI）		
卡波肼	Marplan	MAOI
通用名	商品名	作用机制
苯乙肼	Nardil	MAOI
司来吉兰	Emsam	MAOI
反苯环丙胺	Parnate	MAOI

DA，多巴胺；5-HT，五羟色胺；NE，去甲肾上腺素。

* 随着五羟色胺和去甲肾上腺素神经递质去抑制（例如，神经递质增加）。

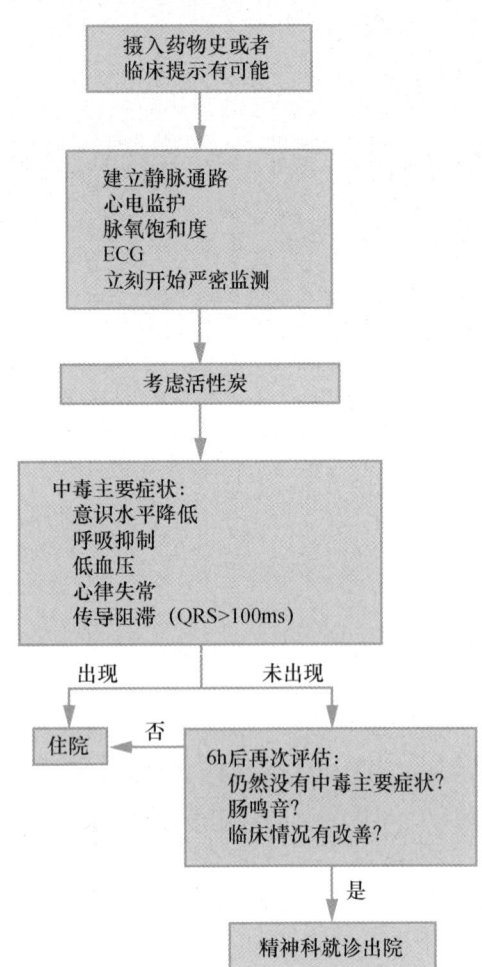

图 149-1　环类抗抑郁药过量处置流程图。（Modified from Cyclic antidepressant（CA）overdose. In: Callaham M [ed]: Current Therapy in Emergency Medicine. Philadelphia, BC Decker, 1991.）

框 149-1　环类抗抑郁药主要药代动力学作用

1. 钠通道阻滞（奎尼丁类膜稳定剂）
2. α_1-肾上腺素受体阻滞
3. 生物胺再摄取抑制（如，去甲肾上腺素、五羟色胺）
4. 毒蕈碱受体阻滞（抗胆碱能作用）
5. 组胺受体阻滞（抗组胺作用）
6. 钾离子外流阻滞
7. 通过结合毒素受体间接拮抗 $GABA_A$

GABA，g-氨基丁酸。

心动过速和早期高血压（见 148 章）。中毒严重者可以相继出现惊厥、昏迷和循环系统衰竭。对所有意识水平降低和 QRS 延长的患者都应该考虑到 CA 中毒的可能性。不能用精神状态的改变来预测抽搐的发生，23% 的患者在发生抽搐前意识是完全清醒的[14]。

不论是否有 QRS 间期的延长（>100ms），CA 中毒都可能引起低血压[15]。这点可能是由于心肌受抑制造成，也有可能是由于外周血管扩张引起。在 CA

| 框 149-2 | 环类抗抑郁药对周围神经系统的作用 |

抗胆碱能
心动过速
高热
瞳孔扩大
无汗
皮肤红
肠鸣音减弱
肠梗阻
尿潴留
膀胱膨胀

$α_1$-受体阻滞
反射性心动过速
瞳孔缩小或中等

| 框 149-3 | 环类抗抑郁药对中枢神经系统作用 |

刺激
躁动
谵妄
肌肉抽搐
反射亢进
阵挛
抽搐
高热

抑制
镇静
昏迷

引起抽搐的患者中 13% 随后会发生循环衰竭[14]。循环衰竭会进一步引起乳酸性酸中毒,后者将会影响心肌细胞的钠离子传导。

患者的病情会迅速恶化,即使开始仅有轻微中毒症状的患者也会有 50% 的死亡率[16]。由于病情变化迅速,有报道在患者前往医院的途中死亡率可以达到 44%,而他们中间的许多患者在起病时意识完全清醒,心律为正常窦性心律[16]。大部分严重并发症发生在起病后 30~60 分钟,而这一段时间通常是在急诊室内[15]。

CAs 还可以导致心源性和非心源性肺水肿。在 CA 中毒情况下极少发生急性心肌梗死[17]。阿莫沙平对心脏的影响较小,但抽搐的发生率比较高。四环类抗抑郁药马普替林,较三环类抗抑郁药对心脏和 CNS 的影响更大。

诊断策略

过量服用 CA 的病史是对诊断最有帮助的线索。对于成人剂量超过 10mg/kg 或者超过 1 000mg 是有生命危险的。如果患者出现抗胆碱能综合征,意识水平的降低,QRS 延长(>100ms),或者 QRS 终末电势顺钟向转位(aVR 导联 R 波大于 3mm 或者 aVR 导联 R/S 大于 0.7),都应考虑 CA 中毒直到有证据证明为其他类型中毒(图 149-2)[18]。肢体导联 QRS 波延长大于 100ms 的患者中,30% 会发生抽搐;大于 160ms 的患者中,50% 会发生心律失常。CAs 会产生和 Brugada 综合征类似的心电图表现,后者是一种遗传性钠通道功能障碍疾病。在右胸前导联($V_1 \sim V_3$)会出现右束支传导阻滞和 ST 段抬高的图形[19,20]。即使心电图正常也不能排除 CA 中毒。

通常并不能在第一时间内得到 CAs 的血浆浓度,而且也不能充分说明中毒程度。定性试验只能证明对 CAs 有过接触。不论是定量试验还是定性试验对临床决策都没有帮助。诊断、治疗和处置仍旧是建立在临床情况、心电图和心电监护的基础上[9,10]。

鉴别诊断

CA 中毒的鉴别诊断面非常广,需要包括抗胆碱能药物中毒,精神病药物中毒和心脏病药物,尤其是 I 类抗心律失常药物的中毒。很多情况会引起窦性心动过速,低血压和脉压增宽;而 QRS 增宽、抽搐或者昏迷也提示 CA 中毒可能。

处理

治疗从评估气道和呼吸开始。如果患者有明显的意识水平降低或者意识水平迅速恶化则应予以气管插管。呼吸抑制以及随后出现的低氧和二氧化碳分压增高,会显著增加 CA 中毒的发病率和死亡率。病情严重需要入住 ICU 的患者中呼吸系统并发症的发生率也高,有 13%~18% 的患者会发生吸入性肺炎[21]。最初起病时症状轻微往往是欺骗性的;即使给予合适的治疗,病情也会迅速恶化,发展至心律失常、全身抽搐大发作和死亡。

使用呼吸机辅助通气,防止呼吸性酸中毒是非常重要的,因为酸中毒会抑制快钠通道的离子交换。任何明确 CA 过量的患者都应持续进行脉氧监测。脉氧正常但通气功能有障碍的患者可以进行动脉血气分析或者二氧化碳波形图的检查。低分钟通气量,低氧和

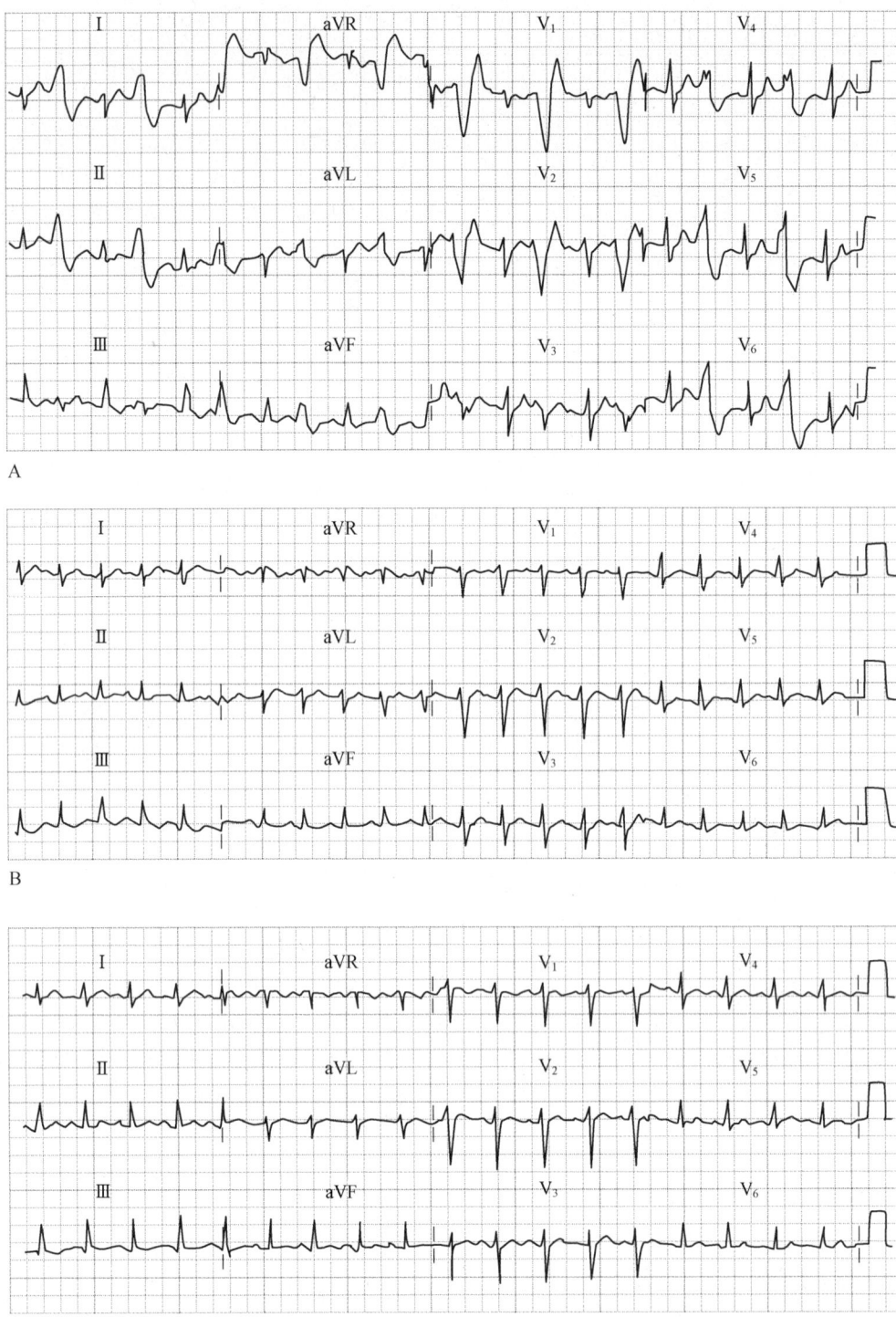

图 149-2 环类抗抑郁药中毒时心电图（ECG）变化。**A**，24 岁女性，吞服 2.5g 地昔帕明，心电图显示室性二联律，电轴右偏，宽 QRS 波群，长 QT_C 间期，肢体导联终末 40 毫秒 QRS 向量右偏，aVR 导联可见 R 波。**B**，同一病人在接受碳酸氢钠负荷及静脉持续输注后，心电图显示窦性心动过速，电轴 90 度，QRS 及 QT_C 轻微延长，以及持续肢体导联终末 40 毫秒 QRS 向量右偏。**C**，同一患者服药后 25 小时及结束碳酸氢钠治疗 4 小时后，心电图仍就显示窦性心动过速但较前好转，QRS 电轴及间期已正常，QT_C 间期已正常，aVR 导联未见 R 波。

酸中毒的患者临床上可以表现为通气足够。

虽然缺乏足够的证据证明其有效性，服药 60 分钟内洗胃和给予活性炭在理论上是有益的，因为这些药物的毒性实在太大，任何能够减少吸收的方法都是有帮助的。鉴于病情发生恶化的可能性非常高，对于有指征需要进行洗胃的患者，应先予以气管插管进行气道保护。并不推荐使用毒扁豆碱。在 CA 过量的患者中使用毒扁豆碱也会发生抽搐，心搏骤停和死亡[22]。

表 149-2　环类抗抑郁药中毒时心血管并发症和治疗

并发症	作用机制：原因		治疗
	心脏	外周血管	
高血压（早期及一过性）	正性变时作用：抗胆碱能迷走神经作用 正性肌力作用：由于再摄取抑制导致循环内儿茶酚胺增加	起初血管收缩：由于再摄取抑制导致循环内儿茶酚胺增加	无指征
低血压	负性肌力作用：快钠通道抑制以及兴奋收缩耦联损坏	血管扩张：α_1-肾上腺素受体阻滞	静脉等渗晶体，QRS > 100ms 则 IV NaCHO₃、去甲肾上腺素或多巴胺
窦性心动过速	正性变时作用：抗胆碱能迷走神经作用 正性变时作用：由于再摄取抑制导致循环内儿茶酚胺增加	反射性心动过速：α_1-肾上腺素受体阻滞	无指征
室性心动过速（单形性）	负性传导作用：快钠通道抑制及 QRS 延长		IV NaCHO₃，同步电复律，超速起搏
室性心动过速（多形性）（尖端扭转）	负性传导作用：快钠通道抑制及 QRS 延长，导致 QT 延长及钾外流抑制		使用硫酸镁治疗尖端扭转
缓慢性心律失常	负性传导作用：快钠通道抑制 负性变时作用：阈值电压增高和 4 期去极化变缓导致自律性受损		ACLS 心动过缓流程图
QRS 延长，QT 延长	负性传导作用：快钠通道抑制（钾离子外流抑制），PR 延长，QRS 终末 40ms 电轴右偏		有症状的 QRS 延长 IV NaCHO₃

ACLS，高级心血管生命支持；IV NaHCO₃，静脉使用碳酸氢钠。

高血压通常程度较轻且为一过性，并不一定需要处理（表 149-2）。治疗低血压起始使用等渗的晶体液。如果 QRS 间期大于 100ms，而且患者是有低血压、心律失常或者酸中毒等表现的，则应同时给予静脉碳酸氢钠（NaHCO₃）[23]。NaHCO₃[11]可以使 pH 呈碱性，并可以提供钠负荷和高渗透性，这可以增加心肌细胞快钠通道的钠离子传导[24]。过度通气和高渗氯化钠溶液也可以增加钠离子的传导[25]。对于常规治疗无效的低血压和 QRS 间期延长的患者可以给予高渗氯化钠。碱化血液可以有效减少 CA 引起的心室内传导延迟。pH 值增加的主要作用是加快了心肌细胞钠通道的钠离子传导而不是增加血浆蛋白结合[11]。NaHCO₃ 可以每次 1～2mEq/kg 的剂量静脉多次给予，直到 QRS 变窄或者血 pH 值上升至 7.5～7.55。随后可以静脉持续给药，方法是将 3 个安培的 8.4% 的 NaHCO₃（50mEq/安培，100mOsm/安培）加入到 1 升 5% 葡萄糖溶液中。起始速度根据患者体重选择常规维持速度。通常需要持续给药 4～6 小时后才能将速度减慢下来。如要配置高渗溶液，可以将 4 个安培的 8.4% 的 NaHCO₃ 加入到 1L 的 5% 葡萄糖溶液中。只有在 QRS 间期延长的难治性低血压患者或者难治性室性心律失常的患者中才会需要使用这种溶液。

应避免给予过多的 NaHCO₃ 和血液 pH 值过碱，以免加重心力衰竭。过度通气和使用 NaHCO₃[26]会引起血 pH 值过碱，这将会导致很多并发症，甚至死亡[25]。是否需要重复负荷剂量以及静脉持续给药需要在动态动脉血气分析和 QRS 间期长短的指导下进行。当治疗疗效不理想时，可以使用高渗氯化钠来治疗低血压和宽 QRS 伴室性期前收缩[8]。如果低血压不能纠正，则推荐使用去甲肾上腺素或者多巴胺。要产生 α_1 激动剂的效应，可能需要使用大剂量的多巴胺 [20～30μg/（kg·min）] 和去甲肾上腺素 [0.1～1μg/（kg·min）][27]。如果只为获得正性肌力作用，多巴酚丁胺的使用还是有争议的[11]。对于阿米替林中毒引起的难治性低血压可以使用血管加压素治疗；有动物研究表明在脂溶性药物氯丙嗪引起的低血压中使用英脱利匹特取得了很好的疗效[28,29]。

对于窦性心动过速，患者通常耐受良好而不需要特殊治疗。不应使用β受体阻滞剂和毒扁豆碱[23]。QRS波宽的心动过速不一定都是室性心动过速，也有可能是窦速伴差传，无论哪一种都应该静脉予以NaHCO$_3$[11]。利多卡因一般没有效果[30]。苯妥英钠会增加室速的频率和持续时间因而不推荐使用[31]。IA类抗心律失常药（奎尼丁、丙吡胺、普鲁卡因酰胺）和IC类抗心律失常药（氟卡尼、莫雷西嗪、普罗帕酮）因为都阻滞钠快通道因而存在使用禁忌证。对镁剂治疗反应差的多形性室性心动过速（尖端扭转室速）可以行经静脉起搏器植入术并予以超速抑制起搏。CA中毒会调高心室起搏的阈值，降低电复律和除颤的成功率。缓慢性心律失常很少在CA药物过量中发生并且通常发生在疾病晚期。

QT间期延长，PR间期延长和终末电势顺钟向转位并不能指导特异性治疗[11,23]。因为QT间期延长不仅仅是因为钠通道被阻滞，还因为钠离子外流受阻导致复极化时间延长引起，因此单用NaHCO$_3$、高渗氯化钠和过度通气并不能完全纠正QT间期延长。

CA中毒神经系统并发症的治疗包括对昏迷患者早期插管进行机械通气（表149-3）。对躁动患者应使用苯二氮䓬类药物，因为它不像某些抗精神病药物具有抗胆碱能或者影响心脏传导的作用。CAs引起抽搐的患者中20%～30%会发生癫痫持续状态或长时间的抽搐[14,32]。这些抽搐通常对静脉使用劳拉西泮和地西泮敏感[14]。对于难治性抽搐可以先静脉予以咪达唑仑2.5～10mg随后持续静脉维持给药[33]。

如果苯二氮䓬类无效，那么可以考虑使用苯巴比妥，先予以负荷剂量20mg/kg，随后成人以50mg/min，儿童以1mg/(kg·min)的速度给药。异丙酚用于治疗难治性抽搐也非常有效[34]。先给予2.5mg/kg的负荷剂量，随后以25至200μg/(kg·min)的剂量持续给药[34]。苯妥英钠会加重心动过速，因而不推荐用于治疗抽搐[31]。如果最大剂量的苯二氮䓬类、苯巴比妥和异丙酚都无效，为了防止肌肉过度运动导致的横纹肌溶解和高热，可以在持续脑电图监测下使用神经肌肉阻滞剂和全麻。

即使知道患者同时服用了苯二氮䓬类药物，也不能使用氟马西尼[35,36]。氟马西尼会抵消苯二氮䓬类的抗惊厥作用。在苯二氮䓬类和CA混合药物过量时使用氟马西尼会发生抽搐，室速和室颤[36]。

致命性高热（直肠温度>40℃）的最佳治疗是控制抽搐和使用神经肌肉阻滞剂。一旦出现横纹肌溶解和高钾血症伴心电图改变，推荐使用非去极化神经肌肉阻滞剂（如罗库溴铵）。持续蒸发降温直到中心温度降至38.5℃。强化利尿、血液透析和血液灌流都没有疗效，因为CAs分布容积非常广，与血浆蛋白结合率高，而且只有微量是通过肾脏排出体外的。

处 置

已知或者怀疑CA过量的患者需要持续心电监护和脉氧监测。经过6小时的观察时间，没有发生以下情况的患者可以出院以便进一步行精神科评估①呼吸功能不全；②氧饱和度下降；③QRS间期大于100ms；④窦性心动过速大于120次/分；⑤心律失常；⑥低血压；⑦意识水平下降；⑧抽搐；⑨肠鸣音异常或者不能闻及。出现以上任何一种情况的患者都应收治入ICU（表149-1）[9,10]。

选择性五羟色胺再摄取抑制剂

在美国获批准治疗抑郁症的SSRIs有氟西汀（百忧解）、帕罗西汀（赛乐特）、舍曲林（左洛复）、西酞普兰（Celexa）和草酸依地普仑（Lexapro）。氟伏沙明（无郁宁）在美国被认可用于治疗强迫症。另外还有复方制剂如复方奥氮平/盐酸氟西汀（Symbyax）。

疾病原理

SSRIs胃肠道吸收良好，服用治疗剂量后3～8小

表149-3 抗抑郁药中毒时神经系统并发症的治疗

并发症	治疗
昏迷	气管内插管
	机械通气
	支持治疗
抽搐	劳拉西泮或者地西泮
	苯巴比妥，持续静脉给药
	咪达唑仑，或异丙酚
高热	苯二氮䓬类或苯巴比妥终止抽搐
	苯巴比妥负荷给药时使用维库溴铵神经肌肉阻滞剂
	全身麻醉并持续EEG监护
	蒸发冷却
	冰水浴

EEG，脑电图。

时可以达到血浆浓度峰值。缓释剂帕罗西汀在服药后 6～10 小时达到血浆浓度峰值。由于 SSRIs 无明显的抗胆碱能作用，因此它们不会像 CAs 那样引起吸收延迟。SSRIs 具有高度脂溶性，与血浆蛋白广泛结合，在体内分布容积非常大（12～97L/kg）[1]。

SSRIs 主要在肝内代谢。氟伏沙明的半衰期为 15 个小时左右，帕罗西汀和舍曲林的半衰期为 1 天左右，草酸依地普仑为 27 小时，西酞普兰为 35 小时，氟西汀为 1～4 天。氟西汀、舍曲林、西酞普兰和草酸依地普仑的代谢产物为活性产物，从而延长了它们发挥药效的时间。氟西汀经过去甲基化作用后代谢成其活性成分，去甲氟西汀，后者的半衰期为 4～9 天[1]。SSRIs 的半衰期相当长，加上其代谢产物也为有活性成分，因此在停止 SSRI 和开始 MAOI 治疗时需要间隔相当长的一段时间以避免发生致命的血清素综合征。氟西汀治疗停止后至少 5 个星期，其他 SSRIs 停止治疗后至少 2 个星期才能开始 MAOI 治疗。同样，任何 SSRIs 药物必须在停止 MAOI 治疗至少 2 个星期后才能开始使用。极小剂量的 SSRIs 以原形形式从尿液排出。

胃肠道内的肠嗜铬细胞包含了体内 90% 的五羟色胺，其余大部分在血小板和 CNS 中。在中枢神经系统，五羟色胺和情绪、抑郁、焦虑、偏执、强迫、痛觉、偏头痛、睡眠、昼夜节律、体温调节和血压调节有关。五羟色胺在外周的作用包括调节胃肠道动力，通过加强血管收缩和血小板聚集促进止血。SSRIs 被认为是通过阻滞了神经突触前膜五羟色胺 1 型（5-HT$_1$）自身受体对五羟色胺的再摄取，从而引起突触间隙五羟色胺浓度增加而发挥抗抑郁的作用[1]。

临床特征

药物过量

SSRI 中毒的发病率、死亡率以及症状和体征都远低于 CA 中毒。五羟色胺影响最大的是胃肠道、心血管系统和 CNS（表 149-4）。药物过量可以引起镇静、躁动、震颤、反射亢进、心动过速、心动过缓、恶心、呕吐、腹痛、面部潮红和头晕。抗利尿激素分泌不当综合征和阴茎异常勃起虽然发生率非常低，但特异性非常高。严重药物过量可以引起抽搐并产生心脏毒性，同时摄入其他药物时这些严重症状发生的频率会增加[37]。

氟西汀

仅有氟西汀一种药物过量时，约 45% 的成人患者及 90% 的儿童患者无任何症状[3,38]。氟西汀过量的一般症状包括躁动、焦虑、坐立不安和轻度躁狂[39]。其他症状还包括心动过速、嗜睡、震颤、恶心和呕吐。儿童患者中，5% 会出现腹泻，5% 会出现困倦[3]。QTc 延长，尖端扭转室速，QRS 增宽，室早二联律，室速和抽搐则很少在氟西汀药物过量 10 小时后再发生[39-41]。

氟伏沙明

氟伏沙明中毒时心动过速，心动过缓，低血压，ECG 异常，抽搐，肝功能异常，昏迷和死亡都有过报道[39]，也会出现癫痫持续状态及难治性低血压[42,43]。

西酞普兰

西酞普兰摄入小于 600mg 可以出现胃肠道功能紊乱；轻度的中枢神经系统改变，如头晕和嗜睡；以及轻微的自主神经紊乱，如心动过速[2,8,44]。摄入量达到 400mg 时可以出现 QT$_C$ 间期延长[44]。在更高剂量还报道过 QT$_C$ 间期延长，QRS 增宽，室颤，抽搐和死亡[2,3,44]。有报道在西酞普兰和氟西汀过量 14 个小时后出现抽搐[45]。在药物过量 13 小时后观察到过抽搐及 QT$_C$ 间期延长，随后出现尖端扭转室速和心搏停止[46,47]。对于西酞普兰药物过量的患者，

表 149-4　成人急性氟西汀过量的临床表现

神经肌肉系统		心血管系统		胃肠道系统	
表现	%	表现	%	表现	%
嗜睡	21	窦速	22	恶心	6
震颤	8	高血压	6	呕吐	6
欣快感	2	三联律	2	腹痛	2
头痛	2	交界性心律	2		

From Borys DJ, et al: Acute fluoxetine overdose: A report of 264 cases. Am J Emerg Med 10: 115, 1992.

常规6小时观察期已不适用，应对患者进行更长时间的观察。

草酸依地普仑

对于这个西酞普兰的异构体目前研究有限。摄入600mg仅会引起一些轻微症状，包括嗜睡、躁动和心动过速。目前还没有报道发生过抽搐[48]。中毒后的临床表现与西酞普兰类似，最常见的症状是嗜睡、昏睡、心动过速和高血压[49]。

舍曲林和帕罗西汀

舍曲林或者帕罗西汀药物过量后出现的轻微症状与SSRIs药物类似。有报道大剂量舍曲林可以导致抽搐和死亡[50]。总的来说，SSRI药物过量引起死亡通常都是在多种药物混合中毒的情况下才会发生[8,50]。

血清素综合征

血清素综合征包括自主神经功能，神经肌肉及精神状态等三个方面的症状和体征（框149-4）[1,51,52]。很多药物会增加五羟色胺的浓度和五羟色胺来源的神经递质（表149-5）。血清素综合征会在以下情况时发生：①新服用了五羟色胺来源的药物；②五羟色胺源性的药物加量了；③在常规治疗剂量的基础上加量了[51]。Sternbach提出了血清素综合征的诊断标准（框149-5）；其中同样包括严重情况的症状和体征，如肌强直、阵挛、高血压和心动过速[51,53]。Hunter标准是用于帮助对五羟色胺中毒做诊断决定的标准[54]。

诊断策略

SSRI剂量增加，SSRI过量，或者联合与SSRI有配伍禁忌的药物使用的病史是帮助诊断最有用的信息。SSRIs尿液和血液的毒理学检查目前还没有广泛开展，并且对临床也无任何帮助。

鉴别诊断

SSRI中毒的鉴别诊断包括所有可以引起窦性心动过速，高血压或者低血压，胃肠道功能紊乱和抽搐的中毒和病理情况。除了SSRI过量引起的症状和体征外，SSRIs还可以引起血清素综合征（见框149-5和框149-6）。同时还应考虑CNS和其他感染，中毒（如甲苯丙胺，可卡因，其他拟交感类药物），代谢紊乱（如甲亢危象），镇静催眠药撤退，番木鳖碱中

框149-4 五羟色胺中毒的临床表现

神经肌肉
躁动
静坐不能
焦虑
共济失调
双侧Babinski征
阵挛
昏迷
意识错乱
谵妄
出汗
构音障碍
欣快感
头痛
反射亢进
高热
轻度躁狂
失眠
狂躁
瞳孔扩大
肌阵挛
眼球震颤
立毛反射
横纹肌溶解
强直
抽搐
颤抖
震颤

心血管系统
皮肤潮红
高血压
低血压
窦性心动过速
室性心动过速（罕见）

胃肠道
腹部痉挛
腹泻
流涎

毒。临床上，很难将血清素综合征和抗精神病药恶性综合征相鉴别。用药史（SSRI vs. 抗精神病药），起病更加快，以及出现阵挛有助于两者的区别（表149-6）。

表 149-5	药物相关性五羟色胺中毒
五羟色胺合成增加	**五羟色胺释放增加**
L-色氨酸*	安非他命
	可卡因
	可待因
	美沙芬
	芬氟拉明
	左旋多巴
	喷他佐辛
	利舍平
五羟色胺降解减少（单胺氧化酶抑制剂）	**五羟色胺再摄取减少**
安非他命代谢产物*	安非他命
氯吉兰*	卡马西平
异丙烟肼*	西酞普兰
异唑肼	可卡因
吗氯贝胺*	环类抑郁药
帕吉林*	美沙芬
苯乙肼	氟西汀
司来吉兰	氟伏沙明
反苯环丙胺	哌替啶
	美沙酮
	帕罗西汀
	舍曲林
	曲唑酮
	文拉法辛
直接或间接五羟色胺受体激动剂	
丁螺旋酮	
电惊厥疗法	
锂剂	
LSD 和其他吲哚类*	
仙人球毒碱及其他苯烷胺*	
舒马普坦	

LSD，D-麦角酰二乙胺。
* 未在美国出售。

处理

可以考虑使用活性炭，但 SSRI 的毒性轻微且发

框 149-5	血清素综合征 Sternbach 诊断标准

在原有治疗方案基础上增加了五羟色胺源性的物质或者增加了原来五羟色胺物质的剂量
至少包括以下三条症状和体征：
　躁动
　共济失调
　出汗
　腹泻
　反射亢进
　高热
　精神状态改变（如，意识错乱、轻度躁狂）
　肌阵挛
　颤抖
　震颤
以上症状和体征出现前未使用抗精神病药或未增加原有剂量。
排除感染、中毒、代谢紊乱等其他原因

From Sternbach H: The serotonin syndrome. Am J Psychiatry 148: 705, 1991.

框 149-6	五羟色胺中毒标准：决策规则

存在五羟色胺源性物质：
1. 如果（自发性阵挛=是），那么五羟色胺中毒=是
2. 其他如果（诱导阵挛=是）和［（躁动=是）或（出汗=是）］，那么五羟色胺中毒=是
3. 其他如果（可目测阵挛=是）和［（躁动=是）或（出汗=是）］，那么五羟色胺中毒=是
4. 其他如果（震颤=是）和（反射亢进=是），那么五羟色胺中毒=是
5. 其他如果（肌张力增高=是）和（体温>38℃）和（可目测阵挛=是）或（诱导阵挛=是），那么五羟色胺中毒=是
6. 其他五羟色胺中毒=否

From Dunkley EJC, et al: The Hunter serotonin toxicity criteria: Simple and accurate diagnostic decision rules serotonin toxicity. QJM 96: 635, 2003.

病率低，综合其风险-效益比的话活性炭的使用还是有争议的。血液透析和血液灌流无使用指征，因为 SSRIs 的分布容积非常广并且与血浆蛋白的结合率非常高[1]。加强利尿没有任何帮助因为只有极微量的 SSRIs 及其活性代谢产物是从尿液排泄的。

五羟色胺对心血管的毒性包括高血压、窦性心动过速、低血压，极少数情况下会出现室性心律失常（表 149-7）[51]。高血压和心动过速一般症状比较轻且是一过性，不需要处理[3]。低血压可以用等渗性晶体液进行治疗，极少需要使用血管加压素。室性心律失

表 149-6　五羟色胺中毒与抗精神病药恶性综合征的比较

恶性综合征因素	五羟色胺中毒	抗精神病药
多巴胺拮抗剂	否	是
五羟色胺激动剂	是	否
起病时间	数分钟至数小时	通常数日至数周，可以立刻发生
高热，意识状态改变，自主神经功能紊乱，肌强直	表现程度不同	几乎每个症状都有
白细胞增多，代谢性酸中毒	不常见	十分常见
肌酸激酶增高	表现程度不同	十分常见
反射亢进，肌阵挛	表现程度不同	不常见
治疗	苯二氮䓬类，赛庚啶	溴隐亭
症状缓解	24小时内开始但不是完全缓解；通常24～48小时完全缓解	通常数日至数周

表 149-7　SSRI 过量及五羟色胺中毒心血管并发症的治疗

并发症	治疗
高血压	通常不需要治疗
	出现高血压急症予以硝普钠
低血压	静脉等渗晶体液，然后去甲肾上腺素或多巴胺
窦性心动过速	通常不需要治疗
室性心动过速	ACLS 室性心动过速流程图（利多卡因，同步电复律）
	有症状的宽 QRS 波形，IV NaHCO$_3$
缓慢性心律失常（罕见）	ACLS 心动过缓流程图

ACLS，高级心血管生命支持；IV NaCHO$_3$，静脉输注碳酸氢钠。

常需要使用抗心律失常药进行治疗（如利多卡因）（表 149-7）[3]。氟西汀中毒引起的 QRS 间期延长使用静脉 NaHCO$_3$ 进行治疗疗效确切[40]。

SSRI 过量和血清素综合征引起的神经系统表现可以使用苯二氮䓬类进行治疗。可以使用赛庚啶、二甲麦角新碱、氯普鲁马嗪，以及普萘洛尔进行治疗，但疗效不稳定。它们只是在五羟色胺综合征的一些个案报道里使用过；但没有一个能被认为是诊断性治疗或者诊断方法[51]。赛庚啶有液体制剂可以通过鼻胃管给药，成人初始计量为 4～8mg，随后每 1～4 小时给药 4mg，最大剂量为 32mg/d。儿童患者，总量为 0.25mg/（kg·d），每隔六小时分次给药，根据儿童的年龄和体重一天最大剂量为 12～16mg；对于 2～6 岁儿童，可以根据患儿体重在 12mg/d 的最大剂量上再加 2mg。对于 7～14 岁的儿童，可以在 16mg/d 的最大剂量上再加 4mg。并发症并不常见，但在抗胆碱能药物过量的患者中应避免使用赛庚啶。

处置

对于已知或者提示 SSRI 药物过量的无症状患者需要心电监护进行 6 小时的观察期，然后再进行精神心理评估和决定下一步如何处置。西酞普兰药物过量时心电图异常及抽搐发生较晚，因此观察期因延长至 12 小时[45]。

已知或者怀疑有血清素综合征的患者需要收治在有监护功能的病房观察 24 小时。血清素综合征的病程演变和治疗不像 SSRI 过量那么明确。血清素综合征可以是致命的，可能需要入住 ICU 用于治疗潜在的并发症（如室速、低血压、昏迷、高热和横纹肌溶解）。

其他抗抑郁药

丁氨苯丙酮（Wellbutrin，Zyban）、曲唑酮（Desyrel）、奈法唑酮、文拉法辛（怡诺思）、琥珀酸去甲文拉法辛（Pristiq）、度洛西汀（Cymbalta）以及米氮平（乐活优）是美国食品药品管理局认可使用的 7 种不归入以上类别的抗抑郁药。奈法唑酮片（Serzone）因其肝毒性而已经下市。以上这些药物的结构和机制都各不相同，和 CAs、SSRIs 及 MAOIs 无关联。

丁氨苯丙酮

丁氨苯丙酮目前有速释、缓释及控释等多种剂型。缓释制剂还可以用来治疗戒烟，丁氨苯丙酮在胃肠道吸收良好，速释剂型口服2小时后可以达到血浆浓度峰值，3~4小时代谢产物浓度达到最高峰。缓释剂型3小时达到血浆浓度峰值，5~6小时代谢产物浓度达到最高峰。控释剂型5小时达到峰值，7~8小时代谢产物浓度达到最高峰。丁氨苯丙酮具有高度脂溶性，与血浆蛋白广泛结合，分布容积广（20~30L/kg），主要在肝脏进行代谢。半衰期为10~21小时。它有三种代谢产物；两种是有活性具有临床意义的，其半衰期大于20小时。丁氨苯丙酮可以抑制多巴胺的再摄取，加强多巴胺能的神经传递。在一定程度上，丁氨苯丙酮还可以抑制去甲肾上腺素的再摄取从而加强去甲肾上腺素能的神经传递，并具有少量抑制五羟色胺再摄取的作用[1]。

临床特征

丁氨苯丙酮最大的中毒表现是抽搐，不仅在药物过量时会发生，当超过每日最大剂量时也会发生[55]。对于速释剂型，在每日推荐量450mg的情况下，抽搐的发生率为0.4%[56]。每日剂量达到450~600mg时，发生率增加到4%[1]。对于缓释剂型，抽搐的发生率为0.1%。不能通过ECG或者心电监护来预测抽搐的发生，并且抽搐的发生与其他症状之间也无关联性[57]。

单纯丁氨苯丙酮过量通常不会引起低血压或者昏迷，但如果是与苯二氮䓬类混合药物过量则可以引起昏迷和呼吸抑制。在丁氨苯丙酮发生的极少数的死亡病例通常都是由于混合药物过量[58]。然而也有单纯丁氨苯丙酮过量引起死亡的报道[59]。心动过速、呕吐、躁动、昏睡、震颤、意识错乱以及嗜睡是成人与青少年中毒的最常见症状。儿童最常见的症状为呕吐[59]。很多故意服药过量者会发生抽搐[59]。抽搐通常有自限性，但也有5%的患者可以发展成癫痫持续状态[59]。对于长释剂型，有记录最迟可以到服药后19小时和32小时才发生抽搐[60,61]。这种迟发的抽搐可能是由于药物的慢释放性质及有活性的代谢产物在体内蓄积造成的[61]。心血管并发症，包括低血压、心动过缓、室内传导阻滞、心搏停止以及死亡，近期都有所报道[60,62]。曾经在一次致命性的缓释型丁氨苯丙酮过量病例中记录到药源性结石[60]。

处理

丁氨苯丙酮引起的抽搐需要静脉使用苯二氮䓬类来治疗（如劳拉西泮、地西泮）。反复抽搐及癫痫持续状态的患者需要给予苯巴比妥。苯妥英钠没有使用指征。如果需要使用神经肌肉阻滞剂，应进行持续的脑电图监测。在单纯丁氨苯丙酮过量的情况下，考虑到病程良性进展及抽搐时发生误吸的危险，常规不使用活性炭。心脏传导减慢（如QRS/QTc延长）往往不需要特殊治疗也能缓解；当然如果出现低血压或者心律失常的话需要相应的治疗[62,63,64]。NaHCO$_3$可以用来治疗大量丁氨苯丙酮伴持续QRS增宽及心搏停止[64]。丁氨苯丙酮和拉莫三嗪过量引起的难治性循环衰竭用脂肪乳剂治疗后可以获得有效地循环支持[65]。加强利尿、血液透析和血液灌流不能加强药物的排泄。速释型丁氨苯丙酮药物过量的患者需要进行8小时的观察，因为也有报道在没有其他症状和体征的情况下抽搐在药物过量后8小时发生[55]。对于长效剂型，观察期需要延长到至少12小时。对于缓释剂型，目前研究有限，因此建议至少观察24小时，因为在大量丁氨苯丙酮药物过量起病后24小时仍观察到过抽搐的发作[66]。如果患者同时伴有其他症状或在观察期内发生过抽搐，则因延长观察时间，因为可能再次发生抽搐。

曲唑酮和奈法唑酮

曲唑酮和奈法唑酮胃肠道吸收良好，1~2小时血浆浓度达到峰值，与血浆蛋白结合率高，主要在肝脏代谢。曲唑酮的半衰期为6小时，奈法唑酮为4小时[1,67]。曲唑酮和奈法唑酮的作用都是抑制五羟色胺的再摄取，但两者都不属于SSRI[1,60]。它们都没有抗毒蕈碱样及抗组胺的作用[1,39]。其他药效学作用还包括α$_1$受体拮抗剂，去甲肾上腺素再摄取抑制剂以及突触后五羟色胺2-受体阻滞剂[1]。药物过量后出现的低血压是由于α$_1$肾上腺素受体阻滞造成的[67]。曲唑酮和奈法唑酮的毒性小于CA和MAOI[60,67,68]。

临床特征

曲唑酮药物过量的临床表现与SSRI药物过量相似[67]。曾报道曲唑酮有心脏毒性，但发生率极低。曲唑酮还会引起血清素综合征[51,54]。曲唑酮药物过量的最常见表现为直立性低血压伴有轻度头晕、嗜睡、昏睡、共济失调、恶心和呕吐[67]。也有阴茎异常勃起、呼吸停止、QTc延长，包括尖端扭转在内的室性心律失常、心动过缓、低血压、抽搐、昏迷和死亡的个案报道。曲唑酮与其他药物混合中毒的发病率和死亡率都逐渐增高[67,68]。由于奈法唑酮与曲唑酮功能相似，因此两者的毒性也相似。

处理

低血压通常可以使用晶体液静脉补液治疗而不需要使用血管加压素[67]。较少发生的室性心律失常需要正规治疗。曲唑酮中毒引起的神经系统并发症的治疗与 CAs 中毒时神经系统并发症的治疗相似（表149-3）。活性炭的使用并没有被证明是有效的。鉴于其药动学数据，强化利尿、血液透析和血液灌流并不能使患者受益。6 小时的观察期后，无症状的药物过量患者可以接受精神科医生的评估和下一步处置。

文拉法辛，去甲文拉法辛和度洛西汀

文拉法辛胃肠道吸收良好，服药后 2 小时达到血浆浓度峰值，分布容积大（≈7.5L/kg），其活性代谢物 O-去甲基文拉法辛（ODV）主要在肝代谢。文拉法辛的半衰期为 5 小时左右，ODV 的半衰期为 11 小时左右[1]。文拉法辛的缓释剂型，怡诺思（Effexor XR），服用治疗剂量后 6～7 小时达到血浆浓度峰值[1,60]。文拉法辛和 ODV 对五羟色胺再摄取的抑制大于对去甲肾上腺素和多巴胺再摄取的抑制[1,60]。它还有剂量依赖的钠通道阻滞作用[60,69,70]。去甲文拉法辛，作为文拉法辛的氧化代谢产物，是一种新型的抗抑郁药，对它的作用机制目前所知有限。

度洛西汀胃肠道吸收良好。空腹服药后 6 小时达到血浆浓度峰值，非空腹时 10 小时达到血浆浓度峰值。分布容积广，与血浆蛋白结合率高，半衰期为 11 小时。其代谢产物没有明显的药理学活性。低剂量度洛西汀能够抑制五羟色胺的再摄取。中等剂量时，可以抑制五羟色胺和去甲肾上腺素的再摄取。大剂量时，可以抑制五羟色胺、去甲肾上腺素和多巴胺的再摄取[70]。

临床特征

大部分文拉法辛过量的患者是无症状的。嗜睡和窦速是最常见的症状。抽搐、威胁生命的低血压，QRS 及 QTc 延长和死亡有过报道但更多的是在同时合并其他药物中毒时发生[60,71,72]。然而，文拉法辛过量时不如其他五羟色胺类药物过量时安全[2,50,60]。横纹肌溶解、肝衰竭、肾衰竭都有过报道[2]。大剂量文拉法辛过量可以引起心律失常导致死亡[71]。文拉法辛与 MAOIs 合用时可以引起血清素综合征[60]。

度洛西汀过量时最多影响的是神经系统。包括嗜睡或者昏睡、易激惹、心动过速、意识模糊和幻觉。嗜睡或者昏睡是最常见的。心动过速和恶心呕吐是第二位常见的[73]。

处理

药物过量时的治疗基本点为常规支持治疗。包括低血压伴 QRS 延长时应使用碳酸氢钠。低血压不伴 QRS 增宽的情形发生较少，可以使用输液、多巴胺及去甲肾上腺素来治疗。度洛西汀没有特效的解毒剂。赛庚啶可以用来治疗文拉法辛和度洛西汀引起的血清素综合征。苯二氮䓬类对文拉法辛引起的抽搐有效。加强利尿、血液透析以及血液灌流对治疗无效。6 小时观察期结束后，度洛西汀的观察时间适当延长，无症状的患者可以接受精神科医生的评估并决定下一步处置。

米氮平

米氮平胃肠道吸收良好，服用治疗后 2 小时血浆浓度达到峰值，蛋白结合率高。主要在肝脏代谢成一个有活性和两个无活性的代谢产物。米氮平的半衰期为 20～40 小时；其去甲基的活性代谢产物去甲米氮平的半衰期为 19 小时[60]。米氮平可以阻滞突触前 α_2 肾上腺素能受体，增加 5-HT 和去甲肾上腺素的释放[1,74,75]。米氮平可以有效阻滞 5-HT_2 和 5-HT_3 受体，但对 5-HT_1 受体无明显阻滞作用，这一特性也使其对胃肠道的影响小于 SSRIs[1,74,75]。米氮平还有轻度拮抗 H_1（组胺），毒蕈碱和外周 α_1 肾上腺素能受体的作用，这可以导致镇静、心动过速和低血压[1,74]。米氮平抗胆碱、抗组胺及抗肾上腺素能的作用弱于 CAs。

临床特征

在少数的几个案例报道中，嗜睡、头晕、焦虑、精神错乱、中等程度的低血压、轻微的收缩压升高和轻度的心动过速都有过报道，并且可以不经特殊治疗而缓解。在两例单纯米氮平药物过量的个案中都没有抽搐和显著的 ECG 改变的报道[76,77]。镇静、心动过速和认知障碍都有报道，但无后遗症[39,77,78]。有一例米氮平与其他药物混合过量的案例报道显示为致命性的[79]。

单胺氧化酶抑制剂

很多药物可以抑制单胺氧化酶（MAOs）[1]。目前美国市面上在售有六种具有显著 MAO 抑制作用的药物（表 149-8）[1]。MAOIs 胃肠道吸收良好，0.5～2.5 小时达到血浆浓度峰值，与血浆蛋白结合率高，容积分布相对较大[80]。反苯环丙胺和司来吉兰的活性产物含大量安非他命和甲基苯丙胺[81]。司来吉兰目前有透皮贴剂和口服溶解片两种剂型。极少量 MAOIs 以原型从尿液中排出。

表 149-8　单胺氧化酶抑制剂（MAOIs）

美国境内 MAOIs 抗抑郁药	
异唑肼（Marplan）	不可逆*，非选择性
苯乙肼（Nardil）	不可逆，非选择性
反苯环丙胺（Parnate）	不可逆，非选择性
美国境内抗微生物药	
呋喃唑酮（Furoxone）	不可逆
美国境内抗帕金森药	
司来吉兰（帕定平）	不可逆，选择性 MAO-B 抑制剂
美国境内抗肿瘤药	
甲基苄肼（Matulane）	不可逆，非选择性
未在美国境内销售的药物	
溴隐亭	可逆，选择性 MAO-A 抑制剂
西莫沙酮	可逆，选择性 MAO-A 抑制剂
氯吉林	不可逆，选择性 MAO-A 抑制剂
异丙烟肼	不可逆，非选择性
美巴那肼	不可逆，非选择性
吗氯贝胺	可逆，选择性 MAO-A 抑制剂
尼亚拉胺	不可逆，非选择性
帕吉林	不可逆，选择性 MAO-B 抑制剂
沙夫肼	不可逆，非选择性

* 不可逆性药物作用时间显著较长。

MAO 的同工酶，MAO-A 和 MAO-B，能够灭活直接作用的内源性生物胺，如肾上腺素，去甲肾上腺素和五羟色胺，也可以灭活间接作用的外源性生物胺，如酪[80-82]。MAOIs 的作用包括：① 抑制 MAO；②MAOI 对安非他命及甲基安非他命等间接拟交感神经药物的作用，从而可能增加中枢神经系统及外周神经系统拟交感毒性；③去甲肾上腺素的耗竭；④抑制吡哆醇磷酸激酶和吡哆醇（维生素 B_6）含酶（框 149-7）[80,81]。

临床特征

MAOI 的中毒可以分为三种情况：①MAOI 过量；②MAOI-食品或 MAOI-饮料的相互作用；③MAOI-药物的相互作用[80]。这三种情况可以有不同的起病原因、症状开始出现的时间、持续时间以及主要的症状和体征（表 149-9）。三种情况都涉及过度的交感活性。最常见的食物、饮料和药物与 MAOIs 相互作用导致的心血管并发症为高血压和心动过速。反射性心动过缓可以伴随严重高血压发生。

药物过量

严重 MAOI 药物过量的临床演变包括四个阶段：①无症状或者潜伏期；②交感机能亢进引起的神经肌肉和心血管系统兴奋激动表现；③中枢神经系统抑制和晚期低血压和心动过缓等表现的循环系统衰竭；④上述阶段引起的继发性并发症[80]。急性药物过量后通常在 6～12 小时出现症状和体征，但也可能延迟至 24 小时。急性 MAOI 药物过量的症状可以持续数天（表 149-10）。

抽搐、昏迷和肌肉强直会影响患者呼吸功能，减少呼吸驱动，甚至引起胸壁强直。抽搐、谵妄、肌阵挛、肌强直和高温可以引起横纹肌溶解[80]。药物中毒剂量超过 2mg/kg（成人 170mg）是致命的。也有低血压、心动过缓和心搏停止等报道在严重中毒后期发生[80]。最终释放的去甲肾上腺素可以引起突触前囊泡后续释放量的减少。这能够解释在 MAOI 过量后 CNS 及心血管系统在初始阶段的兴奋期后会进入抑制期[80]。另外一个引起疾病后期心动过缓性心律失常的原因是横纹肌溶解综合征后出现的高钾血症。长期使用苯乙肼治疗周围神经感觉运动病，可能是由于吡哆醇的耗竭[83,84]。大剂量苯乙肼过量也有过引起心肌炎的报道[85]。

单胺氧化酶抑制剂与食物和饮料之间的相互作用

MAOI 与食物或者饮料之间发生相互作用，其症状

表 149-9　单胺氧化酶抑制剂中毒的三种主要类型

中毒物质	起病	持续时间	主要症状
MAOI 过量	数小时后	数日	CNS 交感风暴
MAOI-食物或 MAOI-饮料相互作用	数分钟至数小时	数小时	CNS 和 PNS 交感风暴
MAOI-药物相互作用	数分钟至数小时	数小时至数日	CNS 和 PNS 交感风暴；血清素综合征

CNS，中枢神经系统；MAOI，单胺氧化酶抑制剂；PNS，周围神经系统。

表149-10 急性单胺氧化酶抑制剂过量的临床表现

神经肌肉系统表现	%	心血管系统表现	%
躁动	67	窦性心动过速	67
瞳孔扩大	58	高血压	17
强直	58	低血压	17
高热	50		
昏迷	50		
反射亢进	33		
眼球震颤	33		
扭动翻滚	25		
抽搐	17		
幻觉	8		
视神经乳头水肿	8		

From Meredith TJ, Vale JA: Poisoning due to psychotropic agents. Adverse Drug React Acute Poisoning Rev 4：83，1985.

框149-7 单胺氧化酶抑制剂中毒相关的食物和饮料

食物
不新鲜的，发酵，盐腌，烟熏或者经嫩化处理的肉和鱼
不新鲜的芝士
腐烂或者变质的食物
蚕豆
Fava 豆
豆腐
泡菜
酵母和肉汁
成熟的鳄梨
参
巧克力
无花果
葡萄干
香蕉
酱油
味噌汤

非蒸馏酒精饮料
浓啤酒
啤酒
葡萄酒
雪利酒
苦艾酒

一般在数分钟至数小时后出现，因为酪胺会作用于体内的肾上腺髓质，促使其释放内源性活性胺（见框149-7）。由于酪胺作用时间短，相互作用只能持续数小时。

单胺氧化酶抑制剂与药物相互作用

MAOI 与其他药物产生相互作用后的临床表现为交感风暴或者血清素综合征，这些症状通常在数分钟至数小时后出现。（框149-4 至框149-6 和表149-5，表149-6）。MAOI 会与其他药物发生相互作用大多是常规服用 MAOIs 的患者又服用了有配伍禁忌的药物，如有间接或者混合拟交感神经作用的药物，甲基黄嘌呤，抗抑郁药，阿片类（如哌替啶），以及其他可以引起血清素综合征的药物（表149-5；框149-8）。这些药物使体内产生过多的内源性活性胺，而又因为 MAOI 的存在而不能及时降解。MAOI 与药物间的相互作用持续约数小时至数天，取决于药物作用持续的时间，半衰期的长短以及剂型（如缓释剂型，控释剂型）。

鉴别诊断

MAOI 以及与其他食物的服药史是对诊断最有帮助的线索。目前并未常规开展尿液及血液 MAOI 水平的测定，并且该测定对临床帮助有限。MAOI 中毒的鉴别诊断包括疾病（如甲亢、脑膜炎）和拟交感类药物中毒（如可卡因、安非他命、茶碱、尼古丁）。同时还要注意与高血压急症，恶性高热和中暑等鉴别。由于 MAO 酶的活性需要由新合成的 MAO 同工酶来降解，因此即使在停用 MAOIs 后期作用仍能持续数周。有时候在停药后很长一段时间 MAOI 对机体仍会产生很大的毒性。

处理

窦速通常不需要处理。MAO 酶的作用被抑制后，β-受体阻滞剂可以不受限制地兴奋外周血管的 $α_1$ 肾上腺素受体，引起血管收缩而加重高血压。在 MAOI 严重中毒晚期，β-受体阻滞剂还会加剧低血压和心动过缓。钙离子拮抗剂由于有引起低血压和心动过缓的危险性因而在 MAOI 中毒时也存在相对禁忌证[80]。

MAOI 中毒时高血压的程度可以从轻度至威胁生命的高血压急症不等。轻度高血压不需要治疗。即将或者已经造成靶器官损伤的、引起反射性心动过缓的高血压需要使用硝普钠或者酚妥拉明治疗。两者皆起效快速，剂量容易控制，一旦发生低血压停药后降压作用快速消退。酚妥拉明成人初始剂量为 5mg，儿童为 0.02mg/kg 至 0.1mg/kg，给药时间大于 1 分钟[80]。

框 149-8	能与单胺氧化酶抑制剂发生相互作用导致中毒的药物

拟交感类
间接作用
安非他命
溴苄胺
可卡因
苯氟拉明
胍乙啶
氯胺酮
甲基多巴
利他林
匹莫林
苯西克定
苯丁胺
苯丙醇胺
伪麻黄碱
利舍平
利托君
酪胺

混合间接作用（直接/间接作用）
多巴胺
麻黄素
甲苯丁胺
间羟胺

甲基黄嘌呤类
氨茶碱
咖啡因
胆茶碱
茶碱

间隔 5～10 分钟后可以重复负荷剂量，随后静脉持续维持给药。硝普钠的起始剂量为 0.3μg/(kg·min)，最大速度为 10μg/(kg·min)。在持续输注硝普钠时可同时给予硫代硫酸钠以避免氰化物中毒。

对于急性高血压，反射性心动过缓是一个有益的代偿反应。并且可以减少心输出量，除非伴随有显著的低血压，否则心动过缓不需要处理。MAOI 中毒引起的低血压通常发生在病程晚期。如果低血压伴随心动过缓，则应静脉使用阿托品直到心动过缓和低血压缓解或者阿托品已达到使迷走神经松弛的剂量（成人为 3mg，儿童为 0.04mg/kg，儿童最低剂量为 0.1mg）。仅有低血压而无心动过缓则应静脉予以等渗晶体液进行治疗。有症状性心动过缓且伴有低血压，对阿托品以及肾上腺素、多巴胺及去甲肾上腺素不敏感的患者需行起搏治疗[80]。起初可以行经皮起搏。有症状的、治疗效果差的心动过缓通常持续时间长，经静脉起搏是最理想的选择。MAOI 中毒时利多卡因是理想的治疗室性心律失常的药物。

MAOI 中毒引起的神经系统症状的治疗与 CA 中毒时相似（表 149-3）。单曲林，先 2.5mg/kg 静脉给药，随后 24 小时内每 6 小时重复一次，对于治疗苯乙肼中毒及其致命性高热似乎是有效的[86]。静脉使用苯二氮䓬类可以控制躁动。MAOI 中毒没有特效的解毒剂，强化利尿、血液透析及血液灌流都是无效的[80]。

处置

急性 MAOI 过量的严重度通常会被低估，因为在最初的 6～12 小时时间内患者的症状和体征都不明显，有时会延长至中毒后 24 小时才发作。MAOI 药物过量及提示血清素综合征的患者需要观察 24 小时。已知或者怀疑 MAOI 与其他食物、饮料或者药物发生相互作用而出现症状的患者需要入住 ICU 至少 24 小时。怀疑与食物或者药物相互作用，观察 6 小时仍无症状的患者可以出院。

停药综合征

MAOIs、CAs、SSRIs，和其他文拉法辛、米氮平等非典型抗抑郁药都有过停药综合征的报道[87]。西酞普兰还未有停药综合征的报道[39]。症状主要取决于药物的种类及作用机制。对于一些 SSRIs、失眠、恶心、头痛、感觉障碍、易醒、焦虑、躁动、心动过速和震颤都有过报道[87]。

重新开始服用药物并在数天至数周内逐步减量可以缓解停药综合征。将一种半衰期较短的药物与另外一种半衰期较长的药物一起使用可以克服停药综合征[87]。停止单胺氧化抑制剂引起的意识错乱和精神病症状，可能需要入院治疗，重新服用单胺氧化酶，或者予以抗精神病药物治疗[87]。阿托品和苯二氮䓬类可以用于治疗 CA 停药综合征，因为这些症状反映胆碱能活性反跳[87]。

已有报道在孕晚期胎儿在子宫内有过 SSRI 暴露史可以产生新生儿停药综合征[87]。症状包括烦躁不安、持续哭闹、颤抖、肌张力增加、进食和睡眠困难以及抽搐[88]。症状和体征于出生后数天内开始出现并持续 1 个月[88]。

致谢

作者非常感谢先前三个版本的作者 Frank G. Walter 博士。

重要概念

- CA中毒患者病情可以迅速恶化。
- 有怀疑时，最好进行气管插管以防止误吸、低氧及二氧化碳潴留，一旦发生以上情况将显著增加CA中毒相关的发病率和死亡率。
- 使用$NaHCO_3$治疗CA中毒引起的心脏传导异常及负性肌力作用，后两者会导致宽QRS波形的室性心律失常及低血压。
- SSRI药物过量的死亡率远远低于CA药物过量的死亡率。
- 如果提示有血清素综合征可能，则应将患者收入有监护功能的病房进行24小时的观察。
- 应仔细核查药物清单以寻找有无增强五羟色胺活性的药物，在SSRI药物过量的患者中应避免使用哌替啶等药物。
- 出现抽搐时应考虑丁氨苯丙酮中毒可能。
- 对于有阴茎异常勃起的患者应考虑曲唑酮中毒可能。
- 如果怀疑或确诊MAOI过量时，即使患者起初并无症状，也应收入院观察24小时。
- 对于有高热、精神状态改变，或者肌肉强直，以及脑膜炎、甲状腺危象、抗精神病药恶性综合征，恶性高热和中暑的患者应考虑MAOI中毒可能。
- 必须积极控制高热以降低发病率和死亡率。
- 应明确与MAOI发生相互作用的食物、饮料及药物的来源，已避免以后复发及出现并发症。

本章参考文献请参见http://pumpress.bjmu.edu.cn/eduservice/3419.html

第150章 心血管药物中毒

David J.Roberts

李士欣 译 乔卫 柴艳芬 校

心血管药物中毒是最常见的中毒致死原因。心血管药物中毒在儿童药物中毒病例中位列第3位，在成年人药物中毒病例中位列第5位。心血管药物中毒死亡病例中，洋地黄、普萘洛尔和维拉帕米是3种主要中毒致死药物。

洋地黄

概述

洋地黄由洋地黄类植物提取（图150-1）。虽然此类药已应用数百年，但慢性或急性中毒时有发生。1797年Benjamin Rush报道："我怀疑洋地黄制剂疗效甚微或可疑，并且有很多严重不良反应，应将它由《本草》中删除[1]。" 44%医源性心脏停搏是因用药错误和药物中毒所致，这是可以预防的[2]。

发病机制

病理生理

治疗剂量的洋地黄药理作用为：①增加心力衰竭患者心肌收缩力和心排血量；②减慢心房颤动患者房室（AV）传导和心室率。前者的生化基础为抑制细胞膜钠-钾ATP酶（ATPase），增加细胞内钠、钙和细胞外钾浓度。治疗剂量的洋地黄对血清电解质浓度影响甚微，中毒剂量洋地黄抑制钠-钾泵，钾不向细胞内转运，血清钾浓度可升高至13.5mEq/L[3]。

洋地黄可直接或间接作用于窦房（SA）结和房室结纤维。治疗剂量的洋地黄间接增强迷走神经活性，降低交感神经活性。血洋地黄浓度达到中毒浓度时能直接抑制SA结产生冲动，阻滞房室结传导，使SA和房室结对儿茶酚胺敏感性增加。洋地黄毒性反应中，内源儿茶酚胺或治疗缓慢性心律失常或低血压时所用的外源性儿茶酚胺均起有重要作用。因为同一患者可以出现或交替出现缓慢性和快速性心律失常，因此应用I类抗心律失常药治疗心动过速时可能导致难治性心动过缓和AV阻滞[4]。

洋地黄对浦肯野纤维的主要作用有：①降低静息电位，减慢0期去极化和传导速度；②缩短动作电位持续时间，增加肌纤维对电刺激敏感性；③增强自律性，加快4期复极速率，延迟后除极。上述机制与洋地黄中毒最常见的表现室性期前收缩有关。严重中毒时，在上述作用下浦肯野纤维对机械和电刺激处于超敏状态。此时，起搏导管植入或心脏电复律可导致心搏骤停、室性心动过速或心室颤动。

与大多数心血管药物不同，洋地黄可诱发各种心律失常，其中缓慢性和快速性心律失常发生率相同（框150-1）。而这些心律失常均非洋地黄中毒所特有，亦可见于未应用洋地黄制剂的心肌缺血或其他心脏病患者。因此，诊断洋地黄中毒主要依靠临床而非心电图。

洋地黄类药成人分布容积（V_d）为5 L/kg，婴儿分布容积：早产儿为3.5 L/kg，大月龄婴儿为16.3 L/kg[5]。这表明洋地黄药物高度浓集于心脏组织，仅少量分布于血液。心肌与血清稳态药物浓度比为15:1~30:1。地高辛 V_d 为0.5 L/kg。

地高辛主要经尿液排出，半衰期30小时，洋地黄毒苷经肝代谢，半衰期7天[6]。地高辛肠肝循环较少，而洋地黄毒苷反之，后者中毒时可予反复活性炭吸附治疗。

洋地黄类药蛋白结合率各异，从25%（地高辛）到95%（洋地黄毒苷）不等[6]。较高的蛋白结合率

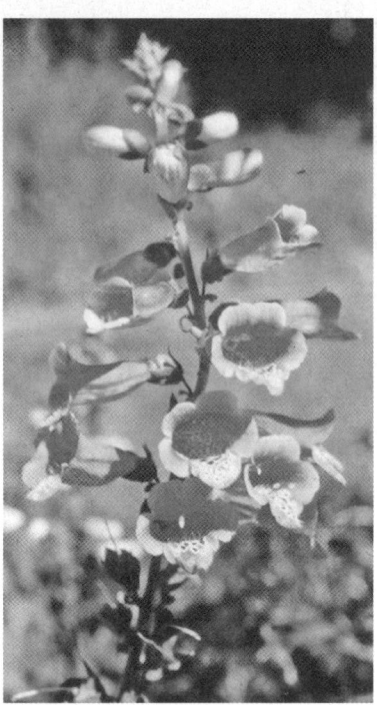

图150-1 洋地黄类植物。

框 150-1	洋地黄中毒心律失常表现

非特异性心律失常
PVC，特别是二联律或多形性PVC
Ⅰ、Ⅱ（文氏型）或Ⅲ度AV阻滞
窦性心动过缓
窦性心动过速
窦房阻滞或停搏
心房颤动伴缓慢心室率
房性心动过速
交界性（逸搏）心律
AV分离
室性二联律或三联律
室性心动过速
尖端扭转型室性心动过速
心室颤动

特异性较高，但非特有的心律失常
心房颤动伴缓慢规律心室律（AV分离）
非阵发性交界性心动过速（心室率70～130次/分）
房性心动过速伴阻滞（心房率通常150～200次/分）
双向性室性心动过速

AV，房室；PVC，室性期前收缩。

和 V_d 表明血液透析、血液灌流、换血疗法对洋地黄中毒无效。此类药半衰期较长，因此早期抗原结合片段（fragment antigen-binding，Fab）治疗较对症疗法（如起搏治疗、阿托品或其他抗心律失常药）更及时、经济和有效。

框 150-2	洋地黄中毒危险因素

肾功能障碍
心脏疾病
　先天性心脏病
　缺血性心肌病
　充血性心力衰竭
　心肌炎
电解质紊乱
　低钾或高钾血症
　低镁血症
　高钙血症
碱中毒
甲状腺功能减退症
拟交感神经药
同时摄入含心脏毒性物质
　β受体阻滞药
　钙通道阻滞药
　三环类抗抑郁药
药物相互作用
　奎尼丁或胺碘酮
　红霉素
　维拉帕米、地尔硫䓬或硝苯地平
　卡托普利
老年女性

多种药物和疾病状态会对洋地黄类药吸收、V_d、蛋白结合率和清除率产生负面影响，使心脏对洋地黄毒性更敏感。慢性洋地黄中毒的重要危险因素见框150-2。

临床特征

慢性洋地黄中毒缺乏特异性症状和体征。多种消化系统、神经系统和视觉症状（框150-3）与洋地黄中毒有关，其中恶心、厌食、疲乏和视力减退为最常见中毒症状（见于80%以上患者）。服用洋地黄维持治疗患者持续出现上述临床症状时，特别出现新发传导阻滞或节律异常时，应考虑洋地黄中毒。

急性和慢性洋地黄中毒临床表现有明显不同（表150-1）。慢性中毒者起病隐袭，病死率较高，其半数致死量（LL_{50}）仅6ng/ml[7]。急性中毒LL_{50}尚不清楚，但相对较高，患儿尤其明显。慢性中毒者几乎常有基础心脏病，更有助于洋地黄中毒的发病和死亡。

诊断方法

洋地黄中毒的诊断和治疗主要依赖于血清地高辛

框 150-3	成人/儿童洋地黄中毒非心脏症状

全身症状
虚弱
疲倦
不适

胃肠道症状
恶心、呕吐
厌食
腹痛
腹泻

视觉症状
视物模糊、雪盲
畏光
黄-绿视（也可为红、棕、蓝）
短暂性弱视、复视、视野缺损或失明

神经系统症状
眩晕
头痛
意识模糊、定向障碍、谵妄
幻视、幻听
偏执、急性精神病
嗜睡
异常做梦
感觉异常、神经痛
失语症
痫性发作

表 150-1	慢性与急性洋地黄中毒	
	慢性	急性
病死率	高（LL_{50} = 6ng/ml）	低
血钾	正常/降低	正常/升高
心律失常	室性心律失常常见	心动过缓或房室传导阻滞常见
患者年龄	多见于老年患者	多见于年轻患者
治疗	常需 Fab 治疗	通常无需 Fab 治疗即可获得良好疗效（注意：有许多例外）
发病率和病死率	心脏病者发病率和病死率增加	无心脏病者发病率和病死率减低

浓度测定。洋地黄血稳态浓度（而非峰值浓度）与其组织毒性相关，可用于计算解毒药用量。口服单剂地高辛 1.5～2h 后血药浓度达峰，持续 0.5～6h[6,8]。单剂或过量服药后 6～8h，经全身分布后，血清药物浓度达到稳态，仅为峰值浓度的 1/4～1/5。心力衰竭患者理想的地高辛血清浓度为 0.7～1.1ng/ml[9]。血清地高辛稳态浓度介于 1.1～3.0ng/ml 时，临床中毒症状可有可无；血清地高辛浓度低至 1.1ng/ml 时病死率增加[10]；患者血清地高辛浓度高达 3ng/ml 时，也可无中毒症状[11]。血清地高辛浓度 1.7ng/ml 时，心律失常发生率为 10%；血清地高辛浓度 2.5ng/ml 时，心律失常发生率升至 50%[12]。特别是慢性地高辛中毒患者，维持剂量后很快达到中毒浓度（2～6ng/ml），此时患者中毒发病率与病死率显著升高，但是临床中毒表现不典型[7]。患者大量顿服地高辛后迅速出现中毒症状，然而 6～8 小时后进行首次血药浓度测定即无临床意义[13,14]。摄入后早期毒物血浓度超过 10～20ng/ml，6～8h 即无临床中毒表现是不可能的。

接受洋地黄治疗者常联用利尿药，其血清钾和体内钾总量常较低。而急性中毒者可出现致命性高钾血症。

鉴别思路

洋地黄中毒者无特异性症状、体征和心律失常表现，其鉴别诊断较困难，需与心脏基础疾病或其他心脏毒性药物作用相鉴别。中枢神经系统抑制或意识模糊可由多种药物或毒物作用、感染、创伤、炎症、代谢紊乱引起。患者常不会主诉双眼视觉障碍，而医生应直接询问相关病史。洋地黄中毒时常出现胃肠道功能紊乱，但缺乏特异性，可被误诊为胃炎、肠炎或结肠炎。

处理

除应用地高辛特异性抗原结合片段（Fab）抗体（Digibind & DigiFab）治疗外，其他治疗均为对症治疗。

尚无证据表明，洗胃可治疗地高辛过量。曾使用活性炭治疗口服地高辛过量患者，如果摄入地高辛 1 小时内给予活性炭，尚未证实能改善预后。通常，多次应用活性炭治疗洋地黄中毒，因为 26% 洋地黄需经肠肝循环，然而未证明有效。由于广泛应用抗地高辛抗体作为特效解毒剂，无论如何，考虑多次活性炭治疗地高辛中毒是不合理的。

纠正电解质紊乱

慢性地高辛中毒者病情常可由低钾血症加重，将血钾浓度提升至 3.5～4mEq/L 是一项重要的早期治疗。可经口（较安全）或经静脉（IV）补钾，但补钾速度不应超过 10~40mEq/h，以免发生危险。

急性中毒者服药 1~2h 后血钾浓度可迅速升高，因此即便患者存在轻度低钾也不应补钾。血钾浓度高于 5mEq/L 时，应考虑洋地黄抗体（羊 Fab）治疗。如不能立即予洋地黄抗体治疗，应静脉注射葡萄糖、胰岛素或碳酸氢钠治疗严重高钾血症。虽然高钙血症会加重洋地黄毒性，但近期研究表明洋地黄中毒伴高钾血症时予静脉钙剂是安全的[15]。钙盐应经安全的外周静脉或中心静脉导管在数分钟内给药。

即使血镁浓度正常，许多接受利尿药治疗者也存在镁缺乏。镁缺乏明显时，可于 10~20min 内予硫酸镁 1~2g（儿童 25mg/kg），继以 1~2g/h 速度持续输注。应严密监测镁剂治疗者有无呼吸抑制，常于进行性深部腱反射消失后出现。高镁血症可增强洋地黄毒性，但有报道提及镁剂可转复地高辛中毒所致的心动过速。应小心缓慢输注镁盐，并于心脏阻滞或心动过缓出现时立即停止。肾衰竭者应避免使用镁盐。高镁血症可抑制心脏冲动形成并诱发 AV 阻滞，因此在心动过缓或传导阻滞时不应使用镁，尽管其参与机制尚不清楚。

阿托品

阿托品常用于治疗严重心动过缓和高度 AV 阻滞，其疗效不确定。出现心动过缓和 AV 阻滞时应常规旁备体外或经静脉起搏器。

起搏治疗

数十年来，经静脉起搏已成为治疗心动过缓和 AV 阻滞的主要手段，而洋地黄中毒时，心肌处于超敏状态，此时放置起搏导管可诱发快速室性心律失常。心脏起搏相关医疗意外时有发生（14/39，36%），且常致命（5/39，13%）[16]。Fab 治疗起效前，应用体外起搏较经静脉起搏对症性治疗更安全。使用心脏电复律或除颤治疗快速性心律失常可诱发心脏停搏。设置较低除颤能量（如 25~50J）时危险性小。

颈动脉窦按摩

洋地黄中毒时，按摩颈动脉窦可引起心动过缓或心脏骤停。

苯妥英钠和利多卡因

洋地黄中毒诱发快速心律失常时，应用抗心律失常药苯妥英钠和利多卡因治疗最安全。苯妥英钠可加快房室传导，负荷量 10~15mg/kg，继以 25~50mg/min 速度给药。利多卡因首剂 1~3mg/kg 数分钟内给药，继以 1~4mg/min [30~50μg/(kg·min)] 速度输入[17]。大多数其他心脏药物（异丙肾上腺素、普鲁卡因胺、胺碘酮、β 受体阻滞剂或钙通道阻滞药）可加重心律失常或抑制房室传导。地高辛 Fab 是洋地黄中毒所致心律失常的首选治疗。

Fab（Digibind 或 Digifab）

应用 Fab 疗法前，尽管采取上述各种干预治疗，洋地黄中毒者病死率仍高达 23%[18,19]。急性或慢性洋地黄中毒者 Fab 疗效好，有效率达 90%[16,18-20]。抗体治疗无效常与给药剂量过小或不及时有关。基础心脏病或多系统疾病的存在可为抗体治疗失败的其他原因。

洋地黄抗体提取自经地高辛免疫后的羊血。经清除抗原性较强的 Fab 后，洋地黄抗体相关过敏反应发生率小于 1%，无需常规皮试[20,21]。洋地黄抗体过敏表现包括红斑、荨麻疹及面部水肿，常规治疗时常见。Fab 中和洋地黄中毒的其他已知不良反应包括低钾血症、充血性心力衰竭加重和房颤心室率加快。

Fab 疗法最好仅用于存在严重心血管毒性表现者，而非作为血清洋地黄浓度升高的常规或预防治疗。治疗急性中毒时，应用抗体疗法的主要适应证为出现高钾血症（血钾高于 5.5mEq/L）或心电图改变。虽然药物毒性与体内负荷量呈正相关，但其与药物摄入量间却无明显相关性，此现象在患儿中尤为明显，许多摄入药物量较大或血药浓度较高者中毒症状却较轻[5]。Fab 治疗应早于经静脉起搏进行，以降低其相关风险。

Fab 平均起效时间为输入完成后 19 分钟，洋地黄中毒所致心律失常需数小时后才可完全消退[19,22]。Fab 对已出现心脏骤停者复苏成功率为 54%[19,23]。洋地黄中毒所致心律失常者出现血流动力学障碍时，应接受此种解毒药治疗（框 150-4）[24]。

地高辛 Fab 用量计算公式可于包装说明书上找到。有 3 种以上给药方法：第一种为经验性给药，适用于有洋地黄服药史、中毒症状持续存在，且出现致命性心律失常者。没有时间测定服地高辛后 1 小时血药浓度及血清稳态浓度。急性中毒患者用药量常为 10 支，经 0.22μm 滤器输注，给药时间 >30min，慢性中毒者用药量为 4~6 支。发生心搏骤停时，可静脉推注 20 支原液药；第二种为经简化公式计算用药剂量，此法适用于洋地黄服药量明确者。1 支地高辛 Fab 含量为 38mg，可结合 0.5mg 地高辛或洋地黄毒苷（框 150-5）；第三种方法是依据服药 6~8h 后地高辛或洋地黄毒苷稳态血清浓度计算给药剂量（框

| 框 150-4 | 适合洋地黄 Fab 片段治疗的患者 |

成年人
1. 严重室性心律失常
2. 心动过缓逐渐恶化或伴显著血流动力学异常且阿托品治疗无效时
3. 血钾高于 5mEq/L
4. 心律失常或血钾升高迅速加重
5. 同服其他心脏毒性药，如 β 受体阻滞剂、钙通道阻滞剂或三环类抗抑郁药
6. 食含强心苷植物并存严重心律失常（罕见）
7. 急性摄入洋地黄 10mg 并存 1～6 任意一项
8. 地高辛血清稳态浓度 >6ng/ml 并存 1～6 任意一项

患儿
1. 摄入量 >0.1～0.3mg/kg 者或迅速出现洋地黄中毒症状体征、存在致命性心律失常或传导阻滞或血钾 >6mEq/L 的地高辛血清稳态浓度 >5ng/ml 者
2. 同服其他具有相加或协同效用的心脏毒性药
3. 食含强心苷植物并存严重心律失常（罕见）

| 框 150-5 | 根据地高辛或洋地黄毒苷摄入量计算地高辛 Fab 用量* 举例 |

例：40 岁女性患者，服用地高辛 50 片（0.25mg/片）致中毒
体内药物负荷 = 摄入量 ×0.8（地高辛片剂生物利用度）
　　　　　　 = 12.5mg × 0.8
　　　　　　 = 10mg
地高辛 Fab 用量（支数）= 10mg ÷ 0.5mg（结合量/支）
　　　　　　　　　　　 = 20 支

* 公式引自 GlaxoSmithKline，2008。

| 框 150-6 | 根据地高辛稳态浓度计算地高辛 Fab 用量* 举例 |

例：4 岁患儿，体重 20kg，服用地高辛片剂数目不详，服药 8 小时后血地高辛浓度 16ng/ml
剂量（支）= （血地高辛浓度 × 体重 kg）÷100
　　　　　 = （16 × 20）÷ 100
　　　　　 ≈ 3 支

* 公式引自 GlaxoSmithKline，2008；假定 V_d = 5L/kg。

150-6，框 150-7）。血药浓度检测结果多为结合与未结合药物浓度之和，因此应用 Fab 后，洋地黄血药浓度可持续升高 1 周，达 100ng/ml 以上。新的检测方法可测定游离地高辛浓度，但是对于中毒患者进行临床随访更有意义。

| 框 150-7 | 根据洋地黄毒苷血稳态浓度计算地高辛 Fab 用量* 举例 |

例：70 岁老年中毒患者，体重 80 kg，血清洋地黄毒苷浓度 200ng/ml（治疗目标 = 10～35ng/ml）
剂量（支）= （血清洋地黄毒苷浓度 × 体重 kg）÷ 1000
　　　　　 = （200 × 80）÷ 1000
　　　　　 = 16 支

* 公式引自 GlaxoSmithKline，2008；V_d = 5L/kg。

患儿用药期间注意事项

长期服洋地黄的心脏病患儿中毒风险极大。健康儿童能耐受吞服大剂量洋地黄，而无需洋地黄抗体治疗[16]。这不包括治疗错误、患儿服用洋地黄治疗和心脏病患儿。吞服大剂量洋地黄则需要洋地黄抗体治疗。

与意外口服洋地黄相比，儿童洋地黄中毒或致死多由用药量计算不当或给药途径错误所致。治疗错误（特别是意外超剂量静脉注射）常会使患儿于 1～4h 内死亡。

与成年患者相比，洋地黄中毒患儿症状和体征略有不同（表 150-2），呕吐、嗜睡和反应迟钝较常见[14,16]。在明确洋地黄服药史前，CNS 抑制症状会使医生怀疑麻醉药、镇静催眠药过量或非中毒原因（如颅脑外伤、代谢紊乱或 CNS 感染）。特别是儿童急性摄入洋地黄情况下，中毒时心脏传导障碍和心动过缓较室性心律失常更常见[6,14]。

| 表 150-2 | 洋地黄中毒患者年龄差异 |

成年患者	患儿
低血洋地黄浓度时即出现中毒表现	血洋地黄浓度较高但不伴中毒症状
恶心、疲劳和视觉异常多见	反应迟钝和呕吐较成年患者多见
快速性心律失常与传导阻滞和缓慢性心律失常均常见	缓慢性心律失常和传导阻滞多见
Fab 过敏反应少见（<1%）	过敏反应极罕见
V_d 变异较小（5～7.5L/kg）	V_d 变异较大（早产儿 3.5～6.0L/kg，2～24 月龄儿 8.0～16.3L/kg）

处置

存在高钾血症、心脏节律异常或房室传导阻滞等洋地黄中毒症状或有合并症患者均应住院或于急诊科留观察，连续心脏监护至少12小时。急性大量地高辛中毒者应于 ICU 或 CCU 住院，接受 Fab 治疗，直至病情稳定。应用抗体治疗患者均需在 ICU 或 CCU 住院治疗直至中毒症状消失。

β肾上腺素能阻滞药

概述

在欧洲自 20 世纪 60 年代，β肾上腺素能受体阻滞药即被广泛用于治疗心律失常。其降压作用后来受到重视，是 70 年代美国常用药之一。目前，此类药物适应证包括室上性心律失常、高血压、心绞痛、甲状腺功能亢进症、偏头痛和青光眼[25]。

发病机制

病理生理

β受体阻滞药与异丙肾上腺素（纯β受体激动药）结构相似，此类药于β受体处竞争性抑制内源性儿茶酚胺（如肾上腺素）。儿茶酚胺通过刺激 $β_1$ 受体激活腺苷酸环化酶，使单磷酸腺苷（AMP）转换为环磷酸腺苷，从而增强心肌收缩力、加快心脏传导、增加心率。$β_2$ 受体效应复杂，其效应器官包括血管（松弛平滑肌、舒张血管）、肝（肝糖分解、糖异生）、肺（扩张支气管）、脂肪组织（释放游离脂肪酸）和子宫（松弛平滑肌）。β受体阻滞药共同的重要特性包括心脏选择性、膜稳定性、脂溶性和内在拟交感活性，但是每种之间有所差异（表 150-3）。

表 150-3 常用β受体阻滞药的选择性

	V_d（L/kg）	ISA	清除半衰期（h）	亲脂性	蛋白结合率（%）	MSE	注释
非选择性β受体阻滞药							
普萘洛尔	4	0	4	+	93	+	病死率最高
纳多洛尔	1.9	0	10~20	0	20	0	可透析清除
噻吗洛尔	1.4~3.5	0	3~5	+	10	0	可透析清除
吲哚洛尔	3~6	+	3~4	+	51	+	
拉贝洛尔	10	0	4~6	0	50	+	兼有α受体阻滞作用
氧烯洛尔	1.3	+	2	+	78	+	
索他洛尔	1.6~2.4	0	7~18	+	0	0	有Ⅲ类和Ⅱ类抗心律失常作用；可致尖端扭转型VT；可透析清除
卡维地洛	1.5~2	0	6~10	+	95	0	
选择性β受体阻滞药							
美托洛尔	5.5	0	3~4	+	12	0	
阿替洛尔	0.7	0	5~8	0	5	0	可透析清除
艾司洛尔	2	0	0.13	0	55	0	
醋丁洛尔	1.2	+	2~4	+	26	+	QT 延长、VT
普拉洛尔	1.6	+	10~11	+		0	
比索洛尔	2.9	0	10~12	+	30	0	
倍他洛尔	5~13	0	12~22	+	55	0	

ISA，内在拟交感活性；MSE，膜稳定性；V_d，分布容积；VT，室性心动过速。

虽然超剂量服药会使 β 受体阻滞药丧失心脏选择性，但过量服用心脏选择性 β 受体阻滞药（如阿替洛尔、美托洛尔和艾司洛尔）的病死率仍低于最早的 β 受体阻滞药普萘洛尔。

β 受体阻滞药口服吸收快，普通制剂峰值效应出现于服药后 1~4h[26]。肝首过效应使此药口服生物利用度显著低于静脉注射（普萘洛尔为 1:40）。各种 β 受体阻滞药分布容积多 >1L/kg，即组织内药物浓度高于血清。因此，血液透析对大多数 β 受体阻滞药中毒无效。该类药物蛋白结合率从 0%（索他洛尔）到 93%（普萘洛尔）各异，其清除半衰期也各不相同，索他洛尔为 8~9 分钟，而纳多洛尔等药可长达 24 小时（表 150-3）。

临床特征

心动过缓为最常见首发中毒体征，患者出现心动过缓时，应警惕心脏药物过量可能。低血压和意识丧失是药物过量的第二位和第三位常见体征（框 150-8）。普萘洛尔的亲脂特性和膜稳定效应使其可透入 CNS，导致反应迟钝、呼吸抑制和痉挛发作多种毒性作用。其他 β 受体阻滞药无上述效应。痉挛发作可由低血压、低血糖或低氧血及药物直接 CNS 毒性共同所致。然而，即使非选择性 β 受体阻滞药过量时，患者也较少出现支气管痉挛。少数出现支气管痉挛者雾化支气管扩张剂常有效。

普萘洛尔膜稳定效应使窦房结和房室结功能受损，诱发心动过缓和 AV 传导阻滞。抑制心室传导，导致 QRS 增宽和偶发室性心律失常[27]。纳多洛尔与醋丁洛尔也有明显膜稳定作用。与三环类抗抑郁药相似，上述 β 受体阻滞药可致室性心律失常（如 VT、VF 或尖端扭转型 VT）和较特异的缓慢性心律失常。在内在拟交感活性作用下，吲哚洛尔和卡替洛尔等 β 受体阻滞药可诱发窦性心动过速等少见表现，而不出现心动过缓或室性心律失常。拉贝洛尔是唯一兼可阻滞 α 肾上腺能受体的药物，具有双重降压机制。拉贝洛尔对 β 受体阻滞作用较其对 α 受体阻滞作用强 3~7 倍[28]。与洋地黄相比，β 受体阻滞药毒性发作更快，过量服药 30 分钟后即可出现致命性 CNS 和心血管反应。服缓释制剂者数小时内可不出现症状，提供了宝贵的治疗时间窗。

诊断方法

β 受体阻滞药血药浓度不易测定，且其与中毒程度相关性较差，因此该药中毒的诊断和治疗主要依赖于临床表现。尿毒理学筛查多不能检出抗心律失常药，无临床意义[29]。中毒患儿常出现低血糖，反应迟钝患儿应床旁检测血糖。发现 β 受体阻滞药服药史或相关临床表现（如反应迟钝、癫痫发作、心动过缓或偶发心动过速）时，医生应考虑患者 β 受体阻滞药中毒可能。

鉴别思路

低血压伴心动过缓提示存在 β 受体或钙通道阻滞。缺乏 β 受体阻滞药服药史时，尤其是以非心脏症状（如 CNS 抑制或癫痫发作）为主要表现时，β 受体阻滞药中毒不易诊断。出现 QRS 增宽钠通道毒性作用时，提示其他抗心律失常药或三环类抗抑郁药中毒。鉴别诊断还包括镇静-催眠药过量、服降血糖药、麻醉药过量、CNS 损伤或感染、内分泌-代谢紊乱、脓毒症和急性心肌梗死。

框 150-8 β 受体阻滞药过量表现和并发症（按发生频率降序排列）*

1. 心动过缓（65/90 例）
2. 低血压（64/90）
3. 意识丧失（50/90）
4. 呼吸停止或呼吸功能障碍（34/90）
5. 低血糖（成年患者不常见）
6. 痉挛发作（常仅见于普萘洛尔过量，16/90）
7. 症状性支气管痉挛（不常见）
8. VT 或 VF（6/90）
9. 轻度高钾血症（不常见）
10. 肝毒性、肠系膜缺血、肾衰竭（罕见或个案报导）

* β 交感神经阻滞药中毒。
VF，心室颤动；VT，室性心动过速。

处理

紧急治疗措施包括静脉输液、吸氧、心律和呼吸监测。理论上，过量服药 1 小时内可予活性炭治疗，但其疗效尚未经证实。同样，对于有肠肝循环和肠肠循环作用的 β 受体阻滞药中毒者，也推荐多次予活性炭（0.5g/kg，Q4h）治疗，而其疗效亦尚待证据支持。给予活性炭的同时不应延迟心律失常和低血压的特异治疗。虽然其疗效尚待证实，但目前对缓释制剂过量者仍提倡予聚乙二醇溶液（OCL、GoLytely 或 CoLyte）全肠灌洗，成人 1~2L 经口或鼻胃管 1 小时内给药，儿童起始量为 20ml/kg。根据现有证据，对应用活性炭或全肠灌洗进行胃去污染既不推荐也不阻止。除β受体阻滞药缓释制剂外，此类药中毒症状出现较早，如服药后4小时后仍无症状提示以后中毒危险较小。

低血压、心动过缓和房室传导阻滞

心动过缓和心脏传导阻滞常与低血压伴随出现，故应选用具有正性频率、正性传导、正性肌力及血管加压效应的儿茶酚胺类药物治疗。即使治疗剂量的β受体阻滞药亦可拮抗α受体，加重雷诺现象，因此β受体阻滞药过量者应常规予肢端血管扩张药治疗。目前尚无一种儿茶酚胺可拮抗β受体阻滞药全部4种毒性作用，因此严重中毒病例常需联合给药。

β受体阻滞药过量时，应首先静脉快速注射阿托品、胰高血糖素及输注晶体液。单剂阿托品药效常很快减弱或消失，常需注射更强效药物或进行心脏起搏。在刺激迷走神经（如气管内插管、放置胃管）前应静注阿托品（成人0.5mg，儿童0.02mg/kg，最小剂量0.10mg）。胰高血糖素具有不依赖于β受体的正性频率和正性肌力作用[30]，并可对抗β受体阻滞药过量所致的低血糖。静脉快速注射胰高血糖素5～10mg。因半衰期较短（20分钟），应于首剂后立即予2～5mg/h持续输注［儿童首剂0.05～0.1mg/kg静脉快速注射，后0.05～0.1mg/(kg·h)］。胰高血糖素应经5%葡萄糖液稀释后持续输入，避免大剂量蓄积作用[30]。大多数患者可出现恶心呕吐，其他不良反应包括轻度高血糖、低钾血症及过敏反应。仅予胰高血糖素治疗常不满意。

β受体阻滞药中毒者偶可出现钠通道阻滞表现（QRS增宽），静脉输注碳酸氢钠有效。

低血压者，可输注生理盐水或林格液20～40ml/kg，并可重复给药。低血压或心动过缓持续存在时，可加用血管活性药物。除胰高血糖素外，尚未有单独应用一种药物者。许多医生喜欢用异丙肾上腺素、多巴胺或肾上腺素[31-33]。其他有效的儿茶酚胺类药包括去甲肾上腺素、多巴酚丁胺、普瑞特罗、间羟胺和去氧肾上腺素。去甲肾上腺素或多巴胺常与异丙肾上腺素（有β受体兴奋作用而无血管加压作用）联合应用。β受体阻滞药中毒患者对上述药物有耐药性，因此应加大初始剂量，加快输注速度直至疗效显现。处理β受体阻滞药过量患者时，常见错误是静脉输注治疗范围剂量的儿茶酚胺类药时过于谨慎。在严重β受体阻滞药中毒时，通常需要儿茶酚胺的药量较大，如异丙肾上腺素逐渐增加滴注速度，起效时可达200μg/min。

β受体阻滞药中毒伴血流动力学明显异常患者，给予传统升压药前应注射高剂量胰岛素［0.5～1U/(kg·h)］。在β受体阻滞药毒性作用下，碳水化合物替代游离脂肪酸成为心肌首选功能物质，胰岛素可增加心肌碳水化合物摄取。近来犬和猪模型显示，胰岛素输注速度高达10U/(kg·h)时其效益显现[34,35]。通常输注5%～10%葡萄糖溶液，使血糖维持在100mg/dl左右。葡萄糖和高剂量胰岛素联合应用可不依赖β受体增强心肌收缩力。在输入葡萄糖和高剂量胰岛素期间应监测血糖和血钾，使其维持正常浓度。

对难治性心动过缓患者，经体表或静脉心脏起搏治疗可能有效。在动物实验和临床上，已应用磷酸二酯酶抑制药（如氨茶碱、氨力农和米力农）治疗β受体阻滞药过量。与胰高血糖素相似，磷酸二酯酶抑制药也有助于提高细胞内环磷腺苷浓度，增强心肌收缩[36,37]。

钙剂

β受体阻滞药中毒影响钙转运出现低血压，建议静脉钙治疗[38,39]。动物实验发现，低血钙与高血钙均可抑制胰高血糖素作用[40]。根据目前所知，相对治疗钙通道阻滞药过量患者而言，对β受体阻滞药中毒患者应谨慎予钙剂治疗，不应太过激进。持续输注较快速注射安全，静脉给药1～2g持续时间不应少于5～10分钟，并密切监测反应。

室性心律失常

虽然快速室性心律失常并非β受体阻滞药中毒的特异表现，但仍有发生。根据AHA指南，室性心动过速和心室颤动（VF）是心脏电复律和除颤的指征。应用利多卡因治疗有脉性室性心动过速和频发室性早搏更加安全。其他抗心律失常药，特别是ⅠA和ⅠC类药，因与β受体阻滞药有累加膜稳定作用，可加重AV传导阻滞或促发心律失常，应避免应用。索他洛尔与其他β受体阻滞药不同，同时具有Ⅱ类和Ⅲ类抗心律失常药作用，使QT间期延长，致尖端扭转型室性心动过速和其他室性心律失常。异丙肾上腺素、超速起搏或镁盐是尖端扭转型室性心动过速的特异疗法。

体外清除和循环辅助

V_d和蛋白结合率较低的高亲水性β受体阻滞药（如阿替洛尔、纳多洛尔、索他洛尔或噻吗洛尔）过量时，血液透析和血液灌流有效[41]。

与对乙酰氨基酚和铁剂过量不同，心血管药不损

框 150-9　β 受体阻滞药中毒治疗

I 期（复苏）
重复快速注射阿托品、胰高血糖素及液体

II 期（稳定）
输注
　　胰高血糖素
　　胰岛素-葡萄糖
　　儿茶酚胺类（肾上腺素、去甲肾上腺素、异丙肾上腺素、多巴酚丁胺、多巴胺或间羟胺）
　　磷酸二酯酶抑制药（氨力农）
正性频率或正性传导药治疗无效时，早期心脏起搏
难治性低血压者行外周动脉或肺动脉导管监测
亲水性 β 受体阻滞药 V_d 和蛋白结合率低，应考虑血液透析

伤组织，如能给予有效循环支持，有望完全恢复。主动脉内球囊反搏泵和心肺分流术可挽救难治性低血压患者生命[42,43]。β 受体阻滞药和钙通道阻滞药半衰期相对较短（数小时而非数天），上述治疗措施应限于短时间使用。为保证疗效，应于持续性低血压诱发多器官缺血损伤前采取上述积极治疗措施（框 150-9）。大多数患者仅经支持治疗即可恢复。因上述治疗手段昂贵且有创，应用于救治病死率较高的药物中毒或临床情况（如普萘洛尔、维拉帕米及多重心脏毒性药物过量）。

患儿用药期间注意事项

与成年患者相比，β 受体阻滞药中毒患儿较罕见。据病例报告，患儿 β 受体阻滞药 CNS、心脏和代谢方面毒性表现与成年患者相似[44]。然而，患儿症状性低血糖常见，特别是禁食患儿，甚至治疗剂量的 β 受体阻滞药都可发生低血糖。因此 β 受体阻滞药过量患儿要检测血糖。低血糖危险因素包括年龄、禁食及糖尿病。反应迟钝的患儿需接受经验性葡萄糖治疗，25% 葡萄糖（1～2ml/kg）IV。通常，输注 5% 葡萄糖溶液足能有效维持正常血糖浓度，特别同时应用可刺激葡萄糖释放的胰高血糖素和儿茶酚胺类药物时。糖原动员是 $β_2$ 效应，因此低血糖很少见于心脏选择性 $β_1$ 受体阻滞药过量者。

β 受体阻滞药过量患儿可痫性发作，低血糖是其重要诱因，多见于普萘洛尔或氧烯洛尔等脂溶性 β 受体阻滞药，地西泮治疗有效[25]。

患儿摄入 β 受体阻滞药后通常无不适，仅 8/378（2%）出现症状[44]。

处置

如患者口服 β 受体阻滞药普通制剂 6 小时后仍无症状则可判断为是安全的，可于最初 24 小时内通过医疗咨询进行心理评估。服缓释制剂者应入住 ICU，服药后 8 小时仍无症状者，出现毒性反应可能性小。有低血压、I 度以上传导阻滞或伴明显血流动力学异常的心律失常患者应入住 ICU。

钙通道阻滞药

概述

维拉帕米和硝苯地平是最早的钙通道阻滞药，分别于 20 世纪 70 年代和 80 年代早期进入美国和欧洲。钙通道阻滞药临床用途广泛，可用于治疗心绞痛、高血压、室性心律失常、肥厚型心肌病和预防偏头痛。美国毒物中心每年接到钙通道阻滞药中毒报告达 2000 例以上，大多数致命性中毒由维拉帕米所致，但大多数钙通道阻滞药均有致严重中毒和致死的报道。

病理生理

钙通道阻滞药阻断心肌和血管平滑肌缓慢钙通道，扩张冠状动脉和外周血管，降低心肌收缩力和窦房结兴奋性，减慢房室传导。维拉帕米过量通过严重抑制心肌和扩张外周血管致死。维拉帕米和地尔硫䓬均作用于心脏和血管，而硝苯地平主要扩张血管。与 β 受体阻滞药相同，钙通道阻滞药过量后，药物选择性丧失，具有负性肌力、负性节律、负性传导和负性血管收缩四重毒性作用。

所有钙通道阻滞药吸收迅速，经肝首过效应后生物利用度明显降低（表 150-4）。其药效和毒性作用于给药 30～60 分钟内出现，这对治疗有重要影响。硝苯地平药物峰效应于服药 20 分钟后出现，维拉帕米缓释剂峰效应则延迟至服药后数小时出现。钙通道阻滞药蛋白结合率较高，$V_d > 1～2L/kg$，不能经血液透析或血液灌流清除。除维拉帕米缓释剂外，钙通道阻滞药半衰期相对较短，毒性反应持续时间为 24～36 小时。

表 150-4　一些钙通道阻滞药有关特征比较

	V_d（L/kg）	半衰期（h）	蛋白结合率（%）	注释
维拉帕米	4	3～12	90	致死率最高，对心脏传导和心肌收缩力影响大于大多数其他钙通道阻滞药
地尔硫䓬	1.7～5.3	3～7.9	70～80	对 AV 结传导抑制作用与维拉帕米相似，对心肌传导抑制作用较轻
硝苯地平	1.4～2.2	1～5	92～98	血管扩张效应最强
尼卡地平	0.64	8～9	95	血管扩张
尼莫地平	0.94～2.3	1～2	95	无口服过量报道（2005 PDR）
氨氯地平	21	30～50	98	血管扩张
苄普地尔	8	33～42	99	Ⅰ类和Ⅳ类抗心律失常药可使 QT 间期延长，致尖端扭转型室性心动过速
非洛地平	10	10	99	血管扩张
伊拉地平	3	1.9～16	95	血管扩张
尼索地平	4～5	7～12	99	血管扩张

V_d，表观分布容积。

框 150-10　钙通道阻滞药中毒表现及并发症

心血管：低血压、窦性心动过缓、窦性停搏、房室传导阻滞、房室分离、交界性心律、心脏骤停，除苄普地尔外，一般罕见室性心律失常
肺：呼吸抑制、呼吸暂停、肺水肿、急性呼吸窘迫综合征
胃肠道：恶心、呕吐、肠梗死（罕见）
神经系统：昏睡、意识模糊、言语不清、昏迷、痫性发作（不常见）、脑梗死（罕见）
代谢系统：代谢性（乳酸）酸中毒、高血糖（轻度）、高钾血症（轻度）
皮肤：潮红、多汗、苍白、周围性发绀

临床特征

明显的钙拮抗作用最终会影响多器官系统，心血管毒性是发病和致死的首要因素。钙通道阻滞药中毒后低血压和心动过缓出现较早，其他心律失常尚有不同程度窦房结传导阻滞、窦性停搏、房室分离、交界性心律和心搏骤停。硝苯地平过量常因外周血管扩张作用导致反射性心动过速。钙通道阻滞药对心室传导影响较小，因此早期不会出现宽 QRS 波。除具有Ⅰ类抗心律失常作用的苄普地尔外，钙通道阻滞药致室性心律失常较少见。苄普地尔延长 QT 间期作用与剂量相关，QT 间期延长超过 520ms 时发生室性心动过速风险增加，更易发生尖端扭转型室性心动过速（框 150-10）。

诊断方法

钙通道阻滞药血清浓度不易监测，尿液毒理学筛查不可靠。应检测血糖和电解质（包括钙和镁）。偶可因胰岛素抵抗诱发高血糖，其程度较轻（150～300mg/L），且时间较短（24 小时内），无需治疗。代谢性（乳酸）酸中毒时常出现低血压和低灌注。

迅速检查心电图，重点关注心房率、心室率及 PR、QRS 及 QT 间期。QRS 或 QT 间期延长提示患者曾服苄普地尔或同服具心脏毒性的三环类抗抑郁药。

鉴别思路

鉴别诊断与 β 受体阻滞药中毒类似。许多其他中毒、代谢异常、创伤和心血管功能紊乱也可导致低血压，但心动过缓多不常见，特征性心律失常有助于诊断。与 β 受体阻滞药中毒相似，钙通道阻滞药毒性也较早出现，服用普通制剂者于 6 小时内出现症状[46]，缓释制剂者毒性会延迟到 12～24 小时发作。

与 β 受体阻滞药中毒相同，钙通道阻滞药中毒也常影响 CNS，出现昏睡、意识模糊或昏迷，而钙通道阻滞药中毒者很少表现痫性发作。肺毒性作用包括非心源性肺水肿和呼吸暂停。与 β 受体阻滞药及洋地黄过量相同，常出现恶心和呕吐。

处理

早期治疗包括迅速建立血管通路、吸氧、心电监护和严密监测血压。普通制剂毒性出现很快，因此空腹服药危险性高，应禁忌。呕吐对迷走神经有较强刺激作用，可引起心动过缓或加重心脏传导阻滞。尚无证据表明，活性炭吸附治疗可改善预后。经慎重考虑后，应于症状出现早期（<1h）或对缓释制剂中毒者进行活性炭治疗。低血压时，肠内残留的山梨醇经代谢后可使肠管扩张，常可引发肠梗阻，因此应避免使用此药。

低血压和心动过缓

低血压可由心肌抑制、心率减慢或外周血管扩张所致。可依 AHA 推荐剂量予阿托品治疗（0.5～1mg，成年人最大剂量3mg，患儿0.02mg/kg，最低剂量为0.1mg）。阿托品疗效常不理想，且药效较短，反复给药可出现抗胆碱能毒性[47]。对有症状的持续心动过缓或传导阻滞患者，应进一步行心脏起搏或用药（如肾上腺素）提升心率。应尽早输入晶体液（20ml/kg 或更多）。对大多数患者习惯性予钙盐静脉输入。钙盐可明显改善心肌收缩力，其对心动过缓、AV 传导阻滞和外周血管扩张的拮抗作用较弱。钙盐的最佳剂量尚不确定。较为合理的氯化钙剂量为6g，但也有人曾静脉输入高达30g 钙盐，使血清 $[Ca^{2+}]$ 升高至23.8mg/dl[48]。高血钙不良反应包括昏睡、昏迷、食欲减退、恶心、呕吐、胰腺炎、多尿、脱水和肾钙质沉着。据报道，继发于甲状旁腺功能亢进症和恶性肿瘤的高血钙患者可在数周或数月后出现上述反应。摄入大量钙通道阻滞药后数小时或数天引起急性高钙血症是否有害尚难确定。有报道，给人或动物快速静脉注射钙盐后可出现心动过缓、AV 传导阻滞、房室分离、交界性心动过速、室性早搏及心室颤动[49]。钙盐渗出血管外可致组织严重坏死。经中心静脉导管给药较外周静脉安全。渗出血管外后，葡萄糖酸钙对组织损伤作用小于氯化钙，但其钙离子含量较少，因此给药量常较大。

内分泌和肿瘤学文献定义严重高钙血症的阈值为14mg/dl，血 $[Ca^{2+}]$ 超过此值时应慎重。监测血 $[Ca^{2+}]$ 使其保持在正常浓度的2倍以下会是明智的。对成年患者可于5～10min 以上缓慢给予10%氯化钙10～20ml，随后 5～10ml/h 持续输注。儿童氯化钙初始剂量为10～30mg/kg（0.1～0.3ml/kg）。15min 内静脉推注10%氯化钙5ml 后，血清 $[Ca^{2+}]$ 可达18.2mg/dl，因此其后持续静脉输注时应监测血清 $[Ca^{2+}]$。

与 β 受体阻滞药中毒相同，单一疗法可能只对轻度钙通道阻滞药过量有效。大多数严重中毒患者，需加用儿茶酚胺类药提高心率（chronotropy）、加速房室传导（变导性，dromotropy）、恢复外周血管张力（收缩血管，vasotropy）。已有大量联合应用异丙肾上腺素和多巴胺治疗成功经验的报道[47]。成年人输注异丙肾上腺素初始剂量为2～10μg/min［儿童0.1μg/(kg·min)］，有时也可加快给药速度。然而与 β 受体阻滞药过量不同，β 肾上腺素能受体功能正常时，儿茶酚胺［如多巴胺5～30μg/(kg·min)］输注速度低通常也有效。同样，肾上腺素、去甲肾上腺素和多巴酚丁胺治疗也常有效[50]。单独给予异丙肾上腺素或多巴酚丁胺不能逆转甚至加重外周血管扩张，因此理论上应与血管加压药（如去甲肾上腺素、间羟胺、去氧肾上腺素或大剂量多巴胺）联用。

胰高血糖素有增强心脏收缩力和提高心率作用，可用于治疗钙通道阻滞药中毒，给药剂量同治疗 β 受体阻滞药中毒。近来 Bailey 综述了胰高血糖素治疗 β 受体阻滞药和钙通道阻滞药过量的30个动物对照研究（无人体对照试验）[30]，结果令人失望。虽然胰高血糖素可使 β 受体阻滞药过量动物模型心排血量增加，但其对生存率影响尚不清楚。它虽可使钙通道阻滞药过量动物模型心率和心排血量增加，但不能提高平均动脉压，对生存率也无影响。

静脉输注胰岛素［0.5～1μg/(kg·min)］疗效已经动物实验和临床试验证实[51,52]。同时输注5%～10%葡萄糖（10～30g/h）使血糖维持在100mg/dl。用胰岛素维持血糖正常可改善心肌糖代谢，增加心肌收缩力。应经常监测血糖和血 $[K^+]$，使其维持在正常浓度。经证实，胰岛素-葡萄糖疗法较加压素疗法更为安全有效，而备受关注。最后，磷酸二酯酶抑制剂如氨力农［5mg/(kg·min)］可用于治疗钙通道阻滞药或 β 受体阻滞药中毒，但其治疗经验有限[53]。

低血压不能经上述治疗纠正时，应置入外周动脉或肺动脉导管正确测量血压、肺毛细血管楔压、心排血量和外周血管阻力。如无上述监护措施，临床医生可能会出现补液过量或升压药用量不足危险，但迄今尚未遇到用药剂量方面的问题。强心药只要不引起心律失常，为获得疗效，应快速输注。

患儿用药期间注意事项

即使摄入一片硝苯地平或列出的此类其他药也能使儿童致死[54,55]。患儿痫性发作较成年人常见，应予地西泮、劳拉西泮或钙剂治疗。氯化钙儿童给药推

框 150-11	钙通道阻滞药中毒治疗

第一阶段
负荷量阿托品、钙剂和液体治疗

第二阶段
儿茶酚胺输注
钙剂输注
胰岛素-葡萄糖液输注
胰高血糖素输注
磷酸二酯酶抑制剂输注
体外或经静脉心脏起搏
有创监测

第三阶段
考虑主动脉内球囊反搏术或心脏搭桥

荐方法是10~30mg/kg（10% 氯化钙0.1~0.3ml/kg）静注5~10min以上，继以静脉输注。

总之，服钙通道阻滞药致患儿死亡者罕见。10年来，法国毒物中心报道51例儿童服地尔硫䓬中毒事件，无致死患者[56]。静脉注射洋地黄危险性较大。有静脉注射维拉帕米发生心血管衰竭和心搏骤停的报道，即使治疗量也禁用于室上性心动过速的婴儿[57]。

患儿偶出现高血糖，且多呈一过性。虽有少数病例予胰岛素治疗，但高血糖多可于24~36h内自行纠正，常无需治疗。

已有少数药物中毒所致的顽固性休克患儿接受主动脉内球囊反搏或体外循环治疗。虽然仍可致死，但药物毒性半衰期较短，不直接引起组织不可逆性损伤。发病1~2天内予循环支持以利药物经肝肾排除，可能有益。总之，除上述不同外，患儿和成年患者中毒症状相似，可迅速出现CNS抑制、缓慢性心律失常、低血压或代谢性酸中毒毒性作用。

处置

钙通道阻滞药普通制剂峰效应出现于服药后90min~6h，服药6h内无任何症状者，依其精神状态，可安全出院。出现症状或服缓释剂者应该收入内科病房或毒理学机构，且需心脏监护至少24小时。

硝酸盐类和亚硝酸盐

硝酸盐（硝酸甘油、单硝酸异山梨醇和二硝酸异山梨醇）为血管扩张药，已被广泛用于治疗心力衰竭和缺血性心肌病患者。硝酸盐可增加冠状动脉血流量、减轻心脏后负荷并降低心肌耗氧量。小剂量硝酸盐主要扩张静脉，大剂量时可扩张动脉。低血压是常见并发症，平卧、静脉补液和减少药物剂量后可缓解。低血压常呈一过性，偶需予小剂量升压药，合并急性冠状动脉综合征者最好不用。

静注硝酸甘油常用于降低急性肺水肿患者心脏后负荷，通常初始剂量5~10μg/min，逐渐递增，最大量可达200~300μg/min。上述剂量硝酸甘油对肺水肿伴急性高血压者有效，但可导致血压突然降低。静脉输注硝酸甘油可快速失效，因此药物减量或停药可缓解血压过度降低。有西地那非（万艾可）近期服药史者禁用硝酸酯类药。西地那非及同类药（伐地那非/艾力达和他达拉非/西力士）通过抑制5-磷酸二酯酶，松弛血管平滑肌。此类药可延长和加强硝酸盐的血管扩张作用，导致严重低血压。静脉输液不能升血压时，应从5μg/(kg·min)开始缓慢增加多巴胺用量。

被家畜或肥料污染的乡村井水中偶可检出硝酸盐。口服硝酸盐可在胃肠道内转化为亚硝酸盐，此现象在婴儿中尤其明显，其血红蛋白也更易被氧化。青年人为主要暴露人群，且多为吸入各类烷基亚硝酸盐（戊基、丁基、异丁基或亚硝酸乙脂）以增强或延长性快感的男性患者。掰开这类药物时会发出"砰"的声音，因此被滥用者称作"爆竹"。近年来，随西地那非及其同类药销量剧增，"爆竹"的流行趋势已减弱。硝酸盐和亚硝酸盐都是强效血管扩张药，过量使用可致头痛、皮肤潮红和直立性低血压。亚硝酸盐为氧化剂，可将血红蛋白转化为高铁血红蛋白，使氧输送受损。吸入是最常见的暴露途径，但因亚硝酸盐也是合法的食物防腐剂，因此也可出现误服。有人报道，一家5口进食亚硝酸钠误标为食盐的一顿丰富宴餐后发生高铁血红蛋白症[58]。

葡萄糖-6-磷酸脱氢酶缺乏者对亚硝酸盐的氧化应激反应特别敏感，甚至可出现溶血。高铁血红蛋白浓度超过15%时，即使患者无不适感觉，其静脉血样也可呈巧克力棕色，皮肤呈蓝色。与大多数发绀病例不同，氧疗不能纠正患者发绀表现。脉搏血氧测量并不可信，轻中度中毒病例PO_2可仍正常。静脉注射亚甲蓝可治疗该种罕见并发症，除高铁血红蛋白含量约30%或确有不适表现（如呼吸急促、心动过速、酸中毒和低血压）者外，常无需解毒药治疗。成年人亚甲蓝常用剂量为1~2mg，静脉注射5min以上。

重要概念

洋地黄中毒
- 出现胃肠功能紊乱、视觉障碍及新发心律失常或传导阻滞时，均应考虑洋地黄中毒。
- 应根据患者体内洋地黄负荷量而非患者体重来计算洋地黄Fab抗体给药量。
- 应用心脏起搏或其他抗心律失常药前，不必应用洋地黄抗体治疗。
- 洋地黄中毒患者出现高钾血症时，最佳治疗方案为静脉注射Fab。不能立即获取Fab片段时，通常静脉给予碳酸氢钠、胰岛素、葡萄糖及钙剂治疗。

β肾上腺素能阻滞药中毒
- β受体阻滞药中毒常出现AV传导阻滞或缓慢性心律失常，中毒早期或普萘洛尔中毒时也可出现非心脏症状（如反应迟钝、痫性发作和低血糖）。
- 早期给予扩容、阿托品或胰高血糖素以恢复正常心率和心排血量。治疗无效时，可予胰岛素-葡萄糖输注，必要时可加快输注速度[1U/(kg·h)]。

钙通道阻滞药中毒
- 钙通道阻滞药中毒症状和体征出现较早。
- 常出现CNS抑制，罕见痫性发作。
- 除苄普地尔中毒外，其他钙通道阻滞药中毒常见AV传导阻滞或缓慢性心律失常。
- 钙通道阻滞药中毒主要治疗包括扩充血容量、钙剂和血管升压药。严重中毒患者，静脉输注胰岛素-葡萄糖最为有效。

硝酸盐类和亚硝酸盐类中毒
- 患者常出现低血压和高铁血红蛋白症。

本章参考文献请参见 http://pumpress.bjmu.edu.cn/eduservice/3419.html

第151章 腐蚀性药物中毒

Paul M.Wax and Amy Young

刘沛 王力军 译 乔卫 寿松涛 校

概述

腐蚀剂（包括碱性及酸性腐蚀剂）都可引起化学性损伤。碱性物质与氢离子结合，生成共轭酸并释放羟基离子。洗涤用碱液是碱性腐蚀剂，包括氢氧化钠（NaOH）和氢氧化钾（KOH）。氨水（NH_3）是另外一种常见的碱性腐蚀剂。酸是氢离子供体，在溶液中解离为共轭碱基和游离氢离子。酸性腐蚀剂包括盐酸（HCl）和硫酸（H_2SO_4）。pH值<3或>11的腐蚀剂可使组织损伤更为严重。与之相反，氢氟酸（HF）尽管是一种相对弱酸，却可导致坏死性损伤及危及生命的全身毒性。其他腐蚀性化学物质包括苯酚、甲醛、碘酒和浓缩过氧化氢。本章主要讨论口服中毒，第61章和第157章分别讨论皮肤和吸入中毒。

接触腐蚀剂既可能是故意口服自杀，也可能是小儿和老人意外摄入。所报道病例中至少85%病例是无意的[1]。将清洁剂装进苏打瓶或罐中运送和储藏常导致无意间服用。有意服用时由于腐蚀剂被快速咽下，因而口咽损伤较轻，但有可能招致更严重的身体损害[2]。一半以上服用腐蚀剂自杀患者有精神病史[3]。

1950年以前，美国腐蚀剂损害最常见于服用浓度高于50%的强碱，多预后不良。特别是儿童，应控制腐蚀剂摄入的发生率，1927年通过联邦腐蚀物法案，此后于1960年通过联邦有害物质标志法案，1970年通过有害物质安全包装法案[4]。然而，美国每年仍有45 000例以上腐蚀剂中毒发生[5]。

目前，一些家用产品如液体下水道清洁剂中依旧含有高浓度强碱（30% KOH）或强酸（93% H_2SO_4）（表151-1）。工商业、农业（牛奶厂流水线清洁液含有浓度8%~25%的NaOH和KOH），游泳池投放的化学药物也含有高浓度腐蚀剂[6]。

摄入结晶和固体状的腐蚀剂颗粒可延长与组织黏附时间，导致更严重的灼伤。固态腐蚀剂摄入后立即产生口腔疼痛，因此常能很快被唾出，与液态腐蚀剂相比，其摄入量有限。摄入颗粒状自动餐具清洁剂可有致命损伤[7]。晶体下水道清洁剂所含NaOH浓度高达74%，可引起近端食管损伤。虽然液态餐具清洗剂和洗衣液pH值>12，但由于可滴定碱含量甚微，故摄入后致损伤危险较低。

通常，家用液体漂白剂含有稀释（5.25%）次氯酸钠（NaHClO），摄入后很少引起损伤。工业用漂白剂含有极高浓度的次氯酸钠，可导致食管坏死。马桶清洁剂所含盐酸浓度高达26%。售出的加仑容器通用防腐清洁剂（如31%盐酸）是用于家庭和游泳池的清洁剂。

汽车气囊中碱性粉末可致眼烧伤[8]，香水意外溅入眼睛也可致腐蚀性眼损伤。石灰是碱性物质，可引起局部烧伤，特别是膝部[9]。头发护理膏（hair relaxer creams）含有NaOH，pH值范围11.2~11.9，摄入后损伤较轻[4]。

由非处方药和日用化学品生产甲基苯丙胺（或脱氧麻黄碱，methamphetamine）时可发生腐蚀性损伤。非法生产甲基苯丙胺时，全都应用到硫酸、盐酸、NaOH、氢氧化铵、无水氨及金属锂[10]。这种情形下的严重腐蚀性损伤可致食管狭窄，需食管切除并需要结肠替代食管治疗。

超过70种药物片剂长时间接触食管黏膜可造成食管损伤。仰卧位服药或服药时不用水送服患者造成食管损伤危险更高。多西环素、四环素、氯化钾和阿司匹林最可能食管黏附。氯化钾特别容易造成食管穿孔破入主动脉、左心房和支气管动脉[11]。

表 151-1　家用含化学腐蚀剂的清洁物

用途	产品（生产商）	化学成分
液态下水道清洁剂	重型液态下水道疏通剂（Share）	硫酸93%
	下水道除垢剂（Iron Out）	30% KOH
	液态氟噻嗪（Clorox）	5%~2% NaOH，5%~10% 次氯酸钠
	强力下水道疏通剂（Enforcer）	1%~10% NaOH，次氯酸钠<5%
	下水管专业维护疏通剂	5%~15% KOH
固态水道清洁剂	晶体重型下水道疏通剂（Roebic）	100% NaOH
	晶体下水道疏通剂（Rohyme）	74% NaOH
	下水道除垢剂（Iron Out）	NaOH 30%~60%
	Drano 管清洁剂（Johnson）	NaOH 54%
烤箱清洁剂	便捷重型烤箱清洁剂（Reckitt Benckiser）	NaOH <5%
除锈剂	除锈剂/地毯护理剂（Johnson Wax Prof）	10% HCl
	铁锈污渍去除剂（Whink）	2.5%~3% 氟化氢
	铁锈清除剂（Certified）	50%~75% NaOH
	军舰用胶冻样除锈剂（Loctite）	25%~30% 磷酸
抽水马桶清洁剂	马桶快速清洁剂（Johnson Wax Prof）	26% 盐酸
	餐具和瓷器清洁剂（Cleanline）	0.1% 盐酸
	餐具/瓷砖/瓷器清洁剂（Share）	15%~25% 磷酸
	Husky 303 马桶清洁剂	23% 盐酸
	Misty 马桶清洁剂	26% 盐酸
游泳池清洁剂	盐酸，处理水（Recreational Water）	31% 盐酸

发病机制

影响腐蚀剂损伤程度的因素包括接触腐蚀剂的类型、溶液浓度、体积、黏滞性、接触持续时间、pH值、胃内是否有食物。一种碱或酸的可滴定酸、碱储量与其产生的损伤程度相关[12]。摄入高浓度酸或碱后会产热，导致叠加的热损伤[13]。

酸性化合物可使上皮细胞脱水，导致凝固性坏死。焦痂可抑制酸进一步向深层渗透。酸多带有较强的气味且有接触性疼痛，因此酸摄入量常有限。尽管食管和咽部可发生严重化学烧伤，但因食管和咽部鳞状上皮耐酸而不易发生凝固性坏死，因此很少出现食管和咽部酸烧伤[14]。酸性物质可全身吸收，导致代谢性酸中毒，并损伤脾、肝、胆道、胰腺和肾。

接触碱性物质可引起液化性坏死、脂肪皂化及蛋白质破坏，使得碱性物质进一步向组织内穿透。坏死深度取决于碱液浓度。浓度 30% NaOH 与组织接触 1 秒就可致全层烧伤[15]。碱与酸性物质不同，碱无色、无味，接触后不会立即引起疼痛。摄入碱性物质主要伤及口咽部、咽下部和食管黏膜上皮细胞。分泌物集中的食管狭部亦常受累[13]。碱性物质常导致胃坏死和穿孔（彩图 151-1 和彩图 151-2），食管也可累及（彩图 151-3）[16,17]。幽门下烧伤比幽门上烧伤预后差（病死率：50% vs. 9%）[18]。

典型的碱性物质损伤分四个阶段。最初坏死伴细菌和多形核白细胞侵袭。随后形成血管内血栓，进一步加重损害。随后 2~5 天受损表浅组织开始脱落。接触腐蚀剂 3 周后，愈合组织抗张强度可能仍然很低，这明显增加部分病例延迟穿孔的概率。伤后 1 周至数月内肉芽组织形成，胶原堆积，烧伤部位发生再上皮化。数周至数年后，可能由于瘢痕收缩形成食管狭窄。

与热烧伤类似，根据胃镜表现可将腐蚀性损伤分为一度、二度和三度。食管镜检查发现的最初损伤深度与形成食管狭窄的危险相关。一度烧伤（又称 1 级）包括水肿和充血。二度烧伤（2 级）可进一步分为 2a 级（非环状损伤）和 2b 级（近似环状损伤）。总的来级损伤不进展为食管狭窄，但 15%～30% 的 2 级烧伤和 75% 的 2b 级食管损伤进展为食管狭窄[19]。90% 全层 3 级烧伤患者引起食管狭窄。目前放热反应产生的热是否增加损害尚无定论，但早期稀释腐蚀剂或洗胃治疗已得到关注[20,21]。

临床特征

最紧急情况是气道水肿、食管/胃穿孔。喉头水肿在数分钟至数小时内发生。全身中毒症状、低血容量休克、血流动力学不稳定伴低血压、心动过速、发热、酸中毒均预示病情危重。摄入少量或大量强力腐蚀剂的后果一样严重，据报道超过 40% 患者自述"仅舔了一下"便导致食管烧伤[22]。患者食用腐蚀剂后出现口腔痛（41%）、腹痛（34%）、呕吐（19%）、流涎（19%）等症状，许多患者有喘鸣和咳嗽，其他患者出现哮鸣及发声困难。胸痛症状较常见。颜面部、口唇及口腔内可见明显烧伤（彩图 151-4）。皮肤烧伤可因腐蚀剂溢出或呕吐物污染皮肤所致。患者出现腹膜刺激症状提示空腔脏器穿孔或烧伤扩展到邻近内脏区。气管坏死是摄入腐蚀剂最常见死因之一[23]。

研究表明，临床症状与食管烧伤严重程度无明确相关性[1,19,24]。单纯口咽部烧伤并不能表明远端消化道损伤，但持续流涎和吞咽困难预测严重食管损害的敏感性为 100%，特异性为 90%[25]。呕吐和喘鸣也可提示烧伤。

吞咽困难通常 3～4 天消退。食管严重烧伤患者，尤其是环形烧伤者可进展为食管狭窄；80% 食管狭窄在伤后 2～8 周内出现。食管狭窄症状为吞咽困难和食物嵌塞。食管狭窄症状出现早的患者通常病情更严重。一项研究 86 例摄入腐蚀剂住院成年人的结果显示，18 例出现并发症，并有 6 例死亡[3]。

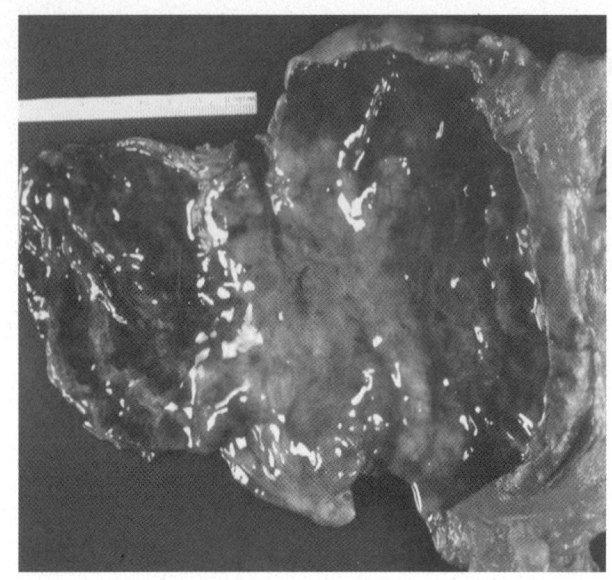

彩图 151-1　摄入 35% KOH 后的胃黏膜层。

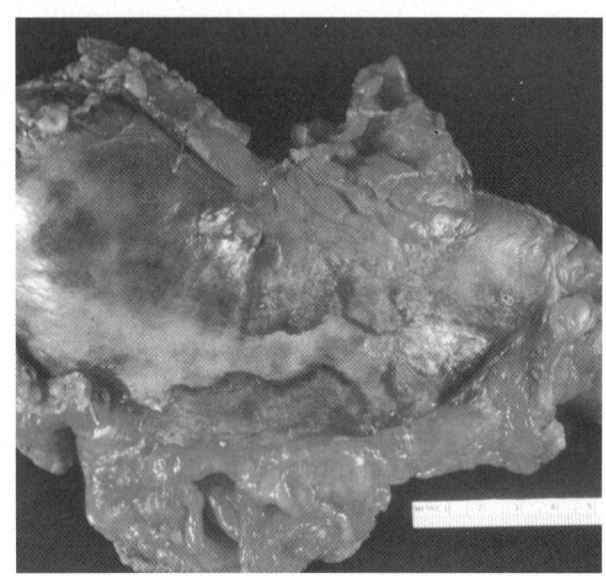

彩图 151-2　摄入 35% KOH 后的胃浆膜层。

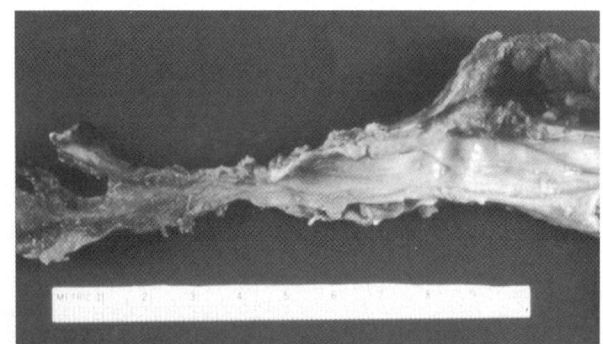

彩图 151-3　摄入 35% KOH 后的食管。

说，二度烧伤特征有表浅性溃疡、黏膜灰白色、渗出、黏膜易剥落和出血等。三度烧伤（3 级）常累及食管或胃全层，伴有黏膜坏死或严重胃或食管穿孔。虽然 1

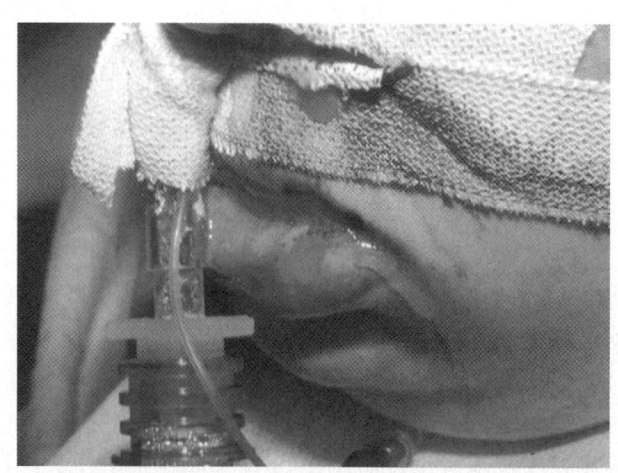

彩图 151-4　接触 35% KOH 后的嘴唇烧伤。

患者摄入腐蚀剂后 40～50 年食管癌发病率升高（1 000～3 000 倍）[26]。最近一项长期研究表明，1.8% 摄入腐蚀性苏打患者发生食管癌[27]。约 3% 食管癌患者有腐蚀剂摄入史[26]。

大量摄入酸性腐蚀剂可致破坏性损伤，较摄入碱性腐蚀剂病死率更高。患者摄入某种酸性腐蚀剂后，可能因酸性物质被机体吸收，导致代谢性酸中毒（也可是广泛组织坏死的结果）、溶血和肾衰竭，患者病情出现爆发性进展。俄罗斯 64% 摄入腐蚀剂者为服用高浓度冰醋酸[28]。

诊断方法

诊断目标为确定烧伤范围及严重程度。胸痛及腹痛患者应行 X 线胸片、卧位或立位腹片以鉴别腹腔和纵隔积气，提示空腔脏器穿孔或胸膜渗漏。任何腹部受累患者应立即行 CT 或超声检查[29]。摄入酸性腐蚀剂患者动脉血气分析对监测全身性代谢性酸中毒可能有用。应考虑故意超量摄入腐蚀剂患者也摄入了其他物质。

无论是吸入、摄入还是经皮吸收（手或更大接触面积），与氟化氢接触后立即行心脏监护以评估 QT_c 间期延长、尖端扭转室速或其他室性心律失常。对于上述罕见病例要警惕心脏功能可能迅速恶化[30]，应测定血清钙和镁浓度。但对于危及患者生命的心律失常，在获得实验室数据前可能需经验性静脉应用大剂量氯化钙。

依据症状和体征无法判断烧伤深度。无创检查技术（吞钡检查）不能测量烧伤深度。可能或已知穿孔患者禁忌内镜检查。发现明确坏死或管腔闭塞时应终止内镜操作。故意摄入腐蚀剂患者若有相关体征和症状（呕吐、流涎、喘鸣或呼吸困难），应在 12～24 小时内行内镜检查以确定病变严重程度。过早内镜检查可能无法看清组织损伤范围和深度。亚急性期（24 小时以后）损伤组织软化，穿孔可能性最大，此时行内镜检查更危险。出现食管烧伤时可在食管放置软的喂养管或丝绳，以便将来扩张食管。利用最新的柔软内镜检查，如有可能内镜应通过食管烧伤区域直到胃中。

根据内镜检查结果可以将患者分为 4 组：①食管/胃无损伤，②胃损伤，③食管线性烧伤和④食管环形烧伤。

处理

患者摄入腐蚀剂后，几乎无法减轻组织损伤的严重程度。评估患者时，患者病史应包括服用腐蚀剂的时间、剂量、腐蚀性产品类型。如果出现自杀观念者，还应观察患者心态。腐蚀性产品的标签对确定化学药品的浓度极其重要。如果能获得腐蚀性物质标本，要用石蕊试纸检测其 pH 值。

如果出现声嘶、咽喉痛、流涎及喉头水肿提示气道受累，应早期行气管内插管。患者摄入大量腐蚀剂时，在水肿和分泌物堵塞气道导致插管困难或无法插管前，也应尽早进行气管内插管。摄入腐蚀剂后禁忌经鼻腔盲目气管插管。预计因水肿和结构变形导致经口气管插管困难或不可能时，应避免快速连续性气管插管，可能需行清醒状态下经纤维光镜插管或直接气管环甲膜切开术（见第 1 章）。

自杀倾向患者会掩饰他们的症状或对创伤引起的症状轻描淡写。插管可能不足以保护气道。患者出现低氧血症及肺泡-动脉氧梯度增高时应立即行支气管镜检查。对于自杀患者，物理检查及胸片并不能排除气腹，因为 X 线片检出游离气体的阴性预测值较低[18]。

摄入腐蚀剂患者，应静脉液体充分复苏。摄入腐蚀剂最初数分钟内，无呕吐并能耐受液体的清醒患者，可考虑给予少量（1～2 杯）水或奶。烧伤几乎是立即发生，不必延迟稀释治疗。禁用大量液体稀释腐蚀剂，由于能出现热反应加重损伤。勿用弱酸或弱碱中和已摄入的腐蚀剂。

催吐、活性炭及洗胃疗法均无应用指征。摄入大量酸性腐蚀剂患者，立即经鼻胃管谨慎抽吸毒物对患者可能有益。此类患者大多数自然病程凶险，有时食管穿孔危险较摄入碱性腐蚀剂患者稍低。

立即行手术探查适用于有游离气体、腹膜炎、严重胸腹痛及低血压患者。早期持续动态血流动力学监测很有必要。需对皮肤和眼睛有腐蚀剂接触史患者进行全面检查。受污染衣物按有害废物使用合适的预防措施处理。

肾上腺皮质激素疗法目前仍有争论。曾因肾上腺皮质激素有潜在预防狭窄形成作用而提倡应用[31,32]。食管腐蚀性烧伤时全身应用皮质激素似乎未见益处[33]。由于皮质激素可掩盖炎症反应的早期体征并抑制机体对感染的抵抗力，穿孔应用时皮质激素可能对患者有害。预防性应用抗生素有可能掩盖即将发生穿孔的证据。

发展中国家儿童烧伤症状出现晚，有时在愈合数月后已形成食管狭窄时才被发现。扩张此类狭窄较困难，并有穿孔危险，并可出现再发性狭窄而需反复的扩张治疗[34]。

处置

空腔器官穿孔时需行外科手术治疗；早期手术探查对于提示有全层烧伤的病例也是必要的[17]。无症状患者可在急诊科行内镜检查，或出院在家并严密随访监测。腐蚀剂摄入史有疑问儿童即使无症状和口腔烧伤也应留院观察。患者可进食流质。有症状患者，特别是可能气道损害患者需入住ICU病房。如果不能行内镜检查，要将患者转入有条件行内镜检查医院。故意摄入或可能故意摄入腐蚀剂患者应行精神病学评估。

特殊病例

眼睛接触碱性腐蚀剂是真正的眼科急症。除非发生明显穿孔，所有患者需立即用大量生理盐水冲洗眼睛，每眼至少2L生理盐水。具体治疗详见第61章。

皮肤接触腐蚀剂也可导致严重烧伤（见第60章）。脱去衣物、大量冲洗及局部清创是最重要的早期治疗措施。氟氢酸较盐酸或硫酸酸度弱，但其解离形成的氟阴离子带有极高的电负性也要特别重视。氟氢酸致死病例可发生于摄入氟氢酸后，也可发生于1%体表面积皮肤接触高浓度氟氢酸之后，以及吸入氟氢酸蒸气后[35]。氟氢酸全身中毒特征为即刻发生严重低钙血症和心律失常；除了仅有指尖少量接触氟氢酸者之外，所有患者都要进行心脏监护和血清钙监测[36-38]。处置方法详见第61章。

聚维酮碘（聚烯吡酮磺）被用作术前洗消液，并不是一种腐蚀剂，但是摄入碘酊后能导致严重胃肠损伤，并有潜在生命危险。胃灌洗淀粉或牛奶可将碘酊转化为毒性很低的碘化物。

摄入苯酚或甲醛也能造成严重胃肠道腐蚀性损伤[39,40]。苯酚和甲醛是一种一般性原浆毒物质，能造成蛋白质变性和凝固性坏死。摄入苯酚可能引起的全身症状包括心律失常、低血压、癫痫发作和昏迷。摄入甲醛后由于其代谢生成甲酸，酸中毒表现可能十分突出。苯酚经皮吸收良好，并且皮肤接触后可致烧伤和全身毒性。尽管建议应用低分子量聚乙二醇可清除接触的苯酚，但用水冲洗也同样有效。

摄入浓缩过氧化氢（H_2O_2）可导致胃肠烧伤性损伤和气体栓塞[41]。对于那些有症状或摄入浓缩过氧化氢患者，X线检查可评估胸腹腔（包括门静脉系统）内气体。高压氧治疗已成功用于治疗因摄入过氧化氢导致气体栓塞患者[42]。

如果摄入纽扣电池和常规碱性圆柱形电池可造成梗阻和化学损伤。过去摄入25mm大的圆片状纽扣电池可导致梗阻，但现在更小的纽扣电池不易造成食管梗阻。纽扣电池通常是将一种金属盐（锂、汞、镍、锌、镉或银）浸在KOH或NaOH中制成。梗阻能导致压迫性坏死，碱性介质泄漏可致腐蚀性损伤或电损伤。梗阻可能发生溃疡、穿孔和形成瘘管，但不常见。上述情况时出现重金属毒性尚无报道[43]。

纽扣电池摄入后需X线检查来评估体内异物的位置。要迅速取出食管和气管内电池。胃或肠道内电池可观察等待[43]，推荐检查粪便查找排出的电池。如果没有排出电池，在随后的一周内应进行X线检查。

重要概念

- 摄入极少量腐蚀物（即便是舔一下）能造成严重食管损伤。
- 有症状患者必须行内镜检查，并且要考虑住院治疗。
- 无症状患者可在急诊科行内镜检查或出院严密随访监测。
- 摄入腐蚀剂可致食管狭窄，食管癌发病危险性升高。

本章参考文献请参见 http://pumpress.bjmu.edu.cn/eduservice/3419.html

第152章 可卡因和其他拟交感神经药物中毒

Rama B. Rao and Robert S. Hoffman

陈兵 靳衡 译　柴艳芬 校

概述

可卡因是一种植物来源的天然生物碱，作为药物使用已有数百年之久。数千年来，南美人就咀嚼可可树（*Enthroxylon coca*）的叶子治疗疾病。1860年可卡因以纯化生物碱的形式从这种植物叶中被分离出来，成为许多饮料、药物和治疗补药中普遍存在的成分，但1914年遭到禁用。20世纪90年代早期其风靡程度达到顶峰，据估计，美国有500万人定期使用可卡因[1]。目前可卡因滥用仍较普遍，娱乐性应用可卡因的后果极其严重。据报道，1993年至1995年，美国纽约市发生2 000例可卡因相关的意外死亡案件[2]。暴力死亡案件中也常涉及可卡因，15～44岁有致命外伤死者中，25%死者尸检可发现可卡因[3]。2003年药物滥用致死中，由可卡因引起的就占39%[4]。

苯丙胺类兴奋剂原为减轻充血和改善食欲而研制，然而20世纪中期却成为娱乐用药而大行其道。苯丙胺经化学修饰可得到3,4-亚甲基二氧基甲基苯丙胺（MDMA）和甲基苯丙胺等衍生物，这些药物药效增加而且生产廉价，增加了药物的流行性。可卡因、苯丙胺及其衍生物统称为拟交感神经药（框152-1）这些药物可以兴奋中枢神经系统（CNS）并引起一系列生理变化。

发病机制

可卡因的病理生理

可卡因急性使用可引起多巴胺、肾上腺素、去甲肾上腺素和5-羟色胺（5-HT）释放，这些神经递质作用于不同受体亚型而产生多种效应，其中最重要的是去甲肾上腺素和肾上腺素引起的肾上腺素能神经兴奋（框152-1）。去甲肾上腺素作用于血管平滑肌α受体导致血管收缩，肾上腺素通过刺激$β_1$受体而导致心肌收缩力增加、心率加快。除增加儿茶酚胺释放外，可卡因还可抑制突触间隙中这些神经递质的再摄取，改变中枢神经系统兴奋和抑制正常平衡，兴奋作用使外周儿茶酚胺释放进一步增加（图152-1）。

可卡因还是一种局部麻醉药，通过阻断Na^+跨膜内流（0期动作电位）[5,6]而减慢痛觉神经纤维冲动传导。对心肌细胞Na^+通道阻断作用类似于ⅠA类抗心律失常药，由此可以解释急性可卡因中毒时偶见的心脏传导异常。

可卡因在肝和血浆中代谢。在肝中，可卡因主要被转化为其活性代谢产物去甲可卡因（norcocaine），它可使原形药物作用增加。而在血浆中被假性胆碱酯酶（血浆胆碱酯酶）代谢为甲酯芽子碱（ecgonine methyl ester）。因此，给药途径不同，其作用持续时间也不同[7]。由于甲酯芽子碱是一种血管舒张剂[8]，可能具有一定保护作用。可卡因中毒易感性的个体差异可能是由于血浆胆碱酯酶表型表达的遗传学差异造成[9]。

苯甲酰芽子碱（benzoyl ecgonine）是在血浆中检

框152-1　拟交感神经药的临床效应
高血压
高热
心动过速
瞳孔散大
出汗
CNS兴奋

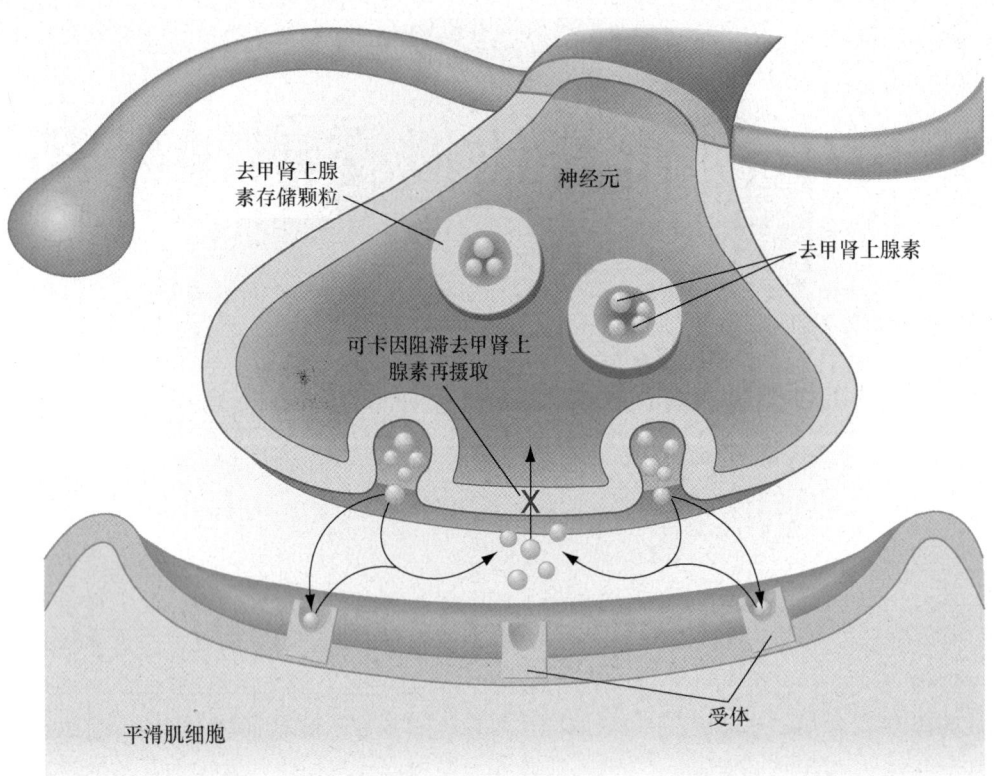

图152-1 可卡因通过增加突触神经递质而增强拟交感神经作用的作用机制。

测出的一种非酶代谢物,可通过尿毒性筛查被检测出来。甲基芽子碱(methylecgonidine)及其代谢物脱水芽子碱(ecgonidine)是可卡因加热后的分解产物[10]。虽不常规检测甲基芽子碱,但尿检可检出[10]。乙醇和可卡因同时使用可产生古柯乙烯(cocaethylene),可增加可卡因的药物刺激作用[11]。

可卡因剂型

未纯化可卡因糊需转化为可使用的可卡因。晶体可卡因游离生物碱即"纯可卡因(crack cocaine)",由特殊的烟管"crack pipe"吸入,这种管道需要耐高温,以挥发纯化可卡因。"纯可卡因"具有高脂溶性,可快速由肺组织转运至脑组织,起效快(表152-1)。可卡因的水溶性盐(盐酸可卡因和硫酸可卡因)为白色晶体粉末,可经鼻或溶解后静脉注射给药。除非患者为隐匿或走私,可卡因极少用于口服。

临床特征

可卡因主要临床效应是兴奋交感神经系统。中度中毒患者意识呈警觉状态,并伴有发汗、心动过速、瞳孔散大和血压升高等症状,但并不引起器官损伤。更严重者可出现躁动、暴力倾向和发热等症状,器官损伤的症状体征也随之出现(包括急性高血压意外)。患者表现为局部急性疼痛综合征、循环障碍、谵妄及痫性发作。

临床表现与药物剂量、给药途径、用药后症状出现时间长短有关。添加剂、药物杂质或其他药物也可改变急性可卡因中毒的典型体征。同时静脉注射海洛

表152-1 可卡因不同给药途径的药代动力学

途径	药物形式	起效时间	达峰时间	持续时间
吸入	"纯可卡因"	8秒	2~5分钟	10~20分钟
经鼻	盐酸可卡因	2~5分钟	5~10分钟	30分钟
静脉	盐酸可卡因	数秒	10~20分钟	60~90分钟
口服	盐酸可卡因	30~60分钟	60~90分钟	未知
皮下注射	盐酸可卡因	未知	未知	未知

因和可卡因者，开始表现为镇静作用，而给予纳洛酮后可使潜在的可卡因毒性突然显露。

室温超过88°F时急性可卡因中毒死亡率会显著升高[12]。环境温度较低或患者伴有严重脱水时，可卡因所致出汗症状可明显改善。

初步评估病情和治疗应注重迅速进展的致命性并发症，尤其是高热、高血压意外和心律失常。

高热

急性躁动伴谵妄可增加高热风险[13]。中毒患者肌张力增高，产热增加。而血管收缩和脱水将抵消机体降温作用，使深部温度超过106°F（41.1°C）从而危及生命。延误诊断和治疗可增加死亡风险。即使体温正常，肌张力增高可释放肌细胞内肌酸激酶（CK）并引起肾损害和电解质紊乱[14]。

高血压意外

可卡因诱发的血压升高可严重损害心血管系统和中枢神经系统（见第83章）。其后遗症包括主动脉夹层[15]、肺水肿[16]、心肌缺血和梗死[17]、颅内出血[18]、脑卒中[19]、脊髓前动脉梗死[20]。血管痉挛可致多种脏器灌注不良。大量口服可卡因身体藏毒者，有时发生肠系膜缺血和肠梗死。其他缺血性损伤包括视网膜血管痉挛、肾梗死、胎盘功能不全和妊娠子宫梗死[21]。

心律失常

直至患者出现心输出量骤减和突发意识丧失时，可能才发现危及生命的心律失常。尽管最常见窦性心动过速，但儿茶酚胺大量释放也可引起房颤和其他室上性心动过速。由心肌细胞快速钠通道阻滞导致的尖端扭转型室速[22]或QRS增宽型心动过速可致心源性休克或致命性室颤[5,23]。与Brugada型模式表现一致的短暂传导异常与可卡因相关[24,25]。横纹肌溶解症导致的高钾血症以及心肌缺血也可引发心律失常。

其他并发症

长期连续使用可卡因者觉醒期延长，这导致体内儿茶酚胺耗竭、脱水和营养不良。

可卡因急性药效减弱后，患者明显嗜睡但可唤醒且定向力正常，生命体征正常或仅有轻度窦性心动过缓。

患者偶可出现类似踢踏舞样动作（crack dancing），这是一种短暂的手足徐动舞蹈症样运动功能紊乱，这可能与多巴胺能神经张力异常有关[26]。有报道，深静脉血栓形成与使用可卡因有关，可能由于凝血功能改变所致。即使急性药物效应消退后，患者可能仍表现出妄想症状（药物引起或潜在的精神疾病）。可卡因在神经精神方面的作用还表现为行为、判断力改变，因而增加暴力损伤风险。

可卡因中毒并发症还与给药途径相关。吸食"纯可卡因"时，因需高温加热使药物挥发常可引起口咽部灼伤[27]。吸气时的气压伤可致气胸、心包积气和纵隔气肿[29]。经鼻用药可致鼻窦炎及鼻腭坏死和穿孔。静脉注射患者有很高的感染风险（血行传播病毒、局部脓肿、全身性细菌感染等），包括肉毒杆菌中毒和心内膜炎[30]。皮下注射和皮内注射并发症相似。对于慢性中毒患者，出现成瘾或心理依赖，此过程由特定的神经递质介导通路完成。尽管对可卡因脱瘾综合征尚无明确定义，也许停药后患者会出现明显对药物渴望和烦躁不安，但并不会出现生命危险[31]。

诊断方法

通常，由于最近一次应用可卡因后持续3天尿液中可出现其代谢物苯甲酰芽子碱，因此尿液筛查不能改变治疗。在下述情况时，尿液筛查可能有助于治疗：①有证据证明滥用或忽视有毒物接触史的儿童；②明确体内携毒者藏匿的未知物是否为可卡因；③对药物诱导性及精神性偏执狂进行鉴别。

心电图检查可发现心肌缺血、高钾血症导致的心律失常、心脏传导异常或Na^+通道阻滞所致的突发QRS时程延长。Na^+通道阻滞可减慢心肌去极化引起QRS增宽型心动过速。电轴可不确定或电轴右偏，与环类抗抑郁药中毒表现相似。环类抗抑郁药和可卡因都具有ⅠA类抗心律失常药效应。准确诊断胸痛还有一定困难。ST段抬高受早期复极干扰[32,33]。连续心电图检查可有一定帮助。

肌酸激酶（CK），是肌组织损伤的非特异标志物，使用可卡因时CK常升高。血清中CK-MB、肌钙蛋白-Ⅰ、肌钙蛋白-T对冠状动脉粥样硬化引发的胸痛诊断更具特异性。但它们用于诊断可卡因相关胸痛时作用不明确[31,33,34]。部分CK-MB升高患者肌钙蛋白-Ⅰ或肌钙蛋白-T并未升高[34]。尽管肌钙蛋白和其他血清酶标记物对诊断可卡因相关胸痛的敏感性和特异性问题还在研究之中，但还要像检测其他心脏病一样检测心肌酶，直至发现可卡因特异性指标为止。如血压正常而出现严重持续性头痛提示可能出现蛛网膜下腔出血，需行头部 CT 检查，如 CT 检查阴性应行腰穿检查。尿肌红蛋白检查可鉴别患者是否患有横纹肌溶解症。

鉴别思路

诊断急性可卡因中毒时，需对各种引发谵妄的原因进行鉴别诊断（框 152-2）。全面评估患者精神状态、生命体征，并行体格检查可帮助并缩小鉴别诊断范围。镇静催眠药撤退、苯丙胺及其衍生物中毒和中暑可能无法与可卡因中毒相鉴别。苯环己哌啶中毒存在多向性眼震可加以鉴别，但治疗相似。抗胆碱能药物中毒典型表现为尿潴留、皮肤干燥、瞳孔对光反应减弱，其均为鉴别要点。高热患者均需考虑是否有感染。

处理

严重中毒患者攻击性强，查体不配合。下述几

框 152-2	谵妄鉴别诊断
代谢因素	
电解质紊乱	
低血糖	
缺氧	
尿毒症/高氨血症	
CNS 结构损伤	
脑外伤	
脑卒中	
脑出血	
颅内占位病变	
内分泌疾病	
甲状腺毒症	
感染	
细菌/病毒性脑膜炎/脑炎	
中毒	
拟交感神经药物/兴奋剂	
可卡因	
苯丙胺及其衍生物	
咖啡因	
苯环己哌啶/氯胺酮	
抗胆碱能药物	
5-羟色胺综合征	
镇静催眠药撤退	
中暑	
发作后状态	

框 152-3	拟交感神经药物中毒患者初步评价
快速评估生命体征，尤其深部温度	
排除缺氧、低血糖	
苯二氮䓬类药物镇静	
心电图	
尿检	
血清 CK	

项步骤极其重要（框 152-3）。由于患者病史多不明，最初目标就是对可危及生命的谵妄进行判断和治疗。

初步气道评估后，为获取全部生命体征及确保静脉通路畅通，需对患者进行暂时的肢体约束。若使用胸部约束，网孔背心优于夹克，因其有利于肢体散热。可经验性静注葡萄糖和维生素 B_1，或应用床旁血糖仪检测血糖。必须立即静注苯二氮䓬类镇静药，足量镇静药可保持 CNS 抑制并减少交感神经冲动向外周组织传出。镇静还有助于监测生命体征，尤其是测量深部温度、连续心电图监测及体格检查。

药物镇静

成人患者地西泮给药量以每 5min 10mg 的速度递增，直至镇静效果满意为止。地西泮起效快，易调节，其活性代谢产物可维持镇静作用。即使患者出现嗜睡，但运动张力却持续增加时，说明地西泮剂量不足。严重亢奋患者 20~30mg 地西泮并不能产生明显作用，此时每次给药量可增加 20mg 并密切监护。苯二氮䓬类药物也可治疗类小舞蹈病样的舞蹈手足徐动症。多数可卡因中毒患者水、盐消耗增加，所以需充分补液。谵妄患者病因不明时，应密切观察其呼吸状况，以免苯二氮䓬类药物过量引起呼吸抑制，尤其是同时使用其他镇静催眠物质（如乙醇）患者。

急性拟交感神经药物中毒尽量避免使用吩噻嗪类、达哌啶醇和氟哌啶醇类药物[35]。尽管它们肌注后镇静效果起效快，但其抗胆碱能效应会因减少排汗而影响体温下降，可加剧可卡因致心律失常作用。

高热

可卡因所致高热患者应行迅速降温治疗（框 152-4）。深部体温超过 106°F（41℃）持续 20min 便可出现短暂强直，随后进展为严重多器官衰竭（首先常发生弥散性血管内凝血）。应持续监测患者肛

> **框 152-4　可卡因所致高热的处理**
>
> 早期识别中心体温升高
> 建立静脉通路快速输注晶体液
> 苯二氮䓬类药镇静和肌松治疗
> 20min 内快速降温*
> Foley 尿管导尿监测尿量
> 脏器功能化验分析
> 　血清生化/肌酐/CK
> 　肝功能
> 　PT/PTT/纤维蛋白降解产物
> 　细菌培养†
> 尿肌红蛋白检测
> 必要时麻痹患者插管

CK，肌酸激酶；PT，凝血酶原时间；PTT，部分凝血活酶时间。
* 应使用冰水浸润法。
† 考虑腰穿或抗生素治疗（尤其对静脉使用可卡因者）。

温。精神亢奋、肌张力增加引起的体温升高可使用苯二氮䓬类药物，必要时神经肌肉麻痹患者可行气管内插管。重要的是在 20min 内将体温降至 102°F（38.8℃）。降温毯降温作用有限，必要时可使用冰水、湿单及大风扇，将整个身体用冰包裹，并连续监测中心温度。这些患者常需进行积极液体复苏[36]。

高血压意外

高血压意外（hypertensive emergencies）的治疗目标是及时对抗去甲肾上腺素作用于 α 肾上腺能受体产生的血管收缩作用。苯二氮䓬类药恢复中枢神经系统对周围神经系统的抑制作用。有器官损伤迹象时，可应用硝酸甘油或硝普钠治疗[37]。直接的 α 肾上腺素拮抗剂酚妥拉明也可用于降血压，血压监测下，1~5mg 剂量重复缓慢静脉滴注给药。与慢性高血压不同的是，急性可卡因中毒患者既往血压多正常，因此心脏收缩压与舒张压降至正常就是治疗终点。β 受体阻滞药与可卡因共用可致反常性的高血压[38,39]。心导管介入手术发现，可卡因与 β 受体阻滞药联用患者冠状动脉直径缩小[39,40]。可卡因中毒或可卡因相关胸痛综合征患者应避免使用 β 受体阻滞药，因其作用机制尚在研究阶段[41-43]。可卡因诱发的蛛网膜下腔出血、心肌梗死（MI）、主动脉夹层与其他原因诱发上述疾病的治疗有所不同。酚妥拉明和 β 受体阻滞药联用可引起严重低血压，而且相关研究不充分。使用拉贝洛尔的数据也同样令人失望。2008 年美国心脏病协会指南认为，β 受体阻滞药具有潜在危害[43]。

心律失常

可卡因所致心律失常可以是房性心律失常也可是室性心律失常。房颤和室上性心动过速可能是由交感神经兴奋所致，并对苯二氮䓬类药物有反应。应避免使用 β 受体阻滞药。

可卡因引起 QRS 增宽型心动过速的原因不明时，密切心电监护下快速注射 $NaHCO_3$（1~2mEq/kg），可治疗因高血钾导致的钠通道阻滞和可能的心脏毒性[6,44]。利多卡因（ⅠB 类抗心律失常药）可增加癫痫性发作和病死率，因此，可用于对 $NaHCO_3$ 治疗无效及应用苯二氮䓬类的室性心律失常患者。并且对于可卡因相关性心肌梗死引起的室性心律失常，利多卡因可能最有效。胺碘酮研究资料尚少，但治疗室性心律失常可能有效[45]。对 Brugada 型传导异常患者应密切监测[24,25]。

可卡因相关性胸痛

引起可卡因相关性胸痛的原因很多（框 152-5）。通过 X 线胸片可明确吸入的异物、气胸及气压伤引起的纵隔气肿。静脉用药者出现发热、呼吸急促时，应立即考虑肺炎、肺梗死[46,47]或心内膜炎伴脓毒性肺栓子形成。

可卡因增加心肌耗氧量，诱发冠状动脉急性收缩，并通过凝血酶原途径和抗纤溶途径使血小板聚集增加[48,49]。这些累积效应导致冠状动脉供血不足。

> **框 152-5　可卡因诱发胸痛的病因**
>
> 非心源性
> 　气胸
> 　纵隔气肿
> 　心包积气
> 　主动脉夹层
> 　肺梗死
> 　感染
> 　异物吸入
> 心源性胸痛
> 　心内膜炎
> 　心包炎
> 　局部缺血/梗死
> 　　急性中毒期间
> 　　急性中毒后
> 冠状动脉支架内血栓形成

而吸烟可使上述情况急性恶化。长期使用可卡因可加速动脉粥样硬化形成，并诱发左心室肥厚。所有这些因素都导致心肌缺血或梗死。18～45 岁非致命心肌梗死患者中，即使校正其他心脏危险因素[50]，仍有 25% 由可卡因引起。

诊断患者是否为可卡因相关性冠状动脉综合征很难。由于症状在使用可卡因数小时至数天后才出现，这可能与可卡因的血管活性代谢产物有关[51]。同时患者可能会否认药物使用史，且此类胸痛表现不典型。近三分之一摄入可卡因出现胸膜炎性胸痛的患者，符合心肌梗死血清酶学标准[52]。由于年龄、给药途径、症状出现时间，以及事先存在的冠状动脉疾病危险因素不足以识别心肌梗死患者，因此对可卡因相关性心肌梗死风险尚无明确预测指标[52]。心肌梗死血清酶阳性可卡因使用患者冠状动脉造影有显著狭窄[53]。而 18% 血清酶阴性可卡因使用患者冠状动脉造影可见病变[53]。同时，心肌梗死预测因素也包括胆固醇升高、冠脉疾病史、心肌梗死史等[53]。有冠状动脉支架手术史的可卡因使用患者常伴有血栓形成的高度危险[54]。

苯二氮䓬类药物可通过减少可卡因外周刺激作用而降低心肌需氧量，对于多数可卡因并发症应早期给药[55]。同时，也应给予阿司匹林和硝酸酯类药[51]。对于持续胸痛、高血压、急性可卡因中毒病史明确和心电图符合心肌梗死诊断的患者，应考虑缓慢静脉给予冠状动脉血管扩张药酚妥拉明（1mg）。只要患者的血压维持稳定，可重复上述剂量给药。硫酸吗啡对胸痛也有一定疗效[56]。伴持续胸痛且 ST 段改变明显的心肌梗死患者，若无禁忌证（如无法控制的严重高血压）应考虑导管介入或溶栓治疗。

不同于非可卡因诱发的心肌缺血或梗死，在急性可卡因中毒期间，因 β 受体阻滞药（包括拉贝洛尔）加重冠脉收缩而禁用[38,39,42,43]。对于非急性中毒的可卡因相关性冠脉综合征患者也禁用 β 受体阻滞药，其可能与 α 受体血管活性代谢物有关。

可卡因诱发心肌梗死患者可使用肝素，但溶栓治疗研究不多。通过可卡因诱发心肌梗死的某些发病机制可推断纤溶药物有一定治疗价值。对于有冠状动脉病史或心电图有新发 ST 段抬高患者，经硝酸盐及酚妥拉明积极治疗无效时，可行介入或溶栓治疗。禁忌证与非可卡因诱发的心肌梗死相同。核素成像也能提供更多的诊断信息[32,51,57]。

抗血小板药、糖蛋白Ⅱb/Ⅲa 抑制药和钙通道阻滞药对某些心肌梗死或动脉粥样硬化心肌缺血患者似乎有一定好处。理论上，这些药物可拮抗可卡因引起的血小板聚集。但是相关研究资料缺乏。无其他危险因素的可卡因相关性胸痛患者，如心电图和心肌酶正常，则出现心肌梗死的风险低。运动负荷试验在此类患者中的作用尚不清楚[43]。

体内贩毒

"体内贩毒"是指毒贩将毒品密封后吞食并携带运输，他们在出境前将可卡因装入安全套或其他胶乳产品中，有时用石蜡封装。每包约含 10g 可卡因，携带者可吞入高达 150 包[58,59]。到达目的地后，携带者使用泻药将装有违禁品的包装排出再行运输和分装。携带者通常知道所吞入的毒品包数量。

毒品携带者到医院急诊时可无症状，但应迅速进行连续心电监护，并建立大静脉通路。结合病史进行诊断。腹部 X 线光片检查可发现体内异物但不能明确吞服数量，由于 X 线光片在检测单个或少量毒品包时的敏感性有限。如 X 线光片仍不能明确异物，可行造影检查。人体携毒也用于海洛因及其他毒品的运输。海洛因携带者极少需行手术干预，但无症状携带者可能拒绝供出藏匿毒品的成分，则需手术干预。在吞服毒品时少量某些药物可被直接吸收，所以尿毒物筛查对诊断有所帮助。体内藏毒尿检可卡因代谢物阳性者应积极清除体内毒物。

因为每包可卡因含量为致死量的 10 倍，所以一袋可卡因包破裂就可致携带者死亡。这些患者可能会突然死亡。所有可卡因体内贩毒者都应入院，进行密切监护并禁食禁水。包装密封强度不高或发生泄漏时，携带者一旦出现症状就应行手术将毒品包取出，如不快速进行干预患者可能死亡。一旦确认可卡因毒性出现时，应快速将其送往手术室取出毒品包，这可能是挽救患者生命的唯一方法。术中可能需用到苯二氮䓬类药、神经肌肉阻滞药或碳酸氢钠等药物。

对无症状气道完整的携带者可服用活性炭（1g/kg）。一旦情况紧急应送往手术室，给予聚乙二醇溶液全肠道灌洗以清洁肠道并促进肠道排出毒品包[56]。此后应检查有无毒品包残留。CT 检查和腹部 X 线造影检查可能无法测出含有潜在致死剂量的单个毒品包。一些患者表示其吞服毒品包数量大于排出量，或拒绝透露吞服数量，应行连续灌肠和观察。因为内镜检查操作过程可使毒品包发生破裂，所以不主张使用[59]。

所有毒品包，包括随粪便排出的、经消化内镜或术中取出的都应仔细计数并立即提供给执法人员。当还没有涉及执法问题时，医院的法律顾问或风险管理委员会和伦理委员会应帮助决定毒品及治疗后患者的处理[59]。

体内携毒

"体内携毒"是指,在执法人员追捕时,可卡因持有者试图隐匿其持有的证据而吞服可卡因的情况。这种吞服事件往往是非预谋的,通常吞服的是个人使用的小剂量毒品。毒品常放在封装不严的小瓶或玻璃纸小包中而被吞服,并且其在X光下可能无法被发现。一般来说,患者服用量为非致死量,而且无症状。活性炭(50g)可吸附潜在释放的药物。如果吞入毒品量过多或有持续中毒表现时,应行监护并全肠道灌洗[60]。此类患者罕有死亡,但在最初数小时逐渐出现症状。

处置

仅需进行观察或迅速出现镇静状态并无并发症的急性中毒患者缓解后可出院。患者因体内儿茶酚胺减少可明显嗜睡,最好让人护送出院。患者也可能从急诊就被转至戒毒所。而出现并发症患者应送往重症监护病房(ICU)进一步治疗。

急性中毒的胸痛患者(框152-6)如出现心电图动态改变、心律失常、充血性心力衰竭、需要血管舒张剂或再灌注治疗者应收入院,此类患者需进一步检查可逆性心肌缺血程度,并采取措施鼓励患者戒毒。

非急性中毒的胸痛患者治疗还不够明确。出现并发症或心电图异常患者需住院并且接受药物治疗。其他患者可在急诊观察室短期观察或出院,这取决于患者冠状动脉疾病可能性。

年轻患者如胸痛消失后心电图表现正常,无心律失常,没有或几乎没有冠状动脉心脏病危险,一般预后良好[57]。并发症如充血性心力衰竭和室性心律失常一般在发病后 4h 内出现[17]。经过 12h 监测观察,如患者病情平稳,血清酶标志物阴性便可出院[57,61]。

框152-6 可卡因所致胸痛患者的住院标准

- 持续胸痛
- 心电图改变
- 心律失常或心脏传导异常
- CHF 或心源性休克
- 血清酶升高
- 需血管舒张治疗
- CAD 或已置入支架
- 存在 CAD 多种危险因素

CAD,冠状动脉性心脏病;CHF,充血性心力衰竭。

体内贩毒者需行观察直到所有毒品包排出。理想情况需要满足三次排便无毒品包,排出毒品包计数与吞服数量一致,并且 X 线造影检查为阴性结果[59]。活性炭治疗的体内携毒患者,经 4~6h 观察后,如仍无症状且生命体征平稳,心电图正常即可出院。

其他兴奋剂

苯丙胺

苯丙胺通过改变突触前囊泡 pH 值而增加突触前神经末梢释放儿茶酚胺。苯丙胺一般为口服片剂,但偶尔制成粉末和针剂。其中枢神经系统刺激可导致与可卡因近乎相同的拟交感神经作用,但作用频率和强度不同(见框152-1)。患者易出现高热、高血压意外、心律失常、心肌缺血和横纹肌溶解导致的高钾血症。与可卡因不同,苯丙胺不阻断 Na^+ 通道而且对突触前儿茶酚胺再摄取作用微弱。尽管尿液药物筛查可检出苯丙胺,但其对中毒患者的治疗几乎无临床价值。其治疗遵循可卡因中毒治疗指南(框152-3),尽管苯丙胺中毒持续时间往往更长。

亚甲二氧基甲基苯丙胺

亚甲二氧基甲基苯丙胺(MDMA,又称"摇头丸")是一种经化学修饰的苯丙胺,最初起源于通宵营业的舞厅。据患者描述,服用摇头丸可让人产生"亲近他人"的快感,所以又称其为"爱药"。据报道,MDMA 分子结构使其具有血清素特性,可产生"亮闪闪"的视觉感受。

MDMA 与苯丙胺并发症一样,还产生致命的低钠血症。MDMA 及其代谢产物可增加内源性血管加压素的释放[62]。尽管具体机制尚不明确,MDMA 诱导的低钠血症患者尿样中尿钠水平很高,与不适当抗利尿激素综合征相似。患者存在痫性发作或其他神经系统疾病,进行支持治疗的同时应限制液体入量。需检测尿比重,尿液应行电解质和渗透压分析。由于此类患者对水的需求比钠大,生理盐水或其他晶体将加重低钠血症。因此限制患者补液量,除非患者有严重血容量不足。如出现严重血容量不足时,可予以高渗盐水以挽救其神经功能缺损。低钠血症新疗法包括应用加压素 V_2 受体拮抗药[63],但尚无法阐述其具体作用机制。相对于其他苯丙胺药物,长期应用 MDMA 可能引起血清素源性神经元的不可逆性神经损伤[64]。其他 MDMA 衍生物(如3,4亚甲基二氧基甲基苯丙胺）也可导致相同并发症（见第154章）。

甲基苯丙胺

甲基苯丙胺又称"去氧麻黄碱"、"冰毒"，是一种脂溶性、可抽吸的策划苯丙胺。其并发症与其他拟交感神经药相似。然而，甲基苯丙胺药物作用时间显著延长，妄想症可持续长达15h。生产甲基苯丙胺需各种金属盐，据报道，从劣质甲基苯丙胺中发现铅毒性[65]。非法生产甲基苯丙胺或警察突袭过程中的损伤包括无水氨气、盐酸、氢氧化钠、醚及麻黄碱中毒，以及烧伤和爆炸引起的身体损伤。

麻黄碱和麻黄

麻黄碱是另一种苯丙胺样违禁品，因拟交感神经的过度兴奋作用而致多种并发症。青少年使用麻黄（中草药麻黄提取物）后可发生卒中和死亡[66]。美国食品药品管理局已禁止所有含麻黄的食品添加物。

阿拉伯茶和甲卡西酮

阿拉伯茶也是一种兴奋剂，它存在于一种叫卡塔毛竹的天然植物叶子中[67]。这些植物叶经咀嚼后产生具有生物活性的化合物——卡西酮和甲卡西酮，它们都可产生拟交感神经作用[68]。其中毒的治疗和处理方法与可卡因相同。由于此类活性物质经高温后降解，吸食阿拉伯茶多无临床症状。非法生产的甲卡西酮在贩毒圈中被称作"猫"。一些甲卡西酮使用者出现锥体外系综合征，这与甲卡西酮中锰含量偏高有关，锰含量升高可能因生产过程中意外污染或提纯不足造成。而对锰中毒进行的螯合治疗，其作用尚不明确[69]。

重要概念

- 静脉注射苯二氮䓬类药物进行快速镇静是控制可卡因及其他兴奋剂中毒症状的关键。
- 高热是患者的危险体征，需迅速降低体温。
- β受体阻滞药可引起反常高血压并增加冠状动脉收缩，通常禁忌应用。
- 静脉 $NaHCO_3$ 对治疗继发于可卡因中毒的宽QRS型心律失常有一定疗效。
- 可卡因体内贩毒者出现症状时需紧急手术。
- 苯丙胺较可卡因产生的症状和临床效应持续时间长。

本章参考文献请参见 http://pumpress.bjmu.edu.cn/eduservice/3419.html

第153章 醇类中毒

Suzanne R.White

陈兵 靳衡 译　柴艳芬 校

甲醇

概述

甲醇无色、易挥发、略带甜味。它是一种天然发酵产品，最初由木材蒸馏产生。目前生产甲醇几乎完全靠合成。防冻液、挡风玻璃清洗液、化油器液、复印机液、发动机燃料、酒精汽油、干煤气、固体酒精、玻璃清洁剂等生活用品中含有甲醇，虫胶、油漆、黏合剂的稀释剂及墨水中含有高浓度甲醇。甲醇最早用于生产塑料、胶片、染料，还用于生产甲醛及尸体防腐剂。假酒（illicit alcohol production）如肯尼亚的 chang'aa、土耳其 raki 和罗马尼亚 tuica，仍是全球甲醇中毒的原因。

群体甲醇中毒罕有报道，大多数中毒病例是个案报道。2006 年美国中毒中心公布有 2 086 例甲醇中毒病例，其中 73% 是无意的，8% 出现轻、中度并发症，8 例死亡，死亡率增高与延误治疗有关，临床和实验室早期诊断至关重要。

疾病原理

药理学和代谢

甲醇能迅速经胃肠道吸收，摄入后 30～60min 血浓度达峰值[1]。特别是婴儿，可经皮肤和呼吸道吸收后中毒。绘画、上釉、涂漆、石版印刷、印刷都是甲醇吸入中毒的高危职业。目前的趋势是甲醇的吸食滥用，此可产生甲醇中毒的血清浓度[2]。血浓度低时，甲醇排除遵循一级动力学，过量时主要是按零级动力学排除。甲醇半衰期 24～30h，如同时摄入乙醇则更长。高浓度（>300mg/dl）时是一级清除，可能与肺排出增加有关。摄入少量甲醇即可中毒。有报道，成年人最小致死量为 40% 甲醇 15ml，4ml 纯甲醇可致失明。然而，高浓度甲醇中毒患者经准确、及时治疗后可存活且视力正常。从儿童角度看，一个学步幼儿仅摄入 100% 甲醇 1.5ml（0.15ml/kg）足以引起中毒血浓度（20ml/dl）。儿童摄入甲醇应更加积极评估和治疗。

甲醇本身毒性小，较乙醇的中枢神经系统（CNS）抑制和醉酒作用小。然而甲醇在人体的代谢产物毒性巨大，少量甲醇经肾和肺排出体外，90% 经肝代谢。甲醇经醇脱氢酶（ADH）氧化为甲醛，通过醛脱氢酶迅速转化为甲酸（图 153-1）。摄入甲醇后产生的主要毒性物质是甲酸，它可引起高阴离子间隙代谢性酸中毒和视觉损害[3]。通过叶酸依赖途径降解为二氧化碳和水。

病理生理学

视神经病变与豆状核坏死是严重甲醇中毒的主要并发症。远期损害为包括失明在内的各种形式视觉障碍，以及以运动功能减退及强直为特征的帕金森样运动功能障碍。甲酸对铁离子有很强的亲和力，并抑制线粒体细胞色素氧化酶使细胞呼吸停止[4]。胞质和线粒体内的甲醇代谢可解释三磷酸腺苷耗竭的另一个机制[5]。低血压或癫痫造成的乳酸堆积进一步加重主要由甲酸引起的代谢性酸中毒。其他中毒机制包括脂质过氧化物增加、自由基形成和保护性抗氧化反应减弱[4,6]。甲醇引起的亚细胞代谢障碍与蛋白水解酶-抗蛋白水解酶平衡严重失调有关[7]。

眼损伤基本位置是筛板后视神经和视网膜。甲醇中毒死亡患者尸检时发现，筛板后视神经脱髓鞘。Muller 细胞即视网膜神经元和光感受器的主要胶质细

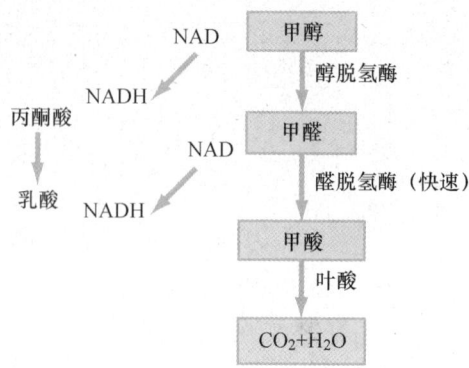

图 153-1 甲醇代谢。

胞,被认为是甲醇导致视觉受损的首要靶细胞。此类细胞内含有能使甲醇代谢为甲酸盐的酶。组织病理学表明,视网膜细胞出现轴索内肿胀、钙内流、线粒体破坏和微小管裂解,最终影响必需蛋白质从视网膜神经元细胞体向神经纤维轴浆的转运,少突神经胶质细胞受损造成髓鞘质退化并导致视力减退。酸中毒通过增加非离子型甲酸向神经元内弥散及乳酸生成,从而加速损害过程[4]。酸中毒持续存在(缺氧性循环,circulus hypoxicus)需要通过使 CNS 外甲酸盐与氢离子结合来迅速纠正动脉血 pH。

甲醇还可损害 CNS 的其他区域,特别是基底神经节。13.5%患者出现两侧对称的豆状核低密度、出血或内囊损伤[9]。大脑皮层白质、脊髓前角细胞和小脑可出现坏死[10]。虽然患者未出现急性体征和症状或几天后出现,但有影像学表现。这种细胞损伤机制可能与眼损伤机制类似,但基底神经节损害原因尚不明确[9]。虽然量化神经病理学研究显示豆状核内有高浓度甲酸,但其他研究显示,甲酸盐浓度较血或其他组织中未见明显升高。磁共振成像(MRI)显示豆状核附近明显水肿,提示损害可能集中在血脑屏障,该部位易受损害的其他机制包括独特的动脉血供类型、静脉分布及高代谢活性。

临床特征

少数甲醇中毒患者的病史无法获得或不可靠。诊断甲醇中毒必须考虑患者精神状态改变、眼部疾病、代谢性酸中毒及是否为高危职业。甲醇对 ADH 反应差,因此摄入时间与出现视力下降或代谢紊乱之间存在潜伏期。典型潜伏期 12~24h,大量摄入时潜伏期缩短,混合摄入时延长(40min~72h)[1]。尽管疾病早期未出现症状,但具有严重毒性的甲酸逐渐蓄积,症状出现时主要表现为神经系统、胃肠道或眼损伤。

和乙醇相比甲醇很少使人喝醉,甲醇中毒早期症状是情绪低落、思维混乱和共济失调。并出现非特异性症状,如乏力、头晕、食欲缺乏、头痛和恶心。严重者可出现昏迷和癫痫。呕吐和腹痛常因胃肠黏膜受损造成,但缺乏胃肠道症状不能除外严重中毒[1]。然而,腹部明显压痛可提示外科急腹症,可能由胰腺炎造成,血淀粉酶升高相对常见。其他研究者发现,唾液淀粉酶同工酶可升高而无胰腺炎。

50%的患者出现视力障碍,可同时或先于其他临床症状出现。患者出现视力模糊、黄斑、畏光等。盲中心暗点(dense central scotoma)是最常见的急性视野缺损原因[11]。甲醇中毒患者特异性主诉是形容视觉症状为"走入暴风雪"。患者可完全无光感或失明。摄入甲醇 18~48h 后出现视盘水肿、视盘周围视网膜水肿,黄斑很少累及,主要损害沿脉络丛的神经纤维[5,11]。瞳孔反射迟钝、瞳孔固定或扩大提示预后差。视盘苍白或凹陷提示视神经萎缩,预后差。即使有眼部症状的患者眼底检查也可正常。代偿性呼吸急促提示出现严重代谢性酸中毒,表现为血清碳酸氢根浓度 <5mmol/L 或动脉血 pH <7.0。早期出现心动过速,但心血管疾病罕见[1]。出现低血压和心动过缓为死亡前表现[12]。通常,患者因独特的突发呼吸停止而死亡,而非循环衰竭所致[1,13]。很少发生多器官功能障碍[12]。

甲醇中毒预后取决于酸中毒程度、发病时间及中毒 8h 内是否治疗[1,14]。昏迷、癫痫和动脉血 pH <7.0 提示预后差[12,15],最近一次爆发甲醇中毒的病死率为 44%[16]。急性期后存活者,遗留永久性失明和神经变性(如帕金森综合征、中毒性脑病、多发性神经病、认知功能异常、脊髓炎、低级反射或痫性发作)。

诊断策略

出现严重高阴离子间隙代谢性酸中毒是甲醇中毒特征。这种表现在许多病例中可能是唯一的诊断线索。由于酸中毒可延迟到 12~24h 发生,因此,阴离子间隙正常不能排除甲醇中毒。高阴离子间隙酸中毒常伴有乙醇、锂或溴化物的摄入,这种高阴离子间隙酸中毒主要由甲酸引起,部分由乳酸引起。另一经典实验发现,甲醇中毒引起渗透压差距升高。渗透压间隙(OG)定义如下:

渗透压间隙(OG)= 测定血清渗透压 − 计算血清渗透压

血清渗透压取决于小分子溶质,主要是钠、氯、葡萄糖和血尿素氮(BUN),其计算公式如下:

计算血清渗透压（mOsm/kg）=
2（Na⁺）+ [BUN/2.8]
+ [葡萄糖/18] + [乙醇（mg/dl）/4.6]

应用上述公式时，"正常"OG 多在 10mOsm/kg 以下。因为患者基础 OG 变化很大，特别是患儿，上述数字较武断[17]。OG 显著>10mOsm/kg 对诊断甲醇中毒有很大帮助，但通过 OG 正常排除醇类中毒时，需警惕以下几点：首先，各实验室计算血清渗透压的方法不同，必须使用冰点下降法。其次，醇类中毒症状延迟出现可能与毒醇原形优先代谢有关。因为只有原形复合物有渗透活性，其带电代谢产物所带电荷被钠离子中和，此时 OG 轻微升高或无变化。最后，甲醇或乙二醇中毒浓度所致 OG 仅 10mOsm/kg。如果临床提示毒醇摄入者，必要检测血清毒醇浓度，如果无法检测，可予以经验性治疗[18]。除甲醇、乙二醇和异丙醇，其他低分子溶质，如乙醇、丙酮、丙烯二醇、甘露醇、丙三醇和乙醚都可以增加 OG，甲醇也可出现中毒横纹肌溶解症、胰腺炎和代谢紊乱如低血镁、低血钾、低血磷。

精神状态改变的中毒患者应行 CT 检查，双侧豆状核特异性损害提示甲醇中毒。但这种表现也可见于 Leigh 综合征、肝豆状核变性、局部缺血缺氧发作、脑炎和代谢紊乱。缺血性坏死、脑水肿或脑出血也可有上述表现。因帕金森病患者豆状核损伤的表现不可能短期消退，随访观察很重要[19]。MRI 也可发现甲醇中毒引起的豆状核变性及眼部神经病变。

鉴别思路

甲醇和乙二醇可作为乙醇的替代物经口摄入引起醉酒。精神状态改变者需鉴别诊断，包括低血糖、头外伤、癫痫发作后、CO_2 麻醉、低氧血症、感染、肝性脑病、其他代谢紊乱、维生素 B_1 缺乏、内分泌疾病、药物滥用和其他中毒。严重腹痛伴意识改变者应着眼于腹腔实质器官疾病的鉴别诊断。当有酸中毒时，鉴别诊断范围逐渐变小，初步诊断是否由中毒或其他原因（如肠系膜缺血、糖尿病酮症酸中毒）引起的酸中毒。通常患者或毒物提供者可明确是否有摄入史，但并不总是这样，特别是不明原因精神委靡者无法明确摄入史。无肾衰、低血压、低氧血症、糖尿病、抽搐或酒精中毒患者阴离子间隙升高的原因有甲醇、乙二醇、副醛、异烟肼、铁离子、水杨酸盐、甲苯、乳酸、二甲双胍、一氧化碳、氰化物或可卡因中毒。乙二醇和甲醇可致"双间隙"（即 OG 和阴离子间隙）。其他引起 OG 升高的物质有异丙醇、乙醇、丙烯二醇、甘露醇、甘油和乙醚。其他双间隙酸中毒可见于糖尿病酮症酸中毒、酒精性酮症酸中毒、乙腈、甘露醇、乙二醇及丙烯二醇中毒、多脏器衰竭、慢性肾衰竭和危重症[20]。高脂血症和高蛋白血症时通过减少血钠浓度增加 OG。特殊的是异丙醇不能引起阴离子间隙升高。

甲醇和乙二醇中毒的某些特殊表现有助于鉴别诊断。视力障碍仅由甲醇中毒引起。乙二醇中毒尿中可见草酸钙结晶，而甲醇中毒不出现。最终，明确诊断依靠实验室检测血中醇含量，但无法常规进行。仅依据临床表现即开始治疗经常是必要的。甲醇和乙二醇的最初治疗几乎相同，因此鉴别哪种醇类中毒不是早期治疗的关键。

处理和处置

见下一节乙二醇治疗的部分。

乙二醇

概述

乙二醇是无色、无嗅、微甜的黏稠液体。由于乙二醇凝固点低于水，最初用作商业抗凝剂和冷却剂。其他用途包括飞机防冻溶剂、刹车液和工业溶剂；也是一些染料、油漆和化妆品的组成成分。多数乙二醇中毒是由于摄入防冻剂，不常见的中毒事件包括水源污染后的流行和婴幼儿中毒，表现为遗传代谢异常。2006 年，美国毒物控制中心报道了 6 135 例乙二醇中毒，在这些病例中，74% 为非故意，11% 导致中度或重度伤害，34 例死亡。乙二醇中毒早期积极治疗可减少死亡。相反，乙二醇中毒错误诊治可致多器官功能障碍，并于 24～36h 内死亡[21]。

疾病原理

药理学和代谢

乙二醇摄入后迅速吸收，类似于人体中的水分，平均分布于机体组织，摄入 1～4h 后血液浓度达高峰。与甲醇和异丙醇相比，乙二醇在室温下不易挥发，因此不可能经吸入吸收。有报道，乙二醇在机体内的半衰期为 3～8.6h[22]，当代谢被甲吡唑或乙醇阻断，其半衰期分别升至 11～15h 或 17h[23]。纯乙二醇中毒剂量和致死剂量分别为 0.2ml/kg 和 1.4ml/kg。随着治疗方法的改进，摄入 3 000ml 纯乙二醇也有生还者[24]。27% 乙二醇以原型从肾排出，剩余部分在肝

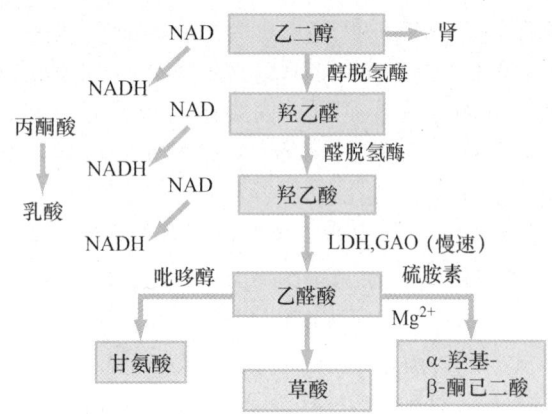

图 153-2　乙二醇代谢。

通过 ADH 和其他氧化酶氧化为各种有毒的有机醛和有机酸（图 153-2）。

病理生理学

乙二醇原形毒性有限，但其代谢产物均有毒性。人体内 2.3% 乙二醇最终转化为草酸，多数经尿排泄。部分草酸与钙结合形成草酸钙结晶，沉淀在肾小管、脑和其他组织。过去认为草酸钙结晶是引起肾毒性的最主要原因，但目前认为有机酸代谢产物本身的细胞毒作用引起乙二醇肾毒性。乙二醇被小鼠摄入后，代谢为羟乙酸盐、乙醛酸和乙醛酸醇，在缺乏草酸钙结晶沉积时可引起明显肾毒性。肾功能恢复后，连续肾活检标本中仍可见这些晶体的持续沉积。一项对人类近曲小管细胞的体外试验显示，尽管羟乙酸盐浓度很高，但这种毒性主要由草酸盐直接引起[25]。其他学者认为，羟乙酸盐浓度与 CNS 代谢紊乱、肾衰加重和病死率相关性高[26]。羟乙酸代谢的中间产物乙醛酸，理论上可经吡哆醇或硫胺依赖途径代谢，产生非毒性产物甘氨酸和 α-羟基-β-酮己二酸（图 153-2）。基于这些生化过程，可常规应用这些辅因子治疗。

组织学上可看近端肾小管扩张伴水肿、空泡变性，肾小管内结晶沉积和间质水肿。尽管肾小球间质可出现结晶沉积，残存的肾小球较少，但尚属正常。肾小球功能正常，但肾小管功能异常，出现蛋白尿[27]。乙二醇诱导的神经病理改变包括弥漫性草酸钙沉积伴视网膜、脑、血管壁和血管周围点状出血，且有脑水肿和化学性脑膜脑炎表现。肝、脾、胰、胸腔、肺、心包和血管壁也发生相同的变化。也可发生骨骼肌和心肌坏死、横纹肌溶解、心肌肥厚[28] 及脂肪肝伴局部坏死。

乙二醇代谢导致阴离子间隙增大，代谢性酸中毒主要由羟乙酸引起[29]。细胞内氧化电位改变及乙醛酸代谢产物抑制三羧酸循环引起的乳酸升高，是严重酸中毒的次要促进因素[29]。

临床特征

乙二醇中毒临床综合征分 4 个阶段：急性神经系统阶段、心肺阶段、肾阶段和迟发性神经系统后遗症阶段。各阶段的严重程度和进展不同，各阶段相互重叠。患者可死于乙二醇中毒的任何阶段。预后不良的因素包括高血钾、严重酸中毒、癫痫发作和昏迷。代谢性酸中毒和典型症状发生于 4～8h 内，但如果合并乙醇摄入可延长至 12h 以上。

第一阶段，急性神经系统阶段，发生于乙二醇摄入后 0.5～12h。乙二醇和乙醇引起相同程度 CNS 抑制的醉酒状态，包括言语不清、眼球震颤、共济失调、呕吐等。大量摄入时，中毒早期阶段即出现严重的神经系统表现，如幻觉、抽搐或昏迷。眼部检查出现与甲醇中毒相似的表现，包括瞳孔反射减弱、视力下降、视物模糊、视盘水肿和色觉缺失，但大部分上述表现的患者不能除外甲醇中毒。

第二阶段，心肺阶段，发生于摄入后 12～24h，患者常出现轻度血压升高和心动过速。呼吸急促可能提示严重代谢性酸中毒，预示出现心源或非心源性肺水肿[8]。发生急性呼吸窘迫综合征（ARDS）的机制尚不清楚，可能与羟乙酸、乙醛酸毒性及草酸钙结晶沉积于肺有关。此阶段可发生肺浸润。心肌抑制引起循环衰竭。由于草酸盐与机体内钙螯合，30% 患者出现低钙血，但很少出现手足抽搐和心律失常[28]。骨骼肌炎症和坏死引起肌炎伴肌肉压痛和肌酸激酶（CK）升高。

第三阶段，肾阶段，发生于摄入后 24～72h。一项 36 例患者的流行病学研究中，67% 发生肾损害[28]。清醒患者诉肋腹部痛或肋膈角压痛。仅 50% 患者出现一水草酸钙或二水草酸钙结晶尿[30]。血尿和蛋白尿常见。正如其他原因引起的急性肾小管坏死，不一定出现少尿，但摄入乙二醇后 12h 可发生少尿，并可直接进展为无尿。肾衰竭患者预后差。尽管有肾功能恢复的报道，但持续血液透析是必要的。有报道，ARDS 可出现延迟于此阶段，但更多见于第二阶段。乙二醇中毒时，肾衰竭的发生与酸中毒程度、延迟出现的症状及血羟乙酸盐浓度较血乙二醇浓度关系密切[28,31]。

第四阶段，迟发性神经系统后遗症阶段，发生于摄入后 6～12d，典型表现为颅内病变[32]。所有患者均出现肾衰竭。双侧面瘫偶伴耳聋常见。其他表现包括发音困难、吞咽困难、伸舌偏斜、视力减退和眼肌麻痹。迟发、持续的认知和运动障碍，如共济失调、舞蹈病、昏迷及迟发的人格改变[33]。也有报道，草酸盐沉积引起严重的外周多发神经轴突退化致完全麻痹，同样，神经根（不是神经末梢）病变也可引起多发性神经根病。虽然随访中有些患者神经症状有所改善，但很多患者遗留永久性神经损害。尸检可见蛛网膜下腔沿第Ⅶ、第Ⅷ对脑神经有大量草酸钙结晶沉积[34]。但尚不清楚草酸钙沉积有何意义。其发病机制可能包括结晶直接引起机械损伤、乙二醇代谢产物诱发炎症反应、脑膜炎及维生素 B_6 缺乏。直到1978年才有该综合征的报道，可能是因为血液透析的进展，使得越来越多摄入致死剂量乙二醇患者得以生还，从而出现迟发性神经系统后遗症。

诊断策略

实验室检查包括血电解质、钙、BUN、肌酐、血糖、血渗透压、血乙醇浓度、动脉血气分析、血乙二醇浓度、心电图和尿液分析。结晶是乙二醇摄入的标志，但是未发现结晶并不能排除乙二醇中毒，因为仅有不到50%患者能见到结晶[30,35]。结晶尿可呈现为信封样二水草酸钙结晶或针状一水草酸钙结晶，常与马尿酸盐结晶混淆[8]。如果发现患者尿中出现其他形状结晶及沉积物和伴有高阴离子间隙、OG时，应进行血乙二醇检测。一水结晶对诊断乙二醇中毒更有特异性[30]。无尿者可予以50~100ml盐水冲洗膀胱，离心冲洗液，在沉淀中查找结晶，可协助诊断。尿比重减低、蛋白尿、镜下血尿、脓尿及管型尿提示肾小管功能障碍。特定酶学法测定乳酸或LDH升高时，可出现乙二醇假性升高。

可在Wood灯下行新鲜尿液荧光镜检。将荧光素钠加入散热器的防冻液中，能及时发现渗漏。摄入荧光素钠防冻液6h后，尿荧光镜检可呈阳性。在Wood灯下，可见到患者胃内容物、皮肤或衣物中的荧光。然而，检测者对荧光的敏感性、鉴赏力及间信度减低时，未观察到荧光也不能除外乙二醇摄入[36]。在儿童尿液荧光研究中发现，荧光与中毒无相关性[37]。鉴于许多塑料标本容器及某些玻璃试管是荧光的，应将标本收集在硼玻璃试管或直接沉淀在纱布、滤纸上。Wood灯检测前，应检查尿pH，调节在4.5以上。

乙二醇中毒时可见白细胞升高，白细胞计数10 000~40 000/μl，对诊断无特异性及敏感性。血细胞比容和血小板计数正常。1/3患者有低钙血症，可能因钙和草酸结合沉淀所致[34]。QT间期延长可早期诊断低钙血症。严重低钙血症可致痫性发作和抽搐。肌肉组织内乙二醇代谢产物的毒性造成CK升高[38]。

与甲醇相似，当乙二醇代谢产物羟乙酸和乙醛酸（还有一定程度的乳酸）堆积时，常引起阴离子间隙升高的严重酸中毒[39]。特定分析仪检测羟乙酸时，可有乳酸假性升高。与甲醇中毒类似，经冰点下降法测定的OG升高是诊断乙二醇中毒的线索。乙二醇达致死浓度时，渗透压可正常或轻微升高。脑脊液外观可正常，也可混浊或血性，蛋白含量增加，以多叶核淋巴细胞增多最常见。

影像学研究提示大脑内侧基底部低密度脑水肿，通常1周内恢复至等密度；这与临床表现不一致[8]。迟发性神经系统后遗症患者MRI可见第Ⅴ对脑神经双侧钆显像增强，这可能继发于草酸钙沉积。脑电图无特异征象。

鉴别诊断

乙二醇中毒患者典型表现为无酒味的醉酒状、高阴离子间隙代谢性酸中毒、OG升高及草酸钙沉积。无证据表明，酒精性酮症酸中毒或糖尿病酮症酸中毒时，高"双间隙"酸中毒鉴别诊断应包括甲醇和乙二醇。肾毒性是晚期表现的标志。毒物相关的急性肾衰竭常见于其他物质，涉及的物质有抗生素、非甾体类消炎药、对乙酰氨基酚、卤代烃、造影剂、金属、抗肿瘤药物和肌红蛋白。低钙血症和QT间期延长具有重要的诊断意义。毒物相关的低钙血症并不常见，出现可能与氨基糖苷类药物、降钙素、顺铂、袢利尿剂、α-干扰素、金霉素、喷他脒和磷酸盐静脉制剂有关。健康人摄入过量维生素C或富含草酸的食物，如番茄、蒜、菠菜、大黄、可可及茶叶，亦能出现草酸盐结晶。

处理

甲醇和乙二醇中毒的治疗基本相同，建议治疗如下：中毒后，重要的是复苏和稳定病情。如果不能尽快获取甲醇和乙二醇的血液浓度，延误治疗即可引起不可逆的器官损害或死亡。有明确病史患者，应在开始检测毒醇浓度时即治疗。

由于甲醇和乙二醇在胃肠道吸收迅速，洗胃不能改变临床过程及结果，还可能导致并发症，它仅应用于进食过多或中毒30~60min内抵达急诊室的患者，但即使对于上述患者，其疗效也不明确。活性炭无效。如有临床指征，对于反应迟钝患者应给予静脉纳洛酮、葡萄糖（或根据床旁血糖测定）和维生素 B_1 治疗。强迫利尿无治疗价值，甚至可引起肺水肿和ARDS。预期患者意识状态进一步恶化时，可早期行气管内插管以保护气道，防止误吸。

地区毒物控制中心已制定乙二醇中毒治疗指南，

并提供治疗热线 800-222-1222。指南推荐有症状的乙二醇中毒者、自杀倾向、误用或可能被恶意投毒者，无论自述摄入量多少都应立即送至急诊室。相反，摄入后短期内无症状不能排除可能中毒剂量，也不能以此作为判断标准。吸入中毒不出现全身中毒症状，若患者无症状可院外处理。有明显的黏膜刺激症状者应送至医院。温肥皂水清洗暴露皮肤。眼部接触毒物时要摘去隐形眼镜，立刻用温自来水冲洗。患者出现眼部损伤症状，应咨询眼科医生或随诊。对于大多数乙二醇产品，成人"吞服"、儿童经证实比"舔"或"尝"量多或剂量不详者都应立刻送至急诊室检查。不推荐用吐根糖浆、洗胃或活性炭清除胃肠道内毒物[40]。

甲醇或乙二醇中毒的治疗包括三方面：①碳酸氢盐纠正代谢性酸中毒；②抑制 ADH 酶从而抑制甲醇和乙二醇代谢为毒性产物；③血液透析清除摄入的醇类及其代谢产物。甲醇和乙二醇每小时产生数百毫当量的酸性代谢产物，引起严重碳酸氢盐抵抗的代谢性酸中毒[41]。这些酸不同于乳酸，不能被碳酸氢盐所中和，大剂量碳酸氢盐仅纠正部分酸中毒[8]。尽早纠正代谢性酸中毒对恢复甲醇的视力障碍有效，最大可能与甲酸大量分解有关，从而使 CNS 甲酸量减少。根据患者酸中毒的严重程度，输注碳酸氢盐可选择间断静脉静推，静推负荷量后改静滴或直接静滴。静推 1～2mEq/kg 碳酸氢钠使血 pH 达到 7.45～7.50，之后以 1.5～2 倍速度维持滴注含 150mEq/L 碳酸氢钠的 5% 葡萄糖。治疗乙二醇中毒时，应用大剂量碳酸氢钠可加重低钙血症。

为阻止甲醇和乙二醇产生更多的毒性和酸性代谢产物，必须用乙醇或甲吡唑（Antizol）抑制 ADH。在摄入严重中毒剂量乙醇后，有症状的成人或儿童应使用 ADH 阻滞药；血甲醇或乙二醇浓度 > 20mg/dl 时，即使患者无症状，也应使用 ADH 阻滞药。如果使用乙醇抑制 ADH，血乙醇浓度维持 100～150mg/dl 即可使 ADH 完全饱和[8]。乙醇对 ADH 的亲和力是甲醇的 10～20 倍，是乙二醇的 100 倍以上。当甲醇或乙二醇的代谢被乙醇抑制后，它们的半衰期分别延长至 30h 和 17h，这解释了二者混合乙醇中毒时，患者延迟出现中毒症状。应用乙醇时，测定患者初始血乙醇浓度十分重要。若乙醇浓度 > 100mg/dl，不必使用负荷量，可直接予以维持剂量（表 153-1）。血液透析时乙醇也被清除，因此需增加近 3 倍乙醇维持量。可口服或静注乙醇。静脉用药的副作用包括 CNS 和呼吸抑制、低血压、呕吐、低血糖和血栓性静脉炎。即使在儿童，其不良反应有限[43]。口服负荷量乙醇可引起胃炎。开始必须每 1～2 小时监测乙醇和血糖浓度，直到乙醇浓度稳定在 100～150mg/dl 后改为每 2～4 小时监测。乙醇治疗及监测尽量在重症治疗监护病房（ICU）完成。

甲吡唑与乙醇类似，通过作用于 ADH 来抑制甲醇和乙二醇代谢，减少毒性产物形成[23,44]。当甲醇和乙二醇代谢被甲吡唑抑制时，它们的半衰期平均延长至 52h 和 17h[45]。甲吡唑为妊娠药物分级 C 级；尽管尚未批准用于儿童，但已有应用的报道[46]。甲吡唑相比乙醇可能的益处包括：用药少，药代动力学明确，安全性高，用药方案标准化且简单不必直接观察或频繁验血，作用时间更长，无 CNS 抑制作用[47]。单纯抑制醇类代谢并不能改变代谢产物的作用。无论

表 153-1 乙醇标准治疗范围（基于平均药代动力学参数）			
	纯乙醇量*	液体量（43%口服溶液）[†]	液体量（10%静注溶液）[‡]
负荷量[§]	600mg/kg	1.8ml/kg	7.6ml/kg
标准维持量（非酗酒者）	66mg/kg/h	0.2ml/kg/h	0.83ml/kg/h
标准维持量（酗酒者）	154mg/kg/h	0.46ml/kg/h	1.96ml/kg/h
血液透析时维持量（非酗酒者）	169mg/kg/h	0.5ml/kg/h	2.13ml/kg/h
血液透析时维持量（酗酒者）	257mg/kg/h	0.77ml/kg/h	3.26ml/kg/h

* 比重 = 0.79。

[†] 相当于 86°乙醇（34g/dl 乙醇）。

[‡] 相当于 7.9g/dl 乙醇。

[§] 假定初始乙醇浓度为零；用量与酗酒程度无关。

Modified from Barceloux DG, et al: American Academy of Clinical Toxicology practice guidelines on the treatment of ethylene glycol poisoning. Clin Toxicol 36: 537, 1999.

甲吡唑还是乙醇都不能取代血液透析。甲吡唑的主要缺点是费用高。先予首次剂量15mg/kg，而后每次为10mg/kg，每12小时1次，共4次。5个疗程后，每12小时剂量增至15mg/kg，直至血中测不出乙二醇或乙二醇<20mg/dl且患者无症状及动脉pH正常。血液透析期间需调整甲吡唑剂量。甲吡唑的不良反应包括头痛、恶心、眩晕、输液部位静脉炎、皮疹、嗜酸性粒细胞增多及轻度转氨酶可逆性升高。目前为止，无临床试验比较甲吡唑和乙醇在治疗乙二醇或甲醇中毒时的相关效能、安全性和费用。

通过血液透析在甲醇或乙二醇代谢前，将其快速清除仍是基本治疗。此外，血液透析最好使用含高浓度碳酸氢盐的透析液，可纠正酸中毒，治疗尿毒症，有助于控制液量和循环系统稳定，以及清除晚期患者体内毒性代谢产物。血液透析可使甲醇和乙二醇的半衰期降至2.5～3.5h。腹膜透析和血液灌流效果差[48]。

甲醇和乙二醇中毒患者透析指征尚存争议。通常，存在代谢性酸中毒、肾功能及视力障碍（甲醇中毒）、积极支持治疗病情恶化及电解质紊乱常规治疗无效的患者需进行血液透析[8]。此外，血甲醇或乙二醇浓度>50mg/dl时常需透析[47,49]，但肾功能正常患者，可延长甲吡唑疗程而不行血液透析[50,52]。乙二醇中毒患者，血乙醇酸浓度>8mmol/L、阴离子间隙>20mmol/L或肾衰竭pH<7.30时需血液透析[54]。甲醇和乙二醇中毒程度需根据临床表现和中毒时间来评价。有迟发症状但血毒物浓度低的酸中毒患者，较无症状而血毒物浓度高的患者更需积极治疗。

患者血中测不出甲醇和乙二醇、酸碱失衡纠正及无中毒症状时即可停止血液透析。中毒程度不易评估或不可信时（例如患者出现迟发表现），阴离子间隙恢复正常也提示可停止血液透析。

甲醇中毒后，甲酸最终降解成二氧化碳和水的速度取决于灵长类叶酸辅酶（图153-1）。动物试验和有限的人体试验表明，可应用叶酸增加甲酸代谢。据此，成年甲醇中毒患者每4小时应静注50mg亚叶酸钙（亚叶酸）。同样，基于维生素B_1和维生素B_6辅酶可治疗原发性高草酸尿，理论上对治疗乙二醇中毒有益，但无临床试验证实。足量的辅酶通过促进其他低毒性产物合成从而减少草酸的产生（表153-2）。虽然这些维生素的可能益处不明显，但可经验性用药。成人推荐剂量：维生素B_1 100mg，每6小时静注；维生素B_6 50mg，每6小时静注，使用2天。有症状的低钙血症患者应静脉补钙，但应警惕更多草酸钙结晶沉淀于组织，而无症状者无须治疗。镁是一种辅因子，与维生素B_1一起构成乙醇酸的解毒剂，镁缺乏患者应予补充。

安置

甲醇或乙二醇中毒患者需住院治疗。另外，即便患者未提供病史或病史对诊断醇类中毒无意义，而临床表现或实验室检查结果符合醇类中毒的患者都应住院治疗。处理明确摄入毒醇患者时，应尽早请肾内科医生会诊决定是否行血液透析。如条件不允许，应予ADH抑制剂治疗并转往具备血液透析条件的单位。眼科医生可全面评价甲醇中毒患者视力受损情况。因甲醇或乙二醇中毒患者可能出现迟发或持续的神经系统后遗症，请神经科医生会诊并随诊是必要的。

预防

可在含乙二醇10%以上或甲醇4%以上的汽车产品中添加苦味剂苯甲地那铵（Bitrex）[54]。此方法尚未证实可减少该产品的儿童中毒。另一预防方法是使用低毒性醇类（如丙二醇）替代，加入防冻剂中。

异丙醇

概述

异丙醇是一种略带苦味的无色透明液体。它在乙醇之后列第二常见摄入的醇类。2006年，美国毒物控制中心报告21 181例异丙醇中毒患者，88%是误服，3%为中重度中毒，4例死亡。外用酒精含70%～91%异丙醇或乙醇，是常见的中毒来源。或许应染成绿色或黄色以减少误服，其他中毒源包括皮肤头发用品、指甲油洗脱剂、消毒剂、窗户及家庭管道清洗剂和防冻液。误服是儿童中毒的最常见方式，偶尔也有海绵擦浴造成误吸或经皮肤吸收引起中毒。异丙醇及其代谢产物丙酮可抑制CNS，其作用是乙醇的两倍，因此有人将异丙醇当做酒精替代品饮用，异丙醇与乙二醇或甲醇中毒毒性不同，很少导致死亡。典型死亡病例见于慢性老年酗酒者大量饮用乙醇和异丙醇混合液[55]。

疾病原理

药理学和代谢

异丙醇的吸收迅速而完全，饮用30min内80%经胃肠道吸收，20%经肾以原形的形式排出。小部分

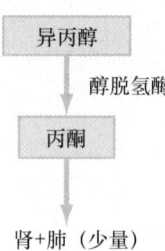

图 153-3　异丙醇代谢。

再循环至胃及唾液，80%在肝经 ADH 的作用代谢为丙酮（图 153-3），丙酮主要经肾代谢，小部分由肺呼出。

血异丙醇水平在摄入后 30min 达高峰，可持续 3h，再以一级动力学清除，半衰期 3～7h[56]。儿童的药物半衰期稍短[57]。丙酮的清除稍慢，半衰期 22h。酗酒时异丙醇清除较快，而肝损害时清除慢[55]。成人可能致死量是 150～240ml（2～4ml/kg），但也有成人服用 1L（8～15ml/kg）后仍存活。

病理生理学

异丙醇是强的 CNS 抑制剂，但其作用机制尚不明确。丙酮也是 CNS 抑制剂，并且有报道显示，其代谢产物清除时间延长可致昏迷时间延长，丙酮对昏迷患者的影响尚有争议，有报道，丙酮浓度 200mg/dl 但患者仍神志清醒。大剂量异丙醇通过引起周围血管扩张和直接心肌抑制导致低血压。其局部作用包括角膜去上皮化或皮肤烧伤，早产儿皮肤脱脂。异丙醇中毒患者的特点是酮症而无酸中毒，有人发现这是因为丙酮不会转化为乙酰乙酸或 β-羟丁酸。异丙醇中毒的尸检中没有特异性特征，肺淤血是非特异性的，死亡者的典型表现是药物引起的 CNS 抑制[55]。

临床表现

临床主要表现为胃肠道及 CNS 症状。呼吸时明显的丙酮气味而非乙醇气味提示异丙醇中毒。患者可出现头晕或头痛，也可有神经肌肉不协调、精神错乱或眼球震颤。大量摄入后引起深昏迷，合并乙醇中毒时昏迷时间延长，也可发生呼吸抑制或衰竭。患者深部腱反射、角膜反射和保护性气道反射消失，出现伸肌反应使得跖反射阳性[58]。瞳孔大小不等，多为缩小[59]。异丙醇有胃肠道刺激作用，故患者可出现腹痛、恶心、呕吐。皮肤接触和口服中毒可出现胃炎[60]。胃炎可致呕血及上消化道出血，但不常见。

低血压虽然不常见，但表明严重中毒，合并低血压时病死率约 45%。一项病例研究发现，出现昏迷和低血压时才发生死亡[59]。窦性心动过速常见，但其他房性及室性心律失常并不常见，且一般仅出现于合并低氧血症、酸中毒或休克患者。低体温常见[59]。肌红蛋白尿、急性肾小管坏死、肝功能异常和溶血性贫血罕见。异丙醇中毒的特有临床表现是无代谢性酸中毒，除非伴低血压、胃肠道出血或合并进食可致酸中毒的食物。可发生高血糖，即使意识改变的患者尚未发现低血糖。

诊断策略

实验室检查包括血异丙醇水平测定、血清电解质、尿素氮、肌酐、渗透压、血清及尿酮体测定和动脉血气分析。摄入异丙醇后血浓度迅速达高峰，而丙酮达高峰需 4h[59]。最常见的实验室异常结果是酮症，但无酸中毒且血糖正常。酮症源于代谢产物丙酮，摄入异丙醇后 15min 血中可检测到丙酮，3h 后尿中可测出[59]。丙酮不带电荷，因此不增加阴离子间隙。异丙醇和丙酮均提高渗透压。理论上，血异丙醇浓度每上升 1mg/dl，血浆渗透压升高 0.17mOsm/kg。

早期诊断异丙醇中毒的实验室指标是假性肾衰竭或单纯肌酐假性升高而尿素氮正常。此情况是由于采用比色法检查肌酐时受丙酮和乙酰乙酸干扰。血丙酮升高 100mg/dl，肌酐上升 1mg/dl。异丙醇中毒可合并昏迷引起肌红蛋白尿和横纹肌溶解症，因此应查肌酸激酶。

鉴别思路

患者摄入大量异丙醇后，出现醉酒和意识减弱，鉴别诊断就包括前文阐述的所有引起酒精中毒患者意识改变的原因。酮症可见于糖尿病酮症酸中毒、酒精性酮症酸中毒、水杨酸中毒、氰化物中毒和饥饿性酮症，而异丙醇中毒的特点是酮症不合并酸中毒。OG 升高伴酸中毒还应考虑是否有其他醇类中毒。出现肌酐升高而 BUN 正常时，应考虑急性横纹肌溶解。其他使肌酐假性升高的物质有西咪替丁、硝基乙烷和硝基甲烷，硝基甲烷常与甲醇混合用于生产天线遥控汽车的燃料[61]。有人详细描述了未曾暴露过异丙醇的丙酮血症患者，血中检测出异丙醇（实为体内丙酮转化为异丙醇）。

处理与安置

洗胃或活性炭无效。如果患者不能自行保护气道，根据同时摄入的毒物或神志不佳或恶化时应气管内插管。异丙醇与甲醇和乙二醇治疗不同，不宜用乙醇或甲吡唑阻断 ADH。低血压时应补液，并应用升压药。上述治疗后若患者仍低血压或生命体征进一步恶化，则需要透析。有些医生建议血清异丙醇浓度 > 400mg/dl 时采取透析[53]。昏迷本身并不是透析指征，但可能需机械通气。腹膜透析和血液透析均有效，但血液透析效果更好，因而更受青睐。由于异丙醇吸收迅速，摄入后最初 6h 内神志清醒、血流动力学稳定的患者发生严重后遗症的风险低，通常无需血液透析。儿童 2h 内出现神志改变是血异丙醇达中毒水平的临床指标[62]。其他监护支持治疗包括复温、肌注维生素 B_1、监测低血糖和胃肠道出血。

致谢

感谢 Deborah Mouzon 协助我准备这一章节。

本章参考文献请参见 http://pumpress.bjmu.edu.cn/eduservice/3419.html

重要概念

- 仅吞服小剂量（一口）甲醇和乙二醇就可引起中毒。
- 乙二醇和甲醇中毒（特别是混合摄入）的特征在出现症状前有潜伏期。
- 双间隙酸中毒（AG 和 OG）常提示乙二醇和甲醇中毒。
- "正常" OG 不能排除乙醇中毒。
- 临床怀疑甲醇或乙二醇中毒时应立即治疗。尽快用碳酸氢盐纠正酸中毒，使用辅因子，应用乙醇或甲吡唑抑制 ADH。
- 无论是甲醇还是乙二醇中毒，酸中毒常提示毒性代谢物蓄积，明确血乙二醇或甲醇浓度前就应立即联系血液透析。
- 异丙醇中毒特点是渗透压间距升高而无酸中毒，可能出现较长时间的昏迷，低血压提示预后不良。

第154章 致幻剂

Binh T.Ly, Richard F.Clark, and Saralyn R.Williams

辛绍斌 靳衡 译　柴艳芬 校

致幻剂（hallucinations）是一类毒品（drugs），它们具有不同化学结构、作用机制和不良反应。通常，大多数毒品不会产生真正幻觉。确切地说，大麻不产生幻觉，有可能是苯环利定（PCP）产生，偶尔交感神经胺也能产生，仅用大剂量5-HT药（serotonergic agents）也可产生幻觉。几乎所有拟交感神经化合物都可产生精神障碍、妄想症及其他效应，有些被列为幻想，但其实是对具体事物的错误感知，确切地称为幻觉。本章介绍5-HT药、拟交感神经胺、解离剂、相关植物和菌类。

5-HT 样药

概述：背景及流行病学

5-HT样药（serotonin-like agents）是一类与5-HT特性相似或能提高体内5-HT能效力的化合物。它包括各种麦角酸衍生物和色胺。5-HT样药使思想、情绪、知觉、意识改变，但保持对人物、地点和时间的定向力，严重中毒时引起混乱。患者常因急性恐慌反应，大量吞食或意外摄入（如儿童或成人无意摄入药物）而被送入急诊。致幻剂中无成瘾成分，也无可卡因导致的兴奋-烦躁周期表现，因此吸毒者使用量更大。致幻剂迅速产生的耐药性也限制其重复剂量产生的效应[1]。

麦角酸二乙胺

麦角酸二乙胺（Lysergic acid diethylamide，LSD）或俗称"迷幻药（acid）"是强效精神毒品。剂量达1～1.5μg/kg就能产生迷幻效应。大约25～100μg就能使摄入者进入迷幻状态。麦角酸二乙胺以片剂（微粒）、液体以及凝胶（方格状）形式出售，但最常见形式是"吸墨纸"酸。吸墨纸上喷洒麦角酸二乙胺，晾干，穿孔做成一个个小方块。吸墨纸印上卡通人物的图案（例如菲利克斯猫）或几何图案（图154-1）。每张吸墨纸由上百个这种小方块组成，用药时可放在舌下含服或整个吞咽。大量吞食罕见。

除合成麦角酸二乙胺，一些植物中含有与麦角酸二乙胺结构和效果相同的生物碱。这些植物包括夏威夷婴儿伍德罗斯（银叶花属脉羊耳兰碱）、夏威夷伍德罗斯（金钟蛇生）、牵牛花（蕹菜蛤）和篱卉属伞房花（ololuique）。食用这些植物种子或提取物后可导致中毒[2]。

色胺

色胺类物质有天然的和合成的。数世纪以来，中美洲和南美洲本土人在他们的宗教仪式上饮用含有色胺的饮料——死藤水。最近，欧洲和北美流行饮用包含二甲色胺（DMT）和5-甲氧基二甲色胺（5-MeO-DMT）的植物饮料。色胺可被合成并保持天然成分中促进精神活动的效应。

光盖伞素和脱磷酸光盖伞素是天然的色胺，存在于裸盖菇（图154-2）、斑褶菇和锥盖伞属蘑菇[3]。光盖伞素具有抗氧化活性，即使蘑菇已经干枯或烹调后仍保持活性。街头卖的光盖伞素药丸或胶囊通常被PCP或LSD替代。误认和误食其他有毒蘑菇也很危险。

天然色胺不仅在植物和真菌中被发现，而且存在于蟾蜍腮腺中。索诺兰沙漠或科罗拉多河蟾蜍毒液中包含了致幻物质5-MeO-DMT，死藤水饮料中也发现过这种物质。吸食干毒液可有与5-MeO-DMT相似的精神作用[4]。

除天然色胺外，现已能人工合成口服制剂[5]。该组包括α-甲基色胺、二异丙基色胺和二异丙基-5-甲

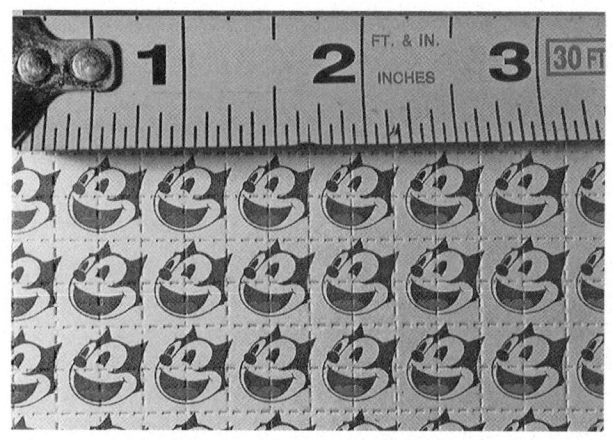

图 154-1　LSD 的吸墨纸。（*Copyright © 2001 Blotterart.com. Accessed at http：//www.erowid.org.*）

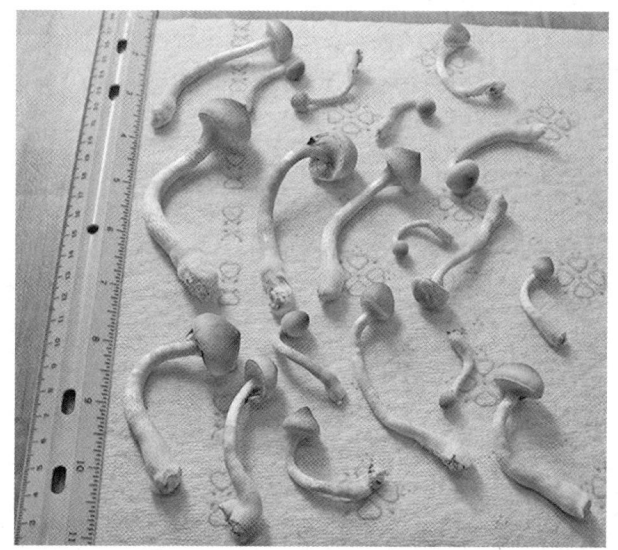

图 154-2　裸盖菇黄瓜霜霉病蘑菇。（*Copyright © 2003 Erowid.org. Accessed at http：//www.erowid.org.*）

氧基色胺，此即为夜店众所周知的"迷幻药（foxy）"或"甲氧基迷幻药（foxy methoxy）"[6]。这些合成衍生物的作用类似天然色胺。

疾病原理：药理学和病理生理学

目前对这些药物尚未完全了解。有证据表明，这些药物作用于 5-HT 能神经元，特别是 5-HT 受体的 2A 亚型[1,7]。有理论认为，中脑细胞通过 5-HT 向高级中枢传递信号，致幻剂改变信号传导，导致大脑皮质和前脑边缘活动增强[8-10]。

通常服 LSD 30min 后产生精神作用，3～4h 达高峰，此作用约持续 12h。12h 后出现神经兴奋性增强，肌张力增加（特别是面部肌肉），并出现妄想[11]。摄入光盖伞素 30min 后起作用，致幻阶段持续 30min～2h。然后作用减弱，4～6h 后消失。

临床特征

在西方社会，人们由于内心需要摄入精神药物，更常见演唱会上、海滩或森林中的"消遣"。服药者精神作用包括：感觉自身与环境融为一体；颜色感扭曲；声音变尖锐；对事物感觉变得新奇及使人神魂颠倒。这种状态不同于由 PCP 产生的精神错乱和游离状态。服药者通常意识到他们处于药物的影响之下。典型的感觉是欣快，但可能交替出现强烈的烦躁不安并伴随痛苦（如生死之痛）。

致幻剂最常见不良反应为急性恐惧反应，会出现妄想和濒临死亡的恐惧感。行为激动，偶尔表现孤僻。拟交感神经作用包括扩瞳，血压、心率适度增加，少见体温升高。瞳孔扩大与药物强度有关。与 PCP 相比，5-HT 样药不会出现眼球震颤、共济失调、肌肉僵硬、分泌物增多症状。

认知功能改变可导致个人失去对危险环境因素的识别，导致受伤。有报道摄入 LSD 后出现精神病，及精神分裂症（明显的和边缘的）加重。使用 LSD 后有时会出现短暂抑郁。幻觉重现（或致幻剂后感知障碍）是长期摄入 LSD 后数月或数年内反复多次出现的短暂性意识改变。然而，并无证据证明，使用 LSD 与出现这些症状之间有必然因果关系。

大量摄入此药可出现昏迷和痛觉迟钝。也可出现明显的幻听和幻视。结果会导致呆滞、瞳孔放大、出汗、呕吐、出血和痫性发作[12]。

通常摄入 1～5 个斑褶菇属蘑菇后出现兴奋和对现实的歪曲。与仙人球膏相比，斑褶菇属蘑菇少见一过性恶心和呕吐。较大剂量（5～20 个斑褶菇属蘑菇）会产生幻视。斑褶菇属蘑菇不良反应较少，恶性迷幻或恐惧反应发生率比摄入 LSD 低。有报道，摄入赛洛西宾后痫性发作、昏迷和发热。

诊断策略

因为中毒后大多数患者处于恐慌状态或引起同伙的焦虑不安，不言而喻是致幻剂中毒。虽然质谱法能够检测血清、尿及胃内容物中的致幻剂，但此方法不适用于临床，应根据患者临床表现进行诊断和治疗。因检测耗时太长，检测结果仅可用于证实诊断或提供诊断依据，通常不会干扰常规用药。

鉴别思路

特别是昏迷或有明显生理学变化患者，其症状可能因摄入其他毒物或多种毒物所致。首先要考虑PCP、可卡因和苯异丙胺中毒，因为上述中毒常需特效药治疗。精神分裂症可出现类似摄入致幻剂的症状，但其发病时间过程更长。

处理

院外治疗的基本原则是安慰患者和支持治疗。如果患者对自己或他人构成危险时，可予以临时捆绑以便镇静，或镇静后则无须捆绑。目前尚无特效药对抗5-HT能药效应。一个重要的治疗方法是使患者处在温馨、安静的环境中保证移情（empathic reassurance）。该作用仅持续数小时，逐渐消失后，患者又恢复常态。

地西泮［如劳拉西泮（1或2mg静脉注射，然后逐步增高剂量）］可减少躁动。由抗胆碱能药而非致幻剂引起躁动时，应避免应用吩噻嗪。患者躁动强烈需要镇静的情况时，可肌内或静脉注射丁酰苯（如氟哌啶醇或达哌啶醇），并可根据临床反应逐渐加量。应用丁酰苯患者，如有条件应进行心电图监测，观察QT间期是否延长。

安置

可说服焦虑或恐慌患者并由家人或朋友送回家。持续思维混乱或有偏执行为患者应住院。如果诊断未明，应观察数小时，以便发现重要体征变化。应推荐精神科医生、社区医生或药物咨询机构进行随访评估。大量吞食或已有损伤或并发症（如横纹肌溶解症）患者可能需住院监测进行重新评估。

迷幻药

概述：背景及流行病学

致幻兴奋剂也称迷幻药，是苯丙胺、麦司卡林和N-取代哌嗪的结构类似物。这些制剂具有不同程度的5-HT样致幻剂和真正中枢兴奋剂样作用。

策划苯丙胺

管制药品法（Controlled Substances Act, CSA）前瞻性标准出台前，为逃避法律，每年都有通过化学合成的新策划苯丙胺（designer amphetamines）出现在黑市（drug communities）。这些物质包括3,4-二亚甲二氧基甲基苯丙胺（MDMA，Ecstasy、XTC或Adam）、3,4-甲烯二氧苯丙胺（MDA）、3,4-二亚甲二氧基乙基苯丙胺（Eve）、对甲氧苯丙胺（PMA或死亡）及4-甲基-2,5-二甲氧基苯丙胺（STP）。

摇头丸（MDMA）人所共知。1914年首次人工合成摇头丸并作为抑制食欲药物。应用于娱乐及心理治疗始于20世纪70年代末，最近几年有所增加，特别是大学校园，有39%学生尝试过这种药物[13,14]。澳大利亚调查报告称20～29岁人中有20%曾使用过MDMA[15]。MDMA和MDA的被称为"爱的药物"，因为它可使摄入者增强性快感，但这些药物的拟交感神经作用可导致勃起功能障碍。MDMA能产生欣快感，提高情绪，并且有报告称可改善人际沟通。多数使用MDMA的致幻和刺激效果优于MDA。LSD很少产生这样典型的致幻经历。然而MDMA可出现感觉增强、扭曲和幻觉。Nichols认为，由于这种效果，MDMA被认为是一种新的药物类别，称迷幻药（即使用者能够"触摸内心"）[16]。此概念是基于人的临床效果及动物实验的药物辨别研究基础[17]。1985年MDMA被缉毒局（DEA）列入附表1中的药物。

迷幻药主要是用在三个方面：作为"心理治疗辅助药物"，用在娱乐性小团体或夫妻，舞厅或"锐舞"聚会。一些精神科医生或精神治疗医师已使用迷幻药作为心理治疗时的辅助药，以增加患者的情感意识、人际交往及自我反思[18]。低剂量MDMA用于焦虑治疗的辅助用药仍在研究中[19]。锐舞派对是在仓库或舞厅举行通宵舞会。不停跳舞伴随着吵闹、反复播放的电子音乐，消耗许多致幻剂和改制苯丙胺，尤其是MDMA。MDMA缺乏时，聚会中可用"草药迷幻剂"（如麻黄或麻黄属）替代。虽然这种草药含有麻黄碱，其迷幻效果并不像MDMA。致幻片剂还包含其他化学品，如苯丙胺、甲基苯丙胺、咖啡因及氯胺酮。MDMA被广泛使用，并在俱乐部和街道上出售，（通常是30～150mg/粒），常见剂量为1～2mg/kg[20]。这些聚会要求肌肉不停地运动，MDMA与其他精神兴奋剂合用可致横纹肌溶解和体温过高。1974年，加拿大最先报道PMA导致9人死亡，但大量PMA相关死亡事件发生在欧洲和澳大利亚[21,22]。由于MDMA的流行，有报道称PMA冒充MDMA出售。摄入者临死前会出现肾上腺素过量的体征和症状，然而在等效剂量下PMA是否比其他苯丙胺毒性更大尚不清楚。

麦司卡林

麦司卡林通常来源于蓝绿色仙人掌和仙人掌类植物南美仙人掌的"芽孢"（彩图154-3）。这种仙人掌

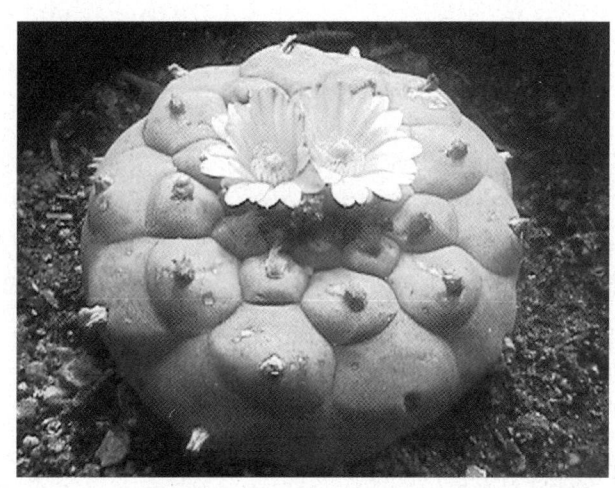

彩图 154-3　威廉斯仙人球（佩特仙人掌）。（Photo by Christopher B. Copyright © 2000 Erowid.org. Accessed at http://www.erowid.org.）

生长在美国西南部和墨西哥沙漠。仙人掌芽孢位于圆形饱满顶部，芽孢被取出晒干。具有致幻活性的生物碱麦司卡林发现于仙人掌芽孢中。

仙人掌用于宗教仪式已有8 000年历史。麦司卡林也存在于南美洲的圣佩德罗仙人掌（*Trichocereus pachanoi*）里并被美国本土安第斯人在仪式上使用[1]。这些仙人掌含有很多生物碱，其中部分有精神作用。美国某些州的本土教会成员使用仙人球膏是合法的。仙人球膏的不良反应（例如：恐慌）在这种有组织的宗教仪式上很少发生[23]。麦司卡林45～60min内发生作用，这种效应持续4～8h。麦司卡林对CNS和生理学影响与LSD相似，但幻觉更加强烈，有明显恶心、呕吐症状，并且常发生在幻觉出现前。

哌嗪类

最近，N-取代哌嗪化合物已出现药物滥用，如1-苯基哌嗪（BZP或"A2"）、1-（三氟噻嗪）哌嗪（TFMPP或"Molly"）和1-（氯苯基）哌嗪（CPP），并作为MDMA的安全、合法替代药出售，互联网上冠以"合法E"或"合法X"之名[24,25]。虽然最早BZP作为驱虫药被合成，但现在BZP及其同源物并未用于治疗。这些哌嗪化合物在体外和动物体内实验中都被证明有刺激5-HT和其他单胺物质释放的作用，但比MDMA作用小[25]。2002年，因BZP和TFMPP滥用和危害公众健康而被列入毒品列表。未发生哌嗪类药物直接导致死亡，但发生过使用哌嗪类药物相关的死亡案例[24]。

肉豆蔻

肉豆蔻是一种从肉豆蔻树种子获得的香料，肉豆蔻素。20世纪60年代，肉豆蔻作为一种自然合法的精神影响剂被普遍使用。尽管缺少体内研究，但因肉豆蔻醚和榄香素化学结构和麦司卡林相似，已被认为是人毒性物质。已有的生物转化技术可使肉豆蔻醚和榄香素转化成已知精神药物，如3,4,5-三甲氧基苯异丙胺和3-甲氧-4,5-甲撑二氧苯丙胺[26]。中毒的报告不常见[27,28]，据说摄入5～30g（1～4汤匙）这种香料能引起兴奋和幻觉，但更易引起胃肠炎。

疾病原理：病理生理学

MDMA和其他迷幻剂对精神的影响归因于突触前和突触后部位儿茶酚胺神经传递的改变，特别是对5-HT的影响。这些制剂导致5-HT、多巴胺和去甲肾上腺素从神经末梢释放，也抑制儿茶酚胺再摄取。肾上腺素和去甲肾上腺素释放可能对心血管产生影响。MDMA和其他迷幻剂可能是5-HT能神经毒素。灵长类动物和实验动物摄入MDMA后，起初5-HT会从5-HT能神经元释放出来，随后5-HT被分解。磁共振成像显示，有显著神经退行性病变[30]。这些作用在单次给药后可能会持续数周或更长时间[31]。这种剂量下对人神经毒性作用的程度未知[32]。

摄入精神兴奋剂使人发热。摄入迷幻剂无强体力运动时出现发热现象，但缺少调节自身体温以适应高温环境的能力[33]。此外，摄入MDMA或其他迷幻剂引起发热可能与增强5-HT能神经毒性有关[34]。

能引起痫性发作、木僵、死亡的低钠血是使用MDMA的另一个并发症，但不像应用其他苯丙胺时那样常见。引起低钠血症的两个假说是：①建议摄入MDMA患者应饮用大量水以保证水合[35]；②MDMA介导抗利尿激素释放[36,37]。

临床特征

MDMA效果持续3～5h。血压在第1小时升高并在6h内逐渐恢复至正常。MDMA对CNS的影响可能持续6～12h。较大剂量或更高频率摄入MDMA可致更糟糕的不良反应，如精神激动或混乱。娱乐摄入者很少有烦躁不安的报告。

迷幻剂临床效果和其他策划苯丙胺的临床效果相似（见第152章）。摄入后死亡多与发热有关。通常，锐舞派对死亡是因摄入足以使人狂欢的剂量后出现痫性发作和高热所致。锐舞派对时脱水和高温环境也可能是致死因素。精神兴奋剂导致体温过高的机制尚不清楚，但很可能与药物引起的CNS因素和痫性发作有关。药剂和极端体力活动的直接毒性作用以及发热共同作用导致横纹肌溶解症。心脏病史者可能因恶性心律失常导致突然死亡[38]。摄入单胺氧化酶抑制剂患者使用 MDMA 可促使发生高血压危象，当与 5-HT 样药合用时引起 5-HT 综合征[20]。MDMA 及其类似物过量都能导致死亡。

诊断策略

使用免疫分析技术进行尿检可检测出迷幻剂。小剂量苯丙胺可能检测不到，但较大剂量苯丙胺可阳性[41]。策划苯丙胺包括 MDMA 及其代谢产物苯异丙胺，均可通过薄层层析法检测[42]。

鉴别思路

所有拟交感神经化合物，包括可卡因、苯丙胺诱导药、PCP 和 LSD，都出现暴力和精神行为、抽搐、昏迷和其他拟交感神经的综合症状和体征。这些反应可能不是药物过量引起，更主要原因可能是特发性和不可预知的毒性反应。上述化合物的最初治疗一致。

处理

恐慌反应或暴力行为患者应处于安静环境中并让他安心。对合作患者口服地西泮 2～10mg，或劳拉西泮 1～2mg。暴力行为患者可重复应用地西泮 5～10mg［静脉注射（IV）］，或劳拉西泮 2～4mg［肌内注射（IM）或静脉注射］，也可应用丁酰苯（如氟哌啶醇和达哌啶醇）。高血压和心动过速者应给大量镇静剂。必要时可联合应用 α-受体拮抗剂与血管扩张剂。心律失常应以常规的方式处理。

发热是一种常见并发症，应测量体内温度。患者体温 >40～42℃时，引起多器官损害可导致死亡。应立即采取积极的方法降温，由于疗效与发病体温和高热持续时间密切相关。处理上可使用快速插管、非去极化神经肌肉阻断剂麻痹、静脉液体复苏、水喷雾和扇风。横纹肌溶解症、肌球蛋白尿性肾衰竭、肝损伤、弥散性血管内凝血也可伴随高热[43,44]。治疗低钠血症应用常规方法。摄入仙人掌和肉豆蔻引起恶心和呕吐时，需要积极的药物治疗。

安置

大多数有毒性反应或过量使用迷幻药患者，如无高热或心律失常情况，数小时后症状就会消退。如精神症状或异常思想和行为持续时间超过此时限，就需行精神病学鉴定。虽然尿液筛检不能指导治疗，但它能帮助心理医生咨询。

严重中毒患者需住院治疗。痫性发作、心律失常、肌球蛋白尿性肾衰竭、肝损伤及发热相关疾病，应在重症监护治疗病房或普通病房监测。直接拟交感神经毒性 24h 后消退，但后遗症可能需要长期住院治疗。

离解剂

概述：背景及流行病学

苯环利定（PCP）和氯胺酮是离解剂类别中的两大主要制剂。它们的化学结构和药理作用相似。PCP 及氯胺酮使患者感觉与环境脱离的全身麻醉剂，有镇痛和遗忘作用，但不导致呼吸或心血管抑制。

苯环利定

PCP 最初作为一种全身麻醉剂销售使用，但是，严重的急性反应很快导致其被召回。20 世纪 60 年代，PCP 被当做一种口服药（"安宁丸"）销售，但效果不佳并难以预料。70 年代中期，PCP 是引起与娱乐毒品有关的紧急情况中的最普遍药物。因 PCP 的效应不可预测、临床过程长、烦躁不安及与暴力相关，其流行度下降。1978 年，PCP 被列入毒品表 I。

氯胺酮

PCP 和氯胺酮的相似性导致氯胺酮滥用。由于狂野派对流行和互联网（曾称"维生素 K"和"特殊 K"）的刺激，氯胺酮是美国一些地区滥用增长最快的药物之一，特别是靠近墨西哥边境。街头使用的氯胺酮经常是由兴奋药伪造而成。为产生快感或"嗨（K hole）"，娱乐场所氯胺酮最常应用的方式是鼻吸，也可皮下、肌内注射或直肠注入。

右美沙芬

右美沙芬不是真正的解离剂，而是与 PCP 和其他阿片类化合物在结构上相似，并能与 N-甲基-D-天（门）冬氨酸受体的 PCP 位置结合。其滥用史从 20 世纪 90 年代高中学生（13～17 岁）开始[45,46]。互联网也在滥用右美沙芬中起到重要作用。被称为"DXM"、"Robo"和"skittles"，右美沙芬占据许多互联网网站的主导地位，并用于锐舞派对毒品使用和实验。

疾病原理：药理学与病理生理学

虽然 PCP 和氯胺酮分子简单，但其药理学作用却因在多数位点的激动和拮抗作用变得复杂，包括 N-甲基-D-天（门）冬氨酸受体、多巴胺/去甲肾上腺素/5-HT 再摄取泵、Σ-阿片样受体和胆碱能受体[47]。PCP 经口、鼻或直肠黏膜吸收良好，可喷注或吸入，也可肌内、皮下或静脉注射。PCP 小肠吸收良好，给药 15～60min 内起效。PCP 吸入给药时，5min 出现症状，15min 作用达高峰[48]。通常 PCP 摄入中毒发生在 8～16h，慢性摄入出现中毒症状时间更长。虽然有人提出 PCP 肠肝循环，更可能的原因是胃肠道凝结或由体内脂库（lipid stores）中延迟释放[49]。

氯胺酮效力大约只有 PCP 1/10[47]。氯胺酮的中毒强度不太明显，即使大剂量摄入氯胺酮后效果与 PCP 大致相同。氯胺酮症状持续时间短，经鼻吸入后大约持续 1h，但口服一定剂量后可持续 4～8h。PCP 和氯胺酮是高度脂溶性制剂，在肝中进行广泛代谢，并最终从尿液中排出。

右美沙芬是合成的类阿片左吗南右旋异构体，为典型阿片类药物，药理作用复杂。它抑制 5-HT 的摄取，在 PCP 结合位点阻止 NMDA 受体[50]。大剂量右美沙芬是 Σ-阿片受体激动剂，据报道，纳洛酮具有扭转中毒的作用[51]。右美沙芬与选择性 5-HT 再摄取抑制剂及单胺氧化酶抑制剂的相互作用也有所报道[52]。

临床特征

PCP 中毒患者有多种症状，其体征与症状类似于其他拟交感神经药物中毒。PCP 中毒患者行为奇怪、嗜睡、不安、烦躁或暴力倾向，常见无表情或紧张性凝视，也可出现垂直、水平和旋转眼球震颤。同时可出现中度高血压和心率过速。虽然瞳孔可缩小或散大，但对光反射存在。还可表现出怪异表情和扭曲动作[53]。

其他症状包括共济失调、肌肉僵硬、肌腱反射增强、分泌物增加、支气管痉挛、体温过高和痫性发作。10%～40% 摄入 PCP 患者有暴力倾向，急诊室内控制此类患者较难。由于 PCP 的离解作用，患者可能拥有"超人"的力量。患者冒着骨折风险，弄断手铐，还会有其他不正常的破坏性行为。虽然 PCP 中毒患者常有轻度高血压，但很少应用降压药治疗。

PCP 过量导致的严重高血压可引起脑出血，但不像使用可卡因或苯丙胺常见[54]。

高体温范围从轻度到危及生命。PCP 中毒者体温可达 40℃ 以上，但在急诊观察期间不易发现。体温 >42℃ 时酷似中暑，常引起易受损器官（如肾、肝、心脏和大脑）损害[55]。高输出量充血性心力衰竭已报道。考虑其机制为痫性发作、剧烈活动（如极力反抗束缚）或长时间制动引起肌肉损伤所致。横纹肌溶解症和急性肌红蛋白性肾衰竭是最常见的严重并发症。大多数患者肾功能数周后恢复。PCP 最致命并发症是呼吸抑制、呼吸暂停及心脏骤停[53]。

虽然右美沙芬对阿片受体具有活性，但通常不会出现典型阿片类中毒三联征（瞳孔缩小、呼吸抑制、神经抑制）[56]。与哌替啶相似，右美沙芬中毒可通过麻痹睫状体导致瞳孔散大[57]。更多典型临床表现包括嗜睡、精神激动、言语不清、共济失调、出汗、高血压及眼球震颤[58]。大剂量时常出现恶心、呕吐，中毒症状与 LSD 中毒时的兴奋和幻觉相似。曾有报道，给儿童用药治疗后出现张力障碍[50]。

诊断策略

大多数医院检验室使用放射免疫分析法检测尿液中的 PCP，其检测限为 5ng/ml。摄入 PCP 2～4d 后尿检阳性，但慢性中毒超过 1 周后尿检仍为阳性反应。PCP 血清含量与症状几乎不相关，故其血清检测无临床意义。有几种物质（如右美沙芬）由于它们的结构相似，可能与尿筛查的 PCP 发生交叉反应。氯丙嗪、美沙酮、氯胺酮、苯海拉明对某些检测也发生交叉反应[59]。右美沙芬是一种氢溴化物盐，由于自动分析器中溴化物离子与氯化物检测相互干扰，长期使用右美沙芬可导致假性低或负阴离子隙高氯血症[60]。

鉴别思路

PCP、氯胺酮和右美沙芬中毒与头部外伤、脑膜炎、焦虑症和中暑症状相似。其生命体征变化在摄入其他药物时也可出现，包括可卡因、苯丙胺和 LSD。应用抗毒蕈碱化合物（如苯海拉明、甲磺酸苯扎托品和三环类抗抑郁药）也可出现 PCP、氯胺酮引起的心动过速和精神状态改变。也应考虑水杨酸中毒、甲状腺毒症和脓毒症。不明病因的精神状态改变不排除脑膜炎、脑出血、病毒性脑炎。尽管 PCP 尿检阳性，也不能就此确诊，除非知道患者近期摄入 PCP、氯胺酮和右美沙芬，且已排除其他因素。

处理

院外处理

患者的致命性并发症（如呼吸暂停或痫性发作）稳定后再行转运。PCP 中毒患者以暴力威胁非医疗提供者，致使控制中毒患者的 2~3 位非医疗提供者在其他救援者到达前处于险境。患者病情稳定前，可暂不检查血氧和血糖。在 PCP 作用下，暴力患者可能会受伤。

急诊

PCP 中毒患者会出现不可预知的暴力行为或突发合并症，如心脏骤停或痫性发作。尽管氯胺酮可导致暴力行为，但少见。大多数轻微中毒者 4~6h 后清醒，定向力和神经功能恢复正常[54]。所有有创伤和挣扎表现患者都应验伤。可靠评估此类患者比较困难，必要时检查前给予束缚和镇静。

虽然为确保 PCP 和氯胺酮中毒患者安全、顺利输液及注射苯二氮䓬类药物，暂时束缚患者，但化学镇静或抑制优于束缚。采用化学镇静后，可能无法准确评估患者精神状态，但有保护医护人员和患者的作用。通常，5~20mg 氟哌啶醇 IM 或 IV，或 2.5~10mg 达哌啶醇 IM 或 IV（食品药品监督管理局提示）是此类患者有效的化学抑制方法。上述药物可拮抗患者暴力行为的 CNS 受体位点。为使所有类型拟交感神经药物中毒患者恢复平静，可大剂量应用苯二氮䓬类如 2~4mg 劳拉西泮 IM 或 IV，或 5~10mg 地西泮 IV。同时需一个协调良好的团队强行控制患者四肢和全身。

昏迷或气道不畅患者应采用气道内插管以确保充分换气。虽然 PCP 中毒可引起患者轻度低血压，创伤或混合用药可导致严重低血压，患者需液体复苏。痫性发作应静注苯二氮䓬类药物。20mg/kg 苯巴比妥 IV 可用于难以控制的痫性发作。心动过速只需镇静。

高热（>40℃）是严重 PCP 中毒患者常见症状。所有具有明显症状、精神病或暴力行为患者需测直肠温度。高热患者应积极采取有效降温措施治疗。

应监测肾功能状态和肌酸激酶（CK），以发现横纹肌溶解症和肌红蛋白肾衰竭。过去采用尿酸化法清除尿中的 PCP，但因这种药肾清除率低（10%），PCP 中毒后酸性尿对肾小管内肌红蛋白有潜在的不良影响，所以现在已不再使用。活性炭对急性中毒无效，当怀疑体内 PCP 蓄积时，可口服 50g 活性炭。如患者无发热症状，也无创伤证据，不必行实验室或其他诊断检查。

右美沙芬中毒可予支持治疗，防止患者受外伤。苯二氮䓬类药物的镇静作用可能对躁动者有效。患者服药 4~6h 后好转。许多右美沙芬咳嗽和感冒制剂包含对乙酰氨基酚，故应检测对乙酰氨基酚含量。

安置

对于无暴力倾向 PCP 中毒患者，最佳方法是将患者置于安静房间内观察 4~6h。有暴力行为或反应迟缓患者通常需住院，给予密切观察并及时处理可能危及生命的并发症。需连续监测各种生化指标，包括血清肌酐和 CK。大部分患者临床症状在翌日消除。

大麻、杂项植物和真菌

大麻

概述：背景及流行病学

大麻是美国最普遍的非法药品。它从古代就被用作治疗腹痛和哮喘，1937 年归为非法药品。大麻的使用高峰期在 20 世纪 70 年代末，拥有 2000 万吸食者，但在 20 世纪 80 年代有所下降。现今，美国有超过 1200 万吸食者，估计全世界超过 3 亿吸食者。

大麻（Cannabis sativa）和印度斑麻（Cannabis indica plants）是人类最早种植的植物。从这些植物中提取的生物活性物质统称大麻。在美国，雌株无籽花顶部称为精育无籽大麻，是大麻常见种类。花的树脂被制成大麻。大麻可吸食或混合食物中食用，就像核仁巧克力饼一样。

疾病原理：药理学与病理生理学

Δ-9-四氢大麻酚（THC）是大麻植物中 61 种以上大麻酚化合物和约 300 种其他物质的主要活性物质[61]。大麻烟含有一氧化碳、氰化物、丙酮、苯酚，但不含尼古丁[61,62]。THC 吸入剂是最佳剂型。50% THC 吸入后被吸收，而仅 6% 口服 THC 被吸收[63]。有经验的吸食者可通过屏息技巧使吸食量增多。吸食 8min 后 THC 血浓度达峰值，并迅速分布到身体各组织，特别是高脂肪含量部位[64]。吸入大麻对知觉的影响常持续 2~4h，口服大麻可持续 6~12h。

临床特征：急性体征和症状

吸食大麻者能迅速出现可预见的体征和症状。口服者症状延迟，有时甚至出现难以预料的作用。吸食大麻的常见症状是情绪变化，通常觉得放松和精神愉快。唯一的生理影响是轻微的心率加快和结膜充血[65]。通常瞳孔无改变。其他急性症状包括尿潴留、雄性激素水平下降和眼压降低[66]。短期记忆受损，执行复杂任务的能力可能下降[67]。许多吸食者吸食大麻后食欲骤增。

最常见不良反应是恐慌、偏执、急性精神病，多见于初次吸食或有精神病史吸食者。上述症状通常是暂时的，实际检验结果正常。即使连续数小时吸食大麻，其不良反应也很少。持续吸食时，吸食者变得更静默但能够被唤醒。目前尚未发现因单纯吸食大麻死亡的病例。小儿摄入大麻可致体温过低、共济失调、眼球震颤、颤抖、心动过速、结膜充血和情绪不稳定[68,69]。儿童口服烈性大麻可迅速产生困倦、张力减退、昏睡，甚至引起昏迷和呼吸道梗阻[68,70]。

诊断策略

急诊科大麻筛检无诊断意义。吸食大麻1h后尿中可检测到代谢产物THC，但尿检阳性与急性中毒无关。如果尿THC含量达100ng/ml持续72h时，说明吸食过单支大麻香烟。长期摄入大麻，尿检阳性可持续3个月[71]。无意或被动摄入大麻也可出现尿检阳性[72]。摄入依非韦伦、布洛芬和萘普生可产生尿检假阳性[73,74]。

鉴别思路

急性精神病与大麻中毒表现极其相似。部分潜在或既往精神病史患者大量或初次吸食大麻后，精神症状可明显加重。因大麻使用方便，常见与乙醇和其他精神药物协同中毒。大麻罕见掺杂其他物质，如铅[75]。

处理和安置

护理大麻中毒患者包括防止患者受伤和安抚有恐惧反应的患者。躁动患者可口服或静脉注射苯二氮䓬类药物。明显中毒症状儿童需住院治疗。

鼠尾草

鼠尾草是一种多年生草本植物，气候温和的户外易于种植，属唇形科[76]。鼠尾草通用名称包括"占卜者的圣人"、"神秘的圣人"、"魔力薄荷"、"幻想家圣人"，"Sally-D"和"ska Maria Pastora"。虽然这种植物已被墨西哥瓦哈卡州提克族印第安人用在占卜和萨满教上，但过去10年中鼠尾草因公认的致幻效应开始流行于娱乐场所，并在网上和"吸烟"、"头脑"商店中合法出售。2004年，DEA将鼠尾草列为"被关注药品"。迄今为止，仍未列入CSA。然而，一些州已经制定或考虑制定持有、种植和使用鼠尾草及其提取物属于非法行为的相关法规。国际上，在澳大利亚和许多欧洲国家已经施行控制管理[77]。

鼠尾草的活性成分是salvinorin A（又名dvinorin A），一种对于κ-鸦片受体（KOR）来说具有选择性激动效能的克罗烷型二萜，但它不能与δ-或μ-鸦片受体结合。Salvinorin A是第一个天然来源的不含氮KOR激动剂，具有治疗精神病作用，是迄今为止发现的最有效的植物致幻剂。阈剂量salvinorin A产生的幻觉作用堪比合成致幻剂LSD和4-溴-2,5-二甲氧基苯基异丙胺。对大脑和脊髓KOR刺激可分别产生拟精神病和镇痛作用。然而，salvinorin A不同于传统致幻剂LDS，它不能与5-HT$_{2A}$受体结合[78]。

鼠尾草常以咀嚼方式摄入，既可吞咽也可吐出，经口腔黏膜比胃肠道吸收好。口腔黏膜吸收作用可持续1h。干叶也可当烟吸。吸烟后1min内出现症状，20~30min症状消退。摄入者感觉各异，但包括颜色、视力及听力失真，视觉、味觉及嗅觉共感觉，如同看见声音、听见触觉、嗅到视觉。鼠尾草常与其他药物联合使用，如大麻和MDMA。

临床无法检测鼠尾草，它对常规药品无干扰。鼠尾草中毒建议支持治疗，重点是防止患者受伤。使用非特异性阿片受体拮抗剂纳洛酮，理论上对逆转精神状态有帮助[79]。

克腊托姆

美丽帽柱木或克腊托姆是一种原产于泰国的树，在亚洲和非洲热带和亚热带地区也有发现。在泰国和马来西亚，成瘾者将克腊托姆提取物替代鸦片产生欣快感或减少鸦片用量[80]。有报道称，克腊托姆能成功用于减轻阿片戒毒症状，因此克腊托姆越来越流行。由于克腊托姆从网上很容易得到，使用者可避开医生监管而自己摄入[81]。但这种做法的安全性未知。

克腊托姆提取物包含25种以上生物碱，帽柱木碱在这种植物中含量最丰富。帽柱木碱是一种与育亨宾结构类似的吲哚生物碱，对μ和δ鸦片受体有兴奋作用，并产生欣快感、止痛和呼吸抑制作用。尽管其结构与育亨宾（选择性突触前α$_2$-受体拮抗药）相似，但动物研究表明，帽柱木碱是突触后α$_2$-受体激动药并阻断5-HT$_{2A}$受体[79]。

通常情况下，克腊托姆的叶子可咀嚼、制成烟或酿制成茶。摄入克腊托姆5~10min出现拟精神病作用，可持续1h，低剂量产生兴奋效应，高剂量产生鸦片样效应。鸦片样作用包括镇痛、镇咳、止泻和致吐。

目前，克腊托姆生物碱类无法检测。克腊托姆中毒主要予以支持治疗。虽然已证实克腊托姆具有鸦片样作用，但鸦片拮抗剂逆转作用不确定。

伊波加因

伊波加因是一种天然存在的吲哚生物碱，来源于非洲热带雨林灌木马山茶的根茎。许多世纪以来，伊波加因被西非土著人民作为抗疲劳、抗饥饿、抗口渴药物，并作为宗教仪式上的精神圣餐，他们相信伊波加因可让自己接触到已故祖先。如同许多植物来源的药物一样，伊波加因生理作用很复杂，可能涉及阿片样、多巴胺、5-HT、谷氨酰胺、γ-氨基丁酸、谷氨酸、肾上腺素及细胞离子通道信号系统。

虽然西方文化中伊波加因用于缓解阿片戒断症状和减少其他滥用药依赖，但伊波加因的明显致幻作用使其滥用的可能性更大。与其他致幻剂相比，伊波加因摄入者闭眼时幻视最明显[82]。伊波加因中毒诊断主要依靠毒物接触史，尚无临床检查来确定诊断，临床发现并非特异，中毒后处理主要是支持治疗。自从1990年首次报告伊波加因中毒以来，又有11例因摄入该毒品72h内致死的报道，曾怀疑死前心脏病发作[82]。

苦艾酒

苦艾酒从苦艾属苦艾树中提取，为翠绿色苦味酒。该酒19世纪很流行，特别流行于艺术家、诗人、剧作家，但20世纪初，大多数国家将其定为非法。部分欧洲国家和日本已恢复合法销售苦艾酒，并通过国际互联网恢复使用和普及。

除乙醇外，苦艾酒活性成分被认为是α-侧柏酮，它是一类与樟脑和松脂相关的芳香族萜类化合物。尽管苦艾酒作用机制尚不明确，但认为侧柏酮（thujone）可拮抗γ-氨基丁酸（$GABA_A$）受体，这可解释苦艾酒的临床疗效[83]。据报道，苦艾酒的急性临床效应［包括混乱、发狂、欣快和幻觉（听觉和视觉）］超过单纯使用乙醇。然而，令人不解的是，摄入适量侧柏酮即会产生对精神有影响的低浓度毒素，这足能引起上述的神经毒作用[84]。

然而，侧柏酮能引起动物惊厥，可导致全身强直-阵挛痫性发作（generalized tonic-clonic seizures）[85]。据报道摄入苦艾精油可致痫性发作，并导致横纹肌溶

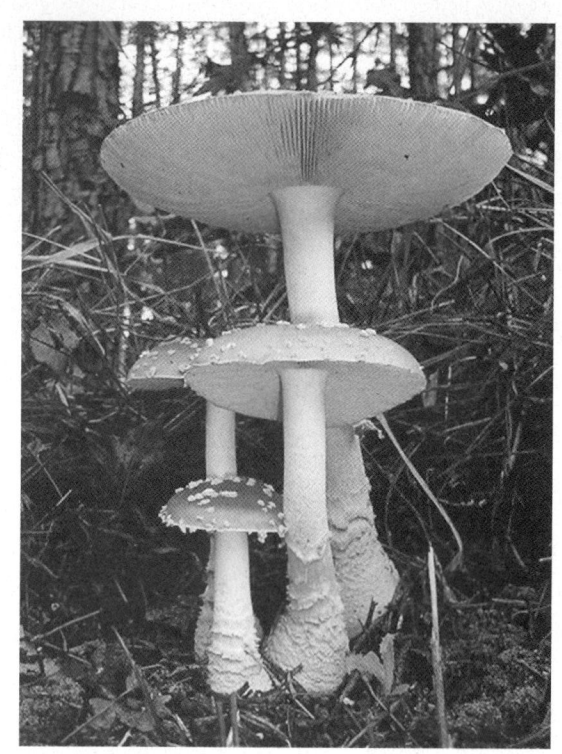

彩图 154-4　毒蝇伞蘑菇。（*Photo by Mark Shubert. Copyright © 2004 Erowid.org. Accessed at http://www.erowid.org.*）

解症和继发性肾衰竭[86]。对其采取支持治疗。

异噁唑蘑菇

含异噁唑的蘑菇包括毒蝇伞、斑豹毒伞、毒蝇伞芽孢和靴鹅膏。毒蝇伞在其表面有一个带有白色疣状结构的红色或黄色伞盖，生长于杨木、桦木、杉木和松树林（彩图154-4）。它在西伯利亚已有数百年历史，而且多见于民间传说和童话故事描述。药理学证据表明，一些现代宗教始于蘑菇祭仪。

活性成分是异噁唑衍生物鹅膏蕈氨酸及其脱羧产物——蝇蕈醇，它们是内源性神经递质谷氨酸（兴奋型）和GABA（抑制型）的结构类似物，作用于各自受体[87]。摄入毒蝇伞约20～60min出现眩晕、多动、肌肉震颤、时空错位等特征性兴奋表现，可能由鹅膏蕈氨酸介导。随后患者进入疲劳和深"睡眠"阶段，此阶段很难唤醒患者，深睡眠期可交替出现生动幻觉和狂躁兴奋。这种作用持续时间6～12h。兴奋期处理与其他致幻剂类似，本章前部已描述。摄入毒蝇伞引起的延迟睡眠只需观察或支持治疗。有报道，患者发生阵挛-强直癫痫发作，但罕见死亡。

由于异噁唑与抗胆碱药中毒症状类似，这些蘑菇又称为"抗胆碱"蘑菇，然而，无颠茄生物碱作用。矛盾的是，使用阿托品误治毒蝇伞（Amanita muscaria）摄入的发生率高，这是因为顾名思义毒蝇伞中

含一种胆碱毒素毒蕈碱（muscarine）。然而，新鲜标本中毒蕈碱含量很小（<0.000 2%）。很多教科书推荐应用阿托品，但可能加剧与异噁唑蘑菇相关的抗胆碱作用。重要的是区分含异噁唑的鹅膏蘑菇和含有致命肝毒素环肽的鹅膏蘑菇（一种毒捕蝇蕈）。

重要概念
● 致幻剂包括许多不同种类和不同作用的毒品。
● 致幻剂中毒的诊断和治疗主要根据病史和查体。
● 对大多数中毒患者来说，充分支持治疗即可。
● 对于出现激动和暴力的中毒患者需要强化镇静。

本章参考文献请参见 http://pumpress.bjmu.edu.cn/eduservice/3419.html

第155章 重金属

Larissa I. Velez and Kathleen A. Delaney

辛绍斌 译　乔卫 寿松涛 校

铁

铁是组成人血红蛋白、肌红蛋白、许多细胞色素及催化酶的重要元素。疾病引起体内铁元素大量积累或过量服用会导致中毒[1,2]。短时间内儿童摄铁过多也可引起中毒[3]。儿童铁中毒最常见的原因是摄入多种维生素制剂。6岁以下儿童在上述情况下出现的中毒程度较轻。儿童摄入强效成年人药物（如产前维生素）可产生致命性中毒。对于成年人，铁的大量摄入常与自杀倾向有关[1,4,5]。

疾病原理

药理学

通常，约10%摄入铁经肠道吸收，入血后与转铁蛋白结合，转铁蛋白与铁的结合能力为15%～35%。血清铁正常浓度范围50～150μg/dl。总铁结合力（total iron-binding capacity，TIBC）是粗略测定血清蛋白（包括转铁蛋白）结合铁的能力，其范围是300～400μg/dl。TIBC较血清铁浓度高，是由于转铁蛋白饱和度降低。铁过量引起铁浓度升高，转铁蛋白达到饱和，过量的铁以游离铁形式存在于血液循环。这些游离铁对靶器官有毒性作用[1,6]。

评估铁中毒严重程度时，重点是评估铁元素的摄入量，因为含铁化合物的毒性与铁元素含量有关（表155-1）。不同组成成分的铁盐的铁元素百分比不同。摄入铁元素总量根据摄入含铁药片数量乘以每片铁元素含量粗略估算。通常，摄入20mg/kg以下铁元素无症状，摄入20～60mg/kg铁元素可出现轻到中度症状，摄入60mg/kg以上铁元素则会引起严重铁中毒。铁元素半数致死量（LD_{50}）为200～250mg/kg，但儿童服用130mg铁元素即能致死[7]。一种新的非离子化铁（羰基铁，carbonyl iron）吸收非常缓慢。目前尚无此种化合物引起严重中毒或死亡病例报道[8,9]。

病理生理学

铁有两种不同毒性作用：①对胃肠道黏膜直接腐蚀性损伤；②减少细胞代谢，主要是心脏、肝和中枢神经系统（CNS）。铁对胃肠道腐蚀作用首先引起呕吐、腹泻及腹痛症状。胃、肠黏膜出血性坏死可引起出血、穿孔及腹膜炎[6,7,10,11]。

未结合（游离）铁进入细胞内并在线粒体嵴周围聚集，引起氧化磷酸化解偶联，减少三磷酸腺苷合成。自由基介导脂质过氧化反应损伤细胞膜[1,7,12]。

铁可增加毛细血管通透性，引起小动脉及静脉扩张。铁的心肌毒性减少心输出量。铁分子水合产生过量未缓冲质子，加重代谢性酸中毒[1,7]。上述多重效应加上胃肠道液体大量丢失，可进一步发展为休克、心血管系统衰竭，甚至死亡[1,7]。

临床特征

急性铁中毒临床表现分5期[10]。第Ⅰ期为铁对胃肠道腐蚀作用。症状严重患者，90%以上于铁摄入80min后出现呕吐，随后出现腹泻，可为血性粪便；第Ⅱ期表现为明显（并不完全）恢复，持续不超过24h，有时可超过2d。大部分患者在此时间点后恢复。第Ⅲ期特征为再次出现胃肠道症状，严重嗜睡或昏迷、高阴离子间隙代谢性酸中毒、白细胞增多、凝血功能障碍、肾衰竭及循环性虚脱。此期由于铁分布到组织中，血清铁水平可下降至正常。铁中毒所致代谢紊乱包括低血糖、白细胞增多、血液灌注不足与细

表 155-1　常用铁剂

化合物	铁元素百分比（%）
硫酸亚铁	20
富马酸亚铁	33
葡萄糖酸亚铁	12
焦磷酸铁	30
枸橼酸铁胆碱	14
甘氨酸硫酸亚铁	16
硫酸亚铁，干燥	33
碳酸亚铁，咖啡因	38
羰基铁	100

表 155-2　摄入铁量与峰值血浓度所致毒性

铁元素（mg/kg）	血清铁峰值（μg/dl）	毒性
<20	50～150	无
20～40	150～300	轻
40～60	300～500	中
>60	>500	重

胞呼吸障碍所致的严重乳酸酸中毒。早期凝血缺陷可能与铁对维生素K依赖性凝血因子直接作用有关[13]。晚期凝血缺陷与肝衰竭有关。低血糖及胆红素、天冬氨酸、丙氨酸氨基转移酶升高是肝毒性的标志[14]。第Ⅳ期特征表现为暴发性肝衰竭，出现于铁摄入后2～5天。这一期相对少见，与铁摄入剂量相关，且通常是致命的[14,15]。第Ⅴ期表现为胃肠道黏膜损伤愈合。其特征为幽门及邻近胃肠形成瘢痕，有时有梗阻[1,6,10]。

诊断策略

出现胃肠道症状时提示铁中毒，无症状者无过量摄入。摄入铁后3～5h测量血清铁峰值浓度是评估铁过量严重性有价值的实验室检查。铁的缓释片或肠溶制剂吸收可能不稳定，所以摄入后6～8h应再次检测其血清浓度。通常，血清铁峰值浓度<350μg/dl 时毒性较小，350～500μg/dl 具有中度毒性，若>500μg/dl 可存在严重毒性（表155-2）[4]。铁可迅速从血浆清除并储存于肝，所以一旦检测时间较晚，即使在大量摄入之后，血清铁浓度也可能较低，影响诊断。

TIBC 曾作为血清游离铁指标，只能进行粗略判

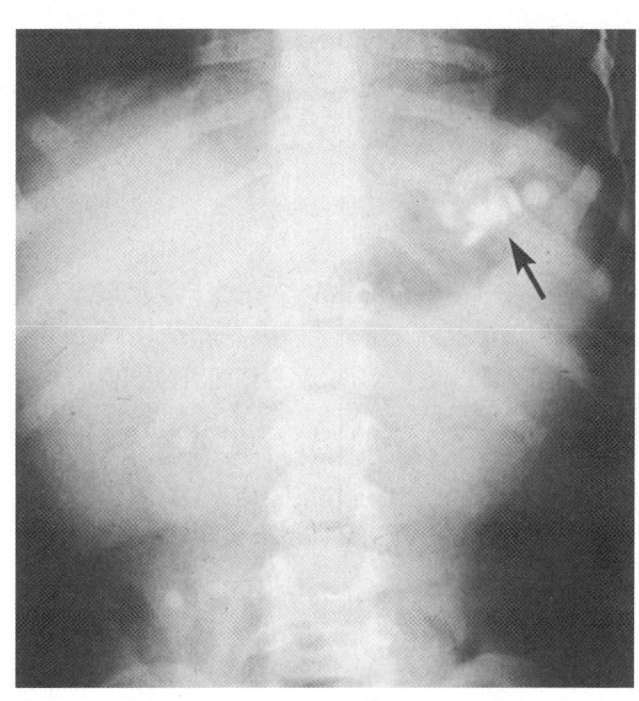

图 155-1　腹部X射线平片可见不能透过X射线的含铁药片（箭头）。（From Craig SA: Radiology. In Ford MD, Delaney KA, Ling LJ, Erickson T [eds]: Clinical Toxicology. Philadelphia, Saunders, 2001, p.62.）

断。有报道，甚至严重铁中毒患者TIBC仍然超过血清铁水平[8]。

X线片无阳性发现也不能排除体内存在由含铁咀嚼片、液体或完全溶解的铁化合物中摄取的铁，含有大量铁元素的大多数片剂不能透过X线。摄入含铁药片量多时，X线片上可显像（图155-1）[16,17]。

处理

胃排空

铁不能被活性炭吸附，不能用洗胃或催吐的方法去除大量含铁剂药片。药片外壳溶解后，药片即聚集成团。可行胃造瘘术从胃中去除铁剂，但成功实施全肠灌洗可避免单纯为清除铁剂而行手术治疗[18]。

大量摄入（>20mg/kg）铁元素，特别是腹部X线平片显示有药片存在的患者，推荐常规应用聚乙二醇电解质灌洗溶液（PEG-ELS）（CoLyte、NuLytely或GoLYTELY）行全肠灌洗。灌洗溶液既可口服，也可通过鼻胃管给予[14,19]。婴幼儿PEG-ELS灌洗速度为20～40ml/(kg·h)，成年人或青少年灌洗速度为1.5～2L/h，肠道排出物清亮或经X线证实无药物碎片时可停止灌洗。此项技术用于儿童、青少年及孕妇未出现严重并发症或电解质平衡失常[18,20,21]。常见不良反应有恶心、呕吐、腹部痉挛及胃胀气。有肠梗

阻、穿孔或肠闭塞时禁用全肠灌洗[22]。

铁分布容积大，血液透析和血液灌流对于去除铁无效。血清铁 >1 000μg/dl 的重症患者推荐换血疗法[23]。

去铁胺

去铁胺（Deferoxamine）螯合铁生成水溶性化合物铁氧胺，可通过肾排泄或经透析滤出。100mg 去铁胺能螯合 9.35mg 铁元素[7]。去铁胺可限制铁进入细胞，并可与细胞内的铁螯合。因其半衰期短，应 15mg/(kg·h) 连续输注达 24h[24]。最大输注速度可达 35mg/(kg·h)。快速输注去铁胺可致低血压，治疗时可减慢初始输注速率并逐渐增加至理想速率[8]。妊娠不是去铁胺禁忌证。可根据孕前体重计算孕期使用剂量。

产生铁氧胺的患者尿液呈玫瑰红色，提示排泄螯合铁。过去曾根据这种颜色的改变作为检测标准，应用去铁胺试验诊断血清中是否存在游离铁。颜色改变比较难检测，尤其是尿液稀释时，甚至在严重铁中毒患者也可出现假阴性结果。给予去铁胺可出现血清铁浓度假性降低，因此应在给予前检测血清铁[25]。

安置

摄入铁元素 <20mg/kg 的无症状患者可观察病情，无需进一步治疗。如观察 6h 后仍无症状，建议出院[1]。

摄入铁元素 >20mg/kg 或腹部 X 线平片可见药片的患者，需行全肠灌洗。腹部 X 线平片可证实胃肠是否净化充分。此类患者应在铁摄入 3～5h 后检测血清铁浓度。摄入 6～8h 后血清铁浓度应下降。峰值浓度 300～500μg/dl 可导致中度胃肠道中毒。如峰值浓度 <300μg/dl，且未继续上升，观察 6h 后患者无症状，即可出院。患者血清铁浓度 >500μg/dl 或存在明显中毒表现（精神状态改变、休克或高阴离子隙酸中毒）需应用去铁胺螯合治疗[8]。

无法及时检测血清铁浓度时，血清葡萄糖浓度和白细胞计数升高可提示血清铁水平 >300μg/ml，其特异性 100%，但敏感性 50%，因此不能单独作为毒性严重程度指标[26]。如果所有试验结果均正常，铁摄入 6h 后无中毒症状和体征，腹部 X 线平片示胃肠道无药片，患者可出院。

铅

铅中毒是工业化疾病。在美国，铅中毒是最常见的环境中毒问题[27,28]。通常，铅中毒因摄入和吸入所致。皮肤直接接触有机铅化合物、关节内或靠近关节处存留子弹均可导致铅中毒，但不常见[29]。美国有 300 万～400 万儿童（1/20）具有毒性血铅水平（blood lead levels，BLLs）[27,30]。美国自 20 世纪 70 年代开始禁止家用涂料及汽油加铅，但 3 000 万个家庭中仍发现含铅涂料[30]。其他毒性铅摄入来源有窗帘铅坠、铅弹、钓鱼铅坠、铅污染的土壤或水、私卖的威士忌（月光）、铅焊接的存放食物或饮料的瓶子、用铅上光的陶器及含铅水晶酒具[31]。草药、民间配方、玩具及大量从亚洲和墨西哥进口的物品含铅量极高[32,33]。

通常，急诊科儿童铅中毒常见原因为：①摄入铅；②可疑接触史并伴有症状；③ BLL 增高需治疗。成人铅中毒常因工作场所的吸入性接触，以及一些癖好或相关活动所致。据估测，美国超过 300 万工人处于工业毒性铅接触危险中，如制铅、电池生产、散热器修理、桥梁及轮船的建造或拆除、焊接、电缆或生产锡制罐头、彩色玻璃生产、用铅上釉或水晶陶器制造、玻璃生产、焊接类操作及消除含铅涂料[27,28]。危险的嗜好包括制作陶器上釉、室内靶场射击、铅焊接、溶铅准备铅弹及钓鱼铅坠、汽车或船舶修理及家庭装修。成年人出现中毒症状，且有上述接触史时应考虑铅中毒。

疾病原理

药理学

目前，铅的生物学作用仍不明确。营养不良儿童（约 40%）及孕妇铅吸收最高[34]。90%～95% 铅储藏在骨皮质和牙齿，同时大脑、肝和肾中也含有铅。吸收的铅大约 75% 经肾排泄，其余经皮肤、头发、汗液、指甲及胃肠道排出体外[28]。

病理生理学

铅与巯基及其他配体结合干扰关键酶的催化反应[28]。其毒性作用主要表现在造血、神经和肾系统[34,35]。

贫血是典型造血系统毒性表现，既可为正常色素贫血也可为低色素贫血。贫血严重程度与 BLL 直接相关。亚铁血红素合成受抑引起亚铁血红素前体如 D-氨基乙酰丙酸及原卟啉蓄积[34]。周围神经系统中，节段性脱髓鞘和运动性轴突的退化导致周围神经病变[27]。垂腕和足下垂是成年人铅中毒的特征性表现。铅中毒也可引起精神异常。儿童 BLL 升高与智商（IQ）下降、过度兴奋、注意力下降、过度攻击行为、学习障碍、犯罪行为及亚临床感觉神经性听力缺失相关[36-42]。铅性肾病临床特点为近端肾小管纤维化伴肾小球相对减少。肾小管细胞对尿酸的重吸收增加导致高尿酸痛风（铅中毒性痛风）。铅中毒亦与高血压相关[43]。成年人和儿童急性铅中毒可引起毛细血管通透性增加及脑水肿，表现为铅毒性脑病[39]。

临床特征

慢性、中度铅中毒起病缓慢，且无特异性症状。根据确切、全面的铅接触史诊断铅中毒是不准确的。急性铅中毒产生中毒症状。"铅性腹痛"表现为腹部绞痛伴恶心、呕吐、便秘，偶尔有腹泻[39]。其他特征性症状和急性中毒体征包括疲乏、贫血、周围神经病变、肾损害、肝及CNS功能障碍。CNS毒性可表现为轻微头痛，个别患者可发展为脑病，出现昏迷、惊厥和视盘水肿。可造成永久性神经和行为后遗症[28]。

诊断策略

尽管毛细血管铅水平与BLL关系密切，但BLL仍是最佳生物指标[44-47]。疾病控制和预防中心定义儿童BLL长期>10ug/dl为铅中毒。急性中毒可导致BLL高达100ug/dl（表155-3）。其他辅助检查包括全血细胞计数、血糖、血尿素氮、肌酐、电解质浓度及尿检。外周血涂片可见嗜碱性点彩红细胞。急性中毒后，肝损害标记物随之升高。含铅涂料或物体含铅量大时不透X线，X线片可用来证实有急性铅摄入并监测全肠道灌洗效果。精神状态改变、痫性发作和昏迷患者行头部CT可显示急性铅中毒脑病脑水肿，并可排除引起上述症状的其他疾病。慢性铅中毒的儿童，X线片显示腕和膝干骺端活性增强的"铅带"或"铅线"特征。

处理

急性铅毒性脑病

急性铅毒性脑病可迅速致死。治疗的首要目标是识别和处理危及生命的情况，继而防止进一步铅中毒，最大程度减少铅吸收，促进铅清除，防止并逆转细胞的病理学改变。控制脑水肿的标准措施包括插管及神经外科会诊行有创颅内压监测。摄入铅后出现严重中毒或X线片显示有阴影区时，是全肠灌洗清除毒物的指征[48,49]。活性炭不能吸附铅。

表155-3 血铅浓度和症状学

浓度（ug/dl）	症状	
	成人	儿童
10	无	智力下降
		听力减退
		生长减慢
20	原卟啉增加	神经传导速度减慢
	无症状	原卟啉增加
30	血压升高	维生素D代谢下降
	听力减退	
40	周围神经病变	血红蛋白合成减少
	肾病	
	不育症（男性）	
50	血红蛋白合成减少	铅绞痛
70	贫血	贫血
		脑病
		肾病
100	脑病	死亡

螯合治疗

根据急性铅中毒患者临床表现和BLL指导螯合治疗。BLL>70μg/dl或有脑病征象患者，需行非口服螯合治疗。严重中毒患者首选二巯基丙醇螯合剂[50]。剂量为3~5mg/kg[25mg/(kg·d)]，深部肌内注射，每4小时1次，连用2天。继而，每4~6小时1次，连用2天以上。然后，每4~12小时一次，连用7天。二巯基丙醇形成的复合物经肾及胆汁排泄。二巯基丙醇的不良反应包括恶心、呕吐、荨麻疹、发热、高血压，葡萄糖-6-磷酸脱氢酶缺乏患者可发生溶血[50]。因二巯基丙醇使用花生油稀释，故对花生过敏者禁用。依地酸钙钠（CaNa₂EDTA）是仅次于二巯基丙醇的高效铅螯合剂。因为螯合铅可透过血脑屏障加重脑病，故首剂依地酸钙钠与二巯基丙醇的第二剂一起给予[50]。急性铅中毒脑病患者应用依地酸钙钠的剂量为75mg/(kg·d)或1500mg/(m²·d)，分2~4次静脉注射或肌内注射，儿童每日最大剂量为1g，成人为2g。不良反应包括肾小管损伤，螯合其他金属，特别是铁和锌。因此应用依地酸钙钠仅限于尿量充足或行血液透析的肾衰竭患者[51]。一定不可将CaNa₂EDTA与NaEDTA相混淆。NaEDTA可引起低钙血症，并可使患者死于心律失常[50,52]。

对于无症状或轻微症状儿童，应根据 BLL 指导羟嗪螯合治疗，BLL > 69μg/dl 应住院行羟嗪螯合治疗[50]。少部分严重中毒患者，应用依地酸钙钠剂量为 50mg/(kg·d) 或 1 000mg/(m²·d)，分2~4 次给药，用至 5 天。

血清铅水平 45~69μg/dl 且不伴呕吐或 CNS 症状患者，可门诊口服二巯基琥珀酸（2,3-二巯基琥珀酸[DMSA]，二巯丁二酸胶囊）治疗[50]。服用 DMSA 初始剂量为每 8 小时 10mg/kg，服用 5 天，随后每 12 小时 10mg/kg，服用 14 天。最常见不良反应有恶心、呕吐、腹泻及短暂性肝转氨酶升高。尽管 DMSA 仅被证实可在儿童中应用，但也用于成人[45,53,54]。口服青霉胺仅用于不能耐受二硫琥珀酸的患者。通常，口服青霉胺的剂量为每 6 小时给予 25mg/kg，服用 5 天。青霉胺较二硫琥珀酸疗效差，且不良反应多。青霉素过敏是应用青霉胺的禁忌证。

治疗慢性铅中毒的关键是识别并减少主要接触源。任何门诊患者都应在无铅环境中进行治疗。无症状或轻微症状且 BLL 在 20~44μg/dl 患者，需进一步医疗和环境评估。有证据显示，无需对 BLL < 45μg/dl 儿童行螯合治疗[55]。血铅浓度在 10~19μg/dl 的儿童，要家庭咨询铅中毒的症状及原因，密切随访，经常筛查 BLL[50]。

通常治疗患儿较治疗慢性中毒成年患者积极。如患者出现胃肠症状及 CNS 症状，可住院行羟嗪螯合治疗。无症状或轻微症状成人患者停止接触铅即可。根据职业安全和卫生管理制定的铅标准，工人血清铅水平 > 50μg/dl 时，必须调离该岗位[56]。

安置

患者吞食单个外来铅体（如鱼坠）通常能自行排出，且不对机体构成伤害[57]。如此铅体在胃肠道内滞留 2 周以上，应考虑取出以防止铅中毒。

急性铅中毒有严重症状的患者，及儿童 BLL 69μg/dl 以上，均需住院行螯合治疗。家中口服螯合剂治疗时，患者不能重返污染环境。卫生部门应对环境进行评估以确定铅接触的源头并阻止进一步污染。安排有经验的儿科医师、毒理学专家或职业病医师进行随访[58]。

砷

砷（As）是一种无臭、无味的物质，状似食用糖，作为谋杀毒物已有臭名昭著的历史。在许多流行性中毒时，常涉及 As。目前，As 中毒主要与环境和职业因素有关。冶炼厂和发电厂燃烧富砷煤时产生 As。As 可用于工业生产木材防腐剂、玻璃和微电路。无机 As 制剂可用于灭鼠、杀菌、杀虫、涂料、鞣制剂及棉纺工业的落叶剂。As 还可当做药物用于治疗锥虫病、阿米巴病和白血病[59]。草药和毒品（如鸦片）中也混杂着 As。已有广泛报道，发展中国家慢性 As 中毒与饮用水污染有关[60]。对使用上述产品或可能接触 As 的人群出现相关症状时，应考虑 As 中毒[61]。

疾病原理

药理学

As 无代谢和生物学功能。金属 As 几乎不溶于水，被认为无毒。它存在两种无机形式，三价砷离子（As^{3+}）为高度脂溶性，毒性较五价砷离子（As^{5+}）高 5~10 倍。具有较高毒性的亲脂 As^{3+} 经胃肠道吸收少，皮肤吸收好。As^{5+} 虽然毒性小，但溶于水，胃肠道易吸收。吸收的 As 离子能与血红蛋白、粒细胞和血浆蛋白结合，并在 24h 内从血管中清除，聚集在肝、肾、脾、肺和胃肠道。As 能通过胎盘，也能在胎儿体内蓄积。As 与角蛋白中的巯基具有亲和力，所以头发、皮肤和指甲中可检测到 As[62]。砷化三氢（AsH_3）是无色、无臭气体，有剧毒[63]。浓度 250 ppm 即可迅速致命[64]。As 及其代谢物主要经肾排泄。

病理生理学

As 易与巯基结合，抑制关键酶（如乳酸脱氢酶和糖酵解关键步骤的甘油三磷酸脱氢酶）活性。As 取代高能磷酸键中的磷阻断氧化磷酸化（即 As 分解作用）[59]。As 可引起严重溶血，确切机制尚不清楚[65]。

临床特征

急性接触砷化氢气体可引起与肾小管损伤相关的严重溶血表现。常见胃肠道症状，也可出现中枢神经系统症状及肝损伤。其死亡率为 25%~30%。已应用换血法和血浆置换清除与红细胞紧密结合的 AsH_3[63]。碱化尿液可以减少血红蛋白在肾沉积。

急性 As 盐中毒早期表现为急性胃肠道反应，如恶心、呕吐、腹痛及腹泻[59,66-68]。严重时可出现呕血和便血。患者暴露毒物 30~60min 即可述有金属味或

框 155-1	急性 As 中毒表现

胃肠道
严重胃肠炎
呕血/便血
黄疸
胰腺炎
吞咽困难
肝大

心血管
第三间隙积液伴休克
窦性或室性心动过速
QT 间期延长、ST 段压低、T 波倒置
扭转型室性心动过速
心包炎

呼吸
呼吸衰竭
ARDS
肺水肿
肺炎

肾
蛋白尿
血尿
少尿
肾衰竭

神经
头痛
嗜睡
谵妄
昏迷
脑病
痫性发作

大蒜味。患者可出现脑病伴痫性发作和昏迷、ARDS 引起的呼吸衰竭及心脏传导障碍所致的心律失常[69-71]。严重中毒患者可发生心血管衰竭和死亡[72]。少见并发症包括肝炎、横纹肌溶解症、溶血性贫血、肾衰竭、单侧面神经麻痹、胰腺炎、心包炎、胸膜炎和死胎（框 155-1）[68]。上述并发症可误诊为胃肠炎或脓毒症。

初始症状出现后的数周至数月出现 As 中毒的慢性症状，包括指甲上的特征性线条（Mees 线）、痛性感觉运动神经病变及手掌脚掌过度角化[59]。严重或反复发作胃肠炎/腹痛患者和无法解释的与周围神经病变相关的皮肤病患者，应考虑 As 中毒。最后，As 是一种已知的人类致癌物质[59]。

诊断策略

如血液 As 浓度 >5μg/L 或 24h 尿 As 含量 >50μg 即可诊断 As 中毒。任何患者如尿液中 As 含量 >100μg/d 或 50μg/L 都须治疗。由于 As 在尿液中间歇性排泄，所以一次尿样中 As 含量可能偏低。进食海洋食品含砷甜菜碱（arsenobetaine）可使尿 As 排量高达 1 700μg/L[73]，但砷甜菜碱不会引起 As 中毒。鉴于此种原因，尽量使患者检查血尿 As 含量前禁食海鲜，同时实验室应注意此情况[74]。

在未合并引起贫血、白细胞增多或减少及嗜碱性点彩红细胞疾病的情况下，全血细胞计数上述发现也高度疑似砷中毒。肾功能检测的结果可能异常，也可见蛋白尿、血尿和脓尿。丙氨酸转氨酶，谷草转氨酶和胆红素水平可升高。慢性 As 中毒患者，血和尿中可能检测不出 As，但进行毛发和指甲 As 测定可证实诊断。

胃肠道内 As 可通过 X 线显影，由于吸收迅速和随后发生胃肠炎，使 X 线诊断能力受限[75]。

处理

最初处理是使患者脱离生命危险，对休克、心律不齐、痫性发作行支持治疗。活性炭不能吸附 As，无治疗价值。尽管目前尚无证据说明经口胃灌洗或全肠灌洗能改善中毒患者预后，但对于摄入毒物不足 1h 或摄入腹部 X 线能显影的毒物患者仍应考虑行上述治疗。As 中毒所致肾衰竭患者应采用血液透析[71]。As 中毒早期就应考虑行换血法或血浆置换[63]。

对于出现相应症状且有 As 接触史患者，在实验室检测 As 含量结果出来前就应行螯合治疗。危重患者首选螯合剂治疗是肌注二巯丙醇。DMSA 是可口服的水溶性二巯丙醇类似物[76,77]。D-青霉胺不良反应大，其与 As 结合力也不如二巯丙醇或 DMSA，只有不能获取二巯基丙醇和 DMSA 时才应用 D-青霉胺。所有接受螯合治疗的急性 As 中毒患者都应住院。砷化三氢中毒时，螯合剂治疗无效。

汞

汞是室温下以液体形式存在的一种银白色金属。医疗用汞历史悠久，汞可作为抗寄生虫药、利尿药、泻药及许多疫苗储存的防腐剂[78]。少量溢出（如血压计的汞）汞被吸尘器雾化或为从矿石提取金在厨房炉灶加热汞时可发生家庭严重汞中毒[79,80]。其他

框 155-2　汞来源

元素
- 含汞设备中溢出
- 胃肠道与破裂的 Cantor 导管或米-艾管（Miller-Abbott tube）接触
- 工作场所/家中吸入
- 故意注射或摄入
- 误食

盐类
- 意外摄入纽扣电池
- 故意摄入
- 泻药滥用

有机物
- 口腔/皮肤接触红汞或硫柳汞
- 重复注射含有防腐剂硫柳汞的药物
- 因工作或农业原因意外接触
- 水/土壤污染
- 食用被污染的海鲜
- 接触含汞染料

各种汞来源也可造成中毒（框 155-2）。汞具有许多工业用途（如生产荧光灯、电池、聚氯乙烯及乳胶涂料），故汞是常见的空气和水污染物。因此许多水域限制食用鱼的捕捉[81,82]。

疾病原理

药理学

汞最常见的存在形式是元素或金属汞（或称"水银"）。摄入汞的常见方式是吸入挥发性汞蒸汽[83]。吸入、故意皮下或静脉注射汞也可引起中毒[84]。汞吸入后，74%潴留于肺内，引起严重肺炎和 ARDS[85]。吸入汞首先引起原发性肺中毒，还可引起 CNS 症状和肾毒性[86]。通常，汞元素不被胃肠道吸收，因此摄入汞后不引起全身中毒，但是残留肠道憩室内的汞吸收后可发生中毒。皮肤汞吸收速度为吸入汞的1%，不成比例。

无机汞盐有两种不同化合价，Hg^+（一价汞）和 Hg^{2+}（二价汞）。摄入任何一种盐均可引起明显胃肠道和肾毒性。

有机汞化合物可分为短链（烷基）或长链（芳基）。接触的主要途径是摄入，但此类化合物也易经皮肤吸收。这些有机形式的汞可引起迟发性神经毒性，表现为严重共济失调、震颤、构音障碍及管状视野[81,87]。

病理生理学

汞与巯基共价结合，干扰多种细胞酶的功能。通过肾直接损伤和肾免疫反应引起肾毒性[79]。免疫反应也可引起与汞中毒相关的皮肤变化。汞通过抑制儿茶酚-O-甲基转移酶从而使儿茶酚胺水平升高，引起高血压和心动过速[88,89]。小脑、中央后回及纹状区脑组织萎缩与共济失调、感觉及视野障碍症状相关[90]。

临床特征

汞中毒临床表现主要取决于中毒强度、中毒途径及汞的化学形式。吸入含有汞元素的蒸汽可引起突发性气促、发热、寒战，进一步发展为肺炎和呼吸窘迫[80,85,91]。医疗操作过程中吸入液态金属汞可引起突发支气管出血[92]。

通常，急性摄入无机汞盐可引起腐蚀性胃肠炎和胃肠出血。患者主诉口中感觉金属味或黏膜变灰。大量体液丢失导致休克和急性肾小管坏死。亚急性或慢性无机汞中毒的临床表现有神经系统症状（如神经衰弱和过敏症）、肾症状（从蛋白尿到肾病综合征）及胃肠道症状（如金属味、牙龈炎、牙齿松动、口腔烧灼感、多涎和恶心）[79,93]。

接触有机汞化合物与急性汞中毒无关。神经系统症状出现时间从数周到数月不等。日本水俣县居民因食用汞污染水域中捕获的鱼而出现的中毒反应很好的证实，慢性甲基汞中毒可致神经系统症状及致畸[94]。实验研究发现，局部接触微量二甲基汞可缓慢发展成致命性 CNS 损伤（表 155-4）[81,87,95]。

诊断策略

尿汞含量测定是确定中毒及检验螯合治疗效果最有价值的检测方法。仅有少量有机汞化合物经尿液排泄，因此明确诊断需检测血清汞浓度。"正常"血清汞浓度 <10μg/L，"正常"尿汞浓度 <20μg/L。血清汞含量 >35μg/L 或尿汞含量 >150μg/L 时需治疗。对于尿汞浓度介于 20～150μg/L 的患者，目前尚无应用螯合治疗的临床报道。金属汞不透 X 线，因此注射或摄入金属汞患者可行 X 线检查[84]。

处理

急性汞中毒患者初步处理为积极支持治疗和去污染。有病例报道，含蛋白物质（如奶类和蛋清）洗

表155-4　汞中毒综合征

汞中毒类型	症状/体征
吸入金属汞	低氧血症
	呼吸窘迫、ARDS
	呼吸困难、胸闷
	发热、寒战
	口咽部灼痛
	恶心、呕吐
	血性腹泻
	肾小管坏死
吸入空气汞	吸入性肺炎
	ARDS
亚急性/慢性吸入金属汞	金属烟热
	神经精神症状
	肾功能不全
	皮肤改变
摄入无机汞盐	严重出血性胃肠炎、休克、低血容量、第三间隙积液
	24h内出现急性肾小管坏死，伴蛋白尿和血尿
亚急性/慢性摄入无机汞盐	神经衰弱、过敏症、肢痛症
有机汞（甲基-、乙基-）	迟发性神经系统并发症（共济失调、震颤、构音障碍）、视野缩小、听力丧失、痉挛、反射亢进

ARDS，急性呼吸窘迫综合征。

胃对清除胃肠道内无机汞盐可能有效。活性炭仅能吸附少量汞，除考虑多种物质中毒外，不推荐使用活性炭。通常，摄入的金属汞未滞留在肠道憩室或阑尾时对机体无害[96]。

急性吸入中毒患者，应立即脱离有毒环境并予以对症支持治疗。预防性使用抗生素或类固醇无效。急性吸入金属汞中毒患者应使用吸引及体位引流。自行注射金属汞患者常需对局部组织进行清创[84]。

处理汞泄漏可求助于当地有害物质组织及卫生部门[83]，也可从环境保护局网站 http://www.epa.gov/hg/spills/index.htm 上获得处理汞泄漏的信息。应使用沙子或含多硫化钙的汞净化包（mercury decontamination kits）处理，可将汞转化为硫化汞。应清除地毯表面吸附的汞。采用吸尘的方法清除可引起汞挥发，引起急性吸入性汞中毒。少量水银溢出，如家庭温度计或荧光灯泡的内容物（量约30ml或两汤匙），可用硬卡片铲起或用小吸管吸取后滴到湿纸巾上，用包装袋密封，最好按照有害废物的处理方式处理。家庭垃圾中的汞会被焚烧，造成水土污染，并最终在食物链中蓄积。

螯合疗法

螯合剂巯基与巯基酶竞争性与汞结合。临床上，严重急性吸入性汞中毒患者可应用支气管肺泡灌洗治疗，但可增加甲基汞中毒患者大脑中汞含量，因此治疗有机汞化合物中毒患者禁用支气管肺泡灌洗[97]。尽管目前美国食品和药物管理局尚未批准DMSA用于甲基汞的治疗，但现在DMSA已用于治疗急慢性汞中毒，它也可能是治疗甲基汞中毒的最好螯合剂。也可应用D-青霉胺治疗，由于青霉胺增加肠道汞吸收，因此必须彻底胃肠道去污染后才可应用。

安置

通常，急性汞中毒中无机汞盐毒性最大。吞食自杀患者需血液净化及对症支持治疗。自行注射金属汞患者常需住院行清创手术。有机汞引起神经毒性症状患者也需住院治疗。多数无症状患者可门诊随访检测尿液。

重要概念

- 大多数金属盐摄入可引起严重肠胃疼痛和呕吐。
- 急性铁摄入后3~8h两次测定血清铁浓度，根据测定结果和症状指导螯合治疗。
- 症状性急性铅中毒患者需要立即螯合治疗。无症状或仅有轻微症状，伴BLL升高儿童需密切随访，可门诊螯合治疗。儿童血铅含量>69μg/dl时应肠外螯合治疗。
- 可疑慢性重金属中毒并伴有相应症状的患者应进一步检查并密切随访。

本章参考文献请参见 http://pumpress.bjmu.edu.cn/eduservice/3419.html

第 156 章 烃中毒

David C.Lee

辛绍斌 卢斌 译 乔卫 寿松涛 校

概述：背景和流行病学

烃类（hydrocarbons，HC）中毒是一个常见问题。美国毒物中心报告，每年有 50 000 例 HC 中毒，多数患者门诊就诊[1,2]。急诊室的 HC 中毒患者大致分为 4 种类型：①5 岁以下儿童误食 HC，通常多数致命，会出现严重肺损伤；②故意滥用吸入挥发性 HC。19 世纪后期，随着 HC 吸入盛行，娱乐滥用 HC 现象成为重要医疗问题。通常，此类中毒患者死亡出现在不同群体（美国印第安人、同性恋男性和青少年）[1,3]；③家庭或工作场所意外吸入或皮肤暴露 HC；④大量口服 HC 自杀。

疾病原理

定义和术语

HC 是一类含氢、碳比例不同（表 156-1）的有机化合物。大多数 HC（如汽油）是原油副产物，即所谓石油馏分。有些产物，如松节油来自松油，而非石油。HC 按自身结构分为直链烷烃（脂肪族，如丙烷）和含有苯环结构烃类（芳香族，如甲苯）。HC 可有多个非有机侧链，如卤代烃（如四氯化碳）通常会有一个或多个溴、氯、氟和碘基。HC 可用作许多有毒化学物质（如杀虫剂和金属）溶剂，继而可引起一种单独类型的中毒。HC 毒性程度变化很大，人类中毒多数局限于石油馏分。

病理生理学

通常，急性 HC 中毒会影响三个主要靶器官：肺、中枢神经系统和心脏。某些 HC 可经皮肤或胃肠道进入人体，它能引起严重肺部损伤。目前有数千种不同类型 HC，急性中毒后的毒力主要取决于它们的四种特性[4]：

1. 物质黏度可以改变流动阻力。低黏度物质流动阻力小，低黏度 HC 可迅速分布在气道和肺。因此，HC 黏度越低，毒性越大。黏度用赛波特通用秒（Saybolt Seconds Universal，SSU，黏度单位）计量。吸入 SSU < 60 的 HC 危险性最大。润滑油和矿物油黏度较高，毒性低；家具上光剂黏度低，毒性高。
2. 挥发性强的液体容易变成气体。强挥发性 HC 易挥发成气体取代肺泡氧。丁烷和汽油都是强挥发性 HC。
3. 表面张力是液体表面分子聚集的能力。表面张力低的物质（如松节油）很易分散。
4. 化学侧链往往会增加潜在毒性。这些有毒侧链包括金属（如砷）、卤素（如四氯化碳）和芳香结构（如甲苯）。

肺病理生理学

HC 毒性主要表现在肺。通常，同时摄入和吸入 HC 后可致命。研究表明，HC 肺毒性由吸入引起，而不是胃肠道吸收和血液扩散。少量 HC 进入气管即可致命，大量 HC 进入胃内也无何影响[5-7]。

HC 通过多种机制在肺内发生毒性作用。第一，HC 水溶性差，能进入下呼吸道引起支气管痉挛和炎症反应；第二，挥发性 HC 可在肺泡腔取代氧气造成缺氧；第三，HC 能直接损伤肺泡和毛细血管，引起肺特殊损伤。这些病变解剖结果包括充血、中性粒细胞浸润的弥散出血渗出性肺泡炎及微脓肿；最后，HC 能抑制肺泡表面活性物质的功能，导致肺泡不稳

表 156-1　HC 中毒类型

类型	举例	应用	病理生理	备注
脂肪族石油馏分	甲烷	燃料	窒息剂致缺氧和 CNS 抑郁	故意吸入 HC 致猝死
	丙烷	液体燃料	吸入剂滥用	黏性和挥发性决定毒性程度；
	丁烷	溶剂	误吸致肺炎	矿灯油易致误吸
	汽油	家具抛光剂	气雾剂致 CNS 抑郁	HC 胃肠道吸收少
	煤油	脱脂剂	正己烷致周围神经病变	
	矿物精	化工行业多种用途		
	矿物油			
	石脑油			
	矿灯油			
	柴油			
	正己烷			
芳香族石油馏分	甲苯	塑料	高挥发性	甲苯吸入致肾小管酸中毒
	二甲苯	医药	肺误吸	苯引起再生障碍性贫血和白血病
	苯	橡胶	胃肠道吸收	
		化工	吸入剂滥用	
		工业溶剂		
		脱脂剂		
木馏分	松节油	溶剂	易被胃肠道吸收	胃肠道/CNS 毒性
	松油	家用消毒剂		
卤代烃	二氯甲烷	溶剂	多系统毒性（CNS、肾、肝和心）	二氯甲烷代谢成一氧化碳
	氯仿	清洗剂	吸入剂滥用	四氯化碳不透射线
	四氯化碳	脱脂剂	高脂溶性	通过皮肤吸收的杀虫剂
	三氯乙烯	灭火器		
	氟利昂	脱漆剂和熏蒸消毒剂		
	溴甲烷			
	林丹			
	DDT			
相关化学试剂	苯酚	消毒剂	高腐蚀性	苯酚引起严重皮肤烧伤
	木焦油			

CNS, 中枢神经系统。

定和萎陷。这些机制可导致肺泡功能障碍、通气灌注比例失调、低氧血症及呼吸衰竭[5-7]。

中枢神经系统

有些 HC 会引起 CNS 抑郁症，如甲苯、苯、汽油、丁烷和氯化 HC。大多数 HC 吸入后，经肺泡扩散，迅速吸收入血并进入组织。这些 HC 会导致兴奋、失控（disinhibition）、混乱和迟钝。一次 HC 接触后，这些中毒症状会很快出现并可迅速恢复。因上述原因，药物滥用者将 HC 用于娱乐用途。吸入这些物质避免了肝首过效应，在 CNS 浓度较高。长期应用吸入性 HC 者会出现严重神经系统功能紊乱，如周围神经病、小脑变性、神经精神疾病、慢性脑病和老年痴呆症。50% 以上滥用甲苯超过 10 年的患者会出现大脑皮层萎缩，组织学表现神经元减少、弥漫性神经胶质增生和轴突变性[3,8]。

心脏病理生理学

HC 会引起猝死，特别是故意吸食 HC 者。这些化合物能增加心肌对内源性和外源性儿茶酚胺敏感性，促发室性心律失常及心肌功能障碍，尤其是卤代烃和芳香族 HC（如计算机键盘使用的清洁剂二氟乙烷）[9,10]。

其他组织器官

据报道，不同类型 HC 会对其相应器官产生损伤。HC 中毒引起的某些综合征包括甲苯引起肾小管酸中毒，苯导致骨髓抑制和白血病，亚甲基氯化物引起一氧化碳中毒，氯化 HC 引起肝小叶中心坏死和肾衰竭。皮肤直接接触某些 HC 可引起广泛化学烧伤[3,11]。HC 常用作其他有明显毒性化学品的溶剂。

临床特征：症状和体征

急性 HC 中毒有数种致命性临床表现。第一种情况是儿童摄入未知数量 HC。严重致命性 HC 中毒早期通常表现呼吸道症状，包括发绀、咳嗽、呼吸伴鼾声或反复发作性呕吐。上述发现提示吸入中毒。患者最初有轻微症状，6 小时内逐渐出现呼吸急促、呼吸困难、支气管痉挛、哮鸣音、啰音及发热[12-18]。精神症状可因低氧血或高碳酸血所致，也可由 HC 直接作用引起。罕见情况下，患者可直接表现呼吸衰竭。HC 基添加剂或溶剂中毒可引起不同症状（如樟脑 HC 引起痫性发作或亚硝酸盐引起高铁血红蛋白血症性发绀）。含有 HC 基的杀虫剂是此类毒物的典型代表。杀虫剂中毒时，HC 吸入引起的 ARDS 与有机磷中毒引起的肺水肿很难鉴别。

第二种情况是青少年或成年人滥用 HC 溶剂。在罕见情况下，患者会发生心脏停搏。非专业人士常这样描述，一个人吸入 HC 溶剂后从事某些体力活动时突然昏倒。这是由于内源性儿茶酚胺兴奋心肌随即引发心律失常所致[3,4,9,10]。通常，随身盛装 HC 的工具有塑料袋（通过装有 HC 袋子或容器深深吸入）或浸泡过 HC 的衣物（滥用者通过浸透 HC 的衣物吸入）。其他随身盛有 HC 的容器包括汽油罐、多丁烷打火机及喷漆罐。因含有 HC 的产品都具有挥发性，中毒患者身上具有独特气味。患者嘴或鼻子上可能有涂料或皮疹（"嗅探疹"）（彩图 156-1）。此类患者也可因 CNS 中毒症状（包括兴奋、激动、幻觉、混乱和行为怪异）被送往急诊科，随后可能发展为 CNS 抑制和癫痫。长期滥用吸入 HC 者可能不会因为滥用药物被送往医院治疗，但会因为滥用导致的行为问题或非特异性症状而送往医院。慢性滥用者临床上可以表现出类似于长期"贫民窟"酗酒者症状，如周围神经病、小脑变性和脑病[19,20]。

第三种常见情况是在工作场所或家中意外皮肤暴露或呼吸时吸入（而非有意吸入）HC。幸运的是，这种情况很少危及生命，多数情况无需治疗，或在地方毒物控制中心就能得到处理[1,2]。只有少数病例需到急诊科治疗。多数患者无症状或仅有短暂非特异性症状，如头痛、头晕或恶心。经呼吸道大量吸入者可有持续性肺部症状和体征，如咳嗽、哮鸣和发绀。急

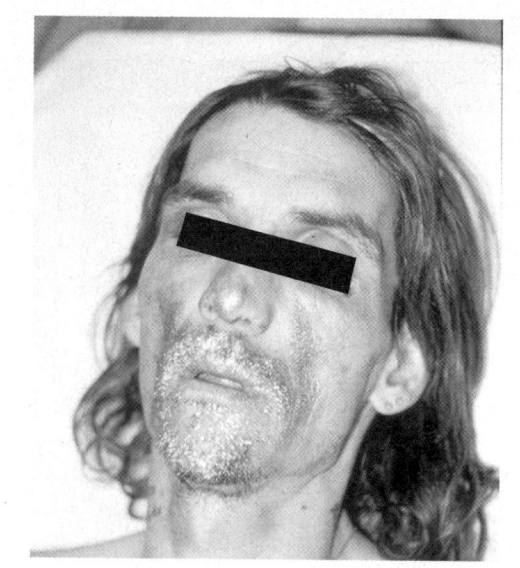

彩图 156-1 镇静状态下，涂抹在脸周围的典型"嗅探疹"。(Courtesy of Chris Tomaszewski, MD, Carolinas Healthcare System.)

性皮肤暴露 HC 患者会有疼痛和化学烧伤表现（如红斑、肿胀、起泡和皮肤损害）。

出于自杀企图故意摄入或静脉注射 HC 的情况很少。然而，由于患者经常将 HC 与其他毒物同时食入，此时很难治疗。在无吸入或同时摄入其他毒物时，即使经口摄入大量 HC 也不会出现明显的发病率和病死率。如果患者出现呕吐，可能有误吸危险。

诊断策略

HC 中毒诊断依据临床表现。在所有情况下，应鼓励非医务人员、家属和旁观者将有症状者送往急诊科。地方毒物控制中心可以帮助确定和检测摄入物质中是否含有 HC。如需鉴定未知毒物成分，则需专门实验室。实验室鉴定 HC 非常费时，对急诊室处理帮助不大。

病史和体检要注意有无吸入。症状包括咳嗽、呼吸困难或气短。严重中毒体征包括呼吸急促、心动过速、呼吸困难和低氧血。明显暴露 HC 患者应拍胸部 X 线片。摄入 HC 后 30min 胸部 X 线片会有变化，50% 以上患者听诊不能确诊[13]。连续脉搏血氧仪和动脉血气有助于诊断。

长期滥用 HC 患者常因药物成瘾导致行为异常或者非特异症状到急诊科治疗，如同慢性酒精中毒者一样，这些患者需密切观察以排除原发或继发性疾病。例如，长期滥用甲苯可引发酸碱失衡，需检测电解质、血尿素氮、肌酐和尿液检查。

鉴别思路

出现最常见的中毒致命情况（如摄入和吸入 HC 的儿童）时，急诊医生应排除其他毒物中毒。有机磷、水杨酸和百草枯中毒表现往往和 HC 吸入症状相似。以娱乐为目的滥用者经常同时使用多种药物。低氧血、呼吸功能障碍及药物本身均可导致行为异常和意识混乱。很难鉴别长期滥用者意识混乱的原因是器质性还是功能性。

处理

皮肤暴露 HC 后可造成大面积烧伤，应立刻清除体表毒物。脱掉毒物污染的衣服，同时用肥皂水或微温水反复清洗皮肤。食入 HC 后是否行消化道去污仍有争议。有句格言："HC 在体内最安全的地方是十二指肠。"这适用于大多数 HC，无论摄入量多少。HC 肺毒性远较胃肠道大，并且在胃肠道吸收很少，因此无需常规洗胃和催吐。尝试清除胃肠道摄入的 HC 反而会引起 HC 吸入中毒。在某些情况下，可应用胃肠道去污染，此系 HC 本身毒性或 HC 添加剂毒性所决定。"CHAMP"可用来描述这些特定情况：

C—樟脑，可引起痫性发作和癫痫持续状态
H—卤代 HC，可引起心律失常和肝毒性
A—芳香族 HC，可引起骨髓抑制和癌症
M—金属（如砷、汞、铅）
P—杀虫剂，可引起胆碱能危象、痫性发作和呼吸抑制

尽管对毒物清除仍有争议，尚无更多文献支持胃肠道去污，但仍可考虑应用小直径鼻胃管吸引胃内容物[13,21]。

HC 能迅速引起患者肺、心脏和 CNS 功能障碍。因此，所有患者都应在监测条件较好医院监测心功能和血氧。对于严重 HC 中毒患者，为减少 HC 吸入危险和防止呼吸衰竭，一些专家主张尽早行气管内插管和呼吸末正压通气。但目前尚未证实这样做比常规呼吸道治疗更有益。儿童吸入 HC 引起呼吸衰竭常应用高频喷射通气和体外膜氧合技术治疗[22-25]。这些病例中应用表面活性物质治疗疗效尚不清楚[26]。糖皮质激素和抗生素对 HC 吸入中毒无效，鉴别细菌性和化学性肺炎可能较困难[27]。50% 以上 HC 中毒患儿出现发热和白细胞增多[13,15]。除心脏复苏外，应避免使用肾上腺素和异丙肾上腺素。理论上讲，外源性儿茶酚胺会增加 HC 所致心律失常风险。

大多数摄入和吸入 HC 中毒主要是支持治疗及密切观察和监测。目前尚无 HC 特异性解毒药。

安置

相对轻度 HC 中毒患者需观察 4~6h。对于摄入 HC 而无症状患者至少监护 6h。在观察的最后 1h 需要再次评估，包括反复体检、脉搏血氧饱和度、动脉血气分析和胸部 X 线（图 156-2）。此时如果出现任何症状，都应住院治疗并进一步观察。意外暴露 HC 无症状患者，经观察和适当随访后可出院[12]。

摄入或吸入 HC 出现症状的患者需住院观察至少 24h。娱乐性使用 HC 患者需观察 4~6h。对此类患者应告知药物成瘾的危害性[3]。

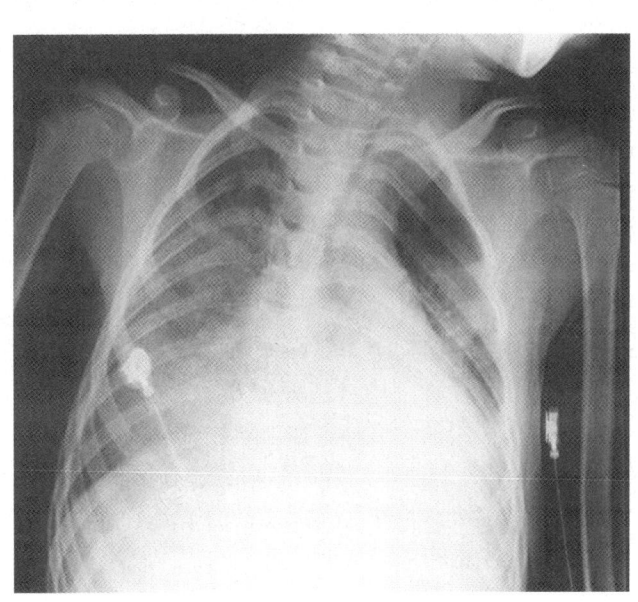

图 156-2 接触 HC 6h 后患者胸部 X 线片。

重要概念

- 吸食是 HC 中毒的主要危险因素。
- 应避免常规 HC 胃肠道去污。
- 通常 HC 中毒患者数小时后才出现症状，经充分观察无症状者可出院。
- 滥用 HC 患者可发生心血管衰竭、猝死危险，应静卧休息。

本章参考文献请参见 http://pumpress.bjmu.edu.cn/eduservice/3419.html

第 157 章 吸入性中毒

Lewis S. Nelson and Robert S. Hoffman

陆一鸣 蒋婕 译　陆一鸣 校

空气中的有毒气体会对气道和肺产生局部损害作用。呼吸道也是全身中毒的门户。吸入性暴露可能为隐蔽性和惰性（比如职业性石棉接触或城市光化学烟雾暴露）或者也有可能是爆发性和显性的。暴露的情况和位置，燃烧或气味的状况，以及受害者的数量和情况有助于诊断。尽管可能吸入多种有毒物质，鉴定每一种吸入的物质一般是没有必要的，因为治疗方案主要是根据临床表现来制定的（表 157-1）。

单纯窒息性毒剂

概述

单纯窒息性毒剂中毒绝大多数发生在工作场所，通常发生在使用液化气体，如当通过航空公司呼吸器呼吸时或在密闭空间工作时[1]。由于有了催化转换器，国际上因吸入汽车尾气而死亡的原因不再是一氧化碳中毒而是由于单纯窒息性毒剂造成[2]。

疾病原理

大部分单纯窒息只是通过取代氧、降低吸入氧分压（PaO_2）来产生毒性。患者也可以不出现任何症状。二氧化碳和氮气，是空气的两个组成部分，在较高水平时可以产生麻醉作用，但其主要的毒性作用是单纯的窒息。

临床特征

吸入窒息性毒剂后数分钟内的急性表现为缺氧。吸入氧浓度（FiO_2）从正常的 0.21（21%）下降至 0.15 可以引起自身代偿性反应（如心动过速，呼吸增快和呼吸困难）和脑缺氧的表现（如共济失调、头晕、不协调和意识错乱）。呼吸困难并不是一个早期的表现因为缺氧不像高碳酸血症那样对呼吸是一个强烈的刺激。FiO_2 低于 0.1（10%）时由于脑水肿会继而出现昏睡，FiO_2 低于 0.06（6%）时就可能出现生命危险[3]。由于脱离中毒环境可以终止低氧改善临床表现，大部分患者的症状可以因此得到缓解。然而，如果症状没有进一步的改善的话，那提示存在缺血缺氧的并发症（如抽搐、昏迷和心搏停止），预后不佳。

诊断策略和鉴别思路

具备明确的暴露病史，相符合的临床表现以及脱离中毒环境后症状快速缓解已经基本可以确定诊断。症状轻微或者无症状的患者可以不需要进行胸部 X 线检查或动脉血气分析。最终确诊需要有训练有素及装备齐全的队伍进行现场勘查来确定。鉴定气体的确切性质对临床治疗价值有限，但可能对公众健康更有意义。由于大部分患者的主诉缺乏特异性并且各式各样（如头晕、晕厥和呼吸困难），鉴别诊断的范围非常广。

处理和处置

很少需要使用特殊治疗，最主要的治疗为将患者脱离中毒环境，支持治疗，可能还会需要吸氧。神经系统损伤或者心脏停搏需要按标准的复苏治疗常规来治疗。轻度中毒、脱离中毒环境后好转的患者经短期的观察后可以出院。可能发生缺氧等并发症的患者，例如有显著症状的患者（如昏迷）或者基础疾病急性加重的患者（如心脏疾病），应留院观察缺氧后并发症的发展和进程。

表 157-1　常见吸入性中毒气体

刺激性气体	来源/使用	主要类型
丙烯醛	燃烧	刺激性，高溶性
氨水	肥料，燃烧	刺激性，高溶性
二氧化碳	发酵，燃烧，灭火器	单纯窒息性，全身影响
一氧化碳	不完全燃烧，二氯甲烷	化学窒息性
氯胺	混合清洁产品（如次氯酸盐漂白和氨）	刺激性，高溶性
氯	泳池消毒，清洁产品	刺激性，中等溶性
邻氯代苯亚甲基丙二腈（CS）/氯苯甲基酮（CN）	催泪瓦斯（Mace）	药理刺激性
氯化氢	鞣革和电镀行业	刺激性，高溶性
氢氰酸	塑料燃烧，氢化盐酸化	化学窒息性
氟化氢	氢氟酸	刺激性，高溶性，全身影响
硫化氢	腐烂的有机物、石油工业、矿业、沥青	化学窒息性；刺激性，高溶性
甲烷	天然气、沼气	单纯窒息性
甲基溴	熏蒸剂	化学窒息性
氮	矿，潜水（氮气麻醉，潜水病）	单纯窒息性，全身影响
一氧化二氮	吸入剂滥用，搅打奶油，赛车燃料助推器	单纯窒息性
稀有气体（如氩）	工业，实验室	单纯窒息性
氮氧化物	地下仓库，麻醉，燃烧	刺激性，中等溶性
氧气	医用，高压情况	刺激性，自由基；全身影响
臭氧	静电能	刺激性，自由基
光气	氯化烃类的燃烧	刺激性，低溶性
磷化氢	铝或磷化锌熏蒸剂的水化	化学窒息性
烟雾（不同组成成分）	燃烧	多变的，但可能包括各种类型
二氧化硫	光化学烟雾（矿物燃料）	刺激性，高溶性

重要概念

- 任何气体都可能是窒息性的只要它取代了呼吸气体中大部分的氧气。
- 对于吸入窒息性气体合适的治疗是脱离暴露环境，氧气和支持治疗。

肺部刺激性气体

概述

肺部刺激性气体包括一大类吸入中等浓度能够产生共同中毒综合征的气体。虽然其中的很多能够在家中被发现，但由于设计时为了减低毒性而对它们有诸多限制，因此日化用品气体中毒很少发生。然而，也有灾难性的事故发生，如 1984 年印度博帕尔甲基异氰酸酯的泄露，造成 2 000 例死亡和 250 000 人伤害，至今仍然遗留环境问题。在另一个范畴，工业化的进展使得环境中二氧化硫、臭氧和氮氧化物的含量不断增加。这些刺激性气体经常会引起慢性肺部疾病的急性加重。

疾病原理

刺激性气体溶入呼吸道的黏液里，并通过引起刺激或炎症反应从而改变空气-肺界面。当溶解时，大部分气体产生酸性或碱性的产品，但是有几种会产生氧气来源的自由基直接产生细胞毒性（图 157-1）。肺部刺激性气体根据它们的水溶性来进行分类（表 157-1）。

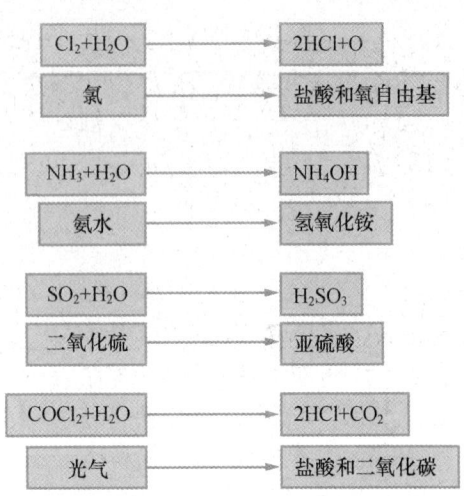

图 157-1 肺部刺激性气体在肺中与水的发生的反应。

临床特征

高水溶性有毒气体对眼睛和上呼吸道黏膜的影响最大。暴露于这种气体可以导致即刻的刺激反应，如流泪、鼻子烧灼感和咳嗽。虽然它们的刺激性气味和立刻出现的症状可以限制后续的暴露，但大量或者长时间的暴露可以导致致命的喉头水肿、喉痉挛、支气管痉挛或者急性肺损伤（ALI），过去也被称为"非心源性肺水肿"[4]。低水溶性有毒气体并不会立刻对黏膜产生刺激作用，并且有些气体气味也比较好闻（如光气的气味有点类似甘草的味道）。由于不会立即产生症状，导致人会在中毒环境中呼吸更长的时间，使得这些毒性气体能够达到肺泡。即使是中等程度的暴露，在吸入 2~24h 以后也会对下呼吸道，肺泡和间质产生刺激作用，造成内皮细胞的损伤。初始症状与 ALI 相似表现可以很轻微，但会在随后的 24~36h 可以发展成为明显的呼吸衰竭和急性呼吸窘迫综合征[5]。

中等程度水溶性气体更会造成一些气体反应的临床综合征，取决于对毒性气体暴露的程度。大量暴露通常会引起上呼吸道刺激的急性发作，中等程度的暴露通常会引起迟发的下呼吸道症状[6]。

诊断策略和鉴别思路

对上呼吸道症状的评估通常通过体格检查来完成，但有时需要使用喉镜检查。暴露以后，咽喉部肿胀可能立即发生也有可能延迟出现，所以口咽部或喉部检查正常并不能排除迟发性损伤。影像学及实验室检查对评估上呼吸道症状作用有限。

氧合及通气情况通过一系列的胸部听诊及脉氧饱和度来评估，对于有咳嗽、呼吸困难或者体格检查有异常发现的患者可以进行胸部 X 线和动脉血气分析检查。尽管明确吸入的气体可以减少观察的时间，但目前还没有实验室检查能够对不明刺激物进行鉴定，而且这种鉴定对患者的治疗通常也没有帮助。

在过敏原暴露后通常会出现支气管痉挛、咳嗽、胸部紧缩感和急性眼结膜刺激，过敏病史也会提示诊断。ALI 会在很多病理损伤后出现，包括创伤和脓毒症，这又再一次强调了仔细询问病史的重要性。

处理

一旦出现上呼吸道功能不全的体征（如喘息和喉鸣）需要立刻进行喉部检查，如有必要立刻进行气道保护。考虑到潜在的呼吸道症状迅速恶化，应进行早期及多次反复评估。

吸入 β-受体激动剂通常能缓解支气管痉挛；异丙托溴铵的作用还未明确。除非基础疾病的常规治疗中包括使用糖皮质激素，其余情况无激素的使用指征[7]。

对于吸入氯气或者氯化氢的患者，雾化吸入 2% 的碳酸氢钠溶液可以缓解症状[6]。由于炎症级联反应并没有被终止，氧自由基介导的引起肺损伤的成分可能继续造成损伤或者造成迟发性损伤。对于接受碳酸氢钠雾化吸入的患者要么收治入院，要么给予患者更多的健康宣教嘱其观察肺部刺激的症状和体征。

对于诊断 ALI 或者急性呼吸窘迫综合征的患者需要积极的支持治疗，包括控制气道压力（如持续正压通气和呼气末正压）。对于中毒引起的急性呼吸窘迫综合征患者，外源性肺表面活性物质和一氧化氮可能有效，但是它们的使用在其他综合征中还缺少足够的支持依据。

处置

暴露于高水溶性有毒气体的患者，在无症状或者经对症治疗后症状改善的患者可以出院。对于暴露于中等水溶性或者低水溶性气体的患者，无症状的患者在决定最后去向前需要留观数小时，观察有无进行性呼吸困难，对于长时间暴露或者处于高危情况的患者（如有肺部基础疾病的患者，老年患者和随访差的患者）应观察 24h，必要时住院。应建议所有的患者一旦症状反复应再次就诊。

> **重要概念**
> - 高水溶性气体会立刻引起刺激反应，通常产生上呼吸道症状如支气管痉挛。
> - 低水溶性气体通常导致迟发性下呼吸道损伤如肺水肿。

烟雾吸入

概述

在美国每年有 4 000 人因住所发生火灾而受伤或死亡。其中很多伤亡并不是皮肤的严重灼伤，而是因烟雾吸入而引起死亡。这是刺激性损伤的另一种变异体，像吸入其他刺激性气体一样，在这种情况下吸入加热的颗粒和毒性物质，损伤正常黏膜。此外，由于很多物质燃烧时都会产生一氧化碳和氰化物，它们也成为引起烟雾吸入综合征的最常见原因。

疾病原理

由于空气的热容量非常低，因此即使在 350℃ 和 500℃ 的时候，空气也很少造成下呼吸道损伤。然而，蒸汽或者悬浮在空气中的加热的烟雾的热容量却非常高（蒸汽的热容量大约是空气的 4 000 倍），它们会释放热量并造成呼吸道的深部损伤。

燃烧产生烟雾的性质由燃料的性质决定，而且燃料往往含多种成分，燃烧的情况也不尽相同，因此临床医生往往无法得到吸入烟雾的确切特性。燃烧产生的刺激性毒性物质吸入机体后，其中的碳颗粒会沉积在呼吸道。这些刺激性物质对黏膜造成损害的机制与刺激性气体类似，包括酸性物质的代谢和氧自由基的形成。

临床特征

很多吸入烟雾相关性疾病的发病和死亡与呼吸道损伤有关。高温及刺激性物质诱导的喉部损伤可以引起咳嗽和喉鸣，但这些表现往往是迟发性的。煤烟和刺激性毒性物质早期可以引起咳嗽、呼吸困难和支气管痉挛。随后，一系列呼吸道炎症级联反应会导致急性肺损伤和肺换气障碍。从暴露于烟雾至症状出现的间隔时间长短差异很大，这取决于暴露的程度和烟雾的性质。鼻毛烧焦以及痰液中带有烟灰提示有大量暴露史，但却缺乏特异性和敏感性[8]。

对于这些患者常规需要考虑是否发生一氧化碳（CO）吸入。如果吸入的烟雾已经经过过滤，或者在较远的地方吸入烟雾（如另外一个房间）或者是相对无烟性燃烧（如引擎排气），在以上这些情况下主要是发生 CO、氰化物和代谢物中毒，而不支持烟雾吸入。

诊断策略和鉴别思路

早期死亡原因分别为窒息、气道损伤或者代谢性中毒（如 CO）。需要早期评估气道情况，最好是进行纤维喉镜检查。如果存在明确的呼吸道暴露的证据，例如带碳的痰或声音嘶哑，应进行直接气道检查或纤维喉镜检查。要密切观察病人，因为一旦病情恶化将会导致紧急且高难度的气道干预，因此对病情的监测是非常必要的。胸部 X 线片提示肺部浸润影、流速-容积环异常、肺功能检查提示 CO 弥散障碍，通气扫描提示放射性标记气体分布或者清除异常有助于预测下呼吸道损伤[9]。

代谢性酸中毒，尤其是血乳酸浓度 > 10mmol/l 时，提示合并氰化物中毒[10]。需用 CO-血氧仪来判断氧合情况，因为在 CO 中毒患者动脉血气分析和脉氧饱和度可能并不准确。

对于有明确暴露史的患者，鉴别诊断的范围有限。虽然往往不能明确吸入性损伤是热灼伤还是刺激性损伤，但鉴别诊断和临床治疗并无多大关联。对每一个病例都需要考虑 CO 和氰化物中毒。

处理

烟雾吸入患者的紧急处理与吸入其他刺激性气体患者处理相同。快速评估呼吸道和有指征时早期插管是至关重要的，因为病情随时可能急转直下。吸入 β-肾上腺素受体激动剂被广泛使用，但没有证据支持他们能使患者获益。最优化的支持治疗和维持足够的氧合（例如吸痰和肺清洗）是治疗最重要的部分。推荐使用支气管镜进行支气管肺泡灌洗来清除远端气道碎片及毒素。无论是吸入还是全身使用激素都不推荐，并且对皮肤烧伤的患者可能是有害的[11]。在实验室及临床研究中，布洛芬、抗氧化剂、外源性表面活性剂和高频通气或多或少可以改善生存；但还没有哪一项被推荐常规使用。只有对怀疑感染的患者才能使用抗生素。

处置

在完成呼吸道检查及稳定呼吸道功能后，对有危重表现（如声音嘶哑和呼吸窘迫）以及提示暴露程度严重的患者（如密闭空间内的暴露和带碳的痰）应转往重症监护病房或者灼伤中心。最终决定还需根据当地实际条件来决定，如医疗资源或者灼伤中心接诊患者的能力。

重要概念

- 烟雾吸入性损伤是一个刺激性损伤。
- 早期进行呼吸道检查是非常必要的。一旦出现呼吸道损伤应在病情恶化前进行早期气管插管。
- 对于烟雾吸入患者需考虑 CO 和氰化物中毒可能。

氰化物和硫化氢

概述

氰化氢（氢氰酸）是一个具有很多商业用途的气体，尤其是在合成纤维的生产和熏蒸过程中。氰化氢偶尔有苦杏仁味。氰化物盐（如钠或钾）在冶金（如珠宝）和摄影工业中发挥重要作用，并且因为其低挥发性而比较安全。氰化物盐在干燥条件下没有气味。当氰化物盐溶解在水中时，可以产生氢氰酸，特别是在酸性条件下。氰化物在体内通常是由其前体（氰）演变而来，如杏中的苦杏仁苷和其他蔷薇科种属的植物，还可以由腈这种具有广泛商业用途的化学物质演变而来。

硫化氢中毒常发生在石油精炼厂和污水储罐工人。有时施救人员也会变成患者，从这一点再次强调对施救人员进行合适的训练和装备是必要的。硫化氢有类似臭鸡蛋的气味，在极高浓度或长时间暴露后反而不能察觉（嗅觉疲劳）[12]。

疾病原理

气态氰化物吸入后迅速吸收，并立即分布到人体内氧利用组织。通过抑制线粒体内电子传递链的复合体 IV 从而在数秒钟内产生抑制氧化代谢的作用。中毒的组织迅速耗尽其三磷酸腺苷储备并停止其功能（图 157-2）。氰化物对其他氧结合酶系统，最主要是血红蛋白，没有明显的影响。这可能是由于其铁基团处于氧化状态（Fe^{3+}）；氰化物只能和氧化铁结合，而脱氧血红蛋白内为还原铁（Fe^{2+}）。

硫化氢通过对肺的刺激及细胞毒作用来发挥它的毒性[12]。它对代谢产生的致命作用的机制与氰化物相同。然而，硫化氢与线粒体解离速度快，这可能是很多短暂暴露硫化氢的患者生存下来的原因。

临床特征

组织缺氧会在中毒后几分钟内发生，确切的速度与毒物暴露的途径和性质有关。对缺氧最敏感的器官是心脏和中枢神经系统，其功能障碍的表现同氰化物中毒，表现为昏迷、抽搐、心律失常和循环衰竭。细胞普遍发生功能障碍会导致代谢性酸中毒，并引起乳酸增高。发绀通常不明显，但可以在重度中毒患者中出现。鉴于氰化物的强烈毒性，轻微的急性中毒非常少见。急性硫化氢中毒患者临床表现类似，虽然很多患者在到达急诊科的时候症状已恢复。

因为氰化物和硫化氢阻止组织从血液中摄取氧，静脉血中的氧含量仍旧很高，接近动脉血水平。临床上，可以表现为静脉血的"动脉血化"。静脉血（理论上最理想但实际操作中往往是混合静脉血）和动脉血的氧含量之比有助于氰化物中毒的诊断[13]。动脉-静脉血氧含量差值小提示氰化物中毒。

氰化物或者硫化氢中毒存活的患者可能会出现 CO 中毒或心脏停搏患者中相同的持续性或迟发性神经系统综合征[14]。

诊断策略和鉴别思路

获得血浆氰化物水平往往需要很长时间而使其无法运用于急诊，但这些结果可以用于确认和满足司法需要。快速测定氰化物的技术已经存在但还没有广泛使用。硫化氢还无法进行快速测定。

在实践中，诊断需要建立在毒物暴露史和体格检查上。在单独氰化物和硫化氢中毒的案例中脉氧饱和度和血气分析（ABG）可以是正常的。通常会出现代谢性酸中毒后阴离子间隙及血浆乳酸水平增高。火灾受害者血浆乳酸水平超过 10mmol/L 高度提示氰化物中毒[9]。火灾受害者中碳氧血红蛋白升高提示可能同时存在氰化物中毒，但这也许需要花费太长的时间，一些物品在燃烧后唯一的代谢产物为氰化物（如某些塑料），碳氧血红蛋白升高还可能会导致这部分患者漏诊。

迅速出现循环衰竭，室性心律失常和抽搐是典型的表现，在火灾受害者中还要考虑氰化物中毒可能。然而，所有这些表现也都会在 CO 中毒中出现[10]。考虑到氰化物中毒治疗的意义，与 CO 的鉴别诊断非常重要。

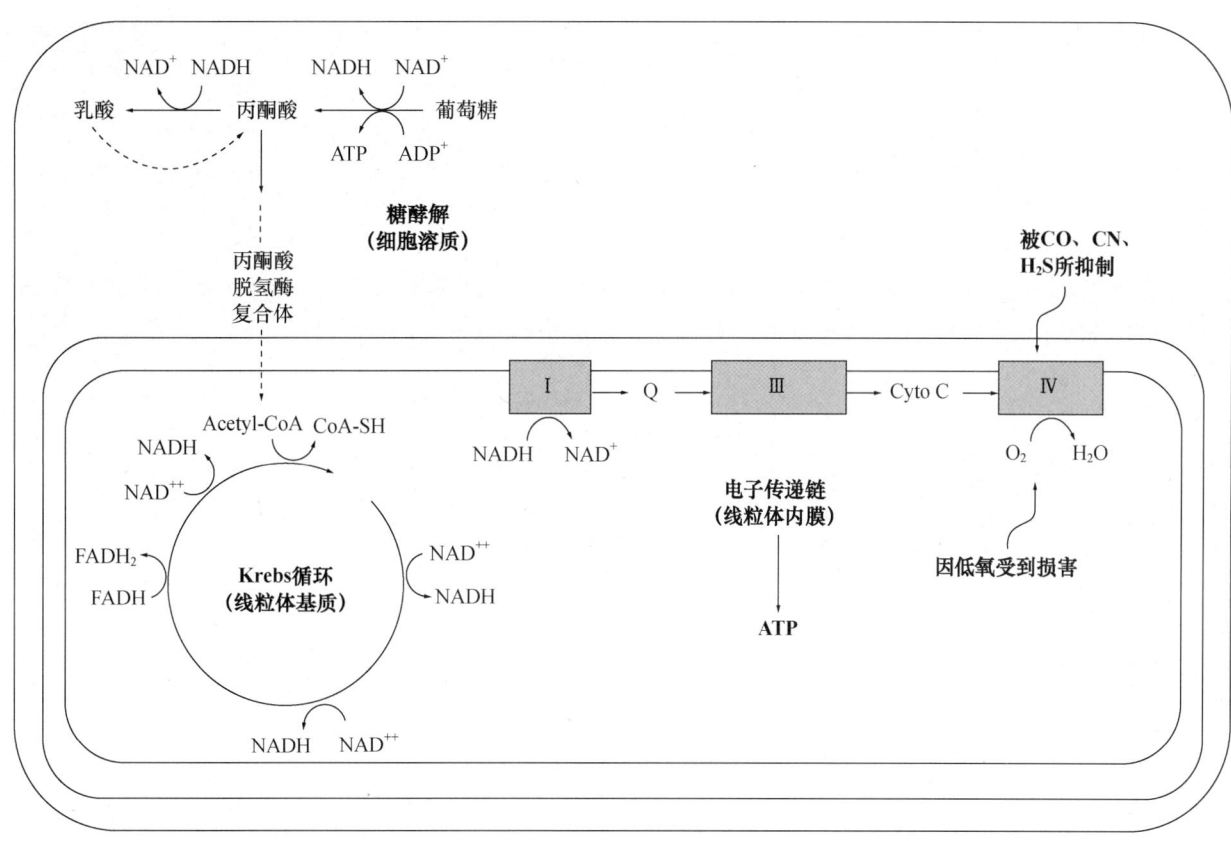

图 157-2 一个葡萄糖分子完整的能量代谢过程非常复杂，主要包括两个步骤。第一步，无氧酵解，在无氧的情况下发生，会产生丙酮酸、NADH、三磷酸腺苷（ATP）。在第二步丙酮酸进入三羧酸循环，通过将 NAD^+ 和 FADH 还原成 NADH 和 $FADH_2$ 来产生能量。同样的，脂肪酸和蛋白质的代谢也是通过生成 $FADH_2$ 和 NADH 从而转化成 ATP。这些转换发生在线粒体的膜部，氧化磷酸化链接到电子传递链，最后一步将电子转移到分子氧形成水。氰化物（CN）、硫化氢（H_2S）和一氧化碳（CO）结合并抑制最后一步，Fe^{3+} 包含在复杂的四细胞色素 aa_3，防止 NADH 的进一步氧化。由于 NAD^+ 代谢没有完成，反过来又抑制了三羧酸循环，以致葡萄糖代谢停止在丙酮酸这一步。为了继续产生能量，NADH 将其电子供给丙酮酸，形成乳酸，并重新生成足够的 NAD 来继续进行糖酵解。最终，能量耗竭，发生终末器官损伤。CoA，辅酶；FAD，黄素腺嘌呤二核苷酸；NAD，烟酰胺腺嘌呤二核苷酸。

处理

细胞毒性物质中毒的患者，包括氢氰酸和硫化氢，需要个体化和特殊化治疗。对于急性氰化物中毒的患者，诊断通常不能明确，治疗往往是经验性的，但不能因此而延误治疗。在不确定的情况下，应立刻给予解毒剂治疗。

氢氰酸

有效的治疗是给氰离子另外提供一个结合的位点，从而重新激活细胞色素氧化酶系统。氰化物中毒有两种解毒剂。氰化物解毒剂套装提供了供氰化物结合的高亲和力的铁离子。套装含有三种成分，虽然使用整个套装可以达到最好的疗效，但却似乎不能实际应用或是危险的，尤其是对非医疗专业人员。因为动物实验及临床研究结果显示单独使用硫代硫酸钠（套装中的第三个成分），与氧和碳酸氢钠一起使用后可以提供充分的保护，在群体性中毒事件中急救人员应首先给予该治疗。对于所有病例都应给予合适的复苏措施包括高流量吸氧和静脉补液。

解毒剂套装中的第一、第二个成分旨在形成高铁血红蛋白（MetHb）。吸入亚硝酸异戊酯或者静脉输注亚硝酸钠都是有效的，但前者只有在患者静脉通路不能建立时才能使用。使用时应尽量减少患者与亚硝酸异戊酯挥发气体的接触，可能会产生头晕、低血压或者晕厥。对于既往体健的患者亚硝酸钠剂量为300mg（3%溶液10ml）2～4min 内给药，对于贫血及儿童患者，剂量参照说明书。亚硝酸钠是一个血管扩张剂，快速推注时可能会发生低血压。氰化物与 MetHb 有高度亲和力，易于同细胞色素氧化酶解离而与 MetHb 结合形成氰化正铁血红蛋白。血浆中游离的氰化物和氰化正铁血红蛋白都能被硫转移酶（硫氰酸酶）转化成经肾排泄的硫氰酸盐。由于硫氰酸酶的活性随着硫基的增加而增加，解毒剂套装的第三种成分是包含硫的硫代硫酸钠。成人剂量为12.5g静脉给药，也就是50ml的25%的溶液（儿童患者为1.65ml/kg 25%的溶液）。总的来说，正常剂量很少会产生副作用，即使有也是非常轻微的。氰化物解毒剂套装中的亚硝酸盐成分应避免在火灾受害者中使用，因为后者可能同时存在CO和氰化物中毒。由于CO和高铁血红蛋白都会减少组织的氧输送，从而可能会导致并发症增加。在这种情况下推荐单独使用套装中的硫代硫酸盐成分。

羟钴胺是一个新的解毒剂，主要是利用氰化物与钴有高度的亲和力。在结合氰化物后，形成氰钴胺，或称维生素B_{12}。这一解毒剂在欧洲已被使用数年，在美国也很快被接受了，包括在群体性中毒事件中使用这一药物。然而，尽管FDA已批准该药用于治疗已知或者怀疑氰化物中毒的患者，它的确切临床作用还未被完全阐明[15]。成人起始剂量为5g，静脉15min给药，儿童起始剂量为70mg/kg，最大剂量为成人剂量[16]。已知的副作用都比较轻微，包括在非氰化物中毒的患者中引起轻微的高血压和皮肤变鲜红色。由于红色药物的颜色，从而会干扰一些分光光度剂实验室检查的结果[16]。所以应在首次给予羟钴胺之前留取血标本。

还没有足够的临床数据支持到底使用哪一种解毒剂。由于羟钴胺并不会改变氧输送，因此在火灾受害者的经验性治疗中它比亚硝酸盐类解毒剂更安全。直接与硫代硫酸的疗效比较还没有过，这项研究估计也不会进行[17]。

虽然有人主张高压氧治疗，但它的疗效还未被确认，通常也无指征。在一些选择性的病例中，如果能即刻进行高压氧治疗，它的价值在于使血浆和组织超氧合，从而允许更高水平的正铁血红蛋白，尤其当同时存在CO中毒的时候。

硫化氢

由于硫化氢和细胞色素氧化酶的结合可以迅速解离，因此脱离中毒环境并进行标准的复苏治疗对于缓解硫化氢治疗已足够。对于严重及长时间中毒的患者，可以使用氰化物解毒剂套装中的亚硝酸盐成分来产生高铁血红蛋白[12]。由于硫化氢并不能被硫氰酸酶除去，因此不需要使用硫代硫酸钠。硫化氢中毒时高压氧治疗是无效的。

处置

所有有症状氰化物或者硫化氢中毒的患者都应收

重要概念

- 氰化物中毒患者应早期给予解毒剂。
- 对所有氰化物中毒疑似患者，经验性使用氰化物解毒剂套装中的硫代硫酸钠都是安全的。
- 羟钴胺素是一种安全有效的解毒剂，虽然它在火灾受害者经验性治疗中的确切作用尚不明确。
- 硫化氢中毒的患者在脱离中毒环境并予以通气支持后症状通常能缓解。

入重症监护病房监测组织缺氧的并发症。所有患者都需要随访观察有无迟发性神经精神症状。

一氧化碳

概述

一氧化碳是发达国家中最常见的急性中毒致死原因和最常见的火灾相关死亡原因[18]。几乎所有含碳物质燃烧不完全都会产生一氧化碳。结构性火灾（如木材），家庭取暖装置排风口阻塞（如甲烷），以及室内使用发电装置等是成千上万种一氧化碳中毒情形中比较典型的情况。在治疗一氧化碳中毒患者中一旦发现任何对公共健康有潜在危险的情况应立即通知相关职能部门（如消防署和卫生署官员）。

疾病原理

一氧化碳会和还原血红蛋白相互作用形成碳氧血红蛋白（COHb），而后者是无携氧能力的。血红蛋白与CO结合紧密，其形成的复合体解离速度十分缓慢。这将会导致CO暴露患者，即使只低浓度的暴露，也会使体内CO蓄积。虽然一氧化碳中毒的机制通常都被描述为是与血红蛋白发生了结合，但这只发生在深度CO中毒的患者中，因为像贫血那样仅仅携氧能力降低并不会产生同样的症状。然而，在处理孕妇患者时，同孕妇相比，胎儿缺氧程度更严重，而且胎儿血红蛋白与CO的结合比成人血红蛋白更牢固[19]。在肌肉组织，CO与肌红蛋白结合，使它们失去正常功能，这也正好解释了非创伤性横纹肌溶解综合征的发生发展。

非常重要的是，CO在组织水平影响了细胞对氧的利用。CO，类似于氰化物，阻止了线粒体内氧化磷酸化步骤所涉及的细胞色素复合体的功能。这引起了组织无氧代谢，最终导致死亡。

迟发性神经系统并发症可能是由于低氧所造成

的,虽然再灌注损伤和脂质过氧化相关性血小板诱导的一氧化氮释放起了重要作用[20]。通过改变血小板相关性一氧化氮循环,中枢神经系统的微血管内皮受到自由基介导的损伤,引起局部的炎症及功能障碍。动物模型以及临床研究提示 CO 中毒时发生意识丧失可能是必然的,而且肯定是发生迟发性神经系统后遗症的一个危险因子。

临床特征

严重 CO 和氰化物中毒都有窒息的临床表现:意识状态改变,包括昏迷和抽搐;生命体征不稳定,包括低血压和心脏停搏,以及代谢性酸中毒。与氰化物中毒不同的是,轻度的 CO 中毒经常发生,常见的主诉有头痛、恶心、呕吐、头晕、肌肉痛和意识错乱。这些患者神经系统检查可能无阳性发现或者是局灶性体征或细微的感觉障碍。氰化物或 CO 中毒时经常提及的皮肤呈樱桃红色是尸检结果,并未在活体身上发现过。

对 CO 中毒后迟发性神经系统后遗症已有翔实的记录,根据所使用的诊断标准不同及检测工具的敏感性不同,它的发生率波动在 12%~50%[22]。在 2~40d 的无症状期后,患者可以出现不同程度的神经系统异常[21]。迟发的神经系统影响可以分为两大类,一类是易于识别的神经系统综合征(如局灶性损伤和抽搐),还有一类是精神或认知障碍(如淡漠和记忆障碍)。虽然后者需要进行正规的认知功能神经精神系统测试,这些异常对患者日常能力的影响非常明显。迟发性神经系统后遗症发生的预测因子包括年龄和意识丧失病史。由于大部分到达急诊科的 CO 中毒患者能够存活下来,治疗的主要目标为预防迟发性神经系统和神经精神后遗症的发生。

诊断策略和鉴别思路

考虑 CO 中毒是建立在病史及体格检查上的。CO-血氧仪,一项并不昂贵且容易购得的分光光度法实验室检查项目可以很好地鉴别正常血红蛋白和 CO-Hb(和 MetHb),从而确认有无 CO 暴露。其他实验室检查只能排除其他诊断。中毒的严重程度与 COHb 水平并无相关性;长时间低浓度暴露可以导致死亡但 COHb 水平可以不高,而短时间高浓度的暴露可以产生高水平的 COHb 但仅有轻微的症状。

除用于明确有无代谢性酸中毒及氧分压(P_{O_2})是否正常外,血气分析(ABG 检测)并不能用于 CO 中毒的诊断。CO 并不影响溶解在血中的氧。由于 P_{O_2} 是检测溶解氧的指标,在 CO 中毒患者中仍为正常值,即使大量 CO 中毒的患者其氧饱和度也能处于正常水平。大多数脉氧仪用来检测 CO 中毒是不够的,因为 COHb 基本上会被误认为氧合血红蛋白。新型的脉氧仪(脉搏 CO-血氧仪)能够检测 COHb 和高铁血红蛋白,但尚未广泛使用。

轻至中度 CO 中毒的确认很难通过临床表现来确认,患者很容易被误诊为良性头痛综合征或病毒性疾病。CO 中毒应在以下所有患者中考虑:持续或反复头痛,尤其是一个群体中的人都有类似症状或者在脱离一个环境后头痛明显改善的患者。

重度 CO 中毒患者可以表现为昏迷或者循环衰竭,无论哪一个都有很多中毒性、代谢性、感染性、内科疾病和创伤方面的鉴别诊断。通过询问病史,体格检查和常规实验室检查可以排除很多诊断。鉴于 CO 中毒多种多样的表现,如果确实考虑 CO 中毒时,需要使用 CO-血氧仪检测动脉或静脉血或者使用脉搏 CO-血氧仪来进行鉴别。误诊会带来灾难性的后果,尤其当患者会回到原来中毒环境的时候。

处理

第一步治疗为氧疗,可以满足两个目的。第一,COHb 的半衰期与 P_{O_2} 成负相关;处于室内空气时半衰期为 5h,在吸纯氧的情况下可以减少到 1h。高压氧治疗(HBOT)进一步将 COHb 缩短至 30min。只有对 COHb 浓度异常增高的患者(如 >50%)可以使用改变 COHb 动力学的方法。即便如此,很少有患者能够及时地接受 HBOT 治疗增加 CO 的清除从而挽救生命。第二,血红蛋白功能不足时,HBOT 可以提供足够的 P_{O_2} 来维持生命,但这也仅适用于 COHb 异常增高的情况。因此,高压氧的首要指征为预防迟发性神经系统后遗症。

关于高压氧治疗临床实用性的争议主要在于它的益处不能立刻得到确认(如生存还是死亡),相反,需要密切的随访和更精密的测试。虽然供临床决策提供依据的文献很少,但几个循证综述提示高压氧治疗的作用有限,虽然这个结论是有争议的。经 HBOT 治疗的患者迟发性神经系统后遗症的发生率 <1%,而未经 HBOT 治疗者发生率则约为 12%[21]。如果在 CO 暴露 6h 以后才开始 HBOT 治疗,其疗效似乎会下降[26],这一点提示我们需要迅速做出临床决定。同样,证据表明 HBOT 可以延缓 CO 中毒后迟发性神经精神后遗症的发展[26,27]。一项随机、双盲对照研究发现在中毒后 6 周及一年,在减少迟发性神经系统后遗症的发生率上 HBOT 优于常压氧疗法(NBOT)[27]。

然而，HBOT 有助于预防迟发性神经精神系统后遗症的作用并未被广泛接受。一项早期的澳大利亚研究在比较 HBOT 和 NBOT（常压下吸纯氧）的效果后提出 HBOT 在预防迟发性神经精神系统后遗症方面并不能给患者带来益处[28]。在这项研究中，大多数患者为自杀，推测事先都存在抑郁，这一点会干扰随后的临床表现，需要不同的神经精神系统检测方法来鉴别这组患者。除了研究中方法学的缺陷之外（高压氧治疗开始时间在中毒发生 6h 之后，非经典的高压氧治疗方案，不常用的随机方法和有限的神经精神测试），替代 HBOT 的方法为连续 3～6d 的 100% NBOT，这也似乎很难被患者和医疗人员所接受。

鉴于 COHb 会造成组织氧合作用障碍，许多临床工作者建议对任何出现神经系统异常或者心血管系统不稳定（如昏迷、意识状态改变、心肌缺血和心律失常）的患者可以进行 HBOT 治疗[29,30]。这一考虑不应过多地受到 COHb 水平的影响，因为 COHb 与中毒严重度呈弱相关性。长时间低水平接触的患者可以出现"浸泡"现象，患者的组织内有极高浓度的 CO 但 COHb 水平却不高。

除对有明显组织缺氧的患者使用 HBOT 治疗外，一些机构会设定 COHb 水平高于 25% 的无症状或轻微症状的患者也需行 HBOT。这似乎是恰当的，虽然有些机构定为 COHb 水平为 40%，而另外一些人则认为不要指定一个数值。对于孕妇则又特别考虑，因为胎儿的缺氧相对更为严重。由于胎儿 CO 中毒与功能障碍及死亡有关，而 HBOT 治疗在孕妇中表现为安全，许多机构对于孕妇患者会将开始高压氧治疗的标准降低至 15%[31]。

仍然需要进一步的研究来决定高压氧治疗的最佳疗程、压力、频率以及效价比和风险收益关系。在这个时候，建议与地区 HBOT 中心或中毒控制中心进行讨论。对于 COHb 增高但不需要 HBOT 治疗的患者应使用密闭合身非再呼吸式面罩予以正压氧治疗，直到患者症状缓解及 COHb 水平下降。总的疗程时间并未确定，虽然在一项研究中建议为 3d[28]，大多数轻度的 CO 中毒的患者可能只需要不超过 6h 时间的治疗[32]。

一氧化碳与氰化物同时中毒（火灾受害者）

CO 和氰化物同时中毒已被广泛报道，它也是火灾烟雾致死的主要原因[10,33]。烟雾吸入后出现昏迷和代谢性酸中毒的患者可以是严重的 CO 中毒，或氰化物中毒，或两者同时存在。亚硝酸盐诱导的高铁血红蛋白血症，会进一步减少组织的氧输送，可能对 COHb 水平增高的患者不利。

所有有烟雾吸入病史并伴随昏迷、低血压、酸中毒或者循环衰竭而氰化物中毒又不能很快排除的患者都应单独给予硫代硫酸钠治疗但不给予亚硝酸类[34]，或者给予羟钴胺治疗。如果 COHb 水平并不高但患者持续存在酸中毒或者血流动力学不稳定，可以给予整个氰化物解毒剂套装治疗，包括其中的亚硝酸。COHb 水平增高并且处于高压氧舱中的患者可以接受亚硝酸盐治疗，而在增压的时候不需过分关注氧输送的减少。而无论是否给予硫代硫酸钠，羟钴胺都可以用于前两种患者的治疗。

处置

是否将患者转运至有高压氧治疗的机构需考虑多方面因素，包括因转运导致治疗延迟的时间，患者因素（如有否烧伤和年龄），以及可能发生的转运相关性并发症[35]。至少应持续给予 NBOT 治疗，尽管其益处尚未明确。是否需要住院应根据患者的临床情况决定。所有 CO 接触的患者都需要密切的随访以评估迟发性神经系统后遗症。

重要概念

- 一氧化碳中毒常见并对公众健康意义深远。
- 一氧化碳中毒容易被忽略并且应使用 CO 血氧仪进行核实。
- 鉴于高压氧治疗在 CO 中毒中的疗效仍存在争议，对明显中毒的患者可以咨询高压氧舱治疗机构或者中毒控制中心寻求帮助。

本章参考文献请参见 http://pumpress.bjmu.edu.cn/eduservice/3419.html

第158章 锂

Oliver Hung

陆一鸣 蒋婕 译 陆一鸣 校

概述

从19世纪中叶开始锂已是一种广泛使用的药物，最初锂盐广泛用于痛风的治疗（碳化锂和柠檬酸锂），躁狂患者的镇静治疗（溴化锂）和癫痫的治疗（溴化锂）。在1929年，软饮料"7up"，原来的名字为锂柠檬酸橙苏打水，其中一个成分就是柠檬酸锂（使用到1950年），号称可以作为治疗宿醉的药物。在20世纪40年代后期，氯化锂作为低盐饮食患者的替代治疗。然而，在1949年，多名患者因为锂的毒性而死亡，美国食品和药品管理局（FDA）下令禁止使用锂。出人意料的是，同年由澳大利亚精神学专家John Cade进行的一项研究成功地证明锂在治疗双向情感障碍的有效性。在美国直到1970年FDA才撤销对锂的禁令，同意锂用于双向情感障碍的治疗。尽管有越来越多更新更安全的药物问世，锂仍然是最有效的可以长期预防躁狂症和双向情感障碍复发的药物。锂还是可以大大减少自杀及自杀企图的药物[1]。根据美国中毒控制中心的数据，在2006年5 674例锂中毒的病例中，149例出现严重不良反应（发生生命危险或者遗留严重残疾），7例死亡[2]。

疾病原理

锂作为情绪稳定剂的确切作用机制目前尚未完全清楚。锂可以增加5-HT的释放和5-HT受体的敏感性，它还可以抑制神经末梢去甲肾上腺素和多巴胺的释放。目前对机制研究的热点关注在细胞通路，包括细胞内信号转导、神经元可塑性和神经发生学，以及基因表达。这些机制包括肌醇耗竭假设，糖原合酶激酶-3抑制，和花生四烯酸级联假说。在肌醇耗竭假说中，锂抑制了肌醇单磷酸酶，从而耗竭大脑细胞内的肌醇，抑制磷酸肌醇信号转导[3-5]。锂通过抑制糖原合酶激酶-3来发挥神经保护作用。最后，在花生四烯酸假设中，锂可以减少大脑细胞内参加循环的花生四烯酸的量。双向情感障碍被认为由于花生四烯酸信号级联反应产生障碍的结果。

立即释放性锂剂在胃肠道迅速被吸收。口服单一剂量后0.5～3h达到血浆浓度峰值，8h内完全吸收。持续释放性锂剂吸收情况相差较大，大约在6～12h后达到浓度峰值。服用30mg的碳酸锂片剂后血锂水平大约增加0.1mEq/L。吸收进入体内后，锂在体内的分布遵循二室模型。锂首先分布在细胞外液中，随后逐渐在分布到不同的组织中（优先分布在大脑、肾、甲状腺和骨骼）。锂完全分布到大脑大概在吸收后24h。单次剂量约95%从肾排泄。锂可以自由通过肾小球，80%在近曲小管重吸收。肾对锂的排泄可以因为肾小球滤过率的降低（如脱水）或者钠的浓度（如低钠血症）而增加。非甾体类抗炎药、利尿剂和血管紧张素转换酶抑制剂可以因为干扰肾对锂的排泄而导致血锂水平增高。

长期锂治疗还可能与肾性尿崩症的发生有关，可以导致低钠血症和脱水，而这可进一步导致锂水平的增高。液体复苏和停用锂剂已足够逆转尿崩症的影响。锂剂还可以抑制甲状腺激素的合成和释放。甲状腺功能低下在长期使用锂剂进行的患者中发生率低（约5%）。最后，锂剂可以引起暂时性白细胞增多，并且曾被研究过作为化疗引起的中性粒细胞减少的潜在治疗药物。

临床特征

锂中毒的临床表现可以根据急性中毒、慢性中毒或者慢性中毒急性加重来区分。

急性中毒是指体内原本没有锂的患者出现急性锂过量。恶心、呕吐和腹泻等消化道症状是最早出现也是最常见的中毒表现。锂也会造成心电图的改变，包括心动过缓、T波低平或者倒置和QT延长。幸运的是，锂中毒极少引起显著的心律失常。神经毒性出现较晚因为锂分布至脑组织需要一定的时间。

在慢性中毒中，规律服用锂剂的患者体内已经有显著的锂储存，可以因为吸收增加或者肾排泄减少（如脱水、药物相互作用和肾功能不全）而导致中毒。神经毒性是最显著的表现。轻度中毒可以表现为逐渐加重的震颤。逐渐加重的神经毒性体征包括嗜睡、反射亢进、意识错乱、阵挛、昏迷、抽搐和锥体外系表现。锂造成的不可逆性神经毒性综合征（SILENT）是指停止锂剂后由于锂毒性而引起的持续性神经功能障碍超过两个月[6]。典型的SILENT表现包括小脑功能障碍、持续性的锥体外综合征、脑干功能障碍和痴呆。发热也被认为是预后不良的标志和导致SILENT的原因[6]。

最后，在慢性中毒急性加重的情况下，患者服用了超过平时常规剂量的锂。其临床表现包括急性和慢性两种中毒时的症状和体征，既有胃肠道症状，也有神经系统症状。

锂剂的使用还会引起抗精神病药恶性综合征和血清素综合征。血清素综合征通常是由于联合使用五羟色胺源性物质所致。因此，不能联合使用锂剂和五羟色胺激动剂（如单胺氧化酶抑制剂、选择性五羟色胺再摄取抑制剂、美沙芬、丁螺旋酮和哌替啶）。锂剂也被认为是抗精神病药恶性综合征的一个危险因素。抗精神病药恶性综合征，血清素综合征和锂中毒的表现是类似的，都有相当多的重叠的症状（发热和神经功能损伤）。幸运的是，这三者的初始治疗方案一致，都包括支持治疗和停止所涉及的药物。

诊断策略

由于锂中毒的症状和体征都没有特异性且症状出现较晚，因此对于任何怀疑急性或者慢性锂中毒的患者都应检测血锂水平。检查患者血电解质水平可能有助于治疗。血钠水平增高可能意味着肾性尿崩症，血肌酐水平可以帮助决定是否需要体外循环清除。如果临床怀疑甲状腺疾病的话还需要检查甲状腺功能。最后，对于急性、故意吞服药物的患者需进行心电图检查及血对乙酰氨基酚水平测定以评估是否同时吞服了其他药物。

鉴别思路

由于锂中毒的症状和体征无特异性，因此其鉴别诊断非常广泛。可以根据是否出现急性或者慢性锂中毒的表现来考虑其他诊断。急性锂中毒主要表现为消化道症状，与其他药物过量表现相似，包括一些金属盐（如铁、砷、汞）、水杨酸、心肌活性药物（如地高辛）和茶碱。慢性锂中毒主要表现为精神症状，需与其他神经系统疾病或者中枢神经系统中毒鉴别，包括中枢神经系统抑制剂，可以引起抽搐的药物，低血糖，一氧化碳，抗精神病药恶性综合征和血清素综合征。

处理

锂中毒没有解毒剂，锂中毒的处理主要包括选择性胃肠道净化（仅适用于急性中毒），增加锂的排泄（肾或体外净化），以及支持治疗。

胃肠道净化

口服活性炭和洗胃对锂中毒的治疗都是无效的[7]。活性炭对锂的吸附很差。洗胃效果很差因为以下几个原因。立即释放型锂剂通常在胃肠道迅速吸收以致洗胃或者全胃肠灌洗无效。此外，吞服立即释放型锂剂后会很快引起呕吐，限制了它自身的胃肠道吸收，也使得洗胃具有潜在危险。最后，锂缓释片太大，无法通过鼻胃管。

推荐对持续释放型锂剂中毒患者使用聚乙二醇进行全胃肠灌洗。这也是唯一被证明从人体安全排除锂有效的方法[8]。推荐剂量为成人2 L/h，儿童500ml/h，从胃管注入，直到直肠排出澄清废液（4～6h）。

聚苯乙烯磺酸钠，用于治疗高钾血症的离子交换树脂，已被研究用于锂中毒的胃肠道去毒净化。在动物模型以及两例病例报道中（一例为志愿者，一例为中毒患者），已证明口服聚苯乙烯磺酸钠（30g，每6小时一次，总共5次）可以降低血锂水平[7,9]。然而，它也会显著降低血钾水平[10,11]。由于在患者中使用有限，以及担心危及生命的低钾血症，不推荐使用聚苯乙烯磺酸钠。

增加毒素清除的技术

可以通过增加肾的排泄和和体外循环方法增加锂的清除。

推荐使用氯化钠溶液（生理盐水）进行液体复苏（纠正低钠血症和脱水）来最大化肾对锂的排泄。不推荐强化利尿，因为这可能会引起高钠血症，并且它在增加肾对锂排泄的作用也不稳定。同样不推荐静脉输注碳酸氢钠碱化尿液，因为同使用氯化钠（生理盐水）扩容相比它并不能显著增加肾对锂的排泄，还会增加低钾血症及碱血症的可能。

最有效的清除锂的技术为血液透析。内源性锂的肾清除率为 15~20ml/min，而血液透析对锂的清除率接近 100ml/min[12]。虽然血液透析可以显著增加锂的排泄，但在减少死亡率或者治疗/预防 SILENT 方面的作用并未被证明[12-15]。因而也没有循证医学共识来定义锂中毒时血液透析的使用指征。血液透析主要用于以下几种情况，临床情况恶化（如抽搐和意识水平降低），自身锂清除率不足（如肾功能不全），或者不能通过扩容来增加肾的排泄（如充血性心力衰竭、肝硬化、胰腺炎和脓毒血症）。虽然血锂水平并不与毒性程度成正比，但推荐急性中毒血锂 > 4.0mEq/L 和慢性中毒血锂水平 > 2.5mEq/L 时进行血液透析治疗。持续性肾替代治疗（持续静脉-静脉血液透析）也已成功用于治疗锂中毒患者[16]。虽然他们的清除率低于血液透析，但在血流动力学不稳定的患者它可以代替血液透析，或者与血液透析相结合治疗稳定的患者。

由于锂在体内的分布为二室模型，经治疗后细胞内的锂会重分布到细胞外，所以需要连续监测血锂水平。在慢性锂中毒患者中，血液透析治疗后血锂水平会增高，需要进行多次血液透析治疗。

处置

对于任何怀疑锂中毒并且有神经系统异常体征的患者（如反射亢进、阵挛、感觉异常、抽搐）应收入院治疗，对急性中毒后无症状但伴有血锂水平增高的患者也应收入院。此外，具有急诊透析能力的治疗中心是更佳的选择。

重要概念

- 锂中毒无特异性症状和体征。
- 对任何服用锂剂并出现感觉异常的患者都应考虑锂中毒。
- 会引起肾损伤的药物或者导致脱水的环境因素会增加锂中毒的可能性。
- 早期使用大量液体进行全胃肠道灌洗来做消化道净化在处理急性锂中毒方面非常重要。
- 对于以下患者需考虑性血液透析治疗，出现严重的神经毒性症状和体征，肾功能不全或者不能耐受补液扩容治疗（如肾功能不全和充血性心力衰竭），或者急性中毒血锂水平超过 4.0mEq/L，慢性中毒血锂水平超过 2.5mEq/L。
- 锂剂和很多药物有相互作用会产生副作用，包括增加锂中毒的风险，增加锂毒性的作用，抗精神病药恶性综合征和血清素综合征。

本章参考文献请参见 http://pumpress.bjmu.edu.cn/eduservice/3419.html

第159章 抗精神病药物

Mary A. Wittler and Eric J. Lavonas

彭雯 译　李超乾 校

概述

第一个抗精神病药氯丙嗪用于治疗精神病，在法国是1951年，而在美国是1954年。自那时起，抗精神病药得到广泛应用。由于早期药物具有高度镇静作用，神经安定药（neuroleptic）一词，历史上与抗精神病药物为同义词，因新药镇静作用很轻，不再合适用此词[1]。而使用抗精神（antipsychotic）一词更为恰当。2006年美国中毒控制中心报道，有4 500多人服用酚噻嗪类药，41 000人服用非经典抗精神病药物，分别导致1人和11人死亡[2]。

疾病原理

抗精神病药物用于治疗精神分裂症、躁狂病、急性特发性精神病、酒精戒断性幻觉以及阿尔茨海默病引起的兴奋、焦虑和精神异常[1]。抗精神病药物通常是根据其受体类型、临床疗效及不良反应分为三大类（表159-1）。所有抗精神病药物治疗精神疾病有效的阳性症状，他们减少了无序调整思维幻觉，控制情绪激动和帮助思维错乱重建。一般来说，低效力抗精神病药在常用剂量时主要是镇静。运动障碍，包括锥体外系症状（EPS）和迟发性运动障碍（TD），是低效力和高效力抗精神病药都有的重大问题。除此之外，非典型抗精神病药物由于其更少的镇静作用以及更少产生运动障碍，可以协助治疗精神病消极症状，如情感贫乏、缺乏情感反应、社会退缩及思想和言论贫乏。虽然所有抗精神病药物都可能发生神经阻滞剂恶性综合征（NMS），但是非典型抗精神病药物很少发生。

解剖与生理

抗精神病药物在大脑的几个领域中阻断多巴胺受体，包括大脑皮质、基底核、边缘系统、下丘脑多巴胺受体及化学感受器触发区[1]。所有抗精神病药物阻断中脑边缘区的多巴胺 D_2 受体亚型，从而减少精神分裂症的阳性症状。然而，在黑质纹状体脑区 D_2 受体被阻断产生不良锥体外系运动障碍。此外，阻断在大脑中脑皮质区域的 D_2 受体，会削弱认知以及使精神分裂症的消极症状恶化[3]。非典型抗精神病药物同时可阻断 D_2 和血清素 $5-HT_{2A}$ 受体。这些药物与多巴胺受体拮抗剂亲和力低，在大脑中脑边缘区中的 D_2 受体比黑质纹状体的 D_2 受体更有选择性，因此EPS和TD发生频率较低。5-羟色胺受体拮抗剂被认为是减少EPS的影响，提高精神分裂症的阴性症状[4,5]。一些非典型抗精神病药物有 $5-HT_{1A}$ 受体激动剂，与 $5-HT_{2A}$ 受体拮抗剂作用相反，结合 D_2 受体，受体拮抗剂产生临床效果[5,6]。抗精神病药物也阻止其他类型受体（表159-1）。

有些抗精神病药物有更多的临床用途。对丙氯拉嗪、异丙嗪、氟哌利多在延髓化学感受器触发区的阻断多巴胺受体产生止吐效果。羟嗪通过阻断组胺（H_1）的受体控制瘙痒。丙氯拉嗪和氟哌啶醇通过阻断多巴胺介导的脑膜动脉血管舒张终止偏头痛。氯丙嗪能治疗严重呃逆。氟哌啶醇可治疗某些特定的以运动障碍为特征的非精神科疾病，包括秽语综合征和亨廷顿病[1]。

病理生理

锥体外系症状可依据发病后的药物治疗开始时间分为两组。急性锥体外系不良反应包括肌张力障碍、

表 159-1	美国批准或接近批准使用的抗精神病药物选择		
药物治疗	受体类型	临床效应	不良反应
低效能类抗精神病药			
氯丙嗪 氯普噻吨 氟奋乃静 羟嗪 美索达嗪 吗茚酮 奋乃静 丙氯拉嗪 异丙嗪 硫利达嗪	D_2 多巴胺（在中脑边缘和黑质纹状体区中等亲和力） 乙酰胆碱毒蕈碱（通常亲和力强） 组胺 H_1（亲和力强） α-肾上腺素能（中等亲和力） 多巴胺 D_1、D_3、D_4、D_5（可变亲和力）	控制精神疾病的阳性症状： 幻觉 妄想 激动 思维错乱	锥体外系综合征（共同） 迟发性运动障碍（共同） 镇静（共同） 体位性低血压（共同）抗胆碱能症状（共同）： 口干 视力模糊 出汗受损 便秘 体重增加 尿潴留 闭角型青光眼
高效能类抗精神病药			
氟哌利多 氟哌啶醇 洛沙平 匹莫齐特 氯砜噻吨 三氟拉嗪	多巴胺 D_2（在中脑边缘区和黑质纹状体亲和力强） 毒蕈碱乙酰胆碱，组胺 H_1，α-肾上腺素（亲和力弱） 多巴胺 D_1、D_3、D_4、D_5（可变亲和力）	控制精神疾病的阳性症状	锥体外系综合征（共同） 迟发性运动障碍（共同） 镇静，体位性低血压和抗胆碱能综合征（在一般临床剂量少见）
非典型抗精神病药			
阿立哌唑* 氯氮平 奥氮平 喹硫平 利培酮 齐拉西酮	5-羟色胺 HT_{2A}（强） 多巴胺 D_2（轻度至中度亲和力，对中脑边缘区域选择性） 多巴胺 D_1、D_3、D_4、D_5（可变亲和力）	控制精神疾病的阳性症状 控制精神疾病的阴性症状： 社交退缩 情感贫乏 活动下降 言论内容贫乏 假性痴呆	锥体外系症状和迟发性运动障碍（不常见）

* 阿立哌唑具有多巴胺 D_2 和 5-HT_{1A} 受体部分激动活性和 5-HT_{2A} 受体拮抗活性。

静坐不能和帕金森症。这些不良反应产生是由于阻断了黑质纹状体 D_2 受体，以及阻断了毒蕈碱受体[7]。抗精神病药物产生锥体外系不良反应的倾向与毒蕈碱受体拮抗剂呈负相关[5]。延迟发生的症状，包括迟发性运动障碍（TD）和迟发性肌张力障碍，系长期使用抗精神病药从而缓慢阻断黑质纹状体通路的多巴胺受体，导致出现 D_2 受体上调和多巴胺超敏反应所致[8-10]。神经阻滞剂恶性综合征是一种对抗精神病药物治疗的特异质反应，其病理生理学尚未明确，但它被认为是黑质纹状体和下丘脑的 D_2 受体被阻断，继发引起神经调控功能障碍，导致僵化和过高热[11]。这没有兰尼碱受体（RYR）基因突变，后者与抗精神病药物恶性综合征患者的恶性高热明显关联。

大多数抗精神病药物有心血管副作用。最常见的副作用是由于 α-肾上腺素能阻断引起的反射性心动过速、体位性低血压。许多药物引起传导延迟，主要为 QT 间期延长。阻断延迟内向钾电流，延长心肌动作电位复极化，有可能导致扭转性室速的发生（TDP）[12,13]。这种延长程度各抗精神病药物均不同，随着剂量增加和与同时使用其他已知延长 QT 间期的药物而渐增[14,15]。吩噻嗪类抗精神病药引起心脏毒性的危险最大，特别是硫利达嗪和美索达嗪。也有报道称苯丁酮类、氟哌啶醇和氟哌利多引起 QT 间期延长[12,14,16-18]。非典型抗精神病药物在治疗剂量和药物过量时的最有可能导致复极异常，但其心脏毒性低于传统药物[3,14,19-21]。最终，QT 间期延长与发生心律失常或扭转性室速的相关性尚未明确[4]。抗精神病药都会增加猝死的风险，特别是心脏病患者。然而，精神疾病本身就是猝死的危险因子。

使用氯氮平治疗的病人中有1%~2%产生粒细胞缺乏症[22]，然而，这一比例在病人严格遵守标签需要量之后就减少到了0.4%[23]，虽然粒细胞缺乏症发生的机制尚不清楚，但是有研究认为是免疫原性引起[24]。抗精神病药物很少发生癫痫，但氯氮平具有最高的癫痫的发病率。药物剂量以及病人的癫痫发作的风险预测，这些均影响癫痫的发作。一些非典型抗精神病药物已经被证实与糖尿病、血脂异常有关，特别是氯氮平和奥氮平，但其原因还没有被确定[26]。

临床特征

急性过量

抗精神病药物过量产生的症状和体征是夸张的临床效果。大多数患者将在几个小时内出现症状。中枢神经系统（CNS）的抑制目前普遍，从轻微的镇静和混乱，到昏迷，甚至脑干反射消失不等。呼吸道反射可受到损害。大剂量药物过量导致中枢神经系统抑制加深，可发生呼吸抑制。瞳孔可以是散大或是缩小。由于α-肾上腺素能阻断常伴有轻度体位性低血压。低效价抗精神病药过量可导致抗胆碱的谵妄。据报道传统和非典型抗精神病药物均可引起锥体外系不良反应。

非典型抗精神病药过量类似于传统抗精神病药物的过量，表现为中枢神经系统抑制和心动过速[27-34]。可能存在瞳孔缩小，潜在模仿阿片样物质毒性[35]。常见肢体抽搐。除了氯氮平之外，药物过量很少发生癫痫发作。有报道称利培酮过量引起急性锥体外系不良反应[36]。

急性锥体外系综合征

急性肌张力障碍表现为无意识的运动抽动或痉挛，最常见涉及面、颈、背和四肢肌肉。张力异常反应通常出现在最初几次用药后或者大剂量增加给药[37]。也有报道病人出现眼动危象，表现为连续眼球旋转运动。喉肌张力障碍性肌张力障碍是一种少见但致命的形式，表现为喘鸣、呼吸困难或窒息[38,39]，增加精神分裂症病人因窒息而死亡的风险[40]。

静坐不能，一种主观上想活动和客观上不停息的运动状态，经常被误认为是焦虑症恶化，导致错误地增加抗精神病药剂量。静坐不能通常发生在治疗的最初几天[38]，但静脉注射（Ⅳ）丙氯拉嗪10mg，40%的病人在1h内发生静坐不能[41]。

帕金森综合征的运动迟缓，面具脸，拖行步态，肌强直，休息性震颤，经常在低效力和高效力精神安定药-抗精神病药物治疗的最初几周内发生。口周震颤（兔综合征），其中嘴唇和鼻子的动作像一只兔子的人，也可以发生在长期治疗之后[1,42]。

迟发性运动障碍

TD是由于长时间使用的抗精神病药物引起的一种慢性运动障碍性疾病。典型症状包括快速不自主的面部（闪烁、鬼脸、舌头运动和咀嚼）、四肢或躯干的运动。20%的长期使用传统抗精神病药物治疗的病人会受到影响，其发生的风险相比非典型抗精神病药物治疗要低很多。TD很难治疗，经常长期存在。应考虑减少抗精神病药物剂量或改用一种非典型抗精神病药物。许多TD患者改用氯氮平后症状得到改善，但还需要进一步的临床试验，其他非典型抗精神病药物也需进行研究[38,43,44]。

呼吸运动障碍，一种TD变种，其特点是口面部运动障碍、呼吸困难、发音困难以及呼吸性碱中毒。这种慢性疾病经常未被诊断出来，并可能导致吸入性肺炎反复发作。

神经阻滞剂恶性综合征

神经阻滞剂恶性综合征（NMS）是一个严重的特异体质对药物的反应，通常发生在治疗的第一个月，但也会在稳定药物疗法过程中发生。其发生的风险因素包括给予快速负荷药量、高剂量给药、高效价抗精神病药物的使用、双亲的组成、脱水、之前的精神运动性激动以及以前有过NMS发作[45,46]。其他药物可能促成NMS，比如锂、抑制多巴胺的分泌以及多巴胺能药用于治疗帕金森病后撤药[11,47,48]。在使用抗精神病药物治疗的患者中，NMS的发病率约为0.02%，显著低于原先预期的3%。非典型抗精神病药物，包括氯氮平、利培酮、奥氮平、喹硫平及阿立哌唑与NMS的发生有关[49,50]。

表159-2列出NMS的诊断标准。NMS的其他特征包括流涎、构音障碍、吞咽困难、代谢性酸中毒、肝损害、钠失衡、脱水、血清儿茶酚胺增高、凝血功能障碍、脑电图（EEG）广泛的慢波、肺栓塞、肾衰竭等[46]。对于本病非典型表征可能缺乏充分的诊断标准[50-52]。

表 159-2	抗精神病药物恶性综合征的诊断标准和临床特点
标准/特征	患病率
A. 与神经安定药/抗精神病药物的使用有关的严重肌肉强直和高热	肌肉强直：97% 发热：98%
B. 有以下两个（或更多）存在：	
1. 出汗	98%
2. 吞咽困难	
3. 震颤	
4. （大小便）失禁	
5. 神志清醒程度的变化，从意识错乱到昏迷	97%
6. 缄默症	
7. 心动过速	88%
8. 血压升高或不稳定	61%
9. 白细胞增多	98%
10. 肌肉损伤的实验室证据（如肌酸激酶增高）	95%
C. A 和 B 标准中的症状不是由其他物质（如苯环己哌啶），神经系统或其他一般医学状况（例如，病毒性脑炎），或其他精神障碍（例如，紧张性精神分裂症的情感障碍）引起。	

Modified from American Psychiatric Association: Diagnostic and Statistical Manual of Mental Disorders, 4th ed (TR). Washington, DC, American Psychiatric Association, 2000; prevalence data from Caroff SN, Mann SC: Neuroleptic malignant syndrome. Med Clin North Am 77: 185, 1993.

大多数病人在几个小时到数天出现 NMS 的主要特征，如精神状态改变、肌肉强直、体温过高及自主神经系统不稳定。然而，本病的症状可能逐渐发展或以任何顺序出现[53]。激越可能最早出现，而常被误认为精神病恶化。如果一名患者已经发生了一个或多个本病的主征，医师应该考虑中止抗精神病药物治疗。大多数在停用相关的药物后 2 周内发作消退，但一些案例已经持续了 6 个月[54-55]。

心血管毒性和心律失常

最常见的心脏作用是正常 QRS 间期的窦性心动过速。如果 QRS 间期延长，则应怀疑存在另一种药物的作用。有报道，许多抗精神病药物在治疗剂量时会引起 QT 间期延长[20-21]。硫利达嗪、美索达嗪、氟哌利多、舍吲哚、大剂量静脉注射氟哌啶醇的不良反应是与扭转型室速有关的 QT 延长[14-16,18,56-58]。在典型的抗精神病药中，硫利达嗪的心脏毒性风险最大[16,59]。在非典型药物过量时，齐拉西酮引起 QTc 延长的风险最大[60-65]。QT 间期延长应认为是所有抗精神病药物"类效应"，但 QT 间期延长的临床意义和扭转型室速风险尚不清楚。

房室结性阻滞是与氯丙嗪、硫利达嗪和其他传统精神安定药过量少见的并发症[66]。

粒细胞缺乏症

氯氮平引起粒细胞缺乏症，其中 75% 在治疗头 18 周内开始出现，在 3 个月达到高峰[22]。其他骨髓抑制药物（如卡马西平）应避免同时使用。如果全白细胞计数 < 3 000/ml 或如果中性粒细胞绝对计数 < 1 500/ml，氯氮平必须暂停使用。急性过量后的病人，粒细胞缺乏症尚未见报道。奥氮平，其化学结构类似于氯氮平，与中性粒细胞和粒细胞缺乏症相关，所有患者停用奥氮平后可恢复[67]。

癫痫

在许多无症状的病人中，抗精神病药物可以降低癫痫发生阈值，诱导产生癫痫样的脑电图异常[68]。但是，除了氯氮平，抗精神病药物引起的癫痫发作是罕见的，氯氮平导致癫痫发作的风险与剂量的增加相关（在高剂量时约为 5%）。抗精神病药物可用于已知的癫痫症患者[68-70]。

鉴别思路

鉴别思路要考虑因素包括一系列药物及临床情况产生的精神状态改变，体位性低血压、抗胆碱能综合征、癫痫、QT 间期延长或扭转型室速。虽然神经阻滞剂恶性综合征（NMS）的症状、体征类似于血清素症候群和中暑的人，但是这些病是完全不同的病因所致（表 159-3）。恶性高热应考虑病人是否接受吸入性麻醉剂或琥珀胆碱治疗。

诊断策略

血液水平既不是现成的，也没有一个很有帮助的关于抗精神病药物过量的管理。至于任何一个出现精神状态改变的病人，立即获得血糖和脉搏血氧仪的数据。还可能需要进行其他测试，例如脑部 CT 扫描、腰椎穿刺、血清乙酰氨基酚测量和电解质测量，以筛选是否有其他原因。奥氮平与氯氮平与新发糖尿病酮症酸中毒相关[4]。

明显抗精神病药物过量的患者和服用硫利达嗪、美索达嗪、氟哌利多或舍吲哚有症状的患者应进行心

表 159-3　鉴别诊断抗精神病药物恶性症候群

疾病*	病理机制	差异化因素	时间过程	治疗
恶性症候群	由于多巴胺活动的相对缺乏致下丘脑和基底节体温调节受损	抗精神病药物的使用，肌强直（诊断标准见表159-2）	循序渐进，在几天内进展	停用诱发疾病的药物（S） 水合 有效冷却 静脉注射苯二氮䓬放松肌肉和控制焦虑 神经肌肉阻滞（非去极化剂） 有争论的： 　溴隐亭或金刚烷胺 　丹曲林
5-羟色胺综合征	中枢神经系统过量的5-羟色胺和多巴胺水平	药物（通常是联合用药），增加5-羟色胺的水平（例如，选择性5-羟色胺再吸收抑制剂、单胺氧化抑制剂、右美沙芬、锂、哌替啶、曲马朵、色氨酸）、肌强直	引进新药物或增加剂量一般快速进展，也可以缓慢渐进	停用诱发疾病的药物（S） 水合（作用） 有效冷却 赛庚啶
中暑	环境热应激	环境接触史；肌肉强直罕见	起病快或缓慢	水合 有效冷却
恶性高热	肌质网的遗传不稳定性，给予药品治疗后，造成触发大量钙释放	发生在吸入性麻醉剂或琥珀胆碱给药后；肌肉强直	突然发生，麻醉药刺激	停止麻醉 水合 有效冷却 丹曲林

* 其他临床考虑诊断的疾病包括艾迪生综合征、中枢神经系统感染、震颤性谵妄、低钙血症、低血糖、低钠血症、颅内出血、致死性紧张症、中毒（如安非他明、抗胆碱能药物、可卡因、尼古丁、水杨酸、交感神经、士的宁、茶碱）、镇静催眠药物戒断、败血症、癫痫持续状态（包括无抽搐性电休克状态）、破伤风、丘脑梗死、甲状腺危象、精神激动。

MAOIs，单胺氧化酶抑制剂；SSRI类药物，选择性5-羟色胺再摄取抑制剂。

电图（ECG）检查。患者接受大剂量静脉用氟哌啶醇或氟哌利多镇静需要心律监测。如果存在QT间期延长，应测定血清钾、钙、镁。

发生神经阻滞剂恶性综合征（NMS）、帕金森病的患者，伴有显着肌肉僵硬，或长期处于癫痫发作的，存在横纹肌溶解症的风险，应该有血清肌酸激酶（CK）、肾功能、尿肌红蛋白测定。如果有肺吸入之嫌应行胸部X线检查。患者服用氯氮平或奥氮平存在感染或发烧，应检查是否白细胞减少。

处理

急性过量

支持性治疗，对于过量的抗精神病药物没有特定的解毒剂。可能需要气管插管，以防止误吸，或较少支持呼吸。低血压一般比较轻，是静注晶体液的响应。如果需要的话，可以使用α-肾上腺素受体激动的血管加压剂，如去甲肾上腺素。如果有镇静和瞳孔缩小，提示阿片类药物中毒的可能，做纳洛酮试验是必要的。毒扁豆碱和氟马西尼最好避免使用，因其有致癫痫发作的危险。

药用炭未证明能使病人获益。药用炭不应该用于无呼吸道保护的病人，以免误吸。

急性锥体外系综合征

苯海拉明，25~50mg静脉、肌内注射或口服，或甲磺酸苯扎托品，1~2mg肌内注射或口服，通常会控制张力异常反应。地西泮也可能是有效的。与亲脂性β-肾上腺素受体阻滞剂（如普萘洛尔）、抗胆碱能剂或苯二氮䓬类可以治疗静坐不能。对锥体外系综合征的病人，海拉明或甲磺酸苯扎托品的治疗应该至少持续 48h，以防止复发[38-71]。此外，病人应转诊到了自己的治疗医生，以根据需要决定减少抗精神病药物剂量或是更换一种非典型药物。甲磺酸苯扎托品、苯海拉明，古老的抗精神病药物都会导致抗胆碱能效应，因此联合用药治疗可能加重口干、视力模糊、尿潴留等不良反应。

QT 间期延长和尖端扭转型室性心动过速

纠正低钾血症、低镁血症和低钙血症，可缩短 QT 间期。TDP 的治疗包括静脉注射硫酸镁、超速起搏，异丙肾上腺素可能有效。应该避免使用延长 QT 间期的抗心律失常药物。

神经阻滞剂恶性综合征

NMS 的治疗包括支持疗法和停用相关药物治疗。有躁动、精神亢进、肌肉僵硬，应大剂量静脉注射地西泮。可每 3 分钟静脉注射劳拉西泮 1~2mg，直到肌肉僵硬得到改善，极量为 10mg。难治性病例或有误吸风险的病人，应给予快速顺序诱导，气管插管，使用非去极化剂（如罗库溴铵和维库溴铵）进行神经肌肉阻滞。处理高热，包括静脉输液和积极的外部冷却，如薄雾和风扇。如果存在横纹肌溶解症，静脉输液水化和碱化尿液以防止肾功能损害。

溴隐亭和金刚烷胺已被建议用于 NMS 的处理，但并非所有研究均证实其有效[47,54,72,73]。溴隐亭口服或经鼻饲管，开始每 8 小时给 5mg，调整到最大剂量每次 20mg[54]。金刚烷胺治疗神经阻滞剂恶性综合征的剂量为每 12 小时口服 200mg，对治疗的反应至少需要 24h。溴隐亭已显示与在哺乳期或产后妇女中风、癫痫、心肌梗死及严重高血压有关，但不是在 NMS 的治疗期间[74]。

丹曲林，抑制了肌浆网中钙的释放而发挥作用，也有人建议用于 NMS 的治疗，但同样没有证实受益[72,73,75]。由于 NMS 的肌肉僵硬被认为是中枢神经系统的多巴胺阻断而不是肌肉的异常，丹曲林并不比地西泮和神经肌肉阻滞剂有优势。

处置

所有神经阻滞剂恶性综合征的病人以及与合并低血压、昏迷、扭转性室速或呼吸道妥协的药物过量患者应被送入危症监护病房。QT 间期延长（QTc > 460ms）的患者，与摄入大量硫利哒嗪或美索达嗪有关，所有患者患者应至少有 12h 的心脏监测。毒性症状较轻者，应至少摄入后 4h 内在急诊科观察。体征和症状持续或恶化者，需要住院治疗。出院标准包括回到正常的精神状态和已经解决任何重要生命体征、代谢及心电图的异常。可能有必要进行精神病学咨询以评估自杀风险。

重要概念

- 锥体外系运动障碍是一种抗精神病药常见的并发症，可用甲磺酸苯扎托品、苯海拉明和苯二氮䓬类治疗。
- 在抗精神病药过量中，最常见的是中枢神经系统抑制。治疗的中心是支持治疗、气道控制和心脏监测。
- QT 间期延长和扭转性室速是许多抗精神病药过量潜在的并发症，也可能会发生在一些试剂的治疗剂量时。
- 抗神经阻滞剂恶性综合征的特点是精神状态改变、体温过高、肌肉僵硬，以及自主神经不稳定。支持治疗包括气道管理、苯二氮䓬类药物、神经肌肉阻滞和积极降温。

本章参考文献请参见 http://pumpress.bjmu.edu.cn/eduservice/3419.html

第 160 章 阿片类物质中毒

Christina Hantsch Bardsley

柴艳芬 刘沛 译 崔书章 校

概述

阿片类物质（opioid）是指天然、合成和半合成的具有吗啡样作用的一类药物，阿片制剂（opiate）仅指天然药物，前者较后者包括范围广，这两个词均缘于希腊文"阿片（*opium*）"，是指罂粟汁。罂粟汁含有20多种具有吗啡样作用的天然生物碱。毒品（narcotic）可引起睡眠，但非特异。虽然该词至今仍在沿用，但主要见于法律文件，而阿片类物质一词则更加准确，确切指作用于体内阿片受体的一类药物。内啡肽是指三类内源性阿片类物质，包括脑啡肽、β-内啡肽和强啡肽[1]。

阿片类物质（opioids）药理作用涉及胃肠道、泌尿生殖、心血管、呼吸和中枢神经系统（CNS），产生特征性临床效应。阿片类物质常作为镇静和止痛药，可单独应用或与其他药（如对乙酰氨基酚和水杨酸盐类）联用以达到治疗目的。阿片类及其复合制剂还用于镇咳和止泻。

在美国，阿片类物质滥用和违禁阿片类物质使用是个严重问题。2006年国家用药与健康调查显示，美国12岁以上人群中有506 000人使用过海洛因，其中338 000人仍在使用[2]。最常见滥用途径是注射，其次为吸食、吸烟和口服。从20世纪90年代早期开始，滥用途径从注射逐渐转变为吸食。目前，有240万人医用可卡因，520万人非医疗原因使用处方止痛药[2]。已报道的中毒致死患者中，首位中毒物质是镇静/催眠/抗精神病药，其次为阿片类物质[3]。一项多国流行病学调查显示，2006年4月至2007年3月非药用芬太尼过量导致1 000多名患者死亡[4]。

疾病原理

解剖和生理

阿片类物质的应用已有5 000多年历史，20世纪70年代才发现阿片受体及内源性阿片类物质[1,5]。阿片类物质的生理作用尚未完全阐明。

已发现3种阿片类受体：μ（OP_3）、κ（OP_2）、δ（OP_1）[5]。阿片类受体遍布CNS，集中在痛觉传导通路和痛觉相关区域（导水管周围灰质、蓝斑、边缘系统和中缝大核）。阿片类受体还位于感觉神经末梢、肥大细胞和胃肠道[5]。阿片类受体的遗传变异说明个体间对内源性和外源性阿片类物质反应的某些差异。已发现μ受体的某些基因多态性，例如超过34%个体存在A118G多态性[6]。阿片类受体在痛觉中的作用及外源性阿片类的镇痛作用将在第186章和187章详细讨论。

病理生理学和药理学

毒性

阿片类物质包括治疗药和违禁药品。过量服用、滥用和治疗中的不良反应可引起毒性。不同阿片类物质在治疗量和低剂量对受体有选择性，大剂量时无特异性。

阿片类物质经胃肠道（口和直肠）或胃肠外给药均吸收良好。也可经鼻、口腔、肺和皮肤途径滥用，其吸收程度取决于阿片的脂溶性[1]。通常，海洛因经静脉和皮下注射，因其为脂溶性，也可经鼻吸收[7]。一般而言，阿片类物质（药物）口服毒性较胃肠外给药小却持久[1]。口服阿片类物质经小肠吸收，治疗量1～2h完全吸收。药物过量时，吸收和临床毒性反应时间因胃排空延迟而延长。

大多数阿片类物质分布容积广。其疗效取决于脂溶性，并影响阿片类物质及其代谢产物通过血-脑屏障的速度。所有阿片类物质均经肝代谢经肾排出，患者肝肾功能改变有重要临床意义，因为阿片类物质的代谢物活性影响临床疗效和毒性[1]。肝硬化患者应用哌替啶和去甲哌替啶半衰期延长，肾功能不全患者去甲哌替啶清除减少。上述患者应用去甲哌替啶可能出现癫痫性发作，多次给药或大剂量应用更易发生[8]。

阿片类药物的药代动力学决定其中毒的临床过程。海洛因静脉注射1min内血药浓度达峰值，经鼻给药3～5min达峰值，皮下注射10min内达峰值。海洛因亲脂特性使其能迅速经血-脑屏障进入CNS。海洛因在CNS和血中迅速水解为6-乙酰基吗啡，再水解为脂溶性低的吗啡。吗啡在肝与葡萄糖醛酸结合生成水溶性较高的物质经肾排泄[1]。

戒断

海洛因半衰期为30min，美沙酮半衰期为15～40h。海洛因、美沙酮分别在停药4～6h和24～48h后出现戒断症状[9,10]，两者的戒断症状可分别持续7～10d和2周。阿片类物质能产生躯体依赖性，长期应用使细胞内环磷酸腺苷（cAMP）水平上调。突然停药或应用阿片类拮抗剂可致cAMP水平一过性升高，交感神经兴奋性增加。

临床特征

毒性

阿片类中毒综合征表现为CNS抑制、呼吸抑制和瞳孔缩小。不同阿片中毒表现不同，其特征与药物滥用途径有关。

神经系统

CNS抑制是阿片类中毒的典型表现。CNS和呼吸抑制导致缺氧可引起许多神经系统并发症。阿片类物质的激动剂和拮抗剂中毒都可出现烦躁不安和急性精神病表现。阿片类中毒也可引起精神过度兴奋症状。据报道，合成的阿片类物质哌替啶和丙氧酚过量可出现血渗透压增高、肌阵挛和癫痫性发作。哌替啶相关性癫痫性发作可能是由去甲哌替啶蓄积引起，特别是在重复或大剂量给药时或肝肾功能不全患者更易发生。阿片类物质过量所致缺氧也可引起癫痫性发作。

经静脉途径中毒者出现的帕金森样症状，可能与1-甲基-4-苯基-1,2,3,6-四氢吡啶（1-methyl-4-phenyl-1,2,3,6-tetrahydropyridine，MPTP）有关，后者是在合成哌替啶类似物过程中生成的副产物。注射MPTP后，其代谢产物积聚于CNS细胞线粒体内，损害黑质引起的临床表现与特发性帕金森综合征不易区分，有些患者的表现不可逆[11]。

吸入加热的海洛因［行话称为"追龙"（chasing the dragon）］可引起脑白质海绵状病变。患者表现为精神运动性障碍、发音困难、共济失调、震颤和其他神经系统异常[12]。该综合征病因未明，但可能与缺氧及线粒体损伤有关。有报道，海洛因中毒引起的运动失调与基底神经节损伤有关[14]。

血清素综合征临床表现为精神状态改变、自主神经功能紊乱和神经肌肉变化三联征（见第149章），并可能致死。大多数病例有血清素能性药物与另一种药物（常为血清素重吸收抑制药或单胺氧化酶抑制药）相互作用。哌替啶和右美沙芬具有血清素能活性，并能引起血清素综合征[8]。

呼吸系统

在剂量依赖情况时，阿片类物质通过抑制延髓呼吸中枢对高碳酸血的敏感性来降低呼吸频率和潮气量[1]。最初，呼吸中枢对缺氧刺激有反应，严重阿片类物质中毒或拮抗性刺激（如疼痛）被阻断时，呼吸中枢对缺氧即无反应。阿片类物质激动剂和拮抗剂过量很少引起呼吸抑制可能由于μ受体的拮抗作用（表160-1）。中枢性睡眠呼吸暂停与长期应用阿片类物质有关，亦可发生在阿片类物质用量急剧增加患者。持续气道正压通气治疗此种睡眠呼吸暂停患者常无效[15]。

支气管痉挛在滥用海洛因的哮喘和非哮喘患者均罕见。常发生于吸入海洛因后，但亦可见于其他滥用途径。海洛因引起的支气管痉挛通常严重且持续时间长，β-受体兴奋药治疗无效，患者常需机械通气治疗数天。目前尚不清楚是海洛因、掺杂物还是复合物引起支气管痉挛，及支气管痉挛是否由组胺介导或直接刺激所致[7]。

治疗剂量阿片类物质可引起急性肺损伤，更常见于药物过量[16]。毛细血管渗漏可能是由缺氧所致，而非药物直接作用的结果。

眼

90%以上海洛因过量者第Ⅲ对脑神经Edinger-Westphal核μ受体激活出现瞳孔缩小[17]。瞳孔缩小非哌替啶、丙氧酚、地芬诺酯-阿托品（地芬诺酯）典型表现。半激动-半拮抗阿片类物质（如喷他佐

表 160-1　阿片类物质剂量与呼吸抑制

药物	口服剂量（mg）*	肌内注射量（mg）*	呼吸抑制发生时间†
可待因	200	120	迅速
氢溴酸左美沙芬	700	—	迅速
二氢可待因	150	60	迅速
地芬诺酯	300	—	慢（或迟发）
芬太尼	—	0.125	极迅速
海洛因	15	3	迅速
二氢可待因酮	100	—	迅速
氢吗啡酮	6	1.5	迅速
左啡诺	1	2	迅速
哌替啶	250	100	迅速
美沙酮	20	10	慢（或迟发）
吗啡	70	10	迅速
羟氢可待酮	30	10	迅速
氧吗啡酮	6	1	迅速
鸦片樟脑酊	175	—	迅速
丙氧酚	600	—	迅速

* 与 10mg 吗啡肌内注射等效剂量。

† 因药物和摄入途径不同而异。此外，剂量疗效还与患者自身因素有关，包括年龄、体重和并发症。肌内注射者，5～30min 起效为"极迅速"，15～60min 为"迅速"，1～4h 为"缓慢"。口服给药者，起效时间的定义约为上述时间的 1 倍。

辛）中毒或多种药物中毒时可能不出现瞳孔缩小。

耳鼻喉

据报道，氢可酮可致急性进行性神经性耳聋，基因多态性所致代谢改变和（或）并发症可能是致病原因。

心血管系统

阿片类物质中毒可致轻度低血压和相对心动过缓。低血压可能与组胺释放有关，应用抗组胺药（H_1 受体拮抗剂）能防止低血压[19]。常为体位性低血压，仰卧位可缓解。丙氧酚及其代谢产物去甲丙氧酚可阻断钠离子通道，类似于 IA 型抗心律失常药作用，使 QRS 综合波增宽[20]。

胃肠道

治疗量或过量服用阿片类物质可有恶心和呕吐。其机制包括阿片类物质引起的胃排空延迟，直接刺激化学感受器激发区和前庭。抗组胺药和多巴胺拮抗药（如氯丙嗪）治疗有效。

阿片类物质治疗量或过量常引起胃肠蠕动减慢，严重者可致肠梗阻[1]。许多阿片类物质（包括吗啡、哌替啶和可待因）治疗量即可出现胆道压力增高和胆总管十二指肠括约肌痉挛。同一患者较少重复出现痉挛，可能与个体易感性有关，而非某种特定药物。临床表现类似于胆绞痛，盐酸纳洛酮或胰高血糖素治疗可能有效[21]。

泌尿生殖系统

阿片类物质使尿道括约肌痉挛，降低膀胱逼尿肌张力导致尿潴留。α-肾上腺素能拮抗药可逆转此效应。肾小球硬化症和肾淀粉样变可见于慢性阿片成瘾者"海洛因肾病"终末期[22]。

皮肤

应用某些能引起组胺释放的阿片类物质（如吗啡）后可出现皮肤瘙痒、发红和荨麻疹，并非真正过敏反应。皮肤瘙痒和红斑常局限于注射局部（如沿着注射吗啡的静脉分布）。上述症状用抗组胺药治疗有效。阿片类物质能刺激肥大细胞脱颗粒和释放组胺，但芬太尼的这种作用不明显，并具有良好的血流动力学稳定性。

代谢

阿片类物质过量可出现低血糖，其机制未明。同时摄入酒精可促发低血糖。有报道可出现低体温，机制未明。特别是静脉用药者，出现高热时应迅速寻找感染并发症。体温升高也可能是同时滥用物（如可卡因）或含有某些掺杂物（如曲吡那敏和东莨菪碱）所致[23]。静脉用药成瘾者使用棉球或香烟滤嘴过滤毒品混悬液除去其中微粒，有报道称静脉用药成瘾者出现"棉花热（cotton fever）"。毒品供应不足时，成瘾者煮过滤器以提取残余药物。棉是致热源，患者"注射棉花"或注射从过滤器中提取残留物后可出现良性发热[24]。

戒断

成瘾患者中断应用阿片类物质或应用阿片类物质拮抗剂后出现阿片类物质戒断，其临床症状和体征与交感神经兴奋性增加和肾上腺素能功能亢进有关。典型阿片类物质中毒综合征表现为 CNS 抑制、呼吸抑制和瞳孔缩小。与此相反，戒断则表现为 CNS 兴奋、呼吸急促、瞳孔散大、脉搏增快和血压升高。戒断虽然引起患者不适，但很少危及生命[9,10]。

阿片类物质戒断者神经系统症状突出，普遍出现坐立不安、精神激动或焦虑，罕见痫性发作，但不影响认知功能和神志。烦躁不安和药瘾严重而持久。戒断症状常见恶心、呕吐、腹泻和腹部痛性痉挛，严重者可致脱水和电解质紊乱。其他症状包括多发性肌痛、失眠，常伴随有竖毛、呵欠、流泪、流涕和出汗。

诊断策略

病史和体格检查是阿片类物质中毒的诊断依据。诊断性实验对于明确可疑阿片类物质过量诊断帮助不大。除低血糖外，未发现其他特异性实验性检查结果异常。如患者出现低氧血症和肺部啰音，应拍摄胸部X线评估有无急性肺损伤。在适当条件下，身体藏毒者腹部的 X 线片可见阿片类或其他违禁药物的小包。丙氧酚过量可能引起 QRS 波增宽，但未证实[20]。如心电监护出现 QRS 增宽，建议进行 12 导联 ECG 检查。如果摄入未知的阿片类物质，建议检查血液中对乙酰氨基酚和水杨酸盐浓度，因为很多处方阿片类药物复合制剂含有这两种成分。另外，大多违禁阿片类物质使用者吸食的是添加其他药物和含污染物的药品[23,24]。

尽管在尿定量毒物筛查中可检出大多数阿片制剂，但对于诊断急性中毒患者没有帮助。有些测定方法可检出一些合成的阿片类物质，因这些药物有交叉反应或代谢为天然阿片类物质而排出。芬太尼及其衍生物尿液中无法检出。使用罂粟种子也可使吗啡和可待因筛检呈阳性结果。然而，可以通过检出海洛因特异性代谢产物 6-乙酰化吗啡确诊患者是否滥用海洛因[25]。

如同阿片类物质中毒一样，阿片类物质戒断也无诊断性检查来证实。

鉴别思路

尽管中毒疾病与非中毒疾病患者有时会有相似查体结果，但是通常根据病史和体格检查，阿片类物质中毒还是容易诊断的。阿片类物质中毒尚需与可乐定（或相关药物）、曲马朵、丙戊酸、γ-羟丁酸和镇静催眠药中毒鉴别。鉴别诊断包括所有引起精神状态抑制合并瞳孔缩小和呼吸抑制的原因，这样就能极大减少误诊为其他疾病的可能。

通常易诊断阿片类物质戒断，患者常主诉停药，可能同时存在其他常见药物（如 CNS 抑制药或兴奋药）中毒或戒断。

处理

气道管理、氧疗和机械通气是治疗阿片类中毒的关键。患者应用解毒药后未缓解，应予气道保护和通气支持。急性肺损伤患者需氧疗和正压通气治疗，如双水平气道正压、持续气道正压或呼期末正压通气。通常无需循环支持，仅予晶体液输注即可。大多数阿片类物质中毒具有很大分布容积，不能通过透析清除。临床上，尚无清除阿片类毒物的有效方法。

胃肠道去污染

解毒药可以逆转中毒药的毒性作用，通常不一定进行胃肠道去污染。全肠灌洗能加速身体藏毒者排出小包药物，也能加速口服阿片类化合物或口服多种药物患者排出毒物。因患者胃肠道蠕动功能减慢，早期单剂量活性炭（儿童 1g/kg，成人 50～100g）治疗可能有效[26]。

解毒药

纳洛酮是阿片类物质拮抗药，是治疗阿片类物质中毒最常用解毒药。纳洛酮起效迅速。口服纳洛酮因首过效应而无效，不能逆转阿片类物质中毒的全身反应，但可利用静脉、皮下、肌内、吸入或气管内途径给药。纳洛酮能与阿片类受体竞争性结合，从而逆转所有阿片类物质受体介导效应。明显 CNS 抑制或呼吸系统抑制的阿片类物质中毒患者需用纳洛酮。成人和儿童患者纳洛酮初始静脉剂量为 0.4～2mg；为获得临床疗效，合成阿片类物质中毒者所需纳洛酮为 10mg。

纳洛酮可引起慢性阿片类中毒者出现急性戒断症状。此类患者，初始纳洛酮 0.2mg，逐渐加量。纳洛酮作用时间为 1～2h，应每小时重复给药或持续静脉输入，每小时给药剂量为初始有效量的 2/3[1]。

纳洛酮非常安全。全身麻醉和原有心肺疾病患者，应用纳洛酮可出现急性肺损伤、高血压和心律失常[27]。尚未证实纳洛酮导致这些并发症的原因。有人用特异质反应和急性戒断导致的交感神经兴奋性增高解释。应用纳洛酮前如果患者已出现通气不足，则急性肺损伤、高血压和心律失常危险增加。纳洛酮治疗有效时高度提示阿片类物质过量。纳洛酮治疗稍有好转提示丙戊酸、可乐定、曲马朵、卡托普利和乙醇中毒。摄入上述药物患者出现类似阿片类物质中毒表现或怀疑合并应用阿片类物质中毒时，需应用纳洛酮。这些药物中毒纳洛酮治疗有效的作用机制尚不清楚。部分药物可能也作用于阿片类受体[27]。

纳美芬是另一种阿片类物质拮抗药，其半衰期（8～11h）和作用时间较长。静脉注射纳美芬起效迅速，能缓解阿片类物质引起的 CNS 和呼吸抑制。其他用药途径为口服、皮下注射和肌内注射。静脉注射初始剂量为 0.5～1.5mg（儿童剂量尚未确定）。应用较大剂量增加不良反应[28,29]。纳美芬治疗有效者，通常无需重复给药或持续静脉输注。然而，纳美芬引起的戒断症状持续时间可能更长。对于有戒断或其他不良反应风险，以及预计阿片类物质中毒持续时间短的患者，首选纳洛酮治疗。阿片类物质中毒所致痫性发作时，纠正缺氧和应用苯二氮䓬类药物治疗。

戒断

阿片类物质戒断可能出现严重临床表现，但不危及生命，需要对症和支持治疗。纳洛酮引起的戒断症状持续时间短，避免用阿片类替代物[9,10]。其他阿片类物质戒断患者可给予阿片类替代物或其他药物来缓解症状。对于有胃肠道症状的脱水患者应静脉补液和电解质。

长效阿片类美沙酮和超长效阿片类 1-乙酰基-α-美沙醇（LAAM）是阿片类物质戒断的替代物，用于替代治疗或预防因其他疾病住院的慢性海洛因成瘾者戒断症状。美沙酮，开始口服 20mg 或肌注 10mg，30～60min 起效。通常，首次剂量即可控制主要症状[9]。药瘾症状持续不缓解时，数小时后追加给药。美沙酮维持治疗需每 24h 给药 1 次，每日逐渐减量。阿片类替代物 LAAM，每周给药 3 次，因有心脏不良反应（包括 QTc 延长）而停产[9]。2002 年 10 月，美国食品药品管理局批准阿片类成瘾可单用丁丙诺啡（Subtex）或丁丙诺啡/纳洛酮复合制剂（Suboxone）。与美沙酮不同，上述治疗不限用于传统阿片替代治疗方案。这两种药物并不作为急诊常规用药。

可乐定是一种中枢 α_2 受体激动剂，用于治疗阿片类物质戒断，并不需合用阿片类替代物[9]。可乐定通过抑制增强的交感神经活性以控制症状，亦可缩短戒断症状持续时间。初始剂量为口服 0.1mg，每 30～60min 重复给药，可能总剂量较大。可乐定治疗与阿片类替代物一样，需逐渐加量直至患者出现临床效果。低血压患者限制应用可乐定，但是阿片类物质戒断较少出现低血压。可乐定经皮给药 24h 后起效，应首先口服给药。

丁螺环酮是一种氮杂螺癸烷二酮化合物，用于治疗酒精和烟碱成瘾。研究显示丁螺环酮可作为治疗阿片类成瘾者戒断症状的一种可选择方法，但需进一步研究证实[31]。

安置

毒性

通常，阿片类物质中毒患者能在急诊科得到有效治疗，有时患者需急诊留观。纳洛酮治疗患者需观察 2h，以评估有无再次出现镇静现象。无症状患者需在急诊观察至用药后 4h，需经正确的精神病学评估和药物滥用咨询后方可出院。服用半衰期长、代谢产物具有活性、缓释剂型阿片类物质及同服其他多种药物的患者需观察更长时间。

已知或可疑地芬诺酯-阿托品（地芬诺酯）过量者或服用一片该药（2.5mg 地芬诺酯或 0.025mg 阿托品）的儿童即使无症状也应留观察，地芬诺酯代谢产物地芬诺辛半衰期长，且活性为地芬诺酯 5 倍，可产生迟发且持久的毒性。地芬诺酯成分和肠肝循环导致吸收延迟，亦是造成毒性持久的原因[32]。

已知或可疑服用小包装违禁阿片类物质的患者应住院直到包装排出。体内藏毒者在药物泄漏前无症状。

戒断

阿片类物质戒断患者可在门诊治疗。可乐定可缓解部分戒断症状，但容易发生直立性低血压。出现严重并发症（如呕吐、脱水和电解质紊乱）或诊断不明患者应收住院。部分患者在药物治疗前应戒毒。出院前应做好药物滥用咨询和建立门诊治疗计划。

> **重要概念**
> - 诊断阿片类物质中毒有赖于病史、查体和纳洛酮疗效。
> - 阿片类物质中毒三联征表现为 CNS 抑制、呼吸抑制和瞳孔缩小，但并非都出现。
> - 治疗阿片类物质中毒关键是早期应用解毒药、气道管理、氧疗和机械通气。
> - 大多数阿片类物质特别是滥用时，作用时间明显较纳洛酮长。纳洛酮治疗有效患者应留观，以防止其作用消退后再次出现阿片类毒性。
> - 阿片类物质戒断综合征不包括认知改变。已知或怀疑阿片类物质戒断患者如出现认知改变，需进一步寻找其他可能原因。

本章参考文献请参见 http://pumpress.bjmu.edu.cn/eduservice/3419.html

第 161 章 农药

Cynthia K.Aaron, James W.Rhee, and Bram A.Dolcourt

彭雯 译　李超乾 校

概述

农药，一个通用术语，用来指所有杀虫药物，包括用作杀虫剂、除草剂、杀鼠剂、杀菌剂和熏蒸剂的多种化学品。这些化学品很多是普通原浆毒物，影响的生物种类繁多，包括人类。尽管空间不允许对每一个可能会产生人体毒性的化学物质进行综合讨论，但很多化学物质常用作杀虫剂。这些类有关联的独特的临床现象，是很重要的认识，很多患者因为这些药物急性（有时是慢性）暴露来急诊科。

有机磷和氨基甲酸酯类杀虫剂

焦磷酸三乙酯的有机磷杀虫剂在 1859 年首次合成，直到第二次世界大战才被用来取代尼古丁用作杀虫剂。第二次世界大战之后，这些化合物被用作化学武器、有机磷和氨基甲酸酯类杀虫剂、医药制剂。在有关有机氯杀虫剂二氯二苯二氯乙烷（滴滴涕，DDT）的负面宣传后，有机磷酯类杀虫剂很快成为家庭和工业用途最常见的一类农药。20 世纪 90 年代末以来，随着对恐怖主义认识的提高，神经性毒剂作为大规模杀伤武器取得了突出进展[1]。

疾病原理

有机磷杀虫剂具有高度脂溶性，并很容易透过皮肤、消化系统（GI）和呼吸道吸收[2]。由于这种脂溶性，使得有机磷化合物在体内脂肪储存，逐渐或快速反复低强度接触，可引起有毒物质可能在各级组织蓄积。母体化合物及其代谢产物是乙酰胆碱酯酶抑制剂，许多有机磷化合物的毒性小于它们的代谢物（例如，对硫磷与对氧磷），这可能会导致临床毒性迟发性。

有机磷农药的作用机制在于，持续抑制乙酰胆碱酯酶的活性，使广泛分布的神经递质乙酰胆碱酶钝化。由于有机磷酸酯类的总体渗透，抑制发生在组织（真乙酰胆碱酯酶和红细胞胆碱酯酶）和血浆（循环拟胆碱酯酶）[3,4]。造成乙酰胆碱蓄积，并和相应的受体结合，发生与胆碱能神经过度兴奋的类似症状。抑制胆碱酯酶结果，在随后的乙酰胆碱的积累和长期影响多种神经递质受体，包括交感神经和副交感神经神经节烟碱位点，节后交感神经和副交感神经胆碱能毒蕈碱位点，骨骼肌烟碱位点，以及中枢神经系统位点（图 161-1）。

临床特征

症状和体征

乙酰胆碱积累的结果导致一个经典的综合征，即在如先前所说的受体位点表现为极度活跃的胆碱能反应。胆碱酯酶的抑制所引起的临床综合征通常被称为 SLUDGE 综合征（表 161-1）。该综合征表现为神经节后乙酰胆碱诱导的空腔器官的广泛性分泌亢进[2]，导致临床上所见的症状，包括瞳孔缩小、流泪、鼻漏溢、流涎、支气管黏液溢、呕吐、腹泻和尿失禁。心动过缓是胆碱能综合征的典型表现，但节后交感神经元去甲肾上腺素释放增加致交感神经节胆碱能活动过剩，可能导致正常甚至心动过速心率（烟碱效应）。交感神经功能亢进可引起弥漫性出汗，虽然这种反应是由节前（烟碱）和节后（毒蕈碱）位点的胆碱能受体介导的。乙酰胆碱酯酶抑制的最致命的组成部分发生在大脑和神经肌肉

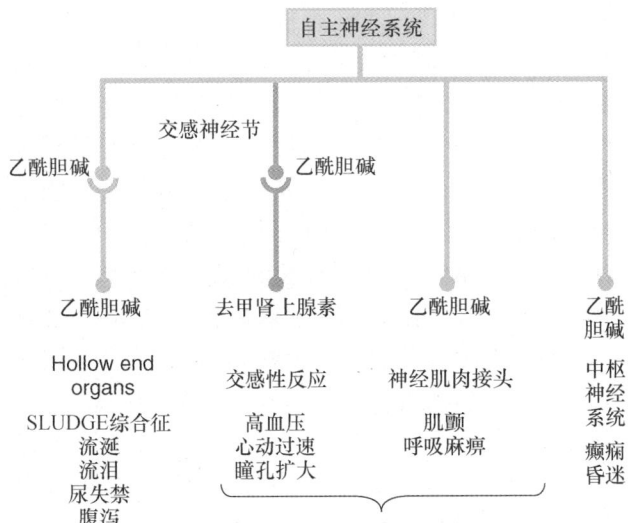

图 161-1 自主神经系统包括交感神经系统和副交感神经系统。交感神经系统也称为胸腰出路，它的细胞体位于脊髓，第一级突触联系位于交感神经节。第一级突触的神经递质是乙酰胆碱（节前），靶器官神经元的神经递质是去甲肾上腺素。副交感神经系统也称为颅骶出路，来自延髓及骶部的神经元节前及节后神经纤维均使用乙酰胆碱作为神经递质。自主神经系统进一步分为毒蕈碱受体及烟碱受体，阿托品可以阻断毒蕈碱受体，但不能阻断烟碱受体，神经肌肉接头的递质是乙酰胆碱。在脑内，乙酰胆碱是一种常见的神经递质。

表 161-1	SLUDGE 综合征或 DUMBELS
流涎	腹泻/出汗
流泪	排尿
尿失禁	瞳孔缩小
排便	心动过缓/支气管黏液溢/支气管痉挛
胃肠道痉挛	呕吐
呕吐	流泪
	流涎

接头处。在交感神经的刺激，N-甲基-D-天冬氨酸受体的参与，增强乙酰胆碱浓度，这些综合起来可导致癫痫发作[5]。在神经肌肉接头处，多余的乙酰胆碱引起的肌肉过度刺激导致继发性肌肉麻痹。由于横膈膜受到影响，胆碱酯酶中毒可导致呼吸停止。

虽然急性有机磷中毒的一般临床表现令人印象深刻，而从渐进的、累积暴露引起的慢性中毒可能症状会更加微妙。这些患者通常表现出模糊的意识错乱或其他中枢神经系统的主诉、轻度视力障碍或慢性腹部绞痛、恶心、腹泻[7]。

并发症

乙酰胆碱酯酶抑制剂所致的中毒、癫痫发作和肺分泌过多或支气管黏液溢和支气管收缩，是早期从发病和死亡主要机制。支气管黏液溢常常被错误地称为非心源性肺水肿，因为过多的肺液的起源是从呼吸道分泌物，而不是整个肺泡毛细血管膜液体渗出。上、下呼吸道阻塞，支气管分泌物可能进入肺泡囊，支气管收缩产生缺氧，这是在中毒的最初阶段主要关心的事[2]。

乙酰胆碱酯酶抑制剂所致的烟碱骨骼肌过度刺激决定了最终的发病率和死亡率。骨骼肌过度兴奋症状包括不自主抽搐的颤动、肌束震颤、活动过强的反射。骨骼肌活动过强最终导致肌肉疲劳和麻痹，包括呼吸肌肉，尤其是横隔膜[6,8]。呼吸功能不全可能会被延误，如果没有预料到，并通过机械或药物的手段纠正，终致死亡。

乙酰胆碱酯酶抑制剂对中枢神经系统有直接的毒性作用，导致意识错乱、好斗、癫痫发作、昏迷等神经系统症状。严重的中毒患者可能会发生癫痫持续状态。如果不迅速终止癫痫发作，可能会发生中枢神经系统结构的损伤[9]。

有机磷杀虫剂的一种独特的作用起因于其"老化现象"，即当有机磷农药结合胆碱酯酶一个较长的时间后，发生不可逆转的构象变化。平均说来，商业有机磷剂 48h 内可能会出现一些老化，但完全老化可能需要更长的时间。一旦这种酶老化，肟类解毒剂不能使其再生。

诊断策略

任何一个全面的胆碱能综合征患者应该接受经验为主的治疗，而不必等待实验室确认的乙酰胆碱酯酶活性下降。已知或怀疑接触胆碱酯酶抑制剂的患者，应通过测定血浆和红细胞（RBC）的乙酰胆碱酯酶水平予以确认。在急性暴露的患者，血浆乙酰胆碱酯酶水平先降低，随后红细胞乙酰胆碱酯酶水平下降。红细胞乙酰胆碱酯酶水平更是神经末梢发生病变的指标。慢性暴露患者可能只显示红细胞乙酰胆碱酯酶活性降低，而血浆乙酰胆碱酯酶活性可为正常水平。红细胞乙酰胆碱酯酶的活性可真实反映乙酰胆碱酯酶活性的减低，甚至轻微的急性接触可能会导致严重的临床中毒。在未经治疗的患者中，红细胞乙酰胆碱酯酶水平的恢复为每天 1%，需要大约 6～12 周恢复正常，而血浆胆碱酯酶水平恢复可能在 4～6 周。其他的研究应集中于肺、心血管、肾功能以及水、电解质平衡的评估。动脉血气分析无酸中毒，或只有轻度代谢性酸中毒的患者，其死亡率低于那些有呼吸性或混合性酸中毒的患者[10]。

鉴别诊断

很少有毒素或其他临床条件下会产生与乙酰胆碱酯酶抑制剂相同的症状。蘑菇，捕蝇鹅膏的一些种类，在以前已经提到的鉴别诊断，但它们实际上含有生物碱类，通常产生一种抗胆碱（抗毒蕈碱的）综合征。

许多种各种各样的条件，诱导迷走神经过度反应（例如急性下壁心肌梗死），也可能会产生一些迹象提示乙酰胆碱酯酶的抑制，但其他症状明显指向原发性原因。

处理

治疗是直接针对四个目标：①去污染；②支持治疗；③在毒蕈碱的位点逆转乙酰胆碱毒蕈碱过剩；④逆转胆碱酯酶分子活性部位与毒素的结合。

去污染应该开始于医院外的护理阶段，以防止更大的毒物吸收和后继的毒性，以及保护服务提供者。去污染对于皮肤接触的病例特别重要，拆除和销毁受污染的衣物、彻底冲洗暴露皮肤可能会限制吸收和随后毒性。另外，皮肤消毒可以用干燥剂，如军用树脂、面粉、沙子或膨润土。护理人员可能被飞溅的水污染或处理污染的衣物时存在被污染的风险。治疗人员可以进行轮转，以限制他们接触有机磷的机会[6]。护理人员应使用全套预防措施，包括眼罩、防护服、丁基橡胶和丁腈手套综合预防。在吞食的情况下，胃肠道净化程序是否获益尚不明确，因为这些化合物吸收快速。吞食后早期出现大量的呕吐和腹泻，可能限制[11]或否定任何额外的消化道去污染有益的作用[12,13]。或否定任何额外的消化道去污有益的影响。器材，但非组织，用5%的次氯酸钠溶液冲洗，以溶解灭活胆碱酯酶抑制剂。

因为死亡来自气道和呼吸衰竭，支持治疗应针对主要是对呼吸道的管理，包括分泌物和呕吐物，氧化吸痰，并在必要时辅助通气支持。琥珀胆碱可用于气管插管，但可能持续非常长的时间。最好是使用竞争性神经肌肉阻断剂，比如罗库溴铵，对这些病人快速顺序插管，但可能需要增加剂量。虽然有些作者主张用β-阻断剂来控制心跳过速，这可能会增加心血管的不稳定，加重支气管痉挛。大多数发生在此情况下的心血管并发症很少需要特殊治疗。

乙酰胆碱酯酶抑制的确定性治疗始于阿托品[2]。作为毒蕈碱受体（M受体）位点竞争性乙酰胆碱抑制剂，阿托品能逆转副交感神经的终末器官和汗腺胆碱能过剩所致临床效应。大剂量阿托品可能是必需的[15]。有数据显示，更快速的阿托品化能获得了更快的控制[6,12,13]。建议剂量是阿托品1~2mg（0.02~0.05mg/kg）静脉注射，其后每隔5分钟增加一倍的剂量，直到控制黏膜分泌亢进和气道通畅[6]。如果静脉通道不是立即可用，可肌内注射阿托品[12,15,16]。患者在第一个小时需要静脉注射200~500mg的阿托品，之后以5~100mg/h的维持量连续注射，以充分控制分泌物[16]。在这些剂量下可能会出现心动过速、瞳孔散大，但他们不是停止阿托品给药的指征。阿托品化的终点是：呼吸道干燥、呼吸缓和平均动脉压>60mmHg[16]。动物实验的证据表明，早期快速阿托品化可能会限制癫痫的发生，而且结合使用地西泮，可防止癫痫持续状态[9,17]。阿托品对烟碱受体无效，不能逆转骨骼肌的影响（例如，肌肉疲劳和呼吸衰竭）[3,13]。如果在阿托品稀缺或不可用，其他抗胆碱药物如苯海拉明或眼科药可能会受益，但是最佳静脉给药的剂量尚未明确[18-20]。

乙酰胆碱酯酶抑制治疗的第二部分是使用肟类，如解磷定（2-PAM，氯磷定制剂），或者双复磷（toxigonin），有机磷-乙酰胆碱酯酶复合物再生和恢复的毒蕈碱和烟碱位点乙酰胆碱酯酶活性[3,6,13,21]。有各种剂量的治疗方案：解磷定最常见的剂量是静脉注射1~2g（小儿剂量25~50mg/kg），基于临床反应和一系列胆碱酯酶水平可给予额外剂量。药物治疗可给予快速注射，每4~8小时予30~60min静脉注射1~2g（小儿剂量10~25mg/(kg·h)），或500mg/h[21,22]。世界卫生组织建议初始剂量为30mg/kg，然后8mg/(kg·h)持续至少24h。如果不能使用输液，每4小时予30mg/kg[23]。如果没有解磷定的不良反应，输液可以持续数天，然而，快速给药可导致高血压、呕吐、一过性可逆的神经肌肉阻滞[24]；确定理想的解磷定剂量应监测病人临床状况和连续测定胆碱酯酶水平；病人可能需要肟的剂量比这里推荐的要高。世界卫生组织推荐的双复磷注射剂量为4mg/kg静注，之后0.5mg/(kg·h)维持；或者，间歇性静脉注射剂量为4mg/kg，然后每4小时给予2mg/kg[23]。解磷定和双复磷可以由肌内注射给药治疗。肟治疗的适应证包括呼吸抑制/呼吸暂停、肌束震颤、抽搐、心律失常、心血管不稳定、大量使用阿托品。肟可用于治疗需要剂量超过阿托品总量（2~4mg）的病人，以彻底逆转中毒的症状和体征，或任何需要重复阿托品剂量的病人。阿托品和肟治疗具有协同作用。

在过去，由于有机磷-乙酰胆碱酯酶复合物"老化现象"，解磷定只用在中毒24h之内[2]，但不是所有的有机磷表现出类似的方式。在乙酰胆碱酯酶和肟治疗时，二甲基和二乙基磷酰基杀虫剂反应不同。许多有机磷农药具有高度脂溶性，从脂肪储存慢慢地排出长达6周，终致新组成的复合物产生，临床用解磷定和胆碱酯酶活性的测量，很好逆转胆碱酯酶抑制。解磷定也可以结合游离有机磷，防止其日后与神经末梢结合。即使最适当的治疗，严重中毒患者可能需要长期的支持，包括使用呼吸器支持[6,22]。

躁动、癫痫、昏迷的病人，联合阿托品和肟解磷定，并且在气道安全的情况下，应使用足够剂量的苯二氮䓬类[6,7,9,25]。虽然研究最多的是地西泮，也可使用注射任何苯二氮䓬。军方传统使用安定肌肉自动注射器，但最好是交替肌肉注射咪唑安定剂与劳拉西泮。

沙林、梭曼、塔崩和维克斯毒气都属于神经毒剂，可能在恐怖袭击中使用。这些神经毒剂与普通的家庭或商业用有机磷杀虫剂存在重要区别。它们往往衰化非常快，塔崩（GA）约14h，沙林在5h内，梭曼（GD）在5～6min，维克斯48h老化。由于这种迅速老化，神经毒剂中毒的逆转有非常强的时间敏感性。维克斯是一个低波动性，但剧毒油性剂。它不容易蒸发，而且因为它吸入的风险低，而以皮肤暴露为主。其他神经毒剂大多通过爆炸或汽化散布到空气中，吸入接触造成中毒。这些神经毒剂不需要大剂量阿托品但需要解磷定[26-28]。其进一步的治疗，请参阅本书第194章。

研究表明，新疗法治疗有机磷中毒，包括使用N-乙酰半胱氨酸和外源性乙酰胆碱酯酶，具有良好的发展前景[29,30]。当加入抗胆碱药物，NMDA受体拮抗剂可减少有机磷化合物引起的癫痫发作[31]。

安置

由于长期抑制乙酰胆碱酯酶的影响，大多数有明显接触病史的患者需要住院。有时，慢性接触，胆碱酯酶水平减低和轻微的视觉或消化道症状的病人可以在门诊随诊；然而，有些病人，特别是那些接触倍硫磷的病人，最初表现轻微的接触迹象和症状，随着时间的推移，毒性进展情况严重，甚至危及生命[32]。

如果可以取得血浆胆碱酯酶水平，它们可能对治疗和处置判断有用。无症状或最低程度症状的、胆碱酯酶水平正常或轻度降低的患者，可4～6h后出院门诊密切随访，以确保不会发生毒性进展。胆碱酯酶水平严重降低的患者（通常伴随明显症状）需要住院，

通常在重症监护病房密切监测。患者可能在初步治疗时似乎反应良好，数天后出现毒性反弹。毒性会出现反弹的可能原因很多，包括有机磷从脂肪储存中持续释放。

继发性综合征，中间综合征（IMS）的发生在暴露后24～96h，包括近端肌肉无力，特别是呼吸肌。它被认为是一种在神经肌肉交界处的异常。IMS的病人急性胆碱能症状已经解决，数天之后出现呼吸衰竭，这可能需要几个星期的通气支持。据推测，这可能是最初的肟治疗不充分或过早停止肟治疗的结果[6]。肟类化合物可能对治疗IMS有益[33]，但是，这尚有争议[34]。最后，有机磷中毒迟发性神经病已被报告为另一个不同的病变，并影响了轴突酶、神经毒性酯酶，导致接触后7～21天周围感觉神经病变[6]。

氨基甲酸酯类杀虫剂

氨基甲酸酯类杀虫剂是另一种乙酰胆碱酯酶抑制剂，它们的毒性作用持续时间相对较短，这和有机磷酸酯类不同。氨基甲酸酯抑制乙酰胆碱酯酶数分钟至48h，而且氨基甲酸酯与胆碱酯酶的结合是可逆的[2]。虽然急性氨基甲酸酯类中毒的临床表现与有机磷中毒相同，但是其毒性作用的持续时间有限，病人可能只需要净化、支持治疗，并予以适当剂量阿托品治疗。虽然持续时间的范围是有限的，但患者有可能会发病，需要辅助通气治疗和抗癫痫治疗。对于解磷定治疗氨基甲酸酯类中毒是有争议的；有动物研究表明，解磷定在用于治疗西维因（Sevin）中毒的病例中，可能会产生更大的毒性，但笔者使用解磷定治疗人体西维因中毒，无不良事件[35]。不过，如果怀疑由于有机磷或氨基甲酸酯引起的严重中毒，应该使用解磷定。笔者的做法是：当患者出现胆碱能中毒症状，以及既往有有机磷和氨基甲酸酯类杀虫剂的接触史，应使用肟类复能剂。

氯代烃类杀虫剂

DDT，氯化烃杀虫剂的原型（有时被称为有机氯杀虫剂），是第一个在第二次世界大战期间广泛使用并对斑疹伤寒和疟疾进行控制，并且是二战后美国广泛应用的通用杀虫剂。因为DDT的功效，很多其他的氯代烃类杀虫剂也被开发出来。这些杀虫剂被广泛用于农业、商业和住宅病虫害防治。然而，尽管这些杀虫剂是非常有效，但是其用途广泛，半衰期长，有持久性生态负面影响。许多这些杀虫剂都被国际机构定位为

持久性有机污染物，从而导致他们的使用受限[36]。

虽然氯化烃杀虫剂中不再用于美国的农业，六氯代苯，俗称为林丹（Kwell），仍然被用作局部药用剂治疗头虱和疥疮。因此，在美国林丹很可能是有机氯化合物中毒最常见的原因。由于其毒性，林丹不再是用于治疗疥疮的一线药物[37]。2001年，加利福尼亚州发表了一份关于林丹的使用和销售的禁令，其他州正在考虑对林丹的禁令[36]。

疾病原理

氯代烃杀虫剂具有高脂溶性。他们很容易通过皮肤、呼吸道和胃肠道等途径吸收[38]。临床中毒大多数为皮肤和胃肠道暴露，包括不适当的外用林丹或其他氯化烃化合物，偶尔有口服林丹致意外中毒。因为这些化合物具有脂溶性，在体内被储存在脂肪组织，少量多次暴露可引起蓄积和最终的临床毒性[39]。

氯代烃杀虫剂主要影响轴突膜，在神经元产生易激惹和兴奋。中毒发生在中枢和外周神经元[40]。一些有机氯可以抑制γ-氨基丁酸（GABA）受体氯离子通道，从而降低对中枢神经系统抑制[41]。氯代烃诱导一些动物肝微粒体酶，产生肝肿瘤。这种潜在的致癌性是当前人类健康问题的基础，但这只是理论上的。氯代烃杀虫剂，包括氯代烃类溶剂，可致心肌膜对循环的儿茶酚胺类敏感，增加心室节律的易感性，引起心律失常，如室性心动过速、心室纤颤[40]。

临床特征

症状和体征

氯代烃类杀虫剂急性中毒或蓄积中毒的主要临床表现与他们的神经毒性有关。中毒外周的先兆症状和体征，如震颤或感觉异常，可能会缺如；而可能首先表现为急性癫痫发作[42]。另外症状还包括意识错乱、好斗、肌肉抽搐。如果未经处理，持续的肌肉活动可导致体温过高、代谢性酸中毒、横纹肌溶解症继发急性肾小管坏死[15]。由于这些药物多是卤化化合物，其致儿茶酚胺敏感性和直接的心肌毒性作用可能会引起室性心律失常。没有继发性体温过高或其他代谢并发症不太可能产生直接肝毒性[40,44]。长期接触可能会导致神经精神症状[45]。诊断氯代烃杀虫剂暴露可能困难，因为病人可能无法提供相应的病史。处于最佳位置的常是非医务人员，他们获取有关信息，如可利用的农药、农药的使用情况和农药接触的外周环境。另一条线索是包括高度脂溶性的氯代烃类农药在内的碳氢化合物溶剂其溶剂气味和油性的感觉。

诊断策略

必须根据病史或调查暴露现场，明确毒物，以确定诊断。没有特效试验随时可以确认氯代烃类农药中毒的诊断。一些参考实验可以测量脂肪和血浆中氯化烃类农药水平，但结果在中毒急性期难以解释，也很少用[39,44]。辅助实验室和其他研究应基于临床状况、并发症，并以个体为基础的考虑其他诊断。

鉴别思路

鉴别诊断包括几乎所有引起癫痫发作的情况。特异性诊断依赖于取得明确急性或慢性氯代烃类杀虫剂接触的病史。

处理和处置

用肥皂和水清洁皮肤可减少急性皮肤暴露的毒性。高脂溶性导致快速吸收，延迟洗胃并不受益。可以增加某些氯代烃杀虫剂的消除，在大量接触十氯酮（一种氯化烃杀虫剂）时，重复使用考来烯胺（每8小时口服4g），增加这种化合物在粪便的排泄[45-47]。

治疗的主要目的是控制癫痫，这最好用短效苯巴比妥或巴比妥类。反复发作或癫痫持续状态，可能需要高剂量的巴比妥酸盐和麻痹剂（如潘库溴铵或维库溴铵），以防止在长时间癫痫发作连续活动引起继发死亡。该癫痫发作通常为自限性，甚至在严重的病例只持续1～2天[42,46,48]。

由于潜在的心肌致敏作用，需要在急性期进行连续心脏监测。室性心律失常最有可能发生在癫痫发作过程中，因为在癫痫发作时循环儿茶酚胺水平极高和出现其他代谢异常情况。治疗心律失常应予以β-肾上腺素能拮抗剂，如普萘洛尔、美托洛尔、艾司洛尔，以减少儿茶酚胺对心肌的影响。

其他治疗应着眼于治疗长时间癫痫发作的并发症，如快速外部冷却措施治疗体温过高。代谢性酸中毒，几乎总是短暂性的，一般不需治疗可自行缓解。横纹肌溶解症和肌红蛋白尿应当预见。癫痫发作的其他并发症，应如前处理。由于氯代烃类农药具有高脂溶性，广泛分布在组织中，因此不适合进行血液灌流、血液透析，或其他加强排泄方法。

急性或累积氯化烃类农药中毒的患者需要住院治疗，直到他们癫痫发作得到控制，并发症已经解决，他们已恢复到神经系统的基线，这通常在1～2天发生。严重并发症，如横纹肌溶解症引起的肾衰竭，可能会延长病程。

代苯酚类

代苯酚类化合物包括二硝基苯酚（DNP）、五氯苯酚和二硝基甲酚。在20世纪30年代，这些化合物被用作杀虫剂、灭蚁、除草剂和木材防腐剂。目前，他们作为非处方制剂被用于农业、商业和住宅，包括家庭园艺。取代酚类如DNP被滥用为减肥药物，偶尔被非法用于减肥手术。

疾病原理

代苯酚类很容易通过皮肤和胃肠道吸收，以及气溶胶可经呼吸道吸收。反复暴露有引起蓄积中毒的潜在可能，但比以前讨论有机磷和氯代烃类农药蓄积中毒要少得多。

代苯酚类通过偶联细胞氧化磷酸化产生毒性，这导致了无效高能磷酸基底物的产生，增加细胞耗氧、耗糖和耗水，以及继发性产热过度[50]。这些化合物通常用于夏季，环境高热使用者容易中毒[51,52]。此外，硝基酚可能会产生高铁血红蛋白血症。

临床特征

代苯酚类中毒的患者表现为代谢亢进和体温过高、心动过速、呼吸急促和大量出汗。他们也可能通过出汗和新陈代谢消耗致觉察不出的过度液体丢失引起相对性低血容量。大脑能量物质的损耗产生神经系统的变化：意识错乱、癫痫发作，甚至昏迷，肾和肝损伤，肌红蛋白尿和横纹肌溶解症是常见的[43]。

由于酚普遍具有腐蚀性，皮肤接触的病人往往有皮肤刺激性或化学性烧伤。一些酚类化合物，如二硝基苯酚，会在吸收部位的皮肤或黏膜产生特征性黄色染色。尸检时在整个内部器官可以发现与此相同的染色[52]。

白内障是长期暴露后的常见并发症。这种情况在那些使用代苯酚类化合物进行减肥疗法的患者中非常普遍，也是取缔这种物质的部分原因。中断接触后白内障自行复原[53]。

诊断策略

实验室评估代苯酚类中毒患者的目的在于识别患者的有氧代谢底物，包括氧、葡萄糖和水的不足。全血细胞计数可能揭示血液浓缩和非特异性白细胞增多。电解质异常取决于病程及症状的严重程度、环境因素和并发症或潜在疾病状态。动脉血气测量显示不同程度的酸中毒，取决于由于氧化磷酸化去偶联和伴随的脱水组织灌注不足所致缺氧代谢的严重程度。血清酶测定反应肝、肾、骨骼肌损伤的程度。有上述临床表现的病人，尿液测定有酚类化合物的存在，强烈提示酚类杀虫剂为致病因素。

鉴别思路

急性代苯酚类中毒很难与典型的环境高热所致的急症和拟交感或水杨酸酯类中毒区分。在常规的降温措施、补液和其他支持治疗后，仍继续出现代谢活跃和代谢性酸中毒，应考虑是中毒引起的状态。在举重运动员中持续的高温和酸中毒应注意是否有二硝基酚滥用。黄色染色的存在几乎可以明确诊断[52]。

处理与处置

早期的治疗是控制体温，治疗酸中毒，保护肾、脑、肝，避免超热状况对重要器官的损害；由于机体代谢过度活跃，要提供基本代谢物质，如氧、葡萄糖和水[52]。如果已知或意识到有化学暴露，那么尽早去除沾染部位的污染十分重要。治疗应该是预防相关并发症的发生或将其影响减到最低限度。

轻度中毒的病人通常病情可在数小时内稳定下来，离开急诊科。有重要器官系统受损或者极有可能合并有并发症的病人，如持续性或周期性的癫痫发作，明显意识改变和横纹肌溶解，通常需要进行重症监护病房治疗。

氯苯氧基化合物

氯苯氧基化合物在20世纪40年代初作为一种选择性除草剂被开发出来，尤其是对阔叶杂草特别有效。这一类除草剂在越南战争期间得到一个特殊的恶名"橙剂"，是一种空中喷洒使用的落叶剂。橙剂是包括2,4-二氯苯氧乙酸（2,4-D）和2,4,5-三氯苯酸（2,4,5-T）的混合物。2,4,5-T几乎总是为异构体四氯二恶英污染。关于二恶英接触的担忧，导致了对越战老兵广泛的医疗调查和严格限制生产和使用2,4,5-T[54]。但是，由于2,4-D相对安全和阔叶选择性，大多数家庭园丁至少有1种氯苯氧化合物在他们的车库棚架上，一些老罐头可能含有2,4,5-T或是这两种化合物的混合物。

疾病原理

氯苯化合物可通过皮肤、消化道和呼吸道吸收，然而几乎所有重大中毒事件均为意外或故意服用而发生的。这些化合物的脂溶性低，排泄相当快，因此反复接触不会发生蓄积毒性[55]。

虽然骨骼肌是氯苯除草剂的靶器官，但确切的机制尚不清楚[40,56]。根据病情严重程度，肌肉异常可以从全身肌肉无力到急性横纹肌溶解。高剂量也可能导致氧化磷酸化去偶联和高代谢状态，这与代苯酚临床所见类似[40]。

临床特征

类似的大部分为有机溶剂的有机农药，氯苯化合物除草剂可能会产生轻微的非特异性的皮肤和胃肠刺激，伴有恶心、呕吐和胃肠不适。大量接触可能导致弥漫性肌强直和肌肉束颤，继而进展为横纹肌溶解、体温过高、代谢性酸中毒和高代谢状态等全身症状[57]。

诊断策略

没有针对氯苯氧化合物检测的特效试验。实验室评估应着眼于评估骨骼肌肉损伤及其并发症。严重中毒患者由于横纹肌溶解和体温过高的影响，需要进行全身器官系统评估，包括肝、肾功能。

鉴别思路

鉴别诊断包括其他原因引起的急性肌病。氯苯氧化合物的中毒表现是极为罕见的，但是，并没有一个明确的病史或高度怀疑氯苯氧化合物接触史，应该继续追查急性肌病其他的解释。

处理和处置

治疗包括最初的皮肤净化，根据早期表现予以药用炭或洗胃，基本支持治疗。严重的毒性效应出现在吞服后4~6h内，治疗可以直接针对特殊问题，如肌无力、呼吸气道和通气支持，以及横纹肌溶解。高温和酸中毒的治疗先前已讨论过。

无症状或轻度症状的患者可能经过4~6h观察后放心出院。有明显中毒的患者应入院接受密切观察和监测。

联吡啶化合物

双吡啶（也称为联吡啶）的化合物，如百草枯和敌草快，在20世纪50年代末和60年代初首次进行研究。他们是非常有效的接触性除草剂，超范围喷涂迅速被周围的土壤灭活。百草枯暴露在阳光下时被激活，因此美国和墨西哥政府选择其作为除草剂在空中喷洒大麻。然而，药物喷涂后，种植者只需将植物在暴露于足够的阳光前收获就会损害到植物，其结果是，作物看起来很健康但已被百草枯污染。燃烧大麻可热解百草枯成一种无毒的形式[58]。

疾病原理

在使用的两个联吡啶化合物中，百草枯是临床上病例数量最多及毒性作用最明显的。百草枯的使用在美国有系统严格的监管，但在世界各地普遍存在。敌草快在美国较少监管，并出现在某些除草剂的配方中。百草枯可经皮肤、消化道和呼吸道吸收。虽然有少数病例报告涉及广泛的皮肤污染，但是几乎所有致命的百草枯中毒都是经口摄入造成的[59]。也有吸入百草枯蒸气或气溶胶发生中毒，但没有死亡病例报告。敌草快很少透过完整的皮肤吸收，大多数情况下从食入引起中毒[60]。斯里兰卡改变配方，增加了催吐剂-硫酸镁-海藻酸钠黏合剂，在故意口服摄入百草枯病例中降低死亡率9.5%[61]。

百草枯作用于细胞的氧化还原反应，产生超氧化物复合物而产生组织毒性效应。细胞膜脂质的过氧化，似乎是导致细胞损伤的一个重要途径[62,63]。

由于肺泡上皮细胞胺吸收机制，百草枯选择性地集中在肺部。此外，高浓度的氧气显著增加百草枯引起的损伤程度，肺是主要的靶器官。其病理生理病变包括直接伤害肺泡毛细血管膜导致肺泡表面活性物质丧失、成人呼吸窘迫综合征、进行性肺纤维化、呼吸衰竭[64]。百草枯通过同样细胞膜效应，损伤其他主要器官、系统，包括肝、肾、心脏和中枢神经系统。敌草快也有类似的作用，不过它的大部分毒性集中在肾，而不是优先在肺组织[60]。

临床特征

症状和体征

这两种除草剂都非常有腐蚀性，吞服后引起恶心、呕吐，很快引起口咽严重的化学灼伤。吞服浓缩百草枯的患者经常在发生特征的进行性肺部损伤之前，死于食管穿孔和纵隔炎。皮肤接触的百草枯患者有明显皮肤刺激，眼睛接触者可能会产生严重的角膜损伤[65]。

虽然百草枯引起的临床病程与中毒的严重程度存在较大差异，可能涉及其他器官系统和潜在的医疗问题，但是其典型的肺部损伤通常发生在 1~3 周后[64]。迟发性肺损伤不在急诊的范畴，这里不讨论。与百草枯相反，敌草快通常在除肺部之外其他所有器官系统产生类似毒性[60]。

诊断策略

可以测定血液中百草枯含量，诺模图提供了一个相当准确的预测。在美国该测定不容易取得，而且在大多数情况下，即便当时获得结果，不能做更多来改变最终结果。可以进行床边的定性测试，它使用二亚硫酸钠碱化尿液，以减少百草枯或敌草快的利用，但这种试剂常常不可得到[57]。除了评估胃肠道损伤和肺、肾损害，应当直接研究继发性中毒效应。

鉴别思路

急性口服百草枯或敌草快可能会出现早期急性腐蚀性伤害；鉴别诊断应该包括所有的腐蚀剂。百草枯中毒治疗干预措施的成功与否极其具有时间依从性，患者的预后取决于病史。任何百草枯接触的病人，当出现肺或其他器官损害的迹象，可能已经很难痊愈。

处理和处置

目前尚未见关于不同治疗策略的对比研究，但是治疗急性百草枯暴露成功的关键可能依赖于早期的净化措施以限制其吸收。皮肤接触的病人，彻底清洁皮肤效果明显而直接。小心洗胃和药用炭吸附可以挽救生命，但这些措施应该向毒物中心咨询，由于百草枯腐蚀作用较大，在进口误服的情况下这甚至可能是有害的。如果有证据显示存在食管穿孔和纵隔炎，早期内镜和外科干预可能是必要的。虽然经口误服百草枯推荐用漂白土和皂土，在美国药用炭更加容易得到，其功效都是一样的[66]。

尽管有争议，许多毒物学家推荐快速启动木炭血液灌洗等快速降低血浆百草枯水平，以减少肺和其他器官、系统吸收百草枯。许多人还建议，结合血液灌流和血液透析治疗，特别是在百草枯接触后第一个 24h[67,68]。对百草枯中毒有多种治疗方案建议，如 N-乙酰半胱氨酸，吸入低流量氧气和细胞保护剂阿米福汀等，但是没有一种治疗已被证明一贯有效[69,70]。

任何显著皮肤接触的患者和所有经口摄入百草枯的患者均需要住院治疗，并且考虑加强净化消除治疗。这些患者应进行预期的观察和治疗，直到报告检查百草枯水平不存在或无毒。

除虫菊酯和拟除虫菊酯

除虫菊酯是天然的黄色菊花和菊蒿属除虫菊。除虫菊杀虫剂是已知的最古老的杀虫剂之一，第一次使用是在 19 世纪。从干花提取的活性成分含有除虫菊，其中包含 6 个天然除虫菊酯。此外，许多人工合成的衍生物，如拟除虫菊酯类，已生产出来，而且其化学稳定性大于天然除虫菊酯。Ⅱ型拟除虫菊酯含有氰基取代基，在这一类杀虫剂中含有更多毒性的成分。这对人类有潜在的危险，但Ⅱ型拟除虫菊酯的毒性普遍小于已经讨论过的其他许多类杀虫剂，因此目前使用更普遍。

疾病原理

由于除虫菊酯和拟除虫菊酯类是最常见的雾化气溶胶，吸入是接触的最可能途径。病人可能不知道处于暴露状态，因为除虫菊酯和拟除虫菊酯类气溶胶频繁用作公共区域自动化喷洒杀虫剂，比如在飞机上。在这种情况下，其浓度很少达到可能产生任何症状的水平，但最易致敏的病人除外。偶见经口误服的报告，明显中毒者有可能通过此途径。通过皮肤进入途径引起全身吸收的可能性不大，但局部的影响是可能存在的。除虫菊酯和拟除虫菊酯在人类暴露时迅速代谢和灭活，因此累积中毒不是一个问题。增效醚，作为一种昆虫"击倒"剂加入，可能会增加除虫菊衍生物的毒性。

除虫菊酯和拟除虫菊酯类对人类和其他哺乳动物产生各种影响[71,72]。临床上，天然除虫菊酯可引起致敏和过敏现象。合成拟除虫菊酯不会发生这种现象。

这两个类杀虫剂都与钠通道阻滞剂结合，减缓钠通道激活，延长通道开放时间。此外，这两个类杀虫剂影响 GABA 受体，抑制氯离子通道的功能。较少的显著影响包括增加烟碱胆碱能神经递质传递、促进去甲肾上腺素的释放和干扰钠钙跨膜交换从而抑制钙三磷酸腺苷酶[71,72]。

临床特征

过敏表现，包括潜在威胁生命的事件，可能会出现急性吸入或皮肤接触。吸入暴露经常发生在一个封闭的、通风不良的空间使用除虫菊酯的气溶胶。局部效应包括流泪、鼻炎、流鼻涕、打喷嚏、喉炎以及咽喉和喉头水肿。下呼吸道的影响包括咳嗽、呼吸急促、胸口疼痛、喘鸣、呼吸困难。皮疹与接触性皮炎或变应性皮炎有关，光敏感性可能导致皮肤病改变。对豕草过敏的患者有除虫菊酯交叉过敏的潜在可能。

钠通道介导和 GABA 介导的氯离子通道的影响调解神经症状和体征。有报告见面部感觉异常，大量口服者可见癫痫发作[71,72]。也有非特异性症状的报告，如头痛、疲乏、头晕、虚弱等。

诊断策略

在临床上，没有实验室检查可用于测定除虫菊酯或拟除虫菊酯。

鉴别思路

与除虫菊酯或拟除虫菊酯类中毒症状和体征的鉴别诊断包括各种可引起支气管痉挛、抽搐和其他急性神经系统并发症的病因。

处理和处置

去污，包括从污染的环境移除或洗涤去除，这应该是治疗的第一步。确定性治疗包括支持治疗以及针对呼吸系统和神经系统并发症的治疗。

与除虫菊酯接触的病人，其处置取决于潜在并发症的严重程度。如果预期从急诊科出院，患者应咨询关于再次暴露再次发生过敏现象的可能性。

草甘膦

草甘膦（农达）是美国孟山都农业公司在 1971 年开发的一种广谱非选择性除草剂。它是一种非胆碱酯酶抑制有机磷除草剂的异丙基铵盐。与表面活性剂聚氧乙烯胺（POEA）混合出售。由于它对阔叶杂草有效，没有光分解作用，因此在美国市场很流行。草甘膦较新的配方可能含有敌草快。

疾病原理

草甘膦很难通过皮肤吸收，大多数暴露是经口摄入引起。其浓溶液非常刺激，患者在随后抽吸时可能会出现呕吐。浓溶液含有 41% 的草甘膦，15% 的 POEA。用法说明书上指出草甘膦应该是稀释到 1%。草甘膦是通过抑制莽草酸代谢途径中 5-烯醇丙酮基莽草素-3 磷酸合成酶的活性从而产生对植物的毒性。草甘膦应用在植物叶子上后，它被运送到根部，在根部的酶被激活。人类缺乏这种酶，不太可能因此引起中毒。报告的毒性被认为很大程度上是由表面活性剂聚氧乙烯胺（POEA）引起，可能和胺盐直接腐蚀作用的有关，也可能是氧化磷酸化断偶联所致[73]。

临床特征

大多数口服稀溶液的患者只造成轻微症状，包括胃肠道不适。患者摄入大量稀溶液或中等量浓溶液，会出现喉咙痛、恶心、腹痛和发热。他们可能会出现呕吐、腹泻、呼吸窘迫、非心源性肺水肿、心律失常、休克、昏迷、肾衰竭等。酸中毒反映组织灌注不良和心血管受损[73]。预后不良的指标包括休克、酸中毒和持续性高钾血症[73]。

诊断策略

诊断的关键是经口摄入的病史。实验室检查可能表现出阴离子间隙代谢性酸中毒、低氧血症和高钾血症。30% 的患者可能发生转氨酶升高，而持续性休克状态可能是发展成肾衰竭的迹象。心电图可能显示心室心律失常和低氧血症的继发症状[73]。

鉴别思路

鉴别诊断包括大部分的可致胃肠道腐蚀性和休克的原因。发现高钾血症和代谢性酸中毒可能会提示摄入氢氟酸。离子钙水平正常可帮助排除氢氟酸暴露。任何原因引起的误吸也应考虑。病史是鉴别诊断中最有用的因素。

处理和处置

支持性治疗。病人可能需要正压通气，以克服非心源性肺水肿。POEA 也可能是直接的心脏抑制剂；正性肌力药能派上用场。高血钾应按通常的方式进行治疗，给予液体，促进钾转移到细胞内（如碳酸氢盐、钙、β-肾上腺素受体激动剂）和使用降钾树脂。如果有明显的胃肠道腐蚀征象，可以考虑行早期内镜放置支架，高剂量的类固醇以及手术治疗。

避蚊胺

N,N-二乙基-M-甲苯酰胺或 N,N-二乙基-3-甲基苯甲酰胺（避蚊胺）不属于农药，而是昆虫驱避剂。是美国使用最广泛的化学昆虫驱避剂。避蚊胺是在 1946 年由美国农业部科学家开发，此后不久美国陆军获得其专利权，并于 1957 年向广大公众公布[74]。随着莱姆病和其他有虫媒传播性疾病的流行，避蚊胺的使用已大大增加。避蚊胺成分配方在 5%～100%。美国军队常规使用 75% 的浓度直至 1987 年，但现在使用 35%。美国儿科学会（AAP）建议婴儿和儿童使用的最高浓度应在 30%。该学会不建议 2 个月以下的婴儿使用避蚊胺[75]。

疾病原理

避蚊胺具有亲脂性，可通过皮肤吸收。皮肤吸收和反复使用，环境温度升高、出汗、磨损、稀薄的皮肤可导致毒性增加。食入可能导致中毒[76]。避蚊胺主要影响中枢神经系统。其作用机制尚不清楚。它可能致皮肤过敏，引起变应性反应。

临床特征

长期皮肤接触会导致接触性皮炎，长时间高浓度接触导致皮肤水疱。病人经口摄入避蚊胺或在炎热封闭的环境中反复皮肤应用，可能会增加吸收，引起肝功能异常和神经系统改变，包括脑病、癫痫、运动障碍、昏迷等[76]。大多数避蚊胺暴露是没有毒性或毒性极小，虫媒传播性疾病流行，易感人群中不应该排除其的使用[77]。

诊断策略

接触史对诊断至关重要。虽然避蚊胺可在尿液中检出，但是在急性中毒阶段大多数实验室都无法做这项试验。在昏迷或脑病和癫痫病人中，脑电图可能是有用的。

鉴别思路

鉴别诊断包括可能导致脑病、癫痫、运动障碍的各种条件。这些条件包括药物中毒、感染原因、药物的相互作用，以及结构上的缺陷。

处理和处置

支持性治疗。如果怀疑是避蚊胺暴露，皮肤应彻底去污消毒。应避免使用油或脂剂，因为它们会加强皮肤吸收。避蚊胺口服摄取后，牛奶制品和含油食物应避免，直到胃肠道已经消除这些刺激物。惊厥应使用苯二氮䓬类药物。

经口摄入含 DEET 的驱虫剂，无症状的病人应观察 4～6h。有神经症状的患者应该收住院和观察。

重要概念

- 所有胆碱酯酶抑制剂暴露的患者应皮肤去污消毒。紧急部门人员在这个过程中需要保护。
- 胆碱酯酶抑制剂暴露的死亡见于早期气道损害，而这继发于大量呼吸道分泌物、癫痫持续状态和晚期呼吸衰竭。
- 胆碱酯酶抑制剂接触可能包括心动过缓或心动过速，高血压或低血压，瞳孔缩小或瞳孔散大。
- 临床阿托品给药终点是呼吸道干燥、分泌物减少。
- 所有有机磷中毒患者，无论暴露的时间长短，需要阿托品治疗的，都应给予解磷定治疗。
- 可以明确的是，氯化烃接触的全体人员均应予以皮肤去污和保护。
- 氯代烃接触的患者，避免使用儿茶酚胺。
- 支持治疗，温度控制，控制癫痫是重要的。
- 快速冷却和提供基材（葡萄糖）是代苯酚中毒两个最重要的治疗方法。
- 氯苯氧化合物中毒的诊断有赖于意外伤害或故意服用的病史。
- 对误食百草枯和敌草快者，快速胃肠道去污可能有指征，尽管二者会引起腐蚀性伤害。
- 除虫菊素和拟除虫菊酯类的毒性主要形式是过敏。
- 少量误食稀释的草甘膦溶液主要是胃肠道刺激，较大量或高浓度误食则可能引起酸中毒、高钾血症和非心源性肺水肿。
- DEET 驱蚊剂不应该被应用在皮肤磨损或擦伤处。
- DEET 对儿童应用限于 30% 浓度的溶液，不应用于封闭性敷裹，并在应用之间彻底清洗。

本章参考文献请参见 http://pumpress.bjmu.edu.cn/eduservice/3419.html

第162章 植物、蘑菇和草药

Richard D.shih

严乐涛 译　李超乾 校

概述

植物性药材如植物、草药制品和菌类在医学界的历史中有着悠久而且重要的位置,最早的医疗著作中就记载了将它们用作治疗药物的方法。18世纪,从罂粟中提取生物碱被看做是现代药理学的先驱,从那以后,公众便逐渐将草药制品当做药物使用。尽管越来越多的草药制品受到人们的欢迎,但是关于草药功效毒性的资料却非常有限。本章节并不是要将注意力集中在自然产物的医药用途上,而是侧重于与之接触或者使用而产生的有关毒理学效用。

流行病学

虽然植物、菌类和草药制品都是纯天然的,但是他们却有着不同的中毒模式和流行病学。

无意识的儿童中毒

无意识的儿童中毒多发生于与植物的接触。毒物控制中心接到的电话中有大约5%是与植物有关的。其中,75%的事件常见于年龄<6岁的儿童。大部分的事件与家种植物有关,因为摄入少量植物或者毒素,导致轻度中毒或者无毒[1]。

植物的错误识别

采集并食用天然植物和菌类是一种常见的行为。在采食过程中经常发生误食,可能会导致严重的中毒和死亡。与无意识的儿童接触不同,误食多发生于成年人,因为植物或者菌类大量摄入,导致毒素负荷过重。另一类植物错误识别的情况发生于草药制品。当制造厂对植物辨别不清将其用于生产和进行错误的包装及销售时,就会出现这种情况。

药用植物的滥用

许多植物和菌类因为他们的致幻作用而被滥用,其中包括致幻蘑菇、佩奥特仙人掌、卡瓦胡椒和抗胆碱能作用的植物,比如曼陀罗[2,3]。

植物鉴别

能识别有问题的植物相当有用,但是多数病人和医学专家们缺乏植物学和植物鉴别方面的知识。植物或者菌类的名字经常令人困惑,因为他们的学名通常并不为人所知,但是他们的常用名却经常重叠。许多急诊科的医生不能鉴别常见的植物,例如槲寄生植物、冬青浆果、喜林芋等。有几种方法可能会对植物识别很有帮助,如植物图谱、CD-ROM植物数据库、请教当地植物学专家、植物园工作人员或者毒物控制中心。另外,也可以通过电子邮件将植物或者菌类的数码图片快速地发送给本地专家以帮助鉴别[4]。随着中草药制品的生产、产品名称或者草药名会被熟知。尽管有食物和药物管理局(FDA)的规定限制,但是,中草药仍可能从错误的植物上采集或者是受其他毒性物质的污染。

植物

美国毒物控制中心每年会接到超过10万起植物中毒事件的报告,大部分植物接触发生于<6岁的儿童接触家居植物。80%的接触者没有发现任何中毒症状。因植物中毒而住院的例子非常少见,死亡率<1/1 000 000。数以千计的植物类别中,只有少数几种是有危险毒性的[5,6]。以下重点讨论几种毒性最强,人类容易接触到的特定植物。

相思子

相思子（彩图162-1），也被称为相思豆、念珠豌豆、祈祷豆、塞米诺尔豆、印度豆和螃蟹的眼睛，含有相思豆毒蛋白，会影响蛋白质合成，导致细胞死亡。用作首饰或装饰的种子里这种毒素浓度最高。因为有吸引力，这些种子常被儿童误食。坚硬有光泽的外壳导致大部分种子能通过胃肠道而不被消化。如果种子被咀嚼或者没有快速的通过肠道而被消化，相思子毒素释放，会发生严重的恶心、呕吐和腹痛，体液和电解质失衡[7,9]。因为消化酶作用，全身吸收的毒素有限。胃肠外的小量接触导致严重中毒和死亡的情况很罕见。治疗主要是支持性疗法，注意补液和补充电解质。没有症状的病人也应该使用活性炭治疗，另外全肠道灌洗会有助于大量种子从胃肠道快速地排出。

鸭脚木

鸭脚木是一种很受欢迎的室内植物，也被称为鹅掌柴、伞状树、澳洲伞状树、侏儒鹅掌柴、橡胶树和星叶树。这种植物含有草酸钙结晶，会造成嘴部疼痛，但是大多数摄食后症状轻微或者没有症状。

辣椒

辣椒有多个品种（例如辣味椒、红辣椒、灯笼椒），并含有活性的辣椒素毒素。这种生物碱释放和消耗特定部位神经末梢的P物质，造成严重的局部炎症反应，表现为肿胀、液体溢出和疼痛，症状在辣椒素耗尽P物质后很快消失。完好无伤的皮肤对辣椒素吸收力不强，即便是长期剧烈的接触，也很少出现症状[10]。摄入一定量的毒素后常常会产生胃肠道症状。大多数辣椒素中毒通常是因为接触了辣椒喷雾产品，造成化学性结膜炎[4]。角膜炎也可发生，并用荧光素检测损伤情况。治疗方法包括局部冲洗和使用止痛剂。尽管他们经常戏剧性的出现，但是症状往往在几小时内快速的消失而没有后遗症[11,12]。吸入含辣椒碱的粉末不常见，但是可以引起严重的肺部渗出，可能会造成急性呼吸窘迫综合征和死亡[13]。治疗以支持疗法为主，体外膜氧合作用或许对治疗急性呼吸窘迫综合征有帮助。

毒芹

毒芹（彩图162-2），俗称水生铁杉，含有强力的神经毒素——毒芹素。在美国是最常见植物致死报告中就有水芹致死的案例。水芹呈伞状的茎部末端有白色的小花，与胡萝卜（安妮女王的花边）和花土当归（白芷）相似。把水芹误认成这些食用植物是造成中毒的常见原因[14]。食用水芹的任何一部分都会造成恶心、呕吐、腹部绞痛。严重的中毒表现为头一小时内的癫痫发作，而且是难治性癫痫，为死亡的常见原因。中毒机制可能是由于γ-氨基丁酸（GABA）受体抵抗。死亡率高达70%[14]。积极的支持疗法是必要的，无症状但有可疑接触史者也应积极地进行洗胃和活性炭治疗。病人通常癫痫发作被送到急诊科，应该使用苯二氮䓬类和巴比妥酸盐镇静。

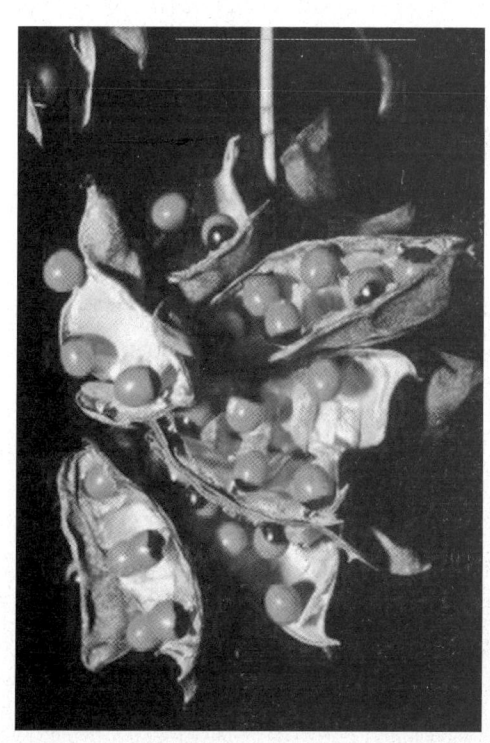

彩图162-1 相思子（相思豆）。（Courtesy of Steven Setzer.）

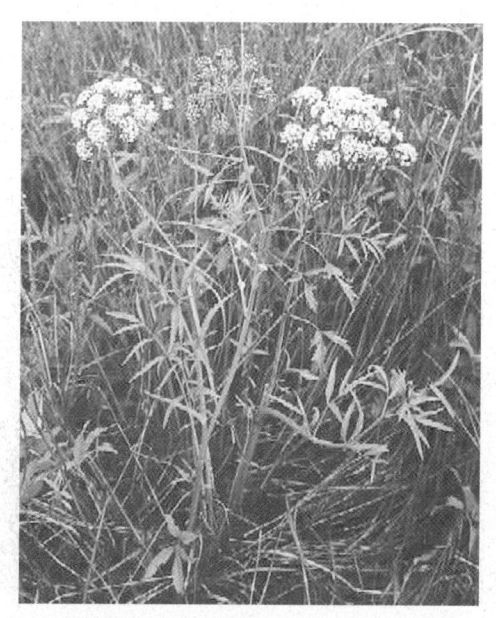

彩图162-2 斑叶毒芹（水生铁杉）。（Courtesy of Steven Setzer.）

毒参

欧毒参（彩图162-3），或毒参，传说中被用于处决苏格拉底。它被误认为几种可食用植物，例如胡萝卜（安妮女王的花边）和花土当归（白芷）。毒参含有毒参碱毒素，在结构和毒性上与尼古丁相似。其临床表现和处理方法与烟草中毒（参考烟草部分）相似[15,16]。

曼陀罗

曼陀罗（彩图162-4）是众多含抗胆碱能作用生物碱的植物之一（见第148章）。这种带刺的果实装有50~100颗黑色的籽。整个果实（包括种子）都含有阿托品、莨菪碱和东莨菪碱毒素，这些均为有效抗胆碱能药[17]。100个种子大约含有6mg阿托品，中毒通常为吸食干叶子制作的烟草或食用种子，滥用的结果就是致幻作用[18,19]。临床症状表现为抗胆碱能中毒综合征[20,21]。如果摄食种子过量，症状会延长数日。目前尚不明确洗胃和活性炭疗法是否可以减少毒素的作用[18]，但毒扁豆碱可以改变临床症状[18]。抗胆碱能症状在毒扁豆碱消失之后会恢复（见第148章）。

花叶万年青

花叶万年青（彩图162-5）有超过30种的俗名，包括哑甘蕉、岳母的舌头、哑巴植物和一簇根。有的名字起源于咬过这种植物后所造成的失语症状。典型的症状是口唇黏膜立即感觉到剧烈的疼痛、肿胀，像是玻璃刺入。大多数病例只局限于口腔黏膜，很少有累及气管的报道[22]。这种局部影响主要源于草酸钙结晶的作用[23,24]，如包裹成束状称为针晶体，而呈蜂窝状则被称为异形细胞。在咀嚼花叶万年青的同时，这些异形细胞所含的蛋白水解酶也会随着草酸钙结晶一起喷射出来。因为会立即造成疼痛，限制了

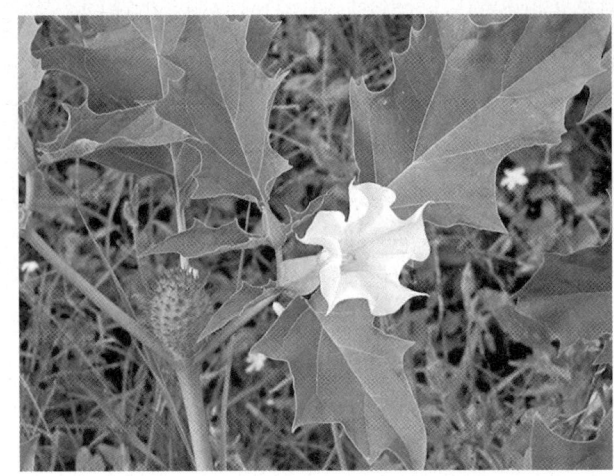

彩图162-4　曼陀罗草（曼陀罗）。(Courtesy of Steven Setzer.)

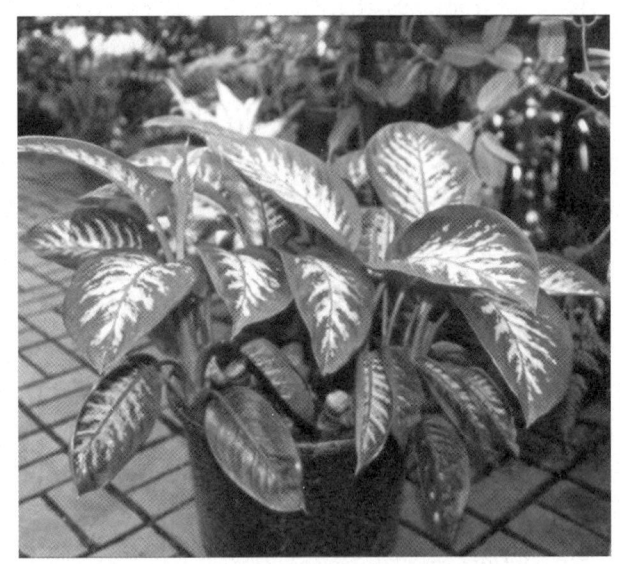

彩图162-5　热带海芋属植物。(Courtesy of Steven Setzer.)

与毒素进一步接触。治疗主要针对缓解疼痛及局部支持性措施，方法为对症食用婴儿冰激凌[25]。

黄金葛

黄金葛是一种普通的家居植物，也被称为石柑属常青藤、魔鬼常青藤、猎人的长袍、金橘。它有毒是因为含有草酸钙结晶[5]。与花叶万年青拥有相同的毒素，他们毒性和治疗方法也类似。

桉树

桉树有许多俗名，比如：银元树、柠檬味橡胶树、苹果汁橡胶树和蓝橡胶树。这种植物没有毒但是也经常被牵涉到毒物接触性事件里[26]。这种植物被用来制造浓缩桉树油（大约70%浓度）。有报道显示，少量食入（1~3ml）会导致严重的中毒[27]。主要表现出神经病学的症状，包括精神状况改变、头痛、运动失调和癫痫发作。严重中毒的治疗措施为支持疗法。

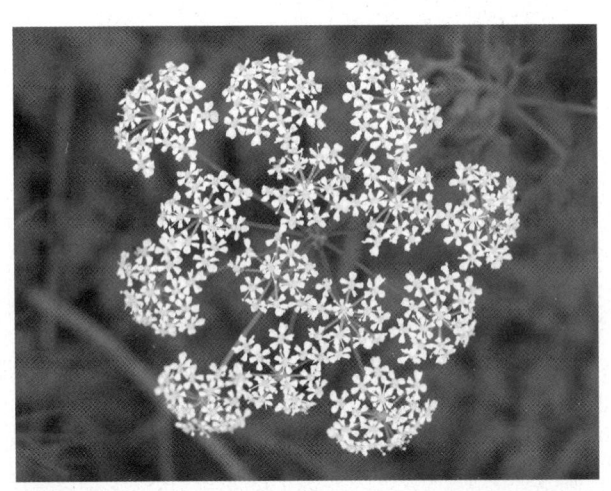

彩图162-3　毒芹（有毒铁杉）。(Courtesy of Steven Setzer.)

一品红

一品红（猩猩木）是一种很受欢迎的观赏植物，经常牵涉到与植物的接触事件中。实际上它并没有剧毒，食入者表现出来的症状很温和或者只有微量中毒。然而，皮肤接触经常会引发接触性皮炎。

冬青属

冬青属（冬青）有超过400种不同的种类并经常涉及植物中毒事件。这种植物的红色和黑色浆果对儿童很有吸引力，并且含有多种毒素可以造成强烈的胃肠道刺激。症状表现为恶心、呕吐、腹部绞痛和腹泻。

夹竹桃

橙花（彩图162-6），或夹竹桃，是许多含有毒性强心苷的植物之一[28]。结构类似于地高辛。摄食几片叶子不大可能造成严重症状[29,30]。企图自杀而大量的接触，或误认为茶叶、中草药制品使用会导致严重中毒或死亡。强心苷是有效的钠钾三磷酸腺苷酶抑制剂，临床表现与地高辛中毒症状相似（见第150章）。检测异常地高辛浓度只能够是定性检测，因为血清地高辛检测会错误测量非地高辛强心苷。相反，阴性结果不能排除地高辛，因为强心苷交叉反应呈多重复合性[28]。可疑摄入夹竹桃患者的治疗包括多剂量活性炭及地高辛特定抗体抗原结合片段（详见第150章）[29-33]。然而，大量抗原结合片段碎片一般需要量比地高辛中毒大。初步经验，地高辛特定抗原结合片段碎片用量为10~20小瓶[32]。

在美国东南部广泛种植的烟草是用制作香烟和雪茄的原料。一些烟草的主要毒素为尼古丁，他们会激活并阻碍中枢神经系统和周围的自主神经系统的乙酰胆碱受体。大多数风险来自幼儿吞食香烟或者雪茄。另外如收割植物的工人皮肤接触，或误将野生植物当食用植物摄入都可以导致中毒[34]。

烟草

误食1~2根香烟有可能会导致儿童中度中毒。大部分儿童误食香烟后并没有中毒症状。病人如果没有表现出恶心、呕吐，似乎就不会有严重中毒的危险[35]。烟草工人的皮肤性接触被称为烟草萎黄病[36,37]。当皮肤或者烟草湿润时，尼古丁通过皮肤吸收引发的症状更严重。这些接触是可以使用适当的防护设备来避免的。

症状在吸收后不久开始出现。最初为恶心、呕吐、流涎、流泪、腹泻、高血压、心动过速、出汗、烦躁和肌束颤动。严重的中毒表现为癫痫发作、呼吸抑制

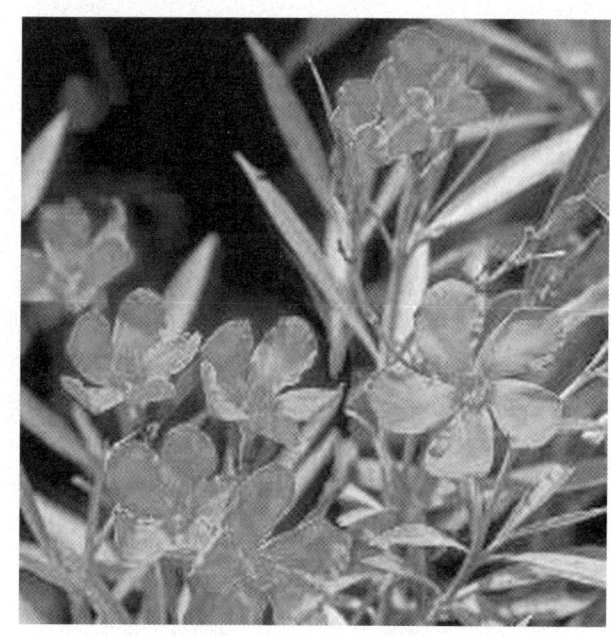

彩图162-6　夹竹桃属。(Courtesy of Steven Setzer.)

（肌无力）和体温过高[38]。对尼古丁中毒的治疗，一开始就要用活性炭来遏制吸收。其他治疗方法事实上都是支持性的，因为尼古丁没有特异性解毒剂。苯二氮䓬类被用来治疗癫痫发作和烦躁。如果流涎和流泪症状较重，可反复使用1mg阿托品直到症状缓解。

美洲商陆

发现于美国东部的美洲商陆（彩图162-7）别名白鸡腿、大麻菜、花商陆、垂子商陆、十蕊商陆、野胭脂、红商陆、假人参、洋商陆。虽然这种植物是有毒的，但放入水中煮沸两次可去毒，之后可用于色拉或者烹饪。去毒不充分或者直接食用会导致中毒[39]。症状为食用后不久即引发严重的恶心、呕吐、腹部绞痛和腹泻。处理方式为支持疗法。

火棘

火棘，俗称火藤，有着红色、橙色或者黄色的小果实，容易吸引儿童并被吞食。这种植物并没有毒素，但是带刺的部分可以刺入皮肤深处很难清除。

杜鹃花属

杜鹃花属包括超过1 000种不同种类的杜鹃花和杜鹃花属，包括山月桂、侏儒月桂、玫瑰湾、西方拉布拉多茶和日本马醉木属。这些植物中鉴定出了数目众多的相关毒素（二萜多元醇），包括木藜芦毒素、闹羊花毒素、马醉木毒素等[40,41]。这些毒素与钠通道结合并增加通透性（钠通道开放剂），引起心血管（例如心动过缓、低血压）和胃肠道（反胃、呕吐和腹部绞痛）反应。虽然误食少量叶子不大可能会引

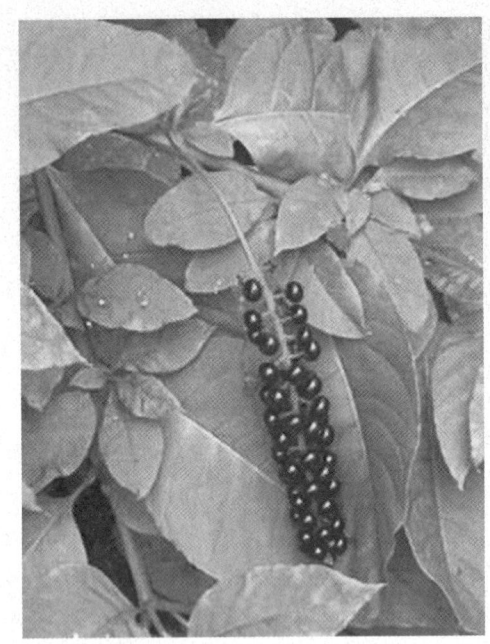

彩图 162-7　美洲商陆。(Courtesy of Steven Setzer.)

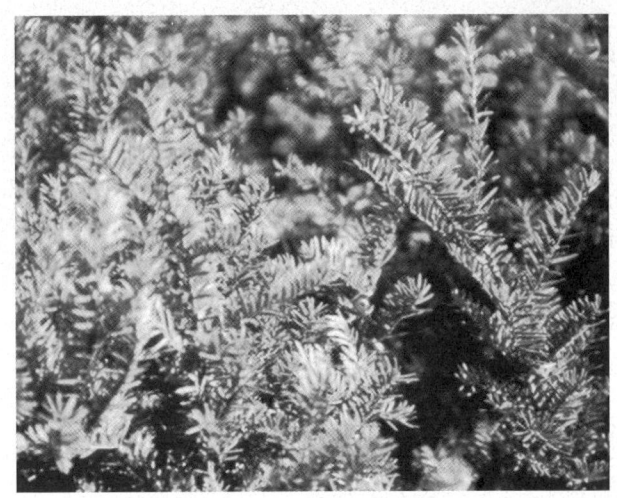

彩图 162-8　红豆杉（紫杉）。(Courtesy of Steven Setzer.)

发症状，但大量的接触还是会造成严重的中毒。此外，这些植物毒素在蜂蜜中会浓缩。大量的摄入蜂蜜、"狂蜜"，也会导致中毒[41,42]。但是，目前还没有任何相关的死亡报道。治疗方法为支持疗法。极少数情况下，阿托品和心脏起搏器用于处理心动过缓。钠通道阻断剂，比如奎尼丁和普鲁卡因胺，理论上对重症患者有意义，虽然他们的疗效还不明确。

白鹤芋

白鹤芋包括和平百合、莫纳罗亚、白色火鹤花和雪莲花。这些植物含有草酸钙，毒性和治疗方法与花叶万年青一致。

紫衫属

紫衫（红豆杉树）（彩图 162-8）的硬皮种被红色的肉质杯包裹（假种皮）。假种皮部分是无毒的，种子外硬皮可防止毒素在胃肠道释放，所以大多数采食者没有中毒。如果咀嚼种子或者叶子被食用，会引发心血管（如心动过缓和低血压）和胃肠道症状（如恶心、呕吐和腹部绞痛）。曾有报道这种植物造成死亡的案例，通常是自杀行为，死亡继发于心脏的表现[43,44]。

草药

草药制品在过去的几十年中特别受欢迎。虽然这类制品在晚期癌症、艾滋病等难治性疾病病人和移民者中使用率最高，但全球仍有30%的人口使用[45-48]。消费者通常认为草药更天然所以更安全无害。另外，草药的销售渠道也很广泛，最突出的就是互联网销售[49]。一项研究记录显示，45%的孕妇在她们怀孕期间使用过草药[50]。急诊科和外科病人也经常使用草药[51-53]。

中草药产品被归类为营养保健品，虽然利用的是他们的药用价值，但却没有被当做药品来管理[53,54]。对营养保健品的管理也很有限。药物的安全、质量和疗效是药品制造商的责任。对于数以万计的作为营养保健品的中药产品来说，证明他们疗效和安全性的担子就压在了食品和药物管理局的肩上[55-57]。

对草药产品功效的研究也很有限，只有少量的随机对照研究。草药制品生产商并不需要进行这些研究。评估副作用、药物相互作用和毒性的研究就更少了。

大多数草药产品有直接的药理作用，然而这些药物的药性通常有限。因此，直接使用草药产品产生的毒性和副作用相对少见[58-63]。

大部分与草药产品使用相关中毒问题都是因为缺乏制造商的质量管理。四类主要的中毒问题与草药产品的使用有关，他们包括：①对草药的错误鉴别和代替品引发的中毒事件；②受非草药有毒物质的污染；③直接毒素或者过量使用草药产品（表162-1）；④药用草药的相互作用（表162-2）。

草药植物错误鉴别

错误鉴别植物并将其用于生产草药产品的事件已发生多次，导致了流行性暴发的悲惨结局。下面的例子说明这个问题。

中药减肥养生，1992 年

20世纪90年代初，中药"粉防己"和"厚朴"在比利时被用于减肥。这些草药混合物引发许多肾间

表 162-1　常见草药及不良反应

草药名称	植物学名	用途	不良反应
蜂蜜花粉	意大利蜜蜂	一般补品	过敏反应
槟榔子	槟榔	兴奋剂	支气管痉挛
蓝升麻	蓝籽红毛七	经期痉挛	烟碱效应
硼		止血、收缩伤口	皮炎、GI、肝、肾、CNS
鼠李	欧鼠李	轻泻药	腹泻
斑蝥素	斑蝥	催欲剂	GI、皮炎、肾
猫的爪子	绒被钩藤属	AIDS、癌症、关节炎	没有报道
黄春菊	甘菊母菊属	发热、咳嗽、感冒、伤口	过敏反应
丛林	常绿灌木三齿拉瑞阿	癌症、老化、一般补品	肝毒性
紫草科植物，聚合草	聚合草	挫伤、扭伤	肝毒性
化合物 Q	栝楼	AIDS	肺部、CNS
蒲公英	蒲公英	利尿药、刺激食欲	无报道
当归	当归属	血液净化、增加循环	抗凝、皮炎
紫锥花	紫锥菊	普通感冒	发热、恶心、呕吐
麻黄	麻黄属	兴奋剂、哮喘	高血压、心动过速、CNS、MI
茴香	茴香属	GI 疾病、咳嗽	过敏反应
葫芦巴	葫芦巴属	祛痰药、消炎	无报道
黑叶母菊	艾菊属银胶据次碱	偏头痛、退热	后小白菊综合征、偏头痛反弹
大蒜	大蒜	感染、CAD、高血压	皮炎、GI
石蚕属植物	石蚕属植物	痛风、发热、膳食助剂	肝毒性
姜	姜	晕动病、GI 病	无报道
银杏	银杏	一般补品、抑郁、焦虑、记忆	GI 效应、出血反应、药物相互作用
人参	人参	一般补品、抑郁、压力、焦虑、疲劳	人参滥用综合征
葡糖胺		关节炎	无报道
白毛茛	北美黄连	皮肤创伤	GI、CNS、过量对肺的影响
毛蕊花药草	千里光属	URI、发热	布加综合征
天仙子	莨菪	镇静、GI 不舒服	抗胆碱能毒性
曼陀罗	曼陀罗草	哮喘	抗胆碱能毒性
杜松属	普通刺柏	UTI、肾结石、食欲	肾毒性
卡瓦根	卡瓦胡椒	镇静、催欲剂	欣快感、CNS
Kumbucha		癌症、记忆丧失	无报道
飞燕草子	飞燕草属	利尿药、镇静剂	昏睡、肌肉麻痹
甘草	光果甘草	咳嗽、GI 疾病	低钾血症、药物相互作用
麻黄	草麻黄	一般补品、普通感冒	拟交感神经
巴拉圭茶树	巴拉圭冬青属	兴奋剂	无报道
奶蓟	水飞及蓟属	一般补品、GI 混乱	无报道
槲寄生	槲寄生	GI 疾病、癌症、HIV	GI、心动过缓、CNS
肉豆蔻	肉豆蔻	催欲剂、致幻剂	CNS、GI
欧芹	欧芹	UTI、肾结石	接触性皮炎
薄荷	欧亚薄荷	堕胎药、GI 疾病	肝毒性
蔷薇果	蔷薇科	URI、维生素 C	无报道
芸香	芸香属	月经失调	接触性皮炎、药物过量对 GI 和 CNS 影响

表 162-1　常见草药及不良反应（续）

草药名称	植物学名	用途	不良反应
鼠尾草	药用鼠尾草	杀菌剂、创伤	苦艾中毒
贯叶连翘	金丝桃	抑郁、焦虑	药物相互作用
檫木	檫木属	GI 兴奋药	肝毒性、致癌物
沙巴棕	锯叶棕	良性前列腺增生	GI 反应
黄芩根	黄芩属	神经衰弱、苦补药	肝毒性
荠菜	荠菜	高血压、CHF、头痛、月经失调	无报道
西伯利亚人参	刺五加	一般补品	无报道
大豆	大豆	绝经、CAD	致癌物
零陵香豆	零陵香豆	百日咳	抗凝效应
土三七	菊叶三七	兴奋茶	布加综合征
缬草	缬草	睡眠、焦虑、一般补品	肝毒性
车叶草	拉拉藤属	利尿药、焦虑、月经失调	抗凝效应、CNS 反应、肝毒性
苦艾	山道年	寄生虫感染、焦虑	癫痫发作、CNS 反应
蓍草	千叶蓍	食欲缺乏、GI 疾病	过敏反应
红豆杉	紫衫属	GI 疾病、癌症	眩晕、心动过缓
育亨宾	育亨宾树皮	性障碍、催欲药	肝毒性、烦躁、CNS 反应

CAD，冠状动脉疾病；CNS，中枢神经系统；GI，胃肠道；URI，上呼吸道感染；UTI，泌尿系感染。

表 162-2　常见草本药物相互作用

草药	药品	相互作用类型
槟榔	氟奋乃静	椎体外系反应
	泼尼松和沙丁胺醇	支气管痉挛
波耳多叶	华法林	增加 INR
辣椒	ACE 抑制剂	咳嗽
	茶碱	增强药物吸收
Curbicin	华法林	增加 INR
D-400	口服降血糖药	增加药物浓度，降低血糖
丹参	华法林	增加 INR
南非钩麻	华法林	增加 INR
当归	华法林	增加 INR
葫芦巴	华法林	增加 INR
大蒜	华法林	增加 INR
银杏	阿司匹林	
	血液稀释剂	出血症副作用
	噻嗪利尿剂	高血压
	华法林	增加 INR
人参	华法林	增加 INR
	乙醇	增加乙醇清除率
绿茶	华法林	增加 INR
瓜尔胶	多种药物	减少药物吸收
	地高辛	减少药物浓度

表162-2 常见草本药物相互作用（续）

草药	药品	相互作用类型
苦瓜	氯磺丙脲	降低血糖
甘草	口服避孕药	高血压、水肿、低钾血症
	泼尼松龙	药代动力学改变
	抗高血压药	低钾血症
枸杞属	华法林	增加 INR
麻黄	胍乙啶	拟交感神经作用
	MAO 抑制剂	拟交感神经作用
芒果	华法林	增加 INR
燕麦	洛伐他汀	减少药物浓度
番木瓜	华法林	增加 INR
PC-SPES	华法林	增加 INR
果胶	洛伐他汀	减少药物浓度
蚤草	锂	减少药物浓度
贯叶连翘	选择性 5-羟色胺再摄取抑制剂	血清素综合征
	茶碱	减少药物浓度
	地高辛	减少药物浓度
	环孢素	减少药物浓度
	茚地那韦	减少药物浓度
	伊立替康	减少药物浓度
	奈韦拉平	减少药物浓度
	口服避孕药	减少药物浓度
	辛伐他汀	减少药物浓度
	华法林	减少 INR
西伯利亚人参	地高辛	增强地高辛浓度
大豆	华法林	减少 INR
罗望子	阿司匹林	增强药物吸收
麦麸	地高辛	减少药物浓度
育亨宾	三环抗抑郁药	高血压

ACE，血管紧张素转化酶；INR，国际标准化比率；MAO，单胺氧化酶。

质纤维化的病例。经分析发现，作为广防己代用品的粉防己含有马兜铃酸肾毒素[64,65]。

巴拉圭茶，1994 年

巴拉圭茶这种南美洲的草药茶是用冬青树的叶子泡制而成，用于治疗尿路感染、心脏功能不全和"后劲不足"。1994 年，有几个人因为巴拉圭茶而出现抗胆碱中毒。因为制造商直接从农民处购买并错误地使用含阿托品、东莨菪碱和天仙子胺等颠茄生物碱的植物原料[66]。

毛花洋地黄，1997 年

两个病人服用一种用于"内部清理"的含有 14 种草药成分的草药膳食补充剂后，出现完全性心脏传导阻滞，因为其中的一种植物成分——车前草，含有毛花洋地黄（一种含有强心苷的植物）[67]。

蒲公英沙拉，2004 年

蒲公英是一种常见的能刺激食欲和利尿的可食用植物。许多人喜欢自己种植收获。一位 53 岁妇女在食用了自己种植的蒲公英后，持续出现恶心、呕吐、心率过缓，心率每分钟 30～40 次。心动过缓持续数日并伴有晕厥。诊断一直不明确直到发现她错误地采摘并食用了毛地黄而不是蒲公英[6]。

受非草本植物类的有毒物质污染

受非草本植物类的有毒物质污染成为一种诱发植物毒性的机制,也许是由于生产过程中污染或者是对消费者的欺诈行为。因为食品和药品管理局对草药生产商的管理有限,使得有毒物质的污染成为了草药使用上的一个最主要的风险。一个关于加利福尼亚销售的亚洲草本植物专利的研究发现,这类产品有32%被重金属污染或者含未申报的药品制剂[69,70]。

草药产品中含有铅、汞、砷、镉、铝、锡、锌、铜等。最常见的未申报的药物制剂包括麻黄素、氯苯那敏、甲睾酮和非那西丁[70,71]。重金属元素会被发现含在草药产品中的原因还不清楚。因为草药是按重量出售,所以金属屑被添加到草药中,以增加销售的价格。有些重金属作为活性剂被添加到草药产品中,声称是对药效有益(例如,铅和朱砂中的水银)。其他的案例包含了在生产过程中的金属污染[71,73]。草药行业的消费欺诈行为有大量记录在案。典型案例为食品和药品管理局控制的医药产品被混合在一个草药产品中,或者标签没有标明医药代理。

追风透骨丸是一种草药制剂,曾报道与几起粒细胞缺乏症病例有关。分析结果显示,它含有保泰松、吲哚美辛和氨基比林[74]。感冒通是一种植物产品也含有保泰松,会导致再生障碍性贫血[75]。一种不确定剂型被用来"避免服用其他药物"的草药制剂发现含有曲安西龙。病人使用该产品1年以上会出现类固醇过量的表现:胸椎压缩性骨折、近端肌无力和骨质疏松症[76]。通血是一种植物产品被发现含有甲芬那酸和地西泮,引起消化道出血和急性间质性肾炎[77]。另一种草药制品也发现含有甲芬那酸,引起急性肾衰竭而急需血液透析。Tong Shap Yee 定喘丸被发现含有茶碱[78]。梁培记中药止咳药被发现含有溴已新[78]。

中草药的直接毒性及草本药物互相作用

一些中药制剂可引起变态反应,范围从接触性皮炎到过敏性休克不等(框162-1)[79,80]。其他草药产品与特异质反应有关,尤其是肝毒性(见表162-1)。中草药产品往往配药过量,由于不受处方剂制度控制,草药被看作是天然和安全的,所以"如果一份是好的,那么两三份会更好"。直接毒性往往是由过度使用所致。草药具体的毒性和副作用见表162-1[81-90]。

同时服用草药和药品很常见,并且会引起药物互

框 162-1　与过敏反应相关的中草药

羊荆	姜黄素	薰衣草
当归属	蒲公英	麦冬
茴香属	紫锥花属	绣线菊属
杏子	土木香	益母草
Aristochol	大戟属	红辣椒
山金车属	小茴香	欧芹
朝鲜蓟	黑叶母菊	薄荷油
阿魏胶	法国金盏花	白屈菜
Balxum of Peru	墨角藻属植物	车前草
蜜蜂花粉	大蒜	白头翁属
蜂毒	白果	迷迭香
黑色茴香油	紫苞佩兰	降香
贯叶泽兰	愈创木	蜂乳
樟脑	圣蓟	芸香
辣椒	蛇麻草	赤榆皮
番泻	八仙花属	艾菊
柏油木	天胡荽属	茶树油
旱芹	旋覆花属	油桐
母菊	茉莉	胡萝卜
菊花	杜松属	蓍草
桂皮	卡瓦根	依兰香水树
黄花九轮草	凤仙花	

相作用。美国的成年人中，有18%的人既服用处方药，也使用草药或者矿物补充剂，60%的人使用代替疗法，而不大可能会告诉他们的医生[91]。人们往往不会考虑到草药可以与传统药物发生潜在的相互作用，而且有关草药的严重药物反应案例通常不会像传统药物反应那样被关注。常见的草本药物相互作用见表162-2[58,92,93]。

蘑菇

根据美国毒素中心的数据估计，每年10万人中会有5人发生与菌类有关的中毒暴露事件。这些风险发生在以下三种情况：①户外玩耍的幼儿误食野生菌类（结果通常只是很小的中毒）；②为烹饪寻找食物时误将毒蘑菇当成可以食用的野生蘑菇（这会导致大量的毒素接触和菌类中毒，甚至死亡）；③滥用有致幻效果的蘑菇[2,3]。滥用蘑菇的通常是滥用其他药物的年轻人。大多数这些事件都不会就医而且通常有其他物质被添加到菌类中。尽管有可能造成严重的中毒甚至死亡，但大多数的接触事件相对良性[94,95]。大约5%为中度中毒，每年只有少数人死亡。

对于菌类接触的管理

预后取决于特定的物种。菌类的鉴别是制订治疗方案最有用的因素。菌类的识别方法在大多数的真菌学和毒理学的教科书中都有描述。当地的真菌学者或者毒物中心会提供帮助。如果可以取到标本，将其保存在纸袋中在室温下运送。也可以拍数码照片电子邮件传送[4]。呕吐物也可以收集，便于找到残留的蘑菇。尽管有这些方法，误食事件中90%的种类还是未知的。因为伞形毒菌可造成大量死亡，鉴别诊断和管理的临床策略经常被用于识别风险最高的误食。

菌群

已经发现有9种普通的菌群有助于临床管理（表162-3）。这些组群可以被分成发病早期症状菌群（食用后0~4h内发作），迟发性症状菌群（>6h后发作），以及无症状菌群（可食用）。含有剧烈毒性的和死亡风险的菌类属于迟发症状菌群。应特别注意出现初始症状的时间[96-98]。不同菌类的物种常常生长在一起，采食者经常采摘并食用多个品种蘑菇。发现早期症状并不排除有严重中毒的可能。

早期发病症状

恶心、呕吐、腹泻和腹部绞痛是众多菌群最常见的胃肠道症状（见表162-3）。不管怎样，在胃肠道中毒组，这些症状是最主要的。其中包含许多不同的菌类和许多种未知的毒素。食用后很快出现症状（0.5~3h），症状通常持续24h。治疗为支持疗法，具有良好的预期结果。

中枢神经系统的影响主要与两种不同组群的菌类有关，鹅膏蕈氨酸/蝇蕈醇和二甲-4-羟色胺磷酸[97-99]。二甲-4-羟色胺磷酸在结构上与血清素和麦角酰二乙胺（LSD）有关。类似于迷幻剂，幻觉和中枢神经系统的影响最突出。这种菌类经常被当做药物滥用[2,3]。鹅膏蕈氨酸及蝇蕈醇均为毒素，结构与谷氨酸和γ-氨基丁酸（GABA）有关。谷氨酸是一种兴奋性神经递质，而GABA是一种抑制性的神经递质。在摄食1~2h内会产生昏睡、幻觉、癫痫发作、剧烈躁动等症状。癫痫的治疗和支持疗法具有良好的效果。

胆碱能中毒综合征与含有毒蕈碱的菌类有关。毒蕈碱的结构与乙酰胆碱相似。由于毒蕈碱的四级结构，它不能穿过血脑屏障。症状包括流涎、流泪、排尿、排便、胃肠炎和呕吐（英文头字母简写SLUDGE）。阿托品可以用于控制严重症状。但未显示解磷定有作用，因为其未参与乙酰胆碱酯酶的抑制作用。

最后一组菌群只有在同时摄入乙醇时才会引起早期中毒症状。这些含有鬼伞素的蘑菇会阻断乙醛脱氢

表162-3 蘑菇种类

类别/毒素	代表	临床效果
早发症状		
鬼伞	墨汁鬼伞	乙醇双硫仑反应
GI毒素	许多种类	恶心、呕吐、腹泻、腹痛
鹅膏蕈氨酸	毒蝇鹅膏蕈	不同CNS效应，包括幻觉、癫痫发作、谵妄、昏迷、烦躁
毒蕈碱	白霜杯伞	周围胆碱能中毒综合征
赛洛西宾	裸盖菇属	CNS反应，包括幻觉和欣快感
迟发症状		
环肽	鬼笔鹅膏	肝毒性的GI影响
鹿花菌素	鹿花菌	癫痫发作的GI影响
奥来霉素	丝膜蕈	肾毒性的GI影响

CNS，中枢神经系统；GI，胃肠道。

酶导致一种类似双硫仑样的反应。症状包括脸红、恶心、呕吐、头疼。这种与乙醇相关的反应会在摄食蘑菇后30min到几天内发生。治疗的方法是支持疗法，与其他原因造成的双硫仑样反应相似。

迟发性症状

有三组菌群造成迟发性症状（食用后>6h）：环肽、鹿花菌素、奥来毒素。含有奥来毒素的蘑菇在美国很稀有，在北美洲也没有任何中毒的报告。美国境内大多数与菌类相关的死亡则与环肽组群有关。

环肽组群包括许多种类，其中最有名的是鬼笔鹅膏。数个环肽毒素已被鉴别出来（例如：毒伞肽、毒蕈素、鬼伞七肽类等），被认为具有毒性[100,101]。最初的表现，如严重的恶心、呕吐、腹泻和腹部绞痛，在食用后6~24h内出现。水化和支持疗法通常可以初步缓解症状并获得一个相对静止期。随着其他末端器官受累，接下来几天到几周内将出现肝中毒。肝转氨酶进行性升高，黄疸和肝性脑病可导致死亡。

许多病例被误诊为胃肠炎。已提出来许多非侵入性疗法，包括使用西利马林、硫辛酸、活性炭、大量的青霉素、地塞米松、维生素C、细胞色素C、西咪替丁、N-乙酰半胱氨酸、胡黄连素和桃叶珊瑚苷等[102,103]，但这些疗法都没有经过严格的人类对照研究。多剂量管理的活性炭似乎很合理，因为它有能力可以吸附毒性，有效能且相对安全。然而，它的有效性尚不明确。

许多侵入性治疗也被提议用于处理环肽中毒，包括强迫利尿、血液透析、血液灌流、血液滤过、血浆置换和肝移植[104-109]。类似于非侵入性方式，尚不清楚这些疗法是否有用。有几篇关于严重中毒病例成功移植的文献报道[107-109]。然而，尚不清楚应该用何种标准来选择适合移植者[110,111]。发展至严重肝病症状和体征的患者应考虑转到移植中心。

含有鹿花菌素的蘑菇因为外形类似羊肚菌种类蘑菇（羊肚菌），经常被误认为是食用菌。这种毒素的代谢物会引起γ-氨基丁酸神经递质耗竭类似于烟肼毒素，导致中枢神经系统兴奋，比如头疼、烦躁、癫痫发作。还包括恶心、呕吐以及可能的肝毒性。这种症状在摄入后至少6h才会出现。因为与烟肼毒素相似，维生素B_6被提议作为一种解毒剂。目前还不清楚这种解毒剂的效用，但是鉴于它的可用性和安全性，对于鹿花菌素引起的神经中枢系统影响是有益的。

含有奥来毒素菌类在北美洲被发现[112]。在美国还没有关于这种毒素相关的报道，然而在欧洲确有很多。症状在摄入后1~2d内开始出现，包括恶心、呕吐、腹泻、头疼等。在初始症状出现数日到数周后，肾毒性开始显现并发展成为慢性肾衰竭。

处置

初期管理的目的是为了排除与发病早期症状相关的蘑菇组群。如果病人在观察3h后依然无症状，病人可以出院。如果在接下来的72h内出现任何症状则立即返院。

重要概念

- 植物接触中毒经常发生于儿童，通常涉及家居植物。大多数接触很少或者根本没有毒性。
- 植物和蘑菇因为能改变意识的性质而经常被食用。
- 对于植物和草药产品的错误鉴别是导致植物和草药产品诱导毒性反应的常见原因。
- 采食天然植物和蘑菇是一种受欢迎的行为。采食时经常会出现错误，因此有严重中毒和大量死亡的危险。
- 草药越来越多被大众所使用。而了解这些产品疗效和毒性的信息却很有限。
- 在对接触菌类的病人进行诊治过程中，出现症状的时间以及对症状有关的判定将构成鉴别诊断的最重要资料。
- 一个食用了或者曾经接触到野生菌类的病人可能出现另一种医学状况，实际也是中毒的症状。

本章参考文献请参见 http://pumpress.bjmu.edu.cn/eduservice/3419.html

第 163 章 镇静催眠药

Leon Gussow and Andrea Carlson

严乐涛 译 李超乾 校

巴比妥盐

概述

自制的自杀手册有讨论到巴比妥盐,举世瞩目的玛丽莲·梦露、吉米·亨德里克斯、阿比·霍夫曼、马尔戈·海明威等人的死亡,以及 1977 年天堂之门邪教组织的 39 名成员大规模自杀都与此有关。尽管巴比妥盐仍然用于治疗癫痫症,但由于有更安全的替代品比如苯二氮䓬类,它作为镇静剂的使用量已经明显减少。20 世纪 50 年代每年大约 1 500 人死于巴比妥中毒,到 2006 年下降到只有 6 人死亡[1]。

巴比妥盐会让人上瘾,产生身体依赖性和戒断综合征而危及生命。当反复使用巴比妥盐造成情绪改变作用的耐受性快速发展,致死效应的耐受性发展相对缓慢,持续用药的严重毒性反应风险会增加。

疾病原理

巴比妥抑制所有兴奋细胞活性,尤其对那些通过增强 γ-氨基丁酸(γ-aminobutyric,GABA)活性的中枢神经系统(central nervous system,CNS)兴奋细胞,是主要的中央抑制剂。过量服用巴比妥盐,不仅减少自主神经节、心肌和胃肠道的神经传递,同时也抑制神经肌肉接头处乙酰胆碱的反应。

$GABA_A$ 受体是在 CNS 突触后膜发现的蛋白质络合物。结构上,由位于氯离子(Cl^-)通道周围的多个不同受体组成(图 163-1)。GABA 打开氯离子通道,从而氯离子进入细胞增加静息电位负电荷、超极化、稳定细胞膜。巴比妥盐和苯二氮䓬类分别有单独的受体位点,第三个受体位点结合 GABA、乙醇及安定。尽管巴比妥和乙醇能直接增加 Cl^- 的传导力,但苯二氮䓬类需要 GABA 存在去影响 Cl^- 的流动,这也许可以解释苯二氮䓬类较巴比妥类相对安全。

从轻度镇静到昏迷、甚至致命的呼吸骤停,巴比妥类产生与剂量相关的抑制效应。在中毒的早期阶段,一些患者有欣快感。巴比妥盐没有镇痛作用,反而在小剂量时增强对疼痛的反应。

巴比妥盐直接作用于延髓抑制呼吸。治疗剂量内的呼吸抑制是模仿正常的睡眠。若剂量为治疗量的 3 倍以上,神经性、化学性、含氧量低的呼吸动力逐渐被抑制。当已经全身麻醉而气道反射尚未抑制时,小剂量就可发生喉头痉挛。

口服治疗剂量巴比妥盐只是轻微的脉搏减缓和血压下降,类似于睡眠状态。达到中毒量时,随着血液集中于扩张静脉系统,更多显著低血压发生于心肌衰弱情况下。外周血管阻力通常是正常或增加的,但巴比妥盐能干扰自主神经反射,不能充分补偿心肌抑制

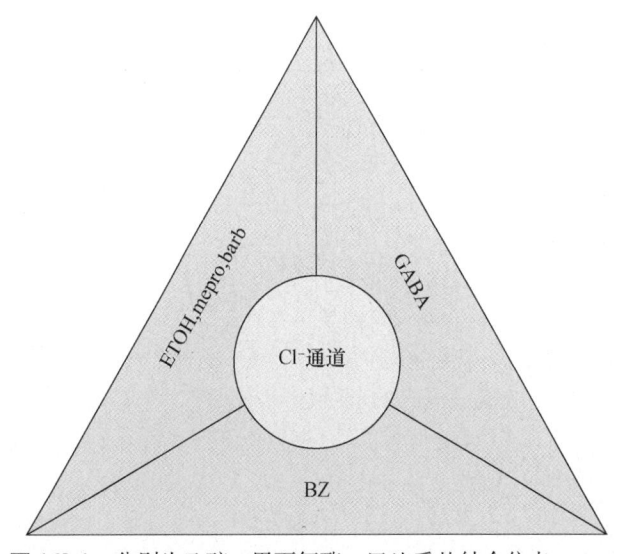

图 163-1 分别为乙醇、甲丙氨酯、巴比妥盐结合位点。

和减少静脉回流，对于补偿反射最大限度激发如心力衰竭或者低血容量性休克的患者，巴比妥盐可诱发严重低血压。同样，它也可以减少脑血流量和颅内压。尽管巴比妥盐的催眠剂量不影响胃排空时间，但大剂量还是能降低胃肠道平滑肌张力、蠕动性收缩，延迟胃排空时间。

按照发病和作用时间，巴比妥盐分成几类：①超短效（静脉注射后立即起效，持续数分钟）；②短效（口服剂量后10~15min起效，持续6~8h）；③中效（起效需45~60min，持续10~12h）；④长效（1h起效，持续10~12h）（框163-1）。只有长效制剂有抗惊厥作用而无镇静作用。短效和中效制剂几乎在肝完全代谢为无活性产物。而25%苯巴比妥（长效）通过肾排泄时仍无改变。因为苯巴比妥是一种弱酸（pKa = 7.2），碱化尿液将增加药物量离子化形式，最大限度减少肾小管重吸收，并增加药物清除率。短效和中效巴比妥盐在此范围内没有受pH变化产生显著影响。

通过胎盘，胎儿巴比妥盐水平与母体接近。乳汁也能少量排泄该药，妊娠期间使用该药与出生缺陷有关（类别D）。

临床特征

轻度巴比妥盐中毒类似于乙醇中毒，表现为瞌睡、言语不清、共济失调、不稳定步态、眼球震颤、情绪波动及认知力下降。

严重的急性中毒，中枢神经系统受抑制，可从木僵发展到深昏迷，甚至呼吸停止。瞳孔通常大小正常或偏小，存在反射，伴发的缺氧仍能使瞳孔固定散大，角膜反射和咽反射减弱或者消失，肌张力减弱，深反射减弱或消失。巴比妥盐中毒处于昏睡状态的病人会呈现屈肌（去皮质）和伸肌（去大脑动物）体态。这些神经系统体征多种多样，并不一定与中毒严重程度或深昏迷有关，但意识水平的波动常见。高浓度巴比妥盐抑制胃肠活动，延缓药物吸收。当药物代谢及血中浓度降低时，胃肠蠕动及药物吸收开始加快，导致药物浓度上升。

严重巴比妥盐中毒对生命的最大威胁是呼吸抑制。因为呼吸浅快，临床检查不一定能发现换气不足的程度，但脉搏血氧测定仪或二氧化碳分析仪会检测出对通气的影响。

低血压常见于中毒严重的病人，心率可正常或增快。巴比妥盐过量可导致非心源性肺水肿，血流灌注不足、缺氧、药物直接作用能改变肺毛细血管通透性，肺炎延迟发生。

巴比妥盐戒断综合征包括震颤、幻觉、侵袭、谵妄（类似于酒精戒断的震颤性谵妄）。然而，严重的戒断仅出现于短效或中效的巴比妥盐（如戊巴比妥、司可巴比妥、异戊巴比妥、布巴比妥）。因为这几种药物不常使用，戒断症状较少。

诊断策略

苯巴比妥的治疗量是15~40μg/ml（65~172μmol/l）。血浆浓度超过50μg/ml就出现昏迷，尤其是那些非慢性用药者。浓度超过80μg/mL有潜在致命性。连续苯巴比妥浓度有助于监测治疗量。因为巴比妥盐除苯巴比妥有很高分布容量外，血清浓度并不能精确反映与CNS浓聚物或临床症状严重程度相关。小便阳性结果能提示有使用巴比妥，但不能证明药物已达中毒量，也不能依赖其解释精神状态衰减。

胸部X线能检测出非心源性肺水肿或肺炎，对于昏迷病人，需行头颅CT检查找到外伤、局部神经系统体征、视盘水肿及一些不确定诊断的证据。

其他一些引起木僵和昏迷的疾病也要考虑和排除。脑电图未显示脑电波活动可能是巴比妥盐过量的结果，但如果巴比妥盐在治疗量水平或者偏大，不能宣布病人"脑死亡"。

处理

巴比妥盐没有特异性解毒药，处理原则主要是支持疗法，尤其注意心血管和呼吸系统。严重中毒病人不能充分地保护他们的气道，存在换气不足。给氧或许对轻到中度药物过量的患者有效，但常常还是要气

框163-1　巴比妥盐

超短期作用
　美索比妥（美索比妥钠）
　硫喷妥（喷妥钠）
短—中期作用
　戊巴比妥（宁必妥）
　司可巴比妥（速可眠）
　异戊巴比妥（阿密妥）
　阿普必妥（阿普必妥）
　仲丁巴比妥（仲丁巴比妥）
　布他比妥（Fiorinal）
长期作用
　苯巴比妥（苯巴比妥制剂，鲁米那）
　甲苯比妥（梅巴腊耳）

管插管，长期中毒导致麻痹极少，机械通气不需额外的镇静。补液治疗目标是维持收缩压在 90mmHg 以上，使排尿量足够。一定要监控病人防止水负荷过重及肺水肿。如果必须使用升压药，多巴胺优于去甲肾上腺素，因为它有肾血管舒张作用。如果肛温 <30℃ 需开始有效加温。

胃肠道净化

洗胃的胃排空时间没有明确指示。大量的服药过量例子显示，多剂量活性炭（multidoses activated charcoal，MDAC）使苯巴比妥清除率显著提高[2-4]。成人活性炭的剂量为每 2 小时 25g；小儿剂量为每 2 小时 0.5g/kg。如果出现呕吐，可减少剂量或使用止吐药。MDAC 还可以通过经鼻胃管缓慢注入。MDAC 的禁忌证包括无防护的气道，故使用 MDAC 前先插管。胃肠道梗阻或者穿孔也是禁忌证。阿片类或抗胆碱能药物过量造成的蠕动减少，则是 MDAC 相对禁忌证[4]。尽管 MDAC 能缩短中毒持续时间，但并没有证据显示气道和通气支持管理及血流动力学支持能改善结果。

过去推荐使用 Na_2HCO_3 碱化尿液，近期一项非随机研究表明 MADC 仅在增加药物清除率上作用明显[5]。该试验研究者假设碱化或许干扰药物在肠黏膜弥散的能力。

血液透析或活性炭血液灌流较少使用，但对于肾衰竭、心力衰竭、酸碱失衡电解质紊乱、不稳定心肺状态、微创措施反应不足能增加苯巴比妥的清除率。因为苯巴比妥 40%～60% 为蛋白结合，有时主张血液灌流多于血液透析，然而，新型高效率透析器利用高度血流速度能清除药物大于血液灌流。

处置

服下巴比妥盐后却无症状患者，到达急诊科需观察 6h，主要是观察精神状态、是否出现言语模糊、共济失调、低血压及呼吸抑制。通常服药后 1h 内逐渐出现症状，如果病人仍无症状，也没有明显复杂的混合摄入物及体格检查问题，可出院或转入精神科护理。如果 6h 后仍有症状，应入院接受观察。

苯二氮䓬类

概述

1950 年以前，用于治疗焦虑症的药物选择是有限的。1950 年，安宁片第一次合成，尽管最终证实不如巴比妥盐安全，但商品的成功给其他非巴比妥类抗焦虑剂的发展带来了灵感。苯二氮䓬类作为治疗焦虑症的主要成分，分别于 1960 年及 1963 年出现于氯氮䓬和地西泮类中。单纯苯二氮䓬类过量引起的心血管作用和死亡很少见，呼吸抑制也比巴比妥盐显著减少。此外，苯二氮䓬类药物间相互作用也不常见。

苯二氮䓬类仍旧是范围最广的处方类药物之一（表 163-1），全球大约有 50 家独立代理，占精神药物处方的 2/3[7]。苯二氮䓬类药物是试图用药物自杀最常用的处方药。尽管如此频繁地滥用，但多数过量的结果呈相对良性的临床过程，有 10% 发生于儿童。

疾病原理

苯二氮䓬类通过增强 GABA 抑制作用产生镇静、催眠、抗焦虑及抗惊厥效果。将苯二氮䓬与其特异性受体结合，加强 GABA 对 $GABA_A$ 受体偶联的氯离子通道的影响，增加细胞内氯离子流量和细胞超极化。净效应就是减少神经细胞开始活动的能力，最终抑制神经传递。

有三种独特的苯二氮䓬类受体，分布于中枢神经系统和外周神经系统。典型的苯二氮䓬是非选择性的，产生大范围临床效应。新的苯二氮䓬类药物选择性与单一受体亚型相互作用，尽可能把副作用控制在最小范围内，达到预期的镇静效果。

药代动力学

苯二氮䓬类口服可快速吸收，肌内注射氯氮䓬和地西泮由于吸收不稳定而作用有限，但劳拉西泮和咪达唑仑肌内注射吸收良好。由于亲脂结构，苯二氮䓬类能快速吸收分布并穿透血脑屏障。血浆中有高蛋白结合性[7]。

所有苯二氮䓬类都在肝代谢。奥沙西泮、替马西泮、劳拉西泮直接代谢为无活性、水溶性的葡糖苷酸通过肾排泄。而其他类型需先经过肝细胞色素 P450 系统转换。氯氮䓬、地西泮、氟西泮、氯拉䓬酸代谢成活性诱导药随后慢慢结合、排泄。这些药物中间产物半衰期长，造成多次剂量在身体内累积。三唑仑、阿普唑仑、咪达唑仑转化为羟基化中间产物尽管有活性能快速结合排泄，但并不能完全显示所有的药理学作用[7]。

老年患者及有肝疾病的患者，由于细胞色素 P450 进程明显受损，导致一些苯二氮䓬类清除延长。同时摄食多种药物（如西咪替丁、乙醇等）也会因

表 163-1 苯二氮䓬

通用名称	商品名	常用量	口服峰值（小时）	半衰期（小时）	亲本代谢活性
阿普唑仑	安宁神	0.25～0.5mg	1～2	6～27	无活性
氯氮䓬	利眠宁	5～25mg	0.5～4	5～30	有活性
氯硝西泮	氯硝西泮制剂	0.25～0.5mg	1～2	18～50	无活性
氯拉䓬酸	氯䓬酸钾	7.5～15mg	1～2	1～3	有活性
地西泮	地西泮	2～10mg	0.5～1	20～50	有活性
艾司唑仑	艾司唑仑片剂	1～2mg	2	8～28	无活性
氟西泮	盐酸氟胺安定	15～30mg	0.5～1	2～3	有活性
哈拉西泮	哈拉西泮	20～40mg	1～3	14	有活性
劳拉西泮	氯羟安定	0.5～2mg	2～4	10～20	无活性
咪达唑仑	咪达唑仑针剂	0.025～0.1mg/kg	1～2	1.5～3	有活性
奥沙西泮	去甲羟安定	10～30mg	2～4	5～20	无活性
夸西泮	夸西泮	7.5～15mg	2	39～41	有活性
替马西泮	替马西泮胶囊	7.5～30mg	1～2	3～19	无活性
三唑仑	海乐神	0.125～0.25mg	1～2	1.5～5.5	无活性

细胞色素 P450 新陈代谢，延长这些苯二氮䓬类半衰期，当然其相互作用的临床意义尚未清楚[8]。

临床特征

中枢神经系统抑制是苯二氮䓬中毒病人的常见表现，从轻度嗜睡到昏迷程度不等。明显的呼吸困难极少见，可见于口服严重过量或静脉注射清醒镇静时，尤其当同时使用芬太尼等阿片样物质时[9]。低血压亦不常见。其他并发症还包括吸入性肺炎，皮肤和肌肉压迫性坏死。

大部分儿童在服用苯二氮䓬类 4h 内出现症状。共济失调是中毒的最常见体征，90% 病人会出现。不足 10% 儿童患者会出现呼吸抑制，低血压症状尚未有报道。

诊断策略

任何病人出现精神状态改变需快速检测血糖水平。尿液可定性免疫测定出苯二氮䓬类，但不能指导治疗。大多数试验只能检测代谢为葡糖苷酸奥沙西泮的苯二氮䓬类；因此，氯硝西泮、劳拉西泮、咪达唑仑、阿普唑仑无法从尿液药物筛选中检测出来[10]。血药浓度并不是常规可得，也不与临床严重程度相关。

苯二氮䓬类拮抗药氟马西尼不应常规应用于不明原因昏迷或怀疑苯二氮䓬类过量的病人[11]。任何伴随三环过量的可能显示氟马西尼使用不当[9]。

鉴别思路

临床上苯二氮䓬类药物过量常被怀疑或者诊断。许多病人清醒后能提供支持依据。非典型或局部发现也能为其他情况提供线索。纯苯二氮䓬过量引起深度昏迷或不稳定心肺状态极少见，其中一种情况出现需注意查找共同摄食物。无中毒的中枢神经系统抑制也应考虑。

处理

一般治疗

初步稳定，例如气管插管，一定不能因为使用解毒药而推迟。大多数苯二氮䓬类过量是能处理达到预期效果的。药用炭对于药物过量作用不大[12]。MDAC、血液透析及灌肠也未显示对苯二氮䓬过量有效。

解毒剂

氟马西尼是苯二氮䓬受体非特异性竞争性拮抗剂，可反转全身麻醉、镇静过程、药物过量后苯二氮䓬诱导的镇静，但不推荐在急诊科反转苯二氮䓬过量。尽管使用氟马西尼理论上有利于减少费用，避免气管插管、腰椎穿刺等操作和试验，但一些研究还未能证实它的实际效益[13]。使用氟马西尼可诱发心律失常，另外也有一些关于死亡率的报道[14-16]。对于习惯服用苯二氮䓬类药物的病人使用氟马西尼特别危险，突然撤药造成癫痫的药物（如可卡因、三环抗抑郁药），可诱发难治性癫痫，这是由于苯二氮䓬类抗惊厥防护性能的缺失。联合使用卡马西平或水合氯醛造成心律失常，增加对心脏的影响[9]。其他危险因素在框163-2里概括。一项研究显示12%病人在了解纯的或混合苯二氮䓬过量为使用禁忌证，仍旧接受氟马西尼[17]。

氟马西尼成人初始剂量是0.2mg，静脉注射超过30s。第二剂可为0.3mg，1min间隔后可加至0.5mg，总量为3mg。大多数病人在3mg内已起效。儿童的初始剂量是0.01mg/kg（最大剂量为0.2mg）。由于氟马西尼作用时间短（0.7～1.3h），高达65%的病人会重新处于镇静状态，所以需要再次加药或连续输注（0.25～1.0mg/h）。

总的来说，苯二氮䓬过量只需要支持疗法（某些情况下需要插管）。氟马西尼可能诱发癫痫发作或急性戒断，故应该只用于高度选择的病例，如幼儿意外中毒，镇静操作过程中苯二氮䓬意外过量需反转时。使用氟马西尼，有持续呼吸抑制或重新镇静的风险，有必要密切监护。使用氟马西尼始终不能改变结果、并发症发生率、一些昂贵的治疗，及急诊科病人的住院时间[17]。

处置

在急诊科观察4～6h仍无症状者可能药物已清除。对于故意服用过量的病人，应得到适当的心理咨询。

苯二氮䓬类戒断综合征

习惯性用药者突然停药有独特的症状（框163-3）。撤药的风险由苯二氮䓬类的剂量及使用持续时间共同起作用。在病人出现撤药风险前，一般连续4个多月的治疗。突然停用苯二氮䓬，其最严重的戒断症状预计在数天至一周内出现[18]。使用氟马西尼可立即促成戒断症状。戒断治疗也包括重新启用苯二氮䓬类。

氟硝西泮

氟硝西泮（氟硝安定）从1975年始就在欧洲、亚洲、拉丁美洲用于治疗失眠及术前镇静。尽管没有在美国制造或销售，许多"约会强奸"事件报道还是有牵涉到氟硝西泮。氟硝西泮曾活跃于违禁药品市场，它能改变其他药物的效果，如海洛因和可卡因[19]。

氟硝西泮与某些苯二氮䓬受体的亲和力是地西泮的10倍以上，30min内出现中枢神经系统抑制。这种药物最常见是与酒精一起服用，可引起失控和失忆。虽然有中枢神经系统抑制，但伤害性刺激能唤醒。药物半衰期16～35h，昏迷会延长至48h[19]。除外美国，氟硝西泮很容易得到。常规尿检不能发现该药，但如果需要收集证据，要将收集的尿液冷藏或者冷冻，联系当地或州警察犯罪实验室安排特效实验。服药后72h，仍可在尿液中检测到氟硝西泮代谢产物[20]。

丁螺环酮

丁螺环酮（布斯帕）自从1986年开始用于治疗广泛性焦虑症。不同于苯二氮䓬类，它并不作用于

框163-2　氟马西尼的应用

适应证
　非习惯性用药者单独苯二氮䓬过量（例如：小儿意外中毒）
　反转清醒镇静
绝对禁忌证
　已知或怀疑联合用药以降低癫痫发作阈值
　三环抗抑郁药、可卡因、锂、甲基黄嘌呤、异烟肼、丙氧芬、单胺氧化酶抑制药、安非他酮、苯海拉明、卡马西平、环孢素、水合氯醛
　病人为了控制潜在危及生命状况而是用苯二氮䓬类（例如：癫痫发作）
　并发镇静催眠药戒断
　癫痫发作或肌阵挛
　氟马西尼或苯二氮䓬类超敏反应
　病人神经肌肉阻滞
相对禁忌证
　习惯性苯二氮䓬用药者，并不是为了控制危害生命状况
　已知癫痫发作没有以苯二氮䓬类治疗者
　头部损伤
　惊恐发作
　慢性酒精中毒

框163-3　苯二氮䓬戒断症状

非特异性
　焦虑、抑郁、失眠、震颤、心动过速、出汗
严重症状（少见）
　幻视、谵妄、癫痫发作

GABA，而是 5-羟色胺（5-HT_{1A}）激动剂的一部分。从小范围来说，它也对抗多巴胺（D_2）受体。丁螺环酮没有催眠、抗惊厥、肌肉松弛等作用。

丁螺环酮有几点优于苯二氮䓬类。即使与酒精结合，也只造成最小限度 CNS 抑制。老年患者不需要调整剂量。长期使用不会耐药及产生依赖。尚未有报道显示停药后出现戒断状态。只有一例单独丁螺环酮过量的报道。该病人出现昏睡及强直阵挛发作，但最终完全恢复[21]。

唑吡坦和扎来普隆

唑吡坦（酒石酸唑吡坦）和扎来普隆（Sonata）在结构上不同于苯二氮䓬类和丁螺还酮，没有一个能在苯二氮䓬毒理学筛选机检测到。他们选择性作用于特定的苯二氮䓬受体，产生镇静作用而没有出现过多的苯二氮䓬副作用。他们有适度的抗焦虑、肌肉松弛、抗惊厥特性。明显的药物相互作用罕见。与唑吡坦相比，扎来普隆在治疗剂量较少导致记忆丧失及镇静，同时消除更迅速[22]。短暂视觉障碍和幻觉都可出现于使用唑吡坦和扎来普隆。但意识水平正常的患者[22,23]，超过治疗剂量，呕吐能限制唑吡坦的滥用。唑吡坦及扎来普隆都能快速清除，缺乏有效代谢物[24]。

过量使用唑吡坦的病人只能采用支持疗法。单独的唑吡坦过量死亡是极少见的。所有报道的于家中死亡病例往往与混合食入物有关，尤其是其他镇静催眠药或抗精神病药物[25]。嗜睡是迄今为止最常见的症状。但昏迷和呼吸衰竭较罕见，即便服药过量超过正常 40 倍[26]。视病情需要行气管插管，尤其是混合服药儿童唑吡坦过量也遵循相似的良性过程。嗜睡、共济失调、幻觉在 10h 内缓解[27]。

关于唑吡坦过量的信息有限。观察一系列病案，病人仅出现中枢神经系统抑制和轻微低血压。其中一病人觉醒与使用氟马西尼有关[28]。唯一发表的死亡事件为数量不详扎来普隆和布他比妥混合药物过量，尸检血清扎来普隆浓度超过治疗量 40 倍[29]。治疗不良反应包括头痛、顺行性遗忘、短暂幻视[24]。

右佐匹克隆

右佐匹克隆（鲁尼斯塔）2005 年进入美国市场用于治疗失眠。它是 S-异构体消旋佐匹克隆，已在美国之外国家使用 10 年。右佐匹克隆的结构不同于苯二氮䓬类、巴比妥盐、唑吡坦及扎来普隆[30-34]。

右佐匹克隆作用机制尚未完全清楚，有可能与特定的 $GABA_A$ 受体接近，或结合苯二氮䓬类受体[30-33]。

右佐匹克隆吸收快速，1h 达到峰值，半衰期为 6h。它在肝代谢为最低限度的活性代谢物。通常睡前剂量是 3mg，老年患者及肝功能不全患者推荐剂量为 1mg。

使用右佐匹克隆治疗的不良反应包括嗜睡、头晕、口干、味觉异常、恶心、呕吐。幻听和幻视也曾有报道[35]。治疗右佐匹克隆过量的经验有限，主要是支持治疗。一个回顾性分析病例描述 525 名右佐匹克隆摄入者，其中 259 名同时也服用其他药物或化学制品[32]。当右佐匹克隆摄入剂量达 210mg，最多出现轻到中度症状。有 2 例死亡，都是混合摄食物。另一个案例报道显示 1 名，出现冠状动脉痉挛和心室纤颤的 52 岁男性，在服用 45～60mg 右佐匹克隆后症状缓解[34]。可是，大约在服药 20h 后才遏制症状。目前尚不清楚右佐匹克隆在阻止过程中发挥的作用。

水合氯醛

概述

1890 年医学文献中首次报道与水合氯醛过量相关的死亡病例。水合氯醛治疗率较低，却能产生相当数量、潜在致命的毒性。尽管现在很少使用水合氯醛，但仍旧偶尔用于老年人镇静及儿童接受医疗操作时镇静。催眠的成人口服剂量为 0.5～1.0g。口服中毒剂量大约为 10g，儿童剂量低至 1.5g[36]。

水合氯醛毒性作用包括中枢神经系统抑制、胃肠道刺激、心血管不稳定、肝炎及蛋白尿。它的主要活性代谢产物三氯乙醇，类似于巴比妥盐作用于 $GABA_A$ 受体，是严重药物过量导致大部分中枢神经系统抑制的原因。

水合氯醛从胃肠道快速吸收，通过乙醇脱氢酶的酶，几乎立即代谢为三氯乙醇。起效时间为 20～30min[37]。三氯乙醇为长效物质，药物过量后半衰期可显著延长，如同代谢途径趋于饱和。

水合氯醛与乙醇（Finn，一种加催眠药的饮料）的结合，能相互加强作用促进意识丧失加速。通过竞争性抑制乙醇脱氢酶，水合氯醛增加了乙醇的半衰期，乙醇代谢产生 NADH，即水合氯醛转化为三氯乙醇的辅助因子。

临床特征

水合氯醛毒性造成中枢神经系统和呼吸系统抑

制、胃肠道刺激、心血管不稳定及节律异常。不缺氧情况下深昏迷联合心律失常，是严重病例特征。

轻度水合氯醛毒性类似于乙醇或巴比妥盐，有嗜睡、共济失调、昏睡。病人呼吸或胃内容物有梨样体味有助于诊断。更严重的毒性包括瞳孔缩小、肌肉松弛、深肌腱反射减弱、肺换气不足、低血压及低体温[36]。水合氯醛有腐蚀性，引起恶心、呕吐、食管炎、出血性胃炎，更罕见的还有胃肠穿孔或坏死[36]。短暂的肝功能和肾衰竭也有发生。

水合氯醛所致的心律失常可致命。水合氯醛能降低心肌收缩力，缩短心肌不应期，增加心肌对儿茶酚胺的敏感性。心律失常包括心房颤动、室上性心动过速、室性心动过速、多发性室性早搏、尖端扭转型心动过速、心室纤颤、心脏停搏[37]。低血压是中枢神经血管调节中心抑制以及心肌收缩力受损的结果。

镇静剂的处理

所有这些药物管理的关键是心肺功能的支持。为了保护气道，或是改善通气和氧合需行气管插管。避免使用纳洛酮或氟马西尼，这两种药物能诱发室性心律失常[36]。由于水合氯醛增加心肌对儿茶酚胺的敏感性，肾上腺素和去甲肾上腺素也应避免使用。标准抗心律失常药物如利多卡因，不能有效对抗水合氯醛诱导的异位节律。治疗应选择β-受体阻滞剂[38]。静脉注射普萘洛尔可以给予的成人剂量为0.5mg，直到异位受到抑制，随后以1～2mg/h速度输液，心率控制在80～100次/分。短效剂如艾司洛尔也可使用。尖端扭转型室速应以静脉注射镁盐、或以临时起搏为治疗。Ⅰ类抗心律失常药如奎尼丁应避免使用。病情不稳定的病人不适应保守治疗，可行血液灌流或血液透析[36]。

非处方安眠药

概述

过去，大多数非处方（OTC）安眠药包含抗组胺剂（美沙吡啉或吡拉明）和东莨菪碱两种组合成分。一些剂型还含有溴化物。出于安全考虑，这些产品在20世纪80年代后期重新配制包含苯海拉明或多西拉敏，现在是非处方安眠药的唯一两个药品。许多剂型还含有对乙酰氨基酚或阿司匹林，加入到夜间止痛药（表163-2）。这些药物有效性及频繁使用或许能解释药物过量为何如此普遍。

表163-2 非处方镇静催眠药，美国

商品名	有效成分
碱性苏打水泡腾片	38mg 苯海拉明柠檬酸盐 325mg 阿司匹林
拜耳午后阿司匹林加睡眠辅助胶囊	25mg 盐酸苯海拉明 500mg 阿司匹林
伊克赛锭午后片剂，胶囊，Geltabs	38mg 苯海拉明柠檬酸盐 500mg 对乙酰氨基酚
Goody 午后粉末	38mg 苯海拉明柠檬酸盐 500mg 对乙酰氨基酚
最大强度苯海拉明快速凝胶软胶囊	50mg 盐酸苯海拉明
苯海拉明快速覆盖胶囊	25mg 盐酸苯海拉明
普通睡眠胶囊	25mg 盐酸苯海拉明
安眠酮夜间睡眠辅助胶囊和软胶囊	50mg 盐酸苯海拉明
盐酸苯海拉明夜间睡眠辅助片剂	25mg 盐酸苯海拉明
多拉西敏最大强度睡眠凝胶	50mg 盐酸苯海拉明
多拉西敏睡眠药片	25mg 琥珀酸多西拉敏

疾病原理

苯海拉明和多西拉敏都是抗组胺药，具有催眠、抗胆碱能和较弱的局部麻醉性能。他们担当 H_1 组胺受体竞争性拮抗剂，抑制中枢神经系统毒蕈碱性受体的乙酰胆碱能活性，产生镇静作用。

苯海拉明和多西拉敏的药代动力学相似，吸收快速，用药后1～2h达到血浆峰值水平。在体循环，他们有高度蛋白结合性，容量分配广泛。大量新陈代谢发生在肝的细胞色素P450系统。苯海拉明消除半衰期时间为4h，多西拉敏为9h。

临床特征

意识障碍是苯海拉明过量最常见的症状，嗜睡、精神病行为、烦躁也很常见。其显著的抗胆碱能作用，已在第148章中叙述。除了精神病发病率较低，多西拉敏的毒性与苯海拉明相似[40]。严重的毒性会诱发癫痫及横纹肌溶解。但严重心脏毒性罕见[41]。

诊断策略

一些专业的尿液药品免疫监测能检测出苯海拉明。苯海拉明或多西拉敏的血浆浓度定量测定既不常规使用也不用于临床。对于非处方安眠药过量的病人，需测定血浆对乙酰氨基酚和水杨酸的浓度，因为许多药剂包括安眠药和镇痛药成分。测量血清计算磷酸激酶和尿肌红蛋白有助于检测肌红蛋白尿。

处理

OTC 安眠药轻到中度过量的处理为一般支持疗法。关于抗胆碱能毒性的具体细节在第148章详述。

处置

处于轻微镇静状态，抗胆碱能副作用小的病人，以及观察4h后仍无症状或症状轻微者，可算体检合格。如果在自我伤害背景下服药，有鉴定精神病指征。其他病人需要在监护设备下住院观察。

γ-羟基丁酸盐

概述

20世纪60年代在欧洲和日本最初是合成为麻醉剂，研究人员随后发现γ-羟基丁酸盐（GHB）是GABA的自然代谢产物。自1970年以来，GHB用于治疗嗜睡症和酒精成瘾，以及酒精和鸦片戒断[42]。

1977年报道显示，GHB能增强类固醇作用和生长激素释放，作为增加肌肉质量的天然辅助品在市场销售，也伴随许多不良反应。1989年，美国食品药品管理局要求从商店货架上撤回该类产品。1990年禁止生产与销售。然而，随着 GHB 前体——γ-丁内酯（GBL）和1,4-丁二醇（1,4-BD）（框163-4）的出现，非法使用GHB仍在增加。Hillory J. Farias 和 Samantha Reid 于2000年提出约会强奸药品禁止法令，将GHB列为Ⅰ类清单管制药物。GHB已经批准作为Ⅲ类管制药物用于治疗嗜眠症，商品名为Xyrem（羟丁酸钠 0.5mg/ml）[44]。

GHB 仍旧是普遍滥用药物[45]。作为家庭综合食谱被广泛使用。有些人使用GHB是为了塑造肌肉和脂肪燃烧，有些人是利用其改变精神状况的作用。药物产生的欣快感在喧闹的宴会上很流行（在人多、拥挤的年轻派对跟着节奏，充满活力跳舞数小时）[46-48]。曾有报道GHB能自我治疗失眠并产生依赖[49]。中枢神经系统衰退、健忘症、GHB抑制解除，尤其是与乙醇混合，为"约会强奸"提供潜在作案工具[50,51]。

GHB化学前体也常被滥用。GBL可通过血浆内酯酶快速转化为GHB。1,4-丁二醇通过乙醇脱氢酶代谢为γ-羟基丁醛，通过乙醛脱氢酶代谢为γ-羟基丁酸盐[52,53]。

框163-4	γ-羟基丁酸盐俗名
GHB	液体摇头丸
严重身体损伤	液体G
GBH	Somatomax
乔治亚州的男孩	肥皂
雄猫	咸味水
自然睡眠-500	勺子
γ-羟基	羟丁酸钠
γ-水合物	轻松搁放
液体X	樱桃
有机甲喹酮	幻想
液体E	G-riffick

疾病原理

GHB结合特定GHB受体，但在$GABA_B$受体也有高浓度[54]。这两种受体之间复杂的相互作用或许能解释有时GHB毒性表现为嗜睡和烦躁两种自相矛盾的状态。通过作用于$GABA_B$受体，GHB减少[55,56]多巴胺释放[42]。

由于非正规实验室经常混合加热丁内酯及氢氧化钠合成液体GHB，粗糙的工艺会导致有未反应的物质残留，当摄食液状物时造成明显的腐蚀性损伤[43]。

γ-羟基丁酸盐是脂溶性的，吸收快速。15～30min分钟内出现症状，20～60min达到血浆峰值[49]。不同于GABA，它很容易穿过血脑屏障。GHB的半衰期为27min，但大剂量可能会延长时间。

γ-丁内酯是一种工业溶剂，摄入后迅速吸收，通过外周和肝内酯酶数分钟内代谢为GHB[43]。在转换为GHB之前，GBL本身无活性也没有镇静作用[42]。它引起的临床综合征类似于摄入GHB后产生的症状，但影响更大更持久。事实上，GBL比GHB本身更能有效的传递GHB至中枢神经系统[57]。GBL可使用的一定数量的俗名见框163-5。

1,4-丁二醇摄入后通过乙醇脱氢酶转化为GHB[53]。跟GBL一样也是一种工业溶剂，但不同于

框 163-5　γ-丁内酯俗名
Blue Nitro
Blue Nitro Vitality
Enliven
Fire Water
Gamma G
GH Revitalizer
GHRE (growth hormone release extract)
Nitro
NRG3
Remforce
RenewTrient
Revitalize Plus
Revivarant
SomatoPro
Verve 5.0

GBL，1,4-丁二醇本身有镇静催眠作用。临床发现类似于GHB。当同时摄入1,4-丁二醇和乙醇，乙醇充当醇脱氢酶竞争性抑制剂角色，以致1,4-丁二醇毒性作用推迟、延长，死亡风险增加[53]。1,4-丁二醇可使用的俗名见框163-6。

2007年，在售儿童玩具水叮当彩珠和点滴魔法珠被污染，因为厂商在生产过程中用1,4-丁二醇代替更贵的工业溶剂。该玩具为颜色鲜艳的小球容易被幼儿误食，造成意识水平下降、昏迷、癫痫发作[58]。

临床特征

诊断γ-羟基丁酸盐中毒依靠病史及临床过程。

框 163-6　1,4-丁二醇俗名
Blue Raine
Dream On
Fubar
Inner G
Pine needle extract
Pine needle oil
ReJuv@ Nite
Revitalize Plus
Serenity
SomatoPro
Thunder nectar
Weight belt cleaner
Zen

昏迷能迅速清醒，周期性躁动与意识水平下降交替是它的特征。症状和体征与一般镇静催眠药中毒一致。有可能出现低体温[47]。昏迷状态下，可出现心动过缓伴或不伴低血压，偶尔对单一刺激有反应[47]。眼科检查发现瞳孔缩小，有或无眼球震颤。行为改变最常见，范围从攻击、谵妄到昏迷[47]。GHB中毒的一个显著特征是呼吸抑制和呼吸暂停，烦躁期间呼吸抑制时可中断，特别是在不使用RSI（快速气管插管）药物试图插管的刺激下。50%病例出现呕吐[47]。全身性发作实际上表现为四肢和面部随意肌阵挛。GHB剂量效应曲线陡峭。10mg/kg的口服剂量可引发肌张力减退和记忆力下降，而25mg/kg导致睡眠。50～60mg/kg产生麻醉作用，更高的剂量会造成昏迷与心动过缓、呼吸抑制、呕吐、肌阵挛有关。病情的严重性也取决于剂量，还与同时服用酒精或其他精神类药物有关[49]。

诊断策略

γ-羟基丁酸盐大多不能通过尿液毒性筛查检测出来。如果需要实验室确认，必须收集早期捕获到母体化合物样本，完成气相色谱物质分光镜检查。这样或许能在摄入后12h仍在尿液中检测到该药物[59]。

其他镇静催眠药中毒也能产生与GHB相似的临床现象。然而，GHB独特之处，在于症状缓解相对快速。联合摄食如果不含乙醇，大部分病人会在3～4h内苏醒。几乎所有病人在8h内完全恢复。长期昏迷提示需寻找其他病因。心脏影响和难治性癫痫少见，暗示存在其他原因。

处理

由于服用GHB过量所致呕吐的高发生率，出现明显中枢神经系统抑制的病人应考虑气管插管保护气道。已经明确气道困难者，快速插管是首选方法。心动过缓，对刺激反应迟钝可用阿托品处理。避免GHB摄入是支持疗法。需保护病人防止自我伤害直到症状消退。毒扁豆碱用作麻醉剂时，可作为GHB的解毒药。但一般不推荐使用[52,60]。

戒断

类似于其他镇静催眠药，病人在长期、频繁使用后突然停用GHB或其前体，会出现严重的潜在危及生命的戒断综合征[42,61,62]。由于GHB半衰期短，撤药症状通常在最后一次给药的几小时内开始出现。典型病人将持续使用这些产品数周或数年，每天间隔 1～3h，以避免戒断症状。

轻度戒断表现为焦虑、震颤、失眠。这可进展为意识模糊、谵妄、外显精神病、偏执、幻觉（视觉、听觉和/或触觉）、自主神经失调。诊断依赖于突然停止使用这些药物后才开始出现症状的病史。鉴别诊断包括其他镇静催眠药戒断、震颤性谵妄、交感神经毒性、5-羟色胺综合征、神经阻滞剂恶性综合征、中枢神经系统感染及甲状腺危象。

初步处理通常由大剂量苯二氮䓬类开始。然而，GHB 戒断可能涉及 GABA 水平下降[61]。一旦苯二氮䓬作用需要 GABA 存在，它就不能有效控制 GHB 戒断。巴比妥盐如戊巴比妥，不需要 GABA 就能生效，常用于严重中毒病例[63]。

这些病人通常需要大剂量镇静剂而入住重症监护病房，这也是为了控制躁动，监测生命体征波动。但要排除横纹肌溶解和体温过高。既往曾有死亡的病例报道，有时为症状出现后数日和症状明显改善后几日[61]。

处置

由于 GHB 半衰期短，当病人还在急诊科时症状常常已消退。病人一般能自然恢复意识。

重要概念

- 大多数巴比妥盐中毒病人通过细致的观察及支持疗法即可恢复。绝大多数不需要洗胃、血液透析、血液灌流。
- 巴比妥盐尿液毒性检测阳性，并不能证明病人的临床状况就是该药物造成的。
- 定量浓度能明确诊断。血清巴比妥盐浓度不一定与昏迷深度或临床结果有关。
- 氟马西尼不应该用于大多数苯二氮䓬过量病人，因为会突然急病发作。如果使用，病人要密切监测持久性呼吸抑制及用药后再次镇静。
- 水合氯醛导致的心律失常应予 β-受体阻滞剂治疗。
- GHB 过量及中枢神经系统明显抑制的病人，应考虑行气管插管以防止呕吐和呼吸抑制。
- GHB 或 GHB 前体戒断症状，表现为焦虑、震颤、失眠症，还可以发展至谵妄、自主神经失调等特征性严重症候群。处理这些症状通常需要大剂量苯二氮䓬类或巴比妥盐。

本章参考文献请参见 http://pumpress.bjmu.edu.cn/eduservice/3419.html

第五部分

特殊人群

第一篇 儿科病人

第 164 章 对儿科病人的一般策略

Robert A.Wiebe and Susan M.Scott

杨梅雨 译　祝益民 校

概述

背 景

儿科患者从新生儿期到青春期，因其每个阶段的独特性，对于急诊工作者而言无疑是一个巨大的挑战。综合急诊科总急诊人数的 30% 是儿童。绝大部分儿科危重症患儿不就诊于儿童专科医院，而是就诊于社区医院急诊科。虽然大部分前往急诊科就诊的患儿病情是平稳的，但其中有部分婴幼儿确实是危重的。严重而致命的儿科急症病因多种多样，同时此类急症要求急诊工作者要通晓其独特的解剖学、生理学、免疫学及发育的差异，上述各项构成严重的问题，且难以识别，同时对鉴别诊断要根据病人年龄特点进行考虑。

急诊医疗并非只存在于急诊科。全面的急诊医疗体系需要拥有应对儿科各种需求的能力，是儿科急诊医疗的重要部分。而且许多危重患儿在小型社区医院无法获得专科治疗。因此，对于儿童急诊医疗而言，必须有一个包含院间转运资源及专科医疗的协作网络。本章重点介绍急诊医生怎样识别和评估需要急诊医疗的患儿。

流行病学

根据全美卫生统计中心（National Center for Health Statistics）数据，2003 年大约有 11 530 万患者就诊于急诊科。2005 年，美国 20.5% 的急诊科就诊者在 18 岁以下，28.2% 的 6 岁以下儿童在过去一年时间至少有过一次急诊科就诊经历[1]。2005 年 The National Hospital Ambulatory Medical Care Survey 调查显示急诊科就诊率最高的年龄组是 12 月以下婴儿，100 个婴儿中有 91.3 人曾就诊[2]。近来研究表明儿童在非儿科医院或门诊就诊的比例高达 89%，只有 4% 的医疗场所设有专门的儿科诊室[3]。The National Hospital Ambulatory Medical Care Survey 下属的儿科急诊服务及设备供给中心调查显示：只有 23% 的急诊科配有专业儿科急诊医生，62% 配有儿科主治医师，71% 只有急诊医生[4]。只有 6% 的急诊室配备符合美国儿科学会/美国急诊医生协会的推荐指南。半数急诊室只达到了患儿救治预备指南中推荐配备的 85%[5,6]。

数据持续显示现行医疗保险并非急诊室病人过多的主要原因[7]。急诊科的便利之处—不需要预约—父母缺乏对急诊的认识才是非急诊的孩子被到急诊室就诊的主要原因[8]。

呼吸道急症及外伤是急诊科就诊者的主要病因。表 164-1 列出了急诊科就诊患儿的主要原因。最常见的诊断包括急性呼吸道感染、发热、中耳炎、其他头颈部感染、肠炎、轻微割伤及挫裂伤。外伤是导致 15 岁以下儿童死亡及伤残最常见的原因。占每年急诊科就诊的 14.1%。在儿童组，约 95% 的就诊者为意外伤害，而这些意外伤害大部分都是可预计可预防的。虽然就诊于急诊科的患儿病因多种多样，对危重儿及外伤患儿的救治应始终聚焦于两个方面：休克和呼吸衰竭。

疾病原理

病理生理学

解剖和生理差异

对于儿科患者的体检评估需要注意不同年龄组解

表 164-1　患儿就诊急诊科的主要原因

主诉	病人数	占总人数百分比
发热	19 754	19.3
外伤	11 650	11.4
呼吸困难	9 979	9.7
上呼吸道症状	9 004	8.8
呕吐/腹泻	7 657	7.5
腹痛	4 460	4.4
皮疹	4 287	3.3
耳痛	3 428	3.3
生殖问题	3 235	3.2
软组织感染	1 754	1.7
抽搐	1 745	1.7
眼疾	1 712	1.7
咽痛	1 562	1.5
口腔/牙齿疾患	1 236	1.2
头痛	1 229	1.2
易激惹	780	0.8
胸痛	707	0.7
异物	547	0.5
行为问题	392	0.4
滥交	354	0.3
分诊处总人数	102 453	
前 20 位就诊原因		82.6%

From Children's Medical Center of Dallas：2003 ED Triage Statistics.

剖、生理、发育上的差异。有时要严格区分解剖及生理问题存在一定难度。比如，小婴儿体表面积大，面积体重比增加，可导致散热增加及体温不稳定。因此体检时维持适当的环境温度非常重要。

婴幼儿相对头身比例大，颈部支持弱，极易造成头部外伤。胸腹部钝性外伤常导致轻微甚至无外伤体征的内脏器官损伤。正在生在的长骨具有弹性，可造成一些儿科特殊问题。柔韧的生长中的肋骨在钝器伤后不会折断，而是弯曲将外力传导至胸腔及上腹部的器官。生长骨最弱的部分在生长板，这部分较周围的韧带组织更易受伤。处于生长期的儿童，罕见扭伤，生长板骨折占儿童骨折的 20%。对生长板外伤的认识对于避免骨生长失衡至关重要。

成人及儿童气道的解剖学差异对于必要时做出适当的评估及急诊支持是非常重要的。婴幼儿的小气道更容易被分泌物阻塞，从而导致病情急剧恶化成呼吸窘迫及衰竭。简单的操作例如上气道吸痰，可戏剧性地改善小婴儿呼吸道的气体运动。因为婴儿更倾向鼻呼吸，分泌物所致的鼻塞可导致明显呼吸道受损。一个易激惹哭闹不安的婴儿，可因鼻塞从而学会用口呼吸。

幼儿也有其独特的优势。代偿机制如心率增快，外周血流回所需的中央循环等，可保护婴幼儿不至于失代偿休克，从而避免了休克带来的严重后果。

生命体征

表 164-2 列出了生命体征的正常范围。医务工作者应当对于不同年龄的生命体征值非常熟悉。对异常生命征的认识是成功治疗患儿的关键之一。

不同年龄的正常心率均有不同。虽然发热、焦虑、疼痛或恐惧均可造成心动过速，但心率仍是患儿最起始也是最敏感的心血管体征。测量心率时，同时触诊同一肢体的近远端脉搏，对评估极有帮助。比较臂丛动脉及桡动脉或者股动脉及足背动脉的搏动常常可以提供很多信息，从而区别心血管功能不全和良性心动过速。心动过缓通常是患儿心肺衰竭及心脏停搏前的不祥之兆。

血压是评估心血管功能的关键之一，且所有年龄组患儿均可测得。婴幼儿代偿机制好，在循环血量明显减少时仍可测血压。代偿机制包括心率增快，外周血管阻力增加。当这些代偿机制无效时，血压可降至正常值以下，患儿从代偿到失代偿休克状态。但因婴幼儿不合作或选择的袖带不合适，血压很难精确测

表 164-2　不同年龄组生命体征正常值[*]

年龄（岁）	呼吸频率（次/分钟）	心率（次/分钟）
<1	30～60	100～160
1～2	24～40	90～150
2～5	22～34	80～140
6～12	18～30	70～120
>12	12～16	60～100

收缩压低限[†]：

0～28 天：60mmHg

1～12 月：70mmHg

1～10 岁：70mmHg +（2×年龄［岁］）

[*] From Dieckmann R, Brownstein D, Gausche-Hill M (eds): Pediatric Education for Prehospital Professionals. Sudbury, Mass, Jones & Bartlett, American Academy of Pediatrics, 2000, pp 43-45.

[†] From American Heart Association ECC Guidelines, 2000.

定。适当的袖带气囊大小应该要覆盖臂围的 2/3 及上臂长度的 50%。

1 岁以上儿童血压的低限我们常套用以下公式计算：收缩压（mmHg）= 70 +（2 × 年龄［岁］）。脉氧仪波形可用来决定收缩压。血压计袖带放气后观察脉搏血氧仪体积描记与传统方式测得的血压相近[9]。如果条件允许，所有患儿均应进行血压测定。婴儿哭吵时，如果外周脉搏搏动良好，精神状态正常，可推测其血压正常，但这个假设容易误导医生，因此所有年龄组患儿都应测量血压。

和心率一样，呼吸频率也因年龄不同而不同。单靠呼吸频率不能说明通气是否足够。当评估通气时，应将呼吸频率与气体交换及呼吸做功结合起来。呼吸增快是儿童呼吸系统最初及最敏感的体征。但是呼吸增快并非特异性体征，在发热、恐惧、焦虑或疼痛时都能出现。在发热婴儿中，体温每升高 1℃，呼吸频率每分钟增加 5 次。呼吸增快或减慢都可能是呼吸衰竭的前兆。周期性呼吸是急诊室就诊者被关注的主要原因，通常是父母最先发现。婴儿周期性呼吸中呼吸暂停的时间不应超过 20s。如要判断异常情况，周期性呼吸必须与心率下降或氧饱和度下降联系起来。

在任一时间点的生命体征可能很难解释。反复测量呼吸频率、心率、血压能更准确地评估患儿的生理情况。再者，医务人员在处理病人前就应该对异常生命体征进行合理解释。

发育问题

基础行为知识及年龄相关的发育差异对评估患儿而言十分重要。表 164-3 总结了 2 岁以内与年龄相关的运动功能、语言功能、社会适应力等方面的里程碑式的差异。

新生儿

在新生儿及早期婴儿期，正常的行为包括睡觉、喂养、当饥饿或者经历不适的时候哭吵。这一时期没有眼神交流也不会对人微笑。不适没有什么特异性，激惹或哭吵的原因可能难以解释。在评估婴儿时应该听取父母的意见。一个母亲对于她孩子的"感觉"通常都是准确的，应该认真考虑。

婴儿（1 岁以下）

2～3 个月的婴儿已经开始会对人笑，以及对友善的声音做出反应。缺乏适当的社交互动可能会导致一些问题。一个眼神空洞或凝视的婴儿，很容易与会随光线追视或会对你微笑的正常婴儿区别开来。该年龄段婴儿基本不能理解语言，但能对安静舒缓的声音做出反应。6 个月大的婴儿如果不能注意到周围人的出现，应引起注意。这个年龄段的正常行为包括任何表达好奇心或焦虑的动作，比如哭。6 个月以上的婴儿已经学会谨慎，当把他们从家长怀里带离时，婴儿会哭。急诊科医生应该预计婴儿会"认生"，因此可让家长抱着他们进行检查。在检查时用玩具或者手电筒吸引患儿注意对于情绪控制也十分有用。

幼儿期（13 个月～3 岁）

在幼儿期，随着语言的发育，与小孩对话十分重要。我们应该认识到，幼儿和学龄前期幼儿的语言表达虽然有限，但他们可听懂家长的话，从家长的言语中体会到忧虑或关心。如果患儿情况稳定，医生在患儿进入诊室后可继续与其讲话或游戏，而不是立即开始检查，更有助于建立和孩子们的关系。一边检查一边赞扬或者保证可以更好地维持这种关系。

学龄前期（4～5 岁）

学龄前期的孩子都是爱幻想的，这种幻想常导致一些不符合常理的推断。该年龄的孩子可能害怕家长过于关心，从而产生一些不合理的推断及假设。家长可能误会孩子的行为不当造成他们的外伤或疾病。医生在检查时可以允许患儿控制一些部分，比如自己选择想先检查哪一只耳朵。

学龄期（6～12 岁）

当小孩到达学龄期，真诚的解释整个过程、回答问题、缓解他们的恐惧就会变得格外重要。要尊重他们的隐私。可能的话，应该跟他们交谈，从孩子及父母那里得到既往史信息。碰到会痛的或者没尝试过的操作，学龄期的儿童会尝试用谈判来解决。当他们不肯妥协的时候我们才能强制执行。还是可以给孩子一些自主权来选择，比如抽血时间他抽左手还是右手，或告诉他可以哭但手不能动。

青春期（13～19 岁）

青春期随之而来的是独立和自主。相比家长施加的压力，来自同辈的压力更容易造成青春期孩子的行为障碍。青春期的孩子喜欢冒险，毫不惧怕外伤或危险。他们不能预计后果，缺乏共识。需要尊重他们的隐私和保密，询问病史及体检时将青春期患儿和监护人分开是明智之举。应该让青春期的孩子对治疗发表自己的看法。

表 164-3　发育里程碑

年龄	大运动	视觉运动和问题解决	语言、社会适应性
1月	俯卧位轻微抬头，以及做出爬行动作	出生：视力固定 1月：追视，头可达中线	对声音警惕
2月	可抬头至中线位，用上肢支撑胸部	不再紧握拳头 追视物体头可转过中线	会逗笑，认识父母
3月	俯卧位时可靠上肢支撑，竖头稳	休息时双手打开 看到威胁能作出反应	可发出长元音 会向熟悉的人或物伸手 期待喂养
4月	可前向后翻身，腕关节可支撑	伸手动作协调，可伸手过中线	会笑，寻找声源，喜欢四周看
5月	可后向前翻身，可扶坐	两手互递东西	可说"阿-哦，"横向寻找铃声
6月	可独坐，仰卧位时可将脚放到口中	可使用单侧手耙物体	自言自语 认生
7月	爬	7~8月：检查物体 7~9月：吃手	间接寻找声源
8月	能坐能爬		发出不清楚的"爸爸"声
9月	可拉着站起来	能用手指抓物，会一些姿势，会挥手再见，能抓瓶子，丢东西	能含糊地叫"妈妈"，明白"不"的含义，开始探索周围环境，会玩姿势游戏 10月：会清楚的叫爸爸妈妈，可直接找到声源 11月：除了爸爸妈妈外，还可说单音节字，可按要求作简单姿势
12月	可独走	可熟练使用手指拿起或放下物体 可用笔在纸上画	除了爸爸妈妈外，会说2个字的词，或连说几个不明意思的词，可模仿动作，叫名字会过来，穿衣时会合作 13月：能说3个字以上的词 14月：可听懂简单要求，不用做手势
15月	可爬行上楼梯，向后走	在纸上乱画 可以用积木堆砌2层	可说4~6个词 15~18月：可单独使用勺子及杯子 17月：会说7~20词，能指出5个身体部位，经常自言自语
18月	会跑 可站立抛出物体而不至于摔倒	主动在纸上画 可以用积木堆砌3层	会连说2个词，模仿父母做家务，一次可以翻2~3页纸 19月：知道身体的8个部位
21月	会上楼	可以用积木堆砌5层	使用50个词，2个词以上的句子 知道"要吃饭""上厕所"
24月	可独自上下楼梯	可用铅笔临摹线条 用积木堆砌7层 可一次翻一页纸 可脱裤子及鞋子	可使用代词（你、我、他） 可按稍复杂（2步）要求做

Modified from Gunn KL, Nechyba C (eds): The Harriet Lane Handbook, 16th ed. St. Louis, CV Mosby, 2003.

临床特征

认识失代偿及病情恶化的高危患儿，对急诊室所有医护工作者而言都是一个巨大的挑战。尽管有高科技的帮助，患儿的床旁评估仍是准确评估及管理的关键之一。医务人员检查患儿的呼吸做功、皮肤循环以及意识敏锐度，从而得到一个最初的评估结果"病了还是没病"。

儿科评估三角

儿科评估三角（PAT）为所有年龄段的孩子提供了一个灵敏有序的评估方式，可识别异常心肺生理学，可定义急症从而进行干预挽救生命。在接触病人前，应该有个人在较远距离观察患儿的视力及听力。彩图 164-1 定义了 PAT 的三个方面：外观、呼吸做功、皮肤循环。花不到 30s 的时间进行一个简洁评估，就可得出一个最初的结论是"病了"还是"还好"（表 164-4）[10,11]。

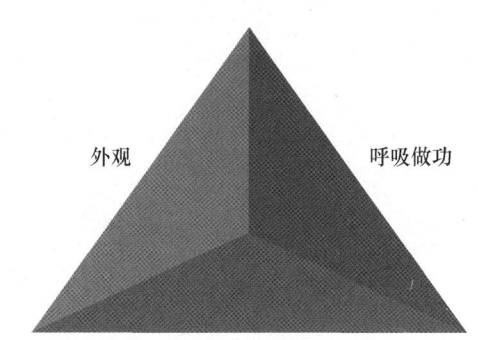

彩图 164-1　儿科评估三角。

表 164-4　儿科评估三角——初始评估

外观	呼吸做功	皮肤循环
声调	异常声音：气喘、喘鸣、呻吟、鼾声	苍白
易激惹，互动	异常姿势：用力吸气、三足支撑、不能平躺	斑点
可安抚	吸气凹陷	发绀
眼神/凝视	点头征	瘀斑
言语/哭声	鼻扇	

Modified from Dieckmann R, Brownstein D, Gausche-Hill M (eds): Pediatric Education for Prehospital Professionals. Sudbury, Mass, Jones & Bartlett, American Academy of Pediatrics, 2000, pp 36-40.

外貌

一个人应站在较远距离很快确定患儿的一般情况。通过对婴幼儿的"放手"评估，检查者可以在进行有创检查前先收集一些关键信息。

对外观的评估可用首字母记忆法：TICLS：声调（Tone）、互动（Interactiveness）、安抚（Consolability）、眼神/注视（Look/Gaze）、言语/哭声（Speech/Cry）。孩子是不是和外界沟通正常？神志是不是清楚？是易激惹、嗜睡、昏睡还是反应正常。当脑灌注不足时，第一体征就是易激惹。随之而来的就是昏睡。如果不予及时处理，则会进展成昏迷。婴儿因为环境受限，交流困难，因此判断起来最困难。因此医生应依靠父母或者其他家属，可以很快辨别婴儿是正常还是异常。一些脓毒症或者脑损伤的孩子可从他们的"眼神空洞"分辨出来。尖叫或脑性哭吵时中枢神经系统病变的特征性改变。简单观察大小孩的语调、运动、对环境刺激的反应是 PAT 外观方面的评估点。如果患儿偶尔出现易激惹，允许患儿和父母待在一起，以此来辨别是行为性还是病理性哭吵。而且父母、家长可确定患儿的行为是否异常。外观正常时，可映射出其通气、氧合、脑灌注至少都是充足的。

呼吸做功

对婴幼儿呼吸做功的评估最好不要在床旁进行。一旦婴儿开始哭闹，就很难对氧合及通气进行判断解释，呼吸音也很难听清。必须仔细听有无异常气管音，比如呼噜声、喘鸣音、鼾音。呼噜声是婴幼儿保持自身呼气末正压的方式，以此复张塌陷或被肺液充斥肺泡。吸气相的喘鸣提示上气道梗阻。闷响、声嘶、异常言语常提示喉外伤或扁桃体、咽周脓肿。评估喘息的严重程度应该看呼吸音是在吸气相和呼气相均可闻及还是只在呼气相出现，以及是否有呼气相延长。检查时变换体位有助于确定气道梗阻的原因及严重程度。如果一个孩子呈"嗅探体位"说明他正尝试缓解气道梗阻。严重呼吸窘迫，最大程度利用呼吸肌做功时常见三足支撑（Tripoding）体位（彩图 164-2）。当出现肋间隙、胸骨上窝、锁骨上窝下陷时，说明呼吸肌做功增加（彩图 164-3）。婴儿在出生后头几个月通常会有异常呼吸。胸腹腔的反向呼吸运动通常是异常的。婴幼儿呼吸做功增加时还可见鼻煽和点头样呼吸（彩图 164-4）。

无效的呼吸增快，或呼吸增快但不伴呼吸做功增加是儿童代偿代谢性酸中毒的特征性表现，通过增加呼吸频率让 pH 达到正常。必须记住当患儿从呼吸窘

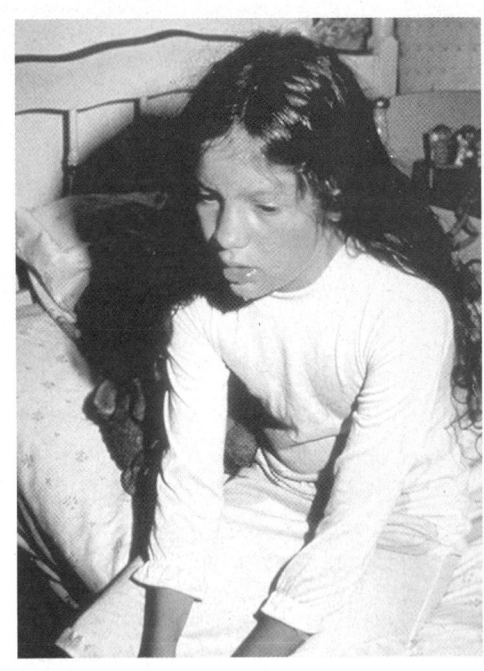

彩图 164-2　气道梗阻患儿的体位。

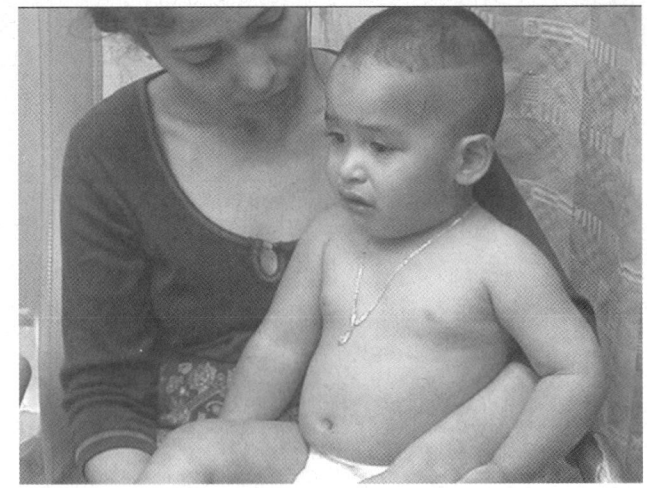

彩图 164-4　下气道梗阻呼吸窘迫患儿的鼻翼扇动。

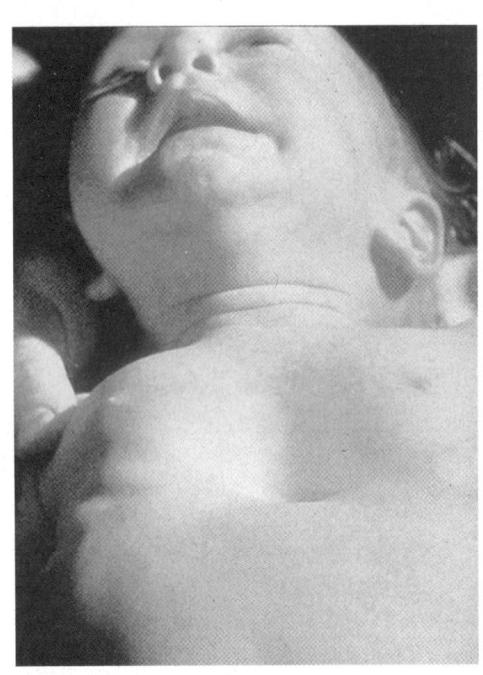

彩图 164-3　呼吸窘迫患儿肋间隙凹陷。

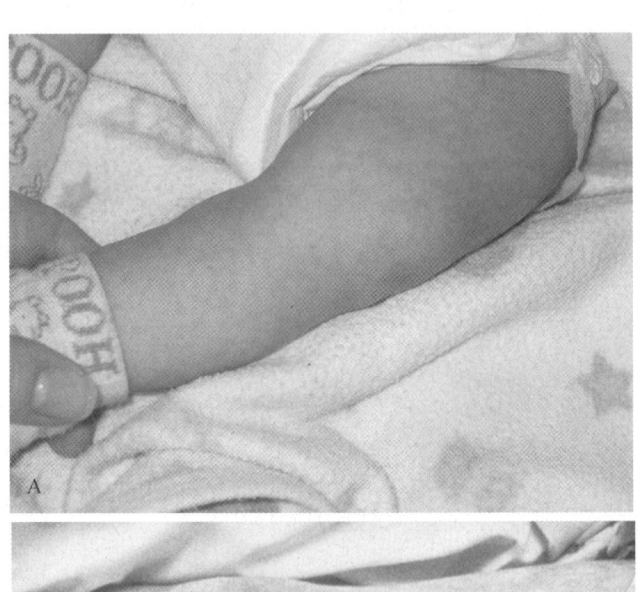

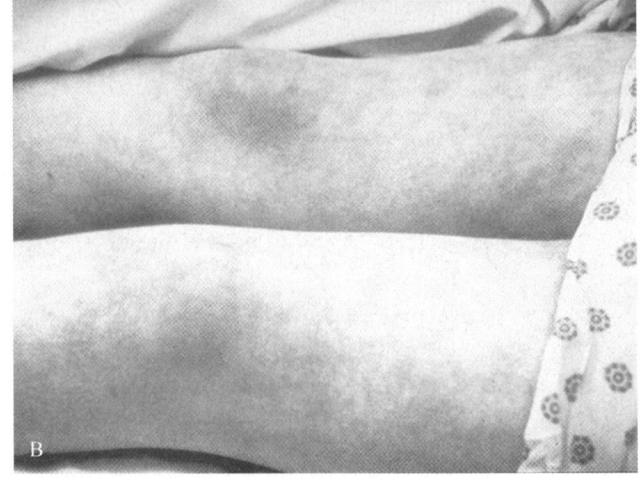

彩图 164-5　大理石样花纹（A）和皮肤花斑（B）。

迫到呼吸衰竭时，呼吸做功及呼吸频率都会下降。当这种情况发生时，外观会有改变，意识水平也会下降。

皮肤循环

通过肉眼观察皮肤可以对外周循环做出快速评估。年幼儿有足够的代偿储备，当处于休克早期或者代偿期时，血液由皮肤回流至重要器官。代偿性休克最初表现为面色苍白。一个面色苍白的幼儿伴心率增快，在确诊其他疾病前多半会诊断为休克。心输出量进一步下降，重要器官的灌注量随之减少，出现皮肤花纹。花纹因局部皮肤血管随机收缩或扩张出现，可反应小血管完整性遭到破坏，与多器官系统衰竭时重要器官的表现是一致的。皮肤花纹通常是不祥之兆。但不要与小婴儿的大理石样皮纹混淆了（彩图 164-5）。大理石样皮纹是由于血管稳定性差而形成。这是正常

表 164-5　儿科评估三角的解释

生理状态	外观	呼吸做功	皮肤循环
呼吸窘迫	正常	异常	正常
呼吸衰竭	异常	异常	正常/异常
代偿性休克	正常	正常	异常
失代偿性休克	异常	正常/异常	异常
脑损伤/功能衰竭	异常	正常	正常
心肺衰竭	异常	异常	异常

Modified from Dieckmann R, Brownstein D, Gausche-Hill M (eds): Pediatric Education for Prehospital Professionals. Sudbury, Mass, Jones & Bartlett, American Academy of Pediatrics, 2000, pp 30-57.

的，且常见于低温环境下的婴儿。发绀是休克晚期或呼吸衰竭的表现。除非患儿为发绀型慢性原发性心肺问题或发绀型先心病，否则发绀都是呼吸衰竭或失代偿性休克的表现。表 164-5 总结了怎样使用 PAT 来解释病人特异性的生理异常以及临床表现。

初始实地评估

当我们准备判断患儿的生命体征时，必须牢记：①使用该年龄段的生命体征标准（表 164-2）；②生命体征的变化远比一个单独的报告重要得多。当一个上监护且安静入睡的婴儿心率增快时，我们不应该忽略。

动手评估应该遵循一贯的先后顺序：气道、呼吸、循环。当发现问题时，应逐步解决才开始下一步评估。

进行 PAT 外表评估后，对神志或疾病状态的评估可以提供更详细的内容。Glasgow 昏迷评分或儿科评分为可对一些神志改变的患儿进行疾病评估。AVPU（警醒、语言、疼痛、无反应）评分是一个改良的评估方式看患儿是警醒的，对语言有反应的，或是仅对疼痛刺激有反应，或无反应。

在父母协助下，暴露婴幼儿是很容易的。但要注意尽量保持环境中性温度，避免体检时不必要的热能丧失。最好是一次只暴露需要体检的那一部分。

分诊

分诊的目的是快速评估患儿，明确紧急程度。近年来有一系列的分诊评分，包括加拿大儿童分诊准确评分。这一分诊工具使用了 5 级系统，表 164-6 使用了一个类似的分诊工具，列出了美国城市中的急诊科 10 个分诊时最常见的体征、症状或问题。第一层次分诊患者就是有无休克或呼衰，无反应，生命体征缺

表 164-6　急诊室 I 级分诊患儿数量及比例

种类	病例数	所占该分诊人数的百分比
外伤	369	56.3
抽搐	107	16.3
呼吸衰竭	64	9.8
意识改变	19	2.9
脓毒症	15	2.3
心脏疾患	15	2.3
糖尿病酮症酸中毒	11	1.7
中毒	9	1.4
婴儿猝死综合征/心肺复苏	8	1.2
低血容量性休克	4	0.6
百分比总量		94.8
I 级分诊就诊总人数	655	64.0

* Children's Medical Center of Dallas, 2003; N = 102 453.

如或不稳定。外伤患儿占据了这一层次的第一位以及第二层次的第三位。第二层次中其次常见的病因是抽搐，占第一层次患者的 16%。呼吸衰竭占第一层次的 10%。呼吸窘迫是第二层次最常见的病因。

临床探访

与患儿及父母最开始的接触通常可以明确父母的合作度及满意度。带孩子来急诊室的父母通常觉得孩子患的是急症。按家人所希望的温柔、平易近人的治疗有助于建立诚信的医患关系。如果家人候诊时间太长，在谈话前先简单为此道个歉。对家长和患儿均进行自我介绍会更有助于放松谈话的气氛。

就医时我们不希望年幼儿和学龄前期儿童说太

表 164-7	急诊科Ⅱ级分诊患儿数量及比例	
种类	病例数	所占该分诊人数的百分比
呼吸窘迫	4 132	33.0
可疑脓毒症/脑膜炎	881	7.0
外伤	786	6.3
镰状细胞病相关并发症	727	5.8
糖尿病及并发症	447	3.6
泌尿生殖系统异常	413	3.3
脑室分流术后并发症	388	3.1
抽搐	332	2.6
低血容量、脱水	309	2.5
肿瘤患者伴发热	255	2.0
百分比总量		69.2
分诊Ⅱ就诊总人数	12 540	(12.2)

* Children's Medical Center of Dallas, 2003; $N = 102\,453$.

多，但某些问题他们可适当回答。在急诊情况下，收集关于主诉和目前疾病的信息至关重要。与病情有关的既往史、家族史也应该适当询问。不要用"出了什么问题"开头。家长不喜欢把他们的孩子或目前的情况称为"问题"。较好的方式可能是"是什么原因让您今天带着孩子来急诊室呢？"。"SAMPLE"记忆法有助于系统获得关键信息（框164-1）。应详细描述与起病、主诉有关的症状体征。病史中也应记录过敏史、药物不良反应及目前所服用的药物，包括最后用药的剂量和时间。既往病史及特殊公共卫生需求也应记录详尽，包括怀孕分娩史、目前免疫状态等。如果要进行麻醉、镇静、气道管理或手术，还应记录最后进食时间。导致外伤或疾病的诱因也应记录。体查时进行温和的交谈常有助于收集信息缓解焦虑。再评估时通常不再询问既往史。

框 164-1	病史询问要点
症状/体征	
过敏史	
用药史	
既往病史	
最后进食时间	
疾病诱因	

Modified from Dieckmann R, Brownstein D, Gausche-Hill M (eds): Pediatric Education for Prehospital Professionals. Sudbury, Mass, Jones & Bartlett, American Academy of Pediatrics, 2000, p 51.

体格检查

婴幼儿的体查顺序没有严格规定。并非必须从头到脚或从脚到头。体查时应遵循先轻后重的原则，先查受伤最轻的部位，疼痛剧烈的部位留到最后检查，优先检查最有价值的部分。婴儿及年幼儿体查时应该让家长环抱。

各类损伤

外伤

外伤患儿的初始评估应优先气道评估，通气氧合是否足够，是否有循环不足的体征。一旦确定有异常并危及生命就应该开始适当的复苏。仔细检查有无继发伤可以协助明确一些看似稳定但有潜在威胁的伤口。对于儿童外伤的系统治疗包括第一反应者的处理，情况稳定后通过转运得到最终治疗这一连贯过程[12]。

颈椎是评估内容中的一个关键部分。因为年幼儿颈椎的柔韧性，放射学检查时脊椎外伤不易查出。外伤可导致韧带不稳定，如果忽略可致死或致残。如果有颈部疼痛史、感觉异常、麻木、针刺感或局灶性神经系统阳性结果，即使颈椎X线平片正常，都不应忽略颈椎外伤[13]。大部分院外急救医疗体系都要求转运者对患者颈部进行良好固定，因此转运者可提供信息：固定只是一个预防策略？固定前患儿是否曾站起来走动或移动颈部？是否有疼痛、感觉异常或神经损伤依据？这些信息有利于确定患儿是否需要放射学检查还是解开颈椎固定。如果患者是清醒的、警觉的、合作的，没有分裂伤，否认颈椎疼痛的话，基本可以解开颈椎固定。如果体查中任何时候患儿诉颈椎疼痛或敏感，都不能解除颈椎固定。

在完成对继发伤的检查后，还是回到PAT和对原发问题的检查，明确有无活动性出血或呼吸异常。如果外伤患儿面色苍白，要建立血管通路及备血后才能进行下一步检查。

蓄意伤害每年可造成1 200例儿童死亡。这些伤害多与钝器伤有关，外观表现无任何异常[14]。当有虐待证据时，儿童保护服务应强制介入。框164-2列出了卫生服务人员应警惕的虐待儿童的可能指标[15]。检查皮肤有无虐待造成的烧伤或撞伤是外伤检查的一部分。框164-3总结了虐待婴幼儿的典型烫伤。详见第64章。

框 164-2	虐待儿童相关指标
无理由耽误就医时间	
病史不能解释的外伤	
病史前后不一	
病史与儿童发育能力不一致	
患儿有莫名其妙的外伤	

框 164-3	提示儿童受虐的淤伤
9 月以下婴儿带有不能解释的淤伤	
多发性淤伤	
外伤类型	
手掌印	
绳子印记	
线环印记	
坚硬物体的线性印记	
齿痕	
淤伤分布的少见部位	
颈部	
腹股沟	
大腿内侧	
手腕、脚踝处可见捆绑印记	

框 164-4	临床喉炎评分	
喘鸣		
无		0
安静时可用听诊器闻及		1
安静时不用听诊器可闻及		2
凹陷征		
无		0
轻度		1
中度		2
重度		3
吸气		
正常		0
减低		1
严重减低		2
发绀		
无		0
激动时		4
安静时		5
意识水平		
正常		0
改变		5

From Westley CR, Cotton EK, Brooks JG: Nebulized racemic epinephrine by IPPB for the treatment of croup. Am J Dis Child 132: 484, © 1978. Reprinted by permission of Wiley-Liss, a division of John Wiley & Sons, Inc.

疾病

惊厥 惊厥是急诊科就诊的常见病因，虽然大部分幼儿惊厥为良性，且为自限性，但评估时还是要注意气道和通气。应快速评价抽搐患儿的通气氧合是否足够。鼻导管吸氧可缓解气道阻塞，必要时还可予面罩/复苏囊给氧。当患儿发作结束清醒后，可拔除鼻导管以防止呕吐。进一步检查时急诊科医生应仔细观察惊厥特点，以及有无任何局灶性发现。对于无癫痫家族史的惊厥患儿，必须考虑发热、中枢神经系统感染、脑外伤的可能。其他应该排除的疾病包括中毒、代谢紊乱、脑血管畸形、肿瘤等。新生儿惊厥可因发作细微而难以察觉。此年龄段的惊厥常表现为对外界环境刺激缺乏适当反应、眼球震颤、眨眼，或任何细微的重复动作。

困难气道和气道梗阻 认识"困难气道"（difficult airway）对于评估危重症和外伤患儿非常关键。虽然定义困难气道的科学依据有限，但有助于确切观察病情。某些畸形限制了儿童口部完全张开，或颈部不能移动，造成了"困难气道"。虽然 Mallampati 分级在儿童中的应用还不成熟，如果将口打开后看不到悬雍垂，也可将患儿列入"困难气道"高危人群。任何有呼吸衰竭倾向的患儿，只要有上气道梗阻的依据，急诊科工作人员都应警惕，及时更改气道设备或采取气道外科手术。

气道梗阻严重度评分可用于监测患儿对干预的反应。比如框 164-4 就是列出了临床哮吼评分[18]。儿科哮喘严重度评分（表 164-8）是评估 1～18 岁儿童急性哮喘严重度的可信、可复制、有效的工具[19]。

意识改变 意识改变占急诊科就诊原因的 3%。有序的意识水平评估对器官损伤最小化很重要。对呼吸模式的快速评估可以明确是否有潮式呼吸。潮式呼吸是潮气量呈周期性逐渐增强与减弱，其间伴有呼吸暂停。这种呼吸模式多见于颅内压增高的患儿。中脑功能不全也可造成过度通气，呼吸频率增快但节律整齐，可维持正常氧饱和度，动脉血二氧化碳分压（$PaCO_2$）降低。

表 164-8　儿童哮喘危重度评分

临床表现	定义	0	1	2
喘息	因气体交换差，听诊时只有喘息，没有高调的呼气音	无或轻度	中度	重度
吸气	吸气声音强度	正常或轻度减低	中度减低	重度减低
呼吸做功	可见呼吸肌辅助呼吸、三凹征	没有或轻度	中度	重度
呼气相延长	呼吸比	正常或轻度延长	中度延长	重度延长
气促	呼吸频率高于该年龄段正常值	无	有	
意识状态	观察孩子的警觉状态	正常	委靡	

From Gorelick MH, Stevens MW, Schultz TR, Scribano PV: Performance of a novel clinical score, the Pediatric Asthma Severity Score (PASS), in the evaluation of acute asthma. Acad Emerg Med 11：10, 2004.

眼部检查有助于明确意识改变的原因。患儿无反应、瞳孔固定散大通常被诊断为严重颅内病变，电解质紊乱所致无反应则无瞳孔表现。单侧瞳孔扩大继发于肿瘤引起的颅内压增高，肿瘤可使颞叶受压影响第Ⅲ对脑神经或直接造成视神经损伤。颅压明显增高形成的脑幕切迹疝，可增加脑干压力导致瞳孔不对称散大或固定。密切观察眼球运动的对称性，是否有眼球震颤，是否有斜视。眼底检查有助于识别视盘水肿及视网膜出血。

意识改变的次要评估包括大运动的肌力及肌张力。严密观察运动的对称性，如果运动不对称可能要考虑脑卒中，姿势异常则提示颅内病变和（或）惊厥。

休克　外伤、脓毒症、心血管疾病、糖尿病酮症酸中毒、腹泻、呕吐、中毒等都可导致休克至急诊科就诊。仔细询问有利于鉴别休克原因。对传统四大器官的评估有助于确定休克原因和严重程度，以及对治疗的反应。心脏是首先对休克产生应答的器官，可表现为心率增快。心输出量与血容量和心率有关，任何原因导致的血容量下降，都可致心率增快。仔细听诊是否有奔马律、杂音、心音低钝或心律失常，有助于明确是否为心源性休克。出现这些体征伴肝增大，特别是输液后肝大，也提示心源性休克。分布性休克时可能没有心动过速。失代偿性休克晚期会出现心动过缓，提示心肺衰竭。

对休克产生应答的第二个器官是皮肤。除了 PAT 提到的表现外，应该观察皮肤温度及是否有脱水征。逆向体温征（the reverse thermometer sign）有助于评估低血容量性休克的程度。检查者评估皮肤温度时可用手指按压肢体皮肤，来看冷暖的分界点。复苏期间随着皮肤再灌注，冷暖交界点进一步向远端进展。在脓毒性休克早期，皮肤温暖红润，应仔细观察有无脱水征，皮肤弹性差，眼眶凹陷，黏膜干燥，都提示脱水及低血容量性休克。任何时候都要检查毛细血管再充盈时间，以免静脉回流造成错误结果。在中性环境温度时，所有形式的休克病人其毛细血管再充盈时间会延至 2s 以上。

第三个器官就是大脑。易激惹及意识状态下降与休克进展一致。

肺部对休克的应答是呼吸增快或呼吸深大。低血容量性休克时通常表现为无效的呼吸增快，病人可能酸中毒。心源性休克、分布性休克、脓毒性休克都可造成呼吸做功增加，捻发音及喘息（或三者兼而有之）。

在接下来的检查和稳定过程中，需要反复严密监测这四大器官。

有特殊卫生照护需求的儿童

有特殊卫生照护需求的儿童占急诊科急症的大部分。常规评估工具不宜于有发育迟缓或明显神经系统异常的孩子，临床评估比较困难。这时家长提供的信息对评估十分有用。家长所意识到的行为改变可能是严重疾病或并发症的唯一线索。例如：携带生命维持设备的脑室膜分流患儿就诊于急诊科，无任何特殊异常比如呕吐、头痛，行为改变可能就是明确诊断的唯一线索。因此，父母或其他熟悉患儿的家长能协助提供基本信息对于医疗救护十分重要。

诊断策略

无创监护

无创监护技术如氧饱和度监测、呼气末二氧化碳监测已逐渐成为各种儿科疾病的常规监测手段。血氧监测可对动脉血氧饱和度进行连续无创监测，渐成为一个新的"生命体征"。在呼吸窘迫及呼吸衰竭的患儿中血氧监测尤为重要。对于心肺异常的患儿而言，使用氧饱和度监测是有效的评估工具，可帮助临床工作者调整氧供及呼吸支持的需求。

呼气末二氧化碳测定可用于无创监测各种危重患儿，避免反复血气分析。研究发现呼吸末二氧化碳分析可用于监测呼吸衰竭，精确气管内导管位置，以及休克患儿复苏时其外周组织的灌注。呼气末二氧化碳和脉氧仪有助于监测休克和呼吸衰竭患儿，亦有助于评估插管后气管导管位置是否正确。

儿科急诊室的准备

儿科急诊室应满足其专业的特殊需求，它需要精简的资源，及医护人员的专业支持和宣传。显然，大部分医院的急诊科都以接收儿童急症为主，不论大小、容量、综合资源多少。不具备所有必须资源的医院也应作好接收危重儿的准备，确保为转运至上级医院赢得时间。目前有急诊科救治儿科患者的筹备指南[5,6]。为了确保及时将重症患儿稳定转运，这些方案和政策都是儿科评估程序的一部分。

重要概念

- 各年龄儿童所处的生长发育阶段不同为评估危重患儿提出了新的挑战。
- 理解与年龄相关的发育问题和之间的差别对于正确评估患儿十分重要。
- 体格检查时应该建立融洽的关系争取患儿的合作。
- 对于生命体征异常，应找到合理解释和解决方法。
- 儿科评估三角对患儿严重程度和生理状态提供了一个快速评估方法，可用于所有患儿的初步评估。
- 持续密切监测和评估，特别在任何干预之后，是评价和管理患儿的一个关键组成部分。
- 体格检查时应保持中性的环境温度避免危重儿的热能丢失。
- 患儿是否存在困难气道可以通过评估以下几点确定：张口后是否可见悬雍垂，颈部是否正常延长和弯曲。
- 有特殊需要的儿童，照护者可以帮助确定基本状况。
- 注意苍白的患儿：苍白是休克早期恒定且客观的体征，不容忽视，尤其对于钝性外伤患儿而言。
- 颈椎：头部较大、颈椎具有弹性可导致异常的脊髓损伤。这种情况下患者可能没有任何神经系统阳性体征，颈椎影像学检查可能正常。如果病史有一过性皮肤感觉异常、麻木、刺痛或神经系统定位征，即使X线正常，也应该从这个角度解释，延长固定颈部时间，直至进行进一步评价。
- 儿科急诊室的筹备：美国急诊医师学会和美国儿科学会均有儿科急诊室筹备指南。

本章参考文献请参见 http://pumpress.bjmu.edu.cn/eduservice/3419.html

第165章 儿童发热

Nathan W. Mick

杨梅雨 译　祝益民 校

发热是儿童就诊急诊科最常见的主诉，大概占就诊者的20%。大多数病例发热病原为病毒且具有自限性。幼儿因其免疫功能尚未发育完全，未完成预防接种，因此发热在这些孩子中更多见。就诊于急诊科的患儿因年龄不同而病因各异，年龄分段大致为（0～28天，1～2月，2～3月，3～6月，6～36月，3岁～成人）[1]。这些分段不仅是免疫接种状态的分界线，也是年龄特异性病原谱的分界点。

概述

定义及流行病学

发热定义为体温升高至≥38.0℃，特别是在感染后。最可靠的体温测量方法为测肛温，特别是在0～3月年龄段孩子中，腋温、口温、耳温都不是最准确的。直肠测温不应用于免疫低下患儿（例如细胞毒性化疗的患儿发热）以免增加黏膜破坏、菌血症和感染迁移的风险。对于临床显著发热（比如可造成实验室结果升高），根据年龄及免疫状态不同退热方法也各异。3月以下婴儿肛温38℃可视为临床显著发热，有必要进行相关实验室检查，而年幼儿的临床显著发热体温为39.5℃，如果详细询问病史及体格检查后诊断为上呼吸道感染，则无需进行实验室检查。发热需与高体温区别。高体温为体温调定点的升高，原因包括热休克、服用水杨酸、吸入麻醉剂后并发的恶性高热，继发于低体温性中枢神经系统损伤后的体温升高。

儿童发热的原因因年龄而异（表165-1）。大部分儿童发热都是由于感染，大部分感染都由于病毒导致。上呼吸道感染、病毒性胃肠炎、喉炎、毛细支气管炎、口炎、红疹、传染性单核细胞增多症、水痘是目前已知的发热原因。大部分病毒性疾病都是良性的且具有自限性，但任何年龄特别是生后1个月内的单纯疱疹病毒或呼吸道合胞病毒感染，可导致患病率及死亡率明显升高。

细菌性疾病也是儿童发热的重要原因之一。严重细菌性疾病（severe bacterial illness）的典型定义是先前无菌区域出现了致病菌，包括尿路感染、菌血症、脑膜炎、骨髓炎、细菌性胃肠炎、细菌性肺炎、蜂窝织炎、化脓性关节炎。研究表明3个月以下发热患儿发生严重细菌感染的比例为6%～10%，新生儿则更高[2]。因垂直传播，婴儿早期可出现病原菌改变如B组链球菌、单核细胞增生李斯特菌、单纯疱疹病毒较常见于新生儿。生后1～2月，肺炎链球菌、脑膜炎奈瑟球菌，以及尿道病原菌（大肠埃希菌或粪肠球菌）变得更为常见。3个月以下患儿中，感染最常见的部位是尿道，其次是菌血症及脑膜炎。与其他种族相比，尿路感染最常见于白种儿童，特别是女性患儿。一些不明感染灶的高热（体温>39℃）患儿，尿路感染可能性更大[3]。

3个月以下婴儿可表现为明显的病毒综合征，且可能并发严重细菌性疾病。Levine及同事研究了1 248例60天以下体温在38℃以上的婴儿。这些婴儿中，22%是呼吸道合胞病毒阳性。虽据文献记载，呼吸道合胞病毒感染相对于未感染者而言，严重细菌感染的概率较小（12.5% vs. 7%），但在28天以内的新生儿，两者间严重细菌感染差异不明显（RSV阴性14.2% vs. RSV阳性10.1%）。大部分细菌感染都是尿路感染[4]。3月～3岁的病毒感染患儿（比如喉炎、毛细支气管炎、水痘、口炎等）一般菌血症感染概率较低。Greene夫妇及其同事研究了1 347例发热且体温在39℃以上的病毒感染患儿，其中菌血症的发病率仅0.2%[5]。

表 165-1	儿童发热原因		
年龄	细菌	病毒	其他
0~28 天	B 组链球菌 李斯特菌 大肠埃希菌 沙眼衣原体 脑膜炎奈瑟菌	单纯疱疹病毒 水痘病毒 肠道病毒 呼吸道合胞病毒 流感病毒	捆绑 环境
1~3 月	流感嗜血埃希菌 肺炎链球菌 脑膜炎奈瑟菌 大肠埃希菌	水痘病毒 肠道病毒 呼吸道合胞病毒 流感病毒	捆绑 环境
3~36 月	肺炎链球菌 脑膜炎奈瑟菌 大肠埃希菌	水痘病毒 肠道病毒 呼吸道合胞病毒 流感病毒 单核细胞增多症 红疹 腺病毒 诺瓦克病毒 柯萨奇病毒	白血病 淋巴瘤 神经母细胞瘤 肾母细胞瘤
3 岁~成人	肺炎链球菌 脑膜炎奈瑟菌 大肠埃希菌 A 组链球菌	水痘病毒 肠道病毒 呼吸道合胞病毒 流感病毒 单核细胞增多症 红疹 腺病毒 诺瓦克病毒	白血病 淋巴瘤 神经母细胞瘤 肾母细胞瘤 幼年类风湿性关节炎

隐匿性菌血症描述的是发热患儿外表正常、无感染灶，但存在血源性病原菌。在 20 世纪 70 年代第一次提到这个概念[6]。这个术语是指 3~36 个月有高热（39.0℃）的患儿但一般情况好。在 B 型流感嗜血菌及肺炎链球菌疫苗问世之前，菌血症在 3~36 个月这一年龄段的发病率约为 5%[7,8]。现证实疫苗明显有效，几乎消灭了 B 型流感嗜血杆菌这一病原，也大大减少了肺炎链球菌性疾病的发生（彩图 165-1）[9-11]。目前隐匿性菌血症的发生率<1%，脑膜炎奈瑟球菌这类病原逐渐多见。目前的持续监测是为了控制非疫苗血清型侵入性疾病的发生。尿路病原菌仍然是婴幼儿细菌性疾病的重要病原之一，在 5 岁以下发热儿童中占 2%。男孩最多见于 6 个月以下（2.7%），女孩多见于 1 岁以下（6%~8%）[12,13]。

细菌疾病在学龄期及青春期儿童中的局灶性感染，比如链球菌性咽炎、蜂窝织炎、肺炎，以及菌血症、脑膜炎等，脑膜炎奈瑟球菌呈双峰分布，1 岁以下人群发病率最高（9.2/100 000 人）。第二个高峰在青春期，发病率为 1.2/100 000 人，大部分患儿都是寄宿学生（3.2/100 000 人）[14]。

还有些引起发热的原因，像自身免疫性疾病如幼年型类风湿性关节炎或川崎病，相对于病毒或细菌感染较少见。中枢神经系统病变如脑肿瘤也可引起发热。

疾病原理

病理生理学

各年龄段对抗感染的能力不同。胎儿期来自母体的抗体在出生后可维持保护作用，但婴儿的免疫系统，特别是 T 细胞功能及产生对抗感染的免疫球蛋白 G 的功能仍不完善。新生儿免疫系统不成熟，在生产

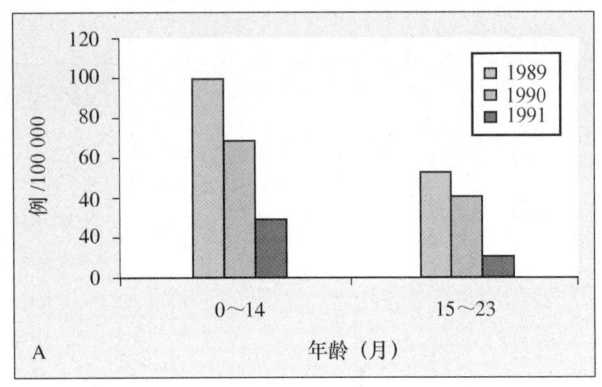

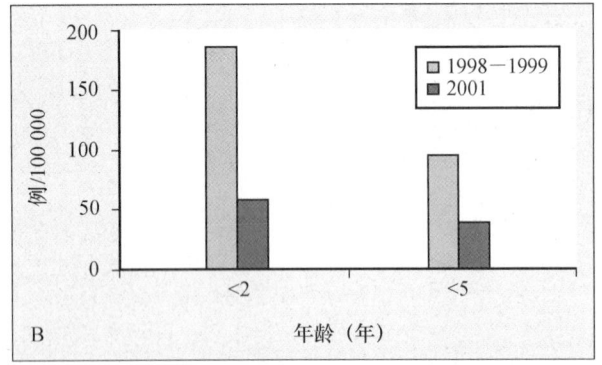

彩图 165-1　使用流感嗜血杆菌（A）和肺炎链球菌（B）联合疫苗后隐性菌血症的发生率下降。

过程中又暴露于多种病原下（比如 B 组链球菌、沙眼衣原体、淋病奈瑟球菌），因此患严重细菌性疾病的风险高。小婴儿亦有播散性感染的风险，因其不能对局限性感染产生免疫应答，不能防止感染扩散。因此，一个简单的蜂窝织炎、乳腺炎、脐炎或者罕见一点的淋病奈瑟球菌眼病，都可导致败血症或者中枢神经系统感染，从而加剧病情，增加治疗难度。免疫功能在最初 2～3 个月内升高，但严重细菌感染的风险并未因此而降低，直到完成 HIB、肺炎链球菌疫苗接种（6 月龄）。

病史

处理发热患儿，病史应围绕病程、局部症状和既往服药史。28 天内的新生儿，出生史，特别是潜在垂直产道感染史（单纯疱疹病毒或 B 组链球菌）非常关键。使用对乙酰氨基酚后热退，也不能完全排除菌血症可能[15]。早期使用抗生素可能掩盖诸如脑膜炎等疾病的典型表现。咳嗽及充血可能提示肺炎或病毒性上呼吸道感染。但粗糙的犬吠样咳嗽常提示病毒性喉气管炎。如果是胃肠炎，家长常诉其呕吐腹泻，如果是病毒性或链球菌性咽炎，家长可能诉其咽痛及淋巴结肿大。胃肠炎常伴有进食减少或尿量减少的病史，但有些口炎的患儿因其口腔溃疡造成进食困难。

严重脱水可出现嗜睡、易激惹、神志改变，但需要警惕脑膜炎或脑炎的可能。皮疹比如红疹可见于许多病毒性疾病，但亦可见于一些威胁生命的疾病比如脑膜炎球菌血症、洛矶山斑疹热或中毒性休克综合征（TSS）。头痛及颈痛（脑膜炎或脑炎）或耳痛（中耳炎）也是重要的病史。

体格检查

对发热患儿的体检应从生命体征着手，包括氧饱和度情况。败血症或肺部感染时的低氧血症或明显呼吸疾患会表现为呼吸增快、喘鸣、鼻扇或三凹征。喘鸣可见喉炎患儿，也可见于一些咽后壁脓肿、会厌炎、细菌性气管炎患儿。应警惕低血压、外周灌注不良等休克体征。儿童发热后会有典型的心率增快，晚期才会出现可怕的低血压。心率增快常因发热本身引起，但与体温不匹配的心率增快常见于心肌心包炎、低血容量或脱水等情况。格林等人发现 12 个月以下婴儿中，体温每升高 1℃，心率每分钟增快 9.6 次，但是必须警惕发热仅伴心率增快的情况[16]。一旦评估氧合、通气、灌注充足，体检重点为寻找感染灶。应注意小婴儿特别是 3 个月以下及缺乏免疫能力的婴儿中，发热可为严重疾病的唯一表现，包括脑膜炎。该年龄段体查敏感性不足以排除严重细菌性疾病，临床医生不能因小婴儿体查正常而掉以轻心。

辅助检查

用来评估发热患儿的实验室检查和放射检查数不胜数。一般而言，检查应针对发热原因或并发症。现有一些评估发热患儿的指南，内容各不相同。Pantell 等人发现在评估发热患儿时，只有 42% 遵循了现已出版的指南[17]。相对经验丰富的医生而言，低年资医生会更依赖实验室检查。

白细胞计数

白细胞（WBC）计数升高（>15 000/mm^3）提示菌血症，也可见于许多病毒性疾病。白细胞减少（<5 000/mm^3）常提示严重细菌疾病或败血症早期。白细胞计数升高多与肺炎链球菌性疾病有关，但脑膜炎奈瑟球菌及流感嗜血杆菌感染白细胞计数多为正常。Lee 等人发现在高热（>39.0℃）的肺炎链球菌败血症患儿中，0.5% 的患儿白细胞计数在 10 000～15 000/mm^3，3.5% 的患儿白细胞计数在 15 000～20 000/mm^3，18% 的患儿白细胞计数 >30 000/mm^3[18]。

将不同类型的发热患儿按白细胞计数结果进行分

类，中性粒细胞（PMNs）升高或幼稚细胞均提示细菌性疾病可能性大。中性粒细胞比值增加也可见于病毒感染早期。发热患儿的中性粒细胞绝对计数（ANC）>10 000/mm³提示肺炎链球菌性菌血症；中性粒细胞计数 <10 000/mm³ 中只有0.8%患菌血症，>10 000/mm 的患儿中却有8%[19]。

血培养

当疑似菌血症时，血培养是一种有用的诊断方法。给婴幼儿取血标本前应用酒精及络合碘消毒皮肤，然后自然晾干。许多单位取血培养标本时都是消毒皮肤后从静脉置管内抽血，这种方法虽然避免了再次穿刺，但污染率较高（9.1% vs. 2.8%）[20]。应该衡量污染风险与再次穿刺的风险。单独血培养所需血量其实不大，传统的方法是多留几个标本，其实没必要。试管内只要0.5～1mm血就能准确探查到是否有细菌。目前的自动血培养系统，较传统方法更快，常在24h内就能识别病原菌。就诊24h内分离出的病原菌相对于以后分离出的菌株，准确性更高[21]。

尿检及尿培养

尿路感染是发热患儿细菌性感染的常见病因。详细记录有无尿路感染是诊断发热原因的方法，同样也是鉴别患儿是否需要进一步放射学检查（如排泄性膀胱尿道造影或双肾B超）以明确是否有解剖异常导致继发感染的手段。对于还不会配合留尿的患儿，最可靠的方法是经膀胱导尿管或耻骨上穿刺吸出。用储尿袋中的尿标本进行培养，其阳性结果中85%都是假阳性（定义为单菌种菌落数 10^5/ml 或有2种或以上细菌）。这些假阳性结果可导致患儿需进一步检查，从而造成不必要的花费和痛苦。

尿路感染包括菌尿症及脓尿。菌尿症是镜下可见白细胞但无症状的细菌性尿，可用离心尿标本在显微镜下进行尿液分析。Hoberman 及其同事们描述了尿检"升高"的特点，使用尿标本的红细胞计数来定义脓尿（>10WBCs/HPF 或革兰染色后任一高倍视野中出现细菌）。他们报告此尿检法对于那些没有尿培养的菌尿或脓尿，预测率可达99.8%[22]。因为显微镜分析敏感性较低，许多医学中心都不使用该方法，多数专家推荐高危人群（发热人群，女孩<12月，或未行包皮环切术的12月以下的男孩，或已行环切术的6个月以下男孩）还是应该行尿培养。

从导尿管或耻骨上抽取尿标本，培养菌落数>10 000/ml 则认为是尿培养阳性，在年长儿中，都是用清洁尿杯接尿标本，所以阳性标准是菌落数>100 000/ml。

腰椎穿刺

有脑膜炎症状体征的患儿应进行脑脊液检查。腰穿时使用最小的穿刺针，取得标本后进行细胞计数、手工分类、革兰染色、培养，以及蛋白质及糖的测定。单纯疱疹病毒（HSV）感染性脑膜脑炎可导致发热，特别多见于儿童。如果疑似HSV感染，可将脑脊液行HSV尿激酶反应测定。细菌性脑膜炎的脑脊液典型表现为白细胞数>1 000/ml，且细菌性或病毒性脑炎的脑脊液结果可有部分重叠，所以不能仅凭脑脊液参数如细胞数、蛋白、糖来鉴别无菌性脑炎或病毒性脑炎。因此脑脊液培养出细菌才是金标准。近来有种鉴别细菌性和无菌性脑膜炎的预测法则[23]。不符合以下任意一条者细菌性脑膜炎风险相对较低（0.1%）：脑脊液革兰染色阳性；脑脊液中性粒细胞绝对数>1 000/L；脑脊液蛋白>80mg/dl；外周血中性粒细胞绝对数>10 000/L；既往有抽搐史。对于细菌性脑膜炎低风险的患儿而言，这个法则有助于抗生素和入院治疗的合理应用。

腰穿的禁忌证包括穿刺局部的蜂窝织炎、心肺功能不稳定、出血倾向、局灶性神经缺损、颅内高压征如视盘水肿。这些患儿必须待情况稳定再行穿刺，可先行血培养。虽然一半以上脑膜炎患儿未合并菌血症[24]。

脑脊液混入血液或腰穿损伤都可造成细胞计数和分类困难。此时脑脊液应行革兰染色及培养，患儿也应按化脑治疗直至培养结果回报。Nigrovic 等人发现腰穿损伤的高危因素包括操作者熟练程度、术中患儿不合作、进针位置不当、未行局部麻醉[25]。

大便检测

对于细菌性胃肠炎的患儿而言大便检查还是很有意义的。检查应包括大便潜血实验及革兰染色。发热患儿应行大便培养，是否有沙门菌、志贺菌属、弯曲杆菌属、肠毒性大肠埃希菌、耶尔森菌属。镰状红细胞病是局灶性并发症如沙门菌属感染所致的骨髓炎的高危人群。

胸部放射学检查

胸部X线不仅在发热患儿中作用极大，在患儿出现低氧血症、呼吸窘迫、气促、肺部局灶性体征时也有帮助。6个月以下的患儿出现气促可作为细菌性肺炎的唯一表现。隐匿性肺炎也可见于发热源不明的高热患儿（39.0℃）中。Bachur 等人发现 26% 体温在 39.0℃以上、白细胞计数 >20 000 的患儿胸部 X 线都有肺炎表现[26]。此研究是在接种肺炎链球菌疫苗之前完成的。

快速病毒抗原检测

许多临床实验室都能完成快速病毒抗原检测，比如常见的儿童病毒性疾病：A 型流感、B 型流感、呼吸道合胞病毒（RSV）。找到发热患儿的病原可避免进行一系列昂贵、痛苦、长时间的细菌性疾病诊断检查。Bonner 等人评估了医生对于流感排序阳性结果的影响[27]。调查者研究了 391 例患者，年龄在 2 个月到 21 岁不等，均有经典的流感症状及体征。多达半数的患者流感快速序列检测为阳性。调查者发现，该阳性结果可减少医生进行其他的实验室检查及放射学检查，抗生素使用也减少。呼吸道合胞病毒也是儿童发热的常见病因。Levine 等人发现 2 个月以下的发热婴儿中，RSV 感染合并细菌感染性疾病相对无 RSV 组较低（12.5% vs. 7%），虽然该结果在 28d 内新生儿组没有统计学差异（14.2% vs. 10.1%）。该研究中大部分 RSV 阳性的严重细菌性疾病患儿都是尿路感染。

各类损伤

发热患儿的一般诊疗常规

对于任何发热患儿而言，初步诊疗是快速评估有无心肺功能不全或休克。明显的呼吸窘迫、氧疗不能纠正的低氧血症、神志改变都需要立即气管插管及机械通气。有休克表现（灌注不良、低血压、神志改变）时应使用液体复苏。迅速建立静脉或骨髓通道，以 20ml/kg 的速度输入等张晶体液。如果使用了血管升压药（多巴胺 1~20g/(kg·min) 或去甲肾上腺素 0.1~3g/(kg·min)）仍存在血容量不足，可重复使用液体疗法至总量达 60~100ml/kg。

在使用抗生素之前，即使是危重患儿，也要及时完成血、尿等标本的培养。待危重儿生命体征平稳后才可行腰穿。应针对该年龄段最可能的致病菌进行经验性抗生素治疗。一旦开始使用抗生素，脑脊液中的细菌会被迅速杀灭：脑膜炎球菌可在 15min~2h 被杀灭，肺炎球菌可在 4~10h 被杀灭[28]。

严重细菌性疾病

0~28d 新生儿

28d 以内的新生儿体温只要超过 38.0℃，就有患细菌性疾病的风险，文献报道概率可达 12%[29,30]。发热通常是危及生命的疾病的唯一表现，其他的症状、体征可能不明显，导致大量诊断性检查或经验性使用抗生素，或者将一般情况较好的新生儿收住院。

通常，该年龄段患儿常有非特异性表现如易激惹、嗜睡、拒乳、发出呼噜声。除发热外，还有一些严重疾病的体征如前囟隆起、肢端花斑、瘀斑或呼吸增快。该年龄段的常见细菌包括 B 组链球菌、李斯特菌、脑膜炎奈瑟球菌、肺炎链球菌、大肠埃希菌等。病毒包括呼吸道荷包病毒（RSV）及单纯疱疹病毒（HSV）。新生儿 HSV 感染其患病率及死亡率居高不下，如果母孕期有生殖器疱疹病史，新生儿出生后出现发热、精神委靡、抽搐，体检发现皮肤小囊泡、转氨酶升高或凝血功能障碍都应考虑 HSV 感染。如患儿发热且脑脊液中细胞数增多，但革兰染色阴性，应考虑 HSV 脑膜脑炎。HSV 的高危期是生后 2~12d（图 165-2）。其他类似败血症表现的非感染性疾病包括新生儿肾上腺皮质增生症合并急性失盐危象，或导管依赖型先心病。

因为新生儿患细菌感染风险高，且临床评估困难，因此应尽快完善诊断性检查，包括完整的败血症检查。包括全血细胞计数（CBC）、血培养、尿常规、尿培养、腰椎穿刺。尿路感染也有伴随脑膜炎风险，因此也是腰椎穿刺的指征[31]。所有新生儿都应经验性使用抗生素至培养结果回报。静脉抗生素使用原则包括氨苄西林（100mg/(kg·d)，分 4 次使用），加用庆大霉素（5mg/(kg·d)，分 2~3 次）或头孢噻

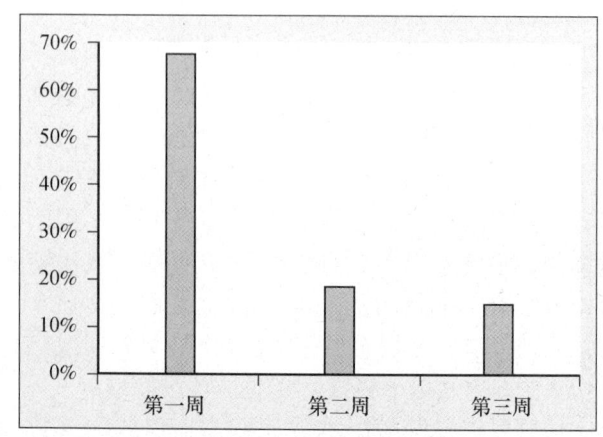

图 165-2 新生儿单纯疱疹病毒感染的发病年龄。

肟（150mg/（kg·d），分3次，q8h）。因头孢曲松可造成新生儿非结合胆红素增高造成急性胆红素脑病，因此在新生儿中禁用。如果有HSV的高危因素，应经验性使用阿昔洛韦（60mg/（kg·d），分3次）。

29～90d 的婴儿

虽然对28d以下发热婴儿的评估及管理基本达成共识，但关于稍大婴儿的发热管理仍存在争议。任何年龄组的一般情况差的患儿都应收住院行脓毒症的相关检查，并经验性使用抗生素。恰当的高危患儿抗生素治疗应覆盖新生儿期易感的细菌如李斯特单胞菌、B组链球菌，也应包括抗嗜血流感菌、脑膜炎奈瑟菌、肺炎链球菌。其中有一个方案就是静脉使用氨苄西林50～1 000mg/kg，q6h，加上头孢噻肟50mg/kg，q8h。如果是对头孢及青霉素耐药的肺炎链球菌感染，应静脉使用万古霉素40～60mg/kg q6～8h。对于看上去一般情况好的患儿，现有3个不同的评估方法（分别是罗切斯特、费城、波士顿标准），在文献中进行比较[32-34]。每个方法都有其独特之处，包括发热定义（38.0℃ vs. 38.2℃）、研究人群（0～3月，1～2月，1～3月）、临床及实验室研究、处理（住院是否使用抗生素、门诊治疗是否使用抗生素）。每个策略都尝试明确一套低风险标准，如果符合该标准，可以暂缓经验性抗生素治疗。这三个主要方法在表165-2中列出。Baraff将这三个标准综合，整合出了一个处理既往健康的29～90d发热患儿的公式（图165-3）[35]。所谓低风险，必须既往体健，出生史无异常，无临床中毒症状，无细菌感染灶。低风险实验室标准包括：白细胞计数正常（5 000～15 000/mm³），尿常规正常（革兰染色阴性，白细胞<5/HPF），脑脊液革兰染色阴性，细胞计数白细胞<8/mm³。如果出现腹泻，大便白细胞<5/HPF视为低风险标准。一旦符合低风险标准，根据费城及波士顿标准，临床医生有2个选择：其一，完善血细胞计数、血培养、尿常规、尿培养。一旦这些检查完善，小孩可以出院在门诊治疗紧密随访。其二，波士顿标准建议，完整的脓毒症评估应包括腰穿，然后经验性使用头孢噻肟治疗（50mg/kg静脉注射或肌注），然后在24h内重新评估。这两个标准的不同之处在于，在实施完整的脓毒症评估（包括腰穿）之前不应该经验性使用抗生素。另外，如果患儿复查腰穿发现脑脊液细胞数增多，预先使用抗生素会干扰培养结果。因此，如果为病毒感染，不应将患儿收住院并静脉使用抗生素治疗14d。

3～36 个月婴幼儿

发热是3～36个月小儿的常见疾病，且多数为自限性的病毒性疾病。该年龄段发热的常见原因为病毒性上呼吸道感染、喉炎、毛细支气管炎、口炎（特别是HSV或柯萨奇病毒感染）、胃肠炎、红疹、传染性红斑（细小病毒B19感染）。局灶性感染如肾盂肾

表165-2　3个月以下患儿发热处理的3大标准比较

	费城标准	罗切斯特标准	波士顿标准
年龄	29～60d	≤60d	28～89d
体温	≥38.2℃	≥38.0℃	≥38.0℃
体格检查	无特殊	无特殊	无特殊
实验室检查（低风险定义）	WBC：<15 000/mm³ 中性比值：<0.2 尿常规 WBC<10/HPF（革兰染色阴性） CSF WBC<8/HPF（革兰染色阴性） 胸部X线/大便检查 均阴性（如果可做）	WBC：5～15 000/mm³ 粒细胞绝对数<1 500 尿常规 WBC≤10/HPF 大便 WBC<5/HPF（如果可获取标本）	脑脊液 WBC<10/HPF 尿常规 WBC<10/HPF WBC<20 000/mm³ 胸部X线阴性（如果可做）
高危	住院+静脉注射抗生素	住院+静脉注射抗生素	住院+静脉注射抗生素
低危	在家治疗，不予抗生素	在家治疗，不予抗生素	在家治疗，经验性使用抗生素
评价	敏感性98%（92%～100%） 特异性42%（38%～46%） 阳性预测值14%（11%～17%） 阴性预测值99.7%（98%～100%）	敏感性92%（83%～97%） 特异性50%（47%～53%） 阳性预测值12%（10%～16%） 阴性预测值98.9%（97%～100%）	敏感性不详 特异性不详 阳性预测值不详 阴性预测值94.6%

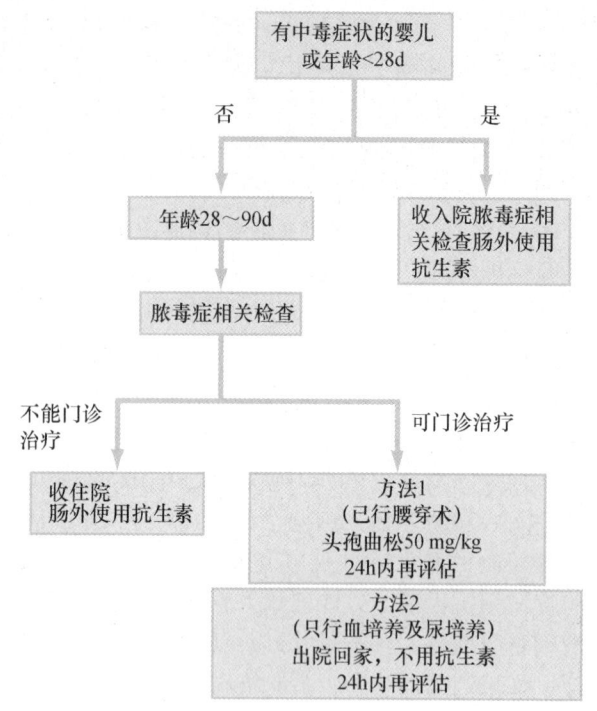

图 165-3 3 个月以下的发热患儿的处理计算方法。

炎、眼眶周围蜂窝织炎、细菌性咽炎（A 组链球菌）、化脓性关节炎、咽后壁脓肿、脑膜炎、细菌性肺炎都是该年龄段的常见病。经过询问病史及体格检查后，发现这些局灶感染应立即进行诊断学检查及治疗。

采集该年龄段的病史应集中在病程、与评估相关的症状、预防接种史（特别是流感嗜血杆菌及肺炎链球菌接种史）等。彻底体检可排除严重的局灶性感染，如脑膜炎。年幼儿可能仅以易激惹不能安抚，或嗜睡为单一表现。另外，只有不到 27% 的 0～6 月婴儿有典型的脑膜刺激征，如颈项强直[36]。

之前的研究重点在于评估该年龄组患儿有无隐匿性菌血症。据报道 3～36 月年龄组高热（>39.0℃）患儿中只有小部分为细菌感染[35,37-40]。这些患儿虽有高热但无局灶性感染体征。病史或体查结果对于识别隐匿性菌血症缺乏敏感性和特异性，必须借助一些诊断学检查[41-43]。检查包括全血细胞计数、血培养，如白细胞计数 > 15 000/mm³ 可经验性使用抗生素。一些文献对经验性使用抗生素进行研究，表明它可以预防菌血症出现局灶性后果如脑膜炎，以及缩短发热的持续时间[44-46]。在使用肺炎链球菌的疫苗后，隐匿性菌血症的发生率约为 3%，如果不治疗，高达 75% 的肺炎球菌菌血症患儿都能自愈，但小部分患儿可发展为败血症或脑膜炎。肺炎球菌性脑膜炎其患病率及死亡率较高，包括永久性神经损伤、听力损伤，及死亡[47,48]。自"沛儿"（肺炎链球菌结合疫苗）问世以来，在美国 8 个儿童医院中，疫苗血清型导致的侵袭性肺炎链球菌感染数目在 2 岁以下儿童中下降了 75%。由于接种疫苗可让侵袭性肺炎球菌疾病减少，那么具有成本效益的强制性血液检查是否还有必要呢[49,50]？Lee 及其同事们评估的各种管理方法的成本效益：包括

- 不做检查
- 依赖临床判断
- 血培养
- 血培养 + 经验性抗生素
- WBC 计数 + 血培养 + 经验性抗生素
- WBC 计数 + 只对 WBC > 15 000 的进行血培养和使用抗生素

他们发现肺炎链球菌性菌血症发生率 > 1.5% 时，检查白细胞计数加上选择性血培养及经验性抗生素使用是最具成本效应的。如果发生率只有 0.5%，任何经验性的检查和治疗都不具有成本效应了。因此他们总结出，菌血症发生概率越低，临床判断在选择高危人群选择性进行检查和治疗的作用就越大[51]。

虽然由于疫苗问世，肺炎球菌菌血症的发病率在 3～36 个月婴儿中已下降，但并不意味这一年龄组的孩子已经完全对这一细菌免疫，而且流感嗜血杆菌开始传播。因此高热（> 39.0℃）患儿不伴感染源，应考虑隐匿性菌血症的可能，并行白细胞计数及血培养筛查。只有 WBC 计数 > 15 000/mm³ 时才经验性使用抗生素。要注意，虽然肺炎链球菌结合疫苗涵盖了 7 种最常见致病血清型的抗原，但可导致人类感染的约有 90 种血清型。持续性细菌监测对于确保其他血清型致病概率不再升高极其重要。还需要注意的是，临床没有任何关于脑膜炎奈瑟菌疾病的预测公式[52]。另外一些症状和体征，如紫癜样皮疹、杆状核粒细胞增多症、肢痛、接触史，都说明脑膜炎球菌血症的可能。关于该年龄段发热患儿的检查流程图见图 165-4。

3 岁至成人期

隐匿性菌血症的发病率在 3 岁后下降。局灶性感染如链球菌性咽炎、化脓性关节炎、肺炎、扁桃体脓肿（多见于青春期）、蜂窝织炎等变得越来越多。病毒感染也很常见，如感染性单核细胞增多症。肺炎患儿需要考虑不典型病原如肺炎支原体的感染。社区获得性耐甲氧西林金葡菌（CMRSA）导致的继发性皮肤感染也越来越多。CMRSA 可出现在所有年龄段，但集中出现在喜欢摔跤运动（与摔跤地垫有关）及橄榄球运动（装备感染）的孩子中[53,54]。在所有化脓性皮肤感染及皮肤脓肿的患儿中都应考虑 CMRSA 感染。适当治疗包括脓肿切开引流，对于 > 5cm 的脓肿、蜂窝织炎或伴发热，应予甲氧-复方新诺明等抗

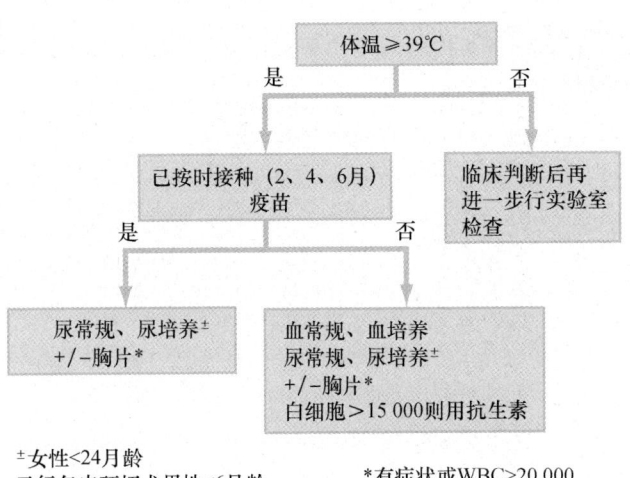

图 165-4 3~36 个月发热患儿的处理计算方法。

生素治疗[55]。

脑膜炎奈瑟菌性疾病在青春期呈现第二个发病高峰，在每10万人群中就有1.2个被感染。与婴儿相反，青春期脑膜炎奈瑟菌感染多表现为脑膜炎奈瑟菌性菌血症（40% vs. 20%）、休克（69% vs. 27%）、致命结局（22.5% vs. 4.6%）。脑膜炎奈瑟菌性疾病典型表现为：脑膜炎、菌血症、二者兼而有之。住校大学生是感染的高危人群，感染率为3.2/100 000人[56]。脑膜炎球菌感染患儿的病史多有进行性发热、头痛、颈项强直。休克、意识改变、昏迷、瘀斑、瘀点、抽搐、肌肉痛都可出现。感染的首发症状包括腿痛、手脚凉、异常的皮肤花纹[57]。对疑似感染的患儿应予头孢噻肟100mg/kg，分2次，q12h，进行初步治疗。

2005年1月，食物药品管理署（FDA）证实了脑膜炎球菌结合疫苗-4（Menactra）可用于青春期儿童。此类疫苗是多糖结合蛋白，直接针对于4种最易在人类致病的血清型。美国免疫实施学院（The American College of Immunization Practice）推荐青春期健康儿童在11岁或12岁接种，美国儿科学会（the American Academy of Pediatrics，AAP）建议所有住校大学新生应接种。疫苗的使用可使发病率降低67%，携带率降低66%[58]。

热性惊厥

热性惊厥是5岁以下幼儿抽搐的常见原因，指抽搐伴发热，但无中枢神经系统感染。好发于6月~5岁婴幼儿。体温骤升或服用退热剂后体温骤降期是高危时段，而非发热的绝对温度。许多父母担心在热性惊厥后继发癫痫，研究表明这个风险极小。癫痫在一般人群中的风险约为0.5%~1%，在热性惊厥患儿中为1%~2%。虽然一般都是良性的，热性惊厥有时也成为婴幼儿中枢神经系统感染如脑膜炎的表现。热性惊厥被分为单纯性和复杂性两种。单纯性热性惊厥发作时间短（15min），形式单一，非局灶性、全身性强直阵挛发作。复杂性热性惊厥发作时间长，反复发作（24h发作>1次），典型的局灶性发作。

鉴别良性热性惊厥与中枢神经系统感染是很困难的。美国儿科学会（AAP）出版了有关热性惊厥的评估管理指南[59]。实验室及放射学检查应集中寻找发热源，不要被惊厥左右。AAP建议，对于12个月以下热性惊厥患儿，或之前已使用抗生素从而没有中枢神经系统感染体征，或症状和体征都像脑膜炎的患儿，应"高度考虑"腰穿。神经影像或脑电图的常规检查没有提示[60]。单纯热惊厥后的抗癫痫治疗也是没有用的。

父母应注意，33%的热性惊厥患儿可能会再次发作，75%的会在一年内再次发作。首次发作的年龄越小，再次发作的可能性越大。体温较低就开始惊厥的患儿，也是复发的高危人群（38.5℃时复发率35% vs. 40℃时复发率13%）。

发热和瘀点

小儿发热伴瘀点，很可能与脑膜炎奈瑟菌感染有关。事实上，Baker等人发现，在发热和瘀点的住院病人中，脑膜炎奈瑟菌的发病率约7%~11%[61]。在急诊科就诊人群中，菌血症概率较低（1.9%）。发热及瘀点的鉴别诊断包括弥散性血管内凝血、洛矶山斑疹热、肺炎链球菌性菌血症、化脓性链球菌感染、各种病毒感染、特发性血小板减少性紫癜、过敏性紫癜、白血病。瘀点也可由压脉带压迫或剧烈咳嗽机械性的引起。呕吐及咳嗽引起的瘀点主要分布在乳头连线以上，但由严重细菌性疾病引起的瘀点分布缺乏特异性。因为发热和瘀点可能有严重疾病的可能，应完善全血细胞计数及血培养。一旦合并咽炎，应完善A组链球菌相关检查。Mandl等人完成了一个前瞻性的队列研究，411名就诊于儿科急诊室的发热（>38℃）伴瘀点患儿，希望能查明临床试验室诊断标准，从而提供菌血症的筛查方法[62]。他们发现异常的白细胞计数（<5 000/mm^3 或 >15 000/mm^3）、异常凝血功能可预示侵袭性菌血症，但并非其诊断标准。同样，一般情况好、白细胞计数正常、凝血功能正常的孩子患侵袭性菌血症的可能性较小。这个研究中，只有2名一般情况好的患儿为菌血症（肺炎链球菌）。对于所有发热瘀点的患儿，无论住院与否都应该经验性使用抗生素（头孢噻肟 50mg/kg IV/IM）。

川崎病（皮肤黏膜淋巴结综合征）

川崎病是儿童期最常见的血管炎性疾病之一，所有长程发热的婴幼儿都应考虑该病的可能[63]。川崎病详见第 169 章。因川崎病主要合并冠脉扩张，因此明确诊断尤为重要。一些患儿不是完全符合川崎病的所有诊断标准，称之为"不完全性川崎病"。尽管缺乏经典依据，这些患儿仍然有冠脉损伤的风险。川崎病的异常实验结果包括白细胞增多、血小板增多（可高达 $1\,000\,000/mm^3$），以及全身炎症指标如红细胞沉降率、C 反应蛋白的升高。

怀疑川崎病的患儿应住院接受静注免疫球蛋白治疗（2g/kg 注射时间超过 10～12h）和阿司匹林（初始剂量 80～100mg/（kg·d），q6h）[64]。还应完善心脏超声检查。

中毒性休克综合征

中毒性休克综合征（TTS）指金黄色葡萄球菌感染后毒素介导的临床综合征，A 组链球菌感染也可引起类似疾病。中毒性休克综合征的毒素多为外毒素。此综合征常与经期妇女使用内置卫生棉条有关。但在男性及青春期女生中也可由于其他原因感染金葡菌[65-67]。

TTS 的临床表现包括发热（>38.9℃）、低血压、弥漫性红皮病，还可累及多系统。患儿可能有呕吐及腹泻、严重的肌肉痛、口咽部充血、神志改变。实验室检查常有异常，包括肌酸磷酸激酶升高、血尿素氮或肌酐升高、转氨酶升高及血小板增多。疾控中心出台了一套该疾病的定义（表 165-3）。

TSS 的治疗包括积极的液体复苏及克林霉素（25～40mg/（kg·d），分 3 次）或万古霉素（40mg/（kg·d），分 4 次静脉注射）抗球菌治疗。

发热与潜在慢性疾病

肿瘤患儿

癌症患儿，特别是予细胞毒性化疗的患儿，是败血症及细菌感染的高危人群[68]。这些危及生命的感染都发生于中性粒细胞减少期。中性粒细胞减少是指中性粒细胞绝对计数 <500/ml 或 <1000/ml 但持续下降。癌症患儿也常因留置导管导致感染。

致病菌包括革兰阳性菌及阴性菌。常见的是链球菌及葡萄球菌以及假单胞菌。通常，这类患儿因白细胞减少，不会有典型的局灶性感染表现。癌症患儿的局灶性感染包括口炎及盲肠炎。

发热且中性粒细胞减少症的患儿需仔细评估。应完善全血细胞计数检查及手工分类，以及血培养。如果疑似中心静脉置管感染，应单独进行导管周围血培养。完善检查后不用等结果回报，就可立即经验性使用抗生素。适当的一联抗生素治疗包括头孢吡肟 50mg/kg，IV，q8h，或头孢他啶 50mg/kg，IV，q8h。如果患儿疑似导管相关感染及皮肤软组织感染，应使用抗球菌的万古霉素 40～60mg/kg，q6～8h。通常对于发热及中性粒细胞减少的患儿都会收住院，但如果门诊治疗的话，可用头孢曲松 50mg/kg，IV，qd，且必须紧密随访。

获得性免疫缺陷患儿

获得性免疫缺陷综合征（AIDS）患儿是细菌感染的高危人群。AIDS 的易感病原包括肺隐球菌、结核分枝杆菌、胞内分枝杆菌、肺孢子菌。病毒感染如巨细胞病毒及 EB 病毒也较常见。

应根据病史及体检针对性进行实验室检查及早期使用广谱抗生素治疗。

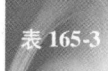

表 165-3	疾控中心对于中毒性休克综合征（TTS）的定义

发热：体温 >38.9℃（102.0℉）

低血压：成人收缩压 <90mmHg，16 岁以下儿童小于该年龄组第 5 百分位数，体位性舒张压下降 15mmHg

体位性晕厥或头晕

弥漫性红皮病

脱屑：发病后 1～2 周出现，尤其是手掌、脚掌

多系统受累（以下 3 个或 3 个以上系统受累）

胃肠道：起病时呕吐或腹泻

肌肉：严重肌痛或磷酸肌酸激酶升高至正常高值 2 倍以上

黏膜：阴道、口咽部、结膜充血

肾：血清尿素氮或肌酐升高至正常高值 2 倍以上，或脓尿（>5WBC/HPF）

肝：胆红素或转氨酶升高至正常高值 2 倍以上

血液：血小板 <100 000/L

中枢神经系统：定向障碍或意识改变，无发热及低血压，不伴有局灶性神经体征

以下实验为阴性结果

血、咽拭子、脑脊液细菌培养（血培养可见金葡菌）

洛基山斑疹热、钩体病、麻疹的血清学试验

*疑似患者的标准包括：发热、体温 >38.9°、低血压、弥漫性红皮症、脱屑，至少三个器官受累。按照确诊定义，患者如缺其一项，又达到上述标准，则可诊断为疑似患者。

镰状细胞病

镰状细胞病患儿出现发热常提示严重感染[69]。事实上该病多死于感染，约40%的患儿合并感染。反复脾梗死早期就可导致脾功能不全。因此这部分患儿为荚膜菌感染的高危人群，包括肺炎链球菌、嗜血流感菌。因为存在细菌性疾病高风险，这些孩子应早期进行免疫接种。5岁以下患儿建议先使用青霉素预防，如果一直没有严重肺炎球菌感染或行脾切除术，则可以停用[70]。青霉素剂量为3岁前（或体重达14kg）125mg，PO，bid，3岁后250mg，PO，bid[71]。

细菌感染的高危判断原则包括：中毒症状、体温≥40℃、异常的白细胞计数（<5000或>30000/mm^3）、预防性使用青霉素不耐受。镰状细胞病患儿特别易感沙门菌属的骨髓炎。所有发热的镰状细胞病患儿都应完善全血细胞计数、网织红细胞计数、血培养。网织红细胞计数对许多感染（如细小病毒B19）而言十分重要，这些感染可能导致再生障碍危象而致命。感染还可造成镰状细胞病的急性胸腔综合征[72]。感染原因包括衣原体、支原体、呼吸道合胞病毒、金黄色葡萄球菌、肺炎链球菌。在询问病史及体检后应进一步行实验室和放射检查。

高危患儿应收入院进行进一步检查及抗生素治疗。低风险患儿可在门诊静脉注射或肌内注射一联抗生素，比如头孢曲松50mg/kg，然后跟踪随访。所有临床表现恶化的患儿都应在24h候进行再次评估。

骨髓炎主要表现为发热及骨痛。镰状细胞病的患儿也因血管闭塞性危象造成频繁骨痛，诊断较困难。所有患儿都应完善全血细胞计数及分类，红细胞沉降率、血培养、放射性核素骨扫描都能协助定位感染灶。如果疑为沙门菌感染，应留取大便标本送培养。

先天性心脏病

先心病患儿是发热并心血管并发症的高危人群。通常，相对轻微的病毒感染可造成心功能的明显改变，口服药治疗效果不好。先心病患儿也是感染性心内膜炎的高危人群。这类患儿如果发热伴心脏杂音改变或加重，则可考虑感染性心内膜炎。表165-4列出了心内膜炎Duke修改诊断标准[73]。

感染性心内膜炎的常见病原为金黄色葡萄球菌、草绿色链球菌、牛链球菌、肠球菌或HACEK组病原（嗜血菌属、伴放射性放线杆菌、人心杆菌、

表165-4 心内膜炎Duke诊断标准（修订）
主要标准
感染性心内膜炎的阳性血培养结果
典型的微生物学检查主要为以下两方面：
草绿色链球菌
链球菌株，包括营养性变异株
嗜血菌属：放线共生放线杆菌、人心杆菌、艾肯菌属、金氏杆菌、金黄色葡萄球菌
社区获得性肠球菌，但无原发病灶，或持续血培养阳性（定义：发现的病原与感染性心内膜炎患者血培养中分离12h以上的病原一致，或三个单独血培养全为阳性，或4个或更多单独血培养中有大部分为阳性，第一次与最后一次采血时间至少相隔1h）
有一个阳性血培养贝纳柯克斯体或抗I免疫球蛋白G抗体效价>1：800*
心内膜受累依据
超声心动图阳性发现
经食管超声心动图：推荐在以下患者中使用：使用人工瓣膜、根据临床标准"可能为感染性心内膜炎"、复杂性感染心内膜炎（瓣周脓肿）；
经胸腔超声心动图：对于其他患儿可作为首选*
超声心动图阳性发现的定义
瓣膜或支撑结构、回流道、植入材料上可见赘生物，不能用解剖学解释
脓肿
人工瓣膜出现新的裂口
新的瓣膜反流
既往存在的杂音增加或改变

表 165-4　心内膜炎 Duke 修改诊断标准（续）
次要标准
本来的心脏情况或静脉药使用情况
发热：38.0℃（100.4℉）
血管情况：主要动脉栓塞、脓毒性肺梗死、感染性动脉瘤、颅内出血、结膜出血、Janeway 损害
免疫情况：肾小球肾炎，Osler 结节、Roth 斑、类风湿因子
微生物依据：阳性血培养但未达到以上提到的主要标准（排除单一培养出凝固酶阴性葡萄球菌或不会导致心内膜炎的其他微生物）或找到与感染性心内膜炎病原一致的活动性感染血清学依据

* 心脏超声检查作为次要标准已经淘汰。

艾肯菌属、金氏杆菌、金黄色葡萄球菌）。疑有心内膜炎的患儿应行血培养并送医院行超声心动图。美国心脏学会（The American Heart Association）推荐初始抗生素治疗可予头孢曲松 100mg/kg，IV/IM，qd，或万古霉素 40mg/(kg·d)，IV。经典治疗持续至少 4 周。头孢曲松可与吉他霉素（3mg/(kg·d)，分 3 次，IV）联用，疗程 2 周[74]。

脑室腹膜分流

脑室腹膜分流术后患儿出现发热多提示分流感染。如果疑有分流感染，应请神经外科会诊并抽取脑脊液样本。脑脊液应从分流腔抽取。金黄色葡萄球菌及表皮葡萄球菌是常见病原。因为分流感染多伴有神志改变，所以必须行 CT 扫描来评价室腔大小。疑似分流感染患儿应尽快收住院并使用抗生素。

重要概念

- 发热是儿童至急诊科就诊的最常见原因，虽然自从广泛接种乙型流感嗜血杆菌及肺炎链球菌疫苗以来，细菌性疾病的发生率有所降低。
- 3 个月以下婴儿因其免疫系统发育不成熟，接种疫苗不完全，是细菌性疾病导致发热的高风险人群，应该积极进行实验室检查。
- 儿童严重细菌性疾病最常见的原因仍然是泌尿系感染，对未进行排便训练的婴儿采集尿液的唯一可靠方法是通过膀胱造瘘管或耻骨上穿刺。
- 呼吸道合胞病毒是引起婴儿发烧和呼吸窘迫的常见病毒性因素，且呼吸道合胞病毒的存在并不能降低 28 天以内新生儿并发严重细菌性疾病的风险。
- 儿童出现发热和瘀斑提示脑膜炎双球菌感染的可能；应完成血常规及血培养，大多数儿童应经验性使用肠外抗生素治疗。

本章参考文献请参见 http://pumpress.bjmu.edu.cn/eduservice/3419.html

第166章 儿童呼吸系统急症：上气道梗阻

Mariann Manno

杨梅雨 译 祝益民 校

概述

因上气道梗阻所致的呼吸窘迫并不多，但对于年幼儿而言可能是灾难性的急症。各种单一或多个原因都可导致气道梗阻，包括急性呼吸道感染、先天异常或呼吸道、食管异物。上呼吸道异常和疾病的知识在儿科急诊医学中是最重要的。呼吸道病理分类的依据为：解剖位置、病人的年龄、症状的紧迫性、先天性或后天性病变、感染性或非感染性过程等。所有分类都基于对小儿呼吸道独特解剖特点的认识。

疾病原理

成人和儿童气道的差异在呼吸道管理上非常重要（图166-1）。婴儿的舌头相对于嘴来说不成比例的增大，突出进入咽后部。进行面罩通气或要可视气道时，舌头是明显的障碍。肌无力、舌后坠是功能性上呼吸道梗阻最常见的原因。婴儿咽喉部更靠前，在颈部相应的颈椎位置（$C_{3\sim4}$）比成人（在 $C_{4\sim5}$）高。声带的前方向下倾斜。婴幼儿的气道狭窄在环状软骨，而不像成人的在声带处。小儿的会厌相对较大，较长，呈"Ω"形。它垂直延伸超过声带，使气道要完全暴露很困难。气管口径小，新生儿气管长度为57mm，喉部直径为4mm。所有的支撑软骨柔软且韧性高，易塌陷。最后，一个突出的枕椎允许头部和颈椎进行被动屈伸活动。总的来说，儿童呼吸道的解剖特点使婴幼儿易患功能性上呼吸道梗阻，且进行气道干预技术并非易事。

根据刚才讨论的解剖特点选择处理设备的尺寸。面罩的尺寸应该可以覆盖鼻子顶部和底部边缘（眼睛下方）到下巴边缘。婴幼儿气管插管通常用直（Miller）页片的喉镜，因为垂直的叶片可挑高会厌软骨，以增加气道的可视度。气管导管的大小根据患者气管大小决定。对于>1岁的患儿，气管导管尺寸（内径/mm）可通过以下公式估算：（年龄/4）+4；如果是无套囊的导管，除了3.0mm的导管外，其余应该小半号。此外，气管导管的尺寸可以使用长度测量系统估算，如Broselow胶带。最近有证据表明，带套囊的气管导管对于所有年龄组患儿均是安全的。套囊气管导管可释放通气时产生的高压力，而无套囊的导管容易发生漏气，且套囊导管不会增加如声门下狭窄这类并发症的发生[1,2]。

临床上因为上呼吸道症状就诊于急诊科的患儿，一般可分为以下几类：

- 上呼吸道急性感染的严重程度从轻度呼吸窘迫、自限性的症状和体征，到快速突发的气道阻塞。
- 不明原因的气道及周围结构先天性异常，可表现为慢性或进行性喘鸣或喂养困难。先天性气道异常婴儿伴急性呼吸道感染者，可能呼吸失代偿或呼吸衰竭的风险更大。
- 上呼吸道或食管异物可引起呼吸道部分或完全阻塞，可能需要更高级的呼吸道处理技术。

喘鸣

喘鸣（stridor）是一种与典型上呼吸道阻塞有关的声音[3-5]。是来自拉丁语 *stridulus*，意思是粗糙的或刺耳的声音。由于部分气道阻塞，混乱的气流通过从鼻子到气管的部分呼吸道时造成喘鸣。它本身并不是一个诊断，而是一个重要标志，必须彻底研究。喘鸣会在呼吸周期定时出现（吸气、呼气、双相），应对呼吸音进行评估（粗糙、高调）。

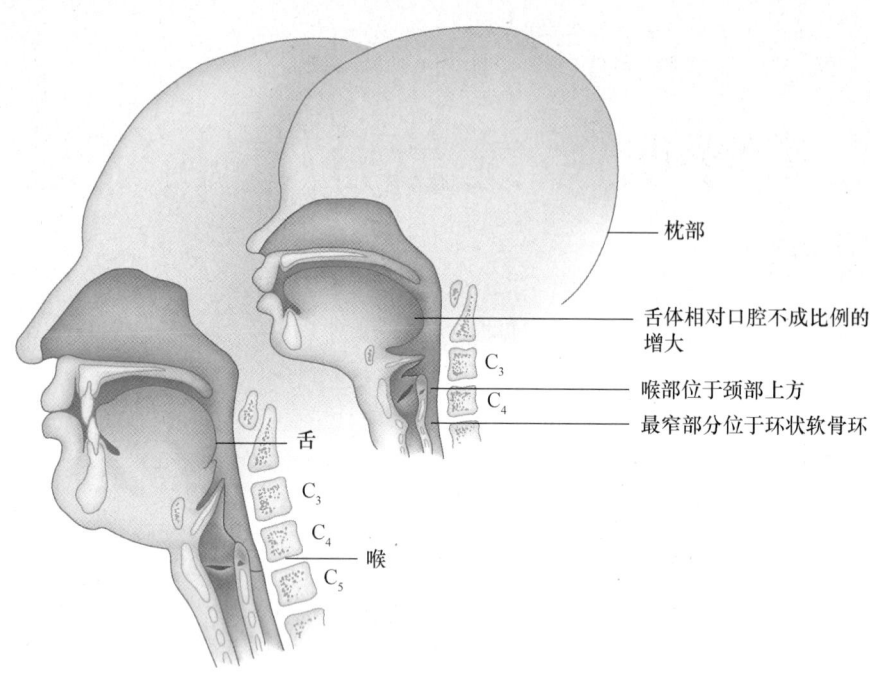

图 166-1 成人与儿童气道的比较。(From Finucane BT: Principles of Airway Management. Philadelphia, FA Davis, 1988.)

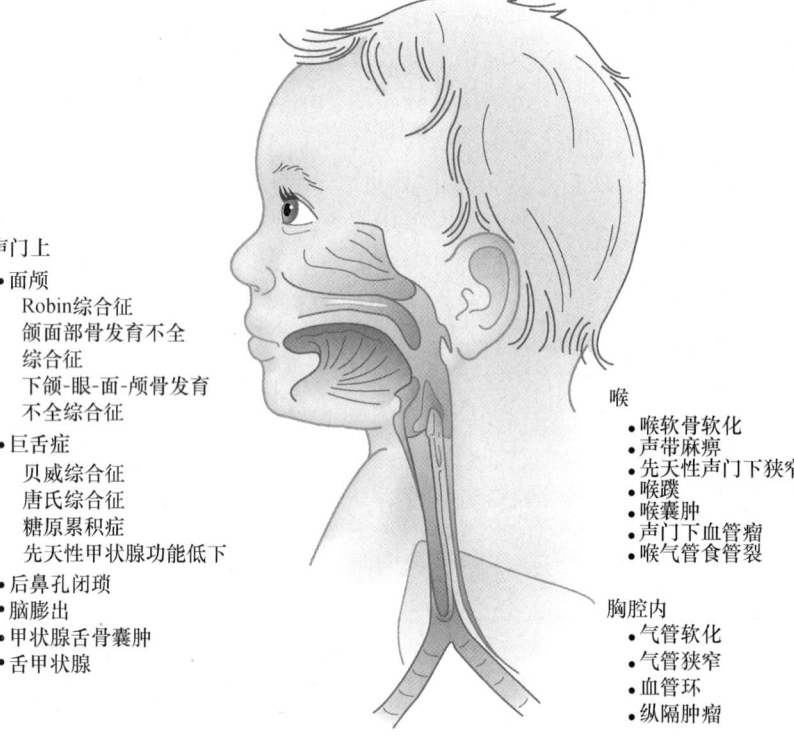

图 166-2 儿童上气道的分区及相关病理学。(From Simon NP, Simon N: Evaluation and management of stridor in the newborn. Clin Pediatr [Phila] 30: 211, 1991.)

气道人为的分为四个区域：鼻咽部、声门上、声门和附近的门下区、气管胸段（图166-2）。喘鸣的不同特点，依靠确定呼吸道来源体现（表166-1）。

从鼻咽部发出的喘鸣音质响亮、咕噜、粗糙，声音可能低沉。扁桃体周围脓肿时就可发出这种声音。吸气时高调的喘鸣音来自声门和声门附近的气管。吸气时喘鸣意味着这一区域发生病变，因为吸气时颈段气道狭窄可引起气道外压力高于气道内压力。声音听起来嘶哑或是微弱，比如病毒性喉炎和喉软骨发育不良。

吸气和呼气时双相喘鸣，通常意味着声门或环状软骨有一个固定病灶，且病灶大小不会随呼吸改变。例如喉和声带麻痹可致双相喘鸣。来自气管下部的喘鸣通常是呼气相喘鸣。比如细菌性气管炎和气管异物。

表 166-1　喘鸣的原因：解剖位置、声音及病因学

特征	声门上	声门	声门下、气管
声音	响亮	双相喘鸣	高调喘鸣
	洪亮		吸气相喘鸣
	粗糙		
	呼吸相喘鸣		
结构	鼻	喉	声门下、气管
	咽	声带	
	会厌软骨		
先天性	小颌畸形	喉软骨发育不良	声门下狭窄
	Robin 综合征	声带麻痹	气管软化症
	颌面部骨发育不全综合征	喉蹼	气管狭窄
	巨舌症	喉囊肿	血管环
	唐氏综合征		血管瘤
	糖原累积症		
	后鼻孔闭锁		
	舌甲状腺		
	甲状腺舌骨囊肿		
获得性	腺病	乳头状瘤	喉炎
	扁桃体肿大	异物	细菌性气管炎
	异物		声门下狭窄
	咽部脓肿		异物
	会厌炎		

对上呼吸道梗阻患儿的评估与治疗回顾

对气道阻塞患儿的评估，在孩子休息时观察呼吸做功、呼吸频率、警觉性、皮肤颜色，及活动时（哭吵、喂养时）情况。对于大多数患儿，进行仔细观察和询问既往史，可对正确诊断提供有力的线索。重要的既往史包括以下内容：

- 发作和持续时间（急性、慢性）
- 相关症状（呼吸困难、发烧、中毒、流涎、发绀）
- 随年龄加重（哮喘次数/哮吼是否随年龄增加而严重）
- 急性加重（仰卧或俯卧位、上呼吸道感染、哭吵）
- 喂养方式（吞咽困难、进食异常）
- 气道干预（新生儿期气管插管）
- 窒息发作（异物）
- 说话与器闹时声音的基线和性质（阻塞性病变的位置）

初步体检应评价呼吸窘迫的严重性（呼吸频率、胸廓运动度、心率）和是否存在呼吸衰竭（极度窘迫、过度通气、精神状态改变、肤色变灰、发绀、肌张力低下）。喘鸣的性质和时间，及呼吸音的质量与对称性也非常重要。

对于急性呼吸道的急症患儿，明确的气道管理往往优先于实验室和影像学检查。对诊断不明确但病情平稳的患儿，个体化诊断检查很重要。

对于病情平稳的患儿，颈部软组织的正侧位 X 线片，有助于评估腺样体和扁桃体大小及喉软骨的形状、咽后软组织间隙的厚度、会厌谷、杓状会厌襞以及气管的大小（图 166-3）[6,7]。患儿头部伸展位固

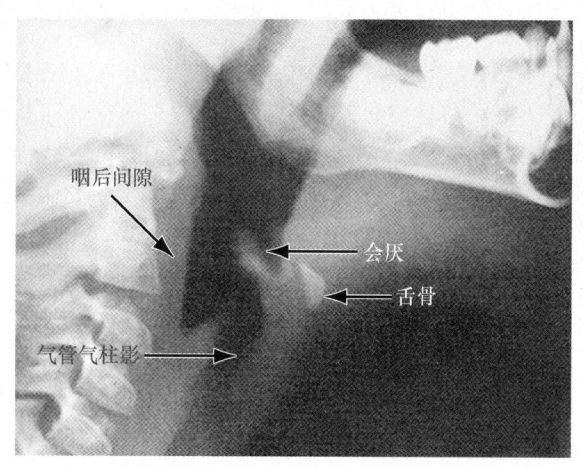

图 166-3 上气道结构在颈部 X 线片的正常表现。注意舌骨、会厌软骨、咽后间隙、气管气柱。

定,且在吸气时拍片为最佳。胸部 X 线有助于评估心脏大小、主动脉弓的位置、肺部病变、气管和细支气管。

进一步的检查可探明特定位置的病变。不麻醉即可在床旁行纤维鼻咽镜检查,可见声门及声带结构及运动情况,同时可通过纤维鼻咽镜辅助插管。食管造影有助于确定有无病变压迫气管。CT 扫描、磁共振成像(MRI)和纤维支气管镜应根据个人情况酌情应用。

各类损伤

声门上气道疾病

概述

声门上气道包括鼻、咽、会厌及周围结构。鼻和咽喉部疾病通常有呼吸音粗、呼吸急促和呼吸困难的表现。如这些结构有先天异常,其症状较轻,合并感染时症状会加重。急诊科医师应熟悉一些先天性病变,如后鼻孔闭锁、巨舌、小颌畸形、甲状舌管囊肿、甲状腺舌下囊肿。重要感染性因素包括:鼻腔异物、鼻息肉、扁桃体和腺样体增生、会厌炎、咽后脓肿、扁桃体周围脓肿、咽炎、单核细胞增多症、上呼吸道异物。在以下几节中将分别进行讨论。

先天性病变

后鼻孔闭锁是最常见的先天性鼻畸形。由于后鼻孔的颊鼻黏膜或骨性中隔持续存在所致。婴儿都是"鼻呼吸为主",因为当他们闭上嘴休息或为了吮吸和吞咽时,都是通过鼻子呼吸。这样呼吸可使软腭后部向下延伸触及会厌后部顶端。双侧后鼻孔闭锁是有生命危险的急症,在出生后不久即可发现确诊。双侧后鼻孔闭锁的患儿出生时可见急性窘迫和发绀,治疗方法是张口建立口部呼吸道进行经口呼吸,必须行手术矫正根治。单侧鼻孔闭锁在新手儿期可无明显症状,直到鼻孔肿胀或分泌物堵塞时才发现,最常见于上呼吸道感染时。

巨舌症常与一系列疾病有关,包括唐氏综合征、糖原累积征、先天性甲状腺功能低下。患儿表现为舌头异常大,向后突出到下咽。上呼吸道感染时分泌物增加,肿胀加剧,使阻塞进一步加重,产生喘鸣或呼吸费力的声音。

小颌畸形与一系列综合征相关,如 Robin 综合征。一个小下颌骨后部取代了正常大小的舌头。患儿仰卧时梗阻症状更加严重。

咽后壁脓肿

概述 咽后壁脓肿是一种因呼吸道咽后软组织间隙感染的有潜在危险的急症。咽后间隙是咽后壁与颅底到 T_2 水平间的椎前筋膜间的间隙。正是鼻、咽、鼻窦和耳排出淋巴组织的渠道。脓肿可由创伤、淋巴结化脓或血行传播导致。多见于 3 岁以上患儿。常见的病原菌是链球菌和厌氧菌[8]。最近一些案例报告耐甲氧西林金黄色葡萄球菌的感染增多[9]。

临床特征 咽后壁脓肿的临床表现多变,往往使年幼的孩子难以诊断。常见症状包括发热、咽痛、颈部僵硬/颈强直、斜颈、牙关紧闭、颈部肿胀、流口水、喘鸣和声音低沉。在 17 例咽后壁脓肿的前瞻性研究中,一半以上(56%)患儿出现喘鸣和呼吸道梗阻[10]。儿童急性呼吸道梗阻的共同点是咽喉在颈部功能的重要性——这些气道解剖位置容易被肿胀的咽后组织压迫。气道受压的患者临床表现可能类似于会厌炎。气道阻塞的非特异性表现,包括发热、颈部僵硬、全身中毒症状提示脑膜炎或败血症。咽后壁脓肿的严重并发症是败血症、吸入性肺炎、纵隔炎和脓胸。

诊断策略 在处理一个疑有咽后壁脓肿患儿时需仔细评估呼吸道是否通畅[11-19]。咽部检查时可能发现咽后壁肿胀,颈部软组织侧位检查有助于确诊。普通患儿咽后间隙的宽度不应超过相邻椎体(图 166-4)直径。厌氧菌感染和穿孔常可见空气液平面。小婴儿因咽后间隙软组织过多,拍颈部侧面片时较困难。头颈部屈曲或呼气时(或两者同时)X 线检查可见咽后间隙扩大。有些病例 CT 检查有助于诊断。

处理 根据脓肿大小、气道阻塞程度,以及病人的中毒症状决定治疗。根据情况予插管或手术引流,患儿常需耳鼻喉专家参与治疗。

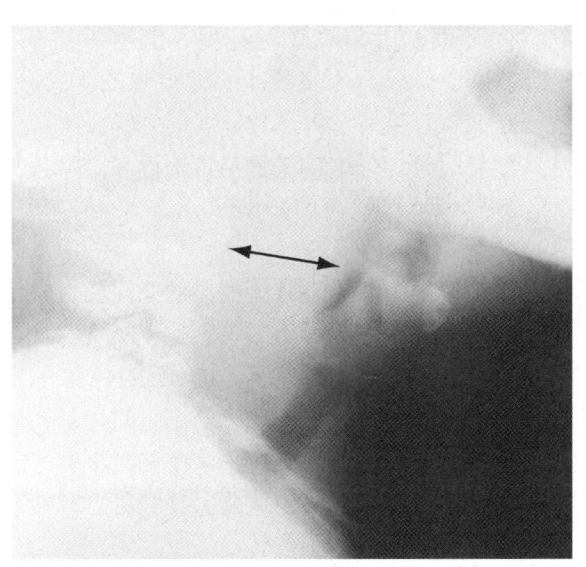

图 166-4　喉壁脓肿。注意咽后软组织间隙增宽。

会厌炎

概述　虽然仍是有生命危险的急症，但急性会厌炎的发病率，因为 B 型流感嗜血杆菌疫苗的接种有所下降[20-22]。这种疫苗首先在 1985 年批准用于 24 个月大的儿童，1990 年该疫苗可用于 2 个月的婴儿预防接种。一项研究比较 1990 年前后会厌炎发生率，每年会厌炎的发病率从 10.9/10 000 下降到 1.8/10 000。

疾病原理　会厌炎是一种侵入性细菌性疾病，导致会厌、会厌襞、声门上及周围组织水肿及炎症。由于炎症和肿胀，组织向下延伸超过开放的声门。既往 3～7 岁儿童因感染 B 型流感嗜血杆菌后发病，全年均有发生。这种情况已经发生改变[24-26]。1990 年以来对会厌炎患者的调查显示，更多累及年长儿（80 个月 vs. 35 个月），且为多种微生物感染。B 型流感嗜血杆菌只在少数患儿中出现，而 A 组 β 溶血性链球菌，金黄色葡萄球菌和肺炎链球菌是较为常见的病原[23]。非感染性原因如吞咽热性液体损伤罕见[27,28]。

临床特征　会厌炎最常见的是急性发作。特点为高热、剧烈咽痛、中毒症状，病情发展迅速。在一项研究中，85% 的会厌炎患儿 24h 内起病[29]。会厌炎患儿易焦虑，并喜欢保持一个"嗅探"或"三足支撑"姿势，向前突出自己的下巴，尽量伸前颈部使呼吸道通畅。随着症状恶化，常无咳嗽和发声。因为吞咽能力下降，有明显流涎。对 2～18 岁儿童研究发现，发热、呼吸困难、烦躁不安、声音或哭声改变、喘鸣、吸凹征常见于疾病初期，大于 80% 的患儿出现此类症状[29]。Singer 等人发现，在 24 个月以下患儿起病初期最常见的症状是中毒症状、精神状态改变、呼吸困难、喘鸣、吸凹征、发热[30]。Losek 等人对 236 例患者进行的研究报道有 7 例患儿（3%）死亡[29]。2 岁以下 58 例会厌炎患儿有 11 例（19%）误诊，178 例 2～18 岁患儿中 49 例（28%）误诊。在年长儿（如青少年）中，不会有特异性咽部肿胀，但出现严重吞咽疼痛或吞咽困难、红斑或出现分泌物时，应高度怀疑此病。相对于年幼儿而言，年长患儿气道直径相对较大，因此上呼吸道梗阻症状不明显，只有肿胀很严重时才会产生症状。误诊诊断包括哮吼、夏季病毒和咽炎。往往在年幼儿病初流口水或吞咽困难不明显时易误诊为哮吼[29]。大多数流感嗜血杆菌感染的会厌炎会出现菌血症（50%～75%）[31]。

诊断策略　高度怀疑会厌炎时应避免直接检查或咽部操作。刺激咽喉部可引发咽部肌肉收缩，进一步加重气道梗阻。成人因其上呼吸道相对较大，因此这种情况少见。颈部侧位片有助于诊断会厌增大（最具特征性的改变，图 166-5）、会厌襞增厚，以及咽下部扩张。仔细观察对疑有会厌炎的患儿也是必不可少的。一旦气道已经得到保证，就可进行实验室检查、静脉输液和抗生素治疗，及血液和会厌分泌物培养，镇静剂治疗等。

处理　典型的会厌炎通过临床表现就可诊断，应避免进行诊断性测试。对气道安全的评估，其重要性大于对诊断的评估。"稳定"的患儿需保持气道通畅，供氧充足，不应随意移动进行体检、实验室检查、X 线检查。这类病人应在行气道处理后才能小心移动。如果需要明确诊断，持续密切的观察至关重要。

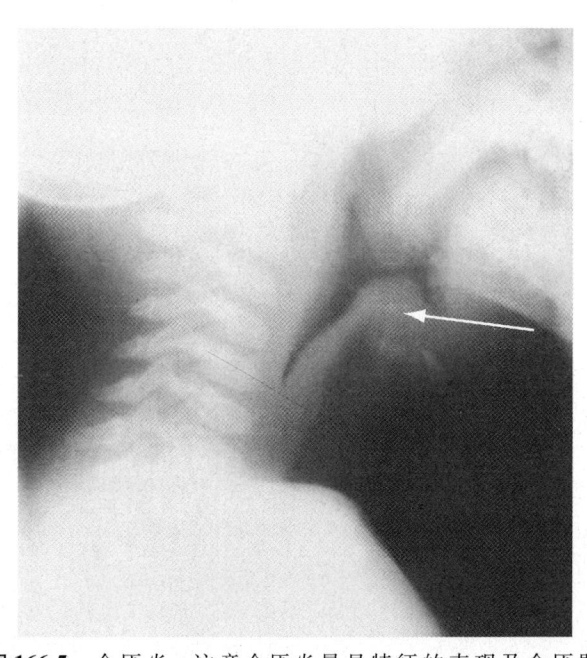

图 166-5　会厌炎。注意会厌炎最具特征的表现及会厌襞增厚。

当患儿确诊或疑似会厌炎时,是否需要转运应仔细考虑后决定。一项儿科重症监护室和急诊医师的问卷调查显示,所有转院患儿有半数是在途中插管。其余患儿,以转运医生是否具有插管能力来决定患儿是否插管[32]。也有报导在转运过程中只进行了仔细观察而没有气管插管的[33,34]。但只有几名具有熟练麻醉技术的及随时准备好急救的儿科重症监护医师可以这么做。显然,在非急诊科和重症监护病房的大多数情况下,迅速进行插管仍是最佳选择。

不稳定的呼吸衰竭患儿需要辅助通气。应首先尝试复苏囊瓣膜面罩通气,如果成功,可等到急诊医师或麻醉医师来再进行插管。如果复苏囊瓣膜面罩通气或气管插管均失败,则需要使用其他技术如环状软骨穿刺术或气管切开术。无论何种方法都要保证气道开放,急诊医师必须尽快请麻醉医生(行纤支镜插管)和头颈外科医生(手术治疗)会诊,以保证实施治疗,降低死亡率。

喉部疾病

喉和声带占据了气道病变导致阻塞相关的重要区域。这些病变有些为先天性的,包括喉软骨发育不良,喉、声带麻痹。后天获得性病变包括喉乳头状瘤。

先天性病变

喉软骨发育不良,引起婴幼儿慢性喘鸣最常见的原因[35,36],是喉支持软骨发育不完全的结果。吸气时,长而软的会厌、杓状软骨及会厌襞进入喉部,形成局部梗阻(图166-6)。出生后不久就开始吸气相喘鸣,仰卧位、用力呼吸时(哭,上呼吸道感染)更明显。喉软骨发育不良很少引起严重的呼吸窘迫、进食困难或发育障碍。大多数患者的经验表明2岁左右症状就能缓解。纤维支气管镜可确诊和排除相关并发症,如声带麻痹、声门下狭窄,约20%的患儿合并这些并发症。

声带麻痹是第二个最常见的婴幼儿慢性喘鸣的原因。双侧声带麻痹导致严重呼吸窘迫、喘鸣,且与严重的中枢神经系统异常有关,如小脑扁桃体下疝畸形。单侧声带麻痹常见于左侧,与出生时牵引左侧神经或压迫喉返神经纵隔结构有关。单侧声带麻痹的婴儿常表现为声音嘶哑,哭声微弱。呼吸窘迫可使喘鸣加重,患侧朝下可使喘鸣好转。

如有喉蹼形成,气道置管术则会失败[37]。喉蹼位于声带之间并在前方部分融合(图166-7)。症状可反映喉蹼大小。小喉蹼可能会导致声音沙哑、哭声微弱和轻微喘鸣。大且完整的喉蹼患儿则会出现失音和重度窘迫。

喉乳头状瘤

喉乳头状瘤由喉上皮细胞产生,可能是围产期或产后接触人类乳头状瘤病毒的结果。围产期感染者一般在3~4岁出现声音嘶哑、哭声异常、吸入性喉鸣。病灶扩大时发展为严重的呼吸窘迫及喉梗阻。

声门下气管疾病

声门下气管是上呼吸道梗阻时出现高亢吸气声的原因。声门下是8岁以下儿童气道最狭窄的部分,完全由环状软骨包围。这种解剖特点使这部分成为最易

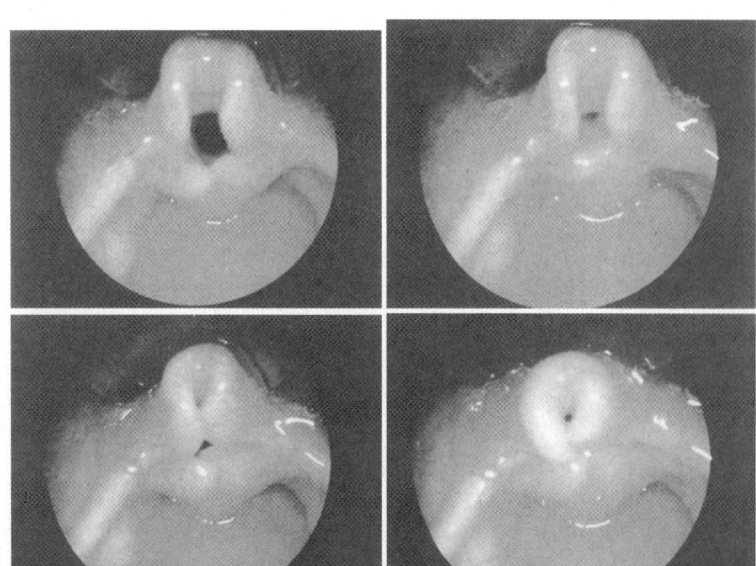

图166-6 喉软骨发育不良。注意吸气时会厌部及其周围包绕结构塌陷导致梗阻加剧。

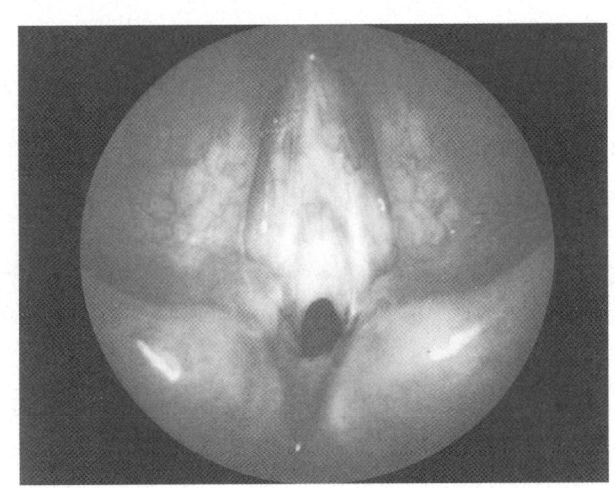

图166-7 喉蹼。

气道阻塞的部分。先天性异常、炎症感染、长期插管相关性损伤都可致声门下缩小或狭窄。

先天性病变

先天性喉气管（"声门下"）狭窄是由于声门下气管先天缺陷所致。通常可见环状软骨畸形。重度狭窄婴儿在出生时就有喘鸣。轻度病变可能只在合并感染或炎症，发生其他梗阻时才出现症状。声门下狭窄也是一个获得性疾病，长时间插管或钝性颈部创伤均可致。

声门下血管瘤并非婴幼儿喘鸣和声门下呼吸道阻塞的常见原因。通常婴儿出生时即出现症状，但喘鸣（可能是双相）和咳嗽只出现在最初几周到几个月。随着血管瘤的快速增长，症状一般在6个月达到高峰。呼吸道症状因哭吵和激动而恶化。约半数儿童可见皮肤血管瘤。气道血管瘤可能见于非对称性气道病变患儿的平片中。

病毒性喉炎（哮吼）

疾病原理 喉炎（喉气管支气管炎）是儿童时上呼吸道梗阻最常见的原因。它最常发生于晚秋、初冬和春季，2岁时（从6个月至6岁）为发病高峰期，少见于年长儿及健康儿童。副流感病毒1型约占一半，其余为副流感病毒2型和3型、呼吸道合胞病毒、流感病毒A和B、鼻病毒[38]。因声门下间隙黏膜及黏膜下组织的炎症、分泌物和疏松附着物水肿而出现喉炎。在这一部分气管呈环状，形成完整的气管软骨，发炎的黏膜环状扩展可进入气道腔内。

喉炎的真正发病率尚不明确。大多数孩子的喉炎是一个简单过程，多数情况下没有治疗也有好转。只有小部分需紧急住院治疗。少数患儿的喉炎反复发作。少数患儿的喉炎可累及下呼吸道引起下呼吸道狭窄、水肿、肺不张。

临床特征 喉炎一般可临床诊断。喉炎患儿的一系列典型症状包括犬吠样咳嗽、声嘶，以及高亢的吸气相喘鸣。通常以持续数天的轻微发热和急性上呼吸道感染症状为前驱症状。

评分系统可以对喉炎进行评估，项目包括喘鸣加剧、吸凹征、发绀、心率和呼吸频率。尽管临床单位并未对喉炎进行正式评分，但应该对患儿仔细观察，对这5项及精神状态和呼吸运动进行评估后再判断是轻度、中度或重度。轻度喉炎的特点是间歇性犬吠样咳嗽，激动时喘鸣，休息时没有，轻度呼吸急促及心动过速。轻度喉炎患儿仅有轻微的窘迫状态，无脱水，精神状态正常。中度喉炎的特点是在休息时听到喘鸣，情绪激动时恶化，犬吠样咳嗽，呼吸做功增加（胸廓回缩度、呼吸急促、心跳过速）。中度喉炎患儿易激惹，但警觉性正常，家长可安抚。缺氧并非轻中度喉炎的典型症状。缺氧可能意味着下呼吸道疾病、其他疾病或严重喉炎。

暂无确诊性的实验室检查。诊断不明时可行颈部X线片，但对治疗无作用。X线片的典型表现因声门下气管的正常突出出现狭窄，使其出现铅笔或锥形尖塔样外观。

处理 糖皮质激素是喉炎的主要治疗药物，可缓解症状，降低对雾化吸入肾上腺素的需求，减少再入院次数，缩短住院时间[39-41]。Geelhoed等人对玛格丽特公主医院重症病房的喉炎患儿进行了激素治疗前后对比，证明喉炎患儿常规使用激素治疗有效[42]。1989年以前，不到5%的患者接受类固醇治疗。那时，平均每年有11%患者需气管插管，重症病房治疗总天数为129d（平均每年）。从1989年开始，给予重症病房患儿0.6mg/kg肌内注射地塞米松。插管率下降到1%（年均），重症病房总住院天数下降至21d（年均）。

已有人对喉炎时是口服、注射还是吸入类固醇治疗进行了讨论[39]。对中度喉炎的住院患儿进行的多元分析研究显示：①激素治疗，住院患者好转较快；②类固醇降低了插管的发生率，对急诊科内轻度到中度喉炎患儿可迅速改善症状；③大剂量（0.3mg/kg的地塞米松）比小剂量更有效[40]。该研究之后，Geelhoed等人表明，口服地塞米松0.15mg/kg与大剂量同样可有效缓解喉炎症状，减少住院时间[43]。激素也可以改善轻度喉炎患儿的症状，降低再就诊率[44]。

布地奈德是一个有效的具有局部抗炎特性的吸入性激素。雾化吸入布地奈德（2mg），可缩短轻-中度喉炎患儿在急诊室的就诊时间，降低住院率，更快地改善症状[41]。在降低住院天数、改善临床症状、减少肾上腺素吸入方面，吸入布地奈德（2mg/次）与口服地塞米松片（0.6mg/Kg）可达到同样效果。约翰逊等人发现肌注地塞米松在减少住院率上优于布地奈德雾化，而其他研究人员发现两种治疗效果一样[45]。

雾化吸入肾上腺素、消旋肾上腺素（含 D 和 L 异构体）或 L-肾上腺素，都可作用于声门下的 α-肾上腺素受体[46]。肾上腺素通过收缩血管，减轻水肿，缓解一系列急性症状。该治疗起效快（10min 内），作用时间为 1～2h。消旋肾上腺素因其对心血管副作用较小，一直优于 L-肾上腺素。然而，L-型肾上腺素异构体具有活性，其安全性和有效性与消旋肾上腺素相同[47]；两种形式都可以使用。肾上腺素"反弹"现象指肾上腺素减量时患者的症状恶化或复发。如果早期给予激素治疗，这种反弹基本没有临床意义[48]。许多中度喉炎患者吸入肾上腺素有效。事实证明，治疗后观察 2～4h，患儿就可安全离开急诊科[49,50]。回顾性研究显示，病人使用消旋肾上腺素治疗后结局都不错。观察 50 例急诊室使用肾上腺素治疗的患者，没有 1 例住院，在随后 48h 内只有 1 例再次到门诊治疗，92% 使用激素治疗者均出院。研究人员建议中度喉炎患儿吸入肾上腺素治疗后如果符合以下几条可以安全离开：①肾上腺素治疗后已经观察 2h；②无喘鸣和吸凹征；③可进行随访治疗。他们还建议这些患儿接受类固醇治疗[49]，雾化吸入肾上腺素治疗后应根据病人的症状，如有无脱水，有无已存的气道疾病及其他先天性异常来决定是否可以出院。

冷雾法一直被认为是一种有效的治疗，但无证据说明其可以改善预后。它可湿化黏稠的分泌物，从而使之更易排出。予冷雾法治疗中度喉炎进行的随机试验显示，其不能改善血氧饱和度、呼吸频率和治疗时间[51]。

少数喉炎患者需要住院治疗。中度喉炎患儿是否需要住院由以下多个因素决定：初始评估症状的严重程度，持续性呼吸窘迫，休息时喘鸣，需吸氧，对治疗的反应（雾化吸入肾上腺素），脱水，既往气道病变或反复发作的喉炎，年龄小（<6 个月），高热，全身中毒症状，和父母的可靠性（框 166-1）。

严重的喉炎罕见，可有气道阻塞和呼吸衰竭表现：疲劳、低氧血症、高碳酸血症、精神状态异常、极度呼吸窘迫、喘鸣。由于类固醇激素的使用，只有 1%～2% 的喉炎患儿需气管插管。理论上，气管插管应在可控制的条件下进行。经口气管插管的导管内径必须比公式计算值小半号。如果可通过的导管太小，

框 166-1	喉炎的住院指征

严重呼吸窘迫或呼吸衰竭
少见症状（低氧血症、高热）
脱水
使用雾化肾上腺素及激素后仍持续喘鸣
心率呼吸持续增快
既往史复杂（早产、心肺基础疾病）

不能保证足够通气量，就需要行气管切开术。严重喉炎患儿是否拔管，需综合考虑年龄、是否合并先天性病变、插管深度等因素。

痉挛性喉炎

痉挛性喉炎的临床表现与病毒性喉炎雷同。它的特点是突起的严重喘鸣及犬吠样咳嗽，无病毒感染前驱症状。可反复发作，发病与过敏和胃食管反流有关。假设认为，既往副流感病毒感染后，再次接触该病毒可诱发高敏反应。很少有文献界定痉挛性和病毒性喉炎之间的差异。

气管疾病

先天和后天获得的病变均可造成气管远端至声门下这一段间隙的梗阻。

先天性病变

气管软化症是指气道异常柔软，气管环不具有支撑作用。如果患儿生后即出现喘鸣，且持续数周，且在情绪激动时、仰卧位、感染时喘息加重，则要怀疑气管软化症。X 线片通常不能确诊，但动态透视或 CT 可能会有所帮助。

完整的气管软骨环先天性异常可造成气管狭窄。婴儿可出现持续性喘鸣及呼吸窘迫。由于管径大小"固定"，随着年龄增大和激动时，症状恶化。主动脉弓及相关血管异常环绕气管、食管或两者形成血管环。"血管环"可包括双主动脉弓与永存左韧带的右侧主动脉弓、异常右锁骨下动脉、肺动脉勾索。这些情况较罕见，通常在婴儿期表现出一些与呼吸和进食相关的症状。但是，由于其发病率低，症状非特异性，易导致初步误诊为喉炎或上呼吸道感染。对 38 例患者进行的回顾性研究显示，87% 的患儿在生后第一年即确诊。最常见的首发症状为喘鸣（50%）、气喘（53%）和呼吸困难（45%），其次是咳嗽（34%）、反复发作的上呼吸道感染（32%）、吞咽困难（32%）。63% 的患儿有心血管异常[52]。

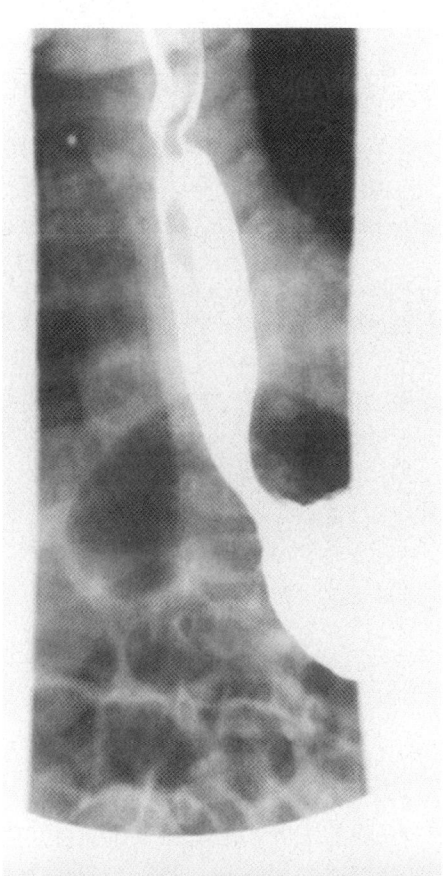

图166-8 食管钡餐。注意血管环包绕着塌陷的食管。

对于持续存在且原因不明的呼吸及喂养问题的所有婴儿都应该考虑该诊断。急诊胸部X线如有主动脉弓（右路）异常，可有助于诊断。确诊需要进一步检查。对于有完整血管环患者，食管钡餐一直被认为是最重要的诊断程序（图166-8）[53]。根据患儿情况完善传统检查如CT、MRI、血管造影或支气管镜检查。同时进行检查明确是否有常见的先天心脏畸形也很重要。

细菌性气管炎

疾病原理 细菌性气管炎（膜性喉炎、细菌性喉炎、假膜性喉炎）是一种在儿童期罕见但能引起严重喘鸣和呼吸道梗阻的疾病。细菌性气管炎自1979年后，从临床消失几乎40年后再次由琼斯"重新提出"[53]。它一般影响幼儿，3～4岁为发病高峰期。然而，细菌性气管炎患者已远远超过报告的年龄组，在青春期和成年人中都出现该诊断。

细菌性气管炎的发病机制是气管上皮细胞的严重炎症，产生黏稠的脓性分泌物。气管内层形成一个松散膜性附着物黏附到气管内。金黄色葡萄球菌已成为细菌性气管炎的传统病原菌。最近，进一步明确了细菌性气管炎的病原。Brook等人回顾研究了14例细菌性气管炎儿童，培养出需氧菌（43%）、厌氧细菌（20%）、厌氧和需氧混合菌群（36%）。气管分泌物培养出的主要细菌是金黄色葡萄球菌（5）、B型嗜血流感菌（4）、卡他莫拉菌（2）、消化链球菌种（4）、普氏菌和卟啉单胞菌属（4）、梭杆菌种（2）[54]。肺炎链球菌、A组α-溶血链球菌和白色念珠菌也有报道。

细菌性气管炎是一种继发性细菌感染合并病毒感，1983年，爱德华兹等人发表了两例金黄色葡萄球菌细菌性气管炎病例报道，其中1例培养出B型流感病毒，在另一例病例中培养出副流感2病毒[55]。其后46例细菌性气管炎病例呼吸道病毒培养阳性率为72%。

临床特征 细菌性气管炎的临床表现为喉炎和会厌炎（表166-2）的症状。

患者有发热、犬吠样咳嗽、喘鸣等病毒感染前驱症状。患儿症状通常加剧，可能发展为严重中毒症状、气道阻塞和呼吸衰竭。仅从临床症状很难区分细菌性气管炎与严重喉炎或会厌炎。对三项研究进行综合分析发现，26例细菌性气管炎患儿中初步诊断正确的只有4名。其余22例患儿的诊断分别是喉炎、会厌炎及误吸[56]。在另一个对16例细菌性气管炎患儿的研究中，7例初步诊断为喉炎，2例诊断为急性会厌炎，这意味着细菌性气管炎包括病毒感染前驱症状伴呼吸困难，非典型喉炎症状（高烧、发绀、严重窘迫），通常按喉炎治疗效果不佳（类固醇和肾上腺素雾化）和双相非典型喘鸣。

诊断策略 对细菌性气管炎患儿应尽快进行中毒症状的评估。实验室检查并非诊断标准。白细胞计数正常或轻度升高，血培养常为阴性。颈、胸部侧位和正位片可有助于诊断。普通X线片中可见声门下狭窄，气管气柱边缘变得粗糙，气管腔内可见高密度影。会厌与声门上结构显示正常。此外，胸部X线可见肺炎改变。支气管镜检查既是诊断方法，又可用于治疗，并可在紧急情况下使用。该检查可见声门上结构和喉部，排除其他病理情况，吸出气管分泌物，建立人工气道。

处理 少数情况下，严重窘迫需要在急诊室立即插管吸痰。配备有手术室时可优先行气道治疗。患儿需住院、重症监护、吸氧、补液，并使用广谱抗生素。

大部分患儿需气管插管。一个研究中8名患儿中有6名插管，插管率超过70%。其余两个报告插管率只有30%[56]。研究者推测，如患者非吸入性肺炎[58]和老年人[59]，可减少主动呼吸道治疗。总体而言，恢复缓慢。据报道，细菌性气管炎患儿插管持续时间为4～5d，而不像喉炎只需48h或会厌炎仅

表 166-2　哮吼、会厌炎、细菌气管炎的比较

	喉炎	会厌炎	细菌性气管炎
发病年龄峰值	6个月~3岁	3~7岁	3~5岁，但整个儿童期都可见
病理	声门下炎症、水肿	会厌及会厌襞的炎症及水肿	细菌感染及气管黏膜炎症，黏膜脓性分泌物阻塞气管
病原菌	副流感病毒、呼吸道合胞病毒、腺病毒	嗜血硫杆菌、链球菌、金黄色葡萄球菌	金黄色葡萄球菌或混合菌株
临床特征	上呼吸道感染前驱症状后出现声嘶、犬吠样咳嗽、低热、吸气相喘鸣	高热、中毒症状、流涎、喘鸣，病情进展快	喉炎样前驱感染数天后进展为中毒症状、双相喘鸣、明显窘迫
实验室检查及X线结果	颈部X线后前位片可见尖塔征（Steeple sign）或正常	颈侧位片拇指指纹征（Thumbprint sign）杓会厌皱折增厚，且其中无充气征	上气道结构正常 可见粗糙的气管空气柱
治疗	激素，雾化吸入肾上腺素	气管插管、抗生素	常需要插管，抗生素治疗

54h[57]，据报道，10人中有4人因为严重呼吸窘迫反复，拔管后重新插管[56]。

与细菌性气管炎相关的罕见并发症包括中毒性休克综合征、感染性休克、插管后肺水肿、急性呼吸窘迫综合征[60]。

气道异物

概念　气道异物导致的窒息是儿童死亡的常见原因。大部分死亡病例见于3岁以下幼儿。异物可卡在气道的任何部位，并可以移动。最常见的呼吸道异物为圆形食物，如葡萄、葡萄干、花生、热狗[61]。还包括一堆非食品。最难处理和取出的是可以变形的异物、气球，还包括医生办公室检查用的手套，这些异物最可能导致死亡[62]。

一般来说，物体一旦通过声门下腔，有些卡在支气管，通常是右主支气管干，更多的卡在呼吸道终端。卡在上呼吸道及气管的大型异物往往引起明显的上呼吸道梗阻症状：呼吸困难、流涎、喘鸣、发绀。预后可能最差。

临床特征　异物可导致上呼吸道部分或完全阻塞。仍有充足氧供者，会采取合适的体位及咳嗽来清除梗阻，让气流进入气道，维持自主呼吸。完全性梗阻的临床表现包括气体交换差、无效咳嗽、严重窘迫、发绀。对完全性梗阻的治疗取决于现有设置和设备。在有喉镜和气管设备的情况下，由异物导致的梗阻应遵循美国心脏协会各年龄气道完全性梗阻指南[63-65]。

诊断策略　上气道异物患儿，通常没有时间也不会进行影像检查确诊。如果患儿稳定，只要让患儿保持舒适的体位，可用移动机器拍摄颈部侧位片及胸部X线。

治疗　去除儿童异物的基本生命支持实施包括婴幼儿可击打背部或冲击胸部，对于儿童和青少年则冲击腹部。1岁以下窒息婴儿应击打背部肩胛区5次后再击打胸骨5次。胸部冲击类似胸外按压方法，新生儿使用拇指环绕术[65]。婴儿的头部应低于躯干。腹部冲击在婴幼儿中不使用，它可能使婴幼儿腹部脏器受损。请勿对婴幼儿使用手指盲抠，因为这可使异物进一步进入气道[63]。

在1岁以上患儿中，对于意识清醒的患儿使用海式手法，对于无意识患儿使用胸部按压[65]。当进行海式手法时，救援人员将一手握拳，另一手抱住拳头，抵住受害者的腹部。在腰部和肋骨间用力冲击5次。但救援人员的手不应该放在剑突。对于可站立的意识正常的患者可使用这个动作。无意识的患儿应仰卧位，救援人员横跨跪于患儿之上。如在医院，应抬颌开放气道评估病人的呼吸。如果没有胸廓起伏，可用复苏囊加压给氧辅助通气。如果仍然没有胸廓起伏，应进行喉镜检查使用小儿Magill钳取出异物，如果不能在咽喉部看到异物，则异物可能位于食管或推向气管软骨形成梗阻，这种情况下可用基本生命支持手法将异物推入口咽部再取出。如果异物在声门下或气管内则不能被取出，这种情况下基本生命支持手法可能将气管内异物推入主支气管，虽然可让部分肺通气，但可能会导致不可逆的气道梗阻。如耳鼻喉、麻醉科、普外科等多学科专家有助于治疗。

当气管插管及复苏囊给氧都失败时，急诊科医生应对呼吸道梗阻患儿实施环甲软骨切开术。沿环甲膜

下缘中线插入一根较大的静脉导管（14~18G）。当吸气时，先将塑料导管与3.0气管导管适配器相连，然后连接手动复苏器。目前市场上还可见环甲软骨切开术的针头套件。射流通气设备或壁氧流量的通气量可能大于自动充气人工复苏器[66]。目前普遍认为，在建立新气道前必须使用一些临时方法保证氧合。

重要概念

- **咽后壁脓肿**：对于有上气道梗阻或脑膜刺激征的年幼儿而言，咽后壁脓肿是威胁生命的潜在急症，往往与口腔外伤有关。金黄色葡萄球菌、链球菌及厌氧菌是最常见致病菌。
- **会厌炎**：在乙型流感嗜血杆菌疫苗广泛接种后，只有年长儿才会出现典型会厌炎表现。多由A组链球菌引起，少数为B型流感嗜血杆菌感染。会厌炎的临床表现非常典型，诊断时实验室检查并非必不可少。
- **喉炎**：病毒性喉炎是年幼儿最常见的上呼吸道感染，通常程度较轻。对于中重度喉炎的管理主要包括雾化吸入肾上腺素和糖皮质激素。治疗后观察数小时，如果患者喘鸣及呼吸窘迫消失，有条件进行随访，则可以出院。
- **细菌性气管炎**：细菌性气管炎的临床特点是病毒性上呼吸道感染进展出现急性中毒症状和明显的呼吸窘迫。葡萄球菌感染最为常见。支气管镜检查具有诊断和治疗意义，应在紧急治疗的基础上实施。
- **气道异物**：基本生命支持及高级生命支持程序可用于小儿气道异物的清除。气道梗阻不能进行气管插管通气的患者应进行紧急环甲膜切开术。

本章参考文献请参见 http://pumpress.bjmu.edu.cn/eduservice/3419.html

第 167 章 儿童呼吸系统急症：下气道梗阻

Richard J.Scarfone and Jeffrey A.Seiden

杨梅雨 译 祝益民 校

哮喘

概述

简介及流行病学

哮喘是儿童最常见的慢性疾病，在美国约有700万儿童受其影响[1]。在过去的25年，儿童哮喘患病率已加倍[1]。由此造成的公共卫生负担，比如急诊科就诊、住院和死亡，仍处于历史较高水平。就诊急诊科的患儿中约有3%是哮喘，每年约75万[1]。同样，约3%的住院患儿也是因为哮喘，每年约20万。此外，这些患儿中还有惊人的种族差异。与白人儿童相比，黑人儿童患病率高60%，急诊科就诊率高260%，住院率高250%，哮喘死亡率高500%[1]。此外，哮喘是近十年中患病率、发病率和死亡率仍在增加的少数慢性疾病之一。尽管在财政投入，临床前期和临床研究，以及全国关注度等方面都空前强大，但仍避免不了这个趋势。原因是多方面的，无疑超出了本文的讨论范围之内。这一章的部分将集中在识别、评估和临床管理急诊室的急性哮喘患儿。

疾病原理

解剖学及生理学基础

哮喘，以支气管收缩、黏膜水肿、肺部分泌物增多为特点的下气道疾病，如果不及时有效的处理可导致呼吸衰竭。儿童和成人之间解剖和生理差异可能是加速呼吸衰竭发展的原因，所以要求医生迅速识别和采取适当的措施来扭转呼吸窘迫。上呼吸道感染伴严重流涕，常触发哮喘发作，可能是气道阻力明显增加。而且，与成人相比，儿童上气道内径只要小幅减少也可导致气道阻力明显上升。事实上，1mm 的水肿可使婴儿的气道横截面减少75%。

至于胸腔，年幼儿胸壁柔软，肋骨呈水平位。这些因素限制了胸部活动来增加潮气量，相反，靠膈肌运动来进行通气。然而，哭闹或吞咽空气可导致腹胀从而阻碍膈肌运动。由于无法大幅度增加潮气量，每分通气量只能依靠增加频率，这会迅速导致呼吸肌疲劳。

由于代谢率较高，12 个月以下婴儿的氧耗指数是成人的两倍。气道阻力增加和胸壁为了顺应快速的呼吸，都使能量消耗增加。当氧合较差时，呼吸做功增加可能占氧耗总量的15%。因此，孩子会因为呼吸道疾病相当迅速地发展为低氧血症。氧供不足和呼吸窘迫的孩子可能出现心动过缓，如果不进行适当干预，在数分钟内可导致心跳停止。

临床特征

临床评价

对所有来急诊科就诊的急性喘息儿童都应重视心肺监测，并用脉氧仪监测氧饱和度。必要的话使用氧疗。之后医生可开始临床评估。

病史

在评估儿童急性气喘时医生应简单地询问病史，重点进行体检，确定病情严重程度，并采取适当治疗。治疗开始后可进行更全面的病史询问和体检。病史应该包含年龄、病程及症状的严重程度，有无窒息发作（异物）和最近使用的药物。家长应能认识这次起病较以前发作的情况是否有加重。病史中如果提到睡眠食欲差，说话困难，都说明此次病程在加重。

对哮喘药物的名称、剂量，及服用频率都应加以注意。一直接受短效 β₂-受体激动剂（SABAs）积极治疗的患儿，如来急诊科就诊，用同样的治疗就可能没有效果。在临床过程中应早期发现并发症。

全面的病史应包括哮喘的诱因如上呼吸道感染、香烟烟雾、过敏或运动。询问有无发热或脱水应该是系统完整回顾的一部分。如有类似病史：既往多次哮喘发作，因哮喘多次急诊科就诊或住院治疗，或收入ICU，需要警惕这可能是一例难治性哮喘。哮喘对孩子生活的影响，表现为每月总有数天咳嗽、喘息、气短、胸闷导致不能上学或活动受限。符合持续性哮喘诊断标准的患儿应当每天使用抗炎治疗，5 岁以上患儿应使用峰值气流计监测症状[2]。如果孩子是第一次喘息发作，应询问喘息的相关诱因。家族个人史应询问家庭中是否有哮喘、囊性纤维化或过敏性疾病的患者。

体格检查

喘息患儿体查的重点应包括生命体征和意识水平评估。焦虑、烦躁不安或昏睡的患儿可能已有低氧血症。目前还没有采用一个统一的哮喘评分评估或治疗疾病[3,4]。大多数哮喘评分系统包括呼吸频率、喘息程度、吸呼比、辅助肌肉呼吸、室内空气中氧饱和度等关键临床因素[5]。这些评分可以帮助急诊室分诊人员评估疾病程度及患儿对治疗的反应。

对于重症患儿，即使不通过听诊器也能听到喘息，但如果通气极差，就可能听不到喘息。非对称性喘息表明肺炎、气胸或有异物存在。胸部和颈部触诊可发现皮下气肿、纵隔气肿或气胸。在初步评估之后再进行其他方面的体查。有可能引发焦虑的体检，如耳镜，应推迟到治疗后再有条不紊地进行。

诊断策略

脉搏血氧仪和动脉血气

用脉氧仪测量血氧饱和度可作为一个辅助研究来帮助确定疾病的严重程度[6]。血氧测定无创、价廉，并可提供喘息患儿病情程度的客观数据。对任何一个呼吸窘迫的孩子，在其到达急诊室后应马上监测氧饱和度，如血氧饱和度<92% 应及时给氧。

随着脉搏血氧仪的广泛使用，医生对动脉血气的依赖减小，特别是当其唯一目的是确定氧分压时。血气分析应该留给重症患儿，以测定是否有呼吸性酸中毒或高碳酸血症。这个测试时机很重要。对于病情严重需要住 ICU 的患儿，应该在急诊科治疗后或达到平台期时进行测试。动脉血气分析结果可以作为一个基线，与随后住院期间的结果做比较。一个显然"正常"的二氧化碳分压（PaCO₂）或 pH 可能反映的是一例严重疾病。例如，一个极端气促的患儿二氧化碳分压为 40mmHg，看似"正常"实则提示通气受损及濒临呼吸衰竭。

呼气峰值流速

测量呼气峰值流速（PEFR）是测定恶化严重程度的客观评估方法，但它在评价重症患儿方面的功用有限。年幼的孩子无法正确遵从此测试，在一项研究中 5 岁以上儿童只有 2/3 能够完成测试。因此，中重度患儿可能无法配合这样的评价方法[3]。

胸部 X 线

以低热、咳嗽为特点的上呼吸道感染是哮喘的常见诱因。这些症状可与肺炎患儿重叠，因此很难确定胸部 X 线片在评估一个儿童急性喘息的必要性。没有预测指标可以明确患儿是否会呈胸部 X 线片异常[7]。一个喘息患儿的胸部 X 线中常见过度充气，肺间质异常及肺不张，但这些不应该成为使用抗生素治疗或更改管理方式的理由。其他更严重的哮喘相关疾病，如肺炎、纵隔气肿、气胸相对少见。一个急性喘息发作的患儿在其完善胸部 X 线后基本上都能诊断明确，即使是首次发作[8]。

对于所有喘息患儿而言，即使是首次发作或需住院治疗的患儿，胸部 X 线也不作为常规检查。有局灶性胸部异常、发烧、极度窘迫或呛咳史的患儿应行胸部 X 线。胸部 X 线也不是治疗后复查的必查项目，除非是看局部病灶是否好转。这种选择性的方法更合乎成本效益，可减少不必要的辐射暴露，减少抗生素的过度使用。另一方面，因为解剖异常的可能性较大，医生对首次喘息发作患儿，更容易说服他们完成胸部 X 线检查。

鉴别思路

虽然大多数喘息患儿都患哮喘，但还需要考虑其他的方面。儿童哮喘的鉴别诊断见表 167-1。临床医生最常遇到的情况是支气管炎、喉气管支气管炎（哮吼）、肺炎和胃食管反流。毛细支气管炎是一种最易和哮喘混淆的常见病。虽然各年龄段的儿童都可能感染病毒而患支气管炎，但临床以喘息为特点的毛细支气管炎几乎全部出现在年龄<12 个月的婴儿中。毛细支气管炎患者通常集中在 11 月至 3 月。临床有很多哮喘和毛细支气管炎重叠的病例，仅凭体查无法

表 167-1　哮喘的鉴别诊断

病种	鉴别特点
感染	
毛细支气管炎	婴儿、有上呼吸道感染前驱症状、季节性、无过敏史、无哮喘家族史
喉炎	吸气相喘鸣、犬吠样咳嗽、发热、吸入湿化气体有效
肺炎	局部哮鸣音、干湿啰音、咕噜声、发热
结核	弥漫性腺病、体重下降、持续发烧
阻塞性毛细支气管炎	长期咳嗽和（或）胸痛、吸入毒素
先天性解剖异常	
胃食管反流	频繁呕吐、体重减轻、误吸
囊性纤维化	腹泻、体重减轻、慢性咳嗽、咸汗
先心病	湿啰音、杂音、奔马律、肝大、心脏扩大、和（或）胸部 X 线可见肺血增多
气管食管瘘	呛咳、喂养时发绀
纵隔肿块	胸痛、胸部 X 线可见纵隔腔密度增加
血管环	喘鸣、发绀、呼吸暂停、高调铜响咳嗽声、吞咽困难
获得性	
异物	有呛咳史、幼儿、肺部体查不对称、胸部 X 线可见一侧肺过度充气
过敏	突然起病、荨麻疹、血管源性水肿、过敏史

鉴别。本章后半部分将进行有关毛细支气管炎的完整讨论。

哮吼可能与病毒或过敏原有关，从婴儿到学龄前期的孩子都受其影响。本病特征为上气道炎症导致的剧烈犬吠样咳嗽及吸气时喘鸣，夜间症状尤甚。哮喘可能不单有喘鸣，哮吼的患儿可能同时出现喘鸣和喘息，并可能误诊为哮喘。

小儿肺炎有时可能出现喘息，听诊闻及干啰音是常事。婴幼儿可能有高热、咳嗽、呼噜、鼻翼扇动或三四征，而在年长儿中更易发现典型的双肺不对称体征。

除了哮喘，胃食管反流也可导致婴儿反复喘息。这些孩子因下食管括约肌无力导致关闭不全，及胃内容物抽吸的作用，导致反射性支气管痉挛。喘息反复发作，或频繁的呕吐，体重不增的婴儿应接受相关诊断性检查。

处理

对于病人的处理而言，最好是在初步临床评估后根据患儿疾病程度分层处理（图 167-1）。这会有助于确保患儿病情加重时及时启动积极治疗，减少对非危重儿采取不必要的治疗的不利影响。当然，在急诊室留观其间，病情可能变化，所以反复检查对评估治疗反应至关重要。

轻度恶化

轻度恶化的特点是轻度气促、呼吸时喘鸣、轻度呼吸相延长、呼吸做功少、氧饱和度 > 95%。如能测量呼气峰流速（PEFR）的话，最好 > 70%。如果不是病情迅速恶化，特别是在来急诊室之前没有接受过任何哮喘治疗的，只需要给短效 β_2-受体激动剂（SABAs）就行了。一位国家心肺血液研究所的专家推荐：在就诊第一个小时内每 20 分钟治疗一次[2]。轻度恶化的患儿经常在吸入 1~2 次短效 β_2-受体激动剂，病情就可得到控制。许多患儿都不需要全身给激素。但是，如果患儿来急诊室之前已经接受了局部吸入治疗，或接受治疗后无好转，则需要全身给药（详见下文"中度发作"）。

沙丁胺醇因其起效快，作用时间相对长，安全性能好，现已成为来治疗哮喘急性发作的短效 β_2-受体激动剂。吸入方式包括小剂量雾化（NEBs）或定量雾化吸入剂及储物罐吸入（MDI-Ss），近来还有研究评估盐酸左沙丁胺醇（levalbuterol）的作用。

小剂量雾化与定量雾化吸入剂及储物罐吸入　关于优化短效 β_2-受体激动剂治疗急性哮喘患儿的方法，近来有相当多的争论。约 3/4 的儿科急诊医学专家报告，无论病情严重程度如何都可使用小剂量雾化短效 β_2-受体激动剂[9]。小剂量雾化是一种被动接受雾化的药。不需要精确协调呼吸与气溶胶运送，且抗胆碱能药物及湿化的氧气都能随药物一起进入气道。但是这种吸入的效率不高，只有大约 10% 的药物能到达小气道[10-12]。另外，大约 10min 后才起效，增加了呼吸道管理的时间和成本，且需要外部电源，限制了可行性。

另一方面，定量雾化吸入剂及储物罐就相当于一个可吸入药物的储存罐，因此也不需要精确协调呼吸，不需要憋气。储物罐的使用可减少药物在口咽部的沉积及吸收入血[13]。年长儿即使在校期间也可使用定量雾化吸入剂[14-16]。不能使用经口吸入储物罐的年幼儿可使用面罩式储物罐。但经口吸入储物罐可减少鼻腔滤过，使肺分布达到最大[17]。每按压一次，

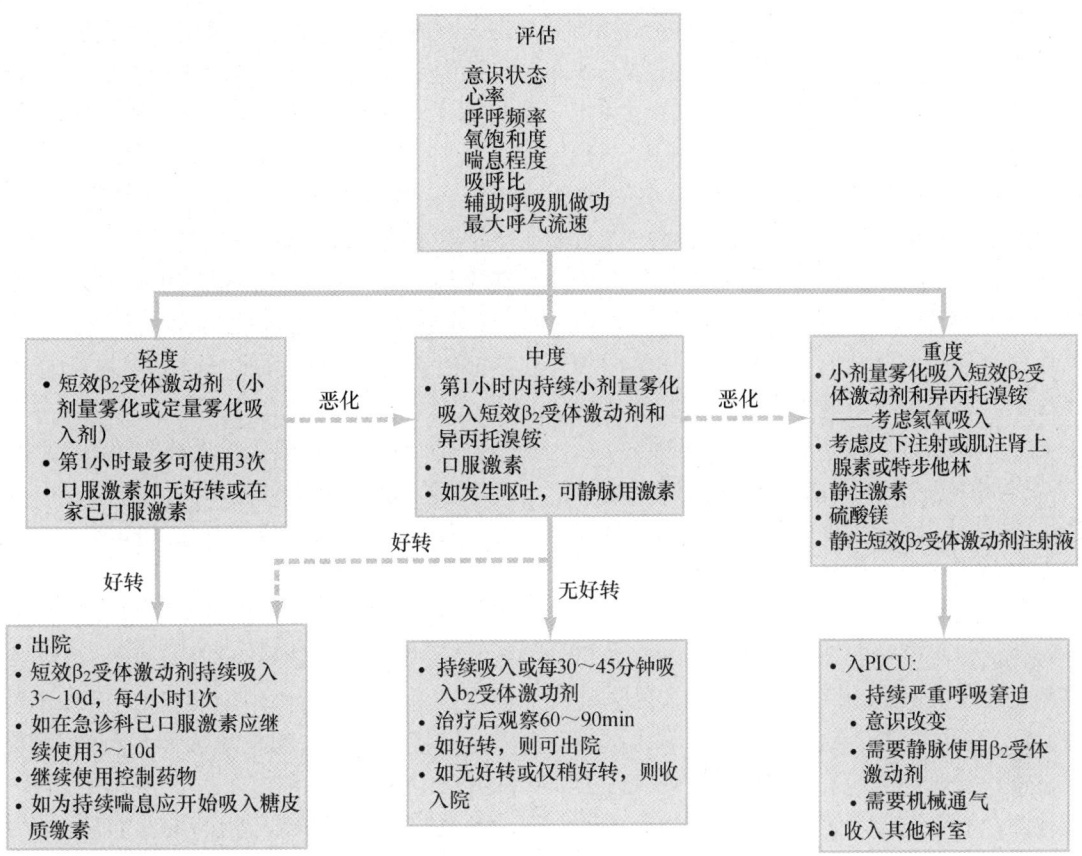

图 167-1 急性哮喘的急诊科管理。

孩子们吸气 5～8 次就可吸空整个储物罐。

因为小剂量雾化存在劣势，随着储物罐的发展和广泛应用，研究人员开始评估储物罐吸入短效 β_2-受体激动剂在急诊科的应用。大量临床试验和 Meta 分析始终表明，储物罐吸入至少与小剂量雾化一样有效[13]。定量雾化吸入剂及储物罐的应用可明显减少 1～4 岁年龄组患儿的喘息发作及入院率[16]。一个研究系统性回顾了 2 066 例急性哮喘患儿随机选择这两种吸入方法之一进行治疗[23]。予定量雾化吸入剂治疗的患儿在急诊科治疗时间短，住院率也较低。美国胸科医师学会（American College of Chest Physicians）及美国哮喘过敏免疫学会（American College of Asthma, Allergy and Immunology）的结论是："在急诊科使用小剂量雾化或定量雾化吸入短效 β_2-受体激动剂都可以[33]。"因此相对于小剂量雾化，根据疾病严重度及结局研究，定量雾化吸入剂已被证明对于各年龄组同样有效[16,22]。

通常，间断吸入沙丁胺醇的剂量为 0.15mg/kg。已证实该剂量的有效性及安全性[34,35]。但定量雾化吸入沙丁胺醇尚无最佳剂量规定。近来一项回顾性研究评估了 10 个关于小剂量雾化及定量雾化吸入剂在治疗急性哮喘的随机对照试验[13]。一些研究显示，在小剂量雾化器中加入 7 倍的药物与储物罐定量雾化吸入相比，结局没有差异。这显示，小剂量雾化器对于转运药物的低效性，大量药物都浪费在空气中。但在储物罐吸入短效 β_2-受体激动剂时，如果多按几喷，也可耐受。即使在年幼儿中也是如此[16,22]。在一次实验中，1～4 岁年龄组患儿予 6 喷定量沙丁胺醇雾化吸入剂治疗，与雾化吸入 2.5mg 沙丁胺醇相比，气促的发生率减低[16]。美国国立心肺血液研究所（NHLBI）2007 年指南中指出，"大剂量（4～12 喷）的短效 β 受体激动剂定量雾化储物罐吸入可达到与雾化机等效的支气管扩张效果……"，他们建议的大剂量为 4～8 喷[2]。表 167-2 推荐的剂量是根据患儿的体重分层的。

沙丁胺醇与左旋沙丁胺醇 Levalbuterol 另一个可以考虑作为短效 β 受体激动剂的是左旋沙丁胺醇。沙丁胺醇是用等量的活化盐酸左旋沙丁胺醇混合失活的 S-沙丁胺醇。左旋沙丁胺醇在扩张支气管同时也有一些副作用如心动过速和震颤。S-沙丁胺醇一直被认为活性不高。但是有证据表明 S-沙丁胺醇可能会增加对组胺的影响，引起促炎反应，且具有"典型收缩剂的特点"[36-42]。而且，S-沙丁胺醇好像更倾向残留于健康对照者的肺部[43-45]，这也许可以解释常规用量为什么有效性降低。左旋沙丁胺醇 Levalbuterol 没有 S-沙丁胺醇，理论上，左旋沙丁胺醇应该比沙丁胺醇有效2倍，因为左旋沙丁胺醇没有竞争性的S-沙丁胺醇。

研究评估左旋沙丁胺醇在治疗急性哮喘患儿时，没有持续宣扬这一理论上的优势。在第一个临床试验中，在急诊科治疗的500例急性哮喘患儿中，使用左旋沙丁胺醇（1.25mg）与沙丁胺醇（2.5mg）进行比较[46]。使用左旋沙丁胺醇组的入院率更低。但是这一研究中所有纳入患儿的入院率基线相当高。而后，又有另外三个随机实验研究在急诊室使用这两种药物的效果比较，结果并没有发现左旋沙丁胺醇更为有效[47-49]。这三个研究中的患儿病情严重程度不一，住院率基线各不相同，使用了各种检查，如哮喘评分、肺功能检查、住院率来测评疾病结局。结果显示沙丁胺醇与左旋沙丁胺醇一样有效。

直到作者写稿为止，都没有找到对急诊室使用左旋沙丁胺醇雾化治疗哮喘患儿评估的文章。左旋沙丁胺醇的价格约是沙丁胺醇的10倍[49]。除非有数据能有力说明左旋沙丁胺醇物有所值，比如能使雾化次数减少，或急诊室治疗时间或住院时间减少，或入院率减低，在此之前，沙丁胺醇还是会成为哮喘发作患儿的首选。

处置　大部分轻度发作的患儿都能回家治疗。在吸入短效β$_2$-受体激动剂后60min内，如果情况好转，就能出院。短效β$_2$-受体激动剂应持续3～10d。如果在急诊科全身使用糖皮质激素治疗，也应该持续3～10d。同时也应该持续所有其他控制哮喘的药物，包括吸入糖皮质激素（ICS）。

对于未开始使用吸入糖皮质激素治疗的患儿，从急诊室出院回家后其短期结局尚不清楚。但在哮喘成人患者中，在急诊室出院回家后，再吸入氟尼松龙对其结局并无改善[50]。但也要注意，在家吸入药物依从性较低，许多患者也没有继续随访。另一方面，成人在急诊室治疗后在家随机吸入布地奈德，可降低复发率，减少短效β$_2$-受体激动剂的使用频率，控制哮喘症状[51]。一项回顾性研究总结出"对于在急诊室全身使用糖皮质激素的患者而言，没有证据说明额外吸入糖皮质激素有更多益处"[52]。儿科急诊医师也很少嘱患儿在急诊科治疗后回家继续吸入糖皮质激素，即使对于持续性哮喘也是如此[53]。

急诊科医生嘱患儿吸入糖皮质激素不是为了防止复发，而是为慢性疾病达到一个长远治疗目标。国家指南中提到吸入糖皮质激素是作为持续哮喘患儿长期控制药物[2]。而且，这些药物的推荐剂量其安全性及耐受性好。纵向研究显示每天使用糖皮质激素可降低生长速度，但这些改变很细微，且是可逆的[54,55]。因此，急诊科医生必须分清哪些患儿在过去的一个月内，有频繁的喘息，夜间觉醒，需要经常使用短效β$_2$-受体激动剂控制哮喘。按照国家哮喘指南，对这些患儿在急诊室治疗结束后开始吸入糖皮质激素"应该多加考虑"[2]。那些每天使用小剂量糖皮质激素吸入剂的患儿可能受益于剂量的增加。

除了处方药，急诊科医生还应在患儿出院后给予健康教育。一些急诊科运用了一些视频或DVD，给急诊科治疗的家庭提供标准化的信息。这种教育应包括如何识别和避免引发哮喘，书面解释哮喘行动计划，如何采取适当的措施来应对哮喘发作，出院带药的审查，适当定量雾化吸入剂的使用。此外，还应安排1～4周的哮喘专科随诊。

总结　对于轻度哮喘发作的儿童，应根据需要每20分钟给予一次沙丁胺醇（图167-1）。大多数孩子治疗有效，在1～2次后即可好转出院。对于吸入短效β$_2$-受体激动剂效果欠佳的孩子，可考虑全身使用糖皮质激素（见后面中度发作部分）。小剂量雾化吸入及定量雾化吸入都是间歇吸入短效β$_2$-受体激动剂的方法。表167-2列出了急诊科使用短效β$_2$-受体激动剂及其他治疗哮喘药物的推荐剂量，表167-3则是短效β$_2$-受体激动剂推荐的使用策略。不单单是考虑到药物运送效力的问题，临床医生还应评估其他因素。患儿究竟需要的治疗次数，改进给药方法，是否可与其他药物一起吸入，及成本问题，这些答案可能是指导决策的根本。

中度发作

患儿神志清楚，但伴有气促，呼气相喘息，吸呼比为1∶2，及明显呼吸肌辅助呼吸，可归为中度发作类型。一般情况下氧饱和度在92%～95%，PEFR在41%～70%，这类患儿治疗的根本就是吸入短效β$_2$-受体激动剂。另外还可同时吸入异丙托溴铵及糖皮质激素。

抗胆碱能药物　抗胆碱药物，如异丙托溴铵，可阻断气道胆碱受体引起的反射性支气管收缩。这种药物可用储物罐定量吸入，或直接与消旋沙丁胺醇混合进行雾化。但花生或大豆过敏患者不能使用储物罐定量吸入，因为其含大豆卵磷脂。

有研究显示，同时使用抗胆碱能药物与短效β$_2$-受体激动剂比单独使用短效β$_2$-受体激动剂更有效[56,57]。一个随机双盲临床试验中，头3次短效β$_2$-受体激动剂治疗中加入抗胆碱能药物，效果优于只行一次抗胆碱能药物治疗[56]。另一项研究中，超过400名儿童被随机分配接受消旋沙丁胺醇或泼尼松单独治疗，或加入抗胆碱能药物同时治疗[57]。联合用药对于中等严重程度的患儿并无优势。然而，在初始PE-

表 167-2　急性哮喘药物推荐剂量

药物	剂量
沙丁胺醇	0.15mg/kg/剂（0.03ml/kg/剂，最大 1.0ml）
<10kg	2.5mg（0.5ml）
11～19kg	3.75mg（0.75ml）
>20kg	5mg（1.0ml）
维持量沙丁胺醇	雾化吸入 1.0mg/kg/h（最大 20mg/h）
<10kg	10mg/h（2ml/h）
10～20kg	15mg/h（3ml/h）
>20kg	20mg/h（4ml/h）
定量雾化吸入沙丁胺醇	目前没有最佳剂量
<10kg	2～4 喷
11～19kg	4～6 喷
>20kg	6～8 喷
左旋沙丁胺醇	沙丁胺醇推荐剂量的一半
异丙托溴铵	
<20kg	250μg/剂
>20kg	500μg/剂
l-肾上腺素（1:1000）或特步他林（1.0mg/ml）	0.01ml/kg/剂皮下注射或肌注（最大 0.4ml） 10～15 分钟后可重复使用
静脉用特步他林	10μg/kg 每剂输入时间 >10min，然后 0.1～0.3μg/kg/min 维持治疗 每 30 分钟逐增剂量，从 0.3μg/kg/min 到最大剂量 5μg/kg/min
泼尼松	2mg/kg（最大 60mg），急诊室剂量 1mg/kg/次，bid，家庭剂量
地塞米松	0.6mg/kg 口服，每天 2 次
静脉用甲泼尼龙 IV	1～2mg/kg（最大 125mg）
静脉用硫酸镁	50～75mg/kg 注射时间 >20min（最大 2.5g）

表 167-3　短效 $β_2$-激动剂在急性哮喘中的应用

	轻度	中度	重度
方式	间歇雾化或定量吸入	雾化持续 1h 后重新评估	先皮下或肌注，再使用雾化
注释	许多患儿需要 1～2 种治疗 教他们使用储物罐定量吸入 不需要异丙托溴铵	并不优于储物罐定量吸入 可按 NHLBI 指南的第 1 小时治疗 异丙托溴铵更容易起效	在重症哮喘中效果较好

NHLBI，国家心肺血液研究所。

FR <50% 的患儿中，使用抗胆碱能药物可明显降低住院率。最近一次系统回顾和 Meta 分析比较了短效 $β_2$-受体激动剂联合抗胆碱能药物或单独使用短效 $β_2$-受体激动剂在 18 个月以上患儿中的疗效[58]。16 项评估试验中，联合用药组的住院率明显降低，哮喘评分和肺功能均得到改善。这些调查结论为：多次行抗胆碱能药物联合短效 $β_2$-受体激动剂治疗是儿童中重度哮喘发作的标准治疗方案。

虽然行抗胆碱能药物治疗后约 60min 才可见临床症状好转[56]。但是，该药价格便宜，全身组织吸收 <1%，被认为几乎无副反应[58]。抗胆碱能药物应在中度发作患儿中使用。在治疗的第 1 个小时内应连行 3 次联合消旋沙丁胺醇的抗胆碱药物雾化（见表 167-3）。这种方式虽然并不优于储物罐定量吸入，但有助于确保治疗第 1 小时内 3 次雾化达到该有的效果[2]。还有一种方式是在第 1 小时内每 20 分钟吸入抗胆碱能药物 4～8 喷，但患儿仍需要吸入足够的短效 $β_2$-受体激动剂。但如果督促不及时，很可能延误吸入时间从而耽误治疗。

全身使用糖皮质激素　有确凿的数据显示，及时应用糖皮质激素可降低住院率，应在中度发作患儿中常规应用[5,59-64]。临床医生须确定最优的剂量及使用途径。

口服还是肠外使用　早前两个临床试验说明了在急诊科肠外使用糖皮质激素的有效性。与安慰剂组相比，成人静脉注射甲泼尼龙治疗组的住院率较低[59]，儿童肌注治疗组也同样[60]。Scarfone 等人最早说明口服皮质激素的有效性[5]。$β_2$-受体激动剂频繁雾化联合泼尼松口服治疗，其患儿住院率相对单独使用 $β_2$-受体激动剂频繁雾化组低。而且，有 Meta 分析说明与安慰剂相比，口服皮质激素可有效减少儿童急性哮喘发作的住院率[63]。

很少有临床试验将口服和肠外治疗直接进行比较。在一个小型研究中，就诊于急诊科的中重度哮喘患儿，静脉或口服甲泼尼龙是等效的，对于结果没有差异性[65]。国家心肺和血液研究所（National Heart, Lung and Blood Institute, NHLBI）最近的指南推荐口服使用皮质激素治疗，因为这种形式侵入性小，相对于肠外使用似乎效力相等[2,66,67]。而且口服皮质激素治疗价格便宜，药物可迅速完全吸收，这种方式对于院外治疗显示了潜在优势。

泼尼松与地塞米松：就像 $β_2$-受体激动剂，临床医师对于激素治疗也有多种选择。口服泼尼松就是选择之一。服药后 2 小时才可见临床表现改善，在病情最重的患儿中表现最突出，可降低住院率[5]。地塞米松磷酸盐，可口服或肠外给药，其半衰期（36～72h）长于泼尼松（18～36h）[68,69]。近来有研究人员在急诊科随机选择地塞米松 0.6mg/kg 或泼尼松 2mg/kg[69]进行治疗。地塞米松组按治疗量每天一剂，泼尼松组按处方治疗 4 天。在住院率及复发率或症状持续上两组均无差异。地塞米松组的患儿出现呕吐明显较少。值得注意的是，该研究中并未使用泼尼松龙磷酸钠口腔崩解片（Orapred）这一更容易被接受的剂型。

数据表明，地塞米松或泼尼松都可用于治疗中度儿童急性哮喘。鉴于糖皮质激素的临床收效时间较长，所有中度发作患儿，无论是否需要收住院，都需要先给激素。在他们到达急诊科后应尽快改善临床症状，防止住院的可能[61,64]。由于 $β_2$-受体激动剂靠雾化吸入，皮质类固醇则可予口服，大部分中度发作患儿都不用注射或静脉留置。避免了不必要的痛苦和焦虑，以及在静脉注射困难时延迟了给药时间。对于口服激素呕吐的患儿，可予药物肌注，但无须为此行静脉注射。

吸入性糖皮质激素　关于急诊科予吸入性糖皮质激素治疗急性哮喘目前正在研究中。三个临床试验将急诊科内吸入性糖皮质激素与口服泼尼松治疗进行比较[70-72]。Scarfone 及其同事们则进行了地塞米松雾化吸入或口服泼尼松的比较[70]。两组患者的住院率相似，虽然地塞米松治疗组症状似乎改善更明显。但广泛使用地塞米松雾化有一定局限性，它含有亚硫酸氢钠，是一种可诱发过敏个体喘息发作的防腐剂。布地奈德作为一种吸入性糖皮质激素，具有很高的活性，且体循环吸收率低[73]，且对于喉炎患儿也有效[74,75]，印度的研究人员发现，布地奈德雾化 3 次优于口服一次泼尼松[71]。另一研究也表明，相对于泼尼松治疗组，氟替卡松治疗组的患儿住院率更高，病情改善程度较小[72]。最后，研究人员发现儿童在急诊室吸入性曲安西龙（triamcinolone）治疗，其住院率、复发率较泼尼松或静脉注射激素组都有降低。吸入性糖皮质激素的研究并不是为了取代全身使用激素，一些研究者评估了全身使用同时吸入糖皮质激素是否有利于改善病情。但是，研究都没提到对住院率的影响[77-79]。因此，是否应在急诊科使用吸入性糖皮质激素治疗急性哮喘仍需商榷。进一步的调查包括：确定最佳剂型及剂量，最好的吸入方式，最大获益人群。目前还没有证实急诊科应常规使用吸入性糖皮质激素。鉴于全身使用激素治疗的生物利用度更好，且行之有效，更适合中度发作患儿。

间歇或持续：患儿持续雾化吸入等量沙丁胺醇可能比频繁的间歇性使用效果好。在一项哮喘患儿的临床研究中，患者随机接受等量沙丁胺醇持续（2h）或间歇治疗[80]。虽然在平均 PEFR 及入院率方面无差异，但持续治疗组的哮喘评分改善，呼吸治疗时间较少。一个系统回顾发现，连续雾化吸入 $β_2$-受体激动剂治疗组住院率较低，肺功能检查改善，不良反应与间歇治疗组发生率相似。

也许相对间歇治疗，持续治疗最大的好处在于：它可比间歇治疗中等量的沙丁胺醇更好地到达作用部位。另外，该方法的治疗次数较少，花费少，且安全。可使病情最重的患儿最大程度受益。但另一方面，年幼儿可能不能耐受长时间面罩雾化。

许多医生发现连续间隔 1h 行 3 次雾化吸入，有助于计算被运送的沙丁胺醇总量。将雾化药置于雾化器中，然后连续 1h 给药。但是药物剂量根据患儿体重选择（见表 167-2）。

总结　对于中度发作的哮喘患儿，氧饱和度<92%时应给氧，1h 内给予沙丁胺醇及抗胆碱药物雾化。这可以确保在急诊科治疗的头 1h 内的适当用量。到达急诊科后，尽快给一次口服泼尼松或地塞米松。对于口服激素后 15min 内有呕吐的患儿可肌注地塞米松。

治疗 1h 后，临床再次评估，如果结果较入院评估时好转，则有助于确定是否应该住院治疗[86]。患儿一般分为以下三种情况：明显好转、无好转或加重、轻度好转。明显好转的患儿可继续观察，是否不再使用 $β_2$-受体激动剂也不会恶化。最好是在行最后一次 $β_2$-受体激动剂雾化后 1h 再决定下一步方案，注意有无病情反复。在决定处置方案时，医生应明确患儿的体查结果，之前住院或急诊科就诊的频率，及顺应性、支持系统等问题。在急诊科出院后应像轻度发作患儿一样，告知具体药物使用及进行健康教育。

当患儿进行了 1h 治疗后仍有中度发作者，应继续进行积极 $β_2$-受体激动剂治疗，可连续或频繁间歇治疗。如果 2h 后，主观和客观的评估都表明呼吸窘迫无改善或加重，必须住院治疗。另一方面，还有一些患儿在 2h 重复评估后临床症状改善，但尚未痊愈，暂时不能回家。一项研究表明，之前使用泼尼松的患儿经过急诊科 2h 治疗再次评估仍需住院的患儿，再额外积极使用 $β_2$-受体激动剂治疗 2h 后，实际住院的不到一半，也没有患儿急诊科出院 48h 内再次入院[5]。由此推测，泼尼松的影响让患儿避免了住院治疗。因此，在急诊留观区对这些患儿再予 β₂-受体激动剂治疗 3~4h，可能会避免许多患儿住院。

重度发作

重度发作以烦躁不安、嗜睡及极度的气促、心动过速为特点，不用听诊器也可闻及喘息，吸呼比超过 1:2，呼吸肌辅助呼吸明显，氧饱和度<92%。一些重度发作的年长儿因为呼气相延长而出现心动过缓，因为充气明显减少而听不到喘息。呼气峰流量一般<40%，虽然多数患儿因为病情严重而无法使用峰流量测定计。

表 167-1 是处理严重患儿的一个概要。他们应该使用心电监护仪和血压袖带及脉氧仪来连续监测氧饱和度。和中度发作患儿一样，应该在到达诊室后尽快给予氧疗并连续进行沙丁胺醇及胆碱能药物雾化。为了使氧饱和度达到 95%或更高，有必要使用氧袋吸氧面罩。严重患儿可能因为病情不能耐受口服药，因此需要静脉置管给药。因此应尽快建立静脉留置通道并给一次甲泼尼龙。

皮下注射或肌注 因为患儿吸气气流小，雾化吸入 β₂-受体激动剂可能不能有效地到达小气道。吸气相短，呼气相长，吸气压低，都能影响吸入药物的运送。这种情况下，可使用皮下注射和肌内注射特步他林（terbutaline）或肾上腺素，特别是在尚未建立静脉通道时。特步他林可能更好，因为它选择性作用于受体，像震颤、呕吐、心悸等副反应小。对于极度焦躁不能合作进行吸入治疗的年幼儿，可能给这种治疗更好。虽然对于过敏引起支气管痉挛的患儿，推荐使用肌注，但没有数据能说明哪种方法更好[87]。如果需要，皮下注射或肌注治疗可每 10~15 分钟重复使用。

硫酸镁 有越来越多的证据表明硫酸镁对于重症哮喘的成人和儿童都有用。最近的 Meta 分析确定，镁剂可改善成人[88]及儿童[89]的病情。在两个独立的实验中，最初使用 β₂-受体激动剂效果欠佳的患儿，随机接受镁剂和安慰剂治疗，镁剂组患儿的肺功能较对照组明显改善[90,91]。相比之下，Scarfone 等人进行的一项随机对照试验，评估了镁剂（75mg/kg）在哮喘患儿中的作用[92]。他们试图确定镁剂是否能作为中重度发作患儿初始治疗中的一种有效成分，而不必等待来判断沙丁胺醇的疗效。但对于这一人群，没发现镁剂有任何优势。镁剂价格便宜，副反应小[93]。最主要的副反应为低血压。但输液时间>20min 就可避免这一反应。国家心肺和血液研究所最近的指南推荐要选择性使用镁剂。这与之前的报道截然不同。现存的文献显示，对 β₂-受体激动剂、抗胆碱药物、糖皮质激素治疗效果欠佳的中度及重度发作患儿，是否使用镁剂都应考虑。

静脉使用短效 β₂ 受体激动剂：国家心肺和血液研究所指南总结说，目前的数据还不足以推荐静脉使用短效 β₂ 受体激动剂[2]。同样，近来系统回顾的随机对照试验也不支持其使用[94]。但是 15 项研究中只有 3 项是关于儿童的，也只有 3 项研究将静脉联用吸入短效 β₂ 受体激动剂与单纯吸入进行比较[95-97]。这些研究尚不能说明一个确切结果，因此还需要进一步大型临床试验。

静脉使用短效 β₂ 受体激动剂也存在潜在副反应，包括心律不齐、高血压、低钾血症。由于对毒性的关注，静脉使用短效 β₂ 受体激动剂不作为初始治疗，对重病患儿也如此。然而，对于那些对上述治疗都无反应、濒临呼吸衰竭的患儿，静脉使用短效 β₂ 受体激动剂的风险收益比可能就不同了。

氦氧 氦氧是一种氦气与氧气的低密度混合物（通常比例为 70:30），气体通过狭窄气道时能减少气体湍流。从理论上讲，它的作用在于减少呼吸做功，缓解呼吸肌疲劳，降低呼吸衰竭的可能性。一项试验中，使用氦氧治疗的急性重症哮喘患儿，较其他患儿奇脉及呼吸困难指数明显降低，呼气峰流量增加[98]。最近的一个研究比较了氦氧雾化与氧气雾化来运送 β₂ 受体激动剂[99]。240min 时，氦氧组患儿哮喘评分明显改善，需要住院的明显减少。然而，在对 10 个评估氦氧的临床试验进行回顾后，研究人员得出结论，虽然对于常规治疗无效的重症患儿可考虑使用氦氧，但无足够证据支持氦氧适用于所有哮喘患者[100]。

机械通气 对于重症患儿是否要使用机械通气，必须评估整个临床情况，包括喘息持续时间、疾病严重程度、治疗效果，及动脉血气分析结果。不鼓励仅凭血气结果就决定上机的行为。例如，一患儿 pH 7.10，PaCO₂[55]，但静脉使用短效 β₂ 受体激动剂后情况明显改善，可能不需要通气支持，但一患儿 pH 7.18，PaCO₂[50]，疲乏对治疗无反应的患儿可能更需要上机。氯胺酮是一种支气管扩张剂，是需要插管的哮喘患儿镇静镇痛的首选药物。

机械通气时，通气造成的气胸是一个大问题。允许性高碳酸血症这一术语，用来描述的是一个使潮气量和呼吸频率最小化，达到峰值压力最小化的策略。可接受一定程度的高碳酸血症，也可用碳酸氢钠治疗。呼气时间必须足够让空气从肺部排出。

还有许多潜在的治疗方法没推荐给重症急性哮喘患儿。包括甲基化黄嘌呤衍生物如氨茶碱，未知细菌性病原感染时常规使用抗生素，积极水化，胸部理疗，化痰药物，镇静剂，无创通气等[2]。

总结

哮喘是近20年患病率、发病率和死亡率都增加的少有几个疾病之一。对于急性哮喘患儿的认识和治疗，医生应前所未有地保持警觉。所有情况下，应及时给予适当剂量的沙丁胺醇和早期多剂使用抗胆碱药物，对中重度患儿可使用皮质类固醇。积极的皮下注射和肌注特布他林，不断雾化吸入沙丁胺醇，镁剂对于重度患儿是必要的，而对于上述治疗无反应的患儿，是否应该静脉使用短效 β_2 受体激动剂仍持保留意见。

毛细支气管炎

概述

背景

毛细支气管炎是一种可以导致2岁以下儿童小气道炎症的急性感染。临床上表现为上呼吸道感染症状伴进行性喘息及呼吸做功增加。几乎所有儿童在2岁前都曾感染过可致毛细支气管炎的病毒，但一岁以下婴儿更容易发展为毛细支气管炎。

流行病学

毛细支气管炎是一种季节性疾病，11月到5月为高发季节，在美国约占急诊病例的3%[101]。总的来说，有19%~27%的毛细支气管炎急诊患儿收住院治疗[101,102]。该病占1岁以上住院患儿的20%，每年与毛细支气管有关的住院治疗总费用为5亿美元[103]。住院率受多因素影响，且近20年来在迅速上升。在美国，西班牙、阿拉斯加、印第安后裔患毛细支气管炎后，住院可能性更大[101,104]。年幼的婴儿或男婴住院的比例更高[105]。其他住院的相关因素包括贫穷、住房拥挤、被动吸烟、上日间托儿所等。很明显，潜在的慢性病如先天性心脏病、慢性肺疾病等都能加重该疾病。毛细支气管炎并不是致命性的疾病，在美国的平均死亡率只有2.0/100 000活产儿。低体重儿（<2 500g），5分钟内Apager评分低，多胎次，低龄产妇都可以增加其死亡率[107,108]。母乳喂养有利于此病的治疗[109]。

疾病原理

病因学

很多病毒都是导致毛细支气管炎的潜在原因，最常见的是呼吸合胞体病毒，可以导致70%的健康儿童患病[110]。其他常见病毒包括副流感病毒、人变形肺病毒、流感病毒、腺病毒、鼻病毒[110-115]。

病理生理学

大多数导致儿童毛细支气管炎的呼吸道病毒是通过患儿的手传至鼻，或者经打喷嚏或咳嗽的飞沫由一个宿主传至另一个宿主，病毒存在于临床症状之前，它能在有免疫力的婴儿体内停留2~3周。开始感染的第2~8天为潜伏期[116]。

对病毒感染患者而言，病毒在尚未传播至下呼吸道黏膜表面之前，已经在上呼吸道的上皮细胞进行复制，感染的上皮细胞一般通过溶解或凋亡被破坏，最后导致细胞脱落，释放炎症介质[117]。感染的肺部表现为上皮细胞坏死、单核细胞炎症和支气管周围组织水肿，组织学检查可发现黏膜和纤维原堵塞了气道。这些特征在临床上表现为毛细支气管炎的喘息及下气道梗阻。小婴儿的下呼吸道管腔小，免疫系统发育不完善，更加容易出现严重症状[106]。严重的下呼吸道阻塞可以导致空气滞留和肺不张，从而表现为通气血流比失衡、低氧血症。另外，由于小婴儿易疲劳，更易引起高碳酸血症和呼吸衰竭。

临床特征

病史

一般来说，毛细支气管炎多见于1岁以下患儿，好发于冬季。首发症状为上呼吸道感染症状如鼻塞、流涕。该症状持续数天后进展为轻微咳嗽，通常伴有喂养困难。一些家长自述可听到喘鸣。常有发热，有研究显示1/3的毛细支气管炎患儿出现发热[118]。小婴儿可能出现呼吸暂停，这可能就是呼吸感染开始的典型症状。确定患儿有无脱水很重要，包括经口摄入总量和喂养频率、尿量，有无呕吐和腹泻。

患儿的病史也很重要，特别是患儿有无基础疾病，如先天性心脏病、慢性肺疾病或早产，都对毛细支气管炎的临床病程有一定的影响。如果患儿，特别是年长儿的既往史或家族史有喘息或特应性则有助于鉴别毛细支气管炎和哮喘。其他病史如患儿是否在托管中心或保姆有呼吸道症状也有助于疾病诊断。

体格检查

对生命体征及一般情况的评估对所有毛细支气管炎患儿都至关重要。常见的异常生命征包括发热、心率增快、气促和低氧血症。脉氧仪可对喘息患儿进行

表 167-4 毛细支气管炎评估工具

	轻度	中度	重度
喂养	正常	较少	困难
在室内的氧饱和度	≤95%	92%~94%	<92%
呼吸频率（次/分）	<60	60~70	>70
吸凹征	无/轻度	肋间隙凹陷	胸骨下端凹陷
呼吸肌辅助呼吸	无	无	颈部、腹部
喘息	无/轻度	中度呼气相	重度，双相，不用听诊器也可闻及
气体交换	良好，呼吸音对称	局部呼吸音降低	多处呼吸音降低

无创监测，价格便宜，还可提供客观数据。任何中重度患儿在抵达急诊科进行体格检查后应立即进行氧饱和度（SaO_2）检测。可进行血氧饱和度测定时，就不必要进行血气分析来了解患儿的氧合情况。因此，血气分析只针对那些高碳酸血症和呼吸性酸中毒的严重患儿。患儿，特别是重症患儿可出现烦躁或昏睡，呼吸窘迫时可出现鼻翼扇动和三凹征等体征。肺部听诊可闻及呼吸音减低、湿啰音、干啰音，喘息和呼吸比延长。通过这些体格检查，临床医生就可以对患儿的病情进行分级，如轻度、中度、重度（表167-4）。

喂养不当和隐性失水增加都可造成患儿脱水。对患儿的前囟、黏膜、皮肤弹性进行仔细评估就可了解患儿有无脱水。

并发症

临床医生需要了解整个病程，负责从诊断、治疗到对家长进行健康教育及康复指导。疾病最严重可能需要住院的阶段一般发生在最初几天，据报道平均住院时间为2~3d[119,120]。但是，整个治疗时间要长得多，平均为12d[121]。咳嗽和有声呼吸可持续4周以上。

急性细菌性中耳炎（AOM）是毛细支气管炎常见的并发症，发生率高达60%[122]。病原菌和单纯急性细菌性中耳炎相似。因此，它应该采取标准的治疗方案。其他细菌同时存在的情况较少见。一项研究表明，2000多名因呼吸道合胞病毒感染的毛细支气管炎住院患儿中，约1%的患儿有尿道感染[123]。其中没有发现病理性的菌血症和脑膜炎，发热的毛细支气管炎患儿，无论有无呼吸道合胞病毒感染，尿路感染的发生率大致相同，但无菌血症[124]。8周以下的毛细支气管炎伴发热的患儿给急诊科医生出了个难题。严重细菌感染，定义为尿路感染、菌血症、细菌性脑膜炎或者细菌性肠炎，在<8周的婴儿中发生率高达12%[125,126]。但是，在已知有合胞病毒感染、就诊于急诊科的毛细支气管炎患儿中，严重细菌感染的比例明显较低。总之，根据多中心研究显示，Levin等人报道2个月以下合胞病毒感染伴发热的患儿中有7%同时出现严重细菌感染，非合胞病毒感染的患儿有12.5%。在严重细菌感染的患儿中，82%有尿路感染。菌血症的发生率比较低，他们仅出现在新生儿中。RSV阳性的患儿不会出现细菌性脑膜炎。在1~2个月的RSV阳性伴发热的毛细支气管炎患儿中，大多数人提倡给患儿进行尿常规检查。其他检查如脑脊液和血培养都可选。同样，对未确诊的严重细菌感染患儿并不需要经验性地使用抗生素。另一方面，一个月以下的发热患儿都要进行严重细菌感染的检测，都要经验性使用抗生素，不管他们是否有呼吸道合胞病毒感染。

呼吸暂停常见于年幼的毛细支气管炎患儿，特别是住院患儿中。8%的住院患儿有呼吸暂停病史，近3%的患儿在住院期间仍有呼吸暂停[129,130]。住院时间出现呼吸暂停的高危因素包括<1个月的足月患儿，纠正胎龄<48周的早产儿，在住院前有呼吸暂停病史患儿。如果没有这些高危因素，住院期间发生呼吸暂停的可能性较小[130]。

毛细支气管炎治愈后需进行长期的随访。很明显，在婴儿期有毛细支气管炎病史的患儿，青年期和成年期患下呼吸道疾病（比如哮喘）的发病率会比较高[131-134]。这期间是否存在明确关系尚未确定。

鉴别思路

哮喘与毛细支气管炎的临床表现有许多共同之处。仅凭体检不能区别。年幼儿，冬季发病，先前有上感症状,无过敏性疾病和喘息家族史都提示患儿可能为毛细支气管炎。一些患儿同时出现2种病的表现。比如一个12个月大的患儿在7月首次出现上感症状及喘息。那么医生可能会选择进行急性哮喘的初步治疗。在这一章的前半部分我们提到如何鉴别哮喘及毛细支气管炎,详见表167-1。

诊断策略

毛细支气管炎应根据病史及体查初步诊断。检测病毒的方式包括鼻咽部分泌物的酶联免疫吸附测定、荧光抗体测定,聚合酶链反应及病毒培养。一般门诊治疗的患儿不一定要做这些检查。但确定病毒种类在一些情况下还是有用的。比如,如果可以马上出结果,有特异性的病毒诊断可让患儿收住相应的病房,与其他相同病原的患儿住在一起,降低院内感染发生率。在明确病原前,医务人员进行操作时应谨慎。

应用放射学诊断方面发生了巨大的变化。>70%的毛细支气管炎住院患儿都查了胸部X线[135],但是对于表现为典型毛细支气管炎的患儿,胸部X线并不是必须的。在下呼吸道感染患儿中,胸部X线并不能影响临床结局[136],反而更多地使用了不必要的抗生素治疗[135]。此外,只有不到1%的患儿胸部X线与毛细支气管炎的临床诊断不一致[137]。影像检查有助于诊断严重窘迫,明显低氧血症,及表现不典型的患儿。总之,根据美国儿科医学会(AAP)的小组委员会对毛细支气管炎的诊断和处理建议,"临床医生应根据病史及体查诊断毛细支气管炎,并对疾病严重程度进行评估,不应该为了诊断而进行常规实验室和影像学检查。"[138]

处理

治疗

虽然诊断毛细支气管炎相当直接,但谈到疾病管理时,医生却面临了很多有争议的难题。文献大都有争议,很难达成共识。因此对于毛细支气管炎的管理策略也各不相同[139-141]。所以需要一个循证方法得出一个更有效的结论[130,142-145]。支持治疗,如补液和上氧,对患儿有基础性的影响[138]。根据患儿初始病情进行治疗的管理策略见图167-2。

短效 $β_2$-受体激动剂是哮喘患儿喘息发作的首选治疗。然而,有依据说明,毛细支气管炎引起的喘息使用该类药物治疗效果不如哮喘。最近一个包括22个临床试验的 Meta 分析说明,短效 $β_2$-受体激动剂可使毛细支气管炎患儿的临床评分短期内得到轻微改善。这种治疗方法对住院费用或住院时间无明显影响。副反应虽然罕见,但心动过速、血氧饱和度减少、潮红、多动等这些在使用短效 $β_2$-受体激动剂治疗时有发生[146]。因此,美国儿科医学会并不推荐将短效 $β_2$-受体激动剂作为毛细支气管炎的常规治疗;相反的,临床医师在使用前应考虑患儿对于这样的药物会不会产生积极的临床反应[138]。

肾上腺素对于毛细支气管炎的治疗也存在类似争议。对于14项研究的 Meta 分析得出结论,尚无足够证据支持在住院患儿中使用肾上腺素,但在门诊患儿中,比支气管扩张剂和安慰剂有用[147]。但不会减少住院率及住院时间[148]。在急诊科使用肾上腺素的缺陷在于患儿在家里不能继续用该药。因此,只有对于那些中重度患儿,使用 $β_2$-受体激动剂无效且需要住院治疗的患儿才使用雾化吸入肾上腺素。在使用短效

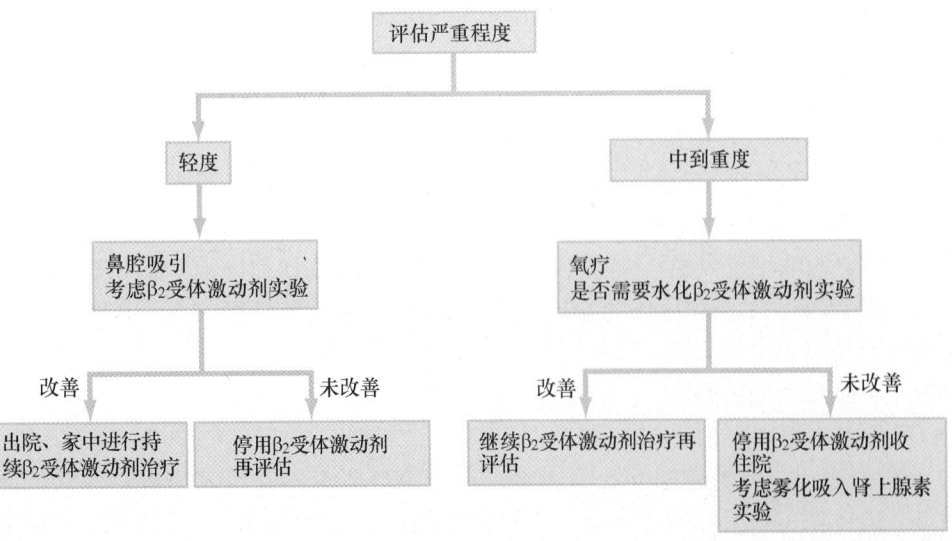

图167-2 毛细支气管炎的急诊科处理。

β₂-受体激动剂的同时，只有确定患儿能从中受益，才继续使用雾化肾上腺素。

目前关于雾化吸入抗胆碱能药物（如异丙托溴铵）的研究并无定论。在急诊科的一项研究报道，除 β₂-受体激动剂外还接受抗胆碱能药物治疗的患儿，对其他治疗的需求减少[149]。但另一项相似研究则表明抗胆碱能药物无优势[150]。目前还没有足够的证据对喘息或疑为毛细支气管炎的年幼儿推荐使用抗胆碱能药物[151]。

毛细支气管炎的许多症状都是由于呼吸道分泌物增加变黏稠所导致的。大量文献所支持的吸入高渗盐水治疗囊性纤维化，关键在于可清除黏稠的分泌物[152-154]。虽然暂无足够文献可明确推荐其用于毛细支气管炎，近来一项研究显示雾化使用高渗盐水是一种可缩短患儿住院时间的安全药物[155]。胸部理疗作为一种可清理呼吸道分泌物的工具，也在讨论之列。一项包含三个随机对照试验的 Meta 分析表明，胸部理疗对于临床评分、住院时间、氧供均无改善[156]。

全身使用糖皮质激素对于急性哮喘患儿的喘息，不失为一种有效治疗。尽管有报道说明，半数以上毛细支气管炎患儿的处方上有糖皮质激素[141]。精心设计的随机对照试验已经证明其对于入院率、临床评分及结局等毫无益处[138,157,158]。Corneli 等人对 600 名中重度毛细支气管炎患儿进行了一项双盲随机试验，将口服地塞米松与安慰剂作对比。研究人员得出结论：口服地塞米松对住院率、4h 后的呼吸状况、结局如住院时间、反复发作及医疗不良事件等均无明显作用。吸入糖皮质激素对于病程也无积极作用[159]。

重度毛细支气管炎患儿需要重症监护或机械通气时，通常并发或继发细菌感染[160]。对于大多数患儿而言，并不是一种常见并发症。尽管有一些报告说明，克拉霉素可以促进呼吸道合胞病毒感染性毛细支气管炎的恢复[161]。没有证据表明毛细支气管炎患儿应常规使用抗生素，抗生素应针对真正细菌性感染的患儿[138,162]。

利巴韦林是一种治疗呼吸道合胞病毒感染的特异性抗病毒药物。几个小样本研究表明它可稍微减少机械通气及病重状态的时间[163]。但因其成本和潜在风险，限制了它作为一种常规药物使用。利巴韦林可用于已经明确有呼吸道合胞病毒感染的严重呼吸障碍患儿[138]。

预防

虽然急诊科医生通常不会给患儿预防性药物，但患儿有需要时，他们应该可以提出相应建议。帕利珠单抗（Synagis, Palivizumab）是由呼吸道合胞病毒的单克隆抗体组成。对于一些呼吸道合胞病毒特异性免疫球蛋白不能有效治疗的急性疾病[164]，帕利珠单抗能有效降低高危人群的住院率[165-168]。对于 24 个月以下患慢性肺疾病，先天性心脏病，或早产儿推荐使用，在高发季节每月肌注一次[169]。

处置

对于毛细支气管炎在急诊科的评估和管理，能预计临床进程是其中非常重要的部分。因为疾病动态变化，仅凭某一时间点的评估不足以充分估计其严重性，因此需要进行反复检查。大量的人口统计学数据及图表都说明该疾病的严重病程。住院的相关因素，包括年龄在 3 个月以下，孕周 < 34 周，有病容，低氧血症（氧饱和度 < 95%），呼吸急促（> 70 次/分），胸部 X 线可见明显肺不张[170]。这里大部分文献都是关于住院病人的。除了年龄和早产病史，有明显血流动力学异常的先天性心脏病或慢性肺疾病，或免疫抑制状态都与高发病率和死亡率有关[138,171,172]。

最后急诊医师还应评估患儿呼吸窘迫的程度。呼吸道症状如果对喂养及维持正常循环产生负面影响，则应收住院。进一步决策应围绕是在家中进行支持治疗还是需要在医疗单位进行进一步治疗。对于门诊治疗的患儿，应在 24h 内进行随访复诊。如果在急诊科进行短效 β₂-受体激动剂治疗后，症状得以改善，就可在家中进行维持治疗。另一方面，如果患儿对短效 β₂-受体激动剂无反应，但达到了其他的出院标准，门诊治疗中就不应该继续使用短效 β₂-受体激动剂。儿科学中应对所有疾病提供预见性指导。应告知父母，什么是呼吸窘迫恶化的症状，包括喂养困难、吸凹征、气促加重、嗜睡、易激惹等。如果这些体征出现，应立即求诊。

总结

毛细支气管炎是一种婴儿期常见的呼吸系统疾病，也是许多患儿就诊急诊科及住院的原因。它主要依靠病史及体查做出临床诊断。呼吸暂停等严重并发症非常少见，多见于小婴儿或有基础疾病的患儿中。治疗以支持治疗为主，可雾化吸入 β₂-受体激动剂。急诊医生必须了解毛细支气管炎的动态变化以有效预测病情变化。

本章参考文献请参见 http://pumpress.bjmu.edu.cn/eduservice/3419.html

第168章 儿童呼吸系统急症：肺部疾病

David M.Stocker and Susan Kirelik

杨梅雨 译　祝益民 校

肺炎

概述

背景

急性呼吸道感染在人类感染中最为常见。虽然大部分感染累及上呼吸道，急诊科医生也常遇到下呼吸道感染患者，毛细支气管炎及肺炎最为常见。毛细支气管炎最常见于2岁以下患儿，病毒或细菌感染后肺部充血引起喘息。肺炎是肺组织的炎症，多由感染引起，但偶尔也可由非感染性损伤造成。虽然根据症状及体征即可诊断肺炎，但胸部X线可见异常肺部渗出影也可诊断肺炎。肺炎的临床表现各异，可能是小毛病，也可能危及生命。引起肺炎的原因多种多样，由于检查的局限性，很难做出病因学诊断。临床表现、实验室检查、放射学检查有时可提示特殊病原，但大部分病因仍不明。

流行病学

肺炎患儿的感染率因年龄而异。学龄期儿童平均为每1000人中40人感染。在12~15岁人群中下降至每1000人中只有7人感染。男女比例2:1。3/4的肺炎死亡病例都是细菌感染[1]。

各年龄段的致病菌不一。因为大部分肺炎不能明确病原，所以要明确每一种特异性病原的发病率相当困难[2]。据估计60%~90%的肺炎是由病毒引起的[3]。病毒在年幼儿中最为常见。细菌性肺炎在新生儿多见，但在年幼儿及年长儿中较少。除了新生儿期，细菌在各年龄组的发病率大致相同[3]。细菌病毒的混合感染或伴随感染可占肺炎的1/3[3-5]。沙眼衣原体是3~19周婴儿肺炎独特的病原。百日咳博德特菌常见于1岁以下婴儿，也可见于年长儿及青少年[6,7]。肺炎支原体也是5岁以上儿童最常见病因之一，在年幼儿中也多见[5,8]。衣原体肺炎多见于5岁以上儿童，在年幼儿中也可引起感染[8,9]。

在细菌中，B组链球菌及革兰阴性菌在新生儿中最常见。解脲支原体及李斯特单胞菌在3个月以下婴儿中都可致病[2]。肺炎链球菌是除新生儿期外肺炎最常见的致病菌。流感嗜血杆菌及金黄色葡萄球菌较少，常见于1岁以下婴儿。自从婴幼儿接种疫苗以来，B型流感嗜血杆菌的发病率已明显下降[10]。七价肺炎结合疫苗，沛儿（Prevnar, Lederle实验室/惠氏制药）在2000年已获取美国食品药品监督署的许可，在出生后第2、4、6月接种，在12~15个月时第4次接种。临床试验显示它针对85%特异性血清型的细菌性肺炎有保护作用[11]。研究显示这些血清型的携带率亦有下降[12]。自1985年以来肺炎球菌多糖疫苗在2岁以上肺炎链球菌疾病高危儿童中推荐使用，但在2岁以下幼儿中不适用。肺炎链球菌疫苗还可针对病毒性肺炎。一个研究发现住院患儿中7种呼吸道病毒性肺炎减少了31%。这可能因为医院内病毒性肺炎常与合并肺炎链球菌感染有关[13]。其次常见的细菌包括A组链球菌、脑膜炎奈瑟菌以及在吸入性肺炎特别常见的厌氧菌。还有一些肺炎少见病因包括铜绿假单胞菌、嗜肺军团菌、卡氏肺孢子菌以及立克次体。结核分枝杆菌的发病率在美国有上升趋势，特别是在城区、低收入区域、非白人种中。美国的婴儿及青少年是高危人群。

呼吸道合胞病毒（RSV）及副流感病毒是1岁以下婴儿感染最常见的病毒。可导致新生儿肺炎的病毒包括风疹病毒、巨细胞病毒、单纯疱疹病毒。其他病毒包括流感病毒、腺病毒、鼻病毒、肠病毒、麻疹病毒、水痘病毒、EB 病毒。宿主免疫功能低下更易感染前面提到的这些细菌而导致肺炎，混合感染及机会菌感染包括细菌、病毒（巨细胞病毒、水痘病毒），原虫（卡氏肺孢子菌）及真菌感染。

疾病原理

病理生理学

肺部有许多针对感染的局部及全身保护性免疫机制。母孕期主动获得的抗体在出生后头几个月可抵御肺炎链球菌及嗜血流感菌感染。患儿保护机制改变，患肺炎的风险也增加。改变包括先天性解剖异常（腭裂、气管食管瘘、隔离肺、先天性囊性腺瘤样畸形）、免疫缺损、神经系统变化导致吸入增加（昏迷、抽搐、脑瘫、全麻）、黏膜分泌物质量改变［囊性纤维化（CF）］。

细菌性肺炎及支原体感染可通过飞沫在人之间传播。儿童可发生无症状性的上气道病原定植，且可以传播给其他孩子[14]。其次，细菌性肺炎可由远端细菌感染灶通过血源传播获得。病毒在上呼吸道繁殖也可蔓延使下呼吸道受累导致病毒性肺炎。水痘病毒、巨细胞病毒、单纯疱疹病毒、EB 病毒、麻疹病毒、风疹病毒等都能通过血源感染累及肺部。

临床特征

症状和体征

病史 小儿肺炎的临床症状体征因患儿年龄、病原、严重程度不同而不同。3 个月以下的婴儿一般都会有呼吸症状，如气促、咳嗽、三凹征、呻吟及一些非定位体征，包括发热或低体温、呕吐、喂养不耐受、嗜睡。肺炎链球菌感染的年幼儿可能有非特异性症状，如高热嗜睡，而无呼吸症状。一般而言，随着年龄增长，症状和体征变得越来越具特异性，同时具有一般感染的表现。感染相关症状一般包括发热、寒战、头痛、僵硬等不适。下呼吸道疾病的症状可包括咳嗽、喘息。胸膜刺激征可致胸腹疼痛、颈痛或颈项强直。肺炎伴呕吐或食欲减退常提示严重疾病或脱水。

其他病史中应涵盖的重点包括出生免疫史（特别是肺炎链球菌及 B 型嗜血流感菌疫苗接种），有无镰状细胞病史，既往有无肺炎或频繁感染史，有无慢性病。合并呼吸系统疾病（如支气管肺发育不良或囊性纤维化）或心脏疾病的患儿对肺炎耐受差，有原发性或获得性免疫缺陷的孩子更易感染各种常见、罕见、机会菌，从而造成严重或爆发性疾病。

体格检查 开始对疑有肺炎的孩子进行体检时，应先注意患儿的一般情况及呼吸模式。生命体征及氧饱和度都应在入院时进行评估。重要结果包括中毒症状、警觉及交流水平、皮肤颜色、灌注状态。发热最常见于细菌性肺炎，但在新生儿及非细菌性疾病患儿中可能只有低热或无发热。心血管参数可提示脱水及罕见的休克。气促虽不是普遍现象，但却是肺炎最敏感的指标，还可能是年幼的唯一表现[15]。世界卫生组织出版的发展中国家及城市肺炎临床诊断指南中，气促和三凹征作为下呼吸道疾病的指标。世界卫生组织对于气促的定义是 1 岁以下婴儿呼吸频率 > 50 次/分，1 岁以上儿童呼吸频率 > 40 次/分[16]。下呼吸道疾病的其他表现包括咳嗽、喘息、鼻煽、三凹征、呻吟、呼吸肌辅助呼吸。咳嗽特点有助于诊断，婴儿断续阵发性咳嗽多提示沙眼衣原体或百日咳博德特菌感染性肺炎。年长儿听诊可闻及啰音、喘鸣音、呼吸音减低，叩诊出现浊音及相应的语颤减低。虽然这些都可出现，但不是固定的，啰音可能被吸气无力或上呼吸道杂音所掩盖。

胸膜刺激可致腹部紧张或假性脑脊髓膜炎，肺部过度充气可导致肝脾下移。肺外表现可能包括鼻后滴漏、咽炎、喘鸣、病毒疹、沙眼衣原体感染性结膜炎、肺炎支原体感染性咽炎及皮疹；肺外感染如细菌导致的软组织脓肿、中耳炎、鼻窦炎、脑膜炎、心包炎。

特异性疾病

细菌性肺炎

概述 肺炎链球菌是儿童细菌性肺炎最常见的病原之一[13]。免疫缺陷、慢性病、功能性或解剖性无脾及美洲原住民儿童感染肺炎链球菌的风险更大[11]。金黄色葡萄球肺炎，虽然较少见，也可致重症肺炎，有 70% 的金葡菌肺炎都发生于 1 岁以下婴儿[17]。有异物吸入史、免疫抑制、皮肤感染的患儿可增加金黄色葡萄球菌感染的风险。该病进展快，常见并发症为脓胸（90%）、肺膨出（50%）、气胸（25%）及败血症（图 168-1）。自从 20 世纪 90 年代中期以来，人们认识到社区获得性耐甲氧西林金黄色葡萄球菌可导致儿童肺炎。传统描述的耐甲氧西林金黄色葡萄球对大多抗生素广泛耐药，且院内感染多见，与之相比现在这类细菌只对少部分抗生素耐药[18]。

在普及免疫接种之前，嗜血流感菌是第二常见的肺炎致病菌。但自从有效接种疫苗后，其发病率下降

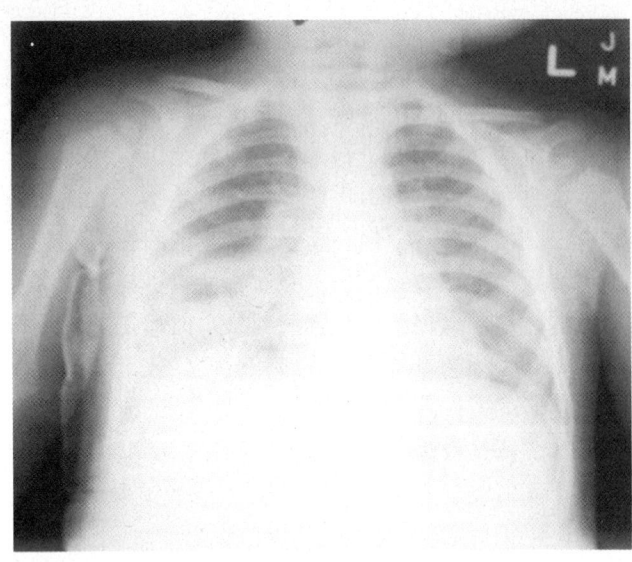

图 168-1　链球菌性肺炎伴右侧积脓患儿的胸部 X 线。（Courtesy of Brianna Enriquez, MD, and Marianne Gausche-Hill, MD.）

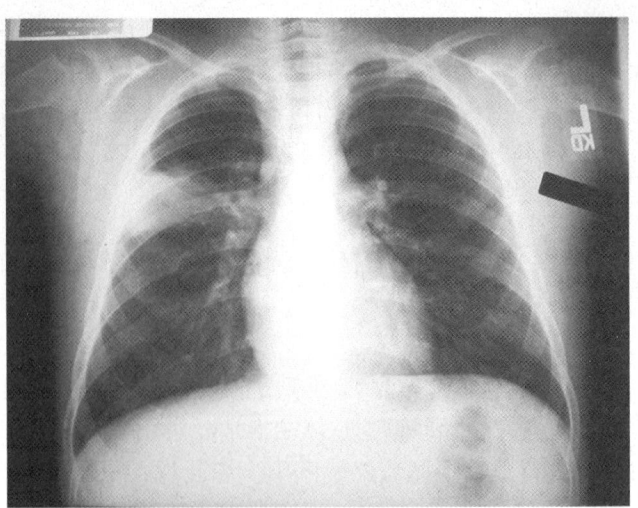

图 168-2　肺炎球菌感染性肺炎的右上叶渗出。（Courtesy of Marianne Gausche-Hill, MD.）

了 90%[10]。虽然流感嗜血杆菌之前被认为只在年幼儿中才有，但是现在大部分病例都出现在年长儿中[19]。虽然临床可与肺炎链球菌鉴别，但嗜血链球菌性肺炎并发胸腔积液（25%～75%）及菌血症（75%～95%）的可能性也较大[20]。其他多见的感染灶包括脑膜炎、会厌炎、化脓性关节炎、心包炎、软组织感染及中耳炎[20]。

A 组链球菌性肺炎虽然少见，其发病率自从 20 世纪 80 年代以来一直在上升。一项研究报道加拿大的发病率已从 1992 年的 0.16/100 000 上升至 1999 年的 0.35/100 000，而另一项研究又报道自 20 世纪 80 年代以来发病率一直没有变化[21,22]。A 组肺炎链球菌可能以散发病例出现，也可能以水痘的并发症出现[21]。特别是在重症病例，起病急、进展快、中毒症状重者，死亡率较高（一项对所有年龄组的研究报道其死亡率为 30%～60%）[21]。

临床特征　新生儿期以外的细菌性肺炎一般都起病突然，多伴发热（温度常 > 39℃）。咳嗽不一定出现，但常有与发热并行的呼吸增快。啰音、喘鸣音及局灶性或管状呼吸音多见于年长儿，在年幼儿的体查中可能完全没有这些异常。

鉴别诊断　肺炎链球菌感染的患儿早期就可出现白细胞计数增高，10%～30% 的患儿可伴有胸腔积液及菌血症[23]。虽然细菌性肺炎的患儿可能有间质性渗出，但胸部 X 线多见肺泡渗出的斑片影、大叶（图 168-2）或分布于肺段的实变影[24]。重症病例常见双侧胸腔积液、肺大疱、气胸。虽然细菌性肺炎的白细胞计数可能正常，但常见白细胞增多，有时超过 20 000/mm³。无并发症的细菌性肺炎对适当的抗生素会迅速产生反应，如果病情没有好转甚至恶化，则需要进一步检查。

处理　对青霉素及头孢类耐药的急症常受到特别关注[25]。这种情况下，耐药的肺炎球菌感染患儿，相对于对青霉素敏感的肺炎球菌感染的患儿，其表现及结局并无差异[25-27]。肺炎链球菌性肺炎可能并发积脓、胸腔积液、肺脓肿及坏死。自 20 世纪 90 年代以来，这些并发症的发病率正上升，一个研究表明住院患儿中肺炎链球菌性肺炎的发病率从 1994 年的 22.6% 上升至 1999 年的 53%[28]。发病率上升看似与中间耐药病原无关。但高度耐药菌是否起到了重要作用不得而知[28]。4 岁以下肺炎球菌性肺炎的门诊患儿初始治疗建议使用大剂量阿莫西林，免疫功能完善的年长儿可使用正常剂量（表 168-1）。

病毒性肺炎

病毒性肺炎好发于冬季，一般数天内起病，常伴咳嗽、鼻卡他症状、低热。气促虽有可能是唯一表现，但三凹征、啰音、喘息都比较常见，一些重症患儿还可能出现呻吟、发绀、嗜睡、脱水及呼吸暂停。病毒性肺炎常依靠临床诊断。诊断呼吸道合胞病毒和 A 型、B 型流感病毒可用快速抗原检测。其他病毒抗原检测可通过鼻咽部分泌物培养。虽然过去病毒培养因为需时较长而受到限制，随着培养技术的提高，现在可以在 2 天内出结果，在需要诊断病毒感染时还是很有用的。

白细胞计数结果各异，但大部分 < 15 000/mm³，分类以淋巴为主。胸部 X 线结果可见过度充气、支气管周围增厚伴弥漫性间质改变。还可能出现斑片状影或实变、小叶肺不张或肺泡性肺炎。虽然病毒性肺炎也可出现大叶实变及少量胸腔积液，但大部分都由

表168-1　儿童肺炎的抗生素治疗

年龄组	病原	门诊治疗	住院治疗
0～12周	B组链球菌		氨苄西林
	革兰阴性菌（李斯特菌）		头孢他啶
			头孢曲松*
	百日咳博德特菌或沙眼衣原体	依托红霉素	依托红霉素
12周～学龄前期	肺炎链球菌	阿莫西林	头孢呋辛
	（流感嗜血杆菌、金黄色葡萄球菌、	阿莫西林克拉维酸	头孢他啶
	A组链球菌、脑膜炎奈瑟菌）	头孢呋辛酯	头孢曲松
		阿奇霉素	克林霉素
		克拉霉素	
	肺炎支原体或肺炎衣原体	加用红霉素或阿奇霉素或克拉霉素	加用红霉素（静脉注射或口服）
			阿奇霉素（静脉注射或口服）
			克拉霉素（口服）
	耐甲氧西林金黄色葡萄球菌及危重症		加用万古霉素
学龄期～青春期	肺炎支原体	红霉素	头孢呋辛
	肺炎衣原体	阿奇霉素	头孢他啶
		克拉霉素或	头孢曲松
		四环素（8岁以上）或氟喹诺酮（16岁以上）	克林霉素及大环内酯类
	耐甲氧西林金黄色葡萄球菌及危重症		加用万古霉素

* 头孢曲松禁用于1个月以下婴儿。

细菌感染引起。

大部分病毒性肺炎不需要特殊治疗就可缓解。因为易与细菌重叠感染，要区别病毒还是细菌性肺炎难度较大，重症病例的抗生素使用还需谨慎。潜在的并发症包括脱水、疾病局部进展、闭塞性毛细支气管炎及呼吸暂停（多见于3个月以内患儿）[29]。

支原体肺炎

支原体肺炎占所有肺炎的10%～20%，多见于5～18岁患儿。在年幼儿中也可见，但少见于1岁以下婴儿[30]。通常起病缓慢隐匿，但部分患儿可表现为突然起病，症状与细菌感染类似[5]。前驱症状包括发热、头痛、不适感，紧接着出现阵发性干咳。患儿还可能表现为百日咳样症状。其他感染症状包括声嘶、咽痛、胸痛，卡他症状罕见。支原体肺炎的患儿中毒症状不重。患儿可能出现啰音，偶有喘息及咽炎、颈部淋巴结肿大、结膜炎、中耳炎。大疱性鼓膜炎虽然罕见，但也可提示支原体感染[30]。10%的患儿可出现皮疹、荨麻疹、多形红斑、斑丘疹、小水泡等[31]。病程中还可出现肺大疱、胸腔积液、气胸或支气管扩张。支原体感染多为自限性，但可能与哮喘加重及慢性肺结构异常有关[5]。

体格检查一般无阳性体征，胸部X线表现较重，通常单侧，下叶受累。胸部X线结果可能各不相同，但是多见肺叶实变，多肺段渗出及间质改变。胸腔积液少见。白细胞计数常正常，红细胞沉降率增快。

实验室诊断还是有问题的。虽然以前常用，但床旁冷凝集试验并不是感染最好的指标，特别是在12岁以下患儿中，现已经少用[30]。常通过临床表现及经验性治疗来诊断感染。如果能进行急性期及恢复期的抗体滴定可协助确诊。但是患儿需要4～6周才产生血清抗体，一些患儿还可能不能产生免疫反应[5,31]。培养不是常规检查。只有在研究性实验室才进行聚合酶链反应诊断方法[5]。并发症罕见，包括溶血性贫血、心肌心包炎、神经性疾病（脑膜脑炎、吉兰-巴雷综合征、横贯性脊髓炎、颅内神经病变）、关节炎及皮疹。

衣原体肺炎

衣原体多见于性传播感染，可导致2%～30%的孕期妇女宫颈感染[9]。感染了衣原体的母亲可在分娩时由产道传播给新生儿。导致22%～44%的新生儿患结膜炎，5%～22%的患儿患肺炎[9]。衣原体肺炎的婴儿在出生病原体定植后的3～19周出现症状。疾

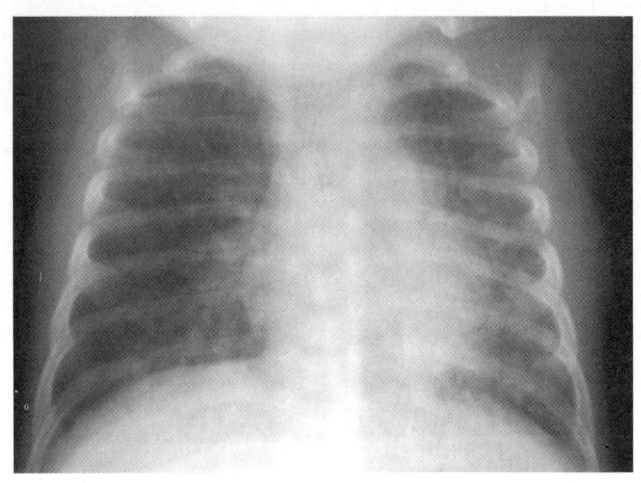

图 168-3 衣原体肺炎患儿的胸部 X 线片，注意其对称性的间质渗出。（Courtesy of Michael Diament, MD.）

病常表现为鼻充血，然后伴咳嗽。半数患儿出现呼吸道症状前有结膜炎。婴儿多无发热，常出现呼吸急促，伴有反复断续的咳嗽。咳嗽可影响进食及入睡。可类似百日咳样发作，偶见呼吸窘迫。胸部检查可见轻度三凹征及弥漫性吸气相捻发音，呼吸相罕闻及喘鸣音。半数患儿可见中耳异常。

胸部 X 线常可见双侧过度充气及对称性弥漫性间质渗出（图 168-3）。总白细胞计数多为正常，但嗜酸性粒细胞常 >400/mm³[9]。组织培养中分离出病原则可确诊。聚合酶链反应可作为诊断性试验，其敏感性较荧光抗体染色或组织培养较好，但特异性不高。虽然病症较轻，衣原体肺炎可并发呼吸暂停和低氧血症。红霉素可缩短病程，但咳嗽和气促还是需要数周才能完全消失。

肺炎衣原体是衣原体的一个分支，在抗原性、基因性、形态学方面都与其他衣原体种属不同。肺炎衣原体感染可通过人传染人互相传播。在婴幼儿呼吸道感染中，肺炎衣原体扮演了一个重要角色，在成人及儿童中都可导致疾病或无症状性的感染。相对于支原体而言，衣原体在儿童肺炎中可能比我们之前想象的还要重要。混合细菌感染也很常见[5]。肺炎衣原体可导致咽痛、发热、头痛、百日咳样咳嗽、肺炎、流感样症状[32]。曾有报道在学校、全日制托儿所、军营、青少年及家庭中有爆发流行[33]。感染还可诱发哮喘患儿急性喘息发作。

百日咳

百日咳是 6 个月以下婴儿常见的呼吸道感染（38% 的病例 <6 月，71% 的病例 <5 岁）。虽然普遍接种疫苗，百日咳的发病率在 20 世纪 80 年代和 90 年代还是在上升，特别在青少年及成人中[34]。

疾病有三个特征性阶段：卡他阶段、发作阶段、恢复阶段[13]。婴儿常以轻微上呼吸道症状及咳嗽起病，卡他阶段常持续 1~2 周。然后进展到断续咳嗽发作阶段，伴进食后呕吐，6 个月以下婴儿还可能伴随发绀、呼吸暂停[7]。典型哮吼只见于约 6% 的患儿，常见于 2~3 岁以上幼儿。常无发热，在发作阶段的体查都是正常的。有时因体查刺激患儿诱发咳嗽发作。发作阶段可持续 2~4 周，随之而来的恢复阶段症状逐步减少。在一些复杂病例病程可持续 6~10 周[7]。

在接种 3 次百日咳疫苗后，只有 80% 能达到效果。一些已接种疫苗的患儿，虽然病情不重，也应考虑百日咳[13]。白细胞计数常有升高，超过 15 000/mm³，偶可达 40 000/mm³，以淋巴分类为主，在 3~6 个月患儿中可能不典型。胸部 X 线常可见右心缘"粗糙"或肺野干净。在卡他阶段及发作阶段常可找到病原，但在起病后 4 周就很难找到了[13]。鼻咽部分泌物培养可找到百日咳杆菌。对于接种过疫苗或使用抗生素的患儿，在起病第一周或起病 4 周后，培养可能阴性[13]。也可使用直接荧光抗体染色，但这个方法特异性低，敏感性各异[13]。用荧光抗体染色诊断的病例应用培养再次确定。

聚合酶链反应敏感性和特异性都可能较好，但可行性不一。百日咳对于一岁内婴儿而言是一种特殊的严重疾病，并发症很常见。包括呼吸暂停、抽搐、继发性细菌性肺炎、脑病，甚至死亡。在已接种儿童及免疫消失的年轻人中，百日咳的发病率正在升高[6]。现普遍认为成人是社区内的重要感染源。这些人的病程不像前文所述。这些人症状轻、病程长。干咳为主，持续 3 周以上。所有 6 个月以下疑有百日咳的患儿，都应该在医院观察，因为随时可能出现呼吸暂停，需要监护、支持治疗及红霉素治疗。其他大环内酯类及甲氧-复方新诺明类药物也可用于治疗[13]。抗微生物治疗虽然对于第二阶段后的病程进展无效，但对于限制病原传播可以起到一定作用。

吸入性肺炎

机械性、化学性、细菌性病因都可造成吸入性肺炎。细菌性吸入常见于解剖异常及中枢神经系统异常损伤正常的吞咽功能或保护性气道反射功能的患儿。肺部损伤可由化学性（如胃酸）和细菌性（胃肠道及上呼吸道细菌）导致。在吸入这些物质数小时内，患儿可能出现咳嗽、气促、发热。体查常可发现啰音及喘鸣，随着病程进展伴发绀，胸部 X 线检查可见局部（右中叶、右下叶）或双侧弥漫性渗出。

免疫功能不全患儿的肺炎

慢性疾病或先天性、获得性、医源性免疫缺损的患儿，特别容易感染前面提到的呼吸道病原，还易感染机会菌，包括肺囊虫、巨细胞病毒感染及真菌。症状与正常宿主类似，但起病更快，病情更重，呈爆发性。为了识别病原，患儿应收入院，进行进一步检查及监护、支持治疗，并且静脉使用广谱抗生素。如果病情无好转，则需要组织进行病原学诊断。

诊断策略

不是每一个怀疑肺炎的孩子都要进行检查。如果一般情况好，有咳嗽及啰音，我们可以临床诊断在门诊治疗。如果患儿有病容，诊断不明，就需要进一步评估。年幼儿出现发热、白细胞增多，提示有隐匿性肺炎。这些患儿应完善胸部X线[35]。

实验室检查

肺炎患儿有低氧血症可能，因此应该检测血氧饱和度。大部分患儿无需动脉血气分析，但严重呼吸窘迫应行此检查。在接下来的呼吸状态或通气评估时可用到。血电解质、血清尿素氮、肌酐有利于评估脱水及指导液体管理。

如果需要明确疾病进程及潜在并发症，才需要进一步实验室检查。白细胞计数可鉴别肺炎病因，外周白细胞计数 $>15\,000/mm^3$，伴成熟或幼稚粒细胞，提示细菌感染。肺炎链球菌性肺炎可造成白细胞计数明显升高[36]。白细胞增多及中毒颗粒都能协助诊断菌血症及潜在并发症。白细胞正常或升高、淋巴为主常见于病毒感染。嗜酸性粒细胞提示衣原体疾病。百日咳常见白细胞计数增高，淋巴细胞增多，但6个月以下婴儿的血象可能无变化。只有1%~10%的细菌性肺炎患儿血培养阳性。但大部分医院的标本污染率也可达此范围。一般情况好无并发症的肺炎，血培养用处不大[2,37]。当血培养阳性时，可以分别出特异性病原，且可认为该患儿为细菌性肺炎。痰培养在青少年中可能有用，但存在技术难度，在年幼儿中用处不大[38,39]。

胸腔积液患儿可行左侧卧位胸部X线来评估积液的部位及大小。对于危重儿及伴并发症的肺炎患儿而言，CT扫描可更详尽的看到积液及肺部异常[40]，但并不推荐作为常规检查。明显胸腔积液患儿可行胸腔穿刺进行诊断及治疗。虽然多提示细菌感染，但肺炎旁积液可见于支原体感染，偶见于病毒感染[41]。积液应送检行革兰染色和培养（厌氧菌及需氧菌）及细胞计数、分类，总蛋白、pH、糖测定。胸腔液体分析与成人标准一致（见第75章）。如果初始评估不能诊断，则需进行罕见病原的培养。危重患儿可行支气管镜取支气管灌洗液。

鼻咽部病毒培养，特殊病毒或细菌的抗原测定，血清抗体测定有助于确定病因。虽然大部分结核患儿没有肺部症状，但大叶性肺炎、肺部积液、肺门淋巴结、免疫功能损伤、近期从不发达地区移民等儿童都应行结核菌素皮肤试验，晨间胃液中可见抗酸杆菌[42]。8岁以下的痰标本易被上呼吸道病原菌污染，一般没有帮助。

上呼吸道分泌物的细菌培养通常可见正常菌群生长，只反映了定植菌群，因而没有意义。虽然气管内分泌物或直接从肺部抽吸出的样本对于诊断而言更精确，但这些检查的侵入性限制了它的可行性。对潜在其他感染的评估应着重于脑膜、心包、会厌、软组织、关节等，用以明确病原，更好地评估病程。

放射学检查

胸部X线可协助明确有无渗出。肺炎并脱水患儿可能胸部X线无渗出影，但在补水后渗出会迅速出现。胸部X线可提供病情进展的线索。虽然大部分细菌都可造成肺叶肺泡性渗出，但也可造成弥漫性间质性渗出[43]。病毒及衣原体感染都可能出现弥漫性间质改变，还常伴有过度充气或肺不张。胸部X线还可明确肺叶疾病、胸腔积液、肺膨出、气胸（图168-4）。肺门淋巴结增大提示结核或恶性病可能。

无并发症、无发热、单侧喘息气促的患儿，肺炎可能性小，胸部X线也不是必须的。再者，Cochrane

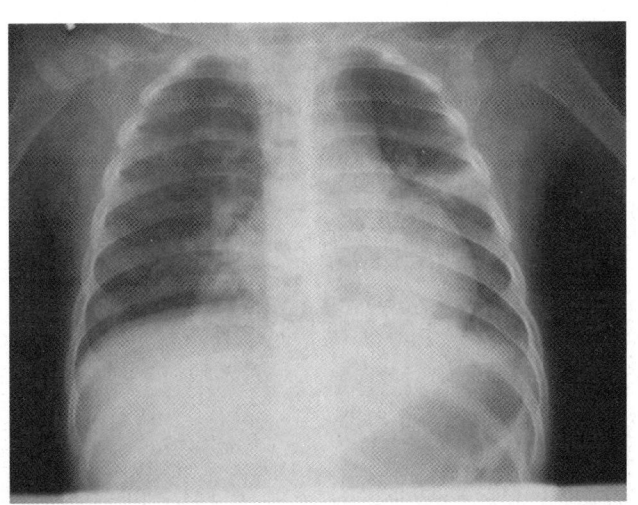

图168-4 多叶性肺炎伴呼吸窘迫患儿的胸部X线。（Courtesy of Marianne Gausche-Hill, MD.）

综述显示,一般情况好、出现症状体征 < 14d 的患儿,胸部 X 线检查不能降低入院率及症状持续时间[44-46]。常规胸部 X 线检查对于卧床 2 个月以上的下呼吸道感染患儿,也是不利的[46]。

鉴别思路

肺炎患儿需鉴别的情况包括传统抗生素治疗无效的细菌性肺炎、病毒性疾病、其他少见的感染性病因(结核分枝杆菌、原虫、真菌)和其他非感染性病原(框 168-1)。明确的特点有助于鉴别一般的感染病因(表 168-2)。像之前提到的,每一种疾病都有明确的病史、临床表现和实验室检查结果。如果表现典型,这些疾病很容易鉴别,但是由于患儿的个体差异及疾病谱广泛,要精确诊断并非易事。并无可靠的、特异性的征象来鉴别细菌感染和非细菌感染患儿。因为靠培养技术来明确细菌性肺炎不是百分百可靠,所以对于体温 39℃ 以上、大叶渗出、临床中毒症状重、胸腔积液的患儿都要怀疑细菌可能。虽然很难明确病因诊断,但仍需要考虑到宿主原因、流行病学、临床表现等选择必要的实验室检查,来指导医生诊断及治疗。

框 168-1 表现类似肺炎的非感染性疾病

影像学改变
  吸气不足
  乳房影
  胸腺
  胸部 X 线可见不均匀网质状影
  穿透不足的胸部 X 线
原发肺部疾病
  哮喘
  支气管扩张
  肺不张
  支气管肺发育不良
  囊性纤维化
  游离肺
  先天性囊性腺瘤样畸形
  α_1-抗胰蛋白酶缺乏
吸入
  异物
  化学物质
  因解剖或生理异常导致反复吸入
原发心脏疾病
  先心病
  充血性心衰
肺梗死
  镰状细胞血管阻塞危象
  肺栓塞
胶原血管疾病
急性呼吸窘迫综合征
胸腔积液
肿瘤

From Boyer KM: Nonbacterial pneumonia. In Feigin RD, Cherry JD (eds): Textbook of Pediatric Infectious Diseases, 4th ed. Philadelphia, WB Saunders, 1998, pp 260-273.

并发症

局部或全身感染可导致肺炎并发症。胸腔积液或脓胸常累积了细菌(比如肺炎链球菌、流感嗜血杆菌、金黄色葡萄球菌),但有时也与支原体、病毒、结核有关。20 世纪 90 年代起,细菌感染并发症逐渐增多,原因不详[47]。相似的,肺脓肿、肺膨出、气胸都是局部并发症,最初见于细菌性疾病,特别是金黄色葡萄球菌感染。肺部广泛受累可导致低氧血症及进行性呼吸衰竭伴多器官功能衰竭。不伴其他症状的呼吸暂停多见于 3 个月以下的婴儿病毒、衣原体及百日咳感染。肺炎最常见的全身并发症是脱水,因为不适感及呼吸做功增加导致摄入减少,又因呕吐、发热、呼吸急促导致丢失增多。另一个细菌性疾病的全身并发症是由于感染灶(比如脑膜炎、会咽炎、心包炎、化脓性关节炎、软组织感染)进展造成的败血症。支原体肺炎很少合并脑膜炎、脑炎、关节炎及溶血性贫血。

处理和处置

2 个月以下婴儿

小儿肺炎的治疗包括适当的抗微生物治疗继支持治疗(见表 168-1)。因为要明确病因很难,一般都是经验性使用抗生素。指导患儿管理的三大因素是年龄、可能的病原、疾病严重程度。2 个月以下的肺炎患儿应收入院。该年龄段因免疫功能暂未完善,脓毒症的征象可能不明显。血、尿、脑脊液培养应在首次使用抗生素之前留取标本。

2~3 个月婴儿

对 2~3 个月的婴儿,可以进行血、尿培养。如临床怀疑中枢神经系统感染,就应该决定行腰穿。1 个月以下婴儿初始治疗可选用氨苄西林加氨基糖苷类或氨苄西林加三代头孢(虽然头孢曲松在一个月以下婴儿中的使用还存在争议)。1~3 个月的婴儿可用

表 168-2　肺炎症状

	细菌	病毒	衣原体	支原体
病史				
年龄	任何年龄	任何年龄	4～16 周	5～18 岁
发热	高热（>39℃）	低热	常无发热	低热
起病	突然起病，有上呼吸道前驱感染	逐渐起病	逐渐起病	逐渐起病
咳嗽	多痰	干咳	断续咳嗽	干咳
相关症状	胸痛	肌痛	结膜炎	头痛
	局灶性梗死	皮疹		咽痛
		咽痛		皮疹
		鼻炎		
体检	中毒症状			
肺部	固定啰音	弥漫性啰音	弥漫性啰音	单侧啰音
		哮鸣	哮鸣音	
		喘鸣		
胸部 X 线				
渗出	肺叶或肺段	间质	弥漫间质性	肺叶或弥漫性
胸腔积液	偶见	少见	无	少见
其他	肺大泡	肺气肿	肺气肿	
	肺脓肿	肺不张		
实验室检查	WBC 升高 粒细胞增多	WBC 正常或升高	WBC 正常	WBC 正常
		淋巴细胞增多	嗜酸性粒细胞增多	
常见病原	肺炎链球菌	呼吸道合胞病毒	沙眼衣原体	肺炎支原体
	流杆嗜血杆菌	副流感病毒		
	金黄色葡萄球菌	流感病毒		
	2 个月以下患儿：	腺病毒		
	B 组链球菌	肠道病毒		
	革兰阴性肠杆菌			
	李斯特菌			

氨苄西林加三代头孢。如果怀疑衣原体或百日咳，应在留取检查标本后使用红霉素，对于稍大婴儿及幼儿，可选用大环内酯类及磺胺类（甲氧-复方新诺明）[13]。该年龄段的支持治疗包括发热控制和静脉补水。对于喘息及明显呼吸窘迫的患儿可吸入 β-受体激动剂。必要时给予氧疗及呼吸支持。因为可能发生呼吸暂停或呼吸衰竭，所有婴儿都应进行连续脉氧监测。

3 个月以上婴幼儿

年长儿的肺炎应尽量分类成细菌性、病毒性、支原体。因为没有一个特异病征性的检查能鉴别细菌和病毒，医生必须根据临床表现、实验室检查、放射学检查来推测病因学诊断。虽然分类不一定清楚，一个高热、中毒症状重、肺实变、白细胞增多的患儿都应该做细菌相关检查，而一个患儿起病后逐渐加重、低热、间质渗出的患儿需进行病毒相关检查。

如果疑似病毒感染，小孩情况还好，可不用抗生素。免疫功能不全的单纯细菌性肺炎可在门诊治疗。一般情况好的肺炎婴幼儿可门诊使用口服抗生素治疗。新生儿期以后的婴儿及学龄前期儿童，可使用阿莫西林或阿莫西林克拉维酸类药物作为一线用药。疑有耐药肺炎链球菌感染时，可用头孢呋辛或大剂量阿莫西林 [80～100mg/(kg·d)]。也有研究显示，阿奇霉素或克拉霉素也可作为一线口服药在该年龄组使用[2,39]。一项对儿童社区获得性肺炎的研究显示，阿奇霉素、红霉素、阿莫西林克拉维酸在临床治愈率上无差异[48]。大环内酯类药物可作为学龄期儿童或青少年感染肺炎支原体或衣原体时的一线用药。对每个门诊治疗的细菌性肺炎患儿都应在24~48h后再次评估。如果患儿有发热，临床表现无好转，有脱水表现者都应收入院予静脉抗生素治疗。有菌血症表现的患儿，可先予一次头孢曲松肌注然后在门诊使用口服抗生素，但需要进行严密随访及监测。

对于住院患儿，可予头孢呋辛、头孢噻肟、头孢曲松静脉治疗。如疑有肺炎支原体感染应用大环内酯类药。如疑为耐甲氧西林金黄色葡萄球菌，应使用万古霉素[27]。一旦病原确定，就可根据药敏选择抗生素。

从20世纪80年代以来，肺炎链球菌渐渐对青霉素及其他抗生素耐药，临床可使用大剂量克服这种相对耐药。这种耐药所致的临床结局并没有变化[49]。这些患儿对大剂量的青霉素和头孢菌素仍有反应。如果患儿对治疗无反应，或是危重患儿，则可以使用万古霉素或与利福平联用[50]。

支持治疗包括补液和退热。适当的实验室检查用以明确致病菌。检查患儿时要注意有无其他感染灶，复查胸部X线可明确是否进展合并胸腔积液。

确诊后收住院的指征包括有中毒症状、呕吐、脱水、呼吸窘迫、低氧血症、通气不足、多肺叶病变、胸腔积液、免疫功能受损及社会环境不稳定。如果患儿<6个月，相比大婴儿而言对细菌性肺炎的耐受性差，应收入院。住院患儿支持治疗包括维持水电解质平衡、退热、氧疗、吸入支气管扩张剂、辅助通气，及胸腔引流。在临床表现好转后才考虑更改静脉抗生素治疗。其他影响静脉抗生素疗程的因素包括年龄、病原、有无菌血症表现，以及其他感染灶。

在没有喘息的患儿及所有呼吸窘迫患儿中，实施支气管扩张实验是有价值的（吸入气化的β-受体激动剂）。虽然这些治疗不是总有效，但患儿如果喘息好转，或呼吸做功减少，都应持续使用雾化的支气管扩张剂。

有神经学或解剖学异常、因吸入食物或胃内容物的肺炎患儿，多为厌氧菌感染。青霉素及克林霉素可作为抗生素一线用药。在重症患儿中，氯霉素、头孢西丁、甲硝唑可能效果较好。院内感染时应考虑给予抗厌氧菌及抗革兰阴性菌治疗。有明显吸入史的患儿应收入院，支持治疗应包括补液、氧疗、口咽部吸痰，如果气道反射功能受损或呼吸衰竭，应行气管插管。

肺炎患儿的长期管理包括确诊后2~3周再次复诊。如果患儿对治疗反应好，已痊愈并在复诊时体查正常，就不需要复查胸部X线[51]。如果患儿病程中出现并发症（如胸腔积液），或仍有残留症状，或复诊体查时发现异常，或患儿既往有肺炎史，都应复查胸部X线，明确疾病是否痊愈。随诊胸部X线检查应在诊断后6~8周进行。

其他呼吸道急症

囊性纤维化

概述

囊性纤维化（CF）是一种常染色体隐性遗传疾病，由囊性纤维化跨膜转导调节因子（CFTR）基因突变引起。在白种人中，大约25人中就有1个携带者，平均每2500个新生儿中就有一例囊性纤维化患者[52]。该病在西班牙裔、美洲原住民、非洲裔、亚洲人中也可见（发病率不高）。进展性肺部感染导致的肺功能丧失是引起致病及死亡的原因。呼吸道上皮氯离子转运机制的缺损，使黏膜表面液体减少、黏稠，进而阻碍肺绒毛发挥其清洁功能，细菌粘附及炎性细胞因子分泌增多。这些因素导致气道更容易细菌感染[53,54]。

诊断策略

胸部X线可见肺气肿、支气管周围增厚、支气管扩张、局部线性或结节性渗出（图168-5）。治疗患儿肺部感染的关键在于通过痰培养明确病原。年幼患儿的肺炎多由金黄色葡萄球菌及流感嗜血杆菌引起。

处理

随着耐甲氧西林金黄色葡萄球菌的出现，需更注意抗生素的覆盖面。抗葡萄球菌预防治疗的患儿可能增加假单胞菌感染可能[52]。CF患儿由非细菌性病原所致的感染，其住院率也较高。

在18岁以前，80%的患儿都有铜绿假单胞菌定植。当细菌定植后，一般认为其是永久性的[56]。急性感染加重时可予口服或静脉抗微生物药治疗，特别是青霉素类（如替卡西林、哌拉西林）或头孢西丁联合氨基糖苷类增加协同作用[6]。如果患儿既往已行痰培养，使用的药物应该覆盖最后一次培养出的细菌。耐药菌可使用亚胺培南或美罗培南。患儿常规收入院，疗程为10~14d[52]。

洋葱伯霍尔德菌是最常见的感染菌，与病情进展、死亡率增高关系密切。一般，抗微生物治疗应覆

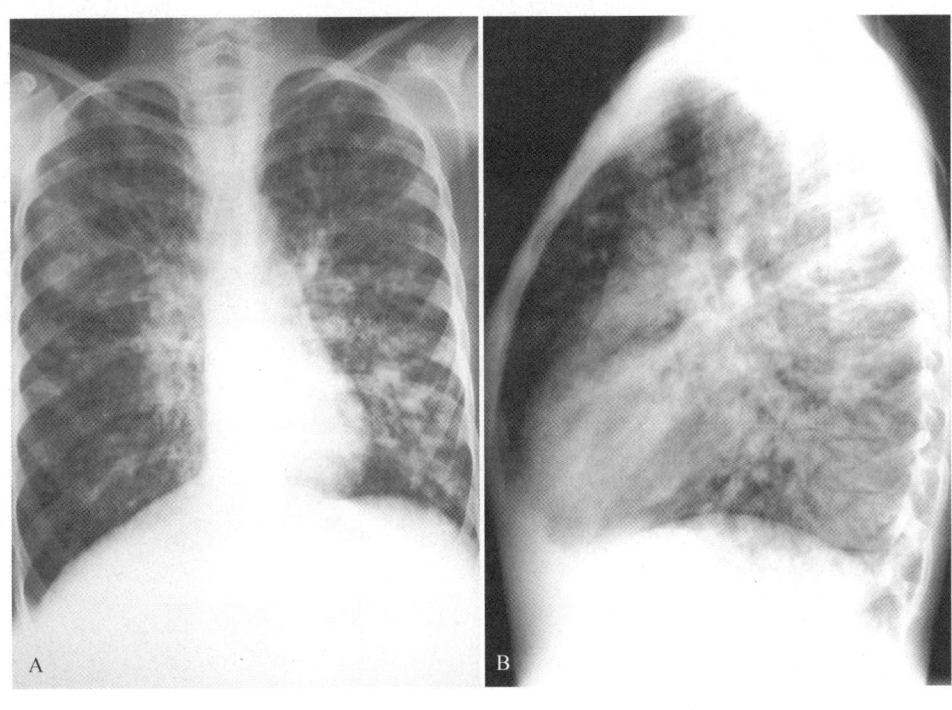

图 168-5　囊性纤维化患儿的正位（A）及侧位（B）胸部 X 线。（Courtesy of Michael Diament, MD.）

盖假单胞菌。耐药常见，但是患儿必须鉴别呼吸道定植菌和耐药菌。

清除黏稠的黏膜分泌物是治疗关键。患儿可能对支气管扩张剂治疗有反应，可致黏膜溶解，如在急性期吸入乙酰半胱氨酸[58]。高频振荡通气装置可提供胸部理疗。进一步带瓣膜面罩或正压呼气面罩有助于维持黏膜清除功能。吸入可的松可达到短期控制炎症目的[59]。

慢性肺疾病

婴儿的慢性肺疾病（CLD），也称为支气管肺发育不良，在早产儿中特别常见，40% 出生体重在 1 000g 以下的婴儿受其影响[60]。疾病的严重程度与多因素相关：包括早产程度、围产期类固醇的使用、新生儿期通气治疗损伤、营养状态[61]。因为一岁以前反复的呼吸道疾病，慢性肺疾病的婴儿住院率较高，出生体重 1 000g 以下婴儿中住院率可达 65%[62]。

免疫接种对于预防慢性肺疾病患儿的肺炎至关重要。所有 6～23 个月的婴儿都应在适当季节接种流感疫苗。七价肺炎疫苗（沛儿）及 B 型嗜血流感菌疫苗对于预防细菌性肺炎特别关键[63]。另外，每月还应使用预防呼吸道合胞病毒的单克隆免疫球蛋白抗体，可减少 RSV 疾病的发病率和住院的潜在风险性。

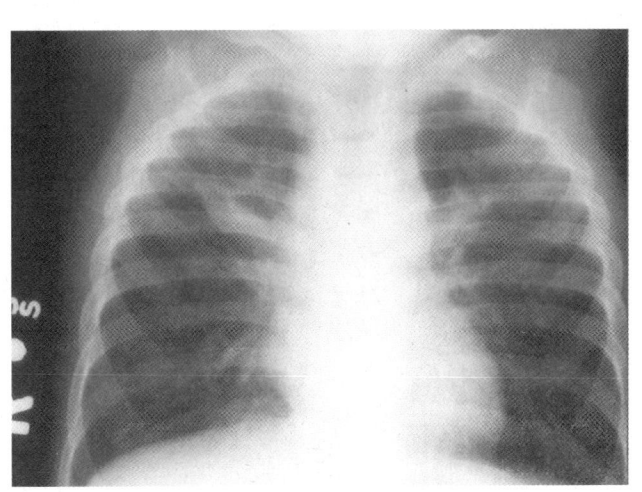

图 168-6　支气管肺发育不良患儿胸部 X 线出现慢性肺疾病及过度充气。（Courtesy of Michael Diament, MD.）

慢性肺疾病患儿气道阻力增加，肺顺应性降低，表现为阻塞性肺疾病。CLD 患儿的气道反应性与肺炎的发生有关。胸部 X 线可见明显的过度充气，如合并肺炎还可见明显渗出（图 168-6）。虽然支气管扩张剂在气道软化患儿中，可使气体交换变差，但吸入该药还是有效的。尽管呼吸做功增加，还是常见低氧血症及高碳酸血症。中度 CLD 的患儿可能需要长期利尿剂治疗，以改善肺功能。肺心病常见于有慢性氧疗需求的小婴儿，治疗时注意不要将其与肺炎混淆[60]。

重要概念

- 通过临床表现、影像学结果或实验室检查很难确定肺炎的病因。通常发生混合感染。
- 婴儿和年幼儿肺炎的症状、体征可能隐匿或非特异性。
- 小婴儿下呼吸道感染,有连贯咳嗽或发绀发作时应考虑百日咳。
- 肺炎支原体和衣原体常常导致年幼儿肺炎。
- 囊性纤维化患者,因为呼吸道上皮细胞转运氯存在缺陷,导致纤毛清除浓稠黏液的能力下降,从而增加了肺炎,特别是铜绿假单胞菌肺炎的可能。
- 囊性纤维化对支气管扩张剂的反应优于黏液溶解剂,如吸入乙酰半胱氨酸。
- 慢性肺疾病患者的气道阻力增加,肺顺应性下降,有阻塞性肺疾病的表现,反复发作的气道疾病和肺炎在该患者中十分常见。

本章参考文献请参见 http://pumpress.bjmu.edu.cn/eduservice/3419.html

第 169 章　心脏疾患

Alson S.Inaba and Timothy Horeczko

杨梅雨 译　祝益民 校

概述

儿科心脏疾病通常分为先天性的与后天形成的，先天性心脏病又可分为发绀型与非发绀型病变。然而，单纯从临床角度看，心脏疾病（cardiac disorders）患儿呈现以下两种情况任一种时即被送入急诊科。第一种情况，患儿不会表现出任何已知的心脏病恶化或并发症的迹象和征兆。如果知道患儿有潜在心脏问题，可先请心脏专科医生会诊并尽早完善心脏诊断结果，如胸部 X 线、心电图、超声心动图，会对诊断与治疗更有益。

第二种情况，急诊内科医师面临更大挑战：并未确诊为先天性或后天形成的心脏疾病的患儿进入急诊科时无特殊或相关的迹象和征兆（框 169-1）。本章着重于急诊科婴幼儿常见的、危害生命的心脏疾病，并强调对疾病进行快速诊断，稳定病情和治疗。

疾病原理

胎儿与新生儿循环

区别胎儿循环与儿童循环的几个主要特征在于其存在静脉导管、动脉导管及开放性卵圆孔。在胎儿发育过程中，胎儿循环的氧化绕过新生肺，由其胎盘完成。经胎盘氧化的血液通过脐静脉流向胎儿，经由静脉导管而绕过胎儿肝，通过下腔静脉回到胎儿心脏。从下腔静脉流回的血液进入右心房，通过开放性卵圆孔优先绕过左心房（图 169-1）。左心房的血液则通过左心室从动脉泵出。从升主动脉泵出的含氧血则优先注入胎儿冠状动脉和大脑循环。

通过上腔静脉回到右心房的非含氧血经三尖瓣、右心室注入胎儿肺动脉。由于胎儿肺血管阻力比体循环血管阻力大，非含氧血经由开放性动脉导管绕过不含氧的胎儿肺（彩图 169-1）。非含氧血经由开放性动脉导管注入大动脉，与下行动脉中含氧血混合。在下行动脉融合而成的血液经由两个脐动脉回到胎盘进行氧化。

一旦婴儿出生，脐带结扎，肺膨胀通气使肺血管阻力降低，肺动脉血流量增加。含氧量的增加引起脐动脉、脐静脉、静脉导管、动脉导管的生理关闭。流入婴儿左心房的肺血增加也促进了卵圆孔的关闭。解剖学上，卵圆孔在婴儿 3 个月左右时才完全关闭。尽管从功能角度，动脉导管在生后 10～15h 关闭，但解剖学上其直到生后 2～3 周才会完全关闭。

如果婴儿没有任何先天性心脏缺陷（congenital cardiac defects），这些过渡循环变化不会产生生理问题。然而，如果婴儿有特殊先天性心脏缺陷，依靠动脉血管生存的话，动脉血管会对婴儿产生威胁生命的并发症。

代偿性心血管反应的病理生理学

在临床评估和治疗心脏疾病时有两个基本的常用的生理公式：

$$心输出量 = 心搏量 \times 心率$$
$$血压 = 心输出量 \times 体循环血管阻力$$

幼儿心肌代偿性增强其收缩性的能力差，效率也低[1]。当需增加心输出量时，婴幼儿心率就会加快。因此婴幼儿心动过缓是严重危及安全心输出量的不良征兆。儿童到了 8～10 岁后逐步发展为像成人一样，可增强心搏量进而改善整体心输出量[2]。

基于第一个生理公式，心搏量降低，代偿性的心率增快对于保证正常的心输出量来说是必要的。

| 框 169-1 | 婴幼儿心脏疾病的常见症状及体征 |

一般情况
　哭闹
　嗜睡
　食欲缺乏（伴有或不伴汗多）
　生长缓慢
呼吸
　呼吸窘迫
　喘息
　呼吸暂停
心血管
　心动过速
　休克
　苍白
　多汗
　发绀
　心悸
　胸痛
　晕厥

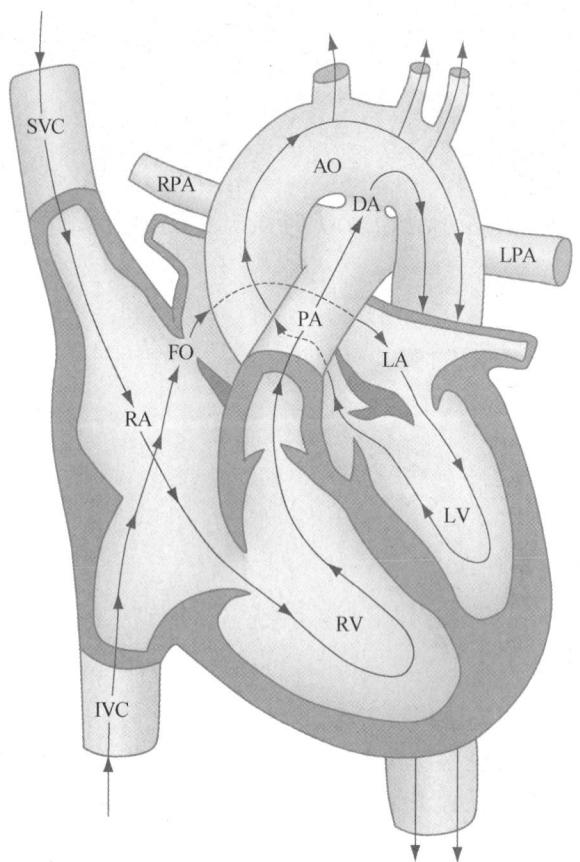

彩图 169-1　正常胎儿心内循环：通过未闭的卵圆孔和动脉导管进行生理性分流。含氧血液（红色箭头）从胎盘达到右心房经下腔静脉。含氧血液通过卵圆孔从右心房到左心房分流，然后从左心室流至升主动脉。不含氧血（蓝色箭头）从上腔静脉到右房进入右心室，然后从肺主动脉流出。因为胎儿肺血管阻力高，不含氧血从肺旁路通过动脉导管进入降主动脉。因此，相对于动脉导管的远端动脉，由含氧血灌注，而那些近端血管里面都是混合血。LPA，左肺动脉；RPA 右肺动脉。

"泵"微弱或循环量降低或两者同时存在，都会导致心搏量降低。导致儿童心搏量降低最常见的原因是由脱水引起的血容量过低，也有其他一些原因（框169-2）。因此，心动过速是心搏量降低后发生的第一个代偿心血管反应。心动过速本身不足以维持正常的心输出量，另一个保持血管充盈的代偿生理机制则是体循环血管阻力的增加。体循环血管阻力的增加表现为舒张期血压的升高，而舒张期血压的升高导致缩小。体循环血管阻力增大的患儿，体查发现脸色苍白、出虚汗、毛细血管再充盈时间延迟（>2s）、身体虚弱或者远端脉搏微弱。

| 框 169-2 | 婴幼儿心搏量降低的原因 |

低血容量（仅次于脱水的最常见原因）
充血性心衰（继发于已存的先心病）
心肌炎
肥厚性心肌病伴舒张灌注下降
扩张性心肌病伴收缩射血减少
心包炎或心包积液、心脏压塞
心动过速型心律失常，舒张充盈时间减少

发绀的病理生理学

概述

发绀（cyanosis）是毛细血管床出现非含氧血所致，主要表现为结膜、黏膜、甲床和皮肤发绀。发绀意味着血液中的去氧血红蛋白至少为4～5g/dl，氧饱和度为80%～85%[3]。从病理生理学上看，中枢性发绀（central cyanosis）是由肺通气量或换气量减少，肺灌注量降低，去氧血液直接分流进入体循环或异常血红蛋白引起的。多种原因可致婴儿发绀，如心脏、肺、血液等因素。引起发绀的心脏原因包括右向左分流的先天性病变和心脏病变（cardiac lesions），引起肺血流量减少或增加。常见的引起发绀的肺部原因包括毛细支气管炎（bronchiolitis）、肺炎（pneumonia）、肺气肿（pulmonary edema）。高铁血红蛋白症（Methemoglobinemia）也是引起发绀的血液因素之一。

发绀的临床特征

发绀部位能为发绀原因研究提供重要临床线索。中枢性发绀包括嘴唇、舌头和黏膜发绀，外周性发绀

表 169-1	鉴别肺源性及心源性中枢性发绀的临床线索	
	心源性	肺源性
呼吸状态	无呼吸窘迫	呼吸窘迫
哭吵	发绀加剧	发绀好转
上氧	发绀轻微改善或无改善	上氧后发绀得到改善

严重肺疾病导致的发绀（比如重症肺炎、张力性气胸、镰状细胞病急性胸腔综合征等）上氧后发绀可能得不到明显改善，但这些患儿同时也表现出严重呼吸窘迫。

（手足发绀）（peripheral cyanosis）包括双手、双脚。手足发绀常见于婴儿，温度降低使末梢血管收缩引起。中枢性发绀（central cyanosis）则多为病理性因素导致。患有发绀型先心病的婴儿不会像肺源性发绀患儿那样有严重的呼吸窘迫（respiratory distress）现象。因此，与肺源性发绀患儿相比，心源性发绀患儿更多呈现一种"良性发绀"状态。另外一个研究发现，心源性发绀患儿哭吵可使发绀加重，然而，肺源性发绀哭吵却可改善发绀症状[4]。右向左分流的先心病补充氧气改善不明显，而肺源性发绀补充氧气则会有较大改善。

临床特征与诊断策略：心功能评估

在已知患有心脏病的患儿病史中应记录的关键因素已在框 169-3 中列出。心脏病专家与心脏外科医师早期会诊对病情十分有益。在患有潜在或可疑心脏病的儿童病史中应记录的关键因素会在本章后续章节中提出。

对于明确或可疑的心脏病患儿除了密切关注病史和体检外，胸部 X 线和心电图也是必要的。其他有用的辅助研究包括动脉血气分析，血红蛋白/红细胞比容，日常服用地高辛者的地高辛水平，日常使用利尿剂者的血清电解质，尝试纯氧（高氧血症）变化。

病史

孕妇妊娠期特殊疾病与心脏病发病率较高相关。例如，先天心脏传导阻滞与母亲系统性红斑狼疮（systemic lupus erythematosus）和（或）胶原血管病（collagen vascular disorders）相关；糖尿病产妇的婴儿心肌症（cardiomyopathy）的发病率较高。

患有潜在先心病的婴儿可能会有大量出汗和充血

框 169-3	对已知心脏病患儿询问病史的关键因素

心脏诊断
  先天性或获得性疾病？
  之前有无任何失代偿的表现，如果有，与现在的症状体征有无异同？
氧和问题
  目前是否在家中上氧（是持续或只有喂养/入睡时上氧）？
  一般氧饱和度（不上氧或在家庭供养装置下）？
  最近有无氧供增加的情况？
药物
  目前使用所有药物的名字和剂量（心脏病或非心脏病药物）？
  最近是否有停用心脏病药物（是遵医嘱停药还是父母未遵医嘱执行）？
  最近有无心脏病药物加量的情况（增加的理由，之前与现在的剂量，已经加量的日期）？
  最近有无加用新的药物？如果是，为什么？
  如果在服用地高辛，目前剂量是？
最近的检查结果（胸部 X 线、心电图、超声心电图、心导管）
  最后一次检查的时间及结果？
  为什么做这些检查（常规随诊还是因为病情变化，或者术前评估）？
外科手术
  既往手术史及并发症？
  未来手术计划？

性心脏衰竭（congestive heart failure）导致的体重增长缓慢。婴儿心肌缺氧（cardiac hypoxia）或肺组织缺氧（pulmonary hypoxia）可在病症发作年龄和肤色变化时得以确认。例如，吸乳出汗的婴儿可能有冠状动脉异常引起"内脏窃血"症状，引起短暂性局部缺血、疼痛、肤色改变和进食后出汗。给未确诊先天性心脏缺陷的儿童哺乳可能花费更长时间，他们时常停下来调整呼吸，体重增加缓慢，进而发展成为充血性心脏衰竭和肺水肿（pulmonary edema）而变得呼吸急促。在儿童时期，呼吸道感染（respiratory tract infections）也很常见，可能使得患潜在心脏紊乱的儿童的病情急性恶化。反过来说，下呼吸道感染在右至左大静脉分流的先心病与肺血增多性疾病患儿中发病率较高。这些急性呼吸道疾病是心肺因素共同作用的结果。

胸痛

大部分儿童胸痛（chest pain）并非起源于心脏，多为良性。常见起因有肌肉骨骼或胸壁的疼痛，肋软骨炎（costochondritis）、哮喘恶化（asthma exacerbations）、肺炎（pneumonia）、胃炎（pleurisy）、胸膜炎（pleurisy）、胃食管反流（gastroesophageal reflux）。造成青少年左侧急性无传导性胸痛的罕见原因是心前区捕捉综合征（precordial catch syndrome）（也称为特西多尔疼痛 Texidor's twinge）。这种位于胸壁左心尖区的疼痛发生突然，通常在吸气时痛感加重，胸壁压迫时痛感减弱，几分钟之后痛感将会消失。病人可能会说这种疼痛会让他们呼吸困难或因害怕而不敢移动；通常疼痛感持续时间很短，与心律失常（dysrhythmias）或后遗症无关。目前原因不明，这些病人的体格检查、胸部X线、心电图和心脏彩超结果都是正常的。

心脏潜在病变可导致胸痛或劳力性昏厥（syncope on exertion），需要更彻底的检查，尤其是家族中有年轻时原因不明猝死的案例时。药物滥用（如可卡因、安非他明、甲基安非他命）导致心肌受累一直是导致青少年感到胸部不适或疼痛的潜在原因。肺栓塞（pulmonary embolism）也可能是胸痛的原因之一，特别是对于青春期怀孕或口服避孕药的女性。主动脉夹层病变虽然少见却可危及生命，可致胸痛，而如果病患体查可见皮肤红斑提示其患有胶原血管性疾病如马方综合征（Marfan's syndrome）。对于已知先心病或后天心脏疾病［如川崎病（Kawasaki disease）］、急性风湿性心脏病（acute rheumatic heart disease）、心肌炎（myocarditis）、心包炎（pericarditis）、心肌病的患者，如果出现胸痛则更需要进行全面诊断评价。

体格检查

外观和脉搏

应检查四肢的外观和脉搏。婴儿手臂和股骨脉搏是最容易感觉到的。动脉导管未闭的婴儿通常有洪脉。上肢脉搏强而下肢脉搏弱提示主动脉狭窄（coarctation of the aorta）可能。充血性心力衰竭和休克患儿的四肢脉搏可能细速或微弱。

生命体征和血压

轻度气促或心动过速（tachycardia）可能是潜在心血管病变唯一的临床线索。因各年龄段的心率、呼吸和血压不同，使不按常规方法治疗患儿的临床医师感到挫败和困扰。尽管许多儿科生命体征表给出了睡眠和清醒状态下的不同参考值，但根据简化的儿科生命特征表（表169-2）[5]就可大致估算出正常的儿童

表 169-2 儿童生命体征及血压计算公式简化儿童生命体征[5]

年龄组	心率（次/分）	呼吸（次/分）
新生儿到1岁	140	40
1～4岁	120	30
4～12岁	100	20
>12岁	80	15

1岁以上患儿正常血压计算公式

收缩压（SBP）：［年龄（岁）×2］+90mmHg

舒张压：2/3 × ［收缩压计算值］

收缩压最小值：

新生儿～1月	60mmHg
1月～1岁	70mmHg
1～10岁	［年龄（岁）×2］+70mmHg
>10岁	90mmHg

心率和呼吸。预计血压和低血压（hypotensive blood pressures）的方法见表169-2[6]。

用橡皮袖带裹住上臂或大腿的2/3可以得到精确的血压读数。袖带太窄会高估患者的真实血压，袖带太宽会低估患者的真实血压。任何疑似心脏病的患儿应测量双臂血压。如果左臂血压明显低于右臂，则要怀疑临近左锁骨下动脉末端的主动脉狭窄。

所有主动脉狭窄或测量上肢时有高血压的患儿必须在大腿部位测量血压。从临床角度仅靠股动脉搏动不能说明主动脉狭窄的可能性。由于缺少设计周到的、用于测量腿部血压的袖带，因此即使袖带大小适中，在大腿部位测量的血压要比在上肢测量的血压高10～20mmHg。因此，下肢测量的血压比上肢低则可怀疑主动脉狭窄。腿部脉搏血氧仪读数比上肢低则提示主动脉狭窄或动脉导管未闭，心脏右向左分流[7]。

心脏听诊

第二心音（其反映肺动脉瓣和主动脉瓣的关闭）的强度和程度对儿科心功能评估十分重要。对于正常的儿童，沿着胸骨左上缘（肺动脉区）可听到第二心音的两大成分（主动脉瓣关闭和肺动脉瓣关闭）。第二心音固定分裂提示右房容量过度负荷（如房间隔缺损）或右房压力负荷过大（如肺动脉狭窄）等生理异常。与第二心音固定分裂有关的典型先心病是房间隔缺损（atrial septal defect）。肺动脉高压患儿的第二心音也较正常儿童增强。

沿着胸骨左下缘或心尖听第三心音效果最好，而

框 169-4	疑为病理性杂音的标准

舒张期杂音
3/6 级以上收缩期杂音，持续存在或随震颤出现
与异常心音相关的杂音（心搏动音、心包摩擦音或奔马律）
伴有发绀及呼吸窘迫
洪脉或弱脉
异常心电图
胸部 X 线示肺血管异常、心脏增大及异常心影

框 169-5	儿童常见收缩期杂音的听诊部位

胸骨左上缘（肺动脉瓣区）
  肺动脉瓣狭窄
  房间隔缺损（可致肺血增多）
  肺动脉瓣喷射性杂音
  新生儿肺血流杂音
  动脉导管未闭（连续的机器样杂音）
胸骨左下缘
  Still 杂音
  室间隔缺损
  心内膜垫缺损
  法洛四联症
  肥厚型心肌病
心尖区
  Still 杂音
  二尖瓣反流
  主动脉狭窄
  肥厚型心肌病
胸骨右上缘（主动脉瓣区）
  主动脉瓣狭窄
  主动脉狭窄

且儿童和青少年都呈现正常。第三心音是在心室快速充盈期产生的，它紧随第二心音，在心脏舒张期早期发出声音。然而，第三心音增强常为病理性的，容量负荷过度（如充血性心力衰竭及大型室间隔缺损）导致心室扩张，而心室扩张使第三心音增强。第四心音在第一心音之前的心脏舒张期晚期产生，心室肥大僵硬、顺应性下降时可闻及。

急促的血流流过心脏产生心脏杂音。然而，心脏杂音可能与潜在的心脏缺陷无关。杂音的位置、强度、音质、出现时间和传导性决定其是否符合潜在心脏病的条件。即使心脏收缩期杂音并无潜在解剖结构异常，舒张期杂音总是被认为是病理性的。一些其他提示潜在解剖心脏异常标准见框 169-4。考虑到某种程度上正常婴儿也经常存在心动过速且急诊室环境喧杂，要辨别心脏杂音可能不容易。然而，杂音的位置可能是决定其是否源于解剖异常的临床重要工具（框 169-5）。

与解剖结构异常及血流动力学无关的杂音称为功能性杂音。所有功能性杂音的心电图和胸部 X 线片均正常。在儿科中最常见的功能性杂音是新生儿肺血流量杂音（也称为末梢肺动脉狭窄杂音）和 Still 杂音。新生儿肺血流量杂音因出生时左右肺动脉相对狭窄和所成角度而产生。沿着胸骨左上缘传导，遍及整个胸部、腋下和背部，心脏收缩期杂音最明显。通常 3~6 个月大时这种杂音才会消失。如果超过这个时段肺部仍然存在心脏收缩期杂音，则可能为病理性肺动脉狭窄（pulmonary arterial stenosis）。

另外一种儿童功能性杂音是 Still 杂音，它是一种通常发生于 2~6 岁儿童的心脏收缩期杂音。沿着胸骨中段左上缘听诊杂音效果最好。由于这种杂音是由急促的血流引起的，它的特征在于声音动感、悦耳、有韵律。这种特性可与更为嘈杂的室缺杂音区别。Still 杂音的强度会因发热、兴奋、运动和贫血而增高。

高氧症测试

高氧症测试是重要的床旁诊断工具，可区别心源性发绀和肺源性发绀。吸入 100% 纯氧同时对动脉氧合作用是否增强进行评估。在室内空气的环境中（如果条件允许）测量动脉血气并在吸入高流量氧气（100% 纯氧）几分钟后复查血气，再比较结果。当儿童吸入高流量氧气时，其动脉血氧分压＞250mmHg，几乎可排除先心病导致的低氧情况，则称为"通过"测试。而如果动脉氧分压＜100mmHg，患儿又无明显肺部疾病时，则提示患儿有右向左分流的先心病[8]。如果介于 100~250mmHg 可能提示心内混合病变。脉氧定量法并不能恰当地代替动脉血气分析法；因为吸入高流量氧，脉氧仪记录为 100% 的儿童氧分压可能在 80~680mmHg 的任意值[1]，脉搏血氧定量法不能精确地确定其是否通过了高氧症测试。长时间吸入纯氧可能带来一些问题，如造成严重左心室病变患儿的动脉导管收缩或肺血管舒张（pulmonary vasodilation）（可能使肺血管充血恶化）。然而不是所有严重疾病患儿病初都能使用氧气；疑有先心病的患儿确诊及治疗阶段需反复考虑是否氧疗[1]。

动脉血气分析

充血性心力衰竭恶化的患者除了动脉血氧分压低外，还可能有呼吸性酸中毒（pH 及动脉氧分压均低）。相反，代偿性发绀型先心病患儿尽管动脉血氧分压低，pH 却显示正常。患有先天性心脏缺陷但无

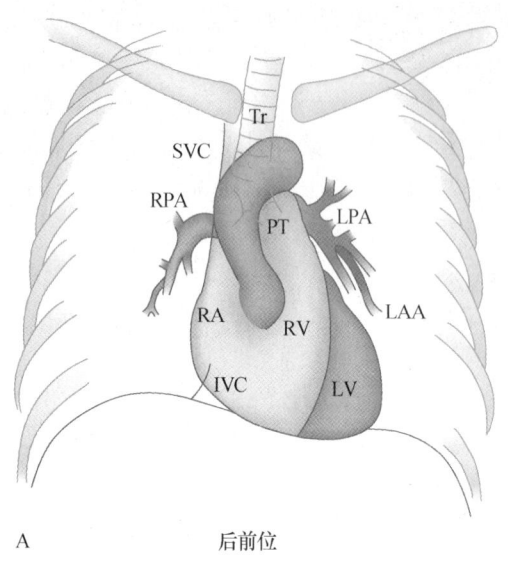
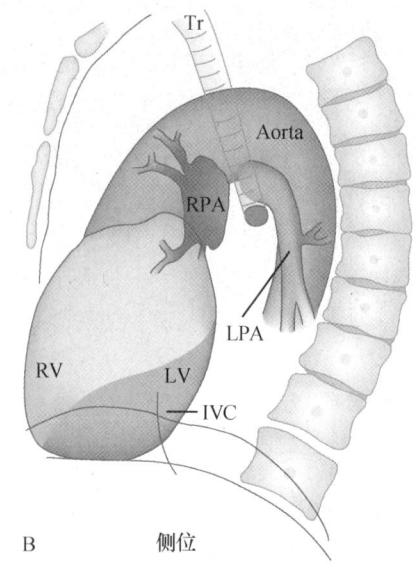

图 169-2 解剖结构在胸部 X 线上的表现：**A**，一个年轻小伙子的正常心脏。Aor，主动脉；IVC，下腔静脉；LAA，左心耳；LPA，左肺动脉；LV，左心室；PT，肺动脉干；RA，右心房；RPA，右肺动脉；RV，右心室；SVC 上腔静脉，Tr，气管；**B**，一个年轻小伙子正常心脏的右侧投影。IVC，下腔静脉；LPA，左肺动脉；LV，左心室；RPA，右肺动脉；RV，右心室；Tr，气管。

呼吸衰竭症状的患儿氧分压不会升高。任何导致组织灌注不合理的心脏疾病（如导致充血性心衰的非发绀型先心病）就会有代谢性酸中毒表现，伴或不伴呼吸代偿。

血红蛋白水平/红细胞比容及血清电解质

发绀型先心病患儿的血红蛋白及红细胞比容值都会代偿性增高［例如红细胞增多症（polycythemia）］。任何可造成严重贫血或失血的疾病及并发症都可降低先天性心脏病患儿的运氧能力而使病情恶化。血红蛋白及红细胞比容在诊断儿童脸色苍白是源于充血性心衰或贫血是非常有用。血清电解质有助于诊断严重心律不齐、可疑代谢性酸中毒、长期利尿剂治疗的患儿。

胸部 X 线

胸部 X 线三个值得注意的特征（图 169-2）为①心脏大小（心胸比）；②心脏形状（轮廓）；③肺纹理。确定儿童心脏大小最简单的方法为确定心胸比。心胸比为正位胸片中心脏影的最大横径与胸部最宽内径（从肋缘量到肋膈角上的最宽处）之比。儿童的正常心胸比约为 50%。新生儿和年幼婴儿因很难拍到其清晰的呼吸画面，因此胸片测量心胸比不是很准确[9]。分流性疾病、充血性心衰或心包积液，心脏轮廓可大于正常[9]。胸片心影增大可靠地反映了心脏的容量负荷而非压力负荷增加。压力负荷问题会更好的在心电图中表现出来。

儿童因存在胸腺，可能会误以为是心脏增大。从

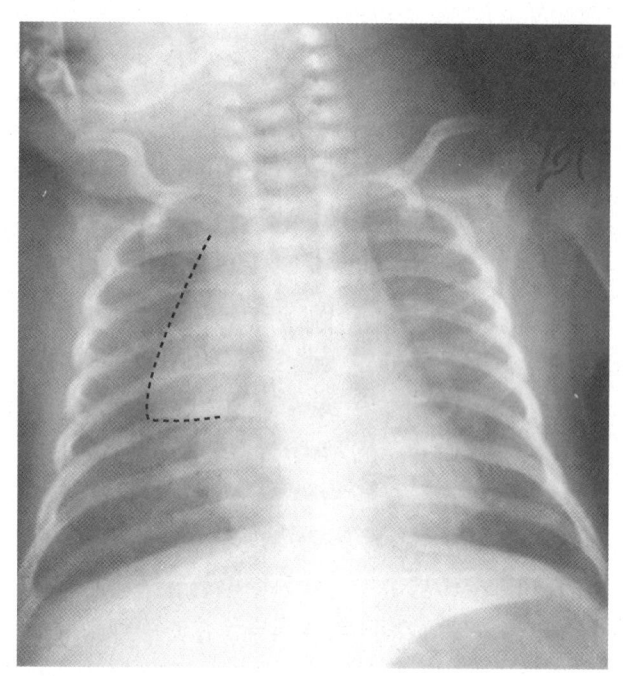

图 169-3 胸腺影，沿右心缘可见帆船征。

出生到 5 岁左右的儿童胸部 X 线中可见胸腺位于纵隔膜。胸腺末端通常看上去有波动，有时像沿着右上心脏边缘航行的"帆船征"（图 169-3）。胸腺于婴儿生理性应力期在胸部 X 线上看不到，但当婴儿恢复后可再现。

先心病患儿的三个典型心脏影是①法洛四联症（tetralogy of Fallot）的靴形心（图 169-4）；②大动脉转位的"蛋形"心；③完全性肺静脉异位回流的"8字形"心。

肺纹理是先心病行鉴别诊断时要考虑的重要因素

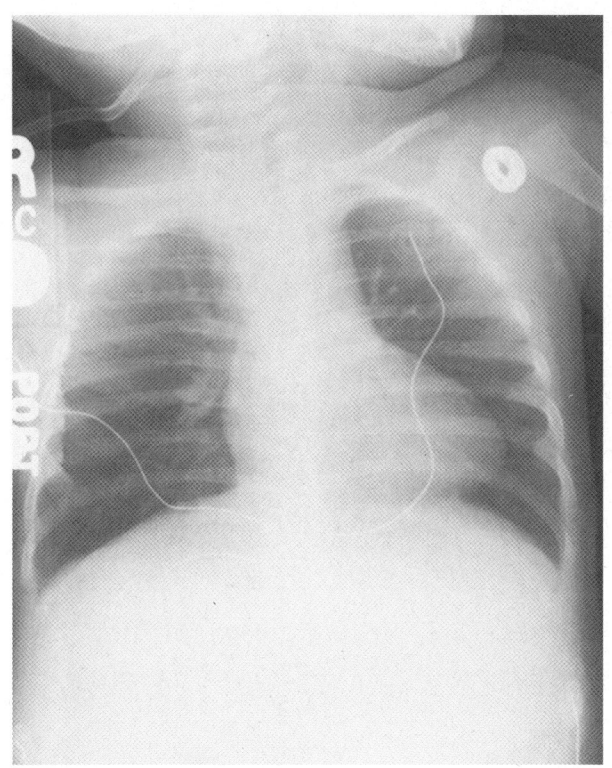

图 169-4 法洛四联症的典型靴型心。

之一。当肺动脉增大延伸到第三叶的侧面或肺尖部血管增加时,肺纹理就会增加。另一个提示肺纹理增加的标准是胸正位片中右肺门的肺动脉直径长于气管内径。对发绀患儿,肺纹理减少的鉴别诊断包括法洛四联症、肺动脉闭锁(pulmonary atresia)或三尖瓣闭锁。而发绀患儿的肺纹理增加可能为大动脉转位,完全性肺静脉异位回流或永存动脉干。无发绀患儿的肺纹理增加提示心内膜垫缺损、室间隔缺损、房间隔缺损或动脉导管未闭。在正常左侧主动脉弓影像中,主动脉向下延伸到中线左侧,取代气管影稍微移向中线右部至气管隆凸水平。而气管影可能在中线,或于右主动脉弓下倾向左侧[3]。这种发现值得注意,因为多于 25% 的法洛四联症患儿有右主动脉弓。当肋间血管的侧支血流量变大时,患有主动脉狭窄患儿的第 4 和第 8 支肋骨之间可见肋骨切迹,而肋骨切迹少见于 5 岁以下主动脉狭窄患儿[9]。

心电图

对于婴幼儿心电图结果有时会产生疑问,因为心电图各项指标会随年龄的变化而变化(表 169-3)[6]。出生时,右心室的室壁肌肉比左心室厚;在新生儿心电图中可体现为电轴右偏。婴儿一个月大的时候,左心室就超过右心室居首位。婴儿 6 个月大时,左心室与右心室肌肉量比为 2∶1,然后在青春期阶段达到成年人质量比 2.5∶1,PR 间期、QRS 波群、QT 间期都随着年龄的增长而增长。

当 QRS 电轴低于该年龄段正常儿童下限时,就会出现电轴左偏和左室肥大、左束支传导阻滞症状。当 QRS 电轴高于该年龄段正常儿童上限时,就会出现电轴右偏和右心室肥大、右束支传导阻滞症状。"超高" QRS 电轴(0~180°,动静脉瘘的 S 波比 R 波强)可能提示心内膜垫缺损(endocrinal cushion defect)和三尖瓣闭锁。

对于儿科病人而言,心电图的适应证包括胸痛、呼吸困难、心悸(palpitations)及疑似心律不齐。还包括心脏病确诊患儿出现代谢失调恶化症状时。还有一种罕见但可能致命的先天性心脏异常:左冠状动脉病变时也表现为心电图异常(例如缺血性变化)。患儿可出现拒乳、易激惹、委靡不振或因心肌缺血

表 169-3 婴幼儿心电图正常值(PR、QRS、QTc、QRS 轴)[6]

年龄	PR 间期平均值(上限)	QRS 间期平均值(上限)
0~1 月	0.10 (0.12)	0.05 (0.07)
1 月~1 岁	0.10 (0.14)	0.05 (0.07)
1~3 岁	0.11 (0.15)	0.06 (0.07)
3~8 岁	0.13 (0.17)	0.07 (0.08)
8~12 岁	0.15 (0.18)	0.07 (0.09)
12~16 岁	0.15 (0.19)	0.07 (0.10)
成人	0.16 (0.21)	0.08 (0.10)

QT 间期不应超过:
  6 个月以下婴儿 0.45s
  幼儿及青少年 0.44s

婴幼儿正常 QRS 轴

年龄	平均度数(范围)
1 周~1 月	+110 (+30N +180)
1~3 月	+70 (+10N +125)
3 月~3 岁	+60 (+10N +110)
>3 岁	+60 (+20N +120)
成人	+50 (-30N +105)

婴幼儿正常 T 波方向:正向(+)   T 波倒置(-)

年龄	V1、V2 导联	AVF 导联	I、V5、V6 导联
出生到生后 1 天	+/-	+	+/-
1~4 天	+/-	+	+
4 天~青少年	-	+	+
青少年~成人	+	+	+

(myocardial ischemia）而出现心源性休克（carcinogenic shock）。

生化标记

在目前急诊科环境下的儿科人群中，心肌生化标志物如肌酸激酶 CK-MB、肌钙蛋白 T，其可用性和准确性是有限的。最近的研究显示，血浆同型半胱氨酸与成年充血性心力衰竭有关；然而，却没有研究表明血浆同型半胱氨酸与小儿心脏疾病有关[9]。最近一些研究已着手评估 B 型尿钠肽（BNP）浓度在成年充血性心力衰竭中诊断与治疗的应用[10]，以及与心力衰竭的临床特征、心脏超声检查测得的射血分数之间的关联[11]。期望临床医师能为实验室中各年龄段的不同测试值的特定范围提供参考。

各类损伤

先天性心脏病

概述

先天性心脏病在美国的发病率一直保持在 1% 左右，也就是每 1 000 个活婴中就有 8~10 例先天性心脏病患儿。相当于每年有 32 000 名先心病患儿出生（表 169-4）[12]。尽管产前超声检查能检测出大部分先天性心脏病，最近研究建议在新生儿从婴儿室出来之前都要接受脉氧测定，作为筛查先天性心脏病的另一种简易价廉的方法[13]。

临床特征

先天性心脏病患儿的症状严重程度和发病时间各有不同，这取决于疾病种类、复杂性、严重程度和胎儿循环转换为新生儿循环的正常生理变化的发生时间（表 169-5）。先天性心脏病越严重或复杂，生后临床病变越不明显。然而，由于动脉导管在出生后几周就开始关闭，开始出现导致肺部或全身循环病变的心脏缺陷，这些婴儿临床上会表现出急性发绀或休克或是两者兼有。因肺血管阻力降低，由室间隔缺损引起的右向左分流增强，室间隔大缺损的粗糙收缩期杂音甚至要到婴儿 4~6 周大时才能听到。一般而言，解剖异常越严重（例如缺少肺血流或全身血流），就会越早出现发绀或休克症状。

尽管先天性心脏病传统上分为发绀型与非发绀型，并不是所有先心病都明确分为哪一类；一些更为复杂的缺陷可产生各种病理生理学影响。尽管先天性心脏病的确切解剖学诊断取决于心脏彩超（echocar-

表 169-4　先天性心脏缺损发病率

缺损	百分比
非发绀型先心病	
室间隔缺损	20%~25%
房间隔缺损	5%~10%
动脉导管未闭	5%~10%
主动脉狭窄	8%
肺动脉狭窄	5%~8%
主动脉瓣狭窄	5%
发绀型先心病	
法洛四联症	10%
大动脉转位	5%
三尖瓣闭锁	1%~2%
肺静脉回流异常	1%
永存动脉干	<1%
肺动脉瓣闭锁	<1%
Ebstein 畸形	<1%
左心发育不全综合征	<1%
右心发育不全综合征	<1%

表 169-5　先天性心脏病的临床表现及出现时间

缺损	出现时间
发绀型先心病	
大动脉转位	出生到生后 2 周
肺静脉回流异常	出生到生后 2 周
三尖瓣闭锁	出生到生后 2 周
Ebstein 畸形（先天性三尖瓣下移畸形）	出生到生后 2 周
永存动脉干	出生到生后 2 周
肺动脉瓣闭锁	出生到生后 2 周
右心发育不全综合征	出生到生后 2 周
左心发育不全综合征	出生到生后 2 周
法洛四联症	出生到生后 12 周
可表现为休克的先心病	
主动脉狭窄	从生后第 1 周起
主动脉瓣狭窄	从生后第 1 周起
可表现为充血性心衰的先心病	
室间隔缺损	从生后第 4 周起
动脉导管未闭	从生后第 4 周起

diography）或心导管介入术（cardiac catheterization），在急诊科环境下并不需要确切的解剖学诊断。

诊断策略

除了胸部 X 线和心电图结果外（框 169-6），急诊医师必需依靠一些临床检查来缩小可能的诊断范围。例如，利用框 169-6 的数据，根据发绀症状、靴形心和胸部 X 线显示肺血减少，心电图显示右心室肥大可诊断出法洛四联症。本章概述了一些更为常见的先天性心脏病。

处理

大多数脱水或低血容量性休克的患儿就诊于急诊科后，通常会进行 20ml/kg 的液体复苏。然而，在急诊科中，疑似先心病患儿可能出现心源性休克，应该考虑使用 10ml/kg 预防液体过量引起的医源性并发症。应反复评估患儿接受 10ml/kg 液体复苏治疗后的反应，决定是否需要增加剂量或使用强心剂。

唯一能拯救患儿的药物治疗是使用前列腺素 E 来维持动脉导管开放。导管依赖性心脏病可导致先心病患儿出生后 2~3 周内突然出现发绀或心血管系统崩溃（框 169-7）[4]。

特殊心脏病患儿的动脉导管闭合会中断肺部血流而导致发绀（如三尖瓣闭锁）或中断体循环而导致休克［如左心发育不全综合征（hypoplastic left heart syndrome）］，这些都会危及生命。框 169-8 详细描述了可行工艺来合成前列腺素 E 注射液。前列腺素 E 的初始剂量为 0.05~0.1μg/(kg·min)（用框 169-8 中描述的工艺合成）。呼吸暂停是前列腺素 E 的一个皆知的不良反应；在给婴儿注射合成前列腺素 E 之前应行气管插管术。插管不仅可提供安全的气道，还可控制通气降低患儿的呼吸做功。其他不良反应包括发热、抽搐（seizures）、心动过缓（bradycardia）、低血压（hypotension）、潮红、血小板聚集能力降低（decreased platelet aggregation）。

非发绀型先天性心脏病

非发绀型先心病（图 169-5）又可分为阻塞性病变［如肺动脉狭窄（pulmonic stenosis）、主动脉瓣狭窄（aortic stenosis）、主动脉狭窄（coarctation of the aorta）］和以肺血流量增加相关的右向左分流为特点的病变（如室间隔缺损、房间隔缺损、动脉导管未闭、心内膜垫缺损）。这些非发绀型病变通常在婴儿 6 个月大时发作，出现先天性心脏病的表现；然而，也有房缺患儿直到成年也无症状的。

室间隔缺损

概述 室间隔缺损是最常见的先心病，占所有先

框 169-7　新生儿导管依赖型心脏病

需要未闭的动脉导管使主动脉血流至肺循环的先心病：
　法洛四联症
　三尖瓣闭锁
　肺动脉瓣闭锁
　右心发育不良综合征
　大动脉转位
需要未闭的动脉导管使主肺动脉到体循环：
　严重主动脉狭窄
　严重主动脉瓣狭窄
　左心发育不良综合征

框 169-6　诊断先天性心脏病的临床线索

有无中央型或周围型发绀？
　中央型发绀伴极轻度呼吸窘迫（"舒服的发绀"）提示先天性心脏病可能性大于肺部疾病
有无心脏听诊异常？
　杂音：收缩期还是舒张期，位置，有无传导
　第 1、2 心音及有无敲击音或奔马律
哭吵时有无中央型发绀加剧？
　发绀加剧提示心源性发绀
使用纯氧时氧分压是否仍为低氧血症？
　单纯肺源性发绀氧分压应升至 250mmHg 左右
　肺血增多型发绀型先心病氧分压有时也可升至 150mmHg
　肺血减少型发绀型先心病氧分压不会超过 100mmHg
胸部 X 线有无异常？
　心脏大小及形状（是否为典型三种心形中的一种）？
　靴形心提示法洛四联症
　蛋形心提示大动脉转位
　"8"字形心提示完全性肺静脉异位回流（TAPVR）
　肺血？
　　增多（非发绀型）：房缺、艾森曼格综合征、室缺、动脉导管未闭、心内膜垫缺损（ECDs）
　　增多（发绀型）：大动脉转位（TGA）、完全性肺静脉异位回流（TAPVR）、左心发育不良综合征、永存动脉干
　　正常或减少（非发绀型）：肺动脉狭窄、主动脉瓣狭窄、主动脉狭窄
　　减少（发绀型）：法洛四联症、严重肺动脉狭窄、Ebstein 畸形、三尖瓣狭窄（TriA）、肺动脉闭锁、右心发育不良综合征
心电图异常？
　有右室肥大、左室肥大、双室肥大、右房大、左房大的依据
　QRS 轴异常提示心内膜垫缺损或三尖瓣狭窄

框 169-8 导管依赖型先心病的前列腺素 E_1（PGE_1）的输注

输注速度 0.05～0.1μg/(kg·min)

可用的前列腺素 E_1 溶液：500μg/ml（前列地尔，Alprostadil）——根据厂家说明书使用

将一安瓿（500μg）的前列腺素 E_1 加入 250ml 溶液，浓度为 2μg/ml，可达 0.1μg/(kg·min)，也就是 0.05ml/(kg·min) 或 3ml/kg·h

2μg/ml 浓度根据以下速度输入：

2kg 婴儿	PGE_1 0.1ml/min 或 6ml/h 达到 0.1μg/(kg·min)
2.5kg 婴儿	PGE_1 0.125ml/min 或 7.5ml/h 达到 0.1μg/(kg·min)
3kg 婴儿	PGE_1 0.15ml/min 或 9ml/h 达到 0.1μg/(kg·min)
3.5kg 婴儿	PGE_1 0.175ml/min 或 10.5ml/h 达到 0.1μg/(kg·min)
4kg 婴儿	PGE_1 0.2ml/min 或 12ml/h 达到 0.1μg/(kg·min)
4.5kg 婴儿	PGE_1 0.225ml/min 或 13.5ml/h 达到 0.1μg/(kg·min)
5kg 婴儿	PGE_1 0.25ml/min 或 15ml/h 达到 0.1μg/(kg·min)

From Siegfried BH, Henderson TO: Cardiology. In Gunn VL, Nechyba C (eds): The Harriet Lane Handbook: A Manual for Pediatric House Officers, 16th ed. Philadelphia, Mosby, 2002, p 123.

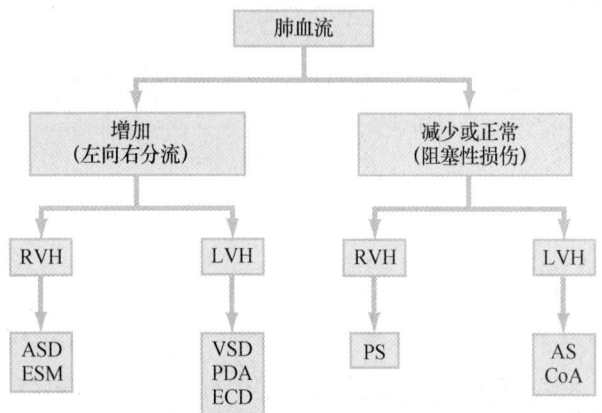

图 169-5 诊断非发绀型先心病的临床线索。AS，主动脉瓣狭窄；ASD，房间隔缺损；CoA，主动脉狭窄；ECD，心内膜垫缺损；ESM，艾森曼格综合征；LVH，左室肥大；PDA，动脉导管未闭；PS，肺动脉狭窄；RVH，右室肥大；VSD，室间隔缺损。

心病的 20%～25%。其中 30%～40% 为完全性室缺，50%～70% 为可自然关闭的轻度室缺[14]。

临床特征 症状的轻重取决于室缺的大小及肺血管阻力的程度。因婴儿刚出生时肺血管阻力大，大多数室缺在临床上是无症状的（甚至可无分流）。婴儿 6～8 周大时，肺血管阻力降低到正常水平，就会产生分流，听诊可闻及室缺典型的心脏收缩期杂音。轻微室缺在童年时期可完全无症状。约 10% 的大型室缺患儿在 2～3 个月大时因肺血流量增多而出现充血性衰竭的症状（例如食欲缺乏、发育不良）。患室缺的年长儿可有运动耐受力降低和反复肺部感染的症状。如果对于大中型室缺不实施手术治疗，肺血管在婴儿 6～12 个月时开始发生不可逆变化，最终产生肺动脉高压，肺血管阻力增加。相反，肺动脉高压和肺血管阻力增加使室隔分流的方向发生逆转，成为右向左分流，也就是艾森曼格综合征（Eisenmenger's syndrome）并伴发绀。

诊断策略 轻微室间隔缺损的患儿胸部 X 线结果可能完全正常，未治疗的大中型室缺患儿的胸部 X 线则可见肺纹理增多及心脏扩大。中型室缺的心电图结果普遍表现为左心室肥大，但左向右分流量较大的室缺则表现为双室肥大。

治疗 无论缺损大小，所有的室间隔缺损因流过缺口的血流速度过快，都有罹患心内膜炎的风险。

室间隔缺损的传统闭合方法需要开胸手术（open heart surgery）。然而，目前的心导管介入技术避免了开胸手术及体外循环的风险和复杂性，已经逐步取代了传统方法[15-17]。

房间隔缺损

概述 房间隔缺损占所有先天性心脏病的 5%～10%。大多数房间隔缺损患儿直到成年才出现临床症状。据报道，婴儿 5 个月大时，40% 以上的房缺会自然闭合[14]。

临床特征 大房损或伴合并症如支气管肺发育不良（bronchopulmonary dysplasia）的病例会出现充血性心力衰竭和肺循环超负荷症状（例如进食时呼吸困难、体重偏低、频繁的下呼吸道感染）[3]。大多数房缺都在体查时闻及可疑杂音时发现。第二心音增强就是房缺的一个特征性改变。

诊断策略 房缺患儿的胸部 X 线可见不同程度的心脏扩大、右心房和右心室增大，肺动脉段突出，肺纹理增加。心电图可见不同程度的电轴右偏和右室肥大。房缺不进行治疗出现肺动脉高压时，症状就会加重。大房缺患儿如不接受检查治疗，可能进展为艾森曼格综合征。由于流过房间缺口的血流速度和湍流度较低，未合并其他异常的房间隔缺损患心内膜炎的风险不高。

治疗 与室间隔缺损一样，传统闭合房间隔缺损

需开胸手术来修补缺损部分。如今可通过介入治疗安装修补材料[18,19]。在安装补片后 6 个月，使用抗血小板治疗预防血栓形成效果明显。

艾森曼格综合征

艾森曼格综合征可见于任何未手术治疗的左向右分流的大型缺损中。未治疗的大型左向右分流（例如未手术治疗的大室缺和大房缺），肺动脉可能发生不可逆的变化从而导致肺血管阻塞（pulmonary vascular obstruction）和肺动脉高压（pulmonary hypertension）。因肺动脉高压进展，肺血管压力可能超过外周血管阻力，这将使右心压力超过左心压力，导致右向左分流。分流方向的变化导致发绀。艾森曼格综合征患者的临床特征包括胸痛、劳力性呼吸困难和咯血（hemoptysis）[20]。

主动脉狭窄

概述 主动脉狭窄大概占所有先天性心脏病的 8%，50% 以上患儿累及二叶型主动脉瓣。狭窄区域接近动脉血管的入心区（前导管型主动脉狭窄）或动脉血管末端（后导管型主动脉狭窄）。绝大多数（89%）属于后者[21]。

临床特征 症状的严重程度和发病年龄取决于狭窄的位置、程度和是否存在任何相关心脏缺陷。如果动脉血管开放的话，患有主动脉狭窄（导管前型）的婴儿就会出现差异性发绀。身体上半部充满由左心室和升主动脉提供的含氧量高的血液。然而，含氧少的血液通过右向左分流从开放性动脉导管流到降主动脉供应下肢，因此下半身青紫。

罕见的导管前型主动脉狭窄患儿在动脉导管关闭时会有循环衰竭和休克症状。相对于上肢来说，下肢脉搏微弱血压降低是动脉狭窄患儿体检时的典型结果。

大多数无症状的后导管型主动脉狭窄患儿因体检发现心脏收缩期杂音或高血压转至心血管科，但也有严重导管后型主动脉狭窄患儿在生后头几周就出现循环衰竭或休克。如果患儿在体查时发现高血压，应强制测量下肢血压评估有无主动脉狭窄可能。右臂收缩压比左臂高 15～20mmHg 的话就足以怀疑主动脉狭窄。因下肢收缩压正常情况下高于上肢[22]，如果右臂收缩压比左臂高，狭窄区域可能是导管前型主动脉狭窄，接近左锁骨下动脉开端处。

诊断策略 胸部 X 线通常显示心脏大小及肺纹理正常，但 5 岁以上患儿胸部 X 线中可因侧支血管扩张压力增高而沿第 4 和第 8 肋骨后下缘产生切迹。然而，没有肋骨切迹的话也不能排除主动脉狭窄的可能性。心电图通常显示左室和左房大。

处理 主动脉狭窄的权威手术修复为主动脉狭窄区域切除后进行对端吻合。未确诊病例的并发症包括高血压、心力衰竭（heart failure）、高血压脑病（hypertensive encephalopathy）和颅内出血（intracranial hemorrhages）。

发绀型先天性心脏病

发绀型先天性心脏病是因肺血减少或非含氧血右向左分流直接进入体循环而导致。发绀型先天性心脏病还可以细分为肺血增多型和肺血减少型（图 169-6）。常见的发绀型先心病包括"5T"（译者注：英文首字母均以 T 开头）：永存动脉干（truncus arteriosus）、大血管转位（transposition of the great vessels）、三尖瓣闭锁（tricuspid atresia）、法洛四联症（tetralogy of Fallot）和完全性肺静脉异位回流（total anomalous pulmonary venous return）。其他发绀型先心病包括先天性三尖瓣发育异常（Ebstein 畸形）、肺动脉闭锁（pulmonary atresia）、严重肺动脉瓣狭窄（severe pulmonary stenosis）、左心发育不全综合征（hypoplastic left heart syndrome）和右心发育不全综合征（hypoplastic right heart syndrome）。这些发绀型先心病通过产前超声检查或在出生后马上发现，所以这个章节只介绍法洛四联症。

法洛四联症

概述 法洛四联症约占所有先天型心脏病的 10%，是婴儿期外造成发绀的最常见原因。法洛四联症常与其他的心脏畸形并存，比如右主动脉弓

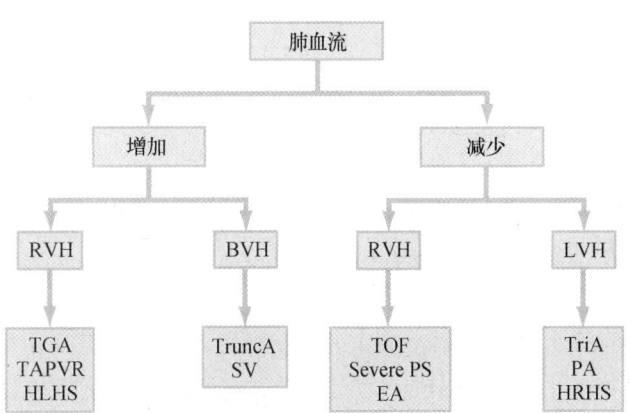

图 169-6 诊断发绀型先心病的临床线索。BVH，双室肥大；EA，Ebstein 畸形（先天性三尖瓣下移畸形）；HLHS，左心发育不全综合征；LVH，左室肥大；PA，肺动脉瓣闭锁；PS，肺动脉狭窄；RVH，右室肥大；SV，单心室；TAPVR，全肺静脉回流异常；TGA，大动脉转位；TOF，法洛四联症；TriA，三尖瓣闭锁；TruncA，动脉干；HRHS，右心发育不全综合征。

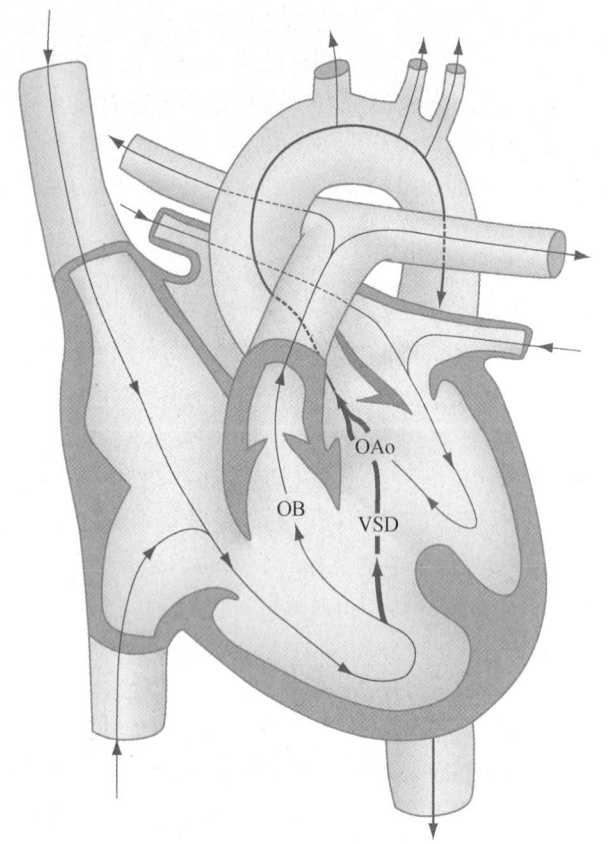

彩图169-7 法洛四联症右向左分流的图示：右心室的静脉血（蓝色箭头）通过室间隔缺损分流至左心室。静脉血与含氧血（红色箭头处）混合。因此从骑跨的主动脉射出的血液为混合血（紫色箭头）。通过室间隔缺损（蓝色箭头）分流的静脉血量取决于多种因素，包括右心室流出道梗阻程度、室缺大小、全身血管阻力等。当血管阻力下降时（当卵圆孔或动脉导管闭合后，发绀加重，导致意识丧失），右室中的静脉血通过室间隔缺损分流进入体循环，导致缺氧、代谢性酸中毒、发绀加剧。

（right-sided aortic arch）（25%的患者有此症状）、房间隔缺损（atrial septal defect）（10%的患者有此症状），还有左冠状动脉异常起源（anomalous origin of the left coronary artery）[23]。法洛四联症起源于肺动脉（瓣下）漏斗部无法扩张导致的胚胎缺陷（embryologic defect），以致下列四种异常情况（彩图169-7）：①右室流出道梗阻（right ventricular outflow tract obstruction）；②大而无限制的室间隔缺损；③同时接收左、右心室血流的骑跨的主动脉；④右室肥大（right ventricular hypertrophy），继发于右室流出道梗阻导致其负荷增加。这些解剖缺陷共同导致了肺血流量减少，流经室间隔缺损的非含氧血右向左分流。

临床特征 右室流出道梗阻程度直接决定发绀程度和发作年龄。法洛四联症患儿哭吵及喂养时通常发绀减轻。患法洛四联症的年长儿在强体力活动过程中可能出现发绀恶化。轻微右室流出道梗阻的患儿不会出现发绀，有时被诊断为"非发绀型"法洛四联症（"pink" tetralogy of Fallot）。但绝大多数法四患儿都会表现出一定程度的发绀。严重右室流出道梗阻的患儿在出生后前几天会表现严重发绀，甚至需要注射前列腺素 E_1（PGE_1）以保持动脉导管开放，主肺动脉血流通过左向右分流流向肺动脉，使血流增多。

体查可见不同程度的发绀，沿左胸骨缘可闻及散在的收缩期杂音。慢性低氧血症（chronic hypoxemia）导致红细胞代偿性增多和不同程度的杵状指/趾（clubbing of the fingers and toes）。

诊断策略 法洛四联症患者的胸部X线（图169-4）可见肺纹理减少和靴型心（沿左心缘上方可见肺动脉段凹陷），心脏大小正常。可能有25%的概率出现右位主动脉弓。心电图可见右心室肥大和电轴右偏改变。"非发绀型"法洛四联症的患儿病初可能不会有任何右室肥大的表现，但是在1~3岁会慢慢出现发绀症状。在急诊科患者中可见的法洛四联症一个潜在致命并发症就是"四联发作"（tet spell），也叫做"发绀型发作"（hypercyanotic spell）或"缺氧发作"（hypoxic spell）。尽管其他类型的先心病患儿也会出现缺氧发作，但绝大多数还是在法洛四联症患儿中，这就是"四联发作"这个术语的来源。这些症状最常见于婴儿，其中2~4个月是高峰期[23]。

任何可导致心搏比（左右心室心搏排血量比）（stroke volume ratio SVR）骤然降低的情况如哭吵、排便可造成经室间隔缺损的右向左分流增多，由此开始缺氧发作的恶性循环。血容量急剧减少和心动过速也会促成缺氧发作。经室间隔缺损的右向左分流量增大，造成肺泡氧分压（alveolar oxygen partial pressure PaO_2）减少，二氧化碳分压（partial pressure of carbon dioxide PCO_2）增多，并造成动脉血pH下降。这些新陈代谢变化会刺激大脑呼吸中枢产生深大呼吸（hyperpnea），吸气时胸内负压增加，导致右心房回心血量增加。然后，通过已存右心室流出道梗阻和心搏量比急剧降低的共同作用，右心房血流量增加，通过室间隔缺损分流血量增加，又进一步降低了动脉血氧饱和度，让缺氧发作无限循环（图169-8）。

临床上，这些缺氧发作以周期性深大呼吸为特点。缺氧发作加重可导致无法安抚的哭吵、进行性加重的发绀、疲倦（limpness）、抽搐（seizures）、脑血管意外（cerebrovascular accidents）甚至死亡。缺氧发作过程中，由于右室流出道梗阻流出血量减少，通过室间隔缺损右向左分流增加，杂音强度可降低。

处理 所有四联发作（框169-9）的治疗目标包括：①提高心搏量比率；②消除深大呼吸；③改善代谢性酸中毒。虽然应提供辅助供氧，但这并不能扭转

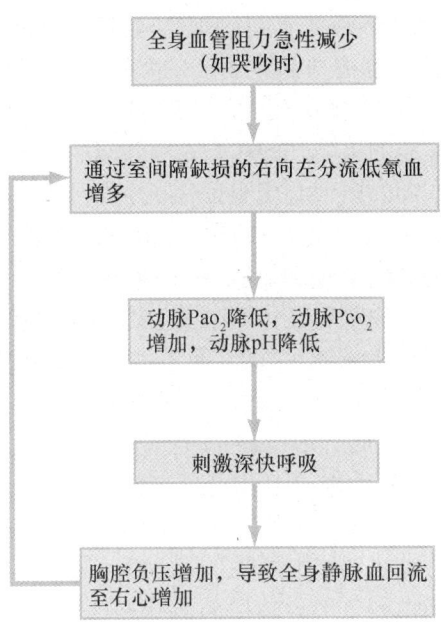

图169-8 发绀加重的病理生理学机制。

框169-9　法洛四联症低氧血症的处理

将患儿双膝置于胸前，减少室缺的右向左分流，增加外周
　血管阻力
氧疗
吗啡：0.1～0.2mg/kg 静脉注射或肌注
芬太尼：1μg/kg/次，静注或肌注可替代吗啡
碳酸氢钠：1mEq/kg 静注
可考虑氯胺酮：1～2mg/kg 静注或肌注
可考虑普萘洛尔[6]：0.01～0.2mg/kg 静注
可考虑去氧肾上腺素[6]：0.01～0.02mg/kg 静注

四联发作，因为肺血流量减少，通过室间隔缺损的右向左分流量增加。婴儿应该被抱起，使其膝盖接触到胸部。年长儿可以保持下蹲姿势。这两种方法都能提高心搏量比率并减少右心房回心血量。通常肌注吗啡（morphine）（0.1～0.2mg/kg）抑制呼吸中枢，以消除深大呼吸。但是理论上吗啡有一副作用，它可通过内源性组胺释放（endogenous histamine release）导致全身血管舒张（systemic vasodilation）（进一步降低心搏量比率）[24]。尽管目前尚无研究评定其他呼吸中枢抑制药物的使用价值，但芬太尼（fentanyl）和咪达唑仑（midazolam）可以发挥同样效果，且无释放内源性组胺的潜在风险。目前还推荐使用凯特明（Ketamine）（一种高效麻醉剂）（1～2mg/kg 静脉注射或肌注），也可起到镇静和提高心搏量比率的作用[23]。碳酸氢钠（sodium bicarbonate）可以用来治疗代谢性酸中毒，并减少酸中毒对呼吸性中枢的刺激。大多数婴儿治疗后氧和作用增强，发绀减轻。对于采取了上述措施情况却无改善的患儿，或许需要有血管加压作用的药物，如肾上腺素（phenylephrine）（一种血管收缩剂）以提高心搏量比率，降低室间隔缺损的右向左分流度。静脉注射液体药也可以增加肺动脉的血流量。普萘洛尔（propranolol）（一种β-受体阻滞剂，用于治疗心律不齐、心绞痛等）也可作为阻断四联发作恶性循环的辅助药物。尽管普萘洛尔的药理机制还不确定，人们都认为它能提高心搏量比率，或许还能减少右室流出道梗阻挛缩，从而增加肺血流量。

对于严重发绀型法洛四联症的患儿，可使用姑息性外科手术暂时性增加肺动脉血流量。最常见的手术是经过改良的布莱洛克-陶西洛分流术（Blalock-Taussig shunt），即在锁骨下动脉和同侧肺动脉之间做一个吻合。治愈法洛四联症的根治术包括切除漏斗组织，闭合室间隔缺损，并打开右室流出道梗阻。单纯法洛四联症根治术后两年内的死亡率是5%～10%。法四根治术的并发症包括完全性心脏阻滞（complete heart block）、室性心律失常（ventricular dysrhythmias）和右束支传导阻滞（right bundle branch block）（继发于右室切开术）。仍建议根治术后进行细菌性心内膜炎的预防。

先天性心脏病术后并发症

患者在心脏手术后几周到几个月内可因各种术后并发症就诊于急诊科。心脏原发病及手术修补过程决定了可能出现的并发症类型。可能出现在急诊科的一些并发症包括分流血管血流量减少导致的血栓（thrombosis），充血性心力衰竭（congestive heart failure CHF）导致分流血管血流增加、房性及室性心律失常（atrial and ventricular dysrhythmias）、心肌梗死（heart blocks）、心肌缺血（myocardial ischemia）和心内膜炎（endocarditis）。心影大小和胸部X线可判断手术形成的可增加肺血流量的通路，其血流量是增加还是减少[25]。对比患儿手术前后胸片有助于判断心脏大小和肺血管是否有变化。

心包切开术后综合征（The postpericardiotomy syndrome）是在任何需要切开心包的手术术后1～6周可能出现的炎性心包炎（inflammatory pericarditis）。这种免疫现象一般被认为是心包积血后遗症。这种综合征的特点有：发热、胸痛和心包积液（pericardial effusion），还可闻及心包摩擦音，这取决于心包内的液体量。胸部X线可见心影增大，心脏彩超有助于诊断。但通常无需行心包穿刺术（pericardiocentesis），但是如果心包积液过多导致心脏压塞（pericardial tamponade），就必须进行心包穿刺术。卧床休息和非甾体抗炎药物（nonsteroidal anti-inflammatory medication）治疗后，绝大多数病例在 2~3 周内治愈。

上述术后并发症在多数患儿中都不会出现，比如关闭动脉导管、心脏介入手术修补的房间隔缺损、室间隔缺损等。

先天性心脏病幼年患儿的呼吸道合胞病毒感染

呼吸道合胞病毒（respiratory syncytial virus, RSV）是造成全世界婴幼儿下呼吸道感染最为常见的病因，绝大多数儿童在两岁之前至少会感染一次，通常一生中还会再次感染[26]。美国每年有超过 125 000 名儿童患呼吸道合胞病毒下呼吸道感染，4 岁以上患者每 100 000 名中有 6.3 名有生命危险（框 169-10）[27,28]。呼吸道合胞病毒感染的先心病患儿相对无先心病患儿而言，住重症监护室及需要机械通气的比例更高。需要住院治疗的呼吸道合胞病毒感染的先心病患儿，其死亡率比无先心病患儿高 2~6 倍[27,28]。呼吸道合胞病毒感染的先心病患儿的死亡率为 40%，伴肺动脉高血压的先心病患儿死亡率升至 70%。

目前，有两种药物可以预防呼吸道合胞病毒感染。在呼吸道合胞病毒感染高峰期开始之前必须每月进行预防性治疗，绝大多数地区的高峰期是从 11 月到次年 3 月。这两种暂时可用的药物是：①帕利珠单抗（palivizumab 或 Synagis），为一种人源化单克隆抗体（humanized monoclonal antibody）可按 15mg/kg 进行肌内注射；②呼吸道合胞病毒免疫球蛋白（immunoglobulin）[免疫球蛋白注射剂（RespiGam）（含呼吸道合胞病毒免疫球蛋白和白蛋白）（被动免疫制剂）]，需要按 750mg/kg 进行静脉用药，用药间隔时间必须超过 4h[26]。呼吸道合胞病毒感染的高危患儿大多时候都用帕利珠单抗而不用呼吸道合胞病毒免疫球蛋白，因为帕利珠单抗能进行肌内注射，且比呼吸道合胞病毒免疫球蛋白的用量小 100 倍，蛋白质负荷比其低 50 倍[29]。

1998 年，美国食品药物管理局（Food and Drug Administration）授权存在严重感染高危儿中使用帕利珠单抗预防呼吸道合胞病毒导致的下呼吸道感染。从 1998—2002 年的 4 年间，研究对象总数超过 24 000 名（帕利珠单抗结果注册表的数据也计算在内）的几个多中心研究已经证实，帕利珠单抗可有效避免高危患儿住院的风险。同样在这 4 年里，另一个包括 6 个国家在内的多中心研究证实了 1 287 名 2 岁以下先心病高危患儿的住院率下降了 45%，他们每个月进行帕利珠单抗 15mg/kg 肌注，疗程超过 5 个月。这项研究也证实住院患儿中呼吸机治疗时间也大幅减少。以这些结果为依据，2003 年 9 月，美国食品与药物管理局授权在有血流动力学改变的先心病患儿中可使用帕利珠单抗（框 169-11）美国儿科学会（The American Academy of Pediatrics）强调在呼吸道合胞病毒感染好发季节之前使用帕利珠单抗预防。呼吸道合胞病毒可以在环境中停留几个小时，避免呼吸道合胞病毒分泌物在急诊科传播的最好方法就是严格洗手，护理呼吸道合胞病毒感染的确诊或疑似患儿时戴口罩。

充血性心力衰竭

概述

充血性心力衰竭是一种心排量（cardiac output）不能满足全身血流动力学和代谢要求的临床综合征。虽然导致充血性心力衰竭（congestive heart failure, CHF）的原因有很多，但对于婴幼儿而言，最主要的原因是导致血流或血压负荷增大的先天性心脏病。其他造成充血性心力衰竭的原因有婴儿异常左冠状动脉（anomalous left coronary artery）、心肌炎（myocarditis）、心内膜炎（endocarditis）、风湿性心脏病（rheumatic heart disease）、心包积液（pericardial effu-

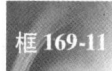

框 169-11　帕利珠单抗（Palivizumab）在先心病患儿中的推荐用法

帕利珠单抗可能会对先心病患儿有效（15mg/kg 肌注，呼吸道合胞病毒发病高峰季节每月 1 次）
- 发绀型或复杂型先心病
- 需要药物控制的充血性心衰
- 中至重度肺高压

不需要使用帕利珠单抗的明显血流动力学异常先心病
- 继发孔型房间隔缺损
- 小室间隔缺损
- 肺动脉瓣狭窄
- 单纯性主动脉瓣狭窄
- 轻度主动脉狭窄
- 动脉导管未闭

框 169-10　严重或致命呼吸道合胞病毒感染高风险人群
- 发绀型或复杂性先心病
- 肺动脉高压
- 早产（特别是支气管肺发育不良或慢性肺疾病患儿）
- 免疫缺陷

sions)、贫血（anemia）、心肌病（cardiomyopathies）、全身性高血压（systemic hypertension）、甲状腺功能减退症（hypothyroidism）、电解质紊乱（electrolyte imbalances）、心脏毒素（cardiac toxins）和影响心排量的心律失常（dysrhythmias）。

充血性心力衰竭可由于以下 4 种原因引起：①前负荷增加（excessive preload）（例如：左向右大分流和严重慢性贫血）；②心肌收缩力减小（例如：心肌炎）；③后负荷增加（excessive afterload）[即左侧梗阻性病变（left-sided obstructive lesions）]；④为增大心排量或心搏量而发生的节律异常（如：阵发性室上性心动过速和严重的心肌梗死）。充血性心力衰竭的治疗取决于解决上述 4 个问题。例如，容量负荷和心肌收缩力减小的患儿可能需要强心剂（inotropic agents）和利尿剂（diuretics），而因为后负荷增加造成的充血性心力衰竭患儿则需要血管扩张剂（vasodilating agents）。

临床特征

尽管充血性心力衰竭的临床表现取决于具体的病理生理原因，常见表现包括心悸、奔马律、气促、啰音、肝大、外周性水肿以及四肢外周灌注（peripheral perfusion）减少，不过充血性心力衰竭还可表现为喘息和慢性咳嗽。

诊断策略

胸部 X 线可见心影增大和不同程度的肺充血。心脏彩超可以估算射血分数，识别潜在的解剖缺陷。有报道称血浆 B 型利钠肽（Plasma B-type natriuretic peptide）有助于区分儿童心源性呼吸困难和肺源性呼吸困难[31]。其他诊断要根据具体病例和儿童充血性心力衰竭的疑似病因考虑。

处理

迅速稳定充血性心力衰竭患儿需要进行辅助供氧、使用增强心脏收缩力的亚药物以及增加心排量。继发于肺水肿的严重呼吸窘迫患儿可能需要插管支持氧合和通气。因肺充血引起的呼吸窘迫和缺氧患儿，除了使用 0.05～0.1mg/kg 的硫酸吗啡（morphine sulfate）以外，还可抬高头部的躯体上部。持续气道正压或双向正压通气一开始可能不需要气管插管。现已初步证实血浆 B 型利钠肽在充血性心衰患儿中升高，并已用于监测充血性心衰患儿对治疗方案的反应[11]。

利尿剂和正性肌力药（inotropic agents）是绝大多数充血性心力衰竭患儿最重要的治疗。呋塞咪（Furosemide）（速尿）（Lasix）1mg/kg 是最常见的利尿剂，它可增加肾灌注及尿量。地高辛（Digoxin）仍然是治疗儿童充血性心衰使用最广的强心剂（表169-6）。合理使用呋塞咪和地高辛，绝大多数充血性心衰患儿都会表现出积极反应。地高辛的使用指征较窄，必须严格监测其水平以预防医源性地高辛中毒引起充血性心衰恶化。

其他用于治疗婴幼儿充血性心衰的强心剂有多巴胺（dopamine）、多巴酚丁胺（dobutamine）和肾上腺素（epinephrine）（表169-7）。目前使用的标准化剂量完全取代了"六规则"[32]。多巴胺是一种内源性儿茶酚胺，可产生复杂的心血管效应。小剂量[2～5μg/（kg·min）]多巴胺能增加肾血流量，中等剂量[5～10μg/（kg·min）]使心肌收缩能力增强和心率增快。通过释放储存在心交感神经的内源性去甲肾上腺素，多巴胺直接或间接地刺激心脏的 β_1 受体肾上腺素能受体。因此，对于内源性心肌去甲肾上腺素储存减少的患者（即，慢性充血性心衰患者和新生儿），多巴胺的正性肌力作用可能减小。大剂量[10～20μg/（kg·min）]多巴胺可以提高心搏量比率，但如果输液速度超过 20μg/（kg·min），血管过度收缩可能会影响终末器官灌注。如果需要更强的正性肌力作用，可加用多巴酚丁胺或使用肾上腺素。多巴胺的毒性主要是心悸、血管收缩及心室异位（ventricular ectopy）。

多巴酚丁胺是一种合成性儿茶酚胺（synthetic catecholamine），心脏收缩的选择性更强，具有 β_2 受

表 169-6	婴幼儿充血性心衰的地高辛用量	
年龄	地高辛总量（口服）*	地高辛每日维持量（口服）
早产儿	20μg/（kg·d）	5μg/（kg·d）
足月儿	30μg/（kg·d）	8～10μg/（kg·d）
<2 岁	40～50μg/（kg·d）	10～12μg/（kg·d）
2～10 岁	30～40μg/（kg·d）	8～10μg/（kg·d）
>10 岁	0.75～1.25mg/24h	0.125～0.25mg/d

* 10 岁以上患儿地高辛静脉用量为口服剂量的 75%，其余静脉量与口服量相同。
地高辛（TDD）用法：最初给总量的，余量分 2 次，每 8～12h 重复一次。
每日维持量：10 岁以上分两次用，10 岁以下幼儿一天一次。
静脉用地高辛建议浓度为 100～250μg/ml。
口服地高辛 50μg/ml。
治疗剂量范围：0.8～2.0μg/L。
因地高辛经肾排泄，肾功能不全患儿酌情减量。

表 169-7 正性肌力药物及改变负荷治疗充血性心力衰竭

	正性肌力	变时性	血管作用	剂量
多巴酚丁胺	+	+/-	扩张血管	2～20μg/(kg·min)
多巴胺	+	+	血管加压素	2～20μg/(kg·min)
肾上腺素	+	+	血管加压素	0.1～1.0μg/(kg·min)
米力农	+	No	扩张血管	0.5～2mg/kg 输注后接 5～10μg/(kg·min) 维持
硝普钠	No	No	强有力的血管扩张剂	0.5～10μg/(kg·min)

体肾上腺素的血管扩张效果。它本身不是血管加压药物，却可以辅助治疗继发于心肌功能不良的低心排综合征（low cardiac output states）。相对多巴胺而言，多巴酚丁胺较少导致心律失常，而且可以更直接的增加冠状动脉血流。多巴酚丁胺的毒性主要可导致心悸、心室异位和低血压。

肾上腺素同时具有收缩作用及舒张作用，而且也能提高心搏量比率。在心排血量减低并伴全身血管紧张度降低的情况下肾上腺素有帮助。肾上腺素的毒性主要表现于心动过速（tachydysrhythmias）、严重高血压（severe hypertension）、高血糖（hyperglycemia）、乳酸酸中毒（lactic acidosis）和低钾血症（hypokalemia）。

氨力农（amrinone）和甲力农（milrinone）也是具有扩张外周血管作用的新强心剂。它们可提高脓毒性休克（septic shock）的心脏指数，预防充血性心衰患儿发生低心排综合征。这些药物的副作用包括严重低血压、心律失常、高敏反应（hypersensitivity reactions）、发热、肝毒性（hepatotoxicity）和血小板减少症。

另外一种扩张动静脉的血管舒张剂是硝普钠（nitroprusside）。它对于全身血管和肺循环系统都具有强劲的血管舒张功能。这种药物用后立即见效。对于肝肾功能损害患者，必须慎用硝普钠避免氰化物中毒（cyanide toxicity）（严重的代谢性酸中毒和昏迷）或硫氰酸中毒（thiocyanate toxicity）（易激惹、抽搐、腹痛、呕吐）。

小儿心律失常

概述

儿童心律失常较成人少见，婴幼儿心肺骤停（cardiopulmonary arrest）最常见的原因是未经治疗的呼吸衰竭或休克，而不是原发性心律失常[33]。因此，

框 169-12 可能发展为心律不齐的高危因素

先心病（未行修补术或有术后并发症）
先天性完全性传导阻滞（如系统性红斑狼疮孕产妇）
心肌炎
风心病
川崎病冠脉损伤
心肌病
QT 间期延长综合征
房室传导通路异常（如 WPW 综合征）
电解质异常（如钾、钙、镁异常）
心脏震荡伤
低体温
低氧血症

急诊医师要面临的最常见情况是心脏停搏（asystole）或心动过缓（bradycardia）而非室颤或室性心动过速。当内科医师遇到原发性心律失常患儿时，必须迅速而系统地判断根本原因并给予治疗。有心律失常风险的儿童见框 169-12。不同的药物和毒素也会造成儿童心律失常。用来治疗潜在心脏疾病的药物，如地高辛、胺碘酮（amiodarone）、普鲁卡因（procainamide），也会造成心律失常。对于任何既往体健，现在患有急性心律失常的青少年，需考虑滥用药物[如可卡因（cocaine）和晶体甲基苯丙胺（crystal methamphetamine）（冰毒）]以及过量处方药[如抗抑郁药（cyclic antidepressants）]。

根据其对患儿脉搏的作用，小儿心律失常可以分为 3 大类：减慢（窦性心动过缓和心肌梗死）、增快（室上性心动过速或有脉性室性心动过速或无脉性室性心动过速、心室纤颤）、无脉性电活动（electrical activity）或心室停搏。儿童中最为常见的心律失常是室上性心动过速[34]，最常见于婴儿和年幼儿中。尽管室上性心动过速也可见于心脏结构正常的婴儿，但多由潜在的心肌异常导致。

临床特征

婴儿心律失常表现为哭闹、嗜睡、食欲缺乏、面色苍白、呼吸窘迫或心源性休克。年长儿表现为胸痛、心悸、呼吸困难或晕厥。在判断和治疗任何一个具体的心律失常病例时，必须考虑其症状、体征的类型及严重程度。

处理

不是每个有心律失常表现的患儿都需要紧急治疗。是否需要紧急治疗和稳定病情都取决于两个关键问题：①患者是否还有脉搏；②如果还有脉搏，是快是慢以及患者血流动力学是否稳定。灌注参数良好，有脉搏的患儿（即远端脉搏强、四肢温暖、无毛细血管再充盈时间延长的患儿）不需要紧急治疗，除非表现为很可能快速恶化使病情加重的节律。心电图显示出传导异常（莫氏Ⅱ型二度心肌梗死（Mobitz type Ⅱ second-degree heart blocks）、完全心肌梗死（complete heart blocks）、QT间期延长、类似预激综合征（Wolff-Parkinson-White syndrome）的差异性传导患儿也需紧急治疗。

小儿心律失常治疗方法以及最常用药物见框169-13。尽管其中一些药物只能用来治疗房性心动过速［如治疗室上速的腺苷酸（adenosine）］或室性心动过速［利多卡因（lidocaine）（一种局部麻醉剂）］，胺碘酮（amiodarone）和普鲁卡因胺（procainamide）可用于房性或室性心律失常，包括室上性心动过速和室性心动过速[35,36]。

心动过缓性心律失常

窦性心动过缓

心动过缓是指孩子心率低于其年龄组正常值最低限。根据美国心脏协会［American Heart Association（AHA）］儿科高级生命支持［Pediatric Advanced Life Support（PALS）］的指南定义，儿童心动过缓是指心率<60次/分并伴有外周灌注不良[34]。心动过缓对于婴幼儿而言难以承受，因为他们没有增加心搏量以保证足够心排量的生理能力。

婴幼儿症状性心动过缓最常见的原因是缺氧。因此，治疗儿童症状性心动过缓的第一步是在药物起效或安装起搏器之前确保足够氧供和通气，治疗对氧供和通气不敏感的症状性心动过缓患儿的一线药物是肾上腺素，治疗成人心动过缓的一线药物是阿托品（atropine）。肾上腺素治疗症状性心动过缓必须静脉或骨内给药，标准剂量为0.01mg/kg，不能超过美国心脏协会和儿科高级生命支持指南中所规定的最高剂量（0.1mg/kg）。阿托品对去神经心脏没有作用。即使静脉注射是首选，如果不能建立血管通路，肾上腺素和阿托品都可以通过气管导管使用。

其他导致心动过缓的原因有低体温、颅内高压、心肌梗死（先天和后天）、心脏术后的去神经心脏、甲状腺功能减退、病态窦房结综合征（sick sinus syndrome）及各种药物和毒素（即地高辛、β-受体阻滞剂、钙通道阻断剂和胆碱能药物）。对于莫氏Ⅱ型二级房室阻滞（Mobitz type Ⅱ second-degree atrioventricular block）、完全性三级心肌梗死或病态窦房结综合征，医生应考虑紧急安装起搏器。

健壮的青少年静息时心率或许<60次/分，如果他们完全无症状，不需要紧急治疗。

心动过速性心律失常

室上性心动过速

概述 室上性心动过速是婴幼儿最常见的症状性心律失常[34]。在12岁以下儿童中，室上性心动过速最常见的原因是由于房室旁路出现的折返机制[37]。约半数病例没有心脏畸形，目前心脏功能缺陷预激综合征也只有10%~20%[38]。90%以上小儿室上性心动过速的QRS波变窄（<0.08s）[39]。婴幼儿的室上速最常见的发生机制包括利用旁路和房室结的折返。顺向型房室折返为正常的从心房沿房室结向下到心室的传导，通过旁道由心室向心房的传导则为逆行性传导。顺向传导将会产生一个狭窄的室上性心动过速QRS波群。少见的折返机制是，首先心房沿旁路向下到心室然后通过房室结逆行回到心房的逆行传导。逆行传导的室上性心动过速的QRS波群较宽。本身有束支传导阻滞（bundle branch block）的室上性心动过速患儿的QRS波群也较宽。图169-9为三尖瓣下移畸形（Ebstein's anomaly of the tricuspid valve）的充血性心衰患儿的心电图，室上性心动过速时可见宽QRS波（图169-10）。

临床特征及诊断策略 室上性心动过速的患儿QRS波通常较窄，婴儿心率一般>220次/分（图169-11）。有时很难区分窦性心动过速和室上性心动过速（表169-8）。

室上性心动过速患儿的症状通常为非特异性，比如哭闹和进食困难。尽管健康婴儿能够慢慢承受心率为300次/分的室上性心动过速，但如果不进行治疗，室上性心动过速可能会引发充血性心力衰竭的症状及休克。室上性心动过速年长患儿通常有心悸、呼吸困难、胸痛等表现。

处理 室上性心动过速的治疗取决于患儿循环

框 169-13　儿童心律失常的复苏治疗方法（除颤、复律、药物）总结

对于心律失常治疗方法的简单总结
　心跳停止或无脉性电活动（PEA）
　　心肺复苏（CPR）和气管插管
　　肾上腺素
　　考虑原发病因并治疗（按照6个H和5个T记忆法）
　心室纤颤（VF）和无脉性室速（VT）
　　2分钟连续心肺复苏后除颤一次（第一次2J/kg，之后均为4J/kg）
　　第二次4J/kg除颤后可使用肾上腺素，3～5min可重复使用
　　第三次4J/kg除颤后可使用抗心律失常药：胺碘酮或利多卡因（如没有胺碘酮）或镁剂（针对可疑低镁血症或尖端扭转患儿）
　　简化心室纤颤/无脉性室速流程
　　节律检查（确定是否为心室纤颤/无脉性室速）→除颤→2min不间断CPR（根据情况加用药物）
　室性心动过速（有脉搏）
　　不稳定：
　　　立即心脏复律（开始用0.5～1J/kg 然后2J/kg）
　　稳定：
　　　胺碘酮或利多卡因或普鲁卡因（注：避免同时使用胺碘酮和普鲁卡因）
　室上性心动过速
　　不稳定：
　　　如果有立即可用的静脉通道，可先使用腺苷再进行复律；如果尚未建立静脉通道和（或）患者血流动力学很不稳定，则立即电复律
　　稳定：
　　　迷走神经刺激法（冰水冲脸、Valsalva动作：吹被堵塞的吸管或吹注射器的顶端将柱塞吹出）
　　　如果迷走神经刺激法失败可用腺苷
　心动过缓（最常见于低氧血症）
　　不稳定：
　　　确保足够氧供及通气
　　　肾上腺素
　　　阿托品（如果怀疑迷走神经张力增加或胆碱能中毒）
　　　心脏起搏
　　稳定：
　　　不需要紧急处理

除颤、复律、药物复苏
　心脏复律
　　开始0.5～1J/kg；然后可加倍至2J/kg
　除颤
　　开始为2J/kg；之后均为4J/kg
　腺苷
　　开始为0.1mg/kg（最大为6mg）；然后以0.2mg/kg重复2次（最大12mg/次）
　肾上腺素
　　标准剂量=0.01mg/kg（等于1:10 000溶液0.1ml/kg）静注或骨髓内给药
　　大剂量=0.1mg/kg（等于1:1000溶液0.1ml/kg）静注、骨髓内给药或通过气管导管给药
　　气管给药剂量=0.1mg/kg（等于1:1000溶液0.1ml/kg）
　　新生儿剂量：常用1:10 000溶液0.01mg/kg 静注、骨髓内给药、脐静脉置管或0.02～0.03mg/kg气管内给药
　阿托品
　　0.02mg/kg 最小为0.1mg/次，以避免矛盾的心动过缓现象。儿童单次最大剂量为0.5mg，青少年为1mg，负荷剂量为儿童1mg 青少年2mg
　胺碘酮
　　室颤时5mg/kg 静脉注射一次，或稳定室速时在20～60min内缓慢注射，以避免胺碘酮导致的低血压效应
　　还可用于治疗儿童由于房室传导及心室传导减慢引起的房性和室性心律失常
　　避免同时使用其他可延长QT间期药物（如普鲁卡因）
　普鲁卡因
　　15mg/kg于30～60min内缓慢静注
　　还可用于治疗儿童由于房室传导及心室传导减慢引起的房性和室性心律失常
　　避免同时使用其他可延长QT间期药物（如胺碘酮）
　利多卡因
　　1mg/kg 静注
　　不像胺碘酮及普鲁卡因那样延长QT间期
　镁剂
　　对于室颤和无脉性室速，如果疑为低镁血症或尖端扭转，可单次静脉用25～50mg/kg（最大2g）
6个H，5个T：低血容量（hypovolemia），低氧血症（hypoxia），氢离子（酸中毒）（hydrogen ion）（acidosis），低/高钾血症（hypo-/hyperkalemia），低血糖（hypoglycemia），低体温（hypothermia）；中毒症状（toxins），尖端扭转（tamponade），张力性气胸（tension pneumothorax），栓塞（thrombosis），创伤（trauma）

From Ralston M, et al: Recognition and management of cardiac arrest. In PALS Provider Manual. Dallas, American Heart Association, 2006, p 153.

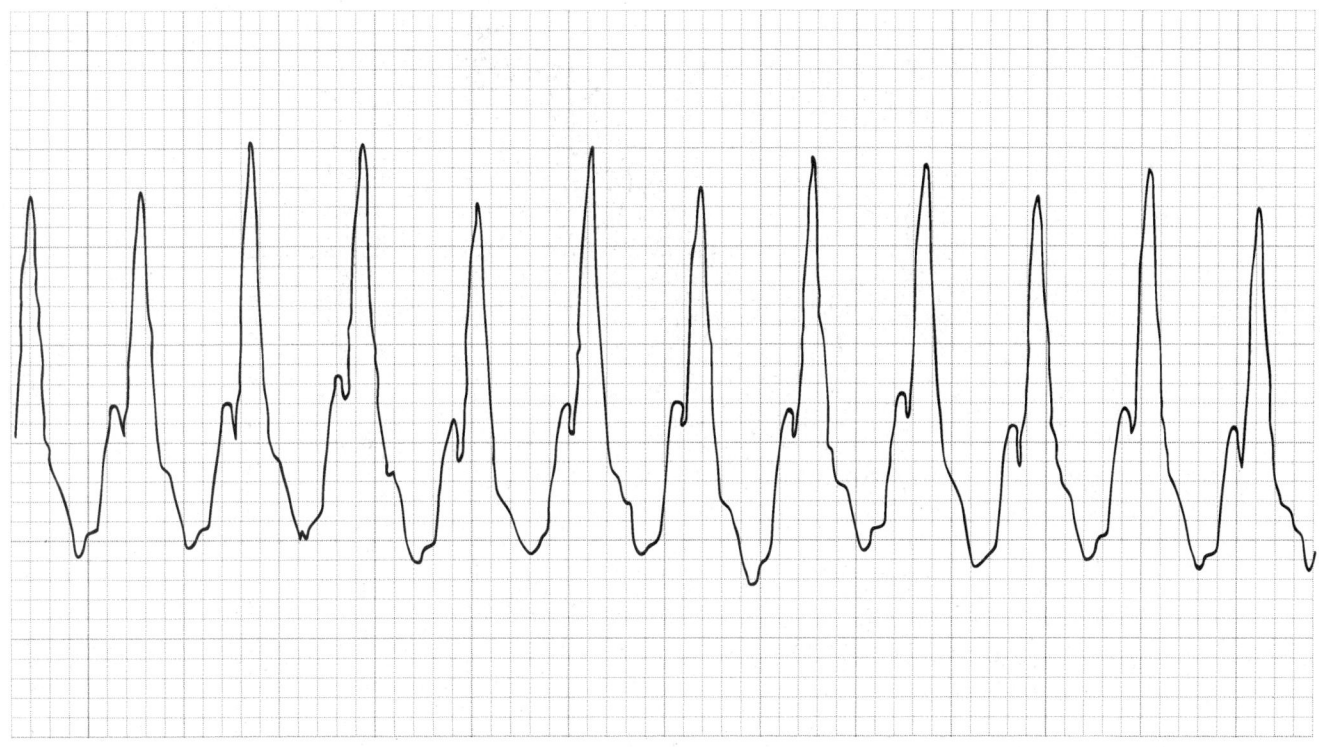

图 169-9 一例 Ebstein 畸形（先天性三尖瓣下移畸形）婴儿心电图示一个宽 QRS 波室上速，心率约 270 次/分。这名患儿近两天出现室上速，且充血性心力衰竭表现加重，胸部 X 线示心脏扩大（见图 169-10）。注意其心胸比值约为 70%。

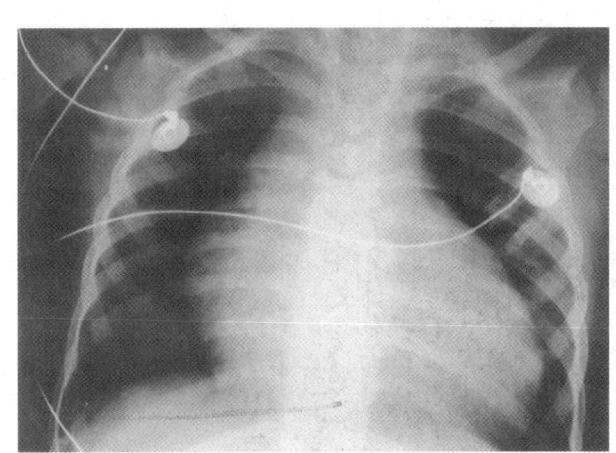

图 169-10 患儿的胸部 X 线。

的稳定状况。如果循环不稳定，且无法进行静脉注射，首选心脏复律（cardioversion）0.5～1J/kg。如果患儿对初次复律没有反应，接下来可将能量加倍到 2J/kg。如循环稳定，复律前可根据情况使用迷走神经操作法（vagal maneuvers）和（或）腺苷（adenosine）。不管用何种治疗方法，都应持续监测心脏节律以记录每次复律后的反应。只有在循环稳定的室上速患儿中，使用腺苷之前才可尝试迷走神经操作法（把一个装有冰水混合物的袋子贴在脸上，用一根封口的吸管或通过注射器向里吹气）。该方法被证明对改善婴幼儿室上性心动过速十分有效。还可用一个塑料袋或手术手套装满碎冰和水，然后放在婴儿的额头、眼睛和鼻梁上，持续 10～15s。必须小心不让冰袋阻碍鼻子或嘴呼吸。应当避免外部眼部压力，因为压力过高可导致眼球破裂，危及患儿。颈动脉窦按摩（carotid massage）对婴幼儿无效，不建议使用[34]。

儿童腺苷初始剂量是 0.1mg/kg，最大剂量为 6mg。如果不能改善室上性心动过速，剂量应加倍到 0.2mg/kg，最大不超过 12mg。0.2mg/kg 的剂量还可以再尝试第三次。对腺苷无反应的患儿，或许需要选择性电复律（elective cardioversion）或在清醒镇静（conscious sedation）下进行食管超速起搏（esophageal overdrive pacing）。腺苷的并发症有心脏骤停和各种心律失常，包括腺苷导致的宽 QRS 波心动过速（继发于隐性传导旁路）（图 169-12）。治疗婴幼儿室上性心动过速时，应避免使用维拉帕米（verapamil）（一种冠状动脉扩张药），在这个年龄段使用该药，严重低血压和心血管性虚脱（cardiovascular collapse）的发生率较高[34]。

一旦患者转为窦性心律，应当用十二导联心电图评估患者易罹患室上性心动过速的 WPW 综合征（心脏功能缺陷预激综合征）或其他潜在传导异常的可能性。

心房扑动与心房颤动

心房扑动与心房颤动在儿童中都很少见，而常

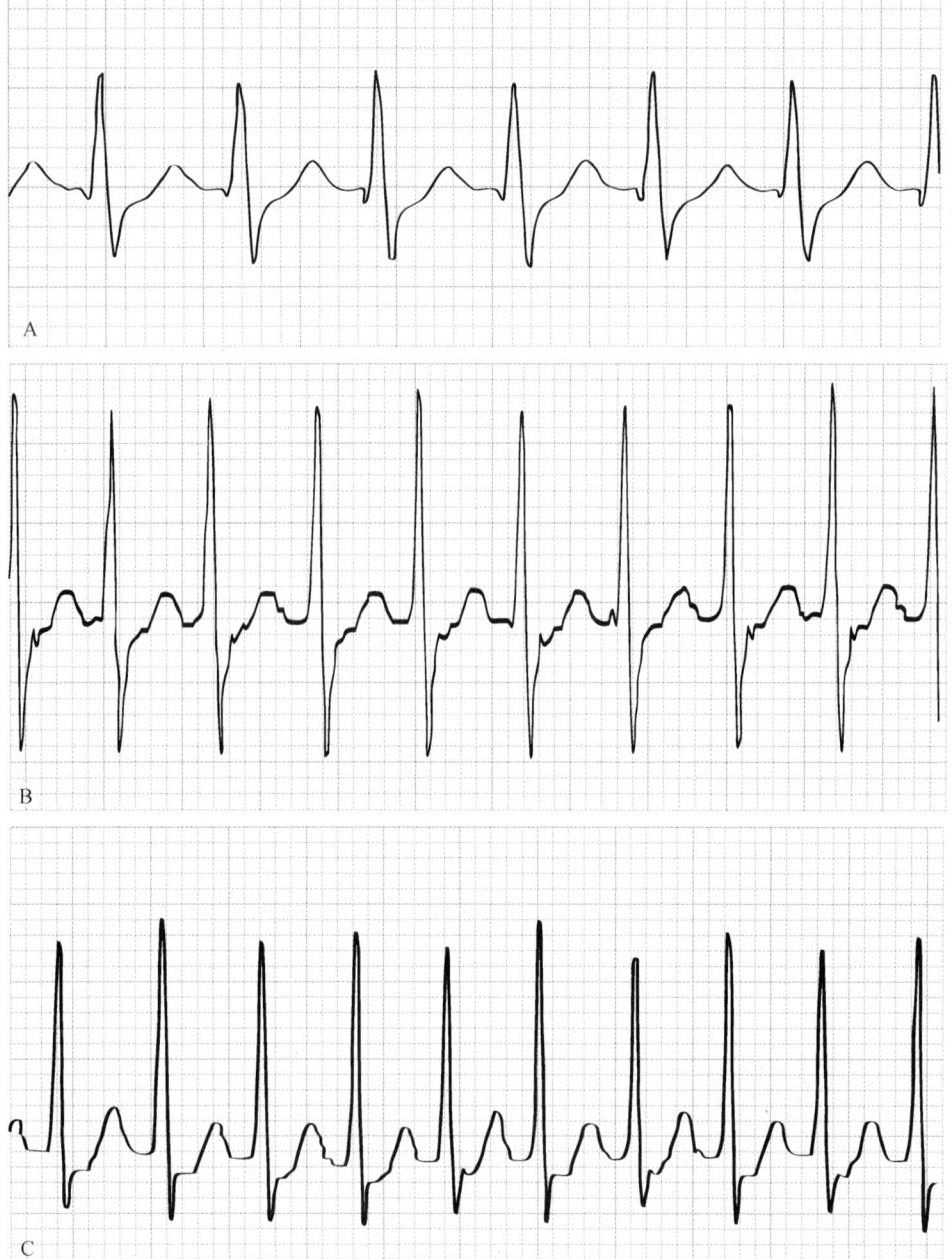

图 169-11 三个经典的窄QRS波室上速患儿的心电图：A 和 B 的心率大约为 240 次/分，C 的心率约为 270 次/分。

表 169-8	鉴别窦性心动过速及室上性心动过速的临床及心电图特点[34]	
	窦性心动过速	室上性心动过速
诱因	脱水、发热、疼痛	无诱因
P 波	出现	无
活动时心率变化	是	否
每次心搏是否有变异性	是	R-R 间期固定
婴儿心率（次/分）	常 < 220	常 > 220
幼儿心率（次/分）	常 < 180	常 > 180

见于患有潜在心脏病（即，先天性心脏病、做过涉及心房的心脏手术、心肌炎和地高辛中毒）的人。这两种心律失常的循环稳定性取决于心室反应的速率。复律是心房扑动与心房颤动且循环不稳定的首选治疗方式，对于心房扑动与心房颤动且循环稳定的患者，其首选治疗首先是使用地高辛、β-受体阻滞剂或地尔硫䓬（diltiazem）等药物降低心室速率。一旦控制心室速率，可用胺碘酮、普鲁卡因胺或选择性电复律转变和压制节律。对于预激综合征的房扑与房颤患者，应禁用"A-B-C-D"四种药物——腺苷、β-受体阻滞剂、钙通道阻滞剂、地高辛。因为这几种药物只能阻断沿房室结向下的传导，却让旁路开放，以致命的速度把房性心动过速传导至心室[42]。

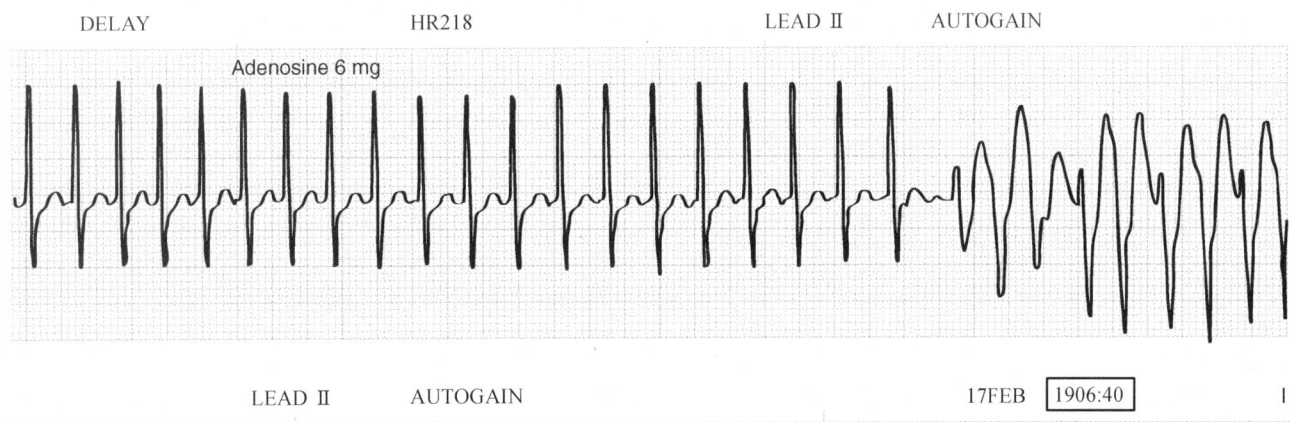

图169-12 一例腺苷导致的宽QRS波心动过速：一个既往体健的15岁女孩因心悸6h注射了6mg腺苷。她既往体健，有间歇性心悸，不需药物可自然缓解。一旦腺苷阻滞了房室传导，心电图上就出现宽大QRS波的心动过速，这可能是由于旁道传导产生。在这宽大波出现的30s，患儿的警觉性及灌注参数均正常。之后自发转化为正常窦性心律。虽然病人的心电图并不能说明有旁道传导，但动态心电图监测一个月后发现了经典的沃-帕-怀综合征（WPW，预激综合征的一种）心电图表现。

这种情况下，胺碘酮、普鲁卡因胺或电复律是比较安全的选择。在治疗循环稳定的心房扑动或心房颤动患者之前，也应考虑心脏科医师会诊并予抗凝以预防血栓栓塞性并发症。

室性心动过速

室性心动过速在儿童中并不常见。大部分患儿都有潜在的心脏问题，例如做过心脏手术、心肌炎、QT延长综合征、药物或毒素反应（例如抗抑郁药），或电解质异常。室性心动过速的治疗取决于患者是否有脉搏及其循环状况（框169-14）。尖端扭转型室性心动过速（Torsades de pointes）是一种特别的多形性室性心动过速，它以QRS波电压及波幅改变为特征。QT延长综合征、潜在的先心病、低镁血症和各种药物（例如抗抑郁药）都被证实是尖端扭转型室性心动过速的原因。首选治疗方式是静脉注射镁剂。ⅠA类（即普鲁卡因胺）和Ⅲ类（即胺碘酮）抗心律失常药都禁用于尖端扭转型室性心动过速。因为这两种药会延长QT间期，使尖端扭转型室性心动过速恶化。

无脉性节律

心室纤颤和无脉性室性心动过速

心室纤颤和无脉性室性心动过速约占院外心脏骤

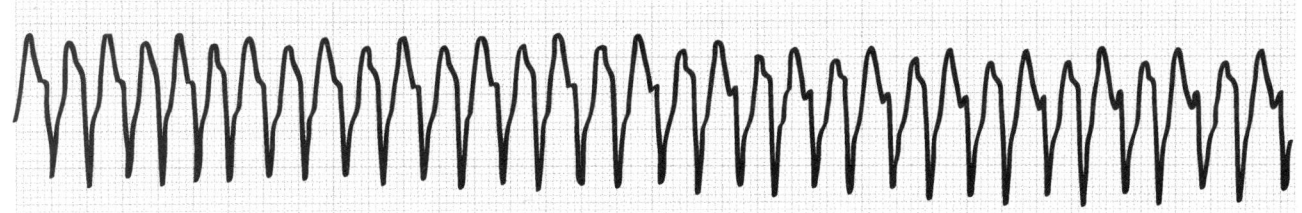

框169-14 心脏解剖异常出现以下情况时应怀疑细菌性心内膜炎

不明原因发热
已存的心脏杂音发生变化或出现新的杂音
继发性神经功能缺损（继发于中枢神经系统栓塞）
新发镜下血尿
脾大
瘀斑
片状出血累及结膜、甲床、手掌、足底
肌痛

停临终心律的10%[43,44]，院外室颤和无脉性室性心动过速的存活率高达30%，而心脏骤停的存活率还不到1%[31]。在最近一个关于院内心脏骤停的研究中，25%的患儿在复苏时出现了可电击节律[45]。可电击节律出现较早的患儿较表现为不可电击节律的患儿，其存活率高。但是，可电击节律出现在复苏后期的患儿不如早期出现存活率高[45-47]。心脏震荡伤（commotio cordis）或心脏骤停的病例中也可能出现室颤。目前自动体外除颤仪（automated external defibrillators，AEDs）对于检测患儿的可电击节律具有高灵敏性和特异性。2003年7月，美国心脏协会允许对1~8岁儿童使用自动体外除颤仪（建议对无反应但有正常呼吸的患儿使用）。对8岁以下（或25公斤以下）患儿使用自动体外除颤器时，强烈推荐使用小儿衰减器装置以达到更适合儿童的除颤强度[48,49]。美国儿科学会（The American Academy of Pediatrics，AAP）最近也表示支持在儿童中使用自动体外除颤器[50,51]。目前，仍没有足够的临床实证建议或反对在1岁以下婴儿中使用自动体外除颤仪。

心室纤颤和无脉性室性心动过速的治疗方法和药物剂量见框169-13。2005年儿科高级生命支持指南关于心律失常的治疗与2000年指南基本一致，只有一个主要不同点。根据2005年指南，室颤和无脉性室性心动过速在连续2分钟心肺复苏后需立刻除颤[40]。尽管单纯用双向除颤器（biphasic defibrillator）除颤很有可能停止心室纤颤，但是此时的节律往往是无灌注的，因此需要心肺复苏维持心脑灌注，直到心脏重新正常收缩[40,52]。第二次除颤后可用肾上腺素，第三次除颤后加用抗心律失常药物。与之前的单向除颤仪（monophasic defibrillators）相比，双向除颤仪能在较低能量下治疗成人室颤，但对于儿童，在得到更多关于双向除颤剂量的数据之前，美国心脏协会目前对双向除颤仪儿童除颤的推荐能量和单向除颤仪一样（即起始为2J/kg，接着是4J/kg）。

心脏骤停和无脉性电活动

心室停搏是儿童院前心脏骤停最常见的节律，存活率不到1%[53-55]。2005年的儿科高级生命支持指南已经不再强调使用大剂量肾上腺素[40]。心脏骤停和无脉性电活动的治疗方法和药物剂量见框169-13。无脉性电活动节律可慢可快，QRS波群或窄或宽。

出现任何无脉性电活动节律患儿其存活关键在于迅速识别潜在病因并进行治疗。无脉性电活动的致病原因可以按照"6H和5T"来记忆，重度血容量不足（hypovolemia）、低氧血症（hypoxemia）、低体温（hypothermia）、氢离子（hydrogen ion）[酸中毒（acidosis）]、低/高钾血（hypo-/hyperkalemia）、低血糖（hypoglycemia）、体温下降（hypothermia）、毒素（toxins）、心脏压塞（tamponade）、张力性气胸（tension pneumothorax）、血栓（thrombosis）和创伤（trauma）[34,40]。儿童无脉性电活动最常见的原因是重度血容量不足。因此，液体复苏常应考虑作为治疗之一。

细菌性心内膜炎

概述

细菌性心内膜炎（bacterial endocarditis）包括心脏内膜甚至瓣膜的感染。细菌性心内膜炎在儿童中的发病率不断增高，可能因为外科技术不断进步，先进的技术使一些复杂先心病患儿得以存活。使用静脉留置管的患儿，无论有无先心病，都有患细菌性心内膜炎的风险。尽管细菌性心内膜炎主要发生于先心病或后天心脏病变（如急性风湿性心脏病瓣膜病变）患儿中，但无先天性瓣膜或心内膜结构异常的患儿也可患细菌性心内膜炎。62名细菌性心内膜炎患儿中，19名（约30%）患儿心脏结构正常[66]。

心脏结构异常患儿细菌性心内膜炎的易感因素包括：牙科手术以及呼吸道、消化道、生殖道手术。血流急促或流速加快的心脏病变更容易造成内皮细胞表面损伤，这比细菌性心内膜炎更严重，这种损伤使血小板沉积和赘生物形成的风险增大。有这种风险的心脏病包括室间隔缺损、主动脉瓣狭窄、法洛四联症、单心室、人工心脏瓣膜以及术后全身向肺分流。其典型代表是，继发孔型房间隔缺损进展为细菌性心内膜炎的概率极低，这是由于房间隔缺损的分流速度非常低。

临床特征和诊断策略

细菌性心内膜炎的早期临床表现可为非特异性表现。患儿可能仅有发热和心动过速。然而，任何心脏结构异常患儿出现不明原因发热时都应怀疑细菌性心内膜炎的可能。对于已知先心病或获得性心脏病患儿，如有框169-14中所列的任何状况，都应该考虑该诊断。不到50%的细菌性心内膜炎患儿存在心脏杂音。

除了要高度警惕感染性心内膜炎的诊断，尤其是对于先心病患儿，急诊医师还应该注意预防用药的指征。2007年，美国心脏协会联合美国儿科学会以及美国感染性疾病协会发行了感染性心内膜炎预防指南修订版[58]。其中简化并很大程度上缩窄了推荐使用的范围，仅对高风险人群及手术提供预防用药（框169-15）。患儿使用预防用药的指征是：①所有牙科手术；②任何对牙龈或口腔黏膜的操作或牙龈、黏膜穿孔。值得注意的是，抗生素预防感染性心内膜炎不再建议用于消化道和生殖道手术（框169-16）。委员会发现，仅对那些高风险患者的呼吸道、皮肤感染、骨骼手术中提供预防用药还是合理的

框 169-15	需要合理预防心内膜炎的情况

人工瓣膜或用于修复心脏瓣膜的人工材料
既往有感染性心内膜炎病史
先天性心脏病[*]：
    未修补的发绀型先心病，包括姑息性分流
    6个月内使用假体材料或设备行先天性心脏缺损完全修补术[†]。
    先心病假体修补术后在原位置或邻近位置仍有遗留缺损（可抑制内皮化）
心脏移植受体出现瓣膜病

[*] 除以上情况，其他类型先心病不推荐预防性使用抗生素。
[†] 预防是合理的，因为这6个月为假体材料内皮化时间。
From American Heart Association：Prevention of infective endocarditis. Guidelines from the American Heart Association. Circulation 116：1736, 2007.

框 169-16	推荐预防程序

所有涉及牙龈组织或根尖区域的牙齿或口腔黏膜穿孔的牙科手术[*]
高风险患者在呼吸道感染，皮肤或肌肉骨骼感染时行切口手术时，才考虑预防

[*] 以下手术不需要预防：通过未感染组织常规进行麻醉注射，牙科X线片，放置或调整可移动的修复或矫正器具，安置正畸器具，乳牙脱落，嘴唇和口腔黏膜出血和外伤。
From American Heart Association：Prevention of infective endocarditis. Guidelines from the American Heart Association. Circulation 116：1736, 2007.

（表169-9）[58]。

在疑似细菌性心内膜炎患儿中使用诊断性检查包括血细胞计数、C反应蛋白（CRP）、红细胞沉降率、三种血培养，胸部X线、心电图。皮屑栓子培养也有助于诊断。尽管确诊是靠超声心动图，然而这种方法在检测心内膜或瓣膜感染病灶中，灵敏度只有80%。草绿色链球菌和金葡菌是两种最常见病原微生物，从细菌性心内膜炎患儿的血培养中发现的。最近的研究表明，先心病患儿中，60%的葡萄球菌感染病例都是耐甲氧西林的，其死亡风险也较高[60]。

处理

抽取血培养标本后应立即使用抗生素。尽管静脉使用抗生素的选择取决于疑似病原及患儿的免疫状况，然而常见推荐方案包括氨基糖苷类以及耐青霉素酶青霉素如苯唑西林。如疑有耐甲氧西林葡萄球菌感染，初始经验性抗生素疗法中还应包括万古霉素[61]。

在无抗生素的年代，细菌性心内膜炎几乎是致命的疾病。随着抗生素的引进，细菌性心内膜炎的存活率得以提高，然而，目前死亡率仍有6%~14%[62]。细菌性心内膜炎的并发症包括全身感染性血栓、肺栓塞、具有神经功能异常的中枢神经系统栓塞、心律不齐、充血性心力衰竭、心肌炎、心肌脓肿及瓣膜梗阻。除了适当的抗生素治疗，有时还需要手术去除脓性赘生物或瓣膜置换。

表 169-9　感染性心内膜炎预防用药

情况	药物	手术前30~60min 单次使用	
		成人	儿童
口服	阿莫西林	2g 口服	50mg/kg 口服
不能口服	头孢唑啉或头孢曲松	1g 肌注或静注	50mg/kg 肌注或静注
青霉素或氨苄西林过敏者——口服	头孢氨苄	2g 口服	50mg/kg 口服
	或		
	克林霉素	600mg 口服	20mg/kg 口服
	或		
	阿奇霉素或克拉霉素	500mg 口服	15mg/kg 口服
青霉素或氨苄西林过敏者——不能口服	头孢唑啉或头孢曲松	1g 肌注或静注	50mg/kg 肌注或静注
	或		
	克林霉素	600mg 肌注或静注	20mg/kg 肌注或静注

Adapted from American Heart Association：Prevention of infective endocarditis. Guidelines from the American Heart Association. Circulation 116：1736, 2007.

心肌炎

概述

心肌炎（myocarditis）是由各种感染性和非感染性病因所致的心肌炎症。在美国，最常见的原因是病毒感染，以柯萨奇病毒B和肠道病毒为主。其他病毒包括埃可病毒、A型流感病毒、B型流感病毒、腺病毒、水痘带状疱疹病毒、EB病毒、巨细胞病毒、乙型肝炎病毒。细菌包括白喉杆菌、化脓性链球菌、金黄色葡萄球菌、肺炎支原体、伯氏疏螺旋体以及脑膜炎球菌。非感染性因素包括川崎病、急性风湿热（ARF）、胶原血管病（如系统性红斑狼疮）、中毒（如可卡因和阿霉素）、内分泌失调、甲状腺功能亢进以及药物过敏（如青霉素、磺胺类药物、苯妥英钠、卡马西平）。

临床特征

心肌炎是逐步发病的，通常会有上呼吸道感染前驱症状。心肌炎的病因、患者年龄以及心肌炎症感染程度决定了心肌炎的症状。诊断婴幼儿是否患心肌炎的关键是：通过适合的临床检查推断诊断实体。症状轻微者，可能仅有心动过速，且心动过速与体温变化不平行，临床医生就应警惕心肌炎可能[63]。其他症状包括发热、肌肉酸痛、疲乏无力、呼吸急促、气喘、腹痛以及胸痛。严重症状包括严重充血性心力衰竭和各种心律失常。体查可闻及新出现的杂音、奔马律或心音低钝的心包摩擦音（如心肌炎同时并心包炎）。

诊断策略和处理

对心肌炎患儿的评估和诊断取决于可能病原和已有的症状、体征。在感染性和非感染性病例中，需行血培养和病毒滴度。在疑似细菌感染病因中，需要立即使用适当的抗生素。在轻度病例中，胸部X线可能正常，但在严重病例中可见明显心脏扩大。心电图结果通常是非特异性的，包括低电压、非特异的ST段异常、T波倒置、房室传导阻滞，以及各种其他心律失常。肌酸激酶同工酶、心钙蛋白、C反应蛋白和红细胞沉降率可能升高。

超声心动图是疑似心肌炎患儿必要检查之一。超声心动图不仅能评估左室功能，还能够检测伴发于心肌炎的心包积液。尽管几乎不需要用心内膜心肌活检，然而它却是确诊心肌炎和确定病因的最终方法。典型结果是，心肌炎症，伴有淋巴细胞和单核细胞浸润。治疗目标是维持充足的心输出量并控制相关的心律失常。有充血性心衰症状的患儿可能需要强心药物和利尿剂。对心肌炎患儿使用地高辛和各种加压剂时需要非常谨慎，因为炎症状态下的心肌对这些药物极敏感，易造成心律不齐。禁用β受体阻滞剂[63]，而且对惯用的免疫抑制剂仍有异议[64]。尽管大多数急性病毒性心肌炎患儿能完全恢复，一些患者将会进一步进展为扩张型心肌病，这种疾病的特征是心室扩张和心脏收缩性受损。

心包炎

概述

心包炎（pericarditis）是心包腔内的炎症性过程，可伴或不伴心包积液。大多数儿童心包炎都是良性的且具有自限性。儿童心包腔内会有10～15ml的液体。心包腔内大量液体剧增可导致心脏压塞，心搏量降低，心输出量减少和低血压。

尽管心包炎最常见的原因包括细菌性和病毒性感染，其他原因还包括急性呼吸衰竭、系统性红斑狼疮、尿毒症、心包术后综合征、白血病、淋巴瘤以及肺结核。近30%的心包炎病例都是由于肺炎球菌、金黄色葡萄球菌、脑膜炎奈瑟菌以及流感嗜血杆菌等感染引起[2]。约30%的化脓性细菌心包炎见于6岁以下患儿[24]。尽管病毒性原因很常见，然而仅在20%～30%的病例中发现病毒病原。常见的病毒性原因包括科萨奇病毒、埃可病毒、腺病毒、EB病毒以及流感病毒。

临床特征

心包炎的体征不仅取决于病因还取决于心包腔内的液体量。心包炎患者有与体位变化相关的胸痛。胸痛，作为心包炎的典型特征，会在吸气和仰卧位时加剧，坐位或前倾位时减轻。心动过速也是心包炎患者中较常见的体征。与心包炎相关的其他体查结果还有：乏力、呼吸急促、颈静脉扩张、奇脉、肝大、下肢水肿，心衰时还可出现远端脉搏细速。心包炎的心脏听诊结果包括：大量心包积液时可闻及粗糙的心包摩擦音、心音低钝或减弱。如果有心包摩擦音，则最好在患者坐位或前倾位时听诊。听诊时让患者屏住呼吸，就能区分心包炎的摩擦音和胸膜摩擦音。当患者屏住呼吸时，心包炎的心包摩擦音继续存在，却无胸膜摩擦音。

根据心包积液量的多少，心包炎患儿的胸部X线不一定有心影扩大。如心包腔内有大量积液，胸部

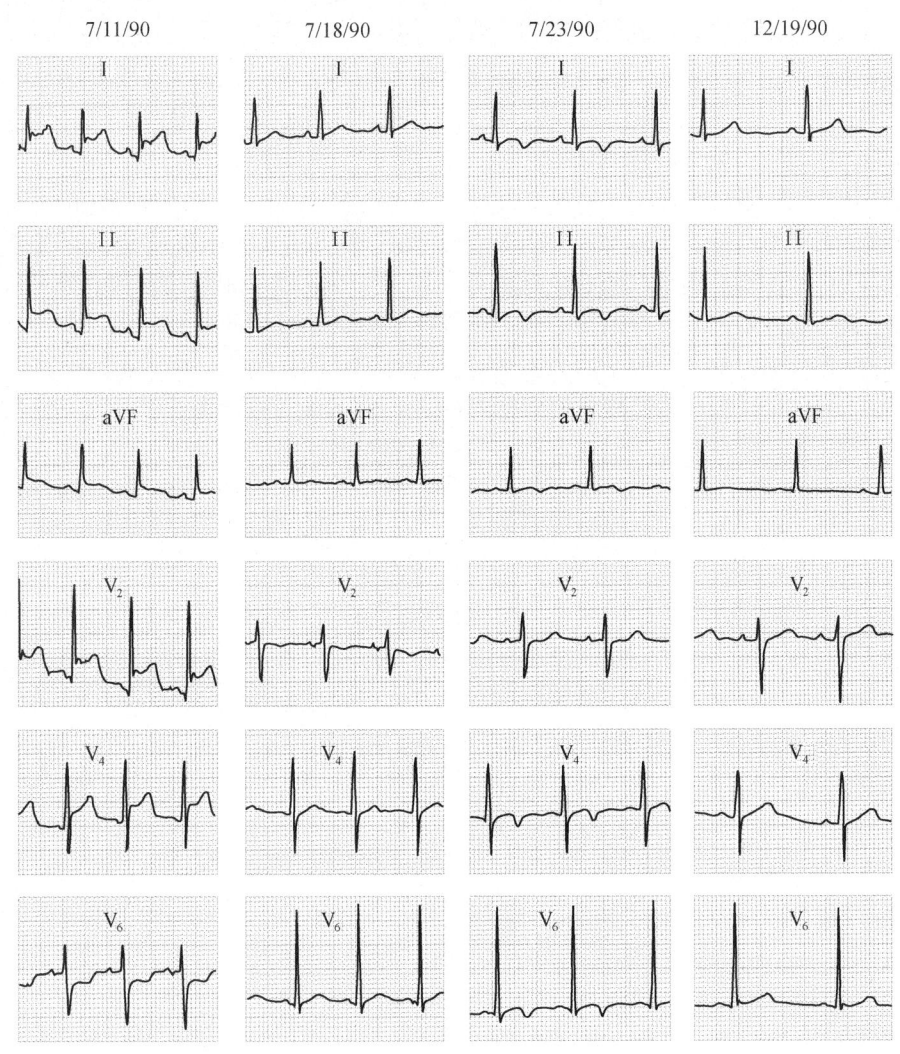

图 169-13　心包炎患者的经典心电图表现。第一期：弥漫性 ST 段升高。第二期：ST 段回到等电位，T 波降低。第三期：T 波倒置。第四期：完全消失。注意前三期的 ECG 异常出现在心包炎患者病程的头两周。5 个月后随访的心电图发现之前的异常完全消失。

X 线上可见水壶样心影。约 50% 心包炎病例可并发胸膜积液[2]。

典型的心电图结果包括：所有导联的 ST 段抬高及 T 波倒置。与心包炎相关的典型心电图变化分为四个阶段（图 169-13）。第一阶段，在心外膜感染后，所有导联的 ST 段抬高，还可见 PR 间期缩短。在第二阶段，先前抬高的 ST 段又恢复到等电位基线，随之 T 波减低然后变平。第三阶段，ST 段在等电位基线，T 波倒置。第四阶段也是最后阶段 ST 段完全分解以及 T 波异常。如果有大量心包积液，所有导联还可出现低电压。

对于任何疑似心包炎的诊断都可选择超声心动图检查，它能证实有无心包积液及液体量。但不能准确量化心包腔内的液体。

处理

心包炎患儿治疗取决于病因及心包腔内积液量。对于急性心脏压塞的患者，需要紧急行心包穿刺术。心包腔内排出的任何液体都应送检进行常规细胞计数、革兰染色以及培养检查。意思病例应使用抗炎药物及合适的抗生素。对于难治病例，需使用类固醇，因为这些病例对于以上药物没有反应，但只有在排除感染性病因后才能考虑这种病例[65]。

川崎病

概述

川崎病（Kawasaki disease）最初又称皮肤黏膜淋巴结综合征（mucocutaneous lymph node syndrome），1967 年由日本川崎富作医生首次报道，成为美国儿童非先天性心脏病的重要原因。在美国，每年大约确诊 3 000～5 000 例川崎病。高达 20% 的未治疗患儿都有一定程度的冠状动脉异常[66]。对于这种发热性、出疹性、系统性血管炎，大多数患儿在 5 岁以下，男女比例为 1.5∶1。在亚洲及某些特殊地域，如夏威夷，儿童该病的发生率更高。尽管这种中小血管炎的准确原因尚不明确，但早期识别、早期使用大剂量阿司匹林及静脉注射免疫球蛋白，对川崎病认识的提高同时也使其发病率和死亡率增高（之前无相关统计）。

临床特征

预防川崎病并冠状动脉损伤的关键是早期识别疾病的症状和体征。除发热外，川崎病患儿的典型体查结果见框169-17及彩图169-14。川崎病的典型表现可同时表现也可能在几天内连续出现。除了认真的病史询问及体查，还需要进一步检查。此外，年幼儿表现可能不太典型，需要进一步的观察。不论表现典型与否，所有疑似患儿都应该进行心脏彩超，明确有无冠状动脉瘤及其程度[67]。

不完全型川崎病

对川崎病比较典型的描述是：发热超过5天的患儿，满足5项标准中的4项就可临床诊断。然而，大量的不完全型川崎病患儿并不符合这一严格的标准。患儿可能出现不完全的表现，但主要见于6个月以下婴儿中[67]。

美国心脏病协会针对风湿热、心内膜炎以及川崎病的委员会发布了关于不完全型川崎病的指南[67]。提出了更宽松的纳入标准，对于发热5天或以上的患儿，满足标准中的2条或3条，都应进行进一步检查。C反应蛋白（CRP）≥3mg/dl和（或）红细胞沉降率（ESR）≥40mm/h都说明有必要进行进一步实验室检查，见框169-18。所有患儿都应行心脏超声检查来评估冠状动脉瘤。且对于补充实验室检查结果阳性的全身炎症患者，在需要等待心脏彩超确诊前应使用经验性治疗（见框169-18）[67]。

CRP<3mg/dl，红细胞沉降率<40mm/h的患儿应复查并每天行重复评估。值得注意的是，委员会还附加了一条：6个月以下婴儿发热超过7天以上都应进行补充实验室检查，如有任何全身感染症状，就应

进行心脏超声检查。这一条主要强调了当前诊断的局限性，阻止其进展为动脉瘤。

鉴别思路

麻疹和川崎病有些相似，但少见于接种疫苗的儿童中（比如，伴有红眼的发热、咽部皮疹和红斑）。麻疹的皮疹典型位置、分布，以及演变通常从头面部开始，并逐渐朝下端展开。川崎病的皮疹通常从躯干部开始，然后延伸到脸部和四肢远端。相反的，川崎病皮疹是多形性的，通常无水疱或结痂。

麻疹手掌中的红疹是离散性的（彩图169-14F），而川崎病患儿的手掌出现弥漫性红斑，并会导致脱皮（彩图169-14C）。

咽炎、猩红热等链球菌感染疾病可与川崎病相混淆，然而，链球菌疾病通常不会出现结膜炎以及手脚肿胀。其他类似川崎病的感染性和自体免疫性疾病有：洛基山斑疹热和钩端螺旋体病或者Stevens-Johnson综合征以及幼年型类风湿性关节炎[67]。

从上可见，川崎病有许多需鉴别的疾病。然而，这一全身性血管炎可影响任何器官且误导临床医生的诊断。例如，对于一个发热的幼儿，川崎病可能会表现出恶心、呕吐，以及腹痛，这很有可能会被误诊为急腹症。除此之外，发热、易激惹的川崎病患儿出现脑脊液淋巴细胞增多，可能会误诊为病毒性脑膜炎。基于以上原因，对于发热数日、皮疹以及非化脓性结膜炎的患儿，鉴别诊断都应包括川崎病，避免过早结论而误诊。

临床病程

假设川崎病由一种感染源引起，这种感染源进入呼吸道并且使单克隆免疫球蛋白A产生应答，激活淋巴细胞、细胞因子，以及蛋白酶削弱血管壁并进入循环使机体易患动脉瘤[68]。早期识别疾病实体的主要原因是为了立即启动治疗预防川崎病的心脏并发症，并发症分两期发生。约25%的患者有轻度弥散性心肌炎症。多出现在急性发热时期，并以心动过速、奔马律或非特异性的ST-T波变化为特征。在疾病急性期，高达5%的患儿会出现一定程度的充血性心力衰竭。这种心肌炎随着热退而减轻。20%～40%的病例会出现心包积液。在心脏超声检查时，1%～2%的未治疗病例可见二尖瓣或主动脉瓣反流。这一期病变较轻，且能自愈。这一期以支持治疗为主。

第二期包括冠状动脉扩张，通常在起病后2～4周达到高峰，可见于15%～25%未治疗的川崎病患者中[69]。如果不接受恰当的治疗，15%～20%的川

框169-17　川崎病的诊断依据

Ⅰ．发热≥5天

Ⅱ．体查发现以下5项中的至少4项：
1. 双侧，非渗出性球结膜充血（双侧巩膜周边充血）
2. 口咽黏膜变化（咽红斑、口唇皲裂，以及杨梅舌）
3. 颈部淋巴结肿大（至少一个淋巴结直径≥1.5cm）
4. 肢端变化（急性期出现手足弥漫性红斑及肿胀，恢复期出现肢端脱皮）。川崎病这种手掌弥漫性红斑与其他病毒性疾病不同，比如麻疹，皮疹为手足散在斑片疹
5. 多形皮疹（无水泡及大疱），但川崎病无特异性皮疹

如果患儿满足以上4条以上，诊断标准中的发热时间可为4天[67]。

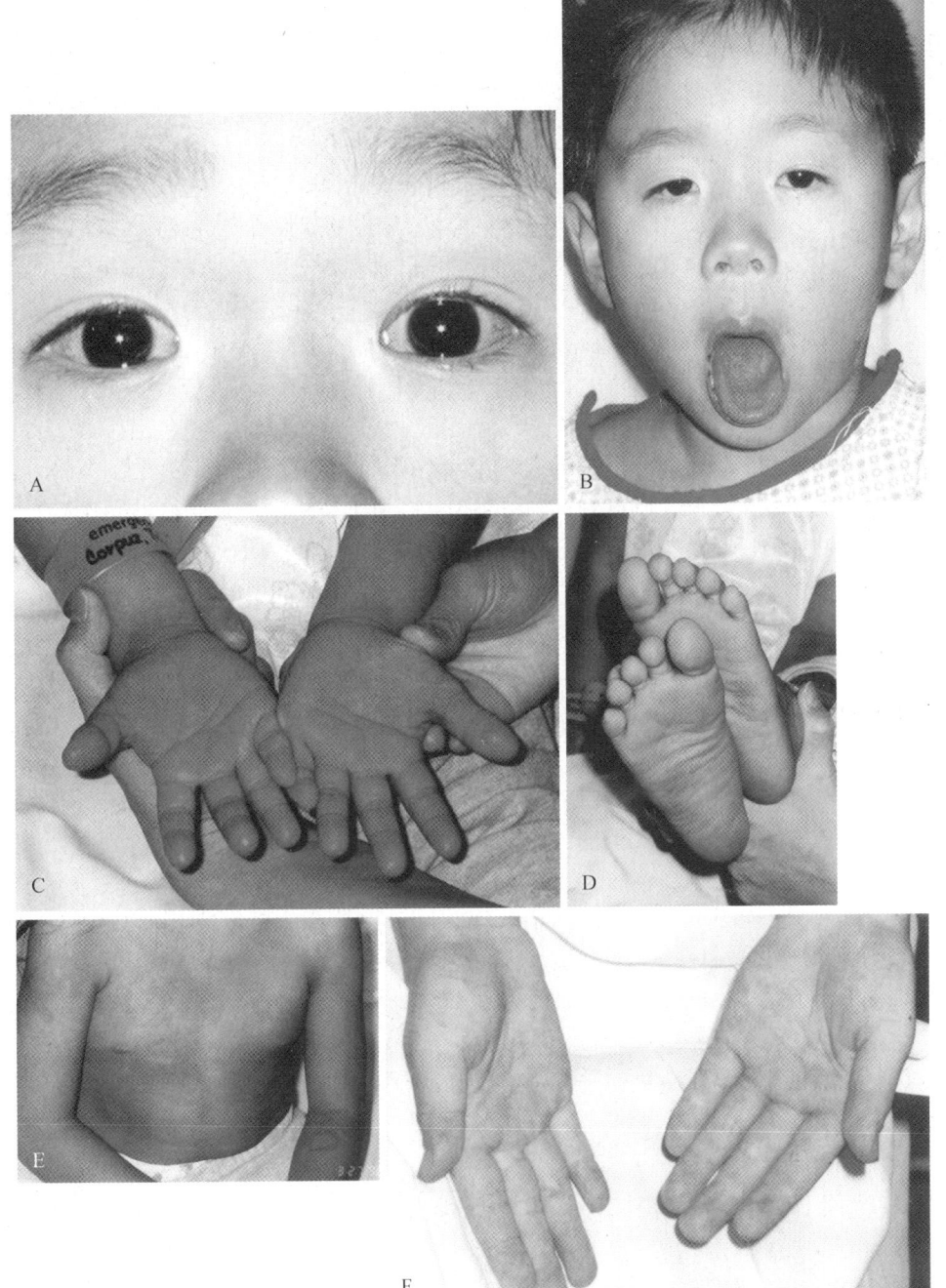

彩图169-14 川崎病的经典体查特点：注意双侧非渗出性的巩膜充血（A）角膜少量充血（角膜周围白色巩膜的薄缘），口唇皲裂，杨梅舌（B），弥漫性手掌红斑（C）、红色基底部（D），多形红斑（E）。川崎病弥漫性的手掌红斑（C）是与其他病毒感染性疾病的鉴别点，如麻疹患儿掌部的散在斑状缺损（F）。

框169-18	川崎病的其他实验室诊断依据

白蛋白≤3g/dl
贫血
血小板≥450 000/mm³
WBC≥15 000/mm³
谷丙转氨酶升高
无菌性脓尿，每个高倍视野WBC数≥10个

From Newburger JW, et al：川崎病的诊断、治疗与长期管理：A statement for health professionals from the Committee on Rheumatic Fever, Endocarditis, and Kawasaki Disease, Council on Cardiovascular Disease in the Young, American Heart Association. Circulation 110：2747, 2004.

崎病患儿会在起病后1～3周内患冠状动脉瘤[2]。冠状动脉瘤可以导致心肌梗死、血栓、破裂，以及各种由局部缺血引起的心律失常。冠状动脉瘤形成的重要危险因素包括：男性、1岁以下或8岁以上、发热超过10～14天、早期出现心肌炎、贫血（血红蛋白Hb＜10g/dl）、白细胞计数超过30 000、带状核计数增加、ESR升高、CRP升高、血清白蛋白水平降低以及包括肾、腋窝，以及髂动脉动脉瘤和巨大冠状动脉瘤（直径＞8mm）。川崎病死亡的主要原因是继发于冠状动脉阻塞的心肌梗死。巨大冠状动脉主动脉瘤破裂罕见。尽管大多数川崎病死亡都发生于起病6周

内，也有患病多年后的猝死出现。及时识别和治疗能将死亡率从2%降至0.01%或更低[66]。

处理

在川崎病的急性发热期最主要的治疗目标是：提供支持性护理及降低心肌和冠状动脉炎。两种主要治疗方法包括静脉注射免疫球蛋白（IVIG）及大剂量阿司匹林疗法，这两种疗法具有累加效应。起病十天内，相对单独使用阿司匹林，联合使用IVIG和大剂量阿司匹林能更有效地减少冠状动脉扩张和动脉瘤形成，并且缩短退热时间，降低炎症标志物水平。然而，尽管有IVIG及大剂量阿司匹林结合治疗，仍有2%～4%的患儿出现冠状动脉异常[66]。

当前的IVIG疗法为2g/kg输注时间超过10～12h。IVIG的副反应有低血压、恶心、呕吐、抽搐。输注IVIG时，须密切进行心脏检查。在输注第一剂IVIG后，5%～10%患儿仍会持续或反复发热，这些患儿需要再次注射同剂量IVIG。对首次注射IVIG无反应的患儿，约2/3在第二次注射后有所改善。

阿司匹林的日口服量为80～100mg/kg，分4次，每6小时一次，直到患儿48～72h（或更长）无发热。然后剂量减少至每日3～5mg/kg，直到实验室检查恢复正常，通常在起病后6～8周。只有对于冠状动脉异常的患儿，才需要此后继续使用阿司匹林。布洛芬可拮抗阿司匹林的抗血小板效应，在治疗时应避免使用。

目前并未确定将皮质类固醇作为治疗首选。最近一项多中心随机双盲研究检测了在常规治疗中加用甲泼尼龙的效果，结果并未显示其临床结果有差异，如冠状动脉瘤的大小、住院时间长短，以及IVIG再使用率[70]。最近建议治疗川崎病难治病例时加皮质类固醇，在患儿继续服用大剂量阿司匹林、重复使用IVIG后，加用皮质类固醇来降低冠状动脉瘤的风险[67,71]。其他并发症如冠状动脉瘤血栓目前尚无足够数据指导治疗。其他治疗还包括溶栓酶、组织型纤维蛋白溶解原激活剂以及心脏介入治疗。

最初心脏彩超反映出的患儿心肌炎及冠状动脉异常的程度决定了川崎病的随访。其他对动脉瘤情况进行随访的影像检查包括电子束CT、冠脉磁共振血管造影、多层螺旋CT[67]。严重心脏异常的患儿需有治疗川崎病并发症丰富经验的心脏科医生紧密随访。总的来说，及时诊断及恰当治疗能阻止95%的病例形成冠状动脉瘤，同时还会快速改善90%的患儿的症状。

急性风湿热

概述

急性风湿热（acute rheumatic fever, ARF）是对A组β溶血链球菌感染的迟发性免疫反应。ARF是儿童后天性心脏病最常见原因。在美国，ARF最常见于5～15岁儿童中，链球菌感染未治疗的患儿其ARF发病率达0.3%。尽管该病可影响许多器官系统，然而，它最主要的并发症却是心肌炎。

临床表现和诊断思路

AFR的诊断是基于Jones标准（框169-19）。除了Jones标准，还必须有链球菌前驱感染证据：①咽拭子培养阳性或快速链球菌抗原检验阳性；②抗链球菌素滴度升高。链球菌酶检验并不十分可靠，因而不作为检测A组β溶血链球菌前驱感染的确诊方法[73]。对于具有前驱链球菌感染的患者，诊断需要具备两条主要表现或一条主要表现和两条次要表现。主要表现以游走性关节炎为主，主要累及四肢大关节以及脚部跗关节和手部腕关节。ARF心肌炎主要包括二尖瓣和主动脉瓣瓣膜炎，临床表现为隐性的二尖瓣或主动脉瓣关闭不全。二尖瓣关闭不全的标志性杂音为心尖部全收缩期杂音，朝腋下放射，在反射点最易闻及。主动脉瓣关闭不全杂音以舒张期杂音为特点，在心基底部最易听到。功能性杂音通常会随发热而加剧，有

框169-19　急性风湿热的JONES诊断标准

急性风湿热的诊断基于已存的链球菌感染，2大主征或1大主征+2项次征

主征
　心肌炎
　游走性关节炎
　皮下结节
　舞蹈症

次征
　临床表现
　　发热
　　关节痛
　实验室结果
　　CRP或ESR升高
　　PR间期延长
　链球菌前驱感染支持依据
　　咽拭子培养或快速链球菌抗原测试阳性
　　ASO升高

时会被误以为是二尖瓣或主动脉瓣关闭不全的杂音。其他心脏表现还包括充血性心力衰竭、心包炎以及各种程度的心肌梗死。两种皮肤病学表现（边缘性红斑及皮下结节）以及舞蹈症不如游走性关节炎和心肌炎常见。舞蹈症可作为 ARF 的唯一表现出现。如果关节炎为主征，诊断使关节痛就不能作为次要表现。相同的，如果心肌炎为主征，PR 间期延长就不能作为次征。

除了 ECG、CRP、ESR 以及前期的链球菌感染，ARF 的诊断检查还应当包括胸部 X 线以及超声心动图来评估心脏损害程度。

鉴别思路

对 ARF 的鉴别诊断包括：心肌炎、细菌性心内膜炎、莱姆病、系统性红斑狼疮、幼年型类风湿性关节炎、免疫复合物型血清病以及化脓性关节炎。

处理

ARF 的急性治疗目标首先集中于稳定及治疗已有的心脏症状，如：充血性心力衰竭或由于心包积液引起的压塞。其余治疗目标包括根除链球菌感染的抗生素疗法、卧床休息以及针对关节炎的抗炎药物。治疗心肌炎时的类固醇应当在心脏病专家的指导下使用。ARF 治疗的另一重要方面是：预防性使用青霉素防止复发，每月注射 120 万单位苄星青霉素。另一预防性治疗为每日口服两次青霉素，对于青霉素过敏患者，每日服用两次红霉素。根据心脏损害程度以及复发情况，青霉素及红霉素预防疗法至少用到患者 18 岁后再停药，有时也需终身服药。

引发年轻运动员猝死的心脏病病因

概述

引起运动员不明原因猝死最常见的原因是各种心脏病，只有 15% 是由非心血管疾病引起（框 169-20）[74]。肥厚性心肌病是引起运动员猝死的最常见心血管疾病，36% 的心血管疾病都与此相关[61]。

各种疾病

先天性冠状动脉异常 24% 的猝死病例是由于各种冠状动脉异常引起[75]。先天性冠状动脉异常很难在临床上检查出来。但有 37% 死于先天性冠状动脉异常的患者既往都有过运动后晕厥或胸痛的表现[76]。对于先天性冠状动脉异常患者而言，猝死的准确病理生理机制尚不明。虽然先天性冠状动脉异常有很多类

框 169-20　年轻运动员猝死的心血管因素

肥厚性心肌病
各种先天性冠状动脉异常
QT 间期延长综合征
各种预激综合征（如 WPW 综合征）
心脏震荡伤
马方综合征继发主动脉破裂
特发性扩张型心肌病
心肌炎
川崎病继发冠脉疾病
主动脉狭窄
二尖瓣脱垂

别，同为右侧瓦氏窦（主动脉窦）上升形成的左主冠状动脉和右冠状动脉，但最常见的、具有潜在致命危害的是左冠状动脉异常。这种疾病的患者猝死率为 46%，其中 85% 都发生于运动之中[77]。先天性冠状动脉发育不全是另一种不常见的、运动引发猝死的原因。所有运动性晕厥或者胸痛病史的运动员都应该经心血管科医生的检查，以排除先天性冠状动脉异常。如果可以查出并用手术修正，运动员或许可以完全恢复运动能力并参加体育竞技。

马方综合征　马方综合征患者在参加体育竞技前应检查是否患潜在的心脏疾病。该病的临床表现包括体型修长、皮肤萎缩纹（皮肤妊娠纹）、四肢相对于躯体不对称、脊柱侧凸、漏斗胸或者鸡胸及眼部晶状体脱位。大约 50% 马方综合征患者都有二尖瓣脱垂和主动脉扩张。马方综合征最严重的心脏并发症是进行性主动脉扩张，主动脉存在潜在的破裂风险。主动脉破裂常累及降主动脉。因此，马方综合征患者应禁止参加接触性运动。不管接触程度有多大，也应该禁止参加任何体育竞技[75]。所有初步诊断为马方综合征的患者不管有无心脏疾病都要随心血管科医生做一系列主动脉影像学检查，这些检查包括心脏超声、磁共振成像或者电脑断层扫描等诊疗方法。

肥厚性心肌病

概述　虽然非梗阻性肥厚性心肌病（hypertrophic cardiomyopathy）属于一种罕有的心脏畸形，在普通人群中只有 0.2% 的患病率，但是此病却是唯一一种最常见的、能够引起年轻运动员猝死的心脏疾病[77-79]。肥厚性心肌病属于家族性疾病，是不同常染色体显性遗传，并由不同外显率表现出来。患者左室为先天性肥大，而不是由于例如体循环压力增大或主动脉瓣狭窄等慢性压力负荷过重情况引起的。左室

收缩功能强健，但左室增厚部分却僵硬，这导致左室舒张受影响，舒张压增高[80]。

对于那些既往无症状的肥厚性心肌病患者而言，猝死常发生于日常生活或剧烈体力劳动中。在这类人群中，因劳累而猝死的可能病理生理机制为主动脉血流量暂时性减少或继发于肥厚性心肌病的心律失常。

临床特征 肥厚性心肌病患者都有警示性症状发作病史，例如剧烈运动后的胸痛、呼吸困难、晕厥或者心悸。有过青壮年不明原因猝死家族史的人应该提醒临床医生该家族患有肥厚性心肌病的可能性。大多数因此而死的年轻运动员都患有非梗阻性肥厚性心肌病，并且呈现梗阻性的经典响亮收缩期喷射杂音，这在常规体查中听不到[81]。因此，运动前的常规体查并不能查出年轻运动员是否患有非梗阻性肥厚性心肌病。如果在年轻运动员的常规体查中可闻及胸骨左下缘的收缩期杂音，Valsalva 手法或许就可以帮助区分主动脉瓣狭窄杂音与梗死性肥厚性心肌病相关的收缩杂音。在 Valsalva 手法中，回心静脉血减少，可暂时性减小左心室体积。左心室体积的暂时性减少会加强梗阻程度，因梗阻性肥厚性心肌病引起的收缩杂音强度增强。与此相比，因为流经狭窄的主动脉瓣膜的血流量暂时性减少，主动脉瓣狭窄收缩杂音的强度在 Valsalva 手法下就会减弱。

根据之前提到的劳累相关症状或阳性家族史可判断是否可疑为肥厚性心肌病患者。这两者都可用来作为心血管科医生进行详细检查的依据。

诊断性研究 肥厚性心肌病患者的心电图结果可表现为典型的不同程度的左房左室大。其他结果包括下侧壁导联的 Q 波突出和弥漫性 T 波倒置。可准确诊断肥厚性心肌病的检查就是心脏超声，超声可见 90% 以上的病例有不同程度的左室肥大并累及室间隔[80]。通过心脏彩超确诊的患儿还应复查检测病情进展。

治疗 虽然 β-受体阻滞剂已用于治疗肥厚性心肌病患者，但该药物并不能防止病人猝死。地高辛对于肥厚性心肌病来说属于禁忌药物，因为该药的正性肌力作用可能会加重左心室流出道的梗阻。肥厚性心肌病患者的猝死归因于劳力引起的心室纤颤或者无脉搏性室性心动过速。所以，现在对所有可疑具有肥厚性心肌病症状的病人，建议他们不要参加剧烈运动和竞技性体育运动。

QT 延长综合征

概述 1957 年，耶韦尔（Jervell）和朗格·尼尔森（Lange-Nielsen）首次描述了耳聋病人经常性晕厥、猝死和 QT 间期延长的联合症状（Prolonged QT Syndrome）。后来，1963 年罗马诺（Romano）报道了一种听力正常病人却患有 QT 间期延长的联合症状。耶韦尔-朗格-尼尔森综合征和罗马诺-沃德综合征都属于外显率不同的遗传病，是与猝死相关的 QT 延长综合征。普通儿童人群的 QT 间期（QTc）不应该超过 0.44s，成年人不应该超过 0.42s。QT 间期长于 0.55s 的人猝死风险较高。QT 间期延长使患者容易出现室性心动过速、尖端扭转型室性心动过速和心室纤颤，因为复极相延长出现心室过早收缩引起。除了遗传性 QT 间期延长综合征，其他引起 QT 间期延长的病因包括低钙血症、低钾血症、低镁血症、心肌炎和药物治疗（例如普鲁卡因、红霉素、抗抑郁药、吩噻嗪、奎尼丁、有机磷）。

临床特征 QT 延长在年轻运动员中的症状包括运动诱发的心悸、胸痛、晕厥、眩晕或非典型抽搐发作。专科医生应重视出现这些症状的年轻运动员，特别是其家族史中有不明原因的猝死、心脏病、晕厥或耳聋。任何诊断为 QT 延长综合征的年轻运动员都应该禁止参加竞技性体育运动和剧烈运动。在公共场合和体育赛事中，体外自动除颤仪的出现和越来越广泛的应用可挽救突然晕倒的运动员的生命，突然晕倒是由潜在的 QT 延长综合征引起的非灌注室性心律失常引起的。

治疗 QT 间期延长的诊疗根据病因而定。纠正任何潜在代谢紊乱和中断诱发 QT 间期延长的药物都属于最容易纠正的情况。硫酸镁是治疗尖端扭转型室性心动过速的药物。普鲁卡因和胺碘酮等可以延长 QT 间期的抗心律失常药物应禁止使用。因此，治疗 QT 间期延长引起的室性心动过速和心室纤颤的最安全的药物就是利多卡因。β-受体阻滞剂曾被用来抑制家族性 QT 间期延长患者突发性室性节律失常。其他的辅助治疗包括植入心脏起搏器或内部除颤仪。

心脏震荡伤 心脏震荡伤见于如棒球之类的物体撞在胸口上，导致突发性死亡的事件中。这种现象最常见于 5～15 岁却无明确心脏病的孩子中[75,82]。虽然心脏震荡伤最常见于棒球运动，据报道也见于冰球、长曲棍球、垒球和互殴中[69]。胸部钝器伤导致的心律失常中，最常见的是心室纤颤[83]。大多数心脏震荡伤患者都难以存活，特别是没有立即给予除颤的情况下。患者遭受直接胸部撞击之后出现完全无脉搏反应，在这种特殊情况下如果没有随手可得的体外自动除颤仪，医师建议在心肺复苏过程中击打患者胸口可能有用。

重要概念

- 婴儿吸入纯氧时仍有中央型发绀，应考虑先天性心脏病。
- 导管依赖型心脏病的新生儿常在生后2～3周就出现严重发绀或休克。泵入PGE1 [0.05～0.1μg/(kg·min)] 可挽救这些新生儿。
- 法洛四联症缺氧发作的治疗包括置患儿至膝胸位及氧疗。气促可使用镇静药物。可用药物增加全身血管阻力从而减少通过室间隔缺损的右向左分流。
- 迅速认识川崎病的临床表现和体征并尽快开始大剂量阿司匹林和静脉注射免疫球蛋白可防止冠状动脉瘤形成。
- 当已知患儿有先天性或获得性心脏缺陷，并出现不明原因的发热、急性神经系统异常、新发的镜下血尿、肌痛、脾大、瘀斑或全身性栓塞的其他标志，都应考虑急性细菌性心内膜炎。
- 氧气，利尿剂（速尿）和正性肌力药物（地高辛）是治疗婴幼儿充血性心力衰竭的主要方法。
- 如果刺激迷走神经不能稳定阵发性室上性心动过速患儿，可使用腺苷（首剂0.1mg/kg，重复用剂量0.2mg/kg）。维拉帕米因其明显的降压作用，应避免用于1岁以下患儿。
- 因药物（如环类抗抑郁剂）或延长QT间期的毒素导致的室颤或室性心动过速应该考虑使用利多卡因代替胺碘酮。
- 年轻运动员有不明原因猝死的阳性家族史，或劳累可诱发如胸痛、呼吸困难、心悸或晕厥等症状，在恢复大强度活动前都应请心内科医生进行评价。
- 在公共场所和体育活动时增加自动体外除颤仪可能挽救更多因肥厚性心肌病、长QT综合征和心脏震荡伤突然晕倒的年轻运动员的生命。

本章参考文献请参见 http://pumpress.bjmu.edu.cn/eduservice/3419.html

第170章 胃肠道疾患

Mark A. Hostetler

杨梅雨 译　祝益民 校

新生儿黄疸

概述

许多婴儿在新生儿时期均罹患黄疸，常为良性、自限性过程。新生儿黄疸最常见的是新生儿生理性黄疸，约60%的正常新生儿生后第一周均可出现黄疸。其次为母乳性黄疸。

疾病原理

胆红素是由含血红素蛋白质，主要是血红蛋白分解形成。随后，血红素原卟啉降解成胆绿素和非结合胆红素。非结合胆红素在血液中结合白蛋白，然后运送到肝，在那里与葡萄糖醛酸结合，并分泌至胆汁中。非结合胆红素或结合胆红素的增加都可造成黄疸，当总胆红素水平达到约5mg/dl时出现临床表现。当直接反应蛋白超过2mg/dl或大于总胆红素20%时则出现高结合胆红素血症。

母乳性黄疸的确切致病机制目前仍不详。母乳性黄疸可能与激素介导或激素相关的肠道排泄及胆汁吸收有关。黄疸的其他原因差异很大，取决于婴儿胆红素结合的比例和年龄（表170-1和170-2）。虽然成人黄疸常由原发性肝病直接所致，婴儿黄疸病因包括许多肝外因素——遗传、代谢、感染、梗阻。新生儿黄疸的可能诊断已列于表中，因其中许多疾病发病率和死亡率很高，诊断时应慎重考虑。

临床特征

新生儿生理性黄疸是新生儿黄疸最常见的原因，约60%的正常新生儿生后第一周都会出现。婴儿出生时胆红素水平正常，后逐渐升高，在生后第三天达到峰值约6mg/dl，然后在两周内降至正常。母乳性黄疸是造成新生儿高胆红素血症第二常见的原因。婴儿与生理性黄疸同样，胆红素水平逐渐增加。但在出生后10天到3周达到一个更高的峰值水平，持续3~10周，然后逐渐下降。

胆红素的毒素水平（>20mg/dl并与年龄有关），与神经毒性脑病及核黄疸的发展有关。核黄疸以大脑某些部位包括基底节的黄染为特点。初始临床表现为拒乳和嗜睡，可进展为肌肉僵硬、角弓反张、抽搐及死亡。存活患儿可能有后遗症如协调障碍、听力损伤、丧失学习能力[1]。基础治疗包括光疗与输血。

诊断策略

虽然新生儿生理性黄疸和母乳性黄疸最常见，但识别黄疸真正的病理性因素也很重要。开始只需要检查总胆红素和直接胆红素水平。框170-1列出了高胆红素血症患儿需要进行进一步检查的指标。结合（直接）高胆红素血症常为病理性。此种情况下，至少应完善全血细胞计数（CBC）、外周血涂片、Coombs试验等检查，明确是否有免疫介导的血型不合。一般情况欠佳的婴儿还需查指血血糖、电解质、尿常规，血氨以排除先天性代谢异常[2]。

鉴别思路

应询问出生史明确有无产伤，因为血肿大量吸收可导致黄疸。家族史的重点应放在兄弟姐妹或其他亲戚是否有黄疸史或遗传代谢病及任何不明原因的婴儿死亡。表170-1和170-2分别列出了黄疸的婴儿和儿

表 170-1　婴儿高胆红素血症的鉴别思路

病因分类	间接胆红素升高	直接胆红素升高
良性/生理性	新生儿生理性黄疸 母乳性黄疸	
溶血	ABO 血型不合 产伤血肿（头皮血肿）生理性分解 脑室内/颅内出血 遗传性球形细胞增多症，椭圆形红细胞增多症 镰状细胞病性贫血 地中海贫血 G-6-PD 酶缺乏 丙酮酸激酶缺乏	
感染	宫内感染（TORCHS） 尿路感染 败血症	宫内感染（TORCHS） 尿路感染 革兰阴性菌败血症 李斯特菌感染 结核 乙肝 水痘 柯萨奇病毒 埃可病毒 HIV 感染
梗阻	胎粪性肠梗阻 先天性巨结肠 十二指肠闭锁 幽门狭窄	胆道闭锁 胆总管囊肿 胆道狭窄 胆汁浓缩综合征 新生儿肝炎 先天性肝内胆管发育不良综合 致死性肝内胆汁淤积综合征 先天性肝纤维化
遗传代谢	半乳糖血症 先天性甲状腺功能减退 先天性葡萄糖醛酸转移酶缺乏症 Gilbert 综合征（体质性肝功能不良性黄疸）	半乳糖血症 酪氨酸血症 糖原累积症 IV 型 尼曼匹克病 沃尔曼病 戈谢病 胆固醇脂沉积病 α_1-抗胰蛋白酶缺乏 囊性纤维化 Dubin-Johnson 综合征（慢性特发性黄疸） 新生儿垂体功能减退症 脑肝肾综合征 多诺霍综合征 Rotor 综合征
混合性的		药物/中毒 肠外营养

CMV，巨细胞病毒；HIV，人免疫缺陷病毒；TORCHS，O：其他感染，T：弓形体，R：风疹病毒，C：巨细胞病毒，H：疱疹病毒，S：梅毒苍白密螺旋体。

表 170-2 年长儿高胆红素血症的鉴别思路

病因分类	间接胆红素升高	直接胆红素升高
梗阻性		胆结石 肿瘤 胆总管囊肿 胆管狭窄
感染		肝炎 败血症 尿路感染
遗传	镰状细胞病 珠蛋白生成障碍性贫血 遗传性球形红细胞增多症、椭圆形红细胞增多症 G-6-PD 酶缺乏 丙酮酸激酶缺乏症 先天性非梗阻性非溶血性黄疸 体质性肝功能不良性黄疸	Dubin-Johnson 综合征（慢性特发性黄疸） Rotor 综合征 肝豆状核变性 囊性纤维化 α_1-抗胰蛋白酶缺乏 糖原累积病
其他	药物致溶血性贫血 自身免疫性溶血性贫血 微血管病性溶血性贫血 脾功能亢进	肝硬化 硬化性胆管炎 妊娠期胆汁淤积症 药物/中毒（对乙酰氨基酚、雌激素）

框 170-1 黄疸婴儿检查指征

生后 24h 出现黄疸
直接胆红素升高
总血清胆红素快速升高，且病史及体检不能解释
总血清胆红素接近换血水平或对光疗无反应
黄疸持续超过 3 周
有病容

童应考虑的诊断。

高直接胆红素血症的患儿是一种特殊亚型。所有这类患儿都应收入院，根据病史、症状、体征评估黄疸原因。需完善的检查包括败血症相关检查、TORCH 全套、基本的代谢检查、抗胰蛋白酶、囊性纤维化的出汗试验、超声检查、放射性同位素检查（肝亚胺基二（乙酰）乙酸［HIDA］/二异丙基亚氨基二乙酸［DISIDA］）扫描、肝活检。溶血性贫血、感染、药物性黄疸是儿童黄疸最常见的原因。病史采集的重点在旅游、用药史及相关的症状体征如有无发热、不适和体重减轻。轻柔的肝触诊可估计肝大小、质地、张力，以区分肝炎症引起的肝大。

处理

婴儿高胆红素血症的治疗以预防核黄疸为中心。

美国儿科学院指南推荐采用光疗与输血治疗[3]（彩图 170-1）。应在条件允许的情况下尽量哺乳，因为经口摄入可刺激肝肠循环，降低胆红素水平。母乳喂养只有在重度黄疸时才停止，需要时添加配方奶。早产儿则需要早期治疗。现在在大多数门诊就可接受光疗。

处置

通常婴儿胆红素水平 >18～20mg/dl 就需要住院进行光疗。所有高直胆红素血症的婴儿都需要入院进行检查。

肥厚性幽门狭窄

概述

肥厚性幽门狭窄婴儿生后一月内最常见的小儿胃肠（GI）道梗阻原因。每 250 例活婴就有一例发生这种情况[4]。男孩的发生率是女孩的 4 倍。肥厚性幽门狭窄有家族遗传倾向；然而，确切的遗传模式尚不明确。如果父亲曾有该病史，子代发病率为 1/14，如果母亲曾患病，这个比例更高。白人患病多于非洲裔，在亚裔中少见。

疾病原理

婴儿出生时幽门是正常的，随着时间推移出现幽门肥大。确切的病因尚不清楚。幽门持续肥大就使胃出口进行性梗阻。随着呕吐持续，患儿丢失大量氢离子和氯离子。当代谢失衡加重，肾会代偿性保氢排钾，导致低氯血症、低钾血症及代谢性碱中毒。

临床特征

婴儿常在生后2～6周逐渐出现呕吐，呈喷射性呕吐，不含胆汁。但患儿仍有活力，且表现得非常饥饿。他们迅速地完成整个喂养过程，但马上就会全部喷射状吐出来。在疾病后期，患儿可见其对抗阻塞时腹部强烈收缩引起的蠕动波。在最后阶段因其营养素吸收受影响，表现为消瘦-蛋白质热卡营养不良。

诊断策略

腹部体查时通常在上腹部扪及"橄榄"状的幽门。置入鼻胃管排空胃或置婴儿于俯卧位更利于触诊。上消化道造影或超声检查可确诊肥厚性幽门狭窄。超声检查简单易施，没有类似误吸的严重并发症，因此可作为诊断方法。同时行这两种检查准确度>95%。超声检查可见幽门增厚，即可诊断[5]。上消化道造影可见造影剂通过缩小的幽门时呈典型的"线性征"。如果幽门完全梗阻，平片可见胃体及幽门扩大（图170-2）。

鉴别思路

根据呕吐是突然发作，逐渐加重还是慢性的，考虑病因诊断。细节如呕吐频率和呕吐量也很重要，因为它们可能暗示疾病严重程度及潜在脱水、电解质失调。对婴儿而言，鉴别诊断包括胃食管反流和肠旋转不良。发病年龄和呕吐时间可对呕吐原

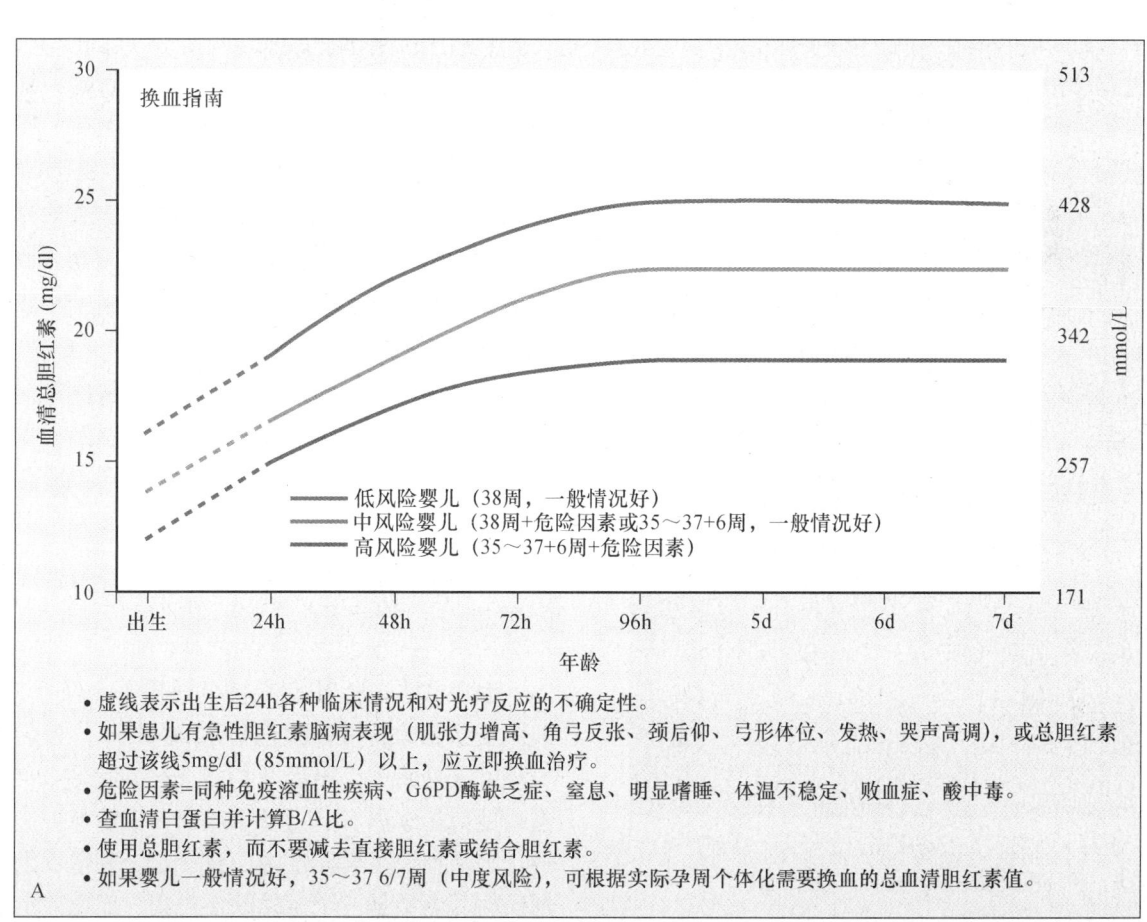

- 虚线表示出生后24h各种临床情况和对光疗反应的不确定性。
- 如果患儿有急性胆红素脑病表现（肌张力增高、角弓反张、颈后仰、弓形体位、发热、哭声高调），或总胆红素超过该线5mg/dl（85mmol/L）以上，应立即换血治疗。
- 危险因素=同种免疫溶血性疾病、G6PD酶缺乏症、窒息、明显嗜睡、体温不稳定、败血症、酸中毒。
- 查血清白蛋白并计算B/A比。
- 使用总胆红素，而不要减去直接胆红素或结合胆红素。
- 如果婴儿一般情况好，35～37 6/7周（中度风险），可根据实际孕周个体化需要换血的总血清胆红素值。

彩图170-1 A，35周以上新生儿换血指南。注意这些水平值只是基于有限的依据而得出，只是一个大概值。在医院行光疗后，总胆红素升至该水平时才建议换血。对于再入院患儿，如果总胆高于换血值，2～3h就要复查一次。如果行光疗后6h，总胆值仍高于建议值，也需要换血。B/A：胆红素/白蛋白比值。

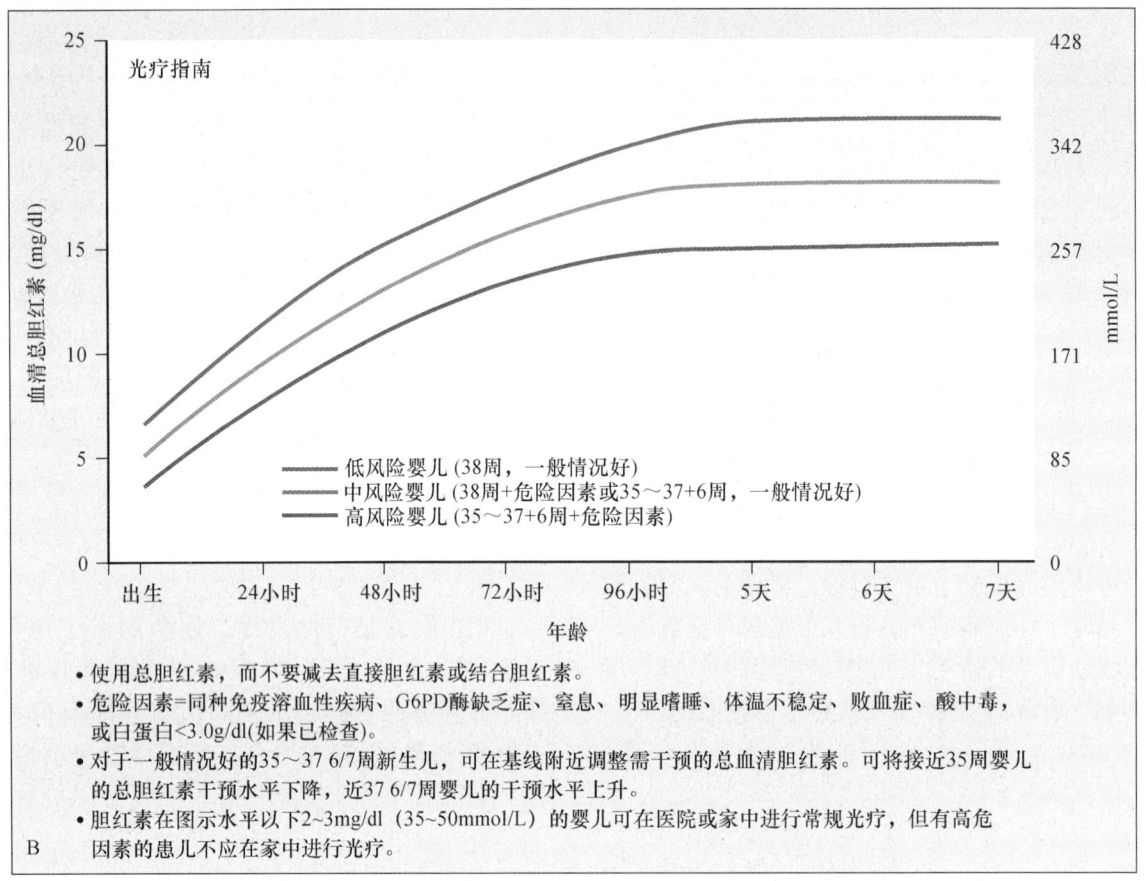

彩图 170-1（续） B，35 周以上新生儿光疗指南。注意这些水平值只是基于有限的依据而得出，只是一个大概值。光疗指南应在总胆超过建议值时使用。以下方面有潜在负效应疾病的患儿被归为"高危患儿"：白蛋白结合胆红素障碍、血脑屏障障碍、脑细胞对胆红素损伤易感、G6PD 酶缺乏。（From American Academy of Pediatrics Clinical Practice Guidelines：Management of hyperbilirubinemia in the newborn infant 35 or more weeks of gestation. Pediatrics 114：305，2004.）

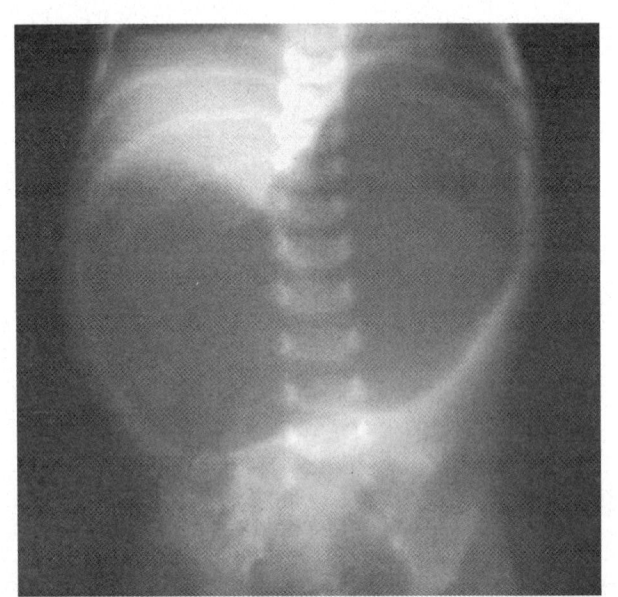

图 170-2 腹部 X 线片可见胃体及幽门部增大，见于肥厚性幽门梗阻后期。（Courtesy of Mark A. Hostetler, MD.）

因提供重要线索。在生后早期常见反流，生后不久即可出现，但相对恒定。幽门狭窄时，呕吐在生后 2～3 周才开始，逐渐加重呈喷射状，极少有胆汁。新生儿的胆汁性呕吐需要仔细考虑排除肠旋转不良的可能性[6]。

许多呕吐的原因并非真正的消化道疾患，还包括败血症、颅内高压、中耳病变、尿路感染、先天代谢性缺陷、疼痛、药物反应及中毒。不同年龄儿童呕吐的鉴别诊断各不相同（表 170-3）。

处理

治疗方法包括补液维持电解质平衡及手术治疗。液体复苏初始剂量为生理盐水 20ml/kg，如仍有休克表现可重复使用。当患儿稳定无休克表现，可用 5% 葡萄糖与盐水以 2∶1 比例按 1.5～2 倍维护量进行补液。必须补钾。肥厚性幽门狭窄是一种慢性的、进行性疾病，而不是一个急性缺血过程。亚急性的患儿可同时完善影像学诊断与超声检查确诊。必须行手术治疗，但不是紧急手术。采取的手术是黏膜外幽门肌切开术，此手术安全性一直较好[7]。最近，腹腔镜下行

表 170-3　不同年龄呕吐的鉴别诊断

病因分类	婴儿	幼儿	青春期
机械性	胃食管反流 中肠旋转不良 幽门狭窄 麦克尔憩室 肠套叠 肠梗阻 嵌顿疝 气管食管瘘	便秘 嵌顿疝 麦克尔憩室 肠梗阻	便秘 嵌顿疝
炎症感染	坏死性小肠结肠炎 胃肠炎 败血症 过敏性紫癜 脑膜炎 肺炎 中耳炎	胃炎/胃肠炎 中耳炎 胰腺炎 过敏性紫癜 胆道疾病	胃肠炎 阑尾炎 胰腺炎 胃炎 胆道疾病
泌尿生殖道	尿路感染	尿路感染	尿路感染 妊娠 睾丸/卵巢扭转
中枢神经系统	脑积水 颅内出血 颅内肿瘤	偏头痛 脑积水 颅内出血 颅内肿瘤 Reye 综合征	偏头痛 脑积水 颅内出血 颅内肿瘤 青光眼
代谢	糖尿病酮症酸中毒 先天性肾上腺皮质增生症 尿素循环障碍 有机酸尿症 氨基酸病 脂肪酸氧化失调	糖尿病酮症酸中毒 尿素循环障碍 脂肪酸氧化失调	糖尿病酮症酸中毒
其他/不典型	服毒 隐匿性创伤（虐待） 代理性伴病症	镰状细胞病 服毒 隐匿性创伤（虐待） 代理性伴病症	镰状细胞病 服毒 隐匿性创伤（虐待） 孟乔森综合征 代理性伴病症

该手术因其安全性和有效性已被广泛接受[8]。手术相关死亡十分罕见。

处置

大多数患儿最好能收入院进行补液及纠正电解质失衡，同时完善影像学检查及是否需要手术。

肠旋转不良与肠扭转

概述

肠旋转不良活产儿的发生率约 1/500，男女比例为 2:1[9]。新生儿肠旋转不良患儿中约 75% 最终发展为肠扭转。75% 的婴儿在生后第一个月内发病。总的来说，90%的患者都在生后第一年发病，虽然也有成人肠扭转的病例报告[9]。多达75%的患儿表现为呕吐物含胆汁[6,9,10]。肠旋转不良伴扭转的死亡率为3%～15%[9]。

疾病原理

在胚胎发育过程中，胃肠道围绕肠系膜上动脉旋转。当完成旋转后，十二指肠形成一个C形环，且固定于腹膜后腔左上象限的Treitz韧带。盲肠同样固定在右下象限。十二指肠和盲肠通常松散广泛与肠系膜相连。它们由被称为Ladd带的腹膜附件紧密固定。一旦出现肠旋转不良，十二指肠和盲肠不能完全旋转，终端靠近悬在中肠区，血管连接共同的肠系膜上动脉。这种非正常状态终端靠近使肠系膜根蒂部变短，易致自身扭转，导致远端十二指肠梗阻和肠系膜上动脉受压。血管压迫导致肠缺血，如果不迅速逆转，1～2小时内就可出现肠坏死[9,12]。蒂部扭转也可导致各种程度的阻塞，Ladd带继发性错位及跨越十二指肠。

呕吐物含胆汁说明已发生严重梗阻。呕吐物中有任何颜色都提示可能为胆汁。新鲜胆汁为明亮的黄色，随着时间的推移及氧化作用后变为绿色。区分呕吐物的胆汁颜色，无论绿或黄，都不是手术的预测因子。

临床特征

患儿典型表现为突起呕吐胆汁样物并伴腹胀[13]。但因梗阻部位较高，可能腹胀并不明显。婴儿一般情况差，且可能出现休克表现[14,15]。病初表现为轻微、间歇性呕吐，然后突然加重。虽然新生儿呕吐胆汁样物提示急性梗阻和肠扭转，但患儿表现缺乏特异性，比如仅有腹胀及病容[13,14]。

诊断策略

诊断检查包括腹部X线片、上消化道造影，及腹部CT扫描。腹部平片可见气液平面提示梗阻，异常结果还包括肝上方的环状扩张，远端小肠仅可见少量气体[12]（图170-3）。此外还可出现"双泡征"，提示胃扩张及近端十二指肠梗阻。腹部X线片可表现为以下三种情况。典型双泡征提示胃扩张及近端十二指肠梗阻，值得注意的是，这可提示十二指肠闭锁和中肠旋转不良与肠扭转。十二指肠闭锁常在生后24h即出现临床表现。肠扭转与肠旋转不良常在生后

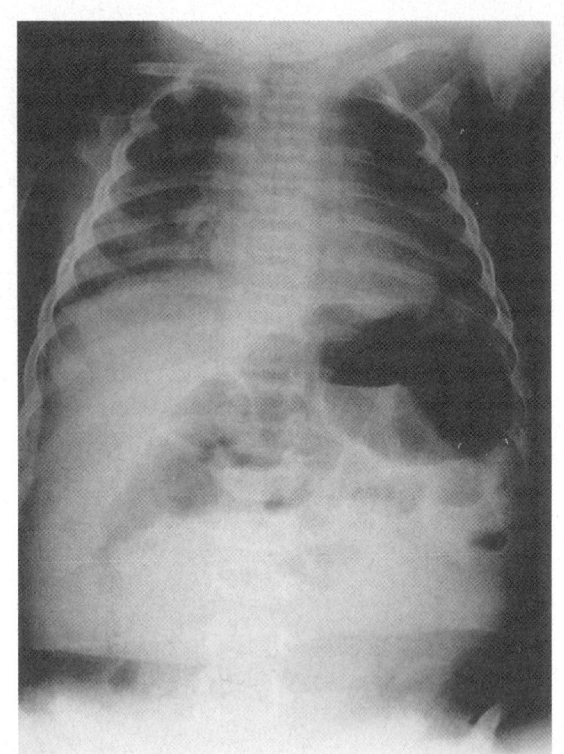

图170-3 胆汁样呕吐患儿右上腹部片可见小肠扩张，远端小肠充气不良，继发于中肠旋转不良的近段梗阻。（Courtesy of Mark A. Hostetler, MD.）

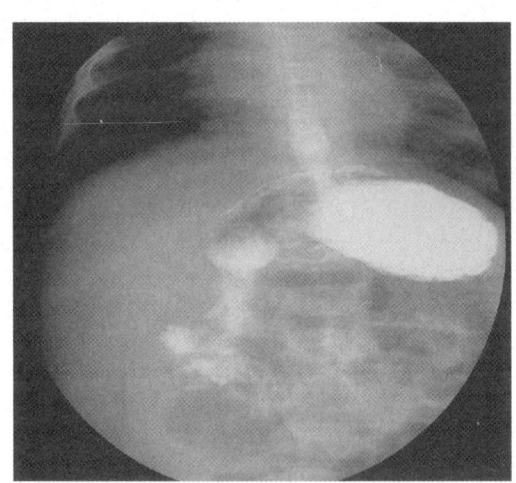

图170-4 图170-3患儿的上消化道造影：可见十二指肠C形环位置异常。（Courtesy of Mark A. Hostetler, MD.）

一月内就出现呕吐胆汁样物。不典型双泡征还可见于肥厚性幽门狭窄，但多有胃体及幽门扩张，但呕吐物中没有胆汁。

上消化道造影可协助确诊肠扭转，常可见十二指肠C形环位置异常（图170-4）和小肠呈特征性螺旋状（图170-5）[12]。患儿出现腹痛后可能行超声检查，从而发现十二指肠C形环和肠系膜上动脉异常。但依靠超声检查是否能明确中肠扭转，至今还无定论[10,11]。

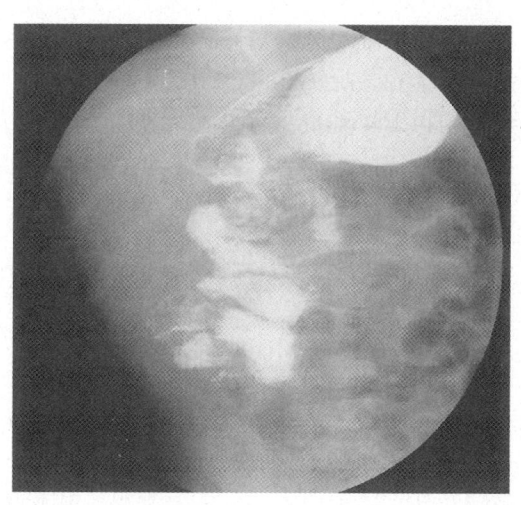

图 170-5 图 170-3 患儿的另一个上消化道造影：可见小肠旋转不良特征性的螺旋样改变。(Courtesy of Mark A. Hostetler, MD.)

鉴别思路

呕吐是儿童的常见症状，且在许多疾病中都可出现（见表 170-3）。原因因年龄及其缓急不同而不同。胃食管反流在生后不久起病，呕吐相对恒定。幽门狭窄呕吐在生后 2～3 周出现，逐渐加重并呈喷射状。急性梗阻可导致突起呕吐，且呕吐物中含胆汁。新生儿中胆汁性呕吐需要仔细检查以排除肠旋转不良与肠扭转可能[13,14]。坏死性小肠结肠炎（NEC）是另外一个需要考虑的疾病，因为它可危及生命，也有梗阻的症状及体征，包括胆汁样呕吐及腹胀。肠旋转不良腹部平片中常可见小肠不含气，而 NEC 的放射学检查则可见特征性的小肠弥漫性扩张。此外，NEC 还可见肠壁囊样积气症样表现，但肠旋转不良则无该特征。

处理

婴儿出现突起呕吐并含胆汁，一般情况差，或伴腹胀，都需要紧急咨询儿外科医生[16]。应快速建立静脉通道，然后完善血常规、电解质、肝功能检查。可重复使用生理盐水 20ml/kg 直至循环正常。还应完善指血血糖测定及血培养、尿培养。并留置胃管。在小儿外科医生看过后应急诊行上消化道造影。如果一般情况差，呈病容，应立即使用三联广谱抗生素：氨苄西林、庆大霉素、克林霉素或甲硝唑。时间对于这类患儿而言十分重要。任何新生儿或婴儿，特别是一般情况差的患儿，胆汁性呕吐都应迅速行外科治疗，即使尚未完全确诊。相对于肥厚性幽门狭窄，肠扭转必须立即手术，以防止肠坏死。

处置

疑似肠旋转不良的患儿应立即完善影像学检查及手术评估。一旦诊断明确或有此可能都应收住院行手术治疗。

坏死性小肠结肠炎

概述

坏死性小肠结肠炎是新生儿最常见的胃肠道急症，在美国每年有 2 000～4 000 婴儿受其影响[17]。NEC 也是新生儿期肠穿孔最常见的病因[17]。因多数患儿为早产儿，在 NICU 发病，所以 NEC 常被认为不是急诊科的病。但许多这类患儿因为他们"能吃、在长"，可能在生后一个月内才来急诊科就诊。10% 的 NEC 患儿为足月儿[18]。NEC 与孕周关系密切。在 24～28 周早产儿中，NEC 常在生后 2～4 周发病，在 29～32 周早产儿中 NEC 常发生于生后 1～3 周。在比较成熟或足月儿中，NEC 则多见于生后第一周[17]。存活患儿的并发症包括狭窄（发生于10%～20% 的患儿）、动静脉瘘、短肠综合征。

疾病原理

NEC 的确切发病机制尚不清楚，似乎是多因素的。可能的危险因素包括早产、攻击性的肠内喂养、与分娩相关的缺血缺氧、传染病。早产被广泛认为是最常见的危险因素。90% 的 NEC 患儿为早产儿[18,19]。过早加快喂养进度也可增加 NEC 的发生率[20]。感染被认为是一个重要致病原因[21]。证据表明缺血缺氧并不是 NEC 的独立危险因素[18]。原发病因可能是肠壁黏膜的炎症或损伤，然后向肠壁内浸润。远端回肠和近端结肠也易部分或连续受累[22]。

临床特征

NEC 患儿表现为喂养不耐受及呕吐。呕吐物含或不含胆汁。偶尔肠袢扩张可在腹部体查时扪及。在更严重的阶段，患儿一般情况极差，出现呕血、便血和休克。NEC 通常按 Bell 分期标准分为三期[23]。第一阶段表现为喂养不耐受、呕吐或肠梗阻，提示 NEC 早期或可疑 NEC。第二阶段腹部平片显示肠道扩张和肠壁囊样积气征，为明确的 NEC。第三阶段为进展阶段，伴肠穿孔。该阶段的婴儿病情危重，可有明显腹胀、代谢性酸中毒、弥散性血管内凝血病和休克。

诊断策略

在第一阶段常见扩张的肠袢，但缺乏特异性。另一个早期更有特异性的影像学标志是肠气分布不对称并伴有不同程度的扩张。壁内积气（肠壁囊样积气症）是 NEC 特异性的表现，多发生在第二阶段[23]（图 170-6）。75% 的 NEC 患儿可见积气[18]。胆道中也可见气体（门静脉积气）或偶见胃壁中积气（"胃壁囊样积气症"）（见图 170-6）。10%～30% 的患儿可出现门静脉积气[18]。超声检查及钡灌肠，被认为是疑似 NEC 患儿的确诊辅助检查，对于急诊室就诊者少有帮助。对于 NEC，没有哪个检查具有特征性或特异性。

鉴别诊断

呕吐物是否含有胆汁或呕吐病程（突然起病、逐渐加重或慢性），都能提示可能的病因（见表 170-3）。胃食管反流起病早，常在生后不久起病，呕吐性状相对恒定。幽门狭窄相关性呕吐在生后 2～3 周起病，逐渐加重并呈喷射性。新生儿胆汁性呕吐需要仔细考虑排除肠旋转不良及肠扭转的可能。正如之前提到的，肠旋转不良的平片上可见小肠内不含气，而在 NEC 的平片上可见弥漫性扩张的小肠。此外，积气支持 NEC 的诊断但不支持肠旋转不良。

处理

疑似 NEC 的患儿应常规禁食，放置胃管予胃肠减压。这些患儿通常一般情况差，可能伴有呼吸暂停或明显呼吸困难。应注重气道情况。应建立静脉通道，完善常规实验室检查，包括血常规、电解质、血型、凝血功能（凝血酶原时间 PT/部分促凝血酶原激酶时间 PTT）。还应完善床旁快速血糖。血、尿培养也应完善。应注意水电解质平衡，因为此类患儿易发生第三间隙积液。可重复使用生理盐水 20ml/kg 直到循环正常。但血容量补足后仍为难治性休克的患儿，是否应该同时输入多巴胺或肾上腺素仍未达到共识。应用 5% 葡萄糖和半量盐水按维持量的 1.5～2 倍持续输入。一般情况差的患儿还需要广谱三联抗生素：氨苄西林、庆大霉素、克林霉素或甲硝唑治疗。应请儿外科紧急会诊。如患儿出现穿孔、腹膜炎或肠坏疽，则需要手术治疗。只有 1/2～3/4 的穿孔患儿在拍片时可见游离气体[23]。

处置

疑有 NEC 的患儿应收入院并请小儿外科会诊。

胃食管反流

概述

胃食管反流是婴儿期呕吐最常见的原因之一，是指胃内容物流至食管。

疾病原理

由于下食管括约肌功能不全造成了胃食管反流。胃内容物缓慢回流到食管，可导致食管炎、误吸，如果病情严重，将影响患儿生长发育。

临床特征

临床表现严重程度不一，从偶尔少量的溢奶，到

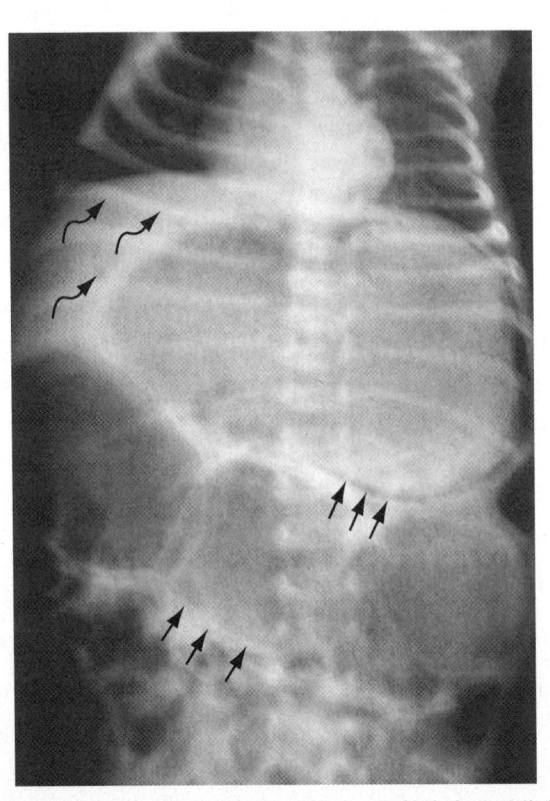

图 170-6 坏死性小肠结肠炎的 X 线片。短箭头表示胃黏膜及小肠黏膜壁积气（胃肠壁囊样积气症），弯曲箭头表示胆管系统积气（门静脉积气）。(Courtesy of Mark A. Hostetler, MD.)

严重的持续呕吐和体重不增。胃食道反流常予保守治疗即可，可随着年龄增长自行缓解。疾病还合并角弓反张样运动，统称为裂孔疝-斜颈综合征（Sandifer's syndrome）。患儿表现四肢外展，颈部外伸，伴哭声尖锐或喉鸣。配方奶反流至食管时出现短暂的呼吸暂停及面色苍白。裂孔疝-斜颈综合征常发生在喂养后不久，常不伴发绀。

诊断策略

对于急诊科就诊的患儿，经过仔细询问病史及体查后基本上可以诊断胃食管反流。但是对于不能确诊的患儿，还需要其他检查协助诊断。如食管pH测定、钡餐、食管镜检查。

鉴别思路

胃食管反流的患儿在出生后不久可出现非胆汁样呕吐，呕吐不随时间改变。通常不像梗阻那样突然开始或结束。呕吐不会像幽门肥厚那样进行性加重，也不会呈喷射性。大部分轻度胃食管反流的患儿体重都会增加。

处理

大多数婴儿保守治疗有效，如少量喂养，频繁打嗝，添加谷物使配方奶较稠，喂奶后保持半直立位置45min～1h。较严重的病例可予药物治疗。体重下降是一个重要特征，出现后必须转至小儿胃肠科进行评估。患儿如出现生长迟滞或食管炎表现，可予雷尼替丁、甲氧氯普胺治疗。雷尼替丁是组胺受体阻滞剂，可减少胃酸分泌。甲氧氯普胺可增加食管下端张力，降低幽门括约肌张力，并增加胃动力。对保守治疗无效的患儿偶尔需要手术——尼森胃底折叠术，将部分胃围绕食管折叠起来以防止反流。

处置

大多数孩子都可出院在家行保守治疗。但出现生长迟滞时，应由儿科或小儿胃肠科医生诊治，是否需要药物治疗。脱水或伴有其他疾病的患儿最好能收住院，进行进一步检查。

肠套叠

概述

肠套叠是2岁以下儿童最常见的肠梗阻原因，最常见于5～12个月的婴儿[12,23]。据报道15岁以下儿童的发病率约为1/2 000，绝大多数为男性[23]。兄弟姐妹中有患病者的儿童，发病风险较一般人群高15～20倍。肠套叠不治疗的话，死亡率很高。

疾病原理

肠套叠的确切病因目前还不清楚，但大部分理论都与一个起点有关，从这个起点开始一段肠管套入与其相连的肠腔内[23]。如果肠管套入继续加剧，会发生水肿，妨碍静脉回流，造成肠壁缺血。肠壁缺血持续，不可避免会刺激腹膜发生穿孔。

年幼儿中，这个起点多半都是继发于近期病毒感染导致派尔集合淋巴结（Peyer's patches）肿大引起。5岁以上的儿童中，超过75%的病例都存在一个潜在损伤。损伤包括过敏性紫癜（HSP）的血管炎、梅尼埃憩室、淋巴瘤、息肉、术后瘢痕、腹腔疾病、囊性纤维化[24-28]。肠套叠可能发生在消化道的任何起点。回盲部肠套叠是最常见的，可见于过敏性紫癜患儿。

临床特征

肠套叠的典型临床表现为腹痛、呕吐、便血。只有不到1/3的患儿会同时出现这三个表现，3/4的肠套叠患儿有其中两个表现，13%的患儿只有一个或没有表现[28]。患儿的典型表现为周期性的剧烈腹痛发作。疼痛一般持续10～15min，每15～30min一次。疼痛发作时，患儿不能安抚，常描述为双腿缩到腹部伴大喊疼痛。临床有时并不表现为典型疼痛，相反的，患儿可能出现极度嗜睡。相关症状还包括呕吐和腹泻。大便或呕吐物中可见血。腹泻大便中因含黏液和血液构成了特有的"果酱样"大便，但实际上这一表现并不常见。患儿往往有近期病毒性疾病史。腹部触诊在右上象限可扪及香肠样包块说明肠套叠可能，右下象限空虚代表盲肠运动已偏离其正常位置。两个结果结合起来，就是丹斯征（Dance's sign），被认为是肠套叠时腹部的典型体征，但是较少见。肠套叠通常不伴有高热，但可能发生低热。

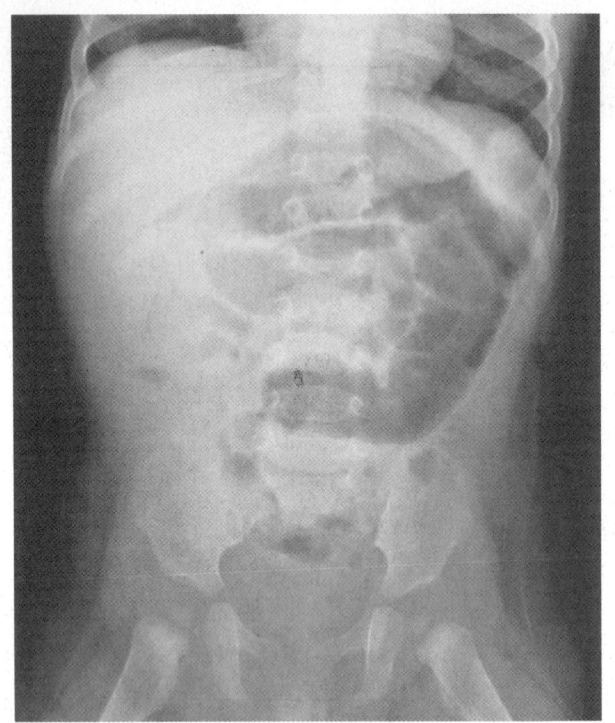

图170-7 一个腹部绞痛伴呕吐确诊为肠套叠的患儿X线片：右上腹可见一个不明显的软组织密度影，肝边缘不清，小肠局部扩张影，符合急性梗阻改变（肠套叠）。（Courtesy of Mark A. Hostetler, MD.）

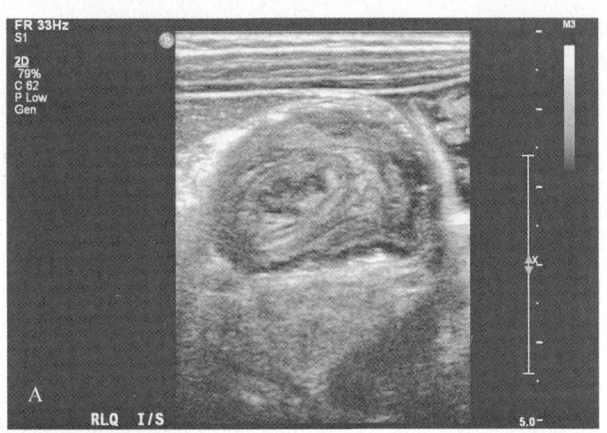

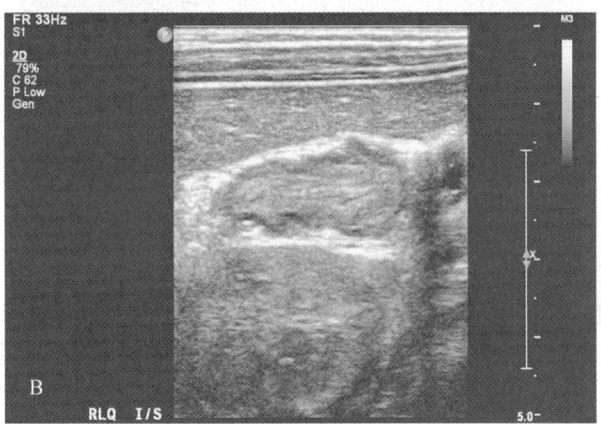

图170-8 腹绞痛伴呕吐确诊为肠套叠患儿的腹部超声检查：横切面（A），可见一个复杂的多层翻卷样肿块。纵切面（B），可见回肠套入盲肠，形成肠套叠的套入部和鞘部。（Courtesy of Mark A. Hostetler, MD.）

诊断策略

应初步完善两种角度的X线检查。应重点关注整个结肠，特别是盲肠。X线还有助于检查有无软组织肿块或肿块所致的梗阻，同心圆征（代表套叠肠管内的空气，如远端肠管进入邻近的肠管），新月征（代表空气被套叠的肠管压迫如新月状），及游离气体（图170-7）。正常的腹部平片可见完整的结肠，包括盲肠，肠套叠的可能性小。然而，腹部平片即使可见整个结肠，只要有不确定或非特异性的发现，也不能完全排除肠套叠，需要再进行其他检查。超声检查是目前最常用于可疑肠套叠患儿的无创性检查[29]。最常见的是回肠套叠，即使对于生手B超也很容易看到[30]。超声检查的目的就是看到回盲部，本该在右下象限的位置，但可移至右中到右上象限中。在超声扫描下，肠套叠看起来就像一个多层包裹的肿块，纵向扫描可见回肠影呈管状投射至盲肠（图170-8A和B）。由于解剖位置易于识别，且无电离辐射，B超作为首选的诊断影像学方法。对比灌肠可诊断同时治疗，在肠套叠处造影剂可见一突然的断点（图170-9）。空气灌肠效果也是一样，成功率高达60%，因此一些医生更喜欢选择空灌而非钡灌肠[29-33]。无

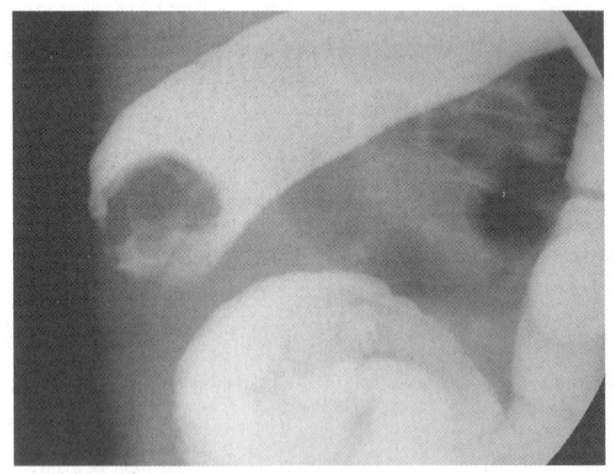

图170-9 肠套叠患儿的灌肠对比图像：造影剂到达肠套叠处或急性梗阻处时，形成一个突然的断点。（Courtesy of Mark A. Hostetler, MD.）

论哪种灌肠，都需要一个儿外科医生在场，以减少灌肠失败及肠穿孔。在完善影像学检查之前，应建立静脉通道，一边予适当的肠外止痛，一边予生理盐水20ml/kg注射一次。

表170-4　不同年龄腹痛的鉴别诊断

病因分类	婴儿	幼儿	青春期
机械性	肠旋转不良 肠套叠 嵌顿疝 麦克尔憩室 先天性巨结肠	便秘 嵌顿疝 麦克尔憩室 肠梗阻	便秘 嵌顿疝 麦克尔憩室 肠梗阻
炎症感染	坏死性小肠结肠炎	胃肠炎 胰腺炎 过敏性紫癜 阑尾炎 胃炎 胆道疾病	胃肠炎 阑尾炎 过敏性紫癜 胰腺炎 胃炎 胆道疾病
泌尿生殖道	尿路感染	尿路感染	尿路感染 肾结石 异位妊娠 盆腔炎 卵巢囊肿蒂扭转
其他/不典型	腹绞痛 服毒 隐匿性创伤（虐待） 代理性伴病症	肺炎 糖尿病酮症酸中毒 镰状细胞病 服毒 隐匿性创伤（虐待） 代理性伴病症	肺炎 糖尿病酮症酸中毒 镰状细胞病 服毒 隐匿性创伤（虐待） 孟乔森综合征 代理性伴病症

鉴别思路

腹痛的鉴别诊断见表170-4。起病缓慢的、逐渐进展的腹痛可能为阑尾炎、便秘或胰腺炎。伴腹膜刺激征的患儿总是躺着不动，膝盖弯曲，避免所有无关运动。突发剧烈的疼痛常见于急性梗阻或血管性阻塞，如肠套叠、肠扭转或睾丸/卵巢扭转。肠套叠患儿可见剧烈绞痛，来回翻滚，常有呻吟和哭吵。缺血性疼痛的患儿缺乏阳性体检结果。可表现为多汗、湿冷、皮肤苍白，诉腹痛，触诊只有轻度压痛，且无定位征。

处理

患儿需要建立静脉通道，完善血常规及电解质检查。可予生理盐水 20ml/kg 补足血容量。患儿应禁食。如有腹胀应留置胃管。及时请外科会诊。有病容或发热的患儿需要使用三联广谱抗生素，覆盖氨苄西林、庆大霉素、克林霉素或甲硝唑。诊断和治疗取决于位置和可用资源。患儿可完善初步的超声检查，或病历和平片提示肠套叠，患儿可直接进行空气灌肠或钡灌肠。如果出现灌肠复位失败或穿孔，必须进行手术治疗。空气灌肠及钡灌肠的总体成功率约90%。进行灌肠治疗的肠套叠有7%～10%复发，进行手术的有2%～5%常在24h内复发。对于所有复位后的患儿，为了进一步观察都建议收入院[31]。

处置

疑似肠套叠的患儿应予超声检查明确。一旦确诊应予灌肠或手术复位。建议所有复位后的患儿都住院进行治疗。

先天性巨结肠

概述

先天性巨结肠约占婴儿早期部分肠梗阻的20%。

在5 000个活产儿中就有一例为先天性巨结肠，男性患病率约比女性高4~5倍。通常散发，但也可能伴发于唐氏综合征或其他胃肠道、泌尿生殖系统及中枢神经系统畸形[34]。

疾病原理

先天性巨结肠是结肠的先天性神经节细胞缺乏，以远端结肠的肠肌层缺乏神经节细胞为特点[34]。无神经节细胞的肠管长4~25cm，常累及肛门。结肠无神经节细胞导致该节段肠管不能松弛，造成功能性梗阻。大便累积在结肠远端，造成结肠梗阻及扩张，因此叫做巨结肠。

临床特征

先天性巨结肠的新生儿常表现为排便困难。就诊于急诊室的患儿可能有顽固性便秘史，患儿可伴有呕吐、烦躁、腹胀。症状和体征可能隐匿，可有慢性便秘史，体重增长慢甚至体重不增。巨结肠常在婴儿期就可诊断，但识别疾病后其表现仍可持续。患儿出现病容伴发热时，应怀疑是否伴小肠结肠炎及中毒性巨结肠。小肠结肠炎以腹胀、血便、发热、白细胞计数升高为特征。

诊断策略

腹部X线片常可见远端梗阻、气液平面及结肠扩张。钡灌肠可见无神经节细胞节段变窄伴远端扩张，则提示先天性巨结肠[34,35]。通过活检或结肠测压可确诊。

鉴别诊断

便秘是引起儿童腹痛及呕吐的最常见原因[35,36]。小孩在训练使用坐便器排便的过程中，偶尔会出现排便延迟。病理性便秘并不常见。除了巨结肠，还需要考虑囊性纤维化、婴儿肉毒杆菌中毒、甲状腺功能低下的可能。其他因素也可产生类似的结肠扩张，我们称之为获得性巨结肠。这些危险因素包括肛裂、粪便嵌塞、排便训练问题和继发于神经系统疾病的神经肌肉功能障碍、药物或代谢原因等。

便秘其实没有一个确切的定义，因为它与年龄增长和饮食习惯有很大关系。婴儿在生后最初几个月里，大便的频率可能从每次喝奶后一次到隔天一次不等，母乳喂养儿的大便次数多于配方奶喂养儿。随着年龄增长大便次数减少，在一岁前，婴儿大便次数平均每天2~3次，1~5岁为一天1~2次。排便与生理、行为和心理因素均有关。自动控制排便时要求外括约肌松弛，而内部括约肌松弛是不受主观控制的。有过不愉快或痛苦排便经历的孩子，可能会主动收缩外括约肌，尽可能延迟排便。随着时间推移，粪便积累使直肠扩张，其推进功能减弱，导致大便累积增多形成慢性便秘。饮食改变、旅行、缺乏正常运动或压力都可导致急性便秘发作。

处理

最初处理致力于确保液体量及电解质稳定。应完善腹部X线片。有证据显示表现为明显扩张的急性梗阻必须减压治疗。常用肛管排气。有病容且发热的患儿应该评估是否伴小肠结肠炎或中毒性巨结肠。小肠结肠炎的特点是腹胀、血便、发烧、白细胞计数升高。小肠结肠炎患儿应使用三联广谱抗生素氨苄西林、庆大霉素，克林霉素或甲硝唑治疗。需要儿外科医生紧急会诊。手术是根治方法，切除无神经节细胞的部分。获得性巨结肠用结肠排气及治疗原发病即可。

便秘的处理需要考虑三个问题：清洗、维持、行为矫正。急性便秘更容易管理，因为很少累及功能性的问题。便秘的急性处理相对比较容易，主要是清洁灌肠。大多数专家建议使用适当的方法口服软化大便的药物或泻药，或经肛门灌肠或使用栓剂。轻度患儿，只需要使用灌肠来软化排泄物刺激排便。自来水、肥皂、油性灌肠剂都一样有效。维持包括使用大便软化剂或泻药保持大便软化。饮食调整包括增加食物中的膳食纤维和水，避免食用易致便秘的食物。慢性便秘的处理相对困难，通常需要多种方法，同时注意行为矫正。如果患儿有基础性疾病，如囊性纤维化，或许应该使用更强的措施，比如使用大量聚乙二醇（GoLYTELY）。

处置

除非患儿出现病容，大部分患儿术前只需要门诊治疗。

麦克尔憩室

概况

麦克尔憩室是最常见的小肠先天性畸形，并遵循

"2"原则：憩室宽2cm，长2cm，常位于回盲瓣2英寸处。并且这种情况的发生率为2%，只有2%的患儿出现症状[37]。这其中又有半数是到2岁以后才出现症状，多数发生于20岁[37]。

疾病原理

憩室是脐肠系膜管的残留物，含肠壁组织，约60%含有异位组织[38]。常见的组织有胃黏膜，还包括胰管、十二指肠和子宫内膜组织[36-38]。当异位胃黏膜的酸性分泌物造成溃疡和糜烂时可引起出血。

临床特征

患者多为5岁以下男孩，表现为急性大量无痛性直肠出血。各年龄段都可发生。部分患儿可诉腹部绞痛。血色常为砖红色。并发症有肠套叠、梗阻、穿孔和腹膜炎。

诊断策略

锝扫描，也即麦克尔扫描是首选诊断方法，当有胃黏膜异位存在时准确度可达90%[39]。给予五肽胃泌素、西咪替丁或胰高血糖素可以提高试验的敏感性[40]。腹部CT扫描可以观察有无梗阻及协助确诊。腹腔镜或剖腹探查术也可以确诊。

鉴别思路

消化道出血并不常见于儿童。怀疑儿童消化道出血应首先确定是否真的出血。儿童饮食中如含有染料则可以引起大便颜色的改变。大便隐血试验或呕吐物隐血试验可以确定是否出血。食用红肉和碘可致隐血实验假阳性。如患者食用含有铋、铁、菠菜等食物，大便可呈黑色，但隐血试验阴性。

确定为出血后，第二步就是确定出血部位。虽然出血部位比较难确定，但理论上可以根据血的外观大致划定。呕吐物带血表示出血在Treitz韧带以上。血液与胃酸混合一段时间后可使外观呈咖啡色。血液呈鲜红色表示消化道上段大量出血如静脉曲张或食管炎，或胃十二指肠出血。出血部位在Treitz韧带和回盲瓣之间会引起黑便。褐色血便表示降结肠出血。远端病变如肛裂或痔疮血便呈鲜红色。钡对比试验对确定消化道上段或下段出血有一定帮助。核医学扫描（Meckel扫描）是麦克尔憩室的首选检测方式。对于确定出血位置内镜的准确度最高。然而，一般都先由Meckel扫描确诊。

新生儿消化道出血大多为特发性出血。其中最容易识别的为肛裂和肛周皮肤破损出血，其他出血必须做详细的直肠检查。早期新生儿通常用Apt试验检测出血来自母体还是胎儿。将1%的氢氧化钠添加到血便中，胎儿血可因其抗氧化作用而呈粉红色，而母体血成深褐色。

新生儿消化道出血的另一常见原因是牛奶蛋白过敏。多见于6个月以下小儿，常表现为突发性黏液血便，无其他症状。虽然过敏源主要是牛奶蛋白，但其他蛋白也可引起消化道出血，一般与大豆制品食物有关。持续肛周皮肤剥脱和难治性肛裂可能与A组链球菌感染有关，可口服青霉素。不同年龄段儿童消化道出血的鉴别诊断见表170-5。

处理

治疗消化道出血首先应评估并保证循环状态。实验室筛查检测包括血常规、凝血功能筛查试验。对怀疑梗阻或穿孔的病人可进行腹部X线检查。锝扫描可以检测麦克尔憩室，应请儿外科医生进行会诊。

处置

患儿疑有麦克尔憩室时可进行锝扫描。病人出血量少且实验室筛查检测结果正常时可在门诊治疗。如有大量活动性出血应住院由小儿外科或小儿消化病专科诊治。

过敏性紫癜

概况

HSP又称过敏性紫癜，是一种系统性血管炎，常有腹痛和皮疹。多见于4～11岁儿童但也可见于成人。过敏性紫癜常发生于春季上呼吸道感染后，与蚊虫叮咬和某些特殊药物有关[41]。

疾病原理

过敏性紫癜是IgA等免疫复合物沉积引起的过敏性皮炎，常侵犯小动脉和毛细血管。它是系统性血管炎，可影响所有血管，表现从瘀点到紫癜。临床上少见严重或大范围受累病例。

表170-5　儿童不同年龄胃肠道出血的鉴别诊断

病因分类	婴儿	幼儿	青春期
	咽下综合征 食物/饮料中含染料 阴道来源 尿道来源	食物/饮料中含染料 咽下鼻咽部血 阴道来源 尿道来源	食物/饮料中含染料 咽下鼻咽部血 阴道来源 尿道来源
上消化道	坏死性小肠结肠炎 肠套叠 胃肠炎 胃炎	食管炎 胃肠炎 胃炎 胃溃疡	食管炎 胃肠炎 胃炎 胃溃疡
下消化道	坏死性小肠结肠炎 肠套叠 胃肠炎 牛奶过敏 血管畸形	胃肠炎 肠套叠 麦克尔憩室 炎性肠病 血管畸形 过敏性紫癜 溶血性尿毒症综合征 结肠炎	胃肠炎 肠套叠 麦克尔憩室 炎性肠病 血管畸形 过敏性紫癜 溶血性尿毒症综合征 息肉 结肠炎
直肠	肛裂	肛裂	肛裂 痔疮 外伤
其他/不典型	血质不调 服毒 隐匿性创伤（虐待） 代理性伴病症	血质不调 服毒 隐匿性创伤（虐待） 代理性伴病症	血质不调 服毒 隐匿性创伤（虐待） 代理性伴病症 孟乔森综合征

临床特征

症状包括腹痛、恶心、呕吐和腹泻。临床诊断要点有皮疹、腹痛、镜下血尿和关节痛。典型皮疹主要位于臀部和下肢（彩图170-10）。70%以上患者有消化道症状。50%有镜下血尿[42]。可出现非典型性肠套叠及恶性肠套叠。数周后症状可复发，常有关节痛。过敏性紫癜也可累及神经系统，但少见于儿童[43]。

诊断策略

临床上常以典型皮疹、腹痛、镜下血尿和轻度关节痛作为诊断特点。鉴别诊断检查应包括血常规、尿检验、血培养和红细胞沉降率。严重腹痛患儿应完善CT检查排除肠套叠。

鉴别思路

最重要的鉴别诊断为脑膜炎奈瑟球菌败血症，因其皮疹与紫癜相似，但败血症患儿会有发热，一般情况更差。因其危及生命，且治疗方法与过敏性紫癜完全不同，所以应仔细排除。脑膜炎球菌败血症治疗包括住院治疗、液体复苏及静脉使用抗生素。对于一般情况较好的患儿，若出现典型的可触性紫癜、腹痛和血尿三联征即可诊断过敏性紫癜。结节性红斑常与过敏性紫癜的皮疹混淆，但结节性红斑的皮疹呈皮下紫红色结节状，且在四肢远端的伸面有瘢痕。一般结节性红斑皮疹常见于小腿，但重症病例也可见于前臂、手和脚。

处理

大多数过敏性紫癜患儿应予严密观察和对症治

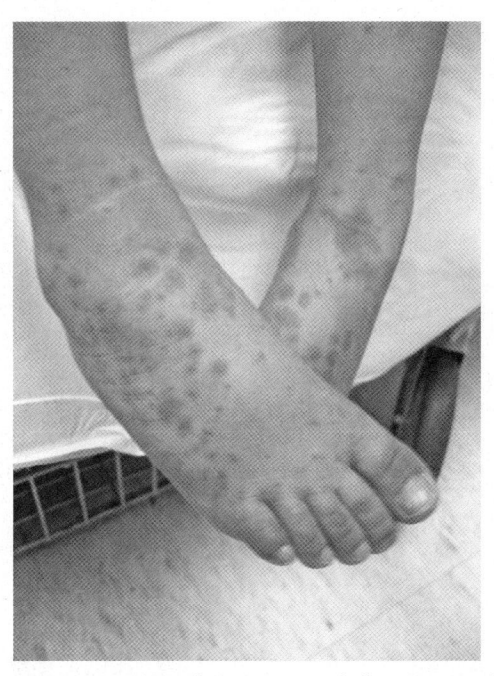

彩图 170-10 7岁过敏性紫癜患儿。注意典型的双下肢紫癜。(Courtesy of Marianne Gausche-Hill, MD.)

疗。严重或间断性腹痛患儿，因恶性肠套叠超声检查难以排除，应予 CT 扫描。目前对于类固醇治疗仍有争议。过敏性紫癜患儿病情恶化，有腹痛、血尿或关节痛者给予皮质激素类，1mg/(kg·d)（极量 60mg）。

处置

住院指征包括可疑的脑膜炎奈瑟球菌血症、严重腹痛和呕吐者。大部分患儿可予门诊治疗并紧密随诊。

炎性肠病

概述

炎性肠病是肠道炎症，主要包括克罗恩病和溃疡性结肠炎。大约 20% 的患者 < 20 岁[44]。大部分患者儿童期已有病史但直到青春期才出现症状。炎性肠病罕见于 1 岁以下婴儿[45]。

疾病原理

溃疡性结肠炎是一种累及直肠和远端结肠黏膜和黏膜下层的炎性疾病。克罗恩病则可发生于任何一段肠道。单发节段最常见于远端回肠。多发节段可见于多个部位。慢性炎症可以引起脓肿、瘘管或狭窄。

临床特征

虽然病人出现症状时经常就诊于急诊科，但很少在此作出诊断。大部分患儿有血便和腹痛史。肠外表现有发热、贫血、口腔溃疡、结节性红斑、坏疽性脓皮病、葡萄膜炎、肝功能损伤和生长发育受限[45]。这些表现可以先于胃肠道症状出现。最严重的并发症包括中毒性巨结肠病，表现为腹痛、发热和血便，常伴有溃疡性结肠炎。

诊断策略

炎性肠炎常出现频繁腹泻、血便和腹痛。重症患者应予腹部影像检查以排除中毒性巨结肠。中毒性巨结肠患儿常有发热、循环衰竭和腹部压痛。X 线显示横结肠直径可扩大 6~7cm。穿孔时可见游离气体。实验室检查应包括全血细胞和血小板计数及分型，凝血试验和电解质。

鉴别思路

腹痛和消化道出血有许多鉴别诊断（见表 170-4 和 170-5）。胃肠炎最为常见。炎性肠病初期和不在常见年龄段的患儿都易被误诊为急性胃肠炎。有复发症状或炎性肠病家族史的患儿应请小儿消化科医生进行进一步评估。

处理

急性发作期以类固醇治疗为主。泼尼松应在小儿消化科医生指导下使用，一般 1mg/(kg·d)（极量 60mg/d）。其他药物有柳氮磺胺吡啶、硫唑嘌呤和免疫抑制剂。急诊科治疗的要点是维持循环状态，必要时用生理盐水 20ml/kg 液体复苏到循环充盈。疑有中毒性巨结肠者应静脉给予广谱三联抗生素（氨苄西林、庆大霉素和甲硝唑）及外科急会诊。

处置

住院指征包括脱水、发热或出现病容的患儿。持续腹泻血便患儿应静脉补液至腹泻好转。中毒性巨结肠患儿需外科会诊及住院治疗。

消化道异物

概述

大部分消化道异物发生于因好奇把东西塞入口中的幼年期儿童。特别多见于 3 岁以下患儿，因其食用不恰当的物件且吞咽时缺乏监管。虽然成人最常见的食管异物是食物，但儿童最常见的为硬币[46,47]。智力发育迟滞的儿童可以吞下各种各样的东西，青春期偶见企图自杀而吞入异物。直肠异物罕见。

疾病原理

大部分异物可顺利咽下，可卡在任何一个食管生理性狭窄处：咽与食管的交接处（环咽肌）/胸椎起始处（C_6-T_1），主动脉弓/气管分叉（T_{4-6}），食管括约肌/横膈裂孔（T_{10-11}）。一般来说，80%～90% 的物体都可顺利进入胃部[48]。

临床特征

通常患儿在其穿过房间把硬币放在嘴里时被发现。孩子们经常恶作剧，试图吞下一些东西。吸入性的异物通常可导致持续性咳嗽、喘息、呼吸做功增加。咽下异物可导致患儿无症状，或产生流涎或持续干呕。较大的异物可产生压迫症状或严重呼吸窘迫。吞咽困难、疼痛、呼吸窘迫、发热等症状进展较快时，可能提示穿孔的可能。即使异物是别针这种锋利物体，穿孔也不常见。最常见的穿孔部位为回盲瓣，发生率不到 1%[48]。纽扣电池需要特别注意。纽扣电池如卡在食管内应尽快取出，因其可能出现腐蚀或纵隔炎。纽扣电池常可顺利通过胃部，如果在吞入后 24～48h 内还未通过幽门则需取出[49]。有时进入胃体的异物因太大不能穿过幽门，这种情况罕见，患者会出现持续呕吐。长期隐匿的消化道异物可导致腐蚀、穿孔、感染、狭窄或瘘管形成[50]。

诊断策略

X 线片是观察异物位置最常用的方法，也可用来确定异物是在食管内还是已经通过下食管括约肌到胃部。如患者吞入异物后出现症状，需要确定异物位置。偶尔异物在食管内不会引起症状[51]。影像学检查应包括正侧位及侧位颈胸部 X 线（图 170-11）。侧

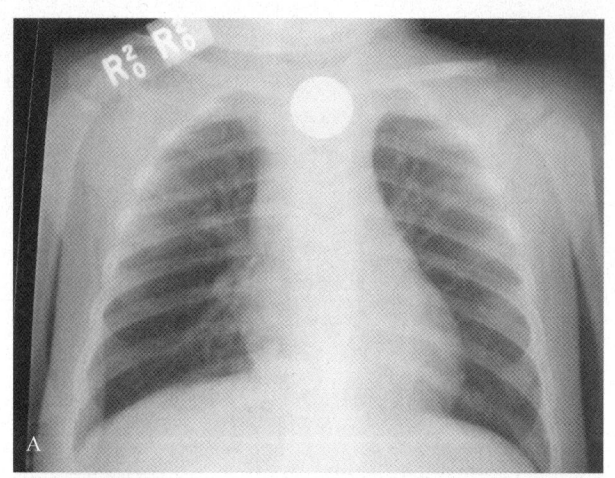
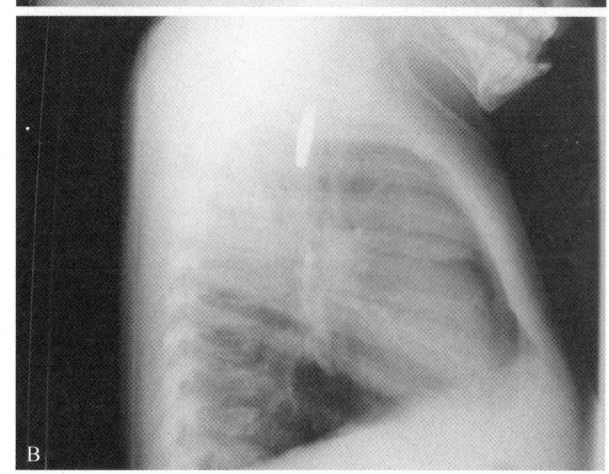

图 170-11 吞入硬币形成胸部食管异物的患儿 X 线片。正位（A）侧位（B）片可见硬币在食管内停留的方向。（Courtesy of Mark A. Hostetler, MD.）

位片有助于明确咽部以下软组织是否有肿胀，特别是当异物种类不明或透放射线异物，侧位片有助于诊断。对于儿童而言，只需要一张 X 线片就可看到颈部、胸部及腹部。除非患儿症状明显，其他都无需重复拍片。无需要家长检查大便是否有异物排出，即使是如刀片或大头针之类的锐器，也能安全通过消化道。但是如果吞入纽扣电池，则需要重复拍片看是否通过幽门。除了标准放射片意外，有一些单位已经开始用荧光内镜和手持金属探测器[51-53]。对比研究有助于确定是否有透射线异物或评估有无穿孔。

鉴别思路

不是所有异物都不透放射线，都可见于 X 线片中。如果患儿仍有症状则需要进一步对比造影或直接内镜检查。

处理

如果异物进入胃部，通常可顺利安全通过胃部，

无需特殊治疗。但异物如果在食管,大部分专家建议在 24h 内取出以降低吸入及腐蚀食管的风险,何种方式取食管异物更好,目前仍有争议,各单位使用的方法也不一。包括用荧光 Foley 管取出,探条扩张局部让异物进入胃部,在急诊科使用食管镜取出,手术室全麻下使用硬支气管镜取出等。Foley 管取出和探条扩张不需要患儿合作,但年幼儿可能需要手术室内镇静。后两种方法需要夹住异物,理论上可以减少误吸可能。而且可以直视黏膜的完整性明确是否穿孔。胃内异物一般无需取出。胃内异物手术取出术的指征包括异物长 >5cm,宽 >2cm,或非常锐利。

处置

食管异物需要按前述方法取出。异物进入胃部后,大部分都能顺利通过,无需进一步检查。纽扣电池例外,需要复查 X 线片明确其是否已通过幽门。

胰腺炎

概述

胰腺炎在儿童中并不常见,特别在 10 岁以下患儿中少见。在儿童中的发病率约为 1/50 000,死亡率约 14%[54,55]。成人胰腺炎发病常与酒精及胆道疾病有关。儿童中,平均 10%~20% 与创伤、感染、结构性疾病、系统性疾病和药物或毒素有关[55]。腮腺炎是引起胰腺炎最常见的病毒性原因,占所有病例的 10%~15%[55]。30% 的病例原因不明。

疾病原理

无论是创伤、梗阻还是感染,都可导致胰腺组织的炎症、水肿和自身溶解。在严重病例中,炎症过程可能加重伴坏死和出血,导致出血性或坏死性胰腺炎。进一步并发症包括脓肿、假性囊肿、瘘管形成。

临床特征

病人常诉严重上腹疼痛,并向背部辐射。疼痛逐步加重,持续性,并伴恶心和呕吐。常诉疼痛加剧与进食相关。上腹部可及明显压痛,可伴有自发性肌卫,肠鸣音减弱。可稍有腹胀。

诊断策略

实验室筛查可发现血清淀粉酶和脂肪酶升高。腹部 X 线片可见游离气体或梗阻。常见肠梗阻表现,左上象限可见一个扩张的小肠形成的标志性回路。超声或 CT 检查可以帮助评估是否有先天解剖学畸形或胆道疾病、假性囊肿或脓肿形成。假性囊肿、出血性胰腺炎可能会危及生命。对于呼吸窘迫的患儿,胸部 X 线有助于评价有无胰腺炎并发的胸腔积液。

鉴别思路

阑尾炎、便秘或胰腺炎都可出现缓慢的、逐渐加重的腹痛。伴腹膜刺激征的患儿总是躺着不动,患侧腿膝盖弯曲,避免所有附加运动。突发剧烈的疼痛最常与急性梗阻或血管阻塞相关,比如肠套叠或肠扭转。不同年龄儿童腹痛的鉴别诊断见表 170-4,胰腺炎不同病因的鉴别诊断见表 170-6。

处理

处理应始于水电解质治疗,如出现电解质异常应纠正。应完善床旁指血血糖测定。应提供足量肠外使用的镇痛剂。患儿应禁食并保证液体量。血容量不足时,应予生理盐水 20ml/kg 一剂,补足血容量后再予 5% 葡萄糖及半量的生理盐水维持。止吐剂可用来控制恶心和呕吐。鼻胃管不是必须的,作用也不大,除非出现肠梗阻或持续性呕吐。没有指征使用类固醇和抗生素治疗。

处置

大部分胰腺炎患儿需要住院治疗,除非已知门诊治疗予足量镇痛剂及液体就可有效治疗,或治疗后反复。

阑尾炎

概述

阑尾炎是腹部最常见的外科疾病,也是儿童最常见的非创伤性外科急症[12]。每年约有 20 万例阑尾切除术,约 15 个人中就有 1 人有过阑尾炎[12,23,56]。9~12 岁是阑尾炎的发病高峰年龄,少见于 5 岁以下儿

表170-6	儿童胰腺炎的鉴别诊断
病因分类	疾病
创伤	把手伤
感染	病毒：腮腺炎病毒、A型流感病毒、EBV、CMV、甲肝病毒、乙肝病毒、风疹病毒、甲肝病毒、乙肝病毒，风疹、麻疹
	细菌：沙门菌、钩端螺旋体
结构	胆总管囊肿、双重囊肿、异常胆道、十二指肠狭窄
	胰腺分裂症
	肿瘤
	胆结石
全身/遗传性	囊性纤维化
	糖原累积症
	家族性高血脂
	α_1-抗胰酶蛋白缺乏
	镰状细胞病
全身/获得性	系统性红斑狼疮
	川崎病
	溶血尿毒综合征
	过敏性紫癜
	克罗恩病
	瑞氏综合征
	糖尿病
药物/中毒	类固醇，口服避孕药
	丙戊酸
	水杨酸偶氮磺胺吡啶，咪唑硫嘌呤
	利福平
	喷他脒、甲硝唑、四环素
	噻嗪类、依他尼酸、呋塞米
	乙醇，左旋门冬酰胺酶
特发性	无确切病因

CMV，巨细胞病毒；EBV，EB病毒。

童[12,23,56]。急性阑尾炎整体死亡率<1%。未破裂的阑尾炎死亡率为0.1%，破裂性阑尾炎的死亡率增加到3%左右。儿童术前阑尾穿孔的速度不同，17%～40%与年龄呈负相关。年幼儿的穿孔发生率更高。在2岁以下年龄组中，90%术中发现有穿孔发生。

疾病原理

阑尾远端游离并闭锁，可能发生梗阻。梗阻之后变成一个恶性循环，水肿增加，血管充血、炎症、缺血、梗死、坏死及穿孔。成人的阑尾壁较厚，可防止穿孔，且有一个完整的网膜防止感染扩散蔓延。而这两个预防机制孩子们没有，所以早期更易发生穿孔和弥漫性腹膜炎。

临床特征

患者的典型症状包括腹痛、恶心、呕吐、发烧，及精神食欲减退。所有这些症状在4～24h内进行性加重。腹痛位置模糊，痉挛性痛，最初表现为脐周痛，然后加重，变为持续性疼痛，并且局限于右下腹。常伴有发热，有时直到病人已至急诊科后才开始出现发热。恶心、呕吐呈进行性，常伴食欲减退。患者病程可呈多相性，初始表现为典型腹痛，而随着病程进展症状突然缓解，几天后再出现发热、寒战和腹痛。急性阑尾炎的这一过程与自发性破裂及脓肿形成有关。体检常有一些阳性体征。典型的阑尾周围及腹膜的炎症常局限于右下象限。活动时疼痛明显，因此患者多为躺着不动。患儿不能上下跳动，甚至诉在床上滚动或脚跟敲床时也会腹痛。肠鸣音会减少。右下腹可及反跳痛。还可表现出Rovsing征，当检查者按压左下象限然后迅速松手时会出现右下象限疼痛。阑尾炎的其他体征包括腰大肌征及闭孔征，患者左侧卧位时，并使右下肢被动向后过伸，因下肢过伸时腰大肌挤压到发炎的阑尾，则发生右下腹痛，称为腰大肌征阳性。闭孔征是当患者内旋右大腿时出现疼痛加剧而停止动作。

诊断策略

根据病史及体查可诊断阑尾炎。当患者出现阑尾炎的所有症状时，无需再进行任何检查，可以直接进手术室进行腹腔镜或开腹手术。但疑似患者则需要完善一些诊断检查。检查包括血细胞计数和分类、尿常规和早孕测试。96%的阑尾炎患者白细胞升高＞10 000/μl，75%的患者会出现核左移[57]。虽然白细胞升高支持诊断，但它并不是阑尾炎特异性表现。阑尾靠近输尿管，所以阑尾炎可引起某种程度的无菌性脓尿。阑尾炎相关的炎症改变，尿常规每高倍视野一般＜5～10个白细胞及红细胞，也无细菌。如果结果超出这个范围则提示泌尿系疾病（例如感染、结石、肿瘤、外伤）。咽红或者咽痛患者还可以考虑行快速链球菌测试。

影像学诊断包括腹部X线片、超声检查、CT扫描。腹部X线片有助于诊断游离气体及梗阻，偶尔还可显示阑尾粪石，称为阑尾结石（图170-12）。尽管阑尾结石本质上还是急性阑尾炎，但只见于10%的患者[56]。阑尾炎的超声表现包括阑尾肿胀、不可

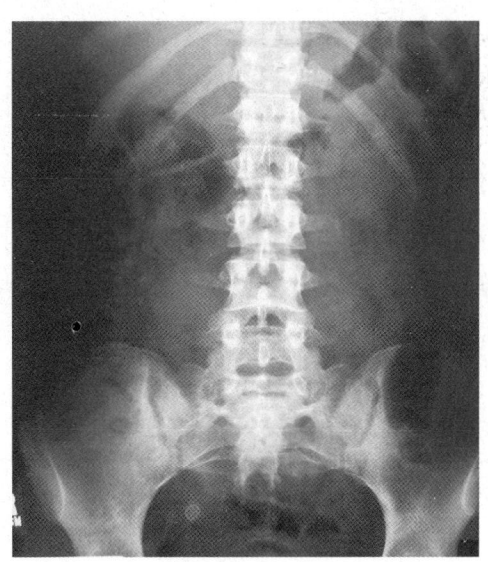

图170-12 阑尾炎患儿的粪石。(Courtesy of Marianne Gausche-Hill, MD.)

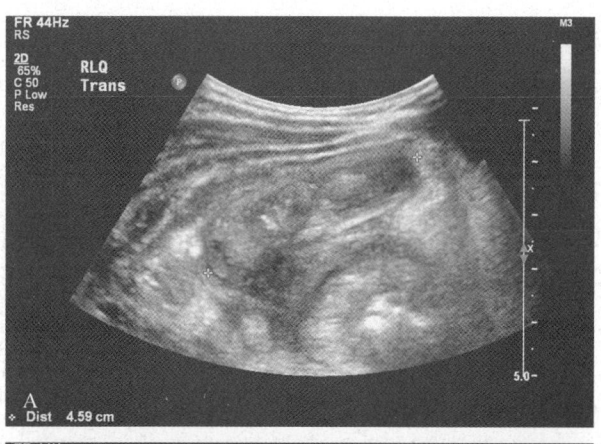
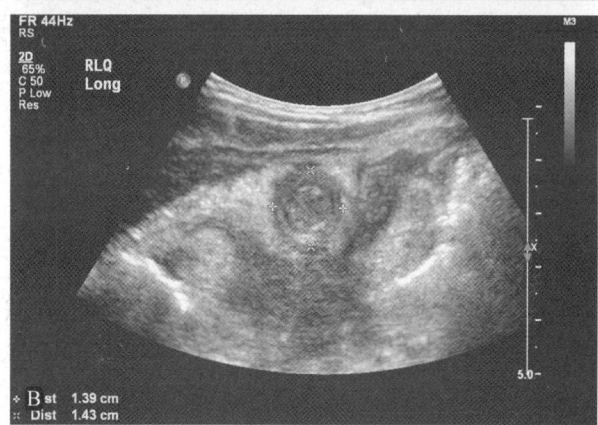
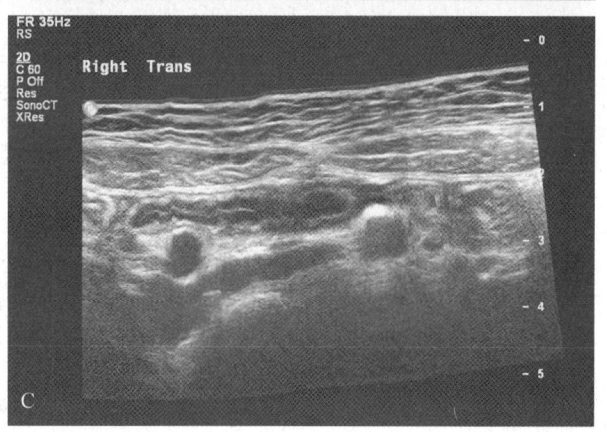

图170-13 阑尾炎患儿的超声图像。(**A**),纵切面可见阑尾增大、不能压缩,伴有管状阑尾结石。(**B**),横切面可见阑尾增大、不能压缩。(**C**),另一患者的阑尾增大、不能压缩,穿孔伴中量游离液体。(Courtesy of Mark A. Hostetler, MD.)

压缩,且检查时因探头按压感到疼痛(图170-13A、B)。在扩大发炎的阑尾内有时可见明显粪石,这就是所谓的靶征[58]。超声检查对于阑尾炎的敏感性,特异性及全面准确性可达90%~95%[58-61]。超声检查对于脓肿和积液尤为有用;然而,结果因操作者和报告者不同而不同(图170-13c)。腹部超音检查无电离辐射,可作为阑尾炎的初步筛查方法,其中只有阴性或不确定的患者才需要CT扫描。CT的敏感性为96%,阴性预测值为98%[62,63]。

阑尾CT扫描是最近出现的影像技术[64-68],敏感性和特异性可达到95%~100%[65-68]。现已证实阑尾CT,如果与同样方法的直肠扫描对比,可将阴性手术率从20%降低到7%[68]。对于不能确诊的阑尾炎患者,CT是具有性价比的检查手段,特别是相对入院观察而言[64]。骨盆和右下象限影像学检查(CT或超声)不仅可以诊断阑尾炎,而且有助于识别两种最常见疾病:炎性肠病和肠系膜淋巴结炎[66-68]。但需要注意的一点是,CT扫描会接触大量的电离辐射,这使患儿未来患恶性病的风险增加[69]。在过去几十年,CT扫描的数量急剧增加(将近700%),阑尾炎被认为是其激增的唯一主要原因[69]。权衡利弊后,目前认为先行超声筛查,必要时再行CT扫描是最佳选择。

鉴别思路

肠系膜淋巴结炎是与阑尾炎的症状和体征最相近的疾病。它常表现为明显的弥漫性隐痛,可局限于右中下象限。但患儿可无发热,无腹膜刺激征。

肠系膜淋巴结炎常因病毒性疾病引起肠系膜淋巴结非特异性炎症。这可能比阑尾炎更常见。不同年龄的腹痛鉴别诊断见表170-4。其他诊断包括非意外创伤(虐待)、代理性伴病症、孟乔森综合征[69]。育龄女性还需要排除妇科原因,需要完善早孕测试和盆腔检查。如果腹痛剧烈与体察结果不协调,应考虑卵巢扭转的可能。男孩需要检查外生殖器排除睾丸扭转的可能。隐睾患儿出现急腹症的怀疑应该怀疑睾丸扭转。

处理

疑似阑尾炎的病人，应禁食建立静脉导管。大多数患者都会有呕吐、食欲缺乏，可先予生理盐水20ml/kg输入，然后再于1.5~2倍的5%葡萄糖加半量生理盐水维持治疗。应尽快完善筛查，并请外科会诊。对于持续疼痛应适当处理。静脉麻醉药品是安全有效的，不会改变体查时的诊断精确度。高烧、疑似穿孔的患者，或推迟手术者应用广谱抗生素静脉注射，应该在患者一到急诊室请外科会诊后就开始使用[70,71]。合理的抗生素方案包括氨苄西林、庆大霉素、克林霉素或甲硝唑。对于腹胀或梗阻造成持续恶心呕吐的患者，可使用鼻胃管。

处置

体查或特殊检查提示阑尾炎的患儿都应住院行阑尾切除术。症状和体征非特异性，诊断不明确的，可住院观察12~24h，或对于拥有足够家庭社会支持系统的患儿，可以仔细说明后出院回家观察并复诊。

胆道疾病

胆道疾病在儿童中并不常见，且病因与成人胆道疾病完全不同。与儿童胆结石相关的疾病包括溶血性疾病、囊性纤维化、全静脉营养、脓毒症及脱水[72,73]。头孢曲松也与泥沙样结石及胆道系统有关，特别在新生儿中。急性非结石性胆囊炎与洛基山斑疹热及各种各样的细菌感染有关，包括沙门菌和志贺菌感染。胆囊积液（例如，慢性囊性胆管炎症或梗阻导致的积液）与病毒性上呼吸道或胃肠道感染、川崎病、链球菌咽炎、肠系膜淋巴结、肾病综合征、钩端螺旋体病等有关。

疾病原理

胆结石分为胆固醇结石和胆色素结石。胆色素结石可发生在童年，而胆固醇结石通常直到青春期才开始出现。胆色素结石可因多余红细胞分解形成，最常见于溶血性贫血，比如镰状细胞病和球形红细胞症。婴儿胆结石常与腹部手术、脓毒症、坏死性小肠结肠炎或完全胃肠外营养有关[73]。在年幼儿中，胆结石常由于溶血性疾病导致。而青少年胆结石常见于口服避孕药、妊娠、肥胖或潜在的溶血性疾病。在急性非结石性胆囊炎时，超声扫描可见胆囊炎症，但无结石形成。胆囊积液，是一种急性非炎症疾病，非感染性过程导致胆囊明显增大，无结石依据。

临床特征

与成人患者一样，儿童患者经常表现为右上腹疼痛，向背部放射，可伴有发热、恶心、呕吐。约1/3患者会出现黄疸[73,74]。

诊断策略

胆道疾病经常伴有肝酶及胆红素的增高。但是没有升高并不能排除该诊断。因此，怀疑是胆囊疾病时应行右上腹超声检查。碱性磷酸酶升高提示胆汁淤积。白细胞升高无特异性，但如果伴发热可能提示急性感染过程（例如，上行性胆管炎）。超声检查应为首选。它可以确定是否有胆结石、扫描时反复疼痛（超声墨菲征）、胆囊胆管扩张程度、胆囊壁厚度、胆管和胰腺收集系统的解剖结构。当超声表现模棱两可或不支持临床诊断时，胆管成像术（DISIDA扫描）仍然被看做胆道疾病的诊断金标准。必须要用经皮胆囊胆管造影的情况很少见[73]。虽然成人胆结石只有15%在X线片上可见钙化影，但50%的儿童结石均可见其钙化影。

鉴别思路

胆道疾病在儿童中并不常见，需要考虑是否有基础疾病或合并其他疾病。不同年龄腹痛的鉴别诊断见表170-4。

处理

胆道疾病的处理应始于注意水电解质平衡。应给予足量镇痛治疗，可用肠外阿片类药物。偶然发现的无症状胆结石患者并不需要在急诊室进行进一步治疗，可转外科门诊。无发热的患者通常可在门诊接镇痛治疗。发热患者应住院及静脉注射抗生素。经验性使用抗生素应涵盖氨苄西林和庆大霉素、克林霉素或甲硝唑三联治疗。胆烷酸溶石、保守治疗及手术治疗均已被用于治疗儿童胆囊炎[76]。腹腔镜胆囊切除术是可用于儿童的安全有效的手术方法[77]。

处置

入院指征包括发热、需镇痛、补液、手术治疗。

重要概念

- 新生儿生理性黄疸和母乳性黄疸是新生儿期黄疸最常见的原因。
- 婴儿直接胆红素增高常为病理性,需要详细实验室检查。
- 肥厚性幽门狭窄表现为非胆汁性呕吐进行性加重成为喷射状。
- 肥厚性幽门狭窄患儿的典型电解质异常为低氯血症、低钾血症、代谢性碱中毒。
- 新生儿胆汁性呕吐应高度怀疑肠旋转不良和肠扭转。
- 婴儿出现胆汁性呕吐,有中毒貌、腹胀,腹部X线片有急性梗阻表现,应急诊手术。
- 坏死性小肠结肠炎常见于早产儿,但其中10%为足月儿。
- 胃食管反流保守治疗(体位、浓稠辅食、少量多次喂养)常有效。
- 肠套叠的典型临床三联征为腹痛、呕吐和血便;然而,只有不到1/3的患儿出现三联征。
- 儿童肠套叠可无疼痛,仅表现为嗜睡。
- 先天性巨结肠是新生儿便秘的常见原因之一,通常表现为胎粪排出延迟。
- 5岁以下儿童麦克尔憩室的典型表现是无痛性砖红色直肠出血。
- 90%以上的胃肠道异物可以顺利排出。
- 儿童胰腺炎的病因包括病毒、创伤、毒品和毒素。
- 先腹部超声后腹部CT的儿童影像学检查策略已被证明能够降低成本和阴性剖腹探查率。
- 胆石症可通过右上腹超声检查诊断;处理包括内科和外科方法。

本章参考文献请参见 http://pumpress.bjmu.edu.cn/eduservice/3419.html

第171章 感染性腹泻病和脱水

Lei Chen

王荃 译 钱素云 校

急性感染性腹泻

概述

腹泻指大便次数增多、大便量和水分增加。就全世界而言，感染性腹泻是5岁以下儿童主要发病及致死的疾病之一，每年400～500万儿童死于该病。资源、流行病学、人群的一般健康状况以及食物和水源安全性等地域差异，都会影响各国治疗腹泻病的经济负担。在美国，每年约有220 000人入院，5岁以下儿童有急性胃肠炎病史的占入院病人的10%，每年由腹泻导致的死亡人数为300～400人，且绝大多数发生在生后第一年[1,2]。儿童腹泻较成人更容易出现并发症，如低血糖、电解质紊乱和休克。这主要归咎于儿童的体型更小、机体储备少以及免疫系统发育不成熟等。

在急救室，静脉输液广泛用于治疗感染性腹泻导致的容量丢失。过度的经肠道外补液可能引起一些潜在的严重并发症。多数情况下，腹泻相关的容量丢失可经肠道补充纠正，如口服、通过鼻饲管或口饲管补充。新近的疫苗研究进展使得在不久的将来对许多病毒感染性胃肠炎的预防成为可能，至少在那些水源和食物保证清洁的发达国家能够实现[3]。

流行病学

在诸如美国这样的发达国家，感染性腹泻病有60%系病毒感染所致，细菌感染占20%，寄生虫占5%，肠道外疾病占10%，另有5%由不明病原体引起。轮状病毒是最常见病毒。细菌性病原体包括沙门菌、大肠埃希菌和空肠弯曲杆菌，而贾第虫和阿米巴原虫是常见的原虫类病原体。儿童感染性腹泻通过粪口途径、食品加工问题等传播。幼儿园也是致病的主要来源之一，可通过尿布、粪-口传播和共享玩具等传播感染。在日托机构，病原体可因食物和水源传播而在某地区出现爆发流行或散发。就绝大多数病原体而言，大量的致病原才能传播疾病。而弯曲杆菌属、贾第虫属和志贺杆菌属只需10～100个病原体就可致病。一些特殊群体患感染性腹泻的风险较高，预后较差。这些群体包括早产儿和免疫受抑或营养不良的患儿，或是有慢性基础病的患儿。其他危险因素包括近期有住院史、使用广谱抗生素和到过发展中国家等。

疾病原理

病理生理

正常情况下，胃肠道可以摄取、分泌、吸收大量的液体。成人每天通过近端肠道从饮食和内生水中吸收约9L水分。为了维持内环境稳定，儿童每公斤体重所摄入和分泌的水分较成人多［例如成人为125ml/(kg·d)，而儿童为220ml/(kg·d)］。其中90%的液体通过小肠吸收，剩余的由大肠吸收。水分通过血液中电解质、糖和氨基酸建立的渗透压梯度而吸收。主动转运和被动转运使得局部的吸收更为简单，二者发生于不同的位置。糖和某些氨基酸通过主动的载体介导运输，并伴随钠的吸收。这种协同转运的概念对于理解肠内水分吸收时葡萄糖和钠结合的作用很重要。

无论是胃肠道分泌增加还是液体吸收减少，当这种微妙的平衡被打破时就会发生感染性腹泻。虽然二者有着概念上的区别，但感染性腹泻病的发生通常二者都涉及。

分泌性腹泻是由多种原因所致的肠道分泌增加而引起。霍乱时，肠毒素引起上皮细胞内 cAMP 增多，导致氯化物和碳酸氢盐分泌增加；产肠毒素的细菌包括沙门菌、志贺菌、霍乱弧菌、大肠埃希菌和艰难梭状芽胞杆菌。分泌性腹泻病的非感染性病因较少，包括多种神经递质如前列腺素、组胺和其他胃肠道激素。临床上，分泌性腹泻病的特点为禁食不能减少大便量，便 pH 多 >6，大便中无粪质。

由于肠道菌群改变、黏膜受损或一些成分的吸收，使得结肠吸收溶质的能力下降，从而引起渗透性腹泻。通过建立肠腔内的渗透梯度，这些物质改变了液体转运的正常机制，最终引起水和电解质向肠腔内转移。由轮状病毒或诺瓦克样病毒引起的典型急性病毒性肠炎可破坏小肠上皮细胞，使微绒毛受损，吸收面积减少，并阻碍正常的液体、电解质和营养物质的吸收。当结肠不能处理由此引起的大量液体时就会发病。如果通过禁食可以减少腹泻或止泻、大便 pH <5、便中可见粪质时，应考虑渗透性腹泻病。

痢疾指便中有黏液和血的腹泻。痢疾通常意味着肠壁对感染缺乏抵御能力。由侵袭性病原体包括沙门菌、志贺菌、弯曲杆菌引起的急性炎症，使中性粒细胞浸润入胃肠道并依次释放大量酶和因子，引起肠道分泌增加、吸收减少。尽管临床可见失血，但常不及水分和电解质的丢失更严重。如果临床上出现衰竭、寒战、发热，白细胞计数增加或出现核左移，应警惕全身感染。

在儿科急救室，较少见到由肠道动力改变、转运时间缩短或延长（糖尿病、硬皮病、神经肌肉病）、吸收面积减少（短肠综合征、乳糜泻）、离子主动转运受抑所引起的腹泻。

一些生理性因素使得罹患感染性腹泻患儿更容易出现严重并发症。在生长发育阶段，小儿体液的分布和成分均经历着重要变化。儿童比成人拥有更大的细胞外液间隙，因此通过胃肠道丢失液体也相对更多。儿童的代谢底物如脂肪和肝糖原等储备有限，低龄小儿获取液体的能力有限，因此他们的液体、电解质、营养素更容易出现较大波动。

急性腹泻时细胞外液的丢失导致血容量显著减少，这可依次导致原发性代谢性酸中毒，并伴有不同程度的呼吸代偿。代谢性酸中毒常因腹泻时液体中 HCO_3^- 的丢失引起，另外肾小管酸中毒、组织灌注不良引起的乳酸生成过多、医源性因素（如阿司匹林）也是其发生的原因。代谢性酸中毒的影响之一为每分钟通气量增加。代谢性酸中毒时呼吸最大代偿为 $PaCO_2$ 可降低 12～15mmHg，这种代偿可在起病的数分钟至数小时内发生。机体内的固定酸尤其是硫酸类和磷酸类必须通过肾分泌和排泄，一般需数小时至数天才发生。临床检查时可以看到，这类小儿呼吸深大，呼吸幅度及呼吸功增大，甚至在安静状态下也是如此。因腹泻引起的代谢性酸中毒病人需要恢复血容量以转运营养物质、去除细胞代谢产物，而不是仅仅依靠缓冲系统快速地去纠正酸碱失衡。严重的容量丢失患儿可通过恢复血容量而纠正呼吸窘迫。

病因学

病毒、细菌及原虫均可导致急性腹泻病。在类似美国这样的发达国家，病毒性腹泻较多。在那些清洁的水源及食物供给有限的国家中，细菌是感染性腹泻病的主要发病和死亡病因。

病毒

在美国，绝大多数急性病毒性胃肠炎和腹泻病由轮状病毒引起。该病毒具有流行性，近 1/3 的儿童腹泻由轮状病毒引起。发病高峰为冬春季节。轮状病毒可引起呕吐，腹泻，伴或不伴发热；常为水样便且量较大，可快速引起血容量丢失；轮状病毒还可引起上呼吸道感染症状。多数经人传染人传播，可通过粪-口途径。也有证据表明，轮状病毒可通过呼吸道分泌物经飞沫传播。潜伏期为 1～3d。感染后病毒排泄时间可延长至 4～57d。

轮状病毒可选择性破坏小肠的绒毛顶端细胞，使得肠道吸收不良并腹泻。增殖反应使得肠黏膜上产生大量分化不全的细胞。在健康宿主，未成熟刷状缘的上皮细胞修复和分化需 3～5d，而且不受特别的干扰。有慢性病或营养不良的患儿，因感染导致的并发症超过了常见的刷状缘受损。由于上皮细胞不能修复使得营养不良和上皮细胞受损之间形成恶性循环。

通过酶免疫分析法测得大便中的抗原可以诊断。人便标本轮状病毒的先进测定方法，其敏感性和特异性均达 97%。人们发现轮状病毒疫苗可能在注射后 3～20d 增加患肠套叠的风险，该疫苗仅应用了短暂的时间就最终退出美国市场[4]。

2006 年美国食品与药物管理局（FDA）批准了另一种轮状病毒减毒活疫苗（RotaTeq）。在Ⅲ期临床试验中，该疫苗对轮状病毒引起的严重腹泻病提供了较好的保护作用，现已在 2 月龄、4 月龄、6 月龄的婴儿中常规接种。迄今为止，没有与之相关的肠套叠病例报道。然而，当小婴儿出现肠梗阻、血便、精神反应弱时，应警惕肠套叠的可能。

诺瓦克样病毒现名为诺瓦病毒，是各年龄组爆发性胃肠炎的常见病原体。这类病毒可通过人传染人，也可通过食物和水源传播。一些长期护理机构的同源性爆发可致居留者发病率和死亡率显著增加。此外，游船、学校和医院是这类病原体引起爆发性急性胃肠炎的最常见地点。

甲肝病毒（HAV）感染可以发热起病，常伴食欲减退、恶心、呕吐等不适。HAV侵犯肝细胞，引起免疫介导的肝细胞损害。儿童HAV感染常无黄疸，可误诊为非特异性病毒性胃肠炎。HAV没有季节性，可通过食物或水源经粪口途径传播。潜伏期2～6周，病人可在症状出现前1～2周释放病毒，共1～3周。感染后可获得终身免疫，家庭成员间可予免疫球蛋白进行预防，在美国有两种灭活HAV疫苗。

细菌

在美国，引起急性腹泻的常见细菌依次为沙门菌、志贺菌、空肠弯曲杆菌和小肠结肠耶尔森菌，此外也包括产毒性大肠埃希菌、侵袭性大肠埃希菌和出血性大肠埃希菌。另外，由梭状芽胞杆菌、艰难梭状芽胞杆菌、金黄色葡萄球菌、霍乱弧菌和副溶血性弧菌感染引起的病例不超过1%。

沙门菌感染常被分为伤寒沙门菌（伤寒病）和其他种类。在美国，非伤寒沙门菌占这类病例的98%以上。临床症候群包括病原携带者、急性胃肠炎、菌血症和弥散性脓肿等。据推测，沙门菌侵犯黏膜，产生霍乱样肠毒素和细胞毒素。非伤寒沙门菌性胃肠炎以恶心、发热为主要特点，但这也可以是痢疾或霍乱样疾病的表现。急性胃肠炎可发生于各年龄段，但最常见于生后第一年。动物宿主包括家禽和家畜，尤其是小儿的宠物。通常，不推荐对无并发症的急性胃肠炎患儿使用抗生素，因为这种治疗并不能减轻症状，而且可能导致长时间的带菌状态。抗生素推荐用于3个月以上婴儿，或那些有并发症的患儿，如5～7d症状不能改善、菌血症或中枢神经系统、骨、关节、肾或心包的感染等。氨苄西林和甲氧苄啶—磺胺甲基异噁唑（TMP-SMZ）多有效。因机体的抵抗机制改变，应做敏感试验。

志贺菌属包括4种抗原群，40种血清型。在美国，宋内志贺菌是引起痢疾（有明显的黏液脓血便）的最常见志贺菌。志贺菌病常以肠毒素样分泌性腹泻起病，伴水样便、发热，继之发展为痢疾，伴或不伴全身症状。临床表现轻重不一，部分病人可表现为痉挛性腹痛和触痛。志贺菌病很少累及3月以下小婴儿，常见于2～3岁幼儿。病情常为自限性，多在72h内缓解。小儿感染志贺菌后，肠外症状和体征较为常见，包括幻觉、意识障碍或癫痫发作。感染后数周可发生反应性关节炎。志贺菌感染的少见并发症包括菌血症和溶血尿毒综合征（HUS）。抗生素可用于病程长、痢疾或有潜在免疫缺陷的病人。约50%的菌群对氨苄西林和TMP-SMZ耐药。因此对于重症患者而言，成人可用喹诺酮类（如环丙沙星、氧氟沙星），儿童可用阿奇霉素治疗。

弯曲杆菌属在全世界范围内可导致相当比例的腹泻病。这种病原体可在胃肠道和野生动物或家禽、家畜、宠物的粪便中找到。在5种血清型中，空肠弯曲杆菌和结肠弯曲杆菌是最常见类型。感染症状包括痉挛性腹痛、腹泻、寒战、发热和志贺菌样痢疾。临床表现可与急性阑尾炎或其他外科病类似。已有描述说明该类细菌通过毒素侵犯黏膜。潜伏期多为1～7d，病程多不超过1周。弯曲杆菌属可通过食入污染的食物或水而传播。暗视野显微镜检查可协助诊断。虽然阿奇霉素［12mg/（kg·d），口服5d］可能缩短病程，但大多数儿童无需抗生素治疗。

在美国，结肠耶氏菌属是单纯自限性腹泻和呕吐相对少见的病原之一。腹泻可为水样、黏液样或血样便。大约6%的年长儿和成人可表现为阑尾炎样症状，如右下腹压痛，多因反应性肠系膜淋巴结炎所致[5]。结肠耶氏菌的主要宿主是猪和牛，常因食入未煮熟的猪肉或未经巴氏灭菌的牛奶而感染。胃肠炎的持续时间可延长至14d或更长。有脓毒症和肠道外感染时可使用抗生素。

艰难梭状芽胞杆菌可引起一系列疾病谱，包括从抗生素相关性腹泻到假膜性结肠炎。患者常表现为腹泻、痉挛性腹痛和发热。其他包括触诊时腹部紧张和痢疾样大便，有时伴无症状性感染和轻度急性胃肠炎。艰难梭状芽胞杆菌所引起的胃肠炎最常见于住院病人，在住院期间或抗生素治疗后60d内发病。这种病原体广泛存在，可通过粪口途径受染。无症状的小婴儿可有这种病原体定植。人们认为这类疾病是因使用抗生素引起肠道菌群失调而导致。假膜和变脆的直肠黏膜是其特点。大便中的艰难梭状芽孢杆菌毒素有利于诊断。治疗上推荐停止接触致敏物质，并使用甲硝唑［30mg/（kg·d），每天5次］或万古霉素［40mg/（kg·d），每天5次］治疗7～10d。

机体吸收了产气荚膜杆菌在肠道内孢子形成期间产生的肠毒素时，可导致回肠环的液体蓄积和腹泻。其结果引起以水样便、中至重度腹部痉挛性疼痛、剑下痛、无热等为特点的短期病变，呕吐较少见。食物尤其是为集体提供的食物受污染是暴发流行的常见原因。潜伏期为6～24h，大便中发现大量孢子时可以诊断，没有特异性的治疗方法。

金黄色葡萄球菌通过产生肠源性毒素引起食物中毒，多来自于受污染的食物。人们在接触受染食品后数小时内即发病，病程短且有自限性。典型表现为恶心、呕吐、痉挛性腹痛和腹泻，尤其是不伴发热。

霍乱弧菌是亚洲和非洲常见的病原体，也可见于南美洲。大多数病例为疫区旅游回来者。美国墨西哥湾有其特有的流行菌株。该病主要因摄入污染的水源或食物，如未煮熟的贝类食物和生菜等。由于需要大量的菌株方能致病，所以不会发生人传染人的现象。腹泻由不耐热肠毒素所致副溶血性弧菌苷酸环化酶使cAMP增加，导致钠的重吸收受抑，伴随氯化物和水分分泌入肠道。病情中到重度的病人应给予抗生素治疗。由于机体防御机制的改变，应行敏感试验。

副溶血性弧菌常存在于海水、贝类和鱼类中。常因食入生的或未煮熟的海鲜而发病。常见症状有腹泻、痉挛性腹痛和恶心等，而呕吐、头痛、发热和寒战则少见。病程常为自限性，无需抗菌药治疗。

大肠埃希菌是远端结肠的正常菌群。人们已认识到该菌属的部分型可以致病。大肠埃希菌根据菌体抗原或鞭毛抗原分为不同的型，并决定其毒力。肠毒性大肠埃希菌（ETEC）可产生耐热或不耐热毒素即定居因子，而这是导致旅行者腹泻的重要致病因子。各年龄段的旅行者均可受染。侵袭性大肠埃希菌（EIEC）在抗原性和生化方面类似于志贺菌，可引起相似的痢疾样疾病。主要见于成人发病，多通过食物传播。致病性大肠埃希菌（EPEC）主要引起婴儿散发或爆发性腹泻。该类菌株不产生毒素。肠出血性大肠埃希菌（EHEC）O157：H7可引起无热性的血性腹泻，并伴有志贺菌毒素。大肠埃希菌O157：H7寄居于家畜的低位结肠，是血性腹泻流行的重要致病原，有时可引起溶血尿毒综合征（HUS）[6]。

关于治疗大肠埃希菌腹泻时是否给予抗生素的问题上，一直存有争论。虽然抗生素治疗可能使部分病例的病程缩短，但这可能增加O157：H7所致腹泻病患儿发生HUS的风险[7]。尽管Meta分析并没能证实该风险[8]，但仍应对EHEC腹泻的抗生素使用持谨慎态度。

虽然慢性病或免疫抑制患者发生的急性腹泻病可由一些少见病原体引起，但多数是上述病原体所致。对于获得性免疫缺陷病患者而言，这些感染可以是急性、慢性或反复发生以及难治性的。少见病原体包括鸟分枝杆菌、隐孢子虫、巨细胞病毒、腺病毒等。由于长期使用抗生素，免疫抑制患者可被艰难梭状芽孢杆菌、白色念珠菌和铜绿假单胞菌感染。

临床特征

诊断 尽管儿童的急性腹泻可在家中即得到控制，但该病可导致严重的水电解质失衡。对腹泻患儿的评价指标早已提出[9]。由于查体过于草率可能遗漏重症患儿。急诊科评价的基本目标是识别由呕吐、腹泻或经口摄入过少所引起的水、电解质、酸碱失衡或营养缺乏。

通常病史很难确切地提供腹泻量。让父母比较患儿平时的排便习惯，可能会提供有用的信息。病史应包括临床症状出现的顺序、持续时间、严重程度，如果可能还应提供大便量等重要信息。临床表现应包括有无发热、恶心、呕吐、呕血、腹痛、腹泻和便血等。大便的黏稠度和内容物也十分重要。还应注意临床症状和饮食之间的关系，了解家中其他人是否同时发病或曾有类似发病也很重要。到疫区旅游的病史可能提供重要信息。最近一次吃东西的量和时间，以及病前的体重也很有用。病人体位、活力情况也是需要了解的重要信息。

体格检查应详尽仔细，包括生命体征，值得注意的是脱水的临床征象常常没有敏感性和特异性[10]。例如心动过速是敏感但非特异性的体征，因为很多其他原因如发热和焦虑均可导致心动过速。另外，低血压具有特异性，但不敏感，如果没有严重的血容量丢失，儿童通常能维持合适的血压。毛细血管再充盈时间和呼吸情况是判定的重要参数。由于年长儿和成人的体液量和细胞外液量相对较少，因此在容量丢失程度不重时就可有临床表现。表171-1列出了询问父母病史时需要强调的内容。

并发症 急性腹泻病的并发症最初表现为水、电解质和酸碱失衡，以及感染引起的全身症状。年幼儿长出现低血糖和代谢性酸中毒，但没有特异性症状和体征。无经验的大夫可能漏掉处于代偿状态的患儿，而这些病人可能在短时间内即快速地出现失代偿。病情严重或合并慢性病的患儿可能在到达急救室已呈濒死状态。患儿可能出现明显的休克征象，如昏睡、反应弱、呼吸窘迫、无尿、心律失常、惊厥或昏迷。因此早期识别休克十分重要，如持续的心动过速、呼吸急促、烦躁易激惹、嗜睡，并在失代偿以前补充血容量。

诊断方法 由急性胃肠炎引起严重脱水的患儿应查血电解质、血糖。尽管大多数无明显并发症的急性胃肠炎无需行粪便培养，但如需特殊治疗、住院或是给予感染控制手段的病人，则建议做粪便培养。如果患儿有全身症状、慢性基础疾病或出现痢疾样症状时，粪便培养是有益的。对于免疫抑制患者、2～3月以下的小婴儿或可能有菌血症的病人，应行全血细胞计数、大便检查、血或其他标本培养等化验。在急救室，最简单实用的大便检查即为显微镜下查白细胞和潜血等以区分痢疾和急性胃肠炎。大便中查见白细

表 171-1	脱水程度的临床判断		
	轻度 (<5%)	中度 (10%)	重度 (15%)
症状和体征			
黏膜干燥	±	+	+
皮肤弹性下降（捏起后皮肤回弹）	−	±	+
前囟凹陷	−	+	+
精神状态	清醒	易激惹	昏睡
眼眶凹陷	−	+	+
呼吸深大	−	±	+
低血压（体位性）	−	±	+
脉搏增快	−	+	+
毛细血管再充盈时间	≤2s	>2s	>2s
实验室检查			
尿			
尿量	稍少	少尿	少尿/无尿
尿比重*	≥1.020†	≥1.030	≥1.035
血			
尿素氮	正常†	升高	明显升高
pH（动脉血）	7.40~7.30	7.30~7.10	<7.10

+，阳性；−，阴性；±，不定。
BUN，血尿素氮；WNL，正常范围内。
* 提供能佐证查体的证据。
† 在轻度或中度脱水中少见。
From Barkin RM, Rosen P: Emergency Pediatrics, 5th ed. St Louis, Mosby, 1999.

表 171-2	儿童呕吐的常见原因
病因分类	临床症候群
中枢神经系统	感染、占位性病变
胃肠道	梗阻、腹膜炎、肝炎、肝衰竭、阑尾炎、幽门狭窄、中肠扭转、肠套叠、先天性代谢缺陷
药物	服药、药物过量、药物反应
内分泌	肾上腺皮质危象、糖尿病酮症酸中毒、先天性肾上腺增生症
肾	泌尿道感染、肾盂肾炎、肾衰竭、肾小管酸中毒
心脏	任何原因引起的充血性心力衰竭
感染	肺炎、急性中耳炎、鼻窦炎脓毒症
其他	心因性、呼吸功能不全

表 171-3	儿童腹泻的常见原因
病因分类	临床症候群
胃肠道	吸收不良（如牛奶不耐受、果汁摄入过多）、肠套叠、炎性肠病、肠易激综合征、短肠综合征
药物	服药、药物过量、药物反应
内分泌	甲状腺毒症、肾上腺皮质危象、糖尿病肠病、先天性肾上腺增生症
肾	泌尿道感染、肾盂肾炎
感染	肺炎、急性中耳炎、鼻窦炎、脓毒症
其他	父母焦虑症、慢性非特异性腹泻

胞（超过5个/HP）或血，提示病原体穿过了黏膜屏障以及受侵袭的危险性提高。近90%由沙门菌和志贺菌引起的急性腹泻患儿在便中可查到白细胞。另外弯曲杆菌、结肠耶尔森菌、侵袭性大肠埃希菌和副溶血性弧菌感染的患儿便中也可查到白细胞。其他如粪便电解质、脂肪、培养、虫卵和寄生虫等检查受到了更多的重视，而且可能有助于儿童初级保健医师进行随访。便培养、轮状病毒酶联免疫测定和其他检查用于那些表现不典型、病程较长（超过两周）或有痢疾样症状的患者。还有一些研究可用于明确社区感染原因。肝酶、胆红素和肝炎血清学检查有助于明确肝炎的原因。尿液检查能够提示脱水的情况，了解有无泌尿道感染、肝炎和潜在的肾损害。

鉴别诊断 在儿童，呕吐可以是很多原因引起的十分常见的症状之一。由于小儿没有社交障碍，不会对呕吐（或腹泻或哭闹）产生厌恶，使得成人不得不忍受那种不适的感觉。儿童可因疼痛、焦虑、恐惧或其他多种能引起恶心的因素而发生呕吐。一些常见的呕吐原因见表171-2。腹泻也是父母带孩子去急救室的常见原因。多数情况下，腹泻常伴有急性胃肠炎的其他症状，但也可以是就诊的唯一主诉。表171-3列出了儿童常见的腹泻原因。重点是大多数腹泻或呕吐或同时吐泻的患儿病因都是相对良性的，但也有严重的病因，医生必须根据临床情况做出恰当诊断。

阑尾炎是儿童和青少年最常见的外科病，其体征和症状并非一成不变。呕吐和腹泻不能除外阑尾炎，尤其是当患儿伴有腹痛时。肠套叠是小儿另一可出现呕吐、腹痛的外科病，可伴或不伴便血。但小儿发生

表 171-4	儿童腹泻的病原体和特异性治疗
病原体	非支持疗法的特异性治疗
弯曲杆菌	阿奇霉素 12mg/(kg·d) PO, 5d
	红霉素 30～50mg/(kg·d), tid PO, 5～7d
艰难梭状芽孢杆菌	甲硝唑 30mg/(kg·d), qid, PO, 7～10d
大肠埃希菌	阿奇霉素 12mg/(kg·d) PO, 5d
	甲氧苄啶-磺胺甲基异噁唑（TMP）10mg/(kg·d), PO bid 5～7d
蓝氏贾第鞭毛虫	甲硝唑 15mg/(kg·d), PO, tid 5d
沙门菌	<3月的婴儿
	氨苄西林 200mg/(kg·d), q6h, 7～10d 和庆大霉素 5～7.5mg/(kg·d) q8h, IV
志贺菌	阿奇霉素 12mg/(kg·d), PO 5d
	如敏感，可予甲氧苄啶-磺胺甲基异噁唑（TMP）10mg/(kg·d), PO bid 5～7d
结肠耶尔森菌	如患儿有免疫抑制，则按脓毒症治疗
弧菌属	无需治疗；抗生素适用于严重腹泻或霍乱

Data from Pickering LK, Baker CJ, Long SS (eds): Red Book: 2006 Report of the Committee on Infectious Diseases, 27th ed. Elk Grove Village, Ill, American Academy of Pediatrics, 2006.

胆汁性呕吐时，应警惕肠梗阻的可能，如中肠扭转。小肠结肠炎可以是主要临床表现，也可以作为疾病的严重并发症，如先天性巨结肠。HUS 虽然少见，但由大肠埃希菌 O157:H7 和志贺菌引起的小肠结肠炎可能引起致死性并发症。

处理 除了救治休克外，腹泻患儿在急诊科的治疗还包括：①除感染性腹泻，还应考虑其他引起腹泻的重要原因；②评估和治疗患儿的基础病和可能出现的并发症；③做出病原学诊断。表 171-4 列出了腹泻的常见病原体及推荐治疗。由于可能延长或加重病情及其潜在的毒性，止泻剂如洛哌丁胺（盐酸洛哌丁胺）、地芬诺酯和阿托品（止泻宁）等可能降低胃肠动力，对小儿感染性腹泻无治疗作用。

处置

大多数腹泻患儿可以在门诊治疗，并继续给予正常的、符合其年龄的饮食。可给予维持电解质溶液。如果医嘱建议在家中口服补液治疗，则一旦呕吐停止就可开始喂养。不推荐对腹泻患儿进行常规禁食处理。在出急诊科之前，必须详尽告知孩子的父母或监

框 171-1	对呕吐腹泻患儿父母的健康教育

1. 按需给患儿喝清水
   a. <2 岁的患儿应给予维持电解质溶液，如倍得力电解质溶液
   b. >2 岁的患儿可予其他液体，如去碳酸的苏打水、Gatorade 或清汤
2. 如果您的孩子出现呕吐，可在病初少量多次地给予上述液体，维持与孩子年龄相符的正常血容量。可用汤匙、杯子、注射器或勺子来少量喂服。可在呕吐后 5～10min 即喂水，即使持续呕吐也应继续喂服补液
3. 呕吐一旦停止、患儿喝水能耐受时就可以进食，也可在呕吐后 2h 开始恢复进食
   a. 配方奶喂养或母乳喂养婴儿应继续吃配方奶或母乳
   b. 年长儿可先少量给予清淡的、淀粉类或糊状食物（香蕉、米饭、苹果沙司、抹有孩子喜欢的酱料的烤面包），并逐步加量，根据孩子的口味添加食物的种类
4. 当食欲恢复后可回归为孩子的日常饮食
5. 很多食物可能加重腹泻；应在腹泻缓解以后再食用含果胶的食物，如苹果沙司、其他水果和果汁等
6. 腹泻尚未得以明显缓解前应减少牛奶制品的食入
7. 如果发生以下情况，请打电话给孩子的医生或返回急诊科：
   a. 腹泻或呕吐的次数和量增加
   b. 呕吐持续时间超过 24h
   c. 大便或呕吐物中有血或呕吐物持续为绿色
   d. 孩子的尿量减少（尿布水分减少），哭时少泪，或反应弱、不易唤醒

护人需要重点观察的、可能提示病情加重或出现并发症的症状和体征（框 171-1）。病情指导还应包括适当的卫生及洗手措施以防发生其他感染性疾病。事实证明，监督日托机构的洗手有利于减少孩子间的细菌传播。病人的初级保健医师应定期随访，并关注病情是否加重及出现并发症。那些呕吐和腹泻迁延、补液后仍有失水、治疗后病情仍加重、有基础病可能使治疗更复杂、出现全身症状的病人应住院治疗。由于机体储备不足和免疫系统发育不成熟，极低体重出生儿在生后第一年出现急性胃肠炎时极易发生并发症。

脱水

临床特征

脱水或机体水分减少可以由多种原因引起。广义上讲，脱水的机制包含三类：摄入不足，如口腔炎；丢失增加，如腹泻或糖尿病；不显性失水增加，如发热。脱水的严重程度通常根据急性体重丢失（估计

表 171-5　根据血钠水平分类的脱水

体征	根据血钠水平对脱水分类		
	等张性：130～150MEQ/L	低张性：<130MEQ/L	高张性：>150MEQ/L
皮肤			
弹性	差	极差	正常
触感	干	湿冷	皮肤粗厚，揉面感
黏膜	干	干	干
眼眶凹陷	+	+	+
前囟凹陷	+	+	+
意识	昏睡	昏迷/惊厥	易激惹/惊厥
脉率增快程度	++	++	+
血压降低程度	++	+++	+

+，++，+++，表现的相对明显程度。
From Barkin RM, Rosen P: Emergency Pediatrics, 5th ed. St Louis, Mosby, 1999.

液体）占病前体重的百分比来划分。超过5%的脱水就很明显了，而且常可通过病史和体格检查做出判断（见表171-1）。由于经常不知道病前的体重，临床医生有赖于通过病史、体格检查和实验室检查等对脱水程度做出判断。父母提供的病史和观察十分有价值，对甄别脱水十分重要[11]。脱水孩子的早期表现可能是较同龄儿精神弱、活力下降，可以显得虚弱或嗜睡，前囟尚未闭合的患儿可出现前囟凹陷、眼眶凹陷、黏膜干燥（如果患儿刚喝过东西，则黏膜可能被误判为湿润）等。患儿还可出现心动过速、呼吸增快，躯干皮肤张力降低（提示低钠血症）或有揉面感（提示高钠血症）（见表171-5）。临床医生要重点记住，脱水的临床体征和症状是变化的、而且常常很隐蔽。

实验室检查手段有助于了解病因、评估脱水的严重程度和并发症，血电解质、尿素氮（BUN）、血肌酐和血糖检测等是常做检查[12]。血钠水平对判断等张性、低张性、高张性失水及针对性治疗十分重要。低血HCO_3^-提示便中HCO_3^-丢失过多或组织灌注不足。一些新的无创技术可用于判定脱水的程度，如超声检测下腔静脉直径[13]，测定呼出气CO_2以判断酸中毒等[14]。痢疾患儿应查血BUN和肌酐，并查粪便大肠埃希菌O157：H7以警惕HUS的发生。血糖水平也十分重要，小儿病毒性胃肠炎时容易发生低血糖，这有利于判断患儿既往是否存在未能发现的脂肪酸氧化障碍或其他先天性代谢缺陷病。糖尿病也可出现呕吐和脱水，一些病人尚需查尿电解质和渗透压。

鉴别诊断

小儿因感染性胃肠炎引起腹泻、呕吐而导致的失水十分常见。表171-6列出了部分非胃肠道疾患导致脱水的原因。

纠正液体和电解质失衡

口服补液治疗

口服补液治疗（ORT）是婴儿及儿童轻中度失水安全、有效的治疗方法[9,15,16]。即使患儿存在持续呕吐或腹泻，仍可给予ORT。如果患儿存在严重的脱水、休克、失水、急腹症，可疑肠梗阻、血钠异常或明显的基础病时，必须通过详尽的病史、体格检查或实验室检查等明确，且不宜给予ORT。部分原则见框171-2。

表 171-6　容量丢失的鉴别诊断

液体丢失分类	潜在的病因或疾病
肾因素	利尿剂、肾小管酸中毒、肾衰竭、尿路梗阻、尿崩症、甲状腺功能减退症、肾上腺功能不全、肾损伤、盐消耗性肾病
肾外因素	第三间隙（胰腺炎、腹膜炎、脓毒症）、经皮肤丢失（烧伤、囊性纤维化）、经肺失水、充血性心力衰竭、肝衰竭、出血

框 171-2	小儿腹泻和脱水的治疗原则

1. 口服补液溶液（ORSs）可用于纠正脱水
2. 口服补液应尽可能地快速执行
3. 脱水一旦纠正就应正常进食
4. 母乳喂养婴儿应继续哺乳
5. 配方奶喂养婴儿不建议喂哺稀释奶，并非必须给予特殊配方奶喂养
6. 额外的 ORS 用于补充腹泻的继续丢失量

Adapted from King CK, et al: Managing acute gastroenteritis among children: Oral rehydration, maintenance, and nutritional therapy. MMWR Recomm Rep 52 (RR-16): 1, 2003.

急诊科的 ORT 可持续 4～8h，且在这期间应指导家长学会如何评估和治疗儿童腹泻。一定量的口服补液溶液（ORSs）是有效的。ORSs 的主要成分是不同比例的水、糖、氯化钠、碳酸盐（表 171-7）。Rehydralyte 是早期优选的治疗儿童病毒性胃肠炎的溶液之一。ORS 的用量可依据以下方法进行计算：

1. 通过病史、临床体征及体格检查估计容量丢失的程度为轻度还是中度。
2. 轻度脱水时 ORS 补充量为 60ml/kg，中度脱水为 80ml/kg。
3. 在最初 4h 内，每小时给 ORS 总量的 25%。
4. 每小时均需监测病情进展，4h 后重新评估。

急诊科应当配备观察和监护病人在 4～8h 内病情的设备和人员，以判定 ORT 的效果。应指导父母或其他监护人如何进行 ORT；护理人员还应该教授父母一些观察病情的方法、补充液体的手段，以及哪种液体适合呕吐、腹泻的患儿。在监护期间，不能耐受口服补液的患儿应予静脉输液。判断和了解患儿是什么原因导致的 ORT 失败至关重要，如患儿不能摄取液体、呕吐和腹泻引起过多的液体丢失、补液方法不当或父母原因等。通常可以通过少量多次的补液而使得持续呕吐的患儿能够保持其补液速度。例如，这可能需要用小勺或注射器慢慢地滴入喂养。经鼻胃管也可成功补液。可以估算呕吐（实际呕吐量）和大便（5ml/kg）的丢失，这些量应计入每小时的补液量。在最初的 4h 后应对病人进行再评估。如果临床检查提示补液充分，患儿可以出院回家，同时对其父母进行如何维持液体需要的进一步指导。如果患儿仍呈轻到中度脱水，但病情并无恶化，应重新评估患儿以了解是否需要又一个 4h 的治疗。如果患儿不能摄取足够的量，或 8h 后仍不能改善其容量丢失，应予静脉输液治疗。

静脉输液治疗

一些送入急诊科的脱水患儿不适合 ORT，包括循环衰竭、休克、重度脱水、丢失增多或 ORT 期间病情恶化、顽固性呕吐、低血糖或血钠异常的患儿。

表 171-7　常见口服补液溶液

溶液	Na^+ (MEQ/L)	K^+ (MEQ/L)	Cl^- (MEQ/L)	HCO_3^-/CITRATE (MEQ/L)	葡萄糖* (G/DL)	渗透压 M/L
纠正脱水						
Rehydralyte	75	20	65	30	2.5	270
WHO 溶液	90	20	80	10	2.0	310
维持						
Lytren	50	25	45	30	2.0	
倍得力电解质溶液	45	20	35	30	2.5	270
Infalyte	50	25	45	34	1.9	200
清洁液体						
佳得乐	20	3			2.1	
可乐	3	0.1～0.9		7～13	10.0	
姜啤酒	4	0.2			9.0	

From Barkin RM, Rosen P: Emergency Pediatrics, 5th ed. St Louis, Mosby, 1999.
WHO, World Health Organization.
* 可能是水解的长链低聚糖。

应根据患儿不同病情阶段的需要进行评估，如即刻期（紧急阶段，阶段Ⅰ）、短期（继续补充阶段，阶段Ⅱ）和长期（早期重新喂哺阶段，阶段Ⅲ）。在即刻期，液体复苏的目标是恢复血容量；此期间需快速补液以防出现严重并发症甚至死亡。在继续补液阶段，液体和电解质紊乱已被纠正，应补充继续损失量；该阶段将持续24h。在早期重新喂哺阶段，在接下来几天应满足长期的需要，机体开始恢复液体、电解质和营养等内环境稳定。即刻和短期阶段的治疗应在急诊科，接下来可住院治疗或由初级保健医师在家中进行治疗。在临床工作中，这些阶段的治疗并非截然分开而是连续的。监测血电解质、尿素氮和血糖可提示患者是否需静脉输液治疗。

紧急复苏阶段

通过输注等张晶体溶液迅速扩张血管是即刻复苏的目标。在5～15min内快速输入0.9%盐水（或其他适宜的等张晶体溶液）20ml/kg，可以改善休克。在危急情况下，如果静脉通路不能立即建立，可以通过骨髓输液。必须定期对病人进行重新评估，容量丢失严重的患者可重复每剂20ml/kg的液体，直至临床情况得以改善。病情好转的征象包括血压恢复正常、神志改善、尿量增加。如果补液量超过60ml/kg，而病情仍无好转，则应警惕其他情况，如脓毒性休克、出血、毛细血管渗漏进入第三间隙、心力衰竭和中毒性休克等。

快速血糖检测十分重要。小儿需要糖供能，而且在疾病状态下的糖储备有限。如果出现低血糖（<50mg/dl），应快速静脉注射0.25～0.5g/kg葡萄糖（<3个月的小婴儿可予10%葡萄糖2～5ml/kg）纠正。必须监测血糖水平（每30～60分钟1次，直至血糖稳定）以及时纠正并保证下一步需要。反复出现低血糖应警惕脂肪酸氧化缺陷或其他先天性代谢病。

继续补液阶段

在急性复苏后，应该给病人适当的液体治疗。这时的液体计算应包括已经补充的液体，同时要考虑到病人临床变化情况。为了保证所补充液体种类和量的准确性，可以根据血钠水平调整：高钠血症（血钠>150mEq/L），低钠血症（血钠<130mEq/L）或等张性（血钠在130～150mEq/L）。

等张性容量丢失　等张性失水是最常见的容量丢失类型，其钠和水的丢失相对一致。机体体液的张力不发生改变，或液体在细胞外和细胞内重新分布。这使得细胞外液体丢失，血容量减少。常见原因为伴或不伴摄入减少的胃肠液体丢失或尿量增加。框171-3列举了该类病人继续补充阶段的液体情况。一般而言，应在前8h补充丢失液体总量的一半。

值得注意的是，列举的病人仅有轻度酸中毒（其HCO_3^->12mEq/L），恢复血管内容量即可改善组织灌注、纠正代谢性酸中毒。这里计算了水和电解质的需要量（生理需要量和丢失量），并表明标准液体（0.9%、0.45%或0.2%氯化钠）能够基本满足液体所需，即通过已有的物品简化治疗。

低钠性容量丢失　低钠性容量丢失时，失钠大于失水，使细胞外水分进入细胞内以维持合适的渗透压。这最终可引起血管内容量的明显减少和血流动力学的改变。常因胃肠液体丢失后，补充低张液体引起。低钠血症的特异性症状和体征为程度不一的神经系统改变，从不适到激惹、惊厥甚至昏迷。

低钠性脱水的治疗举例见框171-4。如果血钠在120～130mEq/L，可予5%的糖盐水，在前8h内给予全天总量的1/2，剩余的在余下的16h输入。过快地纠正低钠血症可能引起脑桥中央髓鞘溶解。应密切监测血钠水平，以免血钠的上升速度超过每小时1mEq/L。肾功能正常时可在液体中加入20mEq/L的氯化钾。如果血钠低于120mEq/dL，病人可能出现抽搐、过度兴奋或其他神经系统症状。此时，可根据下列公式予3%氯化钠（0.5mEq氯化钠/mL）纠正：

3%氯化钠（ml）×（10mEq/L）（0.6）（体重）/0.5

由于可能引起脑桥中央髓鞘溶解，因此应避免过快纠正血钠。有报道儿童也可发病，尤其是糖尿病酮症酸中毒伴低钠性脱水的患儿在进行液体复苏时更易发生[17,18]。由某些原因引起的低钠血症，推荐使用呋塞米（1.0mg/kg静脉注射）或其他利尿剂。这时应使用髓袢利尿剂，因为自由水的排泌常伴溶质（钠）的丢失。利尿剂可与盐水同时使用以免失钠过多。

低钠性脱水还应和其他可引起低钠血症的常见病因相鉴别，如抗利尿激素分泌异常综合征（SIADH）。该综合征由多种原因引起，表现为肾排钠和重吸收水失衡，导致血钠降低、尿钠升高。治疗方法是限液。

高钠性容量丢失　高钠性容量丢失为失水大于失钠。可发生于所补液体的类型不当，如液体或补液公式错误，或发热、过度通气等。因为目前生产的婴儿液体或配方奶内钠的含量普遍较低，因此高钠性脱水是最少见的脱水类型。此时细胞内水分转移至细胞外液以维持渗透压，相对保持了血管内容量。高钠血症的典型症状和体征为皮肤呈揉面感和中枢神经系统功能改变（可表现为易激惹、抽搐或哭声尖）。值得注

框 171-3 等张性失水时所需液体和电解质的计算方法示例

等张性血容量不足：中重度脱水的处理

1. 治疗前情况
   a. 病前体重：10kg（1 岁患儿）
   b. 脱水程度：中度（10%）
   c. 入院时体重：9kg
   d. 电解质：

   Na^+ 135mEq/L　　　　K^+ 5mEq/L　　　　Cl^- 115mEq/L　　　　HCO_3^- 12mEq/L

2. 所需液体

	水（ml）	Na^+（mEq）	K^+（mEq）
生理需要量	1000（100ml/kg）	30（3mEq/kg）	20（2mEq/kg）
丢失量（100ml/kg）			
细胞外液（60%）	600	84（140mEq×0.6）	
细胞内液（40%）	400		30（150mEq×0.4×50%校正值）
总量	1000ml	84mEq	30mEq
液体复苏	200ml	28mEq	
净丢失量	800ml	56mEq	30mEq

3. 液体输注计划

阶段	液体	
	计算	医嘱
Ⅰ（0~0.5h）	20ml/kg	200ml 生理盐水（0.9%）或乳酸林格液 20~30min 输入
Ⅱ（0.5~9h）	1/2 净丢失量：400ml 5%葡萄糖溶液+28mEq 氯化钠+15mEq 氯化钾	733ml（~90ml/h）5%葡萄糖溶液 0.45%氯化钠溶液+22mEq 氯化钾（~30mEq/L）（简易的近似计算法）
	1/3 生理需要量：333ml 5%葡萄糖溶液+10mEq 氯化钠 和 7mEq 氯化钾	
	总量：733ml+38mEq 氯化钠+22mEq 氯化钾	
Ⅲ（9~25h）	1/2 丢失液 2/3 生理需要量	1067ml（~67ml/h）0.45%氯化钠葡萄糖（5%）溶液+28mEq 氯化钾（~26mEq/L）（简易的近似计算法）

注意

1. 第一阶段的液体复苏十分重要。如果患儿对初始治疗的反应差，可进一步补充更多的液体。通常，可早期快速输入液体以补充血容量的丢失
2. 早期应监测血糖，尤其是对那些长时间呕吐、腹泻或摄入不足的患儿，可考虑早期输入含糖液体
3. 如果患儿存在代谢性酸中毒，其 $HCO_3^- \leq 10mEq/L$ 或 pH<7.1，1/3 的含钠液可由 $NaHCO_3$ 替代
4. 酸中毒时血钾水平不能真实反应机体的缺钾状态
5. 校正液体量：发热（37℃以上时，体温升高 1℃，增加 10%），大便丢失（5ml/kg），或呕吐丢失（实际呕吐体积）

D_5W，5%葡萄糖溶液；ECF，细胞外液；ICF，细胞内液；NS，生理盐水；RL，乳酸林格液。

Modified from Barkin RM, Rosen P (eds): *Emergency Pediatrics*, 5th ed. St Louis, Mosby, 1999.

框 171-4　低张性失水时所需液体和电解质的计算方法示例

低张性血容量不足：中重度脱水的处理

1. 治疗前情况
   a. 病前体重：10kg（1岁患儿）
   b. 脱水程度：中度（10%）
   c. 入院时体重：9kg
   d. 电解质：

   Na^+ 110mEq/L　　　K^+ 5mEq/L　　　Cl^- 90mEq/L　　　HCO_3^- 12mEq/L

2. 所需液体

	水（ml）	Na^+（mEq）	K^+（mEq）
维持量	1 000（100ml/kg）	30（3mEq/kg）	20（2mEq/kg）
丢失量（100ml/kg）			
细胞外液（60%）	600	84（140mEq×0.6）	
细胞内液（40%）	400		30（150mEq×0.4×50%校正值）
钠丢失 *		125	
总量	1 000ml	209mEq	30mEq
复苏液	200ml	28mEq	
丢失液	800ml	181mEq	30mEq

3. 液体输注计划

阶段	液体	
	计算	医嘱
Ⅰ（0～1/2h）	20ml/kg	200ml 生理盐水（0.9%）或乳酸林格液 20～30min 输注
Ⅱ（1/2～9h）	1/2 净丢失量：400ml 5% 葡萄糖溶液 + 90mEq 氯化钠 + 15mEq 氯化钾	733ml（～90ml/h）0.9% 氯化钠葡萄糖（5%）液 + 22mEq 氯化钾（～30mEq/L）（简易的近似计算）
	1/3 生理需要量：333ml 5% 葡萄糖溶液 + 10mEq 氯化钠 + 7mEq 氯化钾	
	总量：733ml + 100mEq 氯化钠 + 22mEq 氯化钾	
Ⅲ（9～25h）	1/2 丢失量 2/3 生理需要量	1 067ml（～67ml/h）0.9% 氯化钠葡萄糖（5%）液 + 28mEq 氯化钾（～26mEq/L）（简易的近似计算）

*钠丢失量的计算

A. 纠正至 135mEq/L 的需钠量 = 135mEq/L − 110mEq/L（实测值）= 25mEq/L
B. 机体的总水量（TBW）（L/kg）= 0.6L/kg（病前体重）− 0.1L/kg（失水量）= 0.5L/kg
C. 病前体重 = 10kg

钠丢失量 = A × B × C = 25mEq/L × 0.5L/kg × 10kg = 125mEq

注意事项

1. 在第一阶段液体复苏十分关键。如果初始的治疗无效，则需要更多的液体输注。通常早期的快速液体补充应归在累计丢失量的补充里
2. 如果病人存在代谢性酸中毒，HCO_3^- ≤10mEq/L 或 pH ≤7.1，1/3 的含钠液应由 $NaHCO_3$ 替代
3. 对于体重下降、有症状的严重低钠血症患者，可予高张性的 3% 盐水以提升血钠水平至 125mEq/L。3% 盐水每毫升约含 0.5mEq Na^+。可予 3% 盐水超过 10 分钟输入，并监测患儿对治疗的反应。一旦惊厥停止，可以在接下来的 8h 按计划补充另一半的丢失量
4. 如果水负荷过多，可予呋塞米每次 1mg/kg 静脉注射。接下来的多尿过程中，需监测尿钠、钾和氯，并按 mg 当量补充对应 3% 盐水和氯化钾
5. 早期应查血糖，尤其是那些持续呕吐、腹泻或摄入不足的患儿。此时可能需尽早输糖
6. 在酸中毒时，血钾水平不能真实地反应机体的失钾状态
7. 补液时应将下述情况算入在内：发热（37℃以上时体温每增加 1℃，需增加 10% 液量）、大便丢失（5ml/kg）或呕吐（按实际丢失量计算）

D_5W，5% 葡萄糖水溶液；ECF，细胞外液；ICF，细胞内有；NS，生理盐水；RL，乳酸林格氏液。

Modified from Barkin RM, Rosen P (eds): Emergency Pediatrics, 5th ed. St Louis, Mosby, 1999.

框 171-5	高渗性脱水

2周大的婴儿送入急救室,病史为纳奶差1天。昨天的病前体重为4kg,当前体重为3.4kg。试验室检查结果:血 Na^+ = 155mEq/L, K^+ = 4.5mEq/L, HCO_3^- = 13mEq/L

支持治疗

第一个10kg给液量 100mL/(kg·d) = 400ml

需 Na^+ 量 = 3mEq/kg × 4kg = 12mEq

需 K^+ 量 = 2mEq/kg × 4kg = 8mEq

液体丢失总量:4.0 - 3.4 = 0.6L

自由水丢失量 = Na^+ 实测值 - 理想 Na^+ 水平(145mEq/L)] × 4ml/kg × wt (kg)
= (155 - 145) × 4ml/kg × 4kg = 160ml

Na^+ 丢失量

由于病程在3天以内,因此,丢失的液体中有75%来自细胞外液,25%来自细胞内液。钠主要储备于细胞外液

Na^+ 丢失量 = (细胞外液 Na^+ 水平) × (75%含溶质液体丢失量*)
= (140mEq/L) × (0.75 × 0.44L)
= 46mEq

注意:含溶质的液体丢失量:

液体丢失总量 - 自由水丢失量 = 600ml - 160ml = 440ml

K^+ 丢失量(钾的主要储备处为细胞内液):

K^+ 丢失量 = (细胞内液 K^+ 水平) × (25%含溶质液体丢失量*)
= (150mEq/L) × (0.25 × 0.44L)
= 16mEq

48h需要量 = 维持量 + 丢失量

累计丢失量:

液体(ml) = (400 × 2)ml + 160ml(游离水)+ 440ml(溶质水)= 1 400ml

钠 (mEq) = 24 + 46 = 70mEq

钾 (mEq) = 16 + 16 = 32mEq

液体输注计划

这些液体应该在48h逐步输注。1/2的丢失量在第一个24h内输入,剩余的在下一个24h进入

第一天的液体量 = 生理需要量 + 1/2丢失量

第一天的液体量 = (400ml + 12mEq Na^+ + 8mEq K^+) + 1/2 (600ml + 46mEq Na^+ + 16mEq K)

第一天液体量 = 700ml D_5W + 35mEq Na^+ + 16mEq K^+

实际上,高渗性脱水患儿使用1/5张葡萄糖生理盐水(0.2%氯化钠葡萄糖溶液)或半张葡萄糖生理盐水(0.45%氯化钠葡萄糖溶液)均可。因为更重要的是速度而非液体种类。但血钠超过145mEq/L时,应使用自由水来降低血钠水平,一般4ml/kg游离水可降低血钠1mEq/L,多在48h以上使之下降。研究证明,5%葡萄糖溶液、0.2%氯化钠葡萄糖溶液、0.45%氯化钠葡萄糖溶液如果速度合适均可使用,并能在48h左右纠正脱水

D_5W,5%葡萄糖溶液;ECF,细胞外液;ICF,细胞内液;NS,生理盐水;RL,乳酸林格氏液。

Modified from Barkin R, et al: Pediatric Emergency Medicine, 2nd ed. St Louis, Mosby, 1997.

*计算方法(600ml液体丢失 - 160ml游离水丢失)。

意的是不能过快地补充低张液体,这是因为水分可迅速通过血脑屏障进入颅内(早在血钠纠正之前),使颅内压升高。这种类型的脱水应在48~72h以上才纠正。框171-5列举了该类脱水时液体和电解质的配比方案。在纠正脱水时,必须密切监测神经系统情况和血电解质。

医院获得性低钠血症

小儿静脉补液的并发症之一为低钠血症。在儿童,这种少见的疾病可能引起严重的神经系统异常,如惊厥、昏迷、脑疝甚至死亡等。发生急性低钠血症时,肯定遇到以下两种情况:①过多地摄取外源性游

离水；②ADH 分泌过多。因此，许多专家建议在为住院患儿选择液体时应给予等张盐而非低张盐[19,20]，但这一建议并未被普遍接纳[21]。无论如何，密切监测静脉补液患儿的神经系统状况十分必要。

重要概念

- 明确病原：在一些单纯的急性胃肠炎患者可不做大便检查。需要特异性治疗、特殊预防或卫生检疫时应化验大便，此外那些有全身症状、基础病和痢疾样症状的病人也应化验粪便。
- 大便白细胞：大便中出现粒细胞或血提示病原体穿过了黏膜屏障，而且受侵袭性损害的风险增加。近 90% 因沙门菌或志贺菌引起的急性腹泻患者，其大便都会查及粒细胞。
- 口服补液：口服补液治疗的患儿一旦呕吐缓解，就应恢复饮食。不推荐让感染性腹泻的患儿常规禁食。应对病人和家庭进行适宜的卫生宣教和洗手方法的指导，以预防家庭成员之间的相互传染。
- 脱水的评估：可以通过病史、临床症状和体格检查来判断血容量丢失的程度。口服补液溶液的合适剂量为：轻度脱水 60ml/kg，中度脱水 80ml/kg；在最初 4h 里，每小时给 ORS 总量的 25%。
- 重度脱水：重度脱水时，可在 5～15min 内快速输入 20ml/kg 生理盐水（或其他合适的等张晶体溶液）以纠正休克。可以每剂 20ml/kg 的量重复补液直至临床症状改善，如果液体量达 60ml/kg 以上而临床症状仍未改善时，则提示患儿可能存在其他情况，如脓毒性休克、出血、毛细血管渗漏进入第三间隙或心力衰竭。

本章参考文献请参见 http://pumpress.bjmu.edu.cn/eduservice/3419.html

第172章 肾与生殖泌尿道疾患

Maureen McCollough and Ghazala Q.Sharieff

曾健生 译　钱素云 校

概述

本章主要讨论引起儿童阴囊、睾丸和阴茎疼痛而到急诊就诊的常见原因，同时也讨论该年龄可能到急诊就诊的其他泌尿生殖道和肾异常，包括急性肾衰竭、泌尿系感染和高血压。

各种疾病

阴茎异常

阴茎异常勃起

疾病原理　阴茎异常勃起是由于阴茎背侧海绵体异常充血，导致阴茎背侧勃起而腹侧松弛。儿童时期主要原因有镰状红细胞病和白血病。脊髓外伤、免疫缺陷病、凝血异常和海绵体内注射罂粟碱、酚妥拉明和前列腺素 E_1 也可引起阴茎异常勃起。另外，其他一些药物如酚噻嗪类药、镇静催眠药、选择性5-羟色胺重吸收抑制剂、抗高血压药、抗凝剂和吸毒（如可卡因、酒精、大麻）有时也可导致。

由静脉血回流减少导致的低流量阴茎异常勃起更常见，其特点是长时间疼痛性勃起。高流量阴茎异常勃起常为无痛性，典型的是由于阴茎动脉破裂，动脉血流入过多，使海绵体充血肿胀。海绵体长时间充血，血液淤塞和低氧，导致血栓形成和缺血。阴茎异常勃起并发症包括阴茎纤维化、尿潴留和性无能。

临床特征　阴茎异常勃起是一临床症状诊断，应通过仔细询问病史及全面查体寻找病因。病史询问应包括过去就医情况（尤其是贫血、白血病和镰状红细胞病治疗情况）、吸毒、外伤病史和免疫缺陷病症状。查体应该全面细致，注意有无皮疹、淋巴结肿大、皮肤苍白或黄染或感染中毒综合征的一些体征。虽然阴茎异常勃起是一临床诊断，实验室检查有助于查找病因。全血细胞计数、血红蛋白电泳和凝血检查对一些患者有用。若原因不明时需进行相关检查以确定阴茎血流，如磁共振成像（MRI）、彩色多普勒超声检查和锝99m阴茎扫描。血管造影可确定高血流量阴茎异常勃起的出血部位[1]。

鉴别诊断　儿童阴茎异常勃起的鉴别诊断与成人不同。在成人，阴茎勃起原因可以是性唤起性阴茎勃起、尿道异物、Peyronie病、脊髓损伤和阴茎植入剂，但这些原因在儿童非常罕见。凝血障碍、吸毒、药物、外伤（包括脊髓损伤）、川崎病、白血病和镰状红细胞病是儿童阴茎异常勃起的常见原因。

处理和处置　包括补液、止痛、解除尿路梗阻和治疗原发病。用不含肾上腺素的1%利多卡因溶液进行局部麻醉以阻滞背侧神经对止痛有效。注射透明质酸酶也可起作用。对镰状红细胞病患儿，治疗应吸氧、补液和镇痛。由于阴茎温度升高可增加血液回流，缓解梗阻，因此坐浴和热敷对治疗低流量阴茎异常勃起有效。

另外，海绵体内穿刺放血和灌注冲洗对低流量阴茎异常勃起有效。但该治疗需在症状出现后数小时内施行，超过48h后很少有效。操作时将酚妥拉明、去氧肾上腺素（100~500μg/次，可连用达10次；每5~10min海绵体内注射10~20ml浓度为20μg/ml的溶液）、麻黄素或1:1 000 000肾上腺素常加入灌注液中。也可将1 000μg去氧肾上腺素加入100ml等张氯化钠溶液（10μg/ml）中，每次注入10~20ml。也有试用血管扩张剂如罂粟碱、肼屈嗪和间羟叔丁肾上腺素静脉输注，但效果不肯定[2]。

过去提倡换血疗法，但该方法并未体现比常规疗法有更多优点，并且有一系列神经系统后遗症，如所谓的 ASPEN（*a*ssociation of *s*ickle cell disease, *p*riapism, *e*xchange transfusion, and *n*eurologic events）综合征，即镰状红细胞病、阴茎异常勃起、换血疗法和神经系统异常综合征[3,4]。白血病患者经化疗后肿胀有可能消退。

小儿高流量阴茎异常勃起罕见，因此，相应的治疗方法研究较少。高流量状态可经动脉栓塞术有效缓解。如非手术方法治疗无效，需行海绵体-阴茎头分流术。最近有报道在超声引导下成功压迫会阴海绵体动脉瘘[5]。治疗应在症状出现后 12h 内开始，以避免长时间功能障碍和不可逆梗死[6]。持续性阴茎异常勃起患者或有基础病（如白血病、镰状红细胞病）的患者需住院治疗，并尽快请泌尿外科医师会诊。如果治疗有效，观察一段时间后，患者可离院回家，泌尿外科随访。

包茎

疾病原理 包茎是指包皮口狭小，使包皮不能翻转显露阴茎头。包茎可引起疼痛、血尿和尿道口梗阻。大多数包茎是生理性的，为正常发育过程，不需要干预。只有 4% 的新生男婴包皮能完全翻转。包皮能完全翻转的比例随年龄增长逐渐增加：6 个月为 25%，1 岁为 50%，2 岁 80%，4 岁 90%[7]。包茎也可继发于外伤、感染、化学刺激、不良卫生习惯、先天异常和包皮环切并发症。

临床特征 包茎是临床诊断。有包皮不能翻转病史，排尿时尿线细或尿线转向、包皮膨起，有时伴有疼痛和血尿。

处理和处置 由于包皮翻转与年龄有关，告知父母不要用力强行翻转包皮。强调轻柔翻转包皮清洗保持卫生。如有尿道口梗阻症状，可用止血钳轻轻扩张包皮或尿道口。如阴茎头出现血运障碍，需行包皮背侧切开术、包皮环切术、包皮整形术或球囊扩张[8,9]。局部用类固醇药物（0.6% 戊酸倍他米松软膏）可减轻炎症和治疗包茎，6 周后的有效率为 87%[10-12]。严重包茎患者可发生梗阻性尿路病，如有梗阻性肾衰竭症状需检测血尿素氮和肌酐并行肾超声检查。能排尿且无感染症状的患者可离开急诊科到泌尿外科随访。

嵌顿包茎

疾病原理 嵌顿包茎是指包皮翻转至阴茎头上方后不能复位到正常解剖位置遮盖阴茎头，引起阴茎远端静脉充血，可能导致严重后果。嵌顿包茎可由感染、手淫、外伤、头发或衣服带子引起。医源性原因

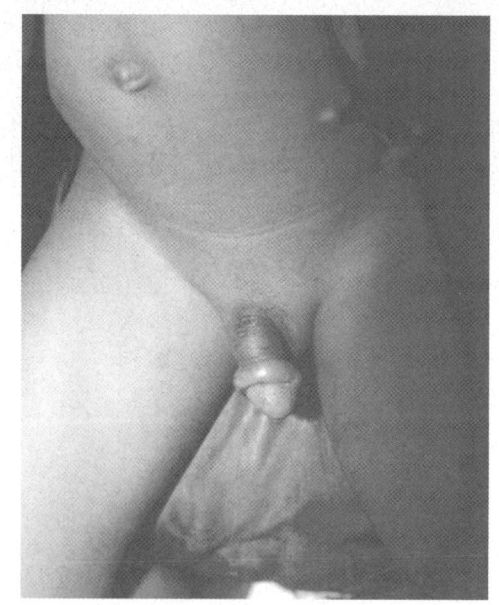

彩图 172-1 嵌顿包茎，未行包皮环切的 4 岁男孩。（Courtesy of Marianne Gausche-Hill，MD.）

为查体时翻转包皮后不能复位。嵌顿包茎为真正的泌尿外科急症，可压迫动脉，导致阴茎坏死和坏疽。

临床特征 患者非常紧张焦虑，常常是父母或患儿本人翻转包皮后不能复位（彩图 172-1）。询问病史时应确认患儿未实行过包皮环切术，因为在实行过包皮环切术的患者由毛发缠绕所引起的症状与嵌顿包茎非常相似。查体可见阴茎近端松软，而远端充血肿大、包皮翻转，有时可见蜂窝组织炎。嵌顿包茎的诊断基于临床表现。如怀疑阴茎异物，在缓解血管堵塞症状后需行放射学检查。

处理和处置 可通过血管注射药物或经阴茎背侧局部阻滞麻醉止痛。进行操作前需镇静。将装有冰水的乳胶手套放于阴茎头和包皮上可减轻水肿，需要挤压数分钟才能使水肿明显减轻。实行手法复位，将阴茎拉直并用两个拇指压挤阴茎头（图 172-2）。另一种方法是用 18~21G 针头穿刺水肿的包皮[13,14]，同时挤压阴茎头以利于抽吸水肿液。有些病例也使用背侧包皮牵拉方法复位，通过用 Adson 止血钳直接钳住翻转的包皮轻轻牵拉使包皮环松弛。如果这些方法均无效，须请泌尿外科会诊行包皮环切术或包皮背侧切开术。包皮复位后能自行排尿的患儿可离院回家，泌尿外科随访。如有蜂窝组织炎或坏死需要住院治疗，静脉用抗生素，请泌尿外科医师会诊。

龟头包皮炎

疾病原理 龟头包皮炎是指累及龟头和包皮的炎症，在未行包皮切除的男性中发病率为 6%[15]。龟头炎仅仅累及阴茎头。包皮龟头炎的基本原因是感染，

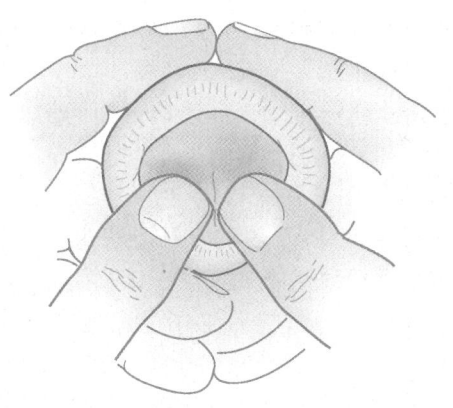

图 172-2　嵌顿包茎复位术。（Courtesy of P. P. Kelalis.）

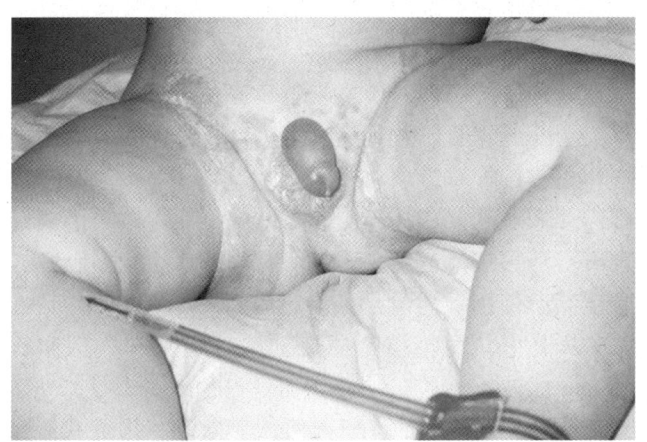

彩图 172-3　念珠菌感染引起的龟头包皮炎，8月男孩。（Courtesy of Marianne Gausche-Hill, MD.）

但化学刺激、外伤、顽固性药物疹和接触性皮炎也可为诱因。病原体包括革兰阴性菌和革兰阳性菌，如A族β-溶血性链球菌、少见的淋病奈瑟菌和衣原体[16]。反复发作的白色念珠菌龟头包皮炎应高度怀疑糖尿病。

临床特征　查体见阴茎红肿，有时可见分泌物（彩图 172-3）。全身症状如发热、呕吐和腹泻少见。龟头包皮炎是临床诊断，治疗也基于临床表现。如果症状严重，需行分泌物培养以明确病原体。

处理和处置　强调保持良好卫生习惯，坐浴减轻炎症。患儿用温水洗澡时排尿，可出现排尿疼痛。发生蜂窝组织炎时，使用对金黄色葡萄球菌和化脓性链球菌有效的抗生素。常用一代头孢菌素，疗程7天。如病原体为A族β-溶血性链球菌感染，需应用针对球菌的抗菌素[17]。也可局部应用0.5%氢化可的松乳膏。念珠菌感染需用抗真菌药治疗。反复发作需行包皮环切术。有感染中毒症状或有蜂窝组织炎或嵌顿包茎的患者需住院进行恰当治疗。

包皮环切术并发症

疾病原理　包皮环切术用于预防包茎、嵌顿包茎、龟头包皮炎反复发作、泌尿道感染和阴茎癌。3种方法可任选一种：利用 Plastibell 或 Gomco 夹子、包皮切除术和背侧包皮切开术。方法选择取决于操作者。最常见并发症为出血，一般较轻微，经直接压迫、用硝酸银烧灼和缝合多可止血。严重出血多为血液系统异常所致。也可发生局部、全身或泌尿道感染。

处理和处置　术后疼痛多于12～24h缓解。阴茎包扎敷料过紧可引起尿潴留和水肿，应将敷料去除。由于尿道口外露，长时间尿氨刺激可形成新的尿道口狭窄。8%～31%的患儿由于使用太小的 Plastibell 夹子引起尿道口狭窄[18]。症状和体征包括：排尿疼痛，由于尿道口发炎而出现血性分泌物，尿流速度快，需坐着排尿。如包皮保留过多，包皮环切后仍可有包茎。如包皮口明显狭窄，导致尿道口梗阻时，需用止血钳扩张狭窄口，且常常需外科手术修正。

皮桥是包皮环切术后附着于阴茎头至阴茎体的小纤维条索。包涵囊肿是由于遗留在伤口的包皮垢或切口周围的表皮内卷所致。像皮桥一样，包涵囊肿需手术切除。通过保持良好的卫生和在切口局部使用7～10d 抗生素软膏可以预防这些并发症发生。

阴茎夹伤或缠扎伤

阴茎环、绳带、金属丝和发丝缠绕均可导致阴茎动静脉闭塞。患儿表现为阴茎头肿胀，由于冠状沟水肿，真正导致损伤的物体反而不易看见。除了血运障碍，阴茎背侧神经支配也阻断。通过逆行尿道造影可以评估尿道梗阻情况。多普勒超声血流图可评估阴茎动脉血流。一旦确诊，需立即松解缠绕物。待患儿能自行排尿后才能离院。如果阴茎动脉血流中断而缠绕物不能迅速去除，或有坏死体征时，紧急请泌尿外科医师会诊。

拉链夹住包皮在小儿时有发生，尤其以2～6岁小儿多见。可用骨刀或金属刀或小钢锯切开拉链正中部位[20,21]（图 172-4），分开拉链取出包皮。虽然不需实行局部麻醉，但患者常常紧张焦虑，操作前需镇静。也有报道通过将阴茎浸泡于石蜡中有助于去除拉链[22]。其他解救包皮的方法主要是根据拉链的构造原理而提出的，包括：从夹闭处下方切断拉链后将拉链分开；用钳子剪断夹闭处两端的拉链齿；挤压拉链正中以便有更多空隙以解救被夹住的包皮；将扁平螺丝起子插入拉链当中撬开拉链[23-26]。父母应鼓励儿童穿内衣以减少包皮被拉链夹住的危险。

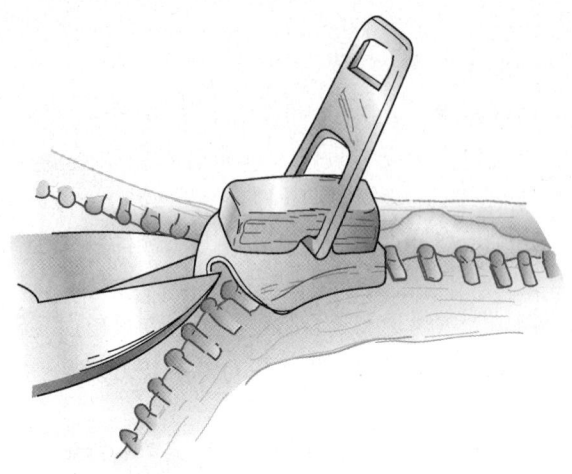

图 172-4 剪开拉链正中以松解被夹包皮。(From Snyder HM III, et al: Genitourinary Trauma. In Fleisher GR, Ludwig S [eds]: Textbook of Pediatric Emergency Medicine, 4th ed. Philadelphia, Lippincott Williams & Wilkins, 2000.)

阴囊肿块和肿胀

附睾炎

疾病原理 附睾位于睾丸后方。附睾炎是附睾的炎症,其原因随年龄变化而不同,最常见的是感染。青少年需评估性传播疾病可能,如淋病奈瑟菌和沙眼衣原体。患者可能有泌尿道感染、解剖异常或泌尿生殖道器械检查病史。引起附睾炎的泌尿道感染多为病毒或细菌所致,如大肠埃希菌、肺炎克雷白杆菌、变形杆菌或铜绿假单胞菌。

临床特征 患儿表现为疼痛、阴囊水肿和附睾触痛(彩图 172-5)。可有尿道分泌物,尤其是由性传播疾病引起的更常见。全身症状和体征包括恶心、呕吐、发热和下腹、阴囊、睾丸疼痛。婴幼儿可只表现为发热而没有其他症状。因此,在急诊科评估伴有发热或其他全身症状体征的患儿时,应进行全面的查体,包括泌尿生殖器检查。

当水肿严重时,睾丸和附睾之间的沟槽不明显,使得与睾丸扭转鉴别非常困难。托起阴囊时疼痛减轻(Prehn 征)并不可靠。

诊断策略 对 <2 岁的所有婴幼儿,尿液分析和尿液培养是急诊评估的一部分。对 2 岁或 2 岁以上儿童,只有当尿液分析提示泌尿道感染时才作尿液培养。没有脓尿并不能排除附睾炎,因为 50% 的附睾炎患者尿液检查正常。全血细胞计数可见白细胞升高,但该检查是非特异性的。尿道分泌物应送培养,并进行革兰染色及相关化验查找淋病奈瑟菌和沙眼衣原体。彩色多普勒超声和放射性核素闪烁显像可显示正常睾丸以及患侧附睾血流增多或正常[27,28]。怀疑附睾炎的所有患儿均应行彩色多普勒超声检查。由于不需要静脉置管,并且随时可进行,彩色多普勒超声应作为首选检查方法。

处理和处置 托起阴囊、冰敷,非甾体类消炎药和麻醉药可以减轻疼痛和炎症。如果有尿道分泌物,青少年应使用针对淋病奈瑟菌和沙眼衣原体的药物。9 岁以上小儿性传播附睾炎的治疗包括:头孢曲松 250mg 肌注;然后口服多西环素 100mg,每天 2 次,或口服四环素 500mg,每天 4 次。<9 岁儿童的治疗用红霉素 50mg/(kg·d),分 4 次口服。疗程一般 7~14d。对于非性传播附睾炎且没有泌尿道感染症状的儿童可用镇痛药止痛[29]。如果怀疑有泌尿道感染应行尿液分析,但婴儿无论尿检是否有阳性发现以及尿检有阳性发现的幼儿,均可用甲氧苄啶(每天 2 次)或头孢氨苄(每天 3 次)治疗。对治疗反应不好时可选用其他抗生素,包括红霉素、克拉霉素和阿奇霉素,因为生殖器支原体和脲原体可引起慢性附睾炎。患附睾炎的婴幼儿可离院并由初级保健医师负责随访,应反复尿培养以确定是否有泌尿道感染。有全身症状和中毒表现者需住院静点抗生素如头孢曲松或头孢噻肟。患儿需要到泌尿科随访以排除解剖异常和选择治疗感染的抗生素。

睾丸炎

睾丸炎是由于细菌或病毒感染睾丸导致阴囊弥漫性水肿、疼痛和变色。最常见病原体为副黏液病毒,38% 的青春期后男性腮腺炎相关睾丸炎是由该病毒所致。其他病原体包括大肠埃希菌、肺炎克雷白杆菌、铜绿假单胞菌、葡萄球菌或链球菌、EB 病毒、柯萨奇病毒、虫媒病毒、肠道病毒、布氏杆菌、肉芽肿病和丝虫。

在腮腺炎病程中,睾丸炎常常发生于 1 周后,

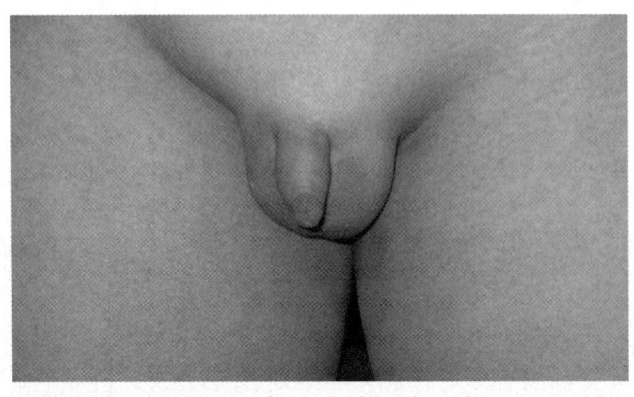

彩图 172-5 5 岁男孩附睾炎,左侧阴囊红肿。(Courtesy of Marianne Gausche-Hill, MD.)

表现为睾丸触痛和水肿，同时伴有阴囊颜色改变。双侧睾丸同时受累相对罕见，发生于 2%～5% 的患者。如果同时存在附睾炎，可有尿道分泌物。细菌性睾丸炎可导致阴囊脓肿。由于睾丸炎常为单侧，生育能力可保持。多普勒超声检查可鉴别睾丸炎和睾丸扭转。对有明确病毒来源如腮腺炎的患儿，治疗主要针对缓解疼痛（托起阴囊、非甾体类抗炎药和麻醉药）。当诊断不清楚或伴有附睾炎时，经验性治疗为口服主要覆盖革兰阴性菌的抗生素。有感染中毒表现、阴囊或睾丸脓肿或门诊治疗失败的患者应收住院。

睾丸扭转

疾病原理 精索扭转是急性阴囊疼痛的常见原因。延误诊断和治疗可导致丧失精子发生能力，严重病例，可出现睾丸坏死、坏疽。睾丸抢救成功率是时间依赖性的，在症状出现后 4h 内行扭转矫正，成功率为 96%；如果 24h 后才治疗，成功率 <10%[30]。总的睾丸扭转发生率为 1/4 000，发病高峰在 13 岁。从发育中的胎儿到老年人，各个年龄阶段均有发病报道，但青少年最多见。

睾丸从腹腔下降经腹股沟管进入阴囊，同时腹膜也经腹股沟管内陷，部分包裹睾丸和附睾，形成鞘膜。鞘膜一般附着于阴囊后壁和睾丸上极，起固定睾丸作用。如果鞘膜完全包裹睾丸，并附着于较高的精索上（钟锤畸形），不具备正常固定睾丸的作用，因而容易发生睾丸扭转（图 172-6）。鞘内睾丸扭转，即睾丸在鞘膜内旋转，使动脉血流中断。鞘外睾丸扭转最多见于早产儿，并且出生前就可发生。如果扭转时间长，有报道短至 4h 的缺血就可导致睾丸梗死和萎缩。

临床特征 患儿可表现为急性阴囊疼痛、肿胀、睾丸上提和典型的提睾反射消失[31]。虽然在一篇报道中 100% 的睾丸扭转患者提睾反射消失，而只有 14% 的附睾炎患者提睾反射消失，但存在提睾反射并不能排除睾丸扭转。还应注意不正常附睾和睾丸位置，左侧睾丸扭转发生率稍多于右侧。患儿可出现恶心、呕吐和低热。隐睾患者发生腹痛时，应考虑到睾丸扭转[32]。

诊断策略 除非其他诊断（如附睾炎）非常明确，否则患者应评估睾丸扭转可能。当作出相对肯定的临床诊断后，诊断性检查不应延误合适的治疗。尿液分析很少有帮助，因为睾丸扭转和附睾炎均可出现脓尿。彩色多普勒超声血流图是广泛用于检查睾丸扭转的方法，其对睾丸扭转的敏感性为 79%～86%，特异性几乎为 100%。与闪烁显像相比，彩色多普勒超声血流图可以 1 天 24 小时随时快速施行，且不需放置静脉导管。闪烁显像的敏感性为 79%～100%，

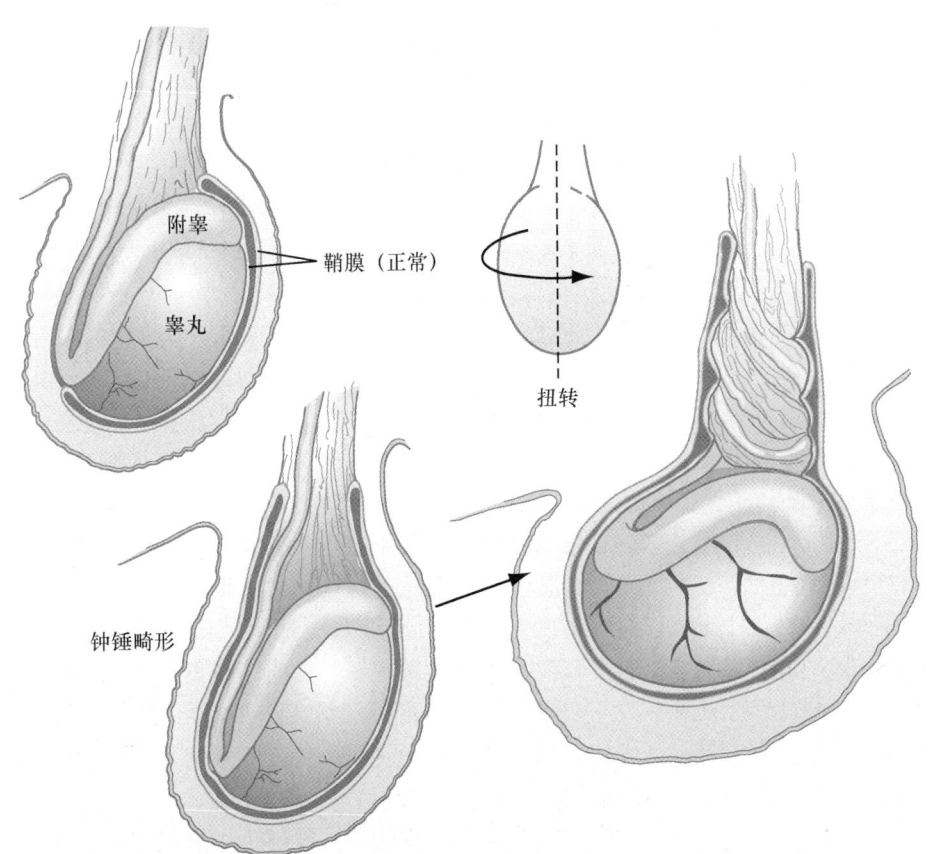

图 172-6 睾丸扭转解剖图。(From Snyder HM III, et al: Pain-Scrotal. In Fleisher GR, Ludwig S [eds]: Textbook of Pediatric Emergency Medicine, 4th ed. Philadelphia, Lippincott Williams & Wilkins, 2000.)

特异性为89%～100%[33-35]。最近MRI已作为另一种诊断方法，有研究显示其敏感性为93%，特异性100%[36]。万一超声检查不能明确诊断，需请泌尿外科医师会诊作出决定。另外，如有条件，可行闪烁显像检查。当临床高度怀疑扭转时，不能因为诊断性检查而耽误手术探查，尤其是对症状持续时间<12h的患者。

处理 如果根据临床所见及确定性的临床检查，判定患儿是在症状出现后12h内，应立即手术探查[37]。矫正受累的睾丸，随后可选择性地对对侧睾丸行睾丸固定术以防止复发。大约40%的患者对侧睾丸有钟锤畸形。手工复位也可以直观的方式从不同角度旋转睾丸，直到睾丸完全复位[38]。由于手法复位非常痛，操作前应镇静止痛。只有当泌尿外科医师未能及时实施手术复位并且患者疼痛持续时间<24h，或者急诊医师判断抢救睾丸的时间窗还未过的情况下，才能实行手法复位。

睾丸附件扭转

睾丸附件是苗勒管的残留体。睾丸附件扭转病例中，92%为睾丸的附件，其余的为附睾附件。平均发病年龄为10岁。患者典型的表现是突然发作的患侧阴囊中度疼痛。少于25%的患者可有特异性的"蓝点"征——位于阴囊上外侧的直径<3mm的蓝色小区域。蓝点征表示阴囊壁下面有青紫的附属物。如果对诊断存在疑问，应进行放射性同位素扫描或彩色多普勒超声检查。彩色多普勒超声可显示受累侧睾丸的血流正常或增多。保守治疗方法常常只是应用止痛药，1周内受累的附件可自行脱落，同时症状缓解。

精索静脉曲张

精索静脉曲张是由于蔓状静脉丛引流不完全，引起精索静脉曲张，导致阴囊肿胀。据报道青少年男性精索静脉曲张的发病率为14%～16%[39]，但在<10岁的儿童中罕见[40]。左侧精索静脉曲张占总数的85%～95%，然而，22%的患者可有双侧精索静脉曲张[41]。如果出现右侧精索静脉曲张，需要考虑腹腔内异常，因为这常常是由下腔静脉栓塞或肿瘤压迫下腔静脉所致[42]。左侧精索静脉曲张迅速出现需要怀疑肾细胞癌堵塞左侧肾静脉。查体时可在睾丸后上方触及质地柔软的扩张精索静脉，并且在直立位时明显。因此检查时患儿应取站立位或俯卧位。如患儿俯卧位时阴囊持续肿胀时需行腹部增强CT检查是否有肾静脉堵塞。根据阴囊外形及触诊感觉，精索静脉曲张曾被描述为"一袋蠕虫"。如果患儿有症状或有双侧精索静脉曲张，则需行手术治疗[43]。

特发性阴囊水肿

特发性阴囊水肿是阴囊的无痛性红斑和硬结，77%的病例<10岁，2/3病例是单侧的，未发现任何特殊变应原。特发性阴囊水肿以阴囊无痛性红斑和硬结为特征，可伴有瘙痒。检查时有轻微触痛。水肿和红斑可蔓延至阴茎、腹股沟和腹部。睾丸及附睾无肿块。全身症状和体征罕见。当排除急性病变后，患者可以离院，门诊随访。多数患者于数天内自行缓解，不需特殊处理。复发率高达21%。

鞘膜积液

鞘膜积液是指鞘膜内液体积聚。如腹膜鞘状突未闭合，在腹腔与阴囊间有一通道即形成交通性鞘膜积液。而在非交通性鞘膜积液中鞘状突完全关闭。鞘膜积液以右侧多见。出生时就可出现，常为无痛性，哭闹或运动时加重，鞘膜积液常于18个月时自行缓解。透光试验见肿大阴囊。如出现急性疼痛，需行彩色多普勒超声血流图或放射性核素闪烁显像确定鞘膜积液原因并排除其他急性病理过程。无症状患者可离院回家，泌尿外科随访。如果鞘膜积液持续1年以上或患者18个月大时仍未缓解，需行超声检查以确定不是因睾丸肿瘤或炎症所致的反应性积液。

腹股沟疝

疾病原理 男性腹股沟疝（直接和间接）很常见，有两个发病高峰：1岁以前和40岁以后。间接腹股沟疝是由于婴儿时期鞘状突未闭合，腹腔内容物进入该鞘中。肠系膜、肠管和腹腔内器官进入后形成疝囊，但常常较小。如果疝内容物可复位到正常解剖位置，则称为可复性疝。如果疝内容物持续留在疝囊内不能回纳，可能是嵌顿疝或不可复性疝。嵌顿疝可引起肠管或肠系膜绞窄而缺血坏死。

临床特征 嵌顿疝可出现疼痛、阴囊水肿、恶心、呕吐和低热。查体时阴囊处可闻及肠鸣音。如腹股沟可触及肿物且与睾丸分开，仅仅根据临床表现就可诊断腹股沟疝。偶尔嵌顿绞窄疝可表现为阴囊内蓝色肿块。

处理和处置 置患者于头低脚高位，冰敷腹股沟减轻水肿。手法复位前应予镇静。缓慢轻柔挤压使疝内容物回纳。如果挤压未能回纳，可试用相反的方法：牵拉疝囊使嵌顿内容物变直，以便其滑回腹腔。

如果腹股沟疝不能回纳或有绞窄可能（有发热、蜂窝组织炎和腹膜炎体征），应予液体复苏、静脉用广谱抗生素和急诊手术。

常规检查时发现有疝、能够回纳且没有嵌顿或绞窄症状体征的患者可以到外科行手术修补。

肿瘤

疾病原理 睾丸和阴囊癌约占小儿实体瘤的1%。隐睾患者，无论是未下降睾丸还是对侧已下降睾丸，睾丸癌发病率增高。肿瘤类型包括畸胎瘤、胚胎性癌、卵黄囊瘤、绒毛膜癌、睾丸间质细胞瘤和睾丸支持细胞瘤。淋巴瘤和白血病也可转移至睾丸。

典型表现为单侧无痛性肿块，与睾丸分开，有时有发胀、牵拉感。阴囊和睾丸肿大。7%～25%的患者有反应性阴囊水肿，导致延误诊断。查体时肿块较硬，呈光滑或结节状，透光试验阴性。应进行全面查体，注意是否有淋巴结大、瘀点、腹部肿块、肝脾大或男子女性乳房等。

诊断策略 诊断评价包括全血细胞计数、尿液分析、尿人体绒毛膜促性腺激素（生殖细胞肿瘤分泌）和睾丸超声检查。

处理和处置 急诊科的处理包括立即请泌尿外科和肿瘤科会诊。收入住院以便能尽快完善相关检查。

泌尿道感染

概述 未经治疗的泌尿道感染并发症包括脓毒症、肾瘢痕形成，因此早期正确治疗非常重要。同时，对一些危险程度较低的泌尿道感染患儿避免不必要的检查和治疗可提高成本-效益比，并减少医源性损害风险。由于临床症状非特异及留取尿样本困难，婴幼儿泌尿道感染的诊断具有很大的挑战性。

疾病原理 12岁以前，女孩患泌尿道感染的概率为3%，男孩为1%。新生儿时期男婴比女婴更易患泌尿道感染，以后则女孩感染更常见。尤其是<2岁女孩和未受割礼的6～12月内的男孩易受感染[45]。

2岁内发热原因不明且体温超过39℃的婴幼儿中，有7%的患儿为隐性泌尿道感染[46,47]。并且，在上呼吸道感染或急性中耳炎的高热患儿中，多达4%的患儿合并泌尿道感染[46,48]。相反，在所有儿童中，无症状性菌尿的患病率估计为1%～2%[49]。

根据肾核素扫描，5岁以下伴有发热的泌尿道感染患儿中，75%的患儿有肾盂肾炎[46]。膀胱输尿管反流是导致肾盂肾炎和肾瘢痕形成的主要原因。3月内发生泌尿道感染的婴儿中50%伴有菌血症；而>3月的婴儿，菌血症的发生率降至5%。肾盂肾炎后27%～64%的患儿出现肾瘢痕形成，可能导致以后发生肾衰竭和高血压危险。

大肠埃希菌是儿童泌尿道感染的主要病原菌，而新生儿以克雷白杆菌属常见。肠杆菌、变形菌、黏质沙雷菌和沙门菌也是重要病原[50]。对新生儿和小婴儿，菌血症是泌尿道感染的途径，而较大儿童，下泌尿道感染是上泌尿道感染的原因。小女孩排尿后不正确的擦拭方式是泌尿道感染的常见原因。因此，应教会年轻女孩排尿后由前往后的擦拭方式。

临床特征 婴儿和小于2岁幼儿 症状和体征常常是非特异性的，包括食欲下降、昏睡、黄疸、发热、呕吐、腹痛和易怒。小婴儿不会表达排尿时疼痛。该年龄段患儿的泌尿道感染常为上泌尿道感染，多引起全身症状和体征。

大于2岁小儿 大于2岁小儿的泌尿道感染可以是单纯的膀胱炎，或是伴有更多全身症状体征的上泌尿道感染。膀胱炎常有局部症状（如耻骨联合上疼痛、排尿困难）。肾盂肾炎的临床表现包括发热、肋脊角压痛、腹痛、呕吐和重症病容。新出现尿床也可以是泌尿道感染的表现。

诊断策略 可利用多种方法收集儿童尿样本。由于会阴区清洗困难，用尿袋收集尿液时尿道口周围细菌污染的可能性增加，假阳性率为12%～83%[46]。因此不推荐用尿袋收集小婴儿和未经训练如厕的小儿的尿样本。由于经导尿几乎都可以收集到尿样本，因此很少采用耻骨上穿刺吸引术[49,50]。耻骨上膀胱吸引术也可用于膀胱扩大后主要位于腹腔的小婴儿。更换尿布45～60min后，膀胱逐渐充盈，吸引成功的概率增加。利用超声引导耻骨上穿刺置管可提高获取样本的可能性[51,52]。

导尿相对简单，危险性小，但在未受割礼的男孩或小女孩则较困难。有时导尿可引起轻微的尿道损伤和将细菌带入尿道。5F的饲养管可用于小婴儿。清洗尿道口时，小男婴有时会自行排尿，可收集到未污染的中段尿样本。

为收集已训练如厕的儿童中段尿样本，排尿前父母需用肥皂和清水清洗儿童泌尿生殖区域。排尿时儿童应向后坐靠在马桶上，这样能更好地收集尿样本。如果尿样本中白细胞超过10个/HP和有大量上皮细胞，应考虑有污染，需要改进清洗方法或导尿。有阴道分泌物的女孩，不论年龄大小，都应该导尿取样本。

小于2岁的婴幼儿，单纯尿液分析并不能完全排除泌尿道感染。多达10%～50%泌尿道感染患儿尿液分析呈假阴性[53,54]。亚硝酸盐和白细胞酯酶测定对泌尿道感染诊断有很高的敏感性和特异性。如2种标记物均阳性，假阳性率<4%[46]。尿革兰染色的敏感性为93%[46,55]。由于获取尿液培养样本的方法不同，诊断泌尿道感染的标准也不同（表172-1）。

虽然肾功能检查很少有异常，但对伴有高血压、

表172-1　基于尿液收集方法的泌尿道感染定义

尿液收集方法	感染标准
耻骨上膀胱穿刺法	10^2 CFU/ml，一种病原体
插尿管导尿	10^4 CFU/ml，一种病原体
清洁中段尿	10^5 CFU/ml，一种病原体，2次培养*

CFU，菌落数。

* 如只有1次培养阳性，考虑泌尿道感染可能。

From Shaw KN, Gorelick MH: Urinary tract infection in the pediatric patient. Pediatr Clin North Am 46：1111, 1999.

血尿、蛋白尿和脱水的泌尿道感染患儿需检查肾功能。大多数泌尿道感染患儿通常不需行血培养。泌尿道感染患儿血培养阳性率很低，并且所培养出的病原菌多与尿培养结果一致[56]。

鉴别诊断　对有高血压、血尿和排尿困难症状的患儿，或化验提示有尿素氮或肌酐增高、电解质异常或酸中毒的患儿，应考虑有潜在性肾疾病和尿路异常。需腹部CT了解尿路异常程度。

儿童排尿困难还有其他几种原因（框172-1）。刺激物如泡沫剂或肥皂可引起局部刺激和排尿困难。阴道残留异物（如卫生纸）可引起局部刺激或细菌生长，出现排尿困难和阴道分泌物。泌尿生殖区域的蛲虫可引起痒感和抓挠。未受割礼男孩的龟头炎也可引起排尿困难和脓尿。

生殖区域的意外受伤可引起擦伤和撕裂伤，继而出现排尿困难。对有多次泌尿道感染病史的患儿，不论年龄大小，均要考虑性虐待和躯体虐待可能。

框172-1　儿童排尿困难原因

感染
泌尿道感染，包括膀胱炎或肾盂肾炎
加德纳菌、毛滴虫、念珠菌或性传播病原体引起的阴道炎
蛲虫
阴茎头炎

刺激物
泡沫剂、肥皂、冲洗
阴道异物，如卫生纸

外伤
性虐待或躯体虐待
骑跨伤（非故意的）
自我刺激或手淫

其他
阴唇粘连
肾结石或高尿钙症

处理　**2月以下婴儿**　小婴儿泌尿道感染时易合并脓毒症。发生泌尿道感染而必须住院的患儿的年龄已明显降低。现在，<2月的小婴儿很可能合并脓毒症，需要住院静脉应用抗生素（如庆大霉素和氨苄西林）[57,58]。

2月至2岁小儿　虽然习惯上均建议肾盂肾炎患儿住院治疗，但研究显示，一般情况良好，没有感染中毒症状的患儿可在门诊治疗[59]。最近关于成人和儿童研究的Meta分析显示，没有证据表明在治疗严重泌尿道感染时，口服抗生素的疗效比胃肠外用药或起始为胃肠外用药的疗效差[60]。社区细菌耐药情况对选择合适抗生素非常重要。一些社区大肠埃希菌对甲氧苄啶-磺胺甲基异噁唑的耐药率高达20%～30%[61]。首剂胃肠外用药与首次口服剂量加倍效果相当。由于该年龄段的泌尿道感染通常认为是上泌尿道感染，抗生素的疗程应更长（如10～14d）。有综述显示短疗程（2～4d）和长疗程（7～14d）的尿培养阳性率无明显差异，但是应注意多数研究对象含有2岁以下婴幼儿及较大儿童，包括青少年。因此，目前不推荐2岁以下婴幼儿应用短疗程疗法[62]。需要随访观察2～3d以评估培养结果和临床情况。以后需要定期门诊随访，包括进行一些影像学检查，以确定是否有肾瘢痕形成、后尿道瓣膜或膀胱输尿管反流[63]。

2岁以上儿童　较大儿童的单纯膀胱炎，抗生素疗程3d就足够，如甲氧苄啶-磺胺甲基异噁唑或阿莫西林-克拉维酸钾。更短疗程可导致治疗失败，不推荐应用。肾盂肾炎儿童，推荐抗生素疗程更长（通常14d）。最近有研究显示成人用7d氟喹诺酮与用14d甲氧苄啶-磺胺甲基异噁唑效果相同[64]。由于可能影响软骨生长，氟喹诺酮类药物在儿科尚属禁忌。

安置　有感染中毒体征、尿路梗阻或不能口服药物的患儿须住院静脉应用抗生素[65]。患儿出院时告知父母，如患儿不能口服药物或病情加重，应及时返院。尽管经有效抗生素治疗，患儿发热可以持续48h。48～72h内应重新评估患儿临床情况，途径可以是本人亲自检查或通过电话询问。随访时应评估尿培养结果，以确保合适的抗生素治疗[66]。

血尿

概述　血尿在儿科很常见。所谓血尿，即连续2次尿检查出现红细胞，6～15岁儿童现患率为1%～2%。显微镜血尿是指用化学试剂测试条或显微镜下检测尿红细胞 $>5/mm^3$。持续性血尿是指2～3周内3次尿

检结果阳性[67]。肉眼血尿是指尿中血液肉眼可见并可有血凝块。

疾病原理 血尿是由于红细胞进入尿路所致。炎症、感染、外伤或解剖异常可发生于从肾小球至尿道的任何部位。正常情况下，红细胞和血红蛋白不能通过肾小球内皮细胞层和基底膜，但肌红蛋白可自由通过。肾小球受损时红细胞和血红蛋白即进入集合管。

当尿液中的红细胞溶解后，尿液呈粉红色，检测血红蛋白呈阳性，而红细胞呈阴性。肌肉受损所致的肌红蛋白尿化验时也是血红蛋白呈阳性而红细胞呈阴性。检测肌酸激酶、胆红素和红细胞比容有助于鉴别血红蛋白尿和肌红蛋白尿。并不是所有红色尿液均含有红细胞，一些药物和食物，如酚噻嗪类药、布洛芬、甜菜和蓝莓，均可使尿液呈淡红色。新生儿尿酸盐结晶可使尿布上尿液呈淡红色。如果粪便中的黏质沙雷菌粘在尿布上也可产生红色色素。有时阴道或直肠出血被误认为血尿。

临床特征 病史和查体应着重于感染体征、外伤和出凝血异常。肾疾病体征（如高血压）、水肿、肺部啰音和心脏杂音均是重要线索。外生殖器检查可能有炎症或出血。

鉴别诊断 血尿原因非常多（框172-2）。由外伤所致血尿在别处讨论。

血尿的肾外原因包括尿道瓣膜和尿道口狭窄。剧烈运动对肾的直接损伤或缺血性肾损伤也可导致血尿。

血尿的肾内原因包括肾盂肾炎、肾或膀胱肿瘤、链球菌感染后急性肾小球肾炎和肾小球基底膜病变。

引起血尿的全身性疾病如过敏性紫癜和溶血尿毒综合征将在本章后面述及。导致血尿的其他全身性疾病包括出凝血异常、阿司匹林和抗凝剂。

诊断策略 尿检发现红细胞>5个/HP提示血尿。注意尿白细胞和白细胞酯酶。尿中有管型或蛋白尿提示血尿源自肾。如怀疑肾小球疾病，应行咽拭子培养，查链球菌抗体、补体、红细胞沉降率、抗核抗体和乙肝病毒抗体。若有高血压、水肿或蛋白尿，应检查电解质、总蛋白和白蛋白[68]。

对无症状血尿患儿应收集24h尿液查尿肌酐和蛋白，检测尿钙和血钙水平。

普通螺旋CT现用于检查肾结石，可以发现小至1mm的结石，敏感性和特异性都很高，并可同时发现其他相关异常，如梗阻、输尿管积水、肾盏积水和肾脓肿。另外，与静脉肾盂造影相比，螺旋CT还可同时发现腹部肿瘤等异常。

处理 小儿血尿的治疗取决于原发病。小儿肾结石和肾肿瘤将在后面讨论。

框172-2　儿童血尿原因

肾外性
外伤
尿道口狭窄或后尿道瓣膜
运动
月经或直肠出血
异物
膀胱炎、尿道炎、附睾炎

肾性
肾盂肾炎
肾或膀胱结石或肿瘤
链球菌感染后或特发性肾小球肾炎
急性间质性肾炎
急性肾小管坏死
基底膜肾小球疾病
肾静脉或肾动脉栓塞
复发性家族性血尿
多囊肾病

全身性
过敏性紫癜
系统性红斑狼疮
溶血尿毒综合征
传染性单核细胞增多症
镰刀形细胞病或其他血红蛋白病
细菌性心内膜炎或人造心脏瓣膜
出血障碍、华法林、阿司匹林
药物如阿米替林、氯丙嗪或放射增强剂
米肖森综合征或人为原因

安置 小儿血尿的治置取决于原发病。单纯性膀胱炎和肾盂肾炎可在急诊治疗，由患儿的初级保健医生负责随访。小儿肾肿瘤和肾结石应由肾内科医师或泌尿科医师治疗。伴急性肾衰竭的患儿，尤其是有液体过剩或高钾血症表现者，须住院治疗。

肾结石

概述 肾结石的形成涉及复杂的结晶化过程，与尿液pH和尿量有关。先天异常、外伤和感染可为诱发因素，高尿钙症和肾结石形成的高危因素常常与遗传有关。

疾病原理 肾结石在小儿不常见，大约每1000例住院患儿中有1例患肾结石[69]。钙性结石大约占60%，感染性结石、尿酸结石和胱氨酸结石次之[69]。白种人小儿肾结石的发病率比非白种人小儿高3~4倍。家族史在肾结石的形成中起重要作用[70]。

临床特征 年长儿肾结石的典型症状、体征包括腰痛、呕吐和血尿。幼儿肾结石表现不典型，有腹痛、呕吐和全身乏力。英国的一项研究显示，17%的小儿肾结石患者仅表现为血尿，无腰痛或腹痛[70]。初次评估可能患肾结石病儿时，应注意询问潜在的相关因素，如泌尿道感染史，尤其是由变形杆菌所致的泌尿道感染。还应注意肾结石家族史、饮食（包括维生素使用过量）和饮水情况。

集合管梗阻有时会引起感染、肾乳头坏死和肾功能异常。肾结石患儿出现发热提示上泌尿道感染。

诊断策略 怀疑肾结石的患儿，需检查尿液红细胞、白细胞和细菌。尿液应离心，如有晶体应送化验分析。其他化验检查包括全血细胞计数、电解质、尿素氮、肌酐、尿酸、总蛋白和白蛋白。90%的钙性肾结石在腹部X线上显影，但肠道粪便影响观察。腹部X线上可观察到的其他钙化包括胆囊结石、静脉石、血管或淋巴结钙化和肿瘤钙化。与腹部CT比较，腹平片并无特别优点，因此不能代替腹部CT检查。

怀疑肾结石的患儿应行尿路非增强CT检查，也称之为CT尿路造影。CT尿路造影可以明确解剖结构及血尿的潜在原因如肿瘤或肾盂肾炎。CT尿路造影也可避免使用具有肾毒性的造影剂。如不能行CT检查，可考虑静脉肾盂造影。超声检查可用于肾结石患者随访以观察结石进展情况，也可用于反复结石患者，以减少CT检查次数，减少射线照射。

鉴别诊断 儿童腰痛或腹痛的鉴别诊断相当多。婴幼儿腹痛原因中胃肠炎和便秘比肾结石更常见。肠套叠以阵发性腹痛为特点，2岁以下小儿最常见。青少年还应考虑胆绞痛和周期性性腺扭转。

处理 疼痛治疗需应用麻醉性镇痛剂联合非甾体类抗炎药（NSAID）。NSAID的镇痛作用与抑制前列腺素介导的输尿管痉挛有关。所有NSAID（如布洛芬、萘普生、酮咯酸）均有类似作用。容量不足患者或有发热、呕吐、饮食少的患者需要充分补液增加尿量，防止尿停滞。尿停滞可促进结石形成。但已证明通过大量补液增加尿量以加速输尿管内结石向下移动的方法无效。

留取标本培养后，合并泌尿道感染的结石患者需用抗生素治疗，且常常需要住院。若结石较大可用超声碎石方法治疗，有些医院也采用输尿管镜取石[71]。

如患儿肾功能正常而疼痛控制良好，没有感染中毒症状或泌尿系感染，可出院回家，定期随访。随访时应检查甲状旁腺激素，查禁食后尿钙-肌酐比，或收集24h尿检查钙、镁、磷、尿酸、草酸、胱氨酸、蛋白和肌酐[69,72]。

肾肿瘤

概述 儿童腹部肿物不常见，且婴儿期大多是良性肾肿瘤或囊肿[73]。

疾病原理 儿童时期肾肿瘤有良性的囊性肾瘤，也有具有侵袭性的恶性杆状瘤。预后取决于肿瘤类型及分期。

临床特征 儿童肿瘤最常见的表现是洗澡或穿衣时父母发现的腹部包块。血尿和疼痛较成人少见。

诊断策略 由于相当多的腹部肿块是肾囊肿，肾超声检查为首选。超声检查可确定肿块性质，不用接触放射线。实验室检查包括全血细胞计数、血小板计数、尿素氮、血肌酐、尿液分析、尿儿茶酚胺等。95%的神经母细胞瘤患儿尿中儿茶酚胺浓度升高，而肾母细胞瘤患儿尿儿茶酚胺浓度正常。如超声检查为实体瘤，应进一步行腹部CT检查。若肿块为恶性，行胸部CT检查确定是否有肺转移[74]。

鉴别诊断 肾肿块的鉴别包括囊性病变如多囊性肾病和由于梗阻或反流导致的严重肾积水。实体瘤包括肾母细胞瘤、肾细胞癌、中胚叶肾瘤和囊性肾瘤。

处理和处置 治疗方法取决于泌尿系功能。由于肾肿瘤多数只累及一侧肾，肾功能常能维持。

当患儿离院时应对肿块原因作一初步诊断。一般情况好、肾功能正常且定期随访的患儿可在门诊治疗。由于肾肿瘤具有潜在恶化可能，因此所有患儿均需考虑住院治疗。住院过程中肾内科专家、泌尿科专家和血液肿瘤学专家应一起协商患儿治疗方法。

蛋白尿

概述 分子量较大的球蛋白不能通过正常肾小球，而分子量较小的蛋白可通过肾小球，但在近端肾小管被重吸收。通过肾小球的蛋白量过多或肾小管的重吸收能力降低则出现蛋白尿。多数情况下蛋白尿比较轻微，临床无症状。若蛋白丢失严重如肾病综合征，则导致低蛋白血症（白蛋白<2g/dl和总蛋白<4g/dl），引起腹水和全身性水肿。

疾病原理 蛋白尿在儿童很常见。多达85%的儿童有微量或少量蛋白尿（+～++），尤其是夏季[75,76]。

临床特征 蛋白尿患儿的临床表现与导致蛋白尿的原因有关。应询问有无近期咽炎病史、血尿情况、体重或尿量改变及蛋白尿家族史。查体时异常发现包括高血压、水肿和腹水，婴儿可触及肾。有时可见系统性红斑狼疮的蝶形红斑或过敏性紫癜的出血性皮疹。

鉴别诊断 蛋白尿原因可分为肾小球性和肾小管性两大类。肾小球性蛋白尿包括肾病综合征、肾小球肾炎和移植后排斥反应。暂时性肾小球功能改变包括运动、发热和抽搐。肾小管性蛋白尿包括重金属中毒、泌尿道感染和糖尿病。无症状性肾小管蛋白尿亦有报道[75,76]。如果尿液呈强碱性或内含黏液、血液、阴道分泌物、精液或较多炎症细胞时，尿液试纸浸渍检查法可出现蛋白尿假阳性结果。

直立性蛋白尿一般比较轻微，直立收集尿标本时尿蛋白阳性，而卧位收集尿标本时尿蛋白阴性。蛋白尿为持续性或伴有血尿或其他肾疾病常提示病情严重。

诊断策略 轻微蛋白尿（++或更低，相当于100mg/dl或更低）不需要进一步检查，但有感染症状除外。中量蛋白尿（+++或更高，相当于300mg/dl或更高）需要进一步检查血总蛋白和白蛋白、电解质、尿素氮和肌酐及尿量，收集24h尿行尿蛋白定量。随机尿中蛋白和肌酐比值（尿Pr/Cr，mg/dl）与24h尿蛋白定量明显相关[75]。在2岁以上儿童和成人，尿Pr/Cr<0.2mg/dl为正常。6月~2岁儿童的Pr/Cr<0.5mg/dl。肾病综合征时尿Pr/Cr>3.0mg/dl。

测定抗链球菌溶血素O（ASO）滴度可提示链球菌感染。年幼儿行肾超声检查可提示多囊性疾病或解剖异常。初级保健医师或儿科肾病学家负责随访，必要时行肾活检。肾活检指征包括血肌酐升高、补体降低和血尿[77]。

处理 儿童蛋白尿的治疗方法取决于蛋白尿原因。儿童链球菌感染后肾小球肾炎和肾病综合征的治疗将在稍后述及。

安置 由于蛋白丢失而出现明显水肿和腹水的患儿应住院治疗。肾小球肾炎合并严重高血压或严重肾功能障碍的患儿也需要住院治疗。一般情况好且能保证定期随访患儿可出院回家。

链球菌感染后肾小球肾炎

概述 链球菌感染后肾小球肾炎（PSGN）是链球菌咽炎的后遗症之一，有时也见于皮肤感染之后。与链球菌咽炎的另一后遗症急性风湿热不同，抗生素治疗链球菌咽炎并没有降低PSGN发病率。

疾病原理 PSGN的疾病原理并不完全清楚，但可能与循环免疫复合物沉积于肾有关[78]。这导致肾小球的滤过作用下降，允许蛋白自由通过进入尿液。

临床特征 PSGN最常见于3~7岁儿童，发病2周前常有咽炎发热病史。症状可以局限于泌尿系统，表现为血尿和腰痛，也可是非特异性的，如乏力或全身性水肿。有些患儿可表现为更严重的临床症状如肺水肿、心律失常和严重高血压。这类患者有2%出现肾衰竭[79,80]。

诊断策略 尿液分析常见明显血液和蛋白，60%的病例有红细胞管型。有时也可见含颗粒管型或透明管型的脓尿。

PSGN的ASO和免疫球蛋白G升高。多数患儿病初2周内总补体降低，尤其补体C3降低明显。补体水平在病初3~4周内恢复正常。尿素氮水平升高，可出现低钠血症和高钾血症[80]。

鉴别诊断 包括前文提到的有关蛋白尿鉴别诊断，如肾病综合征和泌尿道感染。

处理和处置 治疗包括限制液体和盐入量，使用利尿剂。伴高血压、充血性心力衰竭或尿毒症患儿须住院治疗。严重高血压的治疗参照高血压章节。

症状轻微且能保证定期随访的患儿可门诊治疗。

肾病综合征

概述 肾病综合征是以低蛋白血症、蛋白尿和水肿为特征的疾病。原发性肾病综合征指疾病仅限于肾。肾活检用于明确分型、确定治疗方法和判断预后。继发性肾病综合征常继发于全身性疾病如PSGN。

疾病原理 每年每100 000儿童有2~7人罹患肾病综合征[77]。男孩发病率为女孩的2倍，但与成人相当。原发性肾病综合征多见于5岁以下儿童，继发性肾病综合征则多见于年长儿。90%的患儿有原发病，85%为微小病变型，10%为局灶硬化型，5%为系膜增殖型（指围绕在肾小球肾小管周围的系膜支持的毛细血管）。

原发性肾病综合征被认为是特发性的，但也可能与其他多种因素有关，如细菌或病毒感染、过敏反应（花粉、常春藤毒素）或和药物（海洛因、汞）[77]。

临床特征 肾病综合征以水肿、低蛋白血症、蛋白尿和高胆固醇血症为特征。水肿开始时表现为眶周轻微隐匿性水肿。当体重增加时，水肿会使鞋和裤子无法穿进去。虽然水肿在不断加重，但在出现肺水肿或腹水之前，患儿常常表现尚好。由于肠道水肿，患儿可出现食欲减退、恶心、呕吐。也可出现高血压、血尿和少尿，但急性肾衰竭罕见。

肾病患儿易得血栓，有报道其发病率为2%[81]。肾静脉尤其容易栓塞，表现为腰痛、血尿和肾功能受损。由于易出现血栓，肾病患儿尽量不进行深静脉穿刺。

肾病患儿常服用皮质激素，易出现相应副作用。从抑郁到狂躁等多种急性情绪异常均与使用激素有关。也可出现易怒、过度哭闹和睡眠困难。

由于使用激素和免疫球蛋白水平降低，肾病患儿易出现细菌感染，如大肠埃希菌和肺炎链球菌。

诊断策略 肾病综合征的高蛋白尿是指24h尿蛋白 $>3.5g/1.73m^2$，或 $>50mg/kg$，相当于试纸测定法的 +++～++++。由于尿蛋白含量高，尿比重也高。也可出现镜下血尿。血清总蛋白常低至 $4.5～5.5g/dl$，血清白蛋白 $<2g/dl$。

由于血胆固醇升高，患儿可出现高脂血症。可出现低钠血症，但其他电解质多正常。若血胆固醇升高，血钠降低有可能是真性低钠血症或假性低钠血症。尿素氮和肌酐也多正常。由于血液浓缩，血红蛋白和血球压积可以升高。

胸部X线有时可见胸腔积液或肺水肿。心影正常或由于血容量减少而缩小。腹部平片显示腹水，超声检查显示肾异常。

肾活检对正确诊断和决定治疗方案非常重要。肾活检适应证包括：年长儿、血尿、尿素氮升高、持续高血压、对激素无反应的肾功能不全。

鉴别诊断 引起水肿的其他肾疾病包括肾小球肾炎和肾衰竭。血管炎或肾小管栓塞也应考虑。消化系统异常导致的低蛋白血症包括肝硬化、囊性纤维病和蛋白丢失性肠病。

处理 尽管有水肿，当肾病综合征患儿出现低血容量或休克体征时仍需用晶体液进行容量复苏。高血压可由原发病所致，尽早识别和及时治疗非常重要。

肾专科医师会诊后，对没有严重血尿和没有大量蛋白或补体丢失的1～5岁患儿可用激素治疗。在完成包括结核菌素试验的初步评估后，可给予泼尼松 $2mg/(kg·d)$，分2～3次口服。复发或对激素抵抗的患儿需要进行第二个疗程的激素治疗。

如患儿出现呼吸窘迫或严重腹水，需用利尿剂如呋塞米 $1～2mg/(kg·d)$ 分次口服或静点。须限制盐的摄入量。如限盐之后仍有水肿或由于排水能力不足而出现低钠血症时须限制液体摄入量。

肾病综合征患儿的免疫功能受抑制，易出现各种感染。如有发热或腹膜炎体征应作全面检查。须腹腔穿刺取液送检细胞计数和分类、革兰染色和培养。收入住院治疗并使用能覆盖肺炎链球菌和大肠埃希菌的抗生素。

安置 新诊断的患者应住院进行初步评估和治疗，并对家长和患儿进行宣教。伴有休克或呼吸窘迫等体征的患儿经初步稳定后也须住院治疗。怀疑有细菌感染、腹膜炎、顽固性水肿或肾功能不全的患儿应住院治疗。

急性肾衰竭

概述 急性肾衰竭是由于肾小球滤过率下降所致。血压、电解质平衡、代谢废物排出和水平衡均受影响。急性肾衰竭的发病率不清楚，但大的儿童医院每年有30～50例新发病例。

疾病原理 急性肾衰竭可分为3类：由肾灌注下降所致的肾前性，由肾实质受损所致的肾性，由尿路梗阻所致的肾后性（框172-3）。

肾前性肾衰竭原因包括各种因素（如脱水、烧伤和出血）导致的血容量过低和充血性心力衰竭（如心输出量下降）。肾动脉堵塞和肾静脉栓塞也可引起急性肾衰竭。

框172-3　儿童急性肾衰竭原因

肾前性
　血管内容量不足或脱水
　　烧伤或出血
　　第三间隙
　　脓毒症
　心输出量下降
　　心源性休克
　肾动脉血流降低

肾性
　肾小球疾病
　　链球菌感染后或其他肾小球肾炎
　　肾盂肾炎
　全身性原因
　　溶血尿毒综合征
　　过敏性紫癜或其他血管炎
　　系统性红斑狼疮
　　脓毒症或其他导致灌注降低的原因
　毒物
　　重金属中毒如铅、金
　　肌红蛋白或血红蛋白沉积
　　抗生素如氨基糖苷类
　　抗惊厥药如苯妥英
　　放射增强剂

肾后性
　梗阻性损害
　　肾结石或肿瘤
　　后尿道瓣膜
　　腹腔内肿瘤压迫阻断尿流量
　　感染
　肾静脉血栓形成

肾性肾衰竭原因包括肾单位受损。肾小球损害主要由于 PSGN。系统性红斑狼疮、溶血尿毒综合征和伴灌注不良的脓毒症是肾衰竭的全身性原因。重金属中毒或挤压伤、烧伤和溶血时肾小管内的血红蛋白-肌红蛋白均可导致肾小管损伤。有报道患儿使用非甾体类抗炎药后出现脱水而发生肾衰竭[82]。

肾后性肾衰竭多由尿路梗阻所致，如感染、肿瘤、肾结石和后尿道瓣膜。只有双侧肾同时堵塞时才发生肾衰竭。

临床特征 由于含氮废物潴留，急性肾衰竭患儿的尿素氮和肌酐水平升高。尿量有时减少。尿量达到 1ml/(kg·h) 被认为是足够的，但脱水时尿量减少。一些肾毒性药物如氨基糖苷类由于损伤肾小管，实际上可增加尿量，但尿素氮和肌酐水平仍升高。

急性肾衰竭可产生一些危及生命的并发症，需要及早识别，积极处理。这些并发症包括高钾血症、肺水肿或容量过多、高血压脑病、尿路梗阻并发感染所致的感染性休克和代谢异常或脑病所致的抽搐[83]。

诊断策略 基本实验室检查包括全血细胞计数、电解质、钙、磷、尿素氮和肌酐、尿液分析和培养。诊断性检查包括 ASO（针对 PGSN）、补体 C3（针对狼疮）、总蛋白、胆固醇、白蛋白-球蛋白比值（针对肾病综合征和肝硬化）。尿中有红细胞管型提示肾小球肾炎。白细胞管型提示感染为原发异常，而透明管型提示脱水或急性肾小管坏死[84]。

超声检查对评估肾后性肾衰竭原因有帮助，非增强性尿路 CT 检查能明确梗阻部位，避免使用有肾毒性的放射对比物质。排泄性膀胱尿道造影可明确由于后尿道瓣膜所致的膀胱压力变化。

鉴别诊断 严重脱水可引起暂时性尿量减少，导致血尿素氮和肌酐升高。补液后血管内容量恢复，尿量增多，血尿素氮和肌酐逐渐下降。肝疾病和心输出量降低可导致水潴留及急性肾衰竭。

处理 急性肾衰竭的初始治疗取决于患儿的临床情况。如果肾衰竭是由于脱水或失血引起容量减少所致，须立即补液。按每次 20ml/kg 静注晶体液防止病情进展出现急性肾小管坏死。如果静注 2 次晶体液后尿量无增加，在排除尿路梗阻情况下，可使用利尿剂，如静注呋塞米每次 1mg/kg，2～6 小时 1 次。如果呋塞米效果不好，可静注布美他尼（bumetanide）每次 0.015～0.1mg/kg，每 6～24 小时 1 次（24 小时最大量 10mg）。在没有尿路梗阻证据的情况下，有时静点甘露醇有效，剂量为每次 0.75g/kg，每 6 小时 1 次。

如果患儿血容量正常，对利尿剂无反应，可使用肾剂量多巴胺静点 [2～5μg/(kg·min)]。须请肾内科医师会诊。

如出现高血压脑病，应用硝普钠或其他静脉用降血压药，使血压下降 10%～20%。口服硝苯地平或卡托普利也有效，但有时导致血压下降过快过多。血压下降过多可导致已习惯高灌注压的脑、心和肾等重要脏器灌注不良。关于高血压急诊的进一步讨论和治疗见第 83 章。

高钾血症会导致心律失常，血钾 >6.5mEq/L 时心电图出现改变，如 T 波高尖，甚至 QRS 波增宽。高钾血症时如出现心电图改变如 P 波消失或 QRS 波增宽，需静点氯化钙每次 20～30mg/kg（每次 0.2～0.3ml/kg），静点时间 10～15min，最大剂量为每次 500mg 或 5ml。钙离子改变细胞的动作电位，减少心律失常危险。5 分钟后钙剂可重复使用。

高钾血症时也可每 4 小时静点碳酸氢钠 1～2mEq/kg。碱血症可促进钾离子通过 H^+-K^+ 交换机制进入细胞。由于反复使用碳酸氢钠会增加容量负荷，因此应与肾内科医师协商是否连续使用。钾结合剂如聚苯乙烯磺酸钠（Kayexalate）口服或灌肠，其按 1∶1 比例产生 Na^+-K^+ 交换。

按 1U 胰岛素∶4g 糖的比例静点 0.5～1g/kg 葡萄糖（50% 水溶液）胰岛素溶液。胰岛素可暂时使钾离子进入细胞。

沙丁胺醇雾化吸入也可以暂时使钾离子进入细胞，30min 可使血钾下降 1～1.5mEq/L[85]。严重病例应与肾内科医师联系行紧急血液透析[83]。

急性肾衰竭可导致抽搐，原因为高血压脑病和代谢异常——稀释性低钠血症最常见。顽固性低钠抽搐有时需要使用高张盐水治疗（3% 氯化钠）。1ml/kg 3% 盐水可使血钠升高约 1mEq/L。有抽搐等低钠症状的患儿多于输注 3% 盐水 3～5ml/kg 后病情改善。

与血浆相比，0.9% 生理盐水也是高张的，也能纠正低钠血症。限制水的入量和补充盐只是暂时性治疗，多数低钠血症患儿最终需要透析治疗。

碳酸氢钠可纠正持续性代谢性酸中毒，维持血 pH 7.1 以上和碳酸氢根浓度 15mEq/L。碱缺失量决定所需碳酸氢钠的量。

$$碱缺失量 = [0.6 \times 体重(kg) \times (目标 HCO_3^- 浓度 - 实测 HCO_3^- 浓度)] \div 2$$

可在最初 3h 内给计算量的一半，另一半在 24h 内输入。

血液透析或腹膜透析适应证为：顽固性容量过多，伴有高血压、充血性心力衰竭、肺水肿、严重高钾血症、高钠或低钠血症、代谢性酸中毒、烧伤或挤

表 172-2　儿童血压上限值

年龄（岁）	血压上限（mmHg）	
	收缩压	舒张压
0~2	110	65
3~6	120	70
7~10	130	75
11~15	140	80

From Daniels SR: Consultation with the specialist. The diagnosis of hypertension in children: An update. Pediatr Rev 18: 131, 1997.

压伤有肌红蛋白尿，或有血红蛋白尿或脑病的溶血尿毒综合征[83]。

安置　所有急性肾衰竭患儿均须住院治疗。伴有充血性心力衰竭、肺水肿、严重高钾血症或酸中毒的患儿应收入监护室。

高血压

概述　高血压是指收缩压或舒张压高出同年龄同性别儿童血压平均值2个标准差（表172-2）。血压测量要求在数周内准确测量3次或3次以上。正确选择袖带大小（如充气袋长度为上臂周径的80%~100%，宽度为上臂长度的2/3）[79]。疼痛或烦躁会使血压不正常升高。

疾病原理　整个儿童期男女均可发生高血压。与成人一样，黑人儿童比白人儿童更易患高血压。易感因素包括肥胖、活动减少和家族史。以胰岛素耐受、高血压和高脂血症为特征的代谢综合征影响50%的超重青少年。

与成人一样，原发性高血压原因与全身性疾病无关。患原发性高血压儿童长大成人后也易患高血压。引起继发性高血压的原因包括内分泌疾病、心脏病、神经系统疾病或其他因素如暴露于药物或毒物（框172-4）。儿童严重高血压的原因常为肾性（如肾小球肾炎）或肾血管性。

临床特征　儿童高血压临床表现多样。首先，无症状或轻微高血压患儿其生命体征多正常，但可能有头痛、腹痛、易怒或鼻出血。有时学龄儿童在学校表现为个性变化和人格障碍。

急症高血压是由于收缩压或舒张压严重升高（年龄<10岁：收缩压160mmHg以上，舒张压105mmHg以上；10岁以上青少年：收缩压170mmHg以上，舒张压110mmHg以上），但没有终末器官受损体征。

一些高血压急症患儿可出现终末器官受损症状。血压明显升高时可出现急性神经系统改变或脑病、肺水肿、心肌缺血或蛋白尿。心电图显示心肌缺血或心室肥厚改变。胸部X线示心脏扩大或肺水肿。高血压急症需要立即识别和治疗。然而，过度治疗长时间的高血压会出现低血压，加重神经系统功能障碍。

高血压脑病症状包括头痛、呕吐、精神状态改变、视觉障碍（包括视物模糊和复视）和抽搐或中风。查体时可见视盘水肿、视网膜静脉波动减弱和脑神经麻痹。血压降低后症状和体征迅速缓解可证实高血压诊断。没有其他症状和体征的单纯性头痛通常不认为是高血压急症。

框 172-4　儿童高血压原因

原发性	内分泌	血管性	药物性
原发性高血压	嗜铬细胞瘤	溶血尿毒症综合征	皮质类固醇
继发性	库欣综合征	川崎综合征	可卡因
肾性	先天性肾上腺增生	肾动脉血栓形成或狭窄	肾上腺素受体激动药
肾小球肾炎	皮质类固醇治疗	**神经性**	口服避孕药
过敏性紫癜	甲状腺功能亢进症	中枢神经系统肿瘤或感染	苯环利定
肾盂肾炎	神经母细胞瘤	中枢神经系统外伤或虐待	β-受体阻滞药或可乐定撤药
梗阻或反流	卵巢肿瘤	颅内压增高	铅、汞
多囊肾病	**心源性**	吉兰-巴雷综合征	**其他**
糖尿病肾病	充血性心力衰竭	**肿瘤性**	医源性液体过量
创伤	主动脉狭窄	神经母细胞瘤	终末性肾病导致容量过多
肾移植或血液透析		肾母细胞瘤	
结节性硬化症		嗜铬细胞瘤	
系统性红斑狼疮		肾上腺癌	

| 框 172-5 | 高血压儿童诊断评价 |

高血压急症? *
1. 用药史或心血管病家族史
2. 头痛或胸痛症状
3. 查体应特别关注急性神经系统改变、眼底异常、肺水肿
4. 尿液分析有明显蛋白尿
5. 胸部 X 线示心脏扩大或充血性心力衰竭
6. 心电图示心室肥大

原发或继发原因?
考虑实验室或放射学检查:
1. 尿液分析和尿培养
2. 尿儿茶酚胺分析
3. 全血细胞计数和血小板计数
4. 血涂片
5. 钠、钾、氯、二氧化碳、钙、磷、镁和尿酸测定
6. 血尿素氮和肌酐测定
7. 血补体 C3、抗链球菌溶血素 O 和抗核抗体测定
8. 血浆肾素浓度
9. CT 尿路造影或静脉注射肾盂造影
10. 排泄性膀胱尿道造影
11. 肾超声检查
12. 肾动脉造影

* 终末器官证据。

诊断策略 除了详细询问病史和查体外,实验室和放射学检查有助于确定高血压原因和是否有高血压急症(框 172-5)。

鉴别诊断 儿童时期任何引起兴奋和疼痛的原因均可使血压暂时性升高。因此,诊断儿童高血压时应连续数周在患儿安静时仔细测量血压,尤其是对没有高血压家族史的患者。

其他导致类似高血压脑病的疾病包括脑膜炎、脑肿瘤、大脑内出血、中风和尿毒症。但是,这些疾病仅仅引起收缩压轻微升高[87]。CT 和腰穿检查可有助于明确诊断。

处理 高血压急症的治疗也在第 83 章讨论。当严重高血压患儿在急诊就诊时,应注意询问高血压病史、泌尿道感染、血尿、水肿和脐动脉置管史。也需确定有无关节疼痛或肿胀、心悸、体重减轻、皮肤发红病史及相关用药史或家族史。

查体应特别注意中枢神经系统和心肺体征。眼底检查可见视盘水肿或出血。应注意充血性心力衰竭体征和上下肢血压差别。肾性高血压可有周围性水肿且可触及肾。腹部或腰部杂音提示肾血管性高血压。初步实验室检查包括全血细胞计数、电解质、尿素氮、肌酐、尿液分析、尿培养、胸部 X 线和心电图。

患儿临床所见与高血压急症一致(如查体、实验室和放射性检查发现终末器官受损)时应建立静脉通路和持续监测血压。动脉置管监测血压较好。治疗目标是使平均动脉压在数分钟至数小时内下降 10%～20%,下降速度与病情紧急程度有关。头痛和呕吐需要在数小时内逐步控制血压,而颅内出血或脑疝则要求数分钟内降低血压。有心输出量下降或充血性心力衰竭体征患儿禁用 β-受体阻滞剂。由于口服硝苯地平难以控制血压下降程度,禁止用于有终末器官受损如颅内出血的患者。为避免治疗过度导致相对低血压,最好使用静脉输注药物以便能较好控制血压下降程度(表 172-3)。

亚急性高血压是指没有终末器官受损的严重高血压。这些患儿需要开始或重新开始抗高血压治疗以防止终末器官受损。血管紧张素转化酶抑制剂或钙通道阻滞剂都是一线用药且耐受良好。患儿用药后需观察数小时以评估效果和并发症。没有终末器官受损证据又可定期随访时,患儿可出院回家。

只有轻微血压升高的患儿(较正常高出 5～10mmHg)不需要到急诊就诊,但在开始治疗高血压前须反复测量血压。如果血压中度升高但没有症状,患者可以离院在门诊治疗,其初级保健医生负责随访并监测血压。可开始应用小剂量噻嗪类利尿剂和 β-受体阻滞剂。

安置 有高血压急症症状(如急性终末器官受损)的患儿应收入监护室评估治疗。有明显血压升高但没有终末器官受损的患儿,如能保证定期随访,可以出院回家。

过敏性紫癜

概述 过敏性紫癜是由免疫球蛋白 A 介导的全身性血管炎,包括供应皮肤、胃肠道和关节的小血管[88]。发病高峰在 4～7 岁,儿童总的发病率为每年 13.5/100 000。

疾病原理 免疫复合物沉积引起血管炎,多达 33% 的患者反复发作。大约 50% 的患儿发病前有上呼吸道感染病史,多达 75% 的患儿口咽分泌物培养生长 A 组 β-溶血型链球菌。其他理论上的易感因素包括气候寒冷、某些食物、药物和昆虫叮咬。水痘-带状疱疹病毒、支原体、微小病毒、空肠弯曲菌、微小病毒 B19 和 EB 病毒感染也可能有关。

表 172-3　治疗高血压急症药物

药物	剂量	重复使用时间	起作用时间	副作用
硝普钠	0.3~0.5μg/(kg·min) IV [最大量 10μg/(kg·min)]	30~60min	输注期间	头痛、腹痛、胸痛、胃肠不适、抽搐、硫氰酸盐和氰化物中毒*
肼屈嗪†	0.1~0.2mg/kg IV (最大量 20mg) 缓慢静注 >15min	10~20min	4~12h	心动过速、皮肤潮红、头痛、呕吐、腹泻、低血压
拉贝洛尔‡§	可静注 0.2~1mg/kg IV (最大量 20mg)， 然后 0.4~1mg/(kg·h) IV [最大量 3mg/(kg·h)]	10min	6h，但变化大	胃肠不适、头痛、镇静
艾司洛尔‖¶**	负荷量 100~500μg/kg IV >1~2min， 维持量 25~100μg/(kg·min)	10min	输注期间	同拉贝洛尔
酚妥拉明	0.1mg/kg/dose IV (最大量 5mg)	30min	30~60min	心动过速、腹痛

* 孕妇禁用。
† 肾疾病患者慎用。
‡ 哮喘、肺水肿和心脏传导阻滞禁用。
§ 妊娠中后期禁用。
‖ 效果不好，重复负荷量或增加维持量，每 5~10 分钟增加 25~50 μg/(kg·min)。
¶ 通常维持剂量范围：50~500 μg/(kg·min)。
** 吗啡可升高艾司洛尔浓度。

注：由于二氮嗪有使血压急剧降低潜在危险，不再推荐使用。

临床特征　过敏性紫癜的特征是高出皮面的紫色斑丘疹，以双下肢最多见，开始出现于外踝，逐渐漫延至臀部。50% 患者的初始症状为皮肤异常。65%~80% 的患儿有关节痛或关节炎[90]，且常累及膝关节和踝关节。65% 的患儿有胃肠道症状，其中以脐周钝痛为最常见症状，主要是由于肠壁内出血。腹痛常与皮疹同时出现，或紧随皮疹发生。但有 15% 的患儿腹痛是最初表现。25%~50% 的患儿发生以血尿为表现的自限性肾小球肾炎，<1% 的患儿病情逐渐进展，最终发生慢性肾功能不全。合并急性肾衰竭、肾病综合征或高血压的患儿更容易出现不良后果如慢性肾衰竭[92]。35% 的患儿睾丸受累，表现为阴囊水肿，与急性睾丸扭转相似。

诊断策略　没有特定的检查可证实过敏性紫癜诊断，如果就诊时没有特征性皮疹，识别该病也特别困难。筛查试验如尿液分析、尿素氮和肌酐、全血细胞计数和凝血检查有助于排除其他疾病。腹痛患者超声检查的典型影像变化为肠管血肿和十二指肠壁增厚[93]。合并肠套叠时使该病诊断更加复杂。

鉴别诊断　鉴别诊断包括脑膜炎球菌血症、洛矶山斑疹热、肠套叠、阑尾炎、血栓性血小板减少性紫癜、幼年型类风湿关节炎、细菌性心内膜炎、系统性红斑狼疮、肾结石和原发性肾疾病。

处理　由于大多数病例能自行缓解，不需特殊处理，因此过敏性紫癜的治疗存在很大争议。非甾体类抗炎药可用于治疗关节疼痛，但需要严密检查肾功能。皮质类固醇已用于治疗肾和胃肠受累严重的患者。最近对激素治疗过敏性紫癜的 Meta 分析显示，激素可缩短腹痛缓解所需时间，减少发展为永久性肾病的可能性[94]。泼尼松和甲泼尼龙冲击疗法效果相同，但是在开始激素治疗之前，应排除急性外科情况[93]。静脉用免疫球蛋白可用于治疗肾严重受累的患者，对腹痛严重患者也有较好疗效[95]。过敏性紫癜相关性肾病的其他治疗包括早期口服免疫抑制剂和联合应用甲泼尼龙和尿激酶。对肾受累患者需肾内科医师会诊以确定合适治疗方案，并安排好随访观察。

安置　仅有皮肤表现的过敏性紫癜患者可离院回家，进行对症治疗以减轻关节疼痛和全身不适感。非甾体类抗炎药或对乙酰氨基酚效果良好，但需严密随访观察。有腹痛或肾受累患者需进一步评估和治疗。

溶血尿毒症综合征

概述 溶血尿毒症综合征是儿童急性肾衰竭最常见原因之一[98],婴幼儿发病率最高,平均发病年龄为3岁,5岁以后少见。无性别差异,可散发,也可呈爆发流行,尤其当该病是由最常见的诱发因素——大肠埃希菌O157:H7产生的志贺样毒素(verotoxin)所引起时更易出现流行。传染途径为人与人直接接触和接触污染的食物如未灭菌的奶制品和牛肉。其他原因包括志贺菌属、肺炎球菌、产气单胞菌、人免疫缺陷病毒和药物。遗传因素、家族因素和特发因素也认为与发病相关。

疾病原理 由于病毒、细菌和毒物损伤肾血管内皮细胞,肾功能受损。由于血管微血栓形成,破坏红细胞,引起微血管病性溶血性贫血。血小板、补体和纤维蛋白沉积在肾小球管腔内,导致肾小球率过滤降低和肾衰竭。

临床特征 溶血尿毒综合征患儿初期可表现为水样便、痉挛性腹痛,偶有发热。2~3天后腹痛加剧,第5天时89%的患儿有血便[100]。其症状包括中毒性巨结肠、缺血性结肠炎、肠套叠、肠穿孔或晚期结肠狭窄。在前驱胃肠炎后,患儿突然出现溶血性贫血、血小板减少和急性肾功能不全,并可进一步发展为肾衰竭。2003年发表的一篇Meta分析显示,12%的腹泻相关性溶血尿毒综合征死亡或发展为终末性肾疾病,25%的存活者有长期肾后遗症[101]。有报道胰腺功能不全导致胰岛素依赖性糖尿病。也有泌尿道感染后发生溶血尿毒症综合征的报道。

中枢神经系统兴奋性增高,40%的患儿可出现抽搐。50%的患者出现高血压,增加脑病发生率。30%的死亡病例与溶血尿毒症综合征复发有关。

诊断策略 产毒大肠埃希菌O157:H7所致患者的白细胞计数和C反应蛋白明显增高[99]。末梢血涂片可见微血管病的破碎红细胞,呈泪珠形、盔甲形、小球形和钝锯齿状等。白细胞总数升高,血小板 < 50 000/μl。由于溶血迅速,血红蛋白可低至5g/dl。

鉴别诊断 溶血尿毒症综合征的鉴别诊断包括血栓性血小板减少性紫癜、溃疡性结肠炎、肠套叠和其他获得性溶血性贫血。

处理 对症支持治疗和早期腹膜透析可将病死率降至5%以下。患儿需补液水化,但液体又不能过多。高钾血症很常见,需用碳酸氢钠、葡萄糖酸钙或氯化钙、葡萄糖和胰岛素及聚苯乙烯磺酸钠(Kayexalate)综合治疗。严重高钾血症、高磷血症或严重代谢性酸中毒患者须透析治疗。

如果血红蛋白 < 6g/dl,需输红细胞悬液(5ml/kg,4h以上)。血小板输注只用于威胁生命的大出血或有创操作前。高血压可用钙通道阻滞剂、拉贝洛尔和卡托普利治疗,顽固性高血压须用硝普钠。苯二氮䓬类和苯妥英对控制抽搐有效。若因低钠血症导致抽搐,须用3%盐水治疗(4ml/kg)。由于胃肠动力抑制剂易引起中毒性巨结肠,因此结肠炎的治疗以支持疗法为主。到目前为止,尚没有随机对照研究证明使用有效抗生素可阻止溶血尿毒综合征的进展。然而,抗生素可加速细菌溶解释放志贺样毒素(verotoxin),因此应避免使用[103]。由于胰岛细胞坏死导致高血糖、酮血症和酸中毒需要用胰岛素治疗。

特发性溶血尿毒症综合征,尤其合并神经系统受累时,可用血浆置换治疗。如血浆置换无效,需行肾移植。不幸的是,移植肾同样可发生溶血尿毒症综合征。

安置 溶血尿毒症综合征患儿需住院治疗,请肾内科医师和泌尿科医师会诊。经早期透析和支持治疗,90%急性肾衰竭患者的肾功能可以恢复至病前水平。

重要概念

- **阴茎异常勃起**:低流量阴茎异常勃起,在症状出现后48h内行海绵体穿刺放血和灌注冲洗有效,最好在数小时内施行。将酚妥拉明、去氧肾上腺素、麻黄碱或1:1 000 000肾上腺素加入海绵体冲洗液中。
- **包茎和嵌顿包茎**:包茎一线用药为类固醇乳膏。嵌顿包茎出现龟头血运障碍时须行包皮背侧切开术。
- **睾丸扭转**:延迟诊断和治疗会致丧失精子产生能力,严重病例,可出现睾丸坏死、坏疽。睾丸抢救成功率是有时间依赖性的,在症状出现后4h内行扭转矫正,96%能成功;24小时后成功率<10%。
- **精索静脉曲张**:85%~95%的病例为左侧精索静脉曲张。如果出现右侧精索静脉曲张,需要考虑腹腔内异常。因为这常是由下腔静脉栓塞或肿瘤压迫下腔静脉所致。
- **泌尿道感染**:<2岁婴幼儿,单纯尿液分析不足以排除泌尿道感染,因为多达10%~50%的患儿出现假阴性结果。

第 173 章 神经系统疾病

David H.Rubin, Dina Halpern Kornblau, Edward E.Conway, Jr., and Stuart M.Caplen

陈晖 译　钱素云 校

概述

许多到急诊科（ED）就诊的成人和儿童急性神经系统疾病患者表现为惊厥、眩晕、共济失调或头痛等。然而，儿童相关体征和症状的诊断思路与成人有很大不同。此外，曾经是以儿童发病为主的细菌性脑膜炎现在也是成人的常见疾病，但在婴幼儿和年幼儿童中识别这一致命疾患的细微体征和症状十分必要。

急性细菌性脑膜炎

概述

虽然医学在进步，急性细菌性脑膜炎（ABM）仍旧是具有潜在生命危险的急症。新生儿和成人经治病例的全国死亡率是20%～30%，婴幼儿和儿童为2%[1]。根据1991年的推荐意见，2月龄以上的婴幼儿接种B型流感嗜血杆菌疫苗后，由该细菌引发的儿童细菌性脑膜炎发病率下降99%以上[1,2]。但即使给予最好的治疗，所有类型的脑膜炎幸存者中10%～30%出现持久性重要脏器功能障碍[3,4]，包括听力缺陷、惊厥、学习和行为问题及认知障碍。

新生儿

B族链球菌导致的新生儿脑膜炎占半数以上；大肠埃希菌和其他大肠杆菌引发另外1/4病例[5]。母亲孕期内预防使得早期B族链球菌疾病的发生率下降，但晚发疾病（出生7天后）却没有下降[6]。表皮葡萄球菌、金黄色葡萄球菌、肺炎链球菌、脑膜炎奈瑟球菌、D族链球菌、脲原体属、B型流感嗜血杆菌和未分型菌株是新生儿感染中不常见的病原菌。单核细胞增多性李斯特菌所致新生儿脑膜炎很少见却很重要，因它在一些移民人群中流行，与未经巴氏法消毒的牛奶制品有关，并且对头孢菌素耐药[5,6]。

婴幼儿和儿童

新生儿期后，美国确诊的ABM病例中多达90%由肺炎链球菌和脑膜炎奈瑟球菌引起。不常见的病原体包括沙门菌属、弯曲杆菌、单核增多性李斯特菌、G族链球菌、土拉热弗朗西斯菌、B族溶血链球菌和几种厌氧病原体[1,2]。近期有七价肺炎球菌结合疫苗（PCV7）上市，推荐所有2岁以下儿童接种，由侵袭性肺炎球菌感染引起的细菌性脑膜炎数量显著减少[7]。

疾病特征

宿主因素影响脑膜炎的易感程度，1个月以下的新生儿，尤其是早产儿，因其免疫功能不成熟，患ABM的风险更大。其他ABM易感人群包括：男性、本土美国人、非洲裔美国人、营养不良人群、贫穷的城市居民、日托中心的服务员、患镰状血红蛋白病、获得性免疫缺陷综合征（AIDS）、无脾、肾疾病、肝病、糖尿病或丙种球蛋白异常血症等处于免疫抑制状态的患者，以及正在接受包括糖皮质激素等免疫抑制治疗的患者。

细菌性脑膜炎通过以下步骤发生：①呼吸道感染；②菌血症；③侵犯脑膜；④脑膜和脑的炎症[6]。近期放置脑室腹膜分流管、腰穿等神经外科操作以及颅骨骨折后持续脑脊液漏等结构异常可导致细菌易侵犯脑膜。神经管瘘管、颅内囊肿、表皮样瘤或皮样瘤、先天性皮窦通道等中枢神经系统（CNS）先天性或获得性异常也容易使细菌种植在CNS中而发病。

病原体必须进入蛛网膜下腔方能发生 ABM。少数病例是因为临近病灶直接延伸所致，如鼻窦炎、乳突炎或中耳炎，多数病例是细菌通过脉络丛内有炎症的毛细血管进入血流，种植在血中。绝大多数 ABM 病例有病情进展顺序。病原经接触和鼻咽部定植后会侵袭入血流。脑脊液培养证实的细菌性脑膜炎患者中多达 90% 可自血中获得病原体。

当细菌进入蛛网膜下腔后会复制，细菌细胞壁成分释放入脑脊液。CNS 巨噬细胞和内皮细胞产生和分泌包括白细胞介素-1、肿瘤坏死因子和血小板活化因子等在内的炎性介质和细胞因子，炎症反应的结果是血管和脑实质发生改变。这些改变包括血管炎、微血栓形成、静脉窦堵塞、血流减少、血脑屏障通透性增加、颅内压增高、弥漫性脑水肿和小脑出血[8]。

临床特征

最终诊断为 ABM 的患儿中 3/4 临床表现为 2～5 天的亚急性起病。开始时，患儿的典型表现是发热、不舒服、对外界不感兴趣、易激惹、睡眠方式改变，厌食、恶心、呕吐或腹泻等多样的症状和体征。这些表现无特异性，在一些轻病和自限性疾病患儿中也同样可见[9]。在病程早期查体时患儿体征轻微或缺乏。

表现隐匿的患儿比体征、症状快速进展的 ABM 患者预后更好。1/4 的 ABM 患儿会在 24h 内出现呕吐、发热和嗜睡等急性病表现，这些患儿很少被漏诊[10]。暴发性起病的患儿死亡风险更高，近期和远期并发症更多[11]。

除了病原体的侵袭力外，患儿的年龄对临床表现影响最大。一般规律是，婴儿年龄越小，ABM 的症状和体征越不特异[1,3,5]。

ABM 患者的皮肤表现可能有助于提示特异病原体，瘀斑和紫癜提示脑膜炎球菌血症，但也可见于肺炎球菌感染和嗜血流感杆菌脑膜炎。新生儿眼内或眼周、口、皮肤的水疱或皮损提示单纯疱疹病毒（HSV）感染，同样也可见于大疱性脓疱病、念珠菌感染、水痘、李斯特菌病或梅毒患儿[6]。

新生儿期（至生后 1 个月）

新生儿 ABM 临床表现不特异，可能包括生命体征的改变、行为变化、神经学改变、皮肤损害和胃肠道表现（表 173-1）。在生后 30 天内到急诊科就诊的体温 38°（100.4°F）或以上的患儿中，4%～15% 是重症细菌感染疾病，1%～2% 是 ABM[11,12]。不发热并不能除外严重细菌感染的可能，因半数以上的新生儿脑膜炎可以不发热或表现为低体温，其他生命体征

表 173-1 细菌性脑膜炎临床表现

特点	新生儿	婴儿/儿童
一般情况	呼吸暂停 呼吸急促 低温 高温 心动过缓	发热 寒战 肌痛 颈、背痛 心动过速
行为	不安 易激惹 嗜睡	全身乏力 易激惹 嗜睡
神经系统	哭声尖直 眼球震颤 茫然凝视 惊厥 角弓反张 张力改变 颈强直 前囟膨隆	精神状态改变 灶性神经病学体征 听力损伤 惊厥 步态异常 畏光 颈强直 克氏征、巴氏征
皮肤	发绀 瘀点 紫癜 毛细血管再充盈时间延长 网状青斑	发绀 瘀点 紫癜 毛细血管再充盈时间延长
胃肠道	喂养变化 腹泻 呕吐 腹胀 黄疸	厌食 恶心 呕吐

变化包括心动过速、心动过缓，呼吸急促、呼吸暂停。超过 20s 的呼吸暂停可能预示惊厥或非特异性的脊髓呼吸中枢功能失调。

新生儿行为表现有限，行为的轻微变化可能反应早期脑膜受累。不安、精神委靡、睡眠时间增加或减少和易激惹可能是线索。若无脑膜受侵，新生儿的易激惹一般会因他人抚摸而减轻，若怀抱后更加激惹则提示 ABM。新生儿 ABM 神经系统表现可能包括哭声尖直、持续哭闹、不哭或呻吟。凝视、肌张力高、下颌颤抖或四肢骑自行车样动作提示惊厥。可能会见到局部或泛化的强直阵挛性动作，但很少见。新生儿 ABM 中不足 25% 出现颈抵抗。前囟膨隆和颅缝分离均是颅内压（ICP）增高的特点，约在 15% 的新生儿 ABM 病例中可见。

新生儿脑膜炎少见皮疹[13]，全身苍白伴躯干轮廓不清的蓝色斑点（网状青斑）可能是线索之一。

喂养困难和大便性状异常是胃肠道不典型表现，可有非喷射性呕吐，只有在 ICP 增高后才出现喷射性呕吐。脑膜炎时可出现大便量增多、排便时激惹、腹部膨隆、肝大和黄疸等。

1～12 月

小婴儿（3 个月以下）重症细菌感染性疾病的症状与新生儿相似，但随年龄增大，交往和运动能力增强，评估细菌性脑膜炎体征、症状、行为变化的机会更多。此年龄组中颈强直虽不常出现，但若出现则高度提示 ABM。无颈强直但患儿有其他体征如肌张力低、互动减少、无法安慰、凝视和哭声低弱时，不能除外 CNS 感染。

1～5 岁

该年龄组主要表现有发热、头痛、呕吐和颈抵抗。脑膜炎时常见反应迟钝和嗜睡，但不特异。1 岁以上脑膜炎急性期患儿出现颈项发硬、屈曲困难是可信的，很少出现斜颈[14]。医生通过对仰卧位患儿的颈部屈曲引出颈强直。但如果患儿处于双腿伸出的坐位时，试图使颈部屈曲的可信度降低。这两个方法是被动运动，很多孩子会自动抵抗。降低假阴性和假阳性的更好方法是让患儿颈部主动运动。可用吸引眼球的东西转移幼童注意力，以观察颈部运动活跃程度。另外，将仰卧或俯卧患儿的肩部置于检查床的边缘，只用手轻轻支撑患儿枕部或前额，ABM 伴随的颈强直可能会显现。出现克氏征（屈髋及膝成 90°，抬腿时有疼痛）和布氏征（患儿仰卧，被动颈部屈曲时髋和膝关节自然屈曲）更不可信。ABM 患儿 43% 出现克氏征，66% 出现布氏征[15]。

5 岁以上

5 岁以上儿童常见头痛、发热、颈强直、感觉异常等症状和体征，与成人 ABM 表现相似。

诊断策略

腰穿

适应证

对任何怀疑细菌性脑膜炎的患儿均需做腰穿。此操作适用于有发热、颈抵抗、畏光等典型症状和体征的患儿，但婴儿和儿童常缺乏典型体征。Walsh-Kelly 及其同事的研究显示，6 个月以下 ABM 患儿仅 27% 出现颈强直，年龄至 12 个月时 71% 表现有颈抵抗，至 19 个月大时该比例升至 95%[16]。因此，对疑似脑膜炎的患儿进行腰穿的决定应主要基于对临床症状和体征的综合分析。

颈部体征 对有颈强直或克氏征、布氏征阳性和疑似脑膜炎的患儿应做腰穿。除 ABM 外，这三项脑膜刺激征也可见于脑膜外疾病，因此要注意这些病例。

疑似脓毒症的小婴儿 对于 3 个月以下小婴儿，最可能的病原是细菌感染[12]。目前主张对小婴儿要追踪严重细菌感染的可能。此年龄组脓毒症和脑膜炎之间的鉴别缺乏特异性，因为急性脑膜炎的新生儿 50% 在最初评估时是菌血症，而菌血症新生儿 25% 在后期发生颅内感染。血培养和腰穿要同时进行[17,18]，对大于 1 个月但小于 3 个月的婴儿，需注意病史和查体，但即使是增加了一些选择性的实验室检查（腰穿之外），也不能确定 ABM 等重症细菌感染。腰穿应作为评估脓毒症的方法之一[19,20]。

中毒表现 当患儿临床总体评估提示有感染中毒表现时也应考虑做腰穿。观察项目包括社交反应迟钝、灌注差、运动张力改变、哭声异常。在各年龄组有感染中毒表现又有发热的患儿中，其重症细菌感染（包括 ABM）的概率增高[11]。局灶感染可能是病原体扩散至 CNS 的来源。可根据特殊临床表现确定感染来源，当然也有更严重的化脓灶局限在颅内的可能。

若颅外感染的患儿临床表现比预想的更严重时应做腰穿。

当临床感染明显存在，但初次腰穿检查结果阴性，而疾病越来越重时，复查腰穿可以获得其他信息。脑脊液中的细胞组成可在仅 30min 的时间内由正常变为明显增多[21]。因此，复查脑脊液可能对发现潜在性颅内感染有不可估量的作用。

密切接触后的发热性疾病 所有与严重菌血症患者有长期和密切身体接触的孩子需要恰当的医学评估。特别是密切接触脑膜炎球菌或嗜血杆菌感染患者后发热的孩子更需做腰穿检查[22]。

热性惊厥 6 个月～5 岁，有单纯热性惊厥并表现正常（清醒、活跃、喜玩）的孩子不像有脑膜炎[23]。一般而言，复杂热性惊厥患儿患脑膜炎的风险增高。

对有 ABM 高风险特征或有症状和体征的患儿应考虑腰穿。病史特点有：1 岁以下，接触其他脑膜炎或严重细菌感染患儿，热性惊厥前 48h 内曾就医。热性惊厥患儿发生任何与颅内感染风险增高相关的临床表现时应做腰穿，包括嗜睡、运动张力降低、娃娃眼表现、不能固定及追随、对疼痛刺激反应降低、颈强直、前囟饱满、瘀点、皮肤灌注差。

发热和瘀点 危及生命的感染性疾病可致发热和瘀点。目前还没有对发热患儿出现瘀点时最佳的评估方案。发热患儿若一般情况好，瘀点局限，多在乳头连线以上部位，没有紫癜，则不像侵袭性细菌感染疾病。侵袭性细菌感染疾病患儿表现更重或瘀点普遍，并有紫癜或有脑膜刺激征[24]。在高风险组，除非因凝血功能紊乱而禁忌，均需做腰穿除外并发脑膜炎[25]。

异常宿主疑似脓毒症 免疫功能不全的儿科患者有发生机会性感染的风险，也有发生对所有儿童都常见的病原侵入性感染的风险。免疫功能不全的患儿可能缺乏典型颅内感染的表现，包括颈强直[26]。免疫功能受损的患儿即使只表现为精神状态改变也要注意是否有脑膜炎。这种患儿的 CSF 参数与正常宿主对细菌入侵脑膜时的反应相比，提示细菌性脑膜炎的敏感性降低。尽管如此，对缺乏抵抗力的宿主，在除外脓毒症的过程中应做腰穿检查。

侵入硬脑膜 经鼻旁窦或前、中颅窝骨折和鼻穿通伤或某些仪器可以导致硬膜撕裂。这些缺损为微生物进入 CNS 提供了潜在入口。CNS 感染的迹象一般在损伤后 2 周内出现，但临床表现可延迟至数年后。外伤后脑膜炎可能有持续 CSF 耳漏或鼻液漏，但不是临床诊断的先决条件。当患儿有近期或原有颅面创伤并出现提示脑膜炎的症状群时，CT 扫描后应做腰穿。

急性听力丧失 ABM 患儿约 1/3 有听力丧失。在急性期可出现听力损伤或在脑膜炎后期表现明显。重要的是听力丧失可能先于全身症状之前出现，先于脑膜炎出现。在内耳瘘管或颅底骨折的患儿更是如此。对创伤性损伤的患儿、病原体接种到迷路或基底蛛网膜下腔和具有提示脑膜炎症状的患儿，急性听力丧失是腰穿适应证。

禁忌证

ICP 增高的脑膜炎患儿很少经过小脑幕形成颞叶疝或经过枕骨大孔发生小脑扁桃体疝，多数 ABM 患儿有精神状态改变，但快速进展为深昏迷（Glasgow 昏迷量表评分 <8）者常提示 ICP 增高，此时腰穿禁忌[27]。局灶性神经病学体征提示脓肿，在儿童中腰穿也是禁忌的。

体位和注意事项

无禁忌证时，紧急腰穿做 CSF 检查以明确 ABM 诊断（框 173-1）。对疑似细菌性脑膜炎的患儿可侧卧位完成操作，脊柱屈曲，膝部向上折向胸部，肩部和背部垂直于桌面。若可能可通过该体位测定压力。

框 173-1 疑似急性细菌性脑膜炎的腰穿适应证
脑膜炎的症状和体征或中毒表现
疑似新生儿脓毒症
2 个月以下婴儿发热
异常宿主疑似脓毒症
证实的菌血症
亲密接触脑膜炎或严重细菌感染后发热性疾病
热性惊厥
发热和瘀点

在不能测压的情况下，替换体位是坐位且膝部屈向腹部。

监测平稳的患儿，其潜在并发症少，应常规对 CSF 取样。应用麻醉药可消除腰痛。可以通过选用小号穿刺针，限制取样量至 3ml，拔针前还纳针芯以防止腰穿后头痛。正确的无菌操作法可减少皮肤细菌菌群的产生。理论上认为，在菌血症病程中进行腰穿可能诱发脑膜炎，但实际并未发生。从腰穿中所得到的信息比这种假设的风险更重要。

标准脑脊液检查

标准 CSF 检查包括第 1 管做细菌培养和革兰染色，第 2 管查蛋白质和糖，第 3 管查血细胞计数。在培养证实的细菌性脑膜炎中，高达 6% 的患儿糖和蛋白质水平正常，白细胞数少，革兰染色结果阴性[15]。对第一次腰穿前接受过抗生素治疗的患儿要特别注意。虽然在急诊科接受抗生素治疗后 CSF 可变为无菌，尤其是肺炎球菌和脑膜炎球菌感染时，但在治疗后 12～24h CSF 特征不受影响[6]。

糖 CSF 糖浓度与血糖浓度相关。正常情况下 CSF-血糖的平衡比值约为 0.6。比值低于 0.4 定义为脑脊液糖减低，是常见病原体和结核杆菌致 ABM 的特异性表现。典型病毒性脑膜炎时 CSF 糖正常，但脑脊液糖减低也可能与病毒性脑膜炎相关。

蛋白 正常 CSF 蛋白质范围在新生儿是 40～170mg/dl，儿童 15～45mg/dl。病毒性脑膜炎时，蛋白质正常或增高。ABM 时蛋白质更高。在创伤性腰穿后，每 800～1 000 个红细胞可使蛋白质升高 1mg/dl。

细胞学 典型细胞学特性见表 173-2。但这些数字主要来自健康或非全身性疾病的患儿[28]。引用标准的"危急值"经常是超出平均数 2 个标准差或仅见于 5%～10% 被研究群体的数值。超过这些典型阈值的细胞学结果可见于间接影响 CNS 的情况，但对这些病例要考虑 ABM 的可能并给予相应治疗。这些

表 173-2　脑脊液细胞学报告值

年龄	白细胞总数/ml		
	平均	范围	超出的临界值
早产	7	0~44	>9
足月新生儿	8	0~32	>22
0~4 周	11	0~50	>35
4~8 周	7	0~50	>10
>8 周	2	0~8	>6

情况包括泛化的惊厥、痢疾、脑膜外感染如中耳炎、鼻窦炎和乳突炎[29]。疑似脓毒症或如肺炎等远离 CNS 部位感染的患儿细胞数也可增高。典型的 ABM, 白细胞总数范围 1 000~20 000/mm³[15]。1/3 以上 ABM 患儿白细胞计数 >2 000[30]。有意义的脑脊液细胞数增多也可伴无菌性脑膜炎。

在血性 CSF 中校正白细胞计数的习惯做法缺乏科学依据支持，对 CSF 培养阳性的脑膜炎可能会发生白细胞计数估计过低的情况。另外也应考虑其他疾病，如单纯疱疹病毒脑炎时 CSF 中可见红细胞数目增高[6]。

生后第一个月，正常 CSF 中 60% 的是多形核白细胞（如中性粒细胞）（PMNs）。新生儿期后，PMN 不超过 3/mm³。脑膜受侵后短时间内可经腰穿取样查到白细胞。传统教学强调 PMNs 增高是 ABM 的特点，但 PMNs 和细胞数增多 也可见于病毒性脑膜炎[31]。

革兰染色　肉眼是否可见革兰染色中的细菌取决于取样时细菌病原的数量。1/4 的涂片阳性，它们的菌落形成单位（CFUs）应 ≥10³/ml；10³~10⁵ CFUs/ml 时 60% 涂片阳性，在 10⁶ CFUs/ml 时 97% 涂片阳性。即使 CSF 中没有白细胞增高、蛋白质增高或糖降低，革兰染色阳性是立即给予抗生素治疗的指征[6]。

其他脑脊液检查

抗原检测　有商业抗原检测试剂盒可检测导致 ABM 的常见病原体。通过协同凝集、乳胶凝集、逆向免疫电泳、酶联免疫吸附试验、离心扩增固态免疫分析检测 CSF 中的抗原。因在抗生素治疗后仍可测得抗原，对于治疗后的脑膜炎或 CSF 革兰染色和培养结果阴性而又高度怀疑 ABM 的患儿来说抗原检测最有效。不论是未治疗还是已治疗的脑膜炎的任何阶段，当 CSF 中白细胞 >500 时 CSF 抗原检测最敏感[32]。即使在胃肠外抗生素治疗之后，CSF 抗原高水平状态通常维持数天。CSF 抗原检验阳性提供可靠的细菌学诊断依据，抗原检测阴性不能除外 ABM 诊断。

细胞因子　ABM 时检测到 C 反应蛋白、各种白介素、肿瘤坏死因子和前列腺素升高[33]。这些检验分析需要精细的技术和昂贵的仪器，需要 5 小时完成。基于上述原因，这些检查在急诊科不太实用。

聚合酶链反应试验（PCR）　对 HSV 和肠病毒引起的脑膜炎，可使用检测 CSF 中相应抗原体的聚合酶链反应为基础的测试来诊断。检测肺炎双球菌的 PCR 分析仍在试验阶段[6]。

其他实验室检测

应根据临床情况决定 CSF 检测之外的其他诊断性检查。血培养对 ABM 患儿有确诊价值，从 CSF 中获得的病原体有 86%~92% 通过血培养再次得到确认。自体表和孔口（如鼻和咽喉）取样做培养无助于辨别起始病原体。尿、便、胸腔取样培养阳性可证实全身细菌疾病，但不能证实是由相同病原体所致的颅内感染。

血清电解质和血糖检测十分必要，因机体含水量和电解质改变可能是 ABM 的特点之一。半数以上的病例在发病时血钠低于 135mEq/L[34]。继发于入量不足、呕吐、代谢紊乱的低血糖是常见并发症，葡萄糖氧化酶试纸条可快速估测血糖水平，可经过送检电解质的血清标本检测证实估测的血糖水平。

儿科 ABM 患者没有统一的血液学特点。但还应检测全血细胞计数，因白细胞总数和血小板计数有助于评估预后风险，入院时血小板减少或中性粒细胞减少均为恶兆。

对中等病重的 ABM 患儿，当出现低通气或低氧血症或代谢性酸中毒时应进行动脉血气分析检测。

对瘀点或紫癜皮损进行涂片革兰染色可发现导致全身受侵的病原体[35]。可进行血清 C 反应蛋白、红细胞沉降率、不同细胞因子测定来支持全身细菌感染的诊断。但这些检测结果是非特异性的，不能用于确定或除外 ABM 诊断。应追踪治疗前的数值以确定 ABM 治疗的最佳疗程。

留取尿样进行分析，若病人接受过抗生素治疗，应进行尿液微生物检测。经过治疗的 ABM 病例尿液抗原检测阳性率最高可达 87%。应取中段尿或自导尿管中取尿液送检。从尿袋中取尿样可能被大便污染，因与大肠埃希菌有交叉反应而可能产生假阳性结果[36]。

放射学

临床表现提示硬膜下积脓、海绵窦血栓、横窦血栓、颅内出血、脑肿瘤、脑脓肿或脑膜外感染时应做头颅CT。当病人有ICP增高的表现和症状时应紧急进行头颅CT检查，不需对照；若病人出现脑神经麻痹、视网膜血管搏动消失、瞳孔对光反射改变、视盘水肿、局灶性惊厥发作、偏瘫、共济失调、意识不清、持续呕吐、去皮层或去大脑体位，或与低氧血症无关的心动过缓时应考虑ICP增高[15]。做头颅或其他部位的影像检查（如胸部）不会延迟对ABM患儿给予抗生素治疗。若脑室腹膜分流术的患儿出现发热或ICP增高体征，在从分流处穿刺放CSF之前应做CT检查。

鉴别思路

ABM患儿临床表现多样，以体温不稳定、行为改变、反应迟钝和颈抵抗综合表现最为常见。对这一症状群的鉴别诊断包括感染性、代谢性、创伤性疾病和其他情况（框173-2）。

很多情况可导致孩子看起来像患病了，任何感染因素可引起患儿临床疾患，尤其是在生后前几个月。患感染性疾病的婴儿会出现一些变化，明显的精神状态改变高度提示颅内病变。婴儿期后，局部感染或早期原发病灶扩散导致全身受侵的儿童可有中毒表现[10]。除感染外，内分泌病、低血糖、电解质失衡、代谢性疾病、尿毒症、惊厥、意外创伤、虐待性头部损伤、肠套叠或毒物接触也可导致精神状态改变。

颈强直应考虑ABM，但与精神状态改变或神经病系统改变伴随的颈抵抗可见于自发性颅内出血、脑瘤内出血、硬膜外脓肿或脑脓肿。颈强直的其他原因包括咽后脓肿、扁桃体周脓肿和斜颈。

病毒性脑膜炎

在生后前几年，很难分辨细菌性和病毒性脑膜炎的症状和体征[37]。1岁以后，多数病毒性脑膜炎患儿比ABM病情相对轻。发热和头后部或前额头痛是两种病的常见症状。厌食、恶心、腹泻等胃肠道紊乱更常见于病毒性脑膜炎。泛化的肌痛也可是特点之一，病人经常抱怨颈部疼痛或脖子发硬，但主动颈部弯曲减少并不常见。

病毒性脑膜炎时CSF的PMNs轻度升高，糖水平正常，蛋白水平正常或轻度升高，革兰染色阴性。这些实验室结果可以证实临床怀疑的病毒性脑膜炎。但在20%的病例中可发现脑脊液糖降低或淋巴细胞增多等非特异性表现。这使两种疾病状态的区别模糊化，可能导致治疗的改变。有一些推荐用于鉴别病毒性、细菌性脑膜炎的方法，但不能判别每一例ABM

框173-2　急性细菌性脑膜炎的鉴别诊断

感染性
- 败血症
- 立克次体血症
- 脑炎
- 硬膜下积脓
- 脊柱硬膜外脓肿
- 颅内硬膜外脓肿
- 病毒性脑膜炎
- 真菌性脑膜炎
- 结核性脑膜炎
- 心肌炎
- 痢疾

创伤性
- 摇晃婴儿综合征
- 闭合性脑损伤

代谢性
- 低糖血症
- 酮症酸中毒
- 低钠血症
- 高钠血症
- 尿毒症
- 尿素循环缺陷

其他
- 肠套叠
- 中毒
- 惊厥疾病
- 脑肿瘤
- 动静脉畸形
- 皮样囊肿破裂

病例，因此它们在临床中的作用有限。而Nigrovic及其同事证明缺少以下条件的患儿患细菌性脑膜炎风险低（0.1%）：CSF革兰染色阳性，CSF绝对中性白细胞计数（ANC）至少1 000/μl，CSF蛋白质至少80mg/dl，外周血ANC至少10 000/μl，发病前或当时有惊厥病史[38]。

处理

ABM的优先治疗包括保护气道、氧合、液体复苏并监测保护脏器功能。若毛细血管再充盈时间延至2s之上或病人低血压，应按休克处理。首次给予快速输注生理盐水或乳酸林格液20ml/kg，同时留置导尿管。快速输注最多至40ml/kg。晶体液输注40ml/kg后重要生命体征仍不稳定，尿量不足每小时0.5ml/kg

或虽然较多却不能维持，应给予加压素。对没有休克的患儿，可确定每小时输液速度以提供正常维持液。原来提倡的限制液体可能不利于病人存活和神经系统功能恢复。

除心肺功能和血流动力学状态支持治疗外，ABM的初始治疗包括预防低血糖症，控制惊厥，药物治疗维持脑血流量。

抗生素治疗

对疑似ABM的患儿应迅速给予抗生素治疗，没有研究显示在任一规定的时间段内开始治疗会影响发病率或病死率；但多数专家同意对疑似ABM的患儿在出现症状1～2h内应给予抗生素。对ABM伴CNS并发症状的患儿抗生素的疗程随临床情况而定。对疑似ABM患儿的保守治疗包括经验性抗生素治疗和住院观察。建议将患儿分为低风险组和高风险组，并以此为基础给予恰当治疗（如，对疑似细菌性脑膜炎患儿限定住院并抗生素治疗）。提出以下四类：

无中毒，低风险　未经治疗，没有全身中毒症状，临床提示病毒性脑膜炎的患儿，若CSF证实为病毒性脑膜炎（革兰染色结果阴性，CSF中白细胞数少，CSF蛋白质和糖正常），可不用抗生素并请家庭医生或神经科医生会诊。另一选择是让病人出院，并安排应用抗生素后12h内再次复查腰穿。这些措施并不是没有风险，因为很难区分病毒性脑膜炎和洛矶山斑疹热或ABM等其他感染。若生化指标或细胞学评估结果接近ABM，最好开始经验性抗生素治疗和住院观察。

无中毒，高风险　没有感染中毒证据，但病史有高风险因素［如之前接受抗生素治疗，接触侵袭性病原体（嗜血流感杆菌或脑膜炎奈瑟球菌），或＜1岁］，提示ABM可能性增高，需做血培养和腰穿，CSF分析。若脑脊液浑浊，应立即开始抗生素治疗而不必等待全部CSF检查结果回报。对接触脑膜炎球菌血症患者并有症状的患儿，恰当的治疗包括全套培养，经验性抗生素治疗，住院观察直至所有的培养出结果，因为没有脑膜炎的表现不能除外脑膜炎双球菌病。

危重，稳定　有典型ABM症状的患儿中，气道得到保护，通气恰当，灌注正常，没有凝血异常者属于危重但病情平稳组，建议腰穿后取静脉血做血培养，静脉置管后再次培养，查尿液分析和培养，血生化和全血细胞计数。腰穿后在CFS结果或其他化验室结果回报之前立即给予抗生素。

危重，不稳定　患儿有CNS症状，与年龄相对应的生命体征异常，气道未得到保护，惊厥发作未中断或凝血异常，属于病情危重不稳定组。诊断性腰穿有使病情恶化的风险，尤其在患儿病情不稳定时进行操作。患儿有ICP增高的临床表现时可能发生腰穿后致命性脑疝（即便CT正常）[27]。对该组患儿应做两次血培养，血、尿取样检测抗原。应给予抗生素治疗，腰穿要延迟。

急诊科抗感染治疗的决策基于经验。对药物的选择基于对颅内感染病原体的了解和地区局部抗微生物敏感性的特点。起始治疗选择足够广谱、可覆盖治疗该年龄组特有的不同病原体的药物（表173-3）。

没有单一抗生素能对新生儿所有常见的可能致病菌具有杀菌活性。氨苄西林和氨基糖苷类药物联合治疗最常用，或氨苄西林加头孢噻肟联合治疗同样有效。1～3个月的婴儿，当没有少见病原体感染证据时，常规治疗是氨苄西林加一种三代头孢菌素类药物。3个月以后，除非是耐药肺炎链球菌菌株感染，单选一种三代头孢菌素可提供很好的覆盖。当CSF革兰染色确定有阳性球菌时，目前常规推荐广谱头孢菌素（如头孢噻肟、头孢曲松）和万古霉素联用[39]。

表173-3　急性细菌性脑膜炎的抗生素经验治疗

年龄	第一次静脉用药剂量	
	抗生素	MG/KG
0～4周	氨苄青霉素	50～100
	加	
	庆大霉素	2.5
	或	
	头孢噻肟	50
4周～2月	氨苄青霉素	100
	加	
	头孢噻肟	50
	或	
	头孢曲松	100
	或	
	氯霉素	25
＞2月	头孢噻肟	50
	或	
	头孢曲松	100
	加	
	万古霉素	15

激素治疗

地塞米松治疗 ABM 是长期以来临床关注的问题。一般认为对 8 周以上的婴儿使用地塞米松可降低一些神经系统后遗症，尤其是嗜血流感杆菌所致 ABM 时的听力丧失。没有明确证据证明地塞米松对降低由其他细菌引起疾患的患病率和病死率有益[1]。

使用地塞米松并不是没有风险。最常报道的地塞米松毒副作用是消化道出血，抗生素不能消除入侵微生物时，可被地塞米松抗炎作用所产生的临床好转的错觉掩盖。已证明地塞米松治疗减少了万古霉素的渗透[40]。对头孢菌素和青霉素耐药的肺炎链球菌具有潜在普遍分布的特性，万古霉素的渗透减少可能导致不恰当的损伤。总之，最好追随美国儿科协会（AAP）治疗指导，限定地塞米松在假设是嗜血流感杆菌脑膜炎（在美国少见的一种病）时应用。逻辑（理论）上，只有在完成革兰染色或有嗜血流感杆菌抗原分析阳性结果后才可给予地塞米松 0.15mg/kg。

为达到最佳治疗效果，对新近诊断和治疗的 ABM 要强制密切观察。生命体征，全身灌注情况和意识水平变化较快，只有持续监测患者，才能及时发现并发症（如休克或惊厥等）或治疗并发症（如过敏或腰穿后脑疝）。

阿昔洛韦

识别婴儿感染很难，对新生儿和小婴儿（＜3 个月）经验性应用阿昔洛韦治疗很矛盾。阿昔洛韦可用于患病或发热的婴儿，母亲有 HSV 感染史、皮肤有水疱、惊厥或局限性神经系统体征者可用阿昔洛韦。对不典型脓毒症或脑膜炎患者应考虑使用阿昔洛韦[6]。足月、免疫功能正常婴儿的阿昔洛韦剂量是每 8 小时 20mg/kg，IV，共 21 天。这些病例应进行 HSV 聚合酶链反应分析。

处置

对新近诊断 ABM 的患儿应由有重症监护经验的医生和护士来照顾。若可能，最好住在有 PICU 的医院。若因缺乏恰当的儿科住院条件而必须将患儿转运至其他医院时，转运队伍的构成十分重要，需要有专业技术和仪器。因此，最好在真正转运病人之前做好相关准备。

惊厥

概述

惊厥是一个复杂的事件，特征是病人行为改变，由一组皮层神经元异常过多活动导致。惊厥的临床表现由受累脑组织的部位和范围决定。癫痫定义为发生了两次或多次并非诱发的抽搐。

惊厥是儿童时期最常见的神经病学异常。在生后第一年发生率最高[41]。

疾病特征

病理生理学

年幼儿神经系统不成熟，更容易发生惊厥。在小儿发育的早期是易损期，因此期兴奋性活动为主，抑制系统不发达[42]。缺乏突触连接和神经递质合成改变也起一定作用。

惊厥和脑损伤

众所周知，癫痫患儿认知障碍和行为异常的风险性很高，很难区分惊厥本身、CNS 基础病理变化和应用抗惊厥药物后各自的作用多大。任一持续很久的惊厥都会损伤脑组织，尤其是颞叶和海马[43]。另外，越来越多的证据证明，重复、短暂惊厥发作对儿童早期有持续作用效应[44]。

临床特征

惊厥分类

评估惊厥的患儿，优先决策之一是决定惊厥的分型，可能的话还要确定惊厥的症状。惊厥主要分成两类：局部（意识保留）和泛化（意识丧失）（框 173-3）。复杂局灶性发作的患儿意识状态改变，可能有奇怪的表现，包括凝视、咂嘴、走神或吃衣角。单纯局灶性发作的患儿没有意识改变。

全身性癫痫发作可是惊厥的也可是非惊厥的，癫痫小发作是全身性非惊厥发作，包含短暂意识和运动丧失（如 5～10s）；无发作后困倦。在儿童很难区分短暂的复杂性局部癫痫发作和癫痫小发作。

框 173-3	惊厥的分类

局部惊厥（灶性、局部）
　简单部分惊厥（意识维持）
　　具有运动体征
　　具有自律症状和体征
　　具有躯干感觉或特殊感觉症状
　复杂部分癫痫发作（意识受损）
全身性癫痫发作（惊厥和非惊厥的）
　癫痫小发作
　失神小发作（肌张力明显改变，非突发突止）
　肌阵挛性惊厥
　阵挛性癫痫发作
　强直性癫痫发作
　强直-阵发性癫痫发作
　张力缺乏性癫痫发作
未分类的癫痫（包括所有因资料不充分或不完全而无法分类的癫痫发作）

From Commission on Classification and Terminology of the International League Against Epilepsy: Proposal for revised clinical and electroencephalographic classification of epileptic seizures. Epilepsia 22: 489, 1981.

框 173-4	癫痫综合征的改良分型

Ⅰ. 先天性癫痫综合征（局灶或全身性）
　A. 良性新生儿惊厥
　B. 良性儿童癫痫
　　1. 儿童良性 rolandic 癫痫
　　2. 枕部波峰
　C. 儿童/青少年癫痫小发作
　D. 青少年肌阵挛癫痫
　E. 非特异性自发性癫痫
Ⅱ. 症状性癫痫综合征（局灶或全身性）
　A. West 综合征（婴儿全身性抽搐）
　B. Lennox-Gastaut 综合征
　C. 早期肌阵挛脑病
　D. 持续性不全癫痫
　E. 获得性癫痫失语症（Landau-Kleffner 综合征）
　F. 颞叶癫痫
　G. 额叶癫痫
　H. 创伤后癫痫
　I. 其他症状性癫痫，无特异性
Ⅲ. 其他癫痫综合征，未分类或混合分类
　A. 新生儿癫痫发作
　B. 热性惊厥
　C. 反射癫痫
　D. 其他非特异

Data from Flomin O, Nield L, Kamat D: Seizure medications: A review for the primary care pediatrician. Clin Pediatr 44: 383, 2005.

癫痫分类：癫痫综合征

癫痫综合征以病人开始发作的年龄、癫痫发作形式和脑电图表现三个元素为特点。识别癫痫综合征为预后判断提供信息并决定治疗。婴儿和儿童的癫痫综合征描述详细，以下介绍这些综合征中的几种类型（框 173-4）。

婴儿痉挛

婴儿痉挛在生后第一年最明显，为集中表现的快速折刀样屈肌或伸肌痉挛，脑电图（EEG）显示高度节律失常，以慢波高幅和无序放电为特点。

大约 2/3 婴儿痉挛的患儿有基础 CNS 疾病，比如先天性脑畸形或结节性脑硬化，预后差。只有半数癫痫发作能缓解，绝大多数智力发育迟钝。治疗非常难。在美国，虽然使用泼尼松龙治疗的频率在增高，但传统仍选用促肾上腺皮质激素（ACTH）[45]。

儿童和青少年癫痫小发作

儿童和青少年癫痫小发作最常开始于 4~12 岁，特点是经常反复发作的癫痫小发作。家长会发现孩子"昏昏沉沉"，并且有几秒钟不能对答。在一次小发作中 EEG 每秒显示 3 次棘慢复合波提示这一综合征。高达 50% 的患儿发生泛化惊厥。过度通气可诱发发作，可用于诊断癫痫小发作。治疗用乙琥胺，若发生抽搐，可用丙戊酸或拉莫三嗪[46]。预后很好，孩子长大成熟后愈。

儿童良性 Rolandic 癫痫

儿童良性 rolandic 癫痫是不完全癫痫发作，发生于 3~13 岁，典型的癫痫发作发生于睡眠中并包括面部受累，可能出现继发性泛化。典型 EEG 表现为中央颞部的棘波（rolandic），尤其是睡眠中。预后很好，16 岁时癫痫停止。卡马西平、苯妥英和丙戊酸同样有效。值得思考的争论是，对这种良性癫痫是否需要治疗[47]。

Lennox-Gastaut 综合征

Lennox-Gastaut 综合征以智力发育迟缓，多种惊厥形式，典型 EEG 慢波为特点。发病年龄 1~8 岁，症状可由婴儿痉挛发展而来。患儿经常表现多种不同形式的惊厥，难以控制。丙戊酸是传统的一线药物，但过去几年中，一些新的抗惊厥药包括拉莫三嗪、托吡酯和非尔氨酯，对 Lennox-Gastaut 综合征治疗效果好[48]。

热性惊厥

热性惊厥定义为有发热时的惊厥发作，没有 CNS 感染或其他原因。简单热性惊厥的诊断条件是全身性惊厥，持续 <15min，发生于 6 月～5 岁神经系统和发育正常的孩子[49]。约 3% 的孩子发生热性惊厥。典型单纯热性惊厥发生在发热性疾病的早期。几乎半数热性惊厥的患儿有 <39℃ 的体温记录。当一次疾病中发生多次惊厥，惊厥持续时间长（>15min），或有局部癫痫病灶时诊断复杂热性惊厥。

简单热性惊厥患儿 30% 会复发，其中半数会有第三次发作[50]。发病时间越早，越可能复发。简单热性惊厥的患儿有 2%～3% 的概率发展为癫痫（与之对比，普通人群中 1% 发展为癫痫）。复杂热性惊厥患儿的风险明显增加。长期应用抗惊厥药治疗并不影响后期发生癫痫的风险[51]。对乙酰氨基酚和异丁苯乙酸也未显示能减少复发[52]。

直肠用安定（Diastat）是安全的，并能有效终止长时间或反复的热性惊厥，复发、持续很久的惊厥患儿家中应当备用[53]。不推荐长期应用抗惊厥药[49]。安慰和教育是治疗的主要内容。

新生儿惊厥

生后第一个月发生惊厥的概率比儿童期任何其他年龄段都高[54]。新生儿惊厥表现可不特异，呼吸停止、持久的注视分离、咀嚼或肢体骑自行车样运动都可能是唯一表现。已有报道，亚临床脑电描记所发现的惊厥发作发生率更高[55]。局灶性阵挛性运动常与原有结构损伤相关。

虽然新生儿惊厥的原因很多，但相对少的病因引发了绝大多数病例（框 173-5）。包括缺氧缺血性脑病、颅内感染、先天性脑畸形、脑血管意外和代谢异常，特别是低糖血症和低钙血症。虽然先天性代谢异常很少见，但早期治疗可能救命。吡哆醇 50～100mg 可以很快终止吡哆醇依赖的新生儿惊厥，并使 EEG 正常。

新生儿惊厥也有婴儿以后发生认知和行为困难的倾向，也增加患癫痫的风险[55]。预后取决于惊厥的病因。

癫痫持续状态

惊厥持续状态肯定是神经系统急症，它与随惊厥持续发作而升高的患病率和病死率有关。惊厥持续状态定义为持续惊厥发作 >30min 或在相似的时间内发生持续惊厥，发作间期意识不能完全恢复。在临床工作中，任何超过 5min 的惊厥都需要干预[56]。虽然惊厥持续状态的诊断很明显，惊厥发作持续的时间经常

框 173-5　新生儿惊厥病因

缺氧缺血性脑病
CNS 感染
颅内出血
脑梗死
染色体畸形
先天性脑畸形
代谢紊乱
　低血糖
　低钙血症
　低镁血症
　维生素 B_6 依赖
　先天性代谢缺陷
　药物戒断或中毒

CNS，中枢神经系统。

被低估，因随着时间推移震颤强度趋于消失。对于仔细观察的重要性无论怎么强调都不过分。

惊厥性惊厥持续状态儿童明显比成人更常见，特别是 1 岁以下儿童[57]。儿童发热性疾病至今是惊厥持续状态最常见的原因，其次是药物更换、毒物摄入、特发性癫痫、代谢紊乱和先天畸形。虽然患病率和病死率均比成人明显降低，但患病率仍达 30%，病死率仍为 4%。持续很久的惊厥持续状态可以并发一个或所有脏器受损。

非惊厥的癫痫持续状态以精神状态改变为特点，病人可表现为意识模糊、无反应、异常运动、颤搐、咂嘴或自动症。疑似非癫痫持续状态时，脑电图可确定诊断。苯二氮䓬类药物是治疗之选。

惊厥的病因和鉴别诊断

ED 评估的首要任务是确定是否确实是惊厥发作。不是所有复杂的情况都是惊厥（框 173-6）。

晕厥　是被误认为惊厥的最常见异常之一，特点是突发，通常是短暂意识和运动张力丧失。是心源性或非心脏源性因素导致脑血流降低的结果。患者经常自诉轻微头痛、视力模糊、面色苍白和出汗、皮肤湿冷。无发作后精神错乱。常见颤抖和发硬。血管迷走神经性晕厥在正常儿童中常见，无复发就不需要做进一步检查。因血管迷走神经性晕厥一般发生于站立体位，如果发生晕厥时患儿并非站立体位就应考虑长 QTc 综合征等心源性晕厥。

屏气发作　有 4%～5% 的儿童发生，主要在 6～18 个月期间。由疼痛或情绪不安诱发。呼吸停止在呼气相，孩子变得青紫或苍白，可进展为意识丧失。起初

| 框 173-6 | 与惊厥发作相仿的发作性异常情况 |

新生儿
神经过敏
良性新生儿睡眠肌阵挛
非癫痫性呼吸暂停
角弓反张
正常运动

非新生儿
屏息发作
寒战/寒栗
胃食管反流（Sandifer综合征）
偏头痛
儿童良性阵发性眩晕
晕厥
神经血管事件
睡眠障碍
　　睡眠肌阵挛
　　嗜眠发作
　　噩梦、夜惊、梦游症
抽搐/刻板症
　　婴儿震荡
　　阵发性舞蹈手足徐动症张力障碍
心理
　　精神性痉挛
　　惊恐发作

婴儿跛行，但可以表现短时间阵挛性运动或角弓反张，平均发作持续约40s[58]。

偏头痛 可能与惊厥发作相似，尤其是伴有先兆、运动障碍、意识模糊或呕吐时。睡眠障碍分为日间睡眠过度或夜间睡眠障碍。发作性睡眠以日间睡眠发作、睡眠麻痹、睡前幻觉（在入睡时明显的幻觉）和猝倒（突然丧失运动张力）为特点。猝倒可能被误认为是张力缺乏性癫痫发作或癫痫小发作。夜间遗尿可能要考虑夜间癫痫发作伴失禁。夜惊发生时孩子突然醒来并哭，患儿经常没反应且无法安慰，重新入睡后发作结束。梦游（梦游症）和梦呓（梦语）在学龄儿童很常见。

运动异常很像惊厥发作。抽搐间断发生，为惊慌、快速、反复、非随意性运动。常见眨眼和摇头。病人无丧失意识。战栗不常见但容易与惊厥发作相混。对战栗的描述是冷水流过后背时的动作反应。阵发性舞蹈手足徐动症是运动异常，可以是自发的，也可以由运动诱发。

行为和精神异常可因癫痫表现而变得很明显。焦虑发作可能被误认为是复杂性局部癫痫发作。病人突然感到恐惧伴有呼吸短促、头晕、心悸、出汗、气促、胸部不适、死亡恐惧感。精神性惊厥是无意识的与癫痫发作相似的过程。患儿常有癫痫样发作，EEG监测时间延长可鉴别癫痫样惊厥和精神性惊厥。

胃肠道反流的婴儿可以表现为Sandifer综合征，特点是异常体位、弓背和斜颈。

儿童惊厥病因

若诊断了惊厥发作，就要确定惊厥类型和病因。惊厥病因主要可分为三类：急性症状性、远期症状性和自发性惊厥（框173-7）。

急性症状性惊厥是一个急性激发过程，热性惊厥是儿科最常见的病因。远期症状性惊厥发作源自早期或远期CNS损伤，如头部创伤（非急性）、先天性脑畸形，其他任何慢性脑损伤。自发性惊厥没有可定义的原因。

急性症状性惊厥

对有惊厥和发热的患者，尤其是儿童要经常考虑脑膜炎。惊厥前后意识状态正常的患儿不像患有脑膜炎。

低血糖（定义为成人血糖浓度<60mg/dl，儿童<40mg/dl）可引起急性惊厥。低钠血症（血清钠浓度<125mEq/L）和高钠血症（血清钠浓度>150mEq/L）都与惊厥发作有关。高钠血症最常由脱水引起。

低钙血症和低镁血症可导致肌肉痉挛、感觉异常、反射活跃、乏力、手足搐搦和惊厥。低钙抽搐是新生儿惊厥的常见原因。

在头部受伤患儿中15%发生创伤后惊厥发作。冲击性惊厥发生于头部创伤后1h内，与创伤是否严重或后期发生癫痫无关。早期创伤后惊厥（创伤后一周内发生）原因是脑水肿或颅内出血、撕裂伤或挫伤。苯妥英对防止早期创伤后惊厥有效，但对后期发生癫痫没有影响[59]。

脑瘤因部位和性质不同可以导致症状多样。儿童幕下肿瘤常见，因此很少引起惊厥。

出血性和缺血性中风都可以表现为惊厥。先天性心脏病、镰状细胞性贫血和高胱氨酸尿症是儿童缺血性中风的主要风险因素。血管畸形如动静脉畸形可引起出血性中风。

已知许多药物可引起惊厥。三环类抗抑郁药、可卡因和其他兴奋剂、抗组胺药和异烟肼是诱发惊厥的最常见药物因素。可能与惊厥有关的药物总结表见框173-8。撤药时也可发生惊厥，通常在停药48h之内。新生儿撤药时有很明显的表现，撤除苯二氮䓬类和巴比妥酸盐可导致戒酒样反应。

框 173-7　急性和远期症状性惊厥的病因

热性惊厥
感染性疾病
　脑膜炎
　脑炎
　脑脓肿
　志贺菌属细菌感染
　神经囊尾蚴病
外伤损伤
　脑挫伤
　出血：硬膜下、硬膜外、蛛网膜下、脑实质内
　冲击惊厥
中毒
　药物中毒（见框 173-8）
　撤药
代谢异常
　低糖血症
　低钠血症
　高钠血症
　低镁血症
　低磷血症
　肝或肾异常
　高渗透压状态
　先天代谢异常（如氨基酸尿、有机酸尿症、线粒体病）
　吡哆醇依赖综合征
赘生物
血管异常
　动静脉畸形
　蛛网膜下腔出血
　脑实质出血
　脑静脉血栓形成
　缺血性梗死
　高血压脑病
神经皮肤疾病
　神经纤维瘤病
　结节性硬化
　Sturge-Weber 综合征
神经变性疾病
其他
　子痫
　透析
　免疫后
　低氧血症
　缺氧缺血性脑病
　脑室腹腔分流功能障碍
　脑发育不全
　脑瘫
　宫内感染（如 TORCH）
　原发性癫痫

TORCH：弓形体，其他病原，风疹病毒，巨细胞病毒，单纯疱疹病毒。

反射性惊厥是由特异的、可辨认的刺激引起，比如，看电视和玩电子游戏可诱导光敏儿童惊厥发作[60]。

远期症状性惊厥发作

引起远期症状性惊厥发作的原因包括先天性脑畸形、神经皮肤异常，继发于新生儿脑梗死、缺氧缺血性脑病或新生儿脑膜炎的脑瘫。

诊断策略

初始诊断性评估是决定是否为惊厥发作，若是惊厥发作，要确定特异性潜在病因。如果病人到达急诊科时仍在抽搐，则即刻处理终止惊厥发作。

完整的病史是诊断惊厥或癫痫的重要一步。应努力获得目击者或患者本人的描述，病史应包括：

1. 有什么事导致发作：当时孩子正在做什么？孩子是否变得意识模糊或抱怨头晕、先兆、闪光或其他什么事情？

2. 发作本身：患儿有无僵硬或跛行？颤抖？意识丧失？眼睛或头偏向一侧？失禁？若观察者能提供运动的描述很有帮助。

3. 发作后即刻的表现：患儿昏睡还是意识模糊？多长时间？是否对发作有记忆？发作后出现意识模糊、头痛、疲乏有助于鉴别非癫痫样发作[61]。

4. 预示癫痫发作的可能因素：近期有发热、患病、皮疹、头部创伤、毒品、应用药物或补充物？

5. 癫痫危险因素：既往有脑膜炎、头部创伤、热性惊厥、先天畸形或发育落后病史，或癫痫家族史，是否有特殊的胎记等。

6. 异常运动、凝视或肌阵挛的既往史：初次全身强制性阵挛性癫痫发作一般没有潜在未诊断的癫痫小发作。

对已知癫痫的患儿，重要的是判断抗惊厥药是否没有服用。全身体格检查应查找可导致惊厥的体征和全身疾病。特别注意检查有无脑膜炎、头部创伤、毒品、脱水、高血压、心脏疾病的证据。皮肤损伤，如咖啡牛奶斑或色素减退痣，可能提示神经皮肤疾病。头围异常可提示脑积水或头部异常生长。

对有惊厥发作的患儿，在急诊科评估中仔细的神经系统检查非常重要，应评估有无颅内压增高，局部神经病变和发育落后的体征。

处理

治疗按以下四类分别描述：热性惊厥、非热性惊

框 173-8 可能导致惊厥的药物

麻醉药	抗痉挛药	氯丙嗪氯氮平	放射性造影剂
依托咪酯	卡马西平	甲硫哒嗪	乙醇：严重醉酒或撤药
安氟醚	苯妥英钠	苯丁酮	氟马西尼
美索比妥	**抗抑郁药**	氟哌啶醇	降血糖药
利多卡因	三环抗抑郁药	**抗癌药物**	胰岛素
抗生素	SSRIs	苯丁酸氮芥	口服降血糖药
青霉素	安非他酮	环孢素	铅
β-内酰胺	氟西汀	**β受体阻滞剂**	锂
喹诺酮	单胺氧化酶抑制剂	拟交感神经药	**麻醉剂**
异烟肼	**抗节律紊乱药**	可卡因	芬太尼
甲硝唑	美西律	安他非命	哌替啶
抗胆碱能药物	妥卡尼	苯丙醇胺	尼古丁
吩噻嗪类	普鲁卡因胺	哌甲酯	氧
丁酰苯	**抗组胺剂**	**其他因素**	高压氧治疗
三环抗抑郁药	苯海拉明	巴氯芬	茶碱
抗胆碱酯酶	**抗精神病药**	樟脑	
有机磷酸酯类	吩噻嗪类	一氧化碳	
毒扁豆碱		氰化物	

框 173-9 惊厥患儿诊断思路小结

- 确定确实发生了惊厥
- 确定惊厥分型
- 识别诱发因素（如低血糖、低血钙、电解质失衡、抗痉挛药水平低、发热、创伤、CNS 感染、中毒）并相应处理
- 此时判断抗惊厥治疗是否恰当

CNS, 中枢神经系统。

厥、新生儿惊厥和惊厥持续状态。框 173-9 提出了诊断惊厥患儿的总体思路。

热性惊厥

正如前面提到的，热性惊厥是 6 个月～5 岁患儿惊厥发作并发热而没有 CNS 感染[62]。一般这个年龄段的孩子发热时有短暂惊厥发作，神经系统检查未发现畸形者可假设为简单热性惊厥。评估应针对发热的原因诊断。根据 AAP 的建议，对 >18 个月并且临床表现不支持脑膜炎的孩子没必要做腰穿。对 12～18 个月的婴儿应考虑腰穿，对 <12 个月的孩子强烈建议做腰穿，因为此年龄脑膜炎表现很轻[63]。一般不需要做 EEG、血液或神经影像检查。

非热性惊厥

实验室检查 实验室检查一般包括检测钙、糖、尿素、电解质和镁[64]。然而，在短暂惊厥发作后神经系统正常的患儿这些检查很少异常[65]。若考虑药物中毒应做毒物筛查。若病人应用抗惊厥药就应监测药物浓度，并应检查特殊因子。

当病人有意识状态异常或其他脑膜炎体征时需做腰穿，无论是否出现发热。绝大多数患者在发作后表现有意识状态改变的体征。若不考虑脑膜炎，医生可再观察几小时，若病人回到基线水平，可不做腰穿。延迟的惊厥发作可使 CSF 中白细胞轻度升高，推测血脑屏障有短暂的破坏，应送 CSF 做细胞计数、蛋白质、糖、培养和疱疹病毒 PCR 检查。

X 线和其他影像学检查

对第一次惊厥后来 ED 的患儿进行神经系统影像检查的必要性缺乏统一认识。对有新的局灶异常、持续性意识改变、近期创伤、持续头痛或部分惊厥发作的患儿要进行急诊成像检查[67]。目击的全身抽搐可能以部分惊厥开始，继之泛化，询问目击者和患者本人惊厥开始的情况都很重要。泛化的惊厥和检查正常的孩子通常不需要做急诊影像学检查。随后的评估，如 EEG 局灶异常等进一步的证据，提示在这一时间可能需要影像学检查。有癫痫治疗史时，除非临床状态变化，不需做神经系统影像学检查。

若需要在急性期进行影像检查，可选用 CT 或磁共振成像（MRI）。虽然 MRI 能提供更多的解剖细节，但病人经常需要镇静。因此，CT 对检测急性出

血和骨折高度敏感，可提供快速影像，是头部创伤或潜在不稳定患儿的影像学检查首选。

特殊检查

EEG 是评价惊厥患儿最重要的实验室检查。除了非惊厥样惊厥持续状态，一般急性病情不需要进行此项检查。EEG 有助于判断惊厥发作形式、特异性癫痫综合征以及复发的风险性[65]。短暂的发作后抑制在惊厥后数天发生。

剥夺睡眠、过度通气和光刺激等技术可增强 EEG 的敏感性。理想的 EEGs 应在病人清醒、昏昏欲睡和入睡时进行。

对特殊病因的急性癫痫发作的治疗

治疗低血糖时静脉输 25% 葡萄糖 2~4ml/kg，严重低钠血症静脉输 3% 氯化钠（4ml/kg，＞30min）使血钠升至 125mEq/L。应在之后 24h 内缓慢进行其余部分矫正。高钠血症需在 48h 以上缓慢纠正。对低钙血症用 10% 葡萄糖酸钙 100mg/kg，IV 治疗，注射中应对病人进行心电监护。对于大多数导致惊厥的中毒，目前尚无拮抗剂。异烟肼例外，静脉用 1mg 吡哆醇可拮抗 1mg 异烟肼（异烟肼摄入量不详时给 5mg）。

对疑似脑膜炎的患儿应开始经验性抗生素治疗（见表 173-3）。另外，精神状态改变，局限惊厥发作，CSF 中有红细胞的患儿，应经验性按疱疹病毒脑炎治疗，给予阿昔洛韦，每剂 20mg/kg（12 岁以上患儿每剂 15mg/kg），每 8 小时 1 次。

新生儿惊厥

新生儿惊厥常见基础疾病与大孩子和成人不同（见框 173-5）。最初的诊断试验总结见框 173-11。立即送检糖、钙、镁、电解质，若结果正常，进一步检查乳酸、氨，测定 pH。应做腰穿，并送检细胞、蛋白质、糖、培养和疱疹 PCR 分析。临床评估脑膜炎在小婴儿不可信，应做影像检查。对病情不平稳、不能移动的患儿可行头颅超声检查。另外可做头颅 CT 或 MRI 检查。

对感染的婴儿可开始给予经验性抗生素治疗（见前脑膜炎章节）。临床考虑疱疹脑炎则开始阿昔洛韦（每剂 20mg/kg，每 8 小时 1 次）治疗。用 10% 葡萄糖 2ml/kg IV 治疗低糖血症，用 10% 葡萄糖酸钙（1ml/kg，大于 5~10 分钟给入，监测心率，密切观察注射部位）或氯化钙（20mg/kg）治疗低钙血症。低镁血症可能与低钙血症相关，治疗用 50% 硫酸镁溶液 0.25ml/kg，IM。

苯巴比妥负荷量 20mg/kg，必要时给予附加剂量 5~10mg/kg。苯妥英和磷苯妥英吸收飘忽不定，在婴儿的代谢不可预知，只在苯巴比妥应用后惊厥仍持续存在时选用。磷苯妥英的剂量是 20PE/kg。苯二氮䓬类药物很有效，但与低血压和呼吸抑制相关，要引起注意。持续惊厥可用咪达唑仑注射治疗[44]。若药物治疗后惊厥发作反复，经验性应用吡哆醇，50~100mg，IV，可终止少见的吡哆醇依赖综合征患儿的惊厥发作。

新生儿惊厥的诊断性评估是直接性的，包括代谢性试验，腰穿 CSF 分析和神经系统影像学检查（框 173-11）。

惊厥持续状态

惊厥持续状态是医学急症。将病人置于保证最大通气、防止物理损伤的体位，不能除外外伤时要保护颈椎。经鼻导管或面罩吸氧，要备用大号吸引管以便吸引分泌物。年幼患儿舌体可能阻塞呼吸道，可放置鼻咽通气道以保持舌体向前，改善呼吸状态。

当气道受损、呼吸衰竭或有 ICP 增高证据时，应气管内插管。除非必须，不轻易使用肌松剂，以免掩盖惊厥发作的体征。必要时给予作用时间短的神经肌肉阻滞剂，如琥珀酰胆碱和维库溴铵。

监测心率、血压、呼吸频率和脉搏氧分压，用退热剂和冰毯治疗发热，静脉置管，取血样送检电解质、糖（包括快速血糖检测）、钙、镁、肾功能、肝功能、抗惊厥药物浓度（必要时）和全血细胞计数，尿液送检筛查毒物[68]。

纠正任何代谢异常（见非热性惊厥部分），必要时可骨髓腔内输液。

尽快开始抗惊厥治疗。治疗惊厥持续状态最常用的三种药物是苯二氮䓬类、苯妥英和巴比妥盐[56]。表 173-4 是这些药物的小结。苯二氮䓬类药物中，尤其地西泮和劳拉西泮，常是治疗惊厥持续状态的最初用药，他们能迅速弥漫至 CNS 中，快速终止 70% 的惊厥[69]。儿科劳拉西泮推荐静脉剂量是 0.1mg/kg（最大 8mg），速度为每分钟 1~2mg；推荐安定的静脉剂量是 0.2~0.5mg/kg（最大 10mg），速度为每分钟 2mg。可能发生低血压、呼吸抑制、感觉受损。

没有静脉通路时可经直肠给予地西泮，剂量为 0.5mg/kg（最大 20mg）。若没有经直肠应用的地西泮剂型-Diastat，可通过润滑后的喂养管插入直肠 4~6cm，给入静脉用剂型。经口或鼻内给予咪达唑仑也有效，但并不常用，相应剂量为 0.4mg/kg 和 0.2mg/kg[70]。

若惊厥发作持续，可给予第二剂苯二氮䓬类药物。如果惊厥发作仍持续，给予负荷量的磷苯妥英或

表 173-4　癫痫持续状态的抗痫药物治疗

状态	药物	首次剂量 mg/kg	速度	重复剂量	停止惊厥时间	备注
1	劳拉西泮或	0.05～0.1IV/IO（最大8mg）	2mg/min	q 15min（2次）	2～3min	注意呼吸抑制
	地西泮	0.2～0.5IV/IO/PR（最大10mg）	2mg/min	q 15min（2次）	1～3min	
2	磷苯妥英或	20mg PE/kg IV	150mg PE/min	10mg PE/kg	10～30min	监测低血压，心律失常
	苯妥英钠	20mg/kg IV	50mg/min	10mg/kg		管道中无糖
3	苯巴比妥	20mg/kg IV	1mg/(kg·min)	10mg/kg	20～30min	准备气管内插管；若可能避免神经肌肉阻滞；监测低血压
4	Levitaracetam或	20～30mg/kg IV（最大3g）	5mg/(kg·min)	No	5min	
	丙戊酸	20mg/kg IV	5mg/(kg·min)	No	5min	若考虑肝或代谢性基础病，不应用
	咪达唑仑或	0.2mg/kg 快速静脉注射（最大10mg）	0.1mg/(kg·h)			监测EEG爆发抑制模式
	异丙酚或	1～2mg/(kg·次)	2～10mg/(kg·h)			
	戊巴比妥	10～15mg/kg 大于1小时	0.5～1mg/(kg·h)			

IO，骨髓腔内输液［用药途径］；PE，苯妥英钠等价物。

苯妥英。对已经用苯妥英的病人应给予负荷量的苯巴比妥 20mg/kg。

磷苯妥英是水溶性苯妥英的磷酸盐酯（前体药物），在血浆中快速转变为苯妥英。与苯妥英不同，磷苯妥英可经肌内注射吸收，可通过常规静脉溶液摄入，其心脏毒性更小，脉管系统硬化更少。另外，其给药速度比苯妥英快3倍。磷苯妥英在同样时间段内可产生与苯妥英相似的血浆浓度。

标准的苯妥英负荷量是 18～20mg/kg，速度为 1mg/(kg·min)，不超过每分钟50mg。磷苯妥英的负荷量为 18～20 PE（苯妥英等量）/kg，每分钟150mg。应用这两种药物时均推荐监测心血管状态，包括血压和 ECG。若发生低血压，降低输注速度。若惊厥持续，苯巴比妥的负荷量 20mg/kg，速度 1mg/(kg·min)（最大剂量每分钟50～75mg）。必要时可给予附加剂量苯巴比妥 10mg/kg。显著的副作用包括意识抑制、呼吸停止和低血压，这些合并症在用苯二氮䓬类药物时更明显。

当惊厥持续状态对这些治疗无效时，可以尝试以下几种方法。同时监测 EEG 非常有助。若还无效，应对病人气管内插管。

一种选择是吸入麻醉剂（如硫喷妥钠，4mg/kg，IV），在急诊科很难进行，很少应用[56]。Levitaracetam（Keppra）在治疗惊厥持续状态中作用越来越大。另一选择是静脉输注丙戊酸，20～30mg/kg（最大3g），负荷 5mg/(kg·min)。若有潜在肝或代谢性疾病，不选用丙戊酸。

咪达唑仑应用安全，苯二氮䓬类药物对终止常用药物难治的惊厥持续状态最有效。给予负荷量 0.2mg/kg，缓慢静脉注射，随后每小时 0.1mg/kg[71]；必要时每 15 分钟增加一次剂量，最大至每小时 10μg/kg。可发生快速减效，必须用大剂量。

丙泊酚对难治性惊厥持续状态很有效。初次负荷量 1～2mg/kg，IV，之后输注每小时 2～10mg/kg[72]。丙泊酚对生酮饮食的患儿禁用。

戊巴比妥（10～15mg/kg，IV，>1h，之后每小时 0.5～1.0mg/kg）也有效，但经常并发严重低血压、心血管毒性反应和注射后乏力。

非惊厥的惊厥持续状态很难识别，经常需要 EEG 才能诊断。治疗选用苯二氮䓬类药物或静脉用丙

框 173-10	对简单热性惊厥患儿家长的建议

- 6月～5岁的儿童2%～5%发生热性惊厥
- 这些惊厥让目击者害怕但通常无害
- 单纯热性惊厥常发生在热性疾病发生24h内，仅发生1次。若惊厥复发，应再次评估患儿
- 热性惊厥可表现为身体僵直，面部和（或）上肢、下肢抽搐，娃娃眼，上肢和下肢震颤，凝视或意识丧失
- 热性惊厥通常持续不超过1min，但可以持续至15min
- 孩子可能看起来没有呼吸了，皮肤颜色变暗，若如此，呼叫911，或急救人员，把孩子平放在地上，不要将你的手指放在孩子嘴里
- 热性惊厥不会导致脑损伤或麻痹
- 有过热性惊厥的孩子比从来没有热性惊厥的孩子发生癫痫的危险性微增
- 热性惊厥在家族中流行
- 热性惊厥在发热性疾病之后可以复发，对单纯性热性惊厥一般不用药预防癫痫
- 应用对乙酰氨基酚或异丁苯乙酸等药物可降温但不能防止热性惊厥

From Hauser WA, et al: Risk of recurrent seizures after two unprovoked seizures. N Engl J Med 338：429，1998.

戊酸[73]。

一旦有效终止惊厥发作，应做神经影像学和腰穿检查。

处置

对多数第一次、短暂的无端惊厥患者而言，一旦神经学检查正常又能进行随访，没有必要住院。EEG和影像学检查必要时可以在门诊完成。

单纯高热惊厥的患儿也可以回家。Warden 和 Hauser 以及同事提出对急诊科单纯高热惊厥患儿家人的建议[74,75]（框 173-10）。

对持续热性惊厥或惊厥多样化患儿，与孩子的神经科医生或家庭医生沟通后可以直肠给予地西泮制剂（Diastat）（0.5mg/kg，PR，单次最小剂量约 2.5mg，小婴儿最大 10mg，儿童最大 20mg）。告知家长只有惊厥持续>5min，方可给予 Diastat。另外，家长在遇到急症之前应学会恰当使用。给药后家长可呼叫 EMS 转运至急诊科进一步评估。

当患儿惊厥持续或神经学检查不能回到基线水平时应当住院。若不能进行随访或家长极度紧张，也建议住院。急性症状性惊厥患儿比热性惊厥患儿更需要住院以便恰当处理原发异常（框 173-11）。

开始抗惊厥治疗

做出抗惊厥治疗的决定必须要权衡惊厥复发的风险和长期用药可能引起的并发症。

药物引起的副作用很常见，包括：头晕、视力模糊、共济失调、胃肠道失衡、认知和行为改变。特殊反应包括肝毒性、粒细胞缺乏症、再生障碍性贫血、皮疹、Stevens-Johnson 综合征和血清病。

2/3 初次非诱发的惊厥发作患儿以后没有复发[75]。若伴随 Todd 麻痹、影像学或 EEG 异常、发

框 173-11	新生儿惊厥诊断分析

代谢性检测（筛查）
血糖
钙
镁
电解质
氨
乳酸
pH

腰穿和脑脊液检查
细胞
蛋白/糖
培养
疱疹病毒 PCR 分析
乳酸
氨基酸

神经影像学
头部超声检查
头颅 CT
脑 MRI

CSF，脑脊液；CT，计算机断层扫描；MRI，磁共振成像；PCR，聚合酶链反应。

育落后、癫痫家族史、远期症状性癫痫发作或首次发作在睡眠中发生，则复发概率增加。若不出现任一危险因素，5年复发风险率仅 21%[76]。没有证据显示早期应用抗惊厥药治疗会改变后期成为癫痫的风险[77]；也没有证据显示单次自限性惊厥发作会导致神经系统后遗症。但有一点值得注意，频发的短暂惊厥发作可导致神经系统后遗症[78]。

均衡以上信息，抗惊厥药通常仅在第二次非诱发的惊厥之后使用，若可能，在患儿家庭医生或神经科医生会诊后开始应用。要注意患儿的第一次惊厥并不

一定是第一次癫痫发作。癫痫小发作经常被漏诊很长时间。

急性症状性惊厥伴复发危险因素的患儿，如脑出血、脑膜炎或挫伤，应当在起始阶段开始预防性抗惊厥药治疗，如苯妥英或磷苯妥英。病人平稳时，做出继续或中断治疗的决定。

药物选择取决于惊厥发作类型和症状以及药物副作用。必须监测传统药物的血药浓度，大多数新的药物不必监测。

苯妥英、苯巴比妥、丙戊酸和卡马西平是治疗泛化和局部惊厥发作的最常用的药物。苯妥英在儿科可影响发育，造成多毛、齿龈增生、面部粗糙，不是长期用药的最好选择。苯巴比妥因经常出现活动过度、睡眠障碍和低智商（IQ）而很少用于2岁以上儿童，但因吸收一致性和极佳的安全性而经常用于婴儿。丙戊酸的肝毒性相对较大，特别是 <2 岁的儿童，对全身泛化的效果比局限性惊厥更好。这使得卡马西平成为处理局灶癫痫发作的最常用药物。卡马西平有持续释放的剂型。奥卡西平（Trileptal）是卡马西平的前体药物，有药可用且不必监测血浓度。

丙戊酸对治疗初始的全身性癫痫是一线药物，特别对肌阵挛和癫痫小发作有效。卡马西平和苯妥英可使癫痫小发作和肌阵挛恶化。乙琥胺虽然对惊厥样发作没有效果，却对癫痫小发作十分有效。

在过去10年，有几项新的抗惊厥药通过了美国食物与药物管理委员会（FDA）的检验。包括加巴喷丁、非尔氨酯、拉莫三嗪、托吡酯、唑尼沙胺、奥卡西平、左乙拉西坦和卢非酰胺。在儿科应用的人群增多，附加治疗和一线单药治疗均有。表173-5是儿科常用抗惊厥药物小结。

表173-5 儿科常用抗惊厥药总结

药物	惊厥分型	平均每日维持量（mg/kg·d）	治疗水平（μg/ml）	剂量相关副作用*	特异效应
卡马西平（Tegretol）	局部的，GTC	10～20	6～12	共济失调，眼球震颤眩晕	SIADH，再生障碍性贫血，Stevens-Johnson综合征，肝毒性
地西泮（Diastat）	丛集性发作	0.5mg/kg，直肠用，PRN	未常规测定	呼吸抑制	
乙琥胺	失神发作	15～30	40～100	恶心、胃肠功能障碍	再生障碍性贫血，Stevens-Johnson综合征
苯巴比妥	局部的，GTC	3～6	15～40	多动、IQ低	血管神经性水肿，血清病
苯妥英（Dilantin）	局部的，GTC	4～7	10～20	共济失调、眼球震颤、眩晕、毛发过多、牙龈增生	Stevens-Johnson综合征，再生障碍性贫血
丙戊酸（Depakene, Depakote）	缺乏，肌阵挛，张力缺失，GTC	15～60	40～120	血小板减少、体重增长、震颤、血小板功能障碍	肝毒性，胰腺炎，再生障碍性贫血，Stevens-Johnson综合征
加巴喷丁	局部的，GTC	900～3 600mg/d	未常规测定	先天畸形、先前存在的多动更加重	
拉莫三嗪	局部的，GTC，失神发作 Lennox-Gastaut综合征	5～15（1～5如果用丙戊酸）	未常规测定	头晕、复视、共济失调	Stevens-Johnson综合征（特别是与丙戊酸一起用时）
Levitaractam	局部的，GTC，肌阵挛	20～40	未常规测定	激动、嗜睡	
托吡酯	局部的，GTC，肌阵挛 Lennox-Gastaut综合征	5～9	未常规测定	肾结石、体重减轻、精神运动变慢	肝毒性，青光眼，高热

* 不包括镇静剂和头晕。

GI，胃肠道；GTC，全身强直性阵挛；IQ，智商；SIADH，抗利尿激素异常分泌综合征。

Data from Flomin O, Nield L, Kamat D: Seizure medications: A review for the primary care pediatrician. Clin Pediatr 44: 383, 2005; and Bourgeois BF: Broader is better: The ranks of broad-spectrum antiepileptic drugs are growing. Neurology 69: 1734, 2007.

停止抗惊厥药治疗的决定

若病人超过 2 年以上不出现惊厥发作,很多医生考虑撤除抗惊厥药[79]。若发生时 >12 岁,有癫痫家族史,有非典型热性惊厥病史,远期症状性癫痫或 EEG 异常的复发可能性增高。对撤药时间的长短没有一致意见,用药持续数周至数月。

儿童头痛

概述

头痛是儿童和青少年常见问题。多数病人的头痛原因是良性的,可经过仔细询问病史和查体诊断,对某些病例神经影像学检查 CT 和(或)MRI 可能是必须的。适当的诊断、治疗和密切监测病人很重要,以免漏掉引起头痛的严重病因。

对学龄儿童的研究显示,40% 的孩子到 7 岁时会经历一次头痛,75% 至 15 岁时会经历一次头痛。7 岁时 1% 的孩子发生偏头痛(儿童中最常导致头痛的原因之一),15 岁时 5% 发生。美国的研究显示,偏头痛最好发于 10~14 岁的男孩(发作情况为 246/100 000 人·年)[80]。

疾病原理

有几种病理生理学理论用于解释头痛的机制。血管原理假设,头痛是因颅内或颅外动脉扩张引起。血管直径的变化引起头痛前和疼痛时的预兆,可用麦角等血管收缩药物解除扩张。神经元理论假设,头痛是由于原有的脑功能障碍,神经元抑制扩散的波与脑血流量降低相伴。血清素 [5-羟色胺(5-HT)] 可能是这一瀑布事件的主要介质。有显示血清素激动剂可缓解偏头痛。三叉神经血管理论是一个综合假设,结合了上述两种理论,三叉神经与脑血管有突触连接,头痛是神经-血管相互关系的表达[81]。

临床特征

头痛可简单分为 5 类:急性、急性复发性、慢性进展性、慢性非进展性和混合型。急性头痛是新近出现的,与以前不同的头痛,预示从病毒性疾病到蛛网膜下出血的很多情况。急性复发性头痛可表现为周期性事件,区别在于无疼痛间期。慢性进展性头痛历经数周至数月,可提示如脑瘤或动静脉畸形等严重疾患。慢性非进展性头痛通常历经数年,归于原发头痛(与继发性症状性头痛对应)。混合型头痛是急性复发性头痛(偏头痛)叠加有每日的慢性非进展性头痛[81,82]。

急诊科评估的最初目标是鉴别症状性头痛和原发性头痛如偏头痛或张力性头痛。在发掘患儿的头痛主诉中询问病史非常重要,是确定正确诊断最重要的组成部分。应询问患儿和家庭成员与头痛有关的特殊因素,Rothner 制订了针对病人的调查表以建立"头痛数据库",通过该数据库临床医生可以建立诊断,见框 173-12[82]。

除了框 173-12 中的重要问题,临床医生必须重点询问神经系统详细病史,以发现任何相关症状(如嗜睡、共济失调、惊厥发作、乏力、视力障碍)并对其他器官系统全面回顾。症状性头痛的警告信号包括近期发生、肌张力或运动用力变化;伴随神经系统症状、头痛形式改变、夜惊和双侧枕部头痛。了解过去用药史等相关信息也很重要(如近期头部创伤史、神经或心理障碍、住院史、用药史)。

必须仔细查体,包括生命体征,特别注意那些独一无二的特点。要与标准百分位和患儿原来的生长史比较身高、体重和头围,生长率或生长方式变化可能提示颅内团块或脑积水。还应仔细测量血压,选用与

框 173-12　对头痛患儿的资料库问题

- 你有一种以上的头痛吗?
- 头痛是怎么开始的?
- 有相关的创伤或感染吗?
- 头痛出现以来有多长时间了?
- 症状越来越重还是保持不变?
- 症状多长时间发生一次和持续多长时间?
- 头痛是在特殊时间或环境下发生的吗?
- 头痛有警报信号吗?
- 哪里痛?
- 疼痛程度?撞击还是锐性感觉?
- 头痛时有任何相关症状吗?腹痛?有恶心或呕吐吗?
- 头痛时停止正在做的事情吗?
- 有其他疾患吗?
- 吃什么药物?
- 有什么活动使头痛恶化?
- 有什么药使头痛好转?
- 家中有谁头痛?
- 你认为是什么导致你的头痛?

Data from Lewis DW, Rothner DA: Headache in children and adolescents. In Johnson RT, Griffin JW, McArthur JC (eds): Current Therapy in Neurological Diseases, 6th ed. Philadelphia, Mosby, 2002.

年龄相应的袖带和百分比。对患儿头部也应听诊有无与动静脉畸形相关的杂音。检查皮肤，查找有无神经纤维瘤病等神经皮肤异常的特征，神经学检查应由评估患儿的精神状态、语言、意识水平开始，并包括对脑神经、步态分析、小脑、感觉和运动功能检测和深反射的评估。眼科检查应包括瞳孔反射、视觉敏锐度、眼外斜运动和眼底镜检查。观察患儿和家庭成员之间的互动也会提供潜在家族疾病、沮丧或焦虑的线索。

头痛综合征和鉴别诊断

头痛的鉴别分析涉及面广（框173-13）[83]。

急性头痛

急性头痛是儿童和青少年常见的问题，并伴有多种感染过程。若无其他CNS受累的体征（如颈强直或意识状态改变），发热患儿有头痛通常不能构成CNS感染的证据。事实上，急性头痛患儿到急诊科就诊的绝大多数是非特异性的病毒性疾病。

年轻人最常见的蛛网膜下腔出血的原因是脑动脉瘤破裂。年幼儿童靠近蛛网膜下腔的动静脉畸形的破裂，可导致蛛网膜下腔和脑实质内出血。常见出血部位是大脑前动脉，致使第Ⅲ对脑神经被压。此型动脉瘤患者可见不同程度的上睑下垂、侧斜视和瞳孔扩大。

若疑似蛛网膜下腔出血，应尽快做头颅CT（不用对照增强）。若CT并未显示蛛网膜下腔出血，则必须做腰穿，因此时5%～10%的头颅CT是正常的，特别是仅有少许出血时。腰穿第一管和最后一管标本用于细胞学检测，以估测创伤性穿刺的可能（若是创伤性穿刺，最后一管标本的红细胞数降低），测压或脑脊液颜色变黄。

局限性急性头痛经常是因鼻窦炎、中耳炎、牙病或创伤性头部损伤。牙病通常伴随局限在牙、牙龈或下颌的疼痛。颞下颌关节功能失常通常与单侧耳、下颌或口腔疼痛相关。与创伤相关的头痛要仔细查找有无硬膜下或硬膜外血肿、骨折、软脑膜囊肿——可能是有近期创伤史的3岁以下孩子"愈合中的"颅骨骨折。偶尔导致患儿头痛的眼科问题包括散光、难治性误差、眼肌劳损或斜视。

慢性进展性头痛

慢性进展性头痛包含导致儿童进展性的严重头痛。脑肿瘤、脑假瘤、脑积水、脑脓肿或颅内出血可导致ICP增高，是这类患儿的严重问题。患儿被唤醒时头痛或醒来就头痛发作是ICP增高的典型症状，仰卧位时静脉回流受阻，致过多的液体（血CSF或水肿）进入颅腔，导致压力增高。夜间或晨间呕吐也提示ICP增高。体格检查会有ICP增高的体征或症状（视盘水肿、反射活跃、脑神经受损、刺激足底引起脚趾上翘，意识水平降低）以及与受损部位相关的局部症状（如轻度偏瘫、共济失调、视野缺失）。

头痛可以是脑肿瘤的首发症状，脑瘤随年龄增长发生更多。近期一项研究显示，18%的0～5岁，52%的6～10岁，68%的11～20岁脑瘤儿童伴有头痛。仅有38%的脑瘤病人在症状出现一个月之内确诊[84]。这些病人中50%以上有至少三个相关症状或体征，如恶心、呕吐、视觉障碍、行走问题、乏力、性格改变，在学校的行为改变或言语变化。最常见的表现是视盘水肿、眼球运动异常、共济失调、腱反射异常和视觉检查异常[84]。

脑假瘤的临床表现（自发性颅内高压）继发于ICP增高并包含视盘水肿，第Ⅵ对脑神经麻痹，视野梗阻。常见于女性，年幼儿比年长儿更多，与肥胖有关。与使用过期四环素、中耳炎或头部创伤、使用维生素A、激素、避孕药或四环素，月经不规律或导致CSF通路堵塞和阻塞主要静脉窦的疾病有关。神经影像学表现正常。腰穿经常发现压力增高，常高于20cmH$_2$O，CSF蛋白质和糖正常。怀疑ICP增高时更推荐影像学检查而不是腰穿。治疗包括利尿剂和反复腰穿以增加CSF排出[85]。脑积水可能与先前发生的脑膜炎，蛛网膜下腔出血或头部创伤有关，也可以是先天性。

框173-13	头痛的鉴别诊断

动脉瘤/动静脉畸形
先天畸形（如Dandy-Walker综合征）
脑积水
血肿：硬膜下、硬膜外（急性）、脑实质内
高血压
感染性：病毒性疾病、脓肿、脑膜炎、脑炎
代谢性
赘生物
假性脑瘤
蛛网膜下出血，颅内小动脉瘤破裂
中毒（药物、滥用可卡因、止痛回弹）
创伤

Data from May A, Goadsby PJ: The trigeminovascular system in humans: Pathophysiologic implications for primary headache syndromes of the neural influences on the cerebral circulation. J Cerebr Blood Flow Metab 19: 115, 1999.

脑脓肿可由脑膜炎、头部创伤、慢性中耳炎和鼻窦炎或先天性心脏病患儿脓毒性栓塞所致。可能表现局部神经性体征和发热、头痛，但病人可以看起来很好。做腰穿和测压之前，应进行加或不加对照增强的头部 CT 检查，以确定是否有团块存在。CSF 检查经常发现轻度白细胞增多（10～200/μl），蛋白水平轻度增高，糖正常。CSF 涂片和培养常不能发现任何病原体。

硬膜下血肿与头部创伤有关，症状包括与 ICP 增高、惊厥发作和其他局部神经损伤有关的表现。通过神经影像确定诊断。震荡后头痛很常见。这类头痛可能严重，与头晕和呕吐相关。慢性进展性头痛也可以是高血压、胶原性血管疾病、甲状腺功能减退、Lyme 病、单核细胞增多症或先天性代谢异常等全身疾病的症状。

偏头痛

偏头痛的诊断基于反复发作的头痛症状和无头痛的缓解期。对儿童偏头痛已经修订分类（框 173-14）[86,87]。

最初偏头痛被分为伴或不伴先兆的偏头痛。不伴先兆的偏头痛也称为普通偏头痛，是儿童和青少年偏头痛最常见的一型，包括以下条件：持续 2～72h 的发作 >5 次（未治疗），加以下条件中至少两项：单侧局限、搏动特性、强度中等至严重、日常活动下加重，并至少伴随恶心和（或）呕吐、畏光和恐声。

区分儿童和成人偏头痛的主要特点是持续时间短（1～48h），单侧或双侧痛，出现畏光或恐声。儿童经常在头痛发生前出现不舒服，易激惹和头晕。

偏头痛伴先兆，以前称标准偏头痛 满足以下条件中至少两条可诊断：①由局灶大脑或脑干功能失调引起的可逆的症状；②头痛平缓发展超过 4min 或连续发生严重的症状；③预兆持续 <60min；④头痛在先兆之前、同时或 60min 之内发生。儿科最常见的先兆是视觉障碍，但的确也有感觉、运动和精神异常的先兆[86]。

偏瘫性偏头痛 以突然发生的轻度偏瘫或半身感觉丧失伴对侧半球头痛为特点。此类偏头痛在儿科比成人更多见。虽然症状通常持续数小时或数天，患者很少遗留永久损伤。眼肌周期性麻痹偏头痛以严重单侧眼痛和头痛为特点，之后同侧第Ⅲ对脑神经不同程度的麻痹，其次是第Ⅳ和第Ⅵ对脑神经受损。基底动脉性偏头痛在儿科也常见，表现为视觉症状（如短暂双侧失明、视力模糊）和幻觉、眩晕、共济失调、意识丧失和跌倒发作。急性意识恍惚状态包括人格、定向或行为变化。Alice 梦游仙境综合征包括体像和体型的知觉变形。在头痛前、头痛中或头痛后，物体变得很大（视物显大症）或很小（视物显小症）。

偏头痛变异很常见。腹型偏头痛以复发性腹痛、恶心、呕吐、复发性头痛为特点。良性发作性眩晕表现为突发眩晕、苍白和眼球震颤。发作性斜颈定义为与头痛、恶心和呕吐相关的复发性头部倾斜。值得注意的是，这是一个排他性诊断。头部倾斜、呕吐、头痛的患儿首先应评估后颅窝损伤。眼性偏头痛以亮光刺激下短暂单眼视力模糊至失明为特点。

癫痫和偏头痛都是明显的临床症状，虽然有一些共同特点，如先兆、眩晕、恶心、苍白、意识丧失、发作后昏昏欲睡、意识模糊和短暂局灶神经学损伤，偏头痛患者惊厥发作的概率高于一般人群。在某些病例两者很难区分。头痛作为唯一表现在惊厥发作中不常见，但头痛后时常可接着有强直性、强直阵挛性、短暂局部惊厥发作。双侧额部跳动性头痛后可有惊厥持续状态发作。可能偶尔需要进一步神经学检查，包括 EEG，以区分两种综合征。

慢性非进展性头痛

慢性非进展性头痛常见于青少年人群。这类头痛中包含肌肉收缩性头痛、抑郁、转换头痛。国际头痛协会的头痛分类中，将这种头痛归于张力性头痛。症状包括双侧或单侧，无搏动，压迫，轻至中度带状紧迫感，无恶心、呕吐和先兆。这些头痛之后被分为发作性（10～15 次/月，持续 30 分钟～7 天）或慢性（>15 次/月，持续 6 个月以上）。

成簇性头痛

成簇性头痛男性患者更多见，10 岁以下少见。成簇性头痛以每 24 小时复发一次至多次，持续几周至几个月，在成簇性头痛之间有无头痛间期。无头痛间期可持续数月至数年，疼痛为搏动性、严重，单侧，在同一眶颞区发生，与同侧巩膜注射、流泪、鼻塞、少

框 173-14　1998 年无先兆的儿科偏头痛修订标准

A. 具有从 B 至 D 特点的发作 5 次及更多
B. 头痛持续 1～48h（成人：2～72h）
C. 头痛有至少两条以上特点：
　1. 双侧或单侧（额部/颞部）（成人：单侧的）
　2. 搏动程度
　3. 程度由缓和至严重
　4. 日常活动下加重
D. 头痛时至少伴随以下一条：
　1. 恶心和（或）呕吐
　2. 畏光和（或）高声恐怖（成人：对光和声音都恐怖）

见的部分霍纳综合征相关，疼痛持续30分钟~数小时，在日夜任何时间均可发生。

诊断策略

通常通过病史和查体诊断特异的头痛综合征，急诊科评估的目的是排除颅脑损伤或严重颅外病理情况的可能，颅骨影像学检查和EEG对慢性头痛患儿常规评估的价值有限。

影像学检查

头颅CT和MRI是评估头痛患儿的极佳检查[88,89]，MRI对检测蝶鞍、颞叶、后颅窝和颈髓交界处的畸形特别有用；MRI还对检测动静脉畸形、低度恶性肿瘤有用。一般情况下，磁共振成像比CT扫描提供更细致的解剖细节。但是病人做MRI检查时不能密切监测。因此，对潜在不稳定的患者和急性出血患者选择CT，框173-15显示神经影像学检查的指征[85]。

实验室和特殊检查

腰穿偶尔对评估头痛患儿有帮助，若考虑占位的可能（若病史问出早晨头痛和呕吐或查体发现局灶性神经系统异常），放射影像检查优于腰穿。腰穿对诊断感染疾患、出血或脑假瘤是必须的检查。

框173-15 头痛患儿影像学检查适应证

强烈提示……
神经学检查表现异常
颅内压增高的症状和体征
脑膜刺激征加局部神经系统表现或意识状态改变
进展和（或）新的神经学体征
明显头部创伤
严重夜间头痛使病人自睡眠中醒来或醒来时出现
严重头痛（病人描述特点为"我一生中最严重的头痛"）频率增高和间期增加？
脑室腹腔引流术
慢性进行性头痛

考虑……
清醒时头痛或呕吐
头痛部位不变，特别是枕部
持续头痛，无偏头痛家族史
神经皮肤综合征
3岁以下（言语技能受限）

Data from Qureshi F, Lewis D: Managing headache in the pediatric emergency department. Clin Pediatr Emerg Med 4：159, 2003.

若患者疑似慢性进展性头痛，头痛可能是全身疾病的一个症状，实验室检查应包括全血细胞计数、尿液分析、红细胞沉降率、抗核抗体测定、肝功能、甲状腺功能、血脂分析、血镁、乳酸和丙酮酸浓度、Lyme病效价。

处理

对儿科原发性头痛的治疗要注意初始药物选择和确保安全，去除可能的刺激因素，开始行为治疗计划。头痛日志很重要，有助于识别刺激因素和药物效果。刺激因素通常包括睡眠减少、月经期的压力、错过进餐，食物如咖啡因、巧克力、处理过的肉类、酒精、硬的奶酪、红酒、谷氨酸钠、酵母提取物、坚果、无花果、α-天门冬氨酸和泡菜。除非诊断不明或考虑继发性头痛有特别严重的原因，原发性头痛患儿不必住院。

偏头痛

偏头痛的治疗包括止痛剂、血管收缩药、镇静剂、曲坦类、止吐药和其他用药[91-94]。病人应放在安静和安全的环境中。简单的止痛剂和休息是对偏头痛和非偏头痛性头痛的一线治疗。药物包括对乙酰氨基酚（每次10~15mg/kg，≥12岁患儿650~1000mg）和非甾体类抗炎药（阿司匹林，每次10~15mg/kg，≥12岁650~1000mg；异丁苯乙酸，每次5~10mg/kg，≥12岁400mg；或萘普生，每次2.5mg/kg，≥12岁250~300mg，最大每日剂量1250mg）。

对严重偏头痛发作，需要更有效的止痛剂，包括酮咯酸氨基丁三醇（Toradol），非甾体类抗炎药，呕吐时可胃肠外用药（每6小时0.5mg/kg，IV或IM，最大30mg）；可待因（口服每4~6小时1次，0.5~1.0mg/kg，最大60mg）；可待酮（每4~6小时1次，0.05~0.15mg/kg口服，最大量每6小时5mg）。联合用药也有效，如Fiorinal（异丁巴比妥、阿司匹林和咖啡因），Fioricet（异丁巴比妥、对乙酰氨基酚和咖啡因），Midrin（异辛烯胺、对乙酰氨基酚、二氯安替比林）。剂量为≥12岁1~2个胶囊。开药时要注意，除了镇痛效应，这些药物还可以产生情绪变化、镇静和心理依赖。

在青少年组应用血管收缩药比成人少。虽然儿科对止吐药的研究没有成人多，但可以考虑使用。包括异丙嗪（儿科：根据需要，每4~6小时1次，0.25~0.5mg/kg，IM或PR；成人：必要时每4~6小时1次，12.5~25mg）；甲氧氯普胺（口服或IV）每次0.5~2mg/kg，PO或IV，每4~6小时1次

（<10mg）；和丙氯拉嗪（儿童，体重>10kg 或年龄>2岁：PO 或 PR，每24小时 0.4mg/kg，分 3～4 次，或每次0.1～0.15mg/kg，IM，每日 3～4 次）。止吐药的肌张力障碍反应在儿科更常见，应用时须注意。Brousseau 在一项儿科随机临床试验中检验丙氯拉嗪和酮咯酸治疗急性偏头痛的效果，发现在 60min 时，丙氯拉嗪组头痛明显减轻，每组都有 30% 的病人经历复发性头痛[95]。

琥珀酸苏回坦是选择性 5-HT₁ 受体激动剂，可介导脑血管收缩，阻断炎症反应，可口服、鼻内用药或皮下给药。最近一项关于曲普坦类治疗儿科偏头痛的回顾研究提示了一项重要发现，随机临床研究没有发现对照组和治疗组的区别[90]。但在另一项儿科研究中，单剂皮下注射 0.06mg/kg，60min 内的反应率是 78%[91]。最后，鼻内用琥珀酸苏回坦（5～20mg，2h 可重复，每日最大量 40mg）对青少年有效[92]，也可用口服制剂 25～50mg（2h 可重复，每日最大剂量 200mg）。避免对心脏疾患或高血压病人及 24h 内用过麦角碱的病人应用琥珀酸苏回坦。其他新的 5-HT₁ 因子如依米曲普坦（Zomig）（剂量：鼻内 2.5mg，口服 5mg）比琥珀酸苏回坦疗效更好。成簇性头痛短暂发作对口服治疗无效，可给予吸氧治疗，每分钟 4～5L，以及麦角碱、麦角胺咖啡因或琥珀酸苏回坦治疗[82]。

用药预防儿童偏头痛需要仔细观察和患儿家庭医生随访评估。用药指征包括每周 2～3 次以上的头痛发作，影响生活，尤其是不能上学或不能参加社会活动。与儿童偏头痛的自限性相符，许多药物的安慰剂效果很好。对照研究很有限。应用的药物包括普萘洛尔（缓慢激发，每日剂量 2～4mg/kg，分 3 次。哮喘病人禁忌）、阿密曲替林（青少年初始剂量 25mg，睡前服用，需做基线 ECG）、钙通道阻滞剂、抗惊厥药（特别是丙戊酸）、赛庚啶和萘普生钠。赛庚啶、丙戊酸和萘普生有液体剂型，在儿科应用有特色。二甲麦角新碱因有严重副作用，包括腹膜后纤维化，儿童避免应用。阿密曲替林对诊断偏头痛的青少年和肌肉收缩性头痛及抑郁伴头痛患儿有效。

儿科共济失调

概述

共济失调源自希腊语 *ataktos*，意为"失去秩序"，描述运动的组织调整能力的病理异常情况[96]。

病理生理

共济失调可由先天畸形引起或为获得性。先天性共济失调与 CNS 畸形相关，获得性共济失调可以是急性、间断性或慢性。慢性共济失调常由代谢遗传病或基因异常导致。小脑功能紊乱是共济失调最常见病因，也可见于大脑脊髓通道或背侧脊髓损伤。

临床特征

多数共济失调患儿在症状出现前几天就诊，通常是拒绝走路，上肢运动不稳，或突然发生宽大"醉酒"步态。病史可注意有无近期感染、损伤、误服药物或家庭成员中有相似问题。感染后共济失调病例的精神状态通常正常。若不正常，要考虑药物摄入、急性播散性脑脊髓炎、中风的可能性，受累时常见眼球震颤。视盘水肿或脑神经麻痹提示脑积水或脑损害[97]。

鉴别诊断

儿童 40% 的共济失调由急性小脑共济失调引起（框 173-16）。男孩多见，常见于 2～4 岁儿童。70%

框 173-16	儿童共济失调病因学

急性小脑共济失调
急性感染后脱髓鞘脑脊髓炎
脑干脑炎
药品摄入
Guillain-Barré 综合征
代谢障碍
　氨基酸病
　线粒体病
　有机酸病
　尿素循环障碍
周期性偏头痛
多发性硬化
赘生物
斜视眼阵挛-肌阵挛综合征
复发性和慢性遗传性共济失调
惊厥
中风
椎动脉夹层分离

Adapted from Ryan M, Engle E: Acute 共济失调 in childhood. J Child Neurol 18：309，2003.

的患者有近期患病史，致病原因多种，多达26%的病例与水痘有关。其他病因有柯萨奇病毒和埃可病毒感染，可能因自体免疫导致小脑脱髓鞘而致病[97]。症状和体征在病初最多，四肢比躯干受累更严重，步态不稳、宽大步态至无法走路各种表现均有。精神状态正常，常见眼球震颤。发热和惊厥不常见[9]。

急性感染后脱髓鞘性脑脊髓炎也可导致共济失调，在病毒性疾患恢复期或疫苗接种后发生。与急性小脑共济失调的区别是意识障碍、多病灶神经系统受损和发热、惊厥发作的频次[96,97]。

脑干脑炎可累及小脑，导致与神经系统局灶性损害及呼吸不规律相关的共济失调。病因包括Epstein-Barr病毒、单核增多性李斯特菌和肠病毒[96]。

约32%的共济失调患儿因药物中毒所致，最常见的是误服抗惊厥药、苯二氮䓬类药物、酒精、抗组胺药，其次是接触有机化学物或重金属。共济失调常伴嗜睡、意识模糊、语言或行为异常，也会有眼球震颤[96]。

45%~60%儿童脑肿瘤发自脑干或小脑，可表现为慢性进展性共济失调。急性代偿可以与脑积水或出血同时出现[96]。

小脑挫伤或头部出血损伤可引起共济失调，颈部受伤的患儿，可因椎动脉裂引起共济失调。后循环中风在儿科少见，但颈部创伤后有椎动脉裂出现共济失调的病人要考虑[98]。

斜视眼阵挛-肌阵挛综合征包含共济失调、快速、混乱、多方向的眼球运动，四肢、头部、躯干和面部肌阵挛。神经母细胞瘤或成神经节细胞瘤时最常见。共济失调可能是因为肿瘤和小脑抗原有交叉自身免疫反应现象[96]。也有报道无创伤病史的儿童动脉裂。

共济失调可见于基底偏头痛患者，与眩晕、轻度偏瘫、脑神经功能失调、恶心、呕吐或头痛有关[96]。

传至小脑的感觉输入丧失可导致感觉共济失调，临床表现包括Romberg征、深腱反射减弱、本体感觉和震动感受损，15%的Guillain-Barré综合征患者有感觉共济失调。在Guillain-Barré综合征中的Miller-Fisher变异中，特点是共济失调、无反射和垂直注视眼肌麻痹三联征[96]。

短暂的共济失调可表现在惊厥发作的猝发或发作后阶段[96]。先天代谢问题也可表现为共济失调，可急性也可间断发生，可与饮食摄入或其他疾病有关。当共济失调伴随嗜睡、脑病、呕吐、腹泻或不同寻常的先兆时要考虑这些问题。尿酸循环酶缺乏，如氨基酸尿以及丙酮酸和乳酸代谢问题均可引起上述症状和体征。其他遗传疾病如Niemann-Pick、Tay-Sachs、Wilson病也可引起共济失调[96]。反复发作的共济失调也可以是多发性硬化的表现。

对可以导致共济失调的所有遗传性疾病的分析很多，此处不能包括全部，最常见的遗传性疾病是Friedreich共济失调和共济失调毛细血管扩张。

*Friedreich*共济失调是常染色体隐性遗传疾病，以进行性步态和肢体活动障碍为特点。由基因突变引起，编码线粒体蛋白frataxin变异，导致基因功能丧失。患儿构音障碍、下肢屈曲、立体感觉丧失、高足弓（弓形足）。30岁时多数病人不能行走。最常见的死亡原因是心肌病导致顽固性充血性心力衰竭，也可因严重脊柱后凸而抑制呼吸[96]。

共济失调毛细血管扩张是基因突变引发的隐性遗传疾病，表现为婴儿躯干共济失调，12岁时多数孩子依靠轮椅。眼皮肤毛细血管扩张通常在3~5岁出现。病人还表现构音障碍、眼球震颤、张力障碍性体位、肌阵挛、老化加速。他们IgA不足和IgE、IgM水平降低，经常有鼻窦和肺部感染，发生白血病和淋巴瘤的风险是50~100倍。此病的平均死亡年龄为20岁[99]。

诊断

做出诊断的关键是获取完整的病史和进行全面的体格检查。特别是寻找辨距障碍和轮替运动障碍对检测小脑的功能有帮助[100]。尿和血清毒理学研究是最可能引出诊断的实验室检查。感染后共济失调的患儿，CT和MRI检查通常正常，但可鉴别出脱髓鞘、肿瘤、脑积水或创伤性损伤。急性感染后共济失调患者，CSF分析可见轻度脑脊液（淋巴）细胞增多或淋巴细胞增多；而其他多数病例结果正常。对意识改变和临床体征改变的病人，建议进行EEG检查，急性小脑共济失调患儿可见癫痫样放电或慢波。EEG也可诊断非抽搐样惊厥发作或抽搐样惊厥发作。在斜视眼阵挛-肌阵挛综合征时，EEG正常。在疑似感觉共济失调中肌电图可能有帮助，肌电图还有助于诊断Guillain-Barré综合征。尿液儿茶酚胺检测有助于诊断神经母细胞瘤。对新生儿进行代谢异常的检查包括CBC、肝功能、血氨、乳酸、丙酮酸和酮的水平并判断酸碱状态，其他检测包括血浆和尿液氨基酸分析，尿有机酸分析，判断血清生物素水解酶水平，CSF乳酸分析。也可能需要进行基因或其他特殊检查。但对没有发育迟缓或家族史的患儿，这些先天性代谢异常的检查没多少帮助[100]。

处理

共济失调患儿通常需要住院进行全面检查。儿科神经学专家会诊应寻找出在急诊科评估中未明确的共济失调病例的原因。

多数急性小脑共济失调患儿恢复完全。一周内可见改善，50%的患儿3个月内完全恢复，66%～90%完全恢复。一些孩子表现为持续步态异常、共济失调、语言发育落后。缺乏免疫抑制治疗改善预后的证据。急性感染后脱髓鞘脑病的恢复很慢，糖皮质激素可加速恢复。最多10%的患儿可复发。多数患儿恢复完全，但有些患儿遗留明显的持久后遗症。对脑干脑炎应用对单核细胞增多性李斯特菌有效的广谱抗生素；应用能覆盖水痘和其他病毒的药物，包括阿昔洛韦，直至找到病原体。Guillain-Barré综合征患儿需要住院并可能需要静脉输注免疫球蛋白和血浆除去法以减少循环中的抗体。

儿童眩晕

概述

眩晕定义为运动的错觉，感觉外部世界围绕个体旋转（客观眩晕）或受损个体在空间旋转（主观眩晕）。眩晕在儿科很常见，有很多潜在原因。

病理生理

影响前庭、视力和立体感觉系统平衡的疾病可以通过影响前庭神经活动核心引起眩晕，所有耳部疾患、第Ⅷ对脑神经、颈部、脑干或少见的眼部疾患可导致眩晕症状。根据病因是否在CNS而将眩晕分为中枢性或外周性。

临床特征

眩晕患者经常有头晕，可有突然倒地的病史，为了支撑而抓牢物体或不愿意移动。回顾症状应包括与耳相关的症状，如耳痛、听力丧失、耳鸣。其他要询问的重要病史特点应包括头痛、意识丧失、头部创伤或气压伤、偏头痛和惊厥发作家族史。

诊断策略

根据眩晕的病因，患者可分为听力丧失组和听力正常组。在听力丧失组，进一步根据传导性或感觉神经性丧失特点，识别有无创伤，确定病因是CNS还是外周神经系统、迷路或第Ⅷ对脑神经，有助于诊断（图173-1）。

鉴别思路

虽然眩晕在儿科不如成人常见，但眩晕有很多潜在原因（框173-17）[101]。通常将引起眩晕的病因分为伴听力丧失或不伴相关听力丧失。

儿童良性发作性眩晕定义为眩晕反复发生，持续数秒至数分钟，偶尔呕吐，经常在数月至数年后自行缓解。儿童良性发作性眩晕最常见原因是偏头痛[99]、眩晕像发作的先兆[109]。

基底动脉偏头痛的患者也表现眩晕、轻度偏瘫、共济失调，第Ⅲ、第Ⅵ、第Ⅶ对脑神经麻痹、倒地和失明，在偏头痛之后可有不同的组合表现。良性发作性眩晕或基底动脉偏头痛患儿通常有偏头痛的家族史[101]。

良性体位性眩晕在儿童少见，报道中最早的发病年龄是11岁[101]。多认为是由于耳石移出了在囊内的正常位置，可以是自发，也可在创伤后发生。

梅尼埃综合征合并眩晕，进行性加重的听力丧失和耳鸣，占儿科眩晕病例的1.5%～4%[102,103]。

前庭神经炎表现为眩晕不伴听力丧失，病因可能是病毒感染，60%的患儿之前有感冒。表现为严重眩晕，几天消退。仅在快速头部运动时有眩晕，持续数周或数月，直至发生中枢性代偿[104]。

迷路炎是涉及内耳膜性迷路的炎症。表现为眩晕、听力丧失和耳鸣。病毒如巨细胞病毒、风疹病毒和麻疹病毒是致病因子。也可发生细菌性内耳炎，通常与脑膜炎相关[105]。Lyme病和梅毒如果内耳受累，均可引起眩晕[105]。神经纤维瘤病若侵及前庭神经可表现眩晕，应查看咖啡牛奶斑。其他遗传性综合征也可以与眩晕相关（框173-16）[105]。

氨基糖苷等耳毒性药物和化疗药物可以是眩晕的原因，通常与听力丧失相伴（框173-18）[105]。小脑和脑干损伤有时也表现眩晕。脑神经缺陷与眩晕相关，可能预示功能障碍或肿瘤[104]。

多发性硬化时眩晕可为症状之一，5%～12%的病例有眩晕表现[104]。内分泌异常如甲状腺疾病或糖尿病很少发生眩晕[104]。

创伤后眩晕，耳蜗和前庭功能受累是最常见病因，儿童头部创伤会引起晚发性眩晕。若迷路损伤是由创伤（迷路震荡）引起，会出现伴随恶心和呕吐的眩晕、步态不稳，偏向患侧。症状和体征经4～6周减轻。前庭功能障碍的体征可在创伤后数年发生。体位性眼球震颤表现为快速、朝向未受累一侧的震颤。前庭震荡可在顶-枕或颞-顶的打击后引起眩晕不伴听力损失。通常持续数天，随后改善，但可能间断

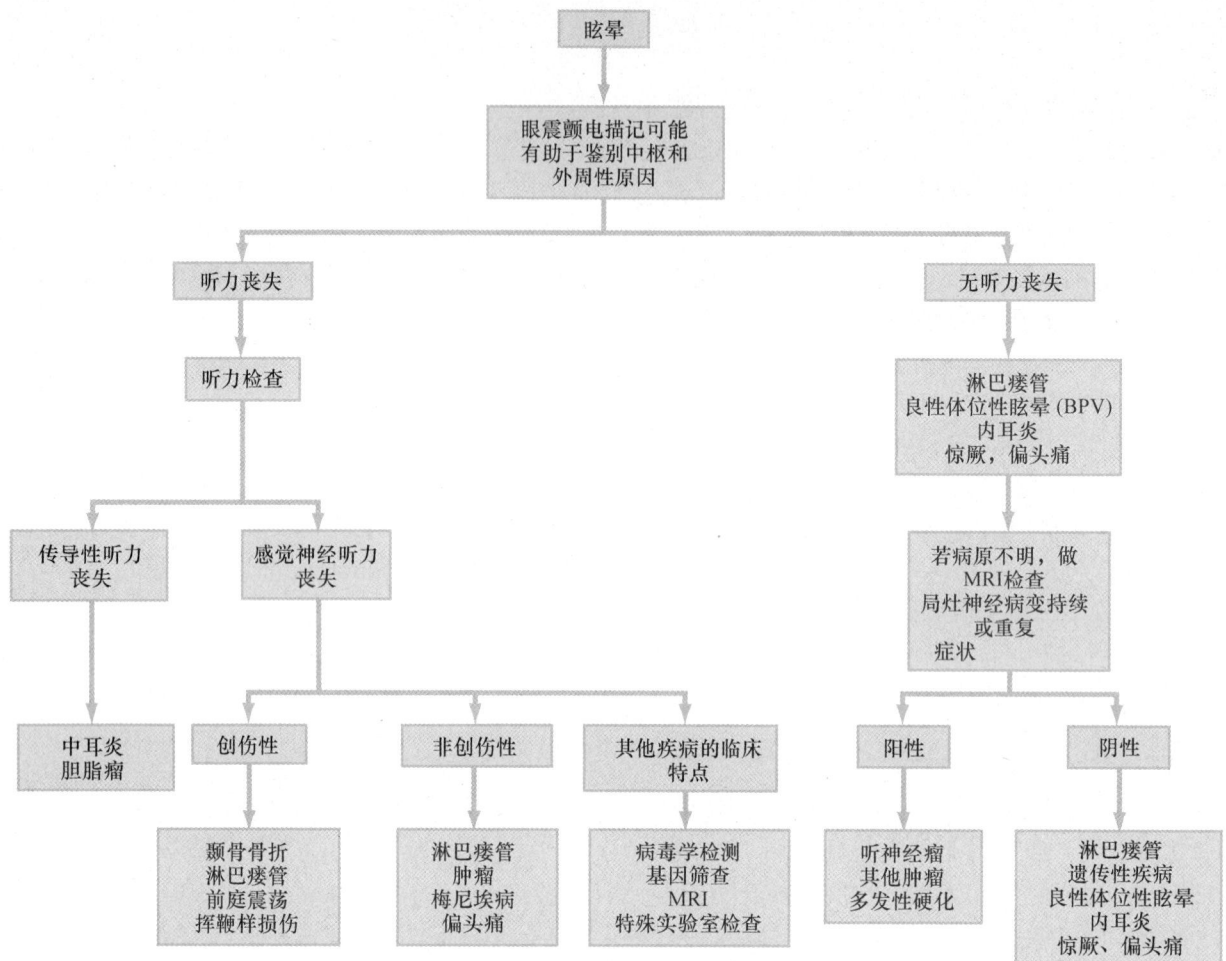

图 173-1 Vertigo evaluation. MRI, magnetic resonance imaging. (Adapted from Rudolph C, Rudolph A [eds]: Rudolph's Pediatrics, 21st ed. New York, McGraw-Hill, 2003, pp 1246-1247.)

框 173-17　儿科眩晕的病因

中央性眩晕	唐氏综合征
房室畸形	迷宫发育不良/发育不全
脑脓肿	迷路震荡
小脑扁桃体疝	迷路炎
脱髓鞘疾病	莱姆病
脑炎	中耳炎：化脓性和浆液性
脑膜炎	耳毒性
周期性偏头痛	眼睛问题
赘生物	Pendred 综合征
惊厥	外淋巴瘘管
创伤	辐射
外周性眩晕	听道内部狭窄
Alport 综合征（遗传性肾病）	梅毒性内耳病
良性阵发性斜颈	甲状腺疾病
儿童良性阵发性眩晕	创伤
良性体位性眩晕	Usher 综合征
胆脂瘤	前庭神经元炎
糖尿病	Waardenburg 综合征

Adapted from Rudolph C, Rudolph A (eds): Rudolph's Pediatrics, 21st ed. New York, McGraw-Hill, 2003, p 1248.

框 173-18　眩晕伴/不伴听力失的原因

听力丧失
传导性
有渗出的中耳炎
应考虑慢性化脓性中耳炎或胆脂瘤
感觉神经性
外淋巴瘘管
肿瘤
梅尼埃病
周期性偏头痛
遗传性综合征
颞骨骨折
前庭震荡

无听力损失
急性眩晕
外淋巴瘘管
良性体位性眩晕
惊厥
迷路炎
周期性或慢性眩晕
听神经瘤
多发性硬化

性在某一特定头部体位时重新出现。可能原因是耳石移位[106]。

暂时的骨折（特别是横断性）通过损伤第Ⅷ对脑神经或耳囊也可引起眩晕、感觉神经听力丧失[107]。颈部挥鞭样损伤也可引起眩晕，高至50%的患儿经历听力丧失或耳鸣。创伤后偏头痛和惊厥发作可引起眩晕，在闭合性头部损伤病人中5%~7%发生[106]。

淋巴管周的瘘管表现有感觉神经突发听力丧失。经常与先天性头颅畸形和耳的先天畸形相关，但气压伤（飞行、严重咳嗽、干呕或扭伤）或直接创伤同样是病因之一。液体从椭圆形或圆形的窗口漏入中耳。病人通过Valsalva方法可以促发眩晕。Hennebert征，用气压耳镜产生耳内负压后出现眼球震颤和眩晕是其特征[101]。治疗通常需要外科修补。

据报道，视觉障碍如聚合功能不全、斜视和弱视可产生眩晕觉，治疗这些异常可消除儿童的眩晕[107]。

诊断策略

多数病人并不能在急诊科对眩晕病因做出最终诊断，耳科和神经系统的详细查体很重要，检查眼球震颤和小脑测试尤为重要。让患儿从地板上由坐位跳起来或站起来，眼睛的开和闭会显示前庭功能失调。查找其他疾病体征如神经纤维瘤病的咖啡牛奶斑可协助诊断。若Valsalva手法或Hennebert手法引发眩晕，病因可能是淋巴管周瘘管。

垂直眼球震颤常源自中枢性病因。外周原因的眼球震颤在迅速反复的刺激后消失或减少，而中枢性眼球震颤不然。体格检查提示，对眩晕病人有用的实验室检查包括糖和电解质测定，甲状腺功能检查和病毒滴定或血清学研究（如Lyme病或梅毒）[101,105]。Hallpike-Dix体位法有助于诊断良性体位性眩晕[104]。对中枢性眩晕要做CT或MRI扫描。

处 理

对眩晕病人的治疗取决于原发疾病，在急诊科可能不明确[108]。前庭抑制剂如美克洛嗪或地西泮等可能对缓解急性症状有帮助。耳石导致的不当刺激可以通过Epley's手法恢复到正常位置[101,109]。前庭复原锻炼鼓励病人在观察刺激物时头部运动，有助于前庭适应并减少症状[101]。建议对眩晕病人的随访包括：体检、试验、神经学专家治疗或耳鼻喉科专家会诊，症状明显的患儿应当收住院。

晕 厥

概 述

晕厥定义为突发、可逆、典型的短暂意识和肌张力丧失（20~60s），即使无干预也经常可以逆转。晕厥的确切发生率尚不清楚，但15%~25%的儿童和青少年经历过1次发作[110,111]。发作的峰值年龄是15~19岁，女性比男性多见。对患者和目击者（家长、老师、同伴、教练）来说，发作很恐怖，Gordon及其同事发现，在急诊科的一组儿科病人，每人进行了平均6项诊断试验，40%的患儿收入院，每人总花费平均3 000美元，但少于10%的病人有明确的病理情况[112]。

疾病原理

晕厥的病因可分为自律性、心源性和非心源性。晕厥最常见的原因是反射性晕厥（也称为自律性、血管迷走神经性、神经心脏源性或血管减压性晕厥或昏晕）。站立时间长，静脉血淤积，前负荷降低时，通常由反射性心动过速和交感神经张力增加代偿。易于晕厥的病人证实，由心动抑制反应导致心动过缓或血管减压反应导致低血压或两者均有最常见。心源性晕厥患者CBF降低，由心脏充盈差或收缩力低，后负荷增加或心律失常导致。

临床特征

病人于间断发作的疾病中发生晕厥，伴轻度脱水，月经期间或用力之后。环境性晕厥由情绪、疼痛、过度通气、淋浴、咳嗽、吞咽、排尿或排便诱发。发作前可能经历头晕、轻度头痛、乏力、恶心、胸部不适、心悸、视力模糊、头痛、震颤和焦虑，发作后短暂意识丧失（常<20s）。病人被描述为面色发灰，伴出汗、肢端变冷[113]，其他与神经调节性晕厥相关的条件有体位性直立性心动过速综合征、慢性疲劳综合征和全自主神经功能不全[114]。体位性直立性心动过速综合征和全自主神经功能不全患者经历直立性心悸比直立性的晕厥多，发作间期表现不正常，抱怨疲乏和运动不耐受。全自主神经功能不全患者也表现温度调节器受损、出汗、肠道功能失调[114]。虽然晕厥的心源性原因少见，但为致命性，在运动或生理活动中发生时应想到心源性可能。非心源性的原因包括惊厥发作。有助于鉴别惊厥和晕厥的特点如下：惊厥于俯卧位比垂直体位更常见，抽搐常发生于意识丧失之前而不是意识丧失后，皮肤暖、发红或青紫样表现比苍白、多汗更有特点。

诊断

从获得对事件、前期发作、既往史和家族史的描述开始对患者进行评估，详细的描述尤其注意心理性症状和体征，如出汗、恶心、苍白、视力变化或体位的快速变化提示血管迷走神经性晕厥。要全面检查，检测卧位、坐位、站位的直立性心率和血压，详细的神经系统检查非常重要。要获得基线水平的心电图，应除外结构性心脏病或心律失常。若病史、查体、心电图是神经调节的典型变化，不需要进一步检查。若有猝死、早期梗死或心律失常的家族史，已知心律失常后疲乏的既往史或心脏缺陷，晕厥后胸痛或心悸，运动中发生晕厥，没有前驱症状的晕厥发生，复发的晕厥（发作多于2次或3次）和没有神经系统后遗症的晕厥都需要额外检查[115]。

鉴别思路

心源性因素的晕厥可能是致命的，这些异常包括潜在的心脏结构异常，如心肌病（肥大性、扩张性和限制性）、手术后充血性心脏结构改变（Mustard、Fontan）、先天性冠状动脉异常、畸形、心肌炎、主动脉瓣狭窄和肺动脉高压。其他心脏畸形包括定义为心电活动的异常，如长QT综合征、Wolff-Parkinson-White综合征、房室传导阻滞、原发性心室纤颤或Brugada综合征。有基础心脏异常的患儿要进一步检查，包括24~48h的Holter监测，超声心动图或运动激发试验。除外如心肌炎、肥厚性心肌病和长QT综合征等疾病后方可做直立倾斜试验，因为在这些患者中进行此项试验可能致命。

常见晕厥的非心源性原因包括神经系统异常（惊厥发作、偏头痛、肿瘤和眩晕）、屏气发作、电解质异常（低糖血症）、过度通气（低二氧化碳）、内分泌病、中毒（一氧化碳）和滥用药物。

处理和处置

晕厥是儿科常见问题，通常有良性，神经调节因素。某些人群可能患心源性晕厥的危险性增高，应找儿科心脏病专家会诊。这些人群包括运动员、有进餐问题或慢性疲乏的病人、使用违法药物者、先天性心脏病存活者[111]。

对神经源性晕厥病人的主要治疗之一是教育，包括避免潜在触发因素（高温、环境嘈杂、容量衰竭），要识别早期症状和体征，及时终止晕厥发作（如仰卧位、摄入液体、腿交叉）。要再次向病人和家属说明这些情况不会致命。简单的办法是增加液体摄入，增加饮食中盐的摄入量。对复发性晕厥或复发性头晕患者，要给予恰当的药物治疗。尚无大量儿科随机研究观察这些药物的作用，包括β-受体阻断剂、氟氢可的松、选择性血清素再摄取抑制剂、α-受体激动剂[115]。

重要概念

- 随年龄不同细菌性脑膜炎的症状和体征有所不同，也可包括非特异表现如小婴儿和年幼儿童的易怒和嗜睡。
- 认真细致的病史采集对判断是否惊厥有帮助。若是惊厥，病史应描述是哪种惊厥（局部的或泛化的）以及临床表现是否符合某种已知的癫痫并发症。
- 惊厥持续状态是神经系统急症，患病率和病死率均高。起始治疗通常用劳拉西泮，随后用磷苯妥英或苯妥英。
- 对热性惊厥患儿，急诊科治疗处理包括对家庭成员的宣教，如恰当的急救、退热剂的使用、癫痫的复发及风险因素，与家庭医生讨论后续治疗。
- 要经常考虑急性症状性、诱发的惊厥发作，因许多原因都是可治的。
- 儿童绝大多数头痛病因不严重，通过仔细询问病史和体格检查可以诊断。
- 做CT和（或）MRI等影像学检查对除外如颅内出血、蛛网膜下腔出血、脑脓肿或脑瘤等继发性头痛可能必要。
- 对急性共济失调的患儿进行毒物筛查以明确诊断。儿童良性体位性晕厥的最常见原因是偏头痛。眩晕伴听力丧失与不伴听力丧失的病因明显不同。
- 绝大多数共济失调患儿需要住院进行评估和诊断。

本章参考文献请参见 http://pumpress.bjmu.edu.cn/eduservice/3419.html

第174章 肌肉与骨骼疾病

Kemedy K.McQuillen

蒋迎佳 译　钱素云 校

概述

每年有超过1 100万例的儿科创伤患者就诊于急诊科,其中14.3%是由于骨折和脱位[1]。

由于儿童和成人之间存在生理学和解剖学差异,儿科患者容易遭受的损伤与成人不同。了解这些差异,能帮助急诊科医师正确诊断和治疗儿童的肌肉与骨骼疾病。本章回顾了儿童肌肉和骨骼系统的一般特点和生理学,尤其关于很常见的儿童骨折,并描述了儿童特有的肌肉和骨骼疾病。

疾病原理

解剖和生理学

儿童的肌肉和骨骼系统与成人存在一些差异。最显著的差异是儿童存在骺板或生长板。骺板位于干骺端和骨骺之间,由增殖的软骨细胞组成。因为骺板由软骨组成,是骨的最脆弱部分。它最有可能在毗邻的肌腱前或者发生撕裂的韧带前分离。因此扭伤在儿科比成人少见,而骺板的创伤在儿科却更常见。

另一个影响儿童肌肉骨骼创伤的因素是儿童具有一层厚厚的有生理活性的骨膜,它很容易从骨皮质剥离。发生创伤时,骨的凸侧骨膜常被撕裂(即骨受力对侧遭受了变形力),而在骨的凹侧骨膜保持完好(这一面直接遭受创伤外力)。无论如何,骨膜尽最大限度减少骨折移位。当它保持完好时,就能帮助骨折复位。骨膜有强大的成骨潜力,能促进骨愈合进程;这使结痂容易形成,几乎不会发生骨不连。

儿童生长中的骨比成人的骨更多孔、柔韧、低骨密度。这些特点导致较小的力量都可能使儿童发生骨折。然而,尽管儿童的骨只需要较小的力就可引起变形,但当骨受压或弯曲时更倾向于被压缩。由于骨骼仍在生长,干骺端骨折的塑形潜力会更大。儿童骨的生长可以补偿骨复位时在沉积和排列的缺陷。而发生在活动平面的骨折畸形具有最大的塑形潜力。

骨折类型

如成人骨折一样,儿童骨折的描述应包括骨折发生的位置(骨干、干骺端、骺板及骨骺),骨折形态、骨折碎片相互之间的关系(角度和位移),骨折碎片与邻近组织的关系(开放性或闭合性)。成人和儿童的区别是成人不描述骨折形态。儿童骨折分类如下:

- 弯曲性骨折:骨弯曲变形,没有明显的骨皮质断裂。
- 隆突样骨折(压缩性骨折):为纵向外力挤压骨折,往往发生在骨干和干骺端连接处,表现为压缩性骨破坏而无骨皮质断裂(图174-1)。这类骨折需要用夹板或者石膏固定。如果涉及桡骨远端,可用 Futura 夹板(带黏合扣的手腕夹板)[2]或者 Prelude 托板进行固定[3]。3~4周后 Futura 夹板或 Prelude 托板可由家庭医生或者基层医疗服务者拆除,从而无需到骨科(整形外科)跟进治疗。挤压骨折也可以用柔软的石膏托[4,5]或石膏夹板固定治疗[6]。
- 青枝骨折:骨折张力侧的骨和骨皮质发生断裂,压力侧的骨膜保持完整(图174-2)。
- 完全骨折:完全横贯骨断裂的骨折,包括横向(图174-3)、螺旋形(图174-4)、斜形和粉碎性骨折(图174-5)。

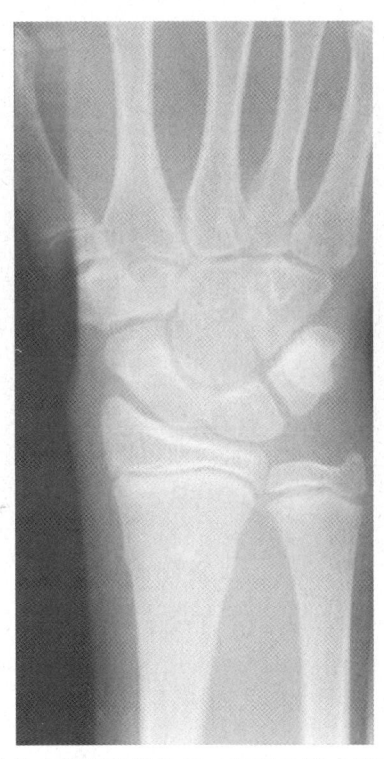

图 174-1　桡骨末端膨隆部骨折（柯氏骨折或孟氏骨折）。需持续固定 3~6 周治疗。

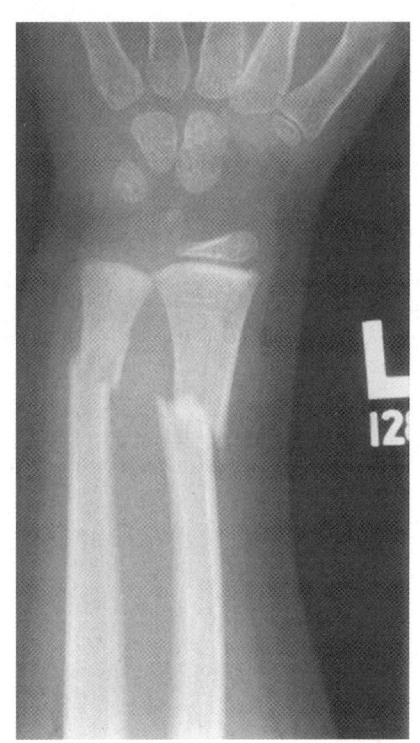

图 174-3　尺桡骨横行骨折。

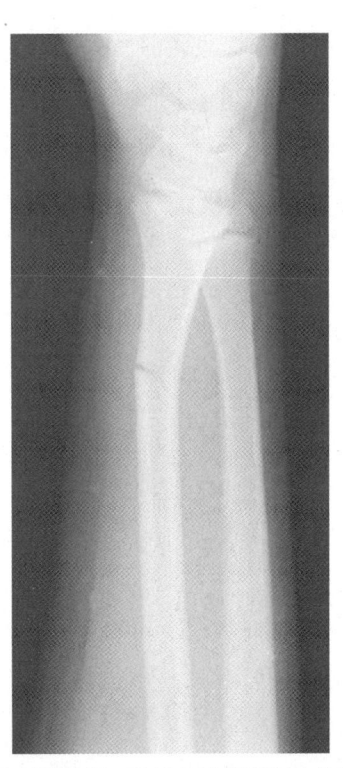

图 174-2　桡骨青枝骨折。这种骨折需要完全的解剖复位。

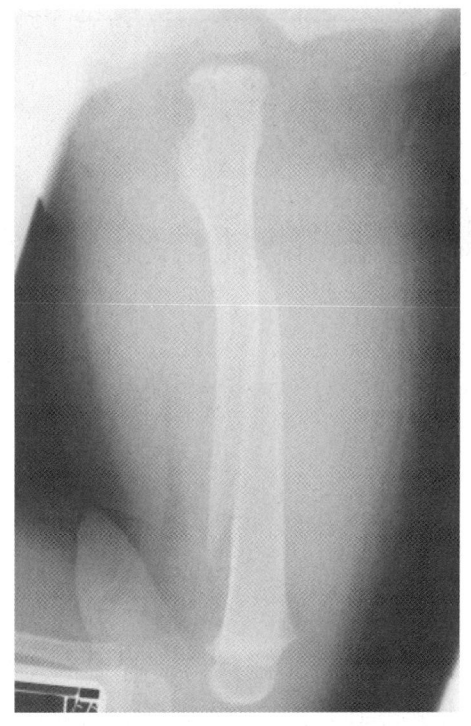

图 174-4　股骨螺旋骨折。

生长发育的骨骼中存在一个相对柔弱的软骨骺板，这使骨骺损伤在骨骼未成熟的儿童中很常见。尽管骨骺损伤可能发生在任何年龄，但在骨骼快速生长期更普遍。Salter-Harris 的分类系统是最常用来描述骺板损伤的方法。Salter-Harris Ⅰ 和 Ⅱ 型（图 174-6

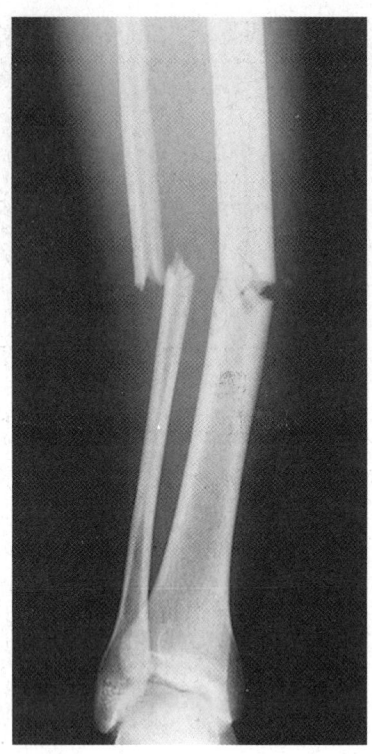

图 174-5　胫腓骨粉碎性骨折。

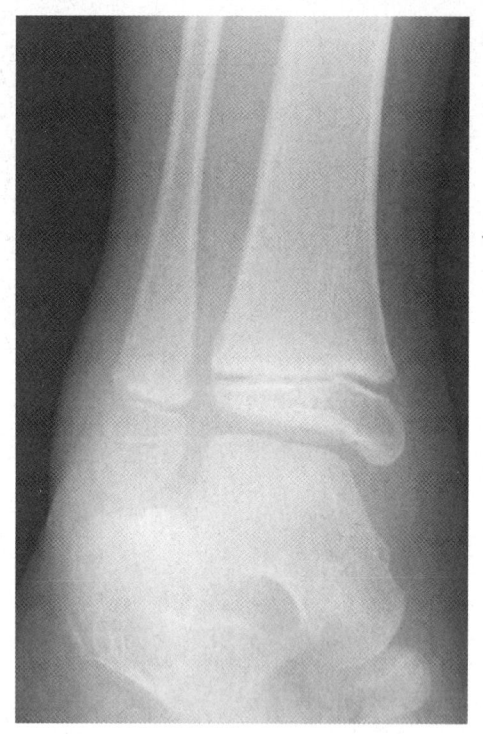

图 174-6　腓骨 Salter-Harris Ⅰ 型骨折。查体仅有腓骨末端压痛，X 线片表现为局部软组织肿胀，伴有轻微的骨骺面增宽。

表 174-1	Salter-Harris 骨折分类
Ⅰ型	骨折线穿过骨骺板（见图174-6）
Ⅱ型	骨折线穿过骨骺板并延伸至干骺端（远离关节）

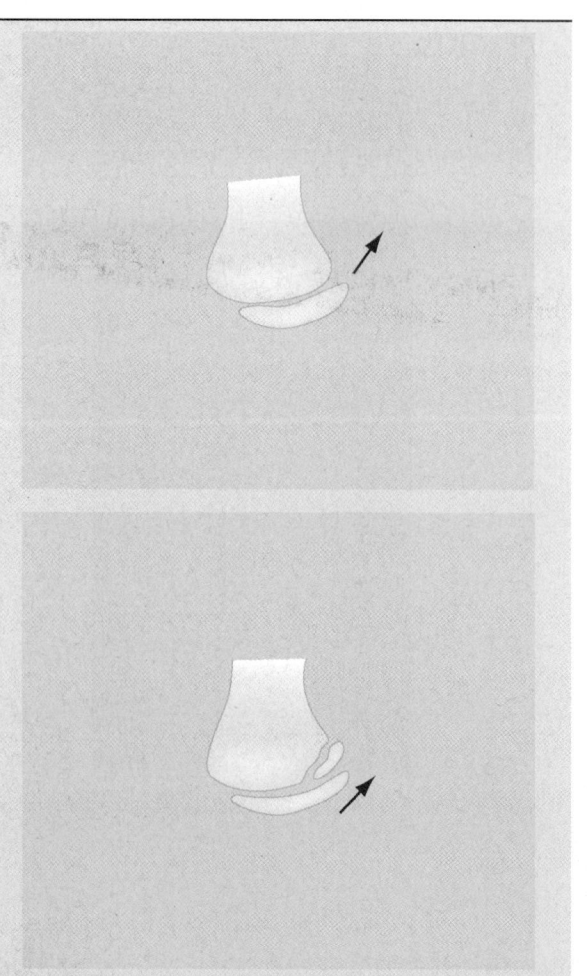

表 174-1	Salter-Harris 骨折分类（续）
Ⅲ型	骨折线穿过骨骺板并延伸至骨骺（接近关节）（见图 174-8）
Ⅳ型	骨折线穿过骨骺板并累及干骺端和骨骺（见图 174-9）
Ⅴ型	骨骺板挤压伤（见图 174-10）

和图 174-7）骺板损伤不涉及生长板的增生细胞层，因此骨骺生长停滞的风险较小。通常 Salter-Harris 分类级别越高，对生长板的损伤就越大，骨骺生长停滞或肢体长度异常的可能性也越大［图 174-8～174-10（Salter Harris Ⅲ 型到 Ⅴ 型）］。Salter-Harris Ⅱ 型骺板损伤最常见，几乎占全部骺板损伤的 3/4。

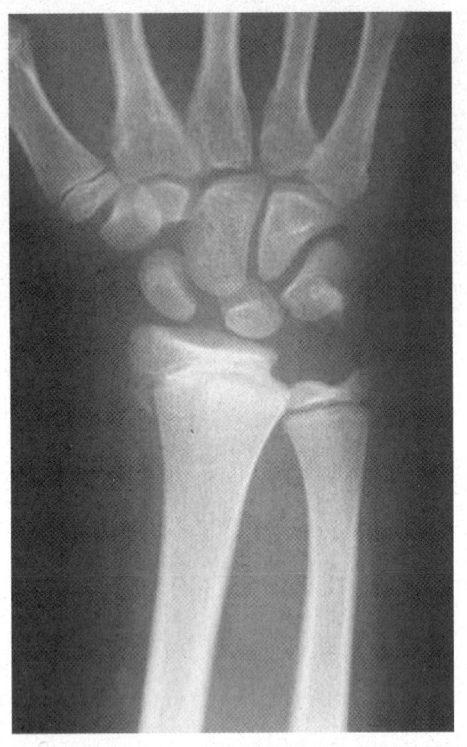

图 174-7 桡骨 Salter-Harris Ⅱ 型骨折。三角形干骺端指的是 Thurston-Holland 片段。

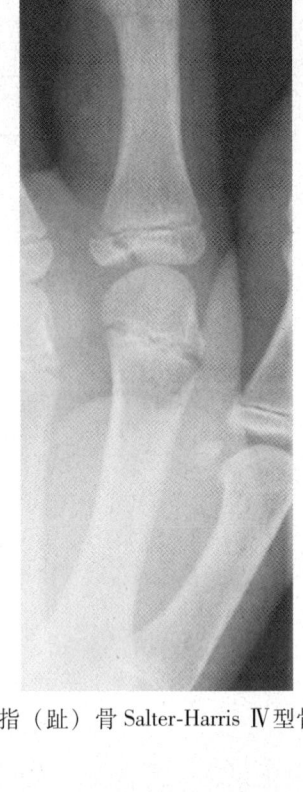

图 174-9 近节指（趾）骨 Salter-Harris Ⅳ 型骨折。

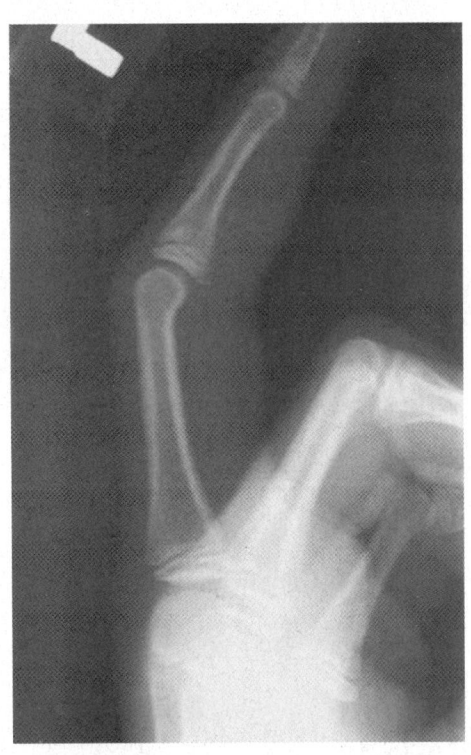

图 174-8 中节指（趾）骨 Salter-Harris Ⅲ 型骨折。

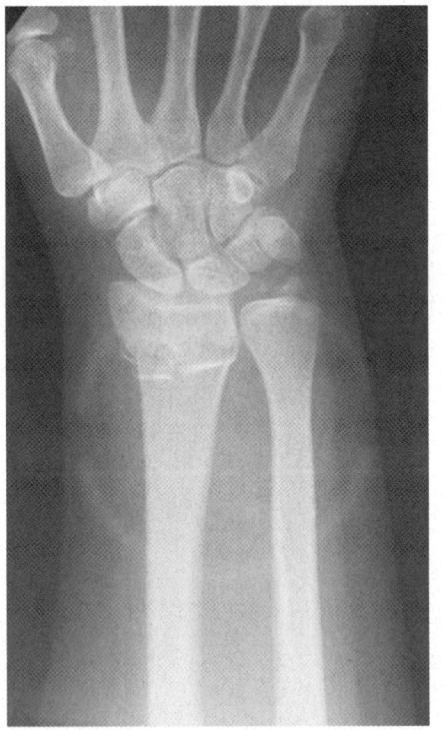

图 174-10 桡骨末端 Salter-Harris Ⅴ 型骨折，挤压伤已经阻闭骨骺板。

各种骨折

锁骨骨折

锁骨是儿童最常发生骨折的骨骼[7]。锁骨的骺板在 23～25 岁时才与干骺端融合，在这个年龄之前锁骨一直处于受伤的风险中。锁骨中段骨折占所有锁骨骨折的约 85%，远端和近端的锁骨骨折分别占大约 10% 和 5%。损伤机制一般是肩部摔伤，很少发生直接暴力所致的锁骨骨折。临床典型表现：患儿用健侧

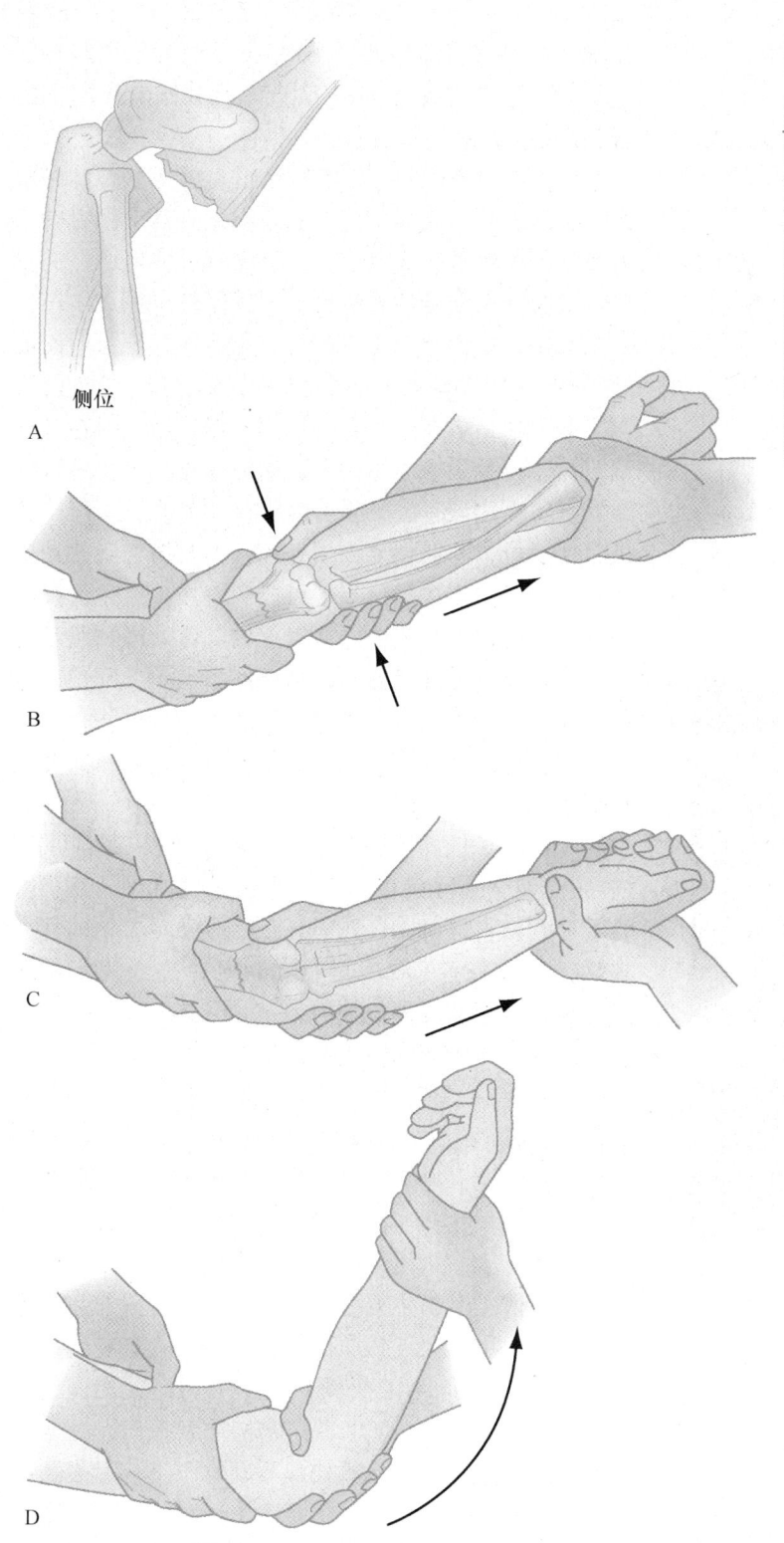

图174-16 A，伴有移位的髁上骨折复位步骤。B，助手固定住上臂，医生紧握患者腕部并持续稳定的沿手臂长轴方向牵引，保持前臂于正中位，并使患侧拇指上翘。C，如果骨折远端向外侧移位，则医生以另一只手将其向内推；如果是向内侧移位，则将其向外推。在整个复位操作过程中必须保持牵引的方向及力度。D，在长度恢复及侧方移位纠正后，医生将大拇指置于骨折近端的前面其余四指置于鹰嘴的后方并使肘关节轻微弯曲，将患肢固定于前臂旋前位；向外侧移位的骨折固定于前臂旋后位。(From Geiderman JM, Magnusson AR: In Rosen P, Barkin R [eds]: Humerus and Elbow in Emergency Medicine: Concepts and Clinical Practice, 4th ed. St Louis, CV Mosby, 1998.)

mann缺血性挛缩（手指、手、腕的挛缩畸形）和永久性肢体残疾。这种并发症很少发生，通过密切观察和对骨筋膜室综合征进展的评估很容易防止。然而少数一些肱骨髁上骨折愈合后会有枪托畸形。肘内翻、肘关节过伸、手臂中位旋转不是功能障碍，除非是严重病例，才需要处理。严重病例需手术矫正者行肱骨髁上截骨术矫正。

孟氏骨折-脱位

孟氏骨折-脱位具有尺骨上1/3骨折合并桡骨小头前脱位的特点。影像学依据非常微妙，只有轻微的青枝骨折和尺骨弯曲。在儿童中，孤立的尺骨骨折罕见。当然对于所有这类骨折，应获得肘部前后位和侧

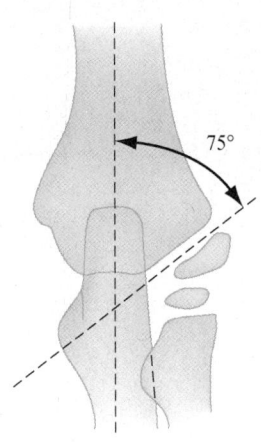

图 174-14 正常肘部前后位 X 线片显示 Baumann 角。(From Worlock P: Supracondylar fractures of the humerus: Assessment of cubitus varus by the Baumann angle. J Bone Joint Surg Br 68: 755, 1986.)

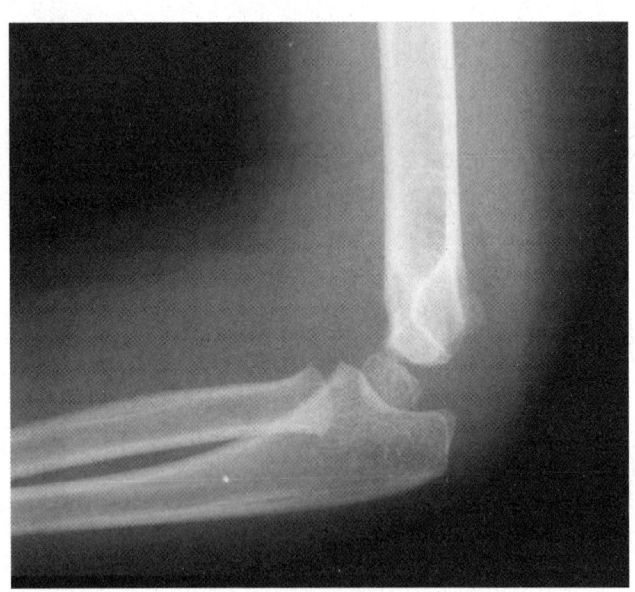

图 174-15 髁上骨折侧位片同时显示后方的脂肪垫以及由前方脂肪垫形成的"帆征"。

一个屈曲在 90°的肘部侧位的 X 线片可能显示从冠状窝突出的脂肪垫前部。脂肪垫鼓起或形成船帆形提示异常。虽然单靠船帆形脂肪垫不能可靠预测骨折,但可以提示关节积液。正常的脂肪垫后部安稳地待在鹰嘴窝里不会被看到,除非发生肘部骨折。在这种情况下,血液向侧面推动脂肪垫,从而使之在肘部的侧位 X 线片上可见。因此,看到脂肪垫后部提示存在隐匿性肘部骨折。明显的肘部骨折需要通过肘部斜位的 X 线片(图 174-15)显现脂肪垫后部。这类骨折需要夹板固定和后续随访。

清晰的 X 线片通常足以诊断肱骨髁上骨折。然而,如果前后位片诊断仍有问题,应拍横位和斜位片。在婴儿中[13,14],可以使用超声显像。较年长的儿童[15],可使用磁共振(MRI)。一些骨科医师存在很强的临床顾虑放弃 MRI 检查,而赞成采用术中的关节造影。

肱骨髁上骨折的急诊治疗通过对骨折移位和神经血管状态的评估来确定。一只苍白、无脉、冰凉的手需要骨科医师的紧急会诊。如果没有骨科医师,并且血管供血仍未恢复的骨折,应尝试复位(图 174-16)。如果必要,可由单个术者施行:患者平卧位,肩向前倾斜 90°,肘部稍微弯曲,双手放置在手臂骨折的近端,双手拇指放在骨折片的后侧。然后当大拇指推远端时,骨折片段被吊举到干骺端的远端。手变暖和变红润标志血供恢复。如果血液灌注没有改善,可以尝试其他复位方法,但要谨慎处理,不要伤害到肱动脉和正中神经。多次尝试复位可能会增加神经血管损伤和肿胀。因此不要尝试两次以上的复位处理。肱骨髁上骨折时,手无脉但温暖,颜色红润不需要复位,应该用夹板固定,保持血管神经不被进一步损伤。肘部相对伸直用夹板固定,因为肿胀关节的过分屈曲可能会阻碍肱动脉,造成肢体缺血。

Gartland Ⅰ型骨折在急诊科处理时,保持手臂 90°屈曲和中立位夹板固定。要求住院治疗,建议次日转诊到骨科医师。Gartland Ⅲ型骨折要求立即骨科就诊,在手术室里要么进行闭合复位加经皮穿针固定,要么进行切开复位加内固定。有部分移位Ⅱ型骨折的处理是有争议的,一些医生会在手术室里进行外科复位和穿针,其他医生可以尝试闭合复位,用石膏托保持手臂固定。肱骨髁上骨折的移位通过闭合复位和石膏托固定来处理,石膏托固定比闭合复位加穿针固定并发症发生概率高。当然这类骨折用穿针固定和石膏托固定大多数需要 3~4 周。

肱骨髁上骨折主要并发症是神经血管损伤。Ⅲ型骨折有更大的风险,49%的Ⅲ型骨折患者有神经血管并发症[16]。有一半的病例存在正中神经损伤,这与后外侧移位有关。1/3 患者存在桡神经损伤,这与后中侧移位有关。肱动脉损伤包括动脉压迫、断裂、内膜撕裂或骨筋膜室综合征产生的肿胀压迫。接近 40%的患者会发生伴有移位的骨筋膜室综合征。幸运的是肘部肱动脉有很多侧支,甚至当肱动脉受损时,仍有血流能到达前臂和手。

遭受意外后,虽频繁发生神经血管的即刻损伤,但多数神经麻痹由牵拉、挫伤和擅自处理引起。典型的神经损伤需要彻底解决。尽管运动神经功能通常在 12 周内恢复[17],但感觉神经功能需要 6 个月或更长时间才能恢复。5 个月后,如果缺乏神经恢复的临床或肌电图证据,提示要进行探查和神经松解[18]。未经处理的血管损伤最终造成 Volk-

表 174-3	上肢远端的神经学检查	
神经	检查内容	
	运动	感觉
桡神经	腕背伸	拇指及食指指腹区域
尺神经	腕屈曲和内收	小指
正中神经	腕屈曲和内收	拇指、食指、中指
	拇指对掌功能	桡侧手掌
前骨间神经	拇指和食指远节指骨屈曲	无

表 174-4	肘关节各骨的骨化顺序：CRITOE	
骨化中心	开始出现的年龄	闭合的年龄
肱骨小头	6～12月龄	14岁
桡骨头	4～5岁	16岁
内上髁	5～7岁	15岁
滑车	8～10岁	14岁
鹰嘴	8～9岁	14岁
外上髁	9～13岁	16岁

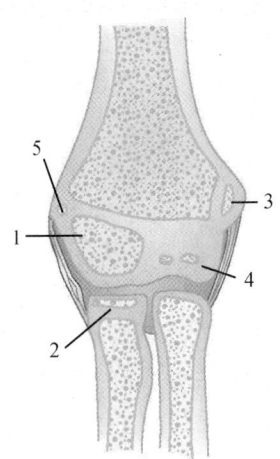

图 174-12　肘部骨化中心：1，肱骨小头；2，桡骨头；3，内上髁；4，滑车；5，外上髁。（From Connolly JF: DePalma's Management of Fractures and Dislocations. Philadelphia, WB Saunders, 1981.）

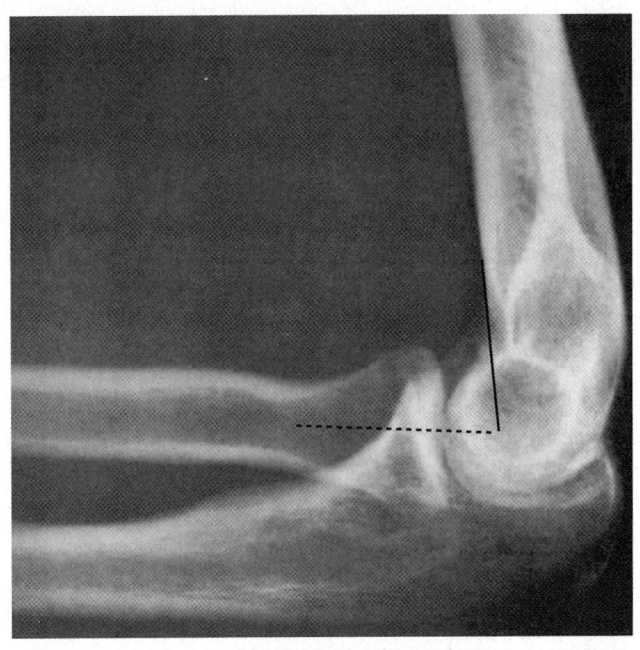

图 174-13　侧位片显示肘部各骨之间正常结构关系。肱骨前正中线（实线）及近端经线（虚线）将肱骨小头分为两部分。（From Weissman BN, Sledge CB: Orthopedic Radiology. Philadelphia, WB Saunders, 1986.）

别手指上两点的感觉，为感觉功能状态评估提供了一个敏感的方法：异常值（＞6mm）提示感觉功能有问题。血管评估应包括评估血管走向、手臂脉搏和手的毛细血管再充盈时间。对合并前臂骨筋膜室综合征的患者应不断进行评估。手指屈曲或延伸产生牵拉痛、前臂无力、与损伤程度不成比例的剧烈疼痛，应立即测量骨筋膜室压力。无法识别的缺血性损伤可导致 Volkmann 缺血性挛缩，其特点是肘关节屈曲固定、前臂内旋、屈腕、掌指关节伸直（MCP）和指节间弯曲。

X 线评估任何肘部损伤时，应该包括一张肘部伸展的前后位片和一张肘部弯曲的侧位片。如果这些角度没有显示骨折但临床又高度怀疑时，拍肘部斜位片会有所帮助。即使是恰当位置的 X 线片，诊断儿科肘部骨折也很困难。肘关节在儿童早期大部分由软骨组成，肘部 6 个次级骨化中心易被隐藏或被误认为是骨折（图 174-12）。这些骨化中心可以用 CRITOE 当成助记符号来记忆——肱骨小头、桡骨头、内上髁（正位）、肱骨滑车、尺骨鹰嘴和外上髁（侧位）。在这些位置出现骨化的大概年龄估计各自在 1、3、5、7、9 和 11 岁（表 174-4）。

骨骼关系帮助评估肱骨髁上骨折的 X 线表现（图 174-13）。一个真正的侧位片肱骨远端呈"8"字形，肱骨小头被肱骨前侧线对分。如果肱骨小头落在这条线后，更可能是延伸型髁上骨折。所有位置的 X 线片，桡骨头的近端和桡骨颈应指向肱骨小头。Baumann 角也有助于诊断轻微的肱骨髁上骨折[11]（图 174-14）。这个角是由肱骨外髁骺板线和肱骨干纵轴线垂线形成的夹角。这个角度可以达到 75°。Baumann 角度在所有肘部应该是一样的。发生轻微肱骨髁上骨折时，可检测出肘部 Baumann 角的不同。Baumann 角的后减数变化能可靠地预测最终的携带角[12]。

脂肪垫是检测隐匿性肱骨髁上骨折的一种方法。

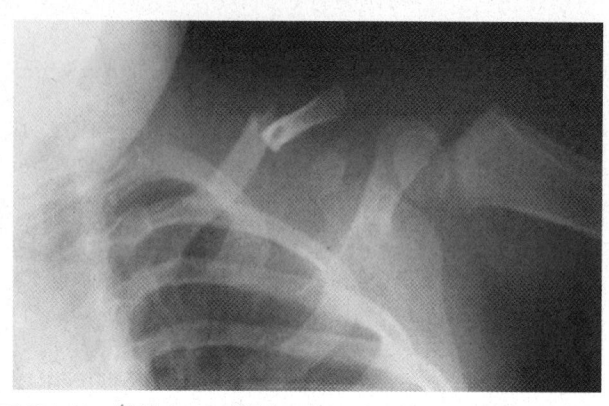

图 174-11　锁骨中 1/3 骨折。

手托住患侧肘部，头偏向患侧。体检发现骨折部位压痛，伴或不伴有明显的锁骨畸形。微小移位的锁骨骨折，肩关节活动如常。否则，肩关节的活动因疼痛而明显受限。尽管锁骨骨折的并发症罕见，但是锁骨邻近大血管和臂丛神经，骨折时要求进行全面的神经血管评估。严重的锁骨骨折向后移位可能引起气管、锁骨下血管或臂丛神经受损。锁骨邻近胸膜顶端，骨折时也可能导致气胸。

锁骨的前后位（AP）X 线片（图 174-11）能明确诊断。如果临床高度怀疑锁骨骨折或者常规前后位片难以发现的锁骨骨折，建议采用向头侧倾斜 30°体位摄片来帮助诊断。尽管计算机断层扫描（CT）和多普勒超声检查可能有助于锁骨近端骨折、向后移位锁骨骨折诊断，但锁骨骨折很少需要专门的影像学检查[8]。

锁骨骨折时，不要求为了骨折愈合或者恢复功能而进行解剖复位。治疗主要针对患肢的舒适度使用夹板、冰敷和止痛药。青少年的锁骨远端骨折可能需要外科手术处理。"8"字绷带帮助维持锁骨长度，减轻肌肉挛缩，减少骨折移位。以前治疗选择用"8"字绷带长期固定，存在臂丛神经麻痹的风险，而使一些医生不愿选用。选用带或不带片的吊索支持上肢，减轻维持锁骨形态的悬吊力量，以使固定的舒适。多数锁骨骨折愈合过程中除在骨折处形成骨痂外，没有任何问题。越年幼的患者，畸形重塑的潜力越大。当骨折稳定，舒适度提高后，可开始一定范围内的运动练习，强度要循序渐进。年幼儿童通常需要的固定时间（2～4 周）比青少年和成人（4～8 周）更短。康复包括在早期活动和强化肩部旋转运动。当骨折部位没有轻微压痛或者在关节活动范围内没有疼痛时，患者可恢复正常强度的体育活动。

尽管锁骨骨折时，很少需要外科手术处理，但是如果骨折是开放性的、合并有神经血管损伤或者合并肋骨骨折，或者确定伴有严重皮肤隆起的超过 100%的骨折碎片移位，都应骨科（整形外科）会诊。

锁骨骨折也可在分娩时发生，报道产伤骨折中超过 90% 为锁骨骨折。男孩和女孩中的发生率相同，左、右侧锁骨骨折发生率也相同。产后即刻的新生儿锁骨骨折症状具有患肢假性麻痹的特点。直到 10 日龄骨痂变得明显之前，锁骨骨折常无症状，不会被发觉。通过 X 线检查可做出诊断。

肱骨髁上骨折

肱骨髁上骨折是最常见的儿童肘部骨折。这类骨折多发生在 8 岁以下的儿童。这个年龄之前，肘关节的韧带和关节囊的抗张强度比骨自身强大。抗张强度相对弱的骨受其关节周围更强的韧带复合体的牵制[9]。

髁上骨折根据损伤机制分为肘关节屈曲和过伸。伸直型髁上骨折占全部髁上骨折的 95%，通常是跌倒时手臂伸直手掌撑地，肘部过伸损伤。在伸直型损伤中，鹰嘴被有力地带入到鹰嘴窝，力量集中在肱骨髁上区域。这个机制导致肱骨前侧骨皮质断裂和靠后的远端骨折片与相关的最近的骨折片移位。Gartland 依据骨折块移位程度和骨皮层连续性分类[10]（表 174-2）。在少见的屈曲型髁上骨折，是因跌倒时肘部屈曲，力量从尺骨近端后侧传递到肱骨远端所致。这个机制导致髁上骨折远端骨折片向前移位，肱骨髁后侧骨皮质断裂。

肱骨髁上骨折的儿童可能出现肘部轻微肿胀、肘部疼痛、肱骨严重移位。轻柔触诊有助于确定损伤位置，但应避免操作引起骨折片移位，因为移位会导致进一步的神经血管损伤。伸直型髁上骨折的儿童用适合肘部的 S 型装置保持患侧手臂处于伸展位，使鹰嘴突出显现。屈曲型髁上骨折的儿童保持手臂弯曲，在鹰嘴处显现空洞。发生肱骨髁上骨折时要仔细评估远端神经血管状态，这非常重要。通过评估桡、尺、正中神经来评估运动和感觉功能（表 174-3）。通过辨

表 174-2　伸展型髁上骨折的 Gartland 分类

Ⅰ型	骨折无移位
Ⅱ型	骨折移位，但后侧骨皮质有连续
Ⅲ型	骨折移位，骨皮质完全中断
	A：骨折远端向后内侧旋转移位
	B：骨折远端向后外侧旋转移位

Modified from Gartland JJ: Management of supracondylar fractures of the humerus in children. Surg Gynecol Obstet 109：145, 1959.

位X线片来排除桡骨小头的脱位。在所有肘部片中，桡骨小头应该与肱骨小头对齐。如果不对齐，应考虑孟氏骨折-脱位的发生。（典型孟氏骨折-脱位的影像学表现可在http：//www.hawaii.edu/medicine/pediatrics/pemxray/v1c15.html 在线查阅。）

孟氏骨折-脱位要求紧急转诊到骨科，进行桡骨小头脱位的闭合复位和尺骨骨折的修复。并发症包括永久性桡骨小头脱位、手臂外翻畸形、丧失旋前功能及后期的桡神经麻痹。

牵拉肘（保姆肘）

一项研究中表明桡骨头半脱位或牵拉肘是儿科急诊中6岁以下儿童最常见的上肢损伤[19]。通常发生在当儿童手臂被拉升或被扭时，手臂处于伸展和旋前发生轴向牵拉。当儿童手臂伸出跌倒时，肘部直接承受较小的损伤，或者手臂简单扭转时，可以发生牵拉肘。当婴儿翻滚时，从他身体下面抓住伸展的手臂，也可以发生桡骨头半脱位。在旋前条件下，环状韧带从桡骨头松弛，滑入肱骨小头关节中被包埋时，同时发生桡骨头半脱位（图174-17）。

从几个月到5岁的儿童都可以发生牵拉肘，2～3岁是发病高峰[20]。也有报道，6个月以下和9岁的儿童有发生[20]。女孩稍多于男孩。

病史常包括与发病机制一致的的损伤事件，可伴有急性发作的手臂疼痛、疼痛局限或不局限在肘部。患肘靠在身体，肘部轻微弯曲，手臂旋前。体检缺乏肿胀、红斑、瘀斑或畸形发现。触诊桡骨小头可能会有轻微压痛。疼痛因前臂旋后、旋前和肘部屈曲引起。

牵拉肘靠临床诊断，拍X线片不是必须的。然而如果发生肱骨髁上骨折，有明显压痛点、肿胀或显示瘀斑，提示有其他损伤的病史时，就必须拍X线片。尽管超声显像不常用在诊断程序中，但可以显示桡骨头和肱骨小头之间的扩大空间[21]。

桡骨头半脱位是最容易复位的骨科损伤，复位后没有后遗症。患肘桡骨头上方被医生拇指握住，其他手指弯曲，患儿手臂旋后。当桡骨头复位时，医生感觉它在拇指下弹响。前臂最大限度旋前是对桡骨头半脱位有效的复位手法。医生用拇指握住儿童患肘桡骨小头上方，肘部屈曲前臂旋后，先使肘部屈曲前臂旋后，再将前臂最大限度旋前。前臂旋后的复位成功率为80%[20]～92%[22]，前臂旋前的复位成功率为93%[23]～98%[24]。前臂旋前也可以使患儿少些疼痛[24,25]，常选作复位手法[24]。成功复位后，10min内孩子通常能正常使用手臂。年龄更小的儿童发生损伤或者损伤发生时间超过4～6h后才复位，恢复可能会延迟些。复位成功后，既不需要夹板固定，也不需要骨科复诊。

牵拉肘的半脱位发生复位失败，可能是因为不恰当的复位技术。环状韧带的肿胀可导致水肿、出血、血肿或者环状韧带断裂。如果损伤后12h或更长时间才进行复位，有可能反复发生半脱位。

如果恢复手臂正常功能的两种复位方法都失败，就应该考虑更改牵拉肘的诊断。要评估锁骨和肘部发生骨折的患儿，因为它们的临床表现相似。如果没有发现病情有其他进展，而儿童仍不能使用手臂，建议采用后部夹板保持肘部屈曲90°，前臂后旋。骨科医

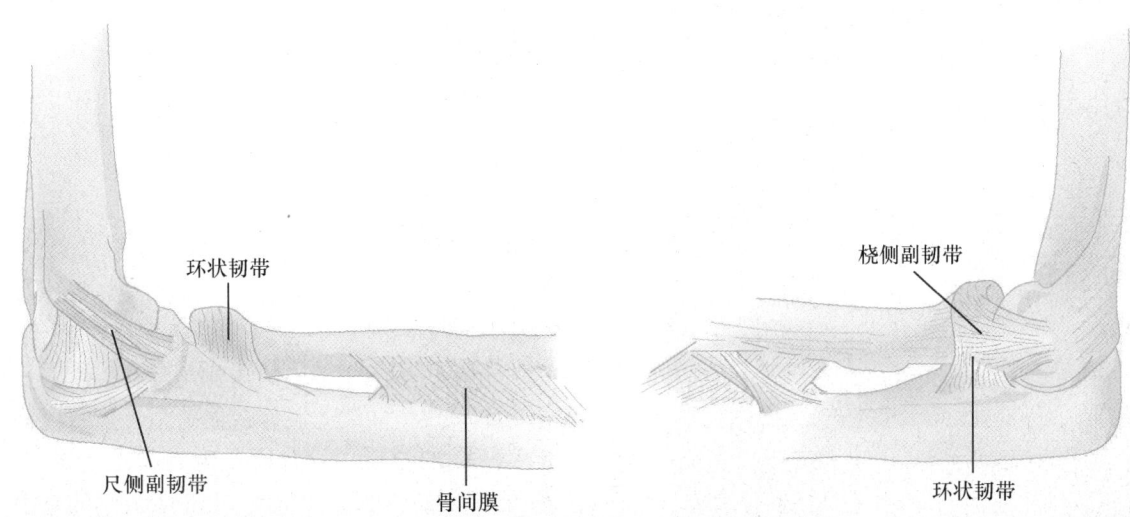

图174-17 牵拉肘。在牵拉肘损伤中，当前臂在轴线方向受力时，桡骨头周围的环状韧带会出现移位，当前臂受力解除时，环状韧带部分脱位嵌顿于肱桡关节中。(From Simon R, Kownigsknecht S: Emergency Orthopaedics: The Extremities, 2nd ed. E Norwalk, Conn, Appleton & Lange, 1987.)

生应安排次日的后续诊疗。

提醒父母避免牵拉儿童前臂和肘部。因为根据对转诊病人的调查[20,22,24]，发现桡骨头半脱位复发范围在5%~39%。半脱位复发，有必要用后部夹板固定肘部90°，保持前臂旋后。很少使用开放复位或修复环状韧带。

学步骨折

学步骨折（Toddler's Fracture）是因为婴幼儿的骨多孔，由低能量的扭转力造成的斜位无移位的骨折。此前学步骨折仅限于9~36个月儿童的胫骨骨折，现在采用的这个术语更加松散。损伤机制是当行走或从一个微不足道的高度跌落时，儿童发生轻微大腿扭伤。在某些情况下，损伤机制可能并不清楚。儿童会表现出跛行或者拒绝用患腿行走。一些孩子能恢复爬行，不伴疼痛。查体显示腿部轻微肿胀和压痛。腿较低的部位发生轻微扭伤可引起疼痛。

前后位和侧位的X线片显示向胫骨远端1/3的中部、下部延伸的螺旋形或斜形骨折（图174-18）。如果前后位和侧位X线片缺乏骨折证据，内斜位的X线片有助于诊断。如果各个角度都没有阳性发现，应考虑其他部位的肢体骨折。如果当时没有发现骨折，先用夹板舒适地固定儿童。10天后复查X线片，这个时间骨折处的骨膜新骨形成或骨折的边缘硬化而使骨折易见。如果这些X线片没有发现骨折，儿童仍然跛行，应进一步评估，注意排除骨髓炎和恶性肿瘤。骨扫描常有助于评估跛行的幼儿，比X线片检测骨折更敏感。学步骨折的治疗包括使用短腿石膏固定大约3周。

螺旋形骨折的存在如果没有相应的病史，应该注意非意外伤害（例如儿童虐待）。胫骨中段骨折在受虐待儿童中常见。胫骨骨折在不会走动的儿童中常见，和其他不明原因的伤害或频繁的伤害一样，应及时作进一步评估。

非意外伤害的骨骼问题

概述 在儿童虐待的常见表现中，骨折居第二位，仅次于软组织损伤。多达70%的儿童虐待会出现骨折。虐待骨折主要发生在年幼儿童：50%的儿童小于12个月[26]，94%的儿童小于3岁[27]。对于儿童虐待，应及时准确诊断，因为儿童返回虐待家庭后，有35%会遭受重复虐待，10%发生死亡。

没有特殊骨折类型能证明虐待。但面对特定的骨折形式要比其他骨折更警惕虐待。1岁以下儿童发生的任何骨折，不同时期的骨折修复过程，双侧或多发骨折都表明故意伤害（非意外伤害），需要进行彻底的评估。虐待骨折主要包括复杂的颅骨骨折、肋骨骨折，干骺端骨折、椎体骨折或半脱位。肱骨中段骨折和肩胛骨骨折几乎总和虐待有关。虐待骨折中约70%股骨骨折发生在1岁以下的儿童。

特定疾病和伤害

骨干骨折

尽管虐待骨折存在明显的骨折修复不同时期和多发骨折，但最常见的是单独的骨干骨折。骨干骨折是典型干骺端骨折的4倍。肱骨、股骨和胫骨是最常发生虐待骨折的长骨。尺、桡骨也是最常发生虐待骨折的部位。除肱骨髁上骨折以外，小于3岁的儿童的所有肱骨骨折均提示虐待[28]。

干骺端骨折

尽管在儿童虐待骨折中，干骺端骨折比骨干骨折少见，但更特异。干骺端骨折最常损伤胫骨、股骨、肱骨近端。从两个不同的透射角度看，由剧烈摇晃或用力牵拉或扭曲婴儿肢体造成的角骨折和桶柄骨折可能是相同的骨折。只有通过对高品质清晰的X线片的仔细阅读才可得出诊断。由于干骺端的骨膜与干骺端紧密结合，阻止了活跃的骨膜反应，这使得甚至在骨折愈合阶段也很难做出诊断。此外，由于快速的骨重塑，这些骨折在愈合后可能看不见。尽管骨扫描有

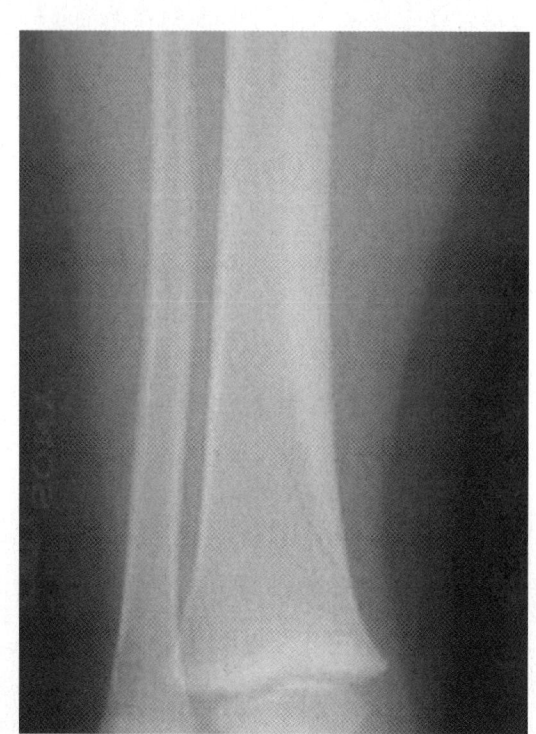

图174-18 幼儿骨折。

时有帮助，但因为通常在干骺端部位的放射性核素摄取增加，仍很难诊断这类骨折。

肋骨骨折

受虐待的儿童5%~27%发生肋骨骨折，这类骨折的90%发生在2岁以下。年幼儿童肋骨有非常强的顺应性，需要相当大的力量才能打断。因此肋骨骨折在意外伤害中少见，在心肺复苏后几乎从未看到[29,30]。如果出现，复苏后的肋骨骨折在前部，也可能是多个[30]。小于3岁的儿童，将肋骨骨折作为故意伤害的预测值接近100%[31]。

非意外伤害中，后部的肋骨骨折最常见。因为当婴儿被抓握和摇晃时，以椎体横突为杠杆而产生最大的机械压力作用在肋骨。肋骨的头部或颈部因机械力作用发生断裂。虐待相关的肋骨骨折往往是多根肋骨和对称的，标准X线片很难准确诊断。如果最初的影像结果是阴性但临床高度怀疑时，建议损伤后7~10d重复X线检查。此时影像学表现包括骨痂形成和由于骨膜下新骨形成而使肋骨颈部扩大。在急性损伤中，骨扫描有助于检测肋骨骨折。

颅骨骨折

颅骨骨折在虐待所致的常见骨科损伤中居第二位[26]。在儿童虐待中发生颅骨骨折比意外伤害更普遍[26]。80%发生在1岁以下婴儿。尽管复杂颅骨骨折更可疑发生虐待，但颅骨线性骨折却是最常见的类型。标准的颅骨X线片并不足以诊断，有报道超过25%的头部损伤漏诊。符合高风险标准的儿童（出现肋骨骨折、多处骨折、面部受伤或年龄<6个月）应进行CT或MRI检查，以评估隐匿性头颅损伤[32]。

骨膜新骨形成

骨膜新骨形成在虐待病例中最常见，反映了骨膜从骨分离，这可能是创伤骨科的有关虐待儿童的唯一表现。它可伴有或不伴有骨折。是晃动、不受支持的肢体受到加速或减速的力量或被强力夹伤的损伤结果。

诊断策略：放射学 传统的骨骼X线摄影是在怀疑身体虐待的情况下选择的筛选检查。在22%的身体受虐待的儿童中，发现未预料到的骨折。这在很年幼的儿童中更加常见。建议所有2岁以下身体受虐待儿童、有被虐待或被忽视证据的1岁以下婴儿进行一完整的骨骼检查。5岁以上的儿童很少进行完整的骨骼检查；2~5岁的儿童按个案情况确定是否做完整的骨骼检查。骨骼检查包括四肢前后位片（包括手和脚），脊柱胸腰段的前位和后位片（包括肋骨），颅骨系列的前后位和后位片。若高度怀疑虐待但影像学检查阴性，骨扫描可作为一种辅助手段，补充完整骨骼检查在检测损伤中的不足。骨扫描对于检测轻微的肋骨、脊柱和骨干创伤敏感，尤其在急性损伤中。但是因为影像学的异常能持续几年，确定骨折时的年龄不可靠。

鉴别思路 尽管大多数故意伤害的病例通过完整病史和体检容易诊断，但一定条件下与儿童虐待相混淆。干骺端呈杯口或马刺状以及骨膜新骨形成是两种正常类型，这与儿童虐待的病例中的影像学结果几乎相同。这些特征在超过40%的正常婴儿中出现。它们出现在2~3个月，可以持续到8个月。这些研究结果可以区别虐待儿童的细微的影像学线索：正常变异的婴儿干骺端马刺状与正常骨和皮质呈连续性，生理性骨膜炎是双侧的，局限在骨干、外观光滑和分层。生理性骨膜炎也往往是骨内侧面更为明显，最常涉及股骨，虽然也见于肱骨和胫骨。正常变异和创伤相关伤害之间的影像学差异很难区分，必须结合临床。

成骨不全症（OI），是一种结缔组织遗传疾病，很小的创伤就能造成多发骨折。在美国，估计发病率是1:20 000。这一估计包括生后1年内诊断的儿童病例，不包括以后才诊断的较轻类型。因此成骨不全的真实发病可能更高。大多数成骨不全与I型胶原基因突变相关，突变干扰胶原蛋白亚基的合成或组建。临床特征包括骨脆性增加、韧带松弛、牙齿缺乏牙本质、身材矮小、脊柱侧弯、中耳耳聋、巩膜和鼓膜呈蓝色、颅骨畸形。X线片上，弥漫性骨皮质菲薄、骨小梁纤细、稀少。长骨骨干狭窄、弯曲，常发生骨折（图174-19）。

成骨不全有四种类型，临床表现从宫内死亡到婴儿多发骨折到几乎完全没有症状的成人（表174-5）。通过病史、体格检查和影像学结果诊断成骨不全。通过皮肤活检和皮肤成纤维细胞培养评价I型胶原确诊。然而因为整个疾病谱的分子学基础尚未建立，单独的皮肤活检会使将近10%的成骨不全病例漏诊[33]。急诊科对成骨不全儿童的处理包括请骨科专业会诊骨折和对听力评估的初部处理。

除了肌肉骨骼的异常，成骨不全儿童易患腹痛和神经系统异常。腹痛被认为与成骨不全所致三叶草型的骨盆和髋臼前突有关。这些结构异常使骨盆出口狭窄，导致部分乙状结肠梗阻和随后的便秘或顽固性便秘。与成骨不全有关的神经系统异常来自于颅底凹陷。有报道25%的成骨不全患者有后颅窝平面抬高。儿童IV型成骨不全似乎更常见（71%），这种类型的患者一半有神经系统表现或后颅窝组织受压症状[34]。体征（眼球震颤、面肌痉挛、神经麻痹、锥体束征

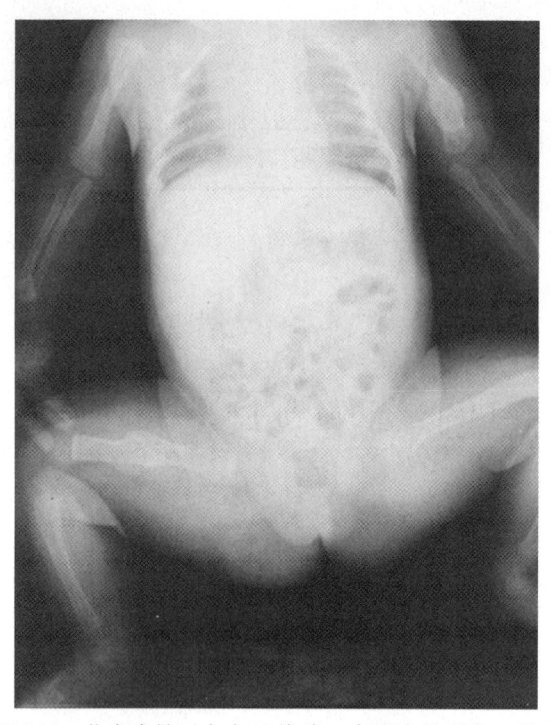

图174-19 儿童成骨不全症X线片。表现为骨干窄、骨质减少及多发骨折。

和视盘水肿）可能早于症状（头痛、神经痛、平衡失调、乏力和失禁）。颅底部受压最严重的结果包括脑干受压、呼吸骤停、猝死。成骨不全患者的任何神经系统改变都需要神经外科进行评估。

严重代谢异常可伴有频发骨折和影像学异常。佝偻病由维生素D或钙的缺乏或甲状旁腺功能亢进症引起，可表现为弥漫性骨质疏松、干骺端磨损、骨折、骨膜新骨形成、骺软骨增宽和界限清楚的长骨骨干横断骨折。可以通过实验室检查明确诊断。门克斯卷发综合征，一种少见的X连锁隐性遗传疾病，涉及铜的吸收障碍。具有头颅缝间骨、骨质疏松、干骺端骨折和骨刺的特点。患儿具有稀疏卷发、异常牙列，表现为发育迟缓。血清铜和铜蓝蛋白水平低可以明确诊断。维生素A过量，尽管是引起骨折的少见原因，但可以引起管状骨的骨膜增厚反应，最常见的是尺骨和跖骨及颅骨缝的增宽。骨骺和干骺端正常。诊断基于病史和维生素A水平。

先天性梅毒 与非意外伤害相似。先天性梅毒的骨骼变化常涉及长骨、颅骨、手和脚的小骨头，是弥漫和对称的。影像学表现包括溶骨性缺损、骨膜反应和干骺端与生长方向平行的透明样变。通过血清学检查可以明确诊断。

髋关节发育不良

概述

发育性髋关节畸形（DDH），以前又称为"先天性髋关节脱位"，是一种发生于胎儿成熟和器官形成期的髋关节异常。它包括从髋部半脱位（松弛）到完全脱位的一系列疾病。

白人婴儿中，髋关节发育异常的发生率为1%，髋关节脱位的发生率为0.1%。发育性髋关节异常在美国本土人群中更常见，在美国黑人、韩国和中国人中少见。报道发育性髋关节异常有明显的家族倾向。英国的一项研究表明多达20%的儿童需要治疗，发育性髋关节异常有明显家族史[35]。发育性髋关节异常在女孩中常见，单侧多发（80%）。在单侧中，具有左侧

表174-5 成骨不全的分类

类型	遗传方式	骨质脆性	巩膜颜色*	其他特征
I	常染色体显性遗传	轻到中度骨脆性 出生后即开始发生骨折 大多数骨折发生在学龄前期	蓝色	大多数出现早期听力丧失， A型：牙发育正常 B型：牙本质发育不全
II	常染色体显性遗传- 新突变；常染色体隐性遗传	非常严重的骨脆性 宫内骨折、死亡	深蓝色	根据放射影像学结果将其 分为A、B、C三种亚型
III	常染色体显性遗传- 新突变；常染色体隐性遗传	中到重度骨脆性 严重的骨质疏松 出生时畸形及骨折	正常	偶有耳聋
IV	常染色体显形遗传	轻到中度骨脆性 较I型更严重	正常，婴儿期灰色或蓝色 到青春期变为正常	偶有耳聋 A型：牙发育正常 B型：牙本质发育不全

*4月龄以下的婴儿巩膜蓝色属于正常。

好发的特征。相关的出生因素包括羊水过少、臀位产、斜颈、马蹄内翻畸形足、跖骨内收和第一胎[36]。生后将婴儿髋部、膝部固定于伸展位束缚易导致脱位。

疾病原理

髋关节发育异常的病因学未完全明确。有三个假设理论：与胎位有关的机械问题和环境因素；原发性髋臼发育不良；由于母亲产生耻骨松弛激素而导致韧带松弛。每个理论都有特点，最有可能是各种因素共同导致髋关节发育异常。

临床特征

髋关节发育异常可能在出生时诊断，或者尽管进行了相应频繁的体检，它仍可能一直到生后很长时间才被发现。一项研究表明，6%患有髋关节发育异常的儿童在出生体检中正常[35]。相反，超过50%的婴儿被发现在出生时髋部不稳定，3.5天内能自发恢复稳定[37]。

与疾病本身变异极不一样，髋关节发育异常的临床表现和体检所见各不相同。这种动态改变归因于发育异常的严重程度不同和随着时间推移生长发育的改变。多在4～6个月由于体检时发现的腿长度异常、皮肤皱褶不对称、活动范围不对称，Barlow 试验和Ortolani 试验异常，才诊断髋关节发育异常。臀部变平，腹股沟、大腿处的皮肤皱褶不对称（图174-20）值得注意。尽管皮肤皱褶不对称在髋关节发育异常不是特异的，但敏感性较高，接近30%的正常髋部的婴儿有皮肤皱褶不对称。髋关节异常的诊断在皮肤皱褶对称的婴儿中是不太可能的。髋部活动范围有助于诊断髋关节发育异常。发现双侧髋部屈曲、外展、外旋的任何不对称都应促使立即进行进一步的检查。尽管全面体检有助于评估髋部稳定性，但在小婴儿中诊断髋部发育不良的查体主要靠 Ortolani 试验和 Barlow 试验。Ortolani 试验是使脱位的髋关节回复正常位置时，试图将已脱位的股骨头复位。Barlow 试验可发现不稳定的髋部或脱位的髋部（框174-1）。异常发现包括 Ortolani 试验时出现弹响，Barlow 试验时股骨头和髋臼之间任何异常的移动。

大概4～6个月后，由于软组织挛缩，Ortolani 和 Barlow 试验在检测不稳定髋部可以阴性，活动范围异常更加明显。父母可能会注意到腿部活动受限和不对称，或者换尿布困难。检查发现髋外展（图174-21），身体同侧的股骨相对缩短（Galeazzi 征）（图174-22），皮肤皱褶不对称。双侧髋关节发育不良的儿童，因为缺乏不对称性，在生后最初几个月诊断更困难。发展到肌肉挛缩后，双侧髋关节发育不良

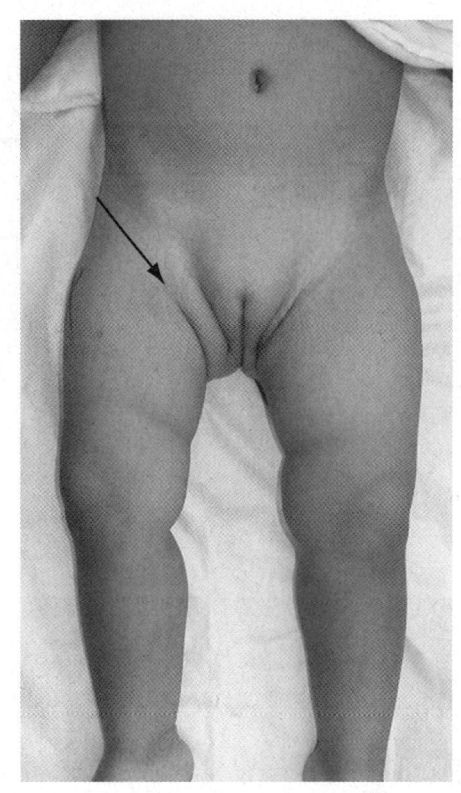

图 174-20　21月龄婴儿右髋关节脱位。表现为大腿根部皮肤皱褶不对称（箭头所示）。（From Storer SK, Skaggs DL: Developmental dysplasia of the hip. Am Fam Physician 74: 1310, 2006.）

框 174-1　Ortolani 与 Barlow 手法

Ortolani（复位）手法
1. 一手固定骨盆
2. 另一只手轻轻外展患儿的髋关节
3. 用食指和中指置于大转子上，轻轻推动大腿使髋关节复位

Barlow（激发）试验
1. 一手固定骨盆
2. 将拇指置于大腿内侧靠近小转子的部位
3. 内收髋关节
4. 拇指施加向下的压力推挤大腿使髋关节复位

的体检会发现会阴增宽，髋部外展小于60°，腿部缩短。

开始行走时，步态不对称或者趾朝内或朝外的不对称，提示髋关节发育不良的存在。肌肉挛缩造成的内收和屈曲、Galeazzi 征、脊柱前凸过度、鸭步都是常见特征。临床恰当的检查显示川德伦堡（Trendelenburg）征阳性：当站立时患者依次提起一条腿，因为患侧的臀肌弱，骨盆会向健侧下沉。双侧髋部发育不良的儿童因会阴增宽出现鸭步。

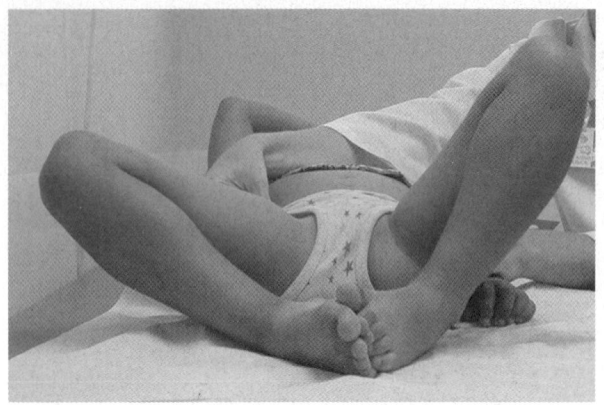

图174-21　3岁幼儿左髋关节脱位。表现为外展受限。(From Storer SK, Skaggs DL: Developmental dysplasia of the hip. Am Fam Physician 74: 1310, 2006.)

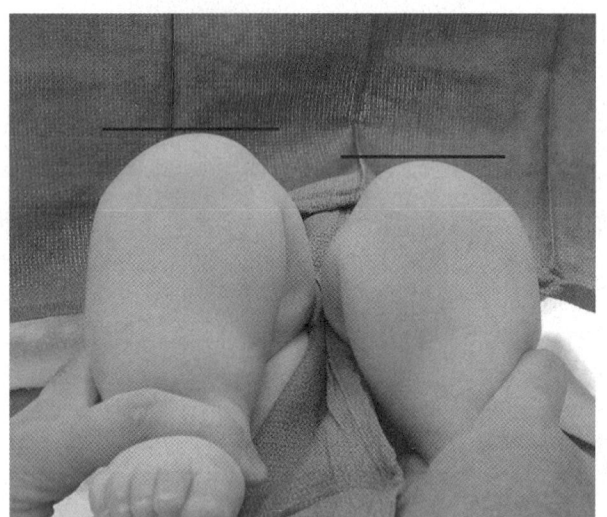

图174-22　7月龄女婴左髋关节脱位的Galeazzi征：患儿膝关节水平不对称证明了双大腿不等长。(From Storer SK, Skaggs DL: Developmental dysplasia of the hip. Am Fam Physician 74: 1310, 2006.)

诊断策略

阅读婴儿髋部的X线片有一定难度，如果检查结果看似正常，可能会提供虚假的安全感。3~6个月前的儿童，在股骨头骨化时期，股骨上端和髋臼之间的关系异常可能并不明显。加之婴儿不稳定而无脱位的髋部，X线片只能显示髋关节的位置，发现不了它的不稳定性。股骨头骨化前，更好的辅助检查是超声检查[38]。因为在出生第一周，很大比例的婴儿会有异常的超声检查发现。许多这些异常会持续几周[35]。在儿童非脱位但可能不稳定的髋部，最好延迟超声显像检查，直到4~6周龄。有脱位的儿童髋部需要立即超声检查。清晰的X线片要在生后6个月才有价值。双腿伸直髋轻度外展，标准的骨盆前后位X线片足以诊断。X线检查发现可能包括Shenton线的

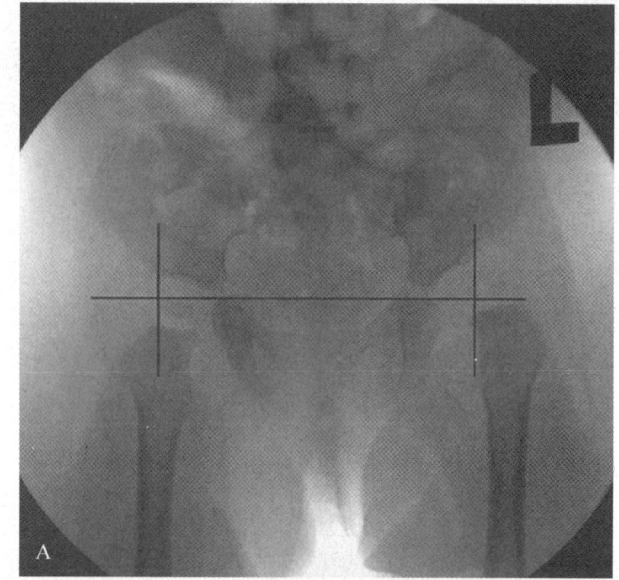

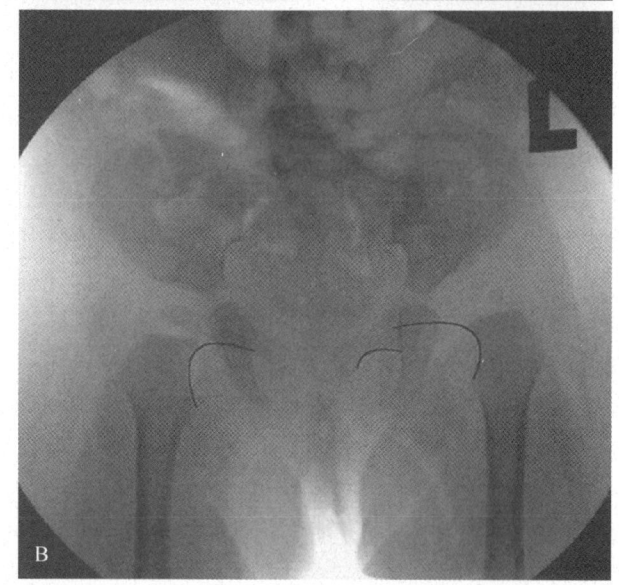

图174-23　前后位X线片显示7月龄女婴的左髋部发育不良。A，水平线为Hilgenreiner线，垂直线为Perkin线。右侧（正常）股骨头位于内下象限，而左侧髋关节脱位，左股骨头位于外上象限。B，左髋部（已脱位）的Shenton线被中断。(From Storer SK, Skaggs DL: Developmental dysplasia of the hip. Am Fam Physician 74: 1310, 2006.)

移位（由股骨颈内缘和闭孔上缘的连线），增大的髋臼指数，>30°是异常，>40°提示脱位（图174-23）。

处理

髋关节发育不良若及早治疗，效果良好，延迟诊治预后不好。未经治疗的异常髋部的患儿度过新生儿期后，会有骨关节炎、疼痛、异常步态、双腿长度差异、灵活性减少的风险。由于这个原因，在急诊科就诊的所有儿童都应检查髋部直到他们能行走为止。髋关节脱位的新生儿在出生时应立即转诊到小儿骨科。当新生儿有一个松弛但未脱位的髋部，2周内应转

诊。度过新生儿期后被发现有松弛髋部的儿童，应立即转诊到小儿骨科。

治疗的基本目标是同轴髋关节复位。同轴复位后，必须获得稳定性以便当这条腿被允许活动时，不会发生半脱位和脱位。这一位置一直保持到所有的骨骼和软骨的发育不良已解决。两个最重要的并发症是未能达到复位目标和发生股骨头无菌性坏死。

在生后 6 个月内，使用 Pavlik 吊带是主要的支持治疗。它是一个允许活动的可调式夹板，防治髋部延伸或内收。另一个治疗选择包括采用 Craig 和 von Rosen 夹板[39]。如果这些方法不成功，通常下一个选择是在髋部使用人字形石膏。超过 6 个月的患儿，使用髋部人字形石膏或者需要使用支具固定。在较大婴儿和儿童往往需外科手术松解挛缩肌肉。如果闭合复位不成功，需切开复位。在 18 个月以上的儿童，股骨或骨盆截骨术（或两者）可复位和稳定脱位的髋部[40]。大于 4 岁的双侧病例和 8 岁的单侧病例，不要尝试复位，因为发生股骨头无菌坏死的风险非常高，预后很差[36]。

儿童髋部疼痛

概述 儿童髋部疼痛的病因很多，由于篇幅所限不可能在本章完全深入地讨论各种诊断，故下文仅简要叙述一些较常见的儿童髋部疼痛的病因。

特殊疾病/损伤

一过性滑膜炎

一过性滑膜炎是儿童髋关节疼痛最常见的原因[41]。它是一种由滑膜非化脓性炎症反应所致的自限性疾病。虽然报道 3 个月的幼儿和成人偶尔均可发生[42]，但其发病高峰为 3～6 岁。髋部的一过性滑膜炎通常好发于右侧髋部，男孩较女孩多见。双侧发病者低于 5%。大约一半的患者呈急性起病，通常在症状出现的最初 3 天即可发现，然而另一半患者表现为隐匿性过程，症状发生几周甚至几个月才就医[43]。虽然一过性滑膜炎最常影响髋部，但也可累及膝部。

引起一过性滑膜炎的病因还不能确定。目前的理论提示可能与活动或近期的感染、创伤以及超敏反应有关。至少一半患一过性滑膜炎的儿童有或在近期曾患有上呼吸道疾病[44]。一项研究表明，在 45% 的患者血清中病毒效价升高 4 倍同时血清干扰素水平升高，有 43% 的一过性滑膜炎患者同时伴有病毒感染[45]。外伤和一过性滑膜炎的关系不能确定。同样，该病与感染性微生物所致变态反应之间的关系也没有被证实。

框 174-2　儿童髋部疼痛的原因

创伤
髋部或骨盆骨折
过度劳损

感染
化脓性关节炎
骨髓炎
肌炎
莱姆病

炎症
暂时性滑膜炎
幼年型类风湿性关节炎
风湿热

肿瘤
白血病
骨肉瘤或尤文氏瘤
转移性肿瘤

血液疾病
血友病
镰状细胞性贫血

其他
Legg-Calvé-Perthes 病
股骨头骨骺滑移

估计大约有 3% 的儿童患髋关节一过性滑膜炎。最常见的症状是髋部或腹股沟区疼痛，但有 10%～30% 的患者伴有大腿中部或膝部的疼痛，走路跛行或因严重疼痛而拒绝行走。患侧下肢保持在屈曲并轻度外展外旋的体位。检查时被动运动通常不伴有疼痛，但是，在尽力外展或内旋时可出现疼痛和轻度的活动范围缩小。大多数一过性滑膜炎患儿症状轻微，但有些患儿可有低热和乏力。

一过性滑膜炎的诊断有赖于病史、物理检查、有限的实验室检测以及蛙腿骨盆侧位平片并排除其他可能的疾病。实验室检查有助于化脓性关节炎与一过性滑膜炎的鉴别。一过性滑膜炎患者，实验室检查的结果可能正常或表现为白细胞计数和红细胞沉降率轻度升高，均符合非特异性炎症反应的过程。大量研究试图制定标准来帮助鉴别一过性滑膜炎和化脓性关节炎。临床诊断的要点包括伴有或不伴有发热，能否轻松负担自己的体重、白细胞计数、炎症反应标志物红细胞沉降率和 C 反应蛋白，对比 X 线片中病变关节间隙的宽度，以及之前相关症状的就诊情况。Kocher 及其同事发现 4 个独立的提示化脓性关节炎的因素：发热、不能负担自身体重、红细胞沉降率 ≥40mm/h，以及白细胞计数超过12 000/L。具有4个因素中的3个者有93%的可能性患化脓性关节炎，4个因素全具备的患者有99%的可能性患关节积脓[46]。后来的研究证实没有上述4个因素的患者有2%的概率患化脓性关节炎；具有4个中的一个因素者有9.5%的概率；有4个中的2个者有35%的概率；有4个中的3个者有73%的概率；4个因素全部具备者患化脓性关节炎的概率是93%[47]。然而当在另一个机构内试验这种计算方式，发现具备Kocher标准中全部4个因素的患者中仅有59%的患者是化脓性关节炎[48]。一般而言，在儿童时期发生的一过性滑膜炎和化脓性关节炎，由于在病史特征及实验室检查结果中均存在很大的重叠相似之处，以至于不能提供一种特异的诊断方式。

虽然一过性滑膜炎的髋部及骨盆X线片较正常，但可以帮助除外其他疾病。一过性滑膜炎X线片的结果包括关节间隙增宽、关节囊密度增加以及Waldenström征。Waldenström征表现为继发于积液的股骨头表面变扁并出现侧移。在Legg-Calvé-Perthes病中也可出现这些表现，需要密切随访或进一步行磁共振成像检查。如果需要关节穿刺术来明确诊断，可在超声引导下行髋关节穿刺术。60%～70%的一过性滑膜炎患者会出现关节腔积液。然而积液也可见于很多其他疾病如化脓性关节炎、骨髓炎、急性股骨头骨骺滑脱、Legg-Calvé-Perthes病、类风湿性关节炎及感染性关节炎、恶性肿瘤以及骨样骨瘤。因此，超声检查发现关节腔积液不能从众多引起髋部疼痛的病因中区别出一过性滑膜炎[49]。核素闪烁显像有助于骨髓炎（伴有或不伴有化脓性关节炎）、Legg-Calvé-Perthes病及急性股骨头骨骺滑脱与一过性滑膜炎鉴别。核素闪烁显像可表现为股骨头骨骺对核素的不同摄取率，在疾病早期表现为低摄取率而在后期表现为高摄取率。低摄取率在极早期的Legg-Calvé-Perthes病也可出现，同时也提示一过性滑膜炎主要是股骨头骨骺存在局部缺血。这种缺血可能是关节囊内积液致股骨颈血管受压所致，目前显示这种缺血没有临床意义。

大多数一过性滑膜炎患儿可在家中接受儿童初级保健人员提供的服务及密切随访。这些患儿一般有轻微跛行，如果给予非甾体类抗炎药治疗，通常能减轻症状获得临床好转。需要完成血细胞计数、红细胞沉降率及X线片检查。患儿症状严重，有发热、红细胞沉降率增快等现象时应考虑化脓性关节炎。如果诊断不明确，立即请骨科医生会诊。

一过性滑膜炎的治疗包括两方面：①患肢休息不能负重，如果疼痛很厉害应该卧床休息；②应用抗炎药减轻症状反应。密切监测体温，如有发热应告知医生。患儿疼痛减轻后可逐渐恢复活动，当没有跛行或髋部疼痛完全消失可不限制活动。虽然许多患儿出现关节积液，但关节腔穿刺抽吸术并不作为常规治疗，目前缺乏有力的证据证明穿刺抽吸术能缩短病程或预防骨坏死。建议在发病12～24h内或治疗10～14d后症状未缓解应重复检查。

儿童一过性滑膜炎的预后良好。高达75%的患儿在2周内疼痛完全缓解，88%的患儿在4周内完全缓解。其余的患儿可遗留超过8周的轻微疼痛。疾病可能复发，但并不常见，一般在6个月内出现。总体上，一过性滑膜炎的长期后遗症很少，一般包括无痛性髋关节增大（继发于炎症反应的软骨肥大所致的股骨头和股骨颈的增大变形）及股骨颈的轻度退行性囊性变。这些改变可持续数年并伴随有放射影像学的退行性变，但并不引起长期的功能障碍。另外，一小部分（2%）病例的临床表现及放射影像学与Legg-Calvé-Perthes病相符合。因滑膜炎早期股骨头骨骺局部缺血所导致还是最初的误诊所致，目前还不能明确。建议症状持续的患儿行超声检查以明确是否有积液存在。超过4～6周的持续关节积液可能与Legg-Calvé-Perthes病的发展相符合[50]。有专家建议一过性滑膜炎患儿6个月时常规进行X线片随访[43]，而其他人建议只对有遗留症状的患儿进行X线片随访[51]。

急性化脓性（脓毒性）关节炎

化脓性关节炎指的是由病原侵入所致的关节腔内感染。细菌是急性化脓性关节炎较常见的病原菌，而真菌和分枝杆菌感染多倾向于进展缓慢的关节炎。急性化脓性关节炎可见于任何年龄组，但在儿童更多见：70%的患者<4岁，发病高峰在6～24月龄。男孩发病率是女孩的2倍。发生化脓性关节炎的易感因素包括先期的病毒感染、创伤、免疫缺陷、血红蛋白病、伴有反复关节内出血的血友病、糖尿病、滥用静脉药物、类风湿性关节炎以及关节内注射或手术。有75%的化脓性关节炎患者是下肢受累，以膝关节最多见，其次是髋关节，其他受累的关节按发生率依次为踝关节、肘关节、肩关节和腕关节。超过90%的病例是单个关节受累。

血源性、局部病灶扩散、创伤性或手术感染均可导致化脓性关节炎。儿童以血行播散为主，细菌通过滑膜上较大的血管进入滑膜囊。滑膜缺乏完整的基膜致使细菌的侵入更加容易。细菌粘合在骨及软骨上启动炎症反应，骨关节的破坏有两个机制：通过蛋白水解酶的直接破坏作用，及脓性滑液积聚间接造成的压力性坏死。

大约有10%的病例由骨髓炎直接扩散所致，尤其好发于新生儿和小婴儿。血管穿过骨骺区连接干骺

表174-6 化脓性关节炎的病原微生物及治疗

年龄	病原微生物	治疗
<2月龄	B组链球菌、金黄色葡萄球菌、革兰阴性杆菌、奈瑟球菌	萘夫西林，50mg/kg 加头孢噻肟 50~75mg/kg
2月龄~5岁	金黄色葡萄球菌、肺炎链球菌、化脓性链球菌、金氏杆菌、流感嗜血杆菌	萘夫西林，50mg/kg 加头孢曲松 50mg/kg（必要时考虑使用万古霉素 10mg/kg）
5岁~12岁	金黄色葡萄球菌、化脓性链球菌	萘夫西林，50mg/kg 加头孢曲松 50mg/kg（必要时考虑使用万古霉素 10mg/kg）
>12岁	金黄色葡萄球菌、奈瑟球菌	萘夫西林，50mg/kg 加头孢曲松 50mg/kg（必要时考虑使用万古霉素 10mg/kg）

端及骨骺，使细菌直接穿过该区进入关节腔内。另外，髋关节和肩关节骨性组织突出，关节囊直接覆盖在干骺端周围，使骨髓炎更易直接蔓延。

最常见的导致化脓性关节炎的细菌见表174-6。在所有年龄组中，金黄色葡萄球菌是导致化脓性关节炎最常见病原菌[52]，并且社区获得性耐甲氧西林金黄色葡萄球菌（MRSA）感染的患者越来越常见。除了表174-6中列出的病原菌外，还有些病原微生物包括淋病奈瑟菌见于新生儿及性活动频繁的年轻人，假单胞菌及念珠菌常见于静脉药物滥用者，沙门菌属见于患镰状红细胞病的患儿，以及革兰阴性菌见于免疫抑制的患儿。金氏杆菌属是一种寄居于儿童口咽道及呼吸道的难培养的革兰阴性球杆菌，也已成为导致幼儿骨关节感染的常见原因。Chomenton及其同事通过培养和聚合酶链反应发现在他们的病人中有45%的骨关节感染是由金氏杆菌引起[53]。来自以色列的研究显示，在2岁以下的化脓性关节炎患儿，有40%~50%的培养阴性的病例有金氏杆菌感染[54]。幸运的是，金氏杆菌对许多经验性用于化脓性关节炎患儿的抗生素均敏感。

不同年龄组的化脓性关节炎临床表现各异：婴儿常表现为发热、拒食、嗜睡、手足假性麻痹，以及换尿布时疼痛。而一项研究提示，新生儿（月龄小于1个月）比婴儿更少表现出发热及全身性症状，因此诊断更为困难[55]。绝大多数年长儿除局部疼痛、跛行或拒绝行走外还表现为发热、倦怠、食欲下降及易怒等全身症状。化脓性关节炎的症状比骨髓炎的症状表现得更急。查体可见局部水肿、发红及皮温升高。如果髋关节受累则通常有患肢的屈曲、外展及外旋。由于疼痛及肌痉挛使患肢活动范围降低，被动活动时出现疼痛。婴儿有时可出现关节脱位。

实验室检查有助于诊断化脓性关节炎，包括白细胞计数、红细胞沉降率、C反应蛋白、血培养及关节液检查。白细胞计数和红细胞沉降率的作用已在一过性滑膜炎中讨论过。需要注意的是红细胞沉降率在感染症状和体征出现24h后开始升高，故在疾病的第一天可能意义不大。C反应蛋白水平可能是一个比红细胞沉降率更好的监测化脓性关节炎的因子，其监测方法也更简单，只需要手指末梢血即可完成。C反应蛋白水平的升高比红细胞沉降率更快，通常在初始检测时就已上升，经过适当的治疗后，在一周内恢复正常，而与之相比红细胞沉降率在1个月后还不能恢复到正常水平[56]。化脓性关节炎患者的外周血白细胞计数、红细胞沉降率和C反应蛋白通常都是升高的，虽然偶尔C反应蛋白表现为正常，尤其是在金氏杆菌感染的情况下[57]。

可疑化脓性关节炎的患儿应做血培养。有20%~50%的病例培养结果为阳性[56]，阳性结果不仅有助于指导抗生素的应用，也为患儿过渡到口服抗生素提供血清杀菌试验的依据。

如果怀疑淋病奈瑟菌感染，则需要特殊的培养基用于关节液、血液、咽部、皮肤损伤处、宫颈、尿道、阴道和直肠标本的培养。尿液，尿道、宫颈以及阴道标本也可用于核酸扩增试验。

如果患者有咽炎的症状或体征，应行咽拭子培养寻找化脓性链球菌。抗O抗体及抗脱氧核糖核酸酶B抗体滴度也有助于确定病原体。

滑液检查是诊断化脓性关节炎的标准模式。如果考虑是化脓性关节炎，应立即行关节腔穿刺抽吸术，抽出的标本应进行革兰染色、需氧菌及厌氧菌培养、细胞分类计数、血糖测定以及黏蛋白凝集实验。黏蛋白凝集实验能检测透明质酸完整性，当有细菌存在时其完整性降低。将1ml滑液与4ml水混合拌匀，滴入2滴5%的乙酸并用玻棒搅拌即完成该实验。正常滑液检测结果是有致密的索状黏蛋白形成。如果表现为絮状和脆片样的凝固乳状则应认为是感染所致的阳性结果。化脓性关节炎及风湿热的黏蛋白凝集实验结果均表现为异常；而风湿热表现为在搅拌玻棒上形成类似纤维束缚的带状物。化脓性关节炎患者的滑液较浑浊或为脓性，白细胞计数超过40000/L并且以分叶核中性粒细胞为主。滑液的葡萄糖水平可能降低（滑液葡萄糖水平：血糖 <0.5），蛋白及乳酸盐增高

表 174-7　不同病因关节炎滑液检查对照表

状态	性状	白细胞计数（个/μl）	多形核中性粒细胞（%）	黏蛋白凝集反应	其他
正常	清亮，淡黄色	<200	<10	好	
幼年型类风湿性关节炎	浑浊	250～50 000	50～70	一般或差	50%伴有补体下降
反应性关节炎	稍有浑浊，也可能清亮	1 000～150 000	50～70	一般或差	补体增高
莱姆关节炎	浑浊	500～100 000	>50	差	
化脓性关节炎	浑浊，灰白	10 000～250 000	>75	差	低葡萄糖 高乳酸盐

（表174-7）。因为滑液中原有的免疫球蛋白的作用使得临床表现为化脓性关节炎的滑液培养仅有一半结果为阳性。关节液应该被直接接种到血培养瓶中以增加培养出难以生长的细菌的可能性如金氏杆菌[57]。标本培养时间应持续一周或更长时间[54]。

化脓性关节炎髋部X线片可能正常或表现为大量关节腔积液，关节周围软组织肿胀，关节间隙增宽，臀肌线消失或移位，以及髂腰肌和闭孔软组织非对称性的饱满。在感染后期，软骨组织受到侵蚀导致关节间隙变窄。超声检查比X线片更易发现髋关节积液，并可引导关节穿刺抽吸术。在诊断化脓性关节炎时运用核素扫描，在血池或关节延迟成像期，可见两侧关节周围组织对称性的摄取核素。核素扫描对于早期诊断化脓性关节炎比其他影像学检查更有价值，并且还能附带鉴别诊断合并的骨髓炎或股骨头缺血性坏死。CT检查能够明确积液的存在，但不能区分是化脓性还是非化脓性关节炎。MRI可根据股骨干骺端灌流及信号强度的改变为化脓性关节炎和一过性滑膜炎提供鉴别诊断依据[58,59]。

化脓性关节炎需要立即住院治疗，应用抗生素以及外科干预。外科干预并非立即选择，可选择穿刺抽吸术或切开引流术，但两种方法并未做随机对照双盲实验。有些学者建议婴幼儿患化脓性关节炎均行切开引流术，因为在该年龄组使用穿刺抽吸的效果较差[60]。化脓性关节炎外科引流的指征包括髋关节受累，关节腔内大量积脓或存在大量坏死物，积液粘连分隔，在4～5次穿刺抽液后仍反复出现积液，以及开始恰当治疗3天内临床效果不佳[61-64]。除了髋关节外，其他关节受累需根据具体情况决定是否进行外科引流。

化脓性关节炎的经验性抗生素治疗主要根据患者的年龄和并发症选择针对该年龄组最常见病原菌敏感的抗生素。在培养及药敏结果出来后治疗方案可能改变。如果不止一种病原菌但是患者的病情在逐渐好转，那么最初的抗生素治疗方案应该继续。如果没有发现病原菌并且患者的病情没有改善，应该考虑再次穿刺抽液或者是非感染性疾病的可能性。为在最大程度上获得培养结果，在应用抗生素前取关节积液标本。初始治疗应避免口服以保证足够的抗生素血药浓度。患者病情稳定后可用口服抗生素治疗。一般对于轻度感染口服2～3次已足够。评价治疗是否有效主要靠临床症状的改善和急性期蛋白的检测（C反应蛋白和红细胞沉降率）。

化脓性关节炎的死亡率已下降到1%以下，但发病率仍很高。其后遗症包括下肢不等长，持续性疼痛，活动受限以及股骨头缺血性坏死。预后较差的相关因素包括髋关节和肩关节的感染，伴有邻近的骨髓炎，抗生素及外科干预措施延迟4天以上以及无菌滑液长时间存在。

Legg-Calvé-Perthes 病

股骨近端骨骺的特发性无血管性骨坏死也称为Legg-Calvé-Perthes病，在19世纪一位学者独立报道后命名。起病年龄介于3～12岁，发病高峰在5～7岁。有报道Legg-Calvé-Perthes病也可发生在青少年和2岁以下儿童。男孩为女孩的3～5倍。接近10%具有家族性。20%为双侧罹患。Legg-Calvé-Perthes病和臀位产、出生顺序靠后（家庭第3～6个孩子尤其容易受影响）、低收入状态、高龄父母、低出生体重、注意缺陷/好动疾病、骨龄延迟、个矮、被动吸烟、人类免疫缺陷病毒感染、慢性肾疾病等相关。其发病率在日本人、亚洲人、爱斯基摩人、中欧人较高，而在澳大利亚本土人、美国本土人、波利尼西亚人、非裔美国人中较少，这显示种族因素也扮演了重要角色。创伤常和起始症状有关，但这两者之间并未被证实有直接关系。血栓也和Legg-Calvé-Perthes病有关，然而一些研究却与此矛盾。

尽管进行了大量研究，Legg-Calvé-Perthes病的病因仍不清。Ponseti及其同事[65]提示这类疾病是整个髋软骨一过性疾病的局部表现。他们的组织学研究显示骺板增厚并被破坏，这阻碍血管穿透造成股骨骨骺的血管缺失。另一个病因学理论涉及股骨骨骺周围的血管吻合网异常、血液黏滞导致梗死和生长激素异常。

临床检查中，Legg-Calvé-Perthes病最初表现为有潜在危险的跛行和起始行动不畅。当疾病明显时，通常活动后疼痛明显，休息后疼痛缓解。疼痛局限在腹股沟或者蔓延到大腿或膝部的前内侧。在一天末症状和跛行通常更严重。通过检查，儿童髋部活动受限，尤其外展和内旋。疾病早期，髋部外展受限继发于滑膜炎和肌肉痉挛。Legg-Calvé-Perthes病的儿童显示特伦德伦堡（Trendelenburg）征阳性（见"发育性髋部异常"的章节），伴随大腿、小腿和臀部失用性萎缩。疾病晚期，股骨头塌陷，出现双腿长度不一。

实验室检查对Legg-Calvé-Perthes病诊断作用有限。当诊断有问题，主要靠除外髋部疼痛的其他原因（例如脓毒关节炎）或者双侧髋部受累的患者激素、代谢、遗传因素。

Legg-Calvé-Perthes病通过获得清晰的髋部前后位和蛙式位（侧位）X线片进行诊断和分期。X线检查显示累及髋部的范围、疾病阶段，并可提示预后。X线片"头危象"征与较差的预后相关，包括：骺部和临近干骺端侧位片可透过X线的V字型缺失（Gage征）、骨骺侧位斑点钙化、弥散性干骺端反应（干骺端囊肿）、侧位股骨骺部半脱位、水平骺软骨。这些预兆征象帮助指导治疗。在Legg-Calvé-Perthes病早期，放射性核素骨扫描在平片出现异常前可以诊断。骨闪烁扫描法也能提供与血管化程度、疾病阶段一致的坏死范围的精确信息。然而闪烁扫描法不能预示疾病结果[66]。与X线片和骨扫描比较，MRI可更早显示股骨头坏死范围，且更可靠。MRI比闪烁扫描法更好显示血管的再形成。尽管MRI对Legg-Calvé-Perthes病早期诊断有益，但在恢复期作用有限，因为它不能比X线平片提供更多关于股骨头形状和结构的信息[66]。关节造影术有助于描述股骨头平坦、大腿铰链性外展。联合平片或CT，可以诊断Legg-Calvé-Perthes之后的分离性骨软骨炎。

Legg-Calvé-Perthe病X线四个分期：初期、碎裂期、再骨化期、愈合期。初期的影像学表现包括股骨头比对侧未受影响的股骨头显得小，内侧关节间隙扩大，软骨下透亮带（软骨下塌陷——所谓的月牙征），骨骺板不规则，干骺端模糊和透亮（图174-24）。在碎裂期，疾病修复方面的表现更突出。骨骺开始变碎，形成许多新骨组成的可透射线区域和放射阴影区域。

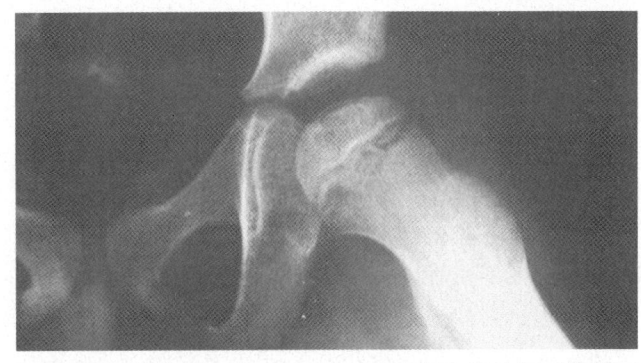

图174-24　早期Legg-Calvé-Perthes病表现出新月征（软骨下的透光区）。（Courtesy of Marianne Gausche-Hill, MD.）

在再骨化期，修复程序持续进行，同时骨密度恢复，放射阴影替代了放射透亮，股骨头形状改变，股骨颈变得明显。愈合期是最后分期，这个时期接近1/3的股骨X线片显示残留各种畸形。

目前已有多种能提示Legg-Calvé-Perthes病预后的分类。通常成熟期股骨头和髋臼畸形重、6～8岁或以后起病、女性和疾病持续时间长，提示预后差。

当怀疑Legg-Calvé-Perthes病时，应请骨科会诊。Legg-Calvé-Perthes病的治疗目标是改善活动范围，预防畸形，减少对生长的影响，防治关节退化病变。并非所有患病儿童均需治疗，但一旦需要治疗必须在初期或碎裂期开始。临床和影像学提示预后差的应予治疗。Legg-Calvé-Perthes病最重要的治疗是"包容"：使股骨头"包容"在髋臼内，以平衡股骨头部的压力和髋臼成形保持股骨头的球形性质。包容可以通过非手术和手术方法，最佳治疗方法根据各个病例实际情况确定。

Legg-Calvé-Perthes病造成的残留畸形有四种：髋膨大，骨骺生长过早停滞，股骨头不规则，剥脱性骨软骨炎。尽管有这些畸形，大多数童年发病的患者有能力进行骨重塑，改善后续的股骨头畸形。不管X线表现如何，Legg-Calvé-Perthes病幼年患者的表现会逐渐好转[67]。大多数患者（70%～90%）在发病后20～40年能正常活动、无痛并有很好的活动范围。只有在愈合初期股骨头扁平不规则或者骨骺过早闭合的患者临床症状恶化，疼痛加剧[68]。生命后期，功能明显降低，到50～60岁时大多数患者发生关节退行性改变[67]。未进行包容治疗者预后差。Yrjonen在一项跟踪平均35年的研究中发现：48%的患者有关节退行性病变，17%经历了人工全髋关节置换术，或有值得全髋关节置换的临床症状[69]。

股骨头骨骺滑移

股骨头骨骺滑移（SCFE）指在股骨干骺端骨骺

向后向下滑移。股骨头在髋臼中位置虽然是安全的，但是骨骺从股骨颈通过生长板分离。SCFE 平均每年发生率从每 10 万儿童中 0.2（日本）[70] 到 10.8（美国）。受影响的男孩是女孩的 2 倍[71]。发病高峰在快速生长的青春期：男孩 12～16 岁（平均 13.5 岁），女孩 10～14 岁（平均 11.5 岁）。随着肥胖儿童增多，该病确诊的年龄在降低。大多数患 SCFE 的儿童骨骼发育延迟，骨龄延后达 20 个月。非洲裔和拉美裔儿童比白人儿童更易受影响。文献报道双侧 SCFE 多达 80%，尽管其中 30%～40% 无症状或仅仅在影像学筛查中被发现。单侧病例中，左侧是右侧的 2 倍。

SCFE 和内分泌疾病（甲状腺功能减退症、垂体机能减退、性腺功能减退和使用生长激素）、肾性骨病和放射治疗有关。然而 SCFE 的大多数病例是特发性的，或与肥胖相关。特发性 SCFE 的病因学不明，可能是多因素，与生物力学因素，如肥胖和骨骺架构以及激素因素削弱骨骺强度有关。肥胖导致跨越生长板垂直和向后的剪切力增加，而生长板本身因构建不规则和青春期激素改变已被削弱。结果是在负重力方向上骨骺向下向后滑移。

传统的 SCFE 分类方法是根据症状的持续时间，症状持续时间 <3 周定义为性滑移急性加重，症状时间在 3 周以上定义为慢性滑移，当症状持续在 3 周以上并有近期的突然恶化定义为慢性滑移急性加重。这个分类已被基于稳定性的分类所替代。稳定 SCFE，可以行走（用或不用拐杖）[72]。相反就是不稳定的 SCFE，不能行走（用或不用拐杖）。这种分类比传统分类更好，因为这不依赖患者或其父母对症状持续时间的回忆，能提供有关预后的信息。

SCFE 的症状和体征因稳定性而不同。95% 的病例是稳定型，有间歇性跛行和数周到数月的疼痛[73]。SCFE 的疼痛可能局限在髋部，但更常见的是局限不良发生在腿、腹股沟、关节或膝关节的疼痛。SCFE 非典型表现包括乏力、患肢易疲劳、劳累后跛行。持续滑移会使下肢内旋、屈曲、外展功能受限。家长和孩子可能会注意到进行性的外旋受限和下肢缩短，使日常活动如穿鞋发生困难。体检时，儿童最初有轻微的内旋受限和过度运动后疼痛。他们的步态是防痛步态，很少发生肌肉萎缩。当滑移更严重时，防痛步态更加明显，丧失内旋功能，髋部外展和屈曲增加，腿和臀部肌肉萎缩更加明显，双腿长度差异进展。当受影响的髋关节被动屈曲时，常可看到和 SCFE 相关的征兆：伸展位置弯曲增加，腿部外展和外旋。

运动相关的损伤或有扭曲的坠落损伤后，通常最初要注意不稳定的 SCFE。这些儿童经历极度疼痛的急性发作，体检时保持髋关节屈曲、外旋、外展。患腿对任何形式的移动均有抵抗，如果怀疑不稳定的 SCFE，为避免髋部进一步移位，不应尝试被动活动。

通过髋部前后位和侧位 X 线片能诊断 SCFE。稳定型的滑脱，可以拍骨盆前后位和蛙式位（侧位）X 线片。不稳定滑移或怀疑很小的滑移，用水平线束 X 线摄影替代蛙式侧位片。SCFE 早期，最初的滑移是向后的，因此前后位片正常或显示骨骺扩大；滑移在侧位片上更易看到（图 174-25）。侧位片上的早期表现包括骨骺前部很小的向后移位和生长板增宽。在前后位 X 线片上，滑移征象包括 Klein 线和 Steele 苍白征。Klein 线是沿股骨颈上缘的一条线。正常髋部，这条线穿过或落在骨骺，但是滑移后这条线不通过骺部。Steele 苍白征是一个在股骨颈近端部月牙形的密度增加区，由于股骨颈的骺后部被叠加替代。患侧髋部的股骨干骺端也表现出从髋臼内侧壁的侧位移动。当滑移持续，骺部相对于干骺端持续向下向后移位。随着时间推移，股骨颈的上部和前部重塑，为了尝试加固这个滑移，在股骨颈的下后部形成结痂。没有前期症状的不稳定滑移和骨的愈合或重塑无关。

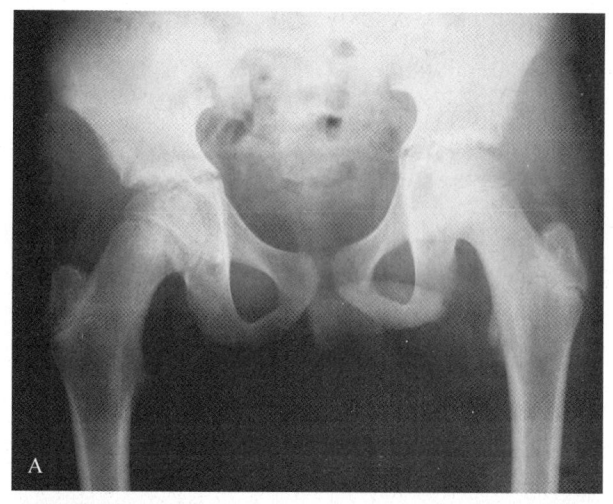

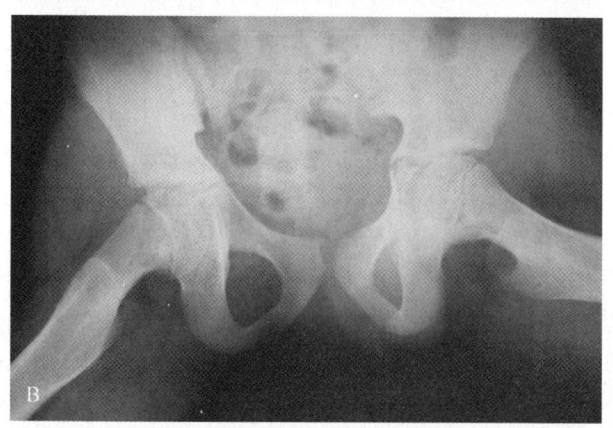

图 174-25 A，骨盆前后位 X 线片显示单向股骨骺滑脱，与左侧对比可发现右侧的骨骺面增宽。B，侧位片显示向前或向后的滑脱。（Courtesy of Marianne Gausche-Hill, MD.）

超声检查已在 SCFE 的诊断中运用。但很少使用，超声检查能提供超过传统影像学提供的信息。有症状但 X 线检查没有发现异常的患者，可用 CT 和 MRI 明确和测定骺的移位。

滑脱程度的描述有两种方法。最简单的分类方法是描述股骨颈上股骨头移位距离。在轻型的 SCFE，移位距离小于 1/3，中等 SCFE 移位距离在 1/3～1/2，严重的 SCFE，股骨头明显移位超过股骨颈的 1/2。滑脱幅度通过测量 Southwick 骺干角来获得更精确的描述。骨盆蛙式侧位片上，在骺板上骨骺的前、后端绘制一条线。垂直于骺线绘制第二条线。然后沿着股骨骨干体绘制一条线。骺干角由垂线和骨干线垂直相交形成。滑移的大小是患侧髋关节骺干角减去正常髋骺干角。如果涉及双侧髋部，12°被认为是正常参考角度。轻型的 SCFE 涉及的移位 <30°，中等滑移在 30°～50°，严重移位 >50°。

急诊科诊断 SCFE 时，要立即置于非承重状态，给儿童拐杖或者轮椅。应进行骨科急会诊。对于稳定的滑移，最好在几天内住院进行彻底治疗。不稳定的滑脱，一些骨科医师建议立即固定。

治疗目标是防止进一步滑移，保持骨骺稳定，避免并发症，保证髋部充分的功能。稳定的滑移通过内固定（螺纹钉）、骨移植骺骨干固定术，矫正截骨术或人字石膏固定。大多数骨科医生建议用一个主螺丝内固定，这种修复很少失败。新技术避免打开髋关节，能减少失血和伤口并发症，缩短住院时间，符合康复的要求。术后 4～6 周进行非负重或脚趾触地的练习，之后逐渐恢复正常活动。骨骺闭合后可以奔跑和进行接触性运动。关于不稳定 SCFE 的外科手术时机有争议，无论复位是否进行，无论是否进行初步牵引，都应该使用最佳数目的固定装置和术前卧床休息。治疗取决于于滑移的程度、骨科医师的偏好和经验。

SCFE 两个最令人担忧的短期并发症是缺血性股骨头坏死和软骨溶解。风险随最初滑移的严重程度而增加[74]。报道有 10%～15% SCFE 患儿会发生缺血性坏死。在不稳定的 SCFE，滑脱角度增大或多次尝试复位失败[76]，发生缺血性坏死的风险会更高[75,76]。报道称单个螺丝钉内固定不需复位的稳定型滑脱的儿童，缺血性坏死发生率低至 0%～5%[78]。

接近 5% 的 SCFE 患者发生软骨溶解，滑脱角大的儿童软骨溶解的发生率增加。软骨溶解可能在治疗前发生，也可以是治疗的结果。当出现与滑脱严重程度不相称的疼痛和运动丧失时应该警惕。影像学上，可看到关节软骨缺失。当 SCFE 被人字石膏固定治疗时，报道软骨溶解发生率的范围为 19%～67%[77,79]。约 50% 的软骨溶解病例可缓解，但它可以发展到剧烈疼痛和挛缩而需要进行髋关节融合术。

SCFE 的其他并发症包括骨不连、骺板的过早闭合、退行性变化，经过数十年以上逐步发展成为退行性髋关节炎。滑移程度越严重，退行性改变的表现越早。

骨突损害

概述和疾病特征 骨突是软骨结构，是生长中的骨骼的肌腱附着处。它有自己的生长板，比附近的骺板增长速度慢。骨突炎是骨骼发育未成熟患者特有的疾病，是巨大牵拉应力下处于活跃生长期的骨突的炎症。常见的骨突损害包括中间上髁炎、Osgood-Schlatter 综合征和 Sever's 病。

骨突炎可能继发于单一的严重创伤，也可能因影响到继发骨化中心的反复微小创伤而致，这些创伤可引起多处微小撕脱骨折，持续活动和创伤引起反复炎症。

生长影响骨突炎的发展。由于肌肉骨骼系统经历一个快速生长期，肌肉发育滞后于骨的发育。发育的不同导致肌肉-肌腱不平衡，表现为肌肉群紧张和僵硬，使这些肌肉群骨突中心附着处的所受张力过高。

骨突炎的真实发病率未知。一项研究发现，一般在市区 4.5 个月的儿科门诊[80]，每 1 000 名患者中有 18% 的骨突炎。另一项关于运动医学门诊就诊患者的研究发现，发病率为 31%[81]。不同年龄受影响骨突中心不同，8～15 岁的儿童最常受影响。

各种疾病/伤害

Osgood-Schlatter 综合征

1903 年 Osgood 和 Schlatter 各自独立报道外伤所致青少年胫骨结节的骨突损伤[82]。这个疾病被称为 Osgood-Schlatter 综合征，是最常见的骨突疾病[83]。10～15 岁男孩、8～13 岁女孩最常见，常为双侧。尽管女孩参与竞技体育而使发病趋势在改变，但受影响的男孩还是比女孩多。20%～30% 的患者被发现双侧受累。

临床上，Osgood-Schlatter 综合征的患者在髌腱附着的胫骨结节处有压痛、感觉疼痛、肿胀。胫骨结节突出和股四头肌紧张。如跑步或跳跃引起股四头肌收缩活动，从而加大结节张力，使疼痛加重。膝关节抵抗阻力伸展引起疼痛，抵抗阻力直腿抬高则无痛。Osgood-Schlatter 综合征靠临床诊断，影像学通常没有提示。但是，如果获得侧位片胫骨结节可能外观正常，也可能出现胫骨结节扩大、破碎、不规则，其上有或无游离小骨覆盖。一些专家建议超声检查辅助诊断，可能会提示胫前肿胀、骨化中心碎片、附着的髌腱增厚、髌下囊液积聚增加[84]。

Osgood-Schlatter 综合征治疗是保守对症治疗。最初，疼痛可以通过冰敷和改变活动进行控制，用或不用非甾体类抗炎药。使用髌骨带可能会缓解症状。急性炎症缓解后，治疗重点是加强和伸展股四头肌肌肉。活动过程中轻微疼痛并不是运动的绝对禁忌。然而，更严重的疼痛有发生胫骨结节撕脱伤可能，应权衡利弊。极少数情况下，保守治疗是不够的，需要使用拐杖 2～3 周。过去使用的类固醇注射，目前因髌腱断裂的风险不建议使用。完全恢复的标准是无残留疼痛或没有乏力。恢复通常需要几个星期，但在某些情况下，可能无法完全恢复，直到底层的生长板关闭。然而如果患者骨骼发育成熟，仍有症状，应考虑手术切除胫骨结节或覆盖在胫骨结节上的游离小骨（或两者同时）。

Sever's 病

Sever's 病是一种跟骨骨突炎，因腓肠肌-比目鱼肌复杂的牵引所致。最初在 1912 年被描述[85]，在 8～13 岁的运动员一般表现为后脚跟疼痛。60% 为双侧。和其他骨突损伤一样，活动加剧疼痛。Sever's 病与生长、脚跟束缚过紧或其他生物力学异常有关。冲击运动，尤其涉及跑步和经常穿钉鞋的体育项目与 Sever's 病发生有关。患者在跟腱附着部位和跟骨的足底筋膜处疼痛。当双侧挤压跟骨时，引起疼痛。由于脚跟束缚过紧使踝关节背屈受限。X 线片可能正常或出现局部碎片，跟骨隆起的密度增加。这些表现在正常脚也能发现。

如同 Osgood-Schlatter 综合征一样，Sever's 病的治疗是保守对症治疗。治疗方法包括冰敷、按摩、伸展足底筋膜和肌肉（腓肠肌-比目鱼复合体和踝关节的足内翻肌或足外翻肌），非甾体类抗炎药，多穿吸震鞋。使用脚跟杯有益，但必须辅之以伸展，以避免加剧小腿肌肉挛缩。保守治疗失败的患者有骨压伤、跟骨的干骺端和隆起部位水肿，提示跟骨的应力性骨折可能是持久性足跟痛的原因，需改变运动方式和试用拐杖 3～4 周[86]。足底筋膜炎同样可引起足跟疼痛，但患者沿足底筋膜，尤其是在筋膜附着于跟骨处会明显压痛。治疗包括使用消炎药、休息和放松足底筋膜与脚跟支撑垫。

肱骨内上髁撕脱性骨折

肱骨内上髁撕脱性骨折是过去描述肘部伤害的一个术语，包括桡骨头和肱骨小头的骨突炎，内侧上髁炎、骨软骨炎。伤害包括过度运动导致前臂屈肌起始处的炎症反应。如其疾病名称，它常影响到儿童棒球联赛的投球手，与手臂伸举过头的运动有关，也可见于其他骨骼发育未成熟的需举手过肩进行投掷动作的运动员，包括网球运动员。肱骨内上髁撕脱性骨折是在倾斜动作晚期和投掷加速时期，由于肘中部过度用力所致。

青春前期多发，肘中部疼痛使投掷能力下降和投掷距离降低。体检显示上髁局限压痛和肿胀，及腕部抵抗阻力弯曲时疼痛，可能有很轻微的屈曲挛缩。影像学可能表现正常或显示骨折、硬化和上髁突起中部增宽。治疗包括冰敷、非甾体类抗炎药、减少活动。限制投掷直至症状缓解。疼痛缓解后，患者能开始肌肉拉伸和强化训练，逐渐恢复投掷。在恢复期，建议改变投掷方式以减少侧投球。恢复通常需要 4～6 周。如果恢复投掷期间疼痛复发，应再次休息。持续疼痛的患者关节活动范围减少或锁闭，肘侧面的疼痛应评估是否有撕脱性骨折、游离体和剥脱性骨软骨炎。

为将儿童联赛投球手中部髁上炎发生的风险降至最低，美国儿科学会推荐每周 200 次投掷或者每场 90 投[87]。然而，美国棒球运动医学和安全顾问委员会建议更低的投掷数：根据年龄每周 75～125 次投掷或者每场 50～75 次投掷[88]。训练旺季，使用恰当的投掷技术，在数量和投掷强度上逐渐增加是另一个预防方法。

髋部骨突炎

髋部骨突炎涉及髋部周围重要的腹部和髋部肌肉，这些肌肉起源或嵌入髂前上棘、髂前下棘、髂脊和坐骨结节。舞蹈者和长跑者最易受影响。髋部骨突炎产生与活动相关的髋部钝痛。治疗包括加强和拉伸腹部和髋部的肌肉，限制活动。

撕脱骨折

骨突炎多为隐袭起病。当任何患者在急性外伤事件后发生突然的骨突疼痛，应考虑骨关节和突起的撕脱骨折。当肌肉为抵抗阻力用力主动收缩期间，附着于骨突的肌肉被牵拉而发生这类骨折，例如一个单一的强力投掷。体检显示局限压痛和肿胀。通过 X 线片容易诊断（图 174-26）。当诊断有问题时，骨扫描和超声检查法可能起一定作用。超声检查因为没有辐射暴露而具有优势，在骨化中心未发育前它可检测到骨折。撕脱骨折的超声检查发现包括：低回声区、骨突距离增加、骨突脱位、骨突移位[89]。撕脱骨折的治疗基于撕裂的程度。如果是最小的位移（髋部＜2cm 的撕脱，上髁中部＜5mm 的撕脱[90]）需要固定

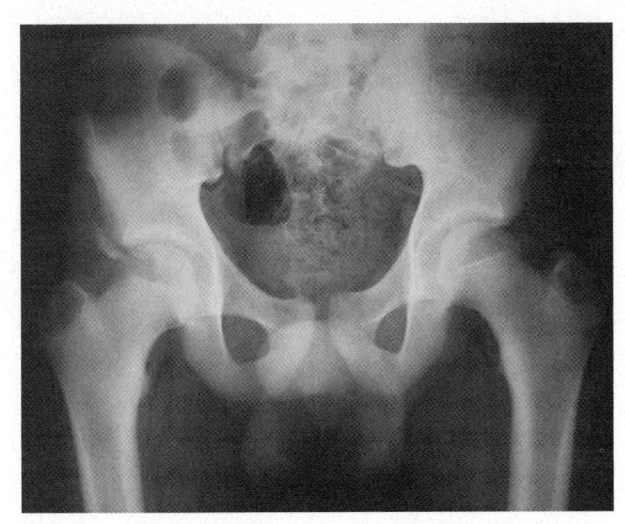

图 174-26　髂前上棘撕脱伤（一名儿童在踢完足球后出现髋部疼痛）。(Courtesy of Marianne Gausche-Hill, MD.)

4～6周，随后逐渐恢复活动。撕脱骨折发生更大分离时，一些专家建议开放复位和固定[90]。

重要概念

- 了解儿童肌肉骨骼系统的知识对于正确评估和治疗骨骼发育不成熟的患者非常必要。
- 小于3岁儿童发生肱骨骨折、股骨骨折、肋骨骨折和复杂的颅骨骨折时必须警惕儿童虐待。
- 儿童髁上骨折的移位存在神经血管损伤的严重风险，间隔综合征应该经常被评估。
- 急诊科就诊的所有尚不会行走的儿童，应进行全面的髋部评估。
- 步态异常的患者需要全面体检和定向的实验室和X线评估。
- 化脓性关节炎包括了内科和外科的紧急情况，应立即要求骨科会诊。
- 在所有膝部疼痛的患者中要保证进行髋部检查。

本章参考文献请参见 http://pumpress.bjmu.edu.cn/eduservice/3419.html

第二篇 妊娠病人

第 175 章 对妊娠病人的一般策略

Laurie J.Morrison

魏红艳 译 廖晓星 校

概述

流行病学

生育率的流行病学已经出现了明显的变化趋势，这可能对当今急诊科所面对的患者统计和诊断方面有一定的影响。在过去的几十年内，在美国和加拿大，各个种族的人口出生率和生育率以及月经初潮平均年龄都有所下降。年龄<30岁的妇女生育率有所下降，多胎率却正在上升。

国家卫生统计中心报告，截至2005年12月，美国所有种族的活产婴儿数是4 120 000，其生育率是14‰。2006—2007年，加拿大的人口出生率为10.8‰，有352 848婴儿出生。过去5年，加拿大的人口出生率有所上升，女性的平均生育年龄为29.2岁。30～34岁的孕妇占31.4%，然而<20岁的妇女生育率有所下降[1]。据2008年美国国家卫生统计中心报告，<25岁（最主要的生育年龄）的妇女生育率从1990年的43%下降到2004年的38%[2]，全球15～19岁的生育率由1990年15%降至2004年12%[2]，这造成了历史上最低妊娠率72‰[2]。在美国，几乎一半孕者为未婚怀孕，这个数字也正在增加，从1990年的2 700 000增加到2004年的2 800 000，然而，已婚妇女怀孕率却从1990年的4 100 000下降到2004年的3 500 000。在美国，黑人、西班牙裔人和白种人的妊娠情况不同。妊娠的活产婴儿比率也不同，非西班牙裔白人69%，西班牙裔白人98%，非西班牙裔黑人50%，然而，非西班牙裔黑人的流产率（37%）大约是非西班牙裔白人（12%）的3倍，西班牙裔白人的流产率为（19%）[2]。美国青少年女孩的平均月经初潮年龄从1900年的15.5岁提前到2000年的12.3岁[3]（图175-1）。

1980—1997年，美国双胞胎的数量增加了52%（从68 339增加到104 137），三胞胎和更多胞胎增加了404%（从1 377增加到6 737）。同时，非西班牙裔白人和非西班牙裔黑人生双胞胎孕妇亦无差异。非西班牙裔白人生三胞胎的比率却比非西班牙裔黑人和西班牙裔人多两倍多[4]。

有关妊娠期患者的人口统计数据、急诊科就诊次数和诊断信息不够完整，因为大部分资料将围产期和妊娠期病例归为"其他医学诊断"中，这就造成孕妇占美国和加拿大急诊就诊人数的2%以下[5]；然而，20%的急诊科就诊患者年龄在18～44岁，因此，未知妊娠使诊断复杂化的风险比预期的要高[6]。一项在女性创伤患者中所做的随机妊娠试验的研究显示，其中2%是孕妇[7,8]。即使妊娠机会较低，但在女性急诊患者中，妊娠率至少10%[8]。

孕妇患者存在下列情况：①未诊断的、正常妊娠相关的症状和体征（腹部不适、恶心、尿频、乳房胀痛、乏力、几乎晕厥）；②与妊娠并发症相关的症状和体征（见第176章）；③妊娠使慢性病恶化的临床表现（见第177章）。本章主要介绍下列正常妊娠的几个方面：早期症状和体征、诊断方法、有关治疗与转院的考虑。

定义

孕次（*Gravidity*）是指病人已经妊娠的次数，包括正常和异常妊娠的数量，也包括本次妊娠。

分娩次数（*Parity*）是指病人已经分娩的总次数，不论分娩结局。为了计算产次多胞胎分别计算个数。分娩次数可分成四种不同的种类；他们通常都写在图表上插入语，相邻的产次由连字符（-）隔开。

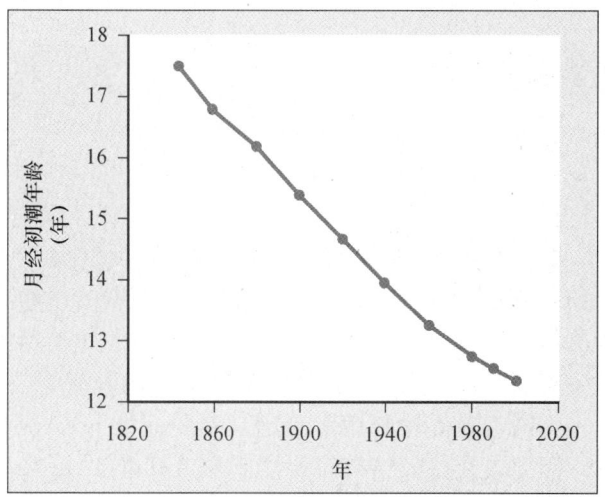

图175-1 过去150年内欧洲女孩的平均初潮年龄。(Modified from Tanner JM: Growth at Adolescence. Oxford, Blackwell, 1962; Cunningham FG, et al: Williams Obstetrics, 19th ed. E Norwalk, Conn, Appleton & Lange, 1993; and MacDonald PC, et al: Recurrent secretion of progesterone in large amounts: An endocrine/metabolic disorder unique to young women? Endocr Rev 12: 372, 1991.)

四个种类分别用字母T-P-A-L表示，分别代表足月儿、早产儿、流产、目前存活儿童的数量［例如G10 P9（6-1-2-7）］。

胎龄（Gestational age）是指末次月经到目前妊娠周数[7]。足月儿是指37～42周的妊娠，早产是指37周前，过期产是指42周之后的任意时间分娩[9]。8周后的胚胎才称为胎儿。流产是指妊娠前半期（20周或更早）与体重<500g或身长<25cm的胎儿或胚胎从子宫清除或排出[9]。

临床特征

病史

对所有生育年龄的急诊患者都需要谨慎地怀疑是否怀孕。周期性的卵巢排卵平均为38年。大约有10 000个卵泡，其中500个可以成功排卵[9]。因此，在1500天内的任何一天，性生活之后有500个机会受孕。各科医师都必须高度警惕孕龄妇女怀孕的可能性，不管她们的主诉是什么[9]。

性生活史和月经史的可靠性是非常差的。Ramouska及其同事报道腹痛或阴道流血的妇女11.5%妊娠试验是阳性的，而她们觉得这是意想不到的[8,9]。青少年怀孕的漏诊与她们不准确的陈述性生活史和月经史有关。分诊时青少年很少会提及她们有可能怀孕（10%），10%否认性生活史[10]。

怀孕早期的症状和体征包括停经、厌食、恶心、易疲劳、尿频、乳房肿痛，感觉到胎动（16～20周胎动变活跃）。

正常月经时间推迟10天或以上的停经，提示可能怀孕。间歇性的，自发的阴道出血或阴道分泌物在妊娠前半孕期是常见的，尤其是多产妇女。大部分无宫颈病变的妇女，在妊娠第40天或之前可有阴道流血，这种流血被认为是一种生理表现及着床的结果[11]。然而，任何因阴道流血的急诊患者，在未证实其他病因前，均应被认为是病理性的。

对于月经周期规则的妇女，即以28天为一周期，同时提供的病史是可靠的，则可以估算怀孕日期。18世纪，一位德国妇产科医生Franz K. Nägele发明了Nägele规则，至今仍作为目前的标准：末次月经第一天的日期加7，月数加9或减3即预产期。

体格检查

妊娠的晚期，体检需让孕妇左侧卧位，避免仰卧位低血压综合征发生。

生命体征和非妊娠患者是基本一样的，唯有心率和血压稍有变化。静息时心率增加约10～15次/分，如孕妇不存在低血压综合征，则肱动脉血压在坐位时最高、左侧卧位时最低，仰卧位时处于中间水平。妊娠期病理性高血压被界定为收缩压比基础值升高30mmHg或舒张压比基础值升高15mmHg，至少2次，相隔6h或以上[9]。

胎心活动应该作为评估孕妇的第5个生命体征。平均妊娠第17周和19周时几乎所有非肥胖的孕妇用听诊器均可听到胎心音。用多普勒超声检查，早在第8周即可探及胎心搏动；然而，更多的是在第10周可以听到。很可能在怀孕的第48天用超声心动图即可探到胎心活动。

孕妇腹部听诊可以发现许多被混淆的情况。除了听到胎心音，还可能听到胎儿活动声音、孕妇的脉搏、孕妇的肠鸣音、宫底或子宫的杂音。宫底或脐带杂音是由血流冲击脐带动脉产生的。15%的孕妇会有伴随着胎儿脉搏出现的哨鸣音。子宫杂音是与孕妇脉搏同步的一种柔和的吹风样杂音，常常在子宫底部可以听到，它是血流经过扩张的子宫血管产生的功能性杂音，在孕妇及有子宫肌瘤或卵巢巨大肿瘤的患者可以听到[9]。

在体格检查时可见乳房胀痛，这是妊娠期常见的临床表现。外在的乳房变化包括乳晕变黑，乳头周边的蒙氏结节更加明显，乳房体积增大，有蓝色静脉显露，缓慢的挤压乳房可有初乳流出。乳汁可以持续存在数月甚至数年，尤其是坚持哺乳者。

皮肤色素沉着增多（黄褐斑增多）和腹部妊娠纹不仅在孕妇可以出现，还可见于服雌孕激素避孕药的女性。

Braxton-Hicks 收缩是妊娠早期出现的一种自发性、无规律的无痛性收缩，也可见于子宫积血和子宫肌瘤患者。这种收缩对于诊断妊娠是不可靠的，然而，异位妊娠不会出现此收缩，因此它的存在对于排除异位妊娠是有帮助的[9]。

非肥胖的孕妇可以感觉到子宫增大，6~8 周子宫几乎和橘子一样大小，12 周子宫底部顶点在耻骨联合水平，16~20 周在脐水平，36~38 周到达胸骨剑突水平。随后，胎儿下降到骨盆内，宫底高度也随之下降[12]。

妊娠 6~8 周时，骨盆内检查时可出现黑加征，黑加征是由于子宫下部充血变软而出现的。有些孕妇子宫下部变软使检查者触诊时很容易区分宫颈和底部，这种情况也可以见于其他情况，但不如妊娠期这么明显（图 175-2）。

妊娠期间及任何其他原因引起盆腔组织器官充血都可使阴道黏膜充血，因此，阴道壁黏膜颜色从粉红色变成蓝色直至紫色，在阴道前庭也可见（即 Chadwick's 征）[13]。

妊娠中期非肥胖的孕妇可在腹部触诊到胎儿。胎儿漂浮在大量的羊水中，因此，采用子宫触诊法，按压子宫可引起胎儿下沉之后再回到原位。在妊娠晚期即可以较容易触到胎儿的轮廓，然而，浆膜下肌瘤可刺激胎儿头部及其他部分[9]。

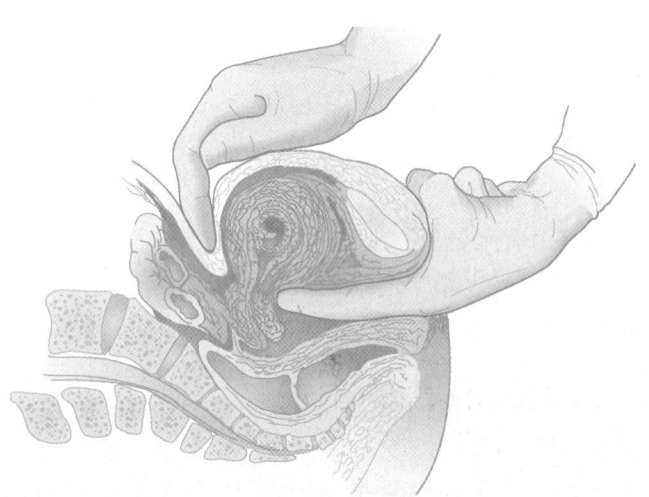

图 175-2 黑加征。子宫峡部极软以至于宫底和宫颈部似两个分开单独的器官。（Modified from Willson JR, et al: Obstetrics and Gynecology, 5th ed. St Louis, CV Mosby, 1975.）

诊断策略

实验室检查

在临床处理中，尿或血的人绒毛膜促性腺激素（hCG）检测是非常重要的，可以用于妊娠的诊断和监测及恶性滋养细胞的诊断与治疗评估（如葡萄胎绒毛膜癌、性腺畸胎瘤、异位分泌 hCG 的肿瘤）[14]。

人绒毛膜促性腺激素测定是参照标准 hCG 试剂的，因此，在比较结果时要注明参考标准。1ng（毫微克）hCG 相当于 WHO 提供的 9.3mIU 国际参考值标准及等于第二国际标准值的 5.0mIU[15]。

hCG 生物学测定已经有很长的历史了，早在 20 世纪 60 年代，所有的 hCG 测定均采用免疫法测定。酶联免疫吸附法（ELISA）测定 hCG 是目前常用的妊娠试验方法。ELISA 法测定较方便，敏感度亦较高，hCG 水平在 25~50IU/L。

过去几年内妊娠测试经历许多精炼。选择抗纯 hCG β 亚单位的抗体，同时存在促黄体激素时，此项改进可提高低 hCG 水平的敏感度。单克隆抗体的研制提高对纯 hCG 亚单位的特异性。

ELISA 的基本过程是抗体吸附到一种固态表面支撑物（通常是塑胶的），支撑物是与 hCG 分子的一端结合，第二抗体与酶（如碱性磷酸酶）产生化学链接，并与被固定的 hCG 分子的另一端结合。hCG 分子就像三明治一样夹在两个抗体之间。多余的酶联抗体被洗掉，加入显色剂，当与酶反应后变成蓝色（图 175-3）。抗体可以是多克隆或单克隆的。有关固态表面支撑物和产生颜色反应的方法是多种多样的。

1988 年首次一步妊娠试验开始市售，这是由 Unipath 发明并获得专利，以 Clearblue 一步销售。本试验采用抗 hCG 的 β 亚单位的特异性单克隆抗体。正确操作试验结束后，只含有独特的一条蓝线对照[16]。本试验很受用户欢迎因为速度较快（仅需不到 5 分钟），不需要操作，仅提供干净的样本，结果亦清晰易懂，也具有较高的敏感度，hCG 水平在 25~50mIU/ml 即可检出。这个敏感度水平意味着 95% 的孕妇在月经推迟后 3 天即可自己在家里做妊娠试验检测到是否怀孕[17]。若想在预期月经的当天检测到是否怀孕，需要 hCG 值敏感度在 12.5mIU/ml 的水平。2001 年的一项研究，比较急诊科护士操作的常规床边快速定量尿 hCG 检测与实验室检测，结果发现前者同样准确，速度更快，节省了 35min 等结果的时间[18]。

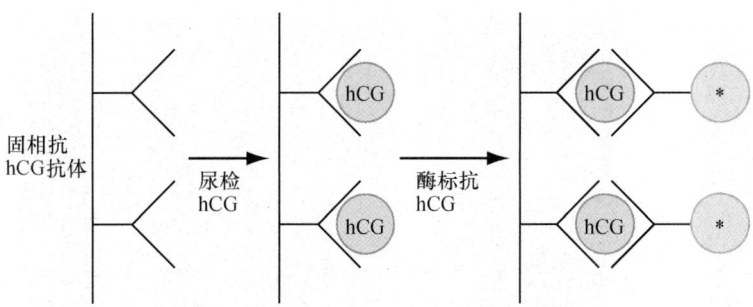

图 175-3 酶联免疫吸附法的原理。（有时被称为"三明治法"或"免疫测定法"）。hCG，人绒毛膜促性腺激素。(Modified from Chard T: Pregnancy tests: A review. Hum Reprod 7: 701, 1992.)

设计良好的尿液 ELISA 检测不受药物或当时生理状态影响。唯一有影响的是患者为促进排卵而口服含有外源性 hCG 药物[19]。

正常的 hCG 水平在男性和停经前妇女约 0.02～0.8IU/L。停经后妇女可能水平会较高[20]。受精后 7d 胚囊开始分泌 hCG[21]。因此，怀孕后 6～8 天即可检测到 hCG[22,23]。

因为精子植入的过程使得最初 hCG 的增倍速度较快。紧接着滋养细胞 hCG 和母体循环的 hCG 水平相平衡使增倍速度减慢[22]（图 175-4）。hCG 水平在怀孕 7～10 周达到高峰，平均值为 50 000IU/L，范围在 20 000～200 000IU/L[24]。

在精子植入后 7d，98% 的孕妇 hCG 检测呈阳性。若敏感度在 25～50IU/L，预期时间的一个周后，若结果阴性说明未怀孕[19]。

绝经后，早期流产，外源性的促性腺激素促排卵或分泌 hCG 的肿瘤可以造成少数假阳性结果。流产后 hCG 升高可持续 60d 才降至零[25]。流产后 hCG 持续升高超过 60d 说明不全流产或双胞胎只有一个流产或异位妊娠[4]。

hCG 检测是诊断妊娠的标准，超声诊断妊娠需要 6 周之后，这时 hCG 水平高达 1 000IU/L 甚至更高[26-28]。

影像学检查

超声检查

妊娠早期超声检查对宫内妊娠的诊断是可靠的，除了诊断，还可以对胎儿进行定位，评估胎龄和胎儿发育情况。经腹超声检查更为常用，然而，妊娠早期若经腹超声不能诊断，则经阴超声还是必须的。

妊娠中期，超声用于观察胎儿解剖情况，包括脑室、心脏的四个腔、脊柱、胃、膀胱、连接腹壁的脐带情况及肾[29]。

但是，超声检查是否为所有孕妇产前常规检查的一部分仍存在较大争议。1984 年美国国立卫生研究院（National Institutes of Health，NIH）共识会议发表结论称妊娠期间行超声检查是安全的[30]。妊娠的遗传检测需要根据双顶径测出准确的妊娠周数；因此，15～16 周超声检查是孕妇遗传筛查的常规部分。

经腹超声

妊娠 4～5 周经腹超声检查能够识别到一小的白色妊娠环，妊娠 11 周后此超声结果消失[9]。

妊娠 6 周经腹超声可见到妊娠囊（图 175-5）。子宫内膜肥厚见到两个回声即确认妊娠囊的存在，此超声诊断称为双蜕膜囊征。一个健康的妊娠可通过妊娠囊的大小、胎龄及 hCG 定量值来确认[31]。正常妊娠

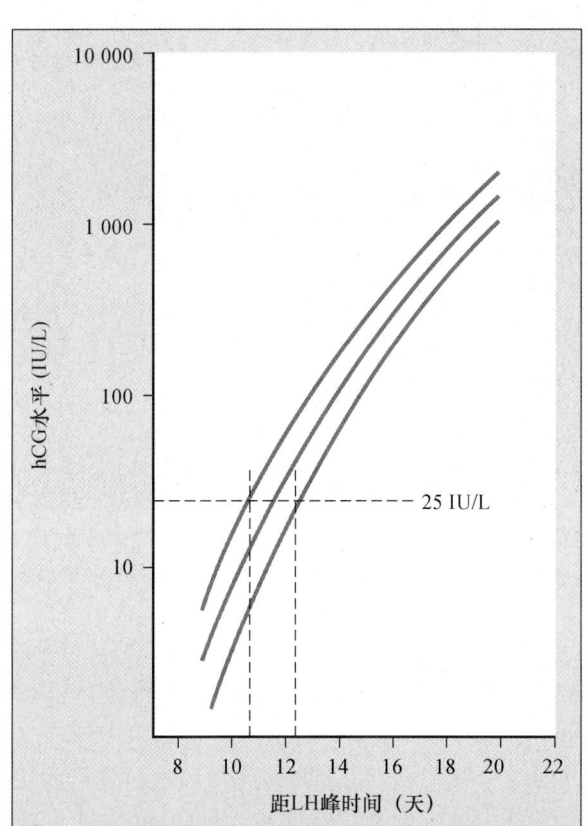

图 175-4 早孕时，在促黄体激素高峰后的 10～11d 或 12～13d 后，血中 25IU/L 水平的人绒毛膜促性腺激素（hCG）即可出现阳性结果。(Modified from Chard T: Pregnancy tests: A review. Hum Reprod 7: 701, 1992.)

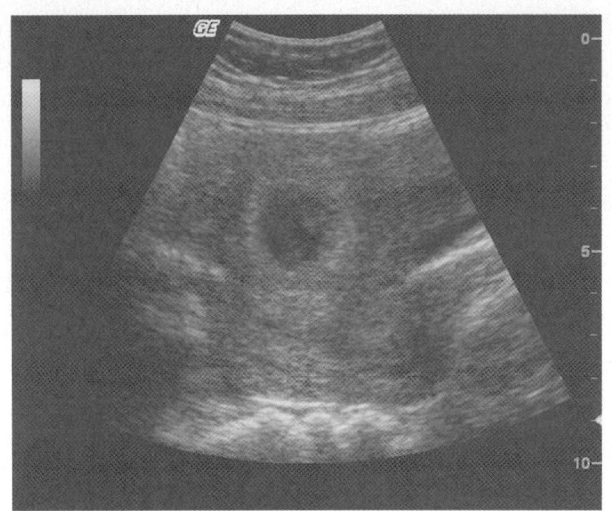

图 175-5 经腹超声可显示出妊娠囊，没有卵黄囊。（Courtesy of Andrew A. Common, MD.）

8 周，经腹超声检查可准确判断胎儿心脏搏动。

经阴超声

经阴超声比经腹超声可获得更多信息，且不需要膀胱充盈。经阴超声检查在妊娠 5 周即可识别妊娠囊，hCG 定量值超过 1 800IU/L[32]。6 周可探及胎心活动，此时 hCG 值达 6 770IU/L，头臀长 2mm[9]。

宫内妊娠可通过超声发现的以下顺序表现来确诊：双环征、双妊娠囊、宫内胚芽和胎儿心脏搏动（图 175-6）。孕囊是偏心定位的非对称增厚的蜕膜。异位妊娠与正常妊娠来鉴别有时是困难的，超声有时见到假囊或液体聚集在宫腔中央且被对称增厚的内膜包围[33]。

磁共振影像学

MRI 引起的磁场及无线电波尚无明显的副作用报道。钆（Gadolinium）是最常见静脉用造影剂，过敏反应是非常罕见的。强磁场对胎儿的作用尚未知，因此共识认为孕妇应避免行磁共振检查。

普通 X 线胎儿鉴定

妊娠 16 周后，普通 X 线可识别胎儿。胎儿骨化灶早在 14 周即可识别[9]。

孕妇的影像学诊断考虑

决定做影像学检查的孕妇需要考虑放射线暴露对成长的胎儿的影响及对母体本身的风险，权衡因为不愿意做检查而漏诊导致的对母体和胎儿的风险。放射线暴露对宫内胎儿的潜在副作用是比较小的。据对照组病例研究报告显示对胎儿肿瘤相对风险增加较小但

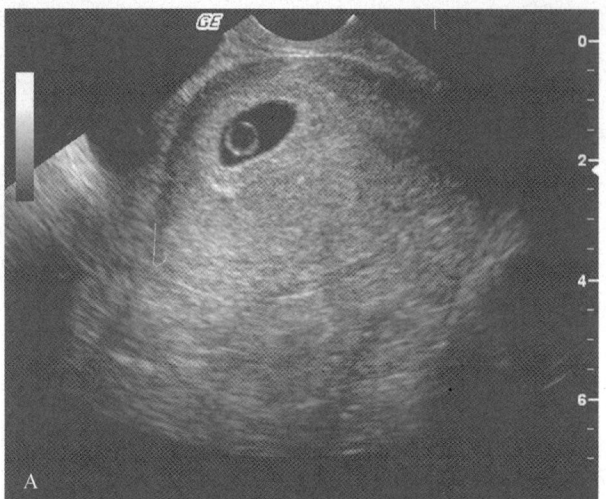

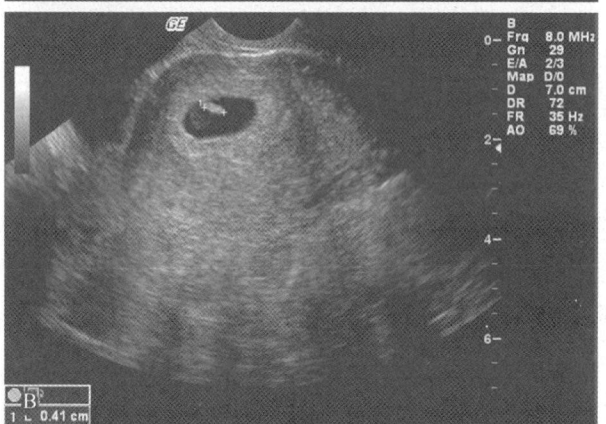

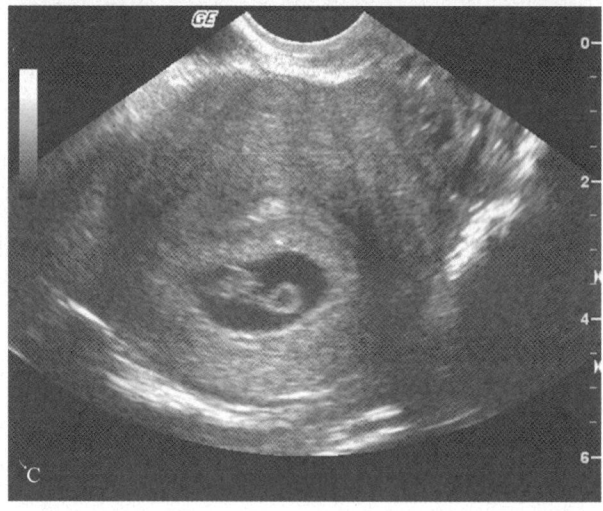

图 175-6 经阴道超声检查。A，卵黄囊；B，胚芽；C，胚芽、胚胎卵黄管和卵黄囊。（Courtesy of Andrew A. Common, MD, and Derek Muradali, MD.）

具有统计学意义[34]。放射线是一种剂量依赖性的致畸原[35]。在怀孕后的 8～15 周，胎儿中枢神经系统对放射线的致畸效应是非常敏感的。放射线对胎儿的影响来自卵巢或子宫。暴露于 <5 000mrad 剂量的放射线的妇女与对照组妊娠情况无差别[36]。对女性放射科医生的后代子孙的儿童肿瘤调查研究显示在宫内暴露于 1 000mrad 的放射线肿瘤发病率为 0.16%，对比未暴露放射线的肿瘤发病率为 0.07%。

表 175-1	各种影像学检查所致的胎儿放射暴露
程序	评估胎儿放射暴露（MRAD）
腹部保护的胸部 X 线片	<1*
腹部保护的胸部 CT	<10*
腹部平片	240*
腹部 CT：有或无造影	2 000 和 1 000*
心脏导管介入：有或无盆腔 X 线透视造影	1 300 和 100*
头颅 CT	<10*
无腹部保护的单侧静脉造影	305
有腹部保护的限制性静脉造影	<50
经股静脉的肺血管造影	405
有腹部保护的经肱静脉的肺血管造影	<50
99mTc-MAA 肺灌注扫描：	
3 mCi	18
1～2 mCi	6～12
通气肺扫描：	
133Xe	3～20
99mTc-DTPA	7～35
99mTc-SC	1～5
通气灌注扫描	<50

Modified from Ginsberg JS, et al: Thrombotic complications in the obstetric patient. In Coleman RW, et al (eds): Hemostasis and Thrombosis: Basic Principles and Clinical Practice, 3rd ed. Philadelphia, JB Lippincott, 1994.

CT，计算机断层扫描；DTPA，二乙三胺戊乙酸；MAA，微聚合白蛋白；SC：硫胶体。

* Data from Duke University and Duke Medicine Division of Radiation Safety: Fetal radiation dose estimates. Available at: http://www.safety.duke.edu/radsafety/fdose/fdxray.asp; accessed May 6, 2008.

表 175-1 总结胎儿放射线暴露与常用的诊断影像学相关。放射线暴露取决于仪器及技术，下列的评估可能不能适用于所有的放射科。

一个经过深思熟虑的，常识性的鉴别诊断方法将为影像学检查提供一个可靠的基础，无疑对母体及胎儿均有益。最重要的是如果医学需要则不要延误检查，只要预期胎儿的剂量在 5 000mrad 以内即可[37]。

鉴别诊断

早期妊娠需与子宫肌瘤、血肿、子宫腺肌瘤和子宫外肿块鉴别诊断。有这些疾病的患者，除了血肿（子宫内血液积聚或保留）都会有持续的规律的月经。这些非怀孕者比怀孕者子宫硬，弹性差[9]。

假怀孕是指想象中怀孕或假孕，这常常发生于临近绝经期或那些有强烈怀孕愿望的妇女。腹部腰围的增加主要是因为脂肪沉积、液体积聚或肠积气。月经的时间、持续时间及阴道流血的量变得不可预测，这种情况可伴随乳房的变化，包括增大、溢乳及乳晕色素沉着。患者会有心理性的晨间恶心。酚噻嗪相关的使用可能引起闭经、高泌乳素血症、乳房增大、溢乳。此类妇女可感知"胎动"。此类"胎动"最常见的原因是由于腹壁肌肉收缩和正常的胃肠道蠕动[9]。

上述诊断可通过检查发现小的子宫及阴性的妊娠试验来确定。这种情况的挑战性就是说服未怀孕的妇女并解释产生这种错觉的潜在原因。

各类损伤

概述

通常应该像其他患者一样对待及处理孕妇，然而，由于孕妇正常生理的改变可能会掩盖或表现出一些潜在的疾病。另外，必须考虑到妊娠增加某些内科疾病的风险（如深静脉血栓形成）及与影像学诊断或手术治疗相关的胎儿风险。

头痛

妊娠期最常见的头痛原因是肌肉紧张性头痛[38]。患者常常在妊娠前已有头痛史。患者在清醒时开始头痛且白天强度增加。头痛性质像宽带样挤压或收缩，位于头顶。颈椎旁的肌肉紧张，触诊往往会使头痛再发或加重。妊娠期间，头痛会随体位改变和心理压力而加重。妊娠期治疗偏头痛常用药物包括对乙酰氨基酚（如泰诺），非甾体类抗炎药（NSAIDs）包括阿司匹林、鸦片类药物、色氨酸、止吐药和咖啡因[39]。18%～86% 典型的偏头痛在妊娠期间发作减轻，尤其是月经期偏头痛者[39-41]。因此，任何妊娠期间头痛均需要检查，除非患者以往即有典型的头痛病史[39,42]。

脑部肿瘤在妊娠期间会增大，在产后会暂时缩小[43]。大部分脑部肿瘤患者在妊娠中期会有症状，大约占了妊娠期孕妇死亡的 10%。垂体和催乳素分泌性腺瘤在妊娠期会增大。头痛往往在早期即可出现且发生于视觉改变前 1 个月[38]。偶尔会有中央静脉血栓形成而酷似子痫发作，如果缺乏蛋白尿及高血压的证据即支持此诊断[38]。中央静脉血栓形成是产后头痛的一种少见的原因，大约有40%的死亡率[38]。

假性脑瘤是一种良性的颅内高压，无肿块及脑积水存在。症状和体征常包括头痛和视盘水肿。其他症状包括视力下降、色觉丧失、视野缺陷、外展神经麻痹引起的水平复视[38]。妊娠合并假性脑瘤患者常常见于肥胖的妇女，发生于妊娠第3~5个月，1~3个月后症状自然消退[44]。

自发性蛛网膜下腔出血占孕妇死亡的10%。对妊娠与非妊娠病人蛛网膜下腔出血的风险的综述结果是不一致的。绝对风险估计在1/2 000至1/10 000之间。对于大多数患者，颅内出血的病因是动静脉畸形破裂或颅内动脉瘤破裂。既往无出血史的妊娠和非妊娠患者的动静脉血管畸形破裂总体风险是相同的，约0.031/病人·年[45]。动静脉血管畸形常常在妊娠中期和分娩时破裂出血。草莓样血管瘤（Berry aneurysms）在妊娠晚期出血，随着妊娠周数增加出血比例亦增加。

大约1/3自发性蛛网膜下腔出血是由于出血性疾患、细菌性心内膜炎、转移性肿瘤、镰状细胞病。脑出血是毒血症患者最常见的死亡原因，占子痫后死亡患者的60%[38]。

妊娠期或产后新发头痛或头痛类型改变需密切观察。详细的病史询问及体格检查，重点是视野和眼底的检查常常可以排除上述的严重疾病。

胸痛

正常的妊娠期症状和体征使心脏疾病的诊断比较复杂。妊娠期往往容易疲劳、呼吸困难、端坐呼吸、心悸、晕厥、外周水肿、胸部不适和反流。进一步的心脏评估包括进行性加重的端坐呼吸、足以影响日常活动的呼吸困难、夜间阵发性呼吸困难、用力时或用力后即刻晕厥、咯血，在休息时或伴随活动、忧虑或发怒时的缺血性胸痛[38]。

正常妊娠期心血管检查结果亦有所变化。80%孕妇有外周水肿，常见第三心音及收缩期杂音。若出现舒张期杂音或2/4级以上的收缩期杂音需进一步检查。其他值得重视的体征包括发绀、杵状指、肺部啰音，整个心脏周期颈静脉怒张且有肝大及外周水肿，持续存在S_2分裂，肺动脉高压体征（胸骨左旁抬举及P_2亢进）[38]。

由于静脉压力增加，远端静脉血流减少，增大的子宫压迫盆腔静脉与下腔静脉导致明显的静脉淤滞，孕妇易患血栓性疾病。其他易患因素包括妊娠前口服避孕药，随着妊娠周数增加，在工作场所和家里缺乏活动[9]。每年孕妇产后的血栓栓塞性疾病发病率是怀孕时的5倍多[46]。深静脉血栓的发生率是肺栓塞的3倍，然而，在过去的30年内，妊娠期深静脉血栓的发生率基本保持不变，肺栓塞的发生率却增加两倍[46]。肺栓塞的风险增加需要及时全面的评估，如出现胸膜炎性胸痛、晕厥、急性右心衰竭或出现不可解释的发热、呼吸困难或心动过速，需警惕肺栓塞的可能性。

腹痛

妊娠期增大的子宫使腹部脏器移位导致腹部不适，包括恶心、呕吐、胃食管反流、胃排空延迟、肠功能紊乱、尿频、背痛和臀部痛。这使腹痛孕妇的临床评估更加复杂化。延迟诊断或漏诊以及延误治疗可导致孕妇及胎儿死亡。

妊娠早期腹痛的产科疾病包括盆腔组织充血、圆韧带牵拉、异位妊娠、难免流产。晚期需要鉴别诊断Braxton-Hicks收缩、毒血症、早产、胎盘早剥、子宫破裂[38]。非产科疾病包括所有非孕妇出现腹痛的各种诊断（如胆囊炎、肾盂肾炎、肾绞痛、卵巢蒂扭转、输卵管炎、黄体囊肿破裂或扭转、子宫肌瘤变性）。常见妊娠合并的外科疾病，如阑尾炎、胆囊疾病、肠梗阻等。

妊妇阑尾炎的发病率与非妊娠是相同的，但妊娠期阑尾穿孔的比例较高。妊娠可致诊断延误，这导致孕妇及胎儿的患病率和死亡率增加[47]。未穿孔的阑尾炎患者围产期死亡率约4.8%。然而，穿孔的阑尾炎手术期间死亡率可升高至27.8%。妊娠晚期阑尾穿孔的比率高至30%[48]。

妊娠后半期阑尾炎的诊断更加困难，但在妊娠早期诊断也有挑战性。阑尾炎的一些症状如厌食、恶心、呕吐等常常被误认为妊娠剧吐反应。随着子宫增大，阑尾向上、外、右侧移动，阑尾位置越来越高，如果阑尾穿孔，大网膜则不能包围阑尾及局限炎症，因此孕妇阑尾穿孔可导致弥漫性腹膜炎[9]。一项回顾性研究比较磁共振发现与手术确认诊断，显示磁共振对于鉴别急性腹部和盆腔疼痛更有意义。如有条件，磁共振需优先考虑[49]，尤其是在妊娠前三个月，因为CT检查有较高水平的放射线暴露。

肌肉骨骼疼痛

手部的症状在妊娠期较为常见，因正中神经远端极易被腕管压迫。大约25%的孕妇有手部不适症状，但只有2.3%检查发现真正有腕管压迫症候群[50]。腕管压迫症候群症状包括典型的疼痛、麻木、手掌或正中神经分布区刺痛三联征。症状发作时，患者常常会在睡觉时痛醒。80%的患者双手同时发病。拍打腕部的正中神经（Tinel 征）或过度屈曲腕部（Phalen 试验）可以诱发症状产生，并即可诊断。产后症状常常可以消退，因此仅仅需要对症治疗。睡眠时用夹板固定于轻度弯曲位即可使 80% 的患者症状缓解[51]。

颈椎、肩、腰椎的姿势改变导致妊娠相关的后位盆腔疼痛和低位背痛。妊娠期间前突加重，症状变得越来越严重。低位背痛常常位于骶髂关节上面腰椎的部位，腰部向前倾时症状加重，导致活动范围减少及触诊竖脊肌压痛，此疼痛可放射至一侧或双侧腿部。这种疼痛不像根性痛那样，不会超过膝盖[38]。患者应避免穿高跟鞋，因高跟鞋可增加腰部的脊椎前凸而加重疼痛。可以游泳和进行适当的锻炼[38]。妊娠相关的后骨盆痛也会发生，推测这是因为不对称的骶髂关节松弛所致，这需与低位背痛鉴别，因为治疗是不同的。妊娠相关的骨盆痛是位于臀部、腰 5-骶 1 支配区域远端及双侧的一种刺痛，不会放射至大腿及膝的后侧，臀部和脊柱的运动范围正常。臀部骨盆疼痛触发试验对妊娠相关的骨盆痛有 0.91 的阳性预测价值，此试验是让患者仰卧位使髋关节及膝盖弯至 90°：检查者将一只手沿着股骨的长轴从前到后按压患者的膝部，另一只手放在对侧髂前稳定骨盆，阳性结果是在股骨按压侧的臀部疼痛[52]。

感觉异常性股痛是指沿着大腿外侧一种疼痛感觉迟钝，纯系股外侧感觉皮神经受压所致，因为此神经穿行于腹股沟韧带下方。本症常见于肥胖或体重增加过快孕妇的后 3 个月，不需治疗，分娩后可自行缓解[38]。

创伤

创伤是青年男女最主要的死亡原因，据美国妇产科医师学会（American College of Obstericians and Gynecologists）报告，每 12 位孕妇中有 1 位孕妇存在身体创伤[53]。创伤是孕妇死亡的主要原因仅次于非产科疾病[54]。一项研究显示创伤后胎儿死亡率明显与高损伤严重度评分（28 分或更高）、低血红蛋白水平、高输血量、较长住院时间、弥散性血管内凝血的高发生率有关[55]。一项 5 年多回顾性研究表明，年龄较大的孕妇、早期临床症状、乳酸水平升高、高损伤严重度评分与胎儿不良预后相关[56]。其他研究未能证明损伤严重度评分与母亲及胎儿死亡率之间的相关性，但其作者提倡在处理产科创伤患者时，对未预测的问题要提高临床的警惕性（参见第 34 章）[57]。

家庭暴力

到急诊科就诊的女性中，约 35% 是因家庭暴力导致的创伤或疾病。据保守统计，在北美约 10%～20% 配偶间存在家庭暴力，妊娠期虐待的统计数据差异很大，1%～37%。这些统计数的差异可能与研究设计、虐待定义（表 175-2）及样本人群不同有关[58-67]。然而，不得不承认家庭暴力已被低估，很多尚未被报道，其实际发生率较报道的更高。

在妊娠期间家庭暴力开始或增多[67-71]。根据 1997 年的横向调查研究显示，261 名孕妇的交谈中得知有 33.3% 的孕妇诉遭受过家庭暴力，这些孕妇中，26.7% 是非洲裔美国人，25.2% 是西班牙裔人，58.3% 是白人妇女[72]。青少年孕妇有来自父母或配偶的更高虐待风险[73]。其他与妊娠期虐待相关的不同因素可分类为如下几大项，如社会地位不稳定、不健康的生活方式和身体健康问题[70]。虐待孕妇更常见于低教育水平、未婚、失业、不健康饮食者、药物滥用及嗜酒者、非计划怀孕者等；他们也较晚得到产前检查[70,74,75]（表 175-3）。在非怀孕者，身体虐待最常见于面部[67]，而对于孕妇，钝性腹部伤最常见[70,71]。钝性腹部创伤可导致流产、胎盘早剥、早产、胎儿骨折、低出生体重儿等。其他常见部位是乳房和生殖器。

并非所有的虐待都是躯体虐待（见表 175-2）。

表 175-2 接受产前检查的孕妇受虐待的情况（$N = 1014$）*

没有受虐待	70.3%
推挤，拍打	23.5%
精神虐待（包括说粗话、没钱花、远离家庭和朋友）	21.2%
踢、咬、用拳头打	13.2%
损害财产或宠物	12.0%
扔东西来恐吓	11.2%
严重的威胁生命	5.8%
勒死、窒息	5.6%
性虐待	5.3%
动刀、枪或其他武器	3.7%

* 报道称一些妇女受到不止一种形式的虐待。

Modified from Webster J, et al: Domestic violence in pregnancy: A prevalence study. Med J Aust 161: 468, 1994.

表175-3　未受虐待和受身体虐待孕妇的社会经济学与社会心理学情况

特点	病例数（%）		P值*
	未受虐待（N=512）	受虐待（N=36）	
未婚	69/503（13.7）	35/36（97.2）	≤0.001
没有受过高等教育	41/488（8.4）	25/33（75.8）	≤0.001
加拿大出生†	275/496（55.4）	21/35（60.0）	NS
失业或接受社会援助	133/498（26.7）	27/35（77.1）	≤0.001
非计划怀孕	151/503（30.0）	32/36（88.9）	≤0.001
规律吸烟者	63/506（12.5）	26/36（72.2）	≤0.001
规律嗜酒者	83/430（19.3）	23/33（69.7）	≤0.001
使用违禁药品	6/501（1.2）	20/36（55.6）	≤0.001
非健康饮食	31/499（6.2）	10/36（27.8）	≤0.001
以前有情感问题	19/499（3.8）	22/36（61.1）	≤0.001
意识到受到虐待	245/416（58.9）	18/34（52.9）	NS

NS，指没有统计学意义。

*利用 X^2 检验进行数据比较。

†原始研究；包括反映移民状态的参数。

Modified from Stewart DE, Cecutti A: Physical abuse in pregnancy. CMAJ 149：1259，1993.

已有确切的报告，情感虐待包括虐待者恐吓手段维持虐待与被虐待的关系[76,77]。大部分受虐的孕妇保持这种关系，是因为缺乏为她们提供帮助的支持机构的知识[70]。受虐的孕妇往往失去自尊、绝望、焦虑、害怕、退却，创伤后忍受病痛、被动、无助、抑郁及高比率的自杀念头[76,77]。

受虐的孕妇也有一些身体不适症状，包括头痛、乏力、失眠、窒息感、胃肠不适、骨盆痛、背痛等。这些症状也许是精神压抑的表现或家庭逆境的转化反应。

受虐的孕妇不相信她们有任何对胎儿健康的控制能力，她们有着强烈的信念认为机遇是胎儿结局的主要决定因素。这个信念和相关行为（如吸烟、嗜酒、药物滥用）不可能改变胎儿的结局，除非她们离开被虐待的环境。只有这样，她们才能改善她们的权利、自尊，改变符合胎儿最高利益的行为[70]。

在急诊科处理受虐孕妇时，正确识别与随访观察是至关重要的。大部分受虐的孕妇不会主动提供受家庭暴力的信息，除非专门询问相关情况。她们很可能会向那些给予她们保护、支持、帮助和同情的其他妇女或医务人员透露信息[70,71]。恐怕无根据的直接提问会冒犯受虐待的孕妇[70]。

当孕妇的丈夫不在场时采集病史，直接询问其受虐待的情况，这是很重要的。可以采取如下方式询问："你和你的丈夫如何解决分歧？""这几年有没有被别人伤害过？[70]""你关心自己及你的宝宝的安全吗？""和你相似的问题来看急诊的许多孕妇都遭受过家庭暴力，是不是你也有这样的问题呢？[78]"

病史也必须包括确认目前的妊娠情况，对配偶关系的满意程度，受伤的性质及部位，过去及现在对医学治疗的需求，家庭暴力的程度，寻求社会及法律保护的知晓度，儿童的安全性。关于儿童的安全问题，已经证实配偶的虐待与儿童虐待是相关的[63,76]。

医生应该无偏见地对待受虐待的孕妇。因此，需要和她们交流，告知那样的虐待是不可以接受的，而且将来有可能更严重，接着需要帮助这些孕妇建立一个安全计划，包括社区服务，一些保护措施如法律援助，为她们及儿童准备的紧急避难所。

如果发现孕妇处于高风险及居住于危险的环境中，需要谨慎地安排其立即躲避或住院。所有确定受虐的孕妇均应转到社会服务机构、社区支持组织，如果可能，转到药物滥用门诊，请精神心理科医生和产科医生会诊。

急诊医务人员应当接受有关围绕家庭暴力问题的教育，如何有效地、合作地、尽快地解决问题。另外非常重要的一点是，急诊医务人员应当与受虐孕妇保持紧密联系，建立当地家庭暴力情况的海报及小册子[70]。

处理

概述

孕妇的评估需要特殊的仪器及特殊的辅助检查。对所有的妇产科急诊来说基本的仪器包括多种窥器、多普勒超声设备监测胎儿心脏搏动。窥器至少需要四种宽度的叶片，最窄 16mm（如 Miltex Pedersen），窄的 22mm（如 Miltex Pedersen），一般的为 25mm（如 Pedersen），宽的为 35mm（如 Graves）。窥器叶片有三种长度：最短的 7.7cm，中等的 10.2cm，最长的 17.8cm。对大部分孕妇来说，中等长度的 Pedersen 窥器能够充分暴露。处女和停经后的妇女需要用窄的或较窄的，长度为 10.2cm 的窥器。肥胖或阴道壁较松弛的患者需要 Graves 窥器。

正确的影像学诊断（如经腹和经阴超声，彩色多普勒超声或阻抗体积描记）和实验室检查（hCG 定性及定量检测）需要随时可以检查。磁共振检查如果提前预约也必须可以做到。对于有高风险产科情况的孕妇，如果检查不能做，需要提前安排转运到能够做检查的专科单位。

促进健康及预防妊娠期疾病与外伤

对于一些患者，急诊科是第一次诊断妊娠的场所，这时患者会产生情感及生理变化，对于另外一些患者，急诊仅仅是产前的唯一一次就诊。

在排除妊娠并发症及合并症之后，孕妇应该接受辅导，正确的指导，鼓励她们进行定期的产前检查。在美国，从 20 世纪 90 年代初期前三个月孕妇开始产前检查的比率持续增加，2004 年报道为 83.9%[79]。统计表明 20 世纪 90 年代孕妇及时产检的比率增加了 10% 且持续增加到 2003 年[79-81]。

尽管在急诊产前咨询的时间仅限于急诊，这种咨询对孕妇及胎儿的健康均有正面的影响。下面讨论的内容并不包括全部的产前问题；但是，概括了常见的识别风险及孕妇关注的问题，还有一些正确的建议。

使用安全带、头盔及安全气囊

强调使用三点安全带来约束，尚无证据表明这种约束会增加胎儿损伤的机会。发生车祸时正确的使用安全带对孕妇及胎儿均有较好的保护作用[82]。腰带应该牢固舒服地放在孕妇骨盆底，低于子宫体及基底部，跨过大腿，肩带应放于两侧乳房之间，不能太松弛[83]。美国国家高速公路交通安全管理局没有考虑孕妇需要停用安全气囊，推荐同时使用气囊及安全带[84]。鼓励所有的患者在骑自行车或摩托车时带头盔，不论是自愿的还是须服从法律的。妊娠期间最好不要骑摩托车，尤其是妊娠晚期。

应该强调进行安全的婴儿喂养，在车辆行进过程中进行哺乳是不正确也不安全的。同样，在行驶车辆中无约束带的情况下给婴儿进行奶瓶喂奶也是不安全的。

妊娠期间的性生活

妊娠期间进行性生活被认为对妊娠妇女是无害的，大部分文章建议妊娠最后 4 周或即将发生流产或早产时要禁止性生活。

妊娠期间阴道冲洗的安全性

一些指南需要注明妊娠期间如何正确地使用灌洗器，手持的球状注射器是禁止应用的，因为有引起气体栓塞的风险。冲洗袋的高度应限制在膝盖水平上 2 英尺以下以防止过高的液体压力，喷嘴插入阴道不应该超过 8cm。

妊娠期旅行限制

一般来说，怀孕期间旅行是不受限制的，航空公司对正常怀孕 35～37 周的妇女是不限制的（既往无早产的病史）。更晚期的孕妇短期旅行也是允许的，但需要有医生提供的不会临近分娩的证明书。对于孕妇旅行者需强调至少每 2 小时应站起来走走路以减少静脉血栓形成的风险。偶尔旅游者接触宇宙射线是很轻微的。怀孕的航空公司职员或长期的飞行员妊娠期间应该咨询医生，因为她们接触宇宙射线增加[85]。

妊娠期间的免疫接种

免疫咨询委员会在疾病预防与控制中心（CDC）的网站上发布了妊娠期间免疫接种指南。孕妇的免疫接种应遵循风险与利益对比原则。疫苗接种的相对指征有三条原则：①暴露的风险很高；②感染可致孕妇或胎儿损害；③疫苗本身不会造成伤害。活的病毒疫苗一般是禁忌的，因为理论上有可把病毒传播给胎儿的风险。如果孕妇在妊娠 3 个月前接受过活的病毒疫苗，则应该向专家咨询对胎儿的潜在的风险[86]。有关各种疫苗全面的具体的指南更新并刊登于疾病预防控制中心的网站上（http://www.cdc.gov/vaccines/pubs/ACIP-list.htm）。

规律适当的体育锻炼的重要性

妊娠期间应该鼓励进行适当的规律的运动，因为运动可以预防静脉血流瘀滞及血栓栓塞性疾病,可以保持规则的肠蠕动,改善体姿及会阴部肌肉的力量,控制体重的增加。不主张久坐的生活方式及以坐位为主的工作方式。美国妇产科医师学会推荐无内科疾病或妇科并发症的孕妇应与未妊娠者一样的运动标准（由美国 CDC 及美国运动医协会推荐的标准）。此标准目的在于促进健康,包括每日进行 30 分钟以上的中等强度的活动。有并发症的孕妇也需要进行锻炼,应该在密切的医疗监督下进行规律的活动锻炼。

应当鼓励患者加强腹部肌肉的锻炼,拉伸背部的下半部,平衡胸大肌与斜方肌、菱形肌、背阔肌等肌肉的力量,加强颈椎屈伸,进行规律的不同方位的骨盆倾斜锻炼以纠正妊娠姿势的不平衡和缓解妊娠不适。

正确合适的锻炼包括低运动量的有氧运动,高运动量的活动应该避免,尤其是妊娠晚期。不主张 12 周后进行剧烈的腹部锻炼,因为会加剧腹直肌的分离。中等量的规律的腹肌锻炼可以减少脊柱前凸。美国有氧运动和健身健美协会推荐妊娠期间运动强度应限制心率在年龄相应的最快心率的 55%～70%,运动时间不应超过 1 小时 15 分钟,包括拉伸和放松的时间,频率不超过每周 3 次。

饮食,补充维生素及体重增加的推荐意见

不推荐孕妇常规补充多种维生素,然而,推荐补铁,尤其是在妊娠后半期。而且也推荐每天口服叶酸 1mg,从怀孕前 1 个月开始一直持续到整个妊娠的早期以减少神经管畸形的风险。

美国妇产科医师学会推荐孕妇的平均体重增加约 10～12kg[87]。妊娠期正常生理变化大约为 9kg,剩下的是孕妇脂肪的蓄积[88]。根据孕前体重的情况 CDC 提出增加体重增加的推荐意见：低体重孕妇可增加 13kg,正常体重者增加 11kg,超重者增加 7kg[89]。

适当处理药物滥用的孕妇

吸烟、滥用违禁药品、过度的嗜酒对孕妇的风险是众所周知的,然而,尽管已经警告,但仍然有一些孕妇继续吸烟和过度饮酒。从 1989 年开始妊娠期吸烟的比例有所下降,1998 下降至 12.9%,2005 年下降至 10.7%[79]。尽管如此,孕龄妇女吸烟的比例仍然较高,据报告 2005 年有 19%。美国卫生和人类服务部药物滥用和精神健康服务管理署认为,从其国家药物滥用家庭统计调查（1996—1997 年数据）显示在过去几个月时间里有 2.5% 的 15～44 岁的孕龄妇女有服用一种甚至更多种的违禁药物,有 1.3% 的妇女有"狂饮作乐（binge）"的饮酒,不到 20% 有吸烟史。狂饮（binge drinking）的定义是：在过去的 30 天内至少有 1 次在同一天饮酒 5 瓶或更多。与非妊娠者比较,药物滥用的妇女在妊娠期间已减少使用,但产后又继续重新开始。妊娠期间药物滥用在未婚怀孕且未受过高等教育者更常见,随着成人教育的增加,药物滥用的比例下降。妊娠期间药物滥用的比例在西班牙裔与白种人妇女之间无差异,但黑人药物滥用的比例较西班牙裔人明显增加[90]。

重要概念

- 急诊科评估的一项重要原则是,对所有育龄妇女均应假定妊娠,腹痛或阴道流血的患者,即使她们叙述"不可能怀孕",其中 11.5% 妊娠检测结果为阳性。
- 准确的生命体征检查需要孕妇呈左侧卧位。
- ELISA 方法是最先进的尿妊娠检测,使用较方便,敏感性高,hCG 水平的敏感性在 25～50IU/L。
- 孕妇进行影像学检查的决策需要权衡胎儿和孕妇放射线暴露的风险与不愿意接受放射线检查所致孕妇与胎儿漏诊的风险。
- 通常,应像其他患者一样处理及评估孕妇,然而,孕妇正常的生理变化掩盖或暴露潜在的疾病。
- 急诊科就诊是为加强或提供基础保健教育和嘱咐促进健康、预防妊娠疾病与外伤的机会。

本章参考文献请参见 http://pumpress.bjmu.edu.cn/eduservice/3419.html

第 176 章 妊娠急性并发症

Debra E. Houry and Bisan A. Salhi

李慧 译　廖晓星 校

概述

妊娠期的急性并发症可以出现在整个妊娠过程中，并且有诊断和处理的挑战性。致命的孕期疾病，例如妊娠早期出现的异位妊娠，妊娠中、晚期的妊娠高血压，妊娠晚期胎盘早剥等，都是相当常见的。对这类疾病的诊断和处理是每个急诊医师必备的基础技能。急诊医师在制定相应的治疗方案时，必须考虑症状、体征、孕周以及病人病情的稳定程度。

早期妊娠疾病

流产

概述

妊娠期自然流产较为常见。早期流产（末次月经周期后不足6个周时，人绒毛膜促性腺激素[hCG]阳性）的发生率约占全部妊娠的1/4[1,2]。着床后发生的胚胎和胎儿的丢失率高达妊娠的1/3。导致流产风险增加主要由于母亲年龄增加（40岁以上产妇流产率是25~29岁产妇的5倍）、父亲年龄的增加、饮酒、产次的增加、孕前低体重指数、孕妇的压力以及阴道出血史等[3]。大约80%的流产发生在妊娠早期，其余的发生在妊娠20周前。胎儿死亡发生在妊娠超过20周后，或胎儿体重超过500g则称为早产。

先兆流产或确定的流产是常见的急诊情况。大约有1/4产妇有阴道出血病史。据统计，约50%的出现阴道流血的孕妇会出现妊娠早期流产，这一比例在急诊病人中可能更高[4,5]。尽管有些孕妇仅仅出现阴道流血而并未流产，但她们娩出早产儿和低出生体重儿的风险约为正常的两倍[6]。

疾病原理

病理生理

子宫畸形和染色体异常是发生流产的两大主要原因。少数流产是由于卵细胞并未发育（无胚胎妊娠）。而大多数的早期流产，胎儿死亡后数星期才出现流产症状。虽然流产的临床症状多出现于妊娠8~12周，但超声证据表明胎儿多于妊娠8周前已经死亡；如果胎儿存活由胎心活动和正常的超声表现依据，则流产率仅为3.4%[7]。

40%流产为染色体异常。母体存在的多种因素会导致流产风险增加，包括先天性发育不良、瘢痕子宫、子宫肌瘤、子宫颈异常等。其他增加流产风险的因素包括毒素（如酒精、烟草和可卡因）、自身免疫性因素、内分泌失调（如黄体期功能不足）和妊娠期感染等[2]。

术语

流产分为几个不同的阶段。处于先兆流产阶段时，患者可出现阴道流血，但妇科检查宫颈口未开。这类流产的发生率为35%~50%，取决于人口统计数据和症状的严重程度[4]。一旦出现宫颈口扩张，则流产已不可避免，成为难免流产。如果妊娠产物残存在宫颈口或阴道内，则定义为不全流产。若全部妊娠产物，包括胎儿及胎盘完全排出体外，且宫口闭合、子宫收缩至正常大小，为完全流产。由于不论子宫是否排出妊娠产物，都可能会由于大量失血和血块阻塞而闭合宫颈口，因此急诊医生诊断完全流产是相当困难的，除非在妊娠产物内发现妊娠囊。明确的诊断完全流产仅在为明确妊娠产物的病理性质而进行了刮宫术和吸宫术之后，除非能够确认妊娠产物完整排出；或者超声检查提示已妊娠子宫内无妊娠产物；或者数周之后检测妊娠试验阴性。

稽留流产是一种相对过时的说法，指子宫并未随妊娠时间的推移而增大。空囊妊娠是指胎儿在妊娠早期或妊娠中期死亡，在顶臀长至少达到5mm的胎儿无胎心活动。

临床特征

病史中必须包含对妊娠时间的评估，末次月经周期时间、妊娠反应（以及消失的妊娠反应）、阴道流血的情况、流血持续时间、腹痛或发热等症状的出现，以及是否已尝试人工流产等。虽然腹痛症状及阴道流血多提示发生流产是不可避免，但事实上，症状的严重程度程度与流产发生的风险并不完全相关[4]。

对妊娠早期出现阴道流血病人的评估，需要进行细致的腹部检查，包括压痛或异位妊娠可能引起的腹膜刺激征，同时确定子宫大小（对那些腹部不能触及的子宫）。必要时进行妇科检查，以确定宫颈口是否扩张，有无血块或妊娠产物阻塞于宫颈口内、阴道流血的程度，以及子宫大小、有无压痛等。可以使用圆形宫颈钳（不是用Q-Tip）进一步明确宫颈内口（较宫颈外口深1.5cm）是否扩张。如果病人已存在明确的宫颈口扩张或有妊娠产物排出，则不必检查宫颈内口是否开放；或者在确保宫颈钳操作较为轻柔，并且不会进入宫颈内超过2～3cm的妊娠早期孕妇，是可以进行该检查的。对于发生在妊娠中期的阴道流血，应尽量避免阴道探查，主要是由于处于该阶段的子宫血运较为丰富，并且胎盘有可能位于宫颈口部位。如果发现经产妇宫颈口已经打开或松弛并无特殊临床意义。子宫附件出现不对称增大时，需要考虑黄体囊肿形成或异位妊娠的可能。当附件区或子宫部位出现压痛时，应高度警惕异位妊娠；而在妊娠期发生盆腔感染导致子宫部位和附件区压痛则相对少见。

绒毛组织在生理盐水中呈现为悬浮的叶片，因此任何排出的组织均应置于生理盐水或自来水中（或在低倍显微镜下）予以观察，以区分子宫内膜、血凝块以及绒毛膜组织。除了少数异位妊娠（包括宫内妊娠和异位），其也可以作为排除异位妊娠的确切方法。如果医生也无法确认组织中还有绒毛，那么异位妊娠排出的组织，也叫做蜕膜，很容易地与宫内流产混淆[8]。

诊断策略

血红蛋白可以作为测量基准，用于评估持续阴道流血的女性出血的程度。此外，进行血型检测，包括

表 176-1 根据经阴道超声确定胎龄和 hCG

超声表现	距末次月经后时间（周）	β-HCG（MIU/ML）
妊娠囊（25mm）	5	1 000
"区分带"	5～6	1 500～2 000
卵黄囊	6	2 500
上"区分带"	6～7	3 000
胚芽	7	5 000
胎心运动	8	17 000

hCG，绒毛膜促性腺激素。

Adapted from Dart RG: Role of pelvic ultrasonography in evaluation of symptomatic first-trimester pregnancy. Ann Emerg Med 33: 310, 1999.

框 176-1 异常妊娠的经阴超声影像学标准

- β-hCG 水平 3 000mIU/ml 时无妊娠囊
- 妊娠囊 13mm 时无卵黄囊（或距末次月经 32 天时）
- 顶臀长 5mm，却没有胎心搏动音
- 妊娠囊平均直径 25mm 时未见胎儿
- 10～12 孕周时没有胎心音

β-hCG，人绒毛膜促性腺激素。

Adapted from Dart RG: Role of pelvic ultrasonography in evaluation of symptomatic first-trimester pregnancy. Ann Emerg Med 33: 310, 1999.

Rh 血型。超声检查是评估胎儿的健康以及胎位的主要手段（表 176-1）。由于时间推算和临床查体对胎龄的估计往往是不准确，超声检查就成为判断胎龄较为准确和可行方法（框 176-1）。

对于较为稳定的先兆流产的患者，只要能够排除异位妊娠，可以采用临床观察的方法以确定何时采取进一步的干预措施，对于妊娠时间小于 6 周或 7 周，或者超声检查尚无法明确诊断时，对 hCG 水平的动态测定、观察是用来评估胎儿的健康状况的有效手段。超声检查中的"区分带"是指定量 hCG 水平达到某个水平时就能够探查到处于发育阶段的宫内妊娠胚胎，一般经腹彩超需达到 6 500mIU/ml，而经阴道彩超需达到 3 000mIU/ml[9]。在 hCG 水平上升到 3 000mIU/ml 可以进行超声检查或复查。如果 hCG 水平持平或下降，或超声符合诊断胎儿死亡的标准（见表 176-1），病人应转诊到妇产科继续观察治疗，以确保完全流产。

鉴别思路

首先应排除异位妊娠的可能性，它往往与早期先兆流产相混淆。即使仅仅出现无痛阴道出血的患者，

也应排除异位妊娠的可能。因此,及早行超声检查成为阴道出血或腹痛孕妇明确诊断的必须。

其他的鉴别诊断有:少量的出血会发生在胚泡植入子宫内膜而恰巧错过第一个月经周期时;葡萄胎同样具有阴道出血的特点,通常发生在妊娠早期末或妊娠中期,可以通过超声检查予以鉴别;宫颈及阴道病变也可引起局部出血,需要行阴道检查进一步明确。

处理

除外对血流动力学状态进行评估和对失血情况进行对症处理以外,先兆流产病人无需其他特殊治疗。如果病人血型为 Rh 阴性(除非胎儿父亲也被证实为是 Rh 阴性),可以使用抗-D 免疫球蛋白,妊娠早期病人给予剂量为 50μg,妊娠中晚期病人则予以全量 300μg[10]。自始至终都应警惕异位妊娠的可能,如果病人存在异位妊娠的危险因素,或者如果出现腹痛,则应立即行超声检查予以明确,虽然异位妊娠也可能以无痛性阴道流血为主要表现[8],但相比腹痛伴阴道流血较为少见。超声检查往往安排在病人无明显疼痛的时间,并且病人应知晓除非已明确发现 IUP,否则异位妊娠的发生尚不能完全排除。对于计划终止妊娠的患者,应当鼓励其及时行清宫术并确认绒毛膜绒毛已完全清除。

除非诊断宫内妊娠,先兆流产的病人同时存在有血流动力学不稳定、疼痛较为剧烈或其他症状尚不能完全排除异位妊娠,应在出院时应给予细致的指导,也称为"异位妊娠预防措施"。由妇科医生一起参与进行的超声检查随诊、评估和 hCG 动态测定结果对于急诊诊疗是非常有用的。此外,有研究表明,低水平的孕酮[11]和抑制素 A[12],也可以对早期流产作出预测,尽管尚没有广泛推广使用。

50% 或更多的先兆流产妇女急诊病人最终流产。"预防"流产的治疗措施是基本无效的,因为大部分胎儿在孕妇出现临床症状症状前 1~2 个星期已出现死亡。在绝大多数情况下,自发流产是身体清除异常或不发育(死亡的)胚胎的一种自然方法。因此,早期处理的主要目标应该是耐心教育和精神支持,使患者了解适度的日常活动并不会影响妊娠。出现阴道流血时进行棉球填塞、性交和其他活动,可能导致子宫感染,当合并发热、腹痛或出血量增加等情况时应立即就诊。已明确诊断的宫内妊娠患者出现抽搐,必要时可口服合成的镇静剂进行治疗。如果出现阴道排出物,应当对排出物进行进一步检查,因为肉眼对部分分化的胚胎或绒毛蜕膜的分辨是非常困难的。

病人咨询与先兆流产密切相关。胎儿生命力测定可以帮助母亲获得信心或对可能出现的流产做好心理

准备。流产本身是一个相当痛苦的过程,因为妊娠早期通常很难明确,意识到早期胎儿死亡同样不易。许多女性认为,任何妊娠早期发生的轻微的跌倒、损伤或压力均会导致流产,实际上患者应该了解到,他们的行为并未导致流产。重要的是让他们知道流产本身是非常常见的,悲伤是正常的,进行相关咨询可能是有益的[13]。在流产之后需要安排后续的相关诊疗以解决这类问题。

对难免流产病人的处理,包括观察,促进子宫收缩和妊娠产物排出,或必要时进行清宫术和刮宫术清除宫内残留物。而发生不全流产时,子宫内残留的部分妊娠产物可能会限制子宫收缩,导致出血不止。轻柔使用圆形宫颈钳在产检时取出宫颈口的妊娠产物能够大大减轻出血。

拟诊为完全流产患者的处理更为复杂。患者的任何妊娠排出物均应送病理检查,除非能够辨别完整的妊娠囊或胎儿,因此临床上很少能够明确诊断为完全流产。研究表明,对于超声检查发现存在子宫内妊娠残留物的习惯性流产女性,仅给予观察处理是安全的,但前提是排除异位妊娠[14]。如果超声检查未发现子宫内膜组织,并且出血量较小、妊娠时间小于 8 周,往往不需要进行刮宫,患者随诊妇产科医生,并进行测定 hCG 的动态变化。80% 处于妊娠早期的流产不需进行任何干预可自行完成。然而,如果进行刮宫术则可以减少流产后随访期限及其他相关检查,尤其是那些超声检查发现宫内仍存在妊娠囊的患者[14]。临床上采用米索前列醇代替清宫术或刮宫术也有 84% 的流产成功率[15],但应嘱患者在出现阴道出血不止、剧烈腹痛、发烧或妊娠产物排出时即可就诊,并且在服用后 1~2 周就诊以明确用药效果。

应告知患者,即使是发生在妊娠早期的流产都会孕妇对造成严重的心理压力,因此应在之后的 1~2 周进行妇科随诊。一些妇科医生会在清宫术或刮宫术后处方抗生素(通常是多西环素或甲硝唑)预防生殖道感染,特别是那些生殖道感染的高危人群,或者处方麦角或甲麦角新碱(0.2mg,每天两次口服)用以帮助子宫恢复,同时应嘱患者在出现感染(发烧或子宫压痛),或者再发阴道流血、出现阴道排出物时立即就诊。

异位妊娠

概述

异位妊娠,或受精卵于子宫腔以外着床,成为一个日益威胁育龄妇女健康的重要疾病。它是产妇死亡

的第三大原因，约占产妇死亡的6%[16]。异位妊娠的发生率约为2%，并且在近几十年中稳步上升。虽然异位妊娠主要发生于25～34岁的女性，但高龄产妇和低龄产妇的发病率更高。宫内与宫外同时妊娠（异位妊娠）既往是罕见的，发生率约为1:4000；而近年，随着辅助生殖技术（胚胎移植）的普及，这类妇女异位妊娠的发生率达到4%或更高[17]。几项研究显示，因妊娠早期出现阴道出血或疼痛而在急诊就诊的孕妇中，约10%为异位妊娠[18,19]。

疾病原理

受精卵的着床发生排卵后大约8～9d。导致不正常着床的危险因素包括主要的输卵管炎症（约占50%），输卵管解剖结构异常，或子宫内膜异常（母体因素）。这些因素导致胚胎植入子宫内膜失败。盆腔炎症的患者发生异位妊娠的风险增加3倍。近期研究表明，1/4异位妊娠患者曾行输卵管手术，包括有输卵管绝育术或因异位妊娠行输卵管切除手术[20]；如果病人是使用宫内节育器，异位妊娠的风险来自于盆腔感染的并发症，或宫内节育器避孕失败同时阻止受精卵着床。除了宫内节育器和输卵管绝育术，所有其他形式的避孕措施均可以减少异位妊娠的发生率。发生异位妊娠后试图再怀孕的女性，再发异位妊娠的风险高达22%（框176-2）[21]。

当受精卵着床于输卵管、卵巢或在宫颈等位置时，胚胎的生长速度较正常妊娠缓慢，因此会出现hCG增长低于正常速度，水平异常低或进行性下降。异位妊娠过程中出现的间歇性出血可以通过输卵管壁或输卵管伞部进入腹腔。包括出血以及其他症状通常只是间歇发生。异位妊娠后可能发生三种结果：首先为输卵管妊娠流产后囊胚排入腹膜腔或排出阴道，其次为囊胚本身发生退化，或出现妊娠囊破裂发生腹腔出血或阴道出血。若囊胚植入子宫角（宫角妊娠），则因为胚胎可以依靠子宫丰富的血供而逐渐增大，可持续增长至妊娠10～14周发生破裂，导致大出血。

临床特征

典型的异位妊娠临床表现为具有高危因素的病人出现腹痛、阴道流血，并伴有停经史。不幸的是，很多病人症状并不明显，病史也不明确。其中，近半数病人缺乏异位妊娠的高危因素。15%～20%的患者虽然有异位妊娠的症状，但并无明确停经史，偶尔也有患者无阴道出血的病史。腹痛常见为严重的持续性疼痛，并有腹膜刺激征。肩胛部放射痛意味着存在较多腹腔游离液，往往提示异位妊娠破裂后发生大出血。异位妊娠引起的腹痛可以呈现为痉挛痛或间歇性发作，甚至无腹痛症状[8,22]。

异位妊娠中的体检结果往往差异较大。具备阴道出血或子宫、附件压痛症状，或两种症状均存在并且妊娠试验阳性的病人均应考虑异位妊娠的诊断。即使出现严重的腹腔积血也可能无心动过速症状，可能表现为正常的血红蛋白和低血压。出现对腹膜刺激征、宫颈举痛、单侧或双侧腹部或骨盆压痛时常提示异位妊娠的可能性较大[22]。如果存在显著的腹膜刺激征，应采用较为准确的双手检查方法验证。触及附件包块的患者仅占异位妊娠患者的10%～20%[8,22]。阴道出血量往往不大。严重的出血伴有血块或组织排出时往往提示出现先兆流产或不全流产，而在异位妊娠出现激素水平下降时可能会发生子宫内膜脱落，可能被会误认为胎儿排出体外。排出的组织需要置于自来水或生理盐水（或在低功耗显微镜）中进行检查，与流产相鉴别。除非能够发现胎儿或绒毛膜绒毛部分，否则对于出现阴道流血或阴道排出组织的病人均需要进一步排除异位妊娠可能。

诊断策略

由于异位妊娠在病史和体格检查方面敏感性和特异性均不高，因此对于那些出现腹痛或阴道流血的病人合并有妊娠试验阳性时，需要行辅助检查进一步明确妊娠部位。科学技术的进步能够帮助医生准确发现或排除妊娠早期出现阴道流血或下腹痛的原因是否为异位妊娠。超声和激素检测是最为常用的辅助检查方法，除此以外，在某些情况下腹腔镜手术成为最有效的诊断工具。

超声检查

超声检查是用来在早期明确胚胎位置，评估胎龄以及胎儿的生存能力主要的方法。经腹超声检查是判断宫内妊娠胎儿心脏活动情况，同时排除异位妊娠的

框 176-2　异位妊娠的高危因素

- 输卵管手术（输卵管绝育或宫外孕）
- 盆腔炎
- 吸烟
- 高龄
- 自发性流产病史
- 不孕史

Modified from Bouyer J, et al: Risk factors for ectopic pregnancy: A comprehensive analysis based on a large case-control, population-based study in France. Am J Epidemiol 157: 185, 2003.

最有效的方法（除在由于治疗不孕而造成异位妊娠的高危患者）[9]。经阴道超声检查则更为敏感，能够较经腹超声检查更早确认宫内妊娠，在情况稳定的妊娠早期孕妇诊断准确率达到80%[23]。一般来说，一个不能确定的超声通常提示为异常妊娠，一项超过1 000例盆腔超声的报道发现，53%不能确定超声检查图像证实为胚胎死亡，15%为异位妊娠，仅有29%为宫内妊娠[23]。然而，结合hCG定量检测能够明显提高诊断的准确性。hCG水平低于1 000mIU/ml的病人，异位妊娠的发生率将增加4倍；对于这类人群，尽管超声结果的准确性会有所下降，但仍然能够发现其中约有1/3为异位妊娠[19,24]。如果阴道超声未发现妊娠囊，而同时hCG水平>3 000mIU/ml时，极有可能为异常妊娠，需要进一步鉴别诊断流产和异位妊娠[24]。不幸的是当hCG约为1 500mIU/ml，仅有约一半的患者为异位妊娠（表176-1）。

在妊娠早期因阴道流血或腹痛至急诊就诊病人中，约20%发现为不确定的超声图像，即子宫内和子宫外均未发现胚囊（框176-3）。如果这类人群合并有hCG水平<100mIU/ml且子宫内未见胚囊，发生异位妊娠的概率很大。即使发现子宫内膜碎片也不能完全排除异位妊娠的可能[25]。

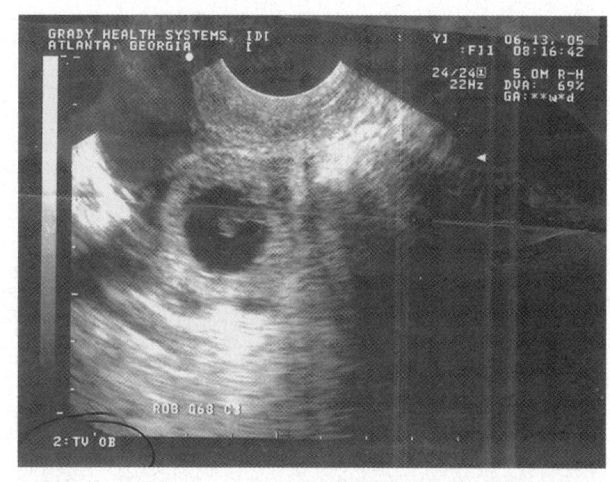

图176-1　超声检查妊娠位于输卵管，诊断为异位妊娠。（Courtesy of Mary Ann Edens, MD.）

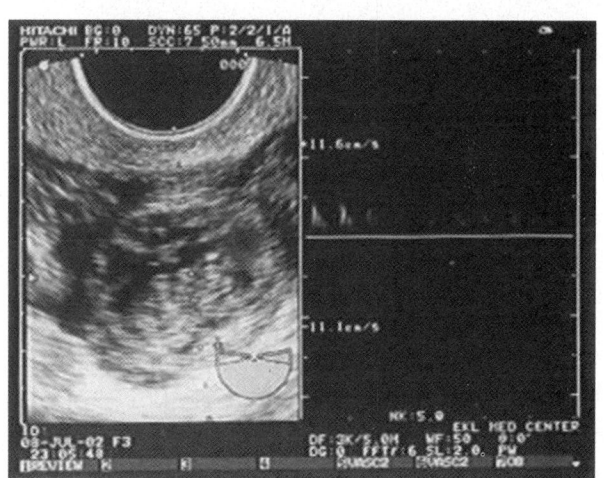

图176-2　超声检查确定胎心在输卵管中的运动用于诊断异位妊娠。（Courtesy of Mary Ann Edens, MD.）

框176-3	疑似异位妊娠超声表现

宫内妊娠诊断（IUP）
- 双妊娠囊
- 宫内胚芽或卵黄囊
- 宫内胎心活动

诊断异位妊娠
- 输卵管妊娠（图176-1）
- 宫外胎心活动（图176-2）
- 宫外胎芽

异位妊娠征象
- 中大量积液，未见宫内妊娠产物
- 附件包块且未见宫内妊娠产物*

不确定诊断
- 空子宫（图176-3）
- 非特异性积液（图176-4）
- 较强回声
- 异常囊状物（图176-5）
- 单孕囊

* 性质复杂的包块强烈提示为异位妊娠，但也有表现为囊肿的异位妊娠。

Adapted from Dart RG: Role of pelvic ultrasonography in evaluation of symptomatic first-trimester pregnancy. Ann Emerg Med 33: 310, 1999.

激素水平检测

在急诊科，hCG水平的测定具有两个重要的用途：对那些情况稳定的孕妇，可以作为门诊随诊项目动态观察其变化；单次测定结果可以结合超声检查对妊娠情况进行评估。hCG水平一般在排卵后8~9d开始升高，妊娠6~7周后平均每1.8~3天升高一倍。病人就诊急诊时需进行hCG测定，尤其是超声提示为不确定妊娠或估计胎龄<6周的孕妇，48~72h后应重复测量，水平下降或没有成倍增长可能为异常妊娠，可能是宫内妊娠也可能是异味妊娠。然而异位妊娠早期hCG也有升高，只有40% hCG水平是下降。一项研究显示21%异位妊娠hCG增长是与宫内妊娠增长水平一致的[26]。

单次的hCG定量检测结果结合超声检查也有意义；当hCG达到3 000mIU/ml时经阴道超声应发现正常宫内孕（见表176-1）。处于稳定状态的异位妊娠，

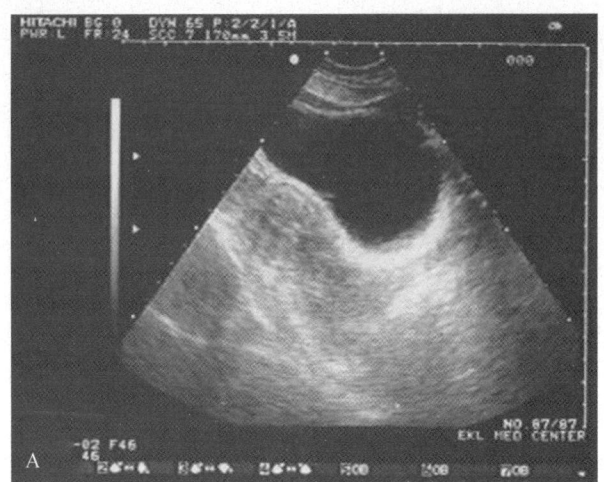

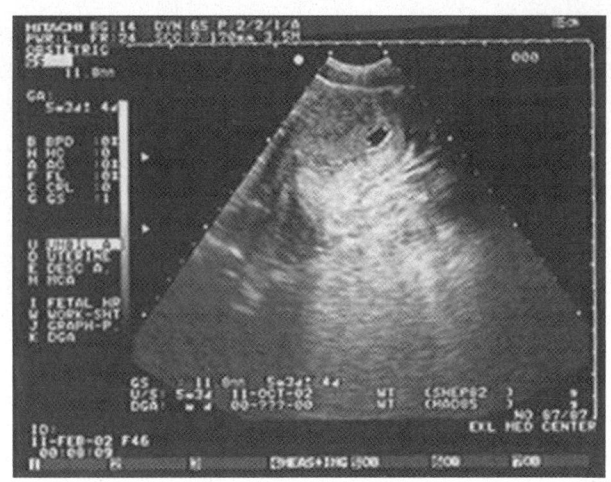

图 176-5　超声呈现出妊娠假性妊娠囊。(Courtesy of Mary Ann Edens, MD.)

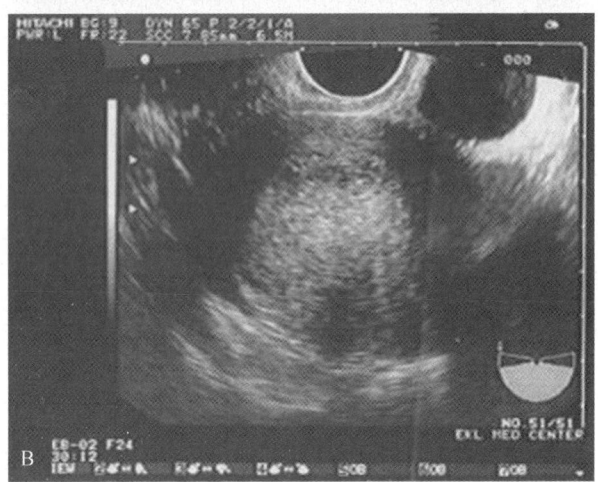

图 176-3　超声提示子宫内无妊娠囊,尚不能明确诊断异位妊娠。(Courtesy of Mary Ann Edens, MD.)

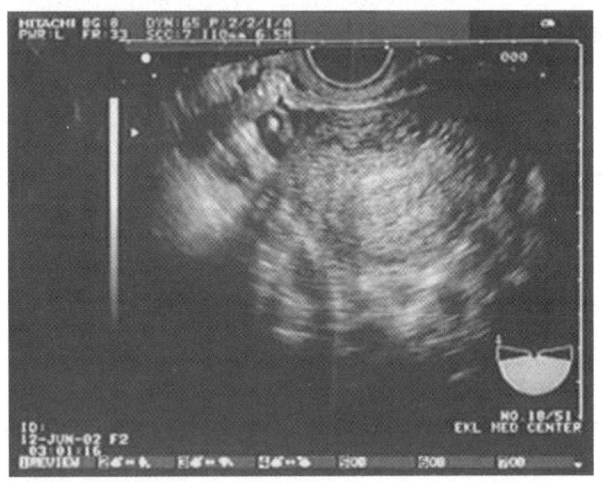

图 176-4　超声提示输卵管周围积液。(Courtesy of Mary Ann Edens, MD.)

其 hCG 水平可能在正常范围;而有报道发现异位妊娠破裂、需手术治疗的患者,hCG 水平极低或检测不到[27]。

有研究认为,血清孕激素水平可作为对异位妊娠患者进一步评估和随诊的用于替代 hCG 或额外的检测指标,孕激素水平在正常妊娠时升高早于 hCG,达到 20ng/ml 后维持于该水平,因此不需要动态观察孕酮水平的变化情况。孕激素水平<5ng/ml 可以确定宫内妊娠胚胎无法存活(除了极少数例外),并且在 hCG 水平较低、超声检查为不确定图像时,作为医生考虑是否需要进一步行清宫/刮宫手术或腹腔镜的辅助检查指标。但是,孕激素水平用于鉴别诊断异位妊娠和流产的意义有限,不能作为有效评价指标[28]。

其他辅助检查

怀疑为异位妊娠,但病情稳定且可行超声检查的病人,通常不进行后穹隆穿刺检查,主要是由于后穹隆穿刺诊断腹腔积血的敏感性和特异性低于超声检查,并且多个研究发现,该检查漏诊率约为 1/4[29]。但在不能耐受等待超声检查或需要妇科会诊而进行紧急转诊的不稳定病人可以考虑行后穹隆穿刺明确诊断。

扩张宫颈和吸取胚胎的方法可用于超声检查未发现宫内妊娠或异位妊娠的患者,用于鉴别宫内妊娠流产和异位妊娠。70%的患者能够在子宫内膜标本中发现绒毛组织,从而排除异位妊娠的可能(不孕症患者除外)。50%超声检查未发现宫内妊娠的病人也可以通过该方法发现绒毛组织,而减少了因诊断不明需要行腹腔镜手术排除异位妊娠的患者人群[30]。

尽管有创,但腹腔镜手术是一种能够准确诊断(和治疗)异位妊娠的有效手段。它是处于妊娠早期、查体无腹膜刺激征的不稳定患者进行诊断性治疗的首选方法,并且对于存在具有大量腹腔积液或盆腔异位妊娠的病人也有手术指征。诊断异位妊娠的多种方法和手段已大大降低了稳定病人行腹腔镜检查的必要性[31]。

鉴别思路

在异位妊娠的临床表现多种多样，因此需要与几乎所有妊娠早期并发症进行鉴别诊断。先兆流产是鉴别诊断中最易与异位妊娠相混淆的，可以通过超声检查明确是否存在宫内胚囊，并且能够确认胚胎是否健康。有时病人症状表现为低血容量，需与不全流产进行鉴别，若仅出现低血压而无阴道出血症状，则高度提示异位妊娠。对经阴道排出物或通过清宫术/刮宫术得到的组织进一步鉴别其属于胎儿组织或绒毛组织，能够明确宫内妊娠的何种并发症，但不足以排除接受不孕症治疗同时具有异位妊娠高危因素的患者发生异位妊娠可能性。

处于妊娠早期的病人出现阴道流血伴腹痛或腹膜刺激征表现时，还需要与黄体破裂相鉴别。黄体妊娠开始后的7～8周内发挥作用。黄体破裂会导致在下腹部疼痛和腹膜刺激征表现。超声检查如能发现宫内妊娠产物则可以排除黄体破裂（除外接受体外授精的患者）。在妊娠早期，超声检查的诊断意义不大，仅能看到腹腔内少量液体存在，因此需要动态观察其变化情况。如果病人病情并不稳定（特别是超声检查未能发现宫内妊娠产物时），可采用腹腔镜，或剖腹探查术，进一步明确诊断。

处理

通常，约20%异位妊娠患者表现为典型的症状和体征，需立即进行接受治疗，主要包括存在明显的低血容量、大量腹腔积液，或宫颈口开放[32]。对于具有明显低血容量表现的病人，需根据血色素水平和交叉配型结果迅速给予液体复苏，包括静脉补液和血液制品。在那些发生宫口开放的不稳定病人，可急诊进行清宫/刮宫术用于检验子宫内膜的性质等。

如果病人病情持续不稳定，则需要立即手术。腹腔镜可以用于治疗经保守治疗后病情趋于稳定的病人，或是血流动力学稳定，但表现出具有临床意义的腹膜刺激症状。一项研究报告指出，疑诊为异位妊娠的患者超声检查发现肝肾隐窝内积液，有必要进一步行手术治疗[33]。对于全部Rh阴性异位妊娠患者，除外已明确父方为Rh阴性者，均应接受肌注50μg Rh免疫球蛋白。

大多妊娠早期出现阴道流血或腹痛而就医的患者病情较为稳定，对这种病人，首要的目标为及时排除异位妊娠可能。若病人发病过程或体格检查中出现严重腹痛，或存在异位妊娠的高危因素，则应在出院前行超声检查进一步明确病因。如果超声提示为尚不确定结果，可行定量hCG检测判断病情。

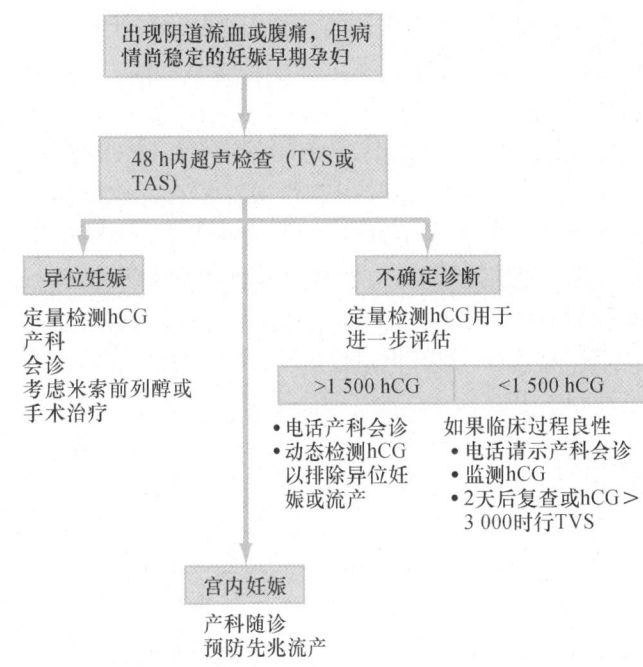

图176-6 妊娠早期阴道出血或持续腹痛病人的处理。hCG，绒毛膜促性腺激素；OB，产科专家；TAS，经腹超声检查；TVS，经阴道超声。

对低危患者，可能仅有轻微症状及出血表现，仍应注意排除异位妊娠可能性，普通门诊病人可考虑采用超声和hCG两种方法予以鉴别。多数医疗机构都将超声检查作为初步筛查的工具（图176-6），由急诊科或影像专科负责执行。如果没有发现宫内妊娠产物，则需要测定hCG用于评估患者病情。检查费用以及是否能够便捷进行相关检查等因素，直接导致医院所采取的辅助检查的顺序不尽相同。在病人出院时均应予以悉心指导，嘱病人不论出现任何症状都应尽快就诊（异位妊娠注意事项）。

另一种重要的诊断方法为hCG测定。然而，等待检测血清hCG结果延长了患者在急诊的停留时间。此外，当hCG水平<1 000mIU/ml，需超声检查进一步明确为宫内妊娠或异位妊娠[18,23]。在大多数情况下，在急诊候诊期间所进行的首次超声检查结果为诊断提供了较为快速和准确的信息。

少数的病人超声检查为尚不确定超声结果，并且hCG<1 500mIU/ml。当hCG水平尚未达到诊断水平，则需鉴别的诊断包括宫内胎儿死亡和异位妊娠。早期进行清宫/刮宫术鉴别妊娠产物能够帮助低hCG患者发现绒毛从而确诊宫内妊娠流产，亦或倾向于异位妊娠诊断[30]。另一方面，随诊以动态观察hCG水平直降至零，特别是初始水平即较低的患者。

尽管开腹手术可用于确诊的异位妊娠患者，然而目前，有越来越多的手术通过腹腔镜完成。如果病人病情稳定，并且技术上成熟，输卵管复通术较输卵管切除术仍是首选。整体而言，经阴道超声的出现，使得必须手术治疗的病人大大减少而倾向于非手术保守治疗[33]。

在许多地区，症状较为轻微且病情稳定的患者的处理已逐渐标准化，结合成本-效益综合考虑以尽可能保存病人的生育能力[31]。甲氨蝶呤是最常用于治疗妊娠早期异位妊娠的药物，它能够破坏胚胎快速分裂的细胞并促使胚胎退化。药物治疗是最常用于输卵管直径<4cm，无胎儿心脏活动，以及超声结果提示妊娠囊未破裂者。尽管目前尚无统一的单次甲氨蝶呤使用的标准剂量，有研究发现，hCG > 5 000mIU/ml时病人的治疗的失败率明显增加[34]。药物治疗的成功率为85%~93%，且单次与多次使用治疗效果并无显著差异[35,36]。下腹部疼痛是使用甲氨蝶呤的常见副反应（60%），包括那些治疗成功的患者[37]。甲氨蝶呤治疗失败、需采用手术治疗的情况包括血红蛋白下降、显著的盆腔积液或出现生命体征不稳定。所有接受甲氨蝶呤治疗的患者需要密切随访2~3个月，直至hCG水平降至零。

葡萄胎

妊娠滋养细胞疾病（葡萄胎）包括一系列以绒毛无序生长为特点的疾病。不包含任何胎儿组织的妊娠称为完全性葡萄胎。更罕见的，既包含胎儿组织，同时又存在局部的滋养细胞增生的妊娠被称为部分性葡萄胎[38]。约19%葡萄胎在妊娠产物完全清除出体外后仍能继续生长，并能够发生远处转移，需要化疗等抗肿瘤治疗。

早期葡萄胎妊娠通常缺乏特异性的临床症状。许多患者表现为腹痛、恶心、呕吐或阴道出血，单纯依靠病史难以与先兆流产、异位妊娠相鉴别[39]。病人常常因高hCG引起的妊娠剧吐、阴道出血或间歇性血性分泌物，以及妊娠中期胎心音消失而就诊，这些往往是诊断葡萄胎的首要线索。葡萄胎自发地中止生长通常在妊娠中期（20周前），患者本人或医生均可发现葡萄样的水泡排出。约30%~40%的患者出现子宫较相应孕周明显增大（超过4周），卵巢可能会由于激素的刺激而出现卵泡膜囊肿，甚至可以导致出现卵巢扭转。

葡萄胎的诊断是根据超声检查发现子宫内特征性的水泡，呈现为"落雪样"表现（图176-7），有时，部分性葡萄胎中也可见囊性结构。在某些情况下，部分性葡萄胎的诊断只能依靠病理检查妊娠产物获得[40]。葡萄胎的并发症包括先兆子痫或子痫（可发生在妊娠前24周内）、滋养细胞导致肺动脉栓塞、妊

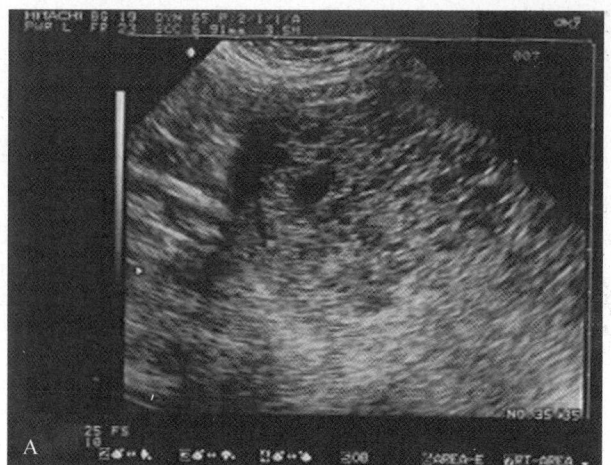
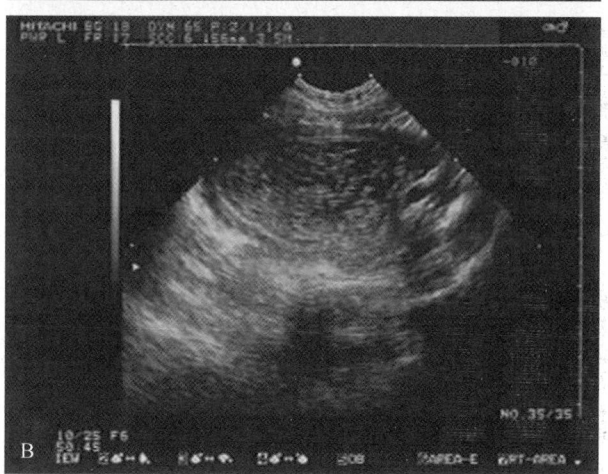
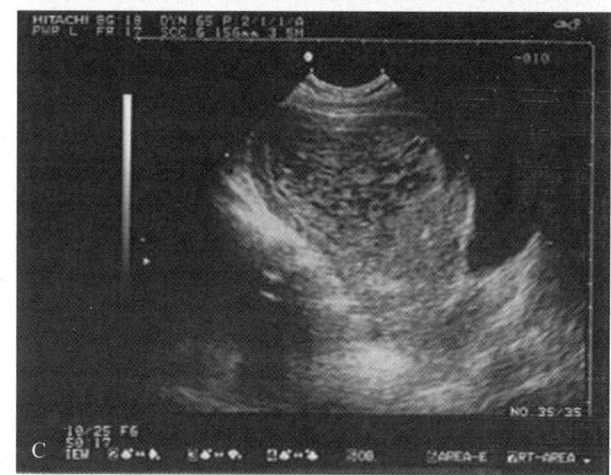

图 176-7 超声提示葡萄胎。（Courtesy of Mary Ann Edens, MD.）

娠剧吐以及急性或慢性的严重子宫出血。在拟诊为妊娠中期的先兆流产，亦或是采用超声评估胎儿的健康状况和发育的患者中，超声检查均能够发现完全性葡萄胎。然而，超声检查的敏感性只有58%，而对于部分性葡萄胎则仅有17%[40]。2/3的葡萄胎依靠流产后进行组织病理检查予以诊断[40]。

妊娠晚期并发症

妊娠晚期阴道出血

概述

在妊娠的后半阶段，出血发生率约4%。仅有20%流产发生在妊娠中晚期，因此妊娠12～14周之后发生的阴道出血，应着重鉴别诊断胎盘早剥和前置胎盘。通常情况下，出血的原因无法确定，是由于胎盘边缘覆盖宫颈口而造成剥离（仅在分娩后检查胎盘时得以证实）。其他引起妊娠晚期阴道出血的其他原因还包括早产、各种宫颈及阴道病变、下生殖道感染和痔疮。

在妊娠中期（14～24周）出血多提示预后不良，其中1/3的产妇最终发生流产。治疗主要以支持疗法和期待疗法为主，是因为抢救发育尚未成熟的胎儿本身是难以成功的。在妊娠晚期，仍有约1/3的女性发生的阴道出血与重大疾病的发病有关，但治疗措施主要为尽快分娩[41]。

胎盘早剥

疾病原理

胎盘早剥，也就是胎盘从子宫壁剥离，约占妊娠中期发生阴道出血患者的30%。此外，还有小部分轻度的或边缘剥离引起的出血患者并未发现，直至分娩后检查胎盘时才能发现，或由于可以解释为其他自限性出血疾病而未诊断胎盘早剥。对于非创伤性的胎盘早剥，由于蜕膜基底部位发生自发性出血，会导致相邻部位胎盘的分离和压缩。少量出血可无症状，直至分娩后才被发现。在某些情况下，血肿部位不断扩大和延伸导致剥离，出血症状可能不典型或由于沿着子宫壁剥离并通过子宫颈流出而发生显著的阴道流血。胎盘剥离可以是急性发作，也可以持续整个妊娠晚期。

胎盘早剥与母亲本身的高血压和先兆子痫存在明确的联系，同时它也与产妇年龄和胎次、吸烟史、血栓形成倾向、流产史、胎盘早剥史，以及可卡因滥用有关[41,42]。某些胎盘早剥还与腹部钝性创伤相关，原因考虑为创伤时无弹性的胎盘容易与具有良好弹性的子宫壁之间发生剪切力而导致两者发生剥离。妇女在妊娠期间遭受暴力而发生流产的概率是正常的两倍[43]。

临床特点

70%的胎盘早剥患者发生阴道出血[43]，多为暗红色且出血量不大，尽管如此，孕妇本身可能已存在大量失血导致的血流动力学改变。约2/3的患者出现子宫压痛或腹部疼痛，1/3出现子宫间歇或强直收缩。胎盘剥离程度较重者，可出现胎儿窘迫，并激活凝血系统，进而导致弥散性血管内凝血[41]。

胎盘剥离的症状和由此带来的风险差别较大。约20%的患者并没有腹痛或阴道出血症状[42]。对病情的评估主要是根据临床特征、凝血指标，以及有无胎儿窘迫。轻度胎盘剥离是指仅有少量阴道出血，子宫软或轻度强直，无胎儿窘迫，病情凝血功能正常。如果剥离程度进一步扩大，患者的阴道出血量将增加（或出现隐性血容量下降），出现子宫强制收缩或程度加重，并有纤维蛋白原下降、胎儿窘迫和患者本身心动过速。15%的患者发生严重的胎盘早剥，表现为子宫强直收缩和明显腹痛，由显性或隐性的胎盘剥离导致的失血造成血压下降，纤维蛋白原水平低于150mg/dl，以及胎儿死亡。超声在诊断胎盘早剥时敏感性不高，主要是因为新鲜血液的回声与胎盘相似[41]。

约15%的胎盘早剥患者由于胎盘血流和氧气交换功能中断而发生胎儿窘迫和死亡。胎儿死亡的风险随胎盘剥离面积和剥离速度的增加而逐渐增加。胎儿窘迫是由于胎盘血流量减少相关，而后者又与母体本身失血（进入子宫内或流出体外）、子宫强直收缩和诱发的DIC有密切联系。导致产妇死亡的主要原因是出凝血功能异常。极少数的病人出现胎母输血综合征。胎盘剥离也容易导致母体发生羊水栓塞。

鉴别诊断

妊娠晚期出血需要鉴别的另一个疾病是前置胎盘，主要区别为无痛性的鲜红色阴道出血，须采用超声检查明确诊断。下生殖道或直肠损伤和出血（淡红色宫颈黏液栓）也需予以排除。

仅有腹部疼痛症状，而无阴道出血的患者，需要进一步鉴别胎盘早剥伴有隐性失血，与各种能够引起妊娠晚期腹痛的疾病相鉴别，包括先兆子痫、肾盂肾炎、各种肝病、膀胱炎、阑尾炎和卵巢扭转。胎盘早剥引起的子宫强直收缩，也可以与早产相混淆；研究发现，约有1/4的胎盘早剥误诊为早产，直至出现胎儿窘迫。如果患者突然出现低血压迅速降低，则需考虑羊水栓塞（可有或无胎盘早剥）和子宫破裂[41]。

胎盘前置

疾病原理

前置胎盘，也就是胎盘附着于宫颈口，是引起妊娠晚期阴道流血的常见原因。前置胎盘发生的危险性与产妇年龄、多胎妊娠、吸烟和既往剖宫产史密切相关[44]。由于子宫下段的伸长或临产后宫颈口扩张，附着于子宫下段的胎盘边缘血管被撕裂，从而发生阴道出血。早期的出血往往是自限性的，除非由于医源性操作或分娩导致胎盘边缘分离程度进一步加重。

临床特征

无痛的反复新鲜的阴道出血是前置胎盘最常见的症状。约20%病人出现轻度的子宫强直收缩，阴道检查可发现宫颈口附着鲜血。妊娠中期禁止对无症状或仅少量出血的病人进行经阴道器械操作，可以导致严重出血发生。只有在产科缺乏相应器械时，才能在急诊进行阴道和宫颈检查。即使是用于鉴别出血来自宫颈口（假定诊断胎盘前置）、痔疮或阴道病变等无需急诊处理的情况，无创性内镜的使用也应该加以限制。

多数妊娠中期确诊的胎盘前置可随着预产期临近，由于子宫下端伸长使胎盘不再覆盖宫颈口而逐渐缓解。不过，完全性胎盘前置（约占20%）则可能因此出现严重的阴道出血。

诊断策略

超声是明确胎盘位置和诊断胎盘前置的首选检查项目，准确性高，且可以清楚显示胎盘和宫颈内口。检查前应排空膀胱以充分显露胎盘。经阴道超声是一种能够更为准确地显示胎盘和宫颈内口关系的安全的检查方法[45]。

处理

所有在妊娠后期出现阴道出血病人均应立即就诊产科医生，接受安全的诊疗方案明确出血原因。首要的处理措施包括稳定产妇病情，建立两条大口径的静脉补液通路给予液体复苏，同时检测胎心变化。明确患者基础血红蛋白水平，并送检血型和交叉配型；了解凝血功能，包括血小板计数、凝血酶原时间、部分凝血活酶时间、纤维蛋白原及其分解产物水平。正常孕妇纤维蛋白原为400~450mg/L，<300mg/L时需要考虑存在凝血因子大量消耗。

胎盘前置或胎盘早剥患者出现失血时需要进行输血。严重的胎盘前置导致凝血功能障碍时可输注新鲜冰冻血浆或新鲜全血。胎盘早剥也可以引起胎儿和母体出血情况。如果Rh阴性病人在妊娠28周前未曾接受过Rh免疫球蛋，则可在就诊后72h内给予300μg（除外证实父亲为Rh阴性）[46]。病情稳定的病人，或者对不稳定病人已完成首轮抢救之后应尽快转送至产科。如果病人已出现严重出血或存在胎儿窘迫急需转院治疗，则需配备一支能够应对高转诊风险的团队。尽管尚未明确出血原因或出血相对不大，仍需由经验丰富且对妊娠晚期疾病和并发症具有充分认识的产科医生，必要时与进行急诊手术的产科医生共同商议、评估病情。

进入产科后仍应继续监测胎心情况，采用超声检查定位胎盘位置和诊断胎盘前置，但对于诊断胎盘早剥的准确性稍低。有时，能够发现胎盘早剥病人胎盘下存在出血并可以对其变化进行检测。如果诊断胎盘前置的证据不足或存在疑问，可在产房进行经阴道检查予以明确，同时做好出现难以控制的大出血时行急诊手术的准备。

患者发现有胎盘早剥时应尽早分娩（采用经阴道分娩或剖宫产取决于胎儿的状态）。诊断为前置胎盘或轻度胎盘早剥的病人应入院并严密观察病情变化，给予病人一系列支持治疗，目标是待胎儿发育成熟后顺利分娩。

妊娠期高血压疾病（子痫前期与子痫）

概述

妊娠期高血压疾病的发病率为6%~8%，一般分为几类[47]。妊娠期高血压是指妊娠期间首次出现的血压升高达到或超过140/90mmHg，尿蛋白阴性或可疑阳性。子痫前期是指妊娠高血压患者出现蛋白尿（>300mg/24h），子痫发作则是处于子痫前期的病人发作抽搐。子痫前期病人可无任何预兆情况下迅速进展为子痫。由于妊娠而发生恶化的高血压称为慢性高血压合并子痫前期或子痫。慢性高血压是指妊娠前已出现、持续至产后6周以上的高血压[47]。

约2%~7%的孕妇并发妊娠期高血压疾病。尽管子痫的发病率呈现逐步下降的趋势，然而它仍是导致孕妇死亡的主要原因之一。妊娠期高血压疾病的高危因素主要有年龄<20岁、初产、双胎或葡萄胎、高胆固醇血症、糖尿病或肥胖，以及存在妊娠高血压疾病家族史[48]。

疾病原理

妊娠期高血压/子痫前期是一种发生于妊娠妇女不明原因的血管痉挛疾病。子痫前期出现的血管痉挛、缺血和血栓形成可导致患者全身各器官损伤、胎盘梗死和胎盘早剥、胎儿早产和因缺氧而死亡。引起子痫的原因目前尚不清楚，近期研究集中于在子痫前期孕妇血管对内源性血管加压素的反应性。正常妊娠期间，血管呈现反应性受抑制的状态，表现为循环系统低排高阻。妊娠期高血压疾病的特征性表现为,在心输出量增加的同时伴有外周血管阻力的异常升高,并随病情发展逐渐出现相应临床症状。子痫前期患者,由于外周血管阻力升高而最终导致心输出量下降[49]。造成这些改变的原因尚不清楚,但研究认为内皮功能紊乱释放血管收缩活性物质导致了血管收缩与之有关[50]。抗血小板药物可降低妊娠期间发生先兆子痫的危险,支持子痫前期病人存在血栓素、前列环素水平失衡的假说。

妊娠期高血压/先兆子痫时血管痉挛所导致的全身性损害多种多样,可出现血容量下降、中心静脉压力正常和毛细血管楔压多变等情况;血管痉挛引起的肝细胞凋亡、水肿等肝改变;损伤肾功能,导致蛋白尿进而造成肾小球滤过率下降;引起微血管性溶血并导致血小板减少;中枢神经系统的改变,包括微血管血栓形成和出血,以及局部脑组织的水肿和充血[48]。

临床特征

症状和体征

妊娠期高血压病人可仅仅出现收缩和舒张血压轻度升高,无蛋白尿,无器官损害的证据,精神状况和神经功能反射评估、腹部检查、肝功能检查、凝血功能检查结果都应正常。先兆子痫时出现肾损害的改变,严重时可并发其他器官的损害。妊娠时出现的水肿往往难以评估,主要是因为正常妊娠即存在因细胞外液过剩诱发的水肿,因此不再作为诊断先兆子痫的标准。蛋白尿(>300mg/24h)在24h内变化较大,单次随机的尿常规检查可能无法发现蛋白尿[47]。

重度子痫前期时,舒张压可超过110mmHg,蛋白尿明显增加,并且全身各器官由于血管痉挛出现相应改变,中枢神经系统功能障碍的常见表现包括头痛、视力障碍;血小板减少,肝功能异常以及肝区疼痛;肾功能障碍主要表现为蛋白尿、少尿和肌酐水平升高。

并发症

约5%~10%处于子痫前期状态的孕妇病情进展为更为严重的HELLP综合征,它是一种以溶血、肝酶升高和血小板降低(100 000/ml)为特点的综合征。凝血酶原时间、部分凝血活酶时间和纤维蛋白原水平均正常,而血液相关检查提示为微血管病性溶血性贫血。先兆子痫的其他并发症包括肝、脾自发性出血和胎盘早剥。

而最为危险的并发症是子痫,在子痫前期症状、体征的基础上出现癫痫或昏迷。发展为子痫的"报警"症状包括头痛、恶心、呕吐和视物模糊[52]。白细胞总数、肌酐、谷草转氨酶的升高均提示重度子痫前期的发病率增加[53],特别是妊娠32周之前发作的子痫,往往在缺乏水肿或蛋白尿的情况下突然发作抽搐和高血压[54]。而1/3的惊厥发作在分娩后,特别是产后48h内,往往很少出现在产后28d之后。产前无先兆子痫[55],但产后48h之后发作抽搐的患者,需考虑颅内出血等疾病。子痫产妇并发症包括由于反复发作抽搐导致的永久性神经功能障碍或颅内出血、肾功能不全,甚至死亡。

得益于医疗技术的发展和规范的诊疗,子痫死亡率逐渐下降,目前不到1%,围产儿死亡率也有所下降,但仍然波动于4%~8%[48]。造成新生儿死亡原因包括胎盘梗死、胎儿宫内生长受限和胎盘早剥。另外,由于产妇的抽搐导致的胎儿缺氧性损害和早产带来的并发症,均是导致胎儿死亡率和发病率升高的重要因素。

诊断策略

重度先兆子痫的病人应置于安静而相对封闭的区域内进行严密的观察,建立静脉补液通路并监测胎心情况。血液检查包括全血细胞计数、肝肾功能检查、血小板计数和凝血功能。基础血镁水平也需进行检测。对于发作癫痫的患者还应检测血糖。如果未发现先兆子痫病史,或硫酸镁治疗效果欠佳的病人,应考虑行头颅CT检查以排除脑血栓或颅内出血,妊娠期出现上述两种情况者(不论是否存在妊高症)均需要特殊处理。发作子痫的患者中半数可发现CT扫描异常,片状出血和微小的脑皮层梗死是这类病人CT图像的特点,主要与严重的妊高症导致的脑血管自主调节功能障碍有关,有时也可见弥漫性的脑水肿[56]。

鉴别思路

在正常妊娠的病人也可见四肢水肿,有时与早期的先兆子痫难以鉴别。如果缺乏病人早期的高血压的病史,鉴别妊娠期高血压疾病症与慢性高血压状态是比较困难的,而在妊娠期间出现的抽搐也可能是由于其他颅内病变导致,例如脑血栓或脑出血。

处理

对于轻度先兆子痫的病人,需要记录血压和神经反射变化、体重,以及全身各器官功能状态。采用超声准确测定胎龄,以备病情突然进展时制定最佳的处理方案。限制活动(包括卧床)是唯一证实能够降低血压和延长妊娠时间的有效措施。终止妊娠是最有效的治疗方法。门诊病人需进行严密的随访。

对血压持续高于140/90mmHg并伴有重度子痫前

> **框 176-4　子痫和重度子痫前期处理**
>
> - 硫酸镁控制癫痫发作
> - 如抽搐后舒张压 >105mmHg，控制血压
> - 实验室检查用以评估脏器损伤：
>   全血细胞计数和血小板计数
>   肝功能检查
>   BUN，肌酐
> - 监测尿量：维持在 25ml/h
> - 限制静脉输液量，除外出现明显失水表现
> - 避免使用利尿剂和高渗液体
> - 如出现意识不清或癫痫持续状态，一侧躯体功能障碍表现或者有其他问题时行颅脑 CT
> - 及时终止妊娠
>
> BUN，尿素氮；CT，计算机断层扫描。
> Modified from Pritchard J, et al: The Parkland Memorial Hospital protocol for treatment of eclampsia: Evaluation of 245 cases. Am J Obstet Gynecol 161: 261, 1989.

期症状的病人，应住院观察治疗。首要的实验室检查主要针对肝、肾等器官以及血液系统是否存在异常。利尿和降压治疗往往难以达到改善胎儿的情况及延长孕周的效果。入院治疗的目的，在于准确地评估胎龄、胎儿的健康以及孕妇各器官功能状况，同时卧床休息、控制血压以待适时终止妊娠[47]。

暴发性或重度子痫前期，往往伴有血压明显升高（160/110mmHg），并有上腹部或肝区压痛、视物模糊或剧烈头痛等症状，治疗方法与子痫相似（框176-4）。治疗目标是预防子痫发作和对母体的永久性的损害，多采用硫酸镁进行控制和预防。

抽搐和昏迷是子痫的特征性症状，也是子痫前期持续发展的结果。对于所有的子痫患者，应给予相应的检测以排除低血糖、药物中毒及其他引起子痫的原因。几乎所有的惊厥发作给予足够剂量的硫酸镁均可得到控制，但其作用的具体机制尚不清楚。镁离子本身降压作用不大，但具有较好的抗惊厥效果，能够防止抽搐反复发作而维持子宫和胎儿的血供。使用硫酸镁治疗的目的在于终止惊厥发作和预防再发作。推荐的使用方法为给予 6g 负荷剂量静脉推注后，2g/h 的速度维持。给予镁剂治疗时应密切观察是否出现神经功能反射消失（镁浓度约 10mg/dl）或呼吸抑制（镁浓度超过 12mg/dl，实际操作中往往较少检测镁离子浓度）。如果治疗过程中出现高镁血症表现，例如需呼吸机辅助呼吸等，须立即停止镁剂使用。可给予1g 葡萄糖酸钙缓慢静脉推注，拮抗高镁血症的副作用[48]。

尽管目前对硫酸镁的使用仍存在争议，鉴于临床医生对该药较为熟悉，同时其本身具有不影响胎儿生理发育的特点、使用安全，且对抽搐控制切实有效，而成为治疗子痫的首选用药。多项研究得出的共识认为，硫酸镁与尼莫地平、苯妥英钠和地西泮等相比，对预防、治疗子痫发作更为有效[57,58]。若给予足量硫酸镁治疗后仍出现子痫持续发作，则需要进一步产科会诊，并仔细寻找是否存在其他导致子痫发作的因素（如低血糖、颅内出血等）。

硫酸镁虽然不具有直接降压的作用，但高血压和子痫存在密切联系，因此可以通过终止子痫发作间接控制血压。过快降低血压可导致子宫低血流灌注，因此控制子痫发作后如舒张压仍高于 105mmHg，则需使用降压药控制，许多病人给予硫酸镁治疗后并不需要特殊的降压处理。产科医生常用的降压药物是肼屈嗪，首剂 5mg 静脉推注，必要时间隔 20min 后给予 5～10mg 重复使用，将舒张压控制于 105mmHg 以下。有报道称尼莫地平与拉贝洛尔用于子痫同样安全和有效，但目前尚未广泛使用[48]。其他降压药由于存在降压效果较为剧烈、影响子宫胎盘血流灌注的风险，尚缺乏用于这类人群的相关研究。

虽然在子痫病人体内总液体负荷增加，但由于血管收缩导致有效血容量下降，并且对血容量的变化非常敏感。低血容量将导致子宫血流灌注下降，因此，利尿剂和高渗液体应尽量避免用于子痫患者。尽管理论上，血容量下降、外周阻力增加以及血管收缩等一系列病理生理改变将导致有效血容量趋于增加，但临床上给予有创血压监测发现，补液治疗并不能纠正血管痉挛。

羊水栓塞

概述

羊水栓塞（AFE）是指由于子宫收缩过强、子宫的器械或手术操作以及基底膜与胎盘发生剥离（胎盘早剥），导致羊水进入母体血液循环引起致命的急性过敏性反应。尽管羊水栓塞最常见于分娩过程中，由此导致产妇死亡率达 25% 或更高，它也可以发生在妊娠早、中期的人工流产和自发性流产过程中，还可发生在羊膜穿刺后或腹部创伤导致的胎盘早剥。尽管发病率不高，仍有 13%～30% 的产妇死于羊水栓塞，在所有致死原因中位列第 5 位[59]。

临床特征

妊娠中、晚期病人突然出现低血压、低氧血症和凝血功能障碍，应首先怀疑发生羊水栓塞，特别是进行子宫相关的器械操作或子宫过强收缩。发生栓塞

时，羊水和羊水中的有形成分进入母体血液循环后，激活母体的免疫系统、引起免疫反应，约半数病人发病后 2h 内死亡，主要的病理生理改变包括血管痉挛、血管活性物质释放和血管栓塞，特别是肺循环系统，最终导致循环呼吸功能衰竭[59]。在存活的患者，也会出现弥散性血管内凝血、急性呼吸窘迫综合征和左心功能不全。约 10% 的患者以抽搐为首发症状，某些易出血体质病人则首先出现出血症状。

诊断策略

如考虑羊水栓塞诊断时，应尽快行全血细胞计数、凝血功能、血气分析和胸部 X 线检查；放置尿管观察记录尿量变化。明确的诊断往往是行尸体解剖发现母体血液中含有胎发、角化上皮细胞和胎儿毳毛而获得的。在产妇肺循环血液涂片正常可发现角化的鳞状上皮细胞，所以同时具有典型的临床症状才考虑诊断为羊水栓塞[59]。

鉴别思路

鉴别诊断需要考虑肺栓塞、药物性过敏反应及感染性休克。抽搐也可出现在子痫病人，但同时需伴有高血压，也可以出现心力衰竭。凝血功能障碍可见于先兆子痫（HELLP 综合征）、胎盘早剥或其他非妊娠的慢性凝血异常患者。

处理

羊水栓塞较为少见，因此治疗主要来自民间方法和动物研究的结果为主。目前，最有效的方式主要是高流量吸氧、气管插管、呼吸机辅助通气、积极液体复苏、强心治疗和纠正消耗性凝血功能障碍。有研究认为，血浆置换能够清除激活的细胞因子，具有一定的治疗效果[60]。应转入重症监护室给予有创血流动力学监测。

妊娠过程中的 Rh（抗 D）因子免疫反应

Rh 阴性的女性暴露于 Rh 阳性胎儿血液时会发生 Rh 免疫反应。妊娠过程中会有少量胎儿细胞进入母体血液循环系统，但是仅有母体的免疫系统能够在妊娠晚期和分娩过程中被相当数量的胎儿细胞激活，一般出现在孕晚期或分娩过程。15% Rh 阴性母亲对 Rh 阳性的胎儿致敏，为了阻止这类情况的出现，约妊娠 28 周时，给 Rh 阴性的母体（若父亲是 Rh 阳性或未知）注射抗-D 免疫球蛋白（RhoGAM）逐渐发挥保护母体免受胎儿细胞自发致敏的重要作用。各种原因导致的胎盘出血，包括子宫检查和手术、先兆流产（即使胎儿得以存活）、自然流产、异位妊娠术后和羊膜穿刺术，虽然具体风险尚不明确，但认为与发生 Rh 免疫反应存在一定联系。当发生 Rh 免疫反应时，应使用抗-D 免疫球蛋白进行治疗，使用方法：妊娠 <12 周的孕妇，给予 50μg；但许多药店有 300μg 剂型的包装，也可以给予 300μg；>12 周的孕妇，可以一次性直接给予 300μg。由于免疫球蛋白的半衰期为 24d，需要在致敏后 72h 内应用，以防止抗体产生[10]。

Kleihauer-Betke 试验用于检测母体循环中的胎儿细胞。然而，大多数实验室无法进行快速检验，并且其灵敏性尚不高，需至少 5ml 母体血进行检验。仅 0.1ml 胎儿细胞即可致敏母体，因此相关机构建议常规使用免疫球蛋白预防致敏。妊娠晚期的阴道出血并不会增加孕妇致敏的机会；如果病人妊娠 28 周前未曾接受 RhoGAM 预防性治疗的，可给予 RhoGAM[46]。当子宫受到严重的钝性外伤时，需行 Kleihauer-Betke 试验检测胎儿细胞以确定是否需要对胎儿血液特殊治疗或对母亲应用免疫球蛋白治疗。标准剂量（300μg）的免疫球蛋白足以防止 15ml 红血细胞和 30ml 全血对产妇产生的致敏作用[10]。

妊娠合并内、外科疾病

概述

临床医师必须警惕与妊娠有关或无关的各种疾病，他们可能会改变孕妇的临床症状、增加危险因素，并且需要医生调整治疗方案（表 176-2、176-3）。

腹痛

妇科疾病

妊娠期间出现腹痛症状时，需考虑是否合并妇科疾病，主要包括先兆流产和异位妊娠，前文已有详述，这类病人的腹痛可表现为非特异性疼痛，可以位于正中或一侧，可以间歇发作或持续发作。仔细询问病史对鉴别血液或囊性液体（例如，卵巢囊肿、盆腔感染则较为少见）流入腹腔导致的急性腹膜炎，或帮助鉴别渐进性的炎症或感染性疾病由血液或囊液溢出进入腹腔，或肾结石导致的肾绞痛，又或者是卵巢扭转造成的疼痛。此外，特殊检查，如腹部、背部和骨盆检查可以帮助确定疼痛部位或器官，从而缩小鉴别诊断的范围、选择适当的检查方法。

表 176-2　妊娠期腹痛的鉴别诊断

鉴别疾病	胎龄	鉴别要点
妇科疾病		
流产	<20周，80%<12周	超声检查明确
化脓性流产	<20周	发烧、子宫部位压痛
异位妊娠	<14周	妊娠早期均应注意鉴别，除外确认宫内妊娠囊
黄体囊肿	<12周	突发的局限性腹痛；无发热
卵巢扭转	易发于<24周	缺血性疼痛
盆腔炎	<12周	较为罕见
绒毛膜羊膜炎	>16周	子宫压痛、发热，行羊膜穿刺术见大量白细胞
胎盘早剥	>16周	局限性子宫压痛、胎儿窘迫、出血表现
先兆子痫	>20周	高血压、蛋白尿、水肿、右上腹疼痛
非妇科疾病		
阑尾炎	妊娠期间	腹膜刺激征可能不太典型，阑尾位置的变化
胆囊炎	妊娠期间	超声检查明确诊断
肝炎	妊娠期间	肝功能检查确诊
肾盂肾炎	妊娠期间	腰部疼痛、发烧、尿检阳性

阑尾炎

概述

阑尾炎是妊娠妇女最常见的外科急症。妊娠期阑尾炎的发病率与非孕期相同，但由于在诊断延误导致穿孔率有所增加，从而导致胎儿死亡率和产妇并发症大大增加[61,62]。在妊娠的前半程，临床表现与未妊娠妇女相似；当进入妊娠后半程，临床表现则变得不典型，易延误病情。

疾病原理

以往认为，妊娠3个月后，阑尾的位置逆时针变化，位于右下腹，最终到右上腹、髂骨上方（图176-8）。然而，一项研究对这一观点提出质疑，认为即使在妊娠晚期，也仅有23%的妊娠妇女出现阑尾移动至右下腹[62]。腹壁与腹腔内器官相对位置的改变导致触诊腹腔脏器较为困难，并且腹膜刺激征不明显。在妊娠过程中白细胞计数、红细胞沉降率生理性的变化可能会影响对阑尾炎的判断。

临床特征

阑尾炎的胃肠道症状，如厌食、恶心、呕吐等，并无疾病特异性；这些症状均可出现于妊娠过程中，特别是妊娠早期，因此难以鉴别。右侧腹痛是最常见的临床表现，但在妊娠后有时不明显；妊娠早期的阑尾炎也常有腹膜刺激征表现；有时缺乏发热、白细胞计数增加或心动过速等[63,64]。导致妊娠妇女发生阑尾炎时临床表现与非妊娠不同的主要原因在于，妊娠相关的母体激素升高抑制了阑尾炎的炎症反应。高达58%的妊娠妇女存在无菌性脓尿[65]。

由于存在较多干扰因素，妊娠妇女的阑尾炎误诊率为30%~35%，而在妊娠晚期由于误诊对正常阑尾进行切除的占40%~50%[63,65,66]。相比误诊阑尾炎进而导致穿孔，而带来的胎儿死亡和母亲并发症来说，妊娠期间行剖腹探查手术或腹腔镜是相对更为安全的选择。在妊娠晚期，腹膜刺激征表现常常缺如，增大的子宫掩盖了阑尾炎的相应体征，致使诊断拖延，穿孔率增加，达到25%。

鉴别思路

右侧腹部疼痛，应考虑肾盂肾炎、胆囊炎、肾结石及异位妊娠、阔韧带疼痛、黄体囊肿破裂和卵巢扭转等妊娠相关性疾病。肾盂肾炎最常与阑尾炎相混淆。阑尾在随妊娠期间位置发生变化，较为靠近肾，常导致脓尿和右侧肋胁部疼痛（见表176-8）。阑尾炎时，除非合并有尿路感染，否则尿液中不含细菌，

表 176-3　妊娠期常见症状的鉴别诊断

鉴别疾病	胎龄	鉴别要点
阴道流血		
流产	<20 周	妊娠 8 周仍无胎心活动；hCG 下降
异位妊娠	<14 周	超声检查明确诊断
葡萄胎	12～24 周	超声检查未见胎心活动
宫颈损伤	妊娠期间	会阴和阴道检查
阴道炎/宫颈炎	妊娠期间	分泌物检查见大量白细胞，细菌培养阳性
前置胎盘	>16 周	超声检查定位胎盘位置
胎盘早剥	>16 周	超声检查能够排除胎盘前置，胎儿窘迫、压痛
抽搐		
子痫	>24 周	血压 >140/90mmHg；妊高症病史、水肿、蛋白尿
羊水栓塞	>12 周	低血压、呼吸窘迫、DIC
癫痫	妊娠期间	病史，缺乏妊高症表现
呼吸困难		
肺栓塞	产前 6 周和产后	与非妊娠期诊断标准相同
妊娠期呼吸困难	>24 周	排除其他原因
肺部感染	妊娠期间	查体，X 线检查
羊水栓塞	>12 周	子宫器械操作、出血体质、低血压
黄疸		
妊娠胆汁淤积	>24 周	既往体健，瘙痒和黄疸
肝炎	妊娠期间	肝功能异常
急性脂肪肝	>24 周	迅速肝功能衰竭、昏迷、抽搐、低血糖
出血体质		
子痫	>24 周	血压 >140/90mmHg，蛋白尿、水肿、HELLP 综合征
羊水栓塞	>12 周	呼吸窘迫、心力衰竭
胎盘早剥	>20 周	子宫压痛、阴道出血、胎儿窘迫

DIC，弥散性血管内凝血；hCG，人绒毛膜促性腺激素；HELLP，溶血、肝酶升高、血小板低；PIH，妊娠期高血压。

可以此鉴别肾盂肾炎。另一种常常误诊的疾病为输卵管炎，尽管妊娠 12 周之前也有发生，但在此之后极少发病。

诊疗策略

妊娠妇女的阑尾炎常伴有白细胞总数升高，但是往往与正常妊娠本身引起的白细胞总数升高难以鉴别。导尿管取标本化验为脓尿常提示肾盂肾炎，但也有 20% 阑尾炎病人尿常规检查结果为脓尿[63]。菌尿本身是较为少见的。使用逐步加压的超声检查技术诊断阑尾炎，可以发现右下腹一按压不变形的管状结构。研究发现采用超声检查诊断阑尾炎的作用有限，它具有较高的特异性，但敏感性较低[65,67]。由于超声具有低辐射量、无创性以及能够评估其他并发症的作用，有些研究者仍建议将超声作为阑尾炎的首选检查，特别在是妊娠早、中期[64,65]。Castro 和他的同事进行的一项小规模的研究报道，使用螺旋 CT 诊断并应用肠道对比剂，胎儿仅受到 300mrad 辐射照射[68]。或者采用腹腔镜或开腹手术进一步明确阑尾炎诊断。由于临床表现不典型，并且诊断延迟将增加胎儿死亡率，因此对妊娠妇女采取更为积极手术态度。

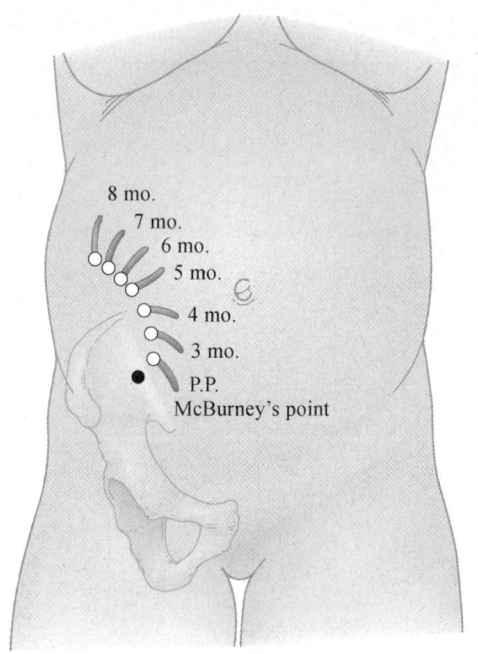

图 176-8 妊娠后阑尾位置随时间变化而变化。选择压痛最为明显的部位作为切口位置，除非该部位与理论上阑尾的位置差别较大。P. P.，产后。（From Gabbe SG, et al [eds]: Obstetrics: Normal and Problem Pregnancies. New York, Churchill Livingstone, 2007; as modified from Baer JL, Reis RA, Arens RA: Appendicitis in pregnancy. JAMA 98: 1359, 1932.）

处理

妊娠妇女怀疑为阑尾炎时，应入院治疗，由外科医生同产科医生联合制定治疗方案。超声或 CT 扫描均可作为进一步明确诊断的检查手段。患者应禁食，并建立静脉通路予以补液，保持血容量。虽然诊断明确后需要及时手术，但尚不能明确诊断时，应留院观察症状、体征变化。

胆囊疾病

概述

妊娠妇女胆石病的发病率约 5%，是妊娠期第二常见的外科疾病。妊娠期无症状胆石病发病率并无增加，近半数胆石病患者存在明显症状[69-70]。

疾病原理

在妊娠期，体内较高的类固醇激素会导致胆囊动力学的变化。孕酮能够降低平滑肌张力、诱发胆囊排空能力下降和胆汁淤积，容易导致结石形成。此外，妊娠也可引起胆汁成分的变化，增加胆固醇的分泌，从而增加了胆固醇结石形成的发生率[71]。

临床特征

妊娠期发作急性胆囊炎的症状、体征与非妊娠基本相同，以上腹或右上腹疼痛、压痛和恶心等症状为主。白细胞总数升高，但应排除妊娠本身所引起的增加。与此相类似，由于胎盘能够产生血淀粉酶和碱性磷酸酶，所以妊娠阶段两者也会轻度升高，可达到正常水平两倍。与食物摄入的有关的且疼痛呈周期性发作，提示存在胆囊疾病诊断。

诊断策略

超声检查能够发现胆囊结石的有效手段，但它并不能辨别有症状结石和无症状结石。右上腹疼痛的病人应行肝的超声检查，但在妊娠晚期的病人则难以实现，例如肝包膜下血肿和其他内在肝细胞疾病，这主要是由于肝在妊娠晚期移位，被肋骨阻挡的原因。

鉴别思路

伴或不伴有发热的右上腹疼痛应考虑肾盂肾炎。而在妊娠晚期的右上腹疼痛也应考虑阑尾炎。肝炎及脂肪肝也可以发生在妊娠阶段；与妊娠高血压综合征相关的肝区疼痛和炎症也可引起右上腹疼痛。此外，自发肝内出血可发生在妊娠晚期，症状与胆囊炎相似。由于与多种严重疾病的症状相似，对妊娠期有症状的胆石病和胆囊炎应进行细致的鉴别诊断。

处理

对于出现发热、白细胞总数增多、持续疼痛或存在其他胆囊炎的症状的病人，应住院治疗，禁食、建立静脉通路予以补液，适当的镇痛并使用广谱抗生素。有些患者需给予药物治疗迁延或复杂的胆囊炎。并发阻塞性黄疸、胆源性胰腺炎或败血症等内科保守治疗效果不佳的病人应尽早行手术治疗。出院标准为非复杂性的胆囊炎和超声确诊存在胆石病，由产科医生会诊后认为尚未达到入院标准者。妊娠妇女出现胆石症发作后仍存在很高的复发率，并且严重程度随发作次数的增加而增加[72]。出院早期应安排密切的随访，同时患者出院时应告诫病人出现发热、呕吐或持续性腹痛时需及时就诊。有研究发现，约 1/3 保守治疗无效的胆绞痛孕妇，采用新的腹腔镜技术是安全有效的[73]。

肝疾病

概述

妊娠期肝疾病具有较为独特的症状体征。临床医生应掌握妊娠期间肝疾病的特点以及妊娠特有的肝疾病。妊娠期间肝代谢增加，但肝血流不变，肝功能变化不大；胆红素、转氨酶、乳酸脱氢酶、凝血酶原时间与非妊娠时相同；循环血量的增加导致白蛋白水平的降低；碱性磷酸盐的水平可高达正常值两倍，淀粉酶水平也可略有升高[74-76]。

肝炎

肝炎是妊娠期间最常见的肝疾病，占黄疸病人的40%。诊断标准和处理方法与非妊娠患者相同。有报道认为，戊型肝炎在妊娠期间具有更强的致病性[76]。加强营养支持治疗是首要处理措施，如未认识到母体感染乙肝病毒，则有可能发生母婴垂直传播，应给与新生儿相应的预防接种。

妊娠期急性脂肪肝

妊娠期急性脂肪肝是发生在妊娠晚期的肝功能障碍，可导致肝功能衰竭、难产和胎儿死亡。发病较为罕见的，多发生在多次妊娠患者和双胎妊娠者。

疾病原理 目前，对妊娠急性脂肪肝的发病原因尚不明确，有研究表明，由于胎儿的脂肪酸代谢缺陷导致这种肝毒性代谢产物在母体循环积累[76-79]。显微镜下可见脂肪浸润，导致肝细胞水肿和空泡化，但没有肝细胞坏死或炎症细胞浸润。如果给予支持治疗度过急性期，病人分娩后肝功能可以恢复正常。尽管高达50%的患者合并有先兆子痫，两者没有明显的关系[76]。鉴别诊断包括病毒性肝炎、HELLP综合征，它们均具有类似疾病的表现和实验室结果，但也未发现有明显关系[76,77]。

临床特征 妊娠晚期出现恶心、呕吐或肝功能异常时，应考虑急性脂肪肝；此外，疾病初始常出现非特异性流感症状，如食欲缺乏、乏力、头痛等[80]；并有右上腹和（或）上腹部压痛。本病逐渐发展可诱发凝血功能障碍、黄疸、子痫发作、弥散性血管内凝血和肝性脑病。往往需要多重因素综合才能得出正确诊断[81]。

诊断策略 典型的急性妊娠期脂肪肝，出现白细胞计数升高，血小板总数和纤维蛋白原水平降低，凝血酶原时间和部分凝血活酶时间的升高，纤维蛋白分解产物增加，有时可发生低血糖。血清转氨酶水平升高，但很少超过1000U/L（肝炎患者一般＞1000U/L），并且几乎所有妊娠晚期病人均有胃肠道症状。与之相反，Reye's综合征患者的血氨水平仅轻度升高。常有高尿酸血症，病程后期往往出现胆红素升高，CT扫描和超声检查通常正常，需采用肝活检明确诊断[82]。

鉴别思路 妊娠晚期出现的肝区压痛和凝血功能障碍常提示先兆子痫[82]。同时出现黄疸和转氨酶水平升高往往是区别于妊娠相关性高血压病引起肝病变的主要特点。同样，迅速出现的肝衰竭、低血糖和凝血功能障碍也是与子痫前期的重要区别点。病毒性肝炎患者的转氨酶水平升高往往更为显著。药物引起的肝衰竭需排除服用对乙酰氨基酚或其他毒素的病史。胆囊炎也可出现右上腹疼痛的表现，超声检查多可以诊断明确，且不伴有凝血功能障碍或进行性肝功能衰竭。

处理 妊娠急性脂肪肝患者如出现抽搐或昏迷，应立即给予对症处理，稳定病情。发生低血糖时，必须立即纠正低糖状态；检测凝血指标变化；转入产科监护病房，并给予液体复苏，必要时输注凝血因子。若病人尚未出现严重的凝血功能障碍，可行肝活检明确诊断；一旦明确诊断，应尽快终止妊娠。是否终止妊娠主要取决于患者的病情和血流动力学状况。分娩过程中，根据病人情况输注新鲜冰冻血浆、血小板及葡萄糖。妊娠急性脂肪肝母亲在分娩后，仍有发生产后低血糖和肝功能障碍的风险，因此应密切监测、及时处理[82]。

妊娠期肝内胆汁淤积症

妊娠肝内胆汁淤积，也称为特发性黄疸妊娠、黄疸剧吐或瘙痒剧吐，是一种发生在妊娠晚期的罕见的综合征，在引起妊娠性黄疸病因中居于肝炎后，位列第二位。组织学上，这种疾病的主要特点是胆汁淤积和毛细胆管扩张，但肝大小正常。高危因素只要是高龄产妇、多产和季节因素，主要是冬季[76,80]。

临床特点 全身瘙痒和轻度黄疸是妊娠肝内胆汁淤积的主要临床特点；但表现出两种典型症状的病人仅占20%，80%的患者仅有瘙痒症状。瘙痒常始于手掌和脚掌，逐渐扩展至躯干部位。虽然偶尔失眠、疲劳和瘙痒，患者并不出现中毒症状，无发热、呕吐、腹泻或其他不适[76,80,83]。

鉴别思路和处理 需要进行鉴别诊断的疾病主要包括：病毒性肝炎、急性脂肪肝、药物性肝损害和复杂性胆囊炎。门诊病人应诊断明确，并应产科密切随访。一些学者主张进行积极的胎儿监护，并且在胎肺成熟后及早终止妊娠从而改善胎儿的预后[76]。对症治疗的药物主要有抗组织胺、熊去氧胆酸、胆盐、瓜尔胶、苯二氮䓬和其他药物临床证实有效的药物[80,84]。

妊娠剧吐

妊娠期间的恶心和呕吐症状非常常见，特别是妊娠6～20周。妊娠剧吐是指妊娠期间出现恶心、呕吐，不能进食，导致机体新陈代谢障碍、体重减轻、脱水及持续酮症血症和酮尿。发病率较低，但导致妊娠剧吐的病因目前尚不清楚，可能与雌激素、hCG水平，以及与母体某些细胞因子升高有关[85,86]。一些研究表明，妊娠剧吐也可能与幽门螺杆菌感染有关[87-89]。早期治疗以静脉补液、止吐药和口服补液疗法为主；必要时加用肠内营养。大多数止吐药为FDA药品目录C类，可以用于治疗妊娠剧吐。有报道称，短期口服泼尼松可以治疗顽固性妊娠剧吐[90,91]；口服维生素B_6也可能有一定治疗效果[89]。胆红素和碱性磷酸酶水平可轻度升高，但分娩后可降至正常水平。妊娠剧吐期间可能并发肝疾病和肝功能异常，需予以对症支持治疗[92]。

妊娠期间的血栓栓塞性疾病

概述

近20%的产科病人死于血栓栓塞性疾病，为导致妊娠妇女死亡的首要原因[16]。妊娠本身处于高凝状态，主要与凝血因子的增加、血液淤滞以及分娩导致的血管损伤有关。妊娠期间静脉血栓形成的风险较正常人增加5~6倍。虽然整个妊娠期间均存在较高的血栓形成风险，但以产褥期为最高。主要的高危因素有吸烟、超重、高龄（超过35岁）、静脉曲张病史或浅表静脉血栓形成、血液高凝状态，以及早产、产后出血病史等[93,96]。

临床特征

与非妊娠患者相似，妊娠血栓栓塞性疾病出现的疼痛、压痛以及水肿等临床症状均无特异性，临床诊断肺动脉栓塞同样较为困难。虽然呼吸急促、心动过速、呼吸困难、胸膜痛均为肺栓塞常见症状，但无疾病特异性，可能出现在肝炎、肾盂肾炎等多种疾病，或妊娠引起的膈肌上抬有关。

诊断策略

检测动脉血气分析，妊娠期间由于孕酮的影响，血气分析呈呼吸性碱中毒，即使是在肺栓塞病人，肺泡-动脉氧分压也可维持正常（正常妊娠肺泡动脉氧分压达20mmHg）。胸部X线（屏蔽的骨盆和子宫）可排除其他相类似疾病，例如妊娠晚期出现的膈肌上抬为双侧对称性抬高。

无创性阻抗体积描记法对排除深静脉血栓较为准确，但对非梗阻性血栓敏感性较低。由于具有广泛适用性，多普勒超声检查已经取代无创性阻抗体积描记法，作为诊断深静脉血栓形成的首选方法。这两项检查均对妊娠期间股深静脉或腘静脉血栓形成的诊断价值最高，同时诊断风险最低。正常妊娠期间平卧位进行该检查也可发现异常流量信号，因此准确的结果应在病人左侧卧位时获得。明确异常血流即可明确诊断。不过，妊娠合并单一髂静脉疾病时也可能得到正常检查结果，需要用磁共振或CT进行诊断。如果怀疑是血栓栓塞性疾病，可行多普勒检测或CT检查[98]。诊断尚未明确时，抗凝治疗的风险远远超过为明确诊断而进一步检查。

锝标记的通气血流检查对胎儿的辐射低于50mrad，在妊娠期间进行检查较为安全。一项研究发现，只有2%的妊娠妇女发生肺栓塞；随访104例未给予肝素化并且检查结果阴性的病人，并未发现不良反应。螺旋CT扫描也可以作为妊娠期肺栓塞的检查手段，理论上螺旋CT平均辐射剂量较通气血流检查少，使其成为可行的替代检查方法，但该检查的准确性尚未有相关研究报道[100]。无创性检查如未发现存在肺栓塞，必要时可行肺血管造影检查。

处理

华法林（双香豆素）在妊娠期间禁用，因为它存在致畸和导致流产的风险，并可导致胎儿出血。主要采用肝素类药物治疗妊娠期血栓栓塞性疾病。普通肝素存在导致胎儿骨质疏松症、血小板减少症、早产和流产风险，相关研究有限。通常，妊娠期间出现深静脉血栓或肺栓塞的病人，可予以经脉肝素治疗后使用皮下注射，每天2次，持续至产后3~6个月。治疗期间，每1~2周予以实验室检查，用于调整抗凝剂量。研究认为，在妊娠期间使用低分子量肝素是安全有效的，与普通肝素相比具有如下优点：减少出血的风险，可靠的药代动力学，降低肝素诱导的血小板减少症的发生，固定剂量，使用频率减少，并降低骨质疏松和血小板减少症的发生率[101-105]。对深静脉血栓形成或肺栓塞史的患者，为降低后续妊娠的发病风险而推荐使用低分子肝素[106-108]。

泌尿生殖系统感染

泌尿系感染

概述

虽然妊娠期无症状菌尿（9%）的风险并未增加，但患者的泌尿生殖系统发生感染的机会增加[109,110]。妊娠期间的子宫压迫膀胱及输尿管，导致膀胱排空能力减弱，同时孕激素诱导平滑肌松弛，抑制输尿管蠕动，最终增加妊娠期感染的风险。

妊娠早期通过产前筛查无症状菌尿患者发现，其中约95%的患者存在继发性菌尿的高危因素。由于高达30%的无症状菌尿患者，未给予相应治疗将发展为肾盂肾炎，因此治疗菌尿可获得较好的投入-产出效应[111,112]。

临床特征和诊断策略

急诊就诊的出现下尿路感染症状（如尿频、尿急、尿痛等）或上尿路感染症状（如发热、全身不适、背痛等）的妊娠妇女，需行盆腔检查，并留取未污染尿液（最好行穿刺获得）进行化验检查。妊娠期间以右侧症状明显者居多，与子宫压迫右侧输尿管有关；一旦出现左侧症状或双侧均有不适时，可能已出现肾盂肾炎。偶尔出现尿常规检查或尿培养结果阴性，可能是由于菌落计数较少或一出现完全性尿路梗阻。

无症状和下尿路感染的主要危险是逆行蔓延到肾实质。妊娠期出现的急性肾盂肾炎应给与高度重视，可导致脓毒症、永久性肾损伤及胎儿早产[112]。早产的风险可以通过有效的治疗和减少复发而降低。由于肾盂肾炎导致胎儿早产，预后较差，必须在妊娠早期即积极的预防与治疗。

鉴别思路

尿路感染应与阴道炎、生殖器疱疹、衣原体尿道感染或卵巢扭转相鉴别。出现尿痛（排尿时会阴部烧灼感）症状表明疱疹感染或阴道炎。行盆腔检查，以获得子宫颈分泌物标本用以培养并鉴别会阴部或阴道原因引起尿痛。

处理

无症状菌尿或出现下尿路感染症状的患者应进行治疗7~10d的抗生素治疗，采用针对泌尿系病原体且对孕妇安全的药物[112,113]。最常见的选择是头孢菌素、呋喃妥因或磺胺类（除外妊娠晚期）。推荐妊娠期间的感染性疾病使用单药物治疗，但对于反复就诊和具有尿路梗阻高危的急诊患者，单药使用效果欠佳。

妊娠期间出现发烧、背痛以及急性肾盂肾炎症状的患者，建议入院治疗，静脉使用抗生素；对个别情况较好的患者，门诊治疗也是有效和安全的[112,114]。治疗伊始，应给予积极静脉补液、产科会诊，并行尿培养检查。至少给予一种能够覆盖常见院内感染细菌的抗生素，采用静脉用药。由于耐氨苄西林的大肠埃希菌非常常见，因此推荐使用头孢菌素或青霉素联合氨基糖苷类（由于感染后肾清除率下降，必须严密监测）的治疗方案。应进行尿培养，用于选择是正确的抗生素，并且治疗后和随访过程中应注意复查尿培养。

阴道炎

细菌性阴道炎

细菌性阴道炎（加特纳菌性阴道炎或阴道嗜血杆菌性阴道炎）是一种阴道内正常菌群过度生长导致的疾病，主要表现为产生大量分泌物和鱼腥臭味。在妊娠期间细菌性阴道炎患病率约为15%~20%。细菌性阴道病能够增加绒毛膜羊膜炎、妊娠期感染性疾病、胎盘早剥、胎儿早产以及经阴道分娩后子宫内膜炎的发病风险。因此建议即使是无症状的阴道炎，也应在妊娠中期进行治疗，以预防胎膜早破后出现其他并发症。治疗方法为给予7d甲硝唑或克林霉素。不推荐妊娠患者阴道内给药[113,115]。

白色念珠菌性阴道炎

妊娠期间外阴阴道念珠菌病的发病率增加主要是由雌激素和其他激素水平高引起。并不因妊娠妇女近期使用抗生素而增加发病率[116]，并且念珠菌定植不增加不良妊娠结果[117]。口服咪唑类是禁忌，可以增加不良妊娠的风险[118]。7d经阴道给予咪唑类药物证实安全，能达到85%~100%的治愈率[113]。复发性者应行阴道分泌物培养以明确诊断、鉴别是否存在其他耐药真菌种属（如光滑念珠菌），用于指导制订治疗方案。有些病人可能需要延长疗程，或与其性伴侣一起接受治疗。

阴道滴虫病

滴虫病是一种由阴道毛滴虫引起阴道炎，属于性传播疾病。50%的感染者无临床症状。主要的临床表现包括外阴瘙痒、恶臭分泌物或阴道刺激症状[113]。阴道分泌物镜检发现滴虫即可明确诊断[119]。

妊娠合并性传播疾病

妊娠合并性传播疾病患者的治疗需根据美国疾病控制和预防中心的最新指引。一般来说，服用四环素类和喹诺酮类药物是在妊娠患者的禁忌。治疗生殖道感染可预防早产和一系列早产并发症。

沙眼衣原体感染

沙眼衣原体感染是美国和全世界范围内最常见的性传播疾病，目前，它的发病率是淋球菌感染的3~5倍[113]。妊娠期间进行临床诊断较为困难，因为在妊娠期间宫颈黏液较为浑浊，含有较多白细胞。妊娠期间常规筛查衣原体的重要性在于及早预防早产及产后子宫内膜炎的并发症，两者均常见于宫颈衣原体感染患者[120]。感染病毒的母亲可传染婴儿导致沙眼衣原体感染，包括结膜炎和肺炎。在妊娠和哺乳期间可选用阿奇霉素治疗（每次1g），用于治疗并发症，同时减少胃肠道不良反应[121]。给予红霉素或阿莫西林7d疗程治疗，效果相似。四环素类药物为妊娠禁忌。

单纯疱疹病毒感染

单纯疱疹病毒感染可以对产妇和新生儿造成后果。妊娠晚期感染单纯疱疹病毒的产妇较妊娠早期携带病毒者（1%），发生垂直传染的机会增加30%~50%。病毒可以通过胎盘直接传染胎儿，或感染阴道并在经阴分娩时传染新生儿，尤其是阴道存在疱疹性病变时。造成的新生儿感染通常为散发，可感染中枢神经系统，导致严重的后果甚至导致死亡。在急诊科，对疑诊单纯疱疹病毒感染的病人，采取宫颈、阴道或会阴的病变部位进行培养，以明确围产期并发症的高危病人。虽然妊娠期间采用口服阿昔洛韦和万乃洛韦治疗的方案尚未全面普及，这一方案已被推荐作为治疗首选。支持治疗可以降低临床原发性单纯疱疹感染病人分娩时的剖宫产率，但对于复发性单纯疱疹感染者，仍以选择剖宫产为宜[113,122-124]。治疗方案应在与产科医生共同制定，并对病人进行严密监护。

淋病奈瑟菌感染

妊娠期间宫颈淋病奈瑟菌感染率为1%，感染症状与非妊娠妇女相似。输卵管炎发病率低，可由妊娠早期由宫颈感染持续蔓延发展而来。一些临床医生认为，妊娠期间该病易于播散、蔓延的原因主要是由于孕激素水平升高，造成宫颈局部血运丰富所致。淋菌性关节炎是淋球菌播散的常见表现[113]。淋病奈瑟菌感染的诊断和治疗方法与非妊娠相同，治疗药物包括头孢菌素或大观霉素。建议对妊娠和非妊娠患者同时治疗可能共存的其他衣原体感染。妊娠晚期淋病奈瑟菌感染的主要并发症是新生儿淋菌性眼炎和脓毒症[113,119]。

上生殖道感染

盆腔感染

妊娠期间盆腔炎的发生率极低，且仅发生在妊娠早期。常见的鉴别诊断包括异位妊娠、脓毒症性流产和阑尾炎。在疑似感染者，应进行分泌物涂片或培养以排除衣原体和淋球菌感染。由于存在子宫内膜感染的风险，同时需进行相关疾病的鉴别诊断，因此对疑诊盆腔感染的妊娠患者应住院治疗，给予静脉使用抗生素[113]。

绒毛膜羊膜炎

绒毛膜羊膜炎是指胎盘和胎膜发生感染。妊娠16周后，由于绒毛膜逐渐贴近宫颈口而易于感染。早产妇女的发病风险将有所增加。诊断绒毛膜羊膜炎的要点主要有发热，孕产妇和胎儿心动过速，妊娠超过16周的病人出现子宫压痛。白细胞增多可以提示可能存在绒毛膜羊膜炎，但不能作为诊断依据。明确诊断则需要行羊膜穿刺术。可进行血培养、阴道和宫颈分泌物培养B组溶血链球菌、大肠埃希菌、衣原体和淋病奈瑟菌。紧急产科会诊，并入院给予静脉使用抗生素治疗，可选择的药物包括氨苄青霉素、庆大霉素、万古霉素、克林霉素和红霉素，或青霉素（青霉素实验阴性）[125,126]。

致谢

感谢 Dr. Jean Abbott 为本章节内容所作出的重要贡献。

重要概念

- 急诊医生需判断流产的类型（不完全流产、完全流产、难免流产和稽留流产），因为对这些患者的处理不同。
- 异位妊娠的病史和体格检查是不敏感而非特异的；因此在急诊科对于腹痛或阴道流血且妊娠试验阳性的患者需要做辅助检查以确定妊娠的位置。
- 妊娠中期引起阴道流血的主要疾病包括胎盘早剥和前置胎盘，必须通过病史、体格检查和超声检查一起来鉴别这些情况。
- 阑尾炎是妊娠期间最常见的外科急症，这些患者的临床表现不典型，导致误诊率占所有妊娠患者的30%~35%。
- 子痫的处理包括硫酸镁控制抽搐、降低血压、分娩胎儿。

本章参考文献请参见 http://pumpress.bjmu.edu.cn/eduservice/3419.html

第177章 妊娠期慢性内科疾病

Kirsten K.Calder and Edward J.Newton

郭明明 译　廖晓星 校

本章关注于患有特定疾病的妊娠患者的医疗护理。对慢性疾病的认识是对这些患者进行筛查的一个重要方面，并且可以防止对母亲和胎儿的不良后果。

疾病原理

孕期生理变化可能会超过患者的代偿机制，从而在孕期出现内科疾病的始发症状或出现这些疾病的快速失代偿表现。某些慢性疾病也对母亲的健康造成威胁或导致胎儿不良结局。最后，一些内科疾病造成难产或使新生儿需要特殊的复苏措施。

由于患有诸如糖尿病、癫痫、肾衰竭、各种癌症的患者的生存率的上升，患有慢性疾病的患者怀孕的发生率也在上升。同时，随着初次怀孕时间的推迟，产妇年龄也在增长。随着辅助生殖技术的进展，如体外受精、卵子捐赠等，年龄较大的妇女，包括已经绝经的妇女，有了怀孕的可能。高龄孕妇有更大的可能发生产前及分娩并发症，并且更有可能发生心血管疾病的并发症[1]。

各类疾病

哮喘

哮喘是妊娠期最常见的肺部疾病，妊娠发病率达8.4%，而且还有继续增加的趋势[2]。妊娠对哮喘的全部影响在于1/3的患者将经历疾病的恶化，1/3疾病将好转，而剩下的1/3无任何变化。哮喘对胎儿的影响仍有争议。一些研究证明发生先兆子痫、妊娠期糖尿病、早产、胎儿宫内生长发育迟缓等合并症的危险增加[3,4]。

妊娠期呼吸系统的生理变化在以下方面影响了哮喘的控制。潮气量和每分通气量都提高了50%以上。每分通气量的提高，或称"妊娠期过度通气"，降低了静息时P_{CO_2}平均约8～10mmHg，使之达32mmHg。为了应对慢性过度通气，碳酸氢盐的肾排泄率代偿性增高，血清含量平均约19mEq/ml。这造成的结果是轻微的呼吸性碱中毒，血清pH处于7.40～7.45。在评估怀孕妇女哮喘恶化的严重程度时，记住这些"正常值"是很重要的。

妊娠哮喘患者的治疗策略是达到正常的肺功能，防止急性发作，并且减少短效抢救性β-受体激动剂的应用。急性哮喘发作将对母体和胎儿造成重大威胁，妊娠患者的治疗应该和非妊娠患者一样积极。事实上，哮喘被良好控制的患者通常可以预期有正常的妊娠过程，未被恰当治疗疾病的风险大于治疗本身的风险[5,6]。

妊娠患者应用吸入性β-受体激动剂一般认为和非妊娠患者一样安全（表177-1和177-2）[5,7]，吸入性短效β-受体激动剂是急性哮喘发作的一线用药。长效激动剂也被推荐为中度或严重哮喘患者的维持用药[5]。虽然这些药物在远期致畸作用方面是安全的，但他们是强效的宫缩抑制剂并且常引起产程活跃期停滞。选择性激动剂是首选，因为非选择性制剂如肾上腺素理论上会通过β介导效应减少胎盘血流量。

对于怀孕患者，糖皮质激素仍然是哮喘维持治疗的核心部分。事实上，最近的数据支持吸入性糖皮质激素的安全性[7]。而且它们的长期应用在除了轻度间歇性发作的所有患者中都是推荐的[5]。全身性糖皮质激素有时在严重持续性哮喘发作患者中作为长期基础用药是必要的，对于在初始β-受体激动剂治疗中用药效果不明显的患者，全身性糖皮质激素也可作为发作时短期脉冲治疗。然而，糖皮质激素与分裂畸形、早产、低出生体重、先兆子痫有一定关系[3,5,7-10]。这些并发症可能和无法控制的哮喘也有关，但吸入用药仍然优先于全身用药。

表 177-1　孕期内科疾病的妊娠影响和治疗

内科疾病	妊娠期关注点	治疗
哮喘	胎儿：宫内发育迟缓、早产、缺氧、胎粪污染羊水、流产 产妇：先兆子痫、妊娠期高血压、妊娠期糖尿病、妊娠剧吐、需要引产	急性发作的治疗与非妊娠患者相同 即使没有出现孕妇缺氧，妊娠晚期出现的急性发作中，推荐进行胎儿监测 采用以下的预防措施进行维持治疗不变： 糖皮质激素：吸入剂为首选以限制副作用，但以下情况时可能需口服：严重、持续发作，长期使用激素的患者在分娩时需要"应激剂量"的氢化可的松 甲基黄嘌呤：安全的，但是否有益还在争论中，只用在难治性疾病，妊娠期间清除率降低可能会导致孕妇中毒和胎儿心动过速 白三烯受体拮抗剂：避免使用齐留通
急性冠脉综合征	胎儿：围产期死亡、PTD 产妇：子宫出血和胎盘早剥（与使用的抗血小板药、抗凝血药和纤维蛋白溶解剂有关）	标准治疗和非妊娠患者相同，虽然抗血小板药、抗凝药和纤维蛋白溶解剂应该在即将分娩时避免 在使用硝酸盐类时避免孕妇低血压——可能会引起胎儿窘迫 避免使用 β-受体阻滞剂（致畸作用） 和心脏病医生协调决定治疗（溶栓 vs. PCI）
心脏瓣膜病	胎儿：围生期死亡、早产 产妇失代偿性心力衰竭、血栓栓塞、死亡	有人工瓣膜、房颤的患者有使用皮下注射肝素的指征，避免使用华法林 二尖瓣狭窄：利尿剂和 β-受体阻滞剂，症状严重瓣膜成形术或开放性心脏手术 有房颤和严重狭窄的患者考虑终止妊娠 二尖瓣和主动脉闭不全：肺淤血患者使用利尿剂，急性反流病变使用手术治疗，症状性疾病的患者考虑手术治疗 主动脉瓣狭窄：避免低血压和仰卧位低血压综合征-左侧卧位，分娩时积极补液 症状严重的疾病进行瓣膜成形术或开放性心脏手术
高血压	胎儿：围生期死亡、胎儿宫内发育迟缓、早产 产妇：靶器官损害加重，合并先兆子痫、胎盘早剥	应用硝普钠数小时后可能发生胎儿氰化物中毒—避免长时间输入 最常用药物包括甲基多巴、拉贝洛尔和肼屈嗪 在妊娠头三个月避免使用 β-受体阻滞剂（致畸作用） 避免 ACEIs 和 ARBs
缺铁性贫血	胎儿：低出生体重、早产、胎儿铁储备低、流产（严重贫血） 产妇：先兆子痫、高输出心力衰竭（罕见），关于产妇死亡率的影响尚不清楚	改善孕妇铁储备是口服补充铁剂的适应证。一些非处方药是有效的 从开始治疗到血清血红蛋白的增加有延迟效应 肠外铁置换是安全的和有效的，虽然很少需要 很少需要输血但在症状严重的贫血中可能是必要的
镰状细胞性贫血	胎儿：流产、胎儿宫内发育迟缓、早产和胎膜早破 产妇：需要剖宫产、先兆子痫、感染、心力衰竭、肺栓塞、疼痛危象的发生、治疗后的产妇死亡率低，持续存在的血红蛋白 F 引起的 Kleihauer-Betke 试验假阳性	对疼痛危象和感染的管理同非妊娠患者，有指征进行休息、水化、麻醉镇痛、吸氧、使用抗生素 可以使用麻醉镇痛药，但在即将分娩时，应计到新生儿可能需要呼吸支持 没有指征进行预防性输液 对可行性妊娠应进行胎儿监测和胎儿状态评估 慢性维护治疗包括接种肺炎球菌疫苗，补充叶酸，通常还有铁。在妊娠期不推荐羟基脲，但在人类很少有不良胎儿影响的报道
癫痫	胎儿：与 AEMS 有关的各种先天性畸形、胎儿缺氧和心动过缓、流产 产妇：发作频率的不同程度的变化，在 AEM 水平的改变；继发于服药依从性降低的发作频率增加；胎盘早剥、贫血、妊娠剧吐、先兆子痫、需要引产和剖宫产、胎膜早破	癫痫持续状态管理与非妊娠患者相同 维持治疗应与患者的神经科医师（或初级保健医生）和妇产科医生协调—在一般情况下，建议在最低有效剂量下给予单一 AEM 妊娠前应用 AEM 单药治疗控制癫痫的患者应继续其目前的方案 新 AEMS 的应用经验有限，但他们可能副作用更少 服用叶酸补充剂对于服用旧 AEMS 的患者是强制性地 在怀孕最后一个月给母亲口服维生素 K，给新生儿补充肠外维生素 K

表 177-1　孕期内科疾病的妊娠影响和治疗（续）

内科疾病	妊娠期关注点	治疗
重症肌无力	胎儿：暂时性新生儿肌无力综合征 产妇：不同的疾病严重程度有不同的变化，产程停滞，产后疾病加重	治疗与非妊娠患者相同 辅助通气是治疗最重要的方面，注意与重症肌无力患者都对去极化松弛剂比较耐药，可能需要更高的剂量 吡啶斯的明治疗可以继续 在维持激素治疗中的患者在分娩过程中需要"压力剂量"的氢化可的松 血浆置换在孕期是安全的
糖尿病 胰岛素依赖型、非胰岛素依赖型和妊娠期糖尿病	胎儿：先天畸形、巨大儿、胎儿宫内发育迟缓、流产；新生儿低血糖、黄疸、低镁血症和低钙血症 产妇：先兆子痫、"脆"型糖尿病、需要剖宫产；GDM母亲有产后糖尿病的危险	应尽一切努力使产妇血糖保持在100mg/dl。注意在产后立即出现的胰岛素需要量减少，母亲可能在分娩后24~48h并不需要胰岛素 胰岛素治疗，使用间隔剂量或连续皮下输注，是IDDM和NIDDM患者的标准治疗 DKA的管理与非妊娠患者相同，除了胎儿一般状态的评估和连续胎心监测估 GDM往往单独通过饮食管理即可控制，但是当空腹血糖仍然>105mg/L。可能需要注射胰岛素治疗
甲状腺功能亢进症	胎儿：早产、低出生体重、胎儿甲状腺功能不全、流产 产妇：先兆子痫、心力衰竭	甲状腺危象的管理与非妊娠患者相同，包括寻找潜在原因 在没有甲状腺危象的情况下治疗甲亢 **逆转交感神经的影响**：标准剂量普萘洛尔是很有用的，直到甲状腺激素的合成已被硫金黄菌素封锁 **硫金黄菌素**：最低有效剂量的丙硫氧嘧啶和甲巯咪唑是可以接受的 **手术治疗**：在难治性病例甲状腺切除术是有用的 **其他**：如果可能避免碘化物，氢化可的松减少周边的T_4转化为活性更高的T_3，可在怀孕期间使用 放射性碘是绝对禁忌
甲状腺功能减退症	胎儿：先天畸形、低出生体重、流产、胎儿甲状腺功能不全、甲状腺肿 产妇：先兆子痫、胎盘早剥、产后出血、剖宫产的需要	维持治疗包括甲状腺素0.15mg/d 适当的治疗可预防不良产科和胎儿的结果 黏液性水肿昏迷是罕见的，但当发生时，治疗与非妊娠患者相同
结核	胎儿：流产、低出生体重、早产、胎儿和新生儿的结核 产妇：先兆子痫，由于对胎儿关心，可能延误诊断和治疗	**PPD阳性/胸部X线结果阴性**：对最近转阴的患者（<2年）进行6~9个月的异烟肼治疗（妊娠前三个月后开始）；已经PPD阳性（2年的患者可以推迟到分娩后进行治疗，但当应用于妊娠期安全时，仍然应该提供一个月的异烟肼 **活动性肺结核**：9个月的异烟肼加利福平或乙胺丁醇治疗（立即开始） **多重耐药结核病**：强制的积极治疗，不考虑潜在的致畸作用
HIV/AIDS	胎儿：艾滋病病毒感染、早产、流产；新生儿戒断反应（如果母亲使用静脉注射毒品） 产妇：产后子宫内膜炎，子宫出血（血小板减少的情况下）	**抗反转录病毒疗法**： 1. 高活性抗反转录病毒疗法（HAART）应提供给感染艾滋病毒而且病毒载量>1 000的所有妊娠患者。HAART疗法应包括齐多夫定（AZT），以防止该病毒的垂直传播 2. 在妊娠期有具体的HAART药物相关作用，最好由适当的专家决定有关疗法 3. 不建议AZT单药治疗，除非低病毒载量的患者不希望采取HAART。在这种情况下，对于降低疾病传播AZT是适当的 病毒载量>1 000时建议剖宫产 尽管对胎儿有潜在影响，机会性感染需要标准疗法
梅毒	胎儿：先天性梅毒、流产、早产、胎儿宫内发育迟缓、非免疫性水肿	一期、二期、早期潜伏（<1年）：苄星青霉素G（BPG），240万单位IM 晚期潜伏（>1年或未知持续时间）：BPG，240万单位IM，每周3次 神经梅毒：水剂青霉素G，240万单位IVq4h 10~14d或普鲁卡因青霉素G，240万单位IM和丙磺舒，500mg PO q6h×10~14d

ACEI，血管紧张素转换酶抑制剂；AEM，抗癫痫药物；AIDS，获得性免疫缺陷综合征；ARB，血管紧张素Ⅱ受体阻滞剂；DKA，糖尿病酮症酸中毒；GDM，妊娠糖尿病；HIV，人类免疫缺陷病毒；IDDM，胰岛素依赖型糖尿病；IUGR，胎儿宫内发育迟缓；NIDDM，非胰岛素依赖型糖尿病；PCI，经皮冠状动脉介入治疗；PTD，早产。

表 177-2　治疗妊娠期急性哮喘发作的药物

药物种类	举例	用法与用量	批注
吸入 β-受体激动剂	沙丁胺醇	2.5～5mg，每20分钟	吸入 β-受体激动剂的一线治疗
	左旋沙丁胺醇	1.25～2.5mg，每20分钟	也可能是通过 MDI 给药
			第一小时内最多三个剂量，严重恶化情况下连续使用
注射 β-受体激动剂	肾上腺素	每20分钟 0.3～0.5mgSC（1：1 000 或 1mg/ml）	超过吸入剂量不证明受益
	特布他林	每20分钟 SC 0.25mg（1mg/ml）	第一小时内最多三倍剂量
全身性皮质糖皮质激素	泼尼松	剂量适用于所有的制剂	不证明静脉剂量超过口服剂量有益，除非即将呼吸衰竭患者不能口服药物
	泼尼松龙	最初住院治疗：可变剂量，至少需要 120～180mg/d	
	甲泼尼龙	门诊突然发作的疗法：40～60mg/d 持续3～10d	
吸入抗胆碱药	异丙托溴铵	每20分钟 0.5mg	非一线治疗，应与 β-受体激动剂一起使用
			患者严重发作时使用
平滑肌松弛剂	硫酸镁		妊娠期哮喘使用的数据有限

From NAEPP Expert Panel Report：Managing asthma during pregnancy：Recommendations for pharmacologic treatment—2004 update. J Allergy Clin Immunol 115：34，2005.

治疗量的氨茶碱已经被证明在妊娠患者中是安全的，是一个在维持治疗中可被接受的治疗选择[5,7,11]。关于色甘酸钠和新白三烯受体拮抗剂（孟鲁司特和扎鲁司特）的数据有限[12]，但都认为是妊娠 B 类药物（假定安全）。硫酸镁作为难治性哮喘发作快速治疗的一种好方法已被接受，因为它有广泛的安全范围并有强效的支气管扩张性。即使大剂量硫酸镁被用于子痫的治疗，仍然没有足够的数据支持在患者中常规使用镁剂治疗。也许应被认识的最重要的治疗原则是如果母亲缺氧，胎儿也会缺氧。而且，胎儿对缺氧更敏感，所以，母体正常的氧饱和度不能除外胎儿窘迫。应该对所有哮喘急性发作的妊娠患者采取氧疗。

高血压

慢性高血压和高血压急症

慢性高血压定义为发生于妊娠前或孕期前20周的高血压。它的发生率达5%，而且是孕产妇和胎儿死亡和致病的重要原因（表177-1）[13,14]。急诊科医生可能会被要求对患有慢性高血压出现高血压急症的患者采取治疗，并区分不同的妊娠高血压病变（表177-3）。

治疗妊娠期慢性高血压，要达到在维持心输出量的同时降低孕妇血压的目标，并要降低对孕妇及胎儿的副作用，医生必须在这两者之间达到平衡。血压急剧显著下降会明显降低胎盘血流。对轻症患者的治疗没有对围产期结果产生明显影响，也没有降低先兆子痫的发生率。另外，由于正常的孕期生理变化，这些患者很可能在没有药物作用的情况下血压降低，不借助药物控制血压[14-16]。相反，严重高血压患者，有靶器官损害证据的患者和孕前需要多种降压药治疗的患者则需要持续的药物治疗（表177-1）[15,16]。改变生活方式是潜在的治疗模式，但饮食疗法和控制体重对妊娠患者是否安全还不清楚[14]。

维持治疗的决定最适合由患者的初级保健医生和产科医生共同制订。然而，急诊医生会被要求对血压严重升高及并发子痫的患者决定治疗。除了血管紧张素转换酶抑制剂和血管紧张素 II 受体拮抗剂，几乎所有主要的抗高血压药物在怀孕患者都可以使用。由于会引起血容量减少，利尿药也应该作为二线用药（表177-1）[15,16]。肼屈嗪和拉贝洛尔最常用于发生子痫的高血压急症，对发生类似情况的慢性高血压患者也是适合的。由于在输入的数小时后会引起胎儿氰化物中毒，硝普钠应作为二线用药（表177-4）[15]。

慢性高血压妊娠患者先兆子痫的诊断是具有挑战性的，也是必要的（见第176章）。慢性高血压患者更容易发生先兆子痫，与只具有单个疾病的患者相比，这造成了更高的致病率和死亡率。出现以下几种

表 177-3　妊娠高血压疾病

	慢性高血压	妊娠期高血压	先兆子痫	并发先兆子痫的慢性高血压
定义	1. 先于妊娠的高血压* 2. 妊娠期20周前确诊高血压	妊娠20周后诊断的高血压，没有蛋白尿或先兆子痫的其他证据	20周妊娠后开始的高血压，出现新发蛋白尿（≥300mg/24h）	1. 先于妊娠的高血压与新发蛋白尿相关联 2. 在妊娠期20周前罹患慢性高血压或有蛋白尿的女性中，尿蛋白的突然升高 3. 先于妊娠的高血压与突然升高的血压相关 4. 先于妊娠的高血压是与血小板减少或肝转氨酶升高相关联的
	注释：极少情况下，先兆子痫会出现在妊娠期前20周	注释：可发展到先兆子痫，也可能代表之前未确诊的高血压		

* 定义为血压收缩压≥140mmHg或舒张压≥90mmHg。

From Roberts JM, et al: Summary of the NHLBI working group on research on hypertension during pregnancy. Hypertension 41: 437, 2003; and the National Institutes of Health: The Seventh Report of the Joint National Committee on Prevention, Detection, Evaluation, and Treatment of High Blood Pressure. NIH Publication No. 04-5230, August 2004.

表 177-4　用于高血压急症的降压药

抗高血压药物	剂量	注释
肼屈嗪	5mg IV，然后每20～30分钟10mg IV，直到达到目标的血压值	若在用量达到25mg时仍没有足够反应，可考虑使用其他药物
拉贝洛尔	20mg IV，后续40mg剂量后，然后每10分钟使用两个80mg剂量，直到达到目标的血压值	若在用量达到220mg时仍没有足够反应，可考虑使用其他药物 标准禁忌证
硝普钠	不同的输液速率，从0.25μg/kg·min开始	只在其他药物效果不理想时使用，几个小时后有可能发生胎儿氰化物中毒

National Institutes of Health: The Seventh Report of the Joint National Committee on Prevention, Detection, Evaluation, and Treatment of High Blood Pressure. NIH Publication No. 04-5230, August 2004.

情况应怀疑两种疾病并存：①已知高血压患者在孕20周后出现新发蛋白尿；②有高血压和孕20周前出现蛋白尿的妊娠患者，出现了血小板减少、转氨酶升高，或出现蛋白尿或血压的急剧升高（表177-3）[14]。

肺动脉高压

患有原发性肺动脉高压，艾森曼格综合征（由左向右分流引起的肺动脉高压），和继发血管性肺动脉高压的妊娠患者有极高的死亡率，30%～52%。死亡原因主要是心衰[17]。虽然一些患者从前列环素，吸入性NO等选择性肺动脉扩张剂中受益[17]，不幸的是，在多数病例中，死亡率与围产期管理无关。急诊医生的初级目标是通过保持足够的血容量而确保高右心室充盈压，并获得产科学和心脏病学的早期咨询。早期妊娠的患者应建议终止妊娠。

心脏疾病

急性冠脉综合征

冠脉疾病在妊娠妇女中少见，一项人群研究显示在分娩患者中急性心肌梗死（acute myocardial infarction, AMI）的诊断率为6.2/100000[18]。之前报道的死亡率约20%，但最近的研究显示死亡率在5.1%～7.3%[18-20]。如果存在冠状动脉狭窄，孕期的正常生理变化如心输出量增加、携氧能力下降、继发性的生理性贫血可能会超过心绞痛的阈值。某些情况也与增长的妊娠相关性AMI有关，包括高龄产妇、血栓形成、高血压、贫血、糖尿病和吸烟[18,19]。AMI可以在孕期的任何时间发生，但在妊娠最后三个月和围产期达到高峰，27%～41%发生在分娩后6周[18,19]。

由于心输出量在分娩时达到高峰，产妇产时 AMI 死亡率高于产前和产后[19]。

进行过冠脉造影检查的发生 AMI 的孕妇有相当一部分有正常的冠脉，据报道为 29%[20]。除动脉粥样硬化以外的造成孕妇 AMI 的病理生理机制包括冠脉夹层、冠脉瘤和冠脉痉挛。这些疾病的重要程度取决于不同的妊娠阶段。冠脉粥样硬化造成大部分的产前 AMI，而冠脉夹层增加了产后 AMI[20]。肺栓塞、反流性食管炎、胆绞痛和主动脉夹层在孕期都比心肌缺血更常见，需要进行鉴别诊断。不幸的是，一些妇女在孕期仍使用违禁药品，对胸痛的妊娠患者考虑到可卡因滥用也是很重要的。

心绞痛常是一个临床诊断。由于正常妊娠也常伴有心电图变化如 ST 段压低，T 波倒置，额外的评估是必要的。有可疑室壁运动异常心电图发现的患者超声心动图是有用的。除了正在或刚刚分娩，心肌梗死的酶学诊断是不变的。心梗时肌酸激酶和肌红蛋白也会升高，但肌钙蛋白是首选。由于大剂量辐射对胎儿的危害，一般避免对可疑心梗患者进行血管造影检查，但在妊娠 4～6 月时在首选介入治疗的临床情况下也可以应用[16]。放射性核素研究比血管造影辐射危险小，但除非绝对必要仍应避免。

妊娠患者 AMI 的治疗在多数方面与非妊娠患者相似。母亲的生存是基本考虑，改善母亲预后的治疗不应该被阻止。基础治疗包括抗血小板药、硝酸甘油、抗凝药、β-受体阻滞剂和抗凝药。然而，这些治疗对母亲和胎儿有潜在的不良作用（表 177-1），紧急的心脏疾病咨询也是推荐的。对于抗血小板药，阿司匹林仍是一线用药，使用氯吡格雷和依替巴肽的经验有限，但均已被成功应用并且在胎儿致畸方面被认为是安全的。肝素钠被长期认为是妊娠患者抗凝药的选择，但新的低分子量肝素，特别是达肝素钠和依诺肝素，被发现是有效、安全、适合应用的[21]。肝素钠适合在孕晚期应用，因为在产程开始时对鱼精蛋白的反应更可预计。

孕期溶栓疗法的经验十分有限，更不用说在中风和肺栓塞的情况下[22]。虽然这种治疗可能降低孕母和胎儿的死亡率，妊娠仍然被认为是使用的相对禁忌证。虽然组织纤维蛋白溶酶原激活物和链激酶都不能通过胎盘，在许多病例中溶栓和不良反应的因果关系目前尚不清楚。仍有包括产妇出血、产妇死亡、胎盘早剥、早产、胎儿死亡和胎儿颅内出血等不良反应的报道。大多数患者产妇和胎儿都有较好预后，但大多数用于除了 AMI 以外的适应证的治疗[20,22]。因为溶栓疗法在用药后数小时到数天应避免大手术和硬膜外麻醉，急诊医生必须慎重考虑是否给接近足月的，特别是预期可能需要剖宫产的妊娠妇女使用这些药物。由于孕期数据的缺乏和纤溶剂的潜在风险，紧急经皮介入治疗是治疗确诊 AMI 的首选。

在围产期 AMI，产程应该在母亲血流动力学和胎儿安全的持续监测中进行。阴道分娩和手术生产都有利有弊。剖宫产能避免产妇长时间劳累，但如果使用了抗凝血药将阻碍硬膜外麻醉中放置硬膜外导管，从而需使用全身麻醉。另外，手术分娩使患者有出现感染、出血、血栓栓塞等手术并发症的风险。因此，除非有其他剖宫产的产科适应证，辅助阴道分娩是更适合的[20]。心绞痛可能会在产后生理需要降低后消除，但由于其发生在孕期，患者需要一个完整的对急性冠脉综合征的心功能评价。

心脏瓣膜疾病

产妇的心脏瓣膜疾病可以是先天性的或后天获得的，而且它是非产科原因死亡的主要原因之一。获得性心瓣膜疾病主要是风湿热和心内膜炎的结果。在美国，大多数严重的先天性心脏病是在青春期前被确诊和手术治疗的。患者在没有显著不良反应的情况下对妊娠的耐受能力取决于疾病的类别和严重程度。轻至中度的病情（纽约心脏协会心功能分级 I 和 II 级）通常会有良好预后。另一方面，二尖瓣狭窄（I 级以上），严重的主动脉狭窄，中度至重度的心室功能障碍和肺动脉高压引起的主动脉瓣和二尖瓣损伤，以及需要抗凝的人工瓣膜疾病将引起显著的产妇死亡率并需要直接治疗（表 177-1）[16,23]。

二尖瓣狭窄

二尖瓣狭窄是孕期最常遇到的心脏瓣膜疾病，因为产妇死亡率可估，也是早孕期间需要检查的最重要疾病[16]。在正常妊娠出现静息心率的增加缩短了左室舒张期充盈时间，造成了心搏量减少。与在孕期对心输出量增加的需要形成了恶性循环，进一步加快了心率。这种心动过速，和孕期增多的血容量结合起来，最终造成左心房高压、肺淤血和左心衰竭的症状和体征。即使孕前无症状的二尖瓣狭窄患者，在孕期也应行频繁的超声心动图检查，保证密切的随访[16]。

治疗的目的是降低血容量和减慢心率（表 177-1）。外科手术适用于采用适当的药物治疗仍有顽固症状的患者，以及发生肺动脉高压的患者。首选的方法是经皮球囊分离术，在经验丰富的中心进行这种手术将使产妇和胎儿都有良好预后[16,23]。

主动脉瓣和二尖瓣反流

多数情况下，慢性反流病变在孕期会有良好耐受，甚至由于妊娠减少反流，降低了全身血管压力而有所改善。另外，孕期心率增快和心脏舒张期缩短也对这个效应有辅助作用[16,23]。在必要的情况下，药物治疗包括利尿，以及可能情况下的血管扩张剂。由于腱索断裂造成的急性二尖瓣反流的患者也无需害怕，可以进行手术治疗[16,23]。

主动脉瓣狭窄

妊娠期的症状性主动脉狭窄通常发生在先天性二尖瓣而且并不常见[16,23]。主动脉瓣狭窄的患者通常有良好的妊娠结果，通常可以采用保守治疗。虽然对母亲和胎儿都有风险，有严重症状的患者也许仍需在有经验的机构进行经皮瓣膜切开[16,23]。

人工心脏瓣膜

有人工心脏瓣膜的妊娠患者的抗凝治疗是复杂的。虽然在剂量 5mg/d 时胎儿患病的风险似乎很低，华法林对妊娠 6～12 周的患者仍是禁忌的[16,23]。另外，由于华法林通过胎盘，有胎儿出血的风险。普通肝素（UFH）和低分子肝素（LMWH）都不能通过胎盘，没有致畸作用，但它们在妊娠期的应用仍有疑问。妊娠患者对普通肝素的反应更难以预测，需要频繁检测 APTT。对于有血栓栓塞性疾病的妊娠患者，低分子肝素是个可以接受的选择，但对有机械瓣膜的孕妇它被使用的数据有限[16,23]。因此，低分子肝素不推荐在人工瓣膜患者中应用[16,21,23]。

血液系统疾病

贫血

到目前为止，最常见的妊娠内科并发症是贫血。妊娠的生理适应包括红细胞增多引起的血容量的增加。这引起血液稀释，妊娠期生理性贫血中血红蛋白的最低点出现于孕晚期的开始。任何类型的贫血都可以使妊娠变得复杂，但最常见的三种类型是缺铁性贫血、叶酸缺乏和镰状细胞性血红蛋白病。

缺铁性贫血

缺铁性贫血是最常见的，在工业国家发生在大约 20%～25% 的妊娠中。除在许多妇女中慢性的低水平或边缘水平铁储备，在妊娠过程中为了胎儿的红细胞生成、铁储存、铁从母体到胎儿的转移，母体对铁需要的增长都加剧了铁的不足。妊娠患者也因为其他原因造成缺铁性贫血，如营养不良、慢性消耗性疾病和从消化道和生殖泌尿系统的失血。

世界卫生组织对妊娠期贫血的定义为血红蛋白（Hgb）<11g/dl。由于血液稀释，在孕 25 周后这个水平可能会略有降低。妊娠后期轻微的稀释性贫血（Hgb = 9～11g/dl）对妊娠结果几乎没有影响[24]。另一方面，严重贫血（<6～7g/dl）和发生于妊娠早期的稀释性贫血和早产和低出生体重有关[24-26]。缺铁性贫血的最准确诊断在妊娠的早期做出，因为血清铁蛋白作为首选的检查会被妊娠晚期出现的血容量增长的稀释作用所影响。在妊娠前三个月后，结合进行的其他血液检查是必要的。红细胞指数不是一个可靠监测指标，因为在妊娠患者中小细胞低色素并不明显。

补铁从而增加母体铁储存（表 177-1）在缺铁妇女中是需要的，虽然现在仍不清楚这种疗法是否能改善围生期预后。患有其他非并发的生理性贫血的患者不需要治疗也可期有好的产科预后，不需要铁剂治疗。是否对血红蛋白水平正常（Hb >11g/dl）和铁储备正常（铁蛋白 >20μg/L）的妇女进行预防性补充铁剂是有争议的。一项试验发现对这些妇女在孕前 20 周补充铁剂不会降低早产的发生率，也不会降低孕后期贫血的发生，但确实引起胎儿出生体重的增长[27]。另一项试验发现早产和低出生体重的发生在预防性补充铁剂的妇女中有所降低[28]。

叶酸缺乏性贫血

叶酸缺乏是巨细胞性贫血的多种原因之一，一种表现为 DNA 合成异常和无效红细胞生成的情况。妊娠叶酸缺乏的发生率在发达国家比较低（4%），但在其他国家仍较高[29-31]。在多胎妊娠，已发生营养不良、妊娠剧吐、吸收障碍综合征、酒精中毒的患者中，发生叶酸缺乏的危险增高。使用某些特定的抗癫痫药也会使妇女叶酸缺乏的危险性增高。

缺铁性贫血和叶酸缺乏性贫血经常是共存的，使外周血涂片难以解释。对可疑的叶酸缺乏可以测量血清和红细胞叶酸含量。但均有局限性。血清叶酸对叶酸摄入表现出快速反应，但在一顿叶酸含量丰富的饭后，在数日内都处于低水平状态。血清叶酸水平也受妊娠血液稀释的影响。红细胞叶酸水平更稳定而且可以指示检测前数月的叶酸水平。红细胞叶酸水平可能会在一些急性情况中被误导，并且也会受妊娠期红细胞增多的影响。

由于是在缺铁的情况下，叶酸缺乏的影响取决于贫血的程度，最显著的并发症是神经管畸形（NTDs）和早产[32-34]。叶酸 DC 的补充降低了 NTDs 的发生危险[32,33]，并且每天口服补充 0.4～1.0mg 的叶酸在孕前和孕期是常规推荐的[35]。建议 NTDs 高风险的妇女

（例如在之前的妊娠中出现过 NTDs）服用更大剂量的叶酸，达到每天 4mg[35]。

镰状细胞贫血

镰状细胞贫血（SCD）在美国是母亲和胎儿并发症的主要来源之一。SCD 的病理生理和遗传学细节在第 119 章已有论述，但复习最常见的影响妊娠的遗传学表型仍是有用的。这个镰形基因可以是纯合子（血红蛋白 SS 或 SCD），这种疾病应对大多数妊娠合并症负责。这个镰形基因也可以是和正常血红蛋白 A 的杂合子（镰状细胞特征或血红蛋白 SA），在这种情况下症状罕见，除非是在极端环境条件下。血红蛋白 S 也可以和大多数异常血红蛋白形成杂合子，像血红蛋白 C，一些地中海贫血变异体和其他少见的异常血红蛋白。每个变异体都有它自己的复杂表象。其中，和妊娠期并发症最相关的是血红蛋白 SC。

SCD 患者有许多继发于不同病理生理机制的慢性病，包括红细胞镰形化、贫血、自体脾切除所致的免疫抑制和反复输血。受 SCD 影响，预期寿命中位数在男女中均为 50 余岁，女性生育能力一般来说未受影响。所以看起来急诊医生将会遇到患有这个疾病的妊娠患者。据报道，SCD 患者产妇并发症包括早产、胎膜早破、孕产妇感染、更频繁的疼痛危象和剖宫产需要的增加[36,37]。尽管有这些并发症，在现在的治疗下孕产妇死亡率低于 1%[37]。

SCD 也会导致胎儿不良反应（表 177-1）。常见胎盘梗死，胎盘功能不全引起的小于胎龄儿和低出生体重儿[38]。尽管最近的研究发现没有围产期死亡的增加，过去曾经报道过有高胎儿流产率[37]。罕见的并发症是从母血辨别胎儿血的 Kleihauer-Betke 试验会由于母体的血红蛋白持续存在产生假阳性结果。

妊娠期 SCD 的治疗和非妊娠患者的治疗相似（表 177-1）。由于参与循环的红细胞增加，即使在非妊娠的情况下补充叶酸也是基础治疗，妊娠期间每日叶酸推荐量增长至 4mg[39]。由于有引起铁负荷过重的可能，是否补充铁剂现在还是有争议的。是否需要治疗最好由适合的专科医生在相关血液指标的全面分析后决定。虽然可能会降低急性疼痛危象的数量，预防性输血以达到预定的血红蛋白水平未被发现可改变妊娠结局[40]。症状性贫血、心肺功能不稳定、急性胸痛综合征、先兆子痫的患者可输血，发生疼痛危象越来越频繁的患者可能也可以输血[39,40]。为可能会因为剖宫产失血的患者输血也在试行中。由于潜在的致畸可能，妊娠期羟基脲不被推荐使用[39]。

神经系统疾病

癫痫

癫痫是妊娠期最常见的神经系统合并症，但还是相当罕见的，在所有妊娠中 <1%[41]。从相对良性和少见的发作到每天都有的难以控制的全身发作，癫痫包括一个广泛的发作范围。因此，治疗必须个体化。妊娠期癫痫的管理必须在发作频率和持续时间的增加的危险与减少抗癫痫药物（antiepileptic medications，AEMs）对母亲和胎儿的致畸风险中达到平衡。

妊娠对癫痫的影响是不同的。大多数（65%）癫痫患者的发作频率没有变化，约 20% 的患者发作变频繁，15% 的患者发作减少[42]。妊娠期发生的血容量、蛋白结合力、肾清除率的改变使较老的抗癫痫药物的血药浓度降低是可以预计的。另外，一些患者为避免对胎儿的致畸作用服药依从性会降低。"新药"的数据还不多，但拉莫三嗪、奥卡西平、左乙拉西坦也发生了药物浓度的降低。

在这些妊娠中主要的胎儿不良反应是先天畸形。首要关注的是丙戊酸和卡马西平引起的神经管畸形，苯妥英钠及巴比妥引起的面裂/心脏异常。服用这些药物孕妇的孩子严重先天畸形的发生率有 2～3 倍的增长，如果母亲服用不止一种药物，这个危险还会更高[41,43,44]。没有服用抗癫痫药物的患者的孩子与一般人群相比是否有更高的先天畸形的发生率还在争论中。有研究比较了这些孩子和没有癫痫的母亲生下的孩子发现先天畸形的发生率是相似的[43,44]。尽管数据有限，但前期研究表明抗癫痫新药造成先天畸形的比例也与一般人群相似[45-47]。

治疗应该由高危产科和神经病学专科医生提供。然而，急诊医生可能会在某些门诊情况中被迫面对这些问题，如妊娠患者首次发作癫痫或者持续癫痫状态的患者被发现怀孕。

新发癫痫

妊娠患者可能会寻求原发性新发癫痫的治疗，然而，药物毒性作用、戒药效应、头部外伤、脑膜炎、中风和子痫都应考虑为可能的原因。其中最重要的是子痫，因为大量的交感神经 DC 放电，发作后的患者经常表现为高血压，而即使是正常妊娠的患者也会有轻微的下肢水肿。因此，应该进行尿液检测寻找尿蛋白，这可能是初始判断子痫患者的唯一鉴别因素。在一段时间的观察后，非子痫患者的血压可能会恢复正常。如果患者仍有血压升高或有子痫的其他表现，应使用硫酸镁和其他药物以防止更多的发作不能够控制血压。对未表现出子痫症状的患者，发作原因的调查同非妊娠患者（见第100章）。

癫痫持续状态

包括子痫在内的任何潜在的发病原因都可能引起癫痫持续状态。尽管如此，癫痫持续状态仍然相对少见，有关它的发生和治疗的数据有限。从孕妇登记信息的观察中发现癫痫持续状态可能发生在妊娠的任何阶段，甚至在分娩时。它也可能发生在妊娠期从未发作过的患者中[42]。过去的报告指出有较高的孕产妇和胎儿死亡率，但最近的数据支持大量低的发生概率[42]。

未治疗的癫痫持续状态对母亲和胎儿的危险显著大于药物致畸的潜在风险，应该采取标准的复苏措施如药物治疗。应该尽快进行持续的胎儿监测，母亲应处于左侧卧位以防止仰卧位低血压综合征。

妊娠癫痫

由于其他原因进急诊的癫痫患者可能被发现妊娠。尽管不需要立即改变他们的治疗方案，但应该告知这些患者抗癫痫药的潜在风险，并建议他们首选合适的专科医生。因为抗癫痫药能加强口服避孕药的代谢，从而降低它们的效果，即使服用口服避孕药也可能意外怀孕。

长时间的癫痫发作会产生显著的妊娠合并症。对大多数癫痫患者长疗程抗癫痫药物治疗是正当的（表177-1）。无惊厥癫痫发作的患者或孕前有足够的时间未发作的患者可以考虑不服药进行观察，但这个决定应由患者的主治医生或神经科医生决定。由于苯妥英钠、卡马西平、丙戊酸盐和其他可能的抗癫痫药物阻碍叶酸代谢，推荐所有服用以上药物的孕龄妇女口服补充最少0.4mg/d的叶酸。由于丙戊酸和卡马西平已知会导致神经管畸形，推荐使用以上两种药物的妇女服用更高的叶酸剂量。像卡马西平、苯妥英钠和苯巴比妥等酶诱导型抗癫痫药物据报道会导致维生素K缺乏和出血性并发症。推荐服用这些药物的母亲在孕期最后一个月服用口服维生素K，不过数据表明实际的出血风险是低的而且可能和早产有关[48]。

多发性硬化

多发性硬化（MS）影响大约40万美国人，而且女性发病率是男性的两倍。发病高峰年龄是20～35岁，与生育高峰年龄重叠。这个疾病的特点是遵循复发-缓解过程的神经损伤引起的中枢神经系统脱髓鞘的间断发作。在一些患者中会有累积的神经损伤和永久性致残。

妊娠对MS的影响已经在不同类别的妇女中被密切研究，已经形成一种模式。就像其他自身免疫性疾病，由于妊娠的免疫抑制作用，MS的发作频率降低，严重程度减轻。这种作用在妊娠晚期最明显。在分娩后3个月中，复发的概率增加并回归至孕期水平[49,50]。妊娠似乎对疾病进展没有显著的长期不良影响[49,50]。另一方面，至少由于部分疾病遗传作用，患MS父母的孩子对MS的易感性增加。

孕产妇复发率不受硬膜外麻醉的影响[49]，是否麻醉可以单纯基于产科方面考虑。产程可能并发疲劳、自发性共济失调运动，但一般来说这些患者的妊娠不会有严重并发症[51]。

脊髓损伤

由于脊髓损伤（SCI）通常发生在年轻人中，并且通常不损伤生育能力，相对较多的截瘫和四肢瘫痪的患者可以怀孕。虽然许多这种妊娠是顺利的，但这些患者仍有发生某些并发症的危险。

由于神经损伤和需要留置尿管，泌尿系统感染的发病率增加。这些感染可能在妊娠期间进展为肾盂肾炎，继而继发流产，早产和孕产妇脓毒症风险升高。长期卧床的患者因妊娠活动减少更增加了血栓形成和肺栓塞的风险。

SCI患者唯一的问题是察觉产程的开始，这可能是无痛和突然的。T_{10}～T_{12}的脊髓损伤患者有完整的子宫神经分布，将感受到产痛。然而，损伤在T_{10}以上的患者，产程可能会难以察觉，或者只是感觉到轻微的腹部不适。此外，85%高位损伤的患者（T_5～T_6以上）经历有潜在生命威胁的自发反射异常[52]。这包括严重的阵发性高血压、头痛、心动过速、出汗、立毛、瞳孔扩大和鼻充血。因为这些反应不是产程中特有的，可能由肠道或膀胱扩张引起，也必须追查其他原因。SCI的妊娠患者应该评估宫颈扩张程度和监测子宫收缩。急诊科的治疗是针对恢复正常血压使用硝普钠、硝酸甘油、肼屈嗪。确定的治疗是使用局部麻醉。无论脊柱还是硬膜外麻醉都可以防止和消除这些反应，因此对所有患SCI的妇女在产程中都应该尽早使用[52]。由于难以发现产程发动，SCI的妊娠患者有时需要在近足月时住院观察。

重症肌无力

重症肌无力是由于突触后胆碱能受体自身免疫性破坏导致深部肌肉易疲劳的一种少见疾病。胆碱酯酶抑制剂治疗可提供额外的乙酰胆碱，达到几乎正常的肌肉收缩，但必须精确计量以避免出现胆碱能危象。

为保护这种平衡，需要经常调整药物剂量。

妊娠对重症肌无力的影响在不同个体中是无法预测的，但大约 1/5～1/3 的患者病情将加重，其余的患者病情改善或没有变化[53,54]。一些严重的妊娠合并症与重症肌无力有关。由于体重增加，贫血以及孕期的其他生理学变化引起疲劳，区别普通妊娠症状和肌无力是困难的。经过治疗的患者大部分可以完成阴道分娩并不发生并发症，研究发现在重症肌无力患者中使用辅助或手术分娩不是因为病情加重，而是因为产科原因[54]。尽管如此，还是推荐用胎头吸引等辅助分娩手段推进第二产程[54]。

由于胎盘转运乙酰胆碱能受体抗体，30% 的由重症肌无力母亲生下的新生儿出现了一过性的新生儿肌无力综合征[54]。新生儿肌无力的发生一般在生后第一个小时，也可能会延迟数天。其表现包括拒食、吸吮乏力、反射减弱、肌张力降低和呼吸衰竭。同成人一样，胆碱酯酶抑制剂对这些症状有效，但治疗应该在重症监护室进行。症状的持续时间决定于母体抗体的清除，这些新生儿应该至少被监护一个星期。

对这些患者的急救治疗与非妊娠患者没有不同（表 177-1），检测血氧饱和度、最大肺活量和动脉血气指导呼吸功能治疗。对"虚弱"的患者，在初始的辅助呼吸治疗后，用"依酚氯胺试验"鉴别肌无力和胆碱能危象是适合的。为了增加力量，在阵痛和分娩中应该持续基础药物治疗。为减轻疼痛和疲劳，推荐硬膜外麻醉。镇静药和引起疲劳的其他药物在这个时候应该避免。医生应该注意到因为妊娠期保护性免疫抑制作用的消失，30% 的患者在产后病情会加重[53,54]。另外，产褥感染会使患者病情加重应进行积极治疗[54]。

肾疾病

一些肾血流动力学改变在妊娠期发生。与非妊娠状态相比，肾小球滤过率（GFR）和有效肾血流量都增长了 30%～50%，由于肌酐和尿素氮的产生没有显著改变，与非妊娠状态相比，它们的正常值低限分别从 0.7mg/dl 和 12mg/dl 降低到了 0.5mg/dl 和 9mg/dl。因此，在非妊娠妇女中被认为是正常的血浆尿素氮和肌酐水平（肌酐 > 0.8mg/dl，血尿素氮 > 12mg/dl）提示潜在的肾损伤，需要进一步检查。

肾疾病影响妊娠结局的主要决定因素是潜在的肾功能障碍程度和是否存在高血压。一般来说，存在轻度肾功能不全（肌酐 < 1.4mg/dl）且没有高血压的患者预计会有一个好的妊娠结局和保留肾功能。另一方面，有中到重度肾功能不全的患者发生远期肾功能减退和不利妊娠结果的风险高，如先兆子痫、胎盘早剥、流产、早产、低出生体重和更需要剖宫产[55-57]。潜在肾功能的恶化更容易发生在 GFR 下降同时有蛋白尿和（或）高血压的患者中[56-58]。由于肾功能恶化表现高血压和蛋白尿，鉴别先兆子痫会是困难的。在这种情况下，最好假定患者是先兆子痫，审慎的在检测血清镁含量的情况下使用镁剂。

有慢性肾功能不全的妊娠妇女需要积极和及时的治疗，使她们有机会在不对肾功能造成进一步损害的情况下有一次成功的妊娠。在妊娠早期进行基础肾功能检查，之后每 4～6 周评价一次。出现肾功能恶化的证据和高血压的进展或恶化，应住院进行专科治疗。肌酐水平高于 3.5～5mg/dl 是进行血液透析的指征。对进行透析的患者，应更频繁并且延长时间从而使氮质血症降至最低[59]。

代谢和内分泌疾病

糖尿病

在妊娠期间有三型糖尿病：1 型，胰岛素依赖性糖尿病（insulin-dependent diabetes mellitus，IDDM），2 型，非胰岛素依赖性糖尿病（non-insulin-dependent diabetes mellitus，NIDDM），妊娠期糖尿病（gestational diabetes mellitus，GDM）。虽然 NIDDM 有时被认为是比较良性的糖尿病，但 NIDDM 和 IDDM 造成胎儿畸形的风险是相同的[60,61]。孕产妇和胎儿并发症与血糖控制不良和血管病变以及严重肾功能不全更有关，而不是糖尿病的类型。所有糖尿病妊娠患者都应被认为是"脆弱的"，需要在适当的专科医生处进行随访。另外，包括患 GDM 的所有患者都应该进行日常血糖自我监测。

孕产妇并发症

孕期的葡萄糖生理调节是复杂的。在妊娠的前半程，循环雌激素的增加引起对胰岛素敏感性的提高。出现妊娠呕吐后，由于胎盘和胎儿对葡萄糖使用的增加和肝葡萄糖合成的减少，低血糖更容易发生。因此，IDDM 的患者在妊娠早期有发生严重低血糖的危险，胰岛素剂量应该减少。然而，在以后的妊娠过程中，胰岛素抵抗逐渐增强，在妊娠晚期达到顶峰，接着在产程及紧接着的产后期再次下降。妊娠也易诱发酮症，并且这种作用在呕吐时加重。特殊的妊娠相关性不良后果是比较常见的，包括先兆子痫、早产和需剖宫产终止的妊娠[62,63]。

妊娠对有糖尿病患者的影响取决于各器官系统。数据虽然有限，但由于妊娠期对心血管的要求以及妊娠期 AMI 的高死亡率，有严重冠状动脉疾病的糖尿病患者不建议妊娠[62]。有糖尿病肾病的患者先兆子痫和引起早产的危险性增加[62]。妊娠对肾的影响取决于基础疾病的严重程度。轻到中度的肾功能不全患者似乎不会发生永久性的病情恶化。另一方面，有更严重的肾功能不全的妇女进展到终末期疾病的危险性增高[60,62]。在妊娠期，视网膜疾病会急剧恶化，特别是在有高糖化血红蛋白、高血压以积极控制血糖情况下的患者[62,64]。推荐预先在妊娠前对视网膜病进行激光治疗[60,62]。在妊娠期自主神经病变不会加重[64]，但如果合并了妊娠剧吐和胃轻瘫常导致问题。频繁呕吐会引起脱水和食物摄入不足，如果不相应调整胰岛素剂量会导致偶发性低血糖[60]。

糖尿病酮症酸中毒（Diabetic ketoacidosis，DKA）发生在高达 10% 的妊娠糖尿病患者中，而且可能为糖尿病的始发症状。DKA 在 IDDM 患者中最常见，在 NIDDM 和 GDM 妊娠患者中也会发生[62]。通常诱发因素包括非妊娠患者的典型原因如使用胰岛素依从性不好和感染，其他妊娠特有的因素包括剧吐、使用 β 受体激动剂安胎和使用皮质激素促使胎儿肺成熟。因为由于生理性过度通气，妊娠期间 pH 可能升高，妊娠 DKA 患者的血清 pH 可能正常。呕吐引起的胃酸丢失也会拮抗酮症酸中毒引起的代谢性酸中毒。另外，因为胎儿在持续分泌胰岛素和消耗葡萄糖，血清葡萄糖可能只是轻微升高。在适当治疗的 DKA 孕产妇死亡罕见。胎儿死亡率相对高，为 10%～35%[62]。

胎儿并发症

糖尿病对胎儿有许多有害作用（表 177-1）。与无糖尿病患者人群相比，孕前糖尿病的患者出现胎儿先天畸形的比例升高了 3～4 倍，妊娠期血糖控制不良的患者更容易出现异常[62,63,65]。葡萄糖通过胎盘，长期暴露于母体高血糖的胎儿会出现胰增生和高胰岛素水平。升高的胰岛素水平促进胎儿生长，造成巨大儿。相反，继发于血管疾病的先兆子痫和胎盘梗死影响胎儿发育[62,63]。在分娩后，没有母体的高葡萄糖供应，持续的高胰岛素分泌明显易引起新生儿低血糖。因为这些新生儿更容易早产，高胆红素血症和呼吸系统疾病也更常见[62,63]。长远来看，妊娠期代谢控制不佳似乎更容易导致下一代患糖耐量降低、肥胖和 NIDDM 的风险升高[60,62,66,67]。

处理

NIDDM 和 IDDM 的治疗需要个体化，并小心调整剂量以达到严格控制血糖的目的并避免发生低血糖。理想目标是，糖化血红蛋白水平不超过 6%（表 177-1）[60,62]。推荐频繁的自我检测，这些患者也需要在孕期到她们的医生处频繁复诊[62]。最好在孕前控制好血糖，从而将胎儿畸形和其他合并症的风险降至最低。除了应该评估胎儿活力和健康状态，DKA 的治疗与非妊娠患者的治疗没有不同。

分娩的时间和方式取决于产科或母体合并症。没有可疑问题出现时，推荐足月阴道分娩[60]。代谢控制不良，显著的糖尿病合并症，出生体重可能大于 4500g 的巨大儿都是选择性分娩的指征[62]。应在避免胎儿长成巨大儿，胎肺又足够成熟的时候分娩。如果使用了皮质激素，胰岛素需求会增多，因而需要非常密切的血糖监测。不推荐过期产。

妊娠期糖尿病

妊娠期糖尿病是指糖耐量异常开始于或首次发现于妊娠期。NIDDM 和 IDDM 的发病率都有所提高，妊娠期糖尿病的发病率也同样提高[68]。如果被发现和治疗，GDM 对围产期死亡率影响不大。然而，未发现的该疾病增大了发生巨大儿的可能性，并对围产期预后不利[67,69,70]。GDM 对继发的非妊娠糖尿病的发生也是一个危险因素。肥胖的患者发生 NIDDM 的风险增高，反之，有证据显示患有胰岛细胞抵抗的患者有发生 IDDM 的风险[67,71]。

为 GDM 进行筛查的确切意义是有争议的，但所有的妊娠患者都应该进行一些形式的筛查，即使只是通过获得大概的门诊风险评估完成[72]。美国糖尿病协会提倡在高 GDM 风险的患者中进行选择性实验室检查。这些患者包括 25 岁以上患者、特定高危族群、肥胖症患者、糖尿病患者的一级亲属、有糖尿病或糖耐量异常史的患者、曾有异常妊娠史的患者[67]。妊娠 24～28 周在服用 50g 糖后 1h 检测血清葡萄糖，如得到阳性结果，是进行正式的 3h 糖耐量试验的指征。

大多数 GDM 的患者可以通过饮食疗法控制血糖。按惯例，饮食控制不成功是进行胰岛素治疗的指征（表 177-1）[67,72]。标准治疗避免使用口服药物因为他们能通过胎盘并有致畸的潜在风险。然而，研究比较了在 GDM 中使用胰岛素和格列本脲，发现后者有相似的血糖控制效果，并没有增加不良妊娠结局的发生[73]。二甲双胍的前瞻性研究也发现这种药物能在孕期安全使用，但在它的广泛应用之前应有进一步研究[74]。其他口服药物的数据非常有限。

甲状腺疾病

甲状腺疾病的发病高峰是在生育年龄的妇女。甲减和甲亢都会导致产科合并症，要确保有特定治疗。

和其他系统一样，在正常妊娠中会发生甲状腺功能的生理变化。人绒毛膜促性腺激素（hCG）在结构上与促甲状腺激素（TSH）相似，会激发甲状腺。因此，正常妊娠的妇女会经历暂时性的TSH分泌抑制，并在妊娠头三个月有较低的TSH水平，这反映了在妊娠时期高hCG循环水平[75,76]。如果激素水平明显上升，这种hCG介导的作用将导致暂时的甲状腺功能亢进。雌激素增加甲状腺结合蛋白的数量，这最终导致总T_4、T_3数量的增长，即使游离激素水平仍保持正常。在妊娠10～12周后，胎儿制造它自己的甲状腺激素但仍然需要碘的胎盘转运，母体应摄入足够的这种元素（200μg/d）。

甲状腺功能亢进

甲状腺功能亢进最常见的原因是Graves病，在这种疾病中自身免疫性甲状腺刺激免疫球蛋白G引起甲状腺激素生产和释放的增加。由于甲亢的症状在许多方面与妊娠期可能出现的生理改变相似，诊断不能立即明确。Graves病的患者有一些特异性发现，包括弥漫性肿大、质软、轻微的甲状腺触痛、突眼和皮肤病。其他症状，如呼吸困难、怕热、剧吐、心动过速、心悸、收缩期血流杂音、食欲增加和疲劳，在两种情况下都常见，这使临床诊断困难。在可疑甲亢的情况下，有指征行甲状腺功能检查，并确定疾病的存在。

未处理的甲状腺功能亢进有几个产科情况对母亲和胎儿都需要注意（表177-1）[76]。甲状腺危象是这个疾病的最严重表现。它可能被感染、分娩等应激激发，表现为发热、节律障碍、心肌功能障碍、精神状态改变和循环衰竭。除了由甲状腺激素过量引起的常见并发症，由于胎盘传递母体的甲状腺刺激性免疫球蛋白（TSIs），Graves病还有引起胎儿发生自身免疫性甲状腺功能不全的可能。高达17%的母亲有Graves病且TSI阳性的新生儿发生暂时性甲状腺功能亢进，持续3～12周。随着母体抗体的代谢，这种情况逐渐减轻。病情表现可能严重，包括易激惹、心动过速、甲状腺肿、心脏扩大、充血性心力衰竭、早产儿颅缝早闭、低出生体重和生长发育停滞[77]。这些新生儿死亡率也会增加，所以必须迅速地认识病情并用经典疗法积极治疗。

治疗甲亢主要采取抗甲状腺药物。由于后者潜在的先天性药物不良反应的增加，相比甲巯咪唑，丙硫氧嘧啶可是首选。两种药物都能通过胎盘引起胎儿甲状腺功能减低。因此，孕妇的甲状腺功能应在整个孕期定期评估，以达到使游离甲状腺激素处于正常较高水平的目标。尽管甲状腺切除术可以考虑用于严重病例，大多数患者对药物有反应。由于会破坏胎儿的甲状腺，应用放射性核素碘-131切除母体甲状腺是禁忌的。

在一些病例中用抗甲状腺药物不能有效控制疾病，其他治疗如用β-受体阻滞剂减轻交感神经刺激引起的血流动力学影响是必须的。对非妊娠患者，碘剂用于暂时性抑制储存在甲状腺中的T_4的释放。然而，胎儿甲状腺对碘剂非常敏感，应用碘剂会引起胎儿甲状腺中毒或甲状腺功能减退。因此，碘剂在妊娠期为D级，它的应用必须在严重病例中而且治疗时间要限制在数天内。如同其他自身免疫性情况，Graves病在妊娠期的暂时性改善是常见的，在分娩后也会复发和临床加重。

产后甲状腺炎

产后甲状腺炎（PPT）是一种常见但相对良性状态，分娩9个月内的产妇发病率约7%[78]。患者通常经历暂时性甲状腺功能亢进，暂时性甲状腺功能减退，或暂时性功能减退后暂时性的功能亢进[78]。症状一般表现为功能减退，虽然一般是轻微的。药物治疗是需要的，然而，药物治疗的需要似乎限制在甲状腺功能减退的患者中[76]。偶尔，暂时性甲状腺功能亢进的患者需要β-受体阻滞剂，但因为病理生理学与已生成的甲状腺激素的释放有关而不是甲状腺激素的过量产生，抗甲状腺药物是没有帮助的。大约30%的PPT患者发展为永久性甲状腺功能衰竭，如果考虑到产后甲状腺功能减退，这一百分比将增加至50%以上[79,80]。

甲状腺功能减退

甲状腺功能减退最常见的原因是桥本甲状腺炎。显性的甲状腺功能减退常与不孕不育有关。因此妊娠期看到的病例常不太严重或亚临床型或患者已经诊断并接受了左旋甲状腺素治疗。由于妊娠生理调节需要更多甲状腺激素的产生，未诊断的亚临床型甲状腺功能减退可能在妊娠期表现出来。此外，由于肾小球滤过率的升高造成的碘流失的增加以及胎儿摄取碘制造甲状腺激素，碘缺乏可能由于妊娠而加剧。

大约3%～5%的育龄妇女有亚临床型甲状腺功能减退[81]，不幸的是，这些患者可能仍然无症状。当症状和体征出现时，它们与非妊娠状态的患者是相同的。黏液性水肿昏迷是极其罕见的，但是在妊娠妇女中必须作为一个单独的昏迷原因进行考虑。

如同甲状腺功能亢进，母体和胎儿的不良反应发生率都是增加的（见表177-1）[76,82,83]。大多数已经进行甲状腺功能减退治疗的患者在孕期将需要增加左甲状腺素的剂量，推荐受孕后尽快进行密切的甲状腺功能检测[75]。新诊断患者的治疗包括甲状腺激素替代疗法，以期实现TSH水平达到正常的目标[76]。对已存在甲状腺功能减退的妇女，左甲状腺素的需要剂量在妊娠期显著增加，建议在诊断受孕后尽快将剂量提高30%[75]。

不能诊断和未处理的亚临床型甲状腺功能减退造成围产期死亡率增长，并损害受累新生儿的神经系统和认知能力[82-84]。现在还不清楚这种作用直接与异常的甲状腺功能相关还是与甲减造成早产增加有关[85]。是否提供常规的产前甲减筛查仍有争议。至少，筛查应包括有疾病危险的人，一些机构推荐所有的妇女在孕前或在怀孕后尽快检测TSH水平，因为高危人群筛查可能会遗漏高达1/3的受累妇女[84,86-88]。

在美国，大约1/3 000的新生儿出现并发呆小症和严重精神发育迟缓的甲状腺功能低下。这大部分是散发的胎儿甲状腺发育不全或异位的结果，而不是因为母体甲状腺功能障碍[89]。因为临床症状和体征常被母体甲状腺激素掩盖，诊断经常是困难的。先天性甲状腺激素减退症已经由生后第一天开始的激素替代疗法成功治疗，在大多数发达国家，先天性甲状腺激素减退症的筛查是强制性的。

全身感染

结核病

在妊娠期结核的获得和表现没有改变。然而，结核对妊娠的作用还不清楚。一些研究显示了妊娠并发症的显著增长（见表177-1），但虽然这些结果受病灶位置和是否进行特异性治疗的影响。一项研究显示在接受正规结核治疗的111个妊娠患者中没有发现妊娠并发症的显著增长[90]。并发症似乎更可能发生在延误治疗，或治疗不充分，延误诊断和肺外结核的患者中[91,92]。新生儿结核是通过暴露于未经诊断和治疗的活动性结核场所获得的。生命的第一年是婴儿被结核感染的高危时期，且死亡率明显升高。另外，先天性结核似乎是在胎儿时期通过胎盘或吸入母亲体液被感染。如果母亲获得正规治疗，后一种情况少见。

目前的建议是对所有感染高风险的患者在孕早期进行结核菌素试验，如果PPD阳性或者患者的症状和体征提示阳性则要查胸部X线。在高发病率的市区应进行广泛筛查。彻底治疗取决于PPD阳性的持续时间及患者是否有活动性疾病（见表117-1）[93,94]。通常剂量的异烟肼、乙胺丁醇和利福平对人类胚胎并

没有显示出致畸作用，在妊娠期是可以接受的。另一方面，链霉素有胎儿耳毒性，对其他二线药物的妊娠期安全性知之甚少。除了多重耐药疾病，这些不常使用的药物应该避免。

人类免疫缺陷病毒和获得性免疫缺陷综合征

人免疫缺陷病毒（human immunodeficiency virus，HIV）是孕期主要健康问题之一。在2005年，美国27%的HIV/AIDS报道病例是妇女，大多数是孕龄妇女[95]。妊娠妇女血清HIV阳性率的估计在不同的地区不同。在美国，总患病率较低，但仍取决于不同的人群，在市内和其他高危人群中比例增加。

垂直传播的机制是多元的。大多数病例的发生被认为是在生产期间暴露于母体的血液和分泌物。其他婴儿可能在宫内或通过母乳喂养感染。不同的因素影响传染概率。最重要的是母体病毒载量，尽管传染可以在母体HIV RNA多于1 000copies/ml时发生[96-100]。其他对传染起作用的因素包括阴道感染、静脉使用毒品、低出生体重和延迟破膜[96,101,102]。由于常规自愿检查，反转录病毒疗法（ART），选择性剖宫产术的使用和避免母乳喂养等干预措施的实施，在美国HIV的垂直传染在20世纪90年代达到高峰后明显下降[100,103]。然而，对没有足够的产前保健妇女垂直传播的关注仍是一个全球关注的问题。据估计如果母亲未接受治疗，围产期感染的发生率大约有20%，而之前谈到的干预措施将让这一比例降低至少于1%~2%[97,98,100,102,103]。由于这一有益影响，推荐所有妊娠妇女在她们的常规产前检查中进行筛查。推荐对HIV状态不明的分娩妇女进行快速HIV筛查[104]。

对HIV妊娠患者的治疗包括适当的ART和机会感染的常规治疗（见表177-1）[105]。防止垂直传播的最佳治疗包括三个阶段：高活性反转录病毒治疗（highly active antiretroviral treatment，HAART）的产前管理、产时ART治疗和新生儿6周的齐多夫定治疗[96]。对没有产前保健的HIV感染母亲，对新生儿的产时ART和跟随的暴露治疗降低了感染的可能性，但没有推荐的三阶段疗法有效。对病毒载量超过1 000copies/ml的母亲推荐选择性剖产术。因为传染确实也会在低水平病毒载量时发生，对低病毒载量的母亲剖宫产分娩也是个合理的选择[100]。

事实上，即使在ART的情况下，由于母体抗体的胎盘转移，采用常用的血清学HIV抗体数量检测，也会在所有HIV阳性母亲的新生儿中得到阳性结果。这些抗体可能存在达18个月，并不提示感染。诊断围产期感染的首选方法是通过测定病毒RNA或

DNA。这些婴儿也应该被临床检测。患 AIDS 的婴儿特征性的患有淋巴细胞间质性肺炎,频发的细菌感染、卡氏肺孢子菌肺炎、脑病、鹅口疮和消耗综合征[106]。最近分析显示婴儿和儿童的 HAART 治疗在降低 HIV 相关发病率和死亡率方面极其有效[107]。

在症状性 HIV 感染的妇女中,妊娠的影响包括早产、死产、低出生体重和妊娠糖尿病发生概率增高。接受剖宫产的血清阳性的母亲中,发生产后子宫内膜炎和其他产妇感染的危险性也增加。急产的妇女有最高的感染概率。考虑 ART 对妊娠结局的作用也很重要。一些药物,如依法韦伦,有潜在致畸性应避免孕期使用。然而,大多数抗反转录病毒药物在这方面被认为是安全的。一些研究没有发现在使用蛋白酶抑制剂时,有除早产和低出生体重以外的不良结果的增加[110-114]。

妊娠的影响还在讨论中。一个观察性队列研究中,大部分使用 HAART 的妇女被发现妊娠对疾病进展没有影响[115]。

梅毒

在美国女性中,一期和二期梅毒的发病率在 1990—2004 年稳定下降,但在 2005—2006 年上升,现在的比例是 1/100 000[116]。幸运的是,先天性梅毒(congenital syphilis,CS)的发病率是下降的,但是这个疾病在没有足够的产前保健和先天梅毒筛查的患者中仍然受到关注[117]。

梅毒造成很多妊娠期并发症(见表 177-1),但它最主要的后遗症是 CS。这个综合征表现为脾大、骨软骨炎、黄疸、皮疹、淋巴结肿大、鼻炎、哈钦森牙、贫血等临床异常表现。在 1992—1998 年围生期死亡的发生率为 6.4%[118]。如果不进行治疗,垂直传播率很高,但适当应用的青霉素治疗可显著降低这一比例[119]。有指征对所有妊娠患者在第一次产前检查进行筛查,在妊娠晚期开始时再次检查,对高危患者在分娩时再次进行[104]。不管性病实验试剂盒(Venereal Disease Research Laboratory,VDRL)还是快速血浆反应素(rapid plasma reagin,RPR)实验都可以用于梅毒苍白密螺旋体抗体。妊娠可能导致梅毒苍白密螺旋体试验导致假阳性结果,推荐对 VDRL 和 RPR 检测阳性的患者进行特异性螺旋体检测以确定诊断。潜伏梅毒的患者和抗体滴度对治疗没有反应的患者应进行脑脊液分析从而筛查三期梅毒。另外,妊娠 20 周之前的胎儿超声检查用于评估与 CS 一致的异常情况。

治疗上,与未妊娠患者一样采用苄星青霉素 G(见表 177-1)[104]。青霉素过敏的患者应该进行皮试,因为其他疗法对预防先天性梅毒并没有确切疗效,所以如果皮试结果阳性,应进行脱敏治疗[104]。正确使用青霉素后的治疗失败是罕见的,但确实有发生。治疗失败导致 CS 更可能发生在二期梅毒,高 VDRL 水平和从治疗到分娩的间距小于 30 天的母亲中。在早产中也更可能发生[119,120]。

肝炎

乙型肝炎(Hepatitis B.)

妊娠妇女乙型肝炎病毒(HBV)感染的发病率取决于不同的人群。在美国市区,0.14%~55.79% 的妊娠妇女 HBsAg 阳性。在亚洲有最高的血清阳性率[121]。垂直传播的概率取决于母体感染的严重度和在妊娠的什么时候发生。在 HBsAg 和 HBeAg 阳性的母亲中,围生期传染率可达约 90%。如果母亲的急性感染发生在妊娠晚期或产后的最初几个月,或者她是慢性携带者,更有可能发生围生期传染[104,122]。对 HBV 感染的婴儿,高达 90% 和成人一样成为慢性携带者,并有产生肝硬化和肝癌等并发症的危险[104]。

因为乙肝免疫球蛋白和乙肝疫苗治疗对降低垂直传播的概率非常有效,所以建议在妊娠早期对 HBV 进行常规筛查[122,123]。在母体 HBeAg 和 HBVDNA 阳性的情况下治疗有可能失败[124]。有性传播疾病(STD)危险的女性和有肝炎的女性应该在分娩时复检[104]。在美国,现在推荐在所有婴儿中接种 HBV 疫苗。治疗时间表和是否需要免疫球蛋白的额外治疗取决于母体血清阳性情况。母亲 HBsAg 阳性的婴儿应该接受乙肝免疫球蛋白并在出生 12h 内接受疫苗的第一次接种。在随后的时间进行其他两次接种。妊娠不是这两种疗法的禁忌证。所有 STDs 的风险的 HBsAg 阴性的孕妇,以及寻求 STD 治疗的孕妇应该接种疫苗[104,122]。暴露于 HBV 的妊娠患者应该同时接受乙肝免疫球蛋白和疫苗治疗[122]。

丙型肝炎(Hepatitis C)

和 HBV 一样,妊娠妇女中丙型肝炎感染的发病率取决于不同的人群,从不足 1% 到大约 5%。有丙肝抗体循环中没有丙肝病毒(HCV)RNA 的母亲垂直传染少见[125,126]。然而,由于 HCV 病毒血症,围产期传染显著升高,发生在 4%~6% 的病例中。在同时感染 HIV 时,传染率更高。不幸的是,对用剖宫产预防 HCV 传染几乎没有确定的数据[128]。尽管建议为可能受感染的新生儿检查,确定是否为慢性肝炎的高危患者,然而没有预防丙肝的疫苗可被提供。

炎症性疾病

炎症性疾病或胶原血管性疾病的特点是在多个部位的无菌性炎症。妊娠期间遇到的最常见的风湿性疾病是系统性红斑狼疮（systemic lupus erythematosus，SLE）和类风湿性关节炎（rheumatoid arthritis，RA）。有胶原血管病的患者可能已经有预先存在的心血管或肾疾病，可能无法忍受在妊娠期间发生的血容量增加和其他生理变化。以下的讨论将聚焦于SLE，这是引起大多数妊娠合并症的风湿性疾病。大多数SLE的治疗指南也与其他风湿疾病相关。

系统性红斑狼疮

SLE主要影响育龄妇女，生育能力通常不会受影响。妊娠期间的病情变化是一个有争议的问题，但分析指出不到1/3的患者妊娠临床缓解期间发生病情急性加重，但较轻微并包括骨骼和肌肉系统[129,130]。SLE对妊娠的影响也取决于潜在的严重程度[131]。妇女最好在病情控制良好后怀孕。许多患者有可能接受的结果，但狼疮妊娠与合并症比率增加有关，包括高血压、早产、宫内生长发育迟缓、流产和需要剖宫产[129,130,132,133]。在已有狼疮肾炎的患者中，先兆子痫的危险会显著升高[134,135]。和其他肾病一样，增加的蛋白尿需要在狼疮肾小球肾炎和先兆子痫中做出谨慎的鉴别诊断。尿沉淀异常、抗DNA抗体滴度的增加，以及C3、C4水平的降低都提示狼疮肾炎[129]。

除了肾，SLE也影响其他众多的器官，从妊娠相关性改变中分辨出来是有难度的。尽管临床意义在不同的患者中不同，轻微的血小板减少症在正常妊娠中发生，并且在SLE患者中也常见。贫血是狼疮的常见并发症，加重了正常的妊娠稀释性贫血。不同的骨骼肌肉和皮肤症状也与妊娠有关，比如关节痛、颜面和手掌红斑，这也与活动性狼疮相似。另外，由于在妊娠期增加的表皮血流，已有的狼疮性皮疹更明显。SLE的神经系统疾病表现为精神病、癫痫、舞蹈病或周围神经病变。这些并发症的发生率在妊娠期降低，尽管在妊娠晚期合并高血压和肾功能不全的患者发生癫痫时，诊断会在SLE的神经系统损害和先兆子痫间陷入困境。

其他风湿性疾病

类风湿性关节炎的特点是慢性、破坏性的，发生在对称关节的炎症。不太常见的表现包括皮下小结、神经病变、胸膜心包炎和血管炎。全身症状常见，包括体重下降、淋巴结病和乏力。由于发病的中位年龄在RA中较迟，这个疾病似乎在妊娠人群中较少见[132]。虽然在分娩后还会加重，大约2/3的RA患者在孕期症状改善。

患有其他风湿性疾病，如硬皮病、雷诺现象、多发性肌炎的患者，在疾病控制良好的情况下，往往有良好的妊娠结果。这些患者的后代的出生体重更低，这可能是潜在的血管病变的结果[136,137]。

治疗

就治疗方法而言，风湿性疾病都非常相似。皮质激素是对疾病本身、并发症和恶化治疗的基础。这些药物可能会引发一个最低限度的分裂畸形风险的增长（数据还不能定论），但还没有发现在其他方面有显著的致畸作用，一般认为对这些患者的病情控制是相对安全的[9,10]。糖皮质激素药物在妊娠期的应用确实对宫内生长迟缓有一个剂量依赖效应，并容易使患者患GDM和高血压，所以建议进行密切监测。

对许多患者而言，阿司匹林和非甾体类抗炎药（nonsteroidal anti-inflammatory drugs，NSAIDs）也是治疗风湿性疾病的主要用药，并可能用于妊娠期。阿司匹林和NSAIDs应用于妊娠期有潜在的不良作用，包括妊娠早期使用引起流产，胎儿动脉导管提前关闭，孕产妇出血增加，妊娠晚期使用使产程延长。对NSAID的应用是否会造成腹裂、分裂障碍、心脏缺陷的风险升高，数据仍然是矛盾的[138-140]。即使联系存在，发生这些异常的风险仍然绝对是非常小的。在妊娠32周后应避免使用这些药物，从而将产妇和胎儿出血及动脉导管早闭的风险降至最低。

病情急性加重经常需要细胞毒性药物治疗。由于他们的致畸性和堕胎作用，环磷酰胺和甲氨蝶呤在妊娠前三个月是禁忌的，只能用于极端情况下。由于应用于肾移植患者，硫唑嘌呤有较好的安全性，是妊娠期可以选择使用的细胞毒性药物。虽然这个药物和代谢产物可以通过胎盘，并没有显示它有任何主要致畸作用[141]。环孢素A似乎也没有致畸作用，是可以接受的硫唑嘌呤的替代药品[142]。

抗疟药羟氯喹也用于SLE和RA的治疗。这个药物已经被发现在妊娠期使用是安全的，它可以用于降低糖皮质激素的用量[143,144]。另外，在用药中断时，在孕期使用羟氯喹的患者疾病急剧加重的概率增加[143]。

重要概念

- 妊娠的生理需要可能使以前隐匿的医学情况显现出来。
- 妊娠期生理调节调整了某些实验室检查的正常范围，这些调整值在解释结果时需要被考虑到。
- 在某些情况的鉴别诊断中，必须考虑妊娠可能，包括新发癫痫或癫痫持续状态、糖耐量异常（GDM）、持续性呕吐（妊娠剧吐）和甲状腺疾病。
- 妊娠的自身免疫作用可能会造成炎性疾病和自身免疫病的暂时性缓解。这个良性作用在分娩后消失，造成哮喘、甲状腺疾病和重症肌无力的加重。在妊娠期和产后阶段，用药需求可能有急剧的变化。
- 母亲的某些医疗情况会造成需要特殊复苏方法的新生儿合并症。

本章参考文献请参见 http://pumpress.bjmu.edu.cn/eduservice/3419.html

第178章 妊娠期药物治疗

Rania Habal

戴瑄 译 廖晓星 校

概述

胎盘曾被认为具有屏障功能，可以清除胎盘循环中的毒素及保护胎儿免受周围环境和药物的影响。1961年，一场以肢体缺失为特征的罕见流行疾病被证明与孕期使用沙利度胺相关，自此，胎儿对药物的易损性成为了焦点。沙利度胺是一种镇静催眠剂，1956年被引进使用，普及用于治疗妊娠早期的恶心、呕吐，但随后的几年，沙利度胺被确定是引起肢体缺失/海豹肢症流行的元凶。至沙利度胺撤出市场的时候，全球估计5 850名儿童受到影响[1]。相似地，日本水俣湾渔民的孩子中出现了一些先天性异常，常常比较虚弱，甚至可以引起死亡，这使人们认识到环境污染物的致畸性[2,3]。水俣病是由于进食了含有二甲基汞的鱼类造成的，二甲基汞是一种工业副产品，在20世纪早期被废弃在水俣湾。这两件事促进了大量监督妊娠药物安全的管理机构的发展和大量环境保护条例的出现。

沙利度胺的后遗症仍萦绕于全球医师心中。许多医师都抵触给妊娠期妇女或哺乳期妇女开立药物处方。然而，仅仅少数药物被明确为致畸剂，妊娠期的药物治疗是极其普遍的。在超过14 000名病人参与的全球性调查中，世界卫生组织指出，超过86%的妇女在怀孕期间至少使用过一种处方药。美国的一个类似的调查指出，超过80%的妇女妊娠期间使用过药物，其中30%的妇女使用过四种以上的药物[4]。普遍认为，这些物质造成先天缺陷的发病率并不高，占所有活产先天缺陷婴儿的1%～3%[5,6]。

急诊医生必须明白何时开立对母体有益的药物，比顾及对胎儿的潜在损害意义更重大，同时必须向病人详述利弊。

疾病原理

重要先天缺陷占活产婴儿的3%～5%[6]。大多数先天缺陷的病因是不明的，但其中的1%～3%被认为是因为药物引起的[5,6]。致畸原可以是任何化学、药物、环境或机械因素等，可导致孕体不正常发育[5-7]。包括机体的畸形、生长迟缓、胎儿死亡和功能障碍[6]。虽然药物对母体的严重后果能被立即确定，但一种药物的致畸作用很多年来仍然不是很明确。畸形的范围可以是从精细的神经行为效应到严重的机体残疾和生理效应，包括死亡[5-7]。为何药物会影响妊娠仍有待被阐述。高致畸药物的数量并不多，估计远远低于50种（表178-1）[7,8]。

当检测物质对怀孕结果的效应时，必须谨记建立妊娠期药物的风险性和安全性的过程是繁琐的，并且常常是有缺陷的。因为伦理的因素，极少有通过妊娠期药物暴露分析药物利弊关系的前瞻性对照研究是可行的。因此，许多目前的理论来自于病例报道、病例-对照研究、队列研究（这在建立因果关系上是薄弱的）和动物实验[1,5,6,9]。理论从动物模型中推理所得，尽管在最初确定风险是有价值的，但并不总适用于人类[1,5,6,9]。

在评估孕期暴露和特定结果之间关系的数据时，大量混杂因素加大了因果关系确定的难度。胎儿的遗传背景、接触时机、接触持续时间、环境因素、多重接触和营养不良的存在、母体疾病以及违禁药物的使用都影响妊娠的结果[1,5-9]。例如，在母体生病的情况下，妊娠的结果可能与医疗条件相关而不是药物，并且很难将畸形的风险和预期背景风险分开。

致畸的研究也被若干额外因素所阻碍。首先，药物和环境暴露史是回顾性的，怀孕9个月后和产出畸

| 框 178-1 | 被认为对人类致畸和有发育毒性的药物和药剂 |

烷化剂（白消安、苯丁酸氮芥、环磷酰胺等）
铅[*]
氨基蝶呤和甲氨蝶呤[*]
锂[*]
氨基糖苷类（链霉素等）
甲巯咪唑
胺碘酮
甲基汞[*]
雄激素
亚甲蓝
血管紧张素酶抑制剂[*]
米索前列醇
卡马西平
非甾体类抗炎药
一氧化碳
甲乙双酮，三甲双酮[*]
氯化联苯[*]
苯妥英钠[*]
可卡因[*]
多氯联苯[*]
皮质类固醇
孕激素
香豆素衍生物[*]
奎宁
丹那唑
己烯雌酚[*]
四环素[*]
麦角胺
乙醇（大剂量）[*]
烟草
氟康唑（高剂量）
碘
沙利度胺[*]
电离辐射[*]
三甲恶唑烷二酮[*]
异维 A 酸（全身）[*]
丙戊酸[*]
他汀类药物

[*] 致畸。

Modified from Shepard TH: Catalog of Teratogenic Agents, 12th ed. Baltimore, Johns Hopkins University Press, 2008; and Fine JS: Reproductive and perinatal principles. In Goldfrank LR, et al (eds): Goldfrank's Toxicologic Emergencies, 8th ed. New York, McGraw-Hill, 2006, pp 465-485.

形的婴儿后才会去回忆的。到那时，可能产生显著的记忆偏差，这可能取决于分娩的结果[9]。其次，很多妊娠在被母亲发现前已经自动流产了，药物导致先天缺陷的患病率可能并不准确[5,6,8,9]。最后，正如在己烯雌酚的案例中，畸形的发生在出生几年内可能不是很明显。这需要大规模的人群实验来明确妊娠结果及与之相关的宫内暴露之间的联系[10]。

致畸风险分类

为了帮助医师判断特定药物的潜在致畸性，美国食品与药品管理局公布了确定风险的分级系统，这是以当前可得的人类、动物研究和案例报道为根据的。药物被分成五个等级，A、B、C、D 和 X，这都取决于它们安全性或致畸性的证据强度（框 178-2）。食品与药品管理局的分级系统被批评认为过分简单，也许并不准确，因为它来源于普遍低质量的数据。此外，应用这个分级，1980—2000 年在美国批准上市的药物，90% 以上都被划分为致畸风险未明确[11]。而且，一些临床医师认为，分级系统传递着不正确的看法：从分级看来，由暴露造成的致畸风险是分等级的（例如，致畸风险从 A、B、C、D 到 X 递增），并且药物在某个划分等级内表现出同样的生殖风险[12]。食品与药品管理局承认这些问题，并在 2008 年提出关于妊娠期药物标签的新规范，淘汰当前 A、B、C、D、X 妊娠分级。一些临床畸形资料目前都能在互联网上得到，如畸胎原资讯系统、生殖毒理学资讯系统、生殖危险性资讯系统。这些数据是根据专家小组的统一意见分配药物的致畸风险。

药物经胎盘转移

一个特定药剂对胎儿的影响程度和这种影响的性质是受多因素影响的。物质从母体向胎儿输送和胎儿的代谢废物排向母体在妊娠的第 5 周建立[1,5,8,13]。药

| 框 178-2 | 食品药品监督管理局分类：药物致畸危险 |

A 类：对照研究显示没有任何风险。充分、良好的孕妇对照研究未能显示对胎儿的风险
B 类：没有证据显示对人类存在风险。动物研究表明风险或是不存在的，但没有已经完成的人类研究
C 类：使用后可能对胎儿产生风险。缺乏人类研究，而动物研究或是阳性，或是缺乏。但其潜在的效益可能大于潜在的危害
D 类：风险的正面证据是基于研究或上市后的数据。对于潜在的效益可能大于潜在的危害
X 类：药物于妊娠期禁忌，这是因为人类、动物研究或上市后报告中显示的风险明显超过了益处

物经胎盘的转移一般通过简单的被动扩散或蛋白转运。仅仅一层薄薄的滋养细胞层分隔母体循环和胎儿循环。药物进入胎盘循环的程度取决于分子量大小、电离状态、脂溶性和与蛋白质的结合程度。分子量小于 5 000 道尔顿的药物易于弥散。阴离子比阳离子更容易通过脂质层弥散。游离药物比与血浆蛋白结合的药物更容易弥散。因为胎儿的 pH 较母体稍偏碱性，弱有机酸（例如，水杨酸）将会变成离子进入胎盘循环，增加胎儿的暴露风险[1,5,8,13]。

药物将通过多重机制影响胎儿。很多药物也许会改变底物的利用率，例如维生素、葡萄糖、氧气、氨基酸等是正常营养和生长所需[1,5,8,13]。其他的会直接影响细胞的生长和分化。在决定药物暴露影响因素中，胎龄是起决定性作用的。在器官形成的时期（胎龄21～56 天），胎儿对毒性的损伤更敏感[1,5,8]。身体的主要器官在这个阶段形成，在这个阶段对致畸原暴露，可能会导致重要的解剖畸形。中枢神经系统的发育时间较长（10～17 周），以至于较迟的暴露会影响神经系统的发育和随后的功能。器官形成后的暴露也许会影响胎儿的生长和发育，但不会影响器官的形成，然而，它最有可能影响胎儿的生长[1,5,8]。

药物经哺乳转移

对于大部分药物和物质，摄入或注射入母体内，被动扩散到乳汁中，再回到母体循环进行清除。药物弥散到乳汁的量取决于多个因素。脂溶性和非离子的物质扩散得更容易，而高度蛋白结合性的物质的扩散相对困难[14]。无论一种物质是否在乳汁中浓集，新生儿普遍能够解毒，不伴有不良反应，只有少数药物对母乳喂养的婴儿构成危险[14]。不提倡中断母乳喂养，除了极少数已知药物对婴儿有毒的情况下[15]。

表178-1 总结了在怀孕和哺乳期的相容性药物及其影响。

妊娠中的药物治疗

一般而言，胎儿的健康与母体健康密切相关。医师永不能因药物对胎儿的已知风险而不对孕妇使用急救药物，并应根据心肺复苏高级生命支持指南救治孕妇。医师也可开出任何对母体有益超出胎儿风险的药物。包括治疗哮喘、心律失常、癫痫持续状态和艾滋病等药物。

镇痛剂

对乙酰氨基酚（扑热息痛）在整个妊娠期都是安全的。它广泛在妊娠期应用，并且在治疗量下没有发现造成先天畸形的发病率增加[16,17]。它的安全性声明也适用于急性和慢性过量的情况下[18,19]。然而，自然流产和胎儿死亡的发生率在增加，尤其是 N-乙酰半胱氨酸等解毒治疗被延迟的情况下[18-20]。对乙酰氨基酚在哺乳期是安全的，因为仅有少量分泌到乳汁中，而那些分泌到乳汁的部分药物被新生儿的氢硫化物通道所耐受[15,16]。

小剂量使用阿司匹林在整个妊娠期似乎是安全的。早期研究发现，妊娠期使用阿司匹林与围生期和新生儿出血风险的增加、胎儿过度成熟的风险增加、明显滞产、低出生体重、新生儿低血糖症、新生儿代谢性酸中毒以及新生儿的死亡有关[16,17]。然而，根据国际研究合作（双嘧达莫、阿司匹林预防心肌梗死复发）的研究发现，在围产期的抗血小板治疗中，小剂量的阿司匹林是有益的，能降低先兆子痫、早产和不良围产期结果的风险[23]。此外，一些近期的 Meta 分析表明，尚未发现阿司匹林对人类的致畸作用，虽然早期妊娠使用出现腹裂发病率轻微增加的趋势[21,22]。

非阿司匹林的非甾体类抗炎药应避免在早期妊娠和晚期妊娠使用，但在中期妊娠使用被认为是安全的。早期妊娠使用非甾体类抗炎药与心脏缺陷、唇腭裂和腹裂的轻微增加有关[16,17,24]。临近分娩时或在分娩期使用非甾体类抗炎药与后代的动脉导管提前闭合、脑室周围出血、羊水过少和胎儿的中毒性肾损害相关[16,17]。此外，一些以种群为基础的队列研究已经发现，非甾体类抗炎药与自然流产、早产、低出生体重的风险增加有关[25]。一般而言，非甾体类抗炎药在哺乳期内短期应用似乎是安全的[16,17]。

鸦片制剂在孕期内短期应用似乎是安全的。由于鸦片制剂的镇静效果可延伸到胎儿，所以在分娩时开立鸦片制剂需要谨慎。鸦片制剂一般不鼓励慢性使用，因为它可能导致产妇和胎儿成瘾。因为鸦片制剂极少浓集在母乳中，鸦片镇痛可安全地用于在母乳喂养[15]。

抗生素类

第一代到第四代青霉素及其衍生物（包括普鲁卡因、苄星青霉素、克拉维酸、舒巴坦、他唑巴坦）被认为在怀孕期间使用是安全的，口服的丙磺舒也是如此[16,17,26,27]。青霉素被认为在母乳喂养中是安全的，但如果新生儿发烧需行病情检查时，这些药物的使用可能干扰病原学的培养结果[15-17]。

表 178-1　妊娠期、哺乳期药物安全性摘要

药物	妊娠	哺乳
镇痛剂		
醋氨酚或对乙酰氨基酚	安全（B）	安全
非甾体抗炎药物（NSAIDS）		
水杨酸盐	不推荐（D）	短期使用安全
其他非甾体抗炎药物	不推荐（D）	安全
阿片制剂：大多数阿片类药物短期使用被认为是安全的，但如果长期或者在分娩时大剂量使用时（由于新生儿呼吸抑制），都重新分在 D 类。不要将阿司匹林或非甾体类抗炎药联合阿片类药物使用		
吗啡-短期使用	安全（C）	安全
芬太尼-短期使用	安全（C）	安全
美沙酮	安全（B/C）	安全
哌替啶-短期使用	安全（C）	安全
可待因	可能有风险（C）	不建议使用超过两天
羟考酮-短期使用	安全（C）	可能安全
氢可酮-短期使用	安全（C）	可能安全
氢吗啡酮-短期使用	安全（B）	可能安全
氧可酮-短期使用	安全（B）	可能安全
抗生素：临近分娩时使用抗生素可能干扰新生儿的病原学培养结果		
青霉素类		
第一代青霉素：青霉素 G、苄星青霉素、苄西林、青霉素 VK	安全（B）	安全
第二代青霉素：苯唑西林、双氯西林、萘夫西林	安全（B）	安全
第三代青霉素：氨苄西林、氨苄西林-舒巴坦、阿莫西林、阿莫西林-克拉维酸钾	安全（B）	安全
第四代青霉素：替卡西林、替卡西林-克拉维酸钾、哌拉西林、哌拉西林-他唑巴坦、羧苄西林	安全（B）	可能安全
头孢菌素类		
第一代：头孢菌素 Ⅳ、头孢唑啉、头孢羟氨苄	安全（B）	安全
第二代：头孢呋辛、头孢克洛、头孢西丁、头孢丙烯	安全（B）	安全
第三代：头孢地尼、头孢噻肟、头孢拉定、头孢三嗪、头孢泊肟、头孢唑肟	安全（B）	可能安全
氯霉素：不要在分娩期使用因为它会导致"灰婴综合征"	安全直至分娩期前（C）	可能有毒
大环内酯类		
红霉素：*不要使用丙酸酯十二烷基硫酸盐*	安全（B）	安全
阿奇霉素	安全（B）	安全
克拉霉素	可能安全（C）	可能安全
磺胺类：在晚期妊娠给药可能导致新生儿核黄疸	临近分娩时不推荐（C）	安全，早产儿、G6PD 缺乏儿和高胆红素血症儿除外

表 178-1 妊娠期、哺乳期药物安全性摘要（续）

药物	妊娠	哺乳
喹诺酮类		
第一代：萘啶酸	风险中等（C）	安全
第二代：环丙沙星、诺氟沙星、氧氟沙星	风险小（C）	可能安全
第三代：左氧氟沙星	风险小（C）	可能安全
第四代：加替沙星、莫西沙星	风险小（C）	可能安全
氨基糖苷类	不推荐（D）	安全
克林霉素	安全（B）	安全
万古霉素	安全（B）	安全
利奈唑胺：母体受益可能超过对胎儿或胚胎的风险	未知（C）	安全性未知
四环素类	不推荐（D）	不推荐
呋喃妥因：妊娠晚期使用可能导致新生儿溶血性贫血	安全（B），妊娠晚期除外	可能安全
甲硝唑	妊娠早期禁忌，妊娠中、晚期安全（B）	不推荐
抗真菌药		
制霉菌素	安全（B/C）	安全性未知
克霉唑	安全（B/C）	安全性未知
酮康唑	可能安全（C）	可能安全
氟康唑	不推荐大剂量（C）	安全
特比萘芬	低风险（B）	不推荐
抗结核药物治疗对产妇好处普遍远远大于胎儿或胚胎的风险，在妊娠的任何阶段，当有使用指征时都不妨使用		
异烟肼	安全（C）	可能安全
利福平	可能安全（C）	可能安全
乙胺丁醇	安全（C）	可能安全
抗病毒剂		
治疱疹药		
阿昔洛韦	安全（B）	安全
伐昔洛韦	安全（B）	安全
泛昔洛韦	风险小（B）	潜在毒性
抗流感药物		
金刚烷胺	可能有风险（C）	安全性未知
奥塞米韦	在动物身上安全（C）	安全性未知
抗艾滋病毒药物对一般产妇好处远远大于对胎儿或胚胎风险，在怀孕的任何阶段有应用指征时都不妨使用		
反转录酶抑制剂		
齐多夫定	谨慎用于妊娠早期（C）	不推荐
拉米夫定	谨慎用于妊娠早期（C）	不推荐
去羟肌苷	谨慎用于妊娠早期（B）	不推荐
泰诺福韦	谨慎用于妊娠早期（B）	不推荐

表 178-1　妊娠期、哺乳期药物安全性摘要（续）

药物	妊娠	哺乳
印地那韦	谨慎用于妊娠早期（C）	不推荐
蛋白酶抑制剂		
利托那韦	谨慎用于妊娠早期（B）	不推荐
那非那韦	谨慎用于妊娠早期（B）	不推荐
抗凝剂		
华法林	禁忌	安全
肝素钠	安全（B）	安全
低分子肝素	安全（B）	安全
血栓溶解剂：对母体的益处普遍超过对胎儿的风险		
阿替普酶	安全（C）	可能安全
瑞替普酶	安全（C）	可能安全
尿激酶	安全（B）	可能安全
链激酶-尚无人类数据	在动物身上安全（C）	停止哺乳
替奈普酶-尚无人类数据	在动物身上安全（C）	停止哺乳
抗惊厥剂：对母体的益处超过对胎儿或胚胎的风险。推荐单一疗法。高度致畸的抗惊厥剂仅使用在难治性病例		
卡马西平	致畸（D）	可能安全
丙戊酸	致畸（D）	可能安全
苯巴比妥	不推荐（D）	不推荐
苯妥英	致畸（D）	安全
拉莫三嗪	在动物身上风险小（C）	不推荐
左乙拉西坦	在动物身上风险小（C）	安全性未知
托吡酯	在动物身上风险小（C）	安全性未知
加巴喷丁	在动物身上风险小（C）	可能安全
镇静催眠药		
地西泮：结果是矛盾的。畸形的风险不大。在癫痫持续状态，易激谵妄，酒精或苯二氮䓬类戒断反应的急性短期治疗中，对母体的益处超过对胎儿或胚胎的风险。不推荐长期使用。		
安定-妊娠早期和妊娠晚期低风险	急性使用安全，慢性使用不安全（D）	潜在毒性
劳拉西泮-妊娠早期和妊娠晚期低风险	急性使用安全，慢性使用不安全（D）	潜在毒性
氯氮䓬-妊娠早期和妊娠晚期低风险	急性使用安全，慢性使用不安全（D）	潜在毒性
奥沙西泮-妊娠早期和妊娠晚期低风险	急性使用安全，慢性使用不安全（D）	潜在毒性
咪达唑仑-妊娠早期和妊娠晚期低风险	急性使用安全，慢性使用不安全（D）	潜在毒性
巴比妥类		
美索比妥	安全（C）	安全性未知
硫喷妥钠	安全（C）	安全性未知
氯胺酮：造成风险主要是临近分娩时的大剂量	安全（B）	12h 后可能安全
异丙酚	安全（B/C）	不推荐
依托咪酯	安全（B/C）	可能安全

表 178-1　妊娠期、哺乳期药物安全性摘要（续）

药物	妊娠	哺乳
麻痹性药物		
去极化剂		
琥珀胆碱	低风险，尤其在分娩时（C）	可能安全
非去极化剂		
罗库溴铵	数据有限（C）	可能安全
维库溴铵	数据有限（C）	可能安全
抗心律失常药：在难治性心律失常，对母体的益处超过对胎儿或胚胎的风险		
腺苷	安全（C）	安全
胺碘酮	不推荐（D）	禁忌
地高辛-谨慎用于妊娠晚期（子宫收缩药）	安全（C）	安全
丙吡胺	谨慎用于妊娠晚期（B）	可能安全
恩卡尼	数据有限（C）	可能安全
氟卡尼	数据有限（C）	不推荐
奎尼丁	安全（C）	不推荐
普鲁卡因胺	安全（C）	不推荐
伊布利特	在动物身上有风险	不推荐
利多卡因	安全（B）	可能安全
索他洛尔	可能安全（C）	不推荐
抗高血压药		
血管紧张素拮抗剂		
血管紧张素转化酶抑制药	不推荐（D）	部分安全
血管紧张素Ⅱ	不推荐（D）	安全性未知
β-受体阻断剂		
拉贝洛尔	可能安全（C）	可能安全
阿替洛尔	谨慎用于妊娠中期和妊娠晚期（D）	潜在毒性
艾司洛尔	谨慎用于妊娠晚期（C）	安全性未知
美托洛尔	谨慎用于妊娠中期和妊娠晚期（D）	潜在毒性
普萘洛尔	谨慎用于妊娠中期和妊娠晚期（D）	可能安全
钙通道阻滞药		
地尔硫䓬-抗分娩	可能安全（C）	可能安全
维拉帕米	可能安全（C）	可能安全
氨氯地平	无数据（C）	无数据
硝苯地平-非舌下	可能安全（C）	可能安全
利尿药：慎防脱水和电解质紊乱		
呋塞米	低风险（C）	可能安全
布美他尼	低风险（C）	可能安全
依他尼酸	低风险（B）	可能安全

表 178-1　妊娠期、哺乳期药物安全性摘要（续）

药物	妊娠	哺乳
托塞米	低风险（B）	可能安全
氢氯噻嗪-禁用于妊娠期高血压	安全（B）	安全
硝酸盐类		
硝普盐	一定风险（C）	潜在毒性
硝酸甘油	可能安全（C）	可能安全
血管扩张剂		
肼屈嗪	安全（C）	安全
α受体		
可乐定	谨慎用于妊娠晚期（C）	无数据
其他		
甲基多巴	安全（B）	安全
非诺多巴	无数据（B）	无数据
用于治疗哮喘、变态反应和上呼吸道感染的药物：对于哮喘病人，对产妇好处普遍远远大于对胎儿或胚胎的风险		
β-肾上腺素能药物短期使用是安全的		
肾上腺素	风险（C）	潜在毒性
间羟异丙肾上腺素	安全（C）	可能安全
沙美特罗	数据有限（C）	可能安全
沙丁胺醇	安全（C）	可能安全
特布他林	低风险（C）	可能安全
抗胆碱能药物		
异丙托铵	安全（B）	可能安全
肥大细胞稳定剂		
色甘酸钠	安全（B）	可能安全
白细胞三烯阻滞剂		
扎鲁司特	风险（B）	无数据
齐留通	风险（C）	不推荐
孟鲁司特	风险（B）	无数据；可能兼容
皮质激素短期使用安全：人类数据提示口面裂（畸形）的风险增加		
泼尼松龙	风险（C）	安全
泼尼松	风险（C）	安全
甲泼尼龙	风险（C）	安全
抗组织胺类		
氯苯那敏	安全（B）	不推荐
苯海拉明	安全（B）	不推荐
茶苯海明	安全（B）	不推荐
多西拉敏	安全（B）	不推荐
羟嗪	风险（C）	不推荐

表 178-1 妊娠期、哺乳期药物安全性摘要（续）

药物	妊娠	哺乳
美克洛嗪	安全（B）	不推荐
西替利嗪	可能安全（B）	不推荐
非索非那定	C 级	安全
氯雷他定	可能安全（B）	安全
解充血药		
伪麻黄碱	风险（C）	可能安全
止吐药		
多巴胺拮抗剂		
异丙嗪	安全（C）	不推荐
丙氯拉嗪	安全（C）	潜在毒性
甲氧氯普胺	安全（B）	潜在毒性
5-HT_3 拮抗剂–总体安全		
多拉司琼	低风险（B）	可能安全
格雷司琼	低风险（B）	可能安全
昂丹司琼	安全（B）	可能安全
治疗糖尿病的药物		
胰岛素	安全（B）	安全
磺脲类		
格列吡嗪	低风险（C）	可能安全。注意：必须检测乳儿
格列本脲	低风险（C）	可能安全。注意：必须检测乳儿
二甲双胍	风险中等（C）	可能安全
吡格列酮	风险中等（C）	可能安全
罗格列酮	风险中等（C）	可能安全
抗酸剂		
H_2 受体阻滞剂		
法莫替丁	低风险（B）	可能安全
雷尼替丁	安全（B）	可能安全
尼扎替丁	低风险（B）	可能安全
西咪替丁	安全（B）	安全
质子泵抑制剂		
奥美拉唑	低风险（C）	安全性未知
埃索美拉唑	低风险（B）	安全性未知
兰索拉唑	低风险（B）	安全性未知
泮托拉唑	低风险（B）	安全性未知

解毒剂和毒理：当有应用指征时，对母体的益处超过对胎儿的潜在风险

解毒剂：对乙酰氨基酚过量

表 178-1　妊娠期、哺乳期药物安全性摘要（续）

药物	妊娠	哺乳
乙酰半胱氨酸	安全（B）	安全
万能解毒剂		
活性炭	安全（B）	安全
解毒剂：铁中毒		
去铁胺	可能安全（C）	无数据
解毒剂：洋地黄		
地高辛单克隆抗体 FAB 片段	无数据（C）	无数据
解毒剂：地西泮		
氟马西尼	无数据（C）	无数据
解毒剂：酒精中毒		
甲吡唑	无数据（C）	无数据
解毒剂：氰化物中毒		
维生素 B12A	安全（B）	安全
解毒剂：高铁血红蛋白血症		
亚甲蓝	注意风险（C）	不推荐
解毒剂：麻醉药		
盐酸纳洛酮	安全（B）	安全
万能解毒剂		
聚乙二醇电解质灌洗液	安全（B）	安全
解毒剂：抗胆碱能类		
毒扁豆碱	无数据	无数据
解毒剂：有机磷酸盐		
解磷定	无数据	无数据
解毒剂：异烟肼过量		
吡多辛	安全（B）	安全
解毒剂：铅中毒		
二巯丁二酸	无数据	无数据

第一代到第四代头孢菌素在怀孕期间使用似乎是安全的，尽管还没有对照研究检验它们的安全性[16,17,27,28]。一些头孢菌素类能进入乳汁分泌，当新生儿败血症的病情检查时，头孢菌素的影响与上文提及的青霉素可能是相同的[15-17]。

除非分娩的时候，氯霉素在怀孕期间都是安全的。据我们所知，并没发现使用氯霉素和先天性畸形有关[16,17,27,29]。虽然它被认为几乎整个妊娠期都是安全的，但在分娩的时候应该谨慎使用。它与新生儿的心血管虚脱（"灰婴"综合征）的发生有关[16,17,26,27]。氯霉素在哺乳中的安全性尚未确定，但由于其潜在的毒性，不建议在哺乳期使用[15-17]。

大环内酯类红霉素、阿奇霉素和克拉霉素被认为在妊娠期和哺乳期是安全的，尽管没有良好的对照研究检查它们在胎儿身上的效应[15-17]。有些报告指出：大环内酯类与幽门狭窄有联系，但这些研究并不是对照研究[16,17,26,27]。大环内酯类的丙酸酯十二烷基硫酸酯盐也与孕妇肝损害的发生有关，应该在妊娠期避免使用[16,17,26,27]。克拉霉素在动物中与胎儿、胚胎死亡率及先天性畸形的增加有关。然而，迄今为止，这些影响没在人类身上发现。此外，一项多中心的前瞻性对照研究比较了妊娠期有无使用过克拉霉素的实验结果。发现两组之间未见畸形类型和模式的差异[29,30]。然而，妇女接触后似乎自然流产的人数上升了，这可能与致混淆性因素有关，因此进一步的研究是必要的。阿奇霉素极少在母乳中浓集，可能是哺乳期母亲的首选[15-17,27]。

磺胺类药物在妊娠中期使用是安全的，可能在妊娠早期也是安全的，但在分娩的时候应当避免使用。磺胺类药物在急诊科最初用于治疗无并发症的尿路感染，在此情况下，磺胺甲基异噁唑与甲氧苄啶是相结合的。甲氧苄啶是一种叶酸拮抗剂，历来禁忌在孕期使用，因为会增加神经管缺陷的风险。磺胺类药物在妊娠各阶段均易于透过胎盘影响胎儿。在胎儿中的血药浓度是孕产妇的90%。虽然磺胺甲基异噁唑已与动物先天性畸形的增加相关，但是多数报告中人类妊娠期间接触磺胺类药物都没有表现出这种关联[16,17]。磺胺类药物在临近分娩是禁忌的，因为理论上，它们与胆红素竞争蛋白结合位点，大量的游离胆红素弥散，可在婴儿的大脑沉积，引起胆红素脑病[16,17,31,32]。但迄今为止，这种并发症尚未见报道于新生儿，可能是因为游离胆红素有效地被胎盘循环清除。另一方面，胆红素脑病发生在新生儿产后接触磺胺类药物[16,17]。磺胺类药物低浓度排泄入母乳中，一般健康的新生儿是可以耐受的。但是，在病儿、早产儿、高胆红素血症儿或葡萄糖-6-磷酸脱氢酶缺乏症婴儿身上应避免使用[15]。

怀孕期间应避免使用氨基糖苷类药物。这些药物容易通过胎盘，在怀孕期间使用与胎儿耳毒性和肾毒性有关，特别是大剂量使用时[16,17]。庆大霉素在母乳中少量分泌，且极少在肠道中吸收。它的使用与母乳喂养相容[15,17]。

怀孕期间应避免使用四环素，因为它与孕妇致命性的脂肪肝有关[16,17,26,27]。它很容易穿过胎盘到达胎儿，继而螯合钙，造成骨骼生长异常和蜕膜牙齿染色。四环素也与胎儿泌尿生殖系统异常、腹股沟疝、四肢畸形有关[16,17,26,27]。多西环素不与钙结合，且其与牙齿着色的关联较四环素小，此外，它似乎并没有引起任何类型的先天性畸形增加。尽管有这些调查结果，多西环素仍不提倡长期在怀孕期间使用[16,17,26,27]。

因为四环素结合母乳钙，只有少量到达婴儿，也可在哺乳期短时间（≤10d）使用[15-17]。多西环素不与母乳钙结合，在母乳中更大量存在，不建议长时间使用[15-17,26,27]。氟喹诺酮类药物在动物模型中已经被证实与骨和软骨生长众多的毒性作用相关，并已经不

建议在妊娠期使用，特别是在妊娠早期[15-17,26,27]。然而在1998年的多中心前瞻性研究中，妊娠期间使用喹诺酮类没有发现早产、胎儿窘迫、低出生体重（<2500g）、出生体重或动作发展异常的增加[33]。美国儿科学会（AAP）认为氟喹诺酮类药物与母乳喂养相容，因为母乳喂养的婴儿血浆药物浓度较低[15,27]。

在人类和动物的研究中，未发现克林霉素与后代的出生缺陷和先天性畸形相关[16,17,26,27]。美国儿科学会认为克林霉素与母乳喂养相容[15]。

万古霉素与人类出生缺陷没有明显关联[16,17,26,27]。有报道认为，母亲接受万古霉素治疗的新生儿出现听觉异常和肾功能不全是假阳性的[34]。万古霉素分泌到母乳中，但并不会被肠道很好吸收。它对乳儿的影响尚无相关研究[16,17]。

利奈唑胺在动物实验中已被证实与胚胎死亡、体重减轻及软骨骨化异常相关，但没有对人类影响的资料。它应被限制应用于孕妇，以防母体的受益超过胎儿的潜在风险[16,17]。

呋喃妥因没有被证实与动物或人类的出生缺陷相关。然而，在临近分娩的时候使用，发现罕见的新生儿溶血性贫血，而非葡萄糖-6-磷酸脱氢酶缺乏症[16,17,35]。

甲硝唑在妊娠期使用的数据是好坏参半的[16,17,27]。因为甲硝唑在小鼠身上的致突变和致癌性，所以许多医师在妊娠期避免使用它。但是，一个病例对照研究和队列研究的合并分析，并没有发现任何的先天性畸形发生率增加，即使在妊娠早期时使用[36]。因此，我们认为在妊娠中期或妊娠晚期使用是安全的。但由于其潜在的诱变效应，不建议在妊娠早期使用[16,17,27]。此外，美国儿科学会建议哺乳期间谨慎使用甲硝唑[15-17]。

抗真菌药物

制霉菌素在妊娠期和哺乳期间长期使用是安全的。它不经皮肤、黏膜和胃肠道吸收，被认为是皮肤黏膜真菌感染的首选[16,17,27]。克霉唑、咪康唑和酮康唑似乎在妊娠期和哺乳期是安全的，因为他们不与主要的出生缺陷相关。然而，在一项病例对照研究中，发现左心室发育不全的发病率略有增加。此外，酮康唑对大鼠致畸。由于这些原因，克霉唑、咪康唑、酮康唑被认为是妊娠期治疗真菌感染的二线用药[16,17,27]。氟康唑在（>400mg/d）高剂量时可致畸，并与后代的颅面、心血管缺陷及骨骼、软骨多重异常的发病率升高有关[16,17,27,37]。这些异常在较低剂量使用或与单剂量（150mg）治疗阴道假丝酵母菌病

时并未发现。

酮康唑、氟康唑和伊曲康唑能经乳汁排泄。基于新生儿安全使用酮康唑的负面报道不足，它的使用被认为不影响母乳喂养相容[16,17]。

抗结核药

未经治疗的结核病比使用抗结核药物致母亲和胎儿风险更大。此外，在一篇关于妊娠期抗结核治疗的综述中，未发现这些药物与先天性畸形有关[16,17,27,38]。利福平能透过胎盘，偶有引起先天性异常情况的报告，且伴有新生儿出血性疾病[16,17]。因为没有关于这些影响的对照研究，利福平与异烟肼继续作为抗结核一线治疗被推荐给孕妇。乙胺丁醇可透过胎盘，但尚未发现与任何先天性缺陷有关[16,17,27]。所以这三个抗结核药物被认为与母乳喂养相容[15-17]。

抗病毒药

抗疱疹药

阿昔洛韦是一种嘌呤类似物，常用于疱疹病毒感染的治疗。在怀孕期间，阿昔洛韦被用于威胁母体生命的单纯疱疹病毒感染，如播散性疾病、疱疹性脑炎、水痘肺炎，未经治疗的患病孕母死亡率可达44%[16,17,27,39]。美国疾病控制和预防中心也建议妊娠期间口服阿昔洛韦治疗首发的生殖器疱疹[39,40]。在人类身上，阿昔洛韦容易通过胎盘并在胎儿血液循环中达到比母体更高的浓度。母亲使用阿昔洛韦或伐昔洛韦的新生儿和胎儿没有发生畸形和不良反应的报道[16,17,27,39-41]。泛昔洛韦与先天性心血管畸形、肝损伤，甚至死亡相关[16,17]。阿昔洛韦在母乳中浓集，其水平可能比血浆中更高[16,17]。因为没有关于母亲服用阿昔洛韦后婴儿出现不良后果或使用阿昔洛韦治疗播散性疱疹的婴儿出现不良后果的报道，所以它被认为在母乳喂养中使用是安全的[15-17]。

抗流感药物

金刚乙胺对某些动物致畸，而其他动物则未见致畸作用。它在孕妇身上的使用非常有限，不能得出任何结论[16,17]。

在动物研究中，奥司他韦并没有对胚胎或胎儿发展构成影响。似乎鲜有其在怀孕期间使用的报告，但因为在动物身上使用是安全的，所以也许能用于人类妊娠期间，但应谨慎地权衡[16,17]。

抗 HIV 药物

针扎或与感染者性接触后可立即应用抗艾滋病病毒药物治疗。没有具体的出生缺陷模式被描述与使用这些药物相关。但药物的致突变、致癌作用和其对肝、心脏、生殖系统长期影响等一些问题仍没有答案[15-17]。

动物和人类数据表明，去羟肌苷、拉米夫定、司他夫定、齐多夫定和扎昔他宾存在一些风险，如胎儿发育过程中结构畸形和线粒体功能障碍。然而，即使是负面相关得到证明，HIV 感染的发病率和死亡率的风险远远超过了大部分这些药物的毒性风险[15-17,40,42]。同样的，利托纳韦和纳芬纳韦等蛋白酶抑制剂也没有被描述有特定的出生缺陷模式。当治疗需要时，治疗的好处超过了药物的毒副作用[15-17,42]。

抗凝剂

华法林（香豆定）是一种已知的人类致畸剂，4%～5%的胎儿暴露后受到影响。暴露的风险最大是在妊娠第6～9周，并且似乎是剂量依赖性的[16,17,27]。华法林综合征胎儿与多种畸形相关，如鼻骨发育不全、中线发育不良包括胼胝体发育不全、视神经萎缩和失明、智力迟钝、癫痫、脊柱侧弯和肢体短缩[16,17,27,43]。由于华法林与蛋白质高度结合，只有极少进入乳汁分泌，并可以用于母乳喂养期母亲[16,17]。但应谨慎使用于母乳喂养的早产儿，因为可能造成脑室出血的风险增加[16,17]。

普通肝素是一种高度带电荷的，分子量 5～35kDa 的异构分子。它不通过胎盘而且没有对胎儿直接造成风险。妊娠期使用肝素防治静脉血栓栓塞的早期报告得出以下结论，1/3 的胎儿会有早产、死产、出血的风险。但是，最近，先前认为与肝素相关而增加的风险被确定是母体潜在的医疗问题，而不是肝素[16,17,27]。当需要在妊娠期间抗凝，肝素被认为是入选的药物[16,17,44]。它的副作用，有时与母亲骨质流失和免疫介导的血小板减少症相关[16,17,27]。需要仔细监测这些不良反应。产妇分娩时出血的风险是很大的。由于其分子量大，肝素不分泌到乳汁中，与母乳喂养相容[15-17]。

低分子量肝素，可使用在妊娠期间和产后抗凝的防治中。目前可用的低分子量肝素产品已被安全地使用在妊娠期[16,17,27]。尽管数据有限，但是，这只是由于其应用于临床的时间相对短。

溶栓药物已被成功地用于威胁孕妇生命的肺动脉栓塞或心肌梗死的病例上。但是，这些药物用在妊娠期间的经验仍然有限。迄今为止，还没有在人类身上的致畸作用的报告，但在分娩期间使用阿替普酶会发生产妇出血[16,17,45]。大多数溶栓剂被认为不与母乳喂养相容，因为他们的半衰期短[16,17]。

抗惊厥药

妊娠期间癫痫的全身性发作与自然流产、胎儿缺氧损害及神经心理功能损害的风险增加相关[16,17]。抗惊厥药是已知的致畸剂，30%经常接触抗癫痫剂的新生儿表现出先天畸形[16,17,27,46]。出生缺陷的风险与暴露持续时间和所用药物的数量大小相关[16,17,27,46]。一项25所癫痫中心的观察研究发现，在妊娠期间使用丙戊酸钠与妊娠及胎儿最常见的严重不良反应相关（20.3%的严重不良后果的发生率），相比之下，苯妥英钠、卡马西平、拉莫三嗪不良反应各为10.7%、8.2%和1.0%[47]。尽管有风险，大部分医师认为，重要的是要控制妊娠期间的癫痫发作。单药治疗是最合适的方案，并建议使用最低的有效抗惊厥剂量。可以考虑划分每日剂量，多次给药以减少血浆峰值。为保持稳定的控制癫痫往往需要逐渐地调整剂量[16,17]。

苯妥英钠是容易穿过胎盘的人类致畸剂。母体化合物和代谢物可在胎儿组织中发现。长期接触的胎儿，5%~10%长期暴露的胎儿出现乙内酰脲综合征[16,17,27,48]。这种综合征的特点是不同程度的四肢异常骨化，颅面畸形包括兔唇，腭裂，生长受损，神经发育延迟，心血管异常包括房间隔缺损、室间隔缺损、主动脉缩窄及心内膜垫缺损。苯妥英钠与新生儿出血性疾病也有关联，大概是因为它竞争性抑制维生素K的胎盘运输[16,17,27,46]。为了避免这种罕见的并发症，有些医师主张在妊娠的最后一个月使用维生素K，但并没有证据支持它的使用[47]。苯妥英钠与婴儿的许多肿瘤相关。苯妥英钠的使用在母乳喂养中被认为是安全的[15-17]。

妊娠期间使用卡马西平，被认为与类似胎儿乙内酰脲综合征的综合征相关，可能是与继发性毒物即致畸剂的代谢产物，而不是母体化合物[16,17,27,49]有关。有关在一项研究中，接触与未接触卡马西平的胎儿相比，主要的先天性畸形增加了两倍[16,17,27,49]。这些异常包括颅面畸形、指甲发育不良、神经管缺陷、发育迟缓。另据报道，卡马西平诱导新生儿出血性疾病[39]。卡马西平的使用被认为与母乳喂养相容[15-17]。

丙戊酸，属于D类药物，不应该在妊娠期间使用，是一个八碳支链羧酸，自1978年以来被批准后一直用于治疗癫痫失神型发作[16,17,27,50]。在实验研究中，无论对人类还是动物都是致畸剂。它很容易通过胎盘及在胎儿体内浓聚。许多研究人员都描述了与丙戊酸的使用有关的缺陷综合征。该综合征的特点包括多个微细的面部畸形、低出生体重、神经系统的发育迟缓、先天性心脏缺陷、神经管畸形、尿道下裂、斜视、眼球震颤、气管软化、无纤维蛋白原血症、高血糖等[16,17,27,50]。丙戊酸在母乳中低水平呈现，因此被认为在母乳喂养中是安全的[15-17]。

苯巴比妥被认为是妊娠D类药物。它与某些先天性异常的风险轻微上升有关，包括了先天性心脏病、唇裂或腭裂及一些与胎儿乙内酰脲综合征相关的轻微畸形等[16,17,46]。它偶可导致新生儿出血性疾病，并可能导致新生儿戒断效应。服用苯巴比妥的母亲母乳喂养的婴儿出现的中毒特点主要是镇静毒性，须密切监察，包括母乳喂养时的镇静作用和母乳喂养后的戒断效应[15-17]。

新型抗惊厥药物

目前还没有充分的人类致畸研究公布有关非尔氨酯、左乙拉西坦、加巴喷丁和拉莫三嗪的安全性，但他们在妊娠期间使用似乎是安全的。拉莫三嗪导致心血管、颅面、胃肠道、泌尿生殖系统先天缺陷的发病率略有增加[16,17,51]。哺乳期的安全性仍未确定。

心血管药物

抗心律失常药

腺苷是一种自然产生的化合物，在体内代谢快。它已被安全地用于妊娠期终止母体室上性心动过速的首选药物[52]，尽管缺乏大规模的研究[16,17,27,48]。腺苷也被安全地用于终止胎儿持续心动过速[53]。哺乳期使用腺苷可能是安全的[16,17]。

胺碘酮，在妊娠期用药的安全性属于D类，不建议在孕期使用，除非母亲或胎儿出现难治性的室上性和室性心动过速[54,55]。它含有大量的碘，并与新生儿先天性甲状腺肿和甲状腺功能亢进、甲状腺功能低下有关[16,17,56,57]。此外，妊娠期间使用胺碘酮与许多先天性异常相关，包括生长迟缓、结构性心脏畸形、角膜积物和发展迟缓[16,17,54]。由于它的高碘含量，能排泄入乳汁，半衰期长，胺碘酮不应用于乳母[16,17]。

地高辛、丙吡胺和奎尼丁都被认为能在妊娠期和哺乳期间安全使用[16,17]。它们均与人类或动物先天性缺陷无关。在这三个药剂中，地高辛和奎尼丁在妊娠期的安全记录最长，并且是治疗产妇重大心律失常的一线药物[16,17]。他们也被成功地用于胎儿心动过速[58,59]。然而，由于产妇地高辛过量导致胎儿死亡时有发生[60]。尽管丙吡胺被认为能安全用于妊娠期，但是它与过早的子宫收缩和早产有关[61]。

利多卡因是一种弱碱性药物。它迅速穿过胎盘并成为离子留在胎儿体内。没有任何关于利多卡因与胎儿畸形关联的证据[16,17]。分娩时高剂量使用与新生儿中枢神经系统抑制、呼吸暂停、肌张力低下、癫痫、心动过缓有关。利多卡因被认为与母乳喂养不相容[15-17]。

普鲁卡因胺耐受性好，应该考虑作为妊娠期间复杂性快速心律失常的一线治疗[55,58]。哺乳母亲使用普鲁卡因是有争议的，这是因为它和它的代谢产物N-乙酰普鲁卡因胺，在母乳中被发现[15-17]。

恩卡尼和氟卡尼是较新的Ic类抗心律失常药物，结构上与普鲁卡因胺相关。两者都被安全地用于终止孕产妇和胎儿心动过速[16,17]。氟卡尼对胎儿的一些负面影响已受到关注，包括高胆红素血症、肝毒性及胎心率变异性的影响[62,63]。恩卡尼和氟卡尼均能在母乳中被发现。虽然有关恩卡尼使用经验是有限的，美国儿科学会认为，氟卡尼与母乳喂养相容。

伊布利特是一种Ⅲ类抗心律失常药物，用于终止心房颤动和心房扑动。虽然没有其在人类妊娠期使用的报告，但高剂量使用时，伊布利特被发现可引起大鼠致畸[16,17]。伊布利特可用于难治性病例治疗，其中的好处超过任何胎儿风险[16,17]。

索他洛尔对动物似乎没有出现致畸作用[16,17]。它已被用于治疗孕妇的高血压。这些案例中，出现了新生儿心动过缓，这种现象持续了24h。索他洛尔也被成功地用于终止宫内胎儿室上性心动过速[64]。

异丙肾上腺素适用于顽固的高度房室传导阻滞和QT间期延长的尖端扭转性室速。动物实验数据并没有显示任何异丙肾上腺素和发育毒性之间的关联。它也被认为是与母乳喂养相容[16,17]。

血管加压剂

多巴酚丁胺是在心脏功能障碍和败血症的情况下使用的强心剂。动物实验数据还没有发现任何不良生殖影响。对人体的影响尚不清楚，但没有一例病例报告表明对胎儿造成任何影响[16,17,65]。

多巴胺和其他血管收缩药为母体提供的好处远远超过其对胎儿可能的有害影响，在需要使用时就不应禁止。在动物实验中，多巴胺会增加子宫血管阻力，但无明显的、直接与药物相关的胎儿副作用报道。除了在母体休克的应用外，低剂量多巴胺已成功用于改善少尿与先兆子痫患者的心输出量及尿量[66]。

肾上腺素已被用于治疗妊娠期间任何原因导致的休克。然而，它一直伴随着胎儿缺氧损伤、颅内出血、腹股沟疝的发病率增加[16,17,67]。其哺乳期安全性还尚未被研究。

在动物实验中，去甲肾上腺素与脑出血、骨骼畸形、胎盘血流量明显减少，以及胎儿缺氧发病率上升相关[16,17,68]。它在哺乳期的安全性尚未被研究。

抗高血压药

在美国，高血压使12%的妊娠情况恶化，并导致18%的孕产妇死亡[69]。此前，在紧急情况下最常用的高血压药物肼屈嗪，但目前可用的其他药物，如拉贝洛尔和硝苯地平，似乎与肼屈嗪一样有效，甚至可能更安全。

血管紧张素转换酶（ACE）抑制剂为D类药物，在孕期禁忌使用。ACE抑制剂在动物身上有胚胎致死效应，增加一些物种的死胎率。尽管它们使用于人类早期妊娠似乎是安全的，但其用于妊娠中期和晚期造成的许多不利胎儿的影响已经被人们关注，这就妨碍了它们的使用[16,17,37,70]。报告的不良反应包括新生儿羊水过少、无尿、肾发育不全导致死亡、增加死产、胎儿宫内发育迟缓（IUGR）、胎儿颅骨畸形、肺发育不全、呼吸窘迫综合征、胎儿和新生儿低血压的危险。卡托普利和依那普利被认为是与母乳喂养相容[15-17]。

血管紧张素Ⅱ受体拮抗剂在妊娠期间应避免使用，因为据报告，它们的使用会导致与ACE抑制剂一样的胎儿畸形，包括肾发育不全、新生儿无尿、羊水过少、胎儿宫内发育迟缓、持久性动脉导管未闭、骨化异常和死亡[16,17]。他们在哺乳期的安全仍是未知数。

β-受体阻断剂已经成为妊娠期高血压一线用药[71,72]。所有的β-受体阻断剂都穿过胎盘。β-受体阻断剂最大的经验是，在晚期妊娠需要治疗的妇女身上，它们似乎是安全的。长期在子宫内和早期妊娠的暴露没有研究报道[16,17,37]。拉贝洛尔是怀孕期间降压的首选[71,72]。在动物研究中，它无任何致畸作用。在其治疗人类妊娠期高血压的报告中，没有发现对胎儿出生体重或胎儿心率有显著的影响[16,17,37]。在分娩时使用会出现短暂的新生儿低血压和心动过缓。然而，与怀孕导致高血压的传统疗法相比，拉贝洛尔比肼屈嗪和二氮嗪降压更平稳[16,17,71,73]。此外，它与其他两种药物相比剖宫产的概率更低[73]。阿替洛尔和美托洛尔在怀孕时短时间使用被认为是安全的[16,17,73]。有报道指出，阿替洛尔在早期妊娠使用对胎儿造成损害。阿替洛尔在妊娠期间延长使用也与胎儿宫内发育迟缓有关系，并且在临近分娩时使用会造成新生儿持续性β-受体阻滞[16,17,73]。同样，普萘洛尔也与胎儿和新生儿的不良影响有关，尤其当其每日剂量超过160mg时。这些副作用包括胎儿宫内发育迟缓、低血糖、心动过缓、出生时呼吸抑制和高胆红素血症。艾司洛尔也与胎儿心动过缓、新生儿心动过缓、肌无力以及胎儿窘迫而需紧急剖宫产有关[74]。因此，仅当对母亲益处超过对胎儿的风险和其他治疗方法都失败的时候才考虑使用艾司洛尔。β-受体阻断剂据说在哺乳期安全，但需密切观察所提及的对婴儿的不良反应[15-17]。

钙通道阻滞剂适用于妊娠期高血压和许多室上性心律失常的治疗[16,17,71]。硝苯地平和地尔硫䓬也被用作宫缩抑制剂。此外，维拉帕米已被用于终止产妇和胎儿心动过速[75]。尽管钙通道阻滞剂在动物身上的生殖研究结果是负面的，但仍被广泛应用于人类的妊娠中期和晚期，被认为能安全适用于妊娠期[16,17,37,76]。地尔硫䓬似乎在妊娠各个阶段都是安全的，反之舌下含服硝苯地平与继发于母体低血压的胎儿窘迫相关[16,17]。此外，当与镁配合使用时，硝苯地平可能使镁出现神经肌肉阻断作用，导致重度肌肉无力，吞咽困难和呼吸矛盾的产生[77]。钙通道阻滞剂被认为在哺乳期使用是安全的[15-17]。

噻嗪类利尿剂已成功用于治疗妊娠期高血压，但在临近分娩时使用可能会导致新生儿电解质异常[16,17]。有报道，血容量不足可能造成围产期死亡和先天性缺陷的增加[16,17]。妊娠早期使用一直伴随着先天性异常增加。利尿剂不建议用于治疗妊娠诱发的高血压，因为可引起母体血容量不足。对于妊娠的其他风险包括高概率的子宫收缩乏力和胎粪染色[78]。在新生儿，低血糖、血小板减少症、低钠血症、低钾血症，以及因母体并发症而死亡发生率较高[16,17]。此外，噻嗪类利尿剂可能对平滑肌直接作用，并抑制分娩。苄氟噻嗪、氯噻酮和氢氯噻嗪被认为在哺乳期使用安全[16,17]。袢利尿剂，一般不在妊娠期使用，除非提示妊娠期充血性心力衰竭，尚未发现引起胎儿严重不良后果。

肼屈嗪在妊娠期间是安全的。它以前被认为是用于注射治疗妊娠期间重度急性高血压的首选用药[71]。然而，与拉贝洛尔相比，其导致母体低血压的发生率较高，这可能会影响围产儿预后[16,17,37,71]。据报道，它的使用与狼疮样综合征相关，在母体和新生儿身上均有发现[16,17,37,79]。其他药物，尤其是拉贝洛尔更安全，并且同样有效，因此肼屈嗪不再推荐为在紧急情况下的孕妇高血压治疗的一线用药。肼屈嗪在哺乳期是安全的[16,17,79]。

甲基多巴被认为在妊娠期是安全的，并且没有任何与妊娠期不良反应联系的回顾性报道[16,17]。许多医生仍然将其作为治疗妊娠期高血压一线用药。甲基多巴与母乳喂养相容[31]。

可乐定已被安全地用于整个孕期，但在早期妊娠使用的经验是非常有限的[80]。少数微不足道的由可乐定造成的对胎儿的影响已有报道。另有报道，在子宫内暴露于可乐定，新生儿出生后可出现短暂性新生儿高血压[16,17,37,80]。其影响对于母乳喂养的新生儿是未知的，但它被认为是与母乳喂养相容[15-17]。

硝酸甘油在动物研究中还没有被证明会对胎儿造成伤害。有限的人体报告没有显示其对胎儿或新生儿有任何重大影响。硝酸甘油很少在怀孕期间使用，但它似乎是一种安全、有效、速效和短效的药剂[16,17,81]。它似乎对减轻分娩胎儿窘迫与子宫多动症有效[81]。

硝普钠用于治疗妊娠高血压急症与治疗非妊娠患者具有相同的优势和劣势[16,17,71]。优点包括迅速起效、迅速代谢和迅速排泄。而缺点就是需要持续监测和管理繁琐。硝普钠高剂量长期给药，可能会导致氰化物中毒。它很容易穿过胎盘，胎儿的氰化物水平可高达母体水平两倍。标准剂量似乎并没有使胎儿受到毒性风险，但随着更安全的替代品，特别是拉贝洛尔的上市，硝普钠被认为是二线用药[16,17,37]。在使用时，建议监测血浆和红细胞氰化物浓度和产妇的pH。硝普钠被认为是C类药物。目前尚无其在哺乳期使用的数据。

哮喘、过敏和上呼吸道感染的药物

患有哮喘的孕妇有新生儿死亡、早产、低出生体重儿、先兆子痫、小于胎龄儿的危险[71,82]。哮喘的母亲更可能出现绒毛膜羊膜炎、妊娠高血压等疾病，更可能需要剖宫产，并且住院时间较对照母亲延长[82,83]。哮喘控制越好，预后越好[71]。

β-肾上腺素能药物沙丁胺醇、奥西那林和特布他林在妊娠期使用是安全的，均与先天性畸形无关[16,17]。同样，β-肾上腺素能药剂已被用于晚期妊娠治疗早产。其不良反应与药物的心血管和代谢效应相关，但这是短暂的，并且普遍能被胎儿良好耐受[16,17,82,83]。瞬态高血糖可伴随胰岛素分泌后出现，导致新生儿低血糖，尤其是在糖尿病患者身上[16,17]。长期使用沙丁胺醇尚未发现不良影响。沙丁胺醇与哺乳相容[15-17]。长效β-受体激动剂在妊娠期间也似乎是安全的[16,17,83]。

在众多的动物模型中，异丙托尚未被发现有致畸作用。虽然人类的数据极少，但异丙托似乎能在妊娠和哺乳期间安全使用[15-17]。

色甘酸钠在妊娠期间是安全的。色甘酸钠尚未与任何重大出生缺陷的风险以及负面围产期预后相关[16,17,82,83]。

皮质类固醇，通常用于妊娠期间多种疾病的治疗，包括自身免疫性疾病、妊娠剧吐和哮喘。吸入糖皮质激素是妊娠期预防哮喘发作的主要措施。口服糖皮质激素是治疗哮喘急性发作的重要措施。虽然他们不被视为人类致畸剂，但在妊娠早期使用可能使口面裂的发病率轻微上升[16,17,37,85]。此外，在妊娠晚期使用已被发现与早产、低出生体重、先兆子痫及新生儿白内障的发病率升高相关[16,17,37,85]。其他作者也更关注新生儿先天性肾上腺皮质增生症的发生[16,17]。泼尼松被认为在哺乳期是安全的[15-17]。

妊娠期白三烯拮抗剂使用的数据是有限的。一项研究并未发现其与先天性畸形相关，但宫内生长受限轻微增加。然而，应该谨慎解释这些结果，这是因为研究的样本量小[86]。齐留通可在动物研究中诱导突变，并应避免在孕期和哺乳期使用[16,17]。

抗组胺药已被安全地用于治疗妊娠期间过敏性反应和作为止吐剂治疗妊娠期间的恶心、呕吐。妊娠最后2周给予抗组胺药与早产儿晶体后纤维组织增生发展（早产儿视网膜病变）相关[16,17]。一项 Meta 分析回顾了24个研究，涉及20多万人，确认在妊娠期间，包括氯苯那敏、苯海拉明、多西拉敏、羟嗪和美克洛嗪等抗组胺药的安全性[87]。新一代的抗组胺药，如西替利嗪和氯雷他定，在妊娠期间似乎也是安全的[88]。如果第一代抗组胺药不能被耐受，它们可能是严重过敏可取的替代方案[16,17]。第一代抗组胺药，不建议在哺乳期应用，因为它们可能会抑制泌乳。此外，新生儿接受抗组胺药似乎出现严重不良的中枢神经系统影响，包括癫痫，尤其是早产儿[15-17]。

减充血剂，不推荐在妊娠期使用[16,17]。因为其具有较强的血管收缩特性，如苯丙醇胺和伪麻黄碱，引起胎盘血管收缩，导致尤其是与胎盘血管破坏相关的异常的发病率增加，如腹裂和肠闭锁[16,17,83]。

胃肠道药物

吩噻嗪，如异丙嗪、氯丙嗪、奋乃静和甲氧氯普胺，是常用于妊娠期治疗恶心、呕吐的多巴胺拮抗剂，他们没有被证实与先天性畸形相关。但应谨慎使用氯丙嗪，因为它可能引起低血压；还应在分娩时谨慎使用异丙嗪，因为它可能引起呼吸抑制[16,17,89]。

昂丹司琼，5-HT$_3$ 受体拮抗剂，一直没有发现与任何胎儿畸形相关联，但与吩噻嗪类相比，它可能无法提供任何额外的止吐作用[16,17,89]。较新的5-HT 受体拮抗剂，如多拉司琼和格雷司琼，在妊娠期间似乎也是安全的，尽管经验有限[16,17,89]。这些药物有可能与哺乳相容[15-17]。

H$_2$ 受体拮抗剂雷尼替丁、法莫替丁和西咪替丁尚未与任何先天性畸形相关联，并似乎在妊娠期间和哺乳期长期使用是安全的[15-17]。然而，一份报告已发现在妊娠期间使用制酸剂导致儿童期哮喘发病率的增加[90]。

糖尿病药物

胰岛素多年来已被安全用于妊娠期和哺乳期，并且是在妊娠期间控制血糖的首选药物。磺酰脲类药物传统上不在妊娠期间使用。他们被认为同样可能致畸，并且控制妊娠糖尿病不如胰岛素有效[16,17]。在分娩时使用磺酰脲类药物也与足月新生儿低血糖相关[16,17]。在现实中，有关它们在妊娠期间使用的资料很少，并在一项随机研究中，格列本脲被证明在妊娠期间和胰岛素同样安全、有效[16,17,91]。格列本脲和格列吡嗪与蛋白高度结合，不太可能传递到母乳；但哺乳期仍应对婴儿进行监测[16,17]。

二甲双胍在动物身上还没有发现与胎儿畸形相关，但没有对照研究分析它对人类的影响。二甲双胍在成年人可有严重的不良反应，包括危及生命的代谢性酸中毒和肝毒性。由于它对成人严重的潜在影响，二甲双胍不建议用于哺乳期的母亲[16,17,92]。

麻醉剂和镇静剂

妊娠期间短期使用苯二氮䓬类似乎是安全的。然而，关于苯二氮䓬类在妊娠期间的安全性一直争论不休，因为这些药物影响胎儿的数据不一致。一些病例报道已经发现其在早期妊娠时使用与唇腭裂的风险增加相关，但在一个队列研究汇总数据的 Meta 分析中，没有发现胎儿暴露于苯二氮䓬类和唇腭裂风险之间关联[93]。不同的苯二氮䓬也有不同的影响和风险。例如，劳拉西泮与肛门闭锁相关；氯硝西泮与先天性心脏畸形相关；并且奥沙西泮和地西泮都与特定的畸形特征相关，如中枢神经系统畸形和生长缺陷[16,17]。另一方面，咪唑安定一直没有发现与任何发育异常相关。暴露于苯二氮䓬类的新生儿可能会出现中毒迹象，包括呼吸暂停、发绀、反应迟钝、肌张力低下、拒食，以及以烦躁不安和震颤为特点的戒断症状[16,17]。由于有报道呼吸暂停的风险，建议密切监测通过哺乳暴露于苯二氮䓬类的新生儿[15-17]。

氯胺酮是一种分离性麻醉剂，作用迅速，通常用于儿科手术过程中的镇静，并能在快速序列插管（RSI）中使用。没有发现与任何发育畸形相关[16,17,94]。

氯胺酮具有与剂量相关的催产效果，在高剂量时与子宫痉挛相关，使产妇血压和心率增加，并使新生儿肌张力增加，新生儿抑郁症也有报道。氯胺酮可能会在母乳中停留12h[16,17]。

丙泊酚是一种作用迅速的镇静麻醉剂，可迅速穿过胎盘。它在妊娠期间使用没有发现与任何先天性缺陷相关[16,17,94]。在分娩时大剂量使用，可以引起新生儿呼吸和中枢神经系统抑制。丙泊酚在母乳中极少分泌[16,17]。

硫喷妥钠是一种超短效巴比妥类，可能在RSI或癫痫持续状态中使用。它在妊娠期间使用没有发现与任何先天性缺陷相关，但人们已经注意到大剂量应用使出生体重略有下降[16,17,94]。

依托咪酯是一种超短效催眠剂，常用于手术过程的镇静或RSI。目前尚未出版依托咪酯对发育影响的报告。然而，母亲在剖宫产中使用依托咪酯的新生儿，被发现产后1h血清皮质醇浓度显著降低[16,17,95]。该结果的意义有待阐明。目前尚无母乳喂养的数据。

神经肌肉阻断剂

琥珀酰胆碱是一种去极化神经肌肉阻断剂，因其起效快和麻痹作用持续时间短，所以用于RSI。没有发现其与任何先天性缺陷相关，尽管其在人类妊娠早期使用的经验有限[16,17,94]。此外，它似乎对新生儿没有任何影响。除了导致新生儿拟胆碱酯酶缺乏这样罕见的病例外[96]，对比相同条件的成人，新生儿的胆碱酯酶缺乏表现出持续的呼吸抑制和麻痹。琥珀酰胆碱用于哺乳期尚未被研究，但它可能是安全的，因为它会迅速水解[16,17,96]。

罗库溴铵和维库溴铵是用于RSI的非去极化神经肌肉阻断剂。神经肌肉阻断剂对器官发生的影响尚不清楚，但这些药物都不被认为会构成显著的致畸风险[16,17,94]。由于其化学性质，两种药物极少通过胎盘，极少从母乳中排出[16,17,94]。它们对哺乳的影响尚不清楚，但可能微乎其微[16,17]。

解毒剂

N-乙酰半胱氨酸已被成功地用于对乙酰氨基酚过量的孕妇，并无不良反应[18,19]。其致畸作用未见报道。

去铁胺适用于铁过量导致的铁中毒或多次输血的地中海贫血患者。它已与一些动物物种的骨化发展的影响相关[16,17]。在人类身上的经验是有限的，但它似乎没有影响到胎儿[99]。去铁胺对乳儿的影响尚不清楚。

二巯丙醇或英国二巯丙醇是一种金属螯合剂，用作急性汞、铅、砷、黄金中毒的解毒剂，也被用于威尔森症。它可引起小鼠致畸，并与死亡率增加、生长迟缓、面裂特征、小脑疝形成和畸指相关，但在人类身上的经验是有限的[16,17,96]。在某些重金属中毒的病例中，产妇使用二巯丙醇的好处超过其对未出生胎儿的潜在风险。重金属中毒患者不建议进行母乳喂养。

氟马西尼是苯二氮䓬受体拮抗剂。目前未见动物致畸作用的报道，且在人类身上的资料非常有限[16,17]。它在妊娠期的使用取决于产妇的潜在利益与胎儿可能出现的风险之间的权衡。

甲吡唑是乙醇脱氢酶的竞争性抑制剂，应用于甲醇和乙二醇中毒。在妊娠期间的使用尚未在动物或人类身上进行研究[16,17]。它的妊娠期安全性是不明确的。在酒精中毒情况下，治疗母亲的好处大于胎儿可能出现的风险。这些情况下也可以考虑使用。

活性炭不被吸收，在妊娠和哺乳期使用可能是安全的，尽管尚无关于妊娠期使用活性炭的研究报道。

地高辛片段（DIG Fab）被用于治疗威胁生命的地高辛过量，并正被研究用于先兆子痫的治疗。地高辛片段免疫球蛋白在妊娠期的使用鲜有报告。要得出地高辛片段效果的结论，不能根据这些报告。不过，在洋地黄过量导致心律失常这种危及生命的病例中，治疗母亲的受益应大于胎儿的风险。地高辛片段不太可能被大量分泌到母乳中，哺乳期间使用很可能是安全的[16,17]。

羟钴胺素是一种应用在氰化物中毒治疗的维生素。在动物研究中没有发现任何与发育异常的关系[16,17]。

亚甲蓝被用于治疗高铁血红蛋白血症。在过去，它被注入羊膜囊，以确定双胞胎和检测细胞膜破裂，但这些操作与新生儿溶血性疾病、高胆红素血症、新生儿深蓝染色有关[16,17]。亚甲基蓝在妊娠期使用也与新生儿肠梗阻和肠道闭锁的发病率升高相关[99]。其对乳儿的影响是未知的，但可能微乎其微[16,17]。

纳洛酮用于逆转阿片类药物过量的影响，很容易穿过胎盘。纳洛酮尚未与生殖畸形相关，但用在阿片类成瘾的母亲身上，可能使母亲和足月胎儿突发戒断症状[16,17]。它与哺乳相容[15]。

毒扁豆碱是一种抗胆碱酯酶剂，应用于伴随谵妄的、严重的抗胆碱能中毒的个案。孕期用药的经验是有限的，对胎儿的影响尚不清楚[16,17]。分娩时使用毒扁豆碱，新生儿出生后1分钟和5分钟仅有轻度的Apgar评分下降[100]。

聚乙二醇（PEG）不会被全身吸收。PEG在妊娠期和哺乳期使用可能是安全的，虽然没有关于其妊娠期使用影响的报告[16,17]。

解磷定被应用于有机磷/胆碱能中毒，因为它能够激活胆碱酯酶。妊娠期间使用解磷定的经验是有限的，对胎儿发育的影响尚不清楚[16,17]。在有机磷农药中毒的情况下，对母亲的好处一般大于胎儿可能出现的风险。

吡哆醇是孕产妇健康良好和胎儿发育良好所需的一种维生素。它适用于异烟肼中毒和鹿花菌蘑菇中毒。它一直被主张用于部分的妊娠期恶心、呕吐、妊娠高血压和妊娠期糖尿病的治疗。它没有任何不良发育的影响，它在哺乳期是安全的[16,17]。

二巯丁二酸是一种铅螯合剂，应用于铅中毒。它已与动物模型的先天缺陷相关联，可能是由于其对锌铜代谢的影响[16,17]。妊娠期间使用二巯丁二酸经验仅限于妇女铅中毒病例报告。没有得出其致畸作用的结论[101]。

重要概念

- 化学诱导的出生缺陷造成大约1%～3%的异常分娩。
- 胎龄在确定给定曝光的影响至关重要；在器官发生的期间（21～56d的胎儿），身体主要器官在此时形成，暴露于致畸剂可能导致重大的解剖缺陷。
- 某些药物，如抗惊厥药、华法林衍生物、NSAIDs类、磺胺类、氟喹诺酮类药物、ACEI类和口服降糖药，是已知的致畸剂或对新生儿存在潜在的毒性作用，尽可能避免在妊娠期间使用。

本章参考文献请参见 http://pumpress.bjmu.edu.cn/eduservice/3419.html

第179章 临产和分娩及其并发症

Shoma Desai, Sean O.Henderson, and William K.Mallon

邹德志 译　廖晓星 校

概述

急诊科分娩是很少见的。大多数的情况下，急诊科医生都能鉴别临产的病人，把她们分流到产科进行紧急处理，使她们从初诊医生那里获得延续性处理。有一部分分娩是十分紧急仓促的，而且可能并不能及时得到产科的支援，因此急诊科医生必须掌握处理正常分娩和异常分娩的基本技能。此外，在紧急院外分娩的情况下，需要掌握一些产后护理常识[1-3]。

急诊科的局限性

急诊科并不是一个处理复杂分娩的理想场所。产科则拥有经验丰富的人员和更好的资源，包括胎儿头皮电极、子宫内压监测器、吸引式分娩器和产钳。而且，产科医生通常有每个病人的产前保健信息，能使产妇及胎儿得到最佳的处理。这些信息包括准确的妊娠日期、多胎妊娠的情况、胎儿评估重量、孕妇详细的骨盆测量数据、胎位、羊水诊断结果、孕妇血型和Rh因子和此前记录的产科合并症。产科医生可利用这些信息去预测临产和分娩的并发症。在急诊科为急产作准备的时候，虽然并不是不可能去获取这些数据，但实在是十分困难[4]。最后，在一定的情况下，剖宫产是确保成功分娩的最佳方法。在急诊科不能进行该手术，除非在危急的情况下。

紧急分娩的流行病学

2004年，美国的围产儿死亡率是6.2/1 000活产和死胎（妊娠20周以上）[5]。缺乏进一步关于急诊室分娩亚组的流行病学数据。然而，已有数据表明在急诊室分娩的并发症和死亡率确实比较高。事实上，在急诊科分娩的围产儿死亡率大约为8%~10%[6]。

以下是急诊科"高风险"分娩的复杂成因。急诊科常常接收一些具有意想不到的并发症的产妇，如产前出血、胎膜早破、子痫、早产、胎盘早剥、急产、先露异常和脐带绕颈等[6]。

心理社会因素进一步增加急诊科分娩的流行病学比率。出现紧急分娩的孕妇通常很少有或没有产前护理[7]。在急诊科分娩的孕妇常常有滥用药物、酗酒或遭受家庭暴力的情况。没有意识到或否认自己已怀孕的妇女，或者没有获得其他医疗护理的移民，同样会在临产时就诊于急诊科[8-10]。对于这些群体，因心理社会因素、不充分的产前护理对其造成的影响，导致了分娩高风险。

转送病人

因为在急诊分娩存在很高的风险，最好把病人转送到有产科和新生儿科的医院。早产儿的处理需要有高度专业的重病监护，而许多社区医院并不具备上述条件。然而，转送极高危孕妇到这些医疗机构的紧迫性必须由临床和法医学的判断来综合考虑[11,12]。

法医学上的考虑

当分娩进行时，转送对于产妇及胎儿来说都是非常危险的。如此转送同样违反胎儿法。1989年的联合公共和解预算法案（The Consolidated Omnibus Reconciliation Budget Act, CORBA）就是基于不合理转送产妇制定的[13]。胎儿法规定，因为临产自身的不稳定性，临产是一种不适合转送的情况。虽然这项立法的目的是为了保护女性免受医疗和经济上的巨大损失，CORBA同样可能迫使急诊科医师去施行一些比

> **框 179-1　保育室护理水平**
>
> **1级保育水平**
> 　这是为假定健康的婴儿提供的保育室护理。在这样的单元，检查和监督是主要职责。
> 　鼓励"母婴同室"单位，强调对哺乳支持和考核养育技能。
>
> **2级保育水平**
> 　这是为妊娠>30周和体重>1200g的婴儿提供的保育室护理。这些婴儿需要特别注意循环或呼吸机的支持和重大手术流程。这样一个保育室的婴儿发生产科并发症的比例比较高（如产伤、胎儿窘迫、产科麻醉）。
>
> **3级保育水平**
> 　保育室具有照顾所有危重新生儿的人员和装备。他们是作为其他保育室的转介中心服务区域机构，因此往往与运输服务联系在一起。
>
> **围产期中心**
> 　围产期中心为高风险的母亲和需要3级保育照顾的婴儿提供服务。充足的数据显示，这些中心照顾高危妊娠新生儿的成活率较高。

转送可能会有更好的结果的高难度、高风险的就地分娩[14]。

保育室要求

对于许多急诊科分娩来说，临产将发展到可能急迫分娩的阶段。通常，此时产妇会有用力收缩的冲动或使胎头露出，每当这种情况出现的时候，新生儿科医师或儿科医师都应该尝试高风险的早产分娩（<妊娠36周），做好新生儿复苏的准备和启动高水平的保育护理（框179-1）[15]。

正常分娩

尽管需要警惕急诊科分娩及其相关并发症的高发生率，但大多数急诊科分娩属于正常分娩。掌握正常分娩和分娩机制的相关知识有助于安全的经阴道分娩和便于鉴别并发症。

任何时候，当一个处于妊娠末3个月的孕妇到急诊科寻求帮助，必须考虑到其有临产的可能性。许多非特异性的症状可预示着临产的出现。腹痛、背痛、痉挛、恶心、呕吐、尿急、压力性尿失禁和焦虑均可是临产的症状。妊娠24周后，任何评估均应包括孕妇和胎儿，因为胎儿活动大约在该时段逐渐建立。此外，考虑到此人群通常存在高风险，在分娩过程中医护人员和新生儿会接触到大量的体液，必须进行感染疾病相关的血清学检查。随着快速床旁检测技术的发展，在分娩前进行人类免疫缺陷症病毒和肝炎筛查适合于多产的目标人群。

区分真假临产

Braxton Hicks 收缩（Braxton Hicks contractions）或假性临产，必须与真性临产区分开来。在妊娠第三个月，子宫发展为一个有收缩性的器官。妊娠30周后，子宫先前细微的和不协调的收缩逐渐变得更为同步，孕妇可能会有所感知。与真性临产相比，假临产 Braxton Hicks 收缩的频率不会增加，持续时间不会变长。通过辨别，可发现与肌肉活动相关的轻微宫颈扩张，或宫颈扩张变短至展平，检查时暴露完整的羊膜。注意避免羊膜破裂对于避免引起过早临产十分重要。如果诊断存疑，利用子宫活动的体外电监测可以检出真性临产。轻度的阵痛、步行或活动通常可缓解假性临产相关的不适。

与假性临产不同，真性临产有周期性子宫收缩，其频率、持续时间和强度逐渐加强，到分娩胎儿和胎盘时达到顶峰。与 Braxton Hicks 收缩相反，真性临产引起子宫颈开始扩张，标志着第一产程开始。

见红

在妊娠早期，宫颈血管数量逐渐增加并出现水肿，使得宫颈变得湿润。宫颈的血管供应增加，出现了 Chadwick 征（Chadwick's sign）（蓝紫着色）。产程开始时，宫颈黏液排出，出现见红。这个进程的出血是轻微的，通常只观察到有一小块暗红色斑。色暗是由于其起源于静脉，并掺杂了宫颈黏液成分。见红的重要意义在于它是一个真实分娩开始相当可靠的指标，尤其是第一产程。阴道检查可以确定宫颈扩张、变短直至展平，见红并非其禁忌证。如果出血持续或量大，应该怀疑有更严重的病因，例如前置胎盘或胎盘早剥，这两种情况是禁止行阴道检查的。

产程

第一产程

第一产程是以子宫颈完全扩张为终止，宫颈全部消失的阶段。可划分为宫颈缓慢扩张的潜伏期、宫颈快速扩张的活跃期。一旦宫颈扩张至3cm，活跃期即开始[16]。经产妇活跃期快速发展为第二产程（胎儿分娩）。多数在急诊科分娩的产妇在第一产程或第二产程早期到达急诊科（图179-1）[6]。

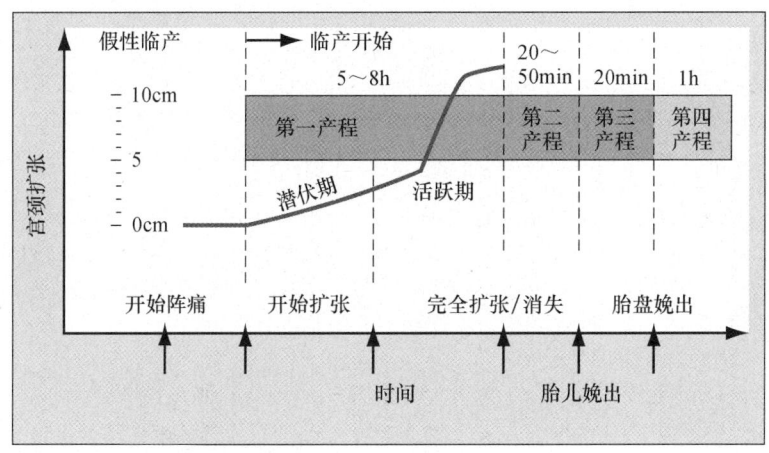

图179-1 临产和分娩阶段：第一产程，宫颈阶级；第二产程，胎儿娩出；第三产程，胎盘娩出（20min）；第四产程，子宫收缩（产后1h）。

第一产程的持续时间，初产妇平均为8小时，经产妇平均为5小时。在此期间，频繁地评估胎儿安全是十分重要的，大约每隔15分钟听诊胎心音。对于高危产妇，持续体外电监护可能有助于识别胎儿窘迫，采取合适的干预[17]。

使用Leopold手法（Leopold's maneuvers）进行腹部检查可能确定胎位。产程开始后，特别是在第一产程活跃期，Leopold法难以应用。子宫收缩变得坚硬阻碍了确定胎儿细小部分。如果先露未能确定时使用其他确定胎位的方法，例如超声，可能是有必要的[18]。

对母体进行检查同样可粗略地评估胎龄。妊娠20周，子宫底到达脐部，妊娠36周前宫底高度大约每周增加1cm。在此期间，当胎儿落入骨盆时宫底的高度将减低（图179-3）。这些估计可帮助快速确定胎龄。

准确确定产程依赖于对子宫颈的检查。无菌法可防止绒（毛）膜羊膜炎等上行性感染，包括使用无菌手套、无菌窥器和聚维酮碘溶液。进行盆腔检查，医护人员须明确以下几点：

1. 宫颈消失可参照其厚度，宫颈如一张纸的厚度表明已100%展平。
2. 扩张表明宫颈的直径开至数厘米，完全或最大扩张是10cm。
3. 胎位是指胎先露和产道的关系，最常见的胎位是胎头枕前位。
4. 胎先露高低是指胎先露与母体坐骨棘的关系（图179-4）。
5. 先露专指引领胎儿通过产道的胎儿解剖部位。

在95%的分娩中，先露部分是枕骨或头顶骨。进行数据检测时，拥有360°确切的骨性周线和可触及的骨缝线的光滑表面需进行记录。检查者可通过触及骨缝线和卤门及它们的汇合点确定胎儿面对的方向。3条骨缝发自脑后卤，4条发自前囟（图179-5）。

需仔细检查侧缘以确定手指和面部，它们常意味着混合先露或额先露。

当医护人员怀疑有胎膜破裂时，需进行无菌窥器检查。这可能会显示羊水的混合。两种测试可确定有羊水出现，一种是当液体在载玻片干后可观察到羊齿植物叶状结晶，另一种是使用pH测定试纸，当其变红蓝时，表明为碱性液（pH>6）。虽然阴道血液、宫颈黏液、精液和感染都能干扰测试结果，但使用pH测定试纸和羊齿植物叶状结晶监测羊水的敏感度都达到将近90%[19]。

值得注意的是，如果有明显的阴道流血，骨盆数据的检查和窥器检查都应该推迟至超声排除前置胎盘后。

第二产程

第二产程是指宫颈充分扩张，伴随每一次子宫收缩时向下向外推动胎儿。当娩出开始时，胎先露到达+3。第二产程子宫收缩可能持续1~2min，在少于1分钟的休息期后再现。此期的中位持续时间，在初产妇是50min，在经产妇是20min。第二产程进展过快需估计有低出生体重早产儿。第二产程延长是指，如果施行局部麻醉，初产妇>3h，经产妇>2h，如果没有麻醉，初产妇>2h，经产妇>1h[20]。第二产程延长与产妇并发症，包括产后出血、感染和严重的阴道裂伤的增加相关[21]。

出生前胎儿评估

对任何妊娠末3个月的孕妇的评估包括胎儿健康状况。妊娠24周后，临床决策应考虑胎儿情况。在临产和分娩期间，识别胎儿窘迫和合适的干预能减少胎儿的发病率和死亡率。

有三种常用的方法去评估子宫内的胎儿。临床监测、电子监护和超声都可以对胎儿进行评估[22,23]。体外电子监护和超声的优点在于可用于在急诊科分

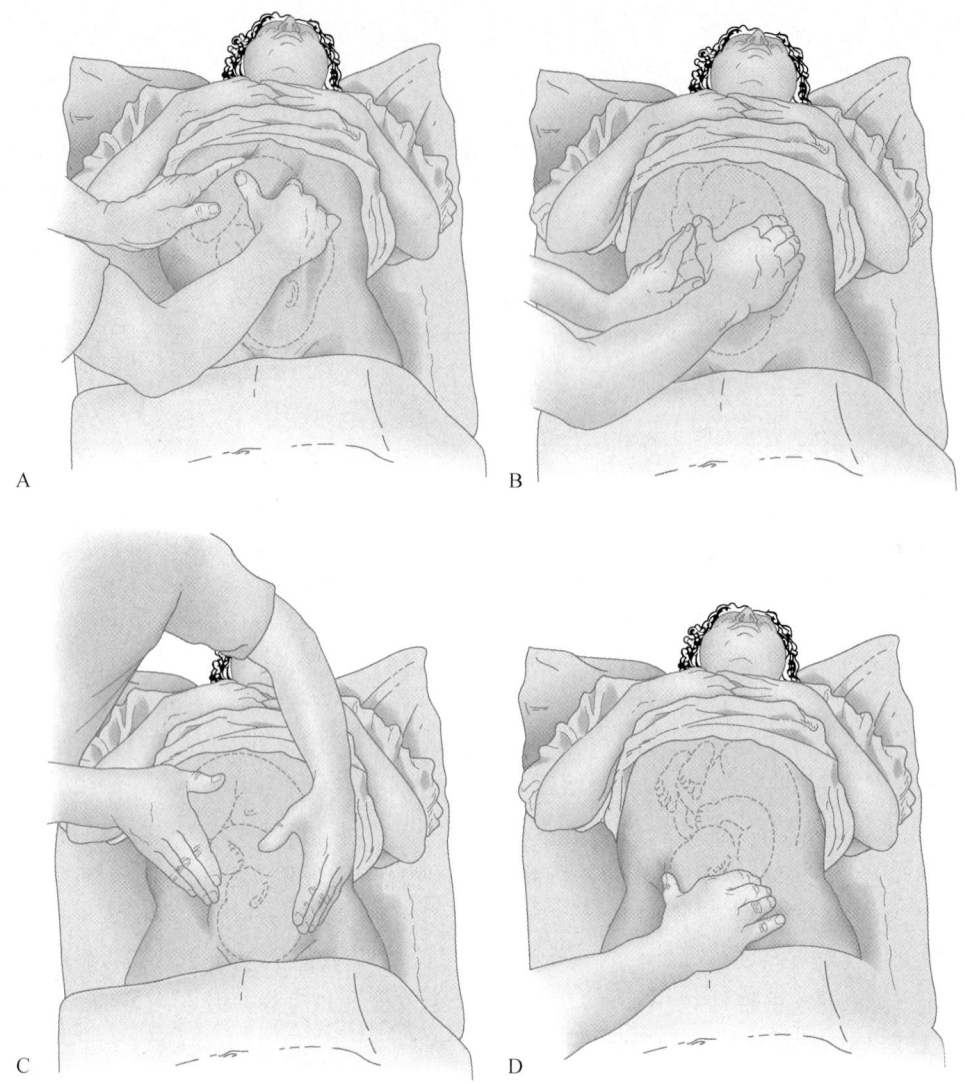

图179-2 Leopold 手法。**A**，Leopold 手法第一步揭示胎儿的什么部分占据宫底。**B**，Leopold 手法第三步揭示胎儿背部位置。**C**，Leopold 手法第二步揭示胎儿的什么部分在骨盆入口。**D**，Leopold 手法第四步揭示了胎儿头隆凸的位置。(Modified from Willson JR, et al: Obstetrics and Gynecology, 9th ed. St. Louis, Mosby, 1991.)

娩产妇的护理。这两种技术的机器均便于携带，简单易用，受到急诊医生的欢迎[24,25]。这些方法均可提供实时信息，有助于胎儿窘迫的诊断和协助产时决策。

胎儿电子监护 在第一产程使用胎儿电子监测进行产时胎儿评估是最有用的。胎儿电子监测可证实临产，并可能有助于诊断胎儿窘迫。通过描记胎儿心率和子宫活动的信息，与临床资料相结合，可以预测胎儿的损害，并为干预治疗提供窗口期。

子宫活动可通过经腹压力传感器进行测量，记录子宫收缩的频率。由于这种测量是间接的，宫缩强度与描记之间的相关性很差。描记的敏感度与孕妇体位和传感器安放位置有关。记录规律的周期性子宫收缩可确定临产的出现并排除妊娠期中的子宫无痛性收缩，后者在这种方法下是难以进行规则记录的。也可以通过这种监测方法诊断早产的出现。最后，这种体外电子监测方法可以用来确定给予的宫缩抑制剂的疗效。

胎儿心率描记有几项指标可进行评估：胎心率基线、胎心率变异、胎心率加速、胎心率减速和诊断模式。胎心率基线，顾名思义，是指无子宫收缩时，15分钟内胎心率的平均值，是胎心监护最重要的方面。

胎心率一过性变化，可瞬间出现（心跳与心跳之间），也可维持超过 1 分钟或更长的时间间隔。这两种类型的一过性变化是判断胎儿安危的重要指标。心率加速是一个长期变异的重要组成部分。胎动时出现胎儿心跳加速，反映胎儿警觉，有活力。脐带短暂受压时，可引起静脉回流减少，产生反应性的胎儿心动过速，从而引起胎心加速。同时，变异性下降表明胎儿可能存在酸中毒和低氧血症或各种各样的药物所引起的副作用。已有报道镇痛药、镇静催眠药、吩噻嗪类药物和酒精都可引起变异性下降。

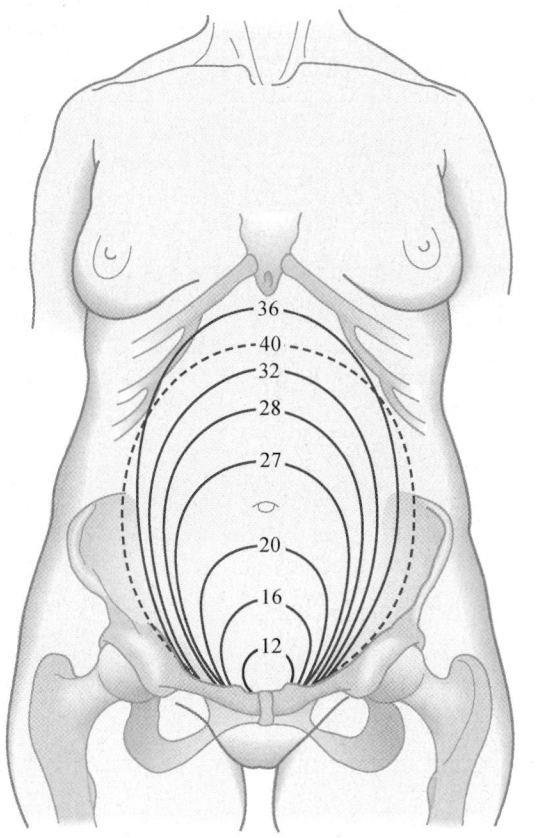

图 179-3 由正常单胎妊娠的周数决定宫底高度。虚线表示胎儿下降后高度。(Modified from Barkaukas V, et al: Health and Physical Assessment. St. Louis, Mosby, 1994.)

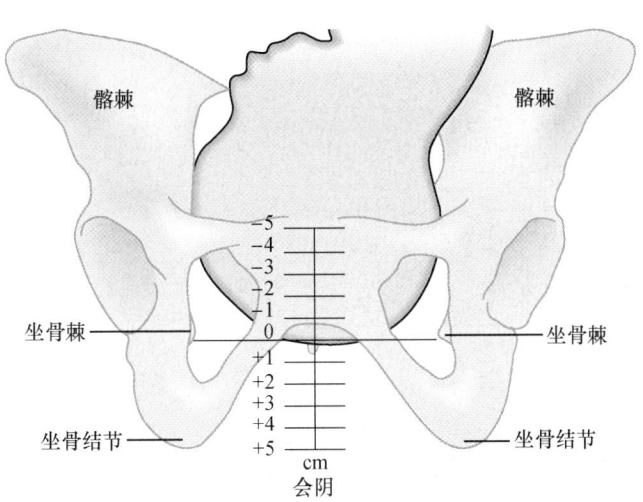

图 179-4 胎头高低。坐骨棘水平被认为是"0"。而婴儿的头部轮廓显现接近 +1。(Courtesy of Ross Laboratories, Columbus, Ohio.)

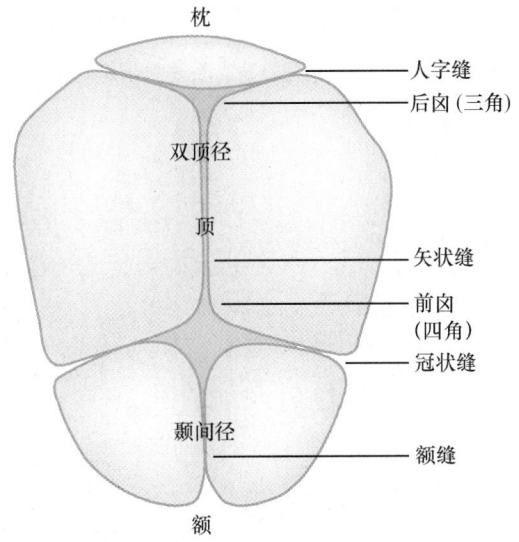

图 179-5 胎儿颅骨骨性分界。(Modified from Willson JR, et al: Obstetrics and Gynecology, 9th ed. St. Louis, Mosby, 1991.)

胎心率减速比较复杂,对其解读必须与临床情况结合起来。有三种类型的减速:变异减速、早期减速、晚期减速(图179-6)。这些术语指的是减速相对于子宫收缩的时间。

变异减速和早期减速是常见的。这些心率的变化在所有描记中超过50%,它们一般是头部在产道受压或间歇性脐带受压的生理反射。持久和重复的变异减速通常意味着脐带反复受压,由此产生的缺氧和酸中毒可能导致胎儿窘迫。可尝试通过改变体位来解除孕产妇和胎儿对脐带的压迫。如果变异减速持续,则需要进行紧急分娩,如果有产科的支援,则可行紧急剖宫产术。

晚期减速的情况更为严重,通常表明子宫胎盘功能不全。描记轮廓通常很平顺,而心率最低点恰好出现在最大子宫收缩之后。晚期减速的滞后、斜度和幅度与不断加剧的胎儿缺氧相关。晚期减速尤其与变异性差、无反应和基线心动过缓相关。当上述情况存在时,有进行紧急分娩以防进一步缺氧的适应证。这些情形下的分娩需要做好新生儿复苏的准备和建立新生儿重症监护。总体而言,出现晚期减速的婴儿中有30%愈后良好。其余70%的愈后欠佳,与潜在的病理状态或缺氧相关。最后,临床医生应该知道正弦描记的意义。这种类型的描记常有胎心率基线低,一过性变化少。正弦描记往往是病前一个不祥的征兆。鉴别诊断包括胎儿溶血症、胎盘早剥、胎儿出血(创伤)和羊膜炎。

超声检查 超声技术已广泛应用于产科护理。在孕晚期或分娩时,超声检查可以为急产提供至关重要的信息。当有技术员和放射科医生在场时,可对胎龄、生物物理轮廓、羊水指数,以及胎儿和胎盘的解剖情况进行辨别(表179-1)[25-27]。在急诊室直接有利的参数是胎儿活力(特别是在子宫内妊娠及胎儿心率),胎姿和先露。超声检查也发现多胎妊娠,可作准备和及早与其他专家交流(由产科、新生儿科和麻醉科)[28]。在 1991 年,美国妇产科医师学会(the American College of Obstetricians and Gynecolo-

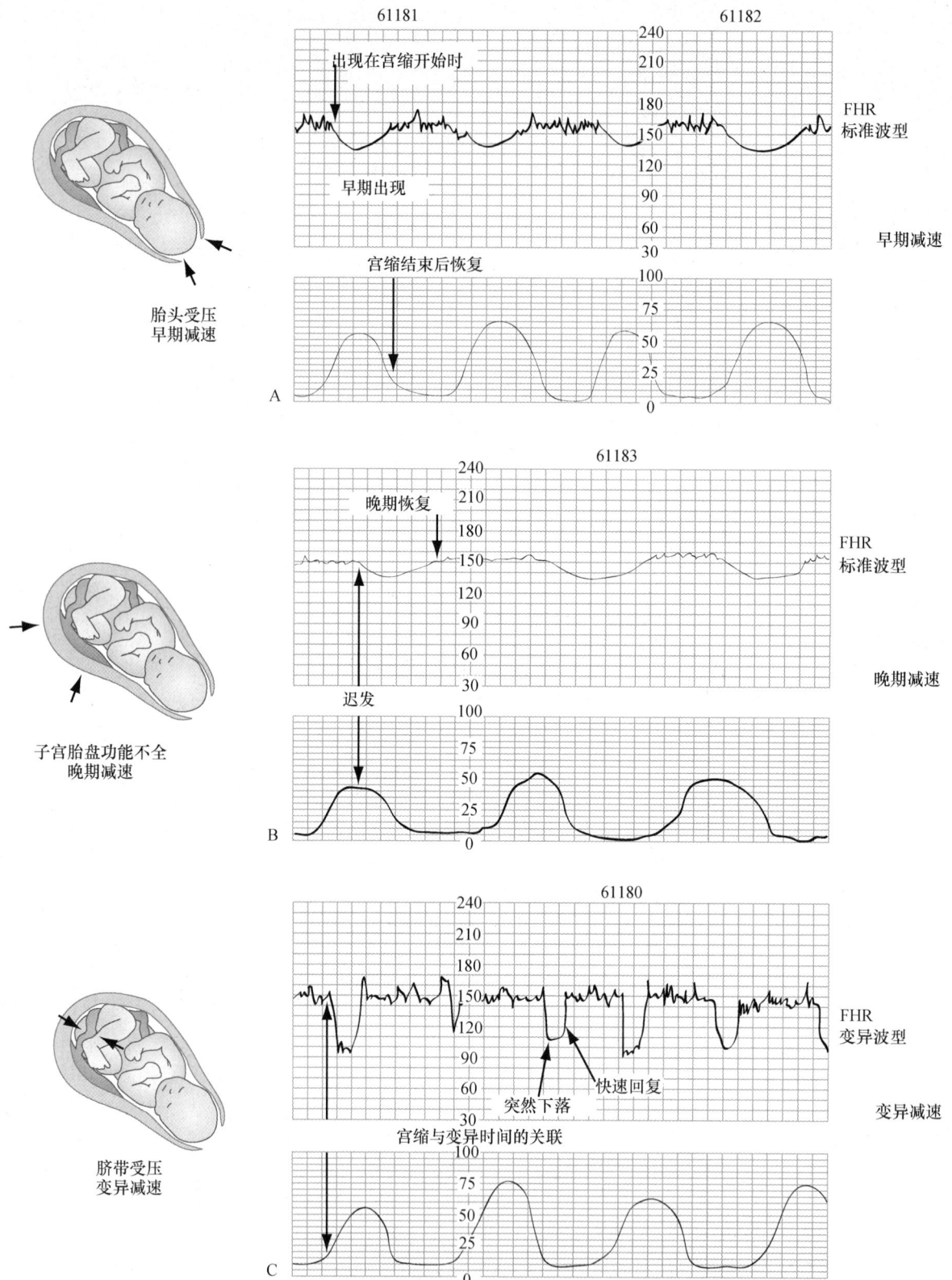

图 179-6　胎心率（FHR）减速模式。A，早期减速的头部压迫所致。B，晚期减速是子宫胎盘供血不足引起的。C，变异减速是脐带受压所造成的。(Modified from Lowdermilk DL, et al: Maternity and Women's Health Care, 6th ed. St. Louis, Mosby, 1997.)

gists）制订了在孕晚期进行超声检查的适应证建议（框 179-2）。A2～5MHz 的传感器适用于所有床旁经腹超声评估。在围产期经阴道超声检查是相对禁忌，尤其是在胎膜早破和前置胎盘破裂的情况下。

分娩　在第二产程时，需为分娩作相应准备。应该准备如下物品，一个热辐射器及进行加热，新生儿复苏辅助设备，如毛巾、剪刀、脐带夹、球状吸引器（吸耳球）、气道管理设备（氧气、球囊/口罩大小适

表 179-1　生物物理资料：超声观察 30 分钟

评估单元	正常分数 = 2	异常分数 = 0
胎心反应性	2 次加速 > 15 次/分，持续 > 15 秒	<2 次加速
羊水指数	在垂直投影上 1 象限 > 1cm	没有大的象限
肌张力	>1 次躯干和肢体完全伸展复屈	<1 次或伸展缓慢，部分复屈
胎动	3 次不连续的活动	≤2 次
胎儿呼吸运动	1 次胎儿呼吸至少持续 60s（观察 30min）	没活动或至少持续 60s（观察 30min）无胎儿呼吸

框 179-2　妊娠晚期超声检查：可能的适应证

- 确定胎儿数量
- 建立胎儿先露
- 鉴别胎心活动
- 胎盘定位
- 羊水测量
- 确定胎龄
- 胎儿解剖调查
- 诊断脐带脱垂
- 诊断妊娠晚期出血
- 排除胎盘早剥

当的面罩设备，气管插管和抽吸胎粪的设备），和建立血管通路的设备。大多数分娩只需要基本设备，剪断和钳夹脐带，吸净口腔和鼻子，擦干和刺激新生儿。一名护士应在床边对产妇进行指导，并使其安心。

产妇应置于截石位并准备分娩。半俯卧位，或产妇屈膝向胸部，背对医师的左侧卧位，也是可用于分娩的。对外阴及会阴部进行轻轻擦洗，清除所有的黏液碎屑物和粪便，避免进入产道口。进行重复的无菌检查，以评估产程的进展并确认先露。会阴伸缩的情况，尤其是后期的，可以防止在分娩过程中出现不必要的痛苦和会阴撕裂。

通过指导与鼓励产妇用力而有控制地、协调的娩出可帮助着冠和胎头娩出。当胎儿着冠，应用给予恰当的护理措施使分娩以一个缓慢的，可控的方式进行。急产更容易引起产妇受伤，如会阴、直肠、尿道、阴唇、阴道和子宫裂伤及胎儿损伤[29,30]。

当胎头开始伸展和会阴部扩张时是最危险的时候。指示孕妇喘气，不要用力是减缓胎头和胎肩通过产道的合适方法。医生和孕妇之间平静的沟通是保持对分娩控制的最佳方式。在可控的分娩下，不建议常规进行会阴侧切，使用改良助胎头娩出手法使正常分娩更为顺利[30]。

在改良助胎头娩出手法当中，裹着毛巾、被单并戴着手套的那只手用来拉伸会阴，轻轻对胎儿的下巴施加压力。另一只手轻放于枕部，指引头部轻微仰伸。当胎头到达会阴部时，这种头部轻微的仰伸可促进分娩，因为仰伸可定位胎头从而确保其最小直径通过骨盆出口及会阴部。

头部娩出后，医生应向产妇大腿方向转动头部和清理胎儿面部和呼吸道。球状吸引器清理鼻孔和口咽部最好在产程继续之前进行。在这个时候清除口咽可最大限度地减少误吸经产道时积累的血液、胎粪、碎屑的可能性。与产妇的协作是防止胎儿不受控制地娩出非常重要的一点。

接下来，通常一侧胎肩首先娩出，胎肩娩出时清理会阴部。通常胎肩会自发地娩出，医生不需费多大的努力。首先，轻柔地向下牵引头部促进前肩娩出。随后向上牵拉使后肩通过骨盆出口，减少产妇的创伤。如果胎肩娩出延误，应考虑肩难产的可能。

当婴儿娩出至会阴部时，需注意脐带情况。婴儿应保持较会阴部低或在同一水平线上，以促进血流从胎盘流向婴儿。钳夹并剪断脐带。夹子应钳夹在 4 或 5cm 开外，近端离婴儿腹部 10cm。如果孩子需要复苏，合适的脐带残端将是一个重要的静脉通路。

婴儿完全离开母体时可包裹在毛巾并转移到保温处。用毛巾和吸引器对擦干婴儿通常可提供足够的呼吸刺激。如果刺激不足，轻弹足底和摩擦背部是其他的刺激方式。记录出生后 1、5、10min 的 Apgar 评分。

会阴切开术　此前，大家对在正常分娩时是否需要行会阴侧切存在争议。最初会阴侧切可能的好处是替代了因为会阴区不平整，不受控制的撕裂性伤口而进行的直接外科切口。从理论上讲，手术方法减少了直肠阴道严重撕裂的发生率。这导致了普遍常规进行会阴切开术，在美国使用的是正中切口，在英联邦国家则使用内侧切口。

最近的文献表明，这两种类型的切口增加产妇的发病率，不再建议在非复杂分娩的情况下应用。女性接受外阴切开术已被证明会导致会阴部创伤、分娩期间产妇失血、骨盆疼痛、性功能障碍和产后尿失禁的发生率较高[31]。

会阴侧切只在特定的情况下应用，如肩难产或臀位分娩。当决定使用会阴侧切时，整个流程应在会阴肌肉过度伸展前但将近分娩时完成，以避免流血过多。通常的做法是在子宫收缩过程中胎头显现时行会

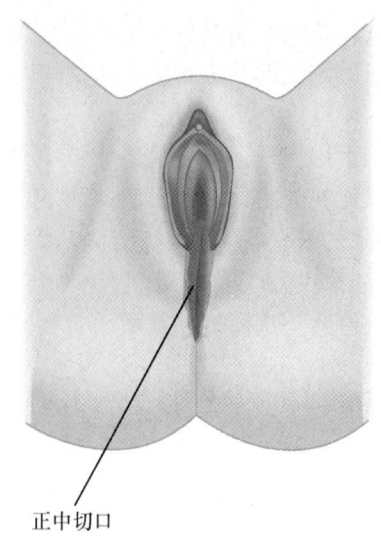
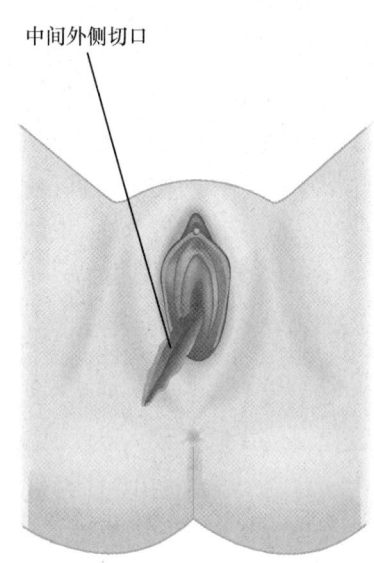

正中切口

中间外侧切口

图 179-7 会阴侧切切口优于严格正中切口。（Redrawn from http://www.aurora-healthcare.org/healthgate/images/exh44028a_ma.jpg.）

阴侧切。目前大多数作者推荐使用侧切口，以避免会阴撕裂，直肠受累，这尤其适用于裂口可能导致手术切口延长的复杂分娩（图 179-7）。

表 179-2 总结了正常临产和分娩时使用的一些辅助设备，以及在急诊科进行分娩的高风险环境下的使用建议。

第三产程

第三产程涉及胎盘娩出，是一个通过频繁检查娩出进度和子宫底高度对病人进行观察的过程。胎盘剥离的症状包括以下内容：

1. 子宫变得更加坚硬和升高。
2. 脐带延长 5～10cm。
3. 鲜血突然涌出[32]。

这些标志通常出现在婴儿娩出后 5～10min，但可延长到 30min。超过 18min，产后出血的危险性增加，而事实上，可能是 30min 以内产后出血风险的 6 倍[33]。尽管胎盘可以如期娩出，积极的处理可降低第三产程时程，从而降低了产后出血的风险。积极的处理包括使用宫缩剂，轻轻牵引钳夹的脐带同时轻压耻骨联合上缘，胎盘娩出后按摩子宫[34]。要注意，禁止任何在胎盘分离之前就娩出胎盘的尝试。

表 179-2 正常临产和分娩常规辅助技术的风险效益分析

实践或流程	风险	效益	在急诊的应用
禁食状态和静脉输液	液体过多，渗透压或酸碱失衡	建立静脉通道，减少吸引风险	是
灌肠	费时	减少便秘引起的疼痛	少到无
剃除阴毛	感染和刺激	无	无
氧化亚氮镇痛	镇痛不全	自我给药，减少副反应，非侵袭性	是
麻醉药镇痛	新生儿抑制	镇痛良好	需要时
局部麻醉	技术困难，镇痛不全	当能成功实施时镇痛良好（宫旁或阴部阻滞）	可选（操作者决定）
胎儿电子监护	增加手术干预的风险	及早诊断胎儿窘迫	可选（操作者决定）
超声检查	无	数据快速增加	是（操作者决定）
羊膜穿刺术	增加临产，脐带脱垂	无	无
会阴切开术	产妇预后差	对于非复杂分娩无	无
Ritgen 手法	无	减少生育创伤	是

IV，静脉注射；NPO，禁食。

检查胎盘和脐带是分娩过程中的重要组成部分。腹部脐带应进行标记。另外，保留一段脐带作为脐血来源。通常情况下，脐带为三血管结构，其内充满了称为华通胶的结缔组织，长约 50～60cm，直径约 12mm。正常的结构是两条脐动脉位于单脐静脉的任一边。双血管脐带（一条脐动脉）的发生率为 1/500，这种情况非裔美国人更常见，是发育不全或萎缩的结果。大约 30% 的双血管脐带婴儿有先天性缺陷。另一种可能性是胎儿结构异常和胎盘血管闭塞或血栓[35]。

应检查胎盘是否存在异常。母体子宫面附有血块表明可能有胎盘早剥。附件叶（胎盘如果完全分开则为副胎盘）和脐带异常插入是常见的畸形。应常规保留脐带和胎盘进行病理学检查[36]。发现胎盘或胎膜不完整，急诊医师应警觉有产后并发症的可能性，并进行记录。

第四产程

第四产程是指胎盘娩出后的第一个小时，这是一个关键时期，因为产后出血最有可能发生在这段时间。因此，应认真检查和修复任何阴道裂伤。应目视检查宫颈和阴道穹隆，以避免遗漏分娩所致的深部裂伤。

此时，注射催产素以促进子宫收缩，控制出血。应经常评估子宫是否有松弛的迹象存在和进行经腹按摩。催产素不应该在胎盘娩出前注射，因为这可能导致胎盘碎片残留或可能妨碍一个未被发现的双胞胎分娩。

各类损伤

与分娩相关的妊娠晚期并发症

妊娠晚期的产科问题往往导致产程的开始。早产、胎膜早破和妊娠晚期出血是比较常见的并发症。根本的问题是明确在这些情况下保胎或分娩哪一种对胎儿更为有利。

早产

早产，或预产期前分娩和胎儿不成熟是新生儿死亡的主要原因。早产是指妊娠 37 周前子宫收缩并出现子宫颈的变化。许多潜在因素导致早产，早产只占妊娠的 11%，但却占围产期死亡率的 70%[37]。与此相关的因素包括药物滥用、生育史、子宫畸形、医源性并发症、感染、生活方式或心理社会应激（框 179-3）[38]。突发的早产往往需要到急诊科就诊。当

框 179-3　与早产相关的因素

人口和社会心理
极端的年龄（>40 岁，青少年）
社会经济地位较低
使用烟草
滥用可卡因
长时间站立（职业）
心理压力

生殖和妇科
早产史
接触已烯雌酚
多胎妊娠
子宫内膜腔解剖异常
宫颈功能不全
低孕期体重增加
妊娠早期阴道出血
前置胎盘或胎盘早剥

手术史
生殖器手术史
非泌尿生殖系统的子宫周围手术史（阑尾切除术）

传染病
尿路感染
非子宫内感染
生殖道感染（细菌性阴道炎）

分娩不迫切时，病人可以被移送到产科行进一步护理。

临床特点

诊断早产需要识别妊娠 37 周前子宫和子宫颈的变化活动。早期产妇的症状和体征包括阴道分泌物增加或改变，子宫收缩引起疼痛（有时感觉为腰痛）、骨盆压力、阴道出血（通常是见红）和液体流出。

诊断策略

如果出现子宫收缩和宫颈变化，并且超声估计胎儿体重小于 2 500g，早产的诊断是可能的。电子监护能很好地把真正的分娩与假性分娩（Braxton Hicks 收缩）进行鉴别诊断。超声检查也可帮助诊断，因为胎儿呼吸运动造成假性分娩的诊断可能性不大。可能出现早产孕妇初步评估应包括尿液、全血细胞计数及盆腔超声检查。如果分娩并非迫在眉睫，这些评估可以在急诊科或产科病房进行，看哪一个地方能提供最好的监控。如果可能的话，这些病人应转移到具有中心重症监护病房的围产中心。

框 179-4	常用的宫缩抑制剂

硫酸镁
　4～6g 静脉推注 30min 以上
　2～4g/h 静脉滴注
特布他林
　5～10mg PO q4～6h
　0.25～0.5mg SC q30min～6h
　10～80μg/min 静脉注射
利托君*
　10mg PO q2～4h
　5～10mg IM q2～4h
　50～350μg/min 静脉注射
异克舒令
　20mg PO q4～6h
　0.05～0.5mg/min 静脉注射

IV,静脉注射；SC,皮下注射；PO,口服。
* 在美国目前已终止使用利托君。

表 179-3	药物和产程的相互作用
药物	对产程的效应
巴比妥类	在麻醉剂量下可停止临产
乙醇	减少催产素的释放，是平滑肌松弛剂
可卡因	增加早产，胎盘梗死
咖啡因或氨茶碱麻醉药	增加产程时间
麻醉药	增加潜伏期，减缓扩张（对活跃产程一过性的影响最小）
阿托品、东莨菪碱	子宫下段松弛，收缩频率下降
氟烷	强抑制临产
静脉注射硝酸甘油	深度子宫松弛

IV,静脉注射。

处理

一个能存活的胎儿和健康的孕妇使用药物延长妊娠是可行的。存在宫内死亡、先天性异常、惊厥，尤其是胎膜早破的情况下，不应使用药物推迟早产[38]。除外胎膜早破、胎儿异常，产妇存在禁忌证，只有 1/4 的早产妇女能使用药物延长妊娠[39]。

对早产的处理有几种方式，包括应用宫缩抑制剂以延缓分娩和胎儿成熟，卧床休息和水化有希望能延长妊娠（框 179-4）。最佳的处理是尽可能在分娩前将这些患者转移到适当的医疗中心，因为使用药物延长妊娠的早产孕妇中超过 25% 是失败的[40]。

宫缩抑制剂　两种经典的宫缩抑制药物是硫酸镁和 β-受体激动剂，已被证明效果相似，更有效的药物包括前列腺素合成酶抑制剂[非甾体类抗炎药（NSAIDs）]和钙通道阻滞剂[41,42]。配合产科医师的指导，在急诊室使用宫缩抑制剂能延缓早产，75%～80% 的患者延缓急产 48～72h[37]。

硫酸镁　硫酸镁竞争性抑制平滑肌的钙吸收并使其松弛。用镁剂治疗时需要进行监测。镁对呼吸系统和神经系统有明显的抑制，肾功能不全尤甚。肺水肿和心律失常也常有报道[37]。注射含钙溶液可以迅速逆转这些影响（即 1g 10% 葡萄糖酸钙溶液）。由于早产妇女有上行感染的危险，在镁治疗时早期应用抗生素治疗是合理的（表 179-3）[43]。

β-受体激动剂　β-受体激动剂（利托君和特布他林）通过激活使钙结合到肌质网的酶，使平滑肌松弛。这种效应是 $β_2$-受体介导的，增加子宫肌层内环磷酸腺苷的浓度。β-受体激动剂的剂量要严格控制，因为消除子宫活动的剂量是难以预测的，个体差异性很大。β-受体激动剂的使用受其副作用的限制。其可自由地穿过胎盘造成胎儿心动过速。一个 Meta 分析表明，β-受体激动剂和硫酸镁在消除子宫收缩方面疗效相似[42]。

肺水肿是高剂量 β-受体激动剂主要的不良反应。这种并发症在有基础心脏疾病，多胎妊娠和母体感染的孕妇发生可能性更大。这种肺水肿的出现往往表明心输出量下降，当产妇心动过速，心率持续超过 120 次/分时更易发生。β-受体激动剂应根据产妇的子宫活动和心率逐步增加剂量。最终，超过 24～48h，这些药物的效力会因为快速耐受和受体下调而下降。

$β_1$ 的相关副作用对患糖尿病的孕妇可能会产生不良影响。$β_1$ 的刺激可导致糖尿病酮症酸中毒及代谢和电解质紊乱[44]。需要对尿糖和酮尿进行监测。对胎儿心脏的刺激可以导致脑灌注压力增加。早产儿的中枢神经系统血管很脆弱，可能不能耐受这些变化。β-受体激动剂与胎儿心室内出血的发病率增加相关[45]。

NSAIDs　多个试验已证明，前列腺素合成酶抑制剂，特别是吲哚美辛、舒林酸与镁剂或 β-受体激动剂有相似效果或效果更佳。然而，已有报告使用类固醇消炎药，胎儿会出现肺动脉高压、动脉导管未闭、肾功能不全、坏死性小肠结肠炎和脑室内出血。产妇的潜在副作用包括出血时间延长，肾功能不全[42,46]。

钙通道阻滞剂　钙通道阻滞剂也被成功用于作为宫缩抑制剂。可给予硝苯地平或尼卡地平。起效比镁快速，产妇和胎儿的副作用更少[41,42]。

在早产最初的 24～48h 内积极使用宫缩抑制剂效

框 179-5	安胎的禁忌证

绝对禁忌证
急性阴道出血
胎儿窘迫（非单独心动过速）
致死性胎儿异常
绒毛膜羊膜炎
先兆子痫或子痫
败血症
弥散性血管内凝血

相对禁忌证
慢性高血压
心肺疾病
稳定的前置胎盘
宫颈扩张 >5cm
胎盘早剥

果最佳。子宫收缩后停止后，通常可口服药物保持，虽然有维持宫缩抑制的好处，迄今主要与β-受体激动制和镁的研究，还有待进行[42]。在开始这些疗法之前，回顾宫缩抑制剂的使用禁忌是非常重要的（框179-5）。任何接受宫缩抑制剂治疗病人应使用体外电监护监测胎儿窘迫的迹象。

胎膜早破

临床特征

PROM（premature rupture of membranes），也称羊膜破裂，是指临产前的羊膜和绒毛膜膜破裂。PROM 占妊娠的 3%[47]。妊娠期间，绒毛膜和羊膜膜可防止感染胎儿，并为胎儿提供一个生长和运动的环境。羊水是通过胎儿吞咽、排尿和脐带传输不断进行交换的。胎儿呼吸道内含有能使胎儿进行呼吸运动的分泌液，从而促进胎儿呼吸的发展。这种液体按 5ml/(kg·h) 的速度产生，并在出生时由肺淋巴管、血管、上呼吸道迅速吸收。

胎膜早破中的"早产"是指胎膜临产前破裂，而不是指胎儿早产。在 10%～15% 的胎膜早破病例中，胎儿足月或近足月，PROM 可能可以正常分娩。当 PROM 与胎儿早产有关，胎儿发病率和死亡率明显。有 1/3 的早产是由 PROM 引起的。

胎膜破裂后，从分娩潜伏期到临产期差异较大。较长的潜伏期是妊娠早期常见的，随胎龄的增加，潜伏期逐渐缩短。此时，分娩是一种 PROM 理想的结果，但会存在胎儿不成熟分娩的问题，因为分娩会导致胎儿并发症，如肺透明膜病。

诊断策略

通常可以通过病史和体格检查对 PROM 进行诊断。病人通常描述轻度持续渗液之后自发涌出的水样液体。在大多数情况下，病人认识到这种情形是 PROM，而且一般是正确的。小便失禁或阴道或宫颈分泌物过多偶尔可与 PROM 混淆。

对具有潜在 PROM 的妇女进行检查应在无菌条件下进行，防止上行感染。直接指诊应尽量避免。感染的发病率与检查次数已经被证明是成正比的。羊水的鉴定上文已作讨论。表 179-4 总结了用来确认 PROM 诊断的床边检测方法。评估宫颈消失和扩张过程中应目测子宫检查是否有脱垂的脐带或异常胎先露（一小部分脱出）。应行 B 族链球菌、衣原体、淋病奈瑟菌培养。

处理

当 PROM 诊断确立，处理取决于几个因素：胎龄及胎儿成熟度，产程活跃的出现，存在或不存在的感染，胎盘早剥的存在，胎儿安全程度或胎儿窘迫[48]。可进行产科会诊和入院。

通过月经史和以前的超声扫描可以确知胎龄。在缺失这些数据的情况下，立即进行超声检查可迅速估计胎龄。确定胎儿成熟度比较复杂。妊娠 >36 周，胎儿肺可能已成熟。如果胎龄 <36 周，测试羊水的卵磷脂/神经鞘磷脂的比例或磷脂酰甘油能确定成熟度。阴道后穹隆穿刺检查也可确定。

对不成熟的胎儿（孕 24～31 周），使用糖皮质激素可加速肺成熟。这一策略对早产儿的好处已被证实，但是，这种与 PROM 相关的疗法的记录较少。在 PROM，使用类固醇治疗似乎可以减少肺透明膜病的发病率和严重程度，但它可能会增加产妇感染并发症的风险。胎膜破裂同样可以刺激胎儿肺成熟，使之与早产相比更难以在 PROM 明确治疗的好处。当胎龄 <26 周，潜伏期到分娩的时间间隔通常为 1 周。宫缩抑制剂是一种显而易见的选择，但它们的使用存在争

表 179-4　胎膜早破床边检测

方法	结果
硝嗪	羊水 pH 7.1～7.3 硝嗪纸变为黄色；>7.3 变为蓝色
羊齿现象	羊水结晶
燃烧涂片	燃烧时羊水变成白色结晶
	阴道分泌物焦糖化和变成棕色

议。使用宫缩抑制剂的目标是拖延，使治疗有时间生效。这些处理决定应与接诊产科医生配合。

对所有 PROM 患者进行评估羊膜腔内感染。应在母亲发展到有明显临床症状的感染前对感染并发症进行诊断和治疗。通常使用静脉青霉素和红霉素治疗早产 PROM。PROM 的病人 B 族链球菌阳性或尚未进行测试时，应进行长期治疗。绒毛膜羊膜炎的体征和症状是晚期感染的后期表现，在下文进行讨论。

绒毛膜羊膜炎

当阴道或宫颈的细菌上升进入子宫，刺激绒毛膜和羊膜囊的羊膜产生炎症，引起绒毛膜羊膜炎[49]。它的发生率在 1%～10%，风险因素包括产程延长、胎膜早破、过度的阴道检查、近期的羊膜穿刺术。框 179-6 总结了绒毛膜羊膜炎的结果和评价。绒毛膜羊膜炎，可能会导致第一产程和第二产程延长，降低催产素的反应。早期，甚至在获得发生感染的证据前就进行积极治疗，可减少新生儿发病率和延迟分娩，使胎儿成熟[50,51]。

垂直传播人类免疫缺陷病毒

在紧急分娩的产妇中，可能有已知的艾滋病毒检测呈阳性的妇女，但也有已感染但从来没有进行检测的妇女。而后者一般包括很少或没有产前检查的孕妇，她们通常会有危急分娩的风险。传播可能发生在产前、产时或产后（哺乳期）。因为高达 75% 艾滋病毒的传播在产时发生，因此在出现先露时，甚至在分娩过程中使用抗反转录病毒疗法，可以减少艾滋病毒垂传播[52]。传播的潜在机制包括子宫收缩时发生小量输血，通过黏膜吸收病毒，甚至通过上皮细胞入侵。传播的危险因素包括病毒载量高、长时间的胎膜破裂、产妇用药、经阴道分娩和哺乳（表 179-4）[53,54]。

2002 年 11 月，美国食品和药物管理局（the Food and Drug Administration）批准了 OraQuick 快速 HIV-1 抗体测试（OraSure 技术，伯利恒，PA）[55]。平均 45min 的艾滋病毒检测出报告时间切实使临床医生当测试呈阳性反应时启动分娩和新生儿抗反转录病毒疗法。像往常一样，血清学确认建议，但可以根据床旁结果进行紧急干预措施[56]。自 1994 年以来，我们知道在分娩时的紧急治疗可以显著减少新生儿的垂直传播[57,58]。

艾滋病毒测试阳性在某些情况下可能改变了分娩的方式。剖宫产比阴道分娩的方法降低了艾滋病毒的传播率。1999 年一项美国和欧洲的 Meta 分析表明，剖宫产减少垂直传播艾滋病毒的比值比为 0.43（95% 可信区间，0.33～0.56）。而相对于其他分娩方法，手术分娩方法提供持续的保护作用，即使在抗反转录病毒治疗的情况下[59]。但另有一项报告却表明艾滋病病毒阳性妇女行剖宫产后的发病率和死亡率增加，即增加了子宫内膜炎、产妇败血症、肺炎、输血的发病率。因此，剖宫产可能只保留应用在高病毒载量的病人身上[60]。

理想的情况下，可在胎膜破裂前作出分娩方式和抗反转录病毒治疗的需求的决定。超过这一时间传播的风险增加，当胎儿经过产道时传播风险继续增加[61]。与不接受任何干预措施相比，应用抗反转录病毒疗法和选择性剖宫产，垂直传播的可能性减少 87%[59]。

这种相对新的诊断和治疗重担对面临紧急分娩的急诊医师是一项挑战。数据表明，抗反转录病毒治疗和分娩方式对于一个艾滋病病毒抗体阳性的患者来说是一种真正的紧急情况。此外，处于晚期 HIV 的孕

框 179-6　绒毛膜评价

阴道穹隆的液体
磷脂酰甘油

宫颈培养
大肠埃希菌和其他革兰阴性菌
淋球菌

阴道培养
衣原体属
人型支原体
B 组链球菌
解脲脲原体

羊膜穿刺术研究
革兰染色（B 组链球菌）
培养
葡萄糖
卵磷脂鞘磷脂比值

产妇症状和体征
胎膜早破
子宫压痛
发热
心动过速
恶臭的阴道分泌物
白细胞增多

胎儿症状和体征
活性下降
异常生物物理轮廓（超声检查）
胎儿心动过速
胎儿心率变异性下降

妇早产、产后子宫内膜异位症和围产期死亡发生率较高[54]。

目前，这种医疗护理主要的障碍是艾滋病毒检测的可用性。20世纪90年代后期以来，支持这一做法的结果已经越来越多，似乎证明了其效果[62,63]。

复杂分娩

前瞻

复杂分娩，包括难产、先露异常和多胎妊娠，都是可能危及生命的紧急情况。急诊科医生不能使用剖宫产"解决"这些产科问题，因此将面临一个风险极高的阴道分娩。正如预期的那样，这些异常分娩增加胎儿和产妇并发症的风险。积极获取产科、新生儿科和麻醉科的支持是必要的。如果分娩在急诊科进行，则需要迅速为孕产妇和新生儿复苏作准备。

疾病原理

对面临复杂分娩的临床医生来说，掌握异常分娩及其解剖和生理学知识很重要。掌握产时处理技能将使急诊医师能以高效、干练的方式辅助分娩。

难产和先露异常

难产或异常分娩的剖宫产数量占全部剖宫产手术的1/3和主要的剖宫产手术的一半。由于急诊医师不能用快速的手术解决问题，产时助产技能很重要。

难产有三大类病因。分娩没有进展时，可能的因素与骨盆结构（通道）、胎儿大小或先露、子宫娩出力量不够等有关。虽然独立考虑这些原因是有用的，难产通常是由多种因素造成的。先露问题尤为重要，因为它们在第二产程变得很重要，需要立即进行处理。

按发病率高低排位，额骨先露、脸先露、肩先露、臀先露是最常见的先露异常（表179-5）。真正胎儿骨盆比例失调是很少见。分娩停滞或脐带脱垂与这些先露异常并存时适合行剖宫产术[64]。

表179-5　异常先露的相对发病率

异常先露	发病率
臀先露	1/25活产婴儿
肩难产	1/300活产婴儿
面先露	1/550活产婴儿
额先露	1/1400活产婴儿

臀位分娩

概述　臀先露是最常见的先露异常，大约4%的分娩会出现臀先露。有三种臀先露类型：单臀先露、不完全臀先露、完全臀先露（图179-8，框179-7）。臀先露问题的主要机制是，臀部和腿部没有提供足够的楔子状空间，阻碍了相对较大的胎头与宫颈部之间的调节。此外，由于先露部分不能完全堵住开放的宫颈，可能发生脐带脱垂。

臀先露分娩的术语很复杂。按照惯例，先露（单臀先露、不完全、完全）跟随是胎儿和产道的关系，使用胎儿骶骨作为参考点。分娩方式也有特定的术语。自发臀位分娩是指无需人工辅助的自然阴道分娩，胎儿几乎总是一个小早产儿。辅助臀位分娩和部分臀位取胎术的命名适用于分娩时脐带出现在会阴部后进行人工辅助分娩的情况。可用助产手法或产钳帮助胎头娩出。完全臀位取胎术是指在臀部娩出前牵引下肢或腹股沟。这种方法禁用于单侧臀位，因为它增加了头部卡夹的机会。这些术语会产生混乱，因为这里使用"完全"一词是用来形容分娩方式的，而不是形容先露的。

臀位分娩的比例略低于4%。与此异常相关的几个因素包括：早产、多产、胎儿畸形、之前出现过臀位分娩、羊水过多及子宫异常[65]。

总体而言，臀位胎儿死亡人数的1/3是可以预防的。窒息往往是由于脐带脱垂或头部压迫。如果使用不恰当的助产技术，可发生胎儿头部和颈部受伤。有计划为这些患者剖宫产可减少急诊室分娩的可能。然而，自20世纪90年代以来，产科医生一直试图降低剖宫产率。作为这一进程的一部分，有些中心提出了一个对选定的单臀先露的足月婴儿产程和阴道分娩试验[66]。因此，急诊医师遇到一个臀先露分娩的可能性增加。

诊断策略　临产前，Leopold手法有助于臀位的诊断。在臀先露的情况下，Leopold的第一个手法确定在子宫底部一个固定而圆物体（头）。第三个动作检查出在骨盆入口的软臀部。对于急诊医师来说，活跃的产程制约了Leopold手法的使用，因此，需要进行阴道检查。

使用阴道触诊检查对顶先露和臀先露进行鉴别诊断并不总是简单的。任何时候检查时没有确定囟门，应怀疑为臀位。在进行阴道检查时，要记住面部和颅骨有一个完整的圆骨，而肛门只有两个面有平滑的骨面。

如果时间允许，可进行即时超声检查或普通X线片检查，以获得胎儿的手臂和脖子的位置信息。如

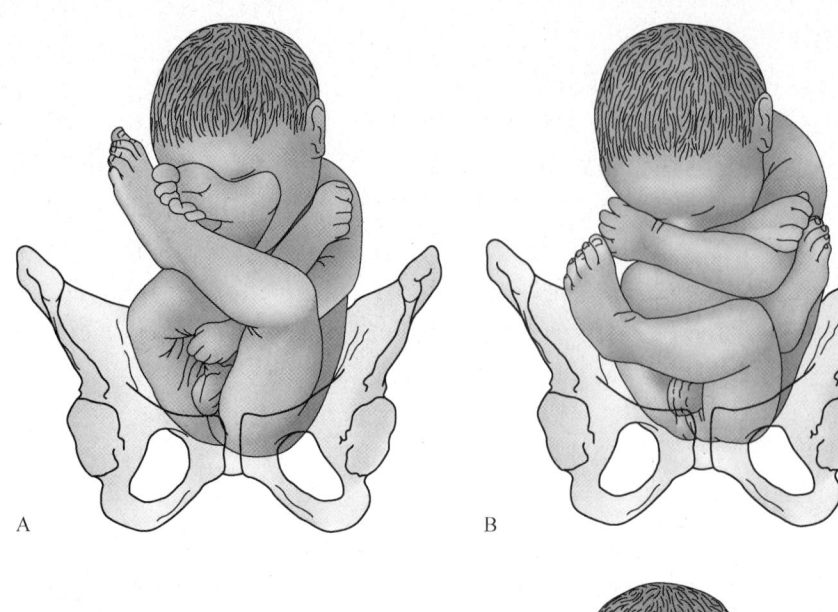

图 179-8 臀位。**A**,单臀先露。**B**,完全臀先露。**C**,不完全臀先露。(Modified from Cunningham FG, et al: Williams Obstetrics, 19th ed. Norwalk, Conn, Appleton & Lange, 1993.)

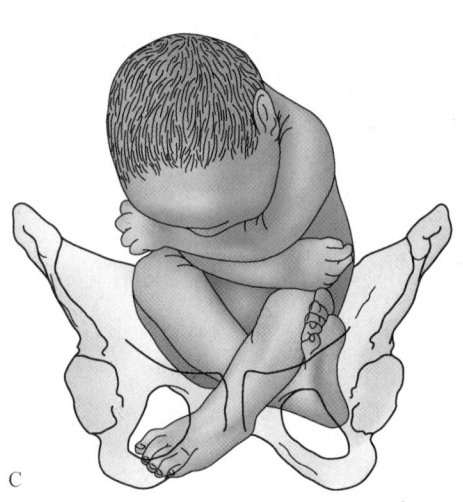

框 179-7	臀位

单臀先露
60%~65%的臀位
臀部弯曲,膝盖延长
臀部能使产道楔形扩张良好
脐带脱垂的发生率约为0.5%

完全臀先露
最常见,在所有臀位中发生率大约为5%
臀部和膝盖弯曲
臀部能使产道楔形扩张良好
脐带脱垂的发生率是5%~6%

不完全臀先露
占臀位的25%~35%
不完全的髋关节屈曲,单或双足位分娩
产道楔形扩张差
脐带脱垂的发病率升高(15%~18%)

果胎儿颈部过伸,阴道分娩的脊髓损伤的发病率高达70%。如果可能的话,应推迟分娩以进行剖宫产术[67]。同样,如果手臂在头上,头部进入产道时增加难产概率。如果超声检查发现无脑儿或巨大的脑积水,应继续进行阴道臀位分娩,因为剖宫产是不可取的。

处理 臀位的早产儿常常没有困难地自发分娩。由于涉及婴儿期,难产变得越来越普遍。当大家都乐于推行阴道分娩时,掌握臀位难产机制知识可能实现无创伤分娩。主要目标是最大限度地扩大产道,并尽量减少胎头后出所致的难产。框179-8总结了成功的阴道臀位分娩有关的处理方法。

莫丽索手法(the Mauriceau maneuver)(胎头后出娩出手法)是使胎儿的口顶径,即屈曲胎儿的颈部使其贴近下颌部。由于胎儿颈部伸展与脊髓损伤和恶化的难产相关,这个动作对于成功的阴道分娩非常重要。使用莫丽索手法的同时,应支持胎儿的骨盆,以避免腹部受伤。可能需要进行较大的会阴侧切,以便对一个足月婴儿更好地运用莫丽索手法。如果胎头后出无法快速分娩,良好的胎儿愈后机会较少。对于足月儿,产程迟滞,窒息和(或)臂丛神经损伤是阴道臀位分娩潜在的并发症。

| 框 179-8 | 阴道臀位分娩 |

能做的处理

监测胎心率

收集既往史

诊断臀位位置

确定宫颈扩张程度和胎姿势

超声或 X 线检查

评价脐带脱垂，如果自发破膜

行会阴侧切

膝关节屈伸拉出腿

在脐带出现在会阴部后拉出 10～15cm 的脐带环

利用骨性骨盆稳住婴儿

保持面部和腹部离开耻骨联合，并采用旋转使能娩出的胎臂娩出

莫丽索手法

避免以下处理

分娩过程中进行不适当的转移

误诊宫颈扩张

医源性破膜（脐带脱垂）

移动病人或脱开监护

在分娩过程中牵引胎儿

通过抓胎儿腰部，导致腹部脏器损伤

臂滞留超过胎头

颈部过伸

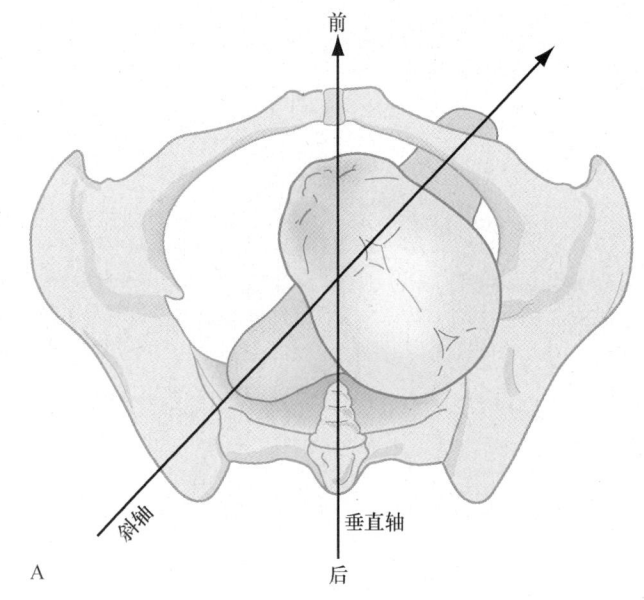

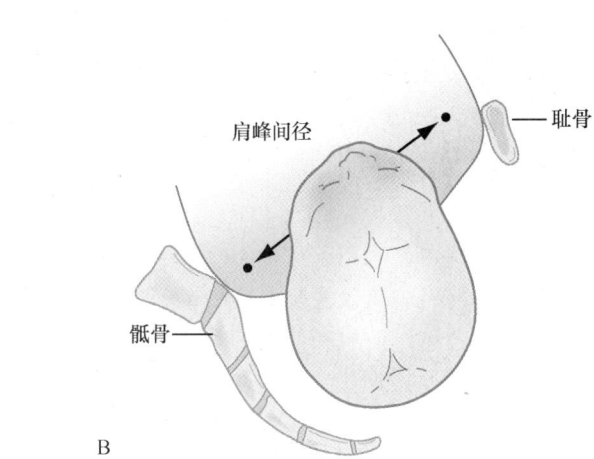

图 179-9　A，正常分娩。当胎儿头部转动时，肩部倾斜，然后依次进入骨盆。B，肩难产。两个肩膀同时进入骨盆，迫使肩峰间径进入产道。

肩难产

概述　肩难产是第二种常见的先露异常，分娩时发生率为 1/300。相对于臀位先露，肩难产可在产前诊断，产时会有所发展。孕产妇和胎儿的因素与肩难产相关。母体因素包括糖尿病、肥胖和第二产程延长；胎儿因素，包括巨大儿、过度成熟、胎儿溶血症。联合产前的数据，估计胎儿体重，胎儿生物学测量均不能可靠地识别最复杂的肩难产分娩。事实上，各种助产手法对肩难产很有效，这意味着各种助产技术是胎儿预后重要的决定因素。

肩难产的后果可以很严重。正如臀位，婴儿的并发症比产妇的并发症较常见和严重。窒息、外伤性臂丛神经损伤、锁骨骨折和肱骨骨折等并发症率为 20%[68]。产妇并发症为创伤性分娩所致，包括阴道、会阴、肛门括约肌撕裂以及尿失禁[69]。

诊断策略　肩难产的临床诊断依据是不能娩出任一胎肩。胎头可能会出现向产妇会阴回缩。这一发现被称为"海龟征"（turtle sign），牵引头部延伸和延展肩膀，会增加肩峰间径并加重难产。图 179-9 显示了产道和肩膀正常与不正常的关系，并说明为什么肩峰间径是胎儿生物测量的重要组成部分。

通常情况下，肩膀会以连续的方式与产妇骨盆相适应，前肩先娩出。肩难产，双肩试图同时出现在产妇骨盆。除了海龟征，检查常发现，胎儿的肩膀在垂直轴上（而不是斜轴）。这些发现与滞产相结合证实了肩难产的诊断[70]。

处理　当肩难产越来越明显时，产时助产手法可以拯救生命。运用直接连续的手法，最有可能使阴道分娩成功。快速解决肩难产十分重要，可避免胎儿窒息及由此产生的中枢神经系统损伤。头到身体的时间间隔超过 6～8min 是这些后遗症发生的重要因素[68]。产科和新生儿科的援助可改善愈后，需积极尝试取得专科的帮助。

初步尝试解决肩难产包括增加产道的前后径。通过外阴切开术可触及胎后肩利于使用胎儿手法。用尿管排去膀胱尿液可增加前方的空间。

最重要的第一步是使用麦克罗伯茨手法（the

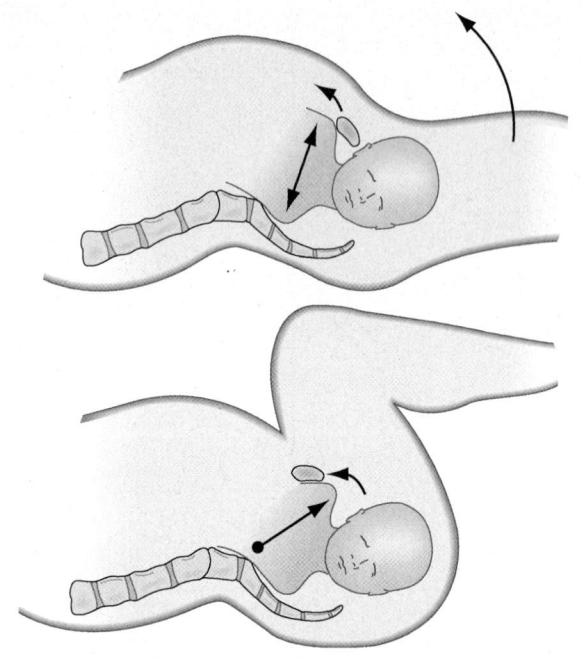

图179-10 麦克罗伯茨手法。顶部,肩峰间径固定在耻骨联合下面。底部,把产妇双腿从蹬踏板移开,膝盖顶到胸部的支点再冲击耻骨联合的前肩。

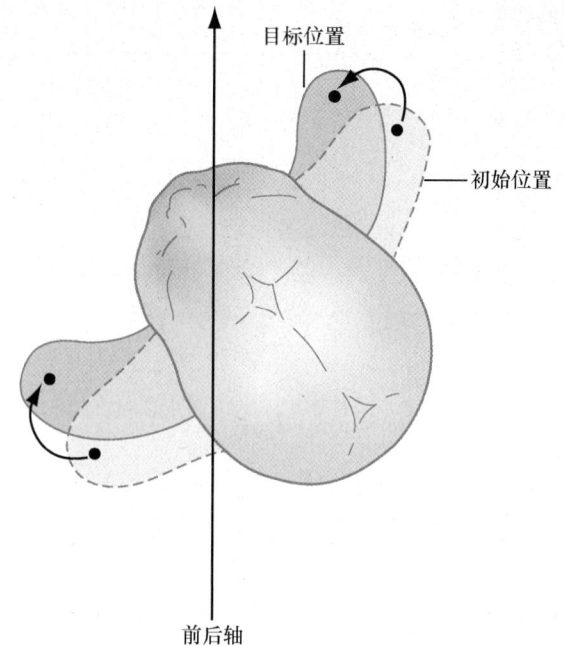

图179-11 鲁宾手法减少肩峰间径。AP,正位。

McRoberts' maneuver)(图179-10)。孕妇腿屈曲至膝胸位可能使前肩脱离,使阴道分娩迅速出现。这种方法使耻骨联合越过前肩和使骶骨变平坦,帮助胎儿一次一个肩膀地通过产道。这种方法只需很少的努力,但在肩难产单独使用却有40%成功率[71]。

如果麦克罗伯茨手法不能释放前肩,在耻骨上加压可能完成这一目标。压力可使前肩滑到耻骨下方或导致后肩撤入骶骨空心。指压后肩(通过会阴侧切)可能有助于促进后肩后撤。

使用这些助产手法大多数情况下能解决肩难产。但是,如果仍不能分娩,需要进行更积极的干预措施。把最容易通过的胎肩推向胎儿胸部可以减小肩峰间径[鲁宾手法(Rubin's maneuver),图179-11]。通常情况下,双肩均可使用相同手法,减少肩峰间径,利于分娩。可尝试经腹、经产道口(前肩),或通过会阴切开术(后肩)使用鲁宾手法。

如果仍无法娩出肩膀,下一步就是利用伍德(Wood)螺旋手法。在这个过程中,受影响的肩膀通过胎儿180°旋转得到释放。胎儿的旋转是通过将易通过的肩膀推向胸部完成的[72]。可用手指置于胎儿腋下,或一只手沿胎儿脊柱潜入至摆动臀部产生旋转。伍德螺旋手法难于使用,但在一个手臂娩出前应进行尝试。略斜的肩部前后位置提供了通过骨盆出口的最大通道。

此时,如果胎儿仍被困,多次尝试都未能娩出,考虑娩出一只手臂是合适的。一只手沿后肩后部的一面潜入。这可能是紧密贴合的,需要通过触觉感知胎儿的身体。把后臂横放在胸部,使胎儿的手伸到下巴。固定肘部可能会防止臂丛神经损伤。抓住胎儿的手,并超过面部拉出产道,娩出后肩。助手(框179-9)可以帮助保持这些步骤,并简化这一顺序方法。这些措施在几乎所有肩难产都能取得成功。

脸、额和复合先露 脸部和额头先露占去胎头的较大部分,容易引起滞产。虽然这些不正常的先露可以用超声或Leopold手法诊断,大部分是在分娩时通过阴道检查时发现的。大约在第二产程有一半被发现。

在顶点位置的胎头的相关直径约比脸先露少0.8cm,比额先露少1.5cm。描述面先露选择下巴作为一个参考点(如颏前位)。面先露不改变正常分娩

框179-9 记忆肩难产的HELPER

帮助(Help)
　妇产科、新生儿科、麻醉科
会阴侧切(Episiotomy)
　大切口,甚至可行外阴肛门切开术
腿弯曲(Legs flexed)
　麦克罗伯茨手法
压力(Pressure)
　耻骨上施压,肩上施压
进入阴道(Enter vagina)
　鲁宾手法或伍德手法
移去后臂(Remove posterior arm)
　夹板、摆动、握紧、扩展

的处理。产科格言："如果分娩时出现面先露，不需理会"产生于颏前先露通常可经阴道分娩和颏横露经常旋转成为颏前位这一事实。额先露发生在胎头部分弯曲时，超过50%的情况下也会自发地转为顶或面先露[65]。

如果是足月胎儿，持久的后颏面和额头先露不能经阴道分娩，由此产生的滞产需要行耻骨联合切开术或剖宫产术。第二产程延长，是这两个先露异常最常见的最终结果。对于急诊医师，延长的第二产程可能会提供一个产科到达的窗口期。

复合先露是其中一个肢体和胎头或胎臀一并进入产道。个小的早产儿一般可顺利进行阴道分娩。

滞产和脐带脱垂在面、额和复合先露的情形下有剖宫产的适应证。复合先露的手法处理，包括试图减少手或手臂，增加了脐带脱垂率。因此，禁忌尝试手法处理。即使没有手法处理，脐带脱垂率也达10%～20%。密切监测，精心检查是必要的。

多胎妊娠

概述 虽然从总的分娩史来看，双胎妊娠不到1%，但越来越多的人接受不孕症治疗，从而使得近期双胞胎及三胞胎以上出生频率有所增加（分别为65%和500%）[73]。2003年，双胎分娩占活产婴儿的31.5/1000。由于多胎妊娠分娩的早产和低出生体重发生率较高，孕产妇和胎儿的并发症发生率也相应增加[74]。

诊断策略 大多数多胎妊娠的妇女在孕晚期之前就已确定多胎妊娠的情况。很少或没有行产前护理的病人，床旁超声检查可以作出快速诊断和早做准备。双胎和其他多胎妊娠的产程与单胎相似。初产妇比经产妇的产程更长，总体分娩时间与单胎妊娠相似。对急诊医师具有重要意义的是分娩的潜伏期相对较短，会快速发展到活跃期。但活跃期通常较长。而活跃期延长是由于子宫过度扩张加上先露异常，并可能使得产科有时间赶来援助。

双胎均为头先露的发生率约为40%。在余下的60%之中，其中一个或双胎都具有先露异常，而且通常是双胎中的第二胎[75]。双胎中的第二胎的分娩问题引起大多数可以预防的双胎妊娠围产儿死亡率[76]。

处理 双胞胎的先露是阴道分娩是否安全的重要决定因素。最常见的双胞胎均为头先露，可以行阴道分娩。如果双胎中第二胎是非头先露，一些妇产科医生建议剖宫产，防止双胎中第二胎出现并发症。也可尝试使用外回转术转换第二胎为头先露，然后进行阴道分娩。臀位取胎术是第三选择，难度较大。一般的共识是，如果双胞胎一个是非头先露，剖宫产是首选

路线。在这种情况下，应努力延迟分娩，直到可进行手术分娩[77,78]。阴道分娩可能导致"双胎滞留"综合征而导致不良的结果。

双胎中第一胎和第二胎的娩出的时间间隔变化较大。虽然在大多数情况下，第二胎数分钟内即可娩出，但有报道延长前后分娩时间胎儿具有良好的结局。当第二胎不能接着迅速娩出，进行子宫内胎儿评估很重要，并记录胎儿安全情况。如果胎心描记表示情况良好，第二胎（尤其是非头先露）的分娩应放缓。在前后分娩期间，重复超声检查可能被用来确认第二胎的先露和健康情况。

在急诊科分娩后，尤其是急产或院外分娩，应检查产妇是否有双胎的可能性。进行中的分娩可能会与产后痉挛混淆，没料到有第二胎和潜在并发症使临床医生感到惊讶。这种情况尤其与产前护理不足的妇女和低出生体重婴儿有关。

脐带相关的紧急情况

概述

脐带相关的并发症可发生在正常和非正常分娩。需要立即采取干预处理，以防止胎儿发病率和死亡率。脐带相关的紧急情况包括脱垂、脐带绕颈、脐带绕体、脐带打结、单羊膜双胎脐带相互缠绕。脐带长度在妊娠早期和中期与胎儿在子宫内成正比活动。脐带过长增加了所有类型的脐带并发症的可能性。由于脐带供应胎儿所有的氧气，在胎儿呼吸的建立前中断脐带循环是一个危及生命的紧急情况。通过适当的分娩干预，可能可以预防由脐带循环减少引起的胎儿窒息。

脐带脱垂

临床特征

当出现以下情况时发生脐带脱垂：①脐带先于胎儿先露部分；②先露部分不完全填充产道。脐带脱垂大多数情况下是意外并发生在第二产程。

脐带脱垂的可变率与不同的胎儿先露相关。复合先露、肩先露和臀先露均可产生间隙和相对不足的楔形扩张。表179-6总结了各种胎儿先露的脐带脱垂率。总体而言，先露异常占脐带脱垂的50%，因此，脱垂可能是先露异常的第一个指标[79]。据报道脐带脱垂的发病率0.3%～0.6%，相关的围产期死亡率8.6%～49%[80,81]。

诊断策略

脐带脱垂可能明显或隐匿，要盆腔检查以揭示脐

表179-6 脐带脱垂的相关条件

先露	发病率（%）
头顶	0.14
臀	2.5～3.0
平坦臀位	0.4
不完全臀位	5
完全臀位	10
肩	5～10
混合	10～20
面或额	少

带在先露部分的一旁。诊断也可使用超声多普勒检查。在大多数情况下，诊断是显而易见的，脐带会出现在会阴部或产道口。

处理

当脐带脱垂且胎儿仍存活时，剖宫产是分娩的首选方法。如果可进行手术分娩，应立即实施各种方法以维持脐带循环。产妇应放在床上，保持头低脚高膝胸卧位，使先露部分慢慢升高离开脐带[82]。至关重要的是，指导产妇不要用力，以避免进一步压迫脐带。置入一个尿管，把500～750ml生理盐水注入膀胱可能帮助胎儿抬离脐带，特别是在第一产程时。

应为紧急（"撞车"）剖宫产，进行准备。从脱垂到手术干预时间是决定胎儿愈后的重要因素。据报告约15%的围产儿死亡率为分娩时脐带脱垂所致，但是，如果剖宫产可在10min内完成，死亡率可降低到5%[83]。这些数字对急诊科可获得产科和手术支援来说意义重大。

如果手术分娩不能及时完成，减少脐带脱垂（手动把脐带送入子宫内）和快速阴道分娩可能是唯一可用的选择。使用同样的方法减少脐带压迫，用一种退行的方法把脐带轻轻推入内，置于先露部之上。手法处理和脐带损伤应保持在最低限度，因为由此产生的血管痉挛可引起胎儿缺氧。减少脐带脱垂后，常发生脐带绕体或绕颈，应当对此有所预计[84]。

随后的分娩，医生要准备为窒息的新生儿复苏。如果可能，新生儿专家应在分娩现场。

脐带缠绕

脐带也可以自身缠绕，自发地打结。脐带结与怀孕早期胎儿宫内运动有关。发现4%～5%的死产由脐带结造成的。尽管有这种关联，但只要能维持灌注脐带结可存在而不出现问题。松弛的脐带节分娩时拉紧可能导致胎儿窘迫。如同脐带脱垂，这种状况必须尽快解决，以防止胎儿窒息。快速分娩，避免进一步牵拉脐带可使胎儿有最好的结果。没有具体的干预措施来处理这个问题。

长的脐带与真正的结、缠绕及脱出相关。由于胎儿的四肢短而弯曲，在大多数先露情况，很少涉及四肢。然而，脐带会缠绕脖子和身体。脐带缠绕可单圈或多圈，有报告称脐带绕颈6圈。过多的脐带的危险因素包括：增加产次和胎儿的重量。虽然一般是良性的，它们可能会导致胎儿的并发症，如不良的胎儿体质和呼吸窘迫[85]。

在分娩过程中，应在会阴部减少绕颈圈数。松散的线圈通常自然解开。滑过四肢或向前超过他们的头部可能会还原。偶尔，脐带缠绕过紧以致阻碍分娩，且不能松解。解决的办法是钳夹并切断脐带并迅速娩出婴儿。脐带绕颈的高发生率（1/5）意味着急诊医师应该会遇到这个问题。

临产和分娩的产妇并发症

概述

临产和分娩的产妇并发症包括产后出血、子宫内翻和破裂、羊水栓塞、感染等。其中许多问题可以非手术处理。但是，当这些并发症严重到危及生殖和产妇的生命，可能需要紧急手术治疗。

产后出血

临床特点

产后出血是临产和分娩最常见的并发症。如出血量超过500ml，会影响到5%～10%的分娩，其死亡数占产科死亡率的25%[86,87]。产后出血分为原发性和继发性两类。第一类是出血发生在第一个24h内，第二类是出血发生在分娩后24h至6周。临床表现与其他任何类型的出血相似，由于产妇在妊娠期间有所适应，患者可能不会有休克表现，除非失血量超过1500ml[88]。

鉴别诊断

产后出血首要的鉴别诊断包括子宫收缩乏力、生殖道创伤、胎盘组织滞留、凝血功能异常，或"4TS"：张力、创伤、组织和凝血酶。

子宫收缩乏力 严重的即时产后出血最常见的直接原因是分娩后子宫松弛。它占了产后出血的75%～90%[89]。从胎盘植入位置发生的产后出血通常受限于子宫收缩，子宫肌层压迫螺旋动脉收缩。如果子宫不能或没有收缩,将出现持续的出血。诱发因素包括过度扩张的子宫(多胎妊娠和羊水过多)、产程延长、绒毛膜羊膜炎、宫缩抑制剂的使用,以及使用卤代化合物进行全身麻醉。尽管有无数的原因,子宫收缩乏力是排除性诊断。作出诊断前必须做体格检查,以排除产科创伤和受孕产物滞留。在检查时,触诊子宫为一软、沼泽样的团块。

排除其他原因之后,应实施治疗以增加子宫肌层收缩,以防止进一步出血。两手按摩子宫可刺激子宫收缩。一只手经腹施加压力而另一只手通过产道口支撑子宫。宫缩剂结合按摩通常可提供足够的刺激来控制出血。应检查血型,进行交叉配对,并为准备好这些措施失败后的复苏。

产妇产伤 产妇产伤是第二个最常见的产后出血的原因,占20%。不受控制的分娩、巨大儿和先露异常,都可能导致产妇生育有关的创伤。虽然泌尿生殖系统结构最常受累,但任何与产道相关解剖部分都可能会受伤,从而导致产后出血。撕裂伤可能涉及会阴、直肠、宫颈、阴道、外阴和尿道。外阴或阴道上皮下方的血管,也可以无明显出血情况下受伤,从而导致形成巨大的包裹性血肿。这些可能会使血肿潜藏几个小时,逐渐扩大,最终导致失血性休克。当有进行性失血,但不能确定产科出血的部位时,应怀疑有这种类型的出血(子宫坚硬和没有可检查出的破口)。延迟性产后出血也可能发生在这些部位,通常对诊断是一种挑战。

撕裂 阴道撕裂,尤其是在坐骨棘后方,应通过产后探查早期诊断,而在产妇出血数小时后。应对外阴,包括尿道周围结构加以检查。虽然可能会留下轻微的撕裂,但任何涉及皮下组织裂伤应用可吸收缝线修复。

撕裂最常见的部位是阴道、会阴和直肠等结构。撕裂分为四度。一度撕裂涉及会阴皮肤和阴道黏膜,无底层筋膜和肌肉撕裂。二度裂伤穿过皮肤延伸到筋膜及会阴体肌肉,但不包括直肠括约肌。三度撕裂涉及皮肤、黏膜、会阴体和肛门括约肌。四度撕裂延伸通过所有层,包括直肠黏膜。这些裂伤也与尿道区域撕裂有关。

这些撕裂的修复和外阴切开术修复几乎是一致的。通常,会阴侧切修复可延迟到胎盘娩出,可用不间断方式去修复潜在的并发症。修复的目标是恢复解剖,并用最少的缝合进行止血。三度、四度的撕裂应该由产科医师在手术室修复。

妊娠产物滞留 大约10%的产后出血是由胎盘组织滞留引起的。一般情况下,从基底层和松质层之间的平面裂解可致胎盘完整地从子宫胎盘分离。当发生这种情况,胎盘组织作为一个独立的单元,没有碎片的证据。偶尔,附属胎盘组织会作为副胎盘存在,但这也应该正常剥脱和自发娩出。

胎盘的任何缺陷或附属胎盘组织的证据可能意味着有一个保留的子叶。保留碎片阻碍子宫肌层收缩从而导致出血。在第三产程对胎盘的不当牵引可导致受孕产物撕裂和滞留,这可能会导致直接和迟发性产后出血。可利用超声检查对胎盘滞留作诊断,空虚或充满液体的子宫提供高阴性预测值,扩大的子宫内膜或子宫内固体的回声增强为滞留提供了证据[28,90]。

治疗需要切除残余的胎盘组织。手指探查子宫,从子宫肌层钝性分离碎片可使子宫肌层收缩。正常胎盘组织切割轻松,可除去。这种方法不能除去异常附壁组织。

侵入性胎盘、植入性胎盘和穿透性胎盘 侵入性胎盘、植入性胎盘和穿透性胎盘是描述异常胎盘附着在子宫的不同程度。胎盘绒毛侵入可能在植入部位的子宫肌层上,使胎盘牢牢生根并将正常的分离面破坏。因此,异常附着导致受孕产物滞留和产后出血。当胎盘附着于子宫肌层而没有基蜕膜侵入,它被称为侵入性胎盘。在植入性胎盘,绒毛延伸到肌层内。在穿透性胎盘,胎盘穿透全肌层[91]。

这些胎盘异常的发生率在每年1/2 000~1/7 000。胎盘植入占其中的80%。相关的危险因素包括多胎妊娠、剖宫产史、前置胎盘、刮宫史和子宫感染。

处理

子宫探查和胎盘剥除 进行性出血和受孕产物滞留,适合尝试手动剥除胎盘。该手法可引起感染、穿孔,并增加出血的危险,但可能是控制出血最快捷的方法[92]。开始之前,对患者进行监护,建立良好的血管通路和准备好血液制品。

从子宫颈外口追溯脐带到胎盘,识别胎盘边缘。用手指把胎盘膜弄穿孔,而胎盘逐渐从子宫肌层分离。手的掌面应直接向胎盘,同时注意避免子宫穿孔。胎盘剥除后,应探查子宫是否有子叶保留。进一步清除仍然存在的任何碎片,需要由妇产科进行刮宫术。可以这种方式诊断侵入性胎盘,植入性胎盘和穿透性胎盘,因为这些都不是指诊可以诊断的。

一旦清空子宫,即可使用子宫按摩、催产素和前列腺素刺激子宫收缩。

子宫填塞 子宫填塞被广泛用于减少产后出血,但现在已少见。对于急诊医师,这种技术可以用来创建填塞,防止进一步的失血。该程序能减少死亡率,并非常简单。医师用环钳逐步把15~20码(1码≈0.91米)长4英寸宽纱布有层次地将塞进子宫。一个特殊的"子宫封隔器"可帮助纱布直接进入子宫内顶部，但这没有必要。

反对填塞者指出，没有有效的填塞，一个失张力的子宫可适应大量的填塞物和血液。即使给予预防性抗生素。填塞也可能增加产后感染的危险，如同所有的子宫内操作和检测仪器，一些穿孔的危险同样存在。由于急诊医师有时是无法进行宫颈扩张、刮宫术和子宫切除术，子宫填塞作为一种选择的重要性增加。这种方法是临时措施[93]。

盆腔血管栓塞 产后骨盆出血可能难以控制。子宫切除术可作为一种解决方法，其可导致不育和全身麻醉和重大手术所有的并发症。由介入放射科进行介入性血管栓塞术止血是另一种选择。该过程不需要麻醉、手术室或产科医生，事实上，在急诊科的基础设施配置下这可能更易获得。栓塞的成功率估计为90%[94]。

导管放置在主动脉内，X线透视荧光屏上显示由不透X线成像染料成像的出血部位。通过导管放置可吸收明胶海绵在这些血管内。常见的出血部位包括子宫动脉、阴部动脉、髂内动脉。因为只介入栓塞出血的最小分支血管，且以后常可复通，通常可以保留将来的生育能力[95]。

宫缩剂 虽然子宫收缩剂一般在胎盘分娩后应用，但也有在产后出血的情况下的特殊应用。宫缩剂，如催产素、麦角生物碱和前列腺素，诱导肌内膜收缩控制出血。催产素被认为是一线用药，无论是肌注还是静脉注射。麦角生物碱，如甲基麦角新碱和麦角胺，可能会诱发高血压，因此在先兆子痫或其他合并症的情况下禁忌使用。最后，也可使用前列腺素，虽然在哮喘时F级是禁用[84]。

子宫切除术 大多数产后出血可通过宫缩剂和按摩或为子宫探查妊娠产物控制。经上述干预继续出血很少见。危及生命的产科出血，可能需要紧急子宫切除术。生命垂危的时候，绝不考虑优先保留患者的生育能力[96]。

快速查找难治性出血的原因是必要的，因为凝血紊乱可使产科出血复杂化。胎盘早剥、子痫、羊水栓塞、产后感染和积极容量复苏造成凝血因子稀释均可引起弥散性血管内凝血（DIC）的发生。同时，妊娠产物滞留和死胎儿组织中含有过多的凝血活酶，它可以引发DIC。所有重度产后出血的妇女应评估是否存在DIC。如有非产科原因所致DIC，临床出血症状与低纤维蛋白原血症，血小板减少和纤维蛋白降解产物和D-二聚体水平升高相关[97]。

适当的处理需要血流动力学支持以及纠正凝血紊乱。事实上，最近的调查报告了使用重组因子Ⅶa成功控制严重的产后出血案例[98]。

子宫内翻

子宫内翻是一种罕见但严重的分娩并发症，发生在第四产程。由此产生的产后出血可以严重的危及生命，产妇死亡率高达15%。子宫内翻是比较少见的，发生率为1/2 000[99]。它由持续时间以及内翻程度分类。风险因素包括强有力的牵引脐带（特别是在胎盘与宫底相联）、胎盘植入、子宫先天畸形、在分娩过程中宫底施压、在产前使用硫酸镁和初产[99,100]。

临床特点

临床上，病人突然发作剧烈腹痛。腹部检查发现压痛和子宫体消失，可见宫体出现在宫颈外口，或从产道口鼓出。也可能发生大出血导致血流动力学不稳定。超声可协助进行诊断。一旦确定子宫内翻，应同时开始合理调动资源和努力重新建立正确的子宫解剖位置。

处理

内翻发生时立即进行重新复位成功的可能性最高。不应在重新复位前移除仍附着的胎盘。而子宫内翻时取出胎盘与过度失血相关。最初尝试复位子宫应该是通过产道口推动宫底向上。手指压力应沿子宫长轴直接对母亲的肚脐。子宫颈的肌肉节段性收缩可以形成一个环，阻碍复位。因此，一旦诊断子宫内翻，应立即停用所有的子宫收缩剂。

如果最初的尝试失败，宫颈环成形，可尝试使用药物放松子宫。镇静和宫缩抑制剂可用于促进子宫复位。特布他林和硫酸镁已成功地用于放松宫颈。当子宫已经被复位，应暂停肌肉松弛剂，启动催产素和前列腺素治疗。通过产道口手法压迫固定应保持到子宫收缩开始时，宫颈环收缩，子宫不能再反转。

如果所有这些措施失败，有产科/麻醉的支援，可用卤化麻醉剂诱导宫颈放松，尝试或不尝试手术修复[99]。

子宫破裂

在美国剖宫产分娩受到很多的批评，导致了很多人拥护剖宫产术后经阴道分娩（vaginal birth after cesarean，VBAC）。此前剖宫产不再是再次剖宫产的自动适应证。高成功率和相对安全的剖宫产后经阴道分娩成为了子宫破裂风险的一部分。有0.6%剖宫产术后经阴道分娩手术瘢痕裂开[101]。随着越来越多的妇女选择VBAC，急诊医师可以预期会遇到子宫破裂。

临床特征

子宫破裂是不可预测的事件，发生在妊娠后期或第一产程过渡活跃期时。它被定义为全层子宫壁穿孔。破裂范围的严重程度从简单的瘢痕裂开，到胎儿的挤压。这可能是自发的，但它通常最可能与以前的子宫手术相关[102]。

在适当的时候应该作出这个诊断，因为显著的胎儿死亡率与该事件有关联。随着胎儿通过破裂口排出的增加，胎儿死亡率相应增加。减少胎儿的挤压可使围产儿死亡率降至最小的不到 1%，而完全挤压可导致 10%～20% 的死亡率。产妇死亡罕见，但显著的出血常见，占全部的 1/3。产妇泌尿生殖系统损伤也可能与子宫破裂相关。

诊断策略和困难

子宫破裂有时难以诊断，因为并不总出现疼痛。与 VBAC 相关的子宫破裂的风险一般无法根据产妇的特征预测，除了之前有经典切口，或 T 形切口，有三个以上的剖宫产手术切口的产妇风险增加。产时阴道出血可能是子宫破裂的信号，但没有绝不能排除破裂。长期胎心减速表明胎儿窘迫，是胎儿受压最可靠的征象。急诊超声检查可发现羊膜囊突出、腹腔积血和（或）肌层破裂部位，然而，缺乏良好的敏感性数据[102]。

处理

如果怀疑有子宫破裂，应该紧急分娩，减少胎儿缺氧。紧急剖宫产手术是快速分娩和修复损伤最好的方法。美国妇产科医师学会的子宫破裂指南确定了 30min 的机会窗口，在这窗口期内可最大限度地提高胎儿预后[103]。在手术过程中，产妇条件决定是否能行子宫修复或子宫切除。没有紧急剖宫手术机会的情况下，值得冒险保持适当的干预措施（特别是麦角新碱）。子宫收缩剂可能扩大破裂，禁忌使用。

羊水栓塞

羊水栓塞是一种临产和分娩时罕见和灾难性的并发症。其发病率在初次妊娠和多次妊娠分别是 6.0/100 000 和 14.8/100 000[104]。虽然机制还不是很清楚，但被认为是涉及孕妇羊水通过血管扩散，激活凝血或过敏性级联反应。围产期子宫创伤，羊膜穿刺术和流产时子宫也可能导致羊水栓塞。诊断通常依靠临床证据，包括突然出现呼吸困难、缺氧、精神状态改变、癫痫发作或血流动力学不稳定。DIC 常导致较高的产妇死亡率。在超过一半的羊水栓塞患者，出现由凝血功能障碍引致的产后出血。可能需要行中心血流动力学监测、升压药/正性肌力药和 DIC 处理[105-107]。

产后子宫内膜炎

概述

5% 的阴道分娩和 10% 的剖宫产会出现产褥感染。手术分娩，胎膜破裂时间长，产前保健缺乏，第二产程延长，使用宫内监测，频繁的阴道检查，都被认为与这些上行的妇科感染有关[108]。在所有的产后死亡中，8% 与感染和败血症有直接或促进作用有关[109]。这些感染的病原微生物包括革兰阳性球菌和革兰阴性大肠菌群。相对较少的有衣原体和支原体属。

临床特征

子宫内膜炎是最常见的产褥感染，通常在产后第二或第三天发生。典型的表现是恶露有臭味和白细胞计数升高。发热和腹痛表明有更为严重的感染，需要住院治疗和静脉注射抗生素。通常会有一个并存的手术伤口感染。检查是否有妊娠产物滞留，特别是有进行性出血时。

处理

进行经验性治疗，并覆盖最有可能的微生物。虽然第二代和第三代头孢菌素是可以接受的选择，通常联合使用克林霉素与氨基糖苷类[110]。大多数产后子宫内膜炎患者需要入院。

产后心肌病

概述

与产后相关的，之前没有心脏病发作证据的健康妇女相对突然地发生的原因不明的心肌病。统计显示，产后心肌病（postpartum cardiomyopathy，PPCM）发生率为 1/4 000，并在非洲裔和多胎妊娠的女性多见。可能的病因包括病毒、免疫、中毒与遗传因素，但在大多数情况下找不到具体的原因[111]。PPCM 死亡率为 18%～56%。

临床特征

心肌病的发病症状和严重程度均可不同。通常在分娩后数天到数周发病，症状范围从轻微疲劳到急性肺水肿。由于往往无法识别症状较轻的 PPCM，故此疾病可能比报道更为流行。在家进行母乳喂养的女性出现劳力性呼吸困难、端坐呼吸和疲劳可能很容易被误认为是正常轻度贫血。临床医师应不排除这些症状是因为充血性心力衰竭，心律失常可能随之而来。

处理

在很多情况下使用利尿剂、血管扩张剂和氧气治疗可减轻症状。如果在妊娠的最后一个月发生PPCM，禁忌使用血管紧张素转换酶抑制剂（致畸作用），但应该被认为是产后治疗PPCM的重要方法。氨氯地平（一种二氢吡啶类钙通道阻滞剂）也可能对PPCM有治疗作用[112,113]。

在产后6个月，PPCM患者的心脏功能可恢复正常。可能有遗留的左心室功能障碍，在未来5年内有85%心脏事件死亡率。而第一胎妊娠存在心肌病并不能预测在以后的妊娠中会复发[114]。但是，大多数产科医生建议不再妊娠，因为相信会有一些遗留的心脏功能受损。如果妊娠无法避免，应归为高危妊娠，需密切随诊。

产后抑郁症

概述

虽然可能未被诊断，但据估计，10%～15%的母亲会出现产后抑郁症。在很多情况下，它具有自限性，但却会对母亲、婴儿和家庭产生重要影响。产后抑郁症的危险因素包括先前确诊抑郁症和神经质，缺乏配偶的支持，不利的社会经济因素的影响，最近生活压力和紧急分娩[115]。

临床特征

产后抑郁症患者的症状不同于其他主要抑郁症。这些症状包括情绪低落、快感缺乏、食欲缺乏、失眠、乏力、专注度降低、内疚和无价值感、产后抑郁症自杀思想[116]。大多数妇女没有明显的迹象或症状。症状的高峰在产后10～12周，虽然有些病例在产后1年被确诊[117]。

未确认时，这些妇女存在自杀的高风险和可能因过量用药或其他自杀尝试而来到急诊科[118]。

处理

及早发现和安排治疗是治疗的关键。认为产后疲劳正常，没有考虑到产后抑郁症的诊断，可能是灾难性的。这种状况不仅可致夫妻不和、母亲自杀风险，甚至杀婴。也有研究表明，抑郁母亲的孩子有心理、神经系统和运动发育延迟的发病率增加[119]。因此，对产后抑郁症可能性的敏锐度是治疗成功的关键。对住院精神病人的护理及病房物品摆设要预防病人有自杀倾向。

重要概念

- 急诊科分娩应视为高风险。产前出血、胎膜早破、先兆子痫、早产、危急分娩、先露异常和脐带的紧急情况都可出现在急产的情况下。
- 在急诊科出现的临产妇女比在产科病房能得到更好的照顾。产妇已用力或胎头着冠，存在紧急分娩的风险，则分娩应该在急诊科进行。转送一个即将发生高风险分娩的妇女到围产期中心需要综合考虑，并经临床和法医的判断。
- 多数急诊科分娩只需要基本设备去剪断和夹紧脐带，擦干婴儿和为婴儿吸痰。然而，急诊科应具有设备和人员照顾需要进一步复苏的新生儿。
- 临产和分娩的产妇并发症包括产科创伤、产后出血、子宫倒置和破裂、羊水栓塞、凝血功能障碍和感染。其中许多问题可以在急诊室进行初步非手术处理。
- 由难产、先露异常或多胎妊娠引起的分娩并发症是危及生命的紧急情况。临床医师必须制订策略来处理这些潜在的分娩并发症。

本章参考文献请参见 http://pumpress.bjmu.edu.cn/eduservice/3419.html

第三篇 老年病人

第 180 章 老年病人

Diane M.Birnbaumer

花嵘 译 李春盛 校

There are no diseases of the aged, but simply diseases among the aged.

Leonard Larson, 1960

概述

如今，随着 65 岁以上人口比例的增长速度是年轻人口增长的两倍，美国人口正呈现老龄化。2000 年，仅 12.4% 的人口超过 65 岁，而到 2045 年 1/5 的人可能会超过这个年龄[1]。生育高峰时期的人口在 2008 年 1 月已超过 62 岁，预计每小时约 365 人将在未来十年内达到这一具有里程碑意义的岁数，并且美国人口增长最快的年龄段在 85 岁或以上。这也是在急诊科（ED）就诊增长最快的人群，约 35% 的医疗费用于年龄超过 65 岁的患者[2]。

人口结构的这些变化影响着急诊医学的实践。在 1.1 亿 ED 就诊者中老年人占 640 万，1993—2003 年老年人的 ED 就诊同比增长 34%[3]。这些患者中，有近一半入院治疗，占急诊收入院患者的 43% 和需要重症护理患者的 47%[4]。预计到 2013 年 ED 就诊的老年人数量将增长近 1 倍，因此医疗保健对老年人的影响将是巨大的。总之，老年患者比年轻患者更有可能出现紧急情况，并需要较长时间的评估[5]。

疾病原理

老年人的生理变化

老年人的生理变化影响到每一个器官系统，对老年人的健康和功能状态有许多影响（表 180-1）。心脏病是老年人住院和死亡的主要原因[2]。随着年龄的增长外周血管阻力增加，罹患高血压的风险也增加。心肌收缩力和顺应性下降会影响患者的生理反应。常见的动脉粥样硬化，不仅影响心脏病的发病率，也增加了其他血管疾病的风险（如中风、肠系膜缺血、周围血管疾病、主动脉夹层动脉瘤、腹主动脉瘤）。

由于抗体滴度下降，老年人感染的风险较高。前列腺疾病和盆底异常的妇女使膀胱排空不全易患尿路感染。误吸增加肺炎风险。脆弱和老化的皮肤使皮肤及软组织感染的风险增加。细胞免疫退化易使患者潜在的疾病复发（如结核病），并可能与肿瘤易感性增加有关。癌症是老年患者住院和死亡的第二个常见原因[2]。

骨折是需要住院治疗的另一常见原因，主要是由于老年人（尤其妇女）骨质疏松症的发生率较高。关节炎是老年人门诊就诊最普遍的疾病，因为关节软骨的磨损，常发生在膝部、髋部和手[2]。极大地影响了老年人生活质量，这些老人的健康报告中一般或较差者的发生率是无关节炎者的 3 倍[6]。

虽然生理功能的衰老常常会影响老年人的功能状态，但化验值通常在正常范围内。老年人的异常实验室数值不应视为"正常老化的影响"，而应评估为异常的结果。

用药注意事项

在老年人中使用多种药物、药物间相互作用、错误用药和滥用药物是非常严重的医疗问题。在美国，处方药的消费者超过 30% 是老年人，预计到 2020 年将增加到 50%。超过 40% 的老年人每周使用 5 种或更多的药物，超过 10% 的老人使用 10 种或更多的药物[7,8]。

随着年龄的增长，可能需要多种药物治疗疾病，

表 180-1　老年人的生理变化和潜在影响

生理变化	潜在影响	生理变化	潜在影响
神经系统		**呼吸系统**	
血脑屏障的有效性降低	脑炎的风险增加	肺活量下降	
	药物反应的可能性增加	肺/气道的顺应性降低	增加通气阻力
对温度变化的反应降低	体温调节受损	化学感受器对高碳酸血症/低氧血症的反应性降低	潜在的快速失代偿
自主神经系统功能的变化	血压的变化,体位性低血压的风险		
	勃起功能降低	通气能力降低	PaO_2 减少、$PaCO_2$ 增加
	尿失禁	弥散能力降低	PaO_2 减少
神经递质的变化	复杂的精神功能减慢	**肝功能**	
皮肤/黏膜		肝细胞数减少	再生能力降低
所有的皮肤层萎缩	绝缘性降低	肝血流减少	药代动力学改变
	皮肤损伤的风险增加	线粒体酶活性改变	药代动力学改变
	感染的危险增加	**肾功能**	
汗腺在数量或活性下降	容易发热	肾细胞数下降	药物清除减少
骨骼肌系统		基底膜增厚	药物清除减少
渐进式的骨质流失	骨折的风险增大	维生素 D 的羟化减少	低钙血症和骨质疏松风险增加
纤维软骨和滑膜组织的萎缩	关节不稳定和疼痛	全身含水量减少	药代动力学改变
	平衡和运动受损	口渴反应降低	脱水和电解质紊乱的风险增加
肌肉组织减少	药代动力学改变	肾血管加压素的反应降低	脱水和电解质紊乱的风险增加
脂肪组织的比例增加	药代动力学改变	**胃肠道**	
免疫系统		胃黏膜减少	胃溃疡风险增加
细胞调节的免疫下降	肿瘤易感性增加	碳酸氢盐分泌减少	胃溃疡风险增加
	潜在的疾病容易复发	胃肠道的血流量减少	穿孔的风险增加
抗体滴度下降	感染的风险增加	上皮细胞再生减少	愈合时间延长
心血管系统			
心肌收缩力降低	对心壁应激反应的有效性减少		
心肌顺应性降低	最大心率降低		
外周血管阻力增加	血压增加		
心室充盈减少	器官灌注改变		

但同时也会导致对健康造成不良影响。多个医生治疗、药代动力学发生改变、用一种药物治疗另一种药的副作用,这些都涉及基本医疗问题。12%~30%的老年人住院的主要的原因是由于药物不良反应或药物相互作用,并且25%的药物反应或药物相互作用非常严重且威胁生命[9]。

随着年龄的增长,药代动力学发生变化,胃肠蠕动和血流量改变,肌肉组织减少,脂肪组织的比例增加,肌酐清除率下降,肝血流下降,所有这些将改变药物的吸收、分布和清除。尽管如此,多数药物的生物利用度没有明显改变。因此,对于使用多种药物的老年人需特别注意药物间的相互作用和副作用。急诊医师可能在不知不觉中涉及这一问题,在患者出院时,加入一个新的、与以前的药物会发生不良相互作用的药物。此外,在急诊科用药时,必须考虑老年人的药代动力学改变,特别是在使用镇静催眠药和麻醉药时。一个重要原则是"小剂量开始，逐渐增加。"

老年人经常使用的几种药物可能是"潜在的不适当的药物"。包括（但不仅限于）麻醉性镇痛药、非甾体类抗炎药（NSAIDs）、镇静催眠药、肌肉松弛剂和抗阻胺药[10-12]。一般不建议老年患者使用这些药品，或应谨慎使用。最易使老年人发生不良反应的药物有：心血管药物、利尿剂、非阿片样镇痛药、降血糖药、抗凝血药[13]。使用这些药物时应注意，可能会增加老年人的致残率和死亡率。

麻醉和镇静催眠剂，可以降低认知水平、增加摔倒和意外事故的风险。利尿剂可能导致脱水或电解质紊乱。NSAIDs可能有严重的和潜在的致命的副作用。NSAIDs的毒性包括氮质血症、高血压恶化和钠潴留致充血性心力衰竭，胃肠道毒性包括出血和穿孔[14]。数据表明，使用NSAIDs应格外小心。在广泛使用过这些非处方药的患者中可以看到这些并发症。使用COX-2抑制剂老年患者心血管疾病的危险显著增加。

由于以上原因，很难处理老年人的疼痛。尽管"首先要无损害"的理念值得肯定，但止痛仍是医生所提供的最重要的治疗措施之一。三个主要因素影响老年患者用药的选择。首先，慢性疼痛（如关节炎疼痛）的治疗不同于急性疼痛（如手腕骨折）的处理。其次，需要考虑病人的基本医疗问题、社会状况和基本功能状态。第三，最安全的方法是，药物由低剂量开始，逐渐增加剂量直至产生效果。

总体来说，对乙酰氨基酚对老年患者的安全性最高，是慢性疼痛（例如，退行性骨关节病）的首选药物。虽然偶尔会出现用药过量，对乙酰氨基酚仍是安全的，应为慢性疼痛和急性疾病中轻度至中度疼痛时的一线药物。

NSAIDs有效地缓解疼痛，但这些药物的镇痛作用有一上限。增加剂量会增加副作用的风险且并不增加镇痛效果。低剂量使用这些药物可作为对乙酰氨基酚治疗慢性或急性疼痛后的二线药物。

急性疼痛或慢性难治性疼痛当对乙酰氨基酚或NSAIDs无效时，需选用麻醉药止痛。常见副作用是便秘，应提醒老年患者需要经常锻炼，多吃高纤维的食物或营养补充剂，并保持充足的水分。由于这些药物可能会降低认知，应低剂量开始，并根据需要逐渐增加剂量。

心理问题

在治疗老年患者时，应考虑药物依赖和乙醇滥用的可能性。酒精依赖占老年患者急诊就诊者的14%，远高于预期水平[15,16]。这些患者常表现为胃肠不适、跌倒或其他创伤。对处方药的医源性依赖，尤其是镇静催眠药，也比预测的普遍。应避免日常常规使用镇静催眠药并限制持续时间。对这些药物的依赖可能会导致认知水平降低，停用这些药物时可危及生命。

老年人的精神疾病表现往往不典型。抑郁较常见，除了典型的抑郁症状，可表现为情绪激动、焦虑、躯体症状[17,18]。慢性病、丧失身体活动力、认知功能减退、配偶或朋友的去世、经济压力，所有这些老年人常面对的问题往往是导致抑郁的原因。社会隔离和独立性的丧失，产生无奈和绝望，这可导致自杀意念或行动。某些类型的抑郁症，如"晚年妄想抑郁症"和更年期抑郁症，只发生在老年人。此外，抑郁症可能是由于药物的副作用或可逆的生理变化（如甲状腺疾病和营养不良）。老年人往往对抑郁症的药物治疗有反应，但很容易从抗抑郁药产生不利影响；选择性5-羟色胺再摄取抑制剂可能更安全。发生在老年痴呆症患者的一种现象被称为"日落症候群"，当天黑后视物不清时变得非常激动、迷失方向，对周围环境感觉陌生。

疾病评估及临床特征

老年患者的病情评估往往较难。独立生活的老年人，平均有3个医疗问题，从而使生活保健设施增加到10个。相关疾病的评估很复杂。许多急诊医师对评估老年患者感到很难，与处理相同病症的年轻病人相比处理老年人的病症明显复杂。老年人使用辅助检查可以增加50%，很可能是因为老年人含糊不清或不典型的临床表现和复杂的病史。

病史

取得老年患者的病史，需要细致而艰苦的工作。必须认识到老年人认知水平和身体机能的下降，往往需要医生具有创造性地获得足够的信息。

认知缺陷和记忆力下降往往使老年人提供的病史不准确。因此，采集病史时有必要请患者家庭成员参与、咨询患者的初级保健医生、查阅既往的医疗记录。还应特别注意过去的医疗问题和手术情况，以及患者目前的用药情况，包括非处方药物和草药制剂。

身体缺陷也可能会影响病史采集。比较明显的如失语（卒中后遗症）、听力障碍等，影响与患者的沟通，甚至导致危险的误解。老年人往往会失去高频声音听力，因此医生应该降低自己的音调，并大声说话，同时应保护患者的隐私。听力障碍会使患者尴尬，因此，在提及敏感问题时，医生应与患者充分的沟通，同时应维护患者的尊严。

体格检查

随着年龄的增长，老年人的生理功能发生变化，尽管已身患某种潜在的致命疾病，而体检时仍可能无明显体征。此外，某些药物可能会改变老年人的生理应激反应，如抗高血压药（尤其是β-受体阻断剂），可能会改变患者对低血容量或败血症的心动过速反应，甚至会使病人发生低血压。

严重感染的老年患者中30%无明显发热反应[19]。必须准确测量体温，口腔温度可能反常低，所以当患者可能为感染性疾病，但不能确定是否发热时应测量直肠温度。当存在发热时，老年人比年轻人更有可能存在严重的（非病毒）感染[20]。在急诊科发热的老年患者中，89%有一种感染性疾病。约1/3为呼吸道感染，1/5是尿路感染，近20%是菌血症或脓毒症[20]。老年人的发热必须认真对待，在适当的辅助检查后应住院治疗。须注意的是缺乏发热症状，亦不能轻易排除感染。

诊断策略

由于很难获得准确的病史，体格检查结果往往也不敏感，因此，有严重潜在疾病的老年人，比有类似情况的年轻人需要更多的辅助检查[5]。对这些患者应用更多医疗资源是必要的，因为在老年患者中诊断的准确性和及时性是关键，延误确定性治疗会增加致残率和死亡率。

各类损伤

心肌梗死

随着年龄的增加急性心肌梗死（AMI）的非典型表现的发病率也增加[21,22]。年龄超过85岁的患者，心肌梗死的非典型表现很常见，常常缺乏胸痛症状。仅有2%~6%老年AMI患者无症状[21]。无痛性心肌梗死随着年龄的增加更为常见，并常发生在女性患者[22-24]。突然呼吸困难，可能是老年AMI的唯一症状。其他症状包括晕厥、类似流感的表现、恶心、呕吐、神志不清和疲劳[22-24]。典型与非典型的老年AMI的预后相同，非典型表现者的预后不是更佳。

感染

老年人比年轻患者更容易发生感染性疾病，这些疾病的发病率和死亡率均较高。由于衰老的缘故，一般感染经常发生，同时这一人群也更容易感染罕见微生物。免疫衰老是老年感染风险增加的因素之一，但更重要原因是住院，住院增加院内感染的风险。仪器和导尿也是获得性感染的重要危险因素。

评估感染可能很难，因为48%的明确为细菌感染的老年患者不出现发热[20]。另外，白细胞计数升高和杆状粒细胞增多的敏感性差，分别为44%和32%[19]。

一些感染如肺炎、尿路感染、脓毒症更是经常发生于老年人。其中肺炎是老年人住院和死亡的10个常见原因之一[2]。老年人的肺活量下降，肺和呼吸道顺应性降低，换气功能降低，纤毛的功能较差，结合咳嗽反应下降和食管反流伴随小的误吸的增加，使老年人容易发生肺炎，肺炎是老年人因感染住院的首要原因。肺炎球菌仍是常见致病菌，但革兰阴性菌也很常见，多为混合感染。也应排除结核病的复发。

尿路感染在老年患者中很常见。在年龄超过70岁的男性和年龄在65~70岁的妇女中菌尿的发病率是20%；当年龄在80岁以上时，菌尿的发病率在男性和女性中分别增加到23%和50%[25]。在妇女中盆底松弛和尿失禁是尿路感染的重要危险因素，而良性前列腺增生是男性尿路感染重要危险因素。长期留置导尿管患者尿路感染的发病率急剧增加。

腹痛

腹痛可能是最难评估的老年患者的主诉。尽管困难，大多数病人仍可在急诊科提出这一特定诊断。2/3的老年腹痛需入院治疗，近1/5的患者直接进入手术室。

老年人腹痛的鉴别诊断（表180-2）明显不同于

表180-2　老年人腹痛的鉴别诊断

疾病	发生率（%）
胆囊炎/胆绞痛	12~41
非特异性腹痛	9.6~23
阑尾炎	2.5~15.2
梗阻	7.3~14
疝	4~9.6
穿孔	2.3~7
胰腺炎	2~7.3
憩室病	3.4~7

年轻患者，特别是有些腹痛可能涉及某些潜在的威胁生命的疾病。60%以上的病例需手术治疗，此比例接近年轻患者的一倍。而死亡的风险是年轻患者的10倍[26]。

由于老年人的生理变化，甚至危及生命的腹痛病因，可能会很少出现或根本没有严重表现。尽管处于危重的病程中，老年人可能仅有模糊的腹痛。通常，良性病变的并发症发生率在年轻患者中明显高于老年患者。随着老龄化，腹部肌肉的减少，患者很少能表现出腹部的防御反应和反跳痛。此外，大网膜萎缩，很少包裹腹部病变。动脉粥样硬化性疾病使血流量减少，会导致如胆囊炎和阑尾炎等疾病的穿孔率增加。这种血管疾病比率的增加，也使血管原因的腹痛增加，如肠系膜缺血和渗漏或腹主动脉微动脉瘤破裂[27]。老年人胆结石的高患病率，导致患胆囊炎的危险性增加。

由于模糊的陈述和严重的疾病率很高，评估老年患者的腹痛，往往需要广泛的实验室和影像学检查[28]。存在严重的腹内病变的老年患者可能不出现发热或白细胞数升高[29,30]。因此，常需要超声、CT、放射性核素扫描，以及血管造影等重要辅助检查[27]。由于老年患者的腹痛很可能是严重的疾病，当症状持续存在而诊断仍不清楚时，可以考虑入院并密切观察病情变化。如果不住院，应延长患者在急诊科观察时间并且在12h内重新评估。

严重外伤

老年人的严重创伤（见第36章）较少，占严重创伤的8%~15%。特定的创伤评分，老年患者的死亡率较高、功能恢复较差[31,32]。对于任何老年人受伤，需要确定导致损伤的具体因素。对于任何跌倒的老年人，需询问跌倒的周围环境。虽然表现为跌倒，但跌倒可能是由于潜在的严重或危及生命的疾病所致：如晕厥，因脱水或出血导致的低血容量，心脏或脑血管疾病，或某些药物引起[33]。发生撞车事故，特别是涉及单一车辆时，可能由于心律失常、晕厥、药物副作用、短暂性脑缺血发作、中风、心肌梗死引起的短暂性意识丧失导致的[34]。这些严重的健康问题需要同时进行诊断和治疗，治疗引起创伤的病因与治疗创伤同样重要甚至更重要。

伴发心肺和肾疾病时，患者的生理储备受限，使老年人的创伤复苏很复杂。需更积极的通气支持和早期使用有创血流动力学监测指导容量复苏。因为血流动力学代偿有限，老年人对休克的耐受性很差，容易较早发生器官功能衰竭。

在老年人特定伤害较普遍和严重。硬膜下血肿后可能会出现在比较轻的头部外伤后，慢性硬膜下血肿可能会出现渐进性痴呆并仅伴较轻的神经症状。强直直性脊柱炎、骨性关节炎、骨质疏松症致骨质密度降低使老年颈椎更容易骨折。预先存在的肺病和胸壁脆性增加，致肺挫伤更严重，肋骨骨折和由此产生的并发症（如肺不张和肺炎）的发生率较高。骨折比较常见，萎缩的皮肤撕裂伤难以修复并且容易感染。由于老年患者活动较少，甚至短期在硬板上固定脊柱时，也容易使薄的皮肤发生褥疮。

预防保健

免疫接种

肺炎、流感、意外事故和不良医疗事件排名老年人死亡原因的前7位[2]。这些情况占入院的15%，并有可能预防。每年有36 000成年人死于流感和肺炎球菌感染并发症，这些死亡者中多是老年人。免疫将使这部分人群的临床和血清学的流感感染率减少一半。疾病控制和预防中心（CDC）的目标是，为包括老年人在内的高危人群的免疫接种率达到80%。然而，实际接种率大大低于这一目标，在65岁老年人中，接种流感和肺炎球菌疫苗的比率分别为66%和62%，与较低社会经济水平和多种族人群的低接种率有关[35]。因此，CDC建议，潜在的疫苗接种点应扩大到包括诊所和急诊科在内。在没有住院或到初级保健处的老年人中，平均3年内至少到急诊科就诊一次，因此许多老人愿意在急诊科接种疫苗。

尽管如此，关于老年人在急诊科接种疫苗仍存在争议。因时间限制和老年人的有关情况涉及初级保健，急诊医师可能不愿给予接种疫苗。考虑在急诊科注射破伤风疫苗的要求较低，在急诊科可以比较容易和有效地接种流感和肺炎球菌疫苗计划的似乎是可行的。

跌倒

结合疫苗接种和预防家庭事故的教育，可以对老年人的整体致残率和死亡率有相当大的影响。跌倒和不良医疗事件是导致老年人死亡的第7大原因[2]。初级保健或社会服务提供者，可适当地为老年人提供教育。然而，急诊科也可在案例的基础上为老年人提供额外的教育服务，尤其是可参考导致需要急诊科治疗的任何特定的事件。老年人跌倒的主要原因是相关的药物制剂的使用，往往是处方药[36]。检查患者的用药情况，寻找可能导致认知减退或脱水的药物，并与患者和初级保健医生确定这些药物的必要性，以显著减少跌倒的风险。此外，通知病人的初级保健提供者，病人跌倒可能有利于主治医生对患者的教育。

重要概念

- 在评估老年患者时，应考虑服用多种药物包括处方药和非处方药的副作用。
- 随着年龄的增长，老年人的生理功能发生变化，使老年人的临床评价困难。由于很难获得准确的病史，并且老年人对体格检查的敏感性较低，因此老年患者往往需要更多的辅助检查手段以明确诊断。
- 由于老年人的免疫功能减退，使对感染的发热反应变得迟钝并且白细胞计数很少升高。
- 老年人的心肌梗死经常为非典型表现，表现为呼吸困难、晕厥、虚弱、精神错乱或腹部不适，往往不伴随胸部疼痛。
- 老年人的腹部疼痛，往往存在外科情况，需要在急诊科进行广泛评估，包括影像学检查。
- 创伤可加重老年患者潜在的疾病，与相同创伤的年轻患者相比，老年创伤患者有较高的致残率和死亡率。

本章参考文献请参见 http://pumpress.bjmu.edu.cn/eduservice/3419.html

第四篇 免疫功能缺陷病人

第181章 免疫缺陷病人

Michael J.Burns

陶永康 译　张国强 校

概述

相对于免疫力正常的人来说，免疫缺陷患者的感染更为常见，且更严重、进展更快、更具致命性，同时能被更多种微生物所感染[1,2]。多种因素互相关联，造成病人免疫缺陷，同时使他们容易遭受潜在致病微生物感染。这些因素包括体表屏障受损，如皮肤或黏膜屏障（例如口腔、呼吸道、肠道、泌尿生殖器等的黏膜）破裂；直接损害机体免疫功能的各种疾患（例如淋巴瘤、脾功能异常、多发性骨髓瘤）；抑制或改变免疫功能的药物与辐射；体内物质（如高血糖）或实质脏器功能（肾衰竭或肝衰竭）改变；以及营养不良、衰老、破坏正常菌群的抗微生物药物。

疾病原理

人体防御机制包括：体表屏障（如皮肤、酶、黏液），以及先天性（自然的）与获得性（适应的）免疫应答。先天性免疫应答相对较稳定，与人体是否频繁遭受某种感染因素侵害无关；而获得性应答是在反复暴露后形成的[3]。接触感染因素时，先天性免疫应答可立即发挥作用，迅速控制致病微生物的增殖，同时为获得性免疫应答发挥特异性保护作用争取时间，使其在3～5d内产生足够的T淋巴细胞、B淋巴细胞[4]。

非特异性免疫

物理屏障

物理屏障构成了人体抵抗微生物感染的第一道防线，包括皮肤、胃肠道、呼吸道黏膜、胃酸等。皮肤表面的弱酸性可抑制细菌的生长，另外，各种黏膜持续分泌多种抗微生物的酶类、其他蛋白质、IgG、分泌型IgA等，也可有效抑制病原体的侵入[5]。

呼吸道表面的纤毛运动与咳嗽反射有助于异物与微生物的清除，但吸烟或咳嗽无力时这一保护作用会明显减弱。在机械通气或气管切开的情况下会带入大量微生物，在很大程度上抵消了这种自然清除微生物的保护作用[6]。

胃酸和胰酶具有抗菌作用，抑制上消化道中细菌的生长；肠道蠕动及黏膜细胞脱落有助于维持肠道正常菌群；这些因素发生改变时，人体将容易受到感染。广谱抗生素可破坏肠道正常菌群，引起念珠菌、耐药细菌、艰难梭状芽孢杆菌等致病菌的过度生长。

急性期反应

在系统性感染产生炎症的急性期反应中，人体的代谢过程将产生变化。肝白蛋白合成减少，但其他蛋白质释放增加，增强吞噬作用，促进补体系统激活；其中C反应蛋白可以作为炎症或感染的非特异性标记物。在急性期反应时，肌肉组织可出现蛋白质分解代谢，在长期炎症或感染状态下可引起体重下降。

侵袭性微生物激活非特异性的急性期反应，急性期反应可释放体液免疫或细胞免疫成分到炎性病灶，并启动抗原抗体反应。免疫细胞分泌各种细胞因子、血小板活化因子、类激素蛋白、干扰素等，在急性期反应中发挥重要作用[7]。这些细胞因子促使多型核白细胞及单核细胞迁移、黏附并到达感染病灶，释放炎性介质引起血管扩张，增加血管通透性，引起红、肿、热等局部临床表现，同时也使得吞噬细胞和各种炎症因子在感染部位聚集。

Toll样受体是一种特殊的跨膜蛋白家族，可介导识别内毒素等细菌产物,在固有免疫应答中发挥重要作用[5]。Toll 样受体存在于巨噬细胞、中性粒细胞、树突状细胞、黏膜上皮细胞、内皮细胞等多种细胞中,可以识别病原体相关的分子类型,产生并传递相应的细胞信号,激活固有免疫应答,并在固有免疫应答及获得性免疫应答之间发挥桥梁作用。

网状内皮系统

网状内皮系统中的巨噬细胞、单核细胞可清除淋巴液及血液中的细菌等颗粒物质。单核、巨噬细胞在淋巴结、脾、肝、骨髓、肺中聚集,对肺炎球菌、脑膜炎球菌及流感嗜血杆菌等有荚膜的细菌具有较强的识别能力。

获得性(特异性)免疫应答

体液免疫

抗体

抗体由 B 淋巴细胞产生,且每种 B 淋巴细胞产生专门针对某种微生物的特异性抗体。抗原(或微生物)刺激可促使相应的 B 淋巴细胞增殖,并产生大量的特异性抗体进入循环。另外 B 淋巴细胞具有抗原呈递作用,参与 T 淋巴细胞的细胞免疫过程。

免疫球蛋白 IgM 是抗原刺激时最先产生的免疫球蛋白,可识别抗原并启动 B 淋巴细胞增殖[8],但其对抗原的亲和力小于 IgG。在临床中,IgM 的产生早于 IgG,故 IgM 可作为患者急性感染的早期标志。

分泌型 IgA 是胃肠道、鼻腔、口腔分泌物、眼泪及多种黏液中的主要免疫球蛋白。IgA 可阻止病毒、细菌、原虫等黏附于人体细胞,从而阻止病原微生物通过呼吸道或胃肠道等侵入人体[9,10]。

IgE 主要表达于肥大细胞及嗜酸性粒细胞表面,可介导产生 I 型超敏反应。肥大细胞和 IgE 主要在抵抗寄生虫方面发挥重要作用。

IgG 是人体免疫球蛋白的主要组成部分,广泛分布于人体组织,约占免疫球蛋白总量的 75%。可通过胎盘,在婴儿出生的 6 个月中发挥重要的抗感染作用。IgG 中的 IgG2 亚型对细菌荚膜的多聚糖有高度亲和力,因此先天性或获得性 IgG 缺乏患者易遭受肺炎链球菌或流感嗜血杆菌等有荚膜的细菌感染。

补体 补体系统是体液免疫的另一重要组成部分,由 30 余种成分构成,各种成分之间具有复杂的相互作用。补体系统在炎症反应中发挥重要作用,可产生趋化因子,诱导白细胞至感染病灶。补体系统还可灭活病毒,增强对细菌的调理作用,并溶解细菌的细胞壁及细胞膜。

IgG 及 IgM 在接触抗原时,可启动补体激活的经典途径,而具有相同化学结构的分子(如细菌的细胞壁或荚膜等)可激活旁路途径。补体 C3 是经典途径与旁路途径的共有成分,具有调理作用,调节淋巴细胞参与的细胞免疫过程。调理作用在抵抗肺炎链球菌、化脓性链球菌、流感嗜血杆菌、金黄色葡萄球菌等过程中发挥重要作用。在补体活化途径共同末端,补体 C5~C9 形成膜攻击复合物插入细胞膜或细胞壁,引起细菌死亡。

遗传性补体缺陷的患者易反复遭受肺炎链球菌、流感嗜血杆菌、脑膜炎奈瑟菌、淋病奈瑟菌等的感染[11]。对于补体 C3 及 C5~C8 缺陷的患者,其遭受脑膜炎球菌感染的风险可增加数千倍。但补体缺陷患者发生感染时病情相对较轻,其病死率仅为补体正常患者的 1/10~1/5[12]。这提示,在补体正常的感染患者中,宿主反应会加重病情的严重程度,而在补体缺陷患者则相对较轻。对于发生脑膜炎球菌血症的患者,可检测其是否有先天性补体缺陷,以便进行免疫接种而获益。

风湿免疫疾病尤其是系统性红斑狼疮的患者易于形成获得性补体缺陷。约 40% 的系统性红斑狼疮患者血清中,可检测到补体 C5a 起源性趋化因子的抑制因子,这也是此类患者易遭受感染的原因[13]。

细胞免疫

细胞免疫通常由 T 淋巴细胞、自然杀伤细胞、单核巨噬细胞等介导,在抵抗病毒、部分细菌(专性或兼性胞内感染型)、真菌、原虫等引起的胞内感染中发挥重要作用。

仅有 5% 的淋巴细胞分布在血液中,大部分淋巴细胞在骨髓、胸腺、脾、淋巴结中发育并激活,而脾与淋巴结的 T 淋巴细胞可接触血液循环中的抗原物质[5]。淋巴系统中的抗原呈递细胞将抗原及抗原-抗体复合物提呈至 T 淋巴细胞。此过程包括抗原的摄取、加工、主要组织相容性复合物(MHC,一种肽类物质,表达于细胞表面)的生成等,在经过特异性的抗原提呈之后,T 淋巴细胞方可激活,并对相应的抗原发挥作用。

CD4 T 淋巴细胞(辅助性 T 淋巴细胞)与 CD8 T 淋巴细胞(抑制性 T 淋巴细胞)是 T 淋巴细胞中的两种主要类型,分别对应 II 型 MHC 与 I 型 MHC。CD4 T 淋巴细胞辅助免疫系统中的其他细胞,促进 B 淋巴细胞产生抗体,增强细胞因子的产生。CD8 T 淋巴细胞具有细胞毒性,可介导部分肿瘤细胞及遭受病毒感染细胞的清除。获得性免疫缺陷综合征(AIDS)

患者 CD4 T 淋巴细胞减少，具有细胞毒性的 CD8 T 淋巴细胞占优势，AIDS 患者免疫力明显下降，遭受感染的风险明显增加[5]。

细胞免疫功能缺陷的患者遭受结核分枝杆菌、单核细胞增生性李斯特菌、沙门菌等病原体引起胞内感染的风险增加。脱氧核糖核酸（DNA）病毒（如巨细胞病毒、单纯疱疹病毒、水痘-带状疱疹病毒），真菌（如念珠菌、隐球菌、毛霉菌、曲霉菌、肺囊虫）等也可引起此类患者严重感染。另外，某些原虫（如刚地弓形体）也可引起细胞免疫功能缺陷患者的感染[14,15]。某些感染几乎仅在 CD4 T 淋巴细胞减少到一定数量时发生，如大部分卡氏肺孢子菌肺炎仅在 CD4 T 淋巴细胞 < 200/ml 时出现，而弓形体病或隐球菌性脑膜炎在 CD4 T 淋巴细胞 < 100/ml 时发生。

自然杀伤细胞主要分布在血液与脾[5]，参与固有免疫应答。自然杀伤细胞识别并直接杀死被感染的细胞，同时分泌细胞因子，激活巨噬细胞，破坏被吞噬的微生物。这在抵抗胞内感染（尤其是病毒或单核细胞增生性李斯特菌感染）中发挥重要作用。

粒细胞吞噬作用

粒细胞可吞噬微生物，产生溶菌酶溶解细胞壁或细胞膜。主要包括多型核白细胞（即中性粒细胞）和巨噬细胞（单核细胞进入组织间隙后形成）。巨噬细胞表面的受体可以识别无脊椎动物的糖类如甘露糖（甘露糖是某些微生物细胞壁的组成部分），因此，巨噬细胞可以分辨"敌我"，选择性攻击病原体而忽略自身正常细胞。

其他两种粒细胞包括嗜酸性粒细胞与嗜碱性粒细胞，不参与微生物的吞噬作用[16]。嗜酸性粒细胞仅占粒细胞总数的3%，在寄生虫感染时可高达20%，其主要通过释放毒性物质起到杀伤寄生虫的作用。血液循环中的嗜碱性粒细胞（在组织间隙中为肥大细胞）对 IgE 具有高亲和力，当与抗原接触时，可释放组胺、前列腺素、白三烯等，引起过敏反应，同时增加血管通透性，引起支气管痉挛及血管舒张[3]。

中性粒细胞平均寿命为 4d，在循环中仅存在 6~8h，约占血液粒细胞总数的90%，其余中性粒细胞分布在组织中。中性粒细胞依靠趋化特性向感染部位集中，感染急性期反应时血管内皮细胞表面生成某种蛋白，可黏附中性粒细胞，有助于中性粒细胞沿着血管内皮细胞向感染部位转移[16]。

约一半的中性粒细胞离开骨髓进入血液循环。另一半中性粒细胞边集并黏附于肺、肝、脾的内皮细胞。在机体应激状态，或内源性、外源性的儿茶酚胺类、皮质激素负荷状态时，这些中性粒细胞可进入血液循环，引起外周血的成熟中性粒细胞计数增多；但在感染状态，可见外周血幼稚中性粒细胞比例增加。

中性粒细胞（及组织中的巨噬细胞）可结合并摄食细菌，这一过程称为吞噬作用，调理素可与细菌结合，增强中性粒细胞的吞噬作用。C 反应蛋白是急性期反应的一种产物，在肺炎链球菌等某些细菌感染时可促进中性粒细胞的吞噬作用。IgG 和补体 C3b 也具有调理作用。吞噬细菌后，中性粒细胞浆内的颗粒含有各种酶类，可产生强有力的氧化剂杀伤细菌。粒细胞还可生成乳铁蛋白，在感染部位结合细菌繁殖所需的游离铁，从而抑制细菌的增殖。

除吞噬作用外，巨噬细胞（分布于脾、肺泡、肝、淋巴结）还可通过向淋巴细胞提呈抗原、分泌细胞因子和补体成分来调节免疫反应。巨噬细胞吞噬细菌的过程亦依赖于 T 淋巴细胞产生的干扰素的作用[5]，因此，随着研究进展，细胞免疫与体液免疫之间相互联系，已不能将其截然分开。

特殊的免疫缺陷状态

实体器官移植

见第 182 章。

癌

癌症患者由于化疗或疾病自身进展，常合并多种免疫缺陷，如粒细胞缺乏、T 淋巴细胞或 B 淋巴细胞功能受损等，因而易遭受感染。皮肤或黏膜等物理屏障的缺损也是感染的原因，例如化疗药物的毒性作用可破坏胃肠道黏膜细胞的排列。另外，脾功能减低或脾切除、长期血管内置管、频繁的侵袭性诊疗操作、放疗毒性作用、暴露于耐药微生物环境等均是易遭受感染的因素。目前各种免疫方面的治疗（如同种骨髓移植、自体干细胞移植、输注血小板、粒细胞集落刺激因子、中心静脉置管等）可增加癌症患者免疫抑制时期的存活率，使得患者有机会接受进一步的化疗，从而更加改善了肿瘤患者的预后。然而在现有各种支持性治疗的情况下，肿瘤患者合并感染仍导致较高的病死率。另外各种病原微生物的耐药性也在逐渐增加。急性白血病或淋巴瘤（75%）、多发性骨髓瘤（50%）患者的感染发病率也明显高于其他实质性肿瘤[17]。免疫缺陷患者发生感染的危险因素见框 181-1。

框 181-1　免疫缺陷患者：感染的危险因素与常见的病原体

粒细胞缺乏
细菌
革兰阴性杆菌
　　大肠埃希菌
　　肺炎克雷白杆菌
　　铜绿假单胞菌
　　肠道细菌
　　沙雷菌
　　枸橼酸杆菌
　　变形杆菌
　　嗜麦芽窄食单胞菌
革兰阳性球菌
　　表皮葡萄球菌
　　金黄色葡萄球菌
　　草绿色链球菌
　　少见的：肠球菌
革兰阳性杆菌
　　棒状杆菌
　　少见的：芽孢杆菌

真菌
念珠菌
曲霉菌
少见的：毛霉菌属、根霉菌属、白色毛孢子菌、镰刀菌、波氏假阿利什菌

细胞免疫功能缺陷
细菌
单核细胞增生性李斯特菌
沙门菌
结核分枝杆菌
鸟-胞内分枝杆菌
军团菌
诺卡菌属

真菌
新型隐球菌
荚膜组织胞浆菌
粗球孢子菌

念珠菌
曲霉菌
卡氏肺孢子菌（原卡氏肺囊虫）

病毒
单纯疱疹病毒
水痘带状疱疹病毒
巨细胞病毒
EB 病毒
少见的：麻疹病毒、腺病毒

寄生虫
刚地弓形体
隐孢子虫
粪类圆线虫属

体液免疫功能缺陷（抗体不足）
细菌
肺炎链球菌
流感嗜血杆菌
脑膜炎奈瑟菌
金黄色葡萄球菌

脾切除/功能性无脾
细菌
肺炎链球菌
流感嗜血杆菌
脑膜炎奈瑟菌
嗜二氧化碳嗜纤维细菌
霍姆斯博德特菌

寄生虫
巴贝斯虫

补体缺陷
细菌
脑膜炎奈瑟菌
肺炎链球菌
流感嗜血杆菌

粒细胞缺乏

疾病原理

粒细胞缺乏是指中性粒细胞计数 <500/ml（包括带状核型），或 <1 000/ml 但有可能降至 500/ml 以下[18,19]。粒细胞缺乏多由放疗、化疗或疾病自身进程（如血液系统恶性肿瘤）引起。另外，肿瘤的放疗、化疗还可引起粒细胞功能受损。特别是前两个化疗疗程时患者感染发病率及死亡率较高[20]。

癌症患者合并粒细胞缺乏时，感染发病率及严重程度与粒细胞缺乏的病程时长正相关，而与中性粒细胞计数绝对值负相关。当中性粒细胞计数 <500/ml 时，感染发病率开始升高，但较严重的感染及菌血症多发生于中性粒细胞计数 <100/ml 时[21]。粒细胞缺乏患者的发热定义为单次体温 >38.3℃（101℉），或体温 >38.0℃（100.4℉）持续 1～2h 以上[19]。在粒细胞缺乏患者，应通过口腔或耳道测量体温，而不是经直肠测量。尽管各种药物如糖皮质激素、非甾体

类抗炎药可以退热，但大多数合并感染的肿瘤患者在使用这些药物的情况下仍有发热[22]。另有少部分免疫缺陷的患者合并严重的局部或全身感染时仍无发热，仅表现为难以解释的呼吸急促、心动过速、精神状态改变、代谢性酸中毒、液体需求量增加、血糖或血钠的快速改变、急性腹痛等。由于癌症患者合并粒细胞缺乏或脾切除时，随时可能发生严重的致命性感染，我们在急诊时即应对其病情进行早期评估，必要时尽早使用抗生素。

粒细胞缺乏患者最常见的感染部位为肺（占25%）；口腔与咽部（占25%）；胃肠道（占15%）；皮肤，软组织，血管内置管（占15%）；会阴部及肛门区域（10%）；泌尿系统（5%）；鼻腔及鼻窦（5%）[23]。肺炎及肛门感染常伴随菌血症，但发生菌血症时可能难以找到明确的感染病灶。根据经验，常见的致病菌为三种革兰阴性杆菌（大肠杆菌、肺炎克雷白杆菌、铜绿假单胞菌）及四种革兰阳性球菌（表皮葡萄球菌、草绿色链球菌、肠球菌、金黄色葡萄球菌）。但许多癌症诊疗中心发现这三种革兰阴性杆菌感染有减少趋势，而其他如肠道杆菌、柠檬酸杆菌、沙雷菌等引起的感染逐渐增加，这些细菌很容易对头孢菌素及广谱青霉素产生耐药性。厌氧菌感染虽相对较少见，但可能在口腔、腹部、肛周部产生混合感染。

在过去的25年中，革兰阳性菌（凝固酶阴性葡萄球菌、金黄色葡萄球菌、草绿色链球菌、肠球菌）感染逐渐增加，在美国、加拿大、西欧已成为癌症合并粒细胞缺乏患者遭受感染的首要原因（在某些诊疗中心占到50%～70%）。革兰阴性菌在发展中国家仍占主要地位[24,25]。上述革兰阳性菌（除草绿色链球菌之外）并不立刻产生致命感染，而许多革兰阴性菌则相反。草绿色链球菌（尤其是轻链球菌）引起的致命性菌血症较常见，且青霉素及头孢菌素治疗效果较差。严重草绿色链球菌感染的主要危险因素包括：急性白血病的肿瘤细胞减灭治疗，同种骨髓移植（尤其在大剂量阿糖胞苷治疗后），严重粒细胞缺乏，严重口腔黏膜炎。其他危险因素包括预防性使用复方新诺明或喹诺酮类药物，使用抑酸药或H_2受体拮抗剂和儿童[26,27]。

曲霉菌与念珠菌是引起癌症合并粒细胞缺乏患者感染主要的真菌[23,28,29]。在粒细胞缺乏患者使用广谱抗生素且发热超过7天的情况下易发生真菌感染。曲霉菌可在肺及鼻窦中引起坏死性感染。肺曲霉菌病常引起胸膜炎性疼痛、咯血、局部哮鸣音。胸部X线常提示胸膜腔积液及局部渗出。计算机断层扫描（CT）在诊断肺部渗出病变时更为敏感，曲霉菌感染时在肺部渗出病灶周围可出现特征性的晕轮现象，这强烈提示曲霉菌感染，但毛霉菌病或其他疾病也可能产生类似现象。源于鼻旁窦的侵袭性曲霉菌感染可累及附近的骨组织及脑部，通常若鼻甲或上腭的红紫色病灶逐渐变为苍白或黑色时，说明已有相应的血管受累，引起局部黏膜及骨组织坏死，此时鼻或上腭表面的黑痂易被误认为干燥的血痂，若此类患者表现为头、面部出现疼痛、肿胀或眼球突出时，须注意早期评估其是否合并侵袭性曲霉菌或毛霉菌感染。念珠菌通常引起皮肤、口腔、食管及真菌血症。突然出现的全身红紫色皮疹及皮下无痛结节常提示念珠菌血症。

其他相对少见的真菌感染包括毛霉菌和根霉菌感染（坏死性肺炎及鼻窦炎）、毛孢子菌感染（肺炎和真菌血症）、波氏假阿什利菌感染（软组织感染）。与念珠菌不同的是，这些真菌多在血培养基中发现，特异性诊断需行活检确定。

临床特征

部分病原菌可产生特征性的临床表现（表181-1）。患者发热时我们还应注意排除各种非感染性因素，如药物毒性、药物过敏、输液反应、肺栓塞等[17]。发热可能是感染的唯一临床表现，因为这些患者的体质可能难以出现强烈的炎症反应[23]。尤其在中性粒细胞计数＜100/ml时，感染的症状和体征常不典型。肺炎进展时，可能没有咳脓痰，早期胸部X线可能没有明显的渗出病灶。泌尿系感染可能没有明显脓尿。蜂窝织炎时可能没有局部硬结、红肿、化脓等表现。触痛可能是会阴或肛周感染的唯一表现。粒细胞缺乏患者出现发热时通常难以区分是否由感染因素引起。发热之前的临床表现如畏寒、"中毒现象"、病灶局部表现不明显等均难以确定患者是否产生菌血症[30]。粒细胞缺乏伴发热的患者中仅20%具有感染的典型临床表现，仅30%的患者血培养阳性。

癌症患者接受化疗后易发生口腔等部位的黏膜炎症，疼痛剧烈，令人难以忍受，这常是草绿色链球菌感染（可引起急性呼吸窘迫综合征、中毒性休克、皮疹、肺炎）的前奏。

诊断方法

对急诊癌症合并粒细胞缺乏的患者，若出现发热，须在易感染的部位（如口腔、咽、食管、肺、皮肤、会阴、肛门、骨髓穿刺部位、血管内置管部位、指甲周围组织）仔细寻找感染的各种细微症状、体征[21]。在将近2/3的患者，初次检查通常难以确定感染部位[22]。须至少进行2次血培养。如果患者有中心静脉导管，亦应进行导管内的血培养，同时查

表 181-1 粒细胞缺乏患者各种病原体感染的特征性表现

临床表现	可能的病原体
口腔溃疡	草绿色链球菌、单纯疱疹病毒、念珠菌、厌氧菌
皮肤坏死	铜绿假单胞菌、嗜水气单胞菌、曲霉菌、毛霉菌
皮下无痛结节	诺卡菌、隐球菌
粉红色无痛性皮疹	念珠菌
上腭或鼻部黑痂	曲霉菌、毛霉菌
全身斑疹	草绿色链球菌
右下腹痛、压痛、腹胀、血性腹泻	铜绿假单胞菌、大肠埃希菌、败血梭状芽胞杆菌引起的盲肠炎（粒细胞缺乏性小肠结肠炎）
无明显红肿热痛或脓肿的会阴部疼痛及压痛	革兰阴性杆菌、厌氧菌
血管置管部位发红、疼痛	凝固酶阴性葡萄球菌、棒状杆菌，及其他杆菌

外周血培养。任何感染部位如引流管置放处均应作细菌培养。有严重黏膜炎症的患者，在未使用治疗疱疹药物时，应进行单纯疱疹病毒的培养，同时应行标本涂片寻找念珠菌假菌丝。另须检查全血细胞计数、电解质、转氨酶、血清尿素氮、肌酐等指标以指导治疗，并监测药物毒性。

若存在尿路感染症状、留置尿管、尿检异常时，则应行尿培养。若无脑膜炎症状、体征时，不建议常规行脑脊液检查。

即使无明显肺炎表现，仍应常规行胸部X线检查。若胸部X线无明显异常但仍怀疑肺炎时，可行高分辨率CT或薄层CT扫描，因为粒细胞缺乏的肺炎患者胸部X线可能是正常的[31]。如果有面部疼痛或肿胀的表现，可行头部CT检查鼻窦等部位。对于腹部疼痛及压痛的患者，腹部CT有助于发现小肠结肠炎（盲肠炎：通常累及盲肠的坏死性肠壁炎症），这在急性白血病患者较常见，一般不以外科手术为常规治疗手段。对静脉置管行超声检查可发现相应部位的皮下脓肿或静脉血栓[32]。

对腹泻患者，应查大便培养、大便艰难梭状芽胞杆菌毒素等。艰难梭状芽胞杆菌性肠炎偶可表现为腹痛而不伴腹泻。小球隐孢子虫是一种原虫，可引起大量稀水样便，通过大便抗酸染色或免疫荧光实验可监测小球隐孢子虫。

粒细胞缺乏伴发热的治疗

抗生素　对于粒细胞缺乏伴发热的患者，若中性粒细胞计数<500/ml，或中性粒细胞计数<1000/ml但有可能持续下降，应早期使用广谱抗生素[19]。此外，粒细胞缺乏患者出现感染的症状或体征时（如腹部疼痛及压痛），即使暂无发热，也应经验性使用抗生素治疗（表181-2）。

尚无证据表明联合使用多种抗生素的效果优于单一抗生素，因此目前对于多数患者可先单一使用恰当的抗生素[33,34]。使用抗生素时应考虑到患者的肝肾功能、药物过敏史、可能的感染病灶、抗生素价格等各方面。抗生素耐药情况较复杂，目前尚无明确的用药规范，可请肿瘤科或感染科专家会诊制定抗生素使用计划。

临床可经静脉使用单一抗生素如头孢吡肟、头孢他啶、亚胺培南、美罗培南、哌拉西林他唑巴坦等，病情较重时可加用氨基糖苷类（庆大霉素、妥布霉素、阿米卡星等）[19,23,35,36]。上述单一抗生素不联用氨基糖苷类时，适于轻、中度肾功能不全或正在使用肾毒性药物（如顺铂、环孢素、两性霉素B）的患者。耐头孢他啶的革兰阴性杆菌在某些诊疗中心较常见，另外，相对于头孢吡肟、头孢噻肟、头孢曲松来说，头孢他啶抗革兰阳性菌的活性最弱。头孢吡肟是一种逐渐开始广泛应用的广谱头孢菌素，对革兰阳性菌及革兰阴性菌包括铜绿假单胞菌均有良好作用。碳青霉烯类抗生素如亚胺培南、美罗培南对革兰阴性菌（包括铜绿假单胞菌）、革兰阳性菌、厌氧菌亦有良好作用。但这些抗生素对耐万古霉素的肠球菌及耐甲氧西林的葡萄球菌均不敏感。

对β-内酰胺类药物（如青霉素、头孢菌素、亚胺培南、美罗培南）过敏的患者，可使用氨曲南覆盖革兰阴性杆菌包括铜绿假单胞菌。但氨曲南对革兰阳性菌或厌氧菌不敏感，可联合使用万古霉素。对β-内酰胺类药物过敏或已经单用头孢菌素治疗的患者，若怀疑厌氧菌感染（如口腔、腹部、肛周感染），可加用抗厌氧菌药物如克林霉素、甲硝唑等。对于粒细胞缺乏伴发热的癌症患者，不推荐经验性使用静脉喹

表 181-2　免疫缺陷患者抗生素的使用

药物	剂量		注意事项
	成人	儿童（年龄>28d）	
氨基糖苷类			
庆大霉素	2mg/kg 负荷量，然后 5mg/kg/d IV q8~12h，或 5~7mg/kg IV qd	同成人	老年或肾功能不全患者减量
妥布霉素	同庆大霉素	同成人	
阿米卡星	10mg/kg/d 负荷量，然后 15mg/kg/d IV q12h 或 qd	同成人	
广谱青霉素/β-内酰胺酶抑制剂			
哌拉西林/他唑巴坦	4.5g IV q6h	240~400mg/kg/d IV q6h	对于铜绿假单胞菌感染，可加用氨基糖苷类
头孢菌素			
头孢他啶	1~2g IV q6~8h	150mg/kg/d IV q8h	二者对铜绿假单胞菌均敏感，但头孢吡肟对革兰阳性菌及部分耐药革兰阴性杆菌更敏感
头孢吡肟	1~2g IV q8h	150mg/kg/d IV q8h	
碳青霉烯类			
亚胺培南西司他丁	0.5~1g IV q6h	60~100mg/kg/d IV q6h	老年或肾功能不全患者减量
美罗培南	0.5~1g IV q8h	60~120mg/kg/d IV qh8	与亚胺培南均可引起癫痫发作 可能与青霉素有交叉过敏 广谱抗革兰阳性菌及革兰阴性菌，包括铜绿假单胞菌与厌氧菌
其他			
氨曲南	1~2g IV q8h	120mg/kg/d IV q6h	抗革兰阴性杆菌（包括铜绿假单胞菌） 对革兰阳性菌无效 可用于青霉素过敏的患者
万古霉素	15mg/kg IV q12h	40mg/kg/d IV q6~12h	输注时间应>2h（输液速度过快可引起皮肤发红、低血压）
两性霉素 B	0.5~1.5mg/kg/d IV qd	同成人	参考感染性疾病或药理学章节
阿昔洛韦			输注时间应>1h
单纯疱疹，皮肤黏膜*	5mg/kg IV q8h 或 400mg PO tid	250mg/m² IV q8h 或 15mg/kg/day PO q4h	
带状疱疹			
轻度†	800mg PO 每日 5 次	20mg/kg PO qid	
重度	10mg/kg IV q8h	500mg/m² IV q8h	老年患者：7.5mg/kg IV q8h
原发性水痘	10mg/kg IV q8h	500mg/m² IV q8h	

* 单纯疱疹病毒感染可选用：泛昔洛韦 250mg tid，或伐昔洛韦 1g bid PO。

† 带状疱疹感染可选用：泛昔洛韦 500mg tid，或伐昔洛韦 1g PO q8~12h。

诺酮类药物，因为频繁预防性使用喹诺酮类药物可能对革兰阴性杆菌迅速产生耐药性，增加艰难梭状芽孢杆菌感染的风险[19,37,38]。

当感染病灶明确后，应进行经验性治疗覆盖该病灶常见的致病菌。例如，肺炎患者的药物治疗须覆盖军团菌，可使用喹诺酮类、阿奇霉素、多西霉素、红霉素等，肺孢子菌病可使用复方新诺明，真菌感染可使用两性霉素B。肛周、口腔感染患者及可能存在阑尾炎、憩室炎、盲肠炎（粒细胞缺乏性小肠结肠炎）的腹痛患者，可选择使用抗厌氧菌药物（克林霉素、甲硝唑、亚胺培南、美罗培南、哌拉西林他唑巴坦）。对于有溃疡或小水泡病变可能存在单纯疱疹病毒或水痘-带状疱疹病毒感染的患者，可考虑使用阿昔洛韦。更昔洛韦可用于治疗巨细胞病毒感染，但巨细胞病毒感染在粒细胞缺乏伴发热的癌症患者中较少见。膦甲酸可用于阿昔洛韦耐药的单纯疱疹病毒感染及更昔洛韦耐药的巨细胞病毒感染。在严重黏膜炎及发热的粒细胞缺乏癌症患者，宜经验性使用碳青霉烯类或广谱青霉素而不是更高级别的头孢菌素，因为碳青霉烯类及广谱青霉素对铜绿假单胞菌更敏感。

对粒细胞缺乏伴发热的癌症患者不推荐常规使用万古霉素，因为常规经验性使用万古霉素可引起耐药[26,39,40]。随机临床试验发现，对粒细胞缺乏患者初始即使用万古霉素并不能提高生存率，即使对留置导管的患者也是如此。在使用万古霉素前，应明确是否存在需要使用万古霉素治疗的革兰阳性菌感染，由于大部分革兰阳性菌感染进展相对缓慢，即使推迟24~48h使用万古霉素也是安全的[41]。

早期经验性使用万古霉素的依据包括严重导管相关性感染，已知的耐青霉素的肺炎球菌或耐甲氧西林的金黄色葡萄球菌感染，血培养发现革兰阳性菌。其他依据包括休克、严重黏膜炎、曾预防性使用喹诺酮类，患者所在诊疗机构中耐甲氧西林金黄色葡萄球菌、万古霉素敏感的肠球菌、轻链球菌为常见致病菌。

两性霉素B（及其脂质体）是治疗粒细胞缺乏患者合并侵袭性真菌感染的药物[19,39,42]。对于使用抗生素超过1周且效果不佳的粒细胞缺乏伴发热患者，其中有1/3以上合并全身真菌感染（多为念珠菌及曲霉菌）。此时可考虑使用卡泊芬净、伏立康唑或泊沙康唑等抗真菌药。因为氟康唑对曲霉菌及部分念珠菌不敏感，故不推荐经验性使用。

细胞刺激疗法 为防止或治疗粒细胞缺乏，某些诊疗中心常规应用人重组生血药物或集落刺激生长因子（非格司亭、沙格司亭等）刺激骨髓造血细胞增殖及成熟，增加相应细胞数量，并增强其功能。这些药物尽管安全且耐受性好，但极其昂贵。在化疗后使用这些药物可缩短住院时间及发热病程，但尚无证据表明其能增加生存率或减少感染次数。许多学者建议这些药物应限制使用在粒细胞缺乏的高危患者，如严重脓毒症、多脏器功能衰竭、粒细胞缺乏伴发热复发、老年患者[19,43,44]。

粒细胞缺乏伴发热患者的风险评估，包括快速观察及低风险患者的早期出院的概念 粒细胞缺乏伴发热的癌症患者可分为高风险组与低风险组[19,45-47]。高风险因素包括：①住院患者发热及粒细胞缺乏加重；②联合用药；③未控制的癌症；④急性白血病；⑤血流动力学不稳定；⑥器官衰竭；⑦肺炎、严重组织感染、中枢感染、腹痛、神经系统或精神状态异常；⑧粒细胞缺乏状态持续10d以上。这些患者须住院并通过静脉使用抗生素。

低风险患者通常为未合并上述高危因素的实体肿瘤、淋巴瘤、慢性白血病患者，未预防性使用喹诺酮类药物，经治疗后预后较好。低风险患者可在医院口服药物治疗，如环丙沙星联合阿莫西林克拉维酸（青霉素过敏者可改为环丙沙星联合克林霉素）[47-50]。对于低风险患者口服抗生素且早期出院是安全有效的[51-53]。低风险患者住院时可能会暴露于耐药病原菌等各种医源性危险因素，而早期出院并在院外继续治疗可避免此风险。低风险患者开始可收入院，观察12~48h后出院，在院外继续肠外给药或口服抗生素。有些学者建议低风险患者观察时间<12h，可直接从急诊科、观察室或内科诊室返家[47]。患者在第一次使用抗生素后观察至少2h，在请肿瘤科医生会诊后方可出院返家，返家前应确保患者获得详细的医嘱，具有良好的家庭支持，且出现紧急情况时能及时返回医院就诊[47,54,55]。

粒细胞正常

无明显粒细胞缺乏的癌症患者

大多数合并发热、感染的癌症患者并无明显粒细胞缺乏。此类患者的感染多发生在外科手术后，例如伤口感染、手术部位深部脓肿、内脏穿孔等。感染还与中心静脉置管、尿路置管、支架、假体植入等有关。另外，实体肿瘤可能压迫局部组织（如支气管、胆管、输尿管）而造成阻塞性感染。其致病微生物包括机体内源性微生物（各种细菌、真菌、病毒）及院内来源的耐药病原体。

目前尚无证据支持对发热的无粒细胞缺乏性实体肿瘤患者早期经验使用抗生素。早期外科干预效果可能优于单纯早期使用抗生素。在无明显感染证据时，可暂先观察病情变化并积极寻找感染灶。若无明显感染灶，在请肿瘤科医生会诊协商后，可允许部分患者返家，但应注意随诊。紧急应用抗生素的指标包括脓毒症、精神状态改变、乳酸酸中毒、休克、腹痛、脾切除史、有明确感染病灶[56,57]。

细胞免疫功能受损

癌症患者细胞免疫功能受损可引起T淋巴细胞功能缺陷，这通常与癌症的化疗或激素治疗有关。但霍奇金淋巴瘤、非霍奇金淋巴瘤、毛细胞性白血病本身也可引起细胞免疫功能受损。

细菌感染 单核细胞增生性李斯特菌是引起伴细胞免疫功能受损的癌症患者感染的常见细菌[58-61]，也可引起器官移植、糖尿病、肝硬化、AIDS、大剂量使用糖皮质激素患者的感染。单核细胞增生性李斯特菌感染早期并无特异表现，主要侵犯中枢，引起脑膜炎（可伴有脑炎、脑脓肿），此时患者可出现人格改变、神经系统定位体征等[62]。对脑脊液进行革兰染色难以做出诊断，但脑脊液中蛋白与细胞计数增多。治疗上可选择氨苄西林与庆大霉素。对青霉素过敏的患者可改用复方新诺明。而万古霉素效果欠佳（但体外药敏试验常提示万古霉素对单核细胞增生性李斯特菌敏感）。头孢菌素如头孢曲松、头孢噻肟亦无明显疗效。

沙门菌也可引起细胞免疫功能缺陷患者的感染，可表现为发热伴或不伴肠炎[63]。出现菌血症时可导致骨、关节、中枢神经系统等感染。目前多重耐药的沙门菌逐渐增多。治疗主要包括三代头孢或喹诺酮类，而氨苄西林、复方新诺明常不敏感[64]。

实体肿瘤、淋巴瘤、白血病（尤其是毛细胞性白血病）患者发生军团菌性肺炎的风险增加，尤其是大剂量使用糖皮质激素的患者[65,66]。非嗜肺军团菌（如麦氏军团菌、博氏军团菌）感染更为常见[67]。免疫缺陷患者罹患军团菌感染时，其临床表现、胸部X线与免疫力正常的患者有所区别。例如，前者胸膜炎性胸痛较常见，与肺栓塞症状相似。这些患者仅表现为发热，胸部X线有渗出性改变，但缺乏肺炎其他常见的临床表现。另外，胸部X线可发现扩大的肺部结节、结节或渗出病变中空洞形成，而不是常见的肺下叶改变。常伴有低钠血症（血清钠<130mmol/L）。军团菌感染时也有胃肠道症状、神经系统症状、转氨酶升高等，但与其他病原菌引起的肺炎无明显差别。免疫缺陷患者合并军团菌感染的治疗药物主要包括喹诺酮或阿奇霉素（利福平联合多西环素或红霉素可作为替代药物）。

诺卡菌呈弱抗酸，革兰染色阳性，具有分枝菌丝，诺卡菌感染相对少见，但一旦感染则病情严重。诺卡菌病易发生在长期应用大剂量糖皮质激素或有细胞免疫功能缺陷的癌症患者[68,69]。主要表现为亚急性肺炎，常伴有肺部渗出结节影，但诺卡菌也可引起蜂窝织炎、皮下脓肿、脑膜炎、脑脓肿。诊断主要依靠活检、组织染色及细菌培养。治疗药物主要是磺胺，可联合其他药物。

分枝杆菌感染 在细胞免疫功能缺陷伴不明原因发热、肺炎、淋巴结病、皮肤病变的患者中，结核杆菌及其他分枝杆菌感染可能造成严重的后果[70,71]。播散的非结核性分枝杆菌感染在毛细胞白血病及慢性髓细胞性白血病中多见。

真菌感染 新型隐球菌及盖替隐球菌感染在非霍奇金淋巴瘤、霍奇金淋巴瘤、慢性髓细胞性白血病、慢性淋巴细胞性白血病、大剂量使用糖皮质激素的患者中多见[72]。HIV感染、器官移植、糖尿病、肾功能不全、肝硬化也是真菌感染的危险因素。常引起脑膜炎，表现为隐匿起病的低热、亚急性（常为间歇性）头痛。其他如肺、皮肤、骨骼、关节等部位也易受感染。诊断方法包括：检测血清及脑脊液中的隐球菌抗原、真菌培养、组织活检等[73]。

细胞免疫功能受损可导致荚膜组织胞浆菌、粗球孢子菌播散感染。念珠菌感染在细胞免疫功能缺陷的癌症患者中亦常见，但引起播散性感染的现象要少于粒细胞缺乏的患者。接受大剂量糖皮质激素治疗的癌症患者可能合并侵袭性曲霉菌感染，但感染概率低于器官移植、长期粒细胞缺乏的患者。卡氏肺孢子菌肺炎在AIDS、白血病、淋巴瘤及接受大剂量糖皮质激素治疗的实体肿瘤患者中常见。

寄生虫感染 刚地弓形体易引起淋巴病、白血病、HIV患者的中枢神经系统感染。粪类圆线虫是一种肠道寄生虫，是引起细胞免疫功能缺陷患者严重蠕虫感染的唯一寄生虫，其感染几乎仅见于接受大剂量糖皮质激素治疗的患者[74,75]。其幼虫可从肠道转移至肺、皮肤、中枢神经系统等部位。常见症状包括喘息、咳嗽、呼吸困难、咯血、周身皮疹等。胸部X线可显示局部或弥漫性渗出。寄生虫从肠道播散时携带革兰阴性杆菌，常引起继发的细菌感染。主要根据痰或大便检查寻找寄生虫。治疗药物主要是伊维菌素或噻苯达唑（后者效果相对较弱）。

病毒感染 引起细胞免疫功能缺陷的癌症患者病毒感染的主要病原体是水痘-带状疱疹病毒、单纯疱疹病毒、巨细胞病毒[76]。原发性水痘感染在免疫缺失或免疫缺陷的儿童及成人患者中可向内脏播散。免疫缺失或免疫缺陷的儿童及成人患者暴露于水痘-带状疱疹病毒的96h内，可使用水痘-带状疱疹病毒免疫球蛋白（VariZIG）治疗[77]。带状疱疹主要见于霍奇金淋巴瘤、非霍奇金淋巴瘤、白血病等肿瘤患者。病灶主要位于直接接触病毒的部位，但约11%的患者感染部位可扩散，扩散多局限于皮肤，但肺、肝等内脏器官也可能受累。皮肤感染原发性水痘或带状疱疹还可能引起出血。

单纯疱疹病毒可导致严重的口腔、生殖器区域的皮肤黏膜感染，并可能向食管、肺或其他器官扩散。相对于免疫力正常的患者，癌症患者的疱疹病变范围易扩大，且易向深部进展。静脉使用阿昔洛韦可用于治疗免疫缺陷患者的水痘-带状疱疹病毒及单纯疱疹病毒感染，但某些学者建议病情稳定的患者口服泛昔洛韦或伐昔洛韦治疗。

使用糖皮质激素治疗的癌症患者可出现巨细胞病毒感染。麻疹病毒感染相对少见，但也可能发生于细胞免疫功能缺陷的患者。临床表现包括发热、皮疹、肺炎、脑炎等。可使用血清免疫球蛋白治疗病毒感染。常见的社区呼吸道病毒，如呼吸道合胞病毒、流感病毒、腺病毒亦有可能引起严重的肺部感染[78]。

体液免疫功能缺陷

低丙种球蛋白血症在慢性淋巴细胞性白血病及骨髓瘤患者中常见，易遭受有荚膜细菌如肺炎链球菌、流感嗜血杆菌、脑膜炎奈瑟菌的感染[79-82]。肺炎是最常见的感染形式，另外还可出现脓毒症、中耳炎、蜂窝织炎、泌尿系感染等。静脉注射免疫球蛋白可降低感染风险，但对患者生存率无明显改善。患者应接种肺炎球菌疫苗，但对部分患者可能无效。

物理屏障的破坏

溃疡性肿瘤、化疗、放疗、各种有创性诊疗操作等均可破坏皮肤、黏膜等物理屏障，导管置入可引起各种革兰阳性菌、革兰阴性菌包括厌氧菌的感染[83]。口腔黏膜炎，多在放疗或大剂量化疗时发生，使人疼痛难忍，进食困难，可导致局部或全身严重感染，例如草绿色链球菌可引起致命性脓毒症[84,85]。肿瘤可压迫人体管腔造成部分或完全性阻塞，放射线也可引起管腔狭窄。肿瘤阻塞支气管可引起肺炎。尿路梗阻可引起泌尿系感染。胃肠道梗阻可导致穿孔及腹膜炎。

类似肿瘤的机会性感染

病原体感染时可引起患者各种化验、检查项目及临床表现的改变，可能与肿瘤转移混淆。例如，诺卡菌及弓形虫引起颅内包块，可能会被误认为是癌症转移。曲霉菌、毛霉菌、根霉菌等真菌侵犯血管壁形成血栓，可造成巴德-基亚综合征（肝静脉阻塞）、肾病综合征或动眼神经麻痹，易被误认为是肿瘤转移形成癌栓。肾静脉血栓可由革兰阴性杆菌感染引起。念珠菌可在单侧或双侧输尿管生长，引起肾后性的尿路阻塞症状。组织胞浆菌、军团菌、曲霉菌、诺卡菌等可在肺部增殖形成结节，常被误诊为肿瘤肺部转移。

免疫缺陷患者合并肺部感染

在粒细胞缺乏的癌症患者，肺炎早期病原菌多为革兰阴性杆菌，晚期多为真菌（如曲霉菌）。在细胞免疫功能缺陷的患者，肺部感染的病原菌多为巨细胞病毒、肺孢子菌、军团菌、诺卡菌、分枝杆菌、真菌。而体液免疫功能缺陷患者的多为肺炎球菌性肺炎。原发性肺癌或肺转移癌患者可产生金黄色葡萄球菌、革兰阴性杆菌、厌氧菌相关的阻塞性肺炎、肺脓肿、脓胸。免疫缺陷患者合并肺部感染须与肺栓塞、充血性心力衰竭、原发或转移性肺癌、肿瘤经淋巴转移、肺泡出血、白细胞凝集素反应、放射性肺炎、药物性肺炎相鉴别[86]。急性"肺炎"症状提示患者可能有细菌性肺炎、肺栓塞、充血性心力衰竭、肺出血等；而亚急性临床表现则提示真菌、诺卡菌、分枝杆菌或病毒感染（表181-3）[87,88]。

糖尿病

糖尿病患者因免疫功能缺陷、良好的真菌和细菌

表181-3 免疫缺陷患者的肺部阴影：常见的疾病类型及鉴别诊断

双侧弥漫性病变	局灶性或斑片状阴影
病毒	细菌性肺炎（包括军团杆菌）
巨细胞病毒	
呼吸道合胞病毒	真菌
流感病毒、副流感病毒	侵袭性肺曲霉菌病
腺病毒	接合菌病（毛霉菌病）
水痘	镰胞菌属
卡氏肺孢子菌	假霉样真菌属
容量超负荷和肺水肿	结核病
输注血液制品导致的急性肺损伤	非结核分枝杆菌
放射性损伤	诺卡菌病
化疗导致的毒性反应	肺栓塞
草绿色链球菌菌血症导致的急性呼吸窘迫综合征	
阻塞性细支气管炎	
肺出血	
疾病进展（恶性肿瘤的淋巴扩散，白血病浸润）	

生长环境、微血管病变和动脉粥样硬化相关的血管功能不全、周围感觉神经病变引起对伤口的忽视，而容易遭受感染[89-91]。

糖尿病患者的中性粒细胞及单核/巨噬细胞功能受损，包括对细菌的黏附能力、趋化能力、吞噬作用及细胞内杀伤能力均受抑制。血糖升高会进一步加重这些功能损伤，而严格的血糖控制会使这些损伤得到改善。尽管有研究报道称植物凝集素和一些病原体可使糖尿病患者淋巴细胞的增殖反应减弱，但糖尿病患者的细胞免疫功能仍保持正常或仅轻微受损。患者的体液免疫功能也是正常的[92,93]。

在糖尿病患者中常见的感染包括由根霉菌和毛霉菌属导致的鼻脑接合菌病、铜绿假单胞菌引发的恶性（或者坏死性）外耳道炎、金黄色葡萄球菌和革兰阴性杆菌引发的肺炎、结核病、气肿性胆囊炎、尿路感染包括气肿性膀胱炎和肾盂肾炎、坏死性筋膜炎累及会阴部（富尼埃坏疽）和下肢，以及腰大肌脓肿、硬膜外脓肿及足部感染合并骨髓炎等。糖尿病患者合并肺炎球菌感染时，发生肺炎的风险无明显增加，但易发展为菌血症且病死率较高。

酒精中毒与肝硬化

饮酒主要通过直接抑制免疫系统、改变血流量、导致精神抑郁、延误诊治而引发感染[94]。

酒精性肝硬化患者肝清除功能下降、网状内皮细胞对细菌的杀伤力减弱，这与脾功能减退患者类似[95]。由于肝是补体 C3 合成的主要场所，因此酒精性肝硬化常伴有补体成分缺乏。酒精性肝硬化还影响中性粒细胞向感染部位迁移，并使其趋化及吞噬功能受损[96,97]。酒精性肝硬化常伴有细胞免疫功能受损，且会因营养不良而进一步加重。同时，IgM 抗体对革兰阴性菌如大肠埃希菌和流感嗜血杆菌的杀菌活性降低。

急性酒精中毒与粒细胞减少和白细胞转移能力减弱有关，戒酒后可逆转。酒精中毒干扰呼吸道防御机制，引起呼吸道正常菌群改变，咳嗽反射及纤毛运动减弱（使异物清除能力受损），诱发误吸等。酗酒者常伴有营养不良、吸烟和慢性肺部疾病。酗酒患者革兰阴性菌口腔定植的发生率增高，（非住院酗酒患者为 35%～59%，正常对照组为 14%～18%）。同时，酗酒者常由于急性酒精中毒、撤药痉挛、酒精性脑病等导致声门反射消失，更易发生误吸。

其常见的感染包括：由大肠埃希菌、肺炎克雷白菌、沙门菌、链球菌、创伤弧菌和气单胞菌引发的自发性菌血症及脓毒症，由大肠埃希菌、肺炎克雷白菌、肺炎链球菌或肠球菌导致的自发性细菌性腹膜炎；与肺炎球菌、革兰阴性埃希菌（大肠埃希菌、肺炎克雷白杆菌和流感嗜血杆菌）和厌氧菌有关的肺炎；结核病；肺炎链球菌和李斯特菌所致的脑膜炎；金黄色葡萄球菌、链球菌和革兰阴性杆菌引发的皮肤及软组织感染。同时也可能发生鼻咽部和皮肤白喉[98]。

肾衰竭

引起的慢性肾衰竭患者死亡的原因中，感染约占 20%，感染也是引起冠状动脉性疾病患者死亡的第二大原因[99,100]。引起感染的主要原因包括经皮穿刺血管及腹膜透析破坏皮肤物理屏障，同时还包括患者本身免疫功能的下降。尿毒症瘙痒伴表皮脱落、表皮及汗腺萎缩、干燥、水疱生成等也可破坏皮肤物理屏障。肾清除率下降、营养不良、免疫抑制药物的应用也可引起肾衰早期免疫功能紊乱。

慢性肾衰竭可出现免疫低反应性状态。中性粒细胞移动性、趋化性、黏附能力、吞噬功能、胞内杀菌能力均减弱，且常有中性粒细胞计数减少。细胞免疫功能也严重受损，T 淋巴细胞活化、增殖能力减退，自然杀伤细胞功能降低，即使行血液透析也不能改善细胞免疫功能。另外，肾衰竭还可引起部分 IgG 生成减少，影响体液免疫功能。肾衰竭患者对疫苗反应性减弱，但可以通过增加疫苗接种次数、增加疫苗剂量、加用免疫调节药物来增强机体对疫苗的反应性[101]。

尿毒症患者发生感染的危险因素包括：血清白蛋白减低、铁负荷增加、细胞内钙离子浓度增加、低分子量尿毒症毒素、代谢性酸中毒、趋化因子阻滞剂、内源性致热源生成减少、血液透析损伤血管等。透析患者发生脓毒症时年病死率可增加 100～300 倍[102]。

皮肤与软组织感染（尤其是金黄色葡萄球菌感染）对于糖尿病、周围血管病变、周围神经病变患者来说比较严重。血管通路部位感染的常见病原菌为金黄色葡萄球菌，偶为革兰阴性杆菌及肠球菌。中心静脉置管或透析患者发生脓毒症的风险较高。菌血症可能导致血原性骨髓炎，通常累及肋骨及胸椎，也可引起心内膜炎、脑膜炎、硬膜外脓肿、化脓性关节炎。肾衰竭患者易发生军团菌性肺炎，但其他原因肺炎的发病率并无明显增高，应注意的是，肾衰竭患者一旦发生肺炎则病情严重。结核及真菌（包括念珠菌、隐球菌、组织胞浆菌、球孢子菌）感染的发病率也增高。另外，肾功能不全患者易发生严重的艰难梭状芽孢杆菌性结肠炎。泌尿系感染也较常见，而膀胱留置尿管是感染高危因素，但泌尿系感染与脓尿无明显相关。使用广谱抗生素治疗的慢性肾衰竭患者可能会出现泌尿系统念珠菌感染。

在腹膜透析的第一年中，有高达 2/3 的患者可发生腹膜炎，其中约 1/3 的患者因此而被迫放弃腹膜透析。金黄色葡萄球菌、表皮葡萄球菌是主要病原菌，其次是链球菌、革兰阴性杆菌、念珠菌。幸运的是，腹膜透析患者发生脓毒症的风险远小于血透患者。

脾切除、脾功能减退、功能性无脾

脾是网状内皮系统最重要的器官，也是 IgM 合成的主要场所，是人体产生早期免疫应答的器官。脾生成的调理素可增强巨噬细胞对细菌的吞噬作用。无脾的患者中性粒细胞、自然杀伤细胞及各种免疫调节因子的生成均有减少[103,104]。

脾是从血液中清除肺炎链球菌的主要场所。脾切除或功能性无脾患者易遭受肺炎球菌、其他有荚膜的细菌（如流感嗜血杆菌、脑膜炎奈瑟菌、狗咬伤后的嗜二氧化碳嗜纤维细菌）、革兰阴性杆菌（大肠埃希菌、铜绿假单胞菌）感染。遭受果氏巴贝斯虫（类似于疟原虫，在美国由蜱叮咬传播）感染的无脾患者，可出现致命性红细胞溶解。人类粒细胞微粒孢子虫病（既往称为埃里希体病），也是蜱传播疾病，在无脾患者可引起致命感染。另外，革兰染色阴性的霍姆斯博德特菌可造成无脾患者的非致命性急性发热及菌血症。死于爆发性肺炎球菌脓毒症的健康成人多有脾切除史或先天性脾异常[105-108]。

脾切除后的严重脓毒症较少见，但目前缺乏前瞻性研究，尚无确切的发病率[109]。儿童脾切除（尤其是 2 岁以下幼儿）遭受感染的风险高于成人脾切除患者。脾切除患者罹患感染的风险持续终生，但脾切除术后最初几年感染风险相对更高。创伤性脾切除患者罹患感染的风险比因血液病而行脾切除的患者较低，这可能是与创伤性脾切除患者可能进行了脾移植或本身具有副脾有关。具有镰状细胞性贫血或重型地中海贫血的功能性无脾患者遭受严重细菌感染的风险也较高。

脾功能减退可见于镰状细胞性贫血、镰状细胞血红蛋白 C 病、溃疡性结肠炎、乳糜性腹泻、类肉瘤病、淀粉样变、类风湿关节炎、系统性红斑狼疮等。外周血涂片红细胞中寻找 Howell-Jolly 小体有助于识别解剖性或功能性的脾功能减低。

当脾切除后感染发生时，通常难以找到明确的感染源。感染前驱症状如发热、周身僵硬不适、肌痛、头痛、呕吐、腹泻等可持续 1～2 天[110]。此时易被误认为病毒感染、胃肠炎或食物中毒，但病情有可能在数小时内急转直下，迅速进展至脓毒症休克、弥散性血管内凝血、多器官功能障碍等。病死率可高达 50%～70%（青少年病死率更高）。另外，肺炎球菌性脑膜炎在无脾患者中也常见，但病情通常较轻，不伴休克[111]。此类高危人群出现发热时，应及早应用对肺炎链球菌敏感的抗生素。再根据血培养结果使用头孢曲松、头孢噻肟（在青霉素广泛耐药的地区可加用万古霉素）。严重青霉素过敏的患者可选用克林霉素、左氧氟沙星、莫西沙星。

目前耐药性肺炎链球菌广泛流行，因此对高危人群接种肺炎球菌疫苗具有重要作用[112]。无脾患者可接种肺炎球菌、B 型流感嗜血杆菌、脑膜炎奈瑟菌、流感病毒等疫苗。但脾功能低下患者对肺炎球菌疫苗反应较差。已接种肺炎球菌疫苗的儿童，在尚无侵袭性肺炎球菌感染的情况下，也应预防性口服青霉素或阿莫西林直至 5 岁为止（或脾切除后 1～2 年）。但对成人不推荐长期预防性使用抗生素，可建议其在家中常备口服抗生素，如阿莫西林克拉维酸、左氧氟沙星、莫西沙星等，同时为患者提供医学指导及医用警示腕带，以便于患者在感染早期自行服用抗生素。需注意的是，即使是已接种肺炎球菌疫苗且同时使用青霉素治疗的患者也可能遭受严重肺炎球菌感染。目前有报道认为，在急诊科实施肺炎球菌疫苗接种项目，可有效降低高危患者的感染病死率，且具有良好的成本效益[113,114]。

免疫抑制治疗

糖皮质激素

大剂量糖皮质激素可影响中性粒细胞、单核细胞、淋巴细胞的分布及功能[115]。糖皮质激素可影响中性粒细胞及单核细胞在病原菌感染部位的聚集与抗感染作用，从而抑制炎症反应，使机体感染风险增加。糖皮质激素抑制中性粒细胞黏附于内皮细胞，减弱中性粒细胞及单核细胞的趋化性，抑制其对病原微生物的吞噬及胞内杀灭作用。糖皮质激素还可能抑制淋巴细胞向抗原的迁移，抑制淋巴因子的产生，抑制淋巴细胞的增殖，从而减弱人体细胞免疫功能。糖皮质激素还同时抑制补体激活的经典途径与旁路途径。糖皮质激素可引起高血糖，这也是引起感染的危险因素。大剂量使用糖皮质激素的患者发生感染的危险因素包括：基础疾病引起解剖结构异常、使用其他免疫抑制药物、肿瘤化疗、放疗、异物植入等[116-118]。

使用糖皮质激素还可引起血循环中白细胞计数的改变。嗜碱性粒细胞、嗜酸性粒细胞、单核细胞可减少，而中性粒细胞增加。一次性使用糖皮质激素时，在4~6h内即可产生白细胞计数改变，随后的24~48h内此现象逐渐消失。糖皮质激素还可引起淋巴细胞（主要是T淋巴细胞）再分布，造成循环中淋巴细胞减少。临时或长期使用糖皮质激素治疗对血清免疫球蛋白水平影响较小。

大剂量使用糖皮质激素的患者易遭受化脓性细菌的感染，如金黄色葡萄球菌、链球菌、革兰阴性杆菌等。虽然大剂量使用糖皮质激素时细胞免疫功能受到抑制，但其遭受感染的危险性仍低于细胞免疫功能缺陷的患者，此时引起感染的常见致病微生物为结核杆菌、水痘-带状疱疹病毒、单纯疱疹病毒等。接受中等剂量糖皮质激素治疗的哮喘等疾病患者发生致命性原发性水痘感染的危险性也增高[119]。引起接受糖皮质激素治疗患者感染的其他病原微生物还包括李斯特菌、沙门菌、军团菌、诺卡菌、念珠菌、曲霉菌、隐球菌、组织胞浆菌、球孢子菌、肺孢子菌、弓形体、隐孢子虫、粪类圆线虫等。合并神经系统病变的患者发生感染的概率高于合并肠道、肝、肾疾病的患者。每日糖皮质激素剂量超过泼尼松当量20mg、总剂量超过泼尼松当量700mg、持续30天以上的患者易受感染。每日使用剂量小于泼尼松当量7.5mg、且在早晨用药、避免分次用药、采取隔日用药等可减轻糖皮质激素对肾上腺的抑制作用。

糖皮质激素抑制白细胞在感染部位的聚集，减缓免疫反应，使严重感染的临床表现不典型。另外，长期使用糖皮质激素还可延缓伤口愈合，而短期使用则对伤口愈合无明显影响[120]。

结肠憩室、阑尾炎、消化性溃疡等患者使用糖皮质激素时，若发生穿孔继发腹膜炎，常难以作出及时诊断[121]。这些患者本身就有腹部不适，使用糖皮质激素时，消化道穿孔引起腹膜炎的症状、体征不典型。这种情况下我们可能需要及时做更进一步的检查，如腹部及盆腔CT扫描、外科手术探查等，并应早期使用覆盖革兰阴性肠杆菌及厌氧菌的广谱抗生素。

使用糖皮质激素的其他副作用包括医源性Cushing综合征、消化性溃疡、良性颅内高压（假性脑瘤）、青光眼、后囊下白内障、胰腺炎、无血管性骨坏死（尤其是股骨头坏死）、精神症状、伤口愈合延迟、高血糖、糖尿病酮症酸中毒、糖尿病非酮症高渗昏迷、肌病、骨质疏松引起脊柱压缩或其他自发性骨折等。另外，在停用糖皮质激素后还可能出现肾上腺皮质功能减退。

其他免疫抑制药物

常用的免疫抑制剂包括环孢素、他克莫司、西罗莫司、麦考酚酯、硫唑嘌呤、甲氨蝶呤、环磷酰胺等。可用于类风湿关节炎、银屑病、肾病综合征、炎症性肠病等多种疾病的治疗，也可用于抗器官移植排异的治疗[122]。这些药物抑制免疫功能尤其是细胞免疫功能。但这些药物均有毒副作用，治疗窗浓度范围较窄，易发生药物-药物、药物-食物间相互作用。使用免疫抑制剂的患者可能因药物不良反应或感染的表现来急诊就诊，对待这些患者，我们应详细寻找是否存在药物相互作用的证据。有关这些药物的毒性作用，可参考第182章。

目前一些新型的免疫调节药物可抑制肿瘤坏死因子、白介素及其他细胞因子，可治疗类风湿性关节炎、银屑病、炎症性肠病等多种免疫介导的炎症性疾病。这些药物包括英利昔单抗、依那西普、阿达木单抗、利妥昔单抗、巴利昔单抗、达利珠单抗、阿巴他赛、阿那白滞素、来氟米特等。同时这些药物也可能造成严重感染，包括细菌性脓毒症，尤其注意可能引起结核复发、播散[123-127]。这些药物同样也可影响伤口愈合[128]。

重要概念

- 化疗引起粒细胞缺乏的癌症患者出现发热时通常为感染性，除非有明确证据能除外感染。主要病原体为革兰阳性菌及革兰阴性菌，但也可见于真菌、病毒、分枝杆菌、原虫等。
- 免疫缺陷患者的感染时临床表现不典型且难以诊断，我们应尽早发现并早期经验性应用广谱抗生素（使用抗生素前应行血管内置管等所有可能部位的病原微生物培养）。
- 糖尿病、酒精中毒、肾衰竭、肝硬化、胶原性血管疾病患者均有不同程度的免疫抑制。
- 脾切除或功能性无脾患者易遭受荚膜细菌（尤其是肺炎球菌）的严重感染。
- 大剂量糖皮质激素可影响中性粒细胞及单核细胞功能，并削弱细胞免疫功能，引起化脓性细菌、水痘-带状疱疹病毒、单纯疱疹病毒、结核等多种细菌、真菌、寄生虫的感染。

本章参考文献请参见 http://pumpress.bjmu.edu.cn/eduservice/3419.html

第五篇　器官移植病人

第182章　实体器官移植

Matthew T.Keadey

闫圣涛 译　张国强 校

概述

现代生物医学科学的巨大成就之一就是通过器官移植使终末期肾、肺、肝和心脏衰竭患者成功康复。所有实体器官移植患者的一年生存率超过80%，其中许多患者甚至存活更长时间，使得来急诊科（emergency department, ED）就诊的有并发症的移植患者越来越多。

疾病概述

移植器官无自体神经支配，根据异体移植的情况，经手术把各种结构，包括血管、心室、气管、输尿管、肠道，甚至膀胱，吻合起来。因此，疼痛并非基础疾病的征兆。而且，对感染和恶性肿瘤的正常的炎症和免疫反应是受到损害的。轻微的临床症状和体征可能是器官移植的严重并发症的征兆，对任何的陈诉应进行仔细的检查。即使在严重疾病的晚期阶段，患者也很少有特异性的主诉和体征。必须非常熟悉解剖联系以便能预见致命性的吻合口渗漏和阻塞。熟悉移植器官的基础生理功能，在可能器官功能衰竭时，更好地理解其主诉。移植器官功能的轻微的改变可能是排异发作的征兆。

移植器官的并发症通常可分为四类：解剖、感染、排异和药物毒性。对就诊于急诊科的移植患者，在鉴别诊断中均应考虑是否存在上述并发症。有时直到患者入院，病因仍未明确，所以移植的时间也要考虑。这有助于临床医生汇集他（她）的临床资料，从而制定治疗计划。

解剖

实体器官移植的解剖并发症主要包括三个方面：血管吻合、非血管吻合和手术相关的并发症。通常这些并发症出现在器官移植后早期，但也可出现迟发性的临床症状。

血管并发症包括动脉性和静脉性并发症。急性动脉血栓形成可导致暴发性的器官衰竭，在接受肝移植的患者尤为显著，因为胆道系统的血液供应主要来自于肝动脉。移植后期可出现动脉狭窄，其对移植器官的影响主要取决于血流受限的程度。假性动脉瘤也是血管并发症之一，破裂时，可导致患者出现低血容量性休克和血细胞比容的降低。

非血管性的器官吻合包括胆管-胆管吻合、气管-气管吻合以及输尿管-输尿管吻合。与这些结构相关的并发症包括吻合口瘘和梗阻，常导致急性的移植器官功能丧失。因此，早期发现这些并发症对移植体的存活至关重要。吻合口瘘可引起脓肿的形成，其常见的临床表现是疼痛。保守治疗包括抗感染治疗和经皮引流，对于难治性的或重症患者需手术治疗。梗阻通常是由于瘢痕组织、支架的移位或结石的增长引起，如治疗不及时，可以导致感染如胆管炎和肾盂肾炎，引起移植器官功能丧失。气管瘘可导致气胸或纵隔气肿，长期的气管瘘导致胸腔脓肿的形成。一旦出现胸腔脓肿，通常需要进行抗感染治疗和引流。

手术相关的并发症直接与手术过程相关，而这并非仅出现在器官移植中。这其中就包括因技术原因导致的血肿或淋巴管瘤的形成。对于移植术后急性期出现的发热，除常见的术后发热原因外，还应考虑器官移植特异性的并发症。

感染

实体器官移植的患者需终生进行免疫抑制治疗。基于此原因，感染成为移植后患者的第一大死因。

框 182-1　器官移植患者的感染源

移植前暴露
肺结核
组织胞浆菌病
球孢子菌病
芽生菌病
粪类圆线虫
乙型和丙型肝炎
人免疫缺陷病毒
巨细胞病毒（CMV）
EB 病毒（EBV）
水痘-带状疱疹病毒
单纯疱疹病毒

移植后社区获得性暴露
流感
原发水痘
沙门菌病
结核病和真菌感染（见上面）
军团病
诺卡菌病
隐球菌病
CMV
EBV

院内暴露
曲霉菌病
军团病
铜绿假单胞菌和其他革兰阴性杆菌

Modified from Gorbach S (ed)：感染性疾病. Philadelphia, Saunders, 1992.

2/3 的移植患者有过至少一次严重的感染，通常多数发生在术后恢复期的住院期间，或出院后出现社区获得性感染（框 182-1）[1,2]。

由于炎症反应受损，器官移植患者的感染征象经常被掩盖。当体温正常患者主诉发热时，往往提示存在严重感染。及时处理往往能提高患者的生存率和保护移植器官功能[1]。

器官移植受体的最初感染源包括移植前感染、社区获得、供体传播和院内感染。器官移植患者可以进行免疫接种，但应尽量避免应用活病毒抗原疫苗。由于存在传染的风险，关系密切的家庭成员也不应接种活疫苗。根据感染发生时间的不同，可分为 3 个时期：移植后 1 个月、移植后 1~6 个月和移植后半年以上。根据发病时间的不同而进行分类有助于预测感染源。

移植后 1 个月内

移植后 1 个月内发生的感染与移植过程、导管和插管有关。术后发热的主要原因通常与其所处环境相关，以院内感染原为主，其处理同那些最近出院的免疫抑制患者[2]。

移植后 1~6 个月

移植后 1~6 个月的感染主要分为两类：免疫调节相关的病毒感染和机会性感染。免疫调节相关病毒包括巨细胞病毒（cytomegalovirus，CMV）、乙型和丙型肝炎病毒、BK 多瘤病毒、人类疱疹病毒-6 和 EB 病毒（Epstein-Barr virus，EBV），机会性感染包括肺囊虫病、李斯特菌感染和真菌感染。

巨细胞病毒（CMV）是移植后 1~6 个月最重要和最常见的免疫调节相关病毒[1]。巨细胞病毒（CMV）可以引起多系统疾病，而肺炎尤为常见，并呈隐袭性存在。巨细胞病毒感染可以是初次感染，或者由潜伏在淋巴细胞中的巨细胞病毒再活动所致。其感染后出现典型临床症状的中位期是移植后 40 天。由于支气管镜越来越广泛的应用，使得巨细胞病毒感染患者得到早期诊断，加之更昔洛韦和巨细胞病毒特异性免疫球蛋白的应用，使得巨细胞病毒感染患者的生存率得以提高。预防性应用更昔洛韦降低了巨细胞病毒感染的发生率和病死率，但同时也会带来一些副作用[3]。由于在抗淋巴细胞治疗期间感染巨细胞病毒的风险巨大，一些器官移植中心选择性地在治疗期间应用更昔洛韦。尽管有这些进步，巨细胞病毒感染仍然经常是致命性的[4,5]。

巨细胞病毒感染活动还可以诱发或加重移植器官的排异。在肾移植患者，巨细胞病毒可引起一种特殊类型的肾小球病；在肝移植患者，可导致急性肝功能衰竭，且与胆道消失综合征有关，后者可导致移植肝功能慢性衰竭[6,7]。而且，无论是急性心力衰竭还是慢性排异导致的进行性的冠状动脉粥样硬化均与巨细胞病毒有关[8,9]。

EB 病毒感染所导致的临床后果与巨细胞病毒相似。在免疫抑制时，EB 病毒可导致单核细胞增多样综合征，临床表现为淋巴结肿大、乏力和低热。由于巨细胞病毒和 EB 病毒经常同时存在，到目前为止，EB 病毒是否能单独导致或诱发移植器官排异仍不清楚。EB 病毒还与 B 淋巴细胞增生综合征有关，其在组织学上类似多形性 B 细胞淋巴瘤[10]。

移植后 6 个月

根据感染易感性，可将接受免疫抑制治疗的 6 个月或以上的器官移植患者分为三类：健康的移植患者、慢性病毒感染患者和慢性排异患者。

健康的移植患者

是指移植器官功能正常且不存在慢性免疫调节相关病毒感染的患者。此类患者对正常的社区获得性感染，如流感、泌尿系统感染和肺炎球菌肺炎，其易感性会轻度增加。

慢性病毒感染

免疫调节病毒感染和长期的免疫抑制相结合就可能发展为进行性疾病。获得性肝炎病毒感染或复发可导致进一步的肝疾病，如肝癌。EB病毒感染相关的B淋巴细胞异常增殖也可发生[1,2]。

初次水痘病毒感染可引起肺炎、胰腺炎、肝炎、脑炎的急性播散和急性播散性血管内凝血（disseminated intravascular coagulation，DIC）。对于水痘-带状疱疹病毒（varicella zoster virus，VZV）血清阴性的器官移植患者，在感染水痘-带状疱疹病毒后，需静脉注射大剂量的水痘-带状疱疹免疫球蛋白。如果在感染播散前应用，往往可以使患者免于死亡[1,2]。

至少10%的接受实体器官移植患者会因为潜在的水痘-带状疱疹病毒再活动导致感染而受到影响，其临床表现为皮肤的带状疱疹。所幸水痘-带状疱疹病毒感染复发通常并非播散性的，而是局限于一个皮区。静脉应用阿昔洛韦治疗水痘-带状疱疹病毒感染值得商榷，因为这可以加速痊愈，但不能减少神经痛的发生。面部疱疹累及角质层和累及一个以上皮区的播散性带状疱疹感染者是静脉应用阿昔洛韦的适应证[1]。

器官移植后单纯疱疹病毒（herpes simplex virus，HSV）的再活动非常常见，临床表现为口腔或肛门损害，通常溃疡较水疱常见。一旦发现有单纯疱疹病毒复发征象，一些移植中心会在移植后处方3～6个月的口服阿昔洛韦，而另外的一些机构选择在出现复发迹象时立即治疗[11]。通常，如果能够耐受口服阿昔洛韦且疼痛得到控制，可以进行院外治疗。

慢性排异

慢性排异患者需要持续进行免疫抑制治疗以保护移植器官。因此，这些患者发生致命性的机会感染的风险极高，包括真菌（如念珠菌、隐球菌、球孢子菌、芽生菌和组织胞浆菌）、细菌（如李斯特菌和诺卡菌）和寄生虫（如肺孢子菌、弓形体和圆线虫）。

真菌感染可以出现在不同的部位，其中典型的呼吸系统亚急性临床表现包括发热和胸部X线片上出现局灶性、播散性或粟粒性浸润影[1]。侵袭性的念珠菌和曲霉菌感染也是慢性免疫抑制患者所面临的一大问题。肺部、胃肠道或鼻窦的原发性感染可导致真菌血症和在静脉导管、伤口处的定植。治疗上主要应用抗真菌药物，如两性霉素B，但要注意其肾毒性。

对于存在慢性排异的移植患者，憩室炎在细菌性胃肠道感染中最常见。激素的应用，使得炎性反应被抑制，导致未被及时诊断的消化道穿孔的发生率增加，表现为隐袭性的疼痛、大便习惯的改变，有时会出现发热，而腹膜刺激征不明显。移植患者对沙门氏菌（非伤寒）和李斯特菌的易感性增加，临床表现为急性腹泻综合征，或进展为菌血症或脑膜炎[1,2]。

移植患者可出现星形诺卡菌肺炎，初次感染是亚急性的，临床表现为咳嗽、发热、胸膜炎、脓性痰，随后可迁徙至脑部和皮肤引起感染。癫痫发作或皮下结节也可能是初次诺卡菌感染患者的主要就诊原因。

由于巨细胞病毒抑制肺巨噬细胞的功能，卡氏肺孢子菌肺炎（Pneumo-cystis carinii pneumonia，PCP）患者通常合并有巨细胞病毒感染（图182-1）。由于预防性的应用小剂量甲氧苄啶磺胺-甲异噁唑（trimethoprim sulfamethoxa-zole，TMP-SMX，复方新诺明），其发病率在降低。如果没有预防性的应用，移植后1～6个月的感染率增加，临床表现为发热、干咳、进行性呼吸困难和胸部X线呈间质性浸润改变。同巨细胞病毒性肺炎的鉴别需要借助支气管镜。卡氏肺孢子菌肺炎的治疗取决于缺氧的程度，包括静脉应用TMP-SMX和激素。

播散性的弓形体病是心脏移植患者的一个特殊问题。弓形体潜伏在组织中，尤其是心脏，处于休眠状态，当机体免疫功能受到抑制时被激活，发生心肌

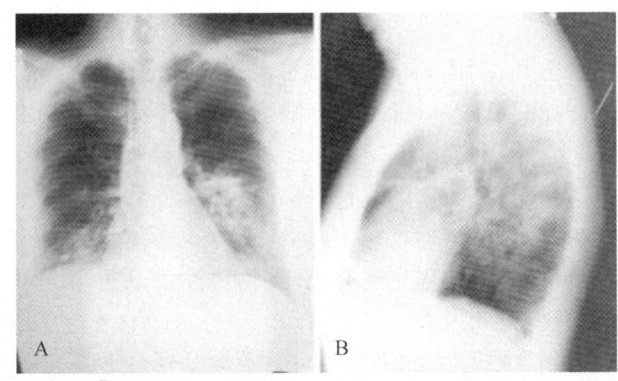

图182-1 A和B，一卡氏肺孢子菌肺炎的心脏移植患者，胸部X线表现为双侧肺门周围和下叶肺泡浸润影。(From Tewari S, Maurer J: Pulmonary considerations of organ transplantation. In Ginnes LG, Cosimi AB, Morris PJ [eds]: Transplantation. Malden, Mass, Blackwell Science, 1999, p 617.)

炎、脑脓肿或弥漫性的脑炎。弓形虫病的治疗通常是每天静脉联合应用磺胺嘧啶和吡嗪酰胺，疗程至少4周。

粪类圆线虫，正常时不引起或仅引起轻微症状的一种肠道线虫，可能成为一种侵袭性的病原体。在免疫抑制时，可出现高度感染综合征（hyper-infection syndrome），引起出血坏死性小肠结肠炎。寄生虫经过正常生命周期，群体不断壮大，主要对胃肠道和肺（出血性肺炎）造成损伤。当幼虫从胃肠道移行到全身各个部位时，可引起播散性的粪类圆线虫病。粪类圆线虫病的播散和高度感染常伴随 G⁻ 杆菌性菌血症和脑膜炎，这进一步损伤血液-肠道屏障。

分枝杆菌感染可以是初次感染，或机会性的再激活。当分枝杆菌侵入皮肤和胃肠道，即使播散性的感染也可以无临床症状。肺部疾病可以无明显胸部 X 线改变，或出现粟粒样改变，或出现空洞（图182-2）。由于治疗分枝杆菌的常用药物可导致移植器官功能异常，所以目前其治疗仍是一大难题。

排异

尽管移植排异的病程不同，但每个接受移植的患者对移植器官都有一个从免疫应答形成到减弱的过程，这就要求对移植器官功能持续的进行监测。感染和排异的鉴别困难，往往在对移植器官进行活检后或有阳性的培养结果后才能确诊。

根据排异反应发生的时间，可分为三个阶段：超急性、急性和慢性。超急性排异通常出现在围术期，在严格的供体-受体匹配情况下很少出现。急性排异发生在器官移植后的一个月内，临床表现为移植器官功能不全引起的全身症状和体征。快速的实验室评估，包括可能的移植体活检，能够确诊排异，从而对患者的免疫抑制方案进行适当的调整。如果停用免疫抑制剂，可随时出现急性排异。慢性排异可持续数年，导致进行性的移植器官功能衰竭[12]。

药物毒性/免疫抑制

免疫抑制的药理学

有效的免疫抑制剂的问世是器官移植治疗中的最伟大的进步。免疫抑制治疗需要准确及时的联合用药，以使免疫抑制、排异和对感染的易感性三者之间达到一个平衡。多种免疫抑制剂被用于器官移植，通常一个受体需要应用一种以上。通常情况下，由器官移植中心制定免疫抑制治疗方案，多数方案中包括一种神经钙蛋白抑制剂、一种抗代谢药物和不同剂量的激素。在移植患者的护理中，认识免疫抑制剂的副作用、毒性和药物之间潜在的相互影响是非常重要的。

目前正在进行的一项研究是应用来自供体的骨髓进行同种异体骨髓移植，来作为一种免疫抑制的新方法。如果研究成功，将解决"如何治疗移植器官排异"和"如何解决免疫抑制"两大难题。

神经钙蛋白抑制剂

环孢素 环孢素是目前主要的移植免疫抑制剂[13,14]。环嗜蛋白阻断细胞因子的转录和产生，借此抑制淋巴细胞的信号转导。环孢素正是通过结合环嗜蛋白，从而抑制细胞免疫和体液免疫，其结果就是辅助性 T 细胞亚群受到免疫抑制，而抑制性 T 细胞亚群不受影响[13,15]。辅助性 T 细胞亚群能够提高 B 细胞识别和产生抗体的能力。

应用环孢素也有很大的风险。其肾毒性与剂量相关，且在与其他的移植后常用的具有肾毒性的药物（如两性霉素 B、氨基糖苷类和高剂量的 TMP-SMX）合用时，会增加其肾毒性。剂量相关的肾小管损伤和直接肾动脉痉挛，导致许多移植受体出现高血压[13]。为保护肾功能和防止动脉粥样硬化，必须应用标准的方案积极的控制高血压。环孢素还可能加重高脂血症，引起动脉粥样硬化[16]。因此，在治疗过程中，应常规监测血压水平和肾功能。

环孢素可引起高尿酸血症和痛风。由于其肾毒

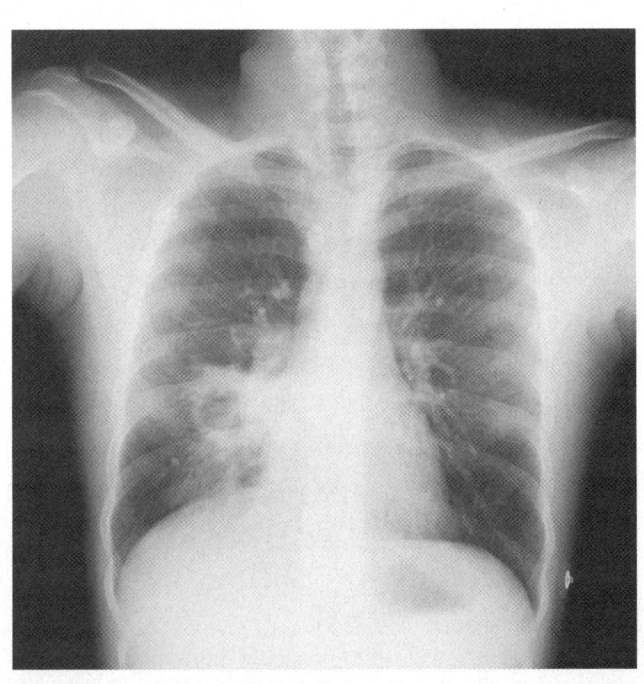

图 182-2 22岁男性肾移植患者，出现"发热和咳嗽"，痰液检查证实为"结核再活动"。

表 182-1	环孢霉素的药物相互作用	
药物	药物代谢动力学作用	效果
卡马西平	诱导细胞色素酶 P450	降低半衰期和免疫抑制作用
奈芙西林		
苯巴比妥		
苯妥英		
利福平		
秋水仙碱	抑制细胞色素酶 P450	延长半衰期,增加潜在的药物毒性
地尔硫䓬		
氟康唑		
荧光喹诺酮类		
酮康唑		
大环内酯类		
口服避孕药		
维拉帕米		
氨基糖苷类	在肾小球或肾小管水平相互作用	增加肾毒性
两性霉素 B		
西咪替丁		
非甾体类		
硫磺		

性,使得在处理痛风发作时非常棘手[17]。

许多移植后的常用药物可以影响环孢霉素水平(表182-1)。一些抑制细胞色素 P450 代谢的药物,如红霉素和酮康唑,可使其血药浓度升高,增加毒性[18]。利福平可增加细胞色素 P450 酶活性,触发器官排异。环孢霉素还引起肝毒性、高钾血症、多毛症、震颤和牙龈增生[13]。

他克莫司(Tacrolimus) 他克莫司是大环内酯类化合物,能够结合淋巴细胞蛋白,并抑制细胞因子的合成。无论是用于器官移植排异的原发性治疗还是补救性治疗,他克莫司对所有的实体器官移植后的排异反应都有效[19,20]。由于其较少的副作用和更有效的免疫抑制作用,他克莫司广泛应用于移植后的排异反应。2002 年肝移植后出院的患者中,超过 88% 的治疗方案中包括他克莫司[21]。

他克莫司和环孢霉素合用时,可导致肾毒性和神经毒性。与激素联合应用时,他克莫司比环孢素更易诱发糖尿病。他克莫司还可引起厌食、腹泻、消化不良和呕吐。对于正服用他克莫司的患者,医生不应开大环内酯类抗生素,因这些药物可引起他克莫司的血药浓度升高,导致中毒[19]。

抗代谢药物

硫唑嘌呤 硫唑嘌呤是 6-巯基嘌呤的衍生物。长久以来作为实体器官移植的免疫抑制治疗的重要组成部分,硫唑嘌呤通过抑制核糖核酸和脱氧核糖核酸的合成,进而抑制淋巴细胞的增殖而发挥作用。通常与其他的抗排异药物联合应用[22]。自从神经钙蛋白抑制剂应用以来,由于硫唑嘌呤的副作用被越来越多发现,其应用也日益减少。

硫唑嘌呤是一种骨髓毒性药物,患者可表现为剂量相关的中性粒细胞减少症。应用最小有效剂量,使外周血白细胞计数维持在 4 000~6 000/ml。硫唑嘌呤还可能导致肝衰竭和其他的胃肠道功能紊乱[22]。

麦考酚酸吗乙酯 麦考酚酸吗乙酯(mycophenolate mofetil, MMF)用于防止和抑制实体器官移植后的排异反应[23,24]。麦考酚酸吗乙酯是一种抗代谢药物,其抑制淋巴细胞增殖的作用更强,更有选择性。无论对于受体还是移植器官,应用麦考酚酸吗乙酯虽可减少急性排异的发生,但并不能改变长期存活率[15,22]。

麦考酚酸吗乙酯的副作用很小,如果患者能够耐受口服,应与环孢素和皮质激素合用。常见的轻微副作用主要为胃肠道和血液系统毒性,包括腹痛、恶心、腹泻、胃肠炎、白细胞减少和血小板减少。由于镁和铝类抗酸药物干扰麦考酚酸吗乙酯的吸收,在应用这两类药物治疗胃肠道症状时应注意[24]。

皮质激素

皮质激素作为免疫抑制剂应用始于 20 世纪 60 年代。糖皮质激素广泛作用于免疫系统,尤其是 T 淋巴细胞。由于其长期应用所带来的明显的毒性作用,人们在尽量减少糖皮质激素的使用。联合治疗,即同时应用两种或两种以上的免疫抑制剂,减少同种异体移植存活对长期大剂量糖皮质激素使用的依赖作用[23]。

长期使用皮质激素治疗引起骨质疏松、白内障、胃肠道出血、糖耐量减低、骨骼肌病、骨病和肾上腺皮质功能受到抑制(图 182-3)[25]。急性给药可导致血糖和电解质紊乱,甚至精神异常。激素治疗的迅速撤减或严重疾病可导致艾迪生病危象。

抗淋巴细胞单克隆抗体制剂

抗淋巴细胞单克隆抗体制剂(Antilymphocyte Monoclonal Antibody Preparations)发生同种异体移植排异时,可短期应用 OKT3 和抗胸腺细胞球蛋

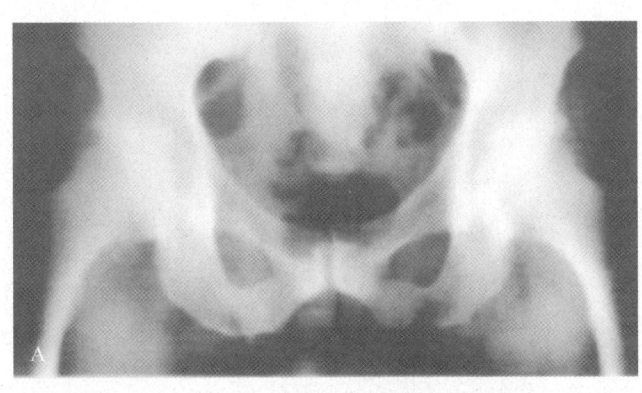

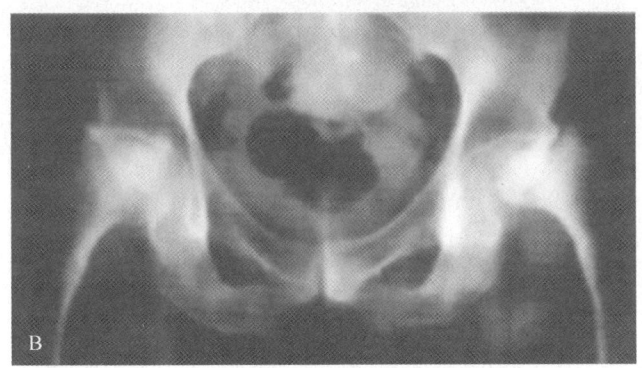

图 182-3 24 岁肾移植患者，长期应用激素导致缺血性坏死的早期（A）和晚期（B）的 X 线表现。（From Walker RG: Steroids and transplantation. In Ginnes LG, Cosimi AB, Morris PJ [eds]: Transplantation. Malden, Mass, Blackwell Science, 1999, p 121.）

白[23,26]。OKT3 是一种针对 T 细胞的鼠源性的单克隆抗体，用于急性排异时，可直接静脉注射 10～14d。由于经常发生寒战、发热、低血压和头痛，开始时需在院内使用，补液过多、少尿患者还可出现肺水肿。对初次出现排异患者，OKT3 的有效率超过 90%。由于机体可以针对这些制剂产生抗体，使得其在治疗的持续时间和反复应用方面受到限制[15]。

OKT3 的毒性主要是 T 细胞的活化和这些药物引起的淋巴因子的释放。当这些制剂作用于机体时，患者感染机会性致病原的风险增加，尤其是巨细胞病毒。同时，患淋巴细胞增殖性疾病的风险也增加[23,26]。

各部位损伤

临床特征

器官移植患者的病史和体格检查所涉及的内容非常广泛，并发症也是如此。同种异体移植排异的症状通常是不典型的和非特异的，往往会引起局部症状和移植物功能衰竭。感染并发症的临床特征取决于致病的器官、感染的部位和免疫抑制的水平。移植患者的恢复过程中，应关注那些常规的损伤模式。无论如何，必须对保持恰当的免疫抑制水平和移植相关的并发症方面多加关注[27]。对器官移植受体的任何的不适和阳性发现都应进行仔细检查，以避免漏诊致命性的疾病。

诊断策略

移植患者应经常进行仔细的实验室和影像学的检查，通过这些检查可以排除许多感染性的病因，评估移植物的功能和监测药物毒性。实验室评价应包括器官特异性功能测定和仔细寻找感染证据。一旦怀疑感染，应进行血清学检查和微生物培养。影像学检查用于寻找感染源和移植器官的相关解剖。

处理

心脏移植

一般路径

人类进行心脏移植始于 1967 年，在美国，每年要施行超过 3 000 例的心脏移植手术。移植后 5 年生存率在成人和儿童分别为 72% 和 80%[28]。通常，受体的心脏被切除，由供体的心脏所取代（原位移植）；少数情况下，受体心脏被保留，供体的心脏与血管相吻合（异位移植）（彩图 182-4）。

患者通常在移植后 2～3 周内出院。根据 Stanford 的调查，37% 的心脏移植患者在随后的 3 年时间里去急诊就诊的次数超过一次（1～6 次）。常见的主诉为发热（37%）、气短（13%）、消化道症状（恶心、呕吐和腹泻）（10%）和胸痛（9%）。这些患者占急诊总就诊量的 15%，其中 60% 的患者就诊的原因是因为担心排异或局部的或全身的感染。急诊就诊的常见原因是脓毒症（18%）、排异（11%）和肺炎（8%）[16]。

尽管缺少"金标准"，仍可以通过常规的方法对移植患者的心肌损伤作出诊断。对移植心脏的治疗同自体心脏。由于去除迷走神经，可出现基础心动过速。尽管缺少心包，瘢痕形成和局部粘连仍可导致心脏周围积液和积血，引起类似心脏压塞的症状和体征。非引导下心包穿刺效果往往不满意[27]。

感染和排异是移植后第 1 年导致死亡的主要原因。对于临床表现为充血性心力衰竭（congestive

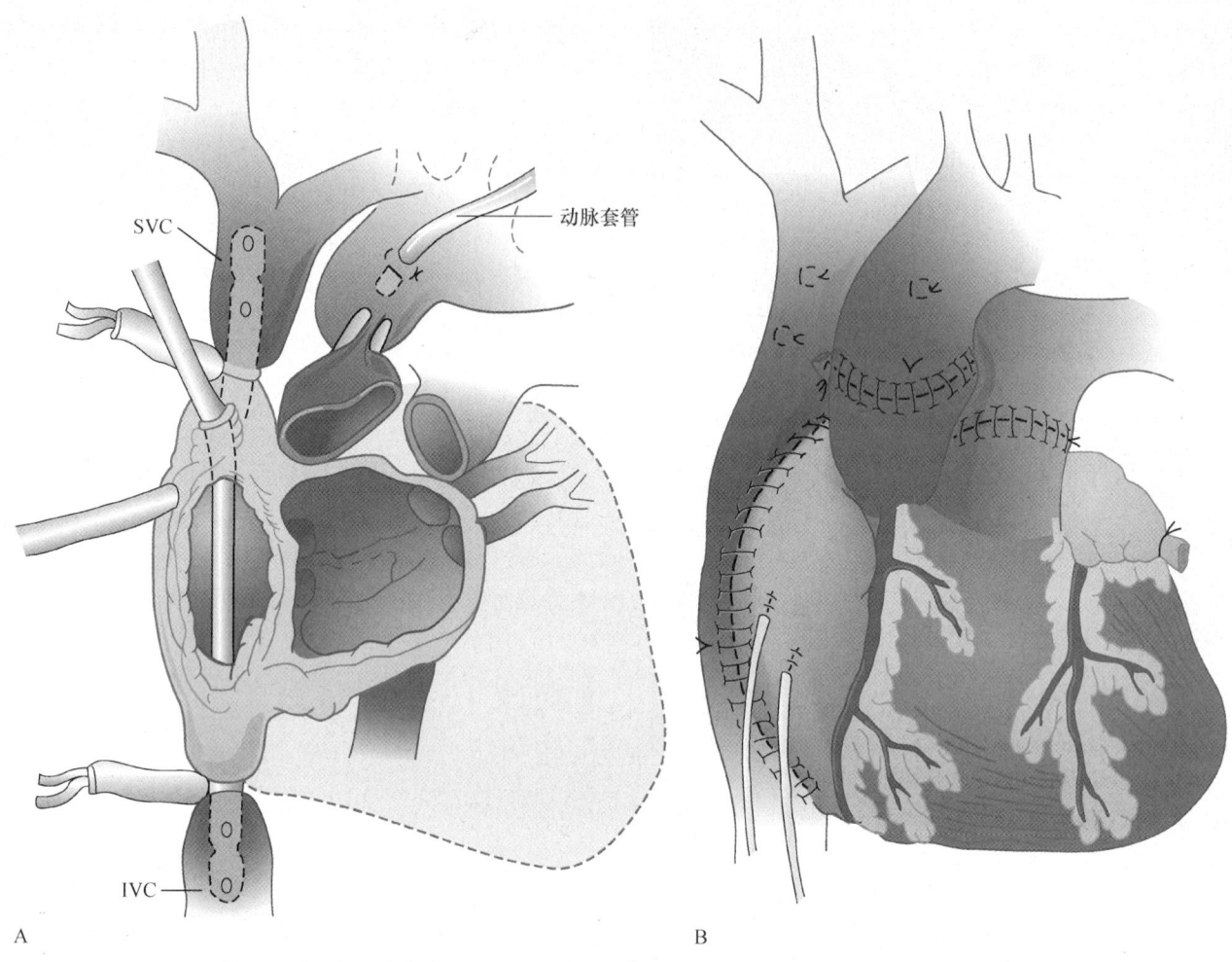

彩图 182-4 A 和 B，原位心脏移植标准吻合术。IVC，下腔静脉；SVC，上腔静脉。(From Hunt SA, Schroeder JS, Berry GJ: Cardiac transplantation, mechanical ventricular support, and endomyocardial biopsy. In Furster VL, et al [eds]: Hurst's The Heart. New York, McGraw-Hill, 2001, pp 729-730.)

heart failure，CHF)、发热（>38℃）、气短、低氧血症、低血压、顽固性高血压或新出现的心律失常的急诊就诊的心脏移植后的患者，应考虑感染和（或）排异的可能。由于移植心脏为去神经心脏，不能产生心绞痛，所以胸痛往往与心肌缺血无关[29]。移植心脏逐渐出现冠状动脉粥样硬化是慢性排异的标志。心肌缺血表现为充血性心力衰竭、室性心律失常、低血压、晕厥或猝死[30,31]。巨细胞病毒感染也是导致冠状动脉粥样硬化的高危因素[9,18,32]。

药物毒性

心脏移植患者需终生进行免疫抑制治疗。多数移植中心使用三联治疗方案，包括环孢素、泼尼松和硫唑嘌呤。每一种药物均有潜在的毒性，联合应用环孢素和泼尼松加重患者的高脂血症[16,33]。

极少数情况下，环孢素中毒可引起神经系统症状，如癫痫发作、意识模糊、皮质盲和四肢瘫痪，甚至出现昏迷。癫痫发作的治疗为抗惊厥的标准治疗方案[34-36]。

排异

75%～85%移植患者的急性排异出现在移植后的前3个月。对免疫抑制方案中的环孢霉素的剂量变化敏感。此前，排异是显而易见的，表现为低电压、QRS振幅降低、新出现的第三心音或新出现的充血性心力衰竭或房性心律失常。这些临床表现目前仅出现于严重排异，而排异的诊断依靠心内膜活检，病理表现为淋巴细胞的浸润或心肌细胞凋亡[1,16]。由于大部分早期的或轻度的排异通常无明显的临床症状，需要频繁的进行活检，以保证免疫抑制治疗方案的成功[37-38]。

心脏移植患者发生急性排异时，需增加皮质激素（甲泼尼龙500～1 000mg/d）和环孢素的剂量，或加用OKT3或抗胸腺免疫球蛋白。心脏移植患者需终生进行免疫抑制治疗，同时至少每3～6个月进行一次心内膜活检[38,39]。

由于缺乏迷走神经张力，移植心脏的心率在100～110次/分。心电图可以出现双P波，其中一个

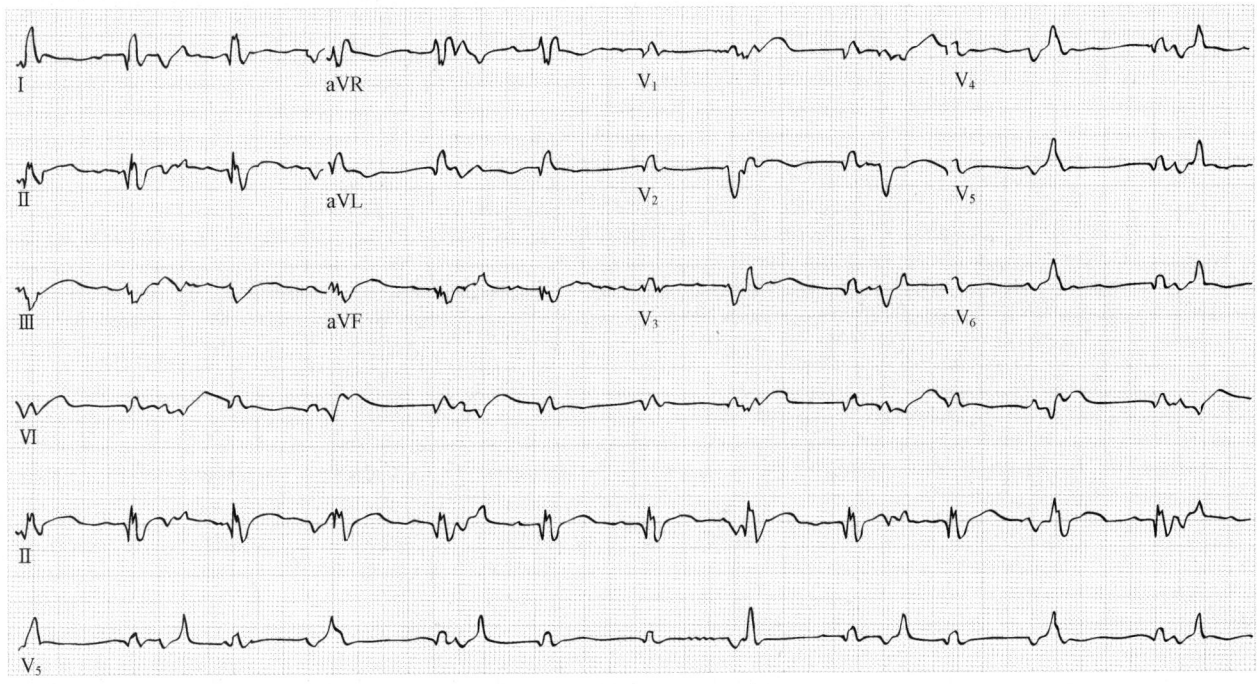

图182-5 68岁男性异位心脏移植患者；自体心率55次/分，供体心率73次/分。

P波来源于受体右心房后的窦房结；第二个P波来源于供体的窦房结，以正常的P-R间期顺序传导至心室。在很少的异位心脏移植的患者，可见到不符合正常标准的奇异的心电图（图182-5）。

在运动时，或在内源性儿茶酚胺的作用下，移植心脏的心率可达同龄最高值的70%。外源性的升压药物对移植心脏依然有效。由于移植器官的β肾上腺素能受体的上调，使其对去甲肾上腺素和异丙肾上腺素的反应轻度增加[34,39-41]。抗高血压药物的应用同未进行心脏移植的患者。由于去除迷走神经，阿托品无效。

感染

导致心脏移植患者感染的原因很多。1/4的患者死于移植后感染。由于移植后前3个月免疫抑制最强，使得此期内最易发生感染。有1/3的患者在第一年内发生感染，而一年后致命性的感染少见[1,18]。

移植后第一个月，主要为院内感染，感染原为常见的G⁻和G⁺细菌。3个月后，每年发生感染的概率为20%。最常见的皮肤感染是带状疱疹，治疗上应用大剂量的阿昔洛韦。若出现恶心、呕吐或腹泻，应进行巨细胞病毒培养和血清学检查[2,16,37]。

对所有出现发热的心脏移植患者都应引起重视，除非是小的局部的感染，如明显的上呼吸道感染。急诊的检查包括血和尿的培养、计算机断层扫描（computed Tomography，CT）、腰穿和支气管镜。除此之外，还需要进行全血细胞计数、血糖、血生化、血尿素氮和血肌酐、胸部X线和心电图检查。在131位因发热于急诊就诊的心脏移植患者中，其中的23位"排除脓毒症"，但仍然在其中的12位（52%）发现感染的器官[16,34,38]。

任何新发的头痛，无论伴或不伴视力改变，均有可能是脑膜炎或脑脓肿的始发症状，应进行头颅CT扫描和腰椎穿刺。李斯特菌、隐球菌脑膜炎，鼠弓形虫感染，或诺卡菌、曲霉菌引起的脑脓肿，其临床均可表现为发热、昏睡、头痛、神志改变或癫痫发作。通过大块受损组织的活检或脓肿的引流，常常可以作出更准确的诊断，而不需要进行腰椎穿刺。无菌性脑膜炎发生率为10%~14%，见于应用OKT3治疗6~10天的患者[1,18]。

为避免伴随出现心内膜炎，对于易导致菌血症的侵入性操作，如脓肿引流和导尿，应预防性应用抗生素，气管插管例外。当水痘-带状疱疹病毒血清阴性患者暴露于水痘或带状疱疹病毒环境时，应尽早应用VZV免疫球蛋白[2,16]。

肝移植

肝移植患者的1年和3年的生存率分别为86%和76%[28]。其并发症都是常见的移植并发症，移植器官功能衰竭往往是致命的。

解剖学

通常，供体的肝通过5步吻合法移植到受体身上

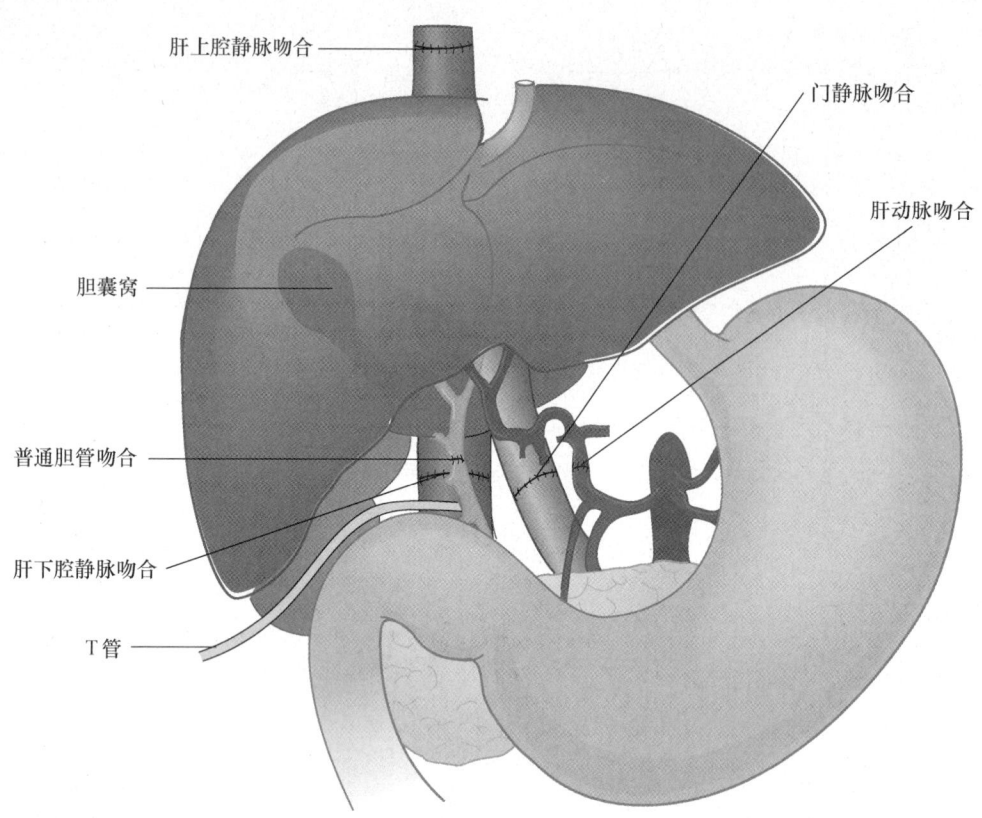

彩图 182-6　一例原位肝移植的标准吻合术。(From Powelson JA, Cosimis AB: Liver transplantation. In Ginnes LG, Cosimi AB, Morris PJ [eds]: Transplantation. Malden, Mass, Blackwell Science, 1999, p 352.)

(彩图 182-6)。首先吻合血管，使移植的肝得以再灌注。然后，吻合胆道系统，通常需要放置一个 T 管以防止出现再狭窄。最常见的血管并发症是肝动脉血栓形成，通常出现在移植后的早期。严重的肝功能衰竭往往不可逆，死亡率接近 75%[42]。

排异

尽管进行免疫抑制治疗，肝移植仍然存在排异。通常，排异出现于手术后的 1～2 周，表现为发热、右上季肋区痛、胆红素和转氨酶升高，以及非特异性的白细胞增多症。与移植排异相关的情况包括胆道机械性梗阻、原发性移植物无功能、血管吻合后的血栓形成导致缺血、病毒感染、药物中毒和原发病的复发[43-46]。

一旦怀疑移植物排异，应立即给予大剂量的甲泼尼龙，并立即住院治疗。如果仍不能减轻排异，可再次应用 OKT3 单克隆抗体联合多克隆抗淋巴细胞免疫球蛋白治疗[43]。

感染

手术一个月后，机会性感染取代常见的术后并发症。病毒（巨细胞病毒和单纯疱疹病毒）、真菌（曲霉菌、念珠菌和隐球菌）、原虫（肺孢子菌和弓形体）以及不常见的细菌（诺卡菌、军团菌和李斯特菌）等的感染出现。并且，胆管炎的发生率在增加，其感染原为来自胆道支架的定植菌，包括葡萄球菌属、肠杆菌属和 G⁻ 杆菌属。由于活检或胆道造影造成的移植物的损伤可引起胆管炎或肝脓肿。

肾移植

肾移植目前已非常成功，其 1 年和 3 年的生存率分别为 96% 和 91%[28]。移植肾位于前骨盆，为腹膜后位，存在容易受到直接的打击和汽车安全带损伤的危险。尽管如此，移植肾的损伤很少见[27]。

感染

肾移植后常见的细菌感染性疾病是肾盂肾炎，通常发生在术后 1 个月内应用大剂量免疫抑制剂时。在此期间，发生脓毒症的风险逐渐增加，G⁺ 细菌引起的伤口感染和 G⁻ 细菌感染是主要病因。在最初的 4 个月内，肾盂肾炎的发病率超过 35%，但可以通过预防性的应用抗生素来避免。对罹患肾盂肾炎的移植患者，应给予强有力的抗菌治疗[47,48]。

在肾移植患者中，肝炎的最常见的原因为丙型肝炎病毒（HCV）感染。对于潜伏期的 HCV 感染，移植前的抗体检查的阳性率低，导致受体通过输血或供体器官获得感染。移植后 4 个月，近 50% 的血清阳性的患者发生肝疾病。大部分慢性肝炎的患者伴随免疫缺陷，容易发生脓毒症和自发性腹膜炎。移植前筛查是预防的唯一途径[1,48]。

排异

早期的移植肾排异是由 T 淋巴细胞介导的，包括细胞毒性的 $CD8^+$ 细胞和 $CD4^+$ 细胞，针对供体组织抗原。此外，B 淋巴细胞、自然杀伤细胞和巨噬细胞浸润外来组织。B 淋巴细胞产生特异性抗体，损伤小血管，使组织灌注受损。

移植肾充分发挥其功能几年后，可发生慢性排异，导致肾硬化。在此过程中，肾血管内膜增生，导致管腔明显狭窄。由于移植肾缺血，出现全身性高血压，造成肾小管和肾小球萎缩。

在尸体肾移植时，几乎都存在组织相容性差异，常规需要进行长期免疫抑制治疗。通过联合应用硫唑嘌呤、泼尼松和环孢素可以解决这个问题。对急性排异患者，每天应用大剂量的甲泼尼龙（500～1000mg），连用 3 天。经过 6～12 个月，许多患者仅需要小剂量维持（10～20mg/d）[47,48]。

移植肾排异在临床上表现为发热、移植肾肿胀和压痛、尿量减少。急性血肌酐升高应引起重视。应进行肾超声检查，以除外梗阻、脓肿、血管内血栓形成和肾周积血、积脓或淋巴液积聚[48]。出现上述情况，应及时就诊。

肺移植

肺移植可以单独进行或进行心肺联合移植，其 1 年生存率分别为 76% 和 56%。除囊性肺纤维化外，通常进行单侧肺移植，所以听诊时会出现双侧呼吸音不对称。目前没有有关移植后肺损伤的经验的报道。通过与术前胸部 X 线进行对比来评估损伤。由于粘连和小腔形成，在移植肺侧放置引流管可能很困难[27]。

排异

尽管目前肺移植仍较少，但其移植数量在逐渐增加，仅在美国，每年有超过 800 人接受肺移植[28]。大部分的患者出现早期排异，25%～40% 的患者出现慢性排异。急性排异可出现于移植后的几天之内，或几年之后才出现，临床表现为咳嗽、呼吸困难和发热。随着氧合的下降和肺功能的恶化，可出现干啰音。早期排异在胸部 X 线上常表现为浸润影。移植 1 个月后出现的排异，75% 的胸部 X 线是正常的。通过支气管镜活检可发现是否存在排异，病理表现为淋巴细胞浸润[18,49-51]。

在急性排异时，大剂量的甲泼尼龙（500～1000mg/d）对大部分的排异有效。对于难治性的排异反应，可应用 OKT3[50]。

慢性移植肺排异是移植后期致残和致死的直接原因，而急性排异和 CMV 肺炎是早期危险因素。闭塞性细支气管炎可导致病理性的血管硬化和进行性的气流受限。排异可以发生在移植数年后，但到发病的平均时间是 8～12 周。临床表现上表现为呼吸道感染或支气管炎。如果患者目前的症状包括呼吸困难，就要寻找是否存在排异[50,52]。

慢性排异的治疗是应用大剂量的甲泼尼龙（500～1000mg/d），在急诊即应开始第一针的治疗。抗淋巴细胞抗体也用在慢性排异的治疗中，但排异复发仍经常发生。

感染

脑死亡的供体在使用呼吸机期间，细菌会定植在移植肺中，使移植肺高度易患肺炎。移植后，黏液纤毛廓清能力的下降、去神经支配导致咳嗽反射降低以及肺泡巨噬细胞功能受损也是移植肺易患肺炎的原因。最常见的感染原是 G^- 细菌，如假单胞菌和葡萄球菌。针对来自气管-支气管树的细菌培养结果，积极地进行抗生素治疗。同时也不应忘记社区获得性肺炎。由于常规预防性的应用 TMP-SMX，肺孢子菌性肺炎并不常见[1,50]。

巨细胞病毒肺炎是肺移植后最常见的机会性肺感染。移植后 3 周至 4 个月是其易感期。临床表现上，CMV 感染与移植排异极相似，需要组织活检和病毒培养才能进行鉴别。更昔洛韦对巨细胞肺炎有效。常有念珠菌的定植，但不致病。真菌中，曲霉菌感染对于移植肺威胁最大。结核再活动少见[50,51]。

胰腺移植

胰腺可以单独移植或与肾进行联合移植。胰腺移植并发症的发生率高，1 年生存率为 72%。由于异体移植胰腺的外分泌通常排至膀胱，泌尿生殖系统相关的症状也很常见。十二指肠胆囊造口吻合术瘘管可出现在移植后的早期，临床表现为腹痛、腹部压痛、高淀粉酶血症、白细胞增多和血肌酐升高。其他的胰腺移植并发症包括泌尿系感染、血尿、反流性胰腺炎、排异和移植胰腺血栓形成[53-55]。

由于移植的胰腺位于盆腔，覆于髂血管上，当机体受到创伤时，应考虑其解剖位置，这是非常重要的[27]。移植胰腺外分泌至膀胱，由于长期的碳酸氢盐的丢失，患者可出现阴离子间隙正常的酸中毒。不要同乳酸酸中毒相混淆。除非移植胰腺功能受损，否则不需外源性的胰岛素治疗。腹膜灌洗液中出现淀粉酶可能来源于本体器官或移植物遭受创伤或膀胱破裂（如果患者病情稳定，建议行 CT）。CT 扫描应使用直肠对照，再加上静脉和口服，以便更好地区分自体的和盆腔移植器官[27]。目前正在进行胰岛细胞移植治疗糖尿病的研究，如果成功，将取代实体器官胰腺移植，避免移植相关的并发症。

器官移植的心理问题

无论是对于正在考虑或已经接受器官移植的患者，器官移植都会对其心理方面产生冲击。对于终末期器官衰竭的患者，器官移植不再是实验性的，已经成为普遍的治疗选择。对于供体、受体和移植者来说，自然会产生强烈的情感冲击。

移植程序广泛采用社会心理选择标准。总体上，心脏移植程序的标准是最严格的。终生的免疫抑制或激素撤减的副作用包括焦虑、抑郁和失眠。另一方面，成功的移植通常带来心理健康。移植社会工作者应对围绕每一个移植受体的社交网络给予关注，并且能够参与其中。如能对治疗的所有方面长期配合，可以将排异降至最低[56]。

处置

经急诊住院的患者中，实体器官移植患者的住院率明显高于普通患者[28,46]。对于免疫抑制患者，由于疾病不易发觉，需要进行彻底的评估。如果出现器官排异、感染或药物毒性，应咨询当地的器官移植专家。无移植经验的医生应与患者的移植中心联系，来进行咨询和协调接下来的治疗。对出院的患者需进行仔细的指导，并密切随访。

重要概念

- 对急诊就诊的仅有轻微临床表现的器官移植患者，也要考虑器官排异、感染或药物毒性的可能。
- 即使患者仅一天未服用口服的免疫抑制剂，也应被视为急诊情况。
- 急诊医生在处方药物时，一定注意避免药物相互作用和药物毒性。
- 移植后 1~6 个月发生的感染通常是免疫调节病毒（如 CMV）感染或机会性感染。
- 由于存在传染的风险，与移植患者关系密切的家庭成员不应当接种活病毒抗原疫苗。

本章参考文献请参见 http://pumpress.bjmu.edu.cn/eduservice/3419.html

第六篇 酒精与物质滥用

第 183 章 酒精相关疾病

John T.Finnell and David B.McMicken

练睿 译 张国强 校

概述

流行病学

急诊内科医生深知酒精中毒的危害和高发病率。摩托车碰撞、溺水、自杀、杀人、离婚、暴力犯罪、虐待儿童、失业和家庭破裂经常直接或间接与过度饮酒有关。酒精不仅危害饮酒个人，而且对家庭、社区和工作场所均有深远的影响。在美国大约有 68 800 000 急诊（ED）人次，占总人口的 28.7‰[1]。在一项研究中，急诊酒精中毒患者的 5 年死亡率是对照组的 2.4 倍[2]。

一个简单、快速有用的酒精中毒筛查测试包括 4 个问题（CAGE）：你是否曾经感到：

- 需要减少你的饮酒量吗？
- 对你饮酒的批评感到懊悔吗？
- 对你的饮酒感到内疚吗？
- 早晨一睁眼就需要饮酒吗？

如果这些问题中有两个或更多回答是肯定的，需要进行进一步的评估[3]。如果对"你是否曾经患有饮酒问题？"这个问题出现肯定回答，再加上过去 24 小时内饮酒的证据，作为鉴别酒精中毒的筛查工具，有 90% 的敏感性和特异性。

酒精是最常见被美国人使用的娱乐药物，人均消费逐年增加。在美国，约有 12% 的人终生酗酒[4]。酗酒现象存在于社会的各个阶层，并且成为可预防的导致死亡和发病的主要原因，据估计美国每年为此花费超过 1850 亿美元[5]。估计大约有 18 000 000 酗酒者居住在美国。在美国，每年与酒精相关的死亡人数超过 100 000 人，成为可预防性死亡发生的第三大病因[6]。

定义和历史

很难对酒精中毒进行准确定义。有提议围绕酒精中毒的特征将其定义为"一种原发的慢性疾病，其发展和表现受遗传、心理和环境因素影响。"本病通常进行性加重并最终致命。它的特点是无法控制过量饮酒，沉溺于酒精但却矢口否认。这些症状可能会定期或持续发作[7]。当大量饮酒影响一个人的身体健康、社会行为能力或人际关系时，就出现了酒精中毒。当然，当患者对酒精产生依赖时可以称其为"酒鬼"。

国家酒精滥用和酒精中毒协会定义的危险的或"濒临危险的"饮酒包括：

男性：每周内饮酒超过 14 杯或每次饮酒超过 4 杯

女性：每周内饮酒超过 7 杯或每次饮酒超过 3 杯

年龄大于 65 岁：每周内饮酒超过 7 杯或每次饮酒超过 1 杯

饮酒者出现酒精相关的不良结果

引起酒精中毒的原因尚未完全明确，看起来是生物因素和环境因素相互作用的结果。通过对家族内部、双胞胎和寄养子的研究显示，酒精代谢酶的遗传变异性可能是引起酗酒一个危险因素[8]。一项名为"酒精中毒遗传性的合作研究"（Collaborative Studies on Genetics of Alcoholism，COGA）的大型研究，正致力于定位其他的引起酒精中毒的基因。

酒精中毒的病史具有较大的变异性，任何患者均有可能出现，而与年龄和社会地位无关。酒精中毒的发病年龄持续下降。有超过 6% 的高中生每天饮酒，并且经常见到年龄 <16 岁的青年已经完成"酒精解毒方案"的整个疗程[9]。许多患者在 60 岁后开始大

量饮酒。

第四版的《精神障碍的诊断和统计手册》（Diagnostic and Statistical Manual of Mental Disorders，DSM-Ⅳ）将物质滥用分为两大类，其中包括酗酒。并列出了物质滥用和物质依赖的诊断标准[10]。慢性酗酒最终导致对酒精的获得性耐受，在这种情况下，需要逐渐增加饮酒量才能达到相同的效果。也存在对酒精的先天耐受性。酒精中毒后的行为异常表现各异，与患者的饮酒史无关。

持续的酗酒发展为酒精依赖，第四版的《精神障碍的诊断和统计手册（DSM-Ⅳ）》给出的定义为：不恰当的应用物质导致临床上出现显著的损害，表现为在12个月内出现下列表现中的3项或更多：

1. 心理依赖，通过耐受力或停药证实
2. 摄取酒精超过预期的量或时间
3. 持续的酒精欲望或努力控制酒精消费未成功
4. 花费大量的时间在获得酒精的活动或从酒精的影响中恢复
5. 由于持续的消费酒精，被重要的社会、职业或娱乐活动抛弃
6. 虽然知道酒精可能导致或加重心理或生理问题，但仍然持续摄取酒精。

疾病原理：酒精的代谢

酒精可以被胃和小肠很快吸收，均匀地分布于所有脏器，包括胎盘。酒精的氧化是个复杂的过程，涉及三种酶系统，均存在于肝细胞中。酒精的药物代谢动力学特性已为大家所熟知。第一类的乙醇脱氢酶（alcohol dehydrogenase，ADH）同工酶，即ADH1A、ADH1B和ADH1C、氧化乙醇。ADH1B和ADH1C具有遗传多态性，导致在动力学特性方面也有差异。ADH3位点有两个等位基因，在酒精氧化的最大清除率（V_{max}）方面，其药物代谢动力学差异可达2.5倍[11]。

$$乙醇 \xrightarrow[NAD \rightarrow NADH]{乙醇脱氢酶} $$

$$乙醛 \xrightarrow[NAD \rightarrow NADH]{乙醛脱氢酶} $$

$$乙酰辅酶A \xrightarrow[循环]{柠檬酸} CO_2 + H_2O$$

NAD：烟酰胺腺嘌呤二核苷酸
NADH：还原烟酰胺腺嘌呤二核苷酸

慢性酒精依赖可使旁路途径即微粒体乙醇氧化系统（microsomal ethanol-oxidizing system，MEOS）途径被激活。细胞色素P450分子是MEOS的主要组成成分，以几种变异体的形式存在。参与酒精代谢最重要的因子就是P450 2E1（CYP2E1）。酒精中毒的许多表现是由于毒性副产物（氢和乙醛）、其他药物代谢的加速以及代谢途径中肝毒性化合物的激活而导致的。

除了肝作为酒精代谢的主要场所，还有其他组织也参与了代谢过程。虽然胃黏膜存在ADH，但是在女性及亚裔人群中，经胃代谢的酒精是降低的。酒精生物利用度的增加或首过代谢的降低或许可以解释为何女性对酒精中毒急慢性并发症敏感性增高。

研究揭示酒精清除沿两条不同的曲线进行。低酒精浓度时酒精清除率接近0级动力学（平均速率），高酒精浓度时酒精清除率接近1级动力学（在一定时间内药物的清除量与药物浓度成正比），慢性酒精中毒的患者尤为明显。MEOS途径可以解释血液中的酒精浓度高时其清除率也相应增加。

酒精的吸收率与清除率有个体差异并取决于很多因素，例如：饮食、性别、体重和体质、消耗速度、胃蠕动性、胃中现存食物、吸烟史、年龄、个体是否是存在诱导酶以及强MEOS活性的长期嗜酒者、进展期肝硬化、存在腹水、营养状态[12]。血液中酒精清除速率的个体差异性很大，有数据表明其波动于$9 \sim 36 mg/(dl \cdot h)$。

虽然一些慢性饮酒者的酒精清除率高达$36 mg/(dl \cdot h)$，但一般在典型中毒的急诊患者中其酒精清除率仅$20 mg/(dl \cdot h)$。在成人、青少年以及儿童中其酒精清除率也一般仅$20 mg/(dl \cdot h)$。在少数情况下需要获得酒精清除率的准确预测值，那么则需要在初次检测后数小时重新检测[13]。

酒精中毒的生理反应随着血液酒精浓度的不同而变化（表183-1）。虽然血液酒精浓度达20mg/dl（0.02mg%）时即可出现精细动作控制力以及判断力

表183-1 生理影响和血液内酒精浓度水平

血液酒精浓度（mg/dl）	生理影响*
20~50	精细运动控制消失
50~100	判断能力受损
	协调能力受损
100~150	步态和平衡不稳
150~250	昏睡，无帮助的站立困难
300	初次喝酒者昏迷
400	呼吸抑制

* 这些影响是对于那些偶尔酗酒者。慢性酗酒者有耐受性，当酒精浓度更高时才会出现功能性异常。另一方面，酒精和药物混合，很少量酒精都能导致患者昏迷。

下降，但是仍然存在较大的个体差异。长期酗酒者可出现耐受力增加。如果没有量化测定则很难准确判断个体血液酒精浓度（BAC）。当血液酒精浓度达到150mg/dl（0.15mg%）时，超过50%的人会出现酒精中毒表现。随着酒精浓度的上升，病人的清醒程度会下降，最终导致昏迷。误吸和呼吸抑制可导致死亡。

在美国的多数州，驾驶时的法定的酒精中毒浓度是80mg/dl（0.08mg%）。现在许多州规定酒精浓度超过20mg/dl（0.02mg%）时即应撤销驾照。但在从事其他活动时，这个血液酒精浓度并不违法。

酒精通过被动弥散至机体任何存在水分的地方，因此，通过测定合作的患者的呼出气或唾液中的酒精浓度，可得到可信度较高的血液酒精浓度近似值。这可以用来快速筛查醉酒[14,15]。而不配合患者呼出气酒精浓度可能出现假阴性。

鉴别思路

急性酒精中毒是一个排他性诊断。在推断患者的行为仅是由酒精引起之前，应考虑到其他可能的情况。低血糖、低氧血症、二氧化碳麻醉、混合性酒精-药物过量、乙二醇或甲醇中毒、肝性脑病、精神病、重度眩晕以及精神运动性癫痫的表现均与酒精中毒相似。确诊为酒精中毒后应考虑到有隐蔽性头部创伤及伴随代谢紊乱的可能性。医生可以通过从随行医护人员及家属处获得充分的病史、同一临床医师的反复查体以及辅助检查确诊。

处理

对昏睡及昏迷患者应评估其气道及通气功能，必要时应行气管插管。由于酒精吸收迅速，洗胃及活性炭并不适用于单纯酒精中毒患者，但对于怀疑存在混合性药物酒精过量时具有适应证。

酒精与全身麻醉剂一样作用于细胞膜脂质体。由于没有乙醇特异性受体，因此也不存在特异性的乙醇拮抗剂。

对昏迷患者，可予以维生素 B_1（静脉给予100mg）预防或治疗韦尼克-科尔萨科夫综合征，给予葡萄糖（静脉给予葡萄糖25～50g）治疗低血糖，予以纳洛酮（静脉给予0.8mg）治疗可疑吸食鸦片类物质的患者。可能的话，在经验性给予葡萄糖治疗之前应记录低血糖。在维持气道通畅和呼吸支持下，最后肝将酒精代谢掉，患者意识恢复。

酒精诱发的低血糖患者给予葡萄糖（静脉给予葡萄糖25g）可出现戏剧性的效果。与其他原因导致的低血糖不同，由于肝糖原储备耗竭，酒精中毒导致的低血糖可能对胰高血糖素反应不佳。尽管韦尼克脑病属于急症，而酒精诱发的低血糖较之更为常见，如不处理，可呈现严重的和持续的病态。因此，应及时给予维生素 B_1 治疗，但葡萄糖治疗不应被耽误[16]。

在急诊室应立即对酒精中毒患者进行评估和治疗，不论患者如何吵闹。当遇到酒精依赖患者时医师容易出现漏诊和误诊。理论上，通过合理限制拘留的易感性低于提前出院后由酒精依赖患者或无辜的旁观者造成损伤的可能性。当患者清醒、可以自己穿衣、行走并且独立行使机体机能时（实验室检查异常或没有头部受伤），可以考虑出院。在理想情况下，应有一名关心患者的陪同人员并且他愿意陪同患者留观24～48h。

酒精戒断综合征

疾病原理

酒精戒断的神经生理学机制较为复杂并且尚未完全明确。长期饮酒会对中枢神经系统产生抑制作用。酒精戒断的标志为中枢神经系统兴奋性增加，主要表现为脑脊液、血浆以及尿液中儿茶酚胺水平上升。

慢性酒精消耗可以影响中枢 α-肾上腺素能受体、谷氨酸盐、中枢 β-肾上腺素能受体、抑制性神经递质 γ氨基丁酸与多巴胺的更新。通过予以洛非西定和可乐定（$α_2$-肾上腺素能受体拮抗剂）、普萘洛尔和阿替洛尔（β-肾上腺素能受体拮抗剂）、氟哌啶醇（多巴胺受体拮抗剂）以及地西泮和异丙酚（γ氨基丁酸拮抗剂）可以控制酒精戒断的症状和体征，而这也印证了上述的机制[17,18]。

鉴别思路

戒酒综合征易与其他疾病混淆，这些疾病包括急性精神分裂症、脑炎、药物诱导的精神障碍、甲状腺毒症、抗胆碱能药物中毒以及其他催眠镇静类药物的戒断症状。酒精戒断综合征与酒精诱发的低血糖鉴别较为困难。

急性精神分裂症通常会在青春期或成年早期起病。主要表现为复合性怪异妄想和情感贫乏。戒酒患者通常发病年龄较大（20～30岁），过度活跃并且有定向障碍。二者主要区别为：精神分裂患者常出现典型的幻听，而戒酒患者更多出现幻视。

脑炎可出现头痛、意识错乱、发热以及癫痫发作。甲状腺毒症多见于女性，其特征包括易怒、失眠、震颤、食欲亢进却体重减轻、心悸以及大便次数增多。查体可发现眼睑闭合不全、心动过速以及甲状腺血管杂音。脑炎或甲状腺毒症的发作与饮酒无关。

摄入多种不同的药物或植物可发生抗胆碱能药物中毒。典型临床表现为口干、眼干、皮肤干燥、肠鸣音减弱、尿潴留以及谵妄。苯丙胺和可卡因中毒可表现为食欲减退、失眠以及交感神经兴奋。

阿片类药物在撤药过程中可出现腹痛、腹泻，患者精神状态一般正常，无发热并且癫痫发作不常见（除非应用哌替啶）。相反，酒精戒断时通常出现定向障碍、发热并可能出现癫痫发作。

戒酒综合征的表现通常在患者开始减少饮酒量后6~24h出现。如果患者在戒酒后3d或更长时间出现酒精戒断症状，应考虑应用半衰期更长的药物。与戒酒综合征相比，苯巴比妥和苯二氮䓬类药物戒断综合征通常进展缓慢，后期更易出现癫痫发作（7d vs. 2d），且癫痫持续状态更常见。

临床特征

1955年伊斯布尔及其同事的经典研究证实了酒精与戒断综合征之间的关系[19]。他们证实症状和体征的严重程度取决于酒精摄入量及饮酒时间。酒精戒断综合征可出现血液酒精水平开始下降的任何时间。因此，只有饮酒量逐渐减少而并非突然停止饮酒才会出现酒精戒断综合征。

酒精戒断综合征通常在减少饮酒量6~24h后出现并持续2~7d。轻度戒酒综合征可表现为失眠、易怒；大部分表现为出汗、发热、定向力消失及幻觉。

少部分酒精戒断综合征常发生于停止饮酒或减少饮酒量6h后并在24~36h达高峰。它的特征性表现为轻度自主活动亢进：恶心、食欲减退、粗大震颤、心动过速、高血压、反射亢进、睡眠错乱（例如失眠、多梦）、焦虑[20]。

大部分酒精戒断综合征出现在减少饮酒量或戒酒24h后并且在50h达到高峰，少数情况下需5d才表现出来。典型表现为显著的焦虑、失眠、易怒、震颤、食欲缺乏、心动过速、反射亢进、高血压、发热、癫痫发作阈值降低、幻听、幻视，最终发展为谵妄[21]。

震颤、惊恐性幻视、意识深度错乱、易怒以及表现为高热（超过101°F）、高血压（超过140/99mmHg）、心动过速的肾上腺功能亢进综合征最终可出现震颤性谵妄。上述症状很少在戒酒后第三天出现。仅有5%戒酒综合征的住院患者发展成为震颤性谵妄。酗酒患者出现谵妄的原因还应考虑到脓毒症、脑膜炎、低氧血症、低血糖、肝功能衰竭以及颅内出血。真正的震颤性谵妄很少见并且不等同于戒酒症状。

处理

院外护理

出现酒精戒断综合征的酒精依赖性患者可能还存在混合性酒精和药物的摄入、隐蔽的头部创伤或颈椎棘突损伤。对不能独立端坐或精神状态有改变的患者应建立静脉通路。应弹丸式注射纳洛酮（0.8mg）和葡萄糖（葡萄糖25g）。应进行快速血糖检测，但如果无法检测血糖，对精神状态改变的患者应予以葡萄糖治疗。在葡萄糖治疗后应尽早开始维生素B_1治疗。应予以保持气道通畅及呼吸支持。急救医务人员应监测患者的生命体征及神经系统状态。如果怀疑存在外伤应注意固定颈椎。在患者到达急诊科进行评估之前应最好不要给予其他治疗。急救人员应警惕酒精中毒的伴随疾病，例如肺炎、脓毒症、消化道出血、胰腺炎、肝衰竭、低血糖以及颅内出血。

院内护理

初始评估 患者家属、朋友、旁观者或随行医务人员可能比患者自身提供的病史更为可靠。准确检测生命体征是最基本的。需要测直肠温度。酒精依赖性患者出现高热、低体温、呼吸急促或心动过速可能提示病情严重。在初始评估应考虑到这些严重情况。

应进行快速、全面检查，特别注意意识状态、肝衰竭征象及凝血功能紊乱。应注意查找有无外伤，例如皮下气肿、瘀斑、结膜下出血、血鼓室、Battle征或触及骨折。神经系统检查应注意寻找有无定位体征，包括中枢性面瘫、偏身轻瘫、双侧反射不对称、双侧瞳孔不等大或瞳孔反射不对称。

治疗方案 酒精戒断综合征的诊断和治疗都应迅速，及时治疗是非常有必要的：①可以解除患者焦虑和幻觉；②防止戒断症状和痉挛继续进展；③有助于与可治疗的原发性精神性疾病鉴别；④使长期戒酒患者产生新药物依赖的风险降至最低；⑤治疗还可以让患者恢复平静，进行充分的检查，从而协助诊断饮酒典型并发症，如胃炎、脱水、胰腺炎、肺炎、电解质紊乱和肝炎等。

为防止患者伤害自己和医务人员，在使用适当药物镇静的同时，可联合使用合理的限制来隔离患者。相比较于让患者签署"拒绝医疗建议"表并允许其出院，合理的限制更可取。

药物干预 有酒精戒断症状的患者应当接受药物干预及支持治疗。治疗酒精戒断症状的理想药物应具有起效快、安全性高、不依赖肝代谢、不易上瘾等特点。尽管没有一种药物能符合所有的特性，苯二氮䓬类显然是最主要的治疗药物。

苯二氮䓬类药物 苯二氮䓬类药物不但有良好的抗惊厥特性，而且是所有中枢抑制剂中对呼吸、循环功能抑制最小的一类药物。对于口服不能配合的患者，可以静脉输注或肌注。通过与 GABA 相关氯通道受体的作用，苯二氮䓬类药物替代了酒精所产生的激动 GABA 效应，从而减轻了戒断的症状与体征。

尽管众多的苯二氮䓬类药物已经被研究，但没有证据显示哪种苯二氮䓬类药物有明显优势。劳拉西泮无论是口服、肌注还是静注，生物利用度均很高，对于情绪激动无法静注的患者来说，肌注劳拉西泮可以很快被完全吸收。劳拉西泮为中效，半衰期是7～14h，在服用后36～48h 达到稳定的血药浓度，且不产生有活性的代谢产物。过度镇静、意识错乱、共济失调是所有长半衰期的苯二氮䓬类药物的潜在并发症。劳拉西泮在肝代谢，产生无活性的代谢产物。尽管劳拉西泮在伴有肝硬化或肝衰竭患者体内的半衰期延长，但其程度远不及氯氮䓬。对肾衰患者或老年人而言，劳拉西泮的灭活很少受影响。

根据戒断症状的严重程度，劳拉西泮的静脉应用剂量为 1～4mg。若为严重戒断症状不缓解，每隔5～15 分钟可重复给药。若肌内注射，则每30～60 分钟肌注 1～4mg 直至患者平静，之后可每小时一次，使其保持轻度嗜睡状态。对于中度戒断症状，口服用法是 6mg/d，分3 次服用，每天可减量 1～2mg，4～6d 后可停药。地西泮用法为 5～10 分钟静注 5mg（2.5mg/min），直至患者平静。可每隔 5～10 分钟可重复使用，若第二次应用 5mg 效果不佳，第三、四次的剂量可增加至 5～10min 静注 10mg。若仍无效，可以将第五次及之后的剂量增加至 20mg，直至患者充分镇静。由于地西泮吸收不稳定，不能肌内注射。

苯二氮䓬类药物用于酒精戒断治疗的剂量可变性极大。实际上，剂量与患者的躁动程度相关，谵妄的患者可静脉输注大剂量该类药物，曾有在 48h 输注 2 640mg 地西泮、35mg 氟哌啶醇，在 1 小时内输注 75mg 咪达唑仑，在 5 天内使用咪达唑仑 2 850mg 的记录。

苯丁酮类药物 氟哌啶醇，一种多巴胺拮抗剂，可以应用于对静注苯二氮䓬类无效的有酒精戒断症状或谵妄状态的患者。氟哌啶醇比氯丙嗪更有效，抗胆碱能特性弱，较少引发心血管副作用，且基本不降低癫痫发作阈值。氟哌啶醇对心肌功能或呼吸驱动的影响不大，无论是静注、肌注还是口服，其安全性及有效性在急诊使用中已得到肯定。氟哌啶醇没有抗惊厥属性，但对锥体外系有一定影响。2008 年，Ortho-McNeil 表示痴呆相关的老年精神病患者应慎用氟哌啶醇。与安慰剂治疗组相比，使用抗精神病药物如氟哌啶醇治疗的痴呆相关的老年精神病患者，其死亡风险提高了 1.6～1.7 倍。容易发生 QT 间期延长的患者应避免使用。氟哌利多与氟哌啶醇有类似的效果。2001 年，鉴于使用氟哌啶醇后可出现 QT 间期延长和尖端扭转型室速，美国食品和药品管理局已发布了黑框警告，但对躁动患者而言，氟哌啶醇仍是安全有效的治疗药物[26]。氟哌啶醇和氟哌利多均可引起肌张力障碍。

氟哌啶醇与劳拉西泮合用是安全的，且或有协同作用，因为氟哌啶醇减轻幻觉，劳拉西泮可抑制肾上腺素效应。一些研究已表明，伴有严重内科基础病的患者可大剂量合用：在一个患者 24h 内应用 240mg 氟哌啶醇和 480mg 劳拉西泮，另一个患者在 8h 内应用 485mg 的氟哌啶醇，两者相比，均无明显的副作用。所以，有人主张可增大氟哌啶醇和劳拉西泮的合用剂量[27]。

急诊和门诊病人治疗方法

快速、积极的控制酒精戒断症状是非常重要的。苯二氮䓬类药物是治疗的基石，因劳拉西泮有上述的种种优良特性，为治疗首选。

根据戒断症状的严重程度，静注劳拉西泮的初始剂量为 1～4mg，对于有严重戒断症状的患者，每隔 5～15 分钟可重复给药一次。肌注劳拉西泮的剂量为每 30～60 分钟使用 1～4mg，直至患者平静。为使患者保持轻嗜睡状态，之后每小时应予维持剂量。在苯二氮䓬类药效消失，戒断症状不再进展前，应将患者留院观察或收住院[22]。

门诊治疗包括：口服劳拉西泮，每日 3 次，每次 1～2mg，3～6 日内逐渐减少剂量；氯氮䓬，每日 3 次，每次 25～100mg，3～6 日内逐渐减量；或地西泮，每日 1 次，每次 30mg，根据症状严重程度，5 日内逐渐减量。合理饮食、戒酒、参与社区康复计划是可行的。当患者控制戒断症状需要 300mg 氯氮䓬或 60mg 地西泮时，应住院治疗。但患者出现严重酒精戒断症状（如定向障碍、幻觉、出汗、发热）时，也应住院治疗。100mg 的氯氮䓬相当于 20mg 的地西泮、5mg 的劳拉西泮。

辅助治疗

正在接受治疗的有严重酒精戒断症状的患者应该

给予硫胺素（100mg IV）和镁剂（2g IV）。尽管硫酸镁并不能降低戒断症状的严重性、谵妄的发生率以及缓解癫痫的发作，但对于肾功能正常的患者，镁剂并不带来严重并发症，且花费不高。在非紧急情况下，口服补镁即可以改善慢性酗酒者的肝功能、电解质平衡以及肌张力[28]。对于慢性营养不良的患者还可以给予多种维生素制剂。尽管其临床效益尚未被证实，但其同样无害且花费不高[18]。

输注生理盐水可以纠正可能存在的低血容量。纠正电解质及代谢紊乱（低镁血症、低磷血症、低钾血症、酸中毒）有益于患者，但并不能缓解戒断综合征。

因为可能会导致低血压、降低癫痫发作阈值、干扰体温调节中枢，并且在应用治疗量剂量时即可导致锥体外束副作用，吩噻嗪类药物在酒精戒断综合征的患者中是禁用的。

酒精相关性癫痫发作

癫痫的鉴别诊断及治疗是涉及酗酒的众多医疗问题中最具挑战性和争议的问题之一（框183-1）。应当询问伴有癫痫发作的急诊就诊患者其酒精摄入量。来急诊就诊的癫痫发作患者中，20%～40%的发作与酒精摄入或酗酒有关。在癫痫持续状态的患者中，11%～24%的发作是由酒精诱发的[30,31]。在周日限制酒精销售的一些州，急诊科医师在周一可能会看到酒精相关性癫痫发作的高峰[32]。

在酒精相关性癫痫发作患者的初始治疗中，首先要识别可治疗的、威胁生命的因素。这些包括（但不仅限于）中枢神经系统感染、代谢紊乱以及颅内出血。在有或者无潜在危险因素的患者中，酒精通过以下几种方式诱导癫痫发作：①在酒精摄入一段时间后部分或绝对的戒断；②急性酒精相关性代谢紊乱（例如低血糖症和低钠血症）；③制造一种病理状态导致颅脑损伤；④诱发特发性或外伤后癫痫患者的癫痫急性发作；⑤降低既往即存在颅内病理状态患者的癫痫发作阈值；⑥长期大量酗酒，独立于酒精戒断之外。同时，酗酒者对于包括神经梅毒、获得性免疫缺陷综合征、脑脓肿以及脑膜炎等在内的其他癫痫发作相关的紊乱更加敏感[33-35]。

酒精戒断性癫痫发作

关于酒精戒断性癫痫发作的描述基于Victor和Brausch所收集的241例酗酒者癫痫发作或酒精相关性疾病合并癫痫发作的资料[36]。癫痫发作发生于酒精戒断后6～48h。90%的患者发作1～6次全身性的强直阵挛性发作。60%的患者在6h内经历多重发作。但是有资料显示，在首次发作后给予劳拉西泮可使癫痫发作的复发率降低至3%[37]。在酒精戒断患者中，部分性癫痫发作（常见于外伤后癫痫发作）的发生率提高了。无论如何，首次发作和部分性癫痫发作为评估颅内病变提供了机会。

酒精戒断相关性癫痫发作（AWS）仅限于具有Victor和Brausch所描述特点的癫痫发作[36]。而酒精相关性癫痫发作（ARS）泛指包括酒精戒断相关性癫痫发作在内的所有酗酒相关的癫痫发作的集合。

处理

在检查气道、呼吸、循环（ABC）之后，应首先迅速建立静脉通路。如果患者有精神状态改变，应考虑给予硫胺素、镁剂、葡萄糖以及纳洛酮。如果能够快速、准确的监测血糖水平，不推荐给予经验性葡萄糖注射[38]。

尽管镁剂并不能降低戒断症状的严重性、谵妄的发生率以及缓解癫痫发作，但镁剂并无严重并发症，且花费不高。在非紧急情况下，口服补镁即可以改善慢性酗酒者的肝功能、电解质平衡以及肌张力[28]。对于慢性营养不良的患者还可静脉给予多种维生素制剂。但其临床效益尚未被证实。

静脉注射2mg劳拉西泮可以使慢性酗酒者癫痫发作的复发率降低至3%～24%[37]。

由于同时存在高热、白细胞增多和脑脊液细胞增多，排除中枢神经系统感染常常很困难。尽管发热可以提示脑膜炎，但其同样见于颅内出血、脑脓肿、酒精戒断、中毒以及中枢神经系统外感染。发热也可由强直性痉挛发作导致。尽管在一项140例酒精相关性癫痫发作患者的回顾性研究中CNS感染很少见，但

框183-1　酒精相关性癫痫发作的鉴别诊断

酒精或者药物的撤退加重原发性或者创伤后的癫痫发作
急性中毒（苯异丙胺、抗胆碱能药、可卡因、异烟肼、有机磷酸酯、酚噻嗪类、三环抗抑郁药、水杨酸盐、锂）
代谢性（低血糖、低钠血症、高钠血症、低钙血症、肝衰竭）
感染（脑膜炎、脑炎、脑脓肿）
创伤（颅内出血）
脑血管意外
失眠
不配合抗惊厥治疗

是如果考虑 CNS 感染的可能，应开始应用静脉抗生素，留取血培养，同时行腰椎穿刺术（LP）[32]。LP 应该在 CT 扫描排除占位性病变之后，但是如果存在脑膜炎的可能，抗生素不应该被推迟。

神经病学检查正常的患者

新发酒精相关性癫痫发作

急诊医师应该对新发酒精相关性癫痫发作（ARS）患者进行充分评估，这包括那些宣称自己既往发作过但不能获取病案记录和适当检查的患者[39,40]。应该考虑到代谢紊乱、毒物摄取、感染以及结构畸形的可能。包括电解质水平、血尿素氮、肌酐、血糖、抗惊厥药物浓度以及头颅 CT 等的实验室和影像学检查可能是必须的。在 259 例首发 ARS 的患者中，有 3.9% 的患者的治疗方案因头颅 CT 的结果而发生了改变[41]。

如果初始的物理查体、影像学检查和实验室检查都在正常范围内，且患者在 4～6h 的观察期内没有癫痫发作和戒断症状，病人可以出院。这些标准可能难以达到，但却可以作为纳入标准。

我们可能难以确定病人是否只是单纯的 AWS 或酒精摄入导致的新发癫痫发作。对于已经缓解的癫痫发作和有明确病因的癫痫发作（诸如酒精摄入），长期应用抗癫痫药物并非必须。最佳的门诊治疗包括随诊和介绍给戒毒康复机构。能够陪伴患者至少 1～2d 且不饮酒的家庭成员或朋友的帮助对于患者非常有益。

既往戒断后有癫痫发作病史的急诊患者的癫痫发作。

既往有过 AWS 病史的酗酒患者在出现酒精戒断症状后，其癫痫发作的危险性明显上升。通过苯二氮䓬药物的戒毒治疗可以降低 AWS 的发生率，而且由于大多数的 AWS 发生在酒精戒断后的第一个 24h 内，戒毒治疗应该尽快开始。首先静脉给予 2mg 劳拉西泮或者 5mg 地西泮的初始量。必要时可重复给予此剂量。出院前留观 4～6h。出院时给病人开具苯二氮䓬类或抗癫痫药物存在其自身的危害。苯二氮䓬类药物（除非用于戒断治疗的 3～6d 的递减剂量）可能会增加成瘾性的潜在风险。对依从性差的患者应用诸如苯妥英之类的抗癫痫药物，可能会因为血药浓度的剧烈波动而增加癫痫发作的次数。依从性较差的酗酒患者不建议院外服用抗癫痫药物。最好的处理是推荐到戒毒康复机构。

就诊前后癫痫发作的急诊患者

既往有过 ARS 病史的酗酒患者出现单一癫痫发作或者短暂癫痫爆发，应给予苯二氮䓬类药物。监测 4～6h 精神神经状态后这些患者通常可以出院。

神经病学异常的患者

新发部分性癫痫发作

据报道部分性癫痫发作占据了 ARS 的 24%～51%[46]。相反，也有研究证实 17%～21% 的部分性 ARS 患者有结构异常（诸如血肿、肿瘤、血管瘤或者卒中）[47]。既往头颅损伤等引起部分 ARS 的原发性病因，在询问病史时很容易被遗漏。因此，急诊 CT 对于评估新发部分癫痫发作很重要。

既往有过局灶性 ARS 的患者如果能够迅速恢复正常且既往已被评估过则不需要急诊 CT。表现为局灶性 ARS 的患者如果神经影像学正常，则可仅给予对症治疗，观察 4～6h，给予苯二氮䓬类药物治疗戒断症状。同时要安排适当的随访。

癫痫持续状态

尽管只有不到 8% 的 ARS 患者进展至癫痫持续状态，但 15%～24% 的癫痫持续状态病例与酒精有关[48]。癫痫持续状态也可以是 ARS 患者的首发症状。癫痫持续状态的主要病因是 ARS 后突然停止或不规律服用抗癫痫药物[30,31]。但是，多种病因可以诱发癫痫持续状态，而且常常是多种病因相互作用所致。

对酗酒者的癫痫持续状态的初始治疗包括保证 A、B、C 的稳定性，按适应证给予硫胺素和葡萄糖以及给予苯二氮䓬类药物。劳拉西泮和地西泮对于治疗癫痫持续状态同样有效，但是由于劳拉西泮的抗癫痫作用可以持续数小时而地西泮药效只能持续 20～30min，优先选择劳拉西泮。

意识模糊

有癫痫发作病史的酒精依赖患者如果出现意识模糊或意识丧失往往难以诊断。患者的意识水平下降（LOC）可能是癫痫发作后状态、潜藏的颅脑损伤、未察觉的代谢紊乱以及中毒的结果。首先确定有无低血糖症（这可以在床旁数分钟内完成诊断和治疗）并评估其他能引起意识改变的代谢性和毒性因素。出现急剧意识改变的患者如果没有出现预期的、明显的改善，应该进行急诊头颅 CT 检查。

无既往癫痫发作病史，无当前癫痫发作

对于无癫痫发作病史的酒精戒断患者来说，苯二氮䓬类药物足以发挥其抗癫痫活性并阻止戒断性癫痫发作的发生。

苯妥英—抗癫痫药物的难题

在阻止 AWS 的复发作用上，苯妥英并不优于安慰剂治疗。考虑到苯妥英的副作用，同时因为其并无治疗 AWS 的明确有效性，并不推荐其用于 AWS 的治疗。苯妥英的骤然停药可能会诱发酒精戒断的惊厥反应。癫痫患者突然戒断苯妥英同样会导致戒断性癫痫发作[29,53]。

当既往即存在癫痫发作的酗酒患者应该服用抗癫痫药物，但他们的血药浓度水平却提示较差的依从性时难题就出现了。当这些患者的癫痫发作很罕见且只发生在酒精戒断时，这一问题尤为突出。这些患者中有些可能是 AWS，有些可能已经被误诊。有些患者可能仅在酒精戒断时出现癫痫发作。已经证实这些患者能对他们的治疗表现出很好的依从性。

既往有过癫痫发作病史且正在服用抗癫痫药物治疗的酗酒患者，在大量酗酒后出现癫痫发作应该被划为另一类。对于既往没有慢性酗酒病史，且依从性良好的患者来说，这一插曲可能是一个独立事件。对于这类患者，在抗癫痫药物亚治疗水平出现的癫痫发作可能是由于不规律服用抗癫痫药物或者 AWS 患者的睡眠剥夺所致。

其他临床特点和治疗

心血管影响

急性和慢性酒精摄入可能会影响心脏的机械功能，产生心律失常，并加剧冠状动脉疾病（CAD）。酒精通过直接的毒性作用，如导致高血压或改变心肌周围的电解质而改变心脏功能。急性中毒可以减少酒精和非酒精性心肌病患者的心输出量[53]。

研究发现，适量饮酒（男性每天最多两杯，女性每天最多一杯），对冠心病患者有保护作用。它是通过增加高密度脂蛋白（HDL）及其亚组分 HDL-2 和 HDL-3 的表达水平，从而减少 CAD 至 50% 的发病率。ADH 的等位基因的遗传变异导致了这些改变。适量的低剂量饮酒能降低血小板聚集，增加内源性组织纤溶酶原激活物的血浆水平[54]，降低胰岛素抵抗。实验数据表明，酒精可能具有抗氧化性能，能通过与一氧化氮相互作用对平滑肌产生作用，并改变血浆中总同型半胱氨酸水平[55,56]。

研究表明，适量饮酒，能够降低 CAD 的发生，同时也可保护病人避免充血性心力衰竭（框 183-2）[57]。这些有益的效果在酗酒的人中是不存在的，这些病人有慢性酒精中毒和高血压引起的充血性心肌病。

典型的酒精性中毒性心肌病患者是一名 30 岁以上并且酒精摄入量超过 10 年的病人。症状和体征都没有与其他原因引起的充血性心力衰竭不同：都有呼吸困难、心悸、虚弱和疲劳、颈静脉怒张、低平的 R 波和非特异性的心电图异常，超声心动图显示四个心腔扩大，并有左右心室的收缩功能下降。并在胸部 X 线双心室扩大等表现。放射性核素扫描显示，有 1/3 的慢性酒精中毒的病人有左心室功能紊乱，同时有骨骼肌疾病并存。酒精毒性对于女性的横纹肌损伤更大，女性有罹患骨骼肌和心肌病的风险。由于长期的饮酒史而导致了这些疾病，当然，这不包括高血压、冠心病、心脏瓣膜和先天性的疾病。

大量的饮酒（一天 2 盎司）对于冠心病的发生有极其重要的影响。它能减少运动耐受性，通过提高心率和血压，从而导致冠状动脉血管收缩。尼古丁和酒精能造成冠心病人心律失常和猝死。在一项研究中，近一半的酒精戒断患者的 QT 间期延长。QT 间期延长可以促发心律失常和猝死。在冠心病人中，无论吸烟或饮酒，都能增加猝死的发生概率。

大量饮酒的病人可以从室上性（通常是心房颤动）和室性（通常是短暂的室性心动过速）心律失常中观察出，这种通常被称为"假日之心"。一项研究报告说，两组小于 65 岁的患者中，酒精导致 2/3 的人会有新发房颤。酒精也能通过间接降低钾和镁的水平而影响心功能。来自 Framingham 心脏研究的数据表明，钾和镁的水平较低的患者，心律失常的发生率较高。

戒酒或减少饮酒量持续 1 年起，至少连续 4 年，左心室射血分数能得以改善。如果病人血流动力学稳定，对于间断性饮酒的病人，可以通过恢复窦性节律或戒酒来恢复心脏功能，而不需要立即进行干预，但是要谨慎地纠正电解质的紊乱。

对肺的影响

酒精降低了肺泡巨噬细胞的活化和杀菌能力，对于肝硬化酗酒的病人尤其如此。酒精能降低气道敏感性，如果同时伴有吸烟，可以造成营养不良，增加了大叶性肺炎的发病率[61]。

框 183-2	轻、中和重度酗酒风险和受益			
轻中度饮酒				
风险		益处		
已确定	重度饮酒	很可能	减少冠心病的风险	
			减少缺血性卒中风险	
			减少胆结石风险	
未明确	乳腺癌	可能	减少糖尿病风险	
	胎儿损伤		减少外周血管疾病风险	
不可能	肠道肿瘤			
	出血性卒中			
	高血压			
重度酗酒				
风险		益处		
非心血管事件	肝硬化	无		
	胰腺炎			
	肿瘤			
	意外事件			
	谋杀			
	自杀			
	胎儿损伤			
	退化性中枢神经系统障碍			
心血管	高血压			
	心律失常			
	出血性卒中			
	心肌病			

From Klatsky A: Drink to your health? Sci Am 288: 74, 2003. Copyright © Scientific American, Inc.

至少有80%的酗酒者是吸烟者，因此很难区分酒精性和烟草对肺部引起的伤害。在酗酒的病人发生的呼吸系统疾病中，高发病率很大程度上是由吸烟引起的。在发展中国家中，慢性酗酒能增加成人呼吸窘迫综合征的发生风险[62,63]。

酒精能造成支气管痉挛，从而诱发一些哮喘和慢性阻塞性肺疾病患者的心室异位和睡眠呼吸暂停。酒精性肝硬化患者可以有一个毛细血管前分流，这种分流导致其肺部低氧血症。过度通气和呼吸性碱中毒，也出现在肝硬化患者中。老年人中，每天喝一到两杯酒，能减少肺栓塞和深静脉血栓形成的风险[64]。

胃肠道与肝的作用

食管与胃

酒精中毒患者食管炎、胃癌与食管癌的发病率高于一般人群。短时大量的酒精摄入也能够降低食管下段括约肌的压力，延迟胃的排空，并破坏正常的胃黏膜屏障。酗酒者通常会呕吐。强有力的或持续的呕吐能够导致Malloly-Weiss撕裂或Boerhaave综合征。

胃肠道出血

酒精与胃肠道出血密切相关。原因包括Malloly-Weiss撕裂、食管炎、食管静脉曲张、急慢性胃炎、血小板减少、门脉高压症、血小板质或量异常和凝血时间延长。当与非甾体类抗炎药合用时，酒精能够加重胃黏膜损伤，但是酒精并非消化性溃疡的危险因素。酒，尤其是葡萄酒的消费与幽门螺杆菌的感染成反比。消化性溃疡是酗酒患者和非饮酒者上消化道出血的最常见原因[45]。

肝

肝是酒精代谢的主要器官。肝损害被认为是慢性酒精滥用的标志已经有几百年了。肥胖使酒精导致的肝损害成为可能[66]。多种细胞因子，如肿瘤坏死因子α的产生是多种形式肝损害的最早期表现之一。这种级联反应可能会触发其他细胞因子的产生，它们一起募集炎症细胞，杀死肝细胞，并通过纤维化来起始治愈反应。目前还没有哪种实验能可靠地用来诊断酒精性肝病（ALD）。然而，天冬氨酸转氨酶（AST）与丙氨酸转氨酶（ALT）之比升高1.5倍提示酒精是肝损害的原因。酒精性肝病是西方国家中最常见的肝病，而丙型肝炎是肝移植的首要病因。

在酗酒者中，最早、最轻、最常见的肝改变为肝细胞中脂肪，尤其是甘油三酯的聚集。酒精性脂肪肝常常是无症状的，仅有轻度的 AST 与 ALT 升高。它通常经体检发现肝大，或由 B 超或 CT 发现异常，但由肝活检证实。如果患者能戒酒，脂肪肝是可以逆转的。

酒精性肝炎

高达35%的严重酗酒者有酒精性肝炎，比脂肪浸润更为严重。这些人通常有右上腹痛、肝大、触痛、发热、黄疸、白细胞增多、肝功能异常。AST 水平通常 <500 IU/L，ALT 水平通常低于 AST 的一半。酒精性肝炎通常有一系列的临床症状，从轻度肝大到暴发性肝功能衰竭。在急诊科，该病的严重性可通过延长的凝血酶原时间/国际标准化率（INR）或判别式因素来评估。末期肝病的情况对预测这些患者的死亡率也很有帮助。

急诊室评估包括全套血细胞计数、电解质、血尿素、肌酐、血糖、凝血酶原时间/国际标准化率、肝功能与尿常规。如果患者的凝血酶原时间/国际标准化率异常，并有活动性出血，那么在急诊室就应该给患者输新鲜冰冻血浆。对重症患者（颅脑疾病与凝血障碍性疾病患者）可以应用激素。对消化道出血或合并感染的患者禁用激素。对禁用激素的患者，己酮可可碱会有帮助。当酒精性肝炎发展成为肝硬化后，高达80%的患者会继续饮酒。

酒精性肝硬化

肝硬化是肝实质结构瘢痕形成和再生导致的肝小叶正常结构的破坏。在美国，酗酒是肝硬化最常见的原因，导致大约50%肝硬化患者死亡。

慢性饮酒10～15年可以导致酒精性肝硬化，常因急性酒精性肝炎的急性发作而加重。预后取决于门脉高压等并发症的发生、发展及肝功能衰竭的情况。某些酗酒的患者会发生肝损害，而某些暴露于相同酒精量的人却并不发生肝损害，其原因不明。这种情况先前被称为"营养性肝硬化"，但后来发现是酒精，而非营养不良产生了肝损害。由纤维化导致的正常肝结构的破坏与假小叶形成最终可以导致门脉高压。门脉高压可并发于腹水与食管静脉曲张。

也许是有相同的危险因素，1/3～1/2的酒精性肝病患者体内可发现丙型肝炎抗体。酒精性肝病与丙型肝炎并存的患者病情更严重，存活期更短，发展为肝硬化与肝癌的比例更高[75]。

对于酒精性肝病，除戒酒、适当饮食与控制并发的肝功能失代偿（如腹水、肝性脑病）之外，没有特殊的治疗。控制饮酒量1年，死亡率可以下降60%[76]。虽然肝硬化是不可逆的，但戒酒可以阻止其发展。

胰腺与肠

酒精与胰腺炎之间的关联是很明确的，但具体机制不清。假说包括十二指肠内容物与胆汁反流入胰管，富含蛋白的胰液的阻塞，以及酒精的直接的毒性作用。酒精成瘾与急慢性胰腺炎都相关。

由于无症状酗酒者的淀粉酶可能升高，所以很难做出酒精性胰腺炎的诊断。而且，高达30%急性酒精性胰腺炎患者的淀粉酶水平是正常的。在淀粉酶升高之后，血清脂肪酶也会升高。这可能是诊断酒精性胰腺炎的更可靠的证据，尤其是当其比正常水平升高3倍以上时。酗酒只是能引起急性胰腺炎的诸多原因之一；其他原因包括胆道疾病、高钙血症、消化道溃疡穿孔、腹部创伤和药物反应。酗酒是慢性胰腺炎的主要原因。

腹泻与肠道吸收不良是慢性酒精中毒的常见表现。酒精增加了食物在小肠的通行时间，并降低了刷状缘酶的活性。在酗酒者体内，硫胺素、维生素 B_{12}、氨基酸、叶酸与葡萄糖都会吸收不良。叶酸与蛋白质摄入不足、胰腺功能不全、胆汁分泌异常与酒精对胃肠道的直接毒性作用都会导致吸收不良。戒酒与补充营养有助于治愈腹泻与多数的吸收不良[68]。

神经系统的影响

精神状态改变和昏迷

没有考虑其他原因，而将病人心理状态的改变归咎于急性中毒，是临床常见的误诊。昏迷或精神状态改变的原因可能是急性中毒、混合醇药物过量、发作后状态、头部外伤、低血糖、胃肠道出血或败血症休克、低温、高热、肝性脑病、甲醇、异丙醇、乙二醇中毒或韦尼克-科尔萨科夫综合征。

这些诊断通常是可以通过彻底检测病史和体格检查、血液酒精含量（昏迷在血液酒精含量 <200mg/L 的患者罕见），并密切观察（一种昏迷病人的 LOC 要

求随着时间的推移不断提高）病人来避免。比较常规的检查是，病人应做适当的实验室分析和头颅CT扫描。

神经病

慢性酗酒后常常会出现对称的感觉运动多神经病，下肢多见。其原因被认为与维生素B_1或维生素B_{12}等营养物质缺乏和酒精直接的神经毒性作用的联合作用有关。灼痛和感觉异常是常见的主诉。体格检查发现包括轻触丧失、针刺减少、下肢深反射减少。晚期会出现远端肌无力。这种神经病变可导致脚未愈合溃疡。酒精性神经病的治疗有戒酒、适当饮食和硫胺素治疗。极少能出现完全恢复。

"周六晚上麻痹"和"蜜月综合征"是桡神经受压的结果，包括腕下垂。患者晚上通常需要通过椅背、长凳或同伴把手臂下垂，压紧桡神经来对抗肱部，产生机能性麻痹。通过桡神经功能性麻痹，功能通常在几周到几个月恢复正常。

韦-科二氏综合征

韦尼克脑病是一个医疗急症，死亡率为10%~20%，仍是一个临床诊断，尚未被认识。当前标准需要符合以下2个条件：①饮食不足；②眼球运动异常；③小脑功能失调；④精神状态发生变化或轻度记忆力障碍[78]。

遗传和环境因素也是这种疾病的发病机制之一。一些韦-科二氏综合征患者存在硫胺素依赖性酶、转酮醇酶的不足或不活跃。这就解释了为什么这种疾病只在一部分酗酒者中出现。转酮醇酶缺乏的患者初期没有症状，直到出现硫胺素缺乏才出现症状[79]。

科尔萨科夫精神病或遗忘状态，也被称为酒精引起的持久性遗忘障碍，是一种具有近期记忆缺陷，不能学习新信息或回忆先前学习的知识，感情淡漠和虚构症的疾病。虚构症虽然常见，但不是此病的诊断要点。年龄>40岁或者大量饮酒多年是此病的危险因素。可以突然发病或隐匿起病。

伴有精神状态改变的酗酒者需要接受硫胺素（100mg IV）及快速血清葡萄糖测定或经验性给予右旋糖治疗（25g IV）。韦-科二氏综合征的治疗包括戒酒、适当饮食和硫胺素。硫胺素对眼肌麻痹和眼球震颤有较好的效果，起效时间为几小时或几天；但对运动失调和精神改变起效通常需要几天到几周且预后不良。不到25%患者出现完全恢复，50%患者出现部分恢复，剩下的患者没有反应，尽管给予足量的硫胺素置换。因为对于这个酶系统来说，镁只是一个辅助因子，血浆水平需要被校正。

韦尼克综合征患者需要住院，并给予硫胺素和镁的冲击性治疗，科尔萨科夫和酒精遗忘状态的恢复程度是不同的。

脑血管意外

对于CAD来说，很多研究显示饮少量到中等量酒精可以减少缺血性发作。相反的，大量饮酒可增加颅内出血和缺血性脑损伤的危险。慢性饮酒被认为会增加出血的风险，主要通过酒精引起的高血压、止血系统的受损、循环中凝血因子的减少、纤溶亢进和弥散性血管内凝血等机制引起。此外，心律失常或心肌病可能诱发血栓栓塞现象。50%没有明显原因出现脑血管意外的中年患者（45~55岁）患有酒精中毒。

肌病

一些研究报道，醉酒的患者会出现肌酸激酶的升高。虽然这些患者没有症状，但是检查会有肌肉压痛。这些患者常常存在心肌病。急性和慢性肌病都能被发现。一些慢性酗酒者检查时会发现存在轻度的近端肌无力和肌萎缩。

在慢性酒精性肌病患者可发现Ⅱ型肌纤维萎缩。乙醇、毒性代谢产物、低钾血症、低钙血症、低镁血症、低钠血症、营养不良、未被认识的挤压作用或挤压伤及其他因素在萎缩发病机制中的作用仍需要被明确。

运动障碍

戒酒与震颤、运动失调和肌阵挛有关。严重的饮酒可改善特发性震颤和肌阵挛。持续性震颤偶尔出现在慢性酒精中毒患者。这种酒精性震颤可在戒酒后持续1年。虽然不了解其病理生理学机制，但研究证明特发性震颤和酒精性震颤是不同的。

酒精性小脑退化

小脑共济失调的特征是四肢共济失调，他导致广泛的站姿和不协调的步态。以下肢受累为主，尽管上肢很少受累。病理变化包括小脑各种成分的退化，特别是蒲肯野细胞。这种疾病的诊断是基于病史、体格检查和磁共振成像或CT（能显示严重的小脑萎缩）。治疗包括戒酒、适当营养和硫胺素。

感染

酒精是免疫抑制药物。动物和人类研究涉及急慢性酒精摄入引起血清杀菌活性降低，单核吞噬细胞功能受损，细胞介导的免疫功能下降，迟发超敏反应降低，出现缺陷的多型核中性粒细胞。8%住院的酗酒者存在中性粒细胞减少[83]。

酒精摄入阻止了多型核中性粒细胞向细菌感染部位的正常趋化，慢性酒精暴露抑制了细胞介导的免疫的发展和表达。这种抑制可导致酗酒者结核和头部、颈部及上消化道肿瘤的高发生率。酒精抑制巨噬细胞功能从而降低了网状内皮系统清除颗粒的能力。这可能引起自发性菌血症、自发性腹膜炎和肺炎。对新抗原的初次抗体应答也被抑制。营养不良和肝衰竭的饮酒过度者也会出现免疫功能减弱的状态。

酗酒者最常见的感染是肺炎。酗酒者患肺炎的危险因素包括吸烟、纤毛功能下降、表面活性物质减少、咳嗽反射下降、营养不良和口腔卫生差。虽然酗酒患者可能感染多种细菌性肺炎，肺炎链球菌仍然是最常见的病原体。酒精性昏迷期间声门关闭不全，吸气容易导致吸入性肺炎或肺脓肿。肺炎克雷白杆菌，经常与酗酒者相关，现在在细胞毒性化疗、血液系统恶性肿瘤和移植患者中比慢性酗酒患者更常见。而且这些感染往往出现在院内而不是社区获得[83]。

酗酒者结核的发病率比普通人群高55倍。酗酒似乎不影响结核患者的长期复发率，如果他们进行规范足疗程治疗。无家可归的酗酒患者是美国肺结核患者的重要组成部分。特发性细菌性腹膜炎出现在肝硬化伴腹水的患者，且有很高的死亡率（50%～90%）。常见的症状有发热、腹痛和白细胞增多。大肠埃希菌、肺炎克雷白杆菌和肺炎链球菌是腹水培养最常见的细菌。合并腹水和发热的患者需要进行诊断性穿刺来评估病情。

丙型肝炎是伴随静脉吸毒使用出现的，而不是酒精滥用的直接作用。酗酒与不安全性行为的高发生率和HIV血清阳性有关。饮酒的HIV-1阳性患者有更显著的免疫学改变。

机体最严重的防御损害是发生酒精性肝硬化和肝功能衰竭。伴有肝硬化的慢性酗酒者会出现特发性菌血症且有较高的细菌性心内膜炎发生率。酗酒和肝硬化增加了肺炎球菌性脑膜炎的死亡率。

导致慢性酗酒者发热的原因很多。而最常见的感染仍然是肺炎。隐匿的泌尿系统感染比预想的更常见。引起发热最常见的非感染性原因是戒酒和酒精性肝炎。以上两种情况均出现白细胞增多，往往使这两种情况难以区分。感染性和非感染性原因常常并存，同样多源性感染也并存。不明原因发热的酗酒者最好住院治疗。

内分泌的影响

酒精依赖对很多内分泌系统产生不利影响。出现外周甲状腺激素功能障碍和中枢下丘脑-垂体-甲状腺轴的失常[86]。男性慢性酗酒者会出现男性性功能减退和女性化。酒精影响男性的睾丸和使下丘脑睾酮的产生减少。酒精通过中枢神经系统的镇静作用、继发性抑郁症和睾酮产生减少导致阳痿。睾酮的减少、雌激素的增加（肝疾病患者）和催乳素的增加可导致男性酗酒者性欲降低、男性女性化、男子乳腺发育，女性乳汁分泌不正常和月经的异常。女性酗酒者可出现睾酮和雌激素水平的上升。激素替代治疗可使激素水平升高3倍，因此增加了胆石症和乳腺癌的风险[88]。

肥胖、酗酒和库欣综合征三者很难区分，因为三者均能出现面部饱满、虚弱、乏力和因皮肤变薄而容易擦伤。酒精引起的假性库欣综合征被认为解决了上述困难。

代谢的影响

碳水化合物

1%～4%喝醉的急诊科就诊患者会出现酒精性低血糖。这种现象在慢性酗酒者中更常见[89]。酒精性低血糖患者会出现昏迷、抽搐、偏瘫和其他各种神经系统症状。饥饿、肝糖原的耗尽、血浆皮质醇水平的降低、生长激素释放的受损和糖异生的抑制造成这种现象。

在慢性酗酒者中可发现高糖血症和糖尿病。然而，在关于男性轻到中度饮酒与2型糖尿病发病风险的相关性研究中提出了存在负相关性。酒精滥用可导致慢性胰腺炎，通过损害胰腺细胞导致胰岛素分泌不足。酒精还损害了外周葡萄糖的利用，造成了相对的胰岛素抵抗（与2型糖尿病相似）。对糖尿病患者，酒精能引起低血糖症且能掩盖低血糖的症状。这种效应在空腹状态更突出。

酒精是上百种处方药和非处方药的有效成分。在一些口服药中酒精的浓度可达60%甚至更高，这对儿童患者造成了潜在的威胁，通过产生深度中毒和酒精性低血糖。儿童特别敏感因为儿童糖原储备少且诊断延迟。低糖血症还可以与阿司匹林中毒、前胃分流术、低温或重症败血症同时存在。

脂类

一些慢性酗酒者可出现可逆的高甘油三酯血症。乙醇能使肝合成甘油三酯增加。戒酒对减少甘油三酯水平升高是必要的。除了与肝脂肪浸润的相关性，高脂血症的其他临床意义并不明确。

尿酸

高尿酸血症在大量饮酒者中普遍存在。酒精通过抑制肾清除尿酸盐来升高尿酸水平，通过加强腺嘌呤核苷酸的周转来增加尿酸盐的合成。虽然酒精能恶化原发性痛风，但是不可能单独诱发继发性痛风。

电解质

乙醇可对电解质和矿物质的代谢产生多方面影响，总结在表183-2中。经常饮酒者常常会出现低钠血症和低钙血症。呕吐、腹泻、镁消耗、营养不良和代谢性碱中毒等导致了上述异常情况。

酗酒是门诊病人镁缺乏最常见的原因。30%酗酒者由于吸收不良、营养不良、腹泻、呕吐和泌尿损失增加导致镁缺乏。通过纠正镁水平可以改善肝酶水平和纠正其他电解质。

镁缺乏的酗酒患者常常出现低钙血症。其机制与甲状旁腺激素释放减少、组织对甲状旁腺激素反应降低、维生素D代谢减少和非甲状旁腺激素依赖性的骨骼释放钙减少有关。需要纠正镁缺乏来使钙储存恢复正常水平。

30%～50%酗酒患者中发现低磷血症。低磷血症是由于营养不良、呕吐、呼吸性碱中毒、腹泻、钙离子释放增加、磷酸盐结合的抗酸药及泌尿系统的丢失造成。低磷血症患者常常发现存在低镁水平。补液、碳水化合物饱和和肠外营养进一步加重磷的丢失。葡萄糖静脉推注和输注被证实能导致血无机磷酸盐水平的显著下降。严重的低磷血症与急性呼吸衰竭、心肌抑制、红细胞、白细胞、血小板功能异常，中枢神经系统烦躁和横纹肌溶解相关。

虽然慢性酗酒患者入院常常需要有钾、镁和磷的缺乏，钾和磷的经验性治疗不能改善，但是需要考虑血清水平和肾功能情况。非故意的高钾血症和高磷血症可导致显著的死亡率，磷酸盐的缺乏会加重原来存在的低钙血症。因为大部分镁离子存在细胞内，正常的血清镁水平并不意味着全身镁水平的正常。如果血清镁水平正常，全身镁水平可能正常或偏低。只要肾功能正常，经验性镁治疗可以被考虑。能走动且可以

表 183-2　乙醇在电解质代谢中的影响

电解质	减少原因	其他副作用	后果
镁	腹泻 摄入减少 血磷下降 高醛固酮血症	↓过度换气 ↓游离脂肪酸	假性甲状旁腺功能减退症 肌病 低钾 低磷 心电图异常 癫痫发作
磷	摄入减少 腹泻 代谢性碱中毒 低镁血症	↓代谢性碱中毒 ↓呼吸性碱中毒 ↓葡萄糖 ↑甲状旁腺功能减退（继发于低镁血症） ↑横纹肌溶解	横纹肌溶解 血小板功能失调 白细胞功能失调 中枢神经系统异常 心力衰竭 肾小管酸中毒
钙	摄入减少 脂肪泻 维生素K缺乏	↓甲状旁腺功能减退（继发于低镁血症） ↓横纹肌溶解 ↓维生素D缺乏 ↓高磷血症 ↓胰腺炎 ↓低蛋白血症 ↑横纹肌溶解痊愈	手足抽搐 癫痫发作
钾	摄入减少 代谢性碱中毒 高醛固酮血症 腹泻	↓血糖 过度换气 ↑横纹肌溶解症	乏力 麻痹 肌病 猝死

↓，血浆外；↑，血浆内。
CNS，中枢神经系统；ECG，心电图；WBC，白细胞。
From Kaysen G, Noth R: The effects of alcohol on blood pressure and electrolytes. Med Clin North Am 68: 239, 1984.

在门诊治疗的患者可通过戒酒和适当饮食来纠正电解质和营养缺乏。

纠正这些问题是临床医师的责任。治疗可能从急诊科开始。在大多数情况下,口服给药就足够了。纠正更严重的低钾血症和低磷酸血症可静脉给予亚磷酸钾 20mEq/L,可静脉给予 2g 硫酸镁(最大剂量 30~40g/d),速度不能超过 150mg/min(相当于 10% 溶液 1.5ml)。

酒精性酮酸中毒

酒精性酮酸中毒最常发生在那些严重慢性酗酒者,他们近期有过大吃大喝,1~3 天后出现延长的呕吐、食物摄入减少、脱水和戒酒。恶心、呕吐和腹痛是常见的主诉。

这些患者出现呼吸急促、脱水、酮尿,少有或没有糖尿。血糖水平常常 <200mg/dl。尽管有酮血症,血 pH 正常,因为同时存在呼吸性碱中毒和代谢性碱中毒。

酮体增加的机制并不清楚。急性饥饿加上慢性营养不良,还有酒精引起的生酮阻塞的释放,可以解释这种疾病。饮酒过度者 NADH 比 NAD 的比率增加可诱发 β-羟基丁酸盐的累积和抑制糖原异生,这些可能是酒精性酮酸中毒患者出现低血糖症的基础。

酗酒伴有代谢性酸中毒的患者出现一个有趣的两难局面。大部分患者出现阴离子间隙增大。此外,非常高的渗透压差对甲醇和乙二醇的摄取非常有意义。对 ED 进行尿标本的快速检验可以帮助明确酸中毒的原因:尿糖可能提示糖尿病;尿结晶可见于 1,2-亚乙基二醇中毒;低比重、蛋白尿和管型可见于肾衰竭;尿中见白细胞和细菌可见于尿脓毒症;尿正常但有显著的酮体暗示饥饿或酒精性酮病。

酒精性酮病的治疗包括生理盐水、葡萄糖、维生素 B_1 和纠正低钾血症。可以在生理盐水中加入 5% 葡萄糖,30mEq 氯化钾或者 30mEq 口服钾。不复杂的情况下很少使用碳酸氢盐,但如果患者 pH < 7.1 则需要考虑使用碳酸氢盐。如果没有严重的并发症,这种治疗可以使酮症在 12~24h 内逆转。

临床症状可以在治疗的几个小时内出现改善。因此,大部分酒精性酮症的病人需要入院治疗 1~2d 来纠正体液、电解质和营养的平衡。

血液学的影响

酗酒者会出现多种血液学的异常。直接的毒性作用是乙醇和它的代谢产物,其次是营养缺乏和肝病,两者可以单独或者联合作用,影响红细胞、白细胞、血小板、止血和其他免疫系统。

贫血

贫血在酗酒患者很常见,很多机制能导致贫血。叶酸缺乏导致的巨幼细胞性贫血是酗酒者最常见的贫血类型。平均血细胞体积典型增大但如果同时存在铁缺乏,红细胞体积可能正常。营养缺乏、肝硬化不能储存叶酸,泌尿系统大量丢失叶酸和吸收障碍都能减少叶酸的储存。在个别人中酒精通过叶酸储存的耗竭来加速巨幼细胞性贫血的发展,但是机制并不清楚。

大红细胞血症是慢性酗酒者最常见的血液学特征。它可能是由叶酸缺乏、网状细胞增多(幼稚网状细胞变大)、肝疾病(产生不正常的红细胞膜脂质包被)或维生素 B_{12} 缺乏引起。最常见的情况是酗酒者特发性大红细胞血症。

缺铁性贫血在酗酒患者中常见,且常常是胃肠道出血的结果。酗酒者容易出现慢性炎性疾病,如心内膜炎、肺结核、脓胸、肺脓肿、恶性肿瘤和肝疾病。这些慢性感染性疾病能引起慢性病性贫血,在轻度的小细胞性或正细胞性贫血患者中,血清铁降低,总铁结合力降低或正常,而血清铁蛋白升高。对于缺铁性贫血,血清铁减少,总铁结合力上升,而血清铁蛋白下降。

酒精对红细胞生成也具有直接的毒性作用。骨髓活检显示红系前体空泡,造成了下降的网状细胞增多和可逆的铁粒幼细胞性贫血。铁粒幼细胞性贫血出现在 25%~30% 贫血的酗酒者,常常出现在维生素 B_6 缺乏症和叶酸缺乏的患者中。

溶血症综合征和红细胞异常

酗酒患者会出现各种溶血综合征。齐维(Zieve)综合征是一种短暂的溶血性贫血,伴有高脂血症和肝脂肪浸润。获得性口形红细胞症与酒精滥用相关,是以红细胞形态异常为特征的一种状态,对溶血和刺状红细胞增多敏感。齐维(Zieve)综合征和口形红细胞增多可以通过戒酒来逆转。棘突红细胞是红细胞表面伴有刺。棘突红细胞溶血性贫血经常与酗酒伴有肝硬化相联系。若伴有黄疸和脾大,棘突红细胞溶血性贫血常常是致死性的。当出现严重的溶血性贫血,极少能够治愈。

这些症状和肝疾病有关,肝疾病可以改变红细胞膜上的脂质组成,引起充血性脾大,从而导致溶血性贫血。严重的低磷血症同样可以导致溶血。这些症状的发病机制,特别是酗酒,其与细胞膜损害或溶血性贫血的关系并不确定。

白细胞异常

白细胞减少经常在酗酒患者中出现，且有一些可能的原因。败血症、叶酸缺乏和脾功能亢进都能导致白细胞减少。乙醇对骨髓产生白细胞有直接毒性作用。粒细胞活化和附着同样受损，从而导致了炎症应答的降低。

血小板异常

血小板减少可同时出现叶酸缺乏、败血症、弥漫性血管内凝血或脾隔离症。乙醇的直接毒性作用是减少血小板的生存期，使骨髓造血小板功能受损，但骨髓毒性很少能使血小板数量 < 30 000，血小板的功能同样受损。酗酒出现的反应性血小板增多可能是急性中风和突然死亡的潜在原因。

止血

酗酒患者发展成出血体质的原因有很多，包括血小板减少、血小板异常、肝凝血因子产生缺乏、胃肠道静脉曲张形成和维生素 K 缺乏。出血时需要评估全血细胞计数、外周血涂片、血小板计数、网状细胞计数、凝血酶时间、凝血酶原时间/INR 和部分促凝血酶原时间。若出血与凝血功能异常有关，可能需要立即进行干预。可给予新鲜冰冻血浆来立即纠正凝血因子的缺乏；给予维生素 K 6～10h 来逆转维生素 K 依赖性凝血因子Ⅱ、Ⅶ、Ⅹ的缺乏。因为差的饮食和肝胆功能的受损，酗酒者可能维生素 K 储存不充足且从维生素 K 的转运受益。然而，酗酒患者伴有严重肝衰竭不能产生预凝血因子Ⅱ、Ⅳ、Ⅶ、Ⅸ和Ⅹ，且维生素 K 治疗无效。成人患者伴有活动性出血且血小板计数小于 50 000/ml 血小板的输注应该开始于急诊科。

肿瘤学影响

全世界每年确诊 389 000 例肿瘤患者，3.6% 与酒精有关[100]。慢性饮酒可增加上消化道和呼吸道肿瘤的发病率。其直接或间接机制仍需得到解释。越来越多研究发现乙醛在上消化道致癌效应中发挥重要作用。乙醇通过影响细胞色素 P450 系统来加速致癌物质的活化：①随着长期大量饮酒出现营养缺乏（尤其是维生素 A）；②产生污染物如亚硝胺类和碳水化合物；③增加细胞膜对其他致癌物质的通透性[101]。吸烟对肿瘤的形成起到明确的附加作用，且在这些研究中很难将其孤立。

总的来说，酒精可增加口腔、咽部、喉部和食管发生肿瘤的风险。慢性乙型肝炎感染可使肝对酒精敏感，产生肝细胞癌。每天喝 2～5 杯酒的女性与不饮酒者相比，其患浸润性乳腺癌的相对危险度为 1.41[102]。中等量的酒精摄入导致结直肠和前列腺癌的发病危险升高[103]。酒精摄入与肺癌及胰腺癌的关系并不十分清楚[104]。

低温

急性酒精摄入是意外低温最常见的必然因素，且能加重其他原因引起的低温。一些研究提示 33%～73% 患者急性酒精摄入后会出现核心体温低于 35℃[105]。

酒精还导致下列情况：抑制下丘脑体温调节，外周血管扩张导致热量丢失，中枢神经系统受抑制，脓毒症，战栗不能，低血糖和增加暴露于环境的风险。Wernikers 综合征，其发病机制可能是由于下丘脑后部损伤、低血糖或脓毒症引起，临床上也可以表现为低体温。酒精中毒的低体温患者其复温速率可能也慢。

精神效应

45% 的酒精依赖的成人在他们的一生中会被诊断为一种或一种以上的其他精神疾病。在收入精神科病房的嗜酒者中，约有 40% 患有与酒精滥用无关的精神疾病。特别是在这一人群中可以出现反社会人格障碍、精神分裂症、心境障碍和焦虑症。在所有嗜酒者中，接近 17% 最终死于自杀[106,107]。

抑郁和反社会人格是与酗酒有关的最常见的两种精神疾病，它们各自的流行率在多数研究中为 30%～60%。长期饮酒可导致血清素能系统失衡，这种失衡可导致焦虑、攻击行为和抑郁增加。有趣的是，相对于酒精依赖，抑郁与攻击行为关联性更强。继发性抑郁症可能是由酗酒引起的，或者原发性情感障碍可以伴随继发酗酒。轻度的抑郁症状在戒酒者中也很常见。虽然相对于酒精来说不稳定的、不开心的童年环境更容易发展为对抗社会病态人格病，但是反社会个体很容易嗜酒和药物依赖。嗜酒、严重抑郁和反社会人格都容易有自杀倾向，而这三者相互影响则格外危险。

多达 50% 的女性嗜酒者表现出其他精神疾病的症状。尽管很多患者是因为某种原发精神疾病而去饮酒，但酒精可导致焦虑、幻觉、妄想症和抑郁，并且与自杀风险增加接近 2 倍有关。

一个酗酒的病人同时表现出明显的精神疾病诊断起来较为困难。是该患者患有原发情感障碍伴随继发嗜酒，还是该患者因为嗜酒而表现出焦虑或抑郁行

表 183-3　酒精和药物相互影响和机制

临床影响	机制	相关药物	注解
血液酒精浓度增加	抑制胃醇脱氢酶	西咪替丁 雷咪替丁 阿司匹林	存在争论的作用
血液酒精浓度增加	胃排空增加	西沙比利 红霉素	
肝损害	肝细胞毒性增加（慢性或中度酗酒）	对乙酰氨基酚 异烟肼 保泰松	中度酗酒者甚至在治疗剂量就出现严重后果
	减少药物代谢（急性酒精使用）	麻醉药 巴比妥类 苯二氮䓬类 水合氯醛 华法林	狂饮者可能在标准剂量就出现中毒症状
可能需要更高剂量	酶类诱导	苯二氮䓬类 苯妥英 普萘洛尔 华法林	慢性酗酒者
出血时间延长		阿司匹林 非甾体类抗炎药	
镇静 心理运动损害		抗组胺药 巴比妥类 苯二氮䓬类 毒品 三环类抗抑郁药	
	双硫仑样反应	口服降糖药 抗生素：甲硝唑 磺胺类 灰黄霉素 头孢哌酮 硝酸甘油	
低糖血症		长效口服降糖药	
低血压		甲基多巴 肼屈嗪 硝酸甘油	

ADH，乙醇脱氢酶；NSAIDs，非甾体类抗炎药。

Data from Fraser AG: Pharmacokinetic interactions between alcohol and other drugs. Clin Pharmacokinet 33：79，1997；and Adams WL: Interactions between alcohol and other drugs. Int J Addict 30：1903，1995.

为？一般而言，酒精依赖的病人伴有精神疾病最佳治疗是使用专门针对他们的精神疾病的药物。

许多伴有轻度抑郁的嗜酒者戒酒后症状可以自发缓解。虽然如此，符合 *DSM-IV* 标准的抑郁症的最佳治疗方法是使用抗抑郁药物[109,110]。如果能够戒酒，那么潜在的精神疾病就更易诊断和治疗。

酒精-药物相互作用

酒精与很多药物存在相互作用（表 183-3）。这些相互作用可能通过若干机制而发生：①改变吸收；②通过肝 CYP2E1 通路增强代谢和活化毒性代谢产物；③附加的或协同效应；④双硫仑-酒精样反应；⑤同源物，一些在酒精饮料中发现的复合物。一般来说，由于增加了代谢作用和酶诱导作用（细胞色素P450系统），慢性饮酒使药物清除率增加。相反，由于竞争部分共有的解毒通路，急性酒精中毒降低其他药物的清除率，增加这些药物的血清浓度。

改变吸收

普萘洛尔可以延缓胃排空从而延长与胃的接触。其他化合物，如红霉素和甲氧氯普胺可以增加胃排空。

增强代谢作用和毒性代谢产物

大部分酒精是通过醇脱氢酶代谢的。小部分酒精是被微粒体酶氧化系统——细胞色素P450系统代谢的，这一系统也负责代谢多种药物。在慢性饮酒者中微粒体酶氧化系统代谢通路是增强的。因此，微粒体酶氧化系统的诱导作用与这些其他药物降解加快有关。例如，华法林、苯妥英和异烟肼的半衰期在戒酒者中要比不饮酒者短50%。慢性饮酒者服用巴比妥酸盐、地西泮、普萘洛尔和利福平，这些药物的清除率增加。这一效应在停止饮酒后可以持续数天到数周[68,112]。

对乙酰氨基酚是美国使用最广泛的止痛剂，常常替代非甾体类抗炎药被推荐用于饮酒的患者以避免胃炎。慢性酒精摄入可以通过加速有毒代谢物的生物转化增强对乙酰氨基酚的肝细胞毒性。有少数有关嗜酒者服用治疗剂量的该止痛药发生严重的或致命的对乙酰氨基酚中毒的个案报道。显著升高的AST水平、升高的ALT水平和显著升高的PT/INR有助于对乙酰氨基酚肝细胞毒性与酒精性肝炎鉴别。增加的易损性似乎在停止饮酒后立刻发生。酒精、空腹和服用对乙酰氨基酚具有明显的协同效应，同时合并谷胱甘肽储存的耗竭。其他研究没能显示出重度饮酒者相对于不饮酒者过量服用对乙酰氨基酚增加肝细胞毒性。

附加或协同效应

长期以来酒精被认为与多种药物具有附加的或者甚至是协同的效应。急性中毒降低药物代谢率，这可以至少部分地被在肝内竞争同一酶的过程所解释。例如，当与第一代抗组胺药、巴比妥类药物、环类抗抑郁药、苯二氮䓬类、丙氧酚、异丙酚及麻醉药合用时，酒精具有附加的镇静作用。酒精也可以增加甲基多巴和硝酸甘油的活性。酒精可以增加30%的四环素水平。选择性5-羟色胺再吸收抑制剂表现出对酒精动力学和心理运动能力的影响。

当可卡因和酒精同时服用时可以产生第三种药物。己基苯酰爱康因是一种具有神经活性的化合物，其对心脏、肝和大脑的毒性比可卡因要强得多，同时成瘾性和致死性比单用可卡因要强。己基苯酰爱康因可导致更高的意识错乱的发生率、更低的Glasgow昏迷等级评分、更高的爆伤发生率和更常需要气管内插管。从血流动力学上讲，相对于单用一种药物的患者，这些患者表现出心率增加（1.5~5倍正常值）和血压升高。猝死较单独使用可卡因者增加18~25倍。血浆可卡因水平在合用组要高于单独使用可卡因者。

胃肠道出血

乙醇增加阿司匹林导致的出血时间延长，降低华法林的代谢，从而增加抗凝效应。当酒精与非甾体类抗炎药合用时，上消化道出血的风险增加。这可能是酒精最危险的附加或协同效应[116]。

双硫仑和相似的反应

很多患者接受双硫仑预治疗，他们即使摄入少量酒精也会有极其不舒服的反应。这些患者对乙醇产生超敏反应并且15min内产生直接反应，持续30min到数小时。该反应包括面部发红并且扩散到躯干，伴随恶心、呕吐、头痛、胸腹部不适、出汗、眩晕、心悸和意识错乱。严重的反应可导致低血压、癫痫和心律失常。双硫仑-乙醇反应被认为是由于乙醛脱氢酶受抑制导致的乙醛蓄积，该酶在某些亚洲人中是缺失的，或者是由于某些未知的毒性因素。这一失能反应曾用于抑制慢性酒精摄入。

当酒精与若干种其他药物合用时，会产生相似的但较轻的双硫仑-乙醇样反应。该反应可以发生于最后一次服药之后的数天到数周。4种头孢菌素（头孢孟多、头孢哌酮、头孢替坦和拉氧头孢）、甲硝唑、氯霉素、灰黄霉素、呋喃妥因、所有的磺胺类和水合氯醛都被报道与酒精同时服用时会产生这一反应。灰黄霉素和小量酒精产生的威胁生命的反应也有报道。

双硫仑反应治疗主要是对症，包括静脉输液、多巴胺治疗持续的低血压、观察、止吐和心脏监测。

同源物

同源物指存在于酒精饮料中的化合物，而非乙醇和水。某些啤酒和葡萄酒含有酪胺。高血压危象可以发生于饮用这些饮料并接受单胺氧化酶抑制剂治疗的患者。

口服降糖药

口服降糖药物和酒精可以相互作用并导致血糖水平不可预测。当酒精和口服降糖药合用可产生严重的低血糖。服用二甲双胍的患者同时重度饮酒可使乳酸酸中毒风险增加。多种降糖药物被报道可以产生双硫仑-乙醇样反应[112]。

青春期患者

损伤是青少年患病和死亡最常见的原因。酒精常常与这些损伤有关。青少年饮酒与无数的负面的后果有关,包括自杀、醉酒驾驶和由此造成的死亡,危险和增加的性活动、性侵犯和强奸。78%的中学学生曾尝试饮酒,30%承认至少每月有一次狂饮[119]。

开始饮酒的年龄可能是酒精相关损害危险性增加的预测因子。14岁前开始规律饮酒的青少年被诊断为酒精依赖的可能性是那些21岁开始饮酒者的至少3倍以上。另外,21岁之前开始饮酒的青少年在他们一生中更容易在酒精的影响下受伤[120]。

青少年饮酒者消费了将近20%的酒精,花费估计达到225亿美元[121]。

老年病人

14%的老年急诊科就诊患者被发现存在问题饮酒。55%的老年人饮酒,其中2%~4%符合酒精滥用或依赖的标准。常用的筛查(如CAGE)在这一年龄人群中似乎不敏感。酒精可能会通过掩盖心绞痛、加重高血压和引起心律失常加重潜在的疾病。但是,老年患者摄入低到中等剂量的酒精可能会降低发生痴呆和心衰的风险。>90%的65岁或以上者使用一种以上的处方药。老龄改变胃肠道吸收、降低分布容积、减少内环境稳定反应和减弱肝肾功能。老年人合并用药也显示出终末器官敏感性的增加,尤其涉及中枢神经系统。因此,老年患者酒精和药物相互作用的危险增加。

老年患者也更易于患有酒精依赖的神经精神并发症。睡眠障碍、焦虑、抑郁和痴呆常见。酒精与1/3老年人自杀有关。在全部血酒精水平下老年受试者在感觉和注意力测试中表现的都比年轻人差。这可能导致摔倒骨折和骨质疏松的风险增加。

总的来说,肝硬化的预后与年龄有关。一项研究报道60岁以上老年人一年死亡率为50%,而<60岁者为7%。

妊娠

已有超过2 000篇科研报道证实了酒精能引起致畸作用。据美国国家药品滥用研究所(NIDA)调查显示,所有出生在美国的儿童中其母亲有近19%在妊娠期间酗酒。酗酒的未婚孕妇或妊娠期间仍在工作的孕妇,不管是暴饮还是经常饮酒,都比孕前看上去老30岁[126]。

胎儿酒精综合征的特点是下述三联征,即中枢神经系统功能障碍(包括轻中度智力障碍)、畸形(主要是面貌畸形)、生长发育迟缓(通常为身材矮小、小头畸形)。目前胎儿酒精综合征被认为是引起智力障碍的最常见原因。出生前接触过酒精的儿童表现得更好动,认知能力及注意力不足、任性,以及语言和行为问题,这些问题可以持续至成年。

乙醇可以迅速通过胎盘,分布到胎儿的各个组织器官,尤其是易聚集在大脑灰质层。尽管在研究中,大量饮酒的孕妇其婴儿各方面表现都最差,但是每天只喝2~3杯的孕妇其婴儿表现也不正常。即使没有发育迟缓或先天性异常,在妊娠期间过量饮酒的孕妇的孩子患有注意力不集中方面问题的风险更大。上述结果来源于"酒精对胎儿作用"。

任何剂量的酒精对于孕妇都是不安全的。美国儿科学会建议孕妇或计划怀孕的妇女戒酒[129]。

外伤

酒精与外伤关系密切。单独来说,酒精与外伤都能导致不良后果,若二者同时存在其影响更严重。引起1~44岁人群死亡的最主要原因就是外伤,并导致每年伤亡都超过500 000。事实上在美国,酒精是引起各种故意或意外伤害的主要危险因素。因为酒精作用,外伤变得越来越频繁和严重,除此之外还使受伤者病情加重。醉酒常常会影响对外伤严重程度的早期判断的准确度,因此需要更多的侵入性诊治手段(例如:插管、CT扫描、颅内减压术等)。

酒精通过影响血流动力学和酸碱平衡,从而降低患者对出血性休克的应激能力。酒精的利尿作用或呕吐可以降低醉酒外伤者的血容量。酒精通过扩展外周血管可以导致血压降低、体温降低。尽管这些作用很小,但是它可以增加这些患者血液复苏需要的扩容量。患有严重外伤的非神经损伤的醉酒患者,就诊时比清醒患者表现的血压更低、二氧化碳水平更低（提示由于过度换气的代偿）。更加重要的是，人们经常忽略酒精对心脏的抑制作用，从而也使休克扩容需要量增加。酒精引起皮肤血管扩张，同时可以刺激骨骼肌、肠系膜、肾血管收缩以及左心室收缩增强。因此，酒精对全身血管弹力和血压的整体影响得以平衡。

醉酒患者比清醒患者腹内脏器和腹膜后外伤的临床表现可靠性差。如果醉酒患者有发生腹内脏器受伤的可能性，那么就应该考虑行进一步检查以明确（例如超声、CT等）。

醉酒可以使腹壁肌肉松弛，从而对钝器的抵抗能力下降。这些患者通常胃内有大量食物，使其胃部更容易受外伤，而且更容易发生呕吐和气道阻塞，特别是开放气道时。脂肪肝患者酒精中毒后可以导致肝大，酗酒者门静脉高压可以导致脾大。由于这些脏器体积肿大、突出肋骨的保护之外、血管内压力增加使其对外伤的抵抗力降低。

醉酒通过多方面原因可以导致中枢神经系统损伤，包括行为好斗、反射协调能力降低、躲避反应不当。与清醒患者相比，受伤时处于醉酒状态的患者脊髓受伤程度更重、神经系统及身体功能恢复慢。试验表明酒精可以通过加重受伤组织的水肿程度从而加重脊髓机械性损伤的受伤程度。

对轻微脑损伤患者需要行急诊CT的适应证目前尚无一致结论，包括意识丧失、外伤后健忘症、GCS评分（格拉斯哥昏迷评分）14～15分、神经系统检查正常。一项前瞻性调查显示对于轻微脑损伤的醉酒患者，GCS评分加上1小时观察时间不能提示是否该行头颅CT扫描。有颅脑外伤迹象以及有局部或综合神经系统表现的患者需要行急诊CT检查。精神状态逐渐恶化、局部神经系统表现、新发的神经障碍即使没有明确的受伤史、损伤长时间不能恢复、精神状态与醉酒程度不成比例，这些患者需要行头颅CT检查。

令人欣慰的是在过去的20年里，与酒精相关的灾难有下降的趋势。在美国，夏威夷、伊利诺斯州、印第安纳州、宾夕法尼亚州、犹他州五大州已颁布法律强制医院和（或）监护人酒精相关的灾难报告制度。

住院适应证及患者管理

对于长期酗酒的门诊患者最佳的治疗方法包括其相关家属或朋友监督患者正确服药、陪同患者参加定期医院随访、阻止其再酗酒以及保证其合理饮食。接受门诊治疗的患者需要密切监督，因此，每隔24～48h应该进行一次门诊随访。

大部分酗酒患者都有躯体、心理、社会多方面的问题，因此往往需要接受住院治疗。此外，对于终生不能自理的酗酒患者需要长期接受住院治疗。不幸的是，许多公共服务及公共医疗补助计划有限或不包括住院戒酒患者。在选择住内科还是精神病科方面，通常内科疾病优先。

急性酒精中毒

单纯急性酒精中毒很少需要住院治疗。但是，酒精合并毒品过量或者合并躯体、心理、社会问题可住院治疗。急性酒精中毒是一个排除性诊断，之前需要足够时间的医学观察以确保精神障碍已经恢复。

成人可以耐受的酒精量可能导致儿童死亡，因此急性酒精中毒的儿童应接受住院治疗，除非能确保密切的社会心理随访治疗。出现低血糖或内科并发症的儿童应该接受住院治疗，此时应考虑是否有虐待儿童或监护不利的可能。

戒断

出现主要戒断体征（发热、幻觉、意识错乱和极度兴奋）的患者需要入院。出现轻度戒断症状的可以在急诊室观察。治疗观察4～6h后，患者清醒，定向正确，生命体征、体格检查和适当的实验室检查在正常范围内，可以出院。最理想的是患者被送进酒精治疗中心或由合格的陪同人员送回家，以便持续观察数天。

癫痫发作

患者可能会承认出现了第一次ARS。住院后可以开始药物治疗、诊断评估和持续检测患者状态。但是，当①患者的酒精戒断症状是轻度的，并且通过支持治疗或低剂量的地西泮容易控制；②诊断检查包括头颅CT，是不显著的；③癫痫发作次数少于2次；④从最近一次癫痫后6h，患者神志清醒，定向力正常，生命体征、体格检查、实验室检查正常，保证适当的门诊随访。第一次出现ARS的酒精中毒患者可能会允许出院到一个适宜的社会环境。

有ARS病史的患者，如果在癫痫发作间期与神志清醒期间ARS出现不超过2次，癫痫发作后至少观察6h，没有癫痫发作，精神和身体状况稳定，可以允许出院。3～5次简短的、自限性的癫痫发生可能与酒精戒断有关。但是，有 2 次或更多癫痫发作的患者建议收住院，因为有可能加重为癫痫持续发作，特别是营养不良的、免疫功能受损的、无家可归的或顽固的酗酒患者。

不完全癫痫发作或查体发现局灶神经病变需要收入院，除非之前就发现这些病变。与头外伤或混合的酒精药物戒断有关的癫痫患者需要收入院。在急诊观察期间出现癫痫持续状态或复发癫痫表明癫痫控制欠佳，同样需要收入院。

精神和社会问题

嗜酒患者伴有急性中毒、ARS、酒精戒断症状或内外科疾病需要住院，最好通过急救绿色通道进行治疗，而不是通过精神科。对于酒精中毒患者，一些精神和社会的情况通过精神科可以更好治疗，包括精神病、精神分裂症、有自杀倾向的抑郁症，任何对自己或别人造成危险的患者或异常感觉的酒精性幻觉症患者。

没有能力照顾自己的患者需要住院。虽然这些患者的最终地点是康复中心，但住院对除外医学或心理疾病以及治疗即将出现的戒断症状可能是必要的。想要停止饮酒的患者通常进入戒酒中心治疗即将出现的戒断症状。关于酒精依赖患者的门诊药物治疗的数据和注意逐渐增加。食品药物管理局已经证实双硫仑、纳曲酮与阿坎酸和托吡酯可以用来治疗酒精依赖。纳曲酮、昂丹司琼、阿坎酸或纳曲酮与阿坎酸合用可以帮助戒酒。联合行为治疗的药物作用正积极进行研究。短暂干预——10～15min 的咨询与没有干预相比，可以减少饮酒。确保治疗安排和短暂干预相结合。大多数社区有匿名戒酒者协会或针对任何需要戒酒帮助的治疗中心。在小的社区，牧师或社工通常能安排康复。

酒精杀戮——杀死嗜酒者和无辜受害者被醉酒者杀害。不论把嗜酒者带到急诊是医疗、心理还是社会的问题，但最根本的问题是酒精中毒，最终目标是戒酒。如果没有认识到酒精中毒，如果患者从未给予参与康复项目的机会，疾病肯定会进展。急诊医生应该代表患者和公众进行干预。

> **重要概念**
> - 中度酒精消费指男人一天 1 或 2 次饮酒，女人一天 1 次饮酒。
> - 地西泮是治疗酒精戒断症状或酒精戒断癫痫的主干。
> - 几乎急诊患者的每种临床情况，都应考虑不恰当的酒精消费或酒精依赖，包括创伤、潜在的药物-酒精反应、肺炎、心肌病、新发的心房颤动、肝炎、胃肠道出血、胰腺炎、精神状态改变、抑郁、自杀、镁缺乏和贫血。
> - 停止或显著降低酒精摄入后，轻度的酒精戒断最早发生在 6h，在 24～36h 达到高峰。
> - 饮酒停止或减少后，重度的酒精戒断发生在 24h 后，通常在 50h 达到顶峰（偶尔需要 5d 的时间）。
> - 震颤性谵妄发生在酒精戒断症状结束时，包括肉眼可见的震颤、严重的意识错乱、发热、（大小便）失禁、令人恐惧的幻视和瞳孔散大。
> - 不是所有酒精相关的癫痫都是酒精戒断癫痫。
> - 在急诊，"短暂干预"能够减少饮酒和它的长期结果。

本章参考文献请参见 http://pumpress.bjmu.edu.cn/eduservice/3419.html

第184章 物质滥用

Stephen A.Colucciello and Christian Tomaszewski

刘笑雷 译　张国强 校

概述

精神类物质的使用与滥用并不只存在于我国和本世纪。在史前时代人们已经开始使用致幻性植物来达到改变意识状态的目的，精神类物质在各个时期、各种文化中都曾被使用，正如 Osler 所说："吃药的欲望可能是区别人与动物的最大特征"[1]。人们用在物质滥用方面的代价很高，继发于精神类物质滥用的死亡很常见。在美国大约有 17 000 人死于使用违禁药物（表 184-1）[2]。

恰当认识和治疗物质滥用的一个主要障碍就是缺乏准确的定义。美国精神病学会将其定义为药物使用的不适应状态，并与使用者或其他人所受伤害有关[3]。经过一段很艰难的时期，医生们才认识到这种滥用，因为高达 44% 的急诊就诊患者存在潜在的慢性疼痛综合征[4]。慢性疼痛可能不出现典型的明显的交感神经改变或急性疼痛的躯体表现[5]。因此，急诊科医生总是在对合理疼痛的不全治疗与对药物滥用者的过度治疗间走钢丝。

流行病学

总结物质滥用者的特征时，一些固定的思维会浮现在我们脑海中。这些固定的思维对医生来说是危险的陷阱。医生很可能忽视衣着光鲜的商业人士、老人以及孩子的药物中毒的可能性。然而孩子可能在聚会后的咖啡桌或是地板上找到并摄入精神类物质，或是在药物使用的房间内被动吸烟。有些父母故意给他们的孩子使用精神类药品来使他们安静或是虐待他们。

越来越多的青少年摄入含有右美沙芬的 OTC 产品，如柯利西锭[6]。在街上，他们被称之为三重 C、红 C、红魔、红盒子或彩虹豆等。其他的含有右美沙芬的化合物包括一些止咳药，如 NyQuil 或 Robitussin DM，可以为滥用者提供他们所追求的快感。青少年滥用这些物质出现症状就诊于急诊时，往往被诊断为抗胆碱能综合征，表现为：心动过速、高血压、瞳孔散大、嗜睡或烦躁。青少年还会滥用一些治疗强迫症、注意力缺乏症以及多动症的药物[7]。哌甲酯（一种中枢兴奋药）已经成为一个关注的焦点。这种药片可以口服滥用，也可以压成粉末后注射或是吸入。尽管它有被滥用的可能，但专家们认为哌甲酯的治疗作用不能被青少年的滥用所取代[8]。

老年人也会滥用药物。老年人可能会在使用或戒断拟交感神经药物时出现新的精神症状。孕妇的药物滥用也很常见，这会导致孕妇及胎儿患病率增加。大约 7% 的孕妇分娩时的尿检筛查提示违禁药物阳性[9]。药物滥用的表现可以是急性的，如胎盘早剥、早产、潜在的发育迟滞及出生缺陷。药物滥用在贫穷的少数种族及社会经济地位比较低的群体中更常见。结果，这些群体遭受着药物滥用带来的冲击，如监禁、艾滋病及结核病。

由药物滥用和精神健康服务研究管理办公室发起的药物预警监测网络（The Drug Alert Warning Network，DAWN）从医院急诊室及医务工作者那里收集关于药物相关的就诊、死亡数据。这些数据包括使用违禁药物的患者以及将合法药物用作非医学用途的患者。根据 DAWN 收集的数据，最常见的导致死亡的滥用药物包括：可卡因、鸦片类药物、抗抑郁药、苯二氮䓬类药物及其他（抗焦虑药、镇静剂及安眠药）[10]。

2005 年，DAWN 估计有 816 696 例急诊就诊患者涉及不合法药物，其中可卡因 448 481 例，大麻

表 184-1	非法药物使用的并发症
感染	
肝炎	
肺炎	
皮肤脓肿	
脑脓肿	
心内膜炎	
艾滋病	
骨髓炎	
肉毒杆菌中毒	
坏疽	
心血管系统	
心肌病	
主动脉夹层	
心肌梗死	
心律失常	
假性动脉瘤	
动脉炎	
高血压	
神经系统	
中风	
药物诱发的帕金森综合征	
肌张力障碍	
血管炎	
颅内出血	
脑萎缩	
脊神经根病	
脑白质病	
肺	
慢性肺疾病	
肺动脉高压	
肺水肿	
嗜酸细胞性肺炎	
肺炎	
气压伤（纵隔积气）	
肺纤维化	
肺气肿	
心理社会	
失业	
抑郁	
行为异常	
幻觉	
自杀	
杀人	
其他	
龋齿及牙周疾病	
横纹肌溶解	
血栓性静脉炎	
文身	
胎盘早剥	
先天性畸形	

242 200 例，海洛因 164 572 例，兴奋剂（包括安非他命、甲基苯丙胺）138 950 例。其他不合法药物，如苯环己哌啶、迷幻药、γ-羟基丁酸等，使用相对较少[11]。另外，有 598 542 例急诊患者涉及非医学目的使用处方药物、非处方药及食品增补剂，对比 2004 年增加了 24%[11]。这些患者中的多数（55%）涉及多种药物滥用。苯二氮䓬类药物滥用增加了 19%，鸦片类药物滥用增加了 24%，美沙酮滥用相关的就诊例数增加了 29%。在中枢神经系统作用剂中，鸦片类镇痛药占 1/3 急诊就诊例数，130 000 例急诊就诊患者涉及使用氢可酮和美沙酮。

药理学

关于药物相互作用的知识对于药物滥用者的诊断和治疗是有帮助的。合法或不合法药物（包括酒精）使用情况的详细病史，有助于找出不良反应的根源，例如：多种药物可以增加可卡因的效果。一些药物滥用者会摄入少量有机磷酸酯以减少拟胆碱酯酶的活性，延长可卡因的效果[12]。同时摄入酒精和可卡因会生成一种活性代谢产物——高古柯碱，它还可以进一步增强和放大可卡因的效果。如果拟交感活性药物与 5-羟色胺再摄取抑制剂（如氟西汀）同时使用，就会引起 5-羟色胺综合征，表现为：肌肉僵硬、高热、腹泻和癫痫发作。安非他命可以直接提高 5-羟色胺的水平，也可以反向抑制单胺氧化酶的活性。事实上，5-羟色胺再摄取抑制剂可以导致早前安非他命的使用者再次出现症状。对于使用拟交感活性药物的患者，单胺氧化酶可以诱发高血压危象。HIV 感染者服用的药物与违禁药物相互作用，可以导致严重的临床后果，因为酶抑制剂和非核苷类反转录酶抑制物可以抑制或是诱导细胞色素 P450 系统[13]。

一些在家庭或是工作场所常见的化学物质可以引起意想不到的中毒效果。溶剂、涂料、油漆、胶水、气雾剂、制冷剂和其他推进剂等（彩图 184-1）对于儿童和青少年来说，可以轻易获得和滥用。吸入碳氢化合物（如甲苯），可以快速被吸收并通过亲脂性的血脑屏障诱发快感，而且非常廉价。

非法的药物实验室质量控制很差，并且常常把多种药物合并或是剪切以提高利润。50% 的街头样品并没有所称的药物。一些添加剂（如局部麻醉剂、糖）可能是无害的，但是另一些（如士的宁）则可以是致命的。一些药物（如五氯酚）被错误地当成其他药物卖（如摇头丸）。20 世纪 90 年代，大部分所谓的迷幻药实际上是含有安非他命的混合剂或是单纯的咖啡因、麻黄碱[14,15]。药物的混合物以及无法预料

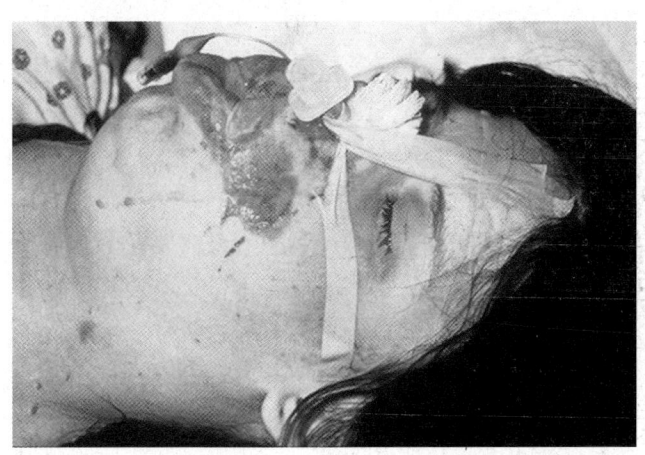

彩图 184-1　氟利昂滥用。（Copyright Stephen Colucciello.）

的添加剂和替代物，可以导致出现与患者所声称服用的药物不相符的症状。

外观相似的药物可能有毒性效果。青少年为了获得期望的快感，可能会买到外观类似哌甲酯、柯利西锭的产品，但这些产品可能实际上是无耻的毒贩卖给他们的不相关的药物，并可能引起意想不到的后果。

临床表现

病史

要从病人处获得用药史，包括药物反应、急性焦虑或其他精神问题，同时还包括急性心肺或是神经系统症状。用药的信息包括合法及违禁物质、处方及非处方药、草药、滋补品及饮剂。合适的时候，医生应该具体问患者是否有自杀倾向。在询问过程中，医生保持中立、不批判的态度更有助于获取准确的信息。

应该询问父母亲认为儿子或者女儿拿了什么？什么时候拿的？急诊医生可能不知道这些药的街头名称，因为有超过 2 300 个街头词汇表示具体的药物，可以访问 http：//www.whitehousedrugpolicy.gov/pdf/street_terms.pdf[16]。而且，你无法保证所谓的摄入的药物是纯的或是未掺杂的。因此病史并不能替代仔细的体格检查，查体可以提供更可靠的线索。非医院人员、家庭成员或是朋友可以提供更多的信息。从俱乐部、狂欢晚会或是聚会等地方送来的病人，同时存在精神状态的改变，可能是由于"俱乐部药物"的影响，如摇头丸、γ-羟基丁酸盐、氯硝西泮、克他命等。其他的在网上销售的"俱乐部药物"（如"Verve"、"Jolt"）是 γ-羟基丁酸盐的前体物质——丁内酯。这些危险的药物对青少年的吸引力很大[17]。

静脉注射毒品滥用者很可能出现感染性并发症，如感染性肺栓塞、皮肤或脑脓肿、心内膜炎或 HIV 相关的疾病。

RAFFT 评分有助于发现青少年的药物滥用，并且对于以下一个或多个问题的积极回应可以保证进一步的评估[18]。

放松：你会喝酒或是使用药物使自己放松、感觉更好或是能够合群吗？

孤独：你是否曾经在独自一人的时候喝酒或是使用药物？

朋友：你最亲密的朋友中有喝酒或是使用药物的吗？

家庭：你是否有亲密的家庭成员有与酒精或是药物相关的问题？

麻烦：你是否因饮酒或是使用药物而陷入到麻烦中？

体格检查

生命体征的记录必不可少。尽管发热提示感染或是药物反应，但是暴力或是情绪激动患者的体温经常被忽视。因为快速的张口呼吸、干燥的黏膜以及激动的情绪都可以引起不可靠的口腔温度，因此肛温可以用来确诊可疑的发热。患者需要完全裸露并且全面检查，同时需要重点关注皮肤、眼睛和神经系统。

体格检查包括评估特定的中毒综合征。大汗、瞳孔散大、心动过速、高血压、精神异常以及肠鸣音活跃均提示交感神经过度兴奋。相比之下，抗胆碱能综合征则表现为皮肤潮湿、流涎以及肠鸣音减低。神经系统检查需要包括精神状态的评估，以明确意识状态的水平及情感状态是否有异常。多发龋齿等牙科疾病可以由使用甲基苯丙胺引起，但也可以出现在对其他化学物质的依赖上[19]。皮肤可以对药物滥用提供重要的线索，例如手面部残留的药物或是静脉药物使用遗留的痕迹。

鉴别诊断

将蓬头垢面的年轻病人的异常行为或是精神改变都归为药物中毒是很危险的。许多严重的疾病可以与药物过量有类似的表现，如：脓毒症、脑膜炎、脑炎、头外伤、无意中毒（例如一氧化碳）、低体温、中暑、颅内出血、复杂癫痫以及药物戒断。低血糖及其他的代谢的、内分泌的紊乱也应该考虑。同样，药物中毒也应列在精神异常或是异常生命体征的鉴别诊断中，无论年龄大小。

并发症

非法药物可以引起涉及主要器官的多种并发症。5%的ICU患者与之有关，并花费10%的ICU费用[20]。神经系统的并发症尤其明显。大约有10%的中风继发于药物滥用[21]。脑梗死、大脑及小脑出血、蛛网膜下腔出血常继发于可卡因和安非他命的使用，偶尔也见于苯环利定或是海洛因的使用[22]。物质滥用常可以引起强直阵挛性癫痫发作，并且可以出现癫痫持续状态。虽然大部分癫痫发作由拟交感神经药物引起（如可卡因、安非他命），但海洛因、三环抗抑郁药及苯环利定同样也可以引起。酒精及苯二氮䓬类药物的戒断同样可以诱发癫痫。

物质滥用的危险不止局限在特定药物的毒性反应，静脉注射及乱性会导致HIV感染的高风险。注射毒品使用者的HIV感染率为12.7%，吸入毒品使用者HIV感染率为7.5%[23]。

最近，静脉毒品滥用者HIV感染率的下降是令人鼓舞的，但是针头共用及不适当的美沙酮治疗可能导致HIV感染率抬头[24]。同时在美国的一些城市中，静脉毒品滥用者乙肝、丙肝的感染率在下降[25]。在一些地区，大约20%的可卡因滥用者皮肤结核菌测试呈阳性。性传播疾病很常见，尤其是在以性换毒品的背景下。梅毒在吸毒者中已成为流行病。

肺是静脉药物中杂质损伤的靶器官，而且致热原可以留存在这个巨大的滤器中。这会引起"棉花热"，表现为注射药物10～20min后出现高热、心动过速及呼吸急促[26]。这种良性自限性的疾病与长时间静脉使用哌甲酯出现的长期限制性阻塞性的肺疾病形成对比。右心内膜炎是常见的慢性静脉药物滥用的后遗症，并且由此引起的非特异的流感样症状会误导医生。除了心内膜炎和HIV综合征，静脉药物滥用者还会出现感染性肺栓塞、蜂窝织炎、肉毒杆菌中毒、破伤风及其他感染性并发症。这些人还有可能出现非常见部位的骨髓炎或是感染性关节炎，例如腰椎、胸锁关节或是骶髂关节。

精神方面并发症在物质滥用中经常出现，包括：焦虑、抑郁、自杀倾向、情绪波动、偏执以及恐慌。偏执、抑郁及与之有关的自杀倾向在兴奋剂滥用者中很常见，同时安非他命的滥用者经常会出现皮下有寄生虫的幻觉（蚁走感）。拟交感神经药物与攻击行为和街头犯罪有很大关系。创伤在物质滥用者中很常见，常由攻击或是交通事故撞击引起。此外，致幻类药物如摇头丸、苯环利定，可以导致极端的行为改变，并因此引起创伤。有时创伤会是隐匿性的，不仔细的医生可能会因为药物引起的烦躁而忽视了患者身上被捅的伤口。

辅助检查

所有急性精神状态改变的患者都需要床旁血糖检测或是凭经验使用50%右旋糖酐溶液。血流动力学不稳定或是精神状态改变的患者需要检查电解质、血尿素氮和肌酐。全血细胞计数一般没有太大价值，除非怀疑有隐匿性创伤或是有溶血。动脉血气对于评价酸碱状态以及评价氧和和通气有帮助。横纹肌溶解常见于拟交感神经药物滥用或是长时间在同一部位使用镇静剂（如巴比妥类药物），它可以通过化验血肌酸激酶或肌红蛋白发现[27]。横纹肌溶解定义为肌酸激酶水平升高超过正常上限的5倍。尿潜血可以阳性但镜检没有红细胞，不过此种方法不敏感。心电图偶尔会有助于药物相关的胸痛患者心肌梗死的诊断。

使用定性的毒物筛查仍有争议，但是相对于病史及临床状态而言，它显得没那么重要。尽管未怀疑的药物可以被检测出来，但是这些信息对病人的管理并没有太大影响[28,29]。急诊科医生经常困惑于在自己医院的毒物实验室筛查何种药物。定量检测怀疑的物质，如扑热息痛或是乙酰水杨酸，在某些情况下可能是有价值的。新一代的床旁尿毒物筛查可以提供及时的信息，但是他们的作用仍需要进一步研究[30]。

处理

躁动患者

除了少数特例外，精神类药物中毒很少有解毒药，治疗主要以对症支持为主。有暴力倾向的或是烦躁的病人需要镇静。无论是药物中毒或是戒断产生的交感神经症状，苯二氮䓬类药物（如劳拉西泮）可以很好地使患者镇静。对于其他的一些患者，肌内注射丁酰苯类药物（如氟哌啶醇和氟哌利多）也可以快速起效，并且很安全。但是美国食品及药物管理局（FDA）警告氟哌利多有可能导致QT间期延长或尖端扭转型室速。2007年9月，FDA增加了一条警告：有患者在使用氟哌利多后出现QT间期延长及尖端扭转型室速，尤其是静脉用药或是使用超剂量药物时，因此禁止静脉使用氟哌利多[31]。吩噻嗪类药物由于有较强得抗胆碱能作用及潜在的导致低血压和降低癫痫阈值的作用，因此不建议用于药物中毒的患者。

体内藏毒者

体内藏毒者被逮捕时为了隐藏违禁品会吞掉包装松散的成袋毒品或是毒品原料。从另一国家飞来的航班上，体内运毒者可以非常专业地将包装毒品藏在他或她的肠道内。在多数情况下，这些包装袋可以通过放射线发现[32]。对这些患者的治疗仍有争议，有人建议使用活性炭或是全消化道灌洗，而另一些人建议采取相对保守的方法[33,34]。对于无症状的患者，如果其拒绝治疗，则不能根据地方法律强行去除这些证据。对于由于药物反应意识不清的患者，不能拒绝救治措施。

提供建议

在急性药物事件处理结束后，应该询问物质滥用者是否愿意戒掉毒瘾。研究显示，干预措施对于海洛因、美沙酮及苯二氮䓬类药物的滥用者最有效。可卡因的滥用者对治疗比较抗拒[35]。

寻求药物者

在一线工作的急诊科医生经常会碰到寻求药物的患者，最常见的是止痛药及苯二氮䓬类药物。尽管只有1%的急诊患者有正式的物质滥用的诊断，但是有大约27%的急诊病人需要针对物质滥用的治疗[36]。这种寻求药物的行为被定义为寻找或长时间使用某种药物的欲望[37]。尽管医生不应该满足他们的欲望，但是令医生两难的是对于疼痛的不恰当处理在国际上被认为是不道德的[38]。

急诊科医生需要谨慎地为真正急性疼痛患者提供止痛药，以避免由于处理不当引起的长期问题。然而，过于自由的处理方式可能导致成瘾行为。对于医生来说，初次见面时很难有效地辨别出药物寻求者或者滥用者。自身管理是最简单的筛查办法，但是90%的鸦片类药物滥用者否认自己有药物滥用[36]。

尽管缺乏敏感性，但是（最常见的处方类滥用药物）之前的药物或是酒精滥用史可以帮助识别患者存在鸦片类药物滥用的风险[39]。因为同样问题多次就诊、快速的剂量升级、不寻常的或多重的药物过敏以及对特殊药物的要求都是潜在药物寻求的迹象[40]。不幸的是目前缺乏可靠的依据来区别非法的和合理的药物寻求。

为了处理这个问题，医院及一些州已经开始在追踪那些经常需要鸦片类药物处方的患者[41]。这些项目的有效性目前还不清楚。一些地方通过严格限制鸦片类药物的适应证进行疼痛药物管理，并且将习惯性的药物寻求者进行电子标记[40]。这些措施如果可以和慢性疼痛门诊或是戒毒中心进行衔接，可能会起到作用。包括综合心理咨询、急诊拒绝镇静药处方以及转诊到单一药房等在内的多元化处理方法使药物滥用者的急诊就诊量减少了72%[42]。在急诊限制使用或是去除哌替啶（常见的中毒物，并可引起严重的副作用）可以减少急诊就诊量[43]。

在医院政策之外，医生本身可以减少药物寻求行为。避免使用哌替啶是一个非常好的措施[44]。另外，处理疼痛问题时使用长效的镇静剂如美沙酮或者口服吗啡制剂可以减少药物寻求行为[45]。最后，委婉的拒绝，向患者解释鸦片类或其他控制物质对他们不适宜，或是有可能有帮助，但需要其他医生也同意这种处理方式[46]。

重要概念

- 物质滥用可以影响所有社会经济阶层和所有年龄段的人。
- 对于大多数中毒诱发的暴力行为，肌内注射丁酰苯类药物（如氟哌利多）是安全有效的。对于使用拟交感神经药物（如可卡因、安非他命）的病人，可以使用苯二氮䓬类药物（如劳拉西泮）。
- 对于就诊急诊的药物滥用者要进行教导，并提供治疗服务。

本章参考文献请参见 http://pumpress.bjmu.edu.cn/eduservice/3419.html

第七篇 发育与生理残疾病人

第 185 章 特殊健康护理需求儿童的评价与管理

Terry Adirim

任恩锋 译 谢苗荣 校

概述

患有发育或身体残疾、慢性疾病或者依靠医疗器械活动或维持生命的儿童具有特殊健康护理需求。1998 年，美国联邦妇婴卫生局对特殊健康护理需求儿童（children with special health care needs, CSHCN）下了一个定义，以帮助各州该医疗系统的发展和完善。这个定义涉及各相关组成部分的投入，包括 CSHCN 项目主任、家长和卫生保健专业人员。下面的定义已为儿科界广泛接受：

"特殊健康护理需求儿童是指那些患有慢性生理、发育、行为或精神疾患或这些疾患的风险正在增加的儿童，其所需要的健康照顾的种类和量超出了普通儿童"[1]。

特殊健康护理需求儿童群体患病率和特征取决于所采用的定义。根据美国联邦的定义，估计 2001 年将近 13% 的美国儿童有特殊健康护理需求[2]。年龄较大的儿童、男孩、非西班牙裔白人和黑人儿童的患病率较高，调整人口统计学因素后，贫困家庭中需要特殊健康护理的儿童更多。

医学科学技术的进步已经有助于使患有复杂疾病的儿童生存时间超过了新生儿期。此外，以家庭为中心的护理已经成为照顾这些孩子的目标，许多儿童可以在家里而不是在医疗机构中生活。这些儿童经常使用急救医疗系统。急性发病的特殊健康护理需求儿童占到三级医院急诊科中儿童就诊人数的 24%[2]。急救医疗服务（emergency medical services, EMS）会在危急时刻发挥作用，这种危急时刻可由设备故障、护理者疲劳或对特殊健康护理需求儿童不熟悉所造成的混乱而诱发。然而，一项由城市儿童三级保健中心进行的 100 个特殊健康护理需求儿童家庭调查显示，虽然 97% 的家庭在过去曾寻求紧急医疗服务，只有 23% 的父母曾经拨打过 911，93% 的父母在危急时刻开车带着他们的孩子去医院。孩子们可能被送到最近的社区医院或他们经常就诊的医院（很可能是一个三级保健中心）。大多数情况下，EMS 会将孩子们送到最近的"适当的"医疗机构。

特殊健康护理需求儿童通常是由受过儿童日常护理训练的成年人照顾。一般来说，家庭都很了解自己孩子存在的医疗问题和技术需求。家庭也有详细的医疗计划，具体到管路的大小、更换管路的频率、药物的剂量以及呼吸机的设置。组织向医疗护理者提供信息的一个例子是美国儿科学会（American Academy of Pediatrics）和美国急诊医师学院（American College of Emergency Physician）的"特殊健康护理需求儿童应急准备计划"[3]。这个应急准备计划目的是交流特殊需要儿童状况和医疗的特定信息。急诊信息表（emergency information form, EIF）由儿童的初级保健医生或家庭完成并由儿童携带。还开展了一些旨在帮助 EMS 人员的项目，如"EMS 外展"的计划，该计划以三级医院为依托，已在华盛顿特区和大都市区得到实践。参加 EMS 外展计划入选者要填写由医疗服务提供者提供的医疗信息表。这些信息将被传送给地区的 EMS 系统，使 EMS 人员了解到在其管辖范围内 CHSCN 的特殊需要。该信息被保存在一个数据库中，6~12 个月更新一次。虽然大多数的父母处理儿童急诊情况较熟练，但是父母寻求帮助的原因有很多，包括过度疲劳需要休息、设备失灵、无法处理的医疗问题，或协助运送儿童去医院。

疾病原理

特殊健康护理需求儿童的常见问题

特殊健康护理需求儿童在许多方面不同于一般的儿童。有些特殊健康护理需求儿童可能存在神经功能受损，因此发育迟缓。他们的身体发育可能受到限制，这导致他们比同年龄的孩子更矮小。因此，医务人员不可以按传统年龄和体重规则来判断而应询问其父母或在估计体重和计算药物剂量、制定液体治疗方案时，以身高为依据。发展迟缓的儿童可能具有与"健康"的同龄儿童不同的生命体征。例如，心脏疾病或机械通气儿童生命体征基线的改变，未经修补的复杂先天性心脏病儿童的脉氧饱和度基线水平可能低于80%。患有肺部疾病的孩子呼吸频率可能高于正常值，但这些高呼吸频率被认为是他们的基线[4]。另外，有些儿童可能有诸如失明和失聪等疾病，这可能使评估受到影响。医务人员需要注意这些情况。

治疗和移动发育迟缓儿童时必须很注意，因为他们往往很容易被快速动作和不熟悉的光线和声音吓坏。使用温和的语气和儿童可以理解的词语交谈可以减轻焦虑和使他们更容易合作。允许父母在床边对所有儿童都是非常重要的，对这些儿童尤其如此。为了避免吓到孩子，移动患有肌肉骨骼疾病的儿童时最好以缓慢而小心的方式进行。当决定对有特殊健康护理需求儿童进行交流和搬动的最佳方式时，最好办法是向这些儿童的看护者进行咨询。

各类损伤

气道/呼吸方面

气管软化

气管软化是气管支持软骨和结构完整性受到损害导致气管壁薄弱的一种状态。这往往导致吸气时气管塌陷。气管塌陷常出现于气流增加时，如婴儿咳嗽、哭闹、喂食或上呼吸道感染时最为突出。

气管软化有三个原因：①先天性或内在性气管异常（发生在气管内），例如气管食管瘘（气管和食管相通）；②外在缺陷（发生在气管外），如畸形血管在气管周围可能形成一个环压迫气管，干扰气流；③获得性软化，这常发生在长期气管插管或慢性气管感染的儿童。

气管软化的治疗是对症治疗。一般的病毒感染可导致儿童呼吸抑制。在这种情况下消旋肾上腺素可减少上气道的肿胀。在医院留观这些儿童直到他们呼吸抑制情况好转的方法是明智的。严重气管软化儿童可以通过手术放置气管内支架或刚性软骨来达到永久性气道开放。畸形血管环的婴儿可以通过外科手术分离压缩的血管并整理附着的周围结构以减少气管的压力。在极少数情况下，需要气管切开以便提供通畅的气道，直到孩子的呼吸道发育和加强。幸运的是，婴幼儿的气管软化往往能够发育成熟。

不管根本原因是什么，气管软化婴儿及儿童呼吸窘迫时具有类似的症状和体征，包括咳嗽、呼气相延长、喘鸣、辅助呼吸肌使用以及缺氧等。

支气管肺发育不良

支气管肺发育不良（bronchopulmonay dysplasia，BPD）是常发生在婴儿的一种慢性肺部疾病，特征是肺部僵硬所致并呈慢性加重趋势。BPD是一个全球性问题，每年有5 000～10 000新病例报道，与囊性纤维化和哮喘共同列为婴儿最常见的慢性肺部疾病[3]。

BPD的发展主要见于患有呼吸窘迫综合征（respiratory distress syndrome，RDS）的低体重出生儿，这种情况在早产儿很常见。孕32周前出生的婴儿可能由于没有足够的肺泡表面活性物质保持肺泡开放[4]。BPD并不只见于RDS的幸存者，其他肺部疾病、长时间暴露于高浓度氧气中，或出生后机械通气（因为新生儿肺动脉高压、肺炎、其他感染或肺部外伤等）等，也可以在肺部产生有害的化学反应使肺泡损伤而导致BPD发生[5]。

肺泡减少和表面活性剂缺乏会导致肺部顺应性下降。这增加了患儿的呼吸做功并使其很快出现疲劳。随着患儿逐渐呼吸无力，肺和血液中出现二氧化碳潴留。呼吸道感染也加重肺部炎症反应，导致更多的肺泡渗出和支气管痉挛。与BPD直接相关的其他紧急情况包括肺水肿、食物或胃内容物吸入肺中、呼吸暂停。BPD的症状和体征根据病情表现不一，这取决于婴儿肺的成熟度。其症状可表现为呼吸急促、呼吸抑制、矛盾呼吸、异常体位和喘息。

BPD使新生儿在出生后的第一年面临很多问题，很多儿童死于这一年。一岁后问题越来越少。BPD最常见的长期肺部并发症是哮喘，有约一半的患者患有此病。其他较少见的并发症包括婴儿期呼吸暂停、胃食管反流、肺动脉高压、高血压、肺水肿、误吸、声门下狭窄和气管软化。BPD婴儿因为呼吸储备少，气道高反应性，呼吸道感染的易感性使其存在频繁住院的风险。

BPD 的治疗包括缓解症状。家庭治疗可能包括氧疗、支气管扩张剂、类固醇、利尿剂、抗生素以及在少数情况下气管切开接呼吸机支持通气。

气管造口管

放置气管造口管是为了便于机械通气，为上呼吸道旁路提供一个旁路，并保证呼吸道分泌物的清除。

较常见的是气管切开套管放置适应证包括气管狭窄、气管软化、某些颅面畸形、支气管肺发育不良、肌肉萎缩症、脊髓损伤和脑外伤等。

由于气管造口管厂商不同，其型号和纹理也各不相同。常见的品牌包括 Shiley、Bivona、Hollinger、Portex 和 Berdeen。通常情况下，型号标记在包装、边缘或翼上。它们的大小范围从新生儿的 00 号到青少年的 7.0 号[6]。内外直径范围均被标明以便不同品牌之间的比较，它们的范围从婴儿的 2.5mm 至青少年和成年人的 10.0mm。这些信息对于急救人员更换气管造口管或经口插管时选择气管内插管的大小很有帮助。气管造口管内径应该用来选择通过气管切开口插入气管插管的大小。气管造口管也有各种长度。尽管内径可能相同，但新生儿管比小儿管短。

气管切开套管及附件有很多类型：单套管管（图 185-1）、双套管管（图 185-2）、袖套管（图 185-3）和有孔管（图 185-4）[7]。新生儿、婴儿和幼儿使用单套管气管切开套管。随着儿童气管变粗，可以使用

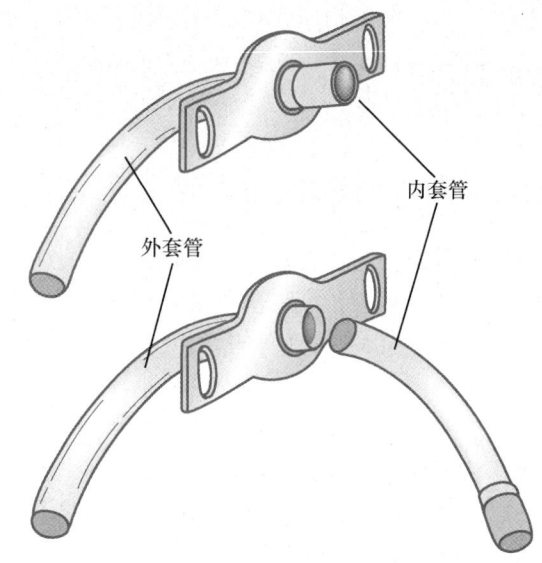

图 185-2 双套管气管切开套管。（Adapted from Susan Gilbert in Teaching Resource for Instructors in Prehospital Pediatrics [TRIPP]；www.cpem.org.）

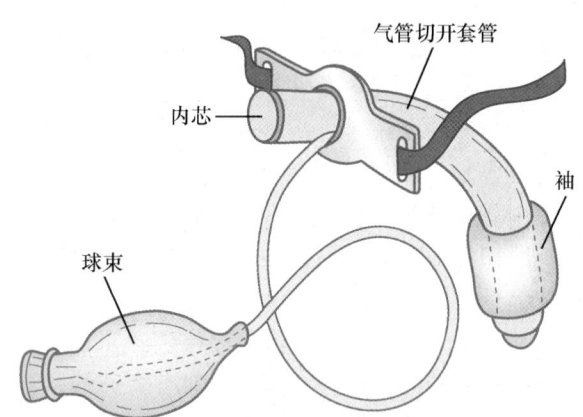

图 185-3 套囊气管切开套管。（Adapted from Susan Gilbert in Teaching Resource for Instructors in Prehospital Pediatrics [TRIPP]；www.cpem.org.）

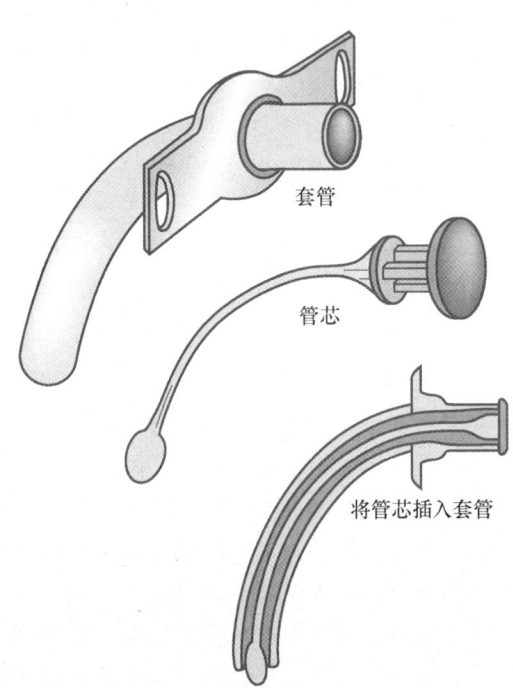

图 185-1 单套管气管切开套管。（Adapted from Susan Gilbert in Teaching Resource for Instructors in Prehospital Pediatrics [TRIPP]；www.cpem.org.）

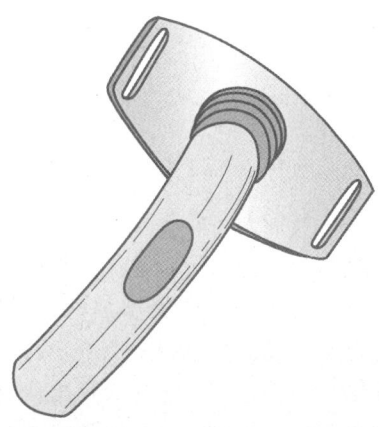

图 185-4 带孔气管套管。（Adapted from Susan Gilbert in Teaching Resource for Instructors in Prehospital Pediatrics [TRIPP]；www.cpem.org.）

双套管管。双套套管包括放置在气管切开口中的外管和可以移动、用来清洁肺部的内管。年龄较大的儿童和青少年使用的气管切开套管带有充气的袖套，以便固定气管切开套管，防止漏气。有孔管在管的头部有一个洞，它可以使气流改向上呼吸道，以便让患儿说话，使患儿可以通过鼻子和嘴呼吸。使用连在气管造口管开口的除套管塞子使之更加容易。

气管造口管附件可能包含气管切开人工鼻、气管切开面罩和发声阀。气管造口人工鼻安装在气管切开套管外口，用于非机械通气儿童的通气过滤和加湿。气管切开面罩可为非机械通气的患者加湿空气或补充氧气。发声阀是一个改变气流方向，使之通过上呼吸道以便发音的附件。

急诊气管造口术

气管造口的儿童急诊就诊的三个主要原因：①潜在性肺疾病急性发作；②黏液栓堵塞气管造口管；③设备故障。呼吸窘迫的体征和症状包括鼻翼扇动、三凹征、呼吸频率增加、呼吸音降低、血氧饱和度下降、发绀、呼吸困难、啰音、分泌物增加。

突然发生的呼吸窘迫可能意味着黏液堵塞或设备故障而不是肺部感染，后者通常缓慢进展，逐渐恶化并伴随发热等前驱症状。气道评估应包括检查气管造口管是否通畅。

出现肺部疾病恶化的儿童，呼吸道感染和气道反应性疾病可能性最大。急性哮喘的治疗包括通过气管造口管或机械通气呼吸机管路雾化支气管扩张剂。发烧儿童应考虑存在感染，胸部X线及留取气管造口管的细菌学培养，使用广谱抗生素。是否需要住院取决于许多因素，包括年龄、病史、病情严重程度和诊断等。医务人员应考虑将病情复杂的患儿送到他们经常就诊的医院，由最了解他们病情的医生诊治。

对于突发呼吸窘迫的儿童来说，经气管造口管吸痰可能会有帮助。吸痰前应注入大约2~3ml生理盐水。如果吸2~3次痰并不解除阻塞或呼吸窘迫，医务人员应更换气管造口管，因为有可能是厚厚的黏液堵塞阻碍气流通过管路。如其他任何治疗一样，医生应该有准备并有适当的备用件，如果手头没有气管造口管，可用合适型号的气管插管替代。此外还可以使用家长及护理者外出包中的备用设备（用于故障排除，见表185-1）。

呼吸暂停

婴幼儿呼吸暂停是指呼吸暂停20s以上或皮肤颜色改变、乏力、精神状态改变或心动过缓。呼吸暂停在早产婴儿发生更频繁，它反映了神经和呼吸控制机制的不成熟。这种呼吸暂停是中枢性的，是控制呼吸肌的中枢神经信号缺失的结果。其病因包括脑炎、脑干梗死、肿瘤、神经肌肉疾病如肌肉萎缩症或胸部限制性疾病如脊柱后侧凸。这些孩子出院时会被配备呼吸暂停监测仪。呼吸暂停监测报警通常是去急诊就医的原因。呼吸暂停监测仪应和孩子一起送到医院。大多数显示器载有记录信息的电脑芯片，可下载到社区医院电脑上以明确呼吸暂停监测仪报警的原因（过快或慢的心率、呼吸暂停、人为干扰）。当孩子被运送到社区医院时以上操作有助于加速就诊流程。

儿童期最常见的呼吸暂停类型是阻塞性呼吸暂停，这是由口咽水平的上呼吸道阻塞或由胃食管反流病（gastroesophageal reflux disease，GERD）所导致的。胃食管反流病是在饭中或饭后食管下括约肌开放导致胃内容物流入食管的情况。幼童常易出现这种情况。症状持续存在的患者可能合并有如慢性咳嗽、反复发作的肺炎、吞咽困难、反复呕吐、体重减轻等并发症。其症状往往可以通过改变体位、调整饮食、药物等得到控制，极少数情况下需要手术治疗。

混合呼吸暂停指的是中枢性呼吸暂停继发了阻塞性呼吸暂停。阻塞性睡眠呼吸暂停可以使用睡眠氧疗以及经鼻罩或气管切开持续气道正压通气（continuous positive airway pressure，CPAP）治疗。中枢性呼吸暂停可以使用睡眠氧疗及CPAP，也可使用呼吸兴奋剂或采用机械通气。

家庭机械通气

许多气管造口的儿童实际上也在接受机械通气。机械通气适应证包括严重肺部疾病和因中枢因素或继发于瘫痪所致呼吸动力异常。有些孩子24h均需使用呼吸机，有的只在睡眠时使用，还有一些儿童只在一天中的某一段时间需要用机械通气。

呼吸机有两种类型：压力转换型和容量控制型。压力转换型呼吸机一般用于婴儿。呼吸机被设置为每次呼吸输送恒定压力。容量控制呼吸机在每次呼吸时输送恒定潮气量。包括两种常用的通气模式：间歇指令通气（intermittent mandatory ventilation，IMV）和控制机械通气（controlled mechanical ventila-tion，CMV）。IMV模式在患者自主呼吸期间插入机械通气以确保患者每分钟呼吸达到一定次数。呼吸机自动与患者的呼吸同步化。在CMV模式中，呼吸机被设置成无论患者是否自主呼吸，呼吸机都会进行一定次数的控制通气。一些呼吸机有辅助控制模式，呼吸机会在患者呼吸的同时进行通气以增强患者的呼吸。

家用呼吸机有5种类型的报警：①气道压力低/呼吸暂停；②电量不足；③气道压力高；④设置错

表 185-1　医疗设备：常见问题及解决方法

设备	问题	解决方法
气管造口术	阻塞	尝试高浓度氧辅助通气 尝试吸痰 更换气管切开套管 通过造口通气 转运
	脱落	更换气管切开套管 通过造口使用高浓度氧辅助通气 转运
	无法重新插入	尝试放置一个尺寸较小的气管切开套管 如果尝试失败，尝试放置一个同样大小的气管内插管 如果尝试失败，通过造口或儿童的口腔（同时关闭造口）辅助呼吸
家庭呼吸机	呼吸窘迫	询问家长检查呼吸机是否正常运作 协助调整呼吸机 评估气管切开是否堵塞 从患者身上取下呼吸机并辅助通气
起搏器	失效	评估心率和灌注 治疗休克 遵循适当的 PALS 指南 转运
中心静脉导管	脱落或损坏	直接加压止血 导管钳夹闭或结扎体外导管，以防止进一步失血 评估和治疗血胸和休克患者 转运
	空气栓塞	夹住导管 患者低头左侧卧位 给予高流量的氧 转运
中心静脉导管植入点	植入点感染迹象	作为一个潜在的严重感染处理 转运
口服或鼻饲导管	堵塞	移除导管 让患者去医院重新置管
手术放置的喂食导管	堵塞	用纱布覆盖开放的造口 迅速转运
	腹胀或梗阻	松管 胃肠减压（抽吸空气/液体） 转运
脑脊液分流	分流失败或梗阻	治疗 ABCs 抬高头部 给予抗癫痫药治疗癫痫发作 遵循适当的 PALS 指南治疗心律失常

ABCs，气道、呼吸和循环；PALS，儿科高级生命支持。
Adapted from Adirim T, Smith E: Special Children's Outreach and Prehospital Education. London, Jones and Bartlett, 2005.

误；⑤电源切换。低压报警的原因包括：管路松动或断开、管路漏气、气管造口处漏气。电量不足报警意味着内置电池已接近消耗殆尽，需要赶紧给呼吸机充电。高压报警表明管路阻塞或患者支气管痉挛。设置错误报警表明设置调整不当。此时，应该给患者进行人工通气直到呼吸机设置正确。电源切换报警会在呼吸机由交流电源改为电池供电时出现。当发生这种情况的时候，在按下"取消报警"按钮[7]之前，一定要确保电池是有电的。

呼吸机依赖的儿童发生呼吸窘迫的原因包括呼吸道阻塞（如气管造口管阻塞）、呼吸机管路阻塞或漏气、氧供故障、呼吸机设备故障或是病情恶化。如果呼吸器依赖儿童被发现有呼吸窘迫而且不易确定原因，应该把呼吸机迅速撤掉并且使用人工呼吸器（球囊设备）手动通气。对儿童进行人工通气可以帮助确定是设备故障还是病情恶化导致呼吸窘迫。

先天性心脏疾病

先天性心血管缺陷是新生儿畸形最常见的形式，据报道存活婴儿发病率 4～50/1 000（见第 169 章）[8]。40%先天性心脏病（congenital heart disease，CHD）患者是在一岁内被确诊的[9]。事实证明，未经治疗的情况下，患者病情会逐渐进展，大多数患者会在 20 岁以前死亡[10]。心血管缺陷被认为是导致先天性畸形新生儿死亡的主要原因。然而，1979—1997 年，由于早期诊断、手术治疗以及医疗技术的进步心血管疾病死亡率下降了 40%[10]。当一个严重心脏畸形婴儿出生后，要指导家庭健康照护系统给予最大限度的干预，直到进行手术矫正，但也有一些缺陷是不能藉由手术矫正的。

复杂先天性心脏病分为非发绀型和发绀型损害。

非发绀型损害

非发绀型损害占先天性心脏病的大多数。由于未饱和混合血（氧合差的静脉血）没有进入全身动脉系统而不表现为发绀。这些缺陷都与左向右分流和心室流出障碍有关。左向右分流导致心脏左侧氧合血与心脏右侧未氧合血混合。长期左向右的血液分流导致很多并发症，因此这些婴儿应尽快接受手术修复。比较常见的非发绀型心脏损害包括间隔缺损，比如房间隔缺损（atrial septal defects，ASD）、室间隔缺损（ventricular septal defects，VSD）、房室管缺损（心内膜垫缺损或房室间隔缺损）。房室管缺损较严重，而且几乎都需要手术修复。室间隔肌部的缺损往往可以自闭，只有较大且引起严重症状者才需要手术修补。

小的房间隔缺损自闭率非常高，所以可以等到 3～4 岁时再做手术。然而，如果缺损大却不治疗，患者可出现充血性心力衰竭或由于容量超负荷导致肺动脉高压。这些患者后期心脏听诊的典型表现包括固定分裂的第二心音[7]。

阻塞型损害

阻塞型损害阻塞心室流出道。其中包括肺动脉狭窄、主动脉瓣狭窄和主动脉缩窄等。缺陷轻微的肺动脉狭窄婴儿通常没有症状。主动脉瓣狭窄的体征和症状取决于病情的严重程度。即使轻度狭窄也可以随着时间的推移恶化，大多数孩子没有症状。狭窄恶化的症状包括疲倦、头晕、晕厥和胸痛。可以通过球囊扩张或手术治疗主动脉瓣狭窄。主动脉缩窄只占先心病的 8%～10%，并且通常伴有特纳综合征（Turner's syndrome）[7]。孩子在出生时往往无症状，但有严重主动脉缩窄的新生儿最早在产后一周即可出现症状。体征和症状包括拒食、体重增加、呼吸困难和循环休克的表现。患者可出现外周脉搏减弱、上肢的血压高于下肢血压或充血性心力衰竭。这种可通过手术改善[7]。

发绀型损害

发绀型缺陷是不常见的先心病。动脉和静脉血在心脏混合，造成低血氧水平（未矫正的发绀型缺陷患者的脉氧范围为 60%～90%）。发绀的程度在不同的年龄段、活动度以及缺陷的严重性有所不同。在许多情况下存活的可能性取决于右心肺循环与左心体循环分流的状况。分流导致未氧合的血液与已氧合的血液混合。其他的心脏异常解构异常如房间隔缺损和室间隔缺损是导致出生后这种情况的原因。酸中毒较为常见而且因为通气储备能力迅速下降而进展很快。这种心脏病类型可以因为酸中毒进展诱发循环衰竭而导致致命的危急情况。发绀型心脏缺陷包括左心发育不良症候群、法洛四联症、大动脉转位（the great arteries，TGA）（彩图 185-5）、三尖瓣闭锁、肺动脉瓣闭锁、动脉干闭锁。对这些孩子最重要的治疗方法是预防和治疗心脏衰竭和酸中毒，维持其氧饱和度在所谓的"正常"范围内（可能低于 90%）。

复杂先天性心脏病患儿往往年龄较小，有些可能发育迟缓。当一个复杂的先天性心脏病儿童送至急诊科，应向其父母询问儿童平素的外表、氧饱和度和发育年龄，这对于治疗非常有帮助。了解儿童曾经做过哪些心脏手术有助于预测并发症。表 185-2 归纳了常见手术及其并发症。

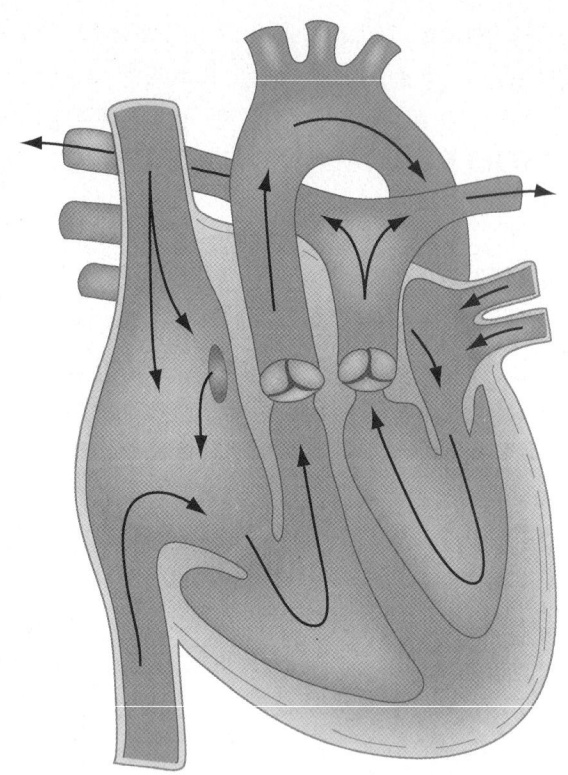

彩图 185-5　大动脉转位。

神经方面：脑瘫和癫痫发作

脑瘫

脑瘫（cerebral palsy，CP）是儿童残疾的主要原因[12]。脑瘫是胎儿或婴儿大脑发育障碍进行性加重影响运动发展的一组症状群。该运动障碍往往伴随着一个或多个功能障碍如感觉、认知、交流、理解、行为障碍或癫痫发作[13]。早产是最常见的原因，产妇产前感染和多胎妊娠也与脑瘫有关系[14]。

脑瘫可根据运动障碍的类型和所涉及身体的部位分类：痉挛、手足徐动、共济失调、混合性偏瘫、麻痹或四肢瘫痪。痉挛是最常见的形式，它表现为速度依赖的抗拉伸行为。痉挛性脑瘫的患儿当牵拉肢体超过其运动范围时，会出现肌肉收缩和阻力增加。阵挛是跖伸肌的原始持久反射，具有特异性。由于脑瘫是运动障碍疾病，粗大运动能力受到影响。脑瘫儿童肌肉的协调性、调控不同的肌肉强度和张力的能力缺乏。治疗主要是处理痉挛。日常治疗包括伸展运动以扩展肢体活动的范围、投掷和夹板疗法。有些孩子可能需要口服药物（巴氯芬、地西泮、可乐定）以缓解肌肉痉挛或减少流涎，这一症状可见于 10% 脑瘫儿童，是由于口唇肌肉控制异常所致，而且常常伴随感觉下降和头部不自主摇动[9]。

巴氯芬鞘内注射泵　现在有些脑瘫儿童在使用巴氯芬泵直接插入脊髓鞘囊治疗。巴氯芬通过小泵持续输注到髓鞘内，结合到脊髓受体上，从而抑制脊髓反射。并发症包括泵不准确导致的药物过量。药物过量可导致呼吸抑制和死亡。一些不太严重的药物副作用包括嗜睡、头晕、低血压、头痛、恶心。如果脑瘫儿童使用巴氯芬泵出现昏迷，医生必须维持孩子的气道开放，呼吸和循环稳定，直到使用专门的设备紧急停

表 185-2　先天性心脏病的手术治疗及其并发症

手术名称	适应证	描述	最常见的并发症
改良 BT 分流术	左心发育不良综合征	在完成单心室修补之前给予增加肺血流量的姑息治疗	分流道血栓形成。诊断依赖超声心动图或 CT 血管造影 另一种罕见的并发症是毗邻分流道的血肿导致呼吸道受累或心脏压塞
双向格林手术（Bi-directional Glenn，BDG）	左心发育不良综合征	分流体循环静脉血液到肺动脉；这是原用于缓解三尖瓣闭锁和发育不好的右心病变的姑息治疗	肺动静脉瘘导致无效的气体交换
改良 Fontan 和 Hemi-Fontan 术	三尖瓣闭锁 左心发育不良综合征 右心室发育不良伴肺动脉闭锁 心室双入口	创建体循环静脉血液绕过右心室直接进入肺循环的一个循环	肺动静脉畸形、蛋白丢失性肠病、体循环或右心房高压、右心和 Fontan 管栓塞、肺水肿、心律失常、运动耐受性不断降低、吻合口狭窄、肝大
Norwood 手术	左心发育不良综合征	目的是为生理性单心室创造一个体循环回路。需要分三个阶段完成，因为新生儿肺血管阻力较高	此手术分三个阶段进行，以避免并发症，并有利于孩子生长

表 185-2　先天性心脏病的手术治疗及其并发症（续）

手术名称	适应证	描述	最常见的并发症
Norwood，第 1 阶段	左心发育不良综合征	出生后的第一天完成。在右心室和体动脉系统之间建立连接，使肺静脉有足够的回流，并建立像改良 BT 分流一样的由体动脉向肺动脉分流的肺动脉血流	分流处血栓形成
Norwood，第 2 阶段	左心发育不良综合征	常在出生后 3～6 个月肺血管阻力下降到正常时完成。通过 BDG 分流或 he-mi-Fontan 分流建立腔静脉肺动脉分流。这个阶段要取消 BT 分流	肺动静脉瘘
Norwood，第 3 阶段	左心发育不良综合征	改良 Fontan 分流 这一阶段完成肺循环和体循环的分离	肺水肿、心包积液、腹水、肝大或上腔静脉症候群、蛋白丢失性肠病和心脏衰竭
	大动脉转位	主动脉和冠状动脉起源于右心室而不是左心室，肺动脉由左室发出导致平行循环。Jatene 动脉转位术是经典的手术，手术在出生后头几个星期进行。此过程涉及 2 个动脉的交换，使它们回到各自相应的心室，而且需要移动冠状动脉	主动脉根部扩张（房室瓣反流少见），冠状动脉阻塞或狭窄的危险。如不能在出生后第一天进行根本的手术矫正，而且肺循环和体循环没有任何联系（如室间隔缺损）的话，应在出生后 1～3 天内用球囊导管在房间隔开一个小洞（Rashkind 手术）
Rastelli	大动脉转位伴房间隔缺损和左室流出道梗阻 肺动脉闭锁合并室间隔缺损 右心室双出口伴肺动脉狭窄或肺动脉闭锁	不能接受动脉调转患者的替代手术。该手术绕过左室流出道。首先，封闭左室流出道，在左室和主动脉之间建立一个通道，扩大室间隔缺损，通过肺移植会使右室到肺动脉的血流增加	左室流出道和右侧导管阻塞，后期死亡率高
房间隔缺损修补		小的缺损可以缝合关闭。大的缺损可用心包或人工补片进行修补。小孔型缺损可通过心导管用蛤装置关闭。其他类型的房间隔缺损（静脉窦或冠状窦）必须进行开放手术修补	蛤壳装置比开放手术更常见关闭不全、心包积液、心包切开术后综合征、装置血栓形成、心律失常
室间隔缺损修补		位于室间隔肌部的小的缺损可能会自发关闭，大的室间隔缺损需要在出生后 3～6 个月修补，要用补片进行开放手术修补	传导组织损伤、心脏传导阻滞、修补不完全、三尖瓣关闭不全
法洛四联症修复	修补室间隔缺损和右室流出道梗阻	通常在出生后 3～6 个月进行修复；修复的类型和程度上依赖于右室流出道梗阻程度	肺功能不全、残留肺动脉狭窄、右心室肥厚导致右心室功能障碍和心脏衰竭
房室通道修复	完全、部分和中间型缺陷	在 4～6 个月大时进行手术修补；修复类型和程度依赖于病变程度。范围可以从缝合到用补片修补	房室结和希氏束在修复过程中有被损伤的危险，因此会出现心脏传导阻滞；二尖瓣关闭不全

From Gaca AM, Jaggers JJ, Dudely LT, Bisset GS: Repair of congenital heart disease: A primer—Part 1. Radiology 247；3：617，2008.
BT，Blalock-Taussig（分流）；CT，计算机断层扫描。

止巴氯芬泵。如果不容易获得此种设备，用 22G 针头将巴氯芬容器抽空也是个可选择的方法。可以通过把泵放在腹壁上并将针插入泵的中心来完成。另一个问题是因泵失灵而导致的药物回流，这通常是管路阻塞或泵编程错误的结果。药物回流引起的症状包括肌肉痉挛加重、心动过速、血压波动、严重高热和横纹肌溶解症，可能发展为多系统衰竭而死亡[15]。

智力残疾 智力残疾也称智力迟延发育，它在脑瘫患者较为常见。大约 30%～50% 的脑瘫儿童有显著的智力残疾。大多数有轻微认知功能障碍和学习障碍。有些脑瘫孩子智力正常，因此询问父母儿童的智力发展水平是很重要的。通常用"发育迟缓"代替"智力低下"。然而智力低下有一个具体的定义。智力低下是一种以智力功能和适应性行为如概念表达、社会和实践适应技能明显受限为特点的慢性残疾[16]。而发育迟缓则是指发育无法与年龄相适应，这些儿童有"赶上"的潜质，随着成长和发育最终能达到正常水平[6]。

癫痫

癫痫在残疾儿童中约占 10%，相比之下，健康儿童只有 0.5% 合并此病。癫痫分为多个类别。癫痫儿童往往智力正常，癫痫发作可以由抗惊厥药物控制[17]。癫痫"爆发"常常是由于多种原因导致癫痫药物毒性反应或药物血药浓度不足的结果。这些原因包括但不限于继发于胃肠道疾病的药物吸收不良、少服了一次或多次抗癫痫药物、用药剂量没有随着孩子的成长适当调整或由于疾病或意外过量服药导致发作阈值降低。对于有多个异常的患者，癫痫发作一般比较严重而且抗癫痫药物更难以控制。

脑瘫或患有其他脑部异常的儿童更容易出现癫痫持续状态。癫痫持续状态指成人和较大的儿童（>5 岁）持续性全身性痉挛超过 5min，或两次或多次癫痫发作期间意识未完全恢复[18]。早期干预很重要。初始治疗可使用苯二氮䓬类药物，通常情况下均有效；如果给予两次苯二氮䓬类效果不理想，增加剂量也不太可能奏效，苯妥英（苯妥英钠）或磷苯妥英（Cerebyx）被认为是二线药物[19]（见第 173 章关于儿童期癫痫治疗的全面讨论）。

迷走神经刺激器

迷走神经刺激器（vagal nerve stimulators，VNS）是用于防止癫痫发作的植入装置。癫痫患者中大约有 20%～30% 的比例为顽固性癫痫。新的抗癫痫药物和手术可明显减少发作频率。即使在使用上述方法的这一组中仍有高达 10% 的患者持续有致残的癫痫发作。对于这类患者，迷走神经刺激器有希望更好地控制癫痫。

迷走神经刺激器是看起来像心脏起搏器的一种植入装置。它由神经外科医生植入胸部皮肤下。根据少量已植入迷走神经刺激器的病例观察，最多可以降低 50% 癫痫发作[20]。迷走神经刺激器如何对大脑起作用尚不明确。迷走神经是直接通向大脑的外周神经，大脑应该是迷走神经刺激器起作用的部位。

迷走神经刺激器可以按程序给左侧迷走神经断续性基线刺激。虽然迷走神经刺激器系统能够在所有的时间自动发放有规律的脉冲刺激，但可用磁铁在两次刺激之间插入额外的电刺激。患者或护理者可将一个手持磁铁放置在已植入胸壁的装置上来对其进行来激活[21]。自觉将要发生癫痫时，患者可用磁铁激活迷走神经刺激器。院前人员在遇到迷走神经刺激器植入患者癫痫发作时应协助其激活装置或寻求医疗控制的建议。对于迷走神经刺激器植入儿童治疗时与其他癫痫患者有所不同，应更加注意气道通畅，呼吸和循环稳定。磁铁也可以用来停止迷走神经刺激器的工作。有时患者可能想关闭刺激器。比如吃饭、说话或在公共场所唱歌时，因为刺激器可能会引起吞咽困难、声音改变或不舒服[22,23]。

脊髓脊膜膨出和脑积水

脊髓脊膜膨出（或脊柱裂）是指在椎弓出现裂缝。脊柱裂最常见的类型是较轻微的隐性脊柱裂。脊柱裂同脊柱畸形和脊髓囊附着有关，这种情况被称之为脊髓脊膜膨出。由于育龄妇女的饮食加入叶酸，美国脊柱裂发生率显著下降。

临床表现取决于缺陷的程度。其可表现为部分或完全瘫痪，以及感觉（不总是对称的）与运动功能丧失。此外，孩子可出现膀胱或肠道控制障碍、认知障碍、视力缺损和癫痫。膀胱和肠道功能障碍在脊柱裂儿童常见。在这种情况下，由于膀胱不能完全排空致使患儿易患尿路感染。这种情况需要每天通过导尿数次排空膀胱。脑积水伴随 Chiari 畸形（脑干和部分小脑在颅内向下位移）在儿童脊柱裂发生率 > 68%[24]。通常认为脊柱裂儿童对乳胶过敏[25]。

脑室腹膜分流术

脑室腹膜（ventriculoperitoneal，VP）分流术是将导管插入大脑脑室内，然后从头骨穿出，沿皮下将过多的脑脊液引流到腹膜腔内（图 185-6）。当脑脊液循环系统某处阻塞时脑积水就会发生。如梗阻超过

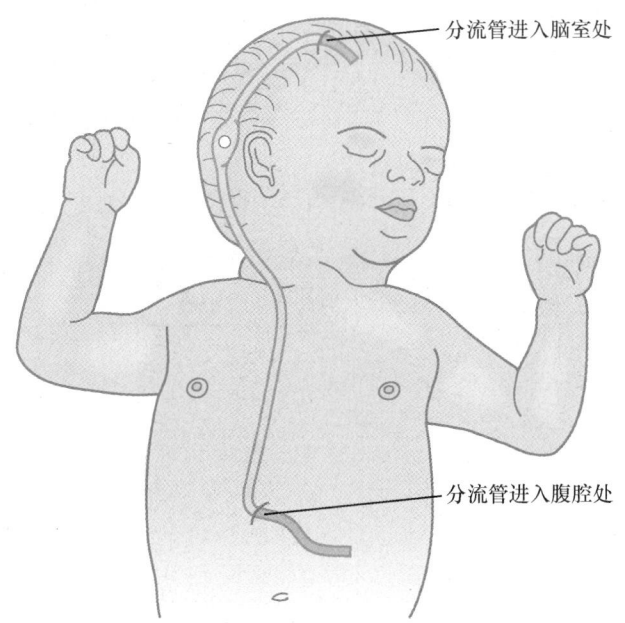

图 185-6 脑室腹腔分流术。（Adapted from Susan Gilbert in Teaching Resource for Instructors in Prehospital Pediatrics [TRIPP]；www.cpem.org.）

了侧脑室的容量，则侧脑室会随着脑脊液增多而增大，颅内压增加。脑积水可出现在新生儿期持续颅内出血的早产儿、脑部肿瘤儿童和颅脑损伤后儿童中。此外，脊柱裂（脊髓脊膜膨出）儿童如果有 Arnold-Chiari 畸形阻碍脑脊液流动经常会有脑积水。

虽然罕见，但脑室腹膜分流术的患儿在术后头 3 个月可以出现分流道感染。症状包括发热、病态面容、分流处或管路部位发红、管路部位触痛、腹痛、腹部柔韧感、呕吐和精神改变。如果脑室分流装置出现感染，神经外科医生应该从分流道中抽一些脑脊液送去进行细胞计数和培养。在等待细胞计数和培养结果期间应使用广谱抗生素。可能的病原微生物包括表皮葡萄球菌、金黄色葡萄球菌和少见的流感嗜血杆菌。神经外科医生应该处理所有的分流感染。

脑室分流的另一个并发症是腹膜炎。分流管的尖端进入腹腔，作为异物，为感染提供了便利条件。腹膜炎的体征和症状包括发热、呕吐、腹痛、压痛及腹胀。治疗类似于脑室分流感染，包括实验室诊断、使用广谱抗生素和请神经外科医生会诊。

脑室腹膜分流术较常见的并发症是分流阻塞或发生故障。这是因为脑脊液中的蛋白质增多导致分流管阻塞或机械破坏而发生。这会使脑脊液在脑室聚集而引起颅内压增高。体征和症状包括头痛、恶心、呕吐、烦躁不安、精神状态改变、步态不稳、生命体征变化和婴儿囟门隆起。基本的治疗包括抬高儿童的头部、处理气道和维持呼吸循环稳定。病情稳定的患者应进行头部 CT 检查，然后神经外科医生应尽快进行

协商。最有效的治疗是重新手术分流[6]。

胃造口管

胃造口管放置用于需要长期营养补充治疗或不能经口进食的儿童。必须放置人工喂养管的情况有很多，包括严重发育迟缓、昏迷、短肠综合征、吞咽困难、口腔和食管灼伤、发育障碍，以及如囊性纤维化等影响营养状态的慢性疾病。

进食导管可通过外科造口或内镜的方法置入。这些导管包括胃造口管（gastrostomy tubes，G 管）、空肠造口管（jejunostomy tubes，J 管）及经皮内镜下胃造口管（percutaneous endoscopic gastrostomy tubes，PEGs）。J 管用于 GERD 的儿童。管子放置在胃里，然后通过胃和空肠交界处并绕过胃部。PEGs 可由消化医师在床旁或门诊手术区放置。

跟胃造口管有关的急诊有三种可能：①漏胃内容物；②管路阻塞；③管路脱出。当儿童有上述任何问题时，全身液体容量的评估是重要的，尤其是那些完全依赖导管喂养水和营养的儿童。每个人都应该询问药物处方以及是否漏服药。

管路周围泄漏的儿童的治疗侧重于找出并修复泄漏的原因。泄漏的可能原因包括气囊塌陷、咳嗽、便秘、肠阻塞和癫痫。找到问题的原因有助于解决问题，否则，就有必要与专科医生协商如何处理孩子的造口管（表 185-3）。

有时儿童的 G 管可被药物或食物堵塞。可以使用可口可乐或蛋白水解酶液疏通堵塞管，否则应该换管。G 管完全脱出的患者需要尽快换管，如果腹壁口收缩会使换管更加困难。胃造口-空肠造口置管则更麻烦，因为在胃内置管后，将导管放入空肠的过程通常由熟悉此过程的放射科医师在透视下进行。更换 G 管的医生应该询问何时进行的第一次插管。对于那些置管不到 3 个月的患者，有必要向置管的个人或机构进行咨询，因为此时窦道可能还没有完全形成，由操作不娴熟的医生更换管道可能会导致假性窦道形成。

管路再插入时应该使用同样大小的胃造口管。父母经常随身带有备用管。如果急诊科没有 G 管（MicKey 型最容易使用）时，可以使用导尿管，暂时保持气囊打开直到最后更换 G 管。一旦更换了 G 管，可注入小剂量（15～30ml）泛影葡胺（Gastrografin）并从两个角度拍片观察管和胃内造影剂来确定新换 G 管的位置。当管路较难更换，或对管路是否在胃内存有疑问，或相对较新的通道（放置 1 个月内时急诊就诊）时，应当确认更换后 G 管位置。没有放置好 G 管的患者不宜出院。与专科医生讨论处理管路的下一步意见很重要。如果 G 管更换延误，

表185-3　胃造口管/按钮故障排除

问题	可能的原因	处理办法
恶心、呕吐、痉挛、和/或腹泻	过快喂养 喂养过冷食物 食物配方不合适或配方改变	增加喂养时间 确保在室温下喂养
胃内容物泄漏	*机械因素* 阀门损坏或粘连 管路错位楔进胃黏膜 气囊充气不足 *器官性因素* 喂养量增加（太多的气体或配方） 便秘 肠梗阻 肺炎（从咳嗽发展来） 癫痫发作	插入填塞器、减压管或8～10F吸痰管进入按钮柄移动伸缩阀。当防反流阀回到关闭的位置时会发出爆裂声 确保气囊充气完全 检查胃残留，调整为适当的喂养方法 评价其他原因并相应予以治疗
按钮堵塞	鼻饲的食物或药物过于黏稠或在管内留置时间过长	使用完毕后用5～10ml的清水冲洗按钮 将药物捣碎以制成较稀薄的溶液 用其他填充物或8～10F的吸引管轻柔地将堵塞物推送下去
意外拔出按钮	大力拉扯按钮 胃造口气囊自发干瘪	插入胃造口管保持造口开放 作为最后的手段，可以把具有防移位装置的导尿管插入造口。管必须牢固地放置到位。立即转运到三级医院更换按钮 按钮的长度可能太长
造口部位刺激 潮湿浸渍 胃内容物泄漏致胃酸灼伤 化脓性黏液	没有定期清洗 干燥不完全 喂养泄漏没有清洗干净 胃内容物从管中或管周围泄漏 过多肉芽组织生长	按钮长度可能太短 不要使用闭塞性敷料、纱布、胶布或药膏 旋转按钮360°，每日一次 每天用肥皂和水清洗造口周围 如果有感染可以使用1/3过氧化氢清洗周围 考虑使用皮肤屏障膏和H_2受体阻滞剂治疗胃酸灼伤
气球泄漏或破裂	硅胶球囊一般可持续使用约3个月，当然球囊的寿命是不同的	更换胃按钮

From Adirim T, Smith E: Special Children's Outreach and Prehospital Education. London, Jones and Bartlett, 2005.

则全身液量评估很重要。不能口服液体的儿童可以考虑静脉补液[6]。

中心静脉导管

中心静脉导管用来直接向中心静脉输入药物、血液制品和营养。需要放置中心静脉导管的情况包括：需要化疗的癌症儿童，需要经常输血的镰状细胞病儿童，需要长期抗生素治疗的感染儿童以及如短肠综合征等需要营养补充的各种疾病。

有三种类型导管。外周穿刺中心静脉导管（peripherally inserted central venous catheters，PICC）通过肘窝插入头静脉，然后进入锁骨下静脉。这种导管用于需要临时静脉通路的患者，如接受抗生素治疗的儿童。PICC可由非外科医生放置。潜在的并发症包括感染、梗阻以及由于未缝合造成的脱出（表185-4）。

隧道中心静脉导管需要外科手术放置。他们是直接插入中央静脉，最常见的是锁骨下静脉、颈内或颈外静脉。有三种常见类型：Broviac、Hickman和Groshong。前两个最常用于儿童。放置在胸外的导管远端可以有1～3个端口。内植性血管端口（Port-A-Cath，PAS Port，Med-A-Ports）也常用于儿童。插入的位置和方法与隧道中央静脉导管相同。导管的远端是一个自封闭橡胶隔片覆盖的储器。这个储器置于皮下。内植性血管端口的优点是只需要每月使用肝素冲洗一次，相对于每天肝素冲洗来说相对隐蔽，故可能对考虑身体形象的年龄较大的儿童更容易接受。

放置中心导管的儿童常见的急诊包括导管损坏、空气栓塞、导管移位和发热。导管损坏后应用止血钳

表 185-4	中心导管潜在急诊事件和医师处理/注意事项
周围导管移位	直接加压皮肤
	在导管出口处钳闭导管
	开放外周静脉通路继续静注必要的液体和药物
	做胸部 X 线来定位导管远端
	考虑使用造影剂以确定导管尖端位置
	获取手术咨询
导管完全移位	直接加压皮肤
	开放外周静脉通路继续静注必要的液体和药物
	与外科协商以确定手术处置
导管损坏	使用纱布包裹的止血钳钳闭导管损坏近端
	估计失血量
	观察空气栓塞症状
	拔出 PICC 管
	对于其他部分植入导管如果脱出皮肤超过 2 英寸应该予以修复
导管进入点出血	直接加压局部
	估计失血量
	开放外周静脉通路继续静注必要的液体和药物
	做胸部 X 线来定位导管远端
	考虑使用造影剂以确定导管尖端位置
	获取手术咨询
内出血	直接加压
	在导管出口处钳闭导管
	开放外周静脉通路继续静注必要的液体和药物
	做胸部 X 线来定位导管远端
	考虑使用造影剂以确定导管尖端位置
	获取手术咨询
导管堵塞	应尝试让儿童处于不同体位观察回血（上肢抬高、平卧等）
	尝试使用 10ml 半充满盐水的注射器直接接到堵塞的导管轻轻抽吸血块
	考虑使用溶栓剂
血块脱落	切勿强行使液体通过导管
	可能导致肺栓塞
	观察有无心动过速、呼吸急促、低氧血症、胸部疼痛
	立即停止输液
	钳闭导管
空气栓子	观察突然变化：呼吸急促、胸痛、气短或意识丧失
	钳闭系统，孩子左侧卧位，头放低，给予吸氧
发热	在证实由其他可能的原因引起之前，要考虑菌血症或脓毒血症
	免疫抑制儿童可迅速发生成脓毒症
	评估感染源
	开始使用广谱抗生素
	住院进行抗生素治疗
家庭营养或医疗输液反应	立即停止输液，并开始输注生理盐水
	使用苯海拉明和类固醇治疗过敏迹象，如果症状严重皮下注射 1:1000 肾上腺素

PICC，经外周注入中心静脉导管。

From Adirim T, Smith E: Special Children's Outreach and Prehospital Education. London, Jones and Bartlett, 2005.

夹紧破口近端。导管脱落后，医务人员应直接压迫穿刺点来制止或预防出血。这是潜在的威胁生命的紧急情况。应把儿童带到可以修复或更换导管的地方。导管空气栓塞可引起突发性呼吸困难、胸部疼痛和精神状态改变。如果置有中心导管的儿童疑有栓子时，应使其左侧卧位并给予吸氧。也可考虑外周静脉置管。

发热是放置中心导管儿童常见的问题。导管属于异物，为微生物感染提供了直接的渠道。这种情况在容易发展成脓毒症的免疫功能低下儿童尤为突出。对这些儿童的治疗应包括获取全血细胞计数，培养和在培养结果出来前使用广谱抗生素。粒细胞减少患者（中性粒细胞绝对计数＜500）在得到培养结果之前应在医院静注抗生素[6]。如果中心导管儿童发热但没有免疫抑制，且一般情况良好，让孩子出院回家并加以随访较为合适。在模棱两可的情况下，向孩子的医生咨询可以帮助作出治疗决定。

重要概念

- CSHCN 是卫生保健系统的频繁使用者。父母和护理者通常对他们孩子的问题非常了解。他们可能有描述自己孩子病情、医疗设备、药物清单的信息卡或笔记本，这些孩子也可能佩戴着医疗信息卡。当治疗 CSHCN 时应听取护理者的意见。
- CSHCN 可能在身体上比同年龄的孩子更小，生命体征可能超出了所处年龄的正常范围，也可能会发育迟缓。应该咨询护理者他们孩子的正常值。
- 特殊健康护理需求儿童也患同龄正常儿童的典型疾病。治疗 CSCHN 应首先评估儿童，接着评估医疗设备。当对治疗的最佳措施存有怀疑时，在寻求咨询孩子的儿科医生或外科医生的同时应维持儿童的气道通畅和呼吸循环稳定。

本章参考文献请参见 http://pumpress.bjmu.edu.cn/eduservice/3419.html

第八篇 疼痛病人

第186章 疼痛管理

James R.Miner, Paul M.Paris, and Donald M.Yealy

李振华 译　谢苗荣 校

概述

在急诊就诊的患者中，高达70%患者的主诉涉及疼痛，需要对其评估和治疗[1-5]。疼痛可以在各种各样的生理和心理状态下出现，但最多见于组织损伤。因此可以假设疼痛的患者有身体的疾病或损伤，即使有些患者对自己的情况说不清楚。

对于疼痛的治疗方式是多种多样的。尽管疼痛易被识别，也有一些有效的治疗方法，但在急诊科中对于疼痛的治疗常常是难以奏效的，这也是急诊医学临床实践中最富有挑战性和倍感困难的问题之一[6-10]。

患者对于急诊医疗服务的感受在很大程度上受到疼痛治疗效果的影响。患者对急诊医疗服务的满意度常常与镇痛药物的选择、使用的时间及缓解疼痛的出院医嘱有关[11,12]。对于每一个表现为疼痛的患者，不仅要考虑在急诊科和随后的恢复过程中给予缓解痛苦的治疗，还必须注意正确的诊断和治疗其原发病。

疼痛治疗除了能够减少患者的痛苦外，越来越多的证据支持有效的疼痛治疗是疾病治疗一个十分重要的组成部分。急性、不缓解的疼痛会产生大量潜在的负面生理效应，包括交感神经冲动增加、外周血管阻力、心肌耗氧量以及二氧化碳产生增加、高凝状态、胃肠蠕动减少及降低免疫功能等。对急性疼痛不适当的治疗会导致慢性疼痛综合征和自主神经系统症状，并且会增加在疾病恢复期镇痛治疗的需求[13-20]。如果在治疗早期没有给予有效的镇痛，则后续治疗中的疼痛就可能加重[21]。在以后受到类似刺激时，患者关于疼痛的经验很可能会增加以后遇到同样刺激时其感知疼痛的能力，接受不适当镇痛治疗的患者在未来的疼痛事件中疼痛感增加[22]。

卫生保健组织认证联合委员会（The Joint Commission on Accreditation of Healthcare Organizations (JCAHO)要求医院制定出针对急性疼痛管理的评估、治疗、记录计划，并为改进急性疼痛管理的质量做出努力。这些要求在疼痛患者接受急诊处理的同时，通过临床研究的观察被建立了起来。最近十年对于疼痛治疗的进步可以归因于上述两个因素[23-28]。

治疗疼痛有很多种方法，但几乎没有哪一种能够明显优于其他的方法。未被控制的疼痛应当作为急症，对疼痛程度的估计对于确定患者的优先治疗措施有一定意义。使用评估者—患者疼痛量表进行的疼痛评估，应当同监测生命体征一样频繁地进行并予以记录。与镇痛药物使用相关的重要条目见框186-1。

病理生理

疼痛通常被分为伤害性疼痛或神经性疼痛。伤害性疼痛源于伤害性刺激对感觉神经元的激活。神经性疼痛源于中枢神经系统信号处理的变化。其通常被描述为烧灼痛、麻刺感或闪痛，并且包括神经病变和其他的形式。这两种疼痛的类型都涉及了外周和中枢致敏，其包含了一个复杂的致敏外周疼痛感受器和使丘脑的信号保持持续强度的调节系统。疼痛生理过程的总结可见图186-1。干涉疼痛产生、传导的生理过程中的每一个层面都会改变这个过程。

疼痛传导通路

痛觉可以被分为四个独立的部分，疼痛检测系统（转导）、疼痛的传导系统、疼痛的调节系统以及疼痛的表达系统（感知）（图186-1）。疼痛感受器输入信号的转导是由伤害性感受器被激活开始的，随之其轴突产生去极化。这些轴突将信息传递（向中枢传

框 186-1 与镇痛药有关术语的定义

健忘——药物抑制记忆的形成
局部麻醉——通过注射局部麻醉剂导致某一区域对疼痛的敏感性丧失
镇痛——解除疼痛
安眠药——促进睡眠发生的药物
催眠——用来描述阿片类药物和许多其他中枢神经系统抑制剂滥用的法律含义的术语
伤害性感受器——感知并传导疼痛的受体
伤害性刺激——有害的或潜在有害的刺激,可导致疼痛的感觉
阿片制剂(鸦片制剂)——一种阿片全碱的天然衍生物,可以与阿片受体结合并产生与内源性内啡肽类似的效果
阿片样物质——一种天然的或半合成的阿片全碱类衍生物,可以与阿片受体结合并产生类似内源性内啡肽类物质的作用
疼痛——由实际的或潜在的组织损害所引起的一种不愉快的感觉和情感体验
程序性镇静——在疼痛治疗过程中,药物产生的一种镇静状态或健忘状态分离(见第 187 章)
镇静剂——降低患者知觉的一种药物

感受器。伤害性感受器含有能够探知机械、温度或化学刺激的感觉神经。几种不同类型的伤害性感受器亚型分布在表皮组织中,包括机械(刺激)感受器,多形性伤害感受器(polymodal nociceptors PMNs)以及多种温觉感受器[29]。绝大多数的伤害性刺激由多形性伤害感受器传导,其主要对强烈的化学性、温度性以及机械性刺激起反应。

伤害性感受器和非伤害性感受器感觉神经元的根本区别就在于刺激伤害性感受器会导致疼痛。通常来说,伤害性感受器比典型的感觉神经元有更高的刺激阈值。伤害性感受器的激活阈值可因许多化学递质(如前列腺素、环磷酸腺苷、白三烯、缓激肽、5-羟色胺、P物质、血栓素、血小板激活因子和内啡肽)和丘脑感觉传出神经的影响而增高或降低。这就是所谓的外周致敏。触发点就是那些经常或持续存在低水平刺激的区域中(如瘢痕组织、退行性关节),这些区域存在能够从其他无害刺激中感受到疼痛而被致敏的伤害性感受器。

信号传输

外周神经纤维

所有的感觉神经元都由胞体和感受器组成,胞体均位于脊神经背根,感受器位于特定的生皮节(接收皮肤传入)、生骨节(接收骨传入)和生肌节(接收肌传入),二者之间由轴突连接。每一神经覆盖身体不同的区域从而在身体表面构成一个感觉分布图。表 186-1 是描述外周神经纤维中不同神经纤维功能的分类系统。A-δ 和 C 型纤维负责疼痛的传导。A-δ 纤维传导的是与刺激同步的锐痛,而 C 纤维传导的是钝痛、酸痛、烧灼痛,此类疼痛较初始刺激持续时间长。各型神经纤维分布的相对密度在不同的组织中变化很大。例如,产生酸痛感觉的肌肉 C 纤维对于剧烈收缩、牵拉、缺血或炎症只产生轻度的局部疼痛。在关节中,关节对于有害运动传入冲动的阈值是由炎症中所出现的化学物质来决定的(这可以解释患有关节炎或外伤后的患者在进行正常运动时也引起疼痛)。在所有深部组织中骨膜的疼痛阈值最低,并且 A-δ 和 C 纤维均有分布,而骨皮质和骨髓则几乎没有伤害性感受器。

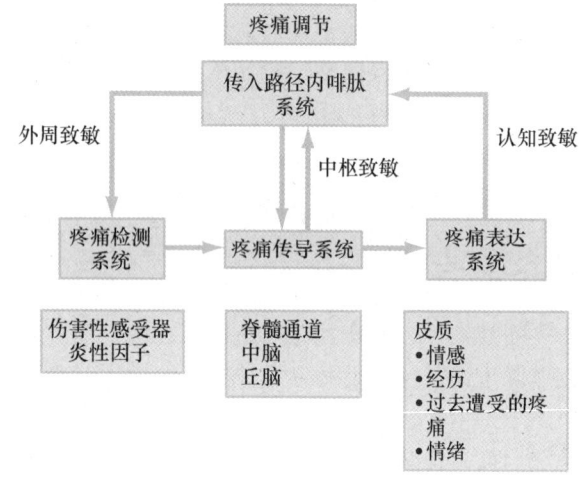

图 186-1 疼痛系统规则。

入信号)给位于脊柱侧面的背根神经节中它们所属的胞体中[29]。这些第一级神经元突触的中央树突位于背侧角,传入感觉信号在此被调控。然后疼痛信号通过脊髓丘脑束和后柱传导至位于网状系统和丘脑的突触。在此处疼痛信号被上行传导至大脑皮层。

疼痛的感知

躯体感觉系统负责感知痛觉、触觉、本体感觉及温觉。当有害刺激被感觉神经转化成电活动后疼痛的传导就开始了。负责感知疼痛的感受器被称为伤害性

疼痛的传导

背侧角

背侧角是位于脊髓后面的灰色物质(图 186-2)。

表 186-1　外周神经纤维

纤维	功能	髓磷脂	平均直径（μm）	上行束	传导速度（m/s）
A-α	骨骼肌运动	深	12～20	同侧脊髓背柱	70～120
A-β	轻微触觉和压觉	表面	5～15	对侧丘脑脊髓束	30～70
A-γ	运动	表面	6～8	同侧脊髓背柱	15～30
A-δ	锐痛（机械刺激感受器、温度感受器、PMNs）	表面	1～4	对侧丘脑脊髓束	12～30
B	交感		1～3	神经节前纤维	3～15
C	长时间持续的烧灼痛	表面	0.5～1.5	对侧脊髓丘脑束	0.5～2

Adapted from Paris PM, Uram M, Ginsburg MJ: Physiological mechanisms of pain. In Paris PM, Stewart RD (eds): Pain Management in Emergency Medicine. Norwalk, Conn, Appleton & Lange, 1988.

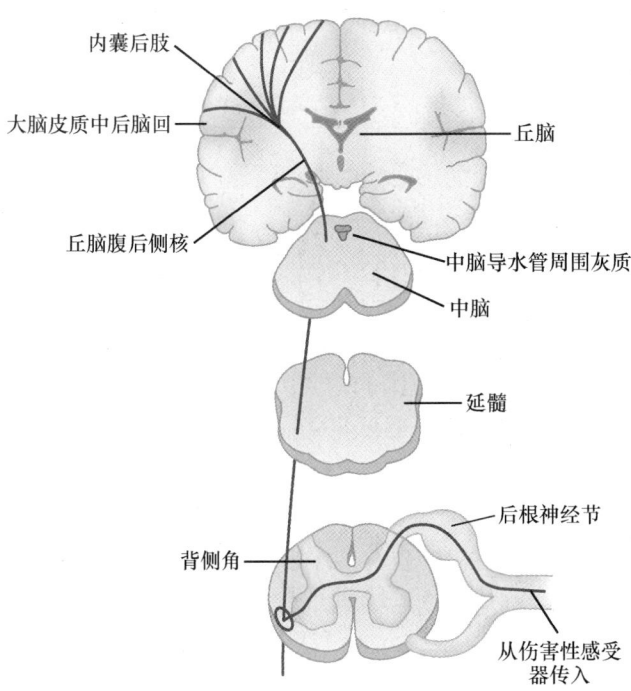

图 186-2　疼痛刺激传导至大脑、外侧脊髓丘脑束的主要传导通路图示。

背侧角是信号的整合系统，其负责感受器传入信号在传递到其他脊髓节段或大脑皮层前的过滤、强化或放大。

背侧角所组成的层状结构叫椎弓板。每一椎弓板接受特定类型的神经纤维，各椎弓板之间由复杂的中间神经元相互连接。背侧角是传入信息的处理中心，并且主要参与伤害性传入信号的调节。内脏、肌肉、骨和表皮传入冲动在此整合，内脏、肌肉、骨疼痛性刺激时出现的表皮异常性疼痛可能与此有关。无害刺激和伤害性感受器输入之间的区别在于疼痛刺激可使广动力范围神经元（wide dynamic range neurons，WDRNs）出现高频放电。广动力范围神经元接受来自于多种化合物（阿片类、P物质或炎症因子）及传入、传出通路整合的输入信号。

第Ⅱ层投射到第Ⅰ层从而影响位于此处的广动力范围神经元（WDRNs），并使这些椎弓板成为疼痛传入冲动的最基本调节中心。

第Ⅴ层接受 A-δ 和 C 纤维并且投射到负责对疼痛刺激起诸多反射的脊髓丘脑束和脊髓中脑束，

内脏痛

导致内脏器官产生疼痛的所需的刺激其数量和类型变化很大。例如，心肌对于缺血敏感而对机械性刺激不敏感。切割、挤压或烧灼肠管不会引起疼痛，而牵引和扩张肠管则会导致疼痛。内脏痛的性质与躯体痛不同。躯体痛在开始时表现为锐痛，后来变成烧灼痛或搏动性疼痛。内脏疼痛常常定位不准确，表现为钝痛、酸痛，相对于躯体痛表现有显著的自主激活。这种现象可能是由于在内脏神经中 A、C 纤维比例是 1:10 而在表皮神经中其比例则为 1:2。

内脏痛通常会导致牵涉痛。例如，脐周疼痛常常同阑尾炎有关。这种现象的出现是因为支配小肠的内脏传入神经通过腹腔神经节和内脏神经进入位于 T10 的脊髓。刺激致敏位于 T10 的背侧角，导致背侧角全部的伤害性疼痛神经元激活，这样就导致 T10 支配的皮肤区域出现疼痛的感觉。以阑尾炎为例，当炎症刺激到生肌节和生皮节神经分布重叠的壁腹膜时，疼痛就定位于右下腹。

与疼痛相关的上行束

神经纤维传导神经冲动离开背侧角后沿脊髓上行到达大脑。疼痛传导的主要通道是位于脊髓前外侧面的脊髓丘脑束、脊髓中脑束和脊髓网状束（图186-3）。脊髓丘脑束对于疼痛的传导最为重要。该通路的损伤（脊髓的前外侧面）导致在受损伤平面以下的对侧疼痛感觉的丧失。该束的细胞胞体位于背侧角的第Ⅰ和Ⅴ层。细胞轴突穿过其胞体所在的脊髓平

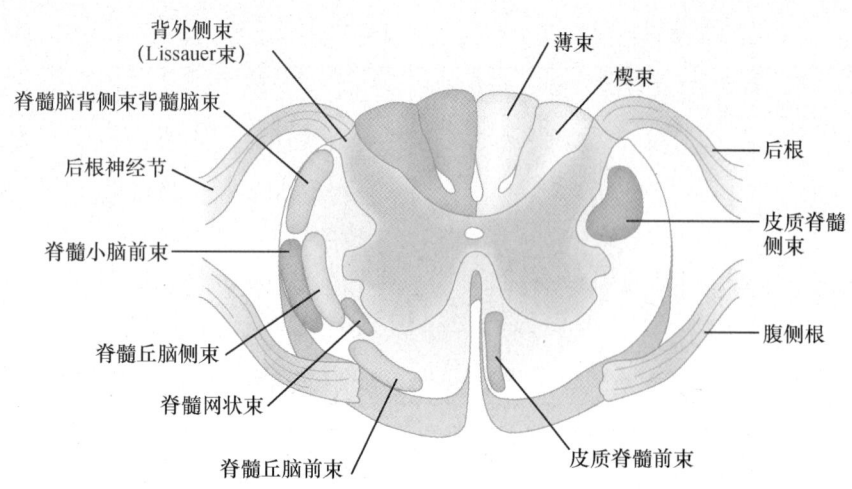

图186-3 全脊髓交叉区域的重要传导通路示意图。位于丘脑的脊髓丘脑束突触，其第三级神经元上行至躯体感觉皮层。

面的中线沿脊髓丘脑束上升。轴突突触位于丘脑腹后外侧核和丘脑的后中部，在那里它们映射到大脑皮层[29]。随着通路的上升，通路中增加了连接前内侧边界的纤维，从而形成了位于骶段背外侧的和位于颈段前内侧的联合体。

脊髓网状束终止于位于髓质、脑桥、中脑和内层丘脑核的网状结构，最终映射到边缘前脑。丘脑脊髓束是疼痛的前区域反射中的一个重要部分，并且在网状觉醒系统和背侧角之间起直接的联络作用。脊髓中脑束神经纤维突触位于中脑导水管周围灰质和其他的中脑核团，在那里它们可能激活映射至中脑导水管周围灰质的下行的疼痛抑制信号传导系统。

脊髓的背侧面绝大多数时候传导无害的感觉信息，但是也在通过脊髓丘脑束进行的疼痛调节中起作用。除了提供用于定位疼痛的辨别信息外，感受器传入信号也可以激活皮层下行传导通路，该通路调节背侧角对于伤害性传入信号的反应。脊髓丘脑束还可提供伤害性信息的精确定位，而脊髓网状束和脊髓中脑束传入信号通过激活与疼痛相关的神经内分泌、情感、自主神经反射从而引起机体对于进行性组织损害的反应[30]。

丘脑

丘脑接受来自位于内侧核和髓版内核的脊髓网状束和脊髓中脑束传入冲动，这些冲动投射到皮层和边缘系统的广泛区域。脊髓丘脑束和导水管周围灰质投射到腹后外侧核和腹后中央核，它们也接受来源于躯体皮质感觉皮层的下行纤维传出的信号。然后，其投射到广大的皮质区域。当其对于疼痛的调节功能缺失时，丘脑的脑血管疾病或损伤可以导致中枢性的神经疼痛综合征。

疼痛的调节

来源于疼痛感受器的冲动由外周和脊髓中的下行纤维进行调节。这两个主要的下行传导通路主要是5-羟色胺能和去甲肾上腺素能通路，其来源于中脑（脊髓导水管周围灰质和蓝斑）以及髓质（中缝大核和网状巨细胞核）。它们通过后侧索传递到脊髓。对这一通路进行电刺激可以产生类似阿片类物质的镇痛效果。刺激丘脑也可以止痛[31]。这一系统接收来于额皮质、边缘系统、下丘脑、网状系统、蓝斑和脊髓的刺激。这一通路中包含多种神经递质：5-羟色胺、去甲肾上腺素和P物质。这一系统的激活被认为同安慰剂、针灸和经皮电神经刺激器（TENS）的镇痛作用有关。

中枢致敏

中枢致敏包括了伤害性感受信号的放大。这一过程有多种物质如一氧化氮、谷氨酸盐、P物质、天冬氨酸、前列腺素、白介素、去甲肾上腺素和5-羟色胺参与调节。在慢性疼痛或是沿疼痛传导系统的任何一点受损伤时，这一现象就会出现。这一现象可见于脊髓和脑干的外伤和退行性病变时，也可见于丘脑卒中、多发硬化、帕金森病、阿偌德-恰里（Arnold-Chiari）畸形以及颈椎管狭窄。

疼痛的表达

疼痛刺激的转导、传递和调节会影响主观情感对于疼痛的体验。除了对伤害性感受器的刺激本身，许多因素也可以影响疼痛的最终感觉。在疼痛刺激的体验和表达中所包含的不连续的感知过程和传导通路尚未完全阐明，并且受到诸如文化期望、人格、个人经历和潜在情绪状态的影响。大部分上述因素都可以通过药物和非药物的手段进行干预，因此对于疼痛的感觉也是如此。就氧化亚氮和小剂量的阿片类药物而言，其主要效果是作用于认知过程和对于疼痛的情感反应而不是干预疼痛的传导。非侵入性操作（如分散注意力和催眠术）能够限制疼痛的感知和增加耐受性。个体基于已有经验和习惯性行为的疼痛变化被认为与感知过敏有关。

疼痛的反射性反应

对于伤害性感受器传递的刺激信号，有两种类型的反射反应：脊髓节段的（脊髓节段上的）和皮层节段的。脊髓反射是由于位于脊髓的从背侧角传递到运动和自主神经元感受伤害的冲动的传递所产生的，会导致出现如心动过速、血管收缩、麻痹性肠梗阻和肌肉痉挛的现象[32]。节段上的反射通过上行通路传导到脑干、下丘脑和皮质，在这里可出现撤回反射和自主神经反射，并同意识反应联系起来。

自主神经反射反应对于疼痛的表现是多种多样的，而且对于个体而言这一反应是不能定量的[33,34]。框186-2是关于对伤害性刺激的反射反应的总结。

内啡肽系统

内啡肽系统是对疼痛和压力的调节反应起作用的一个神经内分泌系统。这一系统由许多分散的细胞组成，并产生三种类型的阿片类物质：β内啡肽、甲硫啡肽和亮啡肽以及强啡肽。这些阿片类物质作为神经递质和神经调质作用于3大类主要的受体：μ、δ和κ受体，并产生镇痛和对抗应激反应的作用。表186-2详述了上述受体。

在正常情况下，当个体受到足够多的有害性刺激后，内啡肽系统的作用为减轻疼痛和应激反应。这是一个能够根据疼痛事件进行上下调节的反应系统。同其他神经内分泌系统一样，随着刺激的增加，这一系统也会对自身产生反馈抑制。伴随着长时间的、高强度的疼痛刺激，这一系统在调节疼痛反应时就会变得反应迟钝、效率低下。

同其他的内源性类似物一样，阿片类药物或阿片制剂作用于相同受体时同样会产生镇痛和令人讨厌的副作用[35]。当长期服用这些药物时，它们会抑制内源性内啡肽系统，阻断其对于疼痛和应激的反应进而降低内啡肽系统的整体效果。当逐渐停止服用这些药物时，内啡肽系统的正常作用就会逐步恢复。

框186-2 对于疼痛的反射反应

交感神经张力增加
血管收缩从而导致外周阻力增加
因每搏输出量和心率增加而导致心输出量增加
血压上升
机体代谢率和氧耗增加
胃部张力下降（胃排空延迟，可发展成肠梗阻）
降低尿道张力（导致尿潴留）

内分泌反应
减少胰岛素
增加皮质醇
增加抗利尿激素
增加生长激素
增加肾素、血管紧张素Ⅱ、醛固酮
增加胰高血糖素
增加儿茶酚胺

呼吸系统反应
过度通气

皮层反应
焦虑和恐惧

表186-2 阿片类受体

阿片类受体分类	作用	相关的内源性内啡肽
μ_1	欣快感、中枢性疼痛、意识模糊、头晕、恶心、成瘾倾向增强	β-内啡肽
μ_2	呼吸抑制、心血管和胃肠道作用、瞳孔缩小、尿潴留	β-内啡肽
δ	脊髓麻醉、心血管抑制、降低大脑和心脏氧供	脑啡肽
κ	脊髓麻醉、烦躁不安、拟心理改变、内啡肽系统反馈抑制	强啡肽 β-内啡肽
ε	激素	β-内啡肽
γ	烦躁不安，拟心理改变	β-内啡肽

急性疼痛和慢性疼痛

急性疼痛通常同明确的病理状态有关，它可以警告个体出现了某种疾病或伤害，提醒人们停止正在导致伤害的活动，寻找原因，寻求帮助和避免进一步的刺激。

在最初的病理性伤害刺激在表面上被停止后，如果疼痛的形式以被改变或未改变的形式持续存在时，急性疼痛就会变为慢性疼痛。所有的慢性疼痛都起始于急性疼痛，但仅有一部分急性疼痛患者会进一步发

表 186-3	急性和慢性疼痛	
	急性疼痛	慢性疼痛
刺激因素	有相关的病理情况，恢复是可以预期的	相关的病理因素不确定或预期不能改善，可能恢复也可能不恢复
愈合相关因素	当损伤痊愈以及由于疼痛导致活动受限时，疼痛程度会改善	疼痛和损伤都不能好转，疼痛可以限制改善症状的措施的施行
心理效应	限于急性应激反应	负面效果是疾病的一个突出的表现
治疗	镇痛、制动	应当考虑社会心理因素，镇痛药效果有限

展为慢性疼痛（表 186-3）。从急性疼痛到慢性疼痛的生理变化是一个既包含有生理因素也有精神心理因素参与的复杂过程。慢性疼痛的产生同急性疼痛的治疗是有关系的。

急性疼痛产生的目的就是疼痛刺激个体来保护受伤害的部位，继而寻求帮助，而参与疼痛的神经化学因子通常是组织修复机制募集反应的一个部分[36]。当伤害愈合时，如果疼痛继续存在，则这些适应性反应就变得有害了。当损伤已经修复，而疼痛仍持续存在时，这些适应性反应就变得有害了，进而导致能够对伤害和疼痛的敏感性增加的区域功能下降和运动范围的缩小。疼痛也可以导致应激反应，其最初也是对于伤害的适应性反应。然而，应激反应持续时间过长会导致免疫系统受损、高凝状态、睡眠紊乱、焦虑和抑郁[15,16,37]。慢性疼痛很常见，而且在急诊可以看到很多有慢性疼痛的患者[4,38]。

适应性反应什么时候会变成有害性反应以及急性疼痛什么时候会变成慢性疼痛是很难判断的。当一个生理学损伤与疼痛有明确的关系，而且能够评估其变化过程时，判断就比较容易了。如果一个损伤能够被确定并且其状况可以预期得到改善，这种疼痛应当考虑是急性的。慢性疼痛同组织损伤无关，或同预计不能改变的组织损伤、或随时间推移应该能够得到改善或进展的损伤有关。

处理

疼痛的评估

疼痛早期准确的识别和评估是有效治疗急性疼痛中最重要的一个方面[39]。对于未被适当治疗的疼痛，不准确的评估可能是导致问题的最根本原因[6]。

个体对于疼痛的反应是一个既包括躯体刺激又包含患者认知和情绪状态因素参与的复杂的、主观的交互式的过程。然而，患者所感知到的疼痛程度并不是直接由其所受到的生理性伤害的程度所决定的，这一点是很明确的。在急诊科所受伤害相同的患者可以表现出完全不同的疼痛状态[39]。因此，基于疼痛产生的本质、疼痛的治疗、镇痛药物的需求以及患者对于疼痛的描述都不可能是一致的，所以每一个患者都应当进行个体化和反复的评估。

对于疼痛的评估依赖于患者将疼痛体验的本质传递给医生的能力，也同医生获得此类信息的能力有关。不幸的是，目前仍没有用来评估疼痛的可靠的测试或是生理指标[40-47]。客观的观察指标，诸如：血压升高、出汗或心动过速都不能很好地反映疼痛的程度[8,33,42]。疼痛评估是由为患者提供医疗服务的人员通过间接估计的方法得到的。由于疼痛不能被客观的测量，医生的评估就依赖于同患者的沟通，包括语言的也包括非语言的方式。语言、社会经济地位以及文化差异等会影响医患之间沟通及对疼痛的评估。因为有效的治疗是基于对于疼痛的评估，那些表达有困难的患者就会面临治疗不足的风险（镇痛不足）。面临上述风险的群体包括婴儿和儿童、文化背景与医生显著不同的患者，以及发育延迟、认知功能受损伤、精神压力过大和患有精神疾患的患者[4,8,39,48-51]。在充分治疗疼痛时，面临沟通障碍而对疼痛作出准确的评估是需要克服的一个困难而重要的挑战。

镇痛不足

镇痛不足，也就是对于疼痛的不充分的治疗，在大多数急诊疼痛研究中均被发现[4,52-65]。来自全国非卧床患者医疗护理调查的数据评估了全部单纯闭合性肢体骨折和锁骨骨折，结果表明仅有 64% 患者被给予止痛药物，42% 的患者接受了阿片类药物的治疗[52]。儿童、老年人及少数民族、流浪群体患者最容易出现镇痛不足的现象[4,51,66,67]。

在急诊科，即使使用了止痛药物，这一过程通常也被延误。当使用阿片类药物时，患者通常会被给予一个低于正规治疗的剂量。一项关于创伤研究中心的研究表明有 38% 的患者使用镇痛药物，第一次给予患者镇痛药物的时间平均在患者抵达后 109 分钟[56]。

患者没有接受足够镇痛药物治疗的原因是多种多样的，这些因素不是都同疼痛的评估有关。许多原因是由于对不同治疗的安全性和有效性以及对基于患者疼痛评估决定治疗的效果认识不正确造成的。

疼痛的测量

用从0到10表述"完全无痛到难以忍受的疼痛"的数值评分法被广泛应用[66]。视觉模拟评分法，通常含有一个两头有固定标识的10cm长的线段（类似于文字评分法），也被广泛用于分析连续信息，但其实用性只是比临床使用的口头表述稍强而已[40,43,67-69]。疼痛评分已作为生命体征的一部分被联合委员会（图186-4）[70]要求作为诊疗常规记录。这就鼓励临床医生从最初就不断同患者进行沟通以评估患者的疼痛及其对于疼痛治疗的反应，以便改进对疼痛的治疗[59,71]。

只有在患者能够理解被提问的问题时，依靠患者提供信息的疼痛评分才有意义。使用数字和文字评分表时要求患者能够理解提问所使用的语言或是能够读懂标识。同时也需要对于疼痛的抽象概念转化为基本数字的理解能力。通常，年龄<7岁的儿童是不能成功地完成这个评估的。FACES疼痛评分被用于能够识字并且能够表述疼痛的年龄<7岁的儿童[72]。这些评分表采用一系列的卡通脸谱来表述从高兴到严重的痛苦的一系列的情感。儿童被要求指出同其感受所相关的脸谱。这些评分表相对于数字和文字评分表而言需要较少的对于抽象概念的理解，常用于对幼儿和认知功能受损伤的成人[73]。

对于学龄前儿童可以使用观察者评分表格。这些评分表包括修正的学龄前量表，学龄早期儿童疼痛量表（Modified Pre-Verbal, Early Verbal Pediatric Pain Scale, M-PEPPS）[74]，东安大略儿童医院疼痛评分表（the Children's Hospital of Eastern Ontario Pain Scale, CHEOPS）[75]，这些评分表使用观察者可重复的观察内容，对于研究很有用处，但是对医生和父母对于儿童疼痛的总体印象而言其临床实用性不强。

虽然在急诊科这些评分表都在被应用，但是就某一给定的刺激在患者中及患者之间其结果差异很大[43,78]。数值分级评分表可以作为患者和医生之间讨论疼痛的交流工具，但是不应该仅依据评分表得出的数据立即采取治疗。同对于疼痛的描述与已有的体验有关一样，患者用来描述疼痛的分值同患者想依据自己的报告而获何种程度的治疗有关。患者描述10/10的疼痛时，很可能是想被给予某些治疗措施。如果有其他更紧迫的问题，患者可能会对相同的损伤作出2/10的疼痛评分。当患者在接受治疗时，疼痛评分的改善代表了治疗的满意度和接受进一步治疗的愿望，而不一定是患者情况的改善。虽然如此，疼痛分值仍然是最准确的评估患者疼痛状态的测量方法，而在对患者的疼痛程度进行评估时，疼痛的治疗就应该随之逐步进行。治疗的目标是降低疼痛的评分（下降50%或是下降到3/10以下），而不是某一特定剂量（最大剂量）的镇痛药物所需剂量的减少。

治疗

对于疼痛的基本治疗方法分为四个主要的治疗

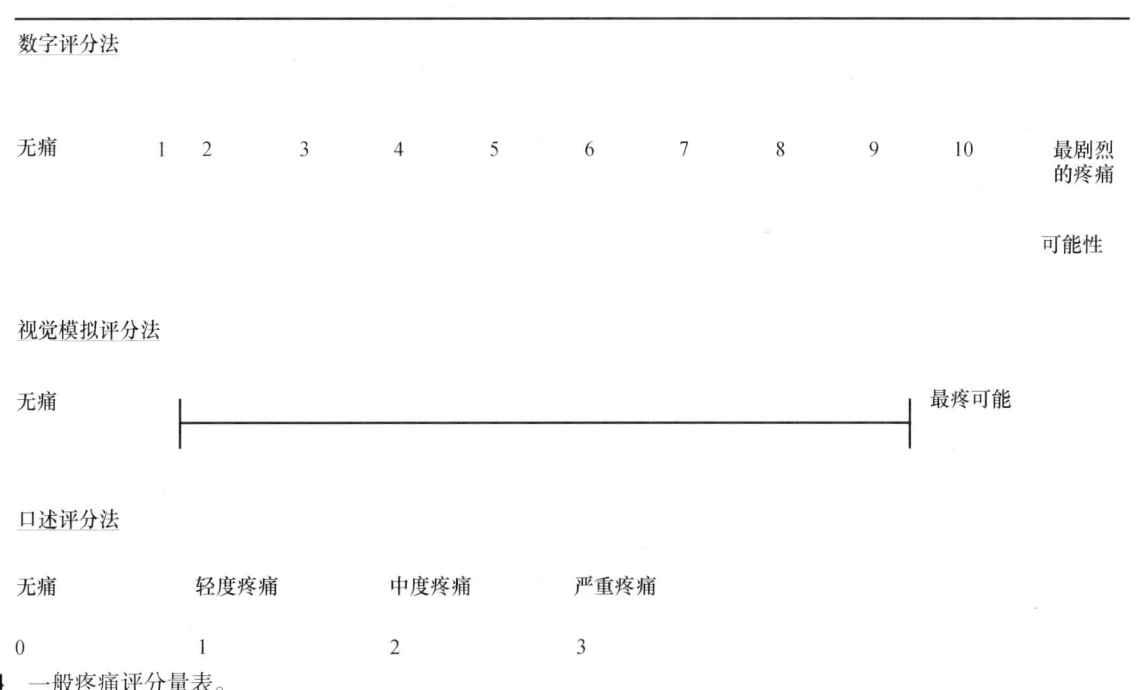

图186-4　一般疼痛评分量表。

组：①急性疼痛；②慢性疼痛；③复发性疼痛；④恶性肿瘤所导致的慢性疼痛。针对第2~4组的治疗应当包含长期的多学科的治疗以便处理这些疾病的多种临床表现，而急诊科医生所提供的治疗方案应当是整个进行中的治疗策略的一部分。

急性和慢性疼痛有不同的病理生理学基础，因此需要不同的治疗方法（图186-5）。就治疗的理念而言，急性疼痛和慢性疼痛的主要不同在于不能认为慢性疼痛是可以被消除的，我们应该选择既能控制疼痛、副作用又能被耐受的治疗方法。

慢性疼痛

对医生和患者而言，在缺乏急性或可见的物理性伤害时对于急性疼痛的评估需要大量的沟通技巧。许多患有慢性疼痛的患者会积累很多不适当或不适当的经验，用来描述他们的疼痛以便获得对于疼痛的治疗[79]。夸大症状或试图操纵医务人员的行为，加上与慢性疼痛相关的负面社会心理因素和无用感，都使慢性疼痛患者的治疗和评估过程复杂化。

对于慢性疼痛的评估，获取准确病史可能是一项最富有挑战性的工作。对于那些描述自身疼痛情况有困难的患者应当用具体的问题，结合举例子、比较以及总结的方式，鼓励其描述自己的疼痛，以提高交流的准确性。要使患者相信向其提问题是为了帮助了解其症状，以便尽可能提高疗效。相互的沟通有助于达成共同的目标，建立相互的信任，这些对于制定有效的治疗策略是非常必要的。

患有慢性疼痛的患者可以因为在接受治疗的过程中疼痛恶化，或因为治疗中断、治疗不适当而就诊。这两种情况需要不同的治疗策略。对于不能用常规治疗方案控制疼痛的慢性患者，治疗应采取类似治疗急性疼痛的方式，目的是控制疼痛程度的加重并使其回归到基线治疗水平。许多慢性疼痛患者都在接受综合治疗方案，这些方案中都有关于他们将在哪里获得治疗（例如不在急诊科）和药物（通常是从疼痛中心）的"合约"。在开始治疗前，建议复习病历资料或与疼痛治疗中心值班大夫联系了解其以往的治疗情况，以便参考。

对于那些治疗中断或根本就没有接受正规治疗的慢性疼痛患者（例如曾经接受过多位医生提供的急性治疗方案而未经连续性治疗的患者），需要制定一个慢性疼痛治疗方案。

患有慢性疼痛却没有连续性治疗方案的患者在急诊就诊时，应当获得一个基本的慢性疼痛治疗方案。如果没有禁忌，患者应当服用对乙酰氨基酚；如果非甾体类消炎药耐受良好，则可给予患者非甾体类抗炎药（NSAIDs）。曲马朵在特定病例中有效，如果情况许可，对于中枢性疼痛和神经性疼痛可作为辅助治疗使用。直到其他治疗的药物剂量已达到最大时，才应考虑使用阿片类药物。阿片应该作为其他治疗无效时后备药物，而不是作为可以二选一的手段[80]。通常，阿片类药物治疗慢性疼痛主要在疼痛治疗中心或是由初级护理医师使用，在急诊科或离院处方中应避免使用阿片类药物。

复发性疼痛

复发性疼痛是慢性疼痛的一个亚型，患者在两次相似的疼痛发作之间几乎没有症状。包括诸如背痛、肌筋膜痛综合征、偏头痛综合征、镰状细胞病和炎性肠病等。急诊对于复发性疼痛的治疗类似于急性疼

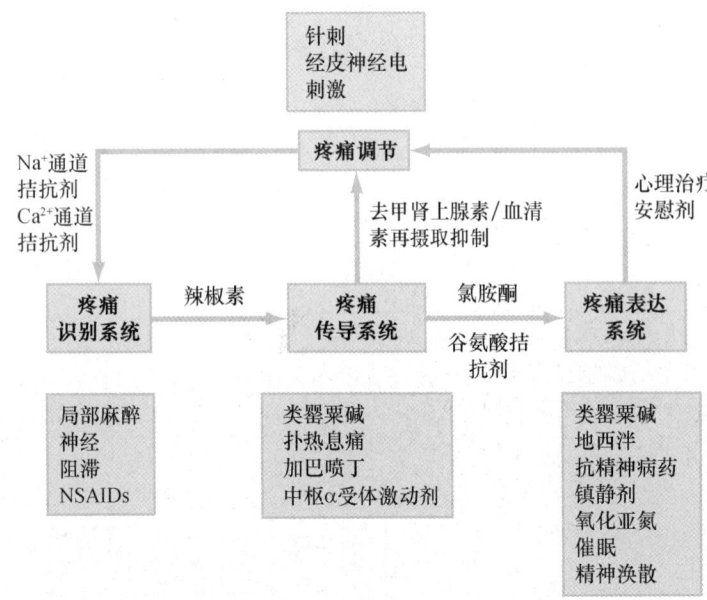

图186-5 疼痛治疗规则的分区。

痛，但应当考虑预防措施及治疗方案的安全性和重复性。在病情缓解期就开始治疗（例如针对背痛的物理疗法），以防止下次发作。

恶性肿瘤导致的慢性疼痛

恶性肿瘤导致的慢性疼痛同其他原因所致的慢性疼痛的治疗不同。就进行性的伤害性刺激而言慢性肿瘤性疼痛与急性疼痛相似，而从其周期和精神性行为的角度来看其性质同慢性疼痛类似。总体而言，治疗肿瘤性疼痛的药物与急性疼痛治疗的药物类似。跟慢性疼痛类似，疼痛的社会心理作用也应当作为有效疼痛治疗策略的一部分予以考虑。对于癌症或是终末疾病导致的慢性疼痛，如果症状出现明显变化，应当重新评估疼痛的原因。对于终末期患者，应以减轻疼痛为原则，不要限制阿片类药物的使用，尤其是长效制剂或经皮吸收的剂型[7]。

神经性疼痛

通常来说，交感神经系统激活不会导致疼痛。然而，在神经受损伤时，神经系统会使痛觉增敏和出现异常疼痛，这些现象同许多神经病变有关。复杂区域性疼痛综合征就是用来描述大多数交感神经性疼痛的一个名词[81]。CPRS 1 型（有时指反射性交感神经营养不良）可在受损伤后出现，并且通常按某一外周神经区域分布[82]。这一问题的发生与痛觉增敏、异常性疼痛、皮肤血流改变及交感神经功能失调有关。CRPS 2 型（有时指烧灼痛）与烧伤和受损神经分布区域的异常性疼痛有关而与交感症状无关。有证据表明在损伤发生前使用阿片类药物可预防 CRPS 发生[83,85]，而在损失发生后再使用则无效[84]。可乐定、N-甲基天冬氨酸受体拮抗剂和 γ-氨基丁酸（GABA）受体激动剂在此情况下比阿片类药物效果更好[85]。

抗抑郁药物对神经性疼痛也有效，而且这种作用不依赖于它们的安神作用[86]。一个综合了 39 个安慰剂对照研究的 Meta 分析发现使用第一代三环类抗抑郁药物对多种慢性疼痛综合征有益[87,88]。它们通常作为中枢和神经性疼痛的镇痛药物来使用，但在大多数慢性疼痛时作为抗抑郁药物一样有效。对于分不清是中枢还是外周神经性的慢性疼痛，其他抗抑郁药物，诸如 5-HT 再摄取抑制剂可能更安全也更有效。

少数抗惊厥药物如加巴喷丁、苯妥英、卡马西平、丙戊酸均可用于治疗烧伤和刀伤所导致的神经性疼痛。卡马西平是治疗三叉神经痛、带状疱疹后神经痛，以及糖尿病神经痛的最常用的药物。加巴喷丁既可以用于 CPRS 所导致的疼痛，也可以用于带状疱疹后疼痛以及糖尿病神经痛的治疗[89-91]。

急性疼痛

急性疼痛因损伤而出现并随着损伤的好转而消失。当病因不明时，首先应该明确诊断，但是在进行诊断的同时，也应该即刻给予对症处理，将疼痛控制在可承受的范围内并且持续给予治疗。等到诊断明确才给镇痛药物是不适当的。没有证据表明使用足量的阿片类药物后患者症状的改善会导致内科医生判断疼痛原因的能力受到影响。相反，使用镇痛药物可以增加查体诊断的准确性。例如，患有严重骨盆疼痛的女患者在接受骨盆检查前接受了足够剂量的镇痛药物后，患者可能更能够帮助医生定位疼痛到底在哪一边[92,93]。

镇痛药

阿片类镇痛药

1680 年，西德纳姆写到："在全能的上帝给予人们用来减轻痛苦的治疗方法中，没有哪个像鸦片那样如此万能而有效"[94]。几个世纪过去了，这一评价仍然准确。逐步增加阿片类药物的剂量仍是急性疼痛的主要治疗方法。人们认识到阿片类药物的益处及其毒性、滥用已经好几个世纪了。然而，在临床实际情况中阿片类药物很少被使用[53]。对于其毒副作用和依赖性的担心以及对于其药物代谢动力学的粗浅理解导致给药剂量的不足和给药次数过少。急性疼痛时短期使用阿片类药物的安全性、毒性及以后可能会出现的药物依赖，已经在很多研究中被论及[92,93]。对于严重的急性疼痛，阿片类药物应当作为控制疼痛的一线用药。表 186-4 是目前使用最广的阿片类药物的名单。

作用机制以及毒性

阿片类药物与位于神经系统中的特定的内啡肽受体结合从而抑制外周神经的疼痛感知，并能调节在脊髓和丘脑的疼痛传递从而在大脑皮层水平调节疼痛的感知。目前已经确定了很多种的内啡肽受体（表186-2），各种阿片类药物的独特作用就是通过药物与不同受体进行特定的结合而实现的。

阿片类药物还可以抑制延髓咳嗽中枢（镇咳药）并降低延髓对于二氧化碳的敏感性（呼吸抑制）。它们可以刺激化学感受器触发区而导致恶心和呕吐，但是这种情况出现相对较少。它们还会减少肠道蠕动和抑制平滑肌功能从而造成便秘，但是很少导致尿潴留。从整体来看，一些阿片类药物对肥大细胞存在剂

表 186-4　阿片类镇痛药

名称	胃肠道外给药初始剂量	口服初始剂量	作用时间	等效的静脉药物剂量	等效的口服剂量	注释
吗啡	0.1mg/kg	0.5mg/kg	3~4h	10mg	50（单剂量）	标准阿片类物质对照
氢吗啡酮	0.015mg/kg	0.075mg/kg	2~4h	1.5mg	7.5mg	因代谢产物无活性，故适用于合并肾病和肝病的患者
美沙酮	0.1mg/kg	0.2mg/kg	4~8h	10mg	20mg	用于阿片类药物成瘾和慢性疼痛的治疗，其半衰期长于上述药物的作用
芬太尼	1.5μg/kg	3μg/kg	0.5~1.5h	100μg	NA	口服可经黏膜吸收，代谢产物无活性，可用经皮贴片治疗慢性疼痛
羟考酮	0.1mg/kg	0.15mg/kg	3~4h	10mg（IV）	15mg	生物利用度好，适合口服用药
可待因	1.3mg/kg	2.5mg/kg	2~4h	130mg	200mg	外周效果明显（便秘、恶心、呕吐、咳嗽抑制）
氢可酮	NA	5~15mg	3~4h	NA	30mg	通常用于对乙酰氨基酚混合制剂，药效优于可待因
哌替啶	0.75mg/kg	3mg/kg	2~3h	75mg	300mg	在正常剂量下即可出现毒性代谢产物去甲哌替啶的蓄积，没有相对于其他可用的阿片类药物的适应证
羟吗啡酮	0.01mg/kg	0.1mg/kg（直肠）	3~4h	1mg	10（PR）	相对其他药物，其直肠剂量更好掌握
右丙氧芬	0.5mg/kg	1mg/kg	2~4h	50mg	100mg	与乙酰氨基酚混合制剂的药效不如单独使用对乙酰氨基酚，没有使用的适应证
阿芬太尼	10~20μg/kg	NA	8~12min	1mg	NA	由于再分布，其作用时间短；作用时间随药物剂量增加而增大
舒芬太尼	0.1μg/kg	NA	1~1.5h	10μg	NA	心血管副作用少
瑞芬太尼	0.5~1μg/kg	NA	4~6min	50μg	NA	可持续静脉点滴
纳布啡	0.4mg/kg	0.1mg/kg	3~4h	40mg	NA	具有抑制/刺激双重作用，相对其他阿片类药物，对呼吸的抑制作用小，镇痛效果有限，推荐用于围生期

IV，静脉内；NA，无可用的；PR，经直肠。

量依赖性的失活作用，可以导致组胺释放，出现荨麻疹、瘙痒，有时还会出现体位性低血压这些副作用，任何副作用都可能明显地限制其使用，尤其是在紧急情况下。这些副作用的出现因不同的患者和不同的阿片类药物而异，但在开始治疗后，许多患者就会出现对这些药物的耐受。大多数患者能很好地耐受阿片类药物。使用阿片类药物后严重疼痛的迅速缓解可以减少恶心和呕吐的出现。

阿片类药物最常见的副作用就是便秘，这与阿片与胃窦部和近端小肠的受体结合有关[95]。对便秘的耐受性不会导致用药间隔的延长。某些阿片类药物与其他同类药物相比造成便秘的可能性较小，非口服和经皮给药途径比口服给药途径效果好，这是因为减少了肠道接触阿片类药物的机会[96,97]。长时间服用阿片类药物时应考虑到便秘的可能性，如果有必要应该给予诸如番泻叶、乳果糖或比沙可啶之类的泻药。

使用阿片类药物时，患者可能出现恶心和呕吐[98]，尤其是在患者刚开始接受这类治疗时[98]，但并不推荐在使用阿片类药物时联合应用止吐药物。要区分恶心和呕吐是由阿片类药物引起的还是急性疼痛引起的是不可能的。使用阿片类药物后急性疼痛不缓解，且出现恶心和呕吐者，需要增加阿片类药物用量并加用异丙嗪、丙氯拉嗪之类的止恶心药物，或是5-HT_3受体拮抗剂（如昂丹司琼）。

吗啡和其他阿片类物质导致的免疫球蛋白介导的过敏反应很少见，但是许多患者在非消化道给药时会出现躯干和脸的轻度瘙痒。这种情况同肥大细胞上阿片受体的组胺释放有关，并不会导致对阿片类药物过敏。其表现为在静脉给予阿片类药物后（尤其是吗啡），形成沿静脉走行的局限性荨麻疹。偶尔可以见到合并反应性气道疾病的患者出现支气管痉挛。通常症状会很快消失而不需要治疗。

使用阿片类药物治疗急性疼痛时可以出现镇静和呼吸抑制，但是通常症状轻微并且是自限性的。呼吸抑制的机制就是μ受体的中枢性刺激。阿片类药物同其他镇静药物合用时（如苯二氮䓬类药物），会增加呼吸抑制的可能性。肾功能不全的患者由于其清除药物能力的下降，其呼吸抑制的风险可能增加。严重急性疼痛时很少会出现呼吸抑制，临床医生不应该因为顾虑呼吸抑制而不给患者进行充分的镇痛治疗。疼痛是一个强有力的驱动呼吸的生理刺激，如果造成疼痛的原因被去除，例如使用局部麻醉剂或是骨折被固定或复位，此前能够耐受某一剂量阿片类药物的患者可能会出现呼吸抑制[99]。短暂的呼吸抑制常常可由简单的语言和触觉刺激恢复而且很少反复。

长时间使用阿片类药物时，出现耐受性和躯体依赖是很普遍的。躯体依赖被定义为由于突然停药、快速减量或是使用拮抗药物时出现阿片戒断综合征。耐受性是长期服用阿片类药物后出现的一种现象，其特征是随时间延长阿片类药物作用效果减退。为了长期使用而制订治疗方案时，应当考虑长期应用阿片类药物可能出现的正常情况，这并不代表成瘾。成瘾是长期使用阿片时另一个限制阿片使用的潜在风险[100]。成瘾这个名词指的是一种神经生物疾病，有很多因素影响其发展和表现。其特点为强迫性用药，不计危害的持续用药以及渴望用药。医源性阿片类药物成瘾作为一种此前不存在的新的成瘾方式相对而言是很少见的[101]。波士顿药物共同研究显示在11 892名住院接受阿片类镇痛药物治疗的患者中只有4人表现为阿片类药物滥用[102]。

假性成瘾描述的是患者在接受疼痛治疗时所出现的行为[103]。疼痛未缓解的患者将注意力集中于获得镇痛药物，并且表现出不适当的"找药"行为，例如使用违法药品或是采用欺骗的手段，这些方法都可以出现在患者缓解疼痛的尝试行为中。假性成瘾同真性成瘾的区别就是当疼痛被有效治疗时，假性成瘾就会消失。

觅药行为的暗示

一些患者为了获得阿片类镇痛药物假装和夸大疼痛[104]。医生认为患者存在觅药行为的感觉与对患者疼痛治疗的减少及患者的种族背景有关，这种感觉还会成为使疼痛治疗产生偏倚的一个原因[39]。要及时识别觅药行为，给患者以适当的治疗。在明确患者是在欺骗医务人员以获得药物之前，应当假定其是无辜的。基层医疗工作者、慢性疼痛治疗专家和其他医务人员应当使用客观的词语和描述记录患者的合约、处方的具体情况，以及在纸质和电子医疗病历中的非治疗性觅药行为的可能形式[105]。当症状反复出现的患者面对的不是一直为自己提供治疗的医务人员时，他们能够从多方面的回顾中对其治疗提出特殊的建议而获益。

药物的使用

阿片类药物的使用目标就是以最小的副作用来达到最有效的镇痛效果并维持疗效。阿片类药物的个体化差异很大。其药效没有"天花板效应"，也不存在导致某个特定临床效果的一个标准的、固定的或是体重依赖性的剂量。某一特定患者在特定时间里所需的正常药量只能通过反复评估疼痛缓解程度和患者所表现出来的副作用而决定。因此阿片类药物使用时需要采用逐步滴定剂量的方法并且准确评估所给不同剂量的效果[94]。最安全有效的方法就是采用微量泵进行精确静脉注射的方法来控制疼痛。

肌内注射阿片类药物的方法由于存在副作用而不被推荐用于急性疼痛的治疗（框186-3）。这种方式的主要局限就是不能精确控制药物剂量。采用肌内注射方式后，典型疼痛缓解的时间为20～60min不等，同口服途径相比没有优势。如果初始剂量不够，患者还需要接受再一次痛苦的肌内注射并且再等待20～60min，以确定是否达到有效药物剂量。但如果一次给予过大剂量的药物，患者又可能会出现明显的副作用。

对于轻度和中度疼痛，患者可以采用口服药物的方式来很好地控制症状，如果疼痛程度从中度转为重度，则应考虑给予静脉制剂治疗。如果不能建立静脉通路而患者又不能够耐受口服药物，采用皮下注射的方式优于肌内注射，因为皮下注射相对不太疼。对于

框 186-3	肌内注射阿片类药物的不良反应
注射部位疼痛	
镇痛作用起效延迟	
镇痛效果无法预测	
不能滴定药物剂量	
药效有昼夜变异	
患者疾病的状态可影响疗效	
效果受所选取注射部位肌肉情况的影响	

同一药物皮下注射药物的吸收速度与肌内注射吸收速度基本相同。

阿片类药物可以通过口服或是鼻黏膜吸收的方式给药[106,107]。阿片丁丙诺啡可以通过舌下给药。芬太尼在妊娠时可以使用，其甜味剂型叫做芬太尼口服片（口服的枸橼酸芬太尼）。鼻腔途径给药的芬太尼、布托啡诺和舒芬太尼都能够快速起效[77,108,109]。

静脉给阿片类药物时需先给予一个初始"负荷量"，然后评估其镇痛效果，而后逐渐重复给该剂量（每隔10～15min），直到出现明显镇痛效果，然后以相同间隔给予同样的剂量以控制症状。根据患者的主观感受决定再次给予药物剂量是最佳的给药方法。由患者控制的给药系统是一种允许患者根据自身需要来自主选择药物剂量的计算机控制给药装置。在儿科急诊，对于镰刀细胞性疼痛危象，患者自主控制的镇痛系统已被证明是安全有效的[110]。

特殊药物

吗啡

同其他阿片类药物相比，静脉注射吗啡是对患有严重疼痛的急诊患者进行治疗的首选方法。静脉给药后，在健康年轻成年人，吗啡在15～20min内达到其最大作用效果，其半衰期为1.5～2.0h，而在老年人半衰期则轻度延长。对于急性严重疼痛适当的负荷量是0.1～0.15mg/kg静脉注射，每15分钟可以重复给0.05mg/kg直到疼痛缓解。对于合并有中度或严重疼痛的门诊患者，口服吗啡制剂是一个有效的选择，但是在经过了首次代谢后只有20%被吸收的药物能够作用于组织。认为吗啡相对于其他的阿片类药物更有可能导致平滑肌痉挛，故应避免用于胆绞痛或肾绞痛的概念是错误的。

吗啡具有亲水性，这种性质使得它同更多脂溶性阿片类药物相比穿透血脑屏障的能力下降，从而延缓药物发挥作用。这种情况还造成了其作用时间（4～5h）比其半衰期长（2～3h）。吗啡主要在肝内通过转化为3-共轭和6-共轭代谢产物进行代谢。3-共轭的形式（去甲吗啡）没有阿片类的镇痛效果，长期使用或增加药物剂量时也很少导致中枢神经系统副作用（例如颤抖、肌阵挛、精神错乱、惊厥）。这些副作用很小，主要出现在老年或合并有肾功能不全的患者，在急诊很少遇到这样的情况。6-共轭形式的药物比3-共轭形式的药物少。这种结构的吗啡代谢物有着强烈的μ和δ受体激动作用，是吗啡疗效和作用时间的主要成分。

哌替啶

哌替啶（度冷丁）虽然曾经被广泛应用，但由于同吗啡和其他非口服阿片类药物相比具有一些不良反应目前急诊已经不再用于急性疼痛治疗了。哌替啶的持续作用时间只有2～3h，与吗啡相比较短。哌替啶产生明显不良反应的原因可能是因为其通过细胞色素P_{450}系统代谢后产生的活性代谢产物去甲哌替啶，该物质同吗啡相比，给予同样的治疗剂量时可产生远多于后者的毒性代谢产物进而导致中枢神经系统中毒。去甲哌替啶半衰期12～16h，并且能够阻断毒蕈碱受体，从而导致明显的抗胆碱能作用继而出现焦虑和精神错乱。药物剂量增加后，这一现象持续加重会导致惊厥、幻觉和精神病。去甲哌替啶从肾排泄，因而肾功能不全的患者其半衰期变长。应当避免重复使用哌替啶。

特别值得注意的是哌替啶与单胺氧化酶抑制剂合用时潜在的致命反应。哌替啶能够使正在接受选择性5-羟色胺再摄取抑制剂或其他5-HT激动剂类药物治疗的患者出现血清素综合征。现在许多医院都不再将哌替啶作为处方药物使用。

氢吗啡酮

氢吗啡酮是来源于吗啡的半合成制剂，其具有强效镇痛的效果，目前在急诊科治疗急性疼痛时被应用的越来越多。这种氢可酮的P_{450}代谢产物在胃肠外给药时其镇痛效果7倍于吗啡，并且具有同吗啡类似的作用时间。虽然7mg的吗啡相当于1mg的氢吗啡酮，但是护士们还是倾向于给予急性疼痛患者低毫克剂量的氢吗啡酮而不是等效剂量的吗啡[111,112]。相对于等效剂量的吗啡，氢吗啡酮的瘙痒、恶心和呕吐等症状出现的概率减少。其主要在肝转化为氢吗啡酮-3-葡萄糖醛酸苷，最终由肾排出。氢吗啡酮-3-葡萄糖醛酸苷基本没有生物活性，因此对于老年患者和肝受损伤的患者，氢吗啡酮同吗啡比较更容易被耐受。肾功能不全的患者在长时间使用该药物后，因其蓄积增加可能会出现神经毒性的风险。真正的阿片类药物过敏很罕见，但是对吗啡过敏的患者并不一定会在使用氢吗啡酮出现交叉过敏反应。氢吗啡酮可以通过静脉和口服途径给药。现在还有3mg剂量包装的直肠给药剂型[94]。

芬太尼

芬太尼是一种人工合成的高脂溶性阿片类药物，静脉注射1～2min内就可以出现镇痛效果。其分布迅速，半衰期只有30～60min，通过细胞色素P_{450}系统代谢成为无活性的物质。长时间静脉注射导致组织药物饱和度升高后，可出现药物蓄积和毒性作用，但在急性疼痛治疗时，这种情况不大可能出现。芬太尼较短的作用时间使得其剂量经常需要调整，因而适用于那些需要进行系列检查的患者，比如合并有隐性头部损伤的创伤患者。

相对于吗啡而言，芬太尼促进组胺释放的作用较弱，因而在等效镇痛剂量时其对外周神经的影响较小，因此在治疗患有阻塞性肺疾病的患者的疼痛时是一个很好的选择。它比吗啡更常用于呼吸抑制的患者，但是患者在接受静脉注射时仍需要被密切观察，并应监测脉氧饱和度或是二氧化碳波形。

急诊情况下使用芬太尼而出现严重并发症的可能性非常低（1.1%）[113-115]。反复或大剂量使用芬太尼可以导致肌僵。当镇痛药物剂量 >15μg/kg 时，这一副作用就有可能出现，当累及呼吸肌时其情况可能会很严重，但在镇痛剂量下这种情况的出现是相当罕见的。出现僵直时，患者对纳洛酮不一定有反应，但是可以采用神经肌肉阻断剂来拮抗。芬太尼可以采用静脉注射、经黏膜[115]或经皮肤给药。喷雾剂型的芬太尼可以用来治疗那些没有静脉通路的急性疼痛患者，其剂量为 3μg/kg[77,108]，也可通过鼻腔内给药[116,117]。

羟考酮

羟考酮是一种强效的阿片类受体激动剂，其口服剂型具有很高的生物学活性。它可以单独使用，也可与对乙酰氨基酚或阿司匹林联合使用。羟考酮有长效口服剂型。其生物利用度可达到 0.6～0.85，明显高于其他阿片类药物。因其可被快速和有效的吸收，因此存在被滥用的可能。虽然研究表明其静脉注射剂型具有跟吗啡一样等效的镇痛效果，但是美国没有羟考酮的胃肠外途径给药剂型。同其他阿片类药物类似，羟考酮的镇痛效果也呈现剂量依赖性。15mg 剂量的口服剂型同 10mg 静脉用吗啡的效果相同。口服羟考酮的起效时间是 20～30min[118]。

羟考酮是一种前体药物，其在肝中被代谢为羟吗啡酮，它一种强阿片类激动剂，是羟考酮镇痛作用的主要成分。另外还产生一种无活性的去甲羟考酮。与可待因类似，10% 的患者不能很好的代谢羟考酮，因而难以产生活性代谢产物，这就意味着需要非常大的剂量以达到镇痛效果。这种现象可以因使用与羟考酮竞争 CYP2D6 代谢的药物而发生，如神经松弛剂、三环类抗抑郁药和选择性 5-HT 再摄取抑制剂等。在同时使用 5-HT 再摄取抑制剂和羟考酮时出现血清素综合征的情况已有报道[119,120]。

氢可酮

氢可酮在肝中代谢为氢吗啡酮。它与对乙酰氨基酚或 NASIDs 联合使用时比上述药物单独使用时都具有更显著的镇痛作用。在两个研究中，氢可酮-对乙酰氨基酚（5mg/500mg）与可待因-对乙酰氨基酚（30mg/500mg）相比，对患有急性肌肉骨骼疼痛或接受牙齿外科手术的患者具有相同的镇痛效果[121,122]。氢可酮与可待因相比其出现嗜睡和眩晕的可能增加，但出现恶心的可能性下降。它的作用弱于羟考酮-对乙酰氨基酚的混合剂型[123]。氢可酮通常单独使用，5～20mg 口服，每 4～6 小时重复一次。在治疗急性疼痛时，氢可酮-对乙酰氨基酚混合制剂通常一次给 1～2 片，每 4 小时一次。

可待因

可待因是一种很常用的阿片类处方药，通常与对乙酰氨基酚联合使用。可待因是一个较弱的阿片类受体激动剂，不太适用于门诊的疼痛治疗，除非没有羟考酮。可待因的作用机制被认为是在肝通过代谢成为吗啡或其他代谢产物而发挥其作用的。

大约接近 10% 的患者可待因代谢能力较差，并且会出现恶心、便秘和瘙痒，而疼痛却不能缓解。虽然在治疗轻度到中度疼痛时经常会用到可待因，但是由于其有导致副作用的倾向，尤其是恶心、抽筋和便秘，并且镇痛效果有限，所以使用可待因并不是一个很好的选择。

丙氧芬

丙氧芬的适应证较少。许多研究表明其镇痛效果并不优于或仅仅轻微优于安慰剂[124]。

其代谢产物去甲丙氧芬会在重复或大剂量给药时增加，进而导致难治性惊厥、呼吸抑制及尖端扭转型室速这样典型的致死风险[125]。几乎没有证据支持其单独或与对乙酰氨基酚联合使用以治疗急性疼痛，通常在急诊科或门诊治疗疼痛时不应该使用该药物[126]。

美沙酮

美沙酮具有区别于其他阿片类药物的某些特性。它没有神经毒性，没有活性代谢产物，具有高度的生物学活性，另外是一种强阿片类激动剂，具有 N-甲基-d-天冬氨酸激动剂活性和 5-HT 再摄取阻断剂的活性。因其脂溶性和组织分布特性，在体内清除缓慢，半衰期为 27h。美沙酮缓慢清除的特性是其用于维持治疗的基础，因为它可以延缓阿片类药物的撤退症状出现最长达到 24h。然而，其镇痛效果只能持续 6～8h。由于药物的双相清除和其分布的特点导致了其镇痛作用持续时间和控制药物撤退症状时间的不同[127]。

纳洛酮

纳洛酮是一种阿片类拮抗剂，其可以通过静脉注射、肌内注射、经皮肤和气管插管内等多种方式给药。它可以抑制阿片类药物的作用，因而常被用于治疗阿片类药物的不良反应或非治疗目的的阿片过量。它还能控制阿片类药物依赖患者突然发生的撤退症状。它的作用时间是45min，较大多数阿片类药物都短，因此在给药后其发挥作用的时间段必须对治疗效果进行监测以避免不良事件的反复。通常以0.2mg的剂量静脉注射给药，逐渐增加剂量，直到阿片类药物的副作用被控制。应当精确的增加至可控制不良反应的最小有效剂量以便阿片类镇痛药物的作用也能够保存下来。

曲马朵

曲马朵是一个人工合成的口服复合制剂，它同某些5-HT类似具有微弱的μ受体激动作用和去甲肾上腺素再摄取的作用。其镇痛作用目前认为主要是通过μ受体激动产生的。曲马朵介导的镇痛效果只能部分被纳洛酮拮抗，这表明还有其他因素参与其镇痛机制中。曲马朵作为一个选择性μ受体激动剂不会导致药物依赖。由于不受限制，它已经出现了和其他阿片类药物类似的滥用现象和撤退症状，但因发生率比较低，所以目前它还是一个非管控药品。曲马朵在肝内由细胞色素P_{450}系统进行代谢。其代谢产物之一M1具有比曲马朵更强的μ受体亲和力并且清除半衰期长达9h。曲马朵还表现出对GABA、5-HT受体和神经递质再摄取受体有作用，这些机制可能激活神经调节传导下行通路。

跟传统的阿片类物质比较，曲马朵有较多的可以接受的副作用并且在长期使用时其成瘾的风险也较低。最常见的副作用包括恶心、呕吐、眩晕、体位性低血压以及镇静状态，这些副作用可见于17%因慢性疼痛服用曲马朵的患者，其发生率轻微低于使用控释剂型的患者[128]。这些副作用的出现概率随着药物剂量的增加而明显地增加。关于其过量和致死的报道已经使得既往史或现病史中有对阿片类药物成瘾的情况被添加到曲马朵的禁忌证里了。曲马朵与其他血清素能药物（选择性5-HT受体抑制剂、单胺氧化酶抑制剂和血清素去甲肾上腺素再摄取抑制剂）联合使用会导致5-HT综合征[129]。

在小剂量时，曲马朵就已是一个有效镇痛的药物了。当剂量增加时，就会导致恶心和呕吐，这一情况使得其只能小剂量使用，限制了有效治疗剂量的发挥。曲马朵37.5mg联合对乙酰氨基酚325mg与氢可酮5mg联合对乙酰氨基酚325mg的镇痛效果类似[130]。

阿片类激动-拮抗镇痛药物

阿片类激动-拮抗镇痛药是一类人工合成的阿片类药物。研制这些药物的目的就是想使其既有镇痛作用，又没有或只有一点呼吸抑制作用和滥用。这些药物通过κ受体激动达到镇痛效果，通过μ受体拮抗产生其引起呼吸抑制的"天花板效应"。这些药物的滥用率跟其他经典的阿片类药物相似，镇痛效果也有天花板效应，限制了它们在一些需要短时间、快捷镇痛方面的使用。应当关注的主要副作用是抑制呼吸（如在围生期）。这些情况下可以使用纳布非，其主要优点是呼吸抑制较轻。纳布非的半衰期为3.5h，肝病和肾病对其代谢的影响目前还不完全明了。围产期的常规治疗剂量是10mg，但跟其他阿片类药物一样，其剂量也应当个体化。

阿片类药物在腹痛中的应用

传统认为，为了避免干扰诊断，腹部疼痛患者应当避免使用镇痛治疗。这些建议源于20世纪，那时还没有现在这些现代化诊断仪器，但在现如今的急诊治疗中已经是不合时宜的了。多项研究已经证实了在诊断不明的腹痛患者使用阿片类药物有效镇痛的安全性，目前还没有这一做法有任何副作用的报道[131-139]。

非阿片类镇痛药物

对乙酰氨基酚

对乙酰氨基酚是治疗急性、慢性疼痛的一线用药。对于成人和儿童，它都是一个最安全的药物。它有很高的毒性疗效比，与其他镇痛药物相比没有典型的药物相互作用。

尽管对乙酰氨基酚在1880年就已经在临床上使用了，但其药理学机制仍不明了。目前已知其具有镇痛和退热作用，而没有外周抗炎作用。其通过抑制前列腺素内过氧化物HI_2合成和中枢性抑制环加氧酶的同工酶而起作用[140]。它还可以影响中枢β-内啡肽的激活[141]。对乙酰氨基酚的镇痛作用同许多NASIDs药物的作用效果类似[142]，但联合使用对乙酰氨基酚和NASID类药物时其镇痛效果会被加强。

对乙酰氨基主要在肝通过结合硫酸盐或葡萄糖醛酸苷后进行代谢。另外，一小部分乙酰氨基酚还可以通过氧化代谢途径产生毒性代谢产物N-乙酰-p-对苯醌亚胺（metabolite N-acetyl-p-benzoquinone imine NAPQI）。N-乙酰-p-对苯醌亚胺的解毒和清除过程需要谷胱甘肽。当谷胱甘肽通路因 MAPQI 增多或谷胱甘肽数量下降而出现清除能力下降时，就会导致肝毒性出现。除非既往有潜在肝病或有酗酒的情况，否则在 24h 内服用少于 10mg 的对乙酰氨基酚导致肝受损伤的情况很罕见。对于有潜在肝病或酗酒的患者，治疗剂量的药物就可以导致肝毒性[143]。

患者对治疗剂量的对乙酰氨基酚通常能够良好的耐受。已报道的不良反应包括轻微的皮疹、骨髓抑制、中性粒细胞减少、血小板减少以及粒细胞缺乏症。它还可以同其他数种重要的药物产生相互作用。许多抗惊厥药物，包括苯妥英、巴比妥类药物和卡马西平都会诱导肝微粒体酶。在这种情况下，可以导致对乙酰氨基酚毒性代谢产物的增加，但在正常的治疗疼痛的剂量下这种情况很少出现。

虽然这种情况不太常见，但是在同时服用对乙酰氨基酚和华法林的患者因药物相互作用导致国际标准化比值增加的情况已有报道，尤其是在那些服用大剂量对乙酰氨基酚的患者（>9 100mg/w）[144,145]。患有肝病和肾病的患者应当比避免长期服用对乙酰氨基酚。肾功能衰竭时服用对乙酰氨基酚有可能导致病情加重，但其机制不明[146]。既往有以荨麻疹为表现的水杨酸过敏史患者有 11% 的可能对对乙酰氨基酚交叉过敏，因此在这一类人群中使该药物要非常小心[147]。

就对轻度疼痛的镇痛和退热效果而言，对乙酰氨基酚是一线用药，也是与阿片类药物联合使用治疗严重疼痛的首选药物。有很多种剂型的对乙酰氨基酚可以选择，包括片剂、胶囊、口服液和 PR 剂型。对乙酰氨基酚的推荐剂量是每 4～6 小时 650～1 000mg，每日最大量不超过 4 000mg。

非甾体类抗炎药物

NASIDs 抑制环加氧酶（COX），从而抑制前列腺素这个重要的炎症因子的合成。非甾体类抗炎药的镇痛作用是通过降低外周前列腺素浓度，进而有效的升高伤害性感受器的刺激阈值而产生的。NASIDs 与阿片类药物有协同作用，并能够减少缓解患者疼痛所需的阿片类药物剂量。

两种 COX 同工酶调节前列腺素的合成。COX-1 存在于所有细胞中并对内环境稳定起重要作用。COX-2 由创伤和炎症介导，并作为炎症反应过程的一部分产生前列腺素。非选择性的 NASIDs 同时抑制 COX-1 和 COX-2，导致其产生多种有益的结果（消炎、止痛、退热），但同时也会出现一些重要的不良反应。

作为一大类广泛使用的药物，NSAIDs 类药物比其他类型的镇痛药物导致了更严重的药物相关性副作用[148]。NASIDs 类最主要的副作用就是胃肠道出血、肾衰竭、过敏和血小板功能异常。这些副作用大部分出现在那些因慢性病服用 NASIDs 的患者中。据估计每年因骨关节炎和类风湿关节炎服用 NASIDs 的患者中出现药物导致的消化道出血导致了超过 100 000 人次的住院，并导致 16 500 人死亡[149]。一项调查估计每年在每 100 000 个服用 NASIDs 的患者中，有 300 人因消化道出血而死亡，5 人因肝受累而死亡，4 人死于肾功能受累，还有一些死于充血性心力衰竭[150]。

某些证据表明前列腺素促进成骨而 NASIDs 抑制这一过程，但是还没有合适的研究来证实这一点[150,151]。没有证据表明在骨折后使用 NASIDs 短期镇痛会导致骨折愈合不良。

除了生成前列腺素，环加氧酶还促进前列环素的生成，它是一个舒血管因子，可增加胃肠道黏膜血流。在胃里，COX-1 增加碳酸氢盐和黏液的生成，这对保护黏膜屏障非常重要。抑制 COX-1 会干扰这种保护作用，这就是患者出现溃疡和出血的原因，这种情况会因为合并有 NSAID 介导的血小板功能不全而加重[152]。

COX-1 和 COX-2 通过产生内皮细胞前列环素（舒血管）和血栓素（血小板聚集）来影响心血管系统。抑制 COX-1 产生的抗血小板活性具有心脏保护作用，这是由于抑制血栓素生成效果大于抑制前列环素造成的。COX-2 抑制剂抑制前列环素生成的能力大于抑制血栓素的能力，因而可以产生趋血栓阻塞性的效应，进而导致心血管事件的危险性增加。在使用非选择性 COX 抑制剂的时候，这两种效果可以互相平衡，所以对心血管事件的影响不大。如果用选择性 COX-2 抑制剂，可能会导致心血管事件风险的增加[153-155]。

由 COX-1 产生的前列腺素导致肾血管扩张，从而维持肾血流和正常的肾小球率过滤（GFR）。对血容量不足的患者，抑制 COX-1 可能会使肾小球率过滤下降严重而导致急性肾功能不全。水钠潴留、高血压、高钾血症和急性肾衰竭都可能出现，尤其是在合并有充血性心力衰竭的患者。

NASIDs 最常见的副作用就是胃肠道黏膜损伤。在持续服用 NSAIDs 超过一年的患者中，10%～60% 的患者会出现腹痛、消化不良或恶心，2%～4% 的患者会出现有症状的溃疡[156]。危险因子包括年龄、合用华法林或皮质激素、充血性心力衰竭、糖尿病和冠心病。有证据表明细胞保护剂如米索前列醇和质子泵抑制剂能减少这种风险[157]。表 186-5 列举了不同 NSAIDs 类药物导致消化道出血的相对风险。

表 186-5　非选择性非甾体类抗炎药物严重胃肠道反应的危险程度[149,150]

非甾体类抗炎药物	严重胃肠损害的相对风险
COX-2 抑制剂	0.6
布洛芬	1.0
双氯芬酸	1.8
舒林酸	2.1
萘普生	2.2
吲哚美辛	2.4
托美丁	3.0
吡罗昔康	3.8
酮洛芬	4.2
酮咯酸	24.7
与布洛芬合用时危险程度下降[164]	
质子泵抑制剂	0.09
米索前列醇	0.57

药物相互作用

阿司匹林

虽然缺乏可靠的证据，但 NSAIDs 会影响阿司匹林对心血管的保护作用。日常用于预防心血管疾病的阿司匹林剂量不会影响 NSAIDs 对于急性疼痛和炎症的作用[158,159]。

口服抗凝药

NSAIDs 的抗血小板作用增加了华法林的抗凝作用，增加了其出现明显出血并发症的风险，尤其是消化道溃疡出血的可能。而且，NSAIDs 还可替换与蛋白结合的华法林从而导致服用常规剂量的华法林患者的凝血酶原时间增加[160]。通常情况下，应当避免对服用华法林的患者使用 NSAIDs 类药物。

血管紧张素转换酶抑制剂

同时使用 NSAIDs 和血管紧张素转换酶抑制剂有可能损伤肾功能并影响血管紧张素转换酶抑制剂的抗高血压效果。

利尿剂

由于 NSAID 介导的肾血流量减少，服用 NSAIDs 的患者在使用利尿剂时出现肾功能不全的风险大大增加。而且利尿剂的排钠作用在部分程度上依赖于前列腺素介导的舒血管作用。

糖皮质激素

服用糖皮质激素的患者消化性溃疡发病率增加的风险。除非有门诊治疗医生密切的监督，否则正在使用糖皮质激素进行治疗的患者通常应当避免使用 NSAIDs 类药物。

锂制剂

NSAIDs 可以增加锂的重吸收，并直接导致锂分泌减少从而导致锂浓度的上升。中枢神经系统症状（嗜睡、意识模糊、眩晕、惊厥或颤抖）、心律失常和 QRS 增宽都是锂中毒的症状。在使用 NSAIDs 类药物时应当减少锂剂的剂量。

甲氨蝶呤

长期联合使用 NSAIDs 和甲氨蝶呤会导致血液甲氨蝶呤浓度长期升高。造成这一现象的可能机制是由于 NSAIDs 减少了肾血流，从而减少了甲氨蝶呤的清除。

非选择性环加氧酶抑制剂

NSAIDs 类药物具有镇痛和抗炎的双重效应，并且其被滥用的可能性较低，副作用跟阿片类药物明显不同。对于轻到中度疼痛，口服 NSAIDs 与阿片类药物同样有效。在许多国家都有胃肠外给药的 NSAIDs 类药物（美国只有酮咯酸），但是与口服剂型相比并没有明显的优越性[157]。不同的患者对不同的 NSAIDs 的药效和不良反应是不同的。一些实验表明有必要为某一特定的患者提供最佳的治疗方法。应当依据可行性、既往出现副作用的情况和方便性以及医疗支出等因素来决定药物的选择。患者在服用 NSAIDs 时可能出现的不良反应见框 186-4。

酮咯酸氨丁三醇

在美国，酮咯酸是第一种可经胃肠外给药的非阿片类镇痛药物，但是临床上应用很少，因为 60mg 酮咯酸经肌内注射给药其疗效并不优于口服 600mg 布洛芬，而后者因为费用的原因而更容易被医生使用[161-163]。酮咯酸的主要用途就是急诊治疗肾绞痛（一种 NSAIDs 治疗尤其有效的疼痛），常同时静脉给负荷量的吗啡。如果患者能够口服药物，可以给予 800mg 布洛芬作为替代。

布洛芬

布洛芬是 NSAIDs 中使用最广泛的药物。它有很

框 186-4	患者使用非甾体类抗炎药物时面临的风险

1. 脱水或低血容量以及肾功能受损的患者其肾功能减退或肾衰竭的风险增加
2. 患有肝病或充血性心力衰竭的患者，尤其是正在服用 ACE-I、ARBs 或利尿剂的患者，其肝功能或心功能可能恶化
3. 老年患者，尤其是存在胃肠道或肾疾患的患者其风险增加
4. 患有哮喘或对阿司匹林过敏的患者其支气管痉挛的风险增加
5. 妊娠末期 3 个月的女性服用非甾体类抗炎药物可导致孕期延长或动脉导管过早关闭
6. 吸烟或饮酒以及有胃炎和消化性溃疡的患者有出现消化性溃疡或胃肠道出血的风险

多种非处方药剂型，如片剂、混悬液和栓剂。布洛芬在上消化道能够被快速吸收因而同其他药物很少发生相互作用。成人镇痛剂量是 400mg，而抗炎剂量为 600~800mg。目前为止还没有什么 NSAID 类药物比 400mg 的布洛芬镇痛效果更好，包括 800mg 的布洛芬[161,164,165]。

COX-2 特异性抑制剂

现已发现两种不同的环加氧酶同工酶（COX-1 和 COX-2）。COX-2 与疼痛和炎症关系密切，这就为新的有效的镇痛药物的研制提供了可能性。与传统的 NSAIDs 类药物相比，新药在控制疼痛和炎症的同时，其不良反应较少（尤其是消化道黏膜损伤）。除了巨大的价格差异及集约销售，这两大类的 NSAIDs（非选择性 COX-抑制剂和选择性 COX-2 抑制剂）都在临床广泛使用且副作用类似。选择性 COX-2 抑制剂被认为引起溃疡的可能性较低，因而可以降低出血的风险。然而，已有证据表明 COX-2 存在于正常的胃黏膜，选择性抑制剂不能产生任何消化道保护作用。COX-2 抑制剂还可因抑制前列环素的作用大于抑制血栓素的作用而促进血栓形成，因而增加了心血管事件的风险。COX-2 抑制剂还会降低肾灌注，减少肾素分泌，与 NSAIDs 减少钠排出的能力类似（大约 20%）。

目前还没有关于 COX-2 抑制剂治疗在急诊科治疗疼痛有效性的研究。COX-2 抑制剂在治疗急性术后疼痛、术前骨科疼痛、原发性神经痛和骨关节炎时优于安慰剂而与 COX-1 抑制剂等效。目前还没有关于 COX-2 抑制剂在治疗肾绞痛、胆绞痛、急性痛风、头痛综合征、镰状细胞危象或急性肌肉骨骼或软组织损伤时的有效性的研究。因其具有与 NSAIDs 相类似的药理作用，因此 COX-2 抑制剂应当避免与其合用。

COX-2 抑制剂与血管紧张素转换酶抑制剂、抗高血压药物、抗凝药物和锂剂合用时其产生的相互作用与 NSAIDs 同这些药物合用时类似。

如果不考虑价格因素，与 NSAIDs 类药物相比，由于 COX-2 抑制剂长期服用时有潜在的心血管副作用，而且其有效性和安全性也并不显著，故在急诊或出院医嘱中一般不考虑使用。

骨骼肌松弛剂

骨骼肌松弛剂被推荐用于伴有"痉挛"的骨骼肌肉疼痛的辅助治疗。除了其常规用法以外，在疼痛治疗中的资料很少。研究表明肌松剂，如环苯扎林其镇痛效果同布洛芬不分上下，但是副作用增加。虽然循证医学回顾声称肌松剂在缓解急性腰背疼痛时比安慰剂有效，但回顾原来的试验时却未能够发现与 NSAIDs 任何的不同和附加的效应[166]。虽然广泛适用于慢性腰背痛的治疗，但目前目前尚未发现这些药物在该治疗时的任何优越性[167]。肌松剂不应作为常规剂量的有效镇痛药物的替代品用于治疗急性肌肉骨骼疼痛，除非疼痛同时合并有很严重焦虑状态，而这时使用抗焦虑药物有助于控制病情。在这种情况下，使用苯二氮䓬类药物，如地西泮，5mg，每天 3 次，对控制疼痛可能有效。表 186-6 描述的是基于疗效，不推荐处方和使用的肌松药。

苯二氮䓬类药物有催眠、抗焦虑、抗癫痫和抗痉挛发作的作用。肌肉松弛是由于 GABA 介导的在脊髓层面的突触前抑制所导致的，但是尚未被证明有何临床意义。地西泮是目前使用最普遍的治疗肌肉痉挛的药物[167]。

表 186-6	选择性肌松剂及其作用机制
药物	机制
巴氯芬	激动剂
苯二氮䓬类	GABA 激动剂
卡立普多	GABA 镇静剂
氯唑沙宗	镇静剂
环苯扎林	三环类抗抑郁药（镇静剂）
美他沙酮	镇静剂
美索巴莫	镇静剂
奥芬那君	抗组胺药物（镇静剂）
替扎尼定	中枢 α_2-激动剂

GABA，γ-氨基丁酸。

N_2O/O_2 混合气体

N_2O/O_2 混合气体可在急诊科或院外护理单位用来减少患者的焦虑和控制轻到中度疼痛。氧化亚氮具有镇痛剂和麻醉剂的特性已经被发现200多年了。在患者自己用药时，使用 N_2O/O_2 比例为50∶50的混合气体是安全的。这一技术就是患者控制镇痛药的最早模型。口腔科医生使用鼻面罩给予氧化亚氮和氧气混合气已经有很长时间了。急诊使用 N_2O/O_2 混合气的经验就是使用自主给药的手持面罩，比例最大为50∶50[168,169]。

它的急性镇痛作用和抗焦虑作用机制目前还不明确，但是目前已知其可以弥散进入组织中，并且基本不溶于血液。当患者通过面罩或吸嘴吸入固定浓度的 N_2O/O_2 混合气体时，通过一个二室自主控制系统，当患者用面罩或吸嘴吸气时，自动活瓣就打开，患者就可以吸入混合气体。触发自动活瓣的压力是3～5cmH_2O。这个装置允许患者控制整个系统的安全性，因为患者必须吸气并且将面罩扣在脸上才能够吸入药物。

对于10%～15%的患者，N_2O 是无效的[168]。它麻醉剂的效果可能比镇痛药更好。其镇痛效果与患者的主观感受有关。如有必要，N_2O 可以和其他镇痛药物合用。

对于意识状态不佳不能遵循指示的患者，如头外伤和减压病的患者，N_2O/O_2 存在使用的相对和绝对禁忌。对于 CO_2 潴留的严重慢性阻塞性肺疾病的患者，使用 N_2O/O_2 混合气体要非常小心，因为混合气体中的氧浓度为50%。由于 N_2O 可以弥散进入体腔，所以会加重气胸和肠梗阻患者的病情[56]。

混合性镇痛气体轻微不良反应的发生率为5%～50%。最常见的不良反应为轻微的头痛伴有感觉错乱，呕吐的情况并不常见。目前还没有关于使用自主给药装置出现血流动力学不良变化的记录。其在院外医疗机构使用的安全性也已经得到证实[170,171]。

N_2O 的副作用一般可在停药后几分钟内缓解。长期使用 N_2O 和滥用 N_2O 与维生素 B_{12}[172,173]抵抗、继发血液学变化及脊髓病的发生有关。

N_2O 需要非常有效的清洁和通风系统以避免其沉积及对医务人员的毒副作用，而这些要求限制了其在急诊环境的应用。

局部麻醉剂

作用机制

外周神经负责将来自于疼痛感受器的疼痛信号传导到脊髓。每一个神经纤维都由一种被称为施旺细胞的细胞包裹其轴突。施旺细胞的突起一层层缠绕在有髓的轴突上形成髓鞘。

局部麻醉药穿透无髓鞘或薄髓鞘的能力比穿透厚髓鞘的能力强。这种差异解释了日常使用的局部麻醉剂只能产生感觉阻断作用而不能阻断运动的原因（表186-1）。

局部麻醉剂可以可逆性地阻断脂质细胞膜上的 Na^+ 通道，阻止 Na^+ 进入轴突，进而阻止去极化和动作电位的生成。在注射局部麻醉剂后，注射药物的组织局部pH升高，导致药物中水溶性的酸性物质变成脂溶性的非离子形式。变为脂溶性的药物就能够穿透轴突的脂溶性细胞膜，通过离子化进入钠离子通道，从而阻滞钠离子通过离子通道进入细胞。

局部麻醉剂的分类

局部麻醉剂依据其化学结构中间环的不同被分为芳香族和胺族麻醉剂。中间环和芳香基由酯键连接的叫做氨基酯类，包括普鲁卡因、氯普鲁卡因和丁卡因。酰胺类则有一个酰胺键，包括利多卡因、甲哌卡因、丙胺卡因、丁哌卡因和依替卡因。酯类在溶液中不稳定，在体内由血浆胆碱酯酶代谢。酰胺类在吸收入血后，由肝的酶灭活[174]。

特殊药物

每一种局部麻醉药在特定的剂量和特殊的给药途径下会产生特定的效果（表186-7）。这些药物的临床用途主要根据其药效、麻醉时间和起效速度来决定。

药效

局部麻醉剂穿透轴突脂质细胞膜的能力决定了其药效。高脂溶性的药物（如丁卡因、依替卡因）比低脂溶性的药物（如普鲁卡因、甲哌卡因）药效强。为了达到相同的效果，脂溶性差的局麻药必须使用更高的浓度和更大的剂量。

麻醉时间

同 Na^+ 通道蛋白结合紧密的药物具有更长的作用时间并能提供更长的麻醉效果。丁卡因和丁哌卡因同蛋白具有高亲和力因而能够提供长时间的麻醉效果，而普鲁卡因因其结合蛋白能力较差，作用时间就较短。

药物的起效

在大多数情况下，麻醉药物起效越快，效果越好。所有的麻醉药物的起效速度都与药物在被注射后

表186-7　常用局麻药物的特点

药物	效能（脂溶性）	作用时间（min）	起效	注释
普鲁卡因	1	60～90	慢	0.5%～2%的溶液，用于浸润麻醉和阻滞麻醉
丁卡因	8	180～600	慢	主要用于眼睛
利多卡因	3	90～200	快	最常用的局麻药，毒性为普鲁卡因的1.5倍
甲哌卡因	2.4	120～240	非常快	药效、毒性均弱于利多卡因
丁哌卡因	8	180～600	中等	作用时间长，用于浸润和阻滞麻醉
依替卡因	6	180～600	快	毒性为利多卡因的2倍，最常用于硬膜外麻醉

Modified from Paris PM, Weiss LD: Narcotic analgesics: The pure agonists. In Paris PM, Stewart RD (eds): Pain Management in Emergency Medicine. Norwalk, Conn, Appleton & Lange, 1988.

多长时间能弥散至神经并穿透神经细胞膜有关。在注射入体内后，药物就变为两种形式：离子型和非离子型。非离子型药物的数量是由药物的pK_a（溶液中离子型和非离子型形式各占50%的pH）决定的。因为只有非离子型的药物能够弥散进入神经，pK_a低的溶液其发挥麻醉作用更快。pK_a高的局麻药其发挥麻醉作用则较慢。在组织pH = 7.4时，5%的丁卡因（pK_a = 8.5）为非离子形式，而35%的利多卡因（pK_a = 7.9）为非离子形式。组织中的pH低时，可以延缓局麻药作用的时间，因为局麻药原液处于离子化状态。碱化药液可以加速局麻药物的起效，同时还可以减少注射时的疼痛。按照局麻药的pK_a加入一定比例的碳酸氢钠溶液就能达到目的（如1:10利多卡因）[175,176]。

还有一些因素影响局部麻醉剂的效果。在正常剂量使用时，这些药物（除了可卡因）是血管扩张剂，会缩短麻醉时间。如果药液进入血管则不仅会缩短麻醉时间而且也会增加机体对药物的吸收，因而存在中毒的可能。基于这些原因，局部麻醉剂溶液中通常会加入肾上腺素。

过敏

患者有时会提供对局麻药物的病史，但通常这并不是一个真正由免疫球蛋白介导的过敏。对酯类药物的过敏主要是由防腐剂对羟基苯甲酸甲酯及其分解产物造成的。真正对酰胺基团过敏是很罕见的。过敏的发生通常是由所使用的防腐成分之一导致的。因为两类药物没有交叉反应，所以如果患者对一类药物里的某种过敏，另一类药物中的药物还可以使用。在一项研究中，对263名据称曾有局麻药过敏的患者用不相关的市售局麻药进行了测试，结果没有患者出现不良反应[177]。对于那些坚信自己对所有"卡因类"药物过敏的患者，应当相信患者的过敏是真实存在的（非常罕见的情况）。在这种情况下，可以使用苯海拉明。1ml浓度为50mg/ml的苯海拉明可稀释到5～10ml（1%～0.5%），用于局部浸润和神经阻滞麻醉。苯海拉明有组织毒性，故当注射局部侧支循环不良时应当避免使用[178,179]。

局部和全身毒性

局部毒性

局部麻醉剂对于组织的直接毒性取决于药物浓度。一些研究者声称在麻醉溶剂中加入血管收缩药物可以引起血流减少、伤口愈合时间延长、增加伤口对感染的易感性，但是目前还没有相关文献报道。

对于较大和污染的伤口，神经阻滞麻醉较局部浸润麻醉效果好。含有肾上腺素的溶液传统上不用于手指、阴茎、耳朵和鼻子。然而，有文献认为经过稀释的含有肾上腺素的溶液可以安全地用于手指和其他可能的部位[180]。一个关于肾上腺素在手指应用的全面的回顾认为当稀释到1:200 000或更低浓度时，肾上腺素是安全的，但是在患有血管疾病的患者禁用。

全身毒性

当足够剂量的药物在体内蓄积致使心脏和脑组织中的钠离子通道被阻滞时，就会出现局部麻醉剂的全身毒性表现。局部麻醉剂的中毒表现存在剂量依赖性变化，可表现为从轻微的神经系统症状到惊厥乃至心血管性虚脱。

所有的局部麻醉剂在足够高的血药浓度或中枢神经系统浓度下都会出现全身毒性表现。每一种局麻药都有自己的安全治疗浓度范围，超过这一浓度就有可能中毒。表186-8提供了可供使用的局部麻醉剂的安全剂量指南。药物过量常常出现在较大伤口的患者和体型较瘦小的患者。脂溶性越高（依替卡因、丁哌卡因），其心脏毒性也就越大。当不慎采用静脉给药

表 186-8　常用局麻药最大剂量指南*

药物	不与肾上腺素混合	与肾上腺素混合
利多卡因 HCl[†]	3～5mg/kg	7mg/kg
甲哌卡因 HCl	8mg/kg	7mg/kg[‡]
丁哌卡因 HCl[§]	1.5mg/kg	3mg/kg

* 对于年幼、老年以及极度虚弱的患者药物的最大剂量必须减半。

[†] 用于浸润麻醉和阻滞麻醉用途的每100mg利多卡因必须达到0.5～2.0g/ml的浓度。

[‡] 肾上腺素可增加这种药物的潜在心脏毒性。

[§] 不能用于阴部神经阻滞或静脉局部麻醉。不推荐用于年龄<12岁的儿童。

Adapted from Stewart RD: Local anesthesia. In Paris PM, Stewart RD (eds): Pain Management in Emergency Medicine. Norwalk, Conn, Appleton & Lange, 1988.

框 186-5　减少注射产生的疼痛的方法

局部麻醉剂缓冲
对抗刺激
减慢注射速度
使用表面麻醉剂
加温注射溶液
分散患者注意力

时，含有肾上腺素的麻醉剂会对心脏的毒性增加。对于儿童患者，当采用的治疗方式会导致麻醉剂血药浓度明显升高时，应当事先进行紧急情况处理的演练。对于儿童用药要严格遵守药物剂量指南，用药前必须计算最大药物剂量。

局部麻醉中毒表现多种多样。可以表现为轻微头晕、头疼、感觉异常、耳鸣、感知能力减退以及肌肉痉挛[181]。中枢神经系统症状与局麻药的血药浓度有直接关系。最严重时，中枢神经系统中毒可导致癫痫发作。临床上通常以口周感觉异常开始，发音困难，稍后会有耳鸣或类似的听觉异常，继之意识状态下降进展为意识模糊、癫痫和昏迷。作用时间长，药效强的药物（如丁哌卡因和依替卡因）与利多卡因比，较低的血药浓度就可以导致中枢神经系统症状出现[181]。

局部麻醉剂导致的癫痫应当使用静脉注射苯二氮䓬类药物控制。局麻药物对心脏的自主神经功能、传导、收缩及血管张力都有直接影响。在动物试验中，丁哌卡因的心脏毒性先于中枢神经系统毒性出现，肾上腺素可以加重这种毒性作用。

由局麻药中毒所导致的心源性休克应遵循高级心脏生命支持指南进行抢救。因为药物亲脂性可导致的再分布，故局麻药中毒持续的时间较短，除非剂量很大。

减少注射疼痛

在注射器针头穿刺和注射时，不断搔抓附近皮肤可以减少穿刺和注射的不适[182]（框 186-5）。注射前在利多卡因中加入碳酸氢钠可以明显减少患者的不适感[175]。碳酸氢钠标准溶液（8.4% 50ml）可以加入到含有利多卡因的注射器里，制成1:10浓度的溶液（如1ml碳酸氢钠:10ml利多卡因；或0.5ml碳酸氢钠:5ml利多卡因）。制备好的利多卡因溶液可以储存在急诊，有效期一周[183]。丁哌卡因也可以进行制备，但比例要调整为1:50（如0.1ml碳酸氢钠:5ml丁哌卡因）。缓慢注射可减少药液渗入时造成的疼痛，缓慢注射减轻疼痛的作用要比缓冲溶液明显[184]。在伤口的边缘注射局麻药比在伤口周边完整的皮肤上注射造成的疼痛轻一些[185]。如果时间允许，可以给麻醉剂加温或使用表面麻醉剂，这些措施都能明显地减少针头注射所导致的疼痛感[176]。

表面麻醉剂

表面麻醉剂分为两种类型：可用于完整皮肤的和用于开放皮肤的。药物被吸收后，多作用于临近的表面神经发挥麻醉效应。跟使用局部麻醉剂一样，使用表面麻醉剂时也需注意避免类似的全身中毒表现。在使用表面麻醉剂时应当密切观察患者情况，以避免出现剂量相关性的中毒。表面麻醉剂溶液也以百分比的形式表示浓度：如1%就表示为10mg/ml的麻醉剂溶液，而5%的溶液就表示为50mg/ml的麻醉剂溶液。

表面麻醉剂适用于儿童和那些晕针的患者。表面麻醉剂不会造成类似施旺细胞浸润或神经阻滞的效果，而是通过减少表面刺激的强度来达到镇痛作用的。为了达到麻醉效果必须长时间的使用药物，这也是这类药物的主要缺点。然而对于某些患者而言，表面麻醉剂的使用方式和其延迟起效的特点在控制疼痛，尤其是对后续治疗中产生的疼痛是一个有效的方式。

应用于完整皮肤的表面麻醉剂

局部麻醉剂低共熔混合物

局部麻醉剂低共熔混合物（EMLA）是由利多卡因和普鲁卡因混合在碱性油脂中制成的，主要通过可以透过皮肤扩散的非离子形式起到麻醉作用。共熔这个词的意思就是表明混合物的熔点高于其中任何的一种单独成分的熔点。麻醉剂混合物应当在进行治疗前

30～60min 前用封闭敷料覆盖于操作区域。将局部麻醉剂共熔混合物加热 20min 可以加强镇痛效果，但效果比常规覆盖操作区域 60min（加热或不加热）差[186]。在覆盖操作区域 60min 后其作用时间可以达到 1～5h。局部麻醉剂共熔混合物的适应证包括静脉穿刺、动脉穿刺、腰椎穿刺以及关节穿刺，麻醉后 30～60min 后再进行操作不会延误治疗。局部麻醉剂共熔混合物可以在分拣患者时使用，尤其适用于儿科患者，先给予表面麻醉，再进行静脉注射治疗时疼痛就会减轻许多或完全无痛。

氯乙烷-氟甲烷喷雾剂

氯乙烷-氟甲烷喷雾剂有时用于表面镇痛。这种药物可以快速蒸发从而冷却皮肤，从而达到很短时间的局部麻醉效果（<1min）。因其诱导镇痛的时间很短，所以应当在给药后短时间导致皮肤变白的"冷冻"效果后迅速进行注射或切开等有创性操作。

应用于黏膜表面的药物

可卡因

可卡因在局部麻醉剂中是一种独特的药物，因其除了具有麻醉作用外还具有收缩血管的能力，因此可被用于黏膜表面。它常用于鼻部疾患，4%浓度（40mg/ml）的溶液具有快速麻醉的效果因而被用于鼻出血或其他鼻部的操作。虽然目前尚没有明确的最大安全剂量，但是在成人应当避免药物总量超过 200mg。对患有冠心病的患者不应该使用可卡因，因为其可以导致冠状动脉血管收缩。

利多卡因

浓度为 2% 和 4% 的药物其状态黏稠可用于黏膜表面。在鼻部操作时可以使用，包括放置鼻胃管和洗胃管时。在留置尿管时也可以使用其作为尿道麻醉剂，但是必须在留置尿管前通过导管式接头注射器将其注入尿道后保留 5～20min，方能起效。利多卡因喷雾剂（4%）可以减少插入鼻胃管时的不适症状。利多卡因喷雾剂（4% 或 10%）在上呼吸道麻醉时，包括鼻内使用时都很有效。

丁卡因

这种酯类麻醉剂被用于巩膜的表面麻醉。用药后只需 10～15s，就可产生明显的巩膜麻醉效果。

苯佐卡因

苯佐卡因几乎不溶于水，因此其可以保留在口腔的黏膜上，常在进行口腔操作和处理口腔疼痛时被使用。

应用于开放皮肤的药物

丁卡因、肾上腺素和可卡因

丁卡因、肾上腺素和可卡因（TAC）的混合物在以往应用非常普遍，但现在已基本被利多卡因、肾上腺素和丁卡因的混合制剂所替代，因为后者不含有可卡因。使用消毒棉蘸取 5～10ml 的混合制剂覆盖于开放伤口，保持 10～20min。对于头皮和面部外伤的患者其麻醉有效率为 85%，而在四肢伤的患者中其麻醉效果则较差[187]。该溶液应用于黏膜表面时可以导致丁卡因和可卡因血液浓度达到中毒水平，因此应当避免使用[188]。

利多卡因、肾上腺素和丁卡因

利多卡因、肾上腺素和丁卡因混合制剂同 TAC 效果相同，但是价格更低[189,190]。一项研究表明对于有轻微撕裂伤的儿童进行伤员分拣时，其起效时间为 20min[191]。

静脉局部麻醉剂（Bier 阻滞）

静脉注射的局部麻醉剂的操作，也就是 Bier 阻滞是一种用于肢体骨折复位或大面积创伤修复时的一种起效迅速和效果确切的方法。注射方法就是采用静脉注射的方法将局部麻醉剂（利多卡因、普鲁卡因）注入存在充血的肢体。这一操作已用于急诊，通常是给予小剂量的利多卡因 100mg，在操作手册里有详细的操作过程。另外一种安全的替代方法是使用相对无毒的普鲁卡因。

非药物性干预措施

经皮电神经刺激

经皮电神经刺激系统通过激活下行感觉传导通路和调节在脊髓水平的伤害性刺激信号以达到镇痛的效果。经皮电刺激系统由脉冲发生器、放大器和电极组成。研究表明其效果不太确定，而且目前这样的装置还不普及，如果有这样的装置，可以在急诊科使用[192,193]。

催眠

催眠可以使患者将注意力从疼痛和焦虑引起的刺激转移到其他的方面。催眠可以作为药物治疗的补充，或在某些情况下作为药物治疗的替代。就临床医生的观点，催眠只能对疼痛产生较短时间的干预效果[194,195]。由于受时间限制和嘈杂的环境影响，在急诊通常很难施行催眠治疗。

儿童的疼痛治疗

对于儿童的疼痛更难评估并且治疗也更困难。如果运用得当，本章中所描述的大部分治疗措施也可用于儿童。使用于成人的疼痛治疗原则也适用于儿童。对儿童进行镇痛治疗的最大不同就在于很难准确地评估疼痛的感觉，尤其是对年龄非常小的儿童[196]。

对儿童进行治疗时，建立起儿童和其父母对于医生的信任是很重要的。应当仔细观察来自于儿童和父母的口头的和非口头的暗示并且进行鉴别，同时还应当考虑到每一个年龄段独特的表现形式。别让孩子看到治疗用的器械（如注射器、剪刀、持针器等）。采用一种缓慢的、友好的、非胁迫性的方式有助于进行治疗。将儿童和父母分开的决定应当因人而异，如有可能则应当避免这种情况。父母可以帮助儿童分散注意力并能够对医生所提供的治疗建议进行支持[197]。

与药物代谢动力学有关的大多数原则，包括药物的吸收、分布和清除，在成人和儿童基本上相同。对新生儿和小于3个月的婴儿，阿片类药物清除减慢，并因与蛋白结合减少，药物血浆浓度增高，而血脑屏障的不完善导致了对阿片类药物通透性增加。对于这个年龄段的患者，给予阿片类药物应当非常谨慎，根据体重计算药物剂量时应该偏少一些。新生儿由于蛋白结合能力下降和药物代谢较慢也应当给予较小剂量的局部麻醉剂。对于轻度疼痛，15mg/kg的对乙酰氨基酚口服或每4小时给予20mg/kg非胃肠剂型的对乙酰氨基酚就能非常有效的控制疼痛了。对这一年龄段的儿童，糖浆制剂已经被证明是一种有效的药物，可以通过奶嘴和口服方式给予浓度为25%的药物糖浆。

老年患者的疼痛管理

大约有80%的老年人至少有一种慢性疾病，并因此而导致疼痛[198]。老年人对于镇痛药更敏感，尤其是对阿片类药物，因此为了避免副作用应当减少药物的有效镇痛剂量。即使在保守剂量下使用时，阿片类药物也可能引起镇静、意识模糊或便秘的情况，患者和医务人员都应当对这种情况保持警惕。由于NSAIDs存在潜在的导致肾小球滤过率下降的可能，故应当减量使用或完全禁用。

老年患者疼痛的评估可能因抑郁、老年痴呆和不典型的疼痛表现而复杂化[199]。同儿童类似，由于交流障碍的原因，在评估老年人疼痛时也应当格外谨慎小心。

院外镇痛治疗

院外医务工作者经常会面对疼痛患者，由院外医务人员给予镇痛药可更快地控制疼痛[200]，但是在院外正确使用镇痛药物也是非常具有挑战性的[201-203]。在大多数急救系统里都有使用芬太尼和吗啡的记录，并且通常在获得主管医生医嘱之前往往是单一剂量用药[204]。芬太尼和吗啡到底哪个更有效没有对比数据说明[205]。

院外环境比在急诊更难控制，获得患者背景情况也受到限制，这些因素都使得在院外环境中安全使用镇痛药物非常困难。如同在急诊的情况一样，同患者建立良好的关系，耐心的安慰以及仔细的搬运和处置患者，包括给患者正确地放置夹板，都是有助于建立药物控制的第一步。同急诊一样，在院外环境中我们也可以通过使用数字评分法和口头词语评分法来评估患者的疼痛[206]。

不幸的是，中到重度的疼痛在院外进行了不适当的治疗[207,208]。一项关于下肢和膝关节骨折的研究表明只有18%的患者接受了镇痛治疗[209]。另一项研究显示在1 073个肢体骨折的患者中，尽管指南规定了可以使用吗啡或氧化亚氮，但是只有18位患者（1.8%）被给予了镇痛药物。急救医生全国联合会鼓励增加在院外环境中使用镇痛药物[210]。在急救现场使用由患者自主控制的50%浓度的氧化亚氮具有很多优点。在院外环境治疗急性疼痛时，0.05mg/kg的吗啡是安全的，推荐作为一线用药使用[211]。

治疗终点

疼痛是一种主观感受，采用疼痛缓解作为疼痛治疗的终点会导致把主观感觉作为治疗成功和失败的标志。在急诊对于疼痛的治疗应当采用一种特殊的预期的终点。例如，减少患者所描述的疼痛评分到3或者更低，或较初始发作时疼痛程度下降50%。镇痛药，通常是静脉注射的吗啡，经过精确调定剂量以达到某一特殊治疗终点，只要未达到这一剂量患者就会要求再次注射药物。例如，吗啡10mg静脉注射作为负荷量，然后每10分钟给予5mg静脉注射吗啡，直到患者报告期疼痛程度减少到3/10或者更低。"如果在60min内使用了超过30mg的药物，请通知我。"这样就允许护士在限定的范围内可以根据患者的疼痛程度自行调整药物剂量,并且知道在什么时候要告诉医生患者需要比预期更多的药物。医生应避免给出剂量范围过大或含混不清的医嘱,就像这样的医嘱:立刻静脉注射吗啡6mg,如果患者仍有疼痛,每20～40分钟重复给予2～6mg吗啡。

重要概念

- 应当迅速处理疼痛,同时对疼痛和诊断进行连续的评估。
- 静脉滴定阿片类镇痛药物是治疗中到重度急性疼痛的主要方法;肌内注射因其副作用较多而不被推荐使用。
- 在急诊,推荐使用吗啡、芬太尼和氢吗啡酮作为主要的阿片类镇痛药。
- 认为吗啡与其他的阿片类药物比较会导致更严重的平滑肌痉挛,因此应当避免在合并有胆绞痛和肾绞痛的患者使用的看法是不正确的。
- 表面麻醉剂和局部麻醉剂可以用于大多数急诊操作所引起的疼痛,也可以考虑用于所有单独的疼痛情况。
- 感染组织的低pH(5或6)会导致局麻药起效滞后。

本章参考文献请参见 http://pumpress.bjmu.edu.cn/eduservice/3419.html

第 187 章 程序性镇静与镇痛

David Burbulys and Kianusch Kiai

邵婧 译 谢苗荣 校

概述

对疼痛的诊断和治疗是急诊医疗服务中很常见的情况。其中大部分疼痛与焦虑有关，尤其是儿童[1,2]。因此，程序性镇静与镇痛（PSA）成为急诊内科医师的一项必知必会的技能，并且成为急诊医学住院医师培训的核心组成部分[3-5]。

PSA 通过缓解疼痛和焦虑提高护理患者的质量和患者满意度，并有利于诊断和治疗过程的成功[5,6]。这些情况包括骨折或关节复位、切开引流脓肿、心脏电复律、胸腔闭式引流、腰椎穿刺、复合伤的处理及对儿童或不配合患者的影像学检查。

许多用于 PSA 的药物有导致急性呼吸、循环或中枢神经系统（CNS）障碍的潜在风险[7-15]。联合委员会、美国急诊医师协会及美国麻醉协会已基于专家共识或循证医学的证据达成了这些药物使用的一些看法[2,5,6,16]。随着指南的产生，PSA 已经变成一种安全、普遍、实用的急诊科（ED）常规操作，随着起效更快、更有效的药物及非侵入性监测设备的出现，PSA 得到了进一步的改进。

随着操作规范的增多和患者群体的多样化，面对每个独特的个体，将 PSA 个体化和将风险-收益比最大化的能力已成为临床医生一项必需的技能。这需要详细掌握以下内容：对患者的术前评估、规定操作所需人员及其职责的协议书、必要的物品及设备、特殊药物的使用（包括给药途径、剂量、效果、相互作用及并发症）、对于特殊人群的考虑和患者监护以及恢复和出院标准。

术语

抗焦虑是一种使患者对某种特殊情况的理解力下降但是认知水平没有变化的状态。

镇痛是指疼痛缓解但不伴有意识的精神状态改变，比如镇静状态时。如果精神状态有变化可能是以镇痛为目的药物产生的副作用。

精神分离是指由诸如氯胺酮之类的药物所导致的迷睡性木僵状态，其特点为深度镇痛和遗忘。但是防御反射、自主呼吸和心肺稳定性被保留下来。

镇静状态是一种被控制的、对周围环境警觉性降低的状态。

程序镇静和镇痛是一种使用镇静剂或分离剂（通常合用镇痛药），来诱导患者可以耐受不愉快的治疗过程，并同时保留足够的自主心肺功能。它的目的就是将患者的意识状态降低至可以使其维持自主呼吸功能的水平。药物、剂量及使用的技术不至于导致保护性气道反射的丧失[6]。

在此之前的术语定义了三种镇静水平：清醒镇静、深度镇静和全身麻醉。清醒镇静一词经常被曲解，或是混淆其概念，或不准确地理解。清醒镇静是 1985 年被提出用来形容牙科的轻度镇静[14,17,18]。随后被应用于儿科麻醉指南中用来区别和深度麻醉（患者很难被唤醒）或全身麻醉（患者根本叫不醒）的易唤醒阶段。尽管这些定义有其特定的意义，但是医生很快就将所有在手术室外施行的程序性镇静归类为"清醒镇静"。

2001 年，联合委员会采用了美国麻醉医师协会（ASA）于 1999 年制定的关于镇静和镇痛的定义以便更好地描述程序性镇静和镇痛（图 187-1）。虽然 PSA 是一个连续的整体，但是 ASA 将其分为四个独立的部分：最小剂量的麻醉、中度麻醉、深度麻醉和全身麻醉。后来又加入第五种，即分离镇静。这一新的命名是更直观、清晰，并合乎逻辑。

最小镇静（抗焦虑）是用药物后产生的患者可

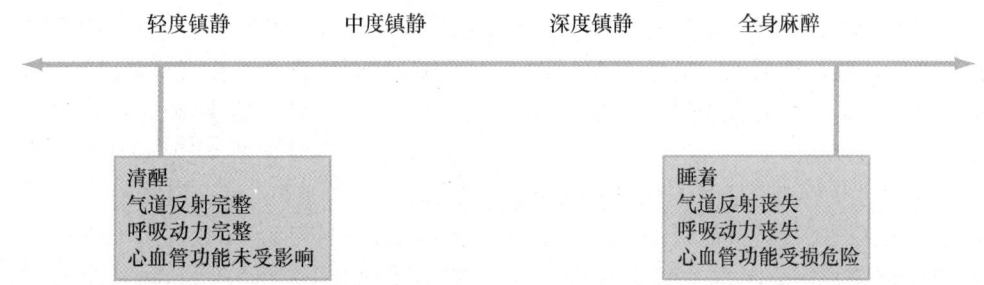

图 187-1 镇静深度连续变化图示。当非分离镇静剂的剂量增加时,病人的镇静深度发生连续变化,意识逐渐丧失,呼吸和心血管的副作用逐渐增多。如果继续给药,病人将最终产生全身麻醉,气道的保护性反射和呼吸动力丧失。病人的镇静深度从一个水平到另一个水平常常无法预测,而且病人之间有很大差异。

表 187-1 美国麻醉学医师学会生理状态分类

分类	定义	举例	镇静风险
Ⅰ	正常健康的患者	既往体健	很小
Ⅱ	轻度全身疾病不伴有功能受限	轻度的哮喘,控制良好的糖尿病	低
Ⅲ	严重全身疾病伴有功能受限	肺炎,控制不佳的癫痫状态	中度
Ⅳ	对生命有威胁的严重全身疾病	严重的心血管疾病、肾衰竭、脓毒症	高
Ⅴ	不进行治疗就会死亡的垂危患者	脓毒症休克,严重创伤	非常高

以对指令做出正常反应的状态。虽然认知功能和协调性可能受到损害,但是通气和心血管功能不受影响。

中度镇静(以前称为"清醒镇静")是指用药后患者出现意识的抑制状态,在此状态中,患者对口头命令可做出定向反应,可伴或不伴有轻微触觉刺激。对疼痛刺激的反射消失不被认为是一个有意义的反应。无需特殊处理就能维持气道通畅和自主的空气流通。始终保持心血管功能正常。

分离镇静是一种应用诱导剂氯胺酮后出现的恍惚发呆的僵直状态,有深度镇痛和遗忘的特点。同时存在保护性呼吸道反射、自主呼吸,心肺功能在此期间一般是稳定的。

深度镇静指用药后意识被抑制,在此期间患者不易被叫醒,但给予反复的疼痛刺激后也能出现对指令的反应。患者自身的通气功能可能被削弱,自主呼吸可能不足,患者可能需要辅助呼吸设备。循环系统通常是稳定的。

全身麻醉是指用药后患者意识丧失,即使给予疼痛刺激患者也不能被叫醒。通气功能通常受损。患者需要辅助措施以保护气道,由于用药后自主呼吸及神经肌肉功能受损,常需给予患者正压通气。循环系统功能可能受损[6,14]。

从最小剂量麻醉到全身麻醉镇静实际上是一个动态的连续过程,各阶段之间并没有明确的界限。从一个麻醉阶段转换到下一个麻醉阶段常难以预测,并且由于患者的个体化差异会出现各种不同的情况。持续麻醉并不需要特殊的镇静药物,实际上,所有 PSA 药物都可完成从轻度麻醉到全身麻醉各阶段的麻醉。正因为如此,我们建议应该由知识全面的临床医师来完成 PSA,并要求处理患者时尽可能使用较低剂量水平,而不是用预期的麻醉水平。

程序性镇静与镇痛的方法

评估患者

到目前为止,尚没有基于预后的研究证明在进行 PSA 治疗之前,对除生命体征、精神状态和气道以及心肺功能等指标以外的项目进行评估对患者有益[19]。尽管如此,指南中一致认为在某些特定患者群体中,不良反应的风险上升,包括以下患者:高龄、面部或颈部解剖结构复杂或者其他原因引起的潜在插管或面罩通气困难,以及患有潜在严重疾病的患者。患者的全身情况通常按照 ASA 的标准分类系统进行分类(表 187-1)。大多数临床指南要求在进行 PSA 治疗之前应完成并记录病史和有针对性的体格检查,尚无文献支持采用多而全的化验检查而非依据患者的情况进行化验检查的必要性,包括合并症。

在 PSA 治疗中应当考虑患者的年龄、现有的疾病状况和外伤情况,同时应当询问和记录潜在的医疗情况(合并症),患者既往接受 PSA 治疗或全身麻醉时的情况或出现的问题，药物过敏史以及目前的用药情况及吸烟史、饮酒史、毒品的情况。体格检查要侧重于生命体征、心肺功能，并对可能需要面罩通气或气管插管的困难气道进行评估。

在实施治疗前应当同患者或其家属进行关于包括治疗风险、PSA 的潜在副作用及益处的讨论。除非不可能实施这一程序，否则都应当签署书面知情同意书。患者的选择对于安全使用镇静药非常重要。不是每一个患者都适合在急诊进行 PSA 治疗。预期有困难气道的患者及 ASA 分级 Ⅲ 或 Ⅳ 的患者有必要同麻醉科医师进行会诊。建议如有可能由麻醉科医师实施镇静治疗或在手术室施行治疗以便能够更好地控制治疗过程。

操作前禁食

在实施 PSA 治疗之前进行常规禁食的必要性目前尚存在争议。目前，ASA 推荐在 PSA 2 小时前可进清淡液体，6 小时前可进食其他流食或固体食物，但没有研究结果来支持这一推荐。上述指南是基于专家共识及对描述性事件数据（如在给患者气管插管或拔管的过程中给予达到全身麻醉水平的镇静剂）的外推[20]。在急诊施行 PSA 治疗时，应当避免出现上述的这两种特殊情况。

许多研究都不支持空腹与 PSA 治疗预后和并发症的发生率有关[20-29]。尚没有已发表的研究证实进食后窒息风险的增加，也没有研究证实在 PSA 施行前禁食的益处。在一个超过 1 000 例儿童的前瞻性研究中，治疗前禁食组和不禁食组相比并没有发现气道并发症、呕吐以及其他可观察到的副作用的不同[27]。在 PSA 治疗过程中，出现呕吐和气道保护性反射减弱的情况极其罕见。而且，绝大多数呕吐和窒息出现在进行气道操作过程中，这种情况在 PSA 治疗过程中不大可能出现。目前尚缺乏在深度镇静的状态下自主反流风险问题的研究。

虽然在施行 PSA 操作之前短时间内进食不是其禁忌证，但是也应当依据每一个患者的情况进行肺部窒息的风险和 PSA 治疗益处的评估[5,30]。某些操作，例如关节脱位复位术，不应当因考虑患者的禁食状态而延误，而其他一些情况，例如脓肿引流术这类并不是很紧迫的操作，其镇静方案可以依据情况作出调整。

人员

联合委员会和大多数机构的指南建议 PSA 治疗的实施者应当具备下列条件：对所使用药物的安全性和有效性的充分了解，监测患者出现药物反应的能力以及处理所有可能发生的并发症的能力[6]。这表明在急诊必须有急诊科医师或其他接受过正规训练和有资质的内科医师来监督 PSA 的治疗过程。同时还推荐应有具备资质的辅助人员（护士、呼吸治疗师）对患者进行持续监护。这些辅助人员应注意观察患者的情况，但不参与治疗的过程。他们也应该能够识别和处理 PSA 的并发症。他们只从事辅助性工作，但没有责任来干预监护的程度和记录预定的镇静水平。他们应该可以自由监测患者从治疗开始直到恢复期结束的全过程[6]。

设备和辅助设施

镇静和镇痛的治疗可能会引起过敏反应、过度镇静、呼吸抑制，极少数情况下会出现心跳呼吸骤停。并发症的发生率取决于患者的选择、使用的药物、给药的剂量和速度，以及特定患者的敏感性。因此，应当在治疗的全过程为患者配备适当的监护设备以处理气道并发症、过敏反应及药物过量，并可随时处理呼吸系统问题或心脏骤停。辅助性设备应当包括氧气、吸引器、患者监控设备、基本的和高级气道管理设备、监视器/除颤器/起搏器、高级生命支持药物、转复和复苏药物，以及建立血管通路所需设备（框 187-1）。

在大多数情况下，对成年人施行 PSA 治疗时应当采用静脉给药的方式。几乎所有在急诊科接受 PSA 治疗的患者在接受操作前都应当建立静脉通路。对于儿童实施这一操作的必要性尚不明确，这取决于合并症出现的可能性以及所选择药物所需的途径。如果操作所需的时间较长或是需要使用药物剂量较大，应当

框 187-1 程序性镇静和镇痛所需要的设备

房间中的常规设备
高流量氧气源
吸引器
气道管理设备
监护设备
 推荐心电监护，但非必需设备
 脉氧饱和度监测仪
 血压监测
 二氧化碳波形监测
血管穿刺设备
拮抗药品
足够的医务人员

可能需要的处于备用状态的设备
除颤仪
复苏用药物

考虑建立静脉通路。

辅助性氧疗的需要以及其在 PSA 治疗中的益处，目前尚缺乏研究并且存在争议。氧疗可以使许多患者避免出现低氧血症，然而由于这些患者的氧饱和度正常，很难发现这些患者出现典型的呼吸衰竭。这使得对于呼吸系统并发症和高碳酸血症的识别可能延迟[31-34]。另一方面，瞬时的高碳酸血症是无害的，保持正常的氧饱和度更重要。二氧化碳波形检测的应用有助于解决这个问题，因为可以持续检测呼吸状态（见后续章节）。由于指导临床医生的科学数据较少，进行氧疗必须符合临床诊疗规范，同时由治疗医师慎重决定。通常而言，在急诊对患者施行 PSA 治疗时是很少建议不给予氧疗的。

监测

在 PSA 治疗过程中最重要的监测就是对患者进行床边观察和评估。患者对于不同程度的刺激反应的能力对于判定患者的意识状态是很有用的。而且，对于患者呼吸状态的评价可通过直接观察患者的情况而方便的得到。其他的一些监护内容，包括呼吸频率、心率、血压、氧饱和度，必要时包括心率和二氧化碳水平等，也应当被记录[35-43]。脉氧饱和度结果可靠同时也是一项重要的监测内容，但还是不能代替观察患者。

没有证据表明在 PSA 过程中进行心电监护有益[44,45]。对于老年患者，或是那些有心血管疾病、高血压病、心律失常的患者，推荐对其进行持续心电监护。对于那些年轻也没有潜在严重疾病的患者可采用能够显示心率的持续脉氧饱和度监测代替心电监护。然而，考虑到操作的广泛性和方便性，治疗规范推荐对所有的患者使用持续心电监护。

二氧化碳测定术或二氧化碳描记术可以测定潮气末二氧化碳分压，可早于血氧饱和度及在低氧血症出现前探测到通气不足。某些研究已经证实了这一点，但目前尚没有证实其对预后有益[30-32,35-37,39-43,46-51]。虽然在血氧测定中加用二氧化碳水平测定和进行可视化监测的益处尚不明确，但是目前在麻醉学类文献中已经被论及，并被认为在直接观察患者情况有困难或不可能的情况下，或是在已经给予患者氧疗的情况下，进行上述监测有益。由于接受深度麻醉的患者很容易出现呼吸衰竭，在施行深度麻醉时应记录二氧化碳波形描记术。

脑电双频指数（bispectral index，BIS）是采用非侵入性装置粘贴于患者的额头，通过测定大脑前叶的脑电图来观察患者镇静程度的。这项技术已经在手术室用于对镇静程度进行客观评价[52-59]。研究已表明其对于减少 PSA 治疗过程中的镇静药过量和减少留院时间有益处。这些研究也表明了其较传统镇静评分对于指导镇静终点更为有益，并且其可能对接受 PSA 治疗的儿童更为有益，因为他们通常需要较深的镇静程度以防止其活动[60-64]。早期急诊研究表明在 PSA 治疗过程中应用 BIS 来鉴别轻度-中度和中度-重度镇静程度是不可靠的，也没有证明它可以用于预测使用较弱强度镇静剂进行全麻患者的镇静程度[58,65-72]。BIS 监测在急诊情况下或在将来的 PSA 治疗下可能有益，但是在其被使用及其作用被明确前尚需进行更多的研究。如果需要将患者转出急诊，在转运过程中应保持与在急诊科内相同的监护水平。

严重不良反应的最大风险通常出现在最后一次给药后的 5～20min 内，以及在治疗将要结束时，在这时患者仍然保持镇静状态却不再接受疼痛刺激[9-13,73,74]。在这时仍应当对患者进行密切监护，并且应当进行到患者出现临床恢复状态（见后续章节）。

恢复

监护作为 PSA 治疗的一个常规内容应当进行到患者自然苏醒并且恢复自主功能，即使其未能完全恢复到之前的水平或达到出院标准。昏睡的患者应当有人照料，尤其当其在医院的其他区域时。如果患者在其完全恢复到正常状态前，患者被转出急诊，应当由配备适当监护设备和复苏装置的、受过培训的医务人员陪同。

出院标准及建议

出院前，患者应当具备正常的精神状态和基线认知和运动功能。患者应该能够遵从指令，清楚地表达，走动或不需辅助的坐下（对于婴儿）。生命体征和呼吸状态应该回到基线和正常范围内。遗留的疼痛应予以处理。应当完全消除恶心和呕吐的症状。推荐对于所有患者，包括成年人，由具备相应能力的人员护送回家。如果这是不可能的，患者必须留在急诊科，直至恢复到正常状态[73]。

患者应尽量不要在 12～24h 内开车或参加其他危险的活动。尽管所采用的药物作用时间均较短，很多人还是可能会出现轻度的认知功能障碍和嗜睡的轻微症状。因此，最好是由具备相应能力的人员在家陪伴患者 4～8h。儿童在家可进行小范围的活动，直到第二天再进行诸如骑自行车、游泳或其他复杂的体力活动。如果出现恶心或呕吐，服用止吐药物或清淡饮食有助于缓解症状。对于合并出现的症状，在出院指导里应当给予建议，对所有的患者也应当交代如果出现任何呼吸系统的问题应及时返回医院就诊。

药理学

在选择药物时，必须考虑预期的影响、风险和利益，以及对于每种情况的处理。理想的药物应当具备镇痛、抗焦虑、记忆丧失和嗜睡作用，还应该快速起效、快速消退、效果可以预测，并且没有副作用。当然，这样的药物是不存在的。

当治疗过程不舒服，但又没有导致疼痛（例如，内镜的操作）时，单纯的镇静可以是治疗的预期终点。苯二氮䓬类、巴比妥类、依托咪酯或丙泊酚类药物有时可以单独使用。这些药物不能产生镇痛的效果，因此不被用于有镇痛需求的患者。阿片类和氧化亚氮类镇痛药常与镇静剂合用以对抗操作所引起的疼痛。另一方面，氯胺酮可作为治疗儿童对于有痛操作或刺激性操作以及某些成人操作（如骨折复位）所产生的疼痛有效的选择。镇静剂和镇痛药常常联合使用，但须注意的是其副作用也会增加。

对于成人的 PSA 治疗所使用的特殊药物和推荐剂量见表 187-2，儿童的标准见表 187-3。表 187-4 中列举了上述药物的治疗效果和副作用。关于具体药物的详细讨论见后续相关章节。

给药途径

应当依据所施行的操作和患者的具体情况来决定患者的给药途径。采用静脉滴定给药的方法以达到期望的镇静和镇痛水平可使治疗安全、快速，大多数情况下使得治疗效果可以预测。通过肌内注射（IM）、口服（PO）、经黏膜给药（TM）、经鼻给药（IN），或直肠给药（PR）的途径药物通常起效缓慢，难以精确控制剂量，效果不可控，可能导致镇静时间延长。通常在成年人的 PSA 给药途径中不被采用。然而对于儿童，氯胺酮在肌内注射给药时表现出持续的和可预测的疗效[13,75-78]。在儿童，当使用氧化亚氮作为吸入性 PSA 药物时，其疗效可以预测，但是也通常是作为镇静剂的麻醉辅助而使用[79-82]。对于小儿患者，使用静脉注射药物的优越性可能因患者建立静脉通路困难和对于医务人员产生的压力而不被考虑。在这种情况下，推荐采用其他的给药途径。

应采取滴定或缓慢静脉注射的方式给药，以减少在许多时候出现的低血压和呼吸抑制。对于体质敏感的患者其初始剂量应当较小或分级多次给药。在多次给药时，两次给药之间要留出充分的时间以便其达到峰值浓度，这一点很重要。

表 187-2　程序性镇静和镇痛药物——成人推荐的起始剂量

药物	类型	主要作用	给药途径	常用起始剂量
芬太尼	阿片类	麻醉	IV	1μg/kg
吗啡	阿片类	麻醉	IV	0.1mg/kg
咪达唑仑	苯二氮䓬类	镇静 致遗忘	IV	0.05mg/kg
美索比妥	巴比妥类	镇静 致遗忘	IV	1mg/kg
戊巴比妥	巴比妥类	镇静 致遗忘	IV IM	2mg/kg 4mg/kg
氯胺酮	苯环利定衍生物	解离 镇痛 镇静 致遗忘	IV IM	1～2mg/kg 4～5mg/kg
依托咪酯	咪唑衍生物	镇静 致遗忘	IV	0.1mg/kg
丙泊酚	烷基酚衍生物	镇静 致遗忘 抗呕吐	IV	0.5mg/kg
氧化亚氮	麻醉气体	镇痛	吸入	30%～70%

IM，肌内注射；IV，静脉注射。

表 187-3　程序性镇静和镇痛药物——儿童的推荐起始剂量

药物	分类	主要作用	给药途径	常用起始剂量
芬太尼	阿片类	镇痛	IV	1μg/kg
			TM	10μg/kg
吗啡	阿片类	镇痛	IV	0.1mg/kg
咪达唑仑	苯二氮䓬类	镇静	IV	0.1mg/kg
		致遗忘	IM	0.1mg/kg
			PO	0.5mg/kg
			PR	0.5mg/kg
			IN	0.2mg/kg
美索比妥	巴比妥类	镇静	IV	1mg/kg
		致遗忘	PR	25mg/kg
戊巴比妥	巴比妥类	镇静	IV	2mg/kg
		致遗忘	IM	4mg/kg
氯胺酮	苯环利定衍生物	解离	IV	1~2mg/kg
		镇痛	IM	4~5mg/kg
		镇静	PO	10mg/kg
		致遗忘	PR	10mg/kg
			IN	6mg/kg
依托咪酯	咪唑衍生物	镇静	IV	0.1mg/kg
		致遗忘		
丙泊酚	烷基酚衍生物	镇静	IV	0.5mg/kg
		致遗忘		
		止吐		
氧化亚氮	麻醉气体	镇痛	吸入	30%~70%

IM，肌内注射；IN，经鼻给药；IV 静脉注射；PO，口服；PR，经直肠给药；TM，经黏膜给药。

阿片类药物

在施行会导致疼痛的操作前，通常会经非胃肠道途径给予阿片类药物。在 PSA 治疗过程中，阿片类药物并不是单独用药的最佳选择，大多数的临床医师会联合使用阿片类药物和镇静-致遗忘药物，以平衡镇痛和镇静-致遗忘效果，将呼吸抑制的可能性降到最低。在急诊施行 PSA 治疗中最常用的阿片类药物是芬太尼和吗啡。它们通常同咪达唑仑之类的苯二氮䓬类药物联合使用，以便达到中度镇静的效果。小剂量时，可在使用依托咪酯或丙泊酚深度镇静的同时提供镇痛作用。哌替啶曾用于 PSA 治疗，但因其长效代谢产物去甲哌替啶蓄积而常导致惊厥，目前已不再推荐使用。

芬太尼

芬太尼在 PSA 治疗过程中作为镇痛药具有很多的优势，其起效迅速，药效维持时间短，较少导致组胺释放，对心血管系统影响小[32,83-85]。芬太尼可快速穿过血脑屏障，最短在 90s 内就可以产生镇痛效果。由于其在经过肝代谢后，又出现广泛的组织摄取，因此其血清浓度下降很快。其作用时间为 30~40min，而血浆半衰期接近 90min。芬太尼的这些特点使得其可以采用多次小剂量的给药方式，从而很容易控制达到所需临床效果的剂量。因为芬太尼在脂肪组织中容易蓄积，大剂量的药物可能导致进行性的药物作用时间延长。在其剂量 <10μg/kg 时，通常不会出现这种情况[86-88]。

进行深度镇静时，通常在使用镇静药前给予单剂 1~2μg/kg 的芬太尼。对于中度镇静，可以采用滴定给药的方式，与镇静药（通常为咪达唑仑）同时使用，给药方法取决于临床医师需要的是更多的镇静效果（咪达唑仑）还是镇痛效果（芬太尼）。起始剂量为 1μg/kg，每 1~2 分钟逐渐缓慢上调其剂量，直至达到需要的镇痛效果。在中度镇静状态下为达到对疼痛操作所需的充分镇痛效果，通常药物剂量为 2~

表 187-4　程序性镇静和镇痛药物——优点及不良反应

药物	给药途径	起效时间（min）	作用时间（min）	优点	不良反应
芬太尼	IV	1~2	30~40	起效迅速	呼吸抑制
	TM	10~30	60~120	作用时间短	刚性胸部综合征（rigid chest syndrome）
				组胺释放少	
				较少影响心血管系统	
吗啡	IV	10	240~360	作用时间长	低血压
					呼吸抑制
咪达唑仑	IV	1~2	30~60	起效迅速	呼吸抑制
	IM	10~15	60~120	作用时间短	
	PO	15~30	60~90	易于滴定剂量	
	PR	10~30	60~90	多种给药途径	
	IN	10~15	45~60		
美索比妥	IV	<1	4~7	起效迅速	呼吸抑制
	PR	5~10	20~60	作用时间短	呼吸暂停
				可保持气道反射	低血压
戊巴比妥	IV	1~2	30~60	起效迅速	呼吸抑制
				可保持气道反射	呼吸暂停
					低血压
					恢复时间延长
氯胺酮	IV	1	15	可保持气道反射	幻象
	IM	5	15~30	无呼吸抑制	呕吐
	PO	30~45	120~240	症状可预测	喉痉挛
	PR	5~10	15~30		颅内压和眼内压上升
	IN	5~10	30~120		
依托咪酯	IV	<1	5~10	起效迅速	呼吸抑制
				作用时间短	肌阵挛
				对心血管系统影响较少	肾上腺抑制
				脑保护作用	
丙泊酚	IV	<1	8~10	起效迅速	呼吸抑制
				作用时间短	低血压
				止吐	注射时的疼痛
				脑保护作用	
氧化亚氮	吸入	1~2	3~5	起效迅速	扩散至含气组织
				作用时间短	呕吐
				对心血管系统影响较少	

CV，心血管；ICP，颅内压；IM，肌内注射；IN，经鼻给药；IOP，眼内压；IV，静脉注射；PO，口服；PR，经直肠给药。

3μg/kg，而在深度镇静时，所需的药物剂量为1~2μg/kg。对于老年患者或在此前使用过中枢神经系统镇静剂（例如乙醇）的患者应当减量使用。

在较大剂量快速给药，或在使用了乙醇或苯二氮䓬类药物时，呼吸抑制较易出现。其他的副作用包括呕吐和瘙痒，虽然这种情况相对于其他的阿片类药物较为少见。低血压和心动过缓比较罕见，但在较大剂量时可以出现。胸壁僵硬和声门痉挛可以导致通气困难，只见于快速给予超大剂量的芬太尼时（通常为15μg/kg）。大多数这些副作用可以使用纳洛酮来治疗。胸壁僵硬是个例外，这种情况不能被充分的拮抗，因而可能需要使用神经肌肉阻滞剂和气管插管以便维持正常的通气[89-92]。在PSA治疗过程中使用的芬太尼剂量导致这种情况罕有报道。

表 187-6　儿童药物选择策略

操作类型	举例	推荐药物	替代药物	注释
无痛	影像学检查	咪达唑仑（PO） 美索比妥（PR）	咪达唑仑（IV） 美索比妥（IV） 氯胺酮（IV，IM） 丙泊酚（IV） 戊巴比妥（IV）	通常不必建立静脉通路
轻微疼痛，高度焦虑	撕裂伤修复 腰穿 异物取出 性侵犯后的检查	咪达唑仑（PO，IV）	氯胺酮（IV，IM） 丙泊酚（IV）	镇痛药通常可与局部麻醉剂或表面麻醉剂合用
严重疼痛，高度焦虑	骨折和关节复位 脓肿引流 烧伤清创术	氯胺酮（IV，IM） 芬太尼＋咪达唑仑（IV）	丙泊酚＋芬太尼（IV）	虽然丙泊酚和芬太尼也安全，但氯胺酮、芬太尼和咪达唑仑安全性的支持性证据更多

IM，肌内注射；IV，静脉注射；PO，口服；PR，经直肠给药。

电转复，关节复位以及其他疼痛操作等）。有很多关于儿童静脉注射或肌内注射使用氯胺酮的研究，已证明非常有效，而且安全范围较宽。目前认为静脉注射咪达唑仑＋芬太尼对于儿童和成人同样有效。

儿童患者的注意事项

在急诊科儿童进行疼痛性操作时，医务人员经常要承受来自儿童父母、监护人以及患病儿童本人的压力。这包括建立静脉通路及其他的常规操作。在许多情况下，采用安静的、安慰性的床边操作方式，采用分散患儿注意力的技巧，有助于操作成功。患儿的家庭医生、彩色图书、玩具、电视游戏或电视等也有助于操作成功。

超高速螺旋CT的应用使得目前在进行这项操作时基本不需要进行镇静治疗。对于年龄较小的儿童患者进行较长时间的CT检查或磁共振检查时，通常需要深度镇静治疗。在施行PSA治疗时，应当考虑给儿童患者建立静脉通路。咪达唑仑之类的药物对于婴儿非常有效，但对于年龄较小的儿童除非在大剂量使用时，否则其制动效果的可靠性不佳[7,15,128,188-193]。已证明美索比妥和戊巴比妥在较长时间的影像学检查中对于儿童镇静是有效的[132,156,175,189,190,194-201]。氯胺酮已经被深入研究，并且其安全性也已被证实[74,128,192,202,203]。随着丙泊酚在儿科PSA治疗中有效性和安全性的进展，将来上述大部分药物都可能被丙泊酚代替。

对于引起轻度疼痛的操作（如撕裂伤修复或腰穿），用油膏样低共熔混合物局部麻醉剂（EMLA）等表面麻醉剂；或丁卡因、肾上腺素或可卡因（TAC）；或利多卡因、肾上腺素、丁卡因（LET）凝胶与经黏膜或经口服给药的咪达唑仑合用可减少留置静脉输液通路的必要。

短时间或需要深度镇静的有痛操作可以通过单独给予一次肌内注射氯胺酮来达到目的。长时间需要使用静脉PSA治疗药物的操作则需要建立静脉通路。如果操作仅导致轻度疼痛，在时间和情况允许的情况下，可以考虑采用分散注意力、口服咪达唑仑，使用EMLA之类的表面麻醉剂等方式来缓解疼痛。儿童接受静脉PSA治疗的患者准备、个人需求、监护、药物使用、恢复治疗和出院标准等相关内容的指南同成年人相同。

儿童患者进行PSA治疗时，依据儿童当时的体重精确计算药量是很重要的。必须确保气道管理设备和复苏设备的状态良好，医师必须具备管理儿童气道和复苏的能力。

水合氯醛，作为一种纯镇静-安眠药曾经广泛使用于儿科多种操作的镇静。同现有药物比较其并不具备明显的优势[204-206]，而且安全性差。起效迟至用药后45min，恢复时间长达数小时，镇静状态可长达1天。该药物不应当被继续使用。同样，也不推荐使用哌替啶（度冷丁）、异丙嗪（非那根）以及氯丙嗪的混合物（也就是所说的冬眠合剂）。因其存在镇静失败率高、镇静时间延长、呼吸抑制增加和偶发的张力障碍反应的问题[207]。

重要概念

- PSA 治疗已经变得很普遍了，但还是需要高超技巧和丰富的知识才能完成。
- 丙泊酚是急诊深度镇静的最佳选择。
- 操作前禁食目前尚存在争议，指南所提供的内容是以将治疗风险最小化为出发点的。
- 在镇静状态下必须检测脉氧饱和度，如深度镇静为治疗目标，则需监测潮气末二氧化碳分压。

本章参考文献请参见 http://pumpress.bjmu.edu.cn/eduservice/3419.html

第九篇 问题病人

第188章 暴力倾向病人

Louise Kao, Gregory P. Moore, and Kenneth Jackimczyk

张斌 译　谢苗荣 校

概述

背景

有暴力倾向的病人是急诊医师遇到的最难应对的病人。暴力倾向的病人通常易激动、对抗性很强，基本不能配合检查，并且很可能对其本身和他人造成身体上的伤害。急诊医师必须控制病人和当时的状况，诊断并处理那些有可能导致暴力行为的可逆性因素，同时保护好病人和工作人员免受暴力伤害。

流行病学

暴力行为被认为是我国（美国）令人惭愧的流行性病症。伤害是导致44岁以下人群死亡最主要的原因，他杀是导致15～24岁人们死亡的第二因素[1]。美国持枪暴力事件的比例远远高出其他工业化国家[2,3]，美国的枪伤所导致的死亡率是这些国家8倍以上[4]。对于每个死者来说，会有19个相关伤害的人需要住院治疗。治疗枪伤的花费和时间已成为一个主要的公共卫生问题，占美国纳税人所负担的支出中很大的一部分[6,7]。

高度紧张、病人繁多、等待时间长和缺乏经常性沟通等因素，使得急诊科成为一个不稳定的环境。24h接诊、潜在的成为人质的可能、毒品与武器的广泛普及等因素混合作用使得潜在的暴力行为成为可能。对于医院里的工作人员而言，大部分的攻击性事件发生在急诊科、精神科病房、候诊室及老年病房[8]。高达50%以上的服务人员在他们的职业生涯中成为暴力行为的受害者[9,10]。在一项涉及了5个中西部医院中的242名医院护工的调查中，他们大部分声称受到过言语威胁。51%的医生和67%的护士声称在过去的6个月中至少受到过一次身体伤害[11]。另一项由密歇根急诊室171位医生参加的调查中显示，在过去的12个月中，75%的人遭受过言语攻击，28%的人受到过身体上的攻击，82%的人对工作环境中的暴力行为有恐惧感[12]。另有调查表明，急诊科年就诊量超过50 000名病人或等候时间超过两小时与暴力事件的相关性显著增加[13,14]。除去这些显而易见的危险因素，医务人员明显地缺乏识别和处理具有暴力倾向病人的训练。

持有杀伤性武器的病人对急诊科工作人员造成极大威胁。持枪病人大概占总就诊人数的4%～8%[15,16]。一家拥有金属探测器的市区大型医院声称每天平均没收5.4支武器[17]。14年间，在这家医院急诊就诊的严重创伤病人中，26.7%的病人携带有致命性武器（84%为刀具，16%为枪支）。不幸的是，预估某一病人是否携带武器是不可能的[18]。因此，除非他们被证明没有携带武器，我们只能谨慎地假设所有的暴力病人都持有武器，尤其那些严重创伤的病人。

仅凭男性、既往暴力行为史和滥用药物或酒精等来识别有潜在暴力行为的病人是很困难的[19-23]。种族、诊断、年龄、婚姻状况和教育背景都不是可靠的鉴别因素。一项精神科门诊的研究发现，在心理评估后发生暴力行为的频率与精神科医师的经验没有太大的差别[20]。

利用年龄、用药情况和暴力病史等相关标准对病人6个月内暴力行为预测的准确度大大高于精神科主治医生的预测结果[24]。在急诊预测、预防和控制突发的暴力行为是相当困难的。对潜在暴力行为的识别、采取相关的应对措施、正确运用语言技巧以及对病人进行物理或药物控制，可在帮助病人的同时防止伤害。

疾病原理

病理生理学

暴力行为的致病因素是推测性的。潜在致病因素包括环境、历史、人际关系、生物化学因素、遗传、激素、神经递质与物质滥用而导致的紊乱[25,26]。精神性疾病也是危险因素之一，其中精神分裂症（偏执型和非偏执型）、人格障碍、躁狂症和抑郁症都与暴力行为有关[23,25,27-29]。妄想型精神分裂症病人演变成暴力倾向病人，是因为他们认为别人企图伤害他们。他们也可能因为幻听而去伤害他人。反社会和边缘性人格障碍病人通常不会因自己的暴力行为而懊悔。患有急性躁狂症的病人极其危险，因为他们情绪十分不稳定，他们的情绪可以很快从愉悦转变为狂躁。物质滥用而导致的紊乱始终与精神病和非精神病人群的暴力行为有关[22,23,30,31]。

生物学上，血清素系统控制着攻击性和抑制性行为，降低5-羟色胺能的功能可以使伤害自身和他人的攻击性行为增加[32-36]。大脑功能障碍（尤其是在额叶和颞叶皮层）可能通过对攻击性行为调控的丧失而导致病人产生暴力行为[37-40]。大脑影像学研究表明在暴力罪犯和反社会人格病人中都存在结构和功能性损害[41,42]。攻击性行为的神经生物学也涉及遗传和激素的影响[43,44]。

处理

风险评估

对暴力倾向病人的评估从风险评估和对安全措施的关注开始。暴力行为通常在一段时间的紧张逐渐增加后突然爆发。敏锐的医生能通过言语和非言语的线索识别这样的病人，接下来就可以有机会缓解情形[29,45]。典型的情况是，病人首先变得愤怒，然后抵抗权威，最后变得富于挑衅和伴有暴力行为。当医生有了危险情况正在发展的直觉时，他们就应该采取适当的预防措施[46]。暴力行为也有可能在没有征兆的情况下突然爆发，特别是在患有器官性大脑综合征（OBS）的病人，所以临床医师不应该对自己识别即将到来的危险的能力过度自信。

一个处于明显气愤状态的急诊病人应该被考虑为潜在的暴力行为者。挑衅性的行为、愤怒的举止、踱步、大声吼叫或强制性说话、肌肉紧张的姿态、举起手臂猛烈辱骂、频繁地更换体位、击打墙壁或是扔东西及攥拳头等，这些都是可能发生暴力行为的症状和征兆。病人应该被移开，避免接触冲突的另一方，以及其他挑衅的病人，避免事态扩大。一个安静的、带窗的地方或可以直接进行观察的地方是最理想的。因为增加等待时间与暴力行为呈正相关[8,13,14]，快速评估潜在的暴力病人有助于阻止攻击性的升级。通常优先治疗可以减少病人的愤怒。

在就诊前，所有的病人都应当进行筛查以明确是否携带有武器。在急诊科入口处配备金属探测器是一种比较理想的方法。脱去病人外衣然后给他们穿上就诊用外衣是一种既以非冒犯的方式搜查了武器，又能够方便地鉴别从急诊科逃离的病人。虽然为寻找武器而对病人进行筛检可能看起来可能触犯个人隐私，但是常规确认全部急诊病人都没有携带武器有助于使病人和急诊工作人员的安全感增加[16,47]。

接诊病人的理想地方应该注重隐私，但不是隔绝的、孤立的[27,46]。有些急诊科给有潜在危险的病人特别设计了隔离屋[48]。保安应该在诊室附近，诊室门应该开着，以备随时介入干预或是迅速离开。医生和病人应该坐在离门的距离差不多相当的位置，或者医生坐在病人和门之间。但如果挡住了门，病人要是急于逃出屋子，就会增加医生受伤害的风险。最好是有两个出口，而且屋门应该朝外开。临床医生到门口不应有任何障碍，并且，决不要坐在桌子后面。房间内不应有可以被投掷的危险物品或重物。还应当配备向其他人警报的装置，比如紧急按钮，或者是一个特定的词语（比如，我这里需要阿姆斯特朗医生）。为了保护个人，不应当佩戴耳饰、项链、领带。医生应该注意在屋内或是病人身上的任何物件，比如钢笔、手表或带子等，都可以用来当做武器[45,46,49,50]。

语言交流技巧

应该使病人尽量的舒适，医生问诊应该采用诚恳和直接的方法。有时候，焦虑的病人知道他的冲动控制出现了问题，并希望限制其行为（比如，"我能帮助你解决你的问题，但我不允许你继续威胁我或其他的急诊工作人员"）。医生应该表现为病人的支持者。给一把软椅子或者一些小吃喝（不要给热水，可能会泼向医生）可以帮助建立信任。大部分病人在这个时候就会放松，因为给食物和水满足了人最基本的需求，建立了信任。医生应该采取非对抗的行为，体贴、善于倾听，但又不显得懦弱。医生应该以冷静和安慰的语调回答问题。还有一点很重要，就是站在离病人一臂远的距离上，避免长时间的眼神直接接触、从背后接近病人或突然的移动[46]。

在接诊潜在暴力病人时一个关键错误就是没有直接指出暴力问题[20,45,51]。应该问病人关于自杀或是他杀的动机或计划、拥有武器的情况、暴力行为的前科和目前使用毒品等相关的问题。承认显而易见的事情（比如，"你看起来很愤怒"）能帮助病人开始分享感情。如果病人变得更加激动，很重要的一点是用安抚性的态度交谈和支持性的陈述，比如"你显然有很强的意志力，你能很好的控制自己"来帮助缓和情况。如果这样没能成功，而旁边还有其他的医务人员，以礼貌的方式给予病人药物或限制措施可以避免状况进一步地恶化。

对暴力倾向病人不适当的沟通方式包括：争论、大男子主义，或者硬要病人领情的态度。这些不恰当的策略挑战了病人想"证明自己"的想法。公开地威胁要呼叫保安人员也容易招致暴力行为。临床医生必须留意自己对病人的反应，避免愤怒的反向转移。对病人的欺骗（比如，"我肯定你立刻就会被赶出去"）只会在谎言被揭穿时招致暴力的结果。陪同接诊的无辜的护士或者同事可能受到伤害。

尤其重要的是，不要轻视威胁行为。如果语言交流不成功，暴力行为扩大，医生应该离开屋子并且寻求帮助。

身体约束

用专业和恰当的方式与暴力倾向病人沟通时，如果言语交流不成功就应该考虑进行身体约束。约束的方法应该人道，并且有助于病人的诊断和治疗，同时不使病人和医生受伤[49,52-54]。限制病人，违背他的意愿，跟潜在的让病人失控造成身体伤害来比，是值得的[46]。

紧急隔离和约束的适应证包括阻止对病人、其他人、环境即将发生的伤害，或是治疗的一部分[46,55]。有些病人由于病情和用药情况，隔离和约束可能存在禁忌。对不稳定、需要密切观察的病人不能采用隔离的方式。隔离措施要避免在有自杀倾向、自虐、自残，或已经故意服用了毒品和毒药的病人上采用[29,49,56]。约束不能为了方便而为，或者作为对病人破坏行为的惩罚报复。如果可能，一位同事应该记录使用限制行为的同意书，要提及明确的适应证（比如，"我制服了史密斯先生因为他告诉我说要打倒我并且朝我挥舞拳头"要好于"我制服了史密斯先生因为他很暴力"）。

约束措施的实施应该是成系统的，并有适当的急诊科方案。这个方案从医生在言语交流失败离开房间后开始。可以把约束行动的运用看成一个类似于进行高级生命支持标准，会比较有帮助[45]。一个理想的约束小组最少由5人组成，包括一个组长。组长不管是医生、护士或保安队长，都应该是唯一下达命令的人，而且应该是执行约束行动最有经验的人。在进入房间之前，组长先概述约束行动的方案，和警示预期的危险（比如，可能被用作武器的物品）。所有的组员应该除去可能被病人拿来对付他们的东西。如果病人是一名女性，至少有一名约束小组的成员应该是女性，以避免潜在性侵犯的嫌疑。

组员快速进入房间，摆出专业姿态，要好于威胁的态度。许多暴力分子在这时会冷静下来，明显地显示出要保护自己（比如，"我那时本来想反击，但是对付我的人太多了。"）组长用冷静，有条理的语气与病人对话，解释为什么需要约束措施和接着要做的事情（比如，"你需要做一个内科和精神病学的检查和治疗。"）。要求病人合作，并躺下来接受约束措施。有些病人在感觉到自己失控时，能够接受对其进行约束以保护自身和他人的安全。即使病人的暴力倾向突然减少，一旦决定实施约束措施，就没有商量余地。

一旦肢体冲突不可避免，一位组员要控制住预先分配好的主要关节（膝盖或是肘部）。组长控制病人头部。如果病人带有武器，可以用两张床垫冲向他并使他不能动弹，即从两边夹住病人。要牢固地把手足捆在结实的床框架上（不要捆在边护栏上，变换边护栏的位置也可以变换手足的位置）。皮革是最好的约束材料，因为皮革本身就结实，与其他典型的软约束装置相比，它的弹性更小。因为这个缘故，不应用纱布。软性约束装置能帮助固定半合作的病人但是对于完全暴力、持续挣扎逃跑的病人来讲，不是很有效。如果用上胸部固定，一定要保证胸部呼吸膨胀所需要的空间。费城软项圈可以把病人头部撞击和刺伤减低到最小程度。在任何可能的时候，主治医生都不应该积极地参与约束行动以期望维持医患关系。使病人侧卧的约束方式有助于抑制冲动，但是把头部抬高仰卧的约束方式更加舒服，而且在抑制冲动的同时可以进行充分的医学检查[29,57]。一旦病人被制动，宣布"危机结束"有助于使约束小组和病人都冷静下来。

在约束行动成功实施后，应该频繁地监视病人和更换他的姿势，避免出现神经血管的后遗症，比如血液循环障碍、感觉异常和与持续搏斗有关系的横纹肌溶解。对于身体约束的病人，应该采用标准化的表格对其情况进行记录。记录应该包括约束行为的特定指征，最好能有同事的同意书，说明约束行为是必要的。

有时，被约束的病人会出现意外死亡[58-62]。虽然健康的志愿者被约束时并进行强体力活动并没有表现出临床上典型的体位性窒息[63-65]，但是暴力倾向的急诊病人经常合并其他能够增加发病的情况。吸食可卡因或者兴奋剂的病人或者被俯卧固定的病人出现不良预后的风险更高[58-61]。交感兴奋性增加，痛觉改变被认为可能超出这些病人的正常生理极限。交感神经诱导血管收缩可能妨碍新陈代谢废物的排出。由于约束体位造成酸血症的病人呼吸动力学的改变参与了呼吸代偿功能的损伤。一般的原则是：应尽量避免俯卧约束，病人持续挣扎时应使用镇静剂。

健康机构联合鉴定委员会（JCAHO）有一个对行为健康病人实施约束和隔离措施的指南。约束和隔离的教学材料可在 http://www.jointcommission.org/ 获得。有关病人约束问题，以下几点是很重要的：

1. 医院内安全和适当使用约束措施的流程指南和策略。

2. 约束和隔离只限于在即将对病人和其他人发生伤害的紧急情况下使用。

3. 工作人员要经过培训，有能力安全地实施约束措施。

4. 工作人员要经过培训，将约束措施的使用减少到最低程度。

5. 要对被约束的病人进行定期评估和观察。

6. 实施约束的命令要由有资质的医生下达，并有时间限制。

7. 使用约束或隔离的医学记录文件应该与组织策略一致。

化学约束

化学约束对于控制一个激动的病人是必要的，并且可以跟身体约束配合使用。理想的药物应该是通过多种给药方式都起作用、不致瘾、不耐药、副作用少。安定药（也叫神经弛缓剂或神经镇静药），由于其治疗指数高、疗效稳定、潜在成瘾性低而用于快速镇静。经典的抗精神病药物可阻断多巴胺受体，同时也对胆碱能、肾上腺素能、组胺和血清素受体有多种作用。抗精神病药分为低药效（例如，氯丙嗪、美索达嗪、甲硫哒嗪）、中效药（例如，洛沙平、吗茚酮）和高药效（例如，氯哌丁苯、氟非那嗪、替沃噻吨、三氟拉嗪）。镇静状态、低血压和癫痫的发生率在低药效组最高，锥体外系症状的发生率在高药效组最高。

氟哌啶醇是目前被推荐用于暴力病人镇静的一种选择，因为它是唯一既可肌内注射也可静脉给药的镇静剂。氟哌啶醇常规给药剂量为 2.5~10mg，每隔 30~60min 肌内注射，老年人剂量减半[66-69]。肌内注射后，通常 10~30min 起效，多数病人给药少于 3 个剂量就可以达到期望的疗效。尽管尚没有最大给药剂量的限制，但仍推荐在 24h 内给药不要超过 6 个剂量。使用最低有效剂量可以使副作用的风险降到最低[70]。众所周知，美国 FDA 并未批准可以通过静脉途径给予氟哌啶醇，但氟哌啶醇通过静脉途径给药已被安全有效地使用了很多年，且被大家广泛接受。FDA 对该药物使用的批准只是时间而已。

氟哌啶醇类似物氟哌利多（达罗哌丁醇），肌内注射给药剂量在 5~20mg 时同样可以成功的用于控制焦虑的病人[66,71-73]。与氟哌啶醇相比，氟哌利多作用持续时间较短，锥体外系症状的发生率更低，睡眠状态和直立性低血压发生率更高[68]。自从 2011 年 FDA 因其可能导致 QT 间期延长和尖端扭转型室速而给予警告，氟哌利多已经被限制使用了[74-77]。

氟哌啶醇和氟哌利多最常见的不良反应有镇静状态、体位性低血压及锥体外系症状。锥体外系症状与剂量无关，可发生在一次给药后也可能在给药数天后发生[68]。快速给药后，病人可能会发生静坐不能（极度不安）或急性肌张力障碍，可表现为肌肉的不自主转动或扭曲，常见于颈部（斜颈）、背部（角弓反张）和眼睛（眼睑痉挛），罕见于嘴、舌而导致气道受累。

治疗上述症状常用苯扎托品（苄托品）1~2mg，或苯海拉明（可他敏）25~50mg，肌内注射或静脉注射，一般在数分钟内症状缓解。氟哌啶醇和氟哌利多几乎无抗胆碱作用，其常常与抗胆碱药（苯海明或苯扎托品）合用以减轻肌张力障碍[78]。

抗精神病药物恶性症候群（NES）是一种特殊反应，可导致自主神经失调，症状包括体温过高、高血压和铅管样四肢僵硬。在服用抗精神病药物的病人中其发生率大约有 0.2%[69]。临床医师应熟悉这种综合征并加强抗精神病药物的管理。如果出现 NMS，应该给予支持治疗及停止继续使用抗精神病药物。

一些精神病药物（尤其是酚噻嗪类，例如氯丙嗪）可降低癫痫阈值。因此抗精神病药在拟交感神经药物中毒病人的使用一直存有争议。在临床实践中，氟哌啶醇或氟哌利多使用后很少有癫痫发作[73,79]。此外，在动物模型中发现氟哌啶醇可预防可卡因和安非他明中毒引起的癫痫[80]。

氟哌啶醇已报道在某些情况下可导致传导紊乱，特别是 QT 间期延长及尖端扭转性室速[81-84]。2007 年美国 FDA 警告，建议对静脉给予氟哌啶醇的病人进行心电监测，以防止使用过程中可能出现的 QT 间期延长或尖端扭转性室速[85]。

新型的快速镇静药被认为用在精神病病人和具有潜在攻击性的病人身上是安全有效的[53,68,69,86]。与典型的抗精神病药物比较，非典型抗精神病药物（如利培酮、奥氮平、喹硫平、齐拉西酮）由于其疗效好且副反应及运动障碍发生率低，已在很大程度上取代了典型的精神分裂症一线治疗药物，如氟哌啶醇[68-70,78]。非典型抗精神病药物在急诊用于治疗情绪激动或精神病病人时，由于需要缓慢滴定且不能肌内注射使其使用受到了限制。已经开发了一些非典型抗精神病药物的肌内注射剂型，这对我们在急诊对暴力倾向病人的药物治疗提供了另一个有希望的途径。同时也考虑了研发缓释口服剂型以便用于需要持续抗精神病治疗的病人[53,68,87-89]。

一些随机、双盲、安慰剂对照试验研究证实非典型抗精神病药物是有效的。奥氮平用于控制老年血管性痴呆和老年阿尔茨海默病病人的急性躁动时，2.5mg和5.0mg肌内注射相当于劳拉西泮1mg肌内注射[90]。用于控制烦躁症病人的双相躁狂时，奥氮平10mg肌内注射优于劳拉西泮2mg肌内注射[91]。奥氮平5mg、7.5mg、10mg肌内注射控制精神分裂症病人突然精神激动的起效速度超过了氟哌啶醇7.5mg肌内注射[92,93]。最常见的不良反应是轻度低血压。与安慰剂对照，奥氮平可使QT间期延长，但与氟哌啶醇相比很少发生肌张力障碍及运动障碍[94]。另外，肌内注射奥氮平会导致明显的冷静状态而不是非特异性的镇静[95]。由于奥氮平具有明确的抗胆碱能作用因而可能导致抗胆碱能精神错乱症状加重。一项Cochrane协作研究表明，尽管肌内注射奥氮平在治疗急性躁动时有效，但其疗效尚需进一步研究[96]。肌内注射奥氮平用于控制双相躁狂和精神分裂症所导致的急性躁动已被FDA批准。肌内注射奥氮平的推荐起始剂量为2.5~10mg，隔2~4h后可再给2个剂量，最大剂量为30mg[97,98]。

在控制患有潜在精神紊乱病人的急性躁动时，肌内注射10~20mg齐拉西酮有效[99,100]。一个比较了齐拉西酮和氟哌啶醇治疗急性精神病的随机、开放研究表明在减少躁动上齐拉西酮（10mg肌内注射后，每4~6小时可再给予5~20mg）疗效优于氟哌啶醇（2.5~10mg肌内注射，每4~6小时重复给予），连续3日24h记录的精神系统评估评分前者也较后者高[99]。最常见的副作用为剂量依赖型镇静。一项在精神病急诊对110个成年躁动病人（35%为药物相关）观察性研究发现，肌内注射齐拉西酮快速有效，比传统方法减少了约束时间[101]。一项关于氟哌利多5mg、齐拉西酮20mg、咪达唑仑3mg肌内注射治疗急诊未分类型的躁动（主要为中毒相关）的随机双盲对照研究发现，齐拉西酮产生充足镇静作用的时间相对晚于其他药物，而咪达唑仑更需要预备复苏用药。上述药物最常见的不良事件是轻度的呼吸抑制和坐立不安[102]。

齐拉西酮较奥氮平、氟哌啶醇及利培酮更容易对QT间期产生影响[69]。一项研究中，在诸多抗精神病药物的血浆峰浓度时记录心电图，发现齐拉西酮可使QT间期平均比基线水平延长16ms[103]。然而，其他一些研究则认为肌内注射齐拉西酮和氟哌啶醇对QT间期的影响没有差别[86,104]。一项儿童病人的观察研究发现，齐拉西酮可使QT间期平均延长28ms，但最长不超过500ms[105]。两个关于齐拉西酮导致尖端扭转型室速的病例报告中都提及了使用多种药物的问题[106,107]。肌内注射齐拉西酮已被FDA批准用于控制精神病病人的急性躁动。其推荐剂量为每2小时10mg肌内注射，或每4小时20mg肌内注射，每天用量不超过40mg。齐拉西酮不推荐用于已知有QT间期延长或具有QT间期延长风险的病人[88,108,109]。

在数个双盲、随机、安慰剂对照研究中，阿立哌唑9.75mg肌内注射治疗精神病病人急性躁动的疗效等同于氟哌啶醇（6.5mg或7.5mg）肌内注射，而锥体外系症状发生率较低[110-112]。在另一个研究中对比了阿立哌唑9.75mg肌内注射和15mg肌内注射治疗双相型精神障碍病人的急性躁动，发现其疗效等同于2mg劳拉西泮肌内注射[113]。阿立哌唑已被FDA批准用于治疗精神病性急性躁狂或双相型精神障碍所导致的躁狂。推荐剂量为5.25~15mg肌内注射，每2小时重复一次，最大剂量30mg[114]。

虽然这些新的、可肌内注射的非典型抗精神病药物作为化学约束剂看起来对特定类型的躁动人群是有效的，但对于急诊未分类型的暴力倾向病人使用上述药物还未有定论。非典型抗精神病药物也许会成为治疗精神病人急性躁动的一线用药[53,69,115]。

苯二氮䓬类也可用于躁动病人的快速镇静。其中劳拉西泮因其起效迅速、效果好、半衰期短和活性代谢产物少以及可以静脉和肌内双途径给药而被证明优于其他的苯二氮䓬类药物[52,69,116]。苯二氮䓬类药物对于因中毒或撤退症状导致的躁动非常有效，并仍然能够保持对急性精神病的疗效[23]。通过静脉注射、肌内注射或口服劳拉西泮时，推荐2~4mg起始，并根据需要逐渐增加剂量，最高达到120mg/24h[66]。

咪达唑仑是一种半衰期更短的苯二氮䓬类药物，已有研究比较了咪达唑仑与劳拉西泮、氟哌啶醇在治疗严重躁动病人中的疗效[117]。在一项随机、前瞻性、双盲试验中，咪达唑仑5mg肌注与劳拉西泮2mg、氟哌啶醇5mg肌注相比，起效更迅速，但药效持续时间也比后两者更短。苯二氮䓬类药物最常见的副作用是镇静、精神错乱、共济失调和恶心。如果病人已经使用了潜在的呼吸抑制剂（如乙醇），那么呼吸抑制将成为使用苯二氮䓬类药物最严重的风险。

抗精神病药物与苯二氮䓬可单独使用或合并使用。在劳拉西泮与氟哌啶醇合并使用的前瞻性、随机、双盲、多中心研究中，两者合并使用要优于各自单独使用的效果[116]。劳拉西泮2mg、氟哌啶醇5mg单独使用，或两者合用曾在急诊用于治疗未分型的躁动病人。可根据需要每小时重复剂量一次，最多可达6次。在12h内，需每小时对病人进行疗效、生命体征和副作用的评估。病人接受联合治疗与接受两种药物单独治疗相比，前3个小时的治疗效果明显增强。单独氟哌啶醇时更容易出现锥体外系症状，这可能与单独使用需要更大的剂量有关。基于这些发现，联合治疗因疗效最佳、副作用最小而被用于治疗急性躁动的病人。氟哌啶醇5mg静注或肌内注射加上劳拉西泮2mg静注或肌内注射，每30分钟重复直到达到治疗效果，这种疗法被推荐用于有暴力倾向的病人伴有未分类型的躁动时（有药物禁忌者除外）[52,68,88,115,118,119]。老年病人剂量减半。这些药物可在同一注射器里放置最长达16h。

对病人快速镇静的目的，使他们能够配合评估和治疗，避免伤害自己或他人。虽然用药后模糊的精神状态可能干扰临床诊断，但是必须权衡这些因素，以防止因停止使用有效的药物而将病人和医务人员置于更大的风险之中。此外，单独的身体约束，尤其是对于一个使劲挣扎的病人，可能有使病人的发病率和死亡率增加的风险。

攻击

不幸的是，尽管已经采取了适当的预防和干预措施，对人身进行攻击的行为仍可能会发生。如果遭到袭击，应立即呼叫支援。保持侧向姿势，让手臂时刻为自我保护做好准备。如果面对拳打或脚踢，用一只手臂或一条腿来阻挡。如果被卡住脖子，使劲把下巴贴到胸前以保护呼吸道和颈动脉。如果被咬，不要将对方推开，而是将被咬的部位按向对方的嘴并将其鼻孔堵死，以逼迫其张口。如果被武器威胁，要冷静对待，并答应其要求[46]。采用一种不带有威胁性的姿势，避免突然的动作。不要试图去拿武器。避免争论、表现出绝望或发牢骚。尝试与人质劫持者建立人际沟通[27,121]。为其他生病或受伤的人质提供服务，从而使人质减少损失。不要讨价还价或做出承诺，不要说谎，因为其后果可能是灾难性的。使人质劫持者相信被授权的人员正在倾听其要求，并能及时给予满足[121]。如果其放下武器，不要去拿，要一边继续与人质劫持者交谈，一边等待保安人员的到来。如果有必要，可请司法当局派专业的人质谈判代表。

每个医院都应该有一个针对极端暴力案件的行动计划。

该计划应包括预防和安全措施，迅速通知保安和警方的方法、疏散计划、医疗计划和危机干预的手段[46,121,122]。要培训防暴力管理团队的成员掌握前面提到的技能，以应对攻击性病人和保护工作人员[123]。

临床特征

病史和体格检查

一旦有暴力倾向的病人得以控制，需要对他们的过激行为的器质性原因进行评估。鉴别功能性疾病和器质性疾病是一项具有挑战性的任务，因为许多精神病病人常合并有器质性疾病，后者能够加重病人的精神症状，使情况变得复杂起来。如果对于引起或加重暴力行为的器质性疾病没有及时处理，那么表现暴力行为的病人的病情就会迅速恶化。重视病史和体格检查有助于医生以最少的花费和最短的时间鉴别功能性和器质性疾病。

器质性（医疗）和功能性（精神病）疾病有一些病史上的特点。年龄>40岁的人新发精神病症状更可能有某种器官性原因。此外，年纪大的人因疾病或药物不良反应导致器质性精神错乱的危险性较大。有药物或酒精成瘾史的病人表现出的暴力行为可能是其中毒或戒断综合征的表现。激动行为的急性发作或时有时无提示有器质性病因。大多数精神病病人是警觉的、有方向感的，而且有精神病史。表188-1列出了区别导致暴力行为的器官性和功能性因素的线索。

通过几个历史特征能够区分器质性（医疗）和功能性的（精神科）病变。有新发精神病症状的40岁以上病人更可能有某种器质性原因[124,125]。此外，年老者会有较高的概率发生因医学病症或药物不良反应引起的器官性精神错乱。有药物滥用或酒精成瘾史的病人会表现出诸如中毒或退缩综合征等的暴力行为。焦虑行为的急性发作以及时有时无的行为暗示着器官性起源。大部分精神病病人是警觉的和有方向感的，而且有精神病史。表188-1列出了区别器质性和功能性暴力行为的线索。

现病史应包括精神、家庭和社会信息，包括自杀观念、药物使用情况以及最近处方药使用情况的变

表 188-1 功能性和器质性暴力行为的区分

	器质性		功能性
临床表现	精神错乱	痴呆	
起病	急性	逐渐起病	逐渐起病
发病年龄	所有年龄段	>50岁	<40岁
警觉	警觉	正常	正常或高度警觉
定向力	受损	正常	正常
幻觉	常见，可表现为视觉/听觉/触觉	无	精神分裂症者可表现为听幻觉，否则不常见
症状变化	不稳定，起伏大	稳定	稳定
异常视觉	常见	不常见	不常见
精神疾病史	无	无	有

表 188-2 生命体征与中毒综合征

中毒	BP	P	RR	T	瞳孔大小	皮肤	药物举例
拟交感症状	↑	↑	↑	↑	↑	潮湿	可卡因
抗胆碱能	↑/↓	↑	↑/↓	↑	↑	干燥	苯海拉明
胆碱能	↑/↓	↑/↓	—	—	↓	潮湿	杀虫剂
阿片类	↓	↓	↓	↓	↓	—	吗啡
镇静剂	↓	↓	↓	↓	↑/↓	—	劳拉西泮
戒断症状（乙醇，镇静-安眠药）	↑	↑	↑	↑	↑	潮湿	苯二氮䓬类药物戒断症状

Adapted from Olshaker JS, Browne B, Jerrard DA, et al: Medical clearance and screening of psychiatric patients in the emergency department. Acad Emerg Med 4: 124, 1997.

BP，血压；P，脉搏；RR，呼吸频率；T，体温；—，无变化。

化。通常，家庭成员和病人的朋友能够提供有效的信息，而激动的病人则不能被认为是信息的可靠来源。如果有可能，与他们会面时应当避免病人本人在场。病历记录里除了详细的医疗信息外还应当包括既往的暴力行为史。既往病史中，药物和酒精是记录的重要部分，因为药物滥用同暴力行为密切相关。

应该要求病人让医生做一次彻底的身体检查，以探寻暴力行为的器质性原因，并检查任何由此产生的伤害。约束病人对完成最基本的身体检查是有必要的。不要过分强调获得常规生命体征（包括体温）及进行一次全面精神状态和神经检查的重要性。生命体征持续异常、意识不清，或局灶性神经系统体征更提示有器质性病因，需要进一步的诊断性评估。进行仔细的体格检查时要重点关注病人的全身情况（如卫生、营养、震颤）及生命体征、外伤或针刺的迹象、特征性气味、神经和精神检查以及中毒综合征可能的征象（表188-2）[126]。

诊断策略

应该用从病史和体格检查中获得的信息指导诊断。尽管一些学者提倡对具有精神症状的病人做一整套标准的实验室和X线的检查，但大多数还是推荐根据临床发现一步一步地进行诊断[118,124,127-130]。

对所有暴力倾向的病人都应当快速检测血糖和脉氧饱和度。对于一个不到40周岁，之前有过精神病史的病人，常规的检查应该包括生命体征、安静状态下的举止、正常的方向感，如果没有身体不适的症状，可能就不需要进一步的诊断检测了[129]。对需要的病人进行的其他的研究包括血清电解质、血液和尿液毒理学筛选、血清乙醇、甲状腺功能系列、头部成像以及脑电图（EEG）[25,28,46,124]。如果怀疑中枢神经系统感染则应考虑腰穿。当药物中毒的程度与治疗有关时，应测定导致中毒的药物的水平。对于老年人和故意服药的病人应进行ECG检查。故意服毒的病人应当进行对乙酰氨基酚浓度检测,因为这种致死性的中毒在临床上很难诊断,但一旦确诊,治疗是有效的。

在诊断过程中另外需要考虑的就是应该关注对病人作出最终评价的精神科医生。尽管血液乙醇和毒理学筛选可能不会明显影响一个病人的治疗,但是精神科医生可能会用它们来评估乙醇和药物滥用在病人行为问题中起到多大的作用[124,131]。在治疗开始前精神科医生和急诊科医生在诊断策略上达成一致是比较理想的。不必要的诊断检测会延长急诊科停留的时间和延迟最终的精神病治疗。

鉴别思路

暴力行为的发生常与头部外伤、缺氧、低血糖、电解质失衡、感染(尤其是疱疹脑炎)、药物中毒或戒断或不良反应以及代谢和内分泌紊乱有关[27,46]。不常见的器质性原因包括癫痫发作(比如,颞叶、边缘系统)、癌症(尤其是发生在边缘系统的癌症)、边缘叶脑炎、多发性硬化症、卟啉症、Wilson病、亨廷顿症、睡眠障碍、甲状腺功能亢进症、维生素和矿物质缺乏(比如叶酸、维生素B_{12}、烟酸、维生素B_6)[132]。在急诊见到的有暴力倾向的病人最常见的原因是药物和乙醇中毒或戒断反应。记住 "FIND ME"(*f*unctional 功能,*i*nfectious 感染,*n*eurologic 神经,*d*rugs 药物,*m*etabolic 代谢,*e*ndocrine 内分泌)有助于帮助我们对暴力原因的探寻(框188-1)。

未见异常

急诊医生常常对精神病或暴力倾向的病人做出"未见异常"的结论。我们必须承认,"未见异常"是一种不正确的说法,并且在急诊评估中,病人不可能所有的检查指标都完全正常[127,133]。此外,也没有一个能够更为准确地进行"重点体检评估"的标准程序[118]。

在表现有精神异常的病人中,器质性疾病的发生率为24%~80%[124,134,135]。与急诊科医师关系最密切的是发现引起或促使病人暴力行为发生的疾病。对于已患有精神病病人的异常行为的错误认定是引起诉讼的常见原因[136]。急诊医师应该意识到大多数精神科医生依赖于他们对病人的医学评估。有功能性疾病的低风险病人一旦平静下来并能够接受精神检查时,就应该尽快请精神科医生进行评估。对重点病史和体格检查提示有急性器质性疾病高风险的病人,需要进一步的诊断研究。

一旦医学筛选评估完成了,就应该和会诊的精神

框188-1 与暴力行为相关的问题

精神疾患
精神分裂
偏执狂
紧张性兴奋
躁狂
人格障碍
 边缘人格
 反社会人格
 妄想性抑郁
 创伤后精神障碍
 强迫性障碍失代偿
同性恋恐慌

环境冲突
敌对行为
交流障碍
对依赖或拒绝的恐惧
疾病恐惧
对于疾病过程的犯罪感

反社会行为
暴力行为不能用医学或精神问题来解释(此类病人应由警方和安保部门处理)

器质性
疾病
精神错乱
痴呆
创伤
中枢神经系统感染
癫痫
肿瘤
心血管事件
血管畸形
低血糖
低氧血症
AIDS
电解质异常
体温过低和体温过高
贫血
维生素缺乏
内分泌紊乱

药物
对处方药物不可预测的反应(尤其是对脑损伤或老年病人使用镇静剂)
酒精(中毒和戒断症状)
安非他明
可卡因
镇静安眠药(中毒或戒断症状)
PCP
LSD
抗胆碱能药物
芳香族碳水化合物(胶水、油漆、汽油)
类固醇

AIDS,获得性免疫功能缺陷综合征;LSD,麦角酸二乙胺;PCP,苯环利定。

科医生交流这些结果。病历应该反映出评估没有发现任何导致病人行为改变的急性医学状况。如果导致病人暴力行为的原因是药物或乙醇中毒，就应该留观病人，直到病人能够接受精神科医生的治疗性面谈。或者，将病人转移到有观察设施的房间内，直到中毒效应消退。急诊医生应该清楚地记录他的发现和他给精神科会诊医生的建议，而不是断然地宣布病人"未见异常"。

制订急诊预案以防止暴力

急诊科中的暴力风险应该以不引起敌对或负面环境的、费用-效果比最佳的原则处理。应该建立一个包括员工教育、充足的工作人员及精心设计的急诊环境的系统才能做到对暴力行为的最佳防范。某一机构防范暴力方案中所需要的人员和特点应当根据对该机构中风险的评估来确定。

安保人员

经过良好训练、反应迅速的安保人员是所有医院保安系统的关键。雇佣这些人员的费用高昂，在预算缩减时往往首先被裁减，所以安保人员的类型和数量往往取决于经济基础。医院安保人员使用枪支是有争议的，但允许其他合法的持枪人员进入急诊。建议使用电击枪、眩晕枪、狼牙棒等其他非致命的武器替代枪械。

检查病人

当病人进入急诊时应当以一种非歧视性的方式检查病人是否携带有武器[121]。应当放置永久性警示标志，可以是这样的："为了病人和员工的安全，进入急诊科需要扫描是否携带武器"。几乎所有的病人和家属将能配合检查，实际上可能会因此而感到更加安全[47]。有关搜查和违禁品处置的书面文件必须分发给工作人员并要求遵照执行。

报警系统

任何一个报警系统的目标都是能够做出快速、正确的反应，同时错误报警最少。最好的报警系统应该是分层设置的。任何一个房间中的报警按钮都能够触发整个急诊科的中央蜂鸣器。预先指定的急诊科人员要做出初步回应，然后去判断所需要的反应水平。每一个急诊科至少带有一个直通警署或安全部门的电话，以备需要更多的人员帮助时。一个口头暗号（如，阿姆斯特朗医生请到9诊室）也是一个有效的方法[46]。

限制进入急诊科

控制进入急诊科的人流是阻止暴力事件的一个有效途径。高危险部门应该仅设一个或者两个入口，尤其是在晚上就诊时间。防弹玻璃屏障和在入口设置蜂鸣器也是很有用的。

使用专用的房间

美国急救医师学会（ACEP）建议大部分急诊科应至少有一个安检专用房间，房间要带有防碎天花板灯、坚固的天花板、沉重结实的椅子、一张安全系数很高的固定床位、两个能从外面锁上的门、一个能被悄悄激活的紧急求救按钮[121]。如果需要的话，房间也可以安装安全视频监控。

某个暴力行为频发的大城市医院，其急诊科装备了充足的安保力量、金属探测器、防弹有机玻璃分诊区、配有安全密码锁的入口、可随时开关封闭的进入急诊的通道、防止汽车冲进急诊科的金属杠[17]。医院报告自从采取了这些安全措施后，还没有发生过武器相关暴力事件或人员受伤。

预防

暴力行为三级预防的观念可被引用到急诊环境中[13]。最基本的预防措施应该是努力控制那些能够刺激挫折感和过激行为发展的因素。等待时间过长与暴力行为有关。努力缩短等候时间，使候诊室的环境尽可能舒适，会减少暴力行为前的过激行为。监控摄像机和可见的安保人员可能会形成一定的威慑力。

二级预防包括对暴力前过激行为的反应。成功的干预包括对危险的识别及防暴技术的使用。应该培训工作人员能够及时识别潜在暴力人员。通常优先就诊可以缓和矛盾[123]。对员工进行处置暴力技巧的训练有助于增加员工的自信和安全感，同时减低过激行为事件的发生[137,138]。

三级预防是指一旦暴力行为发生，应当控制暴力行为。应使用物理和化学的约束方法，也经常需要安保人员和警方的介入。处理暴力病人的方案对于减少病人和医务人员的伤害是非常重要的。由于暴力行为的实际危险性，在急诊科需要采用强化安保措施。

越来越多的暴力行为已逐渐成为一个重大的公共

卫生问题，加强监控和对大规模人群的全面预防性措施的关注也在增加[139-141]。医生们越来越意识到他们在减少暴力中的作用。在预防和处理暴力行为中枪支管制、医院安保系统的要求、立法对执业医师进行培训等目前还存在争论，急诊科医生应当在这一领域中拥有发言权。由急诊医学界提出的关于预防暴力的预案包含了改善医学教育、研究、临床实践，同时也包含公众教育和宣传[142]。

重要概念

- 急诊科工作人员应当参加识别有潜在暴力行为的人并学会用不断提高的技术控制暴力行为。
- 急诊科应该制订应对暴力事件的行动预案，该预案应该包括急诊工作人员、医院管理部门、安保部门以及当地政府。
- 急诊科医师应该熟悉如何使用物理和药物约束措施。
- 对所有的暴力行为者均应考虑器质性疾病导致过激行为的可能，即使是对已知患有精神疾病的病人。
- 急诊科领导必须积极主动地尝试创造一个对于病人和工作人员来讲都安全可靠的环境。

本章参考文献请参见 http://pumpress.bjmu.edu.cn/eduservice/3419.html

第 189 章　难以相处病人

Robert J.Vissers and Norman Kalbfleisch

张天鹏 译　谢苗荣 校

概述

在医疗机构中经常会遇到一些容易产生负面反应的病人。这些负面反应可能由于病人的表现、态度、沟通方式或抱怨引发。难以相处的病人会迅速破坏急诊科的和谐状态和工作效率。人们通常用一些轻蔑的词称呼他们，如"无望的病人、烂病人"之类，甚至用一些更不友好的、蔑视性的俚语。他们可能未接受到最佳的医疗服务，妨碍其他病人就诊，对其他病人的治疗造成不良影响，因而存在法医学上的风险。此外，经常接触这类病人可使医护人员产生挫折感，进而导致不规范的职业行为，最终导致倦怠情绪。

历史上，医学文献在很大程度上忽视了医生对病人产生负面情绪的可能性。传统上认为医生应该否认产生恼怒、憎恨和挫折感，而应采用幽默、同情和正直的心态。尽管后者是令人敬佩的品质，但否认负面反应的存在是不现实的。医生跟他服务的病人一样也是人。弗洛伊德创造了反向移情（coutertransference）这个词汇，意为病人使医生产生的负面反应，可能会对治疗和诊断产生潜在的影响。

良好的人际交流技巧是维持医患关系的基础[1]。尽管某些临床医生比其他人更具有这种能力，但不能错误地认为这种能力是天生的[2]。在大多数医学院校和基础护理专业中，交流能力和建立人际关系的技巧现在被作为一门重要课程进行教授[3]。急诊住院医师项目中人际交流技巧培训和评估指南的需求仅在近期被提及和关注[2,4,5]。毕业后医学继续教育认证委员会（The Accreditation Council for Graduate Medical Education，ACGME）已经把专业技术和人际交流技巧确定为全美住院医生培训计划课程中六项核心能力中的两项，急诊医学也遵循这一规定，这极大提高了对该领域进行研究和教学的兴趣。虽然评估这些措施的有效性还是一个挑战，但是急诊住院医师阶段针对专业技能和沟通技巧的新课程已经在实施了[6-9]。

判别原则

难以相处的病人常以"问题病人"，"破坏性病人"，"讨厌的病人"，甚或以更不友好的"可恶的病人"的名称被提及[10]。具有人格障碍的病人通常被归为此类，因为他们有顽固且不合群的人格特征。但并不是所有难以相处的病人都具有人格障碍，他们也可能被归为其他具有共同特点的病人范畴（如索取毒品者、敌意病人、装病者及反复急诊就诊病人）。

对于难以相处的病人，尚没有被广泛认可的定义。我们对其的定义为干扰医生建立正常医患关系能力的人。这种不良的医患关系通常与对病人的负面情绪有关，但也不一定都是这样的。

医患关系病理学

有人倾向把不良医患关系归结为病人自身原因所致，这妨碍了对问题的理解。医生的性格以及急诊科的就诊环境也在其中起作用[5,11-13]。

医生因素

沟通障碍是各种形式人际关系中的常见问题，在医疗机构中常常被放大。病人满意度与医生是否能够倾诉并理解他们的诉求及对医生专业能力高低的感受相关[14]。尽管如此，医生的注意力总是集中在诊疗程序上，这一点可能与病人的想法不一致。当遇沟通较差的病人时，如果医生拒绝改变其固有的诊疗模式，问题将会被激化。

对于病人在疾病状态下应有何种表现，医生常有一些预想的观念，并迅速将病人分为可接受的"真正患病的"或"累赘的、困难的"两类。前一类病人因其症状而获得谅解，后者则不被谅解。当存在文化差异或语言障碍，进而影响到医生和病人之间相互理解时，病人也会被归类为是难以相处的病人[13]。

另外一种常见的沟通失败原因是医生无法提供可以被病人理解的关于其诊断、治疗和预后评估的充足信息。研究显示，在20min的医患互动中，只有1min被用于对病人进行疾病知识的教育[15]。个人偏见也影响着病人的治疗[11,16]。通过简单观察就能迅速作出判断，这是一种技巧，医生靠它可以对病人快速形成一种"整体感觉"。对于急诊科医生来讲，这是一种基本技能。然而，假定这种预想的观念总会发挥积极影响是不现实的。

急诊科因素

急诊科的就诊环境容易受到干扰，就诊过程常因突发情况而被打断，因此难以达到许多病人期望的那种令人舒适的氛围[17]。紧张和严格的时间约束是非常常见的。病人的诊治有时会在走廊之类不令人满意的环境中进行。医生与病人的交流常常非常简短，而且时常会受到干扰而中断，这可能会使病人认为医生对他不关心或是并未完成对其的评估[17-19]。病人可能因为对于医生和诊疗设施无从选择而失落，因等候时间过长而心烦意乱，医生则可能在试图应对这些特殊的、具有挑战性的病人时，因护士们的评价而产生偏见或因感到情况将失控而倍感压力[13]。

不良医患关系的循环

难以相处的病人被认为向医生提出不合理的要求（图189-1）。医生反应出负面情绪可能会给病人否定性举措。病人对这些负面反应很敏感，感到被放弃的威胁，试图通过夸大症状吸引医生注意。医生对病人的不适应行为更感失望，如此循环持续不断。

这种不良关系对病人产生的后果包括无法查出真实病因、漏诊、关于医疗机构的"另一次可怜的经历"以及提前或不适当的离院[1]。对于医院工作人员，这种负面影响表现为挫折感、失败感、担心受到起诉、老一套的工作模式和潜在的偏见的发展，所有这些都会导致医务人员最终在工作中筋疲力尽。

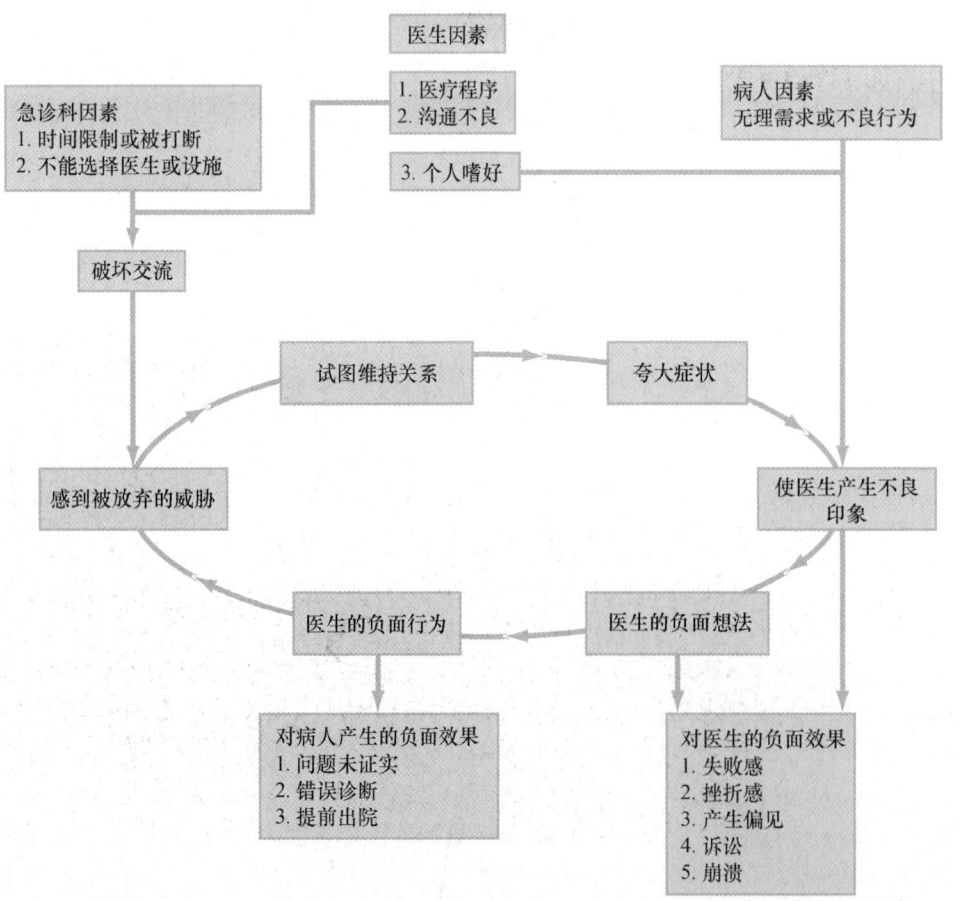

图189-1 医患关系恶化循环。

难以相处病人的治疗策略

这一节从三个方面讨论难以相处病人的治疗：总体策略、负面反应的处理和危机处理。

总体策略

框 189-1 列出了应对难以相处病人有帮助的一些总体策略

支持

对于引起医生负面情绪的病人，医生的自然反应总是不支持的。用坦诚的、带有感情的交流可能是处理问题的一种非常有效的办法。一些医生认为，对于过分苛求的或有地位的病人过于"软弱"可能会更加糟糕。相反，如果对他们的问题表达出一种尊重的和同情的关注能够有效缓和很多准备通过长期坚苦斗争以获得重视的病人的情绪。对于确信自己的要求被聆听并相信医生真诚希望帮助自己的病人来说，他们更容易接受诸如他的问题目前没有迅速有效的解决方法之类的信息。

在感情上与病人建立联系会占用时间。开始时应表示同情、尊重和关注，建立起信任及和谐配合的氛围。例如，一名因自残前来就医的病人，他不愿意在病史询问中配合评估自杀风险，在医生不带任何偏见的给予适当的伤口处理后，病人通常会表现得更为坦白。

构建谈话

与难以相处的病人接触时时间不要太长，以免在急诊繁忙的环境中产生焦虑情绪[1]。评估的流程应该灵活一些。要用适当的方式坦诚地告诉病人应该顾及其他的病人。一定要履行承诺，按时回到病人身边完成下一步评估，这对于建立信任和和睦是很有帮助的。

限制行为

要让病人明白行为规则。例如，提醒那些不文明的病人他们有资格治疗，但他们的语言可能冒犯其他病人。医生应当建议他们审慎自己的言语，否则将被带走。

指出僵局

有时，病人的期望和医生所能做的不一致，因而陷入一种僵局。当这种情况发生时，需要承认这种不一致。有些情况需要通过指出僵局并给病人机会来解决问题。有时，可以先将困难的问题搁置起来，在会面的晚些时候再讨论，问题就可能得到解决。这种谈判的基本方法在急诊科中通常未被使用。

分享你的反应

如果病人感到很厌烦或医生有很强的挫折感，指出僵局可能没有效果。这种情况下应该一面继续治疗，一面体会病人的感受可能会有帮助。

引导谈话的方向

一些病人喜欢提及和目前问题无关的话题。应当避免在没有价值和无关紧要的问题上纠缠不休。要引导病人将谈话集中在对解决问题有潜在帮助的方面。逐步引导他们探讨问题，使病人的思路能够与你设定的方向保持一致。

暂停工作

有时候医生会感到无法继续承受挫折感。这时应当离开房间，等双方都冷静下来后，再重新坐到一起讨论。

团队工作

对于那些威胁到工作人员的病人，如果一开始时就以团队的方式进行处理，问题会更容易得到解决。特别是对于那些具有暴力倾向的病人，当工作人员显示出集体的力量时，可以避免潜在的危险。同样重要的是，对于那些情况复杂、病情涉及多学科，并需要社区支持服务的病人，在病人的治疗和离院安排工作中更需要组织良好的团队工作。如果情况允许，急诊科其他同事可以用"旁观者"的眼光帮助经治医生判断难以相处的病人并重新获得临床思路。

理解病人的就医目的

有时医生会问自己，"为什么这个病人会来这

框 189-1	应对难以相处病人的总体策略
表现出支持的态度	
组织会谈	
设定限度	
指出僵局	
分享你的感受	
引导会谈	
暂停工作	
团队工作	
理解病人的就诊目的	

里[1]？"通常以一种不带有偏见的方式向病人提出同样的问题可能会产生更好的效果。病人的目的也许会出乎意料，但很容易满足。问题简单得就像仅仅是需要一张回家的汽车票，或者是一个他不会因为一个小病马上就死了的保证。如病人的需求不容易被满足时，明确病人就医目的可以有机会让他设定更为现实的目标[20]。

处理负面反应

尽管在处理难以相处的病人时产生的负面反应是一种不愉快的经历，但也能提供有价值的诊断信息。医生应该理解并接受这些负面反应，并充分利用它们可能的益处。

对于病人特定的行为，医生通常会有类似的反应。反应的差别与医生的性格类型、经历及未被意识到的成见有关。医生必须了解自己对特定行为类型的反应并用以作为诊断帮助。

及早地了解这些反应，除了利用其诊断价值外，还可以帮助医生从一开始就防止医患矛盾发生[11,13]。

对于病人的消极想法

对于病人的消极想法最有可能影响对病人的诊治过程。病人经常被划进一些固定范畴如"瘾君子"、"装病者"或"胡说八道。"虽然这些描述或多或少反映了病人的特点，但这存在一种潜在的可能，医生基于对这些标签的理解而产生的偏见会造成对病人作出不正确且有潜在危险性的假想。

将病人分配到相应的流行病学范畴是临床判断的一个常用方法。将病人归类于某个特定的范围内有助于确定特定人群发生疾病的可能性，进而对病史采集、处理和处置的决定产生影响。对难以相处的病人采用这种方法的风险就是这个过程可能导致对病人不正确的假设和采取折中的治疗方案。

由于对病人的偏见以及按固有的思维给病人贴上标签可能导致不正确的假设，这种情况被称为认知失真。下面这个例子表明认知失真是如何影响临床判断的。

一名静脉吸毒人员在轻微创伤后因为严重颈部疼痛要求镇痛治疗。医生认定他为索要毒品并设想其主诉是假装的。在意识到医生的设想后，病人情绪激动并且具有攻击性。他被保安带离急诊科。几天后，他因颈椎硬膜外脓肿导致四肢麻痹复诊。

医生因为病人是静脉吸毒人员，凭既往经验设想病人是在装病，而没有考虑到病人行为的其他合理解释。这种被称为"全或无"的现象使真正的疾病被忽视了。

负性自我感知

医生自我产生的负面思想常表现为自觉能力不足或失望感。一些病人对医生诊治的批评强化了医生的这种感觉。病人不切合实际的期望，加上自己心中根本就不相信有人能真正帮助自己解决病痛，结合医生想救治所有病人的幻想，致使医生产生强烈的挫折感，最终造成了精神崩溃。

消极行为

医生的行为是消极情绪和想法最明显的表现。例如对病人粗蛮无礼、讽刺挖苦和冷漠。病人可能受到不全面的临床评估以及不必要的辅助检查。可能会不适当地使用物理方法或药物以镇静，给予纳洛酮或其他的措施，或是将这些措施作为一种惩罚的手段。拒绝给予或保守使用镇痛药。不完善的交流导致对出院医嘱的不理解及依从性不良。不良的医患关系会导致病人拒绝治疗、违反病人意愿强加治疗或病人不遵从医嘱[21]。

尽管一般来说病人控制在医生手中，但事情有时候也可能会反过来。那些对诊断错误和随访交代不充分心存不满的病人是会对医生提出诉讼的[1]。医生可能成为病人暴力行为的受害者[22]。医生的消极行为也可影响到急诊其他的工作人员。同事们看到这些不适当的举动时可能会对团队的士气和工作造成不良影响。愤怒、士气低落、压抑的医生可能会将团队成员作为发泄对象，不仅使短期形势进一步恶化，从长远讲还可能对团队工作关系产生潜在的影响。

处理负面反应的策略

在应对医生对病人的负面反应时采取下列6条措施是有帮助的。

保持适当的感情距离

医生应该避免对病人不善意的行为做出回应。这可能很难控制，最好通过保持充分的情感距离，以避免病人的过激个人行为。这种"分离性关注"必须与充分地表达出对病人的关心和同情的感情投资相互配合。

从另一个角度对待负面反应

医生应尝试把病人看作环境的牺牲品，代替给他们贴上负面标签。病人无法选择他们的出身，他们不愿意虐待儿童，不愿受精神疾病的折磨或经历那些让他们不得不到急诊就诊的事件。不论他们做了什么，他们都有资格被同情并享受高质量的医疗服务。

尝试把病人的行为理解为症状

作为处理消极反应的第二步，要认识到因为不同的生活条件、文化程度和环境，病人通过特定的途径与外界相接触。这些条件可能包含多种医疗和心理问题、中毒、认知缺损或人格障碍或特征。应该认识到病人这样的行为是因为这些条件所致的症状。文化和社会环境差异如不被理解，则可导致病人的行为看似不合理或难以相处。尝试保持一种同情的方式去接触一个特别麻烦的病人对于了解病人真实的情况是有帮助的。

寻找认知失真

是否存在认知失真最好的方法是寻找是否带着固有的眼光看待病人或情形的证据。医生应该知道，武断判断和以全或无的思考方式与病人的交流会对临床判断带来多大的影响[23]。

找到对认知失真的合理反应

对于主诉有胸痛的老年精神分裂症病人，可能一开始就会被认为是妄想症状。然而，精神病对于缺血性心脏病并非保护性因素。在急诊科，首要考虑的是对生命威胁最大的诊断，这一原则对病人和医师都是适用的。

通过认清背景正确处理消极反应

急诊科的工作环境充满压力。病人普遍期望急诊医生能够迅速有效地处理问题。相应的，阻挠医生工作的病人被认为是不受欢迎的。当医生的状态低迷时，很难客观地看待这些病人。因应对如此困难局面所产生的挫折感可以导致医生对病人的举动产生夸张的反应。认识到这一点可以帮助减少因缺乏客观判断而造成的对病人医疗工作的影响。

尽管消极反应的处理不是应对难以相处病人的万能药，但这为医患双方重新构筑了交流的基础，最终对病人的医疗和医生的情感都是有益的[24]。

危机干预

有些表现出来的主诉，如"无法入睡"、"神经质胃"、"焦虑"和"控制不住"特别容易引起医务人员的挫折感和恐惧感。试图直接处理这样的主诉往往被证明是无效的，这似乎部分源于病人夸张的感受干扰了有效的交流。无论如何，这些都是危机状态下病人的表现[24]。

危机分析

危机就是用常规方法不能有效处理的危险事件[24]。人们在一生中会多次经历不同程度的危险，如爱人去世、失业、严重疾病和家庭暴力等。对于个人来说，面对这种压力常见的反应是紧张，然后就是考虑怎么办。人们对不同的问题处理方法来源于自己既往已有的经验。

如果找到了有效的解决方法，人可以回到更有理性的状态。如果没有及时找到合适的危机解决方法，就会产生一段时间的混乱。在这个时期里，病人会感受到如思维混乱、焦虑、恐惧、生气和绝望等一些强烈的情绪。当人在情绪难以控制时就可能会到急诊就诊以寻求帮助。

处于危机状态中的病人，由于其主诉和行为的特点，都会被列入"难以相处的病人"中（无论真实情况如何）。在对待这些危机状态下的病人时，有必要采取适当的危机干预技巧。

处理危机

认知危机

危机状态下病人的主诉可能是对于事件、情形、情感或身体症状的描述，这可能是模糊或具体的（家庭暴力、无力应对、焦虑、不情愿、头痛）。这类病人有一部分的主诉基本都是描述情感上的遭受，他们不需要传统的医学治疗。而另一部分病人，在其焦虑程度减轻前，需要确定他们没有严重疾患。处于这两种极端类型之间的，是那些能够部分理解环境可导致病痛的病人。他们能够接受"压力的影响常可导致这类躯体症状"的理念。然而，在确信他们的主诉已经被充分评估以前，这些病人不愿意接受这样的解释也是情有可原的。通常要做的不过是采集翔实的病史和认真的体格检查，然后医生给予安慰性的交流，使病人获得一种自己的主诉已经被认真考虑的感受。一些遭遇严重危机的病人需要通过正规的危机处理流程给予治疗。对于忙碌的急诊医生来说，这一程序的复杂性和所需的时间超出了其能力。由于对这类病人的治疗资源逐步减少，致使急诊科内精神疾病病人留滞时间延长，这为社工、精神病医生或精神病护理从业人员应用其专业技术提供了机会。识别危机状态下的病人是创造良好的医患关系、寻找他们的基础疾病以及启动治疗程序的关键（框189-2）。

收集基本信息

在意识到危机情况后，处理的第一步是收集关于病人家庭环境、工作状况、个人关系和社会联系的基

框 189-2	处理危机的五个基本步骤

识别危机
收集基本信息
理解危机的发展
再现危机的峰值压力
找出解决方法

本信息。收集基本信息的目的在于在探讨危机本身之前将病人和危机放到导致危机发生的大背景中去考虑。这一步很耗费时间且不能马虎，通常除了急诊医生外还需要其他的医务人员共同参与。

理解危机的发展

通过结构化谈话，获得关于导致危机发生的事件的前因后果以及危机自身性质的信息，目的是弄清楚情况。谈话的时候要保持条理性并控制话题的方向，以便于病人在描述事情时不会被事情所产生的自身情感所困扰。

再现危机产生的峰值压力

一旦危机的症结被认定，医务人员应进一步帮助病人表达出对所处形势的紧张情绪。通过移情、主动倾听，让危机当事人在安全的环境中体验之前出现过的情感经历。这样可使医务人员获得病人的信任，为解决问题打下了基础。

找出解决方法

在危机处理的最后阶段，为推动问题的解决，医生应以客观的、真实易懂的条件重新构造所有相关的环境。这时，在相关方面的参与下，就会浮现针对危机可能的解决方法，并采取解决问题的最佳方案。重要的是，这应该是通过共同努力实现的，病人对于解决方案应有一定的发言权[24]。

对待难以相处病人的特殊方法：综合处理

可以将这里所说的各种处理策略整合形成一种实用的方法应对难以相处的病人。第一步是识别特殊行为类型，而不是传统意义的诊断。这些行为类型概括了在急诊科见到的大多数难以相处的病人。表现某个特定行为类型部分特征的病人也可采用与该类型同样的处理策略。

行为分类

人格障碍的个体常表现为难以相处的病人。尽管通过急诊科短暂的接触来建立人格障碍的可靠诊断是很困难的。如果病人以前已经被诊断为人格障碍，对急诊经常会遇到人格障碍病人的警惕性往往有助于同事之间的沟通（框 189-3）。

对于难以相处的病人，替代传统分类的方法基于病人4种特殊的行为表现和消极反应[25]。我们已经改写了这种分类系统，更多地使用中性词汇。这些行为范畴包括依赖性病人、有地位的病人、依从性差的病人和自残性病人。通过对难以相处的病人的不适应行为的认知和对医生因此产生的消极反应的认定，病人可被归到这些行为类别中的一种。根据这些行为类别对每一类病人提出了有效的治疗策略（表189-1）。

依赖性病人

依赖性病人把医生看作同情和理解的无穷无尽的资源。他们开始时的合理请求迅速升级为反复要求给予安慰、关爱、镇痛或其他形式的关注。他们的感激表现过度。然而，他们得到的治疗越多，产生的需求也越多。开始时，医生或许感到满足感。依赖性病人给出"你是唯一关注我的医生"这种信息，而医生往往对此表示相信。随着要求的升级，医生的耐心减少，开始产生的自尊感被挫折、精疲力竭和失败感替代。因而产生了一种自然的愿望，让病人离院或依病人要求将他转给另一个倒霉的医生。病人离开时感到被抛弃，这在下一个医生那里造成了同样的恶性循环。具有特定人格障碍（依赖性、边缘型和表演样）、身体表现性障碍、装病和慢性精神疾病的病人通常归于此类行为类别[1,26]。

依赖性病人最好在帮助-抛弃循环还没有充分建立起来之前被治疗。这种类型的病人最早的一些可识别的特征是使医生产生消极反应。医生的自信被挫折失败感代替，这种强烈的感觉是这类病人的诊断线索。尽管帮助这些病人是很重要的，但必须尽可能巧妙而坚定地设定一个限度。医生应该告诉病人自己的时间和资源是有限的。在给予愿意试着帮助病人的保证的同时应让病人建立一个合理的期望值。在经过适当处理后，要安排病人出院，在出院证明中要写明急诊复诊的标准。要强调病人首先应该找自己的家庭医生随诊。

在危机时刻，依赖性病人特别喜欢在急诊科寻找解决问题的办法。寻找危机发生的潜在问题并遵循危机处理流程组织谈话有助于找到解决病人的问题的满意的方法。

框 189-3　经常遇到的人格障碍

边缘型人格障碍

不稳定的人际关系、自我形象和始于成人早期并在不同情况下表现各异的情感。可能具有以下 5 项或更多行为特征：
1. 疯狂努力以避免真实的或想象的遗弃
2. 具有不稳定或紧张的人际关系模式，特点为在理想化和自贬两个极端状态中转变
3. 身份紊乱：显著而持续的自我形象或自我感觉不稳定
4. 至少在两个方面表现出自残的冲动（例如，花销、性、药物滥用、危险驾驶、暴食）
5. 反复发生的自杀行为、威胁或自残行为
6. 源于心情的显著反应导致的情感不稳定（例如，强烈的发作性烦躁不安或焦虑，通常持续数小时，极少有超过数天）
7. 长期的空虚感
8. 不适当的、强烈的或难以控制的愤怒（例如，经常发脾气、持续的愤怒、经常打架）
9. 短暂的与应激相关的偏执思维或严重的分离症状

反社会性人格障碍

从 15 岁开始出现的、无视或妨碍他人权利的表现，具有以下 3 项或更多行为特征：
1. 不遵守社会规范，反复因其活动而被捕
2. 欺骗，表现为反复说谎，使用化名或为了个人利益及快乐欺诈他人
3. 冲动，不能有计划的做事
4. 易怒和攻击性，表现为反复打架和攻击他人
5. 轻率，无视自身或他人安全
6. 一贯不负责任，表现为不能坚持稳定的工作，财务信用差
7. 缺乏良心，表现为对伤害、虐待他人和偷窃别人财产表现冷漠或认为合理

依赖性人格障碍

从成人早期出现的普遍而过度的需要被照顾导致顺从而执着的行为，害怕被分开。具有以下 5 项或更多行为特征：
1. 在没有其他人给予的大量建议和安抚时很难做出日常决定
2. 需要别人为其生活的主要领域承担责任
3. 因为害怕失去支持或赞同而难以表达不同意见
4. 难以自己启动计划或做事（因为在判断或能力方面缺乏自信而非缺乏动力或精力）
5. 去很远的地方从别人那里获得食物和支持，自愿做那些令人不快的事情
6. 因为害怕不能照顾自己而在独处时感到不适和无助
7. 在一段密切的关系结束时急于寻找另一段关系作为照顾和支持的来源
8. 不切实际的担心被抛弃

偏执型人格障碍

从成人早期开始出现不信任和怀疑别人，让人感觉其具有恶意动机，具有以下 4 项或更多行为特征：
1. 没有充分依据的怀疑他人利用、伤害或欺骗自己
2. 对朋友或伙伴的忠诚和可信充满不合道理的猜疑
3. 因为毫无依据的害怕别人会恶意利用信息对待自己而不愿意信赖别人
4. 将隐藏的贬低或威胁解读为善意评论或事情
5. 固执地记仇（例如对于侮辱、伤害或蔑视不能原谅）
6. 感知别人未意识到的对于性格或名誉的攻击并快速做出愤怒的反应或还击
7. 总不经证实而怀疑夫妻或性伴侣的忠诚

表演样人格障碍

从成人早期出现的过度情绪化和寻求关注，具有以下 5 项或更多行为特征：
1. 在别人成为关注焦点时感到不舒服
2. 在与别人的互动中常表现出性诱惑或挑逗行为
3. 情绪上表现出快速变化和肤浅
4. 始终运用外表吸引他人注意
5. 演讲方式给人印象深刻，但缺乏细节
6. 显示出自我改编、戏剧性和夸张的情感表达
7. 易受到暗示（例如，易于被别人或环境影响）
8. 自认为人际关系较实际上更好

自恋性人格障碍

从成人早期表现出夸大，需要赞赏，缺乏移情，具有以下 5 种或更多行为特征：
1. 对于自己的重要性有着夸大的感觉（例如，对于成就和天分的夸大，期望被别人认为优秀而缺乏相应的成就）
2. 充满对无限成功、权利、智慧、美貌或理想爱情的幻想
3. 相信自己的特殊性和唯一性，认为自己只能被其他特殊或高层次的人（或体系）理解或联系
4. 需要过度的赞赏
5. 具有权利感（例如，希望对其不合理的要求受到特别满足或别人能自觉顺应其愿望）
6. 人际利用（例如，利用别人达到其个人目的）
7. 缺乏移情，不愿意认知或辨识别人的感受和需要
8. 经常嫉妒别人或相信别人嫉妒自己
9. 表现出自大、傲慢的行为或态度

Adapted from American Psychiatric Association：Diagnostic and Statistical Manual of Mental Disorders, 4th ed. Washington, DC, American Psychiatric Association, 2000.

表189-1	处理策略:综合处理	
行为分类	相关的传统诊断分类	建议处理策略
依赖性病人		
过度需求关注、安抚和镇痛	人格障碍:依赖性、表演性、边缘型	尝试把病人的过度需求视为症状。对病人表示同情和支持,同时对其期望值进行限定
利用无助和诱惑	装病者、慢性精神病病人	可能需要急诊紧急处理
开始时医生感到特别,然后感觉精疲力竭和挫折		适当、固定的医生随访
在最终被拒绝时病人的需求进一步增长		
有地位的病人		
对丧失权利的恐惧导致其显示身份的行为	人格障碍:偏执型、自恋性	对于其接受优质医疗服务的权利表示支持,同时为无理要求设定限度
利用恫吓、攀附要人、敌意和威胁	吸毒者	允许病人在合理的治疗中做出选择
医生感到被威胁,愤怒,有时感到信心不足	VIPs	避免与病人相争
打官司的风险		
依从性差的病人		
过分的被关注需求,为无法解决的问题反复就诊,挑选医生,依从性不良,没有成功治疗的希望	人格障碍:反社会性、边缘人格 装病者	与其他复杂病人相区别,恰当诊治
医生感到挫折、愤怒,但害怕"分享"悲观情绪和遗漏重大疾病		当心认知错误导致漏诊重大疾病
"帮帮我,但什么也帮不了我"的循环		表示支持的态度同时设定合理的期望值
自残性病人		
无视自身健康并因为严重疾病反复就诊	边缘型人格障碍 吸毒者	给予恰当的医治
经常公然表现自我破坏性,否认患病	慢性自杀性病人	学会处理自己对病人的消极和虚无反应
医生感到挫折、无助、愤怒和因为希望病人自残成功所产生的罪恶感		寻找沮丧的表现,必要时考虑进行精神辅导

VIPs,贵宾。

有地位的病人

非常重要的人物(very important persons,VIPs)通常是见多识广、独立的专业人员,他们可能对医学治疗有所了解。在职业生涯中享有权威和支配的位置。在工作中的成功使得他们成为了苛求的、自以为是的病人。

有地位的病人也似乎有着没完没了的需求,他们使用恐吓、敌对和威胁的方法而不是以无助或诱惑的方式来达到他们通常不合理的要求。有地位的病人害怕对医生表现出无助和依赖。他们用权势作为挡箭牌来保护自己。例如,一名律师拒绝承认患病,找到多名医生求诊,要求复查化验并重复评估,而且威胁控告之前试图帮助他的医生。在面对这样的病人时,医生表现出厌恶、愤怒和对抗的自然反应。这可能导致与病人陷入冲突。另一种常见的方式是接受病人的要求,但对病人合理的治疗打个折扣。偶尔,医生可能因无法满足病人不现实的要求而感到羞愧。有地位的病人这种不适应行为常见于偏执型和自我陶醉性人格障碍,也包括药物成瘾病人和VIPs[26]。

有地位病人的这种行为源于不安全感,医生对其的帮助就格外重要。医生在安慰病人给他们良好的医学治疗的同时，必须设定界限，对其不合理要求不予满足。为了避免在诊断和治疗的选择上与病人长时间的争论，可将不同的处理方案推荐给病人，让病人行使选择诊治方案的自主权。同时，医生必须明白自己对病人要求接受的程度，并使做出的决策不影响下一步合理治疗。

依从性差的病人

依从性差的病人，如同依赖性病人和重要的病人，都对情感支持有着难以满足的需要。然而，他们的行为即非诱惑性的，也不是依赖性的。他们表现为站在权威的对立面。他们相信没什么能帮助自己。尽管之前的医疗救助都失败了，但依从性差的病人仍在拼命地寻找帮助。他们的病史中可见反复到急诊就诊的记录，其行为表现为自欺欺人、遮遮掩掩及操纵性。这些消极行为逐渐破坏了治疗并形成了和医生的对抗，使医生产生了愤怒、自我怀疑和挫折的感受。边缘型病人、反社会性人格障碍的病人和装病者常属于这种行为类型[26]。

装病者是急诊遇到的最难处理的一类病人。装病是因与疾病无关的外部动机，有意的假装或严重夸大生理或心理症状的行为[27]。这些病人可能是为了寻找毒麻药物、栖身所在或金钱赔偿，也可能是试图躲避工作或犯罪起诉；或仅仅是因为孤单。

装病是一种欺骗性、操控性的行为，在《精神疾病诊断和统计手册》第四版（DSM-IV）中被定义为是一种"问题"，而非精神疾病[26]。这种人为的行为必须与表现为躯体病样精神障碍的精神疾病相区别。躯体化症状是病人无意识的、不自主产生的症状。与装病者不同，躯体化症状者不具有不断获得利益的愿望。

反复就诊病人。这些病人因反复出入急诊科以至于大多数工作人员都知道他们的名字。尽管慢性精神分裂症的病人常属于此类，但这种行为也可发生在任何对社会心理应激缺乏应对技巧和适应不良的病人身上。急诊科易于病人就诊的特点也常常成为慢性代谢性疾病病人唯一快速有效的诊治通道。尽管知道这些"反复出入的飞人"并不适合在急诊就医，但这些人确实比偶尔就医者的健康状况较差，需要更多的医疗关注[28,29]。

老年病人。合并许多医疗问题的老年病人和那些被监护人遗弃在急诊的病人也属于应该加以关注的病人类型。尽管这些病人的问题常常难以解决，但病人本身并不是难以相处的人[30]。

依从性差的病人使医生产生强烈的消极反应，通常可以通过他们使医务人员产生徒劳无用的感觉而识别出来。连同依赖性病人一样，他们挑战诊断和成功治疗的多样、模糊不清的主诉使得他们经常被贴上"废物"的标签。

依从性差的病人有漏诊和过早出院的风险。医生必须避免过度反应造成认知失真和忽视病人真实疾病的可能性。依从性差的病人需与其他复杂病人相区别，评估需要立即治疗的情况，提供合理的治疗和处理。另一方面，也有一种倾向，如果这种行为类型没有被识别出来，可能会不适当地被进行大撒网式的诊查。来自以前就诊记录和其他医务人员的信息是很有价值的诊断线索。

因为这类行为来源于建立关系的需要和对拒绝的恐惧，医生对其的帮助非常重要。认为移情只会鼓励这种适应不良性的行为的想法是不正确的。相反，当病人把医生缺乏关注的表现解释为拒绝时，其症状往往会升级。

不过，对于病人的期望应该设定一个限度。医生在了解病人的难处、关注点，甚至悲观情绪时，要对检查和治疗的结果采取这种策略。做如下的声明会有所帮助。"你知道，琼先生，你显然遇到了非常麻烦的问题。你看了很多医生，做了许多检查，但似乎都没什么帮助。现在是星期五晚上 11 点钟，急诊科可用的资源有限，我们无法在这里搞清你的病因。我所能做的是做一些检查和化验以确定今晚没有新出现的严重问题。周一你可以到你经常看病的医生那里去复诊"。通过这种方式，医生可以交流病人的关注点以及移情病人的状况，同时设定期望值的界限。使医患双方都对"服务契约"有所了解，并达到一个令人满意的结果[20]。

自残性病人

自残性病人特别难以对待。与依从性差的病人不同，他们不寻求帮助。相反，他们反复因为忽视和自残行为被带到急诊科。他们否认自己存在问题的意识特别强烈，并陷入一个"我没有问题，没有什么能帮助我"的怪圈。但是他们的行为往往需要反复的英雄式的努力以挽救他们的生命。他们的慢性自残行为可能暂时满足了对庇护所和食物的需求，也许，表面上看他们拒绝这类的关注。这种致命的循环常导致过早死亡。吸毒者、暴力病人和自杀病人属于这类难以相处的病人[10]。

急诊工作人员对于这种病人产生消极反应并不奇怪，可能感到气馁或无助，甚或偷偷希望病人自残行为获得成功。这是一类最难处理的病人。现实中，除了对多种特征性表现提供适当的治疗外，医生对于这类病人能做的不多。对于医生来说，最大的障碍在于自己内心对这类病人的生死问题已经达成了妥协。缺乏对他们的生死的真正关心，甚或实际上希望他们死去而造成内心的矛盾和自责。我们与这些人做出自残的决定无关使得我们对他们的遭遇心安理得。记住我们自己人性的弱点或一些冒险的行为，把他们看似不可理喻的行为看作只是程度的不同而非本质的差异，有助于我们对他们更多的移情[11]。帮助的心态是很重要的。病人沮丧的现象提示需要精神辅导。如果可行，要对这些病人进行自杀风险的筛查，并在情况稳定后应进行精神评估。

总结

处理难以相处的病人是急诊工作中的常见问题。不良的医患关系对医患双方均有多重不良影响。通过使用本章中讨论的普遍原则，现实对待自己的消极反应，适时运用危机处理技巧，可以优化他们的治疗。通过对行为的分类可以更好地使用这些策略，避免使用轻蔑的词语和用固定的眼光看问题，避免给他们贴上标签与"有价值"的病人区别对待[11]。尽管这种方法不是处理难以相处的病人的万能药，但依照这个框架处理有助于医生给病人最适当的治疗，同时使个人的挫折感、法医学风险以及产生倦怠的可能性降至最低。

医学实践中最大的挑战在于当诊治那些难以相处且高度脆弱的病人时保持仁爱的心态。通过关爱病人，使自己的仁爱之心得以强化[11]。照顾让人同情的病人很容易，照顾不让人同情的病人很高尚[13]。

最后，把这些病人让人讨厌的行为看作是疾病的症状并以同情和仁慈的心态给予治疗或许是救活他们的关键。当被问及在几十年的急诊工作如何避免倦怠时，这一专业中一位鼻祖简单地回答说，"你应该爱这些病人"[31]。这是一种超出字面意思的崇高要求。我们所能表现出的关心和同情（即使是对那些不可爱的人）的程度，或许是我们保持医疗质量、专业满意度和做一个职业长寿者的关键。

重要概念

- 难以相处的病人会使医务人员产生消极反应，并因此埋下医患双方关系出现问题的隐患。
- 对导致医患关系恶化的多种因素的理解可以优化对难以相处的病人的管理。
- 当病人表现出难以相处的行为时，应将其行为进行分类处理，而不是用蔑视的、固定的思维模式看问题。
- 包括理解我们自己的反应在内的普遍和特定的策略有助于处理不良的医患关系。
- 把病人难以相处的行为看做是疾病的症状，并给予关爱是提供良好治疗并避免个人挫折感、法医学影响和倦怠的关键。

本章参考文献请参见 http://pumpress.bjmu.edu.cn/eduservice/3419.html

第六部分

急救医疗服务

第190章 急救医疗服务：概述与地面交通运输

Thomas H. Blackwell

余子明 译　唐娟 吕传柱 校

概述

急救医疗服务（EMS）的发展

在民用救护车服务出现之前，病、伤人员的运送是以就地取材的方式（即征用在急救现场可征用到的包括路过摩托车、货车、农用机械、送货推车、公交车、出租车在内的任何交通工具）来进行的。图190-1陈列出的是在拿破仑战争期间使用的早期Larrey救护车、在美国内战期间使用的洛克旅行车，以及当今使用的现代化救护车。1865年，在辛辛那提商业医院出现了第一个以医院为基础的救护车服务。4年后，在纽约市的贝尔维尤（Bellevue）医院开始了第一个市级救护车服务[1]。

1965年，美国总统公路安全委员会建议建立一个"国家事故反应项目"，拟以减少高速公路交通事故所造成的伤亡[2]。当时美国国家科学院—美国全国研究理事会进行了第二次全国社会调查，并根据其结果起草了一份题为"意外死亡和残疾：被忽视的现代社会疾病"的白皮书[3]。该白皮书于1966年出版，描述了紧急医疗救护服务可能遇到的各级险情，并概括出了急诊医疗服务（Emergency Medical Service, EMS）未来发展成熟的必要组成板块。所有这些全国性的努力均成为推动国会立法来引导美国运输部（Department of Transportation, DOT）—美国国家公路交通安全管理局（National Highway Traffic Safety Administration, NHTSA）制定改善急诊医疗救护计划的动力。

在20世纪60年代中期，院外心脏急救项目包括北爱尔兰贝尔法斯特市（Belfat）的现场除颤和美国几大城市的心脏骤停科学研究[4,5]。1969年，第一次全美EMS会议召开。此次会议确立了急诊医疗技术员——救护类（Emergency Medical Technician-Ambulance, EMT-A）培训课程、认证步骤、全国登记程序。到1972年，美国劳工部正式确认急诊医疗技术员（EMT）为一专门职业[6]。当时一些对EMT培训有兴趣的医生和护士都给EMT上过高级培训课程和提供过临床实践指导，随后高级急救员培训及供给机构也就应之而生[7,8]。

1973年，在另外一些项目的推动下，美国国会通过"EMS系统法1973"（P. L. 93-154）。通过该法案，国家拿出专项资金发展各综合性区域EMS配送系统，从而使得这些系统得到了极大的改善。1984年，作为在改善儿科急诊医疗服务方面的努力，美国国会以"卫生服务、预防保健服务、家庭社区服务法案（P. L. 98-555）"的形式采纳了儿童急诊医疗服务（EMS-C）的提议[9]。1994年，医学研究院（Institute of Medicine, IOM）公布一项研究，极力推行这样一个概念：不仅仅要把EMS-C整合到现存的EMS系统中去而且也要将其整合到包括外伤预防、初始及终极急救处理、疗后康复服务等在内的综合性医疗服务系统中去[10]。

在1966年白皮书出版40多年之后，IOM公布了一份紧急救护的现状报告，其题目为"美国卫生系统中紧急救护之未来"。该报告着重地讨论了下面三个各自分开、但又相互关联的专题：①正处瓶颈的紧急救护；②处于十字路口的EMS；③越来越棘手的儿童紧急救护[11-13]。

IOM所强调的一个重点就是：必须加强急诊医疗服务（EMS）与整个医疗系统的整合，这是因为缺乏EMS与整个医疗系统之间的协调往往会导致将患者送至到条件不合适或边缘医护设施进行治疗。IOM的建议是确保把对突发疾病和创伤的医疗救护整合到一

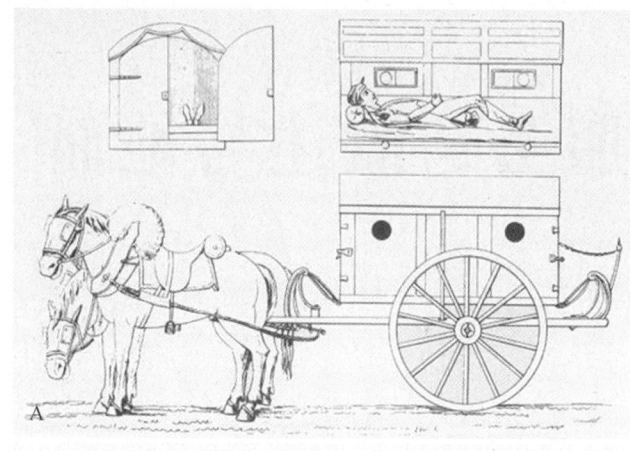
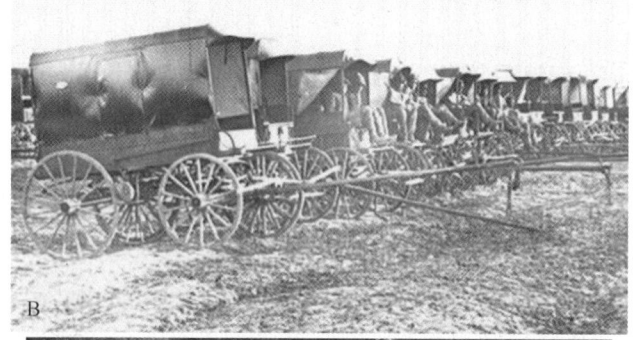
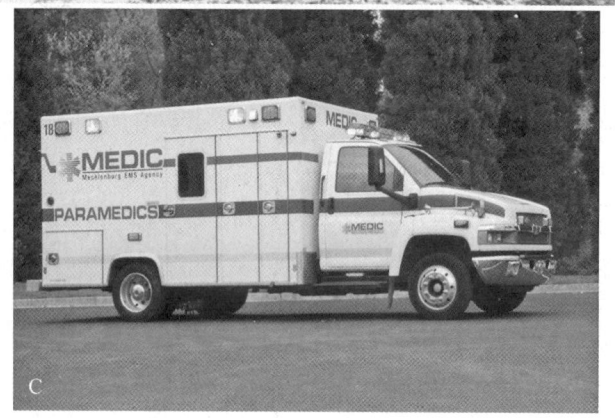

图 190-1　**A**，拉雷氏（Larrey's）救护车；**B**，莱特曼的四轮马车；**C**，当今的救护车。（A, courtesy of the National Library of Medicine, History of Medicine Division; B, courtesy of the Library of Congress, Prints and Photographs Division, LC-88171-2585 DLC; and C, courtesy of Monroe Hicks, Mecklenburg EMS Agency, Charlotte, North Carolina.）

个协调一致的区域医疗服务系统中去，从而使患者能在适合其病情、伤情的对应设施条件下接受治疗。此外，IOM 还提出了另外一些以改善 EMS 为目标的建议，其中包对高级急救员教育项目进行全国性的合格鉴定、采用一个全国标准系统来统一认证各州的执照发放、对全美 EMS 证书的常用级别进行认可。

另外，IOM 的报告也关注到了 EMS 系统的运作和救灾反应所需经费不足的问题。IOM 的建议中包括美国国会开发由地方政府或机构拿钱资助的多年示范项目，以激励各州发现并检测有利于创建集医护、职工保健、循证临床实践、灾难救援准备为一体的各种策略方案；他们还进一步建议，建立一个咨询委员会与医疗保险和医疗补助服务中心（Centers for Medicare and Medicaid）一起工作，来改进费用报销事宜以及与之相关的各项政策。

最后，在整个 EMS 运输中比例小但意义重大的人群是儿童患者；要使院前急救人员具有救护重病或重伤儿童所需要的知识和技能往往有一定难度。许多计划（比如灾害准备计划）常常忽视儿童。因此，IOM 的报告提出了几项相关建议，其中最为重要的一项是要把对儿童患者的急救纳入到总体 EMS 系统中去，而不要将其与成人的 EMS 分开，同时并建议清楚定义儿童紧急救护资格以及通过加强培训来保持其资格。因为难以确定各个 EMS 系统是否包括儿童患者，IOM 还进一步建议在所有的 EMS 系统中增设一个"儿科协调员"以便推崇并确保在整个 EMS 系统中有适合于儿童的仪器设备、药物、训练及急救方案。

医学研究院（IOM）三个报告均支持这样一个理念：即联邦政府应制定一些衡量 EMS 好坏的鉴定指标以及各类患者分诊、治疗、转运的评估方法和方案。报告并认为这一目标的实现，应找一个联邦机构来撑头。至于从全国层面上讲 EMS 是否应继续由全美公路交通安全管理局（NHTSA）管辖还是将其隶属于其他的合适机构（比如卫生和公共服务部，国土安全部），仍在争论之中。无论如何，顶级的机构必须确保对科研的支持，以坚固院外医疗实践的理论基础和支撑依据。

急救医疗服务（EMS）系统

EMS 系统存在多种设计形式，但均以被服务的社区类型为基础。虽然最终选用哪种形式由地方机构决定，但全美所有州应共同设置一个行政管辖办公室，以负责控制或监督 EMS 各项活动的实施。该办公室的典型职能并非直接指导任何单项服务，而是在服务计划的制订、服务牌照的发放、服务范围和标准的建立或实施诸方面提供协助。其他的职能可包括对急救医疗服务人员的培训、考核、颁证和重新颁证以及记录保管、数据资料收集、项目审核或调查。"急诊医疗服务杂志"定期报道美国 200 个人口最多城市急救医疗服务系统的相关情况[14]。为了简化起见，本章将采用下面的 EMS 系统分类法：私营和公立服务机构；基础生命支持（basic life support，BLS）和高级生命支持（advanced life support，ALS）服务；

以及单层次、多层次和第一目击者系统。

私营和公立机构

在当地政府没有承担各种 EMS 服务主要责任的地方，社区可能得依赖于私营服务机构。这时，费用支付则因情而定，不过通常都依赖于联邦报销（Medicare 和 Medicaid）及患者所交医疗服务费；当地政府也可能提供一些补贴。如果多个机构服务于同一司法管辖区，服务的分配将以轮转或划区的形式来进行，其调度则依系统而定，但可由服务提供机构或由中心机构来完成，医疗指导往往是由签约医师或医师监督委员会负责。

以医院为基础的 EMS 系统为数很少，这类系统可由单个医院或医院公司（hospital corporation）来管理。不过，不要以为所有以医院为基础的 EMS 项目都是私营的，这是因为医院可能是当地或州政府的一个下设机构或者在公立受权部门管控下运行。像私营模式一样，运营经费通常是来源于患者所交的医疗服务费及额外补贴（可能有也可能没有）。调度可由同时负责警察和消防通讯系统的地方公共安全机构来完成。对这类 EMS 系统，通常由承办单位或医院的急诊医生提供医疗指导。

公用设施模式是一个能让地方政府与私营或和公共服务机构签约的公私混合体。服务中标单位将成为签约服务实体，同意对指定的服务区域提供专门的服务［比如 ALS 和/（或）BLS］；根据条款，服务提供单位可直接收取病人服务费或获取统一报销费。根据地方服务体系结构和机构间协议，服务调度可由现有的公共安全部门或由母公司来进行。医学指导则通常由依合同条款改变而改变的指定人员来完成。

在 EMS 系统完善早期，当政府官员面临规划并制定 EMS 系统时，许多人都认定由消防部门来承担 EMS 是合乎逻辑的选择。消防队合理地分布于全社区，而且其人员已经熟悉如何提供紧急响应。消防队员或通过交叉培训而成为消防员-高级急救员，或成为能兼并紧急病伤人员转运任务的专职消防或专职 EMS 人员。未纳入到消防部门的公立 EMS 系统以称之为都市第三服务系统的独立形式存在，这些机构由当地市政府操控运行，由地方（即州）政府签批和提供经费支持。许多城市已经成功地将警察、消防大队和 EMS 整合到了一个统一的公共安全机构之下，该机构各部门的负责人向总经理或行政管理人员负责。在经费方面，公共 EMS 系统可以靠税收支持，是否收取患者就诊费作为辅助支持则因情而定。无论设计如何，都市性 EMS 系统的医学监督由地方医院、顾问委员会、医学监督委员会指定并与之签约的医生负责。

基础生命支持（BLS）和高级生命支持（ALS）服务

BLS 是指不使用高级医疗干预的急救措施，其技能包括气道处理（口腔和鼻腔气道开通、气囊-面罩通气）、心肺复苏术（CPR）、止血、骨折和脊柱固定及助产；许多 BLS 系统也常常使用自动体外除颤器（automated external defibrillator, AED）除颤。BSL 各项服务是由持证的或医护第一目击者或者持证的初级急救员（EMT-B）来完成的。

BLS 系统可与院外心脏骤停的存活率不佳有关，特别是在没有结合使用 AED 除颤技术的情况下尤为如此[15,16]。在另一些情况下，至于 BLS 在急病和创伤救治中的效果仍存在争论[17,18]。尽管如此，但在整个美国都很少有城市社区仅仅提供 BLS 水平上的急救服务。许多农村和部分郊区的 EMS 服务则依赖于不希望成为更高级别急救人员的志愿者。由于求助这些急救服务的电话呼叫量小，要使急救服务人员保持高技能水平和熟练知识基础就更为困难[19]。此外，这些社区可能无法获取 ALS 救护方面的医疗指导或医院保障。

划分为 ALS 的系统通过接受过高级培训的人员来提供更为全面的服务。依各州的颁证规定而定，提供 ALS 救护服务的急救人员通常持有中级急救员（EMT-I）、高级急救员（EMT-P）或与 EMT-I/EMT-P 相当水平的证书，其救护技能包括高级气道干预、安置静脉（IV）注射线路、药物治疗、心脏监测和手动除颤及某些有创操作。大多数城市的 EMS 系统均运作于 ALS 水平。

因为人均高级急救员越多的城市有急救生存率越低的趋向[20]，所以不管在哪个司法管辖区高级急救员（EMT-P）的数量都要受到严格的审查。尽管人均高级急救员越多急救生存率越低的现象似乎令人难以置信，但下面这个的解释应具有很强的说服力：当一个社区的高级急救员处于饱和时，急救员人均救治的病人数减少，进而急救人员的专业技能也就会变得生疏。

单项、多项急救服务和第一目击者系统

在单项急救系统，所有求救电话（无论求救所涉及类型）均能得到配备相同经验急救人员和相同设备的急救响应（BLS 或 ALS）。多项急救系统则依据求救电话的性质采用 ALS 和 BLS 相结合的形式。ALS-BLS 混合式急救服务和全 ALS 急救服务之间在费用和效果方面的差异一直存在着争议。目前，ALS-

BLS 混合式急救服务系统的数量在稳定下降[21,22]。在某些特定地区，单项 ALS 可能具有成本-效力优势，并能确保给所有病人（无论病情或伤情严重程度如何）提供一致的高级急救服务，以避免 911 远程通信造成分诊不足或分诊过量的可能。作为另一种形式，多项急救服务系统可满足各社区或机构因基础设施不同而提出不同的需求。这种多项急救服务常常让救护员满意，同时也能为更高级别的急救呼叫电话储备 ALS 资源的潜力，这是因为使用 BLS 的交通工具来转运非急救病人可有利于 ALS 类救护车供情形更为紧急的急救响应所用。

无论单一还是多项的 EMS 系统，通常都将第一目击者（first responder, FR）急救服务作为其中的一部分。第一目击者经常是警察或消防人员，他们不负责患者转运，但可作为 BLS 或 ALS 急救人员在专业救护人员和救护车到达前在急救现场实施最早期快速救护措施。FR 会迅速评估现场及病人数量等情况、确定是否需要额外资源、启动初步救护措施、给专门负责回应紧急呼叫的工作人员提供更进一步的信息。

EMS 系统的设计主要以能在意外创伤或疾病发生后最短的时间范围内提供高质量医疗服务为标准。理想和成本-效力比高的 EMS 系统应包括反应时间快速（平均 2~4min），并确保后续 ALS 和病人转运而提供早期除颤和气道支持能力的一个或多个第一目击者[23]。

急救人员级别及急救范围

在联邦一级，国家公路交通安全管理局负责制定不同级别证书的全国统一标准课程计划。各州立法则负责各级急救人员的水平认可、各级证书初训和续训的医学教育要求、考试、授课及新证颁发间隔时间。以下各段将概述美国运输部（DOT）关于四个常见级别急救人员的受训时间及所需技能的建议（表 190-1）。

第一目击者

第一目击者（FR）通常是指第一个到达事故现场的人，其主要作用是对现场和病人进行最初始的评估，并同时实施一些有限的救命措施。结合使用 CPR 和基本气道处理技术，第一目击者应该能够止血，并

表 190-1　不同级别水平 EMS 人员的培训和技术要求

EMS 人员级别	运输部所推荐的培训课程	应掌握的技能
第一目击者	初训：40h 复修：16~36h	第一现场和病人评估和稳定 基本呼吸道技能 心肺复苏 控制出血 脊柱固定
初级急救员（EMT—B）	初训：110h 复修：24h 复修课；48h 后续教育；每两年一次基础生命支持课程培训	在第一目击者技能的基础上，另需掌握： 分流和对病人实施详细评估 自动除颤 在某些系统条件下可协助：使用肾上腺素自动注射器处理过敏反应；使用沙丁胺醇处理喘息
中级急救员（EMT—I）	初级急救员：300~400h，需包括理论学习及临床培训	在初级急救员技能基础上，另需掌握： 气管内插管 人工除颤 静脉注射 一些指定药物治疗的使用 在某些系统条件下可协助：喉罩通气
高级急救员（EMT—P）	初训：1000~1200h 复修：48h 复修课；每年 24h 后续教育；儿科及成人基础生命支持和高级生命支持课程	在中级急救员技能基础上，另需掌握： 心律识别 全方位药物治疗的使用 张力性气胸的针式减压 针式或手术环状软骨切除 经胸式心脏起搏

初步固定脊柱。

被认为能减少院外心脏骤停死亡并被美国心脏协会（American Heart Association，AHA）称为"生存链"的四个环节是：尽早实施急救、心肺复苏、除颤、高级气管处理和药物治疗[24]。由于早期除颤可提高院外心脏骤停着存活的比率比（odds），使用AED应是第一目击者所必掌握的操作技术[25,26]。

运输部（DOT）建议：标准的FR课程授课时间为40h，进修培训为16～36h；床轮转不是课程内容[27]。

初级急救员（emergency medical technician-basic，EMT-B）

EMT-B是BLS时救护车上所要求配备的最低级别的工作人员，通常提供非紧急和疗养转运服务。除了要掌握FR的技能外，EMT-B也参与了分流、详细的病人评估、病人转运。像FR一样，EMT-B应具备实施早期除颤的能力[28]。

1995年，国家公路交通安全管理局公布了修订版的EMT-B课程计划：最初的课程要求包括大约110h共46堂课的课堂教学（均以增加信息知识量、启发灵感、提高动手能力为目的）[29]。现在许多州都已扩充了该课程内容，而将诸如AED使用、肾上腺素自动注射、手提喷雾器或计量吸入器式沙丁胺醇给药法、静脉输液法等技能包括在其中。对于证书换新申请者，运输部建议每两年进行24h进修，48h的再教育和BLS课程。

中级急救员（emergency medical technician-intermediate，EMT-I）

EMT-I是为了在没有或一时找不到高级急救员的情况下能实施更全面的紧急救护方法而设置的。许多州承认EMT-I证书，但另外一些州则采用另外类似、级别依技能不同而异的证书。中级水平的急救系统对农村非常有用，因为它能用更低的成本和更少的培训时间提供ALS。EMT-I的急救服务范围在美国不相同地方不尽相同。大多数系统允许EMT-I实施静脉注射和手动除颤。其他的综合技能包括有限的药物处理、辅助气道装置（例如，盲探气道插管装置或喉罩）的使用。

运输部建议：300～400h的启蒙教育，包括课堂教学、医院和现场实习/见习[30]。

高级急救员（emergency medical technician-paramedic，EMT-P）

EMT-P是最高级别的院外急救人员，他们具有应对处理大多数院外紧急情况的能力，其常规职责是实施包括心律确认、药物治疗和高级气道干预在内的多种治疗和处理措施。其他重要的有创性手术包括张力性气胸的针助减压、针助或外科环甲膜切术、经胸心脏起搏等。

最近修订版的《EMT-P全美标准教程》要求EMT-P应通过包括理论课、临床和现场实习在内大约1 000～1 200h的培训；所有课程内容要侧重于技术和专业能力；另外，培训还须包括能纳入扩充实践范围的附加单元[31]。随着EMS技术类和管理类职业选择的扩展，许多EMT-P教育计划已由原来1年制的证书课程扩展为2年制的专科或4年制的本科教育。重新颁证的要求包括48h修课程、每年24h的再教育、儿童和成人BLS和ALS课程。

物资资源

在20世纪60年代中期之前，几乎没有任何条例来规范如何设计、运作和装备急诊医疗服务系统。随着EMS的不断发展，运输部制定了急救用车辆的性能规格指南，并列出了所建议的设备清单。如今，美国外科学院（American College of Surgeons-ACS）、美国急诊医师学院（American College of Emergency Physicians-ACEP）和EMS-C项目陆续出版关于救护车设计、仪器装备、药品设备方面的建议[32,33]。

药物

在20世纪80年代，许多人认为，院前药物处理只是延迟了医院转运而其正面作用没有得到充分论证[34,35]。此外，现在以临床结果为基础的院外各种药物应用方面的研究也极其贫乏[36]。有充分证据显示在大多数ALS过程中所实施的早期心脏除颤和一些支持心脏寿命的新药是有效的[37]。代用药物种类繁多并且不那么一致，这其中包括呼吸道和过敏症药物、用以改变精神状态的制剂、止痛药和止吐药。传统的急救现场给药是以肠外途径为主，但现在对某些制剂的供给，鼻内途经越来越流行。鼻内途经的优点是吸收快，但同时发挥药效的时间与肠外给药相近。两种通常以鼻内途经给药的药物是：超量麻醉用的纳洛酮（naloxone）和处理小儿抽搐用的咪达唑仑（midazolam）[38,39]。

器械设备

救护车的基本设备应包括急救措施（即气道支持、止血、骨折和脊柱固定、接生）、急救人员自身防护、病人移动、基本救援程序等所需器械。其他设备则按系统设计所概述的要求配备。

救护车

运输部所承认的三种救护车辆设计类型为：Ⅰ型、Ⅱ型和Ⅲ型。Ⅰ型和Ⅲ型救护车分别在普通卡车和面包车底盘上装一个组合式的病人舱。Ⅱ型救护车则是一个标准的面包车。近年来，较为流行的是将体积更大的中等载重车辆安装在货车级的底盘上。这种配置需要较少的定期维修，并能延长服务时间。救护车的各种室内配置因制造商不同而异，但所有救护车都装有光线充足的照明系统、仪表用的110V插座、吸液器具、给氧系统，以及车外声响和可视警报装置。全世界公认的EMS的标准符号是一个六点蓝星或"生活之星"围绕埃斯科拉庇俄斯的工作人员[40]。

通讯

整合到院外急救系统的EMS通讯涉及多个组成部分，这些部分相互连接为快速有效的急救提供支持。有效的通讯系统包括关于如何获取急救医疗护服务的公共信息及其宣传途径，确保获取服务的简化步骤，紧急呼叫的级别优先化方法和现有资源分配，在EMS到达之前提供病人紧急处理电话指导的方案，与联盟机构和医院工作人员的沟通，远程通讯人员的培训，以及服务质量改进步骤。

联系急救服务系统

自1973年以来，全美国各地的许多社区都采用统一的急救电话号码911。基本的911服务只是简单地将求呼电话连接到中央通讯中心或公共安全应答点（public safety answering point，PSAP）。大多数一级PSAP都受法律制约。虽然PSAP处理所有公共服务（警察、消防、EMS）电话，但许多大城市有第二套专为消防和EMS设置的PSAP。改进的911系统还能通过来电者的电话号码和地址立即提供其他信息。

急救调度

急救调度包含多个部分，其目的是帮助病人接受到及时医疗服务[41]。据估计，30%的EMS电话都是非紧急情况，只有15%~20%呼救电话是紧急或有生命危险的[42]。

急救调度员（emergency medical dispatcher，EMD）负责确认原发病、伤情和严重程度。具有依优先级别来模拟调度急救响应的通信调度中心，根据一份常见主要呼叫求助病情表（各项病情都有一套预先确定的相关问题）而将表中各病情相关问题的答案口述到一个预先定义的响应模式。依据指定响应和系统配置的不同，通信调度中心则根据呼叫病情的性质（紧急或非紧急）调度救护车（BLS或ALS）或第一目击者响应资源。当病情被确认为高危时，可启用EMD让其在EMS抵达前给呼救人提供针对性的紧急干预措施的电话指导。这些措施包括开通及清理气道、心肺复苏、止血，以及助产，所有这些均会极大地缩短患者接受急救治疗的响应时间间隔。

系统状态管理

现已证明使用系统状态管理对很多服务系统是很有帮助的，不过帮助的程度会因系统的大小、服务人口多少、资源便利情况不同而异。根据历史数据，可以确定各服务区或呼救电话所在区在一天中高性能或高峰需求期，并据此来制定覆盖计划或资源分配方案。这样的做法可将救护车放置到潜在呼救电话可能多的区域。响应车辆可配备一个起到像遥测装置一样作用的自动车辆定位仪，或者全球卫星定位系统以提供一个由计算机辅助的调度系统定点界面。此界面上显示的信息在呼救电话量大或在车辆资源有限的情况下需要分期安排车辆或需要重新调配车辆时将会非常有用。

现场通信

在现场或在病人转运途中，各级EMTs通常要有与医院工作人员沟通的渠道，另外还要给病人一个咨询报告，以便病人接受药物治疗或干预的医嘱，或者简单地告知病人的到达。为了多方协助救援的目的，或在大规模人员伤亡或灾难响应的情况下，EMS工作人员还应能与所有相关的公共安全机构取得联系的途径。如果空中救援服务存在的话，EMS和消防人员必须具备与直升机飞行员和机组人员沟通的途径，地面现场人员必须要向飞行员传递着陆区的信息和潜在危险，同时应向随机医务人员提供一份关于病人情况的初步报告。

医疗指导

EMS医疗指导员（medical director）是在特殊的院外环境下对患者的急救护活动具有浓厚兴趣和专业知识的医师。医疗监督，必须从通信中心扩展到现场急救服务的各个环节。通常情况下，服务合同书授予医师行政管理权力以实施病人医疗方案、协调急救系统的各个方面、调离专业不精或行为不当的医务人员。美国急诊医师学院（ACEP）、全美急诊医学服务协会医师（NAEMSP）、全美高速公路安全管理局（NHTSA）、卫生资源和服务管理局（HRSA）编制并发行过规范 EMS 医疗指导员活动及评估成绩好坏的指南[43-45]。

医疗指导包括离线（间接）和在线（直接）监控。离线监控包括方案制定、人才教育、前瞻性和回顾病人医疗救护评估和其他质量改进过程。直接监控则涉及医师或指派人员与现场服务人员之间的实时互动。

间接医疗监控

病人医疗救护活动的医学问责性是间接的医疗监疗控的基础。对急救服务的问责分病人出现之前（前瞻）或医院转运完成之后（回顾）两个阶段进行，其重要部分包括制订病人急救指南以及包括 EMTs 和 EMDs、服务人员再教育、法医学政策、急救服务质量和急救服务效果改进过程等在内的各种方案。

各项方案

也许医疗指导员最重要的职责是制订病人急救方案。各项方案起着预先确立的实践指南的作用，拟制定在院外情况下遇到的大多数急病和外伤的急救标准；在实际操作层面上，医疗指导所涉及的业务问题包括指配医院和目的地的相关政策、如何终止复苏、为何拒绝病人转运等。根据州级规定，方案可包括在特定临床情况下的常规医嘱，在这些情况下 EMTs 可在医院人员沟通前就已知病情的病人实施某些手术和药物处理。方案的制订应根据系统资源情况及患者需求来进行，也应包括分流、特殊患者群（比如外伤患者、新生儿和儿童）的救护指南。

无论当地通信方法如何，提供院外服务的工作人员应始终能够与医师讨论并澄清案例或在临床问题或争论情况出现时与医师讨论指南。另外，当转运危重病人时，通知接待病人的医院非常重要。

教育培训

医疗指导员应熟悉并积极参与地方或区域各级 EMT 证书的初训及续训项目，并要清楚其课程安排、评估和修订过程。那些可以自己进行培训的系统，应允许对培训计划加以修改，以便能反映自身系统以及急救工作人员的内在需求。

现场工作人员和负责远程通信的人员必须定期接受培训以提高知识和技能上的竞争性。教学模式应包括课堂理论课、实验室技能培训、直接实地观摩或远程自学。所训核心内容的标准化对保持紧急救护的一致性和质量非常重要。

质量和效果改进

一旦病人急救方案制定完毕并赋予实施，就必须要有评估个人和系统表现好坏和病人临床结果的机制，比如回顾分析或直接现场观察。与具体方案的偏差可反映个体 EMTs、医学监控人员或方案本身的问题，而这每个问题都需要教育和重新评估。通过评估，找出操作或临床结果层面上的不足并以咨询、课程教育、系统设计或病人急救方案修订等措施来加以适当的补救[46]。能力、知识掌握程度、技能熟练程度都是可检测的参数。时间标准（比如从通知救护车到发车时间、响应时间和现场停留时间）也是同样重要的检测指标[47]。

直接医疗监控

直接医疗监控制是对提供急救服务的 EMTs 进行实时指导。这可以无线电或电话或直接现场观察的形式来进行，也可按集中或分散的方式来完成。在集中式系统，所选医院被指定为主要救治单位（也可称为急救基地医院、资方医院或赞助医院）。无论设备条件如何，主治单位要负责提供所有直接医疗监控指令和通知。在分散式系统，各个医院都可作为基地医院，而对承担转运病人任务的 EMTs 提供直接指导。

负责直接医疗监控的人员，必须对整个 EMS 系统、病人接收医院的设施、系统运作方案、药剂配方和设备、行政管理和运作问题，以及某些情况的法医学意义等非常了解。那些其运作方案包括常规指令的系统，由于某些特定原因可能需要直接的交流。因此，这些医疗和行政管理运作方案可能指导 EMTs 应对处理大多数情况，而医疗监控咨询可能帮助解决法医学问题、急救现场的现实问题以及病人非转运，或者能碰到的潜在伦理难题。在转运危重或潜在的危重病人时，通过直接医疗监控通知病人接收医院进行治疗室和工作人员方面的准备至关重要。

院外急救及其管理方面的争议

气道支持和呼吸系统急救

干预

在请求 EMS 的呼叫中，相当大的部分是呼吸系统方面的问题。控制和支持病人气道的基本措施包括人工方法（例如，抬起下巴或推冲下颌）、各种口腔及鼻咽部器械，以及面罩通气的使用。更高级的措施包括使用盲性气道插管装置（例如，食管气管联合导管或喉罩）。这些装置安装容易，并能提高单位时间通气量。有研究证明，初级急救员使用模拟心脏骤停模具练习时都能够成功地放置喉罩气道装置；研究还显示与袋瓣面罩相比这些装置能提高每分通气量[48,49]。类似的研究也已证明，对高级急救员来说喉罩气道通气比气管内插管通气成功率更高、通气效果更好，这是因为插管操作技术便捷，无需太多尝试就能成功[50,51]。

在空中急救过程中，普遍使用药物辅助插管（DAI）和快速顺序插管（RSI）。尽管缺乏支持证据，最近 DAI 和 RSI 也扩展到了地面病人转运服务中。有几个长期使用 RSI 的项目非常成功，但是另外一些 RSI 使用者则没有完全体验到 RSI 的长处，因而对 RSI 的作用提出了质疑[52,53]。多项研究显示：在某些急救系统中将导管误插入食管的发生率惊人的高；对颅脑损伤病人来说使用 RSI 的效果不佳。因而，人们对院外插管的效果提出挑战[54,55]。一个有关儿科门诊院外气道管理的前瞻性随机实验研究得出结论说：在城市设置条件下，对某类患者来说袋面罩通气优于插管通气[56]。尽管分歧存在，争论仍在继续，但大多数人都赞同：要想使气道处理方案成功有效，务必要在培训和质量管理方面增加有实际意义的内容，并要做到尽可能全面、尽可能有吸引力[57]。就如何使用 DAI 或 RSI 而言，培训应包括手术室练习和模拟器练习两部分内容。最理想的是培训在急诊科进行，这样有可能让学员在实际的临床设置条件下体会在急需气道插管的病人身上会影响插管的各种变量（如情绪激动的状态、全胃、血和气道呕吐物）。

在院内传统性使用的连续气道正压术（continuous positive airway pressure，CPAP）现正被广泛地用在院外。尽管有报道显示 CPAP 有效，但是迄今有关患者最终临床结果的研究非常少[58,59]。CPAP 的院外应用，需要严格的操作方案，以便对诸如适应证和禁忌证、临床应用、精神状态评估、血流动力学状态、病人院内转移方式等变量加以概述。

药物治疗

大多数先进的气道支持方案均使用已经临床证明对支气管痉挛、慢性阻塞性肺疾病、过敏反应等有效的药物，但目前没有研究证明在院外设置下这些药物的有益作用。虽然有些研究可能被认为不符合伦理标准（例如，研究肾上腺素在院外对过敏反应的作用），但另一些研究（如在院外用 β_2-受体激动剂或类固醇治疗哮喘）则很容易实施，不过其结果远不确定。待进一步的研究而定，大多数急救系统都坚持这样的立场，即认为这些药物在院外设置条件下对患者无害，或许对有不同程度呼吸困难的患者还有帮助，会起到安抚作用并能改善临床结果。然而，很少有人去关注花费在与这些额外或许还根本不必要的药物相关知识培训和更新方面的开销。

心血管急救

干预

以前的研究已经显示早期除颤对终极心室纤颤有效，同时能提高心脏骤停患者的成活率[60]。随着技术的进步，现在各类公众安全应急人员和旁观目击者也都可使用以前只限于高级急救员使用的除颤仪。现在，全美各地都在实施公众可及除颤（public access defibrillation，PAD）计划。依据此计划，在诸如机场和飞机内、赌场和办公楼等人多、人流量高的场所和相对封闭与外界隔离的地方都安放除颤装置[61]。目前，PAD 的效果正在研究中[62]。院外 12 导联心电图也越来越流行，虽然费用昂贵，不少研究已显示只需要很短的时间就能获取现场心电图，同时显示使用此技术可缩短从紧急事件发生至实施干预（溶栓处理或实验室导管登记）之间的间隔时间[63,64]。

虽然全美心脏骤停存活的统计数据不能说明太多问题，但那些心脏骤停后生存下来的患者可能会伴有一定程度的缺氧性脑病。最近的证据表明，对心脏骤停（尤其是心室纤颤为初始节奏）的病人在血液循环自动恢复正常后实施降温，可以提高存活率和神经系统功能[65,66]。这其中的可能机制包括：神经细胞耗氧量的降低、细胞膜的保护作用、再灌注造成的降解反应的减缓、酸中毒的控制[67]。现在国际指南建议对心脏骤停后复苏的病人实施降温，而许多院外急救系统则通过与患者前往医院急诊室协调而对心脏骤停后复苏的病人实施注射冷冻盐水、镇静或使用神经肌肉阻滞剂等措施。

药物

到多数 ALS 系统使用高级心脏生命支持所建议的传统心脏药物。最近有人对胺碘酮（amiodarone）在终止院外顽固性心室纤颤中的作用进行过研究，结果发现：胺碘酮可提高院前成活率，但对提高院内（入院到出院）成活率作用不明显[68]。虽然已有很多急救系统用昂贵的胺碘酮替代利多卡因（lidocaine），但胺碘酮的院外心室纤颤药物作用还有待于进一步研究。纤溶药物对院外急性 ST 段抬高心肌梗死的治疗作用还没有得到广泛认同，它可能仅对病人转运时间较长或没有导管或干预设施的急救系统有帮助。鉴此，将来是否要将这些药物作为院外常用药目前还处于推测阶段。

外伤急救

干预

对一些特殊病情（如心脏骤停）的医疗急救，可在急救现场或在病人转至医院前有效地实施干预（如除颤、气管插管、静脉药物注射）。但是，对意外创伤的干预则普遍认为应在患者转运至医院的途中进行，这样做是为了缩短在事故现场所消耗的时间。

静脉输液的问题在过去数年里引起不少争论。通过大容量的静脉输液来处理外伤性血流动力学不稳定是传统、标准、被广泛接受的院外急救措施。但最近的数据支持这样的观点：在处理躯干穿透伤时，限制性或低血压性复苏模式更优于大容量的静脉输液；在实施终极手术来稳定血量之前，液体复苏可能会导致残率提高[69]。同样，有证据显示气动抗休克服装的使用会提高躯干穿透伤患者的死亡率，因而建议不要再使用。

与对急诊患者的情形相似，对重度外伤的病人通过气管插管实施终极性的气道支持也许很有用，不过就提高外伤者最终临床结果而言气管插管的正面作用还没有得到明确界定。为了获得成功，高级急救员必须具有将气管内导管迅速正确地插入气管内管、评估其插入位置，以及适当移动插管患者的能力。此外，同等重要的是高级急救员还要具有提供正确的明细表和潮气量的能力。如急救人员过于着急而潜意识地使用过度的换气速率的话，这将有害于心脏输出量并进而造成组织损伤。严重钝性颅伤是必须尽快处理并得以解决的问题。插管提供通气支撑和气道保护的可靠方法，但其潜在益处可能会因插管的操作过程和插管后的护理不当而打折扣。在给颅伤患者插管时，可能会导致那些上下牙关闭非常好的患者出现牙齿或软组织损伤，因而颅内压力可能会因完整的咽喉反射所引起的喉部收缩而加剧。最近有关 RSI 用于颅伤患者的研究显示，患者在手术过程中出现明显的缺氧和心动过缓，同时实际临床结果变差[48]。因此，与在急诊患者的情况一样，RSI 在外伤患者院前气道管理中的作用目前还没有定论。

院间及特殊的急救转运

通常会在以下几种情形下要对病人进行不同医疗机构之间的转运：病人的选择、提出转院要求的医院没有所需的诊断和治疗条件、管理上的需要（即要求患者在病情稳定后去预先指定的医院治疗）。加入资源服务共享网或同盟的各医院公司（hospital corporations）要依赖院间转运系统将患者转运至联盟医院接收某些专科检测和手术。同样，住进专业设施较差医院的危重病人可能需要转移到三级医疗机构或指定的创伤中心。尽管长距离转运最好是通过空中医疗服务来完成，但区域或当地的短途转运还应使用由本地 EMS 资源或医院拥有并经营的资源所提供的地面系统。

根据医学指标而确定必须转院的病人，其院间转运必须符合属于一个被称为"紧急医疗和活跃产程法（EMTALA）"的要求[70]。虽然提供病人转运的 EMS 系统起着关键的作用，EMTALA 的准则主要涉及在转移前病人转送方和接收方所必需满足的要求。需要注意的是，不稳定的病人不应该根据服务管理组织的要求而转移到另一设施，除非转出医院能提供标准的服务而接收医院也具有能力处理病人现有病情及可预见的并发症。病人院间转运所需满足的具体要求见框 190-1。

根据病人病情，特殊转运服务可在 BLS 或 ALS 水平，以紧急和非紧急的形式进行。考虑使用 ALS

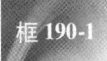

框 190-1 紧急医疗和活跃产程法（EMTAKLA）有关患者转运的具体要求

转运风险和受益的完整认证
患者或家属须知情并同意转运
合理的运输（设备和人员）安排
实施配套的治疗和稳定措施
保证接受方同意接收
患者资料的妥善传送（传真或与患者自带）

的病人转运可能包括新生儿或高危婴儿、危重心脏病或创伤患者的院间（比如急诊科或重症监护病房）转运。人员配置取决于制度设计和提供服务的水平。许多这类的院间转运使用护士-高级急救员的组合，但对特护病人进行这样的转运时则可能需要受过专门训练的医护人员（如呼吸治疗师、新生儿护士、其他危重病专业人员）参与。对某些病例来说，医生在场会非常有帮助，但并非强制性要求有医生在场。

与所有 EMS 活动一样，院间转运都要经过评估审核，以保证转运及医护措施合理。在 1993 年，美国急诊医师学院临床实践管理委员会（The Practice Management Committee of ACEP）对 1990 年制订的院间转运政策进行了更新。

未来展望

在"正确"的设置条件下、在"正确"的时间点给"正确"的病人提供优质、高效、负责任的急救医疗服务将永远是所有急救医疗系统努力实现的目标，但是至于哪些干预措施能取得更好的临床结果还有待于进一步探讨。随着急救呼叫量的增加，急救医疗系统务必要从人员培训和医护服务实施两方面重视那些已知有作用的干预措施。表 190-2 列出了与 EMS 开发与监督相关的机构和组织。

表 190-2　EMS 资源和联系信息

资源	网页地址
EMS 倡导者协会*	www.advocatesforems.org
美国救护车协会	www.the-aaa.org
美国急诊医师学院	www.acep.org
美国疾病控制和预防中心	www.cdc.gov
美国救护服务服务评审委员会	www.caas.org
国家公路交通安全管理局 EMS 司	www.nhtsa.dot.gov/people/injury/ems
孕产妇和儿童健康局即 EMS 儿童类（EMS-C）	www.ems-c.org
全美 EMS 教育者协会	www.naemse.org
全美 EMS 医师协会	www.naemsp.org
全美急救员协会	www.naemt.org
全美州级 EMS 官员协会	www.nasemsd.org
全美急救员注册处	www.nremt.org

* 译者注：EMS 倡导者协会（Advocates for EMS）是一个由几大 EMS 机构成立于 2002 年 10 月 22 日、致力于提高在华盛顿的决策者们对影响 EMS 问题认识度的联盟。

本章参考文献请参见 http://pumpress.bjmu.edu.cn/eduservice/3419.html

第191章 航空医疗运输

Ira J.Blumen, Howard Rodenberg, and Stephen H.Thomas

余子明 译　唐娟　吕传柱 校

概述

航空医疗运输（air medical transport，AMT）的历史可以追溯到第一次世界大战。早在1915年，法国航空服务公司就用固定翼飞机作为"救护车"从塞尔维亚撤离过部队。在美国，第一次有纪录的空中急救医疗运输是在1918年，当时一架普通飞机用后方驾驶舱以半躺式担架的形式运送了一位病人。1926年，美国陆军航空兵成立，从150多英里的尼加拉瓜往在巴拿马的一家医院运送了受伤士兵。在第二次世界大战的最后三年时间里，有超过110万生病、受伤士兵被空运运回美国的。朝鲜战争期间，直升机被引入到了AMT中来。在1950年8月，一架贝尔（Bell）47（译者注：贝尔47是贝尔直升机公司生产的单发动机驱动的轻型直升机）在朝鲜运送过两万多名医疗撤离疏散人员中的第一批，当时的具体做法是将受伤的军人绑在飞机外的担架上，并将其从营地急救站运往等待就治的医院。在越战期间，Dustoff直升机运送过近100万伤员到医院。

通过比较从受伤到接受正式专科治疗（definitive care）的时间和死亡率的变化情况，就能清楚地看出AMT在运送伤兵中的作用。二战期间，从受伤到正式专科治疗平均时间为6～12h，死亡率为5.8%。这两个数据，在韩战期间分别为为2～4h和2.4%；在越南期间分别为65min和<1%[1]。受军队经验的鼓舞，1969年在美国出现第一个由医院资助、以固定翼飞机为基础的航空医疗救援机构，这极大地推动了民用AMT在的发展。美国的第一个民用直升机紧急医疗服务（helicopter emergency medical services，HEMS）机构于1972年成立。

航空生理

航空生理学知识对了解AMT对飞行员、医务人员和患者的影响都非常重要。

波义耳定律

航空生理的基础是波义耳定律（Boyle's Law）：一个单位气体的容积与它所受的压力成反比。具体而言，随着高度的增加（和大气压力减小），气体的分子相互分开，气体的体积膨大；随着高度降低（增加大气压力），气体的分子浓缩，气体容量缩小。

随着海拔高度的变化，人体作为一封闭的空间就会出现生理性气体膨胀和收缩困难。当高度下降时，人体可能会发生挤压性损伤，而挤压伤是气压性耳炎和气压性窦炎的常见原因。被困在鼻窦或中耳腔内的空气不能与环境压力均衡，就会发生收缩，并牵拉黏膜和神经血管等组织。同理，高度上升时会引发反向挤压伤。气压下降将导致气体容量增加，进而施压于相邻骨骼、神经血管或实质性器官组织。升高性损伤也可能包括气压性中耳炎、气压性窦炎、简单气胸向张力性气胸的转换，以及由肠道气体膨胀所致的空腔性脏器破裂。含有封闭空间的医疗设备的性能也会受到影响。另外，高度的改变也会影响静脉流速、气压式固定夹板和气动抗休克装的压力、气管套管容量。

查理定律

查理定律是波义耳定律（Charles' Law）有关容量部分的延伸，其主要内容是：当气体温度上升时，气体的体积也随之增加。高海拔情况下伴随空间增大

表 191-1　海拔高度对血氧含量的影响

海拔（英尺）	气压（mmHg）	PO_2（mmHg）	PaO_2（mmHg）	$PaCO_2$（mmHg）	氧饱和度（%）
海平面	760	159.2	103.0	40	98
8 000	565	118.4	68.9	36	93
10 000	523	109.6	61.2	35	87
15 000	429	89.9	45.0	32	84
18 000	380	79.6	37.8	30.4	72
20 000	349	73.1	34.3	29.4	66
22 000	321	67.2	32.8	28.4	60

PaO_2，肺泡氧分压；$PaCO_2$，动脉血二氧化碳分压。

而出现的气体分子扩散（波义耳定律）就意味着分子碰撞的机会以及由碰撞产生的热量减少。查理定律解释了为什么海拔越高环境温度越低。

道尔顿定律

道尔顿定律规定（Dalton's Law）是说：任何给定海拔高度下的总气压等于混合中气体中各单个气体分压的总和。随着压力降低，气体膨胀造成分子间距增大，因而能用于呼吸的氧气量减少。虽然氧气仍然占大气的21%，但每次呼吸带到肺部的氧分子数减少，进而出现缺氧（表191-1）。道尔顿定律的临床效应是：随海拔高度增加，动脉血氧分压出现一定程度的下降。

缺氧的最大威胁是它致病的潜伏性。缺氧的生理反应包括增加呼吸速度及深度和加快心跳。缺氧时间过长，大脑供氧不足，难以支持大脑的新陈代谢。脑缺氧可引发的症状包括：头痛、恶心、嗜睡、疲劳，甚至最终昏迷和死亡。虽然症状的出现时间和严重程度可能会因人而异，但包括病人和航空医疗飞行人员在内没人能逃脱缺氧的影响。

亨利定律

亨利定律（Henrry's Law）阐明：液体吸收气体的量与液态上面的气体分压成正比。人们最熟悉的亨利定律的实际应用是潜水医学；在深水处时，施加给人体身上气体的压力增加，这就使得气体溶入血流中去。当从深水处快速上浮时，气体就从血流中的溶质中游离出来，结果就会造成气压病。亨利定律在航空医学中的意义不如在潜水医学中的意思那么重大，这是因为在空中每单位距离的气压的变化幅度比在水中要小出很多。然而，同样在高空中突然减压也导致降压病。

飞行的其他不良反应

飞行对病人或工作人员造成的其他不良反应包括体温波动、脱水、噪音和振动。温度的变化可能引起代谢率和耗氧量增加。长时间高空飞行可能导致晕动病、定向障碍、疲劳，以及整体功能下降。

随着海拔高度增加和气温降低，空气湿度明显降低。为了防止在AMT途中脱水，必须特别注意患者的液体摄入量（口服或静脉注射），所有患者均应接受加湿医用氧气。噪声和振动可能是AMT途中遇到的最普遍的不良反应；两者均会干扰病人的评估或医疗设备的性能。长时间接触噪声和振动可能会导致疲劳、恶心、视觉或视前庭障碍、耳损伤，以及工作效率降低。在航空运行途中，患者和工作人员都应佩戴听力保护装置。

航空医疗运输系统的基本原则

行政管理机构

航空医疗服务可采取几种形式。尽管近年来在美国独立（私营）的AMT业务快速增长，但由医院资助的从推荐转院的外围医疗中心或事故现场向三甲医疗中心运送病人的直升机运输仍然是最常见的类型。这类飞行方案可由某一医院或机构联盟资助。2008年，大约有219项基于直升机的HEMS业务，共动用了668架直升机（为1998年的两倍）。单个医院或机构占业务总量的71%，但只占直升机业务的50%，直升机服务业务的另50%则是由非医院类的独立（私营）单位来完成的[2]。公共服务机构也资助航空医疗服务。这些公共机构往往用的是能提供医疗、搜救、消防灭火和执法等职能的多功能飞机。由美国武装部队（U.S. Armed Forces）管辖的安全交通军援（Military Assistance to Safety and Traffic, MAST）项目，也可在没有民用 AMT 服务可用的时候以及当 MAST 的飞机、设施和人员没有一级军事任务时来协助运送病伤人员。这些项目资助来自联邦税收，所以往往不对病人收费。在美国，公用和 MAST 有 160 多架直升机可供运送病人使用[3]。

至于有多少数量的固定翼（非直升机）空中救护车公司或飞机，目前还无法准确核对。虽然一些医院资助固定翼 AMT，但基于固定翼飞机的空中医疗服务更多的是以私营收费的形式来进行的。

任务类型

航空医疗任务可能涉及一级或二级响应。在一级响应（"现场飞行"）情况下，飞机是向目标医院或医疗机构运送病人的唯一方式。二级响应则涉及的是不同服务设施（即外围医院与提供更好更高级医疗服务的设施）之间病人的飞机转运。

AMT 任务也可根据所提供的服务水平来分类。这包括：危重病人转运、高级生命支持转运、专科医疗转运、基本生命支持转运。

航空医疗救援专用飞机

虽然地面救护车仍然是院外和设施间运送病人的主要手段，但自 20 世纪 70 年代以来，空中"救护车"的使用越来越普遍。没有任何一架理想的飞机能满足所有不同性质的航空医疗救援任务或不同患者的全部需求。飞机的选择应以满足患者类型和预期服务区不同的运输任务的具体要求为标准。

直升机（旋转翼飞机）

相对于其他的运输机来说，直升机具有几大优点。以每小时 120～180 英里的速度飞行，直升机的运输时间往往要比同等距离的地面交通运输时间少 75%。直升机空运病人服务一般覆盖距基地 150～200 英里的地区。旋转翼飞机不受常见的交通延误和地面障碍的影响，并能飞抵其他交通方式无法到达的地方。与地面救护车相比，直升机有需要着陆区的不便，但与普通飞机相比又有不需要机场的优点。

旋转翼飞机的缺点包括噪声和颠簸，这可能会干扰对患者的评价、监护和处理。天气因素可能会大大限制直升机的飞行服务。在小型和中型直升机中，病

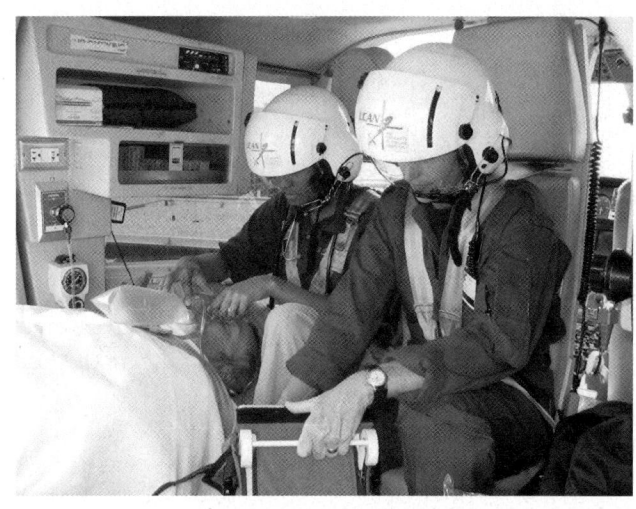

图 191-1　直升机内空间有限，这使得急救措施的实施更具挑战性。（Photo courtesy of Ira Blumen, MD.）

人舱拥挤和最大运载重量有限（相对于地面救护车），这些可能会限制随机运输人员数或设备量。有时，运输途中的病人医护质量也可能会打折扣（图 191-1）。

许多直升机空运项目仅允许飞行在目视飞行规则（visual flight rules, VFR）下进行。当天气条件（云层和能见度）低于最低的既定标准时，项目主管单位出于安全考虑可以拒绝运输任务。不过，越来越多的项目承担单位正在按仪表飞行规则（instrument flight rules, IFR）的标准来装备直升机和培训飞行员，以便能在不太有利的天气条件安全出行。借助新技术，在美国的很多地方，HEMS 项目承包单位正和医院一道开发使用私用医院直升机停机坪的 IFR 方法。IFR 飞行不便于前往事故现场或未安装 IFR 设备的医院。

飞机（固定翼飞机）

虽然旋转翼空运吸引更多媒体的关注，但固定翼飞机构成了 AMT 业务的重要部分。与旋转翼直升机相比，固定翼飞机具有更大的服务范围、更快的速度、而且往往能运载更多病人、机组人员和设备。更低的机舱噪音和更少的颠簸可减少处理病人时的不便，而且机舱增压可以抵消生理性气体定律的影响。然而，在已经有飞机的地方、在跑道长度或条件有限的地方、在有加油设施的地方，均不宜操纵固定翼飞机。另外，用固定翼飞机运送病人时，还需要别的多种交通工具（即医院到救护车、救护车到飞机的车辆）。

现有多种固定翼飞机可供医疗运输用，其中包括单活塞或双活塞发动机的非增压式轻型飞机、增压式涡轮螺旋桨型飞机和喷气式飞机。理想的选择取决于航空医疗任务的性质。

航空医疗飞行的机组成员

航空医疗飞行机组成员由种类广泛的医护人员组成。提供危重病人监护、高级生命支持、特殊护理运输的 AMT 必须具有至少两名直接负责病人监护的医务人员[4,5]。美国大部分的 AMT 服务都配备有危重监护运输队，其成员包括一名注册护士（registered nurse，RN）和另一名队员。一些固定翼 AMT 服务提供基础生命支持，其医务人员中最少要有一名持证或持照的初级急救员（EMT-B）。

对于某些 AMT 服务来说，其服务人员配置则要依任务的性质（成人、儿童、新生儿或产科）而定。1984 年至 2005 年间的数据显示，60% 的直升机和飞机医务运输项目配备有注册护士/高级急救员（paramedic）组成的医疗服务队，8% 的配备注册护士/注册护士的组合，由注册护士/急救员（EMT）、注册护士/医生、注册护士/呼吸治疗师、高级急救员/高级急救员形成的组合均少于 5%[6]。

飞行护士一般都具有危重症监护病房或急诊科的丰富工作经验。他们可在空中医疗队伍中为成人、儿童、新生儿提供专业急救服务。高级急救员在病、伤现场对危急患者实施运送过程中往往作用最大，呼吸治疗师则提供气道处理、呼吸机使用和输氧方面的专业帮助。飞行医生可由住院医师、主治医生、飞行急救的医务总监来担任。早期曾有研究重点探讨过随机医师的特殊作用[7-10]。虽然对这一问题的答案仍有争议，但很清楚 AMT 过程中机组人员的配备必须要以满足 AMT 所服务的社区和病人的需求为标准。

AMT 环境对飞行组及医务组成员均产生特殊影响，进而会左右救护病人的能力。有关人力因素方面的研究已显示，大多数医疗步骤在 AMT 用的飞机上要比在地面运输条件下操作起来困难得多[11]。在高空中，肺部听诊、诊脉、心肺复苏术的实施、气管插管，以及视警信号的识别都会受到干扰[12-15]。此外，疲劳、晕机、摇晃不定的工作状态，以及 AMT 操作过程中的高风险都可能严重地影响空中急救医疗运输任务完成的好坏[16]。

医学指导

所有的航空医疗服务都需要有作为空中医务主管或总监的医师的积极参与。医务主管负责监督、评估，并确保 AMT 队的医护质量[17]。在这方面，急诊医师起着非常重要的作用，近 50% 的医务主管都有急诊医学的背景[18]。医务主管必须对航空医疗服务的各个临床环节具有最高权威。医务主管应确保参与航空医疗服务的医务人员都接受过充分训练并具有提供对应急救医护服务的资格、确保相应的医疗设备和用品均到位、并确保所选运输飞机的正确。另外，医务主管还要制订包括在线和离线医学监控规定在内的医护政策和步骤。航空医疗医生协会和美国 EMS 医师协会已经制定了航空医疗服务医务主管/总监指南[19,20]。

安全

安全是航空医疗运输服务最值得关注的问题；确保安全飞行是所有航空医疗服务的基石[21]。在考虑 AMT 病人运输风险和利弊时，安全必须是医务和公共安全人员考虑的、压倒一切的首要因素。飞机飞行员和机械师确保飞机的适航性，因而他们的进修培训尤为重要。随机医务人员也必须熟悉直升机或运输飞机机内和周围的应急安全操作程序。机组人员的疲劳以及自我逆境反应均可影响飞行安全，所以飞行途中必须严格避免处方或非处方药的使用、吸烟、饮酒。

航空医疗服务飞行必须严格执行天气要求或"最低"参数标准。收到飞行请求时，飞行员必须核实天气条件和飞机状况。为确保公正性，不应该让飞行员知道患者的病况及严重程度。出于对飞机或天气方面的考虑，飞行员始终有权拒绝飞行任务，且拒飞决定务必不要受到行政管理人员、机组其他成员，或其他相关人士的影响而逆转。

就直升机运输和恶劣的天气条件而言，应避免一种称之为"直升机选购（helicopter shopping）"的做法。美国联邦航空管理局（Federal Aviation Administration，FAA）发现，"直升机选购"这样的危险行为已导致了几起致命 HEMS 意外事故。"直升机选购"是指请求 EMS 业务机构或医院给多家 HEMS 运营商打电话，直到找到一家在没有被告知别的运营单位均因天气原因而拒绝接受飞行的情况下而同意飞行的做法[22,23]。尽管在某种情况下可以安全地启动并完成恶劣天气过后的飞行，但直升机选购往往会将本应该被拒绝（如对飞行请求时所有相关数据非常了解的话）但没有拒绝的飞行放置到一个非常危险的境地。2006 年，美国联邦航空局给各州 EMS 负责人去信，阐述直升机选购现象，并要求他们采取行动制止这一做法[24]。

着陆区

因固有特征所定，直升机着陆区都不可避免的是

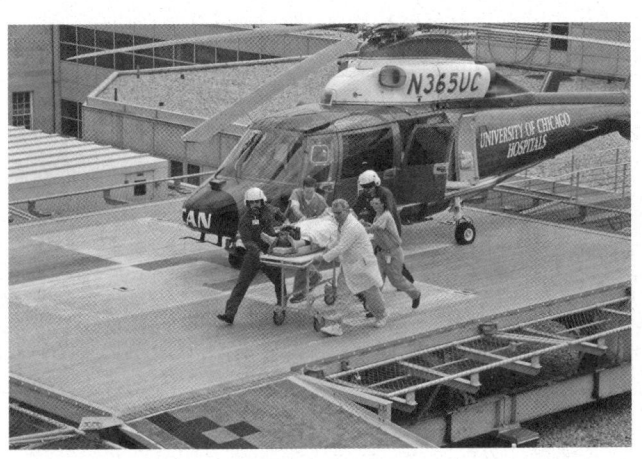

图 191-2　直升机着陆区的安全至关重要。（Photo courtesy of Dan Lemkin, MD.）

危险之地。最明显的致害风险是来自于转子叶片。这种风险当直升机在地面操作时尤为明显，因为随着发动机的启动和关闭，旋转浆以低速转动，因而转子叶片降至离地面最低的高度。另外，旋转浆转动所带起的碎片、强噪音和无法听到警笛声，以及登陆地面湿滑路等都会造成意外创伤。

许多医院已划定直升机着陆区（图 191-2），区内照明适度、安全设备措施到位，并有固定坐标和预先指定的升降点和入口。然而，大部分初级响应都是在无事先标定的地方进行的，所以地面工作人员必须接受过培训以能为飞行中的直升机指明着陆区并保障着陆区的安全（框 191-1）。所有 AMT 运营机构都有责任来帮助培训地面工作人员如何正确地设置着陆区以及如何为着落导航（框 191-2）。

由于着陆区附近的潜在危险，直升机直接飞抵事故现场就对 AMT 构成了特殊的风险，这在夜间尤其如此。针对这一情况，一些院外医疗服务机构和空中医务服务单位发现利用乡村或社区医院直升机停机坪不仅便利而且更安全。对于某些医院和急诊医师而言，这样做会引发急诊医疗和活跃产程法（Emergency Medical Treatment and Active Labor Act，EMTALA）关于给病人提供健康检查方面的问题。2004 年 5 月，医疗保险和医疗补助服务中心（Centers for Medicare and Medicaid Services，CMS）解决了这个问题。CMS 的方案是：只要是以有利于 EMS 工作人员会同航空医疗转运人员来完成将病人向三甲医疗单位或最近的合适设施转运为目的，使用设有急诊科的医院的直升机起降坪就不触及 EMTALA[25]。

另一个保障着陆区安全以及一般情况下夜间飞行正常的附加措施就是尽可能地使用夜视镜（Night Vision Goggles，NVG）。越来越多的 AMT 项目均在飞机上配备有夜视镜并培训飞行员和随机医务人员如何使用这种先进技术。夜视镜可非常有效地增强月亮或星光的地面照明度并有助于自然地形和可能会干扰安全飞行或降落的人为障碍物的辨认。

框 191-1　工作人员接近和登机时的安全细则

- 车辆和人员应离着陆区至少 100 英尺
- 观众应离着陆区至少 100 英尺
- 在离飞机 50 英尺内禁止吸烟和跑动
- 所有物件（如静脉滴注线和支撑架）都应低于肩高
- 由机组成员开、关机门
- 由机组成员指导并监督病人和设备的装载和卸载
- 地面人员应使用眼睛和耳朵保护装置
- 只有在飞行员或机组成员给出示意信号的时候才能接近和离开直升机
- 千万不要从飞机的尾部接近或离开飞机
- 尾桨部几乎是盲区，极其危险，应避而远之
- 如果飞机停在斜坡上，接近或离开飞机时应选择下坡侧
- 保持着陆区（或保持）无任何松散性杂物（如帽子、围巾、床单、枕头）
- 保护病人不近灰尘和杂物
- 在任何时候都要听从机组人员指示
- 在灾害情况和大规模人员伤亡事件时，受害者、证人和观众可能会变得情绪失控或表现出急性情境反应，因而要让这些人离开着陆区和直升机。对有情绪变化并受伤的受害者，不应安排直升机转运，除非有足够的物理或化学性限制措施
- 不耻下问

Courtesy of University of Chicago Aeromedical Network (UCAN), University of Chicago Medical Center, and Illinois Association of Air and Critical Care Transport (IAACCT), 2008.

| 框 191-2 | 空中医疗转运的着陆区要求 |

着陆地域
- 着陆区越接近事发现场或医院入口越好，但不能太近以至于干扰地面行动或病人救援
- 着陆区最少 100 平方英尺
- 着陆区应尽可能平坦
- 着陆区务必不要有任何杂物

风险与障碍
- 确认着陆区地面或跑道/起飞道可能存在的所有风险
- 着陆区应无电线、电杆、树木、建筑物、车辆和旁人
- 着陆区附近不宜使用锥体路标、围绳、警用胶布和防栅
- 着陆区周围最少 50 英尺内无可能的障碍和风险
- 着陆区应选择背离潜在风险物的逆风位置

登机离机阶梯
- 阶梯应对向机翼且在其上方 500 英尺无任何障碍物
- 阶梯不应越过地面指挥台、病人治疗区或繁忙拥挤的救援区

白天施救行动时
- 使用无线电通信设备和手势
- 采用背风向站立

夜间施救行动时
- 使用无线电通信设备和灯光来指示着陆区
- 灯光只能照向潜在风险物上而非正在进入或离开着陆区的飞机
- 救援区的每个角落均应以便携式灯、车头灯、急救车辆闪光灯、火光或化学光棒的形式提供照明，且光线应有 1/5 照向上空
- 关闭所有不必要的灯光

光源
- 着陆区内务必不要有任何灯源
- 如可能，务必将灯安放牢固
- 千万不要将灯光直指正在进入或离开的飞机

风向指示
- 风向袋、旗帜、火苗或烟雾均可用来指示风向
- 务必不要将风向指示标记放置在着陆区内
- 如可能，务必将风向指示标记安放牢固

Courtesy of University of Chicago Aeromedical Network (UCAN), University of Chicago Medical Center, and Illinois Association of Air and Critical Care Transport (IAACCT), 2008.

AMT 在急救医疗服务系统中的整合

AMT 是 EMS 系统中一个不可或缺的资源，其整合随着地缘服务区的建立而开始。AMT 的服务覆盖区域可根据其任务要求、飞机的航程和速度、专科医疗服务中心和患者接收设施的位置，以及邻近地区航空医疗飞行项目的地点和使命而定。另外，人口密度也是应考虑的关键因素。一般来说，直升机在城市的用处较小，这是因为城市里的医疗设施相距较近，同时城市里又缺乏开阔、安全的着陆区域。所以，在考虑使用 AMT 时，应给高级急救员、EMTs、其他公共安全人员提供什么时候该使用 AMT 方面的指南。指南中的具体方案最好由医务主任与航空医疗服务的同事们密切合作来制定。

临床概念和患者治疗

虽然航空医疗服务转运过几乎所有类型的患者，但迄今还没有能说明哪些患者会受益于 AMT 方面的前瞻性数据。许多有关分流（如采用空中还是地面运输）、航空医疗急救效率、AMT 对患者的药物和手

> 框 191-3　选用空中医疗转运的标准
>
> 1. 离最近合适医疗设施的距离太远，地面救护车无法做到安全和及时的转运
> 2. 病人的病情严重，要求转运的时间尽可能短
> 3. 病人的病情严重，而所原定医院无法提供所需的特殊、及时治疗
> 4. 地面转运的潜在时间拖延有可能使病人的病情恶化
> 5. 病人在转运途中需要重症监护生命支持，而地面救护车服务又无条件满足这样的需要
> 6. 在一些无常规地面交通的地区，救护车无法进出
> 7. 本地地面救护服务系统不提供长途病人转运服务
> 8. 一些的地区不在当地地面病人转运服务体系所覆盖的范围内
> 9. 在院间转运情况下，医生权衡最佳医疗方案和所允许的转运时间后请求对病人实施空中转运
> 10. 在急救现场医疗运输情况下，授权的院外救护服务依据相关政策，在权衡最佳医疗方案和所允许的转运时间后请求对病人实施空中转运

术救治的残疾率和死亡率的影响等问题，目前尚无答案。作为确保将 AMT 资源用在刀刃上的努力，航空医疗医师协会已以表格的形式详细列出了适合于 AMT 服务伤病类型[26]。选用空中医疗转运的标准见框 191-3。

创伤

虽然文献中有一些关于 HEMS 用于执行二级病人转运任务的分析报道，但绝大多有关创伤的研究都是探讨 HEMS 在事故现场应急响应时的应用[27-29]。宾夕法尼亚州和加利福尼亚州有作者对脑外伤病人接受院外插管后的临床结果进行过研究，其数据表明：HEMS 可以降低颅脑创伤病人残疾率和死亡率[30,31]。

通过 Meta 分析研究 AMT 服务的临床效果时，由于不同作者所用的方法不一致，其分析结果很不一致。然而，HEMS 看来有利于降低病人死亡率，现有的研究数据支持这样的估计：AMT 能提高空运创伤病人成活率 20%～35% 或能在每 100 名空运创伤病人中多救活 3～6 人（这一数据在儿童患者或许要低点）[32-39]。另外，创伤系统专家发现，HEMS 是能将 28% 的美国居民及时（即在 1 小时内）送进 I 级或 II 创伤中心的唯一转运方式，这充分说明 AMT 在创伤病人急救中起着关键作用[40]。当然也有研究认为 HEMS 益处不大，不过这样的研究报道占少数，而且存在方法上的局限性（如过多地将向非创伤中心转送病人的数据包括在内）[41,42]。

另一方面，HEMS 领域的早期研究对直升机急救调度运送患者的理论优势提出过质疑[43]。更快速地将患者送至创伤中心并不是提高病人最终治疗结果所要求的指标。来自分布区域广泛（如加州和荷兰）的研究表明：HEMS 有利于降低创伤死亡率，但从事故现场到创伤中心的时间在地面运输和空中救援运输之间没明显差异[39,44]。似乎很清楚，对许多病人来说，AMT 的有利之处不是速度而是其他方面。

AMT 不太可能改善两个极端（即伤情特轻或特重）情况下创伤病人的治疗结果。举例来说，如果将创伤严重度评分的 75 分制，分为五序号（1～5）类别，数据分析结果显示：直升机运输仅能提高严重程度处于中间三个类别（范围从 2.1～2.6）的创伤病人死亡率[45,46]。

心脏疾病

由于缺乏可用来对风险进行分层分析和对患者治疗结果进行预测的有效平分方法，所以对 HEMS 能否改进急性冠脉综合患者救治结果的研究就受到了极大的限制。有数据显示直升机运输可用来扩大一级血管成形术中心的能力，从而使得远程空运患者的治疗结果与就诊于心脏医疗中心患者的治疗结果相当[47,48]。

虽然 HEMS 可以通过将患者从不能实施皮式冠状动脉介入治疗（percutaneous coronary intervention, PCI）的医院快速转运到被推荐的医疗中心而能真正地缩短从患者家门到接受 PCI 处理的时间，但在某些情况下，最好是让病人先在原送医院接受溶栓治疗，然后再对其实施最合适的（空运或地面救护车）转运。不过，在另外一些情况下，院前及设施间的直升机运输在扩大区域性心脏监护系统和初级 PCI 的病人覆盖范围方面发挥着重要作用。

脑卒中

随着缺血性脑卒中抢时治疗（time-critical therapy）的出现，HEMS 在神经系统急症救护服务的区域化方面起着越来越大的作用。早期有研究表明用直升机来转运溶栓后中风患者是安全可靠的，其后又有系列的病案报告显示直升机越来越多地用于中风患者院际转运[49,50]。然而，一旦病人接受溶栓治疗，航空转运与地面转运的风险-收益分析结果可能会发生改变。对于许多患者而言，地面救护车转运更为合适。但对于另一些病人而言，是否仍然需要 AMT 则取决于推荐转运医师的决定。个案及系列病例报告报道过航空医疗运输在有重大中风嫌疑患者的一级（病发

现场）转运中的使用情况[51-56]。有一个地区，地面EMS工作人员能够准确地鉴别中风（近4/5的空运病人得到确诊），直升机运送的患者占中风治疗中心溶栓后中风病人的近1/4[52]。严格分流标准的使用可将不宜AMT的呼吁保持在可接受的低水平，同时也能极大地延伸各个中风治疗中心所服务的地理覆盖区域[52]。

妊娠

通过合理的分流，产科病人的空中转运可以扬围生期转运高危孕妇之长，避在直升机上分娩之险[54]。系列病案报告显示有了直升机运输，从边远医院转运来的高危孕妇（以及她们的新生婴儿）有与那些在产科转诊中心分娩的孕妇一样好的临床结果[54,55]。

新生儿和儿童

有报道显示在许多设置情况下新生儿医疗中心也可使用AMT[56,57]。最严谨的分析表明，通过长途AMT转运来自偏远地区的新生婴儿可以取得与在城市专科新生儿中心出生的婴儿一样好的临床结果。虽然新生儿生理脆弱性较高，但在使用同一批人马的前提下，与地面运输相比航空运输并不与更严重的给氧和通风紊乱现象有关[56]。

不少地区依靠AMT向区域性儿科中心运送重病、重伤儿童。虽然运送速度可能是一个重要考虑的因素，但更值得注意的是运送队伍而非运送方式。经验丰富的儿科运送队伍往往能把业务水平提高到外围医院不可能达到的高度[58]。合理的培训、实际经验和专业能力对于运送重病、重伤儿童的工作人员来说非常重要[59]。依据区域性AMT和儿科医疗资源的不同，运送队伍可以是常规排班的运输队伍也可是儿科专科队伍。有些研究比较过这两类队伍，结果发现包括能提供体外膜氧合服务的儿科专科运输队伍能取得同等效果且副作用更小[60-62]。

效率和成本-效益

对AMT来说，成本-利润比是一个值得备受关注的领域。这方面的部分问题在于现行急情（如外伤）先后缓急的分类分诊方法标准不完善以及无法准确地预测哪些病人会真正受益于有直升机参与的EMS。另外，同样重要的是在一些地区没有（即便有，也很少）显示何时调配紧急航空医疗救援方面的指南[63]。使用广受认可的航空医疗调度准则，各EMS的地方管理当局应该相互合作共同制定出适合各自服务系统的调度标准，并定期不断地对这些标准的实际应用情况进行严格评估和修正[64]。

幸运的是，与广泛接受的医疗干预的成本-利润比比较，以生活质量校正后的多生存年数来计，AMT在可接受的范围[65-68]。有一项来自北欧（斯堪的那维亚）的研究（其案例中的大部分是来自乡村转运）得出结论：直升机参与的急救项目其利润超出开销费用近6倍[69]。另一组来自同一地区的研究人员估计，HEMS有助于改善一级PCI的成本-效益；甚至当长距离转运（和航空）患者时，一级PCI的成本-效益都能持在一个稳定的水平[70]。其他的一些研究还显示用直升机转运中风患者其成本-效益也很可观[71]。

成本-效益的确定并非那么直截了当。要计算本来不该实施的（比如高危产科病例）[54]或在关键时间窗口之外实施的（比如中风或心脏病病例）[49,72]直升机转运的真正成本-效益，通常比较困难。现在还没有任何可供选择的地面交通方式能够在洛杉矶的交通高峰时段进行快速运送病人或能够将患者从沿海岛屿及时运至可实施神经干预或心导管术的医疗机构[49,54]。因为HEMS是能使超过8000万美国公民及时获取低死亡率的高级创伤中心医疗服务的唯一机制[73]，很明显，对美国某些EMS地区来说，一定形式的航空运输是"必不可少的"。不难理解成本-效益计算的直接关系：如果一个地区必须为一些人群配备航空医疗服务项目的话，那么让所有使用这些服务的患者来分摊"开销"就是再合理也不过了。

此外，航空医疗运输费用应与别的替代运性输方式的费用进行比较。在很多情况下，AMT比别的替代方式更便宜[74]。遗憾的是，对HEMS成本-效益的估算常会因地面EMS成本-效益的信息非常少而难以进行[75]。不管是对航空和运输系统还是对地面运输系统，运输工作人员和患者的安全都是非常重要的问题。

航空医疗运输的未来

AMT面临着诸多挑战。自20世纪90年代后期以来，在美国，医疗运输专用直升机其数量急剧增加引起了人们对使用不当问题的高度关切。AMT服务只有在将其整合到整个院外医疗服务和院间病人运输系统中去并能改进整个系统时才最为有效。要使申请承担病人医疗运输服务的机构和专业人员懂得如何合理使用可用的航空及地面运输资源，教育培训的体系必须到位。同时，就患者级别分类及分流而言，空中运输项目必须时刻都要保持在更高的随叫随到的状态。

另外，值得注意的是：好像以地面运输为基础的 EMS 的发展以及院间重症监护地面救护车的便利正在抵消 AMT 的许多潜在优势。然而，地理位置问题、专科服务的区域化、以时间为关键因素的新疗法的开发、以及长距离快速运送病的需要等都将要求不间断地评估新启动 AMT 或继续使用 AMT 的潜在价值的系统到位。

对这些问题的研究与 AMT 的未来关系重大。在 HEMS 和运输结果研究方面的挑战不是是否有益，而是谁从中获益。目前，致力于探讨直升机运输结果的研究人员所面临的主要困境是：很难确定哪些影响分流的变量可以前瞻性地（即在选用什么样的交通运输方式的时候）指导合理正确使用航空医疗服务资源[63,64,76]。

安全必须是 AMT 的重中之重。AMT 项目、航空运营商、航空医疗协会及相关监管机构都不断地强调这一问题的重要性。然而，重要的是要记住，就 AMT 的安全性以及病人的安全运送而言，AMT 服务的请求方和接受方的工作人员均可起着至关重要的作用。

本章参考文献请参见 http://pumpress.bjmu.edu.cn/eduservice/3419.html

第 192 章 战术紧急医疗救援和城市搜救

Richard B.Schwartz and John McManus

余子明 聂鹏飞 译　唐娟 吕传柱 校

战术紧急医疗救援

概述

21 世纪的执法机构面临着不断增加的各种恐怖威胁和新挑战，这其中包括有组织的敌对势力、军事武器、直接交火、人质事件和各种情形的路障以及潜在的投毒危害。随着这些威胁的增加，人们也就越来越强烈地意识到战术综合医疗救援的必要性[1,2]。战术紧急医疗救援（Tactical Emergency Medical Support，TEMS）是急救医疗服务（Emergency Medical Services，EMS）的一个特殊部分，其职能是维护诸如特种武装和战术部队（special weapons and tactics，SWAT）、人质救援队伍和特殊紧急救援队伍之类的战场医疗单位和特殊行动中民事执法单位的人员安全、健康和福祉[2-4]。这些特殊队伍是由训练有素和装备精良的人员组成，他们肩负着减轻和应对各种高风险威胁的使命[5-8]。世界贸易中心爆炸案和卡特里娜飓风事件均已证明非医院护理人员使用军事性的院外医疗策略的必要性。

战术医疗救援发展史

TEMS 的基本原则主要源于军事冲突中的经验教训。民用 TEMS 的结构都非常近似地模仿诸如陆军特种部队、海军海豹突击队、陆军突击队和空军营救队等特殊军事行动单位的医疗救援结构[2,5]。这些小型独特的战术单位通常在没有专门医疗资源情况下开展的往往是长时间、正常军事行动领域之外的救援活动。

在 20 世纪 60 年代末和 70 年代初，在民间，枪击事件、群众示威、骚乱、火灾爆炸事件等作为美国城市中新的冲突形式而声名狼藉，因而产生了美国第一个 SWAT。到 1996 年，全美有 5 000 多个 SWAT，它们给市、州和联邦各级机构提供支持[9]。现在，在人口大于 5 万的市镇中，90% 都有 SWAT。随着这些特殊执法队伍的发展，现在出现了对军事风格 EMS 救援支持的需求。

由于环境危险，SWAT 队员属外伤高危人群。以每 1 000 人次任务计，分别有 33 名 SWAT 成员[1]、18.9 名事件当事人或被怀疑对象和 3.2 名旁观者受伤。我们知道，传统的 EMS 工作人员没有接受过在特殊有时甚至是偏远严峻条件下救援所需要的正式训练或没有合适的装备[1,2,10,11]。事实上，基础 EMS 的培训仍强调，医疗急救人员应等到"场面绝对安全"之后再开始病人的救护工作。过去发生在利特尔顿（Littleton）的哥伦拜恩高中（Columbine High School）、科罗拉多州、爱达荷州鲁比里奇（Ruby Ridge in Idaho）、得克萨斯大学奥斯汀分校（University of Texas in Austin）及盐湖城（Salt Lake City）摩门教图书馆（Mormon Library）等地的枪击事件证明：医疗急救服务人员远离现场急救工作区会延误创伤的正式专科治疗处理（definitive trauma care），进而有导致残疾率和死亡率增高的潜在可能[10-13]。战争环境要求医疗服务人员具有特殊的培训和成套技能以便能在各种不同的情况下使用不同套的方法及策略来评估现场、分流患者、监控并稳定患者伤情。作为对过去经验教训的回应，现在联邦、州和地方（即市）各级战术救援团队均已经把提供战术紧急医疗救援当成预先规划中不可分割的组成部分[2,5]。

在 1996 年一篇具有里程碑意义的文章中，Butler 和 Hagmann 详细地描述过前面所讨论的民用创伤急救模式在战术急救情形下应用方面的不足[11]。自那以后,"战术性战场伤员救护(tactical combat casualty care,TCCC)"的准则已有了新的定义,并且这些新准则已在现行战场[2,14-19]以及大多数民事事件现场[20,21]的紧急救援行动中得到了广泛应用。TCCC 的准则是以防止进一步伤亡、完成战术任务、最大限度地拯救生命和最大限度地降低已伤人员残疾率为目的。TCCC 指南的原则是优先处理各种最容易导致战场死亡但又可以被制止的原因,这其中包括创伤部位的压迫性出血、张力性气胸和气道损伤[22]。最新的 TCCC 指南强调也要对低温预防、静脉输液、转运途中医护和止痛技术加以重视[20]。

战术紧急医疗救援的目标

TEMS 形成早期的作用是救护和疏散伤员,现在则更多的是侧重任务规划、初级救护、医学预防及病伤人员的紧急救护。虽然 TEMS 的主要目标是加强执法职能,但它的战术医疗作用则包括持续维护团队人员健康、侦察了解任务的环境条件、协调地方紧急医疗救援机构支持、制定疏散计划和路线以及评估未来救援对救援队伍、事件当事者、旁观者和可能人质等诸多方面的需求[2,5,24]。实施一个有效的战术医疗救援计划有几个得以实现的重要目的(表 192-1)。

队伍结构、培训和综合医疗救援

根据地理位置和目的的不同,美国各地的 SWAT 队伍和战场 TEMS 其结构和规模大小各异。典型的团队由与事件嫌疑人直接接触的突击小组和协助突击小组的逮捕小组组成,同时还包括救援小组、后备小组、人质和谈判小组。队伍的指挥官在指挥所指挥整个团队工作[2,4,5]。

在美国不同地区,各 TEMS 单位的组成也各不相同。一些 SWAT 队伍使用"备用"EMS 人员,而另一些 SWAT 队伍的 TEMS 仅由医生组成。与军队的特种部队很相像,许多民间战术执法机构现在也正在进行医疗救援与战术队伍的整合以便成功地完成任务[1,2,5]。

虽然并非理想,但一个特定战术救援点最起码的急救医疗工作应该有在预定地点的"备用(stand-by)"民用 EMS 人员来承担。备用 EMS 人员能处理被送到他们那里的伤亡人员,但没能力协助医疗预案或内部周边救援。鉴于外伤的严重程度以及正式专科治疗处理的时间耽搁,对某些战术救援任务来说,这类仅靠备用人员提供的最基本的医疗援助是不够的。

使用综合医疗援助的执法机构其资格各有所不同。使用 EMT-Bs(初级急救员)来提供医疗救援的优点在于它的便利性(即随叫随到),且成本适中。医务主任可通过培训让初级急救员掌握成套高级技能以便让他们能在执行战术救援任务时提供适当的医疗救护服务。然而,更高级别的急救人员拥有更高的技能组合,这也使他们在 TEMS 环境中更受欢迎[5,12]。在少数的行政管辖区,急诊医师和住院医师对 TEMS 单位进行监督,他们有时也可作为医疗手术人员被征用到战术紧急医疗救援任务之中去[5,7]。虽然医师级急救人员能提供更大范围的救治处理,并且不需要直接的医疗监控,但他们的院外经验有限,同时也缺少战术训练。此外,由于执法任务在海外承担更多的附加职能,因而越来越有必要建立一些类似于军队中能在偏远地区进行手术的流动手术队(forward surgical teams)。乔治亚医学院已开发出一个这样的外科复苏急救队,它已经被部署在援助执法的行动中。

培训问题

战争环境不同于传统的 EMS 环境。传统 EMS 教本所教的原则是:工作人员在试图实施救治行动之前,必须确保现场安全[25]。然而,在某些战术情况下要保证现场安全不大可能。战术救援训练需要考虑团队战术运动、掩护和隐藏、设备问题、核子、生物和化学武器、绳索垂降、武器性能特征,以及噪音和光照等多方面的内容[2,5,26]。同时,战术救援的常规培训也需要完成下面科目:基本救援方略、入室技巧、空旷区域救援及策略、交火中移动、掩护和隐蔽、如何应对有指战员受击倒下(officer down drills)以及在某些系统中的枪械使用(图 192-1)。此外,目前许多战术救援队伍正在对所有队员进行救生措施方面的培训。

在军事行动环境条件下,穿透伤(枪伤、弹片

表 192-1　战术紧急医疗救援的目标

加快作战任务的完成
准备医学威胁评估
监测环境条件的医学效应
减少团队成员、无辜者和当事人的死亡、伤病及相关影响
减少工作时间耗损
维持团队的斗志
保证团队成员健康和提供预防药物
协调周围机构和医院
降低事故风险
掌握基本法医学信息并保护案发现场不受破坏

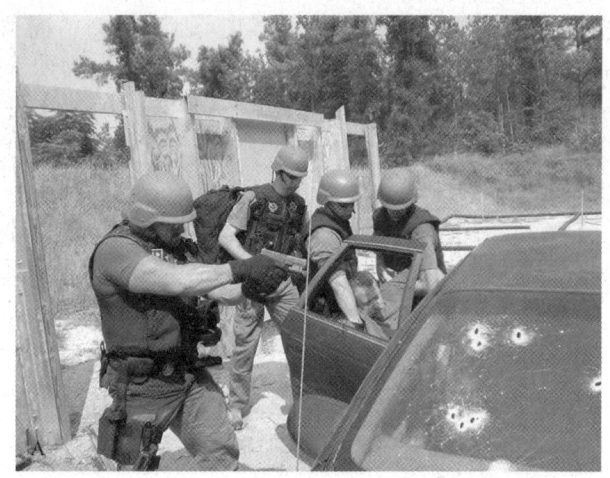

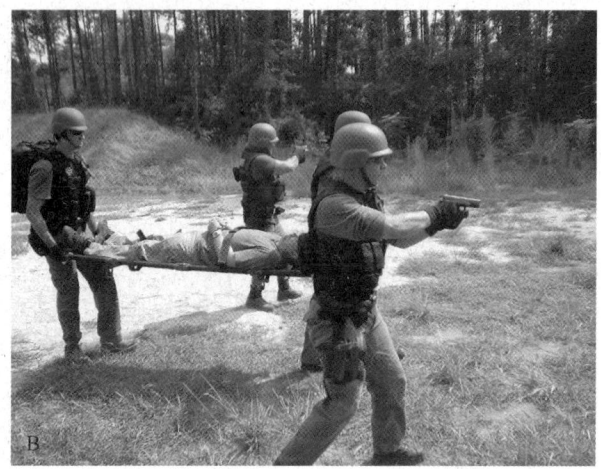

图 192-1　如何将受伤的犯罪嫌疑人从车中抓出的特种响应团队训练，注意用手铐固定疑犯以保证小组和旁观者的安全。(Photo by Richard Schwartz.)

伤、爆炸物砸伤等）的数目明显增加[23,27]。由于战场创伤的复杂性和战场伤亡的数量特征以及民用TEMS服务人员本身也有因暴露在这样复杂的环境下而伤亡的可能，增加对TCCC指南方面的附加理论和实践方面的培训对战场医疗救援非常重要。虽然高级创伤生命支持对就诊于民用和军用医院急诊科的创伤病人都适用，但它毕竟不是为战场或战术性院外急救而设计创建的[11,28-31]。TCCC 的三个目标：①处理伤亡人员；②避免更多伤亡发生；③完成任务[2,12]。为了能在正确的时间、在院外救护措施不间断的情况下给伤员提供正确的医疗干预，TCCC 被分为三个彼此有区别的阶段（表 192-2）。

表 192-2	战场战术救护的三个阶段
火力攻击下的救护	
战场救护	
伤员疏散救护	

火力攻击下的救护（care under fire）。就战争环境下的医疗救援而言，其救援现场通常分冷（cold）、温（warm）和热（hot）三个区域[2,26]。这样的划分要以现场环境状况、威胁程度和最有益于救援医务人员和病人的处理方案的选择性为基础。冷区是一个没有伤亡威胁的安全区。该区在敌方炮火攻击的中心范围之外，常规 EMS 的治疗处理原则仍然适用。在温区，没有直接的安全威胁，但潜在的威胁依然存在。最后，热区的特点是可能直接暴露在敌对火力的覆盖范围之内。

因此，火力攻击下的救护是指在热区（hot zone）的救护。在这一区域，部队医疗救护人员和伤员均在敌方有效火力的直接攻击之下。因此，这一阶段的救护治疗会受到极大的限制，但并非不可能。不过，在实施有限的救护处理时，由于在直接火力攻击下的疏散过程中很难维护气道，所以最好是将气道处理以及在常规院外急救中应优先使用的医疗措施推迟到战术现救治场阶段进行。另外，在这个阶段，心肺复苏术和 C-脊柱固定对治疗穿透伤几乎没有作用或者作用很小，所以不应予以优先考虑[11,32-34]。TCCC 的建议是：在条件允许的情况下，先将伤员置于以便于救援的位置，然后对其实施有效止血以及可能向安全"区"或安全"救护阶段"的疏散转移。

失控的肢体出血或压迫性出血仍是战场死亡的主要原因，但出血引起的死亡并非都不可避免。自朝鲜战争以来 7%～9% 的死亡是由本该通过及时抢救有可能控制住的创伤所造成的[23]。在目前的伊拉克和阿富汗战争中，对新型止血带、止血剂、敷料和静脉注射疗法等的研发及战场实施速度惊人[27]。在"火力攻击下的救护"阶段，通过使用止血带可理想地控制出血。虽然多年没有应用，但止血带由于在控制失血方面很少引起并发症、使用便捷及效果不错等特点而再度成为有火力攻击时的标准急救措施[2,35-38]。与现行的专制品不同，以前使用的大部分止血带是如橡胶管、步枪挂带和皮带等在内的临时代用品。现在的建议是：不要使用橡胶手术管之类的临时止血带，如不得不用，那应格外小心[39]。一些系列病例和个案报告方面的研究发现：当前战场上使用止血带并不会导致截肢增加或造成永久性残疾，即便是对被认为不必使用止血带的伤员也是如此。

目前有许多类型的止血带。美军在当今战场上使用的止血带是作战行动止血带（combat action tourniquet），其性能得到了当前战地指挥员们的好评[35,41]。根据目前的文献报道，美国和以色列的军队、国际红十字会以及美国的民间机构均认为止血带是在火力攻击的救护阶段快速止血的第一选择[37]。目前 TCCC

的建议是：在战术环境中可自由选用合适的止血带来控制肢体出血。

战场救护。第二阶段的救护，即战场救护（tactical field care），是指在温区实施的救护。这一期的特点是：医护人员和伤员不在敌方有效的炮火直接攻击范围内，但仍有被击中受伤的威胁。简单地把伤员拖动到离建筑物角落5英尺处，即可将火力攻击下的救护转变为战场救护。这一阶段的救护主要要注意在如果没有得到及时处理就会导致残疾和死亡的几个主要方面[11,23,27]。首先，要保持气道畅通。其次，要解决好如张力性气胸和开放性气胸（吸吮胸部伤口）之类的呼吸问题。另外，要解决好如用直接按压包扎或先进止血剂替代止血带止血以及使用正确液疗之类的血液循环问题，要解决好静脉通道问题。最后，在这一阶段注意做好低温预防、有效镇痛、预防性抗生素治疗以及合理使用心肺复苏等方面的工作[2,31]。

高级止血剂。理想的院外止血剂应具有下述特征：使用不需要太多的培训；不易变质，持久耐用，用法灵活，价格低廉；只会黏附伤口；无直接致病风险；不诱发组织反应；能有效控制动脉、静脉及软组织出血。但到目前为止，还没有一种军用或民用止血剂能全部满足这些标准。不过，在当今战场上许多止血剂能成功地控制创伤出血，从而有助于降低战场穿透伤的残疾率和死亡率[42-44]。

目前军事行动中所用的三种止血用品为：康涅狄格州沃灵福德市Z-Medica公司生产的QuikClot止血剂，俄勒冈州Tigard市HemCon公司生产的HemCon绷带和ChitoFlex止血敷料。另外，在战场上也在推广应用一些更新的止血剂。

静脉注射止血药物。未来战场上理想的院外出血控制可能涉及静脉止血药物的使用。在一些战场非医院设施条件下，合理使用凝血因子Ⅶ（Ⅶa）和一些血液制品可能有助于降低凝血功能障碍和死亡率。此外，携带基于血红蛋白的氧气复苏液也可能会在不久的将来成为现实。

张力性气胸。导致有可能避免的战场死亡的第二大原因是张力性气胸，它约占致命伤的3%～4%[23,47]。McPherson及同事们对越战中978名阵亡者的影像和尸检材料进行过研究，结果发现其中15名有张力性气胸的伤员本来有足够长的时间接受治疗，但是没有1人接受过针刺减压手术，因而全部死亡。

虽然在非军事情况下对成人实施胸腔针刺术仍有争议，但目前TCCC指南则建议在战场急救时可考虑对有胸部创伤并伴有呼吸窘迫不断恶化的伤员实施胸腔针刺减压术[2,31,43]。

呼吸道处理。导致有可能避免的战场死亡的第三大原因是呼吸道障碍[2,8,47]。尽管对在伊拉克和阿富汗战争中呼吸道阻塞发生率的具体数据还不清楚（目前正在研究中），但过去的资料显示：呼吸道阻塞大约占战场致命伤的1%。根据Bellamy对越战资料的分析，在与呼吸道阻塞相关的致命伤中，约80%是由于面部或颈部创伤所引起的气道阻塞和障碍所致[10]。

起初，在处理上呼吸道解剖结构完整（即未受损伤）但有气道障碍风险的无意识患者时，非常强调将患者放置于有利呼吸功能恢复的位置并实施诸如鼻咽部和口咽部微创辅助措施的重要性。然而，鉴于战场上频发的创伤是导致呼吸道阻塞的主要原因，在简单的治疗措施失败的情况下，环甲膜开切术（cricothyroidotomy）则是气道处理的根本方法。各种传统的通气方法（如气管插管、喉、双腔通气管或国王喉管通道等）在战场环境条件下可能不可行；一开始要求所有军医接受这些技术训练以及其后又要求他们一直维护较高的技能状态并不现实。此外，在战场上做喉镜时所使用的白光有可能引发敌方的火力攻击。最后，现有数据资料显示，许多需要气道处理的患者很可能会有呼吸道解剖部位破损，因而上述的这些传统技术没有帮助，所以还得实施环甲膜开切术。

静脉输液和液体复苏。在战争环境中很难实施静脉输液措施，因而需要其他替代技术和途径[25,48-50]。所以，要对军医人员进行骨内（intraosseous，IO）穿刺输液方面的技术培训。现在有几种新的IO设备正在民间和战场上使用，其中包括EZ-IO骨内穿注系统、Pyng公司（译者注：Pyng是一家位于加拿大温哥华市的医疗器材公司）产的胸骨穿刺FAST-1、骨骼注射枪。

目前推荐在战场上使用的静脉通道复苏主要集中于那些有失血性休克症状的患者。由于在战场上大多数伤员负的是没有危及生命的肢体穿透伤，实际上需要静脉输液的伤员为数并不多。TCCC指南的建议是：给患者静脉输入500ml血浆增容液Hextend（译者注：即一种主要离子成分与正常血浆类似的电解质平衡液），如果患者仍然处于休克状态，30min内再另外输入500ml[25]。

Hextend为胶体状，较晶体血浆增容剂更受欢迎，它能在血管内持续更长时间，因而要求的用量远小于晶体液血浆增容剂。当用军医包裹箱来携带这些供应品时，如容量之类的这些因素就至关重要。未来战场复苏策略可能包括使用高渗盐水或高渗盐水与胶体增容剂的混合物。越来越多的科学文献支持这种"降压复苏"策略[25,51,52]。

低温处理。低温一直被公认为是导致创伤患者残疾率和死亡率增高的独立影响因素。不少研究表明低体温与酸中毒、凝血障碍、多器官功能衰竭、住院天数和死亡率的增加相关[53,54]。在严峻的环境中，长时间的院外停留、冷却的液体注射、其他各种环境因素均会影响患者的基础体温。同样，创伤流血导致血液灌注不足，进而改变体温调节功能，最终导致体温降低。

TCCC 强调防止穿透性创伤患者出现低体温（<34℃）的重要性，建议伤后尽可能早地采取措施防止体温下降（最好是以分层的方式来完成）。目前，一些预防低体温的新设备正处在战场院外条件下的测试和推广过程中。

镇痛。战术环境使平时治疗急性疼痛本身就具有的挑战更加严峻，存在物资和设备供应缺乏、撤离时间和距离延误或拖延、伤情严重、工作人员经验不足、现场环境危险等附加障碍。许多研究表明不能鉴别和合理治疗处理急性疼痛就可能导致慢性疼痛和外伤性神经障碍的发生率增高。

最后，在治疗疼痛方面战场上正在使用一些更新的镇痛制剂和给药途径，现业已发现口腔黏膜吸入性芬太尼柠檬酸（oral transmucosal fentanyl citrate）能缓解中度乃至重度疼痛，目前很多特种部队的军医都在使用它。同样，作为院外止痛剂，氯胺酮（ketamine）在战场上的使用也很成功[57]。亚麻醉剂量的氯胺酮几乎是一个理想的止痛剂，其镇痛效果极强，还能避免阿片类镇痛药物引起的疼痛异常过度敏感的现象，并且安全性极高。

分诊（triage）及关键生命体征。很多观点认为：在院外救护过程中如能及早发现严重失血的患者，不少由创伤引起的死亡是可以避免的。

为了开发更有效的步骤途径来帮助确定哪些没被发现有严重失血的患者应该得到优先处治和疏散转移，一些更新、更精确并且用以显示最初的正常收缩压和 Glasgow 昏迷指数（Glasgow Coma Scale）正常的创伤患者，其生理状况的非创性指标在目前的战争（译者注：指阿富汗和伊拉克战争）中已得到实施与检验。这些能检测低血容量的新指标包括一些衍生性生理变量（比如休克指数、动脉压和现场创伤评分）[58,59]以及一些持续性的"实时性（real-time）"变量（比如心电图 R 波幅和心率变化）[60,61]，由美国疾病控制和预防中心提供资金，美国国家 EMS 医师协会（National Association of EMS Physicians）已致力于规范大规模伤员时的优先处治标准。通过这个项目，现已建立了一个基于 TCCC 原则、新的优先分流处治系统（triage system）。此系统被称之为排序-评

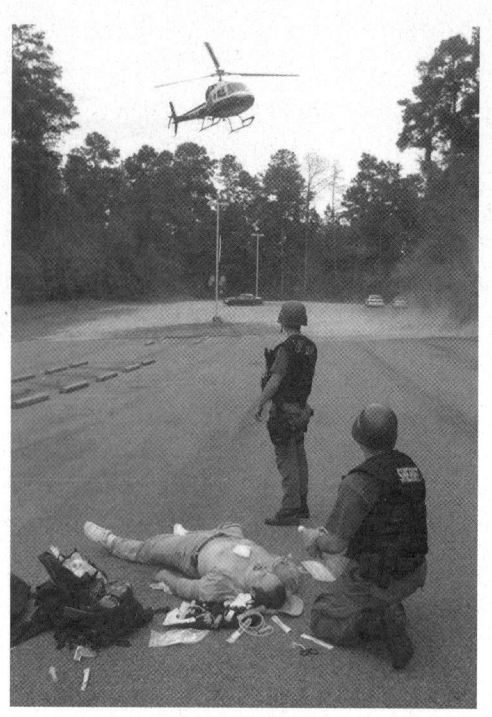

图 192-2　战场伤员疏救护通常通过民用设置条件下的空中紧急转运或高级生命支持救护车来提供。（Photo courtesy of the Augusta Chronicle and Andrew Davis Tucker.）

估-救生治疗处理（Sort-Assess-Life Saving），现已得到包括美国急诊医师学院（American College of Emergency Physicians）在内诸多组织的肯定和支持。

战场伤员疏散救护。这是战场救护的第三个阶段，即指在寒冷区在疏散转送去接受正式治疗处理的过程中对伤员实施的救护。此期的救护与传统的民用医疗救护相似，其中包括在去接待医疗单位（往往为创伤中心）途中的高级生命支持（图 192-2）[25]。

TEMS 环境

培训

在战术环境中实施有效的医疗救护要求 TEMS 人员接受过良好的理论教育、技能培训并且装备精良。综合"团队"培训可使医务成员清楚自己的职能角色，了解战争执法行动的方方面面以及如何接近战场医疗救援区的基本要点。所设置的培训方案细则应以具体的医疗救援场情为基础，并且要由团队成员参与演练。这些专门的方案细则可能要求进一步的练习，同时还需要医疗监控单位审批以应满足州级或联邦政府的法规[2,5,62]。

设备

TEMS 工作人员选择并携带的医疗设备因用途、

大小、重量、预算、培训、经验和任务类型不同而不同。为了确保隐蔽性，在战场环境条件下并不建议使用带有光亮标志和颜色代码的传统 EMS 药物和设备。

患者的远程遥控评估

对患者进行远程遥控评估是 TEMS 的另一种功能，即指在战场有人受伤时，医务人员借助望远镜、枪械瞄准器、夜视镜、相机和微波雷达移动探测仪等对伤员实施的评估。

有害物品

涉及秘密药物实验室和大规模杀伤性武器的事件也是 TEMS 的考虑范围。对战争医疗救援团队成员必须进行快速消除污染方面的理论教育和实践练习，这是因为在事件发生的内围通常都不具备有效足够的除污能力。

法医学

法医学的基本知识对识别和保持物证非常重要。对伤口和血液类型应进行文字记录，应妥善收集和保管所有证据[65]。

医学威胁评估

医学威胁评估（Medical Threat Assessment，MTA）会考虑可能影响战术救援团队、肇事者、附近民众和可能的人质当事人其健康及福利相关的各种因素。MTA 是救援计划阶段应考虑的重要组成内容，应整合到实战行动中[2,5,66]。MTA 一旦完成，一个以对每一可能情况进行过分析的医学信息为基础的计划就已制定，不过，这样的计划会根据任务的演变而改变。

预防医学

保持战术团队成员处于良好的健康状态是 TEMS 项目的一个重要方面。有资料显示健康欠佳与工作表现差和任务失败直接相关[67-69]。

责任保险

由于特殊的作战行动把 TEMS 工作人员置于高诉讼和可能残疾的境地，因而他们必须确保有适当的工作事故和伤残保险[5,70]。

城市搜索和救援

"几乎没法呼吸。空气混浊，令人窒息。看起来好像黑雪降临，掩盖了一切。"

"黑得像隧道一般，空气像汤一样浓稠。尽管不断从嘴里和鼻孔里舀出灰尘和碎片，但我还是吸入和吞食了不少。"

"花了一个小时才洗去一层又一层的尘埃，这些洗下来的尘埃现已变得像混凝土一般。"

以上是纽约市消防局的 Kelly 和 Prezant 博士在 2001 年 9 月 11 日恐怖袭击时的描述。

概述

城市搜寻和营救（Urban Search and Rescue，US&R）是一门研究如何对被困于倒塌建筑物中的受害人员作出回应、定位、接近、医学治疗及安全解救的科学[71]。US&R 是一个"多危害"领域，各种各样的突发事件和灾害（包括如地震、飓风等在内的自然灾害和如恐怖袭击、建筑物倒塌、危险品泄漏等在内的人为灾害）都需要它[72,73]。在市级和州级资源不堪重负，并有州长向总统提出请求的情况下，可动用联邦政府 US&R 应急资源。此外，在灾难性事件发生时，也请求可动用军用资源来协助市、州和联邦求援力量完成求援使命[74]。为了使这些救援资源充分有效，他们必须是训练有素，能迅速出动，灵活机动和自给自足。

US&R 团队的成分和结构

求援应急团队务必要行动迅速快捷，务必不要给原本就已超负荷的基础设施增加额外负担。图 192-3 显示的是联邦紧急事务管理署（Federal Emergency Management Agency，FEMA）US&R 团队的组织结构[72]。在整个美国大陆有 28 个联邦应急管理署所属的 US&R 团队，他们具有应对建筑物倒塌的相关训练和装备。

一个有效的 US&R 团队需要有训练得当的人员和配置合理的设备。设备缓存能力应能满足头 72h 完全独立运作以及配合行动 10 天且每天 24h 的要求[72,75]。联邦紧急事务管理署的设备由 5 部分组成：营救设备、医疗设备、技术设备、通信设备和物流设备。医疗设备缓存的目的是处理受困患者和团队的医疗需要，它包括足够处理 10 个危重病例、15 个中度病例和 25 个轻度病例的物资。整个缓存设备的成本约为 200 万美元[72,75]。

联邦机构与地方资源和其他队伍之间的协调与合作至关重要[71,76]。US&R 团队在灾害时就被整合到事故指挥系统（Incident Command System，ICS）中去。

搜寻队（search team）负责制定及执行遇难者搜

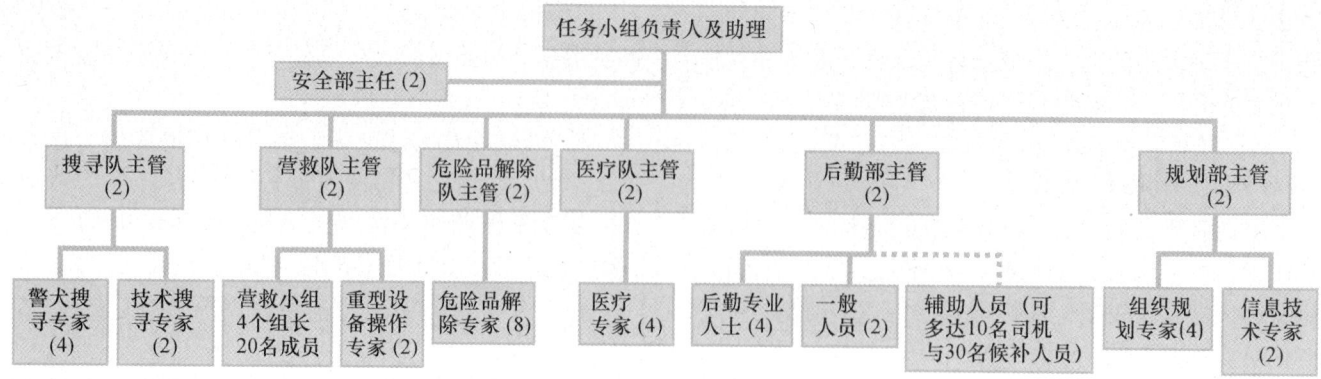

图 192-3　联邦紧急事务管理署（FEMA）的 US&R 团队结构。

寻区域计划，它可分为警犬搜寻和技术搜寻两部分。警犬队使用受过专门训练的狗来寻找被困灾民。技术队则使用专用麦克风、探听器、照相机和光纤定位装置来对所定区域的受害者进行定位。搜寻队专门负责定位受害者和确认受害者的可能存在的区域。

营救队（rescue team）由营救专业人士组成。搜救队由专业搜救人员组成。一旦定位到受害者或潜在受害者，营救队就负责打开所定位的区域，并制造安全进退受害人位置的通道。

技术队（technical team）是由不同的专家（包括结构专家、危险品解除专家、重型吊装设备专家、技术信息专家和通信专家）组成[76]。这些专家们协同工作，确保搜救工作安全有效地进行。

后勤队（logistics team）负责所有设备方面的需求，包括库存、签发和资料记录[76]。

最后，医疗组由医务工作人员组成，他们负责任务执行人员和遇难者的医务需求。普遍来说，医务工作人员常为急诊医师和高级急救员[76,77]。

城市搜寻与营救行动中的医疗队

在 US&R 过程中有几个必须特别注意的事项。像在 TEMS 的情形一样，搜救队医生必须认识到，他们要在非常规环境条件下工作，同时不全面负责。典型的情形是，队医和队长和其他组的负责人一起工作。为了有效地做到这一点，医生应熟悉搜救队和 ICS 中所有成员的能力和培训情况。理想的是对团队成员进行跨部门培训[71,76-78]。

医疗团队任务

部署前准备。在部署前阶段医疗队的工作是确保整个团队一切部署到位、医疗设备缓存配置结构合理[77]。同时，也必须强调将开赴地区的潜在医学威胁（例如地方病、水质污染、昆虫威胁、现有医疗支持等）。另外，在部署前，家庭和通信支持系统也应设置到位。

部署。医疗队负责的不仅仅是对受害者的治疗，同时还要收集和处理相关医学情报信息（框 192-1）。另外，还需制定受害者转运和死亡管理计划。

医学行动计划对确保搜救工作顺利进行至关重要，因而必须随着情况或信息变化而不断更新[71,76,77]。US&R 团队需要能为自己的队员提供救护（这方面的需求有可能超过对受害者提供救护的需求）。医疗队还需要评估其组成员休息和睡眠是否充足以及环境对队员的心理影响情况[76,77]。此外，US&R 的医疗资源必须与受 8 号紧急支援功能"公共卫生和医疗服务"（Emergency Support Function Number 8, "Public Health and Medical Services"）调控的整体应急反应资源整合，这包括与现有医疗资源、灾害医疗援助队、TEMS 资源、军用资源和公共卫生资源的整合。如果带有警犬搜寻队，在出发前，医疗队还应该接受兽医方面的一些基本训练[76,77]。

框 192-1	部署前医学情报信息的收集

- 灾难性质和潜在受害者的预测数量及类型
- 救援团队处理各方面医学问题的能力（也包括对受伤队员的处理）
- 当地急诊部门的职能水平；创伤中心的现况和位置
- 当地 EMS 资源
- 计划中的分流临时区的位置
- 与当地资源（EMS、警察、急诊部门、消防部门等）的交流
- 天气、环境情况或有害物品问题
- 其他资源（军队、NDMS, DMAT 等）的可用性

DMAT（Disaster Medical Assistance Team），灾难医学援救队；EMS（Emergency Medical Services），急诊医疗服务；NDMS（National Disaster Medical System），全国灾难医疗系统。

封闭空间问题

封闭空间（confined space）的定义是：任何进入和通风受限制的空间。在开赴搜救目的地途中，医生和医疗队员必须要做好在此环境下工作的准备，并且必须了解与团队和受害人安全、空气净化、倒塌或即将崩溃建筑物的结构动力学等相关的问题[76,77]。

城市搜寻和营救中的特殊病症

US&R 团队通常是负责地震、倒塌建筑物、恐怖炸弹袭击、龙卷风以及其他自然和人为灾难的灾后紧急救援响应[71,77]。综述文献已鉴别出了灾后的医学问题类型[71,72,77,78]。大部分问题是平时在急诊科遇到的那些问题，其处理方式也很接近。但下面的临床问题在 US&R 环境中出现的频率更高：挤压综合征（crush syndrome）、隔离室综合征（compartment syndrome）、呼入尘埃微粒、有害物质中毒、爆炸伤[71,77]。自从 2001 年 9 月 11 号恐怖袭击以来，就更加强调培训 US&R 团队对大规模杀伤性武器的紧急医疗救援响应的重要性。

挤压伤和挤压综合征

隔离室综合征其定义是在肌肉腔的封闭纤维鞘内的组织肿胀所引起的、可进一步破坏内部肌肉和神经的挤压伤（详细讨论见第 46 章）。

挤压综合征是指由受挤压的肌肉组织所导致的全身性临床表现，通常发生在供给挤压组织的血流恢复和毒素全身释放的时候。据估计 3%～20% 的地震受害者和 >40% 的多层建筑倒塌的幸存者，会发生挤压综合征[79,80]。在废墟中的受害者在脱救之前、脱救过程中和脱救之后的早期脱水可减轻挤压综合征对肾的影响。

挤压伤和挤压综合征可由坠落到病人身上的物体或者由病人自身体重所造成。出现挤压综合征所需要的时间取决于压力大小和病人因素两个方面，如果受压非常严重，挤压综合征在 1h 内就会出现，但通常需要 4～6h。

挤压综合征的病理生理。 引起肌肉损伤的原因还不完全弄清楚，目前仍有不少争议。细胞内的成分中包括乳酸、钾、肌红蛋白、尿酸、各种酶、白三烯、血栓素、磷酸盐和其他物质。受压时，毛细血管通透性增加，这会导致水肿和液体流向第三间隙[81,82]。这些效应会持续到组织摆脱重力压迫和重新恢复血液灌注时为止。这就是为什么严重挤压伤患者被困数天时身体状况仍然稳定但脱救后反而恶化的主要原因。

有报道显示，有些患者在被救脱险后马上出现心脏骤停[81-83]。当挤压区域不再受压时，细胞内的物质释放入体循环系统，进而引起全身性中毒症状。由于挤压综合征引起早期死亡的主要原因是体液第三间隙效应所致的循环血容量过低、严重酸中毒所致的心律失常和高血钾症。后期死亡的原因则包括肾衰竭、急性呼吸窘迫综合征、败血症、缺血性器官损伤、弥散性血管内凝血和电解质紊乱[79-82]。

挤压综合征的治疗。 早期侵入性治疗是预防挤压综合征的关键，应在解压营救之前进行[81]。所有有明显挤压伤或压迫 4 小时或 4 小时以上不能动弹的受害者都应该考虑有挤压综合征。挤压综合征的严重程度可能与受挤压的肢体数量有关。一项针对地震受害者的日本研究发现，挤压综合征导致急性肾衰竭的发生率在一个肢体受压时为 50%，在两个肢体受压时为 75%，在三个以上肢体受压时为 100%[79]。一旦受害者得以定位，医疗队就应积极参与救援过程，并在解压营救前对受害者进行治疗。在挤压综合征患者，心血管功能不稳定非常常见[82]。随着解压营救工作的进行，对患者的心脏监护应实施进行，并且在按常规治疗处理高血钾症（例如使用胰岛素/葡萄糖、离子交换树脂、β-受体激动剂、透析）的同时还要实施给水补液。在联邦紧急事务管理署医疗专业人员课程所教的现行指南标准建议：仅在出现心律失常并且其他措施都不起作用时或者有证据显示有严重低血钙时，才能实施静脉补钙[77]。一个体重处于平均水平的普通成人每天可能需要多达 12L 的液体，维持每天 8L 的强迫利尿量，才有利于防止各种肾并发症。病人的生命体征，水化状态，并继续监测尿量，直到在能进行更带侵入性的监护措施之前，要不间断地监视患者主要体征、需水情况、尿量以指导补液[78]。有建议认为应对挤压综合征患者进行尿液碱化以防止肾衰竭，但目前这方面的研究不足；尿液碱化的作用（即便有的话）也不可能与补液量的作用分开。第 125 章对横纹肌溶解症和肾衰竭的关系进行了讨论。

城市搜寻和营救中的其他健康问题

US&R 的另一个特殊医学问题是灰尘和呼吸道感染。在地震和建筑物倒塌期间，大量的灰尘被释放到空气中。在世界贸易中心（World Trade Center，WTC）营救最初的 48h 里，在世贸中心现场的 10 116 名纽约市消防大队救援人员中，90% 报告过急性咳嗽和鼻塞、胸闷或胸部烧痛，但只有 3 人因呼吸道症状而需要住院治疗（图 192-4）。在事件发生后的 6 个月中，有 322 名消防队员和 1 名 EMS 工作人员出现

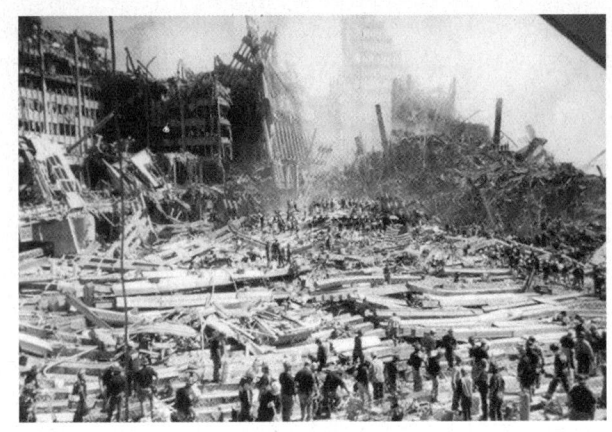

图 192-4　在 US&R 的行动过程中，大量的灰尘和污染物可使本来就有的疾病（比如哮喘和慢性阻塞性肺部疾病）进一步恶化。（Photo by Jeff Orledge.）

与世贸中心事件有关严重的咳嗽症状以至于不得不休假 4 个多星期[84]。被困于倒塌建筑物中的受伤者都应有一定程度的粉尘污染，应对其气道进行评估，看是否有烧伤或接触有害物质，在解压营救过程中，要监测患者的气道，并做好处理病情进一步恶化的准备。如果考虑插管，最好在水肿阻碍气道之前进行，否则会使操作更加困难。对长时间受困的患者所采用的医疗处理措施与治疗典型的创伤患者是完全不同的。对创伤病患者实施"挖了就跑（scoop and run）"的方法并不总是适用或可能。

体温过低可能是患者在不同环境条件所面临的问题。因而，正如前面所讨论的那样，稳定伤情、解压营救、现场治疗处理都应沿着有利于防止或逆转低体温的方向来进行。

重要概念

- 存在于战争和城市 SWAT 救援行动中不可避免的敌对环境要求对医务人员进行专门的培训和规划。
- 确定热、温、寒冲突地区的医疗救援能力要求对冲突地区的地方特征、威胁的性质、团队的安全以及社区资源进行合理的评估。
- 城市搜寻和营救队有很多的不可分割的部分。通常情况下，医疗组是其中最小的部分，但却承担一些最重大的使命。
- 在城市搜寻和营救过程中经常遇到的病症包括挤压综合征、隔离室综合征、呼吸疾病恶化、体温过低等。

本章参考文献请参见 http://pumpress.bjmu.edu.cn/eduservice/3419.html

第 193 章 灾难防备

Carl H. Schultz and Kristi L. Koenig

余子明 聂鹏飞 译 唐娟 吕传柱 校

概述

世界各地时有灾害发生。灾害造成人员、财产、基础设施、经济及环境等多方面损失，它对人的直接损害包括死亡、致伤、致病、引发营养不良和心理障碍。最近的重大灾害包括 2003 年伊朗和 2005 年巴基斯坦发生的地震（图 193-1）、2004 年印度洋发生并涉及包括斯里兰卡、印尼和印度多个国家在内的可怕的大海啸、2005 年美国南部发生的大飓风、2000 年莫桑比克和 2003 年法国发生的严重洪涝、2008 年美国阿肯色州、田纳西州和肯塔基州出现的龙卷风以及与 2003 年和 2004 年厄尔尼诺现象（El Niño phenomenon）有关的全球性气候恶化。如此之类的事件都可能会在未来变得更为普遍。在泛涝平原、在地震和飓风高发区，人口密度越来越高；在全球范围内，气候变暖的负面效应日趋严重。这些均预示着未来极有可能会发生伤亡人数在数百万以上的重大灾难性灾害。

预示大规模伤亡事件的可能性增加的因素包括：①恐怖活动；②在洪涝区、地震区、易受飓风影响地区不断增加的人口密度；③大量有毒有害物品的生产运输；④与核和化学设施有关的各种风险；⑤可能发生的灾难性火灾和爆炸；⑥全球气候变暖。举例来说，美国联邦地质调查局（the US Geological Survey）已发现未来极可能在美国西部和阿拉斯加喷发的火山就有 35 个左右。胡德（Hood）活山、沙斯塔（Shasta）火山和加州猛犸湖（Mammoth）底火山均靠近人口中心地带。由于在这些地区的人口密度不断攀升，火山活动所引起的危害也在增大。

鉴于未来发生重大灾难性灾害的可能性极大以及急诊医学在防灾准备、减灾、救灾反应和灾后复原等方面的作用越来越重要，本章将以急诊医师的作用为重点来讨论防灾计划和救灾行动。急诊医师在社区防灾准备和灾害医疗救援方面（特别是在恐怖袭击时）承担着范围广泛的重大责任[1]。美国急诊医师学院（American College of Emergency）在 2001 年 6 月一份意见书中概要地总结出了急诊医学在恐怖袭击的防范准备和紧急救援响应中所涉及的范畴，并阐明了这样的观点："医院急诊科将是检测、通报恐怖袭击和快速诊断、治疗受害人员的第一线也是最关键的防御部门"，"并将成为隐形生物武器袭击的最先急救响应单位。"

致力于急诊的急诊科单靠其本身的力量是不足以为医院提供成功的灾害防范准备的。有效协调和合理使用灾害管理的各种系统资源必须要有医院所有科室以及行政管理部门的参与，这对于建立医院的超负荷承受应变能力（surge capacity）也很重要[2-4]。

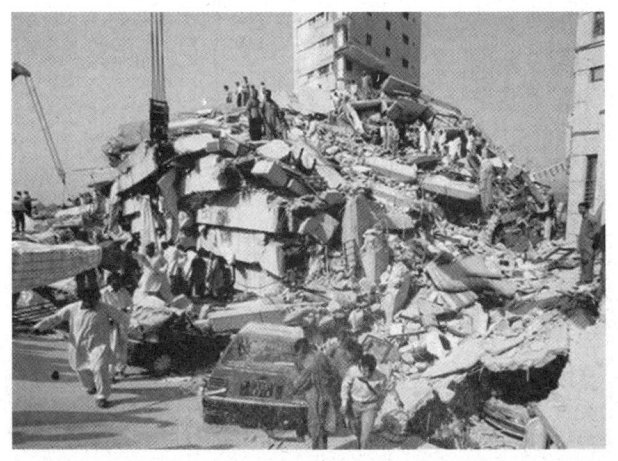

图 193-1 诸如 2005 年大地震之类、极具致伤和心理障碍的重大灾害。

超负荷承受应变能力

超负荷承受应变能力的概念是随着处理医院现有资源不堪重负时大量需要治疗处理和卫生健康保障的伤亡人员突然涌入之类事件的方式的出现而产生的[5]。当受害者的人数过多或受害类型过于复杂时,超负荷事件就可能发生。超负荷承受应变能力系统的三个基本组成部分通常被称之为三 S:staff(工作人员,即医院人员);stuff(材料,即各种用品和药物);structure(结构,即地理位置和基础设施管理情况)。全面完整地讨论超负荷承受应变能力不是本章的范围,但可参阅别的参考文献[3,4]。

灾害的性质

定义

负责灾害防范准备的相关人员所面临的一个挑战就是没有一个标准的灾害定义。很显然,一些习惯上被称之为灾害的事件,其实根本不是灾害。例如,许多人视飞机坠毁为灾害,但它离地方应急响应能力的极限范围还相差甚远。由于灾难医学涉及多个学科,并依赖于多级响应部门的整体行动,所以使用通用、精确的术语非常重要。

一般而言,当一个事件超出响应能力上限时,就可以被称之为灾害。同样的响应资源,在不同的环境条件下,甚至在同一地点、在一天中的不同时间或同一周中的不同天,其响应能力都可有所不同。例如,一起重伤 6 人、轻伤 12 人的多车相撞交通事故,可能会超出一个小乡村社区紧急医疗服务系统和医院的承受能力。然而,在有多家医院参与创伤救护系统的城市里,常规的资源就可足以应对同样的交通事故。由此可见,某一特定地区的响应能力是决定发生在该地区某一事件是否属于灾害的关键。

传统术语

试图用来描述灾害的名词很多。内部(internal)和外部(external)这两个词常被用来帮助区分某一事件是发生医院内(即内部)还是在医院之外的社区(即外部)。使用这两个词就可以将处理到达医院的伤亡人员与处理医院内的伤亡人员或资源问题区分开来。这种地域性的内部和外部之分很有用,但存在严重的局限性。许多事件在同一时间既可以是内部也可以是外部事件(例如,大地震或飓风)。此外,单辨别事件发生的位置并没有回答"应急响应能力会不会有差异"的问题。

另一个习惯分类法是根据事件的起因。就医院响应能力中断而言,其原因是自然因素还是人为因素其实并不重要。这里要考虑的关键问题是怎样才能减轻中断所带来的影响并调整不利处境。因此,虽然自然(natural)和人为(man-made)是描述灾害时的常用术语,但总的来说,这两个术语并没增加任何有价值的新信息,因此一些行内专家主张应将这两词从灾害的名词术语表中删除。在事件发生后的初期,事件的起因往往并不清楚。

还有一些定义是以伤亡人数为基础的。正如前面所述,受灾的绝对人数远远不如受灾人员对医疗和卫生健康方面的需求是否超出医护他们的资源的承受能力重要。另一命名方案将灾害分为三个级别。I 级灾害指通过本地资源就足以处理好伤亡人员的事件。例如,当 2002 年加利福尼亚州奥兰治县(Orange County)的一辆货运列车和一辆客运列车相撞时,当地的应急响应资源就有效地处置好了事件的救援事宜。II 级灾害是指需要区域间的互助才能共同应对的事件。1981 年发生在堪萨斯市的凯悦酒店(Hyatt Regency Hotel)造成 114 人死亡和数百人受伤的两座人行天桥倒塌事件就属于这级。III 级灾害是需要州级政府和联邦政府援助才能应对的事件。这级灾害的典型例子有 2001 年美国世界贸易中心的恐怖袭击(图 193-2)和

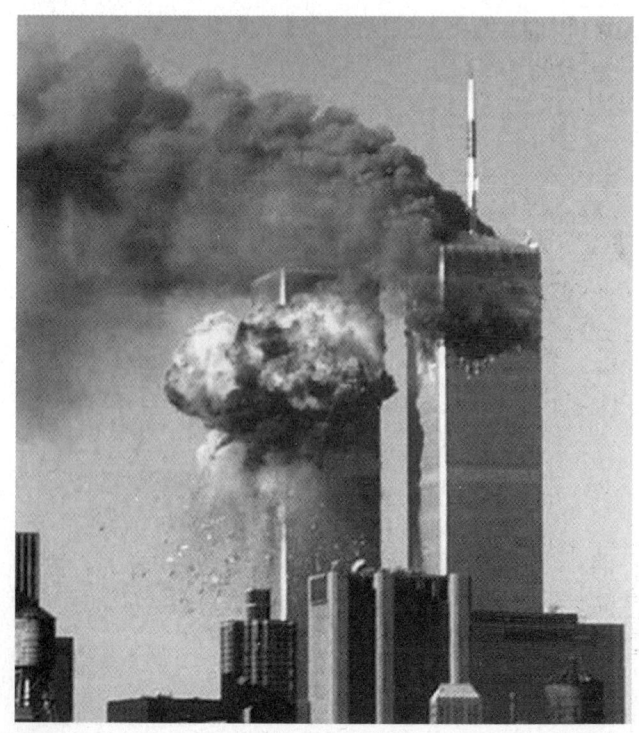

图 193-2 2001 年发生于美国世贸中心、让地方救援资源不堪重负而不得不求助州级和联邦支援的恐怖袭击事件。

表 193-1　潜在制伤事件（PICE）的命名规则

前缀			PICE 阶段	外援需求迫切性	外援状态
A	B	C			
静态	可控性的	地方（市）级	0	根本不需要	闲置
动态	破坏性的	地区（州）级	Ⅰ	不太迫切	随时准备
	瘫痪的	全国性的	Ⅱ	比较迫切	备用
		国际性的	Ⅲ	非常迫切	立即调派

表 193-2　潜在制伤事件（PICE）命名实例

911 世界贸易中心恐怖袭击	动态、瘫痪、市级 PICE、阶段Ⅲ
洛杉矶骚乱	动态、瘫痪、州级 PICE、阶段Ⅰ
北岭地震	动态、破坏性、州级 PICE、阶段Ⅱ
俄克拉荷马城爆炸案	动态、破坏性、市 PICE、阶段Ⅰ

2005 年的卡特里娜飓风（Hurricane Katrina）。由于这两桩事件造成的破坏规模如此之大，所以联邦政府当时调用了联邦灾难医疗援助队分别给纽约市和路易斯安那州提供医务人员和物资。

现有提议建议废除"灾难"一词，拟用一个叫 PICE（potential injury-creating event，潜在制伤事件）的缩写词来取而代之[6-8]，其目的是试图解决 disaster 一词意思太多的问题。PICE 一词在联合审定委员会（Joint Commission）标准和来自多个国家的出版刊物中都被引用过。在此，我们将讨论 PICE 系统，以助进一步阐明在描述突发事件时的一些重要概念。

潜在制伤事件的命名规则

PICE 这一首位字母缩写词及其修饰词可简洁地描述大多数类型或程度不同的灾害的关键特征[6-8]。相同事件在不同时间点可能有不同的影响；因此，随着事件延着时间的演变，对它的描述也可能会有所改变。

修饰词选自一组标准化的前缀词，这些前缀结合事件演变期就可标明对外部医疗援助的需求情况（表 193-1）。第一组前缀词（表 193-1 的 A 列）是用来描述额外伤亡的潜在可能性；第二组前缀词（表 193-1 的 B 列）是用来描述地方资源是否不堪重负以及如果是，那是否需要进行简单的资源追加（即毁坏）或各种资源的彻底重组（即瘫痪）；第三组前缀词（表 193-1 的 C 列）则是用来说明事件所涉及的地理范围[6-8]。

事件演变期评分可说明需要外部医疗援助来追加或彻底重组资源的可能性[6-8]。0 期意味着可能性很小或没有可能；Ⅰ期是指有可能，需要将外界医疗援助置于警戒备用状态；Ⅱ期则指较有可能，需要将外界援助置于待命状态；Ⅲ期是指地方资源明显不堪重负，需要及时调用外部物资资源和人力资源。例如，一起有十来人受伤、几人死亡的多车相撞事故，在大城市只是 0 期事件，而在乡村小城镇则可能是Ⅲ期事件（表 193-2）。

一个潜在制伤事件可能是静止的也可能是动态的。动态（dynamic）意味着事件还在不断变化的过程中，要确定伤亡人数和类型以及对事件医院的影响还为时尚早。相反，如果一事件中有 10 人受伤而几乎不太可能出现更多的伤亡，这样的情形就属于静态（static）[6-8]。

在某些灾害情况下，仅靠提高医院现有的常规运作能力是不足以或不可能有效地完成紧急救援任务的。在一个潜在制伤事件完全超出常规应急响应的能力时，就必须采用替代方案。当需要对关键资源进行重大重组时，其情形被称之为瘫痪（paralytic）[6-8]。为了提供紧急救援响应，医院内要有六大必不可少的关键要素（框 193-1）[9]。如果这其中的一个或多个要素受到影响，那就得必须重组所有要素或替代受影响部分。这种类型的瘫痪性事件可能是毁坏性的（destructive），也可能不是毁坏性的（non-destructive）（框 193-2）[6]。

框 193-1　医院运作六大关键要素

基础设施管理维修部
人员
用品和设备
通讯
交通运输
监督管理支持

框 193-2	瘫痪性潜在制伤事件实例
破坏性	
炸弹爆炸	
地震	
火灾	
内乱	
非破坏性	
暴风雪	
员工罢工	
停电	
停水	

危害的脆弱性分析

在制定备灾规划时要考虑的一个重要因素就是要知道医院或社区对什么类型的事件比较脆弱。在这方面的一个典型例子就是，由于新马德里断层或地震带（New Madrid fault）的存在以及该地区建筑物的抗震安全性能有限，美国中部对地震就非常脆弱。所以，备灾规划制定人员必须要清楚外部机构有可能提供什么类型的支持（如消防部门对有害物质的除污净化、毒物控制中心有关中毒方面的信息）。虽然知道这些资源至关重要，但还必须要制订一份应急计划以防这些外部援助不到位。

完成风险脆弱性分析后，应急计划制定人员应考虑最可能发生的事件并制订相应的防范准备计划，同时也必须要制定一份应对那些罕见但破坏性极大事件的计划[10]。在美国非战争性的主要生命和肢体伤残威胁应该是来自人口稠密地区的大地震或恐怖袭击。所以灾害防范准备的规划者必须要能预见性地罗列出这些威胁并制定对应的防范计划。

分流

分流（triage）一词源于法语动词，trier，其意思是"分类排序（to sort）"。分流概念的使用可追溯到拿破仑时期，当时资源有限，所以只得优先处理治疗受伤人员。分流的实质是：给伤情最危急但仍有回生希望的患者优先权。分流是医院设置条件下急诊科的日常工作，但在灾害情况下的分流重点必须有所改变[11,12]。标准的医院急诊科分流原则是：首先确定哪些病人最严重，然后对其实施及时迅速的治疗处理。在灾害时，分流的目标则稍有不同，那就是"怎么最有利于最可能多的受害者就怎么做（do the most good for the most people）"。换句话说，其处治重点需从个别病人转至整个受灾人群。在救灾情形下，要让医师们实现最有利于整个受害人群的目标非常困难，他们可能不得不让一些患者安静地死去。在现实的灾害情况下，不应行使心肺复苏术[13]。

常规多人伤亡的分流

为了帮助理解分流，非常有必要先看看常规医院外多人伤亡事件（例如多车相撞事故）。在这种情况下，救援人员经常使用简单分流和快速治疗（Simple Triage and Rapid Treatment，START）技术[14]。这一技术依赖于对呼吸、血流灌注和精神状态快速评估，其做法是：首先，让所有能自己走动的受害者迅速离开事发地区（这些受害者被归分为绿色或"可自行走动伤员，walking wounded"），在分流处治完病/伤情更加严重的患者后，再回头重新评估"可自行走动伤员"。

现已有建议认为，在儿科分流时，应使用儿科分流塑料胶带（Pediatric Triage Tape，PTT）和Jump-START。JumpSTART为儿童版的START（简单分流和快速治疗）分流方案，它在成人版START的基础上增加了一个针对呼吸暂停儿童而设计的包括5次救援通风的附加步骤，同时也对肺通气不足、呼吸过速及以精神状态低下的评估标准进行过修正。PTT使用的分类标准随受害者个头的增加而成比例地改变。图193-3显示的是身高在50～80cm儿童的指标参数。比较而言，用于儿科外伤患者时，PTT的灵敏度和特异性均优于JumpSTART[15]。PPT和JumpSTART两者似乎都是很有用的分流工具，但其实际效果均未在真正的灾害救援中得到充分的验证[16,17]。

如彩图193-4所示，救援人员可以在几秒钟内评估每个病人，快速检查呼吸频率、脉搏和意识状态，并按剩下的三类将患者分为：红色（立即处理），黄色（延迟处理）和黑色（已死亡）。在这个过程中，能给病人提供的救护干预措施仅限于开通阻塞气道和对有明显出血的部位实施按压止血。此时，通常会将患者转运到医院接受正式治疗处理。在大多数情况下，病人到达医院时都佩戴有彩色编码的标签，然后医院工作人员要对他们进行重新评估和分流（彩图193-5）。

重大伤亡处理

在影响范围广泛的灾难性灾害时，其分流不同于常规医院外和医院设置条件下的分流。在重大灾害时，受害者的人数大大增加，医疗资源严重不足甚至

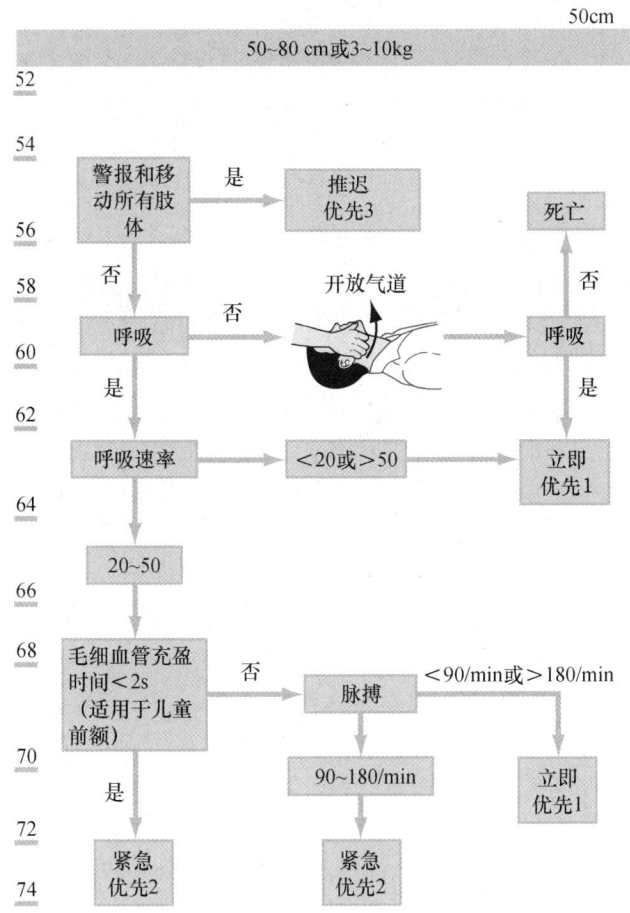

图193-3 儿科分诊胶带用于50～80cm儿童的操作流程。

从一开始就根本没有救援资源。患者可能要在事发现场停留很长时间,还必须反复接受医务人员的评估。此外,分流过程分散,同时在整个灾区的多个地点或隔离间进行。最后,患者往往会寻求在最近的医院接受治疗,这被称着汇集(convergence)现象。这一现象引起的结果是,灾害现场附近的医院将会人满为患,而离灾害现场甚至只有几英里远的医院接受的病人(如果有的话)将很少。

为解决上面的这些问题,最近出现了一个称之为受害人终极指标二次评估(the secondary assessment of victim endpoint, SAVE)的系统[17]。该SAVE分流系统拟确定在资源贫乏的严峻环境下有限的医疗服务对哪些患者将会最有帮助。当与START方案结合时,SAVE分流系统可适用于任何涉及多个病人在经历长时间等待接受正式治疗的情形。

SAVE是为医疗卫生服务机构在以下两种情况下使用而设计的:①在受害地区救护病人的工作已立即开始,但数天内却可能无法将病人转送至实施正式治疗的医疗机构;②在医院内,处治病人所需要的资源远远超出其供给能力。这第二种情况可能在医院试图增加超负荷应变能力时出现,其出现形式为迅速和快变而非长时间耽搁和静止。虽然SAVE与其他分流系统有很多相同之处,但或许不可能在理想的"黄金时段"快速将病人运送到功能齐全的医疗中心。

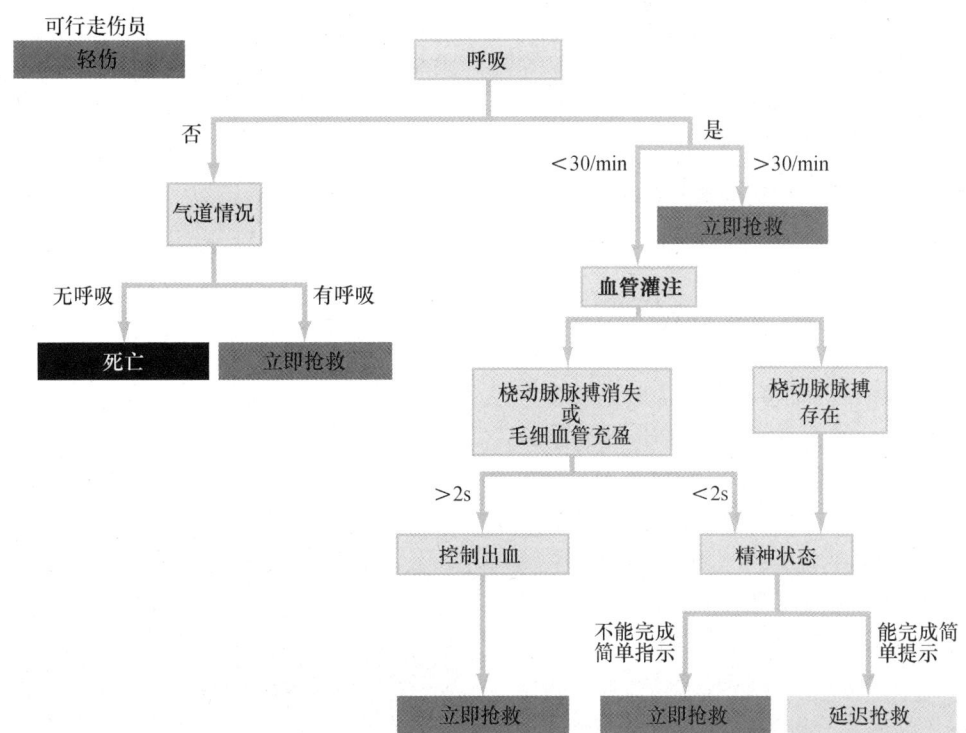

彩图193-4 简单分诊和快速治疗(START)。首先辨认出可自行行走的受害人并将其归分为"轻伤"类,然后按图中流程将剩余受害人员进行分类分诊。(Modified from Triage – START and SAVE. In Medical Disaster Response Training Course Syllabus. Dana Point, Calif, Medical Disaster Response, 1993.)

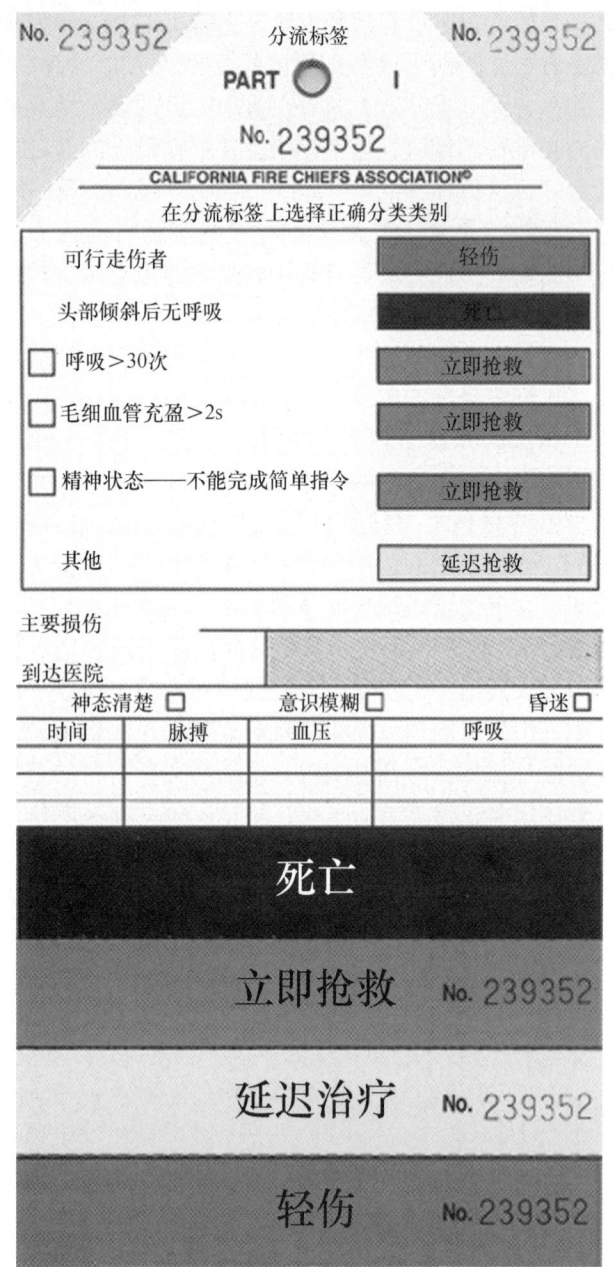

彩图 193-5　用于涉及多人伤亡或灾害时的分诊胶带。

SAVE 分流法将病人分为下面三类：①不论接受怎样的医护都会死亡的病人；②不管接不接受治疗处理都能生存下来的病人；③灾害现场治疗效果会很好的病人。这样的分类，能有利于资源的合理集中使用。至于把患者分为哪一类，则要根据在现有文献报道的存亡统计资料为依据的基础上推算出的预期结果而定[18]。举例来说，在三名受害人都需要胸腔引流管（有两个受害者每人需要一根引流管，而另一受害者一人就需要两根管引流管）但一共才有两根引流管可用的时候，按 SAVE 指南原则就应把最后两根引流管给两个每人只需要一根的患者，而不是把两根都用于一人就需要两根的这名受害人。

在分流的过程中，当有机会疏散时，应把最可能得利于早期转运的受害人标为"首批离开（first out）"。这些首批离开的应是那些很容易就能在医院得以治愈但在灾害现场得不到治疗就会死亡的受害者。这方面的一个常见例子就是需要马上手术的腹腔内出血的病人。

由于核、生物和化学袭击的威胁，一些新式分流系统正在研发之中[11,19]。这些系统试图把间接接触、污染引起的附加威胁纳入到分流过程中。这其中一个致力于受生化武器袭击受害者的分流方法，是将众多受害人转送回家观察而非住院治疗。这样做就可极大地优化资源利用并将传染性疾病蔓延的可能性降至最低[19]。此外，急救人员本身务必要有适当的防护措施，以避免次级（即间接）污染或接触。因此，分流流程还必须要有如何评估救援人员面临的各种风险以及如何帮助他们决定是否需要穿戴防护设备、穿什么样防护设备等部分。救援人员快速的决定是防止受害人员死于创伤的关键，但在受害人员等待治疗处理期间，救护人员自身也存在健康安全隐患。这在涉及放射物播散装置（radiologic dispersion device）之类"复合事件"的情况下尤为如此。与恐怖袭击事件相关的另一健康问题就是巨大数量的"心理伤亡人员（psychogenic casualties）"，即那些自认为被污染但实际上没有污染的人员和那些有创伤后精神障碍风险的人员。紧急救护计划必须要包括一个评估和归类这些人员的机制，以减轻急救部门的负担和同时也能给这些人提供心理健康方面的服务。在执行分流过程中，急诊医师在给特定患者进行预后评估时也必须要考虑年龄的极端（即特小或特大）性、所涉疾病的特征以及外伤的多位性。幸运的是，许多非创伤性患者的急救处理可以在不需消耗大量资源的情况下通过现场干预就能得以完成。因此，通常应该将有这些疾病的患者分流去治疗区。

特别分流类别

为了最大限度地使用人力资源，可以把那些拥有对医疗团队非常有用的特殊技能（如医学专业知识和翻译能力）、按常规本该送至观察区的受害者分流去治疗区。通过这样的方式增加功能性团队的成员数量，有利于提高整体救援效力。灾害分流的指导原则是给尽可能多的受害者提供尽可能大的帮助。

院外应急响应

急救医疗服务系统流程

为作好充分准备，医院必须熟悉并参与县或市级救灾计划的制订。例如，一些紧急医疗服务系统，在不用提前通知的情况下自动使各医院预期地接受预定数目的重病或重伤患者及轻微患者。

在医院工作的医生应该熟悉社区灾害救援的管理运作，其中包括紧急救援行动中心的职能[9]。医院也要考虑与其他一些医院或地方制定互助协议，以便应对自身资源不足或需要疏散转移等情况。

事故指挥系统

现在，在整个美国，突发事件管理系统都已成为紧急救援指挥和控制体系的标准组成部分，构成一个灵活的管理结构以负责救援应急响应的组织工作[20]。称之为"国家突发事故管理系统（National Incident Management System NIMS）"的联邦级系统是全国应急响应框架（National Response Framework）的一部分，它就美国联邦政府如何参与灾害应急响应制定策略指南。所有州都必须有一个突发事件管理系统，而该系统还必须要从属于NIMS[21]。通过对组织结构的标准化和共同术语的使用，突发事件指挥系统构建了一个管理结构框架。此框架能适应涉及多机构或多行政管辖区权限救援响应的各类事件。从最基本的层面上讲，突发事件管理系统的组织结构有五大功能要素：①事故现场指挥；②行动实施；③筹划；④物流；⑤财务。通过院级突发事件指挥系统（Hospital Incident Command System），我们也可将国家级突发事件指挥系统的基本原则应用到医院设置下的灾害救援实践中去。指挥系统有这样的基本组织结构和灵活性（可根据需要进行扩展或紧缩），任何突发事件的紧急救援任务都能得以高效有序地完成。由于医院无法预见所有的偶发事件，院级突发事件指挥系统就可协助救援行动的随机应变。按联合审定委员会（前身简称为JCAHO）的标准要求，医疗卫生保健机构必须使用突发事件管理系统。

指挥部

突发事件总指挥全面负责紧急救援的管理工作，而医生并不是院外事件现场的主管[21]。在一般情况下，由非医院救援人员管控现场，而医生则应留在医院给患者实施明确的治疗处理。在现场，医生最好的协助方式就是询问事件救援总指挥什么地方最需要医疗救护帮助。

救援总指挥可以挑选委任一名指挥人员处理公共信息、安全和相互联络方面的事务[20]。当事件涉及多个行政司法管辖区时，应该设立一个统一的指挥系统，来协调共同一致的行动计划，以最好地利用救援资源。

行动组

行动组要有一名主管，以负责所有救援战术活动的管理工作[20]。行动组可以扩展并分为不同的分支（例如法律、消防和医疗）。该组也负责管控分配给行动组的各种资源。救护车、救援人员和物资必须放置在事发现场的外围以便根据需要指配调用，而不应该堆聚在事发现场。否则，就有可能干扰救援行动和妨碍病人外送。所有的医疗分流和救护均在行动区进行。

筹划组

筹划组负责收集、评估和转递有关救援行动和资源状况方面的信息，并制订行动计划和组织策划会议[20]。

后勤组

后勤组负责提供各种设施、服务和物资以支持救援工作。这其中包括设备和用品的采购，食品和药物及医疗器材的供给，交通需求方面的保障[20]。

财务组

财务组负责人员和设备的记录、供应商各类物资费用和仪器使用费的支付、各种备用战略计划的成本预算。

院外灾害现场救援的组织结构

灾害现场可分为几个不同的区域。指挥部是救援行动的神经中枢，由救援总指挥及各组负责人组成。在现场区应设立一个行动专区，以便救援人员和物资进入。在需要空运疏散时，务必要找到一个安全着陆区。现场还要有指定的伤员集合点和停尸处。有这样的组织机关和救援指挥系统的协同作用，救援工作就会进行得有条不紊。

筹划与医院应急响应

综合应急管理

现在联合审定委员会要求在进行灾害防范准备时采用综合应急管理全害法（all-hazard approach）。综合应急管理包括四个阶段：①缓灾减灾（mitigation）；②响应准备（preparedness）；③响应（response）；④复原（recovery）[22,23]。第一阶段包括减少各种已知危害影响的各种措施。培训、演练、登记各种资源是第二阶段活动的一部分。响应（即第三）阶段的工作包括评估各种形势及协调各类资源。最后，复原阶段包括各种运作的恢复、救援响应的总结评估、救援人员的心理支持。

按联合审定委员会的要求，医院必须要有一个针对各类院内和院外突发事件的院级防灾救灾或"应急管理"计划[23]。因为有些事件影响内部和外部工作，医院应急管理计划应包含应对所有可能情形的策略。

医院灾害响应计划

灾害事件可能会扰乱医院的正常功能，比如基础设施故障（如断电、断水）或病人和医院工作人员的安全威胁（如劳动纠纷）。紧急救灾响应对医院日常工作的影响变化多样，可从非急救手术的改期到整个医院的疏散。所以，医院的各个部门必须参与救灾响应的筹划过程。救灾计划最少要：①明确界定在什么情况下激活计划；②确定指挥机构组成及明确其权限和责任范围；③阐述各种可能灾害事件的响应策略；④估测事件对安全和医院正常业务的影响，以供需要疏散撤离时参考；⑤罗列基本信息，比如重要电话号码（例如电梯、主要人员、付费电话）、社区机构（紧急医疗服务、警察和公共卫生）、重要物资（水、氧气、药物）来源或供应单位[22]。

计划启动后，急诊科的主要职责是评估和治疗处理病、伤人员。在没有人员伤亡的情况下，医院其他部门主要是处理扰乱医院正常业务的一些问题。但无论如何，急诊科主任都应一直监控应急响应的全过程。

在需要疏散撤离急诊科的事件发生（可能性很小）时，应该预先计划好撤离路线和安置地点以最大限度地提高安全性和效率。当资源丰富时，应最优先疏散和运送病情危重的患者，后送病情较轻的患者[24]。当资源有限时（例如在大地震事件发生时），得使用相反的策略，即最优先疏散转移病情最轻最有生存希望的患者。

另一种情形是有大量需要接受急诊治疗的病人突然涌入医院的突发事件。此类型事件对医院的能力或运作没有直接影响。参与医院救灾筹划及紧急救援行动实施是行政部门的责任[13]。目前，用以指导制定救灾策略的资料数据还不完整，但通过仔细研究救灾计划的各个重要组成部分再结合医院以前的经验，就可以制定出一个有效的救灾响应计划来[13,22,24]。医院急诊科必须要有一名成员来领导制定和实施救灾计划。

院级综合灾害救援响应筹划过程的基本组件

跨科室筹划组

跨科室筹划组（interdepartmental planning group）负责确定危害类型和各种灾害防范准备活动。该组常被称之为灾难或紧急情况响应准备委员会（disaster or emergency preparedness committee），它由来自对应急响应至关重要的各个部门（包括行政部门、医务人员、护理部、安全保卫部门、急诊科和工程部）的代表组成。在某些特殊情况下，有来自院外界机构（例如消防队、医院物资和服务供应单位和紧急医疗服务系统）附加力量的参与也很必要。

灾害响应准备委员会的构建必须要以确保响应计划的合理制定、测试和执行为目的。医院必须提供资源支持，以便计划的制订和检测能顺利进行。另外，医院还必须有一个对医院职工进行培训的方案[23,25]。

资源管理

医院资源的完整清单必须到位。除医院内部本身的设备、场地、人员外，还必须寻求院外机构支持的潜在可能。另外，还必须制定一个应急计划以弥补资源损失（如停电期间医院电脑故障）所带来的负面影响。所有这些资源的增加对提高医院的超负荷应变能力至关重要[3,4,26]。

与社区机构（比如例如消防部门、地方紧急医疗服务系统）建立强有力的良好关系对确保灾害应急响应的协调进行也非常重要。根据《Superfund 修正案及再授权法》（Superfund Amendments and Reauthorization Act）第三章的要求，在使用大量有害物质的公司附近的医院必须要参加地方灾害应急响应委员会[2]。（译者注：Superfund 是 1980 年美国《综合性环境性污染应急响应、补贴和问责法案》即 the Comprehensive Environmental Response, Compensation, and Liability Act of 1980 的通用名，1986 年对该法案进行过修订，修订后的版本就叫 Superfund Amendments and Reauthorization Act。）

指挥架构

一个能确立权力范围和决策责任的组织系统必须到位。该系统应指定一个能协助灾害救援响应的指挥中心并制订一条清楚的指挥链，以防止有人员缺席（这种现象在晚上和周末比较常见）时出现忙乱。指挥中心应该有充足的装备来支持命令的执行，来控制各项功能性运作，即使在医院损害而不得不搬家时也该如此。

媒体

媒体是一个重要的信息来源，但也可能会严重地扰乱医院救灾工作。因此，应提前安排专职人员来协调所有媒体之间的交流联系并在指定地点进行简洁的新闻发布。媒体协调员应告知记者下一次新闻更新时间，以便他们在试图获取信息的时候不至于干扰救援行动。一个能力强的媒体联络员可以加快重要信息（比如，目前无血液短缺现象，这样就可避免人们到医院献血）向公众的传播。事实上，对救援现场突发险情和紧急健康风险的信息交流报道是现在灾害应急响应管理的一个重要部分，它能极大地影响公众对这些在救灾过程中出现的险情和风险的了解[28]。安保部门应参与控制媒体对医院的反应报道，并防止媒体对病人分流和治疗的干扰。

通讯

通信系统可能是最重要的，但也是最脆弱的，因而是灾害救援计划的一个组成部分[13,24]。那些负责调动应急响应的通信系统，除有线电话（常常是灾害期性能最容易受影响的通信系统之一）之外，最少还必须要有一个别的通讯系统可用。这其中较常用的是双向无线电通信设备，另外就是付费电话，和有线电话线分开的传真机和移动电话。还有一个选择，那就是利用可传输电子邮件短信的卫星电话和无线手持设备。在其他所有通信系统全部失灵时，那只有靠人力来回奔跑来实现医院不同部门之间的信息交流传递。

人员

救灾计划必须要包括所有重要职位和人员的花名册，并还要有一个能以移动方式随时与这些人员保持联系的可靠途径。不一定在所有的时候联系得上所有的人，所以每个位置都应配备几个人。志愿者的组织管理也非常重要；如果管理使用不当，医院内突然出现大量不受控制的志愿者，其破坏性恐怕不亚于灾害本身[29]。

怎样在时间合适的时候征招卫生健康专业志愿者使得医院能在救灾期间充分利用他们的服务，仍是一个巨大挑战。一个由联邦政府支持叫做"卫生健康专业志愿者灾前应急注册登记系统（Emergency System for Advance Registration of Volunteer Health Professionals，ESAR-VHP）"正试图解决这一问题。一旦建成，ESAR-VHP 就将可能为在灾害来临前认证卫生保健专业志愿人员资格提供一个注册系统，从而使得志愿者们在有需要的时候就有权直接参与紧急救援行动[30]。不过，这样的系统仍存在着一些重大挑战，仍需要进一步解决好下面几个问题：是否有足够数量的志愿者将参与救援？他们会有多么合格？他们在灾害救援中是否有同样的责任和义务？另一备选系统，通过共享数据库的方式允许医院确认志愿者资格认证过程，其应用前景可观；它不仅能促使大多数卫生医疗服务提供者参与救灾响应，而且还能允许医院在灾后几分钟内授权者愿者们参与救灾行动[30]。

病人管理

病人管理的系统化对于优化资源利用非常重要。这种管理方法包括病人的消毒去污、分流、优先排序和疏散以及病人家属管控等方面的操作细则。同时也要预见到医院设施临时它用（比如把停车场转化为裂伤缝合的医疗区或消毒去污区）的可能。病人身份证明和治疗处理方面的文件对于加快灾后联邦和第三方的费用报销也很重要。

演练

防灾演习是让医院工作人员熟悉他们责任的一个更有效的途径。医院所有部门都要参加，社区相关机构也应参加。联合审定委员会要求每年演习一次，这些演习要模仿可能发生的灾害事件。

医院及社区救灾经验的回顾分析

防灾计划的实施复杂而又艰辛。以前的救灾经验有很多东西值得学习借鉴，这将有助于改进计划的执行策略。下面的讨论将重点突出潜在的问题领域。

局部性灾害

从本质上讲，医院所经历的灾害大都是局部性或定点性的（focal）。这类灾害一般都不会影响医院的正常业务，所引发的大多数问题均与病人数量突然猛增或一些以前很少碰到的病患（比如烧伤、辐射、严重急性呼吸系统综合征）的出现有关。

在局部性灾害时，医院常常很难有效地使用上社区资源；现场分流必须合理地分配病人；转院协议必须到位以方便病人的院间转运以及向备用治疗点的疏散能顺利进行。

媒体的进入必须受到管控。在 1989 年 Loma Prieta 地震期间，一架新闻直升机占据了附近社区医院的唯一着陆区，结果使得医疗救援直升机无法着落。

务必要有多元"重叠过剩"的通信系统到位。作为电话系统的典型备用系统是收音机和移动电话，但这两个系统的频率在灾害时均有可能超载。双向无线电通讯设备较为可靠，应该成为通讯网络的一部分。卫星电话也不失为可行的选择。

灾难性灾害

在大规模或灾难性灾害（Catastrophic Disasters）时，高级急救员（paramedics）可能没空协助病人转运或医院疏散。灾害医疗援助队和城市搜寻营救小组将开赴现场，但他们到达的时间可能变化不定。所以，每个医院都需要能自我维持 48～72h 或更长时间[31]。发电机故障很常见，他们要么完全死机（在 Loma Prieta 地震时就发生过这样的情况）要么无法提供充足的电力以满足应急需要（在 Northridge 地震时就是如此）。鉴于此，疏散转移时务比不要使用电梯。由于电话线路已被破坏或被电话公司人为限控，有线电话服务中断。手机拨打当地号码时，可能还能正常工作，但拨打市内更远地方的号码时，很可能就不好使。为了防止地震破损，必须要对医院救灾专用的无线电设备进行必要的固定。

在重大灾害情况下，人员的联络调动会更加困难。由于电话通信不可靠，必须至少要有一个与院内人员联系的备用系统到位。建立自动应答系统就是可选备用方案之一。

地震或爆炸后，立马联系到结构工程师非常重要。在 Northridge 地震时，洛杉矶地区的八家医院经历过严重的破坏，因而不得不进行疏散撤离。四家医院在地震后的初始 24h 内就完全撤出，这其中还包括两家能够满足最新防震结构标准的医院。另外两家医院后来又发现了进一步恶化的结构性损坏，因而被迫在 2 周内全部撤出。最终，这八家医院中的四家被永久关闭并拆除[24]。

特大地震会造成范围广泛的重大伤亡（包括大量的挤压综合征和撕裂伤患者）。多达 90% 重伤但却有生存可能的受害者都会在灾后的头 24～48h 被当地目击者和志愿者救出。因此，诸如灾难医疗援助队和城市搜寻营救队之类的专门医疗队即便在 48～72h 之后到达，也可能不会明显地影响存活率。如果医院不能正常运作或没有备用计划，那就不能立即进行高级的医疗救护，很多人会死去。因此，救灾计划必须要有一个能在院外临时医疗点提供医疗救治服务的备用方案。

地方应急响应的需求

目前，不可能让外部救援力量在灾后最关键的头 48h 内到位。因此，早期快速全面的备选医疗救治就非常必要。很显然，在灾后不久就可快速抵达现场开始医护病人工作的当地应急响应人员就可能最好地提供这种备用医疗救治服务[32]。医学灾害救援响应项目（Medical Disaster Response Project）就是地方灾害医疗救援响应的最佳模式。此模式由南加州的急诊医师们创建，两个组成部分为：①在严峻的条件下，训练卫生健康服务人员；②在社区内的指定地点预先放置先进的医疗用品[31]。在此模式下，即使医院被摧毁，受害者也可以得到有幸存下来的医疗服务志愿者提供的迅速、先进的医护帮助。

毒性灾害（toxic disasters）

与重大化学工业区、交通运输线或恐怖袭击目标（例如大型主题公园或国标性建筑物）等接壤的医院应该清楚在涉及化学和放射性物质的事件时的潜在危害，并要做好对大数量受有害物影响的受害人员进行除污净化的准备。受害人员的有效除净化污、救害人员间接污染的安全防范措施极为重要[33]。除污净化器材设备必须要存放在医院急诊科附近，工作人员也必须要接受如何使用相关器材设备的训练。医院工作人员必须要知晓器材设备的存放地点[34]，因为涉毒灾害发生时，根本不可能有时间到处去寻找所需的用品器材。

理想情况下，被危险化学品污染的受害者应首先被带到指定的除污区，那里有温水浴并有回收污水的设施。受害者应该脱掉所有衣物。服装和贵重物品应装袋、标记储存。受染者再也不能进入常规病人区，以防污染其他病人、医院工作人员和设备。1994 年，高级急救员无意识地把一名降解的二甲基亚砜中毒病人送到加州 Riverside 市一家医院的急诊科。在检测到有害物质存在之前，有六名医护人员与这位中毒患者接触过，其中包括一名急诊医师。这名急诊医师出现了几乎是致命性间接接触中毒，后来不得不接受插管治疗并在医院重症监护病房待了很长时间才康复。这次没控制好的毒素蔓延事故导致这家医院急诊科撤空并临时关闭过一段时间[35]。

急诊科必须关闭中毒病人房间的通气口，以防止含毒物质进入通风系统而在整个医院扩散传播。救援人员和医院工作人员都通过使用防护衣、手套和口罩来防护自己；有必要时，甚至还得使用人工呼吸器防毒面罩。这个环节的主要目标是：减少外部污染的初始水平，控制依然存在污染源，并防止潜在危险物质进一步扩散到其他病人和工作人员。

化学、生物、放射、核子、爆炸恐怖袭击事件

除了熟悉的有害物质威胁之外，现在还有一个新的挑战：恐怖分子通过使用生物、放射或化学武器所制造的恐怖袭击事件（见第194章）。虽然与涉及有害物质的事件情况相似，但处理受大规模杀伤性武器（weapons of mass destruction，WMD）伤害的病人时，需要新的知识和技能。处理受非常规武器攻击的病人的专门技术很重要，但同时急诊医师也应熟悉爆炸伤的治疗。高威力的爆炸性事件（包括自杀式炸弹爆炸）仍然是最可能的恐怖袭击形式。

恐怖分子使用的最可能的辐射源将不大可能来自核武器。相反，他们选择使用简单放射设备（如医院用来放射治疗的仪器）的可能性则更大。他们不引爆这些设备，也不会预先告知设备的存在。恐怖分子也可能拆除这些设备，并将放射源放入到一个具爆破性的放射物播散装置（"脏弹"）。因此，医务人员必须能对受辐射伤害的受害人做出正确的诊断。此外，这些受害人除了辐射损伤可能还会有各种爆炸伤。受到过辐射但体内外都不含污染物的患者不会对急诊科工作人员构成间接污染的威胁。

就WMD而言，最大挑战之一是对生物武器伤的检测诊断。接触过很多不同生物制剂的患者最初表现出类似流感样的模糊症状。除非直接受污，否则优先考虑除污净化；一般来说，常规标准的预警措施就足够。

不同于放射学或生物武器，化学制剂迅速产生受害症状。目前的挑战是除污净化和治疗。大约80%的大规模伤亡人员的除污净化在医院进行。因此，医院必须要做好在急诊科之外对病人实施除污净化的准备。由于在净化过程中有接触污染的风险，救灾人员的自我防护设备也是需要进一步解决的重要问题[34,36]。

灾害压力管理

紧急医疗救护人员在对灾害受害者的需求做出回应的过程中承受着巨大的压力。如果这种过度的压力超出正常应对机制所能承受的能力，那就有可能影响救援工作并产生一些令人不安的症状，包括抑郁、睡眠障碍、酗酒和用毒、烦躁和焦虑，进而出现创伤后应激障碍症。为了减轻急救人员这些心理问题的程度，多年来，各种治疗干预技术都在使用。这些技术统称为"重大突发事件压力管理（critical incident stress management）"。目前，这种有精神卫生专业人员参与解决心理问题的正式干预方式已得到了广泛应用。

总的来说，从接触突发事件到接受心理治疗的时间拖延得越长，其疗效就越小。因此，应尽可能早地实施重大突发事件压力管理方案，这可在事件过程中由压力管理的专业人士甚至是同事通过现场干预来实现。这样做的目的是：通过倾听和鼓励来促进感情和反应的交流，从而帮助受影响的医务工作人员恢复正常情绪。

如果极其严重的事件过深地影响了救援参与人员或者许多小时后症状仍持续不退，紧急减压措施非常必要。这种紧急减压措施可由心理学专业人士和同行来协调完成，其方法是帮助提高专注力和尽情发泄各种压抑情绪。这一过程通常在远离公众视线的地方进行，以保证隐私性。如果心理压力十分严重，那就得考虑精神科医生或心理学家的正规治疗[37]。以前的经验资料显示，紧急减压干预可以帮助压力过大的急救工作人员维持令人满意的正常工作状态。

美国政府的灾害管理和响应机构

国土安全部

美国国土安全部（Department of Homeland Security，DHS）是2001年9月11日恐怖事件后成立的一个内阁级（cabinet-level）部门，乃美国联邦政府管理全美紧急事件救援响应活动的最高组织机构。美国联邦应急管理署（Federal Emergency Management，FEMA）已被纳入国土安全部，但仍保留原有名称。国土安全部的责任只能是协调对所有（不论大小或原因）灾害的应急响应，协助州级和地方（即市镇级）救援组织完成减灾缓灾、灾害防范准备、救灾响应和灾后恢复等任务，同时也是这些活动的主要资金来源。2003年，美国总统指示国土安全部建立国家突发事件管理系统和国家应急响应计划。包括国家应急响应计划在内的各种现存联邦计划随后都被纳入到了国家应急响应框架之中。

城市搜寻营救队

当由地震、恐怖爆炸、结构故障或其他原因引起的建筑物倒塌时，救援和医疗工作人员均面临各种挑战[38]。一些受害人需要现场截肢才能得以从倒塌的

建筑物中被解救出来[38]，使用城市搜寻营救队（urban search and rescue teams）以及高效率的急救医护人员可以大大改进这些挽救生命的营救措施的最终结果。城市搜寻营救队这样一个能完成多元多项搜援任务的全国性系统就是为能被快速开赴倒塌的建筑物现场而设计的[39]。其中，医疗小组负责包括救援行动队成员、通过搜救行动已被解救的受害者、搜救警犬在内的医疗救护工作。现在，有由联邦应急管理署负责培训以应对核、生物、化学等恐怖袭击事件的大规模杀伤性武器城市搜寻营救队。

卫生与公共事务部

在 2006 年 12 月 19 日，美国总统签署大规模流行病及灾害防备法案（Pandemic and All-Hazards Preparedness Act），并新产生负责防备及响应的助理国务卿（Assistant Secretary for Preparedness and Response，ASPR）一职，从属于卫生与公共事务部（Department of Health and Human Services，DHHS）。该助理国务卿办公室全面监管在应急准备和响应活动中卫生与公共事务部的各种职责，包括全国灾害医疗系统（National Disaster Medical System，NDMS）和医院预备合作协议计划（Hospital Preparedness Cooperative Agreement Program）、医疗后备队（Medical Reserve Corps）、ESAR-VHP、战略性国库储备（Strategic National Stockpile）、城市准备动议（Cities Readiness Initiative）等的职责。

全国灾害医疗系统

全国灾害医疗系统是一个联邦政府协调的系统，旨在发生灾难性事件时增加美国的紧急医疗响应能力。该系统是由下面四个联邦机构参与的合作项目：国防部（Department of Defense）、卫生与公共事务部、国土安全部部和退伍军人事务部（Department of Veterans Affairs，VA）。虽然对全国灾害医疗系统的监督在联邦政府的不同部门间变动，但该系统目前归卫生与公共事务部领导。全国灾害医疗系统提供州间医疗互助系统，以连接联邦政府、州级和地方机构以私营机构共同解决重大灾难性灾害时受害者的医疗需求，其医疗响应组成包括几十个可充实地方基础医疗救援力量的民间灾害医疗援助团队。

灾害发生后，当州级资源不堪重负、州长提出联邦援助请求时，全国灾害医疗系统就会被启动。民间灾害医疗援助团队成员必须要符合全国灾害医疗系统的标准要求。在整个系统中，急诊医师起关键作用，他们制定培训标准、部署各种临床服务、实施现场手术，并构建在全国性紧急事件期间民间（非政府）—联邦联合灾害应对能力的理念。

疾病控制与预防中心

位于亚特兰大的疾病控制中心（Centers for Disease Control and Prevention，CDC）是一个隶属于美国卫生与公共事务部的联邦机构，其主要职责包括准备并应对突发公共卫生事件（如灾害）以及调查事件造成的卫生健康影响和医疗后果。CDC 研究人员的主要目的是评估死亡和伤残风险，并制定预防或减轻未来灾害影响的策略。CDC 灾害准备和响应领域工作人员的职责包括：①迅速评估灾后早期灾民的健康和医疗需求；②构建并维护突发环境危害监测的全国性体系；③给参与备灾应灾的机构提供流行病学、卫生学、实验室以及其他相关科学支持和服务。

都市医疗突击队

都市医疗突击队（Metropolitan Medical Strike Teams，MMSTs）是多群训练有素、整装待发、装备精良的医疗、消防和救援专业人员。作为规模更大的都市紧急医疗应急系统（Metropolitan Medical Response System，MMRS）的一个组成部分，都市医疗突击队在治疗受化学、生物或核武器伤害的受害者时给地方救援人员提供支撑帮助。2008 年，都市紧急医疗应急系统扩展到了 125 个行政管辖区。尽管都市医疗突击队也有地方人员参与，但直属国土安全部领导。他们的目的是提高地方灾害筹划和反应能力。因为都市医疗突击队需要 90 分钟或更长的时间才能抵达救灾现场，所以医院和社区还必须要建立一个独立的灾害应对机制。都市医疗突击队装备有各种化学制剂监测仪器、防护设备和药品。

退伍军人事务部

退伍军人事务部（Department of Veterans Affairs，VA）并不是传统的救灾实体。然而，VA 的四个法定任务之一就是处理紧急突发事件。VA 的一个独特特征是其设施和人员遍布全国各地，这些设施和人员都可在灾害时作为联邦政府力量来支持州政府和地方政府的医疗援助行动。VA 具有接受过高级训练可以支持医疗救护活动的专业人员。除了庞大的人力资源外，VA 还可提供大量的药品和用品支持现场救灾。例如，VA 购有大量的疾病控防制中心的战略性国家储备物品。VA 的救援支持是通过国土安全部和卫生与公共事务部来协调实现的，而这两个部都是紧急卫生医疗响应的联邦级的领导机构。除了在联邦救灾中的重要作用外，VA 美国最大的综合性卫生医疗系统，它拥有一个非常成熟健全的医院级应急管理程序。VA 的《应急管理程序指南手》（Emergency Management Program Guidebook）是一本开源性的参考手册，旨在为医院提供关于应急管理理念的最新信息、应急救援行动计划的各种模板和危害脆弱性评估的各种方法[41]。

军队

2002 年 4 月 17 日，美国国防部长拉姆斯菲尔德（Secretary of Defense Donald Rumsfeld）宣布北美指挥部（Northern Command 或 NorthCom）成立。北美指挥部队在美国本土应对外部威胁和支持民事当局的所有军事力量的安危负责。此外，拉姆斯菲尔德还强调，北美指挥部将"帮助国防部应对各种自然灾害、针对美国本土的袭击或其他各种民事困难，同时也给如联邦调查局、联邦紧急事务管理局以及州和地方政府之类的民事当局提供更为协调的军事支持。"

未来发展方向

灾害医学已成为急诊医学的一个亚专业学科，美国急诊医师学会（American College of Emergency Physicians）和急诊医学学术协会（Society for Academic Emergency Medicine）现已设有灾害医学分会。另外，现在还有不少国内及国际性交流讨论灾害医学研究成果的论坛。自美国急诊医师学会第一次把灾害医学作为住院医师（residencies）期间和专业医师（fellowships）期间的指定受训内容，现在美国及其他国家的不少教学医院设立了灾害医学专科医师培训项目[42]。（译者注：美国医科、牙科学及兽医学教育均属研究生水平，高中毕业生必须先上完一个四年制的本科后才有资格申请上医科、牙科或兽医学院；因为这几类学校招生人数少，只有本科四年成绩及医科、牙科或兽医学院的入学考试成绩优秀、各方面表现出色的申请人才有可能被录取；录取进入这几类学校的学生要在校学习 4 年，然后再做 4～5 年的住院医师即 resident；只有完成住院医师培训后，才有资格再申请做 3～5 年的专业医师即 fellows。）

重要概念

- 发生大规模伤亡事件的可能性日益增大，公众对合理快速救援反应的期望越来越高，因而细致完整的机构间紧急应对计划务必到位。
- 大规模伤亡事件的防范准备计划必须要充分考虑到传统的交通和通讯系统将瘫痪的事实。
- 因为严峻的野外条件会改变救援策略，所以现场急救人员必须接受在大规模伤亡时如何分流和稳定受害者方面的训练。
- 所有计划必须能保护医护人员和营救人员。
- 特大事件发生后可能非常需要应急障碍处理方案，因而提前计划十分必要。
- 计划制订者应该建立一个以医院为基础的突发事件管理系统。
- 应对救灾志愿者大量涌入、处理志愿者资格论证问题和做好与媒体的协调工作等方面的计划必须到位。

本章参考文献请参见 http://pumpress.bjmu.edu.cn/eduservice/3419.html

第194章 大规模杀伤性武器

Carl H. Schultz and Kristi L. Koenig

余子明 聂鹏飞 译 唐娟 吕传柱 校

概述

当今，急诊医学还面临着另一巨大挑战：恐怖分子使用核、生物、化学或高爆性武器制造各种袭击的可能性。虽然常规爆炸物仍是恐怖分子最经常使用的武器，但是近年来来自放射性、生物性、化学性武器的风险日趋增加。目前，这些武器的名称仍不一致。有些作者建议将这些武器称之为大规模影响武器或大规模杀伤性武器（weapons of mass effect 或 weapons of mass destruction，WMD）；军队里则使用 CBRNE（发音为"see-burn-ee"）这个缩写词，它由化学、生物、放射性、核子和爆炸（chemical, biologic, radiologic, nuclear, and explosive）这几个英文单词的第一个字母组合而成。本章将使用大规模杀伤性武器（WMD）的叫法，因为它具有极为广泛的认同性。

虽然不可否认发生 WMD 袭击的概率较低，但其结果可能是灾难性的。据世界卫生组织估计，如把 50 公斤的炭疽孢子雾化分散在一个有 500 万人口的城市里，那将会导致 10 万人死亡和 15 万人严重感染。据美国疾病控防中心（Centers for Disease Control and Prevention，CDC）估计，处理 10 万个炭疽感染病例，其费用约为 2 600 万美元[1]。基于对这些因素的考虑，大多数权威机构都认为，对 WMD 袭击威胁的防范准备措施必须得以改进。

儿童对这些武器尤为脆弱。他们的呼吸频率比成人高，相对吸入雾化有害物的概率就更大。某些化学制剂如沙林（sarin）比空气重，所以这些制剂分子倾向于沉积到儿童更容易吸入的水平。儿童体表面积-容积比（surface area-to-volume ratio）大，皮肤也较薄，这使他们更容易受直接作用于皮肤或透过皮肤而发挥作用的试剂的影响。另外，儿童流体储备量较小，代谢率较高。因此，他们对因呕吐和腹泻引起的脱水更为脆弱，也更容易在接触某些有害物质（比如放射性 I^{131}）后出现中毒症状。

虽然相对来说来自辐射和核爆炸的威胁是近年来才有的事，但用生物和化学制剂作武器的历史可以追溯到圣经时代（biblical times）。在公元前 6 世纪，亚述人（Assyrians）就曾用黑麦角真菌（rye ergot）对敌人的水井下毒。在 14 世纪，蒙古人就曾把感染淋巴型鼠疫（bubonic plague）的尸体弹射到咖法人（Kaffa）的城墙上。在 1763 年的庞蒂亚克暴动（Pontiac's Rebellion）期间，英国军队曾给美国印第安人感染有天花病毒的毛毯。第一次世界大战期间，德军有效地运用过氯和芥子来抵抗盟军。在二战期间，日本人通过在城镇间喷洒已感染鼠疫耶尔森氏杆菌（Yersinia pestis）的跳蚤，杀害过成千上万的中国人。在 20 世纪 80 年代的两伊战争期间，萨达姆对伊朗运用了芥子气。

WMD 的使用主要是发生在军队冲突时期。然而，最近，这些武器的使用出现了一种不祥的变化。各种非军事团体为了政治目的已经开始直接使用 WMD 针对普通百姓。在 1984 年的美国总统大选中，巴格异教人士（Bhagwan cult）曾向位于俄勒冈州的餐馆喷洒沙门氏菌（Salmonella），企图影响选举结果。1944 年在日本，奥姆真理教（Aum Shinrikyo）试图使用神经毒剂沙林暗杀松本（Matsumoto）的三名法官，结果失败。同一帮人在 1995 年东京地铁袭击事件中再次使用沙林，结果造成 11 人死亡。在 1997—1998 年期间，美国经历过由个人或政治狂热分子发动的多次炭疽事件；2001 年，在美国，恐怖分子利用邮件发起过一次实实在在的炭疽袭击，结果导致 11 人死亡，而作案人的身份和动机至今仍无法确定。至今，还没使用放射性或核子装置制造恐怖袭击的成

框 194-1	高度受关注、可用以制作大规模杀伤性武器的潜在制剂

化学制剂

神经性毒剂（Nerve agents）
 沙林（Sarin）
 索曼（Soman）
 塔崩（Tabun）
 VX
芥子剂（Mustard agent）

生化制剂

炭疽（Anthrax）
鼠疫（Plague）
天花（Smallpox）

放射性制剂

简单装置
扩散装置

框 194-2	大规模杀伤性武器威胁的特点

未知或陌生引起的恐惧
医院工作人员训练不足
设备（包括个人防护和诊断工具）不全
潜在的大规模人员伤亡
心理伤害
犯罪现场要求执法部门收集证据与互动
陆续致伤致死的可能（动态变化）

功案例，但曾经至少发生过一次这样的尝试。此外，已有一些高放射性的物资从美国医疗设施中失窃被盗，俄罗斯持不同政见者亚历山大·利特维年科（Alexander Litvinenko），在 2006 年被人用放射性同位素（钋-210）暗杀。

许多试剂都有被武器化的潜力，这些物质中有一些风险极大（框194-1）。处理 WMD 受害者，其策略与处理接触过常规有害物品患者的策略相似。然而，几个与 WMD 有关的特点（框194-2）使得 WMD 袭击事件非常特殊。因而，对 WMD 受害者的治疗和评估需要更多的知识和技能。本书上一章（第193章）所讨论的应对方案只仅仅是处理有害物件危害全部综合方案中的一小部分。表 194-1 中列出的是一些可以帮助筹划和应对 WMD 事件的部、局和机构的名称。

核子与放射性装置

恐怖分子在选择辐射作为制造人员伤亡的手段时，是不大可能选用核武器的。这些设备的防护措施严密，体积大又笨重因而难以搬运，而且还易于被发现。尽管俄罗斯确认，曾丢失 50～100 枚 1 000 吨级的"手提箱（suitcase）"式核武器，但买卖、运输和引爆这些设备装置的难度非常大。破坏核电站不是不可能，但鉴于极其严密的保卫措施、多重安全系统和核反应堆周围厚实的混凝土外壳，这种可能性很小。

相反，简单的放射设备（比如那些在医院被用来进行放射治疗的设备）倒可能是恐怖分子首选的放射源。这些设备装置资源丰富。除非借助常规爆破装置（放射散布装置）爆炸散布，否则这些放射设备不会自身引爆，也很难被人发现。在美国，已发生过放疗资源失窃事件。在巴西，一个被盗医院放射疗设备的意外扩散使得必须对 112 000 人进行污染筛查，筛查结果显示共有 249 人受辐射，其中 4 人最终死亡[2]。在繁忙的假日购物旺季里，将一台医用放疗装置放置在一个拥挤的购物中心的信息服务亭就可足以让无数人遭受轻度辐射。

无论类型如何，电离辐射都会导致细胞水平上的伤害，通常表现为 DNA 结构受损。快速分裂的细胞对这类损伤最为敏感。依剂量而异，患者可在几个小时到数天内出现症状。与辐射有关的常见症状包括皮

表 194-1	美国大规模杀伤性武器事件筹划应对相关机构名称、网址及联系电话	
机构名称	网址	电话
放射紧急协助中心/培训点（REAC/TS）	http://orise.orau.gov/reacts	865-576-3131
州、地方卫生部门	http://www.statepublichealth.org/index.php http://www.cdc.gov/other.htm#states	
美国疾病控制与预防中心（CDC）	http://www.bt.cdc.gov	800-CDC-INFO
联邦调查局（FBI）	http://www.fbi.gov	
联邦应急管理署（FEMA）	http://www.fema.gov	800-621-FEMA
美国国防部军事医学研究所	http://chemdef.apgea.army.mil	

肤烧伤、骨髓功能衰竭及胃肠功能障碍（如呕吐和胃肠道出血）（见第144章）。美国国土安全部任务行动小组拟写过一份关于放射伤亡人员医学救治的专家共识文件，这一治疗方法的临床结果随后发表在了同行评审的文章上[4]。

在急诊科，诊治辐射伤的操作方案必须要阐明如何解决好除污、分流、工作人员安全、人员自身防护装备等方面的问题以及重点制定清晰明了的注重辐射监测重要性的诊断程序。到达急诊科的受害者其受害类型为：辐射、内部接触污染和外部接触污染。辐射受害者已经暴露于辐射光束，其情形与那些接受X线胸透的病人相似。他们本身并不带放射性，因而不会对急诊科工作人员构成威胁。

接触污染的患者更有挑战性，辐射安检人员的早期介入至关重要，受害者的污染程度评估以及整个除污过程中放射性水平的监测都得由他们来完成。内部受污病人的治疗比较棘手，因为放射性物质已进入他们体内（如肺和胃肠道）或已嵌合于细胞中。对这些患者必须实施隔离，他们所有的分泌物和体液都要被回收处理。现有各种药物可供内染患者使用，这些药物旨在限制放射物质吸收或促进放射性物质从体内排出。放射同位素降解酶（Radiogardase）或普鲁士蓝（Prussian blue）就是这些药物中的一种，其主要作用是控制铯和铊的吸收和减轻二乙三胺五乙酸钚对组织细胞的直接辐射伤害。

外部接触污染的受害者，其皮肤或衣物上均有放射性物质。脱去衣物，用肥皂和水清洗净化是对这类受害者除污的常见措施。清洗由有自我防护的工作人员进行，并且一直要进行到辐射安检人员再监测不到放射性为止。如果有伤口存在，应首先应净化伤口，然后用无菌防水敷料盖护伤口，再清洗其他部位。医院务必要做好受害者的除污准备，因为过去数据资料显示，多达80%的受害者在到达医院之前都没有接受除污处理[2]。对受害者的除污处理必须在他们进入医院之前进行，否则受害人就有可能通过与医院医务人员的接触进而通过通风系统将污染物传播至整个医院。尽管在受害者到达后采取脱去污染衣物和佩戴手术帽等措施，可以减少80%的污染，但如果病人的病况许可的话，彻底的除污应该在受害者与无保护措施的医务人员接触之前完成。

辐射伤患者的初始分流应以患者的整体病理状态而不是辐射剂量为依据[5]。即使是受了致命剂量的辐射，有些患者也不一定立即死亡。因此，无论辐射剂量如何，应在重要生命体征稳定的轻伤患者之前，有先分流处置那些由心肌梗死或尿毒症引起的急性窘迫患者。如果某辐射伤患者同时还有重伤或重病，必须立即实施医疗干预。例如，大多数和放射性散播装置有关的死亡和致残疾是由爆炸性外伤而不是辐射本身所致。

除对受害人进行除污外，辐射安检人员还需负责监测医院员工的间接辐射情况。所有参与医护辐射伤患者的工作人员都应佩戴放射剂量计，以监测各自所接受的辐射总量。辐射安检人员对每个工作人员接受的辐射量进行跟踪，当发现有人辐射量过高时，就应将其调离出工作区。辐射监测过程十分复杂，辐射安检人员应尽早介入。医院应该考虑进行灾难演习，演习中应包括辐射伤受害患者。

虽然许多放射性元素是恐怖袭击的候选对象，I^{131}及相关同位素值得进一步讨论。I^{131}只能出现在核爆炸之后或存在于反应堆燃料棒中。虽然不是绝对不可能，但是恐怖分子获取这些资源概率都非常小。在放射物括散装置中使用I^{131}几乎不可能，因为其半衰期极短（8天）。即使这种装置可制成，也极不可能用放射物扩散装置将足以立即危害身体健康的放射性物质扩散出去[6]。鉴于这些事实，公众（尤其是儿童）受I^{131}所引起的严重辐射的概率同样非常之小。在前苏联切尔诺贝利核电站事故发生之后，出现了大量的童年甲状腺癌，其原因很大程度上是一些将不会在美国发生的人为因素。这些因素包括迟迟不报道核反应堆密封器的破裂泄漏（这就阻碍了人员的及时疏散）、没能成功地封锁销毁受放射物污染的牛奶和蔬菜，受辐射儿童的严重缺碘[7]。尽管已有这些不尽如人意之处，在后来甲状腺癌的治疗上，其措施也令人担忧。目前，广泛推荐使用碘化钾（阻止甲状腺对I^{131}的摄取）来治疗甲状腺癌，其具体建议见表194-2。使用此表时，要特别注意下面几方面的问题：用于体重接近70kg的青少年时，碘化钾的剂量要增至130mg（成人剂量）；可能的话，要密切监测婴儿促甲状腺激素和游离T_4的水平。这一治疗方案对年龄在40岁以上的非孕妇女可能没什么作用。

表194-2	碘化钾（KI）治疗放射性碘辐射的参考指南		
受害人群	估计辐射剂量（RAD）	KI剂量（MG）	药片数（130-MG/片）
成人 >40岁	>500	130	1
成人 18~40岁	≥10	130	1
孕妇/哺乳期妇女	≥5	130	1
儿童 3~18岁	≥5	65	1/2
儿童 1月~3岁	≥5	32	1/4
婴儿，出生~1月	≥5	16	1/8

生物武器

照惯例，生物武器被分为三组：细菌、病毒和毒素，其共同特点就是它们都具有以气化微粒的形式进行扩散的能力。气化微粒扩散是感染大量人群最有效的手段，因而也是恐怖分子最可能选用的投毒途径。这样一来，受害者将会出现呼吸道症状。皮肤接触和吞食也是潜在可能的感染途径，有些试剂通过这两种途径起作用。在2001年美国炭疽袭击事件中，受害人就是通过喷雾和皮肤接触的途径感染的。但是，通过非呼吸方式更难以产生大数量的伤亡，因此主要用过非呼吸道感染的试剂不太可能被恐怖分子广泛选用。然而，如果恐怖袭击的目的是为了破坏经济或引起人们恐慌，那么几乎任何扩散途径都管用（不管有多少人真正死亡）。

受生物制剂影响的患者通常表现出类似流感的模糊症状。除非有机构确认或怀疑生物性袭击，否则急诊工作人员可能不会意识到他们是在治疗生化伤受害者。事实上，始终不可将自然疾病与人为蓄意引发的疾病区分开来。所以，当出现框194-3中的一些征兆时，医护人员务必警惕，至少要考虑生物武器伤的可能性。例如，在非流感季节期间有大量的病人突然出现"流感"就值得注意。由于这些原因，由卫生监查部门来鉴别生化制剂的存在及其潜在来源就至关重要。急诊科必须要和市级和州级卫生部门及执法机构建立起正常的工作关系，并随时了解疾病控防中心和国土安全部的各类通知和通告。

几种具有被用作生化武器潜力的传染性试剂能在医院的环境中传播，比如埃博拉病毒（Ebola）和天花[2,3]。医院需要有使用工作人员个人防护设备和病人隔离的方法细则，以确保医院环境安全[9-12]。幸运的是，这些方法细则与用于其他传染性疾病的方法细则相似（框194-4）。在1995年扎伊尔疾病爆发（Zaire outbreak）期间，这些预防的措施在控制埃博拉病毒的院内传播方面取得了令人信服的效果。除非发现直接接触污染，否则除污并不是优先考虑的事项。一般来说，标准（通用）的预防措施就已足够，特殊防护衣（例如A、B、C三级）并不必要。

目前的评估表明，最具威胁性的三个生物制剂是：炭疽热、鼠疫和天花[14]。

框194-3	生物武器伤的暗示征兆

综合征
肺部症状、肺炎
皮疹
脓毒症综合征
流感症状

流行病学
多处同时发生
动物死亡
大量病人中毒和死亡

框194-4	预防传染性试剂在医院扩散的建议

1. 隔离病人于与接诊室相邻的单独房间
2. 在病人接诊室安装洗手设施，提供工作人员个人防护装备（PPE）
3. 可能的话，使用负压通风
4. 使用严格的隔离措施：个人防护装备、防护衣、手套、高效过滤式防尘口罩、鞋套、护眼镜
5. 通知产生气溶胶的医院科室：实验室（离心机）、病理科（尸体解剖）

炭疽病

炭疽杆菌（*Bacillus anthracis*），为一种革兰阳性芽孢细菌，是炭疽热病（anthrax）的致病因子。疽杆菌孢子特别顽固，可以在外界环境中存活数年。炭疽病的发生是由于接触到疽杆菌孢子所致，通常发生在羊、牛、马身上，在发达国家很少见（由于有效疫苗接种的结果）。当人们吸入、食入孢子时或通过皮肤接种孢子时，炭疽病就可发生。孢子在巨噬细胞内萌发成杆菌，然后通过产生能引起水肿和细胞死亡的各种毒素（例如保护性抗原、水肿因子、致死因子）而致病。

俄罗斯和美国已经成功地把炭疽制成了生物武器。该制剂的致病效果在两个事件中得到了证明：1979年从前苏联斯维尔德洛夫斯克镇的一个生化武器设备中炭疽孢子的意外释出；2001年人为通过邮件所引起的沿着美国东部沿海的炭疽孢子扩散。在斯维尔德洛夫斯克事件之后，至少有66名位于炭疽孢子释放下风处的受害者在事故后的几周内死亡，30英里远处则发现动物炭疽病例[15,16]。目前还不清楚，非国家资助的恐怖主义组织是否有用炭疽制作生物武器的能力。日本奥姆真理教组织几次试图在整个东京散发炭疽，但都没有成功[1]。美国炭疽袭击事件的凶手仍未查明。然而，许多专家推测，该人不是外国公民，因为袭击中所用的炭疽变异株（埃姆斯株）是美国政府研发的。

吸入性炭疽病是最致命的炭疽病，由吸入孢子进

入肺部所引起，其死亡率超过90%。然而，2001年的炭疽感染事件的数据（11个感染病例中5人死亡）则对90%的死亡率产生了质疑。尽管实际的死亡率不清楚，但可能在50%左右[17,18]。目前，不清楚最少需要多少数量的芽孢才能致病。文献中引用的原始数量为10 000孢子，鉴于最近的经验，这个数据看起来似乎偏高[19]。经过巨噬细胞吞噬之后，孢子衍生为杆菌，并转运到支气管淋巴结，进而细菌在那里繁殖。在2～10天，病人产生一种类似流感的疾病，表现为有全身乏力、发热、干咳。在某些病人，这一初始阶段可以推迟1个多月。在24～48h，病情突然恶化，病人出现严重败血症、休克、出血性纵隔腔炎、呼吸困难和喘鸣。此时的胸部X线片可能显示纵隔膜扩张和肺门淋巴结肿大，但典型的病理特征并不明显或错过时机而没检测到（图194-1）。胸部CT扫描更为敏感，当怀疑有炭疽病时，应该做CT扫描。炭疽病人的CT可能会出现血性胸腔积液和肺区硬化，这很容易与肺炎混淆（图194-2）。病人通常在3天之内死亡，50%的患者继发出血性脑膜炎。目前，尚未见吸入性炭疽热在人与人之间传播的报道。

吸入性炭疽的初期诊断一般以临床症状为主。首先，要以类流感或败血病为基础；其次，要看胸部X线或CT扫描有没显示肺门淋巴结肿大、白细胞渗透或胸腔积液；最后，要看有没考虑是炭疽的理由（例如，目前有无炭疽疫情暴发或有无权威部门的通告）。现在，有几个试图用来区分流感患者和炭疽患者的临床方案[20,21]。不幸的是，这些方案均以炭疽案例为基础，但其实用效用仍有待于进一步验证。痰液培养、革兰染色、血培养直到病程后期才有帮助。吸入性炭疽病的确诊方法包括胸腔积液中炭疽标记分子的PCR鉴别、免疫球蛋白的血清学检测、活体标本的免疫组化检测。

除了吸入性炭疽，皮肤性炭疽可能在大量的孢子被释放出来（2001年发生在美国的炭疽事件正是如此）时发生。这种类型的炭疽病是在炭疽孢子进入皮肤（通常是通过创伤或磨擦伤）时发生，其死亡率在没接受过治疗时约为20%，在接受过治疗时为1%。抗生素对局部病程没有影响，但可用它们来防止向身体其他部位扩散和死亡。在1～5天的潜伏期后，感染处皮肤出现丘疹，几天内形成水泡。病灶周围出现严重水肿，并伴有局部淋巴结炎。病灶变硬，病人可能会或可能不会出现发热（图194-3）。大约1周后，患处破裂，形成黑色焦痂（因此称之为炭疽anthrax，取自一个意思为"煤"的希腊单词）。在接下来的2～3周，要么焦痂脱落，病人康复；要么细菌扩散，患者死亡。跟吸入性炭疽热一样，皮肤性炭

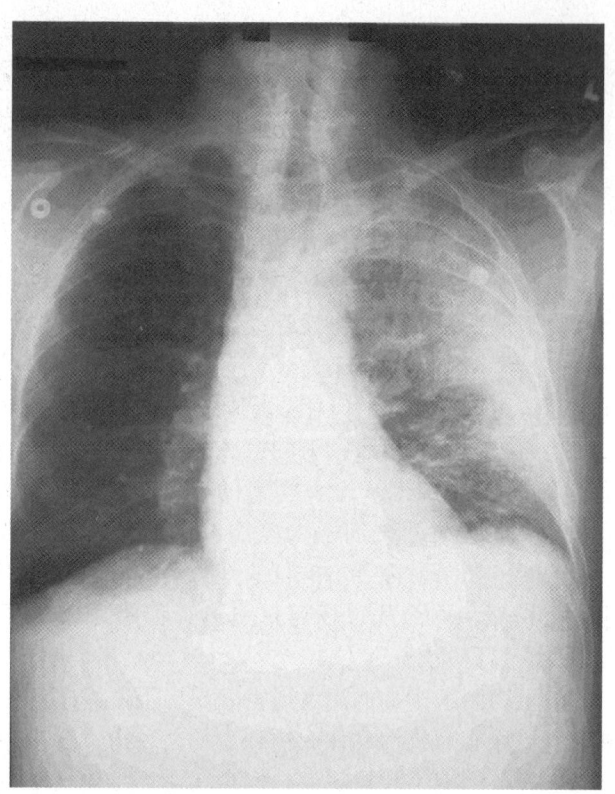

图194-1 炭疽病患者胸部X线片，显示与肺炎一致的弥漫性左肺硬化，但未见纵隔扩大。（Courtesy of the U. S. Centers for Disease Control and Prevention.）

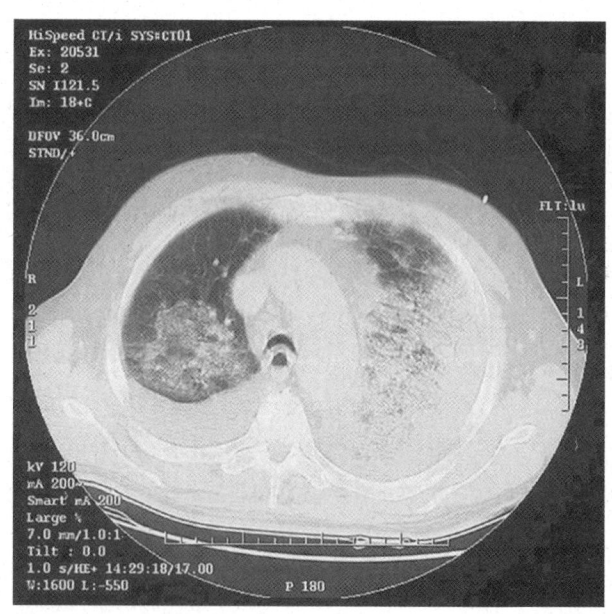

图194-2 炭疽病患者CT，显示肺硬化和肺积液。（Courtesy of the U. S. Centers for Disease Control and Prevention.）

疽的初步诊断也以临床症状为主。确诊则以病灶组织培养、穿刺活检、血清学检测的结果为依据。在美国，自2001年炭疽袭击事件以来，总共出现过11宗皮肤炭疽病例。

在恐怖袭击之后，也可能会出现胃肠炭疽病和口

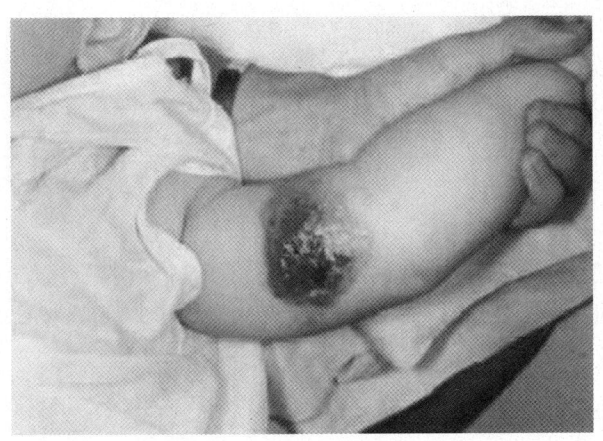

彩图 194-3 皮肤型炭疽病的儿童患者。（From Roche KJ, Chang MW, Lazarus H：Images in clinical medicine：Cutaneous anthrax infection. N Engl J Med 345：1611, 2001.）

咽炭疽病。这些类型的炭疽病比较罕见，通常是由于病人吃过没有完全烹煮熟透的受污肉类所引起，其死亡率大约为50%。服用后，炭疽孢子进入局部淋巴组织，经过2～5天的潜伏期后，病人出现症状。口咽炭疽患者表现为喉咙痛，颈部淋巴结和颌下淋巴结肿大。这类炭疽病人也常常有与发烧和中毒相关的扁桃体病变，并随之出现吞咽困难和呼吸窘迫等不适症状。胃肠炭疽病开始表现为恶心呕吐和肠系膜淋巴结炎引起的发烧。随后，患者会出现严重腹痛、呕血、腹水、出血性腹泻，并可能伴有急腹症。

治疗

治疗炭疽感染的传统方法是使用青霉素。然而，武器级的炭疽菌可能耐受青霉素（虽然2001年美国袭击案件中的炭疽并非如此）。目前的治疗建议就考虑到了耐药性问题（框194-5）。这些已有广泛共识的治疗建议包括对所有儿童（无论年龄大小）使用氟喹诺酮类药物和四环素。这些建议的合理性是：权衡后，用药带来的利要大于耐药风险可能导致的弊。治疗无中毒表现的皮肤性炭疽患者，可视为门诊病人来进行，其方案是连续口服环丙沙星（ciprofloxacin）和多西环素（doxycycline）7～10天。治疗有中毒表现的各类炭疽病（皮肤型、肠型、肺型）患者则需要：静脉注射环丙沙星或多西环素再加上至少两种别的抗生素（如利福平、克林霉素、亚胺培南或氨基糖苷类）。当中毒症状消失时，可转用口服抗生素。还有一些物理方法可能对治疗也有所帮助，这其中包括胸腔积液胸管引流、气管插管和机械通气[22]。令人惊讶的是，气管插管和机械通气并不能降低死亡率。美国炭疽袭击后气管插管的所有患者都没幸存下来[17,19]。

治疗必须持续60天或直至患者接受过三剂（分别在0、14和28天）炭疽疫苗接种。完整的疫苗接

框 194-5　炭疽病治疗建议

无中毒症状的皮肤型炭疽（所有剂量均为7～10天）

成人
　环丙沙星，500mg，PO，bid
　或
　脱氧土霉素，100mg，PO，bid
　或
　阿莫西林，500mg，PO，tid

儿童
　环丙沙星，20～30mg/(kg·d)，PO，分次，bid（最大1g）
　或
　脱氧土霉素，4.4mg/(kg·d)，PO，分次，bid（最大200mg）
　或
　阿莫西林，20～40mg/(kg·d)，PO，分次，bid（最大1500mg）

所有给予药物剂量持续7～10天

有中毒症状的肺型、皮肤型或肠型炭疽病

成人
　环丙沙星，400mg，IV，q12h
　或
　多西环素，100mg，IV，q12h
　或
　青霉素G，400万单位，IV，q4h

儿童
　环丙沙星，20～30mg/(kg·d)，IV，分次，q12h（最大800mg）
　或
　多西环素，4.4mg/(kg·d)，IV，分次，q12h（最大200mg）
　或
　青霉素G，100 000～400 000U/(kg·d)，IV，分次，q4h（最多24×10⁶）

所有药物使用至毒性消退。然后改用口服。治疗持续60d或直到病人接受过三剂炭疽疫苗接种。

感染后的预防
　同样的药物和剂量用于无毒性的皮肤炭疽。治疗持续60d或直到病人接受过三剂炭疽疫苗接种。

种期需要18个月。这一治疗方案也同样适合于儿童和孕妇。如感染患者的炭疽菌株对所用抗生素敏感的话，病人就可以接受静脉注射青霉素或口服阿莫西林的治疗方案。体外研究表明，可用氧氟沙星（ofloxacin）或左氧氟沙星（levofloxacin）替代环丙沙星（ciprofloxacin）[1]。

感染后的预防治疗可采用口服环丙沙星（500mg）或多西环素（100mg），每日2次，连续60天或直到患者已接受过至少三剂疫苗接种。目前，炭

疽疫苗仅获美国食品和药物管理局（U.S. Food and Drug Administration，FDA）批准用于成人而非儿童患者。医学研究所的一篇综述报告显示该疫苗能既安全又有效地预防吸入性炭疽[23]。

鼠疫

自古以来鼠疫就一直是人类的病原体。目前，世界许多地区（包括亚洲和印度）正经历着鼠疫的第三次大流行，同时美国的西半部也在饱受鼠疫局部流行的痛苦。鼠疫由一种叫做 *Yersinia pestis* 的革兰阴性杆菌引起。通常，鼠疫是一种啮齿目动物的疾病，它可通过跳蚤叮咬或吸入的途径传染给人。鼠疫的三个存在类型为：肺炎型（pneumonic）、淋巴结型（bubonic）、败血型（septicemic）。这种细菌不形成孢子，在自然环境中就会迅速死亡。但是，它们在干燥痰液、跳蚤粪便、人类遗骸中存活数天。相对来说，狗不容易感染鼠疫，但猫则对鼠疫高度易感，因而可成为人类鼠疫的病源库。鼠疫康复后，往往会出现暂时的免疫能力。

原发肺炎性鼠疫由细菌被吸入肺部所引起。如果不早期治疗，其死亡率几乎为100%。因为恐怖分子很可能利用雾化作为散播病原的方式，肺炎性鼠疫将是最常碰到的疾病形式。这类鼠疫的基本发病过程是：潜伏期2～3天，其后患者出现突然发烧、寒战，以及类似流感的症状；在再其后的24h内，患者出现与咯血相关的爆发性肺炎、全身性中毒、呼吸衰竭、循环衰竭和死亡。肺炎以典型的肺叶病变为主，但在胸部X线上任何的病灶图案（包括急性呼吸窘迫综合征）都有可能。6%～10%的患者继发出现鼠疫性脑膜炎。另外，患者还可能出现凝血异常和肝细胞损伤。凝血功能障碍以溢血斑、弥散性血管内凝血、肢端坏疽（"黑死病"）为特征。坏疽是细菌在身体温度低于37℃的部位（比如手指、脚趾和鼻子）产生凝血酶、进而引起这些肢端部位血液凝固的结果。如果患者能生存下来，长期的康复非常必要。肺炎性鼠疫可以通过人与人之间的接触而传染传播。

淋巴结肿大型鼠疫在当病原体接种到皮肤（通常由跳蚤叮咬）时发生，其潜伏期也为2～3天，其间已进入体内的杆菌迁移到局部淋巴结，在那里繁殖，并引发炎症反应和淋巴组织坏死，进而导淋巴结增大变脆或叫淋巴结肿大（buboes）。通常情况下，淋巴结肿大发生在腹股沟、腋下或颈部，会让病人倍感疼痛，以致受影响部位不能活动（图194-4）。患者出现发烧、寒战和虚弱。在大约25%的患者，跳蚤咬伤部位会出现水泡或溃疡。肿大的淋巴结通常变

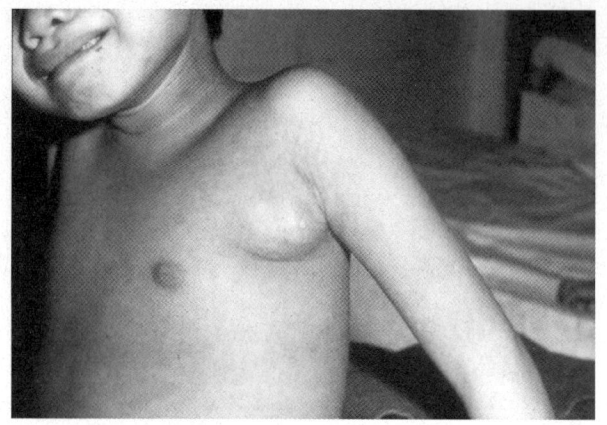

图194-4 淋巴结肿大型鼠疫的儿童患者，显示腋窝淋巴结肿大。(Courtesy of Frederick M. Burkle, Jr., MD, MPH.)

化不大很少化脓。为了诊断目的，可抽取淋巴结来检测是否有细菌存在，但不建议开口引流，因为在抗生素的治疗作用下淋巴结炎可以消退，同时还因为在开口引流手术期间医生有接触感染的可能。

在接下来的1周或更长时间里，在大约50%的淋巴结型患者中，细菌会扩散。如果不进行治疗，就可能发展为败血型鼠疫或继发性肺炎型鼠疫，从而导致病人死亡。患有败血型鼠疫的患者会出现内毒素血症、休克、弥漫性血管内凝血、昏迷等现象。如果不发生菌血症（bacteremia），大多患者可以恢复。一小部分由跳蚤感染引发鼠疫的患者发展为败血型鼠疫而不出现淋巴结肿大。淋巴结型和败血型鼠疫都不会通过人与人之间的直接接触而传播，但均可继发成为传染性的肺炎型鼠疫。因此，建议对所有的鼠疫患者实施初始隔离（初始48h）。

鉴别诊断

鼠疫的初步临床诊断极为关键。对于以往一直都很健康的人群来说，除了鼠疫之外，几乎还没有别的什么疾病可以引发暴发性的革兰菌阴性肺炎。同样，鼠疫之外的其他疾病也几乎不会导致在大范围的人群中出现淋巴结肿大。猫抓病（cat-scratch disease）、兔热病（tularemia）以及金黄色葡萄球菌或链球菌感染都是鉴别诊断过程中容易与鼠疫混淆的疾病。然而，当肿大的淋巴结特别脆弱以及患者出现毒性症状时，鼠疫的可能性就较大。一旦怀疑是鼠疫，就要进行革兰染色及痰液、血液、脑脊液或淋巴结抽吸液培养以帮助进一步确诊。国家卫生部门或疾病控防制中心可以使用直接荧光抗体染色技术来检测样本中的细菌荚膜抗原。聚合酶链反应（polymerase chain reaction，PCR）也有很好的应用前景。不幸的是，所有的实验室测试需要数天才能完成，因此最初的治疗处理决策只能根据临床诊断结果。

| 框 194-6 | 鼠疫治疗建议 |

非口服疗法

成人
- 链霉素*，1g，IM，bid
- 庆大霉素，5～7mg/kg，qd，IM 或 IV
- 多西环素，100mg，IV，bid
- 环丙沙星，400mg，IV，bid
- 氯霉素，25mg/kg，IV，qid

儿童
- 链霉素*，15mg/kg，IM，bid（最多2g/d）
- 庆大霉素，2.5mg/kg，IM 或 IV，tid
- 多西环素，2.2mg/kg，IV，bid（最高200mg/d）
- 环丙沙星，15mg/kg，IV，bid（最高800mg/d）
- 氯霉素，25mg/kg，qid

孕妇：同上，但不包括链霉素和氯霉素

口服疗法

成人
- 多西环素，100mg，bid
- 环丙沙星，500mg，bid
- 氯霉素，25mg/kg，qid

儿童
- 多西环素，2.2mg/kg，bid（最高200mg/d）
- 环丙沙星，15mg/kg，bid（最高1g/d）
- 氯霉素，25mg/kg，25

孕妇：同上，但不包括氯霉素

* 虽然推荐链霉素作为一线治疗用药，但不要轻易使用。

治疗

实质上，对所有三种类型鼠疫的抗生素治疗是一样的（框 194-6）[24]。在使用氟喹诺酮类药物和四环素治疗感染炭疽的儿童时各项注意事项也同样适用于对鼠疫的治疗。在肺炎型和败血型鼠疫的情况下，治疗必须在症状出现后的 24h 内开始，否则治疗效果不佳。抗生素最少要连续使用 10 天。随着病情好转，可以用口服代替静脉注射的用药方式继续完成治疗过程。在使用抗生素确保痰液无菌的治疗方案开始后，有必要对患肺炎型鼠疫的病人进行 4 天的呼吸隔离。对败血型和淋巴结型鼠疫患者，要求的隔离时间为 48h，其间如果病人不继发肺炎或积液性病变，隔离可以终止。没毒血症的轻度淋巴结型腺鼠疫患者，可以在家接受治疗，其方案是连续口服多西环素或四环素 10 天。

对鼠疫的预防性治疗的主流方案仍然是口服抗菌素。有预防性疫苗，但在瘟疫急性暴发发作时没有任何用处。疫苗仅仅只对淋巴结型鼠疫有效，而且需要几个月的时间才能产生免疫力。预防药物有四环素、多西环素、环丙沙星、氯霉素，以及可用于儿童的甲氧苄啶-磺胺甲噁唑。

天花

在美国，天花（smallpox）作为一种自然暴发的疾病在 1980 年就被灭绝。天花的病原体为天花病毒（variola virus）。关于天花病毒仅有的资料库在美国和俄罗斯。然而，俄罗斯曾成功地将天花病毒制成了武器，目前这种武器可能已被出售或走私到别的国家[8]。俄罗斯武器化的天花病毒的威力在 1971 年就得到了验证，当时在离位于碱海（Aral Sea）Vozrozhdeniye 岛上的前苏联生物武器测试场下风处 15 公里远的地方，一名正在船上旅行的游客感染上了天花[25]。此外，目前世界上大多数人口不再具有抗天花的免疫力，因为 20 年前天花疫苗的生产就已终止。天花的传染性和致命性极强，所以能成为很好的生物武器。

天花病毒以雾化的形式扩散传播，可以在外界环境中生存 24h，甚至 48h。大约 30% 的病毒感染者生病；一个已感染病毒的人有将病毒再另外传染给多达 20 个人的潜力。从首次出现皮疹开始到结痂脱落止（1～2 周），已感染者都举传染性，因而都是可能的传染源。暴露于天花的任何人都必须被隔离观察 17 天，以排除感染。

天花有几临床类型。重型天花（variola major）和轻型天花（variola minor）占全部病例的 90%。重型天花乃天花的经典型，病情更为严重，死亡率为 30%。轻型天花乃天花的缓和型，毒性较小，水痘也较少，死亡率为 1%。天花的另外两个类型为出血型（hemorrhagic）和恶性（malignant）或平坦型（flat）天花，占全部天花病例的 10%，其死亡率大于 90%。出血型天花患者临床症状出现较早，毒性发展迅速；其皮疹不是以水痘形式出现，而是以瘀斑（petechiae）及出血为特征；5～6d 内死亡。恶性天花病变过程类似，但其皮疹较柔软、平坦，永远不会恶化成脓疱。如果病人幸存，病灶自行消失并不留任何结痂。

感染从病毒通过呼吸进入体内开始。迁移局部域淋巴结后，病毒在那里复制 3～4d，然后无症性地扩散到脾、骨髓、其他淋巴组织和肝。8～12d 后，出现第二次病毒血症（viremia），并伴随出现发热、虚脱和头痛，心理状态也可能发生变化。在这个阶段（持续 2～3d），病毒集中于皮肤和咽部黏膜；随后很快出现斑丘疹（maculopapular rash），斑丘疹进而

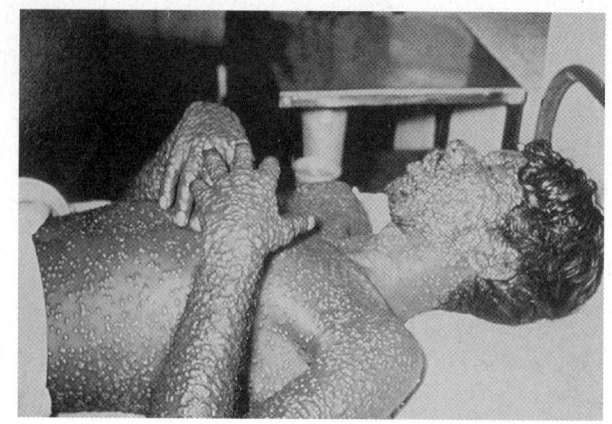

彩图194-5 天花男性患者。（From the U. S. Centers for Disease Control and Prevention Public Health Image Library.）

水泡化，最后脓疱化。斑丘疹首先出现在面部和前臂，后来蔓延到双腿和躯干。身体任何部位上的病灶其变化进程完全同步（彩图194-5）。在接下来的8～14d，脓疱结痂硬化并脱落，而在皮肤上留下麻点状瘢痕。

美国疾病控制与预防中心开发出了一个协助评估病人感染天花概率的方法。它依赖于三个主要和五个次要评判标准。主要标准为：发烧前驱期，典型天花病灶，病灶阶段同步化。次要标准为：脓疱离心式分布（centrifugal distribution of pustules；译者注：即面部和肢端分布较多），首批病灶部位特征（如口腔黏膜、面部或前臂），中毒样外观，缓慢的病变进程，手掌和脚掌脓疱。当三个主要标准都满足时，感染的可能性极大，此时应立即报告给卫生行政部门和执法机构并对病人实施隔离。具有发热前驱期和满足四个次要标准或一个主要标准的患者，其感染风险中，此时应咨询传染病学家和皮肤病学并检测以确认是否有水痘存在；当在这些措施之后仍无法排除感染的可能，那就得把病人视为高风险患者。如果病人没有发烧前驱症状或者有发热前驱症状，但没有其他的主要标准，并有少于四个次要标准，那么感染天花的风险较小，对这些患者的治疗处理可根据临床需要来进行[26]。

鉴别诊断

与诊断炭疽、鼠疫一样，对天花的初步诊断也是以临床诊断为主。与天花相似的其他病症包括水痘、疱疹和猴痘。与天花不同，水痘引发的皮疹首先出现在躯干，然后再扩散到四肢和脸。此外，水痘患者的脓疱处于不同的病情阶段。如果看到的第一个天花病例是出血型或恶性天花，那就说明错过了诊断，因而在更多更典型的病例出现前很难定论。以前的确诊，是习惯性地把水泡液或结痂组织送去相关实验室进行电子显微镜检查。有文献显示，使用PCR技术来快速检测病毒的实用前景可观，其敏感性和特异性都在98%范围内[27]。

治疗

目前还没有治疗天花的有效方法。不过，一些潜在的抗病毒制剂（如西多福韦，cidofovir）有望成为治疗天花的药物。用西多福韦（适度剂量，每天口腔给药1次，连续5天）治疗接种过致死剂量牛痘的小鼠，结果100%的感染小鼠存活[23]。牛痘免疫球蛋白（vaccinia immunoglobulin, VIG）对治疗疾病没有作用。一些医生认为，应该将大多数天花病人隔离在家或其他非医院的地方，因为天花病毒很容易在医院环境传播，而且目前尚无有效的治疗对策[3]。

遏制这种疾病的最佳策略是对易感人群进行。在接触后的3天内，对病毒感染者进行疫苗接种，可明显地阻止或减轻病变，感染7天后疫苗接种可避免死亡。疫苗接种可能会引起一些不良反应，有些不良反应甚至是致命的。不良反应的高风险群体包括孕妇、湿疹患者、HIV感染者、免疫抑制病（如恶性肿瘤、慢性类固醇的使用和遗传性免疫缺陷）患者。鉴于疾病的严重性，目前对治疗天花的建议是接种疫苗，同时肌内注射0.3mg/kg的牛痘免疫球蛋白。对于那些有疫苗并发症的患者（如侵袭性牛痘、眼自动接种、湿疹牛痘），牛痘免疫球蛋白的剂量可增至0.6mg/kg（在24～36h内分期注射）。也可使用利巴韦林（Ribavirin），但此药仍处与实验阶段。牛痘免疫球蛋白不适用于患有牛痘引发脑炎的病人。

在美国，天花疫苗的供应情况已大有改观。美国疾病控防中心有1亿支名为Dryvax的传统天花疫苗，每支可按5∶1稀释而不降低疫苗效能，因而总共可生产出5亿剂疫苗[29]。2004年，一家英国公司又提供了2.09亿剂第二代疫苗，这些疫苗衍生于Dryvax。此外，生产经改进良了的安卡拉牛痘疫苗（vaccinia ankara vaccine）的工作正在启动。该疫苗中使用的病毒经修饰后其毒性大大减衰，以至于它不能在人类宿主体内复制，这就使得该免疫能安全地用于免疫能力低下的患者。

化学武器

不同于生物武器受害者，化学制剂伤受害者在受污染之后从立即或几个小时内出现明显症状[30]。因此，监视和识别污染的问题不大。目前的挑战是除污和治疗。

使用化学武器的恐怖袭击所造成的伤亡与有害物

框 194-7	急诊科防范大规模杀伤性化学武器的准备

以社区为基础的医院计划
在事件识别、大规模伤员分流和治疗方面的培训
除污设施及除污步骤细则（活水，温水等）
个人防护装备存取方便，管理得当
解毒剂、氰化物的试剂盒和抗惊厥的快速获得
医院事件管理系统到位
知晓迅速联系相关专家的途径

质泄漏事件中所见到的伤亡情形相似，治疗处理措施也相近。然而，化学武器袭击事件的一些独特特征（包括受害人的数量和医院的污染风险）就要求要对这类事件进行额外的应对准备。例如，1995年发生东京地铁的沙林毒气袭击导致11人死亡，5 000多名受害者涌于当地医院急诊科。虽然大部分患者都没明显的临床症状或仅仅是由于心理作用，但医疗卫生系统受到严重影响。在救护车上和医院里均发生过通过直接接触或空气蒸发而产生的次生污染[3]。

医疗卫生单位必须要有处理化学污染受害者各种可能情况的操作规范细则（框194-7）[31,32]。目前，医院设置条件下所需要的个人防护装备级别和除污净化设施类型的建议，还有待进一步完善[33]。

化学制剂的四个基本类型为：神经型、起疱型、血液型和肺型。虽然所有这些类型的制剂都有作为武器使用的潜力，神经性毒剂和起疱剂被认为最具威胁性。

神经性毒剂（沙林、塔崩、梭曼和VX）

神经性毒剂为有机磷类制剂，其作用是抑制乙酰胆碱酯酶的活性，进而阻止乙酰胆碱在神经突触后膜的降解。乙酰胆碱的积累，导致毒蕈碱和烟碱受体过度刺激。因而这类制剂引起的症状具有受体依赖性的特征。毒蕈碱受体的激活产生瞳孔缩小、流涎、流涕、流泪、支气管黏液过多、支气管痉挛、呕吐、排便。由这类受体过度激活所产生的主要生命威胁是由严重支气管黏液过多和支气管狭窄所导致的通气功能受损。刺激烟碱受体可以引起肌肉束颤、弛缓性麻痹、心动过速、高血压。典型的有机磷会影响排尿，与之不同，没有证据显示神经性毒剂与排尿有关。此外，在神经性毒剂受害者，心动过缓比较罕见，系统疗法不能解决瞳孔缩小问题[2]。

神经性毒剂还可直接毒害中枢神经系统，其表现为抽搐、昏迷、呼吸暂停。在神经性毒剂幸存者，毒剂对中枢神经系统的残余影响主要以心理变化为主。

这些变化由于毒剂直接的化学作用而不是压力引起，可能会持续4~6周。

神经性毒剂污染的初步诊断以临床症状为基础。这类制剂引起的重要症状包括肌肉束颤和瞳孔缩小；据此就在进一步评估结果出来之前，这两大重要症状就足以作为制订治疗方案的合理依据。检测红细胞胆碱酯酶水平，是确诊神经性毒剂伤害的主要方法。但是，这一检测并非可以随时随地进行，所以在知道检测结果之前必须要对患者实施相应的治疗处理。

恐怖分子最有可能选用神经性毒剂沙林和VX。沙林在室温下为液态，但挥发性极高，因而主要以雾气的形式产生威胁。受害者在吸入雾气后几秒钟内出现症状，5min后达到高峰，没有任何迟缓效应；暴露于雾气1h后仍无症状的受害怀疑对象就应该是没有受到过污染，因而可以回家。VX是一种低挥发性的黏稠液体，它只能以液态的形式产生威胁；通过皮肤接触后，受害人立刻出现症状。VX的平均致死剂量（半数致死量）为10mg，吸收这样的剂量后受害者会在不到30min的时间内死亡。症状有可能延缓出现，所以在排除潜在感染前必须要对患者实施18h的观察。

沙林雾气受害者的除污只需要脱去污染衣服即可，但受VX或液体沙林污染的患者除脱去污染的衣服后，还必须接受淋浴来除污消毒。当污染程度或所涉制剂的类型不确定时，在确定是否要全面除污时，需要慎重。处理受液体沙林污染病人的急救员可能需要穿A或B级防护衣。

治疗

对神经性毒剂受害者的治疗取决于药剂的形式

框 194-8	神经性毒剂伤的类型与程度

气态中毒（沙林）

轻度：鼻漏和瞳孔缩小

中度：症状轻微、分泌物增多、喘息/呼吸困难、肌肉无力/肌束震颤、胃肠道反应

重度：呼吸暂停、抽搐、意失、弛缓性麻痹、涉及两个重要器官系统

液态中毒（VX）

轻度：局部出汗和肌束震颤触及皮肤，无瞳孔缩小，可能会推延18h

中度：胃肠道反应，瞳孔缩小不常见，可能会推延18h

重度：呼吸暂停、失意、弛缓性麻痹、涉及两个主要器官系统；在LD_{50}剂量以上时30min内发生

框 194-9 神经性毒剂伤的治疗建议*

气态中毒
轻度：观察 1h，无需治疗
中度：1～2 盒 MarkI（IM）或阿托品（2～4mg，IV，必要时可每 5～10 分钟重复 1 次）加 2-PAM（1g，IV，30min，必要时可每小时重复 1 次）
重度：3 盒 Mark I（IM）加地西泮（自动肌注）或阿托品（6mg，IV，可每 5～10 分钟重复 1 次）加 2-PAM（1g，IV，30min，可每小时重复 1 次，但总量不过 3g）再加地西泮（5mg，IV，需要时可能重复）

液态中毒
轻度：1 盒 Mark I（IM）或阿托品（2mg，IV）加第 2-PAM（1g，IV，30min）
中度：同气态中毒
重度：同气态中毒

小儿剂量
阿托品，0.02mg/kg，IV
2-PAM，15mg/kg IV，持续 20～30min
地西泮，0.2～0.3mg/kg，IV

*在准备气管插管之前注射阿托品，否则气道阻力将阻碍通气，持续注射阿托品直到气道无分泌物（通常 <20mg），有报道称，缺氧的患者持续性静脉内注射阿托品将会导致心室纤颤，因此考虑肌注阿托品。

（液体或气体）和暴露程度（轻度、中度或重度）（框 194-8）。下面三种药物为治疗神经性毒剂受害者的主要药物：针对毒蕈碱作用的阿托品（atropine）；针对烟碱作用的氯解磷定（pralidoxime chloride, 2-PAM）；预防和治疗癫痫发作的地西泮（diazepam）（框194-9）。阿托品的使用剂量是以呼吸道分泌物多少而不是心率快慢或瞳孔大小为依据来制订的。在没有地西泮供选用时，可使用其他苯类制剂。用 2-PAM 来治疗受沙林污染的患者时，如果在污染后的 4～6h 内使用，其效果最佳。在此最佳治疗时间窗口之后，药效因"老化"（沙林永久地附着到乙酰胆碱酯酶上的过程）而减弱。在使用 2-PAM 的过程中，患者可能会出现高血压，但可通过静脉注射酚妥拉明来控制，其剂量为：成人 5mg，儿童 1mg（重复剂量）。

获 FDA 批准的自动注射药盒（Mark I）包括两个筒：一个含阿托品（2mg），另一个含 2-PAM（600mg）。作为民用药物战略储备的一部分，全美各地都有自动注射药盒（Mark I）供应。另外，还一种含有 10mg 地西泮的自动注射药盒也可供使用。Mark I 药盒使用起来并不那么方便，因为很难调整剂量。解决这一问题替代方案就是在注射时，先把药物注入无菌小管形瓶中，然后再根据病人的体重或年龄从小管中吸起合适剂量的药剂。

糜烂性毒剂（芥子）

糜烂性毒剂（vesicants）或起疱剂（blistering agents）是武器型化学制剂，当接触到皮肤时会诱发水疱形成。恐怖分子可能使用的化学制剂有好几种，但芥子（mustard）被认为是他们的首选。在室温芥子呈液体，但同时具有液体和气体毒性。芥子伤可在接触后 1～2min 内发生，但在 4～8h 内不出现症状。确切的机制尚不清楚，但该试剂会损害 DNA，最终导致细胞死亡。芥子既有局部又有全身毒性。局部作用是皮肤、眼睛和呼吸道的直接接触所引发，全身效应则是吸入的芥子影响骨髓的结果。治疗以支持疗法为主，包括去除污染（防止次生污染）和呼吸道维持。虽然目前还没有专门的芥子解毒药，但一种外用的碘制剂很有使用前景。动物实验结果显示，在豚鼠皮肤接触芥子后 1h 内使用碘-四甘醇（iodine-tetraglycol）液剂，可明显减少接触部位的囊疱形成和炎症反应[35]；超过 1h 后用药，没有效果。

芥子对眼睛的伤害从结膜炎到角膜溃疡甚至穿孔不等，但芥子只对 1% 的受害者造成永久性的眼伤害。芥子伤常伴有严重疼痛和明显的眼睑痉挛。冲洗（如接触后数分钟内）对减轻芥子眼伤有帮助，但一旦症状出现则无效。标准治疗方案包括使用散瞳剂、外用抗生素、口服止痛药等药物和给眼睑涂抹凡士林（petroleum jelly）以防止粘连。也可使用外用类固醇药物，但仅限在初始 24h 内使用。

芥子伤的标志性特征是皮肤出现类似二度烧伤样的囊疱。皮肤在接触芥子后 4～8h 出现红斑和烧灼感，随后囊疱形成。大部分芥子蒸气伤不涉及整个真皮层，所以伤口无需皮肤移植。如为液态芥子伤，全层皮肤可能都会出现烧灼现象。对这类芥子伤患者，要立即进行除污处理以防进一步伤害，但推迟除污则更有利于保护医院工作人员。除污措施包括脱去污染衣物以及用清水或稀释的漂白水（1:10 次氯酸钠）冲洗。治疗采用支持疗法，包括常规烧伤创面处理、镇痛和预防破伤风。与处理常规烧伤不同的一个重要地方是液体复苏。芥子伤引起的液体损失远远少于热灼伤。因此，烧伤所用的标准液体复苏方案不适用于芥子伤，输液时务必谨慎以免水中毒。

芥子引发的气道损伤，其程度依接触剂量而定。小剂量的接触会引起鼻、鼻窦及咽部不适，这时无需专门的治疗处理，只需提供冷却的湿雾即可。中度剂量接触的影响可延伸到喉部和上段气管，要求的治疗措施包括给氧、持续的气道正压甚至气管插管。大剂量接触引发肺部病变，表现为小支气管呈现出血性坏死。患者很少出现肺水肿，通常需要插管。呼气末正压通气和支气管扩张剂都是有益的治疗处理措施。类固醇的效果还不肯定，抗生素只应用于有既定感染的患者。

芥子的全身毒性由骨髓抑制引起。吸入的芥子破坏干细胞，结果导致白细胞计数在受害后 3～5d 内明显下降。如果白血细胞数 < 200，患者几乎没有生存可能，这种情形一般在 > 50% 的总体表面积均接触到液体芥子时发生。死亡通常是继发感染的结果。

氰类毒剂（氰化物）

氰类毒剂如氰化物（cyanide）结合到线粒体内细胞色素上而抑制细胞对氧的有效利用。暴露于低剂量的毁血剂会导致呼吸急促、头痛、头晕、呕吐和焦虑。当脱离于氰类毒剂源时，病人症状消退。在较高剂量时，在接触后数分钟内，症状进一步演化为癫痫、呼吸骤停、心跳停止。

受害者应立即被送离事发地，丢弃衣服，并接受吸氧治疗。如果病情没任何改善，则要使用氰化物解毒剂。传统的解毒措施是先后使用戊硝酸盐、亚硝酸钠、硫代硫酸钠。不过，FDA 已经批准用静脉羟钴胺来治疗氰化物中毒，其初始剂量为 5mg，必要时可以重复注射。

窒息性毒剂（光气和氯气）

窒息性毒剂（chocking agents）当直接与眼睛和上呼吸道接触时诱发炎症反应。如果被吸入，它们可危及生命。没有特效的解毒剂。治疗以支持疗法为主，其中包括将患者送离污染源、除污净化、呼吸道维护、支气管扩张剂治疗。

重要概念

- 急诊部门对突发辐射事件的准备必须包括除污（最好是外部独立的除污机构）、分流、人员安全、个人防护装备和以辐射监测为重点的诊断程序。医院工作人员要确定知道谁是医院辐射安全检测员。
- 在处理与辐射相关的问题之前，优先处理直接威胁生命的各种状况。
- 空气雾化扩散可能是生物武器恐怖袭击的可能途径，所以受害者将会以反应呼吸不适为主。
- 在除了"流感样"症状外，炭疽引发的典型病变包括纵隔扩大、肺部硬变、CT 胸腔积液（胸部 CT 扫描）。
- 天花可以在医院环境中传播，所以应对天花疑似病人实施隔离。
- 除污是处理有毒化学制剂伤患者的关键措施，医院必须提供除污净化干预。
- 神经性毒剂为有机磷，可用大剂量的阿托品（重复频繁使用）、解磷定和地西泮来治疗神经性毒剂伤患者。

本章参考文献请参见 http://pumpress.bjmu.edu.cn/eduservice/3419.html

第七部分

急诊医学临床实践

第195章 医学文献与循证医学

Kelly D.Young and Roger J.Lewis

孙贵新 译 陈国庭 刘中民 校

概述

医学是基于观察过去和现在的从业经验基础之上的经验科学。作为医生,个体的经验只是作为临床医学经验总体的一小部分,因此医学事业的发展要依靠医生去学习其他医生的经验,收集、组织和传播信息。

医学文献

过去几十年来,医学文献呈爆炸式发展[1,2],30年前,医生可以了解本行业绝大多数医学出版物,而目前,先进的统计分析说明大多数医生对文献是陌生的[3]。急诊医生及其他执业者逐渐意识到,在确认研究报告结果的有效性及临床实践之前,必须要认真评估研究报告的质量。如果种群研究与急诊医生在临床实践中的病人分布大相径庭的话,研究报告的结果也无法得到应用。即使一个医生具有了理解现代医学文献的分析能力,也会发现很难去跟得上时代的发展,因此,应学习相关的急诊医学出版物。因此,急诊医生应有计划地去辨别、选择和阅读高质量相关的文章。而且,急诊医生必须明白一定的原则去批判地分析出版物的质量。

达到这个目的,首先是学会辨别那一小部分杂志值得关注[4,5]。高质量的急诊医学相关杂志不过12种。排名6~12的杂志及过期杂志可以略读以确定每一期的相关论文平均数。那些发表与急诊医生直接相关临床实践的文章需要精读[4]。一个全职临床执业急诊医师每个月应重点关注2~6个杂志。常规小册子或磁带要跟急诊医学相关的近期文献更新,论文结果在被临床实践接受或应用之前,论文应全文阅读。

合理的论文应该评价研究问题及人口分布的相关性并保证阅读论文的细节,以确定其方法学是否有高品质。论文的质量和临床相关性在同级别的综述文献中差异很大[4]。只有那些具有高质量方法学的论文才值得从细节处精心阅读[1,2]。急诊医生必须学会从低质量的不可靠结果中区分出高质量的研究。专业的执业人员应拥有这样的基本技能,从一些平庸的研究章节中去区别出高质量的研究。可以从美国医学会医学文献读者使用指南杂志中获得更多的指导。

在临床试验的设计和执行中,持续关注精确的方法论非常重要[3,7-9]。设计不足的统计分析可能会引起错误的结论,但是如果选择的问题错误,或不适当的研究人群,或方法论错误引起的结果偏差,则临床试验结果更不可信[10-17]。因此,尽管统计的能力很重要,但执行者必须明白,在临床试验中如果设计和分析错误,则统计分析毫无意义[6,10-17]。

临床研究的种类

研究可分为两大类,横向研究和纵向研究,视研究人群的测量方法而定[1,2]。在横向研究中,数据是从病人群中某一个时间点算起,而在纵向研究中,数据从研究人群中一段时间来获得。

横向研究

许多流行病学研究是横向研究,尽管横向研究无法证实危险因子或治疗及结果之间的因果关系,但通过研究可证实他们之间存在一定可能关联的密切关系[18]。

很多重要的观察只能通过横向研究来获得,因为存在可操作性及伦理学的因素,有些变量不能通过人为的操作来影响病人的实际治疗结果[18]。而且,因为纵向研究可能会延迟病人的治疗效果而无法操作。例如研究吸烟与肺癌的关系，如果让不吸烟人群暴露于香烟中则是违反伦理的，而且即使有人志愿去吸烟，而观察到吸烟者中出现恶性肿瘤需要太长时间，也是不现实的。然而，横向研究中，诊断为肺癌患者中吸烟者的自我报告，可以检测出某一时间点上二者之间的联系。

纵向研究

在纵向研究中，一定数量的病人在一定时间内被招募作为研究对象[11,12]。无论是否治疗或干预，纵向研究都可以观察。

纵向观察研究

在纵向观察研究中，数据在一定时间内从一群患者中收集，但没有实施干预措施。纵向观察研究可以是前瞻性或者是回顾性分析。在前瞻性观察研究中，适合入选标准的患者被挑选出，数据经过一段时间前瞻性收集[12]。前瞻性观察研究对确定某种特殊疾病的病因及标准治疗方法及确定不同亚型的病人预后方面具有较高的价值。如果在前瞻性研究中，治疗与结果的关系没有被表明，那么，这种关系需要前瞻性干预的随机临床试验来证实。

尽管观察研究不能提供患者最初的诊断或特殊治疗及预后之间的平常关联或联系。这种联系在前瞻性纵向研究中可比在横向研究中得到更精确的测量。因为这些病人的最初症状及预后是纵向确定的。当这些研究是前瞻性的，观察到的结果可更加真实，减少偏倚。

回顾性观察研究，就是指对经过一段时间治疗的具有特定起始特点的患者医学数据统计结果进行回顾和抽象分析。所有的回顾性研究，因为存在某些信息丢失的问题或其他的方法局限问题，其结果有时会出现偏倚。因为回顾性研究存在这些偏倚和局限性问题，相比之下，前瞻性研究会提供可信度更高的证据。但是前瞻性研究，往往花费更多的时间和精力才能实施。

纵向干预研究（临床试验）

干预研究，必须是前瞻性的，因为不同的治疗方式影响患者的治疗效果[11,12]。干预研究可以是可控制性的或不可控制性的，如果是可控性的，应该做随机研究。

在不可控制的干预研究中，所有的患者会按照要求，给予干预治疗，结果是确定的。尽管这种研究在对设定好的人群中确定治疗成功率是有效的，但是因为缺乏对照组研究，评估新的治疗方法相比于其他治疗方法更加有效是困难的。以前的标准治疗方法的经验，可以用来比较接收新的治疗方法组的有效性。应用历史性的对照组是不可靠的，经常引起对新的治疗方法的有效性过度评估[16]。医学治疗研究的目的是为了变得更有效，因此现代研究的目的是通过既往的对照病人，获得更好的治疗效果，即使调查方法对治疗没有固有的优势[16]。

在对照临床研究中，一些病人给予新的治疗方法，另外一些病人（对照组）给予标准治疗方法[11,12]。设立对照组的目的是为了说明，接受标准治疗组的效果与接受新疗法的治疗组效果的相似程度。去获得两组病人的治疗结果，确定哪一组治疗结果更加理想[11,17]。每个病人必须在接受每种治疗方法时获得同样的机会，在没有外在因素或其他因素影响下的治疗结果。因此，系列或对照治疗研究必须是随机的。

对照组患者接受的治疗方法起码是目前治疗方法中最好的，如果为了证实新疗法的效果优于对照组的治疗效果，而让对照组采用较差的治疗方法是不道德的，这一点非常重要[19,22]。

总而言之，纵向干预研究能提供高质量的研究证据，尽管有时结果有争议[23-25]。

随机纵向干预研究（临床试验）

随机临床研究的步骤是：假设一个值得研究的问题已经设定（图195-1），但是不管实验设计的多好，如果研究的问题没有临床意义，则研究结果就没有价值[26]。研究问题应提前设计好，如果收集了数据，然后根据数据来提出问题以与数据相匹配，那这样是不合适的。一个好的研究问题要明确4个因素：①要研究的病人群体及存在的问题；②对治疗组所采用的干预方法；③对照组的治疗方法；④结果是否有意义。

即使这四个条件已具备，研究问题也应该与急诊医生相关。例如，在经血培养证实阳性并伴有神经系统症状的发烧儿童，研究比较口服和静滴抗生素（治疗和比较干预）对预防脑膜炎（结果）哪种更佳。相比于同样研究的发烧儿童，对急诊医生来说用处要少一些，因为在急诊科里，血培养的结果无法及时得到。

第一步：确定病人群体

假如已经选择了合适的研究问题，首要的一步是确定所研究的病人群体[27,28]，最初的研究人群在研究设计中可根据实际情况加以轻度调整。例如，虽然

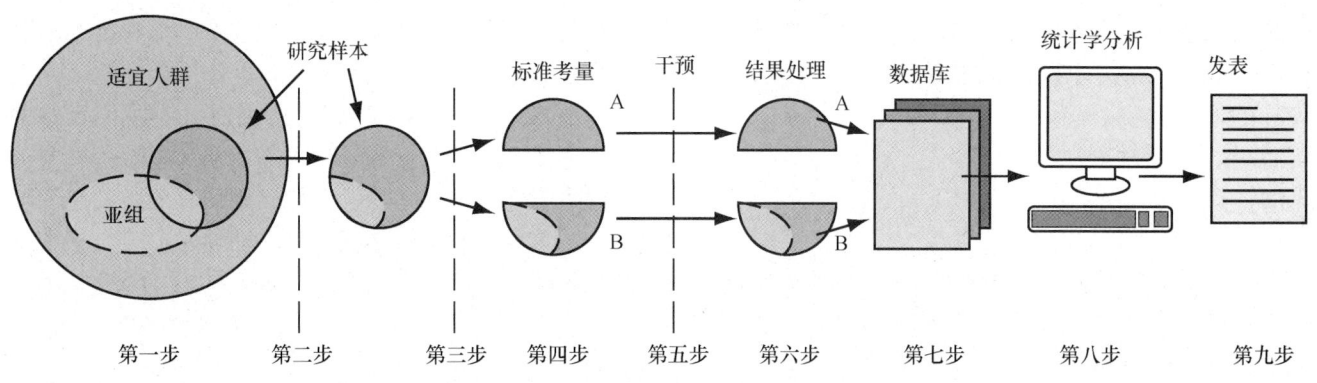

图 195-1 前瞻性随机控制临床实验的实践和分析。

第一步：患者的定义	第二步：招募并记录患者人数	第三步：随机分配患者人数	第四步：特征性标准的衡量	第五步：治疗和干预	第六步：结果数据的收集	第七步：数据管理	第八步：统计学分析	第九步：结果的描述和发表
难点1：人群的异质性（复杂的影响因素），导致标准制定的困难	难点2：由于潜在的主观性，导致出现选择偏倚和自主选择	难点3：主要的混杂特性的分布不均，不恰当的运用盲法	难点4：忽略混杂特性的不平衡	难点5：患者合作与否的不同	难点6：随访的丢失导致糟糕的结果	难点7：数据录入错误，数据的缩分误差和偏倚	难点8：Ⅰ类和Ⅱ类错误，误导性的比较和不平衡的亚组分析	难点9：样本数量过大，忽略了结果的限制和偏倚
解决方法1：急诊科代表人群的定义，定义患者时将混杂特性考虑进去	解决方法2：连续的录用样本并同时记录未被选择的合格患者	解决方法3：有效运用随机法、盲法和分层抽样	解决方法4：有计划的，前瞻性地对混杂特性进行处理	解决方法5：尽可能的治疗和分析最终数据，增加并鼓励患者的依从性	解决方法6：通过多级的计划来得到随访数据，明确地定义治疗结果	解决方法7：数据更新，二次输入，设置录入，数据的区间，合适的表格设计	解决方法8：最小值的比较，制定分析计划，适宜的样本量，大量的对照	解决方法9：仔细的校对，通过其他方式调查反馈，有一定水平的读者群

研究者想要把急诊科里所有的哮喘病人都当做研究对象，但是，实际可行的是只有当研究者可得到的哮喘患者才能作为研究对象（保守样本）。在确定病人入选之前，明确的包含或淘汰标准必须明确，这些标准必须能均一地应用以决定哪些病人可以加入研究。对于最适宜用于急诊医学的研究，研究人口应根据在急诊室能观察到的临床症状来确定。另一方面，根据在急诊室的临床症状来确定的人群具有成分混杂的特点[13]，例如有些病人可能比其他病人的疾病更严重或者虽然症状相似，但病因完全不同。

当阅读文献时，应该确定研究的病人群体是否适当[6]。如果研究群体中的重要部分没有被排除（例如带有严重疾病），那研究结果可能不准确。

第二步：招募和登记病人

一旦病人的人数确定，下一步是招募并登记病人，为最大程度的准确，所有符合研究条件的病人都应包含。招募及登记的方法应能保证没有系统性的趋向把符合入选标准的亚群病人排除。如果选择偏倚存在，会使研究结果对排除的病人类型不适合[11,29]。例如，一项研究头外伤患者对告知同意书的反应，必须是研究患者在急诊科的前半个小时的反应，那会发生系统性趋向，会把失去意识的严重的头外伤患者排除在外。

即使一项研究设计合理，病人也可能会自我选择，而导致选择偏倚。例如，社会经济地位比较低的患者会比社会经济地位高的患者不愿参加临床研究的问卷问题。因此，尽管病情会影响不同社会经济阶层的人，但研究结果可能只会适用于那些社会经济条件好的参加研究的人群。

为了减少选择偏倚，研究者目的应该为获得所有符合入选标准的所有病人。并且，病人符合入选标准但没有被入选的患者也应该根据可能存在的选择偏倚而招募[10]。当阅读文献时，应查看哪些符合标准的病人没有被招募。这些患者的数量会显示选择偏倚。研究者应说明为什么有些符合入选标准的患者没有被入选，以及这些患者的数据丢失会造成怎样的偏倚。

第三步：随机原则

第三步是随机分配入选病人到不同治疗组，随机分配的目的是尽量使相同的病人群分成两组，接受不同的治疗方法[11]。

分层随机分组原则可保证对照组和实验组中相关的重要因素平均分配[11]。在分层随机中，病人根据特性分层然后随机分配。例如，在研究闭合性头部损伤的治疗研究中，病人根据 Glasgow 分级的高低来随机分组，以便使分级低者与分级高者分开，这样分组可以保证对照组和实验组根据头部外伤的轻重来获得同样的病人。

只要有可能，治疗医师及患者对给予的治疗方案应该是不知情的（双盲）[11]。这样的双盲对保证治疗医师和病人对治疗终点的估计不会发生偏倚。包括不想要的副作用的发生。近来，一些重要的因素也影响到主观结果，例如病人的生活质量的评估。盲法干预是病人对新疗法的期待而影响疗效的重要保证。

随机分组的质量在对照临床试验中重要的因素是因为研究如不够随机，那就更像是发现积极的治疗效果[30]。同样的，如盲法不够，病人或治疗医师会决定病人实际接受的治疗，从而更可能出现假阳性结果[15]。当回顾一个临床试验时，应该确保真正的随机治疗分配和足够的盲法过程。例如，在一个临床试验中，病人被医师根据是否病情足够稳定而安排治疗组或对照组。医师会产生偏差，如果医师知道下一个不稳定的患者是安排在治疗组，一个较好的随机分配是根据计算机随机程序分配病人。这样可以减少因为个人入选而引起的偏差。

第四步：基本特性的测定

第四步是在治疗之前测定入选病人的特性，基本特性的测定目的是纠正可能影响病人成功治疗机会的偏倚。那些测试者无法掌控，并可能影响病人治疗效果的因素被称为不可控变异。例如，比较院外心梗病人的疗效的研究中，病人的最初心律就是不可控变异。

第五步：治疗或干预

下一步是对实验组进行实验性治疗和对照组进行对照性治疗。尽管实验组及对照组在临床特征中尽可能相近，但这两组对治疗的主诉是不同的。例如，在对口服安慰剂及真正口服药的研究中，服用真药组的患者会发现可能引起胃肠道不适，但那些服用安慰剂的患者没有这样的体验。因此，服用真药组的患者对治疗的依从性较差。不同的依从性会对最终结果数据产生干扰。

第六步：结果的数据收集

第六步是要确定每一个病人的结果。在任何数据被收集前都要对治疗成功或失败定义作出明确的界定。有时一项试验最初设计目的是为了研究治疗对某一个结果的作用，但是经过数据分析，研究者发现治疗对于另一个结果有着显著的影响。这样的一个偶然发现可能是正确的，但是也可能纯属偶然，这是因为这种可能的发现普遍存在，并且这项研究最初设计也不是用来研究这些可能的结果的。这些发现可以作为趣味性和远期研究被发表，但是不会作为可靠的结论被发表。随着结果数据收集的出现假如太多的数据丢失难题就会接踵而至。在评价远期治疗效果的研究中这种情况更可能会发生。失访的患者和接下来随访的患者相比可能有不同的特征。因为这个原因，在研究人群全程随访的患者的缺乏可以使研究结果发生偏移。众所周知，确保门诊治疗研究的高随访率非常困难。制定一个多阶段计划来保证随访率是解决问题的一种方法，假如患者失访一次，两次甚至三次以上，就需要接受特定的随访程序。当阅读一个研究时，应该关注患者的失访率并且找到一个系统化的努力方向确保获得高的随访率。

第七步：数据管理

一旦患者被收入院并且测量了生命体征，给予了治疗，并且确定了结果，所有的数据必须以一种形式被组织并保存以便数据分析。数据应该以一种限定和组织信息的形式被收集。通常情况下，以数据形式记录的信息应该有高度的结构性，要求绝对变量的可能性限定在小范围内并且少（或无）非格式化的"在空白处填写"的信息。如果结果数据被用统计学方法分析时这种结构是需要的。当从数据库引用数据时错误可能出现。假如当数据录入过程中这种形式的数据必须减少到更小的范围时错误可以出现（例如：患者问卷调查的书写文字）。建立数据库时应该确保数据列表的合理性。例如，电子数据库不允许与生命体征矛盾的体温或者阴性血压的录入。当回顾一项研究时，应该寻找明确并且临床上有用的数据分类。例如，对复苏后病人的神经体征结果，对急诊科医师会更有用。如果将病人病情按照正常、轻度损伤、重度损伤或死亡来分类的话，相对于将病情分为好或差的更模糊概念，对神经心理测试会获得更为详尽的结果。

第八步：统计分析

下一步是分析数据。精心的统计分析计划使错误结论最小化的实施是必需的。只有小数量样本的比较研究应该实施控制，并且研究应设计为足够的样本量才能可靠地得出临床重要的治疗效果[31-35]。这种比较研究应该确定为前瞻性研究指导下进行，并与那些看作独立的亚群病人一样处理。任何复杂的病人基本特性的不均衡在统计分析中必须加以考虑。特殊的统计测试后期讨论。

第九步：结果的描述和发表

一旦临床试验数据经过统计分析，就可以从研究的结果中得出结论。在准备描述研究和其结论手稿的过程中，调查者必须要仔细而不是去推断结果。在解释研究设计的局限和列举可能导致研究结果偏移时都要仔细慎重，至少要限制不同病人群的应用。同类回顾过程的目的之一是在解释临床试验结果是确保加入适当的关心。对于临床试验结果调查者和临床医生的热衷点部分取决于研究的方向[36]。例如，一个能够显示出一种严重疾病高度有效的全新的治疗方法的试验是让人感兴趣并且令人兴奋的。相比之下，一种能够显示出对于目前公认的疗法没有意义的以前没有研究过的疗法的试验可能更少令人感兴趣。众所周知，因为阳性结果本来就更令人感兴趣，所以做出阳性结果的临床试验比做出阴性结果的临床试验更可能被发表。这种影响被称为发表偏移[37-39]。然而，试验显示阴性结果的研究被提交的可能性越小，但是一旦被提交，就会和得出阳性结果的试验一样被发表[37,39]。因此，发表偏移可能是阴性结果文件被放进抽屉的结果，也就是说阴性的研究结果有时结局是文件被扔进抽屉而不是被发表[40]。

总的来说，发表偏移和文件抽屉问题是对医学文献严重的威胁。如果阴性试验被医学文献选择性的排除，无效的疗法可能会至少显示部分有效，因为那些显示阳性治疗结果的试验（设计可能很差）被选择性地提交发表了。Meta分析或是系统回顾只是使用发表过的研究。使患者遭受风险和参与临床研究的不适却不发表结果可能会不道德，特别是此次参与并没有使患者得到直接的获益。

发表偏移和其他偏移可以说是很大的问题，尤其是在制药业和商业投资型临床研究。商业研究很少发表不利的结论[41]。从投资试验工场得到的数据很可能不被发表或者很难保证随后的回顾[42]。当阅读一个临床试验时，应该明确是提供资金的代理和公司并且假如有偏移的话应考虑可能出现何种偏移。

数据分析

经典的假设检验

临床试验的数据通常使用 P 值和经典的假设分析试验[3,7,8]。在经典的假设分析试验中，根据数据可以提出两个假设。第一个叫做原假设，对于测量结果的意义两个组没有不同[7]。例如在一种新的拟交感神经因子对于脓毒症患者的血压的维持的作用研究中，原假设为给予试验药物的实验组和给予对照药物的对照组测得的平均收缩压没有不同[7]。备择假设是指两组结果是不同的，在样本试验中，备择假设可能是给予试验药物的那组测得的平均收缩压比给予对照药物的那组测得的高 10mmHg。备择假设定义在两组中差异的意义为治疗有效。

表 195-1　经典假说验证步骤

步骤	描述
定义空白假设	各组相比，没有差异，例如，在临床试验中空白假设可能在对照组与在治疗组的反应率是相同的。
定义替代假设	替代假设可能是在一个给定的量下，治疗组的反应的假设率大于对照相。
计算 P 值	这种计算假设空白假设是正确的。它决定了数据中所发现的结果或甚至是与空白假设不符的其他结果出现的概率。这种概率就是 P 值。
接受或拒绝空白假设	如果观察的实际数据或出现更极端的结果，空白假设下的概率是小的（$P < \alpha$），那么我们应该怀疑那种假设。这种概念是如果在空白假设下观察到实际结果的概率很小，那么在空白假设和观察到的数据间就会有一个冲突，因此，我们应该得出空白假设是不正确的。
接受替代假设	如果我们拒绝了空白假设，默认情况下就接受了替代假设。

表 195-2　临床试验设计中使用的术语

术语	定义
(α)	最大 P 值被视为统计学意义；也就是犯 I 类错误的风险
α 错误	I 类错误
替代假设	这种假设可以被替换，而不是空白的，通常替代假设是指随试验变量的改变，在研究治疗中显示出效果的一种假设；也叫做实验假设
(β)	犯 II 类错误的风险
β 错误	II 类错误
空白假设	即随变量的变化，在研究治疗中没有显示出效果的一种假设。
权（power）	用于反映治疗效果，及效果大小的一种概率（即获得一个 P 值 <α），给定的 α，和临床试验的样本同样大小；power = 1 – β
P 值	指在空白假设是正确的情况下，那些实际结果出现的概率
I 类错误	即是指在研究治疗中随变量改变，获得统计学意义上的 P 值，然而实际上它并没有治疗效益；也叫做假阳性。
II 类错误	即是指在研究治疗中随变量改变，没有获得统计学意义的 P 值，然而实际上它有治疗效益；也叫做假阴性。

Modified from Lewis RJ: An introduction to the use of interim data analyses in clinical trials. Ann Emerg Med 22：1463，1993.

备择假设中定义的治疗有效必须是在数据收集前被设定的。治疗效果应该足够大这样才算有重要的临床意义，但是也应足够小显示出与排除有临床效果的组之间没有区别。一个干预研究中所定义的差异是理想化的将治疗效果最小化认为有临床意义（这样会导致临床实践的改变）。有时一个大的治疗效果被定义是因为设计一项能确切地发现临床上最小的治疗效果意义需要的最大样本数量[32-35]。当评估临床试验结果的时候，应该寻找设计试验检测的治疗效果的大小。一旦定义了原假设和替代假设，原假设作为"被测试者"，以确定将被接受的正确的假设（原或替代假设）。测试原假设的过程包括计算获得检测结果的概率或是与原假设相矛盾的结果，假设原假设是正确的。这个概率称为 P 值[7]。

假如 P 值小于预先定义的值，即 α（通常为 5% 或 0.5），拒绝原假设，认为它是错误的，接受替代假设，认为它是正确的。换句话说，假如原假设是正确的，获得概率或更偶然事件极端结果的概率要小于 α 值。

I 类错误

当两组结果没有差异存在时，调查者得出结论两组有差异，即出现了 I 类错误[7,8,43]。这是一种假阳性类型。使用 P 值分析数据时，当得到有统计学意义的 P 值，但实际上被比较的群体之间的没有基本区别，即发生了 I 类错误。因为 P 值是获得等于或超过实际观测到的极端结果的概率，假设被比较的群体之间是实际上 没有差异的，I 类错误的风险等同于 α，当两组之间基本上相同时，认为最大的 P 值有统计学意义[7,43]。

II 类错误、效度和样本数量

当两组之间存在差异并且这个差异和替代假设限定的一样大，却得到一个无意义的 P 值的话就会出现 II 类错误[7,32-35]。换句话说，在两个组之间确实存在差异，但是试验结果却不能显示这个差异。II 类错误是一种假阴性类型且被通称为 β。

试验的效度是指假如真的存在阳性结果，给定的样本数量能监测出治疗效果的可能性[32-35]。试验通常设计为 80% 或更大的效度。因为试验的效度是发现真正治疗效果的概率，数值（1 – 效度）是未监测出治疗效果的概率（导致 II 类错误的危险）[32,34]。数值（1 – β）或是效度，和临床试验的治疗效果的大小设计用来发现（备择假设的定义）决定研究需要的样本数量[35]。

设计试验发现治疗效果越小，为了得到给定 α 数值和给定的效度需要的样本数量就会越大（最大化意义的 P 值）。对于给定的任何治疗效果，最大化意义的更小的 P 值或更大的的效度也需要一个更大的样本数量。令人惊讶的是，得到阴性结果的临床试验通常被发表即使研究不必有足够的样本数量去发现在临床上可靠的有意义的治疗效果。

当读一个研究报告时，应该寻找研究效度的陈述。通常 80% 或更大是令人满意的。检测出的治疗差异不应该太大，这样，即使得到了阴性结果在临床上重要性略小的治疗差异也可能存在。在开始研究之前应该估计效度和样本数量，并不推荐收集数据后的"由此效度分析"。

统计测试

依靠被分析数据的特征，不同的统计测试被用于确定 P 值（表 195-3）。t 检验和 Wilcoxon 等级累计测试被用于比较两组患者接下来的差异（血糖水平和呼吸频率）。假如三个或三个以上组的患者，不同的一种变异数分析方法（ANOVA）和 Kruskal-Wallis 测

表195-3 常见的统计学检验

数据统计	描述
Student's t 检验	用来检验来自于两个组的测量值意义是否相同，假设数据是正态分布并且两组的数据具有相等的方差。
Wilcoxon 秩和检验（Mann-Whitney test）	用来检验两组观察值是否具有相同的分布；类似于 t 检验，但是并没有假设数据是正态分布的
卡方检验	通过分类变量（两个或两个以上的离散处理和两个或两个以上的离散结果）来使用，用来检验对结果没有治疗效果的空白假设，假设空白假设下的治疗和结果的每个组合至少需要5个预期的观察值
Fisher 精确检验	应用类似于 chi-square 检验；甚至可以被用在少于5个观察值的情况，这5个观察值预计在一个或多个治疗和结果中
单向方差分析	用来检验空白假设，即三个或更多的连续数据集，具有相同的含义，假设数据是正态分布并且所有组的数据具有相同的差异；可被视为针对三个或更多组的一种 t 检验
Kruskal-Wall 检验	非参数检验类似于单向 ANOVA；关于数据的正常状态没有做出假设；可被视为针对三个或更多组的一种 Wilcoxon 秩和检验

表195-4 当进行多重比较时，至少有一个I类错误（假阳性）概率*

对比数值	至少有一个I类错误的概率
1	.05
2	.10
3	.14
4	.19
5	.23
10	.40
20	.64
30	.79

* 与 α = 0.05 相同的组。

试被用于比较组与组之间接下来的差异。当疗效和结果都是绝对意义上的变量时 chi-square 测试和 Fisher 确定测试被使用发现疗效和结果的联系（对照剂 vs. 有效药，存活的 vs. 死亡的，被承认的 vs. 被淘汰的）。

t 检验和变异数分析是参数统计检验的实例。参数检验是对连续变量根本分布做假设。t 检验和变异数分析假设数据正常分布（钟形曲线中间数值的分布）和得到相同变量的不同组数据。

当数据分析不是正常分布时，应该用非参数检验来获得 P 值[7,8,44]。非参数检验是自由分配，这样的话他们就不用依赖数据得到任何特殊的基本分布。替代 t 检验的非参数检验是秩和检验或 Wilcoxon 等级和检验，其适用于不成对的样本，对于成对测量数据的统计比较，可以使用 Wilcoxon 符号秩和检验，替代变异数分析的非参数检验是 H 检验。当数据不像正常分布的话可能不宜用 t 检验。如果数据为正常分布不清楚的话，最好使用非参数检验。

置信区间

通常，临床试验的早期目的不是简单的对于治疗是否有效果这个问题得到"是或否"的回答，而是要估计治疗效果的重要性。假如知道另一个治疗有效果，测量治疗结果的目的就会产生。换句话说，假如没有疗效的话，就要采用一种新的治疗方案，即使这个治疗方案只存在有效的可能性。

当研究早期的目的是测量或者估计治疗效果，这个结果就要用置信区间来报告[45-49]。通常，置信区间是一个治疗效果的范围，如果值落在给定的确定程度，就说有真正的治疗效果。例如，包含一个95%的置信区间，在这个范围内，真正的治疗有效率是95%[48,49]。置信区间是对大多数数据的简单计算[49]。可能需要先进的统计方法去报道不直接数据的置信区间（正常或二项式数据）[50]。

P 值和置信区间可以对同一个临床试验结果得出不同的定性解释，这种情况是可能出现的。假定是正在研究一种疾病的治疗效果未知的疗法。假如治疗有效的95%的置信区间在 -2 到 30% 之间，在这个区间治疗有效被认为是有好的治疗效果的患者绝对数量的改变。许多临床医师将把这种情况解释为尽管治疗方法可能没有益处，但有重要疗效的可能性仍存在（提高多达30%的患者的治疗效果）。因此，鉴于缺少一种有效的替代治疗方法，很多临床医师将会采用此疗法作为合适的治疗方案。假如用经典假设检验分析相同的数据，将会得到无显著意义的 P 值。那么，很多临床医师就会将这项研究解释为不能显示疗效，并且得出疗效不适合临床使用的结论[45-49]。

当阅读一项研究时，不仅仅要看反应基础治疗效果的 P 值和置信区间的宽度。假如认为 P 值有意义（通常 $P < 0.5$），应该确保临床意义的差异。例如，两组退热药在使体温降低 0.5℃ 方面的差异在临床上没有意义，但是在足量多的研究中有统计学意义。在

选择两组退热药时一些内容、价格、口感和不良反应可能会更重要。假如认为 P 值没有意义（通常 > 0.5），医生应该确保置信区间不会太宽以至于临床上重要治疗效果像早期样本一样仍处于可能。

多重对照

即使在比较从根本上没有差别的两组病人时，偶尔也会观察到有统计学意义的 P 值[7,43]，如果最大有效 P 值为 0.05，在没有差别的两组病人中仍有 5% 的概率观察到有效 P 值。每次进行统计检验时都有可能出现假阳性。在进行多重对照是，无论是比较两组病人的多个不同数据，还是在多于两组的病人进行分析，由于相关联的数据检验会产生更多的假阳性次数，致使最终出现假阳性的概率增大[31,51,52]。对于小样本检验，整体产生 I 类错误的概率大致等同于每个单独检验乘以检验数目所得到的最大有效 P 值，这是 Bonifernni 校正的基础[7,11,31]。

Bonifernni 校正通过降低每一个单独数据检验而使最大有效 P 值降低而减少 I 类误差。整体 I 类误差的 P 值（通常 0.05）被个个单独检验平摊，并且均值被作为每一个单独检验的最大有效 P 值，例如：如果有 5 组对照，那么每一组的最大有效 P 值为 0.01。

Bonifernni 检验降低每个单独检验的有效 P 值而降低 I 类误差，却是以增加 II 类误差为代价的，因为每个数据检验都是通过严格标准产生有意义的 P 值，这会使每个监测缺乏临床差别，因而实际是以新的标准（P 值小于 0.01）来进行统计学意义的判断。

统计检验已经发展到可以进行三组以上数据的检验，例如，单向 ANOVA、Kruskal-Wallis 检验、chi-square 和 Fisher 检验。这些检验没有用到 Bonifernni 检验，因此可以用于三组以上对照试验的统计检验并控制 I 类错误的发生率，但是，虽然他们可以检测三组以上对照组的差别，但并不能确定那组差别具有统计学意义。当多个研究小组进行对照或多重对照来审查阳性研究时，应当避免 I 类错误的产生并确定所用到的统计学方法是否适用于多重对照。

累计数据的临时分析

临床试验中，在比较治疗成效时会获得越来越多的信息，通常在病人被登记之前或试验完成之前，这些数据不会被分析研究。由于样本大小被提前确定，可能会接收到多于需要的病人数量，导致结果的不可信。因此通常在样本容量达到要求之前进行一次或数次对所获得的数据进行分析，有利于预测结果的可信性并可及时终止试验。由于这是一种多重对照，因此临时分析会帮助提前避免 I 类错误的发生率[11,52-54]，在阅读关于一项研究的临时分析报告时，应当弄清楚临时分析的规划方案，并不要只是为了预期的结果而简单地观察数据。

亚组

任何一组病人间都存在异质性，尤其在这些急诊科中以病人症状和体征而划分的亚群病组，在一组患有相同疾病的病人中，有些可能会表现出更严重的状况，而有些病人又会因合并有其他疾病而改变了原有病程。几乎所有组的病人都可以分为许多亚组，而亚组间会表现出更大的异质性。

由于存在异质性，整个大组中存在的治疗效果不一定存在于特定的亚组中，反之亦然[55-57]。因此，来自亚群的数据经常被单独分析，在一些条件下，这有利于确定何种治疗在特定临床亚组中效果最好[55,56]。

当分析一个亚组病人时，应当正确分配亚组，然而不幸的是，仅仅只有在某些治疗在整体上表现出负面效果，却在某一亚组病人中表现出积极的疗效时，才会重视起来，尽管同时会对这一发现进行简单讨论和分析，但是并不可信，因为分析所有的在数据获得之后才分出的亚组病人数据时，需要用到多重对照，会增加 I 类错误的发生率。

即使亚组病人在获取临床数据之前便被分配妥当，进行检测时也会潜在的增加 I 类错误的发生率。同时由于亚组样本比起整体样本小得多，因此由亚组病群获得的统计学结果没有说服力，就增加了 II 类错误的发生率。

如果亚组分配不当，就会出现新的问题[55,56]，适当的分组应当根据病人最初的症状、体征和实验室结果以及未被治疗影响的病程进行区分。如果按照治疗后的症状表现来进行分组是不科学的。例如：在具有不同血容量的感染性休克病人的复苏情况研究中，以容量干预后的低收缩压为标准分组是不科学的，相反的，应以病人临床处理之前的最初低收缩压为标准分组。

由于分组和治疗管理之间存在的可能联系，不当的分组产生的数据不能用来评估治疗效果的好坏。在对这些分组不当的研究进行回顾性总结时，经常会发现这种错误。在阅读关于临床亚组的研究报告时，应当观察分组是否合理、是否具有预见性，并且考虑分组方法在临床实践中是否可行。

多变量模型

多元模型是一种可用于确定两组以上的独立变量（预测因素）与单个因变量（结果）之间联系的统计工具。例如，在腹部穿透性外伤病人中，多元模型可以确定年龄，何处是收缩压同时对生存率的影响。

医学论文中常用的两个多元模型是多元线性回归模型和多变量 logistic 回归模型。线性模型用于研究两个以上的变量对于一个持续性因变量的作用。而 logistic 回归模型通常作用的因变量都是二选一的（二进制），如存活（生或死）、住院管理（入院或出院）。

多元模型为单因素分析提供了许多有利条件[58-60]。进行单因素分析时，孤立的研究一个独立变量对因变量的影响往往采用前面介绍过的统计学方法。多元模型能更真实地还原临床决策过程，使得医生想到更多的可能影响病程和诊断的预测因素，如个人信息（年龄、性别）、既往史和体检结果。这些信息可以帮助医生确定哪些独立变量对结果影响重大。

多元模型可以帮助排除混杂因素的干扰，与我们要研究的独立变量相关的预测因素同样会影响到结果。例如，在研究饮酒因素（独立变量）对肺癌诊断的帮助时可能会受到吸烟史因素（相关预测因素）的干扰，因为饮酒的病人通常都会有吸烟史，而吸烟也会增加肺癌的发生率。一个包含了吸烟和饮酒双重因素的多元模型，可以在控制其他因素（吸烟）恒定的条件下观察饮酒对肺癌的单因素分析[58]。

在一项临床实践中多元模型被形象地展示出来，在对腹主动脉瘤患者生存率的研究中，单因素分析没有涉及急诊-手术时间对生存率的影响，然而长时间的急诊-手术间隔对生存率有显著的提高，如果时间过长就会因为合并其他因素使得对他们的诊断不明确或是不迫切需要接受干预，同样也有可能是因为他们具有较高的初始收缩压和较高的血细胞比容使得生存率提高。在多元模型中，可以控制初始收缩压和细胞比容恒定而研究急诊-手术时间对病人生存率的影响。

多元模型的缺点是他比单因素分析复杂得多，研究样本必须符合一定的前提，如符合正态分布、影响因素的独立性。有时独立变量或因变量存在异常值，就会在模型中起到不利影响，回归模型可以用来评估样本是否符合假设并帮助排除异常值的干扰[58]。

如果两个以上的变量间存在一定的关联或交叉（如饮酒只存在于男性，而女性少有，则饮酒与性别之间存在交织），则交织项必须包含在模型中。如果两个以上的因素会提供更多的信息（如在观察小儿呼吸骤停的生存率时，因素年龄和病因会提供多余信息，因为大部分猝死的婴儿都是患有婴儿猝死综合征的）说明模型具有多重共线性，需要修改模型[58]。

作者应当根据适用、更好的解释观察数据的原则进行统计检验，然而有些模型会显得非常适用这些统计方法，但会缺失一个非常重要的独立变量或者包含一个不必要的独立变量。归根结底，读者和学者在进行研究时需要对所研究的疾病具有基本的认识，从而可以把考虑到的所有的重要的相关独立变量应用到统计检验中[58]。

在阅读应用了多元模型的研究时，应当找到具有临床意义的独立变量，检查统计方法是否适宜，并阅读回顾性分析的讨论。

先验概率的重要性

有时统计检验会得出令人意外的结果，而这些结果尤其难以用经典的假设检验来解释。一向临床研究中，使用随机、双盲对照试验来比较两种抗生素对患有胸腔感染合并伤口感染或是脓胸的病人的并发症的预防作用时，将其作为最终指标，如果发现两组病人并发症发生率没有明显统计学差异，而两组病人的存活率却有显著的统计学差别（P 值 =0.03）时，即表示：在不改善感染的基础上，选用不同的预防性抗生素会影响病人的生存率，这看起来不太可能。这就是一个明显的例子：实验结论明确，但基本不可信，即先验概率很低。换句话说，在不改变其他情况而只是在预防性抗生素的选择上不同就会影响感染病人的生存率是不可能的。

对这种结果存在两种解释，首先，抗生素可能真的能改善生存率，其机制不明而已。那么实验就是真阳性的。第二种解释，研究结果可能是 I 类错误造成的，偶然出现了据有统计学意义的 P 值，尽管抗生素对生存率没有实际的影响。比较而言，更偏向于第二种解释，因为抗生素可以提高生存率的未知机制存在的可能性微乎其微。因此，虽然具有显著的统计学差别，却不太可能有真实的临床效果。如果独立变量引起因变量变化的可信度（先验概率）很低时，经典的假设检验便会失去作用[62]。

研究的推论的正确性，既要保证推论具有较高的可信度，同时也取决于支持这一结论的数据[62]。贝叶斯（Bayesian）分析是研究先验概率的一个统计学分支，已经发展到可以将定量的先验信息合并到数据检验中。贝叶斯分析就像是通过实验室检查可以发现病人潜在风险的临床分析[62,63]。例如，正确解释异常 T 波心电图（ECG）应根据病人的基本状况，如果病人是老年人，有较高的心脏病危险因素同时有典型的缺血性心痛症状时，T波异常应考虑心肌缺血。如果病人是一个年轻、健康而又危险因素很低的青少年时，T波异常则偏向于正常变异。临床实践中，这种应用先验因素进行数据分析非常常见。相应的，在对临床研究数据的解释时也被用到，尤其在实验结论不可信的试验进行之前进行[62-64]。

在审阅研究报告时，应当考虑到研究者的基础知识水平，试验结果是否有科学依据，与这一领域的其他研究结果是否一致，试验结果是否在随后被证实过。

数据整理或验证

有些大型的数据库，包含了数百甚至数千名病人的病历却没有一个明确的研究目的，这种数据库是非常常见的，其中典型的例子就是创伤注册表，当分析这些数据库是，可以询问大量的问题（假设测试）。从创伤注册表中可以收集到数万与不良预后潜在相关的独立变量（影响因素）。这对于为了预测结果，而试图将每个影响到生存率的因素整合起来分析的实验来说是非常有吸引力的。当进行这些没有明确的研究问题的探索性实验时，可能会进行大量的统计检验，而每一个检验都可能会出现I类错误。实际上，如果有足够的假设性实验，肯定会得到一些有显著统计学差别的 P 值，尽管这些因素与要研究的结果没有丝毫联系。

当研究员在收集大量的数据以探寻实验趋势和联系时，多重对照已经被潜在的应用了。研究者可能在心里对数据进行对照分析了数十次，大部分对照没有显著意义，但一些"有趣的"差别被统计专家注意到并用于统计检验，然后便会发现一个有显著统计学差别的结论。但是没人意识到，在统计学家寻找有意义的研究问题时，多重对照已经被潜在的应用了。

这种在寻找具有统计学差别的研究问题时进行了大量的显式或隐式的对照的现象称作数据整理[65]。这种在没有明确研究问题时对大型数据库的分析几乎总是产生没有意义的具有显著统计学差别的结论。因此，即使在分析大规模的数据库时，在数据检查和收集之前将需要进行的比较确定好是非常必要的，并且对照的总数量要保持到最小。在数据收集之前没有明确的研究目的时，在进行数据整理时产生假阳性的概率会特别的高。换句话说，根据已知的概念和原理，在数据收集之前确定的研究动机，比起数据收集后激起的研究目的，在进行分析时，结果可信度更高。

并非所有的对大型数据库的研究分析都是数据整理的例子。在阅读此类文章时，应当明确，研究目的应当确立在对数据的任何处理之前进行。研究目的应当基于以往的研究结论（基础科学、动物实验或临床）和独立的观察。

意向性治疗分析

任何治疗的效果都取决于两个方面，该疗法的固有疗效和急诊医师的治疗实行和管理能力。例如，在口服药物的条件下，如果发现病人对药物的副作用不能耐受或副作用不符合安全要求，药物效果将大受影响，类似的，如果一种手术治疗方法只能在少数病人中成功进行，手术效果也将事倍功半。为了准确评估一种治疗方法在临床实践中的有效性，急诊医师必须妥善考虑和安排这些已经开始接受但却无法完成治疗的病人。这是意向性分析的目的[66]。

意向性分析中，对病人的成功管理是，不管病人是否服用过处方药或接受过适当的治疗，都会将病人视作其最初被分配到的病组的一员[66]。例如，在测试口服剂疗效的实验中，如果病人最初被设计为服用药物，即使患者坦然从未服用过任何药片，患者仍会被视作实验组的一员。

在研究医院外插管的实验中，患儿被随机分成两组，一组只接受袋瓣面罩（BVM）通气，另一组在性气管插管后接受BVM（图195-2）[67]。患儿之间存在异质性，有些患有婴儿猝死综合征，另一些患有闭合性脑损伤。他们最初被很好地随机分配到两个治疗组中。患有婴儿猝死综合征的儿童更容易接受气管插

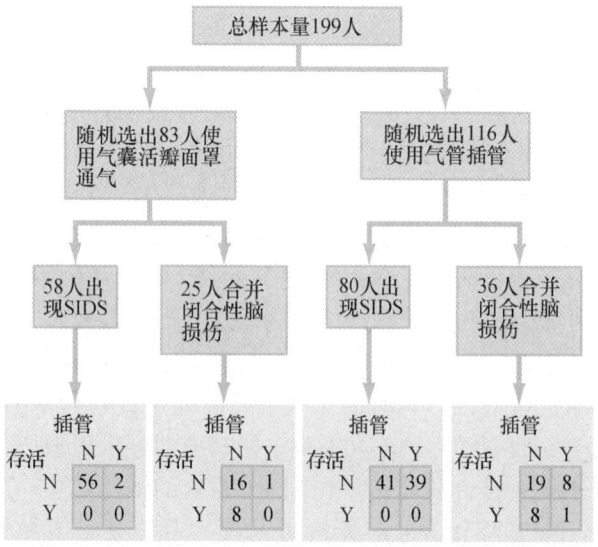

图195-2 对比使用气囊活瓣面罩通气和使用气管插管的患者需要院外高级气道管理装置的临床试验结果。SIDS，婴儿猝死综合征。

管（因为他们的松弛状态），但是他们的整体存活率很低。

在以研究气管插管对患儿生存率的影响为目的数据分析中，正确的数据分组方法是考虑气管插管组所有病人的数据，而不论病儿是否插管成功。因此，共计199个病人中，116人分到插管组，83人分到BVM通气组。不论插管是否成功，插管组的总生存率为7.7%（9/116）。同样的，BVM通气组总生存率为9.6%（8/83）。因此，结果显示，只进行BVM通气具有改善生存率的微小优势。

或者（但错误地），人们可能根据病人接受的实际治疗进行数据分组[66]，在这种情况下，插管组中没有插管成功的病人就会被归于BVM通气组，因为实际上他们也只是接受了BVM通气治疗，如果按这样的分组方法，BVM通气组的存活率就为10.8%（16/148），同样的，对于成功进行了气管插管的患儿，生存率为2.0%（1/51）。这是因为在插管成功的患儿中，以婴儿猝死综合征的多见（松弛状态），但存活率偏低，同样的闭合性脑损伤的患儿由于其紧张状态而不易插管但存活率高。此类分组数据分析表明：气管插管是极其有害的。因此在研究的治疗效果与病人本身疾病的基础转归率存在关联时，根据病人实际接受的治疗进行数据分析是不准确的。

如果普通人群中合乎规定的人群比例与研究样本不同，那么即使进行意向性治疗分析，将其结果推广至普通人群也是不可信的[68]。这是一个普遍存在的问题，因为研究人群与普通人群相比具有较高的兼容性。阅读研究报告时，推荐意向性治疗而非根据实际接受的治疗进行数据分组进行分析。此外，研究者应当评估自己的病人是否符合研究样本的条件，并且要注意研究过程，能否施行相同的过程以达到相同的成功率。

Meta分析

Meta分析，或系统回顾，是一种通过调查多个相关临床试验，结合这些实验的结果来对治疗效果进行综合分析，这些临床试验都是对特定疾病进行的相同或相似的治疗研究，因此可以对治疗效果进行更准确的评估[69]。不像传统的评论文章，Meta分析强调整体评估，采用所有可用的临床研究数据，对治疗效果进行定量评估，并且通常提供对各个研究结果可靠性或质量的评估。因为Meta分析可以整理很多或所有可用的研究结果，因此他可以用来作为循证医学实践的强大工具[70]。

通过设计欠佳的研究往往更容易得到一个明显阳性的治疗效果。如果Meta分析包含了许多不良设计的研究，则分析时往往偏向于将结果表现为阳性，即使这样的效果不存在。基于Meta分析，开发出的用于控制和衡量设计不良的研究结果的检测方法成为敏感性分析[71]。一种方法是选用质量较高的临床试验结果进行Meta分析，然后依次用质量较低的研究结果进行分析，观察Meta分析结果是否反转。这种方法需要对临床试验结果的质量进行比较客观的衡量。许多衡量方法应运而生[72,73]。

发表性偏差，即许多规模小结果为阴性（即，没有治疗效果）的研究没有发表，可能会影响Meta分析结论的有效性[70]。因此Meta分析的作者应当努力检索可用的临床试验结果，因此常常需要掌握超越了简单的MEDLINE搜索策略。其他手段包括手工检索相关评论文章，并确定临床试验结果的参考列表，联系商业赞助和协查以寻求未被公布的数据，并搜寻非传统书目数据库[74]。可能会出现制药公司隐瞒商业赞助的实验数据的问题[42]。

漏斗图被用来评估发表性偏差[71]，研究人员确定实验规模或针对治疗结果进行质量评估时，便会联想到漏斗状情形：低质量小规模的临床试验结果围绕在交叉的治疗效果周围，而规模大质量高的实验数据形成漏斗的顶窄部。如果漏斗的组成部分缺失，如小型研究未被发表，就表明存在发表性偏差。

有时Meta分析结果与大型临床试验的后续结果之间存在偏差，就会使读者困惑，哪一个是正确的[75]，这种差异可能是由于Meta分析中的临床试验存在异质性、质量低或是存在发表性偏差[75,76]。这种差异也可能是因为纳入或者排除标准上的不同，或是对结果的阳性判定不同造成的。例如，在一项Meta分析中，研究在具有先兆子痫高风险因素病人中进行的，发现补钙是一项有效的预防措施；然而其中一个临床试验中病人都只是具有先兆子痫的低风险因素，结果却是补钙没有明显影响[77]。由于Meta分析包含多个临床试验结果，因此可能汇聚了成千上万条数据，有时样本容量较小的实验治疗效果会达到统计学意义，这些假阳性治疗效果可能偶然出现于设计不良的临床试验进行Meta分析时。或者，结果可能是真实的却不具备临床意义，再或者结果真实并具有临床意义，但在临床实践中会有所改变。精明的读者应当考虑到治疗结果样本的大小和可能引起Meta分析偏差的因素。以确定哪种结论是正确的。

在进行Meta分析时应做到：①评估所包含的实验数据的质量；②应用全面的搜索策略，尽可能包含相关的临床试验文献，以减少发表性偏差；③确保样本病人的可信性来评估整体情况，样本同时应具有代表性；④大部分高质量的临床试验数据支持总体结论。即使结果具有统计学意义，也要综合考虑治疗费用和风险问题，在临床实践中进行改动。

临床研究指导下不断变化的临床实践

在阅读完一项临床研究报告后，医务人员需要决定是否改变临床实践。做出这样的决定时，需要考虑几个因素，最主要的是研究实验的质量和结果本身。其他因素包括研究参考的背景文献，临床医生的实践能力和方法能否达到要求，还要考虑临床改革的风险、收益和成本[78]。

如果要根据研究指导改变临床行为，首先要求临床研究具有较高的质量，一般来说，多个随机的临床试验的系统评估比单个随机临床试验提供更有利的证据。同时随机试验优于定向的、单个层面的研究。同时也要意识到，有些临床问题不适宜选用随机试验，同样一般的，前瞻性研究比回顾性分析提供更多的信息。在进行评估研究时表195-5总结了主要研究特点。

一旦临床试验被确定拥有足够的质量和可信度，这些结果应当在相关文献和临床实践中被证实。本章下一节将介绍循证医学用于从医学文献中收集和评估证据的作用。如果目前的研究为离群值，同时高质量的文献也不主张改变临床行为时，临床医生应考虑等待进一步的研究结果。指南和社论可以帮助医生权衡现有的结论并分析不同研究结果出现的可能原因。

临床医生必须确保研究中的患者人群和健康护理方法是否和临床实践中相一致，使得临床研究可用于指导实践（外部有效性的一种）。东海岸人群中，莱姆病脑膜炎的发病率很高，研究这些人群后所得到的临床结论不适宜指导莱姆病发病率很低的地区的临床实践。一项研究说明，从病人自事故现场至急诊科60min内进行的一种特殊干预的作用，但不可能用于像保健所等无法提供这种指导的干预场所。必须严格审查研究的纳入和排除标准以确保患者人群符合研究要求，并且要查看研究方案可以确保临床医生能够提供类似服务。通常情况下，仅仅依靠病人的可靠性和较高的收治率和完成情况而创造的有利条件而进行的研究优于传统的临床设定。

最后，临床医生改变临床行为之前必须做好预算评估，如果一种干预措施非常昂贵，即使具有明确的临床收益，但却花费多于收益，并会产生潜在不利影响和"机会成本"即采用其他治疗的机会，只有在收益大于成本时才适合进行临床行为的改变。根据人群、卫生系统状况和个人情况不同，成本-收益会有不同。

循证医学

循证医学（EBM）是指从医学文献中对信息进行的系统性收集，主要注重特殊治疗的效果和特殊检验对于准确诊断的帮助，并将临床证据用于对个别病人的诊断和治疗方案的确定[79,80]。尽管专业词汇已经演变，包括新的和旧的术语（表195-6），EBM的实践必须牵涉到对医学文献分析时长期既定原则的系统应用，但是直到最近，医疗从业者经常都不知道这些原则，或是这些原则不切实际。

循证医学的基本步骤是：①准确的界定可以通过临床研究来解决的医学问题；②收集所有可能获得的与要解决的问题相关的文献；③评估每个研究中所包含证据的针对性、有效性和质量；④总结现有证据并根据提取的信息以对个体病人制定诊断结果和治疗方案[79]。

第一步：临床问题的定义

实践EBM第一是定义明确的临床问题。形成一个精心制定的临床问题的过程包括几个部分。首先，医生必须确定患者人群与推动调查的个体病人是相似的。目的是定义一个与个体病人相似的病人组，那组病人足够广泛，并很可能在临床试验中被研究过却不具体。第二，医生必须明确被考虑的近似诊断和治疗方案，包括在类似情形下，合适的医生会选择的替代诊断和治疗。第三，从业人员必须要确定有意义的结果，这些结果对病人很重要，并且在可衡量的数量上被定义。

EBM实践时需要明确临床问题的步骤与在进行临床实验时需要确定研究问题的步骤一致：①进行临床试验人群应被明确界定；②用到的干预措施必须合理并且明确阐明；③必须确定一个临床相关并且可衡量的结果。

第二步：收集证据

在实践EBM的第二个步骤是收集现有的证据[79,81-84]。虽然各种资源可能被用来实现这个目标，从业者普遍从其中一个可用的电子数据库（如MEDLINE）中开始寻找出版的医学文献。另外，从业者也可能会搜索一个已知实验（例如，科克伦协作）

表 195-5　研究质量评估核对表

纵向介入研究（临床试验）	
研究人群	纳入和排除标准明确界定，确定一个足够大的人群，这点在临床上很重要，并且这个人群可以用在急诊科设置
登记	尽可能完整登记（例如，符合登记标准的一群患者） 未被选择的患者与参加研究的对象间的非系统性区别（选择偏倚）
对照	对照组除治疗外与干预组相似（通常需要随机） 同期（非历史）对照组
随机	真正的随机分配治疗 研究人员不能影响治疗组分配 双盲分配到治疗组（所有患者、临床医生、研究人员都对治疗组无任何了解）
结果	通过随机或统计分析来测量和解释重要的潜在的混杂因素 治疗组和研究组间的高度符合 少数患者失去随访和病人失去追踪，研究组之间没有系统性的不同或是不同于那些没有失去随访的组织 适当的，与临床有关的结果定义 这些决定的结果蒙蔽治疗组分配 各组之间的结果在临床意义和统计学意义上有所不同 通过置信区间或类似的方法的使用来量化结果差异的不确定性
统计分析	正确的统计过程使用（见表 195-3） 治疗效果的检测，建立了一个先验 开始研究之前进行样本量的计算 意向性治疗分析执行（在最初分配的组中，不管是否曾接受实际的治疗都要进行患者分析）
结论	限制性和潜在偏差解释 结论不超过外部研究人口或研究协议
其他注意事项	
多重比较	如果建立起多个研究组或多个比较，也应用适当的统计学程序解释这种情况 中期分析计划先验按计划进行
亚组	亚组报告在开始研究前就被定义（前瞻性的定义），数量有限 如果有多个分组研究，那么用来解释多重比较或亚组数量的统计学程序是少的 重要亚组足够的样本数量 在初步介绍中，以医生提供的特点来进行分组（适当的分组）
多变量模型	模型中的独立预测变量创造了临床意义并且包括所有重要的变量 "拟合度"的统计报告和回归诊断的进行
Meta 分析或系统性回顾	用于识别潜在的试验，包括全面的搜索策略 试验质量评估 评估结果的敏感性，排除低质量研究 用于评估发表偏倚的漏斗图 狭窄的置信区间表明大量的患者 大量最高质量的研究与治疗效果的总体方向一致

的数据库，因为这些数据库通常包括尚未在 MEDLINE 中发表的结果或者从 MEDLINE 中无法获得的结果。最初的目的是撒下一个大网来尽可能的获得可用的数据[79]。

第三步：分析研究的有效性、可靠性和相关性

第三步是在实践 EBM 的分析收集到的每一项研

表 195-6　循证医学中使用的术语

术语	定义
偏倚	指能够产生一个偏向或其他真值结果的一种倾向；不集中在零附近的错误
审慎评估的主题（CTA）	一个与特定临床问题相关的证据分析的结果摘要
阴性似然比（LR-）	患有这种疾病的患者出现阴性结果的概率除以不患有这种疾病的患者出现阴性结果的概率（一般<1）
阳性似然比（LR+）	患有这种疾病的患者出现阳性试验结果的概率除以不患有这种疾病的患者出现阳性试验结果的概率（一般>1）
阴性预测值	检验结果为阴性的受试者中真正未患病的比例
要治疗的人数（NNT）	必须采用两种治疗中更好的一种进行治疗的患者数，因此会得到一个额外的"好"结果
可能性	出现结果的概率除以结果不发生的概率
可能比	发生在一组患者的结果的可能性除以发生在另一组结果的可能性
阳性预测值	检验结果为阳性的受试者中真正患病的比例
测试后的可能性	结果出现的可能性（例如，正在发生的特定疾病），一次特殊的试验结果（阳性或阴性）已知有发生；等预测可能性乘以测试结果的似然比
测试后的概率	已知发生于一次特殊测试结果，本测试中结果出现的概率
验前可能性	测试结果出现前的，本测试中结果出现的可能性
验前概率	测试结果已知前的，本测试中结果出现的概率
相对风险	每一组中，用一个结果的概率除以另一组相同结果的概率
可靠性	反复发生时，临床试验或诊断测试可能产生一致结果的程度
灵敏度	出现阳性试验结果的患病者比例
特异性	出现阴性结果的未患病者比例
外部有效性	研究成果能在何种程度上准确反映了，包括其他地区在内的没被登记的，类似患者将会发生什么
内部有效性	研究成果在何种程度上准确测量了，参加研究人口的结果

究，以确定其有效性、可靠性和相关性。有效性是指一项研究结果可以证明"真理的程度"。当临床问题牵涉到一种干预治疗的效果时，则随机、双盲的临床试验通常被认为最具有效性。如果研究中的患者人群与推动当前询证的病人明显不同，或者临床设定与从业者的实际做法大幅度不符时研究的最终外部有效性会降低。影响内部有效性的因素包括不够双盲、不够随机，使用历史对照，更严重的是缺少控制。

研究的可靠性是指，如果一项临床研究以相同的程序和方法在其他相似的病人中反复进行时，得到相同结果可能性的程度。如果一项研究的样本过小或者研究过程设计欠佳而很难始终如一的重复进行（如，如果一些临床干预措施被个别临床医生应用），则研究的可信性降低。

研所究结果的相关性是指，特殊测量结果可以直接解决所提出的临床问题的程度。因此，如果用到的结果与被认为最具临床重要性的结果不同时，则其相关性就会降低。例如，在特定条件下，长期生存率可能是临床上最重要的结点，现有临床试验可能以24h作为判定生存的结点，这就导致了一个值得商榷的问题，在24h时观察到的生存率的差别是否会导致长期生存率的不同。

第四步：最有用证据的应用

基于上述考虑，进行EBM的医生就进行到了第四步，总结从最有效、可靠、相关性的试验中得到的现有数据。对于每个研究，治疗效果的大小和准确的诊断策略应当被记录下来。在研究二进制结果的情况下（例如，生存和死亡，出院与入院），需要接受治疗的病人数量可以作为衡量治疗效果大小的有效方法[80]。诊断检查的有效性可以用阳性和隐性的可能比值来衡量。其他有效地用于提高诊断准确率的因素有：敏感性、特异性、阳性预测值和阴性预测值[85-87]。

第五步：临床应用和评估

一旦从高质量的研究中得到的证据被总结，医疗从业者就会将得到的信息应用于单个病人的临床护理和治疗。为了保存信息，可以对整个循证过程建立一个摘要，简单阐述每一个步骤过程和结果。这种摘要又被称为评估性报告，可供将来参考[86]。这种由他人进行的"捷径评论"可以在期刊或网上看到（http://ebem.org/cgi-bin/index.php），但是结果必须依据特定的研究问题、基于全面性的证据、并运用检查过程进行阐述[89]。

小结

对于接受过教育的读者，医学文献对药物的治疗效果提供了不断扩充的知识。对于本章介绍的理念的定性了解，可以帮助急诊医生区分高质量和低质量的研究，以指导临床医生是否值得改变临床行为，或者充其量只是建议医生对重要的问题加以学习。

本章参考文献请参见 http://pumpress.bjmu.edu.cn/eduservice/3419.html

第 196 章　留观医学及临床决策病区

Malcolm Mahadevan and Louis Graff, IV

孙贵新 译　陈国庭 刘中民 校

留观医学的原则

留观医疗（observation services）是急诊科医疗工作的一种延伸，专门为不能满足住院需求病人而设计的一种服务。留观医疗通过对尚未入院但需要给予紧急救治的某些急诊患者进行持续的评估和处理，最终提高对患者的诊疗质量。80%患者通过留观后可直接回家而不需要住院。对这些患者的诊疗费用仅是住院费用的一半[1,2]。此外，医生对评估患者病情（通常需要收住院的）的门槛就降低了。对体征和症状不典型的患者可进行更全面的评估，以排除一些严重疾病，如急性心肌梗死和急性阑尾炎。因此，除了降低费用之外，同时减少把有严重疾病的患者误放回家[1]。

急诊留观室（病区）（observation unit）是提供长达24h短期医疗服务的特定病区。留观室的命名各不相同，可称为胸痛病区，临床决策病区和快速诊断治疗病区。急诊科留观室不是一个收容病区。收容病区是因医院的过度拥挤而设立的，收容病区是被动的收容住院病人的病区，直到转入住院床位为止。

与通常只有2~3h的急诊就诊相比，两类患者可以从延长至24h的就诊中获益。一组是危重诊断综合征（框196-1）。此类患者经过急诊初步评估后仍诊断不清，需要借助于留观期间的进一步评估。他们可因发现有严重疾病而收入院，或者回家。第二组是有紧急病情的急诊科病人（框196-1）。这些人在传统的急诊治疗时段内未能得到成功处理，可在留观室进一步治疗中得益。

留观方法

传统的急诊科处理只持续2~3h。医生采集病

框196-1　适合观察的条件

评估：诊断的关键症状	治疗：紧急情况下
腹痛	哮喘
胸痛	房颤
深静脉血栓	充血性心衰
胃肠道出血	脱水
晕厥	感染
创伤	肺炎
腹部闭合性	肾盂肾炎
胸部闭合性	
腹部穿透性	
胸部穿透性	
颅脑损伤	

DVT，深静脉血栓。

史，进行体格检查，安排实验室和放射学的检查。当检查结果回报后，医生或者将患者收住院或者告知患者可以回家。

在完成急诊科评估时，留观方法中添加了第三个选项。可把患者从普通急诊科转到留观室。开始按照留观室表格进行治疗与观察。留观医嘱包括临床表现、留观的原因、疗效评估计划、预期的结果、处置标准以及时间框架，同时医生承担对患者诊疗与处置的责任。责任医生可以是急诊医生及患者的私人医生或会诊医生。

留观室配备充足人员是取得方案成功的关键。患者得到的服务时间平均为12~24h，远远超过急诊的就诊时间。护士的需求量，与提供治疗的类型与强度、床位数、床位是否有监控设备，以及患者危重程度成比例。平均的人员配备为：一名注册护士负责4~6张监护病床，或者6~9张非监护病床。以全职护士人数计算来满足员工需求。

护理人员的技术应当是多能的，应具备各个年龄阶段的多病种的护理能力。当所护理的患者需要频繁的评估时，他们应当具有提供重症护理的能力。护士需要能长期与患者以及家属互动交流，包括卫生护理、饮食和情感支持。急诊护士需要所有的应急技能。当非急诊护士来留观室工作，他们应当交叉培训，即每月轮班到急诊科工作。

留观室的医师也需要增加。在留观室处理急诊患者额外12～14h大约需要处理一名患者的两倍[3]。计算医师额外工作量相当于一名全职人员每年为2 000名患者服务。与护士一样，留观室医师必须有广泛的知识基础和处理多种疾病的经验。急诊医生应具备留观医学所需的技能。最后，急诊医生对患者的医疗工作负责，并在任何时刻需要提供清晰的主导作用。

在留观过程中，相关患者和员工应当知晓留观服务所带来的目标和效益。良好记录，特定的条件，留观方案确保医疗的连续性，还包括交接班时移交患者的诊疗措施。留观室所提供的此类服务相当于住院服务，但其效率相对较快。

留观室的会诊像住院患者一样，必须随叫随到。他们提供治疗和处理意见，并协助病人做所需要的一系列检查。留观室必须确定会诊需求，通知会诊医生，搜集所有必要的信息，然后在尽可能短的时间内执行会诊医生的意见。

住院医师和医学生也被包括在留观室的运作中，因为接触留观方法是他们培训计划的一部分。特别是急诊科住院医师需要在急诊医学的该领域培训，其方式有临床实践、讲课以及查阅文献。其他专业的住院医师可以从更好地了解留观医学的作用和及对某些急诊患者采取的留观手段中得益。

留观室所需的辅助人员的数量以及类型取决于该室提供的服务规模和种类。一个提供胸痛评估的留观室与不提供胸痛评估的留观室相比可能需要不同的辅助人员。工作人员可以来自急诊科以外，或者非留观室全职人员（例如呼吸治疗师）。他们也可能是非急诊科常规人员，如精神科的护士。对留观室正常运作至关重要的是要配备适当的秘书及神职人员。

留观室的结构将会决定它的临床效率和资金活力。美国急诊医师协会教科书 *Emergency Department Design* 一书综述留观室结构模式[4]。在提供相等或提高病人医疗质量前提下，正确设计、附设于急诊科的留观室将比传统住院降低50%费用。

指定并授权一位急诊医生去管理留观室是成功的关键。如急诊科增设留观室，患者医疗的复杂性成倍增加。管理者建立并实施一系列的临床方案来实现高效优质的医护服务。管理者安排并监督留观室员工，还要领导监护留观室功能的持续质量改善小组。

临床病症

危重诊断综合征的评估

腹痛

传统方法

腹痛是急诊科最常见的主诉，占总就诊人数的4%～8%[5]。腹痛病人的典型急诊科评价，包括完整的病史、体格检查和相应的诊断检查。在2～3h的较短时间内，要给患者一个临时诊断，然后被收入院或者回家。

传统方法的问题

急诊科的评估对许多患者来说是不充分的，40%的患者腹痛病因未能确定。急性阑尾炎是最常见的腹部外科急症，同时提示传统方法的不足之处。20%～30%的急性阑尾炎的诊断是被遗漏的（假阴性诊断）。此外，20%～30%的患者因急性阑尾炎做手术，结果无异常（假阳性诊断）[5]。

留观方法

通过留观，急诊科评估从2～3h延长至23h（框196-2）。询问最初病史和做体格检查后，医生给患者一个实际上是阑尾炎可能性估计。认为有疾病中间可能性的那些病人是留观的理想人选[6]。有免疫缺陷的或怀孕的病人以及极端年龄的那些患者经常从留观中获益。特别是老年人可从留观中得益，因为外科问题常随年龄增高被遗漏，因而降低诊断的精确性[7]。

在留观期间，患者通常被禁食并维持静脉水化。系列的腹部检查每4小时重复一次，必要时复查实验室检查。在时间框内亦要安排影像学检查和会诊。非

框 196-2	腹痛的观察标准

生命体征稳定
阑尾炎可能性中等
或
存在危险因素阑尾炎可能性低

危险因素

妊娠
高龄（>65岁）
低龄（<3岁）

急性阑尾炎的患者将会经历疼痛缓解的过程，同时经完成全面诊断检查后可排除外科疾病。若病情无改善，甚至临床表现恶化或通过检查诊断外科疾患，则患者应当住院。对罹患阑尾炎患者，其体征和症状会继续不变或加重[8]。

留观提高医生的诊断正确率。通过留观，医生几乎可以排除假阳性的手术。通过每 8 小时连续性体格检查的加强留观，而不是每天 1 次体检，可将假阳性率从 20%～30% 减少到 5%[9,10]。利用一段时间的观察可以帮助鉴别很多在最初急诊评估时漏诊的患者。在急诊科漏诊的阑尾炎患者往往缺乏阑尾炎体征或症状的临床表现，使得诊断较困难[11]。医生在遇到可疑病例时延迟处置的决定可以避免这些假阴性的判断。由于阑尾炎患者在短暂观察期产生更多体征和症状，而那些没有疾病的患者明确其体征和症状，在观察结束后几乎没有患者的临床情况是不明确的。通过留观，一个医生做出的假阴性的判断（遗漏阑尾炎的诊断）明显减少[11]。据报告，最初评估时的漏诊延误手术长达 72h 之久[11]。阑尾炎延误诊断产生的并发症（穿孔和脓肿形成）与漏诊率成正比。对阑尾炎可能性小的腹痛病人，采用留观而不是放回家的医生可以减少他们的误诊率，避免潜在穿孔和脓肿形成。

胸痛

传统方法

胸痛患者在急诊科评估的主要重点有两个方面：①评估患者急性心肌梗死（acute myocardial infarction，AMI）或者急性冠状动脉缺血（acute coronary ischemia，ACI）的可能性；②评估患者有致命性事件的风险。这两种评估有助于决定下一步检查和监测的合理安排。急诊科评估急性心肌梗死可能性的传统方法是，通过直接询问病史、体格检查、心电图，以及最初肌酸激酶同工酶和肌钙蛋白 I 的测定[12]。

在心电图上有明显 AMI 证据的患者是立即行再灌注治疗的可能人选，可以溶栓或者做紧急血管成形手术。此类亚型患者是致命事件的高危人群，最好在冠心病监护室严密监护下处理。这个方法已经被证明可以提高 AMI 患者的生存率。

根据评估医生的起点，在初步评估时，无明确急性心肌梗死证据的胸痛患者，通常是收住院以确定或排除 ACI 或 AMI。最初评估后，ACI 可能性小的患者，放回家或者门诊随访。

传统方法的问题

最初诊断性检查的效果很差，使得胸痛的评估很大程度上依赖于临床的判断。早期心电图只可以诊断 50% 急性心梗的患者[13]，而且早期肌酸激酶同工酶监测的敏感性只有 35%[14]。依赖于医生的判断已导致约 5% 的急性心梗患者被错误的放回家[1,15]。最初评估未能确定急性心梗患者，从急诊科放回家后，有 25% 预后很差的风险[1]。这也导致急诊科医生为避免 AMI 的漏诊而将患者收入院的错误做法。1 项很宽松的入院标准所增加的敏感性导致此综合征的 2/3 非心源性病胸痛患者入院[1]。估计此类无效率的费用约为数十亿美元[4]。尽管采用此项宽松入院标准，AMI 漏诊是对急诊医师医疗过失诉讼的主要原因[16]。

留观方法

急诊医生能够利用留观室扩展胸痛患者的评估（框 196-3）。当留观室用于此目的时，留观室可称为胸痛病房。胸痛病房已经成功地提高评估过程的敏感度和特异性[17]。把低危至中危的 AMI 患者转到留观室。不适合在留观室评估的患者是急性心肌缺血高度可能性的患者，其表现为生命体征不稳定，心电图有急性心肌梗死证据，或存在符合不稳定心绞痛的持续性或反复性胸痛。

医生通过使用一种或多种危险分层工具确定是 ACI 低可能性的患者。仅根据经典危险分层已经显示是短期结局不准确的指标[18]。根据心电图结果的危险分层更可信。Brush 心电图标准确定低风险的指标是无 ST 段抬高或压低，无 T 波倒置或低平，无新（假定新的）Q 波，无左束支传导阻滞，或无起搏心律[19]。另一个有用的危险分层工具是 Goldman 方案，此方案需要根据病史、体格检查和心电图结果，把患者分为高危（>70%），中危或低危（<7%）[20]。卫生保健政策和研究机构标准是使用 Goldman 方案来判定缺血的风险（低危、中危或高危）和并发症的可能性[21]。另一个是对急性心脏缺血不敏感的预测工具。此法使用心电图结果、患者年龄、患者性别和有无胸痛，来确定急性缺血的概率[22]。

收入留观室的患者要首先通过评估来排除心肌梗死。连续检查心肌标志物和心电图。来诊后的 0、3、

框 196-3	胸痛的观察标准

非外伤性胸部疼痛
疾病的概率或不良事件的风险较低
稳定的生命体征
正常的心肌标志物
心电图无诊断
可卡因诱导的胸痛

6和9h测定肌酸激酶同工酶（CK-MB），其检出AMI的敏感性为100%，特异性为98%，阴性预测值为100%。其他有价值的血清心肌标志物有肌钙蛋白（I和T）和肌红蛋白。在症状出现后24h后才就诊的患者，其肌酸激酶同工酶和肌红蛋白检测结果是阴性的，但肌钙蛋白T或I在6天内均持续阳性。患者应进行连续心电监护，监护器应配备心律失常报警器和记忆存储功能。持续心电图ST段检测可发现提示缺血的动态ST段改变，发现后就表明心脏不良事件的可能性增加[23]。

评估排除急性心肌梗死后，则要评估患者急性心肌缺血的可能性。此项评估可在患者离开留观室之前进行或者出院后72h之内的随访中完成。最常使用的检查项目是运动负荷试验。患者达到目标心率且无缺血心电图证据，则可让他回家。他们的一年病死率<1%[24]。运动试验的实施取决于患者适度运动的能力、性别（女性有较高的假阳性率）和静息情况下心电图的可解释性，及做此项试验是否方便。其他检测的模式有负荷超声心动图和锝（^{99m}Tc）运动心肌显像。

约1/3急诊科胸痛的患者需要留观，其中80%～85%在留观后回家[1]。这使得住院率从60%～70%减少到40%～50%。留观评估的费用是平时住院评估的一半。4项随机临床试验以证实留观策略的安全性和成本-效益率[1,25-27]。在美国的医院，利用留观室作胸痛评估已成为标准化的医疗手段。

深静脉血栓

传统方法

深静脉血栓治疗的最重要目标是防止肺栓塞，减少死亡率，防止或降低发展为静脉炎后综合征的危险。在急诊科有怀疑DVT的患者时，如急诊科无诊断性检查，或要证实诊断与需要进一步处理时，一般均收住院。传统方法是，给予普通肝素抗凝，静脉滴注5～7天，在此期间开始给予口服抗凝药[28]。在病人中，对此项治疗的抗凝血反应悬殊，因此，必须利用凝血象监护药物剂量[29]。

传统方法的问题

新检查和治疗的方法可以在门诊处理DVT，而不需要住院。这些方法是新的、无创性检查，以及不需要用凝血象监护的新药。

留观方法

在处理怀疑有深静脉血栓的患者时，留观室的作用是做诊断性检查，同时开始低分子肝素治疗以及患者教育。患者经常在夜间或者周末就诊，此时无DVT的确诊测试（如多普勒超声检查）。患者可能有D-二聚体阳性检测结果，由于其特异性很差，需要确诊试验[30]。在这种情况下，患者可以使用1次低分子肝素（依诺肝素1mg/kg，每天两次）在短期抗凝，直到诊断明确。如果诊断明确，患者可以住院，或按照医院方案在门诊治疗。应嘱咐考虑到门诊处理的患者，告诉他们如何服用药物。要教育他们有关深静脉血栓的形成及其并发症以及低分子肝素可能的副作用。出院前需要安排适当的随访评估。与标准肝素制剂相比，已显示这种方法缩短67%住院时间，有更多的体力活动及社会生活功能[31]。不推荐门诊处理的适应证是证明或怀疑并存肺栓塞、严重的并存疾病、广泛的髂股深静脉血栓形成、活动性出血、肾衰竭或后续随访不配合。低分子肝素以皮下注射，根据患者的体重调整剂量，无需实验室监测。

门诊做静脉压力超声检测已经变得很容易[32]。它用于诊断近端（股腘）DVT具有敏感性与特异性两方面的优点[33]。如反复压力超声检查与阻抗体积描记法相比，压力超声对探测DVT有明显优势[32]。已证明它是决定何时使用抗凝剂时机的安全方法[30]。亦已证明，在门诊D-二聚体试验是压力超声检测的辅助检查。

上消化道出血

传统方法

大多数上消化道出血（upper gastrointestinal bleeding, UGIB）的患者在初期急诊评估及稳定病情后是收住院的。

传统方法的问题

UGIB总病死率为6%～10%[34]，是常见的和潜在的致命性疾病。然而多数UGIB病例是自限性的，80%患者只有一次出血发作[35]。

留观方法

不是所有UGIB的患者留观处理的效果都是很差的，如果能确定再出血高风险的病人，则门诊处理也是可行的。预后的指标包括患者年龄、心率、收缩压、体位性血压或脉搏变化，粪便或呕吐物的颜色，抗凝剂的使用和基础疾病[36]。为了细化诊断的精确性，已制定风险评估、处置、几项评分系统。某些医生使用血流动力学的稳定性，出血的强度和基础健康状况作为再出血、是否需要手术以及致死率的预测指标[37]。有的医生利用内镜观察一段时间，以确定可早期出院的病人。从内镜见到溃疡基底清洁的患者，其再出血率为 0~2%，事实上，对再出血绝不需要紧急干预，并可以离院。已证实利用这种方法具有安全与成本-效益的两者优点，包括一项前瞻性临床试验证明 24% 的患者可以不住院，每个人可节省约 990 美元[38]。

晕厥

传统方法

晕厥是由一系列疾病引起的。急诊科评估包括完整的病史、体格检查和 12 导联心电图。有可能是心肌缺血或心源性晕厥证据的患者通常收住院，因为心源性晕厥有相当高的致死风险（1/3 预后很差）[39]。并存心力衰竭的患者 30d 内的死亡率可以达到 25%[40]。另一方面，非心源性晕厥的患者，其不良事件风险较小（1%）可在门诊处理[39]。

传统方法的问题

为了排除可能的心源性晕厥，通常 25%~40% 的患者被收入院来进一步评估和处理。传统急诊科评估仅证实 50% 患者是严重的晕厥病因[41]，这常导致较宽松的住院政策；但是一项研究发现只有 12% 患者为严重晕厥病因，其住院是合理的[42]。

留观方法

在急诊科延长一段时间的观察可以减少不必要住院（框 196-4）。心源性晕厥的患者预后较差需要鉴别。这些患者经常无胸痛症状，而他们心电图的缺血改变、臂或肩痛，或既往劳力诱发心绞痛病史。要确定这些病人唯一的方法是利用连续心电图和酶的检测作"排除心肌梗死"评估。在延长心电图监控下，高达 1/5 患者能发现特殊病因，半数异常在最初 24h 内发现[43]。晕厥病人 1 年内有心律失常或死亡风险与 4 项因素相关：异常心电图、室性心律失常病史、心力衰竭病史和年龄在 45 岁以上的老人[44]。无上述危险因素的患者，一年内不良事件发生率仅为 4.4%，可以适合于门诊检查。相反，有 3~4 个危险因素的患者有不良后果率为 58%，应该收住院。有 1 或 2 个危险因素的患者为中危，也可以在门诊评估或观察。不适合留观的患者包括有神经系统异常、心电图或心肌酶异常，晕厥前有外伤史，或者意识丧失＞15 分钟的患者。

在留观期间，对患者进行连续性检查，包括生命体征，大部分患者不需要住院，可安全的出院回家[45]。持续的心电图监测、会诊，连续心肌酶和进一步检测，例如心脏的二维超声检查，精神科评估（与近 25% 例晕厥有关），适当的时候也应该安排倾斜试验。如不怀疑心脏疾病时，对反复晕厥的患者，倾斜试验是非常有用的检查。高达 60% 的迷走神经介导的晕厥患者可以通过这种形式检查出来[46]。留观时段内也可以辨别心律失常和窦性停搏的患者，他们是需要在医院更全面检查的人选。

短暂脑缺血发作

传统方法

每年有多于 300 000 人出现短暂性脑缺血发作（transient ischemic attack，TIA）[47]。多大多数患者来说，这是一过性事件，如果他们每天服用阿司匹林就不会复发。然而，对 1/10 患者来说，这是预警征兆，除非他们合理的评估与治疗否则会罹患中风[48]。传统的处理是，患者在急诊科的评估包括病史、体格检查、实验室检查、心电图和头部 CT。然后，大多数患者收住院，进行连续的临床评估、神经科会诊，做颈动脉多普勒超声、超声心动图和心脏监测[49]。

传统方法的问题

大部分 TIA 患者最后被收住院是传统方法所面临的问题。3 天的评估后，几乎没有发现需要干预的颈动脉或心脏疾病。改进的机会就是制定一个更符合成本-效益的方法。

留观方法

对急诊评估阴性，医生仍放心不下的 TIA 患者，可选择留观而不需要住院。1 项前瞻性随机临床试验，比较加速诊断留观策略与紧急住院诊治。所有患者均在留观室或病房做全面的评估[49]。两种方法的临床结果相同，但留观室更高效（住院时间，25h vs. 61h）且费用较少（890 美元 vs. 1 547 美元）[50]。

创伤

每年有超过 3 000 万的与创伤相关的急诊就诊

框 196-4　晕厥的观察标准

低度到中度的不良事件风险
生命体征平稳
意识丧失＜10min
无定位的神经系统体征
正常的电解质和血细胞计数
没有心超或心肌标志物的客观证据证明有缺血或损伤
无充血性心衰病史

者[51]。严重损伤的患者需要住院给予特殊治疗，而那些轻伤患者在急诊科治疗后可以允许离开。

传统急诊方法的问题是许多患者的损伤类型或实际损伤是介于上述两者之间的。如果让患者回家，因遗漏的损伤就会导致一些患者有不良后果的风险。另一方面，由于此类病人的大多数患者无严重损伤，把这类病人收住院将会导致稀缺医疗资源的浪费。

观察中心被认为在评估和处理创伤患者时有着既高效又实用的方法[52]。通过留观，可以进一步评估已选的患者，来决定他们是否需要住院。一项持续12个月的研究发现，急诊科留观室治疗的20 000患者中有3%病人收入留观室，其中86%安全回家不需要住院[52]。

闭合性腹部损伤

传统方法

目前急诊科对钝性腹部创伤（blunt abdominal trauma，BAT）患者的处理包括采集病史、体格检查、血液分析、X线摄影、超声检查和CT扫描。在急诊科初步稳定病情和排除其他主要的损伤后，绝大多数BAT患者住院，做进一步的评估和监测。

传统方法的问题

对许多BAT患者的正确处置，最初评估是不足够的。无任何症状或体征提示腹内损伤的患者中有1/3可能实际上有严重损伤[53]。而且，因为目前无任何发现损伤的即刻检查方法的敏感性是100%的，所以很多最初的检查结果是阴性的患者也收住院。

留观方法

适合进一步观察的BAT患者包括，经最初评估后，体格检查无严重损伤的明确证据，但是由于受伤的机制和个人健康情况（如在使用抗凝药物）仍然有发展为严重损伤的风险。长达23h的留观期间，评估项目包括反复体格检查、实验室检查、影像学检查和专科会诊。如果患者在留观期间病情恶化或者通过检查发现有严重的内伤，可以将其收住院。评估结果为阴性或者可以进食的患者允许回家。根据损伤机制以及腹部检查有模棱两可的结果判断有严重BAT的患者，应该给予后续检查，例如CT扫描，来检测出隐匿性损伤[54]。超声检查［创伤超声重点检查（focused assessment by sonography in trauma，FAST）］愈来愈多的用于BAT患者的初步评估，因为它对于探查腹部损伤是一种快速无创性检查，且特异性为99%[55]。然而，它却不能用于排除严重的腹内损伤，因为一项由62个试验组成的Meta分析表明FAST的总敏感性仅79%[56]。只用CT检查是不能排除严重损伤的，其敏感性仅80%～95%。对于BAT患者只通过留观也是不够的，因为高达20%的严重损伤患者无腹部压痛，即使短时间留观后也不会出现[56]。因此，对于无明显腹内损伤证据的严重BAT患者来说，谨慎的做法就是使用诊断性测试，例如CT检查，并结合一段时间的留观。

穿透性腹部损伤

传统方法

绝大多数穿透性腹部损伤的患者是住院治疗做继续评估，包括在手术室进行的伤口探查和额外的诊断性检查。

传统方法的问题

大多数这类型的住院是没有必要的，因为只有2/3的腹部刀伤患者有腹膜破损，其中2/3无内脏损伤[57]。

留观方法

留观一段时间后可以确定不需要手术的患者。患者接受医生的连续性检查，进一步的诊断测试和专科会诊。评估结束后那些没有明显腹膜穿孔和内脏损伤的患者可以在适当的伤口处理后回家。

20世纪70年代制定了穿透性腹部外伤的保守治疗方案。那些无腹膜伤口的患者经处理伤口并观察一段时间后，就可以回家而不需要住院。而腹部的刺伤合并腹膜破裂的患者，经诊断性腹腔镜检查、CT扫描或超声检查无异常，他们在留观室可以得到安全的处理[57-60]。患者在留观期间发现有严重的腹内损伤，则可以收住院；70%～90%无此类损伤的患者允许其出院回家[57,61]。枪伤比刀伤更难评估。然而，切线枪伤的患者如果其血流动力稳定，初期各检查均正常，通过留观可以不做手术。贯通伤在儿童和成人有着不同的表现[62]。最初的诊断性检查如CT检查和诊断性腹腔灌洗，只能查明儿童50%损伤，其中只有30%患者有局部压痛。对无损伤证据的患者，留观可避免不必要的手术，同时对无明确损伤证据的患者，留观也可避免漏诊。

闭合性胸部创伤

传统方法

许多因高速意外有闭合性胸部创伤（blunt chest trauma，BCT）病史的患者，需要住院，以排除心脏或肺部挫伤。

传统方法的问题

极少数因高速意外导致 BCT 而住院的患者，无初期损伤的表现而是在住院期间才发现存在严重损伤[63]。

留观方法

单纯 BCT 患者其他方面稳定，心电图正常，适合留观一段时间，以除外心肌损伤。在留观期间，对患者进行持续的心电监护，特别是评估心律失常。亦要做连续酶学测定，例如肌钙蛋白水平，以检测心肌损伤的证据。有胸骨骨折或者有胸腔损伤高危证据的患者，应当考虑做经食管超声心动图[64]。在留观期间阴性评估的患者可以回家后门诊随访。

BCT 患者在留观期间的大部分时间集中注意确定是否存在心肌挫伤及其预后。这些患者发生心脏相关并发症的总发病率很低（0.1%）[65]。伴随并发症的闭合性心脏创伤的患者通常在来诊时即有心电图异常或者 CK-MB 及肌钙蛋白水平的异常。相反地，正常的心电图和 CK-MB 及肌钙蛋白水平，则提示无临床意义的并发症[66,67]。单纯胸壁挫伤患者，无连续 CK-MB、肌钙蛋白异常或在心电监护的 6～12h 内出现心电图异常或心律失常，则不可能有并发症。

胸部穿透伤

传统方法

胸部穿透伤患者的临床表现，其严重程度不等，从严重的、致命的、需要即刻手术的创伤，至初步评估阴性且血流动力学稳定的创伤。大部分具有胸部穿透伤表现的患者收住院治疗。通常，甚至初步评估阴性的患者也收住院，以排除心、肺和大血管的严重损伤。

传统方法的问题

这种方法的准确性是受限的，因为很多有受伤证据的患者均收住院，但未见进一步恶化，亦不需要药物治疗。另一方面，某些无明显严重损伤证据的患者，检查结果阴性，初步评估后，决定是否可放回家。

留观方法

留观一段时间结合诊断性影像学诊断检查，可以提高临床决策。这样可监护小气胸或血胸的患者，以防止恶化。某些无严重损伤证据而被医生所关注的患者同样应予留观，观察是否有并发症。在留观期间，监控患者的呼吸系统和血流动力学受累情况。反复胸部 X 线摄影能发现血胸或气胸的发展情况。在留观期内出现恶化的患者需要住院。

经多项研究清晰的表明，在短期留观室内对处理无症状的刺伤患者来说，既安全又高效[68-70]。约 5%～15% 总数的患者需要住院治疗，是由于可能发生的延迟性气胸、皮下气肿、咯血或心包积气[68]。此外，大部分小气胸或血胸的刺伤患者仅需插根胸管治疗而不需后期手术干预。大部分创伤中心可以在门诊，经一段时间留观，处理许多此类患者，而不需住院。

患者的穿透伤发生在胸部心脏区域（两乳头之间）、大血管的部位或胸腹区域，通常需要加强的检查来排除不仅是心脏、大血管和肺而且还有横膈和腹部脏器的损伤。超声心动图可以探查靠近心脏穿透伤患者的心包积液或压塞。小积液的患者可以通过留观进行监护，连续检查[71-73]。然而，大量积液的患者应当手术治疗[73]。超声心动图结果是阴性的患者可以在留观室进行观察。即使只有少量积液的患者也可能经受严重损伤，所以需要高强度的监护。

急症处理

哮喘

传统方法

美国有大于 2 000 万人罹患哮喘。哮喘的急性发作是来急诊科就诊的常见原因，估计每年有大于 45 万住院病例。传统上，依据国家指南，急诊科只提供 2～4h 的治疗[74]。初步评估包括病史、体格检查、血氧饱和度、呼气峰流速和 1min 用力呼气容积。治疗的药物有 β 受体激动剂、硫酸镁和激素，适时选用。经 3～4h 治疗未缓解的患者收住院作进一步治疗。

传统方法的问题

通过传统方法，1/3 患者住院治疗[75]。这意味着估计每年有 1 200 万美元的医疗费用[76]。哮喘在急诊科传统治疗的另一个缺陷，就是就诊时间短，不能鉴别和积极治疗的具有高复发趋势的患者。这就导致反复到急诊科就医、额外的医疗费用和降低生活质量。

留观方法

对急诊科治疗失败的患者，代替住院的方法是在留观室采用 8～12h 扩张性、短期加强方案治疗[2]。随着扩张性治疗的进行，80% 此类患者可以出院回家[2]。进入留观室的入选标准是，对最初标准处理无效、持续呼吸窘迫以及对最初反应良好，但复发的风险很高（框 196-5）。提示高复发风险的适应证是，在过去 1 年内有多次哮喘相关的急诊科或诊所的就诊病史，使用多种门诊药物（包括家用喷雾器），以及症状持续时间延长[75]。排除标准包括生命体征不稳定，濒临呼吸衰竭表现（$PaCO_2 > 45mmHg$，$PaO_2 < 55mmHg$）或严重气道受限（首次吸入β受体激动剂治疗后 PEFR < 80 L/min）。排除标准还包括在留观室治疗失败相关的因素。这种情况包括近 10 天内上次急诊科的就诊，1 年内在重症监护室住院及插管治疗，近 6 个月内 3 次或以上的急诊科就诊，近 1 年内有半年多时间使用口服激素，第 3 次使用β受体激动剂后的高峰流速低于预测值的 32%[2]。

留观室的治疗是急诊治疗的延续。方法是在初步治疗后每 2～4 小时用手持雾化β受体激动剂和每 6 小时重复使用激素。患者处理长达 23h，但如果 12h 内对治疗无反应通常收住院。如患者无呼吸窘迫，仅有残留症状，PEFR 达 70% 或更高的预测值或达到个人最好值，病人可从留观室回家。出院前，应对患者进行教育和吸入技术的评估。患者应该开始像记录日记一样的记录治疗前后的 PEFR 值。应安排适当的随访监护。

1 项前瞻性随机临床试验，对急诊哮喘患者作留观与传统住院治疗的对比研究，急诊的最初 3h 或 4h 治疗未曾"中断"，结果在第 8 周的复发率无区别，但住院时间（9h vs. 59h），患者满意度和生活质量有明显差别，观察的患者平均每人节约费用 1000 美金[76]。根据以下 4 个参数，留观室治疗患者有更高的患者满意度：接受想要的服务，对他人推荐的服务，服务的满意度，与住院治疗相比的总体满意度。留观室患者也较少反映接受的医疗，沟通，情感支持，身体舒适及特殊需要方面的问题。已证明留观室可用于儿科哮喘患者的处理。那些本来需要住院的患者，30%～70% 可以在留观室像门诊患者一样成功处理[77]。

心房颤动

传统方法

心房颤动（简称"房颤"）是常见的疾病，2%～3% 的成人可以发生，是急诊科就诊患者中是最常见的持续性心律失常[78,79]。急性房颤的处理目标是血流动力学的稳定，症状减轻，防止血栓栓塞，消除心律失常，排除心律失常的严重病理病因。大部分到急诊就诊的新发房颤或者急性房颤的患者要收住院[80]。

传统方法的问题

最近，绝大多数急性房颤患者收住院的的必要性受到质疑。普遍认为大部分首次发生房颤的患者是瞬间的心律失常无严重诱因且预后良好。1 项 216 例收住院房颤患者的回顾分析，发现 1/3 患者实际上不需要收住院。

留观方法

大量临床试验已经验证新的和急性房颤患者的留观策略[81]。留观时间通常 8～12h。在留观期间，患者通过治疗纠正心律失常，评估患者病情的严重诱因。留观后，80%～90% 的患者可以回家而不要住院。

留观扩展患者的急诊评估，评估诱发心律失常的基础疾病（框 196-6）。这些包括急性心肌梗死、充血性心力衰竭、电解质紊乱和甲状腺功能亢进。急性心肌梗死可以通过 6～9h 连续心肌酶测定的累积来排除。在留观期间如有条件也可用超声心动图检查结构性心脏病。如果患者存在血流动力学不稳定，有并存疾病、心力衰竭、胸痛或明显的冠脉疾病，则排除留观行列。

框 196-5	哮喘的观察标准

急诊科标准化管理无效
生命体征平稳
第三次使用β受体激动剂后高峰流速较预测 >32%
无伴随疾病（例如肺炎、心衰）
急诊科处理成功但是复发风险仍然较高
复发的风险
    10 天内第二次到急诊就诊
    先前有气管插管或住在重症监护病房
    过去的一年住过院
    6 个月内有三次或以上到急诊就诊
    口服激素类药物超过 6 个月

框 196-6	新发房颤的观察标准

正常的电解质和血细胞计数
生命体征平稳
体检没有发现心衰
颈静脉怒张、踝部水肿、第三心音奔马律
无心力衰竭病史
无心肌缺血的症状
没有心超或心肌标志物的客观证据证明有缺血或损伤

亦可利用留观延长患者的治疗时间。急性房颤患者最初24h内的自动转复概率是50%～70%[82]。自动转复的患者存在结构性心脏病的概率很低[82]。最初8h内未能自动转复的患者可以用药物或电转复[83]。复律后患者需要继续观察。尤其是使用新的Ⅲ类抗心律失常药物来复律的患者（如伊布利特），它有潜在的严重副作用，如尖端扭转型心律失常（5%的患者）、窦性心动过缓和窦性停搏[83,84]。持续小于48h的房颤患者产生血栓栓塞的风险<1%，所以，复律的患者可放回家不需要抗凝治疗[85]。

充血性心力衰竭

传统方法

充血性心力衰竭（congestive heart failure，CHF）是极其致命的，37%男性和33%女性在诊断后2年内死亡。6年的死亡率达到男性82%和女性67%。这是同年龄人群死亡率的4～8倍[86]。在急诊就诊的CHF患者要询问病史、体格检查和各项检查包括胸部X线。初期治疗有给氧、利尿剂、正性肌力药和必要时给扩血管药物。大部分在急诊治疗的CHF患者最终均收住院。

传统方法的问题

CHF是非常普遍的，50多岁时大约1%的人受累，随着年龄而增长，到80多岁时有10%的人受累[86]。这是一个日益严重的问题；超过200万美国人罹患此病，而且每年有40万例新确诊患者[86]。每年有1/3 CHF患者需要住院，1/3是再次住院，还有1/3在2年内死亡[86]。估计每年用于心衰住院病人的医疗费用为2 800万美元。诊断CHF患者有80%～87%收住院[87-88]。

留观方法

留观是避免CHF患者住院的一种策略，可节省大笔费用（框196-7）。选择性患者可以在留观室得到安全的处理[87-89]。这些患者包括通过延长急诊短期治疗可取得高成功概率的病人。病人的病情较轻。他们应该无缺氧、无肺水肿或低血压，而且不应当有AMI、血流动力不稳定或者严重并存疾病的客观证据[87-89]。B型钠尿肽（BNP）水平在100～500pg/ml是符合留观室处理的人选，因为这些患者当中大部分都可以回家。测试结果阴性预测值>95%，阳性预测值70%～95%。此值与毛细血管楔压是一致的，而且因为其半衰期<30min，留观期间连续测试可以评估治疗干预的效果[90,91]。

治疗和评估是从急诊最初2～3h延长至23h的一

框196-7　心力衰竭的观察标准

治疗成功的概率高

临床医生判断观察是安全的，无或只有一个危险因素：缺氧、低血压或晕厥、全身水肿、肺水肿或呼吸困难

无客观证据说明是缺血或损伤：心超或心肌标志物

个连续过程。对心律失常应作持续的心电监测，因为30%的CHF患者有心律失常[92]。可以输入正性肌力药物并且教育患者防止病情进一步恶化的诱因。治疗包括持续静滴袢利尿剂（0.05～0.1mg/kg/h）达到1ml/kg/h的净体液平衡。慢性CHF急性加重的大多数患者，他们的诱因是可以被预防的，如不服药或不注意饮食。应充分利用提供给患者的教育机会，药物回顾，及必要时饮食和社会服务咨询，因为已证明上述措施可以改善治疗的依从性[93]。当患者的症状完全被控制、所有可逆的发病原因都得到治疗且稳定，病人可以出院回家，安排适时门诊就诊和随诊。通过留观，急诊医疗的重点从仅提供给CHF患者发作期的治疗转换到提供更全面的和预防性的保健。

与急诊住院相比，留观可很大缩短住院时间而且明显降低费用[93]。

脱水

传统方法

脱水经常是一种潜在疾病状态表现出的症状，并能影响非常年轻的或非常老的人。对收住院的患者常常静脉水化来纠正水和电解质紊乱，或者做进一步的诊断评价。

传统方法的问题

脱水患者总是住院治疗，因为短期急诊就诊不能充分纠正水和电解质的紊乱及全面地评估基础病因。急诊科二次就诊的患者常见原因就是脱水，原因是最初未充分的评估和治疗[94]。

留观方法

留观室治疗的目标是充分治疗水和电解质紊乱，以及查找症状的基础病因。适合留观的患者包括生命体征可接受和轻-中度脱水患者（框196-8）他们应当是自限性或可治的病因，不需要住院，伴随轻-中度的电解质紊乱。另一组适合留观的患者是妊娠剧吐的患者。不适合留观的患者是生命体征不稳定，心血管功能障碍，有基础慢性病，严重脱水或者电解质紊乱，或者不适合短期治疗的相关疾病（例如，肠梗阻、糖尿病酮症酸中毒和脓毒症）。干预方式包括静

框 196-8	脱水的观察标准

生命体征平稳
有限的或者可以治疗的致病原因
轻到中度电解质紊乱
无心血管受累
妊娠剧吐

脉补液，连续检查和生命体征、止吐。当生命体征可以接受时，症状消除，耐受口服补液以及电解质恢复正常时患者可以回家。如果患者不满足出院条件或发现有潜在的严重病理改变，那么他或她就需要住院。

感染

肺炎

传统方法

每年约 60 万患者因肺炎住院，花费将近 40 亿美元。这些患者当中大部分人在初步评估后就被收住院了。选择收住院患者时，医生们总是依赖于自己主观的准则，如患者的临床表现[96]。

传统方法的问题

肺炎的住院率有很大的变化[97]。急诊医生倾向于过高的估计肺炎患者的死亡风险，这就导致很多没必要住院的低风险患者也被收住院[96]。

留观方法

适合留观的患者可能是医生担心门诊处理效果不好的那些病人（框 196-9）。这种担心可以是根据医生临床经验判断或者疾病指数的严重程度[96]。制订一项"精细和相关因素"预测标准，以估计哪些肺炎患者可能有高死亡风险。他们回顾了 14 000 位因肺炎住院的患者的医疗记录，确定了 14 个重点临床变量（如年龄、性别、并存疾病、生命体征和精神状态）和 7 个关键实验室变量（如血尿素氮、血糖、血细胞比容、动脉氧分压和胸部 X 线所示的胸腔积液）。然后，他们计算这些变量中的每一项的累积总

框 196-9	肺炎的观察标准

死亡风险低（1%~5%）：临床判断或严重程度指数
没有产生不良后果的危险因素：有免疫功能低下、神经肌肉障碍、肺结核、囊肿性纤维化
无客观证据说明是缺血或损伤：心超或心肌标志物

积分（PSI 指数）然后将患者归入从 I 级开始的 V 级死亡风险分组中的一组，其中包括可以在门诊治疗的低危组（60 天的病死率 <0.5%）到应当按照住院患者治疗的高危组（60 天的病死率 >30%）[98]。III 级患者是中危，通常一半住院治疗一半在门诊治疗。通过使用 PSI 来将患者危险分层，医生可以避免将低危的患者收住院。中危组患者（III 级）是留观的最佳人选，经一段时间观察可决定是否需要住院。当用 PSI 进行判断时，不管病人风险等级，一些患者不适合留观而应当住院：有免疫功能缺陷、肺结核、高度怀疑肺栓塞或缺氧（表 196-1）。

表 196-1	肺炎严重指数运用于住院决策

步骤 1：评估所有患者的动脉氧合

脉搏血氧饱和度 <90% 或氧分压 <60mmHg

是：建议住院治疗
否：进入步骤 2

步骤 2：有以下表现吗？

- 患者 ≥51 岁
- 同时存在步骤 3 中的医学情况
- 步骤 3 中所列的体格检查结果

是：进入步骤 3
否：危险等级 I，进入步骤 4

步骤 3：计算风险数值（适用因素的分数总和）

风险因素	分数
人口统计因素	
年龄（女性：年龄 -10）	
护理在家的居民	10
伴随的疾病情况	
肿瘤	30
肝病	20
充血性心衰	10
脑血管疾病	10
肾疾病	10
体格检查结果	
精神状态改变	20
呼吸频率 ≥30/min	20
收缩压 <90mmHg	20
体温 <35℃ 或 ≥40℃	15
脉搏 ≥125/min	10

表 196-1　肺炎严重指数运用于住院决策（续）

实验室和影像学表现	
动脉血 pH < 7.35	30
BUN ≥ 30mg/dl	20
血钠 < 130mEq/L	20
血糖 ≥ 250mg/dl	10
血细胞比容 < 30%	10
PO_2 < 60mmHg 或 O_2 sat < 90%	10
胸部 X 线示胸腔积液	10
总分（所有分数的总和）	

步骤 4：治疗初始站点的推荐

风险总分	风险级别	治疗站点
不适用	I	门诊
<71	II	门诊
71～90	III	观察
91～130	IV	病房
>130	V	病房

BUN，血尿素氮。

留观期内，给患者使用抗生素、氧疗和脉搏血氧饱和度监测，水化既可以口服也可以静脉给予。经 10～12h 留观室治疗后，患者被再次评估并作出处置决定。在留观阶段恶化或者留观后吸入室内空气条件下血氧饱和度 <90% 的患者，应当住院治疗。

肾盂肾炎

传统方法

肾盂肾炎是一种严重的感染，经常收住院，给静脉输液和抗生素治疗。

传统方法的问题

据回顾性判断，许多住院的肾盂肾炎患者并没有疾病。此外，很多肾盂肾炎的患者发生并发症的风险也很低。

留观方法

留观适用于成人、非妊娠期妇女，她们是无合并症的肾盂肾炎。患者接受首剂静脉用抗生素、静脉输液、止吐和退热剂。实验室检查包括全血细胞计数、尿液检查、尿和血标本培养。临床情况稳定并且能够耐受口服补液的患者可以在治疗 12h 后回家。

已经表明，经留观的选择性肾盂肾炎患者转到门诊处理是安全而有效的。只有 5%～25% 的患者经一段时间的留观后需要住院[99-100]。到第 3 周复查时，2%～6% 的人因产生并发症而需要住院[99-100]。经过一段时间的留观和随诊评估，选择性肾盂肾炎患者能够得到成功的治疗而不需要住院[100]。

本章参考文献请参见 http://pumpress.bjmu.edu.cn/eduservice/3419.html

第197章 急诊超声

Vivek S. Tayal and Casey M. Glass

陈国庭 译　孙贵新 刘中民 校

概述及定义

急诊超声（ultrasound，US）是在病人床旁同时操作与解释声像图检查，以聚焦方式诊断、监测以及治疗急诊疾病[1,2]。

急诊超声是由急诊临床医生操作[1,3,4]。尽管操作者一般是急诊医生[1,3,4]，但可能是急诊医生助手、执业护士、急诊住院医生，或者培训过的急诊护士或院前高级急救员（paramedics），他们都必须在受过培训的具备执业资格的急诊医生监督下进行[5,6]。受过高级超声影像培训的急诊医生也称为急诊超声医师。急诊超声检查通常在院内急诊科操作，但也可以在医院其他病区、独立运作中心、院外转运如救护车或直升机、灾难事件、军队、国际救援及遥远场合如太空、海洋或者医疗救助受限（或缺如）的陆地中心[1,7-14]。

急诊超声是一特例，由临床医师操作，同时还要说明体检结果及作出临床结论[1,15]。这不同于其他专业，如放射学、心脏病学、妇产科学，这些学科通常采用1名培训的专业技师来操作，1名专业医师阅读检查结果[16,17]。

急诊超声检查通常局限于急诊情况下症状、体征明显的躯体部位或器官，并不是检查所有病理状态。另外，超声检查可能存在局限性，或者产生假象，导致诊断困难。这种局限性主要在于操作医生的经验和技术。

历史

许多国家经过半个世纪科学研究的努力，超声于20世纪50年代在临床上开始应用，医生主要兴趣在于超声具有常规影像检查不具备的优势，包括无创、无离子放射及高分辨率[17]。

20世纪80年代急诊医生开始使用超声，作为排除"隐匿性"急症的诊断方法，如异位妊娠、腹膜腔出血、心包积血、胆石症、肾结石及主动脉瘤。由急诊医学教育学会制定示范课程作为急诊超声项目的初步正式指导[18,19]。由于受到院内传统影像专业如放射科及心脏科的抵制，美国医学会、美国急诊医师协会（ACEP），提出了解决办法，建议医院执业资格委员会应该遵循超声基础资格的专业特别准则[20]。

专业特别准则由急诊医师协会于2001年制定，规定了急诊超声的使用范围、培训途径、取得资格前要培训的项目、质量保证以及文档指导原则，还有培训大纲[1]。迄今，95%以上的急诊医学住院医师教学超声，接近30%的社区医院为急诊医生装备了床边超声[21,22]。包括操作规则在内的新应用正在制定中。

培训、资格证及认证

急诊超声是急诊医学住院医生评估委员会规定的急诊住院医师应具备的三项能力之一[6,23,24]。对于执业急诊医生，最初的培训常常通过一段时期的监护下继续医学教育课程替代[1,25]。

超声应用物理学及仪器

从概念上讲，超声在20 000Hz以上，超声波是一种机械性长波，能够穿透各种介质。超声具有动能，因此所有应用这一技术的人员应该根据操作原则合理的应用，限制超声使用时间[26]。

超声波具有波幅、波长，通常以μm计算。当今诊断超声换能器每秒能发出百万个波或MHz。变频器的频率可以较正以改善成像质量，降低频率牺牲分辨率来穿透更深的组织，相反，提高频率改善分辨率，却不能穿过深部结构。

M超可以显示从时间和距离上的接受波，通过发射穿过组织的一维线用来计算率、速度和距离。最熟知的是B型超声或者灰度超声，监视仪成像为由黑到白的灰度影像，以反应超声波的高低。当声音碰到反射界面时，即以更高波幅返回给换能器以继续穿过组织。另外，声音通过换能器可以增强、折射及回响。这些反射或无反射在两个平面上产生灰度图形形成二维图像。

通过改变总增益或者在某些深度改变增益量，即称为时间增益补偿（TGC），可以调整图像的亮度，以此可以在不同水平上使多个离散的声音放大。通过增加不同水平的整体增益和TGC，可以调整返回信息的损失。

超声分辨率可以描述为轴向的，即沿着传感器的长轴，或者描述为侧向的，即垂直于传感器的长轴。通常情况下，探头频率较高，产生较高的轴向分辨率。传感器的焦点是超声束产生最佳横向分辨率的图像区域。从探头到焦点的区域称为近场，从焦点到图像被称为远场。最佳图像质量由人为因素造成的最大降低发生在焦点上。

聚焦区为增加分辨率可以扩大，但帧率（在屏幕更新图像的速率）将减少，导致慢动作图像成像，移动组织的成像更差。为获得更好的侧向分辨率，也可在传感器的边上，将一个扇形的探头改为线形探头（弯曲的腹部或相控阵换能器）。

有些机器允许动态范围的调整，这是初始强度和最终返回的回声强度的比率。调整的动态范围允许更多的对比（例如，超声心动描记术）或更多的灰度（如软组织）。谐波是另一种技术，可以侦听发射频率的倍数，并经常使扫描屏幕附近图像清晰，如在胆囊、心脏的心尖或皮肤软组织。

多普勒超声显示移动结构的速率，如典型的红细胞，从而代表流量。彩色血流多普勒显示方向（红色或蓝色的颜色代表相反的方向流动）和流速（亮度的颜色，其中闪亮的是更高的速度）能量多普勒或能量血管成像也表示一种流速，但它只描述流量而不描述方向。

当探头的方向和声波垂直于对象时，灰度超声有最好的分辨率，因为声音被反射回传感器。探头平行或<60°的血流方向时，多普勒超声具有最佳的分辨率。这通常意味着通过倾斜调整探头，可以产生更好的图像。

其他超声专有词汇和常用概念见表197-1。

表197-1	常见概念

窗——探头接触的身体待检查组织部位
无回声——无声音（黑）
回声——有声音（白）
强回声——反射声比邻近组织多（回声增多）
低回声——反射声比邻近组织少（回声减少）
伪影——回声被反射障碍阻挡
增强——由于速度增加而回声增强，常见于充满液体的结构，如膀胱或胆囊
混合回声——一个界面由多种反射常常是平行的反射所导致的伪影
镜像——传播速度造成的重复图像，在强的反射体外（如横膈）所产生的镜像
边缘囊性阴影——在囊性结构边缘所见的反射性伪影，引起人为的阴影
束宽阴影——一种体积平均性阴影，在无回声结构或者空间下面引起的人为的回声

设备

超声仪器多种多样，包括掌上应用、办公室用、车载用，以及联合使用。超声仪器具备控制增益大小、深度、冻结和打印，或者获取图像的功能。另外一些控制功能包括TGC、帧频、测量、动力学范围、M超、动力-多普勒、彩色多普勒、光谱多普勒、病人ID、变频选择及图像回顾。图像以数字静态形式、数字视频剪辑、热纸静态及DVD或视频记录形式产生。

目前可选择多频率探头，根据需要通过不同频率以增加组织穿透能力或图像质量，探头设计及探头接触面可分为三种类型：水平线性排列探头、曲线排列探头、相控阵探头。水平线性排列探头牺牲视野宽度获得侧方高分辨率平面或直角图像。曲线排列探头牺牲侧方分辨率，通常用于深部组织穿透，如孕妇及腹主动脉瘤的检查。腔内探头是一种高度弯曲的线性探头，最常用于阴道内检查。相控阵探头与曲线排列探头比较具有较小接触面积，常用于心脏评价，但也用于腹部研究，能提供优质动态结构的图像，但静态结构的分辨率较差。

应用及分类

1994年，SAEM将超声广泛应用于腹部、心脏、妇产科及其他特殊部位[18]。2001年，ACEP提出专科指导建议，应用分类包括创伤、孕妇、腹主动脉瘤

（AAA）、心包积液及心脏搏动、胆道、肾及操作性应用[1]。最近研究显示急诊超声用于诊断深静脉血栓及气胸[4]。新的应用包括软组织、眼部和骨骼肌肉组织[27-32]。急诊医生正在进行经颅多普勒超声治疗性应用研究[33]。

社区急诊医生最常用的超声依次为创伤、心血管（心脏停搏、心包积液）、腹主动脉瘤（AAA）、盆腔、胆道、操作性、肾及DVT[22]。

超声可以作为各种操作性引导，如血管方面、躯体脏器（如胸腔穿刺、穿刺抽液、心包穿刺）、关节穿刺、腰穿、脓肿引流、神经阻滞和其他经皮操作技术[4]。

急诊超声作为临床路径或者流程应用，以快速识别或排除各种急诊情况[34,35]。

创伤超声

创伤超声检查称作创伤超声重点检查（FAST）[4,36,37]。创伤检查主要集中于腹膜腔间隙，评估腹膜腔内出血，采用左侧腹部、右侧腹部及盆腔窗口检测腹腔内游离液体及渗出[38,39]。新的用途包括EFAST（扩大的FAST），用以评估可能的气胸，还包括FASTER，用于评估四肢创伤[40]。

FAST检查是基于腹腔内流动的液体聚集于腹腔间隙内[41,42]。超声阳性的液体体积依赖于创伤的部位及超声探测的位置，需要在250ml或以上，来自盆腔近600ml液体可会出现阳性条带[43]。心包积液包含心包脏层及心包腔。积液达到一定程度，心包间隙的压力增加，引起心脏压塞[44]。通常，病人如果没有心包炎症，50ml可以引起动力学安全问题。但是，心包撕裂会引起假阴性结果。超声可以监测胸腔积液，但取决于躯体的位置[45]。气胸的检测是基于正常脏层与壁层胸膜超声移行线的消失。

躯体创伤超声检查的适应证（通常称为EFAST）包括受伤的或有疾病的病人：病理性腹腔内积液（典型的血性腹膜腔、尿性腹膜腔、胆汁性或肠内容物性的）、血性心包积液、血胸或气胸[46]。腹腔积液、心包积液及胸腔积液通常是无回声的，但伴有血凝块时根据血凝块的时间可以出现回声改变。与腹腔和盆腔充满液体时比较，腹腔内游离液体通常具有锐性边缘及不规则形状，但是多数内脏或血管性结构都具有内在平滑椭圆形轮廓，很少突然出现边缘变化。

FAST技术应用低至中频探头（2～5MHz）评价可靠的腹膜腔、胸腔和心包腔，它包括以下一系列切面：右侧腹切面用于评价肝肾间隙，也被称为莫氏腔（图197-1），右膈下间隙和右侧肋膈角；左侧腹切面

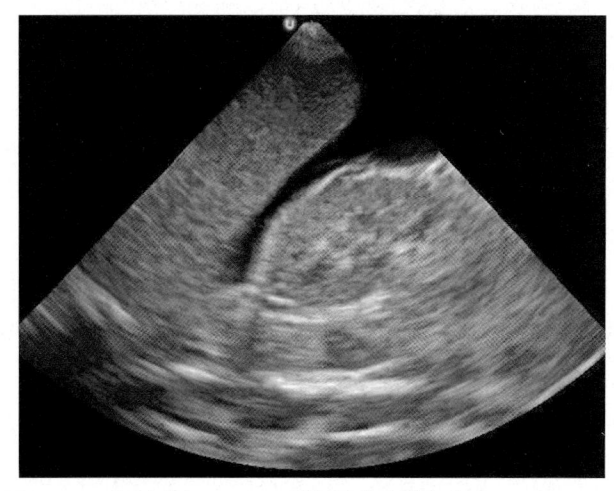

图197-1　右侧观察Morison窝的腹膜腔游离液。

用于评价位于横膈和脾周围的脾周间隙，脾肾间隙和左膈下间隙；耻骨弓上切面用于评价女性的陶氏腔和男性膀胱后隙，这需要充盈膀胱后将探头置于耻骨弓上进行扫查，其他切面还包括结肠、尿道周围与下腹后壁之间的斜切面，可以观察到肠壁间的游离液体[47]。

标准心脏切面包括肋间的横切面，可形象显示心脏的四个房室及心包腔，肋间的切面可用以评价心包腔和下腔静脉，下腔静脉的内径和塌陷指数可以表明右心压力，胸骨切面图像观测心壁、肥胖病人的心包前后部是一个较好的选择。

肋膈角斜切面可以较形象地显示胸膜腔积液，评估气胸时用低频探查深度，而高频探头通常可获得较高分辨率，发生于前部的气胸将探头置于胸前第2肋间隙，较大范围的气胸和胸腔积液于腋下扫查。

FAST检查的敏感性为60%～99%，特异性为80%～99%[48-50]，高度的敏感性在临床研究中常被作为较经典的标准而用于每项临床研究，而且以较高准确性用于临床结论。创伤超声并不适用于所有的腹膜损伤，而且介入性检查用于未诊断患者的必要性尚未进行研究。随机抽样表明，超声引导介入降低了死亡率、手术时间及病人费用，在手术后复苏过程中进行FAST检查其发病率是降低的[51,52]，而超声应用的确会大大增加剖腹手术的成功机会[53]。

心血管病人应用超声检查会减少治疗时间、降低死亡率[44]，纵隔损伤病人目前应用食管超声检查较为普遍[54]。心包积液的病例可以采用多种精确诊断方法[55]。与胸部X线平片和CT检查相比，超声诊断气胸具有高度的敏感性和特异性[56]。

某些患者群体在FAST评估中并不理想。一些明显的胸部创伤包括心包和其周围的腹膜损伤病人，FAST检查看起来非常有效[57]，但腹部创伤病人早期

检查中，急诊超声灵敏度不高，主要因为早期肠管损伤没有腹腔积血[58,59]。

儿童与成人的FAST检查精确度基本相似，但要注意的是许多儿童伤者可以使用血管造影[60]。在产科病例中，极少发现适宜的灵敏性和特异性，分娩和胎儿存活率在早期产科处理过程中是必要的[61]。

骨盆骨折的病例中，结果复杂，灵敏度20%～80%[62-64]，更要注意的是，探查到盆腔内的游离液体是因为膀胱损伤而不是血管损伤引起的盆腔积血，因而造成疑惑，无法判定是否剖腹手术或盆腔手术。另外，四象限FAST检查无法确诊腹膜后尿道损伤。

盆腔超声

急诊医生普遍开始应用超声处理异常妊娠[65-69]。通常，盆腔超声用来确诊子宫内妊娠情况，因此对于大多数的异位妊娠可以间接提示诊断[70,71]。另外，还用于观察胎儿发育、流产、异位妊娠、葡萄胎妊娠等。非妊娠盆腔急诊检查包括输卵管卵巢脓肿、肿块及血压不稳定病人的腹腔积血[72]。

早孕期超声检查的临床价值，不仅可以判断胎儿大小及存活率，对存在异位妊娠症状和体征者还可以发现有无异位妊娠的发生（图197-2）[70]。典型的宫内妊娠是宫腔内包含有卵黄囊和胚芽的妊娠囊，胚胎或胎儿停止发育的超声表现为胎芽＞5mm无胎心搏动或胎囊直径＞20mm而未见胎芽。葡萄胎妊娠时，宫内蜂窝状强弱不等回声未发现妊娠囊结构，同时βhCG滴度大大高于正常，异位妊娠时在子宫腔外发现环状结构或包含有卵黄囊和胚芽的妊娠囊或者是孕囊位于子宫内的非常妊娠位置，如子宫角部或宫颈内[73]。

除外子宫内妊娠、胚胎死亡、葡萄胎、宫外孕，有一类称为"不确定"，可能发生于20%的孕妇病人，在孕早和孕中期就诊于急诊科。异位妊娠发生率为1/5 000，并通过相同的技术和定义进行检测[74]。

盆腔超声是指经腹部或阴道部位。经腹部超声是用低频探头放置在下腹部耻弓上部。理想的情况下，患者需要膀胱充盈，但如果患者子宫较大或较瘦，并不需要膀胱充盈。先进的腹部超声技术观测的范围较广，包括整个盆腔及较深部区域。经阴道超声，观察同样的器官膀胱最好排空。经阴道探头是高频，有非常好的方向性但穿透力较差。早期的子宫内妊娠囊中的卵黄囊和胚芽可以很早被发现，发现异位妊娠也较准确。经阴道超声可诊断到7ml的腹水，经阴道超声可替代穿隆穿刺终止异位妊娠。

急诊医生利用盆腔超声较快诊断不正常的异位妊娠并进行手术，在早期诊断过程中，减少了诊断时间，患者可以得到及时、安全的治疗[66,68,75-78]。

盆腔超声诊疗不孕症特别是卵巢输卵管囊肿方面非常准确，可以及时诊断、治疗女性病人腹痛[79]。

心脏超声

实际上，急诊医生普遍非常重视应用心脏超声。包括诊疗心脏骤停、心脏血流状态、创伤、胸痛、血压过低和作为辅助导引。心脏超声常常与常规诊断方法结合在一起诊疗呼吸困难或血压过低患者。

心脏超声使用专用探头观察胸部和腹部。典型图像包括肋下四腔、长轴图像、胸骨旁长轴图像、胸骨旁短轴图像、心脏四腔。尽管急诊医生常用肋下图像进行FAST检查，但胸骨旁长轴图像观测左心室是一个较好选择[80,81]。此外，心脏四腔图像极好地提供了左、右心室的数据和状态。

急诊医生应用心脏超声可以很准确观测心脏血流状态（图197-3），包括左心室活动状态，评价休克

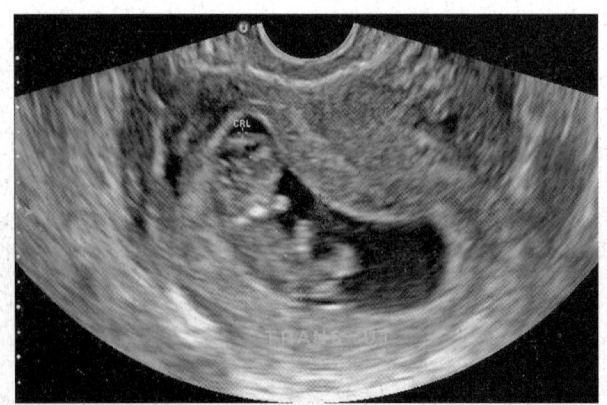

图197-2　经阴子宫内胎儿扫描图像。

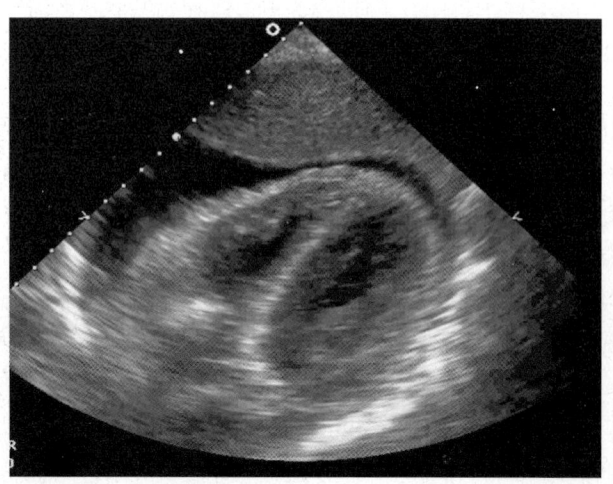

图197-3　肋下心包流出图像。

状态。此外,心脏超声被用来测量呼吸困难患者的心血管流量、心脏血液心输出量。

心脏超声被用来观测心脏骤停患者的心脏停搏、PEA(心脏停搏与无脉电活动)状态[82-86]。在心脏停搏状态,应用心脏超声监测 PEA 或接近 PEA 的心脏血流效果较好[84,85]。PEA 或接近 PEA 状态的两项研究表明没有心脏超声诊断后果很难预料[82]。

心脏超声诊断可以观测到心室纤颤和心肌组织紊乱造成的无明显脉搏现象确诊假性心脏停搏[86]。当病人起搏、经外部皮肤起搏或经静脉起搏,心脏超声可以检测到室性数据。也可以诊断气胸及可治疗的心脏停搏病人[83]。

急诊医生利用心脏超声诊断心脏内部及外部创伤心血管病人[87],在呼吸困难、心血管方面诊断极其准确[88]。在心脏外伤方面,应用心脏超声可以较快地有效介入并减少病人死亡率[44]。心脏超声诊断血管钝挫伤也较准确。应用心脏超声可以显著减少病人住院时间及费用[89]。

心脏超声广泛用于诊断心血管、房室扩大、胸痛[90]。在胸痛方面,心脏超声被用来诊断心肌梗死、肺栓塞、心室纤颤、大动脉手术、气胸、胸骨骨折[87,91,92]。

超声诊疗已经被作为先进的手段诊断不明原因的血压过低的患者[93-97]。心脏加上腹部超声可以清晰观察到血流、整个心室活动、心室腔的大小数据、下腔静脉的尺寸及受血压波动的变化、腹水、腹主动脉瘤。综合超声可快速地将诊断困难的病人的类型加以区分。高动力心室的活动状态常用来诊断败血症、脓毒症[97]。

心脏中心压力可以用来诊断下腔静脉大小和衰退性[98,99]。有几项研究表明这项技术诊断失血过多及失血容量的准确性非常高。相关研究也表明在中心静脉压和下腔静脉测量数据也对失血病人诊断有帮助,心脏组织方面的测量数据要比下腔静脉测量数据对病人更有帮助。

心脏超声也常引导经静脉心包引流穿刺术。经静脉插入导线一般放置在中心静脉内,放置到右心室尖很困难。心脏超声可以通过实时图像监控引导其穿过心脏三尖瓣到达右心室端部。超声还可以记录心室内影像资料。探针可插入剑突下的空间以应用上述二者。

腹部血管超声

腹主动脉瘤是另外一种静态疾病,急诊医生已经使用超声检查患者的胁部、腹部,或根据一些老年患者背痛和不明原因的血压过低推断这种病例[100-103]。超声也常用来诊断异常的心脏和腹部主动脉壁夹层形成[104-106]。

超声图像常用来观测剑突下部到脐部之间的直径超过3cm 的大动脉(图197-4)。观测肾下动脉瘤,必须在隔膜与主动脉分叉之间观测主动脉。纺锤形动脉瘤非常常见,但囊状动脉瘤也很常见,因此需要比较两者横断面和纵向面的图像[107]。如果发现动脉瘤,腹膜 Morison 窝图像常用来诊断腹腔积液。

急诊医师在腹主动脉瘤的诊断过程中使用超声所显示的精确图像与其他的影像方法及剖腹手术比较[100-102,108],超声能够有效指导诊断老年患者后背下部疼痛。在急诊室屏幕上播放超声影像资料也是非常高效的[109]。

诊断主动脉壁夹层形成要综合腹部和心脏超声扫描[106]。在主动脉内腔,线性有回波瓣膜容易误诊,彩色多普勒在瓣膜的不同侧可能检测不一样的流量。心脏超声可以观测出不明原因的心包积液、主动脉根部膨胀、主动脉瓣闭锁不全、在主动脉升支内有线性回波瓣膜、主动脉弓(通过胸骨上凹)或降主动脉。

胆囊超声

胆囊超声在急诊中常用来初步诊断胆结石和胆囊炎[110-112]。超声上常用二维技术观察胆囊及周围组织。完整观测胆囊要包括整个胆管及结石在胆管内腔阴影。有些图像结石没有阴影像泥沙样结石,但回声显示胆囊里充满结石。胆囊炎一般表现为胆囊膨大、胆囊壁变厚、Murphy 征、胆囊周围存在液体。不流

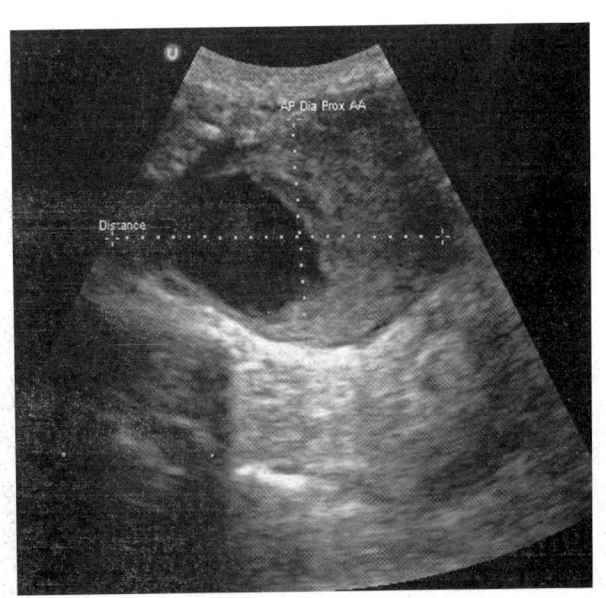

图 197-4 巨大腹主动脉瘤的腔内凝血回声。

动的结石在胆囊颈部非常可能引起胆囊炎[113]。正常人胆管>6mm，60岁以上老人10mm左右可能意味着是胆总管结石。超声诊断胆管病非常快速准确，胆结石诊断敏感性是94%，特异性是96%[110,114,115]。超声诊断胆管疾病是目前主要的检测手段[112]。

肾超声

早期诊断于诊断尿梗阻的方法之一就是应用肾及泌尿系统超声，尿路梗阻常导致肾盂积水。缺乏电离辐射和快速肾超声使其成为观察腹部一侧、后部及腹股部疼痛的较佳选择。

二维超声检查肾重点观察肾盂膨胀及骨盆内两侧肾。此外，多普勒可清晰地看到膀胱结石阻断引起肾盂积水，而膀胱口无阻碍。病人常常出现身体一侧疼痛，而且疼痛的一侧并不是有问题的一侧，因此探头需要放置在后背备用。膀胱影像在耻骨弓上的位置可清晰显示出来，不需要用超声设备专门测量。

超声诊断肾盂积水的敏感性为83%，特异性为92%（图197-6）[116,117]。泌尿道梗阻可以非常容易与肾结石区别开来[118]。超声可以用来诊断充盈膀胱的问题，并引导Foley导尿管导尿[119-124]。

四肢血管超声

肢端水肿常常用超声观测是否是深静脉血栓。急诊医生挤压法辅助超声鉴别深静脉血栓[125-128]。

两端挤压技术主要是大腿和腿弯部静脉施压，三段挤压技术在关节处施加压力用来观测大腿浅表及深部静脉血管（图197-7和197-8）。经实验，因为无法对锁骨下静脉施压，所以上肢静脉观测有局限性[129]。

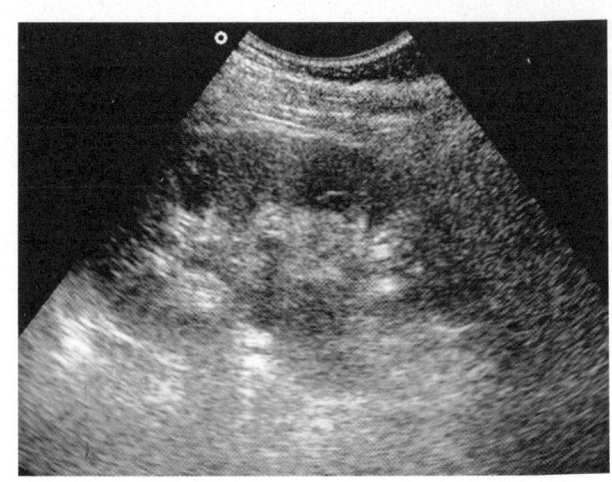

图197-6　肾盂和肾盏积水。

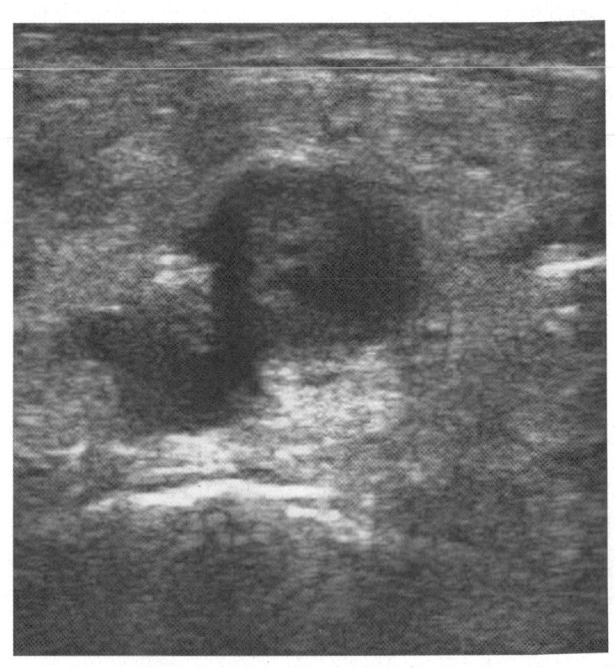

图197-7　下肢深静脉腘静脉血栓形成后分层血栓的压缩超声。

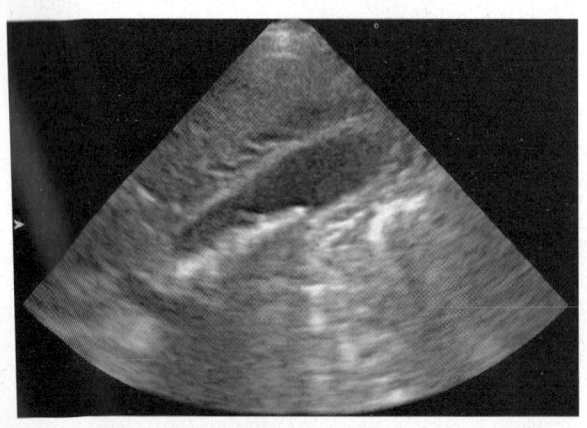

图197-5　带有后方声影的胆囊结石图像。

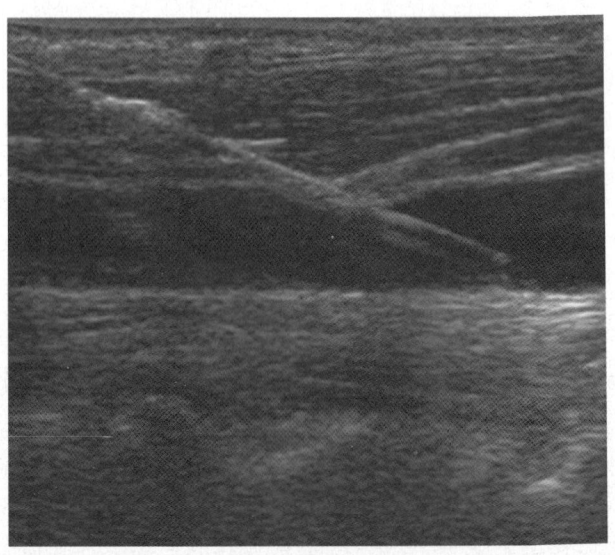

图197-8　超声引导下的颈内静脉穿刺。

根据实践经验，这项技术的准确率范围为70%～99%[130,131]。因为医生排除了深静脉血栓，医院在这方面对急诊病人的收费和时间都已减少[132,133]。

胸部、气管超声

胸部超声应用包括诊断胸膜积水、气胸，以及其他肺部病症。胸部超声技术使用低频探头诊断胸腔积液，用高频探头探测组织及相关差异。胸腔积液在横膈膜上是无回声的。此外，肺部组织回声有差异。通常，内壁和组织可区分开来，很少分辨不清[134,135]。胸膜粘连、慢性肺部疾病及气胸初期容易混淆。气胸常常造成肺部与胸膜壁分辨不清，但呼吸可以在二者之间产生空隙[136]。超声诊断早期气胸准确率远远高于胸部X线片，但24h后准确率下降[137-139]。

严重肺炎、肺积水实变会产生"肝样"回声。肺胸膜炎常被诊断为一般炎症。

肺水肿会有拖曳阴影，在胸膜壁和肺部之间是有差异的。通常观测肺部边缘，肺上部淤塞增强与肺其他部分有区别[140,141]。

气管超声引导气管插管已经被证实有较好的敏感性和特异性[142,143]。经过证实的图像证明，连续动作可引起气管内管颤动，但静态的超声缺乏准确性[144,145]。这项技术可应用于病人心脏骤停或不确定的潮气末二氧化碳，与胸部X线对比应用于小儿患者可以减少大量诊疗时间[146]。

眼部超声

眼部超声已经应用于诊疗眼疾，如视网膜脱离、视网膜出血、玻璃体出血、眼内异物、晶体脱离和眼窝后部出血[30]。眼睛适合超声诊断，透过眼睑超声浅灰度能够清晰区分眼球前部和后部结构。另外，眼球后部的眼睛神经鞘直径也可以被测量出来，以此反映出颅内压力[32,147-149]。

软组织超声

超声在软组织区域应用更多，不包括手和足，骨骼在皮肤、皮下组织下面无气体。软组织超声已经用来区分蜂窝织炎和脓肿，并用来发现异物和疝，诊断其他的软组织疾病[27,28,150]。用高频线性探头能够诊断出正常软组织和异常区域的区别。蜂窝织炎或瘤腺体会在脂肪颗粒之间产生圆形回声图像。脓肿在皮下层会产生不规则的低回声区域并与皮肤连接在一起，超声诊断软组织疾病如蜂窝织炎、脓肿、坏死性筋膜炎[150-153]。在软组织脓肿研究规程中，临床敏感性为86%，特异性为70%，也有统计敏感性为98%，特异性为88%。经门诊诊断的蜂窝织炎，有一半病人再经超声诊断，结果并不是蜂窝织炎[27]。

超声区别蜂窝织炎和脓肿可应用于诊断扁桃体脓肿，它能用于指导扁桃体吸引术[154]，也用于诊断早期软组织Ludwig咽峡炎和脸部筋膜炎[155]。

诊断组织内异物可以观察异物产生的变化回声和异物下的不规则回声图像。金属异物可产生特有的强回声和超声碰到金属的声音。超声诊断疑似异物的准确率会有变化，实验的准确率好于临床[156-158]。水浴法可以帮助诊断浅表的异物[159]。

骨骼肌系统超声

骨骼肌系统超声应用主要是集中在关节积液和骨折。超声在探测关节积液、浆膜腔积液和引流积液过程中是非常出色的[29,160,161]。不同类型和年龄，关节积液有无回声非常明显。超声诊断韧带受伤、肌肉撕裂和大量出血都有报道[162-164]。通过有无回声诊断肌肉和肌腱异常是非常复杂的，常用来作为辅助诊断手段。肌腱组织在关节周围是非均质纵向纤维，病变的肌腱图像有裂缝同时不连续。肌肉回声较弱。与正常图像比较，撕裂部位和出血部位会显现为明显的阻碍物[164]。水浴技术观测浅组织像非常好。

另外，骨骼典型影像和阴影可被用来描述正常骨骼及其轮廓。诊断骨折要求识别骨皮质的缺陷[40,164-166]。观察骨皮质对骨折诊断非常有意义。比较对侧也很有用。

超声能够准确诊断骨折、关节积液和血肿[160,167-169]，这样能够准确预测指骨骨折[169]。其他骨折研究包括股骨骨折、胸骨骨折、肋骨骨折和前臂骨折[40]。

超声还对麻醉阻滞和血肿处理有指导作用[170-172]。

颅脑多普勒超声

内科医生过去曾用颅脑多普勒超声查看大脑的异常血流图像来诊断脑中风。而更先进的做法是，用定相的阵列探头探测颅脑，彩超和频谱多普勒探测颅腔内不同层面的血管来诊断异常图像[173]。

睾丸超声

睾丸超声是目前比较先进的一种手段，用高频探头比较精确、形象检查出正常和有症状的病例。睾丸超声可以非常清晰显示正常睾丸的内在构造，特别是睾丸静脉及动脉血流图像。相对正常睾丸出现的睾丸内血管变形、扭曲，可以诊断为附睾炎。统计 36 位睾丸疼痛病例，包括 3 位睾丸血管变形病例，有经验的急诊医生准确诊断睾丸疼痛病例敏感性为 95%，特异性为 94%[174]。

腹部肠管超声

超声诊断阑尾炎、憩室炎、肠部疾病是目前超声界非常感兴趣的一个领域。很多经验被用来收集并开始定量应用诊断阑尾炎，敏感性达到 67%，特异性达到 92%[175]。超声诊断憩室炎、疝正在逐步应用[176,177]。

超声引导

2001 年，AHRQ（美国医疗保健研究与质量局）发表了一篇医学报道"人人会犯错"，这篇报道阐述了如何促进病人健康[178]。建议超声规程加强颈静脉超声诊断的研究。从此，超声诊断在急诊领域迅速推广，特别是在血管方面。

超声有多种导向。可分为静态的或动态的[179]。在解剖领域倡导静态，因为许多角度、尺寸大小需要标出。但穿刺领域要求实时监测、图像动态准确。

二维观测静脉导管介入，可以清晰观测静脉横断面环状结构、纵向方向和静脉横切面直径，在横切面上，探针纵轴与血管横断面组成二维坐标（90°），在这个坐标中可以引导探针方向，观测探针深度。在纵轴方向，可以引导探针方向，并给出探针深度和轨迹数据。

超声引导介入已经广泛应用和推广[180-182]。AHRQ 和国家卫生临床优秀机构两协会都提倡应用超声引导介入[183,184]。超声静脉引导介入被认为是最好和最安全的手段[180,185]。

内科医生认为超声介入尚存疑虑的地方是，静脉与动脉重叠在一起、血管的直径、腔内血栓及血管栓塞[186]。急诊、危重病特护、放射学领域都在对颈内静脉超声介入进行研究[187]。在急诊领域，很少讨论过去是否应用超声介入，而是设法提高不易介入病例的成功率，首先，减少介入过程时间，减少超声引导颈内静脉插入可能引起的并发症。

股静脉介入已经应用于心脏病患者，导管介入并发症逐渐减少，成功率逐步提高[187]。多种股静脉导管介入成功的操作方案已优化应用，包括改变仰卧位，通过髂静脉增加股静脉压力[188]。

表 197-2 超声引导下各种急诊操作

超声	操作
血管方面	中心静脉[182,210,211]
	颈内静脉
	锁骨下近腋静脉
	锁骨下和锁骨上入路
	股静脉
	外周静脉[193,197,212]
	贵要静脉
	肱静脉
	头静脉
	前臂静脉
	骨髓穿刺[213]
	动脉置管[198,214]
	桡动脉
	动脉采血[215]
体液收集	（放液）穿刺术[216,217]
	胸腔穿刺[218]
	心包穿刺[219]
心脏	起搏器植入[220-223]
肌肉骨骼	关节穿刺[29,224,225]
	髋关节
	膝关节
	其他关节
	骨折复位
	异物取出[226]
	腱鞘注射[227]
软组织	脓肿引流[228]
	疝复位[229]
麻醉	内斜角肌间
	外周神经
	腋神经[192]
	股神经[230]
	血肿阻滞
气道	气管插管[231-234]
泌尿膀胱	持股上穿刺及造瘘术[237]
	Foley 管置入[238]
神经系统	腰穿[239-243]

超声不提倡锁骨下超声介入，因为这里缺少合适的部位插入到锁骨下静脉。在这里，锁骨成为导管插入静脉的阻碍。但是，很多横向旁边的位置，都通向

腋窝锁骨下静脉这个枢纽，在胸廓内可以看到这些静脉[189,190]。虽然这里可以穿刺，但将导管插入胸部内的软组织是个非常困难的挑战[191]。锁骨上窝适合插入，锁骨下沟和上臂静脉都可以插入[192]。

对一些治疗难度高的患者，急诊医生能够通过超声插入周围静脉导管，成功率非常高[193-195]。护士也训练使用超声引导插入周围静脉导管[196,197]。

动脉介入治疗，特别是桡动脉穿刺术和套管置入都较成功应用于超声介入治疗[198,199]。

此外其他许多超声引导也被用在急诊抢救中。列在表197-2中。

医院外超声应用：救灾和远程操作

超声已经被广泛应用于许多范围：包括野外应用、战场急救、救灾、重症监护及国际医疗合作。这些做法已经在欧洲及其他医院外区域被应用：包括野外、直升机、空中及太空救援[9,200-204]。

军事救援最早要求便携式超声机器，并且已经得到广泛推广，包括许多前沿领域、战斗支援医院及三级医院设置[8,205,206]。

超声在救灾和群体抢救中被广泛应用，包括1988年美国地震，在救灾中应用到许多小巧的便携式军用超声设备[207]。

急诊抢救的综合应用

超声技术迅速在急诊领域内推广，主要是因为高效、客观实际需要、无痛检查、便携技术快速发展[208]。无论是在医学院内学习、培训和临床实习，超声已经作为一门技术被专业学习、实习和研究[15,209]。不管怎样，随着超声综合应用到急诊领域内，急救护理发展也更快速、高效、安全和准确。

本章参考文献请参见http://pumpress.bjmu.edu.cn/eduservice/3419.html

第198章 多元文化与医疗实施

Edward Bernstein, Judith Bernstein, and Thea James

陈国庭 译 孙贵新 刘中民 校

全美国急诊科医生每天都遇到需要对文化的差异进行评估的有挑战的病例。缺乏对文化因素作用的了解，使得医患沟通和信任受到不良的影响。恰如大量描写人种和种族差异的文学作品所写，各种心肺疾病的干预治疗及后果对健康有负面影响。种族、文化、民族、阶级、性别、经济状况、精神和性取向的定义为患者的健康和疾病获得医疗保健和接受服务的质量有影响。忽视这些问题，可能会导致医疗错误[1,2]。

1998—1999 年美国急诊医师协会（ACEP）的伦理学准则，责成急诊医师"保护最弱势群体的权利和最佳利益……（和）确保所有人享有急救与其他基本医疗保健。"此法规还承认，"根据种族、宗教、种族背景、社会地位、疾病或损伤的类型或支付能力，而拒绝或延迟急救医疗是不道德的。"急诊医学学术协会（Society of Academic Emergency Medicine，SAEM）前任会长和医学研究所的成员 Lewis Goldfrank 和急诊医学年鉴副主编 Robert Knopp 在一篇社论中评论有关急诊科镇痛处方的种族差异：随着种族主义的传统和越来越多的医疗证据表明在急诊科及其他专科的差异医疗，我们认为，现在责任负担已经转移，以致医学界必须证明医生是为所有人提供适当和及时的医疗……作为一种职业，作为一个民族，我们的正直与诚实到了紧要关头[4]。

本章的目的是提供文化能力的基础知识，这对满足病人需求，改善健康状况，减少种族和民族差异，并实现职业目标是很必要的。

文化能力的基本原理

人口结构的变化：急诊医师的新挑战

我们生活在一个全球性的社会，急诊医师所看到的美国人口和健康问题的类型，两者在不断变化。在 2000 年，美国人口普查局估计，美国有 12% 的人口在外国出生，20% 在家说英语以外的其他的语言[5]。突出的问题是，到 2030 年西班牙裔的比例将由 13% 增加至 20%，并且在美国的少数种族（人种）将超过 40%[6]。

这些数字并不说明这些种族群体内的多样性。例如，西班牙裔美国人的类别，是普查种族类别时所计算的一个种族群体，但它并非以讲西班牙语来取得显著差异性的种族。西班牙裔美国人可能有一些共同的文化习俗和讲同类西班牙语，但在词汇、历史、社会经济地位、文化身份等方面，他们称呼他们自己（西班牙裔或拉丁裔），文化适应水平、健康信念、习惯、求医方式和健康结果有重大差别。

人口统计这些变化对执业急诊医师意味着什么？ACEP 的道德守则对我们提出挑战，要认识在医疗保健方式和结果方面的种族和人种的差异，倡导公平，与其他医疗机构和医务人员一起工作，以消除这些差距。

健康保健的种族歧视和差异及其结果

在过去的 10 年中，已经全面报告少数种族和人种群体存在费用和非费用的障碍。这些包括无医疗保险率很高、缺乏产前保健、门诊诊断需要入院（不能纳入初级保健的指标）以及少数种族聚集区医生短缺[7]。2003 年医学研究所（Institute of Medicine，IOM）制定一份由美国国会委托的报告，这份报告对 100 多篇评估生活在美国的少数人种与种族医疗质量文献进行分析[8]。根据 IOM 的报告，经比较保险状况、收入和其他因素后，发现少数种族所获得需要的医疗服务和医疗操作比白人少。这些研究结果应用到各种疾患，如癌症、心血管疾病、HIV/AIDS、糖尿病和精神病。调查结果确定的文化和语言障碍、卫生保健系统的残缺不全和保健服务的网站和保险覆盖面的差异作为解释的因素。作者提出，无意识的偏误、成见、旧框框和医生对病情严重程度的不确定性，均可能会影响临床决策和医疗服务与操作的分配。病人偏爱可能会影响到一些服务分配的某些范围，但仅仅偏爱是不足以解释医疗保健差距的。该报告的结论称："存在人种与种族医疗保健的差异，因为在许多情况下产生他们所不可接受的、更坏的结果。"

IOM 报告还讨论对医疗重要的非费用方面的障碍，如在少数种族人口居住区的医生分布不均。特别是生活在缺医少药地区的少数人种与种族的人数是总人口中少数种族比例的3倍。非洲裔和拉美裔占多数人群的城市贫困社区平均每10万人仅有24名医生，与占少数的非洲裔和拉美裔人群的社区相比，这些社区平均每10万人有69名医生。虽然少数种族医生更有可能为 Medicaid 或没有保险的患者服务，在医学院校非裔美国人、西班牙裔、美洲印第安人和阿拉斯土著人入学率一直在下降[9]。事实上，美国医学协会（American Association of Medical Colleges，AAMC）报道，受限制的四个州在法律颁布实施的一年中，非代表性少数群体中医学院校入学申请下降17%，入学人数下降26%[10]。1997年对妇女和少数民族的 SAEM 专责小组进行的一项调查发现，59%居住附属的网点没有少数民族教师成员[11]。美国医学协会主席 Jordan Cohen 认为"实现卫生专业的多样性不是任何个人的问题，它是专业的问题，是我们关注获得医疗保健的未来问题，我们将能够提供给社会有质量的医疗保健[12]。"

由美国国会公共法律106～525条创建以监督在卫生保健差距研究的国立少数民族健康与健康差距卫生中心，报告了在过去二十年健康状况普遍没有改善："在疾病和死亡负担方面有明显的差距"存在于非洲裔美国人、拉美裔、印第安人、阿拉斯加原住民、亚裔和太平洋岛民。尽管十年来注意力集中于缩小种族和民族的卫生保健差距，但在缩小寿命的关键差距方面取得的进展一直很缓慢。黑人作为一个整体平均寿命是73.2岁，与白人78.3岁相比，有5.1岁的差距。黑人男性和白人男性相比，差距更大（6.2岁）。黑人寿命比预期低，伴随着较高比率的心血管疾病、癌症、婴儿死亡率、孕产妇死亡率、出生缺陷、哮喘、糖尿病、中风、由他人造成的故意伤害、性病和精神病[13,14]。这些数据的可靠性是有限的，受种族/民族的出生证和死亡证上的失实报道及健康移民的影响，或者当他们生病或没有能力时，移民可能会返回他们的原籍国等因素影响。

影响健康结果差异的因素

在过去的十年中，定期报告已发表在同行评审的主要期刊，主要关于所使用的诊断测试和程序的差异、获得适当的治疗方式和在急诊室等待得到照顾的次数[15,16]。

测试和治疗方案：医患沟通失败？

尽管没有证据显示跨种族和民族对疼痛感知能力的差异，但研究明确证实，在急诊科设定环境下，拉美裔和非裔美国人在严重骨折和肌肉骨骼疼痛时用的止痛药要比白人少[17-23]。对1993—2005年国家医院门诊医疗调查数据的二次分析显示，医生给非裔美国人（23%）和西班牙裔美国人（24%）开的用来缓解疼痛的阿片类药物比给白人（31%）的少，而在有严重疼痛的病人身上这种差异表现最大[24-25]。急诊科疼痛治疗的差别一直持续了十年，直到正式确定了止痛管理中种族和民族的差异。

来自其他专科的证据证实，提供的医学程序和疗法上的差异往往与种族和民族有关。在预防措施的情况下，例如，年老的非裔美国人和西班牙裔美国人不太可能接种流感和肺炎球菌疫苗，在过去2年内，西班牙裔美国人较少进行血压检查或胆固醇水平检查[26]。在手术领域，某些特定肺癌的手术率白人为76.7%，非裔美国人为64%，相对应地，5年生存率分别为34.1%和26.4%[27]。作者得出结论，如果黑人接受手术，5年生存率会相近。随后的一篇社论认为，医疗机构需要对种族歧视而导致的对非裔美国人预防措施的不足或治疗不够积极承担责任[28]。

这些问题也适用于黑人和白人在心血管疾病之间的差距。在调整了严重程度和共存条件之后，同白人相比，非裔美国人接受血管成形术或搭桥手术的可能性更小，而这种差异在那些会从血运重建中受益最多的人群里更为显著[29]。一个多中心急诊科研究发现，在患有急性心肌梗死和不稳定型心绞痛的病人中，非裔美国人与美国其他非白种人在获得心导管插入术方面也有差别。研究人员还发现，非裔美国患者不太可能得到及时的心电图或心脏标志物检测，而且医生也不太为他们开抗心肌缺血药物[30,31]。

近年来，急诊科治疗决策的种族差异在确诊胰腺炎[32]后是否接纳入院、轻度脑外伤[33,34]和头痛[35]的相关治疗、阑尾炎穿孔率[36]以及精神疾病[37]的漏诊方面也都存在。

歧视和健康结果

种族歧视而导致有害健康的后果，已是有据可查的[38-42]。一项调查显示，在有更多综合社会调查的受访者表示黑人缺乏先天能力的州当中，年龄调整后的黑人死亡率显著增加，这要远远高于死亡率与社会经济状况的相关性[43]。用于应对种族压力的机制已经被显示事与愿违，因其增加了在吸烟、药物滥用、暴饮暴食等方面的健康风险[44,45]。种族主义所造成的压力显示与一些疾病有负相关关系，如糖尿病、高血压、抑郁症和早产等[46-50]。类似的情况已被描述为同性恋者对同性恋恐惧症[51]。

种族为基础的医疗决策

如果医务人员根据自己的偏见和对种族或不同文化特点（如肤色或服装）的消极反应，来建立障碍，那么种族主义、性别歧视和同性恋就会干扰信任的建立，也不利于提供有效的医疗护理。患者遇到这样的医务人员时会清楚地辨别出这些反应。这样的障碍建立起来，则获得良好医疗结果的机会就可能会丧失。医务人员对患有某些特定疾病的病人的偏见，如艾滋病病人和药物滥用者，也会产生有效治疗的障碍。当初级保健医生观看有字幕的视频访谈时，这些访谈是与假设性的胸痛患者进行的，他们有类似的症状、危险因素，生命体征、铊压力测试和心电图结果，即使字幕仅仅因种族和性别的不同而不同，他们会更愿意参考男人和白人，而不是美国黑人妇女的心导管插入术[52]。这种不一致会导致遗漏诊断或诊断过度，从而引起医疗错误[53,54]。

信任失败

来自少数人群的病人，有理由对医学研究的有效性和医疗建议是否恰当持怀疑态度。例如，塔斯基吉研究中，当梅毒可以获得有效治疗时，参与者并没有得到通知，因为研究人员希望研究疾病的自然过程[55]。中产阶级的非洲裔美国患者当遇到同一种族的医生时，他们的互动程度会比遇到其他种族的医生时高[56,57]。然而，对于少数人种的病人来说，这种一对一的比例几乎是不可能的，因为只有4%的医生是黑人，而在总人口中黑人占12%[8]。

卫生质量研究国家医疗保健差异机构的报告发现，黑人和拉美裔比白人更能批判医患之间的关系。在去年，给医疗保健打分低于6的（总共是1到10）的群体中，成年黑人和拉美裔人的比例要高于其他群体，同时他们认为，如果他们是另一个不同的种族或民族，他们会得到更好的照顾。该报告也提供了相关的证据，确认了较低质量医疗服务的观念。例如，当65岁以上的黑人和拉美裔成人因肺炎住院，同类似的白人相比，他们不太可能有血培养标本取材和按照目前的建议的抗生素管理。心肌梗死的拉美裔人入院和出院时不太可能接受阿司匹林或β受体阻断剂治疗。与透析白人患者相比，极少的需要肾的黑人和拉美裔美国人能在一个肾移植等候名单上登记，或3年之内得到移植[58]。

语言和有效医疗

根据2000年美国人口普查，有4 700万美国人（18%）在家讲英语以外的语言，2 130万人英语讲得较好，1 070万不讲英语或讲得不好[59]。英语能力有限的患者更可能延迟所需的服务，与医生的意见相左，错过预约，不能坚持治疗方案，缺乏固定的治疗医生，并且报告健康的状况较差。

人们曾在儿科急诊医疗实践中配备录音磁带，用以研究比较有专业医院翻译同有非专业翻译（例如：亲属、朋友或者非专业医院职员）或者没有翻译辅助情况下医患间交流的错误率的差异。他们发现交流错误在有临时翻译和没有翻译的两组之间发生得同样多。这些错误包括了遗漏字（52%）、不正确的字（16%）、替换字（13%）、插入个人意见（10%）和增加字（8%）[60]。非专业翻译更可能造成临床上的重大医疗差错，如省略药物过敏史，对用药剂量和给药途径给出不准确的指示。使用未经训练的非专业人员担任翻译会导致严重的翻译错误，包括遗漏、增加、替换病人想表达的意思，利用亲戚尤其是儿童，可能会侵犯隐私和破坏家庭对权威的规范[61-64]。

一家公立医院急诊科的一个横向调查显示，病人认为需要翻译服务，而且当患者可以直接与医生交流时病人的满意度最高[65]。使用非专业翻译的病人的满意度评分相对较低，而当本来应该有翻译人员，但翻译人员却没空时的病人满意度最低。在一项回顾性研究中，对讲西班牙语、海地克里奥尔语、葡萄牙语和克里奥尔语的因胸痛、头痛、腹痛到急诊科就诊的患者进行调查发现，使用受过训练的口译人员与急诊科加大的服务力度、降低了的急诊科回报率、增加了的门诊利用率以及在未来30天年较低的收费（没有任何延长居留或探病成本的同步增长）有关[66]。

在马萨诸塞州全州范围内的急诊科病人满意度调查表明，不讲英语的人对其急诊的医疗通常不太满意，也不太愿意再次就诊，而且会报告更多的紧急治疗问题[32]。笔者认为翻译服务可能会提高这个群体的满意度。

医疗保健新标准的进展

针对医疗保健投入和产出中存在难以接受的差异的鉴定，国家医疗法规和健康计划雇主数据和信息集标准如今反映需要建立质量表现标准措施，来确保为跨文化的群体提供可及的服务[68]。一项新的医疗标准已经发布，它要求机构和从业者以患者的第一语言提供医疗服务，并和谐地处理好病人的健康观念与医疗实践之间的关系。医疗机构和从业人员需要根据民族、种族和语言分层收集数据，并在监测到在护理、流程引导或病人满意度上存在跨文化差异时采取质量整改措施。新标准要求医疗机构基于对组织任务、目标、政策、实践、服务、员工培训需求和当前员工多样性的评估，开发有文化竞争力的医疗保健系统。

在评估进程后，医疗机构必须识别出可以提高组织文化竞争力和改善对多文化群体提供的医疗服务的机会。首要的需要提高的地方就是要改善翻译服务。医院需要为口译者设立最低表现标准，包括训练翻译文化特异性的医学语言和道德规范。这些要求已被少数民族健康办公室和医疗研究与质量机构编成一套文化与语言可行性服务标准（CLAS 标准），并出版在联邦公报上（2000 年 12 月 15 日）[69]。2000 年春，马萨诸塞州立法机构通过一项法律，要求所有急诊部门提供翻译服务并批准该州可为医疗翻译服务提供有偿补助，该举措是在遵循贯彻这些标准的道路上迈出的积极重要的一步。

克服语言障碍的有文化竞争力的方法

1996 年，SAEM 将缺乏共同的语言归结为急诊科医患沟通的最普遍障碍。我们需要专业的医学翻译，因为：①保密性；②医学知识和与医疗提供者的普通词汇；③交流流畅性[70]。两个急诊科的病例报告说明了这一点[71]。

一个 50 岁只会说西班牙语的墨西哥裔美国人因"胸痛"而到急诊科就诊。因为没有翻译，医生安排他做心电图和胸部 X 线。心电图正常，胸部 X 线显示纵隔增宽，提示可能是主动脉夹层。随后又对其进行了主动脉造影，造影显示其主动脉正常。而在某些时候，一位会西班牙语的医生则能够询问出其吞咽困难和食物反流一年的病史，并安排其行钡餐造影，结果显示为食管失迟缓症。

一个 22 岁的越南人到急诊科时反应迟钝，并伴有瞳孔缩小反应的昏迷。给予盐酸纳洛酮和 50% 葡萄糖水后没有反应。他的病史来自于他一个会说一些英语的亲戚。这些病史都是对一些特殊问题的简要回答，对诊断却没有帮助。腰椎穿刺和脑脊液检查排除了脑膜炎。一个员工后来回忆一个与他同姓氏的小孩因为一氧化碳中毒引起头痛、恶心、呕吐，先前几天来就诊。经过回顾分析，很明显从其处于压力下的亲属处获得的含糊的答案对解决问题是不合适的。我们可以得出结论："一个受过训练的掌握两种文化的翻译可以有效地从患者或家属询问出规范化的病史，并做出流利的、符合西医模式的翻译。"

前一个病例也说明，双语是必要的但不是充分的。在两种语言以及一些为了有效诊断、治疗和处理而必须伴随着语言交流的非语言暗示中，都有细微的差别和社会文化假设。医疗面谈是医患间接触的核心，而在翻译交流中，病人和医生都不是站在评判翻译员翻译精确性或完整性的角度上。显然，遗漏、添加、主观意见、猜测和失真会导致严重的错误和不必要的诊断程序。

医疗翻译者需要有相应的标准和认证来确保翻译的一致性和质量。马萨诸塞州医学翻译协会建议，该标准应涵盖翻译、文化层面和职业操守。因为信息中的内在意义是植根于文化的特定信仰、价值观、假定、风俗和规范准则中的，而语言本身就是对文化的一种表达，因此一个医疗翻译者会需要超越字面意思去解释没有直接阐述的假设并去发现交流一些难以翻译的文字或概念的新方式。除了为患者保密，医疗翻译者还需要在道义上担负维护双方信任的责任，保证他们翻译的重要权力不被滥用，并确保信息可以如实传达而不加入翻译者的主观意见和想法。即使有这样的合格翻译员，急诊科医生仍然需要监督交流过程，且时不时地要解释一些含义来保证对方理解。这可以通过让翻译者复述他们认为病人想要表达的意思，以及再让病人复述翻译者的话的方式完成。观察短语长度的互动非常重要，因为它往往能体现没有被翻译的或被翻译者增加的内容。

用跨文化交往能力克服不同信念、价值观和生活经历的障碍

医生和患者都把他们各自的文化带入了检查室。他们之间的文化差异影响着医患沟通。意识到自己和他人的价值观可以提高满意度、改善医疗效果。然而 SAEM 专题小组的报告却警示，对任何文化团体持有强烈的预先假定是很危险的，因为文化内的差异往往超过不同文化间的差异。一个已经完全融入到美国文化的病人可能会因为医护人员按照传统观念对其归类而被冒犯。即使在非常繁忙的急诊科的环境下，充分地了解患者并粗略评估其文化适应程度，或者至少问

一下而不是自己假设，这些都是必要且可行的。

在一些文化中，某些特定疾病的诊断可能特别棘手。例如，在美国黑人和波多黎各人群体中，癌症通常被视为绝症。患者可能因此不进行初始评估而选择放弃治疗，即使是在癌症早期被确诊并预期可以恢复良好。懂得这些健康观念和他们的担忧的医疗人员往往能与病人协调相处，以病人可以接受的方式为他们提供正确的健康信息。

另类治疗系统具有很深的文化根基。1997年，另类医疗的就诊量约为69 200万，大约比传统医疗多2 430万，比1990年增长了47%。1997年估计有44%的人采用至少一种互补的另类疗法[72]。

民间医学太多元化以至于医疗机构不可能知道所有的做法，但急诊医师要知道一些较为普遍的治疗方式，并向病人询问。例如，不少急诊医生让社会工作者调查由硬币造成明显擦伤的儿童，其中包括用硬币和万金油使劲摩擦皮肤来释放"邪气"（退烧）。这些父母试图用他们原来群体所广泛接受的医疗方式帮助他们的孩子，而这种方式使得他们感觉自己受到指责，医生和这些家庭之间将不可避免地失去彼此的信任。同样，草药可能会有效或者至少无害，但少数情况下却是有毒的，比如孕妇摄入黏土的案例，使用大麻茶治疗哮喘，用含有高浓度的氧化铅的粉末治疗儿童慢性消化不良性腹泻（人们认为这种疾病是由于某种东西，通常是食物或唾液"刺入"胃壁或肠壁引起梗阻）。民间医药的具体用途，需要详细地了解历史并进行评估。之后可以提出一些无主观意见的建议，另类的有益的民间偏方可以同必备的对症药物一起使用。

医生和病人在接触时不可避免地带有不同的信仰和价值观；跨文化交流能力的关键是谈话时要尊重这些差异，不摆医学专家的架子，从而维护病人的自主权。如果患者满意，他们将遵循后续的治疗建议，将来如果他们需要紧急救护时又会再来这边的急诊科。

在一篇关于西班牙裔文化实践的综述中，Flores儿科急诊部门建议的五步法同样适用于所有急诊医学：医生应该①向患者解释，他也知道某种民间疾病的存在；②询问病人或病人的父母是否曾经听说过这种疾病；③询问病人现在是否有这种民间疾病；④询问病人针对该状况正在接受怎样的治疗；⑤对有害健康的民间偏方提出替代性建议方案，包容可能的民间疾病的信仰与实践（不持偏见），当患者强烈要求时可以把无害的民间偏方整合到治疗计划里[73]。

为不同背景的患者解释医疗文化

医疗文化，特别是急诊科文化，与许多患者的文化之间存在内在冲突。医生是诊断和治疗疾病方面的专家，这个意义上的疾病表示机体结构或功能的异常（即疾病的病理生理学状态）。另一方面，患者亲身经历疾病，而这个意义上的疾病是一种主观的感受，这种感受透过文化被解读，有着个人与社会方面的意义。病人对自己的疾病以及疾病对自己日常生活的影响非常熟悉，而医生则精通于疾病对器官系统的影响。这两种看待问题的方法都是正确的，但是他们有着本质上的区别[74]。不幸的是，医疗文化倾向于只承认自己的解释和观点。而文化方面的解释方法则对二者都认可，还努力将两者很好地结合起来[75]。

一个病人可能有严重高血压、HIV或早期宫颈癌，但没有表现出症状。如果病人没有感到不舒服或没有发现有功能性的改变，他们可能不会接受医生的诊断。病人与医生的因果观念可能存在冲突，就像高血压的医学诊断案例之间的差异，在美国黑人社区里，人们普遍认为高血压是"high blood"[76]。

另一方面，患者可能会感觉不舒服——恶心、虚弱、头晕、伴有极度疲倦或腹痛，尽管详尽地询问了病史，进行了体格检查、实验室检查和适当的会诊，医生可能也无法确诊。例如恐惧症，这是一种墨西哥裔美国人发现的疾病，会引起患者精神萎靡、失眠、抑郁、厌食，人们认为这种疾病是由恐怖的经历引起的。该疾病的治疗需要病人公开说出导致恐怖症的事件，随后卧床休息，并举行一个有祈祷、施咒语和barridas（用鸡蛋、蜡烛或者草药茶清洗全身）的仪式[76]。

为了让治疗有效，医生需要了解患者如何看待他们疾病之间的因果关系以及他们对疾病的感受，从而协商出一套治疗方案。可采用以下评论或问题的形式展开，如"帮我来从您的角度看看是如何理解这个问题的，您或您认识的人之前有经历过吗？"作为医生，需要接受病人的感受，将其归为其特有的经历，如果有可能的话，再根据医学知识重塑它。这样，医生和病人就都会对诊疗感到满意。

西医的角色期望：误解的机会

医学文化，特别是急诊医学文化，有着自己的一套对患者的期望、规章制度、语言、反映职权等级的服饰特点的体系，有着对病人是好还是坏的概述，对患者不同的行为取决于他们将其分配到哪个类别。"好的急诊病人"虽然病情严重但依旧耐心地等待叫号,没有抱怨,不索要止痛药,不生气或是大吵大闹甚至破坏公物。"好病人"了解伤检分类系统,并会提供清晰、简明、有关的病史等足够的信息来帮助医生诊断。"好病人"不会因小小的抱怨、个人情感或无关的信息而占用医生的时间。"好病人"接受有创性检查并配合检查,同意入院或出院计划,不要求医生对治疗的基本原理做长时间的解释,并有一个安全出院的支持系统。一个不讲英语的"好病人"常会带一个翻译,翻译人员可以帮助跨越文化差异障碍,并协助患者出院后的运送。一个"好病人"不会总是呻吟、高声呼唤护士、医生或者大吵大闹。一个"好病人"的家属不会表现得心烦意乱、挑起麻烦或挑衅医疗机构。一个"好病人"使用安全带,保持个人卫生和正常体重,按规定吃药,不吸毒、不抽烟、勤于锻炼。"好病人"信任、理解和相信科学的、现代的、技术性的医学及其价值。由于他们理解医生对因果关系的解释——比如肺炎的原因是细菌感染——他们会同意出院计划,并很好地遵循医疗方案。他们明白医学术语,只需要稍加解释,就不会问很多问题。"好病人"帮助维护急诊科的人员流动,而"坏病人"则阻挠人员流动。"好患者"康复了;"坏患者"由于慢性复发性疾病又来就诊,他们总是有各种困惑、难以解决问题。

来自不同文化的人会发现不可能不违反急诊部门的许多规章制度,这一点也不奇怪,也不是他们自己的错。每一次医患会面都是一个潜在的跨文化经历,协商差异对患者和医务人员来说都是挑战。跨文化沟通能力涉及重塑许多未阐明的规则,因为它们阻止我们去寻找和解决表面下的真正的问题。当一个病人带着含糊的抱怨过来,他有可能是由于社会压力导致心理健康失衡。由于文化、种族或语言的障碍,患者可能会在与医疗机构的相处中感到不舒服,或者由于与种族歧视相关的负面刺激过度——这对患者个人和他的身体都是一种危机[77,78]。少数种族的人经历着日常生活中的各种压力,这些压力是那些在经济社会中有主导地位的白人们不能想象的:连续15辆出租车经过都不载你,而只是因为"搭载黑人不安全";在百货商店被紧紧跟着只因为你和你的朋友说西班牙语;把自己"打扮"起来去商店为了避免可能会受屈辱的情况,或穿着专业服装,在排队登记入住一家旅馆时,被一个排队的白人问道"嘿,你能把我的行李送到我的房间吗?"在每一种情况下,人们的假设是建立在一系列老套的对那个人的外表形象和祖籍的基础上的。有越来越多的证据表明这类负面遭遇会产生临床抑郁和焦虑,并会导致高血压和其他医疗后遗症。如果一个认为自己有急症的病人出现在急诊时,那么我们需要重视让患者来就诊的原因。

一项对急诊科室使用情况的种族与民族分布模式的研究发现,美国黑人和西班牙裔人将急诊科当作医疗资源的人数是白人的4倍[79]。"过度使用或滥用"急诊科的病人被视为"坏病人",但这项研究也为患者使用急诊部门给出了完全合理的原因:①出现在急诊科治疗的个人不需要提前预约;②急诊科能提供复杂的医疗技术;③急诊科一天24h手术;④急诊科的服务通常是被健康保险所覆盖,而其他科室并不能;⑤急诊科有免费服务的传统;⑥许多社区缺乏有文化沟通能力的私人从业人员;⑦急诊部门通常靠近市中心街区,而许多初级医疗机构则远离市中心,位于郊区。这些理由至少在某种程度上能解释为什么美国急诊部门2005年有大约1.153亿的就诊量。

为了可以在医疗社会环境下很好地行医,急诊医生必须批判性地质疑并重塑道义上的好患者/坏患者的范例。我们,就像我们的病人一样,经常会超出控制突发奇想,如果这些问题能够直接得到重视的话,患者及医务人员的满意度都会提高。无论何时,只要可能的情况下,病人都必须为自己的行为负责,而医生能够并且应该在医疗卫生机构工作中采取措施来改善医疗保健的文化竞争力。这些措施可以为医护人员和病人构建一个安全的环境。

建议

急诊科患者群的多样化对急诊科医师提出了挑战。承认文化差异,了解不同的文化,意识到文化观念和实践对健康的影响,以及对患者需求的敏感性,这些都可以减少患者的入院障碍,并改善临床效果以及医院和社区间的联系,同时也减少了重复就诊的数量和医疗服务的费用。多样化的教育也为概念化和研究健康问题创造了丰富的环境[80,81]。

急诊部门及其机构有许多机会来改善他们的多元文化社区服务,包括解决以下相关问题的计划:①缺乏为患者服务的协议;②缺乏翻译和跨文化解释的资源;③对跨文化沟通能力的误解,认为关注它反而会影响流动性和效率;④医学教育中缺乏跨文化教学指南与标准;⑤少数民族居民、教师以及从业者招募不足,并难以留下来;⑥缺乏与社区交流合作的途径。

基于SLAS标准的具体建议已被提出,推荐于儿科急诊设置,并可普遍应用:①医疗机构应该雇佣训练有素的翻译人员和不同背景的员工;②药房应该贴上处方并以病人的第一语言提供医学说明;③管理人员应该张贴多语言的标志并确保宣传册子和表格附有翻译;④质量改进计划应该基于种族来收集和分析数据，并提供信息监测结果；⑤多样化背景的患者应包含在研究中，从而提高研究结果[82]。

IOM 的报告建议了一系列其他的法律法规和政策措施，这些在学术急诊医学（Academic Emergency Medicine）的一篇社论中被加以强调，包括以下几点：①在公共管理医疗机构的患者应当有和在私人保健机构相同的权利法案；②医疗机构从业者中少数种族或民族的数量应该增加；③必须有足够的可以处罚民事侵权行为的资源；④对提供差异化服务的奖励必须严格限制；⑤专业医护人员应该有跨文化教育的机会；⑥应通过教育强化患者参与决策；⑦社区卫生保健工作者应该成功帮助病人宣传卫生保健系统；⑧职工和居民的多样性需要提高；⑨为住院医师培训和继续教育开发跨文化课程；⑩医师必须进行自我教育，并对公众进行教育，让大家意识到消除医疗服务中种族和民族差异的必要性[83]。

总结

人口结构的变化在一个多样化的急诊科病人群体中得到体现，急诊科的医生必须努力提高自己的跨文化沟通能力，并推行系统性改革，以提供优质的服务。重要的跨文化沟通工具包括承认文化差异，尊重个人意见和其对健康和疾病的观点，最重要的是有探讨多元化的意愿和能力，从而为良好的医疗服务效果创造最好的机会。文化适宜的医疗服务系统必须整合到急诊部门，它们是通往我们医疗机构的大门。

Goldstein 与其助理为内科住院医师开展的一项跨文化课程中提议的基本技能同样适用于急诊内科医生（框198-1）[84]。其中列出的方针将促进跨文化沟通能力文化的能力、提高病人的满意度、并改善健康结果的政策，包括框198-2中所列出的内容。

框 198-1	跨文化课程的基本技巧

沟通兴趣、尊重病人的文化

委婉、恭敬地询问一般的文化信息（例如，草药、针灸、压印、灸或尝试的其他治疗方法）

激发病人关于疾病或健康问题的理解和认识

询问关于民间医药观念的信息——例如，墨西哥裔美国人的"mal ojo"（邪恶的眼睛或精神）、海地人的巫术、中国患者的阴阳、非裔美国人的"rootwork"，波多黎各人中的"招魂"（让人们生病或将病治愈的精神能力）

以文化相关的方式来解释语言和非语言行为

同病人及病人家属协商出一个文化上适当的医疗计划

证明在双语医疗中，有能力同一个医疗口译人员一起作为一个团队工作

From Goldstein E, et al: Intercultural medicine. In Jensen N, Van Kirk J (eds): A Curriculum for Internal Medicine Residency. Philadelphia, American College of Physicians, 1995.

框 198-2	制度改善的政策

对急诊科的医务人员进行教育，让他们掌握有关病人生命和有趣文化的情形，这些情形已经发展到以多样化的形式处理以下情况：

1. 一系列医院提供的有关该机构的每一个具体的患者群的信息
2. 聚焦患者的小团体，来增进我们对病人需求的了解，并让医务人员摆脱传统的对种族和民族的印象，克服障碍，提供良好的医疗保健
3. 利用录像带和角色扮演练习进行培训，增加跨文化沟通能力持续性的运动

同社区组织建立信任，并在预防教育上建立合作伙伴关系

雇用能反映急诊科患者的文化、种族、社会经济背景的员工，提高服务质量

提供各种语言的翻译服务、直观教具和其他教育材料，并提供多种语言的健康教育课

在社区卫生交流会上以机构的身份参加

本章参考文献请参见 http://pumpress.bjmu.edu.cn/eduservice/3419.html

第199章 急诊过程改进及病人安全

Shawna J.Perry, Robert L.Wears, Pat Croskerry, and Marc J.Shapiro

陈国庭 译　孙贵新　刘中民 校

概述

患者在急诊科治疗的过程开始于决定急诊救助，结束于安置及随访。治疗程序非常复杂，伴随着很多独立的成分、人员以及其他治疗机构程序（图199-1）。这种复杂性造成了就医过程中发生程序差错、错误及副反应的机会。尽管医疗程序发生错误的研究近几十年，多数努力来自于非医疗方面，卫生专业人员多数未意识到该问题[1]。

这种情况于20世纪90年代早期开始改变，当时哈佛大学实践研究报告显示40%的住院病人在医疗程序中发生明显的不良反应事件，其中近30%属于人为的"错误"[2]。这一研究显示急诊治疗过程的差错只占所有不良事件的3%，但据估计90%以上的急诊不良事件是可以预防的。在医学会（IOM）领导下的该研究及其他研究最终在1999年发布了一项题为"错误的人为性——建立更安全的系统"的报告[3]。该报告引起了媒体及公众的兴趣，强力推行医疗卫生安全于国家议程。这一医学会报告主要成就是首次给医疗界引入了关于复杂系统安全的一些重要概念。最明显转变的概念就是医疗差错（或错误）不是错误决策或个人引起的，而是医疗系统中治疗程序内在特征造成的，因此，减少这些差错的努力应该集中于改善医疗程序，而非对工作人员的鉴定、再培训或者惩罚。

卫生医疗内部的反应是复杂的。多数医疗卫生人员关注由"错误"引起死亡的数量，对这一数字是太高[4,5]还是太低[6]进行争论，另一部分少数人群认为"错误"的概念是有争议的，因此针对"错误"

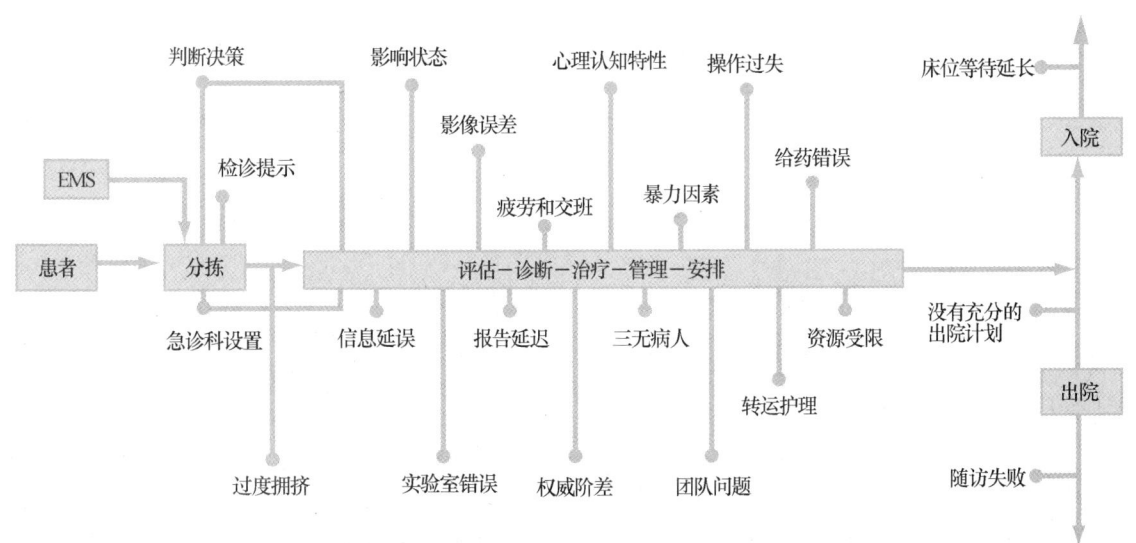

图199-1 急诊过程图显示失败原因。总体过程非常简单，病人的就诊过程以线性模式表现（实际过程非常复杂，包括多个同时不同病期的病人，病人就诊过程中的复杂曲折。）。失败的来源或同时或在各时间内可能出现，对病人安全总的影响常常是额外的。

是有缺陷的[7]。尽管人们的自然倾向性认为个人因素造成的结果，但是"系统错误"而非"人为错误"这一观念的转变逐渐被接受。这一观点是带有疑问的，因为它破坏了一个临床医生的自由意识，医疗卫生提供者不愿意承认他们自己陷入一个不幸结果的系统。

对于急诊医学，强调的是安全和质量，包括专业人员、感兴趣人群和一些特殊部门，如急诊医疗执业、医疗程序和环境，采用"安全的科学"[8]工具提高患者的安全性。为安全概念融入医学教育，针对本科医学生开设了安全教育的基本课程[9]。

随着急诊医学文献关于患者安全病例数量的报告发表，安全研究的兴趣和急诊医学程序已经开始实施[10]。Chisholm及其同事报道急诊医生的工作是不连续的，总体上说，接近每6分钟，2/3中断急诊的医师工作中就会改变一次，这非常重要，因为工作中断及重启频繁导致程序差错[11]。Fordyce及其助手们[12]报道显示检查错误几乎发生于所有急诊病例的20%，但是只有2%与副作用有关。Fordyce及其助手们强调的工作错误是普遍存在的，但很少只联合其他因素发生副作用，同时支持这一观点，重点消除错误不可能是改进的有意义的策略。

Coiera及其同事[13]研究了澳大利亚急诊医生后报道存在高度交流信息负荷，发现工作中断处于同等水平。Morey及其同事[14]研究显示急诊医生和护士经过特殊团队训练可以降低差错和改进工作。Perry及其同事[15,16]发现很多无法预测而又难以检测的连续性信息技术的差错。Wears and Perry[17]注意到工作中人类工程学的缺点，指出在治疗中存在差错的可能。Hall及其同事[18]的研究表明急诊科布置带来相关的明显延迟，因为患者置于门后或者被安排到距医生25英尺以外的地方治疗，因而延长了胸痛患者评估时间。这些急诊医疗安全研究的实例表明影响患者安全的已知和未知因素很多，以及复杂工作环境负荷过程的重要性。

急诊医疗差错的来源

急诊医疗实践的很多特性使得其容易发生差错（表199-1）[19-26]。本节重点阐述造成不良后果的一些重要因素，以及如何更好地控制和增加安全性。

急诊科设置/人为因素及人类工程学

任何工作环境下，二种最常容易忽视的因素就是工作空间的设计和工作中涉及的器械、程序和技

表199-1　急诊科影响行为的特点

内在的*	外在的†
人类认知特点	高交流负担
高度不确定性	差的团队
高度决断性	拥挤
高度认知负荷	产生压力
机会狭小	高度周围噪音
多重间断	信息间隔
低信噪比‡	报告延迟
涌动现象§	人员不足
偶发状况	反馈差，无经验
病人因素（尖刻、语言、谵妄）	观察不充分 睡眠剥夺/睡眠债 疲劳 多重治疗转送 不良设计规程 急诊科布局

* 内在因素是指急诊医疗内在的不可分割的部分，如不能接受改变而必须补偿的部分。
† 外在因素是指原则上可控的，通常与资源受限有关。
‡ 低信噪比是指与体征和表现相似的良性诊断（如蛛网膜下腔出血与紧张性头痛）比较，关键诊断的低度可能性。
§ 涌动现象是指急诊科室日常经历的病员数量及剧烈程度的快速变化。

术[27]。对于急诊科来说，更为特殊的事实，因为多数不是为了治疗，实际上是为了转运[28]。急诊科医生、护士需要适应创造"工作环境"的空间，以应付工作空间的限制及阻碍。

不同区域很少有仪器设备是一样的。例如，急诊科血压监测仪通常与心脏科用于诊断的类型或模式不同。另外，工具及技术很少有改进。对于健康信息技术来说是显然的，常用于提高安全性及质量；然而，隐含产生潜在临床失误的风险，很难发现[29,30]。Koppel及其同事对计算机化的临床医生研究显示软件产生22种类型医疗错误风险。其他一些导致信息技术错误的归因是缺乏应用测试[32]，服务培训延迟，不能再次评估新技术的影响，及其应用前后临床工作的变化[33]。

不好的设计造成维持就医环境安全的困难常常被工作人员所忽视，处理这类困难是工作的一部分[17]。保持警戒是常见的解决方法，但是尽管治疗实施者最大的努力不能维持，这就增加了失误的风险，不要认为是与工作地点、工作流程或者仪器设备有关，尽管与任何一种或者全部这些因素紧密联系。

过度拥挤

急诊科过度拥挤早就被认为是时间耽搁差错及威胁患者安全的一个主要因素[34,35]。这些耽搁不仅给患者带来不便，而是产生明显的反作用，明白这一点非常重要。例如，无典型表现的严重疾病的患者在被分诊为低水平急诊时可能发生就医顺序后延，极少情况下会发生致命性的延误。另一些情况下，例如社区获得性肺炎、蜂窝织炎、裂伤以及其他疾病，更紧急的治疗可能明显改善病程。一部分没有就诊而离开的患者可能患有严重疾病，而招致诊断治疗的延误。而这个过程的另一端，当患者从急诊科准备入院时，可能发生更多的时间耽搁（框199-1）。这些耽搁不仅对急诊科产生病人输出问题，造成拥挤，而且会导致治疗的不衔接，同时或引起很难发现因患者一旦离开急诊科而表现的不良后果[36-38]。

信息"缝隙"

急诊治疗中常见信息丢失，且明显影响医疗质量[39]。医院记录，尤其是出院小结、详细的既往病史，以及其他重要信息通常很难通过简单的方式甚至电子医疗记录得到。家庭医生提供的患者参考记录可能达到急诊医师的要求，或者不可能包含相关的重要信息。急诊医师在这些情况下做出决策，并且是在不完全、受局限或者错误信息的基础上实施治疗。急诊医生为了获得更多信息（如咨询医生办公结束）常常迫于时间压力、患者多少或者方法受限，尤其是连续性治疗中要适应这种信息"缝隙"和相关的病人风险的增加，而常常结束采集其他的或者明确的病史及信息[40]。

导致误诊误治的环境因素

急诊环境下，医护人员极易做出错误的判断以导致误诊误治。这种导致误诊误治的环境因素可分为"难以纠正的"和"容易纠正的"（见表199-1）。难以纠正的因素如突发性事件时病人多和医护人员精力有限等。容易纠正的因素如急诊科的人员和设备配备等，当医院可调拨给急诊科的资源有限时，医院可以根据就诊的病人数来临时调整接诊的医护人员数，以减少急诊误诊误治的发生。这种临时性调整被称为RACQITO（resource availability continuous quality improvement trade-off）[41]，类似于工业生产中根据订单的量而弹性调整工人作息时间和工作强度的做法。

违规造成的因素

尽管最初认为组织政策、规则及程序的破坏经常是差错和不良事件的原因，但是现代方法的安全性已经提出某些违反常规的做法实际上对于系统的安全功能事实来说是需要的，而另一些观点则模棱两可[42]。除了草率外，工作中吸毒、道德缺失，以及其他异常行为，其他领域的研究发现了违反常规和安全性的一些其他因素（框199-1）。"偏差的正常化"[43]发自于反复安全操作的小偏差的蓄积，最终向安全妥协。这已经在负担过重处理拥挤病人的急诊科证实（如在过道里对病人实施评估和处理）。违规也常发生于对权威观察的反应。违规可能通过权威人物的间接支持而发生（如护士长命令入院病人转移到床位上，而没有呼叫报告）、不同意权威的缺陷（如医生早交班离开而主班没有指出其行为）、或者来自个人的自我感觉，他或她被赋予不顾或偏离操作规范的权利（例如急诊心电图病人坐着可以进行，因为没有提供长凳）。

情绪波动也会因多种原因导致违反规定，会引起临床操作的不一致；男性比女性更有可能违反安全规定，出现更危险行为[42]。探寻风险与厌恶风险的态度与急诊科决策制定方面有关[44]。

团队

良好的团队对于急诊医学的安全运行是必须的，

框199-1　产生违规的因素

- 性别
- 情绪
- 疾病
- 寻求风险/厌恶风险
- 纠正偏差
- 团队压力不适应
- 模仿行为不适应
- 缺乏自信/过于自信
- 偏离权威
- 权威阶差效应
- 发现的可能性

Based on an original schema by Williams JC: Assessing and reducing the likelihood of violation behavior—Preliminary investigation. In Proceedings of an International Conference on the Commercial and Operations Benefits of Probabilistic Safety Assessment. Edinburgh, Institute of Nuclear Engeneess, 1997; adapted for emergency medicine in Crosherry PG, Wears RL: Safety in emergency medicine. In Markovchick V, Pons P (eds): E-mergency Medicine Secrets, 3rd ed. Philadelphia, Hanley & Belfus, 2003. A summary can also be found in Reason J: Managing the Risks of Organizational Accidents. Aldershot, UK, Ashgate, 1997.

但是急诊实施者没有作为团队来培训或者评价。其他领域的团队培训，如航空，在降低不良交流和交互监测（检查其他执行者降低差错的风险及分担劳动负荷），以及权威阶差（职业内或职业之间）有关的差错方面取得了成功[45]。转化急诊医学团队培训原则的努力提示团队工作的差错与 40% 的不良实践有关[46]。团队成员之间相互检查的缺乏以及为避免患者受害对病人利益支持的差错是最常见的两个确定性因素。在 9 个急诊科实施的多学科团队培训课程显示团队行为明显改善，临床出差错率下降六成[14]。对任何类型的差错来说，团队工作不是一个特别校正器，但是应当看做是一类可以适应的技术干扰的人为因素，是一种能够增加系统适应性及安全性的行为，它是高度可靠性组织的标志[47]。

团队培训需要文化的改革，对于急诊科工作人员来说可能是困难的。急诊科领导在全体人员完成团队培训前必须全面对这个过程尽职尽责。行为改变的抵抗可能会遇到，但是对于表明这种培训的临床关系是必要的。由视听反馈所支持的高度忠实性医学模拟研究提供了教育方法学，以帮助临床医生及工作人员理解行为改变的必要性[48]。一个主要的未解决的问题是如何将团队行为埋植于医学培训中以及如何一直保持这种行为。

权威级差

几乎所有的人类集团成员中都存在某种形式的权威级差。这种等级制度可能是基于职业（例如，医生比护士有较大权威）或者职称级别（如主治医师比住院医生更具权威性）。团队成员间信息理性上应该自由交流，但是如果低级别权威成员受阻于职位、职称、专业、职业或者社会地位的差别，这是不可能发生的。权威级别与不良事件相关已经有明确的实例[49]。一个所有团队成员感觉舒适可以表达观点的工作环境，尤其是如果有异议，则需要文化改变，以适应在临床上占据最高权威位置的医生。权威人物能够发动通过识别前景价值来改变，而不是通过他们自己，以及由其他医生或者工作人员来帮助他们（如，询问患者的护士他或她所想的可能是病人正在发生的）。高级临床医生位于权力位置，通过多学科查房施以开放交流，衔接权威级差，显示他们是可接近的（如点名感谢某人），同时通过口头叙述他们自己的临床漏诊或判断错误的经验[50]。

心理认知特性

人类心理对特殊刺激反应具有倾向性的特点，同时以特殊的方式产生前后联系。为了确认和描述这些情况已经付出了巨大努力；已经描述了 30 种以上的认知倾向[17,51,52]。提出了很多策略以减少与反应认知倾向有关的不良结果[53]。

急诊科病人治疗的答题过程就是从多种只言片语、偏离主题以及不连续的刺激中获得临床认识的过程。其目的是得到准确诊断，如果可能的话，或者更为常见，一种有用的针对可以决定控制和倾向性的问题。尽管很多诊断，如裂伤、脱位、骨折和异物本身是明确的，其他（如胸痛、发热、头痛、腹痛和晕厥）一些诊断常非常带有不确定性，很可能导致问题发生。认知偏倚经常在回顾性诊断差错时被发现[54]，但是这种隐匿误差的问题使得这种诊断就成问题了[55]。

除了认知的精神特性，医师的情感状态会影响其诊断决定，称为"内脏误差"[17,52]，诊断决策时这种影响性误差的重要作用相对关注较少。尽管某些过程如反移情转移、重要的归属错误[41]心理学上已经很好地了解，但是卫生医疗工作者通常很少意识到这些（如"她是一个药物成瘾者"，"他是一个经常飞来飞去的人"，"她仅需要关注"），以及对临床界面的影响。

疲劳及工作倒班

疲劳及工作倒班都会引起工作失误[56]，但是很少有研究是针对急诊科特殊的环境中这二者对临床过程的影响[57]。尽管二者常常混在一起考虑，但还是存在不同的特征，它们对急诊工作在质量和数量上影响作用不同[58]。疲劳与工作倒班引起的失误有很多决定因素（图 199-2）。

倒班工作具有广泛的、有文献记载的及损害健康

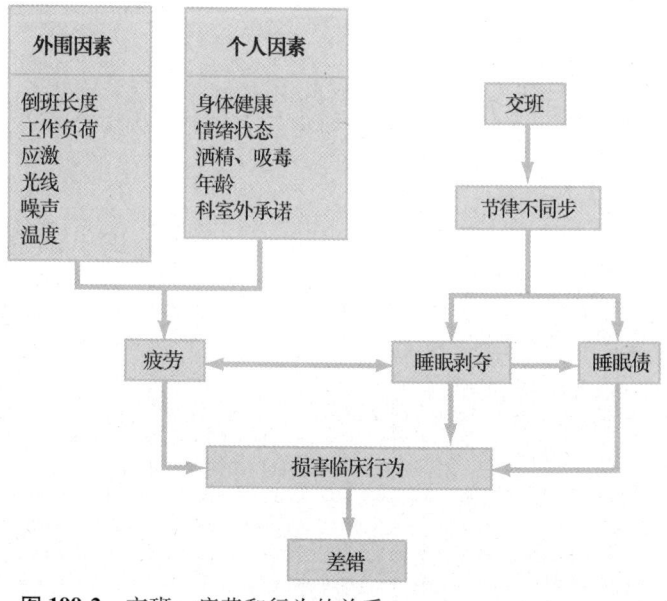

图 199-2　交班、疲劳和行为的关系。

框 199-2	睡眠剥夺的结果

反应时间延长
注意力集中度下降
信息丢失
省略错误
短期记忆下降
情绪异常（精神错乱、易激怒）
积极性降低
分神
嗜睡
精神运动行为减低
 位于生理节奏低点
 在镇静时
 无反馈的长时间、困难的外部同步的工作
 一成不变的环境，尤其是减弱的灯光或声音，或者活动、兴趣或创新性减少

Adapted from Bonnet MH: Sleep deprivation. In Kryger M, Roth T, Dement WC (eds): Principles and Practice of Sleep Medicine. Philadelphia, Saunders, 2000, pp 53～71.

的，而且，影响到福利及工作过程[59]。重要的是，可以导致生物钟节律的破坏，不可避免地引起睡眠剥夺。生理节律失调多数由于不按时的睡眠，当中心体温及唤醒水平处于最低水平时，睡眠相却接近高峰时期。已有报道指出整夜不能睡眠的一个人工作效能相当于一个血液酒精水平为 0.1% 的人（表 199-2）[60]。

睡眠剥夺的急性效应已经知晓，但对其慢性效应认识很少。夜班工作导致次日睡眠减少，随后的睡眠常常被打断，在夜班周期本身重复之前恢复生理节律的努力是片段性的。这样会导致睡眠欠债的累积，明显影响工作。一项对正常排班的麻醉住院医师研究显示，在没有随时会诊的 48 小时里，白天睡眠相当于那些嗜眠症或者失眠症的患者[61]。这些受试者（每个月 5 个值夜班周期）的值班表担负了比平均急诊科医生更少的睡眠剥夺和睡眠片段性分离。年龄增加与睡眠剥夺的耐受力降低相关[62]。

随着工作时间的增加，工作效率也降低[63]，但是急诊科合适的倒班长度还不知道，而且很难明确原因。工作负荷与剧烈程度的关系尚未阐明，一些工作人员表现出矛盾的行为，比如宁肯长的倒班以换取更多的休息。期望倒班之间更长的恢复时间以提高工作效率，但这些问题仍无解决。对急诊科医生的一项调查发现喜欢 8h 而不是 12h 的值班制[64]，急诊科的工作满意度是否带来临床改进及更少的不良事件尚未知。急诊科内周围的其他条件、急诊科外部竞争、年龄、疾病健康以及其他因素都会引起疲劳，已有证据显示急诊科医生有额外的健康情况[65,66]。

为提高病人安全而对倒班工作以及疲劳的适当处理方法尚未阐明，需要进一步的研究。在多数高风险的行业，疲劳和长时间非常规的工作时间导致工作表现差；相反在医疗卫生行业，对治疗的不连续性以及改变医疗文化的难度都是些模糊的问题。假如医务人员，像所有的人一样，当疲劳时工作能力下降，那么必须付出减轻疲劳和改善睡眠的努力，掌握证据以支持现行体制是安全的[60]。同时，值班表要合理化，以降低生理节律的影响，急诊科人员应当养成良好的睡眠卫生习惯。已对一些基础方法进行了回顾（框 199-3）[59,63]。

框 199-3	合理的交班方式

恰当适用于生理节律的时间表
 向前轮转（生理节律顺时针）
 快速变化
 减少连续性夜班（1 或 2）
 夜班后休息 24～48 小时
 允许社会活动时间，包括一些周末
 8 小时倒班（最多 12 小时）
 制定规律的可预测的时间表
适当的睡眠卫生
 使用适于睡眠的房间：房间暗，"白色噪音"（如电风扇）或耳塞，没有单音，有家庭气息
 保持规律的睡眠习惯
 努力进入睡眠
 避免使用咖啡因、酒精和吸毒
 预防性的小憩
调节生理节律
 锻炼
 考虑明亮的光线
健康饮食
 平衡膳食
 避免垃圾食品
 保持规律用餐时间
提倡健康生活方式以及工作方式
 改善个人健康生活方式
 培养朋友和家人适应倒班工作
 培养同事适应倒班工作
 倡导科室工作条件的改进
 倡导倒班工作者有好的社区服务
避免药物
 必要时适量应用咖啡因
 勿使用镇静剂或刺激剂
 睡前避免酒精

Adapted from Jha AK, Duncan BW, Bates DW: Fatigue, sleepiness, and medical errors. In Making Health Care Safer: A Critical Analysis of Patient Safety Practices. Evidence Report/Technology Assessment No. 43, AHRQ publication 01-E058. Rockville, Md, Agency for Healthcare Research and Quality, 2001; and Frank JR: Shiftwork and emergency medicine practice. Can J Emerg Med 4: 421, 2002.

急诊医疗中的一些问题

不管是知名的还是不知名的骨干队伍，急诊科内发生差错的机制各种各样。急诊医学一致关心的领域包括检诊、技术操作、实验室及放射学检查、病人的转移、遗孤病人以及医疗过程。

分诊

所有急诊科挂号的患者均要分诊，是一个简略的诊断过程，因为提供的信息有限、时间短促以及疾病和损伤的表现不同，分诊可能从来都不是安全的。另外的一个问题，很多严重情况下（当一种严重情况低估，当成一种好的状态，但是其临床表现却相同）有一个低的"信噪比"。分诊过程不可避免地包含了敏感性与特异性之间的权衡。特殊病人低估带来不良事件的风险要比高估更大，而高估影响了资源的利用，从而影响其他病人的治疗。

检诊评估对急诊差错及不良事件具有重要的意义。除了治疗方面的耽搁延误，这可能由于检诊评估过低或者过高而发生，不正确的评估会激发一系列不良事件的发生。对特殊病例不恰当的检诊对治疗医生及工作人员心理可能会产生偏差。成人及儿童采用5级检诊系统，具有良好的可靠性，为减少过低评估带来的风险提供机会[67,68]。

技术措施

急诊医学实践需要具备丰富的处理不同程度困难的措施。需要处理的患者具备发生不良事件的高风险[12]。处理这些高风险的因素不仅包括具有丰富的处理问题的经验，而且要低频率采用高风险措施。重要的措施，如环甲膜切开术、心包穿刺术以及气管插在许多急诊科很少应用。当需要这些措施时，在有限的时间内都是具有高风险的事件，因此实施这些措施前减少重温这些技术的机会。掌握并且保持这些技术在一个熟练的水平是急诊医学非常重要的问题。模拟技术具有重要的作用[69]，但需要有效的资金和人力投入。

实验室

急诊科与辅助服务的相互作用非常重要。差错可能发生在实验室检查过程的三个阶段。化验分析前的差错多数是标本不恰当的收集，是由于技术、时间，以及病人和标本确认的失误。分析时的差错是分析过程直接造成的。分析后差错是得到化验结果后的失误，有多种形式（如键盘输入错误、忽略或者丢失数据，以及结果未送达给医生）。对血库和实验室的研究表明多数差错发生在检验前后期，只有不到5%是在检验过程[70,71]。总之，实验室缺陷率不到1%，但暴露的数目却非常大。差错的确发生了，50%以上对病人治疗可能有中度影响，8%以上有严重影响[72]。

放射学

放射影像是急诊科诊断和治疗的一个重要方面。尽管病人的身份及错误问题是差错的重要来源，但多数在于读片解释。假设以放射医生的读片报告为标准，那么急诊主治和住院医生读平片的错误率可能高达16%，是CT扫描的两倍[73]。显然，并不是所有的读片错误都是重要的，当急诊医师读片困难时，通常会征求放射医师的意见。数字影像和PACS系统的使用给病人带来新的安全问题，与之相关的应用、监测器的分辨率效能，以及急诊医师与放射读片的结合[74]。明显的报告错误可以由急诊医师和放射医生即刻阅片而查出，但是需要有效的措施以确保及时恰当的反馈和回顾。这种方法已经有效地降低了临床重大读片的错误率[75]。

病人治疗的交接

24h治疗的需要以及治疗交接的片段性需要治疗实施人员交接，无论是急诊科内部（交班），还是急诊科与其他科室（病人需要入院、转院或者出院时）。"签字"交班或者"口头交班"通常认为是临床信息移交的交流行为，但是也包含了责任和义务的交接。签字交班也表达了一般位置状态（如科室情况、医院以及城市），同时提供了一个回顾决策决定和治疗计划的平台。

尽管病人治疗交接对科室来说是普遍的、重要的，但其研究很少[20,76]。签字交接内容多变，涉及病员的数量、体能状态（如走步、静止、以及床边）、转移的工具（如白板、医疗记录和书写记录）、转移过程的时程。虽然广泛认为会引起不良事件，但签字交接也为回顾临床医师决策制定提供了机会，同时可通过新的视角发现诊断病人提供机会[20,76]。

高质量移交病人的潜在威胁包括：

- 交接过程的打断（如电话及床边谈话）引起重点丢失和忽略重要信息。
- 交接缺乏一致性：尽管传统的病例口头表述

为主诉、病史、体格检查、初步实验检查结果、印象诊断及治疗计划，但是病例表达格式不会自动提醒交接者或者不是作为任务完成的。

- 患者常常以各种方式进行"标记"，有时是有帮助的，有时是有害的，尤其是对有风险人群，如无家可归者、心理精神障碍者、嗜酒者或者药物成瘾者。

孤寡患者

孤寡患者是那些临时丢失或者失去监护，或者对急诊治疗负有责任者。不同时期都会发生。那些被看到的和检诊评估的患者在等候区等待，视为暂时孤寡患者。那些由医疗急救人员送来的患者在入急诊前会滞留几个小时。没有看医生而离开的患者或者治疗完成前的患者自己被"孤寡"。患者也会在急诊科外进行放射检查或其他特殊检查时被临时孤立。有时病人会"走丢"，在交接过程中被忽视，或者其他更多项目诊治而"走丢"。随着冗长的等待，会发生潜在的风险。因为住院部没有床位，一些急诊科患者孤立的明显原因是入院前的等候。这些情况下，病人被安排在急诊科附近的留守区，接受不能彻底了解病情的医生的偶尔诊治。急诊科内的这段真空状态对病人的危害还没有进行很好的研究[40,77]。

用药

用药差错构成了多数普通研究差错的最大一部分，差错发生在这个过程的6个步骤（开处方、抄录、分发、用药、监测和出院）[78]。很多急诊科起到分发的作用，预防从药房的输入，因而很多差错得到纠正。另外，团队沟通误差可能导致很多差错：遗漏用药、错误用药，以及双倍用药。儿童患者处于高风险；用药错误不比成人常见，但是非常严重[78,80]。

在许多情况下临床团队中药师可以减少用药差错[81]。计算机技术的作用非常有趣，如计算机化的医生注册，以提高用药安全性。但是，尽管一些成功的运用，却没有广泛实施，有证据表明这些系统的一些新问题代替了老问题[82]。安全用药实践机构已经建议在书写顺序或开处方时可以避免一些问题[83]。这些成功将需要个人付出更多的关注；护士、单元秘书和药师将会感受到由医师不恰当应用带来的挑战。

结论

急诊科病人的安全处置依赖于许多过程。每一个过程都容易发生差错，但是每一个过程通过审慎的处理都有可能改进。只有一线工作者的努力是不够的，因此需要在行政方面或者系统的"钝性端"付出更多的努力[84]。

复杂流动环境中的安全性，像急诊科，本身就是流动的。安全性是一个"非事件"，因为被可能或者不可能会发生的事不存在所证实，例如，给一位病人错误地使用药物。安全性不可能储存到将来用，但是可能由工作人员在很好设计和组织支持的环境中创造。急诊科获得安全性犹如一场游击战：没有戏剧性的胜利，但存在偶然可怕的差错，没有胜利的曙光。成功安全的卫生医疗文化的建立和保持需要卫生医疗机构不懈的努力，拥有一种卫生医疗之外的吸纳新观念和工具的意愿，并保证继续努力和投资。

本章参考文献请参见 http://pumpress.bjmu.edu.cn/eduservice/3419.html

第二篇 临床医学哲理

第 200 章 生物伦理学

Kenneth V. Iserson

楼滨城 译　楼滨城 校

概述

定义

伦理学是把价值观和道德规范应用于人类活动的科学。生物伦理学是伦理学的一个分支，它是应用伦理学原理，为临床医生实际遇到的或预测要遇到的道德难题寻求合理的、有据的解决方法。支撑伦理学决策的道德戒律来源于各个方面，包括个人的、文化的和社会的价值体系。不同于法律，法律是相对僵性的，特别是科学和医学问题，并可以滞后于现代实际发展的数年甚至数十年之久；而生物伦理学在决策方面可以有较大的弹性。这对急诊科来说是一个决定性因素，因为急诊科要求合理的行为。常常要求急诊科医生确认病人的个人价值观、文化、宗教信仰或社会价值观，并且将这些价值观同医生自己个人思想和专业精神相平衡。生物伦理学知识能够极大地增强急诊科医生在具有急诊医学共性的有限时间内，做出合理、符合伦理学决策的能力[1]。

不同于职业制度，职业制度是管理医生之间关系和互动的标准，而生物伦理学是处理医生和病人，医生和社会，社会和病人之间的关系。职业制度的内容包括人员清单、人员分工、专家特长广告、竞争、违背公众利益行为（译注：如药品回扣）、职业礼貌、雇佣和管理医辅人员、江湖违禁处方和特殊方法的使用，以及安排办公室，急诊科或者急诊科轻急症部（urgent care center）的位置和外观设计。这些与生物伦理学的基本道德价值观与以病人为中心的问题有很大不同。即使两个领域偶有交叉，但各自有自身的标准、价值观和解决问题方法。

伦理学与急诊医学

在急诊科，不可避免地把焦点集中在每个病例固有的"医学"特性上；因此，不把伦理学进退两难的问题（译注：原文是"dilemmas"，全文甚多，下面简称"难题"）当做伦理学问题，而是严格的医学领域的问题，这不足为奇。其次，未能当做专业问题看待的原因是由于将伦理学误认作世俗或宗教信条的具体"命令"，抑或误认作一种用来描述为难以解决事件的戒律[1]。

本章具体讲述许多急诊医学的伦理学问题。下面讨论：法律和生物伦理学的关系；生物伦理学的价值观和原则；急诊医学必需的道德；伦理学准则和法规；把生物伦理学应用于临床情况；急诊医学的生物伦理学难题；伦理学难题的迅速决策模式；晚期意向书；同意、决策能力和代理人决策之间的关系；复苏学的伦理学内容；以及公众政策的伦理学问题。

伦理学与法律

概述

急诊医生常寻找法律来回答许多难题。然而，除了个别描述得非常专门行动的"黑字法律"案例外，急诊医生最佳的解决途径，应转向生物伦理学的推理及利用生物伦理学咨询。俗语说"好的伦理学可制定好的法律，但制定好的伦理学未必需要好的法律"。把社会价值观融合到法律中和伦理学原理和决策中。法律是由立法机关、行政机关、法院和其他政府机构制定的规则。法律在不同地区常有差别，并只在辖区强制执行。反之，伦理学更具有广泛性，融合

表 200-1　法律和生物伦理学的关系

生物伦理学	功用/原理	法律
✓	根据病例（有据）	✓
✓	自古就有	✓
✓	随时间变迁	✓
✓	力争一致	
✓	融合社会价值体系	✓
✓	卫生保健政策的基础	✓
	一些不变的意向	✓
	过程的正规条例	✓
	对抗性的	✓
✓	明显依赖个人价值体系	
✓	由医护人员解释说明	
✓	对变化的环境迅速做出反应的能力	

Adapted from Iserson KV: Ethical principles—emergency medicine. In Schears RM, Marco CA (eds): Ethical Issues in Emergency Medicine. Emerg Med Clin North Am 24: 515, 2006.

到正当行为的广泛价值观和信仰内。法律与生物伦理学之间的主要差别见表200-1。

近40年来现代生物伦理学发展起来，这是由于法律对于生物医学界始络保持沉默、互相矛盾或对重大问题违背道德。生物工程技术的迅猛发展，法律体系和立法机关对于新的紧迫问题置之不理，以及不断增加的危机，迫使医学界对每天必须要做的临床工作中的困难问题寻求答案。

虽然生物伦理学原则不会因地域而改变（至少不限于某一文化圈），但这种原则的解释可能会随着社会的变化而进化。在法律内也有同样的演化。例如，选择性流产，在许多美国司法管辖区曾经是非法的，而现在在多数情况下在多数管辖区是合法的。同样，所有基本的伦理学原则并未得到普遍支持，正如许多法律变迁中价值观的含意就把美国社会分为几派。

权利和责任

法律决策和伦理学决策之间有着明显重叠。对一些基本问题，经常有共同点。有时，法律上的清晰有助于生物伦理学上更清晰地思考，反之亦然。例如，在法律和生物伦理学上，"权利"一词均指"病人权利"和"死亡的利权"。该词常用来推动有关医疗问题的伦理学争论，但往往被误解或误用。合法权利是指一个人可以对另一个人提出的要求，对在人权（in personam right）的具体化，或对这种要求的认识和实施的相对叙述，即为物权（in rem right）。涉及生物伦理学所讨论的权利大多数是物权。这些常常是负面的权利，因为他们需要某人某些责任去限制做某事。伦理学冲突的常见根源是"主动权利"之间，一个人选择做或者不做的权利，和"被动权利"，不能被他人以某些方式所作的权利[2]。

没有做的义务，就是没有权利。道德和逻辑联系均存于个人的权利和义务之间；权利和义务缺一不可。一般来讲，责任是由他人的权利、法律、更高机关，或者个人良知所要求的行动。这样要做的义务是建立在个人价值观、专业职位或者其他承诺的基础之上[3]。对医生而言，这种责任是一种角色责任，作为一名医生至少是专业性的，并可能在任何时间要履行的责任。这种角色-责任链发生在"每当一个人位居社会组织的显要位置或者部门，就有特定的责任来为他人谋福利或者以一些特定的方式推进该组织的目标或意愿"[4]。这种情况下，履行预期的责任不能以薪金保证书为依据，而是以关心他人幸福为依据[5]。急诊医生就是这种责任。

价值体系

价值体系 是判断人类行为的标准。价值体系是学来的，通常在早年时候，通过教导进入出生文化：从观察行为与通过世俗（包括职业）和宗教教育获得的。尽管许多学来的价值观有重叠，每种价值观的来源常宣称道德高于其他一切，无论价值观是一般的、文化的、法律道德的、宗教的、哲学传统的或职业原则[6,7]。社会机构融合并表述价值观，即使在不断变化的社会也往往试图巩固旧的价值观。在多元化社会中，临床医生以多元的与不同的价值体系治疗病人，因此他们必须敏感去选择信仰和传统。

本段分讨论宗教的、病人的、机构的和职业的价值体系，包括急诊医学特定的职业誓约和守则。

宗教价值体系

有组织的宗教被认为是社会价值体系的守护者。即使不同的宗教看起来并不相同，但大多数持有金规则"己所不欲，勿施于人"作为基本教义。其他大多数宗教都遵循的道德规则详见框200-1，将以宗教为基础的规则运用于特定的生物伦理学情况时，问题就显现出来了。比如，虽然"不杀生"已被广泛接受，那些构成杀生的行为、主动或被动安乐死或仅用适度医疗，在世界宗教中的解释像各类哲学家的所解

框 200-1　普遍接受的道德规范

道德规范是在伦理学和行为准则的基础上支配行动。这些是合理的强迫执行的，而违规会被惩罚。尽管这些规则中没有一条是绝对的，但都要求人不要犯罪。然而，总有些矛盾，这些规则可以既不要求阻止罪行，也不要求行善。

1. 不要杀戮
2. 不诱发疼痛
3. 不致残疾
4. 不剥夺自由
5. 不剥夺快乐
6. 不要欺骗
7. 信守承诺
8. 不撒谎
9. 遵守法律
10. 尽心尽责

Modified from Gert B: Morality: A New Justification of the Moral Rules. Oxford, Oxford University Press, 1988.

释的那样是不相同的[8-10]。急诊科医生作为有着民主精神的一员，应对信仰多种宗教的大量人群时，其行为应该符合每位病人的价值观。基本的问题必须是"病人希望从医疗中获得什么？"

既不是宗教，亦不是家庭、文化和其他有助于病人的医疗决策的价值体系。不用致问，要知道一位专业人员将会做出什么决策是不可能的。关键点在于宗教信仰影响着现代世俗的生物伦理学，后者运用多种源自宗教的决策方法、论据和目标。此外，临床医生的个人精神有助于他们紧急情况时更好地与病人和家属取得联系[9]。

善与恶

名词善与恶用来表述伦理学思维和价值体系中鲜明的两个极端。下文是当前的一组定义，对医生寻求伦理学问题的解决方法可能有所帮助。善，可定义为若无某种原因，所谓理智者均不会避免的事。比如自由、快乐、健康、财富和知识。恶，可定义为，所谓理智者为他们自己与他们所关心的其他人，希望避免的事。比如早死、痛苦、残疾、失去自由和快乐[11]。例如，深怀宗教信仰的理智者可能会拒绝输血，原因是如果他们违背宗教教义，他们感到将要发生长期痛苦和苦闷，因而宁愿选择死亡。

病人价值体系和伦理学决策

病床边做出伦理学决策的关键在于了解病人的价值体系。尽管许多人不能回答"你的价值体系是什么？"，临床医生还是能通过询问病人，他们所希望的治疗目标是什么，为什么他们要某种干预，这样可得到可操作性答案。这些回答代表病人价值体系的具体表述。对于太年轻的人或认为不具有行为能力的人，不能表述他们的价值体系，医生可根据做出一般性推断做出决策，就是在某种情况下，所谓正常人想要的目的与希望作为他们的意愿，或者依靠代理人决策。然而，对于行为能力的、能沟通的病人，必须细心地寻找出他们固有的想法，即不是强迫的价值体系。

虽然要给予每个人拥有（或许每个人需要）个人的价值体系，但某些价值体系已经在全球广为医学界、法院、立法机关以及社会所接受。比如自主权和个人尊严就是这样的两个价值观：它们被看做是基础的，常赋予他们最重要的地位。尽管有些组织不同意其中某个价值观，这种分歧也不会影响他们在医疗中的应用。

常见所引用的生物伦理学原则

无害性和自主权

教育所有医学生的基本信条就是无害："首先，不要伤害"。这一信条常常用拉丁语表述为 primum non nocere，源于医生在救助的同时可能带来伤害。医生容易错误地认为，几十年来病人自主权已是最重要的职业和社会生物伦理学价值观。自主权承认一个成年人有接受或者拒绝医疗推荐的权利，只要做决定的人拥有正常决策的能力，即使到了拒绝所有医疗的程度也是他的权利。这对于医疗界长期-实施的家长式专断（或家长式尊严）是一种平衡，在家长式专断决定中所谓对病人是"有益的"措施，而不顾病人是否同意。与家长式专断伴随的是强迫，利用威胁或使用暴力来影响他人行为或者选择。权威的形象结合暗示或明显的威胁仍然是阻碍病人意愿的有效力量。现代生物伦理学的介入就是通过尊重病人的自主权来尊敬病人（框 200-2）。

行善

在病人床边，行善（做好事）和保密（保守秘密）、一直是医务界广泛地的信条。同样，个人诚信（连接于自身的道德和专业标准）是伦理学方面思考和行动的基础。

框 200-2	普遍接受的社会和生物伦理学价值体系

自主权：自决性：个人作出自身的决策的能力，包括那些影响个人医疗的决策。自主性是家长式的对立

行善：做好事。给予效益的责任。效益的产物

保密：假设病人所告诉医生的内容，未经病人允许，不泄露给其他人或者机构

分配公平：资源分配和义务的公平性。这一价值观是根据并融入全社会卫生保健政策中

无害：不做有害的事，预防损害，去除有害情况

个人诚信：坚持自己有理、有据的价值观和道德标准

公正

比较或分配公正的概念提示，社会可比较的个人与团体应该分享类似的社会利益和负担。有关有限医疗资源分配的问题，许多影响思维与行为的社会性的决策就是根据此原则。然而，对于医生个人在逐个病例去限制或终止医疗是一种错误的推论，是对需要限制医疗资源经费的错误推论[7]。分配公正是一个策略概念，而不是临床模式。

告知实情

个人诚信包括坚持自己合理的、有据的价值体系和道德标准，并且作为伦理学思维和行动的基础。诚信包括医学界的有争议的价值观——告诉实情。有些人主张无论何种情况，病人都有权知道真相，这些人捍卫绝对诚实。然而，就是这类人中的许多人，当他自己成为病人时，遇到不利的医学信息后，因他们的医生缺乏敏感性，使自己感到胆战心惊[12]。在这种背景下，诚实并不意味着残忍，真相最好用略加同情的方式来缓和。

医生承认可隐瞒真相，这要取决于当时情境。若病人因为未能了解真相而感到伤害，如在患有梅毒的黑人男士身上做的恶劣 Tuskegee 试验，这就不仅不道德，还可能因未告知而触犯法律。同样，若隐瞒真相确为医生的利益，如不告诉病人预后不良或者医疗差错，那么医生的行为就提示存在严重的伦理学和法律的缺陷。或许告诉实情不能为医学界广泛接受，是由于告知角色很差、缺乏人际交往训练和经历不够丰富，而不是由于价值本身贬值。当告诉涉及第三者的实情时，如曾经接触传染性疾病的性伴侣，问题变成十分不愉快[13]。

保密 vs. 隐私[9]

从希波克拉底时代开始，保密是假设病人向医生述说的内容在未经过病人同意的情况下，不会告诉任何他人和机构[9]。医护人员有义务（职责）为病人保密。偶尔，法律界，尤其是公共卫生机构，可能会触犯这个原则，这是因为他们要求医生报告某些疾病、损伤和损伤机制及死亡。急诊科长期使用药物成瘾者名单，这可视为违背病人保密原则，尤其是对病人准入和医生使用这些名单的权限未能严格控制时，会直接伤害病人[14]。罕见的讨论是类似电脑内既往急诊科就诊名单，这份名单很容易在许多电脑系统形成。1996 年健康保险可随带性及社会责任法令，美国联邦法律初衷是用来保护病人信息的，然而，所采用的保密原则走到极端的、矛盾的方面，竟然造成获取救治急诊病人所需要的决定性信息资料更加困难。

隐私常常同保密相混淆，隐私是病人与医务人员接触期间，要求身体和听觉的严格隔离，不被他人看到或听到的权利[9]。急诊科过分拥挤、病人和医务人员的安全考虑、急诊科的设计、在许多方面限制了病人的隐私权。

目前越来越多地利用远程医疗来从远程站点提供咨询和指导，这使得病人隐私权和保密权更加紧张。为此项工作所提出伦理学指南，有助于此项新技术的应用既不牺牲病人权利亦不牺牲医生职责[15]。

最近另一项新进展是拍摄急诊科病人，供公众观看。无论做医学记录、教育、同行评议或"实时电视"用，这样的片子已经侵犯了急诊科病人对隐私权和保密权的合理期望，因为这些记录很容易被扩散和误用。尽管有充分的理由使病人默认这种摄制[16]，目前的标准是避免用作商业目的摄制，是为教学目的要取得病人或其代理人的同意[17]。

急诊医学的医学与道德规则[9]

职业价值体系

包括院外急救和急诊科内的急诊医生，都必须遵守四条规则。尽可能救命，减轻疼痛和痛苦，安慰病人和家属，保护同事和病人不受伤害。尽管拯救生命更常见于，也更戏剧性地发生于急诊医学场所，但最后一条规则也是大多数其他医生的规则。

临床能力

虽然应用最新的手术器械和药物是诱人的，但是医生仍有责任取得使用新技术的能力，获取新药资料，降低病人的任何风险。由于对个体医生在这方面的监管力度不大，对个人伦理学来说，这仍然是一个重要问题[9]。

急救医疗服务人员价值观

要求急救医疗服务（EMS）人员尝试进行复苏术，除非无生存的机会（如断头、尸僵、尸体烧焦难以辨认、腐烂）。急救人员通常罕有复苏余地，对某些病人仅是延迟死亡时间而已。正确的做法是，基层医生告诉家居的、临终关怀型患者家属，呼叫他们的医生宣布死亡，而不要呼叫911。

安全：独特的价值观

最后一条规则——安全，几乎是急诊医学临床医生独一无二的规则。在院外和急诊科两种场合，医生经常遇到危险情境，其中环境（如火灾、荒野、水灾）、病人、家属具有威胁性。尽管尽最大努力去满足病人的基本权利，但临床医生首先必须保证自己安全与同事的安全。这种优先并不意味着临床医生应当忽视病人安全，而且在他们或他们同事遇到危险时，应首先保证他们自己的安全。

职业价值法规：伦理学誓言和守则

相互矛盾的原则

概括来讲，生物伦理学原则往往看起来很简单。然而，临床医生不仅坚持基本的生物伦理学原理，而且至少默认许多专业的、宗教的和社会组织的伦理学誓言、守则和声明[9]。这种复杂性可能混淆潜在的不一致的生物伦理学规则的排序。由于生物伦理学原则看起来既不是普遍的，也不是普遍适用的，但是这些规则是以大多数病人为中心的、稍有偏离的规则。

组织与机构的价值观

机构，包括卫生保健机构和职业组织，均有他们自己的价值体系。卫生保健机构，尽管在监管机构和政府部门要求下有相对完善的标准，卫生保健机构往往有与其某种价值相关的使命。定向或附属机构在这方面可能最为明显，但慈善性、营利性和学术机构也有其某种的任务相关价值观。职业团体的价值通常体现在他们的伦理学守则中。

职业守则

多年来，与其他任何一个行业相比，医疗界更加严格地编写它的伦理学体系，将许多标准的生物伦理学原则融入伦理学原则和誓言之中。世代以来，现存的希波克拉底誓言为医学界树立了伦理学标准[18]。然而，它的训诫同现代生物伦理学思维有所冲突，许多后续的职业守则把最好被称为实用的指南和职业规范的内容，连同伦理学训诫一起都纳入其中[19]。急诊医生的职业价值观已经被融入组织守则之中，如美国急诊医师协会的伦理学守则，也融入到美国急诊医学学会制定的更加人性化的誓言之中[20,21]。

多数现代伦理学守则对其成员仅规定相同的基本道德行为，要求遵照整个社会的期望，不要求更高的责任或承诺水平。实际上，许多看来对医疗专业更为重要的伦理学内容通常并未在其守则中表述。即使排除职业间相互关联的主题，现有的医学专业原则之间也有很大差别（表200-2）。然而，所有守则都试图给出一个"底线"——也就是说，最低接受限度的行动过程。

生物伦理学应用

急诊医患关系

急诊医生的医患的关系与其他医生有明显不同，特别是社区医生[22-24]。（表200-3）急诊医生治疗的是他们或他们所在医院不熟悉的病人。其他医生，他们或是熟悉他们的病人，或是是在非紧急情境下对他们进行治疗，这些医生常有时间，并且有做完整的伦理学决策的机制，但是急诊医生的选择非常有限。在急诊情境，快速做出伦理学决策的推荐方法列于表200-3，并将在下节讨论[25]。

识别伦理学问题

尽管医生喜欢把所有临床情况降低为"医疗问题"，当今日益复杂的医疗环境常可产生一些同基本

表 200-2　医生的六类伦理学原则对比

原则/概念	SAEM	ACEP	EMRA	AMA	AOA	希波克拉底誓言
保护病人隐私		×	×	×	×	×
维护职业专业知识	×	×	×	×	×	×
承诺为人类服务	×	×	×	×	×	×
病人利益第一	×	×	×	×		×
考虑病人、同事	×	×	×	×		×
尊重病人的尊严	×	×	×	×		×
保卫公共卫生	×	×	×			×
保护柔弱群体	×	×		×	×	×
更高的专业理想	×	×	×	×		×
诚实		×	×	×		
举报不胜任、不诚实、病态医生		×				
道德敏感性	×	×		×		
争取必要的会诊				×	×	×
利他的教学精神	×					
对学生、同事公正				×		×
服从、遵守法律			×	×	×	
慎用资源	×	×				
为病人利益修改法律				×	×	
不滥用特权	×					×
尊重学生	×					×
选择服务对象，除非紧急情况				×	×	
胜任、公平、同情地进行有益研究	×					
不做堕胎术						×
不做安乐死						×
不为金钱而损害临床判断			×			
普及卫生保健				×		
维持人类生命						×

ACEP，美国急诊医师协会；AOA，美国骨病协会；AMA，美国医学会；EMRA，急诊医学住院医师协会；SAEM，急诊医学学术学会。

Adapted from Iserson KV: Ethical principles—emergency medicine. In Schears RM, Marco CA (eds): Ethical Issues in Emergency Medicine. Emerg Med Clin North A 24: 531, 2006.

生物伦理学难题无情地纠结在一起的难题。有一些难题很明显，但更多的难题难于辨认。

把相互矛盾的原则优先排序

一旦认识到这种难题，将生物伦理学原则运用于临床情境会有些混乱。当两个或两个以上看起来相当的原则或价值观似乎迫使不同的行动，就是存在生物伦理学难题。这种情境往往被描述成"做要挨骂，不做也要挨骂"，在这种情况下，初看起来，任何可能的行动出现二种似乎等同于善和恶之间的选择。下面的实例摘自急诊医学伦理学（*Ethics in Emergency Medicine*）一书，其中的主治医师可以说是处于进退两难的境地（有着两种棘手的但似乎是相同的选择）。虽然只有两种行动可供选择，但两种选择包含许多相互矛盾的生物伦理学原理。

表 200-3 急诊医疗和初级保健医疗之间的差异	
急诊科情境	初级保健情境
病人常由急救车、警察或者家属送来	病人可以选择进入医疗系统
病人无法选择医生	病人可以选择医生
急诊科人员必须赢得病人信任	医生和护士已经赢得病人信任
急诊科人员不了解病人、家属及其价值体系	医生和护士往往已经了解病人、家属及其价值体系
病人健康状况出现急性变化	病人有慢性医疗问题
常见焦虑、疼痛、酒精中毒和神智改变	不常见焦虑、疼痛、酒精中毒和神智改变
快速做出决策	常有反应与深思熟虑时间
医生独立做出决定	医生有更多机会与病人、家属、其他医生、伦理学委员会、律师、法庭和伦理学家协商
医生代表医疗机构和医务人员全体	医生代表自己或者医疗小组
工作环境是开放式的、少受限制	工作环境是私人的、受限的
急诊科人员常有满负荷的工作表	工作表常被医生设定或取消

Modified from Sanders AB: Unique aspects of ethics in emergency medicine. In Iserson KV, Sanders AB, Mathieu D (eds): Ethics in Emergency Medicine, 2nd ed. Tucson, Ariz, Galen Press, 1995.

示例：相互冲突的生物伦理学原理

一位60岁男性老人自己刺伤腹部，这是由于他患有晚期胰腺癌，顽固性疼痛，任何治疗均无法缓解。事发时一个好心的朋友恰好在他房间里，叫来EMS急救医士将老人送进急诊科。若不给予积极治疗，很显然老人会出血致死，然而，无论是仍然清醒并定向力正常的病人，还是在一旁的妻子，想进行的不仅是止痛的治疗。回顾病历我们确信，当时他的医生有些不知所措，不知该如何减轻他的疼痛，我们也预计他会在接下来的几个星期内死去[26]。医生认为要尊重病人的自主权，然而在病人企图自杀时往往会质疑他们的决策能力。这位病人的行为看来已经提出一个问题，实际上他们是否有权利或自主能力。这位医生还笃信行善：帮助那些需要帮助的人，减轻痛苦，尽可能挽救生命。行善有两种不同的行动方向：姑息疗法和积极干预治疗。仅用镇痛药和其他安慰疗法会助长自杀行为；给予干预治疗和外科手术会延长濒死者的死亡过程，而医生们发现任何姑息治疗是达不到延长死亡过程的。优先选择哪一种价值观？病人自主权还是行善？如果优先选择行善，那应该是针对缓解痛苦，延长生命，或二者兼之的第三个选项吗？生物伦理学处理问题即非黑亦非白——只为灰色[27]。

医学守则与生物伦理学的难题

临床医生像职业团体和卫生保健机构一样具有他们自己的伦理学价值观。当医生感到与专业、机构或者法律所规定的行动存在道德冲突的时候，良心条款允许他们"退出"这种规定。这种冲突具有宗教、哲学或者临床基础的背景，这种冲突为使用正常伦理学决策规程设下障碍。当存在此类冲突时，在某些被迫情况下，医生就可以按他或她自己的价值体系来规划行动轨迹，这在道德和法律的概念上是可以接受的。这种被迫的情况通常是要求为病人提供及时的、正确的医疗——这一点在急诊医学中可能特别困难。然而，当冲突超出价值观时，基本要点是医生要承认病人的认同、尊严和自主权，这样就能避免因盲目地将个人价值观强加于他人身上而所犯的错误[9]。

职业价值观冲突

紧急挽救生命引起急诊医生和重症监护医生之间的许多冲突。急诊医生承认他们所作的一些插管术和复苏术不为病人或其代理人所需要。有时，几乎所有急诊医生都会因复苏一位病人而被愤怒的重症监护医生或者私人医生所责骂——"某某不应该被复苏"。许多家属都听到过那些医生因为过于积极的复苏而责备急诊科和救护车员工。然而，呼叫救护车的时候，紧急救命就开始了。

一个典型的进退两难困境就是一位大失血的成年病人，他神志清醒，有医疗决策能力，只是由于宗教信仰而明确宣称，拒绝接受任何血液和血制品。而有着维护生命职业责任和道德承诺的医生，是不会同意病人决定的。然而社会（整个法院判的标准）却一再地站在病人一边。在这种情况下，病人为履行他或她宗教信仰的自主性和权力被认作是至高无上的价值。若病人无决策能力、是未成年人或在外界压力下做出救命决定的，这种情况就无明确的答案了。

关于复苏抢救，在急救医疗中，其他冲突是模棱两可的，特别是病人和家属不要这种复苏抢救与实施抢救之间的冲突；在危急情况下对刚死尸体进行教学和操作的伦理学之间的冲突；急救医疗系统的管理与行政规范和病人之间的冲突；帮助他人与自己生命置于危险状态时;面对病人明显的需求与费用和人力资源有限之间的冲突。即使上述这些问题不足以成为进退两难的困境典型,它们也会被当做生物伦理学问题,这是因为他们需要医生在两种(或者更多)可接受的价值观中做出选择。

快速伦理学决策模式

设计伦理学病例分析的快速伦理学决策模式,如框200-3所述,是作为急诊医师需要快速回答伦理学困境、避免伦理学错误行动轨迹的一种方法。第一步是根据已知先例做出决策是应用此方法最有效的途径。然而,这样的决策要求事先计划,全面深入地阅读和有关伦理学问题的思维。如任何急诊操作适应证一样,急诊医生最起码应该为在急诊科可能遇到的最常见伦理学困境拟定好行动进程。

然而,即使是有准备的医生,也会遇到无相关已知先例的案例。无先例可循,没有办法去"买时间",医生必须选择一种可能的行动进程,并检验它的伦理学效力。这样的情况下,可用公平测试、普遍性测试和人际合理性测试三种试验。公平测试(impatiality test)提出如果医生处于病人的位置,能否接受此行动。从本质来上讲,这是一种金标准形式。普遍性测试(univesalizability test)提出在所有相似情况下,所有医生所做行动,医生是否感到舒服。这是所有同行普遍性行动,然后提出所设想的行为是否合理。人际合理性测试(interpesonal justifiability test)提出医生对他人的行动是否能提供充足的理由。同行、上级或者公众会对此答案感到满意吗?如果对上述三个试验问题的答案都是肯定的,那么医生就明确了合理的可能性,这样行动也就属于伦理学能接受的行动范围。

晚期意向书

晚期意向书(advance diective)是指几种法律和准法律文件的总称。这些文件指出,终末期病人不能再给予的治疗或者停止允许的医疗救治时,将要做些什么。书写晚期意向书常为避免延长一种不可避免的、往往是痛苦的或者无知觉的死亡过程。但是,晚期意向书也可以指令代理人或者病人的医疗小组尽可能"做任何事"。晚期意向书包括生存意愿书(living will)、长期医疗保健委托书(durable power of attorney for health care, DPAH)、院前晚期意向书(prehospital advance directive, PHAD)和精神卫生晚期意向书(mental health advance directive, MHAD)。虽然本章也讨论了不愿复苏、不愿入院和院外不愿复苏指令,但这三项不被看做晚期意向书,而是医生的医嘱,因为它们不是病人或代理人启动的。所有这一切都在急诊医疗中起作用[28,29]。

不愿复苏指令

不愿复苏指令(do-not-attempt-resuscitation orders, DNAR),又称允许自然死亡(allow-natural-death, AND)和不愿启动复苏(do-not-initiate-resuscitation, DNIR)指令(仍有许多地区纯朴地称之为不复苏指令[do-not-resuscitation, DNR]),是医生告知其他医务人员的指令,让他们知道在心肺骤停时不要进行心肺复苏。严格来讲,DNAR指令不是晚期意向书,而是向其他医务人员传达一种条件指令,只有在病人情况符合条件时才能生效。理想的是,通常只有与病人(病人有决定能力)或病人家属或代理决策者商谈后,才能书写这种指令。通常只是对心肺复苏不能达到治疗目标的病人,才书写DNAR指令。这些指令通常在某些医院内才能有效地实施,如果病人从另外医院转送到急诊科,转院或呼叫急救医疗系统时常否认这种指令。结果可能直接违背病人关于临终医疗的意愿。然而,如果病人抵达急诊科时仍然有能力作出复苏相关的决定,急诊医生的部分工作就是在病历上记录此决定,包括将被限制的某些抢救项目、讨论内容和出席人员[30,31]。目前许多医院意识到简单的不愿复苏指令表格,不适合其他医务人员的解读,因而改为或者又增加了限制治疗表格,明确

框200-3 急诊科伦理学问题快速解决方法

这是一类经常超出规则的伦理学问题吗,或者至少有类似的规则足以合理地扩展以解决它?

- 是 → 遵守规则
- 不 → 对无十分危险病人有深思熟虑时间,有某种选择吗?
  - 是 → 做选择
  - 不 →
    1. 应用公平测试
    2. 应用普遍性测试
    3. 应用人际合理测试

Modified from Iserson KV: An approach to ethical problems in emergency medicine. In Iserson KV, Sanders AB, Mathieu D (eds): Ethics in Emergency Medicine, 2nd ed. Tucson, Ariz, Galen Press, 1995.

而详细地说明，对该病人不能给予那些治疗手段（如抗生素、血液制品、机械通气、手术）。

不住院指令

曾在许多地区成功实行的一类医生指令就是不住院的指令。通常用于临终关怀医院和护理院的病人，这样就避免了许多不想要的急诊科复苏抢救和冗长的住院手续。若病人或者代理决策者不希望进一步的医疗干预，不住院指令指示护士不要送病人入院。遵守这样的医生指令允许人们安静的逝去，而不是心肺复苏无效和不需要时，还要实施"心肺复苏的最后权利"。唯一终止不住院指令的申请是，如果护理院不能提供他们需要的姑息治疗，工作人员还必须明白，要将病人送到医院去。

院外晚期意向书

截至2003年，已经有43个美国法律管辖区制定条法，凭此医疗机构外的病人避免不要复苏的尝试。这些条法常常通过两种方式可以准备，或者是院外不想复苏指令，或者是院前晚期意向书（prehospital advance directive，PHAD）[32]。尽管常常混淆，这两种方式在其哲学观方面差别很大。院外不想复苏指令是由医生起草的文件[33]。而院前晚期意向书是由病人或法定代理人制定的，很少有或者无医务人员的参与。这两种文件均指示病人死亡时呼叫EMS人员是错误的，不要对病人试图复苏，或是已经开始复苏，如果发现此类文件后，就要停止复苏。这两种形式已经证实是有效的[32-34]。由医生起草文件的最常见原因，是防止病人起草的文件会帮助谋杀和自杀行为。实际上，这种情况从未发生过。

现存的草案中，34项法令是由州特别授权的，往往有规则或指南做补充。8个州实施草案仅通过规则或指南来实施的，法律条款中无变化。8个州无全州范围的草案。面对病人自主权的情况下，39个州要求有医生签名的医生指令（7个州仅要求医生签名，33个州要求医生和病人都签名）[33]。3项草案是病人起草的晚期意向书，有经目击的病人签名即生效，不要求医生参与[35]。这些文件相当复杂，有些包括保护EMS人员以及基地医院医生的责任，有些用来保护儿科病人[32-37]。表200-4包括PHAD/DNAR策略理想内容的项目。

院外不想复苏指令或者晚期意向书必须为所有相关人员知晓，这些人包括EMS人员、医生、病人、家属和可能应答911呼叫的警察。这些文件有多种形式，如州统一格式、医生指令、标准识别钱包或者识别手镯以及其他当地EMS认可的其他形式。若病人被送至医疗机构，至少在急诊科，理想的院外晚期意向书应一直生效[32]。

生存意愿书

生存意愿书（living will）是多数州和哥伦比亚特区采用的一种相对标准的形式（密歇根州和马萨诸塞州没有相应的授权法规）。这种生存意愿书通常要求医护人员未来不要进行复苏措施，有时意愿相反，即采取所有措施来维护病人存活。仅在病人丧失决策能力时生存意愿意向书才生效，在此前，无论生存意愿向书如何规定，都要由病人来决定医疗进程。正常情况下，生存意向书要求医生确认为晚期病症，并且该病人在签字时精神状态正常，能理解生存意愿书的条款（亚利桑那州打破惯例，未用到晚期病症一词，理由是所有现存的定义并不明确。不良后果尚未显现[37]）。各州在生存意愿书中允许有多层次特征，在有些病例中包括拒绝人工营养和补液的权利。

多数生存意愿书规定病人的经治医生必须事先看过并接受文件条款。这种要求确定医生将遵照病人的利益行事。对医生而言，这保护了那些价值体系不允许他们遵照文件条款行事的那些医生。这还鼓励病人家属和医生围绕死亡时的情况和能采取的行动进行讨论[38]。急诊科极少站在接受生存意愿书条款的一方。在急诊科复苏抢救情况下，如果准确辨认病人身份，生存意愿书能发挥的最大作用，就是提示病人的意愿是什么。无论怎样，生存意愿书也不能限制急诊科医生的行为[39]。

在特定情况下，生存意愿书限定是他们列举采取或放弃某项行为。这种特异性削弱了此类文件的有效性，导致签署更灵活的、更强有力的晚期意向书，指定一位可信赖的代理决策者，成为长期医疗保健委托书。

长期医疗保健委托书

更常用指定代理决策人的晚期意向书是长期医疗保健委托书（durable power of attorney for health care，DPAH）。它还有其他名称，包括长期医疗委托书（durable power of attorney for health care，DPAH）和医疗意向书（medical directive）。各州和哥伦比亚特区均授权立法此类晚期意向书。通常形式，长期委托书（除长期医疗保健委托书外）即刻生效。然而，DPHA仅在个人不再拥有他或她自己的医疗决策能力时才生效。

一般来讲，亲属或密友可以做代理人，这是因为他们应该可知道关于病人医疗相关价值观的内容。可以指定一位以上的代理人，通常他们以优先顺序排列，容易联系的、愿意的并且有能以代理人身份做出决定的人可以作为第一代理人[38]。

长期医疗保健委托书比生存意愿书更具灵活性，这是由于代理人能给出任何病人通常要做出的医疗决策，包括收集新的信息和病情变化时，在多个治疗方案中做出选择。更为理想的是，代理人根据病人留下的书面或者口头意愿（包括生存意愿书条款）做出决策。实际上，代理人做决策时往往会考虑多种因素[40]。

精神卫生晚期意向书

精神卫生晚期意向书（mental health advance directive，MHADs），又称精神疾病晚期意向书（psychiatric advance directives，PADs），创建于20世纪80年代，精神病人可指定他们未来急性精神病发作时的精神病治疗的选择[41]。MHADs允许精神病病人能够事先说明，他们接受或者拒绝某种的精神治疗和干预措施。有些法律还专门授权代理人为精神病治疗方案做决策。多数MHADs只在病人重获决策能力时才取消[42]。实际上，民事法律通常不考虑MHADs，出于好心。临床医生认为指令同已知的临床治疗标准不一致时，会按民法行事[43]。

非标准的晚期意向书

急诊科医生偶尔会遇到纪念章、文身或者其他类似晚期意向书的指令[44,45]。从实用角度来说，在经治医生必需时，晚期意向书必须提供给他们，晚期意向书是病人（或有时候是代理人）经过深思熟虑及能理解的意向，是病人当时的病情状态必须应用的文件。非标准晚期意向书通常简短而抽象（如"不除颤"的文身标记），不能满足上述要求。特别需要注意的是，病人或其代理人是否懂得如何解释这种"指令"，或者这种"指令"是否继续体现病人意愿。一般来讲，急诊科医生不应该按照这些指令来为病人做出关键决策。

同意，决策能力和代理决策者

为尊重病人，根据病人自主权，在进行医疗干预之前，要求成人同意。为提供同意，他们必须具有决策能力。若病人无法为自己做出医疗决策时，必须有他人为他们做出决策。这样，就会出现3个问题：在急诊科，"同意"意味着什么？临床医生怎样判定病人缺乏决策能力？接着由谁来做决策？

同意

病人能提供3种同意形式：假定同意、暗示同意和知情同意。许多病人可能在一次急诊科就诊的不同时间提供所有这三种同意。在急诊科临床医生会用到所有这三种同意（伦理学和法律上均有效），下面依次说明其中的差别[46]。

假定同意（presumed consent）是最常用的一种概念，就是把将要发生的与他们不会拒绝的治疗告诉病人。他们默许自己躺在平车上，被送到放射科时已经插入导尿管，在缝合时仍然保持沉默。在急诊科关于假定同意的最具戏剧化的场景是，当生命体征不稳定的濒死病人到达时，却预测为理智人想要的治疗。这时，医生"假定"理智的病人想要治疗。然而，这就必然产生一个问题，那些病人即使在缺乏有意义（从病人立场）生存机会时，是否仍希望进行干预治疗。从临床医生的角度来看，常讨论无用性问题；从更具意义的病人角度来看，在此种情况下，病人是否提供同意才是问题的关键[46]。

暗示同意（implied consent）在病人配合操作过程中才有效，如伸开手臂配合静脉切开术或者掀开上衣配合放置心电导联。在假定同意或暗示同意下进行操作并不意味着病人对操作或其并发症无顾虑。病人宁愿①相信自己了解操作因而毫无疑问地允许或者配合；②处于不能沟通的特定情况（如意识不清）；③感到非常害怕（如对临床医生或者医院当局）或者不安而不敢发问[46]。

知情同意（informed consent）假定有决策能力的病人已被告知有关某种操作的相关风险和效益，理解此操作，并自愿同意进行此项操作[46]。即使有决策能力的病人对一项复杂或有潜在风险的操作未提出疑问，医生也有义务提供相关风险和效益的信息，除非是病人特别请求不愿被告知。这些情况下，应该讯问病人他/她是否愿意医生将相关内容向同时在急诊科的亲戚或者朋友告知。这个人可以不是病人的代理人，但以后可以向病人解释将发生的一些相关情况[46]。

知情同意同法律和伦理学均相关。尊重个人是需要的伦理学保障，成文法和习惯法提供了法律基础。医生有职业责任和道德义务来为病人提供必要的信息，以便病人能够做出明智的决策。同病人诚实地沟

表 200-4　制定院外晚期意向书指南

政策范围

为确保最大限度的连贯性和一致性，一项全面的院外 DNAR 政策应当得到有尽可能广泛的管辖区的支持，包括本地、地区、州和医学界（包括急救医疗服务理事会）。只要能实行，就要尽力寻求政策的立法支持

政策指南

1. 注意，既定事实是，处于某种临床状态时，进行当前基础生命支持和高级生命支持不见得有效或者有益
    - 要制订方案来教育公众，在预料死亡后如何合理地运用 911
    - 明确安慰疗法和姑息治疗对于做出 DNAR 指令的病人是合适的。那些恰当的干预措施包括临终医院和暂时医疗，在预测要死亡时，并不需要呼叫 EMS，呼叫病人的医生常可安排
    - 制订方案对医务人员进行有关晚期意向书问题的教育，包括地方性院外 DNAR 指令的相关信息，社区临终关怀医院的选择和居丧服务
2. 就 DNAR 意向的理想识别达成共识，以确保全程的连贯性
3. 重申对病人意愿不清楚时，启动复苏是有指征的
4. 明确院外 DNAR 指令的实施条件，包括可用于长期护理机构和急诊科
5. 明确病人拥有做出 DNAR 指令的决定能力，明确代理人是否能够签署此类决定
6. 明确一种机制来决定晚期意向书的优先权，其中包括生存意愿书、医疗保健长期委托书以及院外晚期意向书（即 DNAR 指令）
7. 明确代理人的法定优先排序，用于病人决策能力受损并且无预先晚期意向书的情况
8. 要措辞婉转地承认日益增长的临终关怀运动之家，因为其中牵涉到儿童，并有未成年人相关文件内容
9. 明确不想复苏的决定必须是由病人或者代理人做出的知情决定
10. 对 DNAR 指令，要核实应当包括的内容，以及负责制定规则的当局
11. 在坚持 DNAR 指令中，确认提供的临床操作项目和不开始施行的临床操作项目，或者详述会证实相关项目的当局名称
12. 明确执行 DNAR 指令的确切方法，包括在线医疗指导。必要时，每一系统都要确保立即有效地进入在线医疗指导的沟通途径
13. 为那些忠实执行 DNAR 指令的人建立法律豁免条款
14. 设立数据收集和方案评估来进行周期性运营评估
15. 明确院外 DNAR 指令指导的违背容许程度。例如：
    - 病人能够随时取消书面晚期意向书
    - 如怀疑文件有效性时，EMS 人员可取消院外 DNAR 指令

Modified from Schears RM, Marco CA, Iserson KV: 'Do-not-attempt-resuscitation' (DNAR) policy in the out-of-hospital setting. Ann Emerg Med 44: 68, 2004.

DNAR，不想复苏；EMS，急救医疗服务。

通，以使他们参与到决策中来，这种决策是新的，而不是旧的、强迫的。以尊重病人为基础，这种合作的医患关系逆转家长式关系，这是自希波克拉底时代以来，一直主导着医生与病人之间的互动关系[46,47]。

实际上所有各州，无论是按法规还是按照习惯法，现在均要求医生告知病人治疗方案的选择以及相关风险和效益。告知信息的法律标准或者是"共同标准"（又称"职业共同标准"或"医生合理标准"），或者是"具体标准"（又称"病人合理标准"、"病人审慎标准"、"病人主观标准"）。前者会问："在同样或类似情况下，同一标准下谨慎的医生，有同样背景、培训和经验的医生，已对病人提供哪些信息呢？"后者会问："处于同样或类似情况下，合情理的病人需要知道做出适当决定吗？"[46,47]

有趣的是，法律要求中有很大差异。比如，尽管多数国家级的急诊科对很多部位麻醉阻滞剂、封闭骨折复位、脓肿切开引流、腰穿（腰椎穿刺）、注射放射性对照造影剂、放射性核素显像、非紧急胸廓造口术（胸管置入术）要求有知情同意，但德克萨斯州法规废除了做操作前需要告知某种风险和危害的任何要求[46,48]。

决策能力

急诊医学的许多伦理学困境明确病人决策能力后可以化解，往往与同意（或更常见的是拒绝）某项医疗操作相关。按 Benjamin Cardozo 法官所述，伦理学和法律共有的一项基本规则是"每一位心智健全

的成年人都有权决定对自己身体做些什么……"[49]。评价决策能力的含义以及如何与同意相联系往往可以阐明上述情况。

急诊医生必须能够快速决定病人是否缺乏决策能力——做出自身医疗决定的能力。尽管在意识丧失或谵妄病人明显不具备这种能力，但当病人仍有言语并且至少有点连贯思维时往往就不太容易判定。由于在急诊情境对于此类决定往往是时间敏感性的，不同于与其他医学领域，生物伦理学会诊可能不太容易得到。

临床工作中，行为能力（competence）一词常常用来指能力（capacity）。行为能力是一法律术语，只能由法庭作出判断。能力指病人做出与接受医疗建议相关决定的能力。能力始终是决策相关，而不是整体概念。尽管酒醉的人有能力拒绝缝合小撕裂伤，尤其是有既往曾拒绝且并无悔意的证据时，同一个人可能不会有能力来同意一项择期手术或者拒绝一项紧急的救命操作或手术。为了在任何特定情况下都有充分的决策能力，个人必须理解选项，选项带来的后果，以及与个人价值观和优先观这一相对稳定架构相关的费用和效益[50,51]（框200-4）。不赞同医生推荐本身不能判定病人无决策能力。实际上，即使拒绝救命医疗措施，若是出于坚守宗教信条，如上帝目击拒绝输血的病人，也不能证明病人无有效的决策能力。

代理人

若病人无能力参与其某些医疗相关决策时，就必须有代理决策者。在多数地区，病人的晚期意向书会指定代理人，或在机构策略或法律中详细说明此人或代理人。代理人通常包括配偶、成人子女、父母（成人的）和其他人，也包括经治医师。有时，生物伦理学委员会或者法庭需要介入指定决策人。

儿童代表一类特殊病例。年轻人与大多数成人（或者受约束的人）相比，常被认为是无独立医疗决

框 200-4　决策能力的内容

1. 选项的知识
2. 知晓每个选项的后果
3. 评估与相对稳定的价值观和喜好有关的个人选项成本与效益比*

*作为评估能力的一部分，应询问病人为何他或她作出某种选择。

Modified from Buchanan AE: The question of competence. In Iserson KV, Sanders AB, Mathieu D (eds): Ethics in Emergency Medicine, 2nd ed. Tucson, Ariz, Galen Press, 1995.

策能力者，尽管常常会讯问他们是否赞同决策，允许他们"进入"他们的医疗计划。在许多情况下，决定孩子是否有决策能力时，可用判断成人能力的规则。后果越严重，理解选择后果的能力越强，所涉及的价值观需要儿童的决策[9]。

相对少见的病例中，病人有一位由法庭指定的医疗决策监护人，监护人的决定将代替病人自己的和任何代理人的决策。即使父母在场，往往也很难辨明成人是否在按孩子的最佳意愿行事。这些病例中，可能需要保护儿童服务机构的参与。在极端的例子中，如果父母之间的意见不一致时，就需要生物伦理学委员会或者法庭的介入。

家庭

按传统观念与通常实践来说，当病人无能力作出医疗决策的时，家庭成员（特别是配偶）可作为代理决策者。然而，即使家人关系亲密，情感或费用支出可能会使代理决策者违背病人希望采用的行动轨迹。

代理人依据两种不同模式来做出决定：代替决断和最佳利益两种。代替决断（substituted judgment）是指，假设代理人非常了解病人的价值观，做出类似病人做出的决定。但是尚不清楚的是，任何人知道某人在各种情况下做出多少决定[52,53]。代理人用最佳利益（best interest）是指，当代理人不知道在某一特定情境下病人所希望的做法时，会用到最佳利益标准。但是在 Karen Ann Quinlan 病例中，代理人用了既往病人的言论和行为来证实病人的价值观，然后再做出决策[54]。有些州会要求代理人遵循一些明确的书面意向书[55,56]。在 Saikewicz 例子中，如病人从未有足够决策能力时，则应用最佳利益标准[57]。这时，除非法庭已经指定监护人，否则这些病例往往会最终由法庭解决。

代理人排序

若病人无决策能力，又无晚期意向书，许多州会指定他人自动成为病人的代理人。实际上，这几乎总是意味着病人配偶可行使这种权力。目前，一些州有法定的代理人排序来简化此过程。此排序广泛应用了近20年，按如下顺序指定代理人：配偶（未离婚或未合法分居）、多数能保持合理联系的成年子女、父母（成人）、家庭伴侣、兄弟姐妹、密友和参与生物伦理学委员会咨询的经治医师[37]。

生物伦理学委员会和顾问

多数大医院已经成立多学科委员会，来会诊有生物伦理学困境的病例，也会参与代理人决策[37]。这

样的委员会通常有四个主要作用。第一，他们对委员会成员、医院医生和全体员工、病人、家属和地方社区就生物伦理学问题协调教育。第二，在疑问病例和资源分配的决策过程中，委员会帮助医院，为医务人员提出建议策略或指南。第三，委员会前瞻并回顾性查阅临床病例，向直接相关人员提供建议和结论，多数情况是有关缺乏决策能力病人的治疗与非治疗问题。伦理学委员会通常不会充当主要决策者。相反，伦理学委员会成员可以作顾问、提供信息、建议，以及支持病人-家属-医生三者的主要决策角色。对有关终止，不开始或继续生命支持救治的紧急决策进行会诊。大部分伦理学委员会工作包括澄清事实，培养沟通[58]。一些较小的医院有伦理学咨询，而不是委员会，来执行许多相同的功能。1995年，联合委员会（原卫生组织联合鉴定委员会）[the Joint Commission（旧称 the Joint Commission for the Accreditation of Healthcare Organizations，JCAHO）] 开始要求医院确保完成伦理学委员会职责[59]。

医生

以前，医生为病人单向做出决策，而不管病人是否有为自己做决策的能力。现在，这种情况仍然发生，当然在急诊科，尤其见于急性疾病和意外伤害的诊治当中。医生有一种倾向，仅仅因为病人和医生意见不一致，就认为病人无能力作出医疗决策。在急诊科，如果病人决策能力遭到质疑，迫使医生未经协商独自做出决策。然而，若可能有充足的时间，医生会向同事咨询协商，如有可能，向医院生物伦理学委员会咨询（框 200-3）。当做出单边决策时，医生应该意识到他们并非无所不知。预测往往是不正确的，医疗知识往往是有限的。

法庭

法庭通常作为医疗分歧的最终裁定者。他们任命法定监护人，以少数选择性病例，作为医学法律来遵循先前案例。然而，法庭对于生物伦理学原则既不要迅速反应，也无必要的知晓。他们仅按编入立法的社会价值观来行事。许多法庭都建议说，任何时候，医疗决策在床边，而不是在法庭[54-56]。

复苏伦理学

最具有时间依赖性的所有活动，最具有争辩的培训机会，发生在急诊科的复苏期间。无疑要保证需要复苏的病人得到所完全正确的医疗知识和技能导向挽救生命的企图。这种含蓄的誓言导致进退两难的困境。若是最熟练的急诊科专家常常领导复苏并进行操作，像所期望的那样，病人会得到最大的恩施，同时无害。不过，这种方式严格约束急诊科的临床实践，亦剥夺培训未来临床医生的病人，未来的临床医生能给予同样恩施。

这种争论已经进行许多年了。解决问题的方法似乎在于从伦理学角度进行急诊科的培训，像其他领域的培训那样，由经验丰富的医生通过现场监督的形式提供安全保护，确保病人得到最优质的、合理的救治。还有人建议，对医学生和住院医师的认知与操作技能进行标准化验证，类似于医院其他医生的标准化验证那样。这种证书可使教员知道学员何时具有实施复苏和其他医疗操作的能力[60]。

在某些教学医院普遍实行的习惯做法是，只有当认为病人"无法挽救"时，才允许无技能与无知识的新手学习与实践这种操作，但是，对此讨论甚少[61]。这种实践会对病人造成危害，这是由于仅为练习目的的延长复苏抢救可能导致延长死亡的临床状态。这亦伤害家属和社会，使他们为不必要的操作买单。

无效原则（Futility）[46]

急诊医生、护士和 EMS 人员在有些情境下，会觉得进一步的医疗干预是"无效的"。然而，仅有三种情况符合普遍接受的定义。第一种情况，医生仅在非常有限的条件下可证实，根据医学文献，仅有不到 1% 确认病例是有效的。钝伤进行急诊科开胸术就是一个很好的例子。另外一种常见存活率接近于零的情境是院外心脏骤停，或无目击者的心脏骤停或自长期护理院转来的病人[63]。然而，医生个人不要凭经验作出决定，由于选择性记忆，使他们常出现偏差。

第二种无效情况是生理学上的无效性，已知的解剖或生化异常不允许医学干预获得成功。普遍为 EMS 系统所接受、不干预或不运送到医院的异常情况有僵尸、尸冷、烧伤严重以至难以辨认，不能复生的损伤（如断头）。上述一切，连同长时间正常体温复苏抢救未能成功，或长时间"停搏"伴随心电图等电位线与无脉性电活动（PEA），常用来帮助 EMS 人员决定是否现场宣布死亡的标准。这些情况下，EMS 人员不必为无效的复苏抢救浪费宝贵的资源。

第三种情况是提出的干预不能达到符合病人价值观的医疗目标。美国急诊医师协会认识到这种情况后宣布"对于医生判断不会有医疗获益概率的病人，医生没有伦理学职责提供治疗。"[64] 由于这种行为轨迹是建立在已知病人医疗相关的价值观基础之上，因此有必要提前同病人交流（急诊科很少见），以接受代理人提供的信息或决定，或记入病历中。危险性就是因医务人员和病人之间的价值观差异导致医疗过度或医疗不足。若必要，由第三方沟通可能会帮助解决这些问题。

绝不应该利用无效性概念来拒绝治疗垂死的病人。即使经历紧急救治的终末期病人也需要进行干预治疗。目的是缓解疼痛和痛苦。如何进行干预取决于病人、引起不适的病情和病人的价值体系。

不开始治疗 vs. 终止治疗[38]

急诊医学中，不开始和终止生命支持医疗之间存在合法的显著性差异。证明这种差异正当性的理由，部分来自急诊医学临床实践的本性和急诊医生运用诸多伦理学原理的独特方式。由于急诊医生常缺乏有关病人身份、病情和医疗目标的重要信息，不开始急救医疗比随后终止不要的或无用干预更容易产生问题。由于急诊医学的性质，在院外和急诊科两种场合，不开始医疗比终止医疗要求有更高的标准[65]。

若无足够证据证实复苏抢救不会成功，医生就应该在病人抵达急诊科时开始或继续进行复苏。不开始心肺复苏的唯一理由是存在明确证据，如一份标准晚期意向书，说明病人不愿意进行复苏，或临床证据表明进一步努力是无效的[38]。若无这些信息，推断必须给予干预。

一旦急诊医生获知信息证实，病人不要进行复苏，或指明病情不适合复苏，则可以适当地终止复苏和其他治疗手段。这样的信息可从晚期意向书、病人代理人、近期的病历记录、或是 EMS 服务通讯，详细描述正在进行的复苏抢救失败的结果。除少数情况（如自杀未遂后）外，当得知病人不想复苏或病人的病情不能成功复苏时，要终止复苏[66,67]。

许多因素影响着复苏抢救的成功可能，包括心肺复苏时机、除颤时机、开放静脉的时机和首剂肾上腺素、首次高级气管插管时机；并存的基础疾病；骤停前临床状态和初始骤停心律。然而，无这些因素的联合能清晰地预测预后[68,69]。预后很差的最重要相关因素是不成功复苏抢救的持续时间。

随时间推移，成功复苏的可能性越来越清晰：强化复苏 10min 后，如自主循环未能恢复，病人存活出院和神经功能完整性的机会减少[30,70-72]。出于对医疗事故的关注，一些医生会延长所有复苏抢救的时间，直到他们认为病人不存活为止[68]。实际上，正确进行高级心脏生命支持（ACLS）和证实心室停搏，不应持续 30 分钟以上，并常应更早结束，除了罕见的情况，如骤停前低体温、某些药物诱发事件、雷击或电击后、有难治性心室纤颤或心动过速的婴儿或儿童[68,72-77]。无上述因素，延长复苏抢救的时间也不可能成功[46]。

应注意三种特殊情况：①钝伤所致心脏骤停几乎均是致命的，在气道通畅之后延长胸部按压时间获益很小[78]。②医疗资源短缺时如灾害，则应利用现有资源，如时间、人员和设备，全力以赴救治那些能获得最佳疗效的病人。与正常临床医疗的标准相比，在上述条件下可能导致不开始复苏或者更快的终止复苏。③以延长复苏抢救来从事临床工作或培训操作或完成研究方案，这是不符合伦理学要求的[67]。

姑息疗法

尽管救命医疗干预不一定适合所有病例，只要有可能，急诊医生还是应该给病人进行姑息疗法。终末期病人或致命伤病人有权接受最先进的姑息疗法[79]。姑息疗法常包括镇痛剂，可能包括利尿剂、镇静剂、氧气、穿刺或胸腔穿刺，以及其他减轻痛苦的药物和操作。医务人员永远都不应该中断或拒绝照料病人，只有恰当的时候可以不开始治疗。尽管医务人员、代理决策者，有时候是病人，会发现给予新的干预措施在情感上要比终止正在进行的治疗容易地多，无遗嘱、政策或意向书，永远不能阻止急诊医生施行减轻病人不适的操作[1]。

姑息疗法的目的不是延长死亡过程，而是在死亡不可避免时，尽可能让病人感到舒适。就像病人提议那样，急诊医生需要"推动"病人入院，住入临终关怀医院，或护理院，或让辅助人士照顾病人（如社会工作者、家庭保健护士）[1]。

告知生存者

死亡，尤其是突发的和意外的死亡，会冲击并毁坏家庭和朋友。对他们而言，这是改变生命的事件，各种燃烧的情感进入了他们的记忆。而且，尽管急诊科员工不会有意地承认它，这样的死亡也会深深影响他们，即使他们几乎持续地接触生命的灾难。这令死亡通知和与生存者相处两者相当重要并且极为困难。每天应对突发的死亡的急诊医生，他们在工作中积累相当多的经验并磨炼他们的技巧，他们知道如何照顾他们新的病人，即存活者[80]。

即使把突发的、意外的死亡告知生存者，是急诊医生职责中最困难的部分之一，不过会教会急诊医生和其他负责传递罕见的、突然的、意外的死亡消息的员工，履行这项任务的必要技巧。告知生存者会消耗感情——70%的急诊医生感到死亡告知将是个人的难题。或许这是因为在医学院只有半数接受各种形式的死亡告知教育，在住院医师培训期间，仅有1/3接受此类培训[81]。此外，多数应对复苏的医学"短期课程"，如高级心脏生命支持、高级创伤生命支持和儿科高级生命支持的课程，未能将死亡告知纳入他们的培训计划或手册中。尽管美国每年院外和急诊科发生心脏相关死亡事件325 000起，这一严重疏漏还在持续[80,82]。

有时候，医师会将死亡告知的工作交给住院医师、医学生或者护士。尽管所有这三类人都应该在场学习涉及的相关技术，都应该有机会聆听怎样告知，都应该观察主治医生表现出来的敏感性，但他们不应该把死亡告知留给自己。这是一种职业放纵的形式，在教学医院里，是滥用学生的最坏方式[83]。

观看复苏

按惯例，不允许家属观看复苏抢救[80]。然而，这种态度正逐步让位于更进步的观点，部分原因是认识到家属能从出席抢救现场中得到巨大的精神效益，亦认识到家属也是需要支持的病人。

反对家属旁观的观点认为，复苏常常包括很大的团队，模糊的沟通方式，团队领导不愿意也不能够做出坚定、及时和合理的决策[84]。让家属在场，会产生异议，容易出现晕厥或成为另一个需要救治的病人。家属亦常误解团队讨论或抢救。让家属在场判断团队成员的抢救，也会让后者感到不适。

然而，包括美国和英国的研究均显示，几乎所有旁观急诊科复苏抢救的家属都觉得这种经历是有益的。76%家属反映，目击复苏抢救促进他们的悲伤，64%反映目击抢救对将死者家属会有帮助[85]。对目击复苏抢救家属，在事件发生3~9个月后进行心理学测试，结果显示他们比未目击复苏抢救的家属（对照组病人家属）较少出现"画面重现"（如幻觉死亡事件重现）。他们更少焦虑、抑郁、创伤后回避行为和悲痛[86]。

目前美国心脏协会赞同让家属有机会出席复苏现场，只要病人此前不反对。这一立场源于家属复苏期间在场所带来的益处，目击复苏的有害影响很少，在他们和病人关系的本性基础上，将有他们的准权利[68,87]。

这些家属在场不会妨碍复苏抢救，常会导致更安静、更有效的团队抢救。经验表明，目击急诊科复苏抢救的家属绝不会问抢救小组是否"尽最大努力了"，也不会问病人是否真的死了，并会在急诊科停留更少的时间，来认可死亡。此外，家属事实上会感谢急诊科抢救小组的努力，这种情况在其他场合是很少见的，并且急诊科人员从来不必"告知"家属死讯。

常规步骤如下：

1. 询问家属是否想旁观复苏抢救。
2. 若回答是，迅速简要介绍他们将看到的内容，会有一名资深工作人员，通常还有一位牧师，社会工作者或是急诊科护士会回答他们的问题，陪伴他们。
3. 为年长者提供椅子，允许他们自由出入。
4. 医务人员应该在不影响有效复苏的基础上尽量遮盖病人。
5. 提醒复苏小组家属在场。
6. 鼓励家属与病人说话和接触。
7. 宣布病人死亡的决定，通常以通知方式进行沟通，告诉家属"现在我们必须停止抢救"。他们绝不以询问的口气，说是否停止复苏抢救；这是医学的策略。

经验表明，若EMS人员提前将这种要求告知接诊医院，让关键家属旁观复苏会达到最佳效果。这就允许急诊科工作人员决定是否允许家属旁观（若无此规定），提醒复苏小组人员，准备安排陪伴家属人员，在适当时机进入复苏抢救室。

若家属在场，当复苏抢救肯定应该停止时，应该在撤除抢救设施前，向家属解释停止复苏一事。在宣布死亡之前，给家属一个"说声再见"的机会。在普通急诊科中，儿科专职急诊科和儿科复苏单元，比其他单位更常采用上述步骤。

死后教学

在急诊医学教程中较少讨论的问题是，用刚死去的病人用作教学或者练习急救技术，如气管插管和中央静脉穿刺。尽管这项实践是否符合伦理学原则尚存争议，一项合理的支持意见就是，若医学治疗不能挽救病人生命，急诊科医生就有责任为下一位需要复苏专业技术的病人磨练技能。这并不是宽恕亵渎尸体。而是由于临床医生学习技术是用于复苏其他死者或生者，这位已死病人支付给下一位病人同样的好意。无人提倡在不需要操作的活人身进行练习，并且许多人还反对应用动物试验。某些急诊科人员的宗教或伦理学信条，可能对在这种情况下进行操作练习或培训提出质疑[88-91]。

复苏科学研究

崭新的、先进的专业医师有责任从他们实践中来推进知识库的发展。这只能通过科学研究，科学研究的有效部分必须以临床为基础。在美国，联邦政府要求学术机构审查委员会（federally mandated institutional review boards，IRBs）必须批准涉及人体的任何研究，包括急诊科学研究和院前急救（可能情况下）[92]。越来越多的伦理学研究委员被用来支持全球人体研究。IRBs试图保证，在研究审查中，邀请病人参与并签署适当的知情同意文件。然而即使病人是有意识的，在急诊医学中，是否真的自由和知情同意尚不清楚[93]。当然，在创伤和心脏复苏研究中，知情同意是不可行的。要得到回顾性病人和代理人前瞻性同意，也是很困难的。为的是不要拒绝危重病人和伤员参与可能获益的临床研究的机会，美国食品药品监督管理局和卫生部发布规定，自1996年实施，允许无知情同意的"急诊研究"。这些规定包含广泛的病人安全性，包括有社区咨询、公开披露和加强观察[94]。

这些规定的伦理学法律基础是"假设同意"：根据善与恶的基础价值观（见框200-1），如果研究是无害的，尤其是可能有益时，价值观（见框200-1），则多数"明理的"病人会默许研究[95-97]。急诊临床实践中常规发生的是，罹患意外不良事件并可能迅速死亡或严重致残病人，通常要求医生急救干预——立刻，不予交谈。若在这种情况下，有病人有从治疗中获益的机会，多数病人会要求应用上述治疗。类似逻辑也适用于急救研究，尤其是当可接受的或标准治疗无效时，并且研究者认为两种已验证的治疗方法是等效（疗效相同）时更可能适用。保护依赖IRBs的这些病人，出于其他考虑，必须防止某个器官成功但整个人体不能获益的可能性，如"成功"心肺复苏后造成病人持续植物状态。

超越IRB对研究的授权是研究人员个人的道德责任，以保证研究方案及其实施均符合伦理学原则。这一职责还延伸到发表研究的期刊，大体上，急诊医学具有极好的伦理学研究记录[99]。

公众政策与生物伦理学

限制使用急救医疗

社会承认它的道德责任，以确保每个人都能合理使用充分的医疗[100]。人们对医疗的需求并不均等，同时亦是高度不可预测的。如果让他们自己购买仪器设备，那么无人能分享这种医疗，故此类机制处于分担风险状态[101]。

急诊科医生的伦理学困境主要有两种形式：一种是由提供急诊科房屋的医院造成，一种由外部第三方支付机构造成。某些医院拒绝收治来自急诊科的病人，稍后把某些病人送到预约的诊所[102]。医院还给急诊科医生施加压力，对无力支付费用的病人仅提供有限的治疗、辅助检验或限制入院。尽管此类限制很明显是不道德的，那就必须提出其他问题：社会有道德责任来保证医疗机构财政正常吗？医院缘于经费不足关上大门，许多医院，特别是市内地区医院，濒临破产边缘。

某些预先付费的医疗维持组织（health maintenance organizations，HMOs）利用"守门人"来对需要急救的病人拒绝紧急救治，除HMO总医院外。况且，HMO的收入不在于住院病人，不靠辅助检查，不依赖于急诊病人。然而，急诊科医生为站在病人需求这一边而犯的错误是谨慎并符合伦理学的。

分诊决策的道德观

大规模的自然或人为灾害所造成的后果中，分诊官员面临着困难的决策：谁将接受难得的救命治疗，谁将不治疗而死去。即使在"日常"急诊科病人分诊中，谁应该优先接受治疗，谁要等待接受治疗，至少有时候，会有生与死的后果[103,104]。

分诊（triage）为分配医疗资源提供一种方法，用于病人需求超过现有资源时。分诊的运作随资源减少，社会秩序和资源-病人比的连续性进行。抵达模式、分诊方法和分诊所应用的伦理学基础，随着这种连续性而变化。

多数分诊系统设计服务于人类生命的价值观、人健康状况、资源有效利用和公平。虽然如此，由于特定分诊设置和目标各不相同，经鉴定无单一的"正确"方式可供使用或证明为正确的分诊方式。例如，在资源设施相对丰富的现代医院急诊科，常规分诊重点是适当地为每位病人进行利益最大化，为最紧急的病人优先提供治疗。在大规模灾难后的分诊中，当不能满足所有救命个体的需求时，重点就要从单一个体转移到群体角度，在分诊官员的处置中，他们可以寻求以有限资源救助尽可能多的生命。像战时那样的特殊情况，军队指挥官可以指挥分诊系统拿出稀有的医疗资源来达到非医学目标——即军事胜利。在完全破坏的情况下，缺乏社会秩序和资源极端匮乏时，不可能做分诊。

分诊系统选择是否公平取决于对这一特殊系统本身、它的基础价值和原则，及被应用的情境的评估。

医生对危险情境的反应

千年以来，人的价值观指挥着医生在极端或灾难情况下，是否能与他或她的病人一起[105]。医生，即使医学传奇式人物如盖仑（Galen），常逃离以拯救他们自己的性命。现代未知毒性或未知病因疾病流行时代，这仍然是个人道德抉择，对处于这些医学突发事件第一线的急诊科医生尤其如此。

在累及个人安危的大灾难期间，医生将如何反应？医务人员道德的脊梁会受到检验，作为医务人员应衡量多种因素，是否留下来履行职业角色，还是后退降低个人危险。

在信息不完全时，医生会在激烈的情绪和恐慌基础上作出决策，而不是根据对危险精确的感知作出的。留下或者离开的决定将最终取决于医生个人的风险评估和价值体系。有关预期行为的职业伦理学宣言建立了重要的职业标准与规范，但是每位医生会根据他或她自己的处境和价值观来解释并运用它们。近代历史的先例提示，许多医师和其他医务工作者即使身处巨大危险之中，也会忠实地照顾伤员和贫困者。尽管某些急诊科医生在危险条件下工作，但多数医生并非如此：日复一日的急诊医疗实践，并没有为急诊医生准备好应对疾病大流行的机遇和挑战。然而，急诊医生在危急情况下能反映出他们自己的职业和个人责任感，公立和私立医院在灾难来临时，能建立计划，作有效的沟通和医疗。若能在下一次影响医生个人安危的疾病大流行或灾难之前达到上述一切，急诊医生可避免地处于最危险之中，鼓励他们"成为救灾的支柱并努力工作"[105]。

"积极伦理学"：急诊医生如何改变规则？

每种医疗系统中，医生发现他们反复面临着相同的伦理学困境。常规结局是由管理人员、律师、生物伦理学委员会或其他人所做出的不完全的，往往是不尽如人意的答案。"积极伦理学"包括在我们能掌控的范围内改变规则。这在某些场合比另一场合更为容易，这一过程要求所有"相关人群"，他们对公正答案感兴趣，首先，聚到桌旁来并达成折中的意见。此类群体常包括医生、护士、EMS人员、律师、宗教权威和相关群体代表（如，关于老人问题的病例，请老年组织参加）。有了一致的意见，甚至有实例立法，他们能把这些文件提交给政客，这就很容易更改法律或管理条例，以阐明反复发生的伦理学困境。一种类似过程制定一项里程碑式的院外晚期意向书法，这部法律明显减少不要 EMS 复苏抢救[37]。这亦改变一项广泛的代理人排序和简化晚期意向书的形式。积极伦理学位于公共政策的角色——一个舞台，急诊科医生在此舞台上非常适合表现一个重要的角色。

本章参考文献请参见 http://pumpress.bjmu.edu.cn/eduservice/3419.html

第 201 章 生命的终末期

Jean T. Abbott and Susan Stone

楼滨城 译　楼滨城 校

概述

急诊科（emergency department，ED）经常是人们健康状况剧变的场所，此处经常发生突发性，不可预测的死亡，还必须把坏消息告诉家属。急诊科也有越来越多的医疗资源，可以诊疗慢性病、终末期及垂死病人。姑息治疗是一门医学学科，它主要救治生命终末期病人，它的一些处理原则被纳入临床急诊医学模式[1]。将垂死病人的特殊处理方法整合到急诊医学的临床实践中是具有挑战性的问题，但亦为急诊医师提供沟通和交谈的技巧，这种技巧适用于许多急诊临床实践方面。

急诊科出现的死亡有别于医院其他科室的死亡，主要有以下几方面的不同：①死亡通常是不可预测的；②急诊科员工对病人、家属和他们的价值观一无所知；③需要快速建立信任；④治疗方案必须根据有限的医疗信息作出[2]。在处理危急疾病的最初几分钟，这些因素增加急诊科员工的紧张程度。在急诊科接诊不了解意愿的病人时，对致命性临床表现必须积极治疗、尽力复苏。急诊医学的核心是预防严重创伤的最终死亡，"过于年轻的心脏死亡"，或其他突发的、不可预测的生命威胁。然而，当复苏和急救失败，患者放弃继续治疗的意愿越来越清楚，或生命到了自然病程的终端，急诊科医师应该做好准备撤除不必要的治疗，不再增加病人的痛苦，并引导员工和家属对死亡的理解与尊重。

疾病原理

死亡与垂死的流行病学

100年前，死亡的主要形式是由传染病和意外事件引起的迅速死亡。随着现代医学的发展，慢性病已成为大多数人生命中最后几年的主角。2000年，美国60%死亡是由三大疾病所致——心脏病、癌症和脑卒中，而意外伤害死亡仅占4%[3]。大多数人在死亡前2~4年期间，生活在自我保健能力处于受限的状态。图201-1描述了四种常见的死亡轨迹。猝死（由于心脏骤停、创伤、或者其他突发事件所致）仅占15%。其他轨迹更为普遍，发生率大体相同。对于癌症和晚期艾滋病患者来说，6个月或以内的"终末期"为可预测的功能衰竭期，是处理垂死过程临终关怀的基础。在器官衰竭的病例，例如，慢性阻塞性肺病、心力衰竭、肾衰竭，以及其他进展性严重的

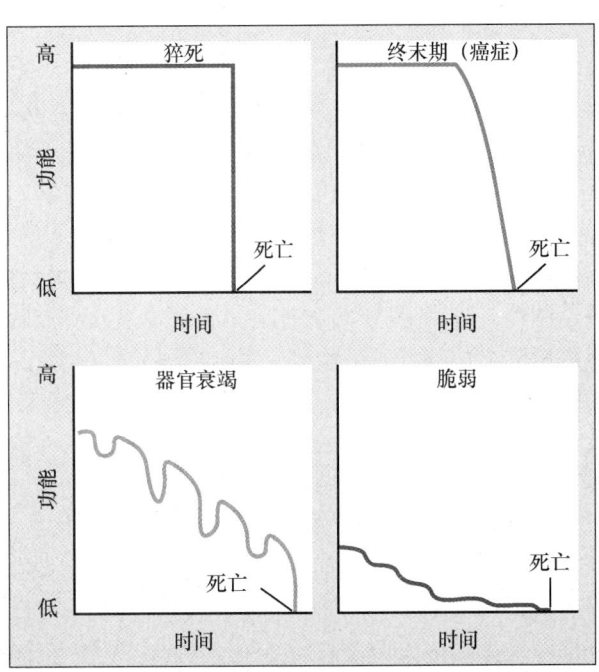

图 201-1　死亡的理论轨迹。(From Lunney JR, Lynn J, Hogan C: Profiles of older Medicare decedents. J Am Geriatr Soc 50: 1108, 2002.)

医学疾病，逐渐功能衰竭伴随间歇性恶化期（进入-折返性功能衰竭期）加重。罹患这些进展性并最终致命疾病患者的死亡时间是不可预测的，不过经常发生在急性恶化期，亦并非不可预测。这些病人的急性恶化期经常在急诊科接受治疗。第四种是逐渐功能衰竭或"虚弱"的轨迹，50%患者并发某种形式的痴呆，呈长达数年的慢性病程，随着生活能力的进行性衰退，加重护理员与其他支持机构的负担，并使他们疲惫不堪[4]。

在急诊医学实践中，几种生命终末期技术是非常重要的。其中之一是，如果可能，在危急时刻，迅速确定病人对干预治疗的意愿。表达意愿的方式可以通过书面晚期意向书或者直接与病人或代理人交谈，其内容是关于一般的价值观或特殊治疗的选择，以指导急诊科的治疗。临近生命终末期的侵入性干预可能带来更大的风险，同时收效甚微，而病人的选择可能包括精神、经济以及社会因素，治疗目标未经清晰迅速沟通和确定，急诊医生对上述选择是不了解的[5]。同样，患者或者代理人可能需要有关病情恶变时医疗和技术方面的最佳信息。

研究表明，医师对于病人预后也许会过于乐观，特别是他们很熟悉的患者。患者和家属需要了解预后，以便做出决定想要何种治疗，以便在剩余的生命期间计划优选何种治疗。功能状态是患者预后很强的指标；功能衰竭则增加死亡概率，特别是终末期癌症患者，对这些患者的死亡轨迹往往更容易预测。然而，对于其他终末期疾病，在姑息治疗评估中，通常采用经过验证的计分法预测存活期。在急诊科，对某位患者的预后迅速评估是依据其日常生活的活动能力（activities of daily living，ADLs）[即"体力状态（performance status）"]作出的。如患者卧床不起、食欲减退、无人帮助不能穿衣或洗澡，他（她）可能正处于生命的最后数月。如这位患者应该是享受Medicare（译注：Medicare是美国65岁以上公民免费医疗制度）临终关怀的入选者。此时在急诊科或病房可请临终关怀或姑息治疗专家会诊。如果患者已经"登记"临终关怀治疗，急诊科与相关临终关怀部门（24h受理）联系后再做出治疗和处置的决定，这点很重要[1,4,6]。

在西方文化中，近50年来，死亡成为"医疗化的事件"[7]。现代科技通常允许人类控制死亡的时间、地点和速度。大约2/3人死在医疗机构[8]。死亡过程经常伴随侵入性诊断和医学治疗，甚至预见将要死亡时，同时这些干预可增加终末期痛苦。在现代社会里，死亡往往被视为保持人类存活专门技术的失败，而非生命的自然终结。当患者和医生毫不畏惧地接近死亡时，就有可能帮助患者及其家属最好地利用剩余的时间，并且将死亡作为生命的自然终结来对待。

死亡的定义

目前死亡的生物学定义是争论颇大的主题。20年前，死亡的定义是心肺衰竭，因为心肺衰竭后紧跟着氧合和灌注衰竭导致的脑死亡（不能直接检测）。死亡是一个明确的生物学事件，因为其中一个器官衰竭后，所有生命系统功能均停止。

目前，心肺"死亡"不一定是不可避免或不可逆的。通气可以从体外维持，甚至有时可通过药物或泵的手段支持功能不全的心脏。因为这些，已形成"脑死亡"的第二种途径的概念。以脑为基础决定的死亡主要依据全脑临床功能的不可逆性衰竭，主要表现为呼吸暂停，无反应的深昏迷，缺乏脑干反射[9]。在成年人脑死亡最主要的原因是创伤性脑损伤和蛛网膜下腔出血。儿童主要原因是偶然或非偶然的创伤和窒息[10]。尽管这些事件后果在急诊科以一定频度出现，但在有效复苏后第一个小时内标准的脑死亡与不可逆的标准脑死亡还是很罕见的。为制定脑死亡概念的另一个推动因素是为获得用于移植的器官，需要定义生命的生物学和伦理学界限。在继续维持心肺支持和维持组织灌注期间，宣布脑死亡后则允许采集器官，不过，现在90%以上器官是从已死亡的供者身上采集的[11]。

另外，为增加器官供者库所提出的新方案，并承认定义为"无心跳"器官供者完全脑死亡是罕见的。此类病人预后甚差，不可能有意义的存活，不过心肺骤停前不处于完全脑死亡状态。一旦撤除心肺支持，几分钟后可以宣布死亡，在温-缺血瞬间可以获取器官[10,11]。围绕死亡的社会定义是复杂的，关于平衡对人类的尊重和需要器官移植的斗争预计还会继续。

对于医生而言，明确关于死亡的医学语言是很重要的。当维持通气和循环的支持撤除后，允许患者"自然死亡"。一个宣布"脑死亡"的病人就是死亡，但是对家属而言，因此人还有脉搏和有胸廓抬举似乎是活着的。一个大脑高级功能或认知能力缺乏的病人不能认为是死亡，因为全大脑死亡除皮质外还需要脑干功能丧失。文化和宗教对死亡概念的差异，加大医学死亡定义的混淆。不同标准可导致公众对可延伸的定义和医生服务机构的怀疑，而不是尊重病人。在急诊科，心肺死亡是唯一可以被认知的死亡。避免使用脑死亡一词[12]。脑死亡需要时间和严格的诊断标准。然而，急诊医生在描述有呼吸、有脉搏（可能是通过有效地复苏）、最终可能死于脑死亡的病人状态，起着重要的准备作用。向家属交代预后、脑损伤的概念及随后数小时内所发生情况是很有帮助，这样使医生和家属对无论是致命的或非致命的损伤或结果，有清楚的认识。

相关问题

无用性

医生不需要提供无效的治疗[13,14]。可惜，在院外和急诊科所得到的信息不足以判断，某位患者的病情属"终末期"或所给的治疗是"无用的"。在心肺复苏场合，除非急诊医生明确得知病人不愿意复苏，否则应施行全力复苏抢救。尽管"无用性"一词，对于评价医生的干预是否有效，是一种非技术性的表述，不过此定义是不明确的，在危重病人医学讨论中最好避免使用。在设计周密的研究中，在类似的情况下，据报告"无用性"可意味治疗在高质量文献报告中不能存活的患者。另一种定义试图把生存率不到1%作为定量化无用性[14]。即使医生将要接受这个量化的定义，急诊医生几乎很少能获得可作出此类决定的全面病情的信息，这点还需要继续讨论。"无用性"一词亦可以定性的使用，暗示着"有意义"的生命不源于被提出的治疗措施。同样，此词的使用是有疑问的，因为这是对于病人和家属是否理解"生命"构成价值观的单方判断[14]。

生活质量和善终（"good" death）

技术使得医生们有能力稳定罹患严重的、不治之症病人的病情，有能力操纵死亡的时间，同时人们有越来越多的自主权，决定和控制自己死亡的过程，有关所谓构成"善终"的谈话次数增多。有证据显示目前80多岁人的生活质量比20年前要好[15]。为此，医学界可以引以为荣。但在生命终末期治疗方面还存在严重的缺陷。尽管将近70%的人是死在医疗机构，但大多数人还是希望死在家中[8]。在著名的治疗结局和风险预测和选择的研究（SUPPORT）中，9 000多位罹患致命性疾病的患者，6个月的死亡率约为50%，只有半数的医生知道当时病人不想心肺复苏。另外，在此项研究中，据家属报告半数有意识的病人，垂死时经历了明显的痛苦[16]。

在急诊科，除非明确知道病人的意愿与此相反，否则均要进行复苏。表达不想CPR、插管或其他侵入性治疗信息的方式有：书面晚期意向书、州授权"no-CPR"或不想复苏（DNAR）意向书，病人永久医疗保健委托书指定人的明确意见或与经管医生的谈话。不幸的是，不到1/4人准备任何形式的晚期意向书[17]。病人与家属或医生最早的交流中，意愿的内容亦不常见到，同时在紧急场合罕见有用。有关病人意愿知识的缺乏特别令人烦恼，因为多数人——包括病人和代理人——不能理解所"做一切"的含义。家属或其他代理人对于预测他们亲人想要或不想要的治疗，知之甚少。在一项比较病人和代理人对于生命支持的选择研究中，代理人猜出病人愿望的机会只有59%，甚至更少。在此项研究中提出病人意愿最准确的预测因素，同时专门讨论病人与代理人之间的价值观与意愿的其他问题[18]。

对于严重伤残的病人，医生和其他医务人员对于判断病人终末期生活质量和愿望都很困难。Gerhart及其同事[19]研究了急救人员假想的脊髓损伤后对生活质量的态度，并与那些高位脊髓损伤家属态度相比。只有18%的救护者（急救员、护士、医生）认为在脊髓严重损伤后能愉快生活，然而92%存活者是愉快的生活。86%四肢瘫痪者认为他们的生活质量一般或较好，而仅17%急诊救护者预言在相同情况下他们对于生活质量有类似的看法。人们对于"高质量生活"评价是根据时间、年龄、对疾病的认识而改变的，记住这一点是很重要的。

生命终末期病人主要生活是什么？当死亡临近时，患者对他们的死亡过程有医学和非医学的关注。Singer和相关人员[20]研究显示即将死亡的人们主要考虑5个问题：充分缓解疼痛和其他症状，避免不适当地延长死亡过程，达到控制、免除死亡的其他负担，增进人际关系。要想知道对病人生活最重要的事情是什么，最高兴的事情是什么，唯一的办法就是询问病人及其密切接触者，特别是面对慢性或失能性疾病的患者[21]。尽管在获得预后信息之前，已经做出了选择，但多数患者还是希望知道预后。濒死病人真实的希望通常集中于对尊严的渴望，症状的治疗，以及重要关系的解决[5]。

医学的目标

医学权威和哲学家长期以来都在争论医学的正确目标。医生最熟悉"治愈"疾病的目标。Ellen Fox提醒我们医学任务的复杂性："毫无疑问，尽管治愈是医学的一个正确的目标，但其他目标也很重要：促进健康，预防疾病和损伤，恢复功能，避免早死，减轻痛苦，以及照料那些无法治愈的病人。"[22]在西方社会里，治愈的模式占主导地位，医师因为分析和推理而受到奖励。疾病，而非病人，成为分析的对象。症状是诊断的线索，而症状本身不是治疗的对象[22]。Fox指出，姑息治疗强调"缓解痛苦，控制症状，恢复功能"，其实只是医生提供的治疗范围的一端。多数生活受限患者在他的病程中均有可逆的要素，同样，即使罹患链球菌咽炎的患者除治愈外也要缓解症状。因此，可以看出医学的目标对于患者而言就是把重点放在：对病人来说，治愈模式与姑息治疗模式需要为达到最佳治疗目的，在不同比例之间平衡[22]。

如果医师要达到减轻痛苦的目标，他（她）需要了解疼痛和痛苦之间的区别。1982年，Eric Cassell在《新英格兰医学杂志》[23]里的一篇具有里程碑意义的文章中第一次提出了医学的一个主要目标是缓解痛苦的观点。Cassell强调疼痛发生在肉体上，而痛苦发生在人身上。痛苦源自疼痛或者其他症状背后的含义。痛苦对每个人而言是独一无二的，痛苦只能从患者的洞察中去领会。痛苦是"伴随威胁人完好性事件的严重窘迫状态"[23]。患者无任何身体疼痛也可能处于严重窘迫中；而其他患者可能经历疼痛却没有多少窘迫。正如Cassell所指出的，患者的痛苦发生在："当他们感觉失控时，当疼痛无法抗拒时，当疼痛的来源未知时，当疼痛的意义很可怕时，或者当疼痛是慢性时。"[23]

姑息治疗与临终关怀医学

世界卫生组织将姑息治疗定义为："改善罹患致命性疾病患者与家属生活质量的途径，其手段是早期识别与全面周到的评估，预防与缓解痛苦，治疗疼痛与其他肉体的、心理的与精神的问题。"姑息治疗通常由一个多学科的专家团队组成，他们为临近生命末期患者及其医生提供各系统的支持，可以提供住院病人的医疗和会诊，同时可提供临终关怀医院、长期疗养院及家中病人的处理[24]。本章结尾描述了急诊科所采用的某些急性姑息治疗干预的例子。

临终关怀治疗是针对可能在6个月内死亡患者的一种姑息治疗。临终关怀活动始于20世纪50年代的英国，最初是为濒死的癌症患者寻求提供医疗安息的场所。现在，居家及院内临终关怀计划遍及全美国，并由Medicare支付费用。如果临床医生"对患者6个月内死亡并毫不惊讶的话，如果疾病历经其自然病程的话"，临终关怀评估是适当的。如果临终关怀判断患者的生命可能不足6个月，临终关怀确认是临终关怀病人，则病人为"临终关怀入选者"。目前，临终关怀治疗被应用于很多终末期疾病，包括癌症、器官衰竭（例如，心、肝、肾）、神经系统疾病和晚期艾滋病[1,6]。

有关临终关怀治疗标准的混乱导致到晚期才转诊。只有大约20%的患者在接受临终关怀服务期间死亡，其中癌症患者不到一半。如安排在平均死亡前20天转诊，则留给临终关怀所能提供的诸多服务时间不足。虽然医生量化患者可能不到6个月寿命也许有困难，但有预测工具，根据：①缺乏治愈目的；②功能逐步衰竭，可作为入选标准[1,6]。

随着生命终末期治疗的扩展，姑息治疗活动已有所发展，不仅包括具有临终关怀资格的患者，也包括患有需要症状控制但死亡病程不很肯定的不治之症、严重衰竭的慢性非癌疾病（例如，慢性阻塞性肺病、充血性心力衰竭）[4]。尽管何时死亡是不确定的，但这些疾病是不能治愈的，治疗目标转变为提高剩余生命的质量，使他们具有尽可能的活力，控制症状。这些患者得到姑息治疗专家最好的治疗。姑息治疗会诊为患者提供了一个途径，来讨论并回顾症状的处理和患者渴望或希望的医疗干预，避免处理严重慢性病的生和死，当患者渴望并且有可能时可以转入临终关怀治疗。

2006年，美国急诊医学会连同其他9个专业委员会共同赞助美国姑息医学会。该联盟公认急诊医生的真正需要是强调专门针对生命终末期的大范围干预和处理决策。急救医学和姑息医学的整合已推动确定急诊科姑息治疗的教育和课程设计[1]。

急诊医学与生命终末期治疗

急诊医生比其他专业的医生更频繁地面对死亡。功能性生活的复苏和恢复一直是该领域临床实践和研究的一个主要目标。然而，在急诊科治疗的重症患者经常以重要的但不是以急诊的主诉来诊。急诊医生经常要花费时间，通过与患者及其家属的交谈，深思熟虑地选择治疗方案。即使病人罹患无法治愈的严重慢性疾病，提供改善生活质量的干预。而且，在慢性病程的末期，死亡并不总是不受欢迎的。在这些关键时刻询问患者及其家属的需求，需要具有一套复杂的技能。本章的其余部分将致力于介绍院外生命终末期的关怀和生命终末期治疗的方方面面，而这应该是每个急诊医生技能的一部分：告知坏消息，死亡通知，确定并尊重患者的治疗目标和晚期意向书，症状控制和姑息治疗。

各种疾患与注意事项

院外死亡的考虑

历史上，院外急救系统的使命是对严重伤病员提供立即复苏、急救并转运至急诊科。对时间依赖存活的危重病和有潜在可逆病因的疾病或致命性外伤病人，通过CPR、处理气道、除颤、液体复苏和创伤急救等积极早期复苏，得到极大好处并降低死亡率。

呼叫急救医疗服务（EMS）系统运输已死亡患者或协助终末期预测要死亡的患者。同样，慢性病导致的急性失代偿病人，如心力衰竭或COPD，以及出现终末期症状而身边看护者不能应付的病人，均可呼救EMS。生命终末期的病人渴望对慢性病急性加重期得到积极治疗，或他们只喜欢支持治疗或转到非侵袭性的生命终结治疗场所。在急诊情况下，不可能确定病人的基础医学状况，亦不可能确定当时病人处于生与死弧度中的哪一点。在某些状况下，一个滴定反应（译者注：试验性治疗）是可能的，在运送期间给予非侵入性的支持治疗（例如体位、吸痰、吸氧或者面罩通气）可以赢得时间，到急诊科后，对病人作进一步评估，澄清病人的治疗目的。

现场宣布死亡

已经确定院外急救者不开始或不继续CPR的几项生理指标，因为这些指标可以肯定预后很差或急救无效。美国急诊医师协会（ACEP）和美国心脏协会（AHA）指南宣称对于非创伤性心脏骤停和具有不可逆的死亡征象病人，如断首、受压部位青紫、僵尸不应开始CPR[25,26]。ACEP策略推荐，在院外如果病人给予充分复苏（包括CPR、插管、药物、除颤、起搏）后仍然心室停搏、无脉性宽复合波心动过缓，则不继续复苏[25]。美国国家急救医疗服务医师协会（NAEMSP）支持这种观点。对非创伤性心脏骤停病人作出终止复苏决定时，应征得在线医疗指导医师的同意及现场旁观者或家属的许可，急救者应用安慰的方式告知死亡消息，对悲痛给予劝慰，还要考虑安全与逻辑性问题[27]。如果对复苏提出质疑，就应该开始CPR和ACLS步骤，并转运病人。在急诊科撤除救护比在现场不开始救护，问题更容易解决，且有更好的伦理学声誉[28,29]。

尊重不开始复苏的晚期意向书

越来越多的活动，制定新的策略，允许EMS急救者尊重生命终末期病人不接受救治的意愿，即使复苏可能成功时亦应如此。1991年病人自我决策法令认为，医务人员必须尊重病人不想复苏的知情决定。多数救护者经历试图要做的复苏却违背了病人的意愿。在西雅图对院外所有心脏骤停病人进行充分复苏的一篇综述中，事后得知有7%病人根本"不想"复苏，进行复苏的25%病人有严重慢性疾病背景[30]。

院外急救人员要证实不开始CPR或气管插管意向的有效性是有问题的。有关病人意愿及基础疾病的信息经常含糊不清的，确认DNAR需求的有效性也是很困难的，同时经常需要迅速干预。许多州已经制订的方案，试图通过手镯或亲自官方登记的形式，证实病人不CPR的要求，如果病人发生心脏呼吸骤停，允许给予支持治疗，但不作心肺复苏抢救[31,32]。美国急诊医师协会已经认识到尊重病人放弃复苏意愿的困难程度，同时为制定院外DNAR遗嘱策略，而颁布指南[33]。在某些州，为EMS人员制定尊重DNAR遗嘱的法定权威，但规定的条文差异很大。书面声明或识别手镯确定必须一致，容易识辨，为本州法律所接受，并且清楚阐明病人希望与不希望接受何种复苏措施[34]。在现场的或持有效的永久医疗保健委托书的家属或亲朋好友根据病人的利益亦可作出开始或拒绝治疗措施的决定。在俄勒冈（Oregon）维持生命治疗医嘱（Physician Orders for Life-Sustaining Treatment, POLST）规范计划是最广泛开始施行的维持有限生命治疗的院外书面意向书，它用清晰的粉红色形式张贴在家庭药箱上，确定近终末期病人意愿范围。此项计划正在被其他州所采用[35]。

有关书面晚期意向书的有效性，应坚持如下几点：病人的意愿在整个病程中是可以改变的，非标准格式的DNAR请求（例如"医学警示"的手镯，处方簿上的便条，文身）不能被承认，理论上需要关注的是家属或旁观者不能准确表述病人的愿望[36]。在一项急救员（Emergency Medicine Technicians, EMTs）的调查中显示，超过20%急救员感到在现场实施、尊重DNAR愿望和遗嘱及其有效性方面，经历伦理学的冲突[37]。另一方面，多数院外救护者同意对终末期病人撤除复苏是合适的[38]。

现场尊重口头不开始干预的请求

在多数EMS系统中，口头限制复苏的请求不予接受，因为院外救护者不能确定当时病人的意愿[38]。从"不要"复苏的发生率角度来看，华盛顿州的King County介绍一种新的方案，在病人家属或看护者提出不复苏意愿时，同时病人又处于临终期（即预测要死亡且病人是在医生治疗下的），此时允许EMTs和EMS急救医士撤除复苏。EMS人员不需要上级医师批准，可直接放弃复苏。当EMS系统采纳扩充标准后，不进行复苏概率从5.9%增加到11.8%。其他地区正在检测此方案，此方案必须经过大样本人群验证和对差错的合法保护。尽管杀人诉讼一直是理论关注的问题，但至今尚无不良后果。EMS急救人员对扩充标准的满意度在升高[39,40]。

尝试尊重生命终末期病人的请求应该是院外救护者和急诊科人员的共同目标。院外急救员必须知道本州尊重DNAR请求的标准[32,33]。另外，急救人员需要知道本州晚期意向书的类型与代理人的法律。在多数EMS系统，现场宣布死亡要求急救站医师复查。已有报告，EMS救护者可单方面决定不进行复苏，但武断的判断病人是"终末期"必然是不正确的，不应把武断判断作为不开始干预的唯一标准[40]。

近生命终末期的院外支持治疗

在现场和转运期间对生命终末期的病人进行支持或姑息治疗是有益的。体位、吸痰、给镇痛剂和对呼吸困难者给予吸氧，所有这些是很重要的，可让患者最大程度的舒适。在静脉通路建立之前，EMS人员询问病人是否同意这样做，因为静脉穿刺的疼痛可能与病人意愿相反。如果患者从一个长期疗养院转到急诊科，所有治疗事项、CPR意向、晚期意向书和联系人姓名和数目都需要随病人一起转诊，因为这些可以指导在急诊科的继续治疗。

临终关怀病人的处理

尽管临终关怀治疗方案已经写明，以避免急救EMS系统，但病人处于垂死过程，家属惊恐不安或无法处理某些临终状态，应制定常规治疗细则。在生命最后数小时可能会有焦虑、无助，这些病人会感知或真实的痛苦。家庭成员之间对于帮助垂死病人的最佳意见亦可能出现分歧。家属也许要求在家中宣布死亡，但是院外急救员对断定死亡涉及医疗管理制度。如果家属有希望或如果现场不能缓解垂死病人的痛苦，就应该转院，并提供舒适的治疗。

院外的特殊问题

自杀

虽然尊重患者的愿望是当今社会的核心价值，但是自杀病人经常存在精神损伤。现代观点认为，抑郁症自杀通常是能治疗的[41]。试图自杀的患者应该接受全面的复苏努力，但有一个特殊例外，例如在俄勒冈州医生协助自杀，须具有正式文件和院外急救人员应遵循的另一种方案。如果患者死亡，并符合不开始复苏标准，则应通知验尸官或法医。如果必要，应保护现场以便调查，因为在紧急呼救期间的病史极不清楚且难以完成。应请示医疗管理医生（medical control physician）后再做出决定。

妊娠

孕妇在创伤情况下，对母亲的积极救治是对胎儿生存最好的保证。不管母亲是重伤还是轻伤，某些胎儿将要死亡，但是在母亲被宣告死亡后，现场抢救婴儿是不恰当的，并且如果无医生指导也不建议这样做。无脉搏的孕晚期孕妇应被送往最近的、能够施行围死亡期剖宫产的急诊科，以便对母子同时进行复苏。

儿科死亡：婴儿猝死综合征

孩子的死亡是人生最困惑的经历之一。对于儿科死亡，不管何种病因，一个包括转运的完整复苏方案是正确的。虐待儿童应该作为一种可能性给予考虑。转运对于家属心理方面得益比存活的希望要大。因为婴儿猝死综合征越来越被公众认识和理解，一旦确诊并且结果不可避免的话，一些家属希望避免复苏的"额外措施"。在他（她）生命的最后数月，很多人渴望与他们的婴儿在一起。院外救护者应该怀有理解和同情的心情满足这种要求；但是，几乎所有的儿童死亡都应在医院宣布。

急诊科死亡

告知坏消息

每一位急诊科医师均需要和病人、家属和看护者沟通坏消息。沟通的方式可能会造成随后的悲伤和处理过程不同[42]。有同情心的沟通能够增强医务人员和病人及家属之间的信任与合作。坏消息可能是很突然或出乎意料的且与病人原有的关系将就此中断，因此告知坏消息，对急诊科医生来说，是一项特别具有挑战性的工作。然而，新建立的关系可能允许以一种比较直接和开放的交流方式，来谈论病人的病情、预后、愿望，特别是严重慢性病患者在急诊科突然恶化时[43,44]。

巧妙地告知坏消息的目的是减轻紧张的严重程度和持续时间，对于医生、病人和他们的看护者而言，鼓励采用应对方法。根据Ptacek和Eberhardt提议的理论，职员和医师的最大压力通常在告知坏消息之前，而病人和看护者最大压力是在接受坏消息之后[45]。医生的压力主要与坏消息的严重程度和医务人员预计到对后果所要承担的责任呈正相关，与告知坏消息的次数呈负相关。很多医生感到在宣布死亡或告知寿命有限病人的新诊断或健康状况恶化的坏消息时，感到准备不足[46,47]。对病人熟练的复苏，正确的诊断和治疗，是减轻医生外部压力的关键。使用结构化的方案、实践、考虑身体或社会方面的因素，以及其他加强这种经历的方法，均可减轻告知坏消息预期的压力[45]。揭发医疗失误或对后果的其他方面责任问题，尚未进行研究。

介绍几种改善告知坏消息的初步方法。鼓励对交流技巧进行培训，清晰的教学会议，角色的扮演，利用标准化病人，观察能使病人对诊疗问题感到满意的同事[2,44,48,49]。提高病人和家属对重要诊疗问题满意度的最好方法，尚未进行研究[47]。医生们的应对方法对病人有（或无）帮助，但是，在病人困难时刻如何给予最大帮助，其中的许多问题还需要学习。如果医生采取一种将他（或她）自己与压力隔离起来，对接受者的需求缺乏敏感性，用含糊的语言，委派他人或者延迟或迅速从冲突中中断的方式，自己会使接受者更为紧张[43,45]。

对于患者和家庭来说，急诊科通常是得到突然的或意想不到的坏消息地方。毫无疑问，这促使情绪变得紧张，甚至十分严重且无法克服。急诊科医生与危重病人或其家属之间的信任是难以建立的，因为病人与家属几分钟前乃是毫无联系的陌生人。然而，急诊医生可能关注于他们必须告知的信息内容上，而病人则更关注于事件的过程上[42]。经对病人和家属的调查，确认他们愿意接受坏消息要注意以下几个因素：接受消息时的隐私，稳重地表达情感的能力，避免用含糊不清的语言或医学专业术语表达信息，同情与谨慎的态度，对希望的量度，以及询问与接受良好医学信息的能力[45]。鼓励医生采用感同身受的技术，就是根据治疗"护理"（NURSE）肺炎构成谈话的内容：救护者（names）观察到的情感，确定对接受者感受的理解（understanding）是否正确，用语言与非语言表述对接受者感受的尊重（respect），通过表达关心、理解和自愿帮助支持（support）他们，并寻找（explores）额外的关注[43]。

设计框201-1列举的步骤和在下面段落中有详细解释，以形成交互作用，促进病人或家属通过应激状态，并转向冷静对待的态度。这六步模式摘录于Buckman的工作，亦摘录于医生生命终末期诊疗教育（Educattion for Physician on End-of Life Care，EPEC）课程[6,43,50]。整个告知坏消息的全过程转移的关键是"提问-告知-提问"的互相交叉的框架，医生的告知应该根据病人或家属所接受信息的速度、信息量及最佳效果进行的，尽力使他们感到或听到所需要的信息[43]。

第1步：医生的准备

在医生与家属或患者互相交谈之前，准备是很重要的步骤。这包括确定病例的所有医疗事实，澄清患者的姓名，知晓有关患者身份的任何不确定事实，知晓患者和将要与之交谈者之间的关系。交谈的地点要安静，允许私下交换信息和准确地表达情感。有时在急诊科难以做到这一点，但我们常可利用家属室或其

框201-1 告知坏消息

下列步骤，可在危急情况下，在您高度紧张时刻，帮助你思考如何最佳沟通

有关细则，见正文

第一步：医生的准备
第二步：病人已经知道什么
第三步：病人还要知道多少
第四步：分享信息
第五步：对感觉的反应
第六步：计划与随访

Adapted from Buckman R: How to Break Bad News: A Guide for Health Care Professions. Baltimore, Johns Hopkins University Press, 1992.

他安静房间。如果患者可以包括在内，搬动患者到一个私人房间是可能的，或者将家属主要成员聚集在床边。

医生应该认清自己和自己的位置，向患者（当在场时）或听取消息的关键人物直接告知，并且称呼患者的姓名。在开始告知之前，医生应该靠近患者就坐，直接目视患者（或近亲属），并且对他们的关注和需求保持姿态与心理上的开放。

第2步：患者已经知道什么？

了解病人和家属在告知消息前已经知道什么，这是很重要。可利用一个引导性的问题，比如说，"关于你的病情您知道什么？"或"某某人［配偶/兄弟姐妹/其他人］已经告诉你一些什么？"这些信息可以帮助医生了解病人或家属至今所知道的情况，同时可根据他们所得知的情况，调整告知这些消息的方式。在急诊科，当病人和家属期待"最坏消息"的时候，随着时间的推移，可感知这种心态。然而，在极少数危急情况，询问以前的检查结果、与医生交谈的内容，了解病人的病情，这些可有助于随后告知的消息极符合病人的预见与期望。

第3步：患者还想知道多少？

根据知情同意的原则，每位患者有权利接受或拒绝医学治疗。这亦需要真实的信息。多数患者珍惜有关病情和预后直接的、简单的真实性。然而，有些病人不想接受医生所告知的信息。这些病人可能希望指定朋友或家属代表他们。如果可能应该尊重这些选择。重要的要记住，根据病人的文化背景和宗教信仰以及以前的经历，人们在处理信息和做出决定方面存在很多差异。西方原则是告知真相，本人做出决定，亦是西方文化的价值观，可能与家属和社会无关[43]。

有时在病人不要求告知前，家属得知疾病诊断和

预后。虽然对病人责任是首要的，但医生和病人及家属配合也很重要。医生应该先弄清家属不希望病人知道坏消息的原因：是因为文化传统吗？他们担心会对病人引起什么伤害？他们以前是否有坏的经历？医生仍然需要询问病人（他或她）想知道多少。有时邀请病人家属参加医生交代病情的谈话，这是有帮助的。如果病人和医生不是讲同一种语言，重要的信息还是要通过独立的翻译（而不是家庭成员）告知或询问病人。

第4步：分享信息

一般来说，病人和家属都想及时地知道坏消息[45]。有时，这是惶惶不安的，特别是重要消息还不知道时——这在急诊科经常发生的。至少，通常推荐先给病人和家属一个预先警告，如"我恐怕有坏消息"。在告知信息时，重要的是用简单的非医学的语言，使病人能理解信息。应该给病人一定的时间，吸收消息、做出反应，以及开始提出问题。病人和家属的应激反应将滞后于医生，因为医生至少有几分钟时间适应当前的状况，但家属没有[45]。

虽然使用"对不起"可以反映同情，但也可以误解。有些医生建议用"我希望事情不是这样"来代替[51]。当要讨论严重和终末期诊断时，提供存活的资料可保留到最后时刻，但重要的是如何切入这些信息。医生的信息应该包括一些真实的希望并且保证患者不会被医生们所抛弃，即使当治愈或存活是不可能时。

第5步：情绪反应

对坏消息的反应常常是不可预知的，并且可能从悲伤到愤怒。重要的是，对于急诊科医生来说，意识到将会看到各种各样的反应。应该允许患者及其家庭家属表达他们的情绪，即使是大吵大闹。急性悲伤时有痛感但是很重要的。急诊医生必须准备好应对转为内向的人和外向发泄、愤怒的人两类家属。在这些情况下反复实践与多次承受心理反应，将允许医生顺利地告知坏消息和支持家属的情绪。在急诊科，邀请没有其他治疗需要的团队成员（例如，社会福利工作者、保姆或者牧师）参加会议经常会有所帮助，他们能够提供情感支持，帮助家庭度过悲伤的早期阶段，以及提供必要的技术细节。

第6步：计划和随访

如果患者存活，那么急诊科就是住院的入口。应该鼓励家庭成员和患者待在一起，特别是可能接近生命终末期的病人。仅仅根据初步评估所能获得的有限的信息，难以做出预后的判断。经初步处理使急性、恶变的病人稳定后，预测住院后将发生失代偿的表现，这是合适的。有的专家建议"抱最好的希望，做最坏的准备"之类的交代[52]。医生可以分享急诊科救治的成功，尽管是很短暂的，可分享好消息及急救者的希望。与此同时，医生可能让患者及其家庭做好准备面对今后可能的挫折，并且让他们考虑，如果"最坏的"情况发生，哪些做法是适当的，而哪些做法是不适当的[5]。如果患者无书面的晚期意向书，启发书写意向书的意愿，或至少应劝告病人，病房医生将要进行一次有关病人未来计划和目标的早期谈话。医生应该保证患者及其家庭的下一步所做的工作，包括办住院手续或从急诊科出院手续、专家会诊、支持组织的安排，或者牧师服务。重要的是确保患者及其家庭不会感到被人遗弃。即使死亡临近，提供主动的关怀和安慰也是医务人员的主要任务。

死亡通知

"坏消息"中最困难的就是发布死亡通知。急诊科医生需要专门实践这方面的技能（框201-2）。一般来说，告知程式可以遵循框201-1告知坏消息的指南。然而对死亡通知来说，诊断要明确，需要的行动要更加确定。家属没有时间调整或考虑选择，这一消息会更加僵化。

死亡通知通常发生在一个不成功的复苏尝试之后。医师应该保证自己仪表端庄并佩带有姓名的胸

框201-2	移情死亡揭露的内容

自我介绍/职务
请坐
确保舒适沟通的距离
使用可接受的讲话语气与速度
目视
保持开放的姿态
对坏消息提前预警
清晰地告知死亡（用死亡/死了）
容忍家属的反应
解释"抢救"病人的医疗企图
使用非医学术语；用清楚且易懂的语言
允许观看遗体
为家属提供一切方便
适当的结论

From Quest TE, et al: The use of standardized patients within a procedural competency model to teach death disclosure. Acad Emerg Med 9: 1326, 2002.

牌。如果可能，建议事先知晓接受消息人的姓名，与病人的关系，以及他们所知道的病情。医疗组的其他成员可能经常与他们接触并且知道一部分背景信息。有时，家属先拨打911，并且那时已经知道他们的亲人已死亡。另一种情况，被急诊科呼叫来的家属，他们一点都不了解他们亲人可能受重伤或已经死亡的消息，为此，让护士或同事简单地告诉家属事件的一般过程以及已经尽力复苏的情况，这样是很有用的。当宣布消息时，医生应该清楚地说出"死亡"或"死了"的语言，以保证对传达的结果不会被误解。尽可能确保家属对紧急状态的反应是正常的，向家属说明，医疗组已经尽力以及病人未经历任何痛苦。要强调，赞赏他们及时来急诊科就诊，即使在复苏室，这也是很重要的。

电话通知

如果与急诊科死亡的家属第一次接触是用电话联系的，建议被告知的家属尽可能到急诊科来[2]。虽然家庭成员要问甚至要求知道是否已经死亡了，允许通过延迟告知最终结果的方式，留一点时间，这样做有助于缓解悲伤过程[53]。非医务人员通知家属特别有用，同时可告诉亲属有关意外事故或严重疾病的相关事宜，并说事情不太顺利。

如被告知的那个人有1个多小时路程或不能亲自到急诊科来听取坏消息，必须通过电话告知。医生应该：①如有可能，确保室内有一家属；②请家属就座；③称呼相关人员名字。开始最好用简洁语言说明情况，然后在向他们告知爆炸性消息前，给予坏消息将要来临的警示。这种情况下，即使几秒钟的准备，可能部分淡化突然的紧张情绪。根据感知到的反应迹象，医生可能需要问："能花几分钟与你谈话吗？"有些人当他们最初听到消息时不愿或不能继续谈话，应该请他们"出去"一会，但必须在十几分钟后再请回来（如10~15min）[2,53]。远途的亲人不能够看到遗体来确认和接受相关事实，在最初的交谈中不可避免的提不出问题。要给家属一个联系真正抢救病人医生的电话。否则，如果亲人被叫来时，另一班的医生透露的不足的信息，可导致失望或甚至导致监护人的拒绝坏消息或导致出现未发生悲剧的假希望。

观看遗体

有时在死后的片刻，应给家属提供观看遗体的机会。这可能是家属第一次看到遗体，这样可使一直抽象或不真实事件具体化。虽然多数家属认为看遗体是有用的，但这种程序对家属不是强迫性的，同时他们不应该认为不看遗体是错误的。如果观看遗体在哀悼过程中可以作为一种选择或援助，这样通常认为是有用的。

如果可能，把遗体移到小房间，最好远离主要的治疗区。这样不仅可以确保隐私还可以使家属感到自在。应告知家属可能发生的变化，如颜色和体温的变化，损伤或者死前侵入性操作和有气管内导管与静脉导管。经过充足的准备，多数人不会因已故亲人的外表感到震惊。

全程应有一名医护人员一直在屋内或在附近。在这种接触过程中，允许员工给予帮助，使观看遗体成为一项重要工作，并在哀悼过程中给予精神安慰。在那时，为保证家属处于适中的情绪，触摸遗体是必要的。允许家属保留遗体到似乎合适长的时间。如有肉眼毁容之处，对此应事先告诉观看者，必要时小心覆盖遗体。甚至，观看者寻求帮助清洁和准备遗体（特别是儿科死者），拥抱亲人，或准备转运，这一切可作为救治工作的最后表达。

复苏时家属在场

邀请最亲近的家庭成员参加复苏现场，已经越来越常见了。提供这种选择已得到2005AHA心血管急救指南[26]和医生终末期诊疗教育（EPEC）课程的赞同[1]。现有的证据显示，在操作和复苏过程中在场，对存活的病人与愿意在场的家属都是有好处的。在医务人员中未达成共识，他们对这个观念经常表示不安[54]。如果复苏被一位家属观看，则应选派一名员工对家属作解释并安慰他的情绪。

家属的镇静

提出安神药、镇静剂、睡眠药物或者"治疗神经药物"的要求是很常见的。追悼的过程是一项重要而困难的工作。开几天轻的镇静剂处方是合适的，但通常需要医生对家属进行评估。在困难时期家属需要知道精神痛苦将是意料之中的，同时休闲可得到帮助与支持[2]。

尸检和结束

通知死亡"事件"应该以医生表达吊唁和对家属关心而告终——所有的医生都可以诚实的表达他们不愿成为这种改变生命消息的送信人[51]。在许多医院，培训神父或社会工作者或护士，把遗体的安排事项告知家属，包括通知殡仪业者和联系验尸官，这个在急诊科死亡中并不常见。如果急诊科医师渴望尸检，这是请求允许的合适时候。尸检不仅对促进知识、教育、质量管理和公众教育的提高，而且对减轻与亲人死亡相关的内疚和过失是必不可缺少的。另外，如果存在遗传因素，未知的病理学结果对家属是很重要的。

对刚死病人操作的同意

当前在医学界，将刚死的人用作操作教学一直存在争论。重要的是，对住院医生应教授操作技能，对急诊科医生经常需要复习很少做的操作。在过去刚死的人无声的作为教学资源。尽管有些证据显示公众支持这种操作，但已经提出关于尊重遗体和需要征得知情同意的问题[55]。最近美国医学会公布一项政策，即这种操作必须征得家属同意[56]。在急诊医学中，获得同意是不可行的问题存在争议：寻找授权家属很困难，在猝死的紧急情况下自愿同意是有问题的，时间压力使得其他急诊科工作需要尽早开始。一些权威专家试图把侵入性和重大操作（如胸廓切开术、腹腔灌洗、静脉切开）与小的或非侵入性操作，如气管插管区分开来。目前美国急诊医师协会（ACEP）述评是，对刚死的人任何操作执行前必须从亲友处获得知情同意。这些无目的、非治疗性侵入性操作的实施，包括CPR过程中的操作，在伦理学上，应看做是不能被接受的，违背强调以尊重病人、病人健康为中心的，以及需要知情同意的标准治疗[56-58]。

悲伤与沮丧

悲伤被定义为由于不幸和失落引起的感情痛苦。悲伤伴随一系列症状与行为，这些症状与行为受文化和个人问题、当前的生活压力、生者与死者的关系所影响。在急诊科发生死亡的情况下，生者通常是急诊科医生需要应用他（她）最好的技能直接面对的"病人"。宣布坏消息和一起开始分享悲伤反应是急诊科医生最难应付的情景。当突然的医学危象使一名病人到急诊科就诊时，同时这种危象威胁生命与身心健康时，病人和亲人也经历悲伤的反应。沮丧是在活人生活中经历重家庭成员死亡的一种处境[59]。重要的是，理解被所期望的危急范围，同时将要能确定活人在悲伤中的危险。认识活人处于悲伤的高危中，可促进降低重度抑郁症与其他应激疾患的发生，并能及时安排其治疗[42]。

不管是意料之中还是意料之外，对任何死亡的最初反应，都是震惊、怀疑、麻木相关的急性感情痛苦，失去接受下一步信息的能力[2]。有的人表现为愤怒、大声尖叫、哭泣和偶尔的急性焦虑或晕厥。另外，医师可能看到假的平静或无反应。另一些人，除了最初的情感震惊之外，可展示更多的认知反应，包括否认、内疚、悲伤、恐惧、羞辱和愤怒。反应根据生者的文化和生者的人格背景为基础。情感大范围的表达是正常和意料之中的；没有所谓"正确"的表达悲伤的方式。在急诊科，很多情况下，外向性发泄被看做是有问题和破坏性的。急诊医师的目标是尽可能地帮助生者，避免活人发生愤怒、怨恨和其他外向性感情发泄，即便是对急诊科的员工[2]。同样，重要的是，接受有些家属在否定和无表情的离开急诊科是重要的；他们也许需要或想推迟表达他们的悲伤，这是更合适的情况。

当生者接受了死亡已经发生的事实后，可能出现各种迟发的情感和躯体症状。躯体症状包括疲劳、厌食、心悸、过度换气、心神不定、头疼、易怒和失眠。情感症状，除内疚之外，愤怒、消沉和否认，难以集中注意力，缺乏条理，恐惧和对死者全神贯注。这些悲伤的反应是意料之中的。特别记忆可能在悲伤的最初阶段触发悲伤的反应，失落的记忆和感情痛苦可能会持续一生。悲伤的症状，包括精神痛苦、麻木、入侵思维和分裂思维，在多数家属恢复期间持续发生，逐渐变得淡化，但是几个月或几年后会复发，无清楚的"阶段"[59,60]。

有时，可见到对悲伤难以控制的风险因素，甚至是在急诊科。这样因素包括孩子或长期配偶的死亡、家属的社会隔离，以及与死者有依赖或利益冲突的关系[2]。医师可能提醒家属的社区医生或私人医生，或直接对高危中的家属，需要继续工作观察悲伤的结局。

员工的悲伤反应

在急诊医学中，死亡对员工（包括医生）的冲击是严重的。使悲伤恶化与对急诊科工作情感有冲击的应激因素，包括接触年轻的死者，或接触随机与无意暴力的伤员，救治那些意外事件或外伤患者，根据极少病史必须迅速给予的救治，但是，其他专业能有滞后的第二次诊断。急诊科的临床医生有其个人的经历，这些经历是同事们不知道的、触及痛处的情况，比如，酗酒的父母、自杀的兄弟姐妹或是被醉驾司机撞死的朋友。

因为有时在急诊科与死亡和垂死的过度接触，建立科内制度，在适当场合帮助员工诉说悲伤反应是重要的。在死亡率与患病率的讨论会上，对某些病例分批进行讨论，讨论有关伦理学、社会学及情感后遗症方面的问题。对患病率和死亡率分析过程本身帮助对困惑状况"找到感觉"，也是医生悲伤过程的一部分。病例讨论会，包括全体员工、神父和社会工作者，对关联和分享病人的悲伤和愤怒，以及需要治愈的其他情感和认知工作是有益的，对奉献于社区重大灾难的员工特别重要。尽管有些员工否认情感受创，这是正面的处理机制，但对于其他员工，需要分享与表达情感，以便开始转向和重新开始为病人的医疗工作[59]。

急诊科姑息治疗

在急诊科提供高质量的生命终末期姑息治疗是很重要的。急诊医学姑息治疗与生命终末期诊疗教育（EPEC-EM）是一门特殊课程，以提供急诊临床医生以急诊科为基础的姑息治疗的信息和技能[1]。在危急疾病时刻，关于我们不知道其他人对自己或家属所想要什么的证据在本章的第一部分已经讨论。在心肺骤停或重大创伤复苏情况下，经常是试图治愈性干预的适应证，除非急诊医生清楚地从病人或代理人处得到相反意愿的指令。然而，在非危急情况下，需要关于急诊科治疗的目标和方向的指南，同时处理策略应该是"以病人为中心"[1]。虽然有人主张，为急诊科医师制定生命终末期治疗的细微方案，是浪费时间且无必要的，但是为所有病人提供最高级医学治疗和"让将病人收入病房医生（admiting doctors）退出其他问题"已经不再合适。对许多严重慢性疾病患者来说，比如癌症、COPD、心脏衰竭、肾功能不全或者老年痴呆，舒适和高质量的生活是更为优先的问题。对这些亚组病人来说，在急诊救治中，某些正常干预的操作可能不适合。

建立治疗的目标

急诊医生在处理接近生命终末期患者时，必须具有的基本技能就是沟通的能力。在真正紧急情况下，对复苏干预来说，此类谈话必须处于次要地位。然而，对于许多患者，在讨论或者诊断之前，治疗不是必须的。在急诊科，有几种有用的方法可以用于确定临近生命终末期的患者所要的治疗。

细读并尊重晚期意向书

书面的晚期意向书在急诊科或者住院后能够帮助指导治疗决策。虽然这种文件经常不能预先知道，特别是突然到急诊科就诊的急症，但其存在表明患者已经考虑应该如何治疗或不应该如何治疗的问题。晚期意向书可能表达想要积极救命的干预，或者可能提示，患者在垂死过程要保持舒适。人们的意愿在全程是有变化的，所以书面晚期意向书的要求在急性危象时刻应该再次确认。急诊医生应该精通各种形式的合法的书面晚期意向书中的技术细则问题。

处理口头请求

患者或其代理人可以提出滴定式或者限制操作的口头请求。急诊医生应该确定患者是否具有决策能力，如果这种能力缺失，谁将是患者的代言人。侵入性检查及操作未经患者同意不能施行。在紧急情况下，医生依据知情同意的"急诊例外"的原则，进行救命，或者至少为作选择赢得时间。然而，急诊科很多情况，不需要立即干预，或者他们允许用非侵袭性方法代替（例如对呼吸衰竭可用面罩通气），在此期间可讨论病人目标。

对救治目的作一次谈话

急诊医生见过许多未写书面晚期意向书的患者，不过在短暂稳定间期，足以有时间进行有意义的谈话，获取有关需求与目的，了解他们认为他处于病程的何种阶段，他们是否愿意治疗并发症，哪种症状需要处理，以及如果为了救命需要复苏，他们希望做多大的努力。表面上看来似乎是致命状态的患者，可能急剧地紧跟着治愈或者至少能够改变疾病的预后，然而，对另一些病人，在专门询问他们的病情以前，他们所经历的沉重负担可能不很明显。确定患者需要的唯一的方法就是询问。

表201-1列出了可用于启动这种谈话的问题。拉把椅子，与患者及其家属坐在一起，花几分钟明确患者现在和未来的价值观和看法，这样在计划患者的治疗和处理方案时，会截然不同。

开启针对"治疗目标"的谈话，全面了解患者的病症、价值、恐惧和期望，是很有用的。这样做使得谈话的"程序性"部分自然流畅。然后，在整体目标和价值观的背景下，医生可以向患者及其家属提出建议，什么样的治疗是有用的（或者无用的）。抗生素对于急性肺炎可能是适合的，但对数年来卧床不起、无法沟通的晚期老年痴呆症患者，抗生素是无适应证的。气管插管对于某些COPD患者是可以接受的，然而既往一直依靠呼吸器维持的其他患者，可能不希望再次体验那种痛苦的经历。静脉输液可用于纠正脱水，但对处于垂死中的患者也许仅仅增加分泌物。所有这些干预措施需要在关怀患者并使他们能够实现自己目标上加以考虑。

启动晚期意向书和DNAR遗嘱

几位作者已经建议，启动晚期意向书可能是急诊科重要的一环，因为急诊科经常是患者进入医院的门户[61]。Wrenn和Brody描述一组病例报告，入院时由急诊医生为他们书写DNAR遗嘱[62]。Balentine及其

表 201-1	有关启动生命终末期问题讨论的典型问题
范围	典型问题*
目的	如果你的病严重了,你想达到的最重要的目的是什么? 根据治疗方式,你如何平衡生活质量与生命长度? 你最重要的希望是什么? 你最害怕的是什么?
价值观	对你来说,什么是生命最有价值的生活? 何种情况下,你将寻找无价值的生命? 像现在这样的生活质量,你考虑过什么? 你曾看到或曾有某人善终或不能善终吗?
晚期意向书	如果今后你的疾病发展了,你不能为自己说话了,谁最能代表你的观点与价值观?(代理人) 如果将来你不能为你自己说话了,对于你想要(或不想要)哪种治疗,你有何想法?(生活意愿书)
不想复苏遗嘱	如果你突然死了,如果你呼吸停止,心脏停止,你想用心肺复苏复活吗?你熟悉心肺复苏吗?关于你是否要心肺复苏你有想法吗?如果你的疾病很严重心肺复苏将是完全无效的概率。我推荐你不要选择它,但我们继续尽力治疗。你有什么想法?
姑息治疗:疼痛与其他症状	你曾经听说过姑息治疗(临终关怀)吗?你曾与这种治疗经历过什么? 请告诉我你疼痛情况。如把疼痛分为1~10级,你能确定哪一级? 在你感到最好的时候,你的呼吸像什么样?你的痛苦是什么样的?
姑息治疗:"未完成的事"	如果你不久就死了,而不是再过一段时间,有什么事没有做完: 你家属如何处理你的疾病?他们的反应是什么? 宗教是你生活中重要的部分吗?在这一点上你所关心的有任何精神问题吗?

*重要的是,给病人一个机会表达他对每个问题的反应。随后的追问与反应将根据仔细倾听病人的叙述,任何时候尽量采用病人的语言。

From Quill JE: Initiating end-of-life discussions with seriously ill patients: Addressing the "elephant in the room." JAMA 284: 2502, 2000.

同事描述另一组病例报告,从遵照此路径的家属中,并未得到负面反应[63]。两篇论文都指出,医疗保健的断裂可能意味着以前的愿望未能传达到医院内,而急诊科可能是在开始住院时建立或更新患者放弃复苏意愿文件的最好的地方[5]。

治疗需要姑息治疗的症状

当患者正罹患不治之症时,他(她)也许仍然想要各种各样的医疗干预作为治疗的一部分:治疗并发感染的抗生素、引流导致气短的积液、针对褥疮溃疡的伤口处理、肠梗阻的减压,以及大胆的止痛。另一方面,使患者功能和剩余生命质量最佳化的最好方式可能要求不再强调诊断且主要是针对症状。患有终末期疾病的患者看急诊最常见的原因是为了控制无法忍受的症状,例如恶心、呕吐、呼吸困难、严重便秘或腹泻,以及疼痛(框201-3)。

当试图治疗接近生命终末期衰竭病人的症状时,急诊科医生也许会遇到几个不熟悉的概念。对多数急诊医师比较"外行"的概念之一是治疗基础病因不明的症状,尽管这经常是适当的选择。另外,关于"药罐子(drugging)"患者或对他们过度治疗的关心,虽然很常见,绝大多数是不恰当的。然而,有关

框 201-3	旨在提高生活质量的姑息治疗选项
	• 控制疼痛 • 控制液体与电解质平衡 • 对骨痛、脊髓压迫、肿瘤出血作放射治疗 • 对恶性积液/梗阻用引流管 • 治疗继发感染 • 处理大小便失禁 • 给氧 • 适当时抗焦虑、抗抑郁、刺激食欲

对意外后果的忧虑,可导致药物剂量不足,使得病人不能缓解意愿。这个问题在应用阿片止痛时经常发生。因担心发生呼吸抑制,导致不能充分的止痛,尽管当剂量滴定到病人希望的终点时,发生呼吸抑制的概率是很少的。EPEC 和 EPEC-EM 课程是优秀的教材,可学到对病人专门实施姑息治疗的策略[1,6]。从这些教材摘录以下"精华",也许是有用的。

疼痛

对于表现为中度急性或慢性疼痛(等级在5/10或以上),应用阿片是合适的(见187章)。必须全

面询问用药史，以便确定耐药性，同时可能需要调整剂量。对于慢性疼痛病人的评价是不同的，因为他们不显示异常生命体征，或不显示常见于急性疼痛那样外向性痛苦。晚期疾病和疼痛的患者可能对阿片耐药，需要较大剂量才能止痛。这种不可避免性会造成医务人员的不安。经历恶性疼痛的病人可能需要持续的输注阿片才能缓解。在 EPEC 课程中回顾这些概念，关于这些情况下镇痛药剂量其他相关教材随处可得[1,64]。

如果有条件，必须请姑息治疗专家会诊，以便治疗恶性疼痛。但是，疼痛会诊与姑息治疗会诊不一定同时具备，特别是傍晚与夜间。因此，急诊科医生必须具有治疗严重疼痛的基础知识。迅速增加阿片类药物剂量是癌症病人应用阿片的最重要的原则。只有把剂量加倍，才能达到成功止痛[65]。同样，了解剂量是成功的关键。实施静脉应用吗啡，6min 之内将达到最大血药浓度，如果病人是严重疼痛，需要快速再评估和重复给药。提供止痛剂的稳定性是很重要的，这需要医师使用一种长效成分［即，美施康定（MS Contin），又称硫酸吗啡缓释片］加立即释放的短效制剂。以防止反跳性疼痛。同样，必须预测阿片的副作用。升高的阿片血药浓度会刺激趋药性触发区（chemotactic trigger zone），导致恶心。告诉患者恶心在几天之内将消退。在任何有可能的时候，通过使用长效制剂，使波动减少到最小化，可以减轻恶心。便秘是阿片类药物常见副作用，对于这种很难治疗的麻醉剂并发症，不会发生耐药性。预防远比治疗容易，刺激性泻药应该是所有恶性疼痛麻醉处方的一部分。使用非甾体类抗炎药对于癌症患者可以增加鸦片制剂的作用。认识到神经疼痛也是很重要的，因为可增加如加巴喷丁（gabapentin）药物。重要的是，应清楚地向病人和护理员解释治疗计划目的，监测对治疗和副作用的反应，与社区医师（primary care physician）协调治疗方案[1,6]。

恶心和呕吐

恶心和呕吐是因为触发了胃肠道、大脑皮层、前庭器或者第四脑室的趋药性触发区所致。神经递质包括 5-羟色胺、多巴胺、乙酰胆碱和组织胺。恶心和呕吐成功的治疗包括选择结合正确受体的药物。除常用止吐剂之外，地塞米松、奥曲肽（octreotide）（它可减少分泌物，以及可用于小肠梗阻时）、四氢大麻酚（tetrahydrocannabinol）可能是控制恶心的重要辅助药物[1,6,66]。

便秘

生命终末期的便秘是多因素的；原因包括活动减少、药物、机械性梗阻和脱水。应该先尝试使用刺激性泻药，后用渗透性泻药，并逐渐增加剂量，并且可能需要将两种泻药联合使用。阿片类药物相关性便秘可能是一个严重问题；对长期大剂量使用产生的副作用忍受不能增加。应想尽一切办法预防而不是治疗便秘，如必须长期使用阿片制剂时，应该预先考虑联合刺激性软便剂。对于机械性肠梗阻病例，用清洁灌肠、洛哌丁胺（loperamide）和奥曲肽（octreotide）的药物处理，可使绝大多数病人缓解[1,6]。

厌食和恶病质

晚期病人可发生厌食和恶病质，给家属的压力比病人更大。要逆转这种过程，肠外营养并无必要，也不影响预期寿命，然而应该考虑食管感染。有时，可用刺激食欲的方法[6]。

气短

气短也可能是气道疾病或者癌症累及肺部的表现之一。有许多病因，并可用下列几种治疗。可选择的治疗包括给氧（如果呼吸中枢功能存在，可能不起作用）、抗焦虑剂、小剂量鸦片制剂，这些药物可以降低呼吸困难的敏感性。恶性胸腔积液可能需要引流。对于垂死过程的患者，吗啡和阿托品可以用来使减少分泌物、减慢呼吸速率，以及降低呼吸功[6]。

抑郁

在罹患不治之症的患者，精神窘迫极为常见。已经发现焦虑和抑郁对于生存会产生负面的影响，并且会降低生活质量。这些问题最好由社区医师来解决。急救人员可以提供同情和支持，并认识到这些症状不是垂死过程中不可避免的表现，因此值得关注。

特殊情况和疾病

晚期痴呆

Alzheimer（阿尔茨海默病）痴呆是长期、冷酷的慢性疾病，可长达 20 余年。对于严重的痴呆，患者可能好斗，大小便失禁，不能行走。在疾病的终末期，他们卧床不起，无法说话，吞咽困难，并继发感染[67]。对于痴呆的病人，往往需要侵入性操作来约束和镇静，病人的精神负担很重。即使住院，静脉输液或抗生素的应用和其他常见的干预措施都会使痴呆病人害怕。例如，对于这些病人经皮胃造瘘或鼻饲不能延长病人生命，同时影响他们的生存质量。对进行性严重疾病如痴呆，他们不能预防误吸、不能提供姑息治疗或改善功能[68,69]。对于急诊科医生，即使最简单的操作，如给抗生素，均增加负担，同时伴随生活质量的降低，这意味着需要实施这些干预时，应该深思熟虑的选择并事先与代理者讨论。在处理痴呆病人家属时，表达对护理人员的关心也是很重要的。在护理人员中，抑郁是常见的；对病人的护理负担十分繁重，死亡前，他们知道面对他们要消失的人，护理人员会发生悲伤。

肾衰竭

对于无肾功能病人，透析是延长生命的技术。因为现在相当普遍，医师未能认识到，有严重并存疾病的病人每年死亡率 > 25%[70]。在急诊科，与病人和家属讨论长期选择干预方法时，理解透析是一种选择，但不是必须得干预，可断定，这也许是有用的态度。对痴呆或癌症病人，病人及家属是可以选择不治疗肾衰竭的[71]。

心力衰竭和慢性阻塞性肺病

虽然心力衰竭和COPD终末期的生理参数有很好的描述，但这些疾病的死亡仍常常出乎意料，亦可表现为无法医治的突然急性恶化。由于心力衰竭和COPD伴随折返型垂死模式的结局，直到生命的最后几天，许多病人未能接受良好姑息治疗。然而，某些指南可以帮助医师确定预后[72,73]。当发生死亡时，重要的是，要提醒家属基础疾病才是死亡的真正原因。

另一方面，如果表现急性失代偿病人呈现稳定时，如果病人在住院时经历了心脏和呼吸事件，如果有些时候他（她）处于失能状态，代理人应该代表病人利益做出决定，急诊医师可能是和病人及家属交流关于实施哪种复苏计划最好的人选。许多进入-折返型（见图 201-1）的慢性疾病患者，如果再次发生失代偿，在急诊状况解决后的时期（至少有短暂缓解）往往是建立后续干预最合适的时间，后续干预就是指再次发生失代偿的干预。在终末阶段，此类患者的过度诊断比癌症患者更为常见，特别是此类疾病的死亡率尚不清楚时。安排姑息治疗或临终关怀治疗是有好处的，以帮助病人了解和认识他们的预后，和建立他们剩余生命有意的和真实的治疗项目与目标。

重要概念

- 急诊医学，主要是根据推断的可治愈目标，迅速进行抢救，同时撤销最初的干预常是不可能的。
- 无论何时，尽量尊重晚期意向书与病人的意愿，包括启动急诊科干预后，撤销病人不愿接受的侵入性治疗。
- 痛苦和躯体疼痛不同：躯体经历疼痛，而人经历痛苦，特别当躯体威胁他们未来时。
- 当病人罹患慢性病时，他们具有各自的负担和利益感受。正确理解病人生活质量和对病人的治疗是否正确，唯一的方法就是和病人进行交流。
- 对于罹患生命受限疾病的患者，在急诊科最初评价的重要方面是确定病人关于复苏和相关问题一般愿望。和家属或病人的交谈可以从以下问题开始："如果住院后发生紧急状况，你想接受哪种复苏？""如果你不能做决定你希望谁为你做决定？"
- 如果明确病人宽广的价值观和目标后，讨论治疗目的就会更有效。通过广泛的讨论，为达到病人目标，临床医生可以建议什么操作有用或没有用。
- 患有严重疾病的终末期病人住院的目的应该搞清楚，这与病人价值观相关。

本章参考文献请参见 http://pumpress.bjmu.edu.cn/eduservice/3419.html

第202章 医学法律问题与风险处理

Robert A. Bitterman

楼滨城 译　楼滨城 校

概述

过去，急诊科好的药物治疗就可有效地避免法律纠纷，但现在已经不再如此了。现在，联邦和州的法律直接管理急诊医学的临床工作。由于控制法律当局的巨大权威性及复杂性，再加上对违规的严厉处罚，例如，刑事制裁、民事诉讼、民事经济处罚或取消Medicare与Medicaid定点医院资格，这一切要求急诊医师要掌握这些法律知识。

联邦法律，即急救医疗和行动法令（Emergency Medicine Treatment and Active Labor Act, EMTALA 简称"急救法令"）（是1985巩固综合预算协调法［Consolidation Omninus Budget Reconciliation Act, COBRA］中的一部分），也称为"反抛弃"法，当病人来急诊科就诊时，要求急诊医师如何分诊、登记、检查、提供全面检查，治疗或抢救，出院或转院，利用医院资源，以及请医学专家会诊[1-3]。州法律通过下列问题进一步规范急诊医疗行为，知情同意、要求报告、要求保密、法庭和警察事务、公民委托，以及急救医疗服务（EMS）法规。

急救医疗与行动法令

颁布急救法令的初衷是为了防止私立医院将病情不稳定的、贫困的病人转给（"扔给"）公立医院。随后增加法律、政府法规、法院判决内容，极大地扩展到了急救法令，以致成为现在法律规定的急救医疗服务的国家医疗标准[2-4]。今天的急诊医学临床工作者要求深刻地理解急救法令的法定要求，以及政府部门和法院如何解释三个主要方面的法律：急诊科患者的筛查、稳定、出院或转诊。

医学筛查

对于到急诊科需要做检查或治疗的每一位患者都必须提供正规的医学筛查（medical screening examination, MSE）[5]。医学筛查目的是确定病人是否符合急诊病情（Emergency Medical Contion, EMC）[6,7]。

急症

急救法令对急诊病情（emergency medical condition, EMC）的定义为"足够严重的急性症状（包括严重疼痛），如不立即救治，可能导致下列任何一项结果：①把病人健康状况（或孕妇、孕妇或胎儿健康）置于严重危险状态；②躯体功能严重损害；③所有（或部分）躯体器官严重功能障碍"[6]。对有宫缩孕妇，急症的定义为"在分娩前无足够的时间安全转诊到另一家医院，或转诊可能威胁孕妇或胎儿的健康或安全。"[7]

有资格的医生有理由不认为某些病情严重到"急症"的程度。然则，法院认为，相关因素是医生是否认为病人具有急诊病情，而不是病人实际是否真有急诊病情，亦不是医生与医院是否知道急诊病情的存在。重点是医生与医院是否实际确定病人有急诊病情；标准是主观的，而不是客观的[8]。如果医生与医院做了标准的医学筛查，并尽力地确定不存在急诊病情，那么，法院事后不会审查此决定；如此的话，这件事情就成为一件是否按照诊疗常规进行检查与诊断的简单的违规问题。

如果医学筛查未显示急诊病情，该病人进一步的治疗将不受急救法令约束，所以管理病人的稳定治疗、病人转诊或会诊医生的法律规定不再适用。这种解释强调了病人在急诊科初步评估中是否为急诊病情的病历记录是至关重要的。有一个复选框，提示这些内容应该是每个急诊科的病历纪录。

"每位人"

每位来急诊科就诊者必须进行筛查。病人不论是否贫困，是否为管理医疗计划（managed care plan）成员，是否享受免费医疗联邦医疗保险（Medicare）或州医疗保险（Medicaid）（译者注：Medicare 是美国联邦的医疗保险，基本免费。65 岁以上的美国公民和美国工作 10 年以上的永久居民人可以享受，译为"联邦医疗保险"。Medicaid 美国州政府的医疗保险计划，免费。低收入家庭65岁以上的新移民和低收入家庭 18 岁以下小孩可以享受。主要帮助穷人，译为"州医疗保险"）或是否为私人保险，这一切均不相关；医院必须给来就诊的每位患者提供医学筛查[5]。包括所有的患者人群，如非法移民、未成年人，以及医院医务人员的私人病人，但不包括已经在医院诊疗的患者，如在医院已办好预定手续的住院或门诊患者，他们因急症而到急诊科就诊[2]。未成年人的筛查，在下面的内容中讨论。

私人病人

在许多医院，医院的医生往往在急诊科接待他们的私人病人。由他们的私人医生而不是急诊值班医师对他们进行检查与治疗。为维护医患关系，此类医疗工作是完全正常的，并为急救法令所允许的。然而，医院应为要处理的私人病人预先安排手续，以便不过度地拖延病人的医学筛查，否则，根据急救法令，医院对于未提供"适当的"医学筛查是要负责的。这种情况下，延迟治疗也经常会导致医院对州医疗过失诉讼的责任。

所有私人病人均要根据医院制定的规章制度进行分诊。如果分诊护士确定患者需要即刻诊治，急诊值班医生就要提供必要的治疗，直到该患者的私人医生到达急诊科，承担病人的诊治。

如果分诊决定，患者不需要立即救治，那么急诊医生应按照急诊科通常工作顺序接待患者，通常按照到达时的病情轻重与来诊时间接诊。如果私人医生在急诊医师接诊前到达急诊科并看了病人，则私人医生所做的检查应包括医院需要做的医学筛查。在这种情况下，不能因非医疗原因导致医学筛查过度延迟。然而，如果患者的私人医生未能在急诊医生正常检查病人时到达，则急诊医生应该做医学筛查。如果无急症证据，患者等待他（她）的医生到达；如果是急症，急诊科医师应该采取适当的稳定治疗，直至他的私人医生到达[9,10]。

"全院参与急诊"

Medicare 与 Medicaid 服务中心（the Centers Medicare or Medicaid Services，CMS）[医疗基金管理处（HCFA）前身；本章译为"医疗基金管理中心"]认为属医院资源（hospital property）的任何人都应该"参与急诊部门工作"[11,12]。根据医疗基金管理中心，"医院资源"由医院全部主要部门组成，包括停车场、人行道、车道及医院所有与管理的救护车，尽管救护车不在院内[11]。然而医疗基金管理中心把医院资源分为"专职急诊部门（dedicated emergency medicine）"与非专职急诊部门。

专职急诊部门为任何科室或是机构，无论是院内还是院外，只要有州政府的急诊部门执照；坚持以向公众非预约的方式提供具备急症治疗的医疗场所；或实际上以某百分数时间对具备急症人提供医疗[2]。具备专职急诊科资格的单位包括医院一般急诊科、产房和精神病人收治中心。

医疗基金管理中心计划急救法令应用于急诊科轻急症部（urgent care centers）。然而，急诊科轻急症部自己认为既不能为按照法律规定的急症提供医疗服务，同时也不能为足够数量的、符合规定百分数的真正急症提供医疗服务。因此，一般急诊科轻急症部并不可能达到专职急诊科的定义，因此不符合急救法令要求。医疗基金管理中心今后将再考虑这一问题。医院应研究他们与急诊科门诊的关系如何在法律结构上与新法规相结合在一起，以确定是否应用急救法令[2,13]。

医疗基金管理中心专门除去符合急救法令的许多院内区域—通常，这些区域不提供急诊医疗，如医生办公室、技术性护理设施、其他独立参与 Medicare 的实体，及其他非医疗设施用地[2]。医疗基金管理中心亦除去法律规定的院外机构和其他"医疗人员部门"，这些部门从不打算或构成急症的处理，如血液透析中心、康复单元、实验室和放射中心或社区医疗诊所。但是这些机构必须有书面的策略与规章制度，规定在适当时候应提供急诊检查与安排转诊[14,15]。

推荐为专职急诊部门唯一的要求是对某种医学病症进行诊断与治疗的需求；所推荐的某种医学病症不要求触发急救法令筛查责任的真正急症。然而，推荐除专职急诊部门外的医院资源，要求经确定为急症需求后，方可应用急救法令[2]。

由 EMS 送到急诊科病人的"停车场监护"

某些医院因过度拥挤而忽视救护车送来的患者，同时在医院接诊这些患者前由 EMS 来监护他们，有一个临床医疗术语"EMS停车场监护（EMS Parking）"。这些医院错误地认为除非他们接诊此病人，否则他们没有为病人提供医疗与监管的急救法令的义务。医疗基金管理中心颁发了一份备忘录提醒医院，医院的急救法令义务开始于患者到达急诊科的那一刻，同时提出，要求代表病人对病状进行检查与治疗，而不是在医院接诊患者时才履行义务[16]。（值得注意，这种EMS病人的"停车场监护"是违反联邦医疗保险规章的，要求医院"依据可接受的临床医疗标准，提供病人急诊需求。"[17]）

随后，EMS组织引用医疗基金管理中心备忘录，要求医院对所有的EMS送来的患者，立即进行监护与回应。在回应时，医疗基金管理中心颁发一份澄清"停车场监护"备忘录，表示本指南"不应解释为当医院没有容量或没有能力立即对病人承担所有责任时，医院绝不能要求EMS人员与他们转到急诊科的病人一起留下"[18]。同时指出，在某种情况下，如有大量多发创伤患者送来时，医院可要求EMS人员与病人一起留下，直到急诊科工作人员能接诊这些患者时为止，这种请求是合理的。

然而，医疗基金管理中心曾提到，"即使医院不能立即提供医学筛查，必须在到达时对每个病人的病情进行分诊，确定不需要立即处理，同时确保EMS人员可适当的监护这些患者的病情"。

医疗基金管理中心将逐例审查自然主诉后，决定医院是否违反急救法令医学筛查要求[18]。

国家紧急事件或灾难

在某些情况下，如国家或地区发生灾害、恐怖行为、生化恐怖事件、大范围流行传染病时，卫生部秘书处能免除医院对急救法令的责任[19,20]。

对医学病症检查与治疗的要求

单凭急诊科或医院资源的实力不足以启动医院行使医学筛查的责任时；对检查与治疗的需求亦是必要的。这些需求可以由代表病人的任何人提出，包括EMS人员、警察、临时保姆；不一定必须由患者、家庭成员或法定监护人提出[5]。

同样，如果一个人不能说出对医疗的要求，那么此人的举动可能构成某种要求，假如医务人员明白这种举动的含义，精明的外行可能会相信此行为提示需要某种检查或治疗[2]。

急诊科其他功能

医院急诊科除了评估和治疗真正急症患者外，还有许多服务功能。医院员工可以在非工作时间，利用急诊科对他们的患者进行注射，获取实验室或放射学资料。警察对可疑的酒驾者，利用急诊科采集血液标本测定酒精浓度。有些医院可利用急诊科对受伤工人作尿液药物筛查、续开处方、过敏症注射、狂犬病疫苗接种、输血或其他社区医疗服务例如血压筛查或流感疫苗注射。

实验室和放射学检查需要

检查种类包括尿或血清药物筛查、常规实验室检查和影像学检查。每一个病例，并不需要立即做出医疗决策。患者的医生确定检查适应证并对患者的治疗负责包括追查实验室和影像学检查结果。病人不要求医院急诊科"对病症作检查或治疗"，因此医院不需要提供医学筛查。

这些患者不需要通过分诊和检查生命体征，医院不用为他们建立急诊科常规图表。不用让他们签署急诊科常用"治疗同意书"，后者则意味着病人要求检查与治疗。用单独的纸张记录他们的就诊情况、所做的特殊检查、患者对检查的知情同意书、与私人医生的任何沟通信息以及病人不需要急诊科提供医学筛查的特别声明，并由患者签名。

有些人是由于个人的原因自己到急诊科就诊，并要求做某项检查（例如妊娠或HIV血清状态）。所有这些人在进行检查前必须给予医学筛查。如果他们拒绝医学筛查，则请他（她）到其他地方检查：门诊部、私人医生或是公共保健站或当地药店作妊娠试验。此人拒绝医学筛查的记录是很重要的。

次要治疗

次要治疗种类包括过敏症注射、破伤风注射、狂犬病疫苗注射、放血或输血、癌症或器官移植排斥患者的化疗、重置饲管或Foley导尿管、续开处方、拆线、抗生素注射和慢性疼痛综合征患者麻醉药物注射。对来到急诊科要求治疗的病人均需给予医学筛查，在任何情况下，共同的标准是制定医疗决策的组成要素。

抗生素和麻醉药物注射需要特殊注解。由医师（特别是乡村医院的医师）把患者送到急诊科，然后在电话里要求给患者使用肠外药物，急诊值班医师不对患者进行检查，这种行为必须避免，因为医院未给有相同主诉的所有患者提供同等的医学筛查，这可能违反急救法令。如果患者的私人医生在送他到急诊科之前就已经为他做了诊室检查，这是无关的。这种急救法令需求可能并不是成本-效益的医学，但是医疗基金管理中心和法院都认为医院必须为任何一个就诊于急诊科以及因为医学情况需要检查和治疗的患者提供医学筛查[1,21]。

所有因次要治疗而就诊的患者被当做其他急诊科患者那样进行分诊、登记和处理。在医院给予药物治疗前，急诊科评估需确定该患者是否符合急症的定义。医疗基金管理中心和法院将假定这些患者都需要检查和治疗，医院必须证明①患者不需要医学筛查；②急诊科评估未发现急症。

医疗基金管理中心最近试图废除把急救法令应用于非急症理由来急诊就诊的人。然而，新规则的文字实际没有任何改变，医院仍然要做必需的医学筛查以确定是否存在急症。不管患者的现病史是否表现为"非急症"情况[2,13]。

处方

在小的社区，当地药房通常不会持续开放。休息期间医院药房经常通过急诊科向患者续开处方，患者来急诊科开处方时不需要医学筛查。如果处方是由急诊科开出，医院需让患者签署表格以表示他们不需要医学筛查，以同样的方式和理由对待因私人医生的要求而在急诊科进行的检查。

这种情况与患者来急诊科重新开处方并不相同。患者要求续开处方并不要求药房服务，而重新开处方却要从医师那寻求医疗决策服务以治疗潜在的医学病状[2,9]。因此患者重新开处方时必须提供医学筛查。

性袭击案例

急诊科经常协助警察收集有关性袭击案例的证据。如果一个人单独来到急诊科提供犯罪调查的证据不要求检查和治疗医学状况时，不需要行医学筛查。然而如果个人主诉疼痛或受伤，或希望提供怀孕或是性传播疾病的预防时，那这个人就因为医学状况需要检查和治疗，必须给予医学筛查[22]。

预防服务

血压筛查和接种服务不需要医学筛查，患者接受这种服务不需要因为医学状况进行检查和治疗，患者是预防疾病而不是寻求治疗疾病。这些免疫接种和破伤风加强免疫治疗有本质的区别，因为破伤风加强免疫治疗是在治疗外伤时给予的、代表医疗决策的一项内容。

警察血液酒精测试

因为医学与法律的原因，对于警察要求做血液酒精检测而到急诊科来就诊的所有病人，均要给予医学筛查[23]。这种情况与医生要求患者到急诊检查血液测试不同。由警察监护的患者未经医生检查，检查的结果也不返回给医生处理病人。警察带来的患者有行为异常，怀疑酒精中毒。许多疾病酷似酒精中毒，如低血糖症、脑缺氧、颅脑损伤、代谢异常，以及其他中毒。从医学上讲，酒精中毒不能因为常见而自主推测。急诊医生应对监护患者进行检查以判断是否存在急症[9]。

患者可能拒绝医学筛查，要求只行抽血检查。如果患者表现为有行为能力，那么这样是可以的。拒绝医学筛查应当记录，像在急诊科做的其他检查那样注明，另外说明做医学筛查的风险与效益，仔细记录患者的行为能力。如果患者喝得太醉而不能做出医学判断，那么患者应延迟离开急诊科，直到患者有足够的行为能力来做相关的决定。只有医师来评价和记录患者的反应能力，其他ED人员不能做出这些结论[9]。

再一次表明，根据急救法令规定，代表病人的每一个人都可以有"要求检查与治疗"的权利。警察的血液酒精标本的要求，足够构成对医学筛查的要求。

通过急诊科直接住院

患者直接入院总是有问题的。三种常见的情况：①患者在社区医师诊所检查后送来急诊科的；②病人是与医生通电话后送来急诊科的；③病人是从其他急诊科或病房经电话联系接诊的。在这三种情况下，患者的医生将在患者住院后再去见他，而不在急诊室。在医学上，每位来诊者需要不同程度的急诊干预，但是在法律上，根据急救法令标准，所有病人均是相同的[2,3,13]。医疗基金管理中心不把法律应用于住院病人，不管他们是否直接收入病房、通过急诊科途径直接住院或在急诊科"临时病房"待床后住院。即使住院病人被送到急诊室，法律也不适用[2,24]。

住院病人的定义为："某人被送入医院，占用床位，得到住院病人的服务，……并希望至少住一个晚上"[2]。不管随后情况是否发生变化，患者可出院或转送到另一家医院，以及实际上并未占用床位一个晚上。关键的要点是患者是持有书面住院证的正式住院手续。医生打算让患者住院的意向或者提示患者具有某种"明显表现将要住院"是不足以符合定义的，书面证明是关键[2,24]。

医疗基金管理中心认为患者入院后只是观察病情是不符合入院病人定义的（入院不是为得到住院病人服务的目的），因此，急救法令仍然适用于观察病人的监护，如像在急诊科胸痛单元处理的病人那样[2,24]。

因此，在现行规定下，直接入院者、从医师诊所、护理院、从其他急诊科或其他医院转诊、通过急诊科或经急诊科留观而入院者，均不再受到急救法令管理，即使他们"来医院急诊科"就诊。

合格医务人员进行医疗过筛检查

急救法令未规定医生、护士或者其他医务人员是否必须进行医学筛查。医疗基金管理中心规则要求过筛检查必须要由"合格的医务人员"来完成[24]，或医院管理层书面正式指定谁有资格代表医院来进行医学筛查[25,26]。医疗基金管理中心规定医院不能允许急诊科医师指定谁有资格代表医院进行医学筛查[27]。

护士分诊并不能构成医学筛查。医疗基金管理中心和法院均不接受分诊以作为决定是否存在急症的依据[2,9]。

强烈推荐医院指派医师主要负责急诊科做MSEs。医师亲自筛查或由助理医师及住院医师直接负责做检查。让助理医师或执业护士来筛查经分诊已确定不存在急性或严重病情的患者，这是合理的。然而，值班医师对助理医师有直接的监督作用并与执业护士有合作安排，区别在于执业护士是有独立的州执业执照，而助理医师是在内科医师的许可下进行工作的。

辅助服务是医学筛选检查的一部分

法律要求医院"在急诊科能力范围内，包括急诊科常规辅助服务"提供过筛检查[5]。根据医疗基金管理中心，医学筛查的范围可"从简单的方法包括简要的病史和体格检查，到复杂的检查包括做辅助检查和操作，例如（但不限于）腰椎穿刺、临床实验室检查、计算机体层扫描、诊断试验和操作。"[28]

因为医学筛查的目的是明确是否为急症，因此医疗基金管理中心和联邦法院坚持认为医院有必要行任何检查以明确这一决定[3,29]。我们可以通过直观目视来排除皮疹患者为急症，然而，如果做了完整的神经系统体格检查、CT扫描和腰椎穿刺来决定患者是否有严重的潜在感染，那么那些操作就被认为是医学筛查的一部分。

因此，如果急诊科通常有超声波仪、CT扫描检查、通气灌注扫描及类似的实验室检查，在确定患者是否为急症的必要情况下，必须使用这些资源。然而，医院通常只有把这些普通资源用于急诊科的义务[5]。既无法令也无规程要求医院对急诊科患者扩展资源或提供附加服务。只有一项例外就是对英语不流畅的患者提供解释，这是参与联邦医疗保险所需要的[30,31]。

医疗基金管理中心认为急诊科可提供的辅助服务包括相关值班医师服务，如果需要他们的专业知识来确定患者是否为急症[2,9,13,28,30,32]。如果急诊科医师不能明确患者是否为急症，该医师必须通过呼叫服务来帮助做出确定。例如，如果呼叫外科医师来决定患者是否有"急腹症"，那么外科医师的评价成为医院医学筛查整体的一部分。

政策，操作和临床指南

联邦法院认为正确的医学筛查有2项内容：①检查必须"合理的计划来确认危急的医学情况"同时②"对所有以大体相同主诉来诊的病人必须提供同等水平的筛选检查"[29]。换句话说，如果医院对相同主诉和病情的患者提供均等的筛查程序，那么医院符合急救法令的要求。

每个医院决定它们自己标准的筛查策略和程序，必要时，每个医院的标准需个体化，因为每个医院的急诊科有其自己的能力以及所能提供的不同的辅助服务。一旦医院确定它的标准筛查程序，它必须一致地用于所有相同主诉来诊的患者。如果偏离了它的筛查程序标准就构成了急救法令错误的筛查。因为在联邦法院或医疗基金管理中心调查过程中，动机不是相关的问题，不管医院的动机和偏差的原因，责任都归咎于医院筛查过程中的一切具体失误。举例说，佛罗里达医院的筛查策略说明，分诊必须在患者到达急诊科后3min内进行。有个实例，一个患者到达医院后45min才进行分诊；这一延误违反了法律，因为医院没有遵循它自己的规定[9]。

一旦医院制订它们自己的标准筛查程序，原告和政府监督机构必须坚持这一标准。调查者和原告律师传审和严格地检查医院政策和程序、医务人员细则、急诊科规则和规程、临床指南和其他有关筛查程序的文字资料。他们将文字程序与事实经过进行比较。医院的这些文件必须起草得非常仔细以避免发生意外责任。

把急诊科或医院采纳的临床指南或草案包括诊疗手册，看作与医院自己政策和程序相同重要的文件。当医院和医师未能坚持他们采用的参数时，他们经常用来证明"医院未能遵循自己的规则"。实际上，在医疗过失诉讼中，与使用他们的利益相比，更多机会使用临床指南来否定医生和医院的做法[33]。

注册流程，汇编或保险信息，核准

医疗基金管理中心允许医院在急诊科进行合理的注册手续，包括在登记时收集保险资料或现金，只要这一过程不会延迟医学筛查。合理的登记流程包括得到人口学数据，患者医生的姓名和确定病人是否是被保险者和保险的类型。在登记过程中，患者可以签订医院通常"知情同意检查"形式和规则，以保证病人应负担的费用，不被保险承运人承担[2]。

关键在于建立医疗和财政问题并行的轨迹以确保财政轨迹不会以任何方式干扰医疗服务。在现存规定方案下，为避免"不延迟"的违规情况，"床旁登记"或许是必需的，因为医疗基金管理中心将把任何因为登记而延迟进行医学筛查的行为视为违反法律。因为急诊科不堪重负而等待检查并不违反法律，而如果是因为登记办事人员收集保险信息而等待检查则认为是违法的[2]。

医疗基金管理中心警告医院不要强迫患者在接受联邦政府保证的医学筛查之前离开医院，强调"合理的登记程序不能过分妨害个人进一步评估"[2]。

汇编共付额（copayments），首期款，高级受益人通知（advanced beneficiary notifications，ABNs），或在医疗费用财务表上签名，如果不是做得很仔细可能构成这种"经济胁迫"，医院也必须确保员工的行为并不会产生敌意的环境或构成医学筛查的否定。

此外，医院决不应该为了从管理医疗机构（managed care organization，MCO）取得事先认可而延迟患者医学筛查。首先，医疗管理认可是仅对支付费用的认可，它不是对治疗的认可。第二，医疗基金管理中心明确禁止在完成医学筛查和开始抢救治疗前，事先取得对医疗计划认可[2]。只有在患者病情稳定的"同时"，医院可以从保险机构获取支付费用的认可[2,27]。在法律上，医院的义务是提供医学筛查，无论MCOs对他们施加多大压力，他们都应该坚持这一标准。（作为一个相关问题，医疗保健管理计划不能否定医院对他们的会员同意的检查和治疗。他们可能只说出他们将支付或将不支付，同时不管医院是否偿还治疗费用，它有责任提供急救法令指定的服务[27]。）

患者经常会问关于他们支付急诊服务费用的义务问题，尤其是他们的保险是否包含这次就诊或在急诊科接受本次医疗花费多少费用。不管急救法令，对所有患者提出的问题，必须由医院员工直率、诚实及完全的解答。一般情况下，常规费用问题可以由培训过的登记人员及分诊护士给予"估计回答"，不以任何方式使患者沮丧或强迫患者。考虑到费用支付推迟，通常激励患者留下做检查，并告诉他可以延迟付费，直到医学筛查完成。

在医院回答患者的问题后，患者有责任对于进一步医疗问题做出知情决定。如果患者选择撤销诊断与治疗的请求，并想离开急诊室，那么医院必须小心地处理与患者的"自愿撤销"相互关系（见后面同意章节）。不管患者何时决定离开，必须有医务人员在场。

不论医疗管理是什么性质，"VIP"地位、私人病人的地位、或其他类别，所有患者必须一视同仁[34,35]。

另外，从最初筛查与抢救治疗的自始至终全过程，分诊小组、医生及护士员工，以及所有临床员工不应该了解病人保险情况。这样做就消除了政府后来所宣称的问题，政府所宣称的问题是，根据保险种类，以某种方式影响员工或以不同方式治疗病人。由于在行为者不了解医疗保险状态时，根据保险情况的医疗行为是不可预测的；而行为者如已知无保险情况时，其医疗行为是合理的。要证实行为者是否了解保险情况，证实前者比后者容易。

在医学筛查、开始抢救治疗后，在决定病人进一步医疗时，如住院治疗、转院、出院及随访，可考虑保险情况以及支付费用的能力。

文件

急救法令是一项技术的法律，符合技术细则的依从性，需要正确的记录文件。另外，在政府强制执行下，临床结果是不相关，依从性不是靠推测的。医院必须通过文件证明依从性。

病程日志（Central Log）

对于来急诊室就诊的、要求诊断与治疗的所有患者，医院都必须建立病程日志。本日志必须包括姓名、患者的处置情况，包括患者是否拒绝治疗，医院是否拒绝提供医学筛查及治疗，患者是否住院、治疗及抢救、转院及出院[36]。建立日志的目的是容许医疗基金管理中心及州检查人员来选择及检查个人记录，以调查医院是否依从法律规定[28]。

日志必须包括来到医院专职急诊科的就诊者，无论是在院内还是院外的区域[2,36,37]。这些领域包括一般急诊科、独立的急救中心、产房、门诊或包含在急诊科的流动监护或快速通道区，以及精神病收治中心[2]。这些日志不需要装订成册，但是必须根据医疗基金管理中心要求，是可以检索的。

病历记录（Medical Record）

医院用于医学筛查的所有科室（领域）必须为病人建立病历记录，并保持一份作检查与治疗的就诊日志[38]。如果医院员工在急诊科看他们的患者，不管是预约的或是非预约的，医院都必须建立病历记录，且在记录中要求医生对于医疗有书面记录。医院提供给医生私人办公室存放记录文件是不够的。

更重要的，对于每位来急诊就诊的患者，急诊医师应书面记录确定是否为急症,即使患者初期的主诉看起来很轻微。要求医学筛查的法律目的是确定是否为急症。为便于文件记录,急诊科图表应包括两类复选框:一份图标为"有急救法令",另一份"无急救法令"。履行医学筛查的人员应对每位患者选用适当的表框,且完成此类表格填写应视为急诊科提高质量监管程序的最主要的部分。

稳定要求

一旦医院确定某位病人为急症,那么急救法令要求医院稳定急症,或者如果无能力来抢救患者,就要将患者转诊到另一家可以提供必要治疗的医院[39]。(用于记录这种转院和病人同意转院的表格见图202-1)

对医院与医生说,患者何时和是否稳定是有显著分歧的,因为一旦患者稳定了,那么急救法令就不再适用[40]。在稳定之后,医院就可自由地拒绝为患者提供更多的治疗,或单纯因财务原因可把稳定患者转走。会诊医生可以拒绝治疗或者拒绝把稳定病人收住院,或者由于他们无保险或者因为保险种类的原因,可坚持把稳定患者转院。MCO不再给医院支付费用,并要求稳定的患者转诊至一个他们有合同的医院[41,42]。

然而,其他联邦、州或者地方规章可以管理急诊科病人进一步治疗或者转诊。例如,州法律通常禁止医院以任何原因把患者转走,除非他们没有能力处理这类患者。

有两个因素说明触发急救法令的抢救要求:①患者必须有法律规定的急症国;②医院必须确定为急症。急症还不足迫使抢救的责任,医院同时必须对于急症真实性的认识。真实认识(actual knowledge)是一个法律名词,意思是检查医生主观的确信为急症。在医疗过失中,这不是通常理解的客观标准,其中责任的前提是,医生是否知道或理应知道病人为急症。根据急救法令,医生的判断是否是疏忽的,或甚至明显疏忽的,这是不相关的。检查医生的主观感知(subjective perception)是否触发急救法令抢救要求。

上诉法院一致认为,如果未发现急症,医院则无抢救责任,而且医院不会因抢救失败而被起诉[9,43,44]。此外,考虑或怀疑到急症存在不会上升到真实认识水平。如果医院经过过标准的筛查程序未能认识到急症,患者也只有"误诊"的医疗过失请求,而不是急症"抢救失败"行为的相关原因。然而,一旦医生或者医院诊断为急症,在急救法令原则下,法院允许以一个抢救失败的意见,提交联邦或州法院。

急救法令在这方面将明显地区别于普通的医疗过失。根据急救法令,医疗记录显示"无急症存在",这排除了所有的责任。理解及使用这些区别将是医疗风险管理的一部分。

急救法令的筛查部分要求医院只提供局限在ED能力内的服务,包括急诊可提供的常规辅助服务[5];但是,在抢救部分,要求达到医院医务人员的能力和服务水平[45]。

医院医务人员的能力包括,医院医务人员能提供的一切能力,这是指在曾培训过的与他们的专业执照及医院特长范围内的能力[27]。为了保证医院能够抢救患者,国会要求有参加联邦医疗保险的医院建立一项随时呼叫医师制度,以提供抢救急症的需要[46]。

因此,无论何时,急诊科确定一位急症病人,医院必须利用其员工、设施及随时呼叫医师的全部能力来抢救患者[2,45]。如果医院无能力来抢救患者,那么医生必须提出转院的医学依据,并安排"适当"转运方式,把病人转到高水平的医院。

经治医生应当经常判定患者的急症是稳定的或不稳定的。如果两名医生对于患者是否稳定的意见不一致,但是只有一名医生在床旁照顾患者,那么现场的医生应当做出决定[2,9]。会诊医生、"负责管理医疗"的医生、接收机构的医生、甚至患者的主治医生通过电话不同意现场医生的决定是不合适的。如果这些不在场的医生要想推翻现场医生的决定,他或她必须来到医院,并亲自给这名患者检查。

急救法令对病情稳定(stabilized)的定义如下:"在合理的医学概率内,在从某机构转运患者过程中不可能导致或发生病情恶化。"[47]对于有宫缩的EMC孕妇,那么稳定的意义是已分娩(包括胎盘)。"[48]

对稳定(stabilization)的法律定义,不是医学定义,被诊断为急症的任何一个患者的医疗标准,将用这种法律定义来判断,而不是用通常的医疗过失标准来判断。这是联邦法律下的国家标准,不是国家法律下的地方标准[9,48]。

"稳定(stabilized)"的问题通常在发生在转运期间或转运后的患者病情恶化时,经历不良的医学后果后出现。似乎是该患者在转运之前未能完全稳定,特别是事后来看的。医务人员应当记住,出现不良医疗结果患者遭受伤害的背景下,事后有功能受损,他们的顺从性是常由毫无同情心的陪审员来判断的。不幸的是,法庭系统,而不是医疗系统,最终确定有急症的患者何时是法律上的"稳定(stabilized)"时间[9,48]。

医生

确认急症（EMC）：（□ 中打√，然后到第Ⅱ部分）[Bitterman 博士 2008]
Ⅰ．病情：诊断_____

□ 经确认无急症：此患者经检查，未发现急症

□ 患者稳定：此患者经检查，全部病情稳定，以致在正常临床可信度内，不会因转诊或在转诊期间发生病情恶化

□ 患者不稳定：此患者经检查为急症，患者病情不稳定，但转院是有医学适应证的，而且患者可以获得最大的利益。
我已经检查过该患者，根据以下叙述的合理的风险和利益以及我所能得到的信息，我确定另一医疗中心提供预期的合理治疗所得到的医学利益大于转院所致的病情风险的增加。

Ⅱ．转院的理由：□ 医学指征　□ 患者要求_____
□ 会诊医生拒绝或未能在合理的时间内作出回应。
医生姓名：_____　联系地址：_____

Ⅲ．转院的风险和益处：

医学益处：	医学风险：
□ 该院获得的医疗/服务的级别 服务_____	□ 途中病情恶化
□ 转院利益大于风险率	□ 如果留在这里会使病情恶化或死亡 通常还会有交通延误/意外的风险所造成的病情恶化

Ⅳ．医生确定转院期间采取的方式/支持/治疗（完整可供项目）：
转院的转运方式：□ BLS　□ ACLS　□ 直升机　□ 新生儿病房　□ 私人汽车　□ 其他_____
机构：_____　医院随行人员的姓名/职务：_____
转院过程中支持/治疗：□ 心脏监护　□ 氧气（升）　□ 脉搏血氧仪　□ 静脉泵
□ 静脉输液：_____　速度：_____　□ 约束-类型：_____　□ 其他_____　□ 无
无线电在线医学指导控制（如果必要）：□ 转出医院　□ 目的医院　□ 其他

Ⅴ．接收医院和个人：_____接收医院具有治疗该患者的能力（包括足够的设备和医务人员），同意接收转院并提供适当的医学治疗。
接收医院：/接收人签名：_____　时间：_____
接收日期_____
转院医生签名_____　日期/时间：_____
每位医师_____　注册护士/合格人员_____　日期/时间_____

护理

Ⅵ．随带文件-送出方式：□ 患者/责任团体　□ 传真　□ 运输者
□ 患者病历复印件　□ 实验室检查/心电图/X 线摄影　□ 转院方式复印件　□ 法院命令
□ 晚期意向书　□ 其他_____
报告人（人员/职务）：_____
转院时间：_____　日期：_____　护士签名：_____　病区：_____
转院前生命体征：体温：_____　脉搏：_____　呼吸：_____　血压：_____　时间：_____

患者

Ⅶ．患者同意有"医学适应证"或"患者要求"的转院：
□ 我同意转到另一所医院，我理解负责治疗我的医生的意见，转院的利益大于转院的风险，我已经知道做出转院决定后的风险和益处。
□ 我要求转到_____，我了解并思考过该医院的能力，转院的风险和益处，医生的推荐。我提出这一要求是基于我自己的主张，并不是医院、医生或任何与医院相关人员的建议。
我要求转院的理由是：_____
签名　□ 患者　□ 监护人_____关系_____
　　　证人_____证人_____

转院表格	患者姓名：
白色：接收医院；黄色：病历；	出生日期：
粉红色：质量检查	病历号：

图 202-1　急救医学治疗和行动法令（EMTALA）医院转诊表格。

美国最高法院规定，Roberts V Galen 的案件中，根据急救法令，为胜诉稳定失败的要求，原告不必出示转院的不适当动机，原告只要证明患者在转运之前不适当的稳定[49]。

应当指出，根据急救法令，从急诊科出院，在法律上是转院，在出院（转诊）回家前，急诊医师对已知有急症病人未能使其病情稳定，根据急救法令，医院有可能被起诉[1,49]。

急救法令要求不再为具有 EMC 的住院病人提供会诊医生[2]。在其他参与联邦医疗保险管理的院内医疗中，当患者送入病房后，病人发生急症，那么医院应有实施政策及操作程序来为患者提供紧急专业服务[2]。

急救法令问题的安置

入院

根据急救法令，收住病人住院后，医院就没有责任，除非住院是一个策略以避免医院承担急救法令的责任[2,44]。如前所述，住院的"观察状态"不符合医疗基金管理中心定义的"住院"，因此急救法令仍然适用于院内以及在 ED 观察室或胸痛单元观察病人的医疗[2,24]。

一旦急诊医生认为患者需要住院，那么需要与患者的医生或随时会诊医生联系。如果病房医生或随时会诊医生不同意急诊医生的判断，那么病房医生或随时会诊医生来急诊室亲自检查患者，这是他们的义务。这些实际情况需要全体员工及医院管理方面相互了解，而且应列入医院的政策和程序。

"出院"或转诊回家

根据急救法令，任何患者从医院离开，法律上定义为"转诊（transfer）"[50]。因此，从法律角度看，所有从急诊科离开的患者可被认为是被转诊。在急诊科治疗后把患者送回家，但回顾证明患者是不稳定的，这就被认为是转诊了不稳定的患者，那么这样就违反了急救法令。为了避免这样的回顾性分析，急诊医生应当记录未发现患者急症，或者在离院时患者是稳定的。如果患者未经允许就离开医院，医院则无法律上把病人转诊回家的责任[50]。

从急诊科"出院"或转诊到会诊医生诊所

根据急救法令，因为所有从急诊科出院被定义为是转诊，因此很多从急诊科出院直接送到会诊医生诊所做急诊干预。医疗基金管理中心怀疑地看待从医院把病人转诊到会诊医生诊所施行应当在急诊室或医院完成的急诊干预[21,51]。但眼科医生服务是一个例外，因为，尽管急诊科有基本的眼科工具，但眼科医生在他的诊所里有更好的眼科设备来为有眼科主诉的患者做检查，以判定是否有急症或以治疗急诊病情。实际上，这些案例中，转诊到医生诊所成为一个医学上的转诊，这样可以得到更高水平的医疗服务。只要急诊科安排符合急救法令的正式转诊，医疗基金管理中心是可以接受的，这在随后详述。

医疗基金管理中心的观点是极不令人满意的，特别是对于骨科手术。在大多数医院急诊医生用夹板固定各种错位的骨折，接着将患者送到值班的骨科医师诊所做骨折复位及更进一步的必须治疗，这是大多医院的标准程序。医疗基金管理中心认为骨科医师应当在医院为每一病例完成复位及治疗，因为外科医生诊所不是医院缺少的资源。

然而，只有在转诊时急症不稳定，急救法令才适用[1,9]，如果在急诊科"稳定"的骨折，急救法令就没有约束力了。那么，把患者送到医生诊所作进一步的治疗是合理的，只要在离开急诊室时符合法律定义的"出院时是稳定的"。患者是否稳定而能转诊到医生诊所决定仅取决于为病人检查的急诊医生的判断。如果患者有复合伤，或病人感到十分不适，而不能移动，或者急诊医生认为患者不适合移动，那么应请骨科医生到急诊科来为患者进行治疗[9]。

随诊

从急诊出院的患者应给予随诊，特别是贫困及 Medicare 患者，这几乎对每家医院都是一个严峻的问题。然而在这样的方案中，急救法令并没有延伸到会诊医生诊所。如果患者无急症，或者在出院时病情稳定，那么急救法令从那时起就不适用了，而且会诊医生在诊所看病人也无急救法令的法律义务。

随后真正的问题是医院的等级，以及医务人员从事社区医疗的意愿。如果行政管辖区、医学会，以及医务人员对于他们的决定满意，而且如果他们具有服务于患者最大利益举动，那么他们不应该有任何困惑，防止医疗基金管理中心及其他社团对他们行为的指责。

不管医院及医生对于急诊科随访责任做何决定，都应在医务人员细则，或医院规章条例中明确规定他们的职责，以致所有的人员都预先理解，在医院"呼叫"急诊科是什么意思。

急诊科出院说明书还应包括故障保险条款，建议患者如果在见到转诊专家前病情恶化，或者随访安排失败，应回到急诊室。当呼叫专家未能履行嘱咐的随诊计划时，上述说明可免除医院的责任[52]。

转诊至其他急救医院

任何患者在被转出急诊科前，急诊医生首先应确定患者是否为法律上的稳定。急救法令只管理不稳定患者的转诊，它不适用于稳定的患者的转诊[2,9]。如果未发现急症，那么患者被认为是稳定的。患者是否稳定的决定，必须根据法律在转诊时做出才是有效的[51]。不稳定的患者可以因下列两个原因进行转诊：如果医学上有转诊的指征，或者如果患者要求转诊[9]。没有"不稳定病人的医疗管理方面的转诊"，甚或是稳定的患者。

患者转出急诊科通常的原因是因为转诊单位缺少治疗急症的必需能力或资源。通过转诊能使病人更好得到治疗的例子，如脑外伤的患者而院内无神经外科医生，需要高危产科中心服务的产妇，最初在乡村急诊科治疗的多发性创伤，他需要得到Ⅰ级创伤中心的治疗。

急救法令把此类转诊定义为"有医学适合证的转诊"，因为每例转诊的目的是为了让转出医院无力治疗的患者病情得到更好水平的必需的医疗。ENTA-LA几乎监管有医学转诊适合证的所有方面：包括要求医院采用和强制执行政策以确保能执行联邦转诊法律，并要求转出医院及接收医院的某些行为[1-3,9,53-55]（在框202-1～202-3总结）。

某些州已经颁布他们自己的转院法[56]。许多州的法律与急救法令一致，但是某些更具有限制性，因此，必须知道本州与联邦有关监管病人转诊的医师责任方面的法律与规章制度。

接收其他医院适当转诊的义务

急救法令要求参与联邦医疗保险医院具有专业能

框 202-1　转院的推荐程序

1. 无论何时尽可能稳定患者
2. 完成医师转院证明书，包括转院的风险和益处
3. 获取患者转院的知情同意
4. 安排另一医院和医师接收患者
5. 把适当的资料送给接诊医院（如：病历、检查结果、转院表格）
6. 安排合格的人员转院，使用适当的交通设备
7. 所有的转院记录保存5年

框 202-2　拒绝患者正常转院的无效理由

- 无保险或在管理医疗计划网络外
- 无公民权
- 退伍军人
- 患者的医生不上班
- 转诊医院在网络外或在医院确定的转诊区域外
- "我们不是附属医院"
- "我们不是专科医院"
- 我们是专科医院，但不是我们的专业
- 我们不是"创伤中心"
- 转诊来自县外或州外（包括州医疗补助保险外的转诊）
- EMS跳过就近医院
- 另一医院违反法律拒绝转诊
- 另一医院的会诊医生违反法律拒绝急诊科的请求

EMS，急救医疗服务。

框 202-3　要求接收转院患者设施的建议

1. 接收所有正常的转诊请求，不管是否为医院的ED患者或是医院住院患者
2. 有接收或拒绝转诊请求的正规系统，记录拒绝接收转诊患者的任何理由
3. 所有的转诊资料保存5年
4. 把所有违反EMTALA的转诊，报告给CMS

CMS，医疗基金管理中心；EMTALA，急救法令。

力及设施，以便接受适当的、需要此类能力与设施病人的转诊，前提是医院具有治疗此类病人能力[57]。

在美国，对较大的、三级医院或者教学医院，接收转诊患者的工作是一个问题，由于存在需求专业设置的危机[58-59]。许多医院无全部或部分呼叫值班（on-call）的专业设置，如神经外科、骨科、颌面外科、神经内科、整形外科及手外科[60,61]。2003年年底，医疗基金管理中心减轻了急救法令随时待命的规定，在中小型医院加速了减少医生值夜班的倾向，迫使更多的转诊，进入急诊专业医疗[3,62,63]。（最近观察证实，这次变化加速了医生及医院放弃随时待命的服务，这增加了需要得到专业服务患者危害风险，更延迟了患者得到专业的治疗，以及增加患者转诊的数量[62,63]。）

专科医院也引诱医生离开急救医院，部分原因可能是医生减少了他们随时待命的负担。然而，即使专科医院缺少急诊科，现在医疗基金管理中心也要求他们接收合适的转诊患者[64]。

接诊医院何时必须接收转诊患者

参与联邦医疗保险的医院，如果有"专科能力及设施"，而且有"能力"治疗患者，那么他必须接诊"有医学适合证的转诊"患者[1]。有医学适合证的转诊（定义见前面稳定章节）是指医生判定患者有急症，必须转诊以获得治疗病人病情需要的更高水平的医疗救治，转出医院不具备这种救治能力[39]。专科能力及设施实质上是在接诊医院指除常规住院床位外的任何资源，或能提供的医生服务，而转出医院不具备这些条件。医疗基金管理中心定义的能力是相当广泛的，包括医院习惯性地超越他们自身限度为适应病人病情所做的一切。例如，如果一家医院通常将患者转诊到其他单位，或者叫来另外的医务人员，那么事实表明了越过自身限度来为患者提供服务的能力[65]。

谁代表医院接收患者？

接收转诊的患者是医院的责任，而不是医生的责任，急救法令未要求医生来接收患者[1]。医院必须建立正式体制来指定授权谁来代表医院接收或者拒收患者。强烈推荐医院不能单独采用呼叫每个专业的某个医生来接收或者拒收转诊患者。医院应用包括一名行政人员或者一名急诊医生来帮助或者替代随时待命的医生，以避免不适当的拒绝。因为医院有责任接收转诊患者，如果由不知情的或者素质低劣的值班医生拒收转诊患者，患者因为医院拒收而受到伤害，那么医院就会收到终止联邦医疗保险医疗合同、民事经济处罚或者民事责任。

医院要详细说明他们机构的资源及专业能力，以及提供资源服务的时间。何时不能提供必需资源或能力服务，那么医院必须及时通知负责接收或者是拒绝转诊患者的值班人员。医院也应培训相关的医务人员，使他们了解设施安排的正常日程，以便使转诊病人进入此系统，包括通知他们谁有资格或者没有资格代表医院来接收转诊的患者。医院必须对医务人员进行培训，特别是会诊医生及急诊医生，使他们了解关于急救法令的责任，包括代表医院接收从其他医院转来的患者的责任[66]。

医院必须接收从其他医院转来的住院患者吗？

医疗基金管理中心的回答是不。2008年年底，医疗基金管理中心颁布法规指出，根据急救法令，医院无法律职责来接收从其他医院转诊来的住院病人。因此，即使被要求接诊医院能够治疗住院病人的紧急病症，而转出医院不能治疗，接诊医院可以任何理由拒绝收治，而且不违反急救法令规定。

然而，这些问题肯定会对簿公堂，结果由法庭决定。因为没有保险，没有医院愿意接收转诊患者，住院患者不可避免地出现急症，并进展到死亡或者受到极大的损伤。患者或者家庭将起诉拒绝接收转诊患者的医院，如果患者有急症，转出医院不能进行治疗，那么根据急救法令规定，医院有联邦法律规定的责任应接收适当转诊的患者。在制定法律当初，急救法令转诊接收不是法律的一部分。国会随后修改了法律，并称这一部分是"非歧视"章节，因为三级医院及教学医院拒绝接收从其他医院转诊的患者，且导致患者死于社区急诊科[67]。法院对于威胁患者生命的紧急事件的最终解释与国会的"非歧视"性解释是否相反，这将有待观察[68]。

医院何时可以拒绝接收转院患者

急救法令仅有5个理由医院可以拒绝转院请求：

第一，如果转院不是"有医学适合证转诊"，医院可以拒绝转诊[1]。非医学适合证转诊包括患者要求的转诊和任何原因的平级转诊（lateral transfers）（平级是指两所医院具有同样处理患者急症的能力），例如管理医疗转诊或家属或医生要求的转诊。任何时间转出医院能处理病人的急症，要求接诊的医院可以合法的婉言谢绝。

第二，如果医院的确没有医疗基金管理中心所规定的"能力"来接收转诊的患者，它可以或通常应该拒绝接收转诊[1,2,65]。

第三，如果医院位于美国国界以外，医院没有急救法令规定的法定义务接收转诊[69]。在接收转诊义务方面，没有强加的其他地域性限制，根据急救法令，县以外的，州外的，医院指定工作区域以外的，所有这些都不是拒绝接收转诊患者的合理理由。此外，医院不能因为转出医院在转院途中"跳过"其他医院而拒绝接收转诊。

第四，如果是不"恰当"的转诊，医院可以当场拒绝接收转诊患者[1]。这些更模糊的原因必须考虑患者转诊时的情况，转诊时间、距离、"跳过"的医院以达到接收医院。例如，创伤的患者在"恰当"的转诊前需要气管插管和胸腔置管，或者让腹主动脉瘤伴低血压的患者转诊100英里，而如果靠近的医院有能力修复动脉瘤，这可能是不"恰当"的。

第五，病人已"住入"医疗基金管理中心所规定的医院。

根据急救法令，任何医院都没有其他理由拒绝接收从另一个急诊医院转诊的患者。此外，接收转诊时不允许存在"偶然性"，接收医院不能以转送医院同意一旦患者的紧急病情缓解，就将病人带回，作为收治病人的条件；同时也不能要求转出医院的急诊医师在转诊患者前完成附加的会诊；同时不可以要求转送医院使用接诊医院的运送救护车或直升机服务，作为接收患者的条件[70]。

另外，根据保险状况拒绝适当的转诊或在转出医院获取病人经费机构的支付费用的承诺前，推迟适当的转诊，这些都明确地违背了急救法令的法规[71]。

报告违规转诊的责任

任何时候，一个医院有理由认为该院可能已经收到违反急救法令从另一家医院转来处于不稳定状态（即违反急救法令规定）的患者，该院必须把转出医院报告给医疗基金管理中心[72]。报告的责任归咎于医院，所以接诊转来的病情不稳定病人的急诊医师应该把此事通知医院，然后由医院确定适当的行动。

医疗同意书

知情同意

知情同意（informed consent）学说是美国法律制度的基本原则："每一个精神健全的人都有权利决定如何处理自己的身体"[73]。医生不能对任何未经同意的人做检查或治疗，并且同意必须是知情的。这意味着，在确认病人对医疗干预具有有效的同意前，必须把所有涉及治疗的性能、风险及可供选择的方案相关（"资料"）的信息，告知病人。

医生应当尽力获得知情同意，然而对此学说，仍然有认识的极大局限性及多种例外，特别是在急诊科。在紧急情况下，为获得知情同意而延误治疗比未获得适当的知情同意是更加严重及更普遍的医疗法律问题。

知情同意的法律包含有许多不确定性，存在许多灰色领域。在急诊科治疗的患者，"知情同意"的意义在不同州有不同的观点，不论在法令法律（立法）或普通法律（判例法或惯例）。许多案例是独特的，取决于特别的环境。

急诊科医生很少有时间寻求法律咨询，更不用说等待法院对知情同意问题上提出法律的细微裁决。在这种情况下，有用的方法就是，急诊医生使用"有疑问（when-in-doubt）"规则来指导立即行动。这个规则可简单的陈述为急诊医生在关于合法性情况有疑问时，"他们应做他们认为病人可以得到更大的利益选择，以后再担心法律后果问题。"尽管急诊科医生有刑事及民事控诉的非法拘禁的风险，甚至因疏忽未能获得知情同意的诉讼，但是法院几乎普遍赞同医生，因为在急诊环境下，他们代表了对于患者的真诚。在有关同意理论问题方面，因反对急诊医生合理的、符合相关的治疗标准的行为，而取得胜诉的民事诉讼案例是极罕见的[74]。急诊医生因为等待同意而耽误治疗比未经同意而进行合理治疗更易被起诉。

联邦法律 vs. 州法律

联邦法律（如急救法令）及州法律都包含有知情同意法[5,39]。急救法令主要在未成年人的评估及患者拒绝检查、抢救治疗及转诊方面起到主要作用。州知情同意法有很大不同，由法令或案例法构成，或两者均有。下面讨论的概念普遍适用于急诊医学医疗，但是所有的急诊医生应当熟悉知情同意法，特别是他们自己州的法律。

法律假定成年人具有做出医学决定的行为能力，同时法律假定对有行为能力的成人应当告知足够的信息，以便对医生提出的检查与治疗项目做出知情决定[74]。根据知情同意法，医生有责任将下列信息告知患者[74-76]：

1. 患者的病情和（或）诊断。
2. 提出治疗的性质及目的，包括医生临床实践的成功概率。
3. 关于诊断与治疗的其他合理选项，包括这些选择可能的结果。
4. 特别要知道相关事项的固有风险，以便做出是否接受或拒绝提出治疗的决定，包括拒绝此项治疗的后果。

"合理人" vs. "专业公开"标准

为病人做出知情决策所要公开的内容标准，各州法律是不一致的。但是大多数州要求公开"合理人（reasonable person）标准"。根据这一标准，在某事实与病例情况下，医生必须公布合理人要做出决定的所有信息。不常使用的标准，称为"专业公开标准"，在相同或类似的情况下，要求医生提供，与社区医生提供给病人的相同信息。这与合理人标准相比，是较宽松的[74,76]。（译注：合理人是法律用语，指能做出合理决策的人）。

医生不需要公布操作所致的远期风险，或不需要公布普通知识或者是显而易见的风险，如创伤修复后的感染风险[77]。法律要求只公开具体的风险，根据他们的严重性及发生率作为判断标准。法院把"资料信息（material information）"定义为，"当病人决定接受或拒绝推荐医疗操作时，以合理人站在病人的立场，医生知道或应该知道有关的重大事项"的信息[78]。

某些州法律要求医生公布特殊的风险，如死亡[77]。某些州法律要求医生要同时做到合理人标准及专业公开标准[79,80]。

医生在同意过程中的作用

提出某项操作的医生必须是得到患者知情同意的医生。得到同意的责任不能由他人代替，因此，医生不能请护士或其他医务人员代替他去得到知情同意。患者的经治医生是最有资格与病人讨论治疗、风险及获益情况的。护士以及实施此项操作不熟练的医生，不能取得有效的知情同意[81]。

医生应把同意者及家庭成员讨论关于知情同意问题的要点，书写或口述到患者的病历中。应当特别注意，在获得患者的同意前，应将这些与病人讨论的具体的风险整理成文件。

同意是个过程，不是一个签名。在知情同意的原则之下，有书面签名的、单独的同意形式不是法律所要求的；然而，医院要求急诊医师完成标准的知情同意书并让患者签字。签名的文件不能代替同意的过程。它不能取代医生和患者及其家庭之间的信息交流，问题的答复，最终病人实施医学或手术治疗的同意[74]。

然而，签名的书面知情同意形式的确是构成某些有效同意的证据。在一些州，假定签名的知情同意书被认为代表有效同意，除非这种假定，被欺诈、欺骗或歪曲事实所获得证据所反驳（反举证）[82]。

急诊情境的默认同意

如果昏迷或无行为能力的患者不能表达同意，法律将假定患者同意紧急情况下的治疗。合法的默认同意有2个前提原则：①如果医生延迟治疗会导致死亡或不可挽回的危害，可免除知情同意的责任，同时②法律假定合理的、有行为能力、清醒的成年人会同意挽救生命的治疗[83]。

然而，许可的急诊治疗仅限于急诊情况，同时，履行缓解急诊所需的唯一治疗不需要同意。同样的，急诊情况需要即刻的医疗救助，无足够的时间告知患者或从他人那寻求知情同意。

法庭对"真正急症"的定义是不同的，以及对所给予的病例是否应用急诊例外，取决于法院所接受的定义，以及该定义在特殊事实情况下的应用。幸运的是法庭通常会把同意的信条延伸到保护那些在抢救危急病人中有真诚行为的医生[84]。下面是一种情况，在法院的决策中，在未获取知情同意的情况下，使用医生关注的"疑虑时规则"与医生关注的文件将极大地权衡医生的行为是否正确。医生能通过存在真正急诊的第二项意见进一步保护他们自己。

未成年人

有父母或法定监护人陪同的未成年人

父母或法定监护人有代表他们未成年子女同意的权利。然而，他们的行为必须合理、最好地代表孩子的利益。如果不是这样做，州政府或法庭将会废除他们同意的权利。不允许父母拒绝孩子危及生命的紧急情况时的治疗，父母拒绝同意孩子在紧急情况时接受治疗的处理将在下面讨论。

未成年人父母任一方可提供具有法律约束力的同意，如果父母一方赞成提出的治疗方案而另一方不赞成，我们将会接受赞成方的同意。即使分居或离婚的父母任一方都可给予同意，除非一方父母被判定为唯一的法定监护人，这种情况只有监护人可以同意。孩子的亲生父亲，即使没有和他的母亲结婚，也可以有同意的权利。

无陪伴的未成年人

急救法令要求所有到急诊科就诊的患者，都需要进行检查，确定是否存在急症[5]。因为急救法令是联邦法律，关于未成年人的最初评价，它优先于所有州政府的知情同意法律。实质上，很少有儿童到急诊科要求的检查或治疗构成合法的同意检查，以确定是否存在急诊病情。而且，医院绝不能为了等待父母或法定监护人的同意而延迟最初的筛查评估。（护士分诊不算作必须的医学筛查，不管出现在护士面前的孩子病情多么不紧急。）

如果通过初期筛查发现有急症[5,39]，医师可根据州或联邦法律理论，处理急症。首先，根据州法律标准，可应用急诊例外的原则。不论何时存在急症时，州法律允许医生进行治疗。虽然在各州之间无统一的关于存在急症的法律定义，州法律倾向于把急症定义制定得十分宽松，例如"对未成年人的生命或健康的任何威胁"。法庭几乎总是肯定医师关于紧急情况的判断，很少对无父母同意的未成年人的治疗提出质疑[85]。挽救生命，预防终生残疾，减轻疼痛和痛苦及避免最终伤害是没有同意情况下急救治疗的原则[85]。任何来到急诊科的未成年人都需要分诊和提供医学筛查以确定是否存在急症。

根据急救法令，如果存在急症，医院和医师必须提供"稳定治疗"[39]。联邦法律给医生广泛的权力来决定应该给予何种治疗和应该何时完成。稳定要求包括必要时转诊至有能力处理未成年人急症的医院。因此，根据联邦法律，可以在未曾获得家属同意的情况下检查、稳定治疗和转诊未成年人至不同的医疗机构。这种情况下，治疗不仅是为了患者的最佳利益，也有法律的要求[5,39]。

一般地，如果医学筛查未发现急症，医师需要获取未成年人父母或法定监护人本身的同意。州法律和法庭实施许多例外情况，允许未成年人在无父母的同意时根据他们自己意愿寻求治疗。这些例外情况在州与州之间变化很大，大部分是法庭在逐个案例的基础上通过对事实和环境的分析而应用的。在成熟未成年人例外的原则中，能够理解和评价治疗的本质及后果并且有能力做出自己决定的未成年人允许有同意的权利，尽管他还没有到达确定的成熟年龄（通常指18岁）[86]。成熟的未成年人通常在15～17岁。

不受约束的未成年人是需要父母同意的另一例外情况。如果他独立生活，自食其力，或在美国海陆空三军服务，那么法庭认为他是不受约束的未成年人，能够代表他（她）自己的利益同意，这也是法庭在逐个案例的基础上确定的[87]。此外，大多数州有法定的理由，如性传播疾病、妊娠或家庭暴力伤害，这些允许未成年人未经父母同意寻求治疗[88]。

无行为能力或残疾未成年人

如果法庭合法地宣布一个人无行为能力，那么必须获取法庭指定的法定监护人的同意。此外，如果他们无行为能力时，可以委任法律代理人为他们做出合法的决定。当某人成为无行为能力时，所有国家核准的生活意愿书、晚期意向书或永久的医疗委托书文件中的一切，均可把同意权力从他（她），转移给法律指定的代理人[89]。

如果一个无行为能力成年人既没有法定监护人也没有指定代理人，医生通常寻求患者家人的同意来治疗。然而，根据美国法律，通常家庭成员甚至患者配偶的同意治疗是不能接受的，除非家属或配偶已经被所在管辖区的法院任命为法定监护人[90]。婚姻并未赋予配偶一方对配偶另一方医疗的法定同意权力，甚至当配偶因为疾病或伤害无行为能力时。

一些州认识到这一问题，并制定"家属同意法规"，当家庭成员无行为能力时，本法概述能提供合法同意的家庭成员的层次[91]。然而，即使家庭对无行为能力的亲属无合法同意权的身份时，那么在医疗决策的制定过程中让家属参与总是明智的做法。交流和关注家属的想法能避免误解，怀疑和愤怒，这些是诉讼的主要原因。幸运的是，如果存在急诊病症时，为抢救致命病症而施行必需的救治时，无需从家属获取授权。一旦急诊病症缓解，就应该从某位能代表无行为能力患者行为者获取同意。如果无指定的法定监护人或代理人，无家属同意的州法令，医生需要向法院寻求授权同意。法院可以当时或在司法审查后任命一个监护人，通常是家庭成员，法院本身可以代表无行为能力人给予同意。

其他特殊病人群体

囚犯

有行为能力的囚犯因为被关押不给予同意的权利。然而，州或法院可根据犯人的最高利益，实施强制性治疗[92]，这种做法对救治自身伤害是必要的，超越具有行为能力囚犯的反对，有如下几点[93]：

1. 犯人的伤害是有意的与无意的自身伤害。
2. 提出的治疗对保持或恢复囚犯的健康是必需的。
3. 囚犯拒绝同意。
4. 医生应把治疗的适合证，记录在囚犯的病历中。

酒精中毒患者

酒精中毒本身并不会使患者丧失知情同意的能力[94]。急诊医师必须评估每一种情况，分别确定病人是否因为酒精一定程度上不能理解提出的治疗、风险、利益和做出合理的选择。从本质上说，确定患者是否能够做出明智决定的一般规则决不能仅因为患者醉酒而被忽视。然而，"疑问原则"特别适用于这些情况，因为酒精中毒经常与潜在的严重疾病或伤害有关。

尤其是经过血液酒精浓度（BAC）测定证实的酒精中毒，强烈暗示法庭和陪审团他处于受损精神状态，即使医务人员认为许多高BACs酗酒者是完全清醒和有行为能力的[23,95,96]。相反地，低BACs并不能保证他的行为能力，因为其他突发情况（如低血糖、失血、其他非法物质的损害）都可引起患者行为能力丧失。因此在决定患者行为能力时临床能力比特定水平酒精浓度更重要。

获取BAC一个优点是一些州允许以医疗的目的抽取血标本，便于以后在传审时原告控诉司机醉酒驾驶或其他犯罪指控时使用[23,97]。

重要的是要认识到州醉酒的"法定界限"不是

衡量患者行为能力的标准。驾驶的合法水平与做出明智的医疗决策无太大关系。然而，对法官和陪审团来说，理解这一区别有时很困难，急诊医师实际上能够利用这一水平支持患者在特定情况下不能做出明智决定的判断。在其他时候，最好不要有"数字"，因此确定患者行为能力的唯一相关标准是医生的判断[95]。

对病人用止痛剂

在做某项操作前，从病人得到使用止痛剂治疗的知情同意是一个普遍存在的问题。当处于酒精中毒时，仅凭给予患者使用麻醉止痛剂的事实，不会使患者丧失对外科手术操作知情同意的能力。原告律师总是争辩说"患者被毒品过度麻醉了而丧失同意的能力"；另一方面，他们同样争论，患者"太痛了而不能同意，又说为了止痛他们会赞成任何事"。因此，当获得接受止痛药物患者的同意时，应该评估和考虑患者理解关于操作细节的能力，在此过程中尽可能请家属参与。当判断病人做知情决定的行为能力时，医生应记录病人用药前状态的考虑。

拒绝医疗

知情拒绝

给予病人知情同意的权利，其必然结果就是病人拒绝医疗的权利，即使这种拒绝会导致死亡。在密苏里州（Missouri）卫生部的 Cuzan V 部长，美国最高法院决定有行为能力的成年人拥有宪法保护的拒绝医疗权利[98]。但是，这种权利不是绝对的。在特定情况下，法庭将考虑抵消强制的法学，例如防止自杀、保护生命、保护无知的第三者。

采纳有行为能力患者的拒绝治疗决定的医生，对引起的任何坏结果不承担责任[99]。事实上，如果患者拒绝或未同意治疗，医生很可能将因为治疗而遭到成功起诉，即使是挽救生命的治疗。

当一位有行为能力的成年人拒绝有适合证的医疗，通常是因为恐惧、愤怒、误解或是医患之间的其他交流障碍。在允许患者拒绝治疗前，医生应该努力确定与解决患者拒绝治疗背后的潜在原因。

当患者拒绝医疗或表示出离院，反对医疗建议的意图时，主治医生总是要介入其中[100,101]。

正如知情同意一样，拒绝医疗是一个过程，不是一个签名。它必须是知情拒绝；只让患者在一张"拒绝检查、治疗、转院"或"反对医嘱"的表格上签名是不够的。下面讨论本过程的四个基本组成部分。

确定行为能力

医生必须确定患者是有做出决定的行为能力。精神状态检查正常，无因闭合性颅脑损伤、严重疼痛、低氧、低血压、酒精中毒、智力发育迟缓或改变精神的物质导致意识状态下降的证据，上述一切都是构成有行为能力的很好证据。记录患者拒绝治疗的理由，即使是不合理的，这是提供证明行为能力的其他证据[102]。

确保是知情的决定

为具有法律约束力，拒绝检查或治疗或签署反对医嘱的决定必须是知情的决定。医生必须解释病情的严重性、潜在的并发症，可供选择的治疗方案。医生应该使用患者能够理解的术语，给患者提问的机会。患者必须理解拒绝治疗的风险，包括终生残疾和死亡的概率。理想的是，医生告知患者和任何家庭成员时应该有证人在场[103]。

涉及的其他情况

无论何时，患者的家人、朋友和私人医生应该尽可能参与。这些人应该听到与传达给病人的相同信息，因为他们可以说服病人接受推荐的治疗。如果患者明确禁止急诊医生向其他人说明，因为这是患者的合法权利，这应该向他们解释并记录在病历中。

详尽地记录

详尽地记录拒绝的过程，这对于保护医生和医院遭受不当的诉讼是必要的。应该要求患者签署拒绝表格[2,9,104]。（图 202-2 为违反医嘱离院表样本。）

如果患者拒绝签字，应记录此事实，并且由目睹患者拒绝签字的医院代表签署文件。病历记录应该反映患者精神状态的检查结果和做出知情决定的行为能力、推荐治疗的风险和利益、可提供的选择、参加讨论的家庭成员或朋友。记录患者拒绝治疗的理由，患者允许的治疗范围，记录邀请患者随时恢复治疗，以提供附加保护[104]。

联邦条例

急救法令要求医院在患者拒绝医学筛查、治疗、稳定或转诊时，采取和记录具体行动。政府和联邦法院假定患者要求紧急治疗，让医院提供证据证明患者自动放弃治疗[2,9,105]。

患者拒绝检查或治疗后离开急诊科，基本上有两种情况。第一，某些患者只是离开，医院无任何人知

拒绝检查、治疗或转院的知情同意

我理解医院所提供的：（检查所有申请）

A. □ 检查我（患者）以确定我是否有急症，或

B. □ 对我的急症提供医学治疗或稳定治疗，或

C. □ 提供医学上正常转院，至另一所医院

医院和医生告知我从所提供的服务可能得到的期望利益是：
_____
_____
_____

所提供服务的风险是 _____
_____

医生文件

□ 患者具有行为能力及具有理解风险和效益的能力

□ 与患者讨论可供选择的治疗

□ 患者家庭成员参与　　□ 家庭成员未参与　　□ 患者不愿意让家庭成员参与

医生签名_____

患者或法律责任人文件

□ 我拒绝医生充分向我解释的风险、利益、可选择的治疗，违背医疗建议离开医院。我知道并自愿承担所有风险带来的责任

或

□ 医生已充分向我解释风险和利益，但是我选择拒绝提供的服务。我理解我的拒绝是违背医疗建议，我的拒绝可能导致我的病情恶化，可能威胁我的生命、健康和医疗安全，我理解在任何时候欢迎我回来。

签名/患者或法律责任人_____

打印姓名_____　地址_____

城市_____　州/邮编_____　日期_____　时间_____

证人/签名_____　打印姓名_____

患者或个人法律责任人在听取所提供服务的风险和利益的解释后拒绝签署表格

目睹拒绝过程的医院代表签字_____

日期_____　时间_____

知情同意拒绝检查表格
白色/患者病历　黄色/患者转院　粉色/质量检查

图 202-2　违反医嘱（AMA）离院表：拒绝检查、治疗、转院的知情同意。

道。如果患者的离开是有人目睹的，患者未答应返回医院检查或与医院医务人员讨论问题的请求，医院通常指这些患者"无人看见的离院"（leave without being seen，LWBS）或"检查前离院"。第二种情况，医院工作人员知道患者有关离开的情况，并在离开前有机会沟通。医院通常指这种情况是"违反医嘱离开"。总监（院长）办公室（Office of Inspector General，OIG）和医疗基金管理中心指这两种情况是患者对评价和治疗要求的"自动放弃"[2,9,106]。

未被看见的离院

如果患者在医学筛查前离开并且后来发生不良的医疗后果，那么医院将负责证明患者是自动离开并且拒绝医院的检查和治疗。院长办公室和医疗基金管理中心告诫医院重视无人看见的离院患者，强调"医院应该重视未经筛查的患者离开。由于给予每一个来急诊就诊的病人筛查的权利，如果让患者等待太久，以使患者在未被看见的情况下离开，那么医院就违反了患者反抛弃政策的规定，尤其是医院尚未确定和记录某位患者为什么离开，并且未能反复说明，如果他们留下的话，医院准备提供医学筛查"[9,25]。

医院应该对LWBS患者有一个政策和实践，可以充分地记录相关结果并保护医院免受责任。在大多数医院，说明患者已离开之前，员工呼叫和检查候诊区患者至少三次。这些连续的检查及当日执行时间应该记录在病人的病历中，一旦发现患者不在时，值班医生应该及时检查病历。如果检查医生发现患者的相关主诉或分诊资料，可以与此人联系并鼓励他返回急诊科。登记文件、分诊记录、分诊护理记录，医生的检查和所有检查的记录都应该保留在患者的永久病历中。这些记录至少应保持5年，以防止医院因本次沟通作为急救法令调查或代表LWBS患者诉讼的对象[2,9]。

违反医嘱离院

如果医院工作人员意识到患者会因为任何原因在完成医学筛查或稳定治疗前离开，（例如，厌烦等待、想法改变、医疗费用的顾虑），医院必须处理和详细记录相互沟通情况，以避免急救法令或法医学责任[2,9,107-109]（框202-4）。在任何情况下，应该采取以下步骤：

1. 把医院的义务告知患者。急诊科人员应该告知患者，根据急救法令，他们有接受医院的医学筛查和任何稳定治疗的权利，不管他们支付医院服务费用

框 202-4　急诊科违反医嘱离院案例的管理方案

1. 始终让急诊医师参与
2. 无论何时尽可能让家庭成员和（或）患者私人医生参与
3. 具体解释患者病情的风险和益处，仅"你可能会死亡"过于笼统
4. 向患者解释任何可供选择的治疗方案
5. 确定患者做出知情医疗决定的能力，"当有疑问时，不让他们出院！"
6. 患者和至少一名证人签署违反医嘱离院表格
7. 如果患者拒绝签署违反医嘱离院表格，一名医院工作人员应签署表格，声明患者拒绝签署
8. 在患者允许的范围内，仍尽可能提供最好的治疗，包括需要时抗生素和止痛治疗
9. 提供适当的出院指导，任何时候欢迎患者返回急诊科，如果他或她重新考虑并决定接受推荐的治疗
10. 在病历里记录（即时而不是在患者离开急诊科后数小时）与患者的讨论，风险的解释，患者做出知情医疗决定的能力及理解违反医嘱离院的后果

的能力。

2. 确定患者的行为能力。只有具有法律行为能力的人才能拒绝必需的医疗。例如，一位有医学症状的酒精中毒妇女，在未经检查和治疗前不允许她离开医院，直至确定她具有作出此决定的法律行为能力时。

3. 向患者解释风险和利益。对患者来说，做出知情同意的自动放弃治疗，他们必须在拒绝检查和治疗前理解放弃的利益和风险，这些风险和利益必须是专门针对患者主诉的。

4. 确保病人书写拒绝治疗的书面知情同意书。医院应该采取所有合理步骤来确保患者拒绝治疗的书面和正式的知情同意书（例如得到签名）。应该使用标准的格式，包括记录患者的行为能力，讨论的风险和利益，是否有患者家庭成员参与讨论。如果患者在和医院交流后拒绝签字并且离开医院，那么和患者讨论此问题的人及目睹患者拒绝的人应该签字并记录交流的情况。

5. 在患者允许的范围内提供可选择的治疗。当患者因拒绝提供可选择的治疗、药物、镇痛药或出院指导，而做出违背医嘱离院的决定时，医生愤怒地回答问题，报复行为或惩罚病人，这些都是非专业的行医标准。患者总是规定他们愿意接受的医疗服务范围。因此，适当的策略是与患者商议并用好话劝说他们，在规定的范围内确定最佳的治疗方案。例如，如果"创伤"性腱鞘炎患者拒绝住院、手术治疗、静脉抗生素和止痛治疗，那下一步最好的选择就是在急

诊科彻底清创，肌内注射抗生素和口服止痛治疗，24小时内复查。做不到这一点，那么就推荐在家清创、口服抗生素、对乙酰氨基酚、推荐社区医生的随诊。

协商的目的是为了让患者愿意接受最好的选择，即使这意味着提供次于最佳治疗。并且，不能因为患者不接受推荐的治疗方案而停用止痛药。这种"策略"是残忍的，进一步使病人疏远，亦是无用的。

此外，如果患者改变他们的想法，愿意接受推荐的治疗时，则应该邀请患者返回急诊科（或鼓励他们去看他们的私人医生）。应仔细记录患者拒绝更适当的治疗，同时拒绝在病人排除的情况内，提供治疗的沟通。

6. 在病历里记录交流情况。医疗记录，最好是口述和抄写的医疗记录，应该准确表述医院和拒绝医学筛查者之间的交流。记录要反映医院符合法律规定的，记录要反映病人是他或她自己决定离开的，尤其应记录拒绝检查的危险性和患者拒绝的理由。记录拒绝的理由可以提供证明，表明医院未以经济胁迫或以任何经济上的方式阻止患者接受医学筛查。图表必须清楚地表明，患者未受到医院有关任何经济问题的"暗示"而离开科室的。

对未成年人拒绝治疗或输血的父母或监护人

一般来说，州法律支持父母对于影响儿童健康问题的控制。然而，在政府监管的概念下，即政府家长式儿童权益，政府将不允许父母拒绝儿童需要的紧急医疗[110]。根据虐待儿童及疏忽儿童法律，各州授予急诊医生做出仲裁的权力[111]。当儿童的伤情可能威胁生命时，急诊医生根据儿童虐待法可采取其监护权，提供必需的治疗，包括输血。在决定是否采取行动时，"当有疑问规则"将明确应用，而且所有的管辖区的法令对于医生对儿童的善意行为将保护其免于刑事及民事责任[111]。

对于基督教徒的父母可能拒绝为孩子紧急输血的问题，法庭已明确指出。所有管辖区域都认为父母有信仰自由，但是不包括拒绝对儿童进行生命急救的权利[112]。一名法官很好地总结了法院的感受："在政府保护儿童健康权益权重下，没有一位父母可以肆无忌惮地行使他或她的宗教信仰的权利。"[113]

根据法令，一些政府明确指出关于父母拒绝医疗的问题[114]。例如，在美国北卡罗来纳州，如果父母拒绝同意治疗，而且获得法院的指令又延迟，这将使儿童的身体健康状况严重恶化，甚至危及生命，如果为阻止病情的即刻损害，第二名医生同意必须的操作，则医生可以在未得到父母的同意下进行治疗。如果在治疗前，未能联系到第二名医生，医生仍可以在未得到儿童父母同意的情况下为其进行治疗[115]。

相反，当儿童的病情不严重或危及生命，那么法院也不会反对父母的意愿。如果儿童无生命危险或潜在的严重的损伤，应该尊重父母拒绝的权利。父母拒绝非紧急医疗，在法令上被称为"忽视儿童"，这尚无充分的法律来支持可以取得孩子的监护权。儿童忽视仍应报告给当局，而后根据法院的指令，儿童可以得到治疗[111]。

基督教徒

成人输血

在美国有近100万基督教徒相信输血将破坏他们与上帝的关系，而且不能永生，接受输血不是违背他们信仰的小问题[116,117]。他们不接受全血、浓缩血细胞、血小板、白细胞、血浆或储存的自身输血。大多数允许使用晶体液、白蛋白、血友病制剂、免疫球蛋白、透析及心肺机器[116-118]。

在急诊科，基督教徒及输血问题成为医学法律的难题[119]。对此问题，州法院存在很大的分歧，而且尚无明确的答案。即使当州政府宣称实施强制利益，不顾个人拒绝，但目前的趋势，对于拒绝输血仍给予较大的自主权。

仍可应用一般同意原则及"当有疑问原则"，但是，医院及医务人员应当做到以下几点：①在社区对于基督教徒患者应事先制定政策及操作程序以解决潜在的矛盾；②对于每一病例，应与医院的法律顾问协调处理，当时间允许，在合适时机，应与能提出法院意见的法官联系；③要求有另一名会诊医生记录同意输血的意见；④如有可能，事先与患者及其家庭进行有效沟通。

有行为能力的成年人

法院认为"有行为能力的成年人有权拒绝输血，不管他的拒绝是由于担心不良反应、宗教信仰、不依从还是费用等原因。"[120]这适用于"即使我们认为患者的信仰是无知的、愚蠢的或荒谬的"[121]。然而这种权利不是绝对的。如果患者的拒绝与政府的强制利益相冲突，如保护生命、预防自杀、保护无辜的第三者，法院将命令输血，不顾个人的反对[119]。以前法院将反对有行为能力的成年人的拒绝的经典案例包括：涉及孕妇病例，以保护胎儿生命；幼儿的母亲，以促进孩子一般性的福利；单亲家庭，避免政府成为下一代的监护者[122]。然而，当与有行为能力患者行使自我决定权利冲突时，有的法院明显地限制了医院及州的强制执行能力[123]。

昏迷或医学上无行为能力的成年人

在紧急情况下，如果不知道患者信仰基督，医生可以为他输血，因为在紧急情况下允许默许同意。如果配偶、母亲或其他家庭成员因为宗教原因坚决拒绝输血，这都是无关紧要的。国家在挽救病人生命时强制性势力比患者家庭宗教信仰选择表达更重要[118]。

在过去，如果事先知道基督信仰和输血选择，但患者在紧急情况时无行为能力，法庭倾向于支持输血直至患者有行为能力并同时拒绝输血[112,124]。现代的倾向是接受患者意愿的客观证据，例如，患者随身带有卡片表明他基督教徒身份，并表示他的宗教信仰拒绝输血。这张卡片可以当做患者意愿的充分证据而被接受，如晚期意向书，它可约束医院和医生。至少在6个州，如果这张卡片是注明日期并在两个证人前签署，那它就是法定定有效的[125]。即使这张拒绝输血卡片与该州晚期意向书法令不符，它应该被视为基督教徒意愿的有力证据，但并不一定是必需的决定性。晚期意向书只是表达个人权利的一种方式，并不是表达法律权利的唯一方式[118,119]。基督教徒越来越多使用州规定的晚期意向书方法来合法地表达他们的意图[126]。急诊科医生应该，无论如何都要确定卡片或晚期意向书真正是属于患者的。

有趣的是，未见基督教徒已成功地起诉医务人员，根据合法拒绝输血卡片停止输血的案例中得到赔偿。此外，医务人员从来不会因为放弃患者不愿接受的治疗而受到刑事、民事或专业行为不当的罪责[127]。

报告要求

所有州要求医院急诊科把某些事件或疾病报告给当地卫生行政部门[128]。州的主要目的是预防传染性疾病的蔓延，保护市民免受疾病和暴力的伤害，起诉犯罪行为。在每一种情况下，州法令都不管病人保密的权利。州法令通常还会免除医生民事或刑事责任，如果这个报告是出于善意做出的[129]。

所有急诊科应该持有向州政府报告的疾病和事件的最新目录。报告的程序和职责应符合州政府相关部门的政策。

传染性疾病

必须报告的一般传染病包括流行病学相关的疾病，例如性传播疾病（包括淋病、梅毒、衣原体感染、非淋菌性尿道炎和人类免疫缺陷病毒感染）和有高度传染性的疾病（例如结核、肝炎、百日咳和最近耐甲氧西林金黄色葡萄球菌感染［MRSA］）。急诊科医生也有责任嘱咐罹患传染病患者禁止引起疾病传播的一些活动，应该劝告他们告知接触者，请他们作检查和治疗。医生应该适当地在病历里记录这些指导，以避免未能适当通知第三者而引发的责任。

暴力行为

由暴力犯罪行为引起的创伤、伤害和疾病必须报告给州政府部门[130]。枪伤、火药灼伤、刀伤、有意服毒、儿童虐待或忽视、性侵犯、配偶虐待、家庭暴力，以及任何可疑的伤害，一般必须报告。

死亡

所有的死亡必须报告给州或当地主管部门。特定情况下的死亡也必须报告给县法医。这些通常包括：①因暴力、中毒、意外、自杀或杀人引起的死亡；②表面健康者猝死或无医生陪同的任何猝死；③任何发生在监狱、拘留所或劳教机构或警察拘留期间的死亡；④任何发生在怀疑、罕见或非自然情况下的死亡[131]。胎儿死亡可能也要报告，通常为如果在妊娠20周或一般妊娠期间可能成活的胎儿发生死亡[132]。

当死亡需要报告给法医时，应该保存场景和尸体的完整性。急诊科人员应尽可能少地干扰尸体，确保病人的所有物和任何潜在的证据材料，保留医疗干预措施，如气管内插管，鼻饲管，中心或周边静脉通路。法医将确定是否由州政府对尸体发布权威声明，命令进行尸体解剖或将尸体交给家属[131]。

此外，患者"因为行为管理被限制或关闭"时发生的任何死亡，当有合理的理由推测死亡是由于限制或关闭引起的，这种情况必须报告给医疗基金管理中心[133,134]。在急诊科，这通常会涉及最后使用约束或隔离来对待对病人、医务人员或其他人有暴力危险倾向的患者。

酒精相关的机动车车祸

至少有6个州（夏威夷、印第安纳、伊利诺伊州、宾夕法尼亚州、罗得岛州和犹他州）有强制性法律规定必须报告酒精相关性机动车车祸[135]。其他州有法律允许，但不是要求，急诊科在已知的BAC

的基础上将酒驾司机报告给当局[135,136]。

动物咬伤

大多数州要求将动物咬伤，尤其是狗和猫咬伤，报告给当地卫生保健部门。这些州通常要求报告被任何已知潜在携带狂犬病动物的咬伤，例如蝙蝠、浣熊、臭鼬、狐狸和牛，以防止和控制人类狂犬病在动物社会中的蔓延[137]。

药物滥用

少数州要求将药物滥用报告给当局[138]。

本章参考文献请参见 http://pumpress.bjmu.edu.cn/eduservice/3419.html

第203章 身心健康、应激及病态医师

Richard Goldberg and Andrew R.Barnosky

楼滨城 译　楼滨城 校

概述

作为一名合格急诊科医师，保持身心健康是获得令人满意的、多成果职业生涯的关键。身心健康（Wellness）定义为通过积极预防疾病而达到的身体健康和心理愉快的最佳状态[1]。急诊医学作为一门专业仍处于它的形成时期，此时首先应关注这一专业工作中应激和潜在的、影响健康的问题表象的出现，这些冲突，像应激因素，可能影响他们的身心健康和职业寿命[2,3]。尽管经验显示，大多数的急诊科医师能愉快地享受长期的、完整的职业生涯，但急诊医学如何最好地去应付工作相关的需求及应激的问题依然存在。

本章对急诊科医师的身心健康问题进行概述，主要分为三部分：主要应激因素、医师职业倦怠和损伤、促进急诊工作中身心健康的策略[4]。

诱发因素：急诊医学主要应激因素

许多应激因素促成了急诊医学工作中的潜在的、影响健康的方面，包括在执业医师和培训中的医师[5,6]。这些应激因素通常涉及急救工作中的以下四个方面：①困难病人与职业关系；②工作因素的多样化；③资源缩减；④困难决策。

困难病人与职业关系

尽管对于工作中的急诊科医师来说，在有限的重要时间内，为许多种急性和复杂性患者提供诊治的能力是其获得满足感的重要源泉，但医患关系问题不同于其他医学专业。在临床工作中，大多数医师在经过一段时间后，有机会建立一种健康的医患关系；但是，在急诊科（the emergency department，ED），患者和医师在高强度、短时间及根据需求的关系突然建立的。在急诊科，许多患者处于情绪激动、疼痛、焦虑和恐惧的状态。他们可能有语言障碍、器质性脑病综合征、精神性疾病、人格障碍或已改变的行为状态，这使他们的检查评估更为困难[7]。他们可能频繁就诊于急诊科，为工作人员所熟知，可能存在这些情况，像疑病症，从而过度需求大量的时间和资源。医患之间可能有相当多的交流沟通和消除冲突的问题。患者也可能带给医师危害，表现为任何的情感性疾病和精神疾病，包括化学物品依赖、社会病态行为、人格障碍和精神病[8]。

个人安全仍然是急诊科职员的主要忧虑，因为在这个环境中工作，更易暴露于暴力行为、口头或身体的威胁、许多可能危及生命的感染性疾病和生物恐怖行为[9,10]。困难病人的处理能激起急诊科医师的许多情绪，包括害怕、愤怒、无助、不当、恐吓、报复，甚至是仇恨，这些情绪对医患关系有负面影响。尽管这些情绪是可以理解的，但它们可能成为应激的重要源头。

职业关系同样可能引起应激反应。急诊科医师实行"玻璃鱼缸医疗"（fishbowl medicine）——透明医疗，包括工作习惯和制定决策的全范围、全过程均置于所有医务人员的完全窥视之下。有关患者处理和安置决策、工作范围、工作安排、专家会诊和无保险人员的医疗均可出现争议。此外，尽管本专业，现在比早年流行的看法已经减少，但是，急诊医师不能得到其他专业同行的同等尊重。在处理急诊医师和医院管理者之间关系时，有时存在职业地位的问题，对于资

源分配来说，与其他临床专业相比，急诊科被认为是很少需求的科室[6]。

和急诊科其他员工的关系也很紧张。因为对于医师来说，急诊医疗工作是实行合同制的，医生们不能像私人开业医生那样具有同样的工作场所的"所有权"和管理的自主权。急诊医师们不能雇佣护士和辅助人员，在责任和管理问题上可能会出现争论[6,12]。

临床工作的多样性

急诊医疗工作"24/7"的性质，具有所有时间接诊所有病人的责任，形成了非常多变的医疗工作环境。工作班次一般包括不固定的白班、夜班、周末及假日。临床工作环境忙乱无序。在美国急诊病人持续攀升，而医院数目不断减少[13]。急诊科拥挤不堪和病房床位利用率下降，这导致急诊科留滞住院患者，并长期等待来检查与治疗的新患者。在一些社区，急诊科拥挤和容量问题恶化到危急关头[14-21]。急诊科工作人员，以不可预测的间期评估各种年龄、各种表现、不同紧急程度的病人时，遭受侵入性噪音干扰，包括警报器声、监护仪器声音、关机声和电话。这种多样性经常被急诊医学的医学生和住院医师在从事急诊医学职业生涯时，引证为具有挑战性、吸引力和诱惑性的专业特点。在患者急性程度和人数不断增长的最近几年，一个年长执业医师可通过努力奋斗在科室中保持一定地位，在这一模式中的年长执业医师，可能倾向于把这种多样性看作主要的应激源[5,6,12]。

资源缩减

在因减少补偿金（reimbursement）、保险费用、无保险患者和成本递增所驱使的永远挑战性环境中，为维持财政生存力，大多数医院不得不实施削减成本措施。这些措施导致许多重要的、急诊科必须与此抗争的资源受限。这些措施包括：①削减护士、辅助工作者和社会工作者；②难以负担的经费控制政策和涉及有权使用的诊断和治疗设备、门诊医疗安排、专业会诊和入院的文档工作需求；③提供医疗贫困患者的医疗和安置政策不足；④削减服务性补偿金[5,6,12,22]。护理短缺使得急诊科对招募、聘任和组建一个具有熟练急诊医学专业的稳固团队的能力下降。

困难的决定

急诊科医师经常需要依据含糊的或不完整的资料做出困难的决定。在做决定过程中的困难，有关对患者的安全、对最佳医疗结果的强烈愿望、对医疗过错可能性的焦虑、在限定时间内做出决定的压力等问题的足够关注和对诉讼的恐惧，都是极重要的额外的应激源[5,6,12]。

结果：倦怠与病态医师

倦怠

职业倦怠（burnout）这个术语1975年由Freudenberger引入，是指因工作紧张导致的对工作不满意的感觉[23]。它包括了长期的身体的和情感的耗竭，它导致人对工作中的重大活动失去兴趣。职业倦怠与医师有特殊相关性的，它破坏了医患关系的完整性，而这种完整性正是医疗工作和有效服务的基础，处于职业倦怠先兆期的人们可能使工作能力减弱、较少的工作满意度、更高的更换工作频率、较低的自我尊重、更多的躯体症状、更麻烦的家庭关系和许多的情感变化，如敌意、愤怒、人格分裂、玩世不恭和抑郁。职业倦怠的症状被认为是更严重的损害现象的先兆，包括酗酒、药物滥用和自杀[24]。

几项研究证实，在某一急诊医师群体中存在中到高水平的职业倦怠，几乎没有急诊医师对把职业倦怠看做一种有特殊意义的职业危害有异议。但是，众所周知，对所有工作中的急诊医师来说，职业倦怠并不是一个不可避免的结果，有可行的有效对策去避免它。美国急诊医学会（American Board of Emergency Medicine）在1999年进行的一项纳入958名医师的随机调查发现：应答最多的是中年急诊医师，并且大多数医师对他们的职业是相当满意的；工作应激源仅仅被评为中等强度[25]。

另外的关于急诊医师职业倦怠的信息可访问美国急诊医师协会（American College of Emergency Physicians，ACEP）网站（www.acep.org）或直接联系美国急诊医师协会（ACEP）的医业管理部（800-798-1822）。

病态医师

当一个医师的工作过程因为精神或身体疾病、年龄、酗酒或药物依赖而受到不利影响时，就可能发生医师伤害[26,27]。病态医师（an impaired physician）美国国家卫生部定义为：因为精神心理疾病、身体疾病或因对认知、运动神经、感知能力有不利影响的情况、物质滥用，而不能运用适当技能、安全从事医疗行为的医师。据估计，全美国有17 000名在执业医师正在为物质滥用问题而苦恼，每年约100名医师直接因化学药品依赖而死亡[28]。几项研究提示：相对于其他科医师及专业而言，酒精及其他药物滥用在急诊住院医师及执业医师中更普遍[29,30]。

发生在医师同事身上的病态通常很难被发觉。认识系列事件的模式是做出诊断的关键，认识单个诱发事件无助于诊断。家庭困难的出现通常先于工作困难，包括频繁的争吵、分居、婚外情及离婚。频繁地更换工作（"地域疗法"）和无法解释的工作更换间期的时间间隔也可能都是病态的征象。更重视维持收入来源，医院职责的侵蚀是可能受影响的最终事情中的一个。忽视患者医治护理，医师的医学判断力减弱。因为家人、同事及病态医师的强烈否认，问题可能持续很长的时期[28]。

依据无害和有利道德原则，公平和诚实地对待同事，然后采取适当的行动保护患者免受那些病态或功能不全的或从事欺骗或欺诈的医生的伤害[27,31]。此时，把患者健康放在首位和患者服务的医生的作用是极重要的。现在每个州均已经建立检测和治疗病态医师项目。少数州已有获得立法授权康复计划，由州卫生部门、州医学会或独立组织管理。仔细的结构计划对于康复是很重要的，目标是使医师康复，以使他或她重返医疗岗位。如采取长期的监护，对康复预后似有极好效果。最终目标是患病医师康复，最终成功地重返工作岗位[28,32]。

应对策略：维护急诊医师的身心健康

成功医师的最好的品质是——至善主义、成功动力、长时间无规律工作的自觉性、个人服务和自我牺牲的理想——这也可能使他们忽略自己身体和感情需求。任何广义的身心健康策略的组成，是源于生活方式的平衡的概念，和带有自我护理、发展需求的职业目标及责任的综合[33-35]。生活方式的培养包括4个基本元素，见框203-1，详细论述如下。

在工作场所中增进身心健康

在多要求、应激性强的工作职业活动中，工作满意度的强预测因子是他们在工作场所控制工作流程和工作职责的程度。急诊医师可以依靠以下方法对他们的工作方面采用更多的控制措施：①确保足够的医师及助理工作人员以容纳接待患者；②确保在科室政策

框 203-1　生活方式平衡：急诊医师身心健康策略

1. 在职业环境中促进身心健康
   a. 一般措施
   b. 轮流倒班的应对策略
   c. 管理困难及暴力患者的策略
   d. 专业支持小组
2. 培养亲密的家庭关系和社会关系
3. 增进和维持身体素质
4. 培养放松和更新的方法

框 203-2　轮班工作策略

1. 尽可能多地在同一班次工作并且保持相同的睡眠形式。对于自愿长期上夜班者应提高其夜班费补偿
2. 单独夜间值班，应把昼夜节律打断减至最小
3. 考虑以下人群给托马斯时间表（Thomas schedule）：上夜班时间达1个月或更长时间的医师，把独立夜班者列入其他组成员
4. 顺时针方向的轮班值班表，每轮最短时间1个月
5. 8小时工作时间换班优于12h工作时间的轮班
6. 在黑暗的房间睡觉，减少干扰
7. 对于不能维持连续睡眠者，采取折中的办法，如：固定睡眠、分段睡眠或睡午觉以减轻生理节律的紊乱
8. 觉醒时宜高蛋白饮食，睡前改给复合碳水化合物饮食。避免睡前进食含咖啡因食物和高热量、高脂肪的快餐食品。饮食规律
9. 起床后使用亮光（>10 000 lux）2h作为调整以适应新班次的辅助方法
10. 规律的锻炼
11. 计划规律的"高质量的时间"与家人及朋友共渡
12. 不要试图在夜班时采用白班时的生活方式

及操作规程发展上的足够投入；③改善其他员工和医师的关系；④改善噪音、光刺激、场地、拥挤、等待时间和建筑结构的不舒适[36,37]。

对急诊医师来说工作时间的无规律性是其工作时主要的问题。在这个专业轮班通常被认为是不满意的一个主要原因[12,36]。轮流倒班工作对身心健康有许多负面影响[38-40]。包括下列疾病和事件发生率的增长：溃疡性疾病、抑郁症、情绪不稳、药物滥用和酗酒、改善免疫反应、慢性高血压病、心血管疾病死亡率、女性不孕、离婚、工作相关的事故和失误[41]。在北美总人口中约25%的人是轮班工作者，并且研究显示：据估计20%的人不能忍受轮班工作[41-43]。许多轮班策略被提议作为缓解这些影响的方法，见框203-2[44]。

职业支持小组也可以帮助急诊医师处理和控制他

们工作中的应激问题。在分享相关信息、相关个人经验、倾听他人经验、给予同情及理解的过程中，职业支持小组人员能以更有效的方式予以妥善处理。美国急诊医师协会（ACEP）有一个致力于思考这些问题的身心健康小组，并提出相关策略和项目以阐明这些问题。美国医师协会（ACEP）有一个讲演处，由随时能阐明各种身心健康相关问题的成员组成。

一种特别重要的职业支持组织形式是危急事件压力汇报（critical Incident stress debriefing，CISD）。危急事件是指目击创伤事件，有足够的情感力量超过对此事件的一般应付的能力。急诊医学是足以使医师与其他员工（不管职位等级、工作年限及性别）要产生非常强烈的、可能影响其能力的情感反应的领域。这种情境被称为危急事件（critical incidents）。急诊医师持续接触危急事件，包括严重的多种原因的事件、儿童损伤或死亡、值勤人员死亡、对急诊科人员损伤、过度的媒体关注事件及涉及受害者为急诊科员工熟人的事件。即使普通应激反应出现，而危急事件的影响仍不知晓。尽管身体与情感的应激反应常被认为是正常的，并迟早将消除，但强烈的或长时间的反应可使医生与员工健康有不良反应。

暴露于这种应急事件的急救人员可能会留下认知的、情感的和身体上的后遗症，包括创伤后应激综合征。这种综合征症状包括：事件在思想中、梦境中或日常生活中持续不断地再现；回避与这一事件相关的任何因素；情感麻木；其他多种症状，包括睡眠障碍、易激惹、焦虑和情绪失控[45]。

在过去的30年，危急事件应激汇报的概念发生了变化，最初指各种紧急事件服务机构和军事人员的联合经验。汇报的两个主要目的是：减少应激事件的短期情感影响，在应激反应发生前加速从这类事件中的恢复。就像最初描述的一样，汇报由一系列的小组会谈组成，它强调情感的发泄和讨论对危急事件的其他反应[46]。在许多社区通过当地急救医疗服务机构，正式的危急事件应激汇报小组随时可以举行。汇报会也可能以非正式形式在急诊科举行。这些会议可采取不准备的形式，由与特殊事件的相关急救人员参加，可表述事件的细则及相关的情感问题，由小组成员共同分享[44]。当这类事件发生时，领导者确定采用危急事件应激汇报的形式是很重要的。

家庭和社会关系

许多医师过度致力于他们的工作，而容易忽视工作外的情感的满足。这种特性可能促进更高程度的职业成功和满意感，但也可能影响家庭关系及社会关系的发展，对于急诊医师来说，这一问题可能是因无规律工作时间引起的问题[47-49]。在任何身心健康的规则中，发展和维持亲密关系的能力可能是最重要的因素。当积极地专注于一项高难度职业时，维持心理健康的最简单、最奥妙的方法，是与关心自己、善于表达情感的配偶或其他关系人建立并培养一种有活力的、真挚的关系。亲密的家庭关系促进方法包括：至少是自发地安排、并优先保证与配偶或其他家庭成员的时间。对于多数医生来说，这还包括有意识地努力去发展语言交际能力，尤其是重视积极地倾听和情感的公开表达[49]。

身体素质

由于一般急诊医疗工作的艰苦性，身体素质是急诊医师值得关注的问题。不幸的是，要制定一个全面的体能项目有相当大的困难。这些因素包括工作时间不规律、忙乱的工作节奏、医院食谱质量不一，这些因素使建立和维持身体锻炼计划和健康膳食习惯更复杂。适当的饮食和锻炼对许多身心健康指标的影响显然是明确的。已经确定的合理膳食的益处包括：降低胆固醇水平、有利于体重控制、增强血压控制、降低某些肿瘤的发病率。美国心脏协会（American Heart Association，AHA）定期地提供饮食指导，见框203-3[50]。

规律的、强而有力的有氧锻炼的益处有：增强运动耐量、增强心血管的适应性、降低血压、增加高密度脂蛋白、降低甘油三酯水平、减轻体重、减少焦虑和抑郁、改善葡萄糖耐量、增强忍耐力、身体的弹性及力量。据最近的美国心脏协会（AHA）指南，保

框 203-3　美国心脏协会膳食指南

1. 限制总脂肪≤30%总热量
2. 限制饱和脂肪≤10%总热量
3. 限制总摄入高胆固醇脂肪酸（饱和的和反式脂肪）≤10%热量
4. 限制胆固醇摄入≤300mg/d
5. 用全谷物、来自于鱼类的不饱和脂肪酸、蔬菜、豆类和坚果代替高胆固醇脂肪酸
6. 限制钠摄入≤2400mg/d（盐≤6.0g/d）
7. 如饮酒，限制在男性2杯/天，女性1杯/天
8. 每周至少吃2份鱼
9. 每天吃5份或更多份蔬菜和水果
10. 每天吃6份或更多谷物类制品
11. 强调每日摄入低脂肪或无脂肪乳制品

持心血管健康的最好的方法是有氧运动（有大量肌肉群反复参与），要求每次至少 30 分钟，每周 3～6 次。力量训练活动（对抗/抵抗力训练）应当至少每周 2 次，每次有 8～10 个有腿、躯干、臂、肩部主要肌群参与的锻炼。推荐 1 套或 2 套、每套 8～12 个重复运动的锻炼计划。锻炼应当有足够的强度，至少提升心率至 50% 最大心率（推荐平均/理论最大心率 = 220 - 实际年龄）[51]。

放松与恢复

为了处理急诊工作中无数的应激事件，急诊医师必须用大量的情感资源武装自己，这些情感资源部分来自强大的同事和个人支持系统。放松和恢复的方法是重要的附加因素[6,34,36]。

急诊科医师面对一般急诊科的忙乱局面时，必须不断地培养自己保持功能和情感的愉快。应激相关的生理学改变——心率及呼吸加快、血压升高、氧耗量增加、血乳酸盐水平升高——均可通过许多放松的方法恢复正常。这些放技术包括：祈祷、坐禅、瑜珈、超脱禅定法、自调适训练和渐进性放松。研究显示：这些技术的规律应用可有效地控制放松过程[52-54]。

在提高身心健康和生活方式平衡中最终的要素是恢复（renewal）的概念。医师形成典型的职业道德，这使得他从医学职责中解脱出来是困难的。一心一意奉献于工作事业最终使其耗尽气力，并且由于忽视恢复健康的活动，医师们更易于丧失他们的情感恢复力[34,55]。恢复的概念包括优先安排休息、恢复时间以及精神、情感和知识的增长时间。在典型的混乱的急诊科日常生活中，急诊医师应当注意把恢复资源当做他们日常生活平衡原则的关键因素。

总结

急诊医学工作的许多方面对健康有潜在的影响。急诊医师期望依靠采取策略减少应激、更多地履行其职业生涯，以扩大个人的及职业的幸福感。

本章参考文献请参见 http://pumpress.bjmu.edu.cn/eduservice/3419.html

索引

A

ACTH 刺激试验 1751
Adie's 强直性瞳孔 902
AIDS 1855
AIDS 相关性胆管病变 1212
Allen 试验 517
Allis 法 655
Austin-Flint 杂音 1110
A 组 β-溶血性链球菌（GABHS） 945
阿尔茨海默病 2577
阿弗他口炎 881
阿米巴痢疾 191
阿米巴脓肿 1205
阿姆泽尔标准 1339
阿片类物质 2152
阿片类镇痛药 2545
阿片类中毒综合征 2153
阿司匹林相关呼吸系统疾病 922
埃里希体病 1878
艾森曼格综合征 2257
艾司洛尔 1024
艾滋病 1814
安定药 2576
安全带征 433
桉树 2170
γ-氨基丁酸 2179
氨基甲酸酯类 2158
氨基甲酸酯类杀虫剂 2161
胺臭味试验 1339
胺碘酮 1024
凹陷性骨折 331
奥格尔维综合征 1279
奥来毒素 2178

B

Baker 囊肿 683
Barton's 骨折 557
Bartter 综合征 1692
BCG 接种 1906
Beck 三联征 1094，1672
Behcet 病 1093
Bennett 骨折 528
BiPAP 932
BNP 1079
Bockhart 脓疱病 1934
Boerhaave 综合征 161，1179
Branham 征 1146
Braxton-Hicks 收缩 2384，2448
Brewerton 片 530
Brewerton "抓球手" 片 525
Briquet's 综合征 1518
Broca 失语 1386
Brown-Séquard 综合征 370，1448
Brugada 综合征 1057
Buerger 病 1149，1574
Buerger 征 1145
B 型利钠肽（BNP） 1000
巴贝虫病 1846，1879
巴比妥盐 2179
巴拉圭茶 2175
巴氏腺囊脓肿 1936
巴西利什曼（原）虫 1850
白鹤芋 2172
白喉 945，1754
白磷 794
白内障 891
白塞病 1574
百日咳 1757，2240
扳机指 517
半数致死量 2122
半月板损伤 681
半月板旋转试验（McMurray 试验） 668

瓣膜病 1108
帮派暴力 868
膀胱创伤 458
膀胱结石 1361
膀胱瘘 1276
膀胱炎 1343，1353
包虫病 1847
包裹性积液 975
包茎 2314
包皮环切术并发症 2315
饱和度 32
暴发性或重度子痫前期 2404
暴力 865
暴力风险 2581
暴力倾向 2578
暴力问题 2575
暴力行为 2573
暴露 260
爆裂性骨折 363
贝尔麻痹 1439
背包驴友腹泻 1263
背景型（非增殖型）视网膜病变 1721
背痛 215
钡剂造影检查 1177
被动体外复温 1969
苯丙胺类 2095
苯二氮䓬类 2181
苯酚 2094
苯酚及其衍生物 793
苯海拉明 2185
苯环利定 2116
苯妥英 1022
崩溃气道 8
鼻鼻窦炎 956
鼻出血 913
鼻窦气压伤 1999
鼻窦炎 956
鼻后部出血 915
鼻脑感染 957
鼻前部出血 914
鼻食管内插管 7
闭合伤口 723
闭合性腹部损伤 2671
闭合性骨折 488
闭合性颅脑损伤 128
闭合性胸部创伤 2671
闭孔内肌试验 1236
闭袢型肠梗阻 1227
闭式引流 974
避蚊胺 2167
边缘型人格障碍 2588

鞭虫与钩虫 1849
扁桃体咽炎 945
扁桃体周蜂窝组织炎 952
扁桃体周脓肿 952
扁桃体周围炎 952
扁桃腺炎 952
变压性眩晕 2002
变异减速 2451
变异型心绞痛 980
便秘 193
表面麻醉剂 2556
表皮细胞层 717
表演样人格障碍 2588
髌股疼痛综合征 681
髌骨骨折 678
髌骨脱位 500，679
并行心律 1035，1039
病毒性肺炎 2238
病毒性肝炎 1193
病毒性喉炎（哮吼） 2219
病毒性结膜炎 895
病毒性脑膜炎 1483
病毒性脑膜炎与脑炎 1481
病毒性脑炎 1483
病毒综合征 1861
病理性骨折 489，628
病理性愈合 491
波义耳定律 1996
玻璃体后脱离 900
玻璃体积血 900
剥脱性骨软骨炎 676
补救性 PCI 1012
不典型出口 805
不典型入口 805
不可吸收线 727
不良医患关系 2584
不宁腿综合征 1319
不全脱位 500
不完全的脊髓损伤 1448
不完全性骨折 489
不稳定型心绞痛 979
不愈合 491
布-加综合征 1207
部分不稳定和不稳定性骨折（TileB 型、C 型） 628
部分凝血活酶时间 1653
部分性发作 120

C

CAST 骨折 821
Centor 标准 947
CHAGAS 病 1099

Chagas 皮肤瘤 1846,1853
Charcot 三联征 1211
Churg-Strauss 综合征 1575
Cimino-Brescia 瘘 1161
Colles' 骨折 555
Courvoisier 征 1224
COX-2 特异性抑制剂 2553
CO_2 测定法 32
CT 血管造影 1002
Cullen（脐周围瘀斑）征 1216
Cullen 征 631
CURB-65 法 968
Cushing 反射 314
擦伤和撕裂伤 810
草甘磷 2166
草莓样宫颈 1338
草酸依地普仑 2068
侧腹壁瘀斑 435
查尔斯定律 1996
缠扎伤 2315
产妇产伤 2465
产后出血 2464
产后甲状腺炎 2424
产后精神抑郁 1503
产后心肌病 2467
产后抑郁症 2468
产后子宫内膜炎 2467
产气荚膜杆菌 2302
铲柄样损伤 817
铲土者骨折 355
肠病性关节炎 1555
肠出血性大肠埃希菌 2303
肠毒素性大肠埃希菌 1257
肠毒性大肠埃希菌 2303
肠梗阻 196
肠坏疽 1281
肠扭转 194,1279
肠套叠 1227,1283,2287
肠系膜动脉栓塞 1231
肠系膜动脉血栓形成 1231
肠系膜静脉血栓形成 1231
肠系膜淋巴结炎 2297
肠系膜缺血 169,1233
肠系膜上动脉瘤 1152
肠旋转不良 2283
肠炎耶尔森菌胃肠炎 1247
肠易激综合征 189,1274
超声心动图 60
超声引导 2684
潮红综合征和皮疹 1590
潮气量 25

潮式呼吸 1674
成簇性头痛 2349
成骨不全症 2369
成人呼吸窘迫综合征 792,1846
成人会厌炎 949
成人继发性癫痫 1400
成人髁骨折 578
成人斯蒂尔病 1554
成人原发性癫痫发作 1398
程序性镇静 2537,2560
痴呆 860,1422
迟发哮喘反应 921
迟发型心肌梗死后心包炎（Dressler 综合征） 1092
迟发性肌张力障碍 2147
迟发性运动障碍 2146,2148
持续气道正压 25
尺骨骨折 562
尺偏角 548
尺桡骨骨折 561
尺桡关节脱位 557
尺神经病 1465
耻骨骨炎 658
充血性心力衰竭 982,2260,2674
冲动控制 2574
虫菊酯 2165
抽搐 792
出血时间 1653
出血性卒中 985,1388
除虫菊酯 2165
川崎病 1100,2210,2271
穿通伤 469,893
穿透伤 757
穿透性腹部伤 431,2671
穿透性心脏损伤 419
传递性吞咽困难 1189
传染性单核细胞增多症 945
传染性红斑 1612
传染性试剂 2639
传入性瞳孔障碍 891
传统修复术 1137
喘鸣 1590,2213
床旁创伤超声重点评估 177
创伤 2670
创伤超声检查 2679
创伤弹道学 802
创伤后骨髓炎 1919
创伤后假性动脉瘤 1153
创伤生物学 717
创伤体系 255
创伤性动脉瘤 1154
创伤性膈疝 289

创伤性股骨头缺血坏死 642
创伤性虹膜根部断离 891
创伤性虹膜睫状体炎 891
创伤性脑损伤 846
创伤性胰腺炎 435
创伤性窒息 406
创伤性轴突损伤 818
垂直褥式缝合术 725
锤状指 533
戳伤 810
刺激性气体 2135
刺伤 731
丛集性头痛 1412
粗隆间骨折 651
粗隆下骨折 651
促肾上腺皮质激素 1114
猝死 1104
催眠 2557
催吐型综合征 1255
脆弱性分析后 2626
"存储池"综合征 1656
挫伤 332

D

delta 间隙（delta gap） 1678
De Quervain 腱鞘炎 1560，1562
DIP 关节 529
Douglas 囊 439
Dressler 综合征 984
Duchenne 征 519
Duroziez 双重杂音 1110
D-二聚体 1164
大肠埃希菌 2303
大肠埃希菌胃肠炎 1249
大肠梗阻 1279
大粗隆或小粗隆骨折 651
大多角骨骨折 552
大规模杀伤性武器 2619
大麻 2118
大脑功能障碍 2574
大细胞性或巨幼细胞性贫血 1633
大血管损伤 481
代苯酚类 2163
代理人 Munchausen 综合征 1524，1525
代谢性碱中毒 161
代谢性酸中毒 35
单胺氧化酶抑制剂 2061，2072
单纯脊椎半脱位 355
单纯疱疹 1618
单纯疱疹性食管炎 1181
单纯性气胸 410

单纯性憩室炎 1276
单纯性酸碱平衡紊乱 1677
单光子发射计算机体层显像 1002
胆道疾病 2298
胆碱能 2576
胆碱能综合征 2039
胆囊超声 2681
胆囊炎 1209
弹性心室抑制装置 1088
蛋白尿 1309，2322
氮麻醉 1999
氮质血症 1311
导管相关 1159
12 导联心电图 1066
盗血现象 1162
等张性容量丢失 2308
低钠性容量丢失 2308
低容量休克 29，41
低血压 2576
低氧通气反应 2012
低氧血症 3，2132
滴虫病 1338
骶骨垂直骨折 629
骶骨横行骨折 627
地电流 1985
地尔硫䓬 1025
地高辛 1086
第二产程 2449
第三产程 2454
第三脑神经麻痹 903
第四产程 2455
第一产程 2448
癫痫 120，329，2149，2532，2576
癫痫持续状态 64，120，2339，2421
癫痫小发作 2338
癫痫预防 320
癫痫综合征 2338
典型性 1980
点凹式 802
电磁光谱 2028
电击 1985
电击伤后的心电图检查 280
电机械分离 60
电惊厥疗法 1507
电离辐射损伤 2027
电烧伤 1985
电子束 CT（EBCT） 1002
淀粉样变性 1104
丁氨苯丙酮 2070
丁螺环酮 2183
定量复苏 41

冬青属 2171
动静脉瘘 477，1143，1146，1157
动力夹板 524
动脉瘤 1141，1142
动脉瘤破裂 1136
动脉气体栓塞 2002
动脉栓塞 1142，1145
动脉血气 32
动脉血栓形成 1143，1145
动脉血氧饱和度 60
动脉压力指数 479
动脉氧分压 222
动脉粥样硬化 1141
动脉粥样硬化栓塞 1142，1150
动脉粥样硬化性动脉瘤 1153
窦房结功能障碍 1031
窦房阻滞和逸搏心律 1031
窦性和房性心律失常 1030
窦性心动过缓 1030，2263
窦性心动过速 1040
毒参 2169
毒品 2112
毒芹 2169
毒素性细菌性肠炎 1252
毒性节肢动物 772
毒性爬行动物 765
杜鹃花属 2171
短暂性脑缺血发作 1383，2670
断裂 476
对乙酰氨基酚 2044
钝器伤 468
钝伤 476
钝性腹部 431
钝性心脏损伤 414
钝性主动脉损伤 422
多巴胺受体 2576
多发伤 255
多发性骨髓瘤 1669
多发性血管炎 837
多发性硬化 1443，1452，2421
多器官衰竭 1942
多胎妊娠 2463
多系统损伤 450
多形性红斑 1613，1624
多形性室性心动过速 1056
多源性房性心动过速 1041

E

Ehlers-Danlos 综合征 1126
鹅口疮 1600
鹅状滑囊炎 1564

恶心 159，792
恶性（急进型）高血压 1116
恶性高热 14，1977
恶性胸腔积液 977
恩卡尼 1023
儿科评估三角 2195
儿童 2524
儿童创伤 274
儿童良性 Rolandic 癫痫 2338
儿童颅骨骨折 282
儿童虐待 432，815
儿童身体虐待 815，818
儿童头痛 2347
儿童外侧髁骨折 578
儿童心肺复苏 68
儿童性虐待 815，818，819，822
儿童修正格拉斯哥昏迷评分 277
耳部钝性伤 347
耳撕裂伤 347
二次撞击综合征 324
二度房室传导阻滞 1033
二度Ⅰ型房室传导阻滞 1033
二度Ⅱ型房室传导阻滞 1033
二尖瓣反流 1109
二尖瓣脱垂 1110
二尖瓣狭窄 1109
二磷酸盐类 1700
二期止血 1657
二头肌腱破裂 586

F

Fogarty 导管取栓术 1147，1151
Foley 尿管 454
Froment 检查 513
发绀 222，2248
发绀型发作 2258
发绀型损害 2529
发绀型先天性心脏病 2257
发热 90
发育性髋关节畸形 2370
法洛四联症 224，1105，2257
樊尚（Vincent）咽峡炎 946
反常性 CNS 酸中毒 1684
反常性酸性尿 1694
反刍 160
反弹试验 613
反复性癫痫发作 1403
反社会性人格障碍 2588
反向调节激素 1708，1714
反向移情 2583
反应性关节炎（瑞特综合征） 1555

反直腿抬高试验 613
房间隔缺损 2256
房室传导阻滞 984，1031
房性期前收缩 1036
房性心动过速 1041
放开电流 1987
放射性合体 2030
放射性核素 2029
放射性烧伤 889
放射性同位素 2029
放射性直肠结肠炎 1288
飞行护士 2608
飞行医生 2608
非 ST 段抬高型急性心肌梗死 995
非 ST 段抬高型心肌梗死 979
非闭塞性肠系膜动脉缺血 1231
非穿透性弹道损伤 405
非动脉炎性缺血性视神经病变 901
非发绀型损害 2529
非复杂性尿路感染 1343
非溃疡性消化不良 1186
非淋菌性尿道炎 1336
非免疫性血小板减少 1656
非妊娠期妇女异常子宫出血 1378
非特异性免疫 2475
非心源性肺水肿 1073，2136
非意外伤害 2368
非甾体类抗炎药 2054
肥大细胞增多症 1597
肥厚型心肌病 1101，2275
肥厚性幽门狭窄 2280
腓总神经病 1467
肺挫伤 289，407
肺动脉高压 2012
肺梗死 1166
肺减压病 2001
肺裂伤 408
肺气压伤 2001
肺栓塞 141，1163
肺水肿 29，1117
肺顺应性 24
肺损伤 406
肺血管造影 1170
肺炎 2675
肺炎病情严重度评分，PSI 968
肺炎链球菌血症 1768
肺炎衣原体咽炎 946
肺炎支原体咽炎 946
费城软项圈 2575
分离性关注 2586
分离镇静 2561

分泌性腹泻 186，2301
分娩次数 2382
粉碎性骨折 488
粪便抗原试验 1265
风吹样骨盆 629
风险评估 2574
风疹 1612
缝合技巧 724
敷料 732
氟伏沙明 2067
氟卡尼 1023
氟马西尼 2182
氟哌啶醇 2576
氟氢酸 2094
氟西汀 2067
氟硝西泮 2183
辐射 2028
辐射伤 2638
辐照 2029
辅助/控制通气 24
腐蚀剂 2090
腐蚀性食管炎 1180
负荷超声心动图 1001
负面反应 2583
负性自我感知 2586
附睾炎 1364，2316
附件扭转 1374
复发性多软骨炎 1554
复发性疼痛 2544
复合先露 2463
复合中毒综合征 2056
复苏模式 2603
复杂性类肺炎性胸腔积液 975
复杂性尿路感染 1343，1350
复杂性憩室炎 1276
副韧带损伤 680
副韧带应力试验 667
副溶血性弧菌 1248，2303
副溶血性弧菌胃肠炎 1248
腹部损伤 295
腹部外伤 290
腹部血管超声 2681
腹股沟肉芽肿 1334
腹股沟疝 2318
腹膜刺激征 448
腹膜透析 1323，1971
腹膜征象 444
腹痛 169，792，2472，2667
腹泻 186，1826，1854，2300
腹泻型综合征 1255
腹主动脉瘤 169，172，1131

G

GABHS 咽炎 946
Galeazzi's 骨折 563
Gamekeeper 指 532
Glasgow 昏迷评分 116，1942
Goodpasture 综合征 234，1576
Grey Turner（胁腹部瘀斑）征 1216
Grey Turner 征 631
Groshong 导管 1160
Guyon 管 518
钙化性滑囊炎或钙化性腱鞘炎 643
钙化性肌腱炎 608
钙通道阻滞药 2085
干骺端骨折 2368
肝动脉瘤 1152
肝脓肿 1205
肝肾综合征 1201
肝细胞癌 1207
肝性脑病 1201
肝炎 2127
肝脏损伤 291
感觉异常 2575
感染 1159
感染性动脉瘤 1153
感染性假性动脉瘤 1157
感染性食管炎 1180
感染性心内膜炎 1105，1944
刚果锥虫病 1847
肛后脓肿 1296
肛裂 193
肛裂三联征 1294
肛门瓣 1290
肛门瘙痒 1855
肛提肌综合征 1298
高 AG 型代谢性酸中毒 1681
高胆红素血症 2278
高钙血症 1114
高级创伤生命支持 259
高级生命支持 1068，2575
高卢病 1331
高钠性容量丢失 2308
高醛固酮血症 1113
高渗性非酮症昏迷 1710
高碳酸血症 29，54，2132
高铁血红蛋白血症 222
高血糖高渗性非酮症昏迷（hyperglycemic hyperosmolar nonketotic coma, HHNC） 1707
高血压 1112，2326
高血压急症 1115
高血压脑病 1115
高血压危象 1114
高血压性溃疡 1149
高血压性头痛 1420
高血压意外 2097，2099
高压氧治疗（HBOT） 2141
高原病 2010
高原肺水肿 2010，2016
高原脑水肿 2010，2018
高原视网膜出血 2019
高原性头痛 1421
睾丸附件扭转 1363，2318
睾丸扭转 1362，2317
睾丸炎 1367，2316
睾丸肿瘤 1366
革兰阴性菌及厌氧菌蜂窝织炎 1932
格拉斯哥昏迷评分 315
膈肌损伤 414
根尖周脓肿 876
跟腱断裂 1561
弓弦征 613
弓形虫感染 1824
公共卫生问题 2573
功能性视力损害 902
功能性腰痛 615
肱动脉 482
肱二头肌肌腱断裂 608
肱二头肌腱半脱位和脱位 608
肱二头肌腱炎 607
肱二头肌损伤 607
肱骨干骨折 570
肱骨近端骨折 595
肱骨髁上骨折 572，2363
肱骨内上髁撕脱性骨折 2380
肱骨内上髁炎 1560
肱骨前脱位 584
肱骨外上髁炎 1560
肱骨小头骨折 579
肱骨远端骨折 572
巩膜撕裂伤 894
汞净化包 2129
共济失调 2351，2578
沟回疝 314
钩骨骨折 552
狗耳畸形修补术 725
孤立性皮肤脓肿 1934
股动静脉 483
股骨粗隆间骨折 650
股骨干骨折 652
股骨骨质疏松 642
股骨近端骨折 648
股骨颈骨折 649

股骨头骨骺滑移 2377
股骨头骨折并脱位 656
股骨与髋关节创伤 639
股骨远端骨折 671
股骨转子滑囊炎 1564
股神经牵拉试验 613
股外侧皮神经病 1467
骨干骨折 2368
骨骼肌松弛剂 2553
骨骺骨折 675
骨化性肌炎 643
骨筋膜室综合征 477, 496, 647
骨膜新骨形成 2369
骨盆骨折病理 625
骨盆贯通伤 630
骨盆后环 624
骨突损害 2379
骨突炎 2379
骨折 2358
骨折水泡 500
关节 731, 2575
关节穿刺术 1543
关节炎 756
冠周炎 880
冠状动脉 1002
冠状动脉搭桥术（CABG） 1007
冠状动脉疾病（CAD） 979
冠状动脉旁路移植术 1087
贯穿伤 261
贯穿性创伤 390
贯穿性脑外伤 328
贯髁骨折 577
贯通伤 291
灌洗 723, 1971
龟头包皮炎 2314
国际标准化比率 1657
腘动静脉 483
腘神经压迫试验 613
过度曝光 493
过高热 90
过激行为 2578
过敏性血管炎 1577
过敏性紫癜 1576, 2291, 2327
过伸型泪滴状骨折 362
过氧化氢 2094

H

Haddon's 策略 302
Hamman 征 1096, 1179
Hangman（缢死者骨折） 359
Hawkins 试验 1559

Heimlich 单向活瓣 974
Henderson-Hasselbalch 公式 1677
HIV 非职业性暴露 1834
HIV 肺部表现 1819
HIV 感染的分期 1818
HIV 脑病 1823
HIV 神经病变 1825
HIV 职业性暴露 1833
Horner's 综合征 903
Hunt& Hess 评分表 1414
Hutchinson's 骨折 557
Hutchinson 征 896
海洛因肾病 2154
海洋性贫血 1632
汉坦病毒肺综合征 756
航空医疗 2610
航空医疗协会 2613
航空转运 2611
核黄疸 2278
核酸扩增试验 1892
黑棘皮病 1624
黑尿热 1845
横断型骨折 488
横贯性脊髓炎 1452
横纹肌溶解症 1681, 2127, 2162, 2575
红皮病 1624
红色斑 1606
红细胞增多症 227
虹膜 890
虹膜震颤 892
喉镜 5
喉气管创伤 396
喉乳头状瘤 2218
喉炎 949
后壁骨折 636
后抽屉试验 667
后负荷 1072
后肌颤搐 10
后穹隆穿刺 2398
厚朴 2172
候诊室 2573
呼气峰值流速 34, 2225
呼气末二氧化碳 31, 58
呼气末正压 25
呼吸道合胞病毒 2260
呼吸动力学 2576
呼吸肌麻痹 24
呼吸困难 133
呼吸膨胀 2575
呼吸衰竭 27
呼吸性碱中毒 1678, 1981

呼吸暂停 2527
忽视 857，858
胡桃钳食管 1189
花斑癣 1600
花叶万年青 2170
滑车骨折 579
滑囊炎 504
化脓性肝脓肿 1205
化脓性心包炎 1095
化学恐怖 796
化学损伤 789
化学武器 2644
化学性阴道炎 1339
化学约束剂 2577
踝-臂血压指数 479
坏死后指皮硬化 499
坏死性筋膜炎 1937
坏死性小肠结肠炎 2285
环甲膜切开术 10
环境适应 2011
环类抗抑郁药 2061
环肽 2178
缓慢性心律失常 984
黄斑疾病 900
黄变 1485
黄疸 198
黄金葛 2170
回归热 1868
回旋套肌腱炎 605
回旋套撕裂 606
会厌炎 2217
会阴切开术 2453
混合静脉血氧饱和度 41，60
混合冷球蛋白血症 1577
混合性结膜炎 895
混合性酸碱平衡紊乱 1677
活性炭 2127
火棘 2171
火龙舌 1850
火器 867
火药灼伤 801
获得性免疫缺陷综合征 1665
获得性（特异性）免疫应答 2476
获得性鱼鳞病 1624
霍乱弧菌 2303

J

Janeway 损害 1106
Jefferson 骨折 364
机构虐待老人 858
机体氧供 65
机械通气 3
机械性肠梗阻 1226
机械性角膜擦伤 889
肌钙蛋白 997
肌钙蛋白 I 999
肌钙蛋白 T 999
肌红蛋白 1000，2122
肌腱损伤 658
肌腱炎 503
肌内注射 2576
肌肉萎缩 96
肌酸激酶 2097
肌酸磷酸激酶 1000
肌性肾病代谢综合征 1142
肌震颤 792
稽留流产 2394
激素 2574
吉兰-巴雷综合征 94，1457，1459
极地高海拔 2011
急救医疗系统（EMS） 979
急性鼻窦炎 957
急性病毒性胃肠炎 1259
急性肠系膜缺血 1230
急性创伤 717
急性胆囊炎 1209
急性动脉闭塞 1143
急性反转录病毒综合征 946
急性放射综合征 2030
急性肺动脉主干闭塞 1167
急性肺水肿 1073
急性肺损伤 29
急性风湿热 1552，2274
急性钙化性关节周炎 1550
急性感染性腹泻 2300
急性高山病 2010，2014
急性梗阻性胆管炎 1211
急性汞中毒 2128
急性冠脉综合征 141，979，2417
急性呼吸窘迫综合征 38，780，970，1943，2106
急性化脓性（脓毒性）关节炎 2374
急性坏死性溃疡性龈炎 879
急性肌张力障碍 2576
急性脊髓损伤 351
急性夹层 1126
急性间质性肾炎 1313
急性精神病 2577
急性可卡因中毒 2096
急性淋巴细胞性白血病 1648
急性呕吐 162
急性铅毒性脑病 2125
急性青光眼 1419

急性神经肌肉性无力　94
急性肾衰竭　1305，1669，2324
急性肾小管坏死　1306，2162
急性肾小球肾炎　1313
急性肾盂肾炎　1343
急性头痛　2348
急性细菌性结膜炎　895
急性细菌性脑膜炎　2330
急性心肌梗死　44，979
急性腰痛　611
急性胰腺炎　1214
急性阴囊痛　1361
急性躁动　2577
急性躁狂症　2574
急性症状性惊厥　2340
急性主动脉瓣关闭不全　1078
急性锥体外系综合征　2148，2150
急诊超声　2677
急诊科　2573
疾病预防和控制中心　754
挤压伤　2605
脊髓病　1472
脊髓反射检查　367
脊髓感觉功能检查　368
脊髓梗死　1454
脊髓横断伤　1448
脊髓灰质炎　94
脊髓脊膜膨出　2532
脊髓空洞症　1453
脊髓前动脉梗死　2097
脊髓损伤　351，2421
脊髓休克　387
脊髓炎　756
脊髓圆锥综合征　1450
脊髓运动功能检查　367
脊髓中央损伤综合征　1448
脊髓蛛网膜下出血　1453
脊柱感染　615
脊柱损伤　295
脊椎骨骨髓炎　1919
脊椎滑脱　616
脊椎损伤　351
季节性情感障碍　1503
剂量依赖型镇静　2577
继发性闭角型青光眼　898
继发性甲状旁腺功能亢进症　1678
继发性开角型青光眼　898
继发性主动脉肠瘘　1138
继发性自发性气胸　971
寄生虫感染　1835
加拿大心血管学会（CCS）　980

加强试验　613
夹闭综合征　1159
夹竹桃　2171
家庭机械通气　2527
家庭虐待老人　858
甲醇中毒　2103
甲肝病毒　2302
甲醛　2094
甲型血友病　1657
甲癣　1600
甲状腺功能减退症　1114
甲状腺功能亢进症　1114
甲状腺危象　1114
贾克森发作　1398
假骨质　491
假性肠梗阻　1279
假性动脉瘤　477，1139
假性发绀　224
假性梗阻　1226
假性临产　2448
假性脑膜炎　1674
假性心律失常　1029
假性爪型　525
尖端扭转型室速　1056，2576
尖锐湿疣　1335
间隔综合征　715
肩-手综合征　499
肩峰下滑囊炎　605，1564
肩关节损伤　588
肩胛骨骨折　594
肩胛胸脱位　605
肩难产　2460
肩锁关节　589
肩锁关节脱位　598
肩撞击综合征　605，1559
艰难梭状芽胞杆菌　2302
减压病　1996，2000
睑板腺囊肿　897
睑裂斑　896
睑腺炎　897
睑缘炎　897
简单缝合　724
简明精神状态量表　109
碱缺失　1679
碱剩余　1679
碱性磷酸钙结晶沉积病　1550
见红　2448
健康护理相关肺炎　962
腱鞘炎　756
降钙素　1700
交叉韧带损伤　679

交感神经阻断术　1958
交感兴奋性　2576
交感性眼炎　894
交界区期前收缩　1037
交流电　1985
交通性气胸　409，411
胶原蛋白　717
胶原血管性疾病　881
焦痂切除术　786
焦磷酸盐关节病　1549
焦虑行为　2578
焦虑症　1520
焦油　795
角膜疾病　896
角膜结膜炎　894
角膜溃疡　896
角膜撕裂伤　893
角膜异物　890
角针：半埋水平褥式缝合　726
绞窄性肠梗阻　1227
接触伤口　802
接触性皮炎　1613
街头帮派　868
结肠充气试验　1236
结肠镜　195
结肠扭转　1280
结肠缺血　1286
结肠耶氏菌　2302
结缔组织病　1104
结核性脑膜炎　1483，1825
结核性咽炎　946
结节病　1104
结节性多发性动脉炎（PAN）　1574
结节性红斑　1578
结节性红斑　1617，1624
结膜　888
结膜疾病　894
结膜撕裂伤　893
结膜下出血　890
结膜炎　894
结膜异物　890
结石性胆囊炎　1211
睫状体　890
戒断综合征　2183，2578
戒指撕脱伤　539
疥疮　1615
金伯克病　551
金黄色葡萄球菌　2302
紧急避孕药　1381
紧张性头痛　1413
进行性多灶性白质脑病　1825

进展型心绞痛　980
近距离伤口　802
浸润疗法　792
经鼻气管插管　393
经颈部枪击伤　395
经口插管　12
经口快速序贯性气管插管　393
经皮冠状动脉介入　65
经皮冠状动脉介入治疗　985，1012
经皮血管腔内成形术　1147
经食管超声心动图（TEE）　1128
经胸超声心动图（TTE）　1128
惊厥　2337
惊吓婴儿综合征　817
精神病史　2579
精神错乱　2578
精神分离　2560
精神分裂症　2574
精神科病房　2573
精神性非癫痫性发作　1402
精索静脉曲张　2318
颈部包块　916
颈部创伤　390
颈部扭伤　389
颈动脉剥离　1417
颈动脉或椎动脉剥离　1416
颈源性头痛　1420
颈椎损伤　284
胫骨后沉征试验　667
胫骨夹板　688
胫骨平台骨折　672
痉挛性肛部痛　1298
痉挛性喉炎　2220
静脉损伤　481
静脉血栓栓塞症　1163
静息超声心动图　1001
静息型心绞痛　980
静坐不能　2576
镜下血尿　1308，1371
酒精戒断性癫痫发作　2504
酒精戒断综合征　2501
酒精相关疾病　2499
酒精相关性癫痫发作　2504
酒精性酮症酸中毒　1681，2107
酒精性远端对称性多发性神经病　1462
酒精中毒　2499
救援总指挥　2629
局部麻醉剂　2554
局部性灾害　2631
咀嚼肌　873
巨结肠　194

巨结肠憩室 1276
巨细胞动脉炎 1416
聚合缺陷 1657
聚维酮碘 2094
聚乙二醇疗法 794
军事冲突 2614
军事行动 2615
军医 2617
菌性动脉瘤 1153

K

卡氏肺孢子虫肺炎 961，1820
开放性骨盆骨折 629
开放性骨折 332，488，731
开放性气胸 288
开书样损伤 628
开胸心脏按压 57
抗胆碱能药 2056
抗胆碱能中毒综合征 2058
抗胆碱能综合征 2037
抗胆碱能作用 2577
抗焦虑 2560
抗精神病药物恶性症候群 2576
抗磷脂抗体综合征 1569
抗凝治疗 1172
抗蛇毒血清 769
抗抑郁药 2061
抗中性粒细胞胞浆抗体 1575
科罗拉多蜱传播热 1793，1880
髁间骨折 577
髁间隆起骨折 674
可卡因 2095，2576
可逆性动脉痉挛 476
可吸收线 727
克罗恩病 1283
空洞病变 1894
空腹血糖受损 1708
空囊妊娠 2394
空中医务主管 2608
恐怖袭击 2623
控制通气 24
口服补液治疗 2306
口腔撕裂 731
口腔疼痛 879
口咽吞咽困难 1189
口周烧伤 346
苦艾酒 2120
跨步电压 1989
快速性心律失常 984
快速序贯性气管插管 393
快速意识模糊量表 109

宽 QRS 波群心动过速 1050
髋部骨突炎 2380
髋部和股骨骨折 641
髋部疼痛 2373
髋关节发育不良 2370
髋关节骨性关节炎 641
髋关节假体脱位 657
髋关节置换术 648
髋臼骨折分型 636
狂犬病 754
眶壁骨折 888
眶隔前蜂窝织炎 897
眶周（隔前）及眼眶蜂窝织炎 1930
奎尼丁和丙吡胺 1022
溃疡性结肠炎 1284
扩张型心肌病 1100
括约肌间隙脓肿 1296

L

Lachman 试验 667
Legg-Calvé-Perthes 病 2376
Lemierre 综合征 953，956
Lennox-Gastaut 综合征 2338
Leriche 综合征 1144
LES 1188
Löffler 综合征 1575
Light 标准 977
Lister 结节 514
Ludwig 咽峡炎 951，953
Lyme 关节炎 1925
拉姆齐亨特综合征 911
拉伤 502
蜡样芽胞杆菌食物中毒 1254
辣椒 2169
莱姆病 1439，1469，1551，1858
赖特（Reiter）综合征 1246
阑尾炎 1276，2295
狼疮脑炎 1571
狼疮肾炎 1571
劳力性昏厥 2250
劳力性热射病 1981
老年病房 2573
老年创伤 293
老年人 857
勒颈窒息 845
雷击 1985
雷诺病 1143，1154
雷诺现象 227
雷诺综合征 1143
肋骨骨折 403，2369
肋软骨分离 404

泪囊炎 897
类白血病反应 1647
类肺炎性胸腔积液 975
类风湿性关节炎 1553
冷水热刺激 117
离子通道病 1104
锂中毒 2143
利多卡因 720，1022
利钠肽 1074
粒细胞缺乏 2477
痢疾 2301
连枷胸 404
连接酶链反应 1892
镰状细胞病的骨髓炎 1920
链球菌感染后反应性关节炎 1552
链球菌感染后肾小球肾炎 2323
链球菌性蜂窝织炎 1930
链球菌性中毒性休克综合征 1932
链状细胞-β-海洋性贫血 1642
良性网状青斑 1154
良性早期复极（BER） 990
裂隙灯检查 241
裂殖体 1844，1845
裂殖子 1844
临床法医学 800
淋巴管炎 756
淋病 1336
淋球菌性脓毒性关节炎 1924
淋球菌性咽炎 946
磷酸氯喹 1846
磷脂酶 A 767
留观医疗 2666
流产 2393
流感嗜血杆菌蜂窝织炎 1931
流行性感冒 945
硫代硫酸钠 2140
硫化氢 2140
硫化血红蛋白血症 227
咯血 234
隆起骨折 558
瘘 1297
瘘管试验 1999
漏出液 975
颅底骨折 331
颅骨骨折 128，331，2369
颅骨髓炎 329
颅内出血 1115，2097
颅内压 54
颅内压增高 126
鲁-雷二氏现象 1873
鹿花菌素 2178

路德维希咽峡炎 876，878
旅行者腹泻 1242，1269
氯胺酮 2116
氯苯氧基化合物 2163
卵巢疾病 1377
卵巢囊肿 1377
轮状病毒 2301
罗阿丝虫病 1851
螺旋型骨折 488
洛夫勒综合征 1852
落基山斑疹热 1611，1872，1873

M

Malgaigne 骨折 456
Mallory-Weiss 撕裂 161
Mallory-Weiss 综合征 159
Meleney 协同性坏疽 1938
MI 后综合征 984
MI 性心包炎 984
Monteggia's 骨折 562
Morrison 囊 439
MRI 的禁忌证 382
Munchausen 综合征 1525
Murphy 征阳性 1216
马方综合征 1110，1125，2275
马蹄型肛周脓肿 1297
马尾综合征 612，615，1450
麦地那龙线虫 1850
麦角酸二乙胺 2112
麦克尔憩室 2290
麦司卡林 2114
脉搏血氧 32
脉搏血氧定量法 32
曼陀罗 2170
慢性鼻窦炎 957
慢性病贫血 1633
慢性非进展性头痛 2349
慢性肺疾病 2245
慢性骨髓炎 1920
慢性夹层 1126
慢性进展性头痛 2348
慢性精神分裂症 2591
慢性淋巴细胞性白血病 1648
慢性排异 2490
慢性前列腺炎 1354
慢性肾衰竭 1117
慢性髓细胞性白血病 1646
慢性疼痛 2544
慢性洋地黄中毒 2078
慢性胰腺炎 1221
慢性阻塞性肺疾病 6，27，32，935，1075

毛花洋地黄 2175
毛霉菌病 957
毛囊炎 1603
毛细血管扩张症 837
毛细支气管炎 2232
玫瑰糠疹 1601
梅毒 1331
梅毒性咽炎 946
媒体暴力 866
煤烟 801
酶联免疫分析 1206
酶联免疫吸附法 1164
美国国立卫生研究院卒中量表 1387
美托洛尔 1024
美洲商路 2171
美洲锥虫病 1853
门脉性肝硬化 1200
孟乔森综合征 1524
孟氏骨折-脱位 2366
弥漫性轴索损伤 332
弥漫性轴突损伤 818
弥散性血管内凝血 329,1943
迷幻药 2114
迷走神经刺激器 2532
米氮平 2072
泌尿道感染 2319
泌尿生殖系创伤 453
泌尿生殖系损伤 453
棉花热 2155
免疫缺陷 2475
免疫性血小板减少 1655
免疫学 1835
面部创伤 338
面部挫伤 347
面部骨折 343
面部气压伤 1999
面神经麻痹 1438
明显威胁生命事件 80
莫纳什方法 768
母乳性黄疸 2278
母体血循环 272

N

Neer 试验 1559
NT-proBNP 1000
N-乙酰半胱氨酸 2048
钠排泄分数 1307
耐热性直接溶血素 1248
难辨梭状芽胞杆菌抗生素相关性肠炎 1258
难产 2459
囊(尾蚴)虫病 1847

囊性纤维化 2244
脑(脊)膜炎 756
脑出血 1390
脑电双频指数 2563
脑啡肽 2152
脑复苏 51
脑灌注压 311
脑积水 2532
脑静脉窦血栓形成 1417
脑静脉血栓 1442
脑膜炎 126
脑膜炎球菌血症 1772
脑内血肿 336
脑脓肿 128,329
脑疝 54,283,314,1674
脑室腹膜分流术 2532
脑水肿 1979,2052
脑瘫 2530
脑型疟疾 1847
脑震荡 282,324
脑卒中 2097
内侧脱位和外侧脱位 584
内耳减压病 2001
内耳气压伤 1999
内啡肽系统 2541
内科和精神病学 2575
内膜瓣片 476
内脏痛 2539
内痔 1293
拟交感神经药 2095
拟交感综合征 2037
逆行 CT 膀胱造影 459
逆行膀胱造影 459
逆行尿道造影 457
逆行胰管造影 1223
黏附缺陷 1656
黏液水肿昏迷 1745
念珠菌病 1338
念珠菌咽炎 946
尿布性皮炎 1601
尿道破裂 455
尿道损伤 453
尿道炎 1343
尿毒症 1318,1682
尿毒症性酸中毒 1678
尿毒症性心包炎 1090
尿路感染 1343
尿路损伤 453
尿培养 1346
尿素廓清率 1307
尿液外渗 464

颞骨骨膜下脓肿　912
颞骨岩部炎　912
颞下颌关节　873
颞下颌关节功能障碍　1999
颞下颌筋膜疼痛紊乱综合征　880
凝血过程　1650
凝血酶时间　1653
凝血因子水平检测　1654
扭伤　501
浓缩性碱中毒　1684
脓毒性脑病　1942
脓毒性休克　39，1940，1948
脓毒症　37，1940
脓毒综合征　1940
脓疱病　1603
脓胸　1888
脓肿　756
疟疾　1844，1848
诺瓦病毒　2301

O

Obturator 征　1236
O'Riain 皱折试验　496
Osgood-Schlatter 病　685
Osgood-Schlatter 综合征　2379
Osler 结节　1106
欧洲心脏病学会（ESC）　980
呕吐　159

P

Perthes 病　662
Phalen's 试验　559
PIP 关节　530
Plummer-Vinson 综合征　1177
Pott 病　615
Prinzmetal 心绞痛　980
Psoas 征　1236
爬行症　1850
排尿困难　2320
排异　2491
盘尾丝虫病　1851
盘形征　554
疱疹性咽炎　946
盆腔炎性疾病　1335，1340
盆腔直肠脓肿　1296
皮肤白细胞分裂性血管炎　1577
皮肤感觉定位　369
皮肤利什曼虫　1850
皮肤炭疽　1621
皮肌炎　1624
皮下气肿　406，2002

疲劳性骨折与行军性骨折　491
脾动脉瘤　1152
脾破裂　172
脾摄取　1655
脾脏损伤　291
蜱　1857
蜱麻痹　1476，1881
偏头痛　1409，2340，2349
偏执型人格障碍　2588
平均动脉压　31，1115
屏气发作　2339
破伤风　733，754，1760
剖胸术指征　411
扑翼样震颤　1679
葡萄球菌性烫伤样皮肤　1608
葡萄球菌性中毒性休克综合征　1932
葡萄胎　2400
蒲公英沙拉　2175
普鲁卡因胺　1021
普罗帕酮　1023
普萘洛尔　1024

Q

QT 离散度测量　996
QT 延长综合征　2276
Q 热　1877
期前收缩　1035
奇脉　1672
脐带缠绕　2464
脐带脱垂　2463
脐周瘀斑　435
骑跨骨折　456
骑跨伤　626
气单胞菌胃肠炎　1250
气道保护　259
气道复温　1970
气道管理　3
气道损伤　757
气道异物　740
气道阻塞　6
气哽　2001
气管痉挛　228
气管内插管　3
气管软化　2525
气管食管瘘　1178
气管造口管　2526
气管造口术　2527
气囊肛门直肠测压　195
气体污染　2000
气胸　141，288，408，1888，2002
气压病　1996，2606

索引

气压性窦炎 2605
气压性耳炎 2605
气压性牙痛 2002
"汽车司机"骨折 557
起搏器综合征 1063
起疱毒剂 798
器官性大脑综合征 2574
器官性精神错乱 2578
憩室病 194，1276
憩室炎 169
髂动脉与髂静脉 483
髂胫带综合征 682
髂腰肌滑囊炎 1564
牵拉肘 2367
铅风暴 806
铅中毒 2124
荨麻疹 1625
荨麻疹和血管性水肿 1595
前臂动脉 483
前抽屉试验 667
前房 890
前房角后退 891
前负荷 1072
前脊髓综合征 370
前列腺素 1192
前列腺炎 1353
前束综合征 1449
潜隐体 1844
浅层点状角膜炎 896
嵌顿包茎 2314
嵌入式压缩 489
枪弹伤 731
枪击伤 800
枪伤 475
腔隙性梗死 1384
腔隙综合征 1990
强啡肽 2152
强直性脊柱炎 1093，1555
羟钴胺 2140
γ-羟基丁酸盐 2186
5-羟色胺 2574
乔纳斯标准 1552
鞘膜积液 2318
切伤 810
侵袭性大肠埃希菌 2303
侵袭性真菌性鼻窦炎 957
亲密关系暴力 840，852
青光眼 897
青蒿素 1846
青枝骨折 491，559，593，2358
轻度脑外伤 322

氢氟酸 791
氢氰酸 2139
清创 722
清醒镇静 2560
情感距离 2586
氰化物 798，2138
球后出血 888
屈曲泪滴状骨折 355
躯体化障碍 1518
躯体虐待 858
躯体形式障碍 1517
龋病 874，877
去铁胺 2124
全面性发作 120
全身毒性反应 794
全身麻醉 2560，2561
全身强直-阵挛痫性发作 2120
全身性惊厥性发作 120
全身炎症反应综合征 1214，1940
全脱位 500
全血细胞计数 1652
拳击手骨折 526
缺铁性贫血 1632
缺血坏死 642
缺血性视神经病变 901
缺血性卒中 1383，1386，1389
缺血修饰白蛋白 1000
缺氧发作 2258

R

Ramsay Hunt 综合征 1439
Rapunzel 综合征 747
Reiter 综合征 1093，1866
Reynold 五联征 1211
RICE 原则 643
Rolando 骨折 528
Roth 斑 1106
Rovsing 征 1236
RSD 评分标准 499
桡骨头和桡骨颈骨折 581
桡骨头脱位 500
桡骨小头半脱位 584
桡神经病 1463
热带耳病 911
热痉挛 1978
热浪期 1974
热射病 1974，1981
热适应 1975
热衰竭 1979
热水肿 1978
热效应 2027

热性惊厥 2209
热晕厥 1978
热蒸汽 780
热灼伤 779
热灼烧 810
人格特征 2583
人格障碍 2574，2583，2587，2588
人工动静脉桥瘘 1161
人工血管桥瘘 1161
人类免疫缺陷病毒 94
人类免疫缺陷病毒感染 1814，1855
人类免疫缺陷病毒脊髓病 1454
人类免疫缺陷病毒性神经病 1462
认知缺损 2587
认知失真 2586，2587
认知障碍 1502
妊娠创伤 264
妊娠癫痫 2421
妊娠改变 264
妊娠合并性传播疾病 2411
妊娠碱血症 1681
妊娠剧吐 2409
妊娠期癫痫发作 1402
妊娠期恶心和呕吐 167
妊娠期肝病 1206
妊娠期肝内胆汁淤积症 2409
妊娠期急性脂肪肝 2409
妊娠期糖尿病 1708，2423
妊娠期脂肪肝 203
日射病 1974
绒毛膜羊膜炎 2458
容量复苏 1967
溶栓治疗 1172
溶血尿毒症综合征 1249，1250，2329
溶血性贫血 2127
溶组织内阿米巴 1264
肉豆蔻 2115
肉毒中毒 1475，1765
肉芽肿性病 881
肉眼血尿 1308，1371
乳碱综合征 1699
乳酸酸血症 42
乳酸酸中毒 1683
乳突炎 912
软下疳 1334
软组织损伤 296

S

Salter-Harris 分型标准 492
Salter-Harris Ⅰ型和Ⅱ型 559
Scheuermann 病 613

Seidel's 实验 889，893
Seldinger 法 441
Sever's 病 2380
Skier 指 532
Smith's 骨折 557
Somogyi 现象 1711
Stanford 分类法 1126
Stener 伤 532
ST 段抬高型心肌梗死 979
三叉神经痛 880，1420，1436
三度（完全）房室传导阻滞 1034
三级预防 2581
三角骨骨折 552
瘙痒症 1624
沙门菌病 1244
沙门菌感染 2302
沙眼衣原体咽炎 946
闪光烧伤 1992
闪络电流 1987
伤害控制 299
伤害性疼痛 2537
"伤心"综合征 995
上吊和窒息 400
上颌窦炎 879
上颌骨 873
上髁骨折 580
上髁炎（网球肘） 585
上尿路损伤 455
上腔静脉综合征 1663
上消化道出血 2669
烧伤 296
少尿 1305
舌扁桃体炎 949
蛇 765
舍茨基环 1176
社区获得性肺炎 959，978
申通线 645
伸肌装置损伤 676
伸展性髁上骨折 573
身体约束 2575
深度麻醉 2560
深度镇静 2561
深静脉血栓 1163，2669
神经递质 2574
神经功能障碍 297
神经肌肉接点疾病 1473
神经生物学 2574
神经性毒剂 2645
神经性疼痛 2537，2545
神经源性肺水肿 330
神经源性或功能性梗阻 1226

神经源性阵痛 880
神经阻滞剂恶性综合征 2147, 2148
肾病综合征 2323
β肾上腺素能受体阻滞药 2082
肾超声 2682
肾创伤 464
肾结石 2321
肾衰竭 14, 41, 1305, 2127
肾损伤 291
肾小管性酸中毒 1678
肾小球滤过率 1305, 1719
肾盂肾炎 1353, 2676
肾脏静脉损伤 466
肾脏损伤 465
肾肿瘤 2322
渗出液 975
渗透性腹泻 186, 2301
渗透压间隙 2104
生理性瞳孔不等大 903
生理止血 1652
生物化学因素 2574
生物武器伤 2633
生殖器咬伤 472
声门上气道疾病 2216
声门上炎 950
失控 2131
失血性休克 39
虱病 1614
实体器官移植 2488
食管穿孔 426
食管梗阻 1176
食管裂孔疝 1182
食管内插管 6
食管破裂 141, 159
食管气管联合导管 19
食管吞钡棉絮检查 1177
食管下括约肌 1176
食管异物 743
视交叉后视力损害 902
视交叉前视力损害 901
视力 240
视力损害 899
视盘异常 903
视神经炎 901
视神经源性视力损害 901
视网膜病 1721
视网膜病变 1115
视网膜碎裂和脱离 900
视网膜中央动脉阻塞 899
视网膜中央静脉阻塞 899
视野检查 240

室间隔缺损 2255
室上性（房室结）心动过速 1046
室上性心动过速 2263
室性期前收缩 1037
室性心动过速 2267
室性心律失常 792
释放缺陷 1656
嗜铬细胞瘤 1114, 1178
嗜酸细胞食管炎 1180
嗜酸性粒细胞肺炎 1852
嗜异凝集试验 232
手间隔综合征 540
受体后抵抗 1717
输尿管创伤 469
鼠尾草 2119
衰变 2029
栓塞 1141
双侧关节突脱位 355
双侧肾上腺出血 1483
双相气道正压通气 25
双相性精神障碍 1503
双相躁狂 2577
双心室起搏 1069
水合氯醛 2184
水疗 790
水母征 1201
水泥 793
水平褥式缝合术 725
水杨酸盐中毒 2051
睡眠呼吸暂停综合征 1114
睡眠状态 2576
撕裂伤 810
撕脱骨折 489, 627, 648, 2380
撕脱牙 883
四肢血管超声 2682
塑性变形 564
酸洗脱试验 272
酸血症 37, 2576
损伤图样 808
缩窄性心包炎 1096
索他洛尔和其他药物 1025
锁骨骨折 591, 2362
锁骨下动静脉 482

T

Takayasu 动脉炎 1573
Takotsubo 心肌病 995
Terry Thomas 征 553
The Dental Box 884
Thompson 试验 699
Thurston Holland 征 493

TIMI 危险评分 982
Tinel 征 559，1156
Todd 麻痹 1402
Trendelenburg 体位 434
胎儿创伤 266
胎儿窘迫 267
胎粪吸入 84
胎龄 2383
胎膜早破 2457
胎盘剥离 267
胎盘前置 2401
胎盘损伤 267
胎盘早剥 2401
胎位 2449
胎先露 2449
抬臂牵拉试验 1156
炭疽杆菌胃肠炎 1251
糖耐量减低 1708
糖尿病皮肤增厚 1722
糖尿病酮症酸中毒 35，1678，1707，2107
糖尿病性单脑神经病 1441
糖尿病性皮病 1723
糖尿病足 1722
糖尿病足骨髓炎 1920
糖异生 1707
绦虫 1849
特发性颅内压增高 1418
特发性强直性脊柱炎 1453
特发性血小板减少性紫癜 1655
特发性阴囊水肿 2318
特殊健康护理需求 2524
特殊健康护理需求儿童 2524
特殊转运服务 2603
特应性皮炎 1602
特种部队 2618
疼痛 2537
疼痛-低血压-包块三联征 1133
疼痛传导通路 2537
疼痛的表达 2540
疼痛的测量 2543
疼痛的传导 2538
疼痛的调节 2540
疼痛的评估 2542
疼痛控制 280
疼痛性股青肿 1150
疼痛性蓝肿 1166
体外冲击波碎石 1360
体外血液复温 1971
体位试验 103
体位性窒息 2576
体温调定点 90

体液免疫功能缺陷 2484
铁粒幼细胞性贫血 1633
听神经瘤 1440
烃 795，2130
停药综合征 2075
同步间歇指令通气 24
瞳孔不等大 902
瞳孔检查 241
桶柄样损伤 629
痛风性关节炎 1548
痛觉改变 2576
头部创伤 309
头部枪弹伤 328
头部损伤 295
头部外伤 280
头颈深部间隙感染 951
头皮创伤 330
头皮裂伤修复 724
头痛 126
头晕和眩晕 100
头状骨骨折 552
透明胶法测试 1266
透热疗法 1971
突发性耳聋 912
突然袭击 865
兔热病 1870
兔热病杆菌 1870
退缩综合征 2578
吞气症 450
吞咽困难 1188，1191
臀位分娩 2459
脱水 2305，2674

U

UES 1188
Uhthoff 现象 1444

V

Valsalva 动作 1182，1290，1675
Verdan 系统 533
V-Y 形伤口缝合 726

W

Waterhouse-Friderchsen 综合征 1483
Watson's 舟骨移动 554
Wernicke 失语 1386
Willis 动脉环 1142
Winter bottom 征 1848
外耳气压伤 1998
外耳炎 911
外翻 488

外科开放气道 393
外伤后头痛 1418
外伤性前房积血 890
外伤性小脑内血肿 336
外伤性蛛网膜下腔出血 335
外源性自身抗体 1642
外照射曝光 2030
外周动脉血管阻力 1113
外周性发绀 2248
外周血管损伤 475
外周血管阻力 60
弯曲杆菌 2302
弯曲性骨折 2358
弯曲性踝上骨折 575
豌豆骨骨折 552
完全骨折 2358
完全脊髓损伤 1448
完全性骨折 489
顽固性心室纤颤 2603
晚期减速 2451
腕关节不稳 553
腕管综合征 559
危机干预 2587
危险因子评估 305
微血管炎 1575
韦格纳肉芽肿 234，1574
围生期心肌病 1103
维拉帕米 1025
维那卡兰 1023
尾骨骨折 637
胃肠道寄生虫感染 1260
胃肠道净化 2181
胃肠道异物 744
胃肠气压伤 2003
胃肠炎 1242
胃泌素分泌瘤 1185
胃泌素瘤 1224
胃扭转 1187
胃食管反流 1179，1181，2286
胃炎 1184
胃造口管 2533
稳定型骨盆骨折 626
稳定型心绞痛 980
渥太华踝关节损伤规则 691
污染 731
无创通气 1081
无创血压测定监测 31
无创正压通气 25
无脉性电活动 57，2268
无脉性节律 2267
无脉性室性心动过速 57

无尿 1305
无水氨 793
无症状动脉瘤 1137
物质滥用 2519，2574

X

西登哈姆舞蹈病 1553
西酞普兰 2067
吸气峰压 24，26
吸入性肺炎 2240
吸入性损伤 783
吸入性中毒 2134
吸入氧浓度 26
稀释性血小板减少 1656
溪流征 893
膝关节骨折快速诊断规则 668
膝关节脱位 670
系统性红斑狼疮 234，1093，1565
细胞免疫 2476
细胞免疫功能受损 2483
细菌性肺炎 2237
细菌性脑膜炎 1481，1482
细菌性气管炎 2221
细菌性心内膜炎 1106，2268
细菌性阴道炎 1339
下尿路损伤 455
先露 2449
先露异常 2459
先天畸形 85
先天性冠状动脉异常 2275
先天性巨结肠 2289
先天性髋关节脱位 2370
先天性梅毒 2370
先天性心脏病 224，2529
先兆流产 2393
先兆子痫 1117
纤维蛋白原 1653
纤维肌痛 1555
涎石病 915
痫性发作 120，153
限制行为 2585
限制性心肌病 1096，1103
线粒体中毒综合征 1683
线性挫伤 808
线性骨折 331
腺病 756
腺苷 1027
象皮病 1849
消化道出血 1201
消化道异物 2294
消化吸收不良综合征 187

消化性溃疡病 1185
消极想法 2586
消极行为 2586
硝酸盐 2088
硝酸盐和亚硝酸盐 794
小多角骨骨折 553
小脑扁桃体疝 315
小脑幕切迹上疝 315
小球队员肘 581
小腿动脉 484
小血管损伤 482
校园暴力 865
哮喘 918，2224，2672
哮喘持续状态 11，16
斜型骨折 488
心包疾病 1089
心包炎 141，756，984，2270
心搏呼吸骤停 7
心搏骤停 7，57，68
心房颤动 1044，2673
心房扑动 1042
心房扑动与心房颤动 2265
心肺分流术 1972
心肺复苏 51，58
心肺转流术 57
心功能不全 330
心肌病 1100
心肌挫伤 289，415
心肌顿抑 1075
心肌梗死 57，2472
心肌疾病 1104
心肌声学造影 1001
心肌顺应性 1072
心肌炎 2270
心肌震荡 415
心尖球囊样综合征 995
心绞痛 1117
心境恶劣障碍 1503
心理反射性皮肤异常 499
心理评估 2573
心力衰竭 37，1070
心律失常 1016
心室颤动 57
心室辅助装置 1098
心室起搏节律 993
心室停搏 57，2268
心室纤颤 1961，2602，2267
心室重塑 1075
心胸外伤 287
心血管性休克 792
心血管药物中毒 2077

心源性猝死 57
心源性肺水肿 1073
心源性休克 29，37，51，984
心源性晕厥 153
心脏破裂 417
心脏收缩功能障碍 1071
心脏型脂肪酸结合蛋白 1000
心脏压塞 40，60，141
心脏震荡伤 2276
心脏植入性装置 1059
心脏骤停 51，2597
心震荡 289
新生儿复苏 83
新生儿黄疸 2278
新生儿惊厥 2339
新生儿生理性黄疸 2278
新生儿眼炎 895
新型隐球菌感染 1823
信号传输 2538
兴奋剂 2576
猩红热 1612
行为危险因子 306
性暴力 823，840
性暴行反应队 823
性暴行受害者 823
性病淋巴肉芽肿 1333
性传播疾病 1829
性交性头痛 1421
性虐待 858
胸部穿透伤 2672
胸部创伤 402
胸部损伤 295
胸骨骨折 404
胸廓出口综合征 1155
胸膜炎性胸痛 976
胸腔穿刺 978
胸锁关节 588
胸锁关节脱位 597
胸痛 141，2249，2668
休克 37
眩晕症 2001，2353
学步骨折 2368
血管创伤 397
血管活性肠肽 1224
血管紧张素受体阻滞药 1117
血管紧张素转换酶抑制剂 1113
血管痉挛 1143
血管内修复术 1137
血管旁路移植术 1148
血管收缩 2576
血管损伤 658

血管性痴呆 2577
血管性血友病 1656
血管炎综合征 1572
血管造影 468
血红蛋白（或肌红蛋白）尿 1305
血浆置换 2127
血脑屏障 54
血尿 466，1305，2320，2321
血凝块溶解试验 1653
血清素受体 2576
血清素系统 2574
血清素综合征 2039，2068，2153
血清阴性脊柱关节病 1554
血栓闭塞性脉管炎 1574
血栓栓塞 1142
血栓形成 1141
血栓性静脉炎 1062
血栓性浅静脉炎 1165
血栓性血小板减少性紫癜 1250，1656
血涂片 1652
血小板病 1656
血小板计数 1653
血小板增多症 1657
血胸 288，411
血压 1112
血氧饱和度 5
血液灌流 2124
血液透析 1323，2124
血液循环障碍 2575
寻常性天疱疮 1618
循环支持 259

Y

Young-Burgess 分型 625
Yuzpe 方案 1381
压力支持通气 25
压迫性视神经病变 902
压缩性骨折 489
鸭脚木 2169
牙拔除术后疼痛 880
牙槽骨骨折 884
牙齿 873
牙龈 874
牙折 881
牙周组织疾病 878
雅-赫反应 1867
亚急性硬化性全脑炎 1799
亚甲二氧基甲基苯丙胺 2101
咽喉痛 228
咽后壁脓肿 2216
咽后脓肿 954

咽旁间隙感染 955
咽旁脓肿 955
咽食管创伤 395
烟草 2171
烟雾吸入 2137
淹溺 2023
淹溺综合征 2023
延迟愈合 491
严重脓毒症为脓毒症 1940
严重顽固性哮喘 931
炎性肠病 189，1283，2293
炎症 1141
炎症性肠梗阻 1276
炎症性腹泻 186
研磨试验（Apley 试验） 668
眼部损伤 791
眼红和眼痛 238
眼睑 887
眼睑撕裂伤 893
眼眶 887
眼内炎 894
眼球震颤 903
眼外肌功能 241
眼外伤 887
眼压检测 241
厌氧菌咽炎 946
羊膜破裂 2457
羊水栓塞 2404，2467
洋地黄 1026
洋地黄中毒 2078
氧解离曲线 222
氧中毒 1999
腰大肌试验 1236
腰椎穿刺 1664
腰椎间盘突出 618
摇头丸 2114
咬伤 731
药物滥用 2579
药物性肝病 1203
药物性狼疮 1569
药物性食管炎 1180
药源性瞳孔散大 903
液性假瘤 976
腋动静脉 482
一度房室传导阻滞 1031
一过性滑膜炎 2373
一品红 2170
一氧化碳 2140
衣原体肺炎 2239
衣原体感染 1336
医源性头痛 1420

医院获得性低钠血症 2311
依赖性人格障碍 2588
胰岛素抵抗 1709，1717
胰腺炎 172，2295
移植器官 2488
遗传 2574
遗弃 858
疑病症 1519
乙醇性肝病 1198
乙二醇中毒 2105
乙酰胆碱积累 2158
乙型肝炎病毒 1194
异丙醇中毒 2110
异物 735
抑郁 860，1520，2574
易化 PCI 1013
意识模糊 108
翼状胬肉 896
阴茎创伤 469
阴茎夹伤 2315
阴茎异常 2313
阴茎异常勃起 2313
阴囊癌 2319
阴囊肿块 2316
阴虱 1340
银屑病关节炎 1555
隐裂牙裂根综合征 879
隐匿性气胸 410
隐匿性胎儿窘迫 35
隐匿性抑郁症 1503
隐性髋部骨折 645
印度墨汁染色 1486
应激性骨折 491
应急管理 2630
应力性骨折 628，652
婴儿猝死综合征 77
婴儿和儿童脓毒性关节炎 1924
婴儿痉挛 2338
婴儿颅内压增高 281
婴儿玫瑰疹 1611
樱桃红斑 837
鹰嘴骨折 581
鹰嘴和髌骨前滑囊炎 1562
鹰嘴滑囊炎 586
影像学阴性的脊髓损伤综合征（SCIWORA） 371
硬化性胆管炎 1212
硬脊膜外脓肿 612，1454
硬脊膜外血肿 1454
硬膜穿刺后头痛 1419
硬膜外脊髓压迫症 1674
硬膜外血肿 282，333

硬膜下积液 335
硬膜下血肿 128，282，334，1674
幽门螺杆菌 1184，1185
游泳耳病 911
游泳瘙痒症 1851
有毒海洋生物 776
有机磷 2158
有性繁殖 1844
盂肱关节 589
盂肱关节后脱位 602
盂肱关节前半脱位 602
盂肱关节前脱位 599
盂肱关节脱位 599
盂肱关节下脱位 603
预激和旁路综合征 1048
预立指示 26
原发后结核 1890
原发性 HIV 感染 1818
原发性闭角型青光眼 898
原发性红斑性肢痛症 1154
原发性结核性心包炎 1889
原发性开角型青光眼 898
原发性醛固酮增多症 1692
原发性中枢神经系统淋巴瘤 1825
原发性自发性气胸 971
远距离伤口 804
院前阶段 256
院外创伤体系 256
月骨骨折 551
月骨脱位 553
月骨周围脱位 553
月经期气胸 971
孕次 2382
运动负荷试验 1002
运动神经元病 1472
运动性用力过度 1727
运动诱发哮喘 922
晕动病 160
晕厥 121，151，2339，2355，2670

Z

Zenker 憩室 1177
Zollinger-Ellison 综合征 1178
灾害防范 2624
灾后紧急救援响应 2621
灾难医学 2624
早产 2455
早期减速 2451
早期哮喘反应 921
早逝 860
躁狂症 2574

增殖型视网膜病 1721
诈病 1524，1527
窄 QRS 波群心动过速 1040
粘连性关节囊炎 609
谵妄 1422
战场创伤 2616
战场死亡 2615
战术医疗作用 2615
战争环境 2614
张力性气胸 60，138，288，409，411，972
阵发性夜间呼吸困难 1079
诊断性腹腔灌洗术 269，634
真菌性脑膜炎 1481，1483
真菌性心内膜炎 1106
真皮层 717
真皮内缝合 724
真性动脉瘤 1142，1151
震颤性谵妄 1982
震荡后综合征 846
镇静剂 2560，2576
镇静状态 2560，2576
镇痛 2560
镇痛不足 2542
正常 AG 型代谢性酸中毒 1683
正细胞正色素性贫血 1635
正中神经病变 1466
支气管肺发育不良 2525
支气管痉挛 1590
支气管镜 235
支气管扩张 234
支气管内播散 1888
支气管损伤 413
支原体肺炎 2239
肢体损伤 296
脂肪栓塞综合征 499
脂膜炎 1578
直肠癌 1279
直肠肛门 1290
直肠黏膜撕裂 1664
直肠脱垂 1291
直肠周围脓肿 193
直接镜检 1891
直接眼底镜检查 242
直立性低血压 1693，2576
直流电 1985
直腿抬高试验（SLR） 613
植入式心脏复律除颤器 1067
志贺菌 2302
制动 732
质子泵抑制剂 1192
致病性大肠埃希菌 2303

致病因素 2574
致幻剂 2112
痔疮 193
窒息毒剂 798
智力残疾 2532
中等海拔 2011
中等距离伤口 803
中毒 2130
中毒和代谢性神经病 1462
中毒性表皮坏死松解症 1608
中毒性和代谢性视神经病变 902
中毒性巨结肠 1284
中毒性休克综合征 1775，2210
中毒综合征 2037
中度发作 2228
中度头部外伤 321
中度镇静 2561
中耳气压伤 1997
中耳炎 906
中耳炎-结膜炎综合征 907
中枢神经系统 151，1975
中枢神经系统脓肿 1481，1483
中枢神经系统抑制综合征 2038
中枢性发绀 2248
中枢致敏 2540
中暑 1974，2056
中心静脉导管 2534
中心静脉血氧饱和度 59
中心静脉压 41，1946
中性粒细胞减少症 1663
中央脑桥髓鞘溶解 1690
中央型小脑幕切迹疝 315
终末期肾病 1317
肿瘤 2319
肿瘤细胞减灭治疗 1668
重度发作 2231
重症肌无力 97，1473，2421
重症肌无力危象 1474
重症监护治疗病房 157
重组尿酸氧化酶 1668
舟骨骨折 551
舟月骨分离 553
周期性呕吐 162
周期性瘫痪 1693
周围血管征 1110
粥样斑块 1141
轴移试验 667
肘部脱位 582
肘关节后脱位 583
肘关节脱位 500
皱襞综合征 682

蛛网膜下腔出血　126，757
主动复温　1969
主动脉瓣关闭不全　1110
主动脉瓣狭窄　1109，1110
主动脉肠瘘　1133，1138
主动脉夹层　141，1125
主动脉内球囊反搏　44
主动脉狭窄　2257
主动体内复温　1970
主动体外复温　1970
专业志愿者　2631
转换障碍　1519
转铁蛋白　2122
转运风险　2603
撞击性癫痫　281
追风透骨丸　2176
椎动脉剥离　1417
椎管狭窄　612
椎间盘　611
椎间盘炎　1455
锥体外系症状　2146，2576
灼伤　779
滋养体　1844
子宫内翻　2466
子宫破裂　2466
子宫损伤　267
子痫　122，1117
子痫发作　2402
子痫前期　2402
子痫前期与子痫　2402
紫癜　1625
紫衫属　2172
紫套综合征　1405
紫外线角膜炎　889

自残　2575
自发性脑出血　1384
自发性气胸　971
自发性细菌性腹膜炎　1202
自发性血气胸　973
自发性纵隔气肿　973
自恋性人格障碍　2588
自虐　2575
自我忽视　858
自我虐待　858
自携式水下呼吸器　1995
自主神经障碍　1502
自主循环恢复　34，53，57
纵隔淋巴结肿大　1894
纵隔气肿　2002
总铁结合力　2122
足部刺伤　732
足癣　1600
足趾接触负重　657
卒中　984
卒中综合征　1116
阻塞型损害　2529
最小镇静　2560
左室肥厚　994
左室室壁瘤　991
左室游离壁破裂　984
左束支传导阻滞　65
左心室辅助装置　1069
佐林格-埃利森综合征　1224
坐骨滑囊炎　1564
坐骨神经病　1467
坐骨直肠窝脓肿　1296
做作性障碍　1524

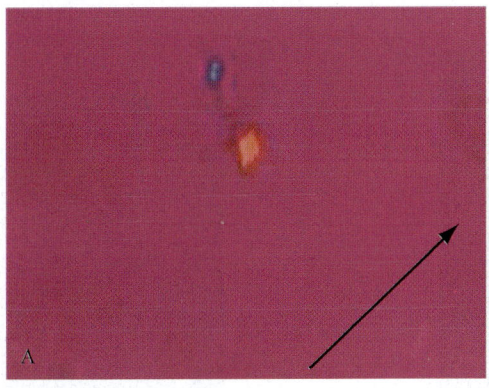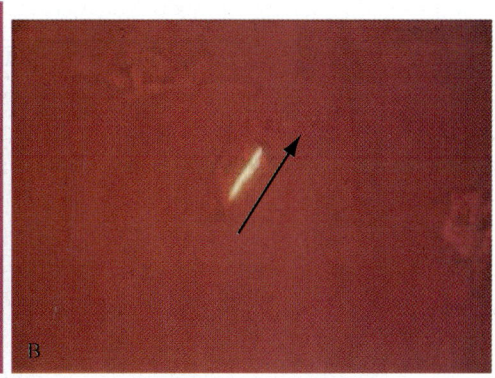

彩图 114-4 偏振光下的焦磷酸盐关节病结晶（A，蓝色结晶具有更丰满的结构）和痛风结晶（B，平行折射的黄色晶体具有长的针状结构）。(From Goldman L: Cecil Textbook of Medicine, 23rd ed. Copyright © 2007 Saunders. An Imprint of Elsevier.)

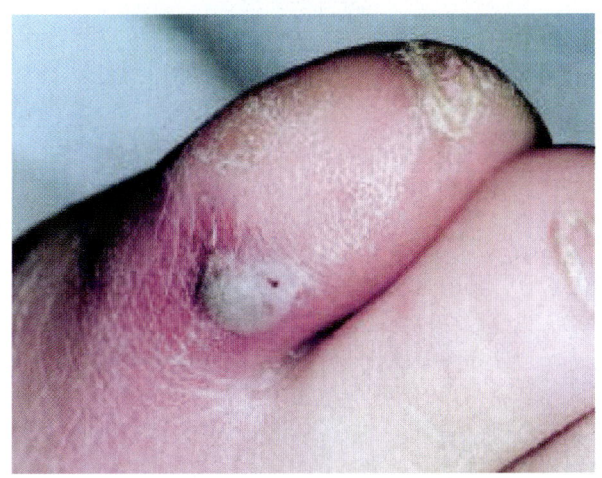

彩图 114-7 播散性淋病双球菌感染的小脓疱皮损。(From Mandell, Bennett, Dolin: Principles and Practice of Infectious Diseases, 6th ed. © 2005 Churchill Livingstone, An Imprint of Elsevier.)

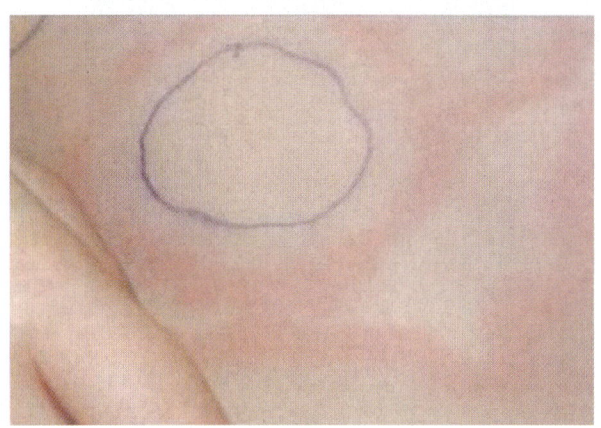

彩图 114-9 急性风湿热边缘性红斑。途中标记处为大约 60 分钟前皮疹的位置。(From Cohen, Powderly: Infectious Diseases, 2nd ed. © 2004 Mosby, An Imprint of Elsevier.)

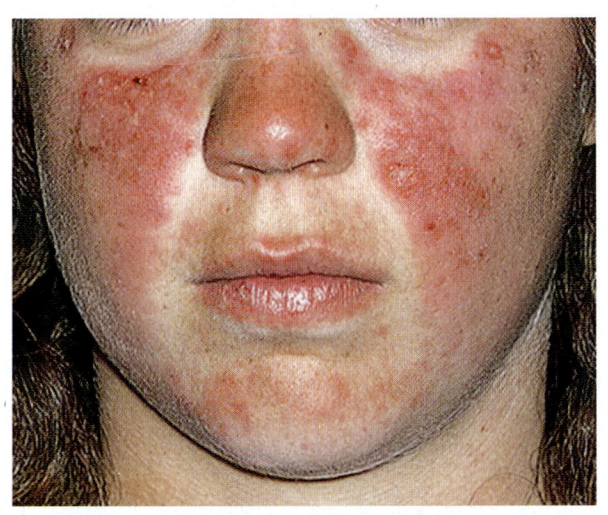

彩图 116-1 面部蝶形红斑是 SLE 的特征表现。(From Habif TP: Clinical Dermatology, 4th ed. New York, Mosby, 2004, pp. 592~606.)

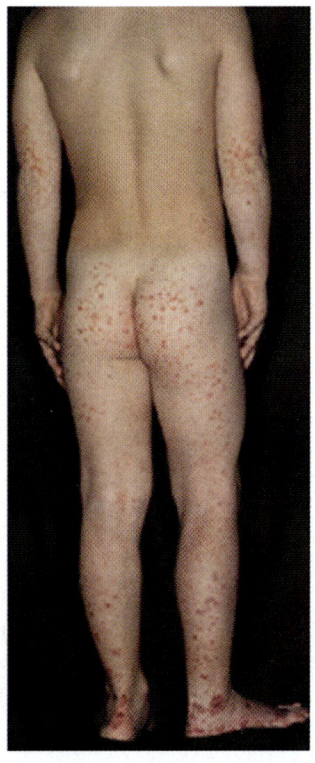

彩图 116-2 过敏性紫癜是累及皮肤、肠道和肾的小血管炎。(From Habif TP: Clinical Dermatology, 4th ed. New York, Mosby, 2004.)

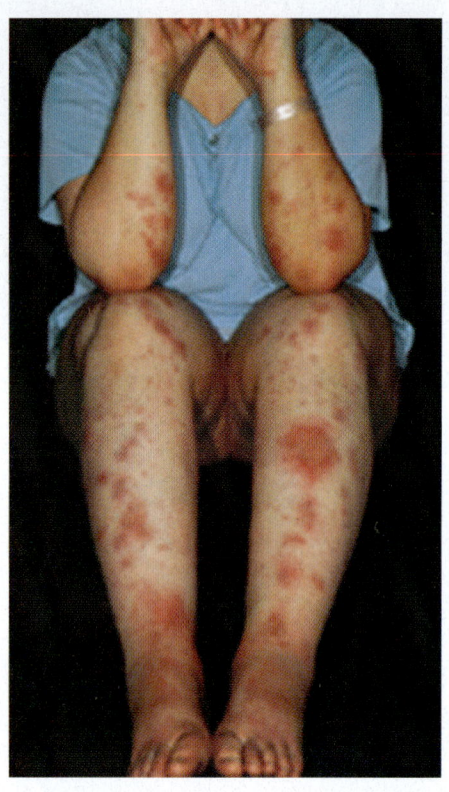

彩图 116-3 结节性红斑的特征改变是出现疼痛的紫蓝色结节。(From Habif TP: Clinical Dermatology, 4th ed. New York, Mosby, 2004.)

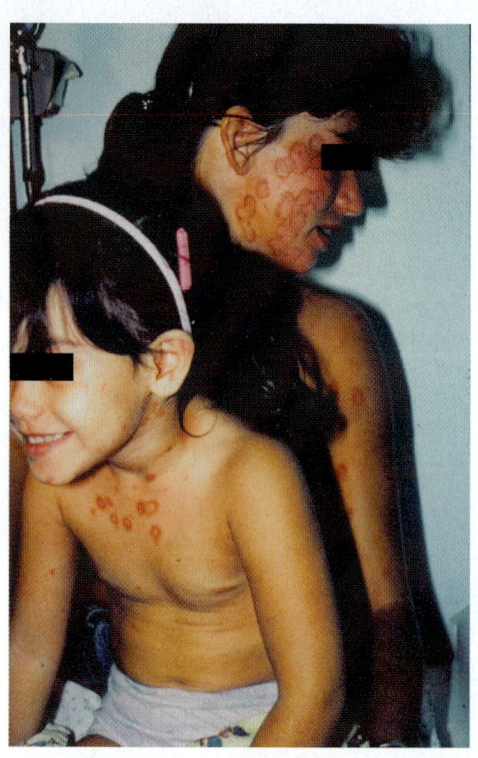

彩图 118-1 体癣。(Courtesy of David Effron, MD.)

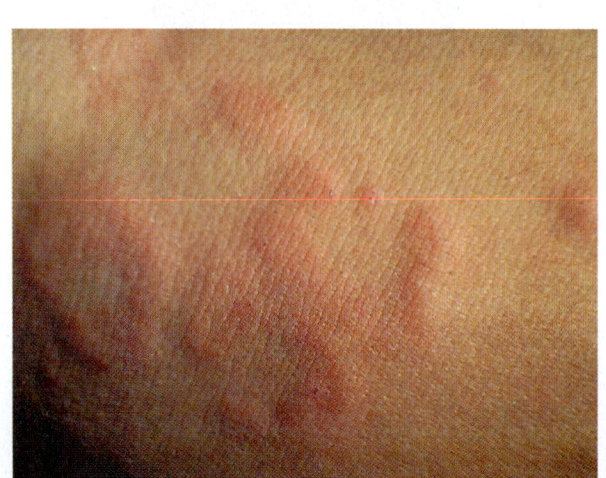

彩图 117-4 急性荨麻疹。(Copyright © 2001-2003, Johns Hopkins University School of Medicine. http://dermatlas.med.jhmi.edu/derm.)

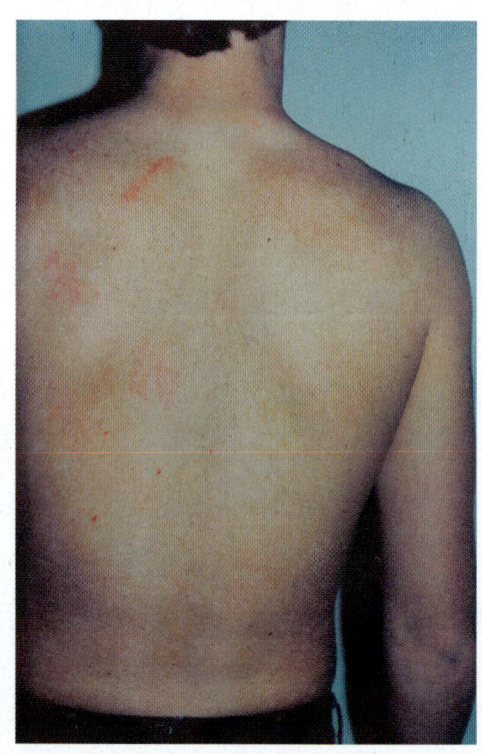

彩图 118-2 花斑癣。(Courtesy of David Effron, MD.)

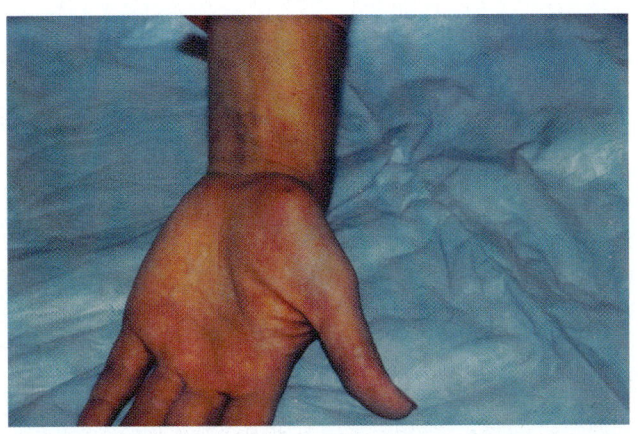

彩图 118-3 播散性淋菌病的典型皮肤病变。(Courtesy of David Effron, MD.)

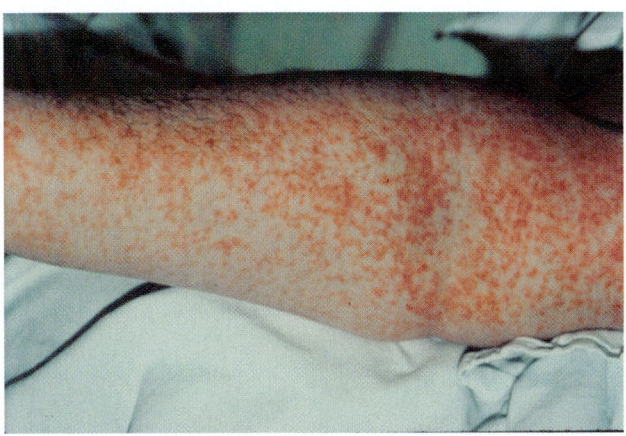

彩图 118-6 麻疹样药疹。(Courtesy of David Effron, MD.)

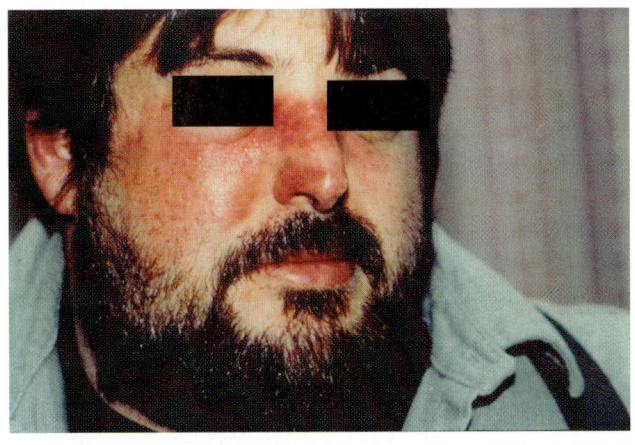

彩图 118-4 面部蜂窝组织炎。(Courtesy of David Effron, MD.)

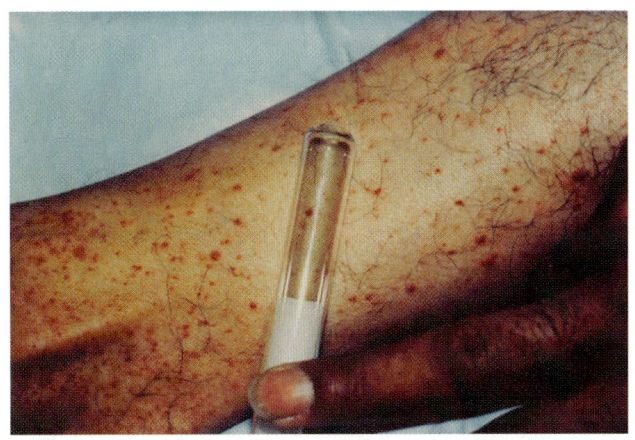

彩图 118-7 紫癜性病变。(Courtesy of David Effron, MD.)

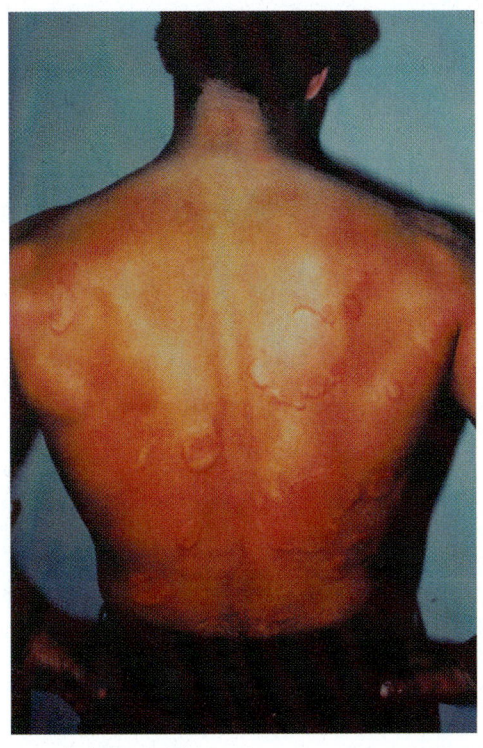

彩图 118-5 荨麻疹（风疹）。(Courtesy of David Effron, MD.)

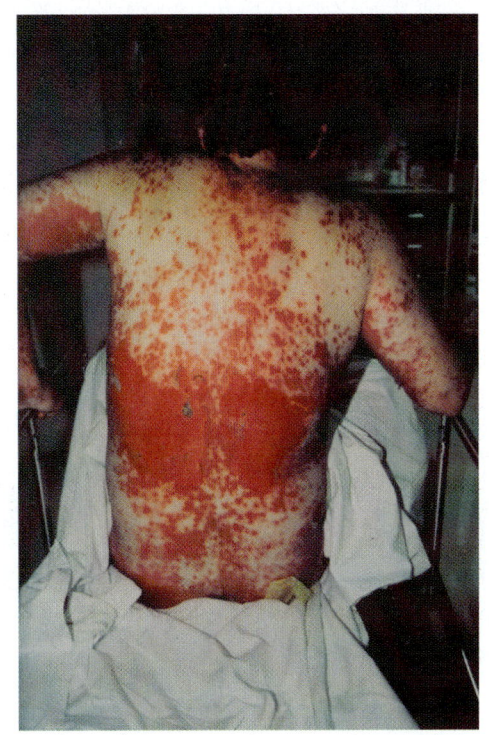

彩图 118-8 中毒性表皮坏死松解症。(Courtesy of David Effron, MD.)

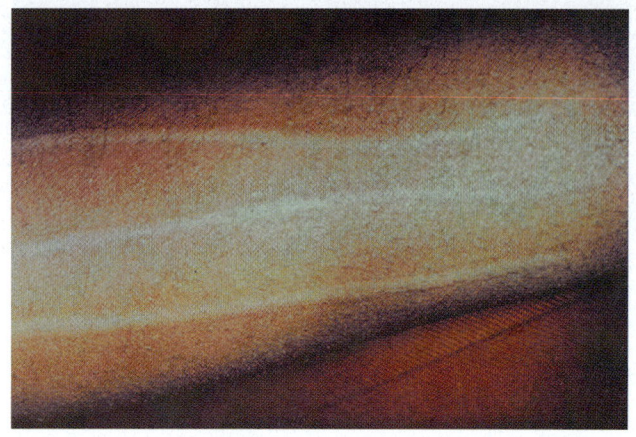

彩图 118-9　皮肤划痕症。（Courtesy of David Effron, MD.）

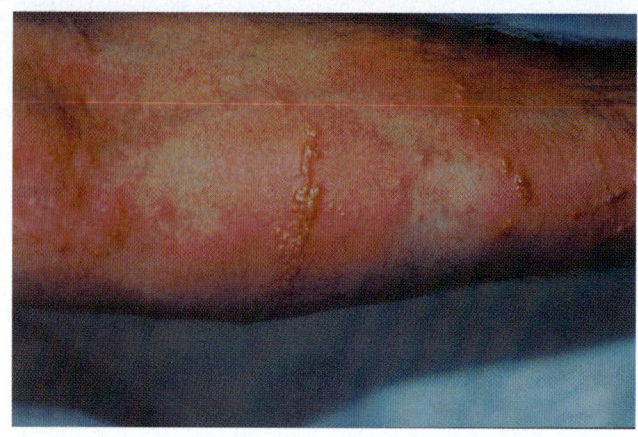

彩图 118-12　继发于毒藤的接触性皮炎典型线性病变。（Courtesy of David Effron, MD.）

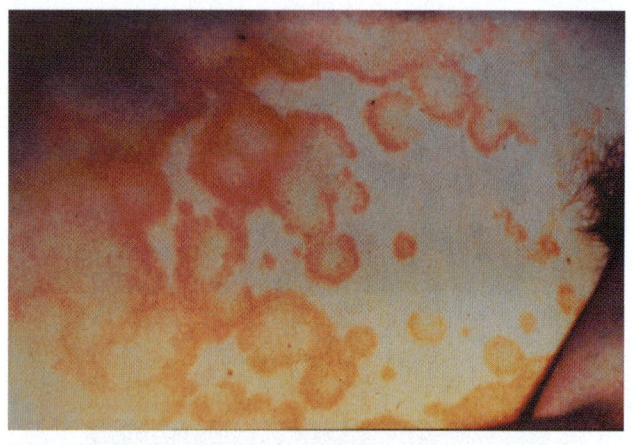

彩图 118-10　风湿热患者的环形红斑。（Courtesy of David Effron, MD.）

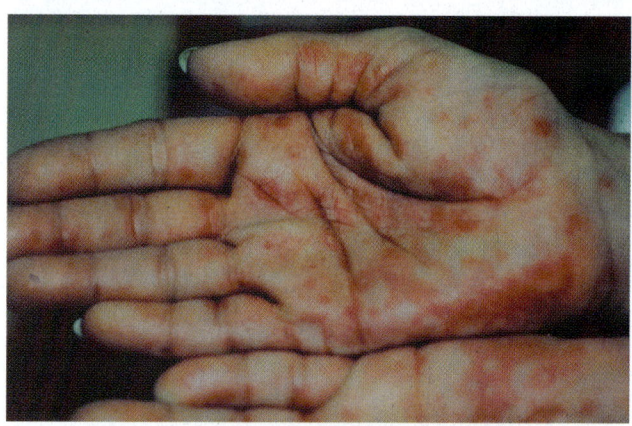

彩图 118-13　多形性红斑。（Courtesy of David Effron, MD.）

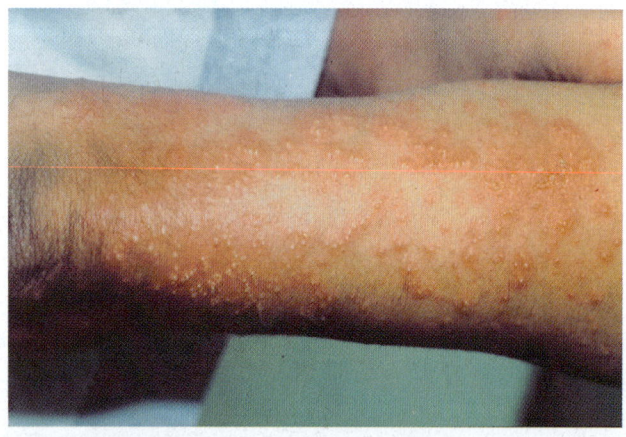

彩图 118-11　继发于镍的接触性皮炎。（Courtesy of David Effron, MD.）

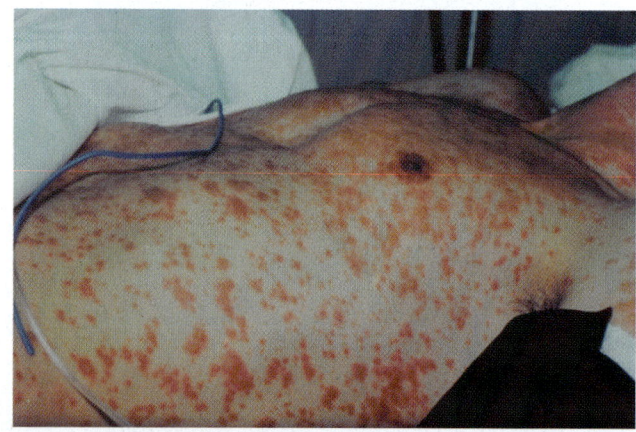

彩图 118-14　Stevens-Johnson 综合征。（Courtesy of David Effron, MD.）

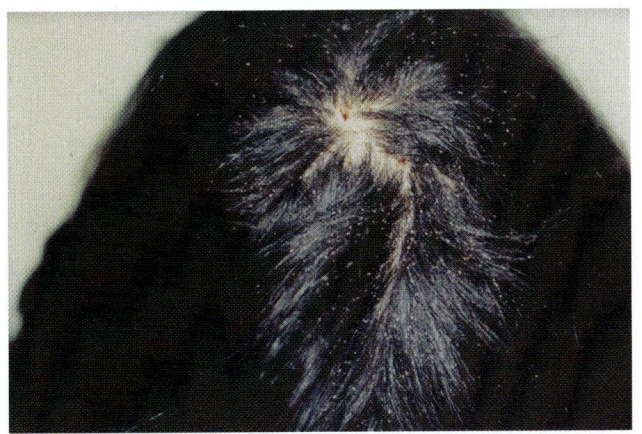

彩图 118-15 头虱。(Courtesy of David Effron, MD.)

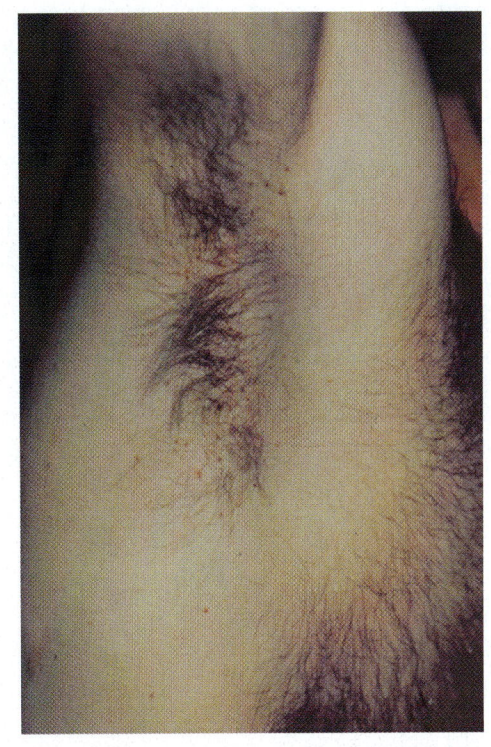

彩图 118-17 体虱。(Courtesy of David Effron, MD.)

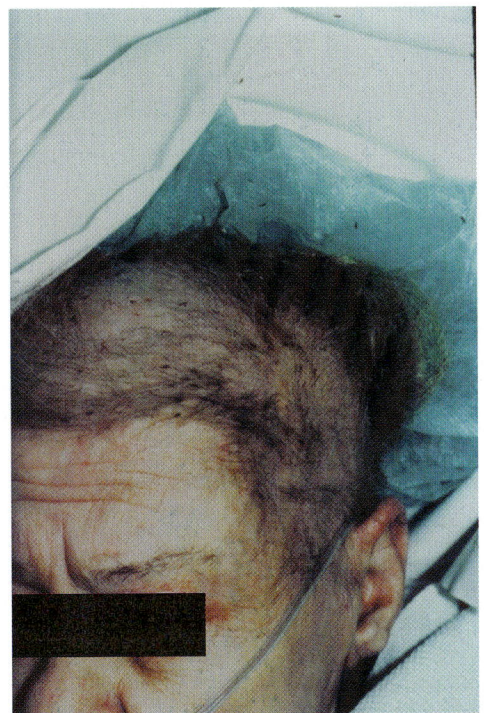

彩图 118-16 体虱。(Courtesy of David Effron, MD.)

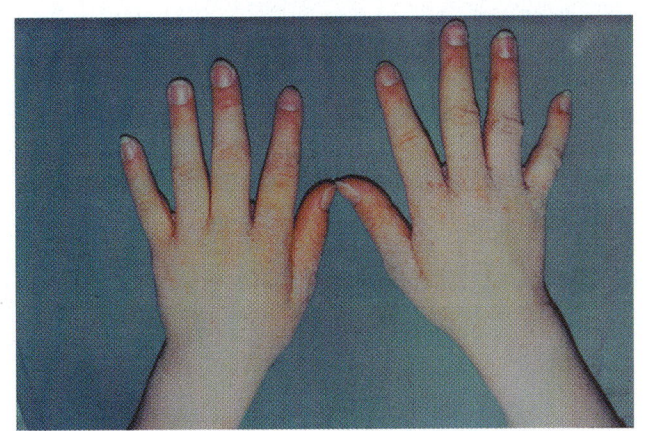

彩图 118-18 疥疮。(Courtesy of David Effron, MD.)

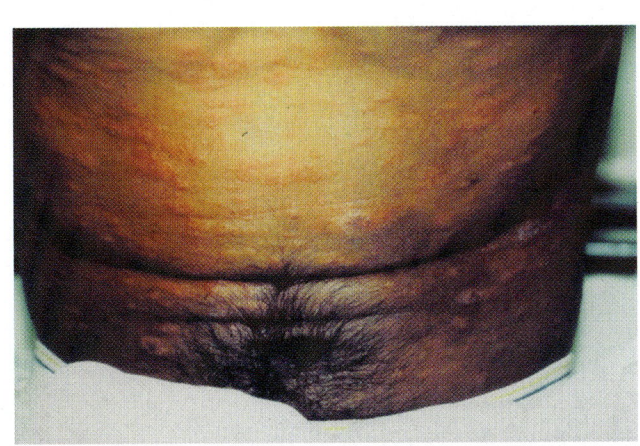

彩图 118-19 二期梅毒。(Courtesy of David Effron, MD.)

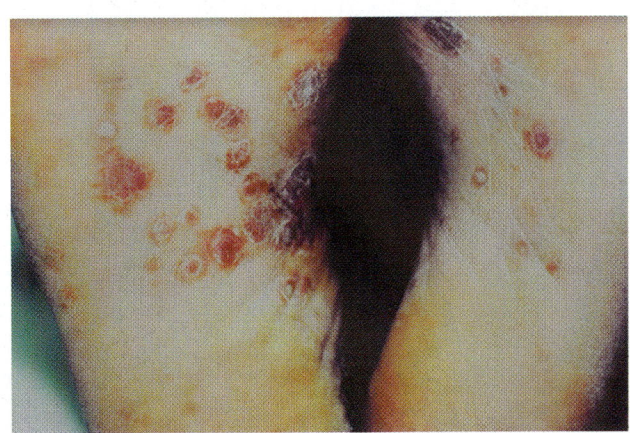

彩图 118-20 脚底二期梅毒的皮肤表现。(Courtesy of David Effron, MD.)

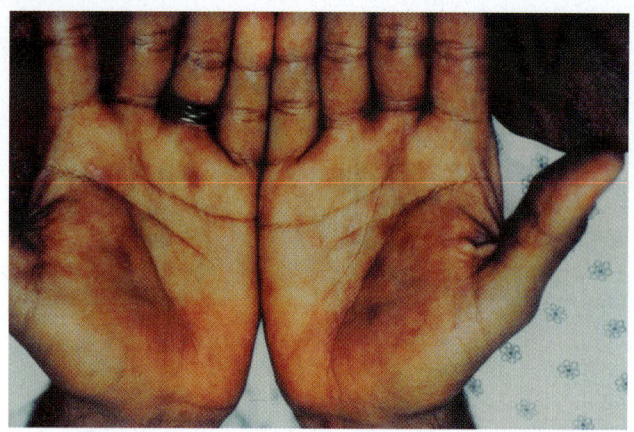

彩图 118-21　手掌二期梅毒的皮肤表现。（Courtesy of David Effron, MD.）

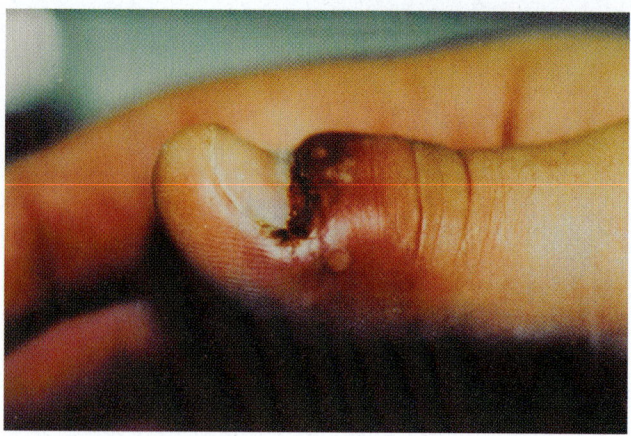

彩图 118-24　呼吸道合胞病毒-1 感染。（Courtesy of David Effron, MD.）

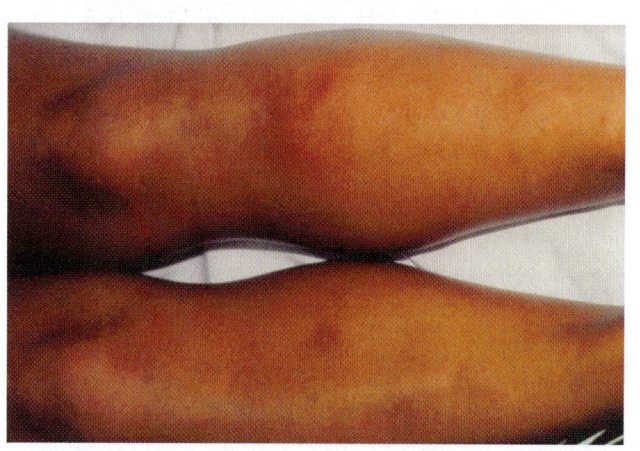

彩图 118-22　结节性红斑。（Courtesy of David Effron, MD.）

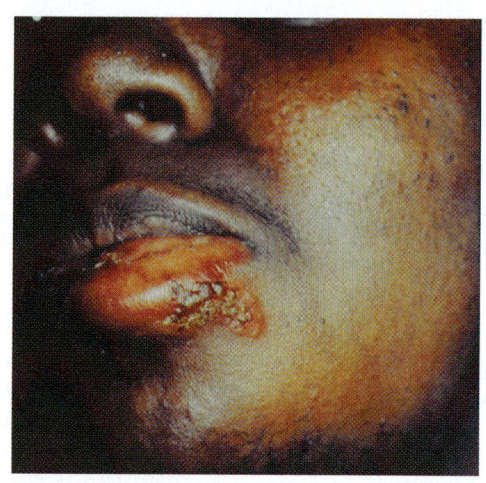

彩图 118-25　疱疹性瘭疽。（Courtesy of David Effron, MD.）

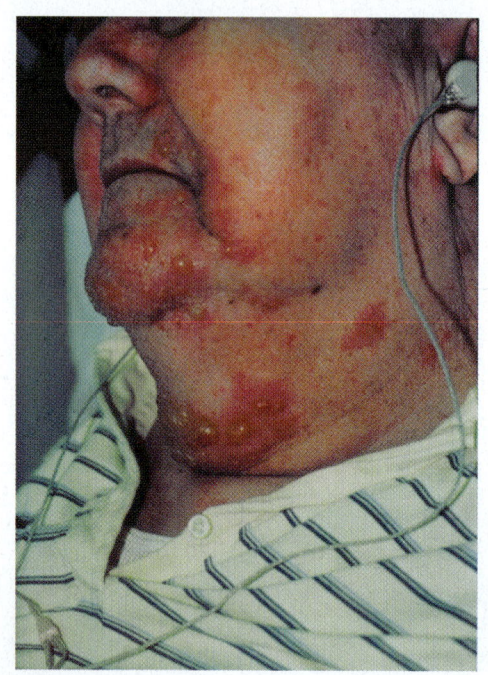

彩图 118-23　大疱性天疱疮。（Courtesy of David Effron, MD.）

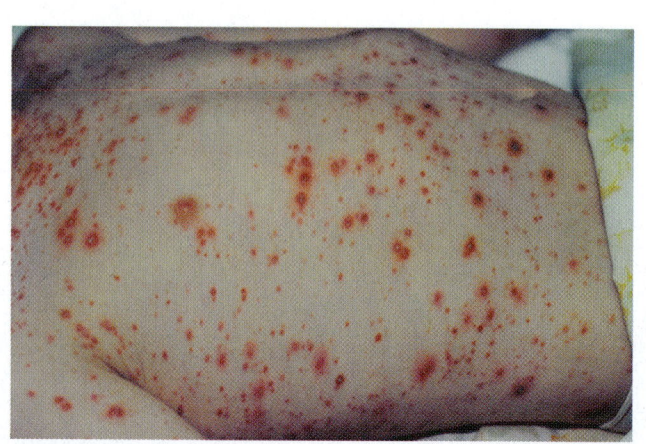

彩图 118-26　水痘。（Courtesy of David Effron, MD.）

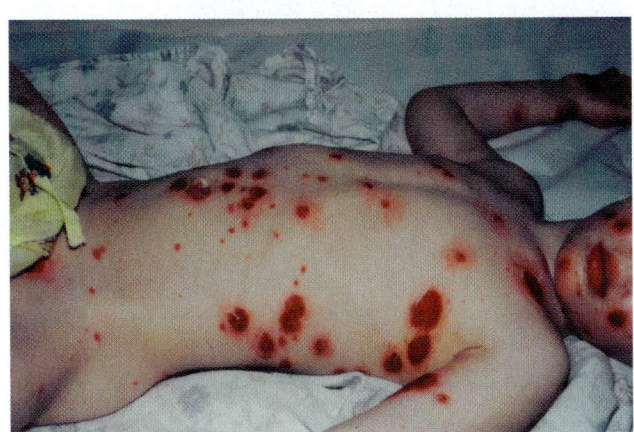

彩图 118-27 大疱性水痘。(Courtesy of David Effron, MD.)

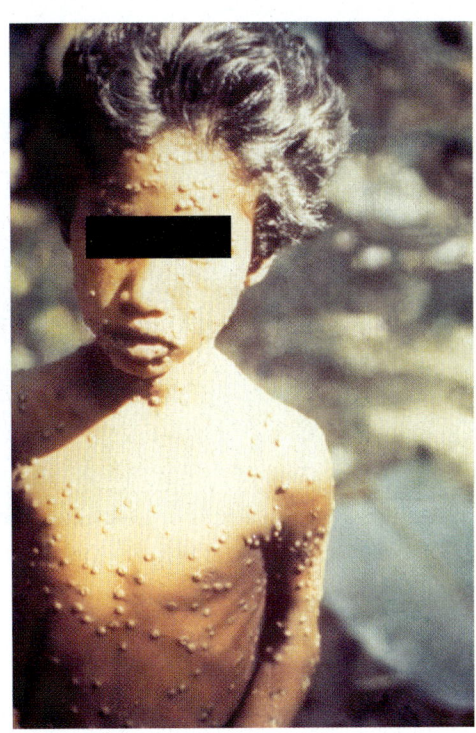

彩图 118-30 天花。(From the Centers for Disease Control and Prevention Public Health Image Library [http://phil.cdc.gov].)

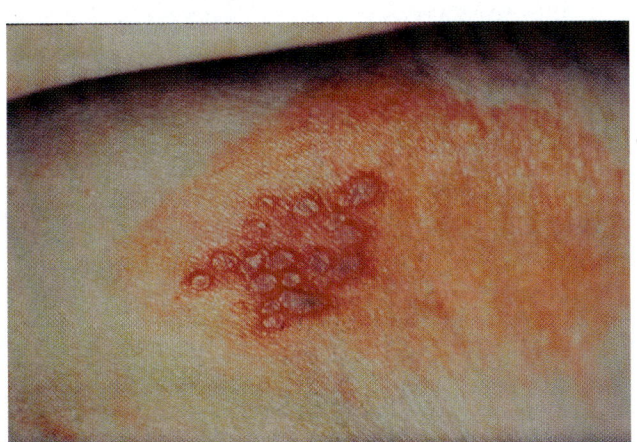

彩图 118-28 带状疱疹。(Courtesy of David Effron, MD.)

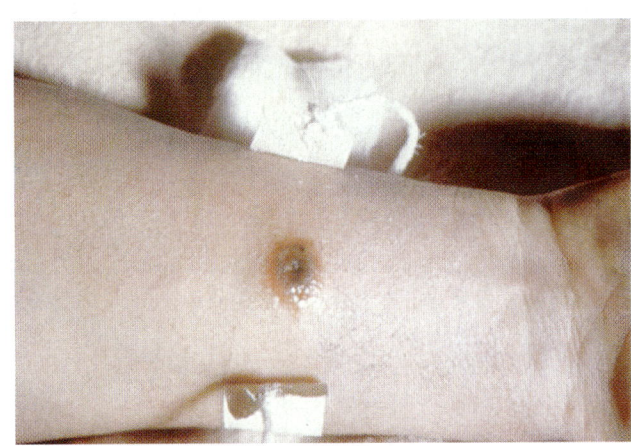

彩图 118-31 皮肤炭疽。(From the Centers for Disease Control and Prevention Public Health Image Library [http://phil.cdc.gov].)

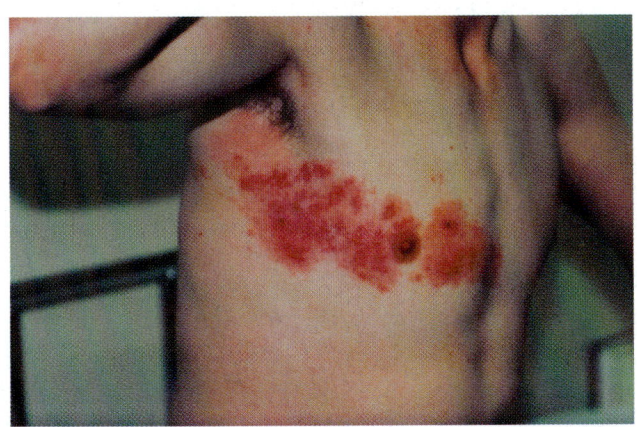

彩图 118-29 带状疱疹感染。(Courtesy of David Effron, MD.)

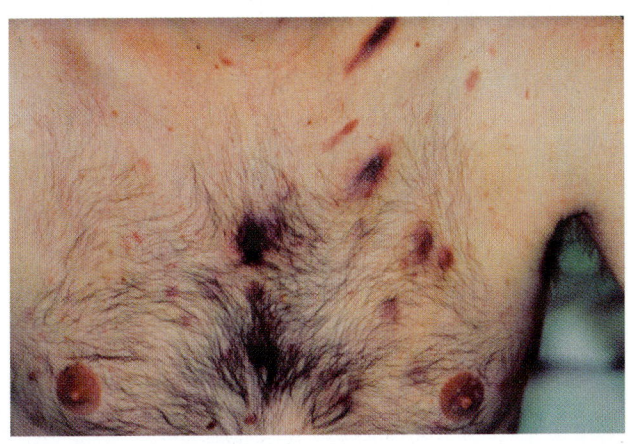

彩图 118-32 艾滋病患者的卡波西肉瘤。(Courtesy of David Effron, MD.)

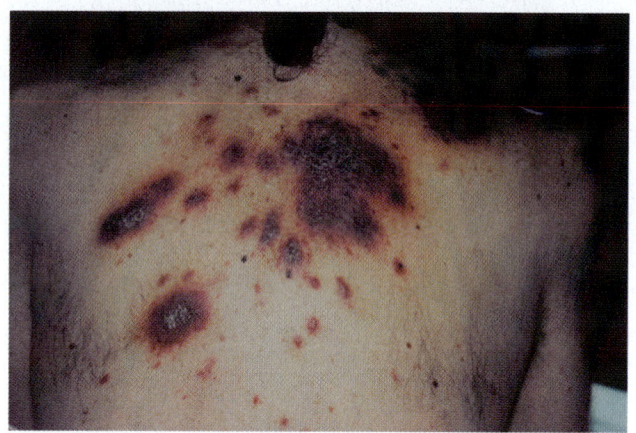

彩图 118-33 艾滋病患者的卡波西肉瘤。（Courtesy of David Effron, MD.）

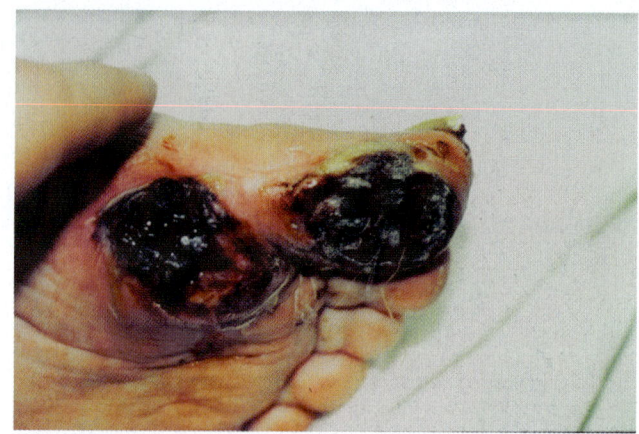

彩图 118-36 继发于糖尿病的血管溃疡。（Courtesy of David Effron, MD.）

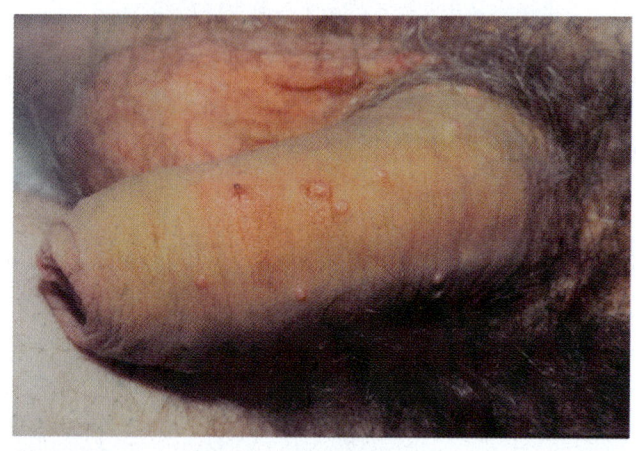

彩图 118-34 由病毒引起的传染性软疣。（Courtesy of David Effron, MD.）

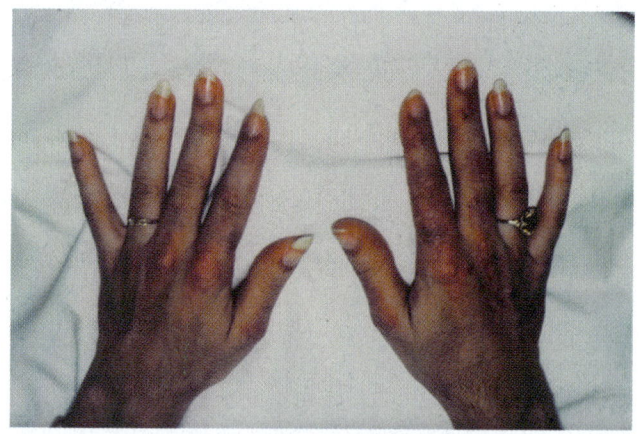

彩图 118-37 关节伸肌表面的红斑皮炎、皮肌炎。（Courtesy of David Effron, MD.）

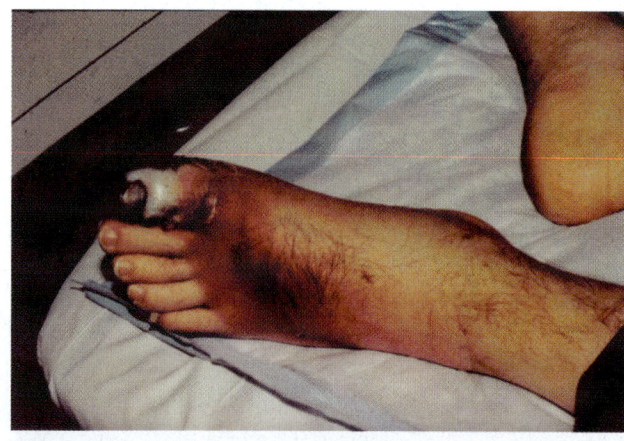

彩图 118-35 糖尿病患者坏疽的脚趾和蜂窝组织炎。（Courtesy of David Effron, MD.）

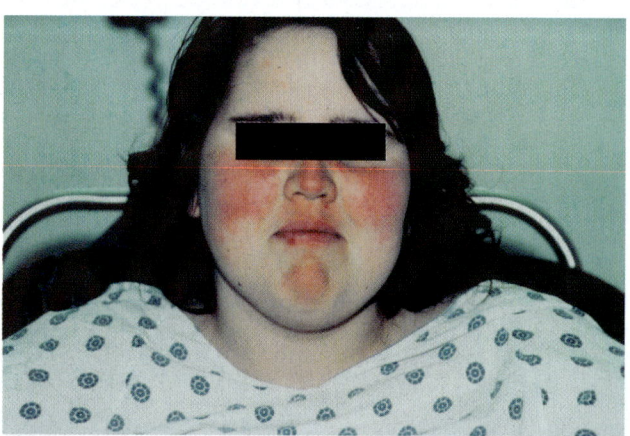

彩图 118-38 系统性红斑狼疮患者的颧骨红斑。（Courtesy of David Effron, MD.）

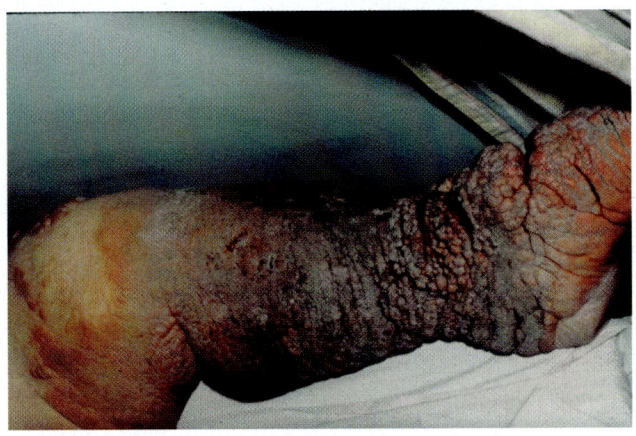

彩图 118-39 甲状腺功能减退患者的严重黏液性水肿。（Courtesy of David Effron, MD.）

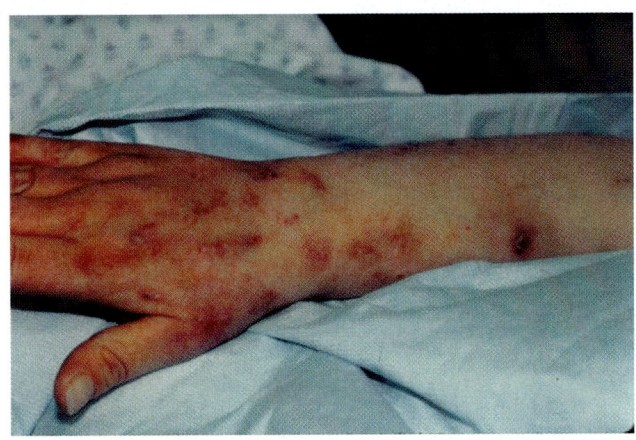

彩图 118-40 继发于静脉注射海洛因的痕迹。（Courtesy of David Effron, MD.）

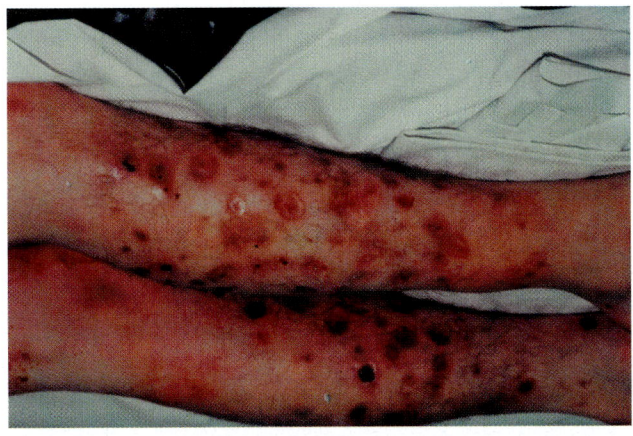

彩图 118-41 非法皮下药物注射的瘢痕。（Courtesy of David Effron, MD.）

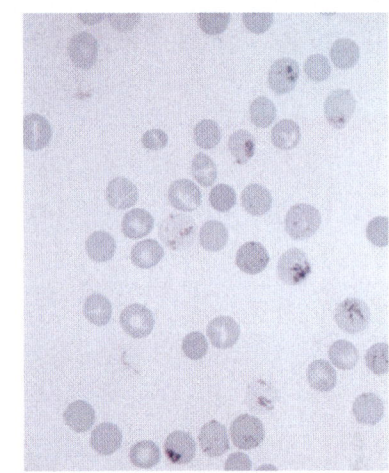

彩图 119-1 美兰染色后的网织红细胞。（From Hoffbrand AV, Pettite JE: Color Atlas of Clinical Hematology, 3rd ed. London, Mosby, 2000, p.18.）

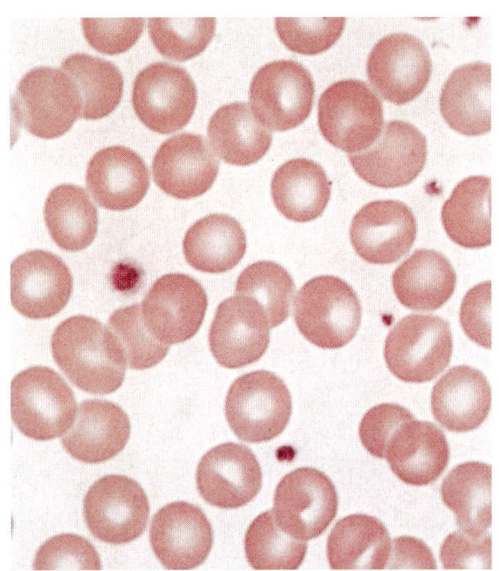

彩图 119-2 正常外周血涂片。（From Hoffbrand AV, Pettite JE: Color Atlas of Clinical Hematology, 3rd ed. London, Mosby, 2000, p.22.）

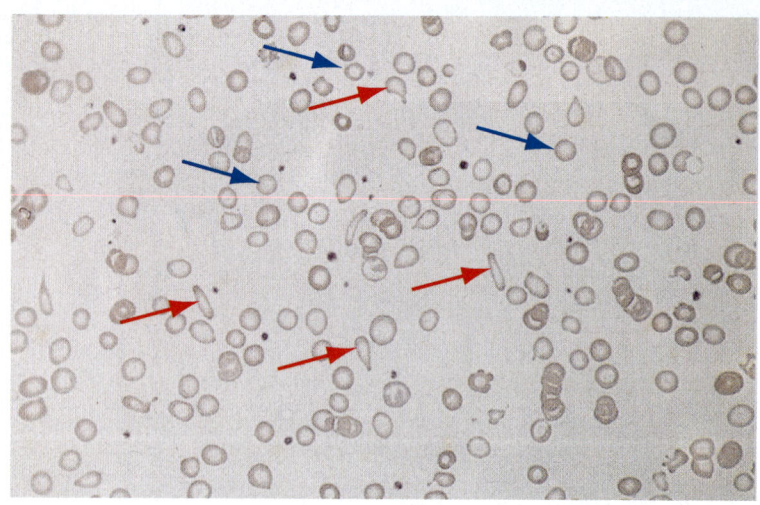

彩图 119-3 缺铁性贫血有血红蛋白染色浅，小细胞和异性细胞（无正常细胞形态）。(From Hoffbrand AV, Pettite JE: Color Atlas of Clinical Hematology, 3rd ed. London, Mosby, 2000, p. 44.)

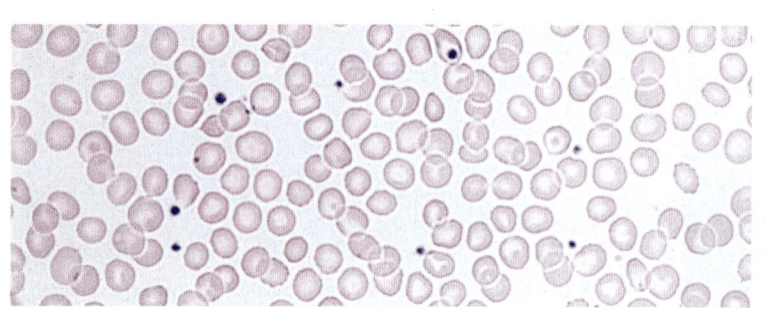

彩图 119-4 β-珠蛋白生成障碍性贫血：小细胞低色素红细胞及靶形红细胞。(From Hoffbrand AV, Pettite JE: Color Atlas of Clinical Hematology, 3rd ed. London, Mosby, 2000, p. 96.)

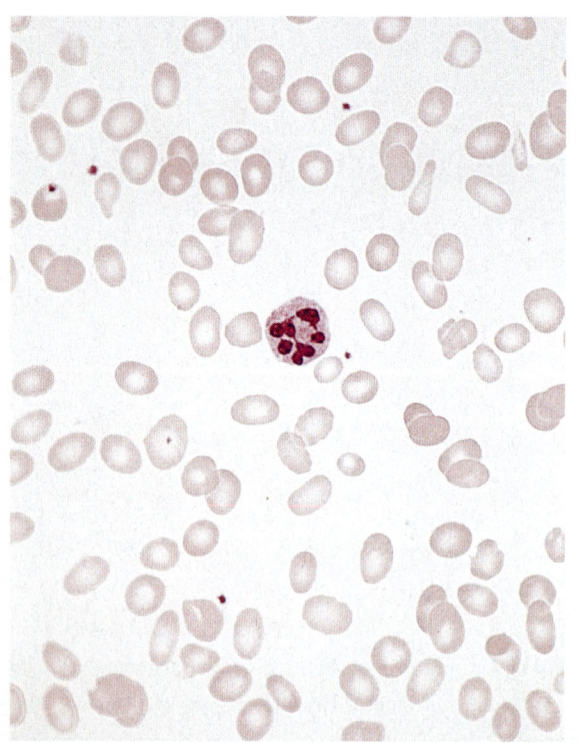

彩图 119-5 巨幼红细胞性贫血：大红细胞及分叶过多的多核型中性粒细胞。(From Hoffbrand AV, Pettite JE: Color Atlas of Clinical Hematology, 3rd ed. London, Mosby, 2000, p. 61.)

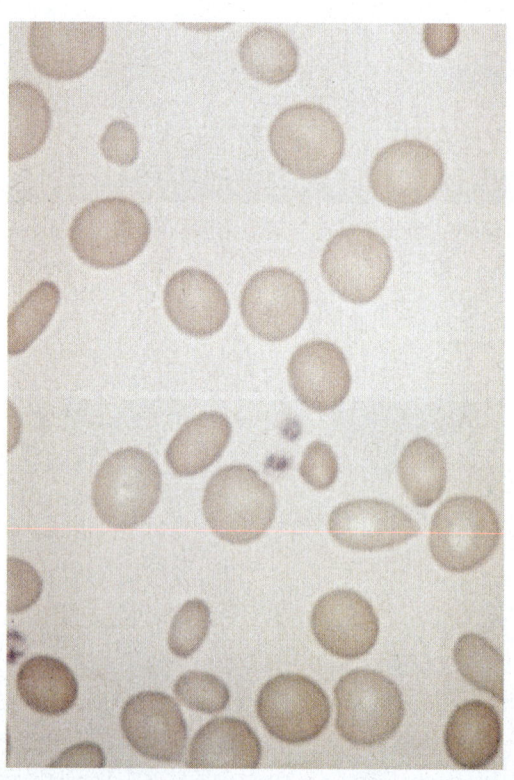

彩图 119-6 红细胞大小不均及畸形红细胞病。(From Hoffbrand AV, Pettite JE: Color Atlas of Clinical Hematology, 3rd ed. London, Mosby, 2000, p. 113.)

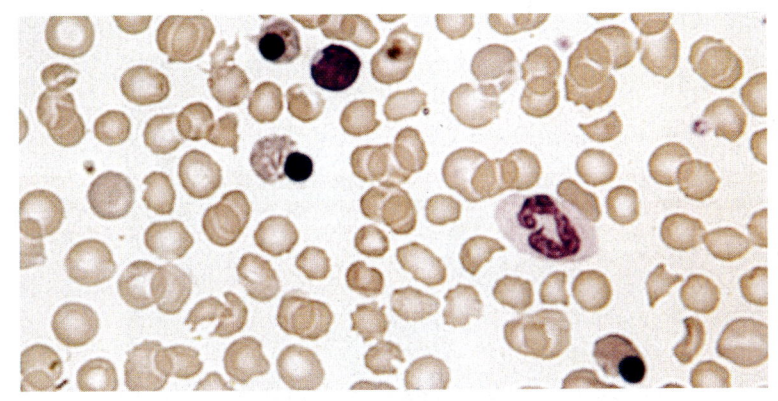

彩图 119-7 裂红细胞（碎裂细胞和有核红细胞）。（From Hoffbrand AV, Pettite JE: Color Atlas of Clinical Hematology, 3rd ed. London, Mosby, 2000, p. 115.）

彩图 119-8 球形红细胞增多症。（From Hoffbrand AV, Pettite JE: Color Atlas of Clinical Hematology, 3rd ed. London, Mosby, 2000, p. 115.）

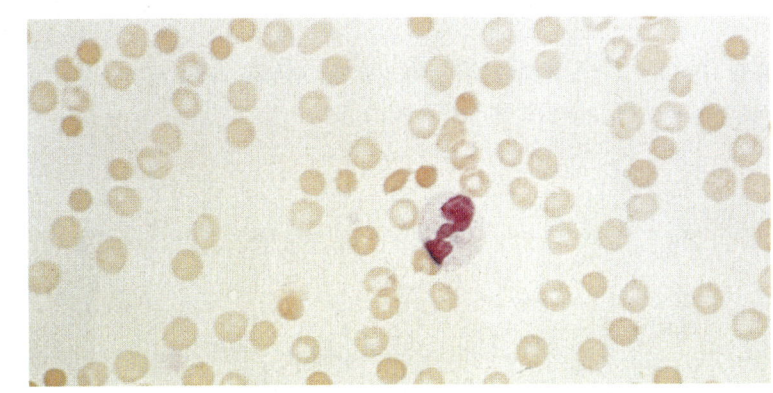

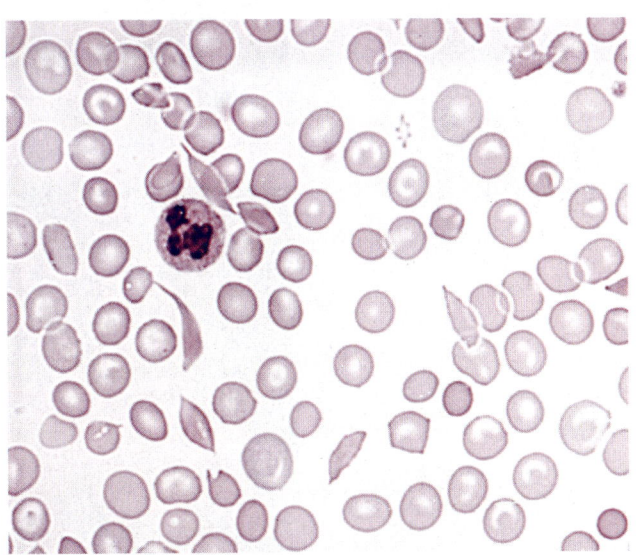

彩图 119-9 镰刀形红细胞。（From Hoffbrand AV, Pettite JE: Color Atlas of Clinical Hematology, 3rd ed. London, Mosby, 2000, p. 103.）

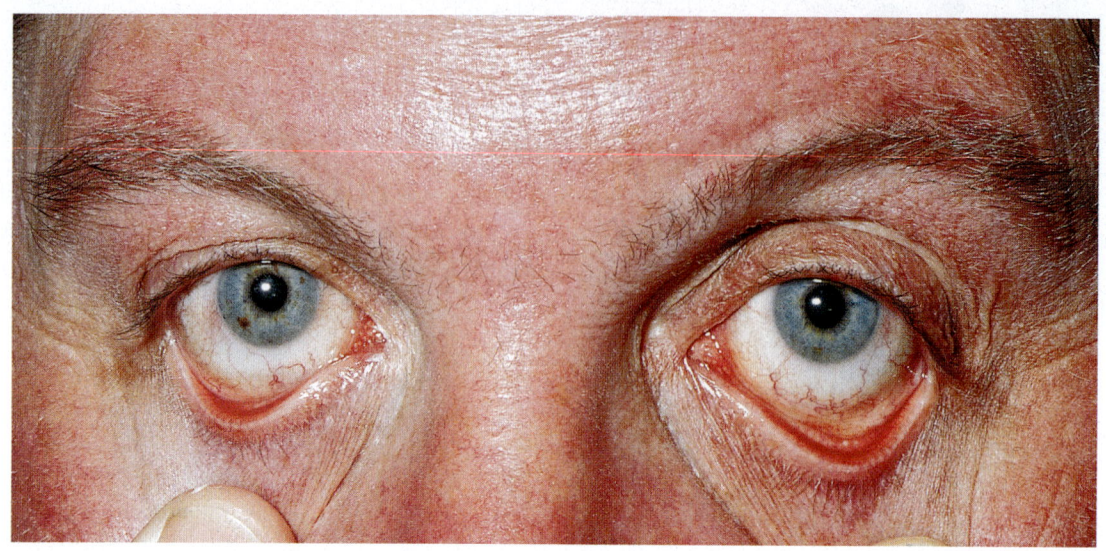

彩图 119-10 真性红细胞增多症：40岁女性，面部多血症及结膜充血。（From Hoffbrand AV, Pettite JE: Color Atlas of Clinical Hematology, 3rd ed. London, Mosby, 2000, p.248.）

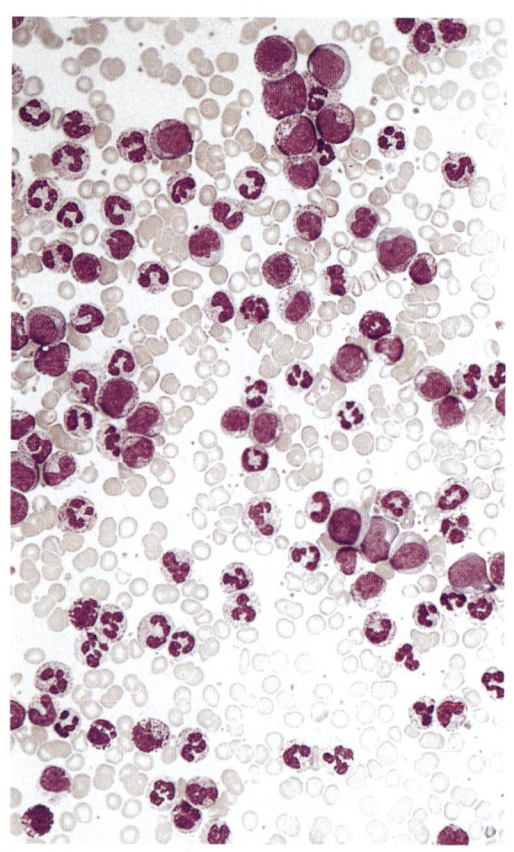

彩图 119-11 慢性髓细胞样白血病。（From Hoffbrand AV, Pettite JE: Color Atlas of Clinical Hematology, 3rd ed. London, Mosby, 2000, p.169.）

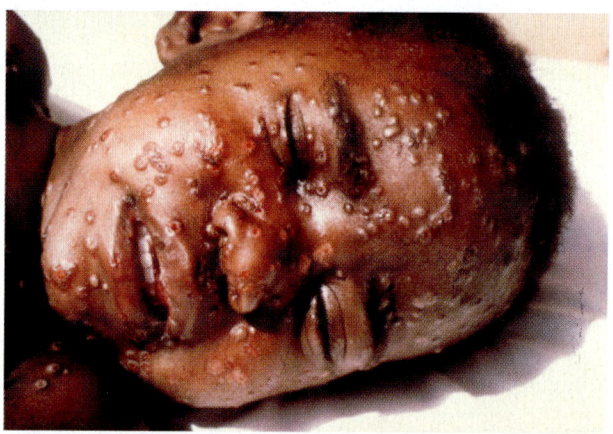

彩图 128-1 天花。

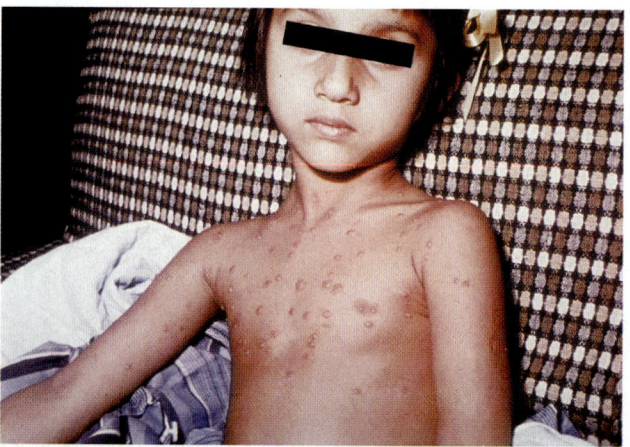

彩图 128-2 水痘。

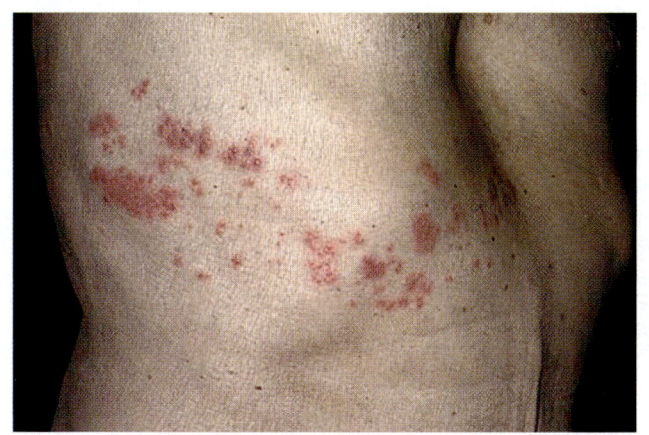

彩图 128-3　带状疱疹。

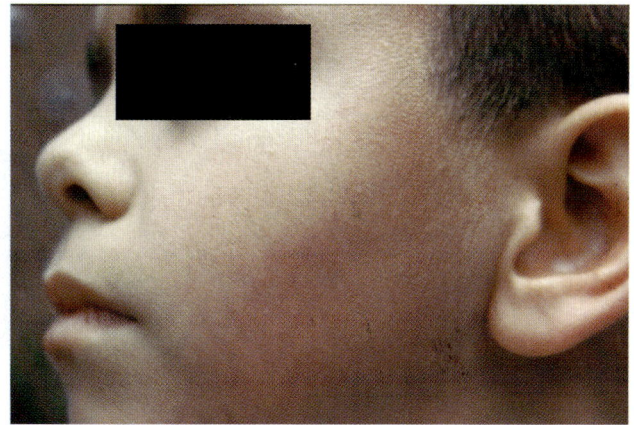

彩图 128-4　传染性红斑。

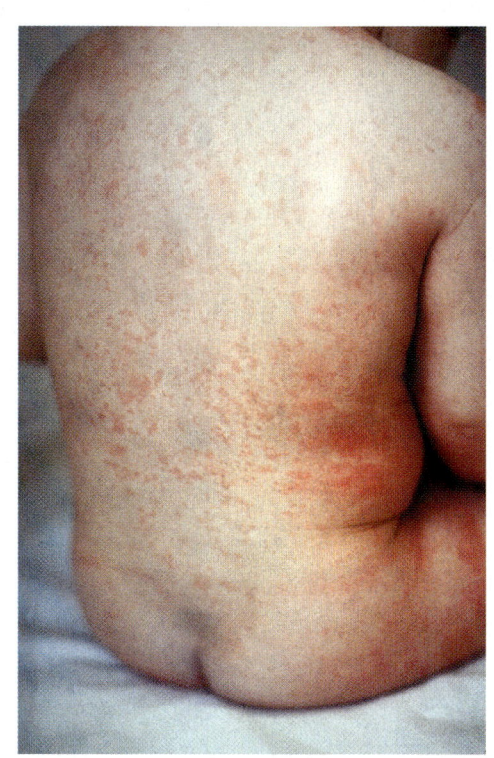

彩图 128-5　风疹。

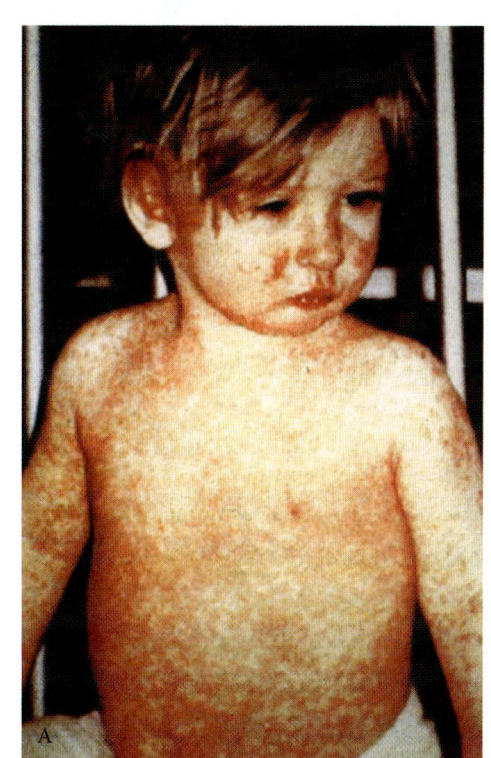

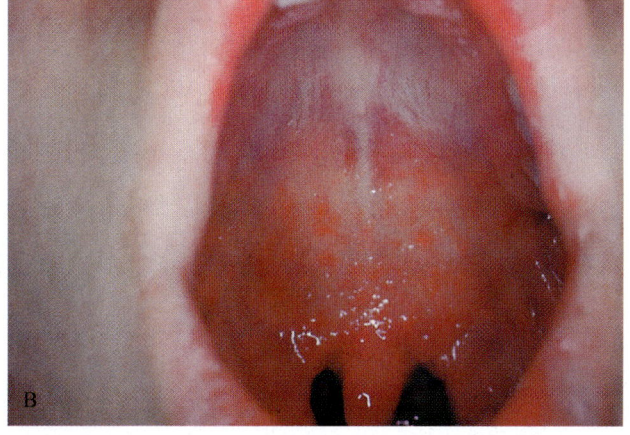

彩图 128-6　A，麻疹。B，因麻疹引起的麻疹黏膜斑（Koplik 斑）。

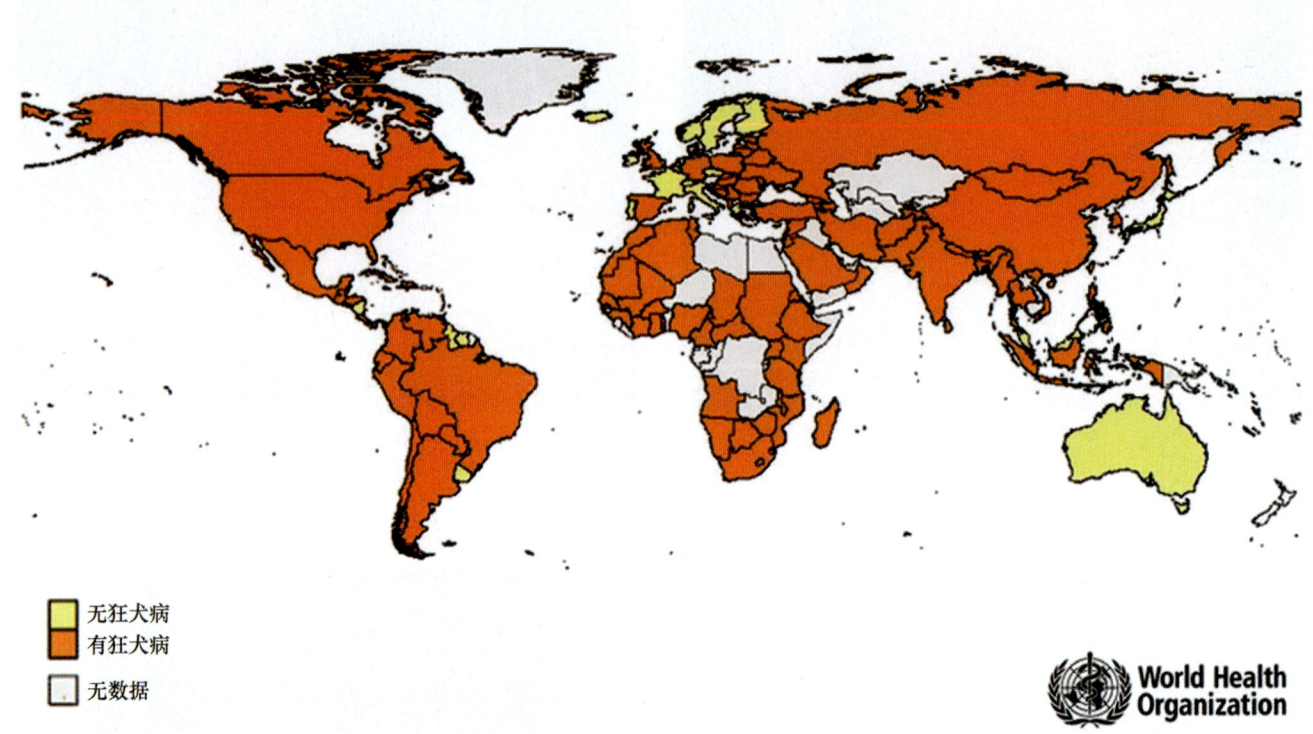

彩图129-1 2005年狂犬病全球范围内地区分布图。世界卫生组织通过每年的世界狂犬病调查收集了狂犬病患者的数据。这些数据显示，2004年到2005年，43个国家无患狂犬病的报道。(From Rabnet/World Survey of Rabies/OIE/FAO.)

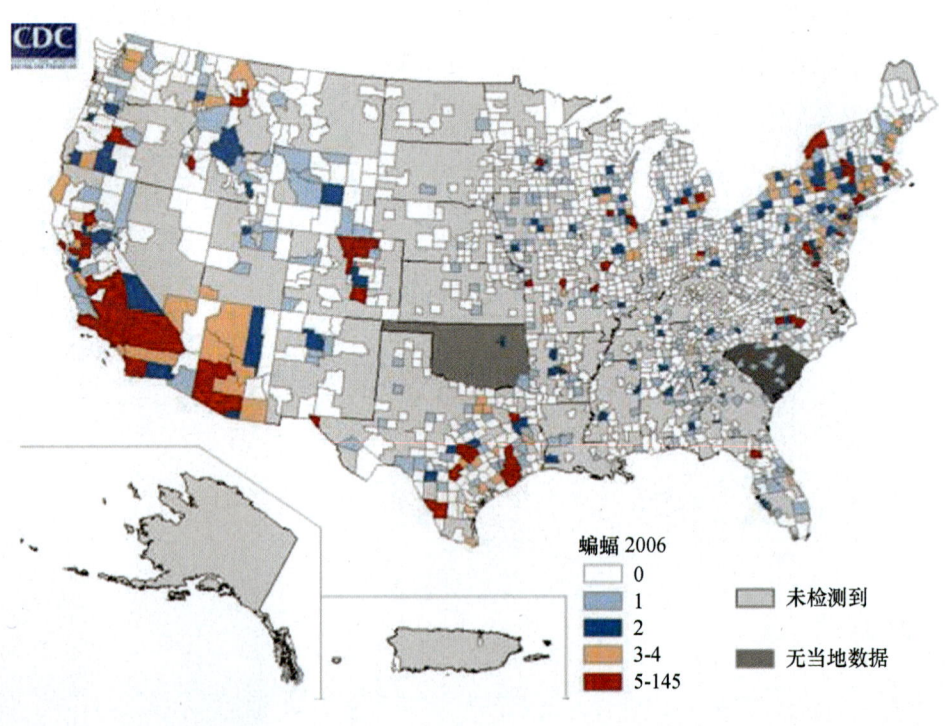

彩图129-3 2006年美国患狂犬病的蝙蝠例数，占美国动物狂犬病发病率的24%。这使得它们成为美国第二常见狂犬病病毒来源。得克萨斯州报告例数最多，其次是加利福尼亚州和纽约州。(From Blanton JD, Hanlon CA, Rupprecht CE: Rabies surveillance in the United States during 2006. J Am Vet Med Assoc 231: 540, 2007.)

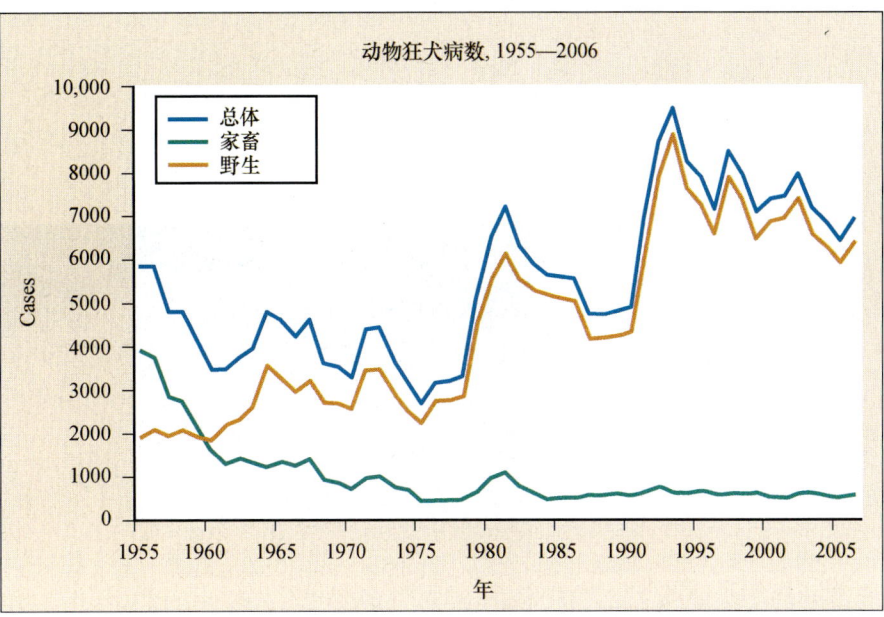

彩图 129-4　1955 年至 2006 年动物狂犬病例数。1940 年到 1950 年的狂犬病接种使家养动物狂犬病下降。同样，山狗和灰狐狂犬病病毒变种明显减少。(From Blanton JD, Hanlon CA, Rupprecht CE: Rabies surveillance in the United States during 2006. J Am Vet Med Assoc 231: 540, 2007.)

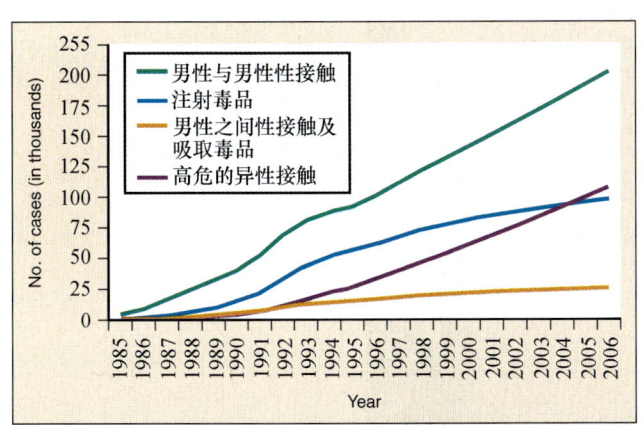

彩图 130-1　成人及青少年各种暴露因素所致艾滋病的年发病人数。(From Centers for Disease Control and Prevention: AIDS Surveillance—Trends [1985—2006]. Available at: http://www.cdc.gov/hiv/graphics/trends.htm.)

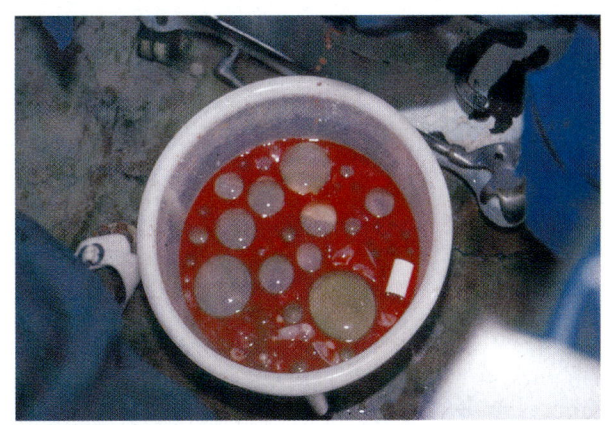

彩图 131-4　手术中取出的其他包虫囊肿。

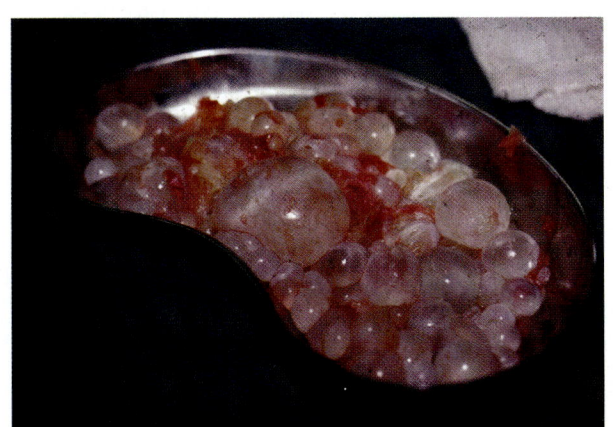

彩图 131-3　手术取出的包虫囊肿。

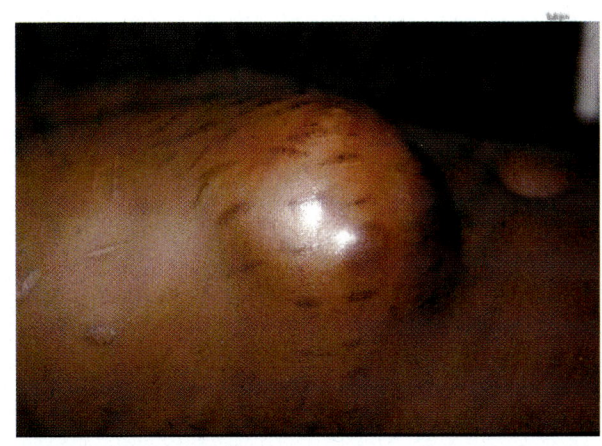

彩图 131-6　皮肤利什曼病。

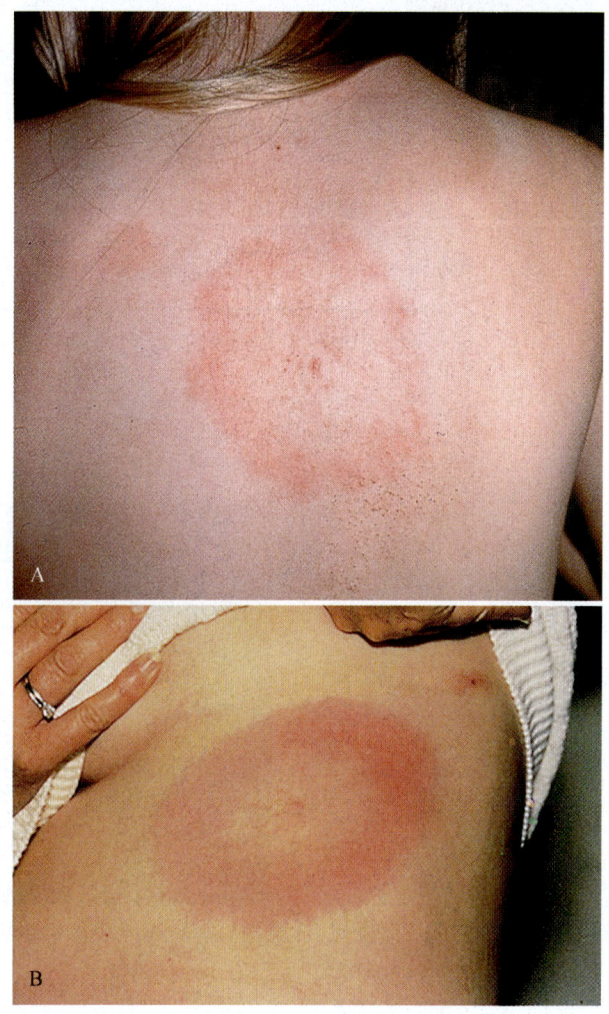

彩图 132-6 莱姆病常始于缓慢扩散的皮损-游走性红斑,其常在蜱叮咬处出现。**A**:经典的"牛眼"形皮损或具有"靶"心的部分中心清晰、外周鲜红的皮损。**B**,躯干部具有中心清晰的扩展性红斑样皮损。(**A**, Courtesy of Michael O. Murphy, MD. From Malawista SE, Bockenstedt LK:Lyme disease. In Goldman L, et al [eds]:Cecil Medicine:Expert Consult, 23rd ed. Philadelphia, Saunders, 2008, pp 2289-2294;**B**, courtesy of John Cook, MD. From Goldstein BG, Goldstein AE [eds]:Practical Dermatology, 2nd ed. St. Louis, Mosby, 1997, p 63.)

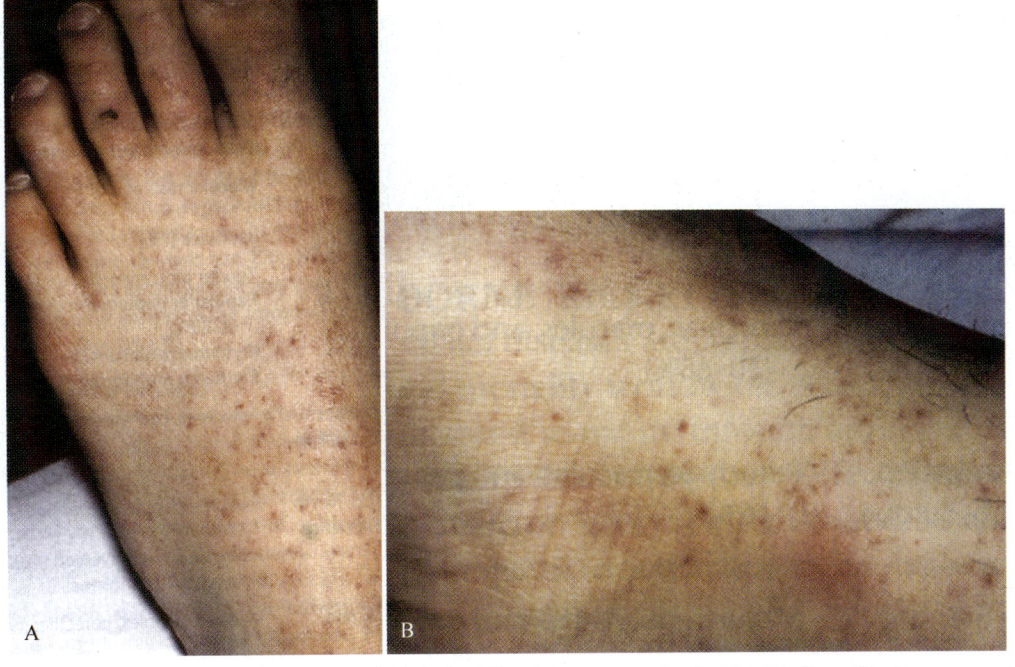

彩图 132-7　A，落基山斑疹热皮疹。B，落基山斑疹热皮疹近景。（From McGinley-Smith DE, Tsao SS: Dermatoses from ticks. J Am Acad Dermatol 49：363，2003.）

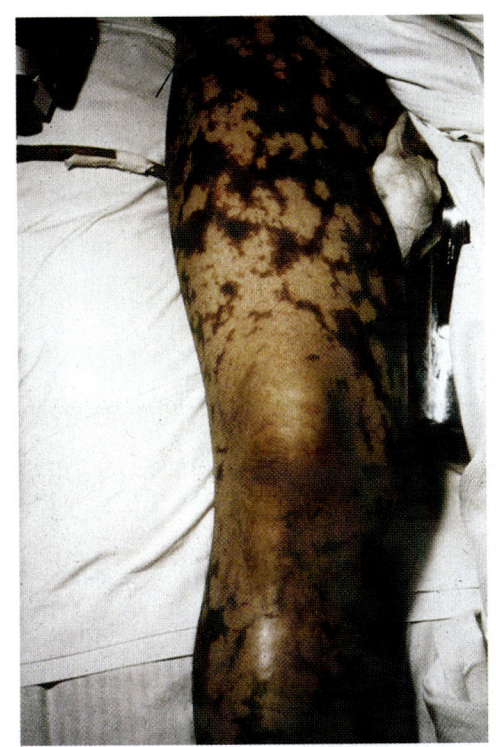

彩图 132-8　后期皮疹表现：下肢肢体远端的落基山斑疹热表现。（Courtesy of Theodore Woodward, MD.）

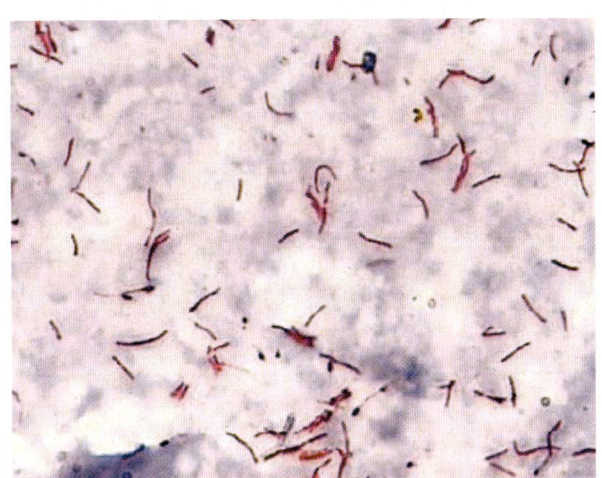

彩图 133-6　AFB 涂片镜下所见 MTB。（Courtesy of Alfredo Ponce de Leon, MD.）

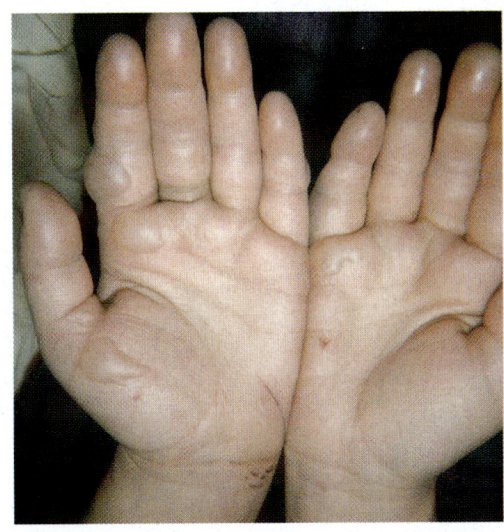

彩图 137-1　冻伤后的透明水疱。（Courtesy of Bill Mills, MD.）

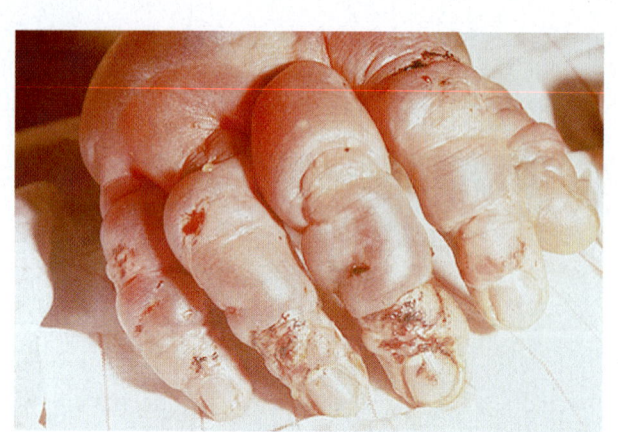

彩图 137-2 严重冻伤早期的出血性水疱的。（Courtesy of Bill Mills, MD.）

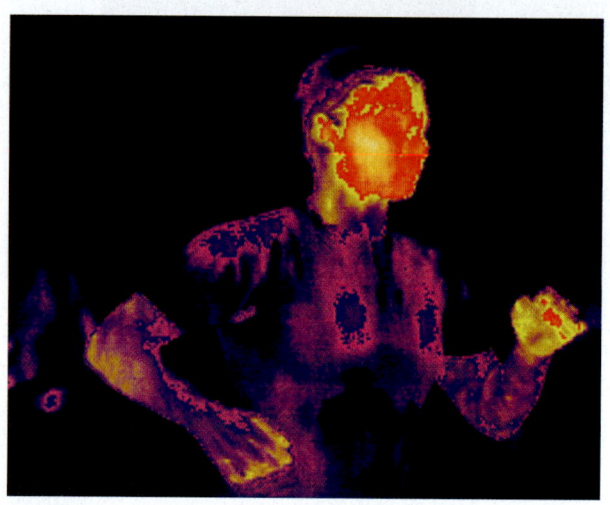

彩图 139-4 人体红外图像。提示人体手掌和面部温度较身体其他部位高。（From Auerbach's Wilderness Medicine, 5th ed., Mosby, 2007, ch. 10, p. 233.）

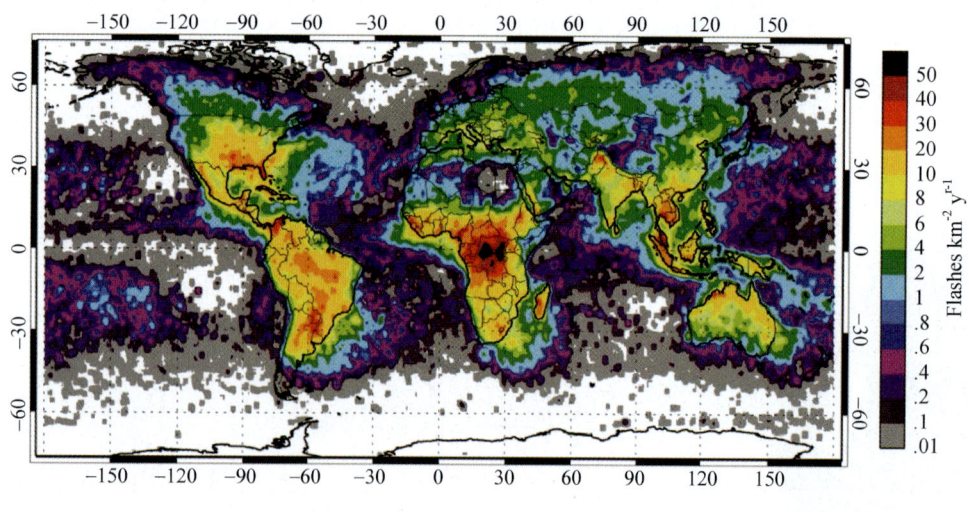

彩图 140-1 通过光学瞬时检测器观测到太空中雷电的全球发生频率和分布图。（From Christian HJ, et al: Global frequency and distribution of lightning as observed from space by the Optical Transient Detector. J Geophys Res 108 [D1]: 4005, 2003.）

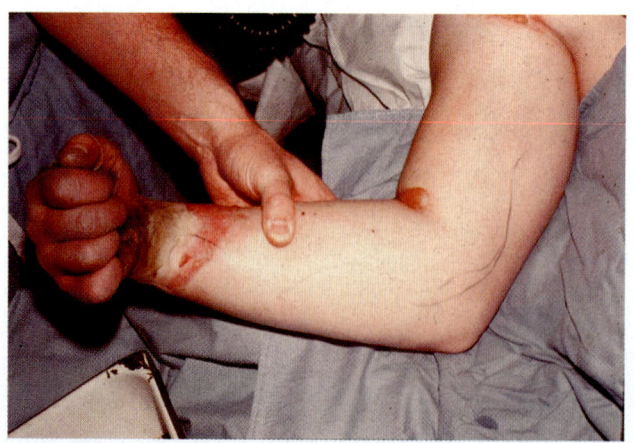

彩图 140-2 接吻燃烧。（Courtesy of Mary Ann Cooper, MD.）

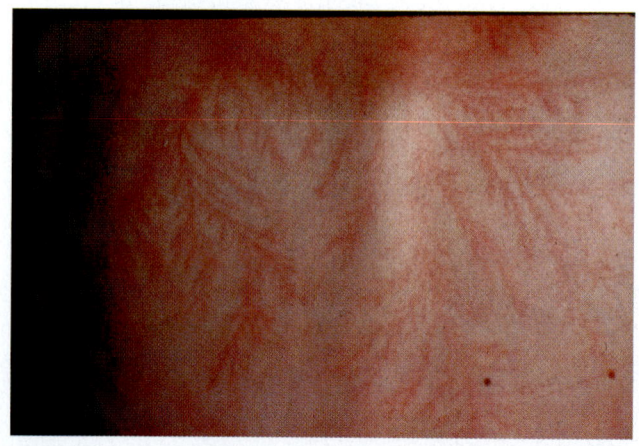

彩图 140-3 拉丝燃烧。（Courtesy of Mary Ann Cooper, MD.）

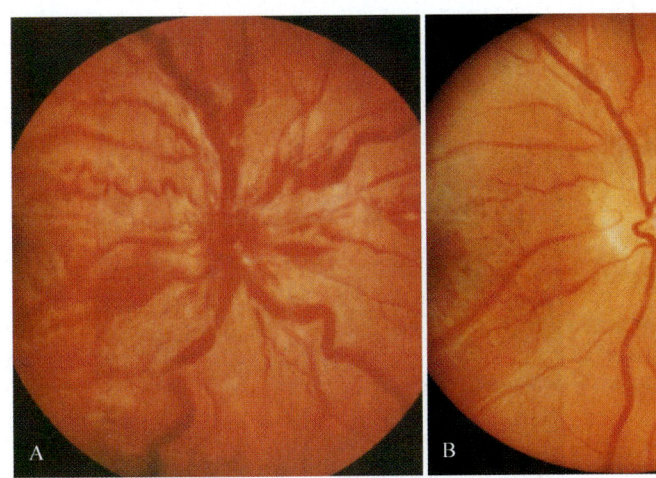

彩图 142-7　高原性视网膜出血。**A**，急性；**B**，消退一周后。（Courtesy of Charles Houston，MD.）

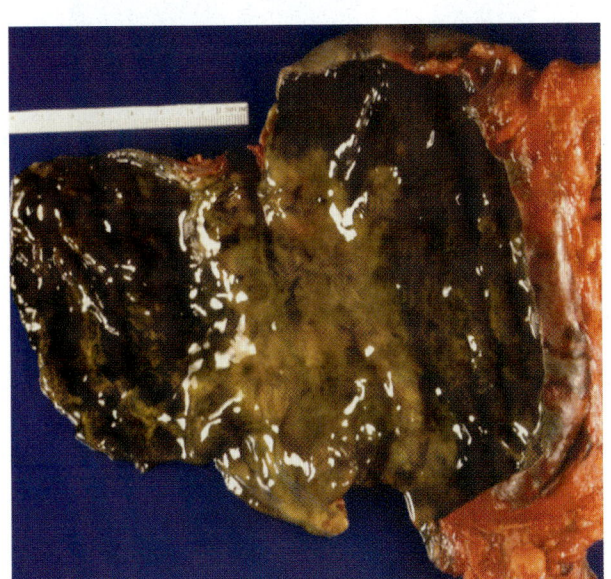

彩图 151-1　摄入 35% KOH 后的胃黏膜层。

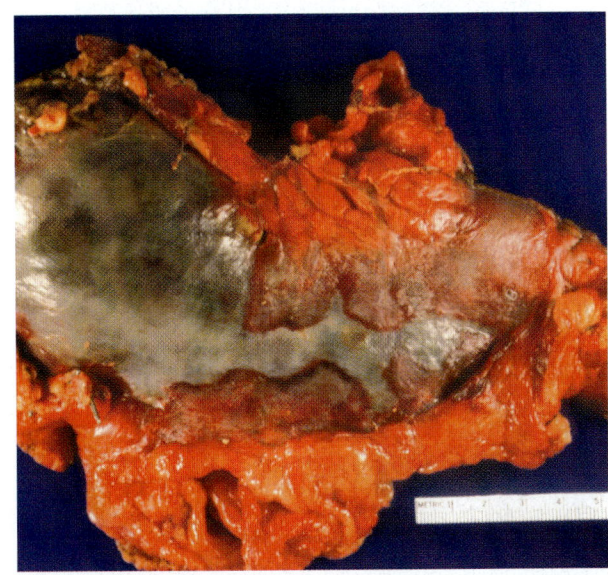

彩图 151-2　摄入 35% KOH 后的胃浆膜层。

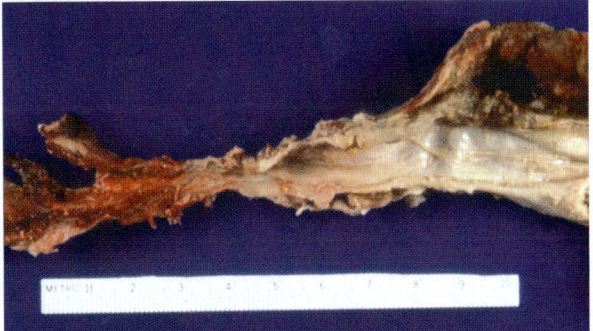

彩图 151-3　摄入 35% KOH 后的食管。

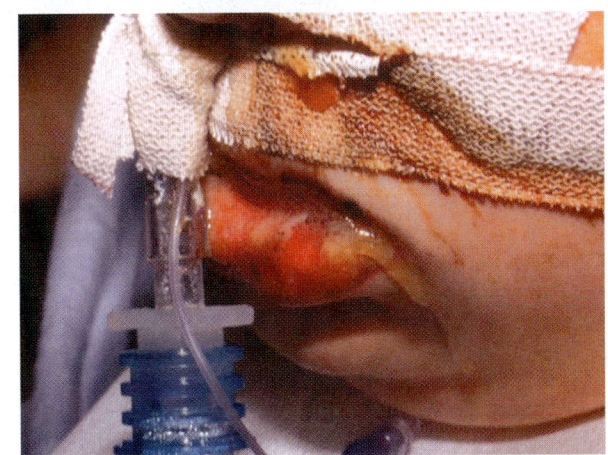

彩图 151-4　接触 35% KOH 后的嘴唇烧伤。

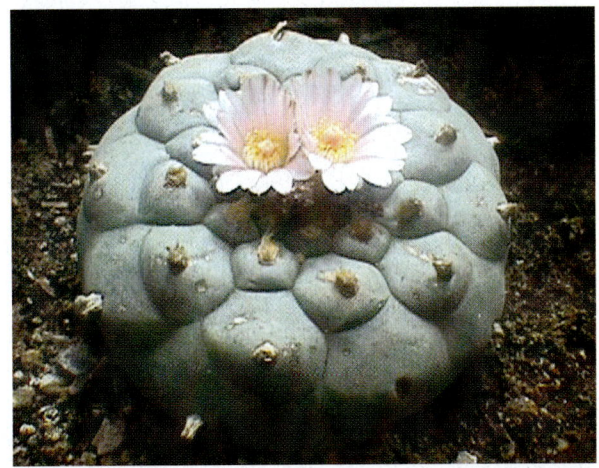

彩图 154-3　威廉斯仙人球（佩特仙人掌）。（*Photo by Christopher B. Copyright © 2000 Erowid.org. Accessed at http：//www.erowid.org.*）

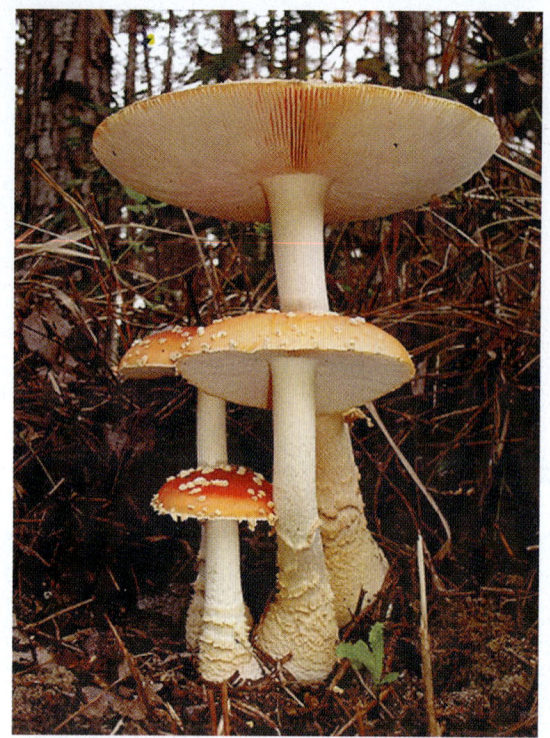

彩图 154-4 毒蝇伞蘑菇。(Photo by Mark Shubert. Copyright © 2004 Erowid.org. Accessed at http://www.erowid.org.)

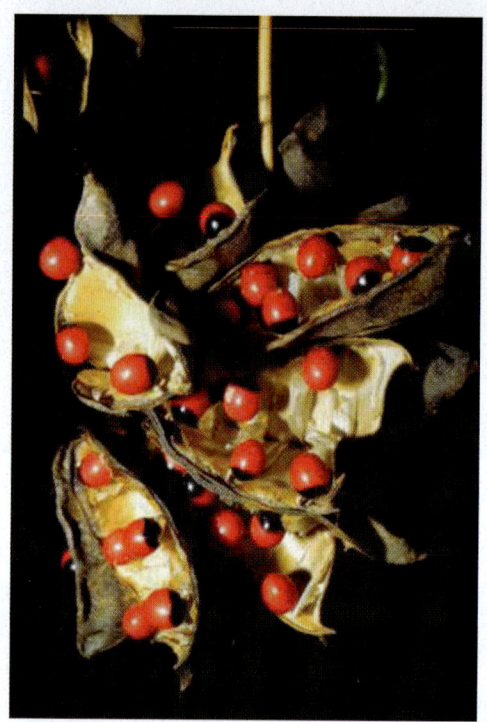

彩图 162-1 相思子（相思豆）。(Courtesy of Steven Setzer.)

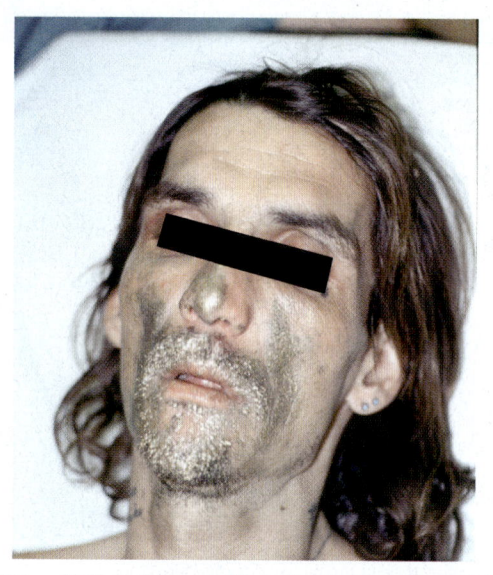

彩图 156-1 镇静状态下，涂抹在脸周围的典型"嗅探疹"。(Courtesy of Chris Tomaszewski, MD, Carolinas Healthcare System.)

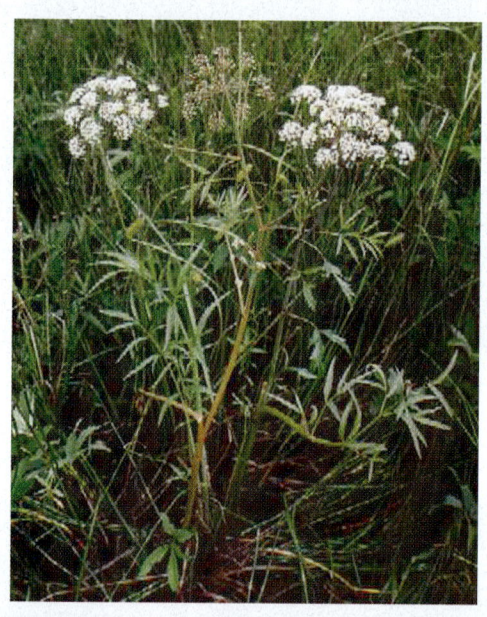

彩图 162-2 斑叶毒芹（水生铁杉）。(Courtesy of Steven Setzer.)

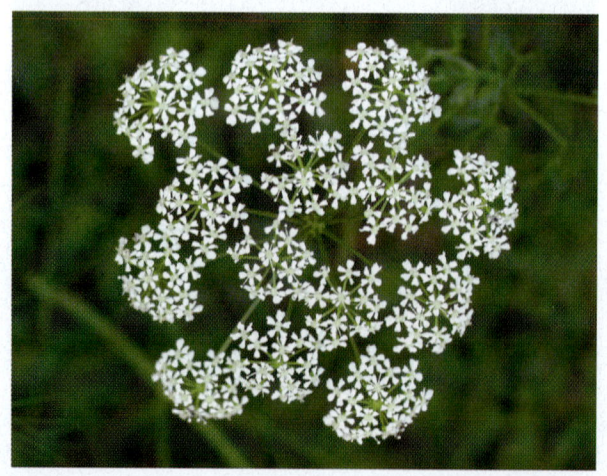

彩图 162-3 毒芹（有毒铁杉）。(Courtesy of Steven Setzer.)

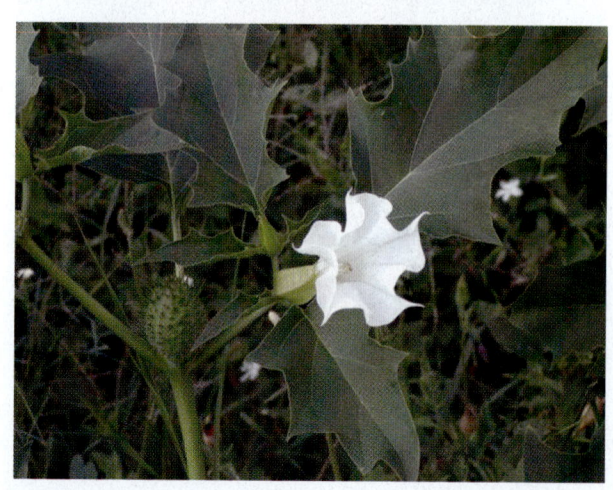

彩图 162-4 曼陀罗草（曼陀罗）。(Courtesy of Steven Setzer.)

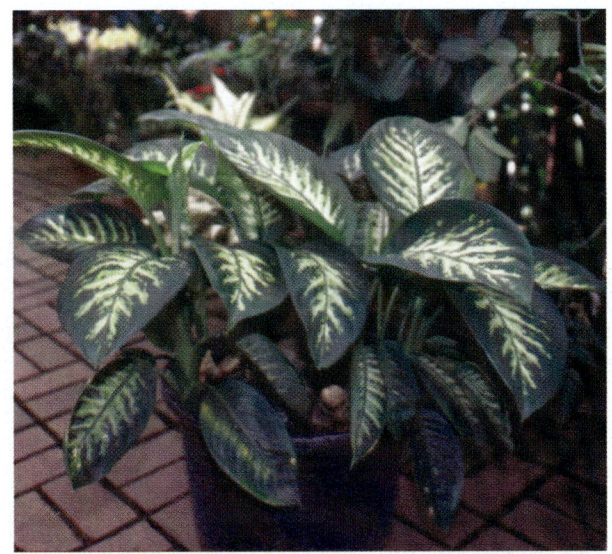

彩图 162-5　热带海芋属植物。(Courtesy of Steven Setzer.)

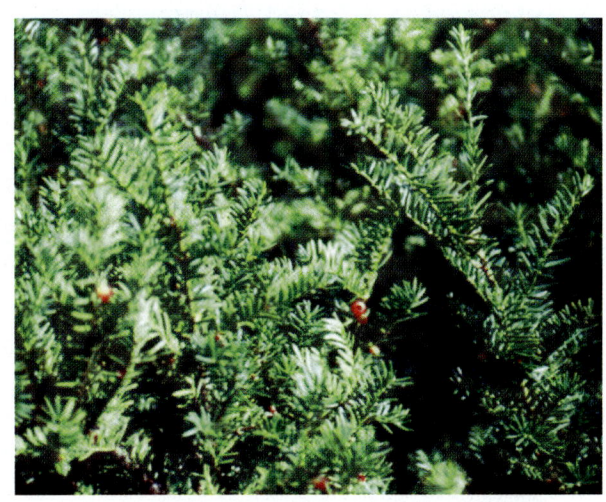

彩图 162-8　红豆杉（紫杉）。(Courtesy of Steven Setzer.)

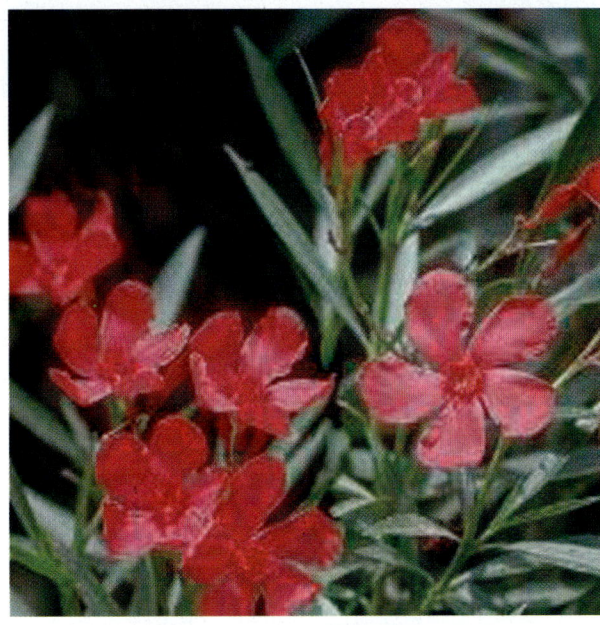

彩图 162-6　夹竹桃属。(Courtesy of Steven Setzer.)

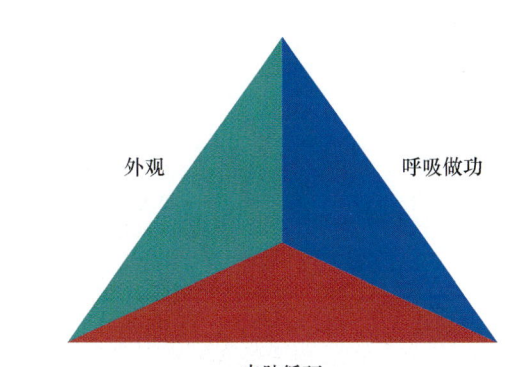

彩图 164-1　儿科评估三角。

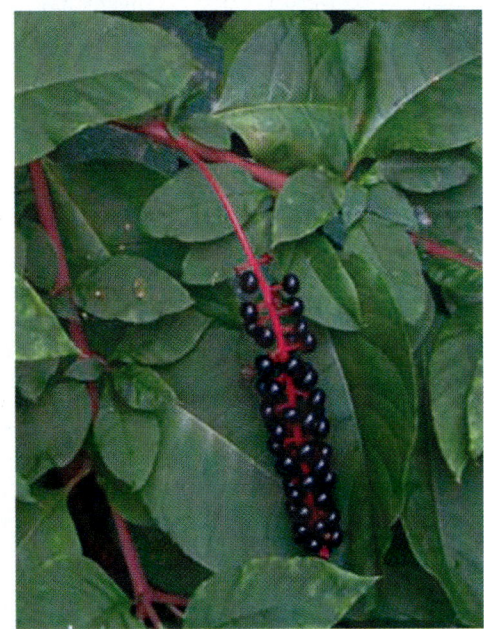

彩图 162-7　美洲商陆。(Courtesy of Steven Setzer.)

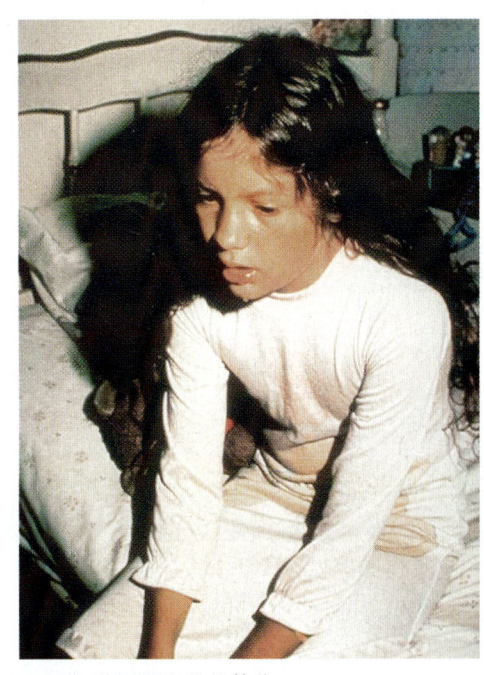

彩图 164-2　气道梗阻患儿的体位。

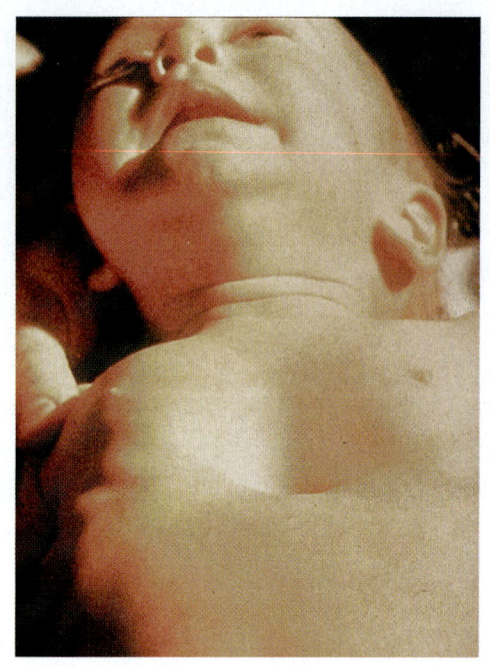

彩图 164-3 呼吸窘迫患儿肋间隙凹陷。

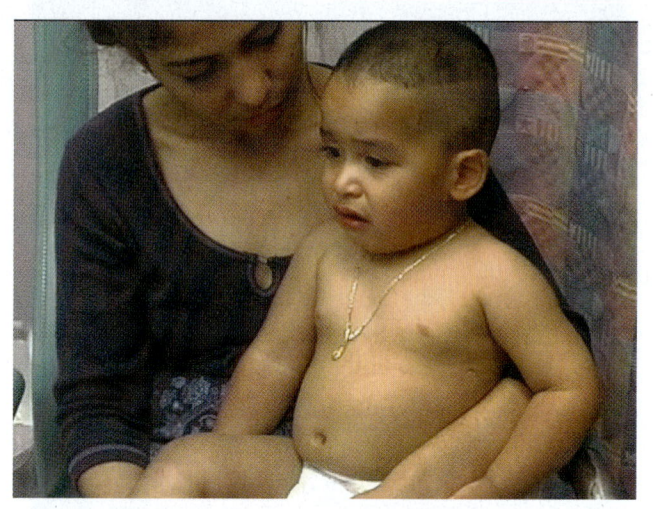

彩图 164-4 下气道梗阻呼吸窘迫患儿的鼻翼扇动。

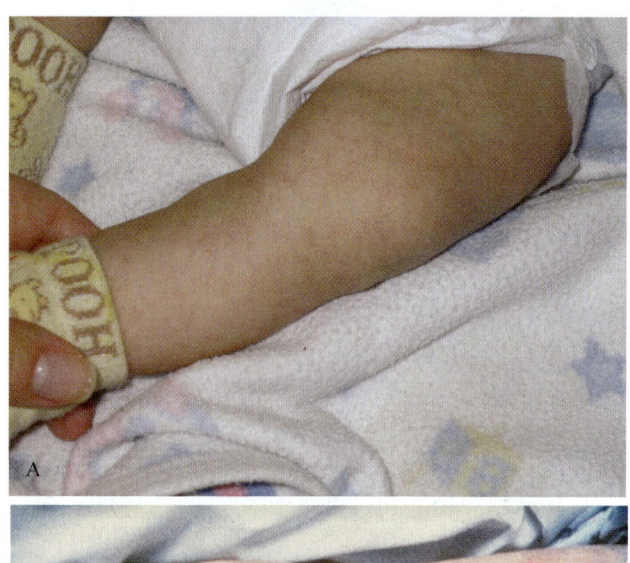

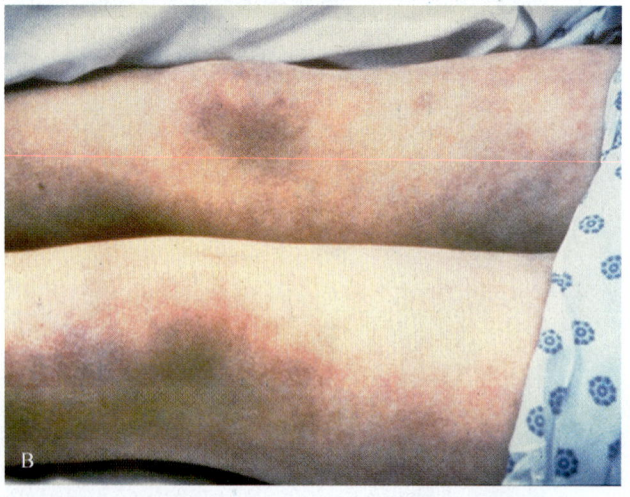

彩图 164-5 大理石样花纹（A）和皮肤花斑（B）。

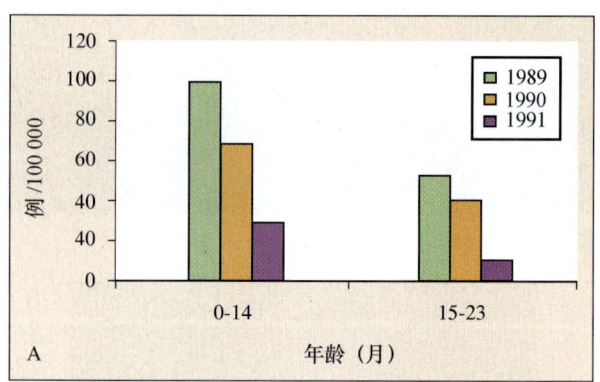

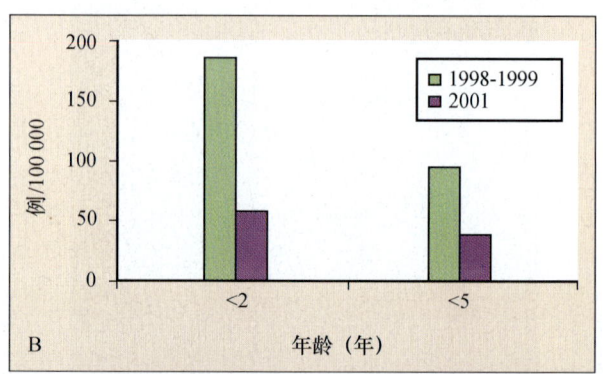

彩图 165-1 使用流感嗜血杆菌（A）和肺炎链球菌（B）联合疫苗后隐性菌血症的发生率下降。

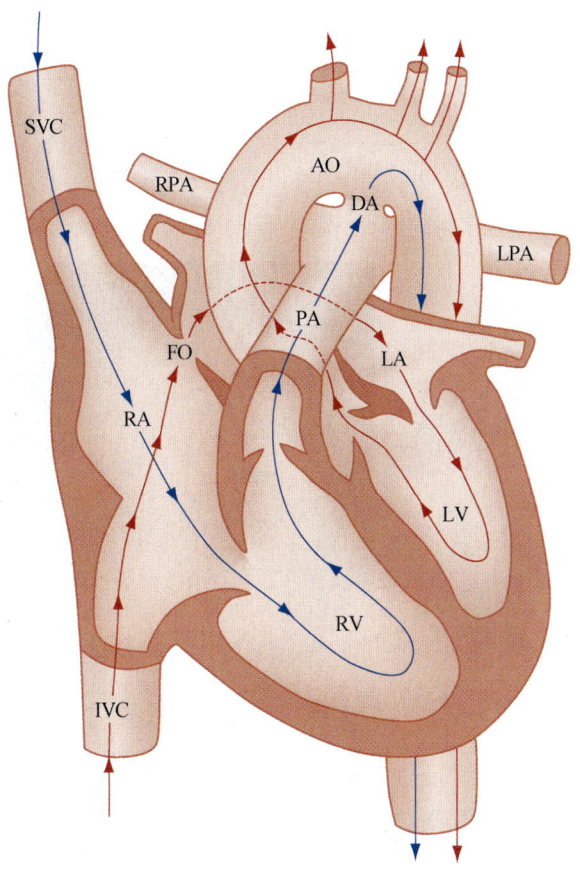

彩图169-1 正常胎儿心内循环：通过未闭的卵圆孔和动脉导管进行生理性分流。含氧血液（红色箭头）从胎盘达到右心房经下腔静脉。含氧血液通过卵圆孔从右心房到左心房分流，然后从左心室流至升主动脉。不含氧血（蓝色箭头）从上腔静脉到右房进入右心室，然后从肺主动脉流出。因为胎儿肺血管阻力高，不含氧血从肺旁路通过动脉导管进入降主动脉。因此，相对于动脉导管的远端动脉，由含氧血灌注，而那些近端血管里面都是混合血。LPA，左肺动脉；RPA 右肺动脉。

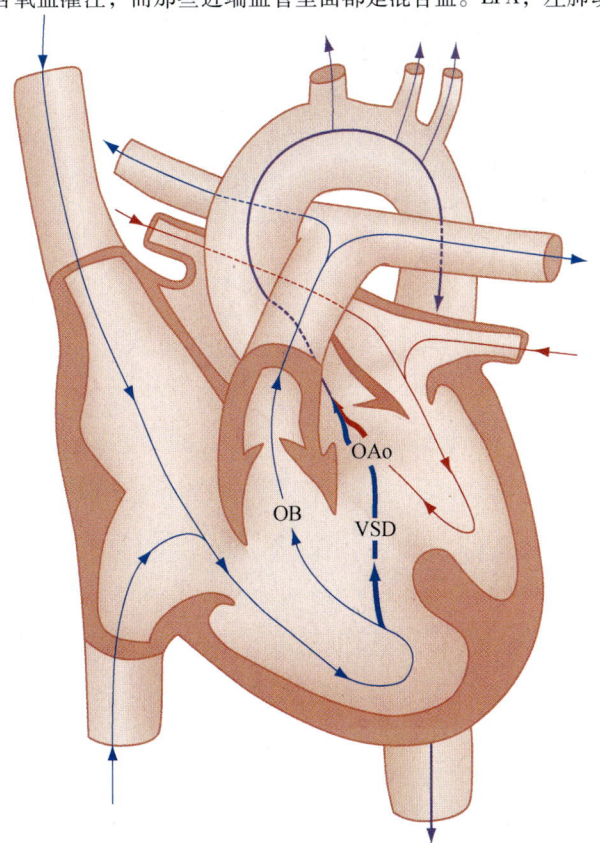

彩图169-7 法洛四联症右向左分流的图示：右心室的静脉血（蓝色箭头）通过室间隔缺损分流至左心室。静脉血与含氧血（红色箭头处）混合。因此从骑跨的主动脉射出的血液为混合血（紫色箭头）。通过室间隔缺损（蓝色箭头）分流的静脉血量取决于多种因素，包括右心室流出道梗阻程度、室缺大小、全身血管阻力等。当血管阻力下降时（当卵圆孔或动脉导管闭合后，发绀加重，导致意识丧失），右室中的静脉血通过室间隔缺损分流进入体循环，导致缺氧、代谢性酸中毒、发绀加剧。

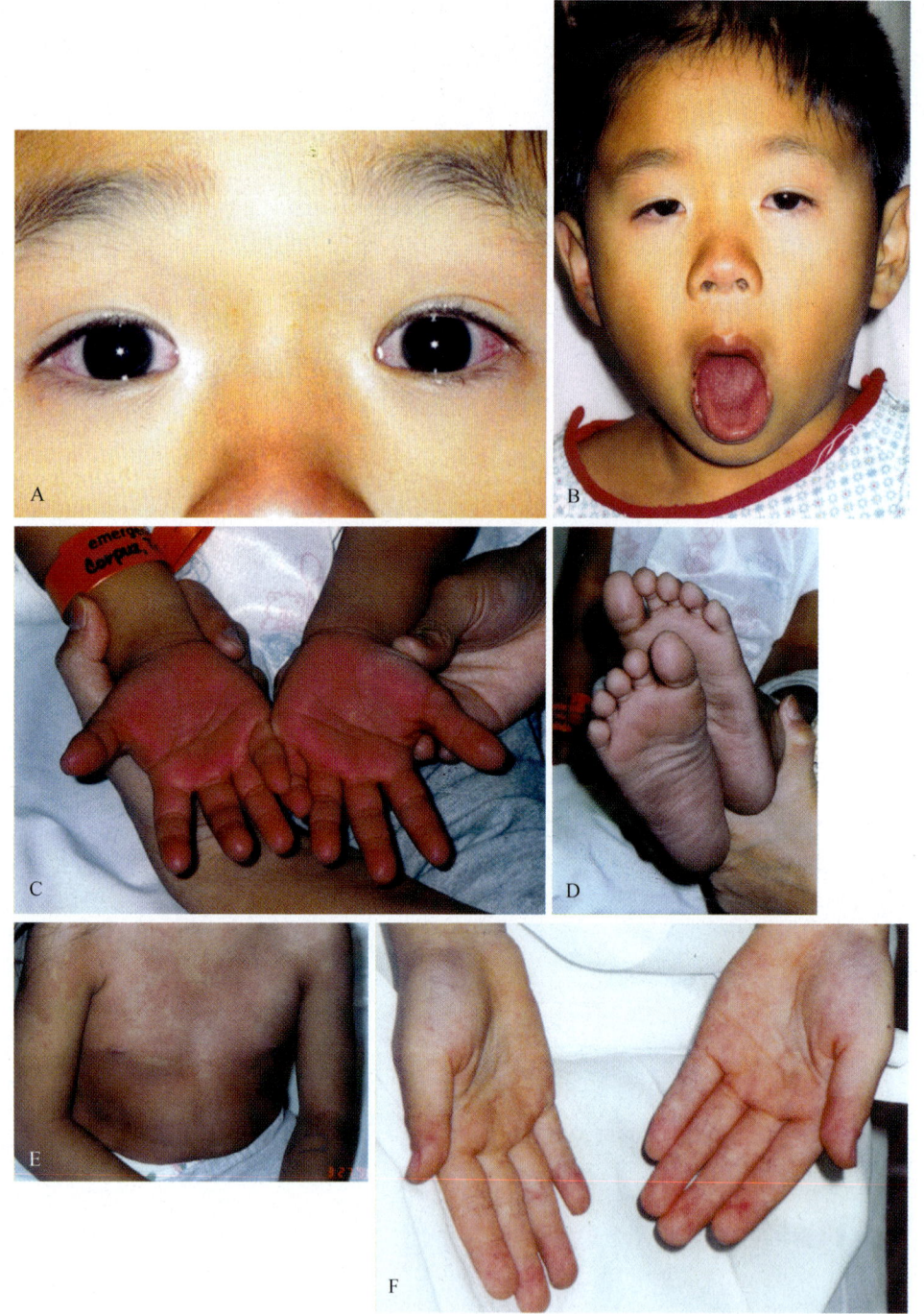

彩图169-14 川崎病的经典体查特点：注意双侧非渗出性的巩膜充血（**A**）角膜少量充血（角膜周围白色巩膜的薄缘），口唇皲裂，杨梅舌（**B**），弥漫性手掌红斑（**C**）、红色基底部（**D**），多形红斑（**E**）。川崎病弥漫性的手掌红斑（**C**）是与其他病毒感染性疾病的鉴别点，如麻疹患儿掌部的散在斑状缺损（**F**）。

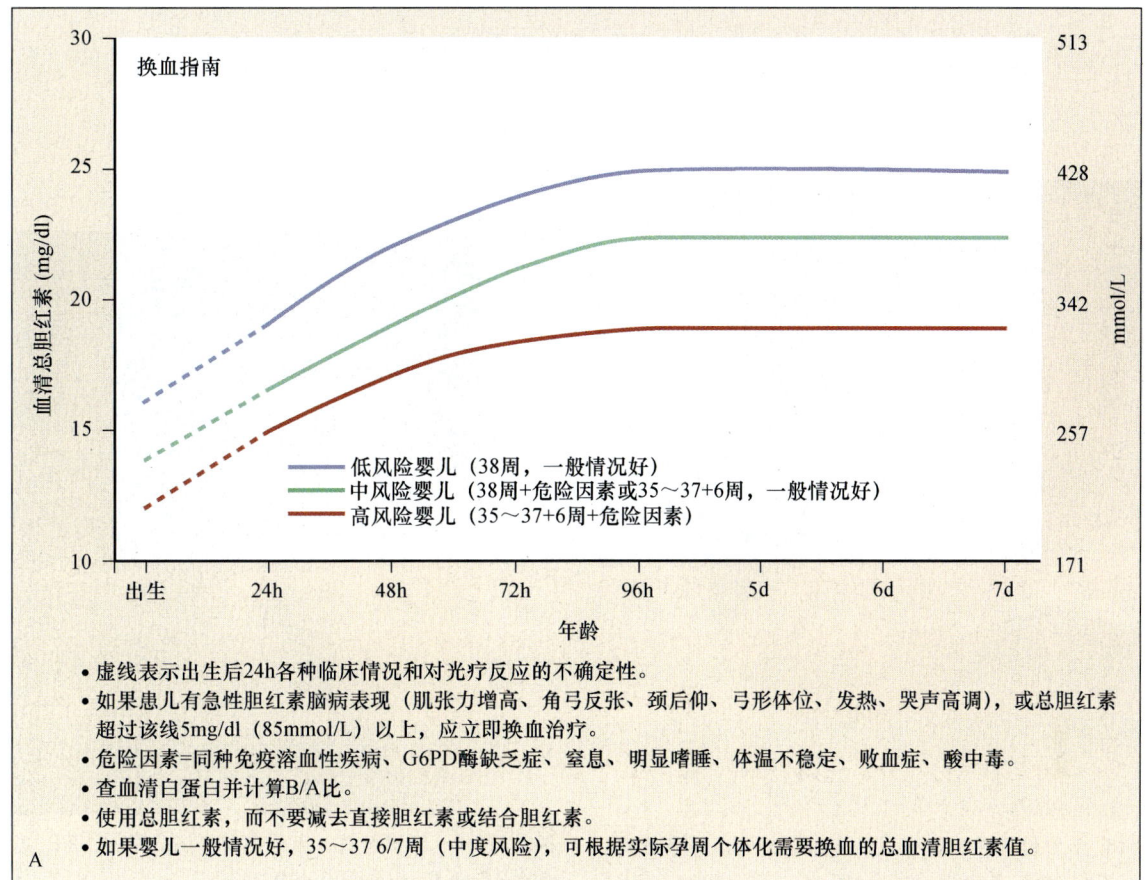

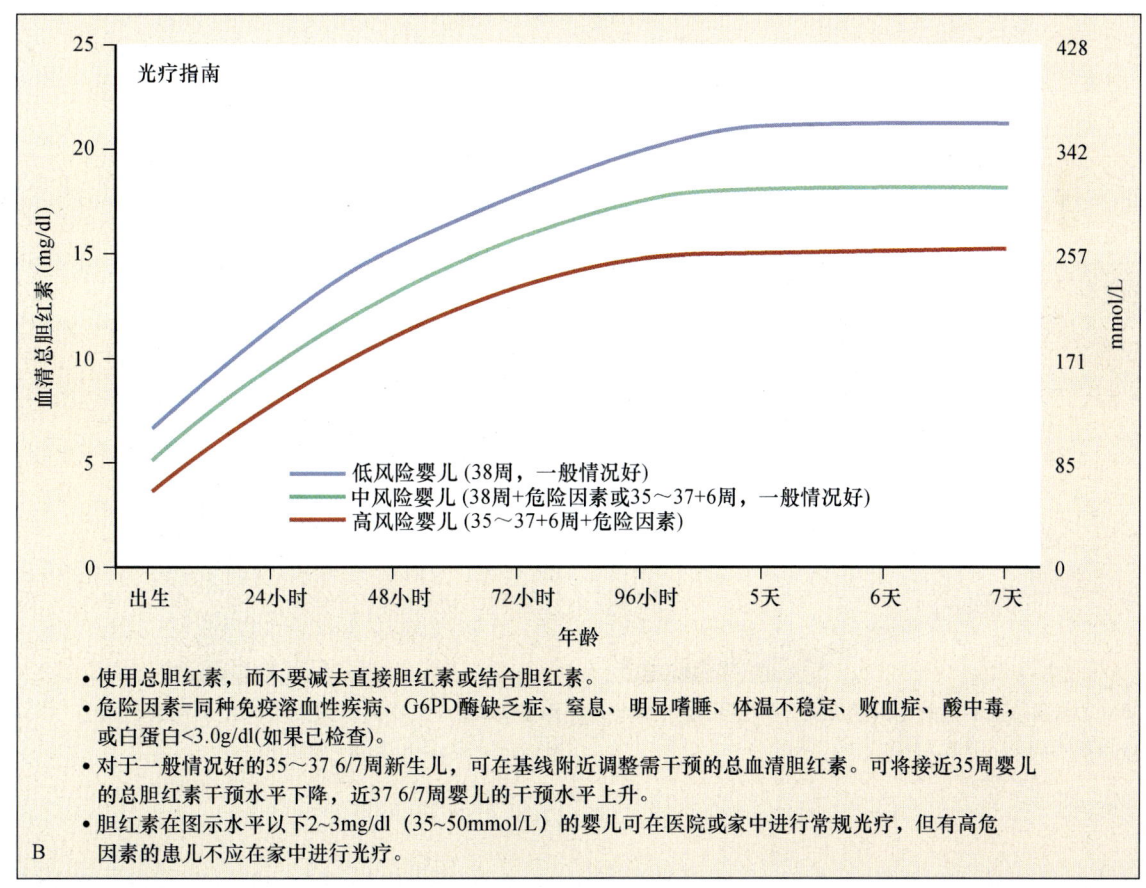

彩图170-1　A，35周以上新生儿换血指南。注意这些水平值只是基于有限的依据而得出，只是一个大概值。在医院行光疗后，总胆红素升至该水平时才建议换血。对于再入院患儿，如果总胆高于换血值，2～3h就要复查一次。如果行光疗后6h，总胆值仍高于建议值，也需要换血。B/A：胆红素/白蛋白比值。

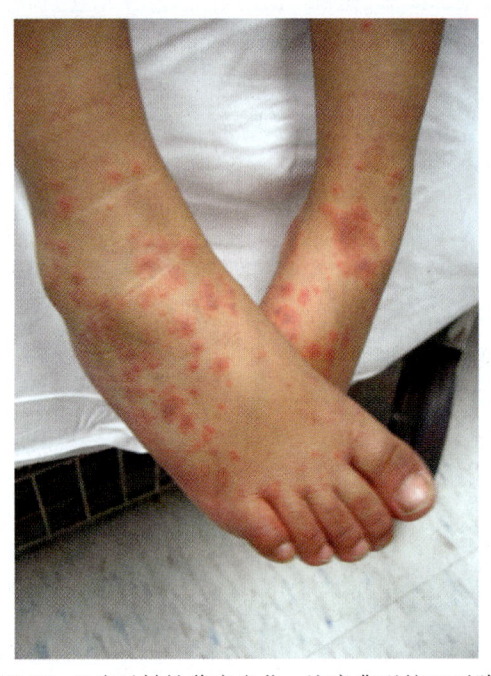

彩图 170-10　7 岁过敏性紫癜患儿。注意典型的双下肢紫癜。(Courtesy of Marianne Gausche-Hill, MD.)

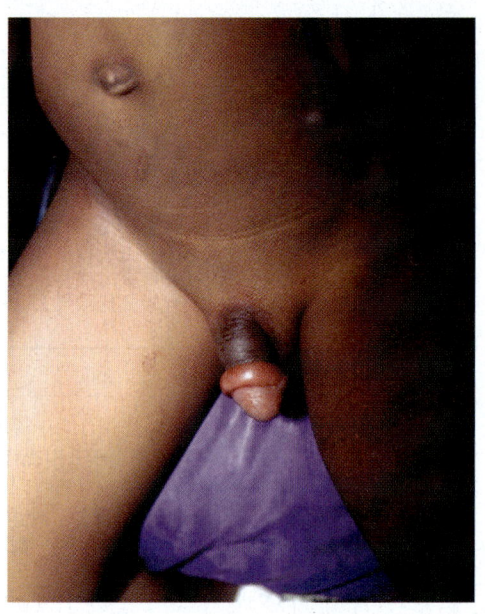

彩图 172-1　嵌顿包茎，未行包皮环切的 4 岁男孩。(Courtesy of Marianne Gausche-Hill, MD.)

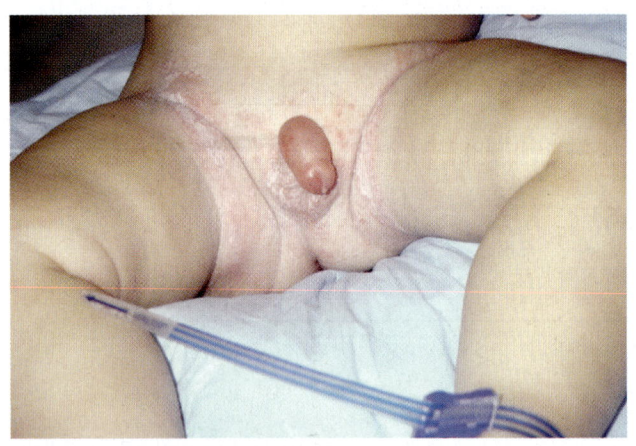

彩图 172-3　念珠菌感染引起的龟头包皮炎，8 月男孩。(Courtesy of Marianne Gausche-Hill, MD.)

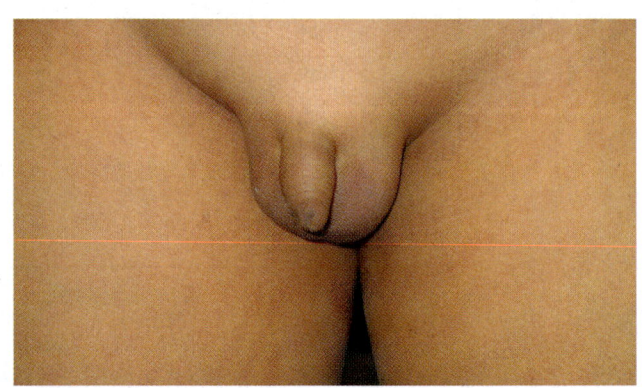

彩图 172-5　5 岁男孩附睾炎，左侧阴囊红肿。(Courtesy of Marianne Gausche-Hill, MD.)

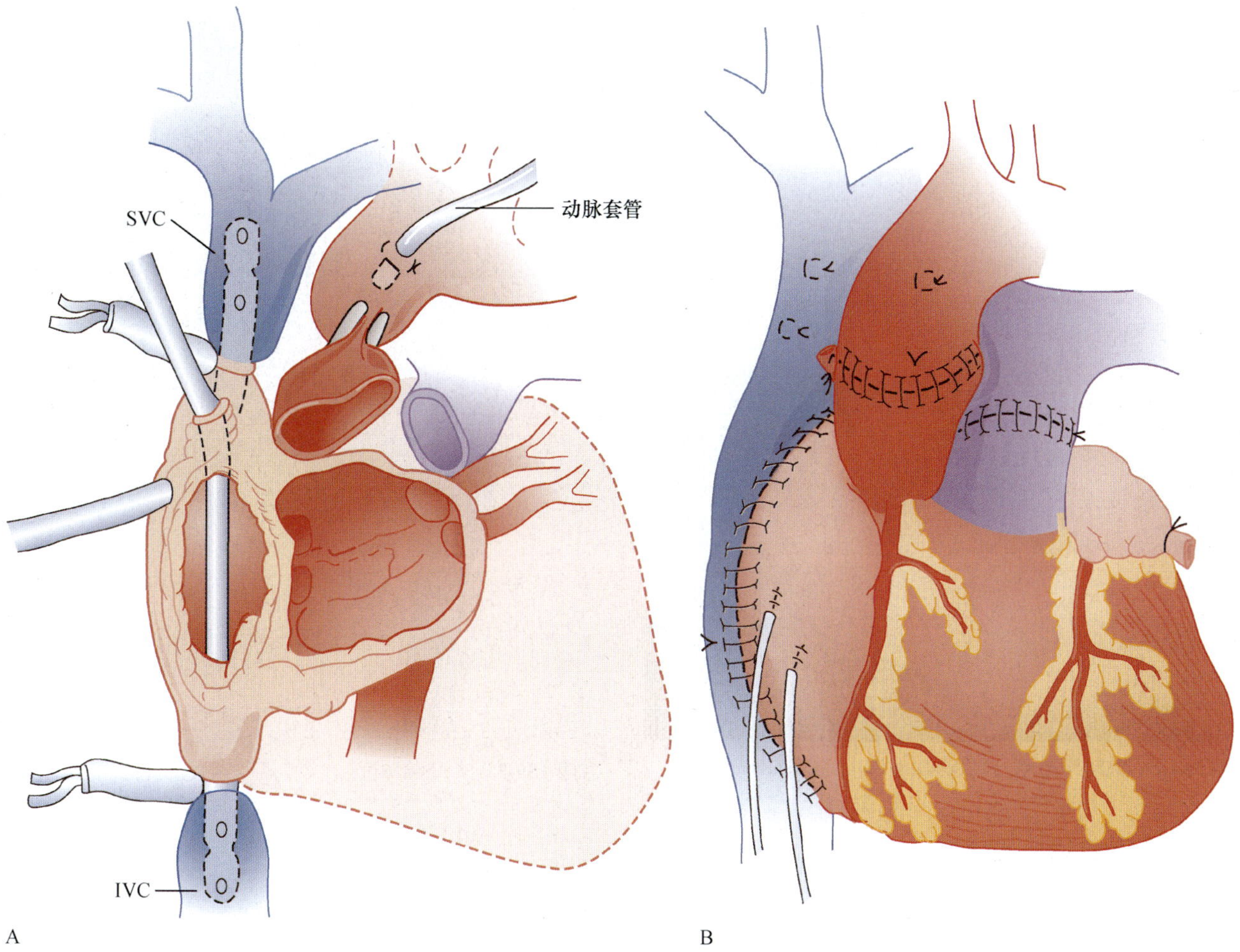

彩图 182-4　A 和 B，原位心脏移植标准吻合术。IVC，下腔静脉；SVC，上腔静脉。(From Hunt SA, Schroeder JS, Berry GJ: Cardiac transplantation, mechanical ventricular support, and endomyocardial biopsy. In Furster VL, et al [eds]: Hurst's The Heart. New York, McGraw-Hill, 2001, pp 729-730.)

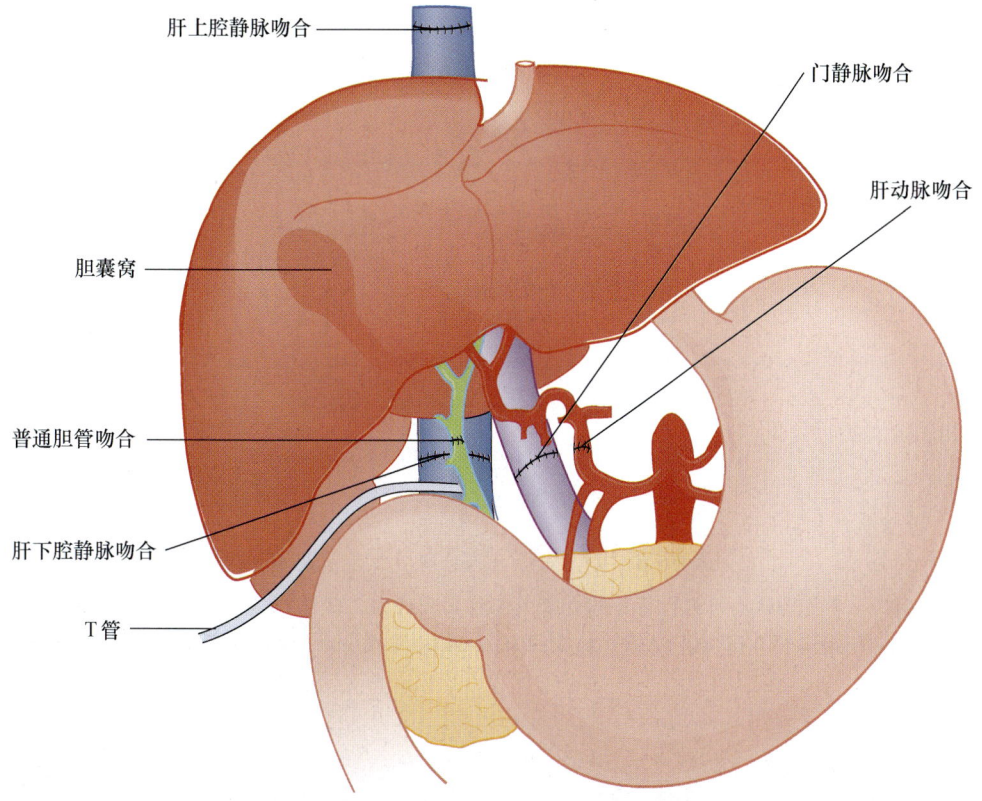

彩图 182-6　一例原位肝移植的标准吻合术。(From Powelson JA, Cosimis AB: Liver transplantation. In Ginnes LG, Cosimi AB, Morris PJ [eds]: Transplantation. Malden, Mass, Blackwell Science, 1999, p 352.)

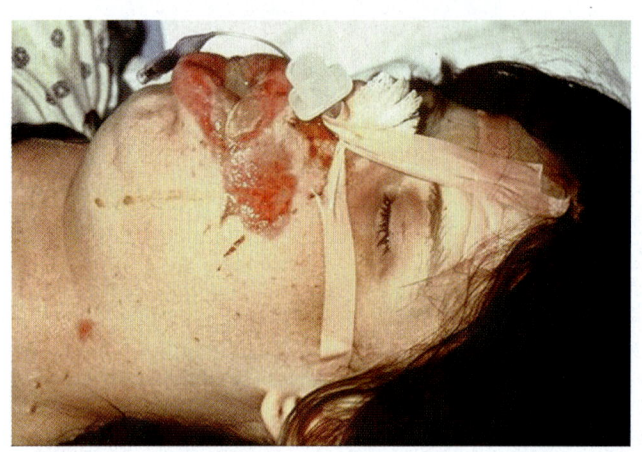

彩图 184-1　氟利昂滥用。(Copyright Stephen Colucciello.)

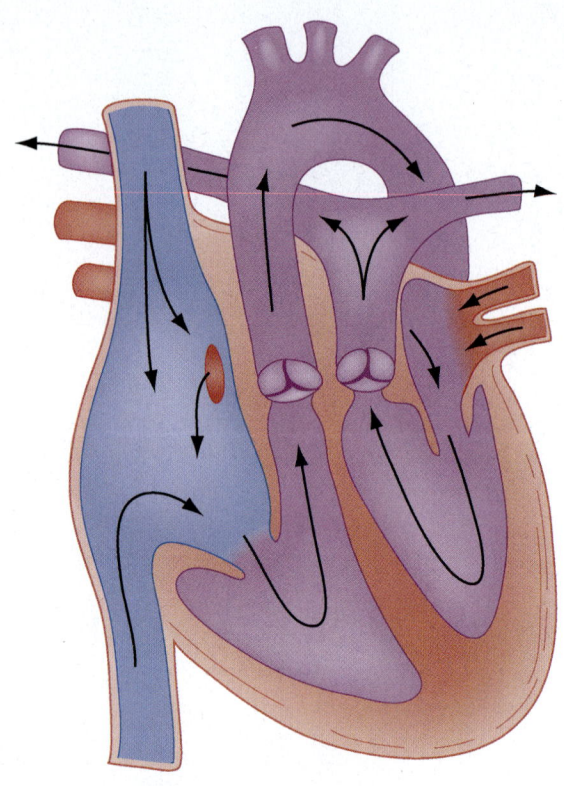

彩图 185-5　大动脉转位。

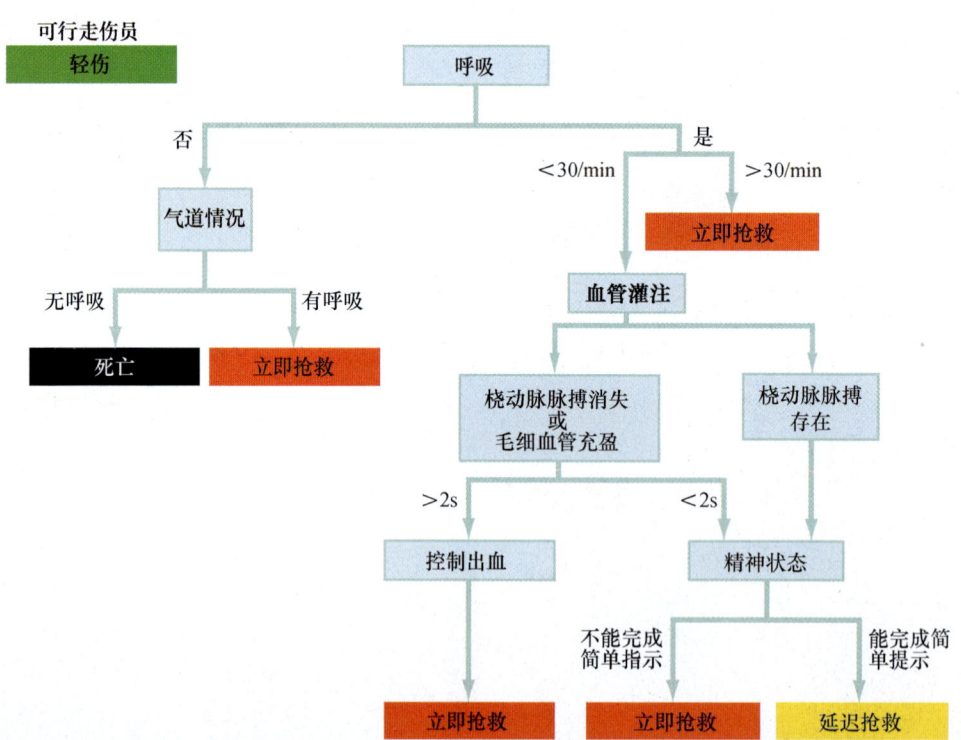

彩图 193-4　简单分诊和快速治疗(START)。首先辨认出可自行行走的受害人并将其归分为"轻伤"类，然后按图中流程将剩余受害人员进行分类分诊。(Modified from Triage – START and SAVE. In Medical Disaster Response Training Course Syllabus. Dana Point, Calif, Medical Disaster Response, 1993.)

彩图 193-5　用于涉及多人伤亡或灾害时的分诊胶带。

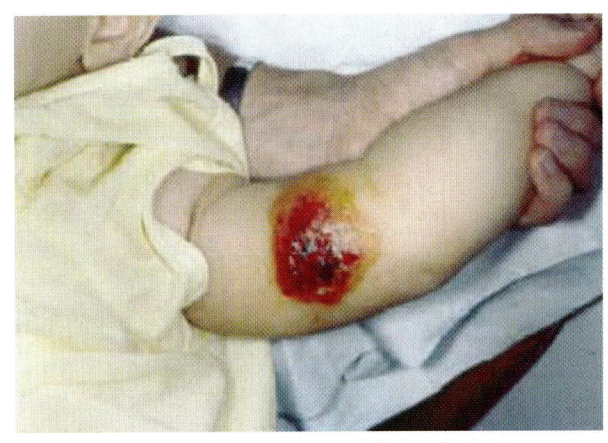

彩图 194-3　皮肤型炭疽病的儿童患者。（From Roche KJ, Chang MW, Lazarus H：Images in clinical medicine：Cutaneous anthrax infection. N Engl J Med 345：1611，2001.）

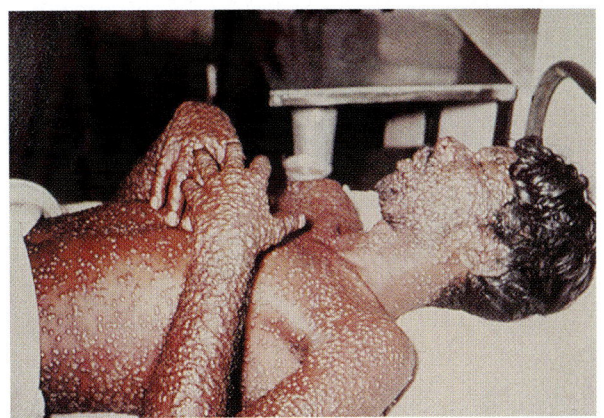

彩图 194-5　天花男性患者。（From the U. S. Centers for Disease Control and Prevention Public Health Image Library.）